ZHONGYAODACIDIAN

首届中国辞书类一等奖
第二届中国出版政府奖图书奖

中药大辞典

南京中医药大学 编著

第二版·上册

上海科学技术出版社

图书在版编目(CIP)数据

中药大辞典/南京中医药大学编著. —2 版(修订本). —上海：上海科学技术出版社，2014. 6(2025. 1 重印)

ISBN 978 - 7 - 5478 - 1364 - 5

Ⅰ. ①中… Ⅱ. ①南… Ⅲ. ①中药学—词典 Ⅳ. ①R28 - 61

中国版本图书馆 CIP 数据核字(2012)第 292239 号

责任编辑 虞厚安 刘诗发

装帧设计 戚永昌

中药大辞典(第二版)

南京中医药大学 编著

上海世纪出版(集团)有限公司
上 海 科 学 技 术 出 版 社 出版、发行

(上海市闵行区号景路159弄A座9F-10F)

邮政编码 201101 www. sstp. cn

山东韵杰文化科技有限公司印刷

开本 889×1194 1/32 印张 112. 125 插页 8

字数 10917 千字

1986 年 5 月第 1 版

2014 年 6 月第 2 版 2025 年 1 月第 42 次印刷

ISBN 978 - 7 - 5478 - 1364 - 5/R · 505

定价：198. 00 元

内容提要

本书是《中药大辞典》第二版的缩印本。《中药大辞典》第二版对第一版的内容进行了修订，特别是增加了药物条目，调整了部分药物品种来源，增补了近30年来有关栽培（饲养）技术、药材鉴定、化学成分、药理作用、炮制、现代临床研究等方面的中药研究成果，反映了当代中药学的研究水平。全书分上、下两册，收载药物6 008味，每一味药物下设异名、基原、原植（动、矿）物、栽培（饲养）、采收加工（或制法）、药材、成分、药理、炮制、药性、功用主治、用法用量、选方、临床报道、各家论述等内容。

《中药大辞典》(第二版)缩印本编纂委员会

第二版缩印本出版说明

中药学，是中国传统医药学的重要组成部分。中药学知识是人们长期与疾病斗争过程中，通过实践经验的积累、总结而得，所以远古有“神农尝百草”的传说。东汉末年，我国现存最早的药学典籍《神农本草经》，标志着当时中药学发展已初具规模。在此基础上，后世中药学内容逐渐充实，学术不断发展，各种中药著作也因之代有涌现，如唐代出版了第一部国家药典《新修本草》，明代著名的医药学家李时珍集毕生精力编纂中药巨著《本草纲目》，均反映了中药学术的日益发展和丰富内容。历代中药著作的编纂，将医学和药学知识有机地结合起来，极大地促进了中医药学的发展。

中华人民共和国成立以后，由于政府对中医药事业的重视，中药学更是有了长足的发展，特别是有关药用植物学、药材学、药理学、中药化学等现代科学融入传统中药学之中，使古今中药知识融会贯通，其内容更具科学性和先进性。自 1958 年开始编纂，到 1977 年由上海科学技术出版社正式出版的《中药大辞典》，全面而系统地总结了古今中药学知识，反映了 20 世纪 70 年代末我国中药学的研究水平。该书出版后蜚声海内外，深受广大读者的欢迎，已成为中医药及相关领域工作者的最重要参考书之一。自 1977 年出版后，该书相继有缩印本和香港版、台湾版，以及日文版、韩文版在海内外发行，其发行量之大堪称当今中医药科技图书之最。该书出版后获得了较高的赞誉，堪称当代中医药学术经典之作，曾在 1978 年获得“全国科学大会奖”，1995 年获国家新闻出版总署辞书类一等奖。尤其是缩印本的出版，以其内容丰富、价廉物美而深受读者欢迎。

中药学的发展日新月异，尤其是 1977 年以来，其发展速度比以往任何时候都快。在中药资源研究方面，药用植物品种已达 1 万余种，尚不包括动物药、矿物药；在中药品种考证方面，对许多品种的考证有了新的突破；在中药物质基础和作用机制研究方面，不仅国内成果很多，而且在国际上几乎所有有影响的生物学期刊、医药期刊都有关于中药化学成分和药理研究的报道；在中药临床应用研究方面，古今常用中药的应用范围不断扩大，老药新药的资料不断涌现。随着人类疾病谱的变化，出现了一些新的研究热点药物，对某些药物的毒副作用也有了比较清晰的认识。对于某些稀缺药材，专家们在具有近缘关系的药用动植物中寻找替代品的工作也取得了很大进展。

为此，南京中医药大学于20世纪90年代末开始酝酿《中药大辞典》第二版的编纂工作，并得到了国家中医药管理局的高度重视，被列为局级科研项目。于2000年专门成立了《中药大辞典》第二版编委会，聘请了学校相关专业的专家和骨干进行编纂。

《中药大辞典》第二版收录植物药、动物药、矿物药共6 008条，分上册、下册和附编，上、下册为正文部分，附编为索引部分。本书将原版部分冷僻药替换为当前的研究热点药，调整了有关常用药主流品种和次要品种；在药材鉴定方面反映显微鉴别、理化鉴别等的新内容；在成分和药理研究方面，广泛收集原书出版以来新发现的活性成分、有效成分及药理研究的新方法、新成果；在临床研究方面，着重挖掘老药新用的研究成果、新品种的临床成果。进一步保持和发扬《中药大辞典》第一版内容丰富、资料可靠、简明实用、应用广泛的特色；同时绳愆纠谬，淘汰陈旧资料，补充新方法、新成果，使之内容更准确，更具有科学性、先进性、实用性、权威性。

上海科学技术出版社于2006年出版了上、下册，2009年出版了附编。该书于2010年荣获"第二届中国出版政府奖图书奖"。

本书是《中药大辞典》第二版的缩印本，分为上、下两册，其内容除"附编"的九个索引只保留"中文名称索引"外，正文基本同16开本，并对原书中一些缺点和错误之处作了修正，同时，对药材拉丁名、药材鉴别方法及品质标志的检测标准，均已按《中华人民共和国药典》2010年版进行了修改。

上海科学技术出版社

2014.2

凡 例

一、本书是《中药大辞典》第二版的缩印本，故框架结构和体例与16开本基本相同。

二、本书分上、下两册。共收载药物6 008味，按正名笔画顺序排列，上册为1～8画，下册为9画以上。

三、正文部分以中药的正名为辞目，下设异名、基原、原植(动、矿)物、栽培(饲养)、采收加工(或制法)、药材、成分、药理、炮制、药性、功用主治、用法用量、选方、临床报道、各家论述，资料不全者项目从略。

1. 正名：采用历代本草常用或现代习用者，并以汉语拼音注音和标四声，出处以最早记载本名的药学著作为准。

2. 异名：正名以外的药物名称，包括药物原用名、别名、地方名等均作异名，按出处年代排列，出处不限于药学著作。

3. 基原：即药物来源，记述原植(动)物所属科、属、种名及其药用部位，或为何种类族的矿石，或为何种药物的制成品。植(动)物之原植(动)物有两个以上品种，属于同一科者，按药物品种之主次分列叙述。

4. 原植(动、矿)物：主要记述原植(动、矿)物的中文名称、拉丁或英文学名、形态特征、生长环境及分布。本项下大部分品种附以墨线图。

5. 栽培(饲养)：植物药扼要依次叙述其生物学特性、繁殖方法、田间管理、病虫害防治；动物药依次叙述生活习性、养殖技术、饲养管理、疾病防治。

6. 采收加工：记述药物的采收时间(季节)、采收方法、注意事项、产地加工技术。属于加工品者，项目名称为“制法”，扼要介绍具体加工品的制法。

7. 药材：依次记述药材名、药材拉丁名、主产地、商品规格、性状、鉴别(显微鉴别、理化鉴别等)、品质标志。

8. 成分：记述从基原项所指药用植物药用部位的有效成分或主要成分。成分的中文名称参照《英汉化学化工词汇》《英汉生物化学词汇》《英汉科技大辞库》《中华本草》等著作，新中文名的拟订参考《有机化学命名原则》。未有合适中文名称对译者，则直接载录其英文名称。

9. 药理：记述药物及其制剂或主要成分与中医临床有关的药理作用和机制，有毒药物介绍其毒性和毒理。

10. 炮制：记述现行炮制品的炮制方法、炮制研究成果、饮片性状和贮藏。

11. 药性、功用主治：以临床实践为准，参考诸家本草，论述药物性味、毒性、归经、功效和主治病证。

12. 用法用量：内服用量一般指单味药煎剂的成人一日常用量，外用无具体用量者均表示适量取用。

13. 宜忌：叙述药物的配伍宜忌，某些病证、妊娠、饮食的注意事项及毒副作用。

14. 选方：选录以本药为主，对功用主治有印证作用或对应用配伍有启发作用的古今效验方。

15. 临床报道：选介单味药(含提取物或有效成分)或辅以1～3味药的现代临床研究报道，以印证功用主治。

16. 各家论述：选录古代医药学家对药性、功用主治、配伍、用法用量、炮制、禁忌等具指导临床实践意义的精辟论述，使读者深化对该药药性、功能主治等特征的认识。

17. 以上各项内容按实际应用的不同要求，分别是主文、引文、主文兼引文、摘要与综述等形式著录。引文均按年代排列，附方项按内、妇、儿、外、伤、五官等科为序排列。

18. 计量单位采用国际通用剂量和符号。附方中剂量凡中华人民共和国成立以前的文献照录原文，之后者一律换算成公制(法定计量单位)。

19. 为保持文献原貌，书中保留了部分珍稀动(植)物的资料，但不表明本书鼓励使用这些物品，而希望在采集使用中要注意保护稀有物种，从多方面寻找替代品，或进行人工种植和驯养。

20. 字体一般采用简体字，少数字在应用上可能混淆者，仍用繁体字。

四、书末附有中文名称索引，包括药物的正名、异名、植物名、动物名、矿物名、处方名等。根据药物序号可以从上、下册中查找具体内容。

目录

（一至八画）

五　画

六 画

七 画

八 画

一 画

0001 **一支箭** yī zhī jiàn 《草木便方》

【异名】 青藤(《分类草药性》),蛇咬子(《四川中药志》)。

【基原】 为瓶尔小草科瓶尔小草属植物尖头瓶尔小草等的带根全草。

【原植物】 尖头瓶尔小草 *Ophioglossum pedunculosum* Desv. 又名:有梗瓶尔小草(《中国主要植物图说》)。

多年生小草本,植株高15～25 cm。根茎短而直立,根肉质簇生。叶单一,总柄纤细,长10～20 cm;营养叶自总柄下部6～10 cm处生出,叶片草质,卵圆形,长3～6 cm,宽2～2.8 cm,近基部最宽,近圆楔形,略下延,全缘,先端圆钝或有小突尖,叶脉网状。孢子叶自营养叶基部抽出,有8～16 cm长的柄,高出营养叶。孢子囊穗条形,长3～4 cm,先端有突尖。

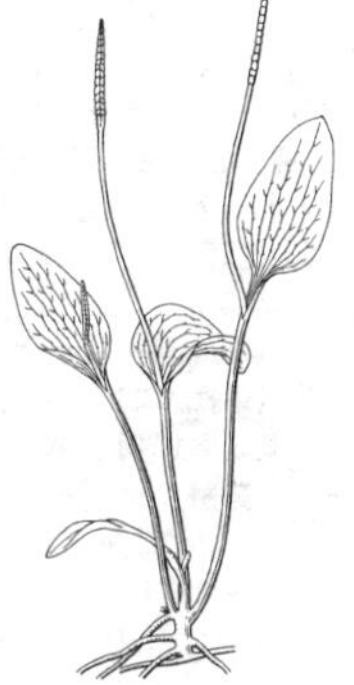
尖头瓶尔小草

生于海拔1 000 m左右的开阔山坡灌丛中。分布于安徽、江西、福建、广东、四川、贵州、云南、台湾等地。

此外,同属植物钝头瓶尔小草 *O. petiolatum* Hook.,分布于西南及陕西、台湾等地;狭叶瓶尔小草 *O. thermale* Kom.,分布于东北及河北、江苏、江西、四川、云南、陕西等地;心脏叶瓶尔小草 *O. reticulatum* L.,分布于西南及福建、江西、河南、湖北、广西、陕西、甘肃、台湾等地。以上植物的带根全草亦可作"一支箭"入药。

【采收加工】 5～7月采挖带根全草,晒干或鲜用。

【药材】 一支箭 *Ophioglossi Herba* 产于福建、台湾、广东、安徽、江西、贵州、云南等地。

性状 全体蜷缩状。根茎短。根细小,圆柱形,弯曲,黄棕色。叶2～3枚,总叶柄长10～20 cm;营养叶展开后呈卵圆形,长3～6 cm,宽2～2.5 cm;先端钝或稍急尖,基部圆楔形或阔楔形,柄长5～10 mm,两侧有狭翅,草质,表面绿黄色,叶脉网状。孢子囊穗条形,长2.5～3.5 cm,先端尖,从总柄顶端生出,有8～15 cm长的柄。质柔软,难折断。气微,味淡。

【成分】 同属植物钝头瓶尔小草根含半胱氨酸和鸟氨酸等。

地上部分含丙氨酸,精氨酸,二氨基丁酸,谷氨酸,赖氨酸,丝氨酸,苏氨酸。

狭叶瓶尔小草含二酯酰甘油基三甲基高丝氨酸(diacylglyceryltrimethylhomoserine)。

【药性】 苦、甘,微寒。归肝经。

1.《草木便方》:"苦,入厥阴。"

2.《分类草药性》:"味甘、平,无毒。"

3.《陕西中草药》:"味甘、辛,性凉,有小毒。"

【功用主治】 清热解毒,活血祛瘀。主治痈肿疮毒,疥疮,痔疮,毒蛇咬伤,烧烫伤,跌打损伤,小儿疳积。

1.《草木便方》:"清热毒,除风热。治肾囊肿痛,疔肿恶毒,胸腹宿血,蛇毒。"

2.《分类草药性》:"治痒子,消诸疮毒,跌打损伤,肿毒。"

3.《四川中药志》1979年版:"清热解毒,活血通瘀。用于湿热毒疮,疥疮,跌打损伤,烧烫伤,痔疮等。"

【用法用量】 内服:煎汤,15～30 g。外用:鲜品捣敷;或煎水洗;或研末调敷。

【选方】 1. 治疖肿,疔疮 一支箭、五爪龙各适量。共捣烂外敷。(《恩施中草药手册》)

2. 治乳痈 一支箭、蒲公英各适量,共捣烂外敷。(《陕西中草药》)

3. 治跌打损伤,血瘀肿痛 一支箭60 g,峨参60 g,大血藤60 g,红牛膝60 g,泡酒。每服15 g。(《四川中药志》1979年版)

4. 治小儿疳积 一支箭15 g,使君子9 g,鸡内金9 g。水煎服。(《中国药用孢子植物》)

0002 **一匹草** yī pǐ cǎo 《民间常用草药汇编》

【异名】 一匹叶(《民间常用草药汇编》)。

【基原】 为兰科卷瓣兰属植物梳帽卷瓣兰的全草。

【原植物】 梳帽卷瓣兰 *Cirrhopetalum andersonii* Hook. f. [*C. henryi* Rolfe] 又名:卷瓣兰(《中药大辞典》),橙红卷瓣兰(《广西药用植物名录》)。

附生植物。根茎粗4～5 mm。假鳞茎宽卵形或狭卵形,长约3 cm,须根发达。顶生1叶,具短柄;叶片革质,长圆形,长13～20 cm,宽约3.5 cm,先端微凹,全缘。花葶纤细,被2～3枚鞘状苞片;伞形花序具多数花;花淡紫色;中萼片长圆状卵圆形,长约5 mm,先端具芒,边缘近先端多少啮蚀状;侧萼片比中萼片长3～4倍,内侧边缘除基部和先端外黏合,先端钝;花瓣长圆形,比中萼片稍短,先端具芒,边缘具流苏;唇瓣肉质,中部弯曲,全缘,生于蕊柱足上;蕊柱齿短;花药前面边缘梳状。

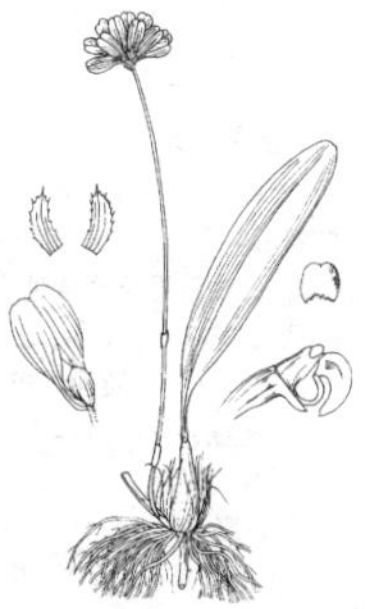
梳帽卷瓣兰

附生于树上。分布于广西、四川、云南。

【采收加工】 7～10月采收,蒸后晒干。

【成分】 全草含联苄类成分:卷瓣兰联苄定宁(cirrhopetalidinin),大叶兰酚(gigantol),卷瓣兰联苄定(cirrhopetalidin),卷瓣兰联苄宁(cirrhopetalinin),山药素(batatasin)Ⅲ;还含菲类成分:卷瓣兰菲定(cirrhopetalanthridin),卷瓣兰菲灵(cirrhopetalin)。

【药性】《四川中药志》1960年版:"性温,味甘,无毒。"

【功用主治】 主治风湿痹痛,跌打损伤,咳嗽吐血,食积,虚劳。

1.《民间常用草药汇编》:"治咳嗽吐血。"

2.《四川中药志》1960年版:"驱风除湿,活血,消食积。治痨病,妇女虚弱及男子肾亏。"

3.《四川常用中草药》:"治跌打损伤,小儿咳嗽,百日咳。"

【用法用量】 内服:煎汤,6～15 g;或浸酒。

【选方】 1. 治风湿痛 一匹草泡酒服。

2. 治女子虚弱 一匹草炖鸡或肉服。(1、2方出自《四川中药志》1960年版)

0003 一匹绸 yī pǐ chóu《广西民间常用草药手册》

【异名】 白面水鸡(《陆川本草》),白背丝绸(《生草药手册》),绸缎藤、银背藤(《广西药用植物名录》)。

【基原】 为旋花科白鹤藤属植物白鹤藤的茎叶。

【原植物】 白鹤藤 *Argyreia acuta* Lour. [*A. festiva* Wall.]

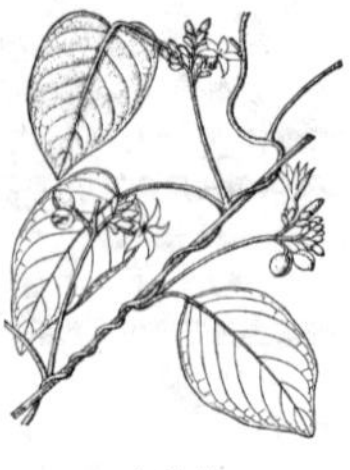

白 鹤 藤

攀缘灌木。小枝通常圆柱形,被银白色绢毛。单叶互生;叶柄长1.5~6 cm,被银色绢毛;叶片椭圆形或卵形,长5~11 cm,宽3~8 cm,叶面无毛,背面密被银色绢毛,全缘;侧脉多至8对。聚伞花序腋生或顶生,总花梗及花梗均被银色绢毛;苞片椭圆形或卵圆形,外面被银色绢毛;花两性;花萼5,分内外两轮,萼片卵形,不等大;花冠漏斗状,白色,冠檐5深裂,花萼与花冠外面均被银白色绢毛;雄蕊5;子房近球形,2室,无毛,花柱长约2 cm,柱头头状,2裂。果实球形,红色,为增大的萼片包围,萼片内面红色。种子2~4颗,褐色。花期6~9月。

生于疏林下或路边灌丛中、河边。分布于广东、海南、广西等地。

本植物的根(白鹤藤根)亦供药用,另设专条。

【采收加工】 7~10月采收,鲜用或晒干。

【药材】 一匹绸 *Argyreiae Acutae Caulis et Folium* 主产于海南、广西。

性状 藤茎呈细圆柱形,常扭曲,长短不一,通常切成短段,长约5 cm,直径0.5~1.5 cm,表面暗灰棕色,有纵沟纹,断面淡棕色,木部可见针眼状小孔。叶卷曲或破碎,完整者展平后呈卵形至椭圆形,长5~11 cm,宽3~9 cm,先端锐尖或钝圆,基部圆形或微心形,上面暗棕色至紫色,下面浅灰绿色,贴生丝光毛,触之柔软;叶柄长2~3.5 cm。有时可见花序,花冠漏斗状,花序轴、花萼、花冠密被丝光毛。质脆易碎。气微,味苦。

【药性】《广西本草选编》:"味微苦、甘,性平。"

【功用主治】 蠲痹利水,散瘀止血,拔毒生肌。主治风湿痹痛,水肿,鼓胀,咳喘,吐血,带下,崩漏,跌打损伤,乳痈,疮疖脓肿,湿疹。

1.《本草求原》:"叶敷烂脚,化腐疮。"

2.《岭南采药录》:"治蛊胀,和米与黄糖捣烂,煎香食之。凡肿胀,和苍术煎汤熏蒸之。"

3.《广西民间常用草药手册》:"理血,祛风,除湿。治跌打损伤,内外伤出血及妇女血崩,白带。"

4.《全国中草药汇编》:"祛风利尿,化痰止咳,止血活络,拔毒生肌。主治肾炎水肿,肝硬化腹水,风湿疼痛,内伤吐血,急慢性支气管炎,外用治乳腺炎,疮疖脓肿,湿疹。"

【用法用量】 内服:煎汤,9~15 g。外用:捣敷或水煎洗。

【选方】 1. 治白带 一匹绸30 g,小榕树须15 g,鸡冠花30 g,水煎服。

2. 治崩漏 一匹绸叶、走马胎叶、龙芽草各30 g,捣烂,水煎服。

3. 治内伤吐血 一匹绸叶、虎杖、旱莲草、龙芽草各30 g,水煎服。

4. 治跌打积瘀,经络不和 一匹绸30 g,水煎冲酒服。(1~4方出自《广西民间常用草药手册》)

0004 一叶萩 yī yè qiū《中国药用植物志》

【异名】 小粒蒿、横子、粉条、老鼠牙、马扫帚牙、小孩拳、叶下珠(《中国药用植物志》),狗舌条(《东北木本植物图志》),八颗叶下珠(《天目山药用植物志》),山帚条(《吉林中草药》),山扫条、老米饮(《全国中草药汇编》)。

【基原】 为大戟科叶底珠属植物叶底珠的嫩枝叶或根。

【原植物】 叶底珠 *Securinega suffruticosa* (Pall.) Rehd. [*S. ramiflora* (Ait.) Muell. -Arg.]

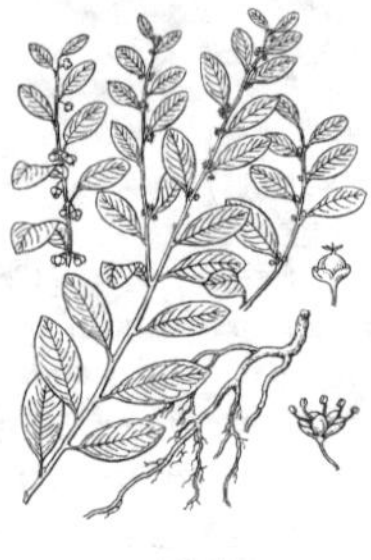

叶 底 珠

灌木,高1~3 m。茎丛生,多分枝,小枝绿色,纤细,有棱线,上半部多下垂;老枝呈灰褐色,平滑无毛。单叶互生,具短柄,叶片椭圆形或卵状椭圆形,全缘或具不整齐的波状齿或微被锯齿。3~12朵花簇生于叶腋;花小,淡黄色,无花瓣;单性,雌雄同株;萼片5,卵形;雄花花盘腺体5,分离,退化子房小,圆柱形;雌花花盘几不分裂,子房3室,花柱3裂。蒴果三棱状扁球形,熟时红褐色,无毛,裂成3瓣。花期5~7月,果期7~9月。

生于山坡或路边。分布东北、华东及河北、河南、湖北、广西、四川、贵州、陕西、台湾等地。

【采收加工】 嫩枝叶以5~7月采收为好,割取连叶的绿色嫩枝,扎成小把,阴干;根全年均可采,切片晒干。

【药材】 一叶萩 *Securinegae Suffruticosae Cacumen seu Radix* 主产于东北及河北、陕西、山东、江西、台湾、河南、湖北、广西、四川等地。

性状 嫩枝条呈圆柱形,略具棱角,长25~40 cm,粗端径约2 mm。表面暗绿黄色,具纵向细纹理。叶多皱缩破碎,有时尚有黄色花朵或灰黑色果实。质脆,断面中央白色,四周纤维状。气微,味微辛而苦。根不规则分枝,圆柱形,表面红棕色,有细纵皱,疏生突起的小点或横向皮孔。质脆,断面不整齐,木质部淡黄白色。气微,味淡转涩。

【成分】 全株含生物碱:一叶萩碱(securinine),叶底珠碱(suffruticosine)。

叶中含二氢一叶萩碱(dihydrosecurinine),一叶萩醇(securinol)A、B,一叶萩醇C苦味酸盐(securinol C picrate),别一叶萩碱(allosecurinine),一叶萩碱;还含有酚性成分:泽漆鞣质(helioscopinin)B及11-*O*-棓酰基去甲岩白菜素(11-*O*-galloylnorbergenin)。

茎中含没食子酸(gallic acid),鞣(料)云实精(corilagin, tercatain),老鹳草鞣质(geraniin),岩白菜素(bergenin),去甲岩白菜(norbergenin),(+)-儿茶素[(+)-catechin],没食子儿茶素(gallocatechin),芸香苷(rutin),异槲皮苷(isoquercitrin)。

根皮含一叶萩新碱(securitinine)。

【药理】 1. 对中枢神经系统的作用 给大鼠、小鼠、家兔、蟾蜍、猫、犬、猴注射一叶萩碱后,小剂量能提高反射的兴奋性,大剂量则引起强直性惊厥。腹腔注射一叶萩碱时,引起小鼠肌群轻颤的 ED_{50} 为20.5 mg/kg,而引起小鼠半数惊厥量 CD_{50} 为29 mg/kg。由蟾蜍淋巴囊给药引起惊厥后,对去大脑、延脑蟾蜍仍能保持惊厥状态;而毁坏脊髓后惊厥状态则消失。由此证明,一叶萩碱具有士的宁样的中枢兴奋作用,对脊髓的兴奋作用最强。一叶萩水煎剂及二氢一叶萩碱也有类似作用,前者作用程度较弱;后者对小鼠中枢兴奋作用较一叶萩碱强1倍。一叶萩碱的中枢兴奋作用可能与影响GABA能神经有关。以^{3}H蝇蕈醇做放射配基结合法观察一叶萩碱对大鼠全脑GABA受体的亲和力,发现一叶萩碱对GABA受体呈特异性结合;用电生理学方法证明,一叶萩碱能抑制GABA引起的蛙脊髓膜去极化,而不抑制甘氨酸或牛磺酸所致的膜去极化,说明一叶萩碱是一种GABA受体拮抗剂。一叶萩碱可促进正常小鼠的学习和提高记忆再现力，对乙醇造成的记忆获得和记忆再现不良均有明显改善作用；但对*M*-胆碱阻滞剂东莨菪碱和多巴胺拮抗剂氟哌啶醇引起的记忆获得障碍并无改善作用。推测一叶萩碱是通过拮抗中枢GABA这一抑制性递质，而对记忆过程起到促进作用的。

2. 其他作用　叶的煎剂及小剂量一叶萩碱对蟾蜍和猫的心脏皆有兴奋作用；对兔和犬均有呼吸兴奋和血压下降作用。

3. 体内过程　大鼠灌服一叶萩碱后很快自消化道内消失；离体组织温孵实验表明，大鼠小肠1小时能使70%的一叶萩碱破坏；无论口服或注射，绝大部分一叶萩碱在给药后迅速从大鼠、小鼠、猫和兔体内消失，大鼠给药后仅很小部分经尿排出，猴口服大量一叶萩碱后，48小时经尿排出总量尚不及给药量的1%，鼠粪和猴粪均不含一叶萩碱。一叶萩碱在消化道内代谢迅速，还可能与肝脏和红细胞内含有代谢一叶萩碱的酶体系有关。其他组织也能代谢一叶萩碱，但能力较弱。本品一般不引起蓄积作用。

毒性　硝酸一叶萩碱小鼠灌胃、腹腔注射及静注的LD_{50}分别为270±20.2 mg/kg、31.8±1.58 mg/kg和6.23±0.16 mg/kg，对大鼠则分别为＞800 mg/kg、41±2.2 mg/kg及15.1±0.48 mg/kg。亚急性毒性：给断乳大鼠腹腔注射硝酸一叶萩碱每日1次，每次16 mg/kg，连续15日，对动物生长、血象、肝肾功能及骨髓功能均无明显影响。犬皮下注射5 mg/kg，连续10日，对其血象和肝肾功能等也未见有明显影响。

【药性】　辛、苦，微温。有小毒。

1.《内蒙古中草药》："味苦、甘，性平。"

2.《浙江药用植物志》："辛、苦，微温，有小毒。"

【功用主治】　祛风活血，益肾强筋。主治风湿腰痛，阳痿，眩晕，耳鸣，耳聋，面瘫，小儿麻痹后遗症。

1.《湖南药物志》："补肾壮阳，强筋骨，通血脉。"

2.《浙江药用植物志》："主治面神经麻痹，小儿麻痹症及其后遗症，兴奋性降低的神经衰弱，直立性低血压，眩晕，耳鸣，耳聋，手足麻木，偏瘫，风湿腰痛，阳痿。"

【用法用量】　内服：煎汤，6～15 g。

【临床报道】　治疗更年期综合征　每日口服一叶萩片，每次2片(每片含一叶萩碱4 mg)，每日3次，20日为1个疗程。共治疗40例，症状全部消失或基本消失者15例，症状部分消失者21例，无改善者4例，总有效率90%。其中以肝肾阴虚、肝阳上亢者疗效较好，气血两亏者较差。有效病例的症状改善以潮热、头晕、急躁、疲乏、关节疼痛较明显。治疗过程中未发现副作用。

0005 一年蓬 yī nián péng 《浙江民间常用草药》

【异名】　女菀、野蒿(《中国药用植物志》)，牙肿消、牙根消(《南京民间药草》)，千张草、墙头草、长毛草、地白菜、油麻草、白马兰(《浙江民间常用草药》)，瞌睡草、白旋覆花(《宜宾中草药植物名录》)。

【基原】　为菊科飞蓬属植物一年蓬的全草。

【原植物】　一年蓬 *Erigeron annuus* (L.) Pers. [*Aster annuus* L.]

一年或两年生草本，高30～100 cm。茎直立，上部有分枝，全株被上曲的短硬毛。基生叶长圆形或宽卵形，长4～17 cm，宽1.5～4 cm，边缘有粗齿，基部渐狭成翼柄；中部和上部叶较小，长圆状披针形或披针形，长1～9 cm，宽0.2～2 cm，边缘有不规则的齿裂，有短叶柄或无叶柄；最上部的叶为条形，全缘，有睫毛。头状花序排成伞房状或圆锥状；总苞半球形；舌状花2层，白色或淡蓝色，舌片条形；两性花筒状，黄色。瘦果扁平披针形；冠毛异型，雌花的冠毛极短，膜片状连成小冠，两性花的冠毛2层，外层鳞片状，内层为10～15条长约2 mm的刚毛。花期6～9月。

生于山坡、路边及田野中。原产美洲。广布于华东及河北、吉林、河南、湖北、湖南、四川及西藏等地。

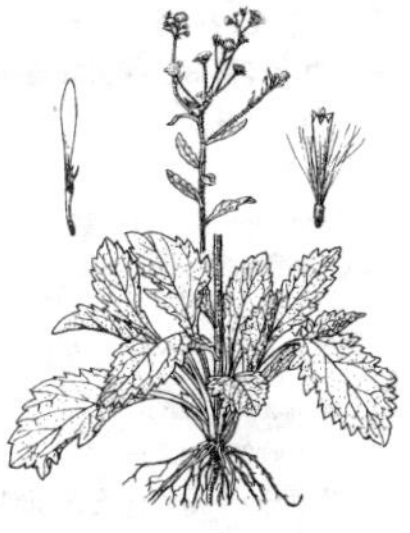

一年蓬

【采收加工】　5～8月采收，鲜用或晒干。

【药材】　一年蓬 *Erigeri Annui Herba*　主产于浙江、江苏、安徽、山东、江西等地。

性状　根呈圆锥形，有分枝，黄棕色，具多数须根。全体疏被粗毛。茎呈圆柱形，长40～80 cm，直径2～4 mm，表面黄绿色，有纵棱线，质脆，易折断，断面有大形白色的髓。单叶互生，叶片皱缩或已破碎，完整者展平后呈披针形，黄绿色。有的于枝顶和叶腋可见头状花序排列成伞房状或圆锥状花序，花淡棕色。气微，味微苦。

【成分】　全草含焦迈康酸(pyromeconic acid)。

花含黄酮类成分：槲皮素(quercetin)，芹菜素-7-葡萄糖醛酸苷(apigenin-7-glucuronide)，芹菜素(apigenin)等。

【药理】　1. 舒张冠状动脉作用　一年蓬总黄酮水溶性部位4 mg(浸膏)/ml可显著抑制15-甲基前列腺素$F_{2\alpha}$所致离体猪冠状动脉收缩状态，张力降低50%所需时间为106±41分钟。

2. 降血糖　茎、叶以石油醚、乙醚、氯仿洗涤后的水提物有降血糖作用。

3. 抗菌作用　一年蓬在10%以下浓度即表现出对金黄色葡萄球菌、表皮葡萄球菌、大肠埃希菌、伤寒沙门菌的较强抑制作用，提示可作为对革兰阳性菌和革兰阴性菌的广谱抗菌中草药。

【药性】　甘、苦，凉。

1.《湖南药物志》："微苦，凉。"

2.《安徽中草药》："性平，味甘、淡。"

【功用主治】　解毒，止血，消食，截疟。主治淋巴结炎，牙龈炎，毒蛇咬伤，血尿，消化不良，肠胃炎，疟疾。

1.《南京民间药草》："根，捣烂敷牙龈肿。"

2.《浙江民间常用草药》："消食止泻，解毒止血。"

3.《浙江药用植物志》："清热解毒，健脾截疟。主治淋巴结炎，齿龈炎，疟疾，消化不良，胃肠炎，血尿，毒蛇咬伤。"

【用法用量】　内服：煎汤，15～30 g。外用：捣敷。

【选方】　1. 治淋巴结炎　一年蓬基生叶90～120 g，加黄酒30～60 ml，水煎服。(《浙江民间常用草药》)

2. 治齿龈炎　鲜一年蓬捣烂绞汁涂患处，每日2～3次。(《安徽中草药》)

3. 治血尿　鲜一年蓬、旱莲草各30 g，水煎服。(《安徽中草药》)

4. 治蛇伤　一年蓬根捣烂，与雄黄调匀外敷。(《湖南药物志》)

0006 一把伞 yī bǎ sǎn 《植物名实图考》

【异名】　岩谷伞(《贵州草药》)，茴心草(《云南中草药》)，小青药(《西昌中草药》)，阿收鸡(《贵州中草药名录》)，回心草(陕西)。

【基原】　为真藓科大叶藓属植物暖地大叶藓的植物体。

【原植物】　暖地大叶藓 *Rhodobryum giganteum* (Schwaegr.) Par. [*Bryum giganteum* Schwaegr.; *Mnium giganteum* Schwaegr.]　又名：南大叶

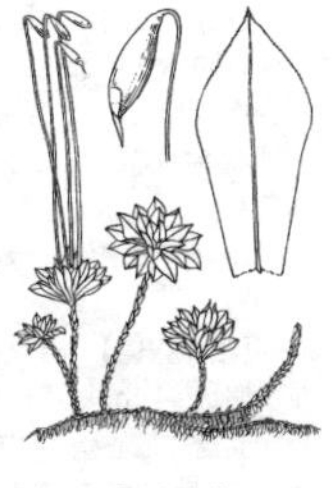

暖地大叶藓

藓(《中国药用孢子植物》)。

植物体鲜绿色或褐绿色,较大。茎直立,具明显的横生根茎。茎下部的叶片小,鳞片状,紧贴茎部,顶叶大,簇生如花苞状,倒卵形或舌形,长15～20 mm,宽4～5 mm,有短尖,边缘有分化,上部有细齿,成双列;中肋长达叶尖。叶细胞上部六边形,叶基长方形,壁薄。雌雄异株。蒴柄紫红色,直立,多个直出。孢蒴圆柱形,下垂,褐色;蒴齿两层;蒴盖凸形,有短喙;孢子黄棕色球形。

生于潮湿林地或溪边碎石缝中。分布于江苏、浙江、湖南、广东、贵州、云南等地。

【采收加工】 6～9月采收,晒干或鲜用。

【成分】 植物体含挥发油,黄酮类,甾体,氨基酸,糖类,苷类,萜类等。

【药理】 1. 对血流动力学及心肌代谢的影响 回心草醇透液按生药量折算0.3～1.0 g/kg对麻醉犬静脉注射后,犬血压和总外周血管阻力下降,心排血量、心脏指数和心搏指数增高,心搏率减慢,左心室作功指数和左室效率不变。冠脉血流量短暂地增多,冠脉阻力下降较持久。心肌对氧、葡萄糖、乳酸、丙酮酸和游离脂肪酸的消耗量和摄取率无明显变化。回心草脂溶性酚和脂溶性酸,按生药量折算0.5 g/kg对麻醉犬静脉注射,脂溶性酚可使冠脉流量显著增加,持续约15分钟;同时冠脉阻力明显降低,平均动脉压、心率、心排血量和心脏指数中度下降;总外周阻力仅短暂地减少;心排血量和心搏指数不变;左心室作功指数和心肌耗氧明显降低。而脂溶性酸对各项血流动力学参数无明显作用。但心肌对葡萄糖、乳酸、丙酮酸和游离脂肪酸的消耗量和摄取率以及左室效率两者均无明显变化。对离体兔心冠脉流量,与对照组比较,回心草脂溶性酚有显著的增加作用。

2. 对急性心肌梗死犬的血流动力学影响 回心草醇透液(折算生药量)1.0 g/kg,1分钟内静脉注射,对麻醉犬结扎左冠状动脉前降支(LAD)后所致急性心肌梗死,可使梗死区的返回血流量呈轻度增加,心率减慢,可增加缺血区侧支血管的血流量。回心草脂溶性酚(折算生药量)0.5 g/kg 1分钟内静脉注射,使上述模型梗死区的返回血流量仍维持在用药前的水平,跨越侧支血管网压力梯度亦没有改变。但由于明显升高舒张期末梢冠脉压力,致使心内膜下区灌注压增加,表明回心草脂溶性酚可改善缺血区的营养血流。

3. 其他作用 本品有抗血凝作用,用药后血液黏度明显下降,且有明显的降压、降血脂作用。

【药性】 辛、苦,平。

1.《贵州草药》:"辛、微苦,凉。"

2.《云南中草药》:"辛、苦,平。"

【功用主治】 养心安神,清肝明目。主治心悸怔忡,神经衰弱,目赤肿痛,冠心病等。

1.《贵州草药》:"清热明目。"

2.《云南中草药》:"养心安神。治心脏病。"

3.《全国中草药汇编》:"主治心悸怔忡,神经衰弱,目赤肿痛。"

【用法用量】 内服:煎汤,3～9 g。外用:捣敷;或煎汤熏洗。

【选方】 1. 治精神病,神经衰弱 茴心草6～9 g,辰砂3 g,加酒少许,水煎服。(《云南中草药选》)

2. 治目赤 岩谷伞、柏枝果各适量,煎水熏洗眼睛。(《贵州草药》)

3. 治高血压病 南大叶藓6 g,水煎服。(《中国药用孢子植物》)

【临床报道】 治疗冠心病 将一把伞制成片剂及针剂,片剂每次服2～4片(每片含生药1 g),每日3次,针剂按比量换算加用。共治疗冠心病101例,第一组单服回心片(30例),结果心绞痛及胸闷、气短等症状显著消退或改善者25例,总有效率83.3%;第二组服回心片加用肌注回心注射液(71例),结果症状明显消退和改善者60例,有效率为93.75%。此外发现本品对高脂血症、高黏滞血症、高血压病等也有明显改善作用。

0007 一枝蒿 yī zhī hāo (《纲目拾遗》)

【异名】 新疆一枝蒿(《全国中草药汇编》),鹿角蒿(新疆)。

【基原】 为菊科蒿属植物岩蒿的全草。

【原植物】 岩蒿 *Artemisia rupestris* L. [*A. dentata* Willd.; *A. viridis* Willd.; *A. viridifolia* Spreng.]

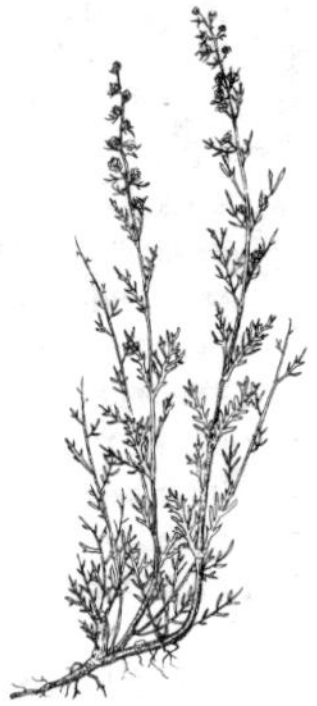
岩 蒿

多年生草本,高20～50 cm,全株有特异芳香。根茎木质,常横卧或斜上,有多数营养枝。茎褐色或红褐色,下半部木质化,上部密生灰白色短柔毛。叶薄纸质,卵状椭圆形或长圆形,长1.5～5 cm,宽1～2.5 cm,二回羽状全裂,每侧裂片5～7,上半部裂片常再次羽状全裂或3出全裂,基部小裂片半抱茎,小裂片呈栉齿状的线状披针形,先端常有短的硬尖头。头状花序半球形或近球形,在茎上排成穗状或近于总状花序;总苞片3～4层;雌花1层,8～16朵,花冠近瓶状或狭圆锥状,檐部有3～4裂齿,花柱略伸出花冠外,先端分叉;两性花5～6层,30～70朵,花冠管状,花药线形,先端附属物长三角形,花柱与花冠等长,先端分叉。瘦果长圆形,顶部常有不对称的膜质冠状边缘。花果期7～10月。

生于海拔1 100～2 900 m的干山坡、荒漠草原、草甸、冲积平原及干河谷地带。分布于我国新疆等地。

【采收加工】 5～8月割取地上部分,扎成把,阴干。

【药材】 一枝蒿 *Artemisiae Rupestridis Herba* 主产于新疆等地。

性状 全草长20～50 cm。根及根茎呈类圆柱形,表面淡黄或土黄色,断面黄色。茎圆形,有不甚明显的纵向条纹,直径1.5～3 mm,呈紫红色,有时黄绿色,中空。幼枝有短茸毛,老枝多光滑。基部叶裂片呈狭披针形,具柄,上部叶较小,羽裂或不分裂,叶两面均被疏柔毛。头状花序,总苞片3～4层,外层绿色,纸质,条形;内层膜质,卵形;管状花黄色,边花1列,雌性;内层花两性,花长约2 mm。果倒圆锥形,长约1 mm。具特异芳香,味微苦。

鉴别 茎横切面:表皮细胞1列,外被菲薄的角质层,可见丁字形或叉状非腺毛;皮层细胞3～7列,间有裂隙,在茎的棱角处常存在圆形的外韧型维管束;内皮层细胞大而明显;维管束约20个排列成环,射线细胞1～2列,每个维管束外方为中柱鞘纤维束,维管束外韧型,纤维和导管均木化,形成层不明显;髓部薄壁细胞较大,壁木化,具纹孔,中央常呈空腔。

【成分】 全草含针叶春黄菊酸(aciphyllic acid),反式和顺式螺缩酮烯醚多炔(*trans* and *cis*-spiroketalenoetherpolyne),胡萝卜苷(β-sitosterol-3-*O*-β-*D*-glucoside),栀子素丁(gardenin D),β-谷甾醇(β-sitosterol),棕榈酸(palmitic acid),一枝蒿酸(rupestric acid),一枝蒿酮酸(rupestonic acid),异一枝蒿酮酸(isorupestonic acid)。

地上部分含挥发油,主要有:罗勒烯(ocimene),别罗勒烯(alloocimene),月桂烯(myrcene),α-蒎烯(α-pinene),γ-松油烯(γ-terpinene),对聚伞花素(p-cymene),β-蒎烯(β-pinene),异松油烯(terpinolene),芳樟醇(linalool),α-松油醇(α-terpineol),β-松油醇(β-terpineol),2-甲基-3-戊烯-1-醇(3-penten-1-ol-2-methyl),α-侧柏烯(α-thujene),γ-松油醇(γ-terpineol),α,β-松油醇醋酸酯(terpinyl acetate)，乙酸香叶酯(geranyl acetate)，丙酸香叶酯(geranyl propionate)，莰烯(camphene)，1，8-桉叶素(1，8-cineole)，柠檬烯(limonene)，2-甲基丁酸-2-甲基丁酯(2-methylbutyl-2-methylbutyrate)，龙脑(borneol)，4-松油烯醇(4-terpinenol)，香茅醇(citronellol)，乙酸龙脑酯(bornyl acetate)，香茅醇乙酸酯(citronellyl acetate)，β-榄香烯(β-elemene)，α-倍半水芹烯(α-sesquiphellan-drene)，α-愈创木烯(α-guaiene)，β-花柏烯(β-chamigrene)，愈创木薁醇(guaiol)，十四酸(tetradecanoic acid)，邻苯二甲酸异丁酯(isobutyl phthalate)，4，6，10-三甲基-2-十五烷酮(4，6，10-trimethyl-2-pentadecanone)，1-十六醇(1-hexadecanol)，十五酸(pentadecanoic acid)，十六酸(hexadecanoic acid)，1-十八醇(1-octadecanol)，植醇(phytol)，亚油酸(linoleic acid)，骨碎补酮(davanone)，鞭苔醇(bazzanenol)等；黄酮类化合物：5，3′-二羟基-6，7，8，4′-四甲氧基黄酮(5，3′-dihydroxy-6，7，8，4′-tetramethoxyflavone)，5-羟基-6，7，8，3′，4′-五甲氧基黄酮(5-hydroxy-6，7，8，3′，4′-pentamethoxyflavone)，5，3′-二羟基-6，8，4′-三甲氧基黄酮等(5，3′-dihydroxy-6，8，4′-trimethoxyflavone)。

【药理】 1. 抑制平滑肌收缩　含一枝蒿的灌流液，显著抑制抗原对致敏豚鼠支气管肺灌流量的影响。一枝蒿液也可抑制抗原使致敏豚鼠离体回肠收缩的作用。正常豚鼠离体肺灌流和离体回肠试验表明，一枝蒿能对抗组胺引起的支气管平滑肌痉挛和回肠平滑肌收缩。

2. 抗肿瘤作用　一枝蒿总黄酮可诱导肿瘤细胞分化，对肿瘤细胞增殖及DNA合成有明显抑制作用，其诱导细胞凋亡是从细胞周期的G_0/G_1期开始的。用5 mg/L、10 mg/L的一枝蒿总黄酮处理肝癌细胞24小时、36小时及72小时时有大量的野生型*p*53基因表达而*fas*及*bcl*-2基因未见表达。表明一枝蒿总黄酮类诱导野生型*p*53基因的表达可能是它间接清除体内恶变细胞及提高机体免疫功能的分子机制之一。

3. 清除自由基作用　采用电子顺磁共振技术研究发现，一枝蒿总黄酮对超氧阴离子自由基、羟自由基具有不同程度的清除作用，并存在明显的药物浓度-清除效用关系。

4. 抗过敏反应　一枝蒿提取物腹腔注射，明显抑制同系大鼠被动皮肤过敏反应，拮抗组胺所致毛细血管通透性增加，50 μg/ml能显著抑制同种细胞抗体介导的大鼠肠系膜肥大细胞脱颗粒反应，提示提取物对速发型过敏反应有抑制作用。

5. 保肝作用　大剂量一枝蒿提取物能明显降低免疫性肝炎小鼠血清丙氨酸氨基转移酶，各种剂量皆能降低四氯化碳致肝损伤小鼠和大鼠血清丙氨酸氨基转移酶，降低*D*-氨基半乳糖致肝损伤小鼠血清丙氨酸氨基转移酶，说明一枝蒿提取物具有明显的保护化学性肝损伤及治疗免疫性肝炎的功能，但对免疫性肝炎无预防作用。

毒性　小鼠腹腔注射一枝蒿水煎醇沉液，LD_{50}为23.91 g/kg。

【药性】《新疆中草药》："辛，微温。"

【功用主治】 祛风解表，健胃消积，活血解毒。主治风寒感冒，食积，跌打瘀肿，毒蛇咬伤，荨麻疹。

1.《纲目拾遗》："活血解毒，去一切积滞、沉痼阴寒等疾，祛风理怯。"

2.《新疆中草药》："清热解毒，消食健胃，镇静镇吐。"

【用法用量】 内服：煎汤，10～15 g；或入丸剂。外用：熬膏或泡酒涂敷。

【选方】 1. 治感冒呕吐　一枝蒿9 g，唇香草1.5 g。水煎浓汁，加糖少许服。

2. 治饮食过度，消化不良，胃疼胃胀　一枝蒿9 g，土木香3 g。水煎成汁服。(1、2方出自《新疆中草药》)

3. 治黄疸肝炎　一枝蒿9 g，琐琐葡萄15 g，新塔花6 g，水煎服。

4. 治跌打红肿　一枝蒿、当归、鹿蹄草各9 g，唇香草3 g，水煎服。另取一枝蒿、土当归等分，制成20%药酒外敷。

5. 治毒蛇咬伤、荨麻疹　一枝蒿15～24 g，水煎当茶饮，同时煎汤洗患部。(3～5方出自《中国民族药志》)

6. 治神经性皮炎　新疆一枝蒿熬膏涂患处。(《全国中草药汇编》)

0008 一枝旗 yī zhī qí (《广西药用植物名录》)

【异名】 东南星蕨(《中国药用孢子植物》)，石韦(《广西药用植物名录》)，灯火草(《新华本草纲要》)。

【基原】 为水龙骨科星蕨属植物攀缘星蕨的全草。

【原植物】 攀缘星蕨 *Microsorium buergerianum* (Miq.) Ching [*Polypodium buergerianum* Miq.]　又名：波氏星蕨(《中国蕨类植物图谱》)。

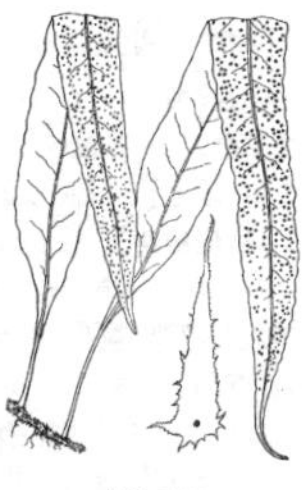
攀缘星蕨

植株高20～50 cm。根茎攀缘，略呈扁平状，疏被披针形鳞片，尖头，基部卵圆，边缘有疏齿。叶远生；叶柄长3～7 cm，基部疏被鳞片，并以关节与根茎相连；叶片厚纸质，狭长披针形，长10～43 cm，宽2～4.5 cm，基部急缩狭为楔形而下延成翅，全缘或略呈波状；中脉两面隆起，侧脉不明显，小脉网状，网眼内有分叉的内藏小脉。孢子囊群圆形，小而密，散生于孢子叶背面的上半部；无囊群盖。

生于海拔500～1 500 m的山地林缘，攀缘于树干或岩石上。分布于浙江、福建、江西、湖北、湖南、广东、广西、四川、贵州、台湾等地。

【采收加工】 全年均可采收，晒干。

【药性】《中国药用孢子植物》："微苦、涩，凉。"

【功用主治】 清热利湿。主治淋证，黄疸。

1.《中国药用孢子植物》："清热利湿。治尿路感染、黄疸等。"

2.《中药通报》1983，(6)：13："清热解毒，散结消肿，治淋巴结炎。"

【用法用量】 内服：煎汤，10～15 g。

【选方】 1. 治尿路感染　东南星蕨15 g，石韦15 g，海金沙9 g，水煎服。

2. 治黄疸　东南星蕨15 g，茵陈15 g，龙胆草6 g，煎服。(1、2方出自《中国药用孢子植物》)

0009 一柱香 yī zhù xiāng (《贵州民间药物》)

【基原】 为茜草科假耳草属植物假耳草的全草。

【原植物】 假耳草 *Anotis ingrata* (Wall.) Hook. f.　又名：臭假耳草(《广西植物名录》)。

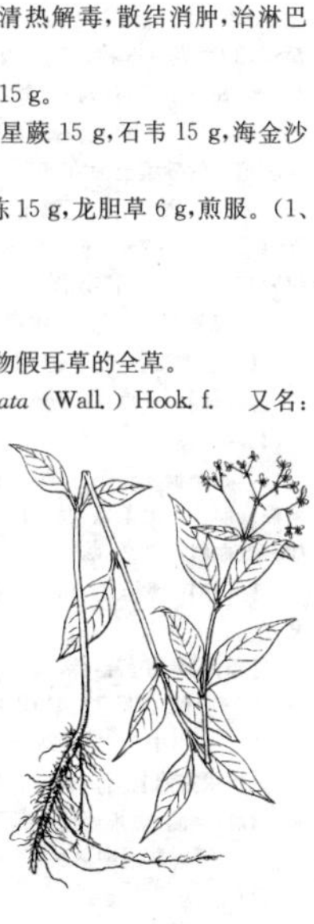
假耳草

多年生草本，高1 m。茎不分枝或有少数分枝，直立或下部卧地。叶对生，柄短，托叶下部近三角形，连合，着生于两叶柄之间，边缘具细绒毛；叶片薄纸质，卵圆形或长卵圆形至卵状披针形，长4～9 cm，宽约1.8 cm，先端渐尖，基部楔形，全缘，两面均被短柔毛。二歧聚伞花序顶生，总花梗和分枝均有狭翅状棱角；花白色，花萼4裂，裂片三角状披针形；花冠长约5 mm，冠管稍宽，内生柔毛；雄蕊4，花药露出花冠外；子房下位，2室，柱头2裂。蒴果近球形。种子小而多数。花期6～7月，果期7～8月。

生于山坡草地、林下阴湿处。分布于西南各地。

【采收加工】 7～10月采收，鲜用或晒干备用。

【药性】 《贵州民间药物》："性凉，味辛。"

【功用主治】 清热解毒。主治目赤红肿，无名肿毒，毒蛇咬伤。

1.《贵州民间药物》："清热散郁。治眼红肿。"

2.《贵州草药》："治无名肿毒。"

【用法用量】 外用：捣敷；或煎水熏洗。

【选方】 1. 治眼红肿 一柱香30 g，煎水熏患眼。（《贵州民间药物》）

2. 治无名肿毒 一柱香适量，捣敷患处。（《贵州草药》）

0010 一点血 yī diǎn xuè 《四川中药志》

【异名】 一点红（《四川中药志》），石鼓子、威氏秋海棠（《西昌中草药》），一口血（《恩施中草药手册》）。

【基原】 为秋海棠科秋海棠属植物一点血秋海棠的根茎。

【原植物】 一点血秋海棠 *Begonia wilsonii* Gagnep.

多年生草本，高20～30 cm。根茎短而肥厚，横生，有环纹，断面红色，有须根。根出叶1～2片；叶柄长6～11 cm，有棕色绒毛；叶片纸质，近菱形或斜卵圆形，长10～15 cm，宽10～12 cm，先端尖，基部斜心形，两侧不对称，上部3～7浅裂，裂片三角形，边缘有突尖细锯齿，上面绿色，有极稀疏之短刺毛，下面略带紫色；掌状脉6～7条，红色。花粉红色，伞房状排列，花序根出，长10～20 cm，雌雄同株；雄花花被4片，内外各2，雄蕊10～15，离生；雌花被片3，内1外2，子房呈纺锤形，3棱，花柱3枚，离生。蒴果无翅。花期7月，果期8月。

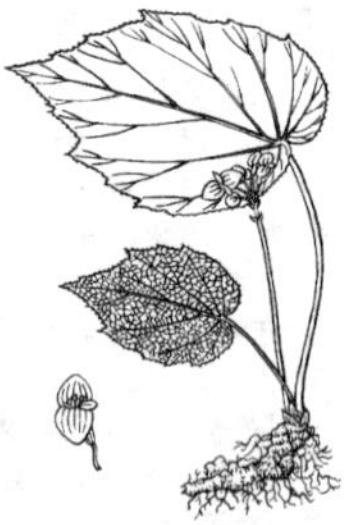

一点血秋海棠

生长于阴湿石岩处。分布于四川、贵州等地。

【栽培】 生物学特性 喜温暖、阴湿的环境。以疏松肥沃、富含腐殖质的砂壤土为宜。

繁殖方法 用根茎繁殖。在秋、冬季或早春时，选取有芽的根茎，截成长3～5 cm的小段，按行株距各25 cm开穴，深3～6 cm，每穴栽3段，成"品"字形排放，栽后覆细土或盖上土杂堆肥。

田间管理 出苗后，中耕除草，冬季倒苗时须施厩肥或堆肥。

【采收加工】 10～11月挖取根茎，切片，晒干或鲜用。

【药材】 一点血 *Begoniae Wilsonii Rhizomae* 主产于四川峨眉山。

性状 根茎呈圆柱形，弯曲。表面棕褐色，具扭曲的纵皱纹和须根残痕。质地柔软，易折断，断面平坦，中心有一棕红色的圆心，如一点血状。气微，味甘苦。

【成分】 含强心苷，黄酮类，鞣质，酚类成分，甾醇，三萜成分，皂苷。

【药性】 甘、苦，凉。

1.《全国中草药汇编》："甘、苦，平。"

2.《四川中药志》1979年版："甘、酸，凉。"

【功用主治】 补气养血，散瘀止血。主治病后虚弱，吐血，咯血，衄血，崩漏，血虚经闭，带下，跌打损伤。

1.《四川常用中草药》："散血止血。治吐血，肾病黄肿，蛇咬伤，妇女干病。"

2.《全国中草药汇编》："补气健脾，养血，止血。主治病后虚弱，咳嗽咯血，功能性子宫出血，白带。"

【用法用量】 内服：煎汤，15～30 g；绞汁、炖肉或浸酒。外用：鲜品捣敷。

【选方】 1. 治红崩白带，女子干病 一口血15～30 g，炖肉或炖鸡服。（《恩施中草药手册》）

2. 治血虚经闭 一点血、鹿衔草各30 g，牛膝10 g，蓝布政15 g，炖鸡服。

3. 治外伤出血 鲜一点血30 g，洗净捣烂，取汁兑童便服。药渣外敷患处，用布包扎。（2、3方出自《四川中药志》1979年版）

0011 一箭球 yī jiàn qiú 《广西民间常用中草药手册》

【异名】 金钮草、三叶珠、散寒草、水百足、燕含珠、单打槌（《广西民间常用中草药手册》），白顶草、火把草、顶珠草（《云南药用植物名录》），水蜈蚣（《广西本草选编》）。

【基原】 为莎草科水蜈蚣属植物单穗水蜈蚣带根茎的全草。

【原植物】 单穗水蜈蚣 *Kyllinga monocephala* Rottb. [*K. cororata* (L.) Druce]

多年生草本。根茎匍匐。细秆散生或疏丛生，扁锐三棱形，基部不膨大。叶线形，长15 cm，宽2.5～4.5 mm，边缘有疏锯齿；叶鞘短，褐色。苞片3～4，叶状，斜展。头状花序单生，圆卵形或球形，长5～9 mm，具极多数小穗；小穗近倒卵形或披针状长圆形，压扁，长2.5～3 mm，具花1朵；鳞片膜质，舟状，苍白色或麦秆黄色，具锈色斑点，两侧各具脉3～4条，背面龙骨状突起，具翅，翅下部狭，先端具稍外弯的短尖，边缘具缘毛状细刺；雄蕊3；花柱长，柱头2。小坚果长圆形或倒卵状长圆形，棕色。花期5～8月。

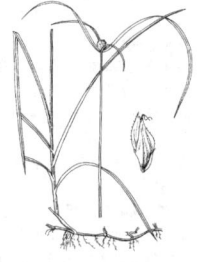

单穗水蜈蚣

生于山坡、林下、沟边、田边、近水处及旷野潮湿处。分布于福建、广东、广西、海南、贵州、云南等地。

【采收加工】 7～10月采收，鲜用或晒干。

【药材】 一箭球 *Kyllingae Monocephalae Herba* 主产于广西、云南等地。

性状 根茎细长。茎散生，纤细。叶狭线形，黄绿色，叶鞘褐色或具褐色斑点。头状花序单生茎顶，白色，小穗多数；鳞片具小尖突，沿中部以上有半月形、鸡冠状、具红色的翅。气微香。

【药性】 辛、苦，平。

1.《广西民间常用中草药手册》："味微甘、苦，性平，无毒。"

2.《广西本草选编》："味苦，微辛，性平。"

【功能主治】 宣肺止咳，清热解毒，截疟，散瘀消肿。主治咳嗽，咽喉肿痛，痢疾，疟疾，毒蛇咬伤，跌打损伤。

1.《广西民间常用中草药手册》："杀虫，解毒，退热，散瘀。治疟疾，痢疾及跌打损伤。"

2.《广西本草选编》："宣肺止咳，清热消肿，截疟。主治疟疾，细菌性痢疾，急性支气管炎，百日咳，跌打肿痛。"

3.《广西民族药简编》："治肺炎咳嗽，肝炎，肾炎，尿道炎，尿路感染，高血压病，发热咳嗽。"

【用法用量】 内服：煎汤，30～60 g。外用：捣敷；或煎汤洗。

【宜忌】 《广西民间常用中草药手册》："孕妇及阴虚内热者忌服。"

【选方】 1. 治急性支气管炎，百日咳 一箭球全草30～60 g，水煎，分3次服。（《广西本草选编》）

2. 治咽喉肿痛 一箭球30～60 g，水煎服。（《常用中草药彩

色图谱》）

3. 治细菌性痢疾　一箭球 30～60 g，水煎服，分 3 次服。

4. 治疟疾　鲜一箭球 60～90 g，捣烂，未发病前 2 小时酒冲服；小儿用量酌减，水煎服。

5. 治跌打损伤　一箭球 30～60 g，水煎，加酒少许，分 2 次服。或取一箭球适量，捣烂，用酒炒热敷伤处。（3～5 方出自《广西民间常用中草药手册》）

6. 治皮肤瘙痒　一箭球鲜草，煎水洗。（《常用中草药彩色图谱》）

0012 一枝黄花 yī zhī huáng huā（《植物名实图考》）

【异名】 野黄菊（《南宁市药物志》），黄花细辛、黄花一枝香（《广西中药志》），土泽兰、百条根、铁金拐（《泉州本草》），莶子草、小白龙须、黄花马兰、大败毒、红柴胡（《湖南药物志》），黄花仔、红胶苦菜（《闽东本草》），一枝香、大叶七星剑（《广东中药》），金锁匙、满山黄、黄花儿（《浙江民间常用草药》）。

【基原】 为菊科一枝黄花属植物一枝黄花的全草或根。

【原植物】 一枝黄花 *Solidago decurrens* Lour. [*S. virgaurea* L. var. *leiocarpa* (Benth.) A. Gray]

多年生草本，高 20～100 cm。茎直立，基部光滑，略带红色。单叶互生；叶片卵圆形、长圆形或披针形，长 4～10 cm，宽 1.5～4 cm，先端尖或钝，边缘具尖锐锯齿，基部下延成柄，较长，上部叶柄渐短或无柄，叶片亦渐狭小或全缘。头状花序，黄色，直径约1 cm，从叶腋抽出，排列成总状；总苞宽钟形；苞片通常 3 层；边缘舌状花约 8 朵，雌性，中间为管状花，两性。瘦果圆筒形，光滑或先端略具疏软毛；冠毛白色。花期 10 月，果期 11 月。

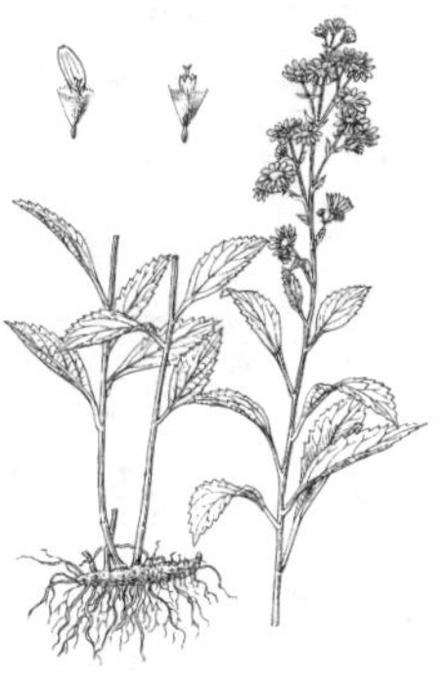
一枝黄花

生于海拔 200～2 850 m 的山坡草地、林下、灌丛中。分布于华东、中南、西南及陕西、台湾等地。

【采收加工】 6～9 月割取地上部分，或挖取根部，鲜用或晒干。

【药材】 一枝黄花 *Solidaginis Herba seu Radix*　主产于长江以南各地。

性状　茎圆柱状，表面暗紫红色或灰绿色，具纵纹，光滑无毛，茎端有稀毛；质坚而脆，易折断，断面纤维性，中央有疏松的白色髓。叶片多破碎而皱缩，上面黄绿色，下面淡绿色。花冠黄色，多脱落，冠毛黄白色，外露。气清香，味苦。

鉴别　(1) 叶表面观：下表皮细胞垂周壁波状弯曲，具角质纹理，气孔不定式，略下陷，副卫细胞 3～5 个。上表皮细胞多角形，垂周壁略作念珠状增厚，亦有角质纹理，气孔少见。非腺毛有 2 种：表皮非腺毛由 3 个细胞组成，壁薄，顶端 1 个细胞常萎缩成鼠尾状，较小；叶缘睫毛由 3(～5)～7 个细胞组成，壁稍厚，长 180～500 μm。

(2) 取本品粉末 1 g，加水适量煮沸，制成 1% 水浸液，经剧烈振摇后，有持久性泡沫（检查皂苷）。取本品粉末 5 g，加甲醇 25 ml 回流 20 分钟，滤过，滤液 1 ml 加盐酸数滴及镁粉少许，渐显红色反应（检查黄酮）。

(3) 薄层色谱：将上述甲醇提取液浓缩成 1：1 作为供试品溶液。另以芦丁的甲醇溶液作为对照品溶液。取供试品溶液和对照品溶液分别点样于同一聚酰胺薄膜（浙江黄岩）上，用丙酮-甲醇-水（2：1：1）展开，展距 10 cm，先在紫外光灯（254 nm）下观察，供试品溶液色谱在与对照品溶液色谱的相应位置上显相同的红棕色荧光斑点；再喷以 1% 三氯化铝试剂后烤干，斑点转亮黄色。

【成分】 地上部分含皂苷类成分：一枝黄花苷（leiocarposide），毛果一枝黄花皂苷（virgaureasaponin）3 即 3，28-bisdesmosidic triterpenoid saponin，一枝黄花属皂苷（solidagasaponin），加拿大一枝黄花皂苷（canadensisaponin），巨大一枝黄花皂苷（巨头刺草皂苷）（giganteasaponin），远志酸的三萜苷（triterpenoid glycosides of polygalacic acid）即 2β，3β，6α-23-tetrahydroxyollean-12-en-28-oic acid，远志酸苷（polygalacic acid glycosides）即 2，3，16，23-tetrahydroxy-olean-12-ene-28-oic acid。

花所含成分与茎相似。花另含苯甲酸苄酯类成分：2，3，6-三甲氧基苯甲酸-(2-甲氧基苄基)酯（2-methoxybenzyl-2，3，6-trimethoxybenzoate），2，6-二甲氧基苯甲酸-(2-甲氧基苄基)酯（2-methoxybenzyl-2，6-dimethoxybenzoate），2，6-二甲氧基苯甲酸苄酯（benzyl-2，6-dimethoxybenzoate），2-羟基-6-甲氧基苯甲酸苄酯（benzyl-2-hydroxy-6-methoxybenzoate）；茎精油含：α，β-蒎烯（pinene），月桂烯（myrcene），柠檬烯（limonene），香桧烯（sabinene），大牻牛儿烯（germacrene-D）；又含黄酮类和多糖类。

根除含 2，6-二甲氧基苯甲酸苄酯，2，3，6-三甲氧基苯甲酸-(2-甲氧基苄基)酯，2-羟基-6-甲氧基苯甲酸苄酯外；还含当归酸桂皮酯类成分：当归酸-3，5-二甲氧基-4-乙酰氧基桂皮酯（3，5-dimethoxy-4-acetoxycinnamyl angelate），当归酸-3-甲氧基-4-乙酰氧基桂皮酯（3-methoxy-4-acetoxycinnamyl angelate）；炔属化合物成分：(2Z，8Z)-癸二烯-4，6-二炔酸甲酯〔methyl(2Z，8Z)-decadien-4，6-diynoate〕，(2E，8Z)-癸二烯-4，6-二炔酸甲酯〔methyl(2E，8Z)-decadien-4，6-diynoate〕；甾醇类成分：谷甾醇（sitosterol）。

【药理】 1. 抗菌作用　煎剂对金黄色葡萄球菌、伤寒杆菌均有不同程度的抑制作用。对红色癣菌及禽类癣菌有极强的杀菌作用。一枝黄花水煎醇提液有抗白念珠菌作用，其疗效与制霉菌素相当。

2. 平喘祛痰作用　对家兔实验性支气管炎（吸入氨蒸气法），内服煎剂，可解除喘息症状，亦有祛痰作用。

3. 其他作用　动物实验证明能促进白细胞吞噬功能。对急性（出血性）肾炎有止血作用。提取物经小鼠皮下注射有利尿作用，但大剂量反可使尿量减少。

【药性】 辛、苦，凉。

1.《上海常用中草药》："辛、苦，凉。"

2.《江西草药》："性平，味苦、甘。"

3.《全国中草药汇编》："辛、苦，平。有小毒。"

【功用主治】 疏风清热，解毒消肿。主治风热感冒，咽喉肿痛，肺热咳嗽，黄疸，热淋，痈肿疮疖，毒蛇咬伤，跌打损伤。

1.《植物名实图考》："洗肿毒。"

2.《湖南药物志》："疏风解毒，退热行血，消肿止痛。"

3.《广东中药》："破血，通关窍。治跌打损伤，皮肤瘙痒，缠身疮。"

4.《江西草药》："清热解毒，行血止痛。"

5.《福建药物志》："疏风清热，解毒消肿。主治感冒，急性扁桃体炎，百日咳，中暑，痢疾，肺炎，肝炎，肝硬化腹水，肾炎，颈淋巴结核，乳腺炎，闭经，盆腔炎，真菌性阴道炎，手脚癣，稻田性皮炎，钩虫性皮炎，疔疮痈肿，跌打损伤，狂犬或毒蛇咬伤。"

【用法用量】 内服：煎汤，9～15 g，鲜品 20～30 g。外用：鲜品捣敷；或煎汁搽。

【宜忌】《广东中药》："不可久煎，久煎令人作呕。"

【选方】 1. 预防感冒　一枝黄花、忍冬藤、一点红各适量，水煎服。（《福建药物志》）

2. 治急性扁桃体炎　一枝黄花 15 g，土牛膝、威灵仙各9 g，水煎服，亦可单味水煎服。(《浙江药用植物志》)

3. 治肺痈　一枝黄花根 15 g，猪肺 1 具，水炖，服汤食肺，每日 1 剂。(《江西草药》)

4. 治肺结核咳血　一枝黄花 60 g，冰糖适量，水煎服，每日 1 剂，分 2 次服。(《全国中草药汇编》)

5. 治黄疸　一枝黄花 45 g，水丁香 15 g，水煎服。(《闽东本草》)

6. 治急性肾炎　一枝黄花全草 60～90 g，大蓟根(鲜)30 g，水煎服；另取天名精适量加食盐少许，捣敷鸠尾、神阙 2 穴，连续 1～2 星期。(《浙江药用植物志》)

7. 治痈疖疮毒　一枝黄花、蒲公英、紫花地丁各 15 g，水煎服；另用鲜蚤休、鲜佛甲草各适量，共捣烂敷患处，干则更换。(《安徽中草药》)

8. 治毒蛇咬伤　一枝黄花鲜根、薯蓣鲜根各等量，捣烂外敷。(《江西草药》)

9. 治鹅掌风，灰指甲，脚癣　一枝黄花，每日用 30～60 g，煎取浓汁，浸洗患部，每次 30 分钟，每日 1～2 次，7 日为 1 个疗程。(《上海常用中草药》)

【临床报道】 1. 治疗流行性感冒　用一枝黄花(鲜品)、马鞭草(鲜品)各 50 g，切碎，水煎服，每日 1 剂。共治疗 60 例。结果：除 1 例因严重并发症改用他药外，均单用本方治愈，疗程最短 1 日，最长 3 日。大多数只服 1 剂即愈。

2. 治疗急性扁桃体炎　用一枝黄花 15～30 g，或鲜品30～60 g，水煎，代茶饮。另用一枝黄花鲜品适量，捣烂绞汁，加食盐、醋少许拌匀，徐徐含咽。共治小儿急性扁桃体炎 300 例。结果：服药1～3剂治愈者 204 例，4～6 剂 93 例，无效 3 例。

3. 治疗真菌性阴道炎　治疗组 50 例，每日用一枝黄花水煎液揩洗阴道 1 次，10 日为 1 个疗程；对照组 26 例，用制霉菌素 50 万单位置阴道后穹部，8～10 日为 1 个疗程。两组均在 1 个疗程结束后第四日复检阴道分泌物，镜检阴性及症状消失者为有效。结果：治疗组有效 44 例，总有效率 88%；对照且有效 23 例，总有效率 88.4%，两组疗效无显著差异 ($P > 0.05$)，提示一枝黄花与制霉菌素疗效相当。

4. 治疗乳腺小叶增生　一枝黄花(鲜)50 g，荔枝核 7 粒，橘核 7 粒，鲜橘子叶 3 片，米酒 200 ml，炖服。药渣捣烂外敷患处 12 小时，每日 1 次，5 日为 1 个疗程。共治疗 48 例。结果：临床近期治愈(1 个月内症状消失、肿块消失)45 例，占93.75%，好转(主要症状消失，肿块缩小 1/3 以上)3 例，占 6.25%，总有效率 100%。临床远期治愈(随访 3 年未复发者)，观察 25 例中复发 2 例，复发率 8%。

二　画

0013 二色内风消 èr sè nèi fēng xiāo（《天目山药用植物志》）

【异名】　香苏子、北五味子（《天目山药用植物志》）。

【基原】　为五味子科五味子属植物二色五味子的根、藤茎及果实。

【原植物】　二色五味子 *Schisandra bicolor* Cheng

落叶攀缘灌木，长 3 m 左右。嫩枝浅棕色，光滑；老枝粗壮，显黑紫色或灰黑色。单叶互生，常聚生于短枝末端；叶柄长2～3.5 cm；叶片近圆形，长5.5～9 cm，宽 3.5～8 cm，上面绿色，下面淡绿色，被白粉。花单性，生于短枝末梢的苞腋，微带清香；花被7～13，外轮4～5片，绿黄色，内轮深红色；雄花有雄蕊 5 枚，离生，无花丝，排成辐射状；雌花雌蕊群宽卵形，心皮9～16。聚合果长 3～7 cm；果实近圆形，熟时红色，内含种子 1～2 枚。花期 6～7 月，果期 9～10 月。

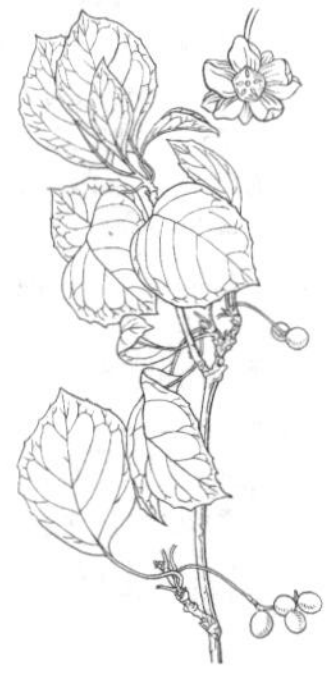

二色五味子

生于海拔 700～1 500 m 的山坡林缘或路边灌丛中。分布于浙江、安徽、江西、湖南、广西等地。

【采收加工】　10～11 月采收果实，7～10 月采根、茎，晒干。

【功用主治】　通经活络，健脾开胃。主治劳伤脱力，四肢酸麻，胸闷，纳呆。

1.《天目山药用植物志》："治劳力过度，四肢酸麻，胸闷，胃口不好。"

2.《全国中草药汇编》："理气活络，健脾。"

【用法用量】　内服：煎汤，15～24 g。

【选方】　治劳力过度，四肢酸麻，胸闷，胃口不好　二色内风消根（或藤茎、果，果的分量宜减少）18～21 g，紫青藤（鼠李科牯岭勾儿茶）15～16 g，仙鹤草 6～9 g，白马骨（茜草科六月雪）、八角枫各 9～12 g。水煎，冲黄酒、红糖，每日早晚饭前各服 1 次，忌食酸辣、芥菜。（《天目山药用植物志》）

0014 二色补血草 èr sè bǔ xuè cǎo（《甘肃中草药手册》）

【异名】　蝎子花菜、蛇蛋花、野菠菜（《救荒本草》），燎眉蒿（《甘肃中草药手册》），补血草、扫帚草、匙叶草、血见愁（《北方常用中草药手册》），秃子花（《陕西中草药》），苍蝇花（《宁夏中草药手册》），白花菜棵（《河南中草药手册》），矶松（《山西中草药》）。

【基原】　为白花丹科补血草属植物二色补血草的根或全草。

【原植物】　二色补血草 *Limonium bicolor*（Bunge）O. Kuntze ［*Statice bicolor* Bunge］　又名：蝇子草（《中国高等植物图鉴》）。

多年生草本，高 30～60 cm。全株光滑无毛。根圆柱状，棕褐色。茎丛生，直立或倾斜。叶多基生，莲座状，叶片匙形或长倒卵形，长约 20 cm，宽1～4 cm，近于全缘，基部渐窄成扁的柄。花葶丛生，上部有分枝；花着枝端，密集，组成略偏于一侧近头状的聚伞花序；萼筒漏斗状，棱上有毛，缘部 5 裂，折叠，干膜质，初时淡紫红或粉红色，后变为白色，花后宿存；花瓣 5，匙形至椭圆形，黄色；雄蕊 5，着于花瓣基部；子房长圆形，花柱 5，分离，柱头头状。蒴果具 5 棱。花、果期 7～10 月。

生于平原、丘陵和海滨的盐碱地或沙地。分布于河北、山西、内蒙古、辽宁、江苏、山东、河南、陕西、甘肃、宁夏、新疆等地。

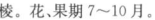

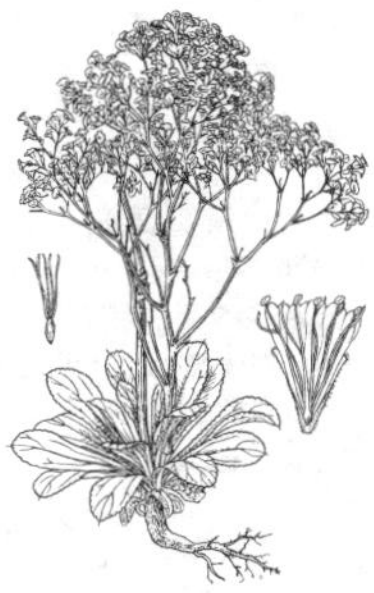

二色补血草

【采收加工】　5～7 月采集全草，9～11 月挖根，晒干。

【成分】　全草含酚性成分：没食子酸（gallic acid），圣草素（eriodictyol），木犀草素（luteolin），槲皮素（quercetin），杨梅树皮素-3-*O*-*β*-*D*-（6″-没食子酰）-半乳糖苷〔myricetin-3-*O*- *β* -*D*-（6″-galloyl）-galactoside〕。

【药理】　止血作用　二色补血草水煎剂 15 g（生药）/kg、乙醇提取液 15 g（生药）/kg 灌胃，均使大鼠出血时间明显缩短，对凝血时间无明显影响。二色补血草醇提液 20 g（生药）/kg 灌胃，对大鼠实验性动脉血栓形成有明显促进作用，提示止血作用可能与其促进血小板黏附和聚集作用有关。乙醇提取物 3 g（生药）/kg、10 g（生药）/kg 灌胃，均使家兔循环血小板聚集率明显增加，但对凝血时间、凝血酶原时间、血浆复钙时间及纤维蛋白溶解时间、血小板计数、毛细血管、通透性均无明显影响。乙醇提取物及水煎剂，均使离体兔耳血管灌注量明显减少。

毒性．二色补血草煎剂给小鼠一次灌服的 LD_{50} 为 58.37±10.77 g（生药）/kg。给予较大剂量后，小鼠活动降低，呼吸、心跳变快，有时大便变稀，小鼠死前多会全身抽搐。中毒死亡多发生在给药后 2 小时内。

【药性】　甘、微苦，平。

1.《北方常用中草药手册》："甘，平，无毒。"

2.《陕西中草药》："味涩、苦，性平。"

【功用主治】　补益气血，散瘀止血。主治病后体弱，胃脘痛，消化不良，妇女月经不调，崩漏，带下，尿血，痔血。

1.《甘肃中草药手册》："补血益气，活血调经。治病后体弱，消化不良，月经不调。"

2.《北方常用中草药手册》："止血散瘀。治子宫功能性出血，宫颈癌及其他出血。"

3.《陕甘宁青中草药选》："治肾盂肾炎，尿血。"

【用法用量】　内服：煎汤，15～30 g。

【选方】　1. 治胃癌　二色补血草、薏苡仁、菱角各 30 g，水煎服。

2. 治月经不调　二色补血草 30 g。水煎服。（1、2 方出自《内蒙古中草药》）

3. 治子宫功能性出血，宫颈癌，肾盂肾炎，尿血　二色补血草15～60 g，水煎服。（《陕宁青中草药选》）

【临床报道】　治疗多种出血证　用二色补血草根每剂 30 g，每日早晚 2 次水煎服；或用二色补血草片剂，每剂 3～4 片，每日 3 次，均连服 5 日为 1 个疗程，对功能性子宫出血、月经过多、子宫肌瘤等在出血期间或下次月经来潮前2～3 日服用，重病患者可连服2～3 个疗程。对食管、胃底静脉破裂出血或胃溃疡、胃癌出血采用二色补血草根提纯粉剂 3～5 g 冲服，或用汤剂胃管内注入。共治疗 206 例。结果：对功能性子宫出血、月经过多、子宫肌瘤、胃出血的有效率分别为92.1%、95.6%、86.04%、90%。

0015 二歧银莲花根 èr qí yín lián huā gēn（《全国中草药汇编》）

【异名】 土黄芩（《吉林中草药》），草玉梅（《全国中草药汇编》）。

【基原】 为毛茛科银莲花属植物二歧银莲花的根茎。

【原植物】 二歧银莲花 *Anemone dichotoma* L.

多年生草本，高35～60 cm。根茎横生，细长，暗褐色。茎直立，上部通常2叉状分枝。基生叶1，早枯。花葶被贴伏的短柔毛；苞片2，对生，轮廓扇形，长3～6 cm，3深裂近基部，深裂片近等长，长圆形或长圆状披针形，中部全缘，上部具少数缺刻状尖牙齿，下面被短柔毛。花序一至二回二歧状分枝，一回分枝长9～14 cm，二回分枝长1～10 cm，小苞片形状似苞片，较小；花两性，单生于花序分枝处；萼片5，花瓣状，白色或带粉红色；花瓣无；雄蕊多数；心皮约30。瘦果卵形。花期6月，果期7～8月。

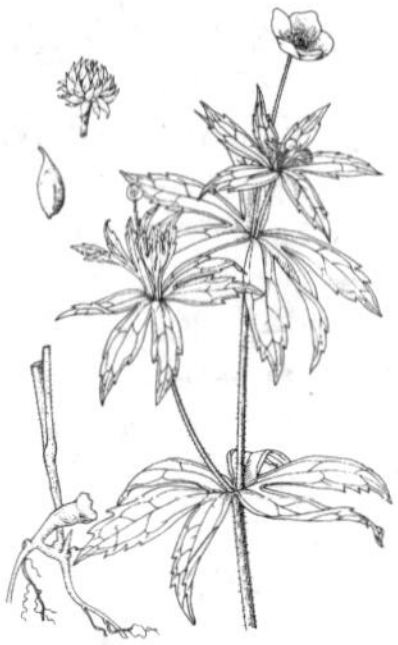

二歧银莲花

生于丘陵、山坡湿草地或林下。分布于吉林、黑龙江。

【采收加工】 9～10月采挖，晒干。

【成分】 根茎含皂苷。

全草含白头翁素（anemonin）。

【药性】 《全国中草药汇编》："苦，凉。"

【功用主治】 舒筋活血，清热解毒。主治跌打损伤，风湿性关节炎，痢疾，疮痈。

1.《吉林中草药》："舒筋活血，强壮补虚。治跌打损伤、痢疾、疮痈。"

2.《全国中草药汇编》："解毒止痢。"

【用法用量】 内服：煎汤，3～9 g。外用：捣敷。

【选方】 治跌打损伤 鲜土黄芩适量，捣烂，敷患处。（《吉林中草药》）

0016 十八症 shí bā zhèng（广州部队《常用中草药手册》）

【异名】 歪叶子兰、小麻疙瘩（《云南中草药选》），石条花（《广西药用物名录》）。

【基原】 为胡椒科胡椒属植物光轴苎叶蒟的全株。

【原植物】 光轴苎叶蒟 *Piper boehmeriaefolium* (Miq.) C. DC. var. *tonkinense* C. DC.

直立亚灌木或有时呈攀缘状，高约1 m。茎节膨大，绿色并有香辣味。叶互生；叶片薄纸质，有透明细腺点，椭圆形、卵状长圆形或近卵形，长10～16（～20）cm，宽4（～10）～6（～12）cm，先端渐尖，基部偏斜，两侧甚不等齐，一侧尖，一侧稍圆；侧脉每边5～7条，有两对脉离基发自中脉。花单性，雌雄异株，穗状花序与叶对生；雄花序长10～15（～22）cm，宽2～3 mm，花序轴无毛；苞片圆形，具短柄，盾状，表面有腺点；雄蕊2，花药肾形，2室，花丝基部肥大；雌花序一般长8～11 cm，结果时长达16 cm；苞片与雄花序的相同；子房贴生于花序轴上，柱头顶生，4裂。浆果密集，球形。花期2～5月。

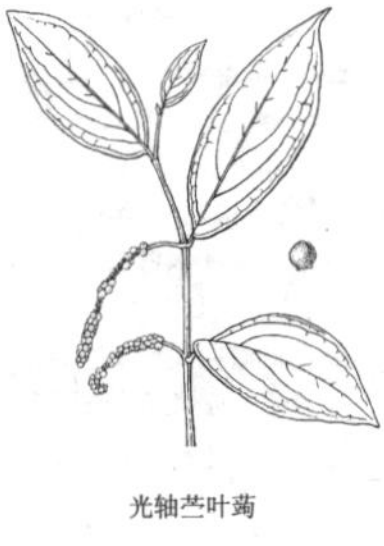

光轴苎叶蒟

生于海拔500～1 900 m的密林下、山谷中或林缘与溪旁。分布于广东、广西、海南、贵州、云南等地。

【采收加工】 7～9月采收，切片，晒干。

【药材】 十八症 *Piperis Tonkinensis Herba* 产于广东、海南、广西、贵州、云南等地。

性状 茎蓝绿色，节膨大，有的有须根；断面中空。叶多卷缩，蓝绿色，完整叶卵圆形，长8～15 cm，宽3～5 cm，先端渐尖，基部歪斜，近全缘，可见透明腺点。有时带有穗状花序。气芳香，味辛、麻。

鉴别 取本品5～10 g，加甲醇70 ml，回流10分钟，滤过，取滤液1 ml，加重氮化试剂1～2滴，显红色（检查酚类）。取本品5 g，加甲醇50 ml回流提取10分钟，滤过，取滤液1 ml，加镁粉少许及浓盐酸数滴，置水浴中加热数分钟，显红色（检查黄酮类）。

【成分】 地上部分含：谷甾醇（β-sitosterol），4-烯-6β-羟基-3-豆甾烷酮（stigmast-4-en-6β-ol-3-one），麦角甾醇过氧化物（ergosterol peroxide）；生物碱：胡椒碱（piperine），胡椒次碱（pipeyline），荜茇明宁碱（piperlonguminine），几内亚胡椒酰胺（guineensine），cepharanone A、B；又含α-棕榈酸甘油酯（α-palmityl glycerin ester），(*E*)-3，4-亚甲二氧基苯丙烯醛〔(*E*)-3，4-methylenedioxophenyl propenal〕。

【药性】 广州部队《常用中草药手册》："辛，温。"

【功用主治】 祛风散寒，活血调经，消肿止痛。主治风寒感冒，风湿痹痛，脘腹冷痛，牙痛，月经不调，痛经，跌打肿痛，蛇虫咬伤。

1. 广州部队《常用中草药手册》："祛风散寒，消瘀止痛。治风湿筋骨痛，跌打肿痛，胃疼痛，毒蛇，蜈蚣咬伤。"

2.《云南思茅中草药选》："舒筋活络，散瘀消肿，通经活血，止血镇痛。"

3.《云南中草药选》："治痛经，闭经，伤风感冒。"

【用法用量】 内服：煎汤，3～15 g；研粉，1～5 g。外用：研末调涂或鲜品捣敷。

【宜忌】 《广西本草选编》：孕妇慎服。

【选方】 1. 治风湿关节疼痛，跌打肿痛 十八症根6～9 g，浸酒服，并用药酒擦患处。

2. 治牙痛 十八症根5钱，浸好白酒60 g，7日后用药酒涂牙龈处。

3. 治毒蛇、毒虫咬伤 十八症根研粉，每取3～6 g，酒送服，并取药粉调酒，从上往下擦伤口周围，勿擦伤口。（1～3方出自《广西本草选编》）

0017 十两叶 shí liǎng yè（《全国中草药汇编》）

【异名】 沙达木（《全国中草药汇编》）

【基原】 为鼠李科苞叶木属植物苞叶木的全株。

【原植物】 苞叶木 *Chaydaia rubrinervis* (Lévl.) C. Y. Wu ex Y. L. Chen [*C. crenulata* Hand.-Mazz.] 又名：红脉麦果（《海南植物志》），红脉苞叶木（《云南种子植物名录》）。

常绿灌木或小乔木，高达8 m。叶互生，叶片革质，长圆形或卵状长圆形，长6～17 cm，宽2～5 cm，先端渐尖，基部圆形，边缘具不明显疏锯齿或近全缘，上面深绿色，有光泽，下面淡绿色，沿脉被疏柔毛。聚伞花序腋生或生于具苞叶的花枝上，花枝腋生，长6～15 cm，被疏短细毛；花两性，5基数；萼片三角形，内面中肋凸起，中部以上有小喙；花瓣绿黄色，倒卵形，具短爪，中部两边内卷，包着雄蕊；花盘稍厚，圆形；子房球形，2室，花柱2浅裂。核果卵状圆柱形，成熟时紫红色或红色，基部有宿存的萼筒，种子1颗。花期7～9月，果期8～11月。

生于海拔1 500 m以下的山地林中或灌丛中。分布于广西、海南、贵州、云南等地。

【采收加工】 9～11月采收，鲜用或切段晒干。

【药性】 淡，平。

【功用主治】 《广西本草选编》："利胆退黄。主治黄疸型肝炎，肝硬化腹水。"

【用法用量】 内服：煎汤，6～15 g。外用：捣敷。

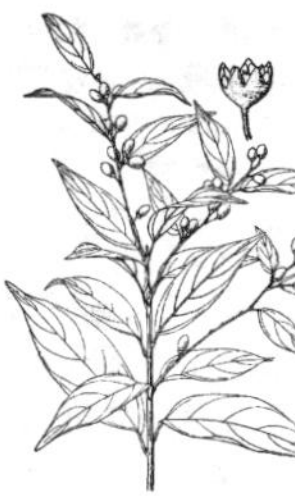
苞叶木

【选方】 1. 治黄疸型肝炎，肝硬化腹水 用沙达木全株6～15 g，水煎服。（《广西本草选编》）

2. 治骨折，跌打损伤 沙达木叶，加食盐少许，共捣烂敷患处。（《广西民族药简编》）

0018 十姊妹 shí zǐ mèi （《纲目拾遗》）

【基原】 为蔷薇科蔷薇属植物七姊妹的根及叶。

【原植物】 *Rosa multiflora* Thunb. var. *carnea* Thory [*R. multiflora* Thunb. var. *platyphylla* Thory] 又名：佛见笑（《纲目拾遗》），荷花蔷薇（《山东树木志》），姊妹花（《闽南民间草药》）。

落叶小灌木，高约2 m。茎、枝多尖刺。单数羽状复叶互生；小叶通常9枚，椭圆形，先端钝或尖，基部钝圆形，边缘具齿；托叶极明显。花多数簇生，为圆锥形伞房花序；花粉红色，芳香；花梗上有少数腺毛；萼片5，花瓣5，重瓣；雄蕊多数；花柱无毛。瘦果，生在环状或壶状花托里面。花期5～6月，果期8～9月。

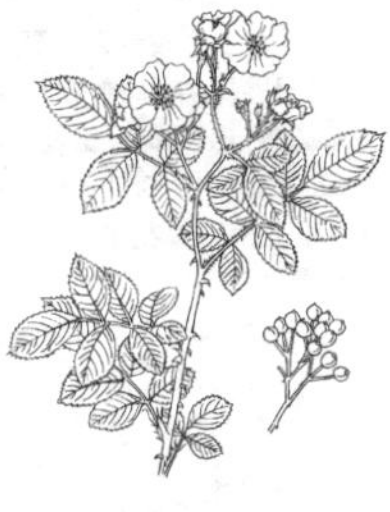
七姊妹

多为栽培供观赏。

【药性】 苦、微涩，平。

【功用主治】 清热化湿。主治黄疸，痞积，妇女白带。

【用法用量】 内服：煎汤，15～30 g。

【选方】 1. 治黄疸，癖块 鲜七姊妹根15～24 g，与猪赤肉60 g同炒后，加红酒90～120 ml，共煮1小时，同午饭或晚饭服，每日服1次。（《闽南民间药草》）

2. 治白带 十姊妹30 g。水煎服。（《中国民间单验方》）

0019 十三年花 shí sān nián huā （《红河中草药》）

【异名】 铜色毛紫云菜（《全国中草药汇编》）。

【基原】 为爵床科马蓝属植物铜毛紫云菜的根和叶。

【原植物】 铜毛紫云菜 *Strobilanthes aenobarbus* W. W. Smith

多年生灌木状草本，高1 m。茎直立，多分枝，上部四棱形，节膨大，扁平，密被棕黄色短毛，杂有白色长柔毛，嫩枝叶毛尤密。单叶对生；有柄；叶片卵圆形或卵形，先端渐尖，基部略不对称，钝圆或心形，缘具疏钝锯齿，上面暗绿色，下面暗紫色，两面被棕黄色短毛和白色长毛，枝叶上毛如擦脱呈蓝色。穗状花序顶生或腋生；苞片叶状；萼5裂；花紫色；花冠筒状，先端5裂，二唇形；雄蕊4，花丝基部有薄膜质相连。蒴果。有种子4颗。

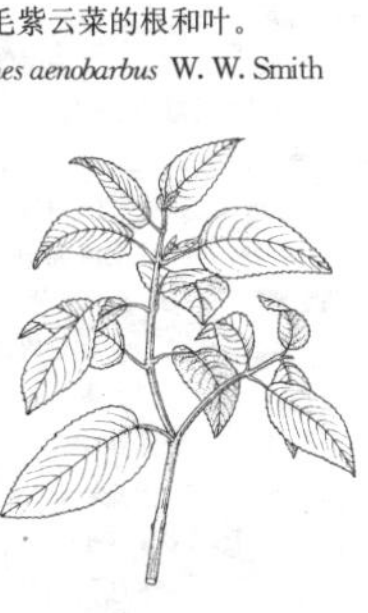
铜毛紫云菜

生于较阴湿的溪边或山坡灌木林中。分布于云南南部。

【采收加工】 6～8月采叶，9～10月挖根，鲜用或晒干。

【药性】 《全国中草药汇编》："淡、微苦，平。"

【功用主治】 《全国中草药汇编》："活血调经，清肝热。主治眼结膜炎，月经不调，产后腹痛，黄疸型肝炎，疟疾，心悸，哮喘。"

【用法用量】 内服：煎汤，10～15 g。外用：鲜叶，捣汁滴眼。

【选方】 1. 治黄疸型肝炎 十三年花干根9 g，星秀花12 g，马蹄香9 g，水煎服。

2. 治眼结膜炎 鲜十三年花叶捣汁滴眼。

3. 治月经不调，产后腹痛 十三年花干根9～15 g，水煎服。（1～3方出自《红河中草药》）

0020 十大功劳叶 shí dà gōng láo yè （《本草再新》）

【异名】 功劳叶（《饮片新参》）。

【基原】 为小檗科十大功劳属植物阔叶十大功劳的叶。

【原植物】 参见"功劳木"条。

同属植物细叶十大功劳 *M. fortunei* (Lindl.) Fedde、华南十大功劳 *M. japonica* (Thunb.) DC. 的叶亦供药用。

【采收加工】 9～10月采摘，晒干。

【药材】 十大功劳叶 *Mahoniae Folium* 主产于四川、广西、湖南等地。

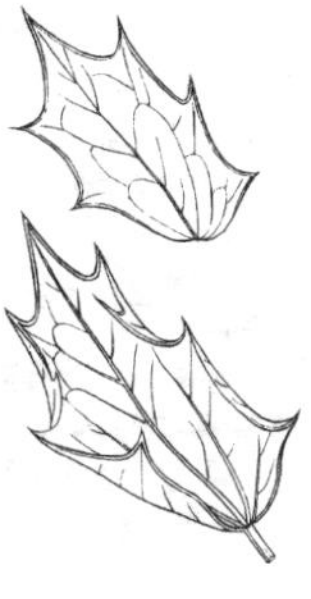
十大功劳(叶)外形

性状 阔叶十大功劳叶 叶片阔卵形，基部宽楔形或近圆形，不对称，先端渐尖，边缘略反卷，两侧各有2～8个刺状锯齿，上表面绿色，具光泽，下表面色浅，黄绿色；厚革质。叶柄短或无。气弱，味苦。

鉴别 (1) 叶横切面：上表皮细胞1列，有的内含红棕色物质，外被角质层，下表皮细胞1列，有较多气孔。上、下表皮内侧各有1～2列纤维，多角形，壁微木化。栅栏组织细胞1～3列，通过主脉。海绵组织细胞内含草酸钙方晶。主脉维管束3，外韧型，外有众多纤维环列，下方的纤维常与下表皮内侧的纤维相连。

(2) 取本品乙醇提取液，滴于滤纸上，置荧光灯下观察，可见金黄色荧光。

(3) 取本品粉末或薄切片，置载玻片上，加95%乙醇1～2滴及30%硝酸1滴，盖上盖玻片，放置片刻，镜检，可见黄色针簇状硝酸小檗碱结晶（检查小檗碱）。

【成分】 阔叶十大功劳叶含生物碱：小檗碱(berberine)，小檗碱盐酸盐，小檗胺(berbamine)，尖刺碱(oxyacanthine)等。

【药性】 苦，寒。归肺、肝、肾经。

1. 《本草再新》："味辛、苦，性温。入肺经。"

2. 《江西草药》："性寒，味苦。"

3. 《青岛中草药手册》："入肝、肺、肾经。"

【功用主治】 清虚热，燥湿，解毒。主治肺痨咳血，骨蒸潮热，腰膝酸痛，湿热黄疸，带下，痢疾，风热感冒，目赤肿痛。

1. 《本草再新》："治虚劳咳嗽。"

2. 《植物名实图考》："治吐血。"

3. 《饮片新参》："治肺劳，止咳化痰，退虚热，杀虫。"

4. 《现代实用中药》："清凉性滋养强壮药。功效与女贞子相似。适用于潮热、骨蒸、腰酸、膝软、头晕、耳鸣等证。"

5. 《中国民族药志》："主治产后身骨痛、脚痛、手痛，泡酒服，兼擦患处；皮肤湿疹，水煎洗患处。"（瑶族）

【用法用量】 内服：煎汤，6～9 g。外用：研末调敷。

【选方】 1. 治肺结核咳嗽咯血　阔叶十大功劳叶、女贞子、旱莲草、枸杞子各 9 g。水煎服。(《安徽中草药》)

2. 治赤白带下　十大功劳叶、白英、仙鹤草各 30 g，水煎服。(《浙南本草新编》)

3. 治感冒发热口渴　鲜十大功劳叶 30 g，黄荆叶 15 g，水煎服。(江西《草药手册》)

4. 治眼结膜炎　十大功劳叶 200 g，加蒸馏水 1 000 ml，煮沸，过滤，高压消毒，滴眼。每日数次。(《全国中草药汇编》)

5. 治风火牙痛　十大功劳叶 9 g，水煎顿服，每日 1 剂，痛甚者服 2 剂。(《江西草药》)

0021 十大功劳根 shí dà gōng láo gēn (《植物名实图考》)

【基原】 为小檗科十大功劳属植物阔叶十大功劳、细叶十大功劳的根。

【原植物】 1. 阔叶十大功劳　参见"功劳木"条。

2. 细叶十大功劳　参见"功劳木"条。

除上述两种外，华南十大功劳 *Mahonia japonica* (Thunb.) DC，分布于浙江、福建、广东、台湾等地；西藏十大功劳 *M. calamicaulis* Spare et Fisch，分布于西藏南部及东南部。它们的根亦作"十大功劳根"入药。

【采收加工】 9～11 月采挖，切段，晒干或鲜用。

【药材】 十大功劳根 *Mahoniae Radix*　主产于四川、广西、湖南等地。

性状　根呈圆柱形，直径 1～2.5 cm。表面灰棕黄色至灰黄褐色，有时可见灰褐色地衣斑。质地坚硬，断面皮部灰黄色，木部大，木质化，可见细小的导管孔。气微，味微苦。

鉴别　参见"十大功劳叶"条。

【成分】 1. 阔叶十大功劳　根含生物碱：小檗碱(berberine)。

2. 华南十大功劳　根含生物碱：异粉防己碱(isotetrandrine)，小檗碱(berberine)，掌叶防己碱(palmatine)，药根碱(jatrorrhizine)及小檗胺(berbamine)。

【药理】 所含异粉防己碱在以艾氏腹水癌体内抗癌的筛选试验中，发现有抗癌作用。本品所含小檗碱、药根碱对病原微生物、心血管系统等有广泛药理作用，可参见"黄连"条。掌叶防己碱也具有较强的药理活性，可参见"三颗针"条。

【药性】《四川中药志》1960 年版："性寒，味苦。"

【功用主治】 清热燥湿，解毒消肿。主治湿热痢疾，腹泻，黄疸，肺痨咳血，咽喉痛，牙痛，目赤肿痛，跌打损伤，疮疡，湿疹，烫伤等。

1.《植物名实图考》："捣根取浆含口中，治牙痛。"

2.《分类草药性》："泡水搽火眼，治喉痛。"

3.《四川中药志》1960 年版："能清热解毒；治吐血，疗头晕目赤；涂蛇伤，治牙痛。"

4.《湖南药物志》："退热降火，清凉解毒，消炎止痛，滋养。"

【用法用量】 内服：煎汤，10～15 g，鲜品 30～60 g。外用：捣烂或研末调敷。

【宜忌】 脾胃虚寒者慎服。

【选方】 1. 治痢疾　阔叶十大功劳根、地锦草各 12 g，水煎服。

2. 治湿热黄疸　十大功劳根 30 g，茵陈 15 g，水煎服。

3. 治咽喉炎，口腔炎　十大功劳鲜根、射干各等量，磨米泔水含咽。(1～3 方出自《福建药物志》)

4. 治目赤肿痛　细叶十大功劳根 15 g，野菊花 15 g，水煎服。(《湖南农村常用中草药手册》)

5. 治关节炎痛　细叶十大功劳 60 g，猪脚 7 寸，酌加开水炖 1 小时服，饭后服，每日 2 次。(《福建民间草药》)

6. 治盆腔炎　阔叶十大功劳根 9 g，金银花 10 g，紫花地丁 24 g，水煎服。(《福建药物志》)

7. 治跌打损伤　十大功劳根 15 g，万年青根(去外皮)6 g，杜衡根 3 g，水煎服。(《江西草药》)

8. 治湿疹　阔叶十大功劳根或茎 30 g，骨碎补 60 g，水煎洗患处。

9. 治烫伤　阔叶十大功劳根或茎皮研末，茶油调患处。(8、9 方出自《福建药物志》)

10. 治丝虫病　阔叶十大功劳根、茎 30 g，水煎服。(《湖南药物志》)

0022 丁香 dīng xiāng (《药性论》)

【异名】 丁子香(《齐民要术》)，支解香、瘦香娇(侯宁极《药谱》)，雄丁香(《本草蒙筌》)，公丁香(《本草原始》)，如宇香、索瞿香、百里馨(《新本草纲目》)。

【基原】 为桃金娘科丁子香属植物丁香的花蕾。

【原植物】 丁香 *Eugenia caryophyllata* Thunb. [*Syzygium aromaticum* (L.) Merr. et Perry; *E. aromaticea* Kuntze]

常绿乔木，高达 10 m。叶对生，叶柄明显；叶片长方卵形或长方倒卵形，长 5～10 cm，宽 2.5～5 cm，先端渐尖或急尖，基部狭窄常下展成柄，全缘。花芳香，组成顶生聚伞圆锥花序；花萼肥厚，绿色后变紫色，长管状，先端 4 裂，裂片三角形；花冠白色，稍带淡紫，短管状，4 裂；雄蕊多数，花药纵裂；子房下位，与萼管合生，花柱粗厚，柱头不明显。浆果红棕色，长方椭圆形，长 1～1.5 cm，直径 5～8 mm，先端宿存萼片，种子长方形。

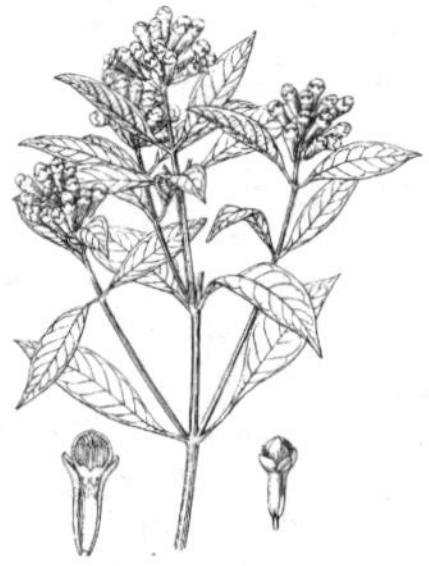

丁　香

原产马来群岛及非洲。现我国广东、广西、海南、云南等地有栽培。

本植物的树皮(丁香树皮)、树枝(丁香枝)、树根(丁香根)、果实(母丁香)、花蕾的蒸馏液(丁香露)及其挥发油(丁香油)亦供药用，另设专条。

【栽培】 生物学特性　喜热带海洋性气候。幼龄树生长缓慢，喜阴，不耐暴晒；成龄树喜光，需充足阳光才能早开花，开花多。适宜生长温度 26～30 ℃，低于 3 ℃植株死亡。怕寒，忌水涝。宜选土层深厚、肥沃、排水良好、偏酸性的砂壤土栽培为佳。

繁殖方法　种子繁殖。从 5～6 年生留种植株上于 5～6 月果实为紫红色时，及时采收，且随采随播，若不能及时播种，最好剥掉果肉放入潮湿细沙或湿木糠中贮藏，以免干死。处理后的种子，最佳播种时间为 8～9 月。开沟点播，行距 15 cm，粒距 5～10 cm，种子平放或直放，胚根朝下，播种后覆土 1 cm，鲜果播后 35～45 日出苗，处理后的种子 10 日左右出苗，避免直射光照射幼苗。苗长至 4～5 cm，具两片幼叶时，即可移栽于苗床或移入营养袋里继续育苗。苗高 6～10 cm，有 4～6 对真叶时按行株距 25 cm×20 cm 移植，移栽时需带土团。苗高 40～50 cm 时，按行株距 6 m×5 m 定植。

田间管理　幼树可与木薯、香蕉间作或搭荫棚，并在株间栽种绿肥，干旱及时灌水，雨季开沟排水。前 3 年每年中耕除草并结合追肥 3～4 次，培土。剪去主杆 70～100 cm 下侧枝，上部枝叶亦可适当修剪。注意营造防风林带，以免风害。

病虫害防治　病害有褐斑病，主要为害叶片，可在发病前或发病初期用1∶1∶120的波尔多液或50%的可湿性甲基托布津1 000倍溶液喷射。虫害主要为介壳虫。

【采收加工】 定植后5～6年开花，花蕾开始时呈白色，渐次变绿色，最后呈鲜红色时采集，除去花梗，晒干。

【药材】 丁香 *Caryophylli Flos* 主产于坦桑尼亚的桑给巴尔以及马来西亚、斯里兰卡、印度尼西亚等地。现我国海南、广东、广西、云南等地亦有栽培。

性状 花蕾略呈研棒状，长1～2 cm。花冠圆球形，直径0.3～0.5 cm，花瓣4，覆瓦状抱合，棕褐色或黄褐色，花瓣内为雄蕊和花柱，搓碎后可见众多黄色细粒状的花药。萼筒圆柱状，略扁，有的稍弯曲，长0.7～1.4 cm，直径0.3～0.6 cm，红棕色或棕褐色，上部有4枚三角状的萼片，十字状分开。质坚实，富油性。气芳香浓烈，味辛辣，有麻舌感。

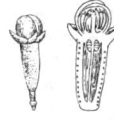
丁香(花蕾)外形

鉴别 (1) 萼筒中部横切面：表皮细胞1列，有较厚角质层。皮层外侧散有2～3列径向延长的椭圆形油室，长150～200 μm；其下有20～50个小型双韧维管束，断续排列成环，维管束外围有少数中柱鞘纤维，壁厚，木化。内侧为数列薄壁细胞组成的通气组织，有大形细胞间隙。中心轴柱薄壁组织间散有多数细小维管束，薄壁细胞中含众多细小草酸钙簇晶。

粉末特征：暗红棕色。纤维梭形，顶端钝圆，壁较厚。花粉粒众多，极面观三角形，赤道表面观双凸镜形，具3副合沟。草酸钙簇晶众多，直径4～26 μm，多存在于较小的薄壁细胞中。油室多破碎，分泌细胞界限不清，含黄色油状物。

(2) 取本品粉末1 g，置小试管中，加氯仿3 ml，浸渍5分钟，吸取氯仿浸液2～3滴于载玻片上，速加3%氢氧化钠的氯化钠饱和液1滴，加盖玻片，片刻即有簇状细针形丁香酚钠结晶产生。取以上氯仿浸出液，滴加适量50%氢氧化钾溶液与丁香酚作用，形成丁香酚钾的针状结晶。

(3) 薄层色谱：取本品粉末0.5 g，加乙醚5 ml，振摇数分钟，滤过，滤液作为供试品溶液。另取丁香酚为对照品，加乙醚制成每1 ml含16 μl的溶液，作为对照品溶液。吸取上述两种溶液各5 μl，分别点样于同一硅胶G薄层板上，以石油醚(60～90 ℃)-醋酸乙酯(9∶1)为展开剂，展开，取出，晾干，喷以5%香草醛硫酸溶液，于105 ℃加热至斑点显色清晰。供试品色谱中，在与对照品色谱相应的位置上，显相同颜色的斑点。

品质标志 《中华人民共和国药典》2010年版规定：照气相色谱法测定，本品含丁香酚($C_{10}H_{12}O_2$)不得少于11.0%。

【成分】 花蕾中含挥发油成分：即丁香油16%～18%，油中主要成分为丁香油酚(eugenol)，占70%～85%，乙酰丁香油酚(acetyleugenol)，占7%～17%，还有β-石竹烯(β-caryophyllene)，葎草烯(humulene)，β-丁香烯(β-caryophyllene)；微量成分有丁香烯醇(caryophyllene alcohol)，丁香烯氧化物(caryophyllene oxide)，水杨酸甲酯(methylsalicylate)，苯甲酸甲酯(methylbenzoate)，甲基正戊基甲酮(methyl *n*-amylketone)，甲基正庚基甲酮(methyl *n*-heptylketone)，2-庚醇(2-heptanol)，2-壬醇(2-nonanol)，糠醛(furfural)，糠醇(furfurylalcohol)，香草醛(vanillin)，苯甲醛(benzaldehyde)，苯甲醇(benzyl alcohol)，乙酸苄酯(benzylacetate)，间-甲氧基-苯甲醛(*m*-methoxy-benzaldehyde)，α-衣兰烯(α-ylangene)，胡椒酚(chavicol)，4′-反-丁香油酚(4′-*trans*-isoeugenol)，1, 8-桉叶油素(1, 8-cineole)，环氧丁香烯(epoxycaryophyllin)，桉叶素(cineole)，香荆芥酚(carvacrol)等。又含：2α-羟基齐墩果酸甲酯(2α-hydroxy-oleanolic acid methyl ester)，以及谷甾醇(sitosterol)，豆甾醇(stigmasterol)，菜油甾醇(campesterol)等的葡萄糖苷，还得到丁香色酮苷(eugenoside)Ⅰ和Ⅱ，丁香鞣质(eugeniin)。

花含齐墩果酸(oleanolic acid)。黄酮及其苷类：鼠李素(rhamnetin)，山柰素(kaempferide)，山柰酚(kaempferol)及其苷，槲皮素(quercetin)及其苷。挥发性成分：丁香色原酮(番樱桃素)，甲基丁香色原酮(eugenitin)(番樱桃素亭)，异甲基丁香色原酮(isoeugenitin)(异番樱桃素)，去甲基异甲基丁香色原酮(isoeugenitol)(去甲基异番樱桃酚)，芳香醇(linalool)，愈创木酚(guaiacol)，乙烯基愈创木酚(vinyl guaiacol)，大马烯酮(damascenone)。酚性成分：3, 3′, 4-三-*O*-甲基并没食子酸(3, 3′, 4-tri-*O*-methylellagic acid)，3-*O*-β-*D*-吡喃葡萄糖基-3, 5, 4′-三羟-7, 3′-二甲氧黄酮(3-*O*-β-*D*-glucopyranosyl-3, 5, 4′-trihydroxy-7, 3′-dimethoxyflavone)，没食子酸(gallic acid)。又含木麻黄亭碱(casuaricitin)，多糖(antithrombotic polysaccharides)，中性的葡萄糖(神经)鞘脂类，葡萄糖甘油酯，马斯里酸(maslinic acid)，异鼠李素3-*O*-葡萄糖苷(isorhamnetin 3-*O*-glucoside)，齐墩果树脂(clove oleoresin)，β-丁香烯(β-caryophyllene)。

【药理】 1. 对消化系统的作用 犬胃内灌注丁香浸出液，胃酸排出量和胃蛋白酶活力均增加。水提取物灌胃对小鼠水浸应激溃疡、醚提取物对吲哚美辛诱发溃疡、醚提取物和水提取物对盐酸所致胃黏膜损伤，均有保护作用。醚提取物灌胃，抑制蓖麻油引起的小肠性腹泻。水提取物抑制番泻叶引起的大肠性腹泻。十二指肠灌注醚提取物促进麻醉大鼠胆汁分泌。

2. 抗炎镇痛作用 丁香醚提物和水提物灌胃降低乙酸提高的小鼠腹腔毛细血管通透性，抑制二甲苯性小鼠耳肿胀和角叉菜胶性大鼠足跖肿胀，抑制乙酸致小鼠扭体反应，延长小鼠热痛反应潜伏期。β-丁香烯在家兔结膜反射体内实验和大鼠横膈膜半隔膜体外实验中有局部镇痛作用。

3. 抑制微生物作用 乙醇提取物对青霉素抗药性金黄色葡萄球菌有效。丁香提取物抑制幽门螺杆菌生长。甲醇粗提物选择性抑制口腔厌氧细菌，有效成分为山柰酚等。丁香提取物抗菌机制可能是与氨基糖苷类竞争性地抑制蛋白质的合成。丁香酚体外对多种皮肤癣菌有抑杀作用。

大剂量丁香煎剂直接灭活人胚肺纤维细胞接种的人巨细胞病毒(HCMV)。煎剂还抑制HCMV的增殖。丁香素抑制Vero细胞疱疹单纯病毒-1(HSV-1)、HSV-2等的生长。水提物抑制丙型肝炎病毒蛋白酶。热水提取物和甲醇提取物抑制Moloney鼠白血病病毒逆转录酶。

4. 解热作用 腹腔注射丁香酚，对正常大鼠视前区-下丘脑前部(PO/AH)热敏神经元的放电活动有增频作用，对冷敏神经元有减频效应。

5. 抗凝血作用 丁香油酚和乙酰丁香油酚可逆性抑制花生四烯酸、肾上腺素和胶原诱导的血小板聚集，作用比阿司匹林强。

6. 抗氧化、耐缺氧作用 丁香芳香提取物抑制芬顿试剂氧化的马血浆中丙二醛形成。丁香油酚等也有效。水提取物灌胃，能延长断头小鼠张口动作时间、氰化钾中毒存活时间和常压密闭缺氧存活时间。

7. 抗诱变作用 丁香甲醇提取物抑制化合物致鼠伤寒沙门菌TA1535/pSK1002突变。有效成分为反式异丁香油酚和丁香油酚。β-丁香烯等可诱导小鼠肝脏和小肠解毒酶谷胱甘肽*S*-转移酶。

8. 对免疫系统的影响 丁香水提物腹腔注射抑制化合物48/80诱导的大鼠全身过敏反应。水提物静注或灌胃抑制局部IgE介导的被动皮肤过敏反应，降低血清组胺水平。水提物体外可暂时增加肥大细胞cAMP水平。提示水提物可抑制速发型超敏反应。

9. 其他作用 丁香精油抗小鼠急性电惊厥，提高静注戊四氮唑的小鼠惊厥阈。甲醇提取物对髓样白血病细胞系细胞(M1)有诱导分化成巨噬细胞样细胞的作用。有效成分为齐墩果酸、山楂酸。丁香水提物、盐提取物和乙醇提取物抑制大鼠脑乙酰胆碱酯酶。

毒性　丁香油小鼠灌胃的 LD_{50} 为 1.6 g/kg。丁香油5 g/kg 给犬灌服，可发生吐泻后死亡。尸检发现胃肠黏膜有溃疡、出血、肝肾瘀血及浊肿。

【药性】 辛，温。归脾、胃、肾经。

1.《开宝本草》："辛，温。无毒。"

2.《汤液本草》："入手太阴经、足阳明经、少阴经。"

3.《雷公炮制药性解》："入肺、脾、胃、肾经。"

4.《本草汇言》："味辛、甘、苦，气热。无毒。纯阳，气厚，味薄。"

【功用主治】 温中，降逆，暖肾。主治胃寒呃逆，呕吐，反胃，泻痢，脘腹冷痛，痃癖，疝气，奔豚气，癖症。

1.《药性论》："治冷气腹痛。"

2.《海药本草》："主风疳䘌，骨槽劳臭。治气，乌髭发，杀虫，疗五痔，辟恶去邪。治奶头花，治五色毒痢，正气，止心腹痛。"

3.《日华子》："治口气、反胃、鬼疰蛊毒，及疗肾气、奔豚气、阴痛，壮阳，暖腰膝，治冷气，杀酒毒，消痃癖，除冷劳。"

4.《开宝本草》："温脾胃，止霍乱壅胀、风毒诸肿、齿疳䘌。"

5.《本草蒙筌》："止气忒、气逆。"

6.《纲目》："治虚哕、小儿吐泻、痘疮胃虚灰白不发。"

7.《本草汇》："治胸痹、阴痛，暖阴户。"

8.《医林纂要》："补肝、润命门，暖胃、去中寒，泻肺、散风湿。"

9.《本草再新》："开九窍，舒郁气，去风，行水。"

【用法用量】 内服：煎汤，2～5 g；或入丸、散。外用：研末撒或调敷。

【宜忌】 阳热诸证及阴虚内热者禁服。

1.《雷公炮炙论》："不可见火。畏郁金。"

2.《纲目》引张洁古："气血盛者勿服。"

3.《本草经疏》："一切有火热诸证忌之，非属虚寒，概勿施用。"

4.《本草用法研究》："扁桃腺炎、胃出血、脑充血均忌。"

【选方】 1. 治胃寒呃逆，脉迟者　丁香、柿蒂、人参、生姜，水煎服。(《症因脉治》丁香柿蒂汤)

2. 治脾中虚寒，停痰留饮，哕逆呕吐　丁香、半夏各三钱，加生姜，水煎，温服。(《医学入门》丁夏汤)

3. 治冷心疼，面青唇黑，手足厥冷　丁香、良姜、官桂各一钱五分，水一碗，煎七分，用胡椒五十粒，炒黄色为末，调入汤药内顿服。(《古今医鉴》丁胡三建汤)

4. 治水泻不止　枯矾一钱，丁香五分，上为末，黄酒调服。(《仙拈集》丁矾散)

5. 治偏头痛　丁香一粒(大者，研)，棘针四十九枚(倒钩者，烧灰存性，为末)，麝香一皂子大(研)，上为末。以纸拈药，随痛左右搐鼻。(《圣济总录》丁香散)

6. 治头痛，及无形寒湿，附骨流注　丁香三钱，肉桂一两，上为末，加入伤膏内用之。(《外科传薪集》丁桂散)

7. 牙根肿痛　丁香、川椒(取红)等分，冰片少许。上为末，敷痛处。(《景岳全书》三香散)

8. 治瘰疬　丁香五十个，斑蝥十个，麝香一钱(别研)。上为细末，用盐豉五十粒，汤浸，研如泥，和前药令匀，丸如绿豆大。每服五七丸，食前温酒送下，一日三次。(《济生方》三圣丸)

9. 治乳头破裂，疼痛　丁香不拘多少为末，干敷裂处，如燥，津唾调敷。(《医学正传》引朱丹溪方丁香散)

【临床报道】 1. 治疗呃逆　公丁香 1 g 左右(10～15 粒)，细嚼(嚼时有大量唾液分泌，切勿将其吐出)，徐徐咽下，待药味尽，将口内剩余药渣吞下。30 分钟如不止，可续用 3 次。共治呃逆患者 238 例，全部有效。立效者 230 例，30 分钟以上呃止者 8 例。

2. 治疗妊娠呕吐　用半夏 15 g，丁香 15 g，共为细末，生姜 30 g，捣碎煎汁，入前末调成糊状，置于容器中备用。用时先将患者脐部皮肤洗净，再将药末敷于脐部，厚约 1 cm，直径 10 cm 左右，用塑料薄膜覆盖，绷带或胶布固定。每日换药 1 次。共治疗 33 例。结果：用药 1～3 日治愈者 32 例，无效 1 例。脐部皮肤出现烧灼感，并出现水泡或皮疹者，应立即停药。

3. 治疗疟疾　丁香研末，每次用 1.2～1.5 g。将丁香末放入患者肚脐窝内用胶布盖贴，时间 3～5 日。注意用药时先将脐窝污垢擦洗干净；胶布不宜太小，贴时必须用手轻轻按摩数分钟；用药必须在未发作前 4～6 小时。共治疗疟疾患者 100 例，结果 94 例治愈。

4. 治疗麻痹性肠梗阻　丁香 30～60 g，研成细末，加 75%乙醇调和(对乙醇过敏者，可用开水调和)，敷于脐及脐周，直径 6～8 cm，上用纱布、塑料药膜覆盖，再以胶布固定(对胶布过敏者，改用绷带固定)。用上法治疗 20 例，其中腹痛手术后肠麻痹 10 例，弥漫性腹膜炎后肠麻痹 7 例，脊椎损伤所致肠麻痹 3 例，结果全部有效，其中用药 1 次者 15 例，用药 3 次者 15 例。用药 2 小时后可听到肠鸣音，4～8 小时排便、排气。机械性肠梗阻不适宜应用本法。

5. 治疗小儿腹泻　用丁香 1.5 g，肉桂 3 g，共研细末备用。使用时取药粉少许用水调成糊状，摊在 3 cm×3 cm 的伤湿止痛膏上，然后稍加热，将膏药贴于脐上，每 12 小时换药 1 次。敷药期间口服补液。共治疗 120 例，结果：敷药 1 次治愈 80 例，敷药 2 次治愈 35 例，敷药 3 次治愈 4 例，无效 1 例，总有效率 99%。未发现不良反应，少数患儿脐周皮肤充血，考虑为伤湿止痛膏刺激所致，取下后充血即自行消失。

【各家论述】 1.《宝庆本草折衷》："丁香，惟胃脘寒积凝滞，食之即呕，服之无不的中。倘或热呕，此性既热，必致膈截上焦，反为僭燥，尤须审寒热之宜。"

2.《本草通玄》："丁香，温中健胃，须于丸剂中同润药用乃佳。独用多用，易于僭上，损肺伤目。"

3.《本草求真》："丁香，辛温纯阳，细嚼力直下达，故书载能泄肺、温胃、暖肾。非若缩砂蜜，功专温肺和中，木香功专温脾行滞，沉香功专入肾补火，而于他脏则止兼而及之也。是以亡阳诸症，一切呕哕呃逆反胃，并霍乱呕哕，心腹冷疼，并痘疮灰白，服此逐步开关，直入丹田，而使寒去阳复，胃开气缩不致上达而为病矣。此为暖胃补命要剂，故逆得温而逐，而呃自可以止。若止用此逐滞，则木香较此更利。"

4.《药论》："(丁香)攻胃口之寒痰而呕吐除；祛心下之冷痛而呃逆宁。噎膈翻胃，赖为却剂；奔豚疝气，藉兹引经。"

0023 丁公藤 dīng gōng téng (广州空军《常用中草药手册》)

【异名】 包公藤。

【基原】 为旋花科丁公藤属植物丁公藤及光叶丁公藤的藤茎。

【原植物】 1. 丁公藤 *Erycibe obtusifolia* Benth.　又名：麻辣子(《海南植物志》)。

木质藤本，长约12 m。小枝干后黄褐色，明显有棱。单叶互生；叶柄长 0.8～1.2 cm；叶片革质，椭圆形或倒长卵形，长 6.5～9 cm，宽 2.5～4 cm，先端钝或钝圆，基部渐狭成楔形。聚伞花序腋生和顶生，花序轴和花梗被淡褐色柔毛；花萼球形，萼片 5，近圆形，外面被淡褐色柔毛并有缘毛；花冠白色，5 裂，裂片长圆形，全缘或浅波状；子房圆柱形，柱头圆锥状，贴着子房。浆果卵状

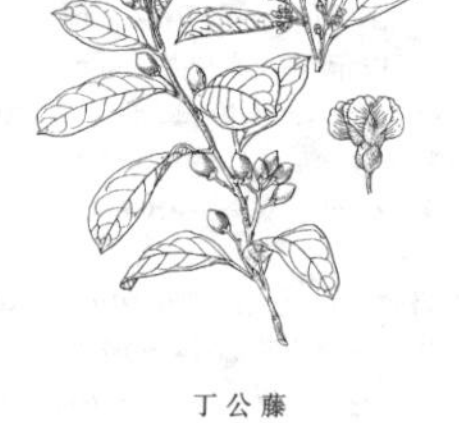

丁公藤

椭圆形。种子 1 颗。花期 6～8月。

生于山谷湿润密林中或路旁灌丛中。分布于广东、海南等地。

2. 光叶丁公藤 *E. schmidtii* Craib

植物形态与丁公藤相似，区别点是：叶片卵状椭圆形至长圆状椭圆形，先端骤然渐尖；花冠裂片边缘啮蚀状；浆果球形。

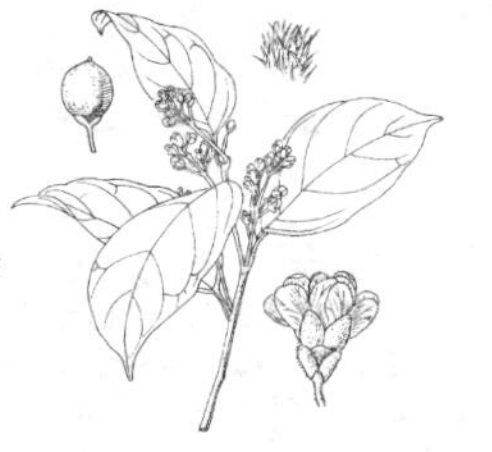

光叶丁公藤

生于海拔 250～1 200 m 的山谷密林或疏林中，攀生于乔木上。分布于广东、广西、云南。

【采收加工】 9～11 月采收，切成段，隔水蒸 2～4 小时，取出晒干。

【药材】 丁公藤 *Erycibes Obtusifoliae Caulis* 主产于广东。光叶丁公藤 *Erycibes Schmidtii Caulis* 产于广西、云南。

性状 本品多为斜切的段或片，直径 1～10 cm，斜片厚1～2.5 cm，短段长 3～5 cm。外皮灰黄色、灰褐色或浅棕褐色，稍粗糙，有浅沟槽及不规则纵裂纹或龟裂纹，皮孔点状或疣状，黄白色。老的栓皮呈薄片剥落。质坚硬，纤维较多，不易折断。切片椭圆形，黄褐色或浅黄棕色，异型维管束呈花朵状或块状，木质部导管呈点状。无臭，味淡。

鉴别 取本品粉末 3 g，加乙醇 40 ml，冷浸后加热回流 6 小时，滤过，滤液加 6 mol/L 盐酸溶液 6 ml，加热回流 3 小时，置水浴上蒸干，残渣加乙醇 10 ml 使溶解，作为供试品溶液。另取东莨菪内酯对照品，加乙醇制成每 1 ml 含 0.25 mg 的溶液作为对照品溶液，吸取上述两种溶液各 3 μl，分别点样于同一硅胶 G 薄层板上，以环己烷-氯仿-醋酸乙酯-甲酸(6∶10∶7∶1.2)为展开剂，展开，取出，晾干，置紫外光灯(365 nm)下检视。供试品色谱中，在与对照品色谱相应的位置上，显相同的亮蓝色荧光斑点。

【成分】 1. 丁公藤 茎含香豆素类：包公藤甲素(baogongteng A)(丁公藤碱Ⅱ)即 2*β*-羟基-6*β*-乙酰氧基去甲莨菪烷(2*β*-hydroxy-6*β*-acetoxynortropane)，包公藤丙素(baogongteng C)即 2*β*, 6*β*-二羟基去甲基莨菪烷(2*β*, 6*β*-dihydroxynortropane)，丁公藤丙素即去乙酰丁公藤甲素，包公藤乙素(baogongteng B)即东莨菪素(scopoletin)，东莨菪苷(scopolin)；还含微量的咖啡酸(caffeic acid)及绿原酸(chlorogenic acid)。

2. 光叶丁公藤中含包公藤乙素和东莨菪苷。

【药理】 1. 抗炎作用 从丁公藤提取的有效成分东莨菪素腹腔注射 25 mg/kg，对蛋清和组胺诱发的大鼠足肿胀均呈明显的保护作用，持续作用 4 小时以上。小鼠腹腔注射粗提取物 1 g/kg 或东莨菪素 50 mg/kg，对二甲苯引起的腹部皮肤毛细血管通透性增加有明显的抑制作用。给大鼠每日腹腔注射东莨菪素 11.25～15 mg/kg，连续 7 日，能显著减轻棉球形成的肉芽肿干重，抑制结缔组织增生。

2. 对免疫功能的作用 丁公藤注射液皮下注射可提高大鼠外周血淋巴细胞酸性 *α*-醋酸萘酯酶(ANAE)阳性的淋巴细胞百分比，还可显著降低白细胞移行指数，提高特异性玫瑰花结形成细胞数和中性白细胞吞噬率，表明丁公藤对细胞免疫和体液免疫均有促进作用。

3. 缩瞳作用 从丁公藤茎提取的缩瞳有效成分为包公藤甲素，临床用于治疗青光眼，现已人工合成，合成品系消旋体，作用强度则减半。丁公藤碱通过 M_3 受体亚型介导 Ca^{2+} 升高，是缩瞳、降低眼内压、治疗青光眼的分子机制。

4. 对心血管作用 通过大鼠在位和离体心脏观察，包公藤甲素能显著减慢心率，增加心肌收缩力，降低心肌耗氧量，提示有改善心功能作用。

5. 对中枢神经作用 小鼠腹腔注射包公藤甲素引起的中枢 M 胆碱震颤作用，与中枢 M 胆碱激动剂氧化震颤素和震颤素作用相似，强度介于二者之间。包公藤甲素与震颤素合用产生协同作用，与东莨菪碱合用呈拮抗作用，提示包公藤甲素及其合成品可能成为复制帕金森病动物模型的工具药和中药麻醉催醒剂。稀释的丁公藤注射液(IE)涂布于离体的牛蛙坐骨神经，可阻滞神经冲动的传导。10% IE 可使神经干复合动作电位 $A_{\alpha\beta}$、A_{δ} 和 C 诸成分的潜伏期均延长；而 25% IE 不仅能使各类成分的潜伏期发生显著性延长，而且能使各类成分的幅度有显著性的减小。上述浓度 IE 的传导阻滞作用是可逆的，并具有明显的量效关系。

毒性 包公藤甲素小鼠腹腔注射的 LD_{50} 为 8.85±1.2 mg/kg。中毒症状表现为副交感神经亢进，大剂量组动物有类似氧化震颤素的中枢性震颤。阿托品和东莨菪碱为特异性解毒剂。

【药性】 辛，温，有小毒。

【功用主治】 祛风除湿，消肿止痛。主治风湿痹痛，半身不遂，跌打肿痛。

【用法用量】 内服：煎汤，3～6 g；或浸酒。外用：浸酒外擦。

【宜忌】 本品有毒，有强烈发汗作用，虚弱者慎服。

【临床报道】 1. 治疗风湿骨痛及神经痛 丁公藤注射液(2 ml/支，含原生药 5 g)，每次 2～4 ml，每日 1～2 次，肌注。治疗急慢性风湿性关节炎、类风湿关节炎、坐骨神经痛、腰肌劳损、肥大性腰椎炎及外伤性关节炎共 88 例，症状明显改善、止痛良好者 39 例，症状好转者 39 例，无效者 10 例。

2. 治疗青光眼 用丁公藤总提取物和丁公藤碱Ⅱ(包公藤甲素)制成眼药水滴眼，治疗 159 例 239 只青光眼。结果：眼药水有缩小瞳孔、降低眼压和改善房水流畅系数等作用，作用不亚于毛果芸香碱，其中缩瞳作用似略强于毛果芸香碱。

0024 丁香枝 dīng xiāng zhī 《纲目》

【基原】 为桃金娘科丁子香属植物丁香的树枝。

【原植物】 参见“丁香”条。

【采收加工】 6～9 月采收，切段，晒干。

【成分】 树枝含丁香油酚(eugenol)(69.8%)，*β*-丁香烯(*β*-caryophyllene)(13.0%)，丁香油酚乙酸酯(eugenyl acetate)(16.1%)。三萜烯酸类：齐墩果酸(oleanolic acid)，山楂酸(crategolic acid)，苔色酸-2-*O*-*β*-*D*-吡喃葡萄糖苷(orsellinic acid-2-*O*-*β*-*D*-glucopyranoside)，又含挥发油成分。

【药性】 辛，平。

【功能主治】 “治一切冷气，心腹胀满，泄泻虚滑，水谷不消。”(《纲目》)

【用法用量】 内服：煎汤，3～9 g；或入丸、散。

0025 丁香油 dīng xiāng yóu 《药性考》

【基原】 为桃金娘科丁子香属植物丁香的干燥花蕾经蒸馏所得的挥发油，古代多为母丁香所榨出之油。

【原植物】 参见“丁香”条。

【药材】 丁香油 *Syzygii Aromatici Oleum* 产于坦桑尼亚、马来西亚、印度尼西亚。多进口。

性状 本品为淡黄或无色的澄明油状体，有丁香的特殊芳香气。露置空气中或贮存日久，则渐浓厚而色变棕黄。不溶于水，易溶于醇、醚或冰醋酸中。相对密度为 1.038～1.060。

【药理】 1. 抗菌作用 丁香油树脂对食品常见污染菌金黄色葡萄球菌、大肠杆菌、枯草芽胞杆菌、汉逊酵母、黑曲霉、青霉等有很强的抑制作用。对真菌也有一定拮抗作用。

2. 其他作用 促进裸鼠 5-氟尿嘧啶的透皮吸收，对氧自由基有清除作用。

【药性】《纲目拾遗》:"气味甘、辛,性大热。"

【功用主治】 暖胃,降逆,温肾,止痛。主治胃寒胀痛,呃逆,吐泻,疝痛,痹痛,牙痛,口臭。

1.《药性考》:"壮阳暖肾,治疝痛阴寒。"

2. 王殿翔《生药学》:"用于肠胃多气,绞痛,消化不良,恶心与呕吐;风湿痛,神经痛,牙痛。"

【用法用量】 内服:以少许滴入汤剂中或和酒饮。外用:涂擦患处。

【宜忌】 实火、阴虚火旺者禁服。

【选方】 1. 治胃寒痛　滴少许丁香油入煎药,或和好酒服,或以丁香油涂脐上痛处。(《纲目拾遗》)

2. 治胃寒呃逆呕吐甚者　用丁香油擦透中脘。(《纲目拾遗》引金御乘方)

3. 暖丹田,除水泻　丁香油涂暖脐膏贴。

4. 散膙痞　丁香油涂脐。(3、4 方出自《纲目拾遗》)

5. 治痛痹　丁香油擦痛处。(《纲目拾遗》引金御乘方)

6. 治口臭　丁香油揩牙。

7. 解蟹毒　丁香油一滴,同姜汤服。(6、7 方出自《纲目拾遗》)

【临床报道】 1. 治口腔溃疡　治疗组 36 例,用适量蒙脱石加丁香油搅拌成糊状,涂于患处,每日 4～6 次。对照组 35 例,用适量冰硼散或碘甘油局部涂抹,每日 4～6 次。全部病例均口服维生素 B_2。结果治疗组显效 13 例,有效 16 例,总有效率为 80.56%。对照组显效 6 例,有效 12 例,总有效率为 51.43%。两组疗效差异显著。

2. 治干槽症　先清除坏死腐败组织,再用 3%过氧化氢溶液及生理盐水清洗患处,然后置丁香油棉球于拔牙创内,每日换药 1 次。共治疗 230 例。结果所有患者治疗当日可明显减轻疼痛,3 日后主诉无明显疼痛者 219 例(占 95%),治疗后检查拔牙创骨壁无明显触痛,无腐败物覆盖及臭味,余 11 例 1 星期后均治愈。

3. 致口腔黏膜过敏　多因牙病局部用丁香油棉球或氧化锌丁香油粘固粉后出现口腔黏膜烧灼感,牙龈胀疼,黏膜充血,水肿,或出现水泡等。做丁香油斑贴试验为阳性。

【各家论述】 1.《纲目拾遗》引《祝穆试效方》:"丁香油治瘰疬,化核膏用之,取其香烈直透经络,辛以散结滞耳。"

2.《纲目拾遗》:"丁香油,透关窍,祛寒,力速于丁香。"

0026 丁香根 dīng xiāng gēn (《开宝本草》)

【基原】 为桃金娘科丁子香属植物丁香的树根。

【原植物】 参见"丁香"条。

【采收加工】 9～11 月挖根,切片,晒干。

【药性】《纲目》:"辛,热。有毒。"

【功用主治】 散热拔毒。主治肿毒。

1.《开宝本草》:"疗风热毒肿。"

2.《药性考》:"治肿毒内陷。"

【用法用量】 外用:捣敷或煎汤洗。

0027 丁香蓼 dīng xiāng liǎo (《中国药用植物志》)

【异名】 丁子蓼、红豇豆、喇叭草(《中国药用植物志》),水杨柳(《四川中药志》),田蓼草、红麻草(《湖南药物志》),银仙草(《贵州草药》),田痞草(《广西药用植物名录》),水蓬砂(《贵州植物药调查》),水硼砂(《贵州中草药名录》)。

【基原】 为柳叶菜科丁香蓼属植物丁香蓼的全草。

【原植物】 丁香蓼 *Ludwigia prostrata* Roxb.

一年生草本,高 40～60 cm。须根多数;幼苗平卧地上,或作倾卧状,后抽茎直立或下部斜升,多分枝,有纵棱,略红紫色。叶互生;叶片披针形或长圆状披针形,长2～8 cm,宽1～2 cm,全缘,上面有紫红色斑点。花两性,单生于叶腋,黄色,基部有小苞片 2;萼筒与子房合生,萼片 4,卵状披针形;花瓣 4;雄蕊 4;子房下位,花柱短,柱头头状。蒴果线状四方形,略具 4 棱,稍带紫色,成熟后室背不规则开裂;种子多数,细小,光滑,棕黄色。花期 7～8 月,果期9～10 月。

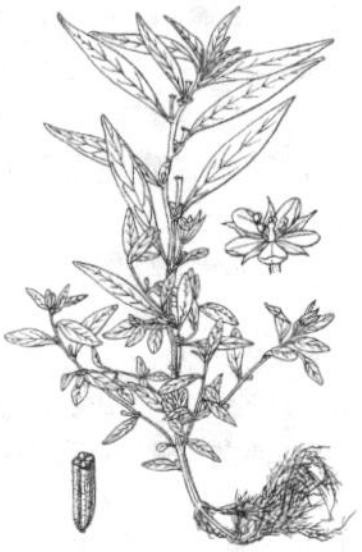

丁香蓼

生于田间、水边、沟畔湿处及沼泽地。分布于江苏、浙江、安徽、福建、江西、湖北、湖南、四川、贵州、台湾等地。

本植物的根(丁香蓼根)亦供药用,另设专条。

【采收加工】 9～11 月结果时采收,切段,鲜用或晒干。

【药材】 丁香蓼 *Ludwigiae Prostratae Herba*　产于湖南、四川、湖北、安徽、江苏、浙江、江西、福建、贵州等地。

性状　全株较光滑。主根长圆锥形,多分枝。茎下部节上多须状根;上部多分枝,有棱角约 5 条,暗紫色或棕绿色,易折断,断面灰白色,中空。单叶互生,多皱缩,完整者展平后呈披针形,全缘,先端渐尖,基部渐狭,长 4～7 cm,宽 1～2 cm。花 1～2 朵,腋生,无梗。花萼、花瓣均 4 裂,萼宿存,花瓣椭圆形,先端钝圆。蒴果条状四棱形,直立或弯曲,紫红色,先端具宿萼。种子细小,光滑,棕黄色。气微,味咸,微苦。

鉴别　(1) 叶横切面:上、下表皮均为 1 列类长方形细胞组成,外被非腺毛及腺鳞。栅栏组织不通过中脉,海绵组织排列疏松。主脉维管束外韧型,韧皮部窄;木质部导管呈放射状排列。主脉上、下表皮内侧有数列厚角细胞,薄壁细胞含草酸钙针晶、簇晶。

(2) 取本品粉末 1 g,加乙醇 15 ml,回流 30 分钟,冷却,滤过。取滤液少许,滴于滤纸上,喷以 0.1%溴酚蓝的乙醇溶液,在蓝色背景上显黄色斑点(检查有机酸)。取滤液 1 ml,滴加 1%三氯化铁溶液 1 滴,显蓝黑色(检查没食子酸)。

【成分】 本品含没食子酸(gallic acid)和诃子次酸三乙酯(triethylchebulate)。

【药理】 抑菌作用　丁香蓼水提取物去除鞣质后分离得到没食子酸和诃子次酸三乙酯,体外抗菌试验证实对宋内、舒氏、鲍氏、志贺等痢疾杆菌及金黄色葡萄球菌、铜绿假单胞菌等有较好的抑菌作用。

【药性】 苦,寒。

1.《福建民间草药》:"甘,平。"

2.《福建中草药》:"微苦、辛,凉。"

3.《贵州草药》:"性寒,味苦。"

【功用主治】 清热解毒,利尿通淋,化瘀止血。主治肺热咳嗽,咽喉肿痛,目赤肿痛,湿热泻痢,黄疸,淋证,水肿,带下,吐血,尿血,便血,疔肿,疥疮,跌打伤肿,外伤出血,蛇、虫、狂犬咬伤。

1.《中国药用植物志》:"治红白痢疾。"

2.《福建民间草药》:"利尿消胀。治水肿,小便淋沥。"

3.《四川中药志》1960 年版:"破血生新。治吐血,黄疸,小儿水积及火疔。"

4.《湖南药物志》:"治目翳,蛇虫咬伤,外伤出血。"

5.《福建中草药》:"治湿热腹泻。"

6.《贵州草药》:"清热止咳。治火咳。"

【用法用量】 内服:煎汤,15～30 g;或泡酒。外用:捣敷。

【选方】 1. 治火咳　银仙草 12 g,水白菊花 9 g,煨水服。(《贵州草药》)

2. 治急性喉炎　鲜丁香蓼 60 g,水煎后取汤分 2 份,1 份调冰

糖服，1份调醋含漱。（《福建药物志》）

3. 治小便淋沥 （丁香蓼）全草30 g，车前草15 g。冲开水炖1小时，饭前服。日2次。（《福建民间草药》）

4. 治水肿 （丁香蓼）全草30 g。酌加水煎，加些冰糖，饭前服，日2次。（《福建民间草药》）

5. 治妇女带下赤白，或色黄秽臭，头晕目眩，肢软足酸 鲜丁香蓼全草45 g，白鸡冠花30 g，加水2碗半，煎成1碗，去渣取汁和小肚炖服。服药期间，勿食富含蛋白质食物，如豆干、豆腐、鸡蛋、鸭蛋等；禁食辛酸物，如辣椒、酒、醋等。（《泉州本草》）

6. 治跌打损伤出血 丁香蓼30 g，苏木15 g，桃仁6 g，红花6 g，黄酒125 g，水煎前4药，冲黄酒服。另用鲜丁香蓼叶捣烂敷患处。（《河南中草药手册》）

7. 治狂犬咬伤 鲜丁香蓼500 g，捣烂加酒60 ml，绞汁，服至呕吐为止。将渣调红糖和豆腐敷伤部。（《福建药物志》）

【临床报道】 治疗顽固性湿疹 用新鲜丁香蓼全草200 g，水3 000 ml煎煮20分钟后倒入盆中熏蒸患处，上覆盖毛巾，随温度调节距离，避免烫伤，待水温降至不烫手时再充分浸洗患部，约半小时，每日2次，病情特别顽固的可熏洗3～4次，一直熏洗到痊愈为止。共治疗10例。结果：治疗3日后痊愈3例，5日后痊愈2例，7日后痊愈4例，10日后痊愈1例。

0028 丁香露 dīng xiāng lù（《纲目拾遗》）

【基原】 为桃金娘科丁子香属植物丁香干燥花蕾的蒸馏液。

【原植物】 参见“丁香”条。

【药性】 微辛，微温。

1.《纲目拾遗》：“气烈，味微辛。”

2.《药性考》：“辛，微温。”

【功能与主治】 《纲目拾遗》：“治寒澼胃痛。”

【用法用量】 内服：隔水炖温饮，30～60 g。

0029 丁癸草 dīng guǐ cǎo（《生草药性备要》）

【异名】 人字草、苦地枕、铺地锦（《岭南采药录》），乌蝇翼草（《中国主要植物图说》），铺地草、金线吊虾蟆（《广西中草药》），乌龙草、红骨丁地青（《实用中草药》），斜对叶（《广西药用植物名录》）。

【基原】 为豆科丁癸草属植物丁癸草的全草。

【原植物】 丁癸草 *Zornia gibbosa* Spanoghe

多年生小草本，高15～60 cm。茎纤细，分枝，披散或直立。小叶2枚，生于叶轴顶端，叶片披针形，长2～3.5 cm，宽0.5～1 cm，先端急尖，基部圆形，厚纸质。总状花序腋生，长2～6 cm；苞片2，盾状着生，革质，卵形，基部延伸成距，有明显脉纹，边缘有白色缘毛；花萼钟状，二唇形，有短柔毛；花冠黄色，极突出，旗瓣圆形，翼瓣倒卵形或长圆形，龙骨瓣内弯，短尖；雄蕊10，一体，花药二型；子房上位，无柄，花柱线形。

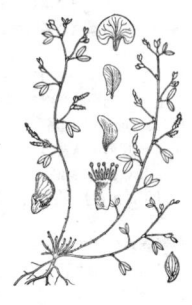

丁癸草

荚果不开裂，由2～6荚节组成，荚节圆形，有明显的细脉及刺。花期6～8月。

生于少干旱的山野地上。分布于浙江、福建、江西、广东、广西、四川、云南、台湾等地。

本植物的根（丁葵草根）亦供药用，另设专条。

【采收加工】 5～7月采收，鲜用或晒干。

【药材】 丁癸草 *Zorniae Gibbosae Herba* 主产于广东、广西、福建、四川、浙江等地。

性状 全草长20～40 cm。根及根茎长圆锥形，黄色或灰黄色，直径约2 mm。茎纤细，黄绿色或灰绿色，无毛。小叶2，生于叶柄顶端，呈“人”字形；托叶细，卵状披针形。小叶多皱缩卷曲，完整者展平后呈长椭圆形或披针形，灰绿色或灰白色，先端处具一细尖刺，全缘，下面疏被茸毛或无毛，在放大镜下可见黑色腺点。气微，味淡。

【成分】 全草含香豆素(coumarin)。

【药性】 苦、甘，凉。

1.《生草药性备要》：“味甜，性温。”

2.《岭南草药志》：“味苦、甘，性寒。”

3.《广东中药》：“平淡，性凉。”

【功用主治】 清热解毒，凉血散瘀，除湿利尿。主治风热感冒，咽痛，疮疡肿毒，毒蛇咬伤，黄疸，泄泻，痢疾，小儿疳积。

1.《本草求原》：“消大疮。”

2.《岭南采药录》：“生肌，合诸疮口。”

3.《岭南草药志》：“去痰火，清肝热，消瘀，凉血，解毒。”

4. 广州部队《常用中草药手册》：“清热解表，去瘀消肿。治感冒，眼结膜炎，肝炎，胃肠炎，痢疾，小儿疳积，毒蛇咬伤，跌打肿痛。”

5.《福建药物志》：“调气利湿，消肿解毒。主治黄疸，小便不利，淋浊，白带，乳腺炎，颈淋巴结炎。”

【用法用量】 内服：煎汤，15～30 g；或捣汁。外用：煎汤熏洗；或鲜草捣敷。

【选方】 1. 治风热感冒 丁癸草15 g，柳叶菊15 g，银花藤30 g，水煎服。（《四川中药志》1979年版）

2. 治痔疮 丁癸草120 g，银花120 g，苦楝皮120 g，以水煎出味，倒于浴盆内，趁热坐于盆上熏肛门，待水稍凉后，即坐于药水内浸洗，约浸30分钟即可，每日1～2次。（《岭南草药志》）

3. 治毒蛇咬伤 鲜丁癸草捣烂取汁服，每次20～30 ml，每日3～4次，渣敷伤口周围。（《广西本草选编》）

4. 治黄疸 丁癸草60 g，车前草30 g，水煎服。

5. 治急性胃肠炎 丁癸草18 g，积雪草15 g，白花蛇舌草60 g。均用鲜全草捣烂绞汁，食盐少许冲开水，每2小时服1杯。（4、5方出自《福建药物志》）

6. 治小儿疳疾 丁癸草9～15 g，瘦猪肉60～120 g，水炖服。（《福建中草药》）

0030 丁榔皮 dīng láng pí（《陕西中草药》）

【异名】 松杨木皮（《本草拾遗》）。

【基原】 为山茱萸科梾木属植物椋子木的树皮。

【原植物】 参见“椋子木”条。

【采收加工】 5～7月剥取树皮，切段，晒干。

【药性】 苦，平。

【功用主治】 祛风通络，利湿止泻。主治筋骨疼痛，肢体瘫痪，痢疾，水泻腹痛。

1.《药性考》：“止痢寒热，水泻腹痛。”

2.《陕西中草药》：“祛风止痛，通经活络。主治筋骨疼痛，腰腿痛，肢体瘫痪。”

【用法用量】 内服：煎汤，6～15 g。

0031 丁香树皮 dīng xiāng shù pí（《海药本草》）

【异名】 丁皮（《纲目》），丁香皮（《本草求原》）。

【基原】 为桃金娘科丁子香属植物丁香的树皮。

【原植物】 参见“丁香”条。

【采收加工】 全年均可采，晒干。

【药性】 辛，温。归脾、胃经。

【功用主治】 散寒理气，止痛止泻。主治中寒脘腹痛胀，泄泻，齿痛。

1.《海药本草》："治齿痛。"

2.《纲目》："主治心腹冷气诸病，方家用代丁香。"

3.《本经逢原》："治腹胀，恶心，泄泻虚滑，水谷不消。"

【用法用量】 内服：煎汤，3～6 g；或入丸、散。外用：研末敷脐。

0032 丁香蓼根 dīng xiāng liǎo gēn（《湖南药物志》）

【基原】 为柳叶菜科丁香蓼属植物丁香蓼的根。

【原植物】 参见"丁香蓼"条。

【采收加工】 秋季挖根，晒干或鲜用。

【药性】 苦，凉。

【功用主治】 清热利尿，消肿生肌。主治急性肾炎，刀伤。

【用法用量】 内服：煎汤，9～15 g。外用：捣敷。

【选方】 治急性肾炎 丁香蓼根、星宿菜各等量，每用 15 g，打入鸭蛋 1 个，拌匀，茶油炒食。（《湖南药物志》）

0033 丁癸草根 dīng guǐ cǎo gēn（《生草药性备要》）

【基原】 为豆科丁癸草属植物丁癸草的根。

【原植物】 参见"丁癸草"条。

【采收加工】 9～11 月采挖，鲜用或晒干。

【药性】 甘，凉。

【功用主治】 清热解毒。主治痈疽，疔疮，脚气浮肿，瘰疬，蛇伤。

1.《生草药性备要》："解热毒，散痈疽。治疔疮，亦治蛇伤。"

2.《本草求原》："治牙痛，消蛇疮，理蛇伤，理疮口。"

3.《岭南采药录》："治瘰疬。"

【用法用量】 内服：煎汤，15～30 g。外用：煅存性研末撒。

【选方】 1. 治脚气浮肿酸痛 鲜丁癸草根 45 g，猪蹄节 1 个，炖服，连服 3～5 次。（《泉州本草》）

2. 治瘰疬 丁癸草根 120 g，酒 240 g，同煎服。（《岭南采药录》）

3. 治蛇伤 鲜丁癸草根或全草，捣绞汁内服 1 小杯，渣敷患处，6 小时后再服再敷。（《泉州本草》）

0034 七叶莲 qī yè lián（广州部队《常用中草药手册》）

【异名】 小叶鸭脚木、汉桃叶（《广西中草药》），七叶烂（《贵州民间药物》），狗脚蹄（《台湾药用植物志》），手树、七加皮、七叶藤（《广西实用中草药新选》）。

【基原】 为五加科鹅掌柴属植物鹅掌藤的根或茎叶。

【原植物】 鹅掌藤 *Schefflera arboricola* Hayata

常绿藤状灌木，高2～3 m。茎圆筒形，有细纵条纹。掌状复叶互生，有小叶 7～9 片；叶柄纤细，圆柱形，长7～9 cm；托叶在叶柄基部与叶柄合生成鞘状，宿存或与叶柄一起脱落；小叶片革质，倒卵状长椭圆形，长 9～16 cm，宽 2.5～4 cm；先端渐尖或急尖，基部渐狭或钝形，全缘，上面绿色，光泽，下面淡绿色，网脉明显。伞形花序集合成圆锥花序，顶生；总花梗短，花梗长 1.5～2.5 mm，均疏生星状绒毛，花萼 5 齿裂；花瓣 5～6 片，分离，卵形，白色；雄蕊 5；子房下位，5～6 室，柱头 5～6 枚，无花柱。浆果球形，有明显的五棱，橙黄色。花期 7～10 月，果期 11～12 月。

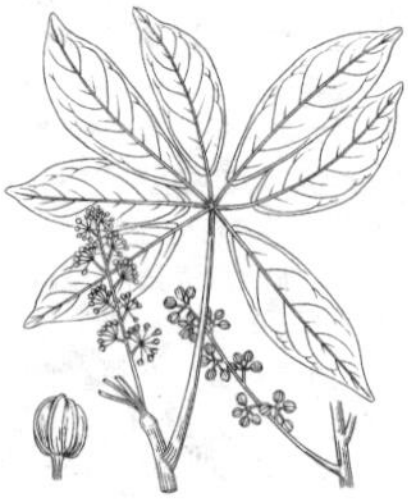

鹅 掌 藤

生于山谷或阴湿的疏林中。分布于广东、广西、海南、台湾等地。

【采收加工】 7～10 月采收，鲜用或切片晒干。

【成分】 鹅掌藤中含镰叶芹醇（falcarinol）；还含(*E*)-*β*-金合欢烯〔(*E*)-*β*-farnescene〕，多孔甾醇（poriferasterol）。

叶和茎中含 2 个三萜类皂苷：3-*O*-〔*α*-*L*-吡喃鼠李糖基-(1*α*)-*β*-*D*-吡喃葡萄糖醛酸基〕齐墩果酸 28-*O*-*β*-*D*-吡喃葡萄糖苷｛3-*O*-〔*α*-*L*-rhamnopyranosyl-(1*α*)-*β*-*D*-glucuronopyranosyl〕oleanolic acid 28-*O*-*β*-*D*-glucopyranoside｝，3-*O*-〔*α*-*L*-吡喃阿拉伯糖基-(1*α*)-*β*-*D*-吡喃葡萄糖醛酸基〕齐墩果酸 28-*O*-*β*-*D*-吡喃葡萄糖苷｛3-*O*-〔*α*-*L*-arabinopyranosyl-(1*α*)-*β*-*D*-glucuronopyranosyl〕oleanolic acid 28-*O*-*β*-*D*-glucopyranoside｝。

叶中还有细胞激肽素类（cytokinins），反-玉蜀黍嘌呤（*trans*-zeatin），苄基腺嘌呤（benzyladenine）。

【药理】 1. 对中枢神经系统的作用 小鼠腹腔注射七叶莲注射液 0.5 ml/只（生药 2.5 g），使小鼠自发活动减少，呈深睡眠，持续 1～4 小时，能延长硫喷妥钠对小鼠的睡眠时间，与戊巴比妥及水合氯醛有协同作用。热板法实验证明，小鼠腹腔注射七叶莲注射液 2.5 g/只，有明显镇痛作用。小鼠电惊厥实验证明，七叶莲注射液 3 g/只腹腔注射有明显抗惊厥作用，其有效成分为有机酸类。

2. 对平滑肌的作用 豚鼠离体器官实验表明，七叶莲注射液能对抗由组胺和乙酰胆碱引起的气管收缩；对回肠运动有明显抑制作用，并能阻断乙酰胆碱、组胺和氯化钡对回肠的收缩作用；对小鼠离体妊娠子宫、高浓度时产生兴奋作用，对大鼠离体非妊娠子宫，大剂量时呈现抑制作用。

3. 对心血管系统作用 兔静脉给予七叶莲注射液40 g/kg可使血压下降 0.266 kPa（20 mmHg），切断迷走神经其降压作用不受影响。离体蛙心实验表明，七叶莲注射液能加强心肌收缩力，剂量加大时可出现传导阻滞，最后心脏停止于收缩期。

4. 其他作用 治疗类风湿关节炎总有效率达 98.4%，并有明显的降低血沉，抗类风湿因子、转阴作用，能消肿和改善关节活动功能。

毒性 七叶莲注射液小鼠静脉注射的 LD_{50} 为 150 g（生药）/kg。家兔静脉给药 15 g（生药）/kg，观察 3 日未见中毒症状。

【药性】 辛、甘、微苦，温。

1.《广西民间常用草药手册》："味甘、苦，性温。"

2.《广西本草选编》："味甘、辛，性温。"

【功用主治】 祛风止痛，活血消肿。主治风湿痹痛，头痛，牙痛，脘腹疼痛，痛经，产后腹痛，跌打肿痛，骨折，疮肿。

1.《广西民间常用草药手册》："壮筋活络，续筋接骨，理跌打，祛风湿。治跌打筋断骨折，风湿关节痛，外伤出血。"

2.《广西本草选编》："治胃痛，腹痛和各种痛经。"

3.《台湾药用植物志》："叶捣烂，外敷肿毒。"

【用法用量】 内服：煎汤，9～15 g；或泡酒。外用：煎汤洗；或鲜品捣敷。

【宜忌】《广西民间常用草药手册》："孕妇忌服。"

【选方】 1. 治风湿关节痛 干七叶莲茎 500 g，酒1 000 g，浸 7 日后饮，每次 15 g。（《广东省惠阳地区中草药》）

2. 治跌打损伤 七叶莲全株 30 g，水煎服。或用鲜叶适量捣烂，调酒炒热外敷。（《广西本草选编》）

3. 治外伤出血 汉桃叶适量，捣烂敷患处。（2、3 方出自《广西民间常用草药手册》）

【临床报道】 1. 治疗各种疼痛 口服七叶莲糖衣片，每次 3～5片（每片含七叶莲浸膏 0.3 g），每日 3 次，个别并用七叶莲注射剂，治疗各种疼痛 49 例，结果显效 15 例，有效 26 例，无效 8 例，总有效率 83.7%，其中对坐骨神经痛有效率 80%，对枕神经痛

85.7%。又以七叶莲注射液肌内注射，每次 2 ml(相当于生药 10 g)，每日 2 次。共治各种疼痛 240 例，其中坐骨神经痛 61 例，有效率 82.0%；三叉神经痛 36 例（部分并用片剂），有效率 86.0%；胆绞痛 21 例，有效率 90.5%；官能性头痛 24 例，有效率 87.5%；肿瘤痛 17 例，有效率 76.5%；神经性头痛 11 例，有效率 91.0%；腹痛 7 例，有效率 100%。观察表明，七叶莲制剂对胆绞痛及痉挛性胃痛疗效显著，可能与其解痉作用有关；对三叉神经痛有明显止痛作用，可缓解或控制发作，副作用甚小，可反复应用；对其他各种神经痛疗效较好，但对术后疼痛疗效较差。

2. 麻醉　以每 1 ml 含生药 2 g 的七叶莲注射液，作耳穴注射麻醉，用于口腔科拔牙、颌骨囊肿切除术、颌骨骨折复位等共 112 例。麻醉效果满意或较好者达 89.4%。

3. 治疗类风湿关节炎　用七叶莲酒（每剂以七叶莲200 g，加 55 度白酒 1 000 ml，浸泡 1 星期后服用，服完后第二剂换药再服），每次 20～25 ml，每日 2 次。对照组服西药吲哚美辛（消炎痛）片，每次 25～50 ml，饭后服，每日 3 次，均以 3 个月为 1 个疗程。结果：治疗组 61 例，治愈 21 例，显效 23 例，有效 16 例，无效 1 例，总有效率 98.4%；对照组 40 例，治愈 4 例，显效 10 例，有效 14 例，无效 12 例，总有效率 70.0%。两组比较有显著性差异（$P<0.01$）。

4. 治疗带状疱疹　用七叶莲根、海风藤藤、八角枫根、飞扬草全草各 30 g，混合后置于 75%乙醇 500 ml 中，浸泡 2 个月。用时以棉签浸透复方七叶莲酊直接擦于疮疹及周围，破溃病灶与完整疮疹同样用药，每日涂擦 6～8 次，亦可根据疼痛程度调整，直至疼痛和疱疹消退。共治疗 45 例。结果：显效 28 例，有效 14 例，无效 3 例，总有效率 93.3%。

5. 治疗颞下颌关节紊乱综合征　根据患者主诉症状，结合临床检查的压疼点确定注射部位。每个压疼点每次注射七叶莲注射液 2 ml(每支 2 ml，含原生药 5 g)，每次一般选 1～2 个压疼点。隔日 1 次，4 次为 1 个疗程，共注射 3 个疗程，2 个疗程之间隔 6～7 日。共治疗 100 例。结果：经 1 个疗程治愈 64 例，2 个疗程治愈 27 例，好转 8 例，无效 1 例，总有效率 99%。

6. 治疗哮喘　哮喘发病时，单用七叶莲注射液治疗，每支 2 ml(含生药 10 g)，每次肌内注射 4 ml，于给药后 1 小时内判定疗效。共观察 218 例，其中吸入性哮喘 77 例。结果：显效 65 例；有效 11 例；无效 1 例。本品对轻、中型疗效尤佳；感染性哮喘 89 例，显效 36 例，有效 46 例，无效 7 例；慢性气管炎哮喘 52 例，显效 23 例，有效 27 例，无效 2 例。该药止喘作用甚快，多于给药后 10～15 分钟开始起效，25～30 分钟可达显效或基本止喘。4 ml 可维持有效止喘时间平均 3～6 小时。注射局部有轻度酸胀感，可迅即消失。个别患者出现嗜睡现象，对心率与血压无明显的直接影响。

0035 七层楼 qī céng lóu（《江西草药》）

【异名】　娃儿藤、一见香、老君须、土细辛、双飞蝴蝶（《江西草药》），须参、地参、山花椒（《贵州草药》），金钱吊胡须、多花娃儿藤（《浙江药用植物志》），九层衣（《福建药物志》），了刁藤、痧药（《广西药用植物名录》）。

【基原】　为萝藦科娃儿藤属植物七层楼的根。

【原植物】　七层楼 *Tylophora floribunda* Miq.

多年生缠绕藤本。具乳汁；根黄白色须状。茎分枝多，纤细。叶对生；叶柄长约 5 mm；叶片卵状披针形，长 3～5 cm，宽 1～2.5 cm，先端渐尖或急尖，基部心形，上面深绿色，下面淡绿色，密被小乳头状突起；侧脉3～5 对。聚伞花序腋生或腋外生，比叶长；花小，淡紫红色；花萼裂片 5，内面基部有 5 个腺体；花冠辐状，裂片卵形，副花冠 5 裂，贴生于合蕊冠基部；花药菱状四方形，花粉块每室 1 个，近球形，平展；子房由 2 枚离生心皮组成，柱头盘状五角形。蓇葖果双生，线状披针形，叉开成直线，长达 5 cm。种子近卵形，棕褐色，先端有长约2 cm的白色绢质种毛。花期 5～9 月，果期 8～12 月。

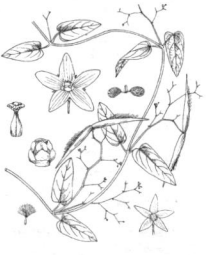

七层楼

生于海拔 500 m 以下的灌丛或疏林中。分布于江苏、浙江、安徽、福建、江西、湖南、广东、广西、贵州等地。

【采收加工】　9～11 月采挖，晒干或鲜用。

【药材】　七层楼 *Tylophorae Floribundae Radix*　产于华东及湖北、湖南、广东、广西、贵州等地。

性状　根茎簇生，多数细长。根圆柱形，表面黄白色或淡黄色，稍皱缩。质脆，易折断，断面黄白色。气香，味辛辣麻。

【成分】　含异娃儿藤碱(tylophorine)及娃儿藤碱(tylocrebrine)。

【药理】　1. 抗炎作用　本品根的总生物碱具有显著抗炎作用，4 mg/kg 腹腔注射可显著抑制二甲苯所致小鼠耳郭水肿，8 mg/kg则可显著抑制醋酸所致小鼠腹腔毛细血管通透性亢进，6 mg/kg可明显抑制大鼠角叉菜胶性脚肿，8 mg/kg 可显著抑制大鼠棉球性肉芽组织增生。总碱对去肾上腺幼年大鼠不能延长其生存时间，对幼鼠胸腺、肾上腺重量也无明显影响，但对去肾上腺大鼠仍有明显抗炎作用，并能明显降低角叉菜胶致肿大鼠爪中前列腺素(PGE)的含量，表明其抗炎机制可能在于对前列腺素合成的抑制。

2. 抗癌作用　娃儿藤碱能抑制癌细胞核酸和蛋白质的合成，对腺癌 755、淋巴肉瘤、小鼠白血病 P_{388} 和 L_{1210}、人体鼻咽癌 KB 细胞均有显著的活性，曾用于治疗白血病，但发现对中枢神经系统有不可逆的毒性而停止使用。

【药性】　辛，温。小毒。

1.《浙江民间常用草药》："性温，味甘、辛。"

2.《江西草药》："辛，温，有小毒。"

3.《贵州草药》："性寒，味甘。"

【功用主治】　祛风化痰，活血止痛，解毒消肿。主治咳喘痰多，白喉，小儿惊风，风湿痹痛，跌打损伤，骨折，毒蛇咬伤，痈肿疮疖，赤眼，口腔炎，水肿，肝脾肿大。

1.《浙江民间常用草药》："止咳化痰，消肿解毒。"

2.《贵州草药》："清热明目，补虚益损，杀虫。"

3.《全国中草药汇编》："治小儿惊风，白喉，支气管炎，月经不调，毒蛇咬伤，跌打损伤。"

4.《福建药物志》："破瘀消肿，祛风止痛。主治水肿，脾肿大，肝硬化，腹泻，哮喘，疟疾，胃痛，腰痛，牙痛，角膜云翳，骨折，痈疽。"

【用法用量】　内服：煎汤，3～9 g；或研末；或捣汁。外用：鲜品捣敷。

【宜忌】　《浙江民间常用草药》："孕妇及体弱者慎用。"

【选方】　1. 治白喉　娃儿藤鲜根 30 g，捣汁服，每日数次；如不能口服，可用鼻饲。（《江西草药》）

2. 治支气管炎　双飞蝴蝶 9～15 g，瓜子金 6～9 g，水煎，加蜜糖 30 g 调服。（《全国中草药汇编》）

3. 治小儿惊风　娃儿藤鲜根 6 g，冷开水半碗擂汁，频频灌服。

4. 治关节肿痛　娃儿藤鲜根适量，乙醇少许，捣烂外敷。

5. 治跌打损伤　娃儿藤根适量，晒干研末，每次 6 g，水酒冲服。（3～5 方出自《江西草药》）

6. 治毒蛇咬伤　娃儿藤根 15 g，花椒根 30 g，百两金（或朱砂根）30 g，水煎兑冬酒服；另用全草捣烂加甜酒少许，涂擦伤口周围肿处，同时用根 15 g，捣汁内服。（《湖南药物志》）

7. 治火眼　须参一小节，洗净后将一端捣绒，塞于眼角内，片刻即觉清凉透眼，可解火毒。(《贵州草药》)

8. 治水肿，肝脾肿大　七层楼 15 g，鲫鱼 2 条，酒水炖服。(《福建药物志》)

0036 七厘丹 qī lí dān (《广西本草选编》)

【异名】 人头发(《广西本草选编》)，藜芦(《福建药物志》)。

【基原】 为百合科藜芦属植物黑紫藜芦的根茎及根。

【原植物】 黑紫藜芦 *Veratrum japonicum* (Baker) Loes. f. [*V. nigrum* L. var. *japonicum* Baker; *V. atroviolaceum* Loes. f.]

多年生草本。植株高 30～100 cm。茎基部有带网眼的纤维网。叶多数，近基生；叶片狭带状或狭长圆形，长 15～60 cm，宽 0.5～4 cm，先端锐尖，基部下延为柄，抱茎。圆锥花序短缩或扩展而伸长，花序轴和花梗密被白色绵状毛；雄性花和两性花同株，或均为两性花；花被片 6，反折，长圆形或长圆状披针形，黑紫色或深紫堇色，基部无柄；雄蕊 6，长 2～3 mm；子房 3 室，花柱 3。蒴果椭圆形或卵圆形，有三棱。种子扁平，具翅。花、果期 7～9 月。

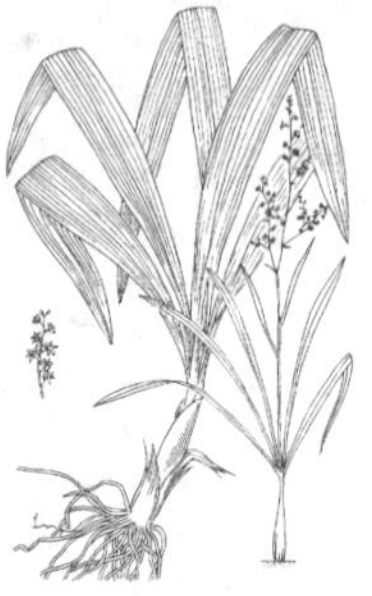

黑紫藜芦

生于山坡林下或草地上。分布于浙江、安徽、福建、江西、湖北、广东、广西、贵州、云南、台湾等地。

【采收加工】 7～10 月采挖，晒干或鲜用。

【药材】 七厘丹 *Veratri Japonici Radix et Rhizom* 产于安徽、浙江、江西、台湾、广西、贵州、四川、云南等地。

性状　根茎略呈圆柱形，长 1～2 cm，直径 0.6～1.2 cm，顶端与茎连接处有叶基残存，多枯朽，棕褐色。根簇生而细，长 3～10 cm，灰褐色，有较密皱纹，质轻而脆，易折断。

【药性】 《广西本草选编》："味苦辛，性寒，有大毒。"

【功用主治】 涌痰，散瘀，止痛，杀虫。主治中风，癫狂痰涎壅盛，跌打损伤，恶疮，疥癣。

1.《广西本草选编》："豁痰催吐，杀虫，散瘀止痛。主治中风痰涌，癫痫，疥癣，跌打瘀肿，扭挫伤。"

2.《福建药物志》："催吐，涌痰。主治跌打损伤，关节痛，狂躁。"

【用法用量】 内服：研末，每次 0.3～0.6 g。外用：研末撒布；或用温水浸润后捣敷。

【宜忌】 《福建药物志》："孕妇忌服。不可与诸参、细辛、芍药配伍。"

【选方】 1. 治跌打损伤、关节痛　藜芦 4.5 g，以烧酒 90 ml 浸 1 小时，取出捣烂布包，先擦，然后敷患处。

2. 治狂躁　藜芦研末，每次 1.5～3 g，黄酒冲服。可涌吐宿食痰涎，顿挫狂势，缓解症状。(1、2 方出自《福建药物志》)

0037 七星草 qī xīng cǎo (《滇南本草》)

【异名】 鹅掌金星草(《植物名实图考》)，金鸡脚、鹅掌金星(《西昌中草药》)。

【基原】 为水龙骨科假瘤蕨属植物三出假瘤蕨的全草。

【原植物】 三出假瘤蕨 *Phymatopsis trisecta* (Bak.) Ching [*Polypodium trisectum* Bak.] 又名：三裂苇蕨(《西昌中草药》)，三出假密网蕨(《植物分类学报》)，毛叶假瘤蕨(《云南中药资源名录》)。

植株高 5～10 cm。根茎细弱横生，顶部与叶柄基部被鳞片。叶疏生；叶柄长 2.5～5 cm，禾秆色，基部以关节着生于根状茎，向上光滑；叶片革质，卵状三角形，长 3～10 cm，基部圆楔形或楔形，3 深裂；裂片长圆形至长椭圆形，中间一片最长，渐尖头或急尖成尾状；小裂片椭圆形，稍斜上，边缘软骨质，并有疏浅缺刻；侧脉明显。孢子囊群圆形，沿中脉两侧各成 1 行，稍近中脉。

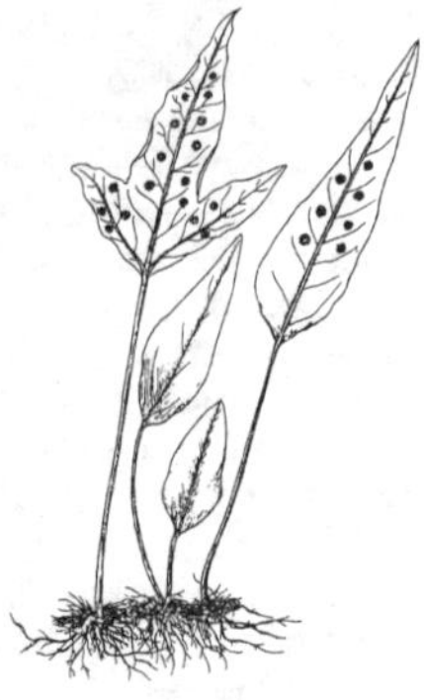

三出假瘤蕨

生于松林下少阴处。分布于四川、云南等地。

【采收加工】 7～10 月采收，鲜用或晒干。

【药性】 苦，寒。

【功用主治】 利尿通淋，清热解毒。主治淋证，尿浊，水肿，带下，咽痛，中暑，痈疮肿毒。

《滇南本草》："治砂淋、血淋、白浊、冷淋。又能包肚脐治阴证，敷(无)名疮大毒如神。"

【用法用量】 内服：煎汤，30～60 g；或绞汁。外用：捣敷。

【选方】 1. 治肾炎　金鸡脚 9 g，泡开水服。

2. 治湿热带下　金鸡脚 60 g，炖猪肉服。

3. 治咽喉肿痛　鲜金鸡脚 30 g，冷开水擂汁服。

4. 治中暑　鲜金鸡脚 30 g，捣烂取汁，冷开水冲服。(1～4 方出自《西昌中草药》)

0038 七星剑 qī xīng jiàn (《生草药性备要》)

【异名】 小叶不红、星色草、假芥兰(《生草药性备要》)，独行千里(《本草求原》)，野香薷(《岭南草药志》)。

【基原】 为唇形科石荠苧属植物小花荠苧的全草。

【原植物】 小花荠苧 *Mosla cavaleriei* Lévl. [*Orthodon cavaleriei* (Lévl.) Kudo] 又名：小花薄荷(《植物分类学报》)，小叶荠苧(《广西植物名录》)，细叶七星剑(广东)。

一年生草本，高 25～100 cm。揉之有强烈香气。茎四棱形，被具节长柔毛及微柔毛。叶对生；叶柄长 1～2 cm，被具节柔毛；叶片卵形或卵状披针形，长 2～5 cm，宽 1～2.5 cm，先端渐尖，基部楔形，边缘具细锯齿，近基部全缘，上面被具节柔毛，下面被具节柔毛及腺点。轮伞花序 2 花，在主茎及侧枝上组成顶生的假总状花序；苞片极小，被具节小柔毛；花萼长约 1.2 mm，外面被柔毛，上唇 3 齿极小，下唇 2 齿稍长于上唇，果时花萼增大；花冠紫色或粉红色，外被短柔毛，上唇 2 圆裂，下唇略长，3 裂；雄蕊 4，后对雄蕊能育，前对退化；子房 4 裂，花柱基生，柱头 2 裂。小坚果球形，灰褐色，具网纹。花期 9～11 月，果期 10～12 月。

生于海拔 700～1 600 m 的山坡草地、疏林下或山谷地带。分布于浙江、江西、湖北、广东、广西、四川、贵州、云南等地。

【采收加工】 5～8 月采收，鲜用或晒干。

【药材】 七星剑 *Moslae*

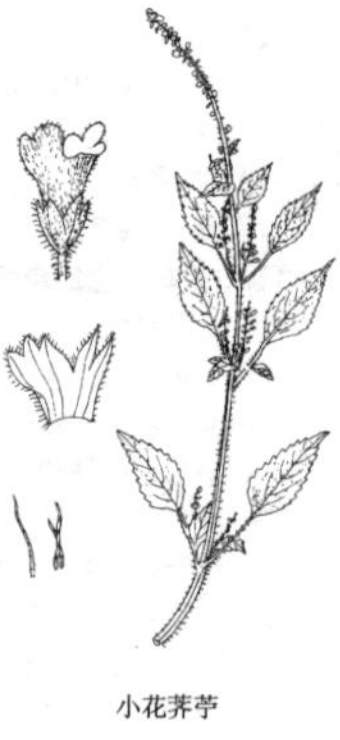

小花荠苧

Cavaleriei Herba 产于云南、浙江、江西、湖北、四川、贵州、广西、广东等地。

性状 茎呈方柱形，具分枝，长 25～100 cm，具节，被柔毛；质脆。叶卷曲皱缩，展平后呈卵形或卵状披针形，上面被具节疏柔毛，下面满布小窝点，纸质。可见轮伞花序组成的顶生的总状花序，多皱缩成团，花小，花冠淡紫色。小坚果类球形，褐色，直径 1.5 mm。有特异清香，味辛凉。

【药性】《本草求原》："香、辛，温。"

【功用主治】 发汗解暑，利湿解毒。主治感冒，中暑，呕吐，泄泻，水肿，湿疹，疮疡肿毒，带状疱疹，阴疽瘰疬，跌打伤痛，毒蛇咬伤。

1.《生草药性备要》："专治癫狗、毒蛇、恶物咬伤，理跌打，敷大疮。"

2.《本草求原》："治蛇疮，阴疽大疮。"

3.《岭南草药志》："解蛇毒，祛瘀定痛。"

4.《全国中草药汇编》："发汗解暑，健脾利湿，止痒，解蛇毒。主治感冒，中暑，急性肠炎，消化不良，水肿；外用治湿疹，疮疖肿毒，跌打肿痛，毒蛇咬伤。"

【用法用量】 内服：煎汤，9～15 g；或鲜品捣汁。外用：鲜品捣敷；或干品煎水洗。

【选方】 1. 治癫狗、毒蛇、恶物咬伤，虽死尚有气者 七星剑取汁灌之。(《本草求原》)

2. 治生蛇（带状疱疹，淋巴管炎，瘰疽）痒痛异常 细叶七星剑适量，煎水浸洗患处，另取适量煎服。

3. 治慢性皮肤湿疹瘙痒 七星剑适量，煎水洗之。

4. 治风痰疮（多发性脓疡） 七星剑适量，捣烂加酒混合，煮沸后，候温敷患处及适量内服。（2～4 方出自《岭南草药志》）

0039 卜芥 bǔ jiè（《广西实用中草药新选》）

【异名】 独脚莲、观音莲、广东万年青、山芋(《四川常用中草药》)，老虎耳、小虫芋、虎耳芋、狼毒(《广西药用植物名录》)，野山芋、假海芋(《全国中草药汇编》)，老虎芋(南药《中草药学》)。

【基原】 为天南星科海芋属植物尖尾芋的根茎。

【原植物】 尖尾芋 *Alocasia cucullata* (Lour.) Schott [*Arum cucullatum* Lour.]

直立草本。地下茎粗壮，肉质；地上茎圆柱形，粗 3～6 cm，黑褐色，具环形叶痕，通常由基部伸出许多短缩的芽条，发出新枝。叶互生；叶柄绿色，长 25～30（～80）cm，由中部至基部强烈扩大成宽鞘；叶片膜质至亚革质，深绿色，宽卵状心形，长 15～40 cm，宽 10～18 cm，先端渐尖，基部微凹，全缘，叶脉两面凸起。花序柄圆柱形，稍粗壮，常单生，长20～30 cm；佛焰苞近肉质，管部长圆状卵形，长4～8 cm，檐部狭舟状，边缘内卷，先端具狭长的凸尖，长 5～10 cm；肉穗花序长约10 cm；雄花序位于上部，雄花的雄蕊合生成六角形的单体，中性花在中部；雌花序位于下部，雌花的雌蕊子房 1 室；附属器淡绿色、黄绿色，狭圆锥形，长约3.5 cm。浆果淡红色，球形，种子 1 颗。花期 5～6 月，果期 7～8 月。

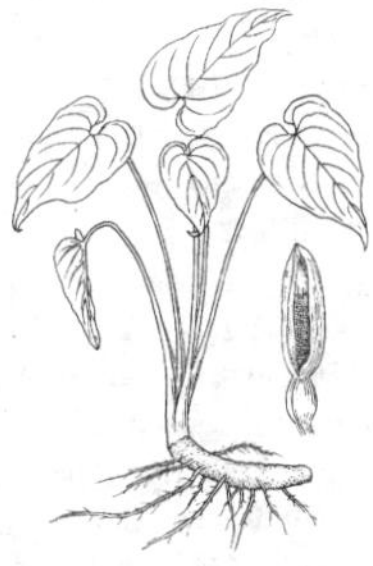

尖尾芋

生于海拔 2 000 m 以下的溪谷湿地或田边，亦栽培于庭院或药圃。分布于浙江、福建、广东、广西、海南、四川、贵州、云南等地。

【栽培】 生物学特性 喜温暖湿润的气候。宜选择疏松肥沃的砂质壤土栽培为佳。

繁殖方法 扦插繁殖。春季选择健壮的根状茎，截成10～15 cm长的小段，每段具 3～4 节，按行株距 40 cm×30 cm 开穴，每穴放入 1～2 段，上覆疏松细土，淋水保湿。

田间管理 生长期间，每年中耕除草 2～3 次，结合中耕除草，施肥 1～2 次。

【采收加工】 9～11 月采挖，鲜用或切片晒干。

【药材】 卜芥 *Alocasiae Cucullatae Rhizoma* 主产于浙江、湖南、福建、广东等地。

性状 本品多切成不规则厚片，常皱缩或卷曲。外皮淡棕黄色，有须根痕和明显的叶痕，并可见膜质的叶鞘残留物或残存鳞叶。切面白色或淡黄白色。气微，味淡，嚼之麻舌刺喉，具黏液。

【成分】 本品含延胡索酸(fumaric acid)，焦黏酸(pyromucic acid)，苹果酸，β-谷甾醇(β-sitosterol)；还含有赖氨酸，精氨酸，天冬氨酸等氨基酸；另外，还含有草酸钙(calcium oxalate)和皂毒苷(sapotoxin)。

【药理】 1. 抗蛇毒作用 在注射蛇毒前 30 分钟给小鼠一次灌服卜芥水提醇沉液 100 g/kg，对眼镜蛇毒、眼镜王蛇毒和银环蛇毒的中毒有明显保护作用，其保护率分别为 85.7%、80% 和 30%；但对五步蛇毒和蝮蛇毒中毒小鼠无保护作用。实验还发现，氯化钠对眼镜蛇毒也有一定的保护作用，这说明盐炒炮制品用于蛇伤的传统经验有一定科学性。

2. 细胞凝集素作用 从尖尾芋的根状茎中纯化的尖尾芋凝集素，经用 FITC 标记，再与人的正常或癌变胃肠组织的石蜡切片反应表明癌变胃肠黏膜与正常胃肠黏膜细胞表面的糖复合物有很大差异，致使与 FITC 凝集素结合反应的强度也很不相同，说明可用于正常和癌变细胞的鉴别。此外，尖尾芋凝集素对兔血有较强的凝集效果，而对各型人血没有凝集作用，但对培养人外周血白细胞的转化率高达 88%。

【炮制】 1. 卜芥 取原药材，除杂质，洗净，以清水浸漂 5～7 日，多次换水，取出切片或切丝条，晒干，筛去灰屑。

2. 盐卜芥 取净卜芥用盐水拌匀或喷洒均匀，闷透，置锅内文火炒至灰青色，水气干。每 1 kg 卜芥加食盐 12～15 g。

3. 炒卜芥 取净卜芥片或丝条与大米一起放入锅内同炒至米焦后，取出晾干，筛去米屑。

贮干燥容器内，置阴凉干燥处。

【药性】 辛、微苦，寒，大毒。

1.《四川常用中草药》："性温，味辛，有毒。"

2.《全国中草药汇编》："辛、微苦，寒，有大毒。"

【功用主治】 清热解毒，散结止痛。主治钩端螺旋体病，疮疡痈毒初起，瘰疬，蜂窝织炎，慢性骨髓炎，毒蛇咬伤，毒蜂螫伤。

1.《四川常用中草药》："解毒，散结。治瘰疬，疖疮，一切毒疮初起。"

2.《全国中草药汇编》："清热解毒，消肿止痛。主治钩端螺旋体病，肠伤寒，肺结核，支气管炎；外用治毒蛇咬伤，毒蜂螫伤，蜂窝织炎。"

3. 南药(《中草药学》)："主治慢性骨髓炎。"

【用法用量】 内服：煎汤，3～9 g，鲜品 30～60 g；需炮制，宜煎 2 小时以上。外用：捣敷。

【宜忌】 生品有大毒，不可内服。内服需经炮制，且不可过量。外用宜慎，因本品外敷有致泡作用。皮肤接触汁液发生瘙痒；茎液入眼可引起失明。误食茎或叶则舌喉发痒，肿胀，流涎，肠胃灼痛，恶心，呕吐，腹泻，出汗，惊厥，甚者窒息、心脏麻痹而死亡。

1.《四川常用中草药》："作外用，不内服；外敷时有痛感，应停止使用，防止起泡。"

2.《浙江药用植物志》："全株有毒，以茎干最毒。皮肤接触液汁后发生瘙痒，眼与液触能引起失明，误食茎叶引起舌喉发痒，水肿，流涎，胃肠灼痛，恶心，呕吐，腹泻，出汗，惊厥，严重者窒息、心脏麻痹而死。"

【选方】 1. 治钩端螺旋体病 (老虎芋)鲜品 125 g,炒焦,加食盐少许同炒,放 500～1 000 ml 清水煮 1～3 小时,得药液约 300 ml,分 2～3 次服。(南药《中草药学》)

2. 治无名肿毒,毒蛇咬伤,毒蜂螫伤 (尖尾芋)鲜根状茎适量。刮去粗皮,捣烂敷患处,每次 5～10 分钟,蛇伤敷伤口周围。(《浙江药用植物志》)

【临床报道】 1. 治疗钩端螺旋体病 鲜卜芥块根250 g,去皮切片,加食盐少许炒干,加水 1 000 ml,煎成 250 ml,为一日量,分 2 次服。或用卜芥干片加工制成浸膏片,每片 0.3 g(相当于生药 11 g),成人每日服 9～12 片,3 次分服,儿童酌减。服至痊愈为止。共治 103 例,结果治愈率达 93.20%。除对肺出血型疗效较差外,其他类型体温平均 2.2 日恢复正常。在治疗过程中,仅少数患者有恶心、呕吐、喉头发痒等不良反应。

2. 治疗毒蛇咬伤 用卜芥片(每片含生药 0.3 g)每半小时服 1 次,每次 1 片,连服 8 次后改为每小时服 1 次,以后按病情好转情况延长使用时间,直至病情好转,一般服用 3～7 日。另根据不同毒蛇咬伤配合相应的中药内服水煎剂,以及外用洗剂、搽剂等局部疮面处理。共治疗各种蛇咬伤 207 例。结果:银环蛇伤 14 例,治愈 12 例,死亡 2 例,有效率 85.71%;其余蛇伤均获痊愈。

3. 治疗支气管哮喘 治疗组 53 例,于哮喘缓解期口服卜芥糖浆每日 3 次,每次 30 ml(每 100 ml 含生药总量200 g);对照组 41 例,口服咳喘素片,每次 50 mg,每日 3 次。均以 30 日为 1 疗程,每年服 2 个疗程,连用 2 年。结果:治疗组临床治愈 11 例,显效 20 例,有效 18 例,无效4 例,总有效率 92.45%;对照组显效 16 例,有效 13 例,无效 12 例,总有效率 70.73%,两组比较有显著性差异($P < 0.05$)。

0040 八月札 bā yuè zhá (《饮片新参》)

【异名】 燕覆子(孟诜),畜葍子、拿子(《本草拾遗》),桴棪子(《食性本草》),覆子(《日华子》),八月楂(《救荒本草》),木通子(《本草汇言》),压惊子(《医林纂要》),八月瓜(《草木便方》),预知子(《饮片新参》),八月果(《全国中草药汇编》)。

【基原】 为木通科木通属植物木通 *Akebia quinata* (Thunb.) Decne.、三叶木通 *A. trifoliata* (Thunb.) Koidz. 或白木通 *A. trifoliata* (Thunb.) Koidz. var. *australis* (Diels) Rehd. 的成熟果实。

【原植物】 参见"木通"条。

【采收加工】 9～10 月果熟时采摘,晒干。

【药材】 八月札 *Akebiae Fructus* 木通果主产于江苏、湖南、湖北、四川、浙江、安徽等地;三叶木通果主产于江苏、安徽、浙江、湖北、湖南、陕西等地;白木通果主产于江苏、浙江、湖南、陕西、四川等地。

性状 木通果 果实肾形或长椭圆形,稍弯曲,长 3～9 cm,直径 1.5～3.5 cm;表面土棕色,有不规则纵皱网纹,先端钝圆,基部有果梗痕;质坚实而重,果瓤白色,粉性;种子多数,略呈三角形,紫红色,表面略平坦。气微香,味苦。

三叶木通果 果实长椭圆形或略呈肾形,长 3～8 cm,直径 2～3 cm;表面浅灰棕色或黄棕色,有不规则纵向网状皱纹,未熟者皱纹细密,先端钝圆,有时可见圆形柱头残基,基部具圆形稍内凹的果柄痕;果皮革质,较厚。断面淡灰黄色,内有多数种子,包埋在灰白色果瓤内;果肉气微香,味微涩。种子扁长卵形或不规则三角形,略扁平,宽约 5 mm,厚约 2 mm;表面红棕色或深红棕色,有光泽,密布细网纹,先端稍尖,基部钝圆,种脐略偏向一边,其旁可见白色种阜;种皮薄,油质;胚细小,长约 1 mm,位于靠近基部一端;气微弱,味苦,有油腻感。

白木通果 果实卵形或椭圆形,长约 8 cm,直径 3～3.5 cm;表面微显褐色,光滑或具粗纵皱网纹,多细小龟裂。商品有时切成纵片,果皮略光滑,微向内凹,果瓤土灰色,木质;种子长三角状,紫红色,表面有致密细纵纹。

鉴别 (1) 果实横切面:外果皮表皮细胞 1 列,偶见气孔;下有切向延长的黄棕色下皮细胞 3～5 列,壁稍增厚。中果皮外方为大小不等的石细胞及纤维,成群排成环层,石细胞较小,胞腔内常有草酸钙方晶;向内薄壁组织间亦有石细胞群,并有少数维管束散在。内果皮为 1 列扁平细胞。种皮表皮细胞棕黄色,壁厚,外有较厚角质层;其下为数列切向延长的黄棕色椭圆形厚壁细胞和数列薄壁细胞。胚乳细胞含油滴及糊粉粒。子叶细胞含油滴。

(2) 取本品粉末少量,加 10 倍量水,充分振摇,产生大量持久性泡沫;取用生理盐水稀释的 1%新鲜兔血 1 ml,沿管壁加入本品的生理盐水浸出液(1∶3)若干,迅速发生溶血现象;取本品干燥粉末少量,置白瓷板上滴加浓硫酸后,初呈黄棕色,继而变红,最后变蓝(检查皂苷)。

贮干燥容器内,置通风干燥处。

【成分】 1. 木通 果皮含三萜皂苷类:齐墩果酸-3-*O*-α-*L*-鼠李糖基吡喃阿拉伯糖苷〔oleanolic acid-3-*O*-α-*L*-rha(1→2)-α-*L*-arabinopyranoside〕,常春藤皂苷元-3-*O*-β-*L*-木糖基吡喃阿拉伯糖苷〔hederagenin-3-*O*-β-*D*-xyl(1→3)-α-*L*-arabinopyranoside〕,常春藤皂苷元-3-*O*-α-*L*-鼠李糖基吡喃阿拉伯糖苷〔hederagenin-3-*O*-α-*L*-rha(1→2)-α-*L*-arabinopyranoside〕,齐墩果酸-3-*O*-β-*D*-葡萄糖基吡喃阿拉伯糖苷〔oleanolic acid-3-*O*-β-*D*-glu(1→2)-α-*L*-arabinopyranoside〕,常春藤皂苷元-3-*O*-α-*L*-阿拉伯糖-28-*O*-α-*L*-鼠李糖基二葡萄糖苷〔3-*O*-α-*L*-ara-hederagenin-28-*O*-α-*L*-rha(1→4)-β-*D*-glu(1→6)-β-*D*-glucopyranoside〕,齐墩果酸-3-*O*-α-*L*-鼠李糖基阿拉伯糖-28-*O*-α-*L*-鼠李糖基二葡萄糖苷〔3-*O*-α-*L*-rha(1→2)α-*L*-ara-oleanolic acid-28-*O*-α-*L*-rha(1→4)-β-*D*-glu(1→6)-β-*D*-glucopyranoside〕,常春藤皂苷元-3-*O*-α-*L*-鼠李糖基阿拉伯糖-28-*O*-α-*L*-鼠李糖基二葡萄糖苷〔3-*O*-α-*L*-rha(1→2)-α-*L*-ara-hederagenin-28-*O*-α-*L*-rha(1→4)-β-*D*-glu(1→6)-β-*D*-glucopyranoside〕,常春藤皂苷元-3-木糖基鼠李糖基吡喃阿拉伯糖苷〔hederagenin-3-*O*-β-*D*-xyl(1→3)-α-*L*-rha(1→2)-α-*L*-arabinopyranoside〕;还含鞣质:阿江榄仁酸(arjunolic acid),20(29)去氢-30-降阿江榄仁酸〔20(29)-dehydro-30-norarjunolic acid〕,降阿江榄仁酸-28-鼠李糖基二吡喃葡萄糖苷〔norarjunolic acid-28-*O*-α-*L*-rha(1→4)-β-*D*-glu(1→6)-β-*D*-glucopyranoside〕,阿江榄仁酸-28-木糖基鼠李糖基二吡喃葡萄糖苷〔arjunolic acid-28-*O*-β-*D*-xyl(1→3)-α-*L*-rha(1→4)-β-*D*-glu(1→6)β-*D*-glucopyranoside〕。

果实含木通苷(akeboside)E,皂草苷(saponin)D和 PJ1。

种子含皂苷(saponin)AQ-A、AQ-B、AQ-C、AQ-D、AQ-E、AQ-F、AQ-G,常春藤皂苷元 3-*O*-β-*D*-吡喃木糖基-(1→2)α-*L*-吡喃阿拉伯糖苷〔hederagenin 3-*O*-β-*D*-xylopyranosyl-(1→2)α-*L*-arabinopyranoside〕,常春藤皂苷元 3-*O*-β-*D*-吡喃葡萄糖基-(1→2)-*d*-*L*-吡喃阿拉伯糖苷〔hederagenin 3-*O*-β-*D*-glucopyranosyl-(1→2)-*d*-*L*-arabinopyranoside〕,saporia E:3-*O*-β-吡喃木糖基-(1→2)-α-*L*-吡喃阿拉伯糖基-常春藤皂苷元-28-*O*-β-*D*-吡喃葡萄糖苷-(1→6)β-*D*-吡喃葡萄糖苷〔3-*O*-β-xylopyranosyl-(1→2)-α-*L*-arabinopyranosyl hederagenin-28-*O*-β-*D*-glucopyranosyl-(1→6)β-*D*-glucopyranoside〕,saporia B、C、D和余枝子苷(yuzhizioside)Ⅳ。还含脂肪油,其中主含油酸甘油酯、亚麻酸甘油酯及棕榈酸甘油酯。

2. 三叶木通 含齐墩果烷型皂苷:三叶木通苷(trifosides)A即 3β-羟基齐墩果-12-烯-28, 29-二酸 3-*O*-β-*D*-吡喃木糖基-(1→2)-*d*-*l*-吡喃阿拉伯糖基-(1→3)-β-*C*-*D*-吡喃葡萄糖苷〔3β-hydroxyolean-12-en-28, 29-dioic acid 3-*O*-β-*D*-xylopranosyl-(1→2)-*d*-*l*-arabinopyranosyl-(1→3)-β-*C*-*D*-glucopyranoside〕,三叶木通苷(trifosides)B即 3β-羟基-30-齐墩果-12, 20(29)-二烯-28-酸 3-*O*-β-*D*-吡喃木糖基-(1→2)-β-*D*-吡喃葡萄糖基-(1→2)-β-*D*-吡喃葡萄

糖苷-(1→3)-*α*-*L*-吡喃阿拉伯糖苷〔3*β*-hydroxy-30-olean-12, 20(29)-dien-28-oic acid 3-*O*-*β*-*D*-xylopyranosyl-(1→2)-*β*-*D*-glucopyranosyl-(1→2)-*β*-*D*-glucopyranosyl-(1→3)-*α*-*L*- arabinopyranoside〕，三叶木通苷 C 即 3*β*-23 二羟基-30-去甲-齐墩果-12，20(29)-二烯-28-酸 3-*O*-*β*-*D*-吡喃木糖基-(1→2)-*β*-*D*-吡喃阿拉伯糖基-(1→3)-*α*-*L*-吡喃阿拉伯糖苷〔3*β*-23-dihydroxy-30-nor-olean-12, 20(29)-dien-28-oic acid-3-*O*-*β*-*D*-xylopyranosyl-(1→2)-*β*-*D*- glucopyranosyl-(1→3)-*α*-*L*-arabinopyranoside〕及 muberoside A。

【药性】 微苦，平。归肝、胃、膀胱经。

1.《食疗本草》："平。"

2.《食性本草》："寒，无毒。"

3.《陕西中草药》："味苦、甘、微酸，性温。"

4.《福建药物志》："苦，寒。"

【功用主治】 疏肝和胃，活血止痛，软坚散结，利小便。主治肝胃气滞，脘腹、胁肋胀痛，饮食不消，痢疾，疝气，腰痛，月经不调，痛经，瘿瘤，瘰疬，恶性肿瘤。

1.《崔禹锡食经》："食之去痰水，止赤白下利。"

2.《本草拾遗》："利大小便，宣通，去烦热，食之令人心宽，止渴，下气。"

3.《食性本草》："主胃口热闭，反胃不下食，除三焦客热。"

4.《草木便方》："滋阴，明耳目，治月瘕、劳伤，补精髓。"

5.《南京民间药草》："治腰痛。"

6.《陕西中草药》："疏肝益肾，健脾和胃。治消化不良，腹痛，泻痢，疝气，子宫脱垂。"

7.《全国中草药汇编》："治胃痛，睾丸肿痛，遗精，月经不调，白带。"

8.《抗癌中药的临床效用》："用于痰火胶结的瘿瘤、瘰疬等症。"

【用法用量】 内服：煎汤，9～15 g；大剂量可用 30～60 g；或浸酒。

【宜忌】 孕妇慎服。

【选方】 1. 治中寒腹痛、疝痛　八月瓜 30 g，小茴香12 g，水煎服。(《四川中药志》1979 年版)

2. 治输尿管结石　八月札、薏苡仁各 60 g，水煎服。(《中药志》)

3. 治肝癌　八月札、石燕、马鞭草各 30 g，水煎服。(《常用抗癌药物手册》)

0041 八月瓜 bā yuè guā (《中华本草》)

【异名】 牛腰子果(《云南中草药》)，六月瓜、小八瓜(《贵州中草药名录》)，八月果、野人瓜(《中国高等植物图鉴》)。

【基原】 为木通科牛姆瓜属植物五风藤、宽叶八月瓜和小花八月瓜的果实。

【原植物】 1. 五风藤 *Holboellia fargesii* Reaub.［*Stauntonia longipes* Hemsl.］　又名：五叶瓜藤(《云南植物志》)。

常绿木质藤本，长 3～8 m。树皮黄褐色，分枝圆柱形。掌状复叶；小叶狭长圆形、倒卵状披针形至狭披针形，大小变化极大，先端具小短尖，基部楔形，叶下面灰白色，侧脉不明显，全缘。花单性，雌雄同株，为簇生叶腋的伞房花序，每一总梗具 1～3 朵花；小苞片小而不明显；雄花少，绿白色，较大，萼片 6，不等长，近肉质，长圆状匙形，先端钝而增厚，花瓣(蜜腺)鳞片状，近圆形或三角形，雄蕊比花萼短，花丝基部稍合生，花药比花丝短，药隔成细尖突，退化雌蕊棒状；雌花与雄花相似，紫色，较小，萼片倒卵状圆形，内轮的较小，花瓣三角状，退化雄蕊花药状，胚珠多数，排成 5 列。果紫色，长圆形，先端钝圆。花期 4～5 月，果期 6～10 月。

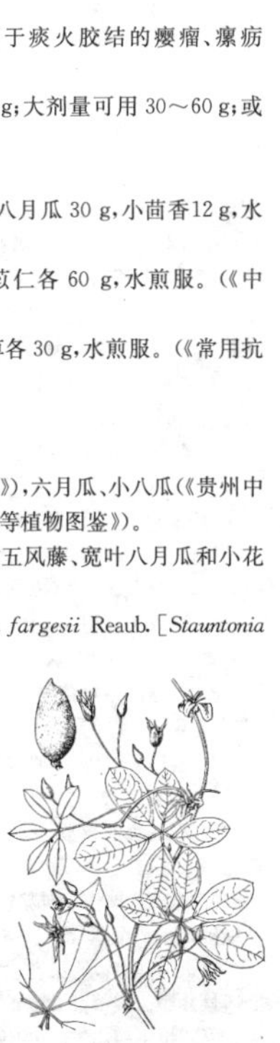

五 风 藤

生于山坡、路旁、河边、林缘和阔叶林内。分布于浙江、安徽、福建、湖北、广东、四川、云南、陕西等地。

2. 宽叶八月瓜 *H. latifolia* Wall.　又名：宽叶牛姆瓜(《全国中草药汇编》)。

常绿藤状灌木，长达5 m。掌状复叶；小叶厚革质，卵圆形或倒卵状长圆形至椭圆形，先端渐尖或尾状渐尖，基部阔楔形或圆形，上面暗亮绿色，下面浅绿色。花为簇生叶腋的伞房花序，极芳香，单性，雌雄同株；雄花绿白色，狭长圆形，花瓣 6，雄蕊长1.2 cm，花药比花丝短；雌花紫色，花瓣 6，有假雄蕊 6，雌蕊 3，子房 3 室。果常为 2～3 个一束，不规则长圆形，腊肠状，熟时紫红色，含多数种子。花期 5～7 月，果熟期 8～9 月。

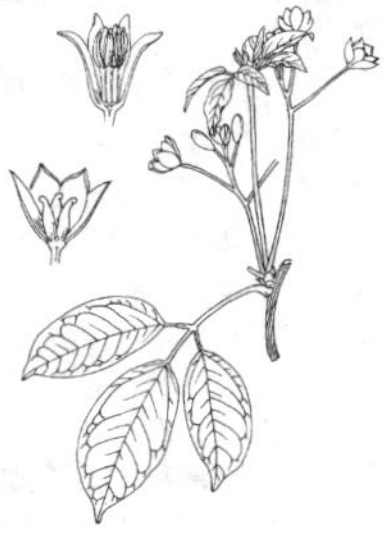

宽叶八月瓜

生于山地杂木林或灌木丛中。分布于四川、贵州、云南、西藏等地。

3. 小花八月瓜 *H. parviflora* (Hemsl.) Gagnep.［*Stauntonia parviflora* Hemsl.］

攀缘灌木。叶为羽状 3 小叶，薄革质；小叶披针形或长圆状披针形，先端长渐尖或尾状渐尖，基部钝或圆形，上面光滑，下面脉明显。花(仅见雄花)小，肉质，多花形成具短梗的伞房花序，簇生叶腋；花柄纤细；苞片近圆形；萼片外轮 3 个肥厚，卵形，内凹，内轮 3 个较薄，披针形；雄蕊 6，向内的与萼片等长，互生的稍短，花丝分离，肉质，圆柱形，花药短，药室邻近，药隔不伸出。果实浆果状，椭圆形，紫红色。

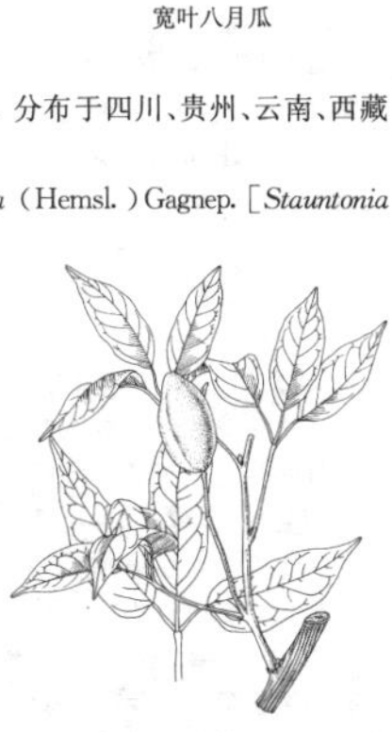

小花八月瓜

生于海拔 1 500～1 900 m的石山林缘。分布于云南东南部。

宽叶八月瓜和小花八月瓜的根和藤茎(三叶莲)亦供药用，另设专条。

【采收加工】 秋季果熟时采摘，晒干。

【药性】 《西藏常用中草药》："性寒，味苦。"

【功用主治】 清热利湿，行气活血。主治小便短赤，淋浊，水肿，风湿痹痛，跌打损伤，乳汁不通，疝气痛，睾丸炎。

1.《西藏常用中草药》："活血通淋，理气止痛。主治小便不利，难产，风湿脚气等证。外用解蛇虫毒。"

2.《云南中草药》："纳气止痛。主治疝气痛，子宫脱垂，睾丸炎。"

3.《全国中草药汇编》："利湿，通乳，解毒，止痛。治小便不利，脚气浮肿，乳汁不通，胃痛，风湿骨痛，跌打损伤。"

【用法用量】 内服：煎汤，3～9 g。

0042 八仙草 bā xiān cǎo (《滇南本草》)

【异名】 锯子草(《滇南本草》)，拉拉藤(《植物名实图考》)，小锯藤(《贵州民间方药集》)，小茜草、飞扬藤、红丝线、血见愁(《广西中药志》)。

【基原】 为茜草科拉拉藤属植物猪殃殃或粗叶拉拉藤的全草。

【原植物】 1. 猪殃殃 *Galium aparine* L.

一年生蔓生或攀缘草本,长20～40 cm。茎四棱,绿色,多分枝,沿棱生有倒生刺毛。叶4～8片轮生;叶片线状披针形至椭圆状披针形,长2～4 cm,宽2～6 mm,先端有凸尖头,1脉,上面绿色,被倒白刺毛,下面淡绿色,沿中脉及边缘被毛。聚伞花序腋生或顶生,具数朵花;花小,黄绿色;花萼截头状,长约7 mm,被钩毛;花冠4裂,裂片长圆形;雄蕊4,伸出;子房下位,2室,花柱2裂。果实干燥,通常由2个(偶或1个)近球形的果爿组成,表面密生钩刺。花期4～5月,果期6～8月。

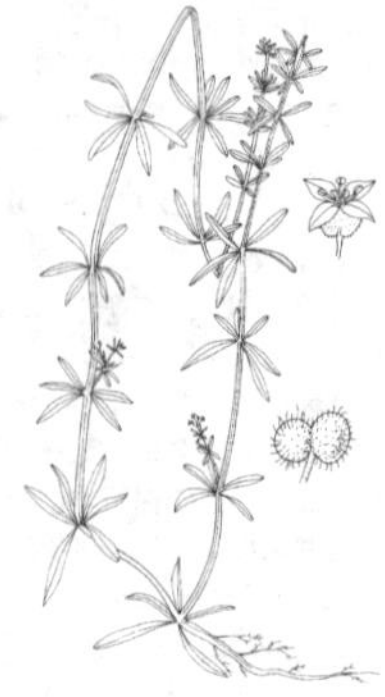

猪殃殃

生于路边、荒野、田埂边及草地上。分布于全国大部分地区。

2. 粗叶拉拉藤 *G. asperifolium* Wall.

本种与猪殃殃的区别是:茎六棱形。花瓣绿白色或有紫晕,仅基部连合。果实稍肉质。

生于山地、路旁。分布于云南、广西等地。

【采收加工】 7～9月采收,鲜用或晒干。

【药材】 八仙草 *Galii Aparinis Herba* 产于云南、贵州、广西等地。

性状 全草纤细,易破碎,表面灰绿或绿褐色。茎具四棱,棱上有多数倒生刺;质脆,易折断,断面中空。叶片多卷缩破碎,完整者展平后呈披针形或条状披针形,长约2 cm,宽2～4 mm,边缘及下表面中脉有倒生小刺。聚伞花序腋生或顶生,花小,易脱落。果小,常呈二半球形,密生白色钩毛。气微,味淡。

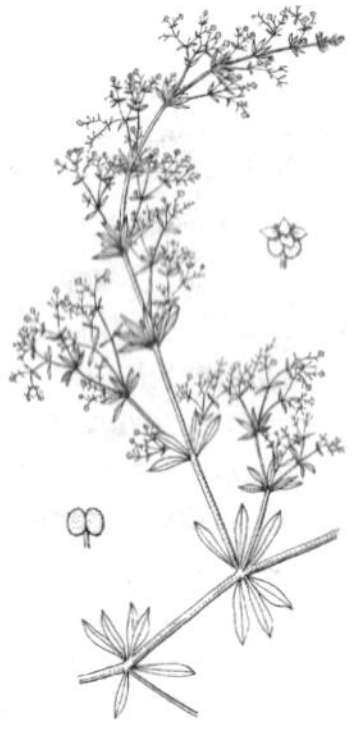

粗叶拉拉藤

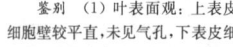

鉴别 (1)叶表面观:上表皮细胞壁较平直,未见气孔,下表皮细胞壁呈波状弯曲,气孔较多,不定式。叶肉组织中针晶束较多,长约100 μm。叶缘的倒生刺毛先端尖,基部膨大,直径80～100 μm,壁稍厚,木化;叶下表皮倒生刺毛多数,先端弯曲如钩状,长120～150 μm,基部稍膨大,直径40～50 μm。

(2)薄层色谱:取本品粗粉约10 g,用丙酮回流提取4小时,滤过,滤液减压蒸馏,回收丙酮,残渣用热水溶解,冷后将不溶物滤去,水液低温蒸干,再用少许丙酮溶解,作供试品液,另取车叶草苷为对照品,分别点样于同一薄层板上,以氯仿-乙酸乙酯-异丙醇(1∶2∶2)展开17 cm。喷以Godin试剂(1%香草醛乙醇溶液和3%高氯酸水溶液,临用时等量混合),烘烤片刻后,供试品色谱中,在与对照品色谱相应的位置上,显相同颜色的斑点。

【成分】 1. 猪殃殃 地上部分含生物碱:原阿片碱(protopine),哈尔明碱(harmine)和少量的消旋鸭嘴花酮碱(vasicinone),左旋1-羟基去氧骆驼蓬碱(1-hydroxydeoxypeganine),左旋8-羟基-2,3-去氢去氧骆驼蓬碱(8-hydroxy-2,3-dehydrodeoxypeganine)。又含环烯醚萜类:水晶兰苷(monotropein),桃叶珊瑚苷(aucubin),车叶草苷(asperuloside),车叶草苷酸(asperulosidic acid),10-去乙酰车叶草苷酸(10-deacetylasperulosidic acid)。还含黄酮类:芸香苷(rutin),橙皮苷(hesperidin),槲皮素半乳糖苷(quercetin galactoside)。有机酸:绿原酸(chlorogenic acid),琥珀酸(succinic acid)和乳酸钠(sodium lactate)。对香豆素酸(*p*-coumaric acid),阿魏酸(ferulic acid)。香豆素类成分:东莨菪素(scopoletin)。蒽醌类:1,3-二羟基-蒽醌-2-醛(1,3-dihydroxy-anthraquinone-2-al);又含鞣质(tannin)等。

果实含大麦芽胺(hordenine),加利果酸(jaligonic acid),木犀草素(luteolin),甘露醇(mannitol),肌醇(inositol),蜡醇(ceryl alcohol),谷甾醇(sitosterol)。

2. 粗叶拉拉藤 地上部分含车叶草苷,维生素C。

根含蒽醌类色素成分:4-甲氧基-1-萘酚(4-methoxy-1-naphthol),1-萘酚异戊醚(1-naphthol isopentylether),1-萘酚异戊烯醚(1-naphthol isopentenyl ether),2,2-二甲基萘酚[1,2-b]吡喃〔2,2-dimethylnaphthol[1,2-b]pyran〕,3,4-二氢-2,2-二甲基萘酚[1,2-b]吡喃〔3,4-dihydro-2,2-dimethylnaphthol[1,2-b]pyran〕。

【药理】 1. 抑菌作用 猪殃殃100%煎剂用平板纸片法,对金黄色葡萄球菌、大肠杆菌、志贺痢疾杆菌等有抑制作用。

2. 抗癌作用 醇浸膏每日以2.2 g/kg,口服或腹腔注射连续6日,对小鼠白血病L_{615}有抑制作用,抑制率为28.5%。5 g(生药)/ml在美蓝试管法筛选试验中,对急性淋巴细胞型白血病及急性粒细胞型白血病均为阳性。

3. 其他作用 猪殃殃中的车叶草苷对家兔有降低血压作用。

【药性】 辛、微苦,微寒。

1.《滇南本草》:"味辛、苦,性微寒。入少阳、太阴二经。"

2.《广西中药志》:"味涩,性平。"

3.《湖南药物志》:"甘、涩,微寒。"

【功用主治】 清热解毒,利尿通淋,消肿止痛。主治痈疽肿毒,乳腺炎,阑尾炎,水肿,感冒发热,痢疾,尿路感染,尿血,牙龈出血,刀伤出血。

1.《滇南本草》:"治脾家湿热,诸经客热,诸痨症,虚热,烦热,筋骨疼痛。走小肠经,治五种热淋,小便赤白浊,玉茎疼痛。"

2.《贵州草药》:"利湿祛瘀,止血。治中耳炎,刀伤出血,热淋,小便赤涩,骨折,久咳,小儿白口疮等。"

3.《云南中草药》:"清热凉血,利尿。治血淋,尿路感染,中耳炎。"

4.《湖南药物志》:"清热解毒,消肿止痛。治痈疽肿毒,妇女闭经,创伤肿胀。"

5.《安徽中草药》:"活血通络,抗癌。治子宫癌,慢性白血病,菌痢。"

【用法用量】 内服:煎汤,15～30 g;或捣汁饮。外用:捣敷。

【选方】 1. 治急性阑尾炎 猪殃殃90 g,鬼针草30 g,草红藤30 g,水煎服。

2. 治乳腺炎初起 鲜猪殃殃120 g,水煎服;或鲜品适量,捣烂外敷。(1、2方出自《四川中药志》1979年版)

3. 治感冒 鲜猪殃殃30 g,姜3片,捣汁冲开水服。(江西《草药手册》)

4. 治热证出血 猪殃殃30 g,地榆12 g,小蓟12 g,水煎服。(《四川中药志》1979年版)

5. 治细菌性痢疾 猪殃殃15～60 g,水煎服。(《安徽中草药》)

6. 治跌打损伤 鲜猪殃殃根、马兰根各12 g,水酒各半煎服。另以鲜猪殃殃全草、酢浆草等分捣烂外敷。(江西《草药手册》)

7. 治子宫癌,乳腺癌,甲状腺肿瘤 猪殃殃30 g,水煎,加红糖适量冲服。或鲜品250 g,洗净绞汁加红糖服,每日3～5次分服。(《四川中药志》1979年版)

8. 治妇女经闭 猪殃殃6 g,水煎服。(《湖南药物志》)

【临床报道】 1. 治疗菌痢　拉拉藤干品 15～60 g，水煎分 2 次服；或制片，每片 0.3 g，每次 10 片，每日 4 次；或用浸膏片，每片 0.3 g，每日 4 次，每次 4 片。共治疗 72 例，结果：治愈 69 例，好转 2 例，无效 1 例，平均住院 9.23 日。

2. 治疗肿瘤　新鲜拉拉藤 250 g 绞汁，加红糖适量冲服，每日 1 剂；或用干品，水煎 30～60 分钟，加红糖适量，每日 1 剂；或以干品洗净切碎，放铁锅中烙片刻取出，每日 30 g，开水冲泡，分次频服。治疗乳腺癌、食管癌、下颌腺癌、宫颈癌共 9 例，其中临床痊愈 1 例，显效 3 例，有效 2 例，无效 3 例；治疗良性肿瘤 6 例，其中显效 2 例，有效 4 例。疗程最短 1 月多，最长 2 年。长期服用无明显毒副作用，仅部分患者有头昏、恶心等，但加红糖同用可减轻反应，配入补益方中反应可基本消失。

3. 治疗慢性肾衰竭　用仙草汤(八仙草 60 g，薏苡仁 15 g，制大黄 10 g)水煎服，每次 80 ml，每日 2 次，1 月为 1 个疗程。共治疗 30 例。结果：显效 20 例，有效 9 例，无效 1 例，总有效率 96.67%。其中第Ⅰ、第Ⅱ期者效果最好，有效率达 100%。实验室检查结果显示：本方能明显降低患者血中尿素氮、肌酐含量，降低尿蛋白，能消除或减轻水肿，改善患者临床症状。

0043 八角香 bā jiǎo xiāng (《贵州民间药物》)

【异名】 蜘蛛草(《贵州民间药物》)，羊角天麻(四川)。

【基原】 为菊科蟹甲草属植物白花蟹甲草的块茎。

【原植物】 白花蟹甲草 *Cacalia ainsliaeflora* (Franch.) Hand.-Mazz.［*Senecio ainsliaeflorus* Franch.］　又名：兔耳风花蟹甲草(《万县中草药》)。

多年生草本，高 60～100 cm。根茎粗壮。茎上部和花序有褐色短柔毛。叶互生；叶柄长 5～8 cm；叶片圆形或肾形，有 5～7 个三角形裂片，基部宽心形或截形，下面沿叶脉上有短柔毛，叶长和宽 8～12 cm，上部叶较小，下部叶花期凋落。头状花序极多，在顶端或上部叶腋排成总状或复总状，花序分枝开展；花序轴和总花梗有褐色密短毛；总苞圆柱形；总苞片 5；花 5 个，筒状，白色。瘦果圆柱形。

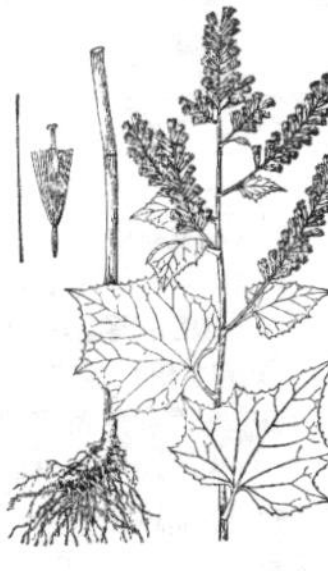

白花蟹甲草

生于林缘或草地。分布于湖北、湖南、四川、贵州等地。

【采收加工】 9～11 月采挖，鲜用或切片晒干。

【成分】 含佛术烷型倍半萜：3β-当归酰氧基-8α-羟基-6β-甲氧基佛术-7(11)，9(10)-二烯-8，12-内酯〔3β-angeloyloxy-8α-hydroxy-6β-methoxyeremophil-7(11)，9(10)-dien-8，12-olide〕，3β-当归酰氧基-6β，8α-二羟基佛术-7(11)，9(10)-二烯-8，12-内酯〔3β-angeloyloxy-6β，8α-dihydroxyeremophil-7(11)，9(10)-dien-8，12-olide〕，3β-当归酰氧基-8α-羟基-6β-乙氧基佛术-7(11)，9(10)-二烯-8，12-内酯〔3β-angeloyloxy-8α-hydroxy-6β-ethoxyeremophil-7(11)，9(10)-dien-8，12-olide〕和 3，8-氧-佛术-6，9-二烯-12-酸(3，8-oxo-eremophila-6，9-dien-12-oic acid)；倍半萜：3β-当归酰氧基-8-氧代-佛术-6，9-二烯-12-烯酸(3β-angeloyloxy-8-oxo-eremophila-6，9-dien-12-oic acid)。

【药性】 辛、微涩，温。

【功用主治】 散瘀，解毒，杀虫。主治风湿浮肿，无名肿毒，癞癣。

1.《贵州民间药物》："散瘀，杀虫。"

2.《全国中草药汇编》："解毒，杀虫。外用治疮疖肿毒，头癣。"

【用法用量】 内服：煎汤，10～15 g。外用：捣敷；或磨汁涂。

【选方】 1. 治风湿浮肿　八角香 30 g，三角风、海金沙藤各 15 g，煎水外洗与内服。

2. 治无名肿毒　八角香适量，捣绒，敷患处。

3. 治癞癣　八角香适量，磨酒或醋，搽患处。(1～3 方出自《贵州民间药物》)

0044 八角莲 bā jiǎo lián (《植物名实图考》)

【异名】 鬼臼、爵犀、马目毒公、九臼(《本经》)，天臼、解毒(《别录》)，害母草(《本草图经》)，独脚莲、独荷草(《土宿本草》)，羞天花、术律草、琼田草、山荷叶、旱荷、八角盘(《纲目》)，金星八角、独叶一枝花(《汪连仕草药方》)，八角连(《纲目拾遗》)，金魁莲(《分类草药性》)，八角乌(《中药志》)。

【基原】 为小檗科八角莲属植物八角莲、六角莲和川八角莲的根及根茎。

【原植物】 1. 八角莲 *Dysosma versipellis* (Hance) M. Cheng ex Ying　又名：江边一碗水(《湖南药物志》)，一把伞(广东、广西)。

多年生草本，高 20～30 cm。茎直立，不分枝，无毛，淡绿色。根茎粗壮，横生，具明显的碗状节。叶 1 片，有时 2 片，盾状着生；叶柄长 10～15 cm；叶片圆形，直径约 30 cm，边缘 4～9 浅裂或深裂，裂片楔状长圆形或卵状椭圆形，先端锐尖，边缘具针刺状锯齿，下面密被或疏生柔毛。花 5～8 朵排成伞形花序，生于近叶柄基处的上方近叶片处；花梗细，长约 5 cm，花下垂，花冠深红色；萼片 6，外面被疏毛；花瓣 6，勺状倒卵形；雄蕊 6，药隔突出；子房上位，1 室，柱头大，盾状。浆果椭圆形或卵形。种子多数。花期 4～6 月，果期 8～10 月。

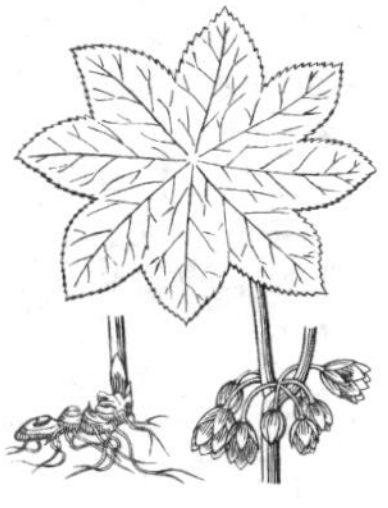

八角莲

生于海拔 300～2 200 m 的山坡林下阴湿处。分布于浙江、江西、河南、湖北、湖南、广东、广西、四川、贵州、云南等地。

2. 六角莲 *D. pleiantha* (Hance) Woods.［*D. hispida* (Hao) Chun］　又名：八角金盘(《江西草药》)，一碗水、八角七(《秦岭巴山天然药物志》)。

本种与八角莲的区别为：叶通常 2 片，对生，叶片长圆形或近圆形，6～9 浅裂，裂片宽三角状卵形。花生于两茎生叶柄的交叉处。

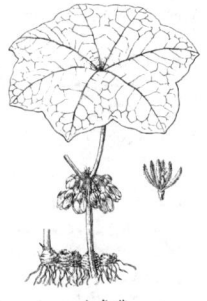

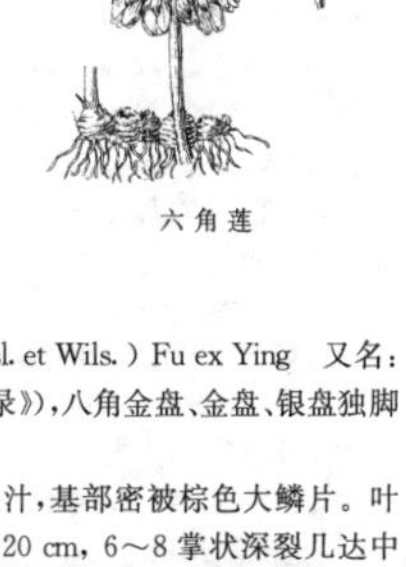

六角莲

生于海拔 600～1 600 m 的山坡林下阴湿处。分布于浙江、安徽、福建、河南、湖北、湖南、广西、四川、云南、台湾等地。

3. 川八角莲 *D. veitchii* (Hemsl. et Wils.) Fu ex Ying　又名：山荷叶、五朵云(《云南种子植物名录》)，八角金盘、金盘、银盘独脚莲(四川)。

本种与八角莲的区别为：茎多汁，基部密被棕色大鳞片。叶互生，纸质，2 片；叶片圆形，直径约 20 cm，6～8 掌状深裂几达中部，裂片楔状矩圆形，先端常 3 裂，小裂片三角形，叶中部红棕色，下面叶脉有疏柔毛，后变无毛。花 2～6 朵，丛生于茎顶叶柄分叉处的腋间。花期 4～6 月，果期 8～10 月。

生于海拔1 200～2 200 m的山地阴湿林下。分布于四川、贵州、云南。

以上 3 种植物的叶（八角莲叶）亦供药用，另设专条。

【栽培】 生物学特性 喜阴凉潮湿，忌强光，怕干旱。宜选肥沃、富含腐殖质的砂质壤土栽种。

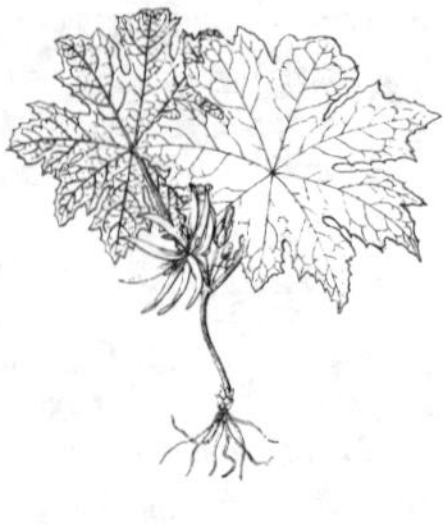

川八角莲

繁殖方法 种子繁殖或分株繁殖。种子繁殖：8～10月采集成熟果实，搓去外皮，收集种子。穴播，覆草保湿。分株繁殖：2～3月挖取老根茎，截成12～15 cm长小段，按行株距各30～35 cm穴栽，每穴1段，覆土，浇水定根。4～11月均可移栽。

田间管理 可利用林下空地阴凉处栽培，如无良好自然荫蔽条件，则需搭矮棚遮阳。生长期注意浇水，保持土壤湿润。春季多施氮肥，夏季多施腐熟有机肥。秋、冬季以厩肥、草皮灰混合培土越冬。

【采收加工】 9～11月采收，鲜用或干燥，切忌受潮。

【药材】 八角莲 *Dysosmae Rhizoma et Radix* 八角莲主产于湖北、四川；六角莲主产于浙江、安徽、湖北；川八角莲主产于四川、贵州、云南。

性状 八角莲 根茎横生，数个至十数个连成结节状，每一结节圆盘形，直径0.6～4 cm，厚0.5～1.5 cm。表面黄棕色，上方具大型圆凹状茎痕，周围环节明显，同心圆状排列，色较浅，下方有环节及不规则皱纹或裂纹；可见圆点状须状根痕或须根，直径约1 mm，浅棕黄色。质极硬，不易折断，折断面略平坦，颗粒状，角质样，浅黄红色，横切面平坦，可见维管束小点环列。气微，味苦。

六角莲 根茎结节数较少，结节圆球形，直径0.5～1 cm。表面黄棕色，上方具凹陷茎痕或突起芽痕，周围环节同心圆状排列，有时可见残留鳞叶、芽痕，下方有须根或须根痕。质硬，折断面纤维状，有裂隙，横切面皮部狭窄，黄白色，木部黄色，髓部大，约为直径的1/2，黄白色。气微，味苦。

川八角莲 根茎呈不规则条状或块状，直径1.2～2 cm。表面紫红色或棕红色，上方有数个切向排列的圆形茎痕，维管束点明显，下方及侧面环节处有时可见棕黄色鳞叶。质坚硬，难折断，折断面浅棕黄色，较平坦，颗粒状，角质样，横切面可见维管束小点环列。气微，味苦。

鉴别 (1) 根茎横切面：八角莲 表皮细胞1列。皮层宽广，下皮细胞1～3列，其下有3～5列石细胞，紧密排列成环，石细胞类圆形、类方形或切向椭圆形，直径47～80 μm，壁厚，胞腔小，孔沟明显。维管束外韧型，韧皮部常呈压缩状；形成层明显；木质部导管多径向排列。髓大，由薄壁细胞组成。本品薄壁细胞含淀粉粒，有的含草酸钙簇晶。

六角莲 皮层内侧及每一维管束内侧均有众多石细胞群，细胞壁孔沟明显。

川八角莲 皮层石细胞群较少。维管束外韧型，稀疏。髓大，射线及髓部外侧散列石细胞群。本品薄壁细胞含草酸钙簇晶。

(2) 根横切面：八角莲 表皮细胞1列，有根毛。皮层宽广，有木化纤维散列；内皮层明显。初生木质部6原型，中央全部为木化的厚壁纤维。本品薄壁细胞含淀粉粒，有的含草酸钙簇晶。

六角莲 皮层木化纤维众多；初生木质部5原型。

川八角莲 皮层宽广，散列单个木化纤维。初生木质部多原型，中央全部为木化的厚壁纤维。

(3) 薄层色谱：取本品粗粉3 g，加乙醇以索氏抽提器提取，浓缩至适量，作供试品液，另取鬼臼素为对照品，分别点样于同一薄层板上，以氯仿-甲醇（1∶1）展开18 cm。喷以硫酸-乙醇（1∶1），120 ℃烘烤5分钟。供试品色谱中，在与对照品色谱相应的位置上，显相同的深棕色斑点。

【成分】 1. 八角莲 根茎含木脂素：鬼臼毒素（podophyllotoxin），鬼臼苦素（picropodophyllin）；黄酮类：山荷叶素（diphyllin），山柰酚（kaempferol），槲皮素（quercetin），山柰酚-3-*O*-*β*-*D*-吡喃葡萄糖苷（kaempferol-3-*O*-*β*-*D*-glucopyranoside），槲皮素-3-*O*-*β*-*D*-吡喃葡萄糖苷（quercetin-3-*O*-*β*-*D*-glucofuranoside）。

2. 六角莲 根茎含木脂素：鬼臼毒素，4′-去甲基鬼臼毒素（4′-demethylpodophyllotoxin），去氢鬼臼毒素（dehydropodophyllotoxin），鬼臼毒酮（podophyllotoxone），4′-去甲基鬼臼毒酮（4′-demethyl podophyllotoxone），鬼臼苦素酮（picropodophyllone），异鬼臼苦素酮（isopicropodophyllone），八角莲酮醇（dysosmajol）；蒽醌类：大黄素甲醚（physcion）及八角莲蒽醌（dysoanthraquinone）；黄酮类：紫云英苷（astragalin），槲皮素，山柰酚。

3. 川八角莲 根含去氧鬼臼毒素，*β*-盾叶鬼臼素（*β*-peltatin），鬼臼毒素，山柰酚-3-*β*-*D*-葡萄糖苷，葡萄糖，蔗糖及*β*-谷甾醇。

【药理】 1. 对心血管系统作用 六角莲根中提出的结晶性物质对离体蛙心有兴奋作用，可使心律不齐，最终停止于收缩期；对兔耳血管可使之舒张，对小肠血管和肾血管则轻度收缩。

2. 对平滑肌的作用 上述结晶性物质对兔离体小肠平滑肌有抑制作用；对兔和豚鼠离体子宫则有兴奋作用。

3. 抗病毒作用 水溶液中所含山柰酚、鬼臼苦素对柯萨奇B组病毒、单纯疱疹病毒Ⅰ型均有显著抑制作用。

毒性 从六角莲全草中分离的一种树脂，兔服后引起腹泻，猫服后致呕吐、腹泻及死亡。

【药性】 苦、辛，温。有毒。归肺、肝经。

1.《本经》："味辛，温。"

2.《本草经集注》："味甘，温，有毒。"

3.《本草从新》："苦、辛，温，毒烈。"

4.《广西中药志》："甘、苦、微辛，性凉，无毒。入肺经。"

【功用主治】 化痰解毒，祛瘀散结。主治咳嗽，咽喉肿痛，瘰疬，瘿瘤，无名肿毒，带状疱疹，毒蛇咬伤，跌打损伤，风湿痹痛。

1.《本经》："主杀蛊毒鬼注精物，辟恶气不祥，逐邪，解百毒。"

2.《别录》："疗咳嗽喉结，风邪烦惑，失魄妄见，去目中肤翳，杀大毒。"

3.《纲目》："下死胎，治邪疟，痈疽，蛇毒，射工毒。"

4.《本草汇言》："能攻散结痰、结气、结血等疾。"

5. 汪连仕《草药方》："消一切毒，力能软坚透脓。"

6.《本草从新》："治麻痹风毒，打扑瘀血停积。"

7.《四川中药志》1960年版："追风散毒，杀虫。治劳伤吐血，腰痛，口喉鼻痛，疥癣白秃。"

8.《福建药物志》："治哮喘，胆囊炎，胆石症，小儿惊风，癫痫，无名肿毒，背痈溃破，颈淋巴结核，瘿瘤。"

【用法用量】 内服：煎汤，3～12 g；磨汁，或入丸、散。外用：磨汁或浸醋、酒涂搽；捣烂敷或研末调敷。

【宜忌】 孕妇禁服，阳盛热极或体质虚弱者慎服。

1.《本草经疏》："凡病属阳，阳盛热极及烦惑失魂妄见者不可用。"

2.《本草从新》："其气猛悍，能开通壅塞，痛淋立止，虚人慎之。"

【选方】 1. 治痰咳 八角莲12 g，猪肺100～120 g，糖适量，煲服。（《广西中药志》）

2. 治喉蛾 将八角莲0.6 g研为细末，加薄荷0.3 g，吹入喉中。（《贵州草药》）

3. 治瘰疬 八角莲30～60 g，黄酒60 g，加水适量煎服。

(《湖南药物志》)

4. 治无名肿毒　八角莲、野葵、蒲公英各等分，捣烂，敷患处。(《贵州草药》)

5. 治带状疱疹，单纯性疱疹　八角莲根研末，醋调涂患处。

6. 治毒蛇咬伤　八角莲 9～15 g，捣烂，冲酒服，渣敷伤处周围。(5、6 方出自《广西中草药》)

7. 治黑黄　生鬼臼一两，捣绞取汁一小盏，如无生鬼臼，即用干者捣罗为末，每服二钱匕，新汲水调下，不拘时。(《圣济总录》)

8. 治跌打损伤，风湿痹痛　八角莲 3～9 g，水煎，兑酒服。(南药《中草药学》)

9. 治乳腺癌　八角莲、黄杜鹃各 15 g，紫背天葵 30 g，加白酒 500 g，浸泡 7 日后，内服外搽，每服 9 g，每日 2～3 次。(《全国中草药汇编》)

10. 治脱肛　八角莲根 10 g，将药切细，用甜酒煎熬，内服，一次服完。(《贵州民间方药集》)

【临床报道】 1. 治疗腮腺炎　八角莲注射液，每支20 ml (含生药 8 g)。肌内注射，成人每日 2 支，儿童每日 1 支，或加 10%葡萄糖注射液 250 ml 静脉滴注，疗程 5 日。治疗 34 例(包括并发脑膜脑炎 10 例)，并和常规治疗组 33 例(含并发脑膜脑炎 12 例)对照。结果：两组间无显著差异，但治疗组较对照组体温下降幅度大，腮腺肿胀消退快，病程短。

2. 治疗乙型脑炎　八角莲注射液(每 100 ml 含 40 g 生药)，成人每日 40 ml 加入 10%葡萄糖注射液 250 ml 静脉滴注，疗程 5～7 日，儿童用量酌减。共治 37 例，另设对照组 22 例，结果：退热时间治疗组平均为 2.15 日，对照组5.68 日；治疗组 20 例神志昏迷的患者转清醒的平均时间为 6.38 日；病死率治疗组为 13.0%，对照组为 40.9%。

3. 治疗流行性出血热　治疗组于入院当日起在用平衡盐液作基础液体治疗的同时应用八角莲注射液 40 ml(含生药 16 g)溶于 10%葡萄糖溶液 500 ml 中，每日静脉滴注 1 次，5 日为 1 疗程。对照组只应用平衡盐液。结果显示：治疗组在退热速度、提高越期率等方面均优于对照组，特别是对早期、轻中型病例退热疗效最佳。而对发病后免疫复合物的形成似无明显阻断作用。

0045 八宝茶 bā bǎo chá (《青海省中草药野外辨认手册》)

【异名】 甘青卫矛(《青海中草药名录》)。

【基原】 为卫矛科卫矛属植物八宝茶的带翅枝。

【原植物】 八宝茶 *Euonymus przewalskii* Maxim.

小灌木，高达 2～5 m。枝常具四条木栓棱或窄翅。叶对生；叶柄长 1～1.5 mm，叶片长倒卵形或卵状披针形，长 1～4 cm，宽5～15 mm，先端渐窄。聚伞花序有 3～7 花，总花梗细长如丝，长 1.5～2.5 cm；花深紫色，直径 5～8 mm，4 数；雄蕊无花丝；子房每室有 2～6 颗胚珠。蒴果紫色，扁倒圆锥形，4 浅裂。种子 1 至数颗，黑紫色，基部一半为橙红色多皱假种皮包围。

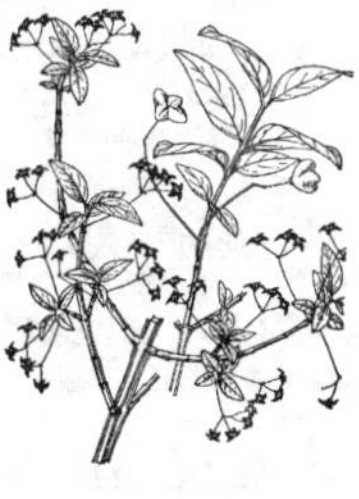

八 宝 茶

生于山坡林阴处。分布于河北、山西、四川、云南、西藏、甘肃、新疆等地。

【采收加工】 全年均可剪取，切段，晒干。

【药性】 苦、辛，微寒。

【功用主治】 祛瘀调经，通络止痛。主治月经不调，产后瘀阻腹痛，跌打肿痛，半身不遂。

【用法用量】 内服：煎汤，3～9 g；或浸酒。外用：煎汤熏洗。

【宜忌】 孕妇慎服。

【选方】 治产后恶露不净，小腹疼痛　八宝茶 9 g，当归 9 g，红花 3 g，水煎服。或八宝茶 9 g，益母草 15 g，红糖90 g，水煎服。(《西宁中草药》)

0046 八楞木 bā lèng mù (《饮片新参》)

【异名】 八楞麻(《药材学》)，青竹标、八面风、三棱草(《贵州草药》)。

【基原】 为菊科风毛菊属植物风毛菊的全草。

【原植物】 风毛菊 *Saussurea japonica* (Thunb.) DC. [*Serratula japonica* Thunb.]

二年生草本，高 50～150 cm。根纺锤状。茎直立，粗壮，被短微毛和腺，纵棱显著，上部分枝展开。根生叶和下部叶有长柄；叶片长圆形或椭圆形，长 20～30 cm，羽状分裂，裂片 5～8 对，两面有短微毛和腺点；茎上部叶渐小，椭圆形、披针形或条状披针形，羽状分裂或全缘，无柄，或基部下延成翼柄以至茎部。头状花序多数，排成密伞房状；总苞筒状，被蛛丝状毛；总苞片 6 层，常紫红色；小花紫色。瘦果，冠毛淡褐色。花果期 9～11 月。

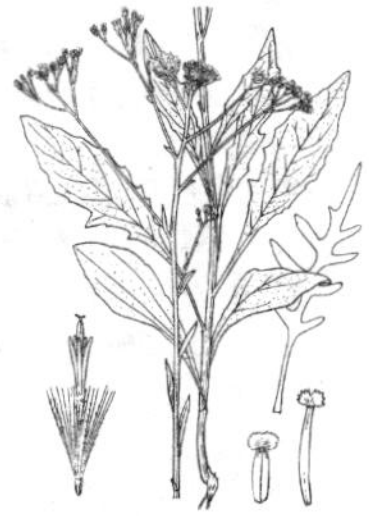

风 毛 菊

生于海拔 1 000～1 800 m 的山坡草地、山谷草地或山脚路旁。分布于全国各地。

【采收加工】 5～8 月采收，切段晒干或鲜用。

【药材】 八楞木 *Saussureae Japonicae Herba*　产于我国大部地区。

性状　茎类圆柱形，上部分枝，基部稍膨大，表面棕色，具棱及狭翅；质坚而轻，易折断，断面髓白色，中央有一小孔。叶多皱缩，暗绿色或棕色。完整者展平后基生叶及茎下叶长圆形，羽状深裂，下沿成具翅的柄，顶端叶片小，呈披针状全缘，具短毛腺点。头状花序，瘦果上的冠毛白色。气弱，味微苦。

【成分】 地上部分含挥发油：β-檀香萜醇(β-santalol)，二氢去氢木香内酯(dihydrodehydrocostuslactone)，γ 和 δ-荜澄茄烯(cadinene)，芳樟醇(linalool)，β-芹子烯(β-selinene)，1, 8a-二甲基-7-异丙烯基-1, 2, 3, 5, 6, 7, 8, 8a-八氢萘(1, 8a-imethyl-7-isopropenyl-1, 2, 3, 5, 6, 7, 8, 8a-octahydronaphthalene)，2, 5, 5-三甲基-8-亚甲基-2, 4a, 5, 6, 7, 8, 9, 9a-八氢-1*H*-苯并环庚烯(2, 5, 5-trimethyl-8-methylene-2, 4a, 5, 6, 7, 8, 9, 9a-octahydro-1*H*-benzocycloheptene)，4aβ, 8β-二甲基-7α-异丙基-4a, 5, 6, 7, 8, 8a-六氢-2(1*H*)-萘酮〔4aβ, 8β-dimethyl-7α-isopropyl-4a, 5, 6, 7, 8, 8a-hexahydro-2(1*H*)-naphthalenone〕，4a, 8-二甲基-2-异丙基-3, 4, 4a, 5, 6, 8a-六氢-1(2*H*)-萘酮〔4a, 8-dimethyl-2-isopropyl-3, 4, 4a, 5, 6, 8a-hexahydro-1(2*H*)-naphthalenone〕，2, 6-二叔丁基-4-甲基苯酚〔2, 6-di(*tert*-butyl)-4-methylphenol〕，十六烷(hexadecane)，β-金合欢醛(β-farnesal)，β-金合欢醇(β-farnesol)，3, 8, 8-三甲基-6-亚甲基八氢-1*H*-3a, 7-亚甲基薁-5-醇(3, 8, 8-trimethyl-6-methylene-octahydro-1H-3a, 7-methanoazulene-5-ol)，2, 6-二叔丁基-1, 4-苯醌〔2, 6-di(*tert*-butyl)-1, 4-benzoquinone〕，δ-荜澄茄醇(δ-cadinol)，β-桉叶醇(β-eudesmol)，十七烷(heptadecane)，1-十五碳烯(1-pentadecene)，1, 1, 7, 7a-四甲基-1a, 2, 4, 5, 6, 7, 7a, 7β-八氢-1*H*-环丙[a]萘〔1, 1, 7, 7a-tetramethyl-1a, 2, 4, 5, 6, 7, 7a, 7β-octahydro-1*H*-cycloprop[a]-naphthalene〕等共 29 个成分；另含内酯：风毛菊内酯(japonicolactone)，风毛菊内酯-10-*O*-β-*D*-葡萄糖苷(japonicolactone-10-*O*-β-*D*-glucoside)；黄酮类：槲皮素-3-*O*-

(6″-巴豆油酰基)-*β*-*D*-葡萄糖苷〔quercetin-3-*O*-(6″-crotonyl)-*β*-*D*-glucoside〕，山柰酚-3-*O*-(6″-巴豆油酰基)-*β*-*D*-葡萄糖苷〔kaempferol-3-*O*-(6″-crotonyl)-*β*-*D*-glucoside〕，山柰酚-3-*O*-*β*-*D*-葡萄糖苷(kaempferol-3-*O*-*β*-*D*-glucoside)，槲皮素-3-*O*-*β*-*D*-葡萄糖苷(quercetin-3-*O*-*β*-*D*-glucoside)；三萜类：丁香苷(syringin)，丁香苷甲醚(syringin methylether)，*β*-香树脂醇棕榈酸酯(*β*-amyrin palmitate)，羽扇豆醇(lupeol)，羽扇豆醇乙酸酯(lupeol acetate)，羽扇豆醇棕榈酸酯(lupeol palmitate)，二十四烷酸(tetracosanoic acid)，1(*α*)12*α* 环氧蒲公英赛酮〔1(*α*)12*α*-oxidotaraxerone〕；木脂素：泊草苷(sanssurenoside)。

【药理】 1. 抗炎作用　八楞木提取物能降低醋酸所致小鼠腹腔毛细血管通透性增高，及二甲苯引起的小鼠皮肤毛细血管通透性增高，对二甲苯引起的小鼠耳壳炎性肿胀及新鲜蛋清大鼠足肿胀有显著抑制作用。

2. 抗变作用　小鼠骨髓细胞染色体畸变试验、姐妹染色单体交换试验、小鼠骨髓嗜多染红细胞微核试验均表明风毛菊提取物有一定的抗诱变作用。

毒性　水提物 LD_{50} 为 208.19 k/kg，毒性极低。

【药性】 苦、辛，平。

1.《饮片新参》："苦，平。"

2.《贵州草药》："性寒，味苦、辛。"

3.《全国中草药汇编》："苦、辛，温。"

【功用主治】 祛风活络，散瘀止痛。主治风湿痹痛，跌打损伤。

1.《饮片新参》："活血祛风，散痹止痛。"

2.《全国中草药汇编》："祛风活络，散瘀止痛。主治风湿关节痛，腰腿痛，跌打损伤。"

3.《广西民族药简编》："治牙龈炎。"

4.《浙江药用植物志》："清肺，止咳。主治烦热口渴，鼻干咽燥，热咳烦闷。"

【用法用量】 内服：煎汤，9～15 g；或浸酒。外用：捣敷；或煎水洗。

【宜忌】 《全国中草药汇编》："孕妇忌服。"

【选方】 治烦热咳嗽　(八楞木)全草 30 g，蓬蘽 21～24 g，桔梗 6～9 g。水煎服。(《浙江药用植物志》)

0047 八角枫叶 bā jiǎo fēng yè（《南宁市药物志》）

【异名】 大风药叶(《玉溪中草药》)。

【基原】 为八角枫科八角枫属植物八角枫或瓜木的叶。

【原植物】 参见"八角枫根"条。

【采收加工】 6～9 月采收，鲜用或晒干研粉。

【成分】 1. 八角枫　叶中含有 *β*-香树脂醇乙酸酯(*β*-amyrin acetate)，三十烷醇(triacontanol)，*β*-谷甾醇(*β*-sitosterol)，2′-*O*-*β*-*D*-吡喃葡萄糖基水杨苷(2′-*O*-*β*-*D*-glucopyranosylsalicin)和 2′-*O*-*β*-*D*-吡喃葡萄糖基-6′-*O*-*β*-*D*-吡喃木糖基水杨苷(2′-*O*-*β*-*D*-glucopyranosyl-6′-*O*-*β*-*D*-xylopyranosylsalicin)。

2. 瓜木　叶含瓜木苷(platanionosides)D～J。

【药性】 苦、辛，平。小毒。归肝、肾经。

1.《四川中药志》1960 年版："性平，味辛，有小毒。"

2.《安徽中草药》："性微温，味辛，有毒。"

【功用主治】 解毒消肿，化瘀止痛。主治疮肿，乳痈，乳头皲裂，漆疮，疥癣，鹤膝风，跌打瘀肿，骨折，外伤出血。

1.《贵阳民间药草》："治乳结疼痛，刀伤出血。"

2.《四川中药志》1960 年版："嫩枝叶治风湿腰腿疼痛麻木。"

3.《广西本草选编》："治漆疮。"

4.《青岛中草药手册》："治无名肿毒，疥癣。"

【用法用量】 外用：鲜品捣敷；煎汤洗；研末撒。

【选方】 1. 治乳结疼痛　八角枫叶数十张，抽去粗筋，捣烂敷中指(左乳痛敷右中指，右乳痛敷左中指)，轻者 1 次，重者 3 次。(《贵阳民间药草》)

2. 治乳头皲裂　鲜大风药叶适量，捣烂包中指。(《玉溪中草药》)

3. 治漆疮　八角枫叶适量，煎汤外洗。(《广西本草选编》)

4. 治鹤膝风初起　鲜八角枫叶捣烂，加醋调敷患处，干则更换。(《安徽中草药》)

5. 治刀伤出血　八角枫叶为细末，撒于伤口上，可防止破伤风。(《贵阳民间药草》)

【临床报道】 治疗踝部急性扭伤　取八角枫叶适量，研细末，与醋调成糊状，敷于患处，每日换药 1 次。共治 81 例，结果全部治愈，用药最短 1 日，最长 7 日，平均治疗时间 3 日。

0048 八角枫花 bā jiǎo fēng huā（《四川中药志》）

【异名】 牛尾巴花(《浙江民间常用草药》)。

【基原】 为八角枫科八角枫属植物八角枫和瓜木的花。

【原植物】 参见"八角枫根"条。

【采收加工】 5～7 月采花，晒干。

【药性】 辛，平。有小毒。

【功用主治】 治头风痛及胸腹胀痛。

【用法用量】 内服：煎汤，3～10 g；或研末蒸鸡蛋服。

【选方】 治胸腹胀满　八角枫花 9 g，水煎服。(《青岛中草药手册》)

0049 八角枫根 bā jiǎo fēng gēn（《简易草药》）

【异名】 白龙须(《简易草药》)，白金条(《分类草药性》)，白筋条(《四川中药志》)。

【基原】 为八角枫科八角枫属植物八角枫和瓜木的根、须根及根皮。

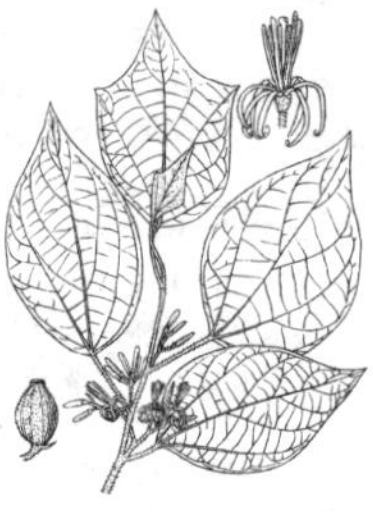

八角枫

【原植物】 1. 八角枫 *Alangium chinense* (Lour.) Harms [*Stylidium chinense* Lour.]　又名：八角金盘(《本草从新》)，木八角(《纲目拾遗》)，五角枫(《简易草药》)，华瓜木(《中国植物图鉴》)，水芒树(《岭南校园植物名录》)，槛木(《经济植物手册》)，八角梧桐、六角金盘、花冠木(《浙江药用植物志》)。

落叶乔木或灌木，高 3～5 m。树皮平滑，灰褐色。单叶互生；叶柄长 2.5～3.5 cm；叶纸质，近圆形或椭圆形、卵形，顶端锐尖或钝尖，基部阔楔形或截形，稀心形，两侧不对称，长 13～26 cm，宽 9～22 cm，不分裂或3～9 裂，裂片短锐尖或钝尖，叶下面脉腋有丛状毛，主脉3～7 条，成掌状。聚伞花序腋生，有花 7～50 朵；小苞片线形或披针形；花冠圆筒形；花萼先端分裂为 6～8 枚齿状萼片；花瓣 6～8，线形，初白色，后变黄色，基部黏合，上部开花后反卷；雄蕊与花瓣同数而近等长；花盘近球形；子房 2 室，柱头头状，常 2～4裂。核果卵圆形，黑色，长 5～7 mm，种子 1 颗。花期 6～7 月，果期 9～10 月。

生于海拔 1 800 m 以下的山地或疏林中。分布于华东、中南及四川、贵州、西藏、陕西、甘肃、台湾等地。

2. 瓜木 *A. platanifolium* (Sieb. et Zucc.) Harms [*Marlea platanifolia* Sieb. et Zucc.]　又名：篠悬叶瓜木(《中国植物图谱》)，八角枫(《中国树木分类学》)。

本种与八角枫的区别为：叶片近圆形，不分裂或 3～5 裂，叶柄长 3.5～5 cm；花 1～7 朵，花瓣长 2.5～3.5 cm，花丝与花药等长；核果长卵圆形，长 8～12 mm。花期 3～7 月，果期 7～9 月。

生于海拔 2 000 m 以下的山坡或疏林中。分布于华东、西南及河北、山西、辽宁、吉林、河南、湖北、陕西、甘肃、台湾等地。

本植物的叶（八角枫叶）与花（八角枫花）亦供药用，另设专条。

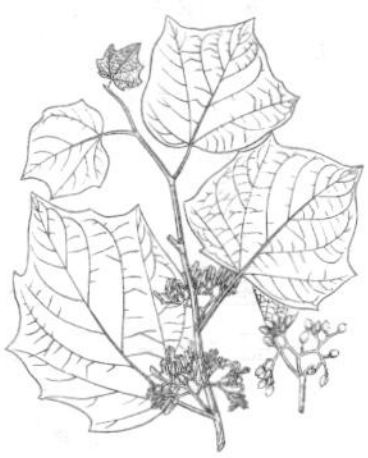

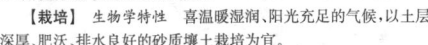

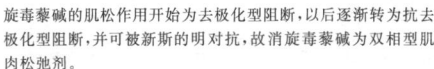

瓜 木

【栽培】 生物学特性 喜温暖湿润、阳光充足的气候，以土层深厚、肥沃、排水良好的砂质壤土栽培为宜。

繁殖方法 种子繁殖和分株繁殖。种子繁殖：长江以南于 2～3 月播种，黄河以北在 4～5 月播种，按行距 30 cm 开浅沟条播，播后覆土 1 cm 或用草木灰覆盖，出苗后分次间苗，保持株距 7～10 cm。当苗高 80～90 cm 时移栽，于冬季落叶后或春季萌发前起苗，带土定植，行株距 2.5 m×2 m。分株繁殖：在冬季或春季挖取老树的分蘖苗栽种。

田间管理 移栽后，应结合中耕除草，施厩肥和腐熟有机肥。冬季剪去下垂枝和过密枝条。

【采收加工】 8～10 月挖取根或须根，或剥取根皮，晒干。

【药材】 八角枫根 *Alangii Radix* 主产于南方各地。

性状 根呈长圆柱形，略弯曲，长短不一，直径 2～12 mm。表面黄棕色至灰褐色，栓皮纵裂，有时剥离。质坚脆，断面黄白色，粉性。气微，味淡。

鉴别 (1) 根横切面：木栓层为 10 余列木栓细胞，皮层窄小，有时有石细胞。韧皮部外方为伴有纤维的石细胞群，石细胞椭圆形、类圆形；纤维类多角形，壁极厚，层纹明显，胞腔圆点状。韧皮部有单个纤维或小群纤维束。形成层成环。木质部导管单个散列或 3～5 个成群，初生木质部 3～4 原型。木射线宽 2 至数列细胞，细胞内有草酸钙方晶。本品薄壁细胞多含淀粉粒，有的含草酸钙簇晶，以韧皮射线为多。

(2) 取本品粗粉 5 g，加 1% 盐酸约 30 ml 置水浴上加热 20 分钟，滤过。取滤液 3 ml 分置 2 支试管中，A 管加碘化铋钾试液 2～3 滴，发生橙红色沉淀；B 管加硅钨酸试液 2～3 滴，发生乳白色沉淀（检查生物碱）。取滤液 2 ml，用 1% 氢氧化钠溶液调节 pH 至 9～10，以氯仿 2 ml 提取，吸取氯仿液 1 ml，置蒸发皿中加 2，4-二硝基氯苯结晶少量，自然挥干后，加氢氧化钾乙醇液 3～4 滴，即显紫色，并迅速消失（检查吡啶环）。

(3) 薄层色谱：取本品粉末 5 g，以 0.5% 氢氧化钠调节 pH 至 8～9，加氯仿 50 ml 回流 30 分钟，浓缩氯仿液至干，残渣用 1% 盐酸溶解，蒸干，再加氯仿约 5 ml 作供试品液。以盐酸八角枫碱为对照品，分别点样于同一硅胶 G 板上，以氯仿-甲醇（1∶1）为展开剂。展距 8 cm。用改良碘化铋钾试液显色。供试品色谱中，在与对照品色谱相应的位置上，显相同的橙红色斑点。

【成分】 1. 八角枫 干燥的根、茎、枝条所含生物碱：喜树次碱（venoterpine）和消旋毒藜碱（dl-anabasine）。

2. 瓜木 干燥的根、茎、枝条所含生物碱：喜树次碱（venoterpine）和消旋毒藜碱（dl-anabasine）。

【药理】 1. 肌肉松弛作用 八角枫须根煎剂和八角枫总碱腹腔注射或静脉注射均可使犬、兔、大鼠和小鼠产生显著的肌肉松弛作用。其有效成分为生物碱，从中分得的消旋毒藜碱 5～7.5 mg/kg 家兔静脉注射后，电刺激胫神经可使肌肉收缩完全停止，直接刺激胫前肌仍有收缩反应，说明毒藜碱的肌松作用是阻断神经肌肉接头点的化学传递。犬、家兔、小鼠实验表明，消旋毒藜碱的肌松作用开始为去极化型阻断，以后逐渐转为抗去极化型阻断，并可被新斯的明对抗，故消旋毒藜碱为双相型肌肉松弛剂。

2. 对呼吸系统的影响 八角枫须根煎剂 1.25～1.5 g/kg 或八角枫总碱 1.0～1.8 mg/kg 家兔静脉注射，八角枫总碱 0.5～0.75 mg/kg 麻醉犬静脉注射，均可出现呼吸兴奋，剂量加大时则呼吸停止。呼吸兴奋是药物作用于颈动脉体和延髓化学感受器所致，呼吸抑制为呼吸肌麻痹。

3. 对心血管系统的作用 八角枫总碱对心脏呈抑制作用，但不引起房室传导阻滞。八角枫总碱 0.5 mg 灌注家兔离体心脏，可引起心肌收缩力加强，大剂量则收缩力减弱，很快可恢复正常。八角枫总碱和消旋毒藜碱缓慢静脉注射可使兔心电图 Q-T 间期稍延长，心率减慢。相同剂量快速注射，心电图可见房室传导阻滞，室性心动过速，终致心脏活动停止而死亡。猫快速静脉注射消旋毒藜碱，可刺激自主神经节和肾上腺髓质，引起血压剧升和室性早搏，房室传导阻滞。家兔静脉注射八角枫须根煎剂或八角枫总碱均可引起血压下降，但麻醉犬静脉注射八角枫总碱可使血压升高。

4. 其他作用 八角枫支根醇提取液灌胃，可使小鼠产生抗早孕与抗着床作用。

毒性 小鼠腹腔注射八角枫须根剂的 LD_{50} 为 9.98 g/kg。兔静脉注射须根煎剂 1.25 g/kg，犬静脉注射 4 g/kg，可产生抽搐，随即转入四肢瘫痪，呼吸停止。八角枫总碱静脉注射的兔最小肌松量与最小致死量分别为 2.47 mg/kg、0.17 mg/kg 与 5.65 mg/kg、0.58 mg/kg。消旋毒藜碱静脉注射，家兔最小肌松量与最小呼吸麻痹量分别为 1.18 mg/kg、0.092 mg/kg 与 1.47 mg/kg、0.13 mg/kg。八角枫总碱 1.9 mg/kg，家兔静脉注射，连续 15 日，可见肾脏有轻微灶性炎症或坏死，肝脏轻度脂肪变性，轻度炎症或坏死。

【药性】 辛、苦，微温。小毒。归肝、肾、心经。

1.《本草从新》："苦、辛，温，毒烈。"

2.《药性考》："辛、苦，平，无毒。"

3.《云南中草药》："微苦、咸，温。"

4.《青岛中草药手册》："性寒，味苦。入脾、胃、大肠经。"

【功用主治】 祛风除湿，舒筋活络，散瘀止痛。主治风湿痹痛，瘫痪，鹤膝风，无名肿毒，跌打损伤。

1.《本草从新》："治麻痹风毒，打扑瘀血停聚。"

2.《药性考》："治风湿骨痛筋缩，左瘫右痪，㖞口邪目，满身拘挛。"

3.《草木便方》："散风，（治）湿滞腰膝筋骨中，痰结瘀凝腹胀满，跌扑血积。"

4.《分类草药性》："去风湿麻木，止吐血，兼治疟疾。"

5.《贵阳民间药草》："驱风镇痛。治鹤膝风，伤后发寒。"

6.《贵州草药》："驱风除湿，平喘止咳，接骨镇惊，补虚。治风湿痛，跌打损伤，虚弱，痨咳，喘咳，色弱，无名肿毒，小儿惊风。"

7.《云南中草药》："治疟疾，过敏性皮炎。"

8.《陕西中草药》："通淋止带。治月经不调，小便不利，白带。"

9.《青岛中草药手册》："祛风散寒，消胀止痛。主治风湿疼痛，腰腿酸痛，食积。"

【用法用量】 内服：煎汤，须根 1～3 g，根 3～6 g；或浸酒。外用：捣敷或煎汤洗。

【宜忌】 内服不宜过量，小儿及体虚者慎用，孕妇忌服。

1.《本草从新》："八角金盘，其气猛悍，能开通壅塞，痛淋（一作麻）立止，虚人慎之。"

2.《纲目拾遗》："此药性热力猛，有毒，咀之味麻，虽壮实人亦宜少用。服药后忌鱼腥、猪、羊、牛、马等肉，犯之令人癫狂，惟白莱菔可解。”

3.《贵阳民间药草》:“八角枫,有剧毒和麻痹作用,服药后现麻痹萎软。孕妇忌服。药后忌鱼100日。”

4.《云南中草药》:“服后避风。忌食荞面、豆类、腥味及酸冷食物。多服则喉部不适,严重者用稀饭、盐水、铁锈水加红糖可解。”

【选方】 1. 治筋骨疼痛　白龙须1.2 g,白牛膝9 g,炖猪脚吃。(《曲靖专区中草药》)

2. 治风湿麻木瘫痪　白龙须6 g,野青菜12 g,猪肉250 g,将药切碎炖肉,1次服完。

3. 治鹤膝风　白金条节15 g,松节9 g,红、白牛膝各9 g,切细,加烧酒500 g浸泡,每服药酒15 g,常服。

4. 治虚弱,喘咳　白龙须根3 g,炖肉吃。

5. 治跌打损伤　白龙须9 g,牛膝(醋炒)30 g,童便为引,水煎服,每日3次,1日内服完。(2～5方出自《贵阳民间药草》)

【临床报道】 1. 治疗慢性风湿性关节炎　八角枫注射液,每次肌注2～4 ml(每2 ml含生药4 g),每日1～2次;50%八角枫糖浆,每次口服20～30 ml,日服2～3次;八角枫酊剂(用八角枫干根洗净切细,按1∶3比例,放入白酒中浸泡20日,隔日搅拌1次,密闭,去药渣过滤,取上清液),每次10 ml,日服2～3次。共治62例,结果:临床治愈11例,占17.8%;显效18例,占29.0%;好转24例,占38.7%;无效9例,占14.5%。

2. 治疗肩关节周围炎　用八角枫的须根(白龙须)洗净晒干,切碎或研末备用。患者每日早晚各服1次,每次服0.5～1 g,用开水冲服,服药前后1小时内忌酸冷。连服6日停药2日,年老体弱者服0.5 g即可。另配合手法共治疗56例,结果治愈36例,好转18例,总有效率为96.43%。

0050 八角金盘 bā jiǎo jīn pán (《现代实用中药》)

【异名】 手树(《应用本草分类辑要》),金刚纂(《现代实用中药》)。

【基原】 为五加科八角金盘属植物八角金盘的叶或根皮。

【原植物】 八角金盘 *Fatsia japonica* (Thunb.) Decne. et Planch. [*Aralia japonica* Thunb.]

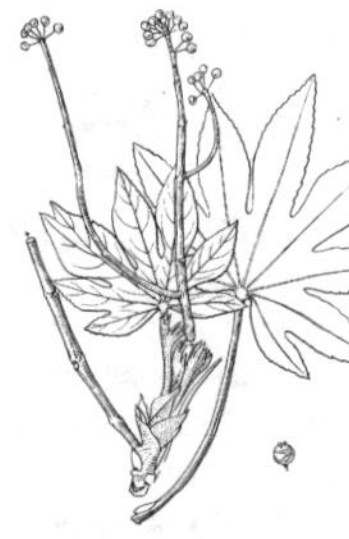

八角金盘

常绿灌木或小乔木,高可达5 m。茎光滑无刺。叶柄长10～30 cm;叶片大,革质,近圆形,直径12～30 cm,掌状7～9深裂,裂片长椭圆状卵形,先端短渐尖,基部心形,边缘有疏离粗锯齿。圆锥花序顶生,长20～40 cm;伞形花序直径3～5 cm,花序轴被褐色绒毛;花萼近全缘,无毛;花瓣5,黄白色,无毛;雄蕊5;子房下位,5室,花柱5,分离;花盘凸起半圆形。果实近球形,熟时黑色。花期10～11月,果熟期翌年4月。

我国华北、华东及云南昆明庭园中多有栽培,作观赏植物。原产于日本。

【栽培】 生物学特性　喜温暖湿润的气候,耐阴,较耐寒,怕干旱。宜种植于排水良好、湿润的砂质壤土中。

繁殖方法　扦插繁殖、种子繁殖或分株繁殖。通常多用扦插繁殖,春插于每年3～4月,秋插在8月,选二年生硬枝,剪成10～15 cm长的插穗,斜插入沙床2/3,保湿,并用塑料拱棚封闭,遮阳。5～7月用嫩枝扦插,保持湿度及遮阳,并适当通风,生根后拆去拱棚,保留荫棚。种子繁殖:4月采种,堆放后熟,洗净种子,阴干即可播种或拌沙层积,放地窖内贮藏,翌春播种。播后盖草保湿,1个月左右发芽出土,去草后喷水保湿,秋后防寒,1年后便可移栽。分株繁殖:春季发芽前,挖取成苗根部萌蘖苗,带土移栽。

田间管理　幼苗移栽在3～4月进行,栽后搭设荫棚,并保湿,每年追施肥4～5次。地栽设暖棚越冬。

【采收加工】 7～10月采叶,根皮全年可采,鲜用或晒干。

【成分】 叶含三萜皂苷:手树皂苷(fatsiasides) A_1、B_1、C_1、D、E、F、G,齐墩果酸3-*O*-*β*-*D*-吡喃葡萄糖(1→4)-*α*-*L*-吡喃阿拉伯糖苷〔oleanolic acid-3-*O*-*β*-*D*-glucopyranosyl(1→4)-*α*-*L*-arabinopyranoside〕,常春藤皂苷元3-*O*-*β*-*D*-吡喃葡萄糖苷(hederagenin-3-*O*-*β*-*D*-glucopyranoside),常春藤皂苷元-3-*O*-*β*-*D*-吡喃葡萄糖基(1→4)-*α*-*L*-吡喃阿拉伯糖苷〔hederagenin-3-*O*-*β*-*D*-glucopyranosyl(1→4)-*α*-*L*-arabinopyranoside〕。

【药性】 《应用本草分类辑要》:“苦、辛,温,有小毒。”

【功用主治】 化痰止咳,祛风除湿,化瘀止痛。主治咳喘,风湿痹痛,痛风,跌打损伤。

1.《现代实用中药》:“为刺激性祛痰药,治风毒麻痹,淋沥,打扑瘀血停积。”

2.《应用本草分类辑要》:“镇痛,治风湿痛痹,痛风;祛痰,治肺劳,气道炎热,咳嗽,喘息及哮喘,效力过于桔梗、远志。”

3.《青岛中草药手册》:“祛风湿,散瘀肿,止痛。主治风湿性关节炎,跌打损伤,咳嗽痰多。”

【用法用量】 内服:煎汤,1～3 g。外用:捣敷或煎汤熏洗。

【宜忌】 孕妇慎服。

【选方】 1. 治气管炎咳嗽,咯痰不松　鲜八角金盘3 g(干者2 g),甘草2 g,水150 ml,煎至80 ml,每日3次,食后温服。(《现代实用中药》)

2. 治跌打损伤　鲜八角金盘、鲜鸡矢藤各适量,捣烂敷患处。(《青岛中草药手册》)

0051 八角茴香 bā jiǎo huí xiāng (《品汇精要》)

【异名】 舶上茴香(《脚气治法总要》),大茴香(《卫生杂兴》),舶茴香、八角珠(《纲目》),八角香、八角大茴(《本草求真》),八角(《本草求原》),大料、五香八角(《全国中草药汇编》)。

【基原】 为八角科八角属植物八角茴香的果实。

【原植物】 八角茴香 *Illicium verum* Hook. f.

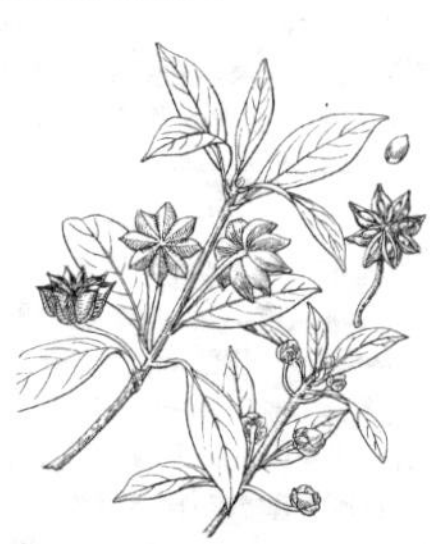

八角茴香

常绿乔木,高10～20 m。树皮灰色至红褐色,有不规则裂纹。枝密集,呈水平伸展。单叶互生或3～6片簇生于枝顶;叶柄粗壮,长约1 cm;叶片革质,长椭圆形或椭圆状披针形,长6～12 cm,宽2～4 cm,先端渐尖或急尖,基部楔形,全缘,下面疏生柔毛。花两性,单生于叶腋,花被片7～12,数轮,覆瓦状排列,内轮粉红色;雄蕊11～19,排成1～2轮;心皮8～9,离生。聚合果,多由8个蓇葖果放射状排列成八角形,直径3.5～4 cm,红褐色,木质;蓇葖果先端钝尖或钝,成熟时沿腹缝线开裂。种子1,扁卵形,亮棕色。花期春、秋两季,果期秋季至翌年春季。

生于气候温暖、潮湿、土壤疏松的山地,野生或栽培,栽培品种甚多。分布于福建、广东、广西、贵州、云南、台湾等地。

【栽培】 生物学特性　喜温暖、湿润的气候。幼树喜荫,成年树喜光,但忌强光,怕干旱。以土层深厚、疏松肥沃、排水良好的偏酸性的红壤土或黏质壤土栽培为宜。

繁殖方法　种子繁殖。选20～50年生植株，以结实多、含油量高、无病虫害的作留种树。9～10月采收果皮由绿色变黄绿或黄色时的成熟果实，随采随播，或用湿沙层积贮藏至次年1～2月播种。条播，按行距15～18 cm开条沟，沟深4 cm，按株距3～4 cm播种子1粒，用草灰拌细土覆盖，厚度约3 cm，再用稻草覆盖。在幼苗出土前，要经常淋水，促进发芽。出苗后撤去覆盖物，立即插树枝或搭棚遮阳，至11月再拆去。苗床要经常松土除草，并结合施肥，早期以氮肥为主，后期以磷、钾肥为主。移苗造林季节在2月新芽未萌动前进行。果实用林用2年生苗，一般行株距各为5 m左右；叶用林用3年生苗，行株距各为1.33 m左右。

田间管理　定植后3年内宜有天然荫蔽树遮阳，可与农作物间作，3年后要求全光照。每年中耕除草2次（1～2月及7～8月）。追肥2次，在采果后可施绿肥、厩肥及过磷酸钙等肥料。每隔3～5年垦复施肥1次，要及时截干打顶、整形。

病虫害防治　病害有炭疽病，可喷1∶1∶150波尔多液防治，每星期1次，喷2～3次。虫害有八角尺蠖及金花虫为害。

【采收加工】 栽培8年有少量结果，10年进入盛果期，可连续采收50～70年。一年结果2次。春果在2～4月间果实成熟时采收，晒干。秋果在8～10月采收，采后置沸水锅中煮沸，搅拌5～10分钟后，捞出，晒干或烘干。

【药材】 八角茴香 *Anisi Stellati Fructus*　主产于广西、云南。

性状　聚合果多由8个蓇葖果组成，放射状排列于中轴上，蓇葖果长1～2 cm，高0.3～1 cm；外表面红棕色，有不规则皱纹，顶端呈鸟喙状，上侧多开裂；内表面淡棕色，有光泽；质硬而脆。果梗长3～4 cm，弯曲，常脱落。每个蓇葖果含种子1粒，扁卵圆形，长约6 mm，红棕色或黄棕色，光亮尖端有种脐；胚乳白色，富油性。气芳香，味辛、甜。

鉴别　(1) 粉末特征：红棕色。内果皮栅状细胞长柱形，长200～546 μm，壁稍厚，纹孔口十字状或人字状。种皮石细胞黄色，表面观类多角形，壁极厚，波状弯曲，胞腔分枝状，内含棕黑色物质；断面观长方形，壁不均匀增厚。果皮石细胞类长方形、长圆形或分枝状，壁厚。纤维长，单个散在或成束，直径29～60 μm，壁木化，有纹孔。中果皮细胞红棕色，散有油细胞。内胚乳细胞多角形，含脂肪油滴和糊粉粒。

(2) 取本品粗粉15 g，加石油醚(60～90 ℃)-乙醚（1∶1）混合液15 ml，密塞，振摇15分钟，滤过，滤液于热水浴上挥干，残渣加无水乙醇2 ml使溶解，作为供试品溶液。吸取供试品溶液2 μl，点于硅胶G薄层板上，挥干，再点加间苯三酚盐酸试液2 μl，即粉红色至紫红色的圆环。

(3) 紫外光谱：精密吸取上述供试品溶液10 μl，置10 ml量瓶中，加无水乙醇至刻度，摇匀，测定紫外光谱，在259 nm波长处有最大吸收峰。

(4) 薄层色谱：取上述供试品溶液5～10 μl，另取茴香醛无水乙醇溶液为对照液，分别点于同一硅胶G薄层板上，以石油醚(30～60 ℃)-丙酮-乙酸乙酯（19∶1∶1）为展开剂，用间苯三酚盐酸试液显色，供试品色谱中，在与对照品色谱相应位置上，显相同的橙色至橙红色斑点。

品质标志　《中华人民共和国药典》2010年版规定：本品含挥发油不得少于4.0%（ml/g）；照气相色谱法测定，含反式茴香脑（$C_{10}H_{12}O$）不得少于4.0%。

【成分】 果实主含黄酮类化合物：槲皮素-3-*O*-鼠李糖苷(quercetin-3-*O*-rhamnoside)，槲皮素-3-*O*-葡萄糖苷(quercetin-3-*O*-*β*-glucoside)，槲皮素-3-*O*-半乳糖苷(quercetin-3-*O*-galactoside)，槲皮素-3-*O*-木糖苷(quercetin-3-*O*-xyloside)，槲皮素(quercetin)，山柰酚(kaempferol)，山柰酚-3-*O*-葡萄糖苷(kaempferol-3-*O*-glucoside)，山柰酚-3-*O*-半乳糖苷(kaempferol-3-*O*-galactoside)，山柰酚-3-芸香糖苷(kaempferol-3-rutinoside)；还含有机酸类化合物：3或4或5-咖啡酰奎宁酸(caffeoylquinic acid)，3或4或5-阿魏酰奎宁酸(feruloylquinic acid)，4-(*β*-*D*-吡喃葡萄糖氧基)-苯甲酸〔4-(*β*-*D*-glucopyranosyloxy)benzoic acid〕，羟基桂皮酸(hydroxycinnamic acid)，羟基苯甲酸(hydroxybenzoic acid)等；又含挥发油：其中主成分是反式茴香脑(*trans* anethole)，还有对丙烯基苯基异戊烯醚(foeniculin)，*α*及*β*-蒎烯(pinene)，莰烯(camphene)，月桂烯(myrcene)，*α*-水芹烯(*α*-phellandrene)，*α*-柠檬烯(*α*-limonene)，3-蒈烯(Δ^3-carene)，桉叶素(cineole)，4(10)-侧柏烯〔4(10)-thujene〕，*α*-松油烯(*α*-terpinene)，芳樟醇(linalool)，*α*-松油醇(*α*-terpineol)，4-松油醇(4-terpineol)，爱草脑(estragole)，顺式茴香脑，茴香醛(anisaldehyde)，*α*-香柑油烯(*α*-bergamotene)，顺式-*β*-金合欢烯(*cis*-*β*-farnesene)，反式丁香烯(*trans*-caryophyllene)，对苯二醛(terephthaldehyde)，*β*-甜没药烯(*β*-bisabolene)，*α*-葎草烯(*α*-humulene)，3-甲氧基苯甲酸甲酯(methyl 3-methoxy benzoate)，*β*-芹子烯(*β*-selinene)，*α*-珐琊烯(*α*-copaene)，对甲氧基苯-2-丙酮(*p*-methoxyphenylpropan-2-one)，*δ*及*γ*-荜澄茄烯(cadinene)，*β*-愈创木烯(*β*-guaiene)，橙花叔醇(nerolidol)，榄香醇(elemol)，甲基异丁香油酚(methylisoeugenol)，*β*-橄榄烯(*β*-maaliene)，胡萝卜次醇(carotol)，柏木醇(cedrol)，对甲氧基桂皮醛(*p*-methoxycinnamaldehyde)，香叶烯(myrcene)，对聚伞花素(*p*-cymene)，樟脑(camphor)，龙脑(borneol)，异龙脑(isoborneol)，黄樟醚(safrole)，苯丙烯(phenylpropene)(*E*)-茴香脑〔(*E*)-anethole〕。另含倍半萜内酯类：八角莽草毒素(veranisatin)A、B、C。甾醇类：*β*-谷甾醇(*β*-sitosterol)，菜油甾醇(campesterol)。又含木脂素类。

【药理】 1. 抑菌作用　挥发油（1∶160）对金黄色葡萄球菌、大肠杆菌、变形杆菌有抑制作用。本品水煎剂对人型结核杆菌及枯草杆菌有抑制作用。醇提取物在体外对革兰阳性菌（如金黄色葡萄球菌、肺炎链球菌、白喉杆菌等）和革兰阴性菌（如枯草杆菌、大肠杆菌、霍乱弧菌及伤寒、副伤寒、痢疾杆菌等），以及常见致病真菌均有抑制作用。

2. 升白细胞作用　茴香脑有升高白细胞的作用，给正常犬灌服茴香脑200 mg/只或肌注300 mg/只；正常家兔和猴肌注100 mg/只，给药后24小时即出现升白现象，连续用药，白细胞可继续增加，停药后2小时白细胞仍为用药前的157%，骨髓细胞数为用药前188%，骨髓有核细胞呈活跃状态。犬用环磷酰胺所致的白细胞减少症，若同时服用茴香脑则可使犬全部存活，白细胞下降慢、恢复快。对化疗患者的白细胞减少症有较好疗效。

3. 雌激素活性　茴香脑具有雌激素活性，其活性为50小鼠单位(Mu/ml)或100大鼠单位(Ru/ml)。

4. 刺激作用　挥发油中的茴香脑具有刺激作用，能促进肠胃蠕动，缓解腹部疼痛；对呼吸道分泌细胞有刺激作用而促进分泌，可用于祛痰。

毒性　八角茴香研粉，水煮，过滤，浓缩后给小鼠灌胃25 g/kg，观察7日，无1只死亡。茴香脑给小鼠灌胃的LD_{50}为4 g/kg；腹腔注射的LD_{50}为1.5 g/kg，茴香脑顺式异构体大鼠腹腔注射LD_{50} 0.07 g/kg；小鼠腹腔注射的LD_{50}为0.095 g/kg，茴香脑反式异构体大鼠腹腔注射LD_{50}为2.67 g/kg，小鼠腹腔注射的LD_{50}为1.41 g/kg，提示顺式毒性大。茴香含少量黄樟醚，黄樟醚对大鼠和犬可诱发肝癌。对八角茴香提出的挥发油进行鼠伤寒沙门菌营养缺陷型回复突变试验(Ames试验)，选用菌株为TA_{98}、TA_{100}，结果表明，挥发油中黄樟醚未显示出致突变作用，可能含量太少，不能引起测检菌的回复突变。

【炮制】 1. 八角茴香　取原药材，去杂质及果柄，筛去灰屑。

2. 炒八角茴香　取药材，于热锅中用文火微炒，取出放凉。

饮片性状　八角茴香参见“药材鉴别”项。炒八角茴香形如八角茴香。

贮干燥容器内，置阴凉干燥处。

【药性】 辛、甘，温。归肝、肾、脾、胃经。

1.《品汇精要》："味辛、甘，性温散，气之厚者阳也。臭香。"

2.《本草蒙筌》："味辛，气平，无毒。入心、肾、小肠、膀胱。"

3.《本草求真》："专入肝。"

4.《本草再新》："入脾、肾二经。"

【功用主治】 散寒，理气，止痛。主治寒疝腹痛，腰膝冷痛，胃寒呕吐，脘腹疼痛，寒湿脚气。

1.《品汇精要》："主一切冷气及诸疝疠痛。"

2.《本草蒙筌》："主肾劳疝气，小肠吊气挛疼，理干、湿脚气，膀胱冷气肿痛。开胃止呕下食，补命门不足。"

3.《医学入门》："专主腰疼。"

4.《本草正》："能温胃止吐，调中止痛，除齿牙口疾，下气，解毒。"

5.《医林纂要》："润肾补肾，舒肝木，达阴郁，舒筋，下除脚气。"

6.《药论》："开胃口寒痰之噎膈，散膀胱疝气之冲心。"

【用法用量】 内服：煎汤，3～6 g；或入丸、散。外用：研末调敷。

【宜忌】 火旺者禁服。

1.《纲目》："多食损目发疮。"

2.《冯氏锦囊》："肺胃有热及热毒盛者禁用。"

【选方】 1. 治小肠气痛不可忍者　杏仁一两，葱白(和根捣，焙干)半两，舶上茴香一两。上为末，每服三大钱，空心，温胡桃酒调下。(《续本事方》)

2. 治膀胱偏坠疝气　八角茴香、白牵牛(炒)，二味各等分，为细末，空心酒调下。(《朱氏集验方》茴香散)

3. 治腰痛如刺　八角茴香，炒研，每服二钱，食前盐汤下。外以糯米一二升，炒热，袋盛，拴于痛处。(《简便单方》)

4. 治妇人室女小腹痛不可忍，兼治心腹痛　八角茴香一两，红橘皮二两，白豆蔻半两，为粗末。每服三钱，酒一盏，煎数沸，滤去渣服。(《古今医统》引《秘方》茴香橘皮酒)

【临床报道】 治疗白细胞减少症　用升白宁(系从八角茴香的干燥成熟果实和叶汁中提取的主要成分制成的肠溶胶丸)每次 3 粒(每粒含主药 150 mg)，每日 2 次，空腹吞服，治疗因肿瘤化疗、放疗所致的白细胞减少症 452 例，有效率分别为 88.5%和 87.3%。此外，对原因不明和职业性白细胞减少症亦有一定近期治疗作用。

【各家论述】《本经逢原》："舶上茴香，性热味厚，入肝经，散一切寒结，故黑锡丹用之。若阴虚肝火从左上冲头面者，用之最捷。盖茴香与肉桂、吴茱萸，皆厥阴之药，萸则走肠胃，桂则走肝藏，茴则走经络也。得盐引入肾经，发出邪气，故治疝气有效。"

0052 八角莲叶 bā jiǎo lián yè (《福建中草药》)

【异名】 鬼臼叶(《千金方》)。

【基原】 为小檗科八角莲属植物八角莲、六角莲和川八角莲的叶。

【原植物】 参见"八角莲"条。

【采收加工】 6～7 月采收，鲜用或晒干。

【功用主治】 解毒平喘。主治痈肿疔疮，蛇咬伤，哮喘。

《纲目拾遗》："贴痈肿能消。"

【用法用量】 内服：煎汤，6～10 g；鲜叶 15～30 g；或捣汁。外用：捣敷，或贴敷。

【选方】 1. 治射工中人，寒热或发疮偏在一处，有异于常　取鬼臼叶一握，内苦酒渍之，捣绞取汁，服一升，日三。(《千金方》)

2. 治无名肿毒，腮腺炎初起，蛇伤　八角莲叶外敷；或将鲜叶用针密刺后，以米汤泡软，贴溃烂部位。(《福建药物志》)

3. 治哮喘　八角莲鲜叶 30 g，柿饼 2 个，水煎，调红糖服。(《福建中草药》)

0053 人尿 rén niào (《别录》)

【异名】 溲、小便(《素问》)，人溺(《日华子》)，轮回酒、还元汤(《纲目》)。

【基原】 为健康人之中间段尿。一般以 10 岁以下健康儿童小便为佳，称"童便"。

【成分】 人尿成分复杂而多变，成分的种类及多少常受饮食及排尿时间的影响。尿中主要成分有尿素(urea)及氯化钠、钾、磷酸等。其他量虽少而常有的成分，有酚、草酸、尿蓝母(indican)、钙、镁等。此外，尿中尚含微量的维生素 B_1、B_2、B_6、C 及叶酸(folic acid)；多种激素，17-酮甾类(17-ketosteroids)，17-氧皮质甾酮(17-oxycorticos-terone)，雌激素(estrogen)，促性腺激素(gonadotropins)等及尿多酸肽。

【药理】 抗肿瘤作用　人尿中提取的尿多酸肽剂量为 0.03～2.00 mg/ml，对人肝癌细胞 $SMMC_{7721}$ 的 IC_{50} 为 0.35～0.49 mg/ml；体内实验，尿多酸肽剂量 500～2 000 mg/kg，对裸鼠接种人肝癌细胞 $SMMC_{7721}$ 的抑瘤率在 38.9%～67.9%。

【药性】 咸，寒。归心、肺、膀胱、肾经。

1.《本草拾遗》："寒。"

2.《品汇精要》："味咸，性寒。味厚于气，阴也。"

3.《雷公炮制药性解》："入心、肺二经。"

4.《本草经解》："足太阳膀胱经，足少阴肾经。"

5.《本草求真》："专入膀胱，兼入肺、胃、肝、心。"

【功用主治】 滋阴降火，止血散瘀。主治虚劳骨蒸，咳血，吐血，衄血，产后血晕，跌打损伤。

1.《别录》："疗寒热，头痛，温气。"

2.《新修本草》："主卒血攻心，被打内有瘀血；又主癥积腹满，诸药不瘥者，服之皆下血片肉块；亦主久嗽上气失声。"

3.《本草拾遗》："主明目益声，润肌肤，利大肠，推陈致新，去咳嗽肺痿，鬼气痓病。"

4.《日华子》："止劳渴，润心肺，疗血闷热狂，扑损瘀血，运绝及困乏。揩洒皮肤治皴，能润泽人。蛇犬等咬，以热尿淋患处。"

5. 朱震亨："滋阴降火甚速。"(引自《纲目》)

6.《医林纂要》："通利三焦，降热去瘀，滋补心血，降泻肾邪。"

7.《山东药用动物》："有清热降火，祛瘀止血功能。治咽喉肿痛，结核发热，小儿软骨，牙疳口疮，鼻衄，吐血。"

【用法用量】 内服：取新鲜者温饮，30～50 ml；或和入汤剂。

【宜忌】 脾胃虚寒无火者禁服。

1.《本草正》："假热便溏，胃虚作呕者俱不可妄用。"

2.《本草经疏》："脾胃虚寒或溏泄及阳虚无火、食不消者，咸在所忌。"

【选方】 1. 治骨蒸发热　三岁童便五升，煎取一升，以蜜三匙和之。每服二碗，半日更服。(孟诜《必效方》)

2. 治肺痿寒热，两颊赤，气急　童便，每晚取之，去头尾少许，取童便五合，上好甘草约中指节长，破作四片，炙令热，纳童便中浸一宿，平旦去甘草，顿服之，每日一剂。(姚僧垣《集验方》)

3. 治吐血、鼻洪　壮健丈夫小便一升，和生姜一分绞汁，乘热顿饮。(《日华子》)

4. 治齿缝衄血　童便温热含之，立止。(《圣惠方》)

5. 治产后血晕，不识人，烦闷　红蓝花三两(新者佳)，无灰清酒半斤，童子小便半大升。煮取一大盏，去滓。候稍冷服之。(《近效方》)

6. 治产后虚冷，恶血结块不散　生地黄汁半盏，生姜一分(取汁)，童便半盏。上一处煎三四沸。分四次温服。恶血下，滞气通，瘥。未效再作服。(《普济方》生地黄饮)

7. 治难产及胞衣不下　取(人尿)一升，用姜、葱各一分，煎三两沸，乘热饮，便下。(《日华子》)

8. 治热病咽痛　童便三合,含之即止。(《圣惠方》)

9. 治头痛至极　童便一盏,豉心半合。同煎至五分,温服。(《圣济总录》)

10. 治疟疾渴甚　童便和蜜,煎沸,顿服。(《简便方》)

【临床报道】 1. 治疗出血症　取 7 岁以下健康男孩新鲜中段小便 100 ml,兑入陈醋 10 ml,加白糖适量,炖温顿服,每日 2～4 次,血止后减半量巩固 1～2 日。以此治疗上消化道出血 8 例,活动性肺结核咯血 2 例,支气管扩张咯血 2 例,急性白血病齿衄 1 例,非外伤性鼻出血 25 例。38 例患者中,属实火者 21 例,虚火者 17 例,结果治愈 36 例,无效 2 例,治愈率为 94.7%。

2. 治疗银屑病(牛皮癣)　按无菌操作程序,取怀孕 2～3 个月健康妇女中段自然尿,经 24 小时培养无细菌生长,成人每次肌注 5～10 ml,儿童 5 ml,每日 1 次。观察 168 例,有效 139 例,其中治愈 74 例,显效 22 例。另用怀孕 2～8 个月健康妇女消毒尿,用量同上,观察 142 例本病患者,其有效率仅为 65.5%,治愈率 14.1%,显效率 18.3%。自然尿效果好于消毒尿,妊娠 2 个月左右的尿液治疗效果最好,此与尿中含绒毛膜促性腺激素较高有关。

3. 治疗黄褐斑　嘱患者每晚睡前洗净面部后,取自身中段的新鲜清洁尿液(或童便)适量,用棉签蘸后涂于面部色斑处。至次日晨起床后,再取晨尿适量涂擦,并于 20 分钟后洗净,擦普通润肤霜,皮肤干燥者,可在尿中滴数滴甘油。治疗期间避免阳光直接照射患部皮肤,并停用其他内服及外用药。共观察 17 例。结果:痊愈 9 例,显效 6 例,无效 2 例,总有效率 88%。疗程最短 2 个月,最长 5 个月,一般 3 星期见效。

4. 治疗烫火伤　Ⅰ度烧烫伤者立即用健康人刚排出之尿液外涂,1 次即可,保留 30～60 分钟后洗去。Ⅱ度烧烫伤则可将烫伤部位浸泡在尿液中,若不便浸泡的部位,则应时时涂抹,浸洗 1～2 小时,再保留 1 小时,一般治疗 1 次即可。若为烫伤后数日来诊,应清洗创面,用三棱针从根部刺破水疱,再用尿液浸洗同上。结果:全部获效,且无并发感染。

5. 治疗顽固性小儿遗尿　用 7 岁以下的健康男童新鲜晨尿,加入白糖 30～50 g,微加热后服,每日早晨 1 次,用量 3～8 岁为 50～100 ml,9～12 岁以上为 100～200 ml,服至痊愈为止。或饮自尿,于午夜 1 时、早晨 5 时将患儿唤醒,让其排尿,接取中段尿 50～100 ml,加糖后随即服用,坚持服用到病情痊愈为止。结果:本组 31 例全部治愈。疗程最长者 11 个月,最短者 2 个月,一般治疗 3 星期见效,2 个月好转,4～5 个月痊愈。

6. 治疗足跟痛　热敷前先用锤子轻轻敲击足跟跟底疼痛部位,以微痛为限,次数 100 次左右。敲锤后嘱其备砖一块,放在炉中烧热取出,再用一块棉布浸人尿后盖放在烧热的砖块上,患足跟底趁热踩在尿布上,若太烫可稍离开,至可忍受时踩下热敷,温度降后还可重复。以后每 2 日 1 次,直至治愈。结果:31 例疼痛消失,20 例开始效果不明显,但多次应用上法后均有不同程度缓解,最多 5 次。

【各家论述】 1.《纲目》:"小便性温不寒,饮之入胃,随脾之气上归于肺,下通水道而入膀胱,乃其旧路也,故能治肺病引火下行。凡人精气清者为血,浊者为气,浊之清者为津液,清之浊者为小便,小便与血同类也。故其味咸而走血,治诸血病也。"

2.《本草经疏》:"人尿为除劳热骨蒸、咳嗽吐血及妇人产后血晕闷绝之圣药。其味咸而走血,咸寒能伏虚热,使火不上炎而血不妄溢,是以能疗诸血症也。苏恭主久嗽上气失声,及《日华子》止劳渴、润心肺,悉由此故。《本经》主寒热、头疼、温气者,咸寒能除邪热故耳。法当热饮,热则于中尚有真气存在,其行自速,冷则惟存咸味寒性矣。"

3.《本经逢原》:"人溺疗寒热头疼,取其咸寒降泄也,有客邪,冲热葱头汤服之,汗出即止。而童子小便性纯,一切热劳吐血,阴虚火动,骨蒸劳瘵,用以降火最速。产后血晕,温饮一杯,压下败血恶血即甦。盖溲溺滋阴降火,消瘀血,止吐衄诸血,每用盏许,入姜汁一、二匙,徐徐服之,久自有效。然须乘热服之,以接生阳之气,冷则生气散矣。"

4.《本草求真》:"《褚澄遗书》云:降火甚速,降血甚神,饮溲溺百不一死,非真不死,其言功力之优也。凡人久嗽失音,劳渴烦躁,吐衄损伤,皮肤皴裂,人咬火烧,绞肠痧痛,难产胞衣不下,法当乘热饮之。薛己云:'凡一切伤损,不问壮弱,及有无瘀血,俱宜服此。若胁胀,或作痛,或发热烦躁口渴,惟服此一味,胜似他药,他药虽效,恐有瘀血,反致误人。童便不动脏腑,不伤气血,万无一失,军中多用此,屡试有效。"

5.《本草思辨录》:"人尿,咸寒入血,还兼走气,能益阴清热消瘀,而不能利水。仲景白通加猪胆汁汤,内有人尿,所以平呕烦,泻阴中之阳;葛稚川葱豉汤,内有人尿,所以防温邪之伤阴,或阴分之寒已化热,皆取其咸寒清热。惟系曾经府藏输化之物,与人身阴气相得,非他物咸寒可比,故治产妇血晕,与夫劳嗽血渗入肺,吐血衄血,骨蒸发热,中暍昏闷,折伤跌扑,至有灵验。"

0054 人参 rén shēn 《本经》

【异名】 人衔、鬼盖(《本经》),黄参、玉精、血参、土精(《吴普本草》),地精(《广雅》),金井玉阑、孩儿参(《纲目》),棒锤(《辽宁主要药材》)。

【基原】 为五加科人参属植物人参的根。

【原植物】 人参 *Panax ginseng* C. A. Mey. [*P. schin-seng* Nees]　又名:神草(《吴普本草》),百尺杵(《本草图经》)。

多年生草本,高 30～70 cm。根圆柱形或纺锤形,肥大肉质,末端多分歧,外皮淡黄色。叶为掌状复叶,有长柄;轮生叶的数目依生长年限而不同,一般 1 年生者 1 片三出复叶,2 年生者 1 片五出复叶,3 年生者 2 片五出复叶,以后每年递增 1 片复叶,最多可达 6 片复叶;小叶 5,偶有 7 片;小叶柄长 1～3 cm;小叶片披针形或卵形,下方 2 片小叶较小,长 2～4 cm,宽 1～1.5 cm,上部 3 小叶长 4.5～15 cm,宽 2.2～4 cm,先端渐尖,基部楔形,边缘具细锯齿,上面绿色,沿叶脉有稀疏细刚毛,下面无毛。伞形花序单一顶生,总花梗长 15～25 cm,每花序有 10～80 多朵花,集成圆球形;花小,直径 2～3 mm;花萼绿色,5 齿裂;花瓣 5,淡黄绿色,卵形;雄蕊 5,花丝甚短;子房下位,花柱 2,基部合生,上部分离。果实为核果状浆果,扁球形,直径 5～9 mm,多数,集成头状,成熟时呈鲜红色,种子 2 颗,乳白色,直径 4～5 mm,扁平圆卵形,一侧平截。花期 5～6 月,果期 6～9 月。

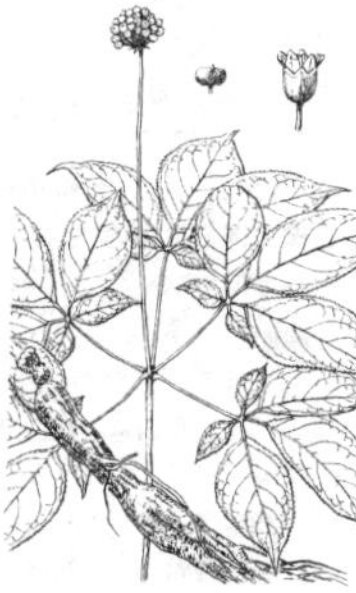

人　参

生于海拔数百米的落叶阔叶林或针叶阔叶混交林下。野生于河北北部、辽宁、吉林、黑龙江,现辽宁、吉林广泛栽培,北京、河北、山西也有引种栽培。

本植物的根茎(人参芦)、根茎上的不定根(参条)、细支根(参须)、茎叶(人参叶)、花序(人参花)、果实(人参子)亦供药用,另设专条。

【栽培】 生物学特性　喜冷凉湿润,宜半阴半阳,忌强光直射,耐寒力强。种子可阴干贮藏,种胚有形态后熟和生理后熟特性;前者要求 20～10 ℃变温,后者需要 2～4 ℃低温,需时各为 3～4 个月,没有完成后熟的种子不能发芽。对土壤要求严格,宜在富含腐殖质、通透性良好的砂质壤土栽培,尤以森林腐殖土最适宜栽参，农田栽参前茬以禾本科为好。忌连作。

繁殖方法　种子繁殖。7 月中旬至 8 月中旬为种子成熟期，采收鲜红的果实，选取粒大饱满、色白而无病斑的成熟种子，用湿砂层积法催芽，将 1 份种子混拌 3 份河砂，装入催芽箱中，置于室内或室外适当场所催芽，注意经常检查翻倒，控制好温度和湿度。播种，吉林抚松常于 6 月下旬播干籽(上年采收干藏种子)，集安等地于 8 月初播当年采收未经晒干的种子，也可于春、秋季播催芽种子。以5 cm×5 cm 点播，覆土 3～4 cm。移栽，春栽或秋栽。春栽于4 月中、下旬，宜于越冬芽萌发前栽完；秋栽于 10 月中、下旬，宜于土壤封冻前栽完。随起随栽，一般按行株距(15～30)cm×(6～12)cm，平栽或斜栽，覆土 5～9 cm。搭棚分全荫棚、双透棚、单透棚或双透大棚等荫棚种类，可根据气候、土质及地势条件选择。

田间管理　畦面覆盖：出苗后，盖碎稻草或半腐熟落叶。松土除草：一般每年进行 3～4 次，防止土壤板结，消除杂草病株，培土扶苗。追肥：开沟根侧施有机肥，叶面喷施过磷酸钙或微量元素。需调阳，伏前做好扶苗、插花(用青树枝插在参畦边挡阳)和挂面帘(用透光花帘挂在参棚上挡阳)。疏花摘蕾：留种田，开花初期疏掉 1/3～1/2 花序中部花蕾；生产田，开花前全部摘蕾。越冬防寒：封冻前畦面培土或覆盖落叶。参畦四周或风口处搭设防风障，以防冻害。

病虫害防治　人参病害种类繁多，在我国有 26 种，主要有黑斑病、疫病、立枯病、猝倒病、锈病、菌核病、根腐病、细菌性烂根病等。虫害有 10 多种，其中有蝼蛄、蛴螬、金针虫、小地老虎等。应做到精细管理，加强综合防治。

【采收加工】　栽培参(园参)种 5～6 年，9～10 月采挖，除去茎叶后加工。生晒参：鲜参剪去支根须根，入沸水内微烫后晒干，或直接晒干；支、须根加工成白参须。红参：蒸2～3 小时，烘干或晒干；支、须根加工成红参须。糖参(白参)：鲜参经沸水浸烫后，顺扎排针，浸入浓糖汁后，晒干或烘干。野生品(山参)采挖时防止折断支根及须根，保全整个根系，多加工成生晒参或糖参。

【药材】　人参 *Ginseng Radix*　主产于吉林、辽宁、黑龙江。栽培者为“园参”，野生者为“山参”。

商品规格　山参　干货。主根粗短呈横灵体，支根八字分开，五形全类(芦、艼、纹、体、须相衬)。有圆芦。艼中间丰满，形似枣核。主根上部横纹紧密而深。须根稀疏而长，质坚韧(俗称皮条须)，有明显的珍珠疙瘩。表面牙白色或黄白色，断面白色。味甜微苦。商品按支重、艼帽与主根的重量、形状等分为 8 个等级。

园参　按加工方法分为全须生晒参、白干参、生晒参、边条鲜参、普通鲜参、边条红参、普通红参、白糖参等规格。各种规格又分为数个等级。

性状　生晒参　主根呈纺锤形或圆柱形，长 3～15 cm，直径 1～2 cm。表面灰黄色，上部或全体有疏浅断续的粗横纹及明显的纵纹，下部有支根 2～3 条，并着生多数细长的须根，须根上常有不明显的细小疣状突起(珍珠点)。根茎(芦头)长 1～4 cm，直径 0.3～1.5 cm，多拘挛而弯曲，具不定根(艼)和稀疏的凹窝状茎痕(芦碗)。质较硬，断面淡黄白色，具粉性，形成层环纹棕黄色，皮部有黄棕色的点状树脂道及多放射状裂隙。香气特异，味微苦、甘。

生晒山参　主根与根茎等长或较短，呈人字形、菱形或圆柱形，长 2～10 cm。表面灰黄色，具纵纹，上端有紧密而深陷的环状横纹，支根多为 2 条，须根细长，清晰不乱，有明显的疣状突起，习称“珍珠疙瘩”。根茎细长，上部有密集的茎痕，不定根较粗，形似枣核。

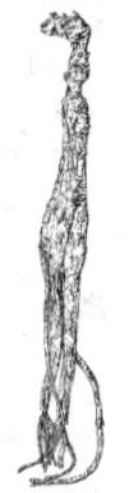
人参(根)外形

鉴别　(1) 根横切面：木栓层为数列细胞。皮层窄。韧皮部外侧有裂隙，并有树脂道及颓废筛管群，内侧细胞排列密致，近形成层处树脂道环列较密，内含黄色分泌物。形成层成环。木质部射线宽广；导管单个散在或数个相聚，断续排列成放射状，导管旁偶有非木化纤维。薄壁细胞含细小淀粉粒，有的含草酸钙簇晶。

粉末特征：米黄色(生晒参)或红棕色(红参)。树脂道碎片易见，含金黄色或黄棕色块状物。草酸钙簇晶直径 20～68 μm，棱角尖锐。木栓细胞表面观类方形或类多角形，壁薄，细波状弯曲。网纹、梯纹导管多见，直径 10～56 μm。淀粉粒单粒类圆形，直径 4～20 μm，脐点点状、人字形或三叉形；复粒由 2～6 分粒组成。红参的淀粉已糊化。

(2) 取本品粉末 0.5 g，加乙醇 5 ml，振摇 5 分钟，滤过。取滤液 1 ml，置蒸发皿中蒸干，滴加三氯化锑氯仿饱和溶液，再蒸干，显紫色(检查人参皂苷)。

(3) 薄层色谱：取本品粉末 1 g，加氯仿 40 ml，加热回流 1 小时，弃去氯仿液，药渣挥去溶剂，加水 0.5 ml 拌匀湿润后，加水饱和的正丁醇 10 ml，超声处理 30 分钟，吸取上清液，加 3 倍量氨试液，摇匀，放置分层，取上层液蒸干，残渣加甲醇 1 ml 振摇溶解，作为供试品溶液。另取人参皂苷 Rb_1、Re、Rg_1 对照品，加甲醇溶解制成每 1 ml 各含 2 mg 的混合溶液，作为对照品溶液。分别点样于同一硅胶 G 薄层板上，以氯仿-醋酸乙酯-甲醇-水(15∶40∶22∶10)10 ℃以下放置的下层溶液为展开剂，展开，取出，晾干，喷以 10%硫酸乙醇溶液，在 105 ℃加热至斑点显色清晰，分别置日光及紫外光灯(365 nm)下检视。供试品色谱中，在与对照品色谱相应的位置上，日光下显相同的 3 个紫红色斑点，紫外光灯(365 nm)下，显相同的 1 个黄色和 2 个橙色荧光斑点。

品质标志　《中华人民共和国药典》2010 年版规定：本品干燥品含人参皂苷 Rg_1 ($C_{42}H_{72}O_{14}$)和人参皂苷 Re($C_{48}H_{82}O_{18}$)的总量不得少于 0.30%，人参皂苷 Rb_1 ($C_{54}H_{92}O_{23}$)不得少于 0.20%。

【成分】　含三萜皂苷，齐墩果酸类：人参皂苷(ginsenoside) Ro；原人参二醇类：人参皂苷 Ra_1、Ra_2、Ra_3、Rb_1、Rb_2、Rb_3、Rc、Rd、Rg_3、Rs_3，西洋参皂苷(quinguenoside)R_1、R_2，丙二酰基人参皂苷(malonylginsenoside)Rb_1、Rb_2、Rc、Rd 等；人参三醇类：人参皂苷 PG_1、PG_2、Re、Rf、Rf_2、Rg_1、Rg_2、Rh_1、20-葡萄糖人参皂苷(20-glucoginsenoside)-Rf，三七皂苷(notoginsenoside)R_1、R_4。假人参皂苷(pseudoginsenoside)F_{11}、Rp_1、Rt_1；chikusetsusaponin Ⅳ和Ⅳa。20(*S*)原人参二醇 PG_1、PG_2，20-(*S*)-原人参二醇-3-〔*O*-*β*-*D*-吡喃葡萄糖基(1→2)-*β*-*D*-吡喃葡萄糖基〕-20-*O*-*β*-*D*-吡喃葡萄糖苷{20-(*S*)-protopanaxadiol-3-〔*O*-*β*-*D*-glucopyanosyl (1→2)-*β*-*D*-glucopyanosyl〕-20-*O*-*β*-*D*-glucopyranoside}；多炔类成分：人参炔醇(panaxynol)，人参环氧炔醇(panaxydol)、镰叶芹醇(falcarinol)，1-十七碳烯-4，6-二炔-3，9-二醇(heptadec-1-ene-4，6-diyn-3，9-diol)，人参炔氯二醇(panaxydol chlorohydrine)，人参炔二醇(panaxydiol)，人参炔三醇(panaxytriol)，(8*E*)-1，8-十七碳二烯-4，6-二炔-3，10-二醇〔(8*E*)-1，8-heptadecadiene-4，6-diyne-3，10-diol〕以及人参炔(ginsenoyne)A、B、C、D、E、F、G、H、I、J、K、L、M和 N。

挥发油：倍半萜类是主要成分：别香橙烯(alloaromadendrene)，大牻牛儿烯(germacrene)B，异丁香烯(isocaryophyllene)，*α*-新丁香三环烯(*α*-neoclovene)，*γ*-依兰油烯(*γ*-muurolene)，*β*-人参烯(*β*-panasinsene)，人参烯(panasinsene)，人参萜醇(panasinsanol) A 和 B，人参新萜醇(ginsenol)。

脂肪酸：二十碳烯酸(eicosenoic acid)；含有机酸及其酯：苹果酸(malic acid)，琥珀酸(succinic acid)，油酸(oleic acid)，亚油酸(linoleic acid)，亚麻酸(linolenic acid)，棕榈油酸(palmitoleic acid)，棕榈酸(palmitic acid)，三棕榈酸甘油酯(palmitin)，三亚油酸甘油酯(linolein)，*α*，*γ*-二棕榈酸甘油酯(*α*，*γ*-dipalmitin)等。

酚酸：对羟基桂皮酸(*p*-hydroxy cinnamic acid)，4-羟基苯乙酸(4-hydroxyphenyl acetic acid)，杜鹃花酸(azelaic acid)，桂皮酸

(cinnamic acid)，对香豆酸(p-coumaric acid)，阿魏酸(ferulic acid)，咖啡酸(caffeic acid)等。

甾醇类：β-谷甾醇(β-sitosterol)，豆甾醇(stigmasterol)，菜油甾醇(campesterol)，胡萝卜苷(daucosterol)，β-谷甾醇-3-(6-亚油酰基)吡喃葡萄糖苷〔β-sitosterol-3-(6-linoleoyl)glucopyranoside〕，豆甾醇-3-(6-亚油酰基)吡喃葡萄糖苷〔stigmasterol-3-(6-linoleoyl)glucopyranoside〕等9种。

糖类成分：人参寡糖类：人参寡糖(ginseng oligosaccharide)，单体寡糖(monomer oligosaccharide)；人参三糖(panose)A、B、C、D；多糖：人参多糖(panaxan)A、B、C、D、E、F、G、H、I、J、K、L、M、N、O、P、Q、R、S、T、U，水溶性多糖38.7%，酸性多糖ginsan，碱溶性多糖7.8%～10.6%，人参多糖GH-1和GH-2。

含氮化合物：鲜人参含总氨基酸量9.581%，生晒参含8.790%，内有17种氨基酸；N_9-甲酰哈尔满(N_9-formyl harman)，β-咔啉-1-羧酸乙酯(ethyl-β-carboline-1-carboxylate)，黑麦草碱(perlolyrine)，胆碱(choline)等生物碱类。

磷脂：溶血磷脂酰胆碱(lysophosphatidyl choline)，磷脂酰胆碱(phosphatidyl choline)，磷脂酰肌醇(phosphatidyl inositol)等8种。

黄酮类：山柰酚(kaempferol)，三叶豆苷(trifolin)，人参黄酮苷(panasenoside)。

鲜人参中还含甘油半乳糖脂类成分：α，β-二亚油酰基甘油半乳糖脂(α，β-dilinoleoyl glycerogalactolipid)；木脂素类成分：戈米辛(gomisin)A、N；多肽，2种具有降低2BS细胞内多肽GP-Ⅰ和GP-Ⅱ，鲜人参多肽FGP-Ⅰ、FGP-Ⅱ、FGP-Ⅲ、FGP-Ⅳ、FGP-Ⅴ；谷氨酰寡肽类：P-Ⅰ，P-Ⅱ，P-Ⅲ，P-Ⅳ，P-Ⅴ，P-Ⅵ；蛋白质类：人参素(panaxagin)；另含萜类：人参萜醇(panaxynol)，20(S)，24(R)-环氧达玛烷-3，12b，25-三醇类〔20(S)，24(R)-epoxydammarane-3，12b，25-triols〕。

红参所含有成分与鲜人参、白参基本一致，此外还含人参皂苷Rg_5，麦芽醇(maltol)，芽醇-3-葡萄糖苷(maltol-3-O-β-glucoside)，韦得醇(widdrol)，2，6-二叔丁基对苯二酚(2，6-di-tertbutyl hydroquinone)。

【药理】 1. 对中枢神经系统的作用　人参及其不同制剂、不同成分，对中枢神经系统的生理功能具有调节作用。这种调节作用和脑内参与神经活动的某些生化成分的含量有着密切的关系。

(1) 对中枢神经系统的调节作用　自人参中提取的一种含葡萄糖、鼠李糖的皂苷B对小鼠有明显的镇静作用。人参GNS(ginsenoside Rb和Rc的混合物)对小鼠的中枢神经系统有抑制、安定、镇静作用以及中枢性肌肉松弛、降温、减少自发活动等作用。而人参的水醇浸膏则兴奋大脑皮层，增强大脑皮层兴奋与抑制过程的活动反应，加强胆碱能神经功能，并使血压下降、呼吸兴奋。人参对中枢神经系统兴奋与抑制的双向作用，认为是人参成分中不同皂苷的效应。如：人参皂苷Rg类有中枢兴奋作用，而Rb类则呈现镇静作用。

(2) 对学习记忆的影响　人参及其制剂在提高学习能力，易化记忆方面有明显的促进作用，而且对记忆的各阶段均有影响。以条件反射活动作指标，Y字迷宫实验表明：人参皂苷Rb_1可延长学习的大鼠反应潜时和走行时间，而Rg_1则缩短已经学习的大鼠反应潜时和走行时间，且可促进学习和逆转学习的获得，对小鼠学习行为的减退有预防效果。爬杆实验中Rb_1减少已学习大鼠的条件反射反应，自发运动量减少，下楼实验中Rb_1促进小鼠记忆获得，拮抗电刺激引起的记忆固定障碍。

(3) 对脑内物质的影响　人参对蛋白质的合成、RNA和DNA的合成均有促进作用。人参通过影响脑内单胺类物质和乙酰胆碱能系统对中枢起作用。其中人参皂苷Rg_1、Rb_1是人参促智的主要有效成分。人参二醇皂苷和人参三醇皂苷对兔纹状体Na^+，K^+-ATP酶均有明显的抑制作用，而且随剂量增加作用增强，对Ca^{2+}-ATP酶，人参二醇皂苷10^{-5} g/ml时有激活作用，而当浓度增高到10^{-3} g/ml时则呈现抑制作用，人参三醇皂苷仅为抑制作用。Mg^{2+}-ATP酶可被人参二醇皂苷所兴奋，而被人参三醇皂苷所抑制。

(4) 对脑血流量和脑能量代谢的影响　在阻断双侧椎动脉及颈总动脉的大鼠脑缺血和再灌注损伤模型中，静脉注射人参皂苷能显著阻止脑缺血和再灌注过程中皮层脑电图发生严重抑制和脑水肿形成。病理生理生化和超微结构研究表明，人参皂苷能增加缺血和再灌注脑血流量，减少钙积累，减轻脑水肿，延长双侧锁骨下和颈总动脉结扎后自主呼吸和脑电活动时间，并促进再灌注时恢复。此外，人参制剂可增加兔脑葡萄糖的摄取，同时减少乳酸、丙酮酸和乳酸/丙酮酸的比值，并可使葡萄糖的利用从无氧代谢途径转变为有氧代谢，使动物大脑更合理地利用葡萄糖氧化产能。

2. 对机体免疫功能的影响　(1) 对网状内皮系统吞噬功能的影响　人参皂苷对小鼠、大鼠及豚鼠等多种动物网状内皮系统吞噬功能均有明显的激活作用，能增强其对血流中胶体碳粒、金黄色葡萄球菌、鸡红细胞的吞噬廓清能力。停药后网状内皮系统的这种激活状态可持续1星期左右。Rg_1能增加小鼠免疫器官的重量和巨噬细胞的吞噬功能，提高大鼠血清中IL-2，补体C_3、C_4的含量。

(2) 对特异性抗体形成的影响　腹腔注射人参皂苷以白喉类毒素为抗原免疫的大鼠的淋巴和脾脏均较对照组大。人参根多糖也具有促进机体特异性免疫的作用，能使羊红细胞免疫的小鼠血清中特异性抗体IgH的含量明显升高。

(3) 对淋巴细胞转化的影响　小鼠皮下注射人参皂苷对细菌脂多糖和刀豆素A(ConA)刺激的淋巴细胞转化有显著的增强作用。在体外，将不同浓度的人参皂苷加入淋巴细胞培养液中，以1 μg/ml浓度时对各种有丝分裂原刺激的淋巴细胞增殖反应促进作用最为明显，浓度过高或过低都会影响这一效应。人参皂苷对淋巴细胞的自发转化仅有较弱的促进作用。人参皂苷Rd对醋酸泼尼松龙所致的免疫受抑小鼠的体外刀豆素A刺激淋巴细胞转化也有明显的增强作用，并可使其完全恢复至正常水平。Re也有相同的增强作用。将微量人参皂苷经导管直接导入双侧海马(50 μg/侧)，连续4日，能明显增强大鼠脾脏和胸腺T淋巴细胞对ConA的增殖反应，增强白介素-2(IL-2)的产生。

(4) 对荷瘤动物免疫功能的影响：人参皂苷可增强荷瘤小鼠天然杀伤细胞活性，抑制瘤块的重量，并且荷瘤小鼠的脾脏明显增生，胸腺明显缩小，可使受试小鼠荷瘤率降低，瘤重低于对照组，天然杀伤细胞活性高于对照组，γ-IFN及IL-2值也高于对照组。给正常及荷B_{16}黑色素瘤的LACA小鼠分别连续7日及14日腹腔注射不同剂量的人参多糖，能使正常小鼠脾细胞天然杀伤细胞活性及ConA刺激后的IL-2和γ-IFN水平明显增高，并使荷瘤小鼠的IL-2、γ-IFN水平及天然杀伤细胞活性恢复正常。

3. 对心血管系统的作用　(1) 对心脏的影响　人参皂苷Ro、Rb_1、Rb_2、Rc、Rd、Rg_1、Rg_2、Rg_3具有较强的抗氯化钡诱发的大鼠心律失常作用，纠正心动过速，并使其恢复到正常水平。人参二醇组皂苷(PDS)对培养的Wistar大鼠心肌细胞动作电位呈双向性效应；低浓度使动作电位的波幅、波宽、超射、阈电位、最大舒张电位、最大除极速度等电位参数一致增大；高浓度使这些电参数一致减小；无论在低浓度或者在高浓度范围，电参数的改变均随PDS剂量的加大而更加显著。较低剂量人参总皂苷及其组分Rb＋Ro能保护大鼠乳鼠心肌细胞培养缺糖缺氧性损伤，减少再给氧损伤时乳酸脱氢酶(LDH)释放，降低离体大鼠心脏缺血再灌注损伤时肌酸磷酸激酶(CPK)释放。对心肌缺氧和再灌注有保护作用，并认为其有效组分为Rb＋Ro。

(2) 对血管及血压的影响　人参总皂苷27 mg/kg给麻醉犬

静脉注射均能使血压降低。但可使肾血管收缩，显著提高肾血管阻力。而动脉注射人参总皂苷 2.7 mg/kg 后，股动脉、椎动脉和肾动脉血管阻力均降低。

(3) 抗休克作用　预先静脉注射人参二醇皂苷 25 mg/kg，对失血性休克犬心功能有明显的保护作用，增强心肌收缩力，改善血流动力学状态，其作用优于地塞米松。同时人参二醇皂苷能阻止休克时去甲肾上腺素和多巴胺含量的增加抑制休克期血小板对 5-HT 的释放。

4. 对血液和造血系统的影响　人参皂苷 Re 能使幼稚和成熟红细胞膜的流动性增大，对红细胞膜有保护作用。人参总皂苷在 20 μg/ml 浓度时，可使正常红系祖细胞和粒单系祖细胞产率分别提高 37.8%、31.4%和 33.4%。去除红细胞生成素，人参总皂苷亦具有直接刺激红系祖细胞增殖作用，人参总皂苷的作用机制可能是通过增强红细胞生成素等造血生长因子的活性间接地促进骨髓造血。大鼠腹腔注射人参二醇组皂苷 100 mg/kg，全血黏度显著下降；增大剂量至 200 mg/kg，全血黏度、血浆黏度、血沉速度显著下降，红细胞变形性也有一过性下降。家兔静脉注射人参二醇组皂苷 50 mg/kg、70 mg/kg 有抑制血小板聚集和降低血液凝固性的作用。对人参皂苷抗血小板聚集作用的研究显示，人参皂苷-Rb_1 促进血小板聚集，人参皂苷 Rg_1、Rg_2 对 ADP 诱导的聚集，Ro、Rg_1 对胶原诱导的聚集等有抑制作用。

5. 对内分泌系统的作用　(1) 对垂体-肾上腺皮质系统的影响　人参根总皂苷无论口服或腹腔注射均能增加肾上腺皮质激素分泌。机制研究发现，人参二醇组皂苷和人参皂苷 Rd 对正常大鼠有升高肾上腺细胞内 cAMP 水平的作用，而对于去除垂体的大鼠则无此作用。

(2) 对性腺的影响　人参能促进幼年期雌性小鼠及幼年大鼠动情期的出现；使幼年动物子宫和卵巢重量增加；加速大鼠性成熟过程，并使性成熟的雌性大鼠动情期延长；促进雄性大鼠和雌性大鼠的交配行为；刺激大鼠和兔睾丸的精子生成；加速青蛙卵巢的发育和排卵；使雄性黑腹果蝇交配潜伏期缩短，交配时间延长。但是，人参能兴奋垂体分泌促性腺激素，对去垂体大鼠，人参的促性激素样作用不复出现。而且吗啡可以完全阻断人参根的促性激素样作用。实验显示，人参二醇组皂苷和人参三醇组皂苷及其单体 Rb_1 和 Rg_1 为其有效成分。

(3) 对其他内分泌腺的影响　人参醇提物可使家兔垂体前叶促甲状腺激素释放增加。人参总皂苷可以刺激分离的大鼠胰岛释放胰岛素，并可促进葡萄糖引起的胰岛素释放。

6. 对物质代谢的影响　(1) 对糖代谢的影响　从人参根中分离得到的人参多肽大鼠静脉注射或小鼠皮下注射能降低正常血糖或肝糖原，对肾上腺素、四氧嘧啶及葡萄糖引起的高血糖均有抑制作用，并能增强肾上腺素对肝糖原的分解。人参多糖对小鼠正常血糖及小鼠和家兔的各种实验性高血糖均具有降低作用。研究表明：人参对正常小鼠使肝糖原降低，而对去肾上腺饥饿小鼠使肝糖原升高，表现为对肝糖原合成具有双向调节作用。降血糖的作用原理为增加糖原合成、刺激琥珀酸脱氢酶及细胞色素氧化酶的活性，促进糖的有氧氧化，这与双胍类降糖药不同，不会升高血乳酸含量。

(2) 对脂质代谢的影响　人参提取物对高脂餐引起的大鼠实验性脂肪肝和高脂血症有抑制作用。Rb_2 使糖尿病大鼠血清三酰甘油、极低密度脂蛋白、游离脂肪酸、总胆固醇及酮体降低，高密度脂蛋白的胆固醇升高，动脉硬化指数降低，对胆固醇有异化作用和促进排泄作用，可促进三酰甘油转入脂肪组织中。

(3) 对蛋白代谢的影响　人参根部所含皂苷，对核酸和蛋白质的合成有促进作用。人参组分 GN3 及 GN4 使大鼠肝细胞核中 DNA 依赖性 RNA 多聚酶活性增加，促进标记的乳清酸掺入肝细胞核 RNA 中，引起粗面内质网膜附着型多聚核糖体及分泌型蛋白质合成增加，故称 GN3、GN4 为蛋白质合成促进因子，并且证实上述作用与肾上腺皮质无关。

7. 抗肿瘤作用　人参制剂以及人参不同药用部位所含的多种皂苷、人参多糖和人参挥发油均显示具有抗肿瘤作用。用二甲基奶油黄诱发大鼠肝癌，人参须糖浆可提高受试鼠 α-醋酸萘酯酶(ANAE)阳性淋巴细胞的百分率，使肝癌发生率降低，促进机体细胞免疫，对化学致癌剂诱发大鼠肝癌有预防或控制作用。二醇组皂苷 Rh_2 具有很高的抗肿瘤活性，对肿瘤细胞具有分化诱导、增殖抑制、诱导细胞凋亡等作用。减轻辐射损伤，促进其恢复，提高 X 射线照射小鼠 30 日存活率，明显降低 X 射线诱发的染色体畸变率，从而降低抗肿瘤的放疗和化疗的副作用及毒性作用。

8. 延缓衰老作用　人参提取物能减少超氧化物阴离子自由基及羟自由基对 Hb 的氧化，抑制红细胞的溶血及膜脂质过氧化作用，还具有清除自由基功能和保护红细胞的作用。Rb_1 除在离体可清除 O_2^- 外，在整体还能降低脂质过氧化产物丙二醛(MDA)，并可显著地增加肝胞质谷胱甘肽过氧化物酶(GSH-PX)及过氧化氢酶(CAT)活性，从而使体内过氧化氢得以清除。0.2%的人参汤剂能明显提高生理性肾虚小鼠肝细胞 DNA 甲基化酶的活力，具有延缓衰老的作用。研究还发现炎性细胞因子与衰老的关系密切，抑制炎性细胞因子 IL-1 和 IL-6 的产生可能是人参皂苷延缓衰老的作用机制之一。

9. 其他作用　人参多糖 GRA-4 能明显抑制盐酸/乙醇诱导的小鼠胃黏膜损伤。动物实验表明，人参皂苷可明显抑制吗啡的戒断症状，其作用机制认为，人参皂苷能有效地阻断吗啡的代谢产物吗啡酮(与吗啡耐受和成瘾有关)的生成，并且提高肝中谷胱甘肽的水平，解除吗啡对脑内释放神经递质的抑制，从而防止吗啡耐受性和成瘾性，缓解戒断症状。同时，对吗啡的镇痛作用无影响，这一新的发现，为研究缓解吗啡耐受性和成瘾性的药物开辟了广阔的前景。

10. 体内过程　人参皂苷 Rb_1 在胃肠道难吸收，大鼠灌胃 Rb_1 100 mg/kg 后于 15、30、60、150、240 分钟和 360 分钟，测得血清、肝、肾、心、脾、肺及脑组织中浓度均低于 0.2 μg/g。人参皂苷 Rg_1 100 mg/kg 大鼠灌胃，150 分钟测得 Rg_1 在每克心、肝、脾、胃、大肠、小肠组织或每毫升血清中浓度不超过 10 μg，约口服量的 77.3%在消化道内，可见 Rg_1 在消化道内吸收慢。但分布较广，脏器内药量分布高低依次为肝、肾、肾上腺、肺、心、脾、睾丸和脑。Rg_1 在胆汁中排泄较尿排泄快。

毒性　人参提取物或人参皂苷腹腔注射 LD_{50} 在 300～700 mg/kg之间。人参皂苷单体对小鼠腹腔注射的 LD_{50} 分别为：Rb_1 1 110 mg/kg，Rb_2 305 mg/kg，Rc 410 mg/kg，Rd 325 mg/kg，Re 465 mg/kg，Rf 1 340mg/kg，Rg_1 1 258 mg/kg，Ro>1 000 mg/kg。人参多肽对小鼠静脉注射的 LD_{50} 为 1.62 g/kg。人参多糖给小鼠口服 30 g/kg，观察 48 小时，小鼠仅表现为安静，而无其他反应。尽管人参的动物实验表明其毒性很小，但因服用不当而产生毒副作用仍有所见，连续服用人参根粉可致失眠，抑郁，头痛，心悸，血压升高，性功能减退，体重减轻等。

【药性】　甘、微苦，微温。归肺、脾、心、肾经。

1.《本经》："味甘，微寒。"

2.《别录》："微温。"

3.《珍珠囊》："甘、苦，阳中微阴。"

4.《本草汇言》："入肺、脾二经。"

5.《药品化义》："属纯阳，体微润，气香而清韵，味甘性大温，性与气味俱厚，入脾、胃、肺三经。"

6.《本草新编》："入脾、肺、心、肝、肾。"

7.《本草备要》："生：甘、苦，微凉；熟：甘，温。"

8. 张秉成《本草便读》："甘，平。"

【功用主治】　大补元气，固脱，生津，安神。主治气虚欲脱，劳伤虚损，倦怠，纳呆，呕吐，大便滑泄，气短，自汗，久咳虚喘，消渴，失眠，惊悸，健忘，阳痿，尿频，崩漏等一切气虚津伤之证。

1.《本经》："主补五脏，安精神，定魂魄，止惊悸，除邪气，明目，开心益智，久服轻身延年。"

2.《别录》："疗肠胃中冷，心腹鼓痛，胸胁逆满，霍乱吐逆，调中，止消渴，通血脉，破坚积，令人不忘。"

3.《药性论》："主五脏气不足，五劳七伤，虚损痿（原作'痰'）弱，吐逆不下食，止霍乱烦闷呕哕，补五脏六腑，保中守神。""消胸中痰，主肺痿吐脓及痫疾，冷气逆上，伤寒不下食，患人虚而多梦纷纭，加而用之。"

4.《日华子》："杀金石药毒，调中治气，消食开胃，食之无忌。"

5.《珍珠囊》："养血，补胃气，泻心火。"

6.《医学启源》："治脾肺阳气不足，及肺气喘促，短气少气，补中缓中，泻肺脾胃中火。《主治秘要》云：补元气，止渴，生津液。"

7.《本草蒙筌》："定喘嗽，泻阴火，滋补元阳。"

8.《纲目》："治男妇一切虚证，发热自汗，眩晕头痛，反胃吐食，痎疟，滑泻久痢，小便频数淋沥，劳倦内伤，中风中暑，痿痹，吐血，嗽血，下血，血淋，血崩，胎前产后诸病。"

9.《眼科全书》："润心肺，泻虚热。治气虚内障，陷翳不起，或服破血过多，两目愈昏，宜多服久服则复明。"

10.《本草备要》："补剂用熟，泻火用生。"

【用法用量】 内服：煎汤，3～10 g，大剂量 10～30 g，宜另煎兑入；或研末，1～2 g；或熬膏；或泡酒；或入丸、散。

【宜忌】 实证、热证、湿热内盛证及正气不虚者禁服。不宜与茶同服。反藜芦。

1.《雷公炮炙论》："夏中少使，发心痃之患也。"

2.《本草经集注》："恶溲疏，反藜芦。"

3. 徐之才《药对》："畏五灵脂，恶皂荚、黑豆，动紫石英。"（引自《纲目》）

4.《汤液本草》："肺受火邪，不宜用。"

5.《医学入门》："阴虚火旺吐血者慎用。"

6. 李言闻《人参传》："忌铁器。"（引自《纲目》）

7.《药品化义》："脾胃热实，咳嗽痰盛，失血初起，胸膈痛闷，噎膈便结，有虫有积，不可用。"

【选方】 1. 治伤寒阴阳不明，或投错药，致患人困重垂死　好人参一两，去芦，薄切，水一大升，银石器内煎至一盏，以新水沉之，取冷一服。（《百一选方》破证夺命丹，即《内经拾遗方论》独参汤）

2. 治真阳不足，上气喘急，自汗盗汗，气虚头晕，但是阳虚气弱之症　人参半两，附子（炮，去皮脐）一两。上㕮咀，分作三服，水二盏，生姜十片，煎至八分，去滓，食前温服。（《济生续方》参附汤）

3. 治荣卫气虚，脏腑怯弱，心腹胀满，全不思食，肠鸣泄泻，呕哕吐逆　人参（去芦）、甘（炙）、茯苓（去皮）、白术各等分。上为细末，每服二钱，水一盏，煎至七分，通口服，不时。入盐少许，白汤点亦得。常服温和脾胃，进益饮食，辟寒邪瘴雾之气。（《局方》四君子汤）

4. 治脾胃肾气虚弱，呕吐不下食　人参、丁香各等分。捣罗为散，每服二钱，空心热米饮调下。（《普济方》参香散）

5. 治噤口痢　人参、黄连各一钱。水煎，频频呷之。（《婴童类萃》参连饮）

6. 治胸痹心中痞气，气结在胸，胸满，胁下逆抢心　人参、甘草、干姜、白术各三两。上四味，以水八升，煮取三升，温服一升，日三服。（《金匮要略》人参汤）

7. 治痰喘　新罗人参一寸许，胡桃肉一个（去壳不剥皮）。上煎汤服。盖人参定喘，带皮胡桃敛肺故也。（《百一选方》观音人参胡桃汤）

8. 治消渴引饮无度　人参、栝楼根各等分。生为末，炼蜜为丸，梧桐子大。每服三十丸，麦门冬送下。（《直指方》玉壶丸）

9. 治心气不定，五脏不足，甚者忧愁悲伤不乐，忽忽喜忘，朝差暮剧，暮差朝发，狂眩　菖蒲、远志各二两，茯苓、人参各三两。上四味末之，蜜丸饮服，如梧子大七丸，日三。（《千金方》定志小丸）

10. 治精气大亏，诸药不应，或以克伐太过，耗伤真阴　人参半斤或四两，大熟地一斤。上二味用好甜水或长流水十五碗，浸一宿，以桑柴火武火取浓汁。若味有未尽，再用水数碗，煎渣取汁，并熬稍浓。乃入瓷罐，重汤熬成膏，入真白蜜四两或半斤收之。每以白汤点服。（《景岳全书》两仪膏）

11. 治吐血　人参一味为末，鸡子清投新汲水调下一钱，服之。（《胜金方》）

12. 治牙衄属虚火者　人参、玄参各二钱或五七钱。水煎服。（《外科大成》二参汤）

13. 治血气妄行，势若涌泉，口鼻俱出，须臾不救　人参、侧柏叶各一两。上为细末，饮服二钱，飞罗面二钱和匀，用新汲水调如稀面糊，服之。（《杏苑生春》参柏饮）

14. 治癃闭　人参、麻黄各一两。水煎服。（《时方妙用》）

15. 治一切水气，通身肿满　人参一两半，葶苈子四两（锅内铺纸炒黄）。为末，枣肉为丸如桐子大，每服五十丸，桑皮汤下。空心，食前，日三服。（《卫生易简方》）

16. 治小儿惊后瞳仁不正　人参、阿胶（糯米炒成珠）各一钱。水一盏，煎七分，温服，日再服，愈乃止。（《直指方》）

17. 治便毒肿硬，不消不溃，疼痛无已，此一服即能止痛　人参五钱，大黄五钱。酒水各一钟，煎到一钟，入乳香、没药末各一钱，空心食前服。（《赤水玄珠》止痛绝妙散）

18. 治疮疡久不收口　人参，净口嚼烂，罨疮上自敛。（《疡医大全》）

【临床报道】 1. 治疗心气虚证　取人参注射液 6～10 ml（每支 2 ml，含生药 200 mg），加入 10%～50% 葡萄糖液 20～40 ml 中，每日静脉慢注 1 次，10 日为 1 疗程。病情较重时，每日注射 2 次。抢救时不必稀释，可重复多次用药。共治 301 例，结果：显效 237 例（78.74%），有效 21 例（6.98%），无效 43 例（14.28%），总有效率为 85.72%。疗前总积分值平均为 82.65 ± 3.17（均值±标准差），疗后则平均为 24.60 ± 1.27，经统计学处理，有极显著差异（$P < 0.01$）。对不同病种的疗效分析发现，心血管系统疾病的总有效率（89.70%）明显高于其他系统疾病的总有效率（58.97%），差异显著（$P < 0.01$）。在心血管疾病中，以冠心病的疗效（95.34%）为最好，其次为风心病（90%）、心肌炎（89.34%）和肺心病（88%）。对高血压病、心包炎和原发性心肌炎的疗效较差。

2. 治疗冠心病　每次取独参注射液（每支 2 ml，含小红参生药 200 mg）6～10 ml，加 10% 葡萄糖 40 ml，静脉推注，每日 1 次或 2 次。对照组口服硝酸异山梨酯，每次 10 mg，每日 3 次。1 个月为 1 个疗程。结果：对心绞痛的疗效：独参组 31 例，总有效率为 93.54%，其中显效率为 80.64%；对照组 35 例，总有效率 85.71%，其中显效率为 48.57%；两组总有效率比较，虽差异不显著（$P > 0.05$），但独参显效率明显高于对照组，差异显著（$P < 0.05$）。心电图改善：独参组 30 例，有效率为 76.66%；对照组 33 例，有效率为 39.39%，两组差异显著（$P < 0.01$）。此外，独参组 8 例兼有心律失常，疗后心电图恢复正常 1 例，改善 3 例。

3. 治疗心律失常　将人参（新开河参）原药切成厚 0.5～1 mm 半透明饮片，每日早晨或晚上临睡前取 1 片置口中慢慢含服，治疗阶段每日含 2 片，巩固阶段每日含 1 片。10 日为 1 个疗程。共治 25 例，均为病因治疗（如纠正心衰）后心律不能复常，或常规使用抗心律失常疗法无明显效果的患者。其中房颤 8 例，经治显效 6 例（转为窦性），有效 2 例（未转复，但室率正常，症状好转）；病窦综合征 6 例，经治显效 3 例；室早 9 例，经治显效 4 例，有效3例，无效2例；房早2例，经治均有效。

4. 治疗慢性充血性心力衰竭　治疗组80例服北五加皮合剂(北五加皮、人参等为细末，入胶囊)，每次3粒，每日3次。对照组67例，服地高辛每次0.25～0.5 mg，每日2～3次。两组患者治疗期间其他处理相同。结果：治疗组显效率为59.58%，对照组为27.34%($P<0.01$)，两组差异有非常显著性意义；有效率治疗组为97.58%，对照组为92.75%($P>0.05$)，两组差异无显著性意义；24小时显效，治疗组占64.26%，对照组占35.74%($P<0.05$)，两组差异有显著性意义。说明北五加皮合剂的抗心衰作用较地高辛显著、迅速，其毒副作用两组类同，停药1日后即可矫正，无蓄积作用。

5. 治疗原发性低血压　用生晒参150 g切片，放入500 ml的白酒内，浸泡1个月后每次饮用10～20 ml，每日早晚各1次。共治疗40例。结果：痊愈30例(75%)，好转6例(15%)，无效4例(10%)，总有效率90%。

6. 治疗变态反应性鼻炎　先用2%丁卡因黏膜表面麻醉，再取红参注射液(每支2 ml，含生药2 mg)注入两侧下鼻甲黏膜下，1次每侧各注1 ml，每4日1次，4次为1个疗程，治1～2个疗程。注后进针点有出血者，用棉球压迫片刻；有喷嚏者，按摩人中穴位制止。治疗70例，治愈(症状失，呼吸通畅，鼻腔黏膜转为粉红色者)35例；好转(症状减轻，通气良好，鼻黏膜水肿明显好转)33例；无效(流清涕少，其他情况均改善者)2例。总有效率为97.1%。

7. 治疗复发性口疮　先将溃疡局部进行常规消毒，隔湿后，蘸30%硝酸银溶液置于溃疡面上，至变白后用碘酊把多余的硝酸银吸取；取人参20～30 g，水煎后，每日早晨空腹饮煎液1次，然后口服少许煮熟的人参。连续1星期以后，改为1星期服2～3次，半年为1个疗程。共观察60例。结果：经过1个疗程后，其中12例溃疡痊愈，48例溃疡发作间隔时间明显延长，未见无效果者。

8. 治疗阳痿、早泄及精子缺少症　用人参治疗27例阳痿患者，其中15例完全恢复性功能，9例明显好转，3例无效。用人参提取物蛋白质合成促进因子，治疗24例精子缺乏或减少症，对精子缺乏症无明显疗效，但对精子减少症能明显增加精子数目，70%患者精子生成数增加，67%患者精子活动性增强，部分患者精子数和运动恢复到正常生育的水平。

9. 治疗慢性克山病　饭后口服人参皂苷糖衣片(每片含人参皂苷25 mg)，每次3片，每日3次，用药3个月。共治64例。结果：痊愈9例，临床治愈16例，好转22例，不变17例，显效率39.1%，总有效率73.5%。对心悸、失眠等症状的改善最好。除心杂音和心音减弱改变不明显外，其余体征都有不同程度的恢复或好转，其中以心动过速、过缓，颈静脉怒张，肝颈静脉回流征，肝肿恢复最为理想，好转率达70%以上。64例中有11例在服药1星期左右出现口干、手脚发热、大便秘结，其中6例坚持原量服药，症状逐步缓解，5例减量(每次减少1片)，症状消失。

【各家论述】 1.《医学启源》："善治短气，非升麻为引用，不能补上升之气，升麻一分，人参三分，可为相得也；若补下焦元气，泻肾中火邪，茯苓为之使。"

2. 李东垣："人参甘温，能补肺中之气，肺气旺则四脏之气皆旺，肺主诸气之故也。仲景以人参为补血者，盖血不自生，须得生阳气之药乃生，阳生则阴长，血乃旺矣。若阴虚单补血，血无由而生，无阳故也。"(引自《本草发挥》)

3.《汤液本草》："人参，味既甘温，调中益气，即补肺之阳，泄肺之阴也。若便言补肺，而不论阴阳寒热，何气不足，则误矣。若肺受寒邪宜此补之，肺受火邪不宜用也。肺为清肃之脏，贵凉而不贵热，其象可知。若伤热则宜沙参。"

4.《本草会编》："丹溪言，虚火可补，须用参芪。又云，阴虚潮热，喘嗽吐血，盗汗等证，四物汤加人参、黄柏、知母。又云，肺肾受伤，咳嗽不愈，琼玉膏主之。又云，肺虚极者，独参膏主之。是知阴虚劳瘵之证，未尝不用人参也。古今治劳莫过于葛可久，其独参汤、保真汤，何尝废人参而不用耶。"

5.《薛氏医案》："人参，但入肺经，助肺气而通经活血，乃气中之血药也。《补遗》所谓入手太阴而能补阴火者，正此意也。人参一品，古方解散之药及行表药中多用此者，亦取其通经而走表也。"

6.《本草蒙筌》："人参诸虚兼调，五脏俱补，肥白人任多服，苍黑人宜少投。大抵人参补虚，虚寒可补，虚热亦可补，气虚宜用，血虚亦宜用。虽阴虚火动，劳嗽吐血，病久元气虚甚者，但恐不能抵当其补，非谓不可补尔。古方书云，诸痛不宜服参芪，此亦指暴病气实者而言；若久病气虚而痛，何尝拘于此耶。东垣治中汤，同干姜用治腹痛吐逆者，亦谓里虚则痛，补不足也。是以医家临床用药贵在察证虚实为先，当减当加，自合矩度。"

7.《人参传》："人参，生用气凉，熟用气温，味甘补阳，微苦补阴……如土虚火旺之病，则宜生参凉薄之气，以泻火而补土，是纯用其气也。脾虚肺怯之病，则宜熟参甘温之味，以补土而生金，是纯用其味也。东垣以相火乘脾，身热而烦，气高而喘，头痛而渴，脉洪而大者，用黄柏佐人参。孙真人治夏月热伤元气，人汗大泄，欲成痿厥，用生脉散，以泻热火而救金水，君以人参之甘寒，泻火而补元气，臣以麦门冬之苦甘寒，清金而滋水源，佐以五味子之酸温，生肾津而收耗气。此皆补天元之真气，非补热火也。""人参，凡人面白面黄面青黧悴者，皆脾肺肾气不足，可用也；面赤、面黑者，气壮神强，不可用也。脉之浮而芤濡虚大迟缓无力，沉而迟涩弱细结代无力者，皆虚而不足，可用也；若弦长紧实滑数有力者，皆火郁内实，不可用也。洁古谓喘嗽勿用者，痰实气壅之喘也；若肾虚气短喘促者，必用也。仲景谓肺寒而咳勿用者，寒束热邪，壅郁在肺之咳也；若自汗恶寒而咳者，必用也。东垣谓久病郁热在肺勿用者，乃火郁于内，宜发不宜补也；若肺虚火旺，气虚自汗者，必用也。丹溪言诸痛不可骤用者，乃邪气方锐，宜散不宜补也；若里虚吐利及久病胃弱虚痛喜按者，必用也。节斋谓阴虚火旺勿用，乃血虚火亢能食，脉弦而数，凉之则伤胃，温之则伤肺，不受补者也；若自汗气短，肢寒脉虚者，必用也。如此详审，则人参之可用不可用，思过半矣。"(引自《纲目》)

8. 杨起："有云肺寒、肺热、中满、血虚四证，只宜散寒、清热、消胀、补营，不用人参，其说近是。殊不知各加人参在内，护持元气，力助群药，其功更捷。若曰气无补法则谬矣。古方治肺寒以温肺汤，肺热以清肺汤，中满以分消汤，血虚以养营汤，皆有人参在焉。所谓邪之所凑，其气必虚。又曰养正邪自除，阳旺则生阴血，贵在配合得宜尔。"(引自《纲目》)

9.《本草汇言》："人参补气生血，助精养神之药也。故真气衰弱短促虚喘，以此补之，如荣卫空虚，用之可治也。精神错乱，魂魄飞扬，以此敛之，如阳亡阴脱，用之可回也。惊悸怔忡，健忘恍惚，以此宁之，如心志懒怯，用之可壮也。元神不足，虚羸乏力，以此培之，如中气衰陷，用之可升也。又若汗下过多，津液失守，用之可以生津而止渴。脾胃衰薄，饮食减常，或吐或呕，用之可以和中而健脾。小儿痘疹，灰白倒陷，用之可以起痘而行浆。妇人产理失顺，用力过度，用之可以益气而达产。若久病元虚，六脉空大者；吐血过多而面委白者；疟痢日久，精神委顿者；中热伤暑，汗竭神疲者；血崩溃乱，身寒脉微者；内伤伤寒，邪实正虚者；风虚眼黑，旋晕卒倒者，皆可用也。"

10.《本草经疏》："人参能回阳气于垂绝，却虚邪于俄顷。其主治也，则补五脏，盖脏虽有五，以言乎生气之流通则一也，益真气则五脏皆补矣。其曰安精神，定魂魄，止惊悸，开心益智者，以心藏神，肝藏魂，肺藏魄，肾藏精与志，脾藏意与智故也。心肾虚则精神不安矣，肝肺虚则魂魄不定矣。惊悸者，心脾二经之病也，心脾虚则惊悸，心脾之气强则心窍通利，能思而智益深矣。邪气之所以久留不去者，无他，真气虚则不能敌，故留连而不解也，兹得补而元气充实，则邪自不能容。清阳之气下陷，则耳目不聪明，兼之目得血而能视，阳生则阴长，故明目。真气内虚，故肠胃中冷气旺，阳回则不冷矣。心腹鼓痛者，心脾虚故也，二脏得补，其痛自止。胸胁逆满者，气不归元也，得补则气实而归元也。脾胃俱虚则物停滞而邪客之，故霍乱吐逆也，补助脾胃之元气，则二证自除。调中者脾，治中焦，脾得补则中自调矣。消渴者，津液不足之候也，气回则津液生，津液生则渴自止矣。通血脉者，血不自行，气壮则行，故通血脉。破坚积者，真气不足则不能健行而磨物，日积月累，遂成坚积，脾主消化，真阳之气回则脾强而能消，何坚积之不磨哉。令人不忘者，心主记，脾主思，心脾二脏之精气满则虚而不忘矣。"

11.《本草通玄》："人参，职专补气，而肺为主气之脏，故独入肺经也。肺家气旺，则心、脾、肝、肾四脏之气皆旺，故补虚之功独魁群草。"

12.《本草正》："人参，气虚血虚俱能补。阳气虚竭者，此能回之于无何有之乡；阴血崩溃者，此能障之于已决裂之后。惟其气壮而不辛，所以能固气；惟其味甘而纯正，所以能补血。故凡虚而发热，虚而自汗，虚而眩晕，虚而困倦，虚而惊惧，虚而短气，虚而遗泄，虚而泄利，虚而头疼，虚而腹痛，虚而欲食不运，虚而痰涎壅滞，虚而咳血吐血，虚而淋沥便秘，虚而呕逆躁烦，虚而下血失气等证，是皆必不可缺者。第欲以气血相较，则人参气味颇轻而属阳者多，所以得气分者六，得血分者四，总之不失为气分之药。而血分之所以不可缺者，而未有气不至而血能自至者也。故扁鹊曰，损其肺者益其气，须用人参以益之，肺气既旺，余脏之气皆旺矣。所以人参之性多主于气，而凡脏腑之有气者，皆能补之。然其性温，故积温亦能成热。若云人参不热则可，云人参之凉，恐未必然。是以阴虚而火不盛者，自当用参为君；若阴虚而火稍盛者，但可用参为佐；若阴虚而火大盛者，则诚有暂忌人参，而惟用纯甘壮水之剂庶可收功。"

13.《药品化义》："人参性大温，色淡黄，脾性最喜，脾主生金，兼能益肺。味甘而纯，甘则补阳，用补阳气，以固真气，为温脾之圣药也。"

14.《本草新编》："人参能入五脏六腑，无经不到，非仅入脾、肺、心，而不入肝、肾也。五脏之中，尤专入脾、肺。其入心者十之八，入肝者十之五，入肾者十之三耳。世人止知人参为脾、肺、心之药，而不知其能入肝入肾。但肝、肾乃至阴之位，人参气味阳多于阴，少用则泛上，多用则沉下，故谓肝肾之病，必须多用人参于补血补精之中，助山萸、熟地纯阴之药，使阴中有阳，反能生津血之易也。盖天地之道，阳根于阴，阴亦根于阳，无阴则阳不生，而无阳则阴不长。有如气喘之症，乃肾气之欲绝也，宜补肾以转逆，故必用人参，始能回阳于顷刻，非人参入肾，何能神效如此？又如伤寒厥症，手足逆冷，此肝气之逆也，乃宜用四逆汤等，必多加人参，始能定厥，非人参入肝，又何能至此？是人参入肝、肾二经，可供人信。肝中之血，得人参则易生，世人以人参气分之药，绝不用之以疗肝肾，此医道之所以不明也。肾中水虚，用人参可以补水；肾中火动，用人参反助火矣。盖人参入肝入肾，止能补血填精，亦必归、芍、熟地、山萸同群以共济，欲其一味自入肝肾之中，势亦不能。""盖人气脱于一时，血失于顷刻，精走于须臾，阳绝于旦夕，他药缓不济事，必须用人参一二两或四五两作一煎服以救之，否则阳气遽散而死矣。此时未尝不可杂之他药共相挽回，诚恐牵制其手，反致功效之缓，不能返之于无何有之乡。一至阳回气转，急以他药佐之，才得保其不再绝。否则阴寒逼人，又恐变生不测。可见人参必须有辅佐之品，相济成功，未可专恃一味，期于必胜也。""于补阴药中少用人参以生阳气，则阳生而阴愈旺。倘补阴药中，多用人参以生阴气，则阳生而阴愈亏。故用参补阴，断宜少用，而绝非不可用也。用参于补阴之内，亦有动火之虞。而制参之法何如？参之所恶者五灵脂，五灵脂研细末，用一份水泡之，欲用参一钱，投之五灵脂水内，即时取起，入于诸阴药之内，但助阳以生水，断不助阳以生火，此又千秋不传之秘，全得异人之授，亲试有验。"

15.《本经逢原》："喻嘉言曰，伤寒有宜用人参入药者，发汗时元气大旺，外邪乘势而出，若元气虚弱之人，药虽外行，气从中馁，轻者半出不出，留连致困，重者随元气缩入，发热无休，所以虚弱之人，必用人参入表药中，使药得力，一涌而出，全非补养之意。即和解药中，有用人参之大力居间，外邪遇正，自不争而退舍，亦非偏补一边之意。而不知者谓伤寒无补，邪得补弥炽，断不敢用，殊失《本经》除邪气之旨矣。古今诸方，表汗用参苏饮、败毒散，和解用小柴胡，解热用白虎加人参汤、竹叶石膏汤，攻下用黄龙汤，领人参深入驱邪，即热退神清。从仲景至今，明贤方书，无不用人参，何为今日医家屏绝不用？殊不知误用人参杀人者，皆是与黄芪、白术、干姜、当归、肉桂、附子同行温补之误所致，不与羌、独、柴、前、芎、半、枳、桔等同行汗和之法所致也。又痘疹不宜轻用人参者，青干黑陷，血热毒盛也；若气虚顶陷、色白、皮薄、泄泻、浆清，必用也。"

16.《长沙药解》："人参补中气，中气健运，则升降复其原职，清浊归其本位，上下之呕泄皆止，心腹之痞胀俱消。仲景理中汤、丸，用之以消痞痛而止呕泄，握其中枢以运四旁也。大建中汤、大半夏汤、黄连汤诸方，皆用之治痞痛呕痢之证，全是建立中气，以转升降之机。"

17.《本草经读》："人参，《本经》止三十七字，其提纲云，主补五脏，以五脏属阴也。精神不安，惊悸不止，目不明，心智不足，皆阴虚为亢阳所扰也。今五脏得甘寒之助，则有安之、定之、止之、明之、升之、益之之效矣。曰邪气者，非指外邪而言，乃阴虚而壮火食气，火即邪气也。今五脏得甘寒助，则邪气除矣。余细味《经》文，无一字言及温补回阳，故仲景于汗、吐、下阴伤之症，用之以救津液，而一切回阳方中，绝不加此阴柔之品，反缓姜、附之功。故四逆汤、通脉四逆汤为回阳第一方，皆不用人参，而四逆加人参汤，以其利止亡血而加之；茯苓四逆汤用之者，以其在汗、下之后也。""仲景一百一十三方中，用人参者，只有一十七方，新加汤、小柴胡汤、柴胡桂枝汤、半夏泻心汤、黄连汤、生姜泻心汤、旋覆代赭石汤、干姜黄连黄芩人参汤、厚朴生姜半夏人参汤、桂枝人参汤、四逆加人参汤、茯苓四逆汤、吴茱萸汤、理中汤、白虎加人参汤、竹叶石膏汤、炙甘草汤，皆是因汗、吐之后，亡其阴津，取其救阴，如理中汤、吴茱萸汤，以刚燥剂中阳药太过，取人参甘寒之性，养阴配阳，以臻于中和之妙也。"

18.《衷中参西录》："方书谓人参不但补气，若以补血药辅之，亦善补血。愚则谓，若辅以凉润之药，即能气血双补。盖平其热性，不使耗阴，气盛自能生血也。"

19.《脏腑药式补正》："人参最富脂液，喜阴恶阳，故专于补五脏之阴，不可谓其独益脾胃。且向来以为大补元气者，正以阴液旺而气自充。其实味厚气薄，万不可误认为气药。自明以来，几有作为补气阳分之药者，最不可解。人参滋阴生津，诚是大补脾胃之健将，然补五脏之阴，绝非阳分之药，而洁古列于补气之首者，则甘温助阳之说，有以误之也。生用泻火，亦是甘寒能退虚热，万无可泻实火之理。"

20.《增订伪药条辨》："人参野生，历年愈久，性愈温和，其精力亦足。因其吸天空清静之气足，受地脉英灵之质厚，故效力胜也。秧种者，将山地垦成熟土，纯用粪料培养之，受气不足，故质不坚，人煎之，参渣即烂，臭之亦无香味，阴亏之证忌用。别直参，产韩国，即古之高丽。金刚山出者，曰金刚参，为最上品，即今之正官别直也。而拳头参次之。且有红白之分，红参鲜时亦是白参制成，不过加附子水以酿其色。考其性，红参又远不逮白参之平和。"

21.《本草正义》："古称人参，今有辽参、高丽参、党参之别。形色、性情、功效各有不同。""辽参、高丽参其力皆厚，惟一则甘而能清，一则甘而兼温，功力自别。若党参则为补脾缓和之药，而力量较为薄弱，三者之性情功用，迥乎不侔，万不能一陶同冶而无区别。""辽参微寒，功能养阴而清虚火，今用之阴虚有火，及吐衄失血后宜于清养，或汗家、失精家，阴液耗损，虚阳偏炽者，甚有经验，证以《本草经》之所谓人参味甘微寒者，气味甚合。寻绎《本经》主治，皆滋养阴液，生津补血之功，而非补气回阳之药；是皆辽参之功用，而非高丽参之兼有温性者可比。”“辽参，富有养液，而为补阴之最，脱血、脱汗、失精家宜之，固也。而肺燥干咳，胃枯燥渴，或干呕呃逆者，皆赖以滋液生津，而无寒降戕伐，黏腻浊滞之弊。功在沙参、玉竹、二冬、二母之上，奚啻倍蓰，此其禀中和之气，不升不降，不倚不偏，所以可贵。或有以为阳药而补阳者，固非；即以为补气而能挽回元气者，亦妄也。”“高丽参，气味浓厚，色亦重浊，具有温养生发之性。今用之于脾胃虚寒，真阳衰弱及中气不振，阴寒用事诸证，功效甚捷。较之辽参偏于养阴含有清凉气味者，性质迥异。证以《名医别录》之人参味甘微温，气味甚合。”“高丽参之功用，本与辽参无甚差池，皆以养津滋液见长，补正固有奇功，去病亦鲜实效，故洄溪‘长于补虚，短于攻疾’八字，可为定论。但辽参禀性醇正，绝无刚烈气象，是以滋养阴液尤其独步。而高丽参则已有刚健姿态，温升之性时时流露，所以兼能振作阳气，战胜阴霾。二者所主之病，虽同为阴枯血耗之候，惟阴虚之体相火易升，则宜于辽参，而不宜于丽参；若阴液既耗，而真阳亦衰，则宜用丽参，而不宜用辽参。一则养阴而兼理虚热，一则补阴而即以扶阳，各有专主，不容或紊。”

0055 人中白 rén zhōng bái 《日华子》

【异名】 溺白垽《别录》，溺垽《本草经集注》，白秋霜《积善堂经验方》，秋白霜《医学入门》，粪霜《王圣俞手集》，尿壶垢、尿干子《四川中药志》。

【基原】 为人科健康人尿自然沉结的固体物。

【药材】 人中白 *Hominis Urinarium Praecipitatum* 产于全国各地。

性状 本品呈不规则的板块状，大小不一，厚 3～5 mm。表面灰白色，凹凸不平，常有棱状，味微咸。

鉴别 在偏光显微镜下观察，粉末呈不规则的粒状或团块状，可见层状结构。团粒无色透明负低突起。重折率低。干涉色1级灰白。有近垂直的两组不完全解理。

【成分】 人尿在酸性环境沉淀的有尿酸(uric acid)，尿酸盐，硫酸钙，磷酸氢钙，有时尚有数种氨基酸；在碱性环境沉淀的有碳酸钙，磷酸镁铵，磷酸钙，磷酸镁，尿酸铵，草酸钙等。人尿的沉淀物主成分是磷酸钙、尿酸钙。飞人中白成分应与人中白相仿；煅人中白主成分应是磷酸钙，可能尚含碳酸钙或石灰。

【炮制】 1. 人中白 取原药材，置清水中漂洗 4～7 日，经常换水，取出，刮去杂质，日晒夜露 15 日，每日上午翻动 1 次，以无臭为度，晒干。

2. 煅人中白 取净人中白置坩埚内用武火煅至红透时，取出，放凉。

3. 飞人中白 取净人中白研成细粉，再水飞至无声为度。

饮片性状 人中白呈不规则的块片状，大小不等。灰白色或青灰色，光滑或有瘤状突起；有时一面平滑，另一面松泡而凹凸不平。质坚硬而脆，易碎断，断面起层，有尿臊气。煅人中白形状同人中白，但色较深，呈淡灰色，质松脆。飞人中白为白色粉末。

贮干燥容器内，密闭，置通风干燥处，防潮。

【药性】 咸，凉。归肺、心、膀胱经。

1.《品汇精要》：“味咸，性凉，味厚于气，阴也。”

2.《纲目》：“咸，平，无毒。”

3.《本草汇言》：“味咸，气寒，无毒。入足厥阴、少阴、太阳经。”

4.《本草乘雅半偈》：“入手太阴肺、足太阴脾经。”

【功用主治】 降火解毒，止血化瘀。主治肺痿劳热，吐血，衄血，喉痹，牙疳，口舌生疮，恶疮溃烂，烫火伤，跌打损伤。

1.《别录》：“疗鼻衄，汤火灼疮。”

2.《新修本草》：“主紧唇疮。”

3.《日华子》：“治传尸热劳，肺痿，心膈热，鼻洪吐血，羸瘦渴疾。”

4.《本草蒙筌》：“止肺痈吐血。”

5.《纲目》：“降火，消瘀血，治咽喉口齿生疮，疳䘌，诸窍出血，肌肤汗血。”

6.《本草正》：“降火清痰，消瘀血，止吐血衄血，退劳热，清肺痈肺痿，心膈烦热，烧研为末，大治诸湿溃烂，下疳恶疮，口齿疳蚀，虫䘌肿痛。生肌长肉，善解热毒。”

7.《玉楸药解》：“清心泄火，凉血止衄。”

【用法用量】 内服：研末，3～6 g。外用：研末吹、掺或调敷。

【宜忌】 《本草从新》：“阳虚无火，食不消，肠不实者忌之。”

【选方】 1. 治疗血汗鼻衄，五七日不住 人中白不拘多少，刮在新瓦上，用火逼干，研入麝香少许，温酒调服。(《经验方》)

2. 治走马牙疳 小便盆内白屑取下，入瓷瓶内，盐泥封固，煅红，研末，入麝香少许贴之。(《纲目》)

3. 治跌扑损伤闪挫，骨伤极重者 白秋霜研极细末。每服五分，好酒调下。(《积善堂经验方》)

4. 治偏正头痛 人中白、地龙(炒)等分。为末，羊胆汁和丸芥子大。以新汲水化一丸，注鼻中搐之。(《普济方》一滴金)

5. 治鼻中息肉 人中白，瓦焙为末。每服一钱，温汤下。(《朱氏集验方》)

【临床报道】 1. 治疗口疮 取人中白(刷净，新瓦煅透，研粉)100 g，白芷粉 100 g，冰片 15 g。上共研细末，过 120 目筛，调和均匀，制成口炎散。取少许放于口腔溃疡面上，每日 2～3 次。共观察 172 例，痊愈 162 例，无效 10 例，治愈率 94%。

2. 治疗婴幼儿胎毒 用煅人中白 100 g，制炉甘石 60 g，枯矾、青黛 20 g，研细末备用。使用时用麻油调成糊状(药油比例为 1∶2，避免过干不易附着或过湿流失)，外涂患处，每日 2 次。或视局部涂药后之干湿度而定，易干燥者则增加用药次数，原则上以保持局部湿润为度。共治疗 50 例，结果：痊愈 8 例，显效 29 例，有效 13 例。

【各家论述】 1.《纲目》：“人中白，降相火，消瘀血，盖咸能润下走血故也。今人病口舌诸疮，用之有效，降火之验也。”

2.《本草经疏》：“溺白垽，其味咸，气凉，无毒，能泻肝、肾、三焦、膀胱有余之火。《本经》疗鼻衄，及《大明》治劳热、肺痿、心膈热、吐血、羸瘦、渴疾者，以其能入诸经泻去火邪也。凉能除热，故又治汤火灼疮。今人以之治口舌生疮、疳䘌等症多效，是其除热降火之验也。”

0056 人中黄 rén zhōng huáng 《日华子》

【异名】 甘草黄《医林纂要》，甘中黄《现代实用中药》。

【基原】 为甘草末置竹筒内，于人粪坑中浸渍一定时间后的制成品。

【制法】 选取粗大青竹，按节锯断，使成一端不通之竹筒，刮去外层青皮。另将甘草粉装入竹筒内，杵实，至离筒口约 0.3 cm，取竹茹丝铺上，用木塞塞紧，再用松香熔化封口，吊放在粪坑中，浸 49 日取出(一般多于冬季浸入，至翌年春取出)，放在长流水中漂洗 49 日，捞起，再日晒夜露49 日，至无臭气。阴干后将竹筒劈开，取出人中黄，再经日晒夜露 7 日即得。

【药材】 人中黄 *Glycyrrhizae Praeparatus Pulvis* 产于全国各地。

性状 本品完整者呈圆柱形，外表及断面均呈暗黄色，较粗糙，可见甘草纤维纵横交错聚集，质紧密略坚硬，表面易剥落。有特殊气味。

【药性】 甘、咸，寒。归心、胃经。

1.《本草发挥》：“性凉。”

2.《本草汇言》:“味苦、微甘,气大寒,无毒。”

3.《本草备要》:“甘、寒,入胃。”

4.《本经逢原》:“甘、咸,寒。”

5.《玉楸药解》:“入手少阴心、足少阳胆经。”

【功用主治】 清热凉血,泻火解毒。主治温热疫毒发斑,痘疮,丹毒,恶疮,中诸毒。

1.《日华子》:“治天行热疾。”

2.《本草蒙筌》:“治疫毒。”

3.《本草经疏》:“解胃家热毒。”

4.《本草备要》:“泻热,清痰火,消食积,大解五脏实热。治天行热狂,痘疮血热,黑陷不起。”

5.《本经逢原》:“解天行狂热,温毒发斑。”

6.《医宗金鉴》:“主天行热疾,及解中诸毒,恶菌毒,恶疮。”

【用法用量】 内服:煎汤(布包),6~10 g;或入丸、散。

【宜忌】 《本草经疏》:“伤寒温疫非阳明实热者不宜用;痘疮非火热郁滞因而紫黑干陷倒靥者不宜用。”

【选方】 1. 辟瘟 人中黄不拘多少,饭为丸,绿豆大。下十五丸。(《松峰说疫》人中黄丸)

2. 治呕血吐痰,心烦骨蒸者 人中黄为末。每服三钱,茜根汁、竹沥、姜汁和匀服之。(《丹溪心法》)

3. 治丹毒 人中黄 6 g,金银花 4.5 g,丹皮 4.5 g,生山栀 6 g。水煎,每日 3 次分服。(《现代实用中药》)

4. 治中河豚菌毒及一切恶疮 人中黄、酒大黄各等分,为末。无灰酒服。须臾泻利,毒即随出,虽大渴,不可饮水。(《本经逢原》)

0057 人头七 rén tóu qī (《陕西中草药》)

【异名】 开口箭、人参果(《陕西中草药》),牛党参(云南)。

【基原】 为兰科角盘兰属植物角盘兰的带块茎全草。

【原植物】 角盘兰 *Herminium monorchis* (L.) R. Br. [*Ophrys monorchis* L.; *H. tanguticum* Rolfe]

多年生草本,高 5.5~35 cm。块茎球形,直径约 8 mm。茎直立,下部生 2 或 3 枚叶。叶狭椭圆状披针形或狭椭圆形,长 4~10 cm,宽 1~2.5 cm,先端近急尖,基部渐狭略抱茎。圆柱状总状花序,长达 15 cm,具多数花;花苞片条状披针形;花瓣近于菱形,向先端渐狭,或在中部多少 3 裂;唇瓣肉质增厚,与花瓣等长,基部凹陷,近中部 3 裂;退化雄蕊 2,显著;柱头 2 裂,叉开;子房无毛。蒴果长圆形。

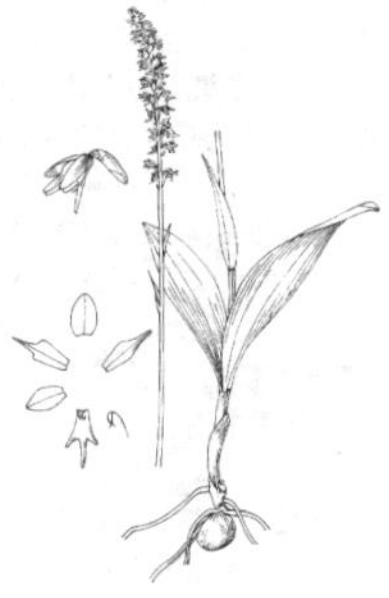
角盘兰

生于海拔 500~4 200 m 的山坡草地。分布于华北、东北及山东、河南、陕西、甘肃、青海等地。

【采收加工】 7~9 月采挖,晒干。

【药性】 《陕西中草药》:“味甘,性温。”

【功用主治】 补肾健脾,活血调经,解毒。主治头昏失眠,须发早白,不欲食,月经不调,毒蛇咬伤。

1.《陕西中草药》:“强心补肾,生津止渴,补脾健胃,调经活血。主治神经衰弱,失眠头昏,烦躁口渴,不思饮食,肾虚,须发早白,月经不调。”

2.《全国中草药汇编》:“滋阴补肾,养胃,调经。”

3.《秦岭巴山天然药物志》:“解毒,消肿止痛。治毒蛇咬伤。”

【用法用量】 内服:煎汤,9~12 g;或浸酒。外用:鲜品捣敷。

【选方】 治毒蛇咬伤 角盘兰全草配蛇见退共捣外敷。(《秦岭巴山天然药物志》)

0058 人血七 rén xuě qī (《陕西中草药》)

【异名】 野人血草、大人血七、大金盆(《陕西中草药》),野人血(《湖北中草药志》)。

【基原】 为罂粟科金罂粟属植物人血草的带根全草或根。

【原植物】 人血草 *Stylophorum lasiocarpum* (Oliv.) Fedde

多年生草本。茎高 30~50 cm,一般不分枝,含红色汁液,茎、叶柄及叶背均被褐色卷曲的柔毛。基生叶叶柄长为 7.5~10 cm;叶片大头羽状深裂至中脉,裂片 4~7 对,侧面的斜卵形,边缘粗齿状,顶生裂片最大,宽卵形,长 7.5~10 cm,宽 5~7.5 cm;茎上部生叶 2~3 片,近对生或近轮生,长达 20 cm。聚伞花序伞状,花 4~6 朵;苞片窄卵形;花梗长 5~15 cm;萼片 2;花瓣 4,黄色,倒卵形;雄蕊多数;子房有短毛。蒴果细圆柱形,有短柔毛。

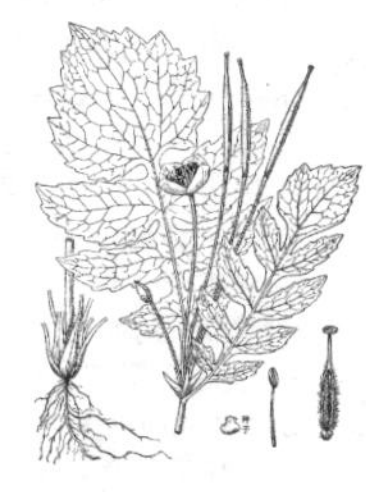
人血草

生于海拔 700~2 200 m 的高山林下阴处。分布于湖北、四川、陕西等地。

【采收加工】 7~9 月间采挖,晒干。

【成分】 全草含生物碱:有四氢黄连碱(tetrahydrocoptisine),血根碱(sanguinarine),白屈菜红碱(chelerythrine),黄连碱(coptisine),别隐品碱(allocrytopine),原阿片碱(protopine)等。

【药性】 苦、涩,平。归肝经。

1.《陕西中草药》:“味苦涩,性平。”

2.《湖北中草药志》:“苦,微寒。”

【功用主治】 活血散瘀,止痛止血。主治跌打损伤,外伤出血,月经不调,疮疖,咳血,吐血,鼻衄,尿血,便血,疮疖。

1.《陕西中草药》:“活血调经,行气散瘀,止血止痛。主治跌打损伤,外伤出血,劳伤,月经不调,疮疖。”

2.《湖北中草药志》:“用于咳血、吐血、鼻衄、尿血、便血、小便不通。”

【用法用量】 内服:煎汤,3~9 g;或浸酒。外用:研末撒;或捣烂敷。

【选方】 1. 治外伤出血 人血七、索骨丹、红三七各等量。共研细粉,撒敷创口。

2. 治疮疖 人血七、螺丝七各等量。共研细粉,用醋调敷患处。(1、2 方出自《陕西中草药》)

3. 治小便不通 人血草 15 g。水煎,日服 2 次,连服3日。(《湖北中草药志》)

0059 人乳汁 rén rǔ zhī (《别录》)

【异名】 奶汁(《纲目》)。

【基原】 为人科健康哺乳期妇女的乳汁。

【成分】 每 100 g 人乳汁含水分 88 g,蛋白质 1.5 g,脂肪 3.7 g,碳水化合物 6.4 g,灰分 0.3 g,钙 34 mg,磷 15 mg,铁 0.1 mg,维生素 A 250 μg,硫胺素(thiamine)0.01 mg,核黄素(riboflavin)0.04 mg,烟酸(nicotinic acid)0.1 mg,抗坏血酸 6 mg。人乳汁中还含以下少量成分:50 多种单分支或多分支脂肪酸,各种寡糖及溶菌酶。

【药性】 甘、咸,平。归心、肺、胃经。

1.《千金方》:“甘、平,无毒。”

2.《日华子》："冷。"
3.《纲目》："甘、咸，平，无毒。"
4.《雷公炮制药性解》："人心、肝、脾三经。"
5.《本草经疏》："入心、肾、脾。"
6.《本草汇言》："味甘、咸，气寒。可升可降，通行十二经。"
7.《本草新编》："入肺、胃、脾、肾。"

【功用主治】 滋阴养血，润燥止渴。主治虚劳羸瘦，精神衰乏，中风瘫痪，痨嗽，骨蒸盗汗，噎膈，消渴，血虚经闭，大便燥结，目赤昏暗。

1.《别录》："主补五脏，令人肥白悦泽。""疗目赤痛多泪。"
2.《日华子》："益气，治瘦悴，悦皮肤，润毛发；点眼止泪，并疗目赤，使之明润。"
3.《韩氏医通》："大能益心气，补脑，治消渴症，风火症。"
4.《本草通玄》："补真阴。"
5.《本草新编》："补精血，益元气，肌瘦皮黄，毛发焦槁者速觅；筋挛骨痿、肠胃秘涩者当求。健四肢，荣五脏，明眼目，悦容颜，安养神魂，滑利关格。"
6.《本草再新》："补心益智，润肺养阴，除烦止渴，清热利水，止虚劳咳嗽，治眼目昏红。"
7.《随息居饮食谱》："补血，充液，填精，化气生肌，安神益智，长筋骨，利机关，壮胃养脾，聪耳明目。"

【用法用量】 内服：新鲜乳趁热。外用：点眼。

【宜忌】 《本草经疏》："脏气虚寒，滑泄不禁，及胃弱不思食，脾虚不磨食，并不宜服。"

【选方】 1. 治虚损劳瘵　用无病妇人乳三酒杯，将瓷碟晒极热，置乳于中，次入麝香末少许，木香末二分，调匀服，后饮浓茶一酒盏，次日服接命丹。(《濒湖集简方》德生丹)

2. 治男妇气血衰败，痰火上升，左瘫右痪，中风不语，手足臂体疼痛，动履不便，饮食少进　人乳二酒盏(香甜白者佳)，以好梨汁一酒盏，炖滚热。每日五更后一服。能消痰，补虚，生血。(《摄生众妙方》接命丹)

3. 治肝热眼赤痛　人乳汁半合，古字钱十枚。上以乳汁于铜器中，磨钱令变色，煎稀稠成煎，瓷瓶收盛。每取少许点目眦头，日三五度。(《圣惠方》乳汁煎)

4. 治臁胫生疮　人乳、桐油等分，和匀。以鹅翎扫涂，神效。(《摘玄方》)

5. 治初生不尿　人乳四合，葱白一寸。煎滚，分作四服，即利。(《外台秘要》)

6. 治百虫入耳　人乳滴之即出。(《圣惠方》)

【各家论述】 1.《本草汇言》："人乳主充和脏腑，荣华腠理，灌溉百骸，润泽枯燥，人身转运之神液，益寿延年之圣药也。凡治元神不足，精神衰乏，咳嗽无痰，日晡潮热；或阴虚火动而骨蒸盗汗；或久患劳嗽而时有红痰；或面赤口燥而烦渴引饮；或肌瘦皮黄而毛发焦槁；或筋挛骨痿而四肢乏力；或血竭阴消而肠胃闭结；或三消渴燥而多食易饥；或目暗昏蒙而瞳仁干结，是皆元虚火胜之证，惟此濡润养荣之剂，统能治之。"

2.《本草经疏》："乳属阴，其性凉而滋润，血虚有热，燥渴枯涸者宜之。"

3.《玉楸药解》："乳汁，清肺除烦，滋肝润燥，暖服不热，冷饮则凉，润肺滋肝是其长耳，抑阴扶阳非所能也。至酥、酪之类，冷食寒饮，极损中气，阳亏土湿，切当远之。"

4.《随息居饮食谱》："乳汁，气血所化，初生借以长成强壮，小儿周岁即宜断乳，必以谷食，始可培植后天。故大人饮乳，仅能得其滋阴养血，助液濡枯，补胃充饥而已。设脾弱气虚，膏粱湿盛者饮之，反有滑泻、酿痰、减餐、痞闷之虞。"

0060 人参子 rén shēn zǐ (《纲目拾遗》)

【基原】 为五加科人参属植物人参的果实。

【原植物】 参见"人参"条。

【采收加工】 8～9月果熟时采摘，晒干。

【成分】 果实含人参皂苷(ginsenoside) Rb_1、Rb_2、Rc、Rd、Re、Rg_1、Rg_2、Rh_1、Rh_2，20(*R*)-人参皂苷 Rg_2；氨基酸：天冬氨酸、苏氨酸、谷氨酸、丝氨酸、甘氨酸、丙氨酸等17种，烟酸PP，维生素C，钾、钠、铁、锌、锰、镁、铜、硒等无机元素；挥发油：檀香萜醇(santalol)，1，2，3，3a，4，5，6，7-八氢-1，4-二甲基-7-(1-甲基乙烯基)-〔1*R*(1α，3aβ，4α，7β)〕-薁{1，2，3，3a，4，5，6，7-octahydro-1，4-dimethyl-7-(1-methyl ethenyl)-〔1*R*(1α，3aβ，4α，7β)〕-azulene}等29个成分；又含杂多糖F。

种子中含细胞激肽素(cytokinin)，主要由二氢玉蜀黍嘌呤(dihydrozeatin)，二氢玉蜀黍嘌呤核苷(dihydrozeatin riboside)，反式玉蜀黍嘌呤，玉蜀黍嘌呤核苷，顺式玉蜀黍嘌呤(*cis*-zeatin)，顺玉蜀黍嘌呤核苷，8-异戊烯基腺嘌呤(isopentenyladenine)和8-异戊烯基腺苷组成。

【药理】 1. 对心血管系统的影响　人参果皂苷对失血性休克犬心、肝、肺组织有保护作用，可减少失血性休克犬组织中的过氧化脂质(LPO)含量；降低血清乳酸脱氢酶活性，改善微循环。人参果皂苷对失血性休克犬的保护作用，还表现在静脉注射人参果皂苷可使犬心肌中磷酸肌酸激酶(CK)、乳酸脱氢酶(LDH)、琥珀酸脱氢酶(SDH)和细胞色素氧化酶(CCO)的含量均明显高于对照组。电镜检查可见，对照组动物心肌细胞的肌膜、核膜和线粒体均有不同程度的损伤，人参果皂苷组动物心肌细胞基本正常。体外实验证明：人参果皂苷能促进乳鼠培养心肌细胞DNA合成，对缺糖、缺氧培养的缺氧性损伤心肌细胞具有保护作用。采用健康杂种犬静脉输注维拉帕米(异搏定)造成急性心力衰竭动物模型，静脉给予不同剂量的人参子注射液，发现可明显降低心脏前负荷，改善心脏的收缩功能，增加心输出量。

2. 对血脂的影响　人参果皂苷能显著降低老年大鼠心肌和脑组织脂褐质及血清过氧化脂质(LPO)含量，可升高高密度脂蛋白胆固醇(HDL-C)及其亚组分的含量，增加高密度脂蛋白胆固醇/血清总胆固醇的比值。上述作用均有助于防止动脉粥样硬化的发生。

3. 对神经-垂体-肾上腺皮质系统的影响　人参果皂苷具有强壮作用，可兴奋垂体-肾上腺皮质功能，而且可使处于衰竭下的肾上腺皮质功能受到保护。大鼠腹腔注射人参果皂苷30 mg/kg，可使肾上腺内维生素C的含量降低。实验证明，腹腔注射人参果皂苷60 mg/kg，可明显延长小鼠缺氧存活时间和游泳持续时间，具有显著的抗缺氧、抗疲劳作用。

4. 其他作用　人参果皂苷100 mg/kg口服或60 mg/kg肌内注射，对大鼠的幽门结扎性、5-羟色胺(5-HT)性、内毒素性实验性胃溃疡有抑制作用。

【功用主治】 补气延年。主治气虚乏力，头昏失眠，胸闷气短。

《纲目拾遗》："发痘行浆。凡痘不能起发分标行浆者，药内加参子，后日无痒塌之患。"

【用法用量】 内服：煎汤，3～10 g；或提取其中皂苷制成片剂服。

【临床报道】 1. 延缓衰老　将434例50～70岁无急性疾病的中老年人随机分为治疗组与双盲对照组。治疗组327例口服人参果皂苷片(每片25 mg)，每日150 mg，分3次服，2个月为1个疗程。对照组服安慰剂，外观与剂量同治疗组。观察项目有：常见老化症状(头昏、易疲劳、胸闷、睡眠不良、食欲不振)，智力测定(瞬时记忆、记忆广度、复杂动作反应时间)，平衡调节功能(单腿直立闭目试验)，以及血压、心率、心电图、常规化验、血糖、血脂、睾酮、雌二醇、皮质醇、环磷腺苷等。结果：总疗效治疗组为84.22%，对照组为25.24%，两组间差异非常显著($P<0.01$)。

2. 治疗慢性再生障碍性贫血　人参果皂苷片(每片25 mg)，每日150 mg,分3次口服。观察57例,半数患者同时应用雄激素,贫血严重者多次少量输新鲜血。结果:外周血中血红蛋白和白细胞数均较给药前显著提高($P<0.05$);头晕、乏力、食欲不振、出血等症状均有不同程度的改善。随访有9例恢复轻体力劳动(占19.1%),14例血象及临床症状有明显改善(占29.8%),有效率为48.9%;20例临床症状有改善,血象无改善,4例死亡。个别病例有胃肠道反应。

0061 人参叶 rén shēn yè 《增订伪药条辨》

【异名】 人参苗(《卫生易简方》),参叶(《本草从新》)。

【基原】 为五加科人参属植物人参带茎的叶。

【原植物】 参见“人参”条。

【采收加工】 8～9月收集茎叶,晒干。

【药材】 人参叶 *Ginseng Folium*　主产于吉林、辽宁、黑龙江;河北、山西及北京等地有引种。

性状　本品常扎成小把,呈束状或扇形,长12～35 cm。掌状复叶带有长柄,暗绿色,3～6枚轮生。小叶通常5枚,偶有7或9枚,呈卵形或倒卵形,基部的小叶长2～8 cm,宽1～4 cm;上部的小叶大小相近,长4～16 cm,宽2～7 cm,基部楔形,先端渐尖,边缘具细锯齿或刚毛,上表面叶脉生刚毛,下表面叶脉隆起。纸质,易碎。气清香,味微苦而甘。

鉴别　(1) 粉末特征:棕绿色。① 叶上表皮细胞形状不规则,略呈长方形,长35～92 μm,宽32～60 μm,垂周壁波状弯曲,有的略呈连珠状增厚,表面具放射状角质纹理。② 叶下表皮细胞较小,气孔不定式,保卫细胞长31～35 μm。叶肉无栅栏组织,多由4层类圆形薄壁细胞组成,直径18～29 μm,含叶绿体或草酸钙簇晶,草酸钙簇晶直径12～40 μm,棱角尖锐。

(2) 参见“人参”条。

品质标志　《中华人民共和国药典》2010年版规定:本品含人参皂苷Rg_1($C_{42}H_{72}O_{14}$)和人参皂苷Re($C_{48}H_{82}O_{18}$)的总量不得少于2.25%。

【成分】 人参茎叶含三萜类及其皂苷成分:人参皂苷(ginsenoside)Rb_1、Rb_2、Rc、Rd、Re、Rf、Rg_1、Rg_2、Rg_3、Rg_4、Rg_6、Rg_7、Rh_1、Rh_2、Rh_3、Rh_5、Rh_6、Rh_7、Rh_8、Rh_9、Rg_6、Rg_7、F_1、F_2、F_3、F_4、La, 20(*R*)人参皂苷〔20(*R*)-ginsenoside〕Rg_2、Rh_2, 20(*S*)人参皂苷Rh_2〔20(*S*)-ginsenoside-Rh_2〕, 20-葡萄糖人参皂苷Rf(20-glucoginsenoside-Rf), 20(*R*)原人参二醇〔20(*R*)protopanaxadiol〕, 20(*R*)原人参三醇〔20(*R*)protopanaxatriol〕, 20(*R*)-达玛烷-3*β*, 6*α*, 12*β*, 20, 25-五醇〔20(*R*)-dammar-3*β*, 6*α*, 12*β*, 20, 25-pentol〕及其苷,珠子参苷(majoroside)F_2。

黄酮类成分:山柰酚(kaempferol),三叶豆苷(trifolin),人参黄酮苷(panasenoside)即是山柰酚-3-*O*-葡萄糖基(1→2)半乳糖苷〔kaempferol-3-*O*-glucosyl(1→2)galactoside〕。

脂肪酸及其酯:9, 12, 15-二十二碳三烯醇(9, 12, 15-docosatrienol),棕榈酸(palmitic acid), 7, 10, 12-十六碳三烯酸甲酯(methyl-7, 10, 12-hexadecatrienoate), 11, 14, 17-二十碳三烯酸甲酯(methyl 11, 14, 17-eicosatrienoate),亚麻酸甲酯(methyl linolenate), 3, 7, 11, 15-四甲基-2-十六烯-1-醇(3, 7, 11, 15-tetramethyl-2-hexadecen-1-ol),甘油(glycerol),乙酸-2, 2-二甲基苯酯(2, 2-dimethyl phenyl acetate),亚油酸甲酯(methyl oleate)等。

挥发油中含倍半萜烯类:(*Z*)-*β*-金合欢烯〔(*Z*)-*β*-farnesene〕, *β*-芹子烯(*β*-selinene),异长叶烯(isolongifolene), *β*-檀香萜烯(*β*-santalene),别香橙烯(alloaromadendrene);还含十六碳烯酸(hexadecenoic acid), 1, 7, 7-三甲基-双环(2.2.1)-2, 3-已二酮〔1, 7, 7-trimethyl-bicyclo(2.2.1)-2, 3-hexanedione〕, (2*E*, 4*E*)-癸二烯醛〔(2*E*, 4*E*)-decadienal〕, *D*4(8)-对盖烯-3-酮〔*D*4(8)-*p*-menthene-3-one〕, 2, 6-二叔丁基-4-甲基苯酚(2, 6-di-tert-butyl-4-methylphenol), 2-甲基十六酸甲酯(2-methylmethahexadecanoate)。

又含氨基酸:天冬氨酸,苏氨酸等16种;多糖:含多糖S-1,叶含多糖PG-Ⅰ、PG-Ⅱ、PG-Ⅲ, RG-Ⅱ;多糖GL-RⅠ, GL-RⅡ and GL-RⅢ, GL-4;杂多糖PN,中性杂多糖GL-Nia、GL-Nib,酸性糖GL-A1a、GL-A1b,叶还含硫代巴比土酸(thiobarbituric acid)(TBA)。

【药理】 1. 对中枢神经系统的作用　(1) 对学习记忆的影响　人参茎叶皂苷50 mg/kg,腹腔注射,连续给药6日,可提高小鼠在单向穿梭迷宫中条件回避反应出现率,缩短反应运动时,改善电休克所致的记忆障碍作用。

(2) 对脑内物质的影响　人参茎叶皂苷能显著增加小鼠脑内RNA的含量和全脑去甲肾上腺素的含量。

2. 对免疫功能的影响　每日1次连续3日给老龄大鼠腹腔注射人参叶总皂苷12.5 mg/kg、25 mg/kg或50 mg/kg,可使降低的中性粒细胞和淋巴细胞的功能得到恢复。人参茎叶总皂苷给自发性高血压大鼠灌胃150 mg/kg,连续7日,用药后第三日腹腔注射羊红细胞,可使空斑形成能力提高,人参茎叶皂苷对自发性高血压大鼠的免疫功能促进作用,对于治疗原发性免疫缺陷有一定意义。人参茎叶皂苷200 mg/kg可促进小鼠血清中IgG、IgA、IgM的生成而其50 mg/kg、100 mg/kg对促进IgG的生成更为显著。

3. 对心血管系统的作用　(1) 对心脏的影响　1%人参茎叶黄酮0.2 ml可明显增加离体豚鼠冠脉流量。人参茎叶皂苷10 mg/kg、20 mg/kg、40 mg/kg,人参茎叶二醇组皂苷和三醇组皂苷5 mg/kg、10 mg/kg、20 mg/kg能显著抑制犬心肌细胞Na^+, K^+-ATP酶的活性。

(2) 降压作用　麻醉猫或犬静注人参茎叶皂苷50 mg/kg或人参茎叶黄酮20 mg/kg有显著的降压作用。

4. 对耐缺氧能力的作用　人参茎叶黄酮100～200 mg/kg,腹腔注射可提高小鼠常压、低压耐缺氧能力,对常压并用异丙肾上腺素小鼠缺氧有保护作用。

5. 对血液流变学及红细胞膜流动性的影响　人参茎叶的人参二醇皂苷抑制花生四烯酸、ADP、胶原和凝血酶诱导的血小板聚集,并减少血小板血栓烷B_2(TXB_2)的产生和释放,增加血小板中cAMP含量。茎叶皂苷60 mg/kg灌胃,可明显抑制血瘀大鼠的血栓形成,降低其血细胞比容,增加血瘀动物红细胞膜流动性。人参茎叶皂苷100 mg/kg灌胃,连续8星期,对高脂血症造型的家兔引起血小板膜功能和膜组分损伤有保护作用。使膜流动性显著增大,胆固醇/磷脂(ch/pl)比值显著下降。Rb_1和Rg_1, 25 mg/kg能显著增高动脉壁前列环素(PGI_2)含量及血浆PGI_2/TXA_2比值。

6. 对垂体-肾上腺皮质系统的影响　人参茎叶乙醇提取物10 g/kg给大鼠灌胃,能明显降低肾上腺内维生素C的含量,但不能使去垂体动物的肾上腺内维生素C含量降低。人参茎叶有效成分可能是通过刺激下丘脑或垂体前叶而使ACTH释放增加。

7. 对物质代谢的影响　(1) 对脂质代谢的影响　人参茎叶皂苷Re(60 mg/kg),每日1次,对于醋酸泼尼松所致雄性兔的血清总脂、总胆固醇、三酰甘油的升高和皮质醇的下降具有显著的抑制作用。人参茎叶皂苷使家兔血清脂质含量降低,总胆固醇与高密度脂蛋白胆固醇的比值降低,高剂量能升高高密度脂蛋白的含量,降低动物壁脂质含量及心、肝组织内总胆固醇水平。

(2) 对蛋白质代谢的影响　人参茎叶皂苷对未成年小鼠、大鼠和猪均能促进其生长,在使动物体重增加的同时,可明显增加肝和肌肉组织中蛋白质和DNA的含量。采用氚标记的亮氨酸、胸腺嘧啶核苷和尿嘧啶核苷,观察人参茎叶皂苷对标记前体掺入骨髓细胞、肝组织细胞、肾组织细胞中的DNA、RNA、蛋白质的影响,同时观察氚标记的亮氨酸掺入血清蛋白的影响,结果表明人参茎叶皂苷对核酸和蛋白质的合成有促进作用。

(3) 对水盐代谢的影响　注射垂体后叶素可使人参茎叶皂苷的醋酸去氧皮质酮样作用增强，一系列实验说明，人参茎叶皂苷对水盐代谢的影响，可能是其刺激盐皮质激素释放的结果。

8. 抗肿瘤作用　人参茎叶皂苷对小鼠肉瘤 S_{180} 和小鼠艾氏腹水瘤均有抑制作用。人参叶二醇组皂苷作用于培养的小鼠网织细胞肉瘤 ARS 细胞，24 小时后，可诱导瘤细胞一定程度的表型逆转，并伴有瘤细胞再接种后体内生长的抑制，初步表明二醇组皂苷在体外具有一定的抗肿瘤作用。人参茎叶皂苷与化疗药物环磷酰胺配合应用时，能增强后者的抗肿瘤作用。

9. 延缓衰老作用　人参茎叶皂苷能使家蚕食量减少，体重增加缓慢，使家蚕幼虫的生长期明显延长。人参茎叶皂苷能延长人胚肺二倍体细胞的传代寿命，促进细胞生长增殖，增强肝三磷酸腺苷酶(ATP 酶)及降低碱性磷酸酶(ALP 酶)活性，促进 DNA 合成，提高巨噬细胞吞噬功能。能显著地抑制小鼠脑、肝组织中的脂质过氧化，提高红细胞中超氧化物歧化酶含量和过氧化氢酶活性，并对大鼠大脑皮质和肝脏中脂褐素生成有显著的抑制作用。电镜下观察，服用人参茎叶总皂苷 3 个月，可见老年组大鼠心肌细胞中脂褐素出现概率较对照组少，核边缘较为整齐。

10. 对机体抗应激能力的影响　人参茎叶对高温、低温和微波辐射的应激条件下的机体具有保护作用。人参茎叶皂苷灌胃给药，连续 3 日，对烫伤性应激小鼠有良好的保护作用，使小鼠死亡率明显降低。

毒性　人参茎叶皂苷小鼠静注的 LD_{50} 为 1 025.81 mg/kg。

【药性】 苦、微甘，寒。归肺、胃经。

1.《本草从新》："大苦，大寒。"

2.《纲目拾遗》："气清香，味苦、微甘。"

3.《本草再新》："无毒，入肺、胃二经。"

【功用主治】 清热解暑，生津止渴。主治暑热口渴，热病伤津，胃阴不足，消渴，肺燥干咳，虚火牙痛。

1.《药性切用》："泻热生津。"

2.《药性考》："清肺生津止渴。"

3.《纲目拾遗》："补中带表，大能生胃津，祛暑气，降虚火，利四肢头目。浸汁沐发，能令光黑而不落。醉后食之，解酲第一。"

4.《唐山中草药》："治肺热音哑。"

【用法用量】 内服：煎汤，3～10 g。

【宜忌】 脾胃虚寒者慎服。

1.《本草从新》："损气败血，其性与人参相反。"

2.《药性切用》："苦寒不甚益人，虚甚者忌之。"

【选方】 治蜂蝎螫人　人参苗，细嚼搓擦之。(《卫生易简方》)

【临床报道】 1. 治疗冠心病，高脂血症，糖尿病　口服人参皂苷糖衣片(以人参地上部分制成)，每片含人参皂苷 20 mg，第一个星期每日 3 次，每次 2 片，以后改为每次 3 片，连服 10～12 星期。观察冠心病 80 例，结果：胸闷、心绞痛、食欲差、睡眠差、体力差等症状平均好转率为 66.1%；其中胸闷好转率为 61.42%，心绞痛好转率为 74.23%；心电图好转率为 42.5%。观察高脂血症 80 例，结果胆固醇下降 0.78 mmol/L(30 mg%) 以上的 59 例，占 79.45%，β-脂蛋白下降 0.78 mmol/L(30 mg%) 以上的 66 例，占 82.5%。观察糖尿病患者 93 例，血糖下降 1.08 mmol/L (30 mg%) 以上者 72 例，占 77.42%。

2. 治疗慢性乙型肝炎　用肝复康(每片 27.5 mg，含人参茎叶皂苷与柴胡皂苷 10∶1)口服，每日 3～6 片，1 个月为 1 个疗程，连续 2～3 个疗程。共观察 360 例，除服少量维生素类药物外，停用其他保肝药，结果：临床控制 66 例，显效 87 例，有效 166 例，无效 41 例，总有效率为 88.6%。降酶(氨基转移酶)率为 96.9%，复常率为 77.9%；HBsAg 的阴转下降率为 44.7%。

3. 治疗疖肿　秋季采挖人参时，采集其茎叶及杂根，洗净，水煎 1～2 次，去渣，合并滤液，文火煎为膏，装入广口瓶，高压灭菌。用时将浸膏涂于消毒好的厚纸上，贴敷患处，隔日换药 1 次。共观察颈、背、面部疖或疖病等 60 例，结果：经 2～3 次贴敷治愈者 48 例，4 次治愈者 5 例，症状减轻者 5 例，无效 2 例。

【各家论述】《纲目拾遗》："辽参之叶也，以其气味清香而微甘，善于生津，又不耗气，代茶叶入汤用，不计入药用也。近因辽参日贵，医辄以代之，凡症需参而无力者，辄市叶以代。然百草本性，大率补者多在根，叶则枝节之余气，不可以言补也。参叶虽禀参之余气，究其力止能行皮毛四肢，性带表散，与参力远甚。惟可施于生津润燥、益肺和肝之用。今一概用作培补元气，起废救危，何不察之甚耶！"

0062 人参花 rén shēn huā (《中药志》)

【基原】 为五加科人参属植物人参的花序。

【原植物】 参见"人参"条。

【采收加工】 6～7 月采摘花序，烘干。

【成分】 人参花蕾含皂苷：人参皂苷(ginsenoside) Ro、Rb_1、Rb_2、Rb_3、Rc、Rd、Re、Rf、Rg_1、Rg_2、Rh_1、Rh_2、F_3，人参皂苷 M_7 cd Ⅰ、Ⅱ、Ⅲ，20(*R*)-人参皂苷-Rh_2，20-葡萄糖人参皂苷 Rf (20-gluco-ginsenoside-Rf)，绞股蓝苷(gypenoside) ⅩⅦ 和三七皂苷(notoginsenoside)-E。挥发油：顺式-β-金合欢烯(β-farnesene)，α 和 β-香橙烯(aromadendrene)，α 和 β-檀香萜烯(santalene)，β-榄香烯(β-elemene)，β-古芸烯(β-gurjunene)，棕榈酸(palmiticacid)，氨基甲酸苯酯(phenylcarbamate)，2-甲基-6-乙基辛烷(2-methyl-6-ethyloctane)，2,5,6-三甲基辛烷(2,5,6-trimethyloctane)，2,2,3-三甲基己烷(2,2,3-trimethylhexane)，喇叭茶烯(ledene)等 25 种成分；其中倍半萜成分的含量占 46%，3-甲基十四烷(3-methyltetradecane)，正十五烷(*n*-pentadecane)，2-十七烷酮(2-heptadecanone)，棕榈酸，棕榈酸甲酯(methylpalmitate)。又含天冬氨酸，苏氨酸，丝氨酸，谷氨酸等 16 种游离氨基酸，此外 2 个酸性多肽，含钾、钠、钙、镁、铝、铜、锌、锰、铁、铅、镉、钴、镍等无机元素。

【药理】 1. 对心血管系统的影响　人参花蕾苷具有明显的抗休克作用，可减少失血性休克犬乳酸脱氢酶(LDH)活性，改善微循环因缺血所致的缺氧环境；还可降低失血性休克犬心、肝、肺组织中过氧化脂质(LPO)的含量。给小鼠灌服人参花皂苷，剂量分别为 12.5 mg/kg、25 mg/kg 和 50 mg/kg，连续 10 日，测得 3 个剂量组小鼠心肌的 cAMP 含量均较生理盐水组小鼠心肌 cAMP 含量有显著提高并且随剂量增加作用增强，人参花皂苷也使小鼠心肌 cGMP 含量增加，除了 12.5 mg/kg 剂量组外，其余各组差异显著。3 个剂量组的 cAMP/cGMP 比值也随用药剂量增加而提高。

2. 抗溃疡作用　人参花皂苷 60 mg/kg 肌内注射对幽门结扎和利舍平、阿司匹林所致的实验性胃溃疡动物模型均有抑制作用，并能明显抑制大鼠胃液分泌量、降低胃酸酸度及蛋白酶的活性。对组胺和乙酰胆碱引起的大鼠和豚鼠离体肠痉挛性收缩，也有部分对抗作用。

3. 抗肿瘤作用　人参花皂苷体外试验可提高小鼠脾脏天然杀伤细胞(NKC)活性，并可在刀豆球蛋白-A(Con-A)存在情况下诱生 γ-干扰素(γ-IFN)和白介素-2(IL-2)；在体内试验中可提高正常小鼠的 NKC 活性，并可使种植肿瘤小鼠的 NKC 活性、产生 γ-IFN 和 IL-2 的能力得到增强。呈现人参花皂苷对 NKC-IFN-IL-2 调节网的正调节作用，表明人参花皂苷可能通过诱生 IFN 而发挥抑瘤作用，通过促进 NKC 活性而更有效地杀伤肿瘤细胞。人参花二醇苷与小鼠腹水型网状细胞肉瘤(ARS)细胞共同培养后，抑制其 DNA 合成和核分裂，并呈现一定程度的逆转。

4. 延缓衰老作用　人参花糖液饲喂蜜蜂，可见体质明显强壮，工作时间长，效率高，采蜜量明显增加。并且，蜂群死亡率低，比对照组可延长寿命 10～15 日。腹腔注射人参花皂苷 60 mg/kg，能显著延长缺氧小鼠生存时间和小鼠游泳时间，具有明显的抗缺氧和抗疲劳作用。

5. 其他作用　人参花皂苷还可使大鼠尿量明显减少，呈现显著的抗利尿作用。

【功用主治】 补气延年。主治头昏乏力，胸闷气短。

《中药志》："用红糖制后，泡茶饮，有兴奋作用。"

【用法用量】 内服：泡茶，3～6 g。

0063 人参芦 rén shēn lú（《本草蒙筌》）

【异名】 参芦、竹节参(《本经逢原》)。

【基原】 为五加科人参属植物人参的根茎。

【原植物】 参见"人参"条。

【采收加工】 9 月中、下旬收获参根时，收集参芦，加工成红参芦、糖参芦。

【药材】 人参芦 *Ginseng Rhizoma*　主产于吉林、辽宁、黑龙江；河北、山西及北京等地有引种。

性状　根茎圆柱形，长 2～5.5 cm，直径 0.5～1 cm。表面黄棕色，有不规则纵皱纹及横纹，具碗状茎痕(芦碗)4～6 个，交互排列，顶端茎痕常可见冬芽。质脆，易折断，断面不平坦，皮部疏松。气香，味微甜而后苦。

鉴别　参见"人参"条。

【成分】 含人参皂苷(ginsenoside) Ro、Rb_1、Rb_2、Rc、Rd、Re、Rg_1、Rg_2、Rg_3，20(R)人参皂苷-Rh_1〔20(R)-ginsenoside-Rh_1〕。还含挥发油：α 和 β-香橙烯(aromadendrene)，α 和 β-榄香烯(elemene)，β-丁香烯(β-caryophyllene)，β-古芸烯(β-gurjunene)，麦芽醇(maltol)，佛术烯(eremophilene)，2，5-吡咯烷二酮(pyrrolidine-2，5-dione)，苯甲醇(benzyl alcohol)，棕榈酸(palmitic acid)，正十六烷(n-hexadecane)，正十七烷(n-heptadecane)，十四碳酸(tetradecanoic acid)，2，5，10，14-四甲基十六烷(2，5，10，14-tetramethylhexadecane)等 24 种成分。又含酸性肽Ⅰ和Ⅱ以及天冬氨酸，苏氨酸，谷氨酸，丝氨酸等 16 种氨基酸。另含铁、铝、钙、钡、铜、锰、磷、锶、钛、锆、镉、铬、镍等无机元素。

【药理】 1. 镇静和抗惊厥作用　参芦醇提取物 3 g/kg 给小鼠皮下注射能明显减少自主活动，腹腔注射 5 g/kg 能延长小鼠的戊巴比妥钠睡眠时间和士的宁、戊四氮所致的小鼠惊厥潜伏期，减少惊厥发生率，具有拮抗多种中枢兴奋药的作用。

2. 抗休克作用　犬放血前 30 分钟静脉注射人参芦头皂苷 25 mg/kg，能使犬心肌、肝内钙含量下降，超氧化物歧化酶(SOD)含量上升，有明显的抗休克作用。

3. 对免疫功能的影响　给小鼠每日灌服人参芦总皂苷 200 mg/kg，自免疫刺激前 1 日起连用 7 日，然后腹腔注射鸡红细胞 0.2 ml/只，免疫 6 日，结果显示，人参芦总皂苷可使溶血素原来较低者升高，原来较高者下降，呈现双向调节作用，而这种调节作用可能与它对脾组织中环核苷酸含量的影响密切相关。

4. 抗心律失常作用　人参芦皂苷 Ro、Rb_1、Rb_2、Rc、Rd、Rg_1、Rg_2、Rg_3 具有较强的抗氯化钡诱发的大鼠心律失常作用，纠正心动过速，并使其恢复到正常水平。

5. 延缓衰老作用　中老年人口服人参芦皂苷糖衣片能增强记忆力，升高白细胞，改善免疫功能，对垂体-性腺轴功能及肾上腺皮质功能均有提高作用。能调节机体代谢和改善生理功能，减轻老化症状。人参芦总皂苷抑制脂质过氧化作用与维生素 E 相近，并优于维生素 E。

6. 其他　给兔、猫、犬、猴及鸽子等实验动物灌服人参芦后均未出现呕吐现象。人参芦总皂苷具有较强的溶血作用，不能供静脉注射使用。选用全参为原料时也应以去芦为宜。

【药性】 甘、微苦，温。归胃、脾、肺经。

1.《本草蒙筌》："甘。"

2.《纲目》："苦，温。无毒。"

3. 张秉成《本草便读》："性升，味苦，性寒。"

【功用主治】 升阳举陷。主治脾虚气陷的久泻，脱肛。

1.《儒门事亲》："吐药有参芦头。"

2.《丹溪心法》："人参芦煎汤吐虚病。"

3.《纲目》："吐虚劳痰饮。"

4.《本经逢原》："盐哮，用参芦涌吐最妙。治泻痢脓血，崩带精滑。"

5.《药材资料汇编》："煅灰存性，治脱肛。"

【用法用量】 内服：煎汤，3～10 g；或入丸、散。

【宜忌】 实证、热证禁服。

1.《本草通玄》："能耗气。"

2.《本经逢原》："气虚火炎，喘呕嗽血，误用转剧。"

3.《唐山中草药》："凡病有实邪及阴虚火旺者均忌服。反藜芦，畏五灵脂。"

【选方】 治虚人咳逆吐痰　人参芦三钱，水一盏，煎五七服。温饮已探吐。(《古今医统》人参芦汤)

【临床报道】 1. 治疗冠心病　治疗组口服人参芦皂苷糖衣片(每片含人参皂苷 50 mg)，每日 3 次，每次 1 片；对照组口服外形及颜色与人参芦皂苷糖衣片完全相同的淀粉糖衣片(每片 0.3 g)，每日 3 次，每次 1 片。两组疗程均为 2 个月。结果：心绞痛，治疗组 92 例，显效 15 例，有效 26 例，无效 51 例；对照组 30 例，有效 2 例，无效 28 例。心律失常，治疗组 114 例，显效 34 例，有效 36 例，无效 44 例，总有效率61.4%；对照组 16 例，有效 2 例，无效 14 例。两组对比差异显著($P<0.01$)。心电图，治疗组 294 例，好转 110 例(37.4%)，无变化者 166 例(56.5%)，恶化者 18 例(6.1%)；对照组 47 例，好转 2 例(6.3%)。以上各项两组对比差异均非常显著($P<0.01$)。治疗组中 33 例血小板聚集试验，属高聚集者 17 例，药后均转正常；对照组 20 例药后高聚集无变化。

2. 延缓衰老　治疗组 358 例口服人参芦皂苷糖衣片(每片含人参芦皂苷 50 mg)，每日 3 次，每次 1 片；对照组 123 例，口服外形及颜色与治疗组完全相同的淀粉糖衣片(每片含淀粉 0.3 g)，每日 3 次，每次 1 片。疗程均为 2 个月。结果：治疗组药后常见疲劳、头晕、胸闷、气短、失眠、多梦、纳少、畏寒、夜尿等老化症状的发病率及症状积分均显著下降，自身对比有显著差异($P<0.01$)，与对照组比较差异亦显著($P<0.01$)；而对照组药后无明显变化($P>0.05$)。治疗组服药前后比较，近事记忆力显著提高($P<0.01$)，与对照组比较差异显著($P<0.01$)；而对照组无明显改善($P>0.05$)。另白细胞计数、高密度脂蛋白、免疫功能、淋巴细胞绝对值等均显著改善，且优于对照组。

3. 治疗脱肛　每日用人参芦 1 个，研末，开水送服，10 日为 1 个疗程，连服 2 个疗程。共治疗 50 例直肠脱垂，全部治愈。对因中气下陷者效果较好，有增强盆腔肌肉张力和对直肠支持作用，对Ⅰ期者效佳，对儿童更佳，而Ⅲ期者效差。

4. 人参芦补虚不催吐验证　每日取参芦 5～10 g，泡水当茶饮，最后将参芦一起吃掉；或将参芦研为细末，装胶囊口服，每日 5～6 g；或参芦 5～10 g，加水 5～100 ml 置锅上蒸，亦可水煎后将药液与芦头一次服完；或以糖芦嚼服，每日 2～3 次，每次 10～12 g。共投药 3 536 人次，每剂用参芦 6～24 g 不等，短者 3～4 剂，长者达 2 月之久。经随访3 000 例，结果无 1 例引起呕吐，而且部分收到了类似人参的补益与治疗效果。

【各家论述】《本草正义》："参芦是参之蒂，部位在上，力能上行。古人以为虚人涌吐膈上痰饮之用，张石顽亦谓其性升，而于补中寓泻，屡有效验，又谓能治泻痢脓血，崩带精滑等证，惟气虚火炎，喘呕嗽血者忌之，则上逆之病恶其升腾耳。凡泄泻日久，阳气下陷，参芦加入应用药中，颇有功效；若滞下脓血而湿热未清，则不可升也。”

0064 人面子 rén miàn zǐ（《南方草木状》）

【异名】 人面果（《广西本草选编》），银莲果（云南）。

【基原】 为漆树科人面子属植物人面子的果实。

【原植物】 人面子 *Dracontomelon duperreanum* Pierre［*D. dao* auct. non (Blanco) Merr. et Rolfe; *D. sinense* Stapf.］ 又名：人面树（《中国树木分类学》），银盖（《广州植物志》）。

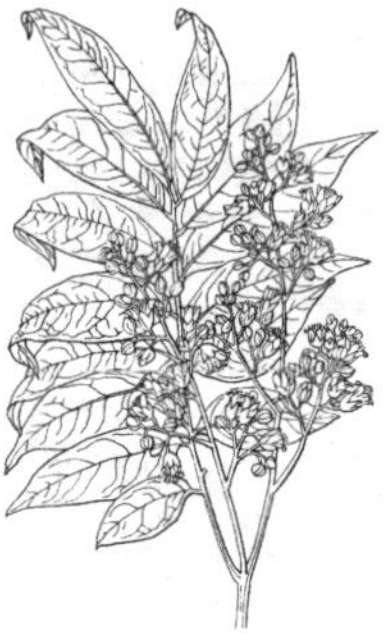

人 面 子

常绿大乔木，高达 20 m 以上。幼枝具条纹和白色小皮孔，被灰色绒毛。叶互生，奇数羽状复叶，长 30～45 cm，有小叶 11～15；小叶片长圆形，自下而上逐渐增大，长 5～14.5 cm，宽 2.5～4.5 cm，先端长尖，基部常偏斜，全缘，两面沿中脉疏被微柔毛，叶背脉腋具灰白色髯毛。花小，两性，圆锥花序顶生或腋生，长10～23 cm，疏被灰色微柔毛；花白色；萼 5 裂，阔卵形；花瓣 5，比萼片长，披针形；花丝线形，无毛，花药长圆形；花盘杯状，无毛，边缘浅波状；雄蕊 10，着生于花盘基部；子房上位，5 室，花柱 5，上部合生，下部分离。核果扁球形，长约 2.5 cm，黄色，种子 3～4 颗。花期春、夏季。

生于海拔 120～350 m 林中。分布于广东、广西、海南、云南等地。

本植物的叶（人面子叶）、根皮（人面子根皮）亦供药用，另设专条。

【栽培】 生物学特性 喜温暖湿润、阳光充足的环境。喜高温高湿，对土壤要求不严，以土层深厚、疏松而肥沃的壤土栽培为宜。

繁殖方法 种子繁殖。秋后采收成熟果实。将种子晾干后通风处用布袋保藏。于翌年 3 月播种。因种子坚硬，用湿细沙擦破种皮，放冷水浸种 1 日。按行株距 30 cm×30 cm 开穴播种，覆土 3 cm。浇水，经常保持苗床湿润，当苗高30～40 cm时，选阴雨天气移栽定植。

【采收加工】 9～10 月采收果实，晒干，或盐渍。

【药性】 甘、酸，凉。

1.《广志》：“味甘，性平，无毒。”（引自《纲目拾遗》）

2.《纲目》：“甘、酸。”

3.《本草求原》：“酸，寒，无毒。”

4.《全国中草药汇编》：“酸，凉。”

【功用主治】 消食，生津，醒酒，解毒。主治消化不良，热病口渴，醉酒，咽喉肿痛，风毒疮痒。

1.《广志》：“醒酒解毒，治风毒著人，遍身疙瘩成疮，或痛或痒。”（引自《纲目拾遗》）

2.《本草求原》：“生津，醒酒，醒脾，孕妇腹痛宜食。”

3.《岭南采药录》：“去喉痛，蚀烂肉。”

4.《全国中草药汇编》：“健脾消食，生津止渴。”“主治消化不良，食欲不振，热病口渴。”

【用法用量】 内服：生食，3～5 枚；或煎汤；或果核烧炭，研末。外用：捣敷。

【宜忌】 《本草求原》：“咳嗽、疮疡人忌。”

【选方】 治背痈 人面子数粒，去核，和鲫鱼一条，捣烂敷之。（《岭南采药录》）

0065 人指甲 rén zhǐ jiǎ（《本草衍义》）

【异名】 手爪甲（《日华子》），人退（《眼科龙木论》），筋退（《纲目》）。

【基原】 为人科健康人剪下来的指甲。

【药材】 人指甲 *Hominis Unguis* 各地均产。

性状 本品呈不规则的月牙状，大小、宽窄不等。表面黄白色或牙白色，半透明，光滑。有细纵纹。角质，坚硬而韧，富弹性，难折断。气微，味甘、咸。

【成分】 人指甲含脂肪酸类 12 种；另含酚类 1 种，蒽酮类 1 种，甾醇类 1 种，芳香酯 1 种，多烯类 1 种。其中 2，6-二（1，1-二甲乙基）-4-甲基-苯酚〔2，6-di（1，1-dimethylethyl）-4-methyl-phenol〕，9，10-蒽二酮（9，10-anthenconedione），7，10，13-十六碳三烯酸甲酯（7，10，13-hexadecatrienoic acid）；角鲨烯（squalene）为人指甲特征性成分。

【炮制】 1. 人指甲 取原药材，用 2% 热碱水洗去污垢，再用清水漂净碱液，干燥。

2. 烫指甲 将蛤粉或滑石粉置锅内，中火加热至翻动显灵活状态后，投入净人指甲，翻炒至鼓起，呈黄色时，速取出，筛去蛤粉或滑石粉，放凉，碾粉用。

饮片性状 人指甲为不规则的小碎片，表面灰白色，光滑，角质，半透明，质韧。味淡；烫指甲形如人指甲，表面黄色，外形鼓起。

贮干燥容器内，置通风干燥处。

【药性】 甘、咸，平。

1.《日华子》：“平。”

2.《本草蒙筌》：“甘、咸，无毒。”

3.《医林纂要》：“咸，温。”

【功用主治】 止血，利尿，去翳。主治鼻衄，尿血，咽喉肿痛，小便不利，目生翳障，骨鲠。

1. 葛稚川：“治忍小便转胞者，自取爪甲烧灰，水服。”（引自《证类本草》）

2.《本草拾遗》：“取细末置目中，去翳障。”

3.《纲目》：“催生，下胞衣，利小便，治血尿及阴阳易病，破伤中风，去目翳。”

4.《得配本草》：“散乳痈。”

5.《中国动物药》：“利尿消肿，催生下胞，去目翳，化骨。治小便不利，血尿，胎衣不下，咽肿乳蛾，骨头鲠喉等。”

【用法用量】 内服：入丸、散，1～2 g；外用：研末，点眼、搐鼻或吹耳。

【选方】 1. 治鼻衄 刀刮指甲细末，吹之即止。（《简便方》）

2. 治妇人无故尿血 爪甲、乱发。上二味并烧末，等分。酒服方寸匕，日三服，饮服亦得。

3. 治小儿腹胀 取父母指爪甲烧灰，敷乳上饮之。（2、3 方出自《千金方》）

4. 治男女淋疾 取自身爪甲，烧灰水服。（《肘后方》）

5. 治骨头鲠喉 指甲 1 g，置铁片上焙至焦黑，研成细末，吹喉部。（《中国动物药》）

6. 治慢性化脓性中耳炎 人指甲（煅存性），冰片少许，共研细粉。用时先将耳道洁净，后吹药粉。（《草医草药简便验方汇编》）

7. 治针刺入肉（针折肉及竹木刺） 刮人指甲末，同酸枣仁捣烂，唾调涂之，次日定出。（《普济方》）

0066 人面子叶 rén miàn zǐ yè（《广西本草选编》）

【基原】 为漆树科人面子属植物人面子的叶。

【原植物】 参见“人面子”条。

【采收加工】 5～11月采收，鲜用或晒干。

【药性】 苦、酸，凉。

【功用主治】 解毒敛疮。主治烂疮，褥疮。

【用法用量】 外用：煎水洗。

【选方】 治烂疮、褥疮 (人面子)叶，煎水外洗。(《广西本草选编》)

0067 人面子根皮 rén miàn zǐ gēn pí (《岭南采药录》)

【基原】 为漆树科人面子属植物人面子的根皮。

【原植物】 参见“人面子”条。

【采收加工】 全年均可采，剥取根皮，晒干。

【药性】 苦，凉。

【功用主治】 解毒消痈。主治乳痈。

《岭南采药录》：“切碎，用酒煎好，冲入好酒，尽量饮之，能散乳痈。”

【用法用量】 内服：加酒煎，10～15 g；或浸酒。

0068 入地金牛 rù dì jīn niú (《本草求原》)

【异名】 蔓椒、豕椒(《本经》)，猪椒、彘椒、狗椒(《别录》)，金椒(《本草图经》)，金牛公、两边针(《岭南采药录》)，山椒(《广州植物志》)，双背针(《文山中草药》)，光叶花椒(《浙江药用植物志》)，鸟不踏、猫公刺、山胡椒、叶下穿针(《福建药物志》)。

【基原】 为芸香科花椒属植物两面针的根。

【原植物】 两面针 *Zanthoxylum nitidum* (Roxb.) DC.［*Fagara nitidum* Roxb.］

常绿木质藤本，高 1～2 m。幼枝、叶轴背面和小叶两面中脉上都有钩状皮刺。复叶互生，奇数羽状；小叶柄长 1～4 mm；小叶 3～11，卵形至卵状长圆形，长 4～11 cm，宽2.5～6 cm，先端钝或短尾状，基部圆形或宽楔形，近全缘或有疏离的圆锯齿，革质而有光泽。伞房状圆锥花序，腋生，长 2～8 cm；萼片 4，宽卵形；花瓣 4，卵状长圆形；雄花的雄蕊 4，药隔先端有短的突尖体，退化心皮先端常为 4 叉裂；雌花的退化雄蕊极短小，心皮 4。蓇葖果成熟时紫红色，有粗大腺点。种子卵圆形，黑色光亮。花期 3～4 月，果期 9～10月。

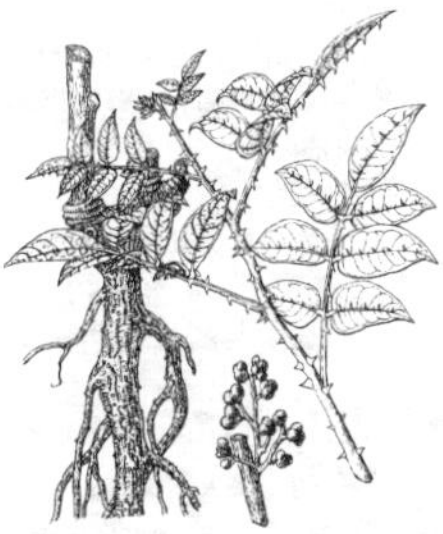
两面针

生于低丘陵地灌木丛中、路旁等向阳地。分布于浙江、福建、湖南、广东、广西、海南、四川、云南、台湾等地。

【采收加工】 7～10 月采收，切片，晒干或鲜用。

【药材】 两面针 *Zanthoxyli Radix* 产于福建、湖南、广西、广东、云南及台湾等地。

性状 本品为厚片或圆柱形短段，长 2～20 cm，厚 0.5～6 cm。表面淡棕色或淡黄色，有鲜黄色或黄褐类圆形皮孔。切断面较光滑，皮部淡棕色，木部淡黄色，可见同心性环纹及密集的小孔。质坚硬。气微香，味辛辣麻舌而苦。

鉴别 (1) 根横切面：木栓层为 10～15 列木栓细胞，韧皮部有少数草酸钙方晶及油细胞散在，油细胞长径 52～122 μm，短径 28～87 μm，韧皮部外缘有木化的纤维，单个或 2～5 个成群。木质部导管直径 35～98 μm，周围有纤维束；木射线宽 1～3 列细胞，有单纹孔。薄壁细胞充满淀粉粒。

(2) 取本品根皮粉末 1 g，加浓氨试液 0.5 ml 湿润，加氯仿 10 ml，浸泡 30 分钟，超声处理 30 分钟，滤过，滤液蒸干，残渣加甲醇 1 ml 使溶解，取此甲醇溶液 3～4 滴，置 10 ml 具塞试管中，加变色酸溶液 0.5 ml 和硫酸 3 ml，置水浴上加热 10 分钟，显深紫色(检查光叶花椒碱)。

(3) 薄层色谱：取本品粗粉约 1 g，置索氏提取器中，加甲醇 100 ml，加热回流提取，回流至无色。提取液置水浴中回收甲醇至约 10 ml，作为供试品溶液。另取乙氧基白屈菜红碱对照品，加甲醇制成每 1 ml 含 1 mg 的溶液，作为对照品溶液。分别点于同一硅胶 G 薄层板上，以甲苯-醋酸乙酯-甲醇(25：2：0.1)为展开剂，置以浓氨试液预饱和 10 分钟的色谱缸内，展开，取出，晾干，置紫外光灯(365 nm)下检视。供试品色谱中，在与对照品色谱相应的位置上，显相同的橘黄色荧光斑点。

品质标志 《中华人民共和国药典》2010 年版规定：本品按干燥品计算，含氯化两面针碱($C_{21}H_{18}NO_4 \cdot Cl$)计算不得少于 0.13%。

【成分】 茎皮含生物碱：光叶花椒碱(nitidine)，光叶花椒酮碱(oxynitidine)，6-甲氧基-5, 6-二氢白屈菜红碱(6-methoxy-5, 6-dihydrochelerythrine)，氧化白屈菜红碱(oxychelerythrine)，去-*N*-甲基白屈菜红碱(des-*N*-methylchelerythrine)，白屈菜红碱(chelerythrine)，阿尔洛花椒酰胺(arnottianamide)，鹅掌楸碱(liriodenine)，博落回醇碱(bocconoline)，德卡林碱(decarine)，氧化特日哈宁碱(oxyterihanine)，全缘叶花椒酰胺(integriamide)，异阿尔洛花椒酰胺(isoarnottianamide)；木脂素：左旋细辛素(asarinin)，左旋芝麻素(sesamin)，左旋丁香树脂酚(syringaresinol)；香豆素：马栗树皮素二甲醚(aesculetindimethyl ether)。

木材中含苯丙烷类：光叶花椒酸甲酯(Me nitinoate)和二氢花椒箭醇(dihydrocuspidiol)；苯二氧杂环己烷型木质素：光叶花椒宁(nitidanin)。

根和根皮中含生物碱：光叶花椒碱，白屈菜红碱，异崖椒定碱(isofagaridine)，氯化光叶花椒碱(nitidine chloride)，光叶花椒酮碱，二氢光叶花椒碱(dihydronitidine)，氧化白屈菜红碱，6-乙氧基白屈菜红碱(6-ethoxychelerythrine)，去-*N*-甲基白屈菜红碱，6-甲氧基-5, 6-二氢白屈菜红碱，α-别隐品碱(α-allocryptopine)，茵芋碱(skimmianine)，7-去甲-6-甲氧基-5, 6-二氢白屈菜红碱，6-乙氧基-5, 6-二氢白屈菜红碱，木兰花碱，胡麻碱(sesamine)A、B、C；苯丙素类：香叶木苷(diosmin)，马栗树皮素二甲醚(esculetin di-methyl ether)。

【药性】 辛、苦，微温。小毒。

1.《本经》：“味苦，温。”

2. 广州部队《常用中草药手册》：“辛、苦，微温。”

3.《湖南药物志》：“麻，有毒。”

【功用主治】 祛风通络，胜湿止痛，解毒消肿。主治风寒湿痹，筋骨疼痛，跌打骨折，咽喉肿痛，牙痛，胃疼，蛔厥腹痛，疮痈瘰疬，烫伤。

1.《本经》：“主风寒湿痹，历节疼，除四肢厥气，膝痛。”

2.《食疗本草》：“主贼风挛急。”

3.《本经逢原》：“通经脉，去风毒、湿痹。”

4.《本草求原》：“治急喉痰闭危笃。”

5.《岭南采药录》：“理跌打及蛇伤。患牙痛，煎水含漱。”

6.《湖南药物志》：“祛风活络，散瘀止痛，解毒消肿。”

7.《广西本草选编》：“行气，主治腰肌劳损，寒疝腹痛。”

8.《全国中草药汇编》：“活血，麻醉止痛。主治神经痛，胃、十二指肠溃疡，胃肠绞痛，胆道蛔虫病引起的疼痛，咽喉肿痛。并用于皮肤黏膜麻醉。”

【用法用量】 内服：煎汤，4.5～9 g；研末，1.5～3 g；或浸酒。外用：煎水洗，或含漱；或鲜品捣敷。

【宜忌】 孕妇禁服。用量不能过大。

1.《湖南药物志》：“本品有毒，用量不能过大。中毒症状：头晕、眼花、呕吐、腹痛。”

2.《全国中草药汇编》:“孕妇忌服。忌与酸性食物同时服用。中毒后常引起腹痛下痢。”

【选方】 1. 治毒攻手足,疼痛顽麻　猪椒根二斤(细锉),上以水一斗,煮五七沸,去滓,避风淋蘸。(《圣惠方》)

2. 治跌打损伤　两面针鲜根 30 g,鲜朱砂根 15 g,猪脚 1 只,酌加酒水炖服。

3. 治胃、十二指肠溃疡　两面针根 15 g,金豆根、石仙桃各 30 g,水煎服。(2、3 方出自《福建药物志》)

4. 治胆道蛔虫症　柘树、两面针、十大功劳根各 15 g,水煎服。(《福建中草药处方》)

5. 治闭经　两面针根 15 g,甘草 1.5 g,水煎服。(《福建药物志》)

6. 治喉闭,水饮不入　(入地金牛根)擂烂,同黄糖煮,做成弹子,含化。(《本草求原》)

7. 治龋齿痛　两面针根皮研粉,置痛处;或用根 3～9 g,水煎含漱。(《广西本草选编》)

8. 治烫伤　先用两面针煎水洗,洗后用两面针干根研粉,撒布患处。(《广西实用中草药新编》)

9. 治毒蛇咬伤　(两面针)鲜根 30 g,水煎服;另用鲜根磨酒外敷。(《福建中草药》)

【临床报道】 1. 止痛　用入地金牛注射液每次肌注2 ml (相当于根 3 g),每日 1～2 次。治疗神经痛、头痛、风湿痛、胃肠绞痛 500 余例,一般用药后 5～10 分钟即可止痛。也有用入地金牛注射液肌内注射,每次 1 ml(含有效成分 100 mg),每日 1 次,治疗风湿性及类风湿关节炎 189 例,有效率在 90%以上,多数患者在用药 5～6 日内显示效果。

2. 麻醉　将两面针制成表面麻醉剂,用于口腔科手术,局部用药 1～2 分钟后便可进行手术。拔牙 101 只(84 例),无痛 98 只;齿龈脓肿切开 18 例,无痛 14 例。

3. 治疗溃疡病　用溃疡丸(由山竹树皮、两面针制成蜜丸,每丸重 10 g),每次 1 丸,每日服 3 次。20～25 日为 1 个疗程,服至溃疡愈合或瘢痕形成为止。共治疗各种溃疡 60 例,服药后溃疡愈合者 47 例(占 78.3%),无变化或未形成瘢痕者 13 例(占 21.7%)。

4. 治疗复发性阿弗他溃疡　用入地金牛的叶片或根(从干燥切成薄片黄色的根)中提取深黄色透明液与白及胶制成药膜,每片药膜为 1 cm×1 cm 正方形,厚约 70 μm,含生药量 5 mg,呈深褐色,质地柔软,与水接触后即溶成胶状物,药物成分易被释放和吸收。于口疮发病第二日使用,用时按溃疡大小剪取药膜一片,直接敷于患处,每日 3～4 次。共治疗 58 例。结果:显效 37 例,有效 21 例。溃疡一般用药 3～5 日即可愈合。

5. 治疗带状疱疹　治疗组将入地金牛酊(入地金牛 10 g 加入 75%乙醇 100 ml 浸泡 1 星期后,去渣过滤)加入纱块,以取出的纱块不滴液为度,用 1～2 层敷患处。继以神灯(高效电磁波治疗仪)照射患部,每日 1 次,每次 30 分钟。照射时,患部纱块干后可再加药液,治疗早期酌情服用中药汤剂(生苡仁、仙灵脾、大青叶、蒲公英、紫草、白芍、郁金、延胡索、珍珠母、石决明、寮刁竹、甘草)。对照组口服吗啉胍(ABOB)、维生素 B_1、吲哚美辛,肌注聚肌胞等。结果:治疗组 261 例,治愈 149 例,显效 85 例,有效 27 例,总有效率89.7%;对照组 107 例,治愈 59 例,显效 30 例,有效 18 例,总有效率 83.17%。另观察到治疗组具有缩短病程及明显的止痛效果,止疱时间与皮损干涸结痂时间均短于对照组。

0069 入地蜈蚣 rù dì wú gōng (《广西药用植物图志》)

【异名】 倒地蜈蚣、蜈蚣草、倒麒麟、地蜈蚣、过路蜈蚣、过路鹅江(《台湾药用植物志》)。

【基原】 为七指蕨科七指蕨属植物七指蕨的根茎或全草。

【原植物】 七指蕨 *Helminthostachys zeylanica* (L.) Hook. [*Botrychium zeylanicum* L.;*Osmunda zeylanica* L.]

多年生草本,植株高 30～50 cm。根茎横走而粗壮,多数肉质。近顶部生出 1～2 枚叶;叶柄长 20～40 cm,绿色,草质,基部有 2 片托叶;由顶部生出不育叶和孢子囊穗。不育叶通常为掌状三叉,长宽各 15～25 cm,每叉由 1 片顶生羽片和 1～2 对侧生羽片组成;羽片草质,披针形,长 10～18 cm,宽 2～4 cm,先端渐尖,基部楔形,下延,边缘全缘或稍具不整齐锯齿。孢子囊穗单生,通常高出不育叶,有 6～8 cm 的柄,穗长达13 cm;孢子囊无柄,3～5 枚聚生于囊托上,呈细长圆柱形,先端有不育的鸡冠状突起。

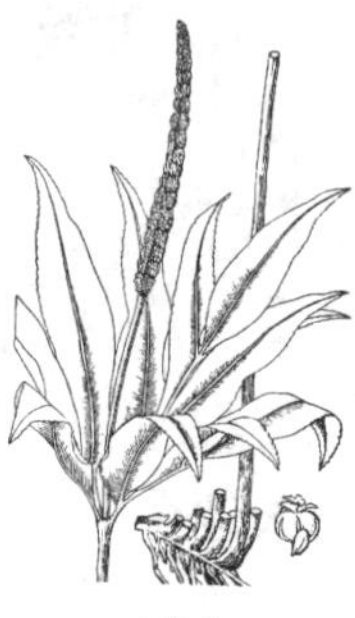
七 指 蕨

生于湿润疏林下或沟边湿地。分布于广西、海南、云南、台湾等地。

【采收加工】 7～11 月采挖,切段,晒干或鲜用。

【成分】 根含入地蜈蚣素(ugonin)A、B、C、D,又含豆甾醇(stigmasterol),岩藻甾醇(fucosterol),卫矛醇(dulcitol)。

【药性】 《广西民间常用草药》:“味苦、微甘,性凉。”

【功用主治】 清肺化痰,散瘀解毒。主治咳嗽,哮喘,咽痛,跌打肿痛,痈疮,毒蛇咬伤。

1.《广西民间常用草药》:“清热化痰。治痨热咳嗽、跌打内伤。”

2. 广州部队《常用中草药手册》:“主治咽炎,扁桃体炎,咳嗽。”

3.《广西本草选编》:“润肺化痰,消肿解毒。主治慢性支气管炎,哮喘,跌打肿痛,痈疮,蛇伤。”

【用法用量】 内服:煎汤,9～15 g。外用:捣敷。

【选方】 1. 治痨热咳嗽　入地蜈蚣 15 g,猪肺 120 g,用水煲汤服。(《广西民间常用草药》)

2. 治跌打内伤,散瘀止痛　入地蜈蚣,童便浸 49 日,洗净晒干,研末,每服 1.8 g,酒或开水送下。(《广西药用植物图志》)

0070 九牛造 jiǔ niú zào (《陕西中草药》)

【异名】 震天雷(南川《常用中草药手册》),九牛七、翻天印(《陕西中草药》),柳州七(《全国中草药汇编》)。

【基原】 为大戟科大戟属植物湖北大戟的根。

【原植物】 湖北大戟 *Euphorbia hylonoma* Hand. -Mazz.　又名:西南大戟(《湖北植物志》)。

多年生草本,高 25～100 cm。根圆锥状,直径达 15 mm。茎直立。叶互生;叶柄极短;叶片倒披针形至狭卵形,长5.5～10 cm,宽 1～2 cm,先端钝圆或微尖,基部楔形,全缘,下面淡绿色。杯状聚伞花序顶生或腋生,顶生者有细长伞梗 2～5,下部有轮生苞叶 3～5;腋生者伞梗细长,单生,苞叶 2～3;总苞 4 裂;腺体肾状,长圆形;雄花10～12,每朵具雄蕊 1;雌花 1,生于雄花中央,子房有短柄,花柱 2 裂。蒴果扁球形;种子靠顶部有偏向一侧的种阜。花期 5～7月,果期 7～9月。

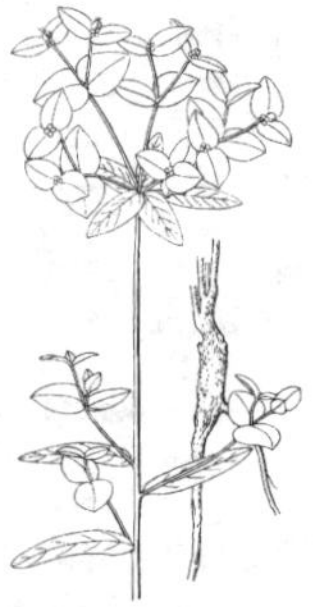
湖北大戟

生于海拔 800～2 800 m 的山坡、

山沟或灌丛、草地。分布于河南、湖北、湖南、四川、贵州等地。

本植物的茎叶(九牛造茎叶)亦供药用,另设专条。

【采收加工】 9～10月采挖,晒干。

【药材】 九牛造 *Euphorbiae Hylonomae Radix* 主产陕西、湖南、湖北、四川、贵州等地。

性状 根呈圆锥形,中段以下略有分枝,直径1.5～2 cm,表面黄褐色。断面黄色,有白乳汁外流。气微,味苦。

【药理】 抗癌作用 采用Brine Shrimp致死率生测法研究表明,其根提取物具抗癌活性。

【药性】 甘、苦,微温。有毒。

1.《陕西中草药》:"味甘、苦,性温,有毒。"

2.《四川常用中草药》:"性微温,味苦、辛。"

3.《全国中草药汇编》:"甘、微苦,凉。"

【功用主治】 消积除胀,泻下逐水,破瘀定痛。主治食积鼓胀,二便不通,跌打损伤。

《陕西中草药》:"通便,利水,消积,破瘀,止痛。主治二便不通,积聚腹胀,胸膈不利,肝硬化腹水,急性肠炎,消化不良,劳伤,跌打损伤,瘀血作痛,无名肿毒。"

【用法用量】 内服:煎汤,1.5～3 g。外用:捣敷。

【宜忌】 反乌头、甘草。孕妇及体弱者禁服。

1.《陕西中草药》:"反乌头和甘草,若服过量则上吐下泻,可用生姜汁或生姜煎汤解。"

2.《全国中草药汇编》:"孕妇及体虚者忌服。"

0071 九龙藤 jiǔ lóng téng (《南宁市药物志》)

【异名】 过岗龙(《生草药性备要》),过江龙(《岭南采药录》),邬郎藤(《中国树木分类学》),飞扬藤、山道藤、九龙根、羊蹄风(《广西药用植物名录》),黄开口、子燕藤、五里藤、双木蟹(《浙江民间常用草药》),马蹄叶根(《贵州草药》)。

【基原】 为豆科羊蹄甲属植物龙须藤的根或茎。

【原植物】 龙须藤 *Bauhinia championii* (Benth.) Benth. [*Phanera championii* Benth.; *B. hunanensis* Hand.-Mazz.; *B. championii* (Benth.) Benth. var. *acutifolia* L. Chen] 又名:田螺虎树(《植物名实图考》)。

木质藤本;有卷须。嫩枝和花序被紧贴的小柔毛。叶互生;叶柄长1～2.5 cm,纤细;叶片纸质,卵形或心形,长3～10 cm,宽2.5～6.5 cm,先端分裂锐渐尖,基部截形,微凹或心形;基出脉5～7条。花两性,总状花序狭长,腋生,有时与叶对生或数个聚生于枝顶而成复总状花序,长7～20 cm;花梗纤细;花托漏斗形;萼杯状,裂片5,披针形;花瓣5,白色,具瓣柄,瓣片匙形;能育雄蕊3,退化雄蕊2;子房具短柄,花柱短,柱头小。荚果倒卵状长圆形或带状,扁平,长7～12 cm,宽2.5～3 cm,果瓣革质。种子2～5颗。花期6～10月,果期7～12月。

生于低海拔至中海拔的丘陵灌木丛中、疏林或密林中。分布于浙江、福建、江西、湖北、湖南、广东、广西、海南、贵州、台湾等地。

本植物的叶(九龙藤叶)、种子(过江龙子)亦供药用,另设专条。

【采收加工】 7～11月采收,砍取茎干或挖出根部,切片,鲜用或晒干。

【药材】 九龙藤 *Bauhiniae Championii Radix seu Caulis* 主产广东。

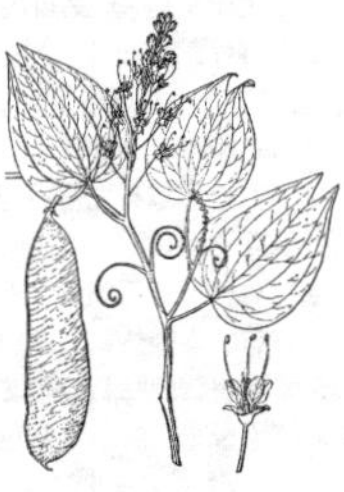

龙须藤

性状 茎呈圆柱形,稍扭曲。表面粗糙,灰棕色或灰褐色,具不规则皱沟纹。质坚实,难折断,切断面皮部棕红色,木部浅棕色,有2～4圈深棕红色环纹,习称"鸡眼圈纹",针孔状导管细而密。气无,味微涩。

【药理】 促凝作用 龙须藤凝集素能使兔红细胞凝集。

【药性】 甘、微苦,温。

1.《本草求原》:"甘、辛,微温。"

2.《福建药物志》:"微苦、涩,温。"

【功用主治】 祛风除湿,行气活血。主治风湿痹痛,跌打损伤,偏瘫,胃脘痛,小儿疳积,痢疾。

1.《生草药性备要》:"祛风湿,壮筋骨,理跌打伤,通行周身血府。又能行气,治痰火。"

2.《本草求原》:"达气,通行血脉,祛风散湿,壮筋骨,理跌打。治内伤痰火,解郁积,除疳疔、内外痔。"

3.《海南岛常用中草药手册》:"活血,祛风,补脾健胃。主治病后体虚,食欲不振,小儿疳积。"

4.《福建药物志》:"治胃痛,痢疾。"

【用法用量】 内服:煎汤,9～15 g,鲜品用量加倍;或浸酒。

【宜忌】 《福建药物志》:"本品须切片久煎,用量不可超过30 g,过量服用有恶心反应。"

【选方】 1. 治风湿性关节痛、腰腿痛 龙须藤鲜根60～90 g,酒500 ml浸,每次服1杯,每日2次;或干根30 g水煎服。(福建晋江《中草药手册》)

2. 治跌打损伤 龙须藤干根、茎15～30 g,水煎调酒服。(《福建中草药》)

3. 治劳伤腰痛 马蹄叶根9 g,蒸猪腰子吃。(《贵州草药》)

4. 治偏瘫 (龙须藤)根30 g,黄酒、猪肉共煮熟,吃猪肉和汤。(《浙江民间常用草药》)

0072 九仙草 jiǔ xiān cǎo (《昆明民间常用草药》)

【异名】 九龙草、珍珠草、酒仙草、小星宿草(《昆明民间常用草药》),山柏枝、绿珊瑚、撒花一颗针、一颗松(《云南中草药》)。

【基原】 为檀香科百蕊草属植物长叶百蕊草、露柱百蕊草的全草或根。

【原植物】 1. 长叶百蕊草 *Thesium longifolium* Turcz. 又名:茅草细辛、铁刷把(《西昌中草药》)。

多年生草本,高约50 cm,全株浅黄色。茎簇生,有明显的纵沟。叶无柄,线形,长4～4.5 cm,宽2.5 mm,两端渐尖,有3脉。总状花序腋生或顶生;花黄白色,钟状,长4～5 mm;苞片1枚,线形;小苞片2枚,狭披针形;花被5裂,裂片狭披针形,顶端锐尖,内弯;雄蕊5,插生于裂片基部;花柱内藏。坚果近球形或椭圆形,黄绿色,表面偶有分叉的纵纹。花期6～7月,果期8～9月。

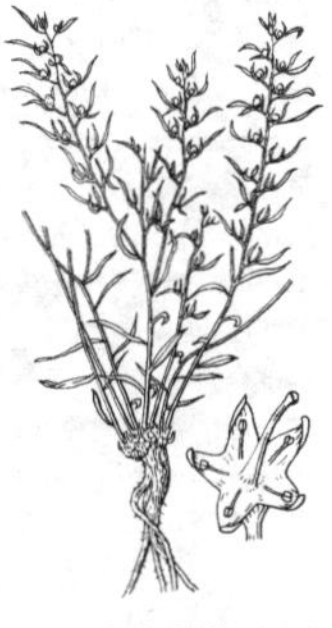

长叶百蕊草

生于荒坡草丛中或疏林下。分布于东北及河北、内蒙古、江苏、四川、云南、甘肃等地。

2. 露柱百蕊草 *T. himalense* Royle 又名:西域百蕊草(《云南中草药》)。

本种与长叶百蕊草的区别在于:茎平卧,枝、叶稀疏;叶线形,长2.5～3 cm;花近钟形;花柱外伸;坚果有不明显的纵脉。宿存花被内弯而皱缩。花期6月,果期8～9月。

生于海拔2 900～3 700 m的山坡草丛中及松林下。分布于四川、云南。

【采收加工】 7～11月采收全草,晒干。

【药性】 辛、微苦,凉。

1.《云南中草药》:“甘、微苦,寒。”

2.《云南中草药选》:“微辛,凉。”

【功用主治】 解表清热,祛风止痉。主治感冒,中暑,腓肠肌痉挛,小儿肺炎,惊风,疳积。

1.《云南中草药》:“退热解痉,消炎,杀虫。治小儿肺炎,咳嗽,肝炎,小儿惊风,血小板减少性紫癜,虫积,血吸虫病。”

2.《全国中草药汇编》:“清热解痉,利湿消疳。治腓肠肌痉挛,风湿骨痛,小儿疳积。”

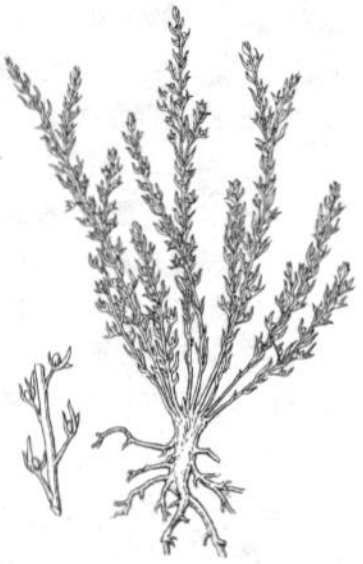

露柱百蕊草

【用法用量】 内服:煎汤,6～12 g。

【选方】 1. 治腓肠肌痉挛,风湿疼痛　九仙草、过山龙各6 g,煎水点酒服。

2. 治小儿疳积,夜盲　九仙草研末,加糖煮,或蒸鸡蛋吃。(1、2 方出自《昆明民间常用草药》)

0073 九头草 jiǔ tóu cǎo (《昆明民间常用草药》)

【异名】 瞿麦、黄金铁、马柴胡、金柴胡、细叶独根、癞头参(云南)。

【基原】 为石竹科蝇子草属植物细蝇子草、红细蝇子草的根或地上部分。

【原植物】 1. 细蝇子草 *Silene tenuis* Willd.　又名:纤细鹤草(《秦岭植物志》),滇瞿麦、纤细蝇子草(《云南药品标准》),小九股牛(《昆明民间常用草药》)。

多年生草本,高 30～60 cm。根稍肥厚成细圆锥形,长达33 cm,根头处留有多条茎的残基。数茎丛生,圆柱形,绿色,被短毛,节膨大。单叶对生;在基部簇生,茎生者 2～3 对,线状披针形或线形,长 3～9 cm,宽 1～4 mm,基部抱茎,全缘,两面均被短毛;叶缘毛较多。花多数,成总状聚伞花序,小聚伞常只 1 花,小花梗中部常有苞片 1 对;花萼筒状,边缘具缘毛,有 10 脉,绿色或紫色;花瓣 5,白色或淡黄色,条状,先端 2 裂;雄蕊 10;子房长卵形,花柱 3,线形。蒴果瓶状,6 齿裂,外被宿萼。种子多数。花期 8～9 月,果期 9～10 月。

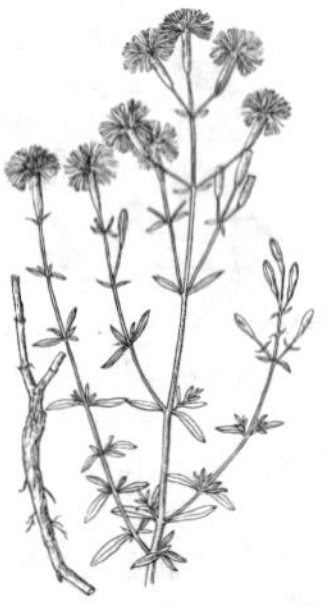

细蝇子草

生于山坡、草丛中。分布于西南及河北、山西、内蒙古、山东、陕西、青海、新疆等地。

2. 红细蝇子草 *S. tenuis* Willd. var. *rubescens* Franch.　又名:紫茎九头草、大花蝇子草(《云南种子植物名录》),竹节防风(《昆明民间常用草药》),鸡舌草(《云南中草药》)。

本种与上种的主要区别在于:茎带紫色,花呈浅红色。

分布于四川、云南等地。

【采收加工】 9～11 月采挖根部,晒干或切片晒干;或夏、秋季花尚未开放时割取地上部分,扎把,晒干。

【药材】 九头草 *Silenis Tunuis Radix seu Herba*　产于云南、四川、河北、山东、山西、内蒙古、青海及新疆等地。

性状　根圆锥形,根头留有茎基;表面灰黄色或灰褐色,具细纵皱纹;质坚硬,气微,味淡。地上部分全草长 30～50 cm。茎多分枝,圆柱形,直径 2～3 mm,表面淡绿色或黄绿色,下部带紫红色,被有短毛,节膨大;质脆,易折断,断面中空。叶对生,卷缩,完整者呈线形,黄绿色,全缘,两面均被短毛,基部呈短鞘抱茎。花单生于叶腋,多萎缩,花梗长 1～2 cm,下部有一对苞片,展开后可见花瓣 5 枚,线形,先端 2 裂,淡粉红色;气微,味微苦。

【药性】 苦、辛,平。

1.《云南中草药》:“麻、微甘、辛,温。”

2.《全国中草药汇编》:“性平,味苦。”

【功用主治】 清热利湿,活血调经,止血。主治热淋,血淋,小便不利,痢疾,月经不调,经闭,崩漏,外伤出血。

1.《云南中草药》:“活血调经,止血接筋。主治外伤出血,月经不调,崩漏,久痢。”

2.《全国中草药汇编》:“清热,利尿,通经。主治小便不利,尿痛尿血,经闭。”

【用法用量】 内服:煎汤,5～10 g。外用:捣敷;或研末撒。

【选方】 1. 治久痢　用(鸡舌草)全株研末,每次 9～15 g,红痢加白糖,白痢加红糖,开水送服。

2. 治外伤出血　用(鸡舌草)根研末撒布患处。(1、2 方出自《云南中草药》)

0074 九里香 jiǔ lǐ xiāng (《岭南采药录》)

【异名】 满山香、千里香(《生草药性备要》),五里香(《陆川本草》),过山香(《福建中草药》),千只眼(《文山中草药》),水万年青(《南宁市药物志》)。

【基原】 为芸香科九里香属植物九里香和千里香的叶和带叶嫩枝。

【原植物】 1. 九里香 *Murraya exotica* L.［*M. paniculata* (L.) Jack. var. *exotica* (L.) Huang］　又名:小叶九里香(《中药志》1961 年版),小九里香(《植物分类学报》),中华九里香(《广西药用植物名录》)。

常绿灌木或小乔木,高可过8 m。枝白灰或淡黄灰色,但当年生枝绿色。奇数羽状复叶;小叶 3～7 片,倒卵形或倒卵状椭圆形,两侧常不对称,长 1～6 cm,宽 0.5～3 cm,先端圆或钝,有时微凹,基部短尖,一侧略偏斜,全缘。花序通常顶生或顶生兼腋生;花多朵聚成伞状;花直径 2～3 cm,白色,芳香;萼片卵形;花瓣 5,长椭圆形,盛花时反折;雄蕊 10 枚,长短不等,花药背部有细油点 2 颗;花柱与子房之间无明显界限,均为淡绿色,柱头黄色,粗大。果橙黄至朱红色,阔卵形或椭圆形,顶部短尖,长 8～12 mm;种子有棉质毛。花期 4～8 月,果期 9～12 月。

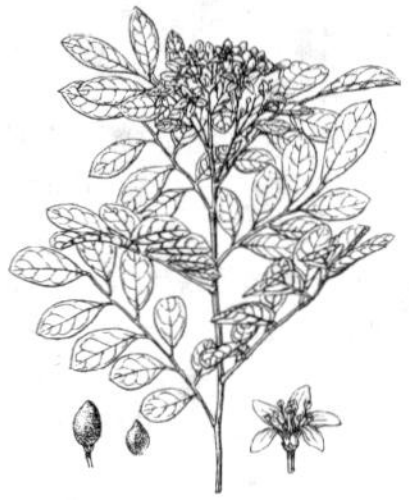

九 里 香

生于平地、缓坡、小丘的灌木丛中。分布于福建、广东、广西、云南、台湾等地。

2. 千里香 *M. paniculata* (L.) Jack.［*Chalcas paniculata* L.］　又名:月橘(《中山传信录》)。

本种形态与九里香相似,其特点是:小叶3～9 枚,卵形、倒卵形至近菱形,长 2～8 cm,宽 1～3 cm,先端钝或钝渐尖,有时微凹,基部宽楔形或近圆形,中脉凸出。3 至数花的聚伞花序,顶生或腋生;花大,直径达4 cm,极芳香;萼片 5,三角形;花瓣倒披针形或狭长圆形,有透明腺点;雄蕊8～10;子房每室有 2 胚珠,柱头极增广,常较子房宽。浆果米红色,球形或卵形,长 12～20 mm,先端尖锐。花期 4～6 月,果期 9～11 月。

生于干旱的旷地或疏林中。分布于福建、湖南、广东、广西、海南、贵州、云南、台湾等地。

本植物的花（九里香花）、根（九里香根）亦可药用，另设专条。

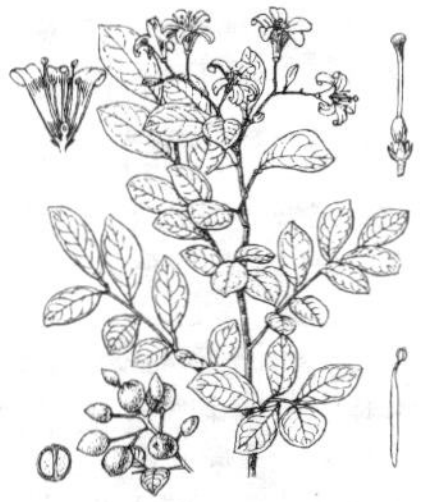

千里香

【栽培】 生物学特性 喜温暖湿润气候，耐旱，不耐寒。以阳光充足、土层深厚、疏松肥沃的微碱性土壤栽培为宜。

繁殖方法 种子繁殖或扦插繁殖，以扦插繁殖为主。种子繁殖：春季3～4月或秋季9～10月上旬播种，条播，按行距30 cm开沟，种子用细砂混合后播种，覆土1～2 cm，浇水，盖草。待有2片真叶时进行间苗，苗高15～20 cm移栽。扦插繁殖：6～7月选一年生健壮枝条，剪成长10～15 cm小段，具4～5节，仅留顶端2片叶，斜插于苗床，按行株距10 cm×10 cm扦插，覆土，浇水，保湿。春季扦插的当年可以移植；秋季扦插的在翌年移植。

田间管理 生长期间要及时松土除草，适施腐熟稀人粪尿1～2次，采叶者以施氮肥为主，采花者增施过磷酸钙。生长后期要注意修剪，剪除过密枝条或徒长枝，以利通风透光。北方冬季室内越冬，最低温度不低于5 ℃，亦不可过高，否则易消耗营养，影响第二年开花。

病虫害防治 病害有九里香枯叶病，可于早春喷70%托布津1 500倍液或50%退菌特1 000倍液。虫害有蚜虫、红蜘蛛为害嫩枝叶。

【采收加工】 生长旺盛期结合摘心、整形修剪采叶，成林植株每年采收枝叶1～2次，晒干。

【药材】 九里香 *Murrayae Folium et Ramulus* 主产于广东、广西、福建和云南。

性状 九里香 嫩枝呈圆柱形，直径1～5 mm。表面灰褐色，具纵皱纹。质坚韧，不易折断，断面不平坦。羽状复叶有小叶3～9片，多已脱落；小叶片呈倒卵形或近菱形，最宽部在中部以上，长约3 cm，宽约1.5 cm；先端钝，急尖或凹入，基部略偏斜，全缘；黄绿色，薄革质，上表面有透明腺点，小叶柄短或近无柄，下部有时被柔毛。气香，味苦、辛，有麻舌感。

千里香 小叶片呈卵形或椭圆形，最宽处在中部或中部以下，长2～8 cm，宽1～3 cm，先端渐尖或短尖。

鉴别 (1) 叶横切面：上、下表皮细胞各1列，长方形，外被单细胞非腺毛。叶肉组织异面型，栅栏细胞2～3列，不通过中脉，内含多数草酸钙簇晶，直径9～25 μm。主脉维管束双韧型，其上下两侧有纤维束，木化；油室多数，圆形，直径80～120 μm，内含黄色油滴。

(2) 薄层色谱：取本品粉末2 g，加甲醇20 ml，回流15分钟，趁热滤过，浓缩液作供液；另以新九里香素、橙皮内酯水合物、九里香乙素及九里香丙素作对照品。分别点样于同一硅胶G-0.7% CMC薄层板上，用氯仿-乙酸-水（4∶1∶1）展开后，置紫外光灯（254～365 nm）下观察。供试液色谱在与对照品色谱相应的位置上，显相同的蓝色斑点。

【成分】 九里香叶含香豆素类：九里香甲素（isomexoticin），九里香乙素（murpanidin），九里香丙素（murpanicin），九里香酮（murrayone），长叶九里香内酯二醇（murrangatin）即新九里香素，长叶九里香醛（murralongin），5，7-二甲氧基-8-(3-甲基-2-酮基丁基)香豆素〔5，7-dimethoxy-8-(3-methyl-2-oxobutyl)-coumarin〕，5，7-二甲氧基-8-(2-酮基-3′-甲基丁基)香豆素a，5，6-二甲氧基-8-(3′-甲基-2′-酮基丁基)香豆素a，海南九里香内酯（hainanmurpanin），7-甲氧基-8-(2′-甲基-2′-甲酰基丙基)-香豆素〔7-methoxy-8-(2′-methyl-2′-formylpropyl) coumarin〕，东莨菪素（scopoletin），东莨菪苷（scopolin），脱水长叶九里香内酯（phebalosin），8-异戊烯基柠檬油素（8-isopentenyllimettin）即8-异戊烯梨莓素，欧芹酚甲醚（osthole），月橘香豆素（coumurrayin），九里香香豆素（paniculatin），欧前胡内酯（imperatorin）即王草素；异戊烯基香豆素衍生物：5，7-二甲氧基-8-(*Z*-3′-甲基-1，3-丁二烯基)香豆素〔5，7-dimethoxy-8-(*Z*-3′-methylbutan-1，3-dienyl) coumarin〕，5，7-二甲氧基-8-(3′-甲基-2′-酮基丁基)香豆素〔5，7-dimethoxy-8-(3′-methyl-2′-oxobutyl) coumarin〕，飞龙掌血内酯烯酮（toddalenone），飞龙掌血双香豆素（toddasin），橙皮油内酯（aurapten），2′-*O*-右旋赤式长叶九里香内酯二醇（2′-*O*-ethylmurrangatin），长叶九里香内酯醇酮（murranganone），橙皮内酯水合物（meranzin hydrate），九里香酸（paniculin），九里香内酯酮醇（murpaniculol），水合橙皮内酯甲酸酯（coumurrin），水合橙皮内酯异戊酸酯（murrayatin），小芸木呋喃内酯（microminutin），异橙皮内酯（isomeranzin），橙皮油内酯烯醇（auraptenol），长叶九里香内酯二醇乙酸酯（murrangatin acetate），异九里香内酯酮醇异戊酸酯（paniculonol isovalerate），九里香内酯醛（panicutal），异长叶九里香醇烟酸酯（isomurralonginol nicotinate），九里香内酯烯醇醛（panial），顺式欧芹烯酮酚甲醚（*cis*-osthenon）等；黄酮类化合物：3′，4′，5，5′，7-五甲氧基黄酮（3′，4′，5，5′，7-pentamethoxy flavone），3，3′，4′，5，5′，6，7-七甲氧基黄酮（3，3′，4′，5，5′，6，7-heptamethoxy flavone），3，3′，4′，5，5′，7，8-七甲氧基黄酮（3，3′，4′，5，5′，7，8-heptamethoxy flavone），月橘素（exoticin）等，栀子宁（gardenin）A、C和D。

茎皮含黄酮类：3′，4′，5′，3，5，6，7，8-八甲氧基黄酮（3′，4′，5′，3，5，6，7，8-octamethoxy flavone），3，5，7，3′，4′，5′-六甲氧基黄酮（3，5，7，3′，4′，5′-hexamethoxy flavone）；又含半胱氨酸，丙氨酸，脯氨酸，酪氨酸，亮氨酸等游离氨基酸；另含挥发油成分：左旋荜澄茄烯（cadinene），邻氨基苯甲酸甲酯（methyl anthranilate），甜没药烯（bisabolene），*β*-丁香烯（*β*-caryophyllene），牻牛儿醇（geraniol），3-蒈烯（3-carene），丁香油酚（eugenol），香茅醇（citronellol），水杨酸甲酯（methyl salicylate）等；含2个羽扇烷型三萜类：羽扇烯酮（lupenone）和表-羽扇醇（epilupeol）及生物碱：tamynine。

茎皮含香豆素类：7-〔3-甲基(-2-丁氧烯)-8-(3-丁烯基-3-甲基-2-氧代)香豆素〕{7-〔3-methy(-2-butenyloxy)-8-(3-butenyl-3-methyl-2-oxo)-coumarin〕}，5，7-二甲氧基香豆素（5，7-dimethoxy-coumarin），长叶九里香内酯醇酮千里光酸酯（murranganon senecioate）。

【药理】 1. 抗生育作用 给妊娠5～6日小鼠腹腔注射九里香皮煎剂10 g/kg，有明显的抗着床作用。若给妊娠7～8日的小鼠分别腹腔注射不同剂量的九里香根茎、皮、枝、叶和木质部煎剂或分离物（Ⅴ～Ⅸ）均有明显的抗生育作用，以皮分离物的作用效果最佳，而且腹腔注射效果明显，口服则无效。皮煎剂对未孕或已孕小鼠离体子宫有明显兴奋作用。小鼠腹腔注射2.08 mg/kg九里香蛋白多糖，抗早孕率达72%～83%。

2. 局部麻醉作用 九里香注射液在外科大、中、小手术时可用作局部浸润麻醉。小叶九里香还可用于表面麻醉。

3. 解痉作用 以石油醚提取所得的一种不含氮的结晶性成分，对大鼠离体肠管有明显的解痉作用，能对抗组胺、氯化钡所致的平滑肌痉挛，但对乙酰胆碱引起的平滑肌痉挛无阻断作用。九里香叶中所含*β*-丁香烯是治疗老年慢性支气管炎的有效成分之一，具有一定的平喘作用。

4. 抗炎、消炎、杀虫作用 从九里香茎皮分离到的具有咔巴唑骨架的化合物具有选择性的抗炎活性。九里香叶的丙酮提取物作用于三龄期的*Culex fatigens*幼虫，实验条件下在浓度为3%时便引起100%的死亡。

5. 抗甲状腺作用 对雄性大鼠（110～120 g）按每100 g注射20 μg试样的从九里香中分离到的香豆素-7-甲氧基-8-(1，2-二羟基-3-甲基-3-丁烯基)香豆素花生油制剂,与对照组相比,具有明显的抗甲状腺作用。

6. 降血糖作用　给大鼠喂九里香和芥菜的叶可引起低血糖,原因是它显著地提高糖原合成酶的活性,促进糖原合成,明显地降低糖原磷脂化酶和糖原异生作用酶的活性,减少糖原分解和糖原异生,从而使肝糖原含量升高。

7. 其他作用　九里香蛋白多糖给小鼠腹腔注射2.08 mg/kg,能增强小鼠腹腔巨噬细胞的吞噬功能,亦能增加致敏动物血清中溶血素含量,可对抗环磷酰胺引起的白细胞减少。对二甲苯所致小鼠耳部炎症有对抗作用,对大鼠新鲜红细胞有明显促进凝集作用。若家兔静脉注射九里香蛋白多糖 18 mg/kg,有抗凝血作用,使凝血时间延长1.76 分钟。

毒性　从九里香皮分离得到的抗生育有效物质(Ⅴ～Ⅸ)给小鼠腹腔注射的 LD_{50} 分别为 1.05 g/kg、2.8 g/kg、1.56 g/kg、1.2 g/kg 和 0.46 g/kg。九里香蛋白多糖给小鼠腹腔注射的 LD_{50} 为 462±56.7 mg/kg。亚急性毒性试验表明,给犬分别静脉注射九里香皮分离物Ⅵ、九里香蛋白多糖 10 mg/kg,每日 1 次,连续 5 日,用药前后血浆、尿常规及肝、肾功能皆无明显改变,肝、肾、胃、肠、心、肺、脾、胰、肾上腺等脏器病理学检查未发现有异常改变。

【药性】 辛、微苦,温。有小毒。归心、肝、胃经。

1.《广西中药志》:“入心、肝、肺三经。”

2.《云南中草药》:“辛、微苦,微温。”

3.《广西民族药简编》:“有小毒。”

【功用主治】 行气止痛,活血散瘀,解毒消肿。主治胃脘疼痛,风湿痹痛,跌扑肿痛,疮痈,蛇虫咬伤。亦用于麻醉止痛。

1.《本草求原》:“浸酒散脾经风湿。”

2.《广西中药志》:“行气止痛,活血散瘀。治跌打肿痛,风湿,气痛。”

3.《云南中草药》:“散寒解表,疏经活络。主治感冒,腰膝冷痛,风湿痹痛,四肢麻木,跌打损伤,咳嗽,胃痛,尿路感染,湿疹,疮疖。”

4.《福建药物志》:“叶治胃溃疡、毒蛇咬伤。”

【用法用量】 内服:煎汤,6～12 g;或入散剂;或浸酒。外用:捣敷或煎水洗。

【宜忌】 《广西中药志》:“阴虚火亢者忌用。”

【选方】 1. 治胃痛　九里香叶 9 g,煅瓦楞子 30 g,共研末,每服 3 g,每日 3 次。(《香港中草药》)

2. 治骨折、痈肿　用九里香鲜叶或根捣烂,加鸡蛋清调敷患处。(《云南中草药》)

3. 治蛇伤　九里香叶捣烂外敷。(南药《中草药学》)

【临床报道】 用作表面麻醉剂　取九里香茎、叶 500 g,洗净、碾碎,加三花酒或 50%乙醇 100 ml,浸泡 24 小时后过滤,即成表面麻醉剂。用时取适量涂于咽喉部黏膜表面,作扁桃体挤切除术 108 例。涂药后数分钟即出现麻醉作用,麻醉时间可维持 10 分钟左右。

0075 九香虫 jiǔ xiāng chóng (《纲目》)

【异名】 黑兜虫(《纲目》),瓜黑蝽(蔡邦华《昆虫分类学》),屁板虫(《药材资料汇编》)。

【基原】 为蝽科九香虫属动物九香虫的干燥全虫。

【原动物】 九香虫 *Aspongopus chinensis* Dallas

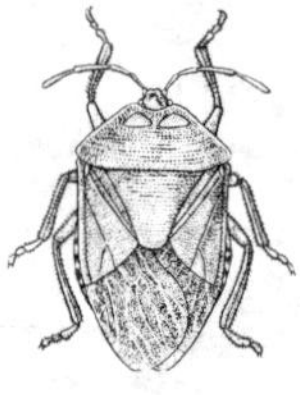

九香虫

全虫椭圆形,多为紫黑色,带铜色光泽。头部狭尖,略呈三角形;复眼突出,卵圆形;单眼 1 对。喙较短,触角 5 节。前胸背板及小盾片均具不规则横皱纹。翅 2 对,前翅为半鞘翅,棕红色,翅末 1/3 为膜质。足 3 对,后足最长。腹面密布细刻及皱纹,后胸腹板近前缘区有 2 个臭孔,由此放出臭气。

常在土块、石块下及石缝中越冬,每年 3 月飞出。除东北、西北外,全国大部分地区均有分布。

【采收加工】 春、秋季捕捉,捕后用沸水烫死,晒干或烘干。

【药材】 九香虫 *Aspongopus* 主产于四川、贵州等地。

性状　本品略呈六角状扁椭圆形,长 1.6～2 cm,宽约1 cm。表面棕褐色或棕黑色,略有光泽。头部小,与胸部略呈三角形,复眼突出,卵圆状,单眼 1 对,触角 1 对各 5 节,多已脱落。背部有翅两对,外面的 1 对基部较硬,内部的 1 对为膜质,透明;腹部有足 3 对,多脱落。腹部棕红色至棕黑色,每节近边缘处有突起的小点。质脆,折断后腹面有浅棕色的内含物。气特异,味微咸。

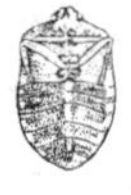

九香虫外形

鉴别　粉末特征:棕红色。体壁碎片呈深棕色,表面有鱼鳞状突起并有黄色凹窝散在,上有短刚毛着生,刚毛长 3～4 mm。横纹肌纤维较多,单个或成束,多碎断呈薄片状,有细密横纹,明暗相间呈波状纹理。气管壁碎片淡棕色,具棕色螺旋丝,排列呈栅栏状,丝间具淡灰色小斑点。

品质标志　《中华人民共和国药典》2010 年版规定:本品醇溶性浸出物(热浸法)不得少于 10.0%。

【成分】 含脂肪、蛋白质及甲壳质(chitin)等。脂肪中含有硬脂酸(stearic acid),棕榈酸(palmitic acid),油酸(oleic acid)。还含锰、镁等微量元素。

【药理】 1. 抑菌作用　九香虫在试管内对金黄色葡萄球菌、伤寒杆菌、甲型副伤寒杆菌及福氏痢疾杆菌有较强的抑制作用。

2. 抗癌作用　元素分析表明,九香虫的抗癌、抑癌元素锰和镁的含量较高,致癌元素镍、铬、砷、镉、铍的含量较低,可能有抗癌作用。

【炮制】 1. 九香虫　取原药材,除去杂质,筛去泥土。

2. 炒九香虫　取净九香虫置锅内,用文火加热,炒至有香气逸出时,取出,放凉。

饮片性状　九香虫参见“药材”项。炒九香虫形如九香虫,微显光泽,微有腥气而带焦香气。

贮干燥容器内,密闭,置通风干燥处。防潮,防蛀。

【药性】 辛、咸,温。归肝、肾、脾经。

1.《纲目》:“咸,温,无毒。”

2.《本草新编》:“味甘、辛,气微温。入肾经命门。”

3.《四川中药志》1962 年版:“入肝、脾、肾三经。”

【功用主治】 行气止痛,温肾壮阳。主治肝胃不和或寒郁中焦所致的胸胁胃脘胀痛以及肾阳不足之腰痛、阳痿。

1.《纲目》:“主治膈脘滞气,脾肾亏损。壮元阳。”

2.《本草新编》:“专兴阳益精,且能安神魂。”

3.《本草用法研究》:“壮脾肾之元阳,理胸膈之凝滞,气血双宣。”

4.《现代实用中药》:“为镇痛药,有强壮之效。适用于神经性胃痛,腰膝酸痛,胸脘郁闷,因精神不快而发胸窝滞痛等症,配合其他强壮药同服有效。”

【用法用量】 内服:煎汤,3～9 g;或入丸、散,0.6～1.2 g。

【宜忌】 凡肝胆火旺、阴虚内热者禁服。

1.《本草新编》:“入丸散中,以扶衰弱最宜。但不宜入于汤剂,以其性滑,恐动大便。”

2.《本草用法研究》:“阴虚有火,阳事易举及无气滞者勿用。”

3.《虫类药的应用》:“凡肝胆火升、阴虚舌红者均需慎用,或佐以养阴柔肝之品始妥。”

【选方】 1. 治慢性肝炎之胁痛 九香虫150 g,参三七200 g,炙全蝎100 g。研极细末,水泛为丸,如苏子大。每服1.5 g,早、晚各1次,开水送下。(《虫类药的应用》宁痛丸)

2. 治喘息型慢性气管炎 将九香虫用火焙焦,研成粉与鸡蛋搅匀,再用芝麻油煎鸡蛋(不用猪油),每日1次,每次用鸡蛋、九香虫各1个。服药期间,忌食猪油和吸烟。(《河南中医学院学报》1979,4:66)

3. 治血管瘤 成活九香虫若干只,以镊子两把,一把夹住九香虫前半部,另一把夹破虫体尾部,挤出其腹腔内容物,涂在血管瘤上,视血管瘤面积的大小,涂布均匀为度,每日3~4次,连用数日,无毒副作用。(《中医杂志》1987,11:40)

【各家论述】 1.《本草新编》:"九香虫亦兴阳之物,然非人参、白术、巴戟天、肉苁蓉、破故纸之类,亦未见其大效也。或问九香虫,产于西蜀,得其真者为佳。近人不知真假,何能取效乎?曰:九香虫不止西蜀有之,江南未尝不生,但生于江南者,无香气耳!无香气则无效。"

2.《本草用法研究》:"九香虫咸温无毒,观其以香命名,其虫之香气可知。故能理滞宣胸膈。咸能入肾,温可壮阳,气香归脾,故为脾肾之药。蠕动气香,咸味之物,似又能流通血脉耳。"

0076 九倒生 jiǔ dào shēng (《贵州民间药物》)

【异名】 铁郎鸡(《贵州民间药物》),铁扫把、金鸡尾、线鸡尾(《湖南药物志》),地柏枝(《贵州中草药名录》)。

【基原】 为铁角蕨科铁角蕨属植物变异铁角蕨的全草。

【原植物】 变异铁角蕨 *Asplenium varians* Wall. ex Hook. et Grev.

植株高12~20 cm。根茎短而直立,顶部被红色、粗筛孔而透明的披针形鳞片。叶簇生;叶柄长3~5 cm,通常下部栗色,疏生鳞片,上部绿色,近光滑;叶片草质,披针形,长7~15 cm,宽3~4 cm,基部不变狭,二回羽状;羽轴和叶轴两侧有狭翅,叶轴上面有1条纵沟;羽片约10对,互生,平展,长圆形至卵状三角形,钝头,长2 cm,宽约1 cm;小羽片2~3对,倒卵形,圆头,基部上侧1片先出,较大,向上各小羽片渐小;叶脉羽状,每齿有1条小脉,不达齿端。孢子囊群长线形,每小羽片有1~3个,背生于小脉中部以下;囊群盖线形,膜质,全缘,通常相对开口。

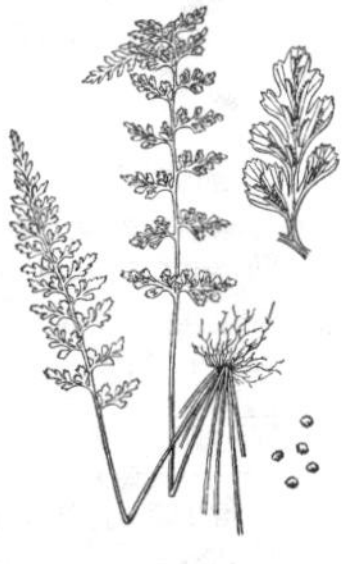

变异铁角蕨

生于海拔650~3 500 m的山谷湿岩石上。分布于西南及山西、湖南、陕西等地。

【采收加工】 10~11月采收,晒干。

【药性】 《贵州民间药物》:"性凉,味微涩。"

【功用主治】 活血消肿,止血生肌。主治骨折,刀伤,疮疡溃烂,烧烫伤。

1.《贵州民间药物》:"治刀伤,接骨。"

2.《贵州草药》:"止血生肌。"

3.《湖南药物志》:"消肿散血。主治小儿疳积,小儿惊风高热,疮疡溃烂,烫火伤。"

【用法用量】 内服:煎汤,10~20 g。外用:捣敷。

【选方】 1. 治刀伤骨折 (变异铁角蕨)全草适量,嚼绒或捣绒敷伤处。(《贵州民间药物》)

2. 治烫火伤 变异铁角蕨叶、芭蕉叶(各适量),捣烂,调桐油敷患处。

3. 治小儿疳积 (变异铁角蕨)全草15 g,煮蛋食。(2、3方出自《湖南药物志》)

0077 九管血 jiǔ guǎn xuě (《植物名实图考》)

【异名】 八爪金龙、八爪龙、矮茎朱砂根、开喉箭、猪总管(南川《常用中草药手册》),团叶八爪金龙、矮陀陀、地柑子(《贵州草药》),散血丹(《广西药用植物名录》),血猴爪、乌肉鸡、矮凉伞子、小罗伞、山豆根、活血胎(《新华本草纲要》)。

【基原】 为紫金牛科紫金牛属植物九管血的全株或根。

【原植物】 九管血 *Ardisia brevicaulis* Diels 又名:短茎紫金牛(《广西植物名录》),血党(《中国高等植物图鉴》)。

小灌木,高10~15 cm。具匍匐的根茎。叶互生;叶柄长1~1.5 cm,被细微柔毛;叶片坚纸质,狭卵形至近长圆形,先端急尖且钝,或渐尖,基部楔形或近圆形,长7~14 cm,宽2.5~4.8 cm,近全缘,边缘具不明显的腺点,背面被细微柔毛,尤以中脉为多,具疏腺点,侧脉与中脉几成直角,至近边缘上弯,连成远离边缘的不规则的边缘脉。伞形花序,着生于侧生特殊花枝顶端,近顶端有1~2片叶;花梗长1~1.5 cm;花的各部具腺点;花萼基部连合达1/3,萼片披针形或卵形;花瓣粉红色,卵形;雄蕊较花瓣短,花药披针形;雌蕊与花瓣等长,无毛。果球形,鲜红色,具腺点,宿存萼与果梗通常为紫红色。花期6~7月,果期10~12月。

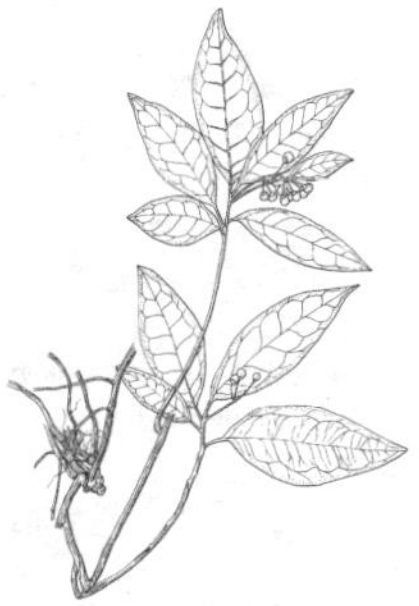

九管血

生于海拔400~1 260 m的林下阴处。分布于西南及长江流域以南各地。

【采收加工】 6~7月采收,切碎,鲜用或晒干。

【药性】 《四川常用中草药》:"性微寒,味苦、辛、微甘。"

【功用主治】 清热解毒,祛风止痛,活血消肿。主治咽喉肿痛,风火牙痛,风湿痹痛,跌打损伤,无名肿毒,毒蛇咬伤。

1.《植物名实图考》:"通窍,和血,祛风。"

2.《贵州草药》:"清热,利咽,化瘀。"

3.《四川常用中草药》:"除风湿,解热毒。治风湿筋骨疼痛,跌打损伤,劳伤咳嗽,喉头生蛾,无名肿毒,蛇咬伤等症。"

4.《广西民族药简编》:"治胆道蛔虫症,肝炎,肝硬化,月经不调,咽喉肿痛。"

【用法用量】 内服:煎汤,9~15 g;或浸酒。

【宜忌】 孕妇慎服。

【选方】 1. 防治白喉 鲜矮茎朱砂根60 g加水1 000 ml,小火煎2小时,滤去渣,分8份,每隔2小时服1份。(《中草药土方土法》)

2. 治跌打损伤 矮陀陀60 g,泡酒服。

3. 治风火牙痛 矮陀陀少许,切碎,放于牙痛处,口涎让其流出,随时更换。(2、3方出自《贵州草药》)

0078 九节菖蒲 jiǔ jié chāng pǔ (《中药志》)

【异名】 小菖蒲、外菖蒲(《中药志》),节菖蒲(《中药材手册》),鸡爪莲(《陕西中药志》)。

【基原】 为毛茛科银莲花属植物阿尔泰银莲花的根茎。

【原植物】 阿尔泰银莲花 *Anemone altaica* Fisch. ex C. A. Mey. 又名:菊形双瓶梅(《中国植物图鉴》)。

多年生草本,高11~23 cm。根茎横生,圆柱形,长约4 cm,直径2~4 mm,节间长3~5 mm,有许多须根。叶柄长4~10 cm,无毛;三出复叶,叶片轮廓宽卵形,长2~4 cm,3全裂,中央全裂片又3裂,边缘有缺刻状牙齿,有细柄,侧生全裂片不等2全裂。花葶1,苞片3,轮生,叶状,中上部边缘有不整齐锯齿,具柄。花两性,单朵顶生;花梗长2.5~4 cm,被灰色柔毛;萼片7~10,花瓣状,白色,倒卵形或长圆形,长1.5~2 cm,宽3.5~7 mm,先端圆;花瓣无;雄蕊多数;心皮20~30。瘦果卵球形,有白色柔毛。花期3~5月,果期4~7月。

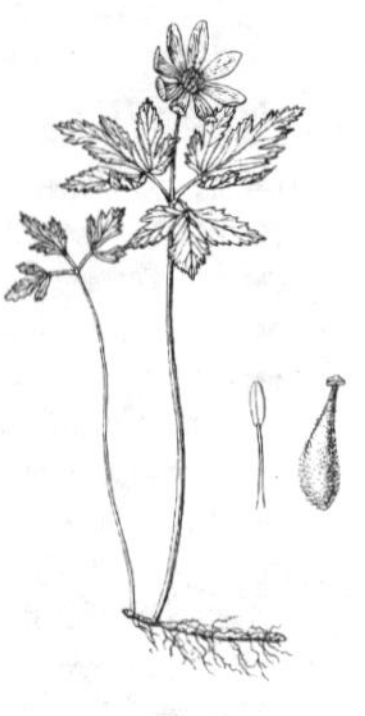

阿尔泰银莲花

生于海拔1 200~1 800 m的山地沟谷边或灌木丛中。分布于山西南部、河南西部、湖北西北部、陕西南部。

【栽培】 生物学特性 喜高山阴湿环境。荫蔽度为60%~70%。以疏松肥沃、土层深厚的腐殖质土栽植为宜。

繁殖方法 种子或根茎繁殖。种子繁殖:5~6月叶片枯黄时,收集成熟种子,湿沙贮存,7~9月将种子拌草木灰后,撒播畦面,覆土。幼苗于翌年3~4月出土,育苗1年,秋季按行株距10 cm×5 cm移栽。根茎繁殖:采挖野生九节菖蒲,将细的根茎,剪成3~5 cm小段,仍按行株距10 cm×5 cm开沟,平栽,覆土。

田间管理 夏季杂草旺盛,可除草2~3次,秋季再除草松土1次,冬季在畦面覆盖落叶一层。

【采收加工】 栽培5年以上采收,5~6月叶枯倒苗前采挖,晒干后搓去须根,簸去杂质。

【药材】 九节菖蒲 *Anemones Altaicae Rhizoma* 主产陕西、山西。以陕西产量最大,质量亦佳。

性状 根茎长纺锤形,稍弯曲,长1~4 cm,直径3~5 mm。表面棕黄色至暗棕色,具多数半环状突起的节,其上有鳞叶痕,斜向交互排列,节上有1~3个突起的根痕。质硬脆,易折断,断面平坦,色白,有粉性,可见淡黄色小点(维管束)6~12个,排列成断续的环。气微,味微酸稍麻舌。

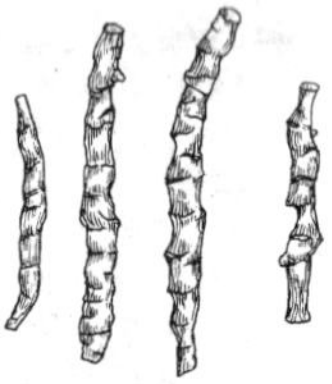

九节菖蒲(根茎)外形

鉴别 (1) 根茎横切面:表皮细胞扁平,外壁增厚,黄棕色。皮层为10余列薄壁细胞,外缘有单个散在的石细胞,类圆形或椭圆形,壁稍厚,可见纹孔及孔沟。维管束外韧型,较小,6~12个环列;韧皮部细胞扁缩;形成层不明显,木质部导管多角形或类圆形。髓宽广。薄壁细胞充满淀粉粒。

(2) 取2%兔红细胞生理盐水悬浮液1滴,置载玻片上,加盖玻片,于显微镜下观察,滴加1%九节菖蒲的生理盐水溶液,使其与红细胞接触,则红细胞迅速溶解(检查皂苷)。

(3) 取本品粉末2 g,加70%乙醇20 ml,加热回流10分钟,吸取上清液1 ml,于水浴上蒸干,加醋酐0.5 ml溶解残渣,沿试管壁加入浓硫酸1 ml,则两液面出现紫红色环,上层逐渐呈污绿色(检查皂苷)。

【成分】 根茎含脂肪酸:棕榈酸(palmitic acid),琥珀酸(succinic acid),5-羟基乙酰丙酸(5-hydroxy acetylpropanoic acid),十六烷酸(hexadecanoic acid)和9,12-十八碳二烯酸(9, 12-octadecadienoic acid),又含β-谷甾醇(β-sitosterol),白头翁素(anemonin),(5*R*,8*R*)1, 6, 9, 13-四氧双螺-(4, 2, 4, 2)-十四烷-2, 10-二酮〔(5*R*,8*R*)1, 6, 9, 13-tetraoxadispiro-(4, 2, 4, 2) tetradecane-2, 10-dione〕。另含挥发油成分,相对含量较高的有雪松醇(centdarol),β-桉叶醇(β-eudesmol),榄香醇(elemol)。

【药理】 1. 镇静作用 九节菖蒲水煎醇沉液7.418 g/kg(1/5 LD_{50}),3.709 g/kg(1/10 LD_{50})小鼠腹腔注射给药,对硫喷妥钠40 mg/kg的催眠作用有明显的加强,呈协同作用。用光电管法记录小鼠自发活动,7.418 g/kg腹腔给药,还能明显抑制小鼠自发活动。并能显著地抑制苯丙胺(4 mg/kg)的运动性兴奋。

2. 镇痛作用 皮下注射九节菖蒲用热板法在给药后60分钟可延长小鼠反应时间。

3. 对胃电活动的抑制作用 九节菖蒲水煎剂对大鼠胃电活动有明显的抑制作用,而该作用在阻断A、B受体后不受影响。在阻断受体后,其作用与单纯使用九节菖蒲相同。说明九节菖蒲的抑制作用可能是通过迷走神经胆碱能受体或(和)非胆碱能受体介导的,与肾上腺素能的A、B受体无关。

毒性 水煎醇沉液小鼠腹腔注射LD_{50}为37.09 g/kg。

【药性】 辛,温。归心、肝、脾经。

1.《药材资料汇编》:"辛,温,无毒。"

2.《新疆中草药》:"辛,苦,温。"

3. 南药《中草药学》:"入心、肝、脾经。"

【功用主治】 化痰开窍,祛风除湿,消食醒脾,解毒。主治热病神昏,癫痫,气闭耳聋,多梦健忘,风湿痹痛,胸闷脘胀,痈疽,疥癣。

1.《药材资料汇编》:"辟秽,开窍,宣气,逐痰,治神经衰弱,消化不良,风寒湿痹。"

2.《陕西中药志》:"开心利窍,祛风湿,除痰消积。主治癫狂,惊痫,痰厥昏迷,四肢湿痹,头疼耳鸣等症。捣汁服,可解巴豆、大戟毒。"

3.《陕西中草药》:"外敷治痈疽疥癣。"

4.《新疆中草药》:"宁神开窍,助消化。治心悸健忘,多梦,神志不清,胸腹闷胀,消化不良,久痢不止,牙痛,牙龈出血。"

【用法用量】 内服:煎汤,1.5~6 g;或入丸、散;或鲜品捣汁服。外用:煎水洗;或鲜品捣敷;或研末调敷。

【宜忌】 阴虚阳亢、烦躁汗多、精滑者慎服。

【选方】 1. 治小儿急惊风,高热抽搐 鲜九节菖蒲9 g,捣烂滤汁,加姜汁数滴灌服。(《陕甘宁青中草药选》)

2. 治耳聋 九节菖蒲12 g,水煎服;或鲜菖蒲捣烂,取汁滴耳。(《甘肃中草药手册》)

3. 治胸腹闷胀,消化不良 九节菖蒲9 g,莱菔子15 g,六曲12 g,水煎服。(《新疆中草药》)

0079 九龙藤叶 jiǔ lóng téng yè (《南宁市药物志》)

【异名】 燕子尾(《南宁市药物志》),猪蹄叉、羊蹄叉(《广西中草药》),夜合草、千打捶(《湖南药物志》),马蹄叶(《贵州草药》)。

【基原】 为豆科羊蹄甲属植物龙须藤的叶。

【原植物】 参见"九龙藤"条。

【采收加工】 5~9月采收,鲜用或晒干。

【药性】 甘,苦,温。

【功用主治】 理气止痛,活血利尿。主治腰痛,跌打损伤,无名肿毒,小便不利,痢疾。

《贵州草药》:"理气止痛,利尿化瘀。"

【用法用量】 内服:煎汤,10~30 g。外用:捣敷。

0080 九里香花 jiǔ lǐ xiāng huā (《广西本草选编》)

【基原】 为芸香科九里香属植物九里香及千里香的花。

【原植物】 参见"九里香"条。

【采收加工】 4~6月开花时采摘,晒干。

【成分】 千里香花含挥发油:1, 8-桉叶素(1, 8-cineole),异丁香油酚(isoeugenol),α-松油醇(α-terpineol),乙酸牻牛儿醇酯(geranyl acetate),荜澄茄烯(eadin)等。又含 yuehgesin A、B、C,九里香果素(murracarpin), mapnidin, isomeranzin,长叶九里香醛(murralongin);香豆素:东莨菪素(scopoletin),7-甲氧基-8-1′-甲氧基-2′-氢-3′-甲基(3′-丁烯基)香豆素〔7-methoxy-8-1′-methoxy-2′-hydroxy-3′-methyl(3′-butenyl) coumarin〕,伞形花酮(umbelliferone),6-甲氧基邪蒿素(braylin),橙皮油内酯醇(auraptenol),水合橙皮内酯(meranzin hydrate),minuicrolin,东莨菪苷(scopolin);生物碱:咖啡因(caffeine),九里香番荔枝碱(murrayaculatine);酚性成分:3,5,6,7,3′,4′,5′-庚甲氧基黄酮(3,5,6,7,3′,4′,5′-heptamethoxyflavone),4-hydroxgbenzaldel,对羟基苯甲酸(*p*-hydrooxybenzoic acid),顺式和反式阿魏酸(*cis* and *trans*-ferulic scid),顺式和反式阿魏酸甲酯(*cis* and *trans*-methyl ferulate)。

【药性】 辛、苦,温。

【功用主治】 《福建药物志》:"理气止痛。治胃痛。"

【用法用量】 内服:煎汤,3～9 g。

【选方】 治胃气痛　九里香干花 3 g,香附 9 g,水煎服。(《福建药物志》)

0081 九里香根 jiǔ lǐ xiāng gēn (《南宁市药物志》)

【基原】 为芸香科九里香属植物九里香及千里香的根。

【原植物】 参见"九里香"条。

【采收加工】 9～11 月挖根,鲜用或切片晒干备用。

【成分】 1. 九里香　根含生物碱:月橘碱。根皮含生物碱:九里香咔唑醇碱(murrayazolinol)。还含黄酮化合物:5,6,7,8,3′,4′,5′-七甲氧基黄酮(5,6,7,8,3′,4′,5′-heptamethoxyflavone)、5,6,7,8,3′,4′-六甲氧基黄酮(5,6,7,8,3′,4′-hexamethoxyflavone)、5,6,8,3′,4′,5′-六甲氧基黄酮(5,6,8,3′,4′,5′-hexamethoxyflavone)、4′-羟基-3,5,6,7,3′,5′-六甲氧基黄酮(4′-hydroxy-3,5,6,7,3′,5′-hexamethoxyflavone)、3′,5-二羟基-3,6,7,4′-四甲氧基黄酮(3′,5-dihydroxy-3,6,7,4′-tetramethoxyflavone)、4′,5-二羟基-3,6,7,3′,5′-五甲氧基黄酮(4′,5-dihydroxy-3,6,7,3′,5′-pentamethoxyflavone)。

2. 千里香　根含生物碱:九里香碱(paniculidine)A及B,月橘碱(yuehchukene),去甲降真香碱(noracronycine),去-*N*-甲基降真香碱(de-*N*-methylacronycine),去-*N*-甲基去甲降真香碱(de-*N*-methyl noracronycine)。根茎含九里香碱(paniculidine) A、B、C,长叶九里香醛(murralongin),欧芹酚甲醚(osthole)。

【药理】 抗生育作用　九里香根茎煎剂 0.2 g/30 g、根茎皮煎剂 0.3 g/30 g 给各妊娠阶段的小鼠腹腔注射,均有显著的抗着床作用。九里香煎剂不同给药途径的抗早孕作用结果表明,腹腔注射效果最佳,皮下注射效果较差,灌胃即使大剂量也无效。九里香根茎皮煎剂 3.6×10^{-4} g/ml 对未孕小鼠离体子宫有明显兴奋作用。九里香根的苯提取物也有抗大鼠着床作用。九里香根茎皮中分离得到的糖蛋白成分 10 mg/kg,给 12～16 日孕兔腹腔注射或羊膜腔内注射 3 mg/胚胎,3～5 日后有明显的终止妊娠效果;如果同时给予黄体酮 1 mg/kg 连续 6 日,不能对抗糖蛋白抗孕作用。组织学检查蜕膜组织有变性、坏死、炎细胞浸润、血窦瘀血等情况,但卵巢内妊娠黄体未见有特殊变化。

毒性　九里香糖蛋白给小鼠腹腔注射,按概率单位法得到 LD_{50} 为 1.125 g/kg。亚急性毒性试验表明每日给犬静注九里香糖蛋白 10 mg/kg,连续 5 日用药前后血浆、尿常规及肝、肾功能皆无明显改变,心、肺、肝、肾、胃、肠等脏器病理学检查未发现有异常改变。上述物质抗原性试验未见有过敏症状。人体临床试用对中期妊娠有效,但有发热反应。

【药性】 辛、微苦,温。归心、肝、肺经。

1.《广西中药志》:"味辛,气香,性温,无毒。入心、肝、肺三经。"

2.《云南中草药》:"辛、微苦,微温。"

【功用主治】 祛风除湿,行气止痛,散瘀通络。主治风湿痹痛,腰膝冷痛,痛风,跌打损伤,睾丸肿痛,湿疹,疥癣。

1.《广西中药志》:"行气止痛,活血散瘀。治跌打肿痛,风湿,气痛。"

2.《云南中草药》:"散寒解表,疏经活络。治感冒,腰膝冷痛,风湿痹痛,四肢麻木,跌打损伤。"

3.《福建药物志》:"祛风行气,通经活络。主治风湿关节痛,腰腿痛,睾丸炎,跌打损伤,牙痛,引产。"

【用法用量】 内服:煎汤,15～30 g,鲜品 30～60 g;或干品研末,每次 3～6 g,酒送服。外用:捣敷或煎水洗。

【宜忌】 《广西中药志》:"阴虚火亢者忌用。"

【选方】 1. 治慢性腰腿痛　九里香鲜根 30 g,续断 9 g,水煎服。(《福建药物志》)

2. 治睾丸肿大　鲜九里香根 30～60 g,酒水煎服。(《福建中草药》)

3. 治骨折、痈肿　鲜九里香根捣烂,加鸡蛋清调敷患处。(《云南中草药》)

0082 九眼独活 jiǔ yǎn dú huó (《四川常用中草药》)

【异名】 土当归(《纲目》),独活(《四川中药志》),水白芷、心叶大眼独活(《全国中草药汇编》)。

【基原】 为五加科楤木属植物食用土当归、柔毛龙眼独活、龙眼独活及浓紫龙眼独活的根和根茎。

【原植物】 1. 食用土当归 *Aralia cordata* Thunb.　又名:食用楤木(《经济植物手册》),土当归(《中国高等植物图鉴》)。

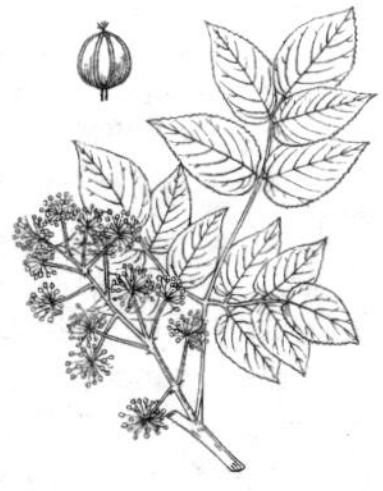

食用土当归

多年生草本,高 0.5～3 m。根粗大,长圆柱形。茎分枝开展稀疏。叶为二至三回羽状复叶,有托叶;叶柄长 15～30 cm;每羽片有小叶3～5,叶片长卵形至长圆状卵形,长 4～15 cm,宽 3～7 cm,先端突尖,基部圆形至心形,侧生小叶片基部歪斜,边缘有细锯齿,两面疏生短柔毛。花序由多数伞形花序组成,疏松,顶生或腋生,圆锥形,长达 50 cm;伞形花序直径 1.5～2.5 cm;总花梗长 1～5 cm,有短柔毛;苞片线形,小花梗细,长约 10 mm,有短柔毛;萼无毛,边缘有 5 个三角状尖齿;花瓣 5,白色,卵状三角形,开花时反曲;雄蕊 5;子房 5 室,花柱 5,离生。核果球形,浆果状,紫黑色,具 5 棱。花期 7～8 月,果期 9～10月。

生于海拔 1 300～1 600 m 的林荫下或山坡草丛中。分布于江苏、安徽、福建、江西、湖北、广西、四川、台湾等地。

2. 柔毛龙眼独活 *A. henryi* Harms　又名:水田七(《神农架植物》),短序九眼独活(《全国中草药汇编》),小叶龙眼独活,天门七、水独活(湖北恩施)。

本种与食用土当归的区别为:小叶片两面沿脉疏生长柔毛,先端长尾尖,边缘有钝锯齿;伞形花序有花 3～12 朵,多至 20 朵;萼齿长圆形,先端钝圆;花瓣长 1～2 mm。

生于海拔 1 500～2 300 m 的森林下。分布于安徽、湖北、四川、陕西等地。

3. 龙眼独活 *A. fargesii* Franch.　又名:川独活(四川)。

本种与上 2 种的区别为:小叶片两面疏生糙毛,下面沿脉有短柔毛,先端渐尖或长渐尖,缘有重锯齿;伞形花序有花10～20 朵;萼齿三角状卵形，疏生糙毛。花期7～8月，果期10～11月。

生于海拔1 800～2 800 m的山坡疏林、灌丛中。分布于湖北、四川、云南、陕西等地。

4. 浓紫龙眼独活 *A. atropurpurea* Franch. 又名：九眼独活、朱那（《西藏常用中草药》）。

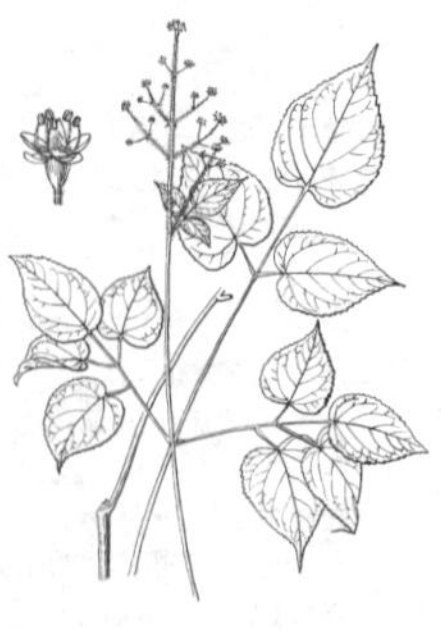

龙眼独活

本种与前3种的区别为：小叶片较小，长3～8 cm，宽2～3 cm，卵形至卵状披针形；侧生小叶柄长0.5～2.5 cm。伞形花序有花5～12朵；总花梗长3～7 cm；花梗长5～10 mm；萼无毛，萼齿三角形，先端尖。花期5～7月，果期8～9月。

生于海拔2 700～3 300 m的山坡疏林、灌丛或林缘。分布于四川、云南、西藏等地。

【采收加工】 10～11月采收，切片晒干。

【药材】 食用土当归 *Araliae Cordatae Radix et Rhizoma* 主产于四川；柔毛龙眼独活 *Araliae Henryi Radix et Rhizoma* 产于四川、陕西、湖北、安徽；龙眼独活 *Araliae Fargesii Radix et Rhizoma* 产于陕西、湖北、四川、云南；浓紫龙眼独活 *Araliae Atropurpureae Radix et Rhizoma* 产于四川、云南、西藏等地。

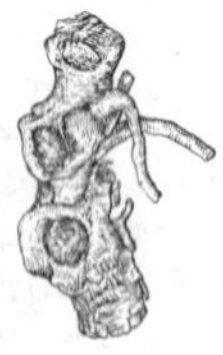

食用土当归（根茎）外形

性状鉴别 食用土当归 根茎粗大，圆柱形，常呈扭曲状，长10～30～80 cm，直径3～9 cm，表面灰棕色或棕褐色，粗糙。上面有6～11个圆形凹窝（茎痕），呈串珠状排列，故有"九眼独活"之称，凹窝直径1.5～3 cm，深约1 cm，底部或侧面残留有数条圆柱形的不定根，长2～15 cm，直径4～10 mm，表面有纵皱纹。质轻，坚脆，易折断，断面灰黄色或棕黄色，疏松，有多数裂隙和油点。气微香，味淡后苦。

龙眼独活 根茎粗短，长不及10 cm，直径1～3 cm，表面紫褐色，具4～5凹穴，直径约1.5 cm，深约5 mm。根纺锤形，长达40 cm，直径约1 cm。气微，味微苦。

柔毛龙眼独活 根茎细小，长约10 cm，直径不及1.3 cm，表面褐色，具8～15个圆形凹穴，直径4 mm，深2～3 mm。根纤细，长约至2 cm。气微，味微苦。

【成分】 食用土当归根含17种芳香化合物：正已醛（*n*-hexanal），*α*-蒎烯（*α*-pinene），3-侧柏烯-2-醇（3-thujen-2-ol），*β*-蒎烯（*β*-pinene），对聚伞花素（*p*-cymene），柠檬烯（limonene），1-(1，4-二甲基-3-环己烯-1-基)-乙酮〔1-(1，4-dimethyl-3-cyclohexen-1-yl)-ethanone〕，*α*-樟脑烯醛（*α*-campholenal），松香芹醇（pinocarveol），1-(1,3-二甲基-3-环己烯-1-基)-乙酮〔1-(1，3-dimethyl-3-cyclohexen-1-yl)-ethanone〕，松樟酮（pinocamphone），桃金娘醛（myrtenal），马鞭烯酮（verbenone），香芹醇（carveol），丁香烯（caryophyllene），牡丹皮酚（paeonol），*α*-葎草烯（*α*-humulene）；二萜类化合物：对映贝壳杉烯酸〔*ent*-kaur-16-en-19-oic acid〕，对映海松二烯酸〔*ent*-pimara-8(14)，15-dien-19-oic acid〕，左旋-贝壳杉烯酸，16，17-二羟基-16*β*-贝壳杉-19-酸（16，17-dihydroxy-16*β*-kauran-19-oic acid），左旋-海松二烯酸，7-酮基-左旋-海松二烯酸〔7-keto-1-pimara-8(14)，15-dien-19-oic acid〕，7*α*-羟基-左旋-海松二烯酸〔7*α*-hydroxy-1-pimara-8(14)，15-dien-19-oic acid〕，7*β*-羟基-左旋-海松二烯酸，左旋-海松二烯醇〔*L*-pimara-8(14)，15-dien-14-ol〕；聚乙炔化合物：farcarindiol及dihydrofarcarindiol。

【药理】 1. 抑癌作用 从九眼独活提取的海松酸和贝壳烯酸体外实验对肿瘤细胞株A549、XF498、SK-MEL-2及HCT15表现出中等抑制活性。

2. 镇痛作用 九眼独活所含的对映贝壳杉烯酸（KA）和对映海松二烯酸（PA）有镇痛作用。口服KA 300 mg/kg和PA 500 mg/kg有镇痛、降温、延长戊巴比妥麻醉期作用，且能抑制去氧麻黄碱所增强的运动性。

3. 抗菌活性 九眼独活所含海松酸、聚乙炔化合物farcarindiol及dihydrofarcarindiol均具强抗菌活性。

【药性】 辛、苦，温。归肝、肾经。

1.《纲目》："辛，温。无毒。"

2.《四川中药志》1960年版："性微温，味辛、苦，无毒，入肾经。"

3.《四川常用中草药》："入肝、肾二经。"

【功用主治】 祛风除湿，舒筋活络，和血止痛。主治风湿痹痛，腰肌劳损，鹤膝风，水肿，痈肿，扭伤肿痛，骨折，头痛，牙痛。

1.《纲目》："除风和血，煎酒服。"

2.《四川中药志》1960年版："祛风除湿，舒筋活络。治风湿头痛，腰膝酸痛，目眩，牙痛，四肢痿痹及鹤膝风。"

3.《中国药用植物图鉴》："镇痛，镇痉，发汗利尿，消浮肿。"

4.《台湾药用植物志》："治痈疡漫肿，肺结核，肠炎，气喘及产褥而引起的妇人病。"

【用法用量】 内服：煎汤，3～12 g；或泡酒。外用：研末调敷；或煎汤洗。

【宜忌】 《四川中药志》1960年版："阴虚内热及体虚者忌用。"

【选方】 1. 治风湿痹痛 土当归、威灵仙各9 g，防风、木瓜各6 g，水煎，服时兑白酒少许。（《安徽中草药》）

2. 治手足扭伤肿痛 土当归、荆芥、葱白各适量，煎水。先熏后浸浴；浴后，用土当归适量，加白酒少许，捣烂敷患处。（《安徽中草药》）

3. 治牙痛 土当归、细辛各3 g，水煎，待温含漱。（《安徽中草药》）

0083 九子不离母 jiǔ zǐ bù lí mǔ（《玉溪中草药》）

【异名】 兴元府萆薢（《本草图经》），黄山药、蛇头草（《贵州草药》），萆薢、白山药、次黄山药、黄姑里（《云南中药资源名录》）。

【基原】 为薯蓣科薯蓣属植物叉蕊薯蓣的根茎。

【原植物】 叉蕊薯蓣 *Dioscorea collettii* Hook. f.

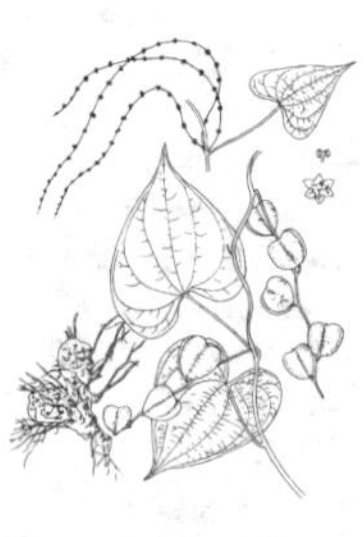

叉蕊薯蓣

缠绕草质藤本。根茎横生，竹节状，直径约2 cm，表面有细长弯曲的须根，断面黄色。茎圆柱形，左旋。单叶互生；叶片三角状心形或卵状披针形，先端渐尖，基部心形、宽心形，边缘波状或近全缘，背面有白色刺毛。雄花序簇生于叶腋；雄花无梗，在花序基部由2～3朵簇生，至顶部常单生；苞片卵状披针形，小苞片卵形；花被碟形，先端6裂，黄色；雄蕊3枚，着生于花被管上，花丝较短，花药卵圆形，花开放后药隔变宽，常为花药的1～2倍，呈短叉状，退化雌蕊有时只存有花丝，与3个发育雄蕊互生。雌花序穗状；雌花的退化雄蕊呈花丝状；子房长圆柱形，柱头3裂。蒴果三棱形，表面深褐色，成熟后反曲下垂；种子2颗，成熟时四周有薄膜状翅。花期5～8月，果期6～10月。

常生于海拔1 500～3 200 m的河谷、山坡和沟谷的次生栎树林和灌丛中。分布于四川、贵州、云南等地。

【采收加工】 10～12月采挖，切片，晒干或捣碎鲜用。

【成分】 块茎含甾类化合物：薯蓣皂苷元(diosgenin)，雅姆皂苷元(yamogenin)；根茎含甾类化合物及其苷类：3，5-去氧替告皂苷元(3，5-deoxytigogenin)，3，5-去氧新替告皂苷元(3，5-deoxyneotigogenin)，薯蓣皂苷元棕榈酸酯(diosgenin eoxytigogenin，palmitate)，雅姆皂苷元棕榈酸酯(yamogenin palmitate)，异娜草皂苷元(isonarthogenin)，*β*-谷甾醇(*β*-sitosterol)，异菝葜皂苷元酮(smil agenone)，菝葜皂苷元酮(sarsapogenone)，表异菝葜皂苷元(epismilagenin)，表菝葜皂苷元(episarsapogenin)，雅姆皂苷元-3-*O*-*β*-*D*-葡萄糖苷(yamogenin-3-*O*-*β*-*D*-glucoside)，雅姆皂苷元 3-*O*-〔*α*-*L*-吡喃鼠李糖基(1→4)-*β*-*D*-吡喃葡萄糖苷〕{yamogenin-3-*O*-〔*α*-*L*-rhamnopyranosyl (1→4)-*β*-*D*-glucopyranoside〕}，雅姆皂苷元-3-*O*-〔*α*-*L*-吡喃鼠李糖基(1→4)〕-〔*α*-*L*-吡喃鼠李糖基(1→2)〕-*β*-*D*-吡喃葡萄糖苷{yamogenin-3-*O*-〔*α*-*L*-rhamnopyranosyl(1→4)〕-〔*α*-*L*-rhamnopyranosyl(1→2)〕-*β*-*D*-glucopyranoside}，雅姆皂苷元-3-*O*-〔*β*-*D*-吡喃葡萄糖基(1→3)〕-〔*α*-*L*-吡喃鼠李糖基(1→2)〕-*β*-*D*-吡喃葡萄糖苷{yamogenin-3-*O*-〔*β*-*D*-glucopyranosyl(1→3)〕-〔*α*-*L*-rhamnopyranosyl(1→2)〕-*β*-*D*-glucopyranoside}，甲基原赤霉素(methyl protogracillin)。

【药性】 苦、微辛，微寒。

【功用主治】 祛风利湿，通络止痛，清热解毒。主治风湿痹痛，拘挛麻木，胃气痛，湿热黄疸，白浊，淋痛，白带，跌打伤痛，湿疮肿毒，风疹，湿疹，毒蛇咬伤。

【用法用量】 内服：煎汤，9～15 g；浸酒或入丸、散。外用：鲜品捣敷。

【选方】 1. 治肌肉痉挛　九子不离母、拐牛膝各 15 g，水煎服。(《玉溪中草药》)

2. 治胃气痛　叉蕊薯蓣 30 g，橘皮 9 g，水煎服。

3. 治跌打损伤　叉蕊薯蓣 30 g，红花 6 g，赤芍 12 g，泡酒服。

4. 治痈疮肿毒　鲜叉蕊薯蓣适量，捣绒外敷。(2～4 方出自《万县中草药》)

5. 治过敏性皮炎　九子不离母、透骨草各 15 g，水煎服；或各 30～60 g，煎水外洗。(《玉溪中草药》)

0084 九子连环草 jiǔ zǐ lián huán cǎo (《分类草药性》)

【异名】 珠串珠、夜白鸡、串白鸡(《贵州民间方药集》)，硬九头狮子草(《民间常用草药汇编》)，肉连环(《四川中药志》)，连环草(《重庆草药》)，九节虫、一串纽子(《贵州草药》)，野节兰、连珠三七(《浙江药用植物志》)，铜锤草(《贵州中草药名录》)。

【基原】 为兰科虾脊兰属植物虾脊兰的全草或根茎。

【原植物】 虾脊兰 *Calanthe discolor* Lindl.

陆生植物。茎不明显。叶近基生，通常 3 枚；叶片倒卵状长圆形，长 15～25 cm，宽 4～6 cm，先端急尖或钝而具短尖，基部楔形下延成柄。花葶从叶丛中长出，长 30～50 cm；总状花序疏生数朵至 10 余朵花，花序轴被短柔毛；花苞片披针形；紫红色萼片，卵状披针形，长约1.3 cm；花瓣比萼片小，倒卵状匙形；唇瓣与萼片等长，玫瑰色或白色，3 深裂，中裂片前部边缘略具齿，上面具 3 条褶片，侧裂片斧状，稍向内弯，全缘；距纤细，先端弯曲；子房被短柔毛。花期5～6 月，果期 7～9 月。

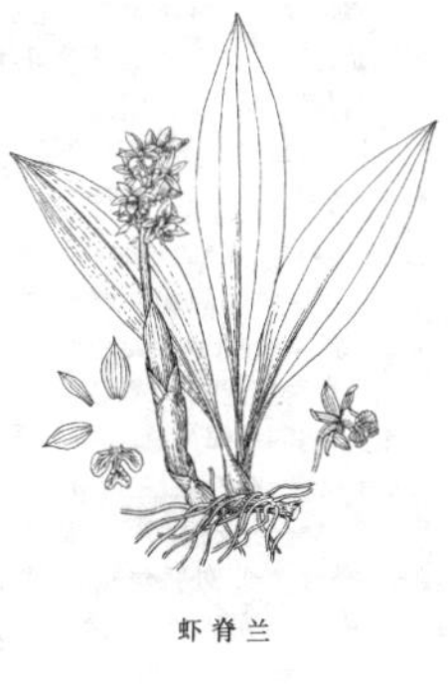

虾 脊 兰

生于山坡林下阴湿处或溪沟边湿地。分布于江苏、浙江、安徽、福建、广东、广西、四川、贵州等地。

【采收加工】 6～7 月花后采收，鲜用或晒干。

【成分】 新鲜根茎含吲哚类及其糖苷：虾脊兰苷(calanthoside) A、B，二氢菲(dihydrophenanthrene)衍生物，*β*-吲哚葡萄糖苷(*β*-glucoindican)，虾脊兰菲醇(calaphenanthrenol)，琉球虾脊兰苷(calaliukiuenoside)；吲哚生物碱类：色氨酮(tryptanthrin)，靛玉红(indirubin)和靛红(isatin)，色氨酮(tryptanthrin)，虾脊兰烯醇(calanthenol)衍生物，催吐萝芙木醇(vomifoliol)，腺苷(adenosine)。

【药性】 辛、微苦，微寒。

1.《贵州草药》："性寒，味辛、微苦。"

2.《全国中草药汇编》："辛，平。"

【功用主治】 清热解毒，活血止痛。主治瘰疬，痈肿，咽喉肿痛，痔疮，风湿痹痛，跌打损伤。

1.《重庆草药》："治痒子，瘰疬，兼清胃热，解烦热。"

2.《全国中草药汇编》："活血化瘀，消痈散结。主治淋巴结结核，痈疮肿毒，跌打损伤，风湿骨痛。"

3.《浙江药用植物志》："清热解毒，活血消肿。主治白喉，扁桃体炎，关节疼痛。"

【用法用量】 内服：煎汤，9～15 g；或研末。外用：捣敷；或研末调敷。

【选方】 1. 治瘰疬，疮毒　(九子连环草)全草 9 g，水煎服；另取鲜根状茎适量，捣烂敷患处。(《浙江药用植物志》)

2. 治痔疮及脱肛　九子连环草 15 g，研末，调菜油敷患处。(《贵州草药》)

3. 治跌打损伤　(虾脊兰)鲜根状茎 6～9 g(除根须，括去栓皮)，水煎，黄酒冲服；或晒干研成细粉，用黄酒送服。(《浙江药用植物志》)

0085 九牛造茎叶 jiǔ niú zào jīng yè (《陕西中草药》)

【基原】 为大戟科大戟属植物湖北大戟的茎叶。

【原植物】 参见"九牛造"条。

【采收加工】 5～8 月采收，鲜用或晒干。

【药性】 甘、微苦，凉。有毒。

【功用主治】 止血，定痛，生肌。主治外伤出血，无名肿毒。

【用法用量】 外用：研末撒敷；或鲜品捣敷。

0086 九头狮子草 jiǔ tóu shī zi cǎo (《植物名实图考》)

【异名】 接骨草、土细辛(《植物名实图考》)，万年青、铁焊椒、绿豆青、王灵仁(《分类草药性》)，辣叶青药(《贵州民间方药集》)，尖惊药(《贵阳民间药草》)，项开口、蛇舌草(《浙江民间草药》)，化痰青、四季青、三面青、菜豆青、铁脚万年青(《四川中药志》)，九节篱(《湖南药物志》)，咳风尘、晕病药(《贵州草药》)。

【基原】 为爵床科九头狮子草属植物九头狮子草的全草。

【原植物】 九头狮子草 *Peristrophe japonica* (Thunb.) Bremek. [*Dianthera japonica* Thunb.；*Dicliptera japonica* (Thunb.) Makino；*D. crinita* (Thunb.) Nees]

多年生草本，高 20～50 cm。根细长，须根黄白色。茎直立，四棱形，深绿色，节显著膨大。叶对生；有柄；叶片纸质，椭圆形或卵状长圆形，长 3～7 cm，宽 8～15 mm，先端渐尖，基部渐窄，全缘。聚伞花序短，集生于枝梢的叶腋；每一花下有大小两片叶状苞片；萼 5 裂，钻形；花冠粉红色至微紫色，长2.5～3 cm，下部细长筒形，冠檐二唇形，上唇全缘，下唇微 3 裂；雄蕊 2，着生于花冠筒内，2 药室一上一下；雌蕊 1，子房 2 室，胚珠多数，柱头 2 裂。蒴果窄倒卵形。种子坚硬，褐色。花期 5～9月。

生于山坡、林下、路旁、溪边等阴湿处。分布于长江流域以南各地。

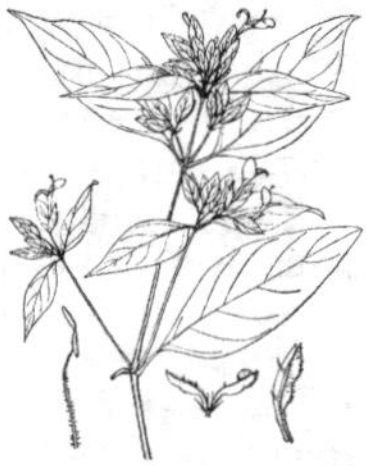

九头狮子草

【栽培】 生物学特性 喜生于温暖湿润的林下或溪沟边，低山及平坝地区都可栽培。土壤以较阴湿、肥沃、疏松者为好。

繁殖方法 一般分株繁殖，多在3～4月间，将母株连根挖起，分成若干小蔸，每蔸有苗或芽4～5根。在整好的土地上，开1.3 m宽的高畦，按行株距约30 cm开穴，深10～14 cm，每穴栽1蔸，用土压紧，盖上细土，浇水定根。

田间管理 苗成活后，施清淡人畜粪水。6～7月中耕和追肥1次。

【采收加工】 7～10月采收，鲜用或晒干。

【药材】 九头狮子草 *Peristrophis Japonicae Herba* 产我国长江以南地区。

性状 全草长20～50 cm，茎方形，深绿色，节膨大。叶卵状长椭圆形，长3～7 cm，先端渐尖，基部渐狭，全缘。可见花序或果序。气微，味苦。

【成分】 地上部分含植物甾醇类：羽扇豆醇(lupeol)，豆甾醇(stigmasterol)，*β*-谷甾醇(*β*-sitosterol)，豆甾醇葡萄糖苷(stigmasteryl glucoside)，*β*-谷甾醇葡萄糖苷(*β*-sitosteryl glucoside)。还含尿囊素(allantoin)，3，5-吡啶二酰胺(3，5-pyridinedicarboxamide)。

【药理】 抗菌作用 采用平板打孔法，分别用九头狮子草全草的乙醇提取和水煎浓缩得到的药液给药，在营养琼脂培养基和LB培养基上筛选出敏感细菌。然后采用试管稀释法，测定各敏感菌的最低抑菌浓度。结果表明九头狮子草对金黄色葡萄球菌、溶血性链球菌、铜绿假单胞菌、肺炎克雷伯杆菌有较强的抑制作用。

【药性】 辛，凉。

1.《分类草药性》："性凉，无毒。"

2.《贵阳民间药草》："辛，凉。"

3.《四川中药志》1960年版："性平，味淡。"

【功用主治】 祛风清热，凉肝定惊，解毒消肿。主治感冒发热，肺热咳喘，肝热目赤，小儿惊风，咽喉肿痛，痈疖肿毒，瘰疬，痔疮，蛇虫咬伤，跌打损伤。

1.《贵阳民间药草》："祛风，清热，定惊。"

2.《四川中药志》1960年版："清肺热，化痰。治风热咳嗽痰多。"

3.《湖南药物志》："解表发汗，行气活血，解毒消肿，接骨止血。治白喉，无名肿毒，白带，经漏。"

4.《浙江药用植物志》："治中耳炎，风湿性关节炎，尿路感染。"

5.《湖北中草药志》："治感冒发热，头晕，失眠，咽喉肿痛，毒蛇咬伤，无名肿毒，痈疖肿毒，瘰疬。"

【用法用量】 内服：煎汤，9～15 g；或绞汁饮。外用：捣敷；研末调敷；或煎汤熏洗。

【选方】 1. 治肺热咳嗽 鲜九头狮子草全草30 g，加冰糖适量，水煎服。

2. 治肺劳咳血 鲜九头狮子草60～90 g，捣烂绞汁，调些童便服。(1、2方出自《福建中草药》)

3. 治小儿惊风 辣叶青药15 g，捣绒，兑淘米水服。(《贵阳民间药草》)

4. 治中耳炎 鲜九头狮子草全草适量，加食盐少许，捣烂取汁滴耳。(《浙江药用植物志》)

5. 治毒蛇咬伤 鲜九头狮子草适量，捣如泥，加食盐少许，捣匀敷于伤口周围及肿处。伤口闭塞者，须用消过毒的针剔破，以便毒液外排。另用九头狮子草60 g捣烂，加开水擂汁服；或煎服亦可。视病情轻重，每日服1～3剂。(江西《战备草药手册》)

6. 治跌打损伤 九头狮子草全草15 g，捣汁兑酒服。(《湖南药物志》)

7. 治尿路感染 九头狮子草全草、车前草各15 g，水煎服。(《浙江药用植物志》)

8. 治阴道炎 尖惊药60 g，铁扫帚60 g，水煎，每日3次分服。(贵州药检所《常用民间草药手册》)

0087 刀豆 dāo dòu (《滇南本草》)

【异名】 挟剑豆(《酉阳杂俎》)，刀豆子(《滇南本草》)，大戈豆(《本草求原》)，大刀豆(《分类草药性》)，刀鞘豆(《陆川本草》)，白凤豆、刀板仁豆(《台湾药用植物志》)。

【基原】 为豆科刀豆属植物刀豆的种子。

【原植物】 刀豆 *Canavalia gladiata* (Jacq.) DC. [*Dolichos gladiatus* Jacq.]

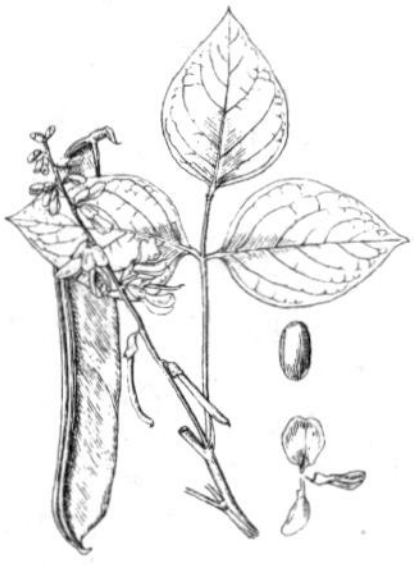

刀 豆

一年生缠绕草质藤本，长达3 m。三出复叶；叶柄长7～15 cm；顶生小叶宽卵形，长8～20 cm，宽5～16 cm，先端渐尖或急尖，基部阔楔形，侧生小叶偏斜，基部圆形；托叶细小。总状花序腋生，花疏；苞片卵形，早落；花萼钟状，二唇形，上萼2裂片大而长，下萼3裂片小而不明显；花冠蝶形，淡红色或淡紫色，旗瓣圆形，翼瓣较短，龙骨瓣弯曲；雄蕊10，连合为单体；子房具短柄，被毛。荚果大而扁，长10～30 cm，直径3～5 cm，被伏生短细毛，边缘有隆脊，先端弯曲成钩状；种子10～14颗，种皮粉红色或红色，种脐约占种子全长的3/4，扁平而光滑。花期6～7月，果期8～10月。

北京地区及长江以南地区有栽培。原产美洲热带地区。

本植物的果壳(刀豆壳)、根(刀豆根)亦供药用，另设专条。

【栽培】 生物学特性 喜温暖，怕寒霜。对土壤要求不严，以排水良好而疏松的砂壤土栽培为好。

繁殖方法 种子繁殖。于4月上旬播种，由于种皮坚硬，吸水慢，要先用水浸泡一昼夜后再播。按行距60 cm，窝距45 cm，深10 cm挖窝，每窝播种子3～4颗，施猪粪水后，盖火灰及细土约厚4 cm。不能使用人粪，因易烂种烂根。

田间管理 苗高5～6 cm时间苗，每窝留壮苗2株，并结合中耕除草追肥1次。在5月下旬，设支柱引藤上架，再除草、追肥1次，肥料都以猪粪水为主。

【采收加工】 在播种当年8～11月分批采摘成熟果实，剥出种子，晒干。

【药材】 刀豆 *Canavaliae Semen* 主产于江苏。

性状 种子扁卵形或扁肾形，长2～3.5 cm，宽1～2 cm，厚0.5～1.5 cm。表面淡红色至红紫色，微皱缩，略有光泽。边缘具眉状黑色种脐，长约2 cm，上有白色细纹3条。质硬，难破碎。种皮革质，内表面棕绿色而光亮；子叶2，黄白色，油润。无臭，味淡，嚼之有豆腥气。

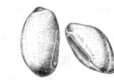

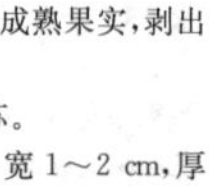

刀豆(种子)外形

鉴别 种皮横切面：表皮为1列栅状细胞，种脐处2列，外被角质层，光辉带明显。支持细胞2～6列，呈哑铃状。营养层由十多列切向延长的薄壁细胞组成，内侧细胞呈颓废状；有维管束，种皮下方为数列多角形胚乳细胞。子叶细胞含众多淀粉粒。管胞岛椭圆形，壁网状增厚，具缘纹孔少见。周围有4～5列薄壁细胞，其两侧为星状组织，细胞呈星芒状，有大型的细胞间隙。

【成分】 刀豆种子含蛋白质28.75%，淀粉37.20%，可溶性糖7.50%，类脂物1.36%，纤维6.10%及灰分1.90%。主要含胺类：刀豆四胺(canavalmine)，γ-胍氧基丙胺(γ-guanidinooxypropylamine)，氨丙基刀豆四胺(aminopropylcanavalmine)和氨丁基刀豆四胺(aminobutylcanavalmine)，亚精胺(spermidine)，精胺(spermine)；蛋白质类：伴刀豆球蛋白(concanavaline)，伴刀豆球蛋白(concanavalin)，凝集素(agglutinin)，刀豆球蛋白(canavalin)，血细胞凝集素(hemagglutinin)；又含硫胺素(thiamin)，刀豆氨酸(canavanine)，*D*-α-氨基正丁酸(*D*-α-amino-*n*-butyric acid)，刀豆毒素(anatoxin)。

【药理】 1. 脂氧酶激活作用　其有效成分是刀豆毒素。刀豆毒素每日腹腔注射50 μg/kg、100 μg/kg或200 μg/kg给药，可引起雌性大鼠血浆内黄体生成素(LH)和卵泡刺激素(FSH)水平突然升高，黄体酮水平无变化，催乳素(PRL)则降低。200 μg/kg组动情前期频率和体重增重明显增加，但子宫和卵巢的重量并无变化。上述FSH和LH的增加同脂氧酶激活作用是吻合的，但催乳素水平降低的原因尚不明。

2. 促有丝分裂作用　刀豆球蛋白A(ConA)是一种植物凝集素，具有强力的促有丝分裂作用，有较好的促淋巴细胞转化反应的作用，其促淋巴细胞转化最适浓度为40～100 μg/ml，可激活人体淋巴细胞转变为淋巴母细胞，但并不产生相应的细胞毒性，从而可增强人体的免疫作用，并能凝聚癌细胞和各种致癌物质所引起的变形细胞，而对正常细胞无害，故具有抗肿瘤作用。能沉淀肝糖原，凝集羊、马、犬、兔、猪、大鼠、小鼠、豚鼠等动物及人红细胞。ConA还能选择性激活抑制性T细胞(Ts)细胞，对调节机体免疫反应具有重要作用。因此，通过使用ConA来活化病态(或老年)时的Ts细胞这一途径，可望改观一些自身免疫性疾病，甚或移植物排斥反应或恶性肿瘤的防治前景。ConA可促进淋巴细胞分裂，作皮内注射可反映肿瘤、肝炎等患者的细胞免疫能力。

【炮制】 1. 刀豆　取原药材，除去硬壳及杂质，洗净，干燥。用时捣碎。

2. 盐刀豆　取净刀豆，加盐水拌匀，闷透，置锅内，用文火加热，炒至表面变色并具焦斑时，取出，放凉。每刀豆100 kg，用食盐2 kg。

饮片性状　刀豆参见"药材"项。盐刀豆表面有焦斑，味微咸。

贮干燥容器内，盐刀豆密闭，置通风干燥处。防潮，防蛀。

【药性】 甘，温。归脾、胃、肾经。

1.《滇南本草》："味甘，性寒。"

2.《纲目》："甘、平、无毒。"

3.《医林纂要》："甘、咸，温。"

4.《四川中药志》1960年版："入脾、胃、肾三经。"

5.《青岛中草药手册》："入肝、胃、肾经。"

【功用主治】 温中下气，益肾补元。主治虚寒呃逆，腹胀，久痢，肾虚腰痛，鼻渊，小儿疝气。

1.《滇南本草》："治风寒湿气，利肠胃，烧灰，酒送下。子，能健脾。"

2.《纲目》："温中下气，利肠胃，止呃逆，益肾补元。"

3.《医林纂要》："和胃，升清，降浊。"

4.《食物考》："烧灰，利肠止虚呃逆。"

5.《青岛中草药手册》："主治妇女经闭，鼻炎，肝气不疏，中气虚寒等。"

【用法用量】 内服：煎汤，9～15 g；或烧存性研末。

【宜忌】 《本草用法研究》："胃火盛者忌用。"

【选方】 1. 治冷呃　刀豆子，炙存性，酒服钱许。(《兰台轨范》)

2. 治久痢　(刀豆子)蒸熟，沙糖蘸食。(《本草用法研究》)

3. 治肾虚腰痛　大刀豆子1对，小茴香6 g，吴茱萸3 g，破故纸3 g，青盐6 g，打成粉，蒸猪腰子吃。(《重庆草药》)

4. 治鼻渊　老刀豆，文火焙干为末，酒服三钱。(《年希尧集验良方》)

5. 治经闭，腹胁胀痛，血瘀　(刀豆子)焙燥为末，好酒送服，加麝香尤佳。(4、5方出自《本草用法研究》)

6. 治小儿疝气　(刀豆)种子研粉，每次4.5 g，开水冲服。(《湖南药物志》)

【各家论述】 《本草备要》："温中止呃，胜于柿蒂。"

0088 刀豆壳 dāo dòu ké (《滇南本草》)

【基原】 为豆科刀豆属植物刀豆的果壳。

【原植物】 参见"刀豆"条。

【采收加工】 秋季果实成熟时采收，晒干，剥去种子，将果壳晒至全干。

【炮制】 拣去杂质，用水洗净，稍润，切丝，晒干。

【药性】 甘，平。

1.《医林纂要》："甘苦咸，平。"

2.《泉州本草》："甘，平，无毒。"

【功用主治】 下气，活血。主治反胃，呃逆，久痢，闭经，喉痹，喉癣。

1.《医林纂要》："和中，交心肾，止呃逆。"

2.《重庆草药》："散瘀活血。治腰痛，血气痛。"

【用法用量】 内服：煎汤，9～15 g。外用：或烧存性研末敷。

【选方】 1. 治虚寒呃逆　刀豆壳烧灰存性，研末，每次6～9 g，开水送服。(《福建中草药》)

2. 治久痢　刀豆荚饭上蒸熟，蘸糖食。(《种福堂公选良方》)

3. 治腰痛　刀豆壳烧存性，研末，好酒调服，外以皂角烧烟熏之。(《万氏家抄方》)

4. 治妇女经闭，腹胁胀痛　刀豆壳焙为末，每服一钱，黄酒下，少加麝香尤妙。(《经验广集》)

5. 治喉痹　刀豆壳(烧存性)、青黛，共研末吹之。(《泉州本草》)

0089 刀豆根 dāo dòu gēn (《滇南本草》)

【基原】 为豆科刀豆属植物刀豆的根。

【原植物】 参见"刀豆"条。

【采收加工】 9～10月采挖，晒干或鲜用。

【药性】 苦，温。

1.《医林纂要》："苦、咸。"

2.《分类草药性》："性平，无毒。"

3.《陆川本草》："甘，温。"

【功用主治】 祛风，活血，通经，止痛。主治头风，跌打损伤，风湿腰痛，心痛，牙痛，久痢，疝气，经闭。

1.《医林纂要》："治肾气攻心，心痛。能通冲脉而济水火，交心肾。"

2.《纲目拾遗》："治头风。"

3.《分类草药性》："治跌打损伤，膀胱疝气。"

4.《南宁市药物志》："消炎，行血，通经。治风湿性腰脊痛，经闭，久痢，牙痛；外用治杨梅疮。"

【用法用量】 内服：煎汤，9～15 g；外用：捣敷。

【宜忌】 《本草用法研究》："胃火盛者忌用。"

【选方】 1. 治头风　刀豆根五钱，酒煎服。(《医方集听》)

2. 治风湿腰痛　刀豆根一两，酒水各半煎服。(《江西草药》)

3. 治跌打损伤　刀豆根捣烂，酒蒸敷患处。(《陆川本草》)

0090 了哥王 liǎo gē wáng (《岭南采药录》)

【异名】 九信菜(《生草药性备要》)，鸟子麻、山麻皮(《陆川本草》)，埔银、雀仔麻、假黄皮、地棉(《岭南草药志》)，指皮麻、石棉皮、消山药、大黄头树(《全国中草药汇编》)。

【基原】 为瑞香科荛花属植物南岭荛花的茎叶。

【原植物】 南岭荛花 *Wikstroemia indica* (L.) C. A. Mey. [*Daphne indica* L.]

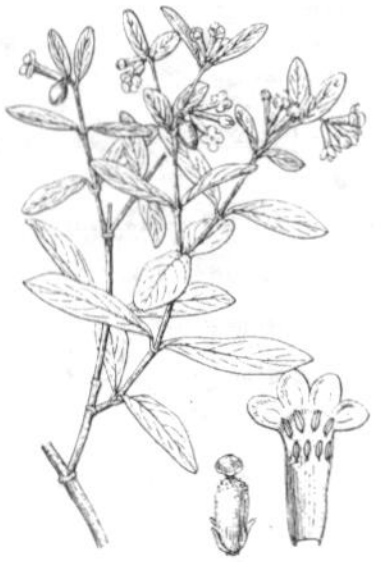
南岭荛花

半常绿小灌木，高达1 m。全株平滑无毛。茎直立，多分枝，幼枝红褐色。根皮和茎皮富含绵状纤维，不易折断。叶对生，几无柄；叶片倒卵形至长椭圆形，长2～5 cm，宽0.8～1.5 cm，先端钝或短尖，全缘，基部楔形。花黄绿色，数花簇生于枝顶，排成聚伞状伞形花序或呈近无柄的头状花序；花两性，无苞片，花被管状，先端4裂；雄蕊8，成上下两轮着生花被管内；子房倒卵形或长椭圆形，具圆头状柱头。核果卵形或椭圆形，熟时鲜红色。花果期夏、秋季。

生于山坡灌木丛中、路旁和村边。分布于浙江、福建、江西、湖南、广东、广西、贵州、云南、台湾等地。

本植物的果实(了哥王子)、根或根皮(了哥王根)亦供药用，另设专条。

【栽培】 生物学特性　喜温暖湿润的气候，耐瘦瘠，不耐寒，一般土壤都能种植。但以排水良好、疏松肥沃的砂质壤土栽培为宜。

繁殖方法　种子繁殖。春播于3月播种育苗，开浅沟条播，沟距25 cm。播后覆土2 cm，浇水保湿。待苗高25～30 cm时选阴雨天移栽。

田间管理　定植成活至封行前，每年中耕除草3～4次。春、夏季分别追施人粪尿或尿素各1次，冬季追施有机肥。

【采收加工】 5～9月采收，切段，晒干或鲜用。

【药材】 了哥王 *Wikstroemiae Indicae Caulis et Folium*　产于广东、广西、江西、福建、湖南、贵州等地。

性状　茎圆柱形，长短不等，直径8～25 mm；粗茎表面淡棕色至棕黑色，有不规则粗纵皱纹，皮孔突起，往往两个相连，有的数个连接成环；细茎表面暗棕红色，有纵皱纹和对生的叶柄痕。质硬，折断面皮部有众多绵毛状纤维。叶不规则卷曲，展平后长椭圆形，全缘，淡黄绿色至淡绿色；叶柄短，长约2 mm。质脆，易碎。气微，味微苦。

【成分】 茎及茎皮含黄酮类：小麦黄素(tricin)，山柰酚-3-*O*-*β*-*D*-吡喃葡萄糖苷(kaempferol-3-*O*-*β*-*D*-glucopyranoside)；木脂素类：西瑞香素(daphnoretin)，南荛酚(wikstromol)即右旋的去甲络石苷元(nortrachelogenin)，右旋的牛蒡苷元(arctigenin)，穗罗汉松脂酚(matairesinol)，松脂酚(pinoresinol)，南荛素(wikstromin)。

【药理】 1. 对中枢神经系统作用　了哥王茎的甲醇浸剂100 mg/kg可使硫喷妥钠小鼠睡眠时间延长120%，对家兔因甲基苯丙胺所致的过度兴奋有一定的对抗作用。

2. 抗炎作用　西瑞香素24 mg/kg腹腔注射，对二甲苯所致小鼠耳部炎症及5-HT引起的大鼠足跖肿胀的抑制作用非常显著。对大鼠蛋清性、角叉菜胶与甲醛性足跖肿胀以及对大鼠的巴豆油气囊肿肉芽组织增生，也显示明显的抑制作用。此外，并能显著降低大鼠肾上腺内维生素C含量，抑制醋酸引起的小鼠扭体反应。

3. 对心肌的作用　西瑞香素2.6 mg(0.25 ml)/10 g(同位素^{86}Rb测定)对小鼠心肌营养性血流量有较明显的改善作用。

4. 抗肿瘤作用　了哥王茎的甲醇提取物腹腔注射50 mg/kg，对小鼠艾氏腹水癌(EAC)生长的抑制率为97%，对小鼠淋巴细胞白血病P_{388}的T/C值为180%；将甲醇提取物分离得西瑞香素，对小鼠白血病P_{388}没有活性，但3 mg/kg腹腔注射对EAC细胞生长抑制率达97%；甲醇提取物分离成分小麦黄素6 mg/kg和12.5 mg/kg对P_{388}的T/C值为133%和174%；甲醇提取物分离成分山柰酚3-*O*-*β*-*D*-吡喃葡萄糖苷6 mg/kg、12.5 mg/kg对P_{388}的T/C值为122%和133%。

5. 促癌作用　了哥王乙醚提取液对Raji细胞EB病毒早期抗原有诱发作用，并能促进EB病毒对淋巴细胞的转化作用。其水提液也有这种活性，但比乙醚提取液弱。在诱发大鼠鼻咽癌过程中了哥王可能有促癌因子的作用。对甲基胆蒽(MCA)和单纯疱疹病毒(HSV-z)诱发小鼠宫颈癌有促癌作用。了哥王水提取液对小鼠表皮细胞鸟氨酸脱羧酶(ODC)有早期诱导作用，并呈一定的量效关系，其ODC活性高峰在涂药后6小时，酶比活性比正常对照组高3～5倍，药物剂量于药达到5 mg/cm^2皮肤时，诱导作用较明显。

毒性　采用序贯法测定西瑞香素液(了哥王成分之一)小鼠腹腔注射的LD_{50}为74.30±2.39 mg/kg。

【炮制】 1. 了哥王　取原药材，除去杂质，洗净，稍润，切短段，干燥。

2. 制了哥王　取原药材，除去杂质，洗净，蒸4～5小时，取出摊凉后切短段，干燥。或加酒九蒸九晒。了哥王叶性寒有毒，酒制或久煎，可降低其毒性，性亦由寒转凉。

饮片性状　了哥王为不规则的短段，茎、叶混合。有的还带花、果。茎枝段外皮棕褐色，叶坚纸质至近革质破碎或完整。花黄绿色。果实暗红色至紫黑色。制了哥王形如了哥王段，色泽加深。

贮干燥容器内，置通风干燥处。

【药性】 苦、辛，寒。有毒。

1.《生草药性备要》："味辛，性平，有毒。"

2.《全国中草药汇编》："苦、微辛，寒。"

3.《福建药物志》："甘、辛，微温。"

【功用主治】 清热解毒，化痰散结，消肿止痛。主治痈肿疮毒，瘰疬，风湿痛，跌打损伤，蛇虫咬伤。

1.《南宁市药物志》："杀虫、解毒、消肿、止痛、清热、泻下。治麻风、梅毒、痈疮、无名肿毒、风湿痛、肺痨、痧气、百日咳、痢症。"

2.《广西中药志》："叶，捣烂加油敷跌打、痈肿。"

3. 广州部队《常用中草药手册》："治蛇虫咬伤，小儿头疮。"

4.《全国中草药汇编》："叶，外用治急性乳腺炎、蜂窝织炎。"

【用法用量】 内服：煎汤(宜久煎4小时以上)，6～9 g；外用：捣敷，研末调敷或煎水洗。

【宜忌】 体质虚弱者慎服，孕妇禁服。

《生草药性备要》："有毒，能杀人，不可乱服。"

【选方】 1. 治痰火疬(腋下鼠蹊生核疮或四肢掣挛疼痛)　了哥王叶15 g，加入食盐少许，共捣烂敷患处，敷3～5次可愈。(《岭南草药志》)

2. 治无名肿毒　了哥王叶捣烂，加米酒少量，敷患处。(江西《草药手册》)

3. 治疖疮肿毒，蛇虫咬伤，小儿头疮　(南岭荛花)鲜茎叶捣烂，外敷或绞汁外涂。(《浙江药用植物志》)

4. 治梅毒，下疳　地棉根叶60 g，青壳鸭蛋1只，先将鸭蛋轻轻打裂，和地棉根叶加水适量煎4小时，至水干为度。取蛋去壳，热酒送下。冷食无效，服后卧床盖被。(《岭南草药志》)

5. 治热眼起膜　埔银根叶、鸡蛋白、黄糖各适量，共捣烂，做

成药饼状，敷患眼，2～3 日即愈。(《岭南草药志》)

6. 治打伤　埔银叶捣汁，兑酒服。(《台湾药用植物志》)

【临床报道】 1. 治疗急性扁桃体炎、支气管炎　用了哥王片每次 3 片，每日 3 次，7 日为 1 个疗程。共治疗 300 例。结果：急性扁桃体炎 150 例中痊愈 23 例，显效 70 例，有效 45 例，无效 12 例，总有效率 92.0%；支气管炎 150 例中痊愈 20 例，显效 67 例，有效 45 例，无效 18 例，总有效率 88.0%。

2. 治疗儿童单纯性颈淋巴结肿大　治疗组口服了哥王片，每次每 10 kg 体重 1 片，最多不超过 3 片，每日 3 次。对照组先肌注青霉素注射液 5 日，继服用羟氨苄青霉素胶囊等。两组均治疗 12 日为 1 个疗程。若肿大淋巴结缩小至正常则停药。结果：治疗组 156 例中治愈 72 例，有效 77 例，无效 7 例，总有效率 95.51%。对照组 142 例中治愈 46 例，有效 70 例，无效 26 例，总有效率 81.69%。两组比较有显著性差异($P<0.05$)。治疗组在治疗中有 5 例出现恶心，上腹部不适等不良反应，改为饭后服多消失。

3. 治疗膝关节创伤性滑膜炎　用了哥王片内服，每日 3 次，每次 3 片；另用关节穿刺术，抽净积液和积血后，外用 8 粒了哥王片研粉，加凡士林调敷于棉布上加压包扎，用髌骨固定带固定膝关节，每日更换 1 次，7 日为 1 个疗程，一般治疗 1～3 个疗程。共治疗 50 例。结果：临床治愈 40 例；好转 8 例；无效 2 例，总有效率 96%。

4. 治疗乳腺炎　用了哥王片口服，每次 3 片，每日 3 次；并取了哥王片适量温开水溶化，调成糊状外敷患处，每日数次。3 日为 1 个疗程。共治疗 50 例。结果：痊愈 25 例，有效 21 例，无效 4 例。

5. 治疗带状疱疹后遗神经痛　治疗组口服了哥王片(每片含干浸膏 0.22 g)，每次 3 片，每日 3 次。对照组肌注维生素 B_{12} 针剂，每次 0.5 μg，每日 1 次；口服吲哚美辛片，每次25 mg，维生素 E 丸，每次 100 mg，均每日 3 次。均以 1 星期为 1 个疗程，治疗 3 个疗程后观察疗效。结果：治疗组 30 例中，痊愈 18 例，显效 7 例，有效 2 例，无效 3 例，痊愈率 60%，显效率 23.33%。对照组 26 例中，痊愈 8 例，显效 7 例，有效 5 例，无效 6 例，痊愈率 30.77%，显效率 26.92%。治疗组疗效显著高于对照组($P<0.05$)。

6. 治疗阴道炎　用了哥王片口服，每次 3 片(0.66 g)，每日 3 次，另外用甲硝唑、制霉菌素各 2 片研碎溶水，每晚冲洗阴道后，再将了哥王片 2 片放入阴道深处。如兼疣状病毒感染者，同时配合局部微波治疗，每次肌注干扰素 10 万单位，每日 1 次。10 日为 1 个疗程，一般治疗 3 个疗程。共治疗 300 例。结果：3 个疗程后，临床治愈 235 例，好转 54 例，无效 11 例，总有效率 96.3%。

0091 了哥王子 liǎo gē wáng zǐ (《岭南采药录》)

【异名】 桐皮子(《全国中草药汇编》)，狗信药子、九信草子(广东)。

【基原】 为瑞香科荛花属植物南岭荛花的果实。

【原植物】 参见“了哥王”条。

【采收加工】 9～10 月果实成熟时采摘，鲜用或晒干。

【成分】 种子含皂苷，黄酮类，并含多量油脂。

【药性】 《生草药性备要》：“味辛，性平，有毒。”

【功用主治】 《生草药性备要》：“敷瘰疬，痈疽。”

【用法用量】 外用：捣敷；或浸酒搽。

【宜忌】 《生草药性备要》：“有毒，能杀人，不可乱服。此药能毒狗，犬食必死。”

【临床报道】 治疗寻常疣　取成熟了哥王果捣碎，浸泡在等量 95%乙醇内(均以重量计)，2 星期后过滤成酊剂备用，或以鲜了哥王果汁直接外涂。方法：在疣之局部以0.1% 苯扎溴铵(新洁尔灭)液消毒后，用消毒三棱针将疣逐个挑破或刮平；多发者可选其发病最早之“母疣”挑破或刮平，然后涂擦了哥王汁(或酊剂)，每日 1 次，每次涂擦 4～5 分钟，连用 2～3 小时，伤口不包扎。经 25 例治疗观察，痊愈 23 例，复发 2 例。23 例中涂药 1～2 次愈者 18 例，涂 3～4 次愈者 5 例，总有效率 92%。

0092 了哥王根 liǎo gē wáng gēn (《岭南采药录》)

【异名】 毒除根(《岭南采药录》)，地棉根(《广州植物志》)，鱼胆根(《南宁市药物志》)，地谷根(《广西中药志》)，七麻根、红赤七(《闽东本草》)，别南根、独薯根(《南方主要有毒植物》)。

【基原】 为瑞香科荛花属植物南岭荛花的根或根皮。

【原植物】 参见“了哥王”条。

【采收加工】 9 月至翌年 2 月采根，切片；或剥取内皮，晒干。

【药材】 了哥根 *Wikstroemiae Indicae Radix*　产于广东、广西、江西、福建、湖南、贵州等地。

性状　根圆柱形或有分枝。表面黄棕色至灰棕色，具不规则纵皱纹和横向皮孔及稍突起的支根痕。质坚韧，断面皮部厚1.5～4 mm，类白色，易与木部分离，有众多绵毛状纤维；木部淡黄色，有放射状纹理。气微，味微苦，久嚼有持久的灼热不适感。

鉴别　(1) 根横切面：木栓细胞含黄棕色至棕红色树脂状物质。皮层有非木化纤维及黏液细胞散在。韧皮部宽广，韧皮纤维非木化。木质部导管单个或数个相聚，有的断续排列成环。木纤维壁薄。本品薄壁细胞含淀粉粒。

(2) 薄层色谱：取本品去除栓皮的根皮 3 g，切碎，用氯仿-甲醇(18∶2)回流提取 30 分钟，滤过，滤液供点样。以西瑞香素为对照品，分别点样于同一硅胶 G 板上，用甲苯-醋酸乙酯-甲酸(50∶40∶10)展开，取出晾干，于紫外灯(365 nm)下观察，供试品色谱在与对照品色谱相应位置，显相同蓝色荧光斑点，氨熏后日光下变黄，紫外光下显灰绿色荧光。

【成分】 根、根皮中含木脂素类：西瑞香素(daphnoretin)，芫花素(genkwanin)，南荛苷(wikstroemin)，右旋牛蒡苷元(arctigenin)，穗罗汉松脂酚(matairesinol)，松脂酚(pinoresinol)，南荛酚(wikstomol)即右旋去甲络石苷元(nortrachelogenin)，南荛素(wikstrosin)；黄酮类：小麦黄素(tricin)，山柰酚-3-*O*-β-*D*-吡喃葡萄糖苷(kaempferol-3-*O*-β-*D*-glucopyranoside)，5-羟基-7，4′-二甲氧基黄酮(5-hydroxy-7，4′-dimethoxy flavone)；甾醇及其苷类：β-谷甾醇(β-sitosterol)，7-酮基-β-谷甾醇(7-keto-β-sitosterol)，豆甾烷-3，7 二醇(stigmastan-3，7-diol)，5-豆甾烯-3β，7α-二醇(stigmast-5-en-3β，7α-diol)。还含了哥王多糖体-1，灰绿曲霉酰胺(asperglaucide)。

【药理】 1. 引产作用　了哥王根的石油醚提取物分得的 PM_6 部位，对小鼠、犬和猴等动物中期引产有效，其有效剂量分别为小鼠 50～100 mg/kg(阴道给药)、犬 0.05 mg/kg(羊膜腔给药)和猴 0.05～0.06 mg/kg(羊膜腔给药)。

2. 抗肿瘤作用　了哥王根水煎剂对小鼠淋巴肉瘤-1 号腹水型抑制率达 45.4%，对小鼠宫颈癌 U_{14} 及小鼠肉瘤 S_{180} 抑制率则在 25%以下。但也有报道了哥王多糖对移植小鼠的瘤体生长显示出促进作用。

3. 其他作用　根皮中所含的南荛苷对犬有利尿作用，其有效剂量为 2～4 mg/kg。根皮对皮肤有刺激性，其所含树脂有强烈的下泻作用。根皮水煎剂在试管内对金黄色葡萄球菌有明显抑制作用，对大肠杆菌、铜绿假单胞菌也能抑制。从了哥王根及根皮中分离纯化得了哥王多糖体-1，初步实验表明其对小鼠辐射损伤显示明显的保护作用；对正常及荷瘤小鼠的造血组织有明显的刺激作用，表现在使骨髓粒-巨噬祖细胞(GM-CFU-C)数目增加。

毒性　了哥王根的石油醚提取物 PM_6 乳剂小鼠腹腔注射的 LD_{50} 为 1.44±0.15 mg/kg，PM_6 给犬静注 0.1 mg/kg，每日 1 次，连续 5 日；给猴静注 0.05 mg/kg 和 0.1 mg/kg，连续5 日，用药前后体重、血象、红细胞渗透脆性以及肝、肾功能等均无异常变化。

【炮制】 1. 了哥王根 取原药材，除去杂质，洗净，润透，切丝，干燥。

2. 制了哥王根 取原药材，除去杂质，洗净，蒸4～6小时，取出，摊凉后切段，干燥。

饮片性状 了哥王根为不规则的丝片，断面黄白色，外皮黄棕色至暗红色，强纤维性，纤维绒毛状。味微苦、甘，久嚼有持久的灼热不适感。制了哥王根为不规则的段片，色泽较深，久嚼微有灼热感。

贮干燥容器内，置通风干燥处。

【药性】 苦、辛，寒。有毒。

1.《广西中药志》："味苦、微辛，性寒，有大毒。"

2.《湖南药物志》："辛，温，有毒。一说酸涩。"

3.《福建药物志》："甘、辛，微温。"

【功用主治】 清热解毒，散结逐瘀，利水杀虫。主治肺炎，支气管炎，腮腺炎，咽喉炎，淋巴结炎，乳腺炎，痈疽肿毒，风湿性关节炎，水肿臌胀，麻风，闭经，跌打损伤。

1.《生草药性备要》："治跌打将死，煲酒服，即回生。治恶疮，蜜捶敷亦效。"

2.《岭南采药录》："解花柳毒。以之为末，遇损伤敷之，能止血。"

3.《福建民间草药》："消坚破瘀，利尿逐水。"

4.《广西中药志》："杀虫拔毒。治麻风，蛊毒，恶疮，白浊。民间用根皮治大热症。"

5.《岭南草药志》："能攻诸结毒、结肿，及诸郁热、郁湿、顽痰怪症。"

6.《湖南药物志》："行血止血，接骨镇神，解毒消肿。"

7.《浙江药用植物志》："主治阿米巴痢疾，湿热水肿，臌胀。"

8.《广西民族药简编》："水煎服治肾炎水肿；加鸡蛋煎煮服治胃病；捣烂塞患牙治牙痛；煎洗患处治毒蛇咬伤。"

【用法用量】 内服：煎汤（宜煎4小时以上），10～15 g。外用：捣敷；或研末调敷。

【宜忌】《广西中药志》："孕妇及体质虚寒者忌服。"

【选方】 1. 治瘰疬初起 鲜了哥王根第二重皮和红糖捣烂敷患处。（《福建民间草药》）

2. 治乳腺炎 了哥王根二层皮、毛莨根、糯米粉各适量，捣烂敷患处。待皮肤有灼热感即取去。（《福建药物志》）

3. 治疮疡成脓未溃 了哥王根皮适量，捣烂，敷疮四周，留孔排脓。（《广西中草药》）

4. 治风湿性骨痛，亦治麻风 每日用了哥王根9 g，鸡肉120 g，加适量水炖7小时，一次服下。（《岭南草药志》）

5. 治肝硬化腹水 鲜了哥王根第二重皮30 g（蒸熟），红枣12粒，红糖30 g，共捣为丸，如绿豆大。用开水送服5～7粒，日服1次。本品药性剧烈，服后有呕吐和腹痛、泄泻的副作用，体弱和晚期患者忌用。（《福建民间草药》）

6. 治癌性胸腹水 了哥王根12 g（先煎），半边莲、陈葫芦各30 g，水煎服，每日1剂。（《抗癌本草》）

7. 治阿米巴痢疾 （南岭荛花）根内皮15 g，甘草6 g，水煎至呈乳白色，分2次服，亦可灌肠。（《浙江药用植物志》）

8. 治子宫颈炎 用10%了哥王煎剂作阴道冲洗和宫颈湿敷。（《全国中草药汇编》）

9. 治睾丸炎 了哥王根（约7寸长）去皮切碎，猪小肚（膀胱）1个，净水适量，同煮4小时服。（《岭南草药志》）

10. 治跌打损伤 了哥王根白皮6 g，水煎服。另用鲜根皮捣烂外敷。（《浙江民间常用草药》）

11. 治蛇、蜈蚣咬伤 了哥王根晒干用，九蒸九晒，每服15～30 g，水煎，温服。（《岭南草药志》）

【临床报道】 1. 治疗肺部炎症 用了哥王注射液肌内注射，每日2～3次，每次2 ml（相当于生药4 g）；或口服了哥王片，每日3～4片。治疗53例成人肺炎，结果：治愈25例，显著好转17例。

2. 治疗慢性单纯性鼻炎 用了哥王注射液小剂量穴位注射。方法：常规消毒鼻部，取夹鼻下穴（在夹鼻下0.5 cm处）、迎香穴，刺入鼻甲3～5分，每次注射0.2 ml，隔日1次，5次为1个疗程。共治疗84例。结果：显效34例，有效46例，无效4例，有效率达95.2%。

3. 治疗牙痛 用鲜南岭荛花根第二层白皮，切碎后加95%乙醇和开水各半浸泡3～7日（浸泡时间越久效果越佳）。用时将棉球蘸药液放患牙痛处3～5分钟，最快30秒止痛，多数患者在2～4分钟痛止。共治疗86例，有效率达95%以上。约5%的患者复发后再用本法疗效不佳。

4. 治疗麻风 取了哥王根，每2.5 kg加水3 kg，煮6小时，再加水3 kg煮6小时，过滤。每次服15 ml，每日服3次。共观察31例（2例因病情恶化中途停药），结果：治疗2个月后，检查麻风杆菌比治疗前减少者8例，由阳性转为阴性者2例；皮肤损害全部或大部消退者7例，损害颜色逐渐吸收变淡者10例。症状无变化者7例，均为病期5年以上的重症患者。

5. 治疗坐骨神经痛 先将了哥王（根、茎）125 g，海桐皮63 g，用清水约4 000 ml，文火煎至约900 ml后去渣。再把该药液文火浓缩至240 ml左右。取浓缩的药液和黑雌鸡肉500 g放炖盅内，文火隔水炖4小时后，一次顿服药液。每隔3日服1剂，每服2剂为1个疗程。共治疗100例。结果：治愈91例，显效9例。其中第一个疗程治愈者15例，第二个疗程治愈者29例，第三个疗程治愈者30例，第四个疗程治愈者9例，显效5例，第五个疗程治愈者8例，显效4例。总有效率100%。

三　画

0093 **三七** sān qī 《纲目》

【异名】 山漆、金不换(《纲目》),血参(《医林纂要》),人参三七、佛手山漆(《纲目拾遗》),参三七(《本草便读》),田漆、田三七(《伪药条辨》),田七(《岭南采药录》),滇三七(云南)。

【基原】 为五加科人参属植物三七的根和根茎。

【原植物】 三七 *Panax notoginseng* (Burk.) F. H. Chen ex C. Chow [*P. pseudo-ginseng* Wall. var. *notoginseng* (Burk.) Hoo et Tseng]

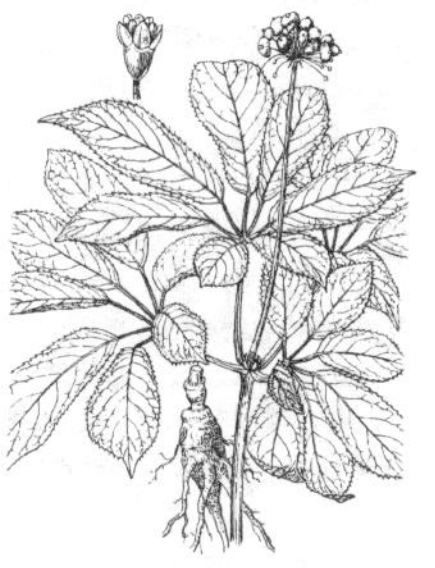

三　七

多年生草本,高 30～60 cm。主根粗壮,肉质,纺锤形、倒圆锥形或圆柱形。茎单一,直立,不分枝。掌状复叶,3～4 片轮生茎顶;叶柄长 5～11.5 cm;托叶线形,簇生,长不及2 mm;小叶通常 5～17,稀 3～9,膜质,长圆形至倒卵状长圆形,长 5～15 cm,宽 2～5 cm,基部一对较小,先端长渐尖,基部近圆形,多不对称,叶缘有细密锯齿,齿端具小刺毛,两面沿脉疏生刺毛。伞形花序单个顶生,直径 3～4 cm;有花 80～100 朵或更多,花梗被微柔毛;总花梗从茎端叶柄中央抽出,直立,长 13～30 cm;花小,基部具鳞片状苞片;花萼 5 齿裂,花瓣 5,黄绿色,长圆状卵形,先端尖;雄蕊 5,花丝线形;子房下位,2 室,花柱 2,稍内弯,下部合生。核果,浆果状,长 6～9 mm,近肾形,熟时鲜红色。种子 1～3 颗,扁球形,白色。花期 6～8 月,果期 8～10 月。

野生于山坡丛林下,今多栽培于海拔 800～1 000 m 的山脚斜坡、土丘缓坡或人工荫棚下。分布于江西、湖北、广东、广西、四川、贵州、云南、西藏等地。现多为栽培。

同属植物秀丽假人参(又名:竹节三七) *Panax pseudo-ginseng* Wall. var. *elegantior* (Burkill) Hoo & Tseng,峨嵋三七 *P. pseudo-ginseng* Wall. var. *wangianus* (Sun) Hoo & Tseng 及羽叶三七 *P. pseudo-ginseng* Wall. var. *bipinnatifidus* (Seem.) Li 的根茎,在西藏等少数地区均供药用,功用与人参三七相同。

本植物的叶(三七叶)、花(三七花)亦供药用,另设专条。

【栽培】 生物学特性　喜温暖而凉爽稍阴湿的气候,怕严寒、高温、强光直射。选择海拔 700 m 以上地区栽培为宜,以疏松、排水良好富含腐殖质的红壤或棕红壤、微酸性土壤为佳。忌连作。前作宜玉米、豆类、花生等。

繁殖方法　种子繁殖。夏季耕地翻土,施基肥后再耕翻 1 次,耙碎土块,作畦宽 30～60 cm,高 20～25 cm,畦沟宽 30～40 cm。种子繁殖,选用三年生三七所结饱满健壮种子作种。在11～12 月果实成熟呈现紫红色时采收,洗去红色果皮,随采随播。播种前种子用波美 0.2～0.3 度石硫合剂浸种消毒 10 分钟,或用代森锌 200～300 倍液消毒 15 分钟。按行株距 5 cm×6 cm 穴播,覆土,用稻草覆盖保湿。幼苗生长 1 年后于 12 月至翌年 1 月即可移栽。移栽前幼苗需按三七种子消毒方法消毒。移栽密度视幼苗大、中、小分级移栽,按行株距 15～18 cm 穴栽,边栽边盖细土,以不露芽头为佳。

田间管理　种植前搭平顶式高约 1.7 m 的荫棚,棚周设围篱。按不同生长发育阶段及季节调节光照。播种出苗期和抽薹开花结子期需要光照较强,夏季阳光强烈时要保证七成阴暗。保持土壤湿润,勤除杂草。施肥以少施多次为原则,出苗初期在畦面上撒施草木灰 2～3 次,4～5 月每月追施粪灰混合肥 1 次,6～8 月孕蕾开花期追施混合肥 2～3 次,12 月剪除地上部分枯萎老株后,再施混合肥 1 次,保护芽苞过冬。从第二年开始,每年在抽薹开花时,除留种外要及时打花薹。

病虫害防治　白灰病,喷波美 0.1～0.2 度石硫合剂或 50% 甲基托布津 1 000 倍液。黄锈病,喷波美 0.2 度石硫合剂或粉宁 1 000倍液防治。炭疽病,喷 1∶1∶200 波尔多液或代森锌 800～1 000倍液。疫病,发病前喷 1∶1∶200 波尔多液或 50%多菌灵 1 000倍液。此外,还有立枯病、黑斑病、短须螨、桃蚜、蛞蝓、地老虎、鼠害等。

【采收加工】 栽种 3～7 年后于夏末、秋初开花前或冬季种子成熟后采收。以夏、秋采者,充实饱满,品质较佳,称为"春七";冬采者,形瘦皱缩,质量较差,称为"冬七"。挖取根部,去净泥土,剪下须根、支根及茎基,主根习称"三七头子",晒至半干时,反复搓揉或放入转筒中滚动,然后晒干或烘干,称为"毛货"。再置容器内,加入蜡块,反复振荡,使表面光亮呈棕黑色,或将三七放麻袋中用干松毛、棕毛,粗糠或谷壳抛光,使外表皮光洁而色泽油润即为成品。按个头大小分为 13 个等级。剪下的芦头为"剪口",粗支根为"筋条",细小支根及须根为"绒根"。

【药材】 三七 *Notoginseng Radix et Rhizoma*　主产于云南、广西。

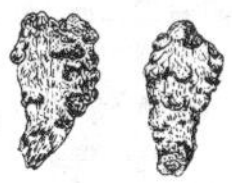

三七(根)外形

性状　主根呈类圆锥形或圆柱形,长 1～6 cm,直径 1～4 cm。表面灰褐色或灰黄色,有断续的纵皱纹及支根痕。顶端有茎痕,周围有瘤状突起。体重,质坚实。断面灰绿色、黄绿色或灰白色,木部微呈放射状排列。气微,味苦回甜。

筋条呈圆柱形,长 2～6 cm,上端直径约 0.8 cm,下端直径约 0.3 cm。

剪口呈不规则的皱缩块状及条状,表面有数个明显的茎痕及环纹,断面中心灰白色,边缘灰色。

鉴别　(1) 粉末特征:灰黄色。淀粉粒甚多,单粒圆形、半圆形或圆多角形,直径 4～30 μm;复粒由 2～10 余分粒组成。树脂道碎片含黄色分泌物。导管梯纹、网纹及螺纹,直径 15～55 μm。草酸钙簇晶少见,直径 50～80 μm。

(2) 取样品粉末 2 g,加甲醇 15 ml,温浸 30 分钟,滤过。取滤液 1 ml,蒸干,加醋酐 1 ml 与硫酸 1～2 滴,显黄色,渐变为红色、紫色、污绿色;另取滤液数滴,点于滤纸上,干后,置紫外光灯(365 nm)下观察,显淡蓝色荧光,滴加硼酸饱和的丙酮溶液与 10%枸橼酸溶液各 1 滴,干后,置紫外光灯下观察,有强烈的黄绿色荧光。

(3) 薄层色谱:取样品粉末 0.5 g,加水约 5 滴,搅匀,再加以水饱和的正丁醇 5 ml,密塞,振摇约 10 分钟,放置 2 小时,离心,取上清液,加以正丁醇饱和的水 3 倍,摇匀,放置使分层(必要时离心),取正丁醇层,置蒸发皿中,蒸干,残渣加甲醇 1 ml 溶解,作为供试品溶液。另取人参皂苷 Rb_1、人参皂苷 Re、人参皂苷 Rg_1 及三七皂苷 R_1 对照品,加甲醇制成每 1 ml 各含 1 mg 的混合液,作为对照品溶液。吸取上述溶液各1 μl,分别点于同一硅胶 G 薄层板上,以氯仿-醋酸乙酯-甲醇-水(15∶40∶22∶10)10 ℃以下放置的下层溶液为展开剂,展开,取出,晾干,喷以硫酸乙醇溶液(1→10),于 105 ℃加热至斑点显色清晰。供试品色谱中,在与对照品色谱相应的位置上,显相同颜色的斑点;置紫外光灯(365 nm)下观察,显相同的荧光斑点。

品质标志 《中华人民共和国药典》2010 年版规定:照高效液相色谱法测定,本品含人参皂苷 Rb_1($C_{54}H_{92}O_{23}$)、人参皂苷 Rg_1($C_{42}H_{78}O_{14}$)及三七皂苷 R_1($C_{47}H_{80}O_{18}$)的总量不得少于 5.0%。

【成分】 根主含达玛烷型四环三萜类成分:人参皂苷(ginsenoside) Rb_1、Rd、Re、Rg_1、Rg_2、Rh_1 等,三七皂苷(notoginsenoside) R_1、R_2、R_3、R_4、R_6、R_7,绞股蓝苷ⅩⅦ(gypenoside ⅩⅦ)等,三七皂苷(notoginsenosides)T_1、T_2;三萜皂苷:三七皂苷 A、B、C、D;三萜类寡糖苷:三七皂苷 E、G、H、I、J,三七酸 β-山豆根苷(notoginsenic acid β-sophoroside)以及乙酰基脂肪酸葡萄糖苷〔10-hydroxydeca-4, 6-diynoic acid-10-*O*-β-*D*-glucopyranosyl(1→2)-β-*D*-glucopyranoside〕,三七皂苷 R_8、R_9,3-*O*-〔β-*D*-吡喃葡萄糖基(1→6)-β-*D*-吡喃葡萄糖基〕-2-*O*-β-*D*-吡喃葡萄糖基 3β, 12β, 20(*S*)-三羟基达玛-24-烯{3-*O*-〔β-*D*-glucopyranosyl (1→6)-β-*D*-glucopyranosyl〕-2-*O*-β-*D*-glucopyranosyl 3β, 12β, 20(*S*)-trihydroxy-dammar-24-ene},3-*O*-β-*D*-吡喃葡萄糖基 20-*O*-〔α-*L*-吡喃阿拉伯糖基(1→2) β-*D*-吡喃葡萄糖基〕 3β, 12β, 20(*S*)-三羟基达玛-24-烯{3-*O*-β-*D*-glucopyranosyl 20-*O*-〔α-*L*-arabinopyranosyl (1→2) β-*D*-glucopyranosyl〕 3β, 12β, 20(*S*)-trihydroxy-dammar-24-ene} 和 6-*O*-β-*D*-吡喃葡萄糖基 20-*O*-β-*D*-吡喃葡萄糖基-3β, 6α, 12β, 20(*S*), 25-五羟基达玛-23-烯〔6-*O*-β-*D*-glucopyranosyl 20-*O*-β-*D*-glucopyranosyl-3β, 6α, 12β, 20(*S*), 25-pentayhdroxydammar-23-ene〕。还含有三七素(*L*-dencichin),β-谷甾醇(β-sitosterol),β-谷甾醇-3-*O*-β-*D*-吡喃葡萄糖苷(daucosterol),三七糖苷(sanchinosides) C_1、C_3、D_1、D_2、E_1、E_2。以及氨基酸类成分:田七氨酸,天冬氨酸等;多炔成分:人参炔三醇(panaxgtriol);黄酮类成分:槲皮素(quercetin)及其苷;多糖类成分:三七多糖(sanchian)A 等。此外,根含挥发油,主要有 α 和 γ-依兰油烯(muurolene),香附子烯(cyperene),丁香烯(caryophyllene)等烯类;棕榈酸甲酯等酯类;辛酸、乙酸等酸类;3-壬烯-2-酮等酮类和多种烷类;α-氨基-β-草酸氨基丙酸〔α-amino-β-(oxaloamino) propionic acid〕。

【药理】 1. 抗凝血作用 三七三醇皂苷体外实验与体内十二指肠给药明显抑制 ADP、胶原、花生四烯酸诱导的大鼠及家兔血小板聚集。三七总皂苷与猪主动脉血管内皮细胞共孵,可促进内皮细胞分泌组织型纤溶酶原激活物。

2. 对心血管系统的影响 三七皂苷能改善缺氧和再供氧对豚鼠离体心肌细胞电效应的影响,可抗心律失常。三七皂苷单体 Rb_1 对大鼠心肌细胞电压依赖性钙通道开放引起的胞内钙升高有抑制作用,对 β 受体相关联的钙通道开放引起的胞质 Ca^{2+} 升高也有抑制作用。三七总皂苷腹腔注射能显著提高高血压大鼠(SHR)心肌细胞内肌浆网膜上钙泵活性,减少心肌细胞 Ca^{2+},减轻左室心肌重量。静脉注射三七总皂苷,可对抗垂体后叶素引起的家兔心肌缺血。

3. 对脑组织和神经的影响 三七总皂苷腹腔注射对小鼠全脑出血和大鼠局灶性脑损伤保护作用,主要是抑制某蛋白和基因的表达,抑制 TNFα 水平等。

三七皂苷静脉注射明显扩张麻醉小鼠软脑膜微血管。三七皂苷明显延续缺血组织 ATP 的分解,改善能量负荷。

4. 对肾组织的影响 三七皂苷通过诱导 C-Myc 蛋白表达上调,促进人肾间质成纤维细胞凋亡,还抑制其增殖及分泌Ⅰ型胶原,同时显著降低了整合素 $β_1$ 的表达。腹腔注射三七皂苷对庆大霉素所致大鼠急性肾损害有保护作用。

5. 对脊髓损伤的保护作用 三七总皂苷腹腔注射对 Allen's 脊髓损伤模型大鼠有保护作用,通过抑制脊髓组织神经元脊髓 FOS 原癌基因和脊髓一氧化氮合酶活性而起效;伤区脊髓组织中前列腺素 I_2(PGI_2)含量升高,血小板血栓烷(TXA_2)降低。

6. 其他作用 小鼠自由饮用三七水煎液,可使血液、脑、肝组织中超氧化物歧化酶活性增高。大鼠胃癌前病变模型灌胃三七粉,可降低胃黏膜上皮细胞表皮生长因子作用。三七总皂苷有促进甲基硝基亚硝基胍转化的人胃黏膜上皮细胞系 GES_1 细胞凋亡的作用,并可抑制大鼠血管平滑肌细胞的增殖,抑制大鼠高胆固醇血清对大鼠血管平滑肌细胞的刺激增殖作用。加有三七总皂苷能增加培养的猪主动脉内皮细胞分泌一氧化氮。三七对黏性放线菌产酸具有一定的抑制能力。三七总皂苷腹腔注射,可提高小鼠痛阈,有抗炎及免疫调节作用。纳洛酮可部分阻断其效应。小鼠烫伤后腹腔注射三七皂苷液,对巨噬细胞肌醇脂质信号系统 IP_3-CaM 途径有调理作用。三七总皂苷腹腔注射对烫伤早期大鼠心肌 GsαmRNA 表达量、cAMP 含量、腺苷酸环化酶活性均有增加。三七总皂苷腹腔注射可使四氧嘧啶糖尿病小鼠血糖降低。

【炮制】 1. 三七 取原药材,除去杂质,洗净,大小分开,淋水、润软,切极薄片,干燥。

2. 三七粉 取净三七,打碎,分开大小块,用食油炸至表面棕黄色,取出,研细粉。

饮片性状 三七片为薄片状,切面灰绿色、黄绿色或灰白色,木部微呈放射状排列,外皮灰褐色或灰黄色;气微,味苦回甜。三七粉为淡棕黄色或灰黄色的细粉末;气微,味苦回甜。

贮干燥容器内,置阴凉干燥处,防霉蛀。

【药性】 甘、微苦,温。归肝、胃、心、大肠经。

1.《纲目》:"甘、微苦,温,无毒。""阳明、厥阴血分之药。"

2.《本草汇言》:"味苦、微甘,性平。"

3.《本草新编》:"味甘而辛,气微寒,入五脏之经。"

4.《本草求真》:"专入肝、胃,兼入心、大肠。"

【功用主治】 止血散瘀,消肿定痛。主治吐血,咳血,尿血,便血,血痢,崩漏,产后出血,外伤出血,跌仆损伤,胸痹心痛,脘胁久痛,癥瘕积块,血瘀经闭,痛经,产后瘀滞腹痛,疮痈肿痛。

1.《纲目》:"止血,散血,定痛。金刃箭伤,跌扑杖疮,血出不止者,嚼烂涂,或为末掺之,其血即止。亦主吐血,衄血,下血,血痢,崩中,经水不止,产后恶血不下,血运,血痛,赤目,痈肿,虎咬,蛇伤诸毒。"

2.《本草新编》:"止血兼补虚。"

3.《玉楸药解》:"和营止血,通脉行瘀。行瘀血而敛新血。凡产后、经期、跌打、痈肿,一切瘀血皆破;凡吐衄、崩漏、刀伤、箭射,一切新血皆止。"

4.《百草镜》:"生津。"

5.《宦游笔记》:"补血第一。"(引自《纲目拾遗》)

6. 马培之《药性歌诀》:"散肿排脓。"

7.《衷中参西录》:"治女子癥瘕,月事不调。"

8.《岭南采药录》:"治痰火吐血,能祛瘀生新。"

9.《药物图考》:"主清血散瘀,瘟毒,鼠疫,血燥,斑疹,产后热。"

【用法用量】 内服:煎汤 3～9 g;研末,1～3 g;或入丸、散。外用:磨汁涂、研末撒或调敷。

【宜忌】 孕妇慎服。少数患者药后有恶心、呕吐、药疹等副作用。一次冲服 5 g,有引起Ⅱ°房室传导阻滞的报道,说明用量不宜太大。

1.《本草从新》:"能损瘀血,无瘀者勿用。"

2.《得配本草》:"血虚吐衄、血热妄行者禁用。"

3.《广西中草药》:"孕妇慎用。"

【选方】 1. 治吐血 鸡子一个，打开，和三七末一钱，藕汁一小杯，陈酒半小杯，隔汤炖熟食之。(《种福堂公选良方》)

2. 治咳血，兼治吐衄，理瘀血及二便下血 花蕊石三钱(煅存性)，三七二钱，血余一钱(煅存性)。共研细末。分二次服，开水送服。(《衷中参西录》化血丹)

3. 治胃及十二指肠溃疡 三七粉12 g，白及9 g，乌贼骨3 g。共为细末，日服3次，每次3 g，开水送服。(《曲靖专区中草药手册》)

4. 治男妇血淋 用三七一钱，灯草、姜汤送下。(《医便》)

5. 治大肠下血 三七研末，同淡白酒调一二钱服。加五分入四物汤亦可。(《濒湖集简方》)

6. 治赤痢血痢 三七三钱。研末，米泔水调服。(《濒湖集简方》)

7. 治妇人血崩 量年远近，研三七末一钱，用淡白酒或米汤调服。(《医便》)

8. 治产后血多 山漆研末，米汤送服一钱。(《濒湖集简方》)

9. 治妇人产后败血作疼 三七一钱或五分，研末，艾叶煎汤，或老酒送下；自嚼亦可。(《医便》)

10. 治冠心病心绞痛 三七粉1 000 g，冰片10 g。将三七粉用乙醇制粒，烘干；冰片用95%乙醇溶解，喷入颗粒内并混合均匀，压片，包糖衣。每片重0.32 g。口服，每次2片，每日3次。(《新疆药品标准》1987年版，心痛宁片)

11. 治刀斧箭镞、瓷锋伤，轻者皮肉破伤，出血不止 参三七一味磨粉，米醋调敷，溃者干敷。(《外科证治全书》胜金散)

12. 治无名痈肿，疼痛不止 山漆磨米醋调涂。已破者，研末干涂。(《纲目》)

13. 治褥疮早期未破皮者 三七30 g，红花30 g，樟脑100 g。取三七粉碎成粗粉，与红花、樟脑置密闭容器中，加入50%乙醇，随时振摇，浸渍72小时以上，滤过至澄明，添加乙醇使成1 000 ml，搅匀，外用，搽患处，每日2～3次。(重庆卫生局《实用医院制剂》1982年版，褥疮酒)

【临床报道】 1. 治疗上消化道出血 收治160例，患者随机分为治疗组和对照组。治疗组以参三七注射液(每支2 ml，含参三七生药1 g)8～12 ml(4～6 g)，加入等渗葡萄糖注射液500 ml内，静脉滴注，每日1次。对照组用西药酚磺乙胺(止血敏)、维生素K_1、对羟基苄胺等加入等渗葡萄糖注射液静脉滴注或卡巴克络(安络血)肌注。其中治疗组110例，治愈102例，占92.73%；8日内大便隐血试验转阴者93例，占84.54%。对照组50例，治愈40例，占80%；8日内大便隐血试验转阴者26例，占52%。

2. 治疗眼球前房出血 三七10～15 g，生蒲黄15～20 g。水煎分2次温服，每日1剂，10剂为1个疗程。用于眼球前房出血患者66例，全部获愈。除4例的视力在0.5以内外，其余转为正常。

3. 治疗视网膜中央静脉阻塞 田七注射液每日2～6 ml(每1 ml含三七总皂苷50 mg)，加入50%葡萄糖注射液40 ml中，静脉注射。10次为1个疗程，每例连用2～3个疗程。共治64例，显效14例，占21.9%；有效38例，占59.4%；无效12例，占18.7%。总有效率达81.3%。绝大多数患者注射药物后精神改善，饮食增加，未见不良反应发生。其中19例患者进行治疗前后血液检查对比，田七注射液对人体血液成分及出、凝血机制无不良影响。

4. 治疗冠心病 三七粉，每日2～3 g，冲服，连服2个月。用于冠心病心绞痛85例，有效率为80.2%，硝酸甘油停减率为91%，心电图改善率为62%，劳动力的恢复占半数以上。

5. 治疗脑血管病 用血栓通注射液(每2 ml含三七总皂苷70 mg)每次10～12 ml，加入0.9%生理盐水250 ml静滴，每分钟40～90滴，每日1次，20日为1个疗程。共治78例，按意识障碍及瘫痪程度分轻、中、重三类。其中轻度4例，中度44例，重度30例。结果：脑血栓形成73例中，基本治愈15例，显效35例，好转17例，总有效率为91.8%。脑出血5例，显效1例，好转2例，无效2例。本组病例在治疗前后均作了血、尿常规及肝、肾、心功能检查，未发现该药对心、肝、肾等有任何损害。

6. 治疗术后肠粘连 在患者术后肠功能恢复期出现阵发性腹痛时，治疗组47例即以三七1 g，研末，开水冲服，每日3次，连用3～5日。对照组20例，用罗通定60 mg，或布桂嗪100 mg，肌注。两组均在3～6年后随访，治疗组出院后无腹痛发生者40例，占85%；因饮食或劳累后有腹隐痛者7例，占15%。对照组出院后无腹痛发生者14例，占20%；经常腹痛者3例，因腹痛影响体力劳动者2例，再手术者(肠粘连梗阻)1例；共6例，占30%。两组差异显著。

7. 治疗前列腺肥大 三七粉、西洋参粉各15 g，每日1 g，温开水冲服，15日为1个疗程，一般治疗2～3个疗程。观察26例，痊愈12例，好转11例，无效3例，总有效率88.5%。

8. 治疗扁平苔藓 将三七制成薄膜，贴于患处，每日3～5次，1月为1个疗程。治疗60例，痊愈30例，显效20例，好转6例，无效4例，总有效率92%。

9. 治疗高脂血症 生三七粉1 g，每日2～3次，冲服。用于高脂血症76例，两个月后复查血脂，并作自身对照，结果：降胆固醇、三酰甘油、β-脂蛋白的有效率分别为78%、57.5%、53%。

10. 治疗丙氨酸氨基转移酶增高症 口服生三七粉，每日3次，每次1 g，空腹服，疗程1个月。据复查结果判定疗效，凡疗后丙氨酸氨基转移酶在正常值(110 u)以下者为显效；较疗前下降在20 u以上，但未达到正常值者为有效。共观察45例，显效34例，有效10例，无效1例。同时又观察了三七对慢肝患者血浆蛋白的影响，结果为：10例慢肝患者血浆白蛋白由疗前平均34.5 g/L上升到40 g/L，球蛋白由40 g/L降为25 g/L，A/G比值平均值由0.86∶1转为1.6∶1，说明生三七粉对改善血浆蛋白也有良效。

11. 治疗血小板减少性紫癜 用益气活血散(每10 g含新开河参、田七各4 g，丹参2 g)，每次5 g，每日3次，开水冲服，病情较重者可加大剂量。1星期为1个疗程，4个疗程判定疗效。治疗38例，总有效率为100%。

【各家论述】 1.《轩岐救正论》："山漆，近代出自粤西南丹诸处，唯治军中金疮，及妇人血崩不止与男子暴失血，而真元未亏者，用之极有神效，奏功顷刻。若虚劳失血，阴阳损竭，更当寻源治本，嘘血归经，误用此药，燥劫止塞，反滋祸害也。"

2.《本草新编》："三七根，止血之神药也。无论上、中、下之血，凡有外越者，一味独用亦效，加入于补血补气药中则更神。盖此药得补而无沸腾之患，补药得此而有安静之体也。"

3.《本草求真》："三七，世人仅知功能止血住痛，殊不知痛因血瘀则疼作，血因敷散则血止。三七气味苦温，能于血分化其血瘀。"

4.《衷中参西录》："三七，诸家多言性温，然单服其末数钱，未有觉温者。善化瘀血，又善止血妄行，为吐衄要药，病愈后不至瘀血留于经络，证变虚劳(凡用药强止其血者，恒至血瘀经络成血痹虚劳)。兼治二便下血，女子血崩，痢疾下血鲜红久不愈(宜与鸦胆子并用)，肠中腐烂，浸成溃疡，所下之痢色紫腥臭，杂以脂膜，此乃肠烂欲穿(三七能化腐生新，是以治之)。为其善化瘀血，故又治女子癥瘕，月事不通，化瘀血而不伤新血，允为理血之妙品。外用善治金疮，以其末敷伤口，立能血止疼愈。若跌打损伤，内连脏腑经络作疼痛者，外敷内服，奏效尤捷。疮疡初起肿痛者，敷之可消(当与大黄末等分，醋调敷)。""凡疮之毒在于骨者，皆可用三七托之外出也。"

0094 三棱 sān léng《本草拾遗》

【异名】 京三棱(《开宝本草》)，红蒲根(《本草图经》)，荆三棱

(《本草汇言》),光三棱(《药材资料汇编》)。

【基原】 为黑三棱科黑三棱属植物黑三棱的块茎。

【原植物】 黑三棱 *Sparganium stoloniferum* Buch.-Ham.

多年生草本,高 50～100 cm。根茎横走,下生粗而短的块茎。茎直立,圆柱形,光滑。叶丛生,2列;叶片线形,长 60～95 cm,宽约 2 cm,先端渐尖,基部抱茎,下面具1条纵棱。花茎由叶丛中抽出,单一,有时分枝;花单性,雌雄同株,集成头状花序,有叶状苞片;雄花序位于雌花序的上部,通常 2～10个;雌花序通常 1～3个;雄花花被片 3～4,雄蕊 3;雌花有雌蕊 1,罕为 2,子房纺锤形,花柱长,柱头狭披针形。聚花果直径约2 cm,核果倒卵状圆锥形,花被宿存。花期 6～7 月,果期7～8 月。

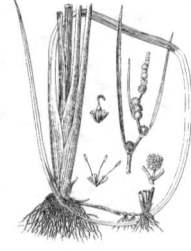
黑 三 棱

生于池沼或水沟等处。分布于华北、东北、华东、西南及河南、湖北、湖南、陕西、甘肃、宁夏等地。

【栽培】 生物学特性 喜温暖湿润气候,宜在向阳、低湿的环境中生长。对土壤要求不严,可栽种在沟渠、池塘的浅水处,也可栽在水田里。

繁殖方法 用块茎繁殖。冬季收获的块茎,放于窖中贮藏,翌春用贮存的块茎或临时挖取的块茎为繁殖材料,按 30 cm 开穴,深约 10 cm,每穴平放块茎 2～3 个,栽后浇灌清水,经常保持有水。

田间管理 苗出齐后,须经常拔除杂草;生长期追肥 2 次:齐苗后追肥 1 次,以人畜粪水为主,也可施用硫酸铵,5～6 月进行第二次追肥,先撒施草木灰或圈肥及过磷酸钙,施后中耕埋到土里,并实行浅水灌溉,切忌断水干旱。

【采收加工】 10～12 月苗枯时收获,挖取块茎,晒至八成干时,放入竹笼里,撞去须根和粗皮,或削去外皮,晒或炕至全干。

【药材】 三棱 *Sparganii Rhizoma* 主产于江苏、河南、山东、江西、安徽等地。

性状 块茎圆锥形,略扁,长 2～6 cm,直径 2～4 cm。表面黄白色或灰黄色,有刀削痕,须根痕小点状,略呈横向环状排列。体重,质坚实。气微,味淡,嚼之微有麻辣感。

鉴别 块茎横切面:皮层为通气组织,薄壁细胞分枝状,枝端彼此相连,形成大的细胞间隙;内皮层细胞排列紧密。中柱薄壁细胞类圆形,壁略厚,内含淀粉粒;维管束周木型或外韧型,散列,导管非木化。皮层及中柱均有分泌细胞,内含棕红色分泌物。

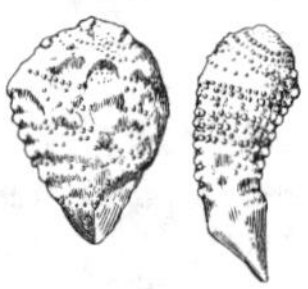
黑三棱(块茎)外形

【成分】 黑三棱 块茎含挥发油,其中主要成分为苯乙醇(benzeneethanol),对苯二酚(1, 4-benzenediol),十六酸(hexadecanoic acid),去氢木香内酯(dehydrocostuslactone),3, 4-二氢-8-羟基-3-甲基-1H-2-苯并吡喃-4-酮(3, 4-dihydro-8-hydroxy-3-methyl-1H-2-benzopyran-4-one),1-羟基-2-乙酰基-4-甲基苯(1-hydroxy-2-acetyl-4-methylbenzene),*β*-榄香烯(*β*-elemene),2-呋喃醇(2-furanmethanol),2-乙酰基吡咯(2-acetylpyrrole)等共 21 个成分。脂肪酸:琥珀酸(succinic acid),三棱酸(sanleng acid),9, 11-十八碳二烯酸(9, 11-octadedicenoic acid),9, 12-十八碳二烯酸(9, 12-octadedicenoic acid),9-十八烯酸(9-octadecenoic acid),9-十六烯酸(9-hexadecenoic acid),10-十九烯酸(10-nonadecenoic acid),11-二十烯酸(11-eicosenoic acid),苯甲酸(benzoic acid),3-苯-2-丙烯酸(3-phenyl-2-propenoic acid),壬二酸(azelaic acid),癸二酸(decanedioic acid)以及含有 C_8～C_{10}、C_{12}、C_{14}～C_{20} 的脂肪酸,1-*O*-*β*-*D*-吡喃葡萄糖基-(2*S*, 3*R*, 4*E*, 8*Z*)-2-〔(2*R*-羟基二十烷基)氨基〕-4, 8-二十八碳二烯-1, 3-二醇{1-*O*-*β*-*D*-glucopyranosyl-(2*S*, 3*R*, 4*E*, 8*Z*)-2-〔(2*R*-hydroxyeicosanoyl) amido〕-4, 8-octadecadiene -1, 3-diol}。甾醇类化合物:豆甾醇(stigmasterol),*β*-谷甾醇(*β*-sitosterol),胡萝卜苷(daucosterol),*β*-谷甾醇-3-*β*-*D*-吡喃葡萄糖醛酸苷(*β*-sitosterol-3-*β*-*D*-glucuronopyranoside)。还含刺芒柄花素(formonetin)。

【药理】 1. 抗凝和抗血栓形成 三棱煎剂给大鼠灌服,连续2次,每次间隔 1.5 小时,给药总量相当于生药 15～20 g 或更高,可观察到三棱显著延长大鼠体外血栓形成时间,缩短血栓长度,减轻血栓湿重和干重;显著减少血小板数目,抑制 ADP 诱导的血小板聚集;显著延长血浆凝血酶原时间和白陶土部分凝血活酶时间;显著缩短优球蛋白溶解时间;还可以降低全血黏度。健康短毛家兔灌服三棱药液后全血黏度、血细胞压积以及血沉速率与空白对照组相比均有明显减小。三棱总黄酮具较强的抗血小板聚集及抗血栓作用。0.2 g(生药)/ml 三棱提取液可显著对抗牛凝血酶作用,延长人血纤维蛋白原凝聚时间。三棱在体外有一定的增进纤维蛋白溶解的作用,延长加药管的人血浆硼酸缓冲液凝块形成时间,缩短凝块全部溶解时间。

2. 对心血管的影响 200 μg/ml 的三棱可使体外培养的大鼠乳鼠心肌细胞耗氧量下降 15.6%。三棱煎剂 1 g/kg 给麻醉犬静注,可增加心肌耗氧量,提高心肌氧利用率,略微增加冠脉流量,减少冠脉阻力,降低心脏左室做功,心率也可减慢。三棱水提醇沉制剂给小鼠腹腔注射,可增加小鼠心肌营养性血流量,使之提高将近 30%,并且使小鼠减压缺氧耐力、常压缺氧耐力均有显著提高,还可以对抗氰化钾(KCN)作用,对致死剂量 KCN 静注后小鼠的死亡率有降低作用。三棱具有不同程度促进家兔主动脉 AS 病灶及冠状动脉 AS 病灶消退的作用,同时还具有不同程度抑制原癌基因 *c-myc*、*c-fos*、*v-sis* 表达的作用。

3. 对平滑肌的作用 75%三棱煎剂 0.2 ml 加入 100 ml 营养液中,可使家兔离体小肠肠管收缩加强,紧张性升高,但其作用可被不同浓度的阿托品拮抗。三棱水煎剂对离体家兔子宫呈兴奋作用,表现为频率增加,张力提高。

4. 对免疫功能的影响 以 0.5 g(生药)/只,0.125 g(生药)/只两种剂量给小鼠灌胃,连续 15 日,高剂量的三棱明显抑制自然杀伤(NK)细胞活性,高、低剂量三棱均可明显抑制 B 淋巴细胞转化功能。

5. 抗肿瘤作用 三棱可直接破坏肿瘤细胞,对实验动物肿瘤模型有一定抑制作用。三棱对人肺癌细胞的凋亡有诱导作用。

6. 镇痛作用 采用小鼠扭体法、热板法研究结果发现,三棱总黄酮能明显降低小鼠因醋酸刺激引起的扭体反应次数,能明显提高小鼠因热刺激引起的疼痛反应的痛阈值。

毒性 以水煎剂 4 g(生药)/ml 给小鼠灌胃,其剂量为荆三棱组 240 g/kg,黑三棱组 480 g/kg,连续 7 日,灌胃后活动减少,第二日恢复正常,未有死亡。腹腔注射给药,观察 7 日,小鼠荆三棱水煎剂的 LD_{50} 为 55.8±6.70 g(生药)/kg,黑三棱水煎剂 LD_{50} 为 233.3±9.9 g(生药)/kg。死亡前出现短暂抽搐、惊跳、呼吸抑制而死。取出心脏,肉眼未发现异常。

【炮制】 1. 三棱 取原药材,除去杂质,大小分开,浸泡六七成透时,捞出,闷润至内外湿度一致,切薄片,干燥。生三棱行气化滞力强,多用于食积腹胀等症。

2. 醋三棱 取净三棱片,加米醋拌匀,润透至米醋被吸尽,置锅内用文火加热,炒至色变深,微带焦斑时,取出,放凉。每三棱片 100 kg,用米醋 15 kg。或取净三棱用醋浸1 日,蒸半日至透,切片,干燥。每三棱 10 kg,用醋 2.5 kg。醋炙后入血分,增强破血软坚和止痛作用,多用于血瘀经闭,癥瘕积聚等证。

3. 麦麸炒三棱 取麦麸置锅内,炒至冒烟时,加入净三棱片,炒至黄色,取出,筛去麦麸。每三棱片 10 kg,麦麸 1 kg。

4. 酒麸制三棱　麦麸先置锅内炒热，再加入经水、酒闷4小时的三棱片，炒至黄色，取出，筛去麦麸。每三棱片10 kg，用酒、麦麸、水各0.5 kg。

饮片性状　三棱为类圆形薄片，片面灰白色或黄白色，粗糙，有多数明显的细筋脉点，周边灰棕色，有残留须根或疣状突起的须根痕、刀削痕。质坚。味淡，嚼之微有麻辣感。醋三棱形如三棱，片面色泽加深，偶见焦黄斑，微有醋气。麦麸炒三棱形如三棱，表面黄色，微有焦香气。酒麸制三棱形如麸炒三棱，微有酒气。

贮干燥容器内，防霉，防蛀。醋三棱、麦麸炒三棱、酒麸制三棱，密闭，置阴凉干燥处。

【药性】 辛、苦，平。归肝、脾经。

1.《日华子》："味甘、涩，凉。"

2.《开宝本草》："味苦，平，无毒。"

3.《珍珠囊》："苦、甘，阴中之阳。"

4. 王好古："肝经血分药也。"（引自《纲目》）

5.《本草衍义补遗》："辛、苦。"

6.《雷公炮制药性解》："入肺、脾二经。"

7.《药品化义》："属阴，体重而实，气和，味微苦，性燥，能升能降，性气与味俱轻。"

【功用主治】 破血行气，消积止痛。主治癥瘕痞块，心腹痛，食积胀痛，瘀滞经闭，痛经，跌扑伤痛。

1.《日华子》："治妇人血脉不调，心腹痛，落胎，消恶血，补劳，通月经，治气胀，消扑损瘀血，产后腹痛，血运，并宿血不下。"

2.《开宝本草》："主老癖癥瘕结块。"

3.《医学启源》："主心膈痛，饮食不消，破气。"

4. 王好古："通肝经积血，治疮肿坚硬。"（引自《纲目》）

5.《汤液本草》："破血中之气。"

6.《医学入门》："破血通经下乳汁"，"兼治小儿痫热。"

【用法用量】 内服：煎汤，5～10 g；或入丸、散。

【宜忌】 气虚体弱、血枯经闭、月经过多及孕妇禁服。

1.《珍珠囊》："泻真气，气虚者不用。"

2.《兰室秘藏》："若疮坚硬甚者用之，如不坚硬勿用。"

3.《品汇精要》："妊娠不可服。"

4.《纲目》："其功力峻，故难久服。"

【选方】 1. 治远年近日一切积聚　川芎二两（醋煮微软，切作片子），京三棱四两（醋煮软，竹刀切作片子，晒干），大黄半两（醋纸裹，火煨过，切）。上三味为末，水糊丸如桐子大。每服三十丸，温水下无时。病甚者一月见效，小者半月见效。（《卫生宝鉴》醋煮三棱丸）

2. 治妇人、室女血瘕，月经不通，脐下坚结大如杯，久而不治，必成血蛊　荆三棱、莪术各二两，芫花半两，青皮（去瓤净）一两半。上锉如豆大，用好醋一升，煮干，焙为细末，醋糊为丸，如桐子大。每服五十丸，食前用淡醋汤下。（《济生方》三棱煎丸）

3. 治癖气在胁下，痛久不差　京三棱（煨，锉）半斤，枳壳（去瓤，麸炒）一两，甘草（炙，锉）三两。上三味，捣罗为散。每服三钱匕，入盐半字，沸汤点服，空心食前。（《圣济总录》京三棱散）

4. 治小儿阴疝核肿　京三棱面裹煨焦，去面，为末。三岁半钱，空心盐汤下。人小加减。（《普济方》引自《全婴方》三棱散）

5. 治鼻衄　京三棱大者一枚，上一味，以湿纸裹，于慢火中煨熟。乘热椎碎，捣罗为细末，醋煮面调糊，贴背第三椎上。（《圣济总录》贴背膏方）

【各家论述】 1. 王好古："三棱、莪术治积块疮硬者，乃坚者削之也。"（引自《纲目》）

2.《纲目》："三棱能破气散结，故能治诸病，其功可近于香附而力峻，故难久服。"

3.《本草汇言》："荆三棱，破血通经，为气中血药也。盖血随气行，气聚而血不流，则生瘀滞之患，若老癖癥瘕，积聚结块，产后恶血，血结，或食积蛊疾，膨胀痞坚，肠痈肚疽，凡病胸腹肠胃之间，急疾不通，非此不治，此药苦能泄，辛能散，入血则破血，入气则破气。"

4.《本草经疏》："三棱，从血药则治血，从气药则治气。老癖癥瘕，积聚成块，未有不由血瘀、气结、食停所致，苦能泄而辛能散，甘能和而入脾，血属阴而有形，此所以能治一切凝结停滞有形之坚也。又主产后恶血血结，通月水，堕胎，止痛，利气者，亦散血行气之功也。""凡用以消导，必资人参、芍药、地黄之力，而后可以无弊，观东垣五积方皆有人参，意可知已，何者？盖积聚癥瘕必由元气不足，不能运化流行致之，欲其消也，必藉脾胃气旺，能渐渐消磨开散，以收平缓之功，如只一味专用克消，则脾胃之气愈弱，后天之气益亏，将见故者不去、新者复至矣，戒之哉。"

5.《冯氏锦囊》："蓬术破气中之血，三棱破血中之气，主治颇同，气血稍别。"

6.《药性集要》："三棱，能破有形坚积，如外淫之泣滞，其气血及痰饮之裹坚积者，必以此除之。"

7.《衷中参西录》："三棱气味俱淡，微有辛意；莪术味微苦，亦微有辛意，性皆微温，为化瘀血之要药。以治男子痃癖、女子癥瘕，月闭不通，性非猛烈而建功甚速。其行气之力，又能治心腹疼痛，胁下胀疼，一切血凝气滞之症。若与参、术、芪诸药并用，大能开胃进食，调血和血。若细核二药之区别，化血之力三棱优于莪术，理气之力莪术优于三棱。""若治陡然腹胁疼痛，由于气血凝滞者，可但用三棱、莪术，不必以补药佐之；若治瘀血积久过坚硬者，原非数剂所能愈，必以补药佐之，方能久服无弊。或用黄芪六钱，三棱、莪术各三钱，或减黄芪三钱，加野台参三钱，其补破之力皆可相敌，不但气血不受伤损，瘀血之化亦较速，盖人之气血壮旺，愈能驾驭药力以胜病也。""三棱、莪术性近和平，而以治女子瘀血，虽坚如铁石亦能徐徐消除，而猛烈开破之品转不能建此奇功，此三棱、莪术独具之良能也。而耳食者流，恒以其能消坚开瘀，转疑为猛烈之品而不敢轻用，几何不埋没良药哉。"

0095 三七叶 sān qī yè（《纲目》）

【基原】 为五加科人参属植物三七的叶。

【原植物】 参见"三七"条。

【采收加工】 夏、秋季采收，晒干或鲜用。

【化学】 叶主要含四环三萜皂苷人参二醇（panaxadiol），人参三醇（panaxatriol），达玛-20(22)-烯-3β, 12β, 26-三醇〔dammar-20(22)-en-3β, 12β, 26-triol〕等。

【药理】 1. 对心脏功能的影响　三七叶皂苷静脉注射，能对抗乌头碱及结扎引起的大鼠室性心律失常和氯化钙等致小鼠心房纤颤或扑动。三七叶总皂苷能抑制异丙肾上腺素加快离体豚鼠心房自发频率的作用，能拮抗受体控制性钙通道和电位依赖性钙通道。

2. 抗炎作用　三七叶皂苷腹腔注射对气囊滑膜炎大鼠有抗炎作用，可升高中性粒细胞内 cAMP 水平，抑制肿瘤坏死因子和一氧化氮含量的升高，降低中性粒细胞内[Ca^{2+}]i 水平，从而抑制中性粒细胞功能。

3. 镇静镇痛作用　三七叶总皂苷给小鼠腹腔注射，有镇静作用，可抑制中枢神经系统；它对小鼠醋酸扭体反应和热刺激还有镇痛作用。

4. 其他作用　三七叶总皂苷给大鼠和鹌鹑高脂模型灌胃，能降低血清总胆固醇和三酰甘油的含量。三七茎叶人参二醇组皂苷和人参三醇组皂苷有清除氧自由基作用。

【药性】《生草药性备要》："味辛。"

【功用主治】 散瘀止血，消肿定痛。主治外伤出血，跌打肿痛，痈肿，偏头痛。

1.《纲目》："治折伤跌扑出血，敷之即止，青肿经夜即散。余功同根。”

2.《生草药性备要》:“治跌打,消瘀散血,敷毒疮,治痰火,又能止血。”

【用法用量】 内服:煎汤,3～10 g;或冲泡代茶;或入丸、散。外用:研末撒或调敷。

【选方】 治痈疖初起 鲜三七叶捣烂外敷,干则更换。(《安徽中草药》)

【临床报道】 治疗偏头痛 口服三七叶皂苷,每次 50～200 mg,每日 3 次,8 星期为 1 个疗程。观察 16 例,显效 4 例,有效 10 例,总有效率 87.5%,未见副作用。

0096 三七花 sān qī huā (《云南中草药》)

【异名】 田七花〔《广西中医药》1979,(1):28〕。

【基原】 为五加科人参属植物三七的花。

【原植物】 参见“三七”条。

【采收加工】 6～8 月开花时采收花序,熏蒸后晒干。

【成分】 花苞主要含四环三萜皂苷,主要有人参皂苷(ginsenoside) Rb_1、Rb_2、Rc、Rd、F2,其苷元为人参二醇(panaxadiol)和达玛烷三醇、四醇的糖苷。

【药理】 1. 对中枢神经系统作用 三七花煎剂灌胃,可减少小鼠的自主活动,并对抗苯丙胺等中枢兴奋作用。

2. 抗炎作用 三七花总皂苷腹腔注射可对抗大鼠、小鼠多种炎症模型,还对抗组胺等致大鼠皮肤毛细血管通透性增加。其作用与前列腺素合成有关。

3. 其他作用 三七花热浸剂等对离体兔耳血管有扩张作用。

【药性】 《云南中草药》:“甘、微苦,凉。”

【功用主治】 生津,平肝。主治津伤口渴,咽痛,音哑,眩晕。

【用法用量】 内服:适量,开水泡饮。

【选方】 1. 治渴饮,咽痛音哑 三七花适量,泡开水频服。(《云南中草药》)

2. 治眩晕,头痛,失眠 将三七花浸膏 3.8 kg、三七花芳香水适量、白糖 75 kg 制成田七花精,每袋装 20 g。每次 1 包,每日 3～5 次,开水冲服。(《全国医药产品大全》)

【临床报道】 治疗高血压病 田七花冲剂,每日冲服 1 包(含干田七花 3 g),28 日为 1 个疗程。共治 70 例,结果降压显著者 52 例,有效 7 例,无效 11 例,总有效率 84.2%。疗后血压下降平均值为 3.72/2.20 kPa(28.0/16.5 mmHg)。多数患者伴有的头痛、肢麻等症状得以消除。药后个别患者有轻微上腹痛、耳鸣、多尿,未见其他副作用。

0097 三叉虎 sān chā hǔ (《广西药用植物名录》)

【异名】 三脚赶(《海南植物志》),三桠苦(《福建中草药》),三桠虎(《岭南草药志》)。

【基原】 为芸香科吴茱萸属植物三叉苦的茎、叶或根。

【原植物】 三叉苦 *Evodia lepta* (Spreng.) Merr. [*Ilex lepta* Spreng.] 又名:班鸠花(《中国高等植物图鉴》)。

落叶灌木或小乔木,高2～5 m。树皮灰白色,不剥落,全株味苦。三出复叶对生;叶柄长 3～10 cm;小叶柄长3～5 mm;叶长圆形或长椭圆形,长 5～15 cm,宽2～6 cm,先端长尖,基部楔形,全缘或不规则浅波状,纸质,有腺点。聚伞花序排成伞房花序式,腋生,花轴及花柄初时被短柔毛;小苞片三角形;花单性,黄白色,略芳香;花萼 4 深裂,有腺点;雄花的雄蕊 4;雌花的退化雄蕊 4,子房上位,密被毛。蓇葖果 2～3,先端无喙。外果皮暗黄褐色至红褐色,具半透明的腺点。种子卵状球形,蓝黑色有光泽。花期 3～5 月,果期 6～8 月。

生于山谷、溪边、林下。分布于浙江、福建、江西、广东、广西、海南、贵州、云南、台湾等地。

【采收加工】 7～10 月采收,鲜用或切段晒干。

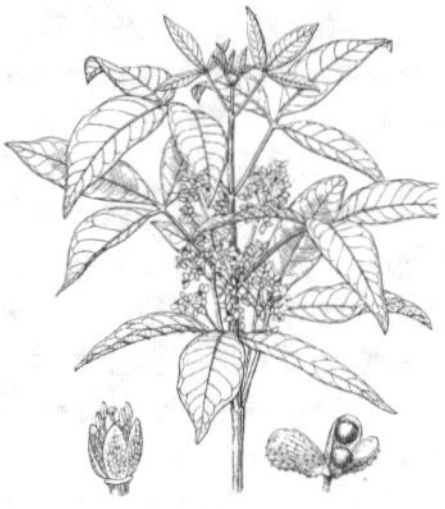

三叉苦

【药材】 三叉虎 *Evodiae Leptae Folium et Ramulus seu Radix* 产于福建、台湾、广东、海南、广西、云南等地。

性状 根、茎多为圆形或不规则斜切片,粗细不等。根皮表面黄白色至灰褐色,有的可见点状或条状灰白色突起的皮孔,略呈纵向排列,横切面木部占绝大部分,黄白色,质坚硬。茎切片表面色较深,皮部稍薄,木部中央可见细小的髓部。枝呈圆柱形,表面灰棕色或灰绿色,有细纵皱纹;质硬而脆。三出复叶对生,小叶片多皱缩、破碎,完整者展平后呈椭圆形或长圆状披针形,长 6～15 cm,宽 2～5 cm,先端渐尖,全缘或不规则浅波状,基部狭尖延长成短的小叶柄,上面黄绿色至绿褐色,下面色较浅,两面光滑无毛,有透明小腺点。气微,味苦。

鉴别 叶横切面:上、下表皮细胞各 1 列,栅栏细胞 2 列。叶肉组织及主脉周围有多数含棕色物质的细胞。油室多数,大型,存在于叶肉组织中。主脉维管束双韧型,中柱鞘部位有纤维排列成环。中央薄壁组织有草酸钙簇晶散在。

【成分】 全株含生物碱:左旋加锡弥罗果碱(edulinine),左旋 7-去羟基日巴里尼定(ribalinine),右旋异普拉得斯碱(isoplatydesmine)。地上部分含吡喃类化合物:三叉苦丁(leptin)A、B、C,异吴茱萸酮酚(isoevodionol);色烯类化合物:三叉苦醇(leptol)B,乙基三叉苦醇(ethylleptol)B,甲基三叉苦醇(methylleptol)B 和三叉苦烯(leptene)B,甲基吴茱萸酚(methylevodinol)。

【药性】 苦,寒。归心、肝经。

1.《岭南采药录》:“味苦,性寒。”

2.《广西中药志》:“味苦、微辛,凉,无毒。入心、肝、胆三经。”

【功用主治】 清热解毒,祛风除湿,消肿止痛。主治感冒发热,咽喉肿痛,肺热咳嗽,胃痛,风湿痹痛,跌打损伤,湿疹,疮疖肿毒。

1. 广州部队《常用中草药手册》:“清热解毒,燥湿止痒。防治流感,流脑,乙型脑炎,治疗扁桃体炎,咽喉炎,黄疸型肝炎,坐骨神经痛,腰腿痛,虫蛇咬伤,疖肿,湿疹,皮炎,痔疮。”

2.《福建药物志》:“祛痰止咳,清热利湿,消肿解毒。主治肺脓疡,肺炎,支气管炎,胃痛,小儿夏季热,腮腺炎,中耳炎,荨麻疹。”

【用法用量】 内服:煎汤,9～15 g。外用:捣敷;或煎水洗。

【选方】 1. 防治流行性感冒,流行性脑脊髓膜炎,乙型脑炎 三叉苦根 9～15 g。水煎服;或加野菊花、金银花各 9 g。水煎服,连服 3～5 日。(《浙江药用植物志》)

2. 治肺热咳嗽 (三桠苦)干根 30～45 g。水煎,调些冰糖服。(《福建中草药》)

3. 治小儿夏季热 三叉苦、梅叶冬青、葫芦茶各 15 g。水煎服。(《福建药物志》)

4. 治耳内疮 三桠苦叶 30 片,好酒 1 碗,共置于罐内,用纸盖好,中央钻一孔,以火烧热后取其蒸气熏鼻孔,左耳痛以左鼻孔吸其蒸气,右耳痛以右鼻孔吸其蒸气而愈。

0098 三爪龙 sān zhǎo lóng (《云南思茅中草药选》)

【异名】 狗脚迹(《云南思茅中草药选》)。

【基原】 为葡萄科乌蔹莓属植物三叶乌蔹莓的根。

【原植物】 三叶乌蔹莓 *Cayratia trifolia* (L.) Domin [*Vitis*

trifolia L.]

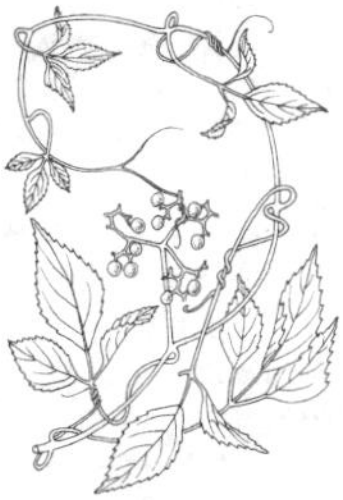
三叶乌蔹莓

攀缘灌木。无毛或多少被毛。茎略扁；卷须纤细而长，叉状分枝，与叶对生。指状复叶互生；叶柄长3～4 cm；小叶3，小叶片在新鲜时颇厚，干时呈膜质，阔卵形或宽菱形，长4～7 cm，宽3.5～4 cm，先端急尖或钝，基部阔楔形或圆形，下面有短柔毛，边缘有波状圆齿，齿端具腺状短尖头；小叶柄长4～6 mm。花两性，伞房花序2～3歧，由多花的聚伞花序组成；总花梗长5～8 cm；花萼杯状；花瓣4，白色；雄蕊4，与花瓣对生；花盘全缘，与子房合生；子房2室。浆果扁球形，平滑，有种子3～4颗。花期4月。

生于陡坡、砂地灌丛中。分布于海南、云南等地。

【采收加工】 全年均可挖取根部，切片，鲜用或晒干。

【药性】 《全国中草药汇编》："辛，温。"

【功用主治】 祛风除湿，活血止痛。主治风湿痹痛，跌打损伤，湿疹，秃疮。

《全国中草药汇编》："消炎止痛，散瘀活血，祛风湿。治跌打损伤，骨折，风湿骨痛，腰肌劳损，湿疹，皮肤溃疡。"

【用法用量】 内服：煎汤，15～30 g；或浸酒饮。外用：捣烂或研末调敷。

【选方】 治湿疹，秃头疮　三爪龙、杨梅果树皮各适量，研粉，调麻油或香油涂敷。（《云南思茅中草药选》）

0099 三分三 sān fēn sān（《中药形性经验鉴别法》）

【异名】 大搜山虎（《云南中草药》），野旱烟（《昆明民间常用草药》）。

【基原】 为茄科山莨菪属植物三分三、铃铛子、丽江山莨菪及赛莨菪属植物赛莨菪、齿叶赛莨菪等的根。

【原植物】 1. 三分三 *Anisodus acutangulus* C. Y. Wu et C. Chen ex C. Chen et C. L. Chen [*Scopolia acutangula* C. Y. Wu et C. Chen]

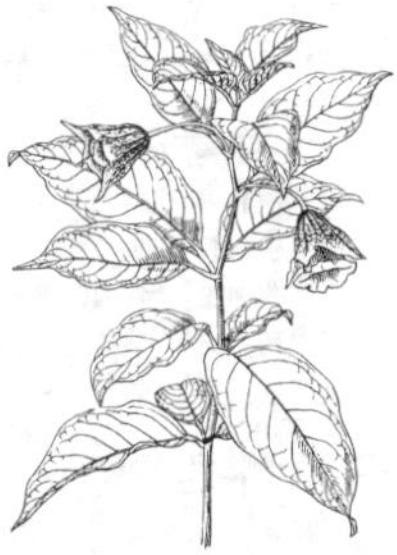
三分三

多年生草本，高1～1.5 m。主根粗大。叶互生，叶柄长5～15 mm；叶片卵形或椭圆形，长8～20 cm，宽3～8 cm，先端渐尖，基部楔形，全缘或波状。花单生叶腋，下垂；花萼漏斗状钟形，长3～4 cm，具10条纵脉，萼齿4～5，不整齐；花冠漏斗状钟形，5裂，淡黄绿色，开花时外反，管内被柔毛，近基部有5对暗紫斑；雄蕊5，内藏；雌蕊子房圆锥形，柱头头状；花盘盘状。蒴果近球形，中部以上环裂；宿存萼紧包果，果梗长5～7 cm，下弯。花期6～7月，果期10～11月。

生于海拔2 700～3 100 m的林缘、草地和阴湿处。分布于四川、云南西北部。

2. 铃铛子 *A. luridus* Link et Otto　又名：藏茄、山茄（《西藏植物志》），喜马拉雅东莨菪（《植物分类学报》），山茄子、山野烟（《云南中草药选》）。

本种与三分三的不同点在于：植株被毛。叶片全缘。花萼被柔毛，萼脉弯曲；花冠通常浅黄色或裂片略带紫色，花冠筒内基部无紫斑。

生于山坡草地、林缘及田野宅旁。分布于云南、西藏。

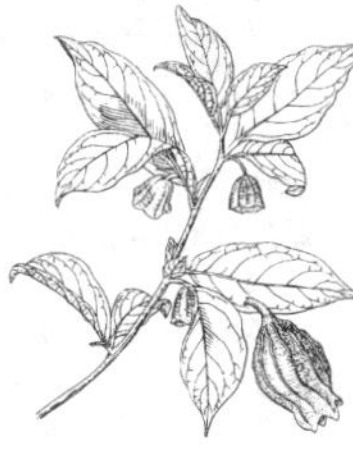
铃铛子

3. 丽江山莨菪 *A. luridus* Link et Otto var. *fischerianus* (Pascher) C. Y. Wu et C. Chen ex C. Chen et C. L. Chen [*A. fischerianus* Pascher]　又名：丽山莨菪（《植物分类学报》）。

本变种与前两者的主要区别是：叶缘具1～2对不等的粗齿或呈波状，有时具疏缘毛；枝条及叶被疏柔毛，或有时几无毛；花冠裂片常带褐紫色，花冠管内基部具5块紫斑。花萼和花梗密被淡褐色毛。花期6月。果期9月。

生于海拔2 800～3 100 m的山坡及灌木林中。分布于云南西北部、西藏等地。

4. 赛莨菪 *Scopolia carniolicoides* C. Y. Wu et C. Chen ex C. Chen et C. L. Chen　又名：七厘散（《中药志》）。

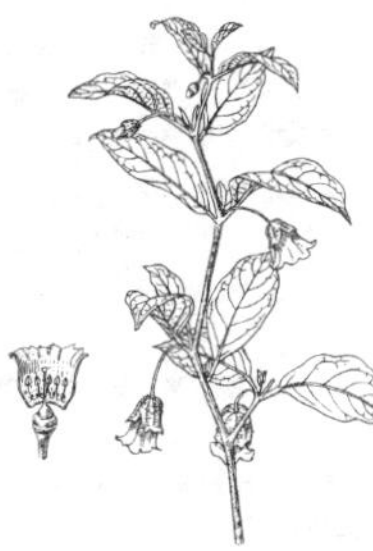
赛莨菪

多年生草本，高50～150 cm。全株无毛；茎绿色，有时带淡紫色，略具棱角。根断面淡黄色，有苦味。叶互生；叶柄长1.5～2 cm；叶片纸质，椭圆形或卵状椭圆形，长6～12（～20）cm，宽3～6（～12）cm，先端急尖至渐尖，基部楔形或微下延，全缘或微波状。花单生于叶腋，下垂；花萼钟状，厚，近革质，长约2 cm，先端平齐，边缘具不规则的浅齿，纵脉不明显；花冠浅黄绿色，长约4.5 cm，檐部具5齿，齿渐尖，花盛开时外反，里面花丝基部两侧具暗色紫斑；雄蕊5；雌蕊子房圆锥形或近球形，柱头头状。蒴果近球形，宿存萼紧包果实，盖裂。种子多数。花期5～6月，果期9～10月。

生于海拔3 000～3 600 m的山坡、草丛或灌木丛中。分布于四川、云南。

5. 齿叶赛莨菪 *S. carniolicoidos* C. Y. Wu et C. Chen ex C. Chen et C. L. Chen var. *dentata* C. Y. Wu et C. Chen ex C. Chen et C. L. Chen　又名：搜山虎（《植物分类学报》）。

本变种与赛莨菪的主要区别是：叶缘常具1～2（～3）个粗齿，花冠檐部裂片极浅，背面具明显的暗紫色条纹。花期5～6月。果期9～10月。

生于海拔3 000～3 600 m的林缘或草坡。分布于四川、云南。

【栽培】 生物学特性　喜凉爽气候，耐寒。对土壤要求不严，除重质黏土及低洼沼泽地外均能生长。

繁殖方法　种子繁殖，直播或育苗移栽。春季选用上年采收的种子，开沟条播，沟距15～20 cm，施足基肥，播后覆土2 cm，盖薄层草，浇水，经常保持土壤湿润。待子叶出土后逐渐揭去盖草，另用竹竿搭起高20 cm的棚架，上盖草或篾笆，防止暴晒。约2星期出苗。苗高5～8 cm时移栽，行株距50 cm×40 cm。

田间管理　生长期注意松土和锄草。2～3年生植株，追肥2次。入冬前应注意培土防寒防冻。

病虫害防治　病害有霜霉病，6～9月发生，为害叶部。发病初期用70%甲基托布津1 000倍液喷洒，10～14日1次，连续2～3次，同时雨后注意排水；虫害有八字地老虎、小地老虎、金龟子、金针虫等地下害虫为害。防治方法主要采用人工捕杀、毒饵诱杀法。

【采收加工】 栽培3～5年收获。根挖出后，洗去泥沙，表皮晾干后趁天晴迅速切片，片厚1～2 cm，置于阳光下暴晒，或晒至三四成干后烘烤。但切忌新鲜切片直接烘烤，以防表面变黑影响质量。

【药材】 三分三 *Anisodi Acutanguli Radix*　主产于云南。

性状　根呈圆形、卵圆形或不规则形的块片，直径2～12 cm，厚0.5～2 cm。外皮棕褐色或黑褐色，有皱纹。切面灰白色至灰黄色，可见放射状纹理及数层同心性环纹，断面颗粒状。气微，味微苦麻。

鉴别　(1) 根横切面：韧皮部和木质部射线中有许多含砂晶细胞散在。木质部导管2～8成群，相间放射状排列成数层同心环状；有木间韧皮部，射线7～18列细胞，含砂晶。

(2) 取本品粉末1 g，置带塞锥形瓶中，用氨水湿润，15分钟后加氯仿20 ml，冷浸过夜，滤过。取滤液5 ml放入蒸发皿中，置沸水浴上蒸干，加入发烟硝酸数滴，蒸干后残渣呈黄色，加无水乙醇1～2滴及氢氧化钾1小粒，即显紫堇色(检查托品类生物碱)。

【成分】 根含生物碱：莨菪碱(hyoscyamine)，东莨菪碱(scopolamine)，红古豆碱(cuscohygrine)，阿托品(atropine)等，还含东莨菪素(scopoletin)。

【药性】 苦、辛，温。大毒。

1.《云南中草药》："苦、涩、麻，温，剧毒。"

2.《全国中草药汇编》："辛、苦，温。有大毒。"

【功用主治】 解痉镇痛，祛风除湿。主治胃痛，胆、肾、肠绞痛，风湿关节疼痛，腰腿痛，跌打损伤。

1.《西藏常用中草药》："解痉止痛。治胃痛，胆绞痛，急慢性肠胃炎。"

2.《全国中草药汇编》："麻醉镇痛，祛风除湿。主治骨折，跌打损伤，关节疼痛，胃痛以及胆、肾、肠绞痛。"

【用法用量】 内服：煎汤，0.6～0.9 g；或研末。外用：研末酒调敷；或浸酒搽。

【宜忌】 本品有大毒，慎服，心脏病、青光眼等患者禁服。

1.《云南中草药》："忌酸冷。"

2.《西藏常用中草药》："心脏病，心脏衰弱者忌服。"

3. 南药《中草药学》："青光眼患者忌服。""服药期间忌食生、冷、豆类及牛、羊肉。内服一次极量不能超过'三分三厘'。服用过量可出现口干舌燥，面颊潮红，心跳加快，瞳孔散大，甚则昏迷等中毒症状。严重者可致死亡。"

【选方】 1. 治胃痛，风湿痛，跌打损伤　每用(三分三)根0.9 g，水煎服；或研末开水冲服；也可撒在膏药上贴患处。

2. 整复麻醉止痛　用(三分三)根研末，酒调外敷患处，3～5分钟后即可行骨折整复。(1、2方出自《云南中草药》)

0100 三分丹 sān fēn dān (《全国中草药汇编》)

【异名】 蛇花藤、白前草、老虎须(《广西药用植物名录》)，毛果娃儿藤(《中药志》)。

【基原】 为萝藦科娃儿藤属植物三分丹的根。

【原植物】 三分丹 *Tylophora atrofolliculata* Metc.

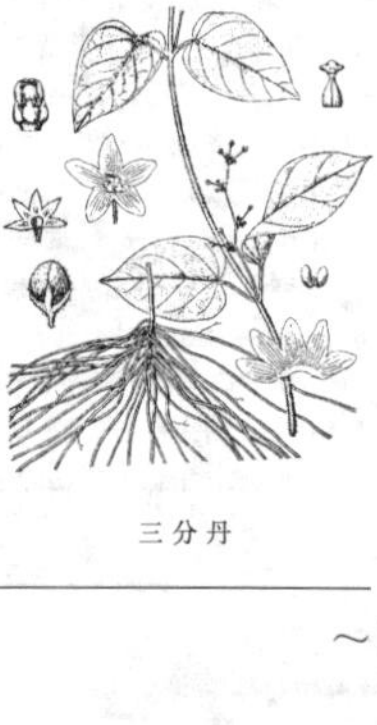
三分丹

攀缘灌木。须根丛生；全株被锈黄色糙硬毛，茎缠绕。叶对生，坚纸质；叶柄长1～2 cm；叶片卵状长圆形，长4.5～10.5 cm，宽2.5～6 cm，先端渐尖，基部心形至圆形。聚伞花序腋生或腋外生，着花10余朵；花小黄绿色；花萼5深裂；花冠近钟状，裂片长圆形，基部向右覆盖；副花冠裂片5，卵形，贴生于合蕊冠上，背部隆肿；花粉块每室1个，近圆球状，直立，花药先端有圆形膜质，内弯向柱头；心皮离生，柱头五角状。蓇葖果双生，叉开成一直线，短披针形。种子有薄边，先端具白色绢质种毛。花期3～8月，果期9～12月。

生于低山山地疏密林中及旷野、平原的灌木丛中。分布于广东、广西、海南、云南等地。

【采收加工】 11～12月采挖，切片，晒干。

【成分】 全株含娃儿藤定碱(tylophorinidine)和娃儿藤宁碱(tylophorinine)。

【药性】 微辛，平。有小毒。

1.《全国中草药汇编》："甘、微辛，平，有毒。"

2.《广西民族药简编》："有小毒。"

【功用主治】 祛风，活血，止痛。主治风湿痛，跌打肿痛。

1.《全国中草药汇编》："祛瘀止痛。主治跌打损伤，风湿痛。"

2.《广西民族药简编》："根，水煎服治惊风，消化不良，哮喘，木薯中毒，毒蕈中毒，药物中毒，胃痛，支气管炎。"

【用法用量】 内服：研末，每服0.9 g；或浸酒。外用：浸酒擦患处。

【宜忌】 《全国中草药汇编》："孕妇禁服。"

【选方】 1. 治跌打损伤，风湿痛　三分丹根晒干为末，每服0.9 g，煎蛋冲酒服。或取根，每30 g浸酒500 ml，每服10～15 ml，每日1次，并外擦患处。(《全国中草药汇编》)

2. 治小儿口腔炎　三分丹捣烂敷囟门，并取药挂于胸前；或取叶与猪瘦肉煎服。(《广西民族药简编》)

0101 三月花 sān yuè huā (《云南中草药》)

【基原】 为报春花科报春花属植物滇北球花报春的全草。

【原植物】 参见"野洋参"条。

【采收加工】 6～8月采收，晒干或鲜用。

【药性】 《云南中草药》："麻、微苦，微温。"

【功用主治】 散瘀止血。主治产后恶露不尽。

【用法用量】 内服：煎汤，9～15 g。

【选方】 治产后流血不止，红崩　三月花全草15 g，水煎，胡椒、红糖引内服。(《云南中草药》)

0102 三叶青 sān yè qīng (《中药大辞典》)

【基原】 为豆科胡枝子属植物绿叶胡枝子的叶。

【原植物】 参见"女金丹"条。

【采收加工】 7～10月采叶，鲜用。

【功用主治】 清热解毒。主治痈疽发背。

【用法用量】 外用：捣烂外敷。

0103 三叶莲 sān yè lián (《云南中草药》)

【异名】 大木通(《云南中草药》)。

【基原】 为木通科牛姆瓜属植物宽叶八月瓜和小花八月瓜的根和藤茎。

【原植物】 参见"八月瓜"条。

【采收加工】 9～11月挖根，晒干。全年采收藤茎，刮去粗皮，切片，晒干。

【药性】 苦，平。

【功用主治】 《云南中草药》："利湿通络。治急性肾炎，尿路感染，尿潴留，水肿，口舌发炎，乳汁不通，胃痛，风湿骨痛，跌打损伤，骨折。"

【用法用量】 内服：煎汤，15～90 g；或泡酒。

0104 三白草 sān bái cǎo (《本草经集注》)

【异名】 水木通(《纲目拾遗》)，五路白、白水鸡(《福建民间草药》)，白花照水莲(《福建中草药》)，田三白、白黄脚(《闽东本草》)。

【基原】 为三白草科三白草属植物三白草的地上部分。

【原植物】 三白草 *Saururus chinensis* (Lour.) Baill. [*Spathium chinensis* Lour.]

多年生湿生草本，高达1 m。地下茎有须状小根；茎直立，粗壮无毛。单叶互生，密生腺点；叶柄长1～3 cm，基部与托叶合生成鞘状，略抱茎；叶片阔卵形至卵状披针形，长5～14 cm，宽3～7 cm，先端短尖或渐尖，基部心形，略呈耳状或稍偏斜，全缘；花序下的2～3片叶常于夏初变为白色，呈花瓣状。总状花序生于茎上端与叶对生，长10～20 cm，白色；苞片近匙形或倒披针形；花两性，无花被；雄蕊6枚；雌蕊1，由4心皮组成。蒴果近球形，表面多疣状凸起，成熟后顶端开裂。种子多数。花期5～8月，果期6～9月。

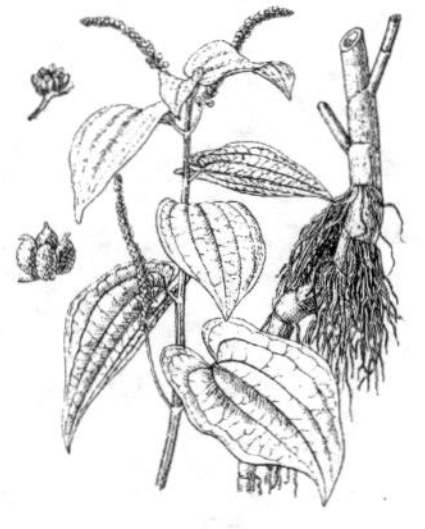

三白草

生于沟边、池塘边等近水处。分布于河北、山东、河南和长江流域及其以南各地。

本植物的根茎(三白草根)亦供药用，另设专条。

【栽培】 生物学特性 喜温暖湿润气候，能耐荫，凡塘边、沟边、溪边等浅水处或低洼地均可栽培。发芽需低温，在7.6～12.4 ℃有光照条件下，经过34日，发芽率约72%。

繁殖方法 种子繁殖或分株繁殖。种子繁殖：秋季果实开始开裂，于未脱落但充分成熟时采下果实，搓出种子，除去杂质，开浅沟条播，覆土1～1.5 cm。分株繁殖：4月挖取地下茎，切成小段，每段具有2～3个芽眼，按行、株距各30 cm栽种，每穴栽1株。

田间管理 生长期间注意浇水，保持土壤湿润，并注意清除杂草。

【采收加工】 7～10月收取地上部分，晒干。

【药材】 三白草 *Herba Saururi* 产于江苏、浙江、湖南、广东等地。

性状 本品茎圆柱形，有4条纵沟，1条较宽广；断面黄色，纤维性，中空。单叶互生，叶片卵形或卵状披针形，长4～15 cm，宽2～10 cm；先端渐尖，基部心形，全缘，基出脉5条；叶柄较长，有纵皱纹。总状花序于枝顶与叶对生，花小，棕褐色。蒴果近球形。气微，味淡。

鉴别 (1) 叶表面观：上、下表皮细胞略成多角形，角质纹理明显；表皮细胞间有油细胞散在，内含黄色油滴。下表皮气孔为不定式。另有少数多细胞腺毛，由2～3细胞组成。

(2) 取本品粉末2 g，加石油醚10 ml，浸渍过夜，滤过，滤液置蒸发器内，自然挥干，有特异的芳香气；加1%香草醛硫酸液，即显红色，放置后变为蓝紫色(检查萜类)。

(3) 薄层色谱：取水蒸气蒸馏所得挥发油，用乙醚稀释后作供试品溶液。另取甲基正壬基酮少量用乙醚溶解作对照液。分别点于同一硅胶G板上，以石油醚-乙酸乙酯(9∶1)展开，喷以磷钼酸(10%乙醇溶液)，110 ℃加热10分钟，斑点显蓝色，再喷以2，4-二硝基苯肼显色，与甲基正壬基酮相对应的斑点显黄色。

【成分】 叶含黄酮类成分：槲皮素(quercetin)，槲皮苷(quercitrin)，异槲皮苷(isoquercitrin)，槲皮素-3-*L*-阿拉伯糖苷(quercetin-3-*L*-arabinoside)，金丝桃苷(hyperin)及萹蓄苷(avicularin)，芸香苷(rutin)。

茎、叶均含可水解鞣质。

全草含挥发油：甲基正壬基甲酮(methyl-*n*-nonylketone)，芳香醇(linalool)，*β*-丁香烯(*β*-caryophyllene)，1-烯丙基-3，4-甲烯二氧-5-甲氧苯1，2，3，4-四氢-1，6-二甲基-4-萘(1-ally-3，4-methylenedioxy-5-methoxy benzene 1，2，3，4-tetrahydro -1，6-dimethyl-4-naphthalene)，*α*-蒎烯(*α*-pinene)，莰烯(camphene)，葎草烯(humulene)，*α*-丁香烯(*α*-caryophyllene)，1-烯丙基-3，4-亚甲二氧基-5-甲氧基苯，肉豆蔻醚(myristicin)。木脂素类：三白脂素(saucernetin)，三白脂素-8(saucernetin-8)，三白脂素-7(saucernetin-7)，三白草酮(sauchinone)，加巴辛(galbacin)，三白草酮(sauchinone)A，1′-表三白草酮(1′-episauchinone)；苯丙烷类：马兜铃烷(sarisan)。脂肪酸：棕榈酸(palmitic acid)，硬脂酸(stearic acid)，油酸(oleic acid)，亚油酸(linoleic acid)；氨基酸类：丙氨酸，丝氨酸，苏氨酸，天冬氨酸，脯氨酸，色氨酸，缬氨酸。

地上部分还含马兜铃内酰胺(aristolactam) A II，胡萝卜醇(daucosterol)，槲皮素3-*O*-*β*-*D*-吡喃葡萄糖基(1→4)-*α*-*L*-吡喃鼠李糖苷〔quercetin-3-*O*-*β*-*D*-glucopyranosyl (1→4)-*α*-*L*-rhamnopyranoside〕，并没食子酸(ellagic acid)，鞣(料)云实精(corilagin)。

【药理】 1. 降血糖作用 三白草用95 %乙醇提取后配成1 kg/L的水溶液，实验结果表明三白草可拮抗肾上腺素的生血糖作用，对四氧嘧啶型糖尿病动物一次给药或连续给药均可明显降低其血糖水平，给药3小时后出现持续的降血糖作用，并维持7小时以上。

2. 抗菌作用 三白草洗液在1∶2.5浓度时对大肠杆菌、铜绿假单胞菌、金黄色葡萄球菌、乙型链球菌、白念珠菌、淋球菌均有抑制作用，在1∶5浓度时对白念珠菌、金黄色葡萄球菌、乙型链球菌有抑制作用，在1∶20浓度时对金黄色葡萄球菌、淋球菌有抑制作用。

3. 镇痛作用 三白草洗液较凡士林能明显延长小鼠对热的耐受时间。

4. 抗滴虫作用 三白草洗液在1∶5浓度时对阴道滴虫有明显的抑制作用。

5. 止痒作用 三白草洗液对磷酸组胺所致豚鼠皮肤瘙痒有一定抑制作用。

【药性】 甘、辛，寒。归脾、肾、胆、膀胱经。

1.《新修本草》："味甘、辛，寒。有小毒。"

2.《湖南药物志》："苦，平。无毒。"

3.《福建药物志》："苦、辛，凉。"

【功用主治】 清热解毒，利水消肿。主治热淋，血淋，水肿，脚气，黄疸，痢疾，带下，痈肿疮毒，湿疹，蛇咬伤。

1.《新修本草》："主水肿，脚气，利大小便，消痰破癖，除积聚，消疔肿。"

2.《本草拾遗》："捣绞汁服，令人吐逆，除胸膈热痰，亦主疟及小儿痞满。"

3.《植物名实图考》："治筋骨及妇人调经多用之。"

4.《广西中药志》："治妇人白带及痧气。"

5.《本草推陈》："治黄疸。"

6.《湖南药物志》："治痢疾，痈毒，蛇咬。"

7.《广西本草选编》："去腐生肌。"

8.《安徽中草药》："清热解毒，利尿，通乳，祛风利湿，降血压。"

9.《福建药物志》："主治黄疸，脚气，尿道炎，肾炎，扁桃体炎，痈肿疔疖，乳腺炎。"

【用法用量】 内服：煎汤，10～30 g；鲜品倍量。外用：鲜品捣烂外敷，或捣汁涂。

【宜忌】《本草汇言》："此乃流利消荡之剂，寒而有毒，如脾虚久病，胃寒少食者，宜审用之。"

【选方】 1. 治细菌性痢疾 三白草、马齿苋各30 g。煎服。(《安徽中草药》)

2. 治妇女湿热白带 鲜三白草150～180 g(干品减半)。水

煎，冲甜酒酿汁，每日2次，空腹分服。忌食酸辣、芥菜。(《天目山药用植物志》)

3. 治痈疖初起　三白草15 g，鱼腥草30 g。煎服。另取三白草叶加桐油适量，捣烂外敷。(《安徽中草药》)

4. 治下肢溃疡　三白草鲜叶与腌酸梅捣烂外敷。(《广西本草选编》)

5. 治乳汁分泌不足　三白草30 g，猪蹄2只。水煮至肉烂，喝汤食肉。(《安徽中草药》)

【各家论述】《本草汇言》："三白草，利水除湿，化痰逐疟之药也。此药性味苦寒善降，故《唐本草》称治水肿、脚气可知矣。陈氏方又言捣汁服，可吐痰疟，散胸中热涎，则辛寒又善涌也。总疗湿、热、痰三证；在下者降而抑之，故水肿脚气除；在上者涌而散之，故痰疟胸涎退。"

0105 三加皮 sān jiā pí (《广西药用植物名录》)

【异名】 白竻根(《生草药性备要》)，刺三甲(《天宝本草》)，风党竻、苦粉竻(《岭南采药录》)，刺三加、苦刺头(《贵州民间药物》)，三甲皮(《四川中药志》)，鸡脚菜、刺五爪(《云南中草药》)，三叶五加、香藤刺(《台湾药用植物志》)，三五加(《鄂西草药名录》)。

【基原】 为五加科五加属植物白簕的根或根皮。

【原植物】 白簕 *Acanthopanax trifoliatus* (L.) Merr. [*Zanthoxylum trifoliatum* L.] 又名：三加(《中国高等植物图鉴》)，白簕花(《福建民间草药》)，簕钩菜(阳春《草药手册》)。

攀缘状灌木，高1～7 m。枝细弱铺散，老枝灰白色，新枝棕黄色，疏生向下的针刺，刺先端钩曲，基部扁平。叶互生，有3小叶；叶柄长2～6 cm，有刺或无刺；小叶柄长2～8 mm；叶片椭圆状卵形至椭圆状长圆形，中央一片最大，长4～10 cm，宽3～6.5 cm，先端尖或短渐尖，基部楔形，上面脉上疏生刚毛，边缘有细锯齿或疏钝齿。伞形花序3～10，组成顶生的圆锥花序；萼筒边缘有5小齿；花黄绿色，花瓣5，三角状卵形，开花时反曲；雄蕊5；子房2室，花柱2，基部或中部以下合生。核果浆果状，扁球形，成熟时黑色。花期8～11月，果期9～12月。

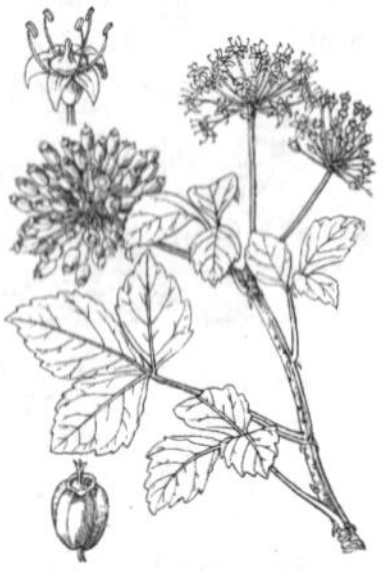
白　簕

生于海拔3 200 m以下的山坡路旁、林缘或灌丛中。分布于中南至西南各地。

本植物的嫩枝叶(白簕枝叶)及花(三加花)亦供药用，另设专条。

【采收加工】 9～10月间挖根，鲜用，或趁鲜时剥取根皮，晒干。

【药材】 三加皮 *Acanthopanacis Trifoliati Radicis Cortex* 主产于广东、广西、云南、四川、贵州。

性状　根皮呈不规则筒状或片状，长8～12 cm，厚约2 mm。外表面灰褐色，有纵皱纹及横向长圆形皮孔；内表面黄色，有纵纹。体轻质脆，易折断，断面不平坦。气微香，味微辣而苦。

鉴别　(1) 根皮横断面：木栓层为数列木栓细胞组成。韧皮部射线宽1～4列细胞，树脂道周围分泌细胞4～17个。老的根皮有韧皮纤维。草酸钙簇晶少见。

(2) 薄层色谱：取本品粉末2 g，加甲醇适量，温浸2小时，制成100%(*W/V*)溶液，作供试品溶液，另取紫丁香苷、异贝壳杉烯酸、*β*-谷甾醇、4-甲氧基水杨醛作对照品，分别点样于同一硅胶G-CMC-薄层板上，用氯仿-甲醇-水(7∶3∶1，下层澄清液)展开15 cm，喷以10%硫酸溶液，于105 ℃加热4分钟显色。供试品色谱中，在与对照品色谱的相应位置上，显相同的色斑。

【药性】 苦、辛，凉。

1.《生草药性备要》："味苦、辛，性微寒。"

2.《四川中药志》1960年版："性微温，味辛、苦，无毒。"

【功用主治】 清热解毒，祛风利湿，活血舒筋。主治感冒发热，咽痛，头痛，咳嗽胸痛，胃脘疼痛，泄泻，痢疾，胁痛，黄疸，石淋，带下，风湿痹痛，腰腿酸痛，筋骨拘挛麻木，跌打骨折，痄腮，乳痈，疮疡肿毒，蛇虫咬伤。

1.《生草药性备要》："根同蟛蜞菊捣烂敷疮，洗烂脚亦效。"

2.《本草求原》："根止热咳。"

3.《天宝本草》："散寒清火，治脚膝疼痛，横行骨节并麻木，偏正头风。"

4.《分类草药性》："治跌打损伤，白带，筋骨痛，风湿麻木。"

5.《湖南药物志》："退热去风，舒筋活血。"

6. 广州部队《常用中草药手册》："治感冒高热骨痛，风湿性关节炎，坐骨神经痛，咳嗽，胸痛，尿路结石。"

7.《广西本草选编》："祛风清热，消肿止痛。主治腹泻，骨鲠喉，乳腺炎。"

【用法用量】 内服：煎汤，15～30 g，大剂量可用至60 g；或浸酒。外用：研末调敷，捣敷或煎水洗。

【宜忌】 孕妇慎服。

《贵州民间药物》："忌生冷食物。"

【选方】 1. 治咳嗽及哮喘　刺三加根15 g，倒生根15 g，葵花杆心15 g。煎水服。(《贵州民间药物》)

2. 治胃痛　簕钩菜老根60 g(斩碎)，白米15 g。置锅中炒至米转深黄色，渗入清水1碗，煮至微温，一次慢慢服下。(《阳春草药手册》)

3. 治黄疸　鲜(白簕花)根120 g，鲜白萝卜60 g，冰糖15 g。水煎服。(福州军区《中草药手册》)

4. 治风湿关节痛　(白簕花)根30～60 g。酌加酒水各半炖服。

5. 治坐骨神经痛　(白簕花)根120 g，虾蟆4个(去肠内杂物)，酌加清水炖服。(4、5方出自《福建民间草药》)

6. 治腰痛　白簕花根500 g。切片晒干，炒黄，加红酒1 000 ml，浸1星期。每日3次，每次1匙饮酒。(《福建药物志》)

7. 治骨折　(白簕)根皮适量，捣碎，加酒调匀，微炒热，包伤处。(《贵州民间药物》)

8. 治月经困难，白带　白簕9 g，红牛膝6 g。水煎服。(《湖南药物志》)

9. 治小儿麻痹证初期　鲜(白簕花)根120 g，薏苡仁、赤小豆各60 g。水煎服。(福州等区《中草药手册》)

10. 治乳痈乳吹　(白簕花)根30～60 g。酌加红薯烧酒炖服。(《福州民间药物》)

11. 治湿疹　(白簕)根30 g，炖猪肥肉服；另取(白簕)根适量，水煎外洗。(《福建药物志》)

12. 治毒蛇或蜈蚣咬伤　鲜白簕花根，洗净，加适量烧酒，擂烂绞汁(或泡酒备用)，搽肿处，渣敷伤口周围。重者可服30～40 ml。(《常用中草药选编》)

0106 三加花 sān jiā huā (《福建民间草药》)

【基原】 为五加科五加属植物白簕的花。

【原植物】 参见"三加皮"条。

【采收加工】 8～11月采摘，鲜用。

【功用主治】 解毒敛疮。主治漆疮。

【用法用量】 外用：煎汤洗。

0107 三百银 sān bǎi yín《全国中草药汇编》

【异名】 白杜仲、中叶杜仲(《云南中草药》),婆婆针线包(《全国中草药汇编》)。

【基原】 为萝藦科牛奶菜属植物牛奶菜的全株或根。

【原植物】 牛奶菜 *Marsdenia sinensis* Hemsl.

粗壮木质藤本。枝条、叶下面、叶柄、总花梗、花梗、花萼、花冠内面、蓇葖果均被黄色绒毛。叶对生;叶柄长约 2 cm;叶片卵圆状心形,长 8～12 cm,宽 5～7.5 cm,先端短渐尖,基部心形。伞形状聚伞花序腋生,着花 10～20 朵;花萼 5 裂,内面有腺体 10 余个;花冠白色或淡黄色;副花冠片短,仅达雄蕊之半;花粉块每室 1 个,肾形,直立;柱头先端 2 裂。蓇葖果纺锤形,向两端渐尖,长约 10 cm,直径 2.5 cm。种子卵圆形,扁平,种毛长约 4 cm。花期夏季,果期秋季。

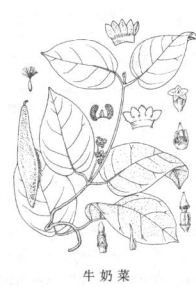

牛奶菜

生于海拔 300 m 以下的山谷疏林中。分布于浙江、福建、江西、湖北、湖南、广东、广西、四川等地。

【采收加工】 7～10 月采收,切段,晒干。

【药材】 三百银 *Marsdeniae Sinensis Herba seu Radix* 产于湖南、浙江、江西、湖北、福建、广东等地。

性状 本品呈长短大小不规则的段块状。根呈圆锥形,段节疙瘩块状,常带须根,表面灰黄色,散布不规则的皮孔;断面木质部呈角状,黄白色;质坚硬;无臭,味微涩。茎呈圆柱形,段节状;老茎表面灰黄色,散布不规则的圆形皮孔,有时附有苔藓植物,幼茎表面绿黄色,密被绒毛;断面多为斜向切面,木质部圆形,菊花心,黄白色;老茎中心髓部较小,幼茎草质松脆而折断面纤维状,无臭气;味微涩。叶呈折叠不规则切块状,上表面灰绿色,下表面绿黄色,密被绒毛,质脆,无臭,无味。果呈横切条块状,长 2～5 cm;外表面凸,内表面凹;外表面黄绿色,密被绒毛,内表面白色光滑;断面外侧纤维状,中部海绵状,内侧木质,无臭,无味。

鉴别 取本品粉末 1 g,加甲醇 10 ml,水浴回流提取20 分钟,过滤,滤液挥干,残留物加冰醋酸溶解,加浓硫酸呈现紫红色,立即变为污绿色。另取甲醇溶液滴于滤纸上,喷洒三氯化锑的氯仿饱和液,置 90 ℃干燥箱内加热,立即呈现紫红色斑点(检查甾体类成分)。

【成分】 全草含三萜和脂肪烃类。三萜类:α-香树脂醇乙酸酯(α-amyrin acetate),羽扇豆醇乙酸酯(lupenyl acetate),α-香树脂醇丁酸酯(α-amyrin butyrate)和 α-香树脂醇丙酸酯(α-amyrin propionate)。脂肪烃类:三十一烷(hent riacontane),二十九烷(nonacosane)和三十三烷(tritriacontane)。

【药性】《云南中草药》:"微苦,平。"

【功用主治】 祛风湿,强筋骨,解蛇毒。主治风湿性关节炎,跌打扭伤,毒蛇咬伤。

1.《云南中草药》:"根,舒筋活络,行气止痛。主治腰肌扭伤,风湿关节炎,跌打损伤。同草乌共煎,可减轻草乌之毒。"

2.《全国中草药汇编》:"全株,壮筋骨,健胃利肠。"

【用法用量】 内服:煎汤,9～15 g;或泡酒。

【选方】 治腰肌扭伤,风湿性关节炎,跌打损伤 白杜仲 15 g,泡酒 250 ml,每次服 5 ml。(《云南中草药》)

0108 三尖杉 sān jiān shān《天目山药用植物志》

【基原】 为三尖杉科三尖杉属植物三尖杉的枝叶。

【原植物】 三尖杉 *Cephalotaxus fortunei* Hook. f. 又名:头形杉(《中国裸子植物志》),血榧、石榧(《天目山药用植物志》),水杉树、红榧、梭罗树(《湖南药物志》)。

常绿乔木,高达 20 m,胸围 40 cm。树皮褐色或红褐色,裂成片状脱落。小枝对生,基部有宿存芽鳞;枝条细长,稍下垂,树冠广圆形。叶螺旋状排成 2 列,披针状线形,通常微弯,长 4～13(多为 5～10) cm,宽 3.5～4.5 mm,上部渐窄,先端长渐尖,基部楔形或宽楔形,上面深绿色,下面气孔带白色,较绿色边带宽 3～5 倍。雄球花 8～10,聚生成头状,单生叶腋;雌球花由数对交叉对生各有 2 胚珠的苞片组成,生于小枝基部的苞片腋部。种子椭圆状卵形,假种皮成熟时紫色或红紫色。花期 4 月,种子 8～10 月成熟。

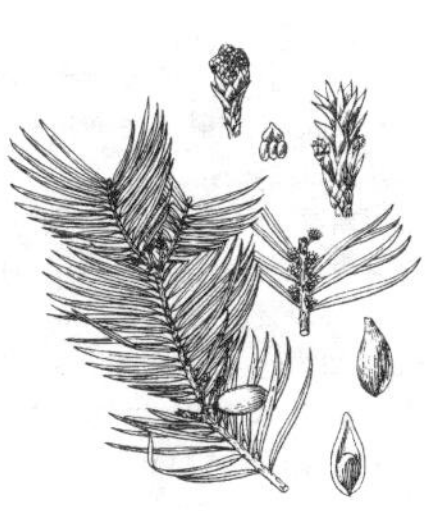

三尖杉

为我国特有树种,生于针、阔叶树混交林中。分布于中南及浙江、安徽、四川、贵州、云南、陕西、甘肃等地。

本植物的根(三尖杉根)及种子(血榧)亦供药用,另设专条。

【采收加工】 6～10 月采收,晒干。

【药材】 三尖杉 *Cephalotaxi Ramulus ex Folium* 产于中南及安徽、浙江、陕西、甘肃、四川、云南、贵州等地。

性状 小枝对生,基部有宿存芽鳞。叶螺旋状排成 2 列,常水平展开,披针状条形,长 4～13 cm,宽 3～4 mm。先端尖,基部楔形成短柄,上面深绿色,中脉隆起,下面中脉两侧有白色气孔带。气微,味微涩。

【成分】 枝、叶中含有多种生物碱:属三尖杉碱类生物碱的有:三尖杉碱(cephalotaxine),表三尖杉碱(epicephalotaxine),左旋及右旋的乙酰基三尖杉碱(acetylcephalotaxine),粗榧碱(harringtonine)即三尖杉酯碱,高粗榧碱(homoharringtonine)即高三尖杉酯碱,异粗榧碱(isoharringtonine),去氧粗榧碱(deoxyharringtonine),11-羟基三尖杉碱(11-hydroxycephalotaxine),去甲基三尖杉碱(desmethylcephalotaxine),桥氧三尖杉碱(drupacine),三尖杉酮碱(cephalotaxinone),去甲基三尖杉酮碱(desmethylcephalotaxinone),新三尖杉酯碱(neiharringtonine),脱水三尖杉酯碱(anhydroharringtonine),*O*-去甲基异三尖杉酯碱(*O*-demthylisoharringtonine),*O*-去甲基去氧三尖杉酯碱(*O*-demthyldeoxyharringtonine),4-羟基三尖杉碱(4-hydroxycephalotaxine),海南粗榧新碱(hainanensine),异三尖杉酮碱(isocephalotaxinone)等;属高刺桐碱类生物碱的有:台湾三尖杉碱(wilsonine),表台湾三尖杉碱(epiwilsonine),福建三尖杉碱(cephalofortuneine),三尖杉种碱(fortuneine),表福建三尖杉碱(epicephalofortuneine),3-表谢汉墨异次碱(3-epischelhammericine)即 3-表西哈灭里辛碱 B,3-表甲基谢汉墨异次碱 B(3-epimethylschelhammericine B)即 3-表甲基西哈里辛碱 B,2-表福建三尖杉碱(2-epicephalofortuneine),2-*O*-乙基表福建三尖杉碱(2-*O*-ethylepicephalofortuneine),2-*O*-乙基福建三尖杉碱(2-*O*-ethylcephalofortuneine),红豆杉定(taxodine)即谢汉墨属碱 B(schelhammera alkaloid B),*O*-甲基红豆杉定(*O*-methyltaxodine)即三尖杉属碱(cephalotaxus alkaloid),3-表甲基谢汉墨属碱 B(3-epimethylschelhammericine B),7-去氧福建三尖杉碱(7-deoxycephalofortuneine),可莫西明碱(comosimine, phelline alkaloid B),3-去氧福建三尖杉碱(3-epicephalofortuneine)等。又含新粗榧碱(neoharringtonine),脱水粗榧碱(anhydroharringtonine),异三尖杉粗榧(isocepharringtonine);内酯类:三尖杉内酯(fortunolides) A 和 B,海南粗榧内酯(hainanolide),海南粗榧内酯醇(hainanolidol);黄酮类:芹菜素(apigenin)，金圣草素(chrysoeriol)，金黄双黄酮(sciaopitysin)，银杏双黄酮(ginkgetin)，长叶世界爷双黄酮(sesquoiaflavone)，穗花杉双黄酮(amentoflavone)。又含红杉醇(sequoyitol)，*D*-1-*O*-甲基黏肌醇(*D*-1-*O*-methylmucoinositol)，蒎立醇(pinitol)。

【药理】 1. 抗肿瘤作用　三尖杉总生物碱每日 0.5～2 mg/kg 皮下注射，对小鼠肉瘤 S_{180} 的抑制率为 30%～60%；粗榧碱和高粗榧碱的混合物 1～1.5 mg/kg 对小鼠肉瘤 S_{180} 和大鼠瓦克癌肉瘤 W_{256} 的抑制率分别为 40% 和 52%；对小鼠白血病 L_{615} 亦有明显延长生存期的作用；对小鼠脑瘤 B_{22} 的抑制率为 53%。对动物移植性肿瘤 L_{615}、L_{1210}、L_{615} 耐 6-MP 株、小鼠脑瘤 B_{22}、艾氏腹水癌及大鼠 W_{256} 均有明显抑制作用。高粗榧碱对急性早幼粒白血病 HL-60 的作用较急性原淋巴细胞白血病强 70 倍，其抗癌活性为 HL-60＞L_{1210}＞B_{16}。高三尖杉酯碱(HHT)对鼻咽癌细胞 CNE2-Z 具有增殖抑制作用，此抑制作用具有剂量和时间依赖性；HHT 可诱导 CNE2-Z 细胞凋亡。机制为激活 *Caspase*-3，*Caspase*-3 的活性升高具有时间依赖性、抑制肿瘤细胞生物大分子合成、诱导细胞凋亡和诱导细胞分化。

2. 对心脏和冠脉的影响　三尖杉酯类生物碱能通过抑制交感神经功能，使麻醉犬的心率、心排血量和动脉血压下降。并收缩犬、猫的冠脉，使冠脉流量减少，停药后大多数动物都能回升，达到或接近给药前水平。

3. 对骨髓造血功能的影响　粗榧碱对骨髓红系集落形成有双向作用，一定的剂量范围(0.5～1.5 mg/kg)，促进小鼠骨髓红系祖细胞红系集落生成单位(CFU-E)和红系暴增式集落形成单位(BFU-E)的增殖，故有增强骨髓红系造血功能作用，如果剂量过大(大于或等于 2 mg/kg)时，骨髓 CFU-E 和 BFU-E 的增殖受到明显抑制，且随剂量增加而加强。但更多的研究指出，粗榧碱和高粗榧碱的主要毒副作用是可逆性的骨髓抑制。高于 0.5 mg/kg 的粗榧碱对骨髓干细胞杀伤呈剂量依赖性。

4. 对眼科疾病的作用　对实验性增生性玻璃体视网膜病变(PVR)模型，每日 1 次球旁注射 1 mg /ml 高三尖杉酯碱注射液 0.5 ml，6 星期后对照组 92% 出现 PVR 及牵引性视网膜脱离，治疗组 39.3% 出现 PVR 及牵引性视网膜脱离。高三尖杉酯碱还能有效防止兔眼内纤维增生，副作用较小。

5. 体内过程　粗榧碱和高粗榧碱的体内过程相似，并有明显的种属差异和个体差异。用核素标记、高压液相色谱法观察了药物在鼠、犬和人体内的代谢情况有以下特点：① 肌注和口服吸收较快，但不完全。② 体内分布广泛，以肾、肝、骨髓浓度较高。

毒性　(1) 急性毒性　三尖杉总生物碱小鼠腹腔注射的 LD_{50} 为 110 mg/kg；三尖杉碱小鼠腹腔注射的 LD_{50} 为 255 mg/kg 或 239 mg/kg。

(2) 细胞毒作用　粗榧碱与人体外周血淋巴细胞体外培养，未见姊妹染色体交换率(SCE)明显升高；但又发现粗榧碱可诱发仓鼠肺细胞染色单体断裂畸变达 47%，还诱发小鼠骨髓细胞核破裂，引起多色性红细胞中带微核的细胞数增多，故认为该药具有明显遗传毒性和潜在致癌性。

【药性】 苦、涩，寒。有毒。

1.《湖南药物志》："(全株)酸、涩，无毒。"

2.《全国中草药汇编》："苦、涩，寒。"

3.《福建药物志》："甘、温，有毒。"

【功用主治】 清热，凉血，抗癌。主治目赤，风疹，疮痒，恶性淋巴瘤，白血病，肺癌，胃癌，食管癌，直肠癌等。

1.《湖南药物志》："(全株)止痛破血。"

2.《青海省中草药野外辨认手册》："(叶)清热，凉血，敛疮。主治头晕目赤，项背疼痛，风疹瘙痒，疮痒流黄水等。"

3.《全国中草药汇编》："抗癌。主治恶性肿瘤。三尖杉总生物碱对淋巴肉瘤、肺癌更有较好的疗效。"

4.《福建药物志》："杀虫，散肿。主治瘰疬、白血病、淋巴肉瘤、淋巴网状细胞瘤、食管癌、胃癌、直肠癌、肺癌。"

【用法用量】 一般提取其中生物碱，制成注射剂使用。

【宜忌】 本品的毒性反应主要是对造血系统的抑制作用，还有食欲减退、恶心、呕吐等消化道反应。

【临床报道】 1. 治疗恶性淋巴瘤　单用三尖杉中提取的三尖杉总生物碱，每日 200～300 mg，分 2～3 次肌内注射，总量 3 000 mg以上；或每日 0.5～1.0 mg/kg(体重)，分2～3 次肌内注射。共观察 54 例。结果：显效 20 例，有效 14 例，无效 20 例，总有效率达 62.9%。

2. 治疗急性非淋巴细胞白血病　每日用高三尖杉脂碱2～4 mg静滴，连用 5～7 日，每 12 小时肌注阿糖胞苷 100～200 mg，连用 5～7 日，化疗期间每星期查血象 2 次，定期用紫外线消毒病房及甲酚皂溶液清洁地面，常规给予 1/2 000 氯己定漱口，用输血和抗生素及中药治疗骨髓抑制期感染、出血等并发症。根据血象恢复情况决定第二个疗程开始时间及药物剂量，如此用药直至完全缓解。在完全缓解后甲氨蝶呤加地塞米松 5 mg 鞘内注射 1 次，以防治中枢神经系统白血病。共治疗 30 例。结果：完全缓解 18 例，其中 1 个疗程完全缓解 8 例，2 个疗程 8 例，3 个疗程 2 例。

3. 治疗妇科恶性肿瘤　用粗榧碱(即三尖杉酯碱)制剂静脉点滴，每日 1 次，每次 300～400 mg，1 个疗程总量可用至 8～10 g，多数患者合用其他抗癌药。共观察 48 例，发现对恶性葡萄胎疗效较好(有效率 62%)，对绒癌疗效较差(有效率 16.7%)；因病例太少，对卵巢癌、宫颈癌、宫体腺癌等疗效不确定。

4. 治疗乳腺癌　乳腺癌的一种化疗方案为环磷酰胺、甲氨蝶呤、5-氟尿嘧啶联合使用，称 CMF 方案，有效率在 50% 以上。但降白细胞等副作用大，多数患者因实际用药量不能达到预计用药量而使治疗无效。经对 49 例患者观察后发现：如降低原 CMF 方案中各药剂量，则有效率也相应有所降低(46.6%)；若降低各药剂量的同时，每次加用降白细胞副作用较轻的高三尖杉酯碱(即高粗榧碱)1 mg/m^2 肌注(即 CMFH 方案)，有效率为 63.6%，完全缓解率为 18%。认为此方案可以将疗效提高到原 CMF 方案水平。当乳腺癌患者的骨髓再生能力比较脆弱、不能耐受原 CMF 方案时，可以改用 CMFH 方案。

5. 治疗真性红细胞增多症　单用三尖杉酯碱(即粗榧碱)每次 2～4 mg，加入 10% 葡萄糖液 500 ml 中静脉滴注，每日 1 次，连续或间歇应用至血红蛋白降至正常。共治 12 例 14 次，均获完全缓解。与 ^{32}P、白消安、环磷酰胺、苯丁酸氮芥、美法仑等药相比，本品的特点是疗效较好、见效快、完全缓解持续时间长、停药后复发者少，尚未发现引起白血病者。部分患者可出现白细胞或血小板减少、皮疹等副作用。

0109 三色堇 sān sè jǐn (《中国药用植物图鉴》)

【异名】 蝴蝶花(《中国药用植物图鉴》)，游蝶花(《台湾药用植物志》)。

【基原】 为堇菜科堇菜属植物三色堇的全草。

【原植物】 三色堇 *Viola tricolor* L.［*V. tricolor* L. var. *hortensis* DC.］ 又名：三色堇菜(《中国植物图鉴》)。

一年或多年生草本，高10～40 cm。地上茎较粗，直立或稍倾斜，有棱，单一或分枝。基生叶叶片长卵形或披针形，有长柄；茎生叶叶片卵形、长圆状圆形或长圆状披针形，先端圆或钝，基部圆，边缘具稀疏的圆锯齿或钝锯齿；托叶大型，叶状，羽状深裂。花大，直径 3.5～6 cm，每个茎上有 3～10 朵，通常每花有紫、白、黄三色；花梗单生叶腋；小苞片对生，极小；萼片长圆状披针形，基部附属物发达；上方花瓣紫堇色，侧方及下方花瓣均为三色；距较细。蒴果椭圆形。花期 4～7 月，果期5～8 月。

原产欧洲，我国各地均有栽培。

【栽培】 生物学特性 喜凉爽湿润环境，耐寒，怕夏季高温。宜在肥沃而排水良好的砂质壤土栽种。

繁殖方法 种子繁殖、扦插繁殖或分株繁殖。播种于9月在露地苗床或盆播，播后10～15日出苗，具3～6枚真叶时移植，定植距离20 cm。扦插在5～6月进行，翌年早春开花，秋季扦插，要保护越冬。分株在花后进行。

田间管理 定植后每隔2～3星期追肥1次，直至开花时不再施肥。

【采收加工】 5～7月当果实成熟时采收，晒干。

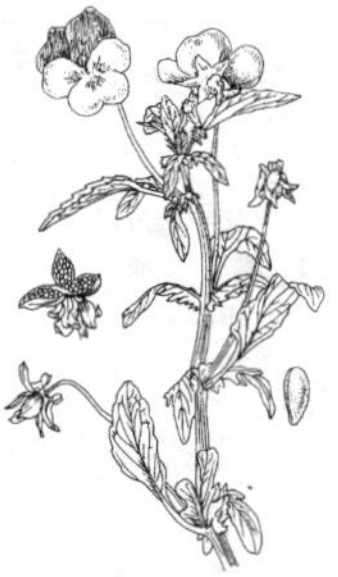

三色堇

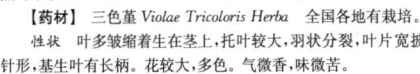

【药材】 三色堇 *Violae Tricoloris Herba* 全国各地有栽培。

性状 叶多皱缩着生在茎上，托叶较大，羽状分裂，叶片宽披针形，基生叶有长柄。花较大，多色。气微香，味微苦。

【成分】 茎叶含堇菜苷(violutoside)。

花含黄酮：芸香苷(rutin)，三色堇黄酮苷(violanthin)；类胡萝卜色素：番茄烃(lycopene)，六氢番茄烃(phytofluene)，*β*-胡萝卜素(*β*-carotene)，叶黄素(xanthophyll, lutein)，堇黄质(violaxanthin)，9，9′、9，13′、9，15和9，13-二-顺式-堇黄质(di-*cis*-violaxanthin)四种异构体，9，13和15-顺式-堇黄质(*cis*-violaxanthin)，花药黄质(antheraxanthin)，9，9′-顺式-花药黄质(9，9′-*cis*-antheraxanthin)，黄体呋喃素(luteoxanthin)，异堇黄质(auroxanthin)。

全草含黄酮类：槲皮素(quercetin)，木犀草素(luteolin)，木犀草素-7-葡萄糖苷(luteolin-7-glucoside)；酚酸类：原儿茶酸(protocatechuic acid)，咖啡酸(caffeic acid)，顺式及反式的对香豆酸(*p*-coumanic acid)，对羟基苯甲酸(*p*-hydroxybenzoic acid)，对羟基苯乙酸(*p*-hydroxyphenylacetic acid)，水杨酸(salicylic acid)，香草酸(vanillic acid)，龙胆酸(gentisic acid)和痕量的丁香酸(syringic acid)，阿魏酸(ferulic acid)；还含多糖。

【药理】 对糖代谢的影响 三色堇可减少葡萄糖转运，轻微减少蔗糖的水解速率及所产生的己糖和水的吸收。

【药性】《中国药用植物图鉴》："苦，寒。"

【功用主治】 清热解毒，止咳。主治疮疡肿毒，小儿湿疹，小儿瘰疬，咳嗽。

1.《中国药用植物图鉴》："为止咳剂，苏联民间用治小儿瘰疬。"

2.《湖南药物志》："解毒清血。"

3.《台湾药用植物志》："全草对小儿皮肤病患者，为清血药；昔日用为利尿药及发汗药，或作轻泻剂。治皮肤病(湿疹)，腺病质。"

【用法用量】 内服：煎汤，9～15 g。外用：捣敷。

0110 三角泡 sān jiǎo pào (《广西中药志》)

【异名】 假苦瓜(《生草药性备要》)，假蒲达(《本草求原》)，包袱草、风船葛(《广州植物志》)，鬼灯笼、三角灯笼(《广西中药志》)，金丝苦楝、三角藤、倒地铃(《广西中草药》)，粽子草(《福建中草药》)，炮掌果(《云南中草药》)，小果倒地铃(《常用中草药彩色图谱》)，白花仔草(《台湾药用植物志》)。

【基原】 为无患子科倒地铃属植物倒地铃的全草或果实。

【原植物】 倒地铃 *Cardiospermum halicacabum* L. [*C. halicacabum* L. var. *microcarpum* (Kunth) Bl.；*C. microcarpum* Kunth]

草质攀缘藤本，长1～5 m。茎、枝绿色，有5或6棱和同数的直槽，棱上被皱曲柔毛。二回三出复叶；叶柄长3～4 cm；小叶近无柄，顶生的斜披针形或近菱形，长3～8 cm，宽1.5～2.5 cm，先端渐尖，侧生的稍小，卵形或长椭圆形，边缘有疏锯齿或羽状分裂，下面中脉和侧脉上被疏柔毛。花雌雄同株或异株；圆锥花序少花，总花梗直，长4～8 cm，卷须螺旋状；萼片4，被缘毛，内面2枚比外面2片约长1倍；花瓣4，乳白色，倒卵形；雄蕊(雄花)8，与花瓣近等长或稍长，花丝被疏而长的柔毛；子房(雌花)倒卵形或有时近球形，被短柔毛。蒴果梨形、陀螺状倒三角形，褐色，被短柔毛；种子黑色，有光泽，种脐心形。花期夏秋，果期秋季至初冬。

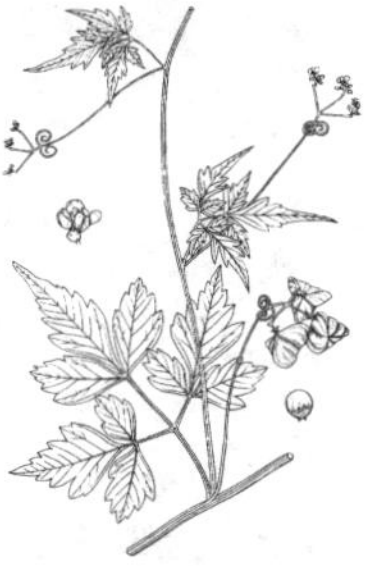

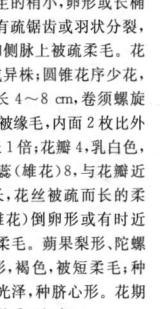

倒地铃

生于田野、灌丛、路边和林缘；也有栽培。我国东部、南部和西南部很常见。

【栽培】 生物学特性 喜温暖湿润的气候，较耐旱，忌积水。对土壤要求不严，以疏松、肥沃的砂质壤土生长茂盛。

繁殖方法 种子繁殖。冬季果实成熟，干时三瓣开裂，种子圆形，黑色，晾干放布袋里置通风处贮藏。翌年3月播种，均匀撒播于苗床上，覆土1 cm，盖草，浇水保持湿润。幼苗出土应及时揭去盖草，苗高10～15 cm时，以25 cm×25 cm的行株距开穴定植，每穴种1或2株。亦可直播，每穴播3或4颗种子。

田间管理 移栽后，每月追肥1次，每次追肥结合中耕除草，直至封行。干旱时要浇水抗旱。

【采收加工】 夏、秋季采收全草，秋、冬季采收果实，晒干。

【药材】 三角泡 *Cardiospermi Halicacabi Herba seu Fructus* 主产于西南地区及广东、广西、台湾等地。

性状 本品茎粗2～4 mm，黄绿色，有深纵沟槽，分枝纤细，质脆，易折断，断面粗糙。叶多脱落，破碎而仅存叶柄，二回三出复叶，小叶卵形或卵状披针形，暗绿色。花淡黄色，干枯，与未成熟的三角形蒴果附于花序柄顶端，下方有卷须。蒴果具3翅，膜质，膨胀成倒卵形，有三棱，先端截头状，常被柔毛。种子球形，表面灰黑色。气微，味稍苦。

【成分】 种子含脂肪酸：花生酸(arachidic acid)，亚油酸(linoleic acid)，硬脂酸(stearic acid)，还含*β*-谷甾醇(*β*-sitosterol)，木犀草素-7-*O*-葡萄糖醛酸苷(luteolin-7-*O*-glucuronide)。

【药理】 稳定溶酶体膜的作用 三角泡的乙醇和水提取物能稳定炎症期间的溶酶体膜，抑制溶酶体内酶的漏出，从而阻止细胞内和细胞外的损伤。

【药性】 苦、辛，寒。

1.《生草药性备要》："味苦，性寒。"

2.《本草求原》："甘、苦，寒。"

3.《福建药物志》："辛，凉。"

【功用主治】 清热利湿，凉血解毒。主治黄疸，淋证，湿疹，疔疮肿毒，毒蛇咬伤，跌打损伤。

1.《生草药性备要》："凉血消疮，去黄气，理蛇伤。"

2.《岭南采药录》："煎水洗疥癞。"

3.《广西中药志》："治小儿头疮及小泡疮。"

4.《广西本草选编》："化湿解毒。"

5.《全国中草药汇编》："散瘀消肿，凉血解毒。主治跌打损伤，疮疖痈肿，湿疹，毒蛇咬伤。"

【用法用量】 内服：煎汤，9～15 g，鲜品30～60 g。外用：捣敷；或煎汤洗。

【宜忌】《全国中草药汇编》："孕妇忌服。"

【选方】 1. 治诸淋 干倒地铃9 g，金钱薄荷6 g。煎汤服。(《泉州本草》)

2. 治脓疱疮，湿疹，烂疮　风船葛、扛板归各适量。水煎，洗患处。

3. 治小儿阴囊热肿　风船葛适量。水煎，洗患处。（2、3 方出自江西《草药手册》）

4. 治跌打损伤　倒地铃 9～15 g。研末，泡酒服。（《泉州本草》）

5. 治百日咳　倒地铃干草 9～15 g。水煎调冰糖服。（《闽南民间草药》）

6. 治大小便不通　干倒地铃 15 g。煎汤冲黄酒服。（《泉州本草》）

0111 三角咪 sān jiǎo mī（《贵州草药》）

【异名】 山板凳（《贵州草药》），毛叶板凳果（《贵州中草药名录》）。

【基原】 为黄杨科三角咪属（板凳果属）植物多毛板凳果的根茎或全株。

【原植物】 多毛板凳果 *Pachysandra paxillaris* Franch. var. *stylosa* (Dunn) M. Cheng[*P. stylosa* Dunn]　又名：宿柱三角咪（《中国高等植物图鉴》）。

常绿亚灌木，高 25～90 cm。茎下部匍匐，生须状不定根，上部直立，上半部生叶，下半部仅有稀疏、脱落性小鳞片；枝被极匀细短柔毛。叶互生；叶柄长 5～7 cm，粗壮；叶坚纸质，卵形、阔卵形或卵状长圆形，甚至近圆形，长 6～16 cm，宽 4～10 cm，先端渐尖或急尖，基部圆或急尖，全缘，或中部以上有稀疏圆齿、波状齿或浅锯齿，齿端有小尖凸头，中脉在叶背凸出，叶背有匀细的短柔毛。穗状或总状花序腋生，长 2.5～5 cm，下垂，花单性，雌雄同株，无花瓣，花大多数红色；雄花 10～20，雌花 3～6。果实近球形，成熟时紫红色，顶部有 3 个宿存的花柱形成 3 个角。花期 2～5 月，果期 9～10 月。

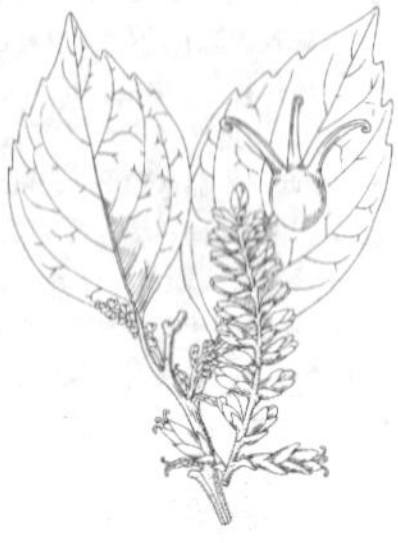

多毛板凳果

生于海拔 600～2 100 m 的山地、林下、岩石脚、沟边阴湿处。分布于福建、江西、广东、广西、海南、贵州、云南、陕西等地。

【栽培】 生物学特性　喜阴凉湿润的气候。怕烈日直射，忌干旱。以疏松、腐殖质多的土壤栽培为宜。

繁殖方法　种子繁殖。果实成熟时呈紫黑色，可随采随播，亦可于翌年 3 月播种。撒播，覆土 3～4 cm，浇水保湿。当苗高 10 cm 左右时移栽，按行株距 20 cm×20 cm 开穴，每穴栽苗 1 株，稍压紧，浇足定根水。

田间管理　定植后至封行前，每年中耕除草 3～4 次，春、夏季各追施 1 次氮肥或复合肥。秋后在植株周围开沟追施堆肥或草木灰。追肥后进行培土。

【采收加工】 9～10 月采挖根茎，或拔取全株，切段，晒干。

【成分】 含有甾族生物碱类：20α-二甲基胺-3-卞胺-5α-孕甾-2(3)-烯-4-酮〔20α-dimethylamino-3-benzylamino-5α-pregn-2(3)-en-4-one〕，20α-二甲基胺-3β-苯甲酰胺基-2β-羟基-5α-孕甾烷-4β-基乙酸酯（20α-dimethylamino-3β-benzoylamino-2β-hydroxy-5α-pregnan-4β-yl acetate），20α-二甲基胺-3β-苯甲酰胺基-5α-孕甾烷-2β, 4β-二醇二乙酸酯（20α-dimethylamino-3β-benzoylamino-5α-pregnane-2β, 4β-diol diacetate），20α-二甲基胺-3β-苯甲酰胺基-5α-孕甾烷-2β, 4β-二醇（20α-dimethylamino-3β-benzoylamino-5α-pregnane-2β, 4β-diol），20α-二甲基胺-3β-巴豆酰胺基-2β-羟基-5α-孕甾烷-4β-基乙酸酯（20α-dimethylamino-3β-tigloylamino-2β-hydroxy-5α-pregnan-4β-yl acetate）；还含多毛板凳果碱（paxillarine）A、B，螺粉蕊黄杨碱（spiropachysine）B。

【药性】 《贵州草药》："性温，味辛。"

【功用主治】 《贵州草药》："活血，化瘀，止痛。治跌打损伤，劳伤腰痛，腹痛。"

【用法用量】 内服：煎汤，3～9 g；或浸酒。

【选方】 1. 治劳伤腰痛　三角咪、铁筷子、见血飞各 9 g。泡酒服。

2. 治跌打损伤　三角咪、铁筷子各 15 g。煎水服。（1、2 方出自《贵州草药》）

0112 三张叶 sān zhāng yè（《云南中草药》）

【异名】 三块瓦（《云南中草药》），三叶珍珠草、三支叶、节骨风、解毒草（《广西药用植物名录》），跌打鼠（《文山中草药》）。

【基原】 为报春花科珍珠菜属植物三叶香草的全草或根。

【原植物】 三叶香草 *Lysimachia insignis* Hemsl.　又名：三叶排草（《中国高等植物图鉴》）。

多年生草本。全株平滑无毛。根圆柱形，肉质，表面赤褐色。茎直立，高 50～80 cm，表面灰绿色，有细纵纹。叶通常 3 枚轮生茎端，叶柄短；叶片椭圆形或长椭圆形，长 8～20 cm，宽 5～13 cm，先端渐尖，基部楔形，全缘或微呈波状，两面叶脉明显。总状花序侧生于茎上，长 6～9 cm，多数，每一花序通常具 3～10 花，花梗长 6～15 mm；苞片条状钻形；花萼 5～6 裂，裂片卵形，两面均有无柄腺体，内面尤密；花冠白色或黄色，5 深裂至基部，近分离，裂片狭长圆形；雄蕊 5，花药顶孔开裂；雌蕊 1，子房上位，1 室，花柱线形，柱头头状或平截，先端有棕色斑点。蒴果球形，白色。种子细小，棕红色。花期 5～6 月。

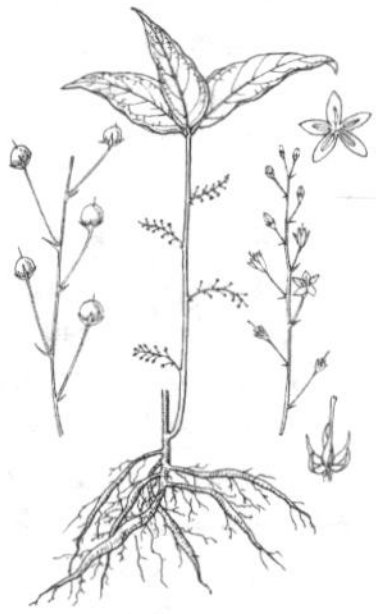

三叶香草

生于山坡潮湿的杂草及灌木丛中。分布于广西、贵州、云南等地。

【采收加工】 全年均可采，切段，晒干或鲜用。

【药材】 三张叶 *Lysimachiae Insignis Radix et Herba*　产于云南、贵州、广西等地。

性状　根圆柱形，常弯曲，长 5～15 cm 或更长，直径 2～5 mm。表面较平滑，淡红褐色，有众多棕红色小斑点，并有稀疏的细根痕。质脆，易折断，折断时有粉尘。断面皮部较木部厚，类白色，易与木部分离；木部淡黄色。气无，味微辣。

【药性】 辛、苦，温。归心、肺经。

1.《广西中药志》："味辛，性温。入心、肺二经。"

2.《云南中草药》："辛、苦，温。"

【功用主治】 祛风通络，行气活血。主治风湿痹痛，脘腹疼痛，跌打肿痛，虚劳咳嗽。

1.《广西中药志》："调血，止血，行气，散瘀。治痨咳，跌打损伤，心胃气痛。"

2.《云南中草药》："疏风通络，平肝。治风湿腰痛，高血压头昏，黄疸型肝炎。"

【用法用量】 内服：煎汤，6～9 g；鲜品 15～30 g；或泡酒。外用：鲜品捣敷；或干品研末酒调敷。

【选方】 1. 治风湿腰痛　三张叶全株 30～60 g。泡酒 500 ml，3 日后，每日早晚各服 1 次，每次 5～10 ml。

2. 治黄疸型肝炎　三张叶全株 15～30 g。红糖为引，水煎服。(1、2 方出自《云南中草药》)

3. 治跌打肿痛，骨折　三块瓦根 9～12 g，水煎服；并用鲜全草捣烂，或用全草研粉调酒炒热外敷。(《广西本草选编》)

0113 三枝叶 sān zhī yè (《云南中草药》)

【异名】　三叉叶(《全国中草药汇编》)，三爪皮、喜叶子(《云南种子植物名录》)。

【基原】　为木犀科茉莉属植物滇素馨的根或叶。

【原植物】　滇素馨 *Jasminum subhumile* W. W. Smith [*J. subhumile* W. W. Smith var. *glabricymosum* (W. W. Smith) Miao ex P. Y. Bai; *J. diversifloium* Kobuski var. *glabricymosum* (W. W. Smith) Kobuski]　又名：光素馨、粉毛素馨(《中国植物志》)，白藤(《云南种子植物名录》)。

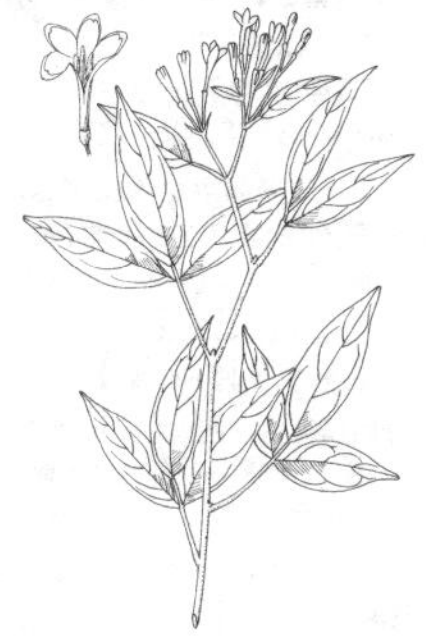

滇素馨

灌木或小乔木，高 0.5～5 m。小枝无毛或密被柔毛，具棱角。叶互生，三出复叶与单叶混生，小叶 3 枚；叶柄长 0.5～6 cm，具沟；叶片革质，两面光滑或下面沿中脉被短柔毛；小叶片卵形或卵状披针形，长 3～12.5 cm，宽 1～5 cm，先端急尖至渐尖，基部圆形或楔形；单叶卵形或宽卵形，有时近圆形或为披针形。聚伞花序常多少呈圆锥状排列，顶生；苞片线形；花梗光滑无毛或疏被短柔毛；花芳香；花萼裂片不明显；花冠黄色，近漏斗状，裂片 4～5 枚。果球形或椭圆形，呈黑色或红黑色。花期 3～7 月，果期 8 月。

生于溪边或林中。分布于四川、云南。

【采收加工】　6～10 月采收，根挖取后，切片；叶，切碎，鲜用或晒干。

【药性】　辛、微苦，平。

1.《云南中草药》："涩，微苦，平。"

2.《全国中草药汇编》："苦、辛，平。"

【功用主治】　祛风除湿，止痛，止血。主治感冒发热，风湿痹痛，跌打损伤，外伤出血。

1.《云南中草药》："止血，消炎。"

2.《全国中草药汇编》："祛风除湿，行血止痛。主治风湿关节痛，腰痛，感冒发热，全身酸痛，跌打损伤，骨折，外伤出血。"

【用法用量】　内服：煎汤，15～30 g。外用：捣烂敷或研末撒。

【选方】　治外伤出血，刀枪伤　三枝叶的叶适量，研末撒于患处。(《云南中草药》)

0114 三钻风 sān zuān fēng (《陕西中草药》)

【异名】　山胡椒(《陕西中草药》)，三钻七(《全国中草药汇编》)。

【基原】　为樟科山胡椒属植物三桠乌药的树皮。

【原植物】　三桠乌药 *Lindera obtusiloba* Bl. [*L. cercidifolia* Hemsl.]　又名：香丽木、甘姜(《中国高等植物图鉴》)，红叶甘姜(《中国树木分类学》)。

落叶灌木或小乔木，高达3～10 m。叶互生；叶柄长 2～3 cm；叶片卵形或阔卵形，长 6.5～12 cm，宽 6～10 cm，先端锐尖或稍钝，全缘或上部 3 裂，上面绿色，下面灰绿色，密生棕黄色绢毛或无毛，三出脉。花单性，异株，淡黄色；伞形花序，腋生，总花梗短；花被片 6；雄花能育雄蕊 9，花药 2 室，内向瓣裂；雌花子房椭圆形，花柱短。核果球形或广椭圆形，鲜时红色，干时黑褐色。花期 3～4 月，果期 8～9 月。

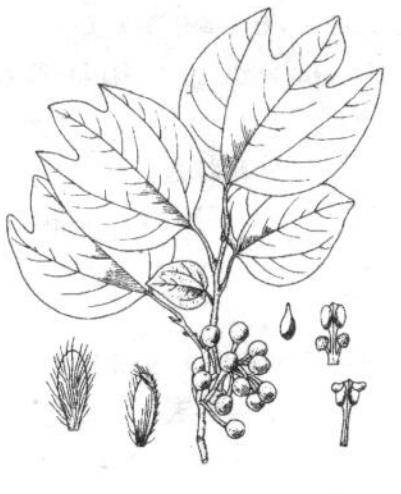

三桠乌药

生于山谷溪边、杂木林中或林缘。分布于山西、辽宁、江苏、浙江、安徽、江西、山东、河南、湖北、湖南、四川、西藏、陕西等地。

【采收加工】　5～7 月剥取树皮，晒干。

【药性】　《陕西中草药》："味辛，性温。"

【功用主治】　温中行气，活血散瘀。主治心腹疼痛，跌打损伤，瘀血肿痛，疮毒。

1.《天目山药用植物志》："治疮毒。"

2.《陕西中草药》："活血舒筋，散瘀消肿。治跌打损伤。"

3.《青岛中草药手册》："温中行气。主治心腹痛，瘀血肿痛。"

【用法用量】　内服：煎汤，5～10 g。外用：捣敷。

0115 三消草 sān xiāo cǎo (《贵州民间药物》)

【异名】　螃蟹花(《贵州民间药物》)，金花草、菽草翘摇(《中国高等植物图鉴》)，白三叶(《长白山植物药志》)，兰翘摇(《新华本草纲要》)。

【基原】　为豆科车轴草属植物白车轴草的全草。

【原植物】　白车轴草 *Trifolium repens* L.　又名：白花苜蓿(《中国主要植物图说》)。

多年生草本，高 15～20 cm。茎匍匐，蔓生，无毛，随地生根。三出复叶；具长柄达 10 cm；小叶 3，叶片倒卵形至倒心形，长 1～2 cm，宽 1～1.5 cm；先端圆或凹陷，基部宽楔形，边缘具细齿，上面无毛，背面微有毛；托叶椭圆形，抱茎。花序头状，总花梗长；萼筒状，萼齿三角形，短于萼筒，被微毛，边缘膜质；花冠白色或淡红色，旗瓣椭圆形，具短爪，先端圆，翼瓣明显短于旗瓣，龙骨瓣稍长；子房线形，花柱长而弯。荚果线形，包于膜质的萼内。种子 3～4 颗，细小，黄褐色。花、果期 5～10 月。

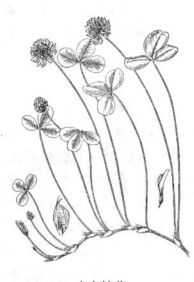

白车轴草

多栽培。分布于华北、东北及江苏、贵州、云南。

【采收加工】　7～9 月花盛期采收全草，晒干。

【药材】　三消草 *Trifolii Repentis Herba*　产于全国大部分地区。

性状　全草皱缩卷曲。茎圆柱形，多扭曲，表面有细皱纹，节上有膜质托叶鞘。三出复叶，叶柄长达 10 cm；托叶椭圆形，抱茎。小叶 3，多卷折或脱落，倒卵形或倒心形，边缘具细齿，近无柄。花序头状，类白色，有总花梗。气微，味淡。

【成分】　全草含多种三萜皂苷：车轴草皂苷(cloversaponin) Ⅰ、Ⅱ、Ⅲ、Ⅳ、Ⅴ的甲酯，*β*-*D*-吡喃葡萄糖醛酸基大豆皂醇 B 甲酯(*β*-*D*-glucuronopyranosylsoyasapogenol B methyl ester)，大豆皂苷Ⅰ、Ⅱ的甲酯(soyasaponin Ⅰ、Ⅱ methyl ester)，赤豆皂苷Ⅱ甲酯(azukisaponin Ⅱ methyl ester)等。

全草、根、种子含黄酮：刺芒柄花素 7-(*C*″2-对羟基苯甲酰)-*O*-*β*-*D*-葡萄糖苷〔formononetin 7-(*C*″2-*p*-hydroxybenzoyl)-*O*-*β*-*D*-glucoside〕,杨梅树皮素(myricetin)、槲皮素(quercetin)和山柰酚(kaempferol)的 3-*O*-*β*-*D*-吡喃半乳糖苷以及其衍生物,没食子儿茶素(gallocatechin),表没食子儿茶素(epigallocatechin)。还含酚苷:顺式和反式对香豆酸 4-*O*-*β*-*D*-吡喃葡萄糖苷(*cis* and *trans*-*p*-coumaric acid 4-*O*-*β*-*D*-glucopyranoside),氰-*β*-苷(cyanogenic *β*-glucosidase)。

叶含胡萝卜素(carotene),亚麻苦苷(linamarin),氰苷(cyanogenic glucoside),甘油酸(glyceric acid)。

种子含黄酮:7, 4′-二羟基黄酮(7, 4′-dihydroxyflavone),4′-羟基-7-甲氧基黄酮(4′-hydroxy-7-methoxyflavone),3, 5-去羟异鼠李素(geraldone)。此外,还含 2, 3-二羟基-2, 4-环戊二烯-1-酮(2, 3-dihydroxy-2, 4-cyclopentadien-1-one),2*R*, 3*R*-丁二醇(2*R*, 3*R*-butandiol),3-羟基-2-甲基-4-吡喃酮(3-hydroxy-2-methyl-4-pyranone),半乳糖甘露聚糖(galactomannan)。

【药性】 《贵州民间药物》:"性平,味微甜。"

【功用主治】 清热凉血,宁心安神。主治癫痫,痔疮出血,硬结肿块。

1.《贵州民间药物》:"清热,凉血。治癫病。"

2.《全国中草药汇编》:"清热,凉血,安神镇惊。主治癫痫,痔疮出血。"

【用法用量】 内服:煎汤,15~30 g。外用:捣敷。

【选方】 1. 治癫病 三消草 30 g,水煎服。并用 15 g 捣绒包患者额上,使患者清醒。

2. 治痔疮出血 三消草 30 g,酒、水各半煎服。(1、2 方出自《贵州民间药物》)

0116 三棱草 sān léng cǎo (《四川中药志》)

【异名】 三轮草、四方草(《分类草药性》),细三棱(《广西药用植物名录》),三棱草(《秦岭巴山天然药物志》)。

【基原】 为莎草科莎草属植物碎米莎草的全草。

【原植物】 碎米莎草 *Cyperus iria* L. 又名:三方草(《江苏南部种子植物手册》)。

一年生草本,高 10~60 cm。秆丛生,纤细,扁三棱形。叶基生,短于秆,宽 2~5 mm,叶鞘红棕色。叶状苞片 2~5,下面 2 片常长于花序;长侧枝聚伞花序复出;穗状花序卵形或圆形,长 1.5~4 cm,有小穗 5~22;小穗直立,排列疏松,斜展,线状披针形,长 4~10 mm,宽约 2 mm,有花 6~22,小穗轴近无翅;鳞片宽倒卵形,淡黄棕色,先端微凹或钝圆,有不明显的尖头;雄蕊 3,花药小;花柱短,柱头 3。小坚果三棱形或椭圆形,褐色。花、果期 6~10 月。

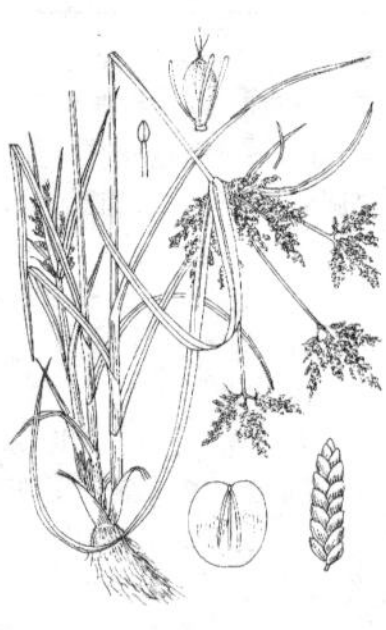

碎米莎草

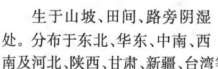

生于山坡、田间、路旁阴湿处。分布于东北、华东、中南、西南及河北、陕西、甘肃、新疆、台湾等地。

【采收加工】 8~9 月抽穗时采收,晒干。

【成分】 含保幼激素(juvenile hormones)JHs、JH Ⅲ,11-环氧-3, 7, 11-三甲基-2*E*, 6*E*-十二碳二烯酸酯(11-epoxy-3, 7, 11-trimethyl-2*E*, 6*E*-dodecadienoate)。

【药性】 辛,微温。

1.《分类草药性》:"味淡,无毒。"

2.《四川中药志》1982 年版:"辛,温。"

【功用主治】 祛风除湿,活血调经。主治风湿筋骨疼痛,瘫痪,月经不调,闭经,痛经,跌打损伤。

1.《分类草药性》:"治风湿筋骨痛,左瘫右痪。"

2.《重庆草药》:"治风热骨痛。"

3.《四川常用中草药》:"祛风除湿活络。"

4.《全国中草药汇编》:"调经利尿。治跌打损伤,月经不调,痛经,经闭,尿路结石。"

5.《浙江药用植物志》:"祛风利湿。主治水湿浮肿,咳嗽,白带。"

【用法用量】 内服:煎汤,10~30 g;或浸酒。

【选方】 治痛经 三棱草 12 g,牛膝、台乌各 9 g。水煎服。

0117 三颗针 sān kē zhēn (《分类草药性》)

【异名】 铜针刺(《天宝本草》)。

【基原】 为小檗科小檗属植物细叶小檗、刺黑珠等多种植物的根、茎及树皮。

【原植物】 1. 细叶小檗 *Berberis poiretii* Schneid. 又名:针雀(《中国高等植物图鉴》),狗奶子、红狗奶子、刺溜溜(东北、河北)。

落叶灌木,高 1~2 m。老枝灰褐色,具光泽,幼枝紫褐色,密生黑色疣状突起,刺短小,通常单一,生于老枝或干枝条下端的刺有时 3 分叉,长 4~9 mm。叶簇生;无柄;纸质;叶片狭倒披针形或披针状匙形,长 1.5~4 cm,宽 5~10 mm,先端急尖,基部楔形,全缘,上面鲜绿色,下面淡绿或灰绿色。总状花序下垂,长 3~6 cm,有花 6~20 朵;萼片 6,花瓣状,排成 2 轮,长圆形或倒卵形;花黄色,外面带红色,花瓣 6,倒卵形,较萼片稍短;雄蕊 6;子房圆柱形,内含胚珠 2 粒,无花柱,柱头头状扁平。浆果长圆形,熟时红色。种子倒卵形,紫黑色。花期 5~6 月,果期 7~8 月。

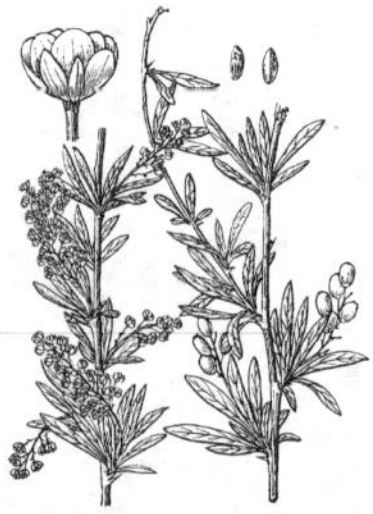

细叶小檗

生于向阳的砂质丘陵、山坡、路旁或溪边。分布于华北、东北及山东、河南、陕西等地。

2. 刺黑珠 *B. sargentiana* Schneid. 又名:黄精刺(湖北)、黑石珠(《四川中药志》)。

常绿灌木,高 1~3 m。茎圆柱形,节间长 3~6 cm,幼枝带红色,老枝黄灰色或棕褐色,有稀疏而明显的疣点。刺坚硬,3 分叉,长 1~3 cm。单叶互生或 3 片簇生;几无柄;叶革质;叶片长圆状椭圆形或长圆状披针形,长 4~10 cm,宽 1~3 cm,先端急尖,有小尖刺,基部楔形,上面暗绿色,下面淡绿色或黄绿色,边缘具 15~25 个刺状小锯齿。花 3~10 朵簇生,花梗长 1~2 cm;小苞片披针形;萼片 6,长圆形或卵形;花淡黄色,花瓣 6,先端微凹,基部有 2 枚蜜腺;雄蕊 6,与花瓣对生;子房圆柱形,内有2~3 粒胚珠,柱头头状扁平。浆果卵形至球形,蓝黑色。花期 4~5 月,果期 6~7 月。

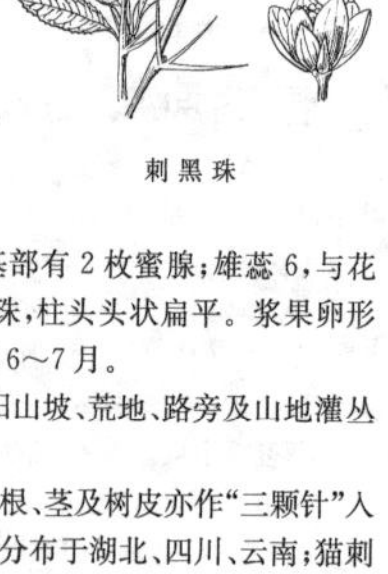

刺 黑 珠

生于海拔 1 000~2 000 m 的向阳山坡、荒地、路旁及山地灌丛中。分布于湖北、四川、贵州等地。

除上述两种外,同属多种植物的根、茎及树皮亦作"三颗针"入药。如蓝果小檗 *B. veitchii* Schneid. 分布于湖北、四川、云南;猫刺

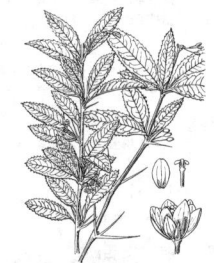

小檗 *B. soulieana* Schneid. 分布于湖北、四川、陕西、甘肃等地；匙叶小檗 *B. vernae* Schneid. 分布于秦岭西端甘肃南部至西部、青海东部及新疆等地区。

【采收加工】 根皮全年可采。茎皮春、秋季采收，取茎枝刮去外皮，剥取深黄色的内皮。晒干。

【药材】 三颗针 *Berberidis Radix* 主产于四川、云南、贵州、湖北等地。

性状 根呈类圆柱形，稍弯曲，有少数分枝。表面灰棕色，有细皱纹，栓皮易剥落。质坚硬，不易折断，折断面纤维性，鲜黄色，切断面近圆形或长圆形，有略呈放射状的纹理；小，黄白色。气微，味苦。

鉴别 (1) 根横切面：木栓层为数列木栓细胞。皮层狭窄，散有稀疏的纤维束和石细胞。韧皮部纤维束多呈轮状排列，偶见石细胞，韧皮射线细胞含草酸钙方晶，并常数个含晶细胞径向排列。形成层成环。木质部占大部分，呈放射状排列，由导管、木纤维组成。髓部细胞类圆形，细胞壁多数呈连珠状增厚，有点状纹孔。

(2) 取本品粉末少许置于载玻片上，滴加 5%盐酸 1 滴，加盖玻片，放置片刻，镜检，可见大量黄色针状结晶簇(检查小檗碱)。

(3) 取粉末 0.5 g，加少量水浸泡，取上清液 1 ml，加稀盐酸数滴，再滴加改良碘化铋钾试剂，立即呈橘红色沉淀；取上清液 2 ml，沿管壁加溴水 1 ml，两液交界处显樱红色环(检查小檗碱)。

(4) 取粉末 0.5 g，加甲醇浸泡 30 分钟，取上清液 2 ml，蒸至近干，加 5%没食子酸乙醇溶液 2～3 滴，置水浴上蒸干，趁热加硫酸数滴，将溶液置于白瓷板上观察，显墨绿色(检查小檗碱)。

【成分】 1. 细叶小檗根含生物碱 小檗碱(berberine)，小檗胺(berbamine)，还含掌叶防己碱(palmatine)，药根碱(jatrorrhizine)，黄连素(jatrorrhizine)。

2. 刺黑珠根含小檗碱 3.68%，小檗胺 1.82%，还含掌叶防己碱，药根碱。

3. 蓝果小檗茎含小檗碱 1.08%，还含掌叶防己碱，药根碱及小檗胺。

4. 猫刺小檗根含小檗碱 2.31%，小檗胺 3.84%，还含掌叶防己碱及微量药根碱。

5. 匙叶小檗根含小檗碱 1.58%，小檗胺 0.81%，还含掌叶防己碱、药根碱。

【药理】 1. 抗病原微生物作用 三颗针在体外对金黄色葡萄球菌、肺炎链球菌、溶血性链球菌、肠球菌、痢疾杆菌、变形杆菌、铜绿假单胞菌、大肠杆菌以及钩端螺旋体等均有较强的抗菌活性，以革兰阳性球菌为敏感。

2. 对血液及淋巴系统的作用 小檗胺具有明显的升白细胞作用。对于环磷酰胺所致大鼠或犬的白细胞降低，腹腔内注射小檗胺均有明显的拮抗作用，能减轻白细胞下降程度，并使停止注射环磷酰胺后的白细胞回升更快，在恶性肿瘤放、化疗中合并应用可保护骨髓，防止白细胞下降。

3. 对循环系统的作用 (1) 降压作用 三颗针有明显的降压作用，麻醉猫腹腔注射三颗针流浸膏 2 g/kg，90 分钟内平均降压面积百分比为 42%。

(2) 负性肌力作用 小檗胺能抑制豚鼠离体心房的收缩力，降低自律性，延长有效不应期(ERP)，但对兴奋性无影响。

(3) 对实验性心肌缺血及心肌梗死的保护作用 在兔和大鼠急性心肌梗死模型上观察到小檗胺对心肌缺血的保护作用，它可使梗死面积缩小，减少家兔心梗后的 Q 波数，对抗家兔冠脉结扎后引起的磷酸肌酸激酶(CPK)及游离脂肪酸(FFA)在血中含量的增加，也可抑制大鼠急性缺血造成的 FFA 的升高。

(4) 抗心律失常作用 小檗胺明显对抗乌头碱引起的大鼠心律失常，明显延长毒毛花苷 G(哇巴因)诱发豚鼠心律失常出现的时间及存活时间；缩短氯化钙-乙酰胆碱引起小鼠房颤(扑)的持续时间，提高家兔电致颤阈值，抗心律失常作用可能与抑制钙和钠的通道有关。

4. 抗矽肺作用 气管注入染尘法实验表明，小檗胺对大鼠的实验性矽肺具有明显防治作用，能使染尘动物肺胶原增长徐缓，病变进展也甚缓慢，治疗给药可使矽肺病变保持在治疗前状态，提示小檗胺的抗矽肺作用在于抑制实验性矽肺的发展。

5. 抗肿瘤作用 小檗胺对小鼠肉瘤 S_{180} 的抑制率为 75%～78%，对小鼠肝癌腹水型(HAC)的生命延长率为 68%～80%，对小鼠艾氏腹水瘤(EAC)的生命延长率为 68%～80%，病理学及超微结构提示给药组肿瘤细胞有明显坏死现象和核酸代谢抑制作用。

毒性 三颗针流浸膏腹腔注射对小鼠的 LD_{50} 为 3.1 g/kg，小檗胺小鼠腹腔注射 LD_{50} 为 112±0.04 mg/kg。盐酸小檗胺对灌服小鼠的 LD_{50} 为 1.5 g/kg 或 1.7±0.2 g/kg，腹腔注射 100 mg/kg 可致死亡。静注的 LD_{50} 为 17.4 mg/kg，遗传毒理分析结果表明，盐酸小檗胺不能使鼠伤寒沙门菌株发生回复突变，不引起小鼠骨髓嗜多染红细胞微核率升高，初步认为盐酸小檗胺无诱变性。

【药性】 《四川中药志》1960 年版："性寒，味苦，无毒。"

【功用主治】 清热，燥湿，泻火解毒。主治湿热痢疾，腹泻，黄疸，湿疹，疮疡，口疮，目赤，咽痛。

1.《天宝本草》："能清肝热，气血眼睛俱得力，为末吹喉除热气，清肺而且退咽隔。"

2.《分类草药性》："治跌打损伤，劳伤吐血。"

3.《四川中药志》1960 年版："清热解毒，消炎抗菌。治目赤，赤痢，吐血痨伤，咽喉肿痛，腹泻，齿痛，耳心痛，跌打损伤红肿。"

4.《陕西中草药》："清热消炎，消肿止痛。主治肝炎，口舌生疮，小便淋痛，烫火伤。"

【用法用量】 内服：煎汤，15～30 g；或泡酒。外用：研末调敷。

【选方】 1. 治暴发火眼肿痛 三颗针根茎磨水点眼角。(《贵州草药》)

2. 治喉痛 三颗针 30 g，山慈菇、雪胆各 9 g。水煎服。(《四川中药志》1960 年版)

3. 治痈肿疮毒，丹毒，湿疹，烫伤，外伤感染 三颗针适量，研细末，水调或麻油调敷。(《万县中草药》)

【临床报道】 1. 治疗慢性气管炎 细叶小檗全草煎剂制成膏后压片，每片重 0.23 g，相当于生药 10 g。每次 5 片，日服 2 次，10 日为 1 个疗程，连续 3 个疗程。每个疗程间隔 5～7 日。共治 228 例，结果：近期控制 28 例，显效 89 例，好转 87 例，无效 24 例。本品对单纯性、喘息性气管炎效果较好，对合并肺气肿型疗效较差。对咳、痰、喘、炎均有不同程度疗效，尤以消炎作用最明显。

2. 治疗急性细菌性痢疾 将三颗针煎制成 40%的口服液，每日服 2～3 次，每次服 100 ml。共治 123 例，痊愈 113 例，好转 4 例，无效 6 例，总有效率达 95%。

3. 治疗小儿肺炎 从细叶小檗提取黄连素制成注射液，供静脉注射，每日 1～3 mg/kg。治疗 119 例，痊愈 21 例，显效 37 例，好转 49 例，无效 12 例，有效率为 89%。用药后一般均在 48 小时内体温降至正常，症状好转，食欲增进。但有少数患者在静注过程中有心慌、出汗、脸色发白及呕吐等反应，停止注射，休息 10 分钟症状即可消失。

4. 治疗白细胞减少症 从三颗针中提取小檗胺，剂量为 50 mg，每日分 3 次口服。治疗 64 例肿瘤放疗或化疗引起的白细胞减少。结果：显效 11 例，有效 32 例，无效 15 例，有效率为 76.5%。治疗 98 例因工业有毒物质等原因所致的白细胞减少。结果：显效 45 例，有效 29 例，无效 24 例，有效率为 75.5%。

0118 ## 三十六荡 sān shí liù dàng 《南宁市药物志》

【异名】 老君须、鸡骨香、双飞蝴蝶(《南宁市药物志》),土细辛、藤叶细辛、哮喘草、关腰草、芒尾蛇、毛管细辛(《广西中药志》),王劳伤、一支香、老虎须、白前、上树蜘蛛、千斤拔(《广西药用植物名录》),三十六根(广州部队《常用中草药手册》),落地蜘蛛、落地金瓜(《广西中草药》),小白薇、羊角草(《云南药用植物名录》),藤细辛(《湖南药物志》)。

【基原】 为萝藦科娃儿藤属植物卵叶娃儿藤的根或根茎。

【原植物】 卵叶娃儿藤 *Tylophora ovata* (Lindl.) Hook. ex Steud. [*Diplolepis ovata* Lindl; *T. hispida* Decne.] 又名:娃儿藤(《中国植物志》)。

攀缘灌木。茎上部缠绕;全株被锈色黄柔毛;须根淡黄白色,有香味。单叶对生;叶柄长0.4~1.4 cm;叶片卵形,长2.5~6 cm,宽2~5.5 cm,先端急尖,具小尖头,基部浅心形,全缘。聚伞花序伞房状,腋生,通常不规则二歧,着花多朵;花萼5裂,淡黄绿色,有缘,裂片卵形,内面基部无腺体;花冠5深裂,辐状,淡黄色或黄绿色,裂片长圆状披针形,平展;副花冠裂片卵形,贴生于合蕊冠上,背部隆肿;雄蕊5,花丝连成筒状,包围雌蕊,紫色,花药2室,先端有圆形薄膜片,花粉块每室1个,圆球形;子房无毛,由2枚离生心皮组成,花柱短,连合,柱头五角状。蓇葖果双生,圆柱状披针形,长达7 cm。种子卵形,先端截形,有白色绢质种毛。花期4~8月,果期8~12月。

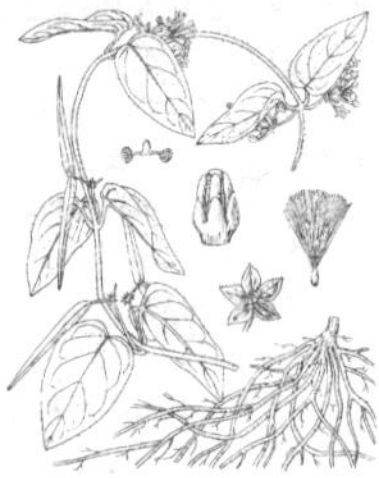

卵叶娃儿藤

生于海拔900 m以下的山地灌木丛中、山谷或杂木林中。分布于湖南、广东、广西、海南、云南、台湾等地。

【采收加工】 11~12月挖取根或根茎,切段,晒干。

【药材】 三十六荡 *Tylophorae Radix et Rhizoma* 产于云南、广西、广东、台湾等地。

性状 根茎呈短结节状,略横向延长,上端有残茎,表面灰棕色至棕黄色。根多数,丛生,细长而弯曲,表面黄白色至黄棕色,具细纵皱纹,体轻质脆,折断面平坦,皮部灰白色,木部淡黄色。气微香,味辛、麻舌。

鉴别 (1) 根横切面:表皮细胞残存。下皮细胞1列,径向延长,外壁栓化增厚;皮层宽广,石细胞单个散在或成群。内皮层凯氏点明显。韧皮部窄,木质部导管单个散在,木纤维发达。薄壁细胞含淀粉粒及草酸钙簇晶。

(2) 取本品粉末2 g,加乙醇40 ml,置水浴上回流2小时,放冷,滤过。取滤液2 ml,置水浴上蒸干,残渣加1%盐酸溶液4 ml溶解,滤过。滤液加碘化铋钾试液1~2滴,产生棕色沉淀;加碘化钾碘试液1~2滴,产生棕红色沉淀;加碘化汞钾试液1~2滴,产生灰棕色沉淀(检查生物碱)。

【成分】 全株含娃儿藤定碱(tylophorinidine)和娃儿藤宁碱(tylophorinine)。

【药性】 《广西中药志》:"味辛,性温,有小毒。入肺经。"

【功用主治】 祛风湿,化痰止咳,散瘀止痛,解蛇毒。主治风湿痹痛,咳喘痰多,跌打肿痛,毒蛇咬伤。

1.《广西中药志》:"祛风,止咳化痰,散瘀,催吐。治气喘痰咳,跌打刀伤,风湿痛。"

2.《全国中草药汇编》:"祛风除湿,散瘀止痛,止咳定喘,解蛇毒。"

【用法用量】 内服:煎汤,3~9 g;或研末。外用:鲜品捣敷。

【宜忌】 孕妇及体虚者禁服。本品有毒,服用过量易致中毒,表现为头晕眼花、呕吐、四肢无力、麻木,严重者呼吸困难、心跳由强变弱,最后因心跳停止而死亡。

【选方】 1. 治风湿腰痛 (藤细辛)根6~9 g,牛尾菜3 g。水煎服。(《湖南药物志》)

2. 治哮喘顽痰 三十六荡15 g,煎水服。痰吐出后,用大蓟12 g,金不换15~24 g,小罗伞9 g,煲猪肉食。(《广西中药志》)

3. 治竹叶青蛇、眼镜蛇咬伤 (藤细辛)鲜根捣烂,加酒适量调匀,由上而下涂擦伤口周围。(《湖南药物志》)

0119 ## 三爪金龙 sān zhǎo jīn lóng 《全国中草药汇编》

【异名】 小红藤、绿葡萄藤(《贵州民间药物》),喜马拉雅爬山虎(《贵州草药》),三爪风、大血藤(《贵州中草药名录》)。

【基原】 为葡萄科爬山虎属植物三叶爬山虎的全株。

【原植物】 三叶爬山虎 *Parthenocissus himalayana* (Royle) Planch. [*Ampelopsis himalayana* Royle]

落叶木质藤本。多分枝,枝粗壮,土褐色;卷须短而分枝,顶端有吸盘。掌状3小叶互生;总叶柄长5~12 cm;叶片纸质,中间小叶卵形或宽披针状卵形,长6~12 cm,宽2~7 cm,先端渐尖或近尾状,基部楔形,侧生小叶不对称,斜卵形,边缘有明显而带尖头的锯齿,上面无毛,下面或沿叶脉有疏柔毛;小叶柄长5~6 mm。花两性,聚伞花序常生于短枝的顶端或与叶对生;花梗较叶柄短;花淡绿色,5数,有时4数;花萼浅碟状,全缘;花瓣长圆形;雄蕊与花瓣对生;花盘不明显;花柱短圆柱形,花瓣脱落后先端常扩大成盘状。浆果球形,熟时变黑褐色,具白粉。种子1~2颗。

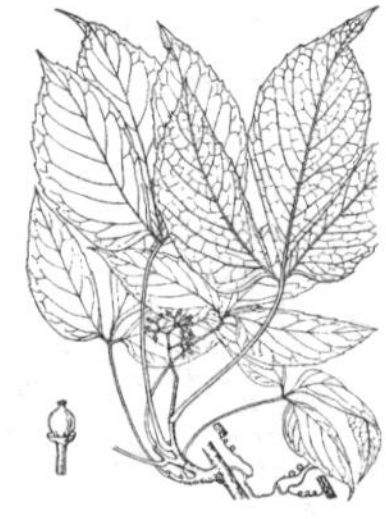

三叶爬山虎

常攀附于墙壁或树干上。分布于中南、西南及西藏、甘肃等地。

【采收加工】 6~9月采叶,鲜用或晒干。9~11月采收根及茎,切片或切段,鲜用或晒干。

【药性】 辛,温。

1.《贵州民间药物》:"性温,味辛。"

2.《全国中草药汇编》:"辛、甘,平。"

【功用主治】 祛风除湿,化瘀通络。主治风湿痹痛,跌打损伤,骨折。

1.《贵州民间药物》:"接骨。治跌打损伤,骨折,风湿。"

2.《贵州草药》:"接骨化瘀,祛风除湿。"

【用法用量】 内服:煎汤,10~15 g;或浸酒。外用:煎水洗;或捣烂敷。

【选方】 1. 治风湿 小红藤、三角风等分。煎水洗患处。

2. 治跌打损伤 小红藤、见血飞各30 g。泡酒服。

3. 治骨折 小红藤、赤葛根各等分。捣烂,加酒炒热包患处。(1~3方出自《贵州民间药物》)

0120 ## 三白草根 sān bái cǎo gēn 《本草经集注》

【异名】 三白根(《补缺肘后方》),塘边藕(《生草药性备要》),地藕(《眼科要览》),百节藕(《植物名实图考长编》),过塘藕、水莲藕(《广西中兽医药用植物》),白莲藕(《广西中药志》),九节藕(《江西民间草药验方》)。

【基原】 为三白草科三白草属植物三白草的根茎。

【原植物】 参见"三白草"条。

【采收加工】 9～10月采挖，鲜用或晒干。

【药材】 三白草根 *Saururi Rhizoma* 产于江苏、浙江、湖南、广东等地。

性状 本品根茎圆柱形，稍弯曲，有分枝，长短不等；表面灰褐色，粗糙，有节和纵皱，节上有须根，呈环节状，节间长约2 cm；质硬而脆，易折断，断面类白色，粉性。

鉴别 (1) 根茎横切面：表皮细胞类方形，有的含黄色物。皮层约占半径的1/3，薄壁细胞类圆形，作圈链状排列；有油细胞和分泌管散在；内皮层明显。外韧维管束20～30个，排列成环。髓部薄壁细胞亦成圈链状排列，胞间隙大；有油细胞和分泌管分布。

(2) 参见"三白草"条。

【成分】 根含木脂素类：saucerneol A、B、C，di-*O*-methyltetrahydrofuriguaiacin B，红楠树脂素（machilin）D及其4-甲酯（machilin D 4-mether），三白草素（saururin）A。另含二萜：三白草呋喃（saurufuran）A、B。

【药理】 对糖尿病的治疗作用 单次和连续服用三白草糖对糖尿病小鼠动物模型有明显降血糖作用，超氧化物歧化酶升高，丙二醛降低，说明三白草对预防和治疗糖尿病均起积极作用。

【药性】 甘、辛，寒。

1.《本草蒙筌》："味甘、辛，气寒。"

2.《分类草药性》："味苦，性热。"

【功用主治】 利水除湿，清热解毒。主治脚气，水肿，淋浊，带下，痈肿，疔疮疥癣，风湿热痹。

1.《本草经集注》："疗脚下气，亦甚有验。"

2.《本草蒙筌》："用惟取根，利大小便，逐脚膝气，除痞满去疟，破坚癖驱痰，疗肿仍消，积聚尤却。"

3.《纲目》："疗脚气，风毒胫肿，捣酒服，亦甚有验。又煎汤，洗癣疮。"

4.《生草药性备要》："治淋浊，利小便，清热毒。拔腐肉骨，与陈梅同敷。"

5.《分类草药性》："治妇人赤白带下。"

6.《民间常用草药汇编》："利二便，宽胸膈，截疟，消肿。"

7.《重庆草药》："补气，健脾，除湿。治白带，痨病，咳嗽，吐血，虚肿。亦用于跌打损伤，泡风湿药酒。"

【用法用量】 内服：煎汤，9～15 g；鲜品30～90 g；或捣汁。外用：煎水洗，或研末调敷，或鲜品捣烂外敷。

【选方】 1. 治脚气胫已满，捏之没指者 三白根，捣碎，酒饮之。（《肘后方》）

2. 治孕妇下肢肿 三白草根90 g，炖肉食。（《湖南药物志》）

3. 治热淋 三白草根30 g，同米泔水煎服。（《江西民间草药》）

4. 治白带 三白草鲜根茎、猪瘦肉各60 g。水煎服。（《福建药物志》）

5. 治淋巴管炎 三白草鲜根茎适量，加糯米饭捣烂敷患处。（《福建药物志》）

6. 治痈肿 三白草根晒干研末，蜂蜜或鸡蛋白调匀，敷患处，每日换1次。（《江西民间草药》）

7. 治乳痈 鲜三白草根30～60 g，豆腐适量。水煎服，渣捣烂敷患处。（《福建中草药》）

8. 治溃疡病 鲜三白草根90 g，与猪脚同炖内服。（《广西本草选编》）

9. 治风湿性关节炎 三白草鲜根茎60～125 g，白勒花鲜根60 g。酒水煎服。（《福建药物志》）

0121 三台红花 sān tái hóng huā《云南中草药》

【异名】 三多、大罗伞、大常山、山利桐（《广西药用植物名录》），山枇杷、三百棒（《贵州草药》），火山麻（《云南中草药》），大叶土常山（《全国中草药汇编》），三杈树（《西双版纳傣药志》）。

【基原】 为马鞭草科大青属植物三对节及三台花的全株及根皮。

【原植物】 1. 三对节 *Clerodendrum serratum*（L.）Moon [*Volkameria serratum* L.] 又名：八棱麻、三台大药、大暗消、二块瓦（云南）。

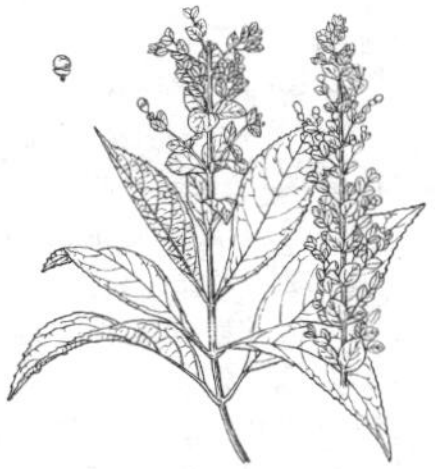

三对节

灌木，高1～4 m。小枝近四棱形，幼时密被土黄色短柔毛，尤以节上为密；老枝暗褐色至灰黄色，具皮孔，枝内有致密的中髓，干后不中空。叶对生或三叶轮生；叶柄长5～10 mm，或近无柄；叶片厚纸质，椭圆形、倒卵状椭圆形或披针形，长13～30 cm，宽3～11 cm，先端短渐尖或锐尖，基部楔形或下延成狭楔形至多少抱茎，边缘有锯齿或细锯齿，两面疏生短柔毛。聚伞花序在顶部组成直立、开展的圆锥花序，长10～30 cm，宽9～12 cm，密被黄褐色柔毛；苞片宿存，叶状，在花序轴上2～3片轮生；小苞片较小；花萼钟状，被短柔毛，先端平截或有5钝齿；花冠淡紫色、蓝色或白色，近二唇形，5裂，裂片大小不一；雄蕊4，基部棍棒状，被毛；花柱与花丝均伸出花冠外。核果近球形，熟时黑色，分裂为1～4个小坚果；花萼宿存。花期6～10月，果期9～12月。

生于海拔210～1 800 m的山坡疏林或谷地沟边灌丛中。分布于广西、贵州、云南、西藏等地。

2. 三台花 *C. serratum*（L.）Moon var. *amplexifolium* Moldenke 又名：无柄三对节（广西），大升麻，三叶暗消，三台高、三叉叶（云南）。

本变种与三对节的主要区别是：三叶轮生，叶片基部下延成耳状抱茎，无柄，通常叶与花序较大。

生于海拔630～1 700 m的路旁密林下或灌木林中较荫蔽湿润处。分布于广西、贵州、云南。

【采收加工】 7～10月采收，鲜用或晒干。

【药材】 三台红花 *Clerodendri Serrati Herba seu Cortex* 产于云南、广西、贵州、西藏。

性状 根呈细长圆柱形，常弯曲或分枝，表面淡棕色，具纵皱纹，外皮常层状或片状脱落。商品多切成片状，皮部与木部常分离，表面棕褐色，粗糙，具细纵纹及不规则裂隙，外皮脱落处显棕红色。断面皮部棕黄色，颗粒性，木部外层为淡棕色，内层为棕黄色，年轮明显。质硬。气微，味苦、涩、微辛。

根皮呈卷曲形片状物，厚1～4 mm，外表面多为黄棕色，较粗糙，颗粒性，有时残存未刮净的腐烂斑块，内表面多为棕红色，有纵纹。质坚脆，易折断，断面粗糙，颗粒性，黄白色。

鉴别 (1) 根横切面：木栓层细胞10余列。皮层及韧皮部散有石细胞群及纤维束。维管束外韧型。形成层明显。木质部导管呈卵形或类圆形，木纤维壁厚，木射线宽1～4细胞。本品薄壁细胞含淀粉粒。

(2) 取本品粗粉5 g，加水50 ml，在60 ℃水浴中加热10分钟，趁热滤过。取滤液2 ml，置带塞试管中，用力振摇1分钟，产生多量蜂窝状泡沫，放置10分钟，泡沫无显著消失（检查皂苷类）。

【成分】 叶含黄酮类：木犀草素-7-*O*-*β*-*D*-葡萄糖醛酸苷（luteolin-7-*O*-*β*-*D*-glucuronide），右旋儿茶素（catechin），木犀草素（luteolin），芹菜素（apigenin），黄芩苷元（baicalein），高山黄芩素（scutellarein），6-羟基木犀草素（6-hydroxyluteolin）；酚酸类：咖啡

酸(caffeic acid),阿魏酸(ferulic acid);环烯醚萜苷:7-香豆氧基乌干苷(7-coumaroyloxyugandoside),桂皮酰氧基乌干苷(7-cinnamoyloxyugandoside);苯丙烷类糖苷:洋丁香酚苷(acteoside),角胡麻苷(martynoside);萜类糖苷:5-羟基-10-*O*-桂皮酰氧基-乌口树苷(5-hydroxyl-10-*O*-cinnamoyloxy-tarennoside)。

地上部分含环烯醚萜苷:三对节皂苷(serratoside)A、B,三对节素(serratumin)A;三萜类皂草苷:se-saponin A(Ⅰ);二萜类葡萄糖苷:三台红花苷(cleroserroside)A、B;苯丙烷类糖苷:三对节糖苷(serratumoside)A。

树皮含齐墩果酸(oleanolic acid),栎焦油酸(queretaroic acid)和三对节酸(serratagenic acid)。

根含*D*-甘露醇(*D*-mannitol),豆甾醇(stigmasterol)。

【药理】 拮抗组胺作用 三台红花提取物(最好为冷水提取液的乙醇沉淀物,可能为多元醇的物质)有明显拮抗组胺引起的豚鼠回肠及气管的收缩,但对乙酰胆碱(ACh)和氯化钡引起的收缩无拮抗作用。静注于犬能部分地阻断组胺引起的血压变化,但对ACh及肾上腺素引起的血压变化则无阻断作用。

【药性】 苦、微辛,凉。

1.《贵州草药》:"性温,味辛、甘。"

2.《云南中草药》:"苦、微辛,寒,有毒。"

3.《广西本草选编》:"味微苦、涩,性凉。"

【功用主治】 清热利湿,散瘀止痛,解毒消肿。主治湿热痢疾,淋证,风湿热痹,血瘀痛经,跌打损伤,咽喉肿痛,痈疽肿毒,荨麻疹,疟疾。

1.《贵州草药》:"健脾利湿,补虚益损。"

2.《云南中草药》:"截疟,接骨。"

3.《广西本草选编》:"清热利湿,散瘀消肿。治湿热下痢,跌打损伤,外伤出血,无名肿毒,黄水疮。"

4.《西双版纳傣药志》:"用于月经不调,痛经,尿淋,荨麻疹。"

5.《中国民族药志》:"清热解毒,除湿祛风。用于疟疾,咽喉炎,扁桃腺炎,风湿骨痛,感冒咳嗽。"

【用法用量】 内服:煎汤,6~12 g,鲜品加倍;或研末;或浸酒。外用:煎水洗;或捣敷。

【宜忌】《广西本草选编》:"孕妇慎服。"

【选方】 1. 治湿热下痢 三台红花鲜茎叶15~30 g。水煎,冲红糖适量,日分2次服。(《广西本草选编》)

2. 治骨折 三台花根适量,研末,水调外敷患处。(《云南中草药》)

治黄水疮 三台红花鲜叶适量。煎水外洗。

3. 治黄水疮 三台红花鲜叶适量。煎水外洗。

4. 治疟疾 三台花根或叶30 g,胡椒、草果各少许。煎汤,于疟疾发作前1小时内服。(3、4方出自《云南中草药选》)

5. 治虚弱浮肿 三百棒1 kg。研末,加糯米面(炒熟)500 g和匀。每日3次,每次15 g,调白糖开水服。(《贵州草药》)

0122 三尖杉根 sān jiān shān gēn《湖南药物志》

【基原】 为三尖杉科三尖杉属植物三尖杉的根。

【原植物】 参见"三尖杉"条。

【采收加工】 全年均可采挖,晒干。

【药性】 苦、涩,平。

1.《湖南药物志》:"酸涩,无毒。"

2.《福建药物志》:"甘,温,有毒。"

【功用主治】 抗癌,活血,止痛。主治直肠癌,跌打损伤。

《湖南药物志》:"止痛破血。"

【用法用量】 内服:煎汤,10~60 g。

【选方】 1. 治直肠癌 三尖杉根60 g。水煎服。(《福建药物志》)

2. 治打伤 (三尖杉)根10~15 g。水煎服。(《湖南药物志》)

0123 三点金草 sān diǎn jīn cǎo《台湾药用植物》

【异名】 八字草(《植物名实图考》),小蝴蝶(《广西药用植物名录》),遍地撒金钱(《云南药用植物名录》),哮灵草(《全国中草药汇编》),蝇翅草、胡蝇翼、三砚仔草、四季春、三耳草、珠子草(《台湾药用植物志》),蚂蚁草、品字草、吐泻草、三叶金(《福建药物志》)。

【基原】 为豆科山蚂蟥属植物三点金草的全草。

【原植物】 三点金草 *Desmodium triflorum* (L.) DC. [*Hedysarum triflorum* L.]

草本,平卧,长10~45 cm。茎纤细,多分枝,被开展的柔毛。三出复叶,倒心形或倒卵形,长和宽均3~10 mm,先端截形或微缺,基部楔形,上面无毛,下面疏生平贴的柔毛。花簇生于叶腋,1朵或2~3朵;花萼密被白色长柔毛,萼齿披针形;花冠紫红色。荚果扁平,呈镰状弯曲,具钩状短柔毛,腹缝线直,背缝线种子间缢缩,有3~5荚节。种子长方形。花期7~8月,果期9~10月。

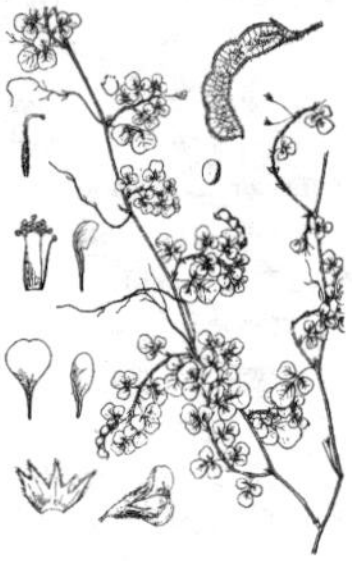

三点金草

生于山坡草丛、灌木林下或河边沙地上。分布于福建、广东、广西、海南、云南、台湾等地。

【采收加工】 6~9月采收,鲜用或晒干。

【成分】 地上部分含岩藻甾醇(fucosterol)。

叶含生物碱(0.01%~0.15%):*β*-苯乙胺(*β*-phenethylamine),吲哚-3-乙酸(indole-3-acetic acid),酪胺(tyramine),胡芦巴碱(trigonelline),下箴刺桐碱(hypaphorine),胆碱(choline),甜菜碱(betaine)。

根含生物碱:下箴刺桐碱,*N*, *N*-二甲基色氨酸(*N*, *N*-dimethyltryptophane),甜菜碱,胆碱,*β*-苯乙胺,*N*, *N*-二甲基色胺氧化物(*N*, *N*-dimethyltryptamine oxide),吲哚-3-乙酸,胡芦巴碱,水苏碱(stachydrine)。

黄酮类:2″-*O*-葡萄糖基牡荆素(2″-*O*-glucosylvitexin),芹菜素(apigenin),牡荆素(vitexin),异牡荆素(isovitexin);甾醇类:24-乙基-5,22-二烯-3*β*-胆甾醇(24-ethylcholesta-5,22-dien-3*β*-ol),24-乙基-5-烯-3*β*-胆甾醇(24-ethylcholesta-5-en-3*β*-ol)及24-甲基-5-烯-3*β*-胆甾醇(24-methylcholesta-5-en-3*β*-ol)。

【药性】 苦、微辛,凉。

1.《广西本草选编》:"味苦,性凉。"

2.《全国中草药汇编》:"苦、微辛,温。"

【功用主治】 清热祛湿,活血止痛。主治中暑腹痛,泄泻痢疾,黄疸,月经不调,痛经,产后关节痛,跌打损伤,乳腺炎。

1.《植物名实图考》:"捣碎敷漆疮。"

2.《广西本草选编》:"清热利湿,调经止痛。治感冒发热,痢疾,肠炎,黄疸,乳腺炎,月经不调,附件炎,痛经。"

3.《全国中草药汇编》:"行气止痛,温经散寒,解毒。治中暑腹痛,疝气痛,月经不调,痛经,产后关节痛,狂犬病。"

4.《台湾药用植物志》:"去风解热。治疥癣痒,黄疸,淋病。"

【用法用量】 内服:煎汤,9~15 g。外用:鲜品捣敷。

【选方】 1. 治中暑腹痛 三点金草、积雪草、地锦草、地胆草各30 g。水煎服。

2. 治吐泻 三点金草、大麦(炒黑)各30 g,生姜4片。水煎服。

3. 治跌打损伤 三点金草适量,食盐少许。共捣烂敷患处。

(1～3 方出自《福建药物志》)

0124 三叉凤尾蕨 sān chà fèng wěi jué (《中国药用孢子植物》)

【异名】 老泻风(《广西药用植物名录》),凤尾草(广东)。

【基原】 为凤尾蕨科凤尾蕨属植物西南凤尾蕨的全草。

【原植物】 西南凤尾蕨 *Pteris wallichiana* Agardh 又名:瓦氏凤尾蕨(《台湾植物志》)。

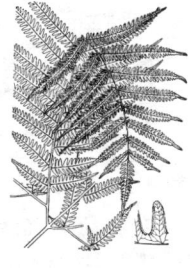

西南凤尾蕨

陆生蕨类植物,植株高可达2 m。根茎长,横走,先端有卵状披针形鳞片。叶纸质,近生,一型;叶柄长 60～120 cm,红褐色,粗大如指,腹面扁平,有浅纵沟;先端三叉状,中间 1 枚最大,有 1 个二回羽裂的羽片,两侧再分叉各具 1 个二回羽裂的裂片;中间羽片椭圆形,长55～70 cm,宽 22～30 cm,先端尾状,单数二回羽状分裂;羽片约 20 对,互生或近对生,线状披针形,先端尖或呈尾状,羽状深裂,长 14～16 cm,宽 2.5～3 cm;裂片 20～25 对,镰形,边缘不育处有小钝齿,背面有黄棕色节状短毛。孢子囊群线形,沿裂片近中部的叶缘分布;囊群盖同形,全缘,膜质,黄棕色。

生于海拔 800～2 000 m 的林下沟谷或林缘。分布于西南及广东、广西、台湾等地。

【采收加工】 5～10 月采收,鲜用或晒干。

【成分】 根茎含蕨素(pterosin)B、C,*β*-谷甾醇棕榈酸酯(*β*-sitosteryl palmitate),*β*-谷甾醇 (*β*-sitosterol)。

地上部分含异蕨苷(isopteroside)C、D,蕨苷(pteroside)D、Q,1*R*, 2*R*, 3*R*-1, 3-二羟基-2, 5, 7-三甲基-6-羟乙基-茚满烷-1-*O*-*β*-*D*-葡萄糖苷(1*R*, 2*R*, 3*R*-1, 3-dihydroxy -2, 5, 7-trimethyl-6-hydroxyethyl-indane-1-*O*-*β*-*D*-glucoside),3-羟基-6-羟甲基-2, 5, 7-三甲基-1-茚满酮(3-hydroxy-6-hydroxymethyl-2, 5, 7-trimethyl-indan-1-one)。

【药性】 《中国药用孢子植物》:"微苦、涩,凉。"

【功用主治】 清热止痢,定惊,止血。主治痢疾,小儿惊风,外伤出血。

《中国药用孢子植物》:"清热止血。治痢疾,外伤出血。"

【用法用量】 内服:煎汤,6～15 g。外用:捣敷;或研末撒。

【选方】 1. 治痢疾 三叉凤尾蕨 15 g,地锦草 15 g。煎服。

2. 治外伤出血 三叉凤尾蕨晒干,研末外敷。(1、2 方出自《中国药用孢子植物》)

0125 三叶铜钱草 sān yè tóng qián cǎo (《贵州民间药物》)

【异名】 山酢浆草(《吉林中草药》)。

【基原】 为酢浆草科酢浆草属植物白花酢浆草的全草。

【原植物】 白花酢浆草 *Oxalis acetosella* L.

多年生草本。短缩茎,有疏毛。根茎匍匐,细弱,有淡褐色鳞片和连串的纺锤形小鳞茎,侧根纤细。叶基生;叶柄长 5～7 cm,近无毛;小叶 3 片,倒心形,宽 1～2 cm,上面绿色,下面灰绿色。花梗细长,具俯垂或偏向一边的花 1 朵,上部有苞片 1 对;花白色或带紫色脉纹;萼片薄膜质,长卵形,果期宿存;花瓣倒卵状长圆形,先端凹,薄膜质;雄蕊 10,花丝纤细,基部合生。蒴果球形,5 瓣裂,每室有 1～2 粒种子。种子卵形,深褐色。花期 7～8 月,果期 8～9 月。

生于针叶林、针阔混交林、杂木林下及灌丛下阴湿地。分布于辽宁、吉林、黑龙江、陕西、甘肃。

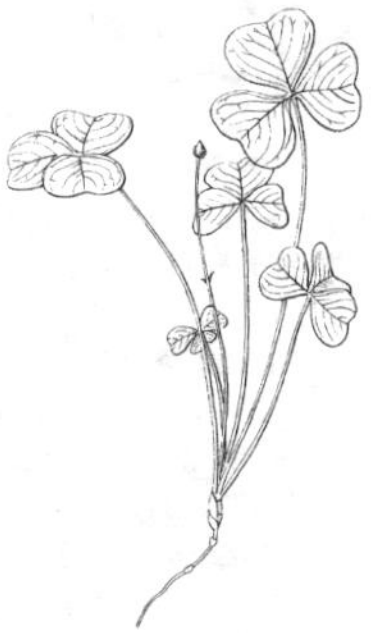

白花酢浆草

【采收加工】 6～10 月采集全草,鲜用或晒干。

【成分】 地上部分含黄酮类:荭草素(orientin),2″-葡萄糖基-异牡荆素(2″-gluco-isovitexin)。

【药性】 酸、微辛,平。

1.《贵州民间药物》:"性平,味淡。有小毒。"

2.《全国中草药汇编》:"酸、微辛,平。"

【功用主治】 活血化瘀,清热解毒,利尿通淋。主治劳伤疼痛,跌打损伤,麻风,无名肿毒,疥癣,小儿口疮,烫火伤,淋浊带下。

1.《贵州民间药物》:"清热解毒。治麻风,无名肿毒,癞子,痨伤疼痛。"

2.《吉林中草药》:"解渴,通淋。治淋浊带下,大小便不通。"

3.《全国中草药汇编》:"活血化瘀,清热解毒。治疥癣,小儿鹅口疮,烫火伤,蛇咬伤,脱肛,跌打扭伤。"

【用法用量】 内服:煎汤,3～10 g,大剂量可用至 90 g。外用:煎汤洗、捣烂敷;或研末菜油调搽。

【宜忌】 《黑龙江常用中草药手册》:"孕妇慎用。"

【选方】

1. 治无名肿毒 (山酢浆草)适量,捣碎兑酒、醋。轻者擦,重者包,每日 3～4 次。(《贵州民间药物》)

2. 治小便不通 (山酢浆草)1 把,车前草 1 把。捣烂,加砂糖少许,调服半碗,每日 2 次。

3. 治赤白带下 (山酢浆草)研细末服,每次 6 g,每日 2 次。(2、3 方出自《吉林中草药》)

0126 三对叶丹参 sān duì yè dān shēn (《云南药用植物名录》)

【异名】 小红参(《丽江中草药》),小紫丹参、小丹参(《云南中药资源名录》)。

【基原】 为唇形科鼠尾草属植物三叶鼠尾草的根。

【原植物】 三叶鼠尾草 *Salvia trijuga* Diels 又名:小红丹参(云南)。

多年生草本,高 30～60 cm。根肥厚,朱红色,长 3～10 cm。茎被长柔毛。叶有单叶及三出复叶;下部茎生叶常为三出叶,叶柄长 5～7 cm,叶上面均被密而贴生的刚毛,下面沿脉上被疏柔毛。轮伞花序 2 花,疏离,组成顶生总状花序或总状圆锥花序;花萼钟形,外被具腺长柔毛,内面被微硬伏毛,二唇形;花冠蓝紫色,带有黄色斑点,外面近无毛,内面具毛环;花丝长约 5 mm,药隔长约 8 mm,弯成弧形,上下臂近等长或上臂稍长。小坚果长椭圆形,暗棕色,无毛。花期 7～9 月。

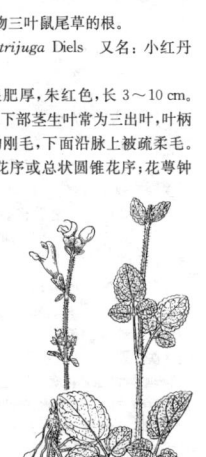

生于海拔 1 900～3 900 m 的山坡、山谷、沟边、灌丛中、林下或草地上。分布于四川、云南、西藏等地。

【采收加工】 7～9 月采挖,晒干。

【药材】 三对叶丹参 *Salviae Trijugae Radix* 产于云南、四川、西藏等地。

性状 根茎顶端残留有茎

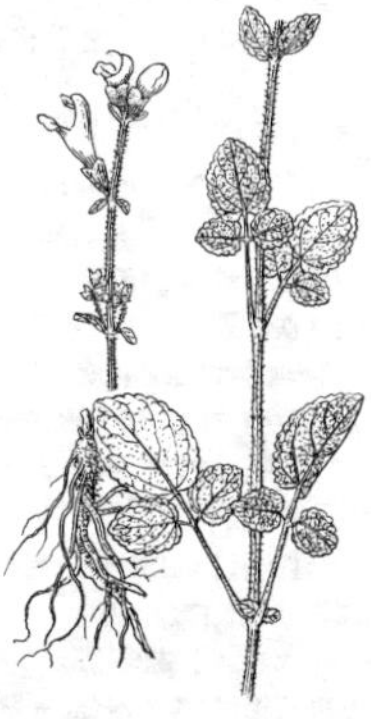

三叶鼠尾草

基。根 1 至数条，细长圆柱形或弯曲，多分枝，直径 0.5～4 mm；表面朱红色，有纵棱。质坚硬，易折断，断面不平坦，角质样或纤维性，木栓层朱红色，皮部灰褐色或灰白色，木部黄白色，有放射状纹理。气微香，味淡，微苦涩。

鉴别　根横切面：边缘不规则波状弯曲。木栓层外侧为 2～3 列压缩的扁长细胞，其下方为 1～2 列长方形较大的细胞，木栓细胞壁微木化。皮层稍宽。韧皮部较窄。形成层成环或射线部位形成层不明显。木质部有时偏向一侧，导管束 3～6 束呈放射状排列；木纤维成群分布于木质部中心的导管旁。

【药性】　苦、微甘，温。归肝、心、肾经。

【功用主治】　活血调经，祛瘀生新，益肾安神。主治月经不调，痛经，经闭，血崩，肾虚腰痛，阳痿，失眠，多梦，跌打损伤。

【用法用量】　内服：煎汤，3～9 g；或入丸、散。外用：研末调敷。

【选方】　治月经不调，痛经，血虚经闭，肾虚腰痛，神经衰弱，失眠　小红参 15～30 g，香附 9 g，或加益母草 15 g。水煎服。

0127 三小叶山豆根 sān xiǎo yè shān dòu gēn（《湖南药物志》）

【基原】　为豆科山豆根属植物三小叶山豆根的全株。

【原植物】　三小叶山豆根 *Euchresta trifoliata* Merr.

小乔木，高 3～5 m。小枝无毛。三出复叶，小叶倒卵形或倒卵状椭圆形，长 4～8 cm，宽 2～4 cm，先端钝，基部宽楔形，下面有白色短柔毛；几无小叶柄。总状花序与叶对生，序轴及花梗有棕色短柔毛；花萼斜钟状，萼齿 5，最下面 1 个较长，卵形，其余 4 个宽卵形，极短，有短柔毛；花冠白色，旗瓣长圆形，长约 10 mm，先端凹，翼瓣与旗瓣近等长，长圆形，先端钝圆，龙骨瓣与翼瓣等长；子房具长柄。荚果椭圆状球形，黑色，肉质，有光泽。种子 1 颗，圆柱形。花期 6 月，果期 10～11 月。

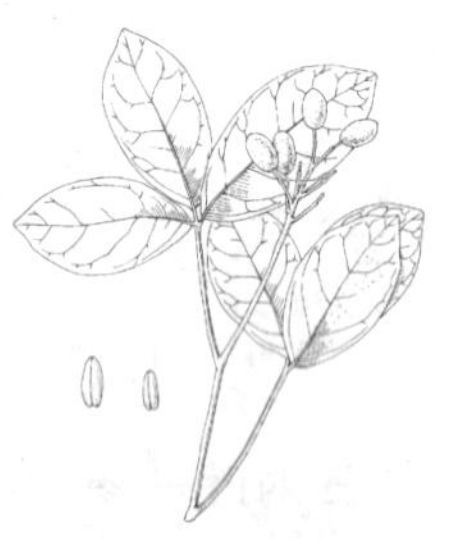

三小叶山豆根

生于山地森林中。分布于江西、湖南、广东、广西、四川、云南等地。

【栽培】　繁殖方法　种子繁殖或扦插繁殖。种子繁殖：待果实成熟时采下种子，立即播种。选林下腐殖质层厚、松软而湿润的地方，砍除灌木杂草，挖翻后，整成 1.3 m 宽的畦，按沟心距 33 cm 开横沟播种，施清淡人畜粪水，盖火灰一层，最后盖草。扦插繁殖：育苗移栽，3～4 月，把茎干剪成 15～18 cm 长的插条，下部枝叶剪去，插于苗畦上，培育 2 年，即可移栽。若在旷地栽培，需要搭棚，以防晒死。

田间管理　苗出齐后，要随时除草。每年追肥 4 次，在 5、7、9、11 月进行。肥料在夏、秋季以稀薄人畜粪水为主；冬季用腐殖质土撒盖畦面。培育 2～3 年即可移栽。栽后每年除草、松土，追肥 3 次。第一次在新芽发生时，第二次夏、秋之间，第三次在冬季进行，肥料以堆肥拌腐殖质土为主，在扯草后，撒盖畦面。3～4 年后，要注意扯草，调节荫蔽和防旱。

【采收加工】　栽培者需 5～6 年后采收。11 月至翌年 2 月采挖全株，晒干。

【药材】　三小叶山豆根 *Euchrestae Trifoliatae Herba*　产于江西、广东、广西等地。

性状　小枝圆柱形，光滑。叶为三出复叶，小叶倒卵形或倒卵状椭圆形，先端钝，基部宽楔形，全缘，表面绿色或枯绿色，无小叶柄，纸质。有时可见总状花序或果序，荚果矩椭圆形，先端有一短尖，表面黑色有光泽。种子 1 颗，圆柱形，长约 1.3 cm。气微，具豆腥气。

【药性】　《湖南药物志》："苦，寒，气腥臭，小毒。"

【功用主治】　清热解毒，消肿止痛。主治脘腹热痛，疮疖肿毒，咽喉肿痛，牙痛。

《湖南药物志》："清热镇痛。治胃、腹热痛，疮疖肿毒，喉痛，牙痛。"

【用法用量】　内服：煎汤，叶 3～6 g；或磨水；或嚼服，0.3～0.9 g。外用：磨汁涂；或研末敷；或鲜品捣敷。

【宜忌】　《湖南药物志》："剂量过大令人呕吐。"

【选方】　1. 治胃、腹热痛　三小叶山豆根 0.3 g，磨水或嚼服；或用茎 0.6～0.9 g 嚼服；叶 3～6 g 水煎服。

2. 治喉痛，牙痛　三小叶山豆根 0.3 g，嚼吞或磨水服。

3. 治疮疖肿痛　三小叶山豆根或茎、叶，磨汁或研末敷，鲜品捣烂敷。（1～3 方出自《湖南药物志》）

0128 三花枪刀药根 sān huā qiāng dāo yào gēn（《云南中药资源名录》）

【异名】　土巴戟（云南）。

【基原】　为爵床科枪刀药属植物三花枪刀药的根。

【原植物】　参见"枪刀药"条。

【采收加工】　7～9 月采收，鲜用或晒干。

【功用主治】　祛风湿，强腰膝，活血消肿。主治风湿痹痛，腰膝酸软，劳伤疼痛，无名肿毒。

【用法用量】　内服：煎汤，9～15 g。外用：捣敷。

0129 三角叶风毛菊 sān jiǎo yè fēng máo jú（《全国中草药汇编》）

【异名】　白牛蒡根、毛叶威灵仙、大叶防风（《全国中草药汇编》），翻白叶、猪蹄叉（《贵州草药》），白紫菀（云南）。

【基原】　为菊科风毛菊属植物三角叶风毛菊的根。

【原植物】　三角叶风毛菊 *Saussurea deltoidea* (DC.) C. B. Clarke[*Aplataxis deltoidea* DC.]

多年生草本，高 80～150 cm。茎枝被蛛丝状绵毛和糠秕状短毛。叶互生；叶片长圆形、卵状心形或三角状心形，长 20～25 cm，不裂或提琴状羽裂，侧裂片 1～2 对，顶部裂片大，先端渐尖，基部下延成楔形的翼，边缘有粗锯齿，上部叶渐小，全部叶上面有糠秕状毛，下面密被灰白色柔毛；上部叶柄具翅。头状花序单生枝顶，总苞宽钟状，总苞片外面被蛛丝状绵毛；管状小花多数。瘦果具四棱，顶端有具齿的小冠，冠毛白色，羽毛状。花期 8～9 月，果期 10 月。

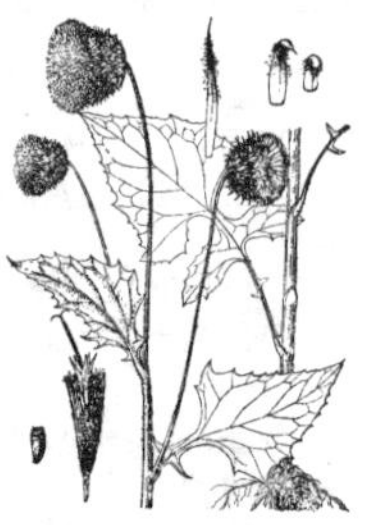

三角叶风毛菊

生于林缘、山坡。分布于华东、中南、西南及西藏、台湾等地。

【采收加工】　7～11 月采挖，晒干。

【药性】　《贵州草药》："性平，味甘微苦。"

【功用主治】　祛风湿，通经络，健脾消疳。主治风湿痹痛，白带过多，腹泻，痢疾，小儿疳积，胃寒疼痛。

1.《贵州草药》："滋阴清热，利湿，补肝肾。"

2.《全国中草药汇编》："健脾消疳，催乳，祛风湿，通经络。主治产后乳少，白带过多，消化不良，腹胀，小儿疳积，骨折，病后体虚，并治胃寒痛，风湿骨痛。"

【用法用量】　内服：煎汤，9～15 g。外用：捣敷。

【选方】　1. 治痢疾　翻白叶 15 g。加红糖煨水服，每日 3 次。

2. 治头晕耳鸣　翻白叶 30 g。炖猪肉吃，每日 2 次。

3. 治虚热盗汗　翻白叶 30 g。烧猪蹄吃，每日 2 次。（1～3 方出自《贵州草药》）

0130 干贝 gān bèi（《海洋药物杂志》1984，3：37）

【异名】 江瑶柱（《南海的双壳类软体动物》），扇贝柱（通称）。

【基原】 为扇贝科栉孔扇贝属动物栉孔扇贝、华贵栉孔扇贝和花鹊栉孔扇贝的闭壳肌。

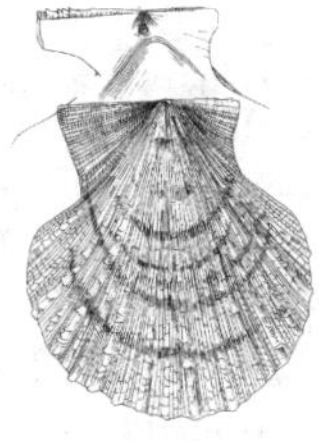

栉孔扇贝

【原动物】 1. 栉孔扇贝 *Chlamys farreri*（Jones et Preston）　又名：海扇，干贝蛤（山东）。

贝壳扇形，壳质薄，一般壳长 85 mm左右，高 93 mm，宽约为高的 1/3，侧扁，左壳凸，右壳稍平。壳顶尖，位于前端正中央。自壳顶向前、后方各自伸出前耳和后耳，前耳大，其长度约为后耳的 2 倍。两壳前耳的形状不同，左壳前耳呈三角形，表面有细肋多条，右壳前耳腹面有一缺刻，使前耳呈倒梯形，表面亦有肋状突起，在耳与壳缘交界处，有一个三角形皱褶状小区，该小区向前的壳缘上，有6～10 余枚栉状小齿，故称栉孔，即为足丝孔。右壳前耳向左壳边缘卷曲。两壳的后耳同形等大。壳面颜色橙红色至紫褐色，由于个体差异变化甚大，常左壳色深，右壳色浅，生长线明显，放射肋极强大，在顶部细而平，至腹缘渐粗。所有较粗放射肋上均有指甲状的棘状突起。壳内面多为乳白色，也有透映壳面少量紫橙色，并具珍珠样光泽，且有与放射肋相对应的肋纹。铰合线直，无齿。外韧带薄，棕色，内韧带黑褐色，嵌于三角形的韧带槽中。外套膜两叶紧贴于贝壳内面，包被着内脏团，于内脏团的中央由平滑肌、横纹肌组成的肌肉，即为白色肥大的闭壳肌。各肌痕均不明显。足圆柱形，足丝金黄色。

栖息于低潮线至 20 余米的水清流急的岩石上或沙砾较多的海底，以足丝固着后，微张两壳以鳃过滤水中浮游生物为食。雌雄异体，1 年性成熟，卵巢为橙黄色，精巢乳白色，繁殖期 5～7 月，生殖时最适温度为 16～19 ℃。我国分布于渤海、黄海。现已大量人工养殖。

2. 华贵栉孔扇贝 *C. nobilis*（Reeve）

贝壳圆扇形，壳长 108 mm 左右，高与长近等。壳色华丽，呈紫褐色、黄褐色、淡红色或具枣红色烟云状的斑纹。放射肋较大，约 23 条，两肋间尚有细肋 3 条。生长线细密，形成相当密而翘起的小鳞片。

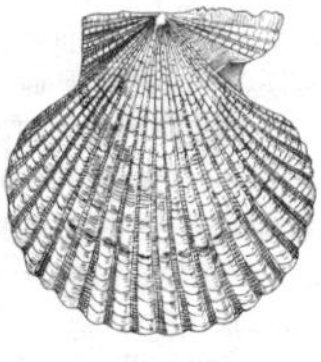

华贵栉孔扇贝

多生活于浅海 2～4 m 水深的沙质海底。我国分布于南海。但产量少。

3. 花鹊栉孔扇贝 *C. pica*（Reeve）

贝壳近圆形，壳长 38 mm，与高近相等。前耳比后耳稍大。左壳表面白色，具黄褐色云状花纹，有放射肋约 22 条。生长线近腹缘部翘起，稍呈鳞片状。右壳表面灰白色，稍显肉色斑纹。

生活于潮间带。我国分布于南海。

【采收加工】 将捕得的扇贝，用小刀剖壳，去肉取闭壳肌煮沸数分钟后取出，洗去黏液，晒干。

【成分】 1. 栉孔扇贝　含氨基酸：甘氨酸，谷氨酸，天冬氨酸，组氨酸，脯氨酸；不饱和脂肪酸：二十碳五烯酸（EPA）和二十二碳六烯酸（DHA）。此外，还含微量元素镉、铜、铅、镍、铬。

2. 华贵栉孔扇贝　含氨基酸：甘氨酸，谷氨酸，天冬氨酸，牛磺酸，精氨酸，丙氨酸，组氨酸，脯氨酸；不饱和脂肪酸：二十碳五烯酸和二十二碳六烯酸。肾腺中含总类胡萝卜素：梳黄质（cynthiaxanthin）（15.9%～39.0%）和玉蜀黍黄质（zeaxanthin）（9.6%～21.9%）。还含血清、血红细胞和肝脏中含糖蛋白Ⅰ（GCFⅠ）和糖蛋白Ⅱ（GCFⅡ），糖蛋白，酸性多糖。

【药性】《中国本草图录》："甘、咸，微温。"

【功用主治】 滋阴，养血，补肾，调中。主治消渴，肾虚尿频，食欲不振。

1.《中国海洋药物》1989，(4)：18："滋阴，养血，补肾，调中。"

2.《中国本草图录》："滋阴，补肾，调中。用于消渴，小便频数，宿食不消症。"

【用法用量】 内服：煮食，10～25 g。

0131 干苔 gān tái（《食疗本草》）

【异名】 石发（《博物志》），海苔（《纲目》），海苔菜（《本草汇言》），苔菜（姚可成《食物本草》），海青菜（山东），海菜（江苏、广东）。

【基原】 为石莼科浒苔属植物条浒苔等的藻体。

【原植物】 条浒苔 *Enteromorpha clathrata*（Roth）Grev.　又名：苔条、烂条（浙南）。

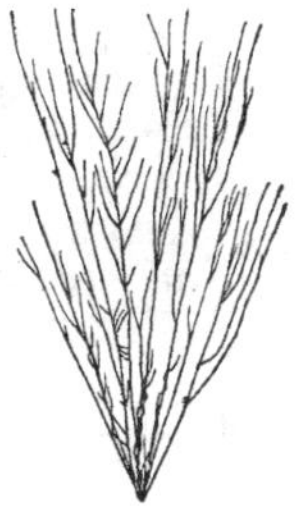

条浒苔

藻体亮绿色或暗绿色，管状膜质，高 20～40（～80）cm。多分枝，一般二至三回，分枝线形或较宽，在同一藻体上可见单列枝及多列枝，分枝顶端可见排成纵列的单列细胞。细胞表面观为长方形或方形，长 20～33 μm；直径 30～50 μm，每个细胞内含单一的叶绿体和2～3（～4）个淀粉核。藻体厚 26～70 μm。

生长在中、低潮带的岩石上，上部飘浮在水中；或在平静的内湾泥底滩涂上。我国沿海均有分布，浙江较多。

干苔在民间也作食用，品种很多，除上述条浒苔外，尚有浒苔 *E. prolifera*（Muell.）J. Ag.　我国沿海均有分布，浙江、福建沿海生长较多；扁浒苔 *E. compressa*（L.）Grev.　我国沿海普遍分布；缘管浒苔 *E. linza*（L.）J. Ag.　分布于浙江；曲浒苔 *E. flexuosa*（Wulf.）J. Ag.　分布于广东、海南沿海；肠浒苔 *E. intestinalis*（L）Grev.　我国沿海均有分布，北方较多；管浒苔 *E. tubulosa* Kütz.　分布于福建、广东沿海。

【采收加工】 冬、春间采收，晒干。

【成分】 1. 浒苔　藻体含甾醇类：28-异岩藻甾醇（28-isofucosterol），24-亚甲基胆甾醇（24-methylenecholesterol），胆甾醇（cholesterol）；不饱和脂肪酸：顺-7-十七碳烯（*cis*-7-heptadecene），十八碳不饱和脂酸；多糖：硫酸多糖（sulfated polysaccharides）等。

2. 条浒苔　藻体含十五醛（pentadecanal），8，11，14-十七碳三烯醛（8，11，14-heptadecatrienal），8-十七碳烯醛（8-heptadecenal），2，4，7-癸三烯醛（2，4，7-decatrienal）。

3. 缘管浒苔　藻体含甾醇类：28-异岩藻甾醇，胆甾醇，24-胆甾醇乙酯（24-ethylcholesterol），岩藻甾醇（fucosterol），24-乙基-5，22-胆甾二烯-3-醇（24-ethylcholesta-5，22-dien-3-ol）及痕量的 24-甲基-5，22-胆甾二烯-3-醇（24-methylcholesta-5，22-dien-3-ol）和 24-亚甲基胆甾醇。

4. 曲浒苔　藻体含氨基酸：甲硫氨酸，赖氨酸，异亮氨酸，色氨酸，胱氨酸，*β*-丙氨酸，组氨酸。还含 1，2-二酰基-3-*O*-（6 磺基-*α*-*D*-吡喃异鼠李糖基）甘油，以及赤霉素（gibberelin）A_3、A_7、A_9 的类似物。

5. 肠浒苔　藻体含维生素 A 原 24%，多糖。脂肪酸 0.22%，其中主要为棕榈酸(palmitic acid)；13 种游离氨基酸：甲硫氨酸，赖氨酸，组氨酸，天冬酰胺，酪氨酸等；甾醇类：28-异岩藻甾醇，环木菠萝烯醇(cycloartenol)，24-亚甲基环木菠萝烷醇(24-methylene cycloartanol)，4-甲基-24-亚乙基-7-胆甾烯醇(24-ethylidenelophenol)，4-甲基-24-亚甲基胆甾-7-烯醇(24-methylenelophenol)。

6. 管浒苔　藻体含蛋白质及游离的 *β*-丙氨酸和组氨酸。

【药理】 1. 降低血清总胆固醇的作用　与对照组相比，加干苔粉的饲料喂饲大鼠后，其血清总胆固醇、低密度脂蛋白胆固醇和极低密度脂蛋白胆固醇含量分别下降 34.9%，42.7%，31.4%，而高密度脂蛋白胆固醇含量增高 58.3%。

2. 抑瘤作用　筛选海藻抗肿瘤活性实验发现，干苔具抗小鼠艾氏腹水瘤活性，抑癌率达 51.7%。

【药性】 咸，寒。归肾、肺、脾经。

1.《嘉祐本草》："咸，寒。"

2.《本草汇言》："咸，微寒。有小毒。"

【功用主治】 软坚散结，化痰消积，解毒消肿。主治瘿瘤，瘰疬，痈肿，疮疖，食积，虫积，脘腹胀闷，鼻衄。

1. 陶弘景："治瘿瘤结气。"(引自《纲目》)

2.《食疗本草》："治痔，杀虫，及霍乱呕吐不止，煮汁服之。"

3.《本草拾遗》："心腹烦闷者，冷水研如泥，饮之即止。"

4.《日华子》："发诸疮疥，下一切丹石，杀诸药毒。"

5.《纲目》："烧末吹鼻，止衄血；汤浸捣，敷手背肿痛。"

6.《本草汇言》："海苔菜，凡风火、烟、石、丹药诸毒，用此立解。茶积、酒积蕴结内，以致面黄腹痛，投此即平。"

7. 姚可成《食物本草》："消瘿结块，下气消痰。"

8.《随息居饮食谱》："清胆热，消瘰疬，瘿瘤，泄胀，化痰，治水土不服。"

【用法用量】 内服：煎汤，15 g。外用：鲜品捣烂敷；或晒干炙炭，研末调敷。

【宜忌】 脾胃虚弱者慎服。

1. 孟诜："苔脯食多发疮疥，令人痿黄，少血色。"(引自《纲目》)

2. 吴瑞："有咳嗽人，不可食。"(引自《纲目》)

3. 姚可成："苔菜，不可多食，恐致伤脾。"(引自《食物本草》)

【选方】 1. 治手痈，背痈，疮疖，能消肿排脓　鲜浒苔加桐油和冰片适量，捣成糊状。外敷。(《中国药用海洋生物》)

2. 治鼻衄　干苔二两，烧为灰。吹少许入鼻中，即止。(《圣惠方》)

0132 干姜 gān jiāng (《本经》)

【异名】 白姜(《三因方》)，均姜(《纲目》)。

【基原】 为姜科姜属植物姜根茎的干燥品。

【原植物】 参见"生姜"条。

【采收加工】 10～12 月茎叶枯萎时挖取根茎，烘干。干燥后去粗皮即成。

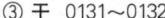

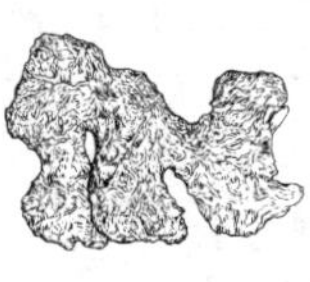

干　姜

【药材】 干姜 *Zingiberis Rhizoma*

主产于四川、贵州等地。

性状　根茎呈扁平块状，具指状分枝，长 3～7 cm，厚 1～2 cm。表面灰棕色或浅黄棕色，粗糙，具纵皱纹及明显的环节。分枝处常有鳞叶残存，分枝顶端有茎痕或芽。质坚实，断面黄白色或灰白色，粉性或颗粒性，内皮层环纹明显，维管束及黄色油点散在。气香、特异，味辛辣。

鉴别　(1) 根茎横切面：木栓层为多列扁平木栓细胞。皮层散列多数叶迹维管束；内皮层明显，可见凯氏带。中柱占根茎的大部分，散列多数外韧型维管束，近中柱鞘处维管束形小，排列较紧密，木质部内侧或周围有非木化的纤维束。本品薄壁组织中散有油细胞，薄壁细胞含淀粉粒。

(2) 薄层色谱：取样品粉末 1 g，加甲醇适量，振摇后静置 1 小时，滤过。滤液浓缩至约 1 ml，作供试液，以芳樟醇、1，8-桉油素为对照品，分别点样于同一硅胶 G 薄层板上，用石油醚-乙酸乙酯(85：15)展开，以 1% 香草醛硫酸液显色。供试品色谱在与对照品色谱的相应位置上，显相同的斑点。

品质标志　《中华人民共和国药典》2010 年版规定：本品含挥发油不得少于 0.8%(ml/g)；照高效液相色谱法测定，本品含姜辣素($C_{17}H_{26}O_4$)不得少于 0.60%。

【成分】 干姜油含挥发性成分：*α*-姜烯(*α*-zingiberene)，牻牛儿醛(geranial)，牻牛儿醇(geraniol)，*β*-甜没药烯(*β*-bisabolene)，橙花醇(nerol)，1，8-桉叶素(1，8-cineole)，*α*-松油醇(*α*-terpineol)，龙脑(borneol)，*β*-水芹烯(*β*-phellan drene)，芳樟醇(linalool)，莰烯(camphene)，柠檬烯(limonene)，倍半水芹烯(sesquiphellandrene)，*α*-姜黄烯(*α*-curcumene)，莰烯(camphene)，姜酮(zingberone)，姜醇(zingberol)，柠檬烯(limonene)，对伞花素(*p*-chmene)，枯烯(cumene)，甲基庚烯酮(methylheptenone)，2，6-二甲基庚烯-1 醇(2,6-di-methyl hepten-1-ol)，*α*-古芸烯(gurjunene)，芳香醇氧化物(linalool oxide)，荜澄茄醇(cadinol)，去二氢菖蒲烯(calacorene)，衣兰油醇(muurolol)，*α*-荜澄茄油烯乙酸(*α*-cubebene acetic acid)，檀香萜烯(santalene)，牻牛儿基丙酸酯(geranyl propionate)，(*E*，*E*)*α*-金合欢烯〔(*E*，*E*)-*α*-farnesene〕，牻牛儿酸(geranic acid)，雪松烯(himachalene)，香叶酸(geranoic acid)，蒎烯醇(pinanol)，4-松油醇(4-terpineol)，异龙脑(isoborneol)，橙花醛(neral)，月桂烯(myrcene)，玷㕮烯(copaene)，*γ*-小豆蔻烯(*γ*-cardinene)，水合倍半香桧烯(sesquisabinene hydrate)，龙脑(borneol)，姜烯醇(zingiberenol)，香茅醇(citronellol)，牻牛儿醇乙酸酯(geranyl acetate)等；辛辣成分：4-姜辣醇(4-gingerol)(姜辣素)，6-姜辣醇，8-姜辣醇，10-姜辣醇，12-姜辣醇，6-姜辣二酮(6-gingerdione)，6-姜辣烯酮(6-shogaol)，8-姜辣烯酮，6-姜辣二醇(6-gingediol)，6-姜辣二醇-5-乙酸酯(6-gingediol-5-acetate)，6-姜辣二醇-3-乙酸酯(6-gingediol-3-acetate)，6-姜辣二醇双乙酸酯(6-gingediacetate)及 6-甲基姜辣二醇双乙酸酯(6-methylgingediacetate)等；葵烷类化合物：6-姜辣二醇葡萄糖苷(6-gingerdiol glucoside)等 6 个成分；二芳基庚烷类成分：姜烯酮(gingerenone)A、B、C，异姜烯酮(isogingerenone)B，六氢姜黄素(hexahydrocurcumin)，内消旋-3，5-二乙酰氧基-1，7-双-(4-羟基-3-甲氧基苯基)-庚烷〔3，5-diacetoxy-1，7-bis-(4-hydroxy-3-methoxyphenyl)-heptane〕等 8 个庚烷衍生物；5-羟基-7-(4-羟基苯基)-1-(4-羟基-3-甲氧基苯基)-3-庚酮〔5-hydroxy-7-(4-hydroxyphenyl)-1-(4-hydroxy-3-methoxyphenyl)-3-heptanone〕等 4 个庚酮类衍生物；干姜还含姜油树脂(ginger oleoresin)，姜油酮(zingerone)，3-羟基-1-(4-羟基-3-甲氧基苯)丁烷〔3-hydroxy-1-(4-hydroxy-3-methoxyphenyl)butane〕和姜辣酮，6-姜辣磺酸(6-gingesulfonic acid)，5-外-羟基龙脑-2-*O*-*β*-*D*-吡喃葡萄糖苷(angelicoidenol-2-*O*-*β*-*D*-glucopyranoside)及姜糖脂(gingerglycolipid)A、B、C，硬毛钩藤烯醇(hirsutenone)。

【药理】 1. 镇静作用　干姜甲醇提取物 10 g(生药)/kg 皮下注射，能明显延长环己巴比妥诱导的小鼠睡眠时间，对小鼠自发活动有抑制倾向，因此，对中枢神经系统有轻度抑制作用。

2. 镇痛作用　干姜甲醇提取物 10 g(生药)/kg 皮下注射，能明显抑制小鼠醋酸扭体反应，但热板法无镇痛作用。干姜醚提取物(油状液体)1.5 mg/kg 或 3.0 ml/kg，醚提取后残渣水提取物 20 g/kg 灌胃，均能显著抑制小鼠醋酸扭体反应，前者作用更强，并能明显延长热刺激痛反应的潜伏期。

3. 抗炎作用　干姜醚提取油状液体每日 3.0 ml/kg，醚提取后残渣水提取物每日 10 g/kg 或 20 g/kg 灌胃，连续 3 日，对二甲苯所致小鼠耳郭肿胀均有明显抑制作用。醚提取物每日 1.5 ml/kg，水提取物每日 5 g/kg 或 10 g/kg 灌胃，连续 3 日，对角叉菜胶性大鼠足肿有显著拮抗作用。

4. 对心血管的作用　干姜甲醇提取物 0.25 g(生药)/kg 静脉注射，使麻醉大鼠血压暂时性升高，继之下降，并有剂量相关性，心率也有一过性减慢；1×10^{-4} g/ml 对豚鼠离体心房的自发性运动有增强作用。

5. 抗凝血作用　干姜水提取物 10 g/kg 或 20 g/kg，干姜挥发油 0.75 ml/kg 或 1.5 ml/kg 灌胃，能明显延长大鼠实验性血栓形成时间。此外，干姜水提取物对ADP和胶原诱导的家兔血小板聚集有明显抑制作用，并呈量效依赖关系；干姜挥发油还可明显延长白陶土部分凝血活酶时间。干姜挥发油也能强烈抑制血小板聚集，其机制可能与抑制血小板的血栓烷 B_2(TXB_2)及前列腺素S(PGs)合成有关。

6. 对肾上腺皮质功能的影响　本品每日 4 g/kg 灌胃，连续 7 日，可使幼年小鼠胸腺萎缩；干姜 20 g/kg、干姜挥发油 2 ml/kg 或干姜酚酸性部分 4 g/kg 灌胃，均能显著降低大鼠肾上腺中维生素C的含量。

7. 对消化系统的作用　干姜甲醇提取物 10 g(生药)/kg 灌胃，淋巴囊给药，对硫酸铜所致蛙呕吐有明显抑制作用；10 g/kg 皮下注射能明显抑制小鼠胃液分泌，并降低胃液酸度；10 g/kg 灌胃，对小鼠应激性溃疡有抑制倾向，并对小鼠硫酸钡肠内推进运动有一定促进作用。此外，干姜甲醇提取物在低浓度时(1×10^{-3} g/ml)使离体豚鼠肠管收缩，在高浓度时(1×10^{-2} g/ml)使其弛缓。另有报道，干姜水煎液 4.5 g/kg 灌胃，连续 3 日，对大鼠应激性、醋酸性、幽门结扎型及吲哚美辛型胃溃疡均无抑制作用。姜辣醇对离体豚鼠回肠有明显收缩作用，并呈一定量效关系。10^{-5} mol/L 东莨菪碱、异丙嗪可抑制此效应。干姜挥发油 10^{-3} g/ml 亦能非竞争性拮抗乙酰胆碱、组胺对豚鼠离体回肠收缩效应。提示其效应可能与胆碱受体和组胺受体有关。

8. 抗缺氧作用　干姜醚提油状物 3 ml/kg 灌胃，能减慢小鼠耗氧速度，延长常压缺氧和氰化钾(KCN)中毒小鼠的存活时间，并能增加断头小鼠张口动作的持续时间；但对亚硝酸钠中毒小鼠及受寒小鼠的存活时间无明显影响。

9. 其他作用　干姜醇提取物及其所含姜辣素和姜辣烯酮有显著灭螺和抗血吸虫作用。不同浓度的姜辣素对曼氏血吸虫的毛蚴和尾蚴有显著杀灭作用，并能阻止毛蚴对钉螺和尾蚴对小鼠的感染。干姜甲醇提取物 1×10^{-3} g/ml 对去甲肾上腺素(1×10^{-6} g/ml)所致豚鼠输精管收缩，1×10^{-2} g/ml 对乙酰胆碱和组胺所致离体豚鼠气管收缩，均有明显拮抗作用。

干姜的成分与生姜极为相似，其药理作用可参见“生姜”条。

毒性　干姜的毒性较低，其甲醇提取物小鼠皮下注射的 LD_{50} 为 33.5 g(生药)/kg。干姜醚提取物小鼠灌胃的 LD_{50} 为16.3 ml/kg。

【炮制】 取原药材，除去杂质，洗净，润透，切厚片或块，干燥。

饮片性状　为不规则厚片或块，表面黄白色或灰白色，有明显的淡黄色筋脉小点，显粉性或颗粒性，周边灰棕色或浅黄棕色，粗糙。质坚脆。气香特异，味辛辣。

贮干燥容器内，置阴凉通风处，防蛀。

【药性】 辛，热。归脾、胃、心、肺经。

1.《本经》：“味辛，温。”

2.《别录》：“大热，无毒。”

3.《药性论》：“味苦、辛。”

4.《珍珠囊》：“纯阳。”

5.《雷公炮制药性解》：“有毒。入肺、大肠、脾、胃、肾五经。”

6.《本草经解》：“入肝、肺、肾经。”

7.《得配本草》：“入手少阴、足太阴经气分。”

【功用主治】 温中散寒，回阳通脉，温肺化饮。主治脘腹冷痛，呕吐，泄泻，亡阳厥逆，寒湿痹痛，寒饮喘咳。

1.《本经》：“主胸满咳逆上气，温中，止血，出汗，逐风湿痹，肠澼下痢。”

2.《别录》：“治寒冷腹痛，中恶，霍乱，胀满，风邪诸毒，皮肤间结气，止唾血。”

3.《本草经集注》：“杀半夏、莨菪毒。”

4.《药性论》：“治腰肾中疼冷，冷气，破血，去风，通四肢关节，开五脏六腑，去风毒痹，夜多小便。治嗽，温中，用秦艽为使，主霍乱不止，腹痛，消胀满冷痢，治血闭。病人虚而冷，宜加用之。”

5.《新修本草》：“治风，下气，止血，宣诸络脉，微汗。”

6.《日华子》：“消痰下气，治转筋吐泻，腹脏冷，反胃干呕，瘀血扑损，止鼻洪，解冷毒，开胃，消宿食。”

7.《医学启源》：“干姜其用有四：通心助阳，一也；去脏腑沉寒痼冷，二也；发诸经之寒气，三也；治感寒腹痛，四也。”

8.《长沙药解》：“燥湿温中，行郁降浊，下冲逆，平咳嗽，提脱陷，止滑泄。”

【用法用量】 内服：煎汤，3～10 g；或入丸、散。外用：煎汤洗；或研末调敷。

【宜忌】 阴虚内热、血热妄行者禁服。

1.《新修本草》：“久服令眼暗。”

2.《药类法象》：“多用则耗散元气。”(引自《本草衍义补遗》)

3.《药鉴》：“痘家实热红紫者，切宜禁忌。”

4.《本草经疏》：“久服损阴伤目。阴虚内热，阴虚咳嗽吐血，表虚有热汗出，自汗盗汗，脏毒下血，因热呕恶，火热腹痛，法并忌之。”

【选方】 1. 治卒心痛　干姜末，温酒服方寸匕，须臾，六七服，瘥。(《肘后方》)

2. 治一切寒冷，气郁心痛，胸腹胀满　白米四合，入干姜、良姜各一两，煮食。(《寿世青编》干姜粥)

3. 治伤寒，本自寒下，医复吐下之；寒格，更逆吐下，食入口即吐者　干姜三两，黄芩三两，黄连三两，人参三两。以水六升，煮取二升，去滓，分温再服。(《伤寒论》干姜黄芩黄连人参汤)

4. 治食后吐酸水　干姜、食茱萸各二两。上二味，治下筛。酒服方寸匕，日二。胃冷服之，立验。(《千金方》治中散)

5. 治妊娠呕吐不止　干姜、人参各一两，半夏二两。末之，以生姜汁糊为丸，如梧子大。饮服十丸，日三服。(《金匮要略》干姜人参半夏丸)

6. 治水泻无度　干姜末，粥饮调一钱服，立效。(《政和本草》引孙真人方)

7. 治肠澼，溏便脓血　干姜、黄连、桂心各一分。上为末。服方寸匕，着糜中食，日三。多脓加桂。忌猪肉，冷水，生葱。(《外台》引《古今录验》干姜散)

8. 治少阴病，下利清谷，里寒外热，手足厥逆，脉微欲绝，身反不恶寒，其人面色赤，或腹痛，或干呕，或咽痛，或利止脉不出　甘草二两(炙)，附子大者一枚(生用，去皮，破八片)，干姜三两(强人四两)。上三味，以水三升，煮取一升二合，去滓。分温再服，其脉即出者愈。(《伤寒论》通脉四逆汤)

9. 治伤寒下之后，复发汗，昼日烦躁不得眠，夜而安静，不呕不渴，无表证，脉沉微，身无大热　干姜一两，附子一枚(生用，去皮，切八片)。二味以水三升，煮取一升，去滓。顿服。(《伤寒论》干姜附子汤)

10. 治肾着之病，其人身体重，腰中冷，如坐水中，形如水状，反不渴，小便自利，饮食如故，病属下焦，腰以下冷痛，腹重如带五千钱　干姜、茯苓各四两，甘草、白术各二两。上四味，以水五升，煮取三升，分温三服。(《金匮要略》甘姜苓术汤)

11. 治肺冷咳嗽　干姜八分，炙草二钱，五味子三十粒。水煎服。(《温热经解》干姜五味甘草汤)

12. 治吐血不止　姜炭为末。童便调服。(《赤水玄珠》干

姜散）

13. 治脾寒疟疾　干姜、高良姜等分。为末。每服一钱，水一盏，煎至七分服。（《外台》）

14. 治鼻中不利　干姜二分，桂心一分，上药治下筛。取如大豆许，以绵裹，塞鼻中。觉鼻中热便去之。（《医心方》卷五引《效验方》干姜散）

15. 治悬痈，咽热，暴肿　干姜、半夏各等分，上为末。以少许着舌上。（《千金方》）

16. 治毒热口疮，或下虚邪热　干姜、黄连为末，掺疮上。初若不堪，应手而愈。（《世医得效方》换金散）

17. 治牙痛　干姜一两，雄黄三钱。上为细末，搽之立止。（《万病回春》）

18. 治暴赤眼　白姜末，水调，贴脚心。（《普济方》）

【临床报道】 1. 治疗慢性胃炎　用蒲公英 25～50 g，延胡索 10～30 g，干姜 3～9 g 组成"英胡干姜汤"，偏热者重用蒲公英，偏寒者重用干姜，偏气滞血瘀或疼痛明显者重用延胡索，水煎服，每日 1 剂。共治疗 100 例。结果：治愈 38 例，好转 56 例，无效 6 例，总有效率 94%。服药时间最短者 14 日。最长者 70 日，平均 35 日。

2. 治疗小儿腹泻　取干姜 25 g，吴茱萸 20 g，共为细末，将细末装入纱布袋或一般白布袋内敷脐，上以热水袋温之，保持一定的温度，一般需 20～30 分钟，每日 3～4 次，3 日为 1 个疗程。如果出现患儿腹胀不矢气者加荜茇 10 g，木香 6 g，以转矢气为度；小便少者加大葱茎 8 根，大便见有黄黏液，呕吐有涎者加大蒜头 4 枚。共治疗 98 例。结果：1 个疗程治愈者 12 例，2 个疗程治愈者 58 例，3 个疗程治愈者 23 例，总治愈率 94%。

3. 治疗手足皲裂　用干姜擦剂，配制方法：20%干姜酊 30 ml（干姜 20 g，80%乙醇溶液加至 100 ml，取两次滤液合并而得），干姜粉 5 g，氯化钠 0.5 g，甘油 30 ml，香精 3 滴，水加至 100 ml。治疗组采用干姜擦剂，对照组用 10%尿素软膏，两组患者局部涂药后轻轻按摩 2～3 分钟，每日 2～3 次。对Ⅲ度患者要求先用热水浸泡患处 10～15 min，用刀削去过厚角质层后再涂药，治疗 7 日为 1 个疗程。结果：治疗组 70 例中治愈 46 例，显效 16 例，无效 8 例，总有效率 88.6%；对照组 50 例中治愈 16 例，显效 18 例，无效 16 例，总有效率 68.0%，经统计学处理，两组治愈率、总有效率均有显著性差异。治疗组中，部分患者涂药后患部有一过性疼痛，有 1 例使用期间出现皮肤变硬、瘙痒，立即停止用药。10%尿素软膏无明显副作用。

【各家论述】 1. 张元素："干姜能补下焦，去寒，故四逆汤用之。理中汤用此者，以其四顺也。"（引自《汤液本草》）

2. 李东垣："干姜生则味辛，炮则味苦，可升可降，阳也。其用有二：生则逐寒邪而发表，炮则除胃冷而温中。"（引自《心印绀珠经》）

3. 朱丹溪："干姜入肺中，利肺气；入肾中，利下湿；入肝经，引血药生血；同补阴药，亦能引血药入气分生血，故血虚发热，产后大热者用之。盖产后大热，非有余之热，乃阴虚生热，忌用表药寒药，干姜同补阴药用之，乃热因热用，从治之法也。又止唾血、痢血，须炒黑用之。有血脱色白面夭不泽、脉濡者，此大寒也，宜干姜之辛温以益血，甘热以温经。"（引自《法古录》）

4.《本草要略》："干姜生用味辛，能发散寒邪行表，与生姜同功；熟用带苦，能除胃冷守中，与生姜异同。生用入发散药，能利肺气而治嗽；熟用入补中药，能和脾家虚寒；入补阴药，能治血虚发热，故产后发热当用之。盖以熟用则性温，能守能助，性补故也。"

5.《纲目》："干姜能引血药入血分，气药入气分，又能去恶养新，有阳生阴长之意，故血虚者用之；凡人吐血、衄血、下血，有阴无阳者，亦宜用之，乃热因热用，从治之法也。"

6.《雷公炮制药性解》："干姜，生者味辛，能行血，逐寒邪而发表；熟者味苦，能止血，除胃寒而守中。其性热，血遇热则走，生者行之，固其宜也。而吐衄下血、崩漏淋产证，熟者反能止之，何也？盖物极则反，血去多而阴不复，则阳无所附，得此以助阳之生，而阴复也。且见火则味苦，色黑，守而不走，血安得不止耶。然必病久气虚，亡阳而多盗汗，及手足冷者宜用。若初病火炽，遽而投之，是抱薪救火，危亡立至矣。"

7.《本草经疏》："干姜，辛可散邪理结，温可除寒通气，故主胸满咳逆上气，温中，出汗，逐风湿痹，下痢因于寒冷，止腹痛。其言止血者，盖血虚则发热，热则血妄行，干姜炒黑能引诸补血药入阴分，血得补则阴生而热退，血不妄行矣。治肠澼亦其义也。"

8.《药品化义》："干姜干久，体质收束，气则走泄，味则含蓄，比生姜辛热过之，所以止而不行，专散里寒。如腹痛身凉作泻，完谷不化，配以甘草，取辛甘合化为阳之义。入五积散，助散标寒，治小腹冷痛；入理中汤定寒霍乱，止大便溏泻；助附子以通经寒，大有回阳之力；君参、术以温中气，更有反本之功。生姜主散，干姜主守，一物大相迥别。"

9.《本草经百种录》："凡味厚之药主守，气厚之药主散。干姜气味俱厚，故散而能守。夫散不全散、守不全守，则旋转于筋络脏腑之间，驱寒除湿，和血通气，所必然矣。"

10.《长沙药解》："血藏于肝而源于脾，（干姜）调肝畅脾，暖血温经。凡女子经行腹痛，陷漏紫黑，失妊伤胎，久不产育者，皆缘肝脾之阳虚，血海之寒凝也，悉宜干姜，补温气而暖血海。"

11.《本草求真》："干姜，大热无毒，守而不走，凡胃中虚冷，元阳欲绝，合以附子同投，则能回阳立效，故书有附子无姜不热之句，仲景四逆、白通、姜附汤皆用之。故凡因寒内入而见脏腑痼蔽，关节不通，经络阻塞，冷痹寒痢，反胃膈绝者，无不藉此以为拯救除寒。"

0133 干漆 gān qī（《本经》）

【异名】 漆渣（《药笼小品》），续命筒、黑漆（《中国药学大辞典》），漆底、漆脚（《中药材手册》）。

【基原】 为漆树科漆树属植物漆树*Toxicodendron vernicifluum*(Stokes) F. A. Barkl. [*Rhus verniciflua* Stokes]树脂经加工后的干燥品。

【原植物】 参见"生漆"条。

【采收加工】 割伤漆树树皮，收集自行流出的树脂为生漆，干固后凝成的团块即为干漆。但商品多收集漆缸壁或底部黏着的干渣，经煅制后入药。

【药材】 干漆 *Toxicodendri Resina*　产于福建、江西、安徽、四川、云南、陕西、甘肃等地。

性状　本品呈不规则块状，黑褐色或棕褐色，表面粗糙，有蜂窝状细小孔洞或呈颗粒状，有光泽。质坚硬，不易折断，断面不平坦，具特殊臭气。遇火燃烧，产生黑烟并发出强烈漆臭。

鉴别　取本品粉末 1 g，加乙醇 10 ml，置热水浴中加热 5 分钟，放冷，滤过。取滤液 1 ml，加三氯化铁试液 1～2 滴，显墨绿色（检查酚类）。

【成分】 干漆是生漆中的漆酚在虫漆酶的作用下，在空气中氧化生成的黑色树脂状物质。

【药理】 1. 解痉作用　干漆醇提取物对离体平滑肌（如大肠、小肠、支气管、子宫等）具有拮抗组胺、5-羟色胺、乙酰胆碱的作用，与抗组胺药 Antazoline、抗 5-羟色胺药麦角酸二乙胺和抗胆碱药阿托品的性质相似，但强度较弱。

2. 对心血管的作用　在小剂量时，使蛙、兔心脏收缩增强，搏动增快，舒张充分，搏出量增加，即强心作用，同时血管收缩，血压升高，瞳孔散大，有拟肾上腺素作用；而大剂量则抑制心脏，血压下降，瞳孔缩小，麻痹中枢神经系统。

3. 促凝血作用　干漆炭对实验动物能缩短出血和凝血时间，

起促血凝(止血)作用。

【炮制】 干漆炭　取原药材,除去杂质,砸成小块,洗净,晒干,置煅锅内,上盖一个口径较小的锅,两锅接口处用盐泥封固,上压重物,盖锅底贴一白纸条或放几粒大米。用文武火煅至白纸或大米呈老黄色为度。离火,待凉透后取出,剁成小块。或取净干漆小块,置锅内,用中火炒至烟尽为度,喷淋清水少许,灭尽火星,取出放凉。干漆生品有毒,煅制或炒制后可降低其毒性或刺激性。

饮片性状　干漆炭为不规则的块状,表面黑褐色或棕褐色,粗糙,颗粒状或蜂窝状,有光泽。质坚硬,不易折断,断面不平坦。微有漆臭。

贮干燥容器内,置通风干燥处。散热防复燃。

【药性】 辛,温,小毒。归肝、脾经。

1.《本经》:"味辛,温。无毒。"

2.《别录》:"有毒。"

3.《药性论》:"味辛、咸。"

4.《珍珠囊补遗药性赋》:"味辛,平。降也。阳中之阴也。"

5.《雷公炮制药性解》:"入胃、大小肠三经。"

6.《本草求真》:"入肝、脾。"

7.《药性集要》:"辛咸兼苦味。"

【功用主治】 破瘀,消积,杀虫。主治妇女瘀血经闭,癥瘕,虫积。

1.《本经》:"主绝伤,补中,续筋骨,填髓脑,安五脏,五缓六急,风寒湿痹。"

2.《别录》:"疗咳嗽,消瘀血痞结腰痛,女子疝瘕,利小肠,去蛔虫。"

3.《药性论》:"能杀三虫,主女人经脉不通。"

4.《日华子》:"治传尸劳,除风。"

5.《本草原始》:"妇人产后血运,多用干漆火烧熏鼻。"

【用法用量】 内服:入丸、散,2～4.5 g。外用:烧烟熏。

【宜忌】 内服宜炒或煅后用。孕妇及体虚无瘀滞者禁服。

1.《本草经集注》:"畏鸡子,又忌油脂。"

2.《日华子》:"入药须捣碎炒熟,不尔,损人肠胃。或毒发饮铁浆,并黄栌汁,及甘豆汤,吃蟹,并可制。"

3.《经验方》:"怕漆人不可服。"(引自《政类本草》)

4.《纲目》:"凡人畏漆者,嚼蜀椒涂口鼻可免。生漆疮者,紫苏汤、杉木汤、漆姑草汤、蟹汤浴之,皆良。"

5.《本草从新》:"虚人及惯生大疮者戒之。"

6.《得配本草》:"血枯经闭者,投之立毙。"

7.《本草求真》:"无积血者切忌,以其伤营血,损胃气耳。"

8.《本草求原》:"胃虚人忌之。"

【选方】 1. 治妇人脐下结物,大如杯升,月经不通,发作往来,下痢羸瘦,此为气瘕　末干漆一斤,生地黄三十斤(捣绞取汁)。火煎干漆,令可丸,食后服,如梧子大三丸,日三服。(《肘后方》)

2. 治产后恶露不下尽,腹内痛　干漆一两(捣碎,炒令烟尽),没药一两。上件药捣细罗为散,每服食前以热酒调下一钱。(《圣惠方》)

3. 治九种心痛,及腹胁积聚滞气　干漆(炒烟出)二两。上一味,捣罗为末,醋面糊丸,如梧桐子大。每服五丸至七丸,热酒下,醋汤亦得下,不拘时候。(《圣济总录》干漆丸)

4. 治小儿蛔虫咬心痛　干漆一两,捣碎,炒令烟出。捣细罗为散,每服以新汲水一合,生油一橡斗子,空心调下一字,不过三服,当取下虫。(《圣惠方》)

5. 治喉痹欲绝,不可针药者　干漆烧烟,以筒吸之。(《圣济总录》)

【各家论述】 1.《纲目》:"(干)漆,性毒而杀虫,降而行血。所主诸证虽繁,其功只在二者而已。"

2.《本草经疏》:"干漆,能杀虫消散,逐肠胃一切有形之积滞,肠胃既清,则五脏自安,痿缓痹结自调矣。又损伤一证,专从血论,盖血者有形者也,形质受病,惟辛温散结而兼咸味者,可入血分而消之,瘀血消则绝伤自和,筋骨自续,而髓脑自足矣。其中痞结腰痛,女子疝瘕者,亦指下焦血分受寒,血凝所致。利小肠者,取其通行经脉之功耳。至于疗咳嗽,虽非正治,然亦有瘀血停积,发为骨蒸劳瘵,以致咳嗽者,得其消散瘀血之力,则骨蒸退而咳嗽亦除也。"

3.《本经逢原》:"干漆灰,性善下降而破血,故消肿杀虫通月闭,皆取去恶血之用,而《本经》治绝伤补中,是取其破宿生新之力也。""元素云,削年深坚结之积滞,破日久凝结之瘀血,斯言尽干漆之用矣。无积血者切忌,以大伤营血,损胃气,故胃虚人服之,往往作呕,此与《本经》之义似乎相背,而实不相违。产后血晕,以旧漆器烧烟熏之即醒,盖亦取下血之义,而破经络中血滞。"

0134 干冬菜 gān dōng cài (《纲目拾遗》)

【异名】 霉干菜(《纲目拾遗》),陈干菜(《本草再新》)。

【基原】 为十字花科芸薹属植物青菜的茎叶,经盐腌蒸晒而成。

【原植物】 参见"菘菜"条。

【药性】《本草再新》:"味苦咸,性平,无毒。入肺、肾二经。"

【功用主治】 滋阴,开胃,化痰,利隔。主治肺热痰嗽,喉痛,失音。

1.《纲目拾遗》:"开胃下气,益血生津,补虚劳,已痰嗽。年久者,泡汤饮,治声音不出。和酒捣烂,涂汤火伤。"

2.《本草再新》:"治肺火咳嗽,化痰理气,治喉疼失音,益阴滋水。"

【选方】 治白火丹,此症形如水胀,肢体具肿,皮肤色白,饱胀不食,畏见灯火　冬菜(勿落水,愈陈愈妙),煎汤洗浴,并煎服之。(《纲目拾遗》)

0135 干地黄 gān dì huáng (《本经》)

【异名】 生地黄(《本草图经》),原生地(《本草正义》),干生地(《中药志》)。

【基原】 为玄参科地黄属植物地黄的块根。

【原植物】 参见"鲜地黄"条。

【采收加工】 10～11月采挖鲜地黄后随即用无烟火烘炕,注意控制火力,要先大后小,炕时每日要翻动1～2次,当块根变软、外皮变硬、里面变黑即可取出,堆放1～2日,使其回潮后,再炕至干即成。

【药材】 干地黄 *Rehmanniae Radix*　主产河南,以温县、博爱、孟县等地产量大,质亦佳。

性状　块根呈不规则团块状或长圆形,中间膨大,两端稍细,有的细小,长条状,稍扁而扭曲,长6～12 cm,直径3～6 cm。表面灰黑色或棕灰色,极皱缩,具不规则的横曲纹。体重,质较软而韧,断面灰黑色、棕黑色或乌黑色,微有光泽,具黏性。气微,味微甜。

鉴别　(1) 粉末特征:深棕色。木栓细胞淡棕色,断面观类长方形,排列整齐。薄壁细胞类圆形,内含类圆形细胞核。分泌细胞形状与一般薄壁细胞相似,内含橙黄色或橙红色油滴状物。具缘纹孔及网纹导管直径约至92 μm。

(2) 薄层色谱:取本品粉末2 g,加甲醇20 ml,加热回流1小时,放冷,滤过,滤液回收甲醇至5 ml作供试品溶液。另取梓醇对照品,加甲醇制成每1 ml含0.5 mg的溶液,作对照品溶液。分别点样于同一硅胶薄层板上,用氯仿-甲醇-水(14∶6∶1)为展开剂,展开,取出,晾干,喷以茴香醛试液,于105 ℃加热至斑点显色清晰。供试品色谱中,在与对照品色谱的相应位置上,显相同颜色的色斑。

品质标志　《中华人民共和国药典》2010年版规定:本品水溶

性浸出物(冷浸法)不得少于65.0%。

【成分】 干地黄含环烯醚萜及其苷类：益母草苷(leonuride)即是筋骨草醇(ajugol),桃叶珊瑚苷(aucubin),梓醇(catalpol),地黄苷(rehmannioside)A、B、C、D,美利妥双苷(melittoside),地黄素(rehmaglutin)A、B、C、D,洋丁香酚苷(acteoside),异洋丁香酚苷(isoacteoside),美利妥单苷(monometittoside),地黄氯化臭蚁醛苷(glutinoside),都桷子苷(geniposide),筋骨草苷(ajugoside),6-*O*-*E*-阿魏酰筋骨草醇(6-*O*-*E*-feruloyl ajugol),焦地黄素(jioglutin)D、E,焦地黄内酯(jioglutolide),6, 8-二羟基草苁蓉内酯(6, 8-dihydroxyboschnialactone),梓醇苷元(cataepolgenin),梓醇苷元-*α*-*L*-呋喃阿拉伯糖苷(catalpolgenin-*α*-*L*-arabinofuranoside) 即焦地黄苷(jioglutoside) A,格拉多苷(grardoside),米欧波罗苷元(mioporosidegenin)等;紫罗兰酮苷：地黄紫罗兰苷(rehmaionoside)A、B、C;单萜苷：地黄苦苷(rehmapicroside);苯乙醇糖苷：洋地黄叶苷(purpureaside) C,焦地黄苯乙醇苷(jionoside) A_1、B_1;苯丙醇糖苷：海胆苷(echinacoside),肉苁蓉苷(cistanoside)A、F。另含脑苷脂 B_1-b(cerebroside B_1-b),焦胡萝卜苷(jiocarotenside)A_1、A_2和6-*O*-断-羟野菰基筋骨草醇(6-*O*-*sec*-hydroxyaeginetoyl ajugol);脂肪酸：桂皮酸(cinnamic acid),3-甲氧基-4-羟基苯甲酸(3-methoxy-4-hydroxybenzoic acid),月桂酸(lauric acid),肉豆蔻酸(myristic acid),十五碳酸(pentadecanoic acid),棕榈油酸(palmitoleic acid),棕榈酸(palmitic acid),十七碳酸(margaric acid),亚油酸(linoleic acid),硬脂酸(stearic acid),十九碳酸(nonadecanoic acid),花生酸(arachidic acid),二十一碳酸(heneicosanoic acid),山嵛酸(behenic acid)。还含1-(4-甲基-2-呋喃基)-2-(5-甲基-5-乙烯基-2-四氢呋喃基)-1-丙酮〔1-(4-methyl-2-furanyl)-2-(5-methyl-5-ethenyl-2-tetrahydrofuranyl)-propan-1-one〕, 4-(1*β*, 2*α*, 5*α*-三羟基-2*β*, 6, 6-三甲基环己基)-3-丁烯-2-酮〔4-(1*β*, 2*α*, 5*α*-trihydroxy-2*β*, 6, 6-trimethylcyclohexanyl)-3-buten-2-one〕, 5-(1*β*, 2*α*-二羟基-2*β*-甲基-2-*O*-*β*-*D*-吡喃异鼠李糖基-6*β*-羟甲基)环己基-3-甲基-2, 4-戊二烯酸〔5-(1*β*, 2*α*-dihydroxy-2*β*-methyl-2-*O*-*β*-*D*- quinovopyranosyl-6*β*-hydroxymethyl) cyclohexanyl-3-methyl-2, 4-pentadienoic acid〕, 1-(4-甲基-2-呋喃基)-2-(5-甲基-5-乙烯基-2-四羟呋喃基)-1-丙酮〔1-(4-methyl-2-furanyl)-2-(5-methyl-5-ethenyl-2-tetrahydro furanyl)-propan-1-one〕, 5-(羟甲基)-2-呋喃甲醛(5-HMF)〔5-(hydroxymethyl)-2-furancarboxaldehyde(5-HMF)〕。根茎含5-羟甲基-糠醇(5-hydroxymethyl-furfurol),紫花洋地黄叶苷(purpureaside),地黄属苷(rehmannan) Fs-Ⅰ、Fs-Ⅱ、SA、SB,多糖b,(−)-左旋-表儿茶素〔(−)-epicatechin〕。

【药理】 1. 对免疫功能的影响　干地黄水提取物使小鼠外周血液T淋巴细胞显著增加,干地黄醇提取物明显促进抗绵羊红细胞(SRBC)抗体生成,减少外周血液T淋巴细胞。地黄对HCSS作用下的小鼠腹腔MΦFc·C3b受体具有保护作用。

2. 抑瘤作用　从干地黄中提取分离的地黄多糖b(RPS-b)腹腔注射或灌胃给药可抑制小鼠肉瘤 S_{180} 的生长,腹腔注射对小鼠Lewis肺癌、黑色素瘤 B_{16} 和肝癌 H_{22} 亦有效,最适有效剂量在20 mg/kg。

3. 抗炎作用　用地黄煎剂灌胃对大鼠甲醛性关节炎和蛋清性关节炎均有明显的对抗作用,并能抑制松节油皮下注射引起的肉芽肿和组胺引起的毛细血管通透性的增加,而地黄的醇及醚提取液无抗炎作用。

4. 降血糖作用　地黄具有明显的降糖作用,特别对糖尿病小鼠,降糖率更明显。地黄中苯乙醇糖苷能抑制酶活性,醛糖还原酶(AR)抑制剂能用于治疗糖尿病综合征。

5. 对心血管系统的影响　1%地黄醇浸膏对离体蛙心呈明显的强心作用,对衰竭的心脏更为显著,高浓度时则抑制心脏。

6. 对骨髓造血系统的影响　腹腔注射地黄多糖每日20 mg/kg连续5～7日,可明显提高小鼠骨髓粒单系祖细胞集落形成单位产率。地黄多糖对环磷酰胺作用后小鼠骨髓粒系祖细胞有促进其恢复作用,并对放射损伤有一定的保护和促进恢复作用。

7. 抗真菌作用　地黄水浸液有试管内对须疮癣菌、石膏样癣菌、羊毛状小芽胞癣菌等多种真菌的生长有抑制作用。

8. 保护胃黏膜作用　干地黄煎剂能显著抑制胃黏膜损伤,胃饲干地黄提取物也能防止胃黏膜损伤,其损伤抑制率与干地黄煎剂非常接近(74.4%)。

9. 其他作用　口服地黄水煎浸膏剂、醇浸剂或腹腔注射10 g/kg均能对戊巴比妥钠的催眠效应产生协同作用;地黄煎剂或醇浸剂20 g/kg腹腔注射,对小鼠减压缺氧有明显的保护作用。地黄水浸液给雄幼大鼠每日灌服用量按体重相当于人的10倍,连续4星期,可降低血中睾酮含量。地黄可增强小鼠血中谷胱甘肽过氧化物酶活性,抑制脂质过氧化作用。

毒性　地黄水煎浸膏剂和醇浸剂给小鼠灌胃,每日60 g/kg,连续3日,观察1星期,未见动物死亡及不良反应。大鼠每日灌服1次地黄水煎剂或醇浸剂18 g/kg,观察15日,未发现动物行为、体重、血中非蛋白氮、丙氨酸氨基转移酶值有明显的改变;肝、肾组织也未见明显的病变。

【炮制】 1. 干地黄　取原药材,除去杂质、残茎,洗净,大小分开,闷润,切厚片,干燥,筛去灰屑。

2. 炒地黄　取干地黄片置锅内,用文火炒至表面微焦,取出放凉。

3. 生地黄炭　取干地黄片,置锅内,用武火炒至发泡鼓起,表面焦黑色,内部焦褐色,喷淋清水少许,再炒至水气逸尽,置适宜容器内,密盖,灭尽火星,取出,晾干凉透。生地黄炭用于凉血止血。

饮片性状　干地黄为不规则类圆形厚片,断面特征参见"药材"。炒地黄形如干地黄片,质微焦。生地黄炭形如干地黄片,表面焦黑色,体轻质松鼓胀,外皮焦脆,心部呈棕黑色并具有蜂窝状裂隙,有焦苦味。

贮干燥容器内,置阴凉干燥处。

【药性】 甘、苦,微寒。归心、肝、肾经。

1.《本经》:"味甘,寒。"

2.《别录》:"苦,无毒。"

3.《本草拾遗》:"平。"

4. 李东垣:"入手、足少阴,手、足厥阴。"(引自《汤液本草》)

5.《汤液本草》:"入手太阳经、少阴经之剂。"

6.《雷公炮制药性解》:"入心、肝、脾、肺四经。"

【功用主治】 清血热,益阴血,通血脉。主治温病发热,黄疸,血热所致的吐血、衄血、崩漏、尿血、便血,消渴,骨蒸劳热,经闭,产后腹痛,痹痿,跌打损伤。

1.《本经》:"主折跌绝筋、伤中,逐血痹,填骨髓,长肌肉。作汤除寒热积聚,除痹。""久服轻身不老。"

2.《别录》:"主男子五劳七伤,女子伤中,胞漏下血,破恶血,溺血,利大小肠,去胃中宿食,补五脏内伤不足,通血脉,益气力,利耳目。"

3.《药性论》:"补虚损,温中下气,通血脉。久服变白延年。治产后腹痛,主吐血不止。"

4.《日华子》:"助心胆气,安魂定魄。治惊悸劳劣,心肺损,吐血,鼻衄,妇人崩中血晕,助筋骨,长志。"

5. 王好古:"主心病,掌中热痛,痹气痿蹷,嗜卧,足下热而痛。"(引自《纲目》)

6.《本草经疏》:"补肾家之要药,益阴血之上品。"

7.《本草从新》:"养阴退阳,凉血生血。治血虚发热,常觉饥馁,五心烦热,倦怠嗜卧,胸膈痞闷。调经安胎,利大小便。"

【用法用量】 内服：煎汤,10～15 g,大剂量可用至30 g;亦可熬膏、浸酒或入丸、散;或浸润后捣绞汁饮。外用:捣敷。

【宜忌】 脾虚泄泻、胃寒脘痞者慎服。

1.《本草经集注》:"恶贝母,畏芜荑。"

2.《品汇精要》:"忌萝卜、葱白、韭白、薤白。"

3.《医学入门》:"中寒有痞,易泄者禁。"

4.《得配本草》:"胃气虚寒,阳气衰少,胸脘痞闷,三者禁用。"

【选方】 1. 治阳明温病,无上焦证,数日不大便,当下之,若其人阴素虚,不可用承气者　元参一两,麦冬(连心)八钱,细生地八钱。水八杯,煎取三杯,口干则与饮令尽。不便,再作服。(《温病条辨》增液汤)

2. 治时疾壮热,头痛,鼻衄不止　生地黄汁、生藕汁、生姜汁、生蜜各二合,上药和匀,分作三服。每服微煎,食后、临卧服。(《圣济总录》生地黄饮)

3. 治急黄,热气骨蒸,两目赤脉　大黄一两半(末),生地黄(汁)八合,芒消一两,上合和。每服五合,一日二次。以利为度,不需二服。(《千金方》地黄汁汤)

4. 治鼻衄及膈上盛热　干地黄、龙脑、薄荷等分为末,冷水调下。(《孙兆方》)

5. 治虚热及血利　生地黄汁三升,上纳汁铜器中,于炭火上煎令如饴。服二合。(《经心录》生地黄煎)

6. 治血热尿血　生地二钱,黄芩(炒)五钱,阿胶(炒)、侧柏叶(炒)各一钱。上水煎,食前服。(《赤水玄珠》生地黄散)

7. 治漏胞,妊娠血下不止　干地黄(捣末)。以三指撮,酒送下,不过三服。(《千金方》地黄散)

8. 治消渴,口干舌燥　生地黄(细切)三斤,生姜(细切)半斤,生麦门冬(去心)二斤。上于石臼内捣烂,生布绞取自然汁,用银石器盛,慢火熬,稀稠得所,以瓷盒贮。每服一匙,用温汤化下,不拘时候。(《圣济总录》地黄煎)

9. 治虚弱骨蒸,四肢无力,渐渐羸瘦,心烦不得睡卧　生地黄汁一合,酸枣仁二两(水绞取汁二盏)。上药水煮同熬数沸,次下米三合煮粥,空腹食之。(《饮膳正要》生地黄粥)

10. 治骨蒸劳瘦,日晚寒热,咳嗽唾血　生地黄汁三合,粳米一合,好酥半两。以水一大盏,先煮米欲熟,加地黄汁,次下酥,候粥熟,温食之。(《圣惠方》地黄粥)

11. 治腰膝,补下元,壮筋骨　生地黄五斤,五加皮五两,牛膝(去苗)半斤,上各锉细,先以酒浸地黄一宿后,九蒸九晒,同为散。每服二钱匕,空心温酒下;粳米粥调亦得。(《圣济总录》地黄散)

12. 产后血虚烦热,引饮不止　生干地黄(焙)一两,熟干地黄(焙)四两,上为散。每服三钱匕,温酒调下,温粥饮调亦得,一日三次。(《圣济总录》地黄散)

13. 治室女经络寒凝,月水不通,心烦腹满,腰脚急痛;及产后血气不和,血块时攻心腹痛不可忍　生地黄八两,生姜五两,上各切,同炒干,为散。每服二钱匕,温酒调下。(《圣济总录》地黄散)

14. 治腕折,四肢骨碎及筋伤,蹉跌疼痛　生地黄不限多少熟捣,用醋熬令热,乘热摊于所伤处,以帛系之,每日一换。(《圣惠方》地黄敷方)

15. 治口舌疮肿　生地黄、蓝青叶各等分,上入蜜杵细。每服半两,井水煎,食后服。(《仁斋直指》生地黄膏)

【临床报道】 1. 治疗出血性中风　在调整血压,控制脑水肿和降低颅内压、止血、防治并发症等常规疗法的基础上,治疗组50例在入院24小时内经口服或鼻饲灌服大黄生地汤浓缩液200 ml(内含大黄35 g,生地黄50 g)。口服3～16小时,平均13小时。对照组(49例)不用。结果:治疗组痊愈8例,显效17例,有效16例,无效6例,死亡3例,总有效率62%;对照组痊愈5例,显效10例,有效11例,无效16例,死亡7例,总有效率为53.05%。两组比较有显著性差异。

2. 治疗风湿性、类风湿关节炎　成人每日取地黄90 g切碎,加水600～800 ml,煮沸约1小时,取滤液300 ml,1次或2次分服;儿童为成人量的1/3～1/2。每隔3日,连服3日,约经1个月治疗后将服药间隔延长,至每隔7～10日再连服3日。共治疗风湿性关节炎12例,经12～50日治疗后9例痊愈,3例显著进步,其中7例服药后12～18日治愈。经3～6个月观察,复发1例,再治疗仍有效。治疗类风湿关节炎11例,有效10例,其中显著进步9例,进步1例。随访1年至1年2个月,7例显著进步者,有1例复发。另2例中,5个月后复发者1例,1例服药仅24日显著进步,但50日后复发,继续治疗仍有效,可能与疗程短有关。

3. 治疗脊柱肥大症　用生地注射液注射于肥大椎体左右两侧之华佗夹脊穴,取穴多少可根据脊柱肥大情况而定,一般每次取2～4个穴,快速进针,得气后注药。每穴注射1～2 ml,每日或间日1次,10次为1个疗程,两个疗程间休息3～5日。共观察83例,并与威灵仙注射液组100例进行对照。结果止痛有效率生地组为83%,威灵仙组为87%,经统计学处理无显著差异($P>0.05$)。

4. 治疗急性眼部外伤　用生地黄50 g,高压气蒸15分钟后,捣汁,加蜂蜜10 g,外敷伤处,上午2次,下午2次,每次15分钟,晚上睡眠时外敷30分钟,连续3～5日。共治疗34例。治愈17例(50%),好转16例(47.1%),无效1例(2.9%),总有效率为97.1%。

【各家论述】 1.《本草拾遗》:"本草云干地黄,《本经》不言生干及蒸干,方家所用二物各别,蒸干即温补,生干则平宣,当依此用之。"

2. 张洁古:"地黄生则大寒而凉血,血热者须用之。熟则微温而补肾,血衰者须用之。又脐下痛属肾经,非熟地黄不能除,乃通肾之药也。"(引自《纲目》)

3. 李东垣:"生地黄治手足心热及心热,入手足少阴,手足厥阴,能益肾水而治血,脉洪实者宜此。若脉虚则宜熟地黄。"(引自《汤液本草》)

4.《汤液本草》:"生地黄,手少阴,又为手太阳之剂,故钱氏泻丙与木通同用以导赤也。诸经之血热,与他药相随,亦能治之,溺血、便血亦治之。"

5.《纲目》:"《本经》所谓干地黄者,乃阴干、日干、火干者,故又云生者尤良。《别录》复云生地黄者,乃新掘鲜者,故其性大寒。其熟地黄,乃后人复蒸晒者,诸家《本草》皆指干地黄为熟地黄,虽主治证同,而凉血补血之功稍异。"

6.《得配本草》:"得元参定精意,得竹茹息惊气,麦冬为佐,复脉内之阴,当归为佐,和少阳之血;配地龙治鼻衄交流,佐天门冬引肺气入生津之处,使羚羊角起阴气,固封蛰之本,使通草导小肠郁热,调鸡子白治胎动,调蜜酒治热传心肺;君茯苓除湿热伤脾,和车前汁治血淋。"

7.《本草求原》:"干地黄乃补宣并行,为因虚得实之良药。古方黄芩汤治心劳实热,小甘露饮治脾劳寒热,地黄汤治肾劳实热,麦冬汤治脉实极为病咸用之。夫既曰虚劳而又曰实者何也?《经》曰精气夺则虚,邪气盛则实,因精虚以致邪实而益致精虚,故宜此宣邪以补虚,而后乃用纯补,方有次序。"

8.《本经疏证》:"地黄之用在其脂液,能荣养筋骸血络,干者枯者,能使之润泽矣。进乎此,则因干枯而断者,得润泽而仍能续。故地黄之用不在通而在能养,盖经脉筋络干则收引,润则弛长,是养之所以续之。《本经》疗跌折绝筋,仲景治脉结代,胥是意也。"

9.《本草正义》:"(地黄)作汤以除寒热积聚,除痹,则言其入煎剂尤为流动活泼,所以积聚痹着皆除。此以补养为磨积之计,乃正气旺而病自退,非谓地黄滋补之药,竟能消积通痹也。盖气血不充,津液不布,则仍似此坚顽固结之病,必无可愈之理,所以积聚癥瘕痞积等证,均宜且补且行,斟酌进退,缓以图之,自可徐收效果。若仅读张子和书,止知攻破为长,不顾正气,日事峻削,甚至愈攻愈坚,纠结不解,以速其危者,其亦有昧于此而少知自反乎。"

0136 **干饧糟** gān xíng zāo 《纲目》

【异名】 干糖糟(《摘玄方》)

【基原】 为制饴糖后所余之渣滓,经晒干而成。

【成分】 全草含生物碱:亨脱灵碱(henderine),紫堇醇灵碱(corynoline),普托品(protopine),别隐品碱(β-allocryptopine)。

【药性】 《纲目》:"甘,温,无毒。"

【功用主治】 《纲目》:"治反胃吐食,暖脾胃,化饮食,益气缓中。"

【选方】 治反胃呕吐不止,利胸膈,养脾胃,进饮食 干饧糟六两,生姜四两。二味同捣作饼,或焙或晒,入炙甘草(末)二两,盐少许,点汤服之。(《澹寮方》甘露汤)

【各家论述】 《纲目》:"饧以糵成,暖而消导,故其糟能化滞缓中,养脾止吐也。"

0137 **干岩矸** gān yán qiān (南川《常用中草药手册》)

【异名】 岩黄连、毛紫堇、毛黄连、遍山白(《湖北中草药志》),干岩堇(《新华本草纲要》)。

【基原】 为罂粟科紫堇属植物毛黄堇的全草。

【原植物】 毛黄堇 *Corydalis tomentella* Franch.

多年生草本,全体密被白色毛茸。主根肉质,圆锥形,灰黄色。茎1~3,直立或倾斜。叶基生,具长柄;叶片轮廓狭三角形,二回羽状复叶,一回裂片11~13枚,具短柄;二回裂片9~11枚;末回裂片宽倒卵形,先端钝圆或再2~3深裂。总状花序顶生,疏生花10余朵;苞片短小,卵状披针形;花冠金黄色,无毛,外轮上瓣先端具浅凹,距圆筒形,长约占全瓣长的2/3,末端略下弯。蒴果条形,全体被毛,花柱宿存。花期夏季。

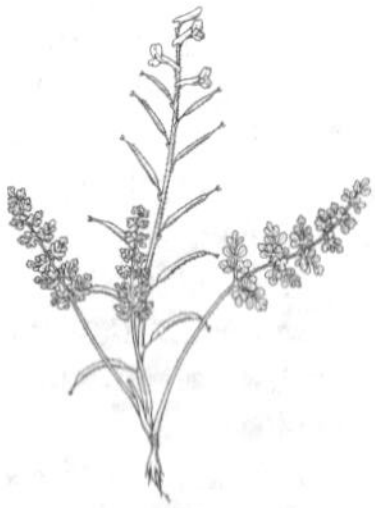

毛 黄 堇

生于海拔600~1 200 m的悬崖陡壁少见雨水处。分布于湖北、四川。

【采收加工】 5~8月采集,晒干。

【药性】 苦,凉。

1.《湖北中草药志》:"苦,凉。"

2.《四川中药志》1982年版:"辛、苦,凉。"

【功用主治】 清热解毒,凉血止血,活血止痛。主治流行性感冒,咽喉肿痛,目赤疼痛,咳血,吐血,胃热脘痛,湿热泻痢,痈肿疮毒,跌打肿痛。

1.《湖北中草药志》:"清热解毒,止泻。用于急性结膜炎,咽喉肿痛,牙龈肿痛,腹泻,外伤,疮毒等症。"

2.《四川中药志》1982年版:"活血止痛,凉血止血,止咳。用于跌仆损伤,瘀肿疼痛,胃痛,血热妄行,吐血,咯血,湿热泻痢,肺热咳嗽。"

【用法用量】 内服:煎汤,3~9 g;或泡茶饮;研末,1.5 g,每日3次。

【附方】 1. 治咽喉肿痛,牙龈肿痛 岩黄连3~6 g。泡水当茶饮。(《湖北中草药志》)

2. 治火热亢盛,吐血,咯血 毛黄堇9 g,黄芩9 g,蒲黄(炒)9 g,丹皮6 g。水煎服。

3. 治胃热疼痛,湿热泄痢,肝郁胁痛 毛黄堇4.5 g。研细末。每次服1.5 g,每日3次。

4. 治跌打损伤,瘀肿疼痛 毛黄堇6 g,红牛膝9 g,川芎9 g,白芷9 g。浸酒服。(2~4方出自《四川中药志》1982年版)

0138 **干檀香** gān tán xiāng 《昆明民间常用草药》

【异名】 小青皮、小青香、小仙人掌、香疙瘩(《昆明民间常用草药》),干香树、山苏木(《云南思茅中草药选》),土檀香(《广西药用植物名录》)。

【基原】 为檀香科沙针属植物沙针或其变种豆瓣香树的全株。

【原植物】 1. 沙针 *Osyris wightiana* Wall. ex Wight

灌木或小乔木,高2~5 m。枝细长,嫩时呈三棱形。叶片薄革质,灰绿色,椭圆状披针形或椭圆状倒卵形,长2.5~6 cm,宽0.6~2 cm,先端尖,有短尖头,基部渐狭,下延而成短柄。花小;雄花2~4朵集成小聚伞花序,裂片3,花盘肉质,弯缺,雄蕊3,不育子房呈微小的突起;雌花单生,偶4或3朵聚生,苞片2枚,花梗顶部膨大,花盘、雄蕊如同雄花,但雄蕊不育;两性花外形似雌花,但具发育的雄蕊,胚珠通常3枚,柱头3裂。核果近球形,先端有圆形花盘残痕,成熟时橙黄色至红色,干后浅黑色,直径8~10 mm。花期4~5月,果期10月。

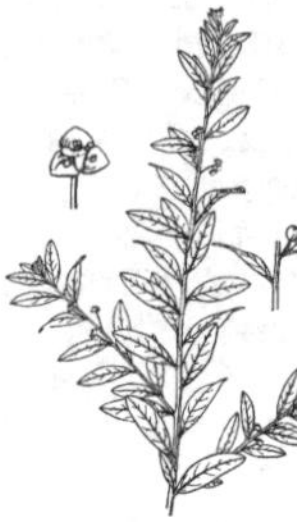

沙 针

生于山坡灌丛中或石崖边。分布于广西、四川、云南、西藏等地。

本植物的叶(干檀香叶)、根或根皮(干檀香根)亦供药用,另设专条。

2. 豆瓣香树 *O. wightiana* Wall. ex Wight var. *rotundifolia* (Tam) Tam

本变种的叶厚革质,近圆形至阔倒卵形,长12~15 mm,宽9~10 mm,先端钝或近圆形,基部钝,两面粗糙,密布明显腺体;叶柄长1~2 mm或近无柄;果直径4.5 mm。

生于多石的向阳山坡。分布于四川西南部。

【采收加工】 全年均可采收,晒干。

【药性】 《云南中草药》:"辛、苦,平。"

【功用主治】 《云南中草药》:"疏风解表,清热解毒,调和气血。主治咳嗽,感冒,胃痛,心腹痛,胎动不安,月经不调,痛经。"

【用法用量】 内服:煎汤,9~15 g。

【选方】 治感冒,咳嗽 干檀香全株9~15 g。煎水服。(《云南思茅中草药选》)

0139 **干檀香叶** gān tán xiāng yè 《昆明民间常用草药》

【基原】 为檀香科沙针属植物沙针叶。

【原植物】 参见"干檀香"条。

【采收加工】 5~10月采叶,晒干。

【成分】 叶含鞣质。

【药性】 《广西本草选编》:"味涩、微苦,性凉。"

【功用主治】 清热解毒,消肿止痛。主治痈疮,疥癣,刀伤,骨折。

1.《广西本草选编》:"清热解毒,消肿止痛。主治痈疮红肿,疥癣,刀伤,骨折。"

2.《全国中草药汇编》:"消炎,解毒,止血,接骨。主治外伤出血,骨折,疥,疖,痈。"

【用法用量】 外用:鲜品捣敷;研末撒或煎水洗。

0140 **干檀香根** gān tán xiāng gēn 《昆明民间常用草药》

【基原】 为檀香科沙针属植物沙针的根或根皮。

【原植物】 参见“干檀香”条。

【采收加工】 9～12月挖根，或剥取根皮，晒干。

【药性】《全国中草药汇编》：“辛，微苦，凉。”

【功用主治】 祛风，除湿，活血。主治风湿痹痛，月经不调。

1.《广西本草选编》：“治阴虚咳嗽。”

2.《云南中药志》：“治风湿痹痛，全身酸痛，月经不调。”

【用法用量】 内服：煎汤，6～15 g。

【选方】 风湿骨痛，全身酸痛　干檀香根皮 20 g。放白酒引，煎水内服。(《拉祜族常用药》)

0141 工布乌头 gōng bù wū tóu (《新华本草纲要》)

【异名】 雪山一支蒿(《西藏常用中草药》)。

【基原】 为毛茛科乌头属植物工布乌头的块根。

【原植物】 工布乌头 *Aconitum kongboense* Lauener[*A. tsangpoense* Lauener]

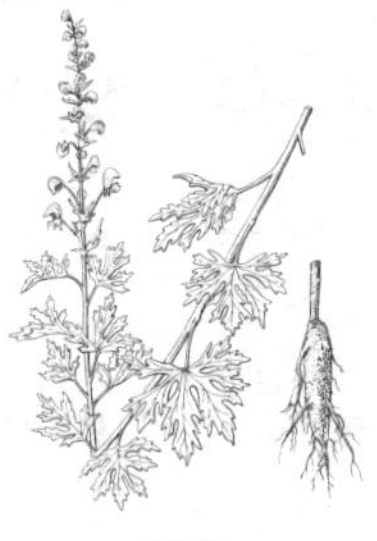

工布乌头

多年生草本，高达 180 cm。块根近圆柱形，长 8 cm，直径1.5 cm。茎直立，上部密被反曲的短柔毛。叶互生；最下部叶柄与叶片等长，上部叶柄比叶片短甚多；叶片心状卵形，略呈五角形，长和宽均可达 15 cm，3 全裂，中央全裂片菱形，全裂片近羽状深裂，深裂片线状披针形或披针形，侧全裂片斜扇形。总状花序长达 60 cm，有多数花，与分枝上的花序形成圆锥花序；下部苞片叶状，上部苞片披针形；小苞片生花梗中部或中部以上；花两性，两侧对称；萼片 5，花瓣状，上萼片盔形或船状盔形，具短爪，下缘凹，外缘稍斜，喙三角形，白色略带紫色或淡紫色，外面被短柔毛；花瓣 2，向后反曲，疏被短毛；雄蕊多数，花丝全缘，无毛；种子多数。花期 7～8 月，果期8～9 月。

生于海拔 3 000～5 600 m 的山坡草地或灌丛中。分布于四川、西藏。

【采收加工】 9～10 月挖根，切片，晒干。

【成分】 块根含生物碱：黄草乌碱甲(vilmorrianine A) 0.45%，工布乌头碱(kongboenine)，展花乌头碱(chasmaconitine)，塔拉胺(talatisamine)，焦展花乌头碱(pyrochasmaconitine)，焦粗茎乌头碱甲(pyrocrassicauline A)，14-苯甲酰塔拉胺(14-benzoyltalatisamine)，瓜叶乌头甲素(guayewuanine A)，股乌头碱(indaconitine)，乌头碱(aconitine)。

【炮制】 取原药材，用凉水浸泡，每日换水 2～3 次，泡至口尝无麻辣感，取出，再用甘草、黑豆煎汤共煮，至内无白心为度，取出晒干。

【药性】《西藏常用中草药》：“性温，味苦麻，有大毒。”

【功用主治】 祛风，除湿，止痛。主治风湿关节疼痛，跌打损伤，毒虫咬伤。

《西藏常用中草药》：“消炎止痛，祛风除湿。”

【用法用量】 内服：研末，0.03～0.06 g。外用：泡酒搽。

【宜忌】 未经炮制，不宜内服。内服不能过量。体弱孕妇忌服。

【选方】 1. 治跌打损伤，风湿骨痛，牙痛　雪山一支蒿0.06 g(如米粒大)。吞服。

2. 治跌打损伤，毒蛇、毒虫咬伤　雪山一支蒿 15 g，泡酒 500 g。泡 10 日后外搽。(1、2 方出自《西藏常用中草药》)

0142 土瓜 tǔ guā (《滇南本草》)

【异名】 土蛋(《遵义府志》)，滇土瓜(《植物名实图考》)，山土瓜(《中药形性经验鉴别法》)，红土瓜(《滇南本草》整理本)，山红苕、地瓜(《贵州中草药名录》)。

【基原】 为旋花科鱼黄草属植物山土瓜的块根。

【原植物】 山土瓜 *Merremia hungaiensis*(Lingelsh. et Borza) R. C. Fang[*Ipomoea hungaiensis* Lingelsh. et Borza]　又名：野地瓜藤(贵州)。

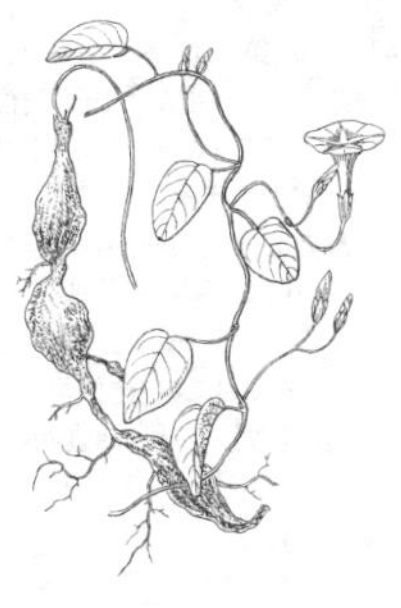

山土瓜

多年生缠绕草本，长达 1 m 左右。块根大，球形、卵圆形、椭圆形不等，单个或 2～3 个成串，表皮红褐色、暗褐色或肉白色，有乳状黏液。茎细长，圆柱形，有细棱，大多旋扭。单叶互生；叶柄长 0.8～3.5 cm，被短柔毛；叶片椭圆形、卵形或长圆形，长 2.5～11.5 cm，宽 1.5～5 cm，先端钝，微凹，具小短尖头，基部钝圆或楔形或微呈心形，边缘微啮蚀状或近全缘，两面无毛，仅叶片基部被少数缘毛。花单生叶腋或成简单的聚伞花序，着生 2～3 朵或数朵花，花序梗长 2～6 cm；苞片 2 枚，鳞片状；萼片 5；花冠淡黄色，漏斗形，瓣中带先端被淡黄色短柔毛；雄蕊 5，花丝基部扩大，被毛；花盘环状；子房圆锥状，2 室，无毛，柱头二球形。蒴果长圆形，4 瓣裂。种子1～4 颗。花期夏、秋季。

生于海拔 1 200～3 200 m 的山区草坡地、灌木丛中或松林下。分布于四川、贵州、云南等地。

【采收加工】 9～10 月采挖块根，切片，鲜用或晒干。

【药材】 土瓜 *Merremiae Hungaiensis Radix*　产于四川、贵州、云南等地。

性状　块根球形或卵圆形，或切成块片。表面红棕色或黄白色，粗糙。块片近圆形，厚约 5 mm，切面黄白色，有干缩皱纹，周围皮部菲薄。质较疏松，粉性。气微，味微甜。

【成分】 根含树脂糖苷：土瓜球根牵牛苷(tuguajalapin) Ⅰ～Ⅹ；土瓜球根牵牛苷Ⅹ的二聚体：鱼黄草精(merremin)。

【药性】《滇南本草》：“甘，平。”“红土瓜入脾、胃二经。白者入肺经。”

【功用主治】 清热，除湿，止咳，健脾。主治黄疸，肺热咳嗽，便血，乳少，带下，小儿疳积，水火烫伤。

1.《滇南本草》：“有红白两种。红者治妇人赤白带下，通经解热；治咳嗽，肺经结热成痈，亦治妇人乳结不通，阴阳不分，子宫虚冷，男子精寒；又健脾胃而生津液，生食止呕疗饥；补脾，解胃热，宽中，利小便，止大肠下血。白者治肺热，消渴，利小便；治肺痈咳嗽，通乳汁。”

2.《云南中草药》：“健脾利湿，养阴柔肝。主治小儿疳积，疝气，慢性肝炎。”

【用法用量】 内服：煎汤，12～15 g；或生啖。外用：捣敷。

【选方】 治慢性肝炎　红土瓜 30 g，红糖或蜂蜜为引，水煎服。(《云南中草药》)

0143 土附 tǔ fù (《纲目拾遗》)

【异名】 土部、鲈鳢、荡部、荡鱼(《演繁露》)，土步(《玉食批》)，吐哺(《三才藻异》)，菜花鱼(《嘉兴县志》)，鲋鱼(《湖州府志》)，土鲋、土哺(《钱塘县志》)，土鲋(《随息居饮食谱》)。

【基原】 为塘鳢科沙塘鳢属动物沙塘鳢的肉。

【原动物】 沙塘鳢 *Odontobutis obscura* (Temminck et Schlegel) 又名：塘鳢鱼(《中药大辞典》)，沙鲤(《中国经济动物志·淡水

鱼类》)。

体粗壮,前部呈圆筒形,后部侧扁。体长约 18 cm。头部大,稍扁平,较躯体为阔。口上位,口裂宽方,下颌长于上颌。鳃耙上有小刺。眼小,上位,眼间隔凹入。体侧和背部被栉鳞;腹部为圆鳞,侧线鳞 33~37。生殖乳突明显,雌者较宽大,末端分叉,雄者三角形,末端尖细。背鳍 2 个。第一背鳍Ⅶ~Ⅷ,第二背鳍Ⅰ,8~9。臀鳍Ⅰ,7。胸鳍大,腹鳍胸位,尾鳍圆形。背部黑褐色,体侧有黑色斑纹,腹部淡黄色,无黑色斑点。

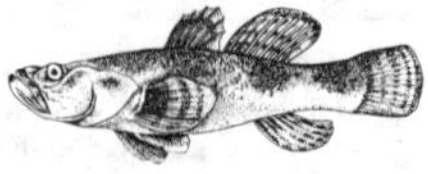

沙塘鳢

多生活于河沟及湖泊中,喜栖息于泥沙、杂草和碎石较多且相混杂的岸边浅水中,游泳力不强。产卵期 4~6 月。分布于江苏、浙江、安徽、福建等地。

本动物的卵子(土附子)亦供药用,另设专条。

【采收加工】 全年均可捕捉,取肉,鲜用。

【药性】 姚可成《食物本草》:"味甘,温,无毒。"

【功用主治】 补脾益气,除湿利水。主治脾虚食少,水肿,湿疮,疥癣。

1. 姚可成《食物本草》:"补脾胃,益元气,养荣血。"

2.《纲目拾遗》:"补脾胃,治噎膈,除水肿湿气,疗一切疮疥,又能扶阳。"

【用法用量】 内服:炖食,适量。

0144 土蜂 tǔ fēng (《本经》)

【异名】 蜚零(《本经》),马蜂、蟺(《尔雅》郭璞注)。

【基原】 为土蜂科土蜂属动物赤纹土蜂和胡蜂科黄胡蜂属动物环黄胡蜂的全虫。

【原动物】 1. 赤纹土蜂 *Scolia vittifrons* Sau.

体长 15~24 mm,黑色。头棕色,单眼 3 个,复眼肾形,唇基黑色,大颚发达,黑色,有 3 个黑色的齿,触角深褐色。中胸背板黑色,后小盾片三角形,足部股节黑色,胫节铁锈色,翅褐色,腹部第一至第六节后缘红棕色,腹部具两个黄色斑点。

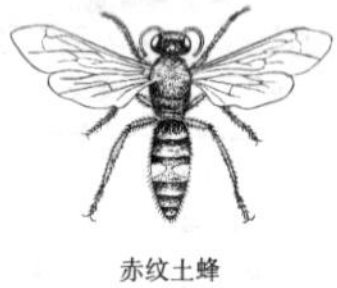

赤纹土蜂

在土中筑多层巢。分布于东北及河北、山西、江西、山东、河南、广东、甘肃等地。

2. 环黄胡蜂 *Vespula koreensis orbata* Buysson

体较大,长约 17 mm。头略呈卵圆形,复眼 2 个,单眼呈倒三角形,排列于两复眼顶部之间,触角 1 对。前胸背板黑色,但沿中胸背板处为黄色,光滑。中胸背板黑色。翅基片棕色,翅呈棕色。腹部第三至第六节背板全呈棕色,第三至第五节两侧隐有暗斑。

单栖性,筑巢于地穴中。分布于四川等地。

【采收加工】 夏、秋季捕捉,捕得后用沸水烫死,晒干。

【药材】 土蜂 *Scolia vittifrons* 产于东北、华北、华中各地,以东北产量大。

性状 虫体长 20 mm 左右,黑色。复眼 1 对,呈卵形。触角 1 对,上部黄色,雌虫较粗短,翅 2 对,赤褐色,膜质,不透明。足 3 对。腹部第三节有两条赤黄色的斑纹。翅和头常缺失。

【药理】 毒性 蜂毒对不同肌肉作用方式不同,如对心肌作用迅速,导致心搏徐缓,心电图振幅增加,以及其他心脏紊乱,如心房与心室阻塞,这种症状可通过阿托品缓解,说明其是通过外周神经系统作用的。对蟾蜍骨骼肌作用方式是封闭尼古丁受体,对平滑肌作用方式为封闭毒蕈碱受体。

【功用主治】 解毒止痛。主治痈肿丹毒,毒虫蜇伤。

1.《本草拾遗》:"烧末,油和,敷蜘蛛咬疮。"

2.《常见药用动物》:"解毒止痛。治痈肿作痛,丹毒,蜘蛛咬伤,蜈蚣咬伤,蝎子蜇伤等。"

【用法用量】 外用:研末调敷。

0145 土丁桂 tǔ dīng guì (《福建民间草药》)

【异名】 毛辣花、银丝草(《广州植物志》),过饥草、小鹿衔、鹿含草、小本白花草、石南花、泻痢草(《福建民间草药》),银花草(《南宁市药物志》),毛将军(《泉州本草》),白毛草、白毛莲、白毛将(《广东中药》)。

【基原】 为旋花科土丁桂属植物土丁桂的全草。

【原植物】 土丁桂 *Evolvulus alsinoides* L.

多年生草本。茎少数至多数,平卧或上升,细长,具贴生的柔毛。单叶互生;叶柄短至近无柄;叶片长圆形、椭圆形或匙形,长 7~25 mm,宽 5~10 mm,先端具小短尖,基部圆形或渐狭,两面被贴生疏柔毛。花单 1 或数朵组成聚伞花序,总花梗丝状;苞片线状钻形至线状披针形;萼片 5,披针形,被长柔毛;花冠辐状,蓝色或白色;雄蕊 5,内藏;子房无毛,花柱 2。蒴果球形,种子 4 或较少,黑色。花期 5~9 月。

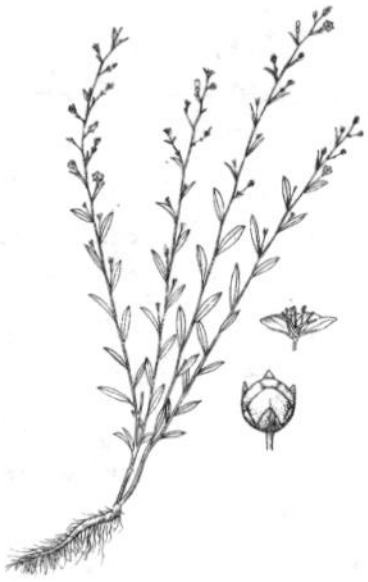

土丁桂

生于海拔 300~1 800 m 的草坡、灌丛及路边。分布于长江流域以南各地及台湾。

【采收加工】 7~10 月采收,鲜用或晒干。

【药材】 土丁桂 *Evolvuli Alsinoidis Herba* 产于浙江、江西、福建、台湾、广东、海南、广西、贵州、四川、云南等地。

性状 全草纤细,长 20~50 cm。根细长稍弯曲,棕褐色,直径约 3 mm。茎细圆柱形,灰绿色或淡黄色,茎枝及叶均密被灰白色丝绒毛。叶互生,皱缩,展平后呈卵形或长矩圆形,先端短尖,基部钝圆,全缘,中脉明显;质柔软。偶见残留小花于叶腋。气微,味苦。

【成分】 全草含黄酮苷,酚类,氨基酸,糖类,三十五烷(pentatriacontane),三十烷(triacontane),β-谷甾醇(β-sitosterol),甜菜碱(betaine)等生物碱。

【药性】 甘,微苦,凉。

1.《福建民间草药》:"甘微苦,平。"

2.《南宁市药物志》:"辛,凉。"

【功用主治】 清热,利湿,解毒。主治黄疸,痢疾,淋浊,带下,疔肿,疥疮,蛇咬伤。

【用法用量】 内服:煎汤,3~10 g,鲜品 30~60 g;或捣汁饮。外用:捣敷;或煎水洗。

【选方】 1. 治黄疸,咳血 鲜土丁桂 30 g。和红糖煎服。(《泉州本草》)

2. 治痢疾 土丁桂 30~60 g,红糖 15 g。水煎服。

3. 治淋浊白带 土丁桂 30~60 g,冰糖 15 g。水煎服。(2、3 方出自《福建民间草药》)

4. 治疔肿 鲜土丁桂捣烂,敷患处。

5. 治疥疮 鲜土丁桂每次 120 g,枯矾少许。煎汤洗患处。(4、5 方出自《泉州本草》)

6. 治梦遗滑精 土丁桂 60 g,银杏 120 g,黄酒 60 g。加水适量炖服。

7. 治遗尿症 土丁桂 60 g,猪膀胱 1 个。水煎服。(6、7 方

出自《福建民间草药》)

8. 治蛇咬伤　鲜土丁桂，捣烂绞汁，和酒内服，渣敷患处。(《泉州本草》)

0146 土人参 tǔ rén shēn (《滇南本草》)

【异名】 参草、土高丽参、假人参(《中国药用植物志》)，土洋参(《贵州民间方药集》)，土参、紫人参(《福建民间草药》)，瓦坑头(《广西中药志》)，福参(《闽南民间草药》)，土红参(《闽东本草》)，飞来参(广州部队《常用中草药手册》)，瓦参(《昆明民间常用草药》)，桃参、申时花(《全国中草药汇编》)。

【基原】 为马齿苋科土人参属植物栌兰的根。

【原植物】 栌兰 *Talinum paniculatum* (Jacq.) Gaertn. [*T. patens*(L.) Willd.]

一年生草本，高达 60 cm，肉质，无毛。主根粗壮有分枝，外表棕褐色。茎直立，有分枝，圆柱形，基部稍木质化。叶互生；倒卵形或倒卵状长圆形，长 5～7 cm，宽 2.5～3.5 cm，先端渐尖或钝圆，全缘，基部渐狭而成短柄。圆锥花序顶生或侧生；二歧状分枝，小枝及花梗基部均具苞片；花小两性，淡紫红色；萼片 2，早落；花瓣 5，倒卵形或椭圆形；雄蕊 10 枚以上；子房球形，花柱线形，柱头 3 深裂。蒴果近球形，3 瓣裂，熟时灰褐色。种子多数，黑色有光泽。花期 6～7 月，果期 9～10 月。

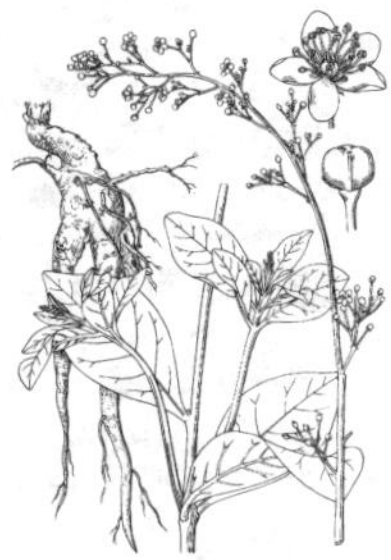

栌　兰

生于田野、路边、墙脚石旁、山坡沟边等阴湿处。分布于江苏、浙江、安徽、福建、河南、广东、广西、四川、贵州、云南等地。

本植物的叶(土人参叶)亦供药用，另设专条。

【栽培】 生物学特性　喜温暖、阳光充足的气候。以疏松肥沃、排水良好的夹砂土栽培为宜。

繁殖方法　种子繁殖。在 3 月播种。在整好的地上，开 1.3 m 宽的高畦，畦面开横沟，沟距 33 cm，深 4～6 cm，播幅宽 10～13 cm。将种子混到拌有人畜粪水的草木灰里，使成种子灰；播时先在沟里施人人畜粪水，再把种子灰匀撒沟里。

田间管理　发芽后要注意除草。结合中耕除草追肥 2～3 次。肥料以人畜粪为主。

【采收加工】 8～9 月采挖，除去细根，晒干或刮去外皮，蒸熟晒干。

【药材】 土人参 *Talini Paniculati Radix*　我国大部分地区均有栽培。

性状　根圆锥形或长纺锤形，顶端具木质茎残基。表面灰黑色，有纵皱纹及点状突起的须根痕。除去栓皮并经蒸煮后表面为灰黄色半透明状，有点状须根痕及纵皱纹，隐约可见内部纵走的维管束。质坚硬，难折断。折断面未加工的平坦；已加工的呈角质状，中央常有大空腔。气微，味淡，微有黏滑感。

鉴别　根横切面：木栓层残留或已去除。皮层薄壁细胞含有草酸钙簇晶。韧皮部较窄，薄壁细胞含有少量草酸钙簇晶。形成层明显。木质部占根的大部分，导管常 1～2 列，呈放射状排列，近形成层处可达 3～4 列，中心部位多散在，直径约 45 μm；木薄壁细胞含大量草酸钙簇晶，射线宽 8～24 列细胞。经蒸煮的根薄壁细胞中含大量糊化淀粉粒团块。

【成分】 根的甲醇提取物含 8-苄四氢原小檗碱型生物碱(8-benzyltetrahydroprotoberberine-type alkaloids)：javaberines A、B。

【药性】 甘，平。

1.《滇南本草》："味甘，性寒。"

2.《陕西中草药》："味甘，性温。"

3.《全国中草药汇编》："甘，平。"

【功用主治】 补中益气，养阴润肺，消肿止痛。主治脾虚食少乏力，泄泻，脱肛；肺痨咳血，潮热，盗汗，自汗，遗尿，产后乳汁不足，痈肿疮疖。

1.《滇南本草》："补虚损劳疾，妇人服之补血。"

2.《四川中药志》1960 年版："补气血，充乳汁，助消化，生津止渴。治咳痰带血。"

3.《天目山药用植物志》："治劳伤乏力，小儿夜间遗尿。"

4. 广州部队《常用中草药手册》："润肺生津，凉血消肿。治劳伤咳嗽，遗尿，疖肿。"

5.《云南中草药》："补中益气，养阴润肺。主治产后体虚，病后体虚，小儿遗尿，肺热燥咳，月经不调。"

6.《青岛中草药手册》："消肿止痛。主治疮疖等。"

7.《广西民族药简编》："治子宫脱垂，气虚脱肛，肺虚咳嗽，脾胃虚弱。"

【用法用量】 内服：煎汤，30～60 g。外用：捣敷。

【宜忌】《天目山药用植物志》："忌食酸辣、芥菜、浓茶。"

【选方】 1. 治劳倦乏力　土人参 15～30 g，或加墨鱼干 1 只。酒水炖服。

2. 治脾虚泄泻　土人参 15～30 g，大枣 15 g。水煎服。(1、2 方出自《福建中草药》)

3. 治虚劳咳嗽　土洋参、隔山撬、通花根、冰糖。炖鸡服。(《四川中药志》1960 年版)

4. 治自汗、盗汗　土高丽参 60 g，猪肚 1 个。炖服。(《闽东本草》)

5. 治多尿症　土高丽参 60～90 g，金樱根 60 g。共煎服，每日 2～3 次。(《福建民间草药》)

0147 土三七 tǔ sān qī (《滇南本草》)

【异名】 见肿消、乳香草、奶草(《纲目拾遗》)，散血草、和血丹(《简易草药》)，天青地红(《植物名实图考》)，破血丹(《分类草药性》)，三七草(《湖南药物志》)，血当归(《四川常用中草药》)，红背三七、散血丹、血三七(广州部队《常用中草药手册》)，菊叶三七、水三七、紫背三七(《全国中草药汇编》)，狗头三七(《浙江药用植物志》)。

【基原】 为菊科三七草属植物菊叶三七的根或全草。

【原植物】 菊叶三七 *Gynura segetum* (Lour.) Merr. [*G. japonica* (Thunb.) Juel; *G. pinnatifida* (L.) DC.]

多年生草本，高达 1 m 左右。宿根肉质肥大，土褐色，具疣状突起及须根，断面灰黄白色。茎直立，具纵棱，绿色略带紫色，上部多分枝，光滑无毛或稍具细毛。基生叶簇生，匙形，边缘有锯齿或作羽状分裂，花时凋落；茎下部和中部叶互生，长椭圆形，长 10～25 cm，宽 5～10 cm，羽状分裂，裂片卵形以至披针形，边缘浅裂或有疏锯齿，两面近光滑或具细毛，先端短尖或渐尖，基部具 2～5 浅裂的假托叶 2 枚；茎上部叶渐小。头状花序排成伞房状，着生于枝顶；总苞圆柱状；总苞片 2 层，外层丝状；花全为两性，筒状，金黄色，花冠先端 5 齿裂，花柱基部小球形，分枝先端有细长线形具毛的尖端。瘦果狭圆柱形；冠毛丰富，白色。花期 9～10 月。

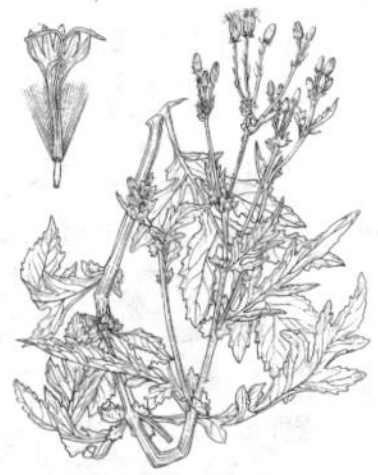

菊叶三七

生于沟边及屋舍旁肥厚湿润的土壤中。分布于河北、江苏、浙江、安徽、江西、湖北、湖南、广东、广西、四川、贵州、云南、陕西、台湾等地。全国大部分地区有栽培。

【栽培】 生物学特性 喜湿润和荫蔽的环境。以疏松肥沃的砂质壤土最好。

繁殖方法 根茎繁殖或扦插繁殖。根茎繁殖：每年4月栽种。先将根茎切开，每块留芽2～3个。切时应使芽和切口保持4～7 mm距离。按沟距30～45 cm开沟，然后按株距15 cm排放在沟内，芽尖向上，覆土3～5 cm。扦插繁殖：6～7月高温多湿季节，剪取长15～20 cm茎枝，斜插于沙土中，土面留出4 cm左右，插后需经常保持土壤湿润，如气温在22～33 ℃范围，约15日即可生根成活，成活后约15日即可移植。行、株距与根茎繁殖法同。

田间管理 除注意松土和除草外，雨季要及时排水，以免根部腐烂，影响植株生长。6月中旬追肥。

【采收加工】 7～8月间生长茂盛时采，或随用随采。

【药材】 土三七 *Gynurea Japonicae Rhizoma seu Herba* 主产广东、云南、贵州、四川、陕西、湖北、安徽、浙江等地。

性状 根茎呈拳形团块状，表面灰棕色或棕黄色，鲜品常带淡紫红色，全体多具瘤状突起，突起物顶端常有茎基或芽痕，下面有细根或细根痕。质坚实，断面灰黄色，鲜品白色。气无，味淡而后微苦。全草长50～100 cm。茎单一或上部分枝，具纵沟及细柔毛，表面黄绿色或略带紫色。叶多皱缩，茎上部叶近无柄；完整叶片羽状深裂，边缘具不规则锯齿，膜质。头状花序排成圆锥状生于枝顶，花全为两性，筒状，黄色。气无，味微苦。

鉴别 根茎横切面：中心有明显的髓部，韧皮部具分泌道，薄壁细胞中可见菊糖结晶。

【成分】 根含生物碱：千里光宁碱（senecionine），千里光菲灵碱（seneciphylline），菊三七碱甲（seneciphyllinine），菊三七碱乙（*E*-seneciphylline）；皂苷：3-表薯蓣皂苷元-3-*β*-*D*-吡喃葡萄糖苷（3-epi-diosgenin-3-*β*-*D*-glucopyranoside），3-表塞普屈姆苷元-3-*β*-*D*-吡喃葡萄糖苷（3-epi-sceptrumgenin-3-*β*-*D*-glucopyranoside），3-表罗斯考皂苷元（3-epi-ruscogenin），3-表新罗斯考皂苷元（3-epi-neoruscogenin）。

地上部分含*D*-甘露醇（*D*-mannitol），琥珀酸（succinic acid），5-甲基脲嘧啶（thymine），腺嘌呤（adenine），氯化铵，菊三七碱类，芸香苷（rutin）。

【药理】 促凝和抗疟作用 10%土三七注射液对血小板超微结构的影响与凝血酶类似。菊三七碱有抗疟作用，亦能引起家兔和大鼠肝细胞坏死。

毒性 菊三七碱给小鼠腹腔注射的 LD_{50} 为 80.72±2.7 mg/kg。

【药性】 甘、微苦，温。

1.《滇南本草》："味甘，微苦。无毒。入足、手阳明经，兼入血分。"

2.《湖南药物志》："辛平，无毒。"

3.《江西草药》："性温，味甘、微苦，有小毒。"

4.《陕西中草药》："味甘、微涩，性寒。"

【功用主治】 破血，消肿，止血，止痛。主治跌打肿痛，外伤出血，瘀血吐血，衄血，咯血，便血，崩漏，痛经，产后瘀滞腹痛，风湿痛，疮痈疽疔，虫蛇咬伤。

1.《滇南本草》："治跌打损伤。生用破血，炙用补血。""止血，散血，箭伤杖扑，跌打损伤，包敷患处，即可痊愈。"

2.《纲目》："治金疮折伤出血，及上下血病。"

3.《百草镜》："治乳痈肿毒，金疮止血，喉癣，双蛾，咳嗽。"

4.《天宝本草》："治包块癥瘕，妇女血滞，腰脚痛，男子遗精，痢疾。"

5.《草木便方》："活血，续接骨。治内伤积血，痞块，心腹疼痛。"

6.《湖南药物志》："破血祛瘀，散血消肿，清热解毒。治血衄，跌损，五劳七伤。"

7.《陕西中草药》："主治跌打损伤，瘀血肿痛，外伤出血，吐血，咯血，衄血，便血，崩漏，乳痈，月经不调，疮疖痈肿，乳痈。"

【用法用量】 内服：煎汤，根3～15 g；或研末，1.5～3 g；全草或叶10～30 g。外用：鲜品捣敷；或研末敷。

【宜忌】 《云南中草药》："孕妇忌服，内服慎用。"

【选方】 1. 治跌打损伤，瘀滞肿痛 菊叶三七茎叶捣汁，每服12～15 g，白酒兑服；或鲜叶捣烂，外敷患部。

2. 治外伤出血 菊叶三七根研粉，撒布患处；或鲜叶捣烂外敷。

3. 治乳痈初起肿痛 菊叶三七根15 g，瓜蒌壳12 g，香附子12 g，水煎服；或菊叶三七叶、蒲公英适量，捣绒外敷，或干粉调醋敷患处。（1～3方出自《四川中药志》1979年版）

4. 治急慢惊风 土三七（春夏用叶，秋冬用根）捣汁1盅，用水酒浆和匀，灌入自效。（《纲目拾遗》引《延绿堂》）

【临床报道】 1. 治疗急性扭挫伤 鲜三七草叶适量，捣烂敷患处。每日换药1次，一般敷药3～7次即痊愈。治110例，痊愈85例，进步23例，无效2例。

2. 治疗大骨节病 东北水三七根，用30度白酒浸制成10%酊剂；另取水煎药液配成12.5%糖浆剂。饭后30分钟后口服，酊剂与糖浆每次各20～40 ml。每日2次。共观察62例。结果：显效（关节疼痛明显减轻或消失）12例占19.4%；好转（关节疼痛减轻）40例占64.5%，有效率达83.9%；无效10例（16.1%）。部分患者服药后有恶心、呕吐的反应，可停药1～2日再服。

0148 土大黄 tǔ dà huáng （《质问本草》）

【异名】 吐血草、箭头草（汪连仕《草药方》），救命王（《慈航活人书》），金不换（《纲目拾遗》），红筋大黄（《贵州民间方药集》），野蒿荚（《中医药实验研究》），广角（《福建民间草药》），铁蒲扇、大晕药（《民间常用草药汇编》），包金莲（《闽南民间草药》），止血草、牛大黄、土三七、血当归、萝卜奇、血三七、癣药（《湖南药物志》），化血莲（《江西草药》）。

【基原】 为蓼科酸模属植物钝叶酸模的根。

【原植物】 钝叶酸模 *Rumex obtusifolius* L.［*R. madaio* auct. non Makino］

多年生草本。根肥厚且大，黄色。茎粗壮直立，高约1 m。根生叶大，有长柄；托叶膜质；叶片卵形或卵状长椭圆形；茎生叶互生，卵状披针形或卵状长椭圆形，茎上部叶渐小，变为苞叶。圆锥花序，花小，紫绿色至绿色，两性，轮生而作疏总状排列；花被片6，淡绿色，2轮，宿存，外轮3片披针形，内轮3片随果增大为果被，缘有牙齿，背中肋上有瘤状突起；雄蕊6；子房1室，具棱，花柱3，柱头毛状。瘦果卵形，具3棱，茶褐色。种子1粒。花果期5～7月。

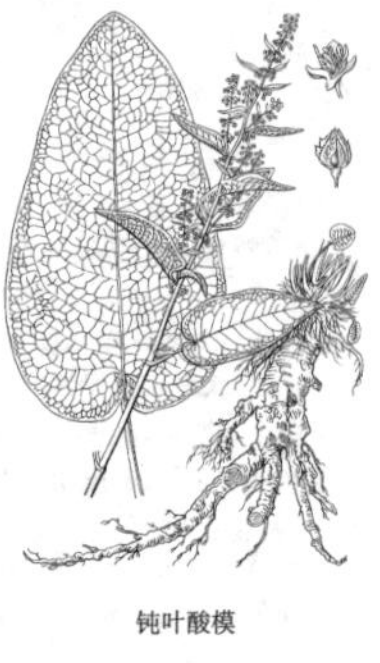

钝叶酸模

生于原野山坡边。分布于江苏、浙江、安徽、江西、河南、湖南、广东、广西、四川、云南等地。

本植物的叶（土大黄叶）亦供药用，另设专条。

【采收加工】 9～10月挖根，切片，晾干或鲜用。

【成分】 土大黄根及根茎含结合及游离的蒽醌：大黄素（emodin），大黄素甲醚（physcion），大黄酚（chrysophanol）衍生物，其总量为1.14%,其中结合型0.87%,游离型0.27%。还含酸模素(musizin),鞣质,6-*O*-丙二酰基-*β*-甲基-*D*-吡喃葡萄糖苷(6-*O*-malonyl-*β*-methyl-*D*-glucopyranoside),阿斯考巴拉酸(ascorbalamic acid),槲皮素(quercetin)。

【药理】 1. 抗菌作用 本植物根中含有抑制真菌、细菌和莴苣秧苗生长的成分。所含酸模素(MUS)具有强大抗菌作用。(参见"羊蹄"条)

2. 止血作用 土大黄含有大黄素、大黄酚、酸模素等,其中大黄素、大黄酚能促进血液凝固,降低血管通透性,加强毛细血管收缩性。药理实验表明,土大黄注射液能缩短家兔出、凝血时间及凝血酶原时间,延长家兔血浆复钙时间。

【药性】 苦、辛,凉。

1.《质问本草》:"味辛。""大凉。"

2.《湖南药物志》:"苦、辛,无毒,一说甘,平。"

3.《江西草药》:"性寒。"

4.《安徽中草药》:"味苦,微辛、酸。"

【功用主治】 清热解毒,凉血止血,祛瘀消肿,通便,杀虫。主治肺痨咳血,肺痈,吐血,瘀滞腹痛,跌打损伤,大便秘结,痄腮,痈疮肿毒,烫伤,疥癣,湿疹。

1.《质问本草》:"治疥癣最效。""清热可敷火毒。"

2. 汪连仕《采药方》:"治吐血。军中箭伤,罨之效。""行血破血,合地苏木、落得打,共酒服。"(引自《纲目拾遗》)

3.《纲目拾遗》:"破瘀,生新。治跌打,消痈肿,止血,愈疥癣。""治肺痈。"

4.《植物名实图考》:"治无名肿毒,消血热。"

5.《贵州民间方药集》:"开胃健脾,补虚益损。外用治跌打伤肿、骨折等。"

6.《湖南药物志》:"疏风祛湿,杀虫止痒,清热解毒,行血活血,破瘀。主治热咳咯血,大便秘结,小腹瘀痛,皮肤脱屑,疥疮,小儿清水疮,脚肿烂,癣癞,无名肿毒。"

【用法用量】 内服:煎汤,10~15 g。外用:捣敷或磨汁涂。

【选方】 1. 治咳嗽吐血,跌打受伤吐血 金不换15~21 g和瘦猪肉切细,做成肉饼,隔水蒸熟食之。(《中医药实验研究》)

2. 治肺痈 金不换草根一两。捣汁酒煎服,三次愈。(《百草镜》)

3. 治腮腺炎 鲜土大黄根、鲜天葵根各适量,酒糟少许。捣烂外敷。(《江西草药》)

4. 治小腹瘀痛 土大黄根9~15 g。酒水各半,煎服。(《湖南药物志》)

5. 治烧伤 土大黄15 g,地榆15 g,研细末,加冰片0.3 g。菜油调敷。(《四川中药志》1982年版)

【临床报道】 1. 治疗血小板减少性紫癜 用土大黄鲜品30~50 g(干品量减半),大枣5~10枚。每日1剂,水煎早晚服,服二煎时将大枣服下。15日为1个疗程,根据病情可连续治疗1~7个疗程。共治疗267例。结果:治愈170例,显效81例,有效13例,无效3例,总有效率为98.9%。267例中有例17例出现腹痛、腹泻或大便次数增多等症状,口服次碳酸铋后症状缓解。

2. 治疗头皮脂溢性皮炎 治疗组40例选用土大黄鲜根(春夏季采摘,汁水较多者)250 g左右,用凉水洗净,捣汁以布包外擦;秋冬季采摘者较为干枯,则用鲜根500 g左右凉水洗净后,用醋或酒少许浸泡1星期左右,过滤渣加硫黄少许外擦。对照组31例用2%酮康唑洗剂洗头,每星期2次。结果:治疗组痊愈4例,显效20例,有效15例,无效1例,总有效率97.5%;对照组痊愈2例,显效17例,有效10例,无效2例,总有效率93.6%。两组比较无显著性差异。治疗组治疗后绝大部分患者原有头皮屑、瘙痒、油性脂溢、结痂等主要症状减轻或消失,各主要症状治疗后有效率皆达92.8%以上。

0149 土马鬃 tǔ mǎ zōng (《嘉祐本草》)

【异名】 大金发藓、独根草(《中国药用植物志》),眼丹药、小松柏、一口血(《贵州草药》),矮松树、万年杉(《四川常用中草药》),拳头草(《湖南省中药资源名录》)。

【基原】 为金发藓科丛藓属植物金发藓的植物体。

【原植物】 金发藓 *Polytrichum commune* L. ex Hedw.

植物体粗壮,深绿色、绿褐色,茎高10~25 cm,单一或稀分枝。叶倾立,干时卷曲,湿时展开;叶片上部较尖,基部鞘状,鞘部以上的中肋及叶背均具刺突,栉片21~55,几布满上部叶片,栉片高4~6细胞,先端细胞呈驼峰状;叶基细胞黄褐色,长线形,中部细胞呈方形,上部细胞近椭圆形。雌雄异株。雄株稍短,顶端雄器状似花苞;雌株较高大,顶生孢蒴,蒴柄长达10 cm,红棕色,雌苞叶长而窄,中肋及顶。蒴具四棱角,长方形;蒴帽覆盖全蒴;蒴盖扁平,具短喙;蒴齿单层;孢子小,圆形,黄色,平滑。

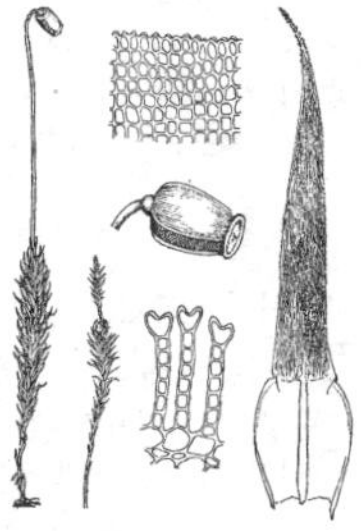

金发藓

生于山野阴湿土坡、森林沼泽、酸性土壤上或岩石表土层上。四季可见。分布于华东、中南及西南等地。

【采收加工】 全年均可采收,晒干。

【药材】 土马鬃 *Herba Polytrichi* 主产中南、西南地区。

性状 本品为数株丛集在一起的团块,黄绿色或黄褐色,湿润分离后,每株茎单一,有的扭曲,叶丛生在茎上部,展平后上部叶披针形,渐尖,中肋突出叶尖呈刺状,腹面可见栉片,叶缘有密锐齿,基部鞘状较宽;下部叶鳞片状。茎下部可见须状假根,有的雌株具棕红色四棱柱形的孢蒴,脱盖后的孢蒴口具64个蒴齿。气微,味淡。

【成分】 植物体含二氧杂环已烷木脂素(dioxane lignin)。酯类:甾醇酯类(steryl ester),牻牛儿基牻牛儿醇酯(geranylgeraniol ester),单糖基二甘油酯类(monoglycosyl diglycerides),双糖基二甘油酯类(diglycosyl diglycerides),藜芦酸甲酯(methylveratrate),异半蒎酸二甲酯(dimethyl isohemipate),间半蒎酸二甲酯(dimethyl metahemipate),4, 7, 9-三甲氧基-2-二苯并呋喃羧酸甲酯(methyl 4, 7, 9-trimethoxy-2-dibenzofurancarboxylate),3-(4, 7, 9-三甲氧基-2-二苯呋喃基)-丙酸甲酯〔methyl 3-(4, 7, 9-trimethoxy-2-dibenzofuranyl)-propanoate〕;类胡萝卜素:胡萝卜素(carotene),堇黄质(violaxanthin),新黄质(neoxanthin),叶黄素(lutein),花药黄质(antheraxanthin),花生四烯酸(arachidonic acid)。

【药性】 甘,寒。

1.《纲目》:"甘,酸,寒,无毒。"

2.《本草详节》:"味咸,气凉。"

3.《湖南药物志》:"苦,凉。"

4.《四川常用中草药》:"淡、平。"

【功用主治】 滋阴清热,凉血止血,润肠通便。主治阴虚骨蒸,潮热盗汗,肺痨咳嗽,血热吐血,衄血,咯血,便血,崩漏,二便不通。

1.《嘉祐本草》:"治骨热败烦,热毒壅衄鼻。"

2.《纲目》:"沐发令长黑,通大小便。"

3.《贵州草药》:"滋阴敛汗,止咳,止血。"

4.《全国中草药汇编》:"清热解毒,凉血止血。主治久热不退,盗汗,衄血,咯血,吐血,便血,崩漏,跌打损伤;外用治疮疖。"

5.《浙江药用植物志》:"通大小便,活血止血。主治虚热烦躁,鼻衄,二便不通,耳上湿疮,溃疡病出血。”

【用法用量】 内服:煎汤,10~30 g;或入丸、散。外用:捣敷;或研末调涂。

【选方】 1. 治肺痨吐血　土马鬃 30 g。捣烂熬水,加白糖服。(《长白山植物药志》)

2. 治哮喘　土马鬃 30 g,白芥子 9 g,瓜子壳 30 g。水煎服。(《湖南药物志》)

3. 治鼻衄不止　石州黄药子半两,土马鬃(墙上有者是)、甘草(生)各一分。上为细末,每服二钱,新汲水调下。未止再服,立止。(《普济方》引《卫生家宝》)

4. 治耳上湿疮　土马鬃、井中苔等分。为末,灯盏内油和涂之。(《圣济总录》)

5. 治眼丹　小松柏研末,调人人乳敷患处。(《贵州草药》)

0150 土木香 tǔ mù xiāng (《本草图经》)

【异名】 青木香(《本草衍义》),祁木香(《河北药材》),藏木香(《中华人民共和国药典》)。

【基原】 为菊科旋覆花属植物土木香的根。

【原植物】 土木香 *Inula helenium* L.

多年生草本,高 60~150 cm,可达 250 cm。根茎块状,有分枝。茎直立,粗壮,不分枝或上部有分枝,被开展的长毛。茎基部叶较疏,基部渐狭成具翅且长达 20 cm 的柄,叶片椭圆状披针形,长 10~40 cm,宽 10~25 cm,先端尖,边缘有不规则的齿或重齿,上面被基部疣状的糙毛,下面被黄绿色密茸毛;中部叶卵圆状披针形或长圆形,较小,基部心形,半抱茎;上部叶披针形,小。头状花序少数,径 6~8 cm,排列成伞房状或总状花序;花序梗为多数苞叶围裹;总苞 5~6 层,外层革质,宽卵圆形,内层长圆形,先端扩大成卵圆三角形,干膜质,较外层长达 3 倍,最内层线形;舌状花黄色,舌片线形;管状花有披针形裂片;冠毛污白色。瘦果四或五面形,无毛。花期 6~9 月。

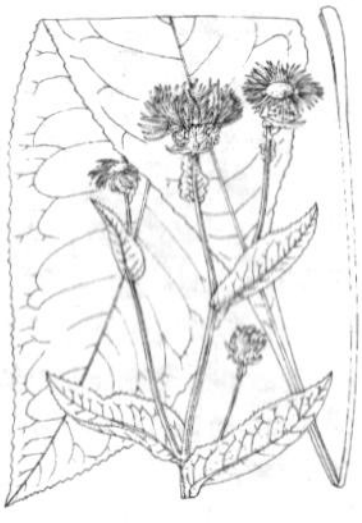

土木香

生河边、田边等潮湿处。分布于华北、东北及西北;在河北、山西、浙江、河南、湖北、四川等地有栽培。

【栽培】 生物学特性　适宜于砂质壤土。

繁殖方法　霜降至冬间将土深耕 20~24 cm。翌年春季施足基肥,再耕 1 次,作成宽约 1 m 之畦。清明后 5~10 日,按行、株距各 45 cm,挖深约 10~14 cm、宽约 14 cm 交错的穴,然后将带芽的种茎斜放穴内,覆土 3~4 cm。

田间管理　每隔 5~7 日浇水 1 次,约 20 日后,芽即出土,此时仍须经常浇水。6 月上旬在植株周围约 10 cm 挖沟施肥,耙平后浇水,8 月中旬再施 1 次。中耕除草时不宜深锄。发现花茎宜立即摘除。

【采收加工】 霜降后叶枯时采挖,截段,较粗的纵切成瓣,晒干。

【药材】 土木香 *Inulae Radix*　主产于河北。

性状　根呈圆锥形,稍弯曲,长 5~20 cm。表面黄棕色或暗棕色,具纵皱纹及须根痕。根头粗大,顶端有凹陷的茎痕及叶鞘残基,周围有圆柱形支根。质坚硬,不易折断,断面略平坦,黄白色至浅灰黄色,有凹点状油室。气微香,味苦、辛。

鉴别　(1) 根横切面:木栓层为数列木栓细胞。韧皮部宽广。形成层环不甚明显。木质部射线宽 6~25 列细胞;导管少,单个或数个成群,径向排列;木纤维少数,成束存在于木质部中心的导管周围。薄壁细胞含菊糖。韧皮部及木质部中均有油室散在,直径 80~300 μm。

(2) 取样品粉末 1 g,加甲醇 5 ml,加热回流 5 分钟,滤过,取滤液 1 ml,沿管壁缓缓加入硫酸 0.5 ml,在两液交界处显棕红色环。

(3) 薄层色谱:取样品粉末 0.5 g,加甲醇 4 ml,冷浸30 分钟,滤过,滤液作供试品溶液。以土木香内酯和异土木香内酯作对照品,加甲醇制成每 1 ml 各含 2 mg 的混合溶液,作对照品溶液。分别点样于同一用 0.25%硝酸银溶液制备的硅胶 G 薄层板上,以石油醚(60~90 ℃)-苯-乙酸乙酯(5∶1∶1)为展开剂,置避光处展开,取出,晾干,喷以 5%茴香醛硫酸溶液,加热至斑点显色清晰。供试品色谱中,在与对照品色谱的相应位置上,显相同的两个蓝紫色斑点。

【成分】 根含香豆素:花椒毒素(xanthotoxin),异茴芹素(isopimpinellin)(异茴芹香豆素),异香柑内酯(isobergapten);黄酮类:芸香苷(rutin),槲皮素(quercetin);多糖类:菊糖(inulin),果胶成分;脂肪酸类:酒石酸(tartaric acid),琥珀酸(succinic acid);三萜类成分:达玛二烯醇乙酸酯(dammaradienyl acetate),3-乙酰基-20, 24-达玛二烯(3-acetyl-20, 24-dammardien),挥发油成分:土木香内酯(alantolactone),异土木香内酯(isoalantolactone),二氢异土木香内酯(dihydroisoalantolactone),土木香酸(alantic acid),土木香醇(alantol),大牻牛儿烯 *D* 内酯(germacrene-*D*-lactone)及 1-去氧-8-表狭叶依瓦菊素(1-desoxy-8-epi-ivangustin),五炔烯(pentaynene),10-异丁氧基-8, 9-环氧-百里香酚异丁氧基(10-isobutoxy-8, 9-epoxy-thymol isobuty),藏木香内酯(inunal),别土木香内酯(alloalantolactone),1, 5-二甲基-6-(2-丙烯基)-环己烯〔1, 5-dimethyl-6-(2-propenylidene)-cyclohexene〕, 3, 4-二甲基-2-己酮(3, 4-dimethyl-2-hexene), 4-(2-丁烯基)-1, 2-二甲基-苯〔4-(2-butenyl)-1, 2-dimethyl-benzene〕,大茴香醚(anethole)(茴香脑),辛基环丙烷(octylcyclopropane),α-松油醇乙酸酯(α-terpinyl acetate),牻牛儿醇异丁酯(geranyli sobutyrate),β-佛手柑油烯(β-bergamotene),β-紫罗兰酮(β-ionone),牻牛儿基丙酮(geranylacetone),α-姜黄烯(α-curcunene),α-愈创木烯(α-guajene),香橙醇异丁酯,荜澄茄烯(cadinene),牻牛儿醇丙酸酯(geranylpropionate),橙花醇丙酸酯(nerylproplonate),异枯赛宁酸(isokhusenic acid),去氢风毛菊内酯(dehydrosaussurea lactone);酚酸类:羟基苯甲酸(hydroxybenzoic acids),羟基桂皮酸(hydroxycinnamic acid)及其具有奎尼酸(quinic acid)的酯类。

【药理】 1. 驱虫作用　土木香挥发油所含土木香内酯及其衍生物易溶于醇而不溶于水。化学结构与山道年类似,驱虫作用较山道年好而毒性较低。异土木香内酯、二氢异土木香内酯的药理作用和毒性都类似山道年。

2. 抗菌作用　经体外试验,土木香内酯在 0.1 g/ml 浓度时,即能抑制结核杆菌的生长。感染人型结核杆菌的豚鼠,口服土木香内酯能延迟发病但不能完全制止。此外土木香对金黄色葡萄球菌、痢疾杆菌与铜绿假单胞杆菌有抑制作用。对皮肤真菌亦有抑制作用。

3. 其他作用　土木香内酯低浓度兴奋;较高浓度抑制离体蛙心,使心脏停止于舒张期。对蛙后肢灌流及兔耳血管灌流,低浓度时有轻微扩张作用,高浓度时则收缩。家兔静脉注射少量,血压先微升,继而缓慢下降,大量则一开始即为降压,呼吸抑制。它能抑制离体兔肠,降低小肠过高的运动及分泌功能。对离体兔子宫亦有抑制作用,但在极低浓度时对子宫可有兴奋作用,对蛙的骨骼肌及运动神经末梢为麻痹作用,使疲劳曲线缩短。

毒性　土木香内酯对蛙、小鼠及家兔的一般毒性为自发活动及反射活动麻痹,以后呼吸停止而死。呼吸停止后心脏还保持短时间搏动,因此考虑是中枢性的。异土木香内酯毒性较小,二氢异土木香内酯毒性更小。

【药性】 辛、苦，温。归脾、胃、肝经。

1.《现代实用中药》："辛、苦，温。"

2.《陕西中药志》："无毒。入肺、肝、脾经。"

3.《湖北中草药志》："辛、苦，平。"

【功用主治】 健脾和胃，行气止痛，驱虫。主治胃脘、胸腹胀痛，呕吐腹泻，痢疾，食积，虫积。

1.《现代实用中药》："为芳香性健胃药。利尿，发汗，祛痰，驱虫，防腐。治霍乱吐泻，疟疾合并胃肠炎。并有收敛作用，治结核性下利，慢性肠炎及支气管炎；清肺热，行三焦气，治痰咳喘促，一切气痛。"

2.《陕西中药志》："行气化滞，健脾和胃。治胸满腹胀，呕吐泄泻，痢疾。"

3.《东北常用中草药手册》："健胃，行气，止痛。治胃痛，气滞胸腹胀满、疼痛。"

4.《西藏常用中草药》："调气解郁，安胎。主治慢性胃炎，胃肠功能紊乱，肋间神经痛，胸壁挫伤和岔气作痛。"

5.《湖北中草药志》："主治牙痛，蛔虫病。"

【用法用量】 内服：煎汤，3～9 g；或入丸、散。

【宜忌】 血虚内热者慎服。

1.《陕西中药志》："内热口干，喉干舌绛者忌用。"

2.《河北中草药》："血枯有热者忌服。"

【选方】 1. 治胃痛　土木香 3 g，元胡 15 g。研末水冲服，每日 2 次。(《山西中草药》)

2. 治肋间神经痛　祁木香、郁金各 9 g。水煎服。(《河北中草药》)

3. 治细菌性痢疾　祁木香、黄连各 9 g。水煎服。

4. 治牙痛　土木香适量。捣烂或嚼烂，含患处或入虫牙孔内。(3、4 方出自《湖北中草药志》)

0151 土贝母 tǔ bèi mǔ (《本草从新》)

【异名】 土贝(《百草镜》)，大贝母(《纲目拾遗》)，地苦胆、草贝(《陕西中草药》)，藤贝母、垒贝、猪屎贝(《鄂西草药名录》)。

【基原】 为葫芦科假贝母属植物假贝母的鳞茎。

【原植物】 假贝母 *Bolbostemma paniculatum* (Maxim.) Franquet [*Mitrosicyos paniculatus* Maxim.]

攀缘性蔓性草本。鳞茎肥厚，肉质，白色，扁球形或不规则球形，径达 3 cm。茎纤细，有棱沟。叶柄纤细，长 1.5～3.5 cm；叶片卵状近圆形，长 4～11 cm，宽 3～10 cm，掌状 5 深裂，每裂片再 3～5 浅裂；侧裂片卵状长圆形，急尖，中间裂片长圆状披针形，渐尖，基部小裂片先端各有 1 个显著突出的腺体，叶片两面无毛或仅在脉上有短柔毛。卷须丝状，单一或 2 歧。雌雄异株；雌、雄花序均为疏散的圆锥状，花梗纤细，花黄绿色；花萼花冠相似，裂片均为卵状披针形，先端具长丝状尾；雄蕊 5，离生；子房近球形，花柱 3，柱头 2 裂。果实圆柱状，成熟后由果先端开裂，果盖圆锥形，具 6 颗种子，种子卵状菱形，暗褐色。花期 6～8 月，果期 8～9 月。

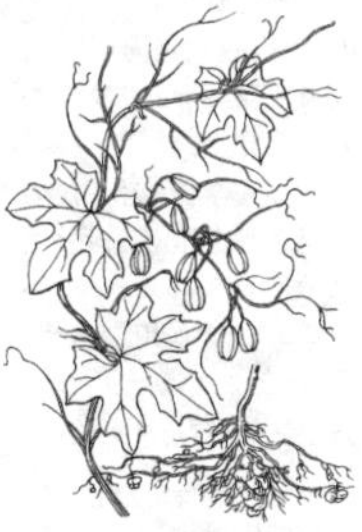
假贝母

常生长于阴山坡，但现已广泛栽培。分布于河北、山西、山东、河南、湖北、湖南、四川、陕西、甘肃等地。

【栽培】 生物学特性　喜温暖湿润的气候。耐严寒。对土壤要求不严，但宜选择肥沃、疏松的砂壤土栽培为佳。

繁殖方法　种子繁殖或鳞茎繁殖。种子繁殖，直播，春播于 3～4 月，播前种子用温水浸泡 8～12 小时，按行距 35 cm 开沟条播，覆土 1～2 cm。鳞茎繁殖：早春或晚秋将地下鳞茎挖出，选留小者作种，按行株距 40 cm×20 cm 穴栽，每穴放鳞茎 1～2 个，施基肥适量，覆土 2～3 cm。

田间管理　出苗后及时间苗，定期中耕除草、追肥。苗高 15～20 cm 时，搭设棚架，扦插竹枝，引藤蔓上棚攀缘。

【采收加工】 9～12 月采挖，洗净，在蒸笼上蒸透，晒干，用时打碎。

【药材】 土贝母 *Bolbostemmatis Rhizoma*　主产于河南、陕西、山西、河北等地。

性状　本品呈不规则块状，大小不等，表面淡红棕色或暗棕色，凹凸不平。质坚硬，不易折断，断面角质样，光亮而平滑。气微，味微苦。

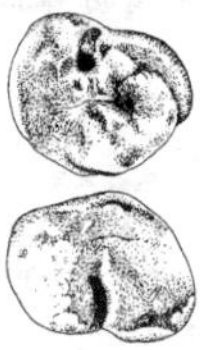
土贝母
(鳞茎)外形

鉴别　薄层色谱：取样品粉末 0.1 g，加 70%乙醇 20 ml，超声处理 20 min，滤过，滤液蒸干，残渣加甲醇 2 ml 溶解，作供试品溶液。以土贝母苷甲作对照品，加甲醇制成每 1 ml 含 1 mg 的溶液，作对照品溶液。分别点样于同一硅胶 G 薄层板上，以氯仿-乙酸乙酯-甲醇-甲酸-水(12∶3∶8∶2∶2)为展开剂，展开，取出，晾干，喷以醋酐-硫酸-乙醇(1∶1∶10)混合液，在 110 ℃加热至斑点显色清晰。供试品色谱中，在与对照品色谱的相应位置上，显相同的斑点。

品质标志　《中华人民共和国药典》2010 年版规定：本品含土贝母苷甲($C_{63}H_{98}O_{29}$)不得少于 1.0%。

【成分】 鳞茎含三萜皂苷：土贝母糖苷(tubeimoside)Ⅰ、Ⅱ、Ⅲ、Ⅳ、Ⅴ，假贝母皂苷(bolboste mmatoside)B，土贝母糖苷(tubeimoside)。还含 7，16，25(26)-豆甾三烯醇($\Delta^{7,16,25(26)}$-stigmastatrienol)及豆甾三烯醇-3-*O*-葡萄糖苷。

【药理】 1. 抗炎作用　小鼠耳预先局部应用土贝母糖苷Ⅰ，对局部应用花生四烯酸或十四烷酰佛波醇醋酸酯引起的耳水肿均有抗炎作用。

2. 抗癌作用　在小鼠皮肤两期致癌作用试验中，土贝母糖苷Ⅰ具有很强的抗致癌作用。小鼠背部局部应用二甲基苯并蒽和十四烷酰佛波醇醋酸酯，第一个肿瘤出现于第六星期，实验结束(第十八星期)时，80%小鼠发生肿瘤，平均每鼠瘤数 10.3 个。如在应用二甲基苄胺(DMBA)和肿瘤多肽抗原(TPA)同时，加用土贝母糖苷Ⅰ，则不出现肿瘤，小鼠皮肤光滑，且不影响体重生长。如用土贝母糖苷Ⅰ溶液(0.2 mg/ml)给小鼠自由饮用，其抗癌作用较差。土贝母糖苷Ⅰ对血液和各个脏器如脑、肝、脾、胃、肠、心和肾上腺均无明显影响，因此认为在所用剂量口服时，既无急性也无慢性中毒。

【药性】 苦，凉。归心、肺经。

1.《百草镜》："味苦，性平，微寒，无毒。"

2.《陕西中草药》："味苦，性凉。"

3.《青岛中草药手册》："入心、肺经。"

【功用主治】 清热化痰，散结拔毒。主治乳痈，瘰疬痰核，肿瘤疮疡肿毒，疣赘，蛇虫咬伤。

1.《本草从新》："治外科痰毒。"

2.《百草镜》："能散痈毒，化脓行滞，解广疮结毒，除风湿，利痰，敷恶疮，敛疮口。"

3.《中国药用植物图鉴》："有解毒，消肿的功效。治乳痈、乳癌、痰核瘰疬、疮疡肿毒蛇虫毒及刀伤出血。"

4.《陕甘宁青中草药选》："主治淋巴结结核，骨结核。"

5.《四川中药志》1982 年版："用于肿瘤。"

【用法用量】 内服：煎汤，9～30 g；或入丸、散。外用：研末调敷或熬膏贴敷。

【选方】 1. 治乳痈初起　白芷、土贝母各等分。为细末，每服三钱，陈酒热服，护暖取汗即消；重者再一服。如壮实者，每服五钱。(《纲目拾遗》)

2. 治乳岩　阳和汤加土贝母五钱煎服。(《纲目拾遗》)

3. 治颈淋巴结核未破者　土贝母 9 g，水煎服。同时用土贝母研粉，醋调外敷。(《陕西中草药》)

4. 治骨结核溃烂流脓　土贝母、蜈蚣各等量。共研细末，每次 3 g，每日 2 次，甜米酒炖热冲服。(《安徽中草药》)

5. 治毒蛇咬伤　急饮麻油 1 碗，免毒攻心，再用土贝母四至五钱为末，热酒冲服，再饮酒尽醉。安卧少时。药力到处，酒化为水，从伤口喷出。候水尽，将碗内贝母渣敷伤口。垂死者皆活。(《纲目拾遗》)

6. 治刀割斧砍，夹剪、枪、箭伤损　土贝母末敷之，止血收口。(《年希尧集验良方》)

【临床报道】 治疗疣类疾病　用土贝母的提取物土贝母皂苷制成注射剂和搽剂，共治疗各类皮肤疣 252 例。注射剂每次 2 mg(含土贝母皂苷 2 mg)，每日 1～2 次，行肌内徐缓注射，20 日为 1 个疗程。土贝母皂苷搽剂为含 0.25%土贝母皂苷的二巯丁二钠水剂，每日于损害局部搓搽 2～4 次。本组病例随机分为 3 组：单纯应用土贝母皂苷搽剂组共 44 例，适于皮损少者；单纯应用注射剂组共 57 例；混合组(肌注加局部涂搽)共 151 例，适于皮损广泛者。另设对照组 36 例，肌内注射维生素 B_{12} 100 μg/日，疗程 20 日。结果：治疗组痊愈 219 例(86.9%)，显效 21 例(8.3%)，好转 8 例(3.2%)，无效 4 例(1.6%)；对照组痊愈 4 例(11.1%)，显效 3 例(8.3%)，好转 4 例(11.1%)，无效 25 例(69.4%)。两组比较有显著性差异($P<0.001$)。治疗组中 3 组疗效基本一致。

0152 土牛膝 tǔ niú xī (《本草图经》)

【异名】 杜牛膝(《卫生易简方》)。

【基原】 为苋科牛膝属植物牛膝的野生种及柳叶牛膝、粗毛牛膝、钝叶土牛膝的根及根茎。

【原植物】 1. 牛膝 *Achyranthes bidentata* Blume

其野生种地上部分形态与栽培品无异(参见"牛膝"条)。地下部分无明显主根。生于海拔200～1 750 m 的山坡林下，平原、丘陵、路边、田埂、宅旁。除东北与内蒙古外全国广布。

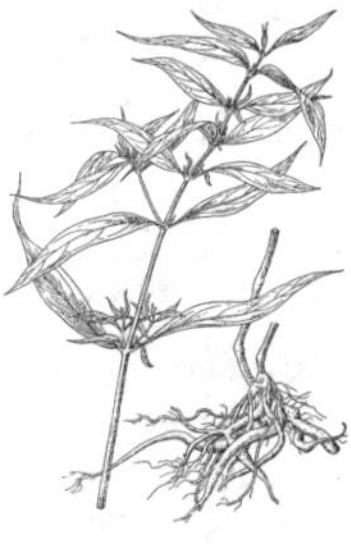

柳叶牛膝

2. 柳叶牛膝 *A. longifolia* (Makino) Makino [*A. bidentata* Bl. var. *longifolia* Makino]　又名：山牛膝、苏木红、荔枝红、透血红(《纲目拾遗》)，剪刀牛膝、红牛膝(四川)。

形态与牛膝相似，但鲜根常呈淡红至红色。叶片披针形或狭披针形，长 4.5～15 cm，宽 0.5～3.5 cm，先端及基部均渐尖，全缘，上面绿色，下面常呈紫红色。退化雄蕊方形，先端有不显明的牙齿。花果期 9～11 月。

生于山坡。分布于浙江、福建、江西、湖北、湖南、广东、四川、贵州、云南、陕西、台湾等地。江西吉安地区有栽培，称"龙牛膝"。

3. 粗毛牛膝 *A. aspera* L.

参见"倒扣草"条。

4. 钝叶土牛膝 *A. aspera* L. var. *indica* L.

植物形态与牛膝相似，但主根较短而分枝较多，根干硬柴性。植株粗壮坚实，茎密被白色或黄色长柔毛。叶片倒卵形，长 3～7 cm，宽 2～6.5 cm，先端常有突尖，基部宽楔形，边缘波状，两面密被柔毛。穗状花序刚直，退化雄蕊流苏状。花期 8～9 月，果期 9～10 月。

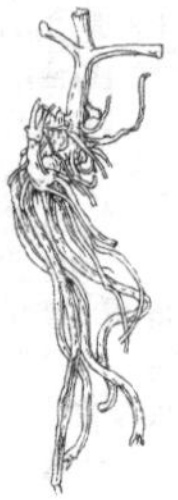

野生牛膝(根)外形

生于山坡。分布于福建、广东、广西、云南等地。

【采收加工】 9～11 月采收，鲜用或晒干。

【药材】 土牛膝 *Achyranthis Bidentatae Radix Ferolis*　产于陕西、甘肃、安徽、江西、福建、江苏、浙江、四川、贵州等地。

性状　根茎呈圆柱状，长 1～3 cm，直径 5～10 mm，灰棕色，上端有茎基残留，周围着生多数粗细不一的根。根长圆柱形，略弯曲，长约15 cm 以下，直径可达 4 mm；表面淡灰棕色，有细密的纵皱纹。质稍柔软，干透后易折断，断面黄棕色，可见成圈状散列的维管束。气微，味微甜。

鉴别　参见"牛膝"条。

【成分】 1. 牛膝　根含三萜皂草苷：二齿皂苷(bidentatoside)Ⅰ，齐墩果酸吡喃鼠李糖基吡喃半乳糖苷(oleanolic acid rhamnopyranosylgalactopyranoside)，齐墩果酸-28-*O*-*β*-*D*-吡喃葡萄糖苷(oleanolic acid-28-*O*-*β*-*D*-glucopyranoside)，竹节人参皂苷(chikusetsusaponin)Ⅴ，3-*O*-*β*-*D*-吡喃葡萄糖基-齐墩果酸-28-*O*-*β*-*D*-吡喃葡萄糖苷(3-*O*-*β*-*D*-glucopyranosyl-oleanolic acid-28-*O*-*β*-*D*-glucopyranoside)，人参皂苷(ginsenoside) Ro、PJS-1。精油含哗嗪衍生物：2，6-二甲基吡嗪(2，6-dimethylpyrazine)，2-甲氧-3-异丙基吡嗪(2-methoxy-3-isopropylpyrazine)和 2-甲氧-3-异丁基吡嗪(2-methoxy-3-isobutylpyrazine)。根另含甜菜碱(betaine)，大黄素(emodin)，大黄素甲醚(physcion)，芦丁(rutin)，咖啡酸(caffeic acid)，5-羟甲基呋喃甲醛(5-hydroxymethylfuraldehyde)，水龙骨素(polypodine)B，胡萝卜苷(daucosterol)，棕榈酸(palmitic acid)，*β*-谷甾醇(*β*-sitosterol)和一种多糖(polysaccharide)。

2. 柳叶牛膝　根中含齐墩果酸(oleanolic acid)，齐墩果酸葡萄糖醛酸的酯，熊果酸(ursolic acid)。

3. 钝叶土牛膝　根含蜕皮甾酮。

【药理】 1. 抗生育作用　实验表明，柳叶牛膝根茎所含总皂苷对雌性小鼠有中期引产和抗生育作用。柳叶牛膝的根茎丁醇提取物或 70%乙醇提取物，在小鼠妊娠 1～10 日，连续灌胃给药，有显著抗早孕和抗着床作用，但未见抗排卵和抗精子活化作用。70%乙醇提取物 8 mg/只或本品所含脱皮素 0.04 mg＋粗皂苷 1.4 mg/只，小鼠子宫内给药，也有显著的抗早孕作用。另有报道，柳叶牛膝茎叶的苯提取物，每日 50 mg/kg 灌胃，对雌性小鼠也有抗生育作用。

2. 子宫兴奋作用　柳叶牛膝的根茎煎剂对大鼠动情期子宫有显著兴奋作用，作用性质与催产素相似，有量效相关性，最小有效浓度为 3.15 mg/ml。

3. 抗炎作用　柳叶牛膝根茎煎剂 1/8、1/6 和 1/4 LD_{50} 灌胃，给药 3 次，对二甲苯所致小鼠耳肿胀有明显抑制作用；2 g/kg 皮下注射，对角叉菜胶性小鼠足肿有较强抑制作用，而 4 g/kg 灌胃给药作用较差；每日 4 g/kg，连续 3 日，对大鼠蛋清性足肿有显著抑制作用。

4. 其他作用　柳叶牛膝煎剂 4 g/kg，给药 3 次，可减少小鼠扭体反应次数；每日 2.5 g/kg 灌胃，连续 7 日，对蛋白合成前体掺入肝、肾组织有促进作用。

毒性　柳叶牛膝煎剂小鼠灌胃的 LD_{50} 为 16.45 g/kg。柳叶牛膝丁醇提取物和粗皂苷小鼠灌胃的 LD_{50} 分别为8 946 mg/kg和4 083 mg/kg。

【炮制】 取原药材，除去杂质，洗净喷淋清水，稍润，切斜薄片或不规则的段状，干燥。

饮片性状　斜薄片或小段，外表面灰棕色，具细密的纵皱纹；

切面黄棕色，有的中空，维管束呈点状排列成2～4轮。质韧。气微，味微甜而涩。

贮干燥容器内，置阴凉干燥处。

【药性】 甘、微苦、微酸，寒。归肝、脾经。

1.《滇南本草》："味酸、辛，性微寒。阴也，降也。入肝、脾二经。"

2.《医林纂要》："甘、微酸，寒。"

3.《广西中草药》："味微苦、酸，性寒，无毒。"

【功用主治】 活血祛瘀，泻火解毒，利尿通淋。主治闭经，跌打损伤，风湿关节痛，痢疾，白喉，咽喉肿痛，疮痈，淋证，水肿。

1.《本草图经》："治妇人血块。"

2.《滇南本草》："治疗疮痈疽，捣烂敷患处，亦能打胎，同猪肉煨食之，能明目。""行十二经络，破瘀血血块，凉血热。"

3.《医林纂要》："功专缓肝去毒热，肝缓则毒热可去，故喉痹血淋，小儿急慢惊风，又治积痰积血，捣敷蛇虫毒。"

4.《纲目拾遗》："善能理疮，并刀箭入肉。""活血化瘀，宽筋，理跌打损伤。治破伤风，七十二般恶疾。"

5.《云南中草药》："清热除湿。治咳血，鼻衄，尿血，尿路感染，湿热带下。"

6.《湖南药物志》："祛风湿，壮筋骨，活血。"

7.《上海常用中草药手册》："通经利尿，清热解毒。治脚气肿胀，关节炎，风湿痛，白喉，急慢性咽炎。"

8.《广西民族药简编》："治鸡骨鲠喉。"

【用法用量】 内服：煎汤，9～15 g，鲜品30～60 g。外用：捣敷；或捣汁滴耳；或研末吹喉。

【宜忌】《卫生易简方》："孕妇勿服，破血坠胎。"

【选方】 1. 治妇人室女血闭不通，五心烦热　土牛膝、当归尾各一两，桃仁(去皮，麸炒)、红花各五钱。上为细末，每服二钱，空心温酒调下。(《易简方论》土牛膝散)

2. 治红崩初起，赤白带下，小便淋沥或急胀　牛膝三钱，清明杨柳二钱，土茯苓二钱。水煎，点水酒服。(《滇南本草》)

3. 治伤折闪肭　用杜牛膝捣罨甚效。(《卫生易简方》)

4. 治风湿性关节痛　鲜土牛膝18～30 g(干品12～18 g)，猪脚1个(七寸)。红酒和水各半煎服。(《福建民间草药》)

5. 治瘰　用杜牛膝捣敷，缚其上，一日一易。(《脉因证治》)

6. 治一切喉症　鲜土牛膝根，洗净捣烂取汁，重汤炖温，频频漱之，极效。(《疫痧草》漱喉方)

7. 治石淋　土牛膝一握，煎汤，入麝半分，乳香三分，服。(《慎斋遗书》)

8. 治肝硬化水肿　倒扣草鲜根30～60 g。水煎，饭前服。(福建晋江《中草药手册》)

9. 治高血压病　土牛膝15 g，夏枯草9 g。水煎服。(《福建药物志》)

【临床报道】 1. 防治白喉　用新鲜土牛膝根500 g，制成浓缩煎液500 ml。10岁以内小儿每日100 ml，分3～4次服。治疗咽白喉29例，气管白喉3例，除2例分别因突然窒息、严重中毒而致心肌麻痹死亡外，均获治愈。治愈病例服药时间平均为6.8日，呼吸困难于2～8日恢复正常，咽头伪膜于2～7日脱落，体温于2～10日下降，细菌培养4～8日转阴。

2. 治疗流行性腮腺炎　治疗组80例，3～4岁患儿每日服用鲜土牛膝50 g煎剂，5～6岁服80 g，对照组85例，服普济消毒饮1剂。结果：治疗组显效72例，有效6例，无效2例。对照组显效26例，有效47例，无效12例，症状改善平均日数：治疗组平均为2.02日，对照组平均为4.01日。两组疗效比较有显著性差异($P<0.01$)。

3. 治疗流行性脑脊髓膜炎带菌者　用土牛膝300 g，加水600 g，煎熬1小时，浓缩至300 g，喉头喷雾，每次2 ml。共治169例，结果：1次喷雾治愈107例，占63.31%；2次喷雾治愈47例，占27.81%；3次治愈6例，占3.55%；4次治愈7例，占4.14%；5次治愈2例，占1.18%。全部带菌者均转为阴性。

4. 治疗急慢性肾炎　用土牛膝根(柳叶牛膝)60 g，大锅水煎，煎取药液以能坐于盆中浸渍腰部为宜，趁热坐浴20～30分钟。然后用布包药渣敷贴两侧腰部，每次约30分钟(坐浴及敷贴若冷却，均可反复加温)，每日2次，起床及临睡前各1次。共治疗81例，结果：临床治愈58例，显效11例，好转6例，无效7例。疗程最短5日，最长6个月，平均40日。

【各家论述】《本草求真》："杜牛膝气味更凉，嚼之味甘而不苦，主治多是解毒破血，泻热吐痰，较之川牛膝微觉有别。"

0153 土田七 tǔ tián qī (《广西药用植物名录》)

【异名】 小田七、竹田七、毛七、姜三七(《广西药用植物名录》)，三七姜、姜叶三七、竹叶三七、姜七(《全国中草药汇编》)，姜田七(《新华本草纲要》)。

【基原】 为姜科土田七属植物土田七的块根和根茎。

【原植物】 土田七 *Stahlianthus involucratus* (King ex Bak.) Craib [*Kaempferia involucrata* King ex Bak.; *K. hainanensis* Hayata]

多年生草本，高15～30 cm。根茎块状，径约1 cm，外面棕褐色，内面棕黄色，粉质，芳香而有辛辣味，根末端膨大成球形的块根。叶基生，通常2～4片；叶柄长6～18 cm；叶片倒卵状长圆形或披针形，长10～18 cm，宽2～3.5 cm，绿色或染紫。花10～15朵聚生于钟状总苞中，总苞及花的各部有棕色、透明的小腺点；总花梗长2.5～10 cm；小苞片线形，膜质；花白色，花冠裂片卵状长圆形；侧生退化雄蕊披针形；唇瓣圆形，白色，中央有杏黄色斑；花药长约5 mm，花丝长2～3 mm；药隔先端具长圆形附属体；花柱线形，柱头具缘毛，子房下位，卵形。花期5～6月。

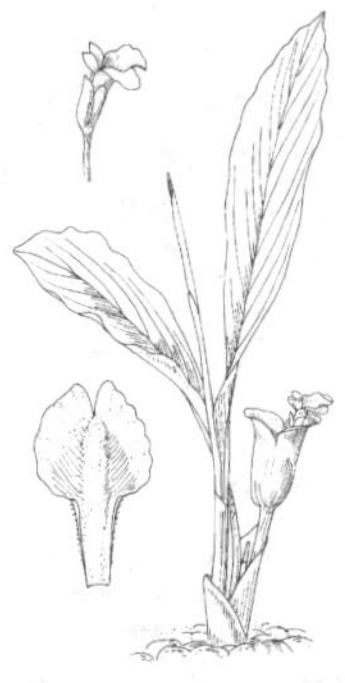

土田七

野生于林下、荒坡或栽培。分布于福建、广东、广西、海南、云南等地。

【采收加工】 7～11月采挖，鲜用或置沸水中烫1～2分钟，捞出，晒干。

【药材】 土田七 *Stahlianthi Involucrati Radix et Rhizoma* 主产于广西、云南、广东、海南等地。

性状　本品略呈扁圆锥形或纺锤形。表面灰棕色至棕红色，常皱缩，节密，具白色点状须根痕，节间长1～2 mm。质硬脆，易折断，断面平坦，角质化，内皮层明显，灰白色或灰色，可见白色点状维管束。气微，味辛。

【药性】《广西中草药》："辛，温。"

【功用主治】 散瘀，止痛，止血。主治跌打瘀痛，风湿骨痛，吐血衄血，月经过多，外伤出血。

1.《广西中草药》："活血散瘀，消肿止痛。"

2.《全国中草药汇编》："主治跌打损伤，风湿骨痛，吐血衄血，月经过多；外用治蛇虫咬伤，外伤出血。"

3.《广西民族药简编》："治骨鲠喉，胃下垂，胃出血，产后流血过多，月经过多，咯血，血痢，胃寒痛，浸酒服治脾脏肿大，煅成炭水煎服，治月经不调，血崩，捣烂冲开水服治尿潴留，捣烂敷患处治跌打损伤，研末敷患处治刀伤出血。"

【用法用量】 内服：煎汤，6～15 g；或浸酒。外用：捣敷；研末撒或调敷。

【选方】 1. 治跌打损伤　姜叶三七3～9 g，水煎服或浸酒内服；外用酒炒热敷患处。

2. 治吐血，衄血，月经过多　姜叶三七晒干，煅存性。用3～9 g，水煎服。

3. 治外伤出血　姜叶三七炒炭，研粉，适量，撒患处。（1～3方出自《广西中草药》）

0154 土白及 tǔ bái jí （《西藏常用中草药》）

【基原】　为兰科舌唇兰属植物二叶舌唇兰的块茎。

【原植物】　二叶舌唇兰 *Platanthera chlorantha* Cust. ex Reichb. f.［*Habenaria chlorantha* Bab.］

陆生植物。高30～50 cm。块茎1～2枚，卵状。基生叶2枚；叶椭圆形、倒披针状椭圆形，先端钝或急尖，基部收狭成鞘状柄，长9～21 cm，宽3～9 cm。总状花序，有花约10朵；苞片披针形；花白色，较大；中萼片卵状三角形，先端钝或平截，侧萼片椭圆形，较中萼片狭，急尖；花瓣偏斜，条状披针形，基部较宽，唇瓣条形，肉质，不裂；距弧曲，前部膨大，圆筒状，先端钝；子房细圆柱状，弧曲。

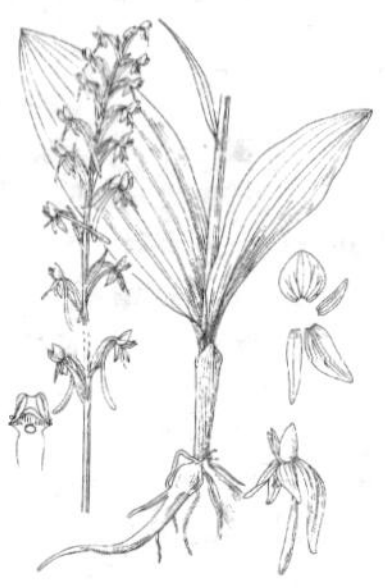

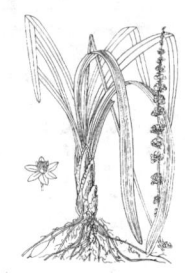
二叶舌唇兰

生于海拔400～3 500 m的山坡林下及山坡灌丛下。分布于华北、东北及河南、四川、云南、西藏、陕西、甘肃、青海等地。

【采收加工】　8～10月采挖，鲜用或切片晒干。

【药材】　土白及 *Platantherae Chloranthae Rhizoma*　产于东北、华北及陕西、新疆、甘肃、青海等地。

性状　本品呈椭圆形、卵圆形或类圆形。大小不等。表面灰白色至淡黄白色，微显半透明，有凸凹不平的皱缩纹，有时为强皱缩。质致密而坚实，角质状，不易破碎，破碎面角质样，略具光泽，浅黄白色。本品湿润时呈黏液性。气微，味淡。

鉴别　粉末特征：呈灰白色或乳白色。薄壁细胞含众多黏着的淀粉团块。黏液细胞多数较大，含黏液质和针晶束。导管和管胞主为螺纹，直径10～20 μm。稀见石细胞，壁孔沟明显。表皮细胞淡黄色，含油滴和小方晶。纤维长梭形。

【成分】　含挥发油，挥发油含有姜三七酮（stahlianthusone）。

【药性】　《西藏常用中草药》："性平，微苦。"

【功用主治】　《西藏常用中草药》："补肺生肌，化瘀止血。治肺痨咳血，吐血，衄血；外敷治创伤，痈肿，烫火伤。"

【用法用量】　内服：煎汤，3～9 g。外用：捣敷。

0155 土麦冬 tǔ mài dōng （南药《中草药学》）

【异名】　麦门冬（《香港中草药》）。

【基原】　为百合科土麦冬属植物山麦冬、阔叶山麦冬的块根。

【原植物】　1. 山麦冬 *Liriope spicata* (Thunb.) Lour.［*Convallaria spicata* Thunb.；*Ophiopogon spicatus* Ker.-Gawl.］　又名：大叶麦门冬（《陕西中草药》），蒲草（《香港中草药》）。

多年生草本。根状茎粗短，生有许多长而细的须根，其中部膨大成连珠状或纺锤形的肉质小块根。叶丛生；叶柄有膜质鞘；叶片革质，条形，长15～30 cm，宽4～7 mm。花茎直立，高15～30 cm，总状花序顶生，长达12 cm，有花多数，常1～4朵聚生于苞腋，花被淡紫色或浅蓝色，长圆形或披针形；花梗长3～4 mm；子房上位。浆果球形，熟时蓝黑色。花期5～7月，果期8～10月。

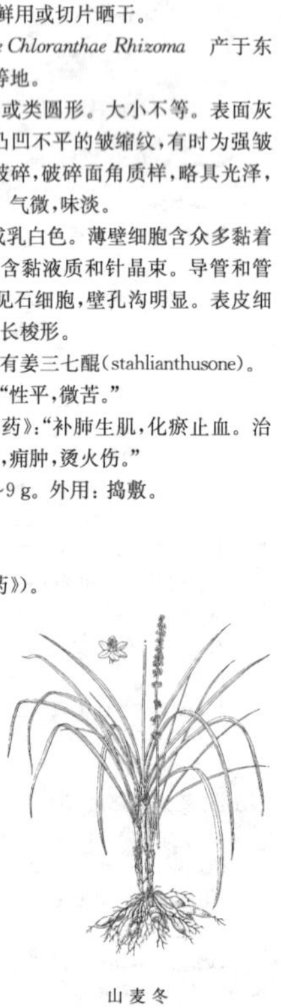
山麦冬

生于山野间阴湿处，山谷林下及路旁；南方常有栽培。分布于西南及江苏、浙江、安徽、福建、广西等地。

2. 阔叶山麦冬 *L. platyphylla* Wang et Tang

多年生草本。根细长，分枝多，有时局部膨大成纺锤形肉质小块根，较正品麦冬为大，根茎短，木质。叶丛生；叶片革质，长25～65 cm，宽1～3.5 cm，具9～11条脉，有明显横脉，边缘整齐。花茎高45～100 cm；总状花序顶生，长12～40 cm，花多数，常3～8朵簇生于苞腋内；花梗长4～5 mm；花被片长圆状披针形或近长圆形，紫色或红紫色；子房近球形，柱头3齿裂。种子球形，初期绿色，熟时黑紫色。花期7～8月，果期9～10月。

阔叶山麦冬

生于低山山地，山谷，疏、密林下或阴湿处。分布于华东、中南及四川、贵州等地。

【采收加工】　立夏或清明前后采挖，剪下块根，晒干。

【药材】　山麦冬 *Liriopes Spicatae Radix*　主产于四川、浙江。阔叶山麦冬（大麦冬）*Liriopes Platyphllae Radix* 产于河南、山东、江苏、安徽、浙江、江西、福建、湖北、广东、广西、四川、贵州等地。

性状　山麦冬　块根呈纺锤形，略弯曲，两端狭尖。表面淡黄色或黄棕色，不饱满，具粗糙的纵皱纹。纤维性强，断面黄白色，蜡质样。味较淡。

大麦冬　块根呈圆柱形，略弯曲，两端略钝圆，常有中柱露出。表面土黄至暗黄色，具不规则皱纹及槽纹。未干透质柔韧，干后坚硬，易折断，断面淡黄色至黄白色，角质样，中柱细小。气微，味甜，嚼之发黏。

鉴别　（1）根横切面：山麦冬　部分表皮残存。根被为1～2列木化细胞；皮层为30余列薄壁细胞，有的含草酸钙针晶束，内皮层外侧石细胞少数散在。韧皮部束与木质束各约19个，间隔排列，各木质束间为非木化薄壁组织。

大麦冬　根被为2～3列细胞，内皮层外侧为1列石细胞，呈类方形，侧壁及内壁增厚，内皮层为1列类长方形细胞，壁均匀增厚，木化，有通道细胞。中柱甚小，韧皮部束19～24个，各位于木质部的弧角处。木质部由木化组织连成环状。髓部有时中空。

（2）本品置紫外光灯下，山麦冬的薄片不显荧光，而大麦冬的薄片则显蓝色荧光。

【成分】　1. 山麦冬块根含甾体皂苷　土麦冬皂苷（spicatoside）A、B，皂苷元（prosapogenin）Ⅱ、Ⅲ，麦冬皂苷（ophiopognin）B，土麦冬苷（spicatoside）C。另含黄酮类，植物凝集素类，二氧杂环已烷木脂素等。

2. 阔叶山麦冬块根含甾体皂苷　罗斯考皂苷元-3-*O*-α-*L*-吡喃鼠李糖苷（ruscogenin-3-*O*-α-*L*-rhamnopyranoside），25（*S*）-罗斯考皂苷元-1-*O*-β-*D*-吡喃岩藻糖-3-*O*-α-*L*-吡喃鼠李糖苷〔25（*S*）-ruscogenin-1-*O*-β-*D*-fucopyranoside-3-*O*-α-*L*-rhamnopyranoside〕，25（*S*）-罗斯考皂苷元-1-*O*-α-*L*-吡喃鼠李糖基-（1→2）-β-*D*-吡喃岩藻糖苷〔25（*S*）-ruscogenin-1-*O*-α-*L*-rhamnopyranosyl-（1→2）-β-*D*-fucopyranoside〕，罗斯考皂苷元-3-*O*-β-*D*-吡喃葡萄糖基-（1→3）-α-*L*-吡喃鼠李糖苷〔ruscogenin-3-*O*-β-*D*-glucopyranosyl-（1→3）-α-*L*-rhamnopyranoside〕，麦冬皂苷（ophiopogonin）D，薯蓣皂苷（dioscin），25

(*S*)-薯蓣皂苷〔25(*S*)-dioscin〕,罗斯考皂苷元-1-硫酸酯-3-*O*-α-*L*-吡喃鼠李糖苷(ruscogenin-1-sulfate-3-*O*-α-*L*-rhamnopyranoside)和甲基原薯蓣皂苷(methylprotodioscin)。

【药理】 1. 强心、扩冠作用 豚鼠离体心脏冠脉流量试验证明,低剂量土麦冬注射液灌注可见冠脉流量明显增加,高剂量时冠脉流量反而减少。冠脉流量增加时心脏收缩增强,但心率无明显影响;当冠脉流量减少时心脏收缩减弱,心率减慢,甚至出现房室传导阻滞与心室纤颤等。在位兔心试验表明,静注土麦冬注射液剂量为2.5和5.0 g/kg时,心收缩力明显增强,收缩幅度增加58.23%~97.35%。2.5 g/kg时的正性肌力作用不被普萘洛尔阻断,且对心率也无明显影响,说明其正性肌力作用似与β受体无关。土麦冬水溶性提取物给麻醉猫静脉注射1.75 g/kg,其心室内压变化速率增加86%,左心室开始收缩至射血时间缩短28%,心排血量、心脏指数、每搏指数和左室作功指数分别增加146%,151%,150%和194%。心率轻度减慢,全身血管阻力降低48%。

2. 抗心肌缺血作用 土麦冬水溶性提取物以1和0.75 g/kg给麻醉大鼠腹腔注射,对垂体后叶素所致大鼠急性心肌缺血有良好的保护作用。土麦冬水溶性提取物给急性心肌梗死模型家兔静脉注射,发现可明显缩小心肌梗死范围。

3. 抗心律失常作用 土麦冬注射液(1∶2)0.3~0.5 ml/100 g体重给麻醉大鼠静脉注射对氯化钡和乌头碱所致的实验性心律失常有迅速的转律作用,但维持时间短暂。对蟾蜍离体心脏的实验结果表明,土麦冬任氏液在低浓度(1∶300或1∶100)时有改善心肌收缩力的作用,高浓度时(1∶10)作用相反;土麦冬任氏液对洋地黄中毒的心肌有恢复心肌收缩力的作用。土麦冬水醇剂2.5 g/kg静脉注射,对氯仿、肾上腺素诱发家兔心律失常有明显的对抗作用。同等剂量的土麦冬水醇剂静注可明显提高乌头碱诱发大鼠室颤和心脏停搏的阈剂量。此外,本品30 g/kg静脉注射可引起家兔正常ECG改变,表现为P-R间期延长,Q-T间期缩短,心率减慢及T波低平。

【药性】 《香港中草药》:"味甘、微苦,性微寒。"

【功用主治】 养阴生津。主治阴虚肺燥,咳嗽痰黏;胃阴不足,口燥咽干,肠燥便秘。

1.《广西民族药简编》:"治干咳无痰,月经过多。"

2.《香港中草药》:"养阴生津,润肺止咳。主治肺结核,慢性支气管炎,慢性咽炎的阴虚干咳;热病伤津,心烦,口渴,咽干,便秘。"

【用法用量】 内服:煎汤,10~15 g。

0156 土良姜 tǔ liáng jiāng (《昆明药用植物调查报告》)

【异名】 野姜、良姜(《云南中草药》)。

【基原】 为姜科姜花属植物草果药的根茎。

【原植物】 参见"草果药"条。

【采收加工】 9~10月采收,鲜用或切片晒干。

【成分】 根茎含草果药烯酮(hedychenone),7-羟基草果药烯酮(7-hydroxyhedychenone),6-氧代半日花-7, 11, 14-三烯-16-酸内酯(6-oxolabda-7, 11, 14-triene-16-oic acid lactone),谷甾醇(sitosterol),谷甾醇*β-D*-葡萄糖苷(sitosterol *β-D*-glucoside),柳杉二醇(cryptomeridiol)。另含脂肪酸及酯:棕榈酸二十六烷酯(ceryl palmitate),十四烷酸(myristic acid),棕榈酸(palmitic acid),硬脂酸(stearic acid),油酸(oleic acid),亚油酸(linoleic acid),亚麻酸(linolenoic acid)。

【药性】 《云南中草药》:"辛、苦,温。"

【功用主治】 温中,理气,止痛。主治胃寒痛,消化不良,膝关节痛。

1.《昆明药用植物调查报告》:"治气痛,胃痛,腹痛。"

2.《云南中草药》:"温胃散寒,燥湿。治胃寒痛,消化不良,疟疾。"

【用法用量】 内服:煎汤,3~9 g。外用:鲜品捣敷。

0157 土阿魏 tǔ ā wèi (汪连仕《采药书》)

【基原】 为马鞭草科大青属植物海州常山根皮捣取的液汁凝结而成。

【原植物】 参见"臭梧桐"条。

【采收加工】 7~9月挖取根,剥取根皮,捣汁,放置干燥。

【功用主治】 宽筋活血,化痞消癥。

0158 土附子 tǔ fù zǐ (《纲目拾遗》)

【异名】 土附卵(《中国动物药志》)。

【基原】 为塘鳢科沙塘鳢属动物沙塘鳢的卵。

【原动物】 参见"土附"条。

【采收加工】 4~6月捕捉,取卵。

【药性】 咸,平。

【功用主治】 助相火,开胃,利水。主治肾虚阳痿,消化不良,水肿。

《食物考》:"开胃,利水。"

【用法用量】 内服:煮食。

【宜忌】 《食物考》:"小儿戒食。"

0159 土细辛 tǔ xì xīn (《质问本草》)

【异名】 杜细辛(《土宿本草》)。

【基原】 为马兜铃科细辛属植物双叶细辛、单叶细辛、川北细辛、福建细辛、川滇细辛等的全草。

1. 双叶细辛 *Asarum caulescens* Maxim. 又名:毛叶细辛、乌金草(《湖北植物志》)。

多年生草本。根茎横走,节间长3~5 cm。地上茎匍匐。叶柄长6~12 cm;芽胞叶近圆形,边缘密生睫毛;叶片近心形,长4~9 cm,宽5~10 cm,先端常具1~2 cm的尖头,基部心形,两侧裂片常向内弯接近叶柄,两面散生柔毛,下面毛较密。花紫色;花梗长1~2 cm,被柔毛;花被裂片三角状卵形,开花时上部向下反折;雄蕊和花柱上部常伸出花被之外,花丝比花药长约2倍,药隔锥尖;子房近下位,略成球状,花柱先端6裂,裂片倒心形,柱头着生于裂缝外侧。蒴果近球状。花期4~5月。

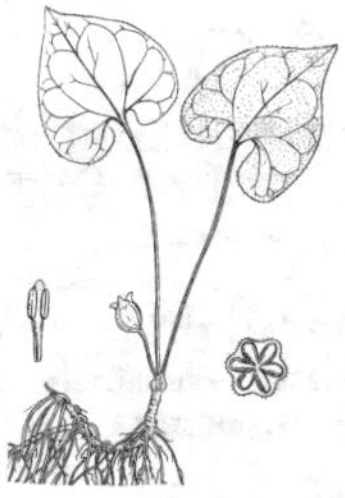

双叶细辛

生于林下阴处。分布于陕西、甘肃、湖北、四川、贵州等地。

2. 单叶细辛 *A. himalaicum* Hook. f. et Thoms. ex Klotzsch. 形态、生境与分布参见"水细辛"条。

3. 川北细辛 *A. chinense* Franch. [*A. fargesii* Franch.] 又名:莲花细辛(《全国中草药汇编》),中国细辛、城口细辛(《湖北植物志》)。

形态与双叶细辛相似,其特点是:叶片椭圆形或卵形,稀心形,长3~7 cm,宽2.5~6 cm,先端渐尖,基部耳状心形,上面绿色,或叶脉周围白色,形成白色网纹,下面浅绿色或紫红色。花紫色或紫绿色;花被管球状或卵球

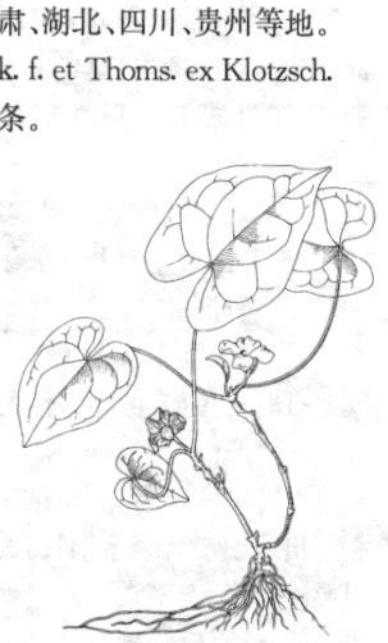

川北细辛

状，喉部缢缩，膜环宽约1 mm，内壁有格状网眼，花被裂片宽卵形，基部有密生细乳突排列成半圆形；花丝极短，药隔不伸出或稍伸出；子房近上位或半下位，花柱离生，柱头着生花柱先端或几近先端。花期4～5月。

生于林下或山谷阴湿地。分布于湖北、四川。

4. 福建细辛 *A. fukienense* C. Y. Cheng et C. S. Yang　又名：土里开花、薯叶细辛、马脚蹄(《中国植物志》)。

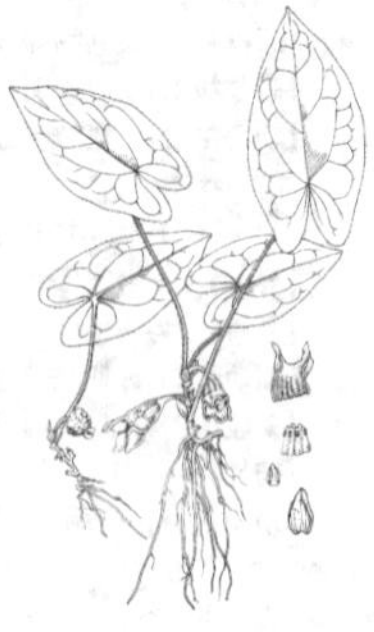
福建细辛

形态与上种相似，其特点是：根茎短。叶柄、叶片下面、花被管外面及花梗均被黄色柔毛；叶片近革质，三角状卵形或长卵形，长4.5～10 cm，宽4～7 cm，先端急尖或短尖，上面深绿色，偶有白色云斑。花绿紫色；花被管圆筒状，喉部不缢缩或稍缢缩，无膜环，内壁有纵行脊状皱褶，花被裂片阔卵形，开花时两侧反折，中部至基部有一半圆形淡黄色垫状斑块；药隔伸出，锥尖；子房下位，花柱离生，先端不裂。蒴果卵球状。花期4～11月。

生于林下或山谷阴湿地。分布于安徽、浙江、江西、福建等地。

5. 川滇细辛 *A. delavayi* Franch.〔*A. maekawa* Hara〕　又名：牛蹄细辛(《中国高等植物图鉴》)。

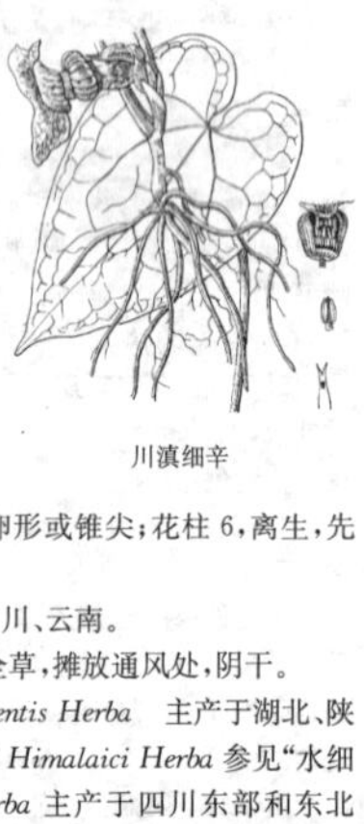
川滇细辛

形态与川北细辛相似，其特点是：叶柄长可达21 cm，无毛或被疏毛；叶片长卵形、阔卵形或近戟形，长7～12 cm，宽6～11 cm，上面深绿色或具白色云斑，稀叶脉周围白色并成白色脉网，疏被短毛，或仅侧脉被毛，下面浅绿色，偶为紫红色。花大，紫绿色，直径4～6 cm，花梗长1～3.5 cm；花被管圆筒状，长约2 cm，中部直径约1.5 cm，向上逐渐扩展，喉部缢缩，膜环宽约2 mm；药隔伸出，宽卵形或锥尖；花柱6，离生，先端2裂，柱头侧生。花期4～6月。

生于林下阴湿岩坡上。分布于四川、云南。

【采收加工】　7～9月挖取带根全草，摊放通风处，阴干。

【药材】　双叶细辛 *Asari Caulescentis Herba*　主产于湖北、陕西、甘肃、四川、贵州。单叶细辛 *Asari Himalaici Herba* 参见“水细辛”条。川北细辛 *Asari Chinensis Herba* 主产于四川东部和东北部、湖北西北部。福建细辛 *Asari Fukienensis Herba* 主产于安徽、浙江、江西、福建。川滇细辛 *Asari Delavayi Herba* 主产于四川、云南东北部。

性状　双叶细辛　根茎细长圆柱形，有分枝；表面灰棕褐色，节明显，节上有茎痕及多数细长弯曲的须根；质较脆，易折断，断面平坦，淡黄棕色。叶常2片，皱缩卷曲，易破碎，黄绿色，展平后呈心形，先端长渐尖或渐尖，两面散生柔毛；叶柄细长，扭曲，有细纵纹。有时可见腋生紫棕色的花或果实。气微辛香，味微辛辣而麻舌。

单叶细辛　参见“水细辛”条。

川北细辛　根茎细长，表面灰棕色。根细长，灰黄色。叶片椭圆形或卵形，上面常有白色网纹。有时有紫色花和果实。气芳香，味辛辣，略有麻舌感。

福建细辛　常卷曲成团。根茎短，表面灰棕色。根粗壮，表面灰黄色；质脆，易折断，断面黄白色。叶片近革质，三角状卵形、长卵形，上面偶有白色云斑，下面密生黄棕色柔毛。有的有绿紫色花或果实。气芳香，味辛辣，略有麻舌感。

川滇细辛　根茎较短，表面灰棕色。根肉质，表面灰黄色，具细纵皱纹；质脆，易折断，断面黄白色。叶片长卵形、阔卵形，上面有白色云斑，稀有白色脉网，有时有紫绿色花或果实。气芳香，味辛辣，麻舌。

【成分】　1. 双叶细辛　全草含精油，主要有单萜：玫瑰呋喃(rosefuran)(42%)，*β*-柠檬醛(citral)(14.88%)；倍半萜：葎草烯(humulene)(6.4%)，大牻牛儿烯(germacrene)-D(6.2%)。花序中主要是玫瑰呋喃(rosefuran)。

茎和叶中主要是*β*-柠檬醛，脱氢香薷酮(dehydroelsholtziaketone)，*α*-脱氢香薷酮(*α*-dehydroelsholizione)，香薷酮(elsholtiaketone)，2-甲氧基-1，3，5-三甲基(2-methoxy-1，3，5-trimethyl)。

地上部分精油含橙花醇(neral)，牻牛儿醛(geranial)，(*Z*)-*β*-金合欢烯〔(*Z*)-*β*-farnesene〕，芳樟醇(linalool)，牻牛儿醇(geraniol)，牻牛儿醇乙(酸)酯(geranyl acetate)，(*Z*)-牻牛儿酸甲酯〔(*Z*)-methyl geranate〕。

根和根茎含有双叶细辛醇(caulesol)，榄香三烯醇(2-methyl-2-vinyl-3-isopropenyl-5-isopropylidenecyclohexanol)，双叶细辛醇乙酸酯(caulesyl acetate)，4-羟基-*β*-布藜烯(4-hydroxy-*β*-bulnesene)，3，7(11)-芹子-二烯-8-酮〔selina-3，7(11)-dien-8-one〕，4(14)，7(11)-芹子-二烯-8-酮〔selina-4(14)，7(11)-dien-8-one〕，大牻牛儿酮-4，5-环氧化合物(germacrone-4，5-epoxide)，呋喃并双叶细辛酮(furanocaulesone)A、B，C，右旋二氢呋喃并双叶细辛酮(dihydrofuranocaulesone)和双叶细辛内酯(causleslactone)。

2. 单叶细辛　参见“水细辛”条。

3. 川北细辛　全草(干品)含挥发油成分：1，8-桉叶素(1，8-cineole)，芳樟醇，龙脑(borneol)，*α*-松油醇(*α*-terpineol)，2-异丙基-5-甲基茴香醚(2-isopropyl-5-methylanisole)，3，5-二甲氧基甲苯(3，5-dimethoxytoluene)，黄樟醚(safrole)，反式丁香烯(*trans*-caryophyllene)，*β*-古芸烯(*β*-gurjunene)，反式-*β*-金合欢烯(*trans*-*β*-farnesene)，甲基丁香油酚(methyl eugenol)，2，3，5-三甲氧基甲苯，细辛醚(asaricin)，肉豆蔻醚(myristicin)和榄香脂素(elemicin)等。

4. 福建细辛　全草(干品)含挥发油成分：*β*-蒎烯(*β*-pinene)，香桧烯(sabinene)，柠檬烯，1，8-桉叶素，对聚伞花素(*p*-cymene)，芳樟醇，龙脑(borneol)，*α*-松油醇，*α*-羟基-对-聚伞花素(*p*-cymen-*α*-ol)，爱草脑(estragole)，2-异丙基-5-甲基茴香醚，乙酸龙脑酯(bronyl acetate)，3，5-二甲氧基甲苯，黄樟醚，反式丁香烯，*β*-古芸烯，葎草烯，甲基丁香油酚，2，3，5-三甲氧基甲苯，异丁酸-*β*-苯乙酯，菖蒲烯(calamenene)，橙花叔醇(nerolidol)，细辛醚，肉豆蔻醚(myristicin)，榄香素(elemicin)等。

5. 川滇细辛　全草(干品)含挥发油1.4%，挥发油中成分有：*α*和*β*-蒎烯，莰烯(camphene)，月桂烯(myrcene)，香桧烯，柠檬烯，1，8-桉叶素，对聚伞花素，*γ*-松油烯(*γ*-terpinene)，芳樟醇，龙脑，4-松油烯醇(4-terpinenol)，樟脑(camphor)，2-异丙基-5-甲基茴香醚，乙酸龙脑酯，3，5-二甲氧基甲苯，黄樟醚，反式丁香烯，*β*-古芸烯，甲基丁香油酚，2，3，5-三甲氧基甲苯(2，3，5-trimethoxytoluene)，3，4，5-三甲氧基甲苯，橙花叔醇，细辛醚，肉豆蔻醚，榄香脂素。

【药理】　1. 对肾脏作用　灯盏细辛能扩张肾小球毛细血管的前后括约肌，从而能减轻肾小球的高灌注和高滤过。

2. 免疫调节作用　细辛脂素在体外可较好地抑制脾细胞的增殖。

毒性　毒副作用主要表现为心肌损害及呼吸麻痹。

【药性】　辛，温。归心、肺、肾经。

1.《四川中药志》1960年版："性温，味辛，无毒；入心、小肠、肺、肾四经。"

2.《陕西中药志》："入心、肺、肝、肾四经。"

【功用主治】 祛风散寒，止痛，温肺化饮。主治风寒感冒，头痛，牙痛，风湿痹痛，痰饮喘咳。

1.《四川中药志》1960年版："(单叶细辛)发表散寒，镇咳止痛，祛痰。治风寒湿外感头痛，齿痛目痛，痰饮咳逆上气，风湿痹痛及肢节拘挛身痛。"

2.《湖北中草药志》："(双叶细辛)行气止痛，健胃消食。用于中暑头晕，胃腹痛，急性胃肠炎，风湿疼痛，跌打损伤，劳伤疼痛，睾丸肿痛。"

【用法用量】 内服：煎汤，1～3 g。外用：研末或煎汤漱口。

【宜忌】 阴虚阳亢及气虚有汗者禁服。反藜芦。

【选方】 1. 治中暑头晕　乌金草(双叶细辛)1～3 g，水煎服。

2. 治胃腹痛　乌金草(双叶细辛)研细末，早晚各1次，每次服1 g，酒或开水吞服。

3. 治急性胃肠炎、睾丸肿痛　乌金草(双叶细辛)、紫金砂各60 g，血三七30 g。共研细末，每日服2次，每次3 g，温开水送服。

4. 治跌打损伤、风湿疼痛　乌金草1.5 g，石菖蒲15 g，白酒100 ml，浸泡1日，每日服2次，每次10～40 ml。(1～4方出自《湖北中草药志》)

0160 土荆皮 tǔ jīng pí《药材资料汇编》

【异名】 罗汉松皮(汪连仕《采药书》)，土槿皮(《疡医大全》)，荆树皮(《中国药用植物志》)，金钱松皮(《药材学》)，金松、水树(《中国树木分类学》)。

【基原】 为松科金钱松属植物金钱松的根皮及近根树皮。

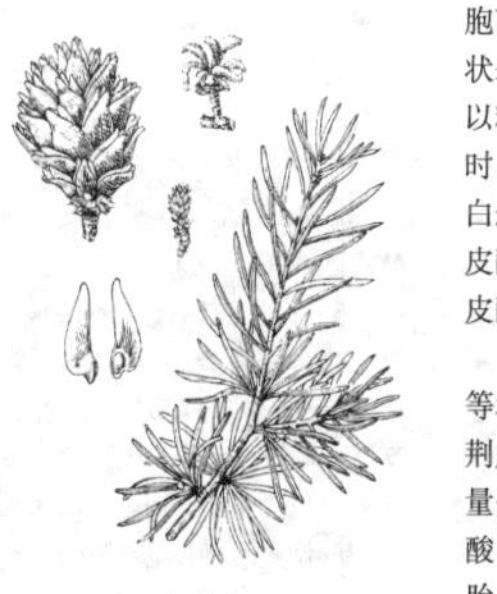

金 钱 松

【原植物】 金钱松 *Pseudolarix amabilis* (Nelson) Rehd. [*Larix amabilis* Nelson; *P. kaempferi* (Lindl.) Gord.]

乔木，高达40 m，胸围达1.5 m。树干直，树皮灰褐色，粗糙，不规则鳞片状开裂。一年生枝淡红褐色或淡红黄色，有光泽，老枝及短枝呈灰色或暗灰色。叶线形，柔软，扁平，长2～5.5 cm，宽1.5～4 mm，先端锐尖或尖，上面绿色，下面蓝绿色，每边有5～14条气孔线，长枝上叶辐射伸展，短枝上叶簇生。雄球花黄色，圆柱状，下垂；雌球花紫红色，直立，椭圆形，有短梗。球果卵圆形或倒卵圆形，长6～7.5 cm，径4～5 cm，熟时淡红褐色。种子卵圆形，白色，种翅三角状披针形，淡黄色或淡褐黄色，有光泽。花期4～5月，果熟期10～11月上旬。

生于海拔100～1 500 m的山地针、阔叶树混交林中。分布于江苏、浙江、安徽、福建、江西、湖北、湖南、四川等地。多为栽培。

本植物的枝叶(金钱松叶)亦供药用，另设专条。

【采收加工】 5月或8～9月采挖，剥取根皮，除去外粗皮，晒干。

【药材】 土荆皮 *Pseudolaricis Cortex*　主产于江苏、浙江、安徽、江西、福建、湖南等地。

性状　根皮呈不规则的长条状，扭曲而稍卷，大小不一，厚2～5 mm。外皮灰黄色，粗糙，有皱纹和灰白色横向皮孔，栓皮常呈鳞片状剥落，剥落处红棕色。内表面黄棕色至红棕色，平坦，有细致的纵向纹理。质韧，折断面裂片状，可层层剥离。气微，味苦涩。

树皮呈板片状，厚约至8 mm，粗皮较厚，外表面龟裂状，内表面较粗糙。

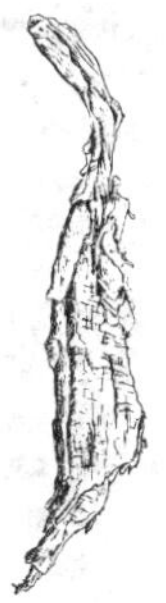

土荆皮(根皮)外形

鉴别　粉末特征：棕红色。石细胞多，类长方形、类圆形或不规则分枝状，直径30～96 μm，含黄棕色块状物。筛胞大多成束，直径20～40 μm，侧壁有多数椭圆形筛域。黏液细胞类圆形，直径100～300 μm。树脂细胞纵向连接成管状，含红棕色至黄棕色树脂状物，有的埋有草酸钙方晶。木栓细胞棕色，壁稍厚，有的木化，并可见细小圆纹孔。

【成分】 根皮含三萜类：土荆皮酸(pseudolaric acid)A、B、C、C1、C2、D、E、F、G、H，土荆皮酸A-*β*-*D*-葡萄糖苷(pseudolaric acid A-*β*-*D*-glucoside)，土荆皮酸-B-*β*-*D*-葡萄糖苷，金钱松呋喃酸(pseudolarifuroic acid)，白桦脂酸(betulinic acid)，土荆内酯(pseudolarolide)A、B、C、D、F，去甲氧基脱乙酸基土荆皮酸B(demethoxydeacetoxy-pseudolaric acid B)，异土荆皮呋喃酸(isopseudolarifuroic acid)A和B，2′，3′-二羟基-1′-丙氧基土荆皮酯B(2′，3′-dihydroxy-1′-propoxypseudolarate B)和6′-*O*-乙酰基土荆皮酸B-*O*-*β*-*D*-吡喃葡萄糖苷(6′-*O*-acetylpseudolaric acid B-*O*-*β*-*D*-glucopyranoside)，去乙酰基土荆皮酸(deacetylpseudolaric acid)C_2、A，土荆皮酸甲基酯(methyl pseudolarate)A、B；其他成分：*β*-谷甾醇(*β*-sitosterol)，*β*-谷甾醇-*β*-*D*-葡萄糖苷(*β*-sitosterol-*β*-*D*-glucoside)，杨梅树皮素(myricetin)，噢哢醇类(auronols)，苦杏碱醇(amaronol)A和B。

【药理】 1. 抗真菌作用　土荆皮的有机酸、乙醇浸膏及苯浸膏，对我国常见的10种致病真菌，如奥杜盎小芽胞菌、铁锈色小芽胞菌、红色癣菌、玫瑰色癣菌、紫色癣菌、叠瓦癣菌、许兰黄癣菌、絮状表皮癣菌、石膏样癣菌、白念珠菌等均有一定的抗菌作用，其中以粗提土荆酸的作用最强，抗菌范围亦广，在0.1～1 mg/ml浓度时，对许兰黄癣菌、絮状表皮癣菌、铁锈色小芽胞菌、石膏样癣菌、白念珠菌等有杀菌作用，乙醇浸膏次之，苯浸膏又次之，后从土荆皮酸中分离出抗真菌有效成分系土荆皮酸A、B、C和去甲基土荆皮酸B。

2. 抗生育作用　土荆皮酸A、B及土荆皮酸B-*β*-*D*-葡萄糖苷等均有抗早孕作用，主要表现为抗早孕及抑制卵子受精。口服土荆皮酸A，对大鼠、仓鼠、犬等均可产生明显的抗早孕作用，有效剂量分别为每日7.5 mg/kg、60 mg/kg、0.5 mg/kg，共3日。土荆皮酸A经皮下和阴道给药，也能产生抗早孕作用。主要表现为死胎，说明其对胚胎的作用是进行性的。此外，还有抗中孕作用，但抗着床作用则不明显。土荆皮酸B的抗早孕作用和毒性均明显大于A，其对大鼠一次灌胃的抗早孕ED_{50}为9.3 mg/kg，而A为14.5 mg/kg。培养液含B浓度在5 g/ml时，可使去卵丘的卵子受精能力下降，但对保留卵丘的卵子则无影响。整体实验表明，土荆皮酸B对大鼠无雌激素样活性；给药后第五日血中孕酮值开始下降，但给予外源性孕酮，不能对抗其抗早孕作用；在抗早孕有效剂量时，能使妊娠大鼠蜕膜细胞变性，出血和坏死；不影响仓鼠的性周期及正常排卵，但可抑制部分卵子的受精，说明其抗生育作用的环节是多方面的。土荆皮酸B-*β*-*D*-葡萄糖苷皮下注射对小鼠抗早孕作用的ED_{50}为128.83±4.27 mg/kg。可使蜕膜细胞变性坏死，该作用可被甲地孕酮所拮抗。

3. 对肝癌细胞活性的影响　土荆皮酸B-*β*-*D*-葡萄糖苷浓度大于或等于5 g/ml时，对培养的人体肝癌细胞株7721有一定的抗癌活性，且随浓度增高而抗癌作用增强。10 g/ml处理的培养肝癌细胞，其杀伤率为42.9%，细胞增殖抑制率为56.7%～96.9%，蛋白质含量的抑制率为64.5%。

毒性　土荆皮酸A和B小鼠静脉给药的LD_{50}分别为485和423 mg/kg；腹腔注射的LD_{50}分别为396和316 mg/kg。土荆皮酸

A皮下注射的 LD_{50} 为 311 mg/kg；大鼠口服的 ED_{50}（抗早孕）、LD_{50} 是14.5和 219 mg/kg；LD_5 和 ED_{95} 分别为 138 和 33 mg/kg。土荆皮酸 B 大鼠口服的 ED_{50}、LD_{50} 是 9.3 和 130 mg/kg；LD_5 和 ED_{95} 分别为 84 mg/kg 和 27 mg/kg。土荆皮酸 A 对犬口服给药的中毒症状主要在消化系统，有厌食、呕吐、稀便、肠黏膜出血。犬的心、肝、肾、脑及其他脏器未见明显病理变化。它对肠黏膜的损害随剂量增大而加重，提示给药时应注意胃肠道反应。

【药性】 辛、苦，温。有毒。

1.《安徽中草药》："性微温，味苦。"

2.《全国中草药汇编》："辛，温，有毒。"

3.《浙江药用植物志》："苦、涩，平。"

【功用主治】 祛风除湿，杀虫止痒。主治疥癣，湿疹，神经性皮炎。

1. 汪连仕《采药书》："治一切血，杀虫疗癣，合芦荟、香油调搽。"

2.《药材资料汇编》："治癣疥。"

3.《安徽中草药》："祛风除湿，杀虫止痒。"

4.《全国中草药汇编》："主治手脚癣、神经性皮炎、湿疹、癞痢头。"

【用法用量】 外用：浸酒涂擦，或研末调敷。

【宜忌】 本品有毒，只供外用，不宜内服。

【选方】 1. 治皮肤癣疮　土槿皮 30 g，白酒 60 g，浸泡7日。搽患处，搽前用老生姜片擦破癣痂。(《安徽中草药》)

2. 治癞　土荆皮一斤，白及、尖槟榔、白芷各一两。研细搽三日。

3. 治癣　土槿皮一两，斑猫二个，鸡心槟榔三个，番木鳖四个，火酒半斤，浸一伏时，蘸搓癣上。忌大蒜、火酒。(2、3 方出自《疡医大全》)

4. 治干癣　土槿皮 15 g，樟脑 3 g，白酒 60 g，浸 3 日后搽患处。(《青岛中草药手册》)

0161 土荆芥 tǔ jīng jiè（《生草药性备要》）

【异名】 鹅脚草(《新本草纲目》)，红泽兰、天仙草、臭草(《福建民间草药》)，钩虫草(《广西药用植物图志》)，鸭脚草、香藜草、臭蒿(《广西中药志》)，杀虫芥、藜荆芥、臭藜藿(《广东中药》)，洋蚂蚁草(《中国药用植物图鉴》)，虎骨香、虱子草(《湖南药物志》)，狗咬癀(《福建中草药》)，火油草(《广西本草选编》)，痱子草、杀虫草、大本马齿苋(《福建药物志》)。

【基原】 为藜科藜属植物土荆芥的带果穗全草。

【原植物】 土荆芥 *Chenopodium ambrosioides* L.

一年生或多年生直立草本，高 50～80 cm，有强烈气味。茎有棱，多分枝。单叶互生，具短柄；叶片披针形至长圆状披针形，长 3～16 cm，宽达5 cm，先端短尖或钝，下部的叶边缘有不规则钝齿或呈波浪形，上部的叶较小，为线状披针形，全缘，上面绿色，下面有腺点，揉之有一种特殊的香气。穗状花序腋生。花小，绿色，两性或雌性，3～5 朵簇生于上部叶腋；花被 5 裂，果时常闭合；雄蕊 5；花柱不明显，柱头通常 3，伸出花被外。胞果扁球形，完全包于花被内。种子黑色或暗红色，平滑，有光泽。花期 8～9 月，果期 9～10 月。

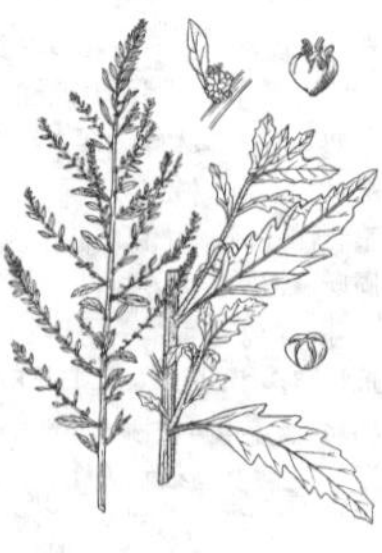

土 荆 芥

生于旷野、路旁、河岸和溪边。分布于华东、中南、西南等地，北方各地常有栽培。

【栽培】 生物学特性　喜阳光充足、温暖干燥气候。以肥沃疏松、排水良好的砂质壤土为佳。宜选向阳干燥地区栽培。

繁殖方法　种子繁殖，直播或育苗移栽。3 月中旬将地翻松耙平作畦，宽 1～1.4 m，施足基肥。种子繁殖，春播于 3 月中旬至 4 月上旬。直播：按行距 30 cm 在畦上开条沟，将种子均匀播入沟内，薄覆细土，以盖没种子为度。苗齐后间苗 1～2 次，保持株行距 0.5 m。育苗移栽：在苗床内按行距 10 cm 开条沟，将种子均匀播入，盖细土一层，灌水湿润。出苗后，待幼苗高至 12～16 cm 时，即可移植，按株、行距各 30～35 cm 开穴，每穴栽植 1～2 株，覆土镇压后，灌水。

田间管理　在幼苗生长期宜勤除草，并须间苗 1～2 次。定植成活后宜松土除草 2～3 次。施追肥 1～2 次，以人粪尿或硫酸铵为宜。

【采收加工】 8～9 月收割全草，摊放在通风处，或捆束悬挂阴干，避免日晒及雨淋。

【药材】 土荆芥 *Chenopodii Ambrosiodis Herba*　产于广西、广东、福建、贵州等地。

性状　全草黄绿色，茎上有柔毛。叶皱缩破碎，叶缘常具稀疏不整齐的钝锯齿；上表面光滑，下表面可见散生油点；叶脉有毛。花穗簇生于叶腋。胞果扁球形，外被一薄层囊状而具腺毛的宿萼。种子黑色或暗红色，平滑。具强烈而特殊的香气。味辣而微苦。

鉴别　叶表面观：上、下表皮均有囊状腺毛，头部单细胞，略呈矩圆形，柄 1～4 个细胞。气孔甚密，不定式，副卫细胞3～4 个。非腺毛 1～7 个细胞，顶端细胞长而钝圆，壁薄多扭曲，基部细胞膨大，有纵向角质纹理。叶肉组织中有草酸钙砂晶、簇晶及方晶。此外，偶见头部为 2 个细胞，柄 6～9 个细胞的腺毛，其基部细胞亦膨大呈锥状。

【成分】 全草含挥发油成分：松香芹酮(pinocarvone)，土荆芥酮(aritasone)。

叶含山柰酚-7-鼠李糖苷(kaempfrol-7-rhamnoside)，土荆芥苷(ambroside)；精油主要含 α-松油烯(α-terpinene)(56.0%)，α-松油醇乙酸酯(α-terpinyl acetate)(15.7%)，对聚伞花素(*p*-cymene)(15.5%)，柠檬烯(limonene)，反式松香芹醇(*trans*-pinocarveol)。

果含黄酮类成分：山柰酚 3-鼠李糖-4′-木糖苷(kaempferol 3-rhamnoside-4′-xyloside)，山柰酚 3-鼠李糖-7-木糖苷，山柰酚，异鼠李素(isorhamnatin)，槲皮素(quercetin)，4-*O*-去甲相思子黄酮-7-*O*-α-L-鼠李糖-3′-*O*-β-*D*-吡喃木糖苷(4-*O*-demethyl abrectorin 7-*O*-α-*L*-rhamnoside-3′-*O*-β-*D*- xylopyranoside)；又含驱蛔素(ascaridole)。

地上部分含有单萜：(−)-(2*S*, 4*S*)和(−)-(2*R*, 4*S*)-对-薄荷-1(7), 8-二烯-2-氢过氧化物〔(−)-(2*S*, 4*S*) and (−)-(2*R*, 4*S*)-*p*-mentha-1(7), 8-dien-2-hydroperoxide〕，(−)-(1*R*, 4*S*)和(−)-(1*S*, 4*S*)-对-薄荷-2, 8-二烯-1-氢过氧化物，驱蛔素顺-对盖-1(7), 8-二烯-2-醇〔ascaridole *cis*-*p*-menthadiene-1(7), 8-ol-2〕。

【药理】 1. 驱肠虫作用　土荆芥油主含驱蛔素(ascaridole)为杀肠虫药。对蛔虫先兴奋，后麻痹，最后产生不可逆性强直排出；对钩虫也有效，但稍差；对阿米巴痢疾亦有效，可用于慢性痢疾或带虫者；对绦虫效果颇差。

2. 抗菌作用　土荆芥对鸟型结核杆菌在体内有轻度的抑制作用；对真菌如发癣菌有良好的抑制作用，其强度弱于麝香草酚而强于水杨酸。

3. 抗疟原虫作用　从土荆芥提取出的驱蛔素 1 mol/L 浓度对恶性疟原虫有很强的抑制作用；0.01 mol/L 低浓度对滋养体的生长发育也有抑制作用。

毒性　土荆芥油在肠内易被吸收，一部分经肺排出，有特殊臭气。土荆芥有剧烈的刺激性，大剂量可致恶心、呕吐。吸收后能麻痹肠肌而致便秘，还可引起耳鸣、耳聋和视觉障碍。中毒量则产生昏迷，呼吸困难，偶发惊厥。对肝肾也有毒。有蓄积性，2～3星期内不宜重复应用。服药时不宜空腹，中毒急救可用泻剂、兴奋剂。土荆芥对虚弱、营养不良者应慎用或减量。小儿较成年人敏感。有心、肝、肾疾病或有消化道溃疡者禁用。

【药性】 辛、苦，微温，大毒。

1.《生草药性备要》："味辛，性温。"

2.《江西中药》："辛、凉。有小毒。"

3.《岭南草药志》："味辛，微苦。"

4.《安徽中草药》："性平，味辛、苦。"

5.《广西本草选编》："有毒。"

【功用主治】 祛风除湿，杀虫止痒，活血消肿。主治钩虫病，蛔虫病，蛲虫病，头虱，皮肤湿疹，疥癣，风湿痹痛，经闭，痛经，口舌生疮，咽喉肿痛，跌打损伤，蛇虫咬伤。

1.《生草药性备要》："祛风止痛，宜煎水洗，小儿麻痘脱掩(靥)后洗之，胜过蚬水。"

2.《草药新纂》："作发表药、退热药，治头痛，骨节炎，与寒冒发热。"

3.《岭南采药录》："能除风热，杀虫，健胃，止痛。煎水洗皮肤疥癞。"

4.《江西中药》："健胃通经，凡消化不良，妇人经闭等之由于风热者，均主治之。适用于钩虫病，胃肠充气及痛经。"

5.《广西中药志》："驱除蛔虫、绦虫。"

6.《岭南草药志》："消肿止痒。"

7.《湖南药物志》："治头虱，脱肛，子宫脱垂。"

8.《福建药物志》："祛风行气，除湿杀虫。治湿疹，疥，癣，钩虫病，蛔虫病，蛲虫病，感冒，痢疾，风湿关节痛，白带，产后血晕，跌打损伤，扭伤，外伤出血，毒蛇咬伤，毒虫螫伤。"

9.《广西民族药简编》："捣烂敷伤口周围，治吹风蛇咬伤(瑶)。"

10.《苗族药物集》："除湿，止痒，解毒。主治下肢溃烂。"

【用法用量】 内服：煎汤，3～9 g，鲜品15～24 g，或入丸、散；或提取土荆芥油，成人常用量0.8～1.2 ml，极量1.5 ml，儿童每岁0.05 ml。外用：煎水洗或捣敷。

【宜忌】 不宜多服、久服、空腹服，服前不宜用泻药。孕妇及有肾、心、肝功能不良或消化道溃疡者禁服。

1.《广西民族药简编》："本品有毒。内服过量时引起恶心、呕吐，吸收后能麻痹肠肌而引起便秘，还能引起耳鸣、耳聋和视力障碍，严重者则产生昏迷、呼吸迟缓，偶尔发生惊厥。对肝脏、肾脏也有毒性。解救方法：可采用泻剂、兴奋剂及保肝等对症治疗。"

2.《广西中药志》："阴虚者勿用。"

3.《广西本草选编》："凡心肝肾功能不良或贫血者不宜服。"

【选方】 1. 治钩虫病　鲜土荆芥5 kg，切碎，加水1.5 kg，水蒸气蒸馏收集馏出液的上层金黄色液体，即为土荆芥油。成人每次服0.8～1.2 ml，儿童每岁0.05 ml。次晨服硫酸镁20 g。(《全国中草药汇编》)

2. 治钩虫、蛔虫病　土荆芥嫩枝叶、果实阴干，研末为丸，成人每日服5 g，分早晚2次，连服3～6日。或用鲜土荆芥取自然汁服，疗效更佳。(江西《草药手册》)

3. 治头虱　土荆芥，捣烂，加茶油敷。(《湖南药物志》)

4. 治阴囊湿疹　土荆芥、乌蔹莓、山梗菜叶，各适量。捣烂，取汁涂或煎汤洗患处。(《福建药物志》)

5. 治小儿麻痘后脱痂　土荆芥全草，煎汁，外洗。(《青岛中草药手册》)

6. 治口腔炎、口舌生疮或咽痛　土荆芥、忍冬各三钱，大青五钱。上水煎服。(《草药新纂》)

7. 治跌打损伤、扭伤　土荆芥切碎，加烧酒或黄酒过药面浸1个月备用，用时以头发沾药酒擦伤部。(《福建药物志》)

8. 治毒虫(蜈蚣)咬伤　土荆芥鲜叶，加雄黄少许。捣烂外敷。(江西《草药手册》)

0162 土茯苓 tǔ fú líng (《滇南本草》)

【异名】 禹余粮、白余粮(《本草经集注》)，草禹余粮(《本草拾遗》)，刺猪苓(《本草图经》)，过山龙、硬饭(《朱氏集验方》)，冷饭团(《卫生杂兴》)，仙遗粮(《滇南本草》)，土萆薢(《本草会编》)，山猪粪、山地栗、过冈龙(《纲目》)，山牛(《本经逢原》)，冷饭头(《生草药性备要》)，山归来(《有用植物图说》)，久老薯(《广西中兽医药用植物》)，毛尾薯(《中药材手册》)，地胡苓、狗老薯、饭团根(《广西中药志》)，土苓(《四川中药志》)，狗朗头、尖光头(《常用中草药彩色图谱》)。

【基原】 为百合科菝葜属植物光叶菝葜的根茎。

【原植物】 光叶菝葜 *Smilax glabra* Roxb.

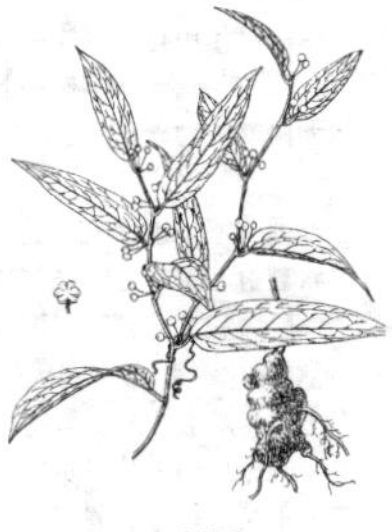

光叶菝葜

攀缘灌木，长1～4 m。茎光滑，无刺。根状茎粗厚，块状，常由匍匐茎相连接，粗2～5 cm。叶互生；叶柄长5～15(～20)mm，具狭鞘，常有纤细的卷须2条；叶片薄革质，狭椭圆状披针形至狭卵状披针形，长6～12(～15)cm，宽1～4(～7)cm，先端渐尖，基部圆形或钝，下面通常淡绿色。伞形花序单生于叶腋，通常具10余朵花；雄花序总花梗长2～5 mm，花序托膨大，连同多数宿存的小苞片多少呈莲座状，花绿白色，六棱状球形，雄花外花被片近扁圆形，兜状，背面中央具纵槽，内花被片近圆形，边缘有不规则的齿，雄蕊靠合，花丝极短；雌花序的总梗长约1 cm，雌花外形与雄花相似，但内花被片边缘无齿，有3枚退化雄蕊。浆果熟时黑色。花期5～11月，果期11月至次年4月。

生长于海拔1 800 m以下的林下、灌木丛中、河岸或山谷中，也见于林缘与疏林中。分布于长江流域以南及海南、云南、甘肃(南部)、台湾等地。

【栽培】 生物学特性　喜温暖湿润气候，耐干旱和荫蔽。砂质壤土或黏质壤土均可栽培。

繁殖方法　种子繁殖，春季播种。生长期应经常松土除草，苗高30 cm左右，应搭架以利藤蔓攀缘。

【采收加工】 8～10月采挖，浸漂，切片晒干；或放开水中煮数分钟后，切片晒干。

【药材】 土茯苓 *Smilacis Glabrae Rhizoma* 主产于广东、湖南、湖北、浙江、四川、安徽等地。

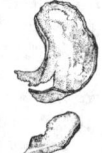

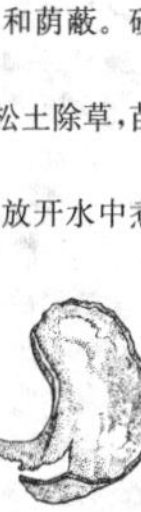

土茯苓(根茎)饮片

性状　根茎略呈圆柱形，稍扁或不规则条块状，有结节状隆起，具短分枝，长5～22 cm，直径2～5 cm。表面黄棕色或灰棕色，凹凸不平，有坚硬的须根残基，分枝顶端有圆形芽痕，有的外皮现不规则裂纹，并有残留鳞叶。质坚硬。切片呈长圆形或不规则，厚1～5 cm，边缘不整齐；切面类白色至淡红棕色，粉性，可见维管束点及多数小亮点；质略韧，折断时有粉尘散出，以水湿润有黏滑感。无臭，味微甘、涩。

鉴别　薄层色谱：取样品粉末5 g，加乙醇50 ml，于水浴中回流1小时，放冷，滤过。滤液回收乙醇，残渣加稀硫酸20 ml，回流水解3小时，放冷，用氯仿提取2次，每次20 ml。合并氯仿液，用少量水洗去残存的酸，脱水后，蒸去氯仿。残渣加少量己烷溶解，作供试液。以薯蓣皂苷元、替告皂苷元作对照品。分别点样于同一硅胶G-7.5%硝酸银薄板上，以氯仿-乙酸乙酯(9∶1)展开。用饱和磷钼酸的乙醇溶液喷雾后，于110 ℃烘5分钟显色，供试品色谱在与对照品色谱的相应位置上显相同的蓝色斑点。

【成分】 根茎含挥发油类：正十六酸甲酯(*n*-methyl hexadecanoate)等49种成分；酚酸类：3-*O*-咖啡酰莽草酸(3-*O*-caffeoylshikimic acid)，阿魏酸(ferulic acid)；甾体皂苷：薯蓣皂苷(dioscin)等；黄酮苷：异黄杞苷(isoengelitin)，异落新妇苷(isoastilbin)，7，6-二羟基-3-甲氧基异黄酮(7，6-dihydroxy 3-methoxy isoflavone)，花旗松素(taxifolin)，落新妇苷(astilbin)，土茯苓素(smitilbin)，土茯苓苷(smiglabrin)，黄杞苷(engeletin)，落新妇苷(astilbin)，二羟基槲皮素(dihydroquercetin)；土茯苓苷(smiglaside) A～E。根茎还含白藜芦醇(resveratrol)，杂二聚体凝集素(heterodimeric agglutinin)。

全草含3，4′，5-三羟基芪(3，4′，5-trihydroxyl stilbene)。

【药理】 1. 抗肿瘤作用　土茯苓对黄曲霉毒素B_1(AFB_1)致大鼠肝癌作用有显著抑制效果，能使肝癌的癌前病变灶数目减少，面积显著缩小。但对*N*-丁基-*N*-(4-羟丁基)亚硝胺(BBN)诱发的大鼠膀胱肿瘤，土茯苓无明显抑制作用，而且发生了较多的鳞状细胞型肿瘤。

2. 受体阻滞样作用　赤土茯苓醋酸乙酯提取物能预防静注肾上腺素引起的兔心律失常，拮抗异丙肾上腺素对离体大鼠心脏的正性肌力和正性频率作用，使异丙肾上腺素的量-效曲线平行右移，而对氯化钙量-效曲线无影响，其作用形式与普萘洛尔相似，提示赤土茯苓醋酸乙酯提取物可能有β受体阻滞样作用。这一实验结果为临床应用土茯苓防治心血管疾病提供了理论与实验依据。兔灌喂土茯苓醋酸乙酯提取物0.5 g/kg，能防止静注肾上腺素50 g/kg引起的心率加快、T波倒置、室性早搏及快速性室性心律失常；离体大鼠心脏的心率和收缩振幅可因给予1 g异丙肾上腺素而迅速增加，当灌流液中加入土茯苓醋酸乙酯提取物，浓度大于50 mg/L时可使心率逐渐减慢，收缩幅度逐渐降低；离体豚鼠左房肌条实验中，土茯苓醋酸乙酯提取物133～266 mg/L能使异丙肾上腺素的量效曲线平行右移，而对氯化钙的量效曲线无影响，此项作用特点与普萘洛尔相似。

3. 对棉酚的解毒作用　给小鼠分别灌服土茯苓水煎剂每只0.5 g生药、1.0 g生药，土茯苓稀醇制剂每只1 g生药、2 g生药，土茯苓粗黄酮每只50 mg、100 mg及土茯苓多糖(每1 ml相当2 g生药)每只0.5 ml、1 ml，连服3日，均具有拮抗急性和亚急性棉酚中毒作用。土茯苓稀醇提取物在拮抗棉酚毒性的同时，不影响棉酚对雄性大鼠的抑精作用。

4. 对心血管系统的作用　(1) 抗心肌缺血作用　赤土茯苓苷给小鼠灌胃，可在异丙肾上腺素诱发小鼠急性心肌缺血期，呈剂量依赖性地保护缺血心肌SOD、Se-GSH-Px活性，降低MDA含量，减少CPK释放；以赤土茯苓苷125 mg/kg灌胃及10 mg/kg腹腔注射均明显减轻小鼠缺血心肌超微结构损伤。

(2) 抗动脉粥样硬化作用　赤土茯苓提取物(主含甾体皂苷成分)能在不影响血清胆固醇浓度的情况下，显著降低实验性鹌鹑动脉粥样硬化斑块的发生率。

5. 细胞免疫抑制作用　土茯苓水提取物在抗原致敏后及攻击后给药均明显地抑制2，4，6-三硝基氯苯所致的小鼠接触性皮炎和绵羊红细胞所致的足尖症反应，其中攻击后给药时作用较强；土茯苓水提取物还明显地抑制了二甲苯所致的耳壳及蛋清所致的小鼠足炎症反应，土茯苓作用特点为选择性地抑制致敏T淋巴细胞释放淋巴因子以后的炎症过程，即选择性地抑制细胞免疫反应，而不抑制体液免疫反应。

6. 利尿作用　从土茯苓中提取分离得到的落新妇苷能明显增加大鼠的排尿总量，且有剂量-反应关系，给药后1小时能增加尿Na^+排出量，但对尿K^+排出没有明显改变。

7. 镇痛作用　尾静脉注射1～4 mg/kg落新妇苷能明显抑制小鼠冰醋酸扭体反应次数；注射2.5～10 mg/kg落新妇苷能延长小鼠热板引起的痛反应潜伏期，表明落新妇苷具有明显的镇痛作用。

【炮制】 取原药材，除去杂质，大小分档，洗净，分别浸泡，润透，切薄片，干燥。

饮片性状　本品为不规则类圆形薄片，表面类白色至淡红棕色，粉性，可见多数小亮点(黏液质)；周边黄棕色或灰褐色，质略韧，无臭，味微甘、涩。

贮干燥容器内，置通风干燥处。

【药性】 甘、淡，平。归肝、肾、脾、胃经。

1.《本草图经》："味甘，性凉，无毒。"

2.《滇南本草》："气味甘淡。"

3.《医学入门》："味甘、辛，热。"

4.《纲目》："甘、淡，平。""为阳明本药。"

5.《生草药性备要》："味甜，性寒。"

6.《本草再新》："入肝、脾二经。"

7.《本草汇纂》："专入胃、肝，兼入肾、肠。"

【功用主治】 清热除湿，泄浊解毒，通利关节。主治梅毒，淋浊，泄泻，筋骨挛痛，脚气，痈肿，疮癣，瘰疬，瘿瘤及汞中毒。

1.《本草拾遗》："人取以当谷不饥，调中止泄，健行不睡。"

2.《滇南本草》："健脾胃，强筋骨，去风湿，利关节。杨梅疮，服之最良。"

3.《医学入门》："善治久病杨梅痈漏，及曾误服轻粉，肢体废坏，筋骨疼痛者，能收其毒而祛其风，补其虚。寻常老弱亦可服之，健筋骨。"

4.《纲目》："治拘挛骨痛，恶疮痈肿。解汞粉、银朱毒。"

5.《本草正》："疗痈肿、喉痹，除周身寒湿、恶疮。"

6.《药性切用》："渗利湿热，解毒。"

7.《药笼小品》："治瘰疬。"

8.《福建药物志》："主治钩端螺旋体病，风湿关节痛，头风痛，痢疾，胃痛，酒醉，咽喉肿痛，颈淋巴结核，皮肤湿疹，剥脱性皮炎，痈肿疔毒，疥疮，漆过敏。"

【用法用量】 内服：煎汤，10～60 g。外用：研末调敷。

【宜忌】 肝肾阴虚者慎服。忌犯铁器，服时忌茶。

1.《万氏家抄方》："不犯铁器。"

2.《医学入门》："初起肺热便秘者不宜。"

3.《纲目》："忌茶茗。"

4.《本草从新》："肝肾阴亏者勿服。"

【选方】 1. 治杨梅疮毒　冷饭团四两，皂角子七个。水煎代茶饮。浅者二七，深者四七，见效。(《纲目》引《邓笔峰杂兴方》)

2. 治杨梅疮，鱼口，肾疳　土茯苓四两，黄柏二两，生黄芪二两，生甘草一两。水煎服。(《医林纂要》土茯苓汤)

3. 治风湿骨痛，疮疡肿毒　土茯苓500 g。去皮，和猪肉炖烂，分数次连滓服。(《浙江民间常用草药》)

4. 治瘰疬溃烂　冷饭团，切片或为末，水煎服。或入粥内食之，须多食为妙。忌铁器、发物。(《积德堂经验方》)

5. 治臁疮　土茯苓、樱皮、忍冬、甘草、槲木皮各等分。水煎服。(《续名家方选》土茯苓汤)

6. 治漆过敏　土茯苓、苍耳子各15 g。水煎，泡六一散30 g服。(《福建药物志》)

7. 治黄褐斑　土茯苓100 g。水煎分2次服用，2日服1剂。治疗期间避免日晒。〔《山西中医》1987，(6)：8〕

8. 治钩端螺旋体病　土茯苓60 g，甘草9 g。水煎服，每日1剂。病情较重而体质较好者，土茯苓可加至150 g。(《全国中草药汇编》)

9. 治小儿疳积，面黄肌瘦，肚子大，烦躁爱哭，啼哭无声，不想吃东西，大便失调，皮肤粗糙　土茯苓 9 g，野棉花根9 g。研细末，加猪肝 60 g 与水炖服，或米汤冲服。（《草医草药简便验方汇编》）

【临床报道】 1. 治疗尖锐湿疣　先用常规手术切去疣体，然后用 5%高锰酸钾液棉球或纱布压迫创面，注意保护好正常皮肤黏膜，如留下褐色斑可用过氧化氢溶液、25%维生素 C 注射液、草酸溶液除去。血止后 30～60 分钟去除棉球，创面大者可用京万红软膏或湿润烧伤膏外敷。另内服土茯苓 100 g，水煎当茶饮，每日 1 剂，20 日为 1 个疗程。服药期间不可饮茶，否则易引起脱发。共治疗 25 例。结果：全部病例均治愈。其中服药 1 个疗程治愈者 16 例，服药 2 个疗程治愈者 7 例，余 2 例服药 3 个疗程而愈。

2. 治疗梅毒　用土茯苓 250 g，水煎，三餐饭前 30 分钟温服。20 日为 1 个疗程，3 个疗程后观察疗效。共治疗 30 例。结果：治愈 27 例，治愈率 90%，平均治疗 2.6 个疗程。3 例因工种关系，煎药不便，半途改用青霉素治疗。

3. 治疗滴虫性阴道炎　患者于月经过后第三日，取单味土茯苓 200 g 浸入 1 500 ml 水中 30 分钟，加热煮沸 30 分钟，过滤去滓，趁热熏洗 30 分钟。然后取备好的胶囊 2 个（由土茯苓研极细末装入胶囊内，每个胶囊内装生药 1.5 g），轻轻放入阴道左右穹隆部各 1 粒，每晚 1 次。7 日为 1 个疗程，并于第二至第三个月经周期再各连用 3 日，每个月经期停后各复查 1 次。治疗期间禁房事，每日更换内裤。结果：39 例中治愈 33 例，好转 5 例，无效 1 例，总有效率 97%。特别对甲硝唑、妇炎灵、洁尔阴治疗无效者，亦可获满意效果。

4. 治疗急性菌痢　用鲜土茯苓、鲜车前草各 90 g，穿心莲 30 g，加水 1 500 ml，煎至 1 000 ml，每次口服 40 ml，每日 3～4 次。治疗 67 例，全部治愈。平均治愈时间 3.8 日。

5. 治疗小儿急性扁桃体炎　取土茯苓 20 g，研为细末，米醋调为糊状，涂敷于患儿两足涌泉穴，外贴一层塑料布，然后以绷带包扎，睡前敷药，次日晨起取下，一般 1～3 次即可见效。共治疗 20 例结果：经 1～3 次治疗均获效，其中治愈 16 例，好转 4 例。

6. 治疗复发性口疮　Ⅰ型口疮用复方土茯苓汤 1 号：土茯苓、虎杖；Ⅱ型用复方土茯苓汤 2 号：土茯苓、茯苓。两方药物用量可随病情轻重适当调整，一般均以 3∶2 组成，每剂生药 100 g，每日 1 剂，水煎，取汁分早晚 2 次冷服，严重者可不拘时当茶饮。同时忌烟、酒及葱蒜等辛辣刺激之品。共治疗 38 例，全部有效，其中治愈 14 例，好转 24 例。

7. 治疗银屑病　用土茯苓 60～90 g，金银花 60～90 g，每日 1 剂，早晚分服。外用马钱子 60 g，放入 500 ml 米醋中泡 7 日后每日涂患处 2 次，10 日为 1 个疗程，停药观察5 日，如不愈，再行第二个疗程。共治疗 166 例，结果：治愈 102 例，显效 51 例，无效 13 例，总有效率为 92.1%；用药时间最短 1 个疗程，最长 10 个疗程。

8. 治疗牛皮癣　用土茯苓 60 g，研粗末包煎，每日 1 剂，2 次分服，15 剂为 1 个疗程。共治 50 例，结果痊愈 25 例，显效 14 例，有效 7 例，无效 4 例，总有效率为 92%，一般服药 2 个疗程，皮鳞屑变薄，皮疹减少；3～4 个疗程皮疹开始消退。

【各家论述】《本草正义》："土茯苓，利湿去热，能入络，搜剔湿热之蕴毒。其解水银、轻粉毒者，彼以升提收毒上行，而此以渗利下导为务，故专治杨梅毒疮，深入百络，关节疼痛，甚至烂，又毒火上行，咽喉痛溃，一切恶症。"

0163 土香薷 tǔ xiāng rú（《浙江民间常用草药》）

【异名】 香草头、土薄荷、土藿香、野紫苏（《浙江民间常用草药》）。

【基原】 为唇形科香薷属植物香薷的全草。

【原植物】 香薷 *Elsholtzia ciliata*（Thunb.）Hyland.［*Sideritis ciliata* Thunb.；*Elsholtzia cristata* Willd.；*E. patrini*（Lepech.）Garcke］

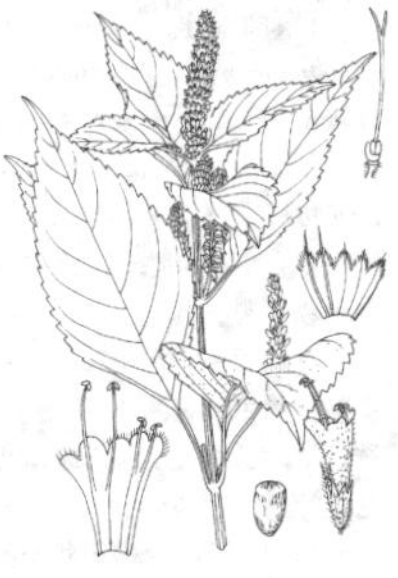

香　薷

一年生草本，高 30～90 cm。茎直立，四棱形，紫褐色，多分枝，被疏柔毛。叶对生；叶柄长 5～35 mm，边缘具狭翅，被毛；叶片卵形或椭圆状披针形，长 3～9 cm，宽 1～4 cm，边缘具锯齿，上面被小硬毛，下面叶脉被小硬毛，其余散布腺点。轮伞花序多花密集成假穗状花序，长 2～7 cm，顶生和腋生；苞片宽卵圆形或扁圆形，先端针芒状，外面具腺点，边缘具缘毛；花萼钟形，外面有毛和腺点，萼齿 5，前 2 齿较长，先端具针芒状；花冠淡紫色，外面被毛，上唇直立，先端微缺，下唇 3 裂，中裂片半圆形；雄蕊 4，前对较长，伸出，花丝无毛，花药 2 室；雌蕊子房 4 裂，花柱内藏，柱头 2 浅裂。小坚果长圆形，棕黄色。花期 7～10 月，果期 8～12 月。

生于海拔可达 3 400 m 的山地、林内、河岸和路旁。除青海、新疆外，全国各地均有分布。

【采收加工】 7～10 月采收，切段，晒干或鲜用。

【成分】 全草含黄酮类：5-羟基-6，7-二甲氧基黄酮（5-hydroxy-6，7-dimethoxyflavone），5-羟基-7，8-二甲氧基黄酮，5，7-二羟基-4′-甲氧基黄酮（5，7-dihydroxy-4′-methoxyflavone），5-羟基-7，4′-二甲氧基黄烷醇（5-hydroxy-7，4′-dimethoxyflavanonol），5-羟基-6-甲基黄烷酮-7-*O*-*α*-*D*-吡喃半乳糖苷，刺槐素-7-*O*-*β*-*D*-葡萄糖苷（acacetin-7-*O*-*β*-*D*-glucoside）；甾醇类：*β*-谷甾醇（*β*-sitosterol），胡萝卜苷（*β*-sitosterol-3-*O*-*β*-*D*-glucoside）；三萜类：熊果酸（ursolic acid），委陵菜酸（tormentic acid），2-*α*-羟基熊果酸（2-*α*-hydroxyursolic acid）。烷烃类：6-甲基三十三烷（6-methyl-tritriacontane），13-环已基二十六烷（13-cyclohexyl-hexacosane）；脂肪酸类：棕榈酸（palmitic acid），亚油酸（linoleic acid），亚麻酸（linolenic acid）。

【药性】 辛，微温。归肺、胃经。

1.《四川中药志》1960 年版："性微温，味辛，无毒。入肺、胃、小肠、膀胱四经。"

2.《浙江民间常用草药》："辛，温，无毒。"

3.《广西本草选编》："气香。"

【功用主治】 发汗解暑，化湿利尿。主治夏季感冒，中暑，泄泻，小便不利，水肿，湿疹，痈疮。

1.《四川中药志》1960 年版："发表，利尿，解暑，健胃，消肿。治夏季感冒发热，头痛，身痛，水肿，小便不利及下利腹痛呕吐等症。"

2.《广西本草选编》："主治夏季感冒，中暑，急性胃肠炎，急性肾炎，偏头痛。"

【用法用量】 内服：煎汤，9～15 g，鲜品加倍。外用：捣敷；煎水含漱或熏洗。

【宜忌】《四川中药志》1960 年版："热病汗多表虚者忌用。"

【选方】 1. 治发热身痛　香薷 6 g，算盘子树 6 g，紫苏9 g，五谷草 6 g，食盐少许。水煎服。（《湖南药物志》）

2. 治暑热口臭　香薷鲜全草 30 g，水煎服。或（香薷）全草、佩兰、藿香各 3 g。水煎服。（《浙江民间常用草药》）

3. 治偏头痛　用香薷（全草）30 g。水煎，趁热熏痛侧头部。

4. 治口腔炎，口臭　用香薷全草 9～15 g。水煎含漱。

5. 治湿疹，皮肤瘙痒　用香薷鲜全草适量。水煎外洗。（3～5 方出自《广西本草选编》）

0164 土桂皮 tǔ guì pí（《新华本草纲要》）

【基原】 为樟科樟属植物钝叶桂和大叶桂的树皮。

【原植物】 1. 钝叶桂 *Cinnamomum bejolghota* (Buch. -Ham.) Sweet [*C. obtusifolium* (Roxb.) Nees; *Laurus bejolghota* Buch. -Ham.] 又名：钝叶樟(《海南植物志》)。

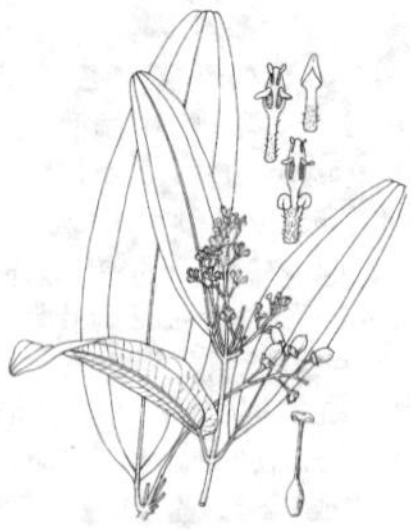

钝叶桂

常绿乔木，高达 25 m。树皮灰棕褐色或青绿色，有香气。枝条初时被微毛，后渐脱落无毛。叶近对生；叶柄粗，长 1～1.5 cm，无毛；叶片椭圆状长圆形，长 12～30 cm，宽 4～9 cm，先端钝、微凹缺或渐尖，基部近圆形或楔形，全缘，上面绿色，光亮，下面略带白色，两面无毛，三出脉或离基三出脉，3 条主脉自叶基直达叶端，硬革质。圆锥花序腋生，长 13～16 cm，略被灰色短柔毛，多花密集，多分枝，分枝长约3 cm；花两性，长约 6 mm，黄色；花梗长 4～6 mm，被灰色短柔毛；花被筒倒锥形，花被裂片 6，卵状长圆形，先端锐尖，两面被灰色短柔毛，先端近无毛；能育雄蕊 9，花丝被柔毛，第一、第二轮雄蕊，花药卵状长圆形，4 室，内向瓣裂，花丝无腺体，第三轮雄蕊花药长圆形，4 室，花丝近基部有 1 对圆肾形腺体；退化雄蕊 3，三角形；子房长圆形，柱头盘状。果实椭圆形，无毛；果托倒圆锥形，具齿裂。花期 3～4 月，果期 5～7 月。

生于山坡、沟谷林中。分布于广西、广东南部、海南、云南南部。

2. 大叶桂 *C. iners* Reinw. ex Bl.

本种与上种形态相似，不同点是：高达 20 m。枝条幼时密被微柔毛，后渐脱落无毛。叶柄长 1～3 cm，密被短柔毛；叶片硬革质，卵形或椭圆形，长 12～35 cm，宽 5.5～8.5 cm，先端钝或微凹，基部近圆形或宽楔形，下面幼时密被短柔毛，后渐脱落较稀疏。圆锥花序腋生或近顶生，长 6～26 cm，密被短柔毛，多分枝，分枝长 1～6 cm，末端具 3～7 朵花作聚伞状排列；花两性，淡绿色；花梗长 2.5～5 mm，密被灰色短柔毛；子房卵形，柱头具圆裂片。果实卵形。花期 3～4 月，果期 5～6 月。

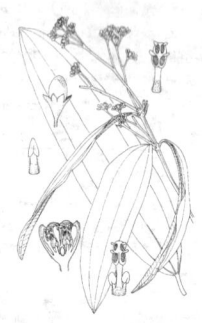

大叶桂

生于山谷、路旁林中。分布于广西西南部、云南南部、西藏东南部。

【采收加工】 5～7 月采收，剥取树皮，阴干。

【药材】 土桂皮(钝叶桂皮)*Cinnamomi Bejolghotae Cortex* 产于广西、广东、海南、云南等地。

性状　呈板状片块。表面棕色或灰褐色，皮孔点状或纵向长圆形，老树皮常有灰绿色地衣斑；内面棕色或深棕色。气香，味甜微辣。

鉴别　树皮横切面：木栓细胞 10 余列，最内层细胞外壁增厚。皮层为 10 数列切向延长的薄壁细胞，含少量针晶，有石细胞及分泌细胞散在，石细胞多数，一侧壁薄，有单纹孔；分泌细胞椭圆形。中柱鞘部位有石细胞群，断续连成环带状，外侧有时可见纤维束散在。韧皮射线 2～3 列细胞，含针晶，长 8～16 μm；韧皮纤维单个稀疏散在。

【成分】 1. 钝叶桂　树皮含挥发油成分，主要有桂皮醛(cinnamaldehyde)。还含黄酮类化合物：3′-*O*-甲基-(－)-表儿茶素〔3′-*O*-methyl-(－)epicatechin〕，5，3′-二-*O*-甲基-(－)-表儿茶素，5，7，3′-三-*O*-甲基-(－)表儿茶素，右旋-儿茶素-5-*O*-*β*-*D*-(2″-*O*-阿魏酰-6″-*O*-对香豆酰)-吡喃葡萄糖苷〔catechin-5-*O*-*β*-*D*-(2″-*O*-feruloyl-6″-*O*-*p*-coumaroyl)-glucopyranoside〕，原矢车菊素(procyanidins) A_2、B_1、B_2、B_5 等化合物。

2. 大叶桂　茎皮、茎枝含桂皮醛及鞣质等；茎皮精油主要含 1，8-桉叶素(1，8-cineole)(40.76%)，其次为 *α*-松油烯醇(*α*-terpineol)(15.06%)，4-松油烯醇(13.85%)和丁香烯氧化物(caryophyllene oxide)(4.37%)。

【药性】 广州部队《常用中草药手册》："辛、香，温。"

【功用主治】 广州部队《常用中草药手册》："祛风散寒，行气止痛，主治胃寒疼痛，虚寒泄泻，风湿骨痛，腰肌劳损，肾虚阳痿，经闭，蛇咬伤。"

【用法用量】 内服：煎汤，5～10 g；研末，1～1.5 g。外用：研末撒或调敷。

0165 土党参 tǔ dǎng shēn (《植物名实图考》)

【异名】 奶参、土羊乳(《草木便方》)，白洋参、对月参(《昆明药用植物调查报告》)，野党参(《贵州民间方药集》)，浮萍参(《民间常用草药汇编》)，土人参、土沙参(《四川中药志》)，百丈光(《闽东本草》)，土参(《江西草药》)，土洋参、人参薯、模登果(《广西药用植物名录》)，孩儿葛(《福建中草药》)，奶浆根、南人参(《文山中草药》)，小人参(《湖南药物志》)，川人参(《常用草药治疗手册》)。

【基原】 为桔梗科金钱豹属植物大花金钱豹与金钱豹的根。

【原植物】 1. 大花金钱豹 *Campanumoea javanica* Bl.　又名：蔓桔梗、奶浆藤、香浮萍、浮瓶子、金线吊葫芦(《中药大辞典》)，牛尾参(云南)。

多年生草质缠绕藤本，长可达 2 m。全株光滑无毛，具白色粉霜，有白色乳汁。根茎极短，根肥大，肉质，有分枝，外皮淡黄色。叶通常对生；叶柄与叶片近等长；叶片卵状心形，长 3～7 cm，宽 1.5～6 cm，先端钝尖，基部心形，边缘有浅钝齿。花1～2 朵腋生；萼管短，与子房贴生，5 深裂，裂片三角状披针形，长 1～1.5 cm；花冠钟状，长 2～3 cm，下部与子房连生，5 裂近中部，裂片卵状三角形，向外反卷，外面淡黄绿色，内面下部紫色；雄蕊 5，线形；子房半下位，柱头通常 5 裂。浆果近球形，熟时黑紫色，直径 1～2 cm。花期 8～9 月，果期 9～10 月。

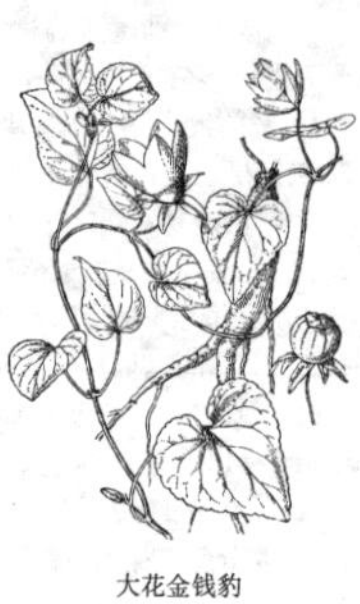

大花金钱豹

生于海拔 400～1 800 m 的向阳草坡或丛林中。分布于广东、广西、贵州、云南。

2. 金钱豹 *C. javanica* Bl. subsp. *japonica* (Makino) Hong [*C. javanica* Bl. var. *japonica* Makino; *C. japonica* Maxim.]　又名：小花土党参(《中药材品种论述》)。

与正种形态基本相近，主要区别在于本亚种花冠较小，长 1～1.3 cm，浆果直径 10～12(～15)mm。

分布于浙江、安徽、福建、江西、湖北、湖南、广东、广西、四川、贵州、台湾等地。

【采收加工】 9～10 月采挖，晒干。

【药材】 土党参 *Campanumoea Javanicae Radix*　产于安徽、浙江、福建、江西、广东、广西等地。

性状　根呈圆柱形，少分枝，扭曲不直，长 10～25 cm，直径 0.5～1.5 cm。顶部有密集的点状茎痕。表面灰黄色，全体具纵皱纹，质硬而脆，易折断。断面较平坦，可见明显的形成层。木质部黄色，木化程度较强，气微，味淡而微甜。

鉴别　根横切面：木栓层为数列木栓细胞，壁微木化。皮层薄壁细胞切向延长。韧皮部乳管群较稀疏，放射状排列，内含淡黄色分泌物；石细胞单个或成群散在。形成层明显。木质部导管单个或数个成群呈放射状排列，中心导管较密集，导管圆多角形。薄壁细胞中含菊糖。

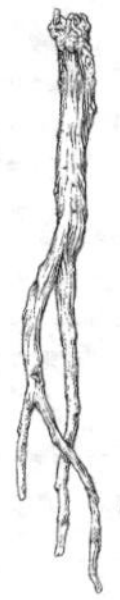
土党参(根)
外形

【药性】　甘，平。归脾、肺经。

1.《草木便方》："甘，平，温。"

2.《广西中药志》："味甘微苦，性温，无毒。"

3.《青藏高原药物图鉴》："甘、涩，温。"

【功用主治】　健脾益气，补肺止咳，下乳。主治虚劳内伤，气虚乏力，心悸，多汗，脾虚泄泻，白带，乳汁稀少，小儿疳积，遗尿，肺虚咳嗽。

1.《草木便方》："下乳，补土化痰能生金，益精养神安五脏，虚劳内伤真气生。"

2.《民间常用草药汇编》："下乳，定喘，补气血。"

3.《广西中药志》："润肺、生津。治脾肺气虚咳嗽及身体衰弱。"

4. 广州部队《常用中草药手册》："补虚益气。主治病后体虚，疲劳倦怠，多汗，食欲不振，心跳不宁，肺结核，夏季热。"

5.《贵州民间方药集》："祛痰止咳。"

6.《青藏高原药物图鉴》："滋补，利尿，治肾炎，营养不良性水肿。"

7.《湖北中草药志》："用于气虚乏力，脾虚久泻，食欲不振，神经衰弱，小儿遗尿，乳汁缺少，白带等症。"

8.《福建药物志》："主治小儿疳积，痈疽难溃，毒蛇咬伤，遗精。"

【用法用量】　内服：煎汤，15～30 g；干品 9～15 g。外用：鲜品捣烂敷。

【选方】　1. 治脾胃虚弱、倦怠　(金钱豹)根 15～60 g。水煎服。《湖南药物志》

2. 治虚劳　土党参 60 g，糯米 300 g。水煎服。

3. 治多汗、心悸　土党参 15 g。水煎服。(2、3 方出自《湖北中草药志》)

4. 治脾虚泄泻　土党参 15～30 g，大枣 9～15 g。水煎服。(《福建中草药》)

5. 治小儿疳积　鲜土党参 30 g，白糖适量，水煎服，或取汤冲鲜鸡蛋 1 枚服。土党参 15 g，仙茅 4～6 g，猪瘦肉 60 g。炖服。(《福建药物志》)

6. 治小儿遗尿　土党参根 60～120 g，猪瘦肉 120 g。水炖，服汤食肉。(《江西草药》)

7. 治白带(气虚证)　金钱豹根 30 g，胭脂花根、扁豆各 15 g。炖肉服。(《西昌中草药》)

8. 治肺痿声哑　(土党参)鲜根 90 g，猪肺一具。炖服。(《闽南本草》)

9. 治寒咳　土党参根 60 g，白胡椒、艾叶各 15 g。水煎服。(《江西草药》)

10. 治乳汁少　土党参 30 g。煮猪脚食。(《湖南药物志》)

11. 治痈疽难溃　鲜土党参 60 g，冰糖 6 g。水煎服；渣捣烂敷患处。(《福建药物志》)

12. 治神经衰弱　金钱豹 60 g。煎水加冰糖少许，冲服。(《西昌中草药》)

13. 治外伤出血　牛尾参适量。研末撒于患处。(《云南中草药》)

0166 土常山 tǔ cháng shān (《本草图经》)

【异名】　大叶土常山、大叶老鼠竹(《天目山药用植物志》)，硬毛绣球、癞痨树(《四川中药志》)，白常山、白花常山(《湖南药物志》)，鸡跨裤(《贵州中草药名录》)。

【基原】　为虎耳草科绣球属植物腊莲绣球和伞形绣球的根。

【原植物】　1. 腊莲绣球 *Hydrangea strigosa* Rehd.　又名：蜜香草(《本草图经》)，腊莲(《中国树木分类学》)。

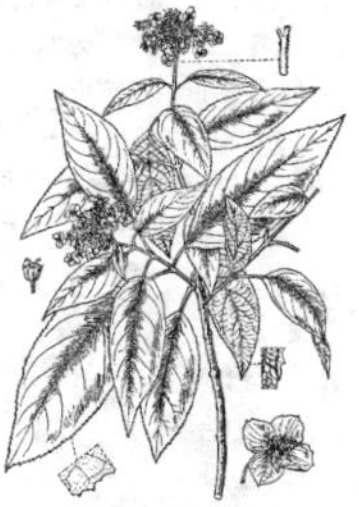
腊莲绣球

灌木，高 2～3 m。小枝圆柱状，被白色平贴硬毛，老时灰褐色。单叶对生；叶柄长 1～5 cm；叶片披针形、椭圆状披针形或倒卵形，长 20～30 cm，宽 2～8 cm，先端渐尖，基部楔形或圆形，边缘具细锯齿，齿端有硬尖，上面绿色，下面灰色，两面均具平贴硬毛。聚伞花序顶生，花梗密被平贴硬毛；花二型；外缘为不育花，萼片 4，花瓣状，白色或紫色，径 2～4 cm；中央为育性花，白色，萼筒与子房合生，被稀疏平贴硬毛，萼片三角形；花瓣 5，长方卵形，镊合状排列，雄蕊 10；雌蕊 1，子房下位，花柱 2，柱头头状。蒴果，半球形，有棱脊。种子细小，两端有翅，黄褐色。花期 5～8月，果期 8～9月。

生于海拔 900～1 500 m 的山坡溪边及林缘。分布于安徽、浙江、江西、福建、湖北、湖南、广西、四川、贵州、陕西、甘肃等地。

2. 伞形绣球 *H. angustipetala* Hayata [*H. umbellata* Rehd.]　又名：伞花八仙(《天目山药用植物志》)。

本种与腊莲绣球的区别在于：小枝、叶柄无开展的柔毛。叶片狭椭圆形或狭长圆形，长达 15 cm，两面均被毛。花序的一回分枝伞状排列，无花序轴。种子无翅。花果期6～9月。

生于海拔 500～1 850 m 的山坡疏林内、溪边或林缘。分布于安徽、浙江、江西、福建、湖南、广西、台湾等地。

上述植物的幼叶(甜茶)亦供药用，另设专条。

【采收加工】　9 月至翌年 2 月间采挖，鲜用；或擦去栓皮，切段，晒干。

【药材】　土常山 *Hydrangeae Strigosae Radix*　产于浙江、四川等地。

性状　根圆柱形，常弯曲，有分枝。表面深棕黄色，具纵皱纹及支根痕；粗皮除去者，呈淡黄色，具纵纹。质坚硬，不易折断，断面黄白色。气微，味苦。

【药性】　辛、酸，凉。

1.《四川中药志》1979 年版："酸、苦，寒。"

2.《福建药物志》："辛，凉。"

【功用主治】　截疟，消食，清热解毒，祛痰散结。主治疟疾，食积腹胀，咽喉肿痛，皮肤癣癞，疮疖肿毒，瘿瘤。

1.《全国中草药汇编》："截疟退热，消积和中。主治疟疾，食积不化，胸腹胀满。"

2.《四川中药志》1979 年版："涌吐痰涎。用于咽喉肿痛。"

3.《浙江药用植物志》："祛痰。治颈项瘿瘤。"

【用法用量】　内服：煎汤，6～12 g。外用：捣敷；或研末调擦；或煎水洗。

【选方】　1. 治疟疾　①(伞花八仙)干根 15～18 g，研细，用鸡蛋 1～3 枚，拌和后，煎成淡味蛋饼，在发冷前 1 小时一次吃完。(《天目山药用植物志》)②(土常山)根 9 g，柴胡、首乌各 18 g，黄芩、半夏、生姜各 9 g。水煎服。(《湖南药物志》)

2. 治跌伤肿痛，疮疖肿毒　(土常山)鲜根捣烂敷。(《湖南药

物志》)

3. 治咽喉肿痛　腊莲绣球 10 g,水煎,含咽。

4. 治癣癞　腊莲绣球、千里光各适量。水浓煎,洗。(3、4 方出自《四川中药志》1979 年版)

0167 土碎补 tǔ suì bǔ (《新华本草纲要》)

【异名】 猴子蕨(《广西药用植物名录》),水龙骨(《中国药用孢子植物》),阿里山水龙骨(《台湾植物志》)。

【基原】 为水龙骨科水龙骨属植物友水龙骨的根茎。

【原植物】 友水龙骨 *Polypodiodes amoenum* (Wall. ex Hook.) Ching [*Polypodium amoenum* Wall.]

植株高 25～70 cm。根茎长而横生,粗壮,密被褐棕色、披针形粗筛孔状鳞片。叶远生;叶柄长 10～20 cm,禾秆色,光滑,基部以关节着生于根茎;叶片纸质,长圆披针形,长 15～40 cm,宽 8～20 cm,先端尾尖,基部略变狭,叶轴和中脉下部疏被棕色、卵圆形粗筛孔状鳞片,羽状深裂几达叶轴;羽片 15～25 对,长圆披针形,长 5～8 cm,宽 1～2 cm,钝尖头,边缘有缺刻状锯齿;叶脉明显,中脉两侧各有 1 行整齐的网眼。孢子囊群圆形,着生于网眼内小脉的先端,在中脉两侧各成 1 行;无囊群盖。

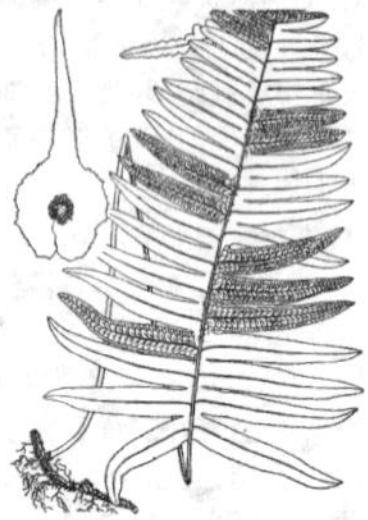

友水龙骨

附生于海拔 400～2 700 m 的常绿阔叶林中树干或岩石上。分布于西南及安徽、江西、湖北、广东、广西、台湾等地。

【采收加工】 8～12 月挖取根茎,晒干。

【成分】 全草含 β-谷甾醇(β-sitosterol),22(29)-何帕烯[hop-22(29)-ene],9(11)-羊齿烯[fern-9(11)-ene]等。

【药性】 微苦,凉。

1.《全国中草药汇编》:"甘,苦,平。"

2.《中国药用孢子植物》:"微苦,凉。"

【功用主治】 舒筋活络,清热解毒,消肿止痛。主治风湿痹痛,跌打损伤,痈肿疮毒。

1.《全国中草药汇编》:"清热解毒,祛风除湿。主治风湿关节疼痛,咳嗽,小儿高烧。外用治背痛,无名肿毒,骨折。"

2.《中国药用孢子植物》:"舒筋活络,止痛。用于关节疼痛,跌打损伤等。"

【用法用量】 内服:煎汤,6～15 g。外用:研末撒;或鲜品捣敷。

【选方】 1. 治关节痛　水龙骨 30 g。水煎,加适量酒服。

2. 治跌打损伤　水龙骨 30 g。煎服。外用捣烂,敷患处。(1、2 方出自《中国药用孢子植物》)

0168 土蜂子 tǔ fēng zi (《本经》)

【基原】 为土蜂科土蜂属动物赤纹土蜂和胡蜂科黄胡蜂属动物环黄胡蜂的未成熟幼虫。

【原动物】 参见"土蜂"条。

【采收加工】 繁殖季节,掘出蜂巢,取幼虫,晒干。

【药性】 甘,凉,有毒。

1.《日华子》:"凉,有毒。"

2.《绍兴本草》:"味甘,平,无毒。"

【功用主治】 祛风,止惊,解毒消肿。主治小儿惊风,风疹瘙痒,咽喉肿痛,痈肿,丹毒,产妇乳汁不下。

1.《本经》:"主痈肿。"

2.《别录》:"主嗌痛。"

3.《本草拾遗》:"主丹毒,风疹,腹内留热,大小便涩,去浮血,妇人带下,下乳汁。"

【用法用量】 内服:研末,1.5～3 g;或入丸剂。

【宜忌】 1.《本草经集注》:"畏黄芩、芍药、牡蛎。"

2.《日华子》:"有食之者,须以冬瓜及苦荬、生姜、紫苏以制其毒。"

【选方】 治急风　土蜂子二七枚(微炒),干蝎二七枚(全者,生用),雄黄半两(细研),牛黄一分(细研)。上件药,都研极细,用粳米饭和丸如梧桐子大。不计时候,以温酒研下五丸。(《圣惠方》)

0169 土圞儿 tǔ luán ér (《救荒本草》)

【异名】 地栗子(《救荒本草》),土子、土蛋(《贵州民间草药》),九牛子(江西《草药手册》),九子羊(《中国高等植物图鉴》)。

【基原】 为豆科土圞儿属植物土圞儿的块根。

【原植物】 土圞儿 *Apios fortunei* Maxim.

多年生缠绕草本。有球状块根。茎有稀疏白色短毛。奇数羽状复叶,总叶柄长 6～8 cm,有毛;托叶及小托叶早落;小叶 3～7 枚,卵形或宽披针形,长 3～7 cm,宽 1.5～4 cm,先端急尖,有短尖头,基部圆形。总状花序腋生,长 6～26 cm,苞片及小苞片线形,有白色短毛;花萼为二唇形,无毛;花冠蝶形,绿白色,龙骨瓣最长,卷成半圆形,旗瓣圆形,翼瓣最短,长圆形;雄蕊 10,二体;子房无柄,疏被短柔毛,花柱卷曲成半圆形。荚果线形,扁平,长 8～15 cm,宽约 0.6 cm。种子多数。花期 6～8 月,果期 9～10 月。

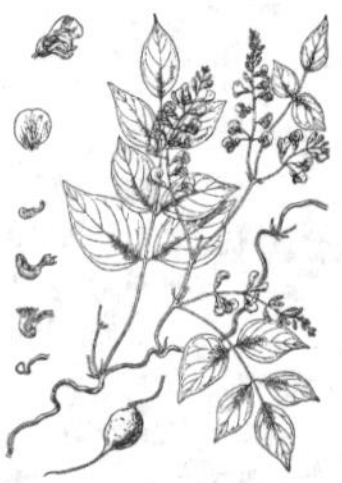

土圞儿

生于潮湿的山坡上、灌丛中或田埂上。分布于江苏、浙江、福建、江西、河南、湖北、湖南、广东、广西、四川、贵州、陕西、甘肃、台湾。

【栽培】 生物学特性　喜温暖气候,低山和平坝均可栽种。土壤以土层深厚、疏松肥沃的砂质壤土较好。

繁殖方法　块根繁殖。在冬季收获时把小的块根做种,随挖随栽。先整地开 1.3 m 宽的高畦。按行株距各约 30 cm 开穴,深 1～1.5 cm,每穴栽块根 2～3 个,施人畜粪水或土杂肥后,盖土与畦面齐平。

田间管理　栽后苗高 5～6 cm 时除草、松土,追施人畜粪水 1 次,苗高 30 cm 时进行第二次,并插放支柱,以供攀援。由于采挖时留有小块根在土里,可继续生长,故在冬季收获时要施人畜粪水或土杂肥 1 次,促使以后生长更好。

【采收加工】 冬季倒苗前采收 2～3 年生的块根,挖大留小,可连年收获。块根挖出后,晒或炕干,撞去泥土即可。亦可鲜用。

【药材】 土圞儿 *Apioris fortunei Radix*　产于湖北、湖南、江苏、浙江、江西、福建、台湾、广东、广西、四川、云南、贵州等地。

性状　块根呈扁长卵形,根头部有数个茎基或茎痕,基部稍偏斜,并有支根或支根痕。表面棕色,不规则皱缩,具须根痕。质轻而较柔韧,易折断,断面粗糙。味微苦涩,微有豆腥气。

【成分】 根含淀粉、生物碱。

【药性】 甘,微苦,平。

1.《救荒本草》:"味甜。"

2.《贵州民间药物》:"性平,味甘、微苦。"

3.《福建药物志》:"甘,平,有小毒。"

【功用主治】 清热解毒，止咳祛痰。主治感冒咳嗽，咽喉肿痛，百日咳，乳痈，瘰疬，无名肿毒，毒蛇咬伤，带状疱疹。

1.《贵州民间药物》："散积，理气，补脾。"

2.《全国中草药汇编》："清热解毒，化痰止咳。主治百日咳，感冒咳嗽，咽喉肿痛；外用治毒蛇咬伤，疮疡肿毒。"

3.《福建药物志》："主治感冒，小儿惊风，百日咳，带状疱疹。"

【用法用量】 内服：煎汤，9～15 g，鲜品 30～60 g。外用：鲜品捣烂敷；或酒、醋磨汁涂。

【宜忌】 本品有毒，内服宜慎。

【选方】 1. 治小儿感冒，百日咳 土圞儿 12 g，鸡胆汁 2 只。水煎取汤加蜂蜜适量温服。（《中国民间生草药原色图谱》）

2. 治咽喉肿痛 （土圞儿）块根 1 个，磨汁服。

3. 治疖毒 （土圞儿）块根煨熟，加食盐捣烂外敷；或用鲜块根，磨白酒外涂，随干随涂。（2、3 方出自《浙江药用植物志》）

4. 治毒蛇咬伤 （土圞儿）15～30 g，捣烂敷伤口。如蕲蛇、银环蛇咬伤，加生半夏、生南星、蒲公英各 15 g，捣烂外敷。（《全国中草药汇编》）

5. 治痛经 （土圞儿）块根 15～30 g，去皮切片，加黄酒蒸汁。饭后服。（《天目山药用植物志》）

6. 治疝气 土子 30 g，小茴 6 g。煎水服。（《贵州民间药物》）

【临床报道】 治疗百日咳 鲜土圞儿 10 g，洗净切碎，放入碗中，加糖或蜂蜜 15～20 g，水适量，放锅中蒸 30 分钟左右，取汁或连渣分 3 次 1 日内服完（3 岁以下幼儿减半）。或预先配制成糖浆备用。治疗 144 例，痊愈 68 例（47.3%），好转 63 例（43.7%），无效 13 例（占 9%）。见效最快在服药后 3 日，最迟约需 8 日。服药期间未见不良反应。

0170 土箭芪 tǔ jiàn qí （《四川常用中草药》）

【异名】 山皮条、矮它它、矮陀陀（《滇南本草》），一把香、黄狗头、藤构、构构麻、香构（《全国中草药汇编》）。

【基原】 为瑞香科荛花属植物长花荛花的根。

【原植物】 长花荛花 *Wikstroemia dolichantha* Diels

灌木，高约 1 m。幼枝密被灰色短柔毛。叶互生或对生；叶柄短，被灰色柔毛；叶片长圆形或椭圆状长圆形，长 1.5～3 cm，宽 0.8～1 cm，上面绿色，下面淡白色，疏被贴伏白灰色短柔毛。穗状花序组成的圆锥花序长达 3 cm，密被浅灰黄色短柔毛；花被筒状，被毛，先端 5 裂；雄蕊 10，二轮，花丝短；花盘鳞片 1；子房棒状，被长柔毛，花柱短，柱头头状，被短柔毛。核果，黑色。花期 5～6 月，果期 6～7 月。

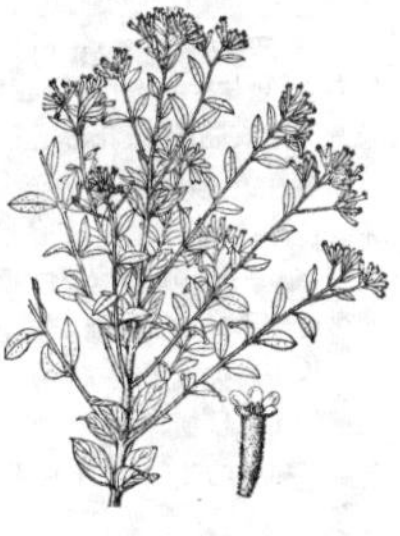

长花荛花

生于山坡草地及路边。分布于四川、云南等地。

【采收加工】 全年可采。挖根，晒干。

【药性】 甘，平。

1.《滇南本草》："味辛、辣，微苦，性微温，有小毒。"

2.《四川常用中草药》："甘、淡，平。"

3.《全国中草药汇编》："淡，平。"

【功用主治】 宽中理气，补脾益胃。主治脘腹胀痛，食少便溏，虚肿不消。

1.《滇南本草》："下气。治妇人气逆，肚腹疼痛，宽中理气，胸膈肚腹膨胀，止面寒梗硬胀疼，能退男女劳烧发热，良效。"

2.《四川常用中草药》："健脾，补虚。治脾虚胃弱，便溏，气虚肿经久不消。"

3.《全国中草药汇编》："治牙痛，齁病。"

【用法用量】 内服：煎汤，6～15 g；或浸酒。

【宜忌】 《全国中草药汇编》："孕妇忌服。"

【选方】 治妇人气胀，肚腹疼痛，并止面寒梗硬胀痛 山皮条一两（微焙），猪牙皂一钱，酒大黄五分。共为细末。每服二钱，热烧酒送服。（《滇南本草》）

0171 土一枝蒿 tǔ yī zhī hāo （《文山中草药》）

【异名】 千叶蓍（《云南中草药选》），马茴香、飞天蜈蚣、一支蒿（《云南思茅中草药选》），野一枝蒿、蜈蚣草（《文山中草药》），西南蓍草（《四川常用中草药》），茅草一支蒿、白花一支蒿（《全国中草药汇编》）。

【基原】 为菊科蓍属植物云南蓍的全草。

【原植物】 云南蓍 *Achillea wilsoniana* Heimerl ex Hand.-Mazz.［*A. sibirica* Ledeb. subsp. *wilsoniana* Heimerl ex Hand.-Mazz.］

多年生草本，高 30～100 cm。根状茎短。茎直立，有纵沟纹，中部以上密生长柔毛，上面有分枝，叶腋常有不育枝。叶互生；无柄；叶片长圆形，长 4～6.5 cm，宽 1～2 cm，二回羽状全裂，叶轴宽约 1.5 mm，裂片椭圆状披针形，全缘或有 1～2 个小齿，裂片和齿端有软骨质小尖，上面疏生柔毛，下面密生柔毛及腺点。头状花序多数，集成复伞房花序；总苞宽钟形或半球形；总苞片 3 层；托片舟状，披针形；边缘舌状花雌性，6～16 朵，舌片白色或淡粉红色，先端有 3 浅齿，中央管状花两性，淡黄色或白色，管部压扁具腺点。瘦果长圆状楔形，具翅，无冠毛。花、果期 7～9 月。

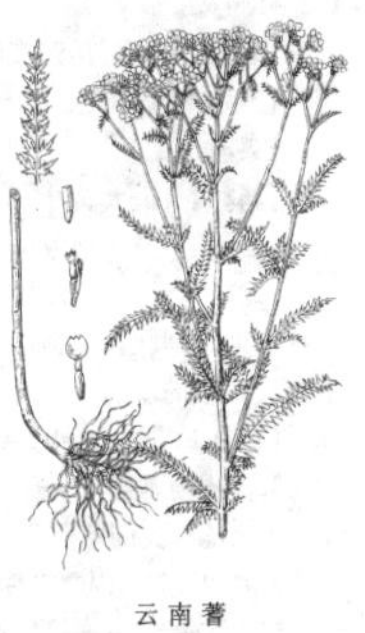

云 南 蓍

生于山坡草地及灌丛中。分布于山西、湖北、湖南、四川、贵州、云南、陕西等地。

【采收加工】 6～10 月采收，晒干或鲜用。

【成分】 全草含挥发油、鞣质、有机酸。

【药性】 辛、苦，微温，有毒。

1.《云南中草药》："辛麻，温，剧毒。"

2.《四川中药志》1979 年版："辛、苦，微温。"

【功用主治】 祛风除湿，散瘀止痛，解毒消肿。主治风湿疼痛，胃痛，牙痛，跌打瘀肿，经闭腹痛，痈肿疮毒，蛇虫咬伤。

1.《云南中草药》："通经活血，消肿止痛，消炎止血。"

2.《四川中药志》1979 年版："活血止痛，解毒。治跌打损伤，腹中包块，胃寒痛，头风痛，经闭腹痛，痈肿疮毒，蛇虫咬伤。"

【用法用量】 内服：煎汤，1.5～3 g；或研末；或浸酒。外用：捣敷；或研末撒。

【宜忌】 孕妇禁服。不可过量服用。

【选方】 1. 治胃寒腹痛 飞天蜈蚣 1.5 g。嚼服。（《万县中草药》）

2. 治牙痛 飞天蜈蚣根米粒大，放痛处。（《云南中草药》）

3. 治跌打损伤，红肿瘀痛 鲜马茴香、生姜各适量。捣烂加酒炖热搽。（《云南思茅中草药选》）

4. 治急性乳腺炎，急性陷窝性扁桃体炎 飞天蜈蚣研末。每次 1 g，开水送服。（《全国中草药新医疗法展览会资料选编》）

5. 治外伤出血 千叶蓍适量。研粉撒布伤处。（《云南中草药选》）

0172 土人参叶 tǔ rén shēn yè（《福建中草药》）

【基原】 为马齿苋科土人参属植物栌兰的叶。

【原植物】 参见“土人参”条。

【采收加工】 7～10月采收，鲜用或晒干。

【药材】 土人参叶 *Talini Folium* 产地参见“土人参”条。

性状 叶多皱缩破碎，墨绿色至黑棕色。完整者展平后呈倒卵形或倒卵状披针形，全缘，表面光滑。鲜品肉质，翠绿色。气微，味淡。

鉴别 叶横切面：表皮细胞1列。叶肉组织无明显分化，细胞含草酸钙簇晶，直径约40 μm。主脉维管束外韧型。

【药性】 《福建药物志》：“甘，平。”

【功用主治】 《福建药物志》：“消肿解毒。主治疔疮疖肿。”

【用法用量】 内服：煎汤，15～30 g。外用：捣敷。

【选方】 1. 治乳汁稀少 土人参叶，用油炒当菜常食。

2. 治痈疔 人参叶，和红糖捣烂，外敷患处。（1、2方出自《福建中草药》）

0173 土大黄叶 tǔ dà huáng yè（《植物名实图考》）

【异名】 金不换叶（《百草镜》），晕药叶〔《四川医学》1981，2(3)：159〕。

【基原】 为蓼科酸模属植物钝叶酸模的叶。

【原植物】 参见“土大黄”条。

【采收加工】 5～7月采叶，鲜用或晒干。

【药材】 土大黄叶 *Rumicis Obtusifolii Folium* 产于江苏、浙江、江西、四川及湖南等地。

性状 叶皱缩。展平后基生叶有长柄；托叶鞘膜质，常脱落；叶片卵形至卵状长椭圆形，先端钝或钝圆，基部心形或歪心形，叶下面有明显的小瘤状突起。茎生叶卵状披针形，较小。

【药性】 苦、酸，平。

1.《质问本草》：“味酸。”

2.《福建民间草药》：“酸，微涩，平，无毒。”

3.《福建药物志》：“酸，寒。”

【功用主治】 清热解毒，凉血止血，消肿散瘀。主治肺痈，肺结核咯血，痈疮肿毒，痄腮，咽喉肿痛，跌打损伤。

1.《纲目拾遗》：“治蛓虫伤，用叶捣涂。治肺痈。”

2.《植物名实图考》：“敷疮。”

3.《福建民间草药》：“止血行血，散瘀生新，解热去风。”

4.《民间常用草药汇编》：“止头晕，清血热。”

5.《福建药物志》：“消肿解毒。治小儿发热、痈、疖。”

【用法用量】 内服：煎汤，9～15 g，鲜品30～60 g；或捣汁。外用：捣敷。

【选方】 1. 治肺痈 金不换叶7片。捣汁，酒煎服3次，不论口臭吐秽物者皆效。（《百草镜》）

2. 治月经不调 土大黄鲜叶5～7枚。水煎，冲甜酒服。（《湖南药物志》）

3. 治跌打疼痛、风气 金不换，春夏用叶，冬用根，捣汁冲酒服。渣加毛脚蟹捣烂敷。如风气，只用渣敷。（《慈航活人书》）

4. 治牛皮癣 土大黄叶、红糖各等分。捣烂敷患处。（《河南中草药手册》）

【临床报道】 1. 治疗流行性乙型脑炎 鲜土大黄叶30～60 g，水煎，每日分2～3次口服或鼻饲。病情严重患者采用中西医综合治疗。共治疗120例，结果痊愈102例，好转5例，无效7例，死亡6例，总有效率达89.17%。

2. 治疗内耳眩晕 用晕药叶30 g，水煎服，或鲜品60 g，洗净切碎，放热锅中，取鸡蛋1枚，破壳搅匀倾药上，不加油盐，待熟，食用，稍饮水。每日2次，3～4日为1个疗程。共观察100例，结果症状全部消失者72例（占72%），基本消失者20例（占20%），症状仅部分消失者8例（占8%）。大多数病例于药后2～3小时显效，当日减轻，逐日好转而至痊愈。疗效以鲜药煎蛋者为优。

3. 治疗扁平疣、湿疹、尖锐湿疣 将适量鲜土大黄叶清水洗净备用。皮损处用温水洗净，然后将土大黄叶直接置皮损处搓擦。药叶不拘多少，根据皮损面积而定。每日擦3～5次，每次5片左右。如果皮损有破溃或婴幼儿皮肤娇嫩则不宜直接搓擦，可先将药叶揉碎见汁，摊敷在皮损面上；或将药叶取汁，用药棉蘸药汁在皮损上反复涂抹。

4. 治疗褥疮 土大黄鲜叶用清水洗净，晾干，捣烂，呈絮状或半糊状，将褥疮及周围组织擦干，不需消毒，将其涂于褥疮表面，敷料包扎，1～2日更换1次，直至愈合。32例褥疮均为长期卧床所致，门诊29例，住院3例，感染化脓6例，溃疡性18例，其他8例；褥疮面积最小3 cm×2 cm，最大6 cm×5 cm，褥疮期最短5日，最长120日，治愈时间最短7日，最长19日，褥疮愈合后除局部皮肤表面有较浅的色素沉着外，均无其他表现。

0174 土千年健 tǔ qiān nián jiàn（《滇南本草》）

【异名】 千年矮、土千年剑、乌饭果根（《滇南本草》），蚂蚁果、小马扎豆（《西昌中草药》），毛叶乌饭（《中药大辞典》）。

【基原】 为杜鹃花科越橘属植物乌鸦果的根。

【原植物】 乌鸦果 *Vaccinium fragile* Franch. [*V. fragile* Franch. var. *crinitum* Franch.; *V. setosum* Auth.; *V. repens* (Lévl.) Rehd.]

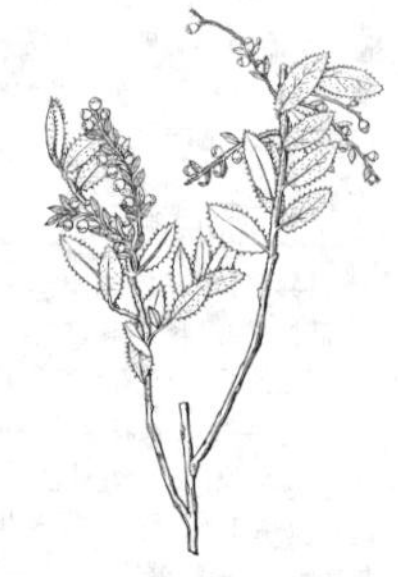

乌鸦果

常绿矮小灌木，高20～50 cm。地下有木质粗根，有时粗大成疙瘩状。茎圆柱形多分枝，枝条被具腺长刚毛和短柔毛。叶密生；叶柄短，长1～1.5 mm；叶片革质，长圆形或椭圆形，长1.2～3.5 cm，宽0.7～2.5 cm，先端锐尖、渐尖或钝圆，基部钝圆或楔形，边缘有细锯齿，两面被刚毛和短柔毛。总状花序生枝条下部叶腋和枝顶叶腋，长1.5～6 cm，有多数花，偏向花序一侧着生；苞片叶状，有时带红色，小苞片卵形或披针形；花萼通常绿色或带暗红色，短钟状，萼齿三角形；花冠壶形，白色至淡红色，有5条红色脉纹，裂齿短小，三角形；雄蕊10，内藏，药室背部有两上举的距；雌蕊1，扁圆形，花柱内藏。浆果圆球形，成熟时紫黑色，内有多数细小种子。花期春夏至秋季，果期7～10月。

生于海拔1 100～3 400 m的松林、山坡灌木丛或草坡，为酸性土壤的指示植物。分布于四川、贵州、云南及西藏。

本植物的叶（土千年健叶）、果实（乌饭子）亦供药用。另设专条。

【采收加工】 全年可采。挖根，晒干。

【药性】 《滇南本草》：“味酸，性温。”

【功用主治】 祛风寒湿，活血舒筋，消肿止痛。主治风寒湿痹，手足顽麻，半身不遂，跌打损伤，牙痛，痄腮。

1.《滇南本草》：“治寒湿伤筋，此药能舒筋活络。筋挛骨痛，痰火痿软，半身不遂，手足顽麻脚痛，酒为使，神效。”

2.《云南中草药》：“舒筋活血，止痛消炎。主治风湿关节炎，刀枪伤，腮腺炎，麻风，蛔虫。”

3.《全国中草药汇编》：“治跌打损伤，急性结膜炎，痢疾，胃痛。”

【用法用量】 内服：煎汤，9～15 g；或研末，每次1～2 g；或浸酒。

【宜忌】 孕妇慎服。

《云南中草药》:"忌酸冷。"

【选方】 1. 治风湿性关节炎,刀枪伤 (土千年健)根60 g。泡酒服。(《云南中草药》)

2. 治急性结膜炎,砂眼 (土千年健)根 15 g。加水300 ml,煎至 100 ml,待冷后点眼。(《云南中草药选》)

3. 治蛔虫 (土千年健)根研末,每次 1.5 g。开水送服。(《云南中草药》)

4. 治久咳 (蚂蚁果)根 60 g。炖肉服。(《西昌中草药》)

0175 土瓜狼毒 tǔ guā láng dú (《滇南本草》)

【异名】 鸡肠狼毒、隔山龙、顺水石(《滇南本草》),大萝卜(《云南中草药选》),一把香(《昆明民间常用草药》),细狗闹花(《全国中草药汇编》),小狼毒、山狼毒(《云南药用植物名录》)。

【基原】 为大戟科大戟属植物土瓜狼毒的根。

【原植物】 土瓜狼毒 *Euphorbia prolifera* Buch. -Ham.

多年生宿根草本,高 16~30 cm。全株含白色乳汁。主根肥大呈长圆锥状,长约 15 cm,直径 2.5~4 cm,鲜时外皮褐色,断面白色,形似土瓜,故俗称"土瓜狼毒"。茎丛生,上部有分枝。单叶互生;无柄或具短柄;叶片条形,长 6~36 mm,宽1.5~5 mm,先端钝或圆,基部渐狭,全缘内卷,上面深绿色,下面淡绿色或粉紫色。杯状聚伞花序顶生或近顶腋生,具 4~6 伞梗,呈伞形排列,基部有 5 枚卵状椭圆形苞片,每枝再分 1~4 小枝,基部具 4 枚阔卵形苞片,对生如十字形;总苞内有多数雄花,具雄蕊 1 枚;中间有 1 雌花,具 1 雌蕊,子房 3 室,花柱 3。蒴果三棱状球形;种子倒卵状近球形,有明显的种阜。花期春、夏。

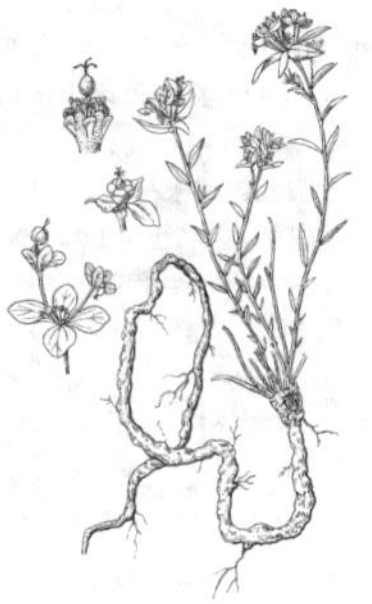
土瓜狼毒

生于向阳的山坡草地或灌丛中。分布于云南。

【采收加工】 6~10 月采挖,晒干。

【药材】 土瓜狼毒 *Euphorbiae Proliferae Radix* 主产云南。

性状 根呈长棒形,弯曲或扭曲。表面灰白色或黄白色。质轻,易折断,断面白色呈粉性。气微,粉末则呛鼻。味微苦,有持久刺激性。

【成分】 根含二萜类成分:24-甲基-5, 14, 25-胆甾三烯-3β-醇(24-methyl-5, 14, 25-cholestatrien-3β-ol)等,还含二萜酯类和三萜成分。

【炮制】 取根洗净,放入火灰中煨熟,取出,用淘米水浸泡 2 日,再蒸 1 小时,切片,晒干。

【药性】 苦、辛,温,大毒。归肝、胃、膀胱经。

1.《滇南本草》:"(土瓜狼毒)味苦、麻,性温。有毒。""(鸡肠狼毒)味苦、辣、麻,性微寒。有毒。降也。"

2.《云南中草药》:"辛、麻,温。有剧毒。"

3.《全国中草药汇编》:"苦、微辛,寒。有大毒。"

【功用主治】 利水,通便,行气,散瘀,杀虫,解毒。主治水肿,便秘,食积,胃痛,跌打损伤,骨折,疥癣,疮毒。

1.《滇南本草》:"(土瓜狼毒)推胃中年久积滞,下气,治胃气疼痛,食积结滞,消水肿,破血积,打虫积,打痰毒。""(鸡肠狼毒)利水道,消水肿,杀虫,攻肠胃中积滞。此药消水肿见效速。"

2.《云南中草药》:"消食散痞,理气止痛,通便利水。主治胃痛,肠绞痛,食积,心下痞满,小儿消化不良,腹水,跌打肿毒,便秘,外伤出血,疥疮,癣,颈淋巴结核(已破溃)。"

3.《全国中草药汇编》:"治无名肿毒,骨折。"

【用法用量】 内服:研末冲服,0.3~0.6 g;或浸酒。外用:研末调敷;或熬膏敷。

【宜忌】 本品有大毒,药性峻猛,内服应严格掌握用量。体虚者禁服。

《滇南本草》:"此药之性猛真如虎狼也","医者要看人之虚实,虚者切忌,未可妄用也。"

【选方】 1. 治腹水,食积 小狼毒根 0.3~0.9 g。研末,内服。(《昆明民间常用草药》)

2. 治跌打损伤,外伤出血,疮毒 土瓜狼毒干粉调敷或撒敷患部,用量不拘。(《云南中草药选》)

3. 治便秘 用鸡肠狼毒生品研末,0.3 g,开水送服。

4. 治疥疮,癣 用鸡肠狼毒生品研末,猪油调搽患处。

5. 治颈淋巴结核(已破溃) 用鸡肠狼毒生品熬膏敷患处。(3~5 方出自《云南中草药》)

0176 土千年健叶 tǔ qiān nián jiàn yè (《滇南本草》)

【基原】 为杜鹃花科越橘属植物乌鸦果的叶。

【原植物】 参见"土千年健"条。

【采收加工】 全年采收,晒干。

【药性】《全国中草药汇编》:"涩,寒。"

【功用主治】 祛风,解毒,止痛。主治风湿痹痛,疮疡,跌打损伤,外伤出血。

1.《滇南本草》:"敷疮,消风。"

2.《全国中草药汇编》:"舒筋活血,消炎止痛。主治风湿性关节炎,跌打损伤,腮腺炎。"

【用法用量】 内服:煎汤,9~15 g;或泡酒。外用:捣敷;或研末撒。

【选方】 1. 治风湿性关节疼痛,筋挛骨痛,半身不遂 (土千年健)根、茎、叶水煎或泡酒服。(《昆明民间常用草药》)

2. 治劳损,风湿骨痛 (蚂蚁果)全草 30 g,千斤拔 30 g。煎水服或泡酒服。(《西昌中草药》)

3. 治外伤出血 (土千年健)叶研粉,外撒患处。(《云南中草药选》)

0177 大麦 dà mài (《别录》)

【异名】 麰(《广雅》),稞麦、麰麦(《本草经集注》),牟麦(《纲目》),饭麦、赤膊麦(《医林纂要》)。

【基原】 为禾本科大麦属植物大麦的颖果。

【原植物】 大麦 *Hordeum vulgare* L.

越年生草本。秆粗壮,光滑无毛,直立,高 50~100 cm。叶鞘松弛抱茎;两侧有较大的叶耳;叶舌膜质,长 1~2 mm;叶片扁平,长 9~20 cm,宽 6~20 mm。穗状花序长 3~8 cm(芒除外),径约 1.5 cm,小穗稠密,每节着生 3 枚发育的小穗,小穗通常无柄,长1~1.5 cm(除芒外);颖线状披针形,微具短柔毛,先端延伸成 8~14 mm的芒;外稃背部无毛,有 5 脉,顶端延伸成芒,芒长 8~15 cm,边棱具细刺,内稃与外稃等长。颖果腹面有纵沟或内陷,先端有短柔毛,成熟时与外稃粘着,不易分离,但某些栽培品种容易分离。花期 3~4 月,果期 4~5 月。

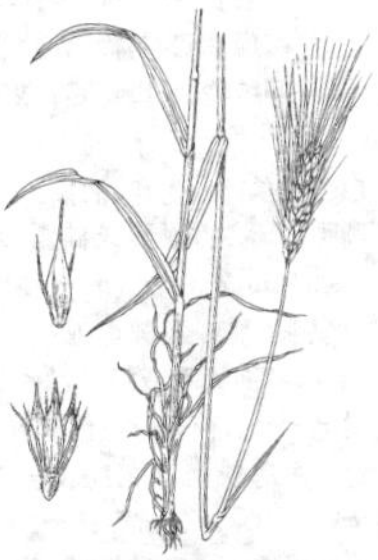
大 麦

我国各地普遍栽培。

本植物的枯黄茎秆(大麦秸)、发芽的颖果(麦芽)、幼苗(大麦苗)亦供药用。另设专条。

【采收加工】 4～5月采收成熟果实,晒干。

【药材】 大麦 *Hordei Vulgaris Fructus* 我国各地均有栽培。

性状 颖果略呈梭形,长8～12 mm,直径1～3 mm。表面淡黄色,背面浑圆,为外稃包围,先端长芒已断落;腹面为内稃包围,有1条纵沟。质硬。断面粉性,白色。气无,味微甘。

【药性】 甘,凉。归脾、肾经。

1.《别录》:"味咸,微寒,无毒。"

2.《本草衍义》:"性平,凉。"

3.《要药分剂》:"入脾、胃二经。"

【功用主治】 健脾和胃,宽肠,利水。主治腹胀,食滞泄泻,小便不利。

1.《别录》:"主消渴,除热,益气,调中。"

2.《新修本草》:"大麦面平胃,止渴,消食,疗胀。"

3.《本草拾遗》:"调中止泄,令人肥健。"

4.《食疗本草》:"久食之,头发不白;和针沙、没石子等染发黑色,久服甚宜人,熟即益人。"

5.《食性本草》:"大麦补虚劣,壮血脉,益颜色,实五脏,化谷食,久食令人肥白,滑肌肤。为面,胜小麦,无躁热。"

6.《本草衍义》:"缠喉风食不能下,将此(大麦)面作稀糊令咽之,既滑腻容易下咽,以助胃气。"

7.《纲目》:"宽胸下气,凉血,消积进食。"

【用法用量】 内服:煎汤,30～60 g;或研末。外用:炒研调敷;或煎水洗。

【宜忌】 朱丹溪:"大麦初熟,人多炒食,此物有火,能生热病。"(引自《纲目》)

【选方】 1. 治食饱烦胀,但欲卧者 大麦面熬微香,每白汤服方寸匕。(《肘后方》)

2. 治卒小便淋涩痛 大麦三两,水二大盏,煎取一盏三分,去滓,入生姜汁半合,蜜半合,相和,食前分为三服服之。(《圣惠方》)

3. 治蠼螋尿疮 大麦研末调敷,日三上。(《伤寒类要》)

4. 治汤火灼伤 大麦炒黑,研末,油调搽之。(《纲目》)

【各家论述】 1.《本草经疏》:"大麦,功用与小麦相似,而其性更平凉滑腻,故人以佐粳米同食,或歉岁全食之,而益气补中,实五脏,厚肠胃之功,不亚于粳米矣。"

2.《长沙药解》:"大麦粥,《金匮要略》硝矾散用之治女黑疸,以其利水而泄湿也;白术散用之治妊娠作渴,以其润肺而生津也。大麦粥利水泄湿,生津滑燥,化谷消胀,下气宽胸,消中有补者也。"

0178 大青 dà qīng (《别录》)

【异名】 大青叶(《新修本草》),臭大青(《安徽中草药》)。

【基原】 为马鞭草科大青属植物大青的叶。

【原植物】 大青 *Clerodendrum cyrtophyllum* Turcz.

灌木或小乔木,高1～10 m。幼枝黄褐色,被短柔毛,髓坚实,白色。单叶对生;叶柄长1.5～8 cm;叶片纸质,长圆状披针形、长圆形、卵状椭圆形或椭圆形,长6～20 cm,宽3～9 cm,先端渐尖或急尖,基部近圆形或宽楔形,全缘,两面无毛或沿叶脉疏生短柔毛,背面常有腺点;侧脉6～10对。伞房状聚伞花序顶生或腋生,长10～16 cm,宽20～25 cm,具线形苞片;花萼杯状,先端5裂,裂片三角状卵形,粉红色,外面被黄褐色短绒毛和不明显的腺点;花冠白色,花冠管细长,先端5裂,裂片卵形;雄蕊4,与花柱同伸出花冠外。果实球形或倒卵形,成熟时蓝紫色,宿萼红色。花、果期6月至翌年2月。

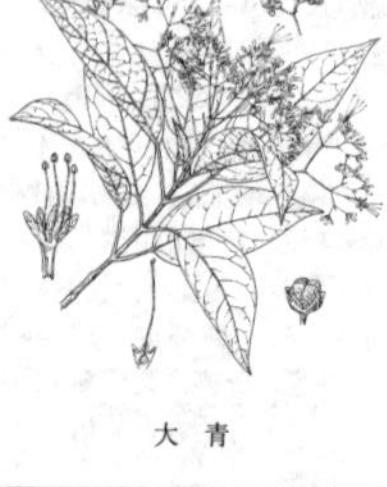

大 青

生于海拔1 700 m以下的平原、路旁、丘陵、山地林下或溪谷旁。分布于华东及湖南、湖北、广东、广西、贵州、云南等地。

【采收加工】 4～6月摘叶,晒干。

【药材】 大青 *Clerodendri Cyrtophylli Folium* 主产于湖南、湖北、江西等地。

性状 叶微皱折,有的将叶及幼枝切成小段。完整叶片展平后呈长椭圆形至细长卵圆形,全缘,先端渐尖,基部钝圆,上面棕黄色、棕黄绿色至暗棕红色,下面色较浅;叶柄长1.5～8 cm;纸质而脆。气微臭,味稍苦而涩。

【成分】 叶含大青苷(cyrtophyllin),蜂花醇(melissyl alcohol),正二十五烷(*n*-pentacosane),γ-谷甾醇(γ-sitosterol),豆甾醇(stigmasterol),鞣质(tannin)及黄酮(flavone)。

【药理】 1. 抗病原微生物作用 大青叶煎剂在试管内对多种痢疾杆菌均有杀菌作用;试验还表明,不论对呋喃西林、磺胺噻唑、小檗碱敏感或耐药之痢疾杆菌,对大青叶均很敏感。对脑膜炎球菌亦有杀灭作用。对钩端螺旋体波蒙那群、黄疸出血群沃尔登型、七日热型也有杀灭作用。

2. 利尿和抗炎作用 大青苷是大青叶中提取的有效成分,具有明显的利尿和抗炎作用,大鼠灌胃给药400 mg/kg后3小时内排尿量为4.3±0.4 ml/100 g(体重),此剂量灌胃对大鼠鸡蛋清性及右旋糖酐性关节炎均能减小肿胀程度,作用与对照组保泰松相当。

毒性 大青苷小鼠灌胃的LD_{50}为8 g/kg,腹腔注射为5 g/kg。

【药性】 苦,寒。归胃、心经。

1.《别录》:"味苦,大寒,无毒。"

2.《纲目》:"甘,微咸,不苦。""气寒,味微苦、咸。"

3.《医略六书》:"苦,咸,大寒。"

4.《得配本草》:"微苦,大寒。入足阳明、手少阴经。"

5.《本草述钩元》:"味甘而微苦咸,气大寒。"

6.《安徽中草药》:"性寒,味苦、微辛。"

【功用主治】 清热解毒,凉血止血。主治外感热病烦渴,咽喉肿痛,口疮,黄疸,热毒痢,急性肠炎,痈疽肿毒,衄血,血淋,外伤出血。

1.《别录》:"疗时气头痛,大热,口疮。"

2.《本草经集注》:"疗伤寒方多用此。除时行热毒为良。"

3.《药性论》:"能去大热,治温疫寒热。"

4.《日华子》:"治热毒风,心烦闷;渴疾口干,小儿身热疾,风疹,天行热疾及金石药毒,兼涂罯肿毒。"

5.《本草图经》:"古方治伤寒黄汗、黄疸等有大青汤,又治伤寒头身强,腰脊痛葛根汤亦用大青,大抵时疾药多用之。"

6.《纲目》:"主热毒痢,黄疸,喉痹,丹毒。""解心胃热毒。"

7.《医略六书》:"入心胃而解斑毒热狂。"

8. 广州部队《常用中草药手册》:"清热泻火,凉血解毒,散瘀止血。主治肠炎,菌痢,咽喉炎,扁桃体炎,腮腺炎,感冒发热,齿龈出血。"

9.《江西草药》:"清热,凉血,解毒。治急性肝炎,肺结核,矽肺,牙痛,蛇伤,过敏性皮炎。"

10.《安徽中草药》:"利尿。"

11.《福建药物志》:"治血淋,外伤出血,毒蛇咬伤,疔疮疖肿。"

【用法用量】 内服:煎汤,15～30 g,鲜品加倍。外用:捣敷;或煎水洗。

【宜忌】 脾胃虚寒者慎服。

1.《医略六书》:"无实热者忌。"

2.《本草从新》:"非心胃热毒勿用。"

3.《得配本草》:"脾胃虚寒者禁用。"

【选方】 1. 治乙脑,流脑,感冒发热,腮腺炎　大青叶15～30 g,海金沙根 30 g。水煎服,每日 2 剂。

2. 预防乙脑、流脑　大青叶 15 g,黄豆 30 g。水煎服,每日 1 剂,连服 7 日。(1、2 方出自《江西草药》)

3. 治温毒发斑　大青四两,甘草、胶各二两,豉八合。以水一斗,煮二物,取三升半,去滓,纳豉煮三沸,去滓,乃纳胶。分作四服,尽又合。此治得至七八日,发汗不解,及吐下大热,甚佳。(《补缺肘后方》)

4. 治时行壮热头痛,发疮如豌豆遍身　大青三两,栀子二七枚(擘),犀角(屑)一两,豉五合。上四味切,以水五升,煮取二升,分三服。服之无所忌。(《延年方》大青汤)

5. 治大头瘟　酌取(大青)鲜叶洗净捣烂外敷患处,同时取(大青)鲜叶 30 g 煎汤内服。(《泉州本草》)

6. 治喉风,喉痹　大青叶捣汁灌之,取效止。(《卫生易简方》)

7. 治咽喉肿痛　大青叶 30 g,海金砂、龙葵各 15 g。水煎服,每日 1 剂。(《江西草药》)

8. 治小儿口疮不得吮乳　大青十八铢,黄连十二铢。上二味细切,以水三升,煮取一升二合,一服一合,日再夜一。(《千金方》)

9. 治急性黄疸型肝炎　臭大青叶、茵陈各 15～30 g,栀子9 g。煎服。(《安徽中草药》)

10. 治血淋,小便尿血　(大青)鲜叶 30～60 g,生地15 g。水煎,调冰糖服,日 2 次。(《泉州本草》)

0179 大枣 dà zǎo (《本经》)

【异名】 壶(《尔雅》),木蜜(《广记》),干枣、美枣、良枣(《别录》),红枣(《梅师方》),干赤枣(《宝庆本草折衷》),胶枣(《日用本草》),南枣(《食物本草》)。

【基原】 为鼠李科枣属植物枣的果实。

【原植物】 枣 *Ziziphus jujuba* Mill.

落叶灌木或小乔木,高达 10 m。长枝平滑,无毛,幼枝纤细略呈"之"形弯曲,紫红色或灰褐色,具 2 个托叶刺,长刺可达 3 cm,粗直,短刺下弯,长 4～6 mm;短枝粗短,长圆状,自老枝发出;当年生小枝绿色,下垂,单生或 2～7 个簇生于短枝上。单叶互生,纸质,叶柄长 1～6 mm;叶片卵形、卵状椭圆形,长 3～7 cm,宽 2～4 cm,先端钝圆或圆形,具小尖头,基部稍偏斜,近圆形,边缘具细锯齿,上面深绿色,下面浅绿色;基生三出脉。花黄绿色,两性,常 2～8 朵着生于叶腋成聚伞花序;萼 5 裂,裂片卵状三角形;花瓣 5,倒卵圆形,基部有爪;雄蕊 5,与花瓣对生,着生于花盘边缘;花盘厚,肉质,圆形,5 裂;子房 2 室,与花盘合生,花柱 2 裂。核果长圆形或长卵圆形,长 2～3.5 cm,直径 1.5～2 cm,成熟时红色,后变红紫色,中果皮肉质、厚、味甜,核两端锐尖。种子扁椭圆形。花期 5～7 月,果期 8～9 月。

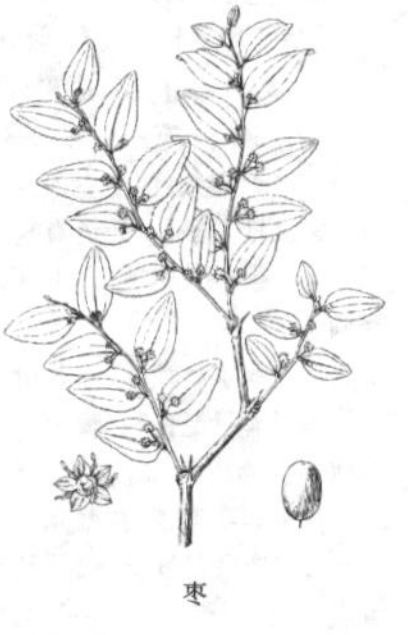

枣

生于海拔 1 700 m 以下的山区、丘陵或平原,全国各地广为栽培,栽培品种甚多。原产我国,现亚洲、欧洲和美洲常有种植。

本植物的叶(枣叶)、树皮(枣树皮)、根(枣树根)、果核(枣核)亦供药用,另设专条。

【采收加工】 9～10 月果实成熟时采收,晒干;或烘至皮软,再晒干;或先用水煮一滚,使果肉柔软而皮未皱缩时捞起,晒干。

【药材】 大枣 *Fructus Jujubae*　主产于河南、山东。

性状　果实呈椭圆形或球形,长 2～3.5 cm,直径 1.5～2.5 cm。表面暗红色,略带光泽,有不规则皱纹。基部凹陷,有短果柄。外果皮薄,中果皮棕黄色或淡褐色,肉质,柔软,富糖性而油润。果核纺锤形,两端锐尖,质坚硬。气微香,味甜。

鉴别　(1) 果肉横切面:外果皮最外为 1 列表皮细胞,胞腔充满棕红色物质,并有颗粒状物;外被角质层;内侧为4～6层厚角细胞,内含无色半透明团块状物。中果皮由类圆形薄壁细胞组成,细胞间隙大,散列不规则走向的细小维管束;薄壁细胞含颗粒状团块和草酸钙方晶及簇晶。

(2) 取果肉碎块,用乙醇浸泡过夜。取浸出液滴于滤纸上,置紫外灯(365 nm)下观察,显蓝色荧光;取浸出液 1 ml,加 3%碳酸钠溶液 1 ml,于水浴上加热 3～5 分钟,放冷,再加入重氮化试剂,溶液呈紫红色;取浸出液 1 ml,加盐酸羟胺试液及 10%氢氧化钾的甲醇溶液至呈碱性,于水浴上加热至反应完全,冷却,加盐酸酸化,并加入 1%三氯化铁试液,混匀,溶液呈橙红色(检查香豆素类)。

(3) 取乙醇浸出液适量置蒸发皿中,于水浴上浓缩至干,加稀盐酸溶解,滤过。在 3 支试管中各加入 2 ml 滤液,分别加 1 滴碘化铋钾、碘化汞钾、硅钨酸试剂,各自产生橘红色、黄色、白色沉淀(检查生物碱)。

(4) 薄层色谱:取本品粉末 2 g,加石油醚(60～90 ℃)10 ml,浸泡 10 分钟,超声处理约 10 分钟,滤过,药渣晾干,加乙醚 20 ml,浸泡 1 小时,超声处理约 15 分钟,滤过,滤液浓缩至 2 ml,作为供试品溶液。另取齐墩果酸对照品,加乙醇制成每 1 ml 含 1 mg 的溶液,作对照品溶液。分别点样于同一硅胶 G 薄层板上,以甲苯-醋酸乙酯-冰醋酸(14∶4∶0.5)为展开剂,展开,取出,晾干,喷以 10%硫酸乙醇溶液,加热至斑点显色清晰。供试品色谱中,在与对照品色谱的相应位置上,显相同色斑。

【成分】 1. 枣　果实含生物碱:光千金藤碱(stepharine),*N*-去甲基荷叶(*N*-nornuciferine),巴婆碱(asmilobine),斯特法灵(stepharine),*N*-降荷叶碱(*N*-nornuciforine),阿西米诺宾(asmilobine),吡咯烷生物碱(daechualkaloic) A;三萜酸类:白桦脂酮酸(betulonic acid),齐墩果酸(oleanoic acid),马斯里酸(maslinic acid)即山楂酸(cratagolic acid),3-*O*-反式对香豆酰马斯里酸(3-*O*-*trans*-*p*-coumaroylmaslinic acid),3-*O*-顺式-对香豆酰马斯里酸(3-*O*-*cis*-*p*-coumaroylmaslinic acid),白桦脂酸(betulinic acid),麦珠子酸(alphitolic acid),3-*O*-反式对香豆酰麦珠子酸(3-*O*-*trans*-*p*-coumaroylalphitolic acid),3-*O*-顺式对香豆酰麦珠子酸(3-*O*-*cis*-*p*-coumaroylalphitolic acid);皂苷类:大枣皂苷(zizyphus saponin)Ⅰ、Ⅱ、Ⅲ,酸枣皂苷(jujuboside)B。果实所含的主要脂肪酸是油酸(oleic acid);多糖:阿拉伯聚糖及半乳糖醛酸聚糖;甾醇类:有谷甾醇(sitosterol),豆甾醇(stigmasterol)和少量的链甾醇(desmosterol)。果肉中还含芸香苷(rutin),维生素 C 以及核黄素(riboflavine),硫胺素(thiamine),胡萝卜素(carotene),烟酸(nicotinic acid)等。

枣仁含有 5 种糖苷:无刺枣苄苷(zizybeoside)Ⅰ、Ⅱ,无刺枣催吐醇苷(zizyvoside)Ⅰ、Ⅱ,长春花苷(roseoside)。黄酮类:6, 8-二葡萄糖基-2(*S*)和 2(*R*)-柚皮素〔6, 8-di-*C*-glucosyl-2(*S*) and 2(*R*)-naringenin〕。当药黄素(swertisin)。还含斯皮诺素(spinlsin),6′-芥子酰斯皮诺素(6′-sinapoylspinosin),6′-阿魏酰斯皮诺素(6′-feruloylspinosin),6′-对香豆酰斯皮诺素(6′-*p*-coumaroylspinosin)。种仁含酸枣仁皂苷 A、B、B_1。

2. 无刺枣　果实含苷类化合物无刺枣苄苷Ⅰ及Ⅱ,无刺枣催吐醇苷Ⅰ及Ⅱ,长春花苷。还含生物碱成分:酸枣碱(zizyphusin),无刺枣碱(daechu-alkaloid)A,荷叶碱(nuciferine),衡州乌药碱(coclaurine),原荷叶碱(nornuciferine),观音莲明碱(lysicamine)。又含环肽化合物无刺枣环肽-1(daechucy-clopeptide-1),无刺枣因(daechuine)S_3 等。还含催吐萝芙木醇(vomifoliol),6, 8-二-*C*-葡萄糖-2

(S)-柚皮素，6，8-二-C-葡萄糖基-2(R)-柚皮素，棕榈油酸(palmitoleic acid)，11-十八碳烯酸(vaccenic acid)，油酸(oleic acid)以及环磷酸腺苷，无刺枣阿聚糖(zizyphus-arabinan)，糖脂，磷脂等。

【药理】 1. 中枢抑制作用　大枣具有催眠及增强睡眠作用。以延长硫喷妥钠作用为指标分离出无刺枣苄苷Ⅰ及Ⅱ、长春花苷、无刺枣催吐醇苷Ⅰ及Ⅱ和柚皮素-C-糖苷类〔6，8-二-C-葡萄糖基-2(S)-柚皮素和6，8-二-C-葡萄糖基-2(R)-柚皮素〕。其中的柚皮素-C-糖苷类已证明可减少自发活动及对刺激的反射作用，并具有引起僵住症的作用。

2. 护肝作用　对四氯化碳损伤肝脏的家兔模型，每日喂给30%大枣煎剂30 ml/kg(即9 g/kg)，共1星期，结果血清总蛋白与清蛋白较用药前有所增加，食欲改善。表明大枣有护肝作用。

3. 增强肌力作用　小鼠每日灌服30%大枣煎剂0.3 ml/10 g(即9 g/kg)，共3星期，结果其体重较对照组明显增加。在游泳试验中，其游泳时间较对照组明显延长。

4. 对免疫系统的作用　(1) 抗变态反应作用　大枣乙醇提取物每日腹腔注射100 mg/kg，连续5日，显示出与硫唑嘌呤同样的对大鼠IgE引起的反应素性抗体(reaginic antibody)有特异性抑制作用，而对非反应素性抗体不抑制。其活性成分为乙醇提取过程中生成的乙基-α-D-呋喃果糖苷。大枣提取液在抗Ⅰ型变态反应中起重要作用。大枣粗多糖(60 μg/ml以上)具有明显抗补体活性，且具有浓度依赖关系。

(2) 免疫兴奋作用　用100%、50%的红枣给小鼠应用8、16小时后，小鼠腹腔巨噬细胞的吞噬率和吞噬指数均显著提高，提示大枣能显著提高体内单核-巨噬细胞系统的吞噬功能。给小鼠连续7日灌服400 mg/kg、200 mg/kg的大枣多糖，可显著提高小鼠腹腔细胞的吞噬功能，促进溶血素和溶血空斑，促进淋巴细胞转化及提高外周血淋巴细胞分解。大枣多糖能显著增强MΦ对小鼠白血病L_{929}细胞株的细胞毒性和TNF-α、IL-1、NO的分泌功能，其最佳诱导浓度：对促进MΦ分泌IL-1为50 μg/ml，促TNF1-α分泌为100 μg/ml。大枣中性多糖能促进小鼠脾细胞自发增殖反应和混合淋巴细胞培养反应，且认为其对未活化的小鼠脾细胞有促进增殖作用。大枣粗多糖、中性多糖、酸性多糖均促进淋巴细胞增殖，但中性多糖促进增殖作用比酸性多糖强(与其化学组成及分子量大小有关)。

5. 抗氧化及延缓衰老作用　给半乳糖的致衰模型小鼠灌服大枣多糖，可明显延缓小鼠衰老，可提高衰老模型小鼠血SOD及CAT活力，降低脑匀浆、肝匀浆及血浆中LPO水平。大枣多糖具有清除自由基的作用，其活性大小与多糖的用量呈正相关，在全血生理环境下，对全血化学发光中活性氧的清除能力最强。大枣多糖可明显减轻衰老模型小鼠免疫器官的萎缩及脑的老化，表明其是大枣延缓衰老的主要活性成分。

6. 抗肿瘤作用　大鼠自由饮用N-甲基-N′-硝基-N-亚硝基胍(MNNG)连续10个月可诱发腺胃腺癌，若同时喂服大枣(干果，每日约1 g)则可明显减少腺胃腺癌发生率，胃肠道恶性肿瘤总发生率亦降低。表明长期喂饲大枣似有降低胃肠道恶性肿瘤发生率的作用。小鼠灌服大枣煎剂能明显降低环磷酰胺所致姐妹染色单体互换(SCE)值升高，表明有抗突变作用。大枣水溶性提取物对人白血病K_{562}细胞的增殖和集落形成能力有显著的抑制作用，具有良好的线性相关关系，说明其水提物中有抗白血病的有效成分。大枣中性多糖JDP-N无直接杀肿瘤细胞作用，但可通过作用与免疫细胞间接抑制肿瘤，其中MΦ可能是多糖调节免疫、抑制肿瘤的靶细胞之一，MΦ激活后，可释放TNF、IL-1、NO等细胞因子和炎症介质，其中NO是杀伤肿瘤细胞的一个重要效应分子。

【炮制】 1. 大枣　取原药材，除去杂质及霉烂果，抢水洗净，干燥。

2. 炒大枣　取净大枣，置锅内，用武火加热，炒至表面焦黑色，取出，摊开放凉。

3. 蒸大枣　取大枣洗净，置蒸笼内，加热蒸30分钟，取出，干燥。

【药性】 甘，温。归心、脾、胃经。

1.《本经》："味甘，平。"

2.《千金方》："味甘、辛，热，滑。无毒。"

3.《食疗本草》："温。"

4.《品汇精要》："气之厚者，阳也。臭香。"

5.《纲目》："为脾经血分药也。"

6.《本草经疏》："气味俱厚，阳也。入足太阴、阳明经。"

7.《本草汇言》："入手少阴、太阴经。"

8.《药品化义》："入肝、脾、肾三经。"

9.《长沙药解》："味甘、微苦、微辛、微酸、微咸，气香。"

【功用主治】 补脾胃，益气血，安心神，调营卫，和药性。主治脾胃虚弱，气血不足，食少便溏，倦怠乏力，心悸失眠，妇人脏躁，营卫不和。

1.《本经》："主心腹邪气，安中养脾，助十二经。平胃气，通九窍，补少气、少津液，身中不足，大惊，四肢重，和百药。久服轻身长年。"

2.《吴普本草》："主调中益脾气，令人好颜色，美志气。"

3.《别录》："补中益气，强力，除烦闷，疗心下悬，肠澼。"

4.《本草经集注》："杀乌头毒。"

5.《食疗本草》："主补津液，强志。""洗心腹邪气，和百药毒，通九窍，补不足气。""蒸煮食，补肠胃，肥中益气。""小儿患秋痢，与虫枣食，良。"

6.《日华子》："润心肺，止嗽，补五脏，治虚劳损，除肠胃癖气。"

7.《珍珠囊》："纯阳温胃。"

8.《本草汇言》："补中益气，壮心神，助脾胃，养肝血，保肺气，调营卫，生津之药也。"

9.《本草再新》："滋肾暖胃，治阴虚。"

10.《随息居饮食谱》："杀川椒毒。"

【用法用量】 内服：煎汤，9～15 g。

【宜忌】 凡湿盛、痰凝、食滞、虫积及齿病者，慎服或禁服。

1.《别录》："生枣，多食令人多寒热，羸瘦者不可食。"

2.《千金方》："生枣多食令人热渴气胀。"

3.《日华子》："牙齿有病人，切忌啖之，亦不宜合生葱食。"

4.《医学入门》："心下痞，中满呕吐者忌之。多食动风，脾反受病。"

5.《本草经疏》："小儿疳病不宜食，齿痛及患痰热者不宜食。"

6.《本草汇言》："胃痛气闭者，小儿热疳腹大者，蛔结腹痛及一切诸虫为病者，咸忌之。"

7.《本草省常》："服元参、白薇者忌之。"

8.《随息居饮食谱》："凡小儿、产后，及温热、暑湿诸病前后，黄疸、肿胀疳积、痰滞并忌之。"

【选方】 1. 治久患脾泻，脏腑虚滑，不进饮食　青州枣子去核，以木香掰破如枣核大，置枣中，十数枚，以水一盏，煮候软熟。温嚼吃，以所煮汁送下。(《普济方》)

2. 治脾胃湿寒，饮食减少，长作泄泻，完谷不化　白术四两，干姜二两，鸡内金二两，熟枣肉半斤。上药四味，白术、鸡内金皆用生者，每味各自轧细，焙熟，再将干姜轧细，共和枣肉，同捣如泥，作小饼，木炭火上炙干。空心时，当点心，细嚼咽之。(《衷中参西录》益脾饼)

3. 治中风惊恐虚悸，四肢沉重　大枣(去核)七枚，青粱粟米二合。上二味以水三升半，先煮枣取一升半，去滓，投米煮粥食之。(《圣济总录》补益大枣粥)

4. 治小儿脓血痢，每日三二十行　枣四颗肥干者，栀子四枚，

干姜一分。上件药同烧为灰,细研为散。每服以粥饮调下半钱,日三四服。(《圣惠方》必效方)

5. 治喜怒伤肝,胸中菀结,或系呕血者　大枣五十枚(去核,焙,别捣),生干地黄半斤(切,焙),阿胶(炙令燥),甘草(炙,锉)各三两。上四味,除大枣外,粗捣筛,再作一处捣匀。每服五钱匕,水一盏半,煎至八分,去滓温服,日二夜一,不计时。(《圣济总录》大枣汤)

6. 治悬饮　芫花(熬)、甘遂、大戟各等分。上三味捣筛,以水一升五合,先煮肥大枣十枚,取八合,去滓,纳药末。强人服一钱匕,羸人服半钱匕,平旦温服之,不下者,明日更加半钱。得快利之后,糜粥自养。(《伤寒论》十枣汤)

7. 治伤中,经脉急,上气咳嗽　枣二十枚,去核,以酥四两,微火煎,入枣肉中,滴尽酥。常含一枚,微微咽之。(《圣惠方》)

8. 治肺疽,吐血并妄行　红枣(和核烧存性),百药煎(煅)各等分。上为细末。每服二钱,米汤调下。(《三因方》二灰散)

9. 治口干　干枣肉三两,甘草(炙)、杏仁、乌梅各二两。上四味捣,以蜜和丸如枣核。含,以润差止。(《外台》引张文仲方)

10. 治高血压病　大枣 10～15 枚,鲜芹菜根 60 g。水煎服。(《延安地区中草药手册》)

11. 治眼生赤脉息肉,急痛不开,如芥在眼碜痛　大枣五枚(取肉),竹叶二握(洗),黄连(去须,捣末)半两。上三味,以水三盏,于铜器中,煎取一盏,澄滤极清,又煎取半盏,瓷器盛。旋取以铜箸点之。(《圣济总录》大枣膏子)

12. 疗耳聋鼻塞不闻声音香臭者　大枣(去皮、核)十五枚,蓖麻子(去皮)三百颗。二味和捣,绵裹塞耳鼻,日一次。(《食疗本草》)

13. 治重舌　用黑枣一个,去核留肉,包青矾一钱,火煨熟。取清水浓调,以笔蘸点舌下,数次即消。(《医方一盘珠》)

14. 治小儿口疮　小红枣,去核,入些微白矾,烧存性,为末。加入雄黄末、孩儿茶各一分,和匀搽之。先用荆芥煎汤洗口,后敷药立效。(《鲁府禁方》)

15. 治走马牙疳　枣(去核,包信石,烧),黄柏,同为末。布患处。(《海上方》)

16. 治疗非血小板减少性紫癜　用生红枣洗净后内服,每日 3 次,每日吃 10 只,直至紫癜全部消失。一般每人需用 500～1 000 g红枣。〔《上海中医药杂志》1962, (2): 22〕

【临床报道】 治疗内痔出血　用枣炭散(即大枣 90 g,硫黄 30 g。置沙锅或铁锅内混匀共炒,当冒烟起火,大枣全部呈焦炭状时离火,凉后碾成细末),成人每日 3 g,分 3 次饭前 30 分钟以白开水送服,小儿酌减,6 日为 1 个疗程,如便血不止,可连续服用。共治 120 例,于 1 个疗程后统计,结果Ⅰ期(78 例)、Ⅱ期(24 例)、Ⅲ期(18 例)内痔出血的有效率分别为 85.9%、79.1%、66.7%,总有效率 81.6%。

【各家论述】 1.《注解伤寒论》:"茯苓桂枝甘草大枣汤大枣之甘,滋助脾土,以平肾气。十枣汤,益土而胜水。"

2.《本草汇言》:"沈氏曰,此药甘润膏凝,善补阴阳、气血、津液、脉络、筋俞、骨髓,一切虚损,无不宜之。如方龙潭治惊悸怔忡,健忘恍惚,志意昏迷,精神不守,或中气不和,饮食无味,四体懒重,肌肉羸瘦,此属心脾两脏元神亏损之证,必用大枣治之。"

3.《本草经疏》:"《经》曰:里不足者,以甘补之;又曰:形不足者,温之以气。甘能补中,温能益气,甘温能补脾胃而生津液,则十二经脉自通,九窍利,四肢和也。正气足则神自安,故主心腹邪气及大惊;中得缓则烦闷除,故疗心下悬急及少气;脾得补则气力强,肠胃清,故主身中不足及肠;甘能解毒,故主和百药。""凡邪在营卫者,辛甘以解之,故仲景桂枝汤用姜枣以和营卫,助脾胃,生津液,令出汗也。"

4.《药品化义》:"大黑枣,味甘甜,体黏润,故助阴补血,入肝走肾,主治虚劳,善滋二便。凡补肝肾药中,如滋阴降火汤、茯苓补心汤、产后芎归调血饮、保胎丸、养荣丸、四神丸,俱宜为佐使,因性味甘温,尤能快脾养胃耳。"

5.《本经逢原》:"古方用大枣,皆是红枣,取其生能散表也。入补脾药,宜用南枣,取其甘能益津也。"

6.《长沙药解》:"大枣,补太阴之精,化阳明之气,生津润肺而除燥,养血滋肝而熄风,疗脾胃衰损,调经脉虚芤。凡内伤肝脾之病,土虚木燥,风动血耗者,非此不可,而尤宜于外感发表之际。""其味浓而质厚,则长于补血而短于补气。人参之补土,补气以生血也;大枣之补土,补血以化气也,是以偏补脾精而养阴血。"

7.《本草思辨录》:"太阴湿土贵于湿润,湿润太过则宜白术。湿润不及则宜大枣。大枣肉厚含津,不能挤泌而分,正有似乎湿土,故《本经》主安中养脾少津液。然其甘壅之弊亦伏于是,故腹满最忌,胸满心满不忌。胁下者,少阳、厥阴往来之路,而肝血实统之。枣补脾而性腻,亦能滞肝,故胁下至于痞亦忌之,但满不忌。"

8.《衷中参西录》:"大枣,其津液浓厚滑润,最能滋养血脉,润泽肌肉,强健脾胃,固肠止泻,调和百药,能缓解猛药健悍之性,使不伤脾胃,是以十枣汤、葶苈大枣汤诸方用之。《内经》谓其能安中者,因其味至甘能守中也。又谓其能通九窍者,因其津液滑润且微有辛味,故兼有通利之能也。谓其补少气、少津液者,为其味甘能益气,其津液浓厚滑润,又能补人身津液之不足也。虽为寻常食品,用之得当能建奇功。""周伯度曰:生姜味辛色黄,由阳明入卫;大枣味甘色赤,由太阴入营。其能入营由于甘中有辛,惟其甘守之力多,得生姜乃不至过守;生姜辛通之力多,得大枣乃不至过通,二药并用所以为和营卫主剂。"

9.《本草求真》:"凡心腹邪气,心下悬急者,得此则调,得补则气力强,肠胃清,身中不足及病见肠胃者,用此则安。甘能解毒,故于百药中得甘则协,且于补药中风寒发散,内用为向导,则能于脾助其升发之气。不似白术性燥不润,专于脾气则补,山药性平不燥,专于脾阴有益之为异耳。"

0180 大活 dà huó (《东北药用植物志》)

【异名】 独活、香大活、走马芹、走马芹筒子(《东北药用植物志》),河北独活(《北京植物志》),短毛白芷(《河北中草药》)。

【基原】 为伞形科当归属植物兴安白芷的根。

【原植物】 兴安白芷 *Angelica dahurica* (Fisch. ex Hoffm.) Benth. et Hook. f. ex Franch. et Sav. [*Callisace dahurica* Fisch. ex Hoffm.]

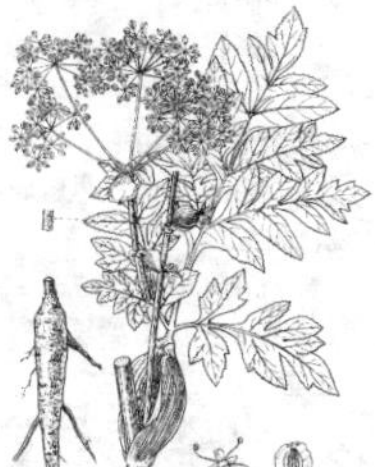
兴安白芷

多年生高大草本,高 1～2.5 m。根圆柱形,有分枝,径3～5 cm,表面黄褐色至褐色,有浓烈气味。茎基部径 2～5 cm,有时可达7～8 cm,通常带紫色,中空,有纵长沟纹。基生叶一回羽状分裂;叶柄长达15 cm,下部有管状抱茎的叶鞘,茎上部叶二至三回羽状分裂,叶片轮廓卵形至三角形,长 15～30 cm,宽10～25 cm,叶柄长至15 cm,下部为囊状膨大的膜质叶鞘,常带紫色;末回裂片长圆形、卵形或线状披针形,长 2.5～7 cm,宽 1～2.5 cm,急尖,边缘有白色软骨质粗锯齿,具短尖头,基部两侧常不等大,沿叶轴下延成翅状,序托叶简化成囊状叶鞘。复伞形花序顶生或侧生,花序梗长 5～20 cm;伞辐 5～10 条;花白色;无萼齿;花瓣倒卵形,先端内凹;花柱基短圆锥状。果实长圆形至卵圆形,黄棕色,有时带紫色,背棱扁,厚而钝圆,近海绵质,侧棱翅状,棱槽中有油管 1,合生面有油管 2。花期 7～8月,果期8～9月。

生于林下、林缘、溪旁、灌丛及山谷草地。分布于东北及华北等地。

【采收加工】 7～10月挖根，干燥。

【药材】 大活 *Angelicae Dahuricae Radix* 产于吉林、辽宁、黑龙江等地。

性状 根呈长纺锤形，常分枝。根茎部表面密生横纹，顶端有茎痕或茎叶残基，根长短不等，表面灰棕色或暗棕色，有时显纵横纹及横长皮孔。质坚脆，易折断，断面皮部棕色，木质部黄色。气特异而强烈，味辛、苦。

【成分】 根含香豆素类：森白当归脑（senbyakangelicol），7-去甲基软木花椒（7-demethylsuberosin），白当归脑（byakangelicol），白当归素（byakangelicin），欧前胡内酯（imperatorin），异欧前胡内酯（isoimperatorin），氧化前胡素（oxypeucedanin），珊瑚菜素（phellopterin），印度榅桲素（marmesin），花椒毒素（xanthotoxin），东莨菪素（scopoletin），脱水白当归素（anhydrobyakangelicin），新白当归脑（neobyakangelicol），伞形花内酯（umbelliferone），香柑内酯（bergapten），蒿属香豆素（scoparone），二氢山芹醇当归酸酯（columbianadin），紫花前胡苷元（nodakenetin），紫花前胡苷（nodakenin），花椒毒酚（xanthotoxol），紫花前胡醇（decursinol），别欧前胡内酯（alloimperatorin），异氧化前胡素（isooxypeucedanin），水合白当归素（byakangelicin hydrate），5-甲基-8-羟基补骨脂素（5-methyl-8-hydroxypsoralen），水合氧化前胡素（oxypeucedanin hydrate），胡萝卜苷（daucosterol），茵芋苷（skimmin），8-*O*-*β*-*D*-吡喃葡萄糖基花椒毒酚（8-*O*-*β*-*D*-glucopyranosylxanthotoxol），叔-*O*-*β*-*D*-吡喃葡萄糖基独活醇（*tert*-*O*-*β*-*D*-glucopyranosylheraclenol），紫花前胡苷（nodakenin），3′-羟基印度榅桲苷（3′-hydroxymarmesinin），叔-*O*-*β*-*D*-吡喃葡萄糖基白当归素（*tert*-*O*-*β*-*D*-glucopyranosylbyakangelicin），仲-*O*-*β*-*D*-吡喃葡萄糖基白当归素（*sec*-*O*-*β*-*D*-glucopyranosylbyakangelicin），东莨菪苷（scopolin），knidilin。挥发油主要含*α*-蒎烯（*α*-pinene），月桂烯（myrcene），对聚伞花素（*p*-cymene）。

【药理】 促凋亡作用 形态学评价以及流式细胞仪分析都表明从兴安白芷的根提取出来的活性物质欧前胡内酯在毫摩尔浓度级能诱导人白血病细胞 HL-60 细胞的凋亡，进一步的研究表明，其诱导凋亡的机制与细胞色素C/caspase-9 途径有关。而且欧前胡内酯诱导 HL-60 细胞的凋亡能被 Z-VAD-FMK（广谱 caspase 抑制剂）、Z-LEHD-FMK（caspase-9 抑制剂）、Ac-DMQD-CHO（caspase-3 抑制剂）所抑制，但不能被 Z-IEDT-FMK（caspase-8 抑制剂）所抑制。

【药性】 辛、苦，温。

1.《辽宁常用中草药手册》："辛、苦，微温。"

2.《东北常用中草药手册》："辛、苦，温。"

【功用主治】 祛风解表，除湿止痛。主治感冒，头痛，牙痛，风湿痹痛。

1.《东北药用植物志》："为镇痉、镇痛、治风要药，有发汗、利尿、消浮肿之功，对感冒头痛，周身痛，骨节疼痛以及风湿痛等各种神经痛有效。"

2.《辽宁常用中草药手册》："祛风湿。"

3.《吉林中草药》："治牙痛。"

4.《黑龙江常用中草药手册》："治感冒发热，头痛，目眩，周身疼痛。有发汗、解热、镇痛作用。"

5.《东北常用中草药手册》："发表。"

【用法用量】 内服：煎汤，3～9 g。外用：捣敷；或煎汤含漱。

【宜忌】 阴虚火旺者慎服。

《黑龙江常用中草药手册》："全棵有小毒，多服则头昏、出汗、恶心、呕吐、腹泻。"

【选方】 1. 治风寒头痛 独活 6 g，细辛 3 g。水煎服。（《辽宁常用中草药手册》）

2. 治伤风头痛 独活 10 g，荆芥 15 g，防风 15 g。水煎服。（《长白山植物药志》）

3. 治牙痛 独活 9 g，生地 15 g。水煎服。独活 9 g。酒煮，趁热含漱。（《吉林中草药》）

4. 治风湿性腰腿疼痛 独活 6 g，防风 6 g，秦艽 9 g，寄生 15 g。水煎服。

5. 治偏热性风湿性关节痛 独活 9 g，防风 9 g，苍术 12 g，黄柏 9 g。水煎服。（4、5 方出自《辽宁常用中草药手册》）

6. 治蛇咬肿痛 大活根洗净，捣敷。

7. 治筋包 鲜大活适量。捣碎外敷。（6、7 方出自《黑龙江常用中草药手册》）

0181 大黄 dà huáng 《本经》

【异名】 将军（李当之《药录》），黄良、火参、肤如（《吴普本草》），蜀大黄（《药性论》），锦纹大黄（《千金方》），牛舌大黄、锦纹（《纲目》），生军（鲍相璈《验方新编》），川军（《药物生产辨》）。

【基原】 为蓼科大黄属植物掌叶大黄、唐古特大黄或药用大黄的根茎及根。

【原植物】 1. 掌叶大黄 *Rheum palmatum* L. 又名：葵叶大黄、北大黄、天水大黄（《中药志》）。

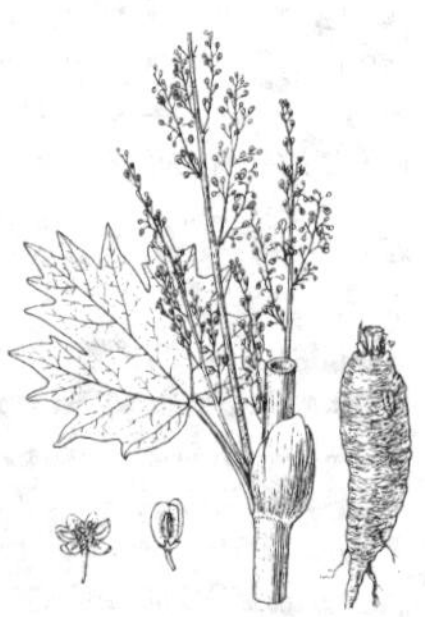

掌叶大黄

多年生高大草本。根茎粗壮。茎直立，高 2 m 左右，中空，光滑无毛。基生叶大，有粗壮的肉质长柄，约与叶片等长；叶片宽心形或近圆形，径达40 cm以上，3～7 掌状深裂，每裂片常再羽状分裂，上面疏生乳头状小突起，下面有柔毛；茎生叶较小，有短柄；托叶鞘筒状，密生短柔毛。花序大圆锥状，顶生；花梗纤细，中下部有关节，花紫红色；花被片 6，成二轮；雄蕊 9；花柱 3。瘦果有三棱，沿棱生翅，暗褐色。花期 6～7 月，果期 7～8 月。

生于山地林缘或草坡，野生或栽培。分布于四川西部、云南西北部、西藏东部、陕西、甘肃东南部、青海。

2. 唐古特大黄 *R. palmatum* L. var. *tanguticum* Maxim. ex Regel.［*R. tanguticum* Maxim. ex Balf.］ 又名：鸡爪大黄（《中药志》），北大黄（《中药材品种论述》）。

本种与掌叶大黄极相似，主要区别为：叶片深裂，裂片常呈三角状披针形或狭线形，裂片窄长。花序分枝紧密，向上直立，紧贴于茎。

生于山地林缘较阴湿的地方。分布于四川及西藏东北部、甘肃、青海。

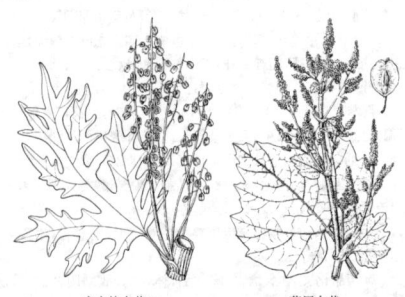

唐古特大黄

药用大黄

3. 药用大黄 *R. officinale* Baill.　又名：南大黄、马蹄大黄(《中药志》)，雅黄(《中药材品种论述》)。

本种与上 2 种的主要不同点是：基生叶 5 浅裂，浅裂片呈大齿形或宽三角形；托叶鞘膜质，较透明，上有短毛。花较大，淡黄绿色，花蕾椭圆形，果枝开展，翅果边缘不透明。

生于山地林缘或草坡。分布于河南西部、湖北西部、四川、贵州、云南、陕西南部等地。

【栽培】 生物学特性　喜冷凉气候，耐寒，忌高温。野生于我国西北及西南海拔 2 000 m 左右的高山区；家种多在 1 400 m 以上的地区。冬季最低气温为 −10 ℃以下，夏季气温不超过 30 ℃，无霜期 150～180 日，年雨量为 500～1 000 mm。对土壤要求较严，一般以土层深厚，富含腐殖质，排水良好的壤土或砂质壤土最好，黏重酸性土和低洼积水地区不宜栽种。忌连作，需经 4～5 年后再种。

繁殖方法　种子繁殖，也可用子芽(母株根茎上的芽)繁殖。种子繁殖：大黄品种易杂交变异，应选品种较纯的三年生植株作种株，7 月中、下旬待种子大部变黑褐色时，连茎割回，阴干，脱粒。用育苗移栽、直播法两种。分春播和秋播，一般以秋播为好。育苗，可条播或撒播。条播：横向开沟，沟距 25～30 cm，播幅 10 cm，深 3～5 cm。撒播：将种子均匀撒在畦面，薄覆细土，盖草。发芽后于阴天或晴天午后将盖草揭去。苗出齐后，及时除草、浇水。如幼苗太密，可结合第一次除草间苗。苗期追施稀薄人畜粪尿 2～3 次。

初冬回苗后用土、草或落叶覆盖，至次年萌芽时揭去覆盖物。春播者于第二年 3～4 月移栽，秋播者于第二年 9～10 月移栽。选根有中指粗的幼苗，将侧根及主根的细长部分剪去，按行距 70 cm，株距 50 cm 开穴，穴深 30 cm 左右，每穴栽苗 1 株。春季移栽的盖土宜浅，使苗叶露出地面，以利生长；秋季移栽盖土宜厚，应高出芽嘴 5～7 cm，以免冬季遭受冻害。直播法，按行距 60～80 cm，株距 50～70 cm 穴播，穴深 3 cm 左右，每穴播种 5～6 粒，覆土 2 cm 左右。苗期管理与育苗移栽法相同。间苗 1～2 次，在苗高 10～15 cm 时定苗，每穴 1 株。子芽繁殖：在收获大黄时，将母株根茎上萌生的健壮而较大子芽摘下，按行株距 55 cm×55 cm 挖穴，每穴放 1 子芽，芽眼向上，覆土 6～7 cm，踏实。栽种时在切割伤口涂上草木灰，以防腐烂。

田间管理　栽后第二年进行中耕除草 3 次。第三年在春、秋季各进行 1 次。第四年在春季进行 1 次。追肥在每次中耕除草后进行，春夏季施油饼或人畜粪水，秋季施土杂肥及炕土灰壅蔸防冻，如堆肥中加入磷肥效果更好。大黄根茎肥大，不断向上生长，所以每次中除、追肥时，都应培土，以促进根茎生长，又能防冻。大黄移栽后在第三、第四年的 5～6 月间，抽薹开花，除留种以外，均应及时摘除花薹，以免消耗大量养料，以利根茎发育。

病虫害防治　病害有根腐病、轮纹病、疮痂病、炭疽病、霜霉病等，可采用综合防治法，实行轮作；保持土壤排水良好；及早拔除病株烧毁，病株处的土壤用石灰消毒；清除枯枝落叶及杂草，消灭过冬病源；发病前或发病时用 1∶1∶120 波尔多液喷雾或浇灌。虫害有金龟子和蚜虫，可在早晨捕杀或夜晚点灯诱杀成虫。

【采收加工】 大黄移栽后，一般于第三、第四年 7 月种子成熟后采挖，先把地上部分割去，挖开四周泥土，把根从根茎上割下，分别加工。北大黄挖起后不用水洗，将外皮刮去，大的开成对半，小团型的修成蛋形。可自然阴干或用火熏干。南大黄先洗净根茎泥沙，晒干，刮去粗皮，横切成 7～10 cm 厚的大块，然后炕干或晒干，由于根茎中心干后收缩陷成马蹄形，故称"马蹄大黄"。粗根刮皮后，切成 10～13 cm 长的小段，晒或炕干即成。

【药材】 大黄 *Rhei Radix et Rhizoma*　掌叶大黄主产于甘肃、青海、西藏、四川等地；唐古特大黄主产于青海、甘肃、西藏及四川等地。两者商品均称为"西大黄"、"北大黄"。药用大黄主产于四川、贵州、云南、湖北、陕西等地，商品称为"南大黄"、"川大黄"。商品以掌叶大黄产量大，唐古特大黄次之，药用大黄少见。

商品规格　现分为西大黄、雅黄和南大黄三大类。西大黄又分蛋、片吉、苏吉、水根和原大黄 4 种。各大类又分 3 个等级。

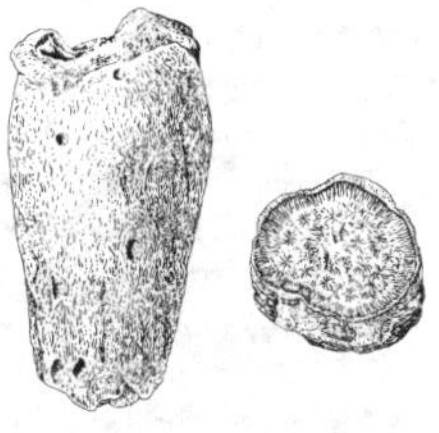
大黄(根茎)外形

性状　本品呈类圆柱形、圆锥形、纺锤形、卵圆形或不规则块状，长 3～17 cm，直径 3～9 cm。除尽外皮者，表面黄棕色至红棕色，有的可见类白色网状纹理和星点(异型维管束)散在，未除尽外皮者表面棕褐色，多见绳孔及粗皱纹。质坚实，有的中心稍松软，断面淡红棕色或黄棕色，显颗粒性；根茎髓部宽，有星点环列或散在；根木部发达，具放射状纹理，形成层环明显，无星点。气清香，味苦而微涩，嚼之粘牙，有沙粒感。

鉴别　(1) 本品横切面：根木栓层及皮层大多已除去。韧皮部筛管群明显；薄壁组织发达。形成层成环。木质部射线较密，宽 2～4 列细胞，内含棕色物；导管非木化，常 1 至数个相聚，稀疏排列。薄壁细胞含大型草酸钙簇晶，并含众多淀粉粒。

根茎髓部较宽，常有大型黏液腔，内含红棕色物；异型维管束散在，形成层成环，木质部位于形成层外方，韧皮部位于形成层内方，射线呈星状射出。

粉末特征：粉末淡黄棕色。草酸钙簇晶直径 20～160 μm，有的至 190 μm。具缘纹孔、网纹、螺纹及环纹导管非木化。淀粉粒甚多，单粒类球形或多角形，直径 3～45 μm，脐点星状；复粒由 2～8 分粒组成。

(2) 取本品粉末少量，进行微量升华，可见菱状针晶或羽状结晶(检查蒽醌化合物)。

(3) 取本品粉末 0.1 g，加水 50 ml，置水浴上加热 30 分钟，滤过。滤液加盐酸 2 滴，用乙醚提取 2 次，每次 20 ml，除去乙醚层，水层加盐酸 5 ml，置水浴上加热 30 分钟，冷后，再用乙醚 20 ml 提取，分取乙醚层，加碳酸氢钠试液 10 ml，振摇，水层显红色(检查蒽醌化合物)。

(4) 薄层色谱：取本品粉末 0.1 g，加甲醇 20 ml 浸渍 1 小时，滤过。取滤液 5 ml，蒸干，加水 10 ml 使溶解，再加盐酸 1 ml，置水浴上加热 30 分钟，立即冷却，用乙醚分 2 次提取，每次 20 ml，合并乙醚液，蒸干，残渣加氯仿 1 ml 溶解，作供试品溶液。另取大黄酸、芦荟大黄素、大黄素、大黄酚对照品，加甲醇制成每 1 ml 各含 1 mg 的溶液作为对照品溶液。吸取上述溶液各 4 μl，分别点于同一硅胶 H-CMC 薄层板上，以石油醚(30～60 ℃)-甲酸乙酯-甲酸(15∶5∶1)的上层溶液为展开剂，展开，取出，晾干，置紫外光灯(365 nm)下检视，供试液色谱中，在与对照品色谱相应的位置上，显相同的橙黄色荧光斑点，置氨气中熏后，日光下检视，斑点变为红色。

品质标志　《中华人民共和国药典》2010 年版规定：照高效液相色谱法测定，本品含芦荟大黄素($C_{15}H_{10}O_5$)、大黄酸($C_{15}H_8O_5$)、大黄素($C_{15}H_{10}O_5$)、大黄酚($C_{15}H_{10}O_4$)和大黄素甲醚($C_{15}H_{12}O_5$)的总量不得少于 1.50%。

【成分】 1. 掌叶大黄　根及根茎含总蒽醌量 2.034%～2.984%，其中游离蒽醌含量为 0.037%～1.155%，结合蒽醌含量为 1.829%～1.997%。游离蒽醌有：大黄酸(rhein)，芦荟大黄素(aloe-emodin)，大黄素(emodin)，大黄素甲醚(physcion)，大黄酚(chrysophanol)。结合蒽醌有：掌叶大黄素(pulmatin)，大黄素甲醚-8-葡萄糖苷(physcion-8-*O*-glucoside)，芦荟大黄素-8-葡萄糖苷

(aloe-emodin-8-*O*-glucoside)，大黄酚-1-葡萄糖苷(chrysophanol-1-*O*-glucoside)，大黄酚-8-葡萄糖苷(chrysophanol-8-*O*-glucoside)，大黄素-1-葡萄糖苷(emodin-1-*O*-glucoside)，大黄素-8-葡萄糖苷(emodin-8-*O*-glucoside)，大黄酸-8-葡萄糖苷(rhein-8-*O*-glucoside)，大黄酸双葡萄糖苷(rheinoside)A、B、C、D，大黄素甲醚-8-*O*-*β*-*D*-龙胆二糖苷(physcion-8-*O*-*β*-*D*-gentiobioside)，芦荟大黄素-*ω*-*O*-*β*-*D*-葡萄糖苷(aloe-emodin-*ω*-*O*-*β*-*D*-glucoside)，大黄素双葡萄糖苷(emodin diglucoside)，芦荟大黄素双葡萄糖苷(aloe-emodin diglucoside)，大黄酚双葡萄糖苷(chrysophanol diglucoside)等。还含双蒽酮类成分：掌叶大黄二蒽酮(palmidin)A、B、C，番泻苷元(sennidin)A、B、C，大黄二蒽酮(reidin)A、B、C，番泻苷(sennoside)A、B、C、D等。又含二苯乙烯苷类成分：3，4′，5-三羟基芪-4′-*O*-*β*-*D*-葡萄糖苷(3，4′，5-trihydroxystilbene-4′-*O*-*β*-*D*-glucopyranoside)，3，4，3′，5′-四羟基芪-4-葡萄糖苷(3，4，3′，5′-tetrahydroxystilbene-4-glucopyranoside)，4，3′，5′-三羟基芪-4-(6″-没食子酸)-葡萄糖苷〔4，3′，5′-trihydroxystilbene-4-(6″-galloyl)-glucopyranoside〕，4′-*O*-甲基云杉新苷(4′-*O*-methylpiceid)，食用大黄苷(rhapontin)；萘酚苷类：酸模素-8-葡萄糖苷(musizin-8-*O*-*β*-*D*-glucoside)，6-羟基酸模素-8-葡萄糖苷(6-hydroxy-musizin-8-*O*-*β*-*D*-glucoside)，决明黄素-8-葡萄糖苷(torachrysone-8-*O*-*β*-*D*-glucoside)，决明黄素-8-(6′-草酰)-葡萄糖苷〔torachrysone-8-*O*-*β*-*D*-(6′-oxalyl)-glucoside〕，食用大黄苷(rhaponticin)等。其他成分：大黄素甲醚碱(physcionin)，酸模大黄素(rheum emodin)；还含苯丁酮类成分：4-(4′-羟苯基)-2-丁酮-4′-*O*-*β*-*D*-葡萄糖苷〔4-(4′-hydroxyphenyl)-2-butanone-4′-*O*-*β*-*D*-glucopyranoside〕，苯丁酮葡萄糖苷〔phenylbutanone-glucoside-4-(*p*-hydroxyphenyl)butanone-*O*-glucoside〕，6-桂皮酰基异莲花掌苷(6-cinnamoylisolindleyin)；挥发油类：1，2-二甲氧基苯(1，2-dimethoxybenzene)，2，3-二甲氧基酚(2，3-dimethoxyphenol)，1，4-二甲氧基苯(1，4-dimethoxybenzene)，辛酸(octanoic acid)，二甲基萘(dimethylnaphthalene)，1-甲氧基萘(1-methoxynaphthalene)，三甲氧基萘(trimethoxynaphthalene)，十六烷(hexadecane)，棕榈酸(palmitic acid)，牡丹酚(paeonol)，*α*-玷玔烯(*α*-copaene)，甲基硬脂酸酯(methyl stearate)，杜松烯(cadinene)，甲基丁香油酚(methyl eugenol)等。又含鞣质：1，6-二没食子酰-2-桂皮酰葡萄糖(1，6-digalloyl-2-cinnamoylglucose)，1-没食子酰-2-桂皮酰葡萄糖(1-galloyl-2-cinnamoylglucose)，儿茶素-5-*O*-葡萄糖苷〔(+)-catechin-5-*O*-glucoside〕，没食子酸-3-*O*-棓酰葡萄糖苷〔gallic acid-3-*O*-(6′-*O*-galloyl)-glucoside〕，丙氰定B-13′-棓酸盐(procyanidin B-13′-*O*-gallate)，表儿茶素-3′-棓酸盐〔(−)-epicatechin-3′-*O*-gallate〕，桂皮酰葡萄糖棓灵(2-*O*-cinnamoyl-glucogallin)等，(−)-左旋-表儿茶素-3-*O*-没食子酸酯〔(−)-epicatechin-3-*O*-gallate〕。

2. 唐古特大黄　根及根茎含总蒽醌量6.250%，其中游离蒽醌含量为0.805%，结合蒽醌含量为5.455%。游离蒽醌有：大黄素，大黄素甲醚，芦荟大黄素，大黄酸，大黄酚。结合蒽醌有：大黄酚-1-葡萄糖苷，大黄素甲醚-8-葡萄糖苷，大黄素-6-葡萄糖苷(emodin-6-*O*-glucoside)，芦荟大黄素-8-葡萄糖苷，大黄酸-8-葡萄糖苷，芦荟大黄素-*ω*-*O*-*β*-*D*-葡萄糖苷，大黄酚-8-*O*-*β*-*D*-葡萄糖苷，大黄素甲醚-8-*O*-*β*-*D*-葡萄糖苷，大黄素-8-*O*-*β*-*D*-葡萄糖苷等。萘酚苷类：酸模素-8-葡萄糖苷，决明黄素-8-葡萄糖苷。还含二苯乙烯苷类成分：3，4′，5-三羟基芪-4′-*O*-*β*-*D*-葡萄糖苷，3，4，3′，5′-四羟基芪-4-葡萄糖苷，4，3′，5′-三羟基芪-4-(6″-没食子酸)-葡萄糖苷。还含苯丁酮类成分：莲花掌苷(lindleyin)，异莲花掌苷(isolindleyin)。又含鞣质：1，6-二没食子酰-2-桂皮酰葡萄糖，1-没食子酰-2-桂皮酰葡萄糖。

3. 药用大黄　根及根茎含总蒽醌量4.490%～5.750%，其中游离蒽醌含量为0.267%～1.900%结合蒽醌含量为3.850%～4.223%。游离蒽醌有：大黄素，大黄素甲醚，芦荟大黄素，大黄酸，大黄酚。结合蒽醌有：大黄酚-1-*O*-*β*-*D*-葡萄糖苷，大黄素甲醚-8-*O*-*β*-*D*-葡萄糖苷，大黄素-6-*O*-*β*-*D*-葡萄糖苷，芦荟大黄素-8-*O*-*β*-*D*-葡萄糖苷，大黄酸-8-*O*-*β*-*D*-葡萄糖苷，大黄素甲醚-8-*O*-*β*-*D*-葡萄糖苷，芦荟大黄素-*ω*-*O*-*β*-*D*-葡萄糖苷等。萘酚苷类：酸模素-8-葡萄糖苷，决明黄素-8-葡萄糖苷。双蒽酮类：番泻苷A、B。芪类化合物3，4′，5-三羟基芪-4′-*O*-*β*-*D*-葡萄糖苷。色酮类：2，5-二甲基-7-羟基苯并-*γ*-吡喃酮(2，5-dimethyl-7-hydroxy-benzopyran-*γ*-one)，5-羧基-7-羟基-2-甲基苯并-*γ*-吡喃酮(5-carboxy-7-hydroxy-2-methyl-benzopyran-*γ*-one)等。桂皮酰衍生物：1，6-二没食子酰-2-桂皮酰葡萄糖，1-没食子酰-2-桂皮酰葡萄糖等。

【药理】 1. 对消化系统的作用　(1) 导泻　大黄煎剂有明显的泻下作用，口服剂量为0.5～5 g，以二蒽酮番泻苷的作用最强。番泻苷经肠道细菌分解或经肝脏转化为番泻苷元，可刺激大肠局部或黏膜下神经丛，使动脉蠕动加强而致泻，同时产生容积性致泻作用。

(2) 利胆作用　麻醉犬及麻醉大鼠十二指肠给大黄煎剂，均可使胆汁分泌增加。

(3) 保肝作用　大黄煎剂对乙肝抗原(HBsAg)有明显的抑制作用。大黄素能降低肝纤化大鼠血清透明质酸，减少CCl_4和*D*-半乳糖胺诱导的肝损害，发挥肝保护作用。

(4) 抗胃和十二指肠溃疡　生大黄、酒炖大黄和大黄炭均能治疗和预防应激性胃溃疡出血；大黄煎剂1 g/kg、0.5 g/kg和0.25 g/kg均能提高胃壁前列腺素E_2(PGE_2)的含量，防止乙醇对胃黏膜的损伤作用。大黄素、芦荟大黄素、大黄酚和大黄酸皆对幽门螺杆菌有较强的抑制作用。

(5) 对肠管平滑肌的作用　大黄对结肠的电活动有明显的兴奋作用，其泻下作用是通过肠管中*M*受体而发挥效应。

2. 对心血管系统的作用　大黄素可抑制动脉壁中膜平滑肌细胞(SMC)的增殖，抑制动脉平滑肌细胞增殖细胞核抗原(PCNA)蛋白的表达，抑制细胞从G_0期向S期转化。

3. 对微循环的影响　大黄可使血流速度变慢，红细胞聚集，局部血液黏滞性升高而局部血管不扩张，因而局部止血过程加强。服用大黄可出现血液稀释作用，番泻苷和大黄多糖成分能抑制血小板聚集和减少血栓形成。

4. 对泌尿系统的作用　(1) 抑制人肾成纤维细胞的分裂增殖　大黄素通过促进细胞凋亡，抑制DNA合成酶及延缓细胞周期来抑制人肾纤维母细胞增殖，可以减轻狼疮性肾炎(LN)肾间质纤维化病变，改善LN的预后。

(2) 抑制肾小球细胞增殖　大黄素能抑制肾小球系膜细胞的生长，抑制肾小球系膜细胞从G_1期进入S期，从而改善增殖性肾炎大鼠系膜区基质的堆积。大黄还能抑制糖尿病大鼠初期的肾脏肥大。

(3) 利尿作用　家兔灌服大黄素、大黄酸30 mg/kg，2～4小时后，尿量、排钠和排钾量达最高峰，比对照组明显增多。大黄素、大黄酸和芦荟大黄素对兔肾髓质Na^+，K^+-ATP酶有较强的竞争性抑制作用。

(4) 对尿素氮的影响　腹腔注射大黄水提取物可明显降低大鼠慢性肾功能不全模型血尿素氮和肌酐量；灌服大黄水浸剂可降低豚鼠急性中毒性肾炎模型尿素氮。

5. 对病原微生物的作用　(1) 抗细菌　大黄的抗菌谱广，敏感细菌有葡萄球菌、溶血性链球菌等，其中以葡萄球菌、淋病双球菌最敏感。抑菌有效成分以大黄酸、大黄素和芦荟大黄素抗菌作用最强。

(2) 抗真菌　大黄煎剂及水、醇、醚提取物在体外对许兰黄癣菌及蒙古变种，同心性毛癣菌等均有较高的抑制作用。稀醇浸出液作用较水或醚浸出液强。

(3) 抗病毒　大黄煎剂对流感病毒有较强的抑制作用。对

HSV-1 显示较强的灭活作用，它的衍生物对人巨细胞病毒也具有抑制作用。

6. 抗肿瘤作用　腹腔注射大黄酸、大黄素对小鼠黑色素瘤有较强抑制作用，大黄酸对艾氏腹水癌有抑制作用，大黄素对乳腺癌也有抑制作用。大黄素能增强抗癌药物 5-氟尿嘧啶、丝裂霉素和氮甲蝶呤对人肝癌 BEL-7402 的细胞毒作用，并能部分逆转人乳腺癌细胞 MCF-T/Adr 对阿霉素的抗药性，此与抑制核苷转运，降低 P-糖蛋白的功能和表达相关。另外，大黄素可增强紫外线和顺铂诱发 DNA 损伤的核苷切除修复，还可选择性地抑制酪蛋白激酶Ⅱ的活性。

7. 抗炎作用　(1) 抑制动物实验性炎症　大黄煎剂能显著抑制巴豆油致小鼠耳壳急性渗出性炎症。大黄素能显著抑制角叉莱胶引起的大鼠急性胸膜炎，抑制足趾肿胀及醋酸引起的腹腔毛细血管通透性增高。对炎症早期的渗出、毛细血管透性增高、白细胞游走等有较好的对抗作用，对急性炎症有明显的对抗作用。

(2) 对致炎因子的影响　大黄素可抑制白三烯 B_4(LTB_4)的生物合成，能激活单核细胞分泌肿瘤坏死因子-α(TNF-α)和白介素1、6、8(IL-1、IL-6、IL-8)，同时还能抑制由内毒诱导的上述因子的分泌，亦能协调植物血凝素(PHA)激活单核细胞分泌 IL-2 及干扰素-γ(INF-γ)。

8. 止血作用　大黄可明显缩短出血和凝血时间，其止血有效成分是大黄酚、大黄素甲醚、α-儿茶素和没食子酸等。它们降低血管的通透性，改善脆性、兴奋胃肠道的局部血管，抑制胃蛋白酶的活性，显著增加纤维蛋白原活性，降低抗凝血Ⅲ的活性，升高 α-2 巨球蛋白含量，竞争性地抑制纤溶酶和纤溶酶原活化素的活力。

9. 降脂作用　大黄醇或水提取物对实验性高胆固醇血症大鼠可明显降低血清总胆固醇。

10. 清除自由基作用　大黄能清除 O_2、H_2O_2 和其他活性氧，抑制脂质过氧化，是一种有效的抗氧化剂。

11. 体内过程　小鼠灌服大黄素 91 mg/kg 后，在 0～48 小时内，由尿及粪排出的总蒽醌衍生物约为灌服剂量的 53%，其中在 0～24 小时内由尿中排出者为 30%，由粪中排出者为 21%，由尿中排出的大黄素葡萄糖醛酸苷及其他蒽醌类代谢产物占剂量的百分数分别为 7.6%、1.8% 和 20%，粪中分别为 13%、0.3% 和 8%。尿中排出的主要游离型代谢产物为 3-羟甲基-1, 6, 8-三羟基蒽醌(剂量的11.8%)，三羧基-1, 6, 8-三羟基蒽醌(1.8%)，大黄酚(1%)和大黄素甲醚(<1%)。

毒性　小鼠腹腔注射掌叶大黄醇提取物 40 g(生药)/kg，大鼠灌服煎剂 30 g/kg，72 小时内未见异常表现和死亡，小鼠口服掌叶大黄煎剂，LD_{50} 为 153.5±4.5 g/kg。小鼠灌服大黄素、大黄素甲醚和大黄酚的 LD_{50} 分别为 0.56、1.15 和 10.0 g/kg。通常服用大量毒性较低，但服用过量可引起中毒，出现恶心、呕吐、头晕等。长期经常服用蒽醌类泻药可致肝硬变和电解质代谢紊乱。

【炮制】 1. 大黄　取原药材，除去杂质，大小个分开，洗净，润透，切厚片或小方块，晾干或低温干燥。

2. 酒大黄　取大黄片，用黄酒拌匀，闷润至透，置锅内，文火加热，炒干，取出放凉。每大黄片 100 kg，用黄酒10 kg。酒炒后，其力稍缓，并能引药上行，可清上焦实热。

3. 酒熟大黄　取大黄片或块，用黄酒拌匀，稍闷，装入炖药罐或适宜容器内，炖或蒸至内外均呈黑色为度，取出，干燥。每大黄片或块 100 kg，用黄酒 30 kg。酒炖后，泻下作用缓和，能减轻或消除腹痛等副作用，并能引药上行，下达小肠膀胱，更好发挥清热解毒作用。

4. 大黄炭　取大黄片置锅内，用武火加热，炒至表面焦黑色，内部焦褐色，喷淋清水少许，灭尽火星，取出凉透。炒炭后泻下作用极弱，并有凉血，化瘀，止血之功，多用于血热有瘀出血症。

5. 醋大黄　取大黄片，用米醋拌匀，闷润至透，置锅内，用文火加热，炒干，取出放凉。每大黄片 100 kg，用米醋15 kg。醋大黄消积化瘀，治痃癖，化脾积血块。

6. 蜜大黄　先将蜂蜜置锅内，加热至沸，加入大黄片，用文火炒至不粘手为度，取出放凉。每大黄片 100 kg，用炼蜜 18 kg。

7. 制大黄(车前草、侧柏叶制)　先将大黄拣净杂质，用清水浸泡 6～8 小时，捞出，浸泡的水待澄清滤净泥沙杂质后，倾入锅内。每 100 kg 原干药，加辅料(鲜车前草10 kg，鲜侧柏叶 10 kg)，与大黄分层放入锅内，用武火煮4～6 小时，煮至水将近干时，加入白酒 10 kg，拌匀，再用文火煮 10～20 分钟，吸干水分，取出。除去车前草、侧柏叶，将大黄晒至五成干时，用刀切成 7～10 mm 的小方块，晒干或烘干。晒时勤翻动，以免发霉。

据研究，大黄经炒制、蒸制及制炭对其所含大黄蒽醌类衍生物均有影响，其中酒炒、醋炒制品仅使游离蒽醌衍生物减量。酒炖、清宁片、醋煮及制炭的制品其泻下成分番泻苷及大黄酸苷明显减量，番泻苷仅微量或完全破坏。加热对鞣质影响较小，因此泻下作用减弱，而收敛作用相对增强。大黄各炮制品均有一定抑菌效力，其中酒炖大黄、炒大黄的抑菌效力与生品相近。石灰炒大黄对大肠杆菌的抑制作用明显优于生品及其他制品。经去鞣质处理的生大黄煎剂，对人血清中天然抗体与免疫抗体的特异性抗原抗体血凝反应有明显的阻断作用，而酒炖大黄煎剂对人血清抗原抗体反应的阻断作用最强，且对应激引起的自主神经功能紊乱有一定调整作用。近年所创热压法酒制熟大黄新工艺，经实验研究和临床验证，认为该法制品既能缓和生大黄副作用(峻泻、恶心、呕吐、腹痛)，又保持了较好的解热、抑菌、消炎的疗效。

【药性】 苦，寒。归胃、大肠、肝、脾经。

1.《本经》："味苦，寒。"

2.《吴普本草》："神农、雷公：苦，有毒。扁鹊：苦，无毒。李氏：小寒。"

3.《别录》："大寒，无毒。"

4.《药性论》："味苦、甘。"

5.《医学启源》："其性走而不守。《主治秘要》云：性寒味苦，气味俱厚，沉而降，阴也。"

6.《汤液本草》："入手、足阳明经。"

7.《品汇精要》："味苦，性泄，味厚气薄，阴也。臭香。"

8.《纲目》："足太阴，手、足阳明，手、足厥阴五经血分之药。"

9.《本草汇言》："微毒。手、足阳明、太阴、厥阴六经血分之药。"

10.《药品化义》："大苦、带辛。能沉，性气与味俱重浊。入胃、大肠、小肠、胞络、膀胱五经。"

11.《本经逢原》："乃脾、胃、大肠、肝与三焦血分之药。"

12.《衷中参西录》："性凉，能入血分，兼入气分。"

【功用主治】 攻积滞，清湿热，泻火，凉血，祛瘀，解毒。主治实积便秘，热结胸痞；湿热泻痢，黄疸，淋病，水肿腹满，小便不利；目赤，咽喉肿痛，口舌生疮，胃热呕吐；吐血，咯血，衄血，便血，尿血；蓄血，经闭，产后瘀滞腹痛，癥瘕积聚，跌打损伤；热毒痈疡，丹毒，烫伤。

1.《本经》："主下瘀血，血闭，寒热，破癥瘕积聚，留饮宿食，荡涤肠胃，推陈致新，通利水谷，调中化食，安和五脏。"

2.《别录》："平胃，下气，除痰实，肠间结热，心腹胀满，女子寒血闭胀，小腹痛，诸老血留结。"

3.《药性论》："去寒热，消食，炼五藏，通女子经候，利水肿，能破实痰冷热聚、宿食，利大小肠，贴热毒肿，主小儿寒热时疾，烦热，蚀脓，破留血。"

4.《日华子》："通宣一切气，调血脉，利关节，泄壅滞水气，四肢冷热不调，温瘴热疾，利大小便，并敷一切疮疖痈毒。"

5.《医学启源》："《主治秘要》云，其用有四：去实热一也，除下焦湿二也，推陈致新三也，消宿食四也。"

6.《纲目》:"主治下痢赤白,里急腹痛,小便淋沥,实热燥结,潮热谵语,黄疸,诸火疮。"

7.《轩岐救正论》:"除三焦湿热,心下痞满。"

【用法用量】 内服:煎汤,3~12 g;泻下通便,宜后下,不可久煎;或用开水泡渍后取汁饮;研末,0.5~2 g;或入丸、散。外用:研末调敷或煎水洗、涂。煎液亦可作灌肠用。

【宜忌】 脾胃虚寒,血虚气弱,妇女胎前、产后、月经期及哺乳期均慎服。生大黄内服可能发生恶心、呕吐、腹痛等副作用,一般停药后即可缓解。

1.《药性论》:"忌冷水。"

2.《纲目》:"凡病在气分,及胃寒血虚,并妊娠、产后,并勿轻用,其性苦寒,能伤元气、耗阴血故也。"

3.《雷公炮制药性解》:"伤寒脉弱及风寒未解者禁用。"

4.《本草经疏》:"凡血闭由于血枯,而不由于热积;寒热由于阴虚,而不由于瘀血;癥瘕由于脾胃虚弱,而不由于积滞停留;便秘由于血少肠燥,而不由于热结不通;心腹胀满由于脾虚中气不运,而不由于饮食停滞;女子少腹痛由于厥阴血虚,而不由于经阻老血瘀结;吐、衄血由于阴虚火起于下,炎烁乎上,血热妄行,溢出上窍,而不由于血分实热;偏坠由于肾虚,湿邪乘虚客之而成,而不由于湿热实邪所犯;乳痈肿毒由于肝家气逆,郁郁不舒,以致营气不从,逆于肉里,乃生痈肿,而不由于膏粱之变,足生大疔,血分积热所发。法咸忌之,以其损伤胃气故耳。"

5.《本经逢原》:"肾虚动气,及阴疽色白不起等证,不可妄用。"

【选方】 1. 治伤寒阳明腑证,阳邪入里,肠中有燥屎,腹满痛,谵语,潮热,手足濈然汗出,不恶寒,痞满燥实全见者,以此汤下之 大黄(酒洗)四两,厚朴(炙,去皮)半斤,枳实(炙)五枚,芒硝三合。上四味,以水一斗,先煮二物,取二升,去滓,内大黄,更煮取二升,去滓,内芒硝,更上微火一两沸。分温再服,得下,余勿服。(《伤寒论》大承气汤)

2. 治胁下偏痛,发热,其脉紧弦,此寒也,以温药下之 大黄三两,附子三枚(炮),细辛二两。以水五升,煮取二升,分温三服;若强人煮取二升半,分温三服,服后如人行四五里,再进一服。(《金匮要略》大黄附子汤)

3. 治结胸热实,脉沉而紧,心下痛,按之石硬者 大黄(去皮)六两,芒硝一升,甘遂(为末)一钱。上三味,以水六升,先煮大黄,取二升,去滓,内芒硝,煮一二沸,内甘遂末。温服一升,得快利,止后服。(《伤寒论》大陷胸汤)

4. 治泻痢初起及腹痛诸证 锦纹大黄(入砂仁末一两,同酒拌炒)三斤,大厚朴(去皮切片,姜汁拌炒)一斤,广木香(不见火)三两。共为末,水泛丸。每服枳壳汤下三钱。(《苍生司命》)

5. 治伤寒七八日,身黄如橘子色,小便不利,腹微满 茵陈蒿六两,栀子(擘)十四枚,大黄(去皮)三两。上三味,以水一斗二升,先煮茵陈,减六升,内二味,煮取三升,去滓。分三服,小便当利,尿如皂荚汁状,色正赤,一宿腹减,黄从小便去也。(《伤寒论》茵陈蒿汤)

6. 治黄疸腹满,小便不利而赤,自汗出,此为表和里实 大黄、黄柏、硝石各四两,栀子十五枚。以水六升,煮取二升,去滓,内硝,更煮取一升,顿服。(《金匮要略》大黄硝石汤)

7. 治肝经湿火,淋浊管痛,小溲不利,并治下疳湿烂火盛者 生大黄(切,晒干)一两,西珀(镑,同灯心研)一钱。共研和,用鸡蛋清七枚,捣丸。均作三日服,空心烧酒送下,服后一时许,小水如金黄色。(《疡科心得集》分清泄浊丸)

8. 治血淋热痛不可忍 大黄、乱发,等分为散。每服二钱,温熟水调下,日进一服。(《普济方》大黄散)

9. 治赤白浊淋 好大黄为末。每服六分,以鸡子一个,破顶入药,搅匀蒸熟。空心食之,不过三服愈。(《纲目》引《简便方》)

10. 治脚气跗肿疼痛,或发热恶寒,湿热大盛者 大黄、黄芩各二两,黑丑(取头末)、滑石各四两。上为细末,滴水为丸,如梧桐子大。每服四五十丸,温水送下,以利为度。(《医学正传》导水丸)

11. 治五种喉痹 大黄、白僵蚕(炒)各等分。上为细末。每服五钱,生姜自然汁、蜜各半盏,一处调服,以利为度。(《医垒元戎》五痹散)

12. 治口糜生疮 大黄一两(切如指头大),以蜜煎五七沸,候冷取出。每含一块,咽津。(《圣济总录》大黄蜜煎方)

13. 治心气不足,吐血、衄血 大黄二两,黄连、黄芩各一两。上三味,以水三升,煮取一升,顿服之。(《金匮要略》泻心汤)

14. 治虚劳吐血 生地黄汁半升,川大黄末一方寸匕。上二味,温地黄汁一沸,内大黄末搅之。空腹顿服,日三,瘥。(《千金方》)

15. 治蓄血,瘀热在里,少腹硬满,小便自利,其人发狂 水蛭(熬)三十个,虻虫(熬,去翅足)三十个,桃仁(去皮尖)二十个,大黄(酒浸)三两。上四味为末,以水五升,煮取三升,去滓。温服一升,不下,再服。(《伤寒论》抵当汤)

16. 治从高坠下,及木石所压,凡是伤损,瘀血凝积,气绝欲死,并久积瘀血,烦躁疼痛,叫呼不得及折伤等 大黄(酒蒸)一两,杏仁(去皮、尖)三七粒。上研细,酒一碗,煎至六分,去滓。鸡鸣时服,次日取下瘀血即愈。若便觉气绝不能言,取药不及,急擘开口,以热小便灌之。(《三因方》鸡鸣散)

17. 治热痈肿毒 大黄一两半,白及一两,朴硝二两。上为末,井水调搽,干则润之。(《景岳全书》大黄搗毒散)

18. 治大人小儿缠蛇丹,初发便用;已成丹亦治 大黄为末,捣烂马齿苋取汁调涂。(《普济方》)

【临床报道】 1. 治疗急性肠梗阻 生大黄粉每次 9 g(老人、小儿减半),开水冲服或胃管注人,每日 2 次。用于 44 例急性肠梗阻患者,有效率达 97.7%。一般服药 1~3 次后,在 4~24 小时内排气排便,随之腹胀、腹痛缓解,胃肠功能恢复。

2. 治疗急性胰腺炎 ① 大黄 30~50 g,加开水 120~200 ml 浸泡,去渣,每日分 4~8 次口服或胃管灌入。治疗 45 例患者,治愈 40 例,好转 2 例,总有效率为 93.3%。有效病例均在服用大黄后 1~2 日内排便;症状和体征消失的时间 4~15 日,平均 10 日左右。② 生大黄煎剂,每次大黄30~ 60 g;精制大黄片(每片相当于生大黄 1 g,下同)每次 10 片。每 1~2 小时 1 次,每日服 5~8 次,至腹痛等症状减轻后减量。分别治疗 111 例和 76 例,其有效率均达 100%。

3. 治疗急性胆囊炎、胆结石 用大黄 50 g 和猪胆汁浸渍后的绿豆 250 g,烤干研末,装入胶囊(0.3 g),每次 1.5 g,每日服 3 次。共治疗胆囊炎 23 例、胆结石 39 例、胆囊炎合并胆管结石 25 例,经 20 日治疗,总有效率达 99%。

4. 治疗肝性脑病 以生大黄粉 10 g、大黄炭粉 10 g、食醋 50 ml、温开水 50 ml,调匀后由胃管注人,每日 2 次。治疗 51 例,前驱期及昏迷前期者共 17 例全部治愈;昏睡期者治愈 8 例,有效 5 例,无效 2 例;昏迷期者治愈 7 例,有效 8 例,无效 4 例。总有效率为 88.23%。

5. 治疗急性肝炎 ① 用生大黄 50 g(儿童 25~30 g)煎汤,每日顿服 1 次,连服 6 日为 1 个疗程。治疗 80 例患者,1 星期内肝功能恢复正常者 17 例,2 星期内肝功能恢复正常者 45 例,3 星期内肝功能恢复正常者 3 例,1 个月内临床治愈 11 例,总有效率为 95%。② 生大黄、芒硝各 9~15 g,开水泡服,每日 1 剂,服 1~2 次。治疗 20 例急性黄疸型肝炎,结果均获治愈,症状基本消失,血清胆红素降至正常的时间平均为 12 日。

6. 治疗应激性胃肠黏膜病变 生大黄粉 10~15 g,调成糊状口服或鼻饲,每 8 小时服 1 次,治疗 18 例,有效 13 例,无效 5 例,有效率 72.2%。

7. 治疗急性肠炎和菌痢　用大黄醇提片(即精制大黄片),治疗急性肠炎 54 例,首次服 4 片,以后改为 3 片;急性菌痢 110 例,首次服 5 片,以后改为 4 片,均每日 3 次。结果急性肠炎患者全部有效,治愈时间平均 1.5 日;急性菌痢有效率为 95%,大便常规恢复正常的时间平均 3.4 日,大便细菌培养转阴时间平均 8.4 日。

8. 治疗结肠炎　大黄 31 g 水煎浓缩至 200 ml,用消毒纱布过滤,温度 37 ℃左右。患者左侧卧位,屈膝,润滑肛管并插入肛管深 10～15 cm,缓慢注入药液,嘱患者坚持 2 小时后排液。治疗结肠炎 28 例,显效 19 例,占 67.86%;有效 4 例,占 14.29%;无效 5 例,占 17.86%。总有效率 82.15%。

9. 治疗上消化道出血　用生大黄粉 3 g,每日 2～3 次口服。治疗上消化道出血 120 例,其中十二指肠球部溃疡 65 例,胃溃疡 9 例,其他 46 例。大出血及部分中等出血者给予补液或少量输血。至大便隐血试验阴性后改用制大黄加参、芪、当归汤调养巩固。除 3 例失败外,117 例均获成功,有效率达 97.5%。止血时间最短 5 小时,最长 5 日,平均 35 小时。

10. 治疗高脂血症　① 口服大黄粉胶囊(每粒含生药0.25 g),首服每次 0.25 g,每日 4 次,1 星期后改为每次0.5 g,每日 3 次,1 个月为 1 个疗程,疗效显著。服药 1 个疗程后,胆固醇有 30 例下降,平均下降 1.113 mmol/L;其余 12 例服 2 个疗程复查,平均下降 0.879 mmol/L。三酰甘油 1 个疗程后有 35 例下降,平均下降 0.605 mmol/L;12 例继服第二个疗程,平均下降为 1.056 mmol/L。② 用大黄醇提片(每片含生药 0.25 g)口服,每晨 3 片,连服 3 星期。治疗结果对高胆固醇的有效率为 52%;对高三酰甘油与高 β-脂蛋白的有效率为 76%。

11. 治疗妇科慢性炎症　用大黄浸膏(每 1 ml 含生药1 g)外用。治疗前先作阴道清洗,拭干后上药,每日或隔日 1 次,5～10 次为 1 个疗程。治疗宫颈糜烂 84 例,其中轻度 27 例,全部治愈;中度 39 例,治愈 28 例,进步 10 例,无效 1 例;重度 18 例,治愈 12 例,进步 5 例,无效 1 例。真菌性阴道炎 15 例,13 例症状消失,2 例无效。滴虫性阴道炎 2 例,用药 10 次后症状消失。慢性盆腔炎 15 例,治愈 1 例,进步 10 例,无效 4 例。

12. 治疗外阴溃疡　取猪胆 3 个,大黄 60 g 焙干,研成极细粉,过筛,放干燥处备用。外阴用高锰酸钾溶液或苯扎溴铵溶液清洗后,取猪胆汁、大黄粉涂撒在溃疡面上,每日3～4 次,6 日为 1 个疗程,治疗期间停用其他疗法。治疗 46 例,治愈 32 例(占 70%);显效 12 例(占 27%);好转 2 例(占 3%)。总有效率为 100%。

13. 治疗慢性前列腺炎　① 取大黄、半夏各 10～15 g,水煎成 200 ml,每次用 100 ml 冲琥珀粉 5～10 g 口服,早晚各 1 次。初用本方前 3 剂时大黄用量 10 g,如服药后每日大便不超过 2 次,大黄可用到 15 g。治疗 34 例,治愈 30 例;有效 2 例;无效 2 例。② 将生大黄 9 g 放入沙锅内加水 400 ml 煎至 200 ml 左右,倒入瓷盆中熏洗会阴部,待药液不烫手时再用毛巾浸液擦洗会阴处。同时用手指在局部作顺时针按摩,早晚各 1 次,每次 30 分钟,每剂熏洗 2 次治疗慢性前列腺炎 60 例,治愈 56 例,显效 3 例,有效 1 例。

14. 治疗小儿高热　用生大黄饮片 5～10 g,加入 150～250 ml沸水中煎煮约 1 分钟,取液冷却后保留灌肠。治疗小儿高热 50 例,结果:1 次热退者 36 例(72%),2 次热退者 10 例(20%),3 次热退者 4 例(8%),总有效率为 100%。

15. 治疗复发性口疮　用生大黄 30 g 煎汤,饭后温服,每日 2 次。治疗 39 例,服药后临床治愈 8 例,显效 19 例,有效 12 例。25 例服药 1 日后溃疡面灼痛消失,14 例明显减轻。

16. 治疗脂溢性皮炎　用生大黄 100 g,冰片 20 g,食醋 250 g,于密封瓶中浸泡 7 日即可应用。治疗时,先用 75%乙醇消毒患处,再涂大黄冰片酊,每日 3～4 次。有滋液外溢者,先用清热收敛之品治疗,然后再用本品。治疗 45 例,痊愈 20 例,显效 15 例,有效 5 例,无效 5 例。治疗中忌食辛辣刺激食品,保持皮肤清洁,禁用碱性化妆品。

17. 治疗痤疮　取大黄 5～10 g(因人而异),研粉分吞,用 2%氯柳酊,每日 2 次搽于局部皮损。治疗痤疮 138 例,64 例痊愈(皮损消退>90%),46 例显效(皮损消退 60%～90%),20 例好转(皮损消退 30%～59%),8 例无效(皮损消退不足 30%或加剧)。

18. 治疗酒皶鼻　取大黄、硫黄等分研末,每晚临睡前以药末 5 g,加凉水调成糊状,用毛笔涂敷患部,次晨洗去,2 星期为 1 疗程。治疗 20 例,痊愈(红斑、丘疹、脓疱全部消退)10 例;显效 7 例;好转 2 例;无效 1 例。本方用于面部痤疮,效果亦佳。

19. 治疗急性腰扭伤　取大黄粉,用生姜汁调成软膏状。平摊于扭伤处,厚约 0.5 cm,盖以细纸或塑料布,再覆以纱布,胶布固定,12～24 小时未愈者再敷。经治 110 例(病程最短数小时,最长 25 日),全部治愈,敷药 1 次而愈者 86 例,2 次者 22 例,3 次者 2 例。

20. 治疗烧烫伤　用大黄浸泡于 95%乙醇中(每 1 g 大黄用乙醇 4 ml)半月以上。至乙醇变成深棕色时,即可应用。用法:将大黄乙醇入喷雾枪内,喷射烧伤创面,每日 4～5 次。有水泡的新鲜创面,先将水泡划破,然后喷药;已有感染的创面,尽量清除感染组织后再用药。82 例烧伤患者(Ⅰ°、浅Ⅱ°烧伤 51 例,深Ⅱ°、Ⅲ°烧伤 31 例)用药后 79 例治愈,住院时间 5～54 日;2 例自动出院,1 例因败血症死亡。

【各家论述】 1.《本草衍义》:"大黄损益,前书已具。仲景治心气不足,吐血、衄血,泻心汤用大黄、黄芩、黄连。或曰,心气既不足矣,而不用补心汤,更用泻心汤,何也? 答曰,若心气独不足,则不当须吐衄也,此乃邪热因不足客之,故吐衄。以苦泄其热,就以苦补其心,盖两全之。有是证者,用之无不效,量虚实用药。"

2.《医学发明》:"大黄之苦寒,能走而不守,泄血闭也。血闭者,谓胃中粗秽有形之物,闭塞者也。阳明病,胃家实是也。日晡潮热,大渴躁作。有形之热,故泄其大便,使通和汗出而愈矣。一则血病泄大便,一则泄气利小便。"

3.《本草切要》:"凡蕴热之症,藏府坚涩,直肠火燥而大便秘;痈肿初发,毒热炽盛而大便结;肥甘过度,胃火盛而大便结;纵饮太盛,脾火盛而大便结,必用苦寒,以大黄可也。至若跌扑损伤,血有所瘀,闭而不行,用桃仁、红花之剂,必加酒炒大黄。又有阳明胃火,痰涎壅盛,喉闭乳蛾,腮颊肿痛连及口齿,用清痰降火之剂,必加姜制大黄。若光明科以之治目,在时眼初发时,以之泻火可也;疮肿科以之散热拔毒,在红肿时解毒可也。"

4.《纲目》:"泻心汤治心气不足吐血、衄血者,乃真心之气不足,而手厥阴心包络、足厥阴肝、足太阴脾、足阳明胃之邪火有余也,虽曰泻心,实泻四经血中之伏火也。又仲景治心下痞满,按之软者,用大黄黄连泻心汤主之,此亦泻脾胃之湿热,非泻心也。病发于阴而反下之,则作痞满,乃寒伤营血,邪气乘虚结于上焦,胃之上脘在于心,故曰泻心,实泻脾也。《素问》云:'太阴所至为痞满。'又云:'浊气在上,则生䐜胀'是矣。病发于阳而反下之,则成结胸,乃热邪陷入血分,亦在上脘分野,仲景陷胸汤、丸皆用大黄,亦泻脾胃血分之邪而降其浊气也。若结胸在气分,则只用小陷胸汤,痞满在气分,则用半夏泻心汤矣。成无己《注解伤寒论》亦不知分别此义。"

5.《雷公炮制药性解》:"按大黄之入脾胃大肠,人所解也,其入心与肝也,人多不究。昔仲景百劳丸、䗪虫丸,都用大黄以理劳伤吐衄,意最深微。盖以浊阴不降则清阳不升者,天地之道也;瘀血不去则新血不生者,人身之道也。蒸热日久,瘀血停于经络,必得大黄以豁之,则肝脾通畅,陈推而新致矣。今之治劳,多用滋阴,频服不效,坐而待毙,嗟乎! 术岂止此耶? 至痈肿、目疾及痢疾,咸热瘀所致,故并治之。"

6.《本草正》:"大黄,欲速者生用,泡汤便吞;欲缓者熟用,和药煎服。"

7.《本草崇原》:"西北之人,土气敦厚,阳气伏藏,重用大黄,能养阴而不破泄;东南之人,土气虚浮,阳气外泄,稍用大黄,即伤脾胃。此五方五土之有不同也。又总察四方之人,凡禀气厚实,积热留中,大黄能养阴而推陈致新,用之可也;若素禀虚寒,虽据证当用大黄,亦宜其人而酌减,此因质禀之有不同也。"

8.《血证论》:"(大黄)能推陈致新以损阳和阴,非徒下胃中之气也。即外而经脉肌肤躯壳,凡属气逆于血分之中,致有血不和处,大黄之性亦无不达。盖其药气最盛,故能克而制之,使气之逆者,不敢不顺,既速下降之势,又无遗留之邪。"

9.《衷中参西录》:"大黄味苦气香性凉,能入血分破一切瘀血。为其气香,故兼入气分,少用之亦能调气,治气郁作疼。其力沉而不浮,以攻决为用,下一切癥瘕积聚,能开心下热痰以愈疯狂,降肠胃热实以通燥结,其香窜透窍之力,又兼利小便。性虽趋下,而又善清在上之热,故目疼齿疼,用之皆为要药。又善解疮疡热毒,以治疔毒,尤为特效之药(疔毒甚剧,他药不效者,当重用大黄以通其大便自愈)。其性能降胃热,并能引胃气下行,故善止吐衄。仲景治吐血、衄血有泻心汤,大黄与黄连、黄芩并用。"

10.《本草正义》:"大黄,迅速善走,直达下焦,深入血分,无坚不破,荡涤积垢,有犁庭扫穴,攘除奸凶之功。""《金匮》泻心汤治吐血、衄血,明是阳亢上逆,迫血妄行,故以大黄、芩、连直折其炎上之势,而乃云心气不足,必是传写有误。""(大黄)生用者其力全,迅如走丸,一过不留,除邪而不伤正气;制过者其力已缓,颇难速效。东垣谓治在上者,非酒不至,必用酒浸,引上至高之分,驱热而下,未免矫揉造作,用违其长。但久制者,可从小便以导湿热,惟清宁丸能有此功,而寻常之酒制军,非其伦比。近人亦有谓生者走后阴,熟者走前阴,殊不确也。"

0182 大戟 dà jǐ (《本经》)

【异名】 邛钜(《尔雅》),红芽大戟(《小儿药证直诀》),紫大戟(《三因方》),下马仙(《纲目》),京大戟(《江苏南部种子植物手册》),乳浆草(《植物名实图考》),龙虎草、九头狮子草、将军草、膨胀草、黄花大戟、黄芽大戟、千层塔、搜山虎、穿山虎(《中药大辞典》)。

【基原】 为大戟科大戟属植物大戟的根。

【原植物】 大戟 *Euphorbia pekinensis* Rupr.

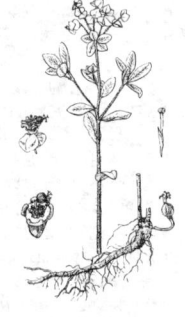

大 戟

多年生草本,高 30~90 cm。全株含白色乳汁。根粗壮,圆锥形,有侧根。茎自上部分枝,表面被白色短柔毛。单叶互生;几无柄;叶片狭长圆状披针形,长 3~8 cm,宽 6~12 mm,先端钝或尖,基部渐狭,全缘,具明显中脉,上面无毛,下面在中脉上有毛。杯状聚伞花序顶生或腋生,顶生者通常 5 枝,排列成复伞形;基部有叶状苞片 5;每枝再作二至数回分枝,分枝处着生近圆形的苞叶 4 或 2,对生;腋生者伞梗单生;苞叶卵状长圆形,先端尖;杯状聚伞花序的总苞钟形或陀螺形,4~5 裂,腺体 4~5,长圆形,肉质肥厚,内面基部有毛,两腺体之间有膜质长圆形附属物;雌雄花均无花被;雄花多数,花丝基部较花梗稍粗壮,两者之间有关节,花药球形,横裂;雌花 1;花柱先端 2 裂。蒴果三棱状球形,密被刺疣。种子卵形,光滑。花期 6~9 月,果期 7~10 月。

生于山坡、路旁、荒地、草丛、林缘及疏林下。全国除广东、海南、广西、云南、西藏、新疆外各地均有分布。

【栽培】 生物学特性 喜温暖湿润气候,耐旱,耐寒,喜潮湿。对土壤要求不严,以土层深厚、疏松肥沃、排水良好的砂质壤土或黏质壤土栽培为好。

繁殖方法 种子繁殖或分根繁殖。种子繁殖:4 月上旬育苗,撒播或条播,将种子均匀播下,覆薄细土,稍加镇压,浇水,保持床土湿润。经 2~3 星期出苗。苗高 12~15 cm 时移栽。选阴天,将床地浇透水,挖出幼苗,按行株距 30 cm×25 cm 开穴,穴深 12 cm,每穴栽种 1 株,覆土压实,浇水。分根繁殖:秋季枯叶后或早春萌芽前,挖掘根部,进行分根,每根带有 2~3 个芽,按行株距 30 cm×25 cm 开穴栽种。

田间管理 幼苗定植后,如有缺株,应及时补栽,并施 1 次稀人粪尿。现蕾时要及时摘蕾,再施 1 次粪肥或饼肥。每隔半月需松土除草。

【采收加工】 8~10 月地上部分枯萎后至早春萌芽前,挖掘地下根,切段或切片,晒干或烘干。

【药材】 大戟 *Euphorbiae Pekinensis Radix* 主产于江苏等地。

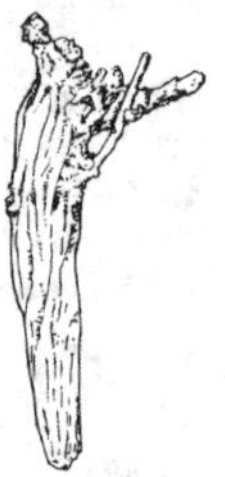

大戟(根)外形

性状 根呈不规则长圆锥形,略弯曲,常有分枝,根头膨大,残留茎基及芽痕。表面灰棕色或棕褐色,粗糙,具纵直沟纹及横向皮孔,支根少而扭曲。质坚硬,断面类棕黄色或类白色,纤维性。气微,味微苦、涩。

鉴别 (1) 根横切面:木栓层为十数列木栓细胞。皮层狭窄。韧皮部散有多数乳汁管。形成层成环。木质部占根的大部分;射线宽广;导管大多径向排列,其旁散有单个或成束的非木化纤维。薄壁细胞中含草酸钙簇晶,偶见方晶;并含淀粉粒。

(2) 取根手切片两片,一片加冰醋酸与浓硫酸各 1 滴,置显微镜下观察,韧皮部乳汁管处中显现红色,5 分钟后渐退去;另一片加氢氧化钾试液,呈棕红色。

【成分】 根含三萜类成分:大戟酮(euphorbon),生物碱大戟色素体(euphorbia) A、B、C 等,羊毛甾醇(lanosterol);二萜类:大戟素(euphpekinensin);还含 3-甲氧基-4-羟基反式丙烯酸正十八醇酯(octadecanyl-3-methoxy-4-hydroxybenzeneacrylate),伞形花内酯(7-hydroxycoumarin),2, 2′-二甲氧基-3, 3′-二羟基-5, 5′-氧-6, 6′-联苯二甲酸酐(2, 2′-dimethoxy-3, 3′-dihydroxy-5, 5′-oxygen-6, 6′-bipbenylformic anhydride),右旋松脂素(d-pinoresinol),槲皮素(quercetin),3, 4-二甲氧基苯甲酸(3, 4-dimethoxybenzoic acid),3, 4-二羟基苯甲酸(3, 4-dihydroxybenzoic acid)。

【药理】 1. 致泻作用 大戟能刺激肠管,引起肠蠕动增加产生泻下作用。其乙醇提取物及热水提取物均可使实验动物产生泻下。

2. 利尿作用 大戟根醇提物,可引起狗的肾容积明显减少,未见利尿作用。对大鼠先造成实验性腹水后,再灌服大戟煎剂或醇浸液,则可产生明显的利尿效应。

3. 降压作用 大戟提取液对末梢血管有扩张作用,并能拮抗肾上腺素的升压作用。

4. 抗肿瘤作用 大戟注射液体外试验能阻断 KY821 细胞株细胞周期中的 S 期,抑制癌细胞 DNA 合成。对 KY821 细胞株集落产率的抑制率,大戟组(205 μg/ml)为51.8%。以 1.053 g/kg、1.554 g/kg、2.105 g/kg 三种剂量腹腔注射白血病 L_{615} 小鼠,结果表明三种剂量的大戟注射液阻断了肿瘤细胞的 S 期,并能延长白血病 L_{615} 小鼠的生存期,其中第二实验组的生命延长率最高,为 71.42%。

5. 其他作用 醇提取物有兴奋离体妊娠子宫作用。

毒性 大戟有强烈刺激性,接触皮肤引起皮炎,口服对口腔、咽喉黏膜以及胃肠黏膜引起充血、肿胀、甚至糜烂,而导致腹痛、泄泻、脱水、虚脱、呼吸麻痹而死亡。我国历代本草记载，大戟与甘草配伍是禁忌的，属十八反之列，动物试验证明，小鼠腹腔注射大戟、甘草乙醇浸出液或灌服煎剂，可增加大戟的毒性。单纯大戟对动物肝功能有一定影响，配伍甘草后对肝功能影响加重。甘草加大戟对大鼠心功能有明显影响，对肾功则无影响。对大鼠心、肝、肾脏组织形态有一定影响，但停药后可以恢复。

【炮制】 1. 大戟　取原药材，除去杂质，洗净，润透，切厚片，干燥。生大戟有毒，临床仅作外用。

2. 醋大戟　取净大戟置锅内，用米醋和适量水，浸拌1～2小时，用文火煮至醋液被吸尽时，取出，晾至六七成干时，切厚片，干燥。或取净大戟片，用米醋拌匀，闷润至透，置锅内，用文火炒干，取出放凉。每大戟100 kg，用米醋30 kg。醋制可降低毒性，缓和峻泻作用。

3. 煨大戟　取净大戟，以面皮包裹，置炉旁煨至面皮焦黄色，取出，剥去面皮，趁热切薄片，放凉。每大戟100 kg，用面粉50 kg。煨制可降低毒性。

【药性】 苦、辛，寒，有毒。归肺、脾、肾经。

1.《本经》："味苦，寒。"

2.《药性论》："味苦、辛，有大毒。"

3.《汤液本草》："气大寒，味苦、甘，阴中微阳，有小毒。"

4.《雷公炮制药性解》："入十二经。"

5.《本草经疏》："入肾、肝。"

6.《得配本草》："入三阴、足太阳经。"

7.《本草求真》："专入肺肾，旁行经络，气味苦寒，性秉纯阳。"

8. 南药《中草药学》："入肺、脾、肾经。"

【功用主治】 泻水逐饮，消肿散结。主治水肿，胸腹积水，痰饮积聚，二便不利，痈肿，瘰疬。

1.《本经》："主蛊毒，十二水，腹满急痛，积聚，中风皮肤疼痛，吐逆。"

2.《别录》："主颈腋痈肿，头痛。发汗，利大小肠。"

3.《药性论》："下恶血癖块、腹内雷鸣，通月水，善治瘀血，能堕胎孕。"

4.《日华子》："泻毒药，泄天行黄病、温疟，破结。"

5.《本草图经》："治瘾疹风及风毒脚肿，并煮水热淋，日再三便愈。"

6.《医学启源》："泻肺。"

7.《本草正》："性峻利，善逐水邪痰涎，泻湿热胀满。"

8.《青岛中草药手册》："治结核性腹膜炎，淋巴结核等。"

【用法用量】 内服：煎汤，0.5～3 g；或入丸、散。外用：研末或熬膏敷；或煎水熏洗。

【宜忌】 虚寒阴水患者及孕妇禁服。体弱者慎服。反甘草。

1.《本草经集注》："反甘草。"

2.《药性论》："反芫花、海藻。毒，用菖蒲解之。"

3.《新修本草》："畏菖蒲、芦草、鼠屎。"

4.《日华子》："恶薯蓣。"

5.《本经逢原》："脾胃肝肾虚寒，阴水泛滥，犯之立毙，不可不审。"

【选方】 1. 治水肿　枣一斗，锅内入水，上有四指，用大戟并根苗盖之遍，盆合之，煮熟为度。去大戟不用，旋旋吃，无时。（《活法机要》）

2. 治水病，无问年月深浅　大戟、当归、橘皮各一大两（切），以水二大升，煮取七合，顿服，利水二三斗。（《兵部手集》）

3. 治通身肿满喘息，小便涩　大戟（去皮，细切，微炒）二两，干姜（炮）半两。上二味捣罗为散。每服三钱匕，用生姜汤调下，良久，糯米饮投之，以大小便利为度。（《圣济总录》大戟散）

4. 治太阳中风，下利呕逆，表解里未和，其人漐漐汗出，发作有时，头痛，心下痞硬满，引胁下痛，干呕短气，汗出不恶寒　大戟、芫花（熬）、甘遂各等分，各别捣为散。以水一升半，先煮大枣肥者十枚，取八合，去滓，内药末，强人服一钱匕，羸人服半钱，温服之，平旦服。若下少病不除者，明日更服，加半钱，得快下利后，糜粥自养。（《伤寒论》十枣汤）

5. 治忽患胸背、手脚、颈项、腰胯隐痛不可忍，连筋骨牵引钓痛，坐卧不宁，时时走易不定；或头痛不可举，或神意昏倦多睡，或饮食无味，痰唾稠黏，夜间喉中如锯声，多流唾涎，手脚重，腿冷痹，气脉不通　甘遂（去心）、紫大戟（去皮）、白芥子（真者）各等分。上为末，煮糊丸如梧子大。食后临卧，淡姜汤或熟水下五七丸至十丸，如疾猛气实，加丸数不妨。（《三因方》控涎丹）

6. 治黄疸，小水不通　大戟一两，茵陈二两，水浸，空心服。（《本草汇言》引《大氏方》）

7. 治中风发热　大戟、苦参各等分，研末。以药半升，白酢浆一斗，煮三沸，适寒温洗之，从上下，寒乃止，立瘥。小儿三指撮，浆水四升煮洗之。（《千金方》大戟洗汤方）

8. 治风瘾疹　大戟末三两，以水二斗（升）煮取一升涂之。（《圣惠方》）

9. 治淋巴结核　大戟60 g，鸡蛋7个。将药和鸡蛋共放沙锅内，水煮3小时，将蛋取出，每早食鸡蛋1个，7日为1疗程。（《全国中草药新医疗法展览会资料选编》）

10. 治小瘤　先用甘草煎膏，笔蘸妆瘤旁四围，干而复妆，凡三次，后以大戟、芫花、甘遂，上等分为末，米醋调，别笔妆敷其中，不得近着甘草处，次日缩小，又以甘草膏妆小晕三次，中间仍用大戟、芫花、甘遂如前，自然焦缩。（《直指方》）

11. 治牙齿摇痛　大戟咬于痛处，良。（《纲目》引《生生编》）

【临床报道】 1. 治疗急、慢性肾炎水肿　大戟根洗净，刮去粗皮，切片，每500 g以食盐9 g，加水适量拌匀，吸入后晒干或烘干呈淡黄色，研成细末装入胶囊。日服2次，每次0.5～0.6 g，隔日1次，空腹温开水送下，6～9次为1个疗程。共观察60余例，均有显著的消肿作用，一般经治5～7日后水肿即完全消失。患者服药后有不同程度的恶心、呕吐、腹泻。其泻下作用常在服药后2～4小时最为剧烈；如症状严重，可进食水果或冷糖开水，反应即可减轻。

2. 治疗晚期血吸虫病腹水或其他肝硬变腹水　大戟鲜根洗净，晒干磨粉，用小火焙成咖啡色，装入胶囊，成人每次0.6～0.9 g，隔日或隔2日服药1次，7～8次后停药1星期，以后视病情再服。若腹水已退，可选用人参养荣丸等调理。曾试治20例，经服药5～36次不等，显效9例，好转9例，无效2例。治程中主要反应为腹泻、恶心、呕吐及腹痛等，经数小时后可自行消失；但亦有人观察到，一般服粉剂0.6 g时药物反应都能耐受，如超过1.8 g时，则反应增重，有恶寒、震颤、头昏、烦躁、口干，有时呈极度恐惧感。反应可持续2～6小时，如及时处理即可缓解。禁忌证同前。

3. 治疗顽固性便秘　大戟5 g研末，与8枚大枣肉共捣烂成膏，敷于脐部，点燃艾条在其上施灸20分钟，然后用纱布覆盖，胶布固定。每日1次，直至大便畅通，一般需治疗30～40日。共治疗68例，痊愈56例，有效6例，无效6例。

【各家论述】 1.《纲目》："控涎丹，乃治痰之本。痰之本，水也，湿也，得气与火，则凝滞而为痰、为饮、为涎、为涕、为癖。大戟能泄脏腑之水湿，甘遂能行经隧之水湿，白芥子能散皮里膜外之痰气，惟善用者能收奇功也。"

2.《本草经疏》："大戟，阴寒善走而下泄，洁古谓其损真气，故凡水肿不由于受湿停水，而由于脾虚，土坚则水清，土虚则水泛滥，实脾则能制水，此必然之数也。今不补脾而复用疏泄追逐之药，是重虚其虚也，宜详辨而深戒之。惟留饮、伏饮停滞中焦及元气壮实之人患水湿，乃可一暂施耳。"

3.《本经逢原》："大戟，惟禀阴毒，峻利首推，苦寒下走肾阴，辛散上泻肺气，兼横行经脉，故《本经》专治十二水，腹满急痛等证，皆浊阴填塞所致，然惟暴胀为宜，云中风者，是指风水肤胀而言，否则传写之误耳。”

4.《本草正义》：“大戟，《本经》谓主十二水，腹满急痛，积聚。盖谓十二经之水湿积聚，以致外肿内满，而为急痛耳。然苟非体充邪实者，亦不可概投。‘中风皮肤疼痛’六字，当作一句读，盖指风湿热之袭于肌腠者，则辛能疏散，而苦寒又专泄降，是以治之，非泛言外受之风寒，石顽谓指风水肤胀，亦颇有理。吐逆，是指水饮停于上焦，而不能下泄以致上逆者，此以辛苦泄破，通达下降，是以主之。《别录》主颈腋痈肿，皆痰饮凝络之症治。头痛，亦指饮邪凝聚，水气上凌者而言。发汗，则驱除水湿之溢于肤腠者耳。利大小便，固通泄攻破之专职矣。”

0183 大蒜 dà suàn（《本草经集注》）

【异名】 胡蒜（崔豹《古今注》），葫（《别录》），独头蒜（《肘后方》），独蒜（《普济方》），青蒜（《滇南本草》）。

【基原】 为百合科葱属植物大蒜的鳞茎。

【原植物】 大蒜 *Allium sativum* L.

越年生草本，具强烈蒜臭气。鳞茎大形，球状至扁球状，通常由多数肉质、瓣状的小鳞茎紧密地排列而成，外面被数层白色至带紫色的膜质外皮。叶基生；叶片实心，宽条形至条状披针形，扁平，先端长渐尖，比花葶短，宽可达2.5 cm，基部鞘状。花葶实心，圆柱状，高达60 cm，中部以下被叶鞘；总苞具长7～20 cm的长喙；伞形花序密具珠芽，间有数花；小花梗纤细；小苞片大，卵形，膜质，具短尖；花常为淡红色；花被片披针形至卵状披针形，长3～4 mm，内轮的较短；花丝比花被短，基部合生并与花被片贴生，内轮的基部扩大，扩大部分每侧各具1齿，齿端成长丝状，长超过花被片，外轮的锥形；子房球状，花柱不伸出花被外。花期7月。

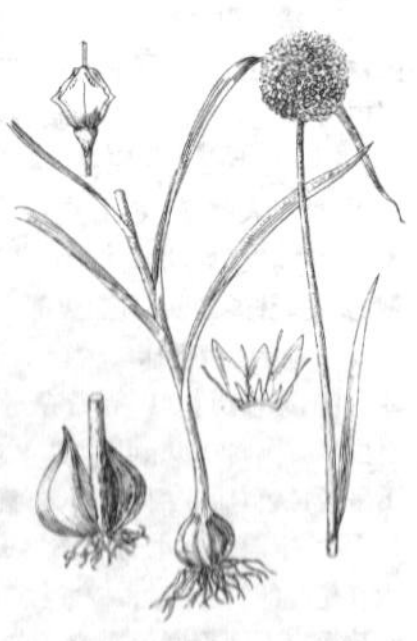

大 蒜

全国各地均有栽培。

本植物的叶(青蒜)、花茎(蒜梗)亦供药用，另设专条。

【栽培】 生物学特性 适应性较强，耐寒，喜光。以肥沃、排水良好的砂质壤土栽培为宜。

繁殖方法 鳞茎(蒜瓣)繁殖。采收前，选择成熟早的植株作种。采收后，从做种的蒜头中，选择粗短而直的蒜瓣作播种用。北方可行秋播或春播，南方行秋播。播前，可把蒜瓣的蒜皮剥去或把蒜瓣在水中浸泡1～2日，使蒜瓣吸水有利发芽。按行株距20 cm×10 cm把蒜瓣插入土中，微露尖端，不宜过深。然后覆细土2～3 cm。

田间管理 出苗后，及时松土除草、追肥。追肥3～4次，其中重施越冬肥和开春肥。

【采收加工】 在蒜薹采收后20～30日即可采挖蒜头。采收的蒜头，置通风处晾至外皮干燥。

【药材】 大蒜 *Allii Bulbus* 全国各地均产。

性状 鳞茎类球形，直径3～6 cm，由6～10个小鳞茎着生在扁平木质鳞茎盘上抱合而成，外包1～3层白色或淡紫红色膜质鳞叶，中央有干缩的花葶残基。小鳞茎瓣长卵圆形，顶端略尖，背面略隆起，外被膜质鳞叶，内为白色肥厚的肉质鳞叶。气特异，味辛辣。

鉴别 (1) 新鲜鳞叶表皮细胞多为长方形，有1枚细胞核，核内可见1～2枚核仁；气孔稀少，副卫细胞4～6个，类多角形。叶肉组织多为类圆形的薄壁细胞，直径40～110 μm；维管束不发达；油细胞类圆形，淡黄色，多分布于维管束周围。

(2) 薄层色谱：取本品粉末适量，用水蒸气蒸馏提取挥发油，用正己烷稀释，以三硫二丙烯作对照品，分别点于同一硅胶G板上，用正己烷-苯(9∶1)展开，用碘蒸气显色，供试品色谱在与对照品色谱相应的位置上，显相同颜色的斑点。

【成分】 鳞茎主要化学成分有下列几类：

挥发性成分 大蒜油中有多种含硫挥发性化合物：二烯丙基三硫醚(diallyltrisulfide)俗称大蒜素(allitridin)，二烯丙基硫醚(diallylsulfide)，甲基烯丙基二硫醚(methylallyldisulfide)，甲基烯丙基三硫醚(methylallyltrisulfide)，二烯丙基四硫醚(diallyltetrasulfide)，反式和顺式大蒜烯(ajoene)，甲基烯丙基硫醚(methylallylsulfide)，甲基烯丙基五硫醚(methylallylpentasulfide)；硫醚类化合物：6-甲基-1-硫杂-2,4-环己二烯(6-methyl-1-thia-2,4-cyclohexadiene)，3-甲基-1，2-二硫杂-3-环戊烯(3-methyl-1，2-dithia-3-cyclopentene)，4-乙烯基-1，2，3-三硫杂-5-环己烯(4-vinyl-1，2，3-trithia-5-cyclohexene)等硫杂环烯类及2-乙基四氢噻吩(2-ethyltetrahydrothiophene)等；硫代亚磺酸酯类：大蒜辣素(allicin，diallylthiosulfinate)，烯丙基硫代亚磺酸-1-丙烯酯(1-propenylallylthiosulfinate)，1-丙烯基硫代亚磺酸烯丙酯(allyl-1-propenylthiosulfinate)，烯丙基硫代亚磺酸甲酯(methylallylthiosulfinate)，甲基硫代亚磺酸烯丙酯(allylmethylthiosulfinate)，甲基硫代亚磺酸-1-丙烯酯(1-propenylmethyl thiosulfinate)，1-丙烯基硫代亚磺酸甲酯(methyl-1-propenylthiosulfinate)及二甲基硫代亚磺酸酯(dimethylthiosulfinate)等。*S*-烷(烯)-*L*-半胱氨酸衍生物：蒜氨酸(alliin，*S*-allyl-*L*-cysteinsulfoxide)，*S*-甲基半胱氨酸亚砜(*S*-methylcysteinsulfoxide)，环蒜氨酸(cycloalliin)，*S*-烯丙基-*L*-半胱氨酸(*S*-allyl-*L*-cystein)，左旋-*S*-丙烯基-*L*-半胱氨酸(*S*-propenyl-*L*-cystein)，*S*-丙基-*L*-半胱氨酸(*S*-propyl-*L*-cystein)，*S*-丁基-*L*-半胱氨酸(*S*-butyl-*L*-cystein)，*S*-烯丙基巯基-*L*-半胱氨酸(*S*-allylmercapto-*L*-cystein)及*S*-甲巯基-*L*-半胱氨酸(*S*-methylmercapto-*L*-cystein)等。γ-*L*谷氨酰-*L*-半胱氨酸衍生物：γ-*L*-谷氨酰-*S*-(反-*T*-丙烯基)-*L*-半胱氨酸〔γ-*L*-glutamyl-*S*-(*trars*-*T*-propenyl)-*L*-cysteine〕，γ-*L*-谷氨酰-*S*-烯丙基-*L*-半胱氨酸(γ-*L*-glutamyl-*S*-allyl-*L*-cysteine)等5个；γ-*L*-谷氨酸多肽：γ-*L*-谷氨酰-*L*-苯丙氨酸(γ-*L*-glutamyl-*L*-phenylalanine)，γ-*L*-谷氨酰-*S*-甲基-*L*-半胱氨酸(γ-*L*-glutamyl-*S*-methyl-*L*-cystein)，γ-*L*-谷氨酰-*S*-(反-1-丙烯基)-*L*-半胱氨酸〔γ-*L*-glutamyl-*S*-(*trans*-1-propenyl)-*L*-cystein〕等7个。半胱氨酸亚砜衍生物：(—)-*N*-(1′-去氧-1′-β-*D*-吡喃果糖基)-*S*-烯丙基-L-半胱氨酸亚砜〔(—)-*N*-(1′-deoxy-1′-β-*D*-frauctopyranosyl)-*S*-allyl-*L*-cysteine sulfoxide〕，(+)-*S*-烯丙基-*L*-半胱氨酸亚砜〔(+)-*S*-propenyl-*L*-cysteine sulfoxide〕等4个。

苷类 硫苷：葫蒜素(scordinin)A_1、A_2、A_3、B_1、B_2及B_3。黄酮苷：槲皮素(quercetin)及山柰酚(kaempferol)糖苷。

多糖类：*D*-半乳聚糖(*D*-galactan)，*D*-聚半乳糖醛酸(*D*-galacturonan)，*L*-阿拉伯聚糖(*L*-arabinan)，*D*-葡聚糖(*D*-glucan)及*D*-果聚糖(*D*-fructan)，多糖GF-Ⅰ、GF-Ⅱ、GF-Ⅲ、GF-Ⅳ、GF-Ⅳa等；脂类：中性脂(neutrallipids)62.6%，糖脂(glycolipids)14.0%，磷脂(phospholipids)23.4%，其脂肪酸组成主要是亚油酸(linoleic acid)和棕榈酸(palmitic acid)；糖脂主要有甾醇糖苷：原紫蒜甾醇苷(protoeruboside)B，大蒜甾醇苷(sativoside) B_1，原去半乳糖替告皂苷(protodesgalactotigonin)，原异紫蒜甾醇苷B(protoisoeruboside B)，紫蒜甾醇苷B(eruboside B)，异紫蒜甾醇苷B(isoeruboside B)，大蒜甾醇苷C(sativoside C)，sativoside R_1等。

其他成分 酶类：蒜氨酸酶(allinase)及*L*-丝氨酸-*O*-硫酸酯裂解酶(*L*-serine-*O*-sulfatelyase)；脂肪酸类：棕榈酸-硬脂酸(palmitic-stearic acid)，油酸(oleic acid)，亚油酸(linoleic acid)，亚麻酸(linolenic acid)。此外，还含磷酸酯，大蒜吡喃酮(allixin)，顺、反-2,

3-二甲基-5，6-二硫二环[2.1.1]己烷 5-氧化物(2，3-dimethyl-5，6-dithiabcyclo [2.1.1]hexane-5-oxide)，(*Z*，*Z*)-d，1-2，3-二甲基-1，4-丁烷二硫-*S*，*S*-二氧化物〔(*Z*，*Z*)-d，1-2，3-dimethyl-1，4-butanedithial-*S*，*S*-dioxide〕，(*Z*)-4，5，9-三噻十二烷-1，6，11-三烯-9-氧化物((*Z*)-大蒜烯)〔(*Z*)-4，5，9-trithiadodeca-1，6，11-triene-9-oxide((*Z*)-ajoene)〕。

【药理】 1. 抗病原微生物作用 (1) 抗细菌作用 大蒜对葡萄球菌、脑膜炎链球菌、肺炎链球菌、链球菌、铜绿假单胞菌、白喉杆菌、痢疾杆菌、大肠杆菌、伤寒杆菌、副伤寒杆菌、炭疽杆菌、结核杆菌、奇异变形杆菌、军团杆菌、脆弱类杆菌、幽门螺杆菌、霍乱弧菌均有明显的抑制和杀灭效果。大蒜加热过的大蒜提取液的抗菌作用大大低于新鲜的大蒜提取液，与质子泵抑制剂(奥美拉唑)合用，有协同作用。大蒜的有机成分硫化己二烯和二硫化己二烯可抑制幽门螺杆菌芳香胺 *N*-乙酰基转移酶的活性，而且，这两种物质可降低幽门螺杆菌芳香胺乙酰基转移酶的 *K*m 值和最大反应速度(V_{max})，从而抑制幽门螺杆菌。大蒜素能使细菌合成的巯基酶失活，从而抑制微生物的生长繁殖。

(2) 抗真菌作用 大蒜水浸剂(1∶1)及所含挥发性物质在试管内对许兰氏黄癣菌、堇色毛癣菌、白念珠菌、热带念珠菌、毛霉菌和新型隐球菌等多种致病真菌均呈较显著的杀灭作用。

(3) 抗病毒作用 大蒜提取物 0.15 mg/ml 可杀灭流感病毒 B，0.015 mg/ml 可杀灭疱疹单病毒。大蒜素有抗巨细胞病毒(HCMV)活性，其半数有效量为 3.8 μg/ml。

(4) 抗其他病原微生物作用 大蒜水浸液(1∶1 000)对恙虫病立克次体有杀灭作用。阴道滴虫与 25%大蒜汁接触 5 分钟即失去活力。阿米巴原虫与 5%～15%大蒜水浸液接触后迅速失去活力。

2. 对心脏的作用 大蒜素具有抗室性心律失常的作用，该作用与其微弱抑制乳头肌自律性、收缩性、兴奋性及延长动作电位时程，使乳头肌有效不应期与 90%复极时间之比、刺激传导时间增大有关。大蒜素注射液对家兔急性心肌缺血再灌注损伤时的心功能具有良好的保护作用，以 24 mg/kg 时的疗效最为明显。240 μg/分钟静滴大蒜素能够降低钳闭冠状动脉缺血再灌注模型犬的冠脉灌注压和心脏负荷，通过低压低速灌注可防治再灌注损伤。

3. 降血脂与抗动脉粥样硬化作用 每日给高脂血和动脉粥样硬化(AS)模型家兔以大蒜精油 EPO 50 mg/kg 灌胃，能防止血液中血栓烷/前列腺素(TXA_2/PGI_2)、胆固醇(Ch)、低密度脂蛋白胆固醇(LDLc)、载脂蛋白(ApoB)和过氧化脂质(LPO)及丙二醇(MDA)的升高，可以防止 AS 的形成。大蒜精油具有抗单核细胞与血管内皮细胞黏附的作用，以阻断动脉粥样硬化早期发生的关键环节。

4. 降低血黏度，抑制血小板聚集及溶栓作用 实验兔给予大蒜注射液 2 ml/kg，可明显降低全血比黏度和血浆比黏度，纤维蛋白原也显著降低。大蒜油 2.5～10 μg/ml 能抑制由 ADP、肾上腺素和胶原诱导的人血小板聚集作用，抑制效果与剂量正相关。大蒜素(每日 20 mg/kg)除降低血清胆固醇外，还能提高实验性高胆固醇血症兔血小板内 cAMP 含量并抑制血小板聚集。

5. 抗肿瘤抗突变作用 新鲜大蒜可完全抑制雌性 C_3H/He 小鼠乳腺癌的发生，动物腹腔或瘤内注射大蒜油 50～100 mg/kg，对多种实体肉瘤均有显著抑制作用。给腹水型及实体型荷瘤小鼠的瘤灶注射大蒜油后，瘤灶内的中性粒细胞、巨噬细胞和淋巴细胞数量增多，以前两者的数量增多最为显著。大蒜植物体及其提取物具有良好的抗环磷酰胺和香烟烟雾凝集物诱变的能力。大蒜素能促进丝裂霉素 C、环磷酰胺和顺铂诱导大鼠肝细胞 DNA 程序外合成(UDS)，是通过增强肝细胞修复 DNA 损伤的能力来发挥促 UDS 诱导作用的。

6. 保肝作用 大蒜油对 CCl_4 诱发初代培养大鼠肝细胞毒性具显著抑制作用。大蒜素 20 mg/kg 显著降低 CCl_4 致肝损伤小鼠血清 AST，GST 和肝 MDA 水平，10 mg/kg、20 mg/kg、30 mg/kg 三种剂量均可明显阻止乙酰氨基酚(APAP)引起的小鼠血清 AST 及肝 MDA 的升高。大蒜新素能减轻鼠巨细胞病毒性肝炎模型鼠肝功能损害，改善肝脏病理变化和降低肝组织内病毒 DNA 负荷量，其治疗效果与更昔洛韦无显著差异。

7. 对免疫功能的影响 大蒜浸提液可使小鼠胸腺和脾脏重量及脏器系数增加，促进中枢淋巴器官和外周淋巴器官的增殖，明显提高小鼠特异性细胞免疫功能。大蒜成分二烯丙基一硫(DATS)在适当浓度(3.125～12.5 μg/ml)时通过抑制巨噬细胞产生 NO 而促进 T 细胞激活，能对抗小鼠肉瘤 S_{180} 细胞和小鼠艾氏腹水癌细胞产生的肿瘤免疫抑制因子对 T 细胞激活的抑制作用。大蒜素能极显著增强 NK 细胞的活性。组织培养证明大蒜对胃癌、膀胱癌和前列腺癌细胞有直接毒性作用。大蒜中低分子硫化物具免疫激活作用，可以对抗免疫抑制，减少肿瘤发生的危险。陈蒜提取物能保护心理压抑所致免疫低下，能显著增强小鼠脾脏 NK 细胞活性，可以维持免疫功能的动态平衡。

8. 其他作用 大蒜能降低小鼠血糖。连续 50 日每日灌服大蒜素 6 和 10 mg/kg，均可使大鼠实验性糖尿病模型血糖浓度降低，胰岛素水平升高。大蒜水溶性提取物中含硒蛋白对羟自由基和超氧阴离子自由基等活性氧自由基有较强清除能力，全部清除实验体系中活性氧自由基浓度为 3.5±0.9 mmol/L。大蒜素可直接清除氧自由基，可减轻缺血再灌注损伤。大蒜对盐酸所致胃黏膜的损伤有细胞适应性保护作用。大蒜对甲基汞(MeHg)毒性有拮抗作用，可使小鼠总 ATP 酶、Mg^{2+}-ATP 酶、Na^+，K^+-ATP 酶活性显著增高。体外试验证明大蒜素对人精子有抑灭作用。

9. 体内过程 小鼠静注^{35}S标记的大蒜素溶液(0.15%) 0.15 ml，10 分钟后测得大蒜素在各组织浓度以肺为最高，以下依次为心、肠、血液、脂肪、脑、肌肉、脾及肝；大蒜素在体内代谢很快，进入血液 10 分钟大部分变为水溶性代谢产物，最后由尿排出。

毒性 大蒜油小鼠静注的 LD_{50} 为 134.9 mg/kg。大蒜素小鼠静注的 LD_{50} 为 70 mg/kg，口服为 600 mg/kg，兔注射大蒜素(0.15%)3 ml/kg，每日 2 次，连续 10 星期后处死，肉眼观察及病理切片观察各脏器均无病变。大蒜素注射液致心脏停搏的最小浓度为 0.173 6 μg/ml。

【药性】 辛，温。归脾、胃、肺、大肠经。

1.《别录》："味辛，温，有毒。归五脏。"

2.《品汇精要》："气之厚者，阳也。"

3.《纲目》："入太阴、阳明。"

4.《本草经疏》："入足阳明、太阴、厥阴经。"

5.《医林纂要》："辛、甘，热。"

6.《随息居饮食谱》："生辛，热；熟甘，温。"

【功用主治】 温中行滞，解毒，杀虫。主治脘腹冷痛，痢疾，泄泻，肺痨，百日咳，感冒，痈疖肿毒，肠痈，癣疮，蛇虫咬伤，钩虫病，蛲虫病，带下阴痒，疟疾，喉痹，水肿。

1.《别录》："主散痈肿䘌疮，除风邪，杀毒气。"

2.《新修本草》："下气消谷，除风破冷。"

3.《食疗本草》："除风杀虫。"

4.《本草拾遗》："去水恶瘴气，除风湿，破冷气，烂痃癖，伏邪恶，宣通温补，无以加之，疗疮癣。生食，去蛇虫溪蛊等毒。"

5.《日华子》："健脾，治肾气，止霍乱转筋、腹痛，除邪辟温，疗劳疟、冷风、痃癖、温疫气，敷风损冷痛，蛇虫伤、恶疮疥、溪毒、沙虱。"

6.《直指方》："燥脾胃，化肉食，辟瘟疫，杀毒气，驱邪祟，散痈肿。"

7.《滇南本草》："祛寒痰，兴阳道，泄精，解水毒。"

8. 宁源《食鉴本草》："治中暑霍乱转筋腹痛。"

9.《医学入门》："治一切疥癣，丹毒，蟨疮，蛇虫、蜈蚣咬。""下气，温中。"

10.《纲目》："捣汁饮，治吐血心痛；煮汁饮，治角弓反张；捣膏敷脐，能达下焦，消水，利大小便；贴足心，能引热下行，治泄泻暴痢及干湿霍乱，止衄血；纳肛中，能通幽门，治关格不通。"

11.《明医指掌》："化痞消谷，解毒。"

12.《药性切用》："通窍辟秽，导滞杀腥，为中暑卒厥通窍专药。"

13.《随息居饮食谱》："除寒湿，辟阴邪，下气暖中，消谷化食，破恶血，攻冷积。治暴泻腹痛，通关格便秘，辟秽解毒，消痞杀虫。外灸痈疽，行水止衄。制腥臊鳞介诸毒。"

14.《四川中药志》1960 年版："治肺结核，血痢，及崩中，带下。"

15.《福建药物志》："治感冒、百日咳、支气管炎，鼻衄，疟疾，痢疾，胃肠炎，蛲虫病，阴道滴虫病，深部脓肿，癣，神经性皮炎，蜈蚣螫伤。"

【用法用量】 内服：煎汤，5～10 g；生或煮、煨服食，或捣烂为丸。煮食、煨食，宜较大量；生食，宜较小量。外用：捣敷，作栓剂，取汁涂或切片灸。

【宜忌】 阴虚火旺，肝热目疾，口齿、喉舌诸患及时行病后均禁服生品，慎服熟品。敷脐、作栓剂或灌肠均不宜于孕妇。外用对局部有强烈的刺激性，能引起灼热、疼痛、发泡，故不可过久敷。

1.《别录》："久食伤人，损目明。"

2.《本草经集注》："以合青鱼鲊食，令人发黄。"

3.《千金方》："黄帝云：生葫合青鱼鲊食之，令人腹内生疮，肠中肿，又成疝瘕。多食生葫行房，伤肝气，令人面无色。四月八月勿食葫，伤人神，损胆气，令人喘悸，胁肋气急，口味多爽。"

4.《日用本草》："久食伤肝胆，损目光，生痰，助火，昏神。"

5.《医学入门》："生食，久食，伤肝损目，伤肺引痰，伤肾竭精，伤心清血，伤脾损气，四八月食之伤神，损胆肾气。有目疾者，尤宜忌之，损性伐命，莫以为甚。"

6.《本草经疏》："凡肺胃有热，肝肾有火，气虚血弱之人，切勿沾唇。"

7.《本经逢原》："脚气、风病及时行病后忌食。"

8.《药性通考》："同犬肉食杀人。服地黄、何首乌、丹皮、钟乳者忌之。"

9.《医林纂要》："为害同酒。命火上炎之过，壮火食气，火热生湿成痰，且阳盛阴亏，火盛水散，则散而昏瞀矣。"

10.《药性集要》："服云母、钟乳石者禁之。"

11.《随息居饮食谱》："阴虚内热，胎产，痧痘，时病，疮疟，血证，目疾，口齿喉舌诸患，咸忌之。"

【选方】 1. 治冷症腹痛夜啼　大蒜一枚(煨，研，日干)，加乳香半钱。研细捣丸，如芥子大。每服七丸，乳汁下。(《小儿卫生总微论方》)

2. 治休息痢　大蒜(剥去皮)二颗，鸡子二枚。上先将蒜放铛中，取鸡子打破，沃蒜上，以盏子盖，候蒜熟，空腹食之，下过再服。(《普济方》)

3. 治恶疰入肺咯血　紫皮独头蒜四头，书墨、灶心土各等分。并捣，以醋和服。(《龙门石窟药方》)

4. 治小儿百日咳　大蒜 15 g，红糖 6 g，生姜少许。水煎服，每日数次。(《贵州中医验方》)

5. 治瘰疬结聚不散，硬如石　大蒜(捣烂)三枚，麝香(研)半钱匕。上二味和匀，敷于帛上贴之，一日二易，旋捣最好。(《圣济总录》大蒜膏方)

6. 治牛皮癣　独头蒜 1 个，红胶泥 1 块。共捣如泥，外敷患处，每敷 1 日，隔日 1 次，3 次可效。〔《河南中医》1982，(3)：21〕

7. 治十二指肠钩虫　榧子(去壳)、使君子肉、蒜瓣各30 g。水煎，每日 1 剂，分 3 次温服，连服 2～3 日。〔《中医杂志》1957，(10)：537〕

8. 治背疽漫肿无头者　用大蒜十颗，淡豉半合，乳香钱许。研烂，置疮上，铺艾灸之，痛者灸令不痛，不痛者灸之令痛。(《外科精要》)

9. 治咽喉忽觉气塞，喘息不通　独蒜一枚，削去两头，塞鼻中，左患塞右，右患塞左，候口中血出愈。(《圣济总录》)

10. 治关格胀满，大小便不通　用独蒜烧熟，去皮绵裹纳下部，气立通。(《外台》)

11. 治痔漏　用独蒜一个捣如泥，以软帛包裹，捺入谷道中，坐定觉疼，良久愈。(《卫生易简方》)

12. 治脑漏鼻渊　大蒜切片，贴足心，取效止。(《摘玄方》)

13. 治鼻衄不止，服药不应　蒜一枚，去皮研如泥，作钱大饼子，厚一豆许。左鼻出血，贴左足心；右鼻出血，贴右足心，两鼻俱出，俱贴之。血止急以温水洗足心，令去蒜气。(《简要济众方》)

14. 治耳聋　用大蒜一瓣，一头剜一坑子，以好巴豆一粒，去皮，慢火炮令极熟，入在蒜内，以新棉裹定塞耳中。(《景岳全书》)

15. 治头痛不可忍　蒜一颗，去皮，研取自然汁，令病人仰卧垂头，以铜勺点少许，沥入鼻中，急令搐入脑，眼中泪出瘥。(《圣惠方》)

【临床报道】 1. 治疗细菌性痢疾　① 灌肠法：先用生理盐水 500～800 ml 洗肠，再以经水浴加温至 37～38 ℃10%的大蒜浸出液 100 ml，于 10 分钟内缓缓注入肛门内，嘱患者忍耐 15～30 分钟后排便。每日 1～2 次，3 日后可改为每日 1 次，6～10 次为 1 个疗程。此法的缺点为肛门直肠及回盲部有烧灼感，初次灌肠时有可能出现腹痛，但均为一过性。孕妇忌用。　② 口服法：一般多采用"大蒜糖浆"。即以去皮紫皮大蒜 50 g，捣碎后浸于 38 ℃温开水 100 ml 内2 小时，然后用纱布过滤，加入半量糖浆。成人每次口服 20～30 ml，每 4～6 小时服 1 次，直至痊愈为止；亦有介绍用 10%大蒜糖浆，每次 20～30 ml(儿童 5～10 ml)，日服 3 次；或用 20%大蒜糖浆(内含 100%紫皮大蒜液 20%，40%茶叶液 20%，糖浆 60%)，成人每次 10～15 ml，日服 3～4 次(10 岁以上儿童每次 10 ml，10 岁以下每次 5 ml，2～3 岁每次2.5 ml)。观察数百例，平均治愈率为 95%以上，体温平均 1～2 日降至正常，里急后重平均 2～5 日消失，大便平均 2～4 日恢复正常，一般不致引起便秘。

2. 治疗婴幼儿腹泻　糯米 25 g 加水 75 ml、生大蒜瓣 10 枚、细盐 5 g，煎煮至大蒜瓣变烂即可。用小匙喂服，量及时间随意，3～5 日为 1 个疗程。治疗 46 例，治愈 36 例(78.26%)，有效 8 例(17.39%)，无效 2 例(4.30%)。总有效率为 95.65%。

3. 治疗慢性结肠炎　生大蒜捣烂加生理盐水配成 1%溶液，纱布过滤，用 1%大蒜浸出液 100 ml 保留灌肠 2 小时，每日 1 次，20 次为 1 个疗程，休息 7 日，继续治疗 1 个疗程。治疗慢性结肠炎 68 例，第一个疗程治愈 44 例，显效 10 例，无效 14 例；第二个疗程结束后，治愈 59 例，显效 7 例，无效 2 例，总治愈率为 87%。

4. 治疗肺结核　用 4%大蒜液 10 ml 作环状软骨下气管内注射，或鼻导管滴入，每星期 6 次，1 个月为 1 个疗程。治疗肺结核空洞 50 例，经 1～4 个月观察(滴入次数为25～100 次)，结果空洞闭合者 25 例，缩小者 23 例，无变化者 2 例，无 1 例恶化。其中以薄壁空洞疗效较好。50 例中治疗前痰菌阳性者 34 例，滴入大蒜液后，18 例转为阴性。

5. 治疗百日咳　① 服用 20%大蒜浸出液(加适量食糖)，5 岁以上每次 15 ml，5 岁以下酌减，每日 8～10 次。治疗 201 例，10 日痊愈者占 60%，15 日痊愈者占 25%。一般在服用 3～4 日后，症状即见好转，痉挛性咳嗽和呕吐逐渐停止。② 将生大蒜头 2～3 个捣碎，盛于清洁干燥瓶内，嘱患儿把嘴唇贴附瓶口，每分钟经嘴作 15～20 次深吸气，并经鼻作 15～20 次深呼气，每次持续 15 分钟，每日2次，5日为1个疗程。治疗110名不同发展阶段的患儿，其中60%的患儿经6次治疗后，临床症状停止发展，治疗10日即完全停止咳嗽，且不再复发。

6. 治疗婴幼儿圆孢子虫病　采用大蒜素胶囊治疗，每粒胶囊为20 mg，小于1岁者80 mg/d，1～2岁者90 mg/日，2～3岁者160 mg/日。上述均分4次口服，连服7日为1个疗程。治疗48例，结果3日止泻者8例，4日止泻者16例，余均在2个疗程内止泻。所有病例均无不良反应。

7. 治疗慢性前列腺炎　对患者进行清洁灌肠后，行2%大蒜素液50 ml保留灌肠，主电极12 cm×16 cm置于下腹部接阴极，辅电极14 cm×18 cm置于腰骶部接阳极。电流密度0.1～0.2 mA/cm^2，每次15～20分钟，12次为1个疗程。治疗40例，痊愈19例，占48%；显效12例，占30%；进步5例，占13%；无效4例，占9%。

8. 治疗滴虫性阴道炎　用50%大蒜甘油明胶栓剂，于阴道冲洗后置2枚(每枚1.2～1.5 g)于阴道内，每日1次，疗程7日。共治404例，治愈11.3%，有效75.2%，复发9%，无效4.5%。

9. 治疗高脂血症　用大蒜精油胶丸，每次2～3丸，每日3次(总量为0.12 g，相当于原生药50 g)。治疗274例患者，经观察30日，发现临床降脂疗效明显，血清三酰甘油、β-脂蛋白、胆固醇水平平均下降30.2%、18.7%、12.5%。对高密度脂蛋白胆固醇有所提高，治疗后平均升高0.111±0.038 mmol/L(4.25±1.45 mg/dl)(平均差值±标准误)。同时还有降低血浆纤维蛋白原的含量和增强纤溶活性、抑制血小板聚集以及降低血压等效果，对形成动脉粥样硬化的多个环节均有作用。

10. 治疗早搏　应用大蒜素注射液，治疗132例不同病因、不同类型的早搏。治疗5日，早搏明显减少，有效率88%，其中以室上性早搏效果较好，有效率100%；在不同病因中，以病毒性心肌炎和冠心病效果较好(有效率分别为100%和94%)。

11. 治疗肌内注射所致硬块　用大蒜捣碎和芒硝拌匀，用布包好后敷于局部。敷药范围应大于硬块1 cm为宜。为了减少对皮肤的刺激，可采用隔凡士林纱布敷法，每日1次，但不能久敷，如皮肤出现水泡则应停敷。一般隔日治疗1次。用药后1～2日症状明显减轻，3～4日肿块可以消失。治疗16例，全部治愈。

【各家论述】 1.《本草衍义补遗》："大蒜性热善散，善化肉，故人喜食。多用于暑月，其伤脾、伤气之祸，积久自见，化肉之功，不足言也。有志养生者，宜自知之。"

2.《纲目》："葫蒜，其气熏烈，能通五脏，达诸窍，去寒湿，辟邪恶，消痈肿，化积肉食，此其功也。""按李迅论蒜钱灸法云：治疽之法，着灸胜于用药。缘热毒中膈，上下不通，必得毒气发泄，然后解散。凡初发一日之内，便用大独头蒜，切如小钱厚，贴顶上灸之，三壮一易，大概以百壮为率。一使疮不开大，二使内肉不坏，三疮口易合，一举而三得之。但头及项以上切不可用此，恐引气上，更生大祸也。"

3.《本草经疏》："辛温能辟恶散邪，故主除风邪，杀毒气，及外治散痈肿疮也；辛温走窜，无处不到，故主归五脏。总之，其功长于通达走窍，去寒湿，辟邪恶，散痈肿，化积聚，暖脾胃，行诸气。"

4.《本草新编》："古人云，蒜有百益，其损在目，然而损不止在目也，耗肺气，伤心气，动胃气，消脾气，伐肾气，触肝气，发胆气，此人之未知也。但有损而有益，祛寒气，辟臭气，止逆气，解毒气，除疟气，消肉气，此人之所知也。两相较之，损多而益少，未可谓益百而损一也。"

5.《食鉴本草》："疗痈疽初起，用独子蒜切片贴肿处，艾灸其上，觉疼，即起换新者，再灸，痛者灸至不疼，不痛者灸至痛，多灸为良，无有不效。"

6.《医林纂要》："润肾补肝，宣达九窍，攻决六淫，阳气宣达，故凡风寒暑湿清喝之邪，皆能驱之。且能辟瘟疫，消痈肿，破结，消肉食，杀蛇虫毒。大要性似附子，但无其毒，且味甘则尚有和缓意。和胃健脾，行水利膈，无所不通。不能如葱之发表，非若其中空通外，直能泻肺而开腠理也。"

7.《本草拾遗》："初食不利目，多食却明。久食令人血清，使毛发白。"

8.《本草求原》："能导阳气归于五脏，以宣阴中之滞气，通窍。治寒湿气痛，心腹冷痛，一切痃癖，水气肿满，寒疟冷痢，二便不通，衄血，脑泻，鼻渊，暴痢泄泻，产后金疮中风，痈疽肿毒，辟邪恶，散湿，消谷化肉，磨积解暑，除疫，杀蛇虫蛊毒，中暑不醒，行诸气以治有余之病。"

0184 大蓟 dà jì 《别录》

【异名】 马蓟(《范汪方》)，虎蓟(《本草经集注》)，刺蓟、山牛蒡(《日华子》)，鸡项草(《本草图经》)，鸡脚刺(《滇南本草》)，野红花(《纲目》)，茨芥(《本草述》)，牛触嘴、鼓椎(《医林纂要》)，鸡姆刺(《质问本草》)，恶鸡婆(《草木便方》)，驴扎嘴、马刺刺(《山西中药志》)，牛口舌、老虎刺、草鞋刺、刷把头(《广西中药志》)，土红花(《四川中药志》)，野刺菜(《药材学》)，牛不嗅、猪妈菜(《闽东本草》)，大牛喳口、山萝卜(《贵州民间方药集》)，猪姆刺、六月霜、蚁姆刺(《福建民间草药》)，牛口刺(《浙江中药手册》)，老虎脷(《广西中兽医药用植物》)，刺萝卜(《民间常用草药汇编》)，牛刺竻菜、竻菜、鸟不扑(《江西民间草药验方》)。

【基原】 为菊科蓟属植物大蓟的地上部分或根。

【原植物】 大蓟 *Cirsium japonicum* Fisch. ex DC.

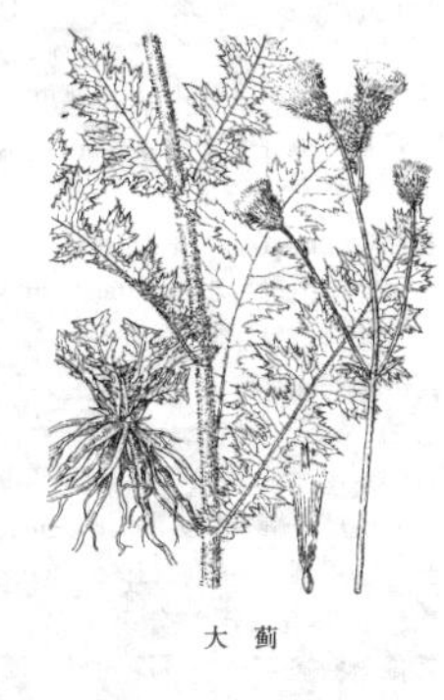
大　蓟

多年生草本。块根纺锤状或萝卜状，直径达7 mm。茎直立，高30～80 cm，茎枝有条棱，被长毛。基生叶有柄，叶片倒披针形或倒卵状椭圆形，长8～20 cm，宽2.5～8 cm，羽状深裂或几全裂，侧裂片6～12对，中部侧裂片较大，向上及向下的侧裂片渐小，边缘齿状，齿端具刺；自基部向上的叶渐小，无柄，基部扩大半抱茎；全部茎叶两面绿色，沿脉有疏毛。头状花序直立，单一或数个生于枝端集成圆锥状；总苞钟状，直径3 cm；总苞片约6层，外层与中层卵状三角形至长三角形，先端有短刺，内层披针形或线状披针形，先端渐尖呈软针刺状；花两性，全部为管状花，花冠紫色或紫红色，5裂；雄蕊5，花药先端有附片，基部有尾。瘦果长椭圆形，稍扁；冠毛羽状，暗灰色。花期5～8月，果期6～8月。

生于山坡、草地、路旁。分布于河北、山东、江苏、浙江、福建、江西、湖北、湖南、广东、广西、四川、贵州、云南、陕西、台湾等地。

【栽培】 生物学特性　喜温暖湿润气候，耐寒、耐旱。适应性较强，对土壤要求不严。以土层深厚、疏松肥沃的砂质壤土或壤土栽培为宜。

繁殖方法　种子繁殖或分株繁殖或根芽繁殖，以种子繁殖为主。种子繁殖：春播3～4月；秋播9月，以秋播为好。7～8月种子成熟后，割下头状花序，晒干，脱粒，扬净，备用。穴播：按行株距30 cm×30 cm开穴，穴深3～5 cm，种子用草木灰拌匀后播入穴内，覆土。分株繁殖：3～4月挖掘母株，分成小丛，每穴1丛，覆土压实，浇水。根芽繁殖：利用带芽的根进行栽种。

田间管理　生长期进行中耕除草2～3次，结合追施人畜粪肥，倒苗后要增施堆肥、厩肥等。

【采收加工】 栽种第三年9～10月挖根，晒干。6～9月盛花时割取地上部分，鲜用或晒干。

【药材】 大蓟 *Cirsii Japonici Herba* 全国大部分地区均产。华北地区多用地上部分，华东地区多用地上部分及根，中南及西南地区多用根。

性状 大蓟草：茎呈圆柱形，基部直径可达 1.2 cm；表面绿褐色或棕褐色，有纵棱，被丝状毛；断面灰白色，髓部疏松或中空。叶皱缩，多破碎，完整叶片展平后呈倒披针形或倒卵状椭圆形，羽状深裂，边缘具不等长的针刺，上表面灰绿色或黄棕色，下表面色较浅，两面均有灰白色丝状毛。头状花序顶生，球形或椭圆形，总苞黄褐色，羽状冠毛灰白色。气微，味淡。

大蓟根：根长纺锤形，常簇生而扭曲，长 5～15 cm，直径0.2～0.6 cm。表面暗褐色，有不规则的纵皱纹。质硬而脆，易折断，断面粗糙，灰白色。气微，味甘、微苦。

鉴别 (1) 叶表面观：上表皮细胞多角形；下表皮细胞类长方形。气孔不定式或不等式，副卫细胞 3～5 个。非腺毛 4～18 个细胞，顶端细胞长而扭曲，直径约 7 μm，壁具交错的角质纹理。

根横切面：表皮细胞壁木栓化，常脱落。皮层较宽，紧靠内皮层外侧有类圆形的分泌腔，较密地排列成环；内皮层明显。韧皮部较窄，形成层连成环，木质部导管少数，数个成群呈径向排列，周围常伴有木纤维，射线宽阔。有髓。薄壁细胞含菊糖。

(2) 薄层色谱：取大蓟草粗粉 1 g，加乙醇于水浴上温浸 2 小时，滤过，滤液蒸干，加乙醇 0.5 ml 溶解供点样用。另取绿原酸及芦丁乙醇液作对照品。分别点样于硅胶 G-0.5%CMC 板上，用正丁醇-冰乙酸-水(3：1：1)展开，于紫外灯(365 nm)下，绿原酸显蓝色荧光，喷 5%三氯化铝乙醇试液后，芦丁显黄色。

【成分】 新鲜叶含柳穿鱼叶苷(pectolinarin)。

地上部分含 ψ-蒲公英甾醇乙酸酯(ψ-taraxasteryl acetate)，β-香树脂醇乙酸酯(β-amyrin acetate)，三十二烷醇 (dotriacontanol)，豆甾醇(stigmasterol)，β-谷甾醇(β-sitosterol)，柳穿鱼素(pectolinarigenin)，β-乙酰香树脂醇(β-taraxasteryl acetate)，柳穿鱼叶苷。

根含挥发油成分：单紫杉烯(aplotaxene)，二氢单紫杉烯(dihydroaplotaxene)，四氢单紫杉烯(tetrahydroaplotaxene)，六氢单紫杉烯(hexahydroaplotaxene)，1-十五碳烯(1-pentadecene)，香附子烯(cyperene)，丁香烯 (caryophyllene) (石竹烯)，罗汉柏烯(thujopsene)，α-雪松烯(α-himachalene)，顺式的 8, 9-环氧-1-十七碳烯-11, 13-二炔-10-醇(8, 9-epoxy-heptadeca-1-en-11, 13-diyn-10-ol)。酚性成分：黄酮苷成分 5, 7, 4′-三羟基-6-甲氧基黄酮-7-*O*-α-*L*-吡喃鼠李糖基-(1→2)-β-*D*-吡喃葡萄糖苷(5, 7, 4′-trihydroxy-6-methoxyflavone 7-*O*-α-*L*-rhamnopyranosyl-(1→2)-β-*D*-glucopyranoside)，还有丁香苷(syringin)，芥子醛-4-*O*-β-*D*-吡喃葡萄糖苷(sinapyladehyde-4-*O*-β-*D*-glucopyranoside)，阿魏醛-4-*O*-β-*D*-吡喃葡萄糖苷(ferulylaldehyde-4-*O*-β-*D*-glucopyranoside)，绿原酸(chlorogenic acid)，5-*O*-咖啡酰奎宁酸(5-*O*-caffeoylquinic acid)，1, 5-二-*O*-咖啡酰奎宁酸(1, 5-di-o-caffeoylquinic acid)。还含蒲公英甾醇乙酸酯，ψ-蒲公英甾醇乙酸酯，菊糖(inulin)；豆甾醇(stigmasterol)，β-谷甾醇(β-sitosterol)。

【药理】 1. 止血作用 大蓟水煎液(15%)4.5 g/kg 灌胃，以玻片法测定小鼠凝血时间，结果给药组凝血时间显著缩短。从大蓟中分得的柳穿鱼叶苷具止血作用。小鼠口服给药(1 mg/kg)柳穿鱼叶苷止血活性为 47.7%，而已知止血药氨甲环酸(tranexamicacid)的止血活性仅为 4%(止血活性按给药组和空白对照组的流血时间对比来计算)。

2. 降压作用 大蓟水浸剂、乙醇——水浸出液和乙醇浸出液，应用于犬、猫、兔等均有降低血压的作用。大蓟鲜干根水煎液、根碱液、25%和 50%酸性醇浸出液及叶水煎液给麻醉犬静注均有降压作用，其中根水煎液和根碱液降压作用更显著。叶碱液、全草水煎液、全草碱液降压作用不明显。大蓟 1.5 g/kg 静注，可使麻醉犬血压下降，且具有快速耐受性，并可抑制闭塞颈总动脉(BCD)的加压反射。在降压同时使心率减慢及心收缩力减弱。

3. 抗菌作用 体外试验，大蓟乙醇浸剂 1：30 000 时对人型结核杆菌有抑制作用。大蓟水提物对单纯疱疹病毒有明显抑制作用。

4. 对平滑肌的作用 大蓟水煎剂或醇浸剂对家兔子宫，无论离体、在位、已孕、未孕，或慢性子宫瘘实验，均显现明显兴奋作用，使子宫张力增加，收缩幅度加大，逐渐发生痉挛性收缩，但大蓟煎剂或酊剂对离体大鼠子宫(无论已孕未孕)以及在位猫子宫均呈抑制。使子宫松弛，节律性收缩消失。大蓟对豚鼠子宫作用不恒定。大蓟对离体兔十二指肠肠管呈抑制作用，使张力降低，振幅减小。

5. 抑制心脏作用 大蓟水煎液 200 mg/L 对离体蛙心具有明显的抑制作用，使心缩幅度减少，心率减慢，继而出现不同程度的房室传导阻滞。离体兔心灌流表明，0.5 g/kg 剂量对心率及心收缩振幅有显著抑制作用。犬在体实验表明，大蓟水煎液 1.5 g/kg 可使犬心及心收缩振幅明显下降。

【炮制】 1. 大蓟 取原药材，除去杂质，抢水洗净，润透切段(全草)或切薄片(根部)，干燥。

2. 大蓟炭 取大蓟段或根片置锅内，用武火加热，炒至表面焦黑色，喷淋清水少许，灭尽火星，取出，晾干凉透。

3. 炒大蓟 取大蓟段置锅内，用文火炒至表面焦黄并有香气或微焦黄色。取出放凉。

4. 醋大蓟 取大蓟加水润软，切 3 mm 长段，置锅内用文火炒热后，加醋炒至微焦黑色为度。每大蓟 100 kg，用醋 20 kg。

【药性】 甘、微苦，凉。归心、肝经。

1.《别录》："根味甘，温。"

2.《日华子》："叶：凉。"

3.《滇南本草》："味苦、辛、微甜，性温。入肝、脾、肾三经。"

4.《品汇精要》："味苦，性平泄，味厚气薄，阴中之阳。"

5.《本草汇言》："味甘、微苦，气寒，无毒。"

6.《药义明辨》："味甘，气微寒。入心、肺二经。"

7.《本草求原》："苦、甘，气平。得土之冲气，能升能降。"

8.《本草用法研究》："入心、肝二经，兼入小肠、膀胱二经。"

【功用主治】 凉血止血，行瘀消肿。主治吐血，咯血，衄血，便血，尿血，妇女崩漏，外伤出血，疮疡肿痛，瘰疬，湿疹，肝炎，肾炎。

1.《别录》："根养精保血，主女子赤白沃，安胎，止吐血衄鼻，令人肥健。"

2.《药性论》："根止崩中下血。"

3.《新修本草》："根疗痈肿。"

4.《日华子》："能补养下气。叶治肠痈，腹藏瘀血，血运扑损，可生研，酒并小便任服；恶疮疥癣，盐研窨敷。"

5.《滇南本草》："消瘀血，生新血，止吐血、鼻血，治小儿尿血，妇人红崩下血；生补诸经之血，消疮毒，散瘰疬结核，疮痈久不收口者，生肌排脓。"

6.《本草蒙筌》："去蜘蛛蝎子咬毒。"

7.《玉楸药解》："治金疮。"

8.《医林纂要》："坚肾水，去血热，泄逆气，治肠风、肠痈及妇人赤白沃，亦治吐衄，能安胎。"

9.《得配本草》："退热。"

10.《福建民间草药》："凉血止血，消炎退肿。治肺热咳血，热结血淋，疔疖疮疡，漆疮，汤火烫伤。"

11.《全国中草药汇编》："凉血止血，散瘀消肿。主治衄血，咯血，吐血，尿血，功能性子宫出血，产后出血，肝炎，肾炎，乳腺炎，跌打损伤，外伤出血，痈疖肿毒。"

【用法用量】 内服：煎汤，5～10 g；鲜品可用 30～60 g。外用：捣敷。用于止血宜炒炭用。

【宜忌】 虚寒出血、脾胃虚寒者禁服。

1.《品汇精要》:"忌犯铁器。"

2.《本草经疏》:"不利于胃弱泄泻及血虚极、脾胃弱不思饮食之证。"

3.《本草求真》:"若脾胃虚寒,饮食不思,泄泻不止者,切勿妄服。"

【选方】 1. 治呕、吐、咯血　大蓟、小蓟、荷叶、扁柏叶、茅根、茜草、山栀、大黄、牡丹皮、棕榈皮各等分。烧灰存性,研极细末,用纸包,碗盖于地上一夕,出火毒,用时先将白藕汁或萝卜汁磨墨半碗,调服五钱,食后下。(《十药神书》十灰散)

2. 治鼻衄　大蓟根一两,相思子半两。上二味,粗捣筛,每服三钱,水一盏,煎至七分,去滓,放冷服。(《圣济总录》)

3. 治舌上出血　刺蓟一握。上一味,研绞取汁,以酒半盏调服,如无生汁,只捣干者为末,冷水调下三钱匕,兼治大衄。(《圣济总录》清心散)

4. 治热结血淋　大蓟鲜根 30～90 g。洗净,捣碎,酌冲开水炖 1 小时,饭前服,日服三次。(《福建民间草药》)

5. 治外伤出血　大蓟根,研成极细末,敷患处。(《浙江民间常用草药》)

6. 治乳腺炎　大蓟根、夏枯草根、白茅根(均为鲜品)各等分。取适量捣烂为泥,做成 2～3 cm 厚之饼状敷患处(直径以超过硬块 4～5 cm 为宜)。盖上塑料纸,固定,每日换药 1 次,重症每日换药 2 次。〔《中国农村医学》1987,(5):18〕

7. 治漆疮　大蓟鲜根一握。洗净,加些桐油捣烂,用麻布包,炖热,绞汁,涂抹,日三四次。

8. 治汤火烫伤　大蓟新鲜根,以冷开水洗净后,捣烂,包麻布炖热,绞汁,涂抹,日二三次。(7、8 方出自《福建民间草药》)

9. 治带状疱疹　大蓟、小蓟、鲜牛乳各适量。将大小蓟放在鲜牛乳中,泡软后,捣成膏,外敷。(内蒙古《中草药新医疗法资料汇编》)

10. 治妇女干血痨或肝痨,恶寒发热,头疼,形体消瘦,精神短少　新鲜大蓟二两,黄牛肉四两。共入罐内煮烂,天明吃毕后,复熟睡。忌盐。(《滇南本草》)

11. 治热结瘰疬　大蓟根一斤,捣罗为散。每服三钱匕,食后温酒调下,日再服。(《圣济总录》大蓟根散)

12. 治鼻窦炎　鲜大蓟根 90 g,鸡蛋 2～3 枚。二味同煎,吃蛋喝汤。忌吃辛辣等刺激性食物。(《全国中草药新医疗法展览会技术资料选编》)

【临床报道】 1. 治疗乳腺炎　取鲜大蓟根块去泥洗净,阴干,捣烂取其汁液,加入 20%凡士林搅拌,待 30 分钟后即自然成膏。乳房发炎期用上药膏涂在消毒纱布上贴于患部4～6 小时换药 1 次;乳房化脓期先行局部切口引流,再敷药膏,4 小时换药 1 次,3 日后改 6 小时换 1 次。共治疗 29 例,其中发炎期 27 例,化脓期 2 例,结果 23 例局部初期炎症 2～3 小时治愈,4 例硬结红肿者,5 日痊愈,2 例化脓期 1 星期治愈。

2. 治疗肺结核　用干大蓟根 100 g,水煎,每日 1 剂,分 2 次口服(如每剂加瘦肉 30～60 g 或猪肺 30 g 同煎更好),连服 3 个月为 1 个疗程,有效而未愈者可继续连服 2 个疗程。共治疗 26 例,结果痊愈 4 例,好转 17 例,无效 5 例。

【各家论述】 1.《新修本草》:"大小蓟皆能破血,但大蓟兼疗痈肿,而小蓟专主血,不能消肿也。"

2.《本草汇言》:"前人谓为安胎,令人肥健,盖不知何所取义云。"

3.《本草经疏》:"大蓟根,陶云有毒,误也。女子赤白沃,血热所致也;胎因热则不安;血热妄行,溢出上窍则吐衄。大蓟根最能凉血,血热解则诸症自愈矣。""其性凉血能行,行而带补,补血凉血则荣气和,荣气和故令肥健也。"

4.《本草述》:"大小蓟类以为血药,固然。第如桃仁、红花,皆言其行血破滞,而此味则曰止吐血鼻衄,并女子崩中血下,似乎功在止血也。夫小蓟退热固以止血,而大蓟下气更是止血妙理。盖气之不下者,多由于阴之不降,以致阳亢而不下也。气下则血归经矣,此非气为血先之义欤?夫凉血者多滞,而此乃能行之,又不以降火为行,是从下气以为行也。"

5.《本草新编》:"大蓟,破血止血甚奇,消肿安崩亦效,去毒亦神。但用于初起之血症大获奇功,而不能治久伤之血症也。盖性过于凉,非胃所善,可以降火,而不可以培土故耳。"

6.《本草求真》:"小蓟力微,不如大蓟力迅,只可退热凉血;若大蓟则于退热之中,犹于气不甚伤也。"

7.《本草求原》:"大蓟则以甘先升阴于上,后以苦降阳于下,使虚阳不致上逆,则气下而血自归经,是行而兼补,无论或热或虚皆可从主剂用之。"

8.《本草正义》:"二蓟主治皆以下行导瘀为主,《别录》以大蓟根止吐血鼻衄者,正以下行为顺,而上行之吐衄可止;甄权谓主下血,亦殊未允。"

0185 大箭 dà jiàn (《四川常用中草药》)

【异名】 水泽泻(《贵州中草药名录》),汗枪箭(《浙江药用植物志》)。

【基原】 为泽泻科泽泻属植物窄叶泽泻的全草。

【原植物】 窄叶泽泻 *Alisma canaliculatum* A. Braun et Bouche

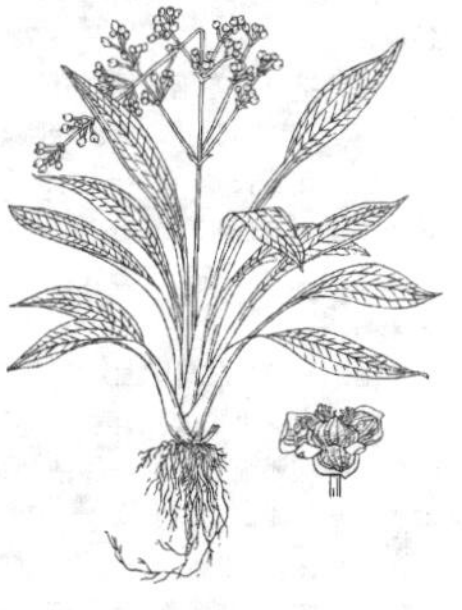
窄叶泽泻

多年生水生或沼生植物。块茎直径 1～3 cm。叶全部基生;叶柄长 10～30 cm;叶片披针形或条状披针形,长 7～22 cm,宽1～4.5 cm,先端渐尖,基部楔形。花葶连同圆锥花序高 50～100 cm;圆锥花序的分枝和伞形花序的总花梗均轮生,花梗长 2～4 cm;外轮花被片 3,萼片状,内轮花被片 3,花瓣状,白色;雄蕊 6;心皮多数,轮生,柱头比子房短,弯曲。瘦果两侧扁,长 2～3 mm,背部有 1 条深沟。花期6～7 月,果期 7～10 月。

生于沼泽边缘或水沟中。分布于长江流域及其以南各地。

【采收加工】 7～9 月采收,晒干或鲜用。

【药性】 《四川常用中草药》:"性平,味淡、微辛。"

【功用主治】 清热利湿,解毒消肿。主治小便不通,水肿,无名肿毒,皮肤疱疹,湿疹,蛇咬伤。

1.《四川常用中草药》:"清热解毒。治皮肤疱疹,小便不通,水肿,蛇咬伤等症。"

2.《浙江药用植物志》:"渗湿利尿。"

【用法用量】 内服:煎汤,30～60 g;或浸酒。外用:捣敷。

【选方】 1. 治小儿湿疹　鲜窄叶泽泻根捣烂绞汁,外敷患处。(《浙江药用植物志》)

2. 治小便不通　大箭、木通、车前草、海金沙各 9 g。水煎服。

3. 治蛇咬伤　大箭、乌蔹莓根、降龙草、八角莲、黄荆叶各适量,捣烂外敷。(2、3 方出自《万县中草药》)

0186 大丁草 dà dīng cǎo (《纲目》)

【异名】 烧金草(《纲目》),豺子药、苦马菜、米汤菜、鸡毛蒿、白小米菜(《贵州民间药物》),踏地香(《贵州省中医验方秘方》),丁萝卜(《江西草药》),龙根草、翻白叶(《贵州草药》),小火草、臁草

(《全国中草药汇编》)。

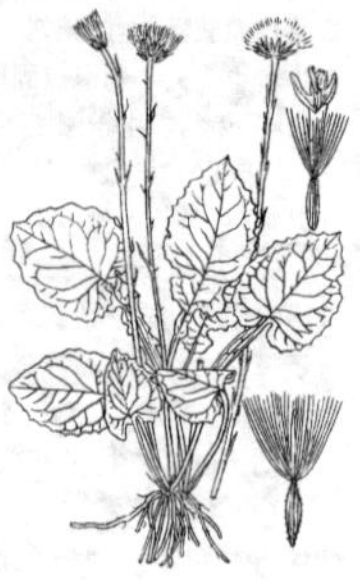

大丁草

【基原】 为菊科大丁草属植物大丁草的全草。

【原植物】 大丁草 *Leibnitzia anandria*（L.）Nakai［*Tussilago anandria* L.；*Gerbera anandria*（L.）Sch.-Bip.］

多年生草本。植株有二型：春型株矮小，高 8～20 cm；叶广卵形或椭圆状广卵形，长 2～6 cm，宽 1.5～5 cm，先端钝，基部心形或有时羽裂；头状花序紫红色；舌状花长 10～12 mm；管状花长约7 mm。秋型植株高大，高 30～60 cm；叶片倒披针状长椭圆形或椭圆状广卵形，长 5～6 cm，宽3～5.5 cm，通常提琴状羽裂，先端裂片卵形，边缘有不规则圆齿，基部常狭窄下延成柄；头状花序紫红色，全为管状花；瘦果有纵条；冠毛污白色或黄棕色。春花期 4～5 月，秋花期 8～11 月。

生于山坡路旁、林边、草地、沟边等阴湿处。分布于我国南北各地。

【采收加工】 7～9 月采收，鲜用或晒干。

【药材】 大丁草 *Leibnitziae Anandriae Herba* 产我国东南各地。

性状 本品卷缩成团，枯绿色。根茎短，下生多数细须根。基生叶丛生，莲座状；叶片椭圆状宽卵形，先端钝圆，基部心形，边缘浅齿状。花葶长 8～19 cm，有的具白色蛛丝毛，有条形苞叶。头状花序单生，直径 2 cm，小植株花序边缘为舌状花，淡紫红色，中央花管状，黄色，植株仅有管状花。瘦果纺锤形，两端收缩。气微，味辛辣、苦。

鉴别 (1) 根横切面：表皮细胞 1 列，可见多数根毛或其残基。皮层有时可见裂隙（根的较粗部分）；内皮层细胞 1 列，凯氏点明显。中柱鞘细胞 1 列。外韧型维管束，韧皮束常为 4～5；初生木质部常为 4～5 原型，次生木质部少量。有髓。

(2) 取本品粗粉 0.5 g，加乙醇 10 ml，浸泡过夜，过滤，滤液于白瓷皿中挥干，滴加 5%香荚醛浓硫酸溶液，放置呈紫红色。取本品粗粉 0.5 g，加乙醇 5 ml，温浸 10 分钟，滤过，滤液 1 ml，加 3%碳酸溶液 1 ml，在沸水浴中加热 3 分钟，冰浴冷却，加新配制的重氮试剂 2 滴，显红色。

【成分】 地上部分含香豆素类化合物：5-甲基香豆素-4-*O*-*β*-*D*-吡喃葡萄糖苷（5-methylcoumarin-4-*O*-*β*-*D*-glucopyranoside），大丁双香豆素〔3,3′-methenebi-(4-hydroxy-5-methylcoumarin)〕，3,8-二羟基-4-甲氧基香豆素（3,8-dihydroxy-4-methoxycoumarin），5,8-二羟基-7-(4-羟基-5-甲基-3-香豆素基)-香豆素〔5,8-dihydroxy-7-(4-hydroxy-5-methyl-coumarin-3-yl)-coumarin〕；又含野樱苷（prunasin），大丁苷（gerberinside），大丁苷元（4-hydroxy-5-methylcoumarin），木犀草素-7-*β*-*D*-葡萄糖苷（luteolin-7-*β*-*D*-glucoside），大丁纤维二糖苷（5-methylcoumarin-4-cellobioside），大丁龙胆二糖苷（5-methylcoumarin-4-gentiobioside），蒲公英赛醇（taraxerol），*β*-谷甾醇（*β*-sitosterol），3,8-二羟基-4-甲氧基-2-氧代-2*H*-1-苯并吡喃-5-羧酸（3,8-dihydroxy-4-methoxy-2-oxo-2*H*-1-benzopyran-5-carboxylic acid）。

【药理】 1. 抗菌作用 体外试验（杯碟法），大丁草水煎剂（10%～50%），大丁苷和苷元（5×10^{-4}～2×10^{-3}），大丁草成分Ⅰ、Ⅱ、Ⅲ、Ⅵ、Ⅸ区以及乙醇提取物中分离的结晶 5-甲基-香豆素-4-*O*-*D*-葡萄糖苷对金黄色葡萄球菌、铜绿假单胞菌等均显示有不同程度的抗菌活性。

2. 对网状内皮系统吞噬作用的影响 大丁苷 20～56 mg/kg 腹腔注射能增加家兔及小鼠网状内皮系统的吞噬功能。

毒性 大丁苷给小鼠腹腔注射 200～500 mg/kg，3 日内无死亡，给家兔静注 20 mg/kg，每日 2 次，7 日后血液、肝肾功能未见异常。

【药性】 苦，寒。

1.《贵州民间药物》："苦，温，无毒。"

2.《江西草药》："性寒，味苦，有小毒。"

3.《河北中草药》："苦、甘、涩，寒。"

【功用主治】 清热利湿，解毒消肿。主治肺热咳嗽，湿热泻痢，热淋，风湿关节痛，痈疖肿毒，臁疮，虫蛇咬伤，烧烫伤，外伤出血。

1.《贵州民间药物》："治风湿麻木。"

2.《江西草药》："清热解毒，消肿散结。"

3.《贵州草药》："驱风除湿，止咳喘，解毒。"

4.《北方常用中草药手册》："能消炎，解毒，利水。治尿路感染，浮肿，乳痈，疔疮，淋巴结结核，无名肿毒，鲜品捣烂外敷，可治毒蛇咬伤。"

5.《四川中药志》1982 年版："清热利湿，解毒消肿，止咳，止血。主治湿热泻痢，热淋，下肢关节红肿疼痛，肺热咳嗽，烧烫伤，外伤出血。"

6.《中国民族药志》："消食化积，行气止痛，清热解毒，止痢。"

【用法用量】 内服：煎汤，15～30 g；或泡酒。外用：捣敷。

【选方】 1. 治慢性肠炎 大丁草、仙鹤草各 15 g。煎服。每日 2 次，1～2 日为 1 个疗程。（《中国民族药志》）

2. 治湿热泻痢 大丁草、铁苋、三棵针各 15 g。水煎服。

3. 治肺热咳嗽 大丁草、兔耳草（毛大丁草）、桑白皮各 15 g。水煎服。（2、3 方出自《四川中药志》1982 年版）

4. 治毒蛇咬伤 丁萝卜（鲜）适量，雄黄少许，捣烂，加口涎调匀，敷伤口周围。另用丁萝卜根（鲜）9 g 嚼烂，冷开水送服。（《江西草药》）

5. 治外伤出血 ① 大丁草适量。研末，撒伤口。（《全国中草药汇编》） ② 大丁草、马兰叶、白及各等分。研末，撒布患处。（《四川中药志》1982 年版）

6. 治风湿麻木 豹子药 30 g。泡酒服，适量。（《贵州草药》）

0187 大木通 dà mù tōng （《植物名实图考》）

【异名】 接骨丹（《植物名实图考》），白头公公（《陕西中草药》），黄藤通、丝瓜藤（《湖南药物志》），银叶铁线莲（《秦岭植物志》。

【基原】 为毛茛科铁线莲属植物粗齿铁线莲的茎藤。

【原植物】 粗齿铁线莲 *Clematis argentilucida*（Lévl. et Vant.）W. T. Wang［*C. grata* Wall. var. *grandidentata* Rehd. et Wils.］

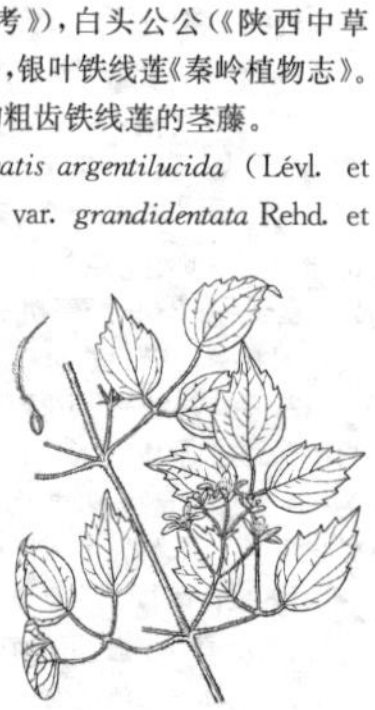

粗齿铁线莲

落叶藤本。小枝密生白色短柔毛，老时外皮剥落。叶对生，一回羽状复叶；叶柄长 3.5～6.5 cm；小叶通常 5 枚，小叶片卵形或椭圆状卵形，长 5～10 cm，宽 3.5～6.5 cm，先端渐尖，基部圆形、宽楔形或微呈心形，常有不明显 3 裂，边缘有粗大锯齿状牙齿，两面被短柔毛，有时较疏。腋生聚伞花序，常有 3～7 朵花；萼片 4，开展，直径 2～3.5 cm，白色，近长圆形；花瓣无；雄蕊多数，无毛；心皮多数，被柔毛。瘦果扁卵圆形；宿存花柱羽毛状，长达 3 cm。花期 5～7 月，果期 7～10 月。

生于海拔 450～3 200 m 的山坡或山沟灌木丛中。分布于河北、山西、安徽南部、浙江北部、河南、湖北、湖南、四川、贵州、云南、陕西南部、甘肃南部和东部。

【采收加工】 全年均可采收，除去枝叶及粗皮，切成小段，晒干。

【药材】 大木通 *Clematidis Argentilucidae Caulis* 产于四川、湖南、陕西等地。

性状 茎圆柱形，表面有6个粗大的纵棱和6个纵槽，每个大纵棱有多个细纵棱，每个槽中有2个细纵棱。粗皮呈长片状层层纵向脱落。横切面皮部有6处内陷，木部黄白色，导管孔较大。鲜品横切面有灰黑色或灰黄色胶质物。气微，味微苦。

【药性】《四川中药志》1960年版："性平，味涩，无毒。"

【功用主治】 利尿，解毒，祛风湿。主治小便不利，淋病，乳汁不通，疮疖肿毒；亦治风湿性关节疼痛，肢体麻木。

1.《植物名实图考》："茎利小便。"

2.《四川中药志》1960年版："杀虫解毒。治失音声嘶，杨梅疮毒，虫疮久烂及难产横生。"

3.《湖南药物志》："发汗，利尿，通窍。治风湿性关节痛，四肢麻木，淋病尿血。"

【用法用量】 内服：煎汤，6～12 g。外用：捣敷；或煎汤洗。

【宜忌】 孕妇慎用。

【选方】 1. 治淋病尿血 黄藤通、车前草各9～15 g，水煎，兑白糖服。（《湖南药物志》）

2. 治疮毒 鲜大木通，捣绒外敷。（《成都中草药》）

0188 大风子 dà fēng zi （《本草衍义补遗》）

【异名】 大枫子（《品汇精要》），麻风子（《全国中草药汇编》），驱虫大风子（《台湾药用植物志》）。

【基原】 为大风子科大风子属植物大风子、海南大风子的成熟种子。

【原植物】 1. 大风子 *Hydnocarpus anthelminticus* Pierre

常绿乔木。树干直立，枝伸长。叶革质，互生；叶柄长0.6～3 cm；叶片长椭圆形或椭圆状披针形，长10～30 cm，宽3～7 cm，先端钝尖，基部钝圆，全缘，两面无毛。花杂性或单性，1至数朵簇生，花径约2 cm；雄花萼片5，卵形，花瓣5，卵形，黄绿色，能育雄蕊5个，外轮雄蕊通常退化成鳞片状，中央有退化子房；雌花的退化雄蕊合生成纺锤状体，子房卵形，被长硬毛，花柱粗短，被柔毛，柱头5裂，常成冠状反卷。浆果球形，直径6～12 cm，果皮坚硬。种子30～50颗，卵形，略呈多角体状，外种皮角质，胚乳丰富。花期1～3月。

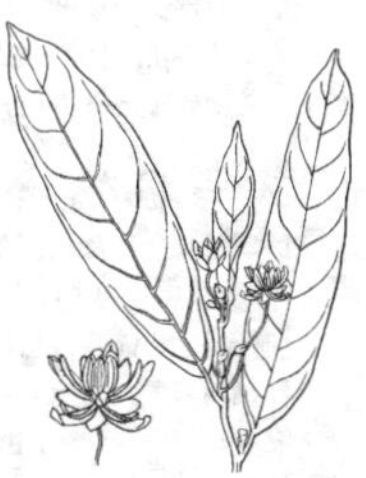

大风子

我国台湾、海南及云南等地有栽培。原产东南亚地区及印度等地。

本植物种仁的脂肪油（大风子油）亦供药用，另设专条。

2. 海南大风子 *H. hainanensis* (Merr.) Sleum [*Taraktogenos hainanensis* Merr.]

乔木，高6～9 m。叶互生；叶柄长约1.5 cm；叶纸质或薄革质，长椭圆形，长8～14 cm，宽3～6 cm，先端急短尖而钝头，基部楔形，全缘或具不规则的浅波状锯齿。总状花序腋生；雄花：密集，萼片4，椭圆形，花瓣4，肾状卵形，边缘有缘毛，雄蕊12，花丝疏被短柔毛，花药呈圆形；雌花：花被与雄花的相似而略大，退化雄蕊约15，子房卵状椭圆形，密被黄色绒毛，1室，侧膜胎座5个，胚珠多数，柱头3裂。浆果球形，直径4～7 cm，密被褐色柔毛，果皮革质。内含种子约20颗，略呈三角状卵形，长约1.5 cm。花期4～9月，果期5～10月。

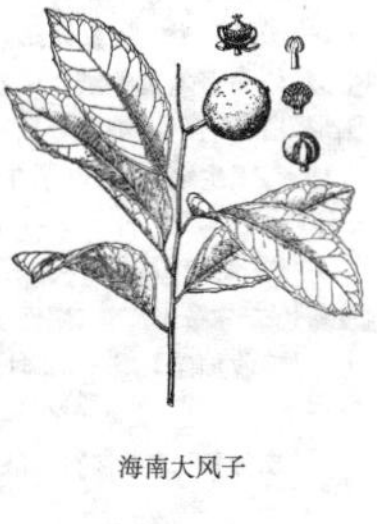

海南大风子

生于山地疏林的半阴处及石灰岩山地林中。分布于海南、广西等地。

【采收加工】 4～6月或10～12月，采摘成熟果实，摊放至果肉软化，去果皮，取种子，洗净，晒干。

【药材】 大风子 *Hydnocarpi Anthelmintici Semen* 主产于泰国、越南，以及印度尼西亚、印度、柬埔寨等国。海南大风子 *Hydnocarpi Hainanensis Semen* 产于海南、广西。

性状 大风子 种子略呈不规则卵圆形，或带3～4面体形，稍有钝棱；长1～2.5 cm，直径1～2 cm。表面灰棕色至黑棕色，较小一端有凹纹射出至种子1/3处，全体有细的纵纹。种皮坚硬，厚1.5～2 mm，内表面浅黄色至黄棕色，与外表面凹纹末端相应处有一棕色圆形环纹。种仁外被红棕色或黑棕色薄膜，较小一端略皱缩，并有一环纹，与种皮内表面圆形环纹相吻合。胚乳肥大，乳白色至淡黄色，富油质；子叶2枚，浅黄色或黄棕色，心脏形；下接圆柱形胚根。气微，味淡，有油性。

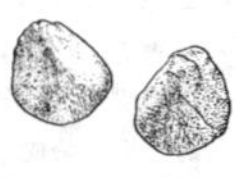

大风子（种子）外形

海南大风子 种子略呈四面体，一面隆起，三面稍平坦；长1～2 cm，宽0.5～1 cm。表面灰黄白色至灰棕色，有多数隆起的纵脉纹，种脐位于种子的一端。种皮硬而脆，厚0.5 mm，易碎。种仁不规则长卵形，外被暗紫褐色薄膜，具微细皱纹；胚乳黑棕色，子叶心脏形稍尖，色较浅。

鉴别 种子横切面 大风子 种皮全为石细胞，外层2～3列类圆形或多边形，排列不甚整齐，壁较厚，有孔沟，含少数草酸钙棱晶；中层为较厚的长条状石细胞层，径向紧密排列，彼此重叠，胞腔呈线缝状，沟纹细密；内层为10余列切向排列的长条形或一端稍尖，另端稍膨大的石细胞，胞腔稍大或呈线缝状，孔沟明显。种仁外侧为4～5列红棕色扁平细胞，其内为胚乳组织，内含脂肪油等物质。

海南大风子 种皮全为石细胞，外层3～5列类圆形或类方形，壁厚薄不一，有的含草酸钙棱晶；中层为2列长条形石细胞，径向排列，两端稍尖；内层为10余列石细胞，类圆形、椭圆形或梭形，壁厚薄不一，有的含草酸钙棱晶，孔沟明显，排列较疏松。种仁外为3～5列含棕色色素的细胞，内为胚乳组织。

【成分】 大风子种子含糖苷类：乙基-*β*-*D*-呋喃果糖苷（ethyl-*β*-*D*-fructofuranoside），异叶大风子腈苷（taraktophyllin），表异叶大风子腈苷（epivolkenin）；有机酸：环戊烯脂肪酸（cyclopentenylfatty acid），大风子油酸（chaulmoogric acid），次大风子油酸（hydnocarpic acid），硬脂酸（stearic acid），棕榈酸（palmitic acid），阿立普酸（alepric acid），阿立普诺酸（aleprolic acid），阿立普里酸（aleprylic acid），阿立普里斯酸（aleprestic acid）。

【药理】 抗菌作用 大风子水浸液在试管内可抑制奥杜盎小芽胞癣菌，它所含的阿立普里斯酸为治疗麻风病的有效成分，但毒性较大。

【药性】 辛，热，有毒。归肝、脾经。

1.《纲目》："辛，热，有毒。"

2.《本草经疏》："味辛、苦，气热有毒。"

3.《本草汇言》："味辛、甘，气热有毒。"

4.《本草求真》："入肝、脾。"

5.《本草再新》："入肝、脾、肾三经。"

【功用主治】 祛风燥湿，攻毒杀虫。主治麻风，杨梅疮，疥癣，酒齄鼻，痤疮。

1.《纲目》："主治风湿疥癞，杨梅诸疮，攻毒杀虫。"

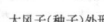

2.《医林纂要》:"行痰,杀虫,劫毒。用霜亦可劫顽痰,行积水。"

3.《得配本草》:"行水破血。"

4.《药性考》:"性能杀虫,治癣极速,疥疯蛇癞,杨梅皴裂,最宜外用。"

5.《中国药用植物图鉴》:"有燥湿杀虫功用,治麻风病、牛皮癣、风湿痛及(霉)毒、结核等症。"

6. 南药《中草药学》:"祛风燥痰,攻毒杀虫。"

【用法用量】 外用:捣敷;或煅存性研末调敷。内服:入丸、散,一次量 0.3~1 g。

【宜忌】 本品性毒烈,一般只作外用,内服宜慎。必须作内服剂用时,当稀释于复方中用,并不得过量或持续服用。外用也不得过量或久用。阴虚血热、胃肠炎症、目症患者均忌服。本品中毒时可出现头晕、头痛、胸腹痛、恶心、呕吐、四肢乏力、全身发热感,严重时可出现溶血、蛋白尿及管型、肝脂肪变性等症状。

1.《本草经疏》:"性热而燥,伤血损阴,不宜多服用之。"

2.《本草求真》:"烈毒之性,不可多服。惟用外敷,不入内治。"

3.《本草求原》:"须用纹银煎三日夜,去其浮油,以杀其毒,否则燥痰而伤血,多服必致失明。"

【选方】 1. 治大风癞 大风子不拘多少,烧存性,研细罗过,与轻粉等分。用麻油调敷疮上,极妙。如湿只干掺之。(《普济方》引《经验良方》)

2. 治疥疮 羊尾子油二片,大风子二十个(去皮),白硫黄一钱,楂肉三十个(去尖)。上合做一处捣烂,生绢布袋装。每日掌在手中闻。(《普济方》)

3. 治风疮燥痒,疥癣 大风子肉半两,轻粉、枯矾各少许。上捣为膏,擦疮上。(《证治准绳》枫实膏)

4. 治癣遍身及面 大风子、槟榔各五钱,硫黄三钱。醋煎滚调搽。(《仙拈集》三仙散)

5. 治男妇头痛,不论偏正新久,但夏月欲重绵包裹者 闹杨花(净末)一钱,槿树花(净末)一钱,大风子(白肉去油)五分。共研。每服六分,葱酒调服,洗浴发汗自愈。(《外科正宗》)

【各家论述】 1.《本草汇言》:"大风子肉捣膏,擦风癞疥癣诸疮之药也。此物质润性燥,濒湖方治疮疥仅供外涂,能润皮肤,杀虫止痒,不堪服食。粗工述庸人语,每治大风癞疾,与苦参同用,作丸服,殊不察此性燥、热劣,有损液闭痰之虞,而伤血分,至有风癞未愈而先失明者。用之外涂,其功不可没也。"

2.《本草经疏》:"禀火金之气以生,故其味辛、苦,气热,有毒。辛能散风,苦能杀虫燥湿,温热能通行经络。世人用以治大风疠疾及风癣疥癞诸疮,悉此意耳。"

0189 大风药 dà fēng yào (《湖南药物志》)

【异名】 叶青、纤序鼠李(《湖南药物志》),皂布叶(《广西药用植物名录》)。

【基原】 为鼠李科鼠李属植物尼泊尔鼠李的根、茎。

【原植物】 尼泊尔鼠李 *Rhamnus nepalensis* (Wall.) Laws. [*Ceanothus napalensis* Wall.; *R. paniculiflorus* Schneid.]

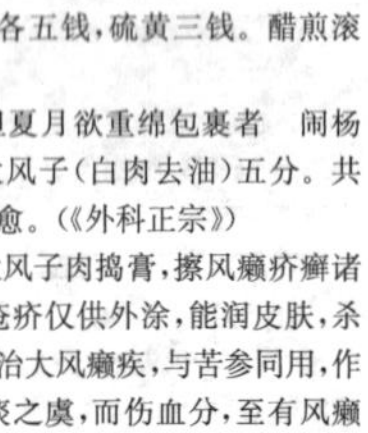

尼泊尔鼠李

直立或藤状灌木。枝无刺,幼枝被短柔毛,后脱落,小枝具多数明显的皮孔。叶互生;叶柄长 1.2~2 cm,无毛;叶片厚纸质或近革质,大小异形,小叶近圆形或卵圆形,长2~5 cm,宽 1.5~2.5 cm;大叶宽椭圆形或椭圆状长圆形,长 6~17(~20)cm,宽3~10 cm,先端圆形,渐尖,基部圆形,边缘具钝锯齿,上面深绿色无毛,下面仅脉腋被簇毛。腋生聚伞总状花序或下部有短枝的聚伞圆锥花序,长达 12 cm,花序轴被短柔毛;花单性,雌雄异株,5 基数;萼片长三角形;花瓣匙形;雌花的子房球形,3 室。核果倒卵状球形,基部有宿存的萼筒,具 3 分核。种子 3 颗。花期 5~9 月,果期 8~11 月。

生于海拔 1 800 m 以下的疏林或密林中,或灌丛中。分布于西南及浙江、福建、江西、湖北、湖南、广东、广西、海南、西藏,台湾有引种。

本植物的叶(大风药叶)亦供药用,另设专条。

【采收加工】 5~8 月采茎,切段,晒干。9~10 月采根,切片,晒干。

【成分】 全株含蒽醌类化合物:大黄素(emodin),大黄素甲醚(physcion);黄酮类化合物:鼠李素(rhamnetin),鼠李柠檬素(rhamnocitrin),鼠李素-3-*O*-α-*L*-吡喃鼠李糖基(1→2)-*O*-α-*L*-吡喃鼠李糖基(1→6)-β-*D*-吡喃半乳糖苷〔rhamnetin-3-*O*-α-*L*-rhamnopyranosyl(1→2)-*O*-α-*L*-rhamnopyranosyl(1→6)-β-*D*-galactopyranoside〕,鼠李柠檬素-3-*O*-α-*L*-吡喃鼠李糖基(1→3)-*O*-α-*L*-吡喃鼠李糖基(1→6)-β-*D*-吡喃半乳糖苷〔rhamnocitrin-3-*O*-α-*L*-rhamnopyranosyl(1→3)-*O*-α-*L*-rhamnopyranosyl(1→6)-β-*D*-galactopyranoside〕。还含β-谷甾醇(β-sitosterol),羽扇脂醇(lupeol),β-谷甾醇-β-*D*-葡萄糖苷(β-sitosterol-β-*D*-glucoside)等。

【药性】 《湖南药物志》:"微甘、涩,平。"

【功用主治】 《湖南药物志》:"祛湿,消水。主治风湿关节痛,慢性肝炎,早期肝硬化腹水。"

【用法用量】 内服:煎汤,10~30 g。

【选方】 1. 治风湿关节痛 纤序鼠李根 15~30 g。水煎服。

2. 治慢性肝炎 纤序鼠李根、茎 30~60 g。水煎服,或加鸡蛋 2 枚煮食。半个月为 1 个疗程,停数日后可再服。服后食欲明显增加。急性黄疸型肝炎加阴行草、田基黄各 30 g。

3. 治早期肝硬化 纤序鼠李根、茎 50 g,田基黄、半边莲各 45 g。水煎服。(1~3 方出自《湖南药物志》)

0190 大乌泡 dà wū pào (《云南中草药》)

【异名】 老牛黄泡、乌泡(《云南中草药》),大红黄泡(《中国植物志》),多苞片悬钩子(《广西植物名录》)。

【基原】 为蔷薇科悬钩子属植物大乌泡的根或全株。

【原植物】 大乌泡 *Rubus multibracteatus* Lévl. et Vant.

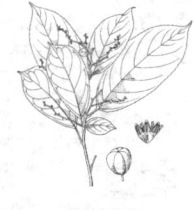

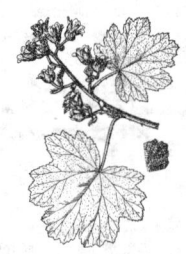

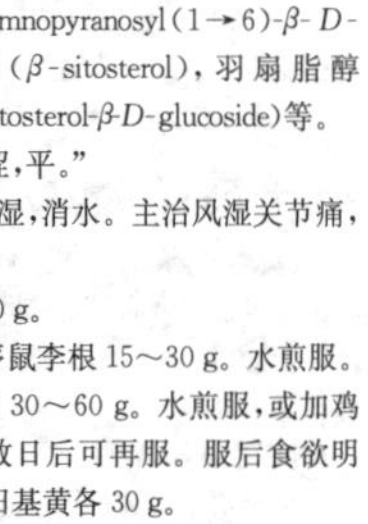

大乌泡

灌木,高 2~3 m。茎粗壮,密被黄色绒毛和散生极短弯刺。单叶互生;叶柄长 3~6 cm,密被黄柔毛;托叶条裂;叶片革质,近圆形,直径5~16 cm,掌状 7~9 浅裂,裂片常 2 浅裂或又有缺裂,先端圆钝或急尖,基部心形,边缘有不整齐锯齿,上面有短毛和密集的小凸起,下面密被黄色绒毛。圆锥花序或总状花序顶生和腋生,密生黄色绒毛;苞片椭圆形,边缘撕裂状;萼片卵形,先端常多裂,外面密生黄色绒毛;花瓣近椭圆形,白色,有爪;雄蕊多数;心皮多数,着生于凸起花托上。聚合果球形,上生多数红色浆果状小核果。花期4~6 月,果期 8~9 月。

生于海拔 700~2 500 m 的山坡及沟谷阴处灌木林内或林缘及路边。分布于广东、广西、云南、贵州。

【采收加工】 9~12 月采挖根,切片,晒干。全年可采全株,晒干。

【成分】 果实含氨基酸:天冬氨酸,苏氨酸,丝氨酸,谷氨酸,甘氨酸,丙氨酸,胱氨酸,缬氨酸,甲硫氨酸,异亮氨酸,亮氨酸,酪氨酸,苯丙氨酸,赖氨酸,组氨酸,精氨酸及脯氨酸。

【药性】 苦、微涩,凉。

1.《云南中草药》:"涩、苦,凉。"

2.《全国中草药汇编》:"苦、凉。"

【功用主治】 清热,止血,祛风湿。主治感冒发热,咳嗽咯血,鼻衄,月经不调,外伤出血,痢疾,腹泻,脱肛,风湿痹痛。

1.《云南中草药》:"清热解毒,祛风活络,止血止痛。治感冒、高热、咳嗽带血、风湿关节痛、月经提前、腹泻、肠胃炎、痢疾、脱肛、外伤出血。"

2.《全国中草药汇编》:"清热利湿。主治咯血,衄血,风湿骨痛,骨折。"

【用法用量】 内服:煎汤,10~30 g。外用:捣敷或研末敷。

【选方】 治外伤出血 用(大乌泡)叶研末撒于患处。(《云南中草药》)

0191 大叶藜 dà yè lí (《全国中草药汇编》)

【异名】 血见愁(《东北药用植物志》),杂灰菜(《黑龙江常用中草药手册》),八角灰菜(《东北常用中草药手册》),大叶灰菜(《长白山植物药志》)。

【基原】 为藜科藜属植物杂配藜的全草。

【原植物】 杂配藜 *Chenopodium hybridum* L.

一年生草本,高 30~120 cm。茎直立,粗壮,单一或上部分枝,具淡黄色或紫色条纹,无毛。单叶互生;叶柄长 2~7 cm;叶片卵形、宽卵形或三角状卵形,长 4~15 cm,宽 2~12 cm,先端急尖或渐尖,基部微心形或近截形,边缘有不规则波状浅裂,裂片 2~3 对,不等大,无毛;上部叶较小,叶片多呈三角状戟形。疏散的大圆锥花序顶生或腋生,花两性或兼有雌性;花被 5 裂;雄蕊 5。胞果薄膜质,双凸镜形。种子扁圆形,黑色。花期 7~8 月,果期 8~9 月。

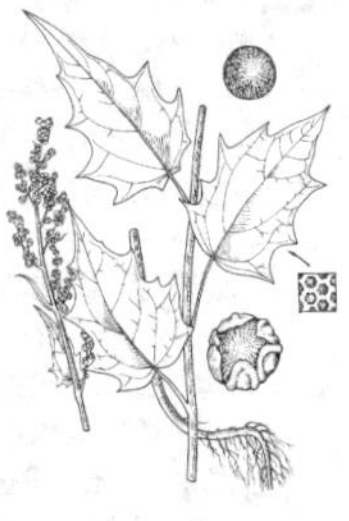

杂配藜

生于村边、菜地及林缘草丛中。分布于华北、东北、西南、西北及江苏、浙江、山东等地。

【采收加工】 6~8 月割取带花、果全草,鲜用或切碎晒干。

【药材】 大叶藜 *Chenopodii Hybridi Herba* 产于东北、华北、西北、西南及江苏、浙江、山东等地。

性状 全草黄绿色。茎粗壮,具深纵棱。叶多皱缩破碎,完整叶展平后三角状卵形或卵形,边缘掌状浅裂或全缘。小花成团。胞果宿存膜质花被,灰绿色,顶端 5 裂。胞果果皮膜质,有白色斑点。种子扁圆形,黑色,无光泽,表面具明显的圆形深洼或凹凸不平。气微,味微苦。

鉴别 粉末特征:灰黄绿色。上表皮细胞垂周壁波状弯曲,下表皮细胞垂周壁细胞平直,多角形;气孔不定式,偶有不等式。花被片腺毛,头部圆球形,单细胞,内含黄棕色油状物,柄 1~2 个细胞,较细。花被片薄壁细胞含草酸钙簇晶。种皮细胞表面观呈多角形,排列紧密,红棕色,具放射状突起的花纹;横切面观呈细胞长条形,排列成栅栏状,表面有横向纹理。扫描电镜下,果皮纹饰呈放射状排列。花粉粒表面小刺常分布于孔间区中央,孔边缘较少。

【成分】 全草含槲皮素(quercetin)等。

【药性】 《东北常用中草药手册》:"甘,平。"

【功用主治】 调经止血,解毒消肿。主治月经不调,崩漏,吐血,衄血,咯血,尿血,血痢,便血,疮疡肿毒。

1.《东北药用植物志》:"止血。"

2.《黑龙江常用中草药手册》:"治便血,衄血、子宫出血。茎叶捣烂,敷疗疮肿毒,干叶煎水含口中,治齲齿疼痛,又治咽峡炎,皮痒疥癣等症。"

3.《东北常用中草药手册》:"通经,活血,止血。主治月经不调,崩漏,肺结核咯血,尿血。"

【用法用量】 内服:煎服,3~9 g;或熬膏。外用:捣敷。

【选方】 1. 治月经不调 大叶藜全草。熬膏,每次服3~6 g,早晚服。(《内蒙古中草药》)

2. 治崩漏 大叶藜、蒲黄炭各 9 g,藕节 15 g。水煎服。(《青海常用中草药手册》)

3. 治吐血,衄血 大叶藜、白茅根各 30 g。水煎服。(《内蒙古中草药》)

4. 治尿血 血见愁 9 g。煎水,冲百草霜 1.5 g,每日服 2 次。(《吉林中草药》)

0192 大叶藤 dà yè téng (《广西本草选编》)

【异名】 越南大叶藤(《广西植物名录》),奶汁藤、假黄藤(《广西本草选编》),黄藤子(《云南种子植物名录》)。

【基原】 为防己科大叶藤属植物大叶藤的根或茎。

【原植物】 大叶藤 *Tinomiscium tonkinense* Gagnep. [*T. petiolare* Hook. f. et Thoms.]

木质大藤本。茎枝折断有白色乳汁,鲜叶折断有胶丝相连;茎有不规则的纵裂沟纹,嫩枝被紫红色绒毛。叶纸质至薄革质,阔卵形或卵形,长 9~25 cm,宽6~15 cm,先端短渐尖或急尖,基部近截平或微心形,上面深绿色,有光泽,下面淡绿色,干时上面有波状皱纹,掌状脉常 5 条。总状花序多个簇生于老茎或无叶的老枝上,常下垂,长7~35 cm,被紫红色绒毛;花单性异株,白色至浅绿色;雄花萼片 9;花瓣 6,舟状;雄蕊 6,花丝肥厚。核果长圆形,橙黄色。

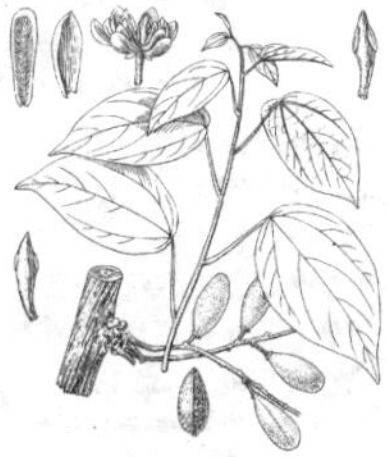

大叶藤

生于深山密林中或石灰岩山坡林中。分布于广西南部、云南南部和东南部。

【采收加工】 7~10 月采收,切段,鲜用或晒干备用。

【药材】 大叶藤 *Tinomiscii Tonkinensis Radix seu Caulis* 产于广西、云南。

性状 根圆柱形,直或稍弯。表面棕黄色或浅棕色,具不规则纵向沟纹。质硬,断面灰黄色,有放射状纹理和小孔,皮部易破裂。气微,味苦。

茎圆柱形,少数略弯。表面灰棕色,具粗纵棱,节处隆起。质硬,断面放射状纹理较根部密而明显。

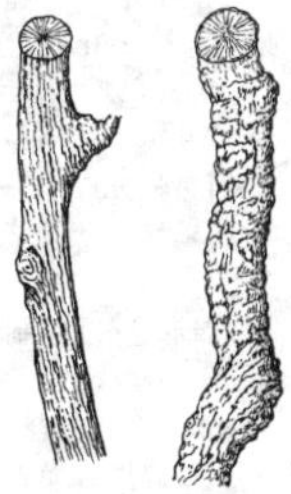

(1) (2)

大叶藤(根、茎)外形

(1) 茎 (2) 根

鉴别 (1) 根横切面:木栓层为 20 余列木栓细胞。皮层薄壁细胞含淀粉粒和草酸钙小棱晶。中柱鞘为断续的石细胞环,外侧伴有少数纤维束。射线宽广。韧皮部呈半月形;木质部导管多为单个,少数两个相连。

(2) 取本品粗粉 2 g,用乙醇回流 1 小时,乙醇液浓缩至膏状,加 2% 盐酸捏溶,滤过。取滤液 1 ml,滴加改良碘化铋钾试液,产生红棕色沉淀(检查生物碱)。

【成分】 大叶藤含脂肪酸：二十六烷酸(hexacosanoic acid)，棕榈酸(palmitic acid)，α-羟基-三十碳-6-烯酸十三碳醇酯(tridocanyl-α-hydroxytriacont-6-encate)；甾醇及其苷：β-谷甾醇(β-sitosterol)，胡萝卜苷(daucosterol)。又含木兰花碱(magnoflorine)。

茎含1-甲氧基-3-羟基-6-甲基蒽醌(1-methoxy-3-hydroxy-6-methylanthraquinone)，香草酸(vanillic acid)，丁香酸(syringic acid)，β-谷甾醇及左旋四氢非洲防己碱(tetrahydrocolumbamine)。

【药性】《广西本草选编》："藤茎，味辛、微苦，性微温。"

【功用主治】《广西本草选编》："壮筋骨，活血通络。主治风湿痹痛，小儿麻痹后遗症，肥大性脊椎炎，骨折。"

【用法用量】 内服：煎汤，9～15 g；或浸酒。外用：研末调敷或外搽。

【选方】 1. 治风湿痹痛，小儿麻痹后遗症，肥大性脊椎炎 大叶藤适量，浸酒，内服，外搽。

2. 治骨折 大叶藤藤茎适量，研粉，调酒煮热，敷患处。(1、2方出自《广西本草选编》)

0193 大叶藻 dà yè zǎo (《本草拾遗》)

【异名】 海带(《嘉祐本草》)，海马蔺、海草(《东北药用植物志》)。

【基原】 为眼子菜科大叶藻属植物大叶藻的全草。

【原植物】 大叶藻 *Zostera marina* L.

多年生沉水草本。有根状匍匐茎，节上生须根；茎细，有疏分枝。叶互生；叶长条形，长30～50 cm，宽3～5 mm，先端钝圆，全缘，有5脉；托叶膜质，与叶基分离。肉穗花序初时包于佛焰苞内，花序轴扁平，叶状，长3～4 cm，贴生于佛焰苞上；花小，雌雄花交互排列于花序轴两侧，无花被；雄花仅1花药；雌花仅1雌蕊，柱头2。瘦果及种子均为椭圆形至卵形，有纵棱。花、果期4～7月。

生于海滩中潮带，成大片的单种群落。分布于辽宁至山东沿海。

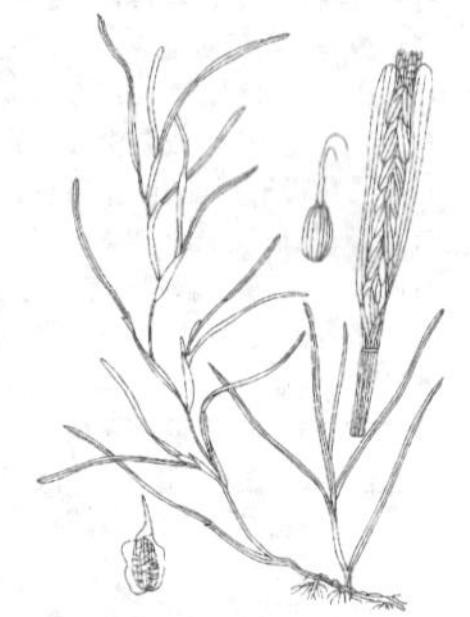
大叶藻

【栽培】 生物学特性 喜寒冷湿润气候，耐盐碱。宜选择海滩地栽培。

繁殖方法 分株繁殖。春季将老植株挖起，分成数蔸，每蔸有地上茎2～3根，按行株距30 cm×20 cm开穴，每穴栽1蔸。

田间管理 栽活后勤拔除杂草，一般不施肥。天旱时注意灌水。

【采收加工】 5～10月采收，鲜用或晒干。

【药材】 大叶藻 *Zosterae Marinae Herba* 主产于辽宁、山东等地。

性状 本品呈细长带状，全缘。常皱缩或卷曲，多碎断，直径2～8 mm，薄如纸。表面棕绿色至棕色，上有类白色盐霜。质脆，折断面有细毛样纤维。气微臭，味咸。

【成分】 全草含黄酮硫酸酯类化合物：木犀草素-7-硫酸酯(luteolin-7-sulphate)，香叶木素-7-硫酸酯(diosmetin-7-sulphate)，芹菜素-7-硫酸酯(apigenin-7-sulphate)，金圣草素-7-硫酸酯(chrysoeriol-7-sulphate)，木犀草素-7，3′-二硫酸酯(luteolin-7，3′-disulphate)；酚酸及其酯：对-香豆酸(*p*-coumaric acid)，阿魏酸(ferulic acid)，咖啡酸(caffeic acid)，香草酸(vanillic acid)，没食子酸(gallic acid)，迷迭香酸(rosmarinic acid)，原儿茶酸(protocatechuic acid)，龙胆酸(gentisic acid)，4-羟基苯甲酸(4-hydroxybenzoic acid)，邻-焦儿茶酸(*o*-pyrocatechuic acid)，对磺酸桂皮酸(*p*-sulphooxycinnamic acid)；黄酮糖苷：木犀草素7-葡萄糖苷(luteolin 7-glucoside)，香叶木素-7-*O*-葡萄糖苷(diosmetin-7-*O*-glucoside)，木犀草素-7-*O*-葡萄糖苷(luteolin-7-*O*-glucoside)；氨基酸：天冬氨酸，谷氨酸，甘氨酸，丙氨酸，谷氨酰胺，γ-氨基丁酸；糖脂：单半乳糖基二酯酰甘油(monogalactosyldiacylglycerol)，二半乳糖基二酯酰甘油(digalactosyldiacylglycerol)，磺酸基异鼠李糖基二酯酰甘油(sulfoquinovosyldiacylglycerol)；磷脂：磷脂酰胆碱(phosphatidylcholine)，磷脂酰乙醇胺(phosphatidylethanolamine)及*N*-酯酰基磷脂酰乙醇胺(*N*-acylphosphatidylethanolamine)等。组成糖脂及磷脂的脂肪酸主要有：亚油酸(linoleic acid)，α-亚麻酸(α-linolenic acid)，十六碳三烯酸(hexadecatrienoic acid)及大于或等于二十碳的长链饱和脂肪酸。

叶和根茎含有钠、钾、钙、镁、锰、铁、锌、铜、铅、镉、砷、硒、溴、碘、氯、汞和金等元素。

【药理】 抑菌作用 用乙醚从海带(大叶藻)中提出的一种成分对结核杆菌有抑制作用。

【药性】 咸，寒。

1.《品汇精要》："味苦、咸，性寒，泄。气薄味厚，阴也。无毒。"

2.《玉楸药解》："味咸，性寒。入足太阳膀胱经。"

3.《随息居饮食谱》："咸甘、凉。"

【功用主治】 清热化痰，软坚散结，利水。主治瘿瘤结核，疝瘕，水肿，脚气。

1.《嘉祐本草》："催生，治妇人及疗风，亦可作下水药。"

2.《本草图经》："下水速于海藻。"

3.《纲目》："治水病，瘿瘤，功同海藻。"

4.《玉楸药解》："行痰泻火，消瘿化瘤，清热软坚，化痰利水。治鼓胀瘿瘤，与昆布、海藻同功。"

5.《医林纂要》："补心，行水，消痰，软坚，消瘿瘤结核，攻寒热瘕疝，治脚气水肿，通噎膈。"

【用法用量】 内服：煎汤，5～10 g；或入丸、散。

【选方】 1. 治三种瘿 海藻、海带、昆布、雷丸各一两，青盐、广术各半两。上等分，为细末，陈米饮为丸榛子大。噙化。以炼蜜和丸亦好。(《杂类名方》玉壶散)

2. 治赘 海带、海藻、海蛤、昆布(四味皆焙)、泽泻(炒)、连翘，以上并各等分，猪靥、羊靥各十枚。上为细末，蜜丸，如鸡头大。临卧噙化一二丸。(《儒门事亲》化瘿丹)

【各家论述】《本草汇言》："海带，去瘿行水，下气化痰，功同海藻、昆布；妇人方中用此催生有验，稍有异耳。"

0194 大白药 dà bái yào (《云南中草药选》)

【异名】 小白前、蛆藤、大对节生、大掰角牛(《云南中草药选》)，小白药(《全国中草药汇编》)。

【基原】 为萝藦科牛奶菜属植物大白药的全株。

【原植物】 大白药 *Marsdenia griffithii* Hook. f.

粗壮木质藤本。茎灰褐色，有皮孔；小枝灰绿色，干后髓中空。节间长达6 cm。叶对生；叶柄长达4 cm；叶片宽卵形，长7～10 cm，宽5～7 cm，先端钝尖，基部近心形。团集聚伞花序腋生，多数叠生；花萼5裂，内面基部有5个腺体；花冠白色，近钟形，花冠裂片5，向右覆盖；副花冠裂片钻状或狭披针形；花粉块1

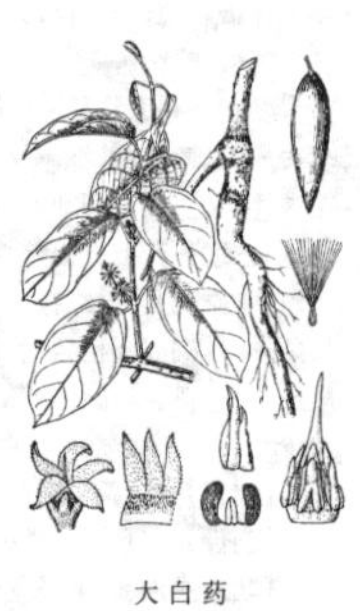
大白药

个，直立；子房无毛，柱头伸出花冠喉部之外。蓇葖果木质，长圆状，长达9 cm，直径约 4 cm。种子扁，先端具白色绢质的种毛。花期秋季，果期冬季。

生于山地密林中。分布于云南南部。

【采收加工】 全年均可采，切碎，晒干或鲜用。

【成分】 茎含 4 种三萜：大白药醇（griffithol），齐墩果酸（oleanolic acid），龙吉苷元（longispinogenin）和墨西哥仙人掌皂苷元（chichipegenin）。

【药性】《云南中草药》："麻、苦、涩，凉，有毒。"

【功用主治】 止血接骨。主治外伤出血，骨折，疮毒。

【用法用量】 外用：研末撒；或鲜品捣敷。

【选方】 1. 治外伤出血 大白药根研末，撒于患处。

2. 治骨折 大白药全株鲜品适量，捣烂加酒加温后外敷患处。

3. 治疮毒 大白药鲜品捣烂外敷患处。（1～3 方出自《云南中草药选》）

0195 大头陈 dà tóu chén（《岭南采药录》）

【异名】 千锤草、乌头风、土夏枯草（《广东中药》），假薄荷、黑头草、神曲草（广州空军《常用中草药手册》），地松茶、石棘（广州部队《常用中草药手册》）。

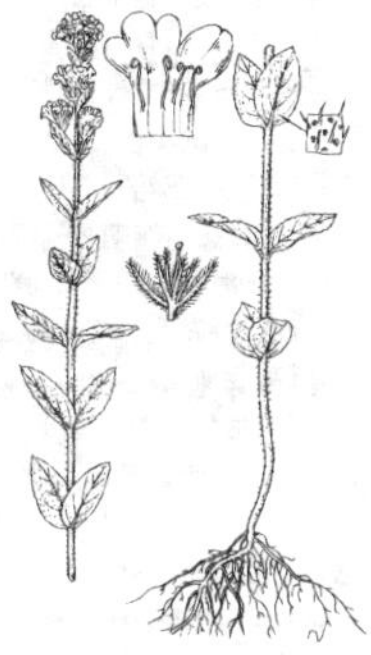

球花毛麝香

【基原】 为玄参科毛麝香属植物球花毛麝香的带花全草。

【原植物】 球花毛麝香 *Adenosma indianum* (Lour.) Merr.

一年生草本，高 1 m 左右。全株被多细胞柔毛。茎直立，单生或分枝。叶对生；具短柄，半抱茎；叶片椭圆形，长 3～5 cm，先端钝，边缘有细锯齿、背面有小腺点。穗状花序短而近头状，顶生或腋生；苞片披针形；花无梗；小苞片 2，丝状；萼片 5，分生，狭披针形；花冠紫色或深蓝紫色，上唇直立，卵圆形，先端凹缺，下唇扩展，3 裂；雄蕊 4，前面一对略长，花药仅 1 室发育。蒴果卵形，为宿存花萼所包，棕褐色。花、果期 10 月。

生于山坡、旷野、草丛中。分布于广东、广西、云南。

【采收加工】 10 月开花时采收，切段，晒干或鲜用。

【药材】 大头陈 *Adenosmae Indiani Herba* 主产于广东等地。

性状 根呈须状，地上部分被毛。茎类方柱形，有分枝；表面棕褐色或黑褐色，具细纵纹，节稍膨大；质稍韧，断面黄白色，中空。叶对生，有柄；叶片多脱落或皱缩、破碎，完整者展平后呈卵形或长卵圆形，先端钝，基部楔形，边缘有锯齿。穗状花序顶生或腋生，呈球状或长圆状；花萼筒状 5 裂；花冠多脱落。气香，味辛凉、微苦。

【成分】 全草含挥发油，主要有蒎烯（pinene），柠檬烯（limonene），芳樟醇（linalool），对聚伞花素（*p*-cymene）和小茴香酮（fenchone）等。

【药理】 抗菌消炎作用 本品含挥发油 0.4%，已鉴定的 35 个成分多半是抗菌、消炎的活性成分。例如，主要成分之一的对聚伞花素有明显的祛痰作用；另一主要成分芳樟醇对金黄色葡萄球菌、痢疾杆菌和肺炎链球菌等有较强的抑制作用，对大鼠蛋清性关节炎有与氢化可的松相似的抗炎作用；小茴香酮也是油中主成分之一，是樟脑的异构体，具有似樟脑的局部刺激作用。

【药性】 辛、微苦，平。

1.《广东中药》："味香辛，性平微凉。"

2. 广州部队《常用中草药手册》："辛、微苦，凉。"

3.《全国中草药汇编》："辛、微苦，微温。"

【功用主治】 疏风解表，化湿消滞。主治感冒头痛，发热，腹痛泄泻，消化不良。

1.《岭南采药录》："发表祛风，治外感头痛。"

2.《广东中药》："祛风，散热，解毒。治外感伤风、伤寒、伤暑及皮肤热毒，水土不服。"

3. 广州部队《常用中草药手册》："疏风解表，芳香化浊。主治感冒，咳嗽，发热头痛。"

【用法用量】 内服：煎汤，15～30 g，鲜品倍量。外用：鲜品，捣敷。

0196 大血藤 dà xuè téng（《简易草药》）

【异名】 血藤（《本草图经》），过山龙（《纲目》），红藤（《景岳全书》），千年健、血竭、见血飞（《简易草药》），血通（《血症论》），大活血（《植物名实图考》），黄省藤、红血藤（《浙江民间常用草药》），血木通（《中药志》）。

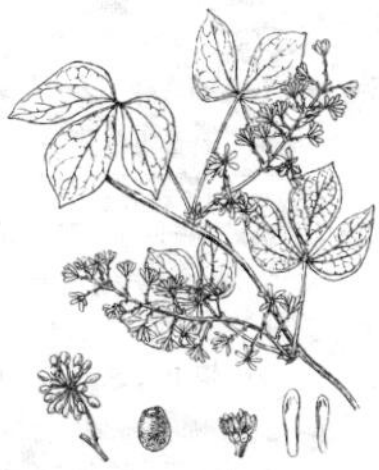

大血藤

【基原】 为木通科大血藤属植物大血藤的藤茎。

【原植物】 大血藤 *Sargentodoxa cuneata* (Oliv.) Rehd. et Wils. [*Holboellia cuneata* Oliv.]

落叶木质藤本，长达10 m。茎圆柱形，褐色扭曲，砍断时有红色液汁渗出。三出复叶互生；有长柄；中间小叶倒卵形，长 7～12 cm，宽3～7 cm，侧生小叶较大，斜卵形，先端尖，基部两侧不对称。花单性，雌雄异株，总状花序出自上年生叶腋基部，长达 12 cm，下垂；萼片 6；花瓣 6，黄色；雄花有雄蕊 6 个，与花瓣对生；雌花有退化雄蕊 6 个，心皮多数，离生，螺旋排列，胚珠 1 粒。浆果肉质，具果柄，多数着生于一球形花托上。种子卵形，黑色，有光泽。花期3～5 月，果熟期 8～10 月。

生于深山疏林、大山沟畔肥沃土壤的灌木丛中。分布于中南及江苏、安徽、浙江、江西、福建、四川、贵州、云南、陕西等地。

【采收加工】 8～9 月采收，切段，长 30～60 cm，或切片，晒干。

【药材】 大血藤 *Sargentodoxae Caulis* 主产于安徽、浙江、江西、湖南、湖北、广西等地。

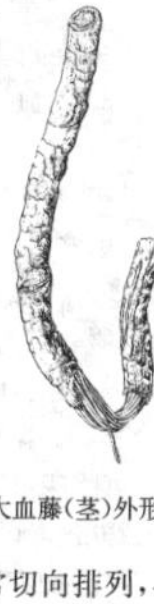

大血藤（茎）外形

性状 茎呈圆柱形，略弯曲，长 30～60 cm，直径 1～3 cm。表面灰棕色，粗糙，外皮常呈鳞片状剥落，剥落处显暗红棕色，有的可见膨大的节及略凹陷的枝痕或叶痕。质硬，断面皮部红棕色，有数处向内嵌入木部，木部黄白色，有多数细孔状导管，射线呈放射状排列。气微，味微涩。

鉴别 茎横切面：木栓层为多列细胞，含棕红色物。皮层石细胞常数个成群，有的含草酸钙方晶。维管束外韧型。韧皮部分泌细胞常切向排列，与筛管群相间隔；有少数石细胞散在。束内形成层明显。木质部导管多单个散在，类圆形，直径约至 400 μm，周围有木纤维。射线宽广，外侧石细胞较多，有的含数个草酸钙方晶。髓部可见石细胞群。薄壁细胞含棕色或红棕色物。

【成分】 含有糖苷类：刺梨苷（kajiichigoside F_1），胡萝卜苷（daucosterol），毛柳苷（salidroside），右旋丁香树脂酚二葡萄糖苷（syringaresinol bisglucoside），大血藤苷（sargencuneside）；蒽醌类：大黄素（emodin），大黄酚（chrysophanol），大黄素甲醚（physcion）；酚酸类：右旋二氢愈创木脂酸（dihydroguaiaretic acid），香草酸（vanillic acid)，原儿茶酸(protocatechuic acid)。还含香豆酸对羟基苯乙醇酯(*p*-hydroxyphenylethylcoumarate)和红藤多糖。

【药理】 抑菌作用 用平碟法试验，25%煎剂对金黄色葡萄球菌、乙型链球菌有极敏感的抑制作用；对大肠杆菌、铜绿假单胞菌、甲型链球菌、卡他球菌、白色葡萄球菌均有高敏感抑制作用。

【药性】 苦，平。归大肠、肝经。

1.《浙江民间草药》："性平，味酸、涩。"

2.《四川中药志》1960年版："性凉，味苦，无毒。入肝、大肠二经。"

3.《陕西中草药》："味苦，性平。"

4.《全国中草药汇编》："苦、涩，平。"

【功用主治】 解毒消痈，活血止痛，祛风除湿，杀虫。主治肠痈，痢疾，乳痈，痛经，经闭，跌打损伤，风湿痹痛，虫积腹痛。

1.《简易草药》："治筋骨疼痛，追风，健腰膝，壮阳事。"

2.《草木便方》："大血藤温入血分，疗扑损伤积血病，破瘀生新止痰血，膨胀鼻衄金疮病。"

3.《草药新纂》："作收敛药。治妇人月经过多及痛经，疗血痢、肠痈。"

4.《四川中药志》1960年版："能行血破滞，调气行瘀。治跌打损伤，疮疡肿痛等症。"

5.《湖南药物志》："通经补血，强筋壮骨，驱虫。""治跌打损伤，风湿疼痛，血晕，血淋，疮疖，阑尾炎，血丝虫病。"

6.《闽东本草》："治心腹绞痛，赤白痢疾，经闭。"

7. 广州部队《常用中草药手册》："治肢节酸痛，麻木拘挛，水肿，血虚头昏。"

8.《陕西中草药》："抗菌消炎，消肿散结，理气活血，祛风，杀虫。主治阑尾炎，跌打损伤，风湿疼痛，月经不调，崩漏，小儿疳积，蛔虫、蛲虫症。"

【用法用量】 内服：煎汤，9～15 g；或酒煮、浸酒。外用：捣烂敷患处。

【宜忌】 孕妇慎服。

《闽东本草》："孕妇不宜多服。"

【选方】 1. 治灼伤 大血藤、金樱子根各500 g。以水煎成500 ml。对已发生感染的创面可行湿敷，能促使创面清洁，加速愈合。〔遵义医学院附院《新医药资料》1971，(11)：2〕

2. 治痛经 红藤、益母草、龙芽草各9～15 g。水煎服。(《浙江药用植物志》)

3. 治血崩 红藤、仙鹤草、茅根各15 g。水煎服。(《湖南药物志》)

4. 治跌打损伤 大血藤、骨碎补各适量。共捣烂，敷伤处。(《湖南农村常用中草药手册》)

5. 治风湿性关节炎 红藤30 g，五加皮、威灵仙藤叶各15 g。水煎服。(《浙江药用植物志》)

6. 治小儿疳积，蛔虫或蛲虫症 红藤15 g，或配红石耳15 g，共研细末，拌红白糖食。(《陕西中草药》)

【临床报道】 1. 治疗瘤型麻风结节反应 红藤500 g，研粉，制成丸剂，日服2次，每次9 g；或用红藤根500 g，切片，以白酒5 000 g浸泡10～20日，每次服10～20 ml，每日3次。分别治疗瘤型麻风结节反应18例和38例，服药后症状均减轻而渐消失。

2. 治疗早期急性乳腺炎 大血藤60 g(病重者用90 g)，水煎分2次口服。共治疗24例，结果治愈21例(其中2～4日痊愈者18例，4～6日痊愈者3例)，好转2例，无效1例。本组有9例曾先用抗生素治疗，因疗效不显转服中药，其余病例未用过其他药物和疗法。

0197 大红袍 dà hóng páo 《贵州民间药物》

【异名】 簸赭子(《植物名实图考》)，矮零子、豆瓣柴、铁打杵(《贵州民间药物》)，碎米果、牙痛草、碎米颗(《云南中草药》)，碎米柴(《贵州中草药名录》)。

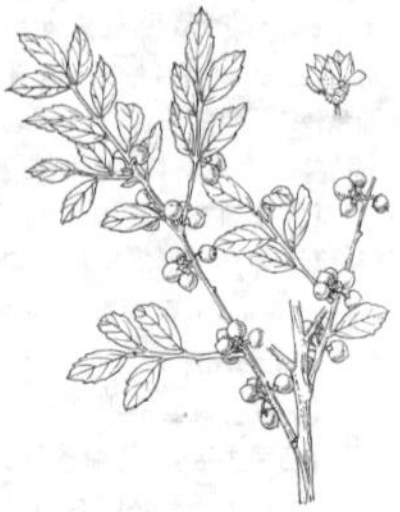

铁 仔

【基原】 为紫金牛科铁仔属植物铁仔的根或枝叶。

【原植物】 铁仔 *Myrsine africana* L.

灌木，高0.5～1 m。小枝圆柱形，幼嫩时被锈色微柔毛。叶互生；叶柄极短，下延至小枝上；叶片革质或坚纸质，通常为椭圆状倒卵形，长1～2 cm，宽0.7～1 cm，先端广钝或近圆形，具短刺尖，基部楔形，边缘常从中部以上具锯齿，齿端常具短刺尖，背面常具小腺点，尤以边缘较多。花簇生或近伞形花序，腋生，基部具一圈苞片。花4数，长2～2.5 mm；花萼长约0.5 mm，萼片广卵形至椭圆状卵形，具缘毛及腺点；花冠在雌花中长为萼的2倍或略长，基部连合成管；花丝基部亦连合成管，管口具缘毛，花药长圆形；雌蕊长过雄蕊，子房长卵形或圆锥形，花柱伸长，柱头点尖，二半裂或边缘流苏状；花冠在雄花中长为萼的1倍左右，裂片卵状披针形，具缘毛及腺毛；雄蕊伸出花冠很多，花丝基部连合；雌蕊在雄花中退化。果球形，红色变紫黑色，光亮。花期2～3月，果期10～11月。

生于海拔1 000～3 600 m的荒坡、石山坡疏林下或林缘。分布于西南及湖北、广西、西藏、陕西、甘肃、台湾等地。

【采收加工】 7～10月采收，切段，晒干。

【药材】 大红袍 *Myrsinis Africanae Radix seu Ramulus et Folium* 主产于湖北、四川、云南、贵州等地。

性状 小枝圆柱形，常具棱角，被褐色柔毛，多切成段；叶多皱缩，完整者呈椭圆形或倒卵形，先端近圆形，常具小尖头，基部楔形，中部以上近边缘有腺点，羽状脉，上面深绿色。近革质。气弱，味苦、涩。

【成分】 铁仔含铁仔醌(myrsinone)和5-*O*-甲基摁贝素(5-*O*-methylembelin)。

叶和嫩枝含皂苷，由报春花苷元(primulagenin)A与葡萄糖、鼠李糖和葡萄糖醛酸组成。

根含*β*-谷甾醇，齐墩果酸，熊果酸，野鸦椿酸(euscaphic acid)，妥曼提酸(tomentic acid)，野蔷薇苷(rosamultin)及酯类成分。

果实中含有2，5-二羟基-3-甲基-6-十一烷基-1，4-苯醌(2，5-dihydroxy-3-methyl-6-undecyl-1，4-benzoquinon)。

【药性】 苦、微甘，凉。

1.《贵州民间药物》："性平，味酸、涩。"

2.《云南中草药》："甘、淡，凉。"

3.《全国中草药汇编》："苦、涩、微甘，平。"

【功用主治】 祛风止痛，清热利湿，收敛止血。主治风湿痹痛，牙痛，泄泻，痢疾，血崩，便血，肺结核咳血。

1.《贵州民间药物》："驱风湿，活血。治痢疾。"

2.《云南中草药》："消炎，止痛，止痢。治牙痛，肠炎，痢疾。"

3.《全国中草药汇编》："清热利湿，收敛止血。根或全株主治肠炎，痢疾，血崩，便血，肺结核咯血，牙痛。叶外用治烧烫伤。"

【用法用量】 内服：煎汤，9～30 g。外用：叶，煎水洗。

【选方】 1. 治痢疾 大红袍、仙鹤草根各30 g。煎水服。

2. 治风湿 大红袍15 g，大风藤、追风散各9 g，红禾麻6 g，泡酒500 ml。每日服2次，每次15～30 ml。(1、2方出自《贵州民间药物》)

【临床报道】 治疗细菌性痢疾 将铁仔叶晒干碾粉，制成片剂，每片含量0.5 g。每日服3次，每次2片，8～12日为1个疗程。共治81例，其中临床治愈74例，好转3例，无效4例。部分患者服药3～5日即愈。未见副作用或其他毒性反应。

0198 大麦苗 dà mài miáo 《纲目》

【基原】 为禾本科大麦属植物大麦的幼苗。

【原植物】 参见“大麦”条。

【采收加工】 12月采集,鲜用或晒干。

【药理】 1. 抗溃疡作用 大麦幼叶青汁成分以500 mg/kg给予应激性溃疡大鼠或每日100 mg/kg给予醋酸性溃疡大鼠10日,发现其中的GM-P、GM-L组分有明显的抗溃疡作用。GM-L对应激性溃疡作用显著,其抑制因子存在于80%甲醇可溶部分中。

2. 抗血小板聚集作用 嫩叶青汁成分能抑制ADP、血小板活化因子诱导的血小板聚集,加热处理不会使该作用消失。

3. 对内分泌系统的影响 嫩叶青汁成分的3个组分均可促进大鼠脑垂体前叶细胞分泌生长激素及催乳素。作用比生长激素分泌因子及促甲状腺素分泌因子单独作用时还强。这些物质不含碳水化合物,为耐热性肽。

4. 诱变抑制作用 致癌性物质3,4-苯并芘、食物添加剂山梨酸等,与大麦幼叶青汁及其冷冻干燥粉末上清液作用,其浓度减少,这种现象以上清液的硫酸铵组分0～30%及60%～100%组分最为明显,但仅在60%～100%组分中发现对Ames试验诱变性有抑制效果。青汁成分能使具有强烈诱变性的氨基酸、蛋白质的热解产物失活。由此分离出的色氨酸分解物Try-P1-Ⅱ诱变抑制因子对化学性致癌物质2-氨基蒽也有抑制诱变作用,但对诱变物质AF-2无抑制作用。而青汁上清液对上述两种诱变剂均有抑制作用,对生活环境中存在的多种诱变剂有抑制效果。

【药性】 苦、辛,寒。

【功用主治】 《纲目》:“主治冬月面目手足皲裂,煮汁洗之。”

【用法用量】 内服:煎汤,30～60 g;或捣汁。外用:煎水洗。

【选方】 治诸黄,利小便(大麦苗)杵汁,日日服。(《伤寒类要》)

0199 大麦秸 dà mài jié 《纲目》

【基原】 为禾本科大麦属植物大麦成熟后枯黄的茎秆。

【原植物】 参见“大麦”条。

【采收加工】 果实成熟后采割,除去果实,取茎秆晒干。

【药理】 1. 抗癌作用 大麦秸精制提取物50 mg/kg,腹腔注射,隔日1次,连续给药14次,能明显抑制小鼠肉瘤S_{180}的生长,抑制率为85%。

2. 驱蛔作用 大麦秸10%水提取液对猪蛔虫有麻痹致死作用。驱蛔物质主要含在麦秸的节部,节部以外的茎含量极少。驱蛔物质耐热,但长时间加热后,效力减退。

【药性】 甘、苦,温。归脾、肺经。

【功用主治】 利湿消肿,理气。主治小便不通,心胃气痛。

《本草再新》:“消肿利湿,理气堕胎。”

【用法用量】 内服:煎汤,30～60 g。

【选方】 治小便不通 陈大麦秸,煎浓汁频服。(《纲目》引《简便单方》)

0200 大块瓦 dà kuài wǎ 《广西药用植物名录》

【异名】 花叶细辛(《广西中药志》),矮细辛(《植物分类学报》),铺地细辛、土细辛、白三百棒(《贵州植物志》)。

【基原】 为马兜铃科细辛属植物地花细辛的根、根茎或全草。

【原植物】 地花细辛 *Asarum geophilum* Hemsl.

多年生草本,全株散生或密生柔毛。根茎横走。叶柄长3～15 cm;芽胞叶卵形或长卵形;叶圆心形、卵状心形或宽卵形,长5～10 cm,宽5.5～12.5 cm,先端钝或急尖,基部心形。花紫色;花梗长5～15 mm;花被与子房合生部分球状或卵状,花被管短,中部以上与花柱等高处有窄的凸环,花被裂片卵圆形,浅绿色,表面密生紫色点状毛丛,边缘金黄色(干后紫色);雄蕊药隔伸出,锥尖或舌状;子房下位,花柱先端6裂,柱头顶生,向外下延成线形。蒴果卵状。花期4～6月。

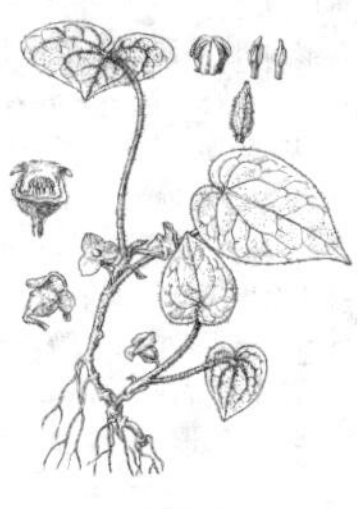

地花细辛

生于林下或山谷湿地。分布于广东、广西、贵州等地。

【采收加工】 4～5月挖取带根全草,置通风处阴干。

【药材】 大块瓦 *Asari Geophili Herba* 主产于广东、广西、贵州南部。

性状 根茎较短,皱纹密。根细长,黄色。叶展平后圆心形、卵状心形或宽卵形,先端钝或急尖,基部心形,上面有的有毛,下面密生黄棕色柔毛;叶柄长3～15 cm,密布黄棕色毛茸。

【成分】 全草(干品)含挥发油成分:α-蒎烯(α-pinene),莰烯(camphene),β-蒎烯(β-pinene),柠檬烯(limonene),1,8-桉叶素(1,8-cineole),对聚伞花素(*p*-cymene),芳樟醇(linalool),龙脑(borneol),4-松油烯醇(terpinen-4-ol),樟脑(camphor),α-松油醇(α-terpineol),萘(naphthalene),乙酸龙脑酯(bornyl acetate),2-十一烷酮(2-undecanone),珐玾烯(copaene),3,5-二甲氧基甲苯(3,5-dimethoxytoluene),黄樟醚(safrole),β-榄香烯(β-elemene),α-古芸烯(α-gurjunene),反式丁香烯(*trans*-caryophyllene),β-古芸烯(β-gurjunene),正十五烷(*n*-pentadecane),葎草烯(humulene),甲基丁香油酚(methyl eugenol),正十六烷(*n*-hexadecane),γ-榄香烯(γ-elemene),细辛醚(asaricin),榄香脂素(elemicin),2,4,5-三甲氧基丙烯基苯(2,4,5-trimethoxypropenylbenzene)等。

【药性】 《广西中药志》:“味辛,性温,无毒。入心、肺、肝、肾四经。”

【功用主治】 疏风散寒,宣肺止咳,止痛消肿。主治风寒感冒,头痛,鼻渊,痰饮咳喘,风寒湿痹,毒蛇咬伤。

1.《广西中药志》:“搜风,散寒,发汗,化痰,通窍,止痛。治风寒头痛,鼻渊,齿痛,风寒湿痹,痰饮咳喘。”

2.《广西本草选编》:“疏散风寒,宣肺止咳。”

3.《广西民族药简编》:“全草捣烂与鸡蛋蒸服可避孕。”

【用法用量】 内服:煎汤,1～3 g。外用:捣敷。

【宜忌】 阴虚阳亢者慎服,孕妇禁服。

《广西中药志》:“阴虚阳旺及无风寒实邪者不宜。”

【选方】 治风湿痹痛,毒蛇咬伤 用大块瓦根3～4.5 g,水煎服或浸酒外擦(蛇伤擦伤口周围)。(《广西本草选编》)

0201 大豆根 dà dòu gēn 《福建药物志》

【基原】 为豆科大豆属植物大豆的根。

【原植物】 参见“黑大豆”条。

【采收加工】 9～10月挖根,晒干。

【药性】 《福建药物志》:“甘,平。”

【功用主治】 利水消肿。主治水肿。

【用法用量】 内服:煎汤,30～60 g。

0202 大沙叶 dà shā yè 《生草药性备要》

【异名】 大叶满天星(广州部队《常用中草药手册》),满天星、山铁尺、青风木(《广西药用植物名录》),港大沙叶(《云南中药资源名录》),香港大沙叶、茜木、巴弗他树(《香港中草药》)。

【基原】 为茜草科大沙叶属植物广东大沙叶的全株或茎叶。

【原植物】 广东大沙叶 *Pavetta hongkongensis* Bremek.

灌木或小乔木,高1～4 m。小枝常有棱角,无毛。叶对生,薄纸质;叶柄长1～2 cm;托叶阔卵状三角形;叶片长圆形至椭圆状倒卵形,长8～15 cm,宽3～6.5 cm,先端渐尖,基部楔形,上面无毛,散生多数点状菌瘤,下面近无毛或沿中脉上被短柔毛。聚伞花序顶生,稠密而多花;总花梗长1～4 cm;花大,白色;萼筒钟形,先端不明显4裂;花冠先端4裂,裂片卵形;花药伸出,线形,开花时部分旋扭。果球形。花期3～4月。

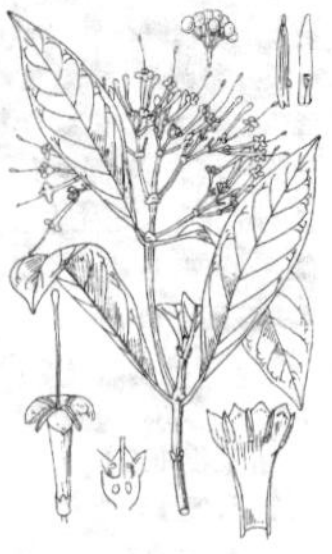
广东大沙叶

生于低海拔灌木林中。分布于广东、海南、广西、云南等地。

【采收加工】 全年均可采,晒干或鲜用。

【药材】 大沙叶 *Pavettae Hongkongensis Herba* 产于广东、海南、广西、贵州、云南等地。

性状 嫩枝黑色或浅褐色,有棱及明显的节。叶对生,薄纸质,皱缩,展平后呈椭圆状宽披针形,先端渐尖,基部楔形,上面浅灰绿色,下面色稍浅,叶面隐约可见黑色小点,对光照视小点清晰;叶柄长约1 cm;托叶三角形,多脱落。枝顶偶见残留的伞房状聚伞花序。气微,味微苦。

【成分】 叶含β-谷甾醇(β-sitosterol),槲皮醇(quercus alcohol)。

【药性】 苦、辛,寒。

1.《生草药性备要》:"味辛、苦,性温。"

2.《本草求原》:"苦、辛,平。"

3. 广州部队《常用中草药手册》:"苦,寒。"

【功用主治】 清热解毒,活血祛瘀。主治感冒发热,中暑,肝炎,跌打损伤,风毒疥癞。

1.《生草药性备要》:"治飞沙疥癞。"

2.《岭南采药录》:"治风毒,瘀胀。"

3. 广州部队《常用中草药手册》:"清热解毒,活血祛瘀。治感冒发热,防治中暑,肝炎,跌打损伤。"

【用法用量】 内服:煎汤,15～30 g。

0203 大尾摇 dà wěi yáo (《福建民间草药》)

【异名】 鱿鱼草、斑草(《福建民间草药》),猫尾草(《南宁市药物志》),象鼻癀(《闽南民间草药》),象鼻草、墨鱼须草(《福建中草药》),大狗尾、象鼻花(《广西本草选编》),天芥菜(《云南药用植物名录》),狗尾虫、四角苏(《福建药物志》),勾头蛇(《广西药用植物名录》),臭柠檬(云南),狗尾草(《台湾植物志》),全虫草(《中国高等植物图鉴》)。

【基原】 为紫草科天芥菜属植物大尾摇的全草或根。

【原植物】 大尾摇 *Heliotropium indicum* L.

一年生草本,高15～60 cm。根圆柱形,干时黄褐色。茎直立,粗壮,多分枝,被糙伏毛。叶互生;叶柄长2～5 cm;叶片卵形或椭圆形,长4～10 cm,宽2～4 cm,先端短尖或渐尖,基部圆形或截形,下延至叶柄,边缘稍有锯齿或略呈波状,两面疏生短糙毛。蝎尾状聚伞花序,长5～20 cm,细长弯曲,单一,顶生或与叶对生,无苞片;花小密集,呈二列排列于花序轴的一侧;花萼5深裂,裂片披针形,被糙伏毛;花冠浅蓝色或蓝紫色,高脚碟状,先端5浅裂,裂片近圆形,扩展;雄蕊5,内藏,着生于花冠筒基部;子房小,柱头阔圆锥体形,先端平截。核果卵形,2深裂,每裂瓣分成2枚各具单颗种子的分核。花期4～7月,果期8～10月。

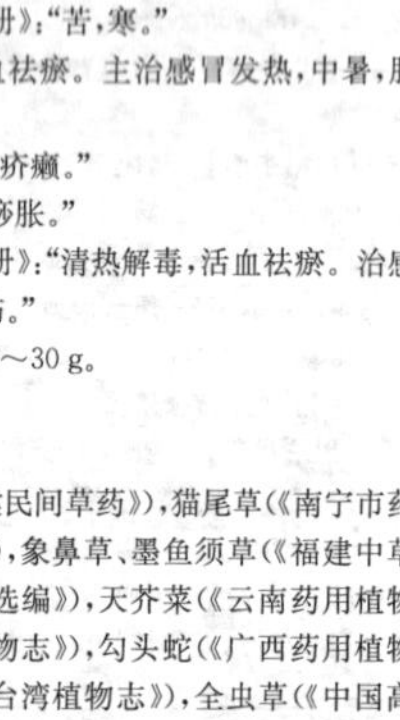
大尾摇

生于海拔600 m以下的丘陵山坡旷野、田边、路旁荒草地或溪沟边。分布于福建、广东、广西、海南、云南、台湾等地。

【采收加工】 9～10月采收,鲜用或晒干。

【成分】 大尾摇含生物碱:大尾摇碱(indicine),乙酰大尾摇碱(acetyl indicine),大尾摇宁碱(indicinine),*N*-氧化大尾摇碱(indicine *N*-oxide),刺凌德草碱(echinatine),仰卧天芥菜碱(supinine),欧天芥菜碱(heleurine),天芥菜碱(heliotrine),毛果天芥菜碱(lasiocarpine),*N*-氧化毛果天芥菜碱(lasiocarpine *N*-oxide)。

种子油中含C_{16}、C_{18}脂肪酸及3,3-二羟甲基丙烯腈形成酯。

【药理】 1. 抗癌作用 从大尾摇分离的抗癌活性成分为大尾摇碱及大尾摇碱*N*-氧化物。大尾摇碱对小鼠白血病P_{388}有抗癌作用,但作用不如本品的*N*-氧化物。给白血病P_{388}小鼠腹腔内连续注射大尾摇碱*N*-氧化物50～800 mg/kg,有良好的治疗效果,但口服和皮下注射无效;对黑色素瘤B_{16}也有效。

2. 对平滑肌作用 根的水提取液对离体兔十二指肠可提高其张力,但对离体豚鼠回肠无明显作用;醇提取物则均为抑制;对离体大鼠子宫两者均有显著的兴奋作用。水提取液及醇提取液均有催产素样作用。

3. 其他作用 根的水提取液给麻醉猫静脉注射可降低血压,伴有呼吸兴奋;对离体蟾蜍心脏有抑制作用;醇提取物则均无作用。犬静脉注射大尾摇碱*N*-氧化物1 500 mg/kg,可使心率增加,左室末期舒张压和心排血量降低,肺血管阻力稍降低,而全身血管阻力稍有增加。从大尾摇种子中分离得到的天芥菜碱具有神经节阻滞作用,但未发现对中枢神经系统具有活性或神经肌肉接头阻滞作用,不缩短戊巴比妥钠所致的小鼠睡眠时间。

毒性 水提取液对小鼠有轻微毒性,醇提取液则无明显毒性(每鼠腹腔注射1∶1浓度0.8 ml未引起死亡)。大尾摇碱对大鼠肝脏有毒性。小鼠腹腔注射大尾摇碱*N*-氧化物2 000～3 000 mg/kg,对心、脾、肾及十二指肠有毒性。

【药性】 《广西本草选编》:"味甘、苦,性寒。"

【功用主治】 清热解毒,利尿。主治肺炎,脓胸,咽痛,口腔糜烂,膀胱结石,痈肿。

1.《广西本草选编》:"清热解毒,排脓消肿。"

2.《全国中草药汇编》:"清热解毒。主治肺炎,肺脓肿,脓胸,腹泻,痢疾,睾丸炎,白喉,口腔糜烂,痈疖。"

【用法用量】 内服:煎汤,15～30 g,鲜者50～100 g;或绞汁蜜调服。外用:煎水洗或捣汁含漱。

【宜忌】 孕妇慎服。

【选方】 1. 治肺炎,肺脓疡,脓胸 大尾摇鲜全草100 g。煎汤调蜜服;或鲜全草100～200 g捣烂绞汁,调蜜服。

2. 治瘀痧腹痛 大尾摇鲜全草50～100 g。煎汤服。

3. 治睾丸肿痛 大尾摇鲜根100 g。水煎服。

4. 治小儿急惊风 大尾摇干根12 g,干黄胆草9 g。加食盐少许,水炖服。

5. 治口腔糜烂 大尾摇鲜叶捣烂绞汁含嗽,每日4～6次。

6. 治痈疖 大尾摇鲜根100 g,食盐少许。水煎服;另取鲜叶以冷饭捣烂敷。(1～6方出自《福建中草药》)

0204 大驳骨 dà bó gǔ (《广西中药志》)

【异名】 鸭子花(《植物名实图考》),大还魂(《广州植物志》),龙头草(《广西药用植物名录》),大驳骨消、大驳骨丹、大接骨、大骨节草、大骨碎、大骨风、接骨木(《广西中草药》)。

【基原】 为爵床科鸭嘴花属植物鸭嘴花的全株。

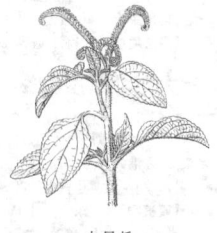

【原植物】 鸭嘴花 *Adhatoda vasica* Nees

大灌木，高1～3 m或更高。枝圆柱形，幼枝密生灰白色柔毛，各部揉后有特殊臭气。叶对生；叶柄长1.5～2 cm；叶片纸质；卵形或椭圆状卵形至披针形，长15～20 cm，宽4.5～7.5 cm，先端渐尖，有时稍呈尾形，基部阔楔形，全缘，上面近无毛，下面被柔毛。穗状花序长5～7 cm；总花梗长5～10 cm；苞片卵形或宽卵形；小苞片披针形；花萼裂片5，长圆状披针形；花冠白色而有紫色条纹，被柔毛，具卵形短管，冠檐二唇形，上唇直立，拱形，先端浅2裂，下唇伸展，先端3裂；雄蕊2，花丝粗壮，花药2室，不等高；子房每室有胚珠2，柱头单一。蒴果近木质，上部具4个种子，下部实心似短柄状。花期春、夏季。

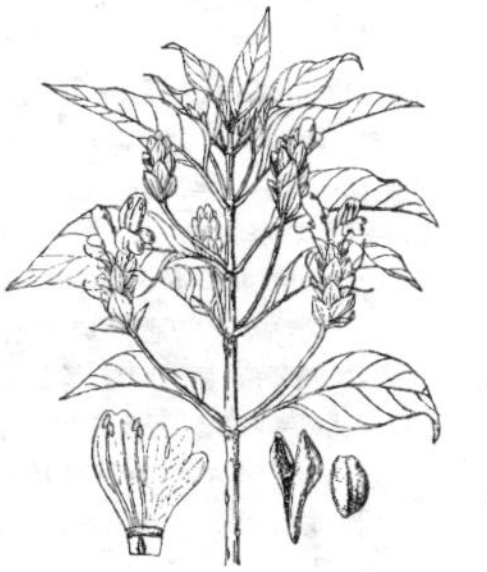

鸭嘴花

栽培或野生，也作绿篱。分布于广东、广西、海南、云南等地。

【采收加工】 7～10月采收，切段，晒干或鲜用。

【药材】 大驳骨 *Adhatodae Vasicae Ramulus et Folium* 主产广东、广西、云南等地。

性状 枝圆柱形，老枝光滑，幼枝密被灰白色微毛。叶对生，皱缩，完整的叶片长圆状椭圆形至披针形，先端渐尖，基部楔形；全缘，两面被微毛；叶柄明显。气微，搓揉后有特殊臭气。

【成分】 根含生物碱：鸭嘴花酚碱（vasicinol），鸭嘴花醇碱（vasicol），去氧鸭嘴花酮碱（deoxyvasicinone），9-乙酰胺基-3，4-二氢吡啶并[3，4-b]吲哚〔9-acetamido-3，4-dihydropyrido[3，4-b]indole〕，鸭嘴花碱（vasicine），鸭嘴花酮碱（vasicinone）。另含谷甾醇-*β*-*D*-葡萄糖苷（sitosterol-*β*-*D*-glucoside），*O*-乙基-*α*-*D*-半乳糖苷（*O*-ethyl-*α*-*D*-galactoside），溴乙炔（bromhexine），盐酸氨溴索（ambroxol）。

叶含生物碱：鸭嘴花酮碱，鸭嘴花酚碱，去氧鸭嘴花酮碱，鸭嘴花碱，去氧鸭嘴花碱（deoxyvasicine），脱氢鸭嘴花碱（vasakin），羟基骆驼蓬碱（hydroxypeganine）和1，2，3，9-四氢-5-甲氧基吡咯并[2，1-b]-喹唑啉-3-醇〔1，2，3，9-tetrahydro-5-methoxypyrrolo[2，1-b]-quinazolin-3-ol〕，安尼索碱（anisotine），3-羟基-安尼索碱（3-hydroxyanisotine），鸭嘴花考林酮碱（vasicolinone），鸭嘴花考林碱（vasicoline），1-苯基-2-甲基-6，7-二甲氧基-1，2，3，4-四氢异喹啉（1-phenyl-2-methyl-6，7-dimethoxy-1，2，3，4-tetrahydroisoquinoline），1，2，3，9-四氢吡咯-[2，1-b]-喹唑啉-9-酮-3*R*-羟基-3（2′-二甲基氨苯）〔1，2，3，9-tetrahydropyrrolo-[2，1-b]-quinazolin-9-one-3*R*-hydroxy-3（2′-dimethylaminophenyl）〕，7-甲氧基-3*R*-羟基-1，2，3，9-四氢吡咯-[2，1-b]-喹唑啉-9-酮（7-甲氧基鸭嘴花碱酮）〔7-methoxy-3*R*-hydroxy-1，2，3，9-tetrahydropyrrolo-[2，1-b]-quinazolin-9-one〕；黄酮类成分：牡荆素（vitexin），异牡荆素（isovitexin），2″-*O*-木糖基牡荆素（2″-*O*-xylosylvitexin），牡荆素鼠李糖苷（rhamnosylvitexin），三色堇黄酮苷（violanthin）和芹菜素（apigenin）。

花和花序含*β*-谷甾醇（*β*-sitosterol），*β*-谷甾醇-*D*-葡萄糖苷（*β*-sitosterol-*D*-glucoside），*α*-香树脂醇（*α*-amyrin），三十三烷（triatricontane）；黄酮类成分：山柰酚（kaempferol），槲皮素（quercetin），山柰酚-3-*β*-*D*-葡萄糖苷（kaempferol-3-*β*-*D*-glucoside），山柰酚-3-槐糖苷（kaempferol-3-sophoroside），2′-羟基-4-葡萄糖氧基查尔酮（2′-hydroxy-4-glucosyloxychalcone）；生物碱类成分：鸭嘴花碱，鸭嘴花酮碱，甜菜碱（betaine），鸭嘴花灵（vasicinine）。还含有挥发油成分。

地上部分含29-甲基-三十烷-1-醇（29-methyltriacontan-1-ol），37-羟基-四十六碳-1-烯-15-酮（37-hydroxyhexatetracont-1-en-15-one），37-羟基-四十一碳-19-酮（37-hydroxyhentetracon-tan-19-one）和二十九烷（nonacosane）；并含生物碱类：鸭嘴花考林碱，鸭嘴花考林酮碱，安尼索碱，鸭嘴花定碱（adhatodine）和大驳骨酮碱（adhavasinone）。

【药理】 1. 子宫兴奋作用 本植物的叶和花中鸭嘴花碱（Ⅰ）10和20 mg/kg给已妊娠小鼠皮下注射，有显著抗早孕作用，其流产率分别为80%和93%。10～30 mg/kg可使中期妊娠的豚鼠100%流产；给中期妊娠家兔皮下注射40 mg/kg，肉眼可见胚珠液化。将药液洒在子宫肌上，可见子宫呈明显的节律性收缩，此作用随剂量增加而增强，并随妊娠期增加剂量减少。Ⅰ可选择性地兴奋子宫底，而对子宫颈无明显兴奋作用；注射给药，子宫中分布量多，能诱发动物流产。Ⅰ的作用机制与前列腺素相关，雌激素能促进前列腺素（PG）合成，因而加强Ⅰ的作用，而阿司匹林或吲哚美辛（消炎痛）能抑制PG合成，也使Ⅰ作用减弱。

2. 对神经系统的作用 叶中所含脱氢鸭嘴花碱（Ⅱ）有显著局部麻醉作用，对毛果芸香碱所致唾液分泌有抑制作用，对内源性和外源性乙酰胆碱和肾上腺素均有阻断作用。在阻断胆碱能神经方面，Ⅱ较阿托品弱，且无阿托品的中枢和心脏兴奋作用；对实验动物的行为和运动无明显影响。

3. 对心血管系统的作用 Ⅰ能减弱心肌收缩力，减少冠脉流量；叶和花中所含鸭嘴花酮碱（Ⅲ），经离体豚鼠和兔心灌流实验表明，能增强心肌收缩力，增加冠脉流量。此外，Ⅰ有轻度降低血压的作用。

4. 对支气管的作用 Ⅰ对支气管有收缩作用，Ⅲ对支气管有强大扩张作用，特别对组胺所致支气管收缩有显著的解痉作用，但较肾上腺素弱。另有报道，Ⅰ在体内和体外均有支气管扩张作用，而Ⅲ在体外有支气管扩张作用，在体内呈支气管收缩作用；Ⅰ和Ⅲ合用，在体内和体外均有更强的支气管扩张作用。

5. 对消化系统的作用 在猫急性试验和犬的慢性试验中，Ⅰ 5 mg/kg静脉注射有利胆作用；在犬皮下注射后，胆汁排泄增加40%～100%，并使胆汁变稀，胆红素排出增加。

6. 驱蛔作用 鸭嘴花油有驱蛔作用，能抑制蛔虫的自发运动。

毒性 Ⅱ（脱氢鸭嘴花碱）对实验动物无明显毒性，在1 g/kg时对动物行为和运动无影响。Ⅰ（鸭嘴花碱）毒性很低，对血液、生化值及各组织器官未发现有毒性反应。

【药性】 辛、微苦，平。归肝、脾经。

1.《广西中药志》："味辛，性温，无毒。入肝、脾二经。"

2.《广西民间常用草药》："味微酸、辛，性平。"

3.《全国中草药汇编》："苦、辛，温。"

4.《藏药志》："苦，寒。"

【功用主治】 活血止痛，接骨续伤，止血。主治筋伤骨折，扭伤，瘀血肿痛，风湿痹痛，腰痛，月经过多，崩漏。

1.《广西中药志》："通经活血，破瘀生新，止痛消肿，续绝伤。治跌打骨折，血瘀肿痛，风湿痹痛。"

2.《广西民间常用草药》："续筋，驳骨。"

3.《全国中草药汇编》："祛风活血，散瘀止痛，接骨。主治骨折，扭伤，风湿关节痛，腰痛。"

4.《藏药志》："除湿止痛，活血散瘀。治高血压，瘫痪，肝炎，胆囊炎，流感。外敷治疮疖肿毒。"

【用法用量】 内服：煎汤，10～30 g；或浸酒。外用：鲜品捣敷；或研末调敷；或煎水洗。

【宜忌】 孕妇慎服。

《广西中药志》："孕妇内服慎用。"

【选方】 1. 治跌打筋骨折断　大接骨、小接骨、红边蚂蝗(焙干)各适量。研末，酒调敷。

2. 治跌打创伤红肿　大驳骨适量。捶烂用酒炒热，敷伤处。(1、2方出自《广西民间常用草药》)

0205 大青叶 dà qīng yè（南药《药材学》）

【异名】 蓝叶(《本草正》)，蓝菜(柴裔《食鉴本草》)。

【基原】 为十字花科菘蓝属植物菘蓝的叶。

【原植物】 参见"板蓝根"条。

【采收加工】 7～9月采叶，晒干。

【药材】 大青叶 *Isatidis Folium*　主产于河北、陕西、江苏、安徽等地。

性状　叶极皱缩卷曲，有的破碎。完整叶片展开后长椭圆形至长圆状倒披针形，长5～20 cm，宽2～6 cm，上表面暗灰绿色，有的可见色较深稍突起的小点；先端钝，全缘或微波状，基部渐狭下延至叶柄成翼状；叶柄长4～10 cm，淡棕黄色。质脆。气微，味微酸、苦、涩。

鉴别　(1) 粉末特征：绿褐色。下表皮细胞垂周壁稍弯曲，略呈连珠状增厚；气孔不等式，副卫细胞3～4个。叶肉断面栅栏组织与海绵组织无明显区分。

(2) 取本品粉末进行微量升华，可得淡蓝色或紫红色细小针状、片状或簇状结晶(检查靛蓝或靛玉红)。

(3) 薄层色谱：取本品粉末0.5 g，加氯仿20 ml，加热回流1小时，滤过，滤液浓缩至1 ml，作为供试品溶液。另取靛蓝、靛玉红对照品，加氯仿制成每1 ml各含1 mg的混合溶液，作为对照品溶液。吸取上述两种溶液各5 μl，分别点于同一硅胶G薄层板上，以苯-氯仿-丙酮(5∶4∶1)为展开剂，展开，取出，晾干。供试品色谱中，在与对照品色谱相应的位置上，分别显相同的蓝色斑点和浅紫红色斑点。

品质标志　《中华人民共和国药典》2010年版规定：照高效液相色谱法测定，本品含靛玉红($C_{16}H_{10}N_2O_2$)不得少于0.020%。

【成分】 叶含靛蓝(indigotin)，菘蓝苷(isatan)B，靛玉红(indirubin)，2, 4-(1*H*, 3*H*)喹唑二酮〔2, 4(1*H*, 3*H*)-quinazolinedione〕，5-羟基-吲哚酮(5-hydroxy-indolinone)，扶桑甾醇(rosasterol)。

全株尚含芥苷类：葡萄糖芸薹素(glucobrassicin)，3-吲哚甲基芥子油苷(3-indolylmethyl glucosinolate)；新芥苷：新葡萄糖芸薹素(neoglucobrassicin)，1-甲氧基-3-吲哚甲基芥子油苷(1-methoxy-3-indolylmethyl glucosinolate)，1-磺基芥苷(1-sulpho-3-indolylmethyl glucosinolate)。

【药理】 1. 抗病原微生物作用　大青叶煎剂体外试验对金黄色葡萄球菌、甲型链球菌、脑膜炎双球菌、肺炎链球菌、卡他球菌、伤寒杆菌、大肠杆菌、流感杆菌、白喉杆菌以及痢疾杆菌均有一定的抑制作用。大青叶对乙型脑炎病毒、腮腺炎病毒、流感病毒等也有抑制作用。此外，大青叶尚有杀灭钩端螺旋体的作用。

2. 抗内毒素作用　经体内、体外实验发现大青叶有抗大肠杆菌内毒素作用。体外实验按细菌内毒素检查法进行，结果大青叶氯仿提取物的1%溶液稀释64倍后仍有破坏内毒素作用。体内实验按热原检查法进行，结果经药物作用后，给家兔静注内毒素，不能产生典型的致热反应，说明内毒素已被药液破坏，从而证实大青叶含有抗内毒素活性物质。

3. 抗氧化　大青叶富含微量元素硒和锰，硒是谷胱甘肽过氧化物酶的组成成分，具有抗氧化的作用，锰是MnSOD的组分，也可清除自由基。大青叶对环磷酰胺(CP)所致的生殖细胞损伤能起到防护和抑制作用，也可能与它的抗氧化和清除自由基有关。

4. 对小鼠胚胎发育的保护　大青叶氯仿提取物对CP引起的胚胎发育障碍有一定的抑制作用。

【药性】 苦，寒。归心、胃、肝、肺经。

1.《本草正》："蓝叶气味苦寒，微甘。"

2. 柴裔《食鉴本草》："蓝菜味咸，寒，无毒。"

3.《得配本草》："蓝叶苦、甘，寒。入足厥阴经。"

【功用主治】 清热解毒，凉血消斑。主治温热病高热烦渴，神昏，斑疹，吐血，衄血；黄疸，泻痢；丹毒，喉痹，口疮，痄腮。

1.《别录》："(蓝)叶汁杀百药毒，解狼毒、射罔毒。"

2.《本草经集注》："(蓝茎叶)至解毒。以汁涂五心，又止烦闷。甚疗蜂螫毒。"

3. 柴裔《食鉴本草》："泻肝火，解中、下焦风热。"

4.《本草正》："(蓝叶)善解百虫、百药毒，及治天行瘟疫，热毒发狂，风热斑疹，痈疡肿痛，除烦渴，止鼻衄、吐血，杀疳蚀、金疮箭毒。凡以热兼毒者，皆宜蓝叶捣汁用之。"

5.《得配本草》："(蓝叶)降火解毒，能使败血分归经络，愈疗肿金疮，追鳖瘕胀痛，解百药诸毒，止瘟疫热狂，消赤眼暴发，退小儿壮热。"

【用法用量】 内服：煎汤，10～15 g，鲜品30～60 g；或捣汁服。外用：捣敷；煎水洗。

【宜忌】 《得配本草》："(蓝叶)虚作泻者禁用。"

【选方】 1. 预防流行性感冒　大青叶、贯众各500 g。混合，加水5 000 ml，煎成2 000 ml。成人每次100 ml，日服3～4次，小儿酌减，连服5日。(《全国中草药汇编》)

2. 治流行性感冒　大青叶、板蓝根各30 g，薄荷6 g。煎水，当茶饮。

3. 治慢性支气管炎　大青叶500 g，猪胆(汁)10个，制南星120 g。将大青叶、制南星二味烘焦研末，猪胆汁煮沸浓缩，入药末和匀，加炼蜜少许为丸，如梧桐子大。日服3次，每次6 g，温开水送下，10日为1个疗程。

4. 治咽炎，急性扁桃体炎，腮腺炎　大青叶、鱼腥草、玄参各30 g。水煎，分3次服。(2～4方出自《湖北中草药志》)

5. 治无黄疸型肝炎　大青叶60 g，丹参30 g，大枣10枚。水煎服。(《山东中草药手册》)

6. 治唇边生疮，经年不瘥　取八月蓝叶十斤，绞取汁，洗之。(《圣惠方》)

7. 治小儿血痢，烦躁，并治蛊毒痢，赤痢　取蓝青汁，量大小分减服之。(《普济方》)

【临床报道】 1. 治疗乙脑　2～6岁者每次6～15 g，6～14岁者每次15～30 g。病重者入院时需3小时1次水煎服，不能口服者可鼻饲，病情减轻后可改4～6小时服1次，或1日服3次。治疗43例，治愈率93.4%，死亡率6.6%，疗程平均4～7日。治疗病例各型均有，除极重型配合西药激素治疗外，一般均单用大青叶(菘蓝)，同时配合补液。开始曾配用青霉素防止感染。后不用青霉素效果亦好，高热始终不退者可考虑人工冬眠降温。

2. 治疗麻疹合并肺炎　以大青叶、蒲公英各500 g。煎煮后制成糖浆，口服。每日3次，每次每周岁3～5 ml，治疗150例麻疹合并肺炎患儿，均痊愈出院，住院日数一般4～5日。

3. 治疗细菌性痢疾　以单味大青叶煎汤口服，每6小时给药30 g，共治疗22例，疗程最短2日，最长8日，平均4.5日。退热时间平均1.5日，与呋喃西林对照组10例相比，疗效近似或稍优。

4. 治疗传染性肝炎　以大青叶单味水煎服，成人每次30 g(儿童按年龄大小用大青叶糖浆5～10 ml)，每日3～6次，治疗66例，治愈率81.82%，好转率9.09%，死亡率9.09%，较对照组(茵陈栀子黄连汤等)治愈率为高。

5. 治疗单纯疱疹角膜炎　大青叶注射液2 ml，加入4 ml生理盐水中配制成1∶2的滴眼液，每日点眼8～10次，每次1～2滴。对地图状或深部溃疡者除点用大青叶滴眼液外，于近穹隆部结膜下处注射大青叶注射液1 ml，一般隔日注射1次，病情严重者每日注射1次，注射后均包双眼及局部热敷。合并用药：常规给予散瞳，口服维生素 B_2、维生素 C、维生素 E 及鱼肝油丸，深层溃疡者或有葡萄膜炎者口服吲哚美辛片。结果：树枝状角膜炎治愈率为95%，平均治愈时间为 19.27 日；地图状角膜溃疡治愈率为92.1%，平均治愈时间为28.26日；深部溃疡(包括色素膜炎)治愈率为89.32%，平均治愈时间为 35.45 日。

6. 治疗传染性软疣　软疣局部常规消毒，对较大软疣用注射针头挑破顶部，挤出奶酪样物质后，涂上复方大青叶注射液，并用蘸有药液的棉捧压迫止血；对较小坚韧的软疣或成簇的小软疣，挑破顶部后，因无奶酪样物质挤出，可直接涂上复方大青叶注射液，1日连涂3次。治疗31例，涂药1～5日后，软疣即干缩结痂而愈，无1例复发。

【各家论述】《本草正义》："蓝草，味苦气寒，为清热解毒之上品，专主温邪热病，实热蕴结，及痈疡肿毒诸证，可以服食，可以外敷，其用甚广，又能杀虫，疗诸虫毒螫者。盖百虫之毒，皆由温热凝结而成，故凡清热之品，即为解毒杀虫之品。又凡苦寒之物，其性多燥，尚有热盛津枯之病，苦寒在所顾忌，而蓝之鲜者，大寒胜热而不燥，尤为清火队中驯良品也。"

0206 大青盐 dà qīng yán（《中药志》）

【异名】 戎盐(《五十二病方》)，㿤䃹(《玉篇》)，胡盐(《别录》)，秃登盐、阴土盐(《新修本草》)，寒盐、冰石(《石药尔雅》)，羌盐(《日华子》)，青盐(《圣惠方》)，岩盐(《地质矿物学大辞典》)。

【基原】 为氯化物类石盐族矿物石盐的结晶体。

【原矿物】 石盐 Halite

晶体结构属等轴晶系。晶体多为立方体，集合体成疏松或致密的晶粒状和块状，常因立方体的晶棱方向生长快而晶面下凹呈漏斗状。无色透明或呈灰色(染色质为泥质油点)、黄色(染有氢氧化铁)、红色(染有无水氧化铁)、褐色或黑色(染有有机质)等，或有蓝色斑点。条痕为白色。具玻璃光泽，因潮解光泽变暗或呈油质状。解理完全。断口贝壳状。硬度 2～2.5。相对密度 2.1～2.2(实测值为 2.152)。

多形成于干涸含盐盆地和现代盐湖中，为盐湖中化学沉积而成，还包括不同地质时代沉积层中的崖(岩)盐，且多为原生盐。因常有混入物而不同于光明盐和人工炼制的食盐。主产于内蒙古、西藏、四川、青海、新疆，其他省区亦有产出。

【采收加工】 全年均可采，一般多在 6～8 月进行，自盐湖中取出，晒干。

【药材】 大青盐 *Halitum*　主产新疆、青海、内蒙古。

性状　本品单晶体呈立方体状，多棱，常连接在一起，呈不规则块状。大颗粒者可见漏斗状生长遗迹，呈不规则凹窝形状。青白色或暗白色，半透明；脂肪样光泽，有的可见分布不均匀的蓝色斑点。质硬脆，易砸碎，断面洁净，玻璃样光泽。气微，味咸。

鉴别　(1) 透射偏光镜下，无色透明，多呈方形或不规则形；突起和糙面几乎见不到(因折射率 $N=1.5443$，同树胶相近)。正交偏光间全消光；干涉色均质性；有时因应力影响可有微弱的干涉色。

(2) 取本品约 0.1 g，加水 2 ml，使溶解，滤过，滤液加硝酸使成酸性后，滴加硝酸银试液，即生成白色凝乳状沉淀。分离，沉淀加氨试液即溶解，再加硝酸，沉淀复生成(检查氯化物)；取铂丝，用盐酸湿润后，蘸取本品粉末在无色火焰中燃烧，火焰即显鲜黄色(检查钠盐)。

【成分】 主要为氯化钠。此外还夹杂有氯化钾，氯化镁，氯化钙，硫酸镁，硫酸钙和铁等，其所含杂质多半是机械混入物。

【药性】 咸，寒。归心、肾、膀胱经。

1.《别录》："味咸，寒，无毒。"

2.《本草衍义》："甘、咸，入肾。"

3.《品汇精要》："味厚于气，阴也。"

4.《本草经疏》："入手足少阴经。"

5.《长沙药解》："入足太阳膀胱经。"

6.《本草从新》："甘、咸而寒，入肝、肾。"

7. 南药《中草药学》："入肾、心、肺经。"

【功用主治】 泻热，凉血，明目，润燥。主治尿血，吐血，齿舌出血，目赤肿痛，风眼烂弦，牙痛，大便秘结。

1.《本经》："主明目，目痛，益气，坚筋骨，去毒蛊。"

2.《别录》："主心腹痛，溺血，吐血，齿舌血出。"

3.《本草经集注》："解斑猫、芫青毒。"

4.《本草拾遗》："主眼赤眦烂风赤，细研水和点目中。又入腹去热烦，痰满，头痛，明目，镇心，水研服之。又主蚯蛇恶虫毒，疥癣，痈肿，瘰疬，已前入腹水消，服之著疮，正尔摩傅。"

5.《本草衍义》："功在却血，治目中瘀赤涩昏。"

6.《本草药性大全》："主肠胃中结热良方，治胸膈内喘逆妙剂，疗齿缝中血，食吐呕来红。"

7.《纲目》："功同食盐。"

8. 柴裔《食鉴本草》："治目赤泪出，肤翳眵暗，明目消翳，疗小儿无故痟气。"

9.《本草从新》："补肾，泻血热，治目痛赤涩，散肝经风热，吐血、溺血、齿舌出血。"

10.《得配本草》："助水脏，平血热，降邪火，消热痰。"

【用法用量】 内服：煎汤，0.9～1.5 g；或入丸、散。外用：研末揩牙；或水化漱口、洗目。

【宜忌】 水肿禁服。

1.《品汇精要》："性冷不宜多服。"

2.《得配本草》："呕吐者禁用。"

【选方】 1. 治远年风赤眼肿痛　青盐、硇砂、石胆各一分。上药用醋浆水一小盏，于瓷器中浸，日中曝之，候其药着于瓷器四畔，干刮取如粟米大，夜卧时着眼两眦，不过三四度。(《圣惠方》)

2. 治风眼烂弦　戎盐化水点之。(《普济方》)

3. 治肾脏虚冷，肝膈浮热上冲，两目生翳，黑花久不愈　青盐一两(明净者生研)，苍术一两(米泔浸)，木贼一两(小便浸)。上为细末，空心熟水调下一钱，如大不见物者不过十服，小可只二三服。(《古今医统》青盐煎)

4. 治风热牙痛　青盐一斤，槐枝半斤。水四碗，煎汁二碗，煮盐至干，炒研，日用揩牙。(《唐瑶经验方》)

5. 治咽喉疼痛，水谷不下　青盐、白矾、硇砂各等分。上为末，吹患处，有痰吐出立效。(《口齿类要》破棺丹)

6. 治舌肿满口　青盐放铁器上烧红为末，掺之立效。(《奇验喉证明辨》)

7. 治浸淫疮　戎盐二分，大黄四分，䕡茹一分。上三味捣散，以酒和敷疮上，日三。(《古今录验方》戎盐散)

8. 治痔疮漏疮　白矾四两，青盐四两，为末，猪尿脬一个，盛之，阴干。每服五钱，空心温水下。(《赵氏经验方》)

9. 治小便不利　茯苓半斤，白术二两，戎盐弹丸大一枚。上三味，以水五升，煮取三升，分温再服。(《金匮要略》茯苓戎盐汤)

10. 治干霍乱　炒盐一钱，并河水各半盏，调饮，效。(《良方集腋》)

11. 治小儿赤痢　青盐捣汁，每服半盏。(《丹溪治法心要》)

12. 治中砒毒，烦躁，心腹疼痛，头旋，欲吐不吐，面青黑，四肢冷　青盐一握，细研，以井花水调下一碗灌之。(《古今医统》)

【各家论述】 1.《纲目》："戎盐功同食盐，不经煎炼而味咸带甘，入药似胜。"

2.《本草经疏》："《经》曰，热淫于内，制以咸寒。血热则目痛不明，咸寒能入血除热，故主目痛明目也。心腹痛者，心虚而邪热客之也；吐血齿舌下出血者，火迫血妄行，溢出于上也。咸主润下，俾火气不上炎，故能主诸证也。溺血者，小肠热也，心与小肠为表里，心火降则小肠热自除也。《经》曰热伤气，又曰肾主骨。热则气散，骨消筋缓，咸能人肾，寒能除热，故主益气坚肌骨也。《日华子》云，助水脏，益精气，除五脏结，心腹积聚者，取其入肾及软坚除热之功耳。”

3.《本草述》：“沉香磁石丸治上盛下虚，眩晕，耳鸣，耳聋用大温补以归肾。又如二至丸治老人肾气虚损腰痛，不可屈伸亦大用温补以实肾气，二症皆用戎盐入于温补中，藉元阴之气和阳而归阴也。”

4.《本经逢原》：“《本经》首主明目目痛，是热淫于内，治以咸寒。又去毒蛊者，咸能软坚，蛊毒邪气不能浮长矣。”

5.《长沙药解》：“戎盐，清膀胱而泄热，开癃闭而利水。又戎盐咸寒之性，直走膀胱而清瘀热，长于利水。其他主治能止吐血，尿血，齿舌诸血，以咸走血而性清降也。”

6.《本草求真》：“能入少阴肾脏，以治血分实热，故凡病因肾起而见小便不通，胃中瘀赤涩昏及吐血衄血，齿舌出血，牙龈热痛，暨蛊毒邪气固结不解者，宜以此味投治。俾肾补而热除，咸入而坚软。《经》曰：热淫于内，治以咸寒，正此谓耳。”

7.《本经疏证》：“戎盐，为明目治目痛，清火降火之物，其坚肌骨，正与食盐同。而其所以异者，食盐则劫痰涎而使吐，戎盐则挽血液而使凝也。”“然则戎盐所主之心腹痛，食盐所主之心腹卒痛，同乎否乎？夫固可以一卒字而较二盐之情性矣。且凡心腹痛之宜于盐者，定系留痰停饮，惟其饮之稀，力能攻冲击撞，乍发乍止，故以食盐劫而吐之，饮去而卒者遂已。惟其痰之稠，势则凝固胶黏，久留不动，故以戎盐化而渗之，痰去而不卒者能已。”

8.《国药诠证》：“咸能制血而利气，故能益气而坚肌骨；能解毒，故能去毒蛊也。《别录》治心腹痛，溺血，吐血，齿舌血出，皆取其制血气之效也。”

0207 大青根 dà qīng gēn（《福建民间草药》）

【异名】 淡婆婆、山漆（《中国药用植物志》），地骨皮、假青根（《闽东本草》），臭根、野地骨（《福建民间草药》），土地骨皮（《江西民间草药验方》），路边青、羊咪青（《广西本草选编》），大叶地骨皮、臭婆根（《福建药物志》），土骨皮（《浙江药用植物志》）。

【基原】 为马鞭草科大青属植物大青的根。

【原植物】 参见“大青”条。

【采收加工】 7～9月采挖，切片，晒干。

【药理】 抗内毒素作用　大青根具有明显的抗内毒素作用，在加入其水溶液后鲎试剂与内毒素之间的凝集反应被抑制，其毛状根也具有与正常根相类似的抗内毒素作用。

【药性】 苦，寒。

1. 广州部队《常用中草药手册》：“苦、寒。”

2.《广西本草选编》：“味苦，性凉。”

3.《福建药物志》：“微苦，平。”

【功用主治】 清热，凉血，解毒。主治流感，感冒高热，乙脑，流脑，腮腺炎，血热发斑，麻疹肺炎，黄疸，热泻热痢，风湿热痹，头痛，咽喉肿痛，风火牙痛，睾丸炎。

1.《植物名实图考》：“治偏头风。”

2. 广州部队《常用中草药手册》：“清热泻火，凉血解毒，散瘀止血。治肠炎，菌痢，咽喉炎，扁桃腺炎，腮腺炎，感冒发热，齿龈出血。”

3.《广西本草选编》：“清热解毒，凉血。主治菌痢，黄疸，扁桃体炎，腮腺炎，急性喉炎，牙周炎，预防流脑，偏头痛。”

4.《福建药物志》：“清热解毒，祛风除湿。治咽喉炎，感冒，偏头痛，风湿关节痛，肋间神经痛，肝炎，睾丸炎，痔疮出血，风火牙痛。”

【用法用量】 内服：煎汤，10～15 g，鲜品 30～60 g。

【选方】 1. 治高热头痛等症　大青根 15～30 g，生石膏 45～60 g。水煎服。（《中医药研究汇编》）

2. 治急性黄疸型传染性肝炎　大青根、美丽胡枝子各15 g。酒水煎服。（《福建药物志》）

3. 治风湿性关节痛　大青根 30～60 g，猪脚 1 只。酌加酒、水各半，炖服。（《福建民间草药》）

4. 治偏正头痛，高血压病头痛　大青根、臭牡丹根各30 g，鸡蛋 2 枚。水煎，吃蛋和汤。（《湖南农村常用中草药手册》）

5. 治胃火齿痛　大青根 30～60 g。水煎去渣取汤，以汤同鸡蛋 2 枚煎服。（《江西民间草药配方》）

6. 治肋间神经痛　大青、算盘子各鲜根 30～60 g。水煎服。（《福建药物志》）

0208 大金刀 dà jīn dāo（《湖南药物志》）

【异名】 水石韦、银茶匙、牌坊草（《植物名实图考》），青竹标（《贵阳民间药草》），青卷莲、肺经草（《湖南药物志》），梳子草（《贵州草药》），西风剑（《全国中草药汇编》），肺甲、阿加珍（《贵州中草药名录》）。

【基原】 为水龙骨科盾蕨属植物卵叶盾蕨的全草。

【原植物】 卵叶盾蕨 *Neolepisorus ovatus*（Bedd.）Ching［*Pleopeltis ovata* Bedd.］

植株高 15～45 cm。根茎横生，密被卵状披针形鳞片，长渐尖，边缘有疏齿。叶远生；叶柄长 10～20 cm，被鳞片；叶片厚纸质，卵状披针形至卵状长圆形或近三角形，宽 7～12 cm，渐尖，基部较宽，圆形至圆楔形，多少下延于叶柄，全缘或下部多少分裂；侧脉明显。孢子囊群大，圆形，在侧脉两侧排成不整齐的 1 至数行，幼时有盾状隔丝覆盖。

生于海拔 500～2 000 m 的山地林下。分布于华东（除山东外）、中南（除河南外）、西南及西藏、陕西、甘肃等地。

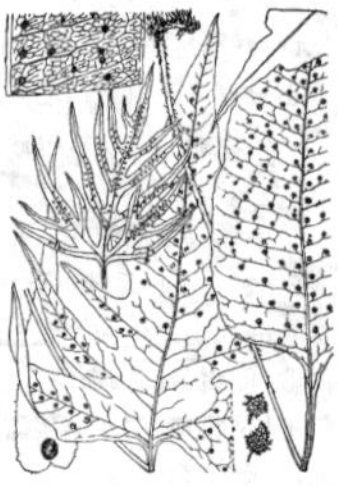

卵叶盾蕨

【采收加工】 全年均可采收，鲜用或晒干。

【药性】 苦，凉。

1.《贵阳民间药草》：“苦，平。”

2.《贵州草药》：“性凉，味苦。”

【功用主治】 清热利湿，止血，解毒。主治热淋，小便不利，尿血，肺痨咯血，吐血，外伤出血，痈肿，水火烫伤。

1.《贵阳民间药草》：“清热，止血。”

2.《湖南药物志》：“治肺痨，痈毒，热淋。”

3.《贵州草药》：“清热利窍，凉血止血。”

4.《全国中草药汇编》：“清热利湿，凉血止血。主治尿路感染，小便不利，咯血；外用治创伤出血，烧、烫伤。”

【用法用量】 内服：煎汤，15～30 g；或泡酒。外用：鲜品捣敷；或干品研末调敷。

【选方】 1. 治热淋　大金刀鲜叶 9 g，蔓生胆草 9 g。煎服。（《恩施中草药手册》）

2. 治血淋　青竹标 15 g，小木通 12 g，车前草 9 g。水煎服。（《贵阳民间药草》）

3. 治跌打损伤，劳伤出血　干品青竹标 30 g。泡酒250 g，每服 30 g。（《贵阳民间药草》）

4. 治烫伤，火伤　大金刀烘干，研末。调菜油搽患处。

5. 治刀伤　鲜大金刀嚼绒，敷伤口。（4、5 方出自《贵州草药》）

0209 大泡通 dà pào tōng（《贵州民间药物》）

【异名】 大通塔、柴厚朴（《贵州民间药物》），野巴戟（《昆明民间常用草药》），隔子通、万贯钱、豆豉杆（《四川常用中草药》），大加皮、绒毛鸭脚木(《广西本草选编》),泡桐树、牛嗓管(《云南药用植物名录》),假通脱木(《全国中草药汇编》),伞把木(《贵州中草药名录》)。

【基原】 为五加科鹅掌柴属植物穗序鹅掌柴的根和根皮或枝条。

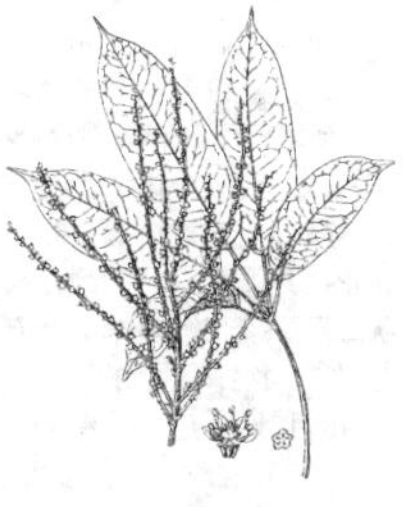

穗序鹅掌柴

【原植物】 穗序鹅掌柴 *Schefflera delavayi* (Franch.) Harms [*Heptapleurum delavayi* Franch.] 又名:绒毛鸭脚木(《广西本草选编》)。

乔木或灌木,高 3～8 m。幼嫩小枝、叶柄、花轴及叶背、苞片均密被星状绒毛。茎粗大,外表暗褐色;小枝粗壮;具白色片状髓心。掌状复叶,有小叶 4～7;叶柄长 4～16 cm,最长可至 70 cm;小叶片形状变化很大,椭圆状长圆形、卵状长圆形、卵状披针形或长圆状披针形,长 6～20 cm,最长可达 35 cm,宽 2～8 cm 或稍宽;先端急尖或短渐尖,基部钝形至圆形;全缘具疏离不整齐粗齿或 1～3 浅裂至深裂,主脉粗而明显。花无梗,穗状花序聚生成大圆锥花序顶生,长12～60 cm,分枝长 10～30 cm;苞片卵形,小苞片三角状卵形;萼边缘有 4～5 齿;花瓣 4～5,三角状卵形,无毛,花白色;雄蕊 5;子房下位,4～5 室,花柱合生成柱状,柱头不明显,花盘隆起。果实球形,紫黑色,几无毛;有宿存花柱。花期 10～11 月,果期翌年 1 月。

生于海拔 600～3 100 m 的沟旁、林缘、山坡疏林中。分布于西南及福建、江西、湖北、湖南、广东、广西等地。

本植物的叶(大泡通叶)、皮(大泡通皮)亦供药用,另设专条。

【采收加工】 全年均可采,鲜用或晒干。

【药材】 大泡通 *Schefflerae Delavayi Cortexet Radix seu Ramulus* 主产于贵州、四川、云南、广西等地。

性状 枝条灰棕色或灰褐色,表面有纵皱纹,有棕色点状皮孔及弧形叶柄痕;幼嫩枝密被灰棕色毛茸。折断面可见大型白色薄片状的髓。皮多呈条片状,外表面灰褐色至暗褐色,有纵皱纹及灰白色栓皮和棕色点状皮孔;内表面色淡,有细纵纹。质硬,折断面纤维性。气微,味苦、涩。

【药理】 抗炎作用 水煎液具抗炎、解热、利尿作用,其中抗炎作用较强。

【药性】 微苦、涩,平。

1.《四川常用中草药》:"性温,味微苦、辛,有小毒。"

2.《广西本草选编》:"味苦、涩,性平。"

3.《云南中草药》:"苦、涩,凉。"

4.《福建药物志》:"苦,平。"

【功用主治】 祛风活络,强筋健骨,行气活血。主治风湿痹痛,腰膝酸痛,跌打肿痛,胸胁脘腹胀痛。

1.《四川常用中草药》:"降逆气,消饱胀。治胸腹胀满,腰胁疼痛,噎气,风湿腰痛。"

2.《广西本草选编》:"祛风活络,壮筋骨。主治风湿关节痛,腰肌劳损,骨折,扭挫伤。"

3.《云南中草药》:"止血消炎。治流感发热,咽喉肿痛,皮炎,湿疹。"

4.《全国中草药汇编》:"补肝肾,强筋骨。治肾虚腰痛。"

【用法用量】 内服:煎汤,9～30 g;或浸酒。外用:煎汤洗;或捣敷。

【选方】 1. 治关节痛 穗序鹅掌柴、勾儿茶根、吉木根各 30 g。水煎服。(《福建药物志》)

2. 治风湿关节痛,腰肌劳损 绒毛鸭脚木根皮 15～30 g。水煎服。

3. 治骨折,扭挫伤 鲜绒毛鸭脚木根皮捣烂外敷。(2、3方出自《广西本草选编》)

4. 治皮炎,湿疹 牛嗓管 15～30 g。水煎服。(《云南中草药》)

0210 大草乌 dà cǎo wū (《云南中草药》)

【异名】 昆明堵喇(《云南中草药选》),草乌(云南玉溪)。

【基原】 为毛茛科乌头属植物黄草乌和滕瓣乌头的块根。

【原植物】 1. 黄草乌 *Aconitum vilmorinianum* Kom. [*A. mairei* Lévl.] 又名:昆明乌头(《拉汉种子植物名称》)。

多年生草本。块根椭圆球形或胡萝卜形,长 2.5～7 cm,直径约 1 cm。茎缠绕,长达 4 m,有分枝。叶互生;叶柄与叶片近等长;叶片五角形,长 5～10 cm,宽 8～16 cm,基部宽心形,3 全裂,中央全裂片宽菱形,侧全裂片斜扇形,不等 2 裂略超过中部,上面疏被紧贴的短柔毛,下面叶脉疏被短柔毛。花序有 3～6 朵花,花序轴和花梗密被淡黄色反曲短柔毛;苞片线形;花梗长 2～4 cm;小苞片狭线形,密被短柔毛;花两性,两侧对称;萼片 5,花瓣状,上萼片高盔形,下缘与外缘形成向下展的喙,侧萼片紫蓝色,外面密被短柔毛;花瓣 2,唇长约6 mm,微凹,距长约3 mm,向后弯曲,无毛;雄蕊多数,花丝全缘或有 2 枚小齿,无毛;心皮 5。果无毛。种子多数,三棱形,只在一面密生横膜翅。花期 8～9 月,果期 9～10 月。

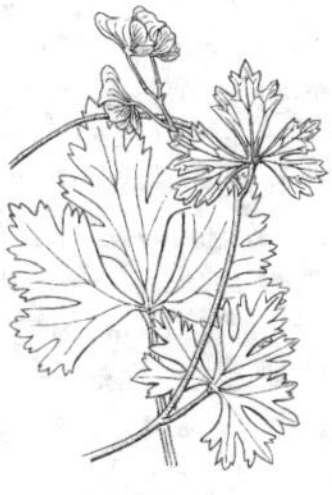

黄草乌

生于海拔 2 100～2 500 m 的山地灌木丛中。分布于四川会理、贵州西部和云南中部。

2. 滕瓣乌头 *A. geniculatum* Fletcher et Lauener

多年生草本,高约 1 m。茎直立,具分枝,无毛。叶互生;叶柄长 3～5 cm,基部具鞘,无毛;叶片圆五角形,长宽均为 6～10 cm,基部心形,3 深裂至近基部,中央深裂片菱形,3 裂,侧深裂片斜扇形,2 深裂超过中部,上面只脉上疏被紧贴的短柔毛,下面无毛。总状花序近伞房状,长3～8.5 cm,有花 2～8 朵;花序轴和花梗均无毛;苞片叶状;花梗长 2～4 cm;小苞片线形,无毛。花两性,近两侧对称;花萼 5,花瓣状,上萼片高盔形,外缘近垂直,与下缘形成不明显的短喙或几无喙,侧萼片宽倒卵形,内面疏被短柔毛,下萼片长圆形,蓝色,外面无毛;花瓣 2,爪在先端膝状弯曲,瓣片长约 1.1 cm,唇长 4.5 mm,末端 2 浅裂,距长约 2.5 mm,向后弯曲,无毛;雄蕊多数,花丝全缘或具 2 枚小牙齿,无毛;心皮 5。果无毛。种子多数。花期 7 月,果期 8 月。

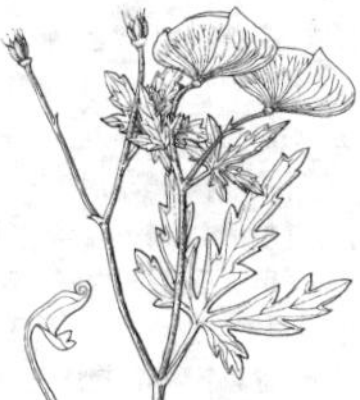

膝瓣乌头

生于海拔 3 200 m 的山地。分布于四川普格、云南东北部。

【采收加工】 9～11 月采挖,置沸水煮 4 小时,或用石灰水浸泡 7～10 日,清水漂 3 日,每日换水 2 次,晒干。

【药材】 黄草乌 *Aconiti Vilmoriniani Radix* 产于四川、贵州、云南。膝瓣乌头 *Aconiti Geniculati Radix* 产于四川、云南。

性状 黄草乌 根圆锥形,有时末端稍弯曲,长 5～15 cm,直径 1～2.5 cm。表面深褐色,具多数皱褶或纵沟纹。质坚硬,能折断,断面淡黄色,粉性,老根略带纤维性。

鉴别 (1) 根横切面：黄草乌 后生皮层为4～5列棕色细胞，排列不整齐。皮层细胞5～6列，长条形，切向排列，其间有众多石细胞。内皮层明显。复合的外韧型维管束中木质部束3～7个呈放射状排列。中央为髓部。

(2) 薄层色谱：取本品粉末约1 g，加10%氨溶液1 ml、乙醚10 ml，冷浸24小时，滤过。滤液挥干，残渣以二氯甲烷洗入1 ml容量瓶中定容，作为样品溶液。另取滇乌碱、塔拉乌头胺制成各1 mg/1 ml的二氯甲烷混合溶液，作为对照品溶液。分别点样于高效硅胶GF254薄层板上，以环己烷-乙酸乙酯-二乙胺(8∶1∶1)展开，取出，晾干，喷以碘化铋钾、碘化钾碘试液等容混合液显色。供试品色谱在与对照品色谱相应位置上，显相同颜色斑点。

【成分】 1. 黄草乌 根含生物碱类：黄草乌碱甲(vilmorrianine A)，多根乌头碱(karacoline)，滇乌碱(yunaconitine)，黄草乌碱丁(vilmorrianine D)，黄草乌酮碱(vilmorrianone)，塔拉定(talatizidine)，异塔拉定(isotalatizidine)，塔拉胺(talatisamine)，黄乌定(vilmoridine)，丽江乌头任碱(acoforine)，columbidine，萨卡可尼亭(sachaconitine)，14-*O*-乙酰萨卡可尼亭(14-*O*-acetylsachaconitine)，黄乌宁(vilmorinine)，黄乌生(vilmorisine)，黄乌亭(vilmoritine)。

2. 膝瓣乌头 根含生物碱类：滇乌碱，8-去乙酰滇乌碱，塔拉胺，黄草乌碱丙(vilmorrianine C)，展花乌头宁(chasmanine)，膝瓣乌头碱(geniconitine)，粗茎乌头碱甲(crassicauline A)，黄草乌碱甲，南乌碱乙(austroconitine B)，殷乌头碱(indaconitine)，8-乙酰基-14-苯甲酰展花乌头宁，异塔拉定，卡马乌头原碱(cammaconine)，14-乙酰萨卡可尼亭，萨卡可尼亭，多根乌头碱，膝乌碱(geniculatine)A、B、C、D，滇羟碱(geniculine)，膝乌宁碱甲(genicunine A)，膝乌宁碱乙(enicunine B)，膝乌宁碱丙(genicunine C)。

【药理】 1. 镇痛作用 黄草乌浸膏6.2～7.5 mg/kg灌胃小鼠热板法实验有镇痛作用，对酒石酸锑钾腹腔注射所致小鼠扭体反应也有抑制作用。

2. 对心脏的作用 正常家兔灌服黄草乌7.5 mg/kg对心脏活动未见影响，5只家兔仅于药后2小时出现T波稍低，但仍呈窦性心率。

毒性 滇乌碱毒性很大，对小鼠腹腔注射LD_{50}为0.585 mg/kg，大鼠、犬静脉注射的致死量分别为0.05 mg/kg和0.03 mg/kg。

【药性】 《云南中草药》："苦、辛、麻，温，剧毒。"

【功用主治】 《云南中草药》："祛风散寒，除湿止痛。"

【用法用量】 内服：煎汤，6～9 g；或泡酒。外用：研粉调涂；或泡酒擦。

【宜忌】 本品有剧毒，需炮制后方可使用。孕妇禁服。忌酸冷、豆类。

【选方】 治跌打，风湿，手足厥冷 大草乌6～9 g。水煎，至不麻嘴后服；或泡酒500 ml，日服5 ml及外擦患处。民间习用鲜品去皮炖肉服(需炽火煮24小时以上，至无麻味时，取汁服，服后避风)。(《云南中草药》)

0211 大钱麻 dà qián má (《滇南本草》)

【异名】 梗麻(《滇南本草》)，掌叶蝎子草、红活麻(《四川常用草药》)，大钱麻(《云南中草药》)，大前麻(《滇南本草》整理本)，虎麻、禾麻(《贵州中草药名录》)，蔻麻(《秦岭植物志》)，掌叶蝎子草(《湖北植物志》)。

【基原】 为荨麻科蝎子草属植物大蝎子草的全草及根。

【原植物】 大蝎子草 *Girardinia diversifolia* (Link) Friis[*Urtica palmata* Forsk; *U. heterophylla* Vahl; *G. heterophylla* (Vahl) Decne; *G. palmata* (Forsk.) Gaud.]

多年生直立草本，高0.5～2 m。茎具纵棱，全体伏生粗毛和粗螫毛。单叶互生；叶柄长6～12 cm；托叶合生，先端2裂，膜质，淡褐色，早落；叶片宽卵形至扁圆形，长8～15 cm，宽7～14 cm，先端3～5裂，基部圆形、截形或微心形，边缘有粗大锯齿，表面深绿色密布点状钟乳体，背面淡绿色，两面均伏生粗毛和淡黄色粗螫毛。雌雄同株或异株；花序腋生，穗状；雄花序较雌花序短，位于茎的下部；雄花花被片4，雄蕊4；雌花花被片2裂，不等大，柱头丝状。瘦果扁圆形，基部为宿存的花被片所抱托，花柱宿存。花期9～10月，果期10～11月。

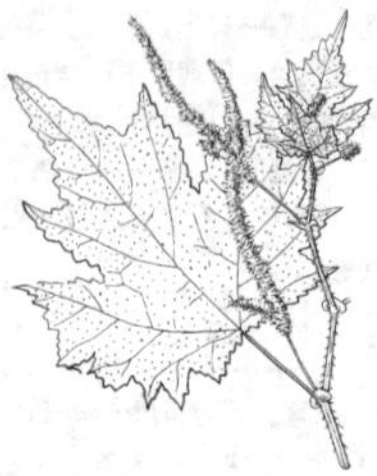

大蝎子草

生于海拔500～1 400 m的林下湿地或沟旁草丛中。分布于湖北、广西、四川、云南、陕西、甘肃等地。

【采收加工】 5～7月采收，鲜用或晒干。

【药性】 苦、辛，凉，小毒。

1.《滇南本草》："味苦、微辛，性微寒。"

2.《云南中草药》："苦、辛，凉。"

3.《全国中草药汇编》："有毒。"

4.《秦岭巴山天然药物志》："淡，平。"

【功用主治】 祛风除痰，利湿解毒。主治咳嗽痰多，头痛，风湿痹痛，跌打疼痛，皮肤瘙痒，水肿疮毒，毒蛇咬伤。

1.《滇南本草》："祛皮肤风痒，吐痰，消痰下气。止风伤肺气咳嗽，散胃痰，发散疮毒。"

2.《云南中草药》："祛风除痰，解毒利湿。"

3.《四川常用中草药》："能祛风，活血，除湿。治头风，头昏，高血压，风湿疼，痒疮。"

4.《全国中草药汇编》："主治风湿关节痛，跌打损伤。"

【用法用量】 内服：煎汤，9～15 g；或捣汁饮。外用：煎水熏洗。

【选方】 治风湿痹痛 红活麻150 g，蜘蛛抱蛋根150 g，白酒500 g。每服15 g，每日2次。(《四川中药志》1982年版)

0212 大狼毒 dà láng dú (《滇南本草》)

【异名】 格枝糯、乌吐、五朵下西山(《云南中草药》)，搜山虎、土瓜狼毒(《云南种子植物名录》)，矮红、隔山堆(《全国中草药汇编》)。

【基原】 为大戟科大戟属植物大狼毒的根。

【原植物】 大狼毒 *Euphorbia nematocypha* Hand. -Mazz.

多年生草本，高35～55 cm。全株含白色乳汁。根圆锥状或圆柱状，直径1～3 cm，外皮淡褐色。茎圆柱形，绿白色，红色或下部绿白而上部有紫红晕，不分枝或上部有分枝。单叶互生；无柄；叶片椭圆状披针形、椭圆状长圆形、披针形至长卵形，长2～5.8 cm，宽0.7～1.9 cm，先端短尖而钝，基部楔形，全缘，上面绿色，下面灰绿色，有时带红晕。花浅黄色，花序顶生或近顶腋生；顶生花序具5～9枚花梗排列成伞形，基部具5～9枚叶状苞片，成两轮；腋生花梗单一，花梗顶端着生一杯状花序或再作2～4伞状分枝；总苞淡绿黄色，先端5裂，裂片倒卵形；外侧腺体4～5枚，长圆形，橘红色或杏黄色，内面具白丝毛；雄花多数，通常

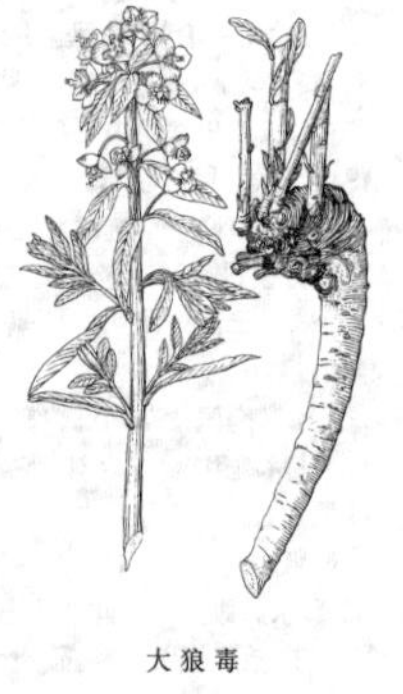

大狼毒

1～3 雄蕊伸出腺体之上，花丝顶端分叉成 2 个花药；中间雌花 1 朵，花梗较花丝长，伸出总苞外，子房近球形，密被刺毛，花柱 3 枚，柱头二叉。蒴果三棱状球形，具小疣状突起及红色刺毛；种子卵形，赭红色，一端具明显白色种阜。花期夏季。

生于原野、山坡路旁或向阳草丛中。分布于云南。

【采收加工】 8～10 月采挖，切片，晒干，研粉。

【成分】 根中含 3, 3′-二-*O*-甲基并没食子酸-4′-*β*-*D*-木糖苷(3, 3′-*O*-methylellagic acid-4′-*β*-*D*-xyloside)，巨大戟萜醇-3, 4, 5-三羟基-20-棕榈酸酯(ingenol-3, 4, 5-trihydroxy-20-hexadecanoate)，3, 3′-二-*O*-甲基并没食子酸(3, 3′-di-*O*-methylellagic acid)，A′-(18*β*, 3*α*)-新四膜虫萜-22(29)-烯-3*β*-醇〔A′(18*β*, 3*α*)-neogammacer-22(29)-en-3*β*-ol〕，岩大戟内酯 B(jolkinolide B)，另含大狼毒醇(nematocyphol)，印度荆芥醇(nepehinol)，印度荆芥醇乙酸酯，计曼尼醇乙酸酯(germanicol acetate)，大戟脑(euphol)，蒲公英醇(taraxastanol)，24-亚甲基环木菠萝烷醇(24-methylenecycloartanol)。

【药理】 保肝和抗氧化作用　从大狼毒中分离出的化合物(3, 3′-二-*O*-甲基并没食子酸)在 3、10、30 μg/ml浓度时均可明显抑制半乳糖胺对大鼠原代培养肝细胞的毒性，ALT 显著下降。这种保肝作用与剂量成正比。该化合物以 100 mg/kg 给 CCl_4 所致肝损伤小鼠腹腔注射，可降低血清中 ALT 和 AST 含量；在 10^{-5} mol/L、10^{-4} mol/L 时对四氯化碳所致肝损伤小鼠微粒体脂质过氧化有明显抑制作用，1 mol/L 可清除 10 mol/L 二苯基苦基苯肼所致自由基。

【药性】 苦，温，大毒。

1.《滇南本草》："味苦，麻，性温，有大毒。"

2.《云南中草药》："苦，温，剧毒。"

【功用主治】 化瘀止血，杀虫止痒。主治创伤出血，跌打肿痛，瘰疬，疥癣。

1.《滇南本草》："搽疥癞疮。"

2.《云南中草药》："止血，消炎，消肿。治外伤出血。"

3.《全国中草药汇编》："泻下逐水，外用止血止痒。主治创伤出血，淋巴结核，跌打瘀血肿痛，皮肤瘙痒，癣疥。"

【用法用量】 外用：研末撒或煎水洗。

【宜忌】 禁内服。采挖时浆汁接触皮肤会肿胀，脱皮。

1.《滇南本草》："有大毒，不可入药。"

2.《云南中草药》："采挖时应避免汁液沾染皮肤，否则易产生过敏反应，症现面部浮肿。"

3.《全国中草药汇编》："本品有大毒，内服宜极慎重。中毒后可引起腹痛，腹泻，呕吐，烦躁，血压下降，重者眩晕，行步不稳，痉挛。""急救方法：① 洗胃，给镇静剂和输液。② 甘草、干姜各 9 g，绿豆 15 g。水煎服。"

【选方】 治疥癞疮　大狼毒、花椒，为细末，香油或猪油调搽。避风，如不避风，令人肿皮。(《滇南本草》)

0213 大浮萍 dà fú píng (《生草药性备要》)

【异名】 水浮莲(《生草药性备要》)，猪乸莲、天浮萍(《岭南采药录》)，水浮萍(《南宁市药物志》)，大浦藻(《岭南草药志》)，浮薸、浮萍(《广西药用植物名录》)，莲花薸(《广西本草选编》)，水白菜(《四川中药志》)，草包草、水芙蓉、番萍、大番萍(《福建药物志》)，水荷莲、肥猪草、红莴苣(《新华本草纲要》)。

【基原】 为天南星科大薸属植物大薸的全草。

【原植物】 大薸 *Pistia stratiotes* L.

水生飘浮草本。有多数长而悬垂的根，须根羽状，密集。叶簇生成莲座状；叶片倒三角形、倒卵形、扇形，以至倒卵状长楔形，长 1.3～10 cm，宽 1.5～6 cm，先端截头状或浑圆，基部厚，二面被毛；叶脉扇状伸展，背面明显隆起成折皱状。佛焰苞白色，长 0.5～1.2 cm，外被茸毛，中部两侧狭缩，管部卵圆形，檐部卵形，锐尖，近兜状；肉穗花序短于佛焰苞，花单性同序；下部雌花序具单花，上部雄花序有花 2～8，无附属器，雄花排列为轮状；花无花被；雄花有雄蕊 2，轮生，雄蕊极短，彼此合生成柱，花药 2 室，对生，纵裂；雌花子房卵圆形，1 室，胚珠多数。浆果小，卵圆形。种子圆柱形。花期 5～11 月。

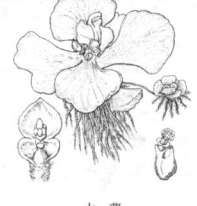

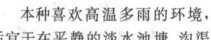

大　薸

本种喜欢高温多雨的环境，适宜于在平静的淡水池塘、沟渠中生长。长江流域以南各地有栽培，福建、广东、广西、海南、云南、台湾有野生。

【采收加工】 6～8 月采收，鲜用或晒干。

【药材】 大浮萍 *Pistiae Stratiotis Herba*　产于长江流域以南各地。

性状　本品多皱缩，全体呈团状。叶簇生，叶片展开后呈倒卵状楔形，先端钝圆而呈微波状，淡黄至淡绿色，两面均有细密的白色短绒毛，基部被有长而密的棕色绒毛。须根残存。质松软，易碎。气微，味咸。

【成分】 含芹菜素糖苷光牡荆素二碳链黄酮苷及矢车菊素-3-葡萄糖苷(cyanidin-3-glucoside)，木犀草素-7-葡萄糖苷(luteolin-7-glucoside)，荭草素(orientin)和牡荆素(vitexin)；脂肪酸：亚油酸(linoleic acid)，亚麻酸(*γ*-linolenic acid)，(12*R*, 9*Z*, 13*E*, 15*Z*)-12-羟基-9, 13, 15-十八碳三烯酸〔(12*R*, 9*Z*, 13*E*, 15*Z*)-12-hydroxy-9, 13, 15-octadecatrienoic acid〕，(9*S*, 10*E*, 12*Z*, 15*Z*)-9-羟基-10, 12, 15-十八碳三烯酸〔(9*S*, 10*E*, 12*Z*, 15*Z*)-9-hydroxy-10, 12, 15-octadecatrienoic acid〕；甾体类：24*S*-乙基-4, 22-胆甾二烯-3, 6-二酮(24*S*-ethyl-4, 22-cholesta-diene-3, 6-dione)，11*α*-羟基-24*S*-乙基-5*α*-胆甾-22-烯 3, 6-二酮(11*α*-hydroxy-24*S*-ethyl-5*α*-cholest-22-en-3, 6-dione)，谷甾醇-3-*O*-(2′, 4′-*O*-二乙酰基-6′-硬脂酰)-*β*-*D*-葡萄糖苷〔sitosterol-3-*O*-(2′, 4′-*O*-diacetyl-6′-stearyl)-*β*-*D*-glucopyranoside〕，谷甾醇-3-*O*-(2′-*O*-硬脂酰)-*β*-*D*-木糖苷〔sitosterol-3-*O*-(2′-*O*-stearyl)-*β*-*D*-xylopyranoside〕，谷甾醇-3-*O*-(4′-*O*-硬脂酰)-*β*-*D*-木糖苷〔sitosterol-3-*O*-(4′-*O*-stearyl)-*β*-*D*-xylopyranoside〕，豆甾烯-4, 22-二烯-3-酮(stigmast-4, 22-dien-3-one)，豆甾醇(stigmasterol)，豆甾烯硬脂酸酯(stigmasteryl stearate)，7-羟基-4, 22-豆甾二烯-3-酮(7-hydroxy-4, 22-stigmastadien-3-one)；磺酰基葡萄糖苷：(3*S*, 5*R*, 6*R*, 7*E*, 9*R*)-3, 5, 6-三羟基-*β*-二磺酰基-3-*O*-*β*-*D*-吡喃葡萄糖苷〔(3*S*, 5*R*, 6*R*, 7*E*, 9*R*)-3, 5, 6-trihydroxy-*β*-ionyl-3-*O*-*β*-*D*-glucopyranoside〕和(3*S*, 5*R*, 6*R*, 7*E*, 9*R*)-3-羟基-5, 6-环氧-*β*-二磺酰基-3-*O*-*β*-*D*-吡喃葡萄糖苷〔(3*S*, 5*R*, 6*R*, 7*E*, 9*R*)-3-hydroxy-5, 6-epoxy-*β*-ionyl-3-*O*-*β*-*D*-glucopyranoside〕。

【药性】 辛，寒。归肺、脾、肝经。

1.《生草药性备要》："味淡，性寒。"

2.《广西本草选编》："味咸，性凉。"

3.《全国中草药汇编》："辛，凉。"

4.《四川中药志》1982 年版："辛、淡，寒。"

5.《福建药物志》："辛、微苦，凉。"

【功用主治】 疏风透疹，利尿除湿，凉血活血。主治风热感冒，麻疹不透，荨麻疹，血热瘙痒，汗斑，湿疹，水肿，小便不利，风湿痹痛，臁疮，丹毒，无名肿毒，跌打肿痛。

1.《生草药性备要》："治酒风脚痛，煲食；亦擦汗斑，能散皮肤血热，又治麻风，下私胎，煲水熏之。"

2.《岭南采药录》："煎服能通经，煎水洗汗瘢，血热作痒，消跌打肿痛。"

3.《全国中草药汇编》："祛风发汗，利尿解毒。主治感冒，水肿,小便不利,风湿痛,皮肤瘙痒,荨麻疹,麻疹不透。”

4.《浙江药用植物志》:“凉血,活血,解毒。主治丹毒,无名肿毒,跌打损伤。”

【用法用量】 内服:煎汤,9～15 g。外用:捣敷;或煎水熏洗。

【宜忌】《全国中草药汇编》:“孕妇忌服。本品根有微毒,内服应去须根。”

【选方】 1. 治汗斑 鲜(大浮萍)全草捣烂取汁,调硫黄粉外涂。(《广西本草选编》)

2. 治湿疮 大藻 90 g。焙干研末,炼蜜为丸服。

3. 治水蛊 大藻、糖各 120 g。清水 3 碗,煎成 1 碗,分 2 次服。服后大量排尿,肿胀便消,忌食盐。(2、3 方出自江西《草药手册》)

4. 治水肿 水浮莲 30 g,苛草根 30 g。水煎服。

5. 治无名肿毒 水浮莲捣绒,包患处。(4、5 方出自《四川中药志》1982 年版)

6. 治跌打伤肿 鲜大浮萍,酌加冰糖捣烂,加热外敷。(《福建民间草药》)

0214 大理菊 dà lǐ jú (《中药鉴别手册》)

【异名】 天竺牡丹(《植物学大辞典》),大理花、西番莲(《中药鉴别手册》)。

【基原】 为菊科大丽花属植物大丽花的块根。

【原植物】 大丽花 *Dahlia pinnata* Cav. [*D. variabilis* Desf.]

一年生至多年生草本,高可达 1.5 m。地下具块状根。茎直立,光滑,多分枝。叶对生;叶柄基部扩展几近相连,小叶柄稍有窄翼;叶片二回羽状分裂,或上部叶作一回羽状分裂,裂片卵圆形,边缘具圆钝锯齿,上面绿色,下面灰绿色。头状花序水平开展或稍稍下垂,直径 6～12 cm,有长梗;总苞片 2 层;舌状花 8 枚,红色、紫红色或粉红色,中性或雌性;管状花黄色,两性,孕育。瘦果长椭圆形或倒卵形,先端圆。花期 7～8 月。

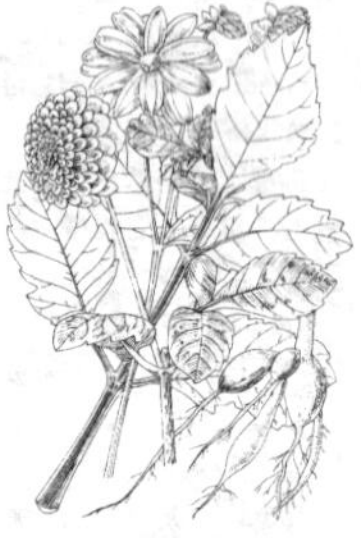

大 丽 花

全国各地庭园中普遍栽培。

【采收加工】 8～9 月挖根,晒干或鲜用。

【药材】 大理菊 *Dahliae Pinnatae Radix* 原产墨西哥,我国各地有栽培。

性状 块根呈长纺锤形,微弯,有的已压扁,有的切成两瓣。表面灰白色或类白色,未去皮的黄棕色,有明显而不规则的纵沟纹,先端有茎基痕,先端及尾部均呈纤维状。质硬,不易折断,断面类白色,角质化。气微,味淡。

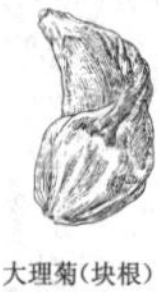

大理菊(块根)
外形

鉴别 块根横切面:木栓层和皮层大部分已除去。皮层石细胞,数个成群或单个散在,胞腔较大,壁孔沟明显。近内皮层处有分泌腔,排列成不连续的环状。韧皮部较宽。形成层明显。木质部中导管单个或数个成群,稀疏地作放射状排列,射线宽广,韧皮射线及木射线部位可见分泌腔。中央为髓部。

【成分】 含黄酮类成分:芹菜素(apigenin),芹菜素 7-*O*-葡萄糖苷(apigenin 7-*O*-glucoside),芹菜素 7-*O*-鼠李糖葡萄糖苷(apigenin 7-*O*-rhamnoglucoside),刺槐素-7-*O*-葡萄糖苷(acacetin 7-*O*-glucoside),刺槐素 7-*O*-鼠李糖葡萄糖苷(acacetin 7-*O*-rhamnoglucoside),木犀草素(luteolin),木犀草素 7-*O*-葡萄糖苷(luteolin7-*O*-glucoside),槲皮素 3-*O*-半乳糖苷(quercetin 3-*O*-galactoside),槲皮苷(quercitrin),异鼠李素 3-*O*-半乳糖苷(isorhamnetin 3-*O*-galactoside)。

根还含多糖成分菊糖(inulin)。

【药性】 辛、甘,平。

【功用主治】 清热解毒,散瘀止痛。主治腮腺炎,龋齿疼痛,无名肿毒,跌打损伤。

【用法用量】 内服:煎汤,6～12 g。外用:捣敷。

0215 大黄茎 dà huáng jīng (《新修本草》)

【基原】 为蓼科大黄属植物掌叶大黄 *Rheum palmatum* L.、唐古特大黄 *R. palmatum* L. var. *tanguticum* Maxim. ex Regel. 和药用大黄 *R. officinale* Baill. 的地上茎或嫩苗。

【原植物】 参见“大黄”条。

【采收加工】 8～9 月种子成熟后采挖全株,取地上茎,也可于春季采摘嫩苗,鲜用或晒干。

【药性】 苦、酸,寒。

1.《新修本草》:“味酸。”

2.《中国医学大辞典》:“苦,寒,无毒。”

【功用主治】 泻火,通便。主治实热便秘。

1.《新修本草》:“醒酒,堪生啖,亦以解热。”

2.《中国医学大辞典》:“通大便,清肠热。”

【用法用量】 内服:煎汤,5～10 g;或生吃。

【宜忌】《新修本草》:“多食不利人。”

0216 大黄草 dà huáng cǎo (《浙南本草新编》)

【异名】 大红草、白叶(《浙南本草新编》)。

【基原】 为菊科艾纳香属植物长圆叶艾纳香的全草。

【原植物】 长圆叶艾纳香 *Blumea oblongifolia* Kitam.

多年生草本,高 50～150 cm。主根纺锤状。茎分枝,具条棱,上部被较密长的毛,节间长 2～4 cm。基部叶常小于中部叶;中部叶长圆形或狭椭圆状长圆形,长 9～14 cm,宽 3.5～5.5 cm,先端短尖或钝,基部楔状渐狭,近无柄,边缘狭反卷并有硬重锯齿,上面被短柔毛,下面被稀疏长柔毛;上部叶渐小,长圆状披针形或长圆形,边缘具尖齿或角状疏齿。头状花序多数,排成顶生开展的疏圆锥花序;花序柄长达 2 cm,被密长柔毛;总苞球状钟形;总苞片约 4 层,绿色,线状披针形,背面被柔毛;花托蜂窝状,被白色粗毛;花黄色;雌花多数,花冠细管状,檐部 3～4 齿裂;两性花较少数,花冠管状,檐部 5 裂,被白色疏毛和密腺体。瘦果圆柱形,被疏白色粗毛,具条棱;冠毛白色,糙毛状。花期 8 月至翌年 4 月。

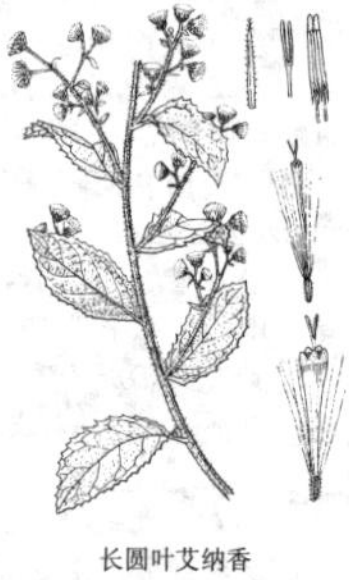

长圆叶艾纳香

生于路旁、田边、草地或山谷溪流边。分布于浙江、福建、江西、广东、台湾等地。

【采收加工】 7～10 月采收,鲜用或切段晒干。

【药材】 大黄草 *Blumeae Oblongifoliae Herba* 产于江西、福建、广东、浙江等地。

性状 茎具条棱,下部被疏毛或脱毛,上部被较密且长的毛。叶多皱缩,完整叶长圆形或长圆状披针形,基部楔状渐狭,顶端短尖或钝,边缘狭及卷并有不规则的硬重锯齿,两面被柔毛,中脉凸起,网脉在下面明显。总苞球状钟形;总苞片绿色,线形或线状披针形,先端尾尖,边缘干膜质,背面被柔毛;花托被白色粗毛。花黄棕色，多数脱落。味苦，微辣。

【药性】 苦，微辛，凉。

【功用主治】 清热解毒，利水消肿。主治急性支气管炎，肠炎，痢疾，急性肾炎，尿路感染，多发性疖肿。

【用法用量】 内服：煎汤，15～30 g。外用：鲜品捣敷。

【选方】 1. 治上呼吸道感染，急性支气管炎 大黄草、香青、地胆草各15～30 g。水煎服。(《浙江药用植物志》)

2. 治急性肾炎 大黄草30 g，或配白茅根30 g；血压偏高加益母草24 g(或茺蔚子12 g)；身体虚弱加桂圆肉适量。水煎服，每日1剂，10日为1个疗程。服药期间禁食鲜鱼、虾类、肥猪肉及刺激性食物，但可吃少量咸菜、霉豆腐、咸鸭蛋等。治愈后禁食虾皮1年。

3. 治疮疖 大黄草鲜叶加食盐少许捣烂外敷；多发性疖肿，或伴发热者，用本品30～60 g，水煎服。(2、3方出自《浙南本草新编》)

0217 大蛇药 dà shé yào (广州空军《常用中草药》)

【异名】 五加通、阿婆伞(《广西药用植物名录》)，火蕾木、凉伞木(《广西实用中草药新选》)。

【基原】 为五加科幌伞枫属植物幌伞枫的根、树皮或叶。

【原植物】 幌伞枫 *Heteropanax fragrans* (Roxb.) Seem. [*Panax fragrans* Roxb.; *Hedera fragrans* D. Don]

常绿乔木，高5～30 cm，胸围达70 cm。树皮肥厚，多汁，浅灰棕色，深纵裂；枝粗壮，无刺。三至五回羽状复叶，互生，直径达50～100 cm；叶柄长15～30 cm，无毛或几无毛，小叶柄长约1 cm或无柄，顶生小叶柄有时更长；小叶片纸质，在羽片轴上对生，椭圆形，长5.5～13 cm，宽3.5～6 cm，先端短尖，基部楔形，全缘，两面均无毛。圆锥花序顶生，长30～40 cm，主轴及分枝离生锈生星状绒毛，后渐脱落；伞形花序头状，直径约1.2 cm，有花数朵；花萼有绒毛，边缘有5个三角形小齿；花瓣5，卵形，淡黄白色，外面疏被绒毛；雄蕊5；子房下位，2室，花柱2，离生，开展。果实卵球形，黑色，室间有两条纵沟，有宿存花柱。种子2颗，形扁。花期秋季，果冬季成熟。

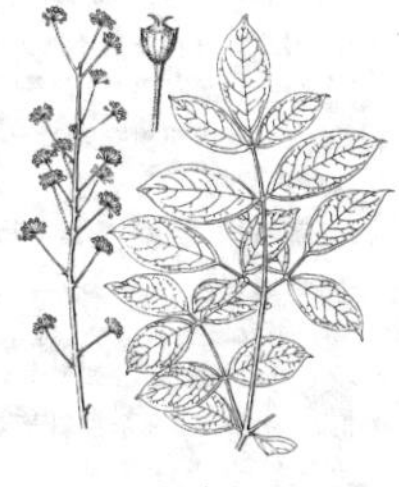
幌伞枫

生于海拔1 000 m以下的森林中，庭园中偶有栽培。分布于广东、广西、海南、云南等地。

【采收加工】 9～11月挖取根部或剥取树皮，切片，鲜用或晒干。叶多鲜用。

【成分】 根含齐墩果酸(oleanolic acid)，胡萝卜苷(daucosterol)，白千层酸(melaleucic acid)，3*β*，23-二羟基-20(29)-羽扇烯-27，28-二酸〔3*β*，23-dihydroxy-20(29)-lupene-27，28-dioic acid〕，白千层酸-28-*O*-〔*α*-*L*-吡喃鼠李糖基-(1→4)-*β*-*D*-吡喃葡萄糖基(1→6)〕-*β*-*D*-吡喃葡萄糖苷{melaleucic acid-28-*O*-〔*α*-*L*-rhamnopyranosyl (1→4)-*β*-*D*-glucopyranosyl-(1→6)〕-*β*-*D*-glucopyranoside}。

【药性】 苦，凉。

1.《广西本草选编》："味微苦，性凉。"

2.《全国中草药汇编》："苦。"

【功用主治】 清热解毒，消肿止痛。主治感冒发热，中暑头痛，痈疖肿毒，瘰疬，风湿痹痛，跌打损伤，毒蛇咬伤。

1.《广西本草选编》："凉血解毒，消肿止痛。主治疖肿，无名肿毒，骨髓炎，扭挫伤，骨折，毒蛇咬伤，感冒风热，中暑头痛，急性风湿性关节炎。"

2.《全国中草药汇编》："主治淋巴结炎，烧烫伤。"

3.《广西民族药简编》："叶或树皮，水煎洗身，治营养性水肿，肾炎，孕妇水肿(瑶族)。"

【用法用量】 煎汤，15～30 g。外用：捣敷；或煎汤洗。

0218 大脚菇 dà jiǎo gū (《中国药用真菌图鉴》)

【异名】 白牛肝(刘波《中国药用真菌》)，山乌茸、蘑菇(《全国中草药汇编》)，白牛头(《云南中药资源名录》)。

【基原】 为牛肝菌科牛肝菌属真菌美味牛肝菌的子实体。

【原植物】 美味牛肝菌 *Boletus edulis* Bull. ex Fr.

菌盖4～15 cm，扁半球形，不黏，黄褐色、土褐色。菌肉肥厚，白色，伤后不变色。菌管淡黄色，弯生微陷。柄粗壮，径可达5 cm，基部膨大，高短变异甚大，表面淡褐色，具白色凸起的网络。孢子淡黄色，近纺锤形，(10～15.2) μm×(4.5～6) μm。

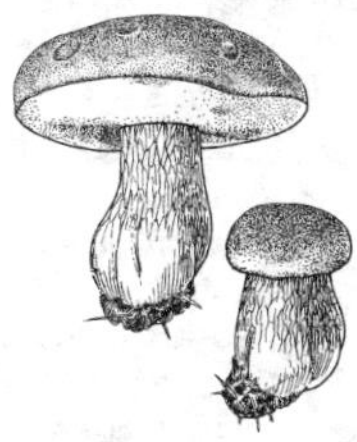
美味牛肝菌

生于针阔混交林下。夏、秋季常见。分布于西南及黑龙江、吉林、江苏、浙江、安徽、福建、河南、湖南、广东、西藏、陕西等地。

【采收加工】 7～10月采摘，晒干。

【成分】 美味牛肝菌含硒，二酰基甘油-4′-*O*-(*N*，*N*，*N*-三甲基)高丝氨酸(diacylglycero-4′-*O*-(*N*，*N*，*N*-trimethyl) homoserine)，亚硒酸盐(selenite)，硒基胱氨酸(elenocystine)，硒基甲硫氨酸(selenomethionine)。并含有岩藻甘露半乳聚糖(fucomannogalactan)，蛋白质和氨基酸及维生素B_{12}。

【药理】 1. 抑瘤作用 其多糖蛋白用量300 mg/kg，对小鼠肉瘤S_{180}抑瘤率100%，对小鼠艾氏腹水癌抑制率为90%。

2. 提高免疫功能 每日腹腔注射100 μg/kg多糖提取物，可使小鼠外周血白细胞总数增加17%，红细胞中SOD酶活性提高42.5%，并显著促进脾淋巴细胞的转化。

【药性】 淡，温。

【功用主治】 祛风散寒，补虚止带。主治风湿痹痛，手足麻木，白带，不孕症。

1. 刘波《中国药用真菌》："治妇女白带、不孕症。"

2.《中国药用孢子植物》："补虚止带。"

3.《秦岭巴山天然药物志》："追风散寒，舒筋，活络。主治腰腿疼痛，手足麻木，筋骨不舒。"

【用法用量】 内服：煎汤，10～30 g，鲜品30～90 g。

【选方】 1. 治妇女白带症 干而未开伞的美味牛肝菌，用时洗净和猪肉煮食，每日1次，每次93 g(湿重)，1星期为1疗程。

2. 治不孕症 将未开伞的美味牛肝菌按1∶1的比例配以刺五加。焙干，研末。每日3次，每次9 g，白酒为引。(1、2方出自刘波《中国药用真菌》)

0219 大麻药 dà má yào (《文山中草药》)

【异名】 大豆荚、大九荚(《文山中草药》)，麻里麻、麻三段、豆叶百步还阳(《云南中草药》)。

【基原】 为豆科扁豆属植物镰扁豆的根、叶。

【原植物】 镰扁豆 *Dolichos tenuicaulis* (Baker) Craib[*D. falcatus* auct. non Klein ex Willd.]

缠绕草质藤本，长约2 m。根粗壮，圆柱形，外表褐色，具纵纹。茎纤细，有三棱，无毛。三出复叶，小叶卵圆形，长3～4 cm，宽1.2～2.5 cm，两面有稀短毛；小托叶线形。总状花序腋生，纤细，具花1～4朵；花萼阔钟状；花冠白色，旗瓣圆形，翼瓣倒卵形，龙骨瓣内弯，基部截形；雄蕊2束；子房无柄。荚果线状长椭圆形，稍弯，长 5～6 cm；种子 6～7 颗，青色，有紫斑。花期 10 月至翌年 3 月。

生于旷野灌丛中。分布于广东、海南、云南等地。

【采收加工】 7～10 月挖根，晒干；5～7 月采叶，鲜用或晒干。

【成分】 根含苜蓿酸-3-*O*-*β*-*D*-葡萄糖苷(medicagenic acid-3-*O*-*β*-*D*-glucopyranoside)，大麻药苷(doliroside)A 及皂苷。

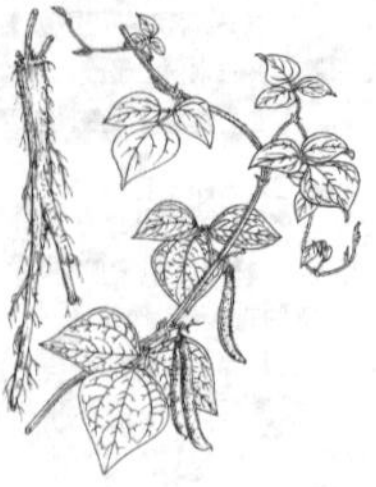

镰扁豆

【药理】 1. 抗癌作用　本品根有显著抗癌作用，体外试验中水提物 20 mg/ml 能明显抑制小鼠艾氏腹水瘤、小鼠肉瘤 S_{180}、小鼠肉瘤 S_{37} 及小鼠宫颈癌 U_{14} 等细胞的呼吸，而醇提取物于 40 mg/ml 对小鼠艾氏腹水癌、小鼠肉瘤 S_{180} 有显著抑制作用，总碱无效，皂苷为主要有效成分，粗皂苷 0.2 mg/ml即有明显抑制效果。腹腔注射时，水提取物可显著抑制 S_{37} 组织耗氧量，粗皂苷皮下注射对小鼠艾氏腹水瘤细胞的耗氧量抑制率为 62.5%。伊红染色法本品总皂苷在体外对 S_{37} 癌细胞有直接杀伤作用，8 mg/kg 腹腔注射连续 10 日对 S_{37} 的抑制率为 34.9%～43.6%。

2. 利尿作用　给大鼠皮下注射大麻药煎剂 250 mg/kg、大麻药皂苷 10 mg/kg，或麻醉犬静注大麻药皂苷 10 mg/kg 后，均可产生显著的利尿作用；用大麻药皂苷 200 mg/kg 给大鼠灌胃后亦可产生显著的利尿作用。

毒性　本品毒性较小，总皂苷对小鼠灌服的 LD_{50} 为 510±40 mg/kg，腹腔注射为 14.9±1.4 mg/kg，麻醉犬静注 10 mg/kg 对血压、呼吸无明显影响；8 mg/kg 小鼠腹腔注射 14 日或 10 mg/kg 大鼠皮下注射 14 日无明显毒性。

【药性】《云南中草药》："辛、麻，温，有毒。"

【功用主治】 祛风通络，止痛止血。主治风湿痹痛，跌打损伤，外伤出血。

1.《云南中草药》："止血生肌，消炎镇痛，接骨。"

2.《全国中草药汇编》："祛风活血，止血止痛。"

【用法用量】 内服：煎汤，3～9 g，鲜品 15～30 g；或浸酒。外用：研末撒敷或调敷。

【宜忌】 内服宜慎。中毒症状主要为恶心、呕吐、腹泻、便血等胃肠道症状，还可有头昏、乏力、舌及全身发麻、血压下降、瞳孔缩小、心率缓慢，白细胞总数及中性粒细胞数增高等。

【选方】 1. 治风湿痛、跌打损伤　① 大麻药 6 g。泡酒分次服。(《云南中草药》)　② 大麻药鲜根 15～30 g。水煎服，每日服 2 次。(《文山中草药》)

2. 治骨折　用三棱针刺破皮肤(开放性骨折不需刺破)取大麻药根末，酒调外敷。(《云南中草药》)

3. 治吐血，咯血，衄血，便血　大麻药(炒炭)3～9 g。水煎服，每日服 2 次。(《文山中草药》)

4. 治外伤出血　大麻药根末撒伤口。(《云南中草药》)

0220 大粘药 dà zhān yào (《昆明民间常用草药》)

【异名】 玄麻、升麻(《西昌中草药》)，山毛柳、接骨木(《云南中草药》)，青白麻叶(《中国高等植物图鉴》)，野麻公(《海南植物志》)。

【基原】 为荨麻科雾水葛属植物红雾水葛的根和叶。

【原植物】 红雾水葛 *Pouzolzia sanguinea* (Bl.) Merr. [*Urtica sanguinea* Bl.; *P. viminea* (Wall.) Wedd.]

灌木，高 1～2 m。小枝幼时被短糙毛。叶互生；叶柄长 1～3 cm，被毛；托叶小，卵状披针形，脱落；叶片纸质，卵形或狭卵形，长 2.6～11 cm，宽 1.5～4 cm，先端渐尖，基部圆形或宽楔形，边缘有小牙齿，上面均被疏短糙毛，钟乳体点状，下面在叶脉密被糙毛，三出脉，侧脉 2 对。团伞花序腋生，单性。雌雄同株；雄花花被片 4，船状椭圆形，合生至中部，急尖，雄蕊 4，退化雌蕊狭倒卵形；雌花花被宽椭圆形或菱形，先端有 3 齿，花柱丝状，脱落。瘦果卵形，淡黄白色，有肋纹。花期 3～9 月，果期 5～10 月。

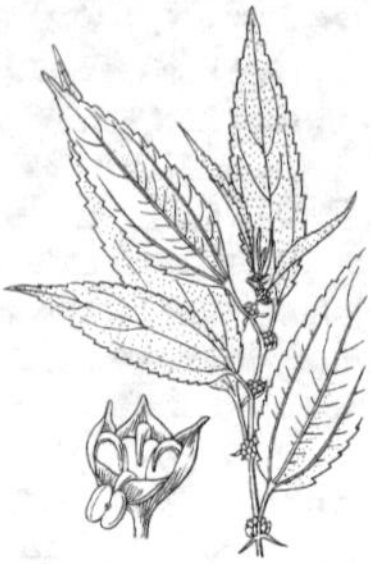

红雾水葛

生于海拔 350～2 000 m 的干燥山坡草地、灌丛中或林边。分布于广东、广西、海南、四川、贵州、云南、西藏。

【采收加工】 5～11 月采收，鲜用或晒干。

【药性】《云南中草药》："涩、微辛，温。"

【功用主治】《云南中草药》："舒筋活络，拔毒消肿。治胃肠炎，跌打瘀肿，骨折，乳腺炎，疮疖，脓肿，外伤出血，刀枪伤。"

【用法用量】 内服：煎汤，9～15 g。外用：捣敷；或研末撒。

【选方】

1. 治乳痈，疮疖　玄麻、田基黄、地龙胆各适量。捣烂外敷。

2. 治热淋　玄麻 15 g，金钱草、野菊花各 9 g。共煎水内服。(1、2 方出自《西昌中草药》)

3. 治外伤出血，刀枪伤　山毛柳根皮适量。研末撒患处。(《云南中草药》)

0221 大巢菜 dà cháo cài (《纲目》)

【异名】 薇(《诗经》)，垂水(《尔雅》)，薇菜、巢菜、野豌豆(《品汇精要》)，野麻豌(《草木便方》)，箭筈豌豆(《植物学大辞典》)，救荒野豌豆、春巢菜、普通苕子、野菜豆、黄藤子(《中国主要植物图说》)，苕子(《广州植物志》)，马豆草(《云南药用植物名录》)，肥田草(《贵州草药》)，麦豆藤(《广西药用植物名录》)。

【基原】 为豆科野豌豆属植物大巢菜的全草或种子。

【原植物】 大巢菜 *Vicia sativa* L.

一年或二年生草本，高 25～50 cm。被疏黄色短柔毛。偶数羽状复叶，叶轴顶端具卷须；托叶戟形，一边有 1～3 个披针形齿牙，一边全缘；小叶 4～8 对，叶片长圆形或倒披针形，长 8～18 mm，宽 4～8 mm，先端截形，凹入，有细尖，基部楔形，两面疏生黄色柔毛。总状花序腋生；花 1～2 朵；花冠深紫色或玫瑰红色；萼钟状，萼齿 5，披针形；旗瓣倒卵形，翼瓣及龙骨瓣均有爪；雄蕊 10，二体；子房无柄，花柱短，柱头头状，花柱先端背部有淡黄色髯毛。荚果线形，扁平，成熟时棕色。种子圆球形，棕色。花期 3～4 月，果期 5～6 月。

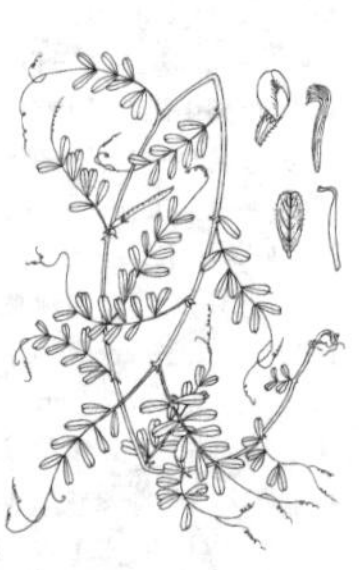

大巢菜

生于山脚草地、路旁、灌木林下。我国大部分地区均有分布。

【采收加工】 4～5 月采割，晒干；亦可鲜用。

【成分】 全草含维生素 B_1、B_2、C；黄酮类：异槲皮素(isoquercitrin)，芸香苷(rutin)，安妥苷(antoside)，生物槲皮素(bioquercetin)，大波斯菊苷(cosmosiin)，木犀草素-7-*O*-吡喃葡萄糖苷(cinaroside)；甾醇类：胆甾醇(cholesterol)，7-豆甾醇(7-stigmasterol)，*β*-谷甾醇(*β*-sitosterol)；香豆素类：花椒毒素(xanthotoxin)，香柑内

酯(bergapten),伞形花内酯(umbelliferone),马栗树皮素(esculetin)和东莨菪素(scopoletin);类胡萝卜素物质:胡萝卜素(carotene),叶黄素(lutein),玉蜀黍黄质(zeaxanthin),堇黄质(violaxanthin),新黄质(neoxanthin);氨基酸:赖氨酸,色氨酸,谷氨酸,谷氨酰胺,精氨酸,丙氨酸,天冬氨酸,天冬酰胺,脯氨酸和 *γ*-氨基丁酸;矿物质:钴、镍、铜、钡、锶、锰、铝、铁及钙、钾、镁。还含氢氰酸(hydrocyanic acid),尿囊酸(allantoic acid)。

种子含精氨酸(arginine),*N*-(*γ*-谷氨酰)-*β*-氰基-*L*-丙氨酸〔*N*-(*γ*-*L*-glutamyl)-*β*-cyano-*L*-alanine〕和 *β*-氰基-*L*-丙氨酸(*β*-cyano-*L*-alanine)。胺类:均戊胺(homopentamine PA4444),均己胺(homohexamine PA44444),*N* 5-氨丁基均精胺〔*N*5-aminobutylhomospermine PA4(4)44〕,*N*5-氨丁基均戊胺〔(*N*5-aminobutylhomopentamine)PA4(4)444〕,*N*10-氨丁基均戊胺〔*N*10-aminobutylhomopentamine,PA44(4)44〕,*N*5, *N*10-双氨丁基均精胺〔*N*5, *N*10-bis(aminobutyl)homospermine, PA4(4)4(4)4〕,*N*5-氨丁基均己胺〔*N*5-aminobutylhomohexamine, PA4(4)4444〕,*N*10-氨丁基均己胺〔*N*10-aminobutylhomohexamine, PA44(4)444〕,*N*5, *N*10-双氨丁基均戊胺〔*N*5, *N*10-bis(aminobutyl)homopentamine, PA4(4)4(4)44〕,*N*5, *N*15-双氨丁基均戊胺〔*N*5, *N*15-bis(aminobutyl)homopentamine, PA4(4)44(4)4〕,去甲精脒(norspermidine, PA33),高精脒(homospermidine, PA444),精胺(spermine, PA343),热精胺(thermospermine, PA334),高精胺(homospermine, PA444),氨丙基高精脒(aminopropylhomospermidine, PA344);磷脂类:卵磷脂(lecithin),磷脂酰乙醇胺(phosphatidyl ethanolamine),磷脂酰肌醇(phosphatidyl inositol);肌酸苷:*α*-*D*-吡喃半乳糖基-(1→1′)-肌醇〔*α*-*D*-galactopyranosyl-(1→1′)-myoinositol〕和 *α*-*D*-吡喃半乳糖基(1→6)-*α*-*D*-吡喃半乳糖基(1→1′)-肌醇〔*α*-*D*-galactopyranosyl-(1→6)-*α*-*D*-galactopyranosyl-(1→1′)-myoinositol〕。种子中还含巢菜碱苷(vicine),巢菜苷(vicianin),植物凝集素,4-氯吲哚乙酸甲酯(4-chloroindoleacetic acid methyl ester),半乳糖基甘油二酯(galactosyl diglycerides),胍(guanidine)。

根含聚-*β*-羟基丁酸(poly-*β*-hydroxybutyric acid)和 4 种山柰酚(kaempferol)的 3-*O*-糖苷。

【药性】 甘、辛,寒。

1.《本草拾遗》:"味甘,寒,无毒。"

2.《草木便方》:"辛,平。"

3.《福建药物志》:"甘、辛,寒。"

4.《秦岭巴山天然药物志》:"甘,辛,温。"

【功用主治】 益肾,利水,止血,止咳。主治肾虚腰痛,遗精,黄疸,水肿,疟疾,心悸,咳嗽痰多,鼻衄,月经不调,疮疡肿毒。

1.《本草拾遗》:"调中,利大小肠。"

2.《海药本草》:"主利水道,下浮肿,润大肠。"

3.《品汇精要》:"益气,润肌,清神,强志。"

4.《草木便方》:"活血,破血,止血,生肌。治五黄疸肿,利脏热,截疟,平胃,明耳目。"

5.《四川中药志》1960 年版:"生血,治肾虚遗精,腰痛,湿热黄肿。"

6.《云南中草药》:"拔脓攻毒。主治痈疽发背,疔疮,痔疮。"

7.《福建药物志》:"清热利湿,和血祛瘀。治浮肿,疟疾,鼻衄,心悸,遗精,月经不调,疔疮。"

8.《秦岭巴山天然药物志》:"补肾调经,祛痰止咳。主治肾虚腰痛,月经不调,咳嗽痰多。"

【用法用量】 内服:煎汤,15~30 g。外用:捣敷;或煎水洗。

【选方】 1. 治阴囊湿疹 野豌豆 30 g,艾叶 15 g,防风 15 g。水煎服或趁热熏洗。(《青岛中草药手册》)

2. 治鼻衄 肥田草 30 g,煨甜酒吃。

3. 治月经不调 肥田草种子、小血藤各 15 g。泡酒服。(2、3 方出自《贵州草药》)

4. 治疔疮 大巢菜、盐卤捣敷。(江西《草药手册》)

5. 治小儿疳积 巢菜全草 15 g,煮蛋食。或巢菜根15 g,水煎服。

6. 治眼蒙夜盲 巢菜全草 30 g,蒸猪肝食。(5、6 方出自《湖南药物志》)

0222 大散血 dà sàn xuè (《广西民族药简编》)

【基原】 为报春花科珍珠菜属植物小茄的全草。

【原植物】 小茄 *Lysimachia japonica* Thunb.

多年生草本。全株被灰褐色多细胞柔毛。茎细弱,四棱形,常自基部分枝成簇生状,初倾斜,后匍匐伸长,长 7~15(~30)cm,节间长 2~5 cm。叶对生;叶柄长 2~5(~10)mm,具草质狭边缘;叶片阔卵形至近圆形,长 1~2.5 cm,宽 7~20 mm,先端锐尖或钝,基部圆形或近截形,两面被柔毛,密布半透明腺点,干后腺点呈粒状突起。花单生于叶腋;花梗果时下弯;花萼 5 深裂几达基部,裂片披针形,果时增大;花冠黄色,5 深裂,裂片三角状卵形,通常具透明腺点;雄蕊 5,花丝基部合生成浅环,花药卵形;子房上位,上部有长柔毛。蒴果近球形,褐色,先端被疏长柔毛。花期 3~4 月,果期 4~5 月。

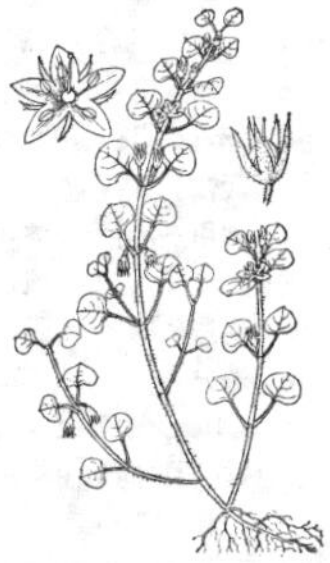

小 茄

生于田埂上,落叶、常绿阔叶混交林下及路旁岩石缝中。分布于江苏、浙江、安徽、广东、海南、广西、台湾等地。

【采收加工】 4~5 月采收,鲜用。

【药理】 1. 抗癌作用 大散血地上部分的 95% 甲醇提取物 25 μg/ml 对鼻咽癌(KB)细胞的抑制率达 91%,分离出的化合物 6-十三烷基二羟基苯甲酸和银桦酚对 KB 细胞的 ED_{50} 为 79 μg/ml 和 1.1 μg/ml。银桦酚在体外对黑色素瘤(B-16)细胞的 ED_{50} 为 4.0 μg/ml,对肝癌(PC-13)细胞的 ED_{50} 为 4.3 μg/ml,对肝癌(Hep-2)细胞 ED_{50} 为15 μg/ml,对小鼠白血病(L_{5178}Y、P_{388})细胞的 ED_{50} 大于 25 μg/ml。

2. 抑制 Na^+, K^+-ATP 酶作用 6-十三烷基二羟基苯甲酸和银桦酚对 Na^+, K^+-ATP 酶活性有浓度依赖性抑制作用,IC_{50} 分别为 8×10^{-6} mol/L 和 5×10^{-5} mol/L;在半数抑制浓度时,前者的效能比后者约大 6 倍。6-十三烷基二羟基苯甲酸的作用大约是毒毛花苷 G 的 1/13。

【功用主治】 《广西民族药简编》:"治骨折。"

【用法用量】 外用:鲜品加酒捣敷。

0223 大黑药 dà hēi yào (《昆明民间常用草药》)

【异名】 大黑根(《曲靖中草药》),大威灵仙(《玉溪中草药》),翼茎旋覆花(《中药大辞典》)。

【基原】 为菊科旋覆花属植物翼茎羊耳菊的根。

【原植物】 翼茎羊耳菊 *Inula pterocaula* Franch.

多年生草本或亚灌木,高60~100 cm。根木质,粗壮。茎下部木质,被红褐色密柔毛和腺点,中部以上有分枝。叶互生;下部叶大,披针形至椭圆状披针形,长 18~20 cm,宽4~5 cm;上部叶渐小,长圆状披针形至线状披针形,长 1~4 cm,先端尖或渐尖,基部渐狭,沿茎下延成宽 1~10 mm 的翅,边缘有细而具小尖头的重锯齿,上面被细密的粗伏毛,下面被红褐色柔毛,两面有腺点。头状花序小,在枝端密集成聚伞圆锥状或复伞房花序,花序梗短或纤细,有细线形的苞叶;总苞钟状,总苞片约 5 层,线状披针形,极尖,外层渐短小；花全部管状，外面有黄色腺点；冠毛1层，浅红褐色。瘦果近圆柱形，被密短毛。花期7～9月，果期9～10月。

生于亚高山灌丛和草地。分布于四川及云南。

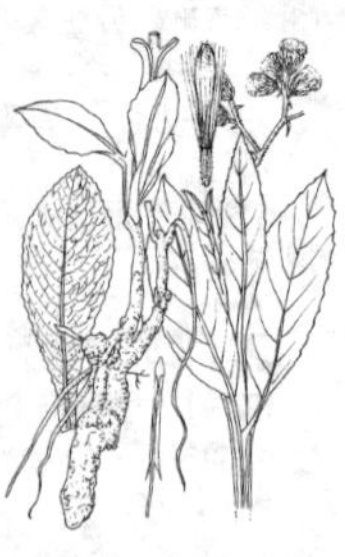

翼茎羊耳菊

【采收加工】 8～9月采挖，鲜用或晒干。

【成分】 全草含黄酮类：芸香苷（rutin），金丝桃苷（hyperin），山柰酚-3-*O*-芸香糖苷（kaempferol-3-*O*-rutinoside）。还含水杨酸（salicylic acid），6-十三烷基二羟基苯甲酸（6-tridecylresorcylic acid）和银桦酚（grevillol）。

【药性】 苦，平。

【功用主治】 补虚，清热，止咳。主治体虚头晕，耳鸣，心慌，失眠，出虚汗，肺虚久咳，痈疡肿毒，骨结核。

【用法用量】 内服：煎汤，10～15 g；或研末。外用：捣敷。

【选方】 1. 治头晕，心慌，耳鸣，出虚汗　大黑药根15 g，千针万线草15 g。水煎服，红糖为引，也可煮肉吃，或研末蒸肉、鸡蛋吃。（《昆明民间常用草药》）

2. 治肺虚久咳　大黑根、千针万线草、沙参等量。研细粉，蜂蜜调服，每晚1次，每次用药粉9 g。（《曲靖专区中草药手册》）

0224 大黑蒿 dà hēi hāo （《云南中草药》）

【基原】 为菊科艾纳香属植物密花艾纳香的全草。

【原植物】 密花艾纳香 *Blumea densiflora* DC. ［*B. excise* DC.；*B. densiflora* DC. var. *pinnatifida* Miq.］

草本或亚灌木，高1～3 m。茎粗壮，有分枝，具条棱，被锈褐色腺状密绒毛；幼枝及花序轴上的毛更密，节间长4～6 cm。茎叶宽椭圆形、狭椭圆形或长圆状披针形，长22～42 cm，宽8～16 cm，先端具小尖头，基部渐狭或具狭翅的柄，两侧有时具齿状的附属物，边缘羽状浅裂或深裂，裂片具向上的细齿，上面有腺状绒毛，下面被密绵毛；上部叶较小。头状花序极多数，具短柄，在茎和枝顶排成具叶的大圆锥花序；总苞钟形；总苞片约5层，绿色，背面被疏毛；花托蜂窝状；花黄色；雌花多数，花冠檐部3～4齿裂；两性花较少数，花冠檐部5浅裂，被多细胞节毛。瘦果圆柱形，具条棱，被白色柔毛；冠毛淡红褐色，糙毛状。花期11月至翌年4月。

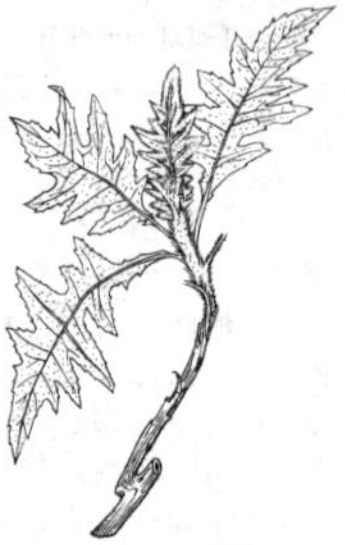

密花艾纳香

生于海拔1 500～2 800 m的密林下或山谷林缘。分布于云南东南部。

【采收加工】 7～10月采收，切段，晒干。

【成分】 全草含肿柄菊内酯（tagitinin）A，19-*O*-乙基圆叶肿柄菊内酯（19-*O*-ethyl-tirotundin ethyl ether），1α-羟基-3α-(2-甲基丁酰氧基)-异土木香内酯〔1α-hydroxy-3α(2-methylbutanoyloxy)-isoalantolactone〕，1α-羟基-3α-异丁酰氧基异土木香内酯（1α-hydroxy-3α-isobutyry-loxyisoalantolactone），1α，2α-二羟基-3α-(2-甲基丁酰氧基)-异土木香内酯〔1α，2α-dihydroxy-3α-(2-methylbutanoyloxy)-isoalantolactone〕，1α-乙酰氧基-2-羟基-3α-(2-甲基丁酰氧基)异土木香内酯〔1α-acetoxy-2-hydroxy-3α-(2-methylbutanoyloxy)-isoalantolactone〕，1α，3α-二羟基-2α-(2-甲基丁酰氧基)异土木香内酯〔1α，3α-dihydroxy-2α-(2-methylbutanoyloxy) isoalantolactone〕，1α-乙酰氧基-3α-羟基-2α-(2-甲基丁酰氧基)异土木香内酯〔1α-acetoxy-3α-hydroxy-2α-(2-methylbutanoyloxy)-isoalantolactone〕，1α-羟基-3-(2-甲基丁酰氧基)-羽状堆心菊素〔1α-hydroxy-3-(2-methylbutanoyloxy)-pinnatifidin〕，1α-乙酰氧基-3-(2-甲基丁酰氧基)-羽状堆心菊素〔1α-acetoxy-3-(2-methylbutanoyloxy)-pinnatifidin〕等。

【药性】 苦，寒。

【功用主治】 清热凉血，截疟。主治感冒发热，肠炎，高血压病，疟疾。

【用法用量】 内服：煎汤，3～6 g，截疟用量须大。

0225 大榆蘑 dà yú mó （《全国中草药汇编》）

【异名】 榆侧耳（《中国药用孢子植物》），榆耳〔《中国食用菌》1990，9(3)：9〕，榆蘑（青海）。

【基原】 为白蘑科侧耳属真菌榆干侧耳、白黄侧耳、灰白侧耳的子实体。

【原植物】 1. 榆干侧耳 *Pleurotus ulmarius*（Bull. Ex Fr.）Quél.［*Lyophyllum ulmarium*（Bull. ex Fr.）Kuhn.］　又名：榆干离褶伞（《真菌名词及名称》）。

菌盖肉质，宽11～15 cm。半球形，渐平展，盖面平滑，初期白色，后中央为佛手黄色或带褐色，往往有网状龟裂；盖缘波状。菌肉厚，白色。菌褶弯生，宽，疏，白色至淡土黄色。菌柄偏生，长4～10 cm，粗1～2 cm，同粗或基部膨大，白色稍带淡黄色，密生软毛，中实，常弯曲。孢子印白色。孢子球形或近球形，无色，光滑，直径5～6 μm。

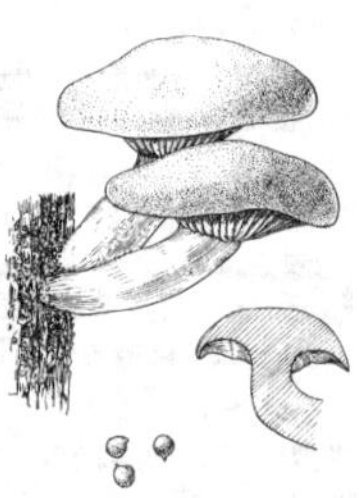

榆干侧耳

生于榆树及其他阔叶树树干上。分布于黑龙江、吉林、青海等地。

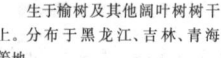

2. 白黄侧耳 *P. cornucopiae*(Paul. ex Pers.) Roll　又名：美味北风菌（《蘑菇及其栽培》）。

菌盖直径5～12 cm。凸出型，幼小时边缘内卷，老熟时或多或少下凹；表面平滑，向边缘处增厚且渐狭成一短菌柄；菌盖常十分不整齐且边缘呈波状，以老熟时最为明显；十分坚固，颜色变化较大，白色、微黄色、灰色至淡褐色。菌肉白色。菌褶白色，宽，延生。菌柄偏生或侧生，长短不一。孢子印玫瑰紫色；孢子长椭圆形，无色，光滑，(7～14)μm×(4～5)μm。

生于阔叶树腐木上。分布于黑龙江、吉林、河北、山西、江苏、浙江、四川等地。

3. 灰白侧耳 *P. spodolencus* Fr.　又名：长柄侧耳（《中国的真菌》），灰冻菌（《云南中药资源名录》）。

菌盖宽3～7.5 cm。圆形，后渐展开；盖面光滑，白色，中部微凹，淡黄色，干后黄褐色。菌肉厚，白色，味柔和。菌褶延生，密至稍稀，幅稍宽，白色。菌柄偏生至近侧生，长4～11 cm，粗0.8～1.8 cm，圆柱形，中实，白色。孢子印白色；孢子圆柱形，光滑，无色，(7～8.5)μm×4 μm。

丛生于阔叶树腐木上。分布于吉林、云南等地。

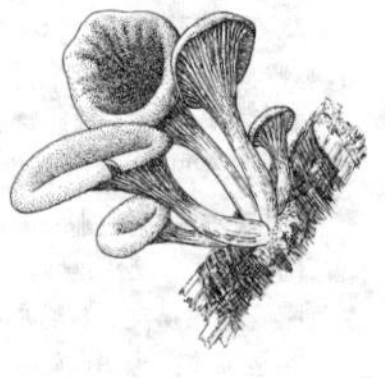

灰白侧耳

【采收加工】 7～10月采收子实体，晒干。

【成分】 1. 白黄侧耳　含多糖：PC-Ⅰ、PC-Ⅱ，半乳甘露聚糖（galactomannan）。另含*N*-羟基棕榈酸基-9-甲基-反-4,反-8-神经鞘氨二烯醇(*N*-hydroxypalmitoyl-9-methyl-*trans*-4, *trans*-8-sphingadienine),反-4-神经鞘氨醇(*trans*-4-sphingenine),反-4,反-8-神经鞘氨二烯醇(*trans*-4, *trans*-8-sphingadienine)。

2. 灰白侧耳　含血凝素(hemagglutinin)。

【药理】 1. 抗菌　榆耳子实体浸提液能抑制痢疾杆菌、铜绿假单胞菌、金黄色葡萄球菌、大肠杆菌和枯草杆菌等病原菌的生长。

2. 抗癌　灰白侧耳的热水提取物对小鼠肉瘤 S_{180} 抑瘤率为72.3%。

【药性】 甘,平。归脾、大肠经。

1.《中国药用孢子植物》:"甘,平。"

2.《中国中药资源志要》:"甘,温。"

【功用主治】 滋补强壮,止痢。主治虚弱萎症,痢疾,肺气肿。

1.《全国中草药汇编》:"滋补强壮。主治虚弱、萎症,痢疾。"

2.《中国药用孢子植物》:"止痢。"

3.《中国中药资源志要》:"用于阳痿。"

【用法用量】 内服:煎汤,3～9 g;或泡酒;或研末。

【选方】 1. 治虚弱萎症　大榆蘑 15 g,泡酒服。(《中国药用孢子植物》)

2. 治痢疾　榆蘑 30 g,焙干,研细末,日服 2 次。(《全国中草药汇编》)

0226 ## 大腹皮 dà fù pí (侯宁极《药谱》)

【异名】 槟榔皮(孙思邈),槟榔壳(《外台》),大腹毛(《医林纂要》),茯毛(《会约医镜》),槟榔衣(《药材资料汇编》),大腹绒(《药材学》)。

【基原】 为棕榈科槟榔属植物槟榔 *Areca catechu* L. 的果皮。

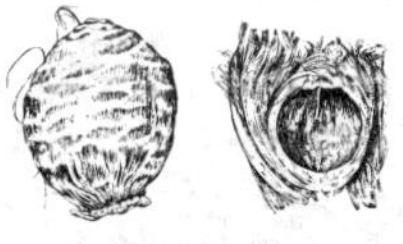
大腹皮

【原植物】 参见"槟榔"条。

【采收加工】 冬季至翌年春季采收未成熟的果实,煮后干燥,纵剖两瓣,剥取果皮,习称"大腹皮";春末至秋初采收成熟果实,煮后干燥,剥取果皮,打松,晒干,习称"大腹毛"。

【药材】 大腹皮 *Pericarpium Arecae*　主产于海南、云南。

性状　大腹皮　对半纵剖呈椭圆形或长卵形瓢状,长4～7 cm,宽约 3 cm。外果皮深棕色至近黑色,具不规则的纵皱纹及隆起的横纹,顶端有花柱残痕,基部有果梗及残存萼片。内果皮凹陷,褐色或深棕色,光滑呈硬壳状。体轻,质硬,纵向撕裂后可见中果皮纤维。气微,味微涩。

大腹毛　略呈椭圆形或瓢状。外果皮多已脱落或残存。中果皮棕毛状,黄白色或淡棕色,疏松质柔。内果皮硬壳状,黄棕色至棕色,内表面光滑,有时纵向破裂。无臭,味淡。

鉴别　粉末特征:黄白色或黄棕色。中果皮纤维成束,细长,直径 8～15 μm,微木化,纹孔明显,周围细胞中含圆簇状硅质块,直径约 8 μm。内果皮细胞呈不规则多角形、类圆形或椭圆形,直径 48～88 μm,纹孔明显。

【成分】 果皮含儿茶素(catechin)。

果实中含生物碱:槟榔碱(arecoline),去甲基槟榔碱(guvacoline),槟榔次碱(arecaidine),四氢烟酸(guvacine)等;单宁类成分:2 种原矢车菊素五聚物(procyanidin pentamers),2 种原矢车菊素四聚物(procyanidin tetramers),3 种原矢车菊素三聚物(procyanidin trimers),(+)-儿茶素〔(+)-catechin〕,(-)-左旋-表儿茶素〔(-)-epicatechin〕,原矢车菊素(procyanidin)A-1、B-7。

种子中含槟榔碱及酚性物质。

【药理】 促胃肠动力作用　灌服大腹皮煎液 1 小时、6 小时后,大鼠胃肠动力明显增强,胃窦及空肠 P 物质的表达明显增加而血管活性肠肽的表达明显减少,上述变化均以灌服大腹皮煎液 1 小时后为明显,6 小时后有减弱趋势。

毒性　口服大腹皮煎剂可引起过敏反应,出现腹痛、腹泻、全身皮肤发热、荨麻疹,以及过敏性休克等。

【炮制】 1. 大腹皮　取原药材,除去杂质,抢水洗净,干燥碾松,去硬皮,切段干燥。

2. 酒大腹皮　取黄酒加适量水与净大腹皮拌匀,晒干。每大腹皮 100 kg,用酒 30 kg。

3. 姜大腹皮　先将生姜捣烂,加适量水,压榨取汁,姜渣再加水适量重复压榨 1 次,合并汁液,加入净大腹皮拌匀,闷润至姜汁吸尽,置锅内用文火加热,炒干,取出,放凉。净大腹皮 100 kg,用生姜 10 kg 或干姜 3 kg。

【药性】 辛,微温。归脾、胃、大肠、小肠经。

1.《开宝本草》:"微温,无毒。"

2.《宝庆本草折衷》:"味辛、甘、苦、涩,微温。"

3.《纲目》:"辛,微温。"

4.《本草经疏》:"入足阳明、太阴经。"

5.《药品化义》:"味微咸,性凉。性气与味俱淡而薄。入肺、脾、胃、大小肠五经。"

6.《本草求真》:"专入脾胃。辛热性温。"

【功用主治】 下气宽中,行水消肿。主治胸腹胀闷,水肿,脚气,小便不利。

1.《日华子》:"下一切气,止霍乱,通大小肠,健脾开胃调中。"

2.《开宝本草》:"主冷热气攻心腹,大肠壅毒,痰膈,醋心,并以姜、盐同煎。入疏气药良。"

3.《宝庆本草折衷》:"去肿,利水气。"

4.《纲目》:"降逆气,消肌肤中水气浮肿,脚气壅逆,瘴气痞满,胎气恶阻胀闷。"

5.《得配本草》:"降逆气以除胀,利肠胃以去滞,一切膜原冷热之气,致阴阳不能升降,鼓胀浮肿等症,此为良剂。"

6.《本草再新》:"泻肺火,和胃气,利湿,追风,宽肠,消肿,理腰脚气,治疟疾痢泻。"

【用法用量】 内服:煎汤,5～10 g;或入丸、散。外用:煎水洗;或研末调敷。

【宜忌】 气虚体弱者慎服。

1.《本草经疏》:"病涉虚弱者概勿施用。"

2.《本草求真》:"惟虚胀禁用,以其能泄真气也。"

【选方】 1. 治男子妇人脾胃停滞,头面上肢悉肿,心腹胀满,上气促急,胸膈烦闷,痰涎上壅,饮食不下,行步气奔,状如水病　生姜皮、桑白皮、陈橘皮、大腹皮、茯苓皮各等分。上为粗末,每服三钱,水一盏半,煎至八分,去滓,不计时候,温服。忌生冷油腻硬物。(《中藏经》五皮散)

2. 治心中寒发痛甚　大腹皮半两(锉),吴茱萸(汤浸一宿,焙干炒)一钱,高良姜、芍药各一两。上为散,每服二钱,温酒调下。不饮酒,生姜汤亦得。(《普济方》大腹皮散)

3. 治漏疮恶秽　大腹皮煎汤洗。(《直指方》)

【各家论述】 1.《本草汇言》:"大腹皮,宽中利气之捷药也。方龙潭曰:主一切冷热之气上攻心腹,消上下水肿之气四体虚浮,下大肠壅滞之气二便不利,开关格痰饮之气阻塞不通,能疏通下泄,为畅达脏腑之利剂。按宋人又有安胎之说,然此药既为利气之药,又何以安其胎乎?如有余之气胜而胎不安者,使之气下,则胎自安矣。又谓此药有健胃之理,夫既为下气之药,又何以益其胃乎?如有余之气壅塞不通,使之气下,则中气自宽,食饮可进矣。若损气,为大腹皮之常性也,元虚气少者,概勿施用。"

2.《本草经疏》:"(大腹皮)入足阳明、太阴经。二经虚则寒热不调,逆气攻走,或痰滞中焦,结成膈证;或湿热郁积,酸味醋心;辛温暖胃豁痰，通行下气，则诸证除矣。大肠壅毒，以其辛散破气而走阳明，故亦主之也。”“大腹皮，即槟榔皮也。其气味所主，与槟榔大略相同，第槟榔性烈，破气最捷，腹皮性缓，下气稍迟。”

3.《本经逢原》：“槟榔性沉重，泄有形之积滞；腹皮性轻浮，散无形之滞气。”

4.《药义明辨》：“丹溪常用之以治肺气喘促，及水肿药中又多用之，盖亦取其泄肺以杀水之源也。”

0227 大蕉皮 dà jiāo pí（《广东中药》）

【异名】 甘蕉果皮（《泉州本草》），香蕉皮（《食物中药与便方》）。

【基原】 为芭蕉科芭蕉属植物大蕉等的果皮。

【原植物】 参见“香蕉”条。

【采收加工】 将成熟果实采下，剥取果皮，鲜用或晒干。

【药材】 大蕉皮 *Musae Sapienti Pericarpium* 产于福建、台湾、广东、广西、海南、云南。

性状　果皮呈不规则条块状，表面黑褐色，具有较长的果柄，纤维性较强，长 4～5 cm。质软而韧，纤维众多。

【成分】 果皮含有环木菠萝烷型三萜烯类成分：3-表环桉烯醇（3-epicycloeucalenol），3-表环香蕉烯醇（3-epicyclomusalenol），28-降环香蕉烯酮（28-norcyclomusalenone）和 24-氧代-29-降环木菠萝烷酮（24-oxo-29-norcycloartanone）。

果实含酯类成分：乙酸酯（acetate），丁酸酯（butanoate），3-甲基丁酸酯（3-methylbutanoate），戊酸酯（pentanoate），已醇基-2-丁酸酯（hexan-2-yl-butanoate）以及 4(*Z*)-已烯-1-醇〔hex-4(*Z*)-en-1-ol〕，4(*Z*)-已烯-2-醇〔hex-4(*Z*)-en-2-ol〕，4(*Z*)-辛烯-1-醇〔oct-4(*Z*)-en-1-ol〕，5(*Z*)-辛烯-1-醇〔oct-5(*Z*)-en-1-ol〕，4(*Z*)-癸烯-1-醇〔dec-4(*Z*)-en-1-ol〕等的酯化合物。

【药性】 甘，涩，寒。

【功用主治】 清热解毒，降血压。主治痢疾，霍乱，皮肤瘙痒，高血压病。

1.《广东中药》：“内服治痢疾，炒过煎水服，治霍乱肚痛。煎水洗皮肤痕（瘙）痒。”

2.《食物中药与便方》：“有降血压作用。”

【用法用量】 内服：煎汤，30～60 g。外用：煎水洗；或研末调敷。

【选方】 治鼻蝶（鼻腔内溃疡作痛）　甘蕉果皮晒干，焙，研细末，调冰片、茶油抹患处。（《泉州本草》）

0228 大靛根 dà diàn gēn（《生草药性备要》）

【基原】 为豆科木蓝属植物木蓝的根。

【原植物】 参见“木蓝”条。

【采收加工】 8～10 月采收，切段晒干。

【成分】 根含黄酮类化合物：芹菜素（apigenin），山柰酚（kaempferol），木犀草素（luteolin）和槲皮素（quercetin）。还含靛蓝（indigo）。

【药理】 抗癌作用　^{3}H-TdR 对小鼠艾氏腹水瘤细胞掺入试验，木蓝根茎乙醇提取物 10 mg/ml 及 20 mg/ml 浓度的抑制率为 43.1%及 58.3%，对 DNA 合成的抑制作用以30 分钟时为强，去除药物后细胞 DNA 合成可逐渐恢复。

木蓝根及叶的加工制品青黛及其所含成分的作用参见“青黛”条。

【药性】 《生草药性备要》：“味苦，性平。”

【功用主治】 清热解毒，止痛。主治丹毒，痈肿疮疡，蛇虫咬伤。

1.《生草药性备要》：“解虫毒。”

2.《福建中草药》：“治丹毒。”

【用法用量】 内服：煎汤，15～30 g。

0229 大飞扬草 dà fēi yáng cǎo（《岭南采药录》）

【异名】 大飞羊（《生草药性备要》），飞扬、神仙对座草、节节花、大号乳仔草、蚝刈草、猫仔癀、大乳草、木本奶草、金花草、蜻蜓草（《福建民间草药》），白乳草、过路蜈蚣、蚂蚁草（《闽南民间草药》），天泡草（《广东中药》），大乳汁草、奶子草、九歪草（广州部队《常用中草药手册》），假奶子草、癣药草（《南方主要有毒植物》），脚癣草（《云南中草药》），毛飞扬（《广西本草选编》），大本乳仔草、乳仔草、红骨大本乳子草（《台湾药用植物志》），催乳草（《浙江药用植物志》），大奶浆草（《贵州中草药名录》）。

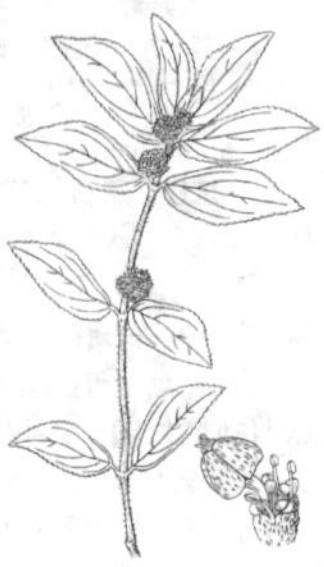

飞扬草

【基原】 为大戟科大戟属植物飞扬草的带根全草。

【原植物】 飞扬草 *Euphorbia hirta* L.

一年生草本。被硬毛或柔毛，含白色乳汁。茎通常自基部分枝；枝常淡红色或淡紫色；匍匐状或扩展，长 15～40 cm。叶对生；托叶小，线形；叶片披针状长圆形至卵形或卵状披针形，长 1～4 cm，宽0.5～1.3 cm，先端急尖而钝，基部圆而偏斜，边缘有细锯齿，中央常有 1 紫色斑。杯状花序多数密集成腋生头状花序；花单性；总苞宽钟状，顶端 4 裂；腺体 4，漏斗状，有短柄及花瓣状附属物；雄花具雄蕊 1；雌花子房 3 室，花柱 3。蒴果卵状三棱形；种子卵状四棱形。花期全年。

生于向阳山坡、山谷、路旁或灌丛下。分布于浙江、福建、江西、湖南、广东、广西、海南、四川、贵州、云南、台湾等地。

【采收加工】 7～10 月采收，晒干。

【药材】 大飞扬草 *Euphorbiae Hirtae Herba*　产于浙江、广东、广西、福建、云南等地。

性状　全草长 15～50 cm，地上部分被粗毛。根细长而弯曲，表面土黄色。老茎近圆柱形，嫩茎稍扁或具棱；表面土黄色至浅棕红色或褐色；质脆，易折断，断面中空。叶对生，皱缩，展平后呈椭圆状卵形至近菱形，灰绿色至褐绿色，先端急尖，基部偏斜，边缘有细锯齿，有 3 条较明显的叶脉。杯状聚伞花序密集呈头状，腋生。蒴果卵状三棱形。无臭，味淡微涩。

鉴别　(1) 茎横切面：表皮为一层长方形细胞。老茎外为木栓层，有时可见由 6～8 列木栓细胞组成的皮孔。皮层为 4～8 列薄壁细胞，有含红棕色内含物的细胞散在，近维管柱的皮层处乳管排列成间断的环状。韧皮部狭窄，细胞小，排列紧密；形成层不明显；木质部导管多分布于木质部的内侧。有髓。薄壁细胞中含淀粉粒。

(2) 取本品细粉 10 g，加石油醚（60～90 ℃）适量，回流提取 1 小时，滤过。取滤液 5 ml，置蒸发皿中，蒸干，残渣加冰乙酸1 ml，醋酐 1 ml 溶解，再加入硫酸 0.5 ml，立即呈现绿色（检查甾类）。上述石油醚提取过的药渣，挥尽石油醚，加甲醇 40 ml，在水浴上回流 1 小时，滤过，取滤液 2 ml，加镁粉少许，然后滴加盐酸 3 滴，呈现红色（检查黄酮类）。

【成分】 全草含萜类：无羁萜（friedelin），β-香树脂醇（β-amyrin），巨大戟醇（ingenol），巨大戟醇酯（ingenol ester）；甾醇类：蒲公英赛醇（taraxerol），蒲公英赛酮（taraxenone），菠菜甾醇（spinasterol），豆甾醇（stigmasterol）；还含蒲桃醇（jambulol），槲皮素（quercetin），鼠李素-3-鼠李糖苷（xanthorhamnide），生物碱，原花色素类。

地上部分含三萜烯类：香树脂醇（amyrin），24-亚甲基环木菠萝(24-methylenecycloartenol)。

叶含有黄酮苷：大戟宁(euphorbianin)，槲皮素-3-*O*-鼠李糖苷(quercetin-3-*O*-rhamnoside)，杨梅苷(myricitrin)；酚酸及苷类：3，4-二-*O*-没食子酰奎宁酸(3，4-di-*O*-galloylquinic acid)，没食子酸(gallic acid)，2，4，6-三-*O*-没食子酰-*D*-葡萄糖(2，4，6-tri-*O*-galloyl-*D*-glucose)及1，2，3，4，6-五-*O*-没食子酰-*β*-*D*-葡萄糖(1，2，3，4，6-penta-*O*-galloyl-*β*-*D*-glucose)。

新鲜花含并没食子酸(ellagic acid)。

【药理】 1. 对中枢神经的作用 (1) 中枢性镇痛作用 大飞扬草水浸膏给小鼠腹腔注射20～400 mg/kg，可显著减少扭体反应的扭体数；25 mg/kg腹腔注射，可显著延长小鼠热板法痛觉时间。预先注射1 mg/kg的纳洛酮可减少大飞扬草的镇痛作用。

(2) 解热作用 对酵母引起发热的大鼠，大飞扬草水浸膏100～400 mg/kg腹腔注射，可显著降低体温，平均降温达1.7～1.9 ℃。

2. 抗菌作用 大飞扬草煎剂用平板纸片法证明，对金黄色葡萄球菌、大肠杆菌和铜绿假单胞菌均有抑制作用。无羁萜可抑制真菌生长。

3. 抗炎作用 大飞扬草(2.7 g/ml)灌胃，0.2 ml/10 g，1次/日，连续3日，小对二甲苯所致小鼠耳肿胀有明显抑制作用。100 mg/kg大飞扬草提取物预先给大鼠腹腔注射，可明显减少角叉菜胶引起的炎症反应，且存在剂量依赖关系。角叉菜胶注射后2小时，100 mg/kg剂量达26%最大抑制值，注射后3小时，200 mg/kg剂量达60%最大抑制值。但对类风湿关节炎无效。

4. 兴奋子宫作用 飞扬草花的成分并没食子酸有兴奋子宫作用，对妊娠8日、12日或16日的小鼠，静脉注射1.2 mg/kg，可增加其流产的发生率。

5. 止泻作用 飞扬草全草的煎剂，对蓖麻油、花生四烯酸和前列腺素E_2等引起的泄泻模型，显示其止泻作用。但对硫酸镁引起的泄泻无效。煎剂可延缓小肠由蓖麻油引起的运动加速。

6. 其他作用 大飞扬草100 ℃沸水提取的鲜草浸膏对变形阿米巴有细胞毒作用，干品提取的浸膏作用减弱。

【药性】 辛、酸，凉，小毒。归肺、膀胱、大肠经。

1.《生草药性备要》："味酸，性烈。"

2.《岭南采药录》："味酸、苦。性寒。"

3. 广州部队《常用中草药手册》："微辛、酸，微凉。"

4.《广西本草选编》："味辛、涩，性平，有小毒。"

5.《全国中草药汇编》："微苦、微酸，凉。"

【功用主治】 清热解毒，利湿止痒，通乳。主治肺痈，乳痈，痢疾，泄泻，热淋，血尿，湿疹，脚癣，皮肤瘙痒，疔疮肿毒，牙疳，产后少乳。

1.《生草药性备要》："治浮游虚火，敷牙肉肿痛。"

2.《岭南采药录》："煎水洗疥癞。"

3.《广西民间常用中草药手册》："解毒消肿，治疮疡。"

4. 广州部队《常用中草药手册》："清热解毒，祛风止痒，通乳。治肠炎，痢疾，皮炎，湿疹，皮肤瘙痒，脚癣，产后少乳。"

5.《云南中草药》："治肺痈，乳痈，小便不利，血尿，小儿疳积，脓疱疮，外伤出血，无名肿毒。"

6.《福建药物志》："清热利湿，消肿解毒。"

7.《广西民族药简编》："治遗尿，胃病，腹泻，疔疮，红癣，鼻窦炎。"

8.《全国中草药汇编》："主治细菌性痢疾，阿米巴痢疾，肠道滴虫，消化不良，支气管炎，肾盂肾炎。"

【用法用量】 内服：煎汤，6～9 g；鲜品30～60 g。外用：捣敷；或煎水洗。

【宜忌】 脾胃虚寒者慎服。

《广西本草选编》："服本品过量中毒引起腹泻时，可用甘草9 g，银花12 g，水煎服解救。"

【选方】 1. 治肺痈 鲜大飞扬全草一握，捣烂，绞汁半盏，开水冲服。

2. 治乳痈 大飞扬全草60 g和豆腐120 g炖服；另取鲜草一握，加食盐少许，捣烂加热水外敷。

3. 治赤白痢疾 大飞扬草15～24 g，赤痢加白糖、白痢加红糖，用开水炖服。(1～3方出自《福建民间草药》)

4. 治湿疹 飞扬草1 000 g，黑面叶2 000 g，毛麝香250 g。加水45 000 ml，煎成15 000 ml。根据湿疹部位可选择坐浴、湿敷或外涂。有感染者加穿心莲内服。(《全国中草药汇编》)

5. 治带状疱疹 鲜飞扬全草捣烂取汁，加雄黄末1.5 g，调匀，涂抹患处。

6. 治麦粒肿 鲜飞扬草折断，取乳汁涂患处。(5、6方出自《福建中草药》)

【临床报道】 1. 治疗急性菌痢 用大飞扬草制成浸膏片(每片含生药15 g)，治疗急性菌痢40例，每次6片，每日4次。治疗40例全部治愈。退热时间平均为1.31日，腹痛消失时间平均为2.12日，里急后重消失时间为1.35日，大便次数恢复正常时间平均为4日，用药5日，大便培养转阴。

2. 治疗慢性支气管炎 飞扬草120 g，桔梗9 g。加水煮沸2小时，滤汁再煎，将两次药液合并过滤浓缩至60 ml。每服20 ml，每日3次，10日为1个疗程，连服2个月疗程。据128例观察，近期控制33例(25.8%)，显效36例(28.1%)，好转45例(35.2%)。飞扬合剂对慢性气管炎的咳嗽、咳痰及肺部干湿性啰音近期疗效较好，但平喘作用不够理想；年龄越大，病程越长，体质越弱，疗效越差；单纯性比喘息型疗效较好；属于中医分型的虚寒型效果较差。如个别患者有头晕、便溏及感冒者，仍可继续服药。

0230 大马哈鱼 dà mǎ hā yú (《东北动物药》)

【异名】 大马哈(《全国中草药汇编》)，大发哈、果冬、秋鲑(《中国有毒鱼类和药用鱼类》)，秋大麻哈鱼(通称)。

【基原】 为鲑科大马哈鱼属动物大麻哈鱼的全体。

【原动物】 大麻哈鱼 *Oncorhynchus keta* (Walbaum)

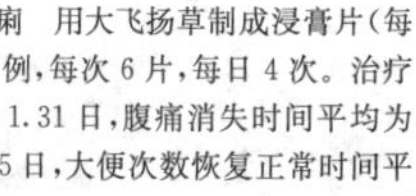
大麻哈鱼

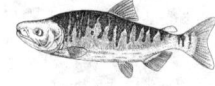

体稍侧扁，一般长约60 cm。头大，吻长，突出，微弯，尤其雄鱼在生殖期吻弯曲如钩状，使上下颌不相吻合。眼距吻端比距鳃孔为近。口大，牙扁而尖锐，顶端向内微弯，上下颌各具1列大牙。鳃孔大，鳃耙19～25。体被细小圆鳞。侧线明显。侧线鳞为$132\frac{19-26}{18-24-V}148$。背缘自头后渐次隆起直至背鳍基部。背鳍3～4，9～11，起点距吻端与距尾鳍基约相等。脂鳍小，和臀鳍相对。臀鳍2～4，12～15。胸鳍1，14～16，较小，位低。腹鳍1～2，8～11。尾鳍叉形。头背和体背青黑色，腹部银白色，成鱼体侧有10～12条橙赤色的横斑。臀鳍、腹鳍灰白色。

为回游性鱼类，每年秋季生殖鱼群进入江河产卵，产卵期10～11月，常于水质澄清的砂砾底质、水深1 m、水温4～12 ℃处产卵，卵沉性，黄红色，球形，径5.4～7.3 mm，怀卵量3 000～5 000粒，产卵后亲鱼大部分死亡。受精卵于翌年春季孵化，当仔鱼长到50 mm时开始降河入海，3～5年后鱼体性腺成熟又开始溯河生殖回游。为肉食性凶猛鱼类，常食底栖动物、浮游动物、甲壳类及其他小型鱼类等。

我国分布于黑龙江、乌苏里江、松花江及图们江。

本动物的卵(大马哈鱼籽)亦供药用，另设专条。

【采收加工】 捕捉后鲜用或焙干用。

【成分】 氨基酸类：亮氨酸，脯氨酸，谷氨酸，天冬氨酸，鹅肌肽，组氨酸，牛磺酸，丙氨酸，甘氨酸，赖氨酸，苏氨酸；类胡萝卜素类：虾黄质（astaxanthin）异构体；β，β-胡萝卜素三醇类（β，β-carotene triols）：β，β-胡萝卜素-3，4，3′-三醇类（3S，4R，3′R）-4-羟基玉蜀黍黄质〔β，β-carotene-3，4，3′-triols（3S，4R，3′R）-4-hydroxyzeaxanthin〕，（3S，4S，3′R）-4-羟基玉蜀黍黄质〔（3S，4S，3′R）-4-hydroxyzeaxanthin〕；β，β-胡萝卜素四醇类（β，β-carotene tetrols）：（3S，4R，3′S，4′R）-4，4′-二羟基玉蜀黍黄素〔（3S，4R，3′S，4′R）-4，4′-dihydroxyzeaxanthin〕，（3S，4S，3′S，4′R）-4，4′-二羟基玉蜀黍黄素〔（3S，4S，3′S，4′R）-4，4′-dihydroxyzeaxanthin〕、（3S，4S，3′S，4′S）-4，4′-二羟基玉蜀黍黄素〔（3S，4S，3′S，4′S）-4，4′-dihydroxyzeaxanthin〕，鲑属黄质（salmoxanthin），去环氧鲑属黄质（deepoxysalmoxanthin）和7，8-二脱氢去环氧鲑属黄质（7，8-didehydrodeepoxysalmoxanthin）；脂肪酸类（fatty acids）：植烷酸（phytanic acid），亚油酸（linoleic acid），棕榈酸（palmitic acid），油酸（oleic acid），二十碳五烯酸（eicosapantaenoic acid），二十二碳六烯酸（docosahexaenoic acid），聚ω_3不饱和脂肪酸（ω-3 polyunsats），聚ω_6不饱和脂肪酸；卵黄高磷蛋白（phosvitin）；胆甾醇类：三甲基甲硅烷醚（trimethylsilyl ether），胆甾醇氧化物（cholesterol oxides），7β-羟基胆甾醇（7β-hydroxycholesterol）和7-酮胆甾醇（7-ketocholesterol），胆甾烷三醇（cholestanetriol）和25-羟基胆甾醇（25-hydroxy cholesterol）；促性腺激素类（gonadotropins）：GTHI和GTHII；还含三酰甘油（triglyceride），卵磷脂（lecithin），催乳激素（prolactin）（PRL），磷脂酰胆碱（phosphatidylcholine）（PC）。

鱼头含游离氨基酸：δ-羟基赖氨酸（δ-hydroxylysine）和L-组氨酸（L-histidine）。耳石中含蛋白质：耳石素-1（otolin-1）。

内脏中有少量的石房蛤毒素类（saxitoxins）和河豚毒素（tetrodotoxin），去肾上腺素〔norepinephrine（tNE）〕。

【药性】 甘，微温。

【功用主治】 《东北动物药》："滋补，利水，健胃。治消化不良，胸腹胀满，水肿。"

【用法用量】 内服：煮食，100～200 g；或焙干研末。

【选方】 1. 治水肿　大马哈鱼100 g，茶叶适量，水煎极熟，食肉饮汁，每日服2次。（《中国动物药》）

2. 治抽搐　500 g重大麻哈鱼1条，用火烤黄，以黄酒为引，3次服完。（《中国有毒鱼类和药用鱼类》）

0231 大风子油 dà fēng zi yóu（《纲目》）

【异名】 大风油（《百一选方》），大枫油（《普济方》）。

【基原】 为大风子科大风子属植物大风子种仁的脂肪油。

【原植物】 参见"大风子"条。

【采收加工】 将种子干燥后打碎，取出种仁，用冷压法压油。

【药材】 大风子油 *Hydnocarpi Anthelmintici Oleum*　产于云南、台湾、广西。

性状　为黄色或黄棕色脂肪油，在25 ℃以下即凝结成类白色的软块，相对密度为0.940～0.960（25 ℃），气微，味微辛烈。

鉴别　取大风子油数滴，分为3份。一份加三氯乙酸1 g，盐酸4滴的混合液5滴，微热，显蓝色；另一份加醋酸盐酸（9∶1）混合液5滴，微热，显深蓝色；再一份加浓硫酸，先显红棕色，后呈橄榄绿色。

【成分】 大风子油所含脂肪酸：大风子油酸（chaulmoogric acid），次大风子酸（hydnocarpic acid），油酸，棕榈酸（palmitic acid），15-（2-环戊烯基）-十五碳酸〔15-（2-cyclopenten-1-yl）pentadecanoic acid〕，15-（2-环戊烯基）-8-十五碳烯酸〔15-（2-cyclopenten-1-yl）-8-pentadecenoic acid〕，13-（2-环戊烯基）-9-十三碳烯酸〔13-（2-cyclopenten-1-yl）-9-tridecenoic acid〕，13-（2-环戊烯基）-4-十三碳烯酸〔13-cyclopent-（2-enyl-tride）-4-enoic acid〕，环戊基-顺式-4-十六碳烯酸（cyclopentyl-cis-4-hexadecenoic acid），环戊基十六碳酸（cyclopentylhexadecanoic acid），环戊基十八碳酸（cyclopentyloctadecanoic acid），大风子烯酸（gorlic acid），阿立普里斯酸（aleprestic acid），阿立普酸（alepric acid），阿立普诺酸（aleprolic acid），阿立普里酸（aleprylic acid）等。

【药理】 抗菌作用　风子油及其脂肪酸钠盐在试管中对结核杆菌及其他抗酸杆菌的抑制作用比酚强100倍以上，对其他细菌则不敏感。大风子油中抗麻风的有效成分为大风子油酸、次大风子油酸，大风子烯酸以及阿立普里斯酸、阿立普酸、阿立普诺酸、阿立普里酸，均对麻风杆菌感染有效，但因毒性大，现已不用。

【药性】 辛，热，有毒。归肝、脾经。

1.《本草衍义补遗》："性热。"（引自《纲目》）

2.《广西本草选编》："味辛，性热，有毒。"

【功用主治】 祛风燥湿，攻毒，杀虫。主治麻风，疥癣。

1.《宝庆本草折衷》："蕃油之用为溥也。夫大风恶患也，服之涂之则可安。疮痍疡疾也，傅之擦之则可除。至于驱治头虱，效更捷焉。"

2.《本草备要》："治疮癣疥癞，杀虫劫毒。"

3.《现代实用中药》："治梅毒。"

4.《广西本草选编》："祛风，燥湿，杀虫。主治风癣疥癞，麻风溃疡。诸疮肿毒，手背皲裂。"

【用法用量】 外用：涂擦。内服：入丸剂。

【宜忌】 阴虚血热、胃肠炎症、目症患者均禁服。内服宜慎。外用亦不可过量或持续使用。

【选方】 1. 治诸癞大风疾　苦参三两，大风油一两。上将苦参为细末，入大枫油及少酒糊为丸，如梧桐子大。每服五十丸，无时，用温酒送下。仍将苦参煎汤，带热洗之为佳。（《普济方》换肌丸）

2. 治肺风面赤、鼻赤　草乌尖（七个），大风油（五十文），真麝香（五十文）。上以草乌尖为末，入麝香研匀，次用大风油，磁合子盛于火上调匀，先以生姜擦患处，次用药擦之，日三二次。（《百一选方》）

【各家论述】 1. 朱震亨："粗工治大风病，佐以大风油，殊不知此药性热，有燥痰之功而伤血，至有病将愈而先失明者。"

2.《纲目》："大风油治疮，有杀虫劫毒之功，盖不可多服，用之外涂，其功不可没也。"

0232 大风药叶 dà fēng yào yè（《广西民族药简编》）

【异名】 纤序鼠李叶。

【基原】 为鼠李科鼠李属植物尼泊尔鼠李的叶。

【原植物】 参见"大风药"条。

【采收加工】 5～7月采收，鲜用或晒干。

【药性】 苦，寒。

【功用主治】 清热解毒，祛风除湿。主治毒蛇咬伤，水火烫伤，跌打损伤，风湿性关节炎，类风湿关节炎。

【用法用量】 外用：捣敷或取汁搽。

【选方】 1. 治风湿关节炎，类风湿关节炎　纤序鼠李叶捣烂调酒糟，用芭蕉叶包好，煨热敷患处。

2. 治湿疹、癣　纤序鼠李叶捣烂取汁搽患处。（1、2方出自《广西民族药简编》）

0233 大乌金草 dà wū jīn cǎo（《神农架中草药》）

【异名】 毛乌金、乌花草（《湖北中草药志》），土细辛（《陕西中草药名录》），水细辛（《贵州中草药名录》），大细辛、白三百棒（《新华本草纲要》），白毛细辛（《湖北植物志》）。

【基原】 为马兜铃科细辛属植物长毛细辛的全草或根、根茎。

【原植物】 长毛细辛 *Asarum pulchellum* Hemsl.

多年生草本，全株密生白色长柔毛（干后变棕色）。根茎长可达 50 cm，斜升或横走，地上茎长 3～7 cm。叶对生，1～2 对；叶柄长 10～22 cm；芽胞叶卵形；叶片卵状心形或阔卵形，长 5～8 cm，宽 5～9.5 cm，先端急尖或渐尖，基部心形。花紫绿色；花梗长 1～2.5 cm；花被裂片卵形，紫色，先端黄白色，上部反折；雄蕊花丝长于花药约 2 倍，药隔短舌状；子房半下位；花柱合生，先端辐射 6 裂，柱头顶生。果近球形。花期 4～5 月。

生于山区林下阴湿坡地。分布于江苏、安徽、湖北、四川、贵州及云南等地。

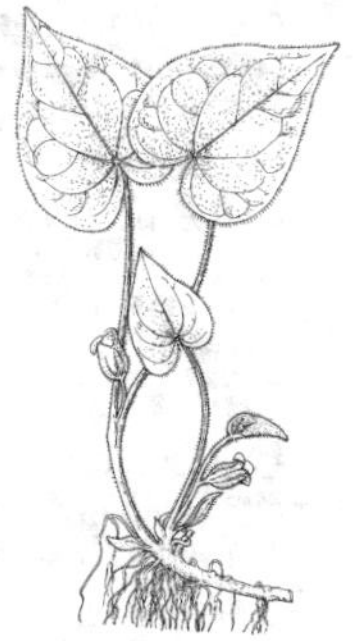

长毛细辛

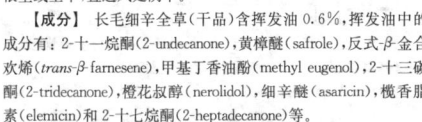

【采收加工】 6～8 月采挖根或根茎或全草，置通风处阴干。

【成分】 长毛细辛全草（干品）含挥发油 0.6%，挥发油中的成分有：2-十一烷酮（2-undecanone），黄樟醚（safrole），反式-β-金合欢烯（*trans-β*-farnesene），甲基丁香油酚（methyl eugenol），2-十三碳酮（2-tridecanone），橙花叔醇（nerolidol），细辛醚（asaricin），榄香脂素（elemicin）和 2-十七烷酮（2-heptadecanone）等。

【药性】 《湖北中草药志》："辛，温。"

【功用主治】 《湖北中草药志》："通经活络，祛风除湿。用于风湿性关节炎，痨伤。"

【用法用量】 内服：煎汤，1～5 g。

【选方】 1. 治胃痛、腹痛　乌金草根、紫金砂根（伞形科囊瓣草）等量研末，每次 3～6 g，每日 3 次，温开水送服。（《全国中草药新医疗法展览会资料选编》）

2. 治牙痛　（大乌金草）根茎，嚼烂，含于牙痛处。（《神农架中草药》）

0234 大火草根 dà huǒ cǎo gēn（《重庆草药》）

【异名】 野棉花根、土白头翁（《重庆草药》），打火草（《甘肃中草药手册》）。

【基原】 为毛茛科银莲花属植物大火草的根。

【原植物】 大火草 *Anemone tomentosa*（Maxim.）Péi [*A. japonica*（Thunb.）Sieb. et Zucc. var. *tomentosa* Maxim.；*A. vitifolia* Buch. -Ham. ex DC. var. *tomentosa*（Maxim.）Finet et Gagnep.]

多年生草本，高 40～150 cm。根茎粗 0.5～2 cm。基生叶 3～4；叶柄长 16～48 cm，密被白色短绒毛；三出复叶；小叶卵形，长9～16 cm，宽7～12 cm，先端急尖，基部心形或圆形，3 裂，边缘有不规则小裂片和锯齿，上面有糙伏毛，下面密被白色绒毛，中央小叶柄长 5.2～7.5 cm；侧生小叶稍斜，形状似中央小叶，但叶柄较短。聚伞花序二至三回分枝，密被白色短绒毛；苞片 3，轮生，叶状，不等大；花梗长 3.5～6.8 cm，有短绒毛；花两性，萼片 5，花瓣状，粉红色或白色，倒卵形或宽倒卵形，下面被短绒毛；花瓣无；雄蕊多数，长约为萼片长的 1/4；心皮 400～500，长约 1 mm，密被绒毛。聚合果球形。瘦果有细柄，密被绵毛。花期 7～10 月，果期 8～11 月。

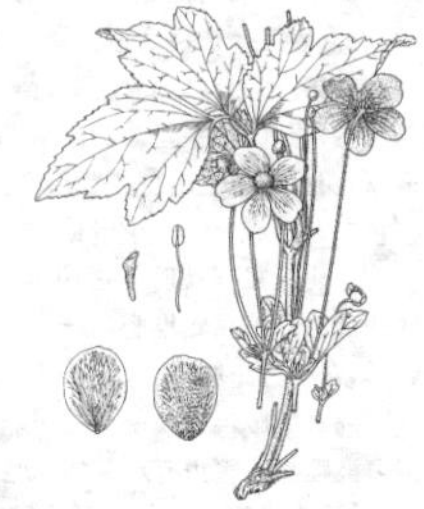

大 火 草

生于海拔 700～3 400 m 的山地草坡或路边阳处。分布于河北西部、山西、河南西部、湖北西部、四川西部和东北部、陕西、甘肃、青海东部。

【采收加工】 春、秋挖根，晒干。

【药材】 大火草根 *Anemones Tomentosae Radix*　产于四川、青海、甘肃、陕西、湖北、河南、河北、山西。

性状　根呈不规则锥形或条形，稍弯曲，表面棕褐色，粗糙，可见不规则的纵直皱纹及少数须根痕，根端常分为数股。质坚脆，易折断，断面棕色。气微，味苦、辛。有毒。

【成分】 根含香豆素：4，5-二甲氧基-7-甲基香豆素（4，5-dimethoxy-7-methyl-coumarin），4-甲氧基-5-甲基-6，7-亚甲二氧基香豆素（4-methoxyl-5-methyl-6，7-methylenedioxy-coumarin），4，7-二甲氧基-5-甲基香豆素（4，7-dimethoxy-5-methyl-coumarin）；三萜类：齐墩果酸（oleanolic acid），齐墩果酮酸（oleanonic acid），3-*O*-*β*-*D*-吡喃木糖基齐墩果酸（3-*O*-*β*-*D*-xylopyranosyl oleanolic acid）；甾醇类：*β*-谷甾醇（*β*-sitosterol），豆甾醇（stigmasterol），胡萝卜苷（daucosterol），3-*O*-*β*-*D*-吡喃葡萄糖基豆甾醇（3-*O*-*β*-*D*-glucopyranosyl stigmasterol）和麦角甾醇过氧化物（ergosterol peroxide）。

【药理】 根状茎提取物的乙酸乙酯部分对黏虫有较好的非选择性拒食活性。

【药性】 《陕甘宁青中草药选》："味苦，性寒，有小毒。"

【功用主治】 化痰，散瘀，消食化积，截疟，解毒，杀虫。主治劳伤咳喘，跌打损伤，小儿疳积，疟疾，疮疖痈肿，顽癣。

1.《重庆草药》："化痰，止咳，除毒。治痰饮咳嗽，气喘，痒子。"

2.《陕西中草药》："清热解毒，排脓生肌，消肿散瘀，消食化积，截疟，杀虫。治各种癣疮，秃疮，疮疖痈肿，无名肿毒，疟疾，痢疾，小儿疳积，跌打损伤。"

3.《陕甘宁青中草药选》："杀虫，止痢。"

【用法用量】 内服：煎汤，3～9 g；或研粉服。外用：捣敷。

【宜忌】 孕妇慎服。

【选方】 1. 治劳伤咳嗽　大火草根、红猪毛七各 30 g，炖五花肉 250 g 服。（《重庆草药》）

2. 治秃疮　野棉花根 30 g（研粉），与青核桃皮 120 g，共捣烂外敷。

3. 治疮疖痈肿，无名肿毒　野棉花根适量。捣烂外敷。

4. 治湿热下痢　野棉花根 15 g，马齿苋 15 g，山楂、黄芩、地榆各 9 g。水煎服。（2～4 方出自《陕甘宁青中草药选》）

0235 大叶花椒 dà yè huā jiāo（《湖南药物志》）

【异名】 大花椒、麻疯刺、九牛藤（《广西药用植物名录》），公麒麟（《广西本草选编》），山枇杷、岩花椒、铁杆椒（《贵州草药》），蚌壳花椒、钻山虎（《四川常用中草药》），单面针（《中国高等植物图鉴》），大牛王刺（《新华本草纲要》）。

【基原】 为芸香科花椒属植物蚬壳花椒的果实。

【原植物】 蚬壳花椒 *Zanthoxylum dissitum* Hemsl. [*Z. bodinieri* Lévl.；*Fagara dissita* Engl.]

常绿木质藤本，幼时为灌木状，高 1～3.5 m。茎、枝着生略下弯的皮刺。奇数羽状复叶互生；坚纸质至革质；叶柄长 1～4 cm；小枝、叶轴、总叶柄及有时叶下面中肋上生小而下曲的锐皮刺；小叶片3～9，长圆形、长圆状披针形或卵状披针形，长 7～16 cm，宽 3～6 cm，先端渐尖，略弯斜，叶基广楔形，两侧略不等，全缘，两面光滑，上面绿色，有光泽，下面青色。聚伞状圆锥花序，腋生，较叶短；苞片小，卵圆形；萼片 4，广卵形；花瓣 4，卵状长圆形；雄花黄色，雄蕊 4，伸出花瓣外，退化心皮小，先端2～4 叉裂；雌花与雄花相似，无退化雄蕊。蓇葖果成熟时淡褐色，外形似蚌壳状，密集成簇。种子球形，黑色，光亮。花期 3～5 月，果期 5～9 月。

生于海拔 600～1 900 m 的疏林或灌木丛中，尤以石灰岩山坡多见。分布于西南及湖北、湖南、广东、广西、陕西等地。

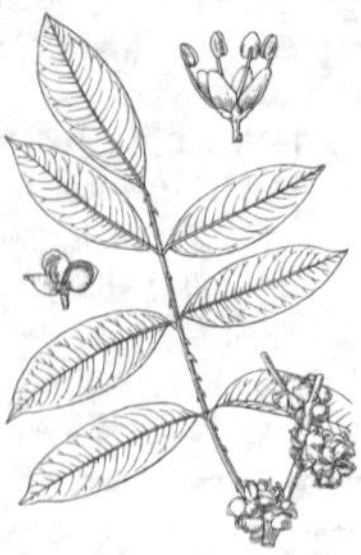

蚬壳花椒

本植物的茎枝或叶(大叶花椒茎叶)、根(大叶花椒根)亦供药用，另设专条。

【**采收加工**】 8～9 月果实成熟时采摘，晒干。

【**药材**】 大叶花椒 *Zanthoxyli Dissiti Fructus* 产于广西、云南。

性状 果实外形似蚬，直径 8～9 mm。果皮表面红色或黄褐色，极皱缩，愈向四周愈扁薄，边缘有一弧形凸环，先端尖，呈弯喙状。果皮质韧，内含种子，种子形如黑豆，直径5～6 mm。气浓厚，味麻而苦。

【**药性**】 辛，温，小毒。

1.《四川常用中草药》："性温，味辛、涩。有小毒。"

2.《湖南药物志》："甘、辛，无毒。"

【**功用主治**】 散寒止痛，调经。主治疝气痛，月经过多。

1.《四川常用中草药》："治疝气。"

2.《全国中草药汇编》："理气止痛。"

【**用法用量**】 内服：煎汤，3～9 g。

【**选方**】 治妇女月经过多 大叶花椒果 15 g，月月红(花、叶) 9 g，棣棠花 6 g。水煎，加红糖服。(《湖南药物志》)

0236 大叶南苏 dà yè nán sū (《新华本草纲要》)

【**异名**】 小南苏、金竹标、青竹标、小过山龙、爬树龙、过江龙、爬山虎(《云南中草药选》)，大青竹标、小石芝藤(《云南中草药》)，万年青(《新华本草纲要》)。

【**基原**】 为天南星科崖角藤属植物大叶南苏的全株。

【**原植物**】 大叶南苏 *Rhaphidophora peepla* (Roxb.) Schott [*Pothos peepla* Roxb.]

附生藤本。茎粗 8～12 mm，淡绿色，节间长 2～5 cm，生肉质气生根，贴附于石壁或树皮上。分枝多数。叶柄长 10～20 cm，腹面具槽，淡绿色，上部关节长8～12 mm，叶鞘基部扩大；叶片亚革质，长圆形、椭圆状长圆形，全缘，长 8～25 cm，宽 4～11 cm，先端骤狭渐尖或锐尖，基部圆形；中肋背面隆起，侧脉多数，斜伸而后向上弧曲，细脉网结。花序顶生，长 8～10 cm，直立，顶部下弯，基部有长 6～7 cm 的宽线形膜质苞片，早落；佛焰苞椭圆状长圆形或长圆形，长7～9 cm，先端具长约 1 cm 的喙，外面污黄色，内面污黄带红色；肉穗花序无柄，圆柱形，长 5.5～8 cm，苍白色或污黄色；雄蕊比雌蕊短，花丝宽，花药椭圆形；子房角柱状，顶端四边形或六边形，柱头小，长圆形。花期 9～10 月。

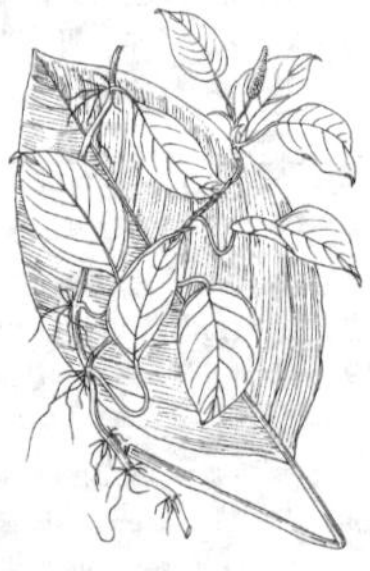

大叶南苏

附生于海拔 1 800～2 800 m 的沟谷常绿阔叶林、山坡庙宇林的树干或石崖上。分布于云南。

【**采收加工**】 7～10 月采收，切段，晒干或鲜用。

【**药性**】 苦、微甘，凉。

1.《云南中草药》："甘、微苦，凉。"

2.《全国中草药汇编》："苦，寒。"

【**功用主治**】 散瘀止痛，舒筋活络，润肺止咳。主治心绞痛，跌打肿痛，骨折，风湿疼痛，肢体麻木，支气管炎，百日咳。

1.《云南中草药》："舒筋活络，润肺止咳。主治上呼吸道感染、支气管炎、百日咳、跌打损伤、风湿关节痛、痈肿恶疮、骨折。"

2.《全国中草药汇编》："主治心绞痛。"

【**用法用量**】 内服：煎汤，6～15 g；或研末，每次 3 g；或浸酒。外用：捣敷。

【**宜忌**】 《云南中草药》："忌牛、羊肉。"

【**选方**】 1. 治心绞痛 青竹标 3 g。研粉，米泔水送服。(《全国中草药汇编》)

2. 治跌打损伤，风湿麻木 (青竹标)30 g，泡酒 500 g。3～5 日后内服，每次 10 ml，每日 3 次。

3. 治支气管炎，百日咳 (青竹标)6～9 g，化橘红 3 g。煎汤服。(2、3 方出自《云南中草药选》)

0237 大叶桉叶 dà yè ān yè (《广西药用植物名录》)

【**异名**】 桉叶(《四川中药志》)，大叶有加利(《海南植物志》)。

【**基原**】 为桃金娘科桉属植物大叶桉的叶。

【**原植物**】 大叶桉 *Eucalyptus robusta* Smith

大乔木，高达 20 m。树皮不剥落，深褐色，厚约2 cm，有不规则斜裂沟；嫩枝有棱。幼嫩叶对生，革质，卵形，长约 11cm，宽达 7 cm，有柄；成熟叶互生，叶片厚革质，卵状披针形，两侧不等，长 8～17 cm，两面均有腺点；叶柄长 1.5～2.5 cm。伞形花序粗大，有花 4～8 朵，总梗压扁；花梗短，粗而扁平；花蕾长 1.4～2 cm；萼管半球形或倒圆锥形；花瓣与萼片合生成一帽状体，先端收缩成喙；雄蕊多数，花药椭圆形，纵裂；子房与萼管合生。蒴果卵状壶形，长 1～1.5 cm，上半部略收缩，蒴口稍扩大，果瓣 3～4，深藏于萼管内。花期 4～9 月。

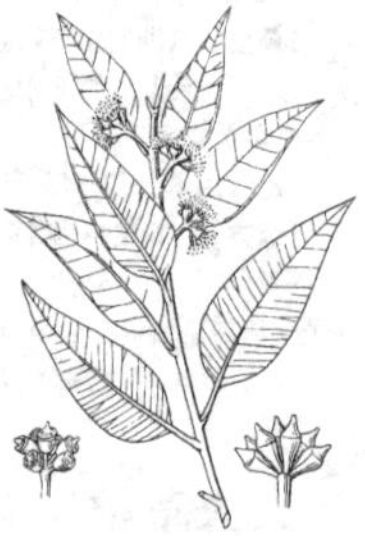

大叶桉

栽培于华南、西南等地，常作行道树。原产澳大利亚。

本植物的果实(大叶桉果)亦供药用，另设专条。

【**栽培**】 繁殖方法 种子繁殖。选 10 年以上健壮植株作母树采种，8～10 月果瓣微裂时采下摊晒 3～5 日，收集脱落种子，袋装干藏于室内，可贮藏 2～3 年。于春季 2～3 月，秋季 8～9 月播种，可混砂撒播。播后覆土要求薄而均匀，盖草，浇水，保持苗床湿润，苗出齐后，分批揭除盖章，苗高 3～5 cm 时，应间苗、追肥。以植株矮、粗壮、根系发达的苗木，造林成活率高，应采用喷洒"矮壮素"和切根的办法培育粗壮苗木。经培育的 1 年生苗木，即可出圃移栽。春季或夏天雨季造林。

田间管理 栽后 1～2 年内，每年应松土除草 2～3 次，在有条件的地方应施腐熟堆肥。3～4 年后，可适当采收枝叶，每次采收后，结合中耕施肥。

病虫害防治 幼苗茎枯病，多发生在高温多雨季节，用 1% 波尔多液喷洒。害虫有小卷蛾，幼虫危害幼苗。

【**采收加工**】 8～10 月采收，阴干或鲜用。

【**药材**】 大叶桉叶 *Eucalypti Robustae Folium* 产我国南部及西南部。

性状 幼嫩叶卵形，厚革质，有柄；成熟叶卵状披针形，厚革质，不等侧，侧脉多而明显，以 80° 开角缓斜走向边缘。两面均有腺点。叶柄长 1.5～2.5 cm。叶片干后呈枯绿色。揉碎后有强烈香气,味微苦而辛。

【成分】 大叶桉叶含大叶桉酚(robustaol)B等挥发油。

【药理】 1. 抗微生物作用 大叶桉煎剂1∶1体外抗菌具有中等以上抗菌活性者为70株,其中对肠道主要致病菌如伤寒杆菌、副伤寒杆菌、痢疾杆菌、霍乱弧菌40株中具有中等以上抗菌活性者33株,抑菌率达82%;在痢疾杆菌中,以福氏痢疾杆菌、志贺痢疾杆菌、鲍氏痢疾杆菌抑制效果好,而宋内痢疾杆菌则抑制效果差。水煎剂对金黄色葡萄球菌、肺炎链球菌、八叠球菌、甲型链球菌、奈瑟球菌、大肠杆菌、铜绿假单胞菌也有较强的抗菌力,对流感病毒也有抑制作用。挥发油体外有强大杀灭阴道滴虫的作用,煎剂对钩端螺旋体的杀灭效果也较好,其成分大叶桉酚B在管碟法中对金黄色葡萄球菌和枯草杆菌有较好的抑制作用,其最低抑菌浓度为63 g/ml。

2. 其他作用 大叶桉叶挥发油有祛痰作用,可刺激呼吸道黏膜,促进分泌,稀释痰液。20%大叶桉挥发油能可逆地阻断蟾蜍坐骨神经冲动的传导,高浓度时阻断快,恢复慢;低浓度时阻断慢,恢复快。从大叶桉叶中分离得到一种酚性油状物200 mg/kg灌胃,对鼠疟疾有明显的抑制作用,抑制率达99%以上。大叶桉叶提取物12 mg/kg可使大鼠血压降至给药前的一半,维持数小时,对豚鼠、兔、猫及犬亦有降压作用,降压作用系释放组胺所致;降压部分经提纯,其相对分子质量为4 000。

毒性 大叶桉煎剂对小鼠的LD_{50}为79.363 g/kg。在亚急性毒性试验中,大叶桉煎剂对小鼠的主要器官(如心、肝、肺、肾、脑等)无肉眼可见的改变,各器官重量亦无显著性差异,组织学检查除发现肝细胞轻度气球样变以外,未发现异常,证明大叶桉煎剂的毒性很低。在特殊毒性研究中,大叶桉煎剂对小鼠生长期的染色体无致突变作用。

【药性】 辛、苦、凉。

1.《岭南草药志》:"气芳香,味微辛、微涩,性平。"

2.《全国中草药汇编》:"微辛、微苦,平。"

3.《四川中药志》1979年版:"辛、苦、凉。"

【功用主治】 疏风发表,祛痰止咳,清热解毒,杀虫止痒。主治感冒,高热头痛,肺热喘咳,泻痢腹痛,疟疾,风湿痹痛,丝虫病,钩端螺旋体病,咽喉肿痛,目赤,翳障,耳痈,丹毒,痈疽,乳痈,风疹,湿疹,疥癣,烫伤。

1.《中国药用植物图鉴》:"健胃,驱风,祛痰,收敛和杀菌。"

2.《岭南草药志》:"疏风清热,防腐止痒。治丝虫病,感冒及流感,小儿胎毒,湿毒疮,化脓性感染,神经性皮炎,鼠咬伤。"

3. 广州部队《常用中草药手册》:"防治流脑,脑炎。治小儿头疮,烫伤。"

4.《海南岛常用中草药手册》:"行气。治风湿痛。"

5.《浙江民间常用草药》:"治急性胃肠炎。"

6.《广西本草选编》:"桉油雾化吸入治肺结核。"

7.《全国中草药汇编》:"疏风解热,抑菌消炎,防腐止痒。预防流行性感冒,流行性脑脊髓膜炎,治上呼吸道感染,咽喉炎,支气管炎,肺炎,急、慢性肾盂肾炎,肠炎痢疾,丝虫病;外用治烧烫伤,蜂窝组织炎,乳腺炎,疖肿,丹毒,水田皮炎,皮肤湿疹,脚癣,皮肤消毒。"

8.《台湾药用植物志》:"治糖尿病,眼疾。"

9.《福建药物志》:"治沙眼,结合膜炎,急慢性化脓性中耳炎,上颌窦炎。"

10.《浙江药用植物志》:"治咽喉炎,肺炎,急慢性肾盂肾炎。外用治天疱疮,水田皮炎,霉菌感染。"

【用法用量】 内服:煎汤,6~9 g,鲜品15~30 g。外用:煎汤洗;提取蒸馏液涂;研末制成软膏外敷;或制成气雾剂吸入。

【宜忌】 广州部队《常用中草药手册》:"内服用量不宜过大,免致呕吐。"

【选方】 1. 治哮喘 大叶桉叶12 g,白英3 g,黄荆3 g。水煎服。(江西《草药手册》)

2. 治菌痢,急性肠胃炎 鲜大叶桉叶15~30 g,水煎服;或大叶桉叶、凤尾草各30 g,石榴皮、水辣蓼各15 g,斑地锦90 g,水煎服。(《浙江民间常用草药》)

3. 治阴道真菌病 桉叶、乌桕叶、茵陈蒿各等量,浓煎成流浸膏,临睡前洗净患部,将药直接涂布阴道内,连用1~2星期。(《四川中药志》1979年版)

4. 治糖尿病 有加利心叶、拔仔心叶、白猪母菜各40 g,炖排骨服。(《台湾药用植物志》)

5. 治丝虫病 大叶桉鲜叶90 g切丝,放水3倍,煎3小时,去渣浓缩至60 ml左右,1次服。小儿1~4岁服1/4,5~10岁服1/3,11~15岁服2/3。服药后个别有头晕,但无服"海群生"时所出现的严重的发热恶寒反应。〔《福建中医药》1959,(5):8〕

6. 治沙眼,角膜炎,结合膜炎 大叶桉鲜叶100 g,煎沸30分钟去渣,过滤数次,加苯甲酸钠适量,高压消毒,用时加蒸馏水稀释成万分之一作为洗眼剂。

7. 治急、慢性化脓性中耳炎 大叶桉鲜叶水煎成5%溶液,每日滴耳3~4次。(6、7方出自《福建药物志》)

8. 治丹毒,蜂窝组织炎,深部脓肿,创伤感染 干大叶桉叶6~9 g或鲜品15~30 g,煎水内服。同时用15%~20%大叶桉叶溶液局部湿敷。(广州部队《常用中草药手册》)

9. 治急性乳腺炎 鲜大叶桉叶30 g,白英30 g。煎水内服。(江西《草药手册》)

10. 预防麻疹 大叶桉叶煎成10%汤剂,3个月至1周岁小儿每次服1汤匙,每日3次,连服9日。余按年龄酌增药量。(《福建药物志》)

11. 治皮炎,湿疹 鲜大叶桉叶适量,水煎洗患部;另取干叶适量研末,加樟脑少许,茶油调涂。(《福建药物志》)

12. 治香港脚 干大叶桉叶30 g,枯矾3 g。研末,外撒患部;或鲜大叶桉叶、鲜苍耳、鲜烟叶各60 g,共捣烂用布包扎,擦患处,每日3~5次。(《常用青草药选编》)

13. 治神经性皮炎(顽癣样厚皮干湿疹,瘙痒剧烈) 用大叶桉树叶150 g,煎水约5碗,待温适宜时浸洗患部。(《岭南草药志》)

【临床报道】 1. 治疗感冒(包括流感) 用大叶桉叶制成醇溶浸膏片,每片含生药3 g。成人每次3~4片,日服4次;小儿每次2~3片,日服4次。共观察133例,痊愈62例,显效22例,好转33例,总有效率88%。

2. 治疗上呼吸道感染 用大叶桉叶制成浸膏片或100%煎剂。成人每次服浸膏片3~5片(每片含生药6 g)或100%煎剂30 ml;儿童单服煎液,6~12岁20 ml,6岁以下15 ml。每日3~4次。共治158例,结果治愈123例,好转21例,无效14例,总有效率91.14%。本组体温在38.1 ℃以上者120例,其中103例在3日内降至正常。

3. 治疗急、慢性肾盂肾炎 ① 采用100%大叶桉煎剂,每次30~50 ml,日服3~4次,15日为1个疗程。可连用2~3个疗程。观察急性肾盂肾炎51例,痊愈33例,10例症状明显减轻,6例无效,2例中途停药。观察慢性肾盂肾炎64例;经3~4个疗程治疗后,37例痊愈,自觉症状消失,尿常规恢复正常,尿培养连续2次阴性,占57.81%,6例好转,占9.38%,19例无效,占29.69%,2例中途停药。② 又观察急、慢性肾盂肾炎124例,除口服100%煎剂外(服法同上),部分病例口服桉叶浸膏片,成人每次5片(每片含生药6 g)每日3~4次。15日为1个疗程,可连服2~3个疗程。服药时间,最短15日,最长46日,平均21.2日。结果:临床治愈83例,好转13例,无效28例。

0238 大叶桉果 dà yè ān guǒ（《红河中草药》）

【基原】 为桃金娘科桉属植物大叶桉的果实。

【原植物】 参见“大叶桉叶”条。

【采收加工】 春、秋两季采收，晒干。

【药性】 苦，温，小毒。

【功用主治】 截疟。主治疟疾。

【用法用量】 内服：煎汤，1～3 g；或烧炭存性研末。

【选方】 治疟疾 ① 大叶桉果 3～5 枚，烧炭存性，研末，1 次温开水冲服，每日 1 次。（《西昌中草药》）② 大叶桉果3 g，草果6 g，马鞭草 15 g。水煎服。（《红河中草药》）

0239 大叶黄杨 dà yè huáng yáng（广西药用植物园《药用植物名录》）

【基原】 为卫矛科卫矛属植物大叶黄杨的茎皮及枝。

【原植物】 参见“大叶黄杨根”条。

【采收加工】 7～10 月采收，切段晒干。

【药材】 大叶黄杨 *Euonymi Japonici Cortex et Ramulus* 全国大部分地区栽培。

性状 茎皮外表面灰褐色，较粗糙，有点状突起的皮孔及纵向浅裂纹。内表面淡棕色，较光滑。断面略呈纤维性，有较密的银白色丝状物，拉至 3 mm 即断。气微，味淡而涩。

【药性】 苦、辛，微温。

【功用主治】 祛风湿，强筋骨，活血止血。主治风湿痹痛，腰膝酸软，跌打伤肿，骨折，吐血。

【用法用量】 内服：煎汤，15～30 g；或浸酒。

0240 大叶紫苏 dà yè zǐ sū（《元江哈尼族药》）

【异名】 野苏子（《中国经济植物志》），黄花香薷（《西藏植物志》）。

【基原】 为唇形科香薷属植物大叶香薷的全草或根。

【原植物】 大叶香薷 *Elsholtzia flava* (Benth.) Benth.

直立半灌木，高 0.6～2.6 m。茎枝四棱形，密被灰白色短柔毛。叶对生；叶柄长 3～6 cm，密被柔毛；叶片阔卵形或近圆形，长 8～15 cm，宽 5.2～8.2 cm，先端突尖或尾状渐尖，基部圆形或微心形，偏斜，边缘具钝锯齿，两面被短柔毛，下面有金黄色腺点。轮伞花序多花密集成假穗状花序，长 6～10 cm，顶生和腋生；苞片阔卵圆形；花萼钟形，被柔毛及腺点，萼齿 5，具线状尖头，花萼果时增长达6.5 mm；花冠黄色，外面有柔毛及腺点，上唇直立，下唇 3 裂；雄蕊 4，前对较长，伸出，花丝无毛，花药圆形，2 室；子房 4 裂，花柱长于雄蕊，柱头 2 浅裂。小坚果长圆形，黑褐色。花期 7～10 月，果期 8～11 月。

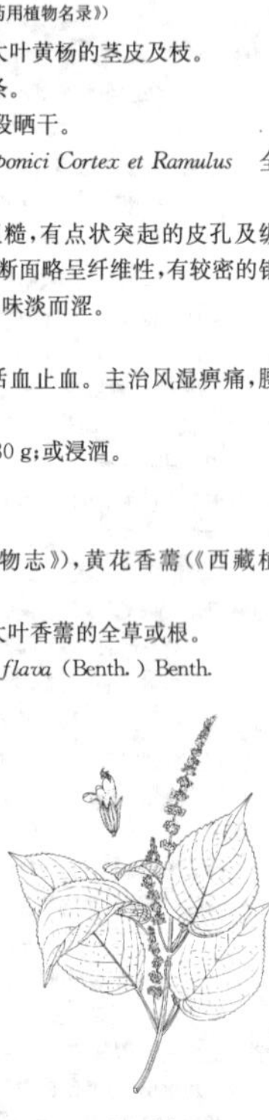

大叶香薷

生于海拔 1 100～2 900 m 的小河边草丛、小灌木丛、林缘、路边或开旷耕地。分布于浙江、湖北、四川、贵州、云南和西藏（樟木）等地。

【采收加工】 7～10 月采收，叶鲜用，根切段晒干。

【药性】 辛，凉。

【功用主治】 发表宣肺，清热解毒。主治风热感冒，肺热咳嗽，咽喉肿痛，疮疖肿毒。

【用法用量】 内服：煎汤，10～30 g。外用：捣敷；或用鲜叶贴敷。

【选方】 1. 治风热感冒 大叶紫苏 50 g，苏木 50 g，柴胡 25 g。水煎服。

2. 治疖疮未溃 大叶紫苏根 50 g。水煎服。并用叶开水烫过贴患处。（1、2 方出自《元江哈尼族药》）

0241 大叶紫珠 dà yè zǐ zhū（《广西药用植物名录》）

【异名】 白背木、细朴木、白狗肠（《广西药用植物名录》），假大艾（广州空军《常用中草药手册》），白骨风、大风叶（《广西中草药》）。

【基原】 为马鞭草科紫珠属植物大叶紫珠的根及叶。

【原植物】 大叶紫珠 *Callicarpa macrophylla* Vahl

灌木，高 3～5 m。全株密生灰白色分枝茸毛或短毛。小枝近方形。单叶对生；叶柄粗壮，长 1～2 cm；叶片长椭圆形、椭圆状披针形或卵状椭圆形，长10～24 cm，宽 5～10 cm，先端短渐尖，基部钝圆或宽楔形，边缘有细锯齿，两面均有不明显的金黄色腺点。聚伞花序腋生，5～7 次分歧；苞片线形；花萼杯状，有黄色腺点，萼齿不明显或呈钝三角形；花冠紫红色，疏被星状毛；雄蕊 4；子房微被毛。果实球形，紫红色，有腺点及微毛。花期 4～7 月，果期 7～12 月。

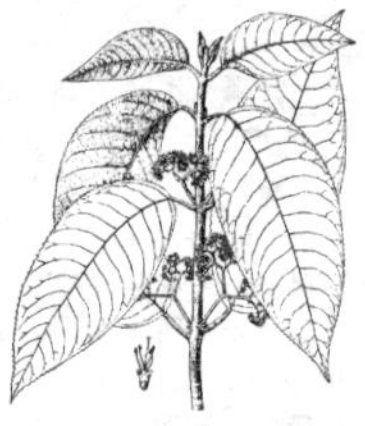

大叶紫珠

生于海拔 110～2 000 m 的山坡路旁、疏林下或灌丛中。分布于广东、广西、贵州、云南。

【采收加工】 8～10 月采收，鲜用或晒干。

【成分】 叶含黄酮类：木犀草素（luteolin），芹菜素（apigenin），木犀草素-7-*O*-葡萄糖醛酸苷（luteolin-7-*O*-glucuronide），芹菜素-7-*O*-葡萄糖醛酸苷（apigenin-7-*O*-glucuronide），5，4′-二羟基-3，7，3′-三甲氧基黄酮（5，4′-dihydroxy-3，7，3′-trimethoxyflavone），5，4′-二羟基-3，7-二甲氧基黄酮（5，4′-dihydroxy-3，7-dimethoxyflavone）。有机酸：山楂酸（crategolic acid），二十二烷酸（docosanoic acid），二十三烷酸（tricosanoic acid），二十四烷酸（tetracosanoic acid），二十三烷酸乙酯（ethyl tricosanoate）。萜类：熊果酸（ursolic acid），2α-羟基熊果酸（2α-hydroxyursolic acid），大叶紫珠素（calliphyllin），白桦脂酸（betulinic acid），16，17-isopropylideno-3-oxo-phyllocladan，异亚丙基大叶紫珠萜酮（isopropylldenocalliterpenone），大叶紫珠萜酮（calliterpenone），大叶紫珠萜酮单乙酸酯（calliterpenone monoacetate），3，16，17-三羟基扁枝杉烷（3，16，17-trihydroxyphyllocladane）。

根、叶中均含有两种四环双萜：大叶紫珠萜酮和大叶紫珠萜酮单乙酸酯。

【药性】 苦、微辛，平。

1. 广州部队《常用中草药手册》：“辛，苦，平。”

2.《广西本草选编》：“味微辛、苦，性平。”

【功用主治】 广州部队《常用中草药手册》：“止血，止痛，散瘀消肿。治消化道出血，咯血，衄血，创伤出血，拔牙出血，跌打肿痛，风湿骨痛。”

【用法用量】 内服：煎汤，15～30 g。外用：捣敷；或研末撒。

【选方】 1. 治扭伤肿痛 大叶紫珠鲜叶捣烂外敷。

2. 治外伤出血 大叶紫珠叶适量，研粉撒患处。（1、2 方出自《广西本草选编》）

0242 大田基黄 dà tián jī huáng（《广西民间常用草药手册》）

【异名】 红丝毛根（《植物名实图考》），假辣蓼、泥鳅菜（《广州植物志》），星宿菜（《福建民间草药》），红气根、红七草、金鸡脚、百煎草、娃霓草(《广西中兽医药用植物》),黄鳅草、红头绳、血丝草(《江西民间草药》),红灯心(《浙江中药资源名录》),红筋仔(《闽东本草》),麻雀利(《广西民间常用草药手册》),珍珠菜、红筋草、地木回、拔血红、红香子、红梗草、田岸柴(《浙江民间常用草药》),定经草、水柯、红根仔、矮荷子(《福建中草药》),矮桃草、散血草(《全国中草药汇编》),红杆草、红根排草(《浙江药用植物志》)。

【基原】 为报春花科珍珠菜属植物红根草的全草或根。

【原植物】 红根草 *Lysimachia fortunei* Maxim.

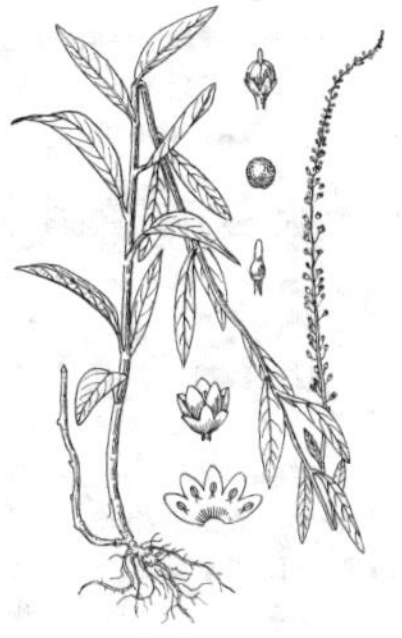
红 根 草

多年生草本。全株无毛。根茎横走,紫红色。茎直立,高30～70 cm,圆柱形,有黑色腺点,基部紫红色,通常不分枝,嫩梢和花序轴具褐色腺体。叶互生;近于无柄;叶片长圆状披针形至狭椭圆形,长4～11 cm,宽1～2.5 cm,先端渐尖或短渐尖,基部渐狭,两面均有黑色腺点,干后成粒状突起。总状花序顶生,细瘦,长10～20 cm;苞片披针形,长2～3 mm;花梗与苞片近等长;花萼5分裂,裂片卵状椭圆形,周边膜质,有腺状缘毛,背面有黑色腺点;花冠白色,基部合生,裂片椭圆形或卵状椭圆形,先端圆钝,有黑色腺点;雄蕊5个,比花冠短,花丝贴生于花冠裂片的下部;花药卵圆形;子房上位,卵圆形,1室,花柱粗短,长约1 mm。蒴果球形,直径2～2.5 mm,褐色。花期6～8月,果期8～11月。

生于沟边、田边等低湿处。分布于华东、中南、西南各地。

【采收加工】 4～8月采收,鲜用或晒干。

【成分】 全草含黄酮类化合物:三叶豆苷(trifolin),金丝桃苷(hyperin),异鼠李素-3-半乳糖苷(isorhamnetin-3-galactoside),芸香苷(rutin),槲皮素-3-鼠李糖基(1→2)半乳糖苷〔quercetin-3-rhamnosyl(1→2)galactoside〕,异鼠李素-3-刺槐二糖苷(isorhamnetin-3-robinobioside),毛里求斯排草素(mauritianin)及两种新黄酮醇苷,即槲皮素-3-(2,6-二吡喃鼠李糖基吡喃半乳糖苷)〔quercetin-3-(2,6-dirhamnopyranosylgalactopyranoside)〕和异鼠李素-3-(2,6-二吡喃鼠李糖基吡喃半乳糖苷)〔isorhamnetin-3-(2,6-dirhamnopyranosylgalactopyranoside)〕。还含揽贝素(embelin),紫金牛醌(rapainone),三十烷醇(triacontanol)及2,5-二羟基-3-烷基苯醌类(3-alkylderivatives of 2,5-dihydroxybenzoquinone)衍生物。

【药性】 苦、辛,凉。

1.《浙江民间常用草药》:"味辛,微涩。"

2. 广州部队《常用中草药手册》:"淡,凉,涩。"

3.《湖南药物志》:"温,涩,无毒。"

4.《广西本草选编》:"味微甘、苦,性寒。"

5.《浙江药用植物志》:"辛、平。"

【功用主治】 清热利湿,凉血活血,解毒消肿。主治黄疸,泻痢,目赤,吐血,血淋,白带,崩漏,痛经,闭经,咽喉肿痛,痈肿疮毒,流火,瘰疬,跌打,蛇虫咬伤。

1.《江西民间草药》:"治跌打肿痛,目赤肿痛,疟疾。"

2.《广西民间常用草药手册》:"治小儿疳积,痞气,黄疸,心胃气痛,淋浊,肺痨咳嗽。"

3.《浙江民间常用草药》:"活血调经,消肿散瘀。主治经闭,腰部扭伤作痛,流火肿痛。"

4. 广州部队《常用中草药手册》:"清热解毒,凉血散瘀。主治感冒,流感,急、慢性肝炎,白带过多,蛇咬伤。"

5.《湖南药物志》:"用于咳嗽吐血,声音嘶哑,小便不利,月经不调,产后恶露不尽,打伤出血。"

6.《广西本草选编》:"清热解毒。主治肝硬化,痢疾,痈疮肿毒,咽喉肿痛,扁桃体炎,口腔炎,乳腺炎,功能性子宫出血。"

7.《福建药物志》:"主治血淋,急性肾炎,风湿关节痛,百日咳,痛经,甲状腺肿瘤,丝虫病,淋巴管炎,颈淋巴结核,蜈蚣咬伤。"

8.《广西民族药简编》:"水煎服治腹泻。"

【用法用量】 内服:煎汤,15～30 g;或代茶饮。外用:鲜品捣敷;或煎水洗。

【选方】 1. 治血痢 星宿菜60 g。捣烂,用蜜糖或黄糖冲开水服。(《广西民间常用草药手册》)

2. 治目赤肿痛 星宿菜根15～21 g。水煎服;另用30 g煎水熏洗。(《江西民间草药》)

3. 治咽喉肿痛 星宿菜根、青木香各9 g。同捣烂,加开水擂汁服。

4. 治乳腺炎 星宿菜全草30 g,加白酒15 g炒至酒干,再用水煎汁服,渣敷。(3、4方出自江西《草药手册》)

5. 治流火肿毒 珍珠菜根15～30 g,金银花藤30 g。煎汤冲黄酒红糖服,渣外敷。或加用蛇根草15 g。服法同上。(《浙江民间常用草药》)

6. 治蛇咬伤 ① 鲜星宿菜全草捣烂绞汁,酌加米酒服;渣涂伤口。(《闽东本草》)② 鲜星宿菜全草、犁头草捣敷,另用全草加杠板归适量,煎水洗。(江西《草药手册》)

7. 治跌打伤肿痛 星宿菜根15～21 g。水酒煎服;另用鲜全草同葱白切碎捣烂,加酒酿糟再捣匀,敷伤处,每日换1次。(《江西民间草药》)

【临床报道】 治疗急性黄疸型肝炎 用矮桃草干品,成人每日量120～140 g,水煎,浓缩至400 ml,小儿每日2.5 g/kg,水煎,浓缩至200 ml,均分4次口服。共治31例,结果:消化道症状改善平均4日,丙氨酸氨基转移酶恢复正常平均23.9日,黄疸指数恢复正常平均12.6日,平均住院25.4日。结果30例肝功能恢复正常,临床治愈;1例基本恢复正常。未见明显毒副作用。

0243 大对经草 dà duì jīng cǎo (《陕西中草药》)

【异名】 大花金丝桃、大叶刘寄奴(《陕西中草药》),老君茶(《陕西草药》)。

【基原】 为藤黄科金丝桃属植物突脉金丝桃的全草。

【原植物】 突脉金丝桃 *Hypericum przewalskii* Maxim.

多年生草本,高约40 cm,全体无毛。茎直立,圆柱形,少分枝。单叶对生;叶无柄;叶片倒卵圆形、卵圆形或卵状椭圆形,长2～5 cm,宽1～3 cm,先端圆钝,基部心形,抱茎,全缘,上面绿色,下面白绿色,散布淡色腺点,侧脉与中脉在上面凹陷,下面隆起。单花或数朵成聚伞花序,顶生;花直径约2 cm;萼片5,长圆形;花瓣5,黄色,稍弯曲;雄蕊多数,合生成5束;子房上位,1室,花柱先端5裂。蒴果圆锥形。花期6月,果期9月。

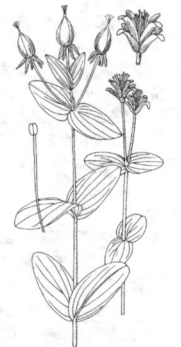
突脉金丝桃

生于山坡和林边草丛中。分布于河南、湖北、四川、陕西、甘肃、青海等地。

【采收加工】 6～9月采集,切碎,晒干。

【药性】 苦、微辛,平。

1.《陕西草药》:"味苦,性平。"

2.《陕西中草药》:"味苦、微辛,性平。"

【功用主治】 活血调经,祛风湿,利小便。主治月经不调,跌打损伤，骨折，外伤出血，风湿疼痛，水肿，小便不利，夏令伤暑。

1.《陕西草药》："消暑，解渴，利水，活血。治小便不利，夏令伤暑，月经不调等症。"

2.《陕西中草药》："活血调经，止血止痛，利水消肿，除风湿。治月经不调，跌打损伤，骨折，出血，小便不利，蛇咬伤。"

3.《甘肃中草药手册》："治风湿疼痛。"

【用法用量】 内服：煎汤，9～15 g。外用：研末撒。

0244 大地棕根 dà dì zōng gēn（《四川中药志》）

【异名】 戎州仙茅（《本草图经》），大地棕、猴子背巾、猴子包头、竹灵芝（《全国中草药汇编》），撑船草、独脚莲（《广西药用植物名录》）。

【基原】 为仙茅科仙茅属植物大叶仙茅的根茎。

【原植物】 大叶仙茅 *Curculigo capitulata* (Lour.) O. Kuntze [*Leucojum capitulata* Lour.]

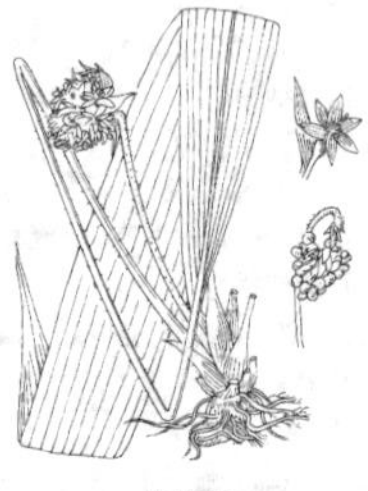
大叶仙茅

多年生草本，高达 1 m 多。根茎粗厚，块状，具细长的走茎。叶基生，通常 4～7 片；叶柄长 30～80 cm，上面有槽，侧背面均被短柔毛；叶片长圆状披针形或近长圆形，长 40～90 cm，宽 5～14 cm，纸质，全缘，先端长渐尖，具折扇状脉。花葶从叶腋发出，通常短于叶，长(10～)15～30 cm，密被褐色长柔毛；总状花序强烈缩短成头状，球形或近卵形，俯垂，具多数排列密集的花；苞片卵状披针形至披针形，被毛；花黄色，花被裂片 6，卵状长圆形，外轮的背面被毛，内轮的仅背面中脉或中脉基部被毛；雄蕊 6，花药线形；花柱纤细，柱头近头状，有极浅的 3 裂，子房长圆形或近球形，被毛。浆果近球形，白色，无喙；种子黑色，表面具不规则的纵凸纹。花期 5～6 月，果期 8～9 月。

生长于海拔 850～2 200 m 的林下或阴湿处。分布于华南、西南及江西、福建、西藏、台湾等地。

【采收加工】 7～10 月采挖，切片，晒干。

【成分】 根茎含 2，4-二氯-5-甲氧基-3-甲基苯酚(2，4-dichloro-5-methylphenol-3-methylphenol)，仙茅木酚素(curlignan)，4-乙氧基-3-羟基甲基苯酚(4-ethoxy-3-hydroxymethylphenol)，大叶仙茅环苷(curcapicycloside)和大叶仙茅醛(curcapital)等。

【药理】 抑制心律失常 根茎中的(+)-(1*R*，2*S*)-1-*O*-丁基尼亚考苷和尼亚考苷对圭巴因所致的豚鼠心律失常有很强的抑制活性，3 μmol/L 浓度时对由 6 μmol/L 圭巴因所致的豚鼠心律失常能恢复正常达 10 分钟以上。

【药性】 辛、微苦，温。归肾、肺、肝经。

1.《全国中草药汇编》："苦、涩，平。"

2.《四川中药志》1979 年版："辛、微苦，温，有小毒。"

【功用主治】 补肾壮阳，祛风除湿，活血调经。主治肾虚咳喘，阳痿遗精，白浊带下，腰膝酸软，风湿痹痛，跌打损伤，宫冷不孕，月经不调，崩漏，子宫脱垂。

1.《广西中药志》："散瘀，消肿，祛风湿。治风湿骨痛，跌打损伤。"

2.《全国中草药汇编》："润肺化痰，止咳平喘，镇静健脾，补肾固精。治肾虚喘咳，腰膝酸痛。"

3.《四川中药志》1979 年版："温肾壮阳。治肾虚阳痿，胞宫虚寒不孕，月经不调。"

4.《广西民族药简编》："根与猪大肠炖服，治脱肛、子宫脱垂、胃下垂(瑶)。"

【用法用量】 内服：煎汤，6～9 g；或入丸、散。外用：研末调敷。

【临床报道】 治疗慢性气管炎 取竹灵芝根茎制成蜜丸或片剂口服。蜜丸每丸重 9 g(其中含白蜜 4.5 g)，每日 3 次，每次 1～2 丸；片剂每片 0.5 g，每日 3 次，每次 8 片。均10 日为 1 个疗程。经 351 例观察，1 个疗程后临床控制 120 例，显效 165 例，好转 58 例，无效 8 例。对镇咳、祛痰平喘均有较好疗效。大部分患者服药 4～8 日症状和体征明显改善或消失，睡眠好，食欲增加。少数患者在服药后 1～2 日有轻微头昏或轻度下肢酸软；有胃溃疡者，服药后有轻度疼痛，均不影响治疗。

0245 大百解薯 dà bǎi jiě shǔ（《广西中草药》）

【异名】 圆叶马兜铃（《广西中草药》），大青木香(广西)。

【基原】 为马兜铃科马兜铃属植物广西马兜铃的块根。

【原植物】 广西马兜铃 *Aristolochia kwangsiensis* Chun et How ex C. F. Liang [*A. shukangii* Chun et How]

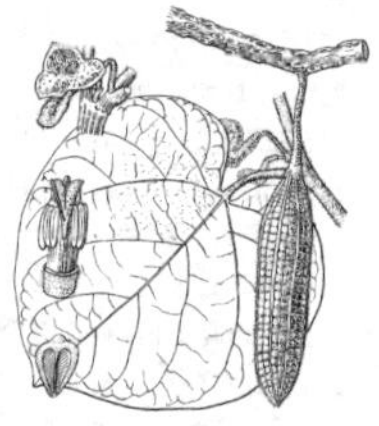
广西马兜铃

木质大藤本。块根椭圆形或纺锤形，常数个相连。嫩枝、叶柄、叶片、花梗、小苞片、花被均密被污黄色或淡棕长硬毛。嫩枝有棱。叶柄长 6～15 cm；叶片厚纸质至革质，卵状心形或圆形，长 11～25 cm，宽 9～22 cm，先端钝或短尖，基部宽心形，边全缘，基出脉 5 条，网脉下面明显隆起。总状花序腋生，有花 2～3 朵；花梗常向下弯垂；小苞片钻形；花被管中部急剧弯曲，弯曲处至檐部与下部近等长而较狭，外面淡绿色，具褐色纵脉纹和纵棱，内面无毛；檐部盘状，上面蓝紫色而有暗红色棘状突起，具网脉，边缘浅 3 裂，裂片阔三角形，先端短尖，喉部近圆形，黄色，稍突出成领状；花药成对贴生于合蕊柱近基部；子房圆柱形，6 棱；合蕊柱裂片边缘向下延伸而翻卷，具乳头状突起。蒴果暗黄色，长圆柱形，长 8～10 cm，有 6 棱，成熟时自先端向下 6 瓣开裂。种子卵形。花期 4～5 月，果熟期 8～9 月。

生于山谷林中。分布于浙江、福建、湖南、广东、广西、四川、贵州、云南等地。

【采收加工】 7～10 月采挖，鲜用或切片晒干。

【药材】 大百解薯 *Aristolochiae Kwangsiensis Radix* 主产于云南、贵州及广西等地。

性状 块根肥大，纺锤形，长 30～60 cm。表面棕褐色，有时有须根或须根痕。质坚而硬，断面类白色。

【成分】 根含尿囊素(allantoin)，马兜铃酸(aristolochic acid) A，β-谷甾醇(β-sitosterol)，6-甲氧基去硝基马兜铃酸甲酯(6-methoxydenitroaristolochic acid methyl ester)和6-甲氧基马兜铃酸 A 甲酯(6-methoxyaristolochic acid A methyl ester)，木兰花碱(magnoflorine)等生物碱。

【药理】 1. 镇痛作用 从广西马兜铃中提取的总生物碱腹腔注射后有明显抑制醋酸诱发的小鼠扭体反应，ED_{50} 为 176.55 mg/kg，作用持续 2 小时，总碱腹腔注射或脑室注射给药均能明显提高小鼠痛阈。总碱镇痛作用以给药后30 分钟最强，持续 2 小时以上，而镇痛强度随剂量加大而增强，以腹腔注射量 300 mg/kg 的 1/125(2.4 mg/kg)脑室注射，其镇痛作用强度和作用时程与腹腔给药相当，表明总碱镇痛作用不是由于降低脚掌皮肤温度所致，而有中枢参与作用。纳洛酮不能拮抗总碱镇痛作用，表明与脑内阿片受体无关。

2. 解痉作用 总碱对离体豚鼠回肠自动收缩及乙酰胆碱和氯化钡所致的肠收缩均呈抑制作用。对临床各种疾患所致平滑肌痉挛性腹痛，止痛效果较好。

3. 升白细胞作用　马兜铃酸（主要为马兜铃酸 A）3 mg/kg灌胃，每日1次，连续6日，对环磷酰胺或 ^{60}Co 照射所致小鼠白细胞降低有明显升白细胞作用。在 ^{60}Co 照射后，皮下注射这种马兜铃酸0.5 mg/kg，每日1次，连续3次，可使给药组动物脾结节数普遍比对照组多，可能是马兜铃酸可促进骨髓干细胞的分裂指数，提示马兜铃酸可促进骨髓细胞进入增殖周期。

毒性　小鼠灌服马兜铃酸（主要为马兜铃酸 A）的 LD_{50} 为 47.87±8.25 mg/kg。小鼠灌胃后活动减少，闭目，竖毛，减食，第四日开始死亡，持续12日。兔6 mg/kg口服，每日1次，第三日即减食，第五日拒食，全组3只兔死亡。病理组织学检查呈急性肾衰竭的形态变化。3只犬每日灌胃0.8 mg/kg，连续35日，有减食、拒食、消瘦等，1只犬给药结束后，血清丙氨酸氨基转移酶略升高，余未见异常。马兜铃酸 A 有致突变作用，Ames 法试验表明，在加或不加 S_9 时回变菌落数皆明显增加，呈量效关系。微核试验表明马兜铃酸 A 可使微核率升高。

【药性】 苦，寒。归心、胃、大肠经。

1.《广西中草药》："味苦，性寒。"

2.《广西本草选编》："有小毒。"

【功用主治】 理气止痛，清热解毒，止血。主治痉挛性胃痛、腹痛，急性胃肠炎，胃及十二指肠溃疡，痢疾，跌打损伤，疮痈肿毒，蛇咬伤，骨结核，外伤出血。

1.《广西中草药》："清热解毒，止血，止痛。"

2.《广西民族药简编》："治肾炎水肿（仫佬族），感冒发热咳嗽（瑶族），胃溃疡出血，风湿，外伤出血（壮族）。"

【用法用量】 内服：煎汤，6～9 g；研末，1.5～3 g。外用：干品研末撒患处；或鲜品捣敷。

【选方】 1. 治痈疮肿毒　圆叶马兜铃鲜块根，捣烂敷患处。（《广西中草药》）

2. 治急性胃肠炎，胃及十二指肠溃疡，咽喉炎　圆叶马兜铃根干粉，每用0.5～3 g，开水送服。（《广西本草选编》）

3. 治刀伤出血　用（大百解薯）干粉，撒患处。（《广西中草药》）

4. 治高血压病　圆叶马兜铃根15 g，水煎饭后30分钟服，每日3次。（《广西本草选编》）

5. 治肾炎水肿　大青木香适量与猪瘦肉煲服。（《广西民族药简编》）

【临床报道】 治疗痉挛性腹痛　圆叶马兜铃总生物碱治疗各种原因引起的平滑肌痉挛性腹痛24例，成人每次肌注40 mg，儿童1次肌注0.8 mg/kg，总有效率为91.7%，绝大多数患者于用药后5～15分钟内起效，20～40分钟内显效，未见任何毒副作用。结果提示，其镇痛作用可能是由于对抗乙酰胆碱和直接松弛平滑肌所致。

0246 大红青菜 dà hóng qīng cài （《全国中草药汇编》）

【异名】 菊三七、天青地红、土三七（《西藏常用中草药》），菊状千里光（《中国高等植物图鉴》），野青菜（云南《曲靖专区中草药手册》）。

【基原】 为菊科千里光属植物菊叶千里光的根及全草。

【原植物】 菊叶千里光 *Senecio chrysanthemoides* DC.［*Senecio laetus* Edgew.］

多年生草本，高达1 m。根状茎上须根多。茎直立，不分枝或有花序枝，上部被蛛丝状毛，全株带紫红色。单叶互生，下部叶有长柄，达15 cm，基部膨大抱茎，叶形多变异，常呈长倒卵状椭圆形，长8～15 cm，宽4～8 cm，边缘有不整齐牙齿，基部楔形下延，常呈琴状羽裂，两面无毛或下面稍有毛；上部叶渐小，羽状分裂，无柄，基部耳状抱茎。头状花序，复伞房状排列，多数，梗细长，有细条形苞叶；总苞宽钟形，总苞片10～12个，长圆形，渐尖，边缘宽膜质；边缘舌状花10～12个，舌片金黄色，长圆形；中部管状花多数，淡黄色。瘦果，圆柱形，有棱；白色冠毛众多。花期6～8月。

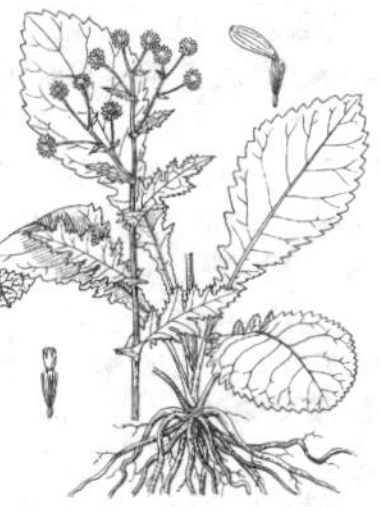

菊叶千里光

生于海拔1 200～2 300 m的山坡、沟谷、草地或灌丛边缘、路旁沟边及杂草丛中。分布于西南及湖北、湖南、西藏等地。

【采收加工】 6～9月采收，切段，晒干或鲜用。

【成分】 根含千里光菲灵碱（seneciphylline）。

叶挥发油中含 β-侧柏酮（β-thujone），6-羟基-对-孟-4(5)-烯-3-酮〔6-hydroxy-*p*-menth-4(5)-en-3-one〕。

地上部分含菊叶千里光交酯（chrysanthemolide），1-乙酰基香蒿交酯（1-acetylerivanin）。

【药理】 本品所含千里光菲灵碱对大鼠及兔的离体肠管有较强的解痉作用。

【药性】 微苦、辛，凉。

1.《西藏常用中草药》："性温，味淡。"

2.《全国中草药汇编》："苦，凉。"

【功用主治】 清热解毒，散瘀消肿。主治疮疡肿毒，跌打肿痛。

1.《西藏常用中草药》："活血，消肿。主治跌打损伤，瘀积肿痛，痈疮肿疡，乳痈。"

2.《全国中草药汇编》："清热解毒。"

【用法用量】 内服：煎汤，10～15 g，大剂可用至30 g。外用：鲜根捣敷。

【选方】 1. 治疮毒未溃　野青菜根30 g，甜白酒适量。炖服。并用苍蝇草根、果捣烂，香油少许，调敷疮顶。

2. 治无名肿毒　野青菜根适量，红糖适量。捣烂外包。（1、2方出自云南《曲靖专区中草药手册》）

0247 大麦醋糟 dà mài cù zāo （《食疗本草》）

【基原】 为大麦制醋后剩余之糟粕。

【药性】 《纲目》："酸，微寒，无毒。"

【功用主治】 《食疗本草》："主气滞风壅，手臂脚膝痛，炒醋糟裹之。"

0248 大豆黄卷 dà dòu huáng juǎn （《本经》）

【异名】 大豆卷（《本草经集注》），大豆蘖、黄卷（崔禹锡《食经》），卷蘖（《食疗本草》），黄卷皮（《本草图经》），豆蘖（《纲目》），豆黄卷（《长沙药解》），菽蘖（《本经疏证》）。

【基原】 为豆科大豆属植物大豆 *Glycine max*（L.）Merr. 的种子发芽后晒干而成。

【原植物】 参见"黑大豆"条。

【药材】 大豆黄卷 *Sojae Germinatum Semen*　全国各地均产。

性状　种子椭圆形或肾形，稍扁，长0.7～1.4 cm，宽5～8 mm；表面灰黄色、黑褐色或紫褐色，光亮，有横向皱纹，一侧有长圆形种脐，长2～3 mm。种皮常裂开、破碎或脱落。子叶黄色，肥厚，胚根细长，伸出种皮之外，弯曲，长0.5～1 cm；质脆易断。也有少数未发芽的种子，种皮完整。气无，味淡，有油腻感。

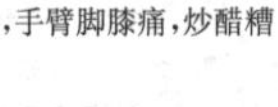

大豆黄卷（发芽种子）外形

鉴别　(1) 粉末特征：黄白色或黄褐色。栅状细胞顶面观呈长多角形，壁甚厚，孔沟明显；底面观胞腔内含棕黄色或棕黑色物；断面观呈长柱形，壁自内向外渐增厚。支柱细胞哑铃状或骨状，顶面观呈类圆形，胞腔明显。糊粉层细胞形小，呈类方形，壁较厚。种脐部位栅状细胞内侧的星状组织碎片少见，细胞类圆形、圆多角形或不规则形，壁较厚，有大型的细胞间隙。

(2) 薄层色谱：取样品粗粉 0.5 g，加 70%乙醇 7 ml，沸水浴上加热 20 分钟，放冷滤过，滤液浓缩至 0.2 ml，供点样。以脯氨酸、亮氨酸和天冬酰胺作对照，点于硅胶 G(青岛)板上，以正丁醇-醋酸-水(3：1：1)、酚-水(75：25)为展开剂作双向展开，展距 10 cm，用 1%茚三酮丙酮液喷雾后，于105 ℃烤 5 分钟。样品色谱中在与对照品色谱相对应的位置上可见紫红色斑点。

【炮制】　取大豆黄卷置锅内，加入用淡竹叶、灯心草煎成之药汁共煮，至药汁吸尽后，取出晒干。每大豆黄卷 50 kg，用淡竹叶 2 kg，灯心草 1 kg。

【药性】　甘，平。归脾、胃、肺经。

1.《本经》："味甘，平。"

2.《别录》："无毒。"

3.《要药分剂》："入胃经。"

4.《本草再新》："入肝脾二经。"

5.《河北中草药》："入胃肺经。"

【功用主治】　清热透表，除湿利气。主治湿温初起，暑湿发热，食滞脘痞，湿痹，筋挛，骨节烦疼，水肿胀满，小便不利。

1.《本经》："主湿痹，筋挛，膝痛。"

2.《别录》："主五脏胃气结积，益气，止毒，去黑皯，润泽皮毛。"

3.《本草经集注》："治腹胀满。"

4.《千金方》："去黑痣。宜肾。"

5.《食疗本草》："破妇人恶血。"

6.《纲目》："除胃中积热，消水病胀满。"

7.《全国中草药汇编》："清热，除湿，解表。主治暑湿发热，麻疹不透，胸闷不舒，骨节疼痛。"

8.《河北中草药》："解表退热，祛湿除烦。适用于感冒发热，暑湿，湿温之表证。"

【用法用量】　内服：煎汤，6～15 g；或捣汁；或入散剂。

【宜忌】　1.《吴普本草》："不欲海藻、龙胆。"

2.《本草经集注》："恶五参、龙胆。"

【选方】　1. 治周痹注，五脏留滞，胃中结聚，益气出毒，润皮毛，补肾气　大豆蘖一斤。炒香熟，为末。每服半钱，温酒调下，空心，加至一钱，日三服。(《宣明论方》)

2. 治头风，湿痹，筋挛膝痛，胃中积热，大便结涩　大豆黄卷(炒)一升，酥半两。为末。食前温水服一匙，日二服。(《普济方》黄卷散)

3. 治水病，通身肿满，喘急，大小便涩　大豆黄卷(醋拌炒干)、大黄(微煨去皮)各一两。捣罗为散。每服二钱匕，临卧时，煎葱、橘皮汤调下，平明以利大肠为度。(《圣济总录》大豆散)

4. 治老人痰火，咳嗽频发，胸胁满闷，百节攻痛，形羸气弱，饮食少进　大豆黄卷一斤，晒干炒燥，为细末。每晚服一钱，黑枣泡汤调下。(《方脉正宗》)

5. 治阴痫慢惊，服温热药太多，而却生热证，反为急惊；又治吐虫　大豆黄卷(晒干)、贯众、板蓝根、甘草(炙)各一两。上同为细末。每服半钱或一钱，白水煎，放冷服。甚者用药三钱，浆水入油数滴煎之。(《小儿卫生总微论方》)

6. 治小儿撮口及发噤　以初生时豆芽，烂研，以乳汁调与儿吃，或生研绞取汁，少许与服亦得。(《圣惠方》)

7. 治黑痣，面皯，润毛　大豆黄卷一升，炒令香为末。空心暖酒下一匙。(《普济方》)

【各家论述】　1.《本草汇言》："大豆黄卷，活血气，消水胀之药也。蓐妇药中多用之，用行瘀血之妙也；水肿方中多用之，有行水之功也。仰思前古治湿痹久着与筋挛膝痛，皆血与水气之所结也。《局方》牛黄清心丸，用此以去风痰，解烦郁，通心气，安神明昏乱，亦借此开通发越之意云。"

2.《吴医汇讲》："大豆黄卷，古人罕用。《本草》载其性曰：治湿痹，筋挛膝痛，五脏不足，益气宜肾，破妇人恶血，除胃中积热，消水气胀满；即《金匮》虚劳门薯蓣丸，于气血并补方中佐之，后之著方解者，有宜发肾气之论，亦未谓其发表也。近来误作表药者，其故何欤？盖因吾吴人喜服轻方，而昔之治病，俱于医家取药，有云马元仪先生预用麻黄汤浸豆发蘖，凡遇应用麻黄者，方开豆卷，俾病家无所疑惧，渠得药投中病，曲以两全，此心亦良苦矣。后医不明细底，竟认豆卷与豆豉同类，公然影射作为表剂，但肆中豆卷岂亦有麻黄汤浸发者乎？即以格致之理论之，豆得水而发蘖，或能些微宣湿，亦不能为通用表药也。若用二三钱之豆卷，即可表汗，世人以此为蔬菜者，每食盈簋，何不汗至亡阳耶？"

3.《长沙药解》："大豆黄卷，专泄水湿，善达木郁，通腠理而逐湿痹，行经脉而破血，疗水郁腹胀之病，治筋挛膝痛之疾。"

4.《本经疏证》："夫湿痹而筋挛膝痛，则为下部病矣，湿闭于下者宜升，湿不闭则筋自舒，筋既舒则膝自不痛。舒筋之物，有薏苡、木瓜、牛膝，何以独取大豆黄卷？夫木瓜治转筋，非治筋挛；薏苡治筋急拘挛，不治筋挛；牛膝治筋挛，能降而不能升。既治筋挛，又欲其湿升者，舍大豆黄卷别无物矣。所以者何？湿流关节，关节之大者，无如膝，而又最近于腹，湿既痹于此，势不能下，又不能升，与其逐而下之，仍无出路，莫若就近使上于腹，或从小便，或从汗出而解。仲景薯蓣丸治风气百疾，取此与柴胡、桂枝、防风、白蔹为伍，亦岂不以其能发耶？"

5.《本草便读》："豆卷，即黑豆浸水中生芽者也，其性味功用，与黑豆大同。然其浸水生芽，则有生发之气，故亦能解表，至于宣风解毒，乃豆之本性，能舒筋者，亦因水湿所困耳。"

6.《本草正义》："豆黄卷，孟诜谓破妇人恶血，濒湖除胃中积热，消水病胀满，则此药之性情效用，盖与豆豉大同小异，本不在发表解肌之列，但今之江浙市廛中，则亦以麻黄汤浸过，发汗又确有证验，是因制法之变迁，而药物性情，今非昔比矣。用药分量，随其人体质，酌量轻重，亦如豆豉之例。"

0249 大伸筋草 dà shēn jīn cǎo (《新华本草纲要》)

【异名】　马尾千金草、鹿角草、青蛇勒公(《广西药用植物名录》)。

【基原】　为石杉科马尾杉属植物龙骨马尾杉的全草。

【原植物】　龙骨马尾杉 *Phlegmariurus carinatus* (Desv.) Ching [*Lycopodium carinatum* Desv.; *L. acrostachum* Wall.]　又名：龙骨石松(《海南植物志》)，大千金草(《植物分类学报》)，龙骨灯笼草(《中国药用孢子植物》)。

茎柔软下垂，附生，长 20～77 cm，多回二叉分枝。叶螺旋状排列，直立，密覆枝上，披针形，长 5～8 mm，宽约 2.5 mm，先端渐尖略内弯，全缘，基部楔形，光滑；中脉不明显。孢子囊穗细长，直径 2.5 mm，或更阔；孢子叶卵形，长约为 4 mm，基部宽楔形，先端渐尖，质硬，稍贴生，宽度大于营养叶；孢子囊生于孢子叶腋，圆肾形，黄色。

附生于密林树干上。分布于广东、海南、广西、贵州、云南、台湾。

【采收加工】　7～10 月采收，晒干。

【成分】　含石松生物碱及萜类。

【药性】　味微苦，性温，小毒。

《中国药用孢子植物》："微苦，温。"

【功用主治】　祛风除湿，舒筋活络，消肿止痛。主治风湿痹痛，跌打损伤。

1.《中国药用孢子植物》："驱风除湿，治关节炎、腰痛等。"

2.《中国中药资源志要》："祛风除湿，通经活络，消肿止痛。用于关节疼痛，四肢无力，跌打损伤，无名肿毒。"

【用法用量】 内服：煎汤，6～15 g；或浸酒。外用：捣敷。

【选方】 1. 治关节痛　龙骨灯笼草 15 g，威灵仙 6 g。煎服。

2. 治腰痛　龙骨灯笼草 15 g，当归 9 g。煎服或浸酒服。（1、2 方出自《中国药用孢子植物》）

0250 大驳骨丹 dà bó gǔ dān（《岭南采药录》）

【异名】 鸭仔花、逼迫树（《本草求原》），大还魂（《岭南采药录》），大驳节（《陆川本草》），大接骨草、救命王（《南宁市药物志》），大驳骨、鸭公青、十月青（广州部队《常用中草药手册》），大叶驳骨草、黑叶接骨草（《常用中草药彩色图谱》）。

【基原】 为爵床科鸭嘴花属植物黑叶爵床的茎叶或根。

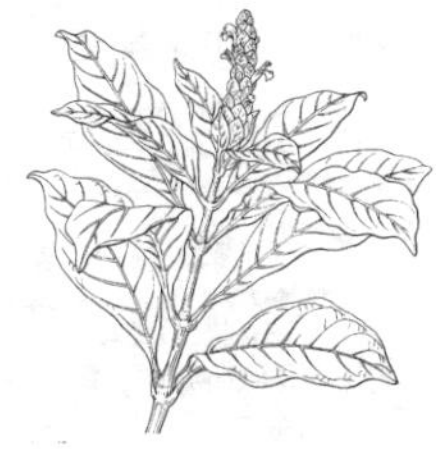

黑叶爵床

【原植物】 黑叶爵床 *Adhatoda ventricosa*（Wall.）Nees［*Gendarussa ventricosa*（Wall.）Nees］

常绿灌木，高 1～2.5 m。茎直立，圆柱形；新枝绿色，老枝灰黄色，节显著膨大呈膝状。叶对生；具短柄；叶片近革质；椭圆形，长 10～15 cm，宽 4.5～6 cm，先端钝，基部渐窄，全缘。穗状花序顶生，长达 10 cm；有多数宽卵形的苞片，绿色，内有 3～4 花；小苞片极小；萼片 5；花冠二唇形，花白色而有红色斑点，上唇 2 裂，下唇较大，3 浅裂；雄蕊 2，着生于花冠喉部；伸出花柱线形，2 浅裂。蒴果卵形或椭圆形，有毛。

常栽培作绿篱。野生于山坡、水边、路旁灌木丛中或林下湿润地。分布于广东、广西、云南等地。

【采收加工】 6～11 月采收，鲜用或晒干。

【药性】 辛、苦，平。

1.《本草求原》："苦、甘，平。"

2.《岭南采药录》："味苦，性寒。"

3. 广州部队《常用中草药手册》："微酸、辛，平。"

【功用主治】 活血化瘀，消肿解毒。主治跌打损伤，骨折，腰痛，肺痈，乳痈，无名肿毒。

1.《本草求原》："专治乳痈，功胜于蒲公英，同黄糖、酒糟捣敷。"

2.《岭南采药录》："理跌打伤，接合筋骨，取叶捣敷之。"

3. 广州部队《常用中草药手册》："祛风湿，理跌打。主治骨折，跌打扭伤，风湿性关节炎，创伤红肿，肋间神经痛。"

4.《全国中草药汇编》："活血散瘀。主治腰腿痛，外伤出血。"

5.《广西民族药简编》："叶水煎服，治肝炎（仫佬族）。"

【用法用量】 内服：煎汤，9～15 g；或泡酒。外用：捣敷或研末撒。

【宜忌】 孕妇慎服。

【选方】 1. 治跌打　大驳骨根 15 g，山荔枝 15 g，鸟不企 6 g，浸酒 60 g。内服少许，外擦患处。（《广东省惠阳地区中草药》）

2. 治风湿骨痛　鲜大驳骨、莪术各 60 g，香附子 30 g。共捣烂，酒炒敷患处。（《梧州地区中草药》）

3. 治胃气痛　大驳骨根 30 g，树邦子 30 g，细叶白兰香 15 g。煎水调白糖服。

4. 治外伤出血　大驳骨叶晒干为末，外撒伤口。（3、4 方出自《广东省惠阳地区中草药》）

0251 大虎耳草 dà hǔ ěr cǎo（《红河中草药》）

【异名】 岩耳巴、心叶蒙自虎耳草、蒙自虎耳草（《红河中草药》），红岩草、反背红（《云南中草药》），小反背红（《云南药用植物名录》）。

【基原】 为虎耳草科虎耳草属植物卵心叶虎耳草的全草。

【原植物】 卵心叶虎耳草 *Saxifraga aculeata* Balf. f.［*S. mengtzeana* Engl. et Irmsch. var. *cordatifolia* Engl. et Irmsch.］ 又名：心叶虎耳草（《云南种子植物名录》）。

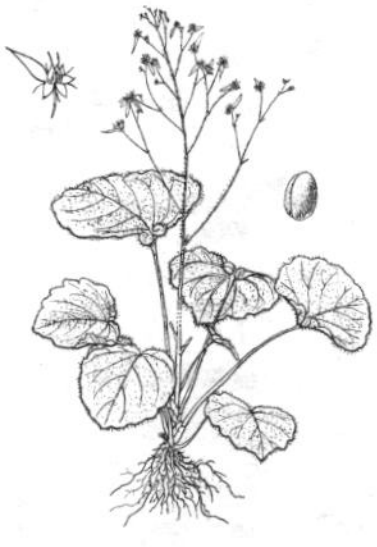

卵心叶虎耳草

多年生直立草本，高 30～40 cm。茎单一，被褐色腺毛。基生叶近簇生；柄长 5～15 cm，肉质，疏生白色长毛；叶片通常卵形，稀阔卵形至肾形，长 1.2～10 cm，宽 1～8.4 cm，先端急尖或钝，基部心形，与叶柄连结处具芽，边缘具波状粗齿和腺睫毛，两面被糙腺毛和斑点；茎上叶互生，1～4 枚；披针形至卵形，单脉。聚伞花序圆锥状；长 13～22 cm，具 12～30 朵花；花序被腺毛，花两侧对生；花两性；萼片 5 裂，基部与子房下部连合；花冠 5 瓣，其 3 枚较短，一枚较长，另一枚最长，全缘，白色；雄蕊 10，花丝棒状；子房 2 室，近上位，由 2 个心皮构成，基部连合，上部近分离。蒴果，先端具 2 喙。种子多数。花、果期 5～10 月。

生于海拔 800～3 800 m 的阴湿崖壁或林下溪畔。分布于广东、广西、四川、云南等地。

【采收加工】 全年均可采收，鲜用或晒干。

【药材】 大虎耳草 *Saxifragae Aculeatae Herba*　主产于云南。

性状　根茎呈不规则块状，有多数须根，表面黑色。茎近细方柱形，浅绿色，有纵棱。基生叶多破碎，完整叶片展平后呈卵形，灰绿色，先端钝或尖，基部心形，与叶柄连接处有芽，边缘具波状粗齿及腺睫毛，两面均被粗糙腺毛和斑点；叶柄被褐色长腺毛；茎生叶披针形。有的可见聚伞花序，圆锥形，棕红色。气微，味微苦、辛。有小毒。

【药性】《云南中草药》："辛、微苦，寒，有小毒。"

【功用主治】《云南中草药》："清热解毒，活血止血。主治麻疹，高热，咳嗽，支气管炎，咯血，吐血，皮肤过敏，产后腹痛，月经不调，中耳炎，腮腺炎，乳腺炎，皮肤溃疡，无名肿毒，外伤出血，湿疹，烫火伤，毒蛇咬伤，冻疮溃烂。"

【用法用量】 内服：煎汤，6～9 g。外用：捣敷；或捣汁滴耳。

【宜忌】 孕妇禁服。

0252 大果卫矛 dà guǒ wèi máo（《浙南本草新编》）

【基原】 为卫矛科卫矛属植物大果卫矛的根、茎。

【原植物】 大果卫矛 *Euonymus myrianthus* Hemsl.　又名：黄楮。

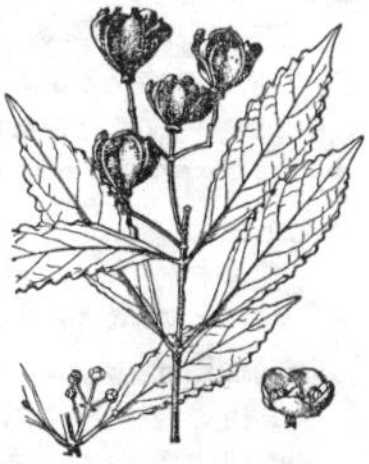

大果卫矛

灌木，高达6 m。叶对生；叶柄长 5～8 mm；叶片革质，倒卵状披针形至长椭圆形，长5～13 cm，宽 3～4.5 cm，先端渐尖，边缘有钝圆细锯齿。花序近顶生，多回分枝形成多花聚伞圆锥花序；花黄色，直径 7～10 mm，4 数，雄蕊具极短花丝。蒴果金黄色，倒卵形或倒卵状圆锥形，长约 1.5 cm，直径约 1 cm。种子有橙黄色假种皮。

生于溪边沟谷较湿润处和海拔1 000 m以上山地林边。分布于浙江、安徽、江西、福建、湖北、广东、广西、云南等地。

【采收加工】 全年可采,切片,晒干。

【药性】 甘、微苦,平。

【功用主治】 益肾,化瘀,利湿。主治肾虚腰痛,产后恶露不绝,跌打骨折,风湿痹痛,带下病。

【用法用量】 内服:煎汤,10～60 g。外用:煎汤熏洗。

【选方】 治痔疮 大果卫矛、山泽兰、鱼腥草水煎,加米醋少许,熏洗局部。

0253 大金牛草 dà jīn niú cǎo(广州部队《常用中草药手册》)

【异名】 肥儿草(《药性考》),蛇总管、鹧鸪茶、金不换、紫背金牛(《生草药性备要》),大兰青、大金草(《岭南采药录》),金牛草(《全国中草药汇编》)。

【基原】 为远志科远志属植物华南远志的带根全草。

【原植物】 华南远志 *Polygala glomerata* Lour.[*P. chinensis* L.] 又名:小花远志(《广东植物志》)。

一年生直立草本,高10～50 cm。根粗壮,橘黄色。茎基部木质化,枝圆柱形,绿色,被卷曲短柔毛。单叶互生;叶纸质,倒卵形,椭圆形至披针形,长2.6～7 cm,宽1～1.5 cm,先端钝,具短尖,基部楔形,全缘,疏被短柔毛;主脉在上面具槽,下面隆起。花两性,总状花序腋上生,长约1 cm,花少,密集;萼片5,绿色,宿存,外面3枚小,卵状披针形,里面2枚大,镰刀形,均具缘毛;花瓣3,淡黄色,白色带淡红,基部合生,龙骨瓣顶端背部具2束条裂的鸡冠状附属物;雄蕊8,花丝1/2～3/4以下合生成鞘,无缘毛,花药棒状卵形,顶孔开裂;子房扁圆形,具缘毛,花柱先端马蹄状弯曲,柱头嵌入其内。蒴果圆形,直径约2 mm,先端微凹,具狭翅、缘毛。种子稍扁,长圆形,黑色,被白色长柔毛,种阜白色,具3短裂膜质的附属物。花期7～9月,果期8～10月。

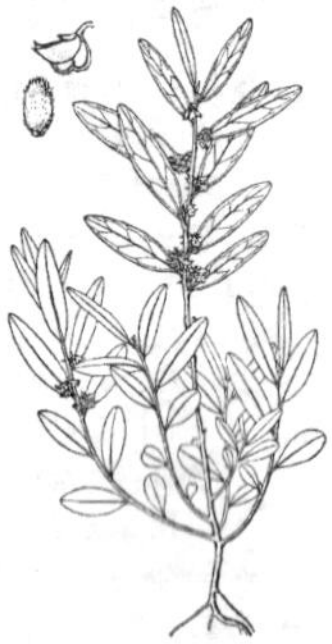

华南远志

生长于海拔500～1 000 m的草地灌丛中。分布于西南及福建、湖北、湖南、广东、广西、海南等地。

【采收加工】 5～7月采收,切段晒干。

【药材】 大金牛草 *Polygalae Glomeratae Herba* 主产于广东、广西、福建。

性状 全草长6～40 cm,茎被柔毛,多数有分枝。叶片皱缩,完整叶呈椭圆形、长圆状披针形或卵圆形,灰绿色或褐色,叶端常有一小突尖,叶柄短,有柔毛。蒴果长约4 mm,顶端内凹,边缘有缘毛,萼片宿存。种子基部有3短裂的种阜。气无,味淡。

鉴别 (1) 叶表面观:下表皮细胞垂周壁波状弯曲,平周壁具有角质纹理;气孔不定式或不等式,副卫细胞3～5个。上表皮细胞垂周壁较平直,平周壁具角质纹理;气孔极少。非腺毛多为单细胞,稀有2细胞,多弯曲,具明显壁疣。叶肉薄壁细胞中含草酸钙簇晶。

(2) 取样品粗粉0.5 g,置带塞试管中,加热水10 ml,用力振摇1分钟,生成持续性泡沫,放置30分钟仍不消失(检查皂苷)。

【药性】 辛、甘,平。

1.《生草药性备要》:"味甘,香,性温。"

2.《本草求原》:"甘、辛,香,温。"

3.《广东中药》:"甘、淡,平。"

【功用主治】 祛痰,消积,散瘀,解毒。主治咳嗽,小儿疳积,产后腹痛,跌打损伤,瘰疬,痈疖,毒蛇咬伤。

1.《生草药性备要》:"散毒,止咳嗽。治蛇咬伤。根:止牙痛。"

2.《药性考》:"治儿诸疾,痞胀可药。"

3.《本草求原》:"主咳嗽痰火内伤,散热毒瘰疬。根:治疳积。"

4.《岭南采药录》:"能消腹膨胀,小儿疳积。根:止吐泻,去瘀生新。"

5.《海南岛常用中草药手册》:"化痰止咳,活血祛瘀。主治虚劳咳嗽胸痛,神经麻痹,小儿麻痹后遗症,肝炎黄疸。"

6.《福建药物志》:"清热解毒,祛痰止咳。主治咳嗽,支气管炎,咯血,咽炎,肝炎,产后瘀血痛,癫痫,痈,疽,疖,跌打损伤,毒蛇咬伤,砒霜或断肠草中毒。"

【用法用量】 内服:煎汤,15～30 g。外用:捣敷;或研末调敷。

【选方】 1. 治小儿疳积 紫背金牛,研粉。每用3 g,调热粥或蒸猪肝服。(《广西本草选编》)

2. 治产后瘀血痛 金不换9 g。水煎,加酒1汤匙服。(《福建药物志》)

3. 治跌打损伤,毒蛇咬伤 紫背金牛9～15 g。水煎服。并用鲜全草捣烂外敷(蛇伤敷伤口周围)。(《广西本草选编》)

4. 治癫痫 金不换60～125 g。捣烂绞汁,加人乳或牛乳1小盏,炖服。(《福建药物志》)

5. 治结膜炎,角膜云翳,角膜溃疡 紫背金牛15～30 g。水煎服,或炖猪骨服。(《广西本草选编》)

6. 治钩吻、砒毒 金不换125～250 g。捣烂绞汁服。(《福建药物志》)

0254 大金香炉 dà jīn xiāng lú(《南宁市药物志》)

【异名】 假豆稔(《南宁市药物志》),豹牙郎、石老虎、天红地白、开口枣(《广西药用植物名录》),白爆牙郎(《广西民间常用草药手册》),野牡丹、马缨花、茶罐叶、打破碗花树(《云南中草药》),羊开口(《广西本草选编》),满拉(《贵州中草药名录》),老虎杆(四川)。

【基原】 为野牡丹科野牡丹属植物展毛野牡丹的根或叶。

【原植物】 展毛野牡丹 *Melastoma normale* D. Don 又名:肖野牡丹(《广州植物志》)。

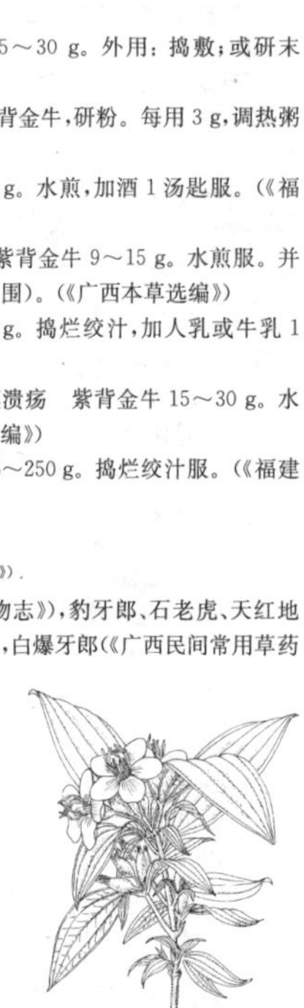

展毛野牡丹

灌木,高可达3 m。分枝多,地上部分密被平展的长粗毛或糙伏毛。叶对生;叶片坚纸质,卵形至椭圆形或椭圆状披针形,长4～10.5 cm,宽1.4～5 cm,先端渐尖,基部圆形或近心形,全缘;基出脉5。伞房花序生于分枝顶端,具花3～10朵,基部具叶状总苞片2;花5数,花萼长1～1.6 cm,萼片披针形,与萼管等长,裂片间具一小裂片;花瓣紫红色,倒卵形,长约2.7 cm,仅具缘毛;雄蕊5长5短,长者药隔基部伸长,末端2裂,短者药隔不伸长,花药基部两侧各具一小瘤;子房半下位,被毛,先端具一圈密刚毛。蒴果坛状球形,长6～8 mm,先端平截,宿存萼与果贴生。花期春至夏初,果期秋季。

生于海拔150～2 800 m的开朗山坡灌草丛中或疏林下,为酸性土常见植物。分布于西南及福建、台湾、广东、广西、海南、西藏等地。

【栽培】 生物学特性　喜温暖、阴湿的环境，以土质疏松、富含腐殖质而湿润的壤土，并有一定的荫蔽条件下栽培较为适宜。

繁殖方法　用种子繁殖。秋季采收成熟果实，取出种子稍晾干后，立即播种。直播，按行株距 40 cm×40 cm 开穴，每穴 5～8 粒种子，覆盖细土 2 cm，浇水保湿，亦可用种子育苗移栽。将种子撒播在苗床上，覆盖细土 2 cm，浇水保湿。苗高 12～15 cm 时，以上述行株距穴定植，每穴 3 株。

【采收加工】 根全年均可采挖，切片，晒干。6～7 月采叶，鲜用或晒干。

【药材】 大金香炉 *Melastomatis Normalis Radix*　产于西南、广东、广西、福建等地。

性状　本品为不规则的块片，大小厚薄不一，外皮浅棕红色或棕褐色，平坦，有浅的纵沟纹。皮薄，易脱落，脱落处呈浅棕色，有细密弯曲的纵纹。质硬而致密，不易折断，断面浅黄棕色或浅棕色，中部颜色较深。气微，味涩。

【药性】 苦、涩，凉。

1.《云南中草药》："苦、涩，凉。"

2.《广西本草选编》："味甘、酸、涩，性微温。"

【功用主治】 行气利湿，化瘀止血。主治腹痛泻痢，疝气，淋证，脱疽，疮疡，咳血，吐血，衄血，便血，月经不调，跌打损伤。

1.《云南中草药》："止血消炎，止痛，止泻。主治刀枪伤，外伤出血，腹痛，腹泻，痢疾，白带。"

2.《广西本草选编》："固涩止泻，收敛止血，主治消化不良，肠炎腹泻，便血，月经过多，牙痛，疮疡溃烂。"

3.《广西民族药简编》："根水煎服或与鸡肉煲服可绝育，水煎服治妇女经前腹痛、小儿心脏病；浸酒服治男人色劳腰痛；叶与少许糯米捣烂涂患处治带状疱疹。"

【用法用量】 内服：煎汤，9～15 g；或浸酒。外用：捣敷、绞汁涂或研末敷。

【宜忌】 孕妇慎服。

【选方】 1. 治小肠疝气　白爆牙郎根 90 g，小肠风 9 g，同公鸡 1 只炖服。

2. 治痢疾　白爆牙郎根、地桃花根各 30 g，车前草 15 g，水煎服。红痢加红糖少许冲服；白痢加白糖少许冲服。（1、2 方出自《广西民间常用草药手册》）

3. 治血栓性闭塞性脉管炎　老虎杆根、算盘子根各 30 g。煎水洗患部。（《万县中草药》）

4. 治蜂窝疮　白爆牙郎叶、闹羊花叶各 30 g，共烧存性研，茶油调涂患处。（《广西民间常用草药手册》）

5. 治跌打损伤　老虎杆根 30 g，熬水、泡酒或炖肉服。（《重庆常用草药手册》）

6. 治刀枪伤，外伤出血　野牡丹嫩尖适量，捣烂兑红糖敷伤口，或用根叶研末敷患处。（《云南中草药》）

7. 治阴虚盗汗　野牡丹 12 g，浮小麦、岩白菜各 15 g。煎水服。（《西昌中草药》）

0255 大金银花 dà jīn yín huā（《贵州草药》）

【异名】 破骨风（《贵州草药》）。

【基原】 为忍冬科忍冬属植物苦糖果的茎、叶及根。

【原植物】 苦糖果 *Lonicera fragrantissima* Lindl. et Pax. subsp. *standishii* (Carr.) Hsu et H. J. Wang［*L. standishii* Carr.］又名：腾杷树（《中国植物志》）。

落叶灌木，高达 2 m。小枝、叶柄常有糙毛。叶对生；叶厚纸质，叶片卵状长圆形或卵状披针形，长 4～7 cm，宽 2～3.5 cm，先端渐尖，基部圆形，通常两面被刚伏毛及短腺毛，有时中脉下部或基部两侧夹杂短糙毛，叶缘多少具硬睫毛。花先于叶或与叶同时开放，芳香，生于幼枝基部苞腋；总花梗长 5～10 mm；相邻两花萼合生达中部以上，萼檐微 5 裂；花冠白色，长约 1.5 cm，花冠筒基部具浅囊，上唇具 4 裂片，下唇长约 1 cm；雄蕊内藏；花柱下部疏被糙毛。浆果红色，椭圆形，相邻两果部分连合。花期 3～4 月，果期 5～6 月。

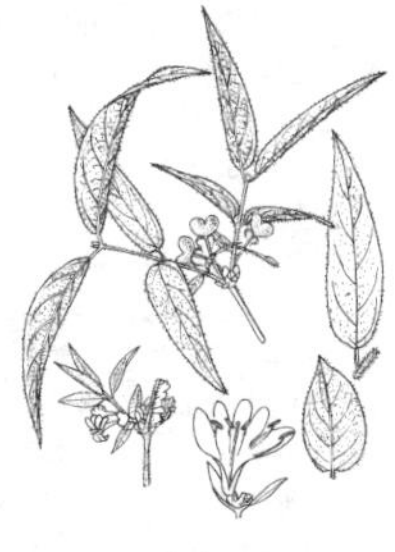

苦糖果

生于海拔 100～2 000 m 的向阳山坡中、灌丛中或溪涧旁。分布于浙江、安徽、江西、山东、河南、湖北、湖南、四川、贵州、陕西、甘肃等地。

【采收加工】 7～10 月采收茎、叶，10～11 月挖根，均鲜用或切段晒干。

【药性】 甘，寒。

【功用主治】 祛风除湿，清热止痛。治风湿关节痛，劳伤，疔疮。

【用法用量】 内服：煎汤，9～15 g；或泡酒。外用：捣敷。

【选方】 1. 治疔疮　大金银花嫩枝叶适量。捣绒敷患处。

2. 治劳伤　大金银花根、茎 90～150 g。泡酒服，适量。（1、2 方出自《贵州草药》）

0256 大肺筋草 dà fèi jīn cǎo（《四川中药志》）

【异名】 肺经草、半边钱（《天宝本草》），脐风草（《修订增补天宝本草》），反背红、血经草（《民间常用草药汇编》），乌豆草、一支箭（《贵州草药》），大肺经草（《全国中草药汇编》），水黄连、瓣练、小山芹菜（《浙江药用植物志》），五爪风、子仔七（《广西药用植物名录》），肺筋草、打不死（《贵州中草药名录》）。

【基原】 为伞形科变豆菜属植物薄片变豆菜和天蓝变豆菜的全草。

【原植物】 1. 薄片变豆菜 *Sanicula lamelligera* Hance

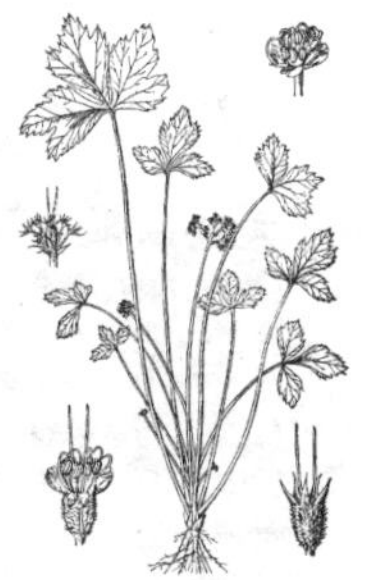

薄片变豆菜

多年生矮小草本，高 13～30 cm。全株无毛。根茎粗短，有结节，侧生多数细长支根。茎 2～7，花葶状，上部分枝。基生叶叶柄长 4～18 cm，基部有膜质鞘；叶片圆心形或近五角形，长 2～6 cm，宽 3～9 cm，掌状 3 裂，中裂片楔状倒卵形，上部 3 浅裂，侧裂片阔卵状披针形，常 2 深裂或在外侧边缘有一缺刻；最上部的茎生叶小，3 裂至不分裂，裂片线状披针形。花序通常二至四回二歧分枝，分叉间的小伞形花序短缩；总苞片线状披针形；伞辐 3～7；小总苞片 4～5，线形；小伞形花序有花 5～6；萼齿线形或刺毛状；花瓣白色、粉红色或淡蓝紫色，倒卵形；花柱向外反曲。双悬果长卵形或卵形，幼果表面有啮蚀状或微波状薄层，成熟后成短直皮刺，基部连成薄片；分生果横剖面呈圆形，油管 5，胚乳腹面平直。花、果期 4～11 月。

生于海拔 500～2 000 m 的山坡林下、沟谷、溪边及湿润的砂质土壤中。分布于浙江、安徽、江西、湖北、广东、广西、四川、贵州、台湾等地。

2. 天蓝变豆菜 *S. coerulescens* Franch.［*S. stapfiana* Wolff］又名：心肺草。

本种与薄片变豆菜形态相似，特点为：侧生的伞形花序无柄，花序呈假总状花序；萼齿线形或呈刺毛状。果实表面有波状薄片和短而直的皮刺。花、果期 3～7 月。

生于溪边湿地、路旁竹林下或阴湿杂木林下。分布于四川、贵州、云南等地。

【采收加工】 7～10月采收，鲜用或晒干。

【药性】 辛、甘，微温。

1.《四川中药志》1960年版：“性平，味甘、淡。无毒。”

2.《贵州草药》：“性温，味辛、微苦。”

【功用主治】 祛风化痰，活血调经。主治感冒，咳嗽，哮喘，月经不调。

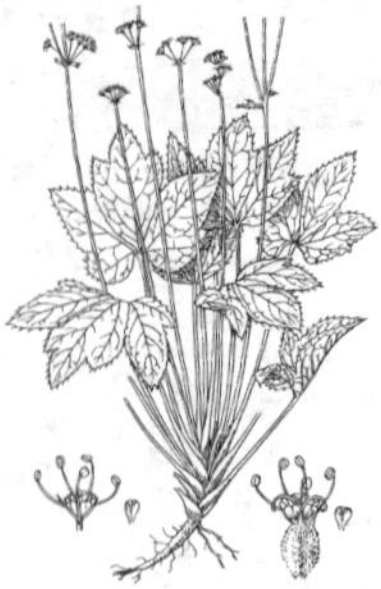

天蓝变豆菜

1.《天宝本草》：“散风寒，化痰。治四时感冒，哮吼，咳嗽，脐风。”

2.《四川中药志》1960年版：“清热润肺，行血通经。治感冒风寒咳嗽或虚咳，妇女经闭腰痛。”

3.《贵州草药》：“解表散寒，祛痰调经。治感冒咳嗽，劳伤咳嗽，月经不调。”

4.《广西民族药简编》：“治蛇头疮，刀伤出血，跌打肿痛。”

【用法用量】 内服：煎汤，6～15 g；或泡酒。外用：捣敷。

【选方】 1. 治感冒咳嗽　乌豆草30 g。煨水服。

2. 治劳伤咳嗽　乌豆草30 g。泡酒服（1、2方出自《贵州草药》）

3. 治妇女经闭腰痛　大肺经草30 g。加醪糟煮服。（《万县中草药》）

4. 治蛇头疮　大肺经草适量。捣烂调米酒敷患处。

5. 治刀伤出血，跌打肿痛　大肺经草适量。捣烂敷患处。（4、5方出自《广西民族药简编》）

0257 大昏头鸡 dà hūn tóu jī（《全国中草药汇编》）

【异名】 贯众、蕨薇菜根（《滇南本草》），大叶兰芝、大叶鲁基（《江西草药》），牛尾贯众（《贵州草药》），昏头鸡、大叶贯众（《西昌中草药》）。

【基原】 为鳞毛蕨科贯众属植物刺齿贯众的根茎。

【原植物】 刺齿贯众 *Cyrtomium caryotideum* (Wall.) Presl [*Aspidium caryotideum* Wall.]　又名：尖耳贯众（《中国主要植物图说》），细齿贯众蕨（《台湾植物志》）。

植株高40～70 cm。根茎短而直立，密被深褐色、披针形有缘毛的大鳞片。叶簇生；叶柄长15～30 cm，禾秆色，基部密被披针形鳞片，向上渐稀而呈狭线形；叶片长圆披针形，纸质，长25～40 cm，宽10～20 cm，单数一回羽状；羽片3～5对，侧生羽片阔镰状三角形，顶生一片通常较大，三尖叉形，侧生羽片先端短尾尖，基部圆形，上侧或两侧呈三角形耳状凸起，边缘有规则的细刺状尖齿；叶脉网状，中脉两侧各有网眼6～7行，内藏小脉1～3条。孢子囊群圆形，生于内藏小脉中部，通常满布叶背；囊群盖褐色，边缘有长睫毛。

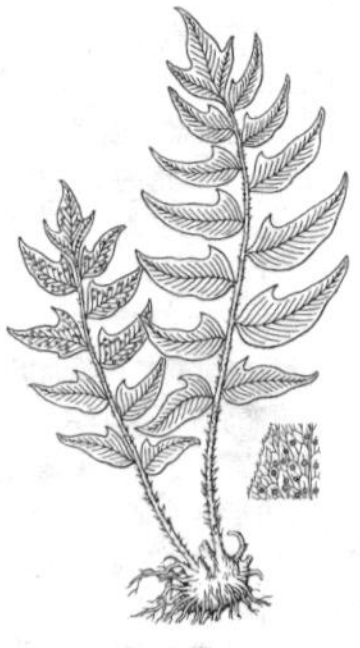

刺齿贯众

生于海拔400～2 900 m的林下阴湿处。分布于西南及江西、广东、湖北、陕西、甘肃、台湾等地。

【采收加工】 7～10月采挖根茎，晒干或鲜用。

【药性】 苦，微寒，有毒。

1.《滇南本草》：“味咸、涩，性寒。”

2.《江西草药》：“性微寒，味苦，有毒。”

【功用主治】 清热解毒，活血消肿。主治痈疮，瘰疬，毒蛇咬伤，崩漏，跌打损伤，水肿。亦可用于预防流感，麻疹。

1.《滇南本草》：“祛毒，止血。解水毒，二三日间，泡水盆中。治妇人白带，刀伤流血不止。”

2.《江西草药》：“杀虫，解毒。预防流感，麻疹；治疮毒，蛇伤后局部溃烂，颈淋巴结核，妇女血崩。”

【用法用量】 内服：煎汤，10～30 g；或浸酒。外用：煎汤洗。

【选方】 1. 治颈淋巴结核　尖耳贯众根15 g，田皂角30 g。水煎服。（《江西草药》）

2. 治红崩白带　贯众、益母草各15 g。水煎兑酒服。

3. 治风湿性心脏病　贯众、芡实、叶下花根各30 g。炖肉服。（2、3方出自《西昌中草药》）

4. 治水肿　牛尾贯众、黄地榆各30 g。煨水服。（《贵州草药》）

5. 治刀伤流血不止　贯众（去毛）、发灰（炒为末）、龙骨（为末）各等分。共为细末，搽患处。（《滇南本草》）

0258 大狗尾草 dà gǒu wěi cǎo（《江西草药》）

【异名】 谷莠子（《华东禾本科植物》），狗尾巴（《江西草药》）。

【基原】 为禾本科狗尾草属植物大狗尾草的全草或根。

【原植物】 大狗尾草 *Setaria faberii* Herrm.　又名：法氏狗尾草（《禾本科图说》）。

一年生草本。通常具支柱根。茎直立或基部膝曲，高50～120 cm，径达6 mm，光滑无毛。叶鞘松弛，边缘具细纤毛；叶舌具密集的纤毛；叶片线状披针形，长10～40 cm，宽5～20 mm，边缘为细锯齿。圆锥花序紧缩成圆柱状，长5～24 cm（芒除外），下垂；小穗椭圆形，长约3 mm，下有1～3枚较粗而直的刚毛，刚毛通常绿色，粗糙；第一颖长为小穗的1/3～1/2，宽卵形，先端尖，具3脉，第二颖长为小穗的3/4或稍短，具5～7脉；第一外稃与小穗等长，具5脉，其内稃膜质，第二外稃与第一外稃等长，具细横皱纹，成熟后背部隆起；鳞被楔形；花柱基部分离。颖果椭圆形。花、果期7～10月。

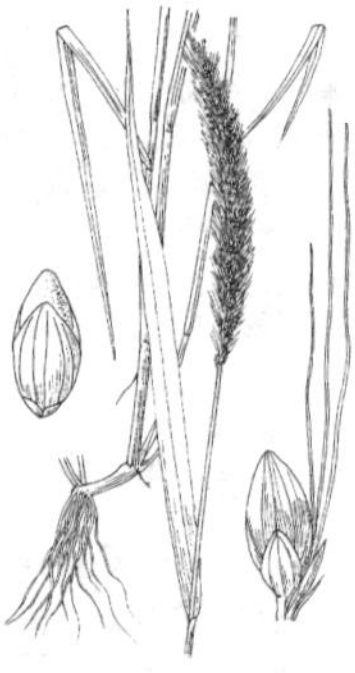

大狗尾草

生于山坡、路旁、田野和荒野。分布于黑龙江、江苏、浙江、安徽、江西、湖北、湖南、广西、四川、贵州、台湾等地。

【采收加工】 5～11月均可采收，晒干或鲜用。

【成分】 种子含脂类（达6.6%），脂类中的脂肪酸：棕榈酸(palmitic acid)，硬脂酸(stearicacid)，油酸(oleic acid)，亚油酸(linoleic acid)和亚麻酸(linolenic acid)及痕量的肉豆蔻酸(myristic acid)，棕榈油酸(palmitoleic acid)和花生酸(arachidic acid)。还含甾醇糖苷(sterol glycoside)，甾醇酯(sterol ester)，α，α-二酰甘油(diglyceride)和单酸甘油酯(monoglyceride)。

【药性】 甘，平。

【功用主治】 清热消疳，祛风止痛。主治小儿疳积，风疹，牙痛。

【用法用量】 内服：煎汤，10～30 g。

【选方】 1. 治小儿疳积　大狗尾草9～21 g，猪肝60 g。水炖，服汤食肝。

2. 治风疹　大狗尾草穗 21 g。水煎，甜酒少许兑服。

3. 治牙痛　大狗尾草根 30 g。水煎去渣，加入鸡蛋 2 个煮熟，服汤食蛋。(1～3 方出自《江西草药》)

0259 大泡通叶 dà pào tōng yè (《贵州民间药物》)

【异名】 牛嗓管叶(《云南药用植物名录》)，豆豉叶、大豆豉叶(《全国中草药汇编》)。

【基原】 为五加科鹅掌柴属植物穗序鹅掌柴的叶。

【原植物】 参见"大泡通"条。

【采收加工】 7～9 月采收，鲜用或晒干研粉。

【药性】 《贵州民间药物》："性微寒，味苦、涩。"

【功用主治】 《全国中草药汇编》："主治皮炎，湿疹，风疹。"

【用法用量】 外用：捣敷。

【选方】 1. 治皮肤裂开(受寒冷刺激而起)　用(大泡通)叶 1 张于火上烤软后包于患处，每夜如法包 1 次。(《贵州民间药物》)

2. 治外伤出血　用(牛嗓管叶)研末撒于患处。(《云南中草药》)

0260 大泡通皮 dà pào tōng pí (《贵州民间药物》)

【异名】 枝子皮(《四川常用中草药》)。

【基原】 为五加科鹅掌柴属植物穗序鹅掌柴的茎皮。

【原植物】 参见"大泡通"条。

【采收加工】 5～7 月剥取茎皮，多为鲜用。

【药性】 《贵州民间药物》："性微寒，味苦、涩。"

【功用主治】 祛风除湿，舒筋活络。主治风湿痹痛，跌打损伤，骨折。

1.《贵州民间药物》："接骨。"

2.《全国中草药汇编》："主治风湿麻木，关节肿痛，跌打瘀痛，腰膝酸痛，胃痛。"

【用法用量】 内服：煎汤，15～30 g。

【选方】 治未破皮之骨折　鲜大泡通皮一把，捣烂拌烧酒。先将骨折处复位，后包上药，再上夹板，1～2 日换药 1 次。(《贵州民间药物》)

0261 大茶药根 dà chá yào gēn (《岭南草药志》)

【异名】 胡满蕴(《岭南采药录》)，大茶根(《广西药用植物图志》)，断肠草根、猪人参(《广西中药志》)。

【基原】 为马钱科断肠草属植物胡蔓藤的根。

【原植物】 参见"钩吻"条。

【采收加工】 7～10 月采挖，切段，晒干。

【药材】 大茶药根 *Gelsemii Elegantis Radix*　产于广东、广西、福建、浙江、云南、贵州等地。

性状　根呈圆柱形，长短不一。表面灰黄色或带浅棕色，具细纵纹及点状须根痕，常于弯曲处皮部呈半环状断裂。质硬脆，断面不整齐，皮部外侧类白色或淡黄色，近木部红棕色，木部黄色。鲜时将根反扭后木部呈片状分离。横切面可见放射状纹理及众多细孔。鲜时气香，味苦。

鉴别　(1) 根横切面：木栓层由 10 余层细胞组成。皮层内侧及韧皮部薄壁组织中有单个或 2～3 个纤维成束散在，细胞壁层纹明显，强木化。韧皮射线细胞含草酸钙方晶及簇晶。形成层不明显。木质部较宽广，导管多数散在，木射线宽 1～6 列细胞，壁孔明显，含草酸钙方晶或簇晶。本品薄壁细胞含淀粉粒。

(2) 取根纵切或横切片置载玻片上，放于硝酸蒸气中约 12 小时，镜检，于皮层及射线薄壁细胞中析出细针状生物碱硝酸盐结晶；取根的粉末乙醇浸出液 1 滴，加 15%氢氧化钾液 1 滴混匀，放置约 12 小时，镜检，可见集成星簇状的针晶析出。

【药性】 苦、辛，温，大毒。

1.《岭南采药录》："味苦，性寒，有大毒。"

2.《全国中草药汇编》："苦、辛，温。"

3.《福建药物志》："苦、微辛，热。"

【功用主治】 解毒消肿，止痛，接骨。主治疔疮，骨痨，跌打损伤，骨折。

1.《岭南采药录》："不论根茎叶，以之煎水外洗，能散风热毒；以之洗疥癞及癣，甚效。凡花柳毒下疳，以之煎浓汁，浸二三次即愈。"

2.《广西中药志》："浸酒外擦，治风湿、跌打，消肿，止痛。"

3.《全国中草药汇编》："攻毒拔毒，散瘀止痛，杀虫止痒。外用治皮肤湿疹，体癣，脚癣，跌打损伤，骨折，痔疮，疔疮，麻风。"

4.《福建药物志》："外治寒湿痹痛，慢性骨髓炎，骨结核，颈淋巴结核，内外痔，甲沟炎，蛇头疔。"

【用法用量】 外用：浸酒擦；或煎汤熏洗；或捣敷。

【宜忌】 《岭南采药录》："有大毒，不入服剂，误食之，则唇舌腐烂而死。"

【选方】 1. 治手生蛇头疔，足生天蛇毒，痔疮，气性坏疽　取(断肠草)根约一尺长，用刀切碎(刀用后要洗净)，置于瓦罐中水煎，先熏后洗。(《福建民间草药》)

2. 治骨结核　钩吻根皮、南五味子根各 15 g，苎麻根 9 g，酒糟、葱头各适量。捣烂敷患处。(《福建药物志》)

3. 治刀伤　大茶药根(去青皮)、钻地风。二味酌量，共捣烂敷患处。

4. 驳骨　大茶药根 240 g，生鸡仔 1 只(约重 300 g，不去毛脏)，共同捣烂外贴伤处。先将骨折以手法复位，外加树皮和绷带固定，约敷 1 小时除去。(3、4 方出自《岭南草药志》)

0262 大透骨消 dà tòu gǔ xiāo (《四川常用中草药》)

【异名】 透骨消(《四川常用中草药》)，满山香、透骨草(《西昌中草药》)，岩子果、香叶子、炸山叶、冬青叶(《新华本草纲要》)。

【基原】 为杜鹃花科白珠树属植物地檀香的根、叶、果实或全株。

【原植物】 地檀香 *Gaultheria forrestii* Diels　又名：康滇白珠树(《西昌中草药》)。

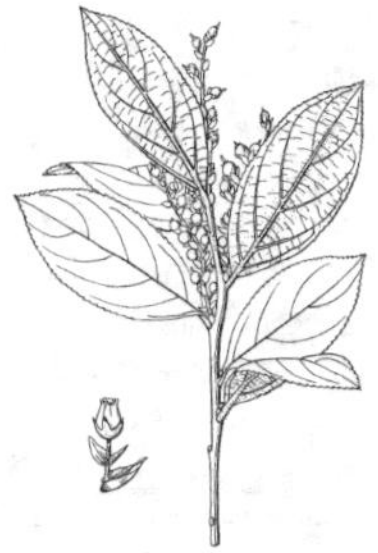

地 檀 香

常绿灌木或小乔木，高 1～4 m。树皮灰黑色，常呈片状脱落；枝粗糙，小枝红色或绿色，有浓厚的香气。单叶互生；叶柄粗短，褐色，具槽；叶片薄革质，长圆形、狭卵形至披针状椭圆形，长 4～10 cm，宽 2～4 cm，先端锐尖，基部楔形，表面亮绿色，背面色淡，微苍白或干后成黄棕色，密被锈色腺点，边缘具疏锯齿，齿尖具褐色腺点。总状花序腋生，或顶生，长 2～5 cm，密被细柔毛，花多而密集；小苞片 2，对生于花梗下部，宽三角形，边缘有睫毛；花萼浅盘状，5 深裂，裂片三角状卵形，先端具硬尖头；花冠白色，坛形，口部 5 浅裂，裂片微反卷；雄蕊 10，花丝下部宽扁，花药 2 室，每室先端有芒；子房球形，被白色微毛，柱头略成头状。浆果状蒴果，球形，成熟时暗蓝色。种子多数，淡黄色，极细小。花期 4～7 月，果期 8～11 月。

生于海拔(600～)1 600～3 600 m 的干燥向阳灌丛中。分布于四川、贵州、云南。

【采收加工】 全年均可采，晒干。

【药性】 苦、辛，温。

【功用主治】 《四川常用中草药》："祛风，除湿。治风湿瘫痪，冻疮。”

【用法用量】 内服：煎汤，10～30 g；或浸酒。外用：煎汤熏洗。

【宜忌】 孕妇慎服。

【选方】 1. 治风湿性筋骨痛、腰痛 满山香(全株)15 g。煎水服或泡酒服。

2. 治水肿 满山香全草适量，熬水，先熏后洗。

3. 治小儿疳积 满山香果实 6 g。为末，蒸鸡蛋服。(1～3 方出自《西昌中草药》)

0263 大高良姜 dà gāo liáng jiāng (《广西药用植物名录》)

【异名】 大良姜(《广西中药志》)，山姜、良姜(《广西中草药》)。

【基原】 为姜科山姜属植物大高良姜的根茎。

【原植物】 参见“红豆蔻”条。

【采收加工】 2～3 月采挖，切段或切片晒干。

【药材】 大高良姜 *Alpiniae Galangae Rhizoma* 主产于广东、海南、广西、云南等地。

性状 根茎呈圆柱形，有分枝。表面红棕色或暗紫色，有波浪形的淡黄色叶痕形成的环节，节间长 0.5～1 cm，具纵皱纹；根茎下侧有根痕。质坚韧，不易折断，断面灰棕色或红棕色，纤维性，皮部占 2/3，内皮层明显，维管束星点明显可见，木部与皮部分离。气芳香，味辛辣。

鉴别 (1) 根茎横切面：表皮为 1 列薄壁细胞。皮层薄壁组织中散有外韧型叶迹维管束；内皮层明显。中柱维管束外韧型，维管束鞘纤维的壁厚，层纹明显，胞腔细小，可见纹孔；木质部有3～6 导管。薄壁细胞含淀粉粒；薄壁组织中含分泌细胞，内含黄色油滴或红棕色树脂状物。

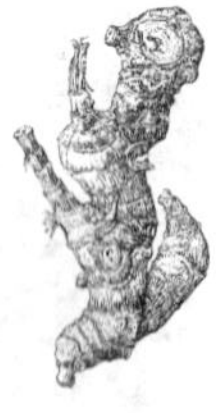

大高良姜(根茎)外形

(2) 取本品粗粉 1 g，加乙醚 10 ml，浸 15 分钟，时时振摇，滤过。滤液挥干后得芳香辛辣的油状物，加浓硫酸 1 滴与香草醛结晶 1 粒，显棕色或黄绿色(检查黄酮类)。

【成分】 根茎含挥发油：桂皮酸甲酯(methyl cinnamate)，樟脑(camphor)，桉叶素(cineole)，丁香油酚(eugenol)，月桂烯(myrcene)，α和β-蒎烯(pinene)，柠檬烯(limonene)，4-松油醇(4-terpineol)，乙酸龙脑酯(bornyl acetate)，乙酸胡椒酚酯(chavicol acetate)，乙酸香茅醇酯(citronellyl acetate)，乙酸牻牛儿醇酯(geranyl acetate)，β-丁香烯(β-caryophyllene)，α-香柑油烯(α-bergamotene)，芳-姜黄烯(*ar*-curcumene)，β-甜没药烯(β-bisabolene)，十五烷(pentadeca-ne)，β-倍半水芹烯(β-sesquiphellandrene)，丁香烯氧化物(caryo-phyllene oxide)，甲基丁香油酚(methyl eugenol)，乙酸丁香油酚酯(eugenol acetate)，胡椒酚(chavicol)，反式-β-金合欢烯(*trans*-β-farnesene)，高良姜素(galangin)，3-甲基高良姜(3-methylgalangin)，*dl*-1′-乙酰氧基胡椒酚乙酸酯(*dl*-1′-acetoxy-chavicol acetate)，*dl*-1′-乙酰氧基丁香油酚乙酸酯(*dl*-1′-acetoxyeugenol acetate)，反式-3，4-二甲氧基桂皮醇(*trans*-3，4-dimethoxycinnamyl alcohol)，反式-4-甲氧基桂皮醇(*trans*-4-methoxycinnamyl alcohol)，反式-4-羟基肉桂醛(*trans*-4-hydroxycinnamaldehyde)，1′-羟基胡椒酚乙酸酯(1′-hydroxychavicol acetate)，二-(对羟基-顺-苯乙烯基)甲烷〔di-(*p*-hydroxy-*cis*-styryl)methane〕，二乙酸-反式对香豆醇酯(*trans*-*p*-coumaryl alcohol diacetate)，二乙酸反式松柏醇酯(*trans*-coniferyldiacetate)，[1′S]-1′-乙酰氧基胡椒酚乙酸酯〔[1′S]-1′-acetoxychavicol acetate〕，[1′S]-1′-乙酰氧基丁香油酚乙酸酯〔[1′S]-1-acetoxyeugenol acetate〕，4-羟基苯甲醛(4-hydroxybenzaldehyde)，1，8-桉叶(油)素(1，8-cineole)，芳香醇(linalool)，乙酸(acetic acid)，1′-乙酰氧基胡椒酚乙酸酯(1′-acetoxychavicol acetate)，反和顺-1，3，3-三甲基-2-氧杂二环[2.2.2]辛-5 和 6-基乙酸酯〔*trans* and *cis*-1，3，3-trimethyl-2-oxabicyclo[2.2.2]octan-5-and 6-yl acetate〕，2 和 3-乙酰氧基-1，8-桉叶素(2 and 3-acetoxy-1，8-cineole)，顺-2-乙酰氧基-1，8-桉叶素(*cis*-2-acetoxy-1，8-cineole)，反-2-乙酰氧基-1，8-桉叶素(*trans*-2-acetoxy-1，8-cineole)，顺-3-乙酰氧基-1，8-桉叶素(*cis*-3-acetoxy-1，8-cineole)，反-3-乙酰氧基-1，8-桉叶素(*trans*-3-acetoxy-1，8-cineole)。另含有 3 个羟基-1，8-桉叶素吡喃葡萄糖苷成分：(1*R*，2*R*，4*S*)和(1*S*，2*S*，4*R*)-反-2-羟基-1，8-桉叶素β-*D*-吡喃葡萄糖苷〔(1*R*，2*R*，4*S*) and (1*S*，2*S*，4*R*)-*trans*-2-hydroxy-1，8-cineole β-*D*-glucopyranosides〕，(1*R*，3*S*，4*S*)-反-3-羟基-1，8-桉叶素-*D*-吡喃葡萄糖苷〔(1*R*，3*S*，4*S*)-*trans*-3-hydroxy-1，8-cineole β-*D*-glucopyranoside〕等。

【药性】 辛，温。

1.《广西中草药》：“味辛，性温。”

2.《云南中药志》：“辛，热。”

【功用主治】 温胃，散寒，行气止痛。主治胃脘冷痛，呕吐，泄泻。

1.《广西中药志》：“温胃散寒，止痛。治胃气痛，胃寒冷及伤食吐泻。”

2.《云南中药志》：“用于脾寒吐泻。”

【用法用量】 内服：煎汤，3～5 g；或入丸、散。外用：鲜品捣敷。

【宜忌】《云南中药志》：“胃热者忌服。”

【选方】 治关节麻，皮肤瘙痒，蛇、虫、蝎咬伤 大高良姜鲜根适量，捣烂外敷。(《云南中药志》)

0264 大黄蜂子 dà huáng fēng zi (《本经》)

【基原】 为胡蜂科黄蜂属昆虫黄星长脚黄蜂的幼虫。

【原动物】 见“露蜂房”条。

【药性】《纲目》：“甘，凉，有小毒。”

【功用主治】 治胸腹胀痛，干呕。

1.《本经》：“主心腹胀满痛。”

2.《别录》：“主干呕。”

3.《纲目》：“治雀卵斑、面疱，余功同蜜蜂子。”

【用法用量】 内服：煎汤或研末。

【选方】 治䵟黯 露蜂房子，于漆杯中渍取汁重滤绞之，以和胡粉涂。(《备急方》)

0265 大接骨丹 dà jiē gǔ dān (《云南中草药》)

【异名】 水冬瓜木(《植物名实图考》)，清明花(《贵州草药》)，接骨丹、接骨草树(《云南中草药》)，水冬瓜、水五加(《贵州民间方药集》)。

【基原】 为山茱萸科鞘柄木属植物有齿鞘柄木的根、根皮、树皮及叶。

【原植物】 有齿鞘柄木 *Toricellia angulata* Oliv. var. *intermedia* (Harms) Hu [*T. intermedia* Harms ex Diels] 又名：齿叶烂泥树(《中国植物志》)。

落叶灌木或小乔木，高 2.5～8 m。树皮灰色；老枝黄灰色，有长椭圆形皮孔及半环形的叶痕。叶互生；叶柄长约 5 cm，基部扩大成鞘包于枝上；叶片膜质或纸质，阔卵形或近于圆形，长 6～15 cm，宽 5～15 cm，有裂片 5～7，裂片的

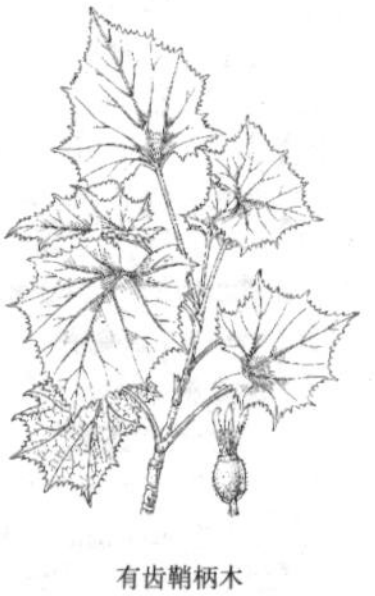

有齿鞘柄木

边缘有齿牙状锯齿。总状圆锥花序顶生，下垂；雄花序长 5～30 cm，密被短柔毛；雄花的花萼管倒圆锥形，裂片 5；花瓣 5，长圆披针形，先端钩状内弯；雄蕊 5，与花瓣互生；花盘垫状，圆形，中间有 3 枚退化花柱；雌花序较长，常达 35 cm；花萼管状钟形，裂片 5，披针形，无花瓣及雄蕊；子房倒卵形，3 室，与花萼管合生。果实核果状，卵形，花柱宿存。花期 4 月，果期 6 月。

生于海拔 400～1 800 m 的林下。分布于湖北、湖南、广西、四川、贵州、云南、陕西、甘肃等地。

【采收加工】 全年均可采，鲜用或晒干。

【药性】《云南中草药》："苦、辛、微麻，平。"

【功用主治】《云南中草药》："活血祛瘀，接骨接筋。主治骨折，跌打损伤。"

【用法用量】 内服：煎汤，6～15 g。外用：捣敷；或研末调敷。

【选方】 1. 治闭经，妇女干血痨　鲜大接骨丹根皮60 g。煮鸡吃。

2. 治风湿疼痛，胃痛，肾炎水肿　干大接骨丹根皮 9～15 g。煎服。

3. 治脱肛　鲜大接骨丹根皮 30 g，粽叶 30 g。捣烂，以糯米泔水浸泡外洗。（1～3 方出自《红河中草药》）

0266 大黑头草 dà hēi tóu cǎo（《云南思茅中草药选》）

【异名】 黄药（《云南思茅中草药选》），大黄药、一号黄药、小香薷、吊吊黄（《红河中草药》），野苏子棵、野芝麻（《中国中药资源志要》）。

【基原】 为唇形科香薷属植物垂花香薷的全草。

【原植物】 垂花香薷 *Elsholtzia penduliflora* W. W. Smith

半灌木，高 1～2 m。全株芳香。枝四棱形，被卷曲微柔毛及腺点。叶对生；叶片披针形或长圆状披针形，长 6～18 cm，宽 1.6～4.3 cm，先端渐长尖，基部楔形，边缘具细锯齿，上面脉上被疏柔毛，下面密布腺点。轮伞花序有花6～12 朵组成假穗状花序，顶生和腋生，长 5～15 cm；苞片线形或线状长圆形；序轴被柔毛；花萼钟形，外面密被腺点，萼齿 5，钻形；花冠白色，上唇直立，下唇 3 裂；雄蕊 4，前对较长，花丝无毛，花药 2 室；子房 4 裂，柱头 2 浅裂。小坚果长圆形，腹面具棱，棕色。花期 9～11 月，果期 10 月至翌年1 月。

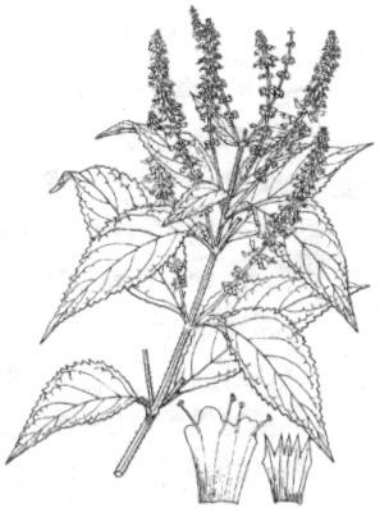

垂花香薷

生于海拔 1 100～2 400 m的湿润肥沃土壤、山谷边、开旷山坡、荒地、林缘或灌丛间。分布于云南东南部、南部或西部等地。

【采收加工】 7～10 月采收，晒干；或鲜用。

【药材】 大黑头草 *Elsholtziae Penduliflorae Herba*　主产于云南。

性状　全草多截成30 cm左右的小段。茎呈方柱形，节稍膨大，表面暗紫红色；幼枝疏被白色柔毛；质脆，易折断，断面边缘黄白色，髓部白色。叶对生，多皱缩破碎；完整者展平后呈披针形，先端渐尖，基部楔形或圆，边缘有细锯齿，上面脉上有糙毛，下面密生小油点。可见顶生或腋生的假穗状花序，花黄白色，萼筒钟形。小坚果倒卵形。气香，味微辛、凉。

鉴别　(1) 叶横切面：上表皮为 1 列长方形或类方形细胞，外被角质层，有非腺毛，偶见腺毛。下表皮细胞较小，扁平，1 列，外被微毛状突起的角质层，腺毛易见。主脉上、下表皮内方有厚角组织，维管束外韧型，外侧有纤维束环列。叶肉组织中有 1～2 列薄壁细胞含棕绿色色素，形成色素带。

叶表面观：上表皮细胞垂周壁微波状，非腺毛 2～3 细胞，顶端细胞尖斜，基部细胞膨大，形成圆锥状；下表皮细胞垂周壁略呈波状，有角质增厚纹理；气孔不定式，副卫细胞2～5 个。腺毛头部 5～9 细胞，内含淡黄色挥发油；柄为单细胞。

(2) 取本品粗粉 5 g，加蒸馏水 5 ml，加热至沸，滤过。取滤液 1 ml，加 1％三氯化铁乙醇液 1～2 滴，显蓝绿色（检查鞣质）。

【成分】 全草含挥发油 0.68％，油有 24 种挥发油成分组成，其中 1,8-桉叶素（1,8-cineole），有 α-蒎烯（α-pinene），莰烯（camphene），β-蒎烯（β-pinene），香桧烯（sabinene），月桂烯（myrcene），柠檬烯（limonene），γ-松油烯（γ-terpinene），4-苯基-1-丁烯（4-phenyl-1-butene），1-辛烯-3-醇（1-octene-3-ol），苯甲醛（benzaldehyde），芳樟醇（linalool），松油烯-4-醇（terpinene-4-ol），香薷酮（elsholtzione），萘（naphthalene），α-松油醇（α-terpineol），反式丁香烯（*trans*-caryophyllene），葎草烯（humulene），β-荜澄茄油烯（β-cubebene），β-去氢香薷酮（β-dehydroelsholtzione），γ-榄香烯（γ-elemene），异辣薄荷烯酮（isopiperitenone），百里香酚（thymol），香荆芥酚（carvacrol）。

【药性】《云南中草药》："微香，辛、凉。"

【功用主治】《云南中草药》："清热解毒，消炎止痛。主治炭疽，外伤感染，流感，乳腺炎，肺炎，支气管炎。"

【用法用量】 内服：煎汤，9～15 g，大剂量 30～60 g。外用：干品煎水洗；或鲜品捣敷。

【选方】 1. 防治炭疽病，流行性感冒　大黄药（干品）9～15 g。煎汤服。

2. 治风湿关节痛　大黄药（干品）9～15 g。煎汤服。外用鲜品捣烂，酒炒热敷。（1、2 方出自《红河中草药》）

0267 大酸浆草 dà suān jiāng cǎo（《西昌中草药》）

【异名】 大酸酸、草麻黄（《西昌中草药》），土麻黄（《云南药用植物名录》），土大黄（《全国中草药汇编》），川滇酸模（《中药材品种论述》）。

【基原】 为蓼科酸模属植物戟叶酸模的根或全草。

【原植物】 戟叶酸模 *Rumex hastatus* D. Don　又名：细叶酸模（《贵州植物志》）。

多年生草本或半灌木，高 30～50 cm。根茎木质，褐色；茎直立，分枝多，纤细，有沟纹和白粉。叶片 3 深裂，裂片线形，中裂片长线形或近线状披针形，长 1.5～3.5 cm，两侧耳状裂片外展或向上弯，叶基戟形，全缘，无毛，有白粉；叶柄长于叶片；托叶鞘膜质，撕裂，褐色。总状花序顶生，花序轴长，有白粉；雌雄异株，苞片膜质，撕裂状；花梗伸出苞外；花被 6 片，红色；雌花外轮花被片 3，反折，内轮花被片 3，直立，有网纹；花柱 3 枚，柱头画笔状。

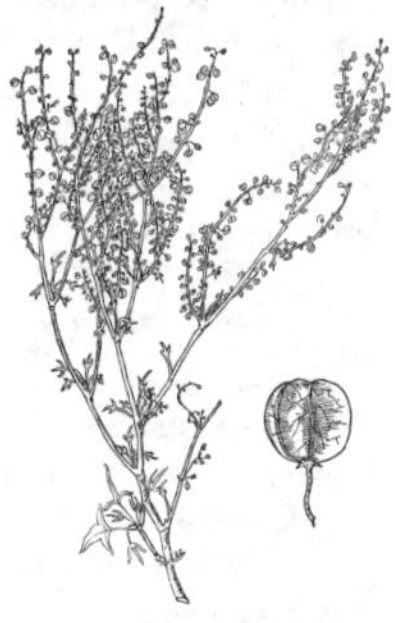

戟叶酸模

生于海拔 1 500～2 000 m 的河谷灌丛、山坡岩石上或草地。分布于四川、贵州、云南、西藏。

【采收加工】 7～10 月采根或全草，晾干或鲜用。

【成分】 根及根茎中含黄酮类：槲皮素-3-吡喃半乳糖苷（quercetin-3-*O*-*β*-*D*-galactopyranoside），无色矢车菊素（leucocyanidin）。蒽醌类：大黄酚（chrysophanol），大黄素（emodin），大黄素甲醚（physcion），8-羟基-3-甲基蒽醌-1-*O*-（4-*O*-*β*-*D*-吡喃半乳糖基）-

α-L-吡喃鼠李糖苷〔8-hydroxy-3-methylanthraquinone-1-O-(4-O-β-D-galactopyransyl)-α-L-rhammopyranoside〕。

【药性】 酸、涩、微辛，温。

1.《全国中草药汇编》:“酸、涩，微辛，温。”

2.《四川中药志》1982年版:“酸、涩，凉。”

3.《彝药志》:“性温，味辛。”

【功用主治】 解表除湿，镇痛止血。主治感冒，咳嗽，风湿痹痛，崩漏。

1.《全国中草药汇编》:“发汗解表，润肺止咳。主治感冒，咳嗽，水肿，痰喘。”

2.《四川中药志》1982年版:“祛风除湿，镇痛，止血。用于风湿关节红肿疼痛，骨折，红崩。”

3.《彝药志》:“治四肢关节肿痛，风湿骨痛，漆疮。”

【用法用量】 内服：煎汤，15～30 g；或泡酒。外用：煎水熏洗；捣敷；或研末敷。

【选方】 1. 治关节红肿　大酸浆草鲜叶、小血藤各适量捣敷患处。

2. 治骨折　大酸浆草鲜叶捣烂，加白酒适量，焙热外敷患处。

3. 治红崩　大酸浆草根炒炭配地榆、棕叶根各 24 g，煎服。(1～3方出自《西昌中草药》)

0268 大鳞毛蕨 dà lín máo jué (《长白山植物药志》)

【基原】 为鳞毛蕨科鳞毛蕨属植物广布鳞毛蕨的根茎。

【原植物】 广布鳞毛蕨 *Dryopteris expansa* (Presl) Fraser-Jenkins et Jermy [*Nephrodium expansum* Presl; *D. austriaca* (Jacq.) Waynar ex Schinz et Thell.] 又名：阔叶鳞毛蕨(《台湾植物志》)。

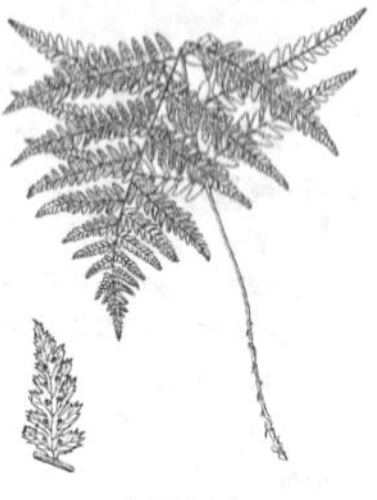

广布鳞毛蕨

植株高约100 cm。根茎粗而斜升，连同叶柄基部密被浅褐色、阔披针形鳞片。叶簇生；叶柄禾秆色，有光泽；叶片卵形或长圆状卵形，先端渐尖，无毛，羽轴被狭的鳞片，纸质，上面绿色，下面淡绿色，三回羽状分裂；一回羽片较短而宽，裂片较大，长圆状卵形，先端渐尖，下部为斜三角形；二回羽片长圆形或长圆状披针形，渐尖；末回羽片长圆形，钝头，基部下延具锐牙齿，牙齿顶端锐尖针刺状。孢子囊群圆形；囊群盖圆肾形或马蹄形，一侧弯缺。

生于山坡针、阔叶林下。分布于东北、华北及台湾等地。

【采收加工】 春、秋季采挖，晒干。

【成分】 含绵马酸(filixic acid)BBB，三环绵马素(trisaspidin)，三环低绵马素(tridesaspidin)，三环黄绵马酸(triflavaspidic acid)，亚甲基双(去甲黄绵马酸)〔methylenebis (norflavaspidic acid)〕，白绵马素(albaspidin)BB、BA、PA，低绵马素(desaspidin)BB，三环低绵马素(trisdesaspidin)BBB，黄绵马酸(flavaspidic acid)。

【药性】 苦，寒。

【功用主治】 为驱虫剂，可驱除绦虫。

【用法用量】 内服：煎汤，5～12 g。

0269 大马哈鱼籽 dà mǎ hā yú zǐ (《东北动物药》)

【基原】 为鲑科大马哈鱼属动物大麻哈鱼的卵。

【原动物】 参见“大马哈鱼”条。

【采收加工】 8～9月捕捞，剖腹取卵，晒干。

【成分】 卵含维生素：α-生育单烯醇(α-tocomonoenol)。另含视黄醛类(retinoids)：视黄醛(retinal)和3，4-二脱氢视黄醛(3，4-didehydroretinal)。

【功用主治】 健胃。主治食滞呕吐。

【用法用量】 内服：研末，每次3～6 g，每日3次。

【选方】 治消化不良、膨闷胀饱、呕吐酸水　大麻哈鱼籽1碗，砂仁150 g放鱼籽上，置通风处阴干，制成粉末。每服6 g，日服3次。(《中国有毒鱼类和药用鱼类》)

附注：大马哈鱼肝可提制鱼肝油；精巢提制鱼精蛋白，并可配制成多种鱼精蛋白制剂。适用于糖尿病、暴发型传染性肝炎有出血倾向等。

0270 大毛桐子根 dà máo tóng zi gēn (《四川中药志》)

【异名】 姜桐子树根(《南充常用中草药》)，圆鞋(《全国中草药汇编》)，粗糠根(《广西药用植物名录》)。

【基原】 为大戟科野桐属植物毛桐的根。

【原植物】 毛桐 *Mallotus barbatus* (Wall.) Muell. -Arg. [*Rottlera barbatus* Wall.] 又名：毛果桐(《云南种子植物名录》)，糠壳树(《湖北植物志》)。

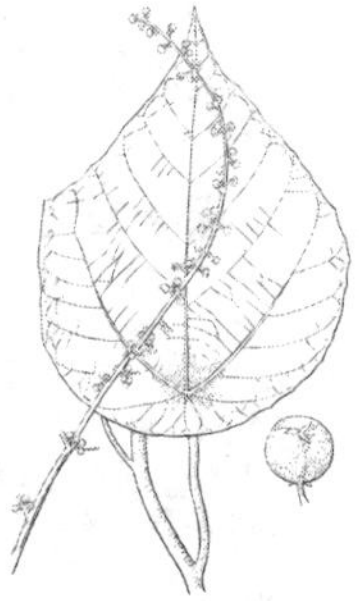

毛　桐

落叶灌木或小乔木，高1～4 m。幼枝、叶柄、叶片、花序均密被棕黄色星状绵毛或绒毛。叶互生；叶柄长5～22 cm；幼叶红色，质厚，绒状；叶片纸质，卵形或卵圆形，长13～30 cm，宽12～26 cm，先端渐尖，基部圆形，盾状着生，边缘具疏细齿，不分裂或3浅裂，有时呈不规则波浪形，绿色，下面有棕黄色腺点，叶脉放射状，7～11条。总状花序腋生或顶生；花单性异株，偶有同株；无花瓣；雄花序通常分枝，长11～35 cm，雄花5～8朵簇生，萼片4～5，稀3裂，披针形，内面有腺点，雄蕊多数；雌花单生于苞腋内，萼4裂，稀3或5，子房圆形，有乳头状突起，4室，稀3或5，花柱3～5，基部合生。蒴果扁球形，被有一层厚达5 mm的软刺和星状绒毛，基部具苞片3，合生；种子卵形，黑色，光亮。花期4～6月，果期7～10月。

生于海拔400～1 000 m的山地、坡地的疏林或灌丛中。分布于湖北、湖南、广东、广西、四川、贵州、云南等地。

本植物的叶(红帽顶)亦供药用，另设专条。

【采收加工】 7～10月采挖，切片，晒干。

【药性】 微苦，平。

1.《四川中药志》1960年版:“性平，味淡、微苦、甘，无毒。”

2.《广西本草选编》:“味微苦、涩，性平。”

【功用主治】 清热，利湿。主治肺痨，泄泻，淋证，带下病。

1.《四川中药志》1960年版:“治肺热吐血，五劳七伤及肺痨咳血。”

2.《广西本草选编》:“清热利尿。主治肠炎腹泻，消化不良，尿道炎，白带。”

【用法用量】 内服：煎汤，15～30 g。

【选方】 治肺结核咳血　毛桐根60 g，子公鸡1只。炖服。(《万县中草药》)

0271 大叶千斤拔 dà yè qiān jīn bá (《贵州民间药物》)

【异名】 大猪尾、千斤力(《广西药用植物名录》)，千金红(《云南药用植物名录》)，红药头、白马屎(《台湾药用植物志》)。

【基原】 为豆科千斤拔属植物大叶千斤拔的根。

【原植物】 大叶千斤拔 *Flemingia macrophylla* (Wall.) Merr. [*Crotalaria macrophylla* Wall.; *Moghania macrophylla*

(Wall.) O. Kuntze] 又名：天根不倒(《贵州民间药物》)，红豆草(《台湾药用植物志》)。

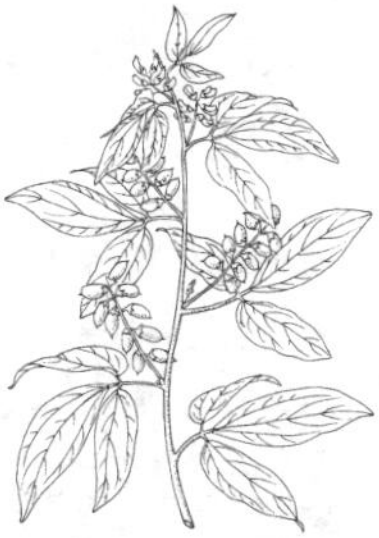

大叶千斤拔

直立半灌木，高1～3 m。嫩枝、叶柄、叶背、花序均密生黄色短柔毛。叶柄有狭翅；三出复叶，顶生小叶宽披针形，长6～20 cm，宽2.5～9 cm，先端渐尖，具短尖，基部圆楔形，基出脉3条，侧生小叶较小，偏斜，基出脉2条。总状花序腋生，花多而密；花萼钟状，萼齿5，披针形，最下面1齿较长；花冠紫红色；雄蕊10，二体；子房有丝状毛。荚果椭圆形，褐色，有短柔毛。种子1～2颗，球形，黑色。花期6～8月，果期7～9月。

生于海拔450～1 800 m的空旷山坡上或山溪水边。分布于福建、江西、广东、广西、海南、四川、贵州、云南、台湾等地。

【采收加工】 8～9月采根，晒干。

【成分】 树皮中含三萜类：羽扇豆醇(lupeol)，α-香树脂醇(α-amyrin)。还含谷甾醇(sitosterol)，原矢车菊素(procyanidin)，谷甾醇葡萄糖苷(sitosterol glucoside)。木质部中还含有5, 7, 2′, 4′-四羟基异黄酮(5, 7, 2′, 4′-tetrahydroxyisoflavone)。

【药性】 甘、淡，平。

1.《贵州民间药物》："性温，味甘。"

2.《海南岛常用中草药手册》："甘、淡，平。"

3.《广西中草药》："味甘淡涩。性平。"

4.《四川常用中草药》："性平，味苦、辛。"

5.《西双版纳傣药志》："性平，味微苦。"

【功用主治】 祛风湿，强筋骨。主治风湿痿痹，腰痛，阳痿，月经不调，带下病。

1.《贵州民间药物》："治肾虚阳痿。"

2.《海南岛常用中草药手册》："舒筋活络，强腰壮骨，健脾。主治风湿痹痛，腰肌劳损，腹胀，食欲不振，月经不调。"

3.《广西中草药》："治偏瘫痿痹，风湿骨痛，气虚脚肿，劳伤久咳。"

4.《四川常用中草药》："健胃，消食。治咽喉肿痛，胸腹胀满，口味不开等症。"

5.《广西本草选编》："治气虚脚肿，慢性气管炎。"

6.《云南中草药》："祛风除湿，强筋壮骨。主治感冒，咳嗽，咽喉肿痛，吐血，阳痿，气虚脚肿，白带，四肢痿软，风湿关节痛，跌打损伤，腰肌劳损，偏瘫，胃及十二指肠溃疡，外伤出血，骨折。"

7.《台湾药用植物志》："(印度)根外用治颈部溃疡及肿毒。"

【用法用量】 内服：煎汤，10～30 g；或浸酒。外用：研末撒；或捣烂敷。

【选方】 1. 治风湿性关节炎　大叶千斤拔30 g，两面针9 g。水煎服。

2. 治慢性腰腿痛　大叶千斤拔、龙须藤、杜仲各15 g。水煎服。(1、2方出自《香港中草药》)

3. 治阳痿　天根不倒15 g。泡酒服。(《贵州民间药物》)

4. 治外伤出血　大叶千斤拔根，研末撒布患处。

5. 治骨折　大叶千斤拔鲜根，捣烂敷于患处。(4、5方出自《云南中草药》)

0272 大叶马尾连 dà yè mǎ wěi lián (《天目山药用植物志》)

【基原】 为毛茛科唐松草属植物大叶唐松草、尖叶唐松草和华东唐松草的根及根茎。

【原植物】 1. 大叶唐松草 *Thalictrum faberi* Ulbr. [*T. macrophyllum* Migo]

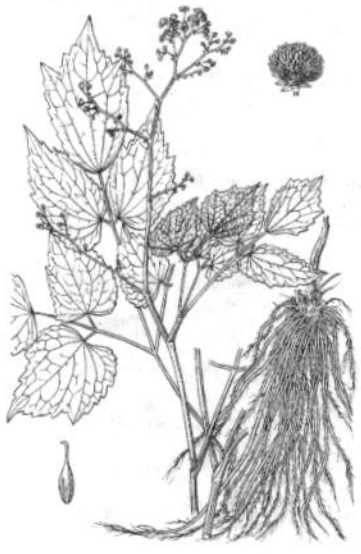

大叶唐松草

多年生草本，高35～110 cm。全株无毛。根状茎短，有多数须根。茎直立，上部分枝。叶互生；叶柄长4.5～6 cm，基部有鞘；托叶狭，全缘；基生叶在开花时枯萎，茎下部叶为二至三回三出复叶；叶片长达30 cm；小叶大，坚纸质，宽卵形或近菱形，长5～10 cm，宽3.5～9 cm，先端急尖或微钝，基部圆形、浅心形或截形，3浅裂，边缘每侧有5～10不等大粗牙齿；小叶柄长1.5～4 cm。圆锥状花序，长20～40 cm；花两性，花梗细，长3～7 mm；萼片4，花瓣状，宽椭圆形，长3～3.5 mm，白色，早落；无花瓣；雄蕊多数，花丝比花药窄或等宽，长5～7 mm，下部丝状，花药长圆形，长1～2 mm；心皮3～6，花柱与子房等长，稍拳卷，柱头生于腹面。瘦果狭卵形，长5～6 mm，约有10条纵肋，宿存花柱拳卷。花期7～8月，果期8～9月。

生于海拔600～1 300 m的山地林下。分布于江苏、浙江、安徽、江西、福建、河南、湖南。

2. 尖叶唐松草 *T. acutifolium* (Hand.-Mazz.) Boivin [*T. clavatum* DC. var. *acutifolium* Hand.-Mazz.] 又名：尖嘴唐松草(《天目山药用植物志》)，石笋还阳(湖北)。

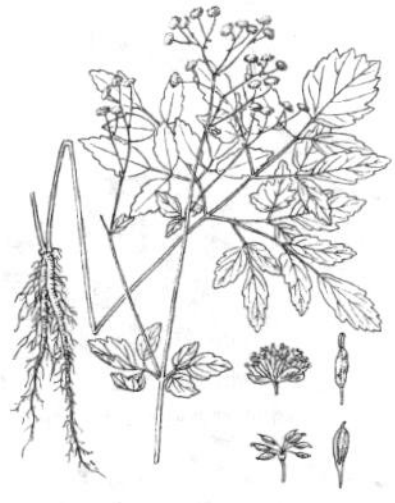

尖叶唐松草

本种与上种形态相似，其特点是：高25～65 cm。无毛或有时叶背面疏被短柔毛。根肉质，胡萝卜形，长约5 cm，粗达4 mm。叶互生；叶柄长10～20 cm；基生叶2～3；二回三出复叶；叶片长7～18 cm；小叶草质，卵形，长2.3～5 cm，宽1～3 cm，先端急尖或钝，基部圆形、圆楔形或心形，不分裂或不明显3浅裂，边缘有疏齿。复单歧聚伞花序呈伞房状，萼片卵形，长约2 mm，白色或带粉红色；雄蕊花丝上部比花药宽，花药长圆形，长0.8～1.3 mm；心皮6～12，有细柄，花柱短。瘦果狭长圆形，长3～4.5 mm，有8条纵肋。花期4～7月，果期5～8月。

生于山地、林缘湿润处或山谷地带。分布于浙江、安徽、福建、江西、湖南、广东、广西、四川、贵州。

3. 华东唐松草 *T. fortunei* S. Moore 又名：白蓬草(《天目山药用植物志》)。

本种与大叶唐松草形态相似，其特点是：高20～70 cm。茎下部或中部分枝。小叶草质，倒卵形或近圆形，长1～2.5 cm，宽0.8～2.3 cm，先端圆，基部圆或浅心形，不明显3浅裂或有5～7浅圆齿。花期4～5月，果期5～7月。

生于丘陵地带或山地林下阴湿处。分布于江苏、浙江、安徽、江西。

【采收加工】 5～10月采收，鲜用或晒干。

【成分】 1. 大叶唐松草　根含生物碱类：大叶唐松草碱(thalifaberine)，大叶唐松草宾(thalifabine)，黄刹灵(huangshanine)，去氢黄刹灵(dehydrohuangshanine)，大叶唐松草定(faberidine)，大叶唐松草巴亭碱(thalifabatine)，去氢大叶唐松草碱(dehydrothalifaberine)，大叶唐松草星碱(thalifasine)，大叶唐松草拉品碱(thalifarapine)，大叶唐松草诺宁碱(faberonine)，大叶唐松草拉宁碱

(thalifaboranine)，大叶唐松草兰定碱(thalifalandine)，大叶唐松草拉明碱(thalifaboramine)，罗氏唐松草碱甲醚(*O*-methylthalibrine)，唐松草檗碱甲醚(*O*-methylthalicberine)，皱唐松草定碱(thalrugosidine)，唐松草舒平碱(thaligosine)，深山黄堇碱(pallidine)，*N*-去甲基厚果唐松草次碱(*N*-demethylthalidasine)，厚果唐松草次碱(thalidasine)，小唐松草西宾碱(thaliracebine)，唐松草飞宁碱(thalifinine)，小檗碱(berberine)，药根碱(jatrorrihizine)，木兰花碱(magnoflorine)。还含延胡索酸(fumaric acid)，棕榈酸(palmitic acid)，*β*-谷甾醇(*β*-sitosterol)，3, 4′, 5-三羟基-7-甲氧基黄酮(3, 4′, 5-trihydroxy-7-methoxyflavone)。

2. 尖叶唐松草　根茎含生物碱类：氧化小檗碱(oxyberberine)，尖叶唐松草定碱(acutifolidine)，木防己宁碱(trilobinine)，尖叶唐松草碱(acutiaporberine)，海莱因(herein)，阿朴啡苯基异喹啉内酯(aporphine-benzylisoguinoline)和二苯基异喹啉内酯(bisbenzylisoquinoline)。另含棕榈酸甲酯(methyl palmitate)，亚油酸甲酯(methyllinoleate)，*β*-谷甾醇(*β*-sitosterol)，正三十五烷(pentatriacontane)，正二十九烷(nonacosane)。

3. 华东唐松草　根茎含华东唐松草碱(thalifortine)，阿罗莫灵碱(aromoline)，*N*-苯基-2-萘胺(*N*-phenyl-2-naphthyla mine)。

【药理】 1. 抗癌作用　大叶唐松草中的厚果唐松草次碱有明显抗癌活性，腹腔注射 70 mg/kg，每日 1 次，共10 日，对小鼠艾氏腹水癌的抑制率为 50%，对小鼠肉瘤 S_{180} 为 25%。每日皮下注射 42 mg/kg，共 7 日，对大鼠瓦克肉瘤 W_{256} 为 38.8%，每日腹腔注射 100 mg/kg，共 10 日，对小鼠 Lewis 肺癌为 50%～58%，200 mg/kg对大鼠 W_{256} 也有显著的抑制作用。

2. 抗菌作用　厚果唐松草次碱于 0.1 mg/ml 对葡萄球菌、粪链球菌、大肠杆菌、肺炎杆菌、铜绿假单胞菌、败血杆菌、痢疾杆菌、变形杆菌、鼠伤寒杆菌、白念珠菌和鸡沙门菌均有抑制作用。此外，大叶唐松草中所含的唐松草西宾碱及唐松草飞宁碱也有显著抑菌作用，其对包皮垢分枝杆菌的最小抑制浓度(*MIC*)分别为 0.1 和0.05 mg/ml，而厚果唐松草次碱则为 0.025 mg/ml。

3. 对心血管系统的影响　厚果唐松草次碱 4 mg/kg 静注于兔，可使血压下降 2.39 kPa，持续 3 分钟，小唐松草西宾碱静注 0.1 mg/kg，血压下降 2.66～2.93 kPa，作用持续 30 秒；唐松草飞宁碱静注 0.1～1 mg/kg，可使血压下降1.33～3.06 kPa，维持 30 秒。

毒性　厚果唐松草次碱小鼠 LD_{50} 腹腔注射为520 mg/kg，静注为 120 mg/kg。

【药性】 南药《中草药学》："苦、寒。"

【功用主治】 清热，泻火，解毒。主治泄泻，瘰疬，疮疖，天行赤眼。

1. 南药《中草药学》："治痢疾，腹泻，淋巴结核，淋巴结炎，眼结膜炎。"

2.《福建药物志》："清热燥湿，泻火解毒。治疮疖。"

【用法用量】 内服：煎汤，3～10 g。外用：研末调敷。

【宜忌】 脾胃虚寒者慎服。

【临床报道】 治疗慢性病毒性肝炎　大叶唐松草的根和野牡丹科金锦香 *Osbeckia chineses* L. 的带根全草制成的连香冲剂，每次 12 g，开水冲服，每日 3 次。治疗慢性肝炎 214 例、肝硬化 13 例和急性无黄疸肝炎 11 例，共 238 例，结果有效 192 例，有效率为 80.7%。在 214 例慢性肝炎(慢迁肝 152 例、慢活肝 62 例)中，有效 168 例，有效率为 78.5%。双盲法观察慢性肝炎 96 例，其中连香冲剂组 54 例，有效 42 例，有效率为 77.8%，对照组 42 例，有效 6 例，有效率为 14.3%，经统计学处理两组差异非常显著($P<0.001$)。表明本品能改善慢性肝炎患者的临床症状和肝功能，具有明显降低血清氨基转移酶的作用，并能提高清、球蛋白比值和降低锌浊度。服药过程中未见副作用。

0273 大叶白头翁 dà yè bái tóu wēng 《四川中药志》

【异名】 一面青(《分类草药性》)，大火草(《重庆草药》)，避风草(《青岛中草药手册》)，火草(《万县中草药》)。

【基原】 为菊科香青属植物珠光香青的带根全草。

【原植物】 珠光香青 *Anaphalis margaritacea* (L.) Benth. et Hook. f.　又名：山荻(《中国植物图鉴》)。

多年生草本，高 30～70 cm。密被白色绵毛。根状茎横走或斜升，木质。单叶互生，稍革质；无柄；叶片线状披针形，长约 8 cm，宽约 1.5 cm，先端渐尖，有小尖头，基部稍狭，常抱茎，边缘平，上部叶渐小，上面被蛛丝状毛，下面被灰白色至红褐色厚绵毛。头状花序多数，在茎和枝端排列成复伞房状；花序梗长 4～17 mm；总苞钟状或半球状，总苞片 5～7 层，白色，干膜质；花托蜂窝状；雌株头状花序外围有多层雌花，中央有 3～20 雄花；雄株头状花序中央有雄花或外围有极少数雌花。瘦果长椭圆形，有小腺点。花、果期 8～11 月。

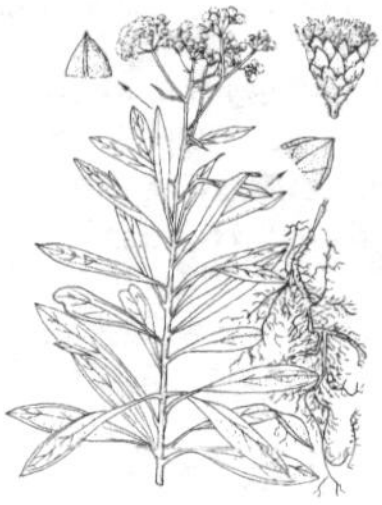

珠光香青

生于向阳山坡及田野。分布于湖北、四川、贵州等地。

【采收加工】 6～7 月花苞初放时连根挖起，晒干或鲜用。

【成分】 地上部分含黄酮类：生松黄烷酮(pinocembrin)，光果甘草宁(glabranin)，短叶松黄烷酮(pinobanksin)，茸毛椴苷(tiliroside)，5, 7-二羟基-3, 6-二甲氧基黄酮(5, 7-dihydroxy-3, 6-dimethoxyflavone)。全草含多炔化合十三碳五炔烯(tridecapentaynene)，反式去氢母菊酯(*trans*-dehydromatricaria ester)，5-氯-2(2, 4, 6-亚辛三炔基)-5, 6-二氢-2*H*-吡喃〔5-chloro-2-(octa-2, 4, 6-triynylidene)-5, 6-dihydro-2*H*-pyran〕。

【药性】 苦、辛，凉。

1.《重庆草药》："甘、微苦，性凉，无毒。"

2.《贵州民间药物》："性平，味微甜。"

3.《青岛中草药手册》："性温，味苦、辛。"

【功用主治】 清热，燥湿。主治痢疾，牙痛，乳痈，瘰疬，臁疮。

1.《分类草药性》："治一切劳伤，牙痛，吐血，痢症。"

2.《贵州民间药物》："清热，止痢，驱虫，外治刀伤。"

3.《四川常用中草药》："清热解毒，燥湿。治湿热痢疾，瘰疬。"

4.《青岛中草药手册》："消炎解毒，祛风通络。治跌打损伤，风寒腿痛，腹泻，痢疾，臁疮。"

【用法用量】 内服：煎汤，10～30 g。外用：捣敷；或研末调敷。

【选方】 1. 治痢疾　山荻、野棉花根各 9 g。煎水服。(《贵州民间药物》)

2. 治牙痛　① 治风火牙痛：大火草 60 g。煎水炖五花肉合糖服。② 治寒火牙痛：大火草 120 g，桂花根 60 g。水煎服。

3. 治乳痈　大火草与蒲公英合用，捣烂包。初起有效。(2、3 方出自《重庆草药》)

4. 治瘰疬疮毒　火草、红玉簪根(去皮)各适量。捣绒外敷。(《万县中草药》)

5. 治黄水疮，臁疮　避风草焙黄研末，撒于疮面或香油调敷。(《青岛中草药手册》)

6. 治蛔虫病　山荻 3 g(1～3 岁用量)。煎水服，每日服 2 次，饭前服。如虫未下，隔 2 日后再服，以虫下为度。(《贵州民间药物》)

7. 治跌打损伤　避风草捣成绒，醋调外敷。(《青岛中草药手册》)

8. 治刀伤　山萩适量。晒干研末，敷伤处。(《贵州民间药物》)

0274 大叶白纸扇 dà yè bái zhǐ shàn (《浙江药用植物志》)

【异名】 黐花(《植物名实图考》)，大叶靛青(《浙江药用植物志》)，山膏药、惊风草、鸡母樵(《福建药物志》)，铁尺树、白纸扇(《广西药用植物名录》)，臭叶树(《湖南省中药资源名录》)，合叶通草(《中国中药资源志要》)。

【基原】 为茜草科玉叶金花属植物大叶白纸扇的茎叶或根。

【原植物】 大叶白纸扇 *Mussaenda esquirolli* Lévl. [*M. wilsonii* Hutch.] 又名：白扇宝心(《中国高等植物图鉴》)。

直立或藤状灌木，高1.3～2 m。小枝圆形，被柔毛。叶对生；叶柄长1～3.5 cm，有毛；托叶卵状披针形，长8～10 mm，先端常2裂；叶片宽卵形或宽椭圆形，长10～25 cm，宽5～12 cm，先端近突渐尖，基部楔形，两面脉上被疏柔毛，叶膜质或薄纸质。聚伞花序顶生；苞片托叶状；花5数，具梗；萼筒陀螺状，裂片披针形，外被短柔毛，其中一片扩大成叶状，倒卵形，长3～4 cm，宽1.5～2 cm，白色；花冠黄色，裂片卵形，里面有污黄色粉末状绒毛；雄蕊着生于花冠筒中部；子房下位，2室，柱头压扁状，2裂。浆果近球形。花期6月，果期9月。

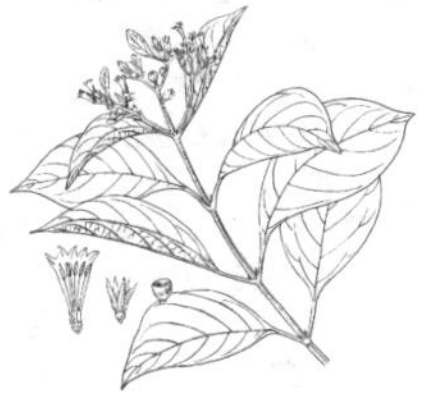

大叶白纸扇

生于山坡水沟边或竹林下阴湿处。分布于长江以南各地。

【采收加工】 6～8月采集茎叶，7～10月挖根，切碎，晒干或鲜用。

【药性】 《浙江药用植物志》："苦、微甘，凉。"

【功用主治】 清热，利湿，解毒。主治感冒，中暑，风热喉痹，泄泻，无名肿毒。

1. 《浙江药用植物志》："清热，解暑，利湿，解毒。主治中暑，咽喉肿痛，腹泻，小便不利。"

2. 《福建药物志》："清热解毒，消肿排脓。主治脚底脓肿，无名肿毒，高热抽搐。"

【用法用量】 内服：煎汤，10～30 g。外用：捣敷。

【选方】 1. 防治中暑　预防用(大叶白纸扇)藤60～90 g。水煎服或代茶饮。治疗用(大叶白纸扇)藤、叶15～30 g，水煎服；或(大叶白纸扇)藤60 g，大叶桉18 g，水煎服。

2. 治咽喉肿痛　(大叶白纸扇)鲜叶加食盐少许捣烂绞汁，频频咽服。

3. 治小便不利　(大叶白纸扇)藤、忍冬藤、车前草各30 g。水煎服。(1～3方出自《浙江药用植物志》)

0275 大叶苣荬菜 dà yè qǔ mǎi cài (《湖南药物志》)

【异名】 白花大蓟、苦荬。

【基原】 为菊科苦苣菜属植物续断菊的全草或根。

【原植物】 续断菊 *Sonchus asper* (L.) Hill. [*S. oleraceus* L. var. *asper* L.]

一年生草本，高30～70 cm。根纺锤状或圆锥状。茎无毛或上部有头状腺毛。叶互生；下部叶叶柄有翅，中上部叶无柄，基部有扩大的圆耳；叶片长椭圆形或倒圆形，长6～15 cm，宽1.5～8 cm，不分裂或缺刻状半裂或羽状全裂，边缘有不等的刺状尖齿。头状花序，5～10个，在茎顶密集成伞房状；总苞钟状，总苞片2～3层，暗绿色；舌状花黄色，两性，结实。瘦果，长椭圆状倒卵形，压扁，褐色或肉色，两面各有3条纵肋，肋间无细皱纹；冠毛白色。

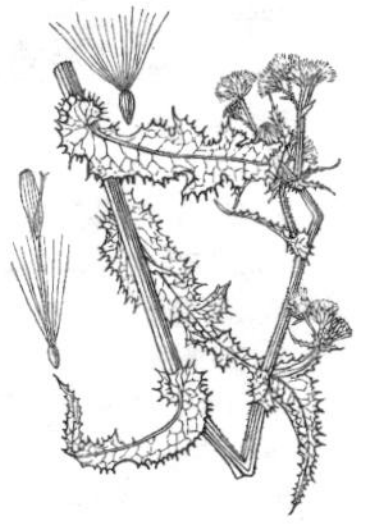

续断菊

生于路边、田野。分布几遍全国各地。

【采收加工】 5～8月采收，鲜用或切段晒干。

【成分】 含三萜类成分：α-香树脂醇(α-amyrin)，β-香树脂醇(β-amyrin)，计曼醇(germanicol)，羽扇豆醇(lupeol)，α-香树脂醇乙酸酯(α-amyrin acetate)，β-香树脂醇乙酸酯(β-amyrin acetate)，计曼尼醇乙酸酯(germanicol acetate)，羽扇豆醇乙酸酯(lupeol acetate)。甾醇类：ψ-蒲公英甾醇(ψ-taraxasterol)，蒲公英甾醇(taraxasterol)，表-无羁萜醇乙酸酯(epi-friedelinol acetate)，ψ-蒲公英甾醇乙酸酯(ψ-taraxasterol acetate)，蒲公英甾醇乙酸酯(taraxasterol acetate)，豆甾醇(stigmasterol)。黄酮类：芹菜素(apigenin)，木犀草素(luteolin)及它们的7-葡萄糖醛酸苷。还含苦苣菜苷(sonchuside)D、E、F、G、H、I，苦苣菜丁烯酮苷(sonchuionoside)A、B、C，淫羊藿苷(icariside)B。挥发油中含γ-松油烯醇(γ-terpineol)，庚糖酸(heptonic acid)，牻牛儿醇(geraniol)，乙酰龙脑酯(bornyl acetate)，已酸(hexanoic acid)，丁醇(butanol)。

叶含棕榈酸(palmitic acid)，东莨菪素(scopoletin)，马栗树皮素(esculetin)，α-香树脂醇，β-谷甾醇。

【药性】 苦，寒，无毒。

【功用主治】 消肿止痛，去瘀解毒。

【用法用量】 内服：煎汤，9～15 g，鲜品加倍。外用：鲜品捣敷。

【选方】 1. 治疔疮肿毒　(大叶苣荬菜)全草捣烂，敷患处。

2. 治肺病咯血　大叶苣荬菜根90 g，小蓟根90 g。水煎服。

0276 大叶花椒根 dà yè huā jiāo gēn (《湖南药物志》)

【异名】 公麒麟根(《广西本草选编》)。

【基原】 为芸香科花椒属植物蚬壳花椒的根。

【原植物】 参见"大叶花椒"条。

【采收加工】 7～10月挖根，鲜用或切片晒干。

【药材】 大叶花椒根 *Zanthoxyli Dissiti Radix*　主产于广西、云南。

性状　根圆柱形，长短不一。表面灰黄棕色至暗黄棕色，粗糙，具不明显的纵纹，皮孔众多。质坚硬，横断面栓皮较薄，皮部外侧有黄色斑点环，常易环裂，内侧白色，木部淡黄色。味微苦、麻舌。

鉴别　(1) 根横切面：木栓细胞数列，切向延长，内侧细胞的外壁稍厚。韧皮部外侧石细胞紧密排列成宽环；纤维束和晶纤维束较少，与石细胞群伴存或散在，油细胞呈椭圆形或纺锤形。导管稀疏分布，2～5个径向相连或单个散在。

(2) 薄层色谱：取本品粉末10 g，乙醇回流提取30分钟，滤过，滤液浓缩，以10%盐酸溶解，滤过，酸水液碱化，以氯仿提取，回收氯仿至2 ml，作供试品溶液。另取α-别隐品碱和两面针碱，以甲醇溶解成每1 ml各含1 mg的对照品溶液。取上述两种溶液各约10 μl点于同一硅胶H-0.3%CMC板上，以氯仿-丙酮-甲醇-甲酸(14∶1∶1∶1)展开，展距10 cm。喷雾改良碘化铋钾试剂，供试品色谱中在与对照品相应的位置上显相同的橙黄色(两面针碱)和橙红色(α-别隐品碱)斑点。

【成分】 根含α-别隐品碱(α-allocryptopine)，光叶花椒碱(nitidine)和木兰花碱(magnoflorine)。

【药性】 苦、辛，温。

1.《贵州草药》："性温，味辛。"

2.《四川常用中草药》："味辛、涩，有小毒。"

3.《湖南药物志》："甘、辛。无毒。"

4.《广西本草选编》："味苦、辛。"

【功用主治】 散寒，理气，活血。主治风寒湿痹，胃脘冷痛，寒疝腹痛，跌打损伤。

1.《贵州草药》："理气祛痰，和血定痛。"

2.《四川常用中草药》："活血散瘀，接骨续筋。治跌打损伤，骨折扭伤。"

3.《广西本草选编》："祛风止痛。主治风湿骨痛，胃痛，寒疝腹痛，牙痛，烧烫伤。"

【用法用量】 内服：煎汤，9～15 g；或浸酒。外用：研末，酒调敷；或煎水洗。

【选方】 1. 治牙痛　公麒麟根煎水含漱。

2. 治烧烫伤　公麒麟根水煎外洗，并用药粉撒布患处。（1、2方出自《广西本草选编》）

0277 大叶青木香 dà yè qīng mù xiāng （《四川中药材标准》）

【异名】 宜宾防己（《四川中药材标准》），川防己（《中药材品种论述》），南瓜叶广木香、葛藤香（《湖北中草药志》）。

【基原】 为马兜铃科马兜铃属植物川南马兜铃的块根。

【原植物】 川南马兜铃 *Aristolochia austroszechuanica* Chien et C. Y. Cheng ex C. Y. Cheng et J. L. Wu

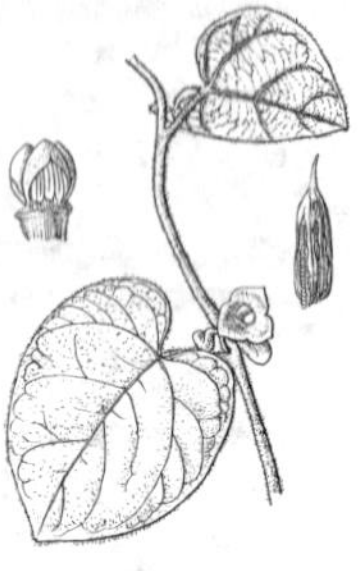

川南马兜铃

木质藤本，长达数米。地下块根圆而大，有的长而缢缩。茎密被锈色浓毛。叶柄长 4～8 cm，被毛；叶片革质，心形或卵状心形，长 9～20 cm，宽6～18 cm，先端钝或急尖，基部心形，边缘完整，下面大脉及小脉均突起成长方形格网，脉上密布锈色毛，缘毛长而密。总状花序 1～2 枝腋生或侧生于老茎上，具花 1～3 朵；花被管黄绿色，外面被锈色毛，内面被白色柔毛，折曲呈 S 形，先端扩大成一平展的三角圆形片部，片部边缘 3 浅裂，具紫色细点状疣突，管口周围有一平滑无疣点的肉垫区，黄棕色；雄蕊 6，无花丝，成对着生于柱头裂片之下，合蕊柱近球状，柱头 3 裂，裂片三角状卵形，边缘外卷，覆盖于雄蕊之上。蒴果长卵状，长约 5 cm，成熟时褐色，自顶端向下 6 瓣裂，外被锈色毛。种子三角状卵形。花期 3～4 月，果熟期 7～8 月。

生于疏林下和山谷林中。分布于湖北、四川南部及贵州北部。

【采收加工】 7～10 月挖起块根，晒干；或用无烟小火烘干。

【药材】 大叶青木香 *Aristolochiae Austroszechuanicae Radix*　主产于四川、贵州。

性状　块根椭圆形或疙瘩状，表面灰棕色。商品多纵剖为 2 或切成 1.5～3 cm 厚片，切面淡黄白色，有异形维管束散在，粉质。气微，味微涩。

鉴别　块根横切面：木栓层由十数层黄色木栓细胞组成，外缘凸凹不平，呈长方形，切向延长，排列较紧密。栓内层由 3～5 层组成，内侧石细胞多为切线向延长，断续排列成环，胞壁厚，胞腔有细小纹孔。韧皮射线为十数列薄壁细胞，呈放射状排列与中柱鞘薄壁细胞连接，散有石细胞。形成层成完整的环状，为 2～3 层扁切线向延长的薄壁细胞组成。木质部被宽狭不一的射线分成若干部分，呈放射状排列，导管多为网纹。髓部散在复合的异形维管束，其内侧为三生韧皮部，外侧为三生木质部，形成层和副形成层成环状排列。薄壁细胞内含淀粉粒或草酸钙簇晶。

【成分】 川南马兜铃根茎含木兰花碱（magnoflorine）和马兜铃酸（aristolochic acid）A。

【药性】 苦，微寒。

1.《湖北中草药志》："苦，凉。"

2.《四川中药志》1982 年版："辛、苦，微寒。"

【功用主治】 行气止痛，解毒。主治胃脘痛，风湿痹痛，骨痨，毒蛇咬伤。

1.《湖北中草药志》："行气止痛，解毒排脓。用于胃痛，风湿性关节炎，睾丸炎，骨结核，慢性骨髓炎等症。"

2.《四川中药志》1982 年版："用于脘腹胀痛，毒蛇咬伤。"

【用法用量】 内服：煎汤，3～6 g；或研末。外用：研末酒调敷。

【选方】 治气滞脘腹胀痛　大叶青木香研细末，每服 1.5～3 g，开水送服。（《四川中药志》1982 年版）

0278 大叶金花草 dà yè jīn huā cǎo （《广西中药志》）

【异名】 野黄连、水黄连（《峨眉山药用植物调查报告》），擎天蕨（《广西中兽医药用植物》），青蕨、上树细辛草（《广西中药志》），金花草、孔雀尾、乌韭（《广东中药》），雪仙草（《江西民间草药》），地柏枝（广州部队《常用中草药手册》），雉鸡尾、花叶凤尾草（《浙江民间常用草药》），大金花草（《广西中草药》）。

【基原】 为鳞始蕨科乌蕨属植物乌蕨的全草或根茎。

【原植物】 乌蕨 *Sphenomeris chinensis*（L.）Maxon [*Adiantum chusanum* L.；*Stenoloma chusana*（L.）Ching] 又名：牙齿芒（《广州植物志》），乌韭蕨（《广西中药志》）。

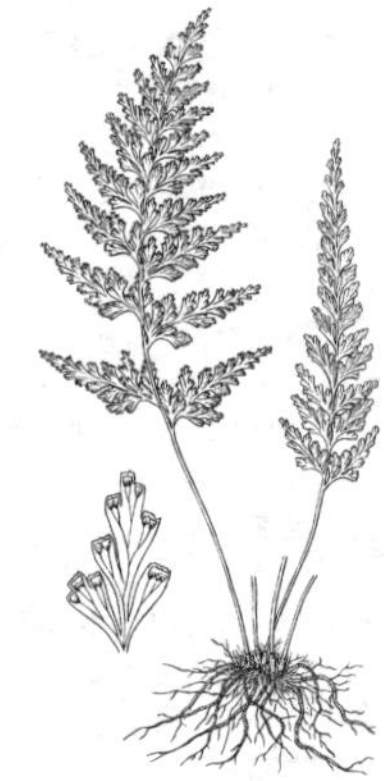

乌　蕨

陆生中型蕨类，植株高 30～80 cm。根茎短，横走，密生深褐色钻形鳞片。叶近生；叶柄禾秆色，有光泽，长 15～30 cm；叶片厚草质，长圆状披针形或狭卵形，长 20～45 cm，宽 5～12 cm，三回羽状深裂；羽片 10～15 对，基部的对生，其余互生，有柄，阔披针形，先端长渐尖至近尾状，长 5～12 cm，宽 2.5～5 cm；二回羽片 6～10 对，互生，有柄；羽片近卵形，先端渐尖，二回羽状深裂，长 2～3 cm，宽 1～1.5 cm；末回羽片2～3 对，互生，倒卵形、阔楔形或近菱形，长 5～10 mm，宽4～5 mm，两侧有1～2 对楔形裂片；叶脉二叉分枝。孢子囊群小，生于裂片先端的小脉先端，每裂片1～2 枚；囊群盖厚纸质，杯形或浅杯形，口部全缘或多少啮断状。

生于海拔 200～1 900 m 的林下、路边或空旷处。分布于西南及江苏、安徽、浙江、福建、江西等地。

【采收加工】 7～10 月挖取带根茎的全草，鲜用或晒干。

【药材】 大叶金花草 *Stenolomae Herba*　主产于长江以南各地。

性状　根茎粗壮，表面密被赤褐色钻状鳞片，上方近生多数叶，下方有众多紫褐色须根。叶柄呈不规则的细圆柱形，表面光滑，禾秆色或基部红棕色，有数条角棱及一凹沟；叶片披针形，三至四回羽状分裂，略皱折，棕褐色至深褐色，小裂片楔形，先端平截或 1～2 浅裂；孢子囊群 1～2 个着生于每个小裂片先端边缘。气微，味苦。

鉴别　根茎横切面：表皮细胞近圆形，壁稍厚。下皮层棕红色,由数列多角形的厚壁细胞组成,内含淀粉粒。皮层宽广,薄壁细胞类圆形或不规则形,胞腔内充满淀粉粒。内皮层明显,细胞呈扁长方形,中柱鞘为2～3列薄壁细胞。中柱为管状中柱。

【成分】 叶含酚性成分:牡荆素(vitexin),丁香酸(syringic acid),山柰酚(kaempferol),原儿茶醛(procatechualdehyde),原儿茶酸(procatechuic acid)。

【药理】 1. 抑菌作用　10%乌蕨煎剂用平板海绵片法,对金黄色葡萄球菌、铜绿假单胞菌、福氏痢疾杆菌、伤寒杆菌有抑制作用;对人型结核杆菌也有抑制作用。

2. 解毒　乌蕨醇提取物B和C能明显降低小鼠砷中毒的死亡率,乌蕨醇提取物C可使小鼠对砷耐受提高,使其 LD_{50} 从31.1±4.3 mg/kg提高到38.2±5.9 mg/kg。乌蕨提取液对急性乐果中毒的小鼠也有解毒作用,可以明显降低小鼠急性中毒的死亡率,提高小鼠对乐果的耐受量,使其 LD_{50} 从167.3±18.7 mg/kg提高至209.1±24.3 mg/kg。

【药性】 微苦,寒。归肺、大肠经。

1.《广西中药志》:"味微苦,性寒,无毒。入心、肺、大肠三经。"

2.《江西草药》:"性寒,味苦。"

3.《广西本草选编》:"微苦涩,性凉。"

【功用主治】 清热解毒,利湿,止血。主治感冒,咳嗽,肠澼,胁痛,湿热带下,痈疮肿毒,痄腮,口疮,烫火伤,毒蛇、狂犬咬伤,皮肤湿疹,吐血,尿血,便血,外伤出血。

1.《中国药用植物图鉴》:"镇咳,治伤风感冒;外用消肿毒,治汤火伤。"

2.《广西中药志》:"叶:治热咳吐血,红白痢疾,解毒;外治跌打出血,疮疡烂肉等症。根:治红白痢。"

3. 广州部队《常用中草药手册》:"清热解毒,利湿。治流感,感冒,咳嗽,扁桃体炎,腮腺炎,肠炎,痢疾,皮肤湿疹。"

4.《湖南药物志》:"退热,利尿,健胃,消肿。"

5.《广西本草选编》:"清热利湿,活血止血。"

6.《全国中草药汇编》:"治食物中毒、农药中毒。"

7.《广西民族药简编》:"治白喉、咽喉痛,治骨折。"

8.《浙江药用植物志》:"主治菌痢、乳腺炎。"

9.《福建药物志》:"主治急性支气管炎,吐血,尿血,便血,尿道炎,白带,急性结膜炎。"

【用法用量】 内服:煎汤,15～30 g,鲜品30～60 g;或绞汁。外用:捣敷;或研末敷;或煎汤洗。

【选方】 1. 治流感,咳嗽,肠炎,痢疾　用(乌蕨)鲜品90～150 g或干品60～90 g。水煎服,或水煎浓缩成棕色固体,研末内服。(《中草药土方土法》)

2. 治黄疸　乌韭15 g,黑豆子30 g,灯草0.6 g。水煎服。(《湖南药物志》)

3. 治急性无黄疸型肝炎、迁延性肝炎、慢性肝炎　(乌韭)全草24 g,鸡眼草、苹、马蹄金各15 g。水煎冲红糖或葡萄糖服。(《浙江药用植物志》)

4. 治白浊,湿热带下　鲜乌韭全草30～60 g。捣烂绞汁调米泔水服。(《福建中草药》)

5. 治下肢流火(丹毒)　乌韭根30 g。水煎取汁,煮鸭蛋2个服。

6. 治耳内肿痛　乌韭鲜叶捣取汁滴耳。(5、6方出自江西《草药手册》)

7. 治烧伤　乌韭鲜叶捣烂,或干叶研粉,用洗米水调涂敷患处。(《广西本草选编》)

8. 治蛇伤　乌韭150 g,蔓苎麻150 g。内服外洗。(江西《草药手册》)

9. 治狂犬咬伤　(乌韭)新鲜根茎150～180 g。用铜器水煎,空腹服,避人声嘈杂及锣声。(《天目山药用植物志》)

10. 治跌打刀伤出血或肿痛,或伤口溃烂　大金花草叶、石仙桃叶共捣烂敷患处。用大金花草干粉撒布伤口,能止血、生肌、收口。(《广西中草药》)

11. 治骨折　(乌韭)全草捣敷包扎,并煎汁内服。(《天目山药用植物志》)

0279 大叶金锦香 dà yè jīn jǐn xiāng (《广西药用植物名录》)

【异名】 响铃果(《云南药用植物名录》)。

【基原】 为野牡丹科金锦香属植物蚂蚁花的枝叶。

【原植物】 蚂蚁花 *Osbeckia nepalensis* Hook. f.　又名:野牡丹、尼泊尔金锦香(《全国中草药汇编》)。

直立亚灌木或灌木,高0.6～1.5 m。茎四棱形,茎、叶柄及叶密被糙伏毛。叶对生;叶柄极短;叶片坚纸质,长圆状披针形或卵状披针形,长5～13 cm,宽1.5～3.8 cm,先端渐尖,基部心形至钝,全缘,具缘毛,基出脉5。聚伞花序组成圆锥花序,顶生;苞片叶状;花萼长约2 cm,萼管外面及裂片间具篦状刺毛突起,裂片5,长卵形,两面无毛,具缘毛;花瓣5,红色至粉红色,广倒卵形,偏斜,长1.5～2.5 cm,上半部具缘毛;雄蕊10,常偏向一侧,花药具短喙,药隔基部微膨大呈盘状,有短距;子房半下位,5室,卵状球形,先端具1圈短刚毛,上半部密被糙伏毛。蒴果卵状球形,5纵裂,宿存萼坛形,先端平截,外面具密篦状刺毛突起。花期8～10月,果期9～12月。

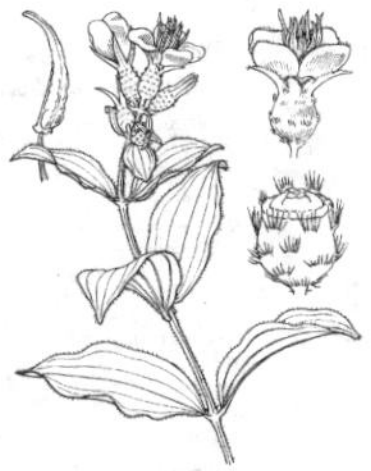

蚂蚁花

生于海拔550～1 900 m的开朗山坡草地,灌木丛,路旁及田边,亦见于疏林缘、溪边湿润的地方。分布于广西、云南、西藏等地。

本植物的根(蚂蚁花根)亦供药用,另设专条。

【采收加工】 7～10月采收,切段晒干。

【功用主治】 燥湿杀虫。主治疥癣瘙痒。

【用法用量】 外用:煎汤洗。

0280 大叶骨牌草 dà yè gǔ pái cǎo (《全国中草药汇编》)

【异名】 七星草、旋鸡尾、金鸡尾、七星凤尾草(《草木便方》),鐑鸡尾、凤尾金星、七星剑(《贵阳民间药草》),石扁担、凤尾草(《四川中药志》),骨牌草(《天目山药用植物志》),连天草、连贴草、石韦、掘不尽、大经刀草(《广西药用植物名录》),金星剑、大号七星剑、牛舌草(《贵州草药》),华星蕨(《江西草药》),疏鳞星蕨(《中国药用孢子植物》),大号石韦、岩剑、岩刀、岩带、剑刀草、大号石剑、拉舌狗、石刀青(《福建药物志》)。

【基原】 为水龙骨科星蕨属植物江南星蕨带根茎的全草。

【原植物】 江南星蕨 *Microsorium fortunei* (Moore) Ching [*Drynaria fortunei* Moore]　又名:福氏星蕨(《中国蕨类植物图谱》),大星蕨、七星蕨(《鼎湖山植物名录》)。

植株高50～70 cm。根茎长而横生,淡绿色,顶部与叶柄基部被棕色、卵状披针形鳞片,盾状着生,易脱落。叶远生;叶柄长8～10 cm,上面有纵沟,向上光滑;叶片厚纸质,带状披针形,长30～60 cm,宽2～5 cm,两端均渐狭,先端长渐尖,基部下延于叶柄形成狭翅,两面无毛,边缘有软骨质的边;中脉明显隆起,侧脉不明显,内藏小脉一般分叉。孢子囊群大,圆形,橙黄色,背生于中脉两侧各成1行或不整齐的2行;无囊群盖。

生于海拔200～1 800 m的山坡林下、溪谷边树干或岩石上。

分布于西南及江苏、浙江、安徽、福建、江西、湖北、湖南、广西、海南、陕西、台湾等地。

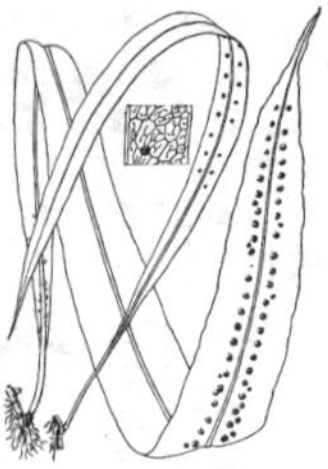

江南星蕨

【采收加工】 7～11 月采收，鲜用或晒干。

【成分】 全草含三萜化合物：9(11)-羊齿烯〔fern-9(11)-ene〕，24-亚甲基环木菠萝烷醇乙酸酯(24-methylenecycloartanyl acetate)，何帕-22(29)-烯〔hop-22(29)-ene〕；甾醇类：24-亚甲基环木菠萝烷酮(24-methylenecycloartanone)，环鸦片甾烯醇(cyclolaudenol)。还含马栗树皮素-3-羧酸(3-carboxyesculetin)，柚皮苷(naringin)等黄酮。

根茎含萜类：里白烯(diploptene)，何帕-21-烯(hop-21-ene)，里白醇(diplopterol)，羊齿-9(11)-烯〔fern-9(11)-ene〕；甾醇类：环鸦片甾烯醇，环水龙骨甾烯醇(cyclomargenol)，环鸦片甾烯酮(cyclolaudenone)，正三十二烷酸(*n*-dotriacontanoic acid)，β-谷甾醇(β-sitosterol)，25-环木菠萝烯醇，25-环木菠萝烯酮，24-烯-环木菠萝醇，24-烯-环木菠萝烯酮，5-豆甾烯-3-ol(5-stigmasten-3-ol)，5-豆甾烯-3-酮。

【药性】 苦，寒。

1.《草木便方》："苦，寒。"

2.《四川中药志》1960 年版："性凉，味苦。"

3.《陕西中草药》："味淡，性寒。"

4.《湖北中草药志》："甘，淡，平。"

【功用主治】 清热利湿，凉血解毒。主治感冒，热淋，痢疾，黄疸，带下病，痔疮，瘰疬结核，痈肿疮毒，毒蛇咬伤。

1.《草木便方》："解毒，清热凉血肿毒涂，发背通淋消结核，丹硫砒毒冷酒服。"

2.《天宝本草》："利小便，治淋症，赤白带下。"

3.《贵阳民间药草》："凉血止血，清热解毒，(治)风湿热痛。"

4.《四川中药志》1960 年版："治五淋，带下，头项瘰疬，崩症，红痢及阳毒未溃等症。"

5.《湖南药物志》："祛风，活血，解热，利尿。主治风湿关节痛，咳嗽气促，伤食腹痛，淋病，筋骨痛。"

6.《陕西中草药》："主治结膜炎，头痛，皮肤瘙痒症，肋骨骨折。"

7.《浙江药用植物志》："清热利湿，凉血解毒。主治小儿惊风，肺痨咳血，黄疸，痢疾，白带过多，尿路感染，结膜炎，流火，湿疹，淋巴结结核，指头炎，毒蛇咬伤。"

8.《福建药物志》："主治痢疾、肝炎、肾盂肾炎、尿道炎、肺脓疡、支气管炎、咳血、吐血、白带、口腔炎、痔疮出血、痈肿。"

【用法用量】 内服：煎汤，15～30 g；或捣汁。外用：鲜品捣敷。

【宜忌】 虚寒者慎服。

【选方】 1. 治流行性感冒 鲜华星蕨去须根 30 g。捣烂取汁，红糖少许，温开水冲服。(《江西草药》)

2. 治尿道炎 江南星蕨、海金沙、车前草各 30 g。水煎服。(《福建药物志》)

3. 治湿热黄疸 七星剑 30 g，茵陈 15 g，大黄 6 g(后下)。煎服，服后大便变稀，次数增多，去大黄。(《安徽中草药》)

4. 治痈肿 华星蕨 9 g，鹅掌金星 9 g，鸡蛋 1 个。水酒煎服，每日 1 剂。(《江西草药》)

5. 治肺痈咳嗽胸痛 鲜江南星蕨、鲜苇茎各 60 g。煎汤服。(《泉州本草》)

6. 治肺痨咳血 鲜江南星蕨 60～90 g。水煎，调冰糖服。(《福建中草药》)

7. 治肩背神经痛，风湿性关节痛 七星剑 120 g，威灵仙 60 g。白酒 750 g，浸泡 1 星期，每服 15 g，每日 2 次。(《安徽中草药》)

0281 大叶骨碎补 dà yè gǔ suì bǔ (《全国中草药汇编》)

【基原】 为骨碎补科骨碎补属植物大叶骨碎补的根茎。

【原植物】 大叶骨碎补 *Davallia divaricata* Bl. 〔*D. formosana* Hayata; *D. orientalis* C. Chr.〕 又名：华南骨碎补(《中国主要植物图说》)，高砂骨碎补、凤尾草、马尾丝(《台湾药用植物志》)，小骨碎补(《广西药用植物名录》)，硬骨碎补(《云南中药资源名录》)。

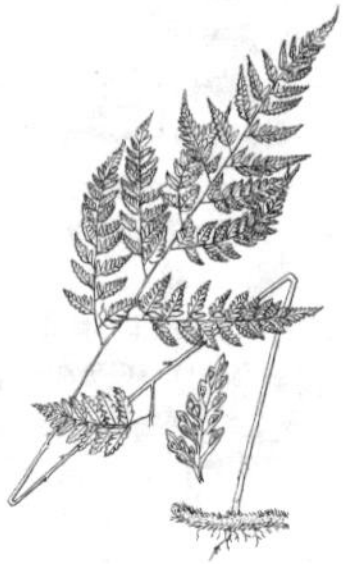

大叶骨碎补

植株高 50～150 cm。根茎粗壮，横生，连同叶柄基部密被亮棕色、披针形鳞片，边缘有微齿。叶近生；无毛，叶柄长 30～50 cm，向上光滑；叶片三角形，长、宽各 60～80 cm，先端渐尖并为羽裂，先端以下四回羽裂或五回羽裂；羽片有长柄，基部 1 对最大，长 20～30 cm，宽 12～18 cm，中部羽片逐渐变小；小羽片有短柄；末回裂片常 2 裂成不等长的尖齿。孢子囊群多数，生于上部分叉小脉的基部，沿末回裂片每齿上各有 1 个；囊群盖盅形，先端截形，有金黄色光泽。

附生于海拔 600～700 m 的沟谷林中树干或岩石上。分布于福建、广东、广西、海南、云南、台湾等地。

【采收加工】 4～8 月挖取，鲜用或晒干，或蒸熟后晒干，或再用火燎去毛茸。

【药材】 大叶骨碎补 *Davalliae divaricatae Rhizoma* 产于广东、广西、海南、云南等地。

性状 根茎圆柱形，通常扭曲。表面红棕色至棕褐色，具明显的纵沟纹和圆形突起的叶基痕，并有残留的黄棕色鳞片。质坚硬，不易折断，断面略平坦，红棕色，有多数黄色点状分体中柱，排列成环，中心 2 个较大。气微，味涩。

鉴别 根茎横切面：表皮为 1 列扁平细胞，外被角质层，鳞片着生于表皮的凹陷处。基本组织薄壁细胞的胞壁呈波状弯曲。维管束周韧型，14～20 个散列成环，中心的 2 个较大，呈新月形；每个维管束的外周有内皮层，由 1 列细胞组成；导管多角形。薄壁细胞含淀粉粒。

【成分】 根茎中含三萜成分：骨碎补酸(davallic acid)，24-去甲羊齿-4(23)，9(11)-二烯〔24-norferna-4(23)，9(11)-diene〕，何帕-21-烯(hop-21-ene)，何帕-22(29)-烯〔hop-22(29)-ene〕，新何帕-12-烯(neohop-12-ene)。黄烷-3-醇糖苷：左旋表儿茶素-3-*O*-β-*D*-吡喃阿洛糖苷(epicatechin-3-*O*-β-*D*-allopyranoside)，左旋儿茶素-3-*O*-β-*D*-吡喃阿洛糖苷(catechin-3-*O*-β-*D*-allopyranoside)，左旋表儿茶素-3-*O*-β-*D*-(2″-*O*-香草酰)吡喃阿洛糖苷〔epicatechin-3-*O*-β-*D*-(2″-*O*-vanillyl)allopyranoside〕，左旋表儿茶素-3-*O*-β-*D*-(3″-*O*-香草酰)吡喃阿洛糖苷〔epicatechin-3-*O*-β-*D*-(3″-*O*-vanillyl)allopyranoside〕，原矢车菊素 β-2，3″-*O*-*D*-β-吡喃阿洛糖苷(procyanidinβ-2，3″-*O*-β-*D*-allopyranoside)，表阿福儿茶素-(4β→8)-表儿茶素-3-*O*-β-*D*-吡喃阿洛糖苷〔epiafzelechin-(4β→8)-epicatechin-3-*O*-β-*D*-allopyranoside〕，表儿茶素-(4β→8)-表儿茶素-(4β→8)-儿茶素-3-*O*-β-*D*-吡喃阿洛糖苷〔epicatechin-(4β→8)-epicatechin-(4β→8)-catechin-3-*O*-β-*D*-allopyranoside〕，4β-羧甲基-(—)-表儿茶素〔4β-carboxymethyl-(—)-epicatechin〕，表儿茶素-(4β→8)-4β-羧甲基表儿茶素〔epicatechin-(4β→8)-4β-carboxymethylepicatechin〕及其钾、钠盐，表儿

茶素-(4β→6)-表儿茶素-(4β→8)-表儿茶素-(4β→6)-表儿茶素〔epicatechin-(4β→6)-epicatechin-(4β→8)-epicatechin-(4β→6)-epicatechin〕。还含原矢车菊素(procyanidin),原矢车菊素三聚物(trimeric procyanidin)。

【药性】《中国药用孢子植物》:"苦,温。"

【功用主治】《中国药用孢子植物》:"行血止痛。用于跌打损伤与肾虚腰痛等。"

【用法用量】 内服:煎汤,10～15 g。

【选方】 1. 治跌打损伤 华南骨碎补 15 g,当归 9 g,红花 6 g。煎服。

2. 治肾虚腰痛 华南骨碎补 15 g,炖猪腰子 1 对。内服。(1、2 方出自《中国药用孢子植物》)

0282 大叶香荠菜 dà yè xiāng jì cài (《天目山药用植物志》)

【异名】 北美独行菜、土荆芥穗(《福建药物志》)。

【基原】 为十字花科独行菜属植物琴叶葶苈的全草。

【原植物】 参见"葶苈子"条。

【采收加工】 5～7 月采收,鲜用或晒干。

【成分】 茎、叶均含叶绿素蛋白(chlorophyll-protein)。

【药性】 甘,平。

【功用主治】 驱虫消积。主治小儿虫积腹胀。

【用法用量】 内服:煎汤,9～15 g。

【选方】 治小儿钩虫病腹胀 北美独行菜 9 g,益母草根适量,水煎服。(《福建药物志》)

0283 大叶黄杨叶 dà yè huáng yáng yè (《浙江药用植物志》)

【基原】 为卫矛科卫矛属植物大叶黄杨的叶。

【原植物】 参见"大叶黄杨根"条。

【采收加工】 5～7 月采收,晒干。

【成分】 叶含三萜类:无羁萜(friedelin),表无羁萜醇(epi-friedelanol)和无羁萜醇(friedelanol);黄酮类:槲皮素-3-β-*D*-葡萄糖-7-α-*L*-鼠李糖苷和山柰酚-3-β-*D*-葡萄糖-7-β-*L*-鼠李糖苷等。

【功用主治】 解毒消肿。主治疮疡肿毒。

【用法用量】 外用:鲜品捣敷。

0284 大叶黄杨根 dà yè huáng yáng gēn (《新华本草纲要》)

【基原】 为卫矛科卫矛属植物大叶黄杨的根。

【原植物】 大叶黄杨 *Euonymus japonicus* Thunb. 又名:四季青(《中国树木分类学》),调经草(《贵州草药》),正木、八木(《中药大辞典》),冬青卫矛(《贵州药用植物名录》)。

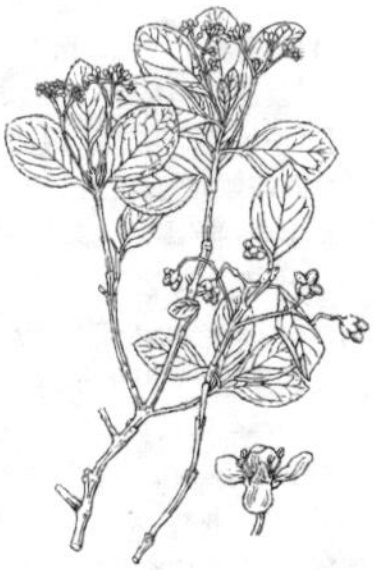
大叶黄杨

常绿灌木或小乔木,植株高 3～8 m。小枝近四棱形。单叶对生;叶柄长约 1 cm;叶片厚革质,倒卵形,长圆形至长椭圆形,长 3～6 cm,宽 2～3 cm,先端钝尖,边缘具细锯齿,基部楔形或近圆形,上面深绿色,下面淡绿色。聚伞花序腋生,一至二回二歧分枝,每分歧有花5～12 朵,花白绿色,4 数;花盘肥大。蒴果扁球形,淡红色,具 4 浅沟;果梗四棱形。种子棕色,有橙红色假种皮。花期 6～7 月,果期9～10 月。

生于土壤湿润的向阳地或庭园栽培。全国各地多栽培作绿篱。

本植物的叶(大叶黄杨叶)、茎皮及枝(大叶黄杨)亦供药用,另设专条。

【栽培】 生物学特性 喜温和湿润气候,耐寒性强,以排水良好,肥沃的壤土栽培为宜。

繁殖方法 用种子繁殖和扦插繁殖。种子繁殖:于 9～10 月果实成熟时采种,去掉种皮,阴干,宜随采随播。撒播到苗床上,覆盖细土 2 cm,浇水保湿。此法适宜于引种。扦插繁殖:在春季 3～4月进行,选择二年生枝条长 20 cm 左右,剪去叶片,按行株距 15 cm×15 cm 斜插于土中,稍压紧后浇水,保持湿润。插后 30～40 日可以定植。按行株距 150 cm×100 cm 开穴,施足基肥后,选阴天种植。大田生产多采用此法。

田间管理 每年中耕除草 3～4 次,追肥结合除草进行。在生长前期,为了促进茎叶生长,追以氮肥为主,适施土杂肥;冬季施厩肥或草木灰等。冬季需注意树形剪修。

【采收加工】 11～12 月采挖根部,切片,晒干。

【成分】 根皮中含冬青卫矛碱(euojaponine)A、C、D、F、G、I、J、K、L、M。

【药性】《贵州草药》:"辛,温。"

【功用主治】《贵州草药》:"调经化瘀。治月经不调,痛经。"

【用法用量】 内服:煎汤,15～30 g。

【宜忌】 孕妇慎服。

【选方】 1. 治月经不调 调经草根 30 g,炖肉吃。

2. 治痛经 调经草根、水葫芦各 15 g。煎水服。(1、2 方出自《贵州草药》)

0285 大叶蛇总管 dà yè shé zǒng guǎn (《广西中草药》)

【异名】 藿香(《南京民间药草》),山薄荷、铁菱角(《浙江中药资源名录》),蓝花柴胡(《广西中草药》),脉叶香茶菜(《广西本草选编》)。

【基原】 为唇形科香茶菜属植物显脉香茶菜的全草。

【原植物】 显脉香茶菜 *Rabdosia nervosa*(Hemsl.) C. Y. Wu et H. W. Li[*Plectranthus nervosa* Hemsl.; *Isodon nervosus*(Hemsl.) Kudo]

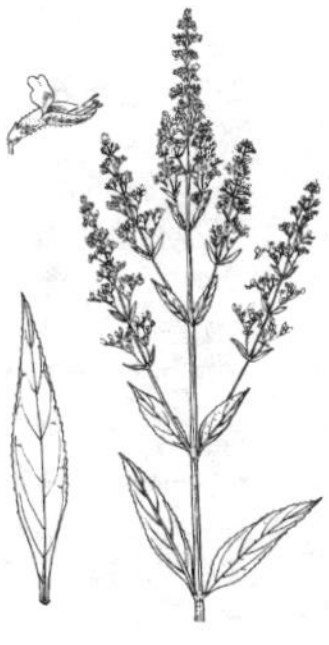
显脉香茶菜

多年生草本,茎高达 1 m。密被倒向柔毛。叶对生;叶柄长 0.5～1 cm,被微柔毛;叶片狭披针形,长 3.5～12 cm,侧脉两面隆起,上面仅脉上有微柔毛,下面近无毛。聚伞花序具梗,5～11 花,于茎顶组成疏松的圆锥花序,花序轴及花梗均密被微柔毛;苞片狭披针形;小苞片条形,细小;花萼钟状,外密被微柔毛,齿 5,披针形,锐尖,果时萼增大;花冠呈宽钟状,上唇 4 等裂,下唇舟形;雄蕊及花柱略伸出。小坚果倒卵形,被微柔毛。花期7～10 月,果期 8～11 月。

生于林下或草丛中。分布于江苏、浙江、安徽、江西、河南、湖北、广东、广西、四川、贵州、陕西等地。

【采收加工】 7～9 月采收,鲜用或切段晒干。

【成分】 全草含萜类:疏展香茶菜宁(effusanin)A、E,熊果酸(ursolic acid),棕榈酸(palmitic acid),β-谷甾醇(β-sitosterol),齐墩果酸(oleanic acid),毛叶香茶菜丁素(odonicin),显脉香茶菜素(nervosin),新香茶菜素(neorabdosin),2α-羟基熊果酸(2α-hydroxy ursolic acid),显脉香茶菜丁素(nervosin)D,毛叶香茶菜素(lasiokaurin)G,冬凌草乙素(ponicidin),冬凌草甲素(oridonin),诺多星(nodosin)F,表诺多星醇(epinodosinol),盖显脉香茶菜素(ganervosin)A、B,希柯勘醛乙酸酯(shikokianal acetate),显脉香茶菜新素

(rabdonervosin)A。

叶和茎含萜类：显脉香茶菜新素(rabdonervosin)B，显脉香茶菜烷素(nervosanin)A、B，对映贝壳杉烷类(*ent*-kauranoids)。

【药性】 微辛、苦，寒。

1.《广西中草药》："味苦，性寒。"

2.《全国中草药汇编》："微辛、苦，寒。"

【功用主治】 利湿和胃，解毒敛疮。主治急性肝炎，消化不良，脓疱疮，湿疹，皮肤瘙痒，烧烫伤，毒蛇咬伤。

1.《南京民间药草》："舒气，助消化。"

2.《广西中草药》："清热解毒，除湿消肿。主治急性传染性肝炎，毒蛇咬伤，脓疱疮，湿疹，皮肤瘙痒。"

3.《全国中草药汇编》："外用治烧烫伤。"

【用法用量】 内服：煎汤，15～60 g。外用：鲜品捣敷；或煎水洗。

【选方】 治烧烫伤　取大叶蛇总管叶或茎配方研细末，调油涂敷患处。(《中草药土方土法战备专辑》)

0286 大花威灵仙 dà huā wēi líng xiān (《湖南药物志》)

【异名】 威灵仙(《天目山药用植物志》)。

【基原】 为毛茛科铁线莲属植物大花威灵仙的根和茎藤。

【原植物】 大花威灵仙 *Clematis courtoisii* Hand. - Mazz.

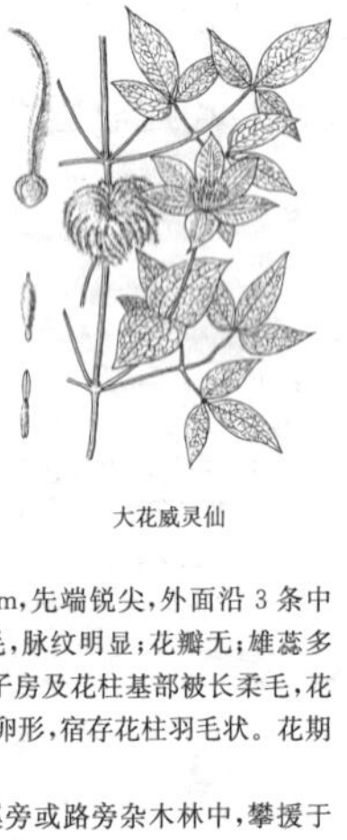

大花威灵仙

木质藤本，长 2～4 m。须根黄褐色，新鲜时微辣。茎圆柱形，棕红色或深棕色，幼时被开展的柔毛，后脱落近无毛。叶对生，三出复叶或二回三出复叶；叶柄长 6～11 cm，基部微膨大；小叶片薄纸质或亚革质，长圆形或卵状披针形，长5～7 cm，宽 2～3.5 cm，先端渐尖，基部阔楔形，全缘，上面主脉被短柔毛，下面被疏柔毛。花两性，单生叶腋；花梗长 12～18 cm，被短柔毛，花梗中部有 1 对叶状苞片，宽卵形，具短柄；花大，直径 5～8 cm；萼片 6，卵状披针形，长 3.5～4.5 cm，宽 1.5～2.5 cm，先端锐尖，外面沿 3 条中脉形成一紫色的带，被柔毛，内面无毛，脉纹明显；花瓣无；雄蕊多数，长达 1.5 cm，暗紫色；心皮多数，子房及花柱基部被长柔毛，花柱上部被短柔毛，柱头膨大。瘦果倒卵形，宿存花柱羽毛状。花期 5～6 月，果期 6～7 月。

生于海拔 200～500 m 的山坡、溪旁或路旁杂木林中，攀援于树上。分布于江苏南部、安徽南部、浙江北部、河南南部、湖南东部。

【采收加工】 5～10 月均可采收，鲜用或晒干。

【药性】 苦，微辛，平。

【功用主治】《天目山药用植物志》："解毒，利尿，祛瘀。"

【用法用量】 内服：煎汤，15～30 g。外用：鲜品捣烂敷。

【选方】 1. 治风火牙痛　大花威灵仙鲜根，加食盐捣烂，敷患处。

2. 治眼起星翳　大花威灵仙鲜根，捣烂，塞鼻孔，左目塞右孔，右目塞左孔。(1、2 方出自《天目山药用植物志》)

0287 大花美人蕉 dà huā měi rén jiāo (《河北中草药》)

【异名】 美人蕉(《上海植物名录》)。

【基原】 为美人蕉科美人蕉属植物大花美人蕉的根茎及花。

【原植物】 大花美人蕉 *Canna generalis* Bailey

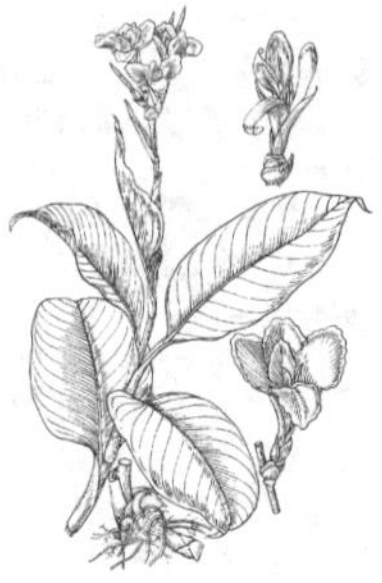

大花美人蕉

多年生直立粗壮草本，高 1～2 m。茎、叶和花序均被白粉，具块状的地下茎。叶互生；叶片椭圆形，长 40～50 cm，宽约 20 cm，先端尖，基部阔楔形，叶缘、叶鞘紫色。总状花序顶生，长 15～30 cm(连总花梗)；花大，比较密集，每 1 苞片内有花 1～2 朵；萼片绿色或紫红色，披针形，长 1.5～3 cm，花冠管长 5～10 mm，花冠裂片披针形，长 4.5～6.5 cm；外轮 3 枚退化雄蕊倒卵状匙形，长 5～10 cm，宽 2～5 cm，颜色有红、橘红、黄等；唇瓣倒卵状匙形，长约 4.5 cm，宽 1.2～4 cm；发育雄蕊披针形，长约 4 cm，宽约 2.5 cm；子房球形，直径 4～8 mm；花柱带形，离生部分长约 3.5 cm。蒴果近球形，有瘤状凸起。种子黑色而坚硬。花、果期 7～10 月。

我国各地常见栽培。

【采收加工】 7～10 月采收，鲜用或切片晒干。

【药性】 甘、淡，寒。

1.《河北中草药》："苦、涩，寒。"

2.《浙江药用植物志》："甘、淡，凉。"

【功用主治】 清热利湿，解毒，止血。主治急性黄疸型肝炎，白带过多，跌打损伤，疮疡肿毒，子宫出血，外伤出血。

1.《河北中草药》："清热利湿，健脾益气，止血。治外伤出血，子宫出血，白带过多。根茎用于急性黄疸型肝炎。鲜品外敷治跌打损伤，疮疡肿毒。"

2.《浙江药用植物志》："清热利湿。主治急性黄疸型肝炎，子宫出血，白带过多；外治疮疡肿毒，外伤出血。"

【用法用量】 内服：煎汤，根茎 15～30 g，鲜品 60～90 g，花 9～15 g。外用：捣敷。

【选方】 1. 治急性黄疸型肝炎　鲜(大花美人蕉)根状茎 90 g，古山龙藤(为防己科植物，又名黄连藤)30 g。加水 1 000 ml，煎至 400 ml，每日分 2 次服完，14 日为 1 个疗程。

2. 治子宫出血，白带过多　鲜(大花美人蕉)根状茎250 g，糯米 60 g。炖鸡或肉服；或花 9～15 g，水煎服；或果实 30 g，水煎服。(1、2 方出自《浙江药用植物志》)

0288 大种半边莲 dà zhǒng bàn biān lián (《江西草药》)

【异名】 大半边莲(《湖北中草药志》)，野靛、穿耳草、偏杆草(《新华本草纲要》)，江南大将军、白苋菜(《云南中药资源名录》)。

【基原】 为桔梗科半边莲属植物江南山梗菜的根或全草。

【原植物】 江南山梗菜 *Lobelia davidii* Franch.　又名：山梗菜(《江西草药》)。

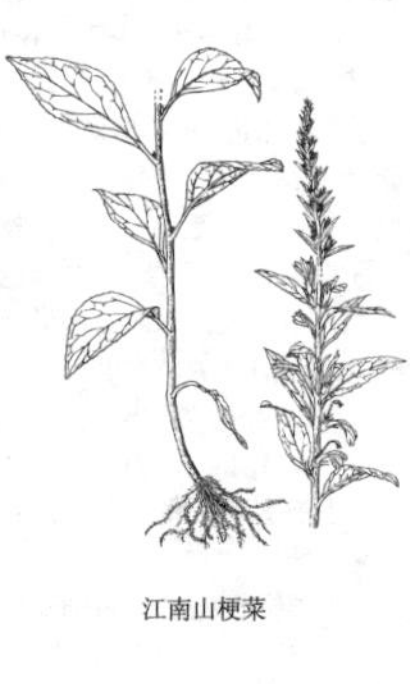

江南山梗菜

多年生草本，高可达 180 cm。茎直立。叶互生；叶柄长达 4 cm，两边有翅；叶片螺旋状排列，下部的早落；卵状椭圆形至卵状披针形，长可达17 cm，宽达 7 cm，先端渐尖，基部渐狭成柄，边缘具不规则的重锯齿或波状而具细齿。总状花序顶生，长 20～50 cm；苞片卵状披针形，比花长；花萼筒倒卵状，裂片条状披针形，边缘有小齿；花冠紫红色或红紫色，长 1.8～2.5

(～2.8)cm,近二唇形,上唇裂片条形,下唇裂片长椭圆形或披针状椭圆形,中肋明显,喉部以下生柔毛;雄蕊在基部以上连合成筒。蒴果球状,直径 6～10 mm。种子黄褐色,椭圆状。花、果期 8～10 月。

生于海拔 2 300 m 以下的山地林边或沟边较阴湿处。分布于西南及浙江、安徽、福建、江西、湖北、湖南、广东、广西等地。

【采收加工】 7～10 月采收,鲜用或晒干。

【成分】 江南山梗菜全草含生物碱:去甲基半边莲碱(norlelobanidine),去甲基山梗菜酮碱(norlobelanine),山梗菜醇碱(lobelanidine),去甲基山梗菜醇碱(norlobelanidine)和半边莲酮碱(lelobanonoline);还含三萜化合物 β-香树脂醇棕榈酸酯(β-amyrin palmitate)。

【药性】 辛、甘,平,小毒。归肺、肾经。

1.《江西草药》:"性平,味甘。"

2.《湖南药物志》:"辛平,有小毒。"

【功用主治】 宣肺化痰,清热解毒,利尿消肿。主治咳嗽痰多,痈肿疮毒,下肢溃烂,蛇虫咬伤,水肿。

1.《江西草药》:"解毒,止痛。"

2.《湖南药物志》:"清热解毒,利尿消肿。治疗肝硬化腹水,水肿,疮疖肿毒,毒蛇咬伤。"

3.《湖北中草药志》:"宣肺化痰,清热解毒,利尿催吐。用于支气管炎,肝硬化腹水,水肿,毒蛇咬伤,下肢溃烂,蜂螫,痈肿疔疮等症。"

【用法用量】 内服:煎汤,3～9 g。外用:鲜品捣敷或煎水洗。

【选方】 治痈肿疔毒 山梗菜根(鲜)适量,白糖、熟盐少许。捣烂外敷。(《江西草药》)

0289 大种鹅儿肠 dà zhǒng é er cháng (《贵阳民间药草》)

【异名】 黑牵牛、通经草(《贵阳民间药草》)。

【基原】 为石竹科繁缕属植物独籽繁缕的全草或根。

【原植物】 独籽繁缕 *Stellaria monosperma* Buch. - Ham. ex D. Don

多年生宿根草本。根粗大,圆柱形。茎直立,高约100 cm,质软弱,密被短毛,节部稍膨大。单叶对生;披针形,长可达10 cm,先端尖锐,全缘,基部抱茎,表面绿色,背面淡绿色。聚伞花序顶生或腋生;花梗纤弱,带紫色,有细毛;花小,白色;萼片 5,绿色;花瓣 5,先端 2 深裂,裂片长圆形;雄蕊 10,子房上位,花柱 3,细长。蒴果,长圆球形。花期7～8 月。

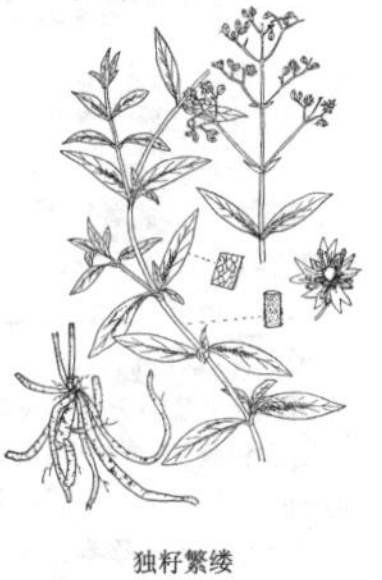
独籽繁缕

生于山坡或草地。分布于贵州、陕西等地。

【采收加工】 7～10 月采集全草或采挖根部,晒干或鲜用。

【成分】 独籽繁缕全草含氨基酸和糖类。

【药性】 《贵阳民间药草》:"辛,平,无毒。"

【功用主治】 行气止痛,利湿消积。主治腔腹疼痛,痛经,黄疸,食积,便血,疔疮。

《贵阳民间药草》:"行血理气,通经解毒,化湿热积滞。"

【用法用量】 内服:煎汤,6～15 g,鲜品 30～60 g。外用:研末调敷;或捣敷。

【选方】 1. 治胃胀痛 大种鹅儿肠根末 1.5～3 g。米汤吞服。(《贵阳民间药草》)

2. 治胃痛,腹痛 大种鹅儿肠、地苦胆等量,打成细粉。每次吞服 1.5 g。(贵州《常用民间草药手册》)

3. 治周身酸痛,妇女小腹胀痛 大种鹅儿肠根末 1.5～3 g。用酒吞服。(《贵阳民间药草》)

4. 治妇女经期腹痛 大种鹅儿肠 30 g,白胡椒 9 g。打成粉子,痛时用酒吞服 0.9～1.5 g。(贵州《常用民间草药手册》)

5. 治黄疸 鲜大种鹅儿肠全草 30～60 g。煨水服。

6. 治大肠下血,便后流血如注 大种鹅儿肠 6 g,青藤香 6 g。炖猪肉 250 g,汤肉并服。

7. 治小儿积食,消化不良 大种鹅儿肠 3 g,鸡内金 3 g。研末混合,开水吞服。

8. 治疔疮 鲜大种鹅儿肠根捣烂敷之;干者为末,调水敷亦可。(5～8 方出自《贵阳民间药草》)

0290 大麻叶佩兰 dà má yè pèi lán (《中药大辞典》)

【基原】 为菊科泽兰属植物大麻叶泽兰的全草。

【原植物】 大麻叶泽兰 *Eupatorium cannabinum* L.

多年生草本,高 50～150 cm。根茎粗壮,有节,生多数细根。茎直立,全部或下部淡紫红色,不分枝或仅在茎顶有伞房状花序分枝,全部茎枝被短柔毛,花序分枝及花梗上的毛较密,花期时中下部脱毛。叶对生;有短柄,柄长约0.5 cm;中下部茎叶 3 全裂,中裂片大,长椭圆形或长披针形,长 6～11 cm,宽 2～3 cm,先端渐尖或长渐尖,基部楔形或宽楔形,侧生裂片小,与中裂片同形;上部茎叶渐小,3 全裂或不裂,下部茎叶花期凋落;全部茎叶两面粗涩,质地稍厚,被稀疏白色短柔毛及腺点,下面及下面沿脉的毛较密,边缘有锯齿。头状花序多数,在茎顶及枝端排成密集的复伞房花序;总苞钟状,含 3～7 个小花;总苞片9～10 个,2～3 层;花紫红色、粉红色或淡白色,花冠长约 5 mm,外被稀疏黄色腺点。瘦果黑褐色,圆柱状,5 棱,散布黄色腺点;冠毛白色。

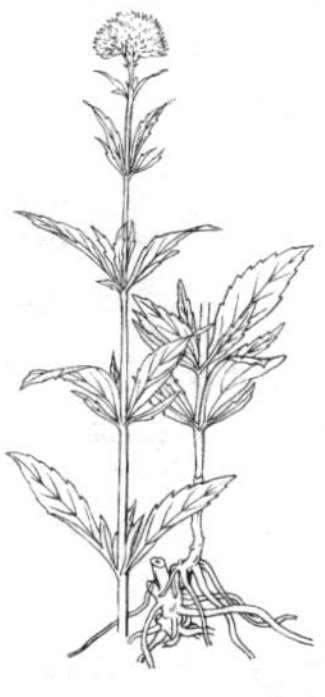
大麻叶泽兰

生于山坡草丛或村落附近竹林内。分布于江苏、浙江。

【采收加工】 5～7 月花未开放时采收,晒干或阴干。

【药材】 大麻叶佩兰 *Eupatorii Cannabini Herba* 产于江苏、浙江等地。

性状 全株被短柔毛,茎粗大,基部木质化。叶对生,有短柄,多皱缩,绿色或黄绿色,中下部茎叶 3 全裂、中裂片大,完整者展平后呈长椭圆形或长披针形,先端渐尖或长渐尖,基部楔形或宽楔形,上部茎叶渐小。气微香,味苦涩。

鉴别 叶横切面:上、下表皮外侧角质层纹理略呈齿状,非腺毛及腺毛很多。栅状细胞 2 列,长圆柱形,第二列细胞排列疏松、较短,栅状细胞不过主脉。主脉维管束 6 个略排成半圆形,维管束间有分泌腔散在。主脉上下表皮内侧有 2～3 层厚角细胞。

茎横切面:表皮细胞较小,方形或长方形,外被众多非腺毛。表皮下有 3～10 层厚角细胞,皮层薄壁细胞 8～10 层。维管束排列成环,角隅处的维管束稍大。韧皮部窄,大维管束内外侧均有纤维束,呈半月形,小的维管束仅韧皮部外侧有纤维束。形成层成环;木质部由导管、纤维组成,导管单列。中央为髓,并有分泌道散在。

【成分】 根及地上部分含生物碱:仰卧天芥菜碱(supinine),刺凌德草碱(echinatine),颈花胺(trachelanthamine),β-异丁酰仰卧天芥菜碱(β-butyrylsupinine),β-异戊酰仰卧天芥菜碱(β-valerylsupinine)，β-乙酰刺凌德草碱(β-acetylechinatine)，β-异戊酰刺凌德草碱(β-isovalerylechinatine)，β-当归酰/巴豆酰仰卧天芥草碱(β-angeloyl/tigloyl supinine)，β-当归酰/巴豆酰刺凌德草碱(β-angeloyl/tigloylechinatine)，β-当归酰/巴豆酰颈花胺(β-angeloyl/tigloyltrachelanthamine)等。倍半萜内酯成分：泽兰内酯(eupatolide)，泽兰苦素(eupatoriopicrin)，3-乙酰氧基-20-去氧泽兰苦素(3-acetoxy-20-deoxyeupatoriopicrin)，3-乙酰氧基-二去氧泽兰苦素(3-acetoxy-dideoxyeupatoriopicrin)，3β-羟基泽兰苦素(3β-hydroxyeupatoriopicrin)，大麻叶佩兰内酯(eucannabinolide)，泽兰苦素-19-O-亚麻酸酯(eupatoriopicrin-19-O-linolenate)，8β-乙酰氧基-2α-羟基木香烯内酯(8β-acetoxy-2α-hydroxycostunolide)，2-乙酰基-8β-(4, 5-二羟基巴豆酰氧基)前圆叶泽兰内酯[2-acetyl-8β-(4, 5-dihydroxytigloyloxy)preeupatundin]，6-羟基丙呋苯甲酮(6-hydroxytremetone)，库页岛北芷内酯(sachalinin)，3β-当归酰氧基-6-羟基丙呋苯甲酮(3β-angeloyloxy-6-hydroxytremetone)，3β-异丁烯酰氧基-6-羟基丙呋苯甲酮(3β-methacryloxy-6-hydroxytremetone)，3β-异丁酰氧基-6-羟基丙呋苯甲酮(3β-isobutyryloxy-6-hydroxytremetone)，大麻叶佩兰克罗烷内酯(cannaclerodanolide)，土木香内酯(alantolactone)，异土木香内酯(isoalantolanctone)，山兰内酯(hiyodorilactone)E，去乙酰氧基山兰内酯(desacetoxy hiyodorilactone)B，台湾泽兰内酯(eupaformonin)及α-二甲基-γ-丁内酯(α-methylene-γ-butyrolactone)，3β-过氧大麻叶佩兰内酯(3β-peroxyeucannabinolide)，泽兰苦素(eupatoriopicrin)等成分。黄酮类成分：粗毛豚草素(hispidulin)，楔叶泽兰素(eupafolin)，紫云英苷(astragalin)，金丝桃苷(hyperoside)，山柰酚-3-芸香糖苷(kaempferol 3-rutinoside)，异槲皮苷(isoquercitrin)，芸香苷(rutin)，柳穿鱼素(pectolinarigenin)，4′, 5, 7-三羟基-3′, 6-二甲氧基黄酮(jaceosidin)，5, 7-二羟基-3, 4′, 6-三甲氧基黄酮(santin)，矢车菊黄素(centaureidin)等。甾醇类成分：豆甾醇(stigmasterol)，β-谷甾醇(β-sitosterol)，菜油甾醇(campesterol)，蒲公英甾醇(taraxasterol)。其他成分：兰草素(euparin)，10-乙酰氧基橙花醇乙酸酯(10-acetoxyneryl acetate)，叶黄素(lutein)，4-羟基紫罗兰酮(4-hydroxyionone)，(E)-1-已烯酸[(E)-hex-1-enoic acid]，大牻牛儿烯(germacrene)D，乙酸橙花醇酯(neryl acetate)，异戊酸橙花醇酯(neryl isovalerate)，异丁酸橙花醇酯(neryl isobutyrate)，达玛二烯醇乙酸酯(dammaradienyl acetate)等。

地上部分挥发油成分有：正辛醛(n-octanal)，乙酸乙醇酯(hexylacetate)，正壬醛(n-nonanal)，乙酸庚醇酯(heptyl acetate)，癸醛(decanal)，乙酸辛醇酯(octyl acetate)，水杨酸甲酯(methyl salicylate)，乙酸芳樟醇酯(linalyl acetate)，乙酸龙脑酯(bornyl acetate)，乙酸熏衣草醇酯(lavandulyl acetate)，巴豆酸-3-已烯醇酯(3-hexenyl tiglate)，乙酸橙花醇酯，乙酸苯甲醇酯(benzyl acetate)，乙酸牻牛儿醇酯(gerany lacetate)，乙酸香茅醇酯(citronellyl acetate)，丙酸龙脑酯(bornyl propionate)，麝香草氢醌二甲醚(thymohydroquinone dimethylether)，丙酸α-松油醇酯(α-terpenylpropi onate)，丙酸橙花醇酯(nerylpropioriate)，丁酸百里香酚酯(thymylbutyrate)，异戊酸龙脑酯(bornylisovalerate)，丁酸α-松油醇酯(α-terpenyl butyrate)，顺式-3-已烯醇苯甲酸酯(cis-3-hexenyl benzoate)，异戊酸百里香酚酯(thymylisovalerate)，异戊酸橙花醇酯，异戊酸牻牛儿醇酯(geranylisovalerate)，巴豆酸百里香酚酯(thymyltiglate)，苯甲酸苄酯(benzylbenzoate)等。

【药理】 1. 保肝作用　大麻叶佩兰水提物在小鼠四氯化碳中毒前给予，可降低血中丙氨酸氨基转移酶活性，但中毒后应用无效。其中的泽兰苦素在提取物中含有的浓度没有抗肝细胞毒作用。

2. 细胞毒作用　人小细胞肺癌细胞株试验中，大麻叶佩兰中的泽兰苦素等成分都有较高的细胞毒作用，ID_{50}为1～2 μg/ml；泽兰内酯等在这些浓度时无作用。

3. 其他作用　从大麻叶佩兰中得到的多糖成分在人粒细胞试验和动物碳廓清试验中，表现出免疫刺激活性。

【药性】 辛，平。

【功用主治】 清暑，辟秽，化湿。主治夏季伤暑，发热头痛，湿邪内蕴，脘痞不饥，口苦苔腻。

【用法用量】 内服：煎汤，4～9 g。

0291 大叶花椒茎叶 dà yè huā jiāo jīng yè (《湖南药物志》)

【基原】 为芸香科花椒属植物蚬壳花椒的茎枝或叶。

【原植物】 参见"大叶花椒"条。

【采收加工】 7～10月采收，鲜用或晒干。

【药材】 大叶花椒茎叶 *Zanthoxyli Dissiti Ramulus seu Folium*　主产于四川、云南、贵州、陕西、广西、广东、湖南、河北等地。

性状　茎圆柱形，表面灰褐色或暗灰色，有纵向突起的棱纹、乳头状突起的皮刺或椭圆形的皮刺疤痕。质坚硬，难以折断，断面木质性。中心有圆形髓部。羽状复叶，互生，小叶3～9片，叶片长圆形、长圆状披针形或卵状长圆形，先端渐尖，基部广楔形，全缘，两面光滑；叶柄短。小枝、叶柄、叶轴、有时叶下面中脉处有小锐刺。叶革质。气特异。味稍苦而有刺喉感。

鉴别　茎横切面：木栓层为8～15列细胞，壁增厚。皮层有较多成束的纤维及石细胞群；韧皮薄壁细胞含有少量草酸钙方晶，木质部导管单个排列。髓部薄壁细胞木化。

【药性】 苦、辛，温。

1.《湖南药物志》："甘、辛，无毒。"

2.《广西本草选编》："味苦、辛，性温，有小毒。"

【功用主治】 祛风散寒，活血止痛。主治风寒湿痹，胃痛，腹痛，腰痛，跌打损伤。

1.《湖南药物志》："祛风散寒，杀虫止痛。治牙痛，腰痛。"

2.《广西本草选编》："祛风止痛，活血散瘀。主治风湿骨痛，跌打肿痛，胃痛，寒疝腹痛。"

【用法用量】 内服：煎汤，9～15 g。

【选方】 治牙痛　大叶花椒茎皮，含痛处。(《湖南药物志》)

0292 万年青 wàn nián qīng (《本草从新》)

【异名】 千年润(《履巉岩本草》)，蒀(《花镜》)，千年蒀(《本草从新》)，屋周(《质问本草》)，万年青根(《药性考》)，冬不雕草(汪连仕《采药书》)，开口剑、斩蛇剑(《植物名实图考》)，白河车(《江苏省植物药材志》)，牛尾七、冲天七(《四川中药志》)，竹根七(《陕西药用植物调查》)，铁扁担(《江西草药》)，青龙胆(《贵州药用植物调查》)，白重楼、铁棕榈(《浙江药用植物志》)，万年肥、包谷七、诸总管、搜山虎(《贵州中草药名录》)。

【基原】 为百合科万年青属植物万年青的根及根茎。

【原植物】 万年青 *Rohdea japonica* (Thunb.) Roth [*Orontium japonicum* Thunb.]

多年生常绿草本。根茎粗1.5～2.5 cm，有多数粗纤维根。叶基生；叶片3～6枚，长圆形、披针形或倒披针形，长15～30 cm，宽2.5～7 cm，厚纸质，纵脉明显突出；花葶短于叶，长2.5～4 cm；穗状花序长3～4 cm，具几十朵密集的花；苞片卵形，膜质，短于花；花被合生，球状钟形，长4～5 mm，宽6 mm，裂片6，厚肉质，淡黄色或褐色；雄蕊6，花药卵形；子房球形，花柱

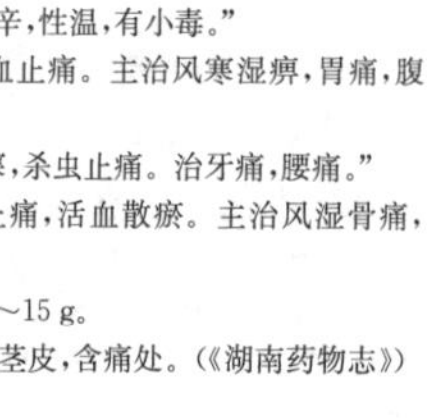

万年青

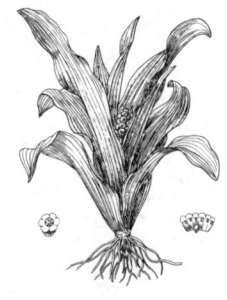

不明显，柱头3裂。浆果，熟时红色。花期5～6月，果期9～11月。

生于海拔750～1 700 m的林下、山谷阴湿草地。分布于江苏、浙江、江西、山东、湖北、湖南、广西、四川、贵州等地，各地常有盆栽。

本植物的叶（万年青叶）与花（万年青花）亦供药用，另设专条。

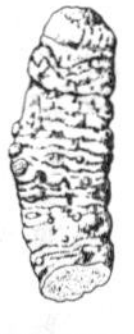

万年青（根茎）外形

【栽培】 生物学特性　喜温暖潮湿的气候，喜半阴环境，忌强光。以疏松肥沃砂质壤土和腐殖质土栽培为宜。

繁殖方法　用种子或分株繁殖。种子繁殖：春季3～4月或秋季选背阴处播种，保持土壤湿润，20～30日出苗。分株繁殖：在春季挖取根部分开栽种，行距30 cm，株距15 cm。

【采收加工】 7～10月挖取根及根茎，鲜用或切片晒干。

【药材】 万年青 *Rohdeae Japonicae Rhizoma*　产于江苏、浙江、四川等地。

性状　根茎圆柱形，表面灰黄色，皱缩，具密集的波状环节，并散有圆点状根痕，有时留有长短不等的须根；顶端有时可见地上茎痕和叶痕。质带韧性，折断面不平坦，黄白色（晒干品）或浅棕至棕红色（烘干品），略带海绵性，有黄色维管束小点散布。气微，味苦、辛。

鉴别　根茎横切面：木栓细胞数列。皮层较宽广，有的细胞含草酸钙针晶束；内皮层明显。中柱维管束周木型和外韧型，散列，靠内皮层处的维管束较密，几乎排列成环。

【成分】 根茎含强心苷成分：万年青苷（rhodexin）A、B、C、D，α及β-脱水万年青苷元（α，β-monoanhydrorhodexigenin）A，毕平多苷元-3-β-*D*-吡喃阿洛糖苷（bipindogenin 3-*O*-β-*D*-allopyranoside），毕平多苷元-3-*O*-β-*D*-吡喃木糖基（1→4）-β-*D*-吡喃阿洛糖苷〔bipindoge-nin-3-*O*-β-*D*-xylopyranosyl（1→4）-β-*D*-allopyranoside〕和少量的洋地黄毒苷元（digitoxigenin），萝藦苷元（periplogenin）；还含螺甾烷类成分：万年青皂苷元（rhodeasapogenin），异万年青皂苷元（isorhodeasapogenin）、22-表万年青皂苷元（22-epirhodeasapogenin）、铃兰苦苷元（convallamarogenin）的1-*O*-α-*L*-吡喃鼠李糖基（1→2）-β-*D*-吡喃木糖苷及3-*O*-β-*D*-吡喃葡萄糖苷等8个皂苷；1，2，3，4，5，7-六羟基螺甾-25（27）-烯-6-酮〔1，2，3，4，5，7-hexahydroxy-spirost-25（27）-ene-6-one〕，螺甾-25（27）-烯-1，2，3，4，5，6，7-七醇〔spirost-25（27）-ene-1，2，3，4，5，6，7-heptol〕。又含谷甾醇（sitosterol）及脂肪酸，其中的主要脂肪酸是十八碳烯酸（octadecenoic acid）。

【药理】 1. 对心脏的作用　离体蟾蜍心脏灌注试验表明，万年青浸膏0.1 mg/ml可使心脏振幅逐渐增大，在15分钟内达到顶点，而频率减慢。从万年青根基中分离出的苷类化合物有与洋地黄毒苷相似的药理作用，可以增强心肌收缩力，兴奋迷走神经，使心动振幅及频率起变化；参照两者的最小致死量则万年青素较洋地黄毒苷的作用约强3倍，持续时间较短。在离体豚鼠乳头肌实验中，分别加入3 μmol/L的苷类化合物和毒毛花苷G，能相应在34.3和35.1分钟后减慢收缩率，增加收缩力，增加幅度分别达126.2%和108.8%。在0.001～1.0 mmol/L，此物质和毒毛花苷G都能抑制 Na^+，K^+（Mg^{2+}）-ATP酶活性，呈剂量依赖关系。可认为此苷类是1个相当于毒毛花苷G强度的强心苷。万年青苷A、B、C均有强心作用，以万年青苷A的作用最强，与毒毛花苷G（ouabain）相等；口服效力差，需10倍于注射量始达到同样效果；其起始作用与排泄速度均较毒毛花苷G快。万年青对心脏房室间传导系统有抑制作用；大剂量中毒时可产生完全性房室传导阻滞，阻断迷走神经作用的阿托品不能恢复房室传导，其作用机制尚待进一步研究。

2. 对血压的影响　麻醉猫静注万年青提取液（含生药0.5%）13.5 ml可使血压轻度升高，19 ml出现心率不规则时有血压下降，29 ml引起心跳停止则血压骤降。

3. 对平滑肌的作用　万年青1∶10 000提取液对犬离体小肠有兴奋作用，可使蠕动增加及张力稍有增加；对未妊娠犬离体子宫有兴奋作用，可使节律性活动增加及张力稍有增加；万年青1∶100提取液滴入兔眼后15～20分钟，瞳孔出现显著缩小，16小时后恢复正常。

4. 催吐作用　猫皮下注射1/3最小致死量约20 mg（生药）/kg的万年青提取液，可于6小时内出现剧烈呕吐。

5. 抗菌作用　万年青酊剂用试管稀释法，1∶512对白喉杆菌，1∶128对金黄色葡萄球菌、乙型链球菌及枯草杆菌等均有抑制作用。

【药性】 苦、微甘，寒，小毒。归肺、心经。

1.《履巉岩本草》："性凉，无毒。"

2.《本草从新》："甘，苦，寒。"

3.《本草再新》："有小毒。入肺经。"

【功用主治】 清热解毒，强心利尿。主治咽喉肿痛，白喉，痄腮，疮疡肿毒，乳痈，蛇虫咬伤，心力衰竭，水肿，臌胀，咯血，吐血。

1.《本草从新》："泻热，治咽喉急闭，捣汁，入米醋少许灌之，吐痰立苏。"

2. 王安卿《采药志》："治中满蛊胀，黄疸，心疼，哮喘咳嗽，跌打伤。"

3. 汪连仕《采药书》："治疮毒，收湿热，洗脚气，汤泡火伤，天疱疮，白蛇缠，捣汁搽。"

4.《李氏草秘》："能解眼蛊，治白火丹。又治噎膈。"（2～4引自《纲目拾遗》）

5.《本草求原》："止血生血。"

6.《植物名实图考》："治无名肿毒，疔疮，牙痛，蛇伤。"

7.《四川中药志》1960年版："清肺火。治虚劳内伤咳嗽。"

8.《湖南药物志》："主治坐板疮，痔漏，老幼脱肛，心疼，淋病，狂犬病。"

9.《上海常用中草药》："强心利尿，清热解毒，止血。主治咯血、吐血，心脏病水肿，咽喉闭塞，扁桃体炎，白喉等。"

【用法用量】 内服：煎汤，3～9 g；鲜品30 g；或浸酒；或捣汁。外用：鲜品捣敷；或捣汁涂；或塞鼻；或煎水熏洗。

【宜忌】 孕妇禁服。服用过量会出现恶心，呕吐，头痛，头晕，腹痛，腹泻，四肢麻木，肢端发冷，严重时出现心律失常，心脏传导阻滞，谵妄，昏迷，甚至死亡。

1.《湖南药物志》："多服令人吐。"

2.《中草药急性中毒与解救》："有积蓄作用，大量服用，较洋地黄易于发生中毒。"

【选方】 1. 治咽喉壅闭，发声不出　千年润晒干为末，每服一钱，浓煎薄荷汤调服，不以时，临睡服尤佳。（《履巉岩本草》）

2. 治单双乳蛾　用万年青根二寸，洗净削去皮，切薄片，捣烂如泥，加真米醋一酒杯，搅匀，含咽数次，俟蛾破，吐出脓血即愈。（《经验奇方》）

3. 治疔疮走黄　万年青根，捣汁1茶杯服之。服后必发寒战寒噤，毒从大便或小便出，其色黄，便后即服姜汁1茶杯，周身肿胀即消，其病若失。亦治疯狗咬伤。〔《光华医药杂志》，1933，1（4）：15〕

4. 治乳腺炎　鲜万年青根状茎、鲜佛甲草、鲜半边莲等量。捣烂外敷局部。（《青岛中草药手册》）

5. 治痔疮肿痛难行　猪腿骨去两头，同万年青入砂锅内，水煮一炷香，乘热熏，温洗，日三次。（《纲目拾遗》引《活人书》）

6. 治毒蛇咬伤　鲜万年青根状茎15～30 g。捣汁服。另用鲜万年青根状茎、天南星块茎各适量，捣烂外敷。（《浙江药用植物志》）

7. 治癫狗咬　老万年青根叶捣1碗，生服。如仍痛再服1碗。倘多服不快，用生姜汁，毒亦可解。(《疑难急症简方》)

8. 治跌打损伤　万年青根状茎1.5 g，棕树根须6 g。水煎，冲红糖、黄酒服。另用万年青鲜叶捣汁涂患处。(《浙江药用植物志》)

9. 治头风　万年青根削尖，蘸朱砂塞鼻孔内，左塞右，右塞左，两边痛者齐塞，取清水鼻涕下，须一周时妙。(《纲目拾遗》引《嵩崖杂记》霹露丹)

【临床报道】 1. 治疗白喉　将万年青根40 g，洗净，切细，加醋100 ml，浸2日后过滤去滓，再加冷开水100 ml，使成每1 ml含生药0.2 g的溶液，服用时可加少许糖浆。每日服6次，4小时1次，首次倍量。多数病例每日用药总量为：1岁以下0.2 g，1～2岁0.4 g，3～4岁0.6 g，5～6岁0.8 g，7～9岁1.0 g，10～12岁1.2 g，13～15岁1.5 g，16岁以上2～3 g。年龄较大患者可用含咽法，并用棉签蘸药液涂局部白膜，可以促使白膜消退而缩短病程。治疗128例，结果治愈123例，死亡5例。有2例出现缓脉及心跳间歇现象，停药5～7日后恢复。万年青对白喉并发的心肌炎、喉梗阻也有疗效。

2. 治疗心力衰竭　将鲜万年青全植物制成浸膏，每1 g含鲜生药30 g。每次服1 g，每日2～3次，治疗因阵发性心动过速、风湿性心脏病及梅毒性心脏病引起的心力衰竭15例，效果良好。未见毒性反应。或以常规剂量水煎服，副作用主要为消化道症状和出汗，少数出现心律失常。

3. 治疗心律失常　① 将万年青强心苷注射液(每1 ml含1.1 mg万年青强心苷)4 ml，加入25%葡萄糖40 ml中缓慢静脉注射，如1小时后疗效不满意，酌情再注射2～4 ml；或将本品加入5%葡萄糖液250 ml中静脉滴注。观察对各类心律失常疗效，结果7例功能性窦性心动过速者，均在用药1小时内恢复窦性心律，平均减慢心率48次/分钟；36例阵发性室上性心动过速者，全部在药后2小时内恢复窦性心律；14例阵发性心房颤动者中，用药1小时恢复窦性心律10例，减慢心室率4例；13例持续性心房颤动者，用药1小时后1例恢复窦性心律，12例减慢心室率，平均减慢心室率50次/分钟；2例心房扑颤者，药后1小时平均减慢心室率30次/分钟；2例心房扑动者，均恢复窦性心律，2例频繁房性早搏者，分别于药后30和60分钟早搏消失；5例室性早搏者中，药后1小时，2例早搏消失，3例早搏次数减少。推测万年青强心苷的作用可能与直接抑制窦房结心房的自律性和传导性、增强迷走神经张力有关，还可能影响心脏的电生理。本组病例用药剂量最少4.4 mg，最多11 mg，均未见明显副作用。② 用万年青强心苷膜，舌下含服，治疗心律失常、室上性阵发性心动过速，疗效与口服维拉帕米相似。

0293 万年松 wàn nián sōng (《天目山药用植物志》)

【基原】 为石杉科马尾杉属植物美丽马尾杉的全草。

【原植物】 美丽马尾杉 *Phlegmariurus pulcherrimus* (Wall.) Löve et Löve [*Lycopodium pulcherrimum* Wall.]

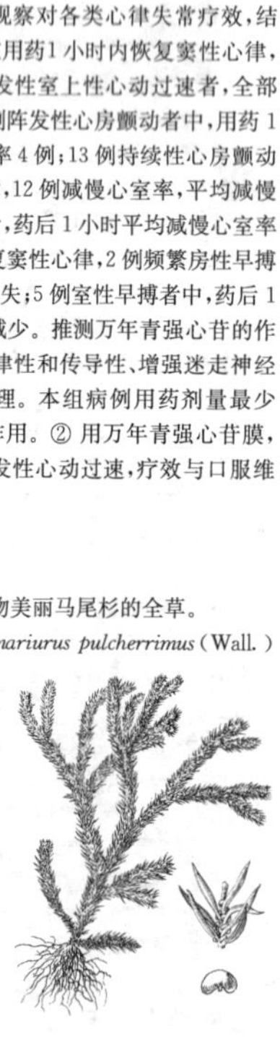

美丽马尾杉

多年生常绿草本。茎稍粗壮，高约25 cm，基部分枝丛生，以上四至五回叉状分枝。叶紧密排列于茎上，线状披针形，长约12 mm，先端渐尖，基部几无柄，全缘，深绿色，在成熟的植株上略开展，但不反卷。着生孢子囊的叶与下部的叶相同或略短，不形成清楚的孢子囊穗。孢子囊肾形，淡黄色，近无柄，着生于枝端的叶腋内，成熟后上面横裂成2片，放出黄色粉末状的孢子。

生于林下阴湿的岩石或泥土上。分布于浙江、安徽、江西、广西、云南、西藏及台湾等地。

【采收加工】 5～10月采收，晒干或鲜用。

【成分】 含石松生物碱(lycopodium alkaloids)及萜类(terpenoids)。

【药性】 《中国药用孢子植物》："辛，温。"

【功用主治】 祛瘀，透疹，解毒。主治跌打损伤，麻疹不透，无名肿毒。

1.《全国中草药汇编》："透疹解毒。主治麻疹不透。"

2.《中国药用孢子植物》："活络祛瘀，用于跌打损伤，无名肿毒。"

【用法用量】 内服：煎汤，10～15 g。外用：捣敷。

【宜忌】 《安徽中草药》："略有小毒，并有麻醉作用，内服剂量宜慎重。"

【选方】 治麻疹不透　万年松干全草、荔枝核各15～18 g。水煎，空腹服。连服数次，至麻疹发透发到脚为止。(《天目山药用植物志》)

0294 万年藓 wàn nián xiǎn (《贵州中草药名录》)

【异名】 天朋草(《贵州中草药名录》)。

【基原】 为万年藓科万年藓属植物万年藓的植物体。

【原植物】 万年藓 *Climacium dendroides* (Hedw.) Web. et Mohr [*Leskea dendroides* Hedw.]

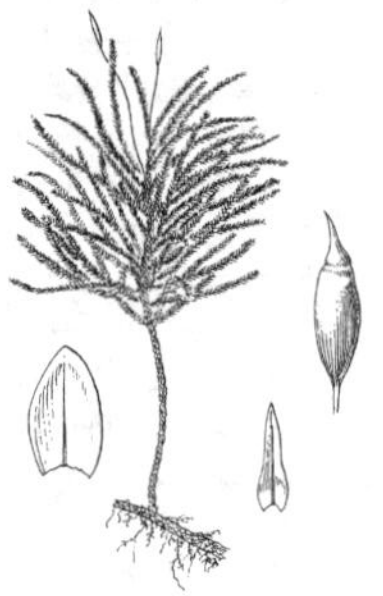

万年藓

植物体粗大呈树形，地下茎匍匐横生，具假根及膜质鳞状小叶。地上茎直立，多分枝，高达15～20 cm，分枝密布绿色鳞毛。茎上部的叶及分枝基部的叶片呈宽卵状三角形或卵状披针形，基部略下延；中肋单一，达于叶尖前终止，叶片上部细胞狭菱形，叶角部细胞圆形，无色半透明；分枝上部的叶片较小，狭长披针形，叶缘锯齿达于中部。雌雄异株。蒴柄长2～4 cm，红色；孢蒴直立，长柱形，多出；蒴盖高圆锥形；蒴帽兜形，包盖全孢蒴。

生于潮湿的针阔林下或沼泽地附近。分布于西南及辽宁、吉林、江苏、浙江、安徽、福建、西藏、陕西等地。

【采收加工】 5～7月采收，晒干。

【成分】 全体含甾体化合物：β-谷甾醇(β-sitosterol)，豆甾醇(stigmasterol)，麦角甾醇(ergosterol)，菜油甾醇(campesterol)，环鸦片甾烯醇(cyclolaudenol)，31-去甲环鸦片甾烯醇(31-norcyclolaudenol)，还含金属元素铁、锰、锌、铜等。

【药性】 苦，寒。

【功用主治】 清热除湿，舒筋活络。主治风湿劳伤，筋骨疼痛。

1.《中国中药资源志要》："用于风湿劳伤，筋骨疼痛。"

2.《中国药用植物简编》："清热除湿，舒筋活络。"

【用法用量】 内服：煎汤，6～9 g。

0295 万年青叶 wàn nián qīng yè (《本草新编》)

【异名】 青龙胆叶(《贵州草药》)。

【基原】 为百合科万年青属植物万年青的叶。

【原植物】 参见"万年青"条。

【采收加工】 5～10月采收，鲜用或晒干。

【成分】 叶中含香豆素类：莨菪亭(scopoletin)，伞形花内酯(umbelliferone)。黄酮类：槲皮素(quercetin)，紫云英苷(astragalin)，异槲皮素(isoquercetin)，山柰酚(kaempferol)。脂肪酸：十八碳二烯酸(octadecadienoic acid)。强心成分：万年青新苷(rhodexoside)。

【药性】 苦、涩，微寒，小毒。

1.《本草新编》："味苦、涩，气微寒。入肾经，专通任督之脉，亦能入肺。"

2.《生草药性备要》："味腥，性甘平。"

3.《贵州草药》："性凉，味辛，有毒。"

【功用主治】 清热解毒，强心利尿。主治咽喉肿痛，疮毒，蛇伤，心力衰竭，咯血，吐血。

1.《本草新编》："杀痨虫，黑须发。"

2.《百草镜》："煎洗坐板疮，痔疮。"

3.《药性考》："解毒，清胃，降火，能止吐血，以红枣七枚劈开煎饮。"(2、3引自《纲目拾遗》)

4.《本草求原》："散瘀。"

5.《上海常用中草药》："强心利尿，治心脏病气急浮肿。"

【用法用量】 内服：煎汤，3～9 g；鲜品 9～15 g。外用：煎水熏洗；或捣汁涂。

【宜忌】 本品有小毒，慎服。

【选方】 1. 治喉症 万年青叶，洗净捣烂取汁，加滴醋少许，频漱其喉，倘喉已破烂，不可加醋。(《疫痧草》)

2. 治外痔 青龙胆叶 3 片，猪腿骨 1 根(打碎)。煨水洗患处。(《贵州草药》)

3. 治心脏病气急浮肿 万年青叶 3 g。煎服，每日 2～3 次。(《上海常用中草药》)

【临床报道】 治疗慢性气管炎 每日以万年青鲜叶 9～15 g，水煎分 3 次饭后服，5 日为 1 个疗程。观察 36 例，对咳嗽、咯痰有较好疗效，对气短也有一定疗效。治疗中有 2 例出现脉搏减慢和期前收缩，停药后逐渐恢复。

0296 万年青花 wàn nián qīng huā (《纲目拾遗》)

【基原】 为百合科万年青属植物万年青的花。

【原植物】 参见"万年青"条。

【采收加工】 5～7 月花开时采收，阴干或烘干。

【功用主治】 祛瘀止痛，补肾。主治跌打损伤，肾虚腰痛。

1.《慈航活人书》："治一切跌打损伤。"(引自《纲目拾遗》)

2.《四川中药志》1960 年版："治肾虚。"

【用法用量】 内服：煎汤，3～9 g；或入丸剂。

【选方】 1. 治一切跌打损伤 山芝麻、橡栗树花、万年青花，铁脚威灵仙汁为丸，黄豆大。每服一丸，陈酒下。(《纲目拾遗》引自《慈航活人书》)

2. 治肾虚腰痛，不能转侧 (万年青花)配糯米、黑豆、红枣、枸杞、猪腰子 1 对(切碎)，装入猪大肠内炖服。(《四川中药志》1960 年版)

0297 万寿菊叶 wàn shòu jú yè (《南宁市药物志》)

【基原】 为菊科万寿菊属植物万寿菊的叶。

【原植物】 参见"万寿菊花"条。

【成分】 叶的挥发油含 14 种成分，其中主要有辣胡椒酮(piperitone)，即 3-甲基-6-(1-异丙基)-2-环己烯-1-酮〔3-methyl-6-(1-methylethyl)-2-cyclohexen-1-one〕，还有单萜：松油烯(terpinene)，柠檬烯(limonene)，顺-罗勒烯(*cis*-ocimene)，反-罗勒烯(*trans*-ocimene)。又含长链碳水化合物(longchain hydrocarbous)：正癸烷(*n*-decane)，正十三烷(*n*-tridecane)，十一烷(undecane)。

【药性】 甘，寒，有臭气。

【功用主治】 治痈、疮、疖、疔，无名肿毒。

【用法用量】 内服：煎汤，4.5～10 g。外用：捣敷或煎水洗。

0298 万寿菊花 wàn shòu jú huā (《植物名实图考》)

【异名】 臭芙蓉(《植物名实图考》)，金菊(《民间常用草药汇编》)，黄菊、红花、柏花、里苦艾(《广西药用植物名录》)，蜂窝菊、金花菊、金鸡菊(《昆明民间常用草药》)。

【基原】 为菊科万寿菊属植物万寿菊的花。

【原植物】 万寿菊 *Tagetes erecta* L.

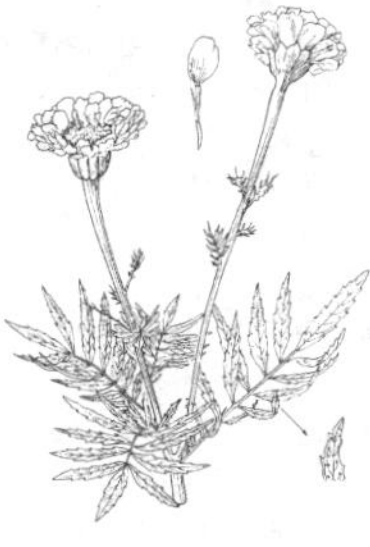

万 寿 菊

一年生草本，高 50～150 cm。茎直立、粗壮，分枝向上平展。叶对生；叶片羽状深裂，长 5～10 cm，宽 4～8 cm，裂片长椭圆形或披针形，边缘具锐锯齿，上部叶裂片的齿端有长细芒；沿叶缘有少数腺体。头状花序单生，径5～8 cm，花序梗顶端棍棒状膨大；总苞杯状，先端具齿尖；舌状花黄色或暗橙色，长 2.9 cm，舌片倒卵形；管状花的花冠黄色，长约 9 mm，先端具 5 齿裂。瘦果，线形，黑色或褐色；冠毛有 1～2 个长芒和 2～3 个短而钝的鳞片。花期 7～9 月。

生于向阳温暖湿润环境。全国各地均有栽培。原产墨西哥。

本植物的叶(万寿菊叶)亦供药用，另设专条。

【采收加工】 7～9 月采花，鲜用或晒干。

【成分】 花含万寿菊属苷(tagetiin)0.1%，堆心菊素(helenien)0.74%。还含类胡萝卜素类成分：八氢番茄烃(phytoene)，六氢番茄烃(phytofluene)，β-胡萝卜素(β-carotene)，5，6-单环氧-β-胡萝卜素(5，6-monoepoxy-β-carotene)，5，6-二环氧-β-胡萝卜素(5，6-diepoxy-β-carotene)，β-胡萝卜素氧化物(mutatochrome)，隐黄质(cryptoxanthin)，叶黄素(lutein)，菊黄质(chrysanthemax anthin)，毛茛黄质(flavoxanthin)，异堇黄质(auroxanthin)等，乙基没食子酸酯(ethyl gallate)，叶黄素二棕榈酸酯(lutein dipalmitate)，叶黄素二肉豆蔻酸酯(lutein dimyristate)，叶黄素单肉豆蔻酸酯(lutein monomyristate)，反-玉蜀黍黄质(*trans*-zeaxanthin)，反和顺-叶黄素异构体(*trans* and *cis*-isomers of lutein)，叶黄素酯(lutein esters)，叶黄素二酯(lutein diesters)，叶黄素树脂(lutein resin)。噻吩类：二噻吩衍生物，5-(丁炔-1-醇基)-2，2′-二联噻吩〔5-(but-1-ol-3-ynyl)-2，2′-bithienyl〕，α-三联噻吩(α-terthienyl)。又含除虫菊素(pyrethrin)，丁香酸(syringic acid)，槲皮素(quercetin)，3，5-二羟基-4-甲氧基苯甲酸甲酯(methyl-3，5-dihydroxy-4-methoxy benzoate)，辣薄荷酮(piperitone)，丁香烯(caryophyllene)。

花的精油中分出：反式丁香烯(*trans*-caryophyllene)，荜澄茄油烯(cubebene)，柠檬烯(limonene)，异松油烯(terpinolene)。以及苯甲醛(benzaldehyde)，(*S*)-(－)-柠檬烯〔(*S*)-(－)-limonene〕，芳香醇(linalool)，罗勒烯(ocimene)，苯乙醛(phenylacetaldehyde)，(*R*)-(－)-辣胡椒酮〔(*R*)-(－)-piperitone〕。

【药性】《广西本草选编》："味苦、微辛，性凉。"

【功用主治】 平肝，清热，化痰，解毒。主治眩晕，小儿惊风，咽喉肿痛，痰热咳嗽，百日咳，目赤肿痛，口糜，牙痛，痄腮，乳痈，闭经，血瘀腹痛，痈疮肿毒。

1.《南宁市药物志》："平肝清热。治头晕目眩，小儿惊风。"

2.《广西本草选编》："清热化痰，主治百日咳，气管炎，目赤肿痛，牙痛。"

3.《全国中草药汇编》："清热解毒，化痰止咳。主治上呼吸道感染，咽炎，口腔炎。外用治腮腺炎，乳腺炎，痈疮肿毒。”

【用法用量】 内服：煎汤，3～9 g。外用：煎水熏洗；或研粉调敷；或鲜品捣敷。

【选方】 1. 治百日咳　蜂窝菊 15 朵。煎水兑红糖服。

2. 治气管炎　鲜蜂窝菊 30 g，水朝阳 9 g，紫菀 6 g。水煎服。

3. 治腮腺炎，乳腺炎　蜂窝菊、重楼、银花。共研末。醋调外敷患部。(1～3 方出自《昆明民间常用草药》)

0299 上天梯 shàng tiān tī (《陕西中草药》)

【异名】 定风筋、铜筷子、灯台七(《陕西中草药》)，七叶一枝花(《内蒙古中草药》)。

【基原】 为百合科重楼属植物北重楼的根茎。

【原植物】 北重楼 *Paris verticillata* M. -Bieb.

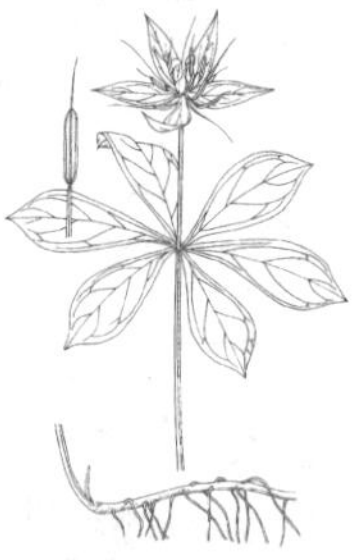

北 重 楼

多年生直立草本，高 25～60 cm。根茎细长。茎绿白色，有时带紫色。叶 6～8 枚轮生，具短柄或近无柄；叶片披针形、狭长圆形、倒披针形或倒卵状披针形，长 7～15 cm，宽 1.5～3.5 cm，先端渐尖，基部楔形。花单生于叶轮中央；花梗长4.5～12 cm；外轮花被通常 4～5，叶状，长 2～3.5 cm，宽 1～3 cm，绿色，平展；内轮花被片条形，长 1～2 cm，黄绿色；雄蕊通常 8，花丝长 5～7 mm，花药长约 1 cm，药隔突出部分长 6～8 mm；子房近球形，紫褐色，先端无盘状花柱基，花柱具 4～5 分枝，向外反卷。蒴果浆果状，不开裂，具数颗种子。花期5～6 月，果期 7～9 月。

生于山坡林下、草丛、阴湿地或沟边。分布于华北、东北及浙江、安徽、四川、陕西、甘肃。

【采收加工】 8～9 月采挖，鲜用或晒干。

【成分】 全株含植物甾醇类成分：植物甾醇(6′-棕榈酰)-*β*-*D*-吡喃葡萄糖苷〔phytosteryl-(6′-palmitoyl)-*β*-*D*-glucopyranoside〕，植物甾醇-*β*-*D*-吡喃葡萄糖(phytosteryl-*β*-*D*-glucopyranoside)；植物蜕皮激素类成分：蜕皮素(ecdysone，*α*-ecdysone)，蜕皮甾酮(ecdysterone，*β*-ecdysone)，筋骨草甾酮(ajugasterone)；甾体皂苷类成分：喷诺皂苷元四糖苷(pennogenin tetraglycoside)，其结构为喷诺皂苷元 3-*O*-*α*-*L*-吡喃鼠李糖基(1→4)-*α*-*L*-吡喃鼠李糖基(1→4)-〔*α*-*L*-吡喃鼠李糖基(1→2)〕-*β*-*D*-吡喃葡萄糖苷{pennogenin3-*O*-*α*-*L*-rhamnopyranosyl(1→4)-*α*-*L*-rhamnopyranosyl(1→4)-〔*α*-*L*-rhamnopyranosyl(1→2)〕-*β*-*D*-glucopyranoside}，喷诺皂苷元四糖苷的原型苷(protoype glycoside of pennogenin tetraglycoside)，其结构为 26-*O*-*β*-*D*-吡喃葡萄糖基-25*D*-呋甾-5-烯-3*β*，17*α*，22，26-四醇 3-*O*-*α*-*L*-吡喃鼠李糖基(1→4)-*α*-*L*-吡喃鼠李糖基(1→4)-〔*α*-*L*-吡喃鼠李糖基(1→2)〕-*β*-*D*-吡喃葡萄糖苷{26-*O*-*β*-*D*-glucopyranosyl-25*D*-furost-5-ene-3*β*，17*α*，22，26-tetraol 3-*O*-*α*-*L*-rhamnopyranosyl-(1→4)-*α*-*L*-rhamnopyranosyl-(1→4)-〔*α*-*L*-rhamnopyranosyl(1→2)〕-*β*-*D*-glucopyranoside}，薯蓣皂苷元-3-*O*-*α*-*L*-吡喃鼠李糖基-(1→4)-*α*-*L*-吡喃鼠李糖基(1→4)-〔*α*-*L*-吡喃鼠李糖基(1→2)〕-*β*-*D*-吡喃葡萄糖苷{diosgenin-3-*O*-*α*-*L*-rhamno-pyranosyl-(1→4)-*α*-*L*-rhamnopyranosyl(1→4)-〔*α*-*L*-rhamnopyranosyl(1→2)〕-*β*-*D*-glucopyranoside}；黄酮类成分：山柰酚-3-*O*-*α*-*L*-吡喃鼠素糖基(1→2)-*β*-*D*-吡喃葡萄糖苷〔kaempferol-3-*O*-*α*-*L*-rhamnopyranosyl(1→2)-*β*-*D*-glucopyranoside〕，7-*O*-*β*-*D*-吡喃葡萄糖基-山柰酚-3-*O*-*α*-*L*-吡喃鼠李糖基-(1→2)-*β*-*D*-吡喃葡萄糖苷〔7-*O*-*β*-*D*-glucopyranosyl-kaempferol-3-*O*-*α*-*L*-rhamnopyranosyl-(1→2)-*β*-*D*-glucopyranoside〕。

【药性】 苦、寒，小毒。

1.《陕西中草药》："味甘、微辛，性平，有小毒。"

2.《内蒙古中草药》："味苦，性寒，有小毒。"

【功用主治】 祛风湿，清热解毒。主治风湿痹痛，热病抽搐，咽喉肿痛，痈肿，瘰疬，毒蛇咬伤。

1.《陕西中草药》："祛风湿，健脾胃，益气血，消肿，止痛。主治风湿麻木疼痛，跌打损伤，劳伤腰腿痛，贫血，神经衰弱。"

2.《内蒙古中草药》："清热解毒，消肿散瘀，解蛇毒。主治毒蛇毒虫咬伤，疮痈肿毒，喉头炎，咽喉肿痛，小儿惊吓抽风。"

3.《全国中草药汇编》："主治高热抽搐。"

【用法用量】 内服：煎汤，3～6 g；或入丸、散。外用：捣敷；或以醋磨汁涂。

【选方】 1. 治小儿急惊抽搐　七叶一枝花焙干研末，每次 0.6～0.9 g，用钩藤 9 g，薄荷 1.5 g，煎汤送服。日服 2～3 次。(《内蒙古中草药》)

2. 治痈疮肿毒　北重楼 15 g，蒲公英 50 g。水煎服。

3. 治淋巴结结核　北重楼 15 g，夏枯草 15 g，天葵子15 g。水煎服。(2、3 方出自《长白山植物药志》)

4. 治毒蛇咬伤　七叶一枝花 6 g。研末，开水送服，每日 2～3 次。另以鲜根嚼烂，或加酒捣烂，敷患处；或(七叶一枝花)根 30 g，青木香 60 g，研面，每次 3.6 g，温水送服。(《内蒙古中草药》)

0300 上树鳖 shàng shù biē (广州空军《常用中草药手册》)

【异名】 望水王仙桃、乳汁藤(《广西药用植物名录》)，瓜子核、树上瓜子、瓜子藤(《常用中草药彩色图谱》)，石仙桃、小耳环、上树瓜子(《广西民间常用中草药手册》)，翼鱼草(广州空军《常用中草药手册》)，石瓜子(《全国中草药汇编》)。

【基原】 为萝藦科眼树莲属植物眼树莲的全株。

【原植物】 眼树莲 *Dischidia chinensis* Champ. ex Benth.　又名：瓜子金(《广州植物志》)。

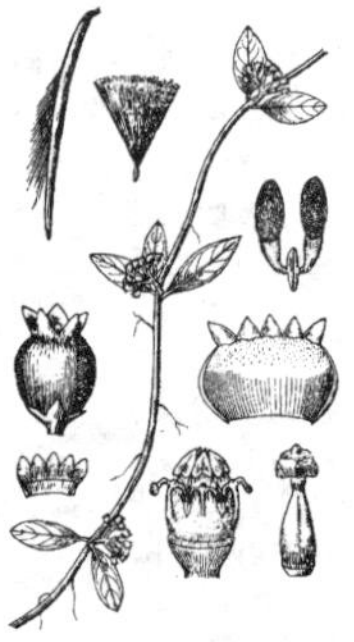

眼 树 莲

藤本。常攀附树上或石上，有乳汁；茎肉质，节上生根，无毛。叶对生；叶柄长约 2 mm；叶片肉质，卵圆状椭圆形，长 1.5～2.5 cm，宽约 1 cm；先端圆形，基部楔形。聚伞花序腋生，近无梗，有瘤状凸起；花小；花萼 5 深裂，裂片卵圆形，具缘毛；花冠坛状，黄白色，喉部被长柔毛，花冠裂片 5，三角状卵形；副花冠裂片锚状，有柄，先端线形，2 裂，展开而下折，其中间有一细小圆形的乳头状凸起；花粉块每室 1 个，直立。蓇葖果披针状圆柱形。种子先端具白绢质种毛。花期 4～5 日，果期 5～6月。

生于山地潮湿杂木林中或山谷、溪边，攀附在树上或附生石上。分布于广东、广西、海南等地。

【采收加工】 7～10 月采收，切段，晒干或鲜用。

【药性】《广西民间常用中草药手册》："味甘、微酸，性寒，无毒。"

【功用主治】 清肺化痰，凉血解毒。主治肺热痰咳，咳血，百日咳，小儿疳积，痢疾，疔疮疖肿，跌打肿痛，毒蛇咬伤。

1.《广西民间常用中草药手册》："清肺化痰，凉血解毒。治肺燥咳血，疔疮肿毒及痢疾等。"

2.《全国中草药汇编》："主治肺结核，支气管炎，百日咳，咳血，痢疾，小儿疳积；外用治跌打肿痛，疮疖肿毒，毒蛇咬伤。水煎外洗，可治小儿脓疱疮。”

【用法用量】 内服：煎汤，9～15 g，鲜品 30～60 g。外用：鲜品捣敷；或煎水洗。

【选方】 1. 治肺燥咳血　石仙桃、一箭球各 60 g。水煎，冲蜜糖服。

2. 治痢疾　石仙桃 60 g。水煎，冲蜜糖服。

3. 治疔疮痈毒　石仙桃、狗肝菜各适量。共捣烂，敷患处。

4. 治乳痈未化脓　石仙桃、草鞋根各 30 g。共捣烂，敷患处。

5. 治小儿脓疱疮　石仙桃适量。水煎，洗患处。（1～5 方出自《广西民间常用中草药手册》）

0301 上石田螺 shàng shí tián luó （《广西药用植物名录》）

【异名】 金耳环、打不死、石钱（《广西药用植物名录》），上树田螺（《新华本草纲要》）。

【基原】 为水龙骨科伏石蕨属植物倒卵叶伏石蕨的全草。

【原植物】 倒卵叶伏石蕨 *Lemmaphyllum microphyllum* Presl var. *obovatum*（Harr.）C. Chr.　又名：两广伏石蕨（《海南植物志》）。

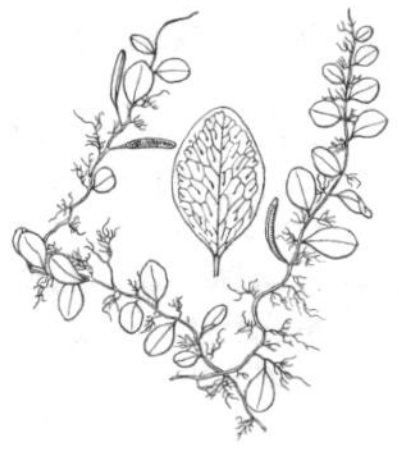

倒卵叶伏石蕨

附生小形植株。根茎纤细，长而横生，疏被淡褐色、钻形鳞片，粗筛孔状，全缘。叶远生，二型；营养叶的叶柄极短，叶片卵形、倒卵形至长圆形，基部短楔形而略下延于叶柄；孢子叶狭缩呈狭舌状，连短柄长 3～4 cm，宽 2～3 mm；叶肉质，淡绿色，干后褐色，光滑或疏被褐色卵形鳞片，干后叶边反卷；叶脉不明显，连接成整齐的网眼，每网眼内有单一棒状的内藏小脉。孢子囊群线形，位于中脉与叶缘之间，成熟后加宽。

附生于林中树干上。分布于福建、广东、广西、海南、台湾等地。

【采收加工】 6～10 月采收，晒干或鲜用。

【成分】 全草中含有三萜成分：α-杧柄花二烯（α-onoceradiene），22(29)-何帕烯〔hop-22(29)-ene〕，9(11)-羊齿烯〔fern-9(11)-ene〕，千层塔烯（serratene），22-何帕醇（22-hydroxyhopane），四膜虫萜醇（tetrahymanol），7-羊齿烯（fern-7-ene），芒柄花环氧化物（onoceranoxide），14-蒲公英赛烯（taraxer-14-ene），旱地菊-12，21-二烯（bacchara-12，21-diene），倒卵叶伏石蕨-7，21-二烯（lemmaphylla-7，21-diene），3，21-紫菀二烯（shiona-3，21-diene），18(28)，21-达玛二烯（dammara-18(28)，21-diene），7，21-甘遂二烯（tirucalla-7，21-diene），7，21-大戟二烯（eupha-7，21-diene），13*βH*-岭南臭椿三烯（13*βH*-malabaricatriene），13*αH*-岭南臭椿三烯（13*αH*-malabaricatriene），8，21-甘遂二烯（tirucalla-8，21-diene）。

【功用主治】 清肺，凉血，止痛，解毒。主治肺痈，咳血，吐血，衄血，尿血，血淋，风湿疼痛，牙痛，痢疾，风疹，皮肤湿痒，恶疮肿疖，梅毒。

【用法用量】 内服：煎汤，9～18 g，鲜品 60～120 g；或捣汁。外用：捣敷；或煎水洗。

0302 山药 shān yào （侯宁极《药谱》）

【异名】 藷藇、署预（《山海经》），薯蓣、山芋（《本经》），诸署、署豫、玉延、修脆（《吴普本草》），藷（《山海经》郭璞传），山藷（《别录》），王芋（《杂要诀》），薯药（《清异录》），怀山药（《饮片新参》），蛇芋（《浙江中药志》），白苕（《四川中药志》），九黄姜、野白薯（《湖南药物志》），山板薯（《广西中药志》），扇子薯、佛掌薯（《药材学》）。

【基原】 为薯蓣科薯蓣属植物山药的块茎。

【原植物】 山药 *Dioscorea opposita* Thunb.［*D. batatas* Decne.］ 又名：儿草（《吴普本草》），延草（《兼名苑》）。

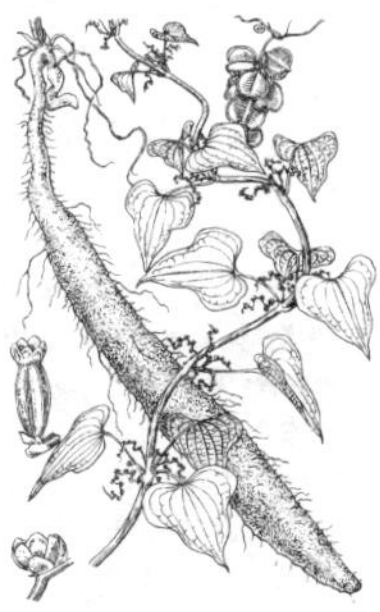

山　药

缠绕草质藤本。块茎长圆柱形，垂直生长，长可达1 m，新鲜时断面白色，富黏性，干后白色粉质。茎通常带紫红色，右旋，无毛。单叶，在茎下部的互生，中部以上的对生，很少 3 叶轮生；叶片变异大，卵状三角形至宽卵状戟形，长 3～9 cm，宽 2～7 cm，先端渐尖，基部深心形、宽心形或戟形，边缘常 3 浅裂至 3 深裂，中裂片卵状椭圆形至披针形，侧裂片耳状，圆形、近方形至长圆形；叶腋内常有珠芽（零余子）。雌雄异株，为穗状花序；雄花序长 2～8 cm，近直立，2～8 个着生于叶腋，花序轴明显地呈“之”字形曲折，苞片和花被片有紫褐色斑点，雄花的花被片 6，雄蕊 6；雌花序 1～3 个着生于叶腋，雌花子房下位 3 室。蒴果三棱状扁圆形或三棱状圆形，外面有白粉。种子着生于每室中轴中部，四周有膜质翅。花期 6～9 月，果期 7～11 月。

生于山坡、山谷林下、溪边、路旁的灌丛或杂草中；或为栽培。分布于华北、华东和中南、西北地区。

本植物的茎叶（山药藤）、叶腋间的珠芽（零余子）亦供药用，另设专条。

【栽培】 生物学特性　喜温暖湿润、阳光充足的环境，耐寒，在北方稍行覆盖可以越冬。应选择土层深厚、排水良好、疏松肥沃的砂质壤土。土壤酸碱度以中性最好。

繁殖方法　主要用根茎和珠芽（山药豆）繁殖。根茎繁殖：每年 10 月份将地下根挖出，将山药上部根茎 15～25 cm 长折下，于日光下略晒，使其水分蒸发，经过日晒 2～3 日，伤口愈合，放入室内或室外挖坑贮藏。坑的深度及盖土厚度以不使根茎受冻为度，河南坑深为40 cm，盖土 6 cm，天冷时覆土至 10 cm。保持湿润。翌年 4 月（清明至谷雨）取出，在畦内按行距 30～40 cm，株距 18～20 cm，开6 cm深的沟栽种，将根茎顺序平放于沟内，盖土。珠芽繁殖：4 月中旬将上年秋天采收珠芽（山药豆）从坑中取出，稍晒，即可进行栽种，行距 30 cm，株距 10～15 cm，沟深 6 cm，将珠芽放入沟内，覆土 6 cm，1 个月左右的时间，可出芽。

田间管理　出苗后，应设支架，以使茎蔓向上生长，支架材料不限，竹竿、秫秸秆及树枝均可。在 5～8 月期间，应分次追肥，以粪水及厩肥为主，可结合浇水施用或撒布于根旁。浇水后遇雨，土壤过湿，会使根不向下生长而形成叉根，因此，雨季应注意排水工作，浇水要适量。浇水过多也容易引起锈病，使早期落叶，影响根的产量。

病虫害防治　病害主要有白锈病、褐斑病。白锈病于春季发生；褐斑病夏季发生。防治：① 搭支架，使通风良好，不能在阴湿积水的地方种植；② 用波尔多液 1∶1∶150 倍液防治。虫害主要有蛴螬、地老虎，咬食根部。防治：发生时用毒饵诱杀。

【采收加工】 芦头栽种当年收，珠芽繁殖第二年收，于 12 月苗枯黄时采挖。洗净泥土，用竹刀或碗片刮去外皮，晒干或烘干，即为“毛山药”。选择粗大顺直的毛山药，用清水浸匀，再加微热，并用棉被盖好，保持湿润，闷透，然后放在木板上搓揉成圆柱状，将两头切齐，晒干打光，即为“光山药”。

【药材】 山药 *Dioscoreae Oppositae Rhizoma*　主产于河南。

商品规格　商品分光山药和毛山药。各又根据大小、形状等分为三个等级；出口规格有 6 支、8 支、12 支、14 支等。

性状　根茎略呈圆柱形，稍扁而弯曲，长15～30 cm，直径1.5～6 cm。表面黄白色或淡黄色，有纵沟、纵皱纹及须根痕，偶有浅棕色外皮残留。体重，质坚实，不易折断，断面白色，颗粒状，粉性。无臭，味淡，微酸，嚼之发黏。光山药呈圆柱形，两端齐平，长9～18 cm，直径1.5～3 cm。表面光滑，白色或黄白色，粉性足。

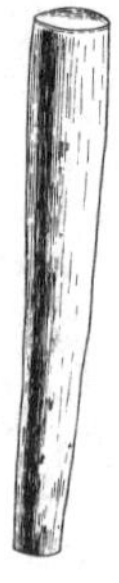

山药（根茎）外形

鉴别　粉末特征：淡白色。淀粉粒单粒扁卵形、类圆形、三角状卵形或矩圆形，直径8～35 μm，脐点点状、人字状、十字状或短缝状，可见层纹；复粒稀少，由2～3分粒组成。草酸钙针晶束存在于黏液细胞中，长约至240 μm，粗2～5 μm。具缘纹孔、网纹、螺纹及环纹导管，直径12～48 μm。

【成分】 块茎含薯蓣皂苷元（diosgenin）0.012%，多巴胺（dopamine），盐酸山药碱（batatasine hydrochloride），尿囊素（allantoin），止权素（abscisin）Ⅱ。还含胱氨酸（cystine），γ-氨基丁酸（γ-aminobutyric acid）等氨基酸，山药多糖，钡、铍、铈、钴、铬、铜、镓、镧、锂、锰、铌、镍、磷、锶、钍、钛、钒、钇、镱、锌、锆微量元素等。

根茎含甾醇类：胆甾醇（cholesterol），麦角甾醇（ergosterol），菜油甾醇（campesterol），豆甾醇（stigmasterol），β-谷甾醇（β-sitosterol）。黏液中含植酸（phytic acid），甘露多糖（mannan）Ⅰa、Ⅰb和Ⅰc。

【药理】 1. 降血糖作用　山药水煎剂30和60 g/kg给小鼠灌胃连续10日，可以降低正常小鼠的血糖，对四氧嘧啶引起的小鼠糖尿病有预防及治疗作用，并可对抗由肾上腺素或葡萄糖引起的小鼠血糖升高。

2. 对消化系统的作用　生山药、清炒、土炒、麸炒4种山药炮制品煎剂对家兔离体肠管节律性活动有明显作用。当肾上腺素引起肠管紧张性降低时，4种山药煎剂却能使肠管恢复节律，拮抗作用明显。当乙酰胆碱引起肠管紧张性增高时，4种山药煎剂均未见肠管紧张性下降或明显恢复节律性活动。山药中所含尿囊素能修复上皮组织，促进皮肤溃疡面和伤口愈合，具有生肌作用，可用于胃及十二指肠溃疡。

3. 对免疫功能的影响　山药水煎剂25 g/kg给小鼠灌胃连续5日，可显著提高其碳粒廓清速率，生品又强于麸炒品和土炒品。山药水煎剂并可显著增加小鼠的脾脏重量，而对胸腺无明显作用。给小鼠腹腔注射山药多糖溶液能有效地对抗环磷酰胺降低白细胞的作用。1∶1水煎醇沉液25 g/kg给小鼠灌胃连续14日，能增加小鼠玫瑰花形成细胞数，提高淋巴细胞转化功能；能增加末梢血液ANAE阳性T淋巴细胞数，还能促进血清溶血素的生成，表明山药对小鼠细胞免疫和体液免疫功能有较强的促进作用。

4. 抗氧化活性　山药多糖能降低维生素C-NADPH及Fe^{2+}-半胱氨酸诱发的微粒体过氧化脂质的含量，并对黄嘌呤-黄嘌呤氧化酶体系产生的超氧自由基及Fenton反应体系产生的羟自由基有清除作用，还能明显提高衰老模型小鼠体内红细胞超氧化物歧化酶活力及血过氧化氢酶活力，降低衰老模型小鼠血、脑匀浆和肝匀浆过氧化脂质水平。山药稀醇提取物能明显降低老龄小鼠血浆过氧化脂质和肝脏脂褐素的含量。

5. 降脂作用　以山药提纯淀粉喂食对有动脉粥样硬化的小鼠，能降低类脂浓度，同时降低主动脉和心脏的糖浓度。对已饲喂过游离胆固醇和含有胆固醇食物的小鼠，山药能降低其胆固醇的浓度。

6. 其他作用　给20%山药或熟地、菊花、山药、牛膝4药合剂水煎剂浸泡并阴干的新鲜桑叶喂饲家蚕，结果表明4药合剂能显著延长家蚕寿命，而单味山药虽能延长家蚕龄期，但意义不显著。给小鼠腹腔注射山药水煎剂能显著延长小鼠存活时间，具有极显著的常压耐缺氧作用，能明显减轻小鼠脏器受缺氧环境的损害，提高耐受性。

【炮制】 1. 山药　取原药材，除去杂质，大小条分开，浸泡三至四成透，捞出，闷润至透，切厚片，及时干燥。

2. 炒山药　取净山药片置锅内，用文火炒至微黄色，取出放凉。

3. 麸炒山药　取麦麸皮，撒入热锅内，用中火加热，俟冒烟时，投入山药片，拌炒至黄色，取出，筛去焦麸皮，放凉。每山药片100 kg，用麦麸10 kg。麸炒可增强健脾和胃作用，可免气滞副作用。

4. 土炒山药　取伏龙肝粉，置锅内，用文火炒热，投入山药片，拌炒至表面挂土色，取出，筛去土粉，放凉。每山药100 kg，用伏龙肝粉30 kg。土炒山药能增强补脾止泻作用。

5. 米炒山药　取净山药片和米，投入热锅内，用文火炒至米呈黄色，取出，筛去米，放凉。每山药片100 kg，用米30 kg。

6. 蜜麸炒山药　将蜜炙麦麸撒入热锅内（约180 ℃），炒至冒烟时，投入净山药片，再炒至微黄或金黄色，取出，筛去焦麸皮，放凉；或将蜜水拌麦麸，撒入锅内微火炒干，加入净山药片，炒至微黄色，取出，筛去焦麸皮，放凉。每山药片100 kg，用蜜麸6 kg或12 kg。

饮片性状　山药参见"药材"项。炒山药形如山药片，表面微黄色。麸炒山药形如山药片，表面淡黄色，偶有焦斑，略具焦香气。土炒山药形如山药片，表面土红色，粘有土粉，略具焦香气。米炒山药形如山药片，表面微黄色或金黄色，味甜。

贮干燥容器内，炒山药、麸炒山药、土炒山药、米炒山药、蜜麸炒山药密闭，置于通风干燥处，防霉，防蛀。

【药性】 甘、平。归脾、肺、肾经。

1.《本经》："味甘，温。"

2.《吴普本草》："神农：甘，小温；桐君、雷公：甘，无毒。"

3.《别录》："平，无毒。"

4.《汤液本草》："手太阴经药。"

5.《雷公炮制药性解》："入脾、肺、肾三经。"

6.《本草正》："味微甘而淡，性微涩。"

7.《药品化义》："生者性凉，熟则化凉为温。"

【功用主治】 补脾，养肺，固肾，益精。主治脾虚泄泻，食少浮肿，肺虚咳喘，消渴，遗精，带下，肾虚尿频。外用治痈肿，瘰疬。

1.《本经》："主伤中，补虚羸，除寒热邪气，补中益气力，长肌肉，久服耳目聪明，轻身不饥延年。"

2.《别录》："主头面游风，风头（一作头风），眼眩，下气，止腰痛，补虚劳羸瘦，充五脏，除烦热，强阴。"

3.《药性论》："补五劳七伤，去冷风，止腰疼，镇心神，安魂魄，开达心孔，多记事，补心气不足，患人体虚羸，加而用之。"

4.《食疗本草》："治头疼，利丈夫，助阴力。"

5.《日华子》："助五脏，强筋骨，长志安神，主泄精健忘。"

6. 朱丹溪："生捣贴肿硬，毒能消散。"（引自《纲目》）

7. 李东垣："治皮肤干燥，以此物润之。"（引自《汤液本草》）

8.《伤寒蕴要》："补不足，清虚热。"

9.《纲目》："益肾气，健脾胃，止泄痢，化痰涎，润皮毛。"

10.《本草再新》："健脾润肺，化痰止咳，开胃气，益肾水，治虚劳损伤，止吐血遗精。"

【用法用量】 内服：煎汤，15～30 g，大剂量60～250 g；或入丸、散。外用：捣敷。补阴，宜生用；健脾止泻，宜炒黄用。

【宜忌】 湿盛中满或有实邪、积滞者禁服。

1.《本草经集注》："恶甘遂。"

2.《本草经疏》："不宜与面同食。"

3.《雷公炮制药性解》："单食多食亦能滞气。"

4.《本草省常》："服大戟、甘遂者忌之。"

5.《随息居饮食谱》:"肿胀、气滞诸病均忌。"

【选方】 1. 治脾胃虚弱,不思进饮食 山芋、白术各一两,人参三分。上三味,捣罗为细末,煮白面糊为丸,如小豆大,每服三十丸,空心食前温米饮下。(《圣济总录》山芋丸)

2. 治湿热虚泻 山药、苍术等分,饭丸,米饮服。(《濒湖经验方》)

3. 治噤口痢 干山药一半炒黄色,半生用。研为细末,米饮调下。(《百一选方》)

4. 治脾肺阴分亏损,饮食懒进,虚热劳嗽,并治一切阴虚之证 生山药二两,生薏米二两,柿霜饼八钱。上三味,先将山药、薏米捣成粗渣,煮至烂熟,再将柿霜饼切碎,调入融化,随意服之。(《衷中参西录》珠玉二宝粥)

5. 治痰气喘急 生山药捣烂半碗,入甘蔗汁半碗,和匀,顿热饮之。(《简便单方》)

6. 治下焦虚冷,小便数,瘦损无力 生薯蓣半斤,刮去皮,以刀切碎,研令细烂于铛中著酒,酒沸下薯蓣,不得搅,待熟,着少盐、葱白,更添酒,空腹饮三二杯妙。(《食医心镜》)

7. 治耳聋由肺气虚者 山药(炒)三两,白茯苓二两,杏仁(去皮尖,炒)二两五钱,为末。用黄蜡一两,溶化为丸,弹子大,盐汤嚼下。少气嗌干者,用生脉散,煎汤嚼之。(《外科大成》蜡弹丸)

8. 治虚劳诸不足,风气百疾 薯蓣三十分,当归、桂枝、曲、干地黄、豆黄卷各十分,甘草二十八分,人参七分,芎䓖、芍药、白术、麦门冬、杏仁各六分,柴胡、桔梗、茯苓各五分,阿胶七分,干姜三分,白蔹二分,防风六分,大枣百枚为膏。上二十一味,末之,炼蜜和丸,如弹子大,空腹酒服一丸,一百丸为剂。(《金匮要略》薯蓣丸)

9. 治腰脚疼痛及腹内一切冷病 薯蓣一斤,杏仁一升(汤浸,去皮、尖、双仁),牛乳三升。上烂研杏仁,入牛乳绞取汁,以杏仁尽为度,后取薯蓣相和,都入新瓷瓶盛之,密封瓶口,安于釜中,以重汤煮一伏时,每日空心以温酒调一匙服之。(《圣惠方》九仙薯蓣煎)

10. 治妇女赤白带下 生山药一两,生龙骨(捣细)六钱,生牡蛎(捣细)六钱,海螵蛸(去净甲,捣)四钱,茜草三钱。水煎服。(《衷中参西录》清带汤)

11. 治肿毒 山药、蓖麻子、糯米为一处,水浸研为泥,敷肿处。(《普济方》)

12. 治吹乳肿痛不可忍 生山药捣烂,敷上即消,消即去之,迟则肉腐。(《古今医鉴》)

13. 治冻疮 山药少许,于新瓦上磨为泥,涂疮口上。(《儒门事亲》)

【临床报道】 治疗婴幼儿腹泻 用单味生山药粉,每人每次5～10 g,加水适量,调和后加温熬成粥状,于奶前或饭前口服,每日3次,也可用山药粥代乳食,疗程3日,治疗期间停止其他任何治疗措施,治疗104例小儿秋季腹泻,痊愈75例,好转18例,无效11例,总有效率为89.43%;对照组用西医常规医药治疗,总有效率78.13%,两组比较有显著性差异($P<0.01$)。

【各家论述】 1.《医经溯洄集》:"干山药,虽独入手太阴经,然其功亦能强阴,且手太阴为足少阴之上源,源既有滋,流岂无益。"

2.《本草崇原》:"山药,气味甘平,乃补太阴脾土之药,故主治之功皆在中土。治伤中者,益中土也;补虚羸者,益肌肉也;除寒热邪气者,中土调和,肌肉充足,则寒热邪气自除矣。夫治伤中则可以补中而益气力,补虚羸则可以长肌肉而强阴,阴强则耳目聪明,气力益则身体轻健,土气有余则不饥而延年。"

3.《本草求真》:"山药,本属食物,古人用入汤剂,谓其补脾益气除热,然究色白入肺,味甘入脾,气虽温而却平,为补脾肺之阴,是以能润皮毛,长肌肉,不似黄芪性温能补肺阳,白术苦燥能补脾阳也。且其性涩,能治遗精不禁,味甘兼咸,又能益肾强阴,故六味地黄丸用此以佐地黄。然性虽阴而滞不甚,故能渗湿以止泄泻,生捣敷痈疮,消肿硬,亦是补阴退热之意。至云补阳消肿,补气除滞,理虽可通,语涉牵混,似非正说。至入汤剂以治火虚危症,难图近功,必多用之方愈,以其秉性和缓故耳。"

4.《本草经读》:"山药,能补肾填精,精足则阴强、目明、耳聪。凡上品俱是寻常服食之物,非治病之药,故神农另提出久服二字,可见今人每取上品之药,如此物及人参、熟地、葳蕤、阿胶、菟丝子、沙苑蒺藜之类,合为一方,以治大病,误人无算。盖病不速去,元气日伤,伤极则死。凡上品之药,法宜久服,多则终身,少则数年,与五谷之养人相佐,以臻寿考。若大病而需用此药,如五谷为养脾第一品,脾虚之人,强令食谷,即可毕补脾之能事,有是理乎?"

0303 山柰 shān nài (《纲目》)

【异名】 三柰子(《海上方》),三赖(《品汇精要》),山辣(《纲目》),三藾(《南越笔记》),沙姜(《岭南采药录》)。

【基原】 为姜科山柰属植物山柰的根茎。

【原植物】 山柰 *Kaempferia galanga* L.

多年生草本。根茎块状,单个或数个相连,绿白色,芳香。叶2～4,贴地生长,近无柄;叶片近圆形或宽卵形,长7～20 cm,宽4～12 cm,先端急尖或近钝形,基部宽楔形或圆形,上面绿色,有时叶缘及先端紫色,幼叶被短柔毛,后变无毛或背面被长柔毛;叶基部具苞状退化叶,膜质,长圆形,长1～5 cm。穗状花序自叶鞘中抽出,花5～12,每花晨开午谢;小苞片披针形,长约2.5 cm,绿色;花萼与苞片等长;花冠管细长,裂片窄披针形,白色,长1.2～1.5 cm;侧生退化雄蕊花瓣状,倒卵形,白色,唇瓣阔大,径约2.5 cm,中部深裂,2裂瓣先端微凹,白色,喉部紫红色;能育雄蕊1,无花丝,药隔附属体正方形,2裂;子房下位,3室,花柱细长,基部具2细长棒状物,柱头盘状,具缘毛。蒴果。花期8～9月。

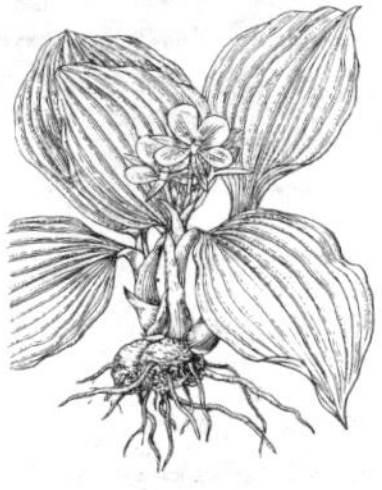

山 柰

生于山坡、林下、草丛中,现多为栽培。分布于福建、广东、广西、海南、云南、台湾等地。

【栽培】 生物学特性 喜高温湿润的气候和阳光充足的环境,较耐旱,不耐寒,7、8月气温在30～36 ℃时生长旺盛。对土壤要求不严,但以富含有机质、疏松的砂质壤土栽培为宜。

繁殖方法 用种子和根茎繁殖。种子繁殖:春季3月中、下旬播种,条播或点播,行距10～15 cm,株距5～6 cm。根茎繁殖:在收获时选留皮色鲜艳光亮,个子饱满而分芽多的根茎,贮于沙中越冬,于3月下旬至4月上旬折取一年生的根芽,用草木灰涂好伤口,随折随种,按20 cm×20 cm的行株距开穴,每穴种3段根茎。

田间管理 幼苗期中耕宜浅,并结合培土,封行后每隔2个月中耕除草1次。追肥分别于5、7、8月施堆肥或厩肥。遇雨季要及时排除积水。

【采收加工】 12月至翌年3月收获,挖取二年生根茎,洗去泥沙,剪去须根,切成1 cm厚的薄片,铺在竹席上晒干。切忌火炕,否则易变成黑色,减弱香气。

【药材】 山柰 *Kaempferiae Rhizoma* 主产于广西。

性状 根茎横切片圆形或近圆形,直径1～2 cm,厚2～5 mm。外皮浅褐色或黄褐色,皱缩,有的有根痕及残存须根;切面类白色,粉性,常略凸起,习称"缩皮凸肉"。质脆,

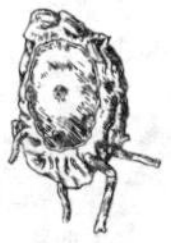

山柰(根茎)外形

易折断。气芳香特异,味辛辣。

鉴别 (1) 粉末特征：类白色。淀粉粒众多,主为单粒,圆形、椭圆形或类三角形,多数扁平,直径 5～30 μm,脐点、层纹均不明显。油细胞类圆形或椭圆形,直径 40～130 μm,壁较薄,胞腔内含浅黄绿色或浅紫红色油滴。螺纹导管直径 18～37 μm。色素块不规则,黄色或黄棕色。

(2) 取本品粉末 2 g,加乙醚 10 ml,浸泡 30 分钟,时时振摇,滤过。滤液挥去乙醚,残渣加 5%香草醛硫酸溶液 1～2 滴,显紫红色(检查挥发油)。取本品粉末 2 g,加乙醇10 ml,置水浴上加热回流 10 分钟,放冷,滤过。取滤液1 ml,加 3%碳酸钠溶液 1 ml,加热 3 分钟,放冷后,加重氮苯磺酸试液 1～2 滴,显红色(检查香豆素)。

(3) 薄层色谱：取本品粉末 0.25 g,加甲醇 5 ml,超声提取 10 分钟,滤过,滤液作为供试品溶液。另取对甲氧基桂皮酸乙酯对照品,加甲醇制成每 1 ml 含 5 mg 的溶液,作为对照品溶液。吸取上述两种溶液各 2 μl,分别点于同一硅胶 GF_{254} 薄层板上,以正己烷-醋酸乙酯(18 ∶ 1)为展开剂,开展,取出,晾干,置紫外光灯(254 nm)下检视。供试品色谱中,在与对照品色谱相应的位置上,显相同颜色的斑点。

品质标志 《中华人民共和国药典》2010 年版规定：本品含挥发油不得少于 4.5%(ml/g)。

【成分】 根茎中含挥发油成分,主要为反式对甲氧基桂皮酸乙酯(*trans*-ethyl-*p*-methoxycinnamate),顺式及反式桂皮酸乙酯(ethyl cinnamate),龙脑(borneol),莰烯(camphene),3-蒈烯(Δ^3-carene),对甲氧基苏合香烯(*p*-methoxystyrene),还含 α-侧柏烯(α-thujene),α 及 β-蒎烯(pinene),苯甲醛(benzaldehyde),香桧烯(sabinene),α 及β-水芹烯(phellandrene),对聚伞花素(*p*-cymene),柠檬烯(limonene),1, 8-桉叶素(1, 8-cineole),4-松油醇(terpin-4-ol),α-松油醇(α-terpineol),优葛缕酮(eucarvone),茴香醛(anisaldehyde),乙酸龙脑酯(bornyl acetate),百里香酚(thymol),α-松油醇乙酸酯(α-terpinyl acetate),β-榄香烯(β-elemene),δ-芹子烯(δ-selinene),十五烷(pentadecane),γ-荜澄茄烯(γ-cadinene),十六烷(hexadecane),十七烷(heptadecane), 3-(4-甲氧基苯基)-2-甲基-2-丙烯酸〔3-(4-methyoxyphenyl)-2-methyl-2-acrylic acid〕,5-苯基噻唑(5-phenylthiazole),3-亚甲基-6-异丙基环己烯〔3-methylene-6-(1-methylethyl)-cyclohexene〕,β-松油醇,异龙脑(isoborneol),2, 5, 6-三甲基癸烷(2, 5, 6-trimethyldecane),2, 4, 6-三甲基辛烷(2, 4, 6-trimethyloctane),1a, 2, 3, 4, 4a, 5, 6, 7b-八氢化-1, 1, 4, 7-四甲基-1*H*-环丙[e]薁(1a, 2, 3, 4, 4a, 5, 6, 7b-octahydro-1, 1, 4, 7-tetramethyl-1*H*-cycloprop[e]azulene),9, 12-十八碳二烯醛(9, 12-octadecadienal)。二氢-β-倍半水芹烯(dihydro-β-sesquiphellandrene),4-丁基薄荷醇(4-butylmenthol),α-古芸烯(α-gurjunene)以及大牻牛儿烯类(germacrenes),杜松烯类(cadinenes)和丁香烯类(caryophyllenes)。又含黄酮类成分：山柰酚(kaempferol),山柰素(kaempferide)。还含维生素 P。

【药理】 1. 对单胺氧化酶的抑制作用 从山柰根茎中提得反式-对-甲氧基桂皮酸乙酯,是一种竞争型的单胺氧化酶抑制剂,其抑制单胺氧化酶的 IC_{50} 为 6.8×10^{-5} mol/L。

2. 抗癌作用 反式对甲氧基桂皮酸乙酯具细胞毒活性,能明显抑制人宫颈癌传代 HeLa 细胞,其抑制 HeLa 细胞的 IC_{50} 为 35 μg/ml。

3. 对肠道平滑肌的作用 根茎煎剂 0.25%～0.75%浓度对豚鼠离体肠管呈兴奋作用。而浓度增至 1%～1.25%则出现抑制作用;其挥发油的饱和水溶液与煎剂的作用类似。

4. 其他作用 山柰根煎剂试管内可抑制许兰毛癣菌及其蒙古变种、共心性毛癣菌、堇色毛癣菌等 10 种常见致病真菌。山柰热水提取物对犬弓蛔虫(*Toxocara canis*)幼虫有杀灭作用,有效成分为桂皮酸乙酯、对-甲氧基桂皮酸乙酯和对-甲氧基桂皮酸。

【药性】 辛,温。归胃、脾经。

1.《品汇精要》:"味辛,性温,无毒。"

2.《本草汇言》:"味辛、甘,性温。入足阳明、太阴、厥阴经。"

3.《本草求真》:"专入胃,气味芳香。"

4.《本草再新》:"入心、脾、肾三经。"

【功用主治】 温中,辟秽,消食,止痛。主治瘴疠,脘腹冷痛,霍乱吐泻,食积,牙痛,骨鲠喉,跌打肿痛。

1.《品汇精要》:"辟秽气。作面脂,疗风邪,润泽颜色。为末擦牙,祛风止痛及牙宣口臭。"

2.《纲目》:"暖中,辟瘴疠恶气。治心腹冷气痛,寒湿霍乱,风虫牙痛,入合诸香用。"

3.《医林纂要》:"补肝,温中,除寒,去湿,杀虫。"

4.《药性考》:"疗血气胀,悒郁惆怅,亦治牙疼,雀斑。"

5.《岭南采药录》:"治跌打伤,又能消肿。"

【用法用量】 内服：煎汤,6～9 g;或入丸、散。外用：捣敷;研末调敷,或搐鼻,或含漱。

【宜忌】 阴虚血亏及胃有郁火者禁服。

1.《药性切用》:"散气烈于甘松,虚人不宜轻用。"

2.《广东中药》:"阴虚内热者不宜使用。"

【选方】 1. 治心腹冷痛 山柰、丁香、当归、甘草等分。为末,醋糊丸,梧子大。每服三十丸,酒下。(《濒湖集简方》)

2. 治感冒食滞,胸腹胀满,腹痛泄泻 山柰 15 g,山苍子根 6 g,南五味子根 9 g,乌药 4.5 g,陈茶叶 3 g。研末。每次 15 g,开水泡或煎数沸后取汁服。(《全国中草药汇编》)

3. 治一切牙痛 三柰子二钱(用面裹煨熟),麝香半钱。为细末。每用三字,口噙温水,随牙痛处一边鼻内搐之,漱水吐去,便可。(《海上方》麝香一字散)

4. 治面上雀斑 (山柰)同鹰粪、密陀僧、蓖麻子等分。研匀,以乳汁调之,夜涂旦洗去。(《纲目》)

5. 治头屑 三柰、甘松香、零陵香(各)一钱,樟脑二分,滑石半两。为末。夜擦旦篦去。(《纲目》引《水云录》方)

【各家论述】 1.《本草汇言》:"山柰暖中气,辟寒瘴之药也。辛温而香,去寒暖胃,凡入山行,宜常佩之。除瘴疠恶气,治心腹冷病,寒湿霍乱,停食不化,一切寒中诸证。"

2.《本草正义》:"山柰,味辛温而气芳香,辟寒行气,因亦与砂仁、蔻仁诸物相近,故治疗亦约略似之。又谓治风虫牙痛,则亦专行阳明,可作引经药,用与甘松同。必非辛温之物,可以独治阳明风火。"

0304 山柏 shān bǎi 《贵州民间药物》

【异名】 大地柏枝、散柏枝(《贵州民间药物》),贵州蹄盖蕨(《中国药用孢子植物》)。

【基原】 为蹄盖蕨科蹄盖蕨属植物长江蹄盖蕨的全草。

【原植物】 长江蹄盖蕨 *Athyrium iseanum* Ros.

植株高 30～50 cm。根茎短而直立,顶部及叶柄基部密被披针形鳞片。叶簇生;叶柄长 12～25 cm,禾秆色;叶片草质,长圆形,长 18～40 cm,宽 11～14 cm,先端长尾状渐尖,基部略缩狭,上面无毛,沿叶轴和羽轴两侧的沟旁疏生少数针状刺,下面沿叶轴、羽轴和小羽轴密被短腺毛,三回深羽裂;羽片10～14 对,基部 1 对通常略缩短;小羽片长圆状披针形,深羽裂,先端钝,裂片有1～3 个短尖齿;中脉上面有细长刺。孢子囊群背生于裂片上侧,通常为马蹄形;囊群盖长圆形,全缘。

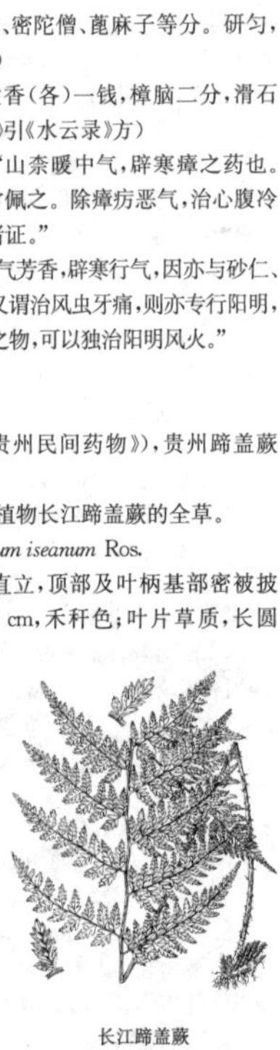

长江蹄盖蕨

生于海拔 70～2 000 m 的林下湿地、溪沟边和岩石上。分布于华东、中南及西南等地。

【采收加工】 7～10 月采收，鲜用或晒干。

【药性】 苦，凉。

【功用主治】 清热解毒，凉血止血。主治痈肿疮毒，痢疾，鼻衄，外伤出血。

1.《贵州民间药物》："解毒，止血。"

2.《全国中草药汇编》："主治疮毒，痢疾，衄血。"

3.《中国药用孢子植物》："用于外伤出血。"

【用法用量】 内服：煎汤，10～30 g。外用：鲜品捣敷；或干品研末敷。

【选方】 1. 治疮毒　山柏 9 g。煎水服。(《贵州民间药物》)

2. 治痢疾　长江蹄盖蕨 15 g，铁苋菜 9 g，蛇含 9 g。煎服。(《中国药用孢子植物》)

3. 治衄血　① 贵州蹄盖蕨、藕节、远志各 9 g。煎服。(《贵州民间药物》)　② 长江蹄盖蕨 15 g，莲房炭 9 g。煎服。(《中国药用孢子植物》)

0305 山韭 shān jiǔ (《本草拾遗》)

【异名】 藿(《尔雅》)，韱(《说文》)，藿菜(《寿亲养老新书》)。

【基原】 为百合科葱属植物球序韭的全草。

【原植物】 球序韭 *Allium thunbergii* G. Don[*A. japonicum* Regel]

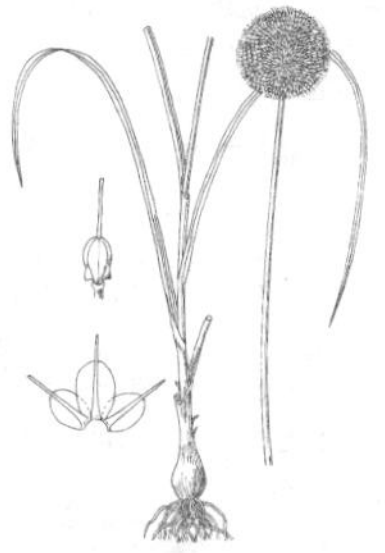

球序韭

多年生草本。鳞茎常单生，卵状至狭卵状，外皮污黑色或黑褐色，纸质，内皮有时带淡红色，膜质。叶三棱状条形，背面具一纵棱，呈龙骨状隆起，短于或略长于花葶，宽(1.5～)2～5 mm。花葶中生，圆柱状，中空，高 30～70 cm；总苞单侧开裂或 2 裂，宿存；伞形花序球状，花红色至紫色；花被片椭圆形至卵状椭圆形，先端钝圆，长 4～6 mm，宽 2～3.5 mm，外轮舟状，较短；花丝等长，约为花被片长的 1.5 倍，锥形，无齿，仅基部合生并与花被片贴生；子房倒卵状球形，腹缝线基部具有帘的凹陷蜜穴，花柱伸出花被外。花、果期 8～10 月。

生于海拔 1 300 m 以下的山坡、草地或林缘。分布于东北及河北、山西、江苏、山东、河南、湖北、陕西、台湾等地。

【采收加工】 7～10 月采收，洗净，鲜用。

【药性】 1.《千金方》："味咸涩，寒。无毒。"

2.《食物考》："咸，寒。"

【功用主治】 1.《千金方》："宜肾，主大小便数，去烦热。"

2.《食物考》："助肾健脾，利便除热。"

【用法用量】 内服：煎汤，10～15 g；或煮作羹。

【选方】 治老人脾胃气弱，饮食不多，羸乏　藿菜四两(切之)，鲫鱼肉五两。煮作羹，下五味椒、姜，并调少面，空心食之，常以三五日服，极补益。(《寿亲养老新书》藿菜羹)

0306 山姜 shān jiāng (《本草拾遗》)

【异名】 和山姜(《湖南药物志》)，九姜连(《峨眉药用植物》)，姜叶淫羊藿、九龙盘(《贵阳民间药草》)，姜七、高良姜、鸡爪莲(江西《草药手册》)。

【基原】 为姜科山姜属植物山姜的根茎。

【原植物】 山姜 *Alpinia japonica*(Thunb.) Miq. [*Globba japonica* Thunb.]

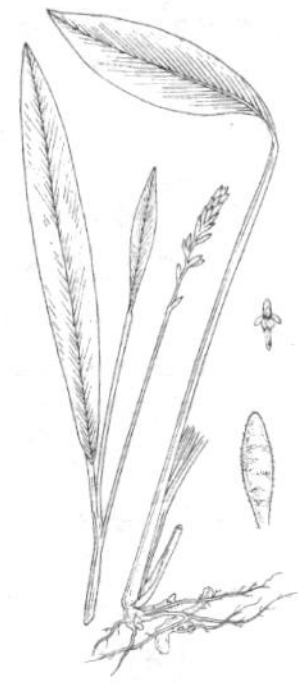

山　姜

多年生草本，高 35～70 cm。根茎横生，分枝。叶片通常 2～5 片；近无柄至具长达 2 cm 的叶柄；叶舌 2 裂，长约 2 mm，被短柔毛；叶片披针形，倒披针形或狭长椭圆形，长 25～40 cm，宽 4～7 cm，两端渐尖，先端具小尖头，两面被短柔毛。总状花序顶生，长 15～30 cm，花序轴密生绒毛；花通常 2 朵聚生，小花梗长约 2 mm；花萼棒状，长 1～1.2 cm，被短柔毛，先端 3 齿裂；花冠管长约 1 cm，被疏柔毛，花冠裂片长圆形，长约 1 cm，外被绒毛，后方的一枚兜状；侧生退化雄蕊线形，长约 5 mm；唇瓣卵形，宽约 6 mm，白色而具红色脉纹，先端 2 裂，边缘具不整齐缺刻；雄蕊长 1.2～1.4 cm；子房密被绒毛。果球形或椭圆形，熟时橙红色，先端具宿存的萼筒；种子多角形，有樟脑味。花期 4～8 月，果期 7～12 月。

生于林下阴湿处。分布于浙江、福建、江西、湖北、湖南、广东、广西、四川、贵州、台湾。

本植物的果实(建砂仁)亦供药用，另设专条。

【栽培】 生物学特性　喜温暖潮湿的气候。宜选择疏松肥沃的夹砂土或腐殖质土种植。

繁殖方法　用分株繁殖法。3～4 月，结合采挖，把老株分成数蔸，每蔸留地上茎 3～4 根，按行株距 50 cm×40 cm 开穴，每穴栽 1 蔸，填土，淋水。

田间管理　栽后当年除草、追肥 3 次，第二至第三年除草 4 次、追肥 3 次。肥料以人畜粪水为主。

【采收加工】 3～4 月采挖，洗净，晒干。

【成分】 根茎挥发油：9(10)-佛术烯-11-醇〔$\Delta^{9(10)}$-eremophilene-11-ol〕，9-羟基山姜内酯(9-hydroxyalpinolide)，二氢沉香呋喃(dihydroagarofuran)，10-表-γ-桉叶醇(10-epi-γ-eudesmol)，3β, 4β-环氧沉香呋喃(3β, 4β-oxidoagarofuran)，山姜烯酮(alpinenone)，山姜萜醇(alpiniol)，广藿香薁醇(pogostol)，汉山姜过氧萜酮(hanalpinone)，异汉山姜过氧萜酮(isohanalpinone)，山姜内酯过氧化物(alpinolide peroxide)，6-羟基山姜内酯(6-hydroxyalpinolide)，汉山姜环氧萜醇(hanamyol)，山姜内酯(alpinolide)，呋喃天竺葵酮(furopelargone)A 和 B，α-沉香呋喃(α-agarofuran)，4α-羟基二氢沉香呋喃(4α-hydroxydihydroagarofuran)，3α, 4α-环氧沉香呋喃(3α, 4α-oxidoagarofuran)，β-桉叶醇(β-eudesmol)，汉山姜过氧萜醇(hanalpinol)，6, 9-愈创木二烯(guaia-6, 9-diene)，10-表-5β-氢过氧基-β-桉叶醇(10-epi-5β-hydroperoxy-β-eudesmol)，10-表-5α-氢过氧基-β-桉叶醇(10-epi-5α-hydroperoxy-β-eudesmol)，4, 10-表-5β-羟基二氢桉叶醇(4, 10-epi-5β-hydroxydihydroeudesmol)。

【药理】 1. 对离体肠管平滑肌的影响　山姜小剂量对豚鼠小肠无影响，大剂量呈抑制作用；和山姜对乙酰胆碱和氯化钡引起的大鼠肠管紧张性、强直性收缩均有部分拮抗作用；和山姜的挥发性部位，可使兔肠管轻度兴奋，然后转入明显抑制，张力降低，收缩频率减慢，振幅减少，并随着浓度不同能部分或完全拮抗乙酰胆碱、氯化钡引起的肠管兴奋和痉挛。

2. 抗溃疡作用　山姜水煎剂灌胃对幽门结扎型、应激型及利舍平型大鼠实验性胃溃疡均有不同程度的抑制作用，但对吲哚美辛(消炎痛)型胃溃疡作用不明显。它能增加胃液及胃蛋白酶活性，降低总酸度与游离酸度，对离体胃条有短暂收缩兴奋作用，随即转入抑制，降低胃张力和拮抗乙酰胆碱引起的胃收缩。

3. 抗菌作用　体外试验，山姜煎剂对结肠炎耶尔森菌和摩根变形杆菌的最低抑菌浓度(*MIC*)是 1/160(抑菌力达中度)，最低杀菌浓度(*MBC*)是1/80(杀菌力为低度),对福氏痢疾杆菌的抑、杀菌作用分别是1/40和1/10,属低度有效,对肠毒素型大肠杆菌均不表现抑、杀菌作用。

毒性　小鼠灌服山姜25 g/kg(最大容积)1次,观察3日,均未见小鼠中毒症状和死亡。大鼠每日灌胃山姜热浸液1.62 g/kg,连续30日,结果各组间体重增加无明显差异。肝、肾功能均在正常范围,病理检查无特殊异常。

【药性】 辛,温。

1.《本草拾遗》:"辛,温。"

2.《纲目》:"辛,热,无毒。"

【功用主治】 温中,散寒,祛风,活血。主治脘腹冷痛,肺寒咳喘,风湿痹痛,牙痛,跌打损伤,月经不调,劳伤吐血,无名肿毒。

1. 陶弘景:"腹中冷痛,煮服甚效。"(引自《纲目》)

2.《本草拾遗》:"去恶气,温中。(治)中恶霍乱,心腹冷痛,功用如姜。"

3.《贵阳民间药草》:"根茎及叶,温肺,散寒,止咳。"

4.《四川中药志》1960年版:"除风湿,解疮毒。治风湿筋骨痛,劳伤吐血,跌损瘀血停滞,月经不调及无名肿毒。"

5.《广西本草选编》:"温中行气,消肿止痛。主治腹痛泄泻,胃痛,食滞腹胀。"

【用法用量】 内服:煎汤,3～6 g;或浸酒。外用:捣敷;或捣烂调酒搽;或煎水洗。

【选方】 1. 治胃痛　山姜根3～6 g,乌药3～6 g。研末。温开水送服。(《江西草药》)

2. 治风湿筋骨痛　和山姜根500 g,花椒子30 g,五加皮150 g。煎水洗。(《湖南药物志》)

3. 治跌打损伤　山姜根15 g,大血藤根30 g,茜草根15 g,牛膝根9 g,泽兰9 g。白酒500 g,浸3～7日。每服15～30 g。(《江西草药》)

4. 治外感咳嗽　和山姜根9 g,桑白皮9 g,茅草根9 g,紫苏叶6 g。水煎服。(《湖南药物志》)

5. 治虚弱咳嗽　① 九姜连9 g,大鹅儿肠9 g。炖肉吃。② 九姜连粉末30 g,核桃仁30 g。加蜂糖60 g,混匀蒸熟,制成龙眼大的丸子。含化吞服。(《贵阳民间药草》)

0307 山莓 shān méi (《天目山药用植物志》)

【异名】 悬钩子(《本草拾遗》),沿钩子(《日用本草》),藨子(《纲目》),山泡子(《天目山药用植物志》)。

【基原】 为蔷薇科悬钩子属植物山莓的果实。

【原植物】 山莓 *Rubus corchorifolius* L. f. [*R. althaeoides* Hance]　又名:莓(《尔雅》),木莓(《尔雅》郭璞注),树莓(《日华子》),山莓悬钩子(《华北树木志》)。

落叶灌木,高1～3 m。小枝红褐色,幼时有柔毛及少数腺毛,并有皮刺。单叶;叶柄长5～20 mm;托叶条形,贴生于叶柄上;叶片卵形或卵状披针形,长3～12 cm,宽2～5 cm,不裂或3浅裂,有不整齐重锯齿,上面脉上稍有柔毛,下面及叶柄有灰色绒毛,脉上散生钩状皮刺。花单生或数朵聚生短枝上;花白色,直径约3 cm;萼裂片卵状披针形,密生灰白色柔毛。聚合果球形,直径10～12 mm,红色。花期2～5月,果期4～6月。

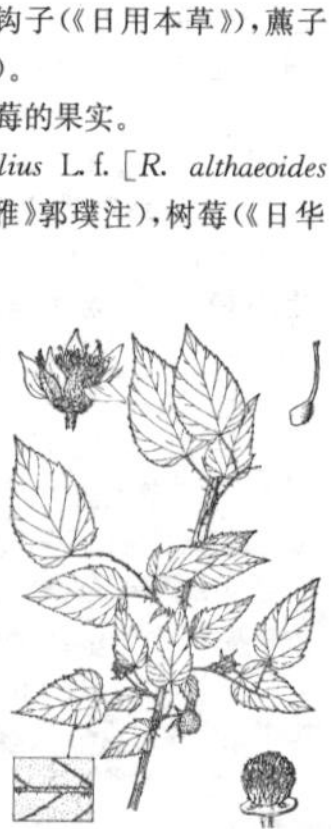

山　莓

生于海拔200～2 200 m的向阳山坡、溪边、山谷、荒地和疏密灌丛中潮湿处。分布于除东北、甘肃、青海、新疆、西藏外的全国各地。

本植物的茎叶(山莓叶)、根(山莓根)亦供药用,另设专条。

【栽培】 生物学特性　喜温、喜光,适应性强,对土壤要求不严,宜选择向阳坡地栽培,也可利用树边、地角栽植。

繁殖方法　用分株繁殖。秋冬或早春,在落叶后至萌芽前,从老树的株丛旁边挖取带有侧根的枝条,剪短过长枝条,分成单株,按穴距50～60 cm开穴,每穴栽1～2株,栽后培土踏实,浇透水保湿,再覆土将植穴封培起来。

田间管理　栽植当年,注意浇水、松土、除草、补苗。第二年开始,每年中耕除草1～2次,并结合追肥。

【采收加工】 7～8月果实饱满、外表呈绿色时摘收。用酒蒸晒干或用开水浸1～2分钟后晒干。

【药材】 山莓 *Fructus Rubi Corchorifolii*　除东北及甘肃、青海、新疆、西藏等地外,全国均产。

性状　聚合果由多数小核果聚生在隆起的花托上而呈长圆锥形或半球形。表面黄绿色或淡棕色,密被灰白色茸毛;顶端钝圆,基部扁平或中心微凹入;宿萼黄绿色或棕褐色,5裂,裂片先端反折;基部着生极多棕色花丝;果柄细长或留有残痕。小坚果易剥落,半月形;背面隆起,密被灰白色柔毛,两侧有明显的网纹,腹部有突起的棱线。体轻,质稍硬。气微,味酸微涩。

鉴别　(1) 粉末特征:呈棕黄色。单细胞非腺毛大多碎断,壁厚,胞腔线形,有的木化,表面可见双、单螺纹,基部表面观类圆形或类方形,胞腔有分枝,似石细胞。草酸钙簇晶多见。果皮纤维黄色,多纵横交错排列。

(2) 取本品1 g,研碎,置具塞试管中,加水15 ml,塞紧,置50～60 ℃水浴中温浸30分钟,滤过。取滤液2滴,点于滤纸上,喷洒0.1%溴甲酚绿乙醇溶液,在蓝色背景上,显黄色斑点(检查有机酸);取滤液0.5 ml置小试管中,滴加1%三氯化铁乙醇溶液1～2滴,即产生深蓝色沉淀(检查鞣质)。

【成分】 果实含氨基酸(g/100 g):天冬氨酸0.630,苏氨酸0.312,谷氨酸1.209,甘氨酸0.368,丙氨酸0.329,胱氨酸0.108,缬氨酸,异亮氨酸0.298,亮氨酸0.438,酪氨酸0.137,甲硫氨酸0.062,苯丙氨酸0.279,赖氨酸0.369,组氨酸0.226,精氨酸0.434及脯氨酸0.294。鲜果实含总酸1.89%,维生素C 4.91 mg/100 g,维生素 B_1 0.26 μg/g,维生素 B_2 0.55 μg/g,烟酸0.50 μg/g,维生素E 17.84 μg/g,维生素A 0.3 μg/g,SOD(u/g) 255.3。

种子油含脂肪酸:棕榈酸(palmitic acid),油酸(oleic acid),亚油酸(linoleic acid),亚麻酸(linolenic acid)。

【药性】 酸、微甘,平。

1.《本草拾遗》:"酸美。"

2.《纲目》:"酸,平,无毒。"

3.《福建药物志》:"微甘、酸,温。"

【功用主治】 醒酒止渴,化痰解毒,收涩。主治醉酒,痛风,丹毒,烫火伤,遗精,遗尿。

1.《本草拾遗》:"食之醒酒,止渴,除痰唾,去酒毒。"

2.《纲目》:"捣汁服,解射工、沙虱毒。"

3.《广西本草选编》:"益肾固精。治肾虚阳痿,遗精,遗尿。"

4.《福建药物志》:"涩精益肾。"

【用法用量】 内服:煎汤,9～15 g;或生食。外用:捣汁涂。

【选方】 治开水烫伤　(山莓)果捣汁,敷患处。(《湖南药物志》)

0308 山药 shān jǔ (《浙江民间常用草药》)

【异名】 酒饼藤(广州部队《常用中草药手册》),爬岩香、二十四症、上树风(《广西实用中草药新选》),石蒟、穿壁风(《广西中草药》),满天香、小风藤(《常用中草药彩色图谱》),山蒌(《广西本草选编》),绿藤、香藤、钻骨风(《全国中草药汇编》),臭蒌藤(《福建药物志》),辣椒姜(《广西药用植物名录》),见风追、过节风、千节风、上树蛇、抱蛇、水蒌、血姜、山老叶、也侧苗(《新华本草纲要》)。

【基原】 为胡椒科胡椒属植物山蒟的茎叶或根。

【原植物】 山蒟 *Piper hancei* Maxim.

攀缘藤本,长10余米。除花序轴和苞片柄外均光滑无毛。茎、枝具细纵纹,节上生不定根。叶互生,纸质或近革质,卵状披针形或椭圆形,长6~12 cm,宽2.5~4.5 cm,先端短尖或渐尖,基部渐狭或楔形,有时明显不对称,叶脉5~7条;叶柄长5~12 mm;叶鞘长约为叶柄之半。花单性,雌雄异株,聚集成与叶对生的穗状花序;雄花序长6~10 cm,苞片近圆形,盾状,雄花雄蕊2枚,花丝短;雌花序长约3 cm,果期延长,雌花子房近球形,离生,柱头4或3。浆果球形,黄色,花期3~8月。

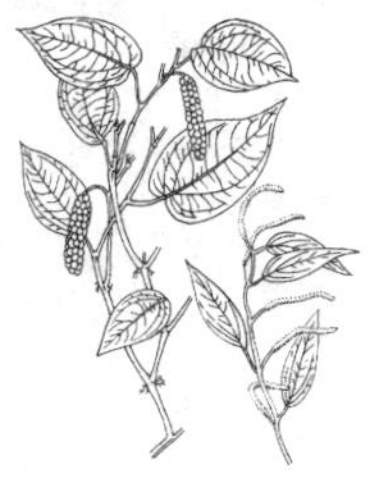

山 蒟

生于山地溪涧边、密林或疏林中,攀缘于树上或岩石上。分布于浙江、福建、江西、湖南、广东、广西、海南、贵州及云南。

【采收加工】 秋季采收,茎叶切段,根切片,晒干。

【药材】 山蒟 *Piperis Hancei Caulis et Folium* 主产于福建、浙江、江西、湖南、广东、广西等地。

性状 茎圆柱形,表面灰褐色,有纵纹,节膨大;质脆易断,断面皮部灰褐色,较薄,木部灰白色,有许多小孔。叶多皱缩,完整叶片展平后狭椭圆形或卵状披针形,先端渐尖,基部近楔形,常偏斜;上表面墨绿色,下表面灰绿色;质脆。气清香,味辛辣。

鉴别 (1) 茎横切面:表皮细胞1列,外被角质层。皮层内侧有2~3列纤维束断续排列成环,偶见石细胞。维管束20~30个排列成环,韧皮部外方有1~6列呈三角状排列的纤维群;木部导管较大。中央髓部可见维管束及黏液道。

(2) 取本品粗粉1 g,加石油醚10 ml,振摇10分钟,滤过。滤液置水浴上蒸干,残渣加5%香草醛浓硫酸溶液2~3滴,即显棕红色,放置后渐变成紫红色(检查挥发油)。取本品粗粉2 g,加甲醇15 ml,加热回流10分钟,滤过。取滤液滴于滤纸上,挥干,滴加饱和硼酸丙酮液及10%枸橼酸丙酮液各1~2滴,干后置紫外光灯下观察,显黄绿色荧光(检查黄酮类)。

【成分】 山蒟含海风藤酮(kadsurenone),玉兰脂(denudatin)B,山蒟酮(hancinone),山蒟醇(hancinol),布尔乞灵(burchellin),细叶青蒌藤酰胺(futoamide),荜拨明宁碱(piperlongu minine),*N*-异丁基癸-反-2,反-4-二烯酰胺(*N*-isobutyldeca-*trans*-2, *trans*-4-dienamide),长穗巴豆环氧素(crotepoxide),*β*-谷甾醇(*β*-sitosterol)以及山蒟酮(hancinone)B、C、D。

【药理】 1. 对血小板活化因子(PAF)诱导的血小板聚集的影响 山蒟的二氯甲烷提取物以及乙醇热提和冷提物均可明显抑制PAF引起的兔血小板聚集,以乙醇冷提物作用为强。

2. 对PAF所致血管通透性改变的影响 山蒟醇提物能明显抑制PAF引起的炎症反应。口服400和800 mg/kg均能明显抑制PAF引起的小鼠腹腔通透性的改变。分别口服390、400 mg/kg能明显抑制PAF引起的大鼠和豚鼠皮肤血管通透性增加、抑制PAF引起的大鼠足跖肿胀。对PAF性炎症的抑制作用不依赖于肾上腺垂体系统的存在,可能是在受体水平阻断了PAF的作用。

毒性 山蒟醇提物小鼠灌胃 LD_{50} >6 300 mg/kg,腹腔注射 LD_{50} 为1 197±189 mg/kg。注射后出现扭体反应、活动减少、步态蹒跚、呼吸深而慢,20~30分钟时发生阵挛性惊厥、呼吸停止。

【药性】 辛,温。

1. 广州部队《常用中草药手册》:"辛,温。"

2.《贵州草药》:"性温,味辛、微苦。"

【功用主治】 祛风除湿,活血消肿,行气止痛,化痰止咳。主治风寒湿痹,劳伤,胃痛,暑湿腹痛,痛经,小儿惊风,跌打损伤,风寒咳喘,疝气痛。

1. 广州部队《常用中草药手册》:"祛风湿,强腰膝。治风湿痛,风寒骨痛,腰膝无力,四肢肌肉萎缩,咳嗽气喘。"

2.《贵州草药》:"祛风除湿,理气化痰,壮阳。"

3.《广西实用中草药新选》:"消肿止痛,驱风寒,通经。治跌打损伤,毒蛇咬伤。"

4.《广西中草药》:"治风湿骨痛,手足麻痹,感冒风寒,咳嗽气喘,腹寒痛。"

【用法用量】 内服:煎汤,9~15 g,鲜品加倍;或浸酒。外用:煎水洗或鲜捣敷。

【宜忌】 孕妇及阴虚火旺者禁服。

《粤北草药》:"孕妇忌服。"

【选方】 1. 治风湿痹痛 ① 山蒟鲜茎叶30 g。水煎服,每日1剂。② 山蒟、威灵仙、秦艽、桂枝、川芎各9 g。水煎服,每日1剂。(《浙江民间常用草药》)

2. 治月经不调,痛经,消化不良,胃痛,咳嗽哮喘 干山蒟根3~10 g。水煎服,日服2次。(《文山中草药》)

3. 治疝气(阴囊水肿) 爬岩香叶30 g,木通15 g。煨水服。

4. 治阳痿 爬岩香、仙茅、淫羊藿各30 g。泡酒500 kg,每晚服15~30 g。(3、4方出自《贵州草药》)

0309 山楂 shān zhā (《本草衍义补遗》)

【异名】 杬、檕梅(《尔雅》),杬子(《尔雅》郭璞注),羊梂、鼠查(《本草经集注》),赤爪实(《新修本草》),棠梂子(《本草图经》),赤枣子(《桂海虞衡志》),山里红果、酸枣、鼻涕团、柿楂子(《百一选方》),山里果子(《履巉岩本草》),茅楂(《日用本草》),猴楂(《世医得效方》),映山红果(《救荒本草》),海红(《品汇精要》),酸梅子、山梨(《中国树木分类学》),酸查(《山东中药》)。

【基原】 为蔷薇科山楂属植物山里红、山楂的成熟果实。

【原植物】 1. 山里红 *Crataegus pinnatifida* Bunge var. *major* N. E. Br. 又名:红果、棠棣(河北),大山楂(江苏)。

落叶乔木,高达6 m。枝刺长1~2 cm,或无刺。单叶互生;叶柄长2~6 cm;叶片宽卵形或三角状卵形,稀菱状卵形,长6~12 cm,宽5~8 cm,有2~4对羽状裂片,先端渐尖,基部宽楔形,上面有光泽,下面沿叶脉被短柔毛,边缘有不规则重锯齿。伞房花序,直径4~6 cm;萼筒钟状,5齿裂;花冠白色,直径约1.5 cm,花瓣5,倒卵形或近圆形;雄蕊约20,花药粉红色;雌蕊1,子房下位,5室,花柱5。梨果近球形,直径可达2.5 cm,深红色,有黄白色小斑点,萼片脱落很迟,先端留下一圆形深凹;小核3~5,向外的一面稍具棱,向内两侧面平滑。花期5~6月,果期8~10月。

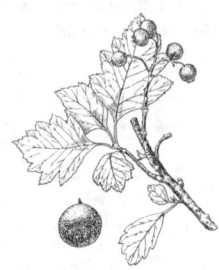

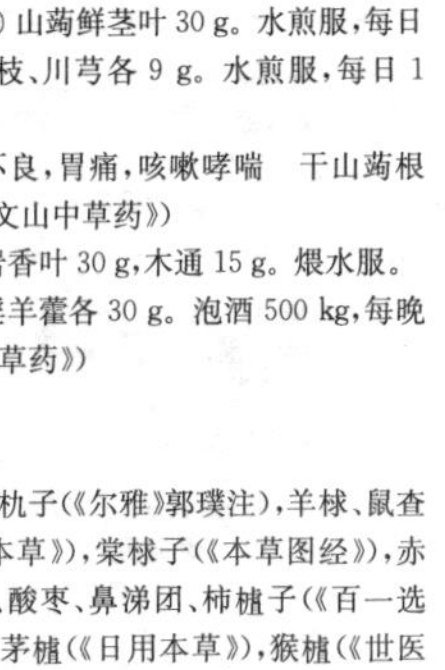

山里红

华北及江苏、安徽、山东、河南等地均有栽培。

2. 山楂 *C. pinnatifida* Bunge 又名:山楂扣(山东)。

本种与山里红极为相似,仅果形较小,直径1~1.5 cm;叶片亦较小,且分裂较深。

生于海拔100~1 500 m的溪边、山谷、林缘或灌木丛中。分布于东北及河北、山西、内蒙古、江苏、浙江、山东、河南、陕西等地。平原村庄附近亦有栽培。

本植物的叶(山楂叶)、花(山楂花)、种子(山楂核)、木材(山楂木)、根(山楂根)、果实经过加工后的糕点成品(山楂糕)亦供药用,另设专条。

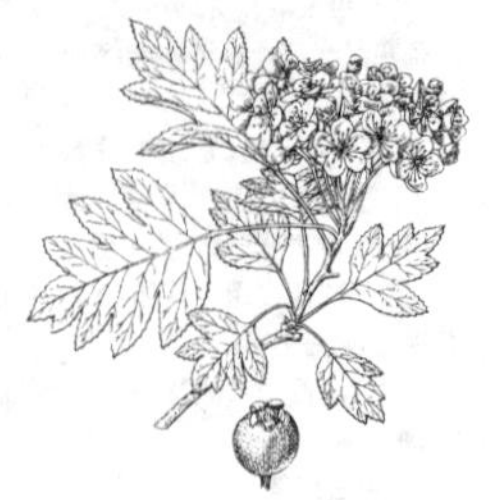
山　楂

【栽培】 生物学特性　较耐寒抗风,平地山坡都能栽培。对土壤条件要求以砂质土为好。

繁殖方法　用种子、分株、嫁接繁殖。种子繁殖:成熟的种子须经砂藏处理,挖50～100 cm深沟,将种子以3～5倍湿砂混匀放入沟内至离沟沿10 cm为止,再覆砂至地面,结冻前再盖土至地面30～50 cm,第二年6～7月将种子翻倒,秋季取出播种,也可第三年春播。条播行距20 cm,开沟4 cm深,宽3～5 cm,播后覆薄土,上再覆1 cm厚沙,以防止土壤板结及水分蒸发。分株繁殖:挖出根蘖,栽于苗圃进行嫁接。根插法:春季将粗0.5～1 cm的根切成12～14 cm根段,扎成捆,用0.3×10^{-6}～0.5×10^{-6}"九二〇"浸后以湿砂培放6～7日,斜插于苗圃,灌水使根和土壤密接,15日左右可以萌芽,当年苗高达50～60 cm时,可在8月初进行芽接。嫁接繁殖:春、夏、秋季均可进行,用种子繁殖的实生苗或分株苗均可作砧木,采用芽接或枝接,以芽接为主。

田间管理　播种苗高至10 cm时间苗,移栽行株距为(50～60)cm×(10～15)cm。结合秋季耕翻施入有机肥,从开花至果实旺盛期可于叶面喷无机肥。定期整形剪枝、耕翻除草、刨去根蘖、培土等。

【采收加工】 9～10月果实成熟后采收。采下后趁鲜横切或纵切成两瓣,晒干,或采用切片机切成薄片,在60～65 ℃烘干。

【药材】 山楂 *Crataegi Fructus*　主产于河南、山东、河北等地,以山东临朐、沂水产量大,品质最佳;河南林县产者质亦优。

性状　山里红(北山楂)　果实近球形,直径1～3 cm。表面鲜红色至紫红色,有光泽,满布灰白色的斑点,顶端有宿存花萼,基部有果柄残痕。商品常加工成纵切或横切片,厚2～8 mm,多卷曲或皱缩不平。果肉厚,深黄色至浅棕色,切面可见浅黄色种子3～5颗,有的已脱落。质坚硬。气微清香,味酸微甜。

山楂(北山楂)　果实类球形,直径1～1.5 cm。表面深红色,有小斑点,顶端有宿存花萼,基部有细长果柄。质较硬。气微清香,味酸微甜。

鉴别　(1)果实横切面:山里红　外果皮表皮细胞1列,类方形,外被角质层,胞腔含棕红色色素,排列整齐;中果皮极厚,为薄壁组织,外侧1～2列薄壁细胞中含棕色色素,内侧薄壁细胞中含多数淀粉粒及少数草酸钙簇晶,维管束纵横散在。淀粉粒极小,类圆形或类三角形,直径4～8 μm,脐点多呈"一"字形,单粒或2～3个分粒组成的复粒;草酸钙簇晶直径20～28 μm。

山楂　中果皮薄壁组织有多数石细胞散在,石细胞类圆形,少数呈不规则形,直径60～100 μm,壁厚薄不一,壁孔及孔沟明显;并有草酸钙簇晶散在,草酸钙簇晶直径12～20 μm。

(2)薄层色谱:取本品粉末1 g,加醋酸乙酯4 ml,超声提取15分钟,滤过,滤液作为供试品溶液。另取熊果酸对照品,加甲醇制成每1 ml含1 mg的溶液,作为对照品溶液。吸取上述两种溶液各4 μl,分别点于同一硅胶G薄层板上,以甲苯-醋酸乙酯-甲酸(20∶4∶0.5)为展开剂,展开,取出,晾干,喷以硫酸乙醇溶液(3→10),在80 ℃加热至斑点显色清晰,分别置日光及紫外光灯(365 nm)下检视。供试品色谱中,在与对照品色谱相应的位置上,日光下显紫红色斑点;紫外光灯(365 nm)下显橙黄色荧光斑点。

品质标志　《中华人民共和国药典》2010年版规定:本品按干燥品计算,含有机酸以枸橼酸($C_6H_8O_7$)计,不得少于5.0%。

【成分】 1. 山里红　果实含黄酮类:左旋表儿茶素(epicatechin),槲皮素(quercetin),金丝桃苷(hyperoside),黄烷聚合物(flavan polymers),5,7,4′-三羟基黄酮-8-*C*-*α*-*L*-吡喃鼠李糖基-(1→2)-*β*-*D*-吡喃葡萄糖苷,即牡荆素鼠李糖苷(vitexin rhamnoside)。酸类:绿原酸(chlorogenic acid),枸橼酸(citric acid)及其单甲酯、二甲酯和三甲酯,熊果酸(ursolic acid)。

果皮有芹菜素-8-*C*-(6″-乙酰基)-*β*-*D*-吡喃葡萄糖苷〔apigenin-8-*C*-(6″-acetyl)-*β*-*D*-glucopyranoside〕,熊果酸,植物甾醇。

2. 山楂　果实含左旋表儿茶素,绿原酸,枸橼酸,枸橼酸单甲酯,枸橼酸二甲酯,枸橼酸三甲酯。果实100 g中含花色素类(anthocyanin)11.28～16.04 mg,酸类1.27%～2.46%,可溶性糖类9 690～9 910 mg。果实含黄酮约3%,另含熊果酸约0.5%,游离糖约20%。干果实含烷烃类:正三十烷(*n*-triacontane),二十八烷酰十六烷酯(octacosyl hexadecanoate),三十八烷酰二十烷酯(octatriacontyl eicosanoate),10-二十九醇(nonacosan-10-ol);三萜类:熊果酸,白桦脂醇(betulin),黄酮类:槲皮素,金丝桃苷和牡荆素。

果肉中脂肪酸有:亚油酸(linoleic acid),棕榈酸(palmitic acid),硬脂酸(stearic acid),油酸(oleic acid),亚麻酸(linolenic acid)。

【药理】 1. 促进消化作用　山楂含有脂肪酶,能促进脂肪消化,并能增加胃消化酶的分泌,促进消化。对胃肠功能具有一定调节作用,对活动亢进的兔十二指肠平滑肌呈抑制作用,而对松弛的大鼠胃平滑肌有轻度的增强收缩作用。山楂醇提取液及水溶液对乙酰胆碱及Ba^{2+}引起兔、鼠离体胃肠平滑肌收缩具有明显抑制作用,而对大鼠弛张状态下的胃平滑肌具有促收缩作用。

2. 对心血管系统的作用　(1)对心脏的作用　山楂提取物使在体、离体蟾蜍心收缩力增强,且持续时间长。山楂酸对疲劳衰弱的蟾蜍心脏停搏有恢复跳动的作用。山楂内所含的三萜酸能改善冠脉循环而使冠状动脉性衰竭得以代偿,达到强心作用。山楂制剂对豚鼠的心脏能引起显著持久的扩张冠脉作用,并增强心搏能力。北山楂提取物4 g/kg给豚鼠静脉注射连续6日,对异丙肾上腺素造成的心肌损伤有一定保护作用。给犬喂饲山楂(含原矢车菊苷元低聚物)以后,其左心室血流量增加可达数小时之久,最大增加量可达平时血流量的70%,给猫静脉注射原矢车菊苷元低聚物,也可使其心脏血流量呈剂量依赖性地增加,并使动脉血压略有下降。山楂浸膏对垂体后叶素引起的心律不齐有一定的抑制作用,三萜烯酸类能增加冠状动脉血流量,提高心肌对强心苷作用的敏感性,增加心排血量,减弱心肌应激性和传导性,具有抗心室颤动、心房颤动和阵发性心律失常等作用。山楂中黄酮类化合物3′,4,5,7-四羟基黄酮-7-葡萄糖苷(lut)和芦丁(rut),使氯化钾致收缩后离体兔骨股动脉环节产生剂量依赖型血管舒张。体外试验中发现具有3,5-环磷酸腺苷-磷酸二酯酶(PDE)的抑制作用,lut为75%,rut为25%。对心肌Na^+,K^+-ATP酶无抑制作用。因此,推断山楂中黄酮类化合物对心肌正性肌力作用,很可能是通过磷酸二酯酶的抑制而产生的。

(2)降压作用　山楂水解物20 mg/kg腹腔注射,5～25 mg/kg静注,血压下降率分别为26%、32.5%～44.5%;山楂黄酮25、50 mg/kg腹腔注射,12.5、25 mg/kg静注,十二指肠给药100、150 mg/kg,降压率分别为45.3%、66.6%、52%、30%、38.1%、39.2%,维持时间分别为240、130、100、81、540、540分钟。山楂三萜酸在20～40 mg/kg范围以25 mg/kg静注降压作用最强,再加大剂量其降压效应亦不相应增加。山楂黄酮、三萜酸水解物以同等剂量(25 mg/kg)静注比较,以三萜酸降压效应最明显;但产生显著降压作用之剂量以黄酮为最低。

3. 降脂作用 山楂提取物和醇浸膏 0.5 mg/kg 口服能使动脉粥样硬化兔血中卵磷脂比例提高，胆固醇和脂质在器官上的沉积降低。豚鼠服用山楂水煎剂后，对胆固醇合成酶活力有抑制作用，可使其肝细胞微粒体及小肠黏膜的羟甲基戊二酰辅酶 A 还原酶活力分别下降 70%和 67%左右。山楂黄酮能显著抑制喂高脂高胆固醇饲料大鼠血清总胆固醇、低密脂蛋白-胆固醇和载脂蛋白 B浓度，显著升高高密度脂蛋白-胆固醇和载脂蛋白 Al 浓度，但对三酰甘油影响不大。逆转录聚合酶链反应实验显示，高脂高胆固醇饲料能显著降低大鼠肝脏低密度脂蛋白受体 mRNA 水平。

4. 抗氧化作用 山楂及山楂黄酮能显著降低血清和肝脏丙二醛含量，增强红细胞和肝脏超氧化物歧化酶的活性。同时增强全血谷胱甘肽还原酶活性。

5. 对免疫功能的作用 用 100%山楂煎剂 0.2 ml/10 g(体重)给小鼠灌胃，证实山楂煎剂对小鼠胸腺和脾重量、T 淋巴细胞转化率、T 淋巴细胞 ANAE(+)(酸性 α-醋酸奈脂酶)细胞百分率、小鼠红细胞 C3b 受体花环率及红细胞免疫复合物花环率均有明显增高作用，说明对小鼠细胞免疫与红细胞免疫有促进作用。

6. 防癌作用 在胃液的 pH 条件下，山楂提取液能够消除合成亚硝胺的前体物质，即能阻断合成亚硝胺。山楂提取液对大鼠和小鼠体内合成甲基苄基亚硝胺诱癌有显著的阻断作用。而山楂的丙酮提取液经对致癌剂黄曲霉素 B_1 诱导 TA_{98} 移码型、TA_{100} 碱基置换突变株回复突变抑制作用实验表明：山楂对黄曲霉素 B_1 的致突变作用有显著抑制效果。说明山楂可能对预防肝癌有意义。

毒性 山楂的聚合黄烷类成分小鼠腹腔和皮下注射的 LD_{50} 分别为 130、300 mg/kg；10%的山楂醇浸膏给雄性大鼠及小鼠口服，不久出现镇静作用，30 分钟后死于呼吸衰竭，小鼠的 LD_{50} 为 18.5 ml/kg，大鼠的 LD_{50} 为 33.8 ml/kg。

【炮制】 1. 山楂 取净山楂除去杂质及脱落的核。

2. 炒山楂 取净山楂置锅内，用文火加热，炒至色变深，取出放凉。炒山楂长于消食积。

3. 焦山楂 取净山楂置锅内，用中火加热，炒至表面焦褐色，内部黄褐色，取出放凉。焦山楂长于治食积泻痢。

4. 山楂炭 取净山楂置锅内，用武火加热，炒至外表焦黑色，内部焦褐色，喷淋少许清水，取出，晒干。山楂炭能治血积。

5. 蜜山楂 先将蜂蜜置锅内，加热至沸，倒入净山楂，用文火炒至不粘手为度，取出放凉。每净山楂 100 kg，用炼蜜 16.6 kg。蜜山楂用于脾虚食滞的患者。

6. 红糖制山楂 将红糖用适量热开水化开，过滤去渣，置锅内加热至沸，倒入净山楂，用文火炒至不粘手为度，取出放凉。每山楂 100 kg，用红糖 25 kg。红糖制山楂能和血散瘀，消中寓补，用于血滞经闭、产后恶露不尽。

7. 土炒山楂 将灶心土置锅内炒松，倒入净山楂，用武火炒至焦黄色，取出，筛去土，放凉。每净山楂 100 kg，用灶心土 31 kg。土炒山楂能消食调中，可用于脾虚食滞的腹泻。

饮片性状 山楂呈类圆形片状，表面棕黄色，常卷曲皱缩，中间有成环状排列的浅黄色果核，多脱落。周边深红色，微有光泽，有细纵纹和灰白色小点，偶可见短细柄或凹窝。气微清香，味酸微甜。炒山楂形如山楂，表面暗黄色。焦山楂表面焦褐色，内部黄褐色。山楂炭表面焦黑色，内部焦褐色。蜜山楂表面深黄色，微有光泽，有蜜香气，味酸甜。红糖制山楂表面深黄色，有焦香气，味酸甜。土炒山楂表面挂土黄色。

贮干燥容器内，密闭，置通风干燥处。山楂炭应注意散热，防复燃。

【药性】 酸、甘，微温。归脾、胃、肝经。

1.《宝庆本草折衷》："味酸涩，平，无毒。"

2.《纲目》："酸、甘，微温。"

3.《本草经疏》："入足阳明、太阴经。"

4.《药品化义》："性气薄而味厚。入脾、肝二经。"

5.《本草求真》："甘、酸、咸，平。"

【功用主治】 消食健胃，行气散瘀。主治饮食积滞，脘腹胀痛，泄泻痢疾，血瘀痛经、经闭，产后腹痛、恶露不尽，疝气或睾丸肿痛，高脂血症。

1.《本草经集注》："煮汁洗漆疮。"

2.《新修本草》："汁服主水痢，沐头及洗身上疮痒。"

3.《宝庆本草折衷》："治寒湿腰痛，小肠气胀痛，消食快气。"

4.《本草衍义补遗》："催疮痛(疹)，治妇人儿枕痛。"

5.《日用本草》："化食积，行结气，健胃宽膈，消血痞气块。"

6.《滇南本草》："消肉积滞，下气。治吞酸，积块。"

7.《本草蒙筌》："疗癞疝。"

8.《本草再新》："治脾虚湿热，利大小便，小儿乳滞腹疼。"

9.《本草求原》："治疟郁。"

10.《本草撮要》："冻疮涂之。"

【用法用量】 内服：煎汤，3～10 g；或入丸、散。外用：煎水洗或捣敷。

【宜忌】 脾胃虚弱及孕妇慎服。

1.《纲目》："生食多令人嘈杂易饥，损齿，齿龋人尤不宜也。"

2. 朱丹溪："大能克化饮食，若胃中无食积，脾虚不能运化，不思食者，多服之则反克伐脾胃生发之气也。"(引自《纲目》)

3.《本草正》："肠滑者少用之。"

4.《得配本草》："气虚便溏，脾虚不食，二者禁用。服人参者忌之。"

5.《随息居饮食谱》："空腹及羸弱人，或虚病后，忌之。"

【选方】 1. 治一切食积 山楂四两，白术四两，神曲二两。上为末，蒸饼丸，梧子大，服七十丸，白汤下。(《丹溪心法》)

2. 治肉积发热 山楂肉(姜汁炒)一两，连翘仁、黄连(姜汁炒)各五钱。另用阿魏一两，醋煮糊丸麻子大。每服二十丸至三十丸，食前沸汤下。(《张氏医通》四味阿魏丸)

3. 治痰积 山楂三两，石碱三钱，半夏一两(皂角水浸透，晒干)。上为末，粥糊丸，服三十丸，白汤下。(《丹溪心法》小阿魏丸)

4. 治痢疾赤白相兼 山楂肉不拘多少，炒研为末，每服一二钱，红痢蜜拌；白痢红白糖拌；红白(痢)相兼，蜜砂糖各半拌匀，白汤调，空心下。(《医钞类编》)

5. 治产妇恶露不尽，腹中疼痛，或儿枕作痛 山楂百十个，打碎煎汤，入砂糖少许，空心温服。(《日用本草》引朱丹溪方)

6. 治寒湿气小腹疼，外肾偏大肿痛 茴香、柿楂子。上二味等分为细末，每服一钱或二钱，盐、酒调，空心热服。(《百一选方》)

7. 治老人腰痛及腿痛 用棠梂子、鹿茸(炙)等分。为末，蜜丸梧子大，每服百丸，日二服。(《纲目》)

8. 治疹子干黑危困 棠梨子为末，紫草酒煎，调服一钱。(《全幼心鉴》)

9. 治癫痫病 山楂一钱五分，橄榄八分。水煎服，每日一帖，数月之后奏其效。(《药笼本草》)

【临床报道】 1. 治疗高脂血症 用降脂乐(每片含山楂 0.5 g，制成全山楂含化片)每日 3 次，每次含服 4～6 片，连服 45 日。治疗中老年人高脂血症 83 例，结果：降胆固醇有效率 69.49%，降三酰甘油有效率 80.28%，疗效优于服弹性酶对照组，并能改善食欲不振、神疲乏力、血压偏高等症状。

2. 治疗冠心病 用心血宁片(每 1 000 片含山楂提取物 25 g，葛根提取物 150 g)每次 4 片，日服 3 次。治疗冠心病 110 例，其中 98 例有不同程度改善，12 例无效，总有效率为 90%，显效率为 43%。认为本品有扩张冠状动脉血管，增加冠脉及脑动脉血流量、降低血脂作用。适用于冠心病、高脂血症、心绞痛以及高血压引起的颈项强痛等症。

3. 治疗高血压病　山楂制成糖浆(每 1 ml 含山楂干品 0.65 g),每次饭后口服 20 ml,每日 3 次,1 个月为 1 个疗程。共治疗各型高血压病患者 50 例,经 1～2 个疗程,结果:显效 35 例(Ⅰ期 12 例,Ⅱ期 22 例,Ⅲ期 1 例),有效 12 例(Ⅰ期 2 例,Ⅱ期 9 例,Ⅲ期 1 例),总有效率为 94%。

4. 治疗克山病　北五味子、山楂按 1∶4 比例,粉碎后加糖及适量赋形剂制成片剂(每片 0.5 g),每次 5 片,每日 3 次口服,2 个月为 1 个疗程。共治疗潜、慢性克山病 23 例,结果临床治愈 11 例(47.8%),显效 3 例(13%),好转 4 例(17.5%),基本无效 5 例(21.7%),总有效率为 78.3%。

5. 治疗急性菌痢,肠炎　用焦山楂 120 g,水煎服,每日 1 剂。治疗 42 例,其中菌痢 24 例中,治愈 20 例,临床治愈 3 例,好转 1 例;肠炎 18 例中,治愈 11 例,临床治愈 5 例,好转 2 例。

6. 治疗婴幼儿腹泻　用山楂糖浆(浓度 36%),每次 5～10 ml,每日 2 次口服,轻症禁食 4～6 小时,重症禁食 6～10 小时,共治婴幼儿腹泻 212 例,结果均获痊愈。治愈时间最短1 小时,最长 6 日,一般 3～4 日。

7. 治疗肾盂肾炎　每日用生山楂 90 g(儿童用 1/3～1/2 量)煎服,疗程一般为 14 日。共治急、慢性肾盂肾炎 105 例,其中 45 例急性患者,34 例痊愈,7 例好转;60 例慢性患者,42 例痊愈,18 例好转;患者服煎剂后一般 2～4 小时产生利尿作用,2～5 日内减轻,浮肿及手足发胀感消失,食欲增加,精神爽快。

8. 治疗冻疮　治疗组取山楂切厚片,放于炉火烧烤或炒至焦黑,取出研末待用。治疗时嘱患者先用温水浸泡患部(水温宜在 40 ℃以下),然后将山楂炭末撒于患部后反复涂擦 10 余次。如患部已有水泡或溃破者,则将药末均匀撒于局部。每日治疗 2～3 次。观察组选用市售冻疮膏,患部温水浸泡后涂擦,每日治疗 2～3 次。结果治疗组 78 例中,痊愈 71 例,占 91%;显效 5 例,占 64%;好转 2 例,占 2.6%。观察组 30 例中,痊愈 7 例,占 23.3%;显效 9 例,占 30%;好转 13 例,占 43.4%;无效 1 例,占 3.3%。两组经统计学处理,$P < 0.05$。

【各家论述】 1.《纲目》:"凡脾弱食物不克化,胸腹酸刺胀闷者,于每食后嚼二三枚(山楂),绝佳。但不可多用,恐反克伐也。按《物类相感志》言,煮老鸡,入山楂数颗即易烂,则其消肉积之功,益可推矣。"

2.《本草经疏》:"山楂,《本经》云味酸气冷,然观其能消食积,行瘀血,则气非冷矣。有积滞则成下痢,产后恶露不尽,蓄于太阴部分则为儿枕痛。山楂能入脾胃消积滞,散宿血,故治水痢及产妇腹中块痛也。大抵其功长于化饮食,健脾胃,行结气,消瘀血,故小儿、产妇宜多食之。《本经》误为冷,故有洗疮痒之用。"

3.《本草通玄》:"山楂,味中和,消油垢之积,故幼科用之最宜。核有功力,不可去也。"

4.《本草求真》:"山楂,所谓健脾者,因脾有食积,用此酸咸之味,以为消磨,俾食行而痰消,气破而泄化,谓之为健,止属消导之健矣。至于儿枕作痛,力能以止;痘疮不起,力能以发,犹见通瘀运化之速。"

0310 山橙 shān chéng(《本草求原》)

【异名】 冬荣子(《粤志》),屈头鸡(《本草求原》),山大哥(《岭南采药录》),猢狲果、猴子果(《全国中草药汇编》),铜锣锤(《广西药用植物名录》),马骝藤、马骝橙藤(《新华本草纲要》)。

【基原】 为夹竹桃科山橙属植物山橙的果实。

【原植物】 山橙 *Melodinus suaveolens* Champ. ex Benth.　又名:马骝橙(《海南植物志》)。

攀缘木质藤本,长达 10 m。全株具乳汁;除花序被稀疏柔毛外,其余均无毛。叶对生,叶柄长约 8 mm;叶片近革质,卵形、长圆形或长圆状披针形,长 5～9.5 cm,宽1.8～4.5 cm,先端短渐尖,基部渐尖或圆形,叶面深绿色而有光泽。聚伞花序顶生或腋生;花萼裂片 5;花冠白色,高脚碟状,裂片 5,基部稍狭,向一边扩大而成镰刀状或斧形,具双齿,向左覆盖;副花冠成 5 裂片伸出花冠筒喉部之外,钟状或筒状;雄蕊 5,着生于花冠筒中部。浆果圆球形,成熟时橙黄色或橙红色。种子多数。花期5～11 月,果期 8 月至翌年 1 月。

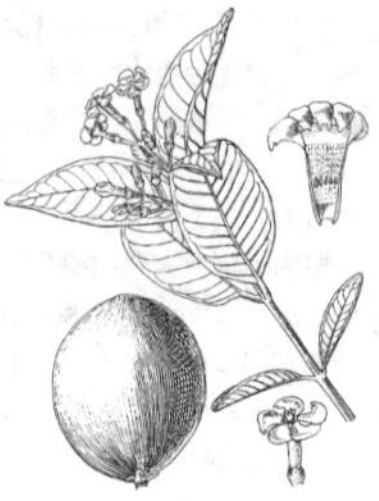
山　橙

生于丘陵、山谷,攀缘树木或石壁上。分布于广东、广西、海南等地。

本植物的叶(山橙叶)亦供药用,另设专条。

【采收加工】 9～10 月果实成熟时采收,晒干。

【药材】 山橙 *Melodini Suaveolensis Fructus*　产于海南、广东等地。

性状　果实圆球形,外表橙红色,可见深棕色斑纹,有光泽,基部常有宿萼。果皮坚韧,果肉干缩呈海绵状,白色与淡棕色相杂,剖开可见 2 室,有多数种子嵌入果肉内。种子扁圆形,长约 5 mm,棕褐色至黑褐色,表面密布斜细孔;种仁黄色,富油性。气微香,味苦。

【药性】 苦、微甘,平,小毒。

1.《本草求原》:"苦、甘,平。"

2.《广东中药》:"苦,平,有小毒。"

【功用主治】 行气,消积,杀虫。主治胃气痛,膈症胸满,小儿疳积,疝气瘰疬,皮肤热毒,湿癣疥癞。

1.《本草求原》:"滋阴,消热积气痛,功同罗汉果。其壳,洗皮肤血热毒,搽湿癣疥癞。"

2.《植物名实图考》:"治膈症,煎其皮作饮服之。"

3.《岭南采药录》:"理小肠疝气,以之和猪精肉煎汤服。"

4.《广东中药》:"行气,止痛。治胃气痛,胸膈饱胀,淋巴结核。"

5.《广西本草选编》:"主治疝气腹痛,睾丸炎,消化不良,小儿疳积。"

【用法用量】 内服:煎汤,6～10 g。外用:煎水洗;或研末调敷。

0311 山橘 shān jú(《纲目》)

【基原】 为芸香科金柑属植物山橘的果实。

【原植物】 山橘 *Fortunella hindsii* (Champ.) Swingle[*Sclerostylis hindsii* Champ.]　又名:山金橘(《橘录》)。

有刺灌木,高 1～3 m。枝细瘦,嫩时有棱。单叶互生;叶片卵状椭圆形,长 4～9 cm,宽 1.5～4 cm,先端钝圆而微凹,基部宽楔形至圆形,全缘或稀具不明显的细钝齿,上面深绿色,光亮,下面略呈灰青色,稍革质。单花腋生,稀2～3 朵簇生;萼片 5;花瓣 5;雄蕊 20,不同程度合生成若干束;子房上位,近圆球形,3～4 室。浆果圆形或扁圆形,直径1～1.5 cm,橙黄而带红色,果皮平滑。种子长椭圆形,平滑。花期 4～7 月,果期11～12 月。

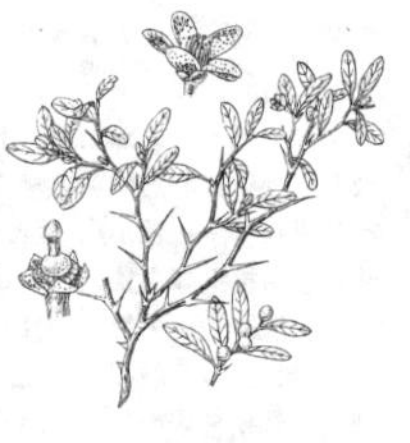
山　橘

多栽培于果圃。浙江、福建、江西、广东、广西、海南等地有栽培。

本植物的叶(山橘叶)、根(山橘根)亦供药用,另设专条。

【采收加工】 11～12月果实成熟时采摘,鲜用或盐渍用。

【成分】 二氢查耳酮衍生物:3′, 5′-二-*C*-吡喃葡萄糖根皮素(3′, 5′-di-*C*-glucopyranosylphloretin)。

【药性】 辛、酸、甘,温。

1.《纲目》:"味酸。"

2.《全国中草药汇编》:"辛、酸、甘,温。"

【功用主治】 行气宽中,止咳化痰。主治胃气痛,食积胀满,疝气,风寒咳嗽,冷哮。

1.《纲目》:"能破气。"

2.《福建药物志》:"宽中化气,止咳化痰。主治急性肝炎、胆囊炎、胆石症、胃痛、疝气、慢性气管炎、脱肛。"

【用法用量】 内服:煎汤,9～15 g。

【选方】 1. 治胃痛 盐腌山橘 3～6 g。冲开水服。(《福建药物志》)

2. 治风寒咳嗽、冷哮 山橘果实 9～15 g。开水泡服。(《浙江药用植物志》)

0312 山土瓜 shān tǔ guā (《植物名实图考》)

【异名】 土高丽参(《天目山药用植物志》),土白参(《广西本草选编》),绿豆参、土人参(《安徽中草药》),山豆根(《全国中草药汇编》),三叶参(《湖北中草药志》),豆角参(王衍生《中草药学》)。

【来源】 为豆科豇豆属植物野豇豆的根。

【原植物】 野豇豆 *Vigna vexillata* (L.) Benth. [*Phaseolus vexillata* L.] 又名:野绿豆(《安徽中草药》),野马豆、山马豆(《全国中草药汇编》),山米豆(《福建药物志》)。

多年生缠绕草本。主根圆锥形或圆柱形,肉质,外皮橙黄色。茎、小叶柄、托叶、小花梗、荚果均有棕色粗毛,三出复叶,互生;顶生小叶片广卵形或菱状卵形,膜质,先端急尖,基部近圆形或宽楔形,全缘,侧生小叶广卵形,外侧特宽,基部近截形,长 4～8 cm,宽 2.5～4.5 cm,两面有淡黄白色贴生柔毛。总状花序腋生,花 2～4 朵着生于长 8～30 cm总花梗的上端;小苞片刚毛状;花萼钟状,5裂;花冠蝶形,淡紫红色;旗瓣近圆形,先端微凹,翼瓣先端弯曲,具耳和爪,龙骨瓣肾形,具爪;雄蕊 10,二体;花柱内侧有髯毛。荚果圆柱形,扁平,先端有喙。种子椭圆形,黑色,有光泽。花期 9月,果期10～11月。

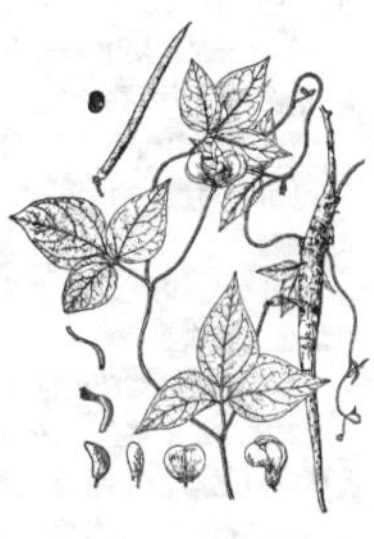

野豇豆

生于山坡、林缘、路旁及草丛中。分布于江苏、浙江、江西、湖北、湖南、广西、四川、云南、陕西等地。

【采收加工】 8～9月采挖,晒干。

【成分】 根含蛋白质。

【药性】 甘、苦,平。

1.《广西本草选编》:"味甘、苦,性微温。"

2.《全国中草药汇编》:"苦,寒。"

3.《湖南药物志》:"甘,苦,平。"

【功用主治】 益气生津,利咽解毒。主治头昏乏力,失眠,阴挺,脱肛,乳少,暑热烦渴,风火牙痛,咽喉肿痛,瘰疬,疮疖,毒蛇咬伤。

1.《天目山药用植物志》:"民间代参作补气药。"

2.《广西本草选编》:"补中益气。主治气虚头昏,子宫下垂,脱肛,乳少,瘰疬。"

3.《全国中草药汇编》:"清热解毒,消肿止痛,利咽喉。主治风火牙痛,咽喉肿痛,腮腺炎,疮疖,小儿麻疹余毒不尽,胃痛,腹胀,便秘,跌打肿痛,骨折。"

4.《湖南药物志》:"养阴,安神,通乳,止渴。治暑热烦渴,劳伤乏力,神经衰弱。"

5.《福建药物志》:"治口腔炎。"

【用法用量】 内服:煎汤,9～60 g。外用:捣敷。

【选方】 1. 治神经衰弱,血虚头晕 (野豇豆)根 15 g,女贞、丹参、首乌各 12 g,五味子 6 g。水煎服。

2. 治暑热烦渴 (野豇豆)根 9～12 g,淮山药 15 g。水煎服。

3. 治乳少 (野豇豆)根 30～60 g。炖猪前脚或猪骨服。(1～3方出自《湖南药物志》)

4. 治遗尿 猪膀胱(尿脬)1 个,野豇豆根 15 g,金樱子根 60 g,糯米 60 g。将上 3 味药装入猪膀胱内,炖熟,去药渣吃。(江西《草药手册》)

5. 治瘰疬 (野豇豆)根 60 g,与猪瘦肉同煮食。(《广西本草选编》)

6. 治毒蛇咬伤 鲜野豇豆根、鲜农吉利、鲜半边莲各等量。捣烂外敷伤口周围及肿处,干则更换。(《安徽中草药》)

0313 山大刀 shān dà dāo (《生草药性备要》)

【异名】 大丹叶(《生草药性备要》),山大颜(《岭南采药录》),刀斧伤(《陆川本草》),血丝罗伞(《广西中药志》),脂红叶(《岭南草药志》),刀伤木(广州部队《常用中草药手册》),火筒树、大口唇(《广东中草药》),大罗伞(《广西中草药》),九节木(《广西本草选编》),九节仔头(《福建药物志》)。

【基原】 为茜草科九节属植物九节的嫩枝及叶。

【原植物】 九节 *Psychotria rubra* (Lour.) Poir. [*Antherura rubra* Lour.]

常绿灌木,高 1～3 m。小枝近四棱形,后渐变为圆形,暗黑色。叶对生,纸质;叶柄长 8～20 mm;托叶膜质,早落;叶片长圆形、椭圆状长圆形或倒披针状长圆形,长 8～20 cm,宽 2.5～7 cm,先端短渐尖,基部楔形,全缘,下面脉腋内有簇毛,干时暗红色。聚伞花序常顶生;总花梗极短,近基部 3 分歧;花小,白色;萼筒短,裂片短三角形;花冠漏斗状,顶端 5 裂,裂片三角状披针形;雄蕊 5,花药伸出;子房 2 室。核果近球形,熟时红色;种子背面有纵沟。花期8～10月。

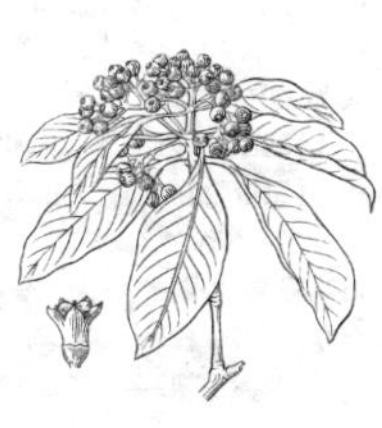

九 节

生于山坡林缘、沟谷疏林下及水边。分布于我国东南、西南、华南各地。

本植物的根(山大刀根)亦供药用,另设专条。

【采收加工】 7～10月采收嫩枝、叶,晒干或鲜用。

【成分】 含堆心菊灵(helenalin)和九节素(psychorubrin)及微量元素铁、锰、铜、锌等。

【药性】 苦,寒。

1.《生草药性备要》:"味苦,性温。"

2. 广州部队《常用中草药手册》:"苦,凉。"

3.《全国中草药汇编》:"苦,寒。"

【功用主治】 祛风解毒,活血止痛。主治感冒发热,咽喉肿痛,白喉,痢疾,肠伤寒,疮疡肿毒,风湿痹痛,跌打损伤,毒蛇咬伤。

1.《生草药性备要》:"干水杀蛆。"

2.《岭南采药录》:"清热去湿。熏洗痔疮,煎凉茶多用之。"

3. 广州部队《常用中草药手册》:"清热解毒,祛风除湿,接骨生肌。治感冒发热,扁桃体炎,咽喉肿痛,白喉,风湿骨痛,腰肌劳损，胸中滞痛，跌打损伤，骨折，毒蛇咬伤，疮疡肿毒，久不收口的慢性溃疡。”

4.《全国中草药汇编》：“消肿拔毒。主治痢疾，肠伤寒，胃痛，叶外用治外伤出血。”

【用法用量】 内服：10～30 g；或研末。外用：煎水熏洗；或研末调敷；或捣敷。

【选方】 1. 治肠伤寒　山大颜根、叶晒干研粉。成人每次服2～3 g(儿童0.5 g)，每日3次。

2. 治下肢溃疡　山大颜嫩叶，沸水烫过使叶较软，如溃疡面腐肉多，用叶背向溃疡面贴；如溃疡面干净，用叶面向溃疡面贴。每日早晚各换药1次。(1、2方出自《全国中草药汇编》)

3. 治刀伤出血　山大刀叶捣烂或研末敷。(《陆川本草》)

4. 治疮疖　大罗伞叶、土牛膝叶各适量。共捣烂，用酒调，冷敷患处。(《广西中草药》)

5. 治骨折　山大刀根、叶研粉，酒醋调敷患处。(广州部队《常用中草药手册》)

【临床报道】 治疗白喉　取山大颜嫩芯或嫩叶2 500 g，加水5 000 ml，煎成500 ml。1岁以下每日30～40 ml，1～3岁40～50 ml，4～5岁50～60 ml，6～10岁70～100 ml，加糖，分2～3次口服。临床观察118例，均以山大颜为主(代替白喉抗毒素)，适当配合其他药物，结果除1例死亡外，均获痊愈。一般用药1～2日，临床症状即见好转，体温下降，食欲增加，咳嗽减轻，二便畅通，假膜逐渐脱落，3～5日症状全部消失。

0314 山大黄 shān dà huáng (《内蒙古中草药》)

【异名】 唐大黄(《中国药用植物志》)，台黄、土大黄(《东北常用中草药手册》)，峪黄、籽黄(《大同药用植物手册》)，北大黄、大黄(《吉林中草药》)，格西古讷(《内蒙古中草药》)，野大黄、酸酸草、黄古卵子(《沙漠地区药用植物》)，苦大黄(《中药材品种论述》)，华北大黄(《中药志》)。

【基原】 为蓼科大黄属植物波叶大黄的根及根茎。

【原植物】 波叶大黄 *Rheum franzenbachii* Munt.

多年生草本，高达1 m以上。根茎肥厚，表面黄褐色。茎粗壮，直立，常不分枝，中空。基生叶有长柄；叶片卵形至卵状圆形，长10～16 cm，先端钝，基部心形，边缘波状，下面稍有毛；茎生叶具短柄或无柄，托叶鞘长卵形，暗褐色，抱茎。圆锥花序顶生，花小，多数，白绿色；苞小，肉质，内有3～5朵小花；花梗中部以下有一关节；花被片6，卵形，2轮，外轮3片较厚而小；雄蕊9；子房三角状卵形，花柱3。瘦果具三棱，有翅，基部心形，具宿存花被。花期夏季。

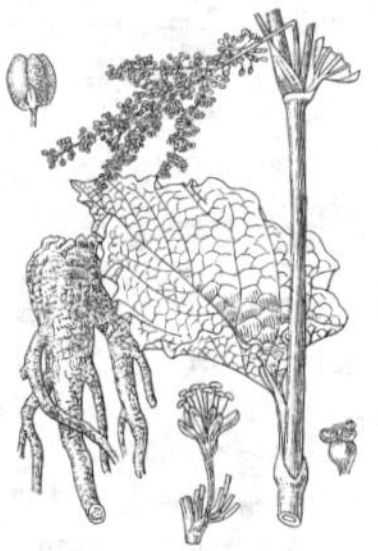

波叶大黄

生于山坡、石隙、草原。分布于华北、东北及湖北等地。

【采收加工】 8～9月采挖，切片，晒干。

【药材】 山大黄 *Rhei Franzenbachii Radix et Rhizoma*　主产于河北安国(祁黄)、阜平(籽黄)，山西小五台山(台黄)，内蒙古(峪黄)。

性状　根及根茎呈不规则类圆柱形，表面红褐色而黄，无横纹，质坚而轻。断面无星点，有细密而直的红棕色射线。新断面黄至棕红色，在紫外光下，显蓝紫色荧光。气微，味苦、涩。

鉴别　根及根茎横切面与大黄不同点：射线细胞1列，本品薄壁细胞含草酸钙簇晶及淀粉粒。簇晶直径17～85 μm，淀粉粒直径3～17 μm。根茎髓部无异型维管束。

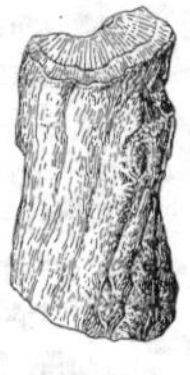

山大黄(根)外形

【成分】 波叶大黄根及根茎含总蒽醌1.11%，其中以大黄素(emodin)，大黄酚(chrysophanol)为苷元的结合型蒽醌1.05%，游离型为0.06%，还含食用大黄苷(rhapontin，即土大黄苷)及大黄素甲醚(physcion)，并含少量的芦荟大黄素(aloe-emodin)。还含大量鞣质和波叶大黄多糖。

【药理】 1. 抗氧化作用　本品水提取物有较强的抗超氧负离子自由基的作用，作用强度超过三种正品大黄及其他非正品大黄。其所含食用大黄苷也有较强的抗氧化作用。

2. 抗血小板聚集作用　本品水提取物对胶原诱导的人血小板聚集有较弱的抑制作用，其 IC_{50} 为4.30 mg/ml。

3. 抗肿瘤作用　山大黄多糖100 mg/kg对小鼠 S_{180} 实体瘤抑瘤率为56.2%～64.4%，山大黄多糖与环磷酰胺联合的抑瘤率达90.4%；口服10、200 mg/kg连续7日，山大黄多糖可明显提高小鼠NK细胞的活性，并能增强ConA诱导的淋巴细胞增殖能力。

4. 其他作用　本品无致泻作用，本品所含蒽醌类成分(大黄素、大黄酚)和土大黄苷的药理作用，分别参见“大黄”和“河套大黄”条。

毒性　山大黄粉剂对小鼠经口 LD_{50} 大于5 000 mg/kg，水煎剂对小鼠经口 LD_{50} 大于10 000 mg/kg，对大鼠经口 LD_{50} 大于6 000 mg/kg(体重)。给药后5～8小时出现轻度腹泻症状，持续1日。因此山大黄经口毒性很小。

【药性】 苦，寒。归胃、大肠经。

1.《东北常用中草药手册》：“苦，寒。”

2.《河北中草药》：“微苦，寒。入脾、胃、大肠、心包经。”

【功用主治】 泻热解毒，凉血行瘀。主治湿热黄疸，痢疾，经闭腹痛，吐血，衄血，跌打瘀痛，痈肿疔毒，口舌糜烂，烧烫伤。

1.《吉林中草药》：“治谵语发狂，食积痞满，痢疾初起，腹痛后重，水肿。”

2.《东北常用中草药手册》：“泻实热，破积滞，行瘀血。主治黄疸，便秘，经闭，痈肿疔毒，烧烫伤。”

3.《河北中草药》：“缓下而健胃。凉血，止血，治吐血，衄血。”

【用法用量】 内服：煎汤，3～10 g；或研末。外用：研末撒；或调敷。

【宜忌】 内无实热者及体虚、孕妇禁服。本品泻下作用较弱，过量易致腹满腹痛。

1.《沙漠地区药用植物》：“体虚及胎前、产后忌用。”

2.《河北中草药》：“体虚无实热，无瘀滞及孕妇忌用。效似大黄而降泄之力较差，量太过则易致腹满。”

【选方】 1. 治黄疸性肝炎(湿热黄疸)　大黄6 g，茵陈24 g，龙胆草9 g。水煎服。

2. 治跌打损伤，瘀血作痛　大黄、当归各等分。研末。每服12 g，每日2次，酒调服，并用四黄粉(黄连、黄芩、黄柏、大黄各等分)水调外敷。

3. 治放射性皮肤损伤　大黄、寒水石、赤石脂各等分。加冰片2%，共研末。混合撒患处。

4. 治口疮糜烂　大黄、枯矾各3 g。共研细末，擦患处。(1～4方出自《沙漠地区药用植物》)

5. 治烫火伤　生大黄研细末，香油调涂。(《吉林中草药》)

0315 山小橘 shān xiǎo jú (《常用中草药彩色图谱》)

【基原】 为芸香科山小橘属植物山小橘的根和叶。

【原植物】 山小橘 *Glycosmis citrifolia* (Willd.) Lindl. [*Limonia citrifolia* Willd.; *G. parviflora* (Sims) Little]　又名：山油柑

(《植物分类学报》),小果(《海南植物志》),假酒饼木、水禾木(《广西药用植物名录》),山金橘、山柑子(福建),野沙柑(广西)。

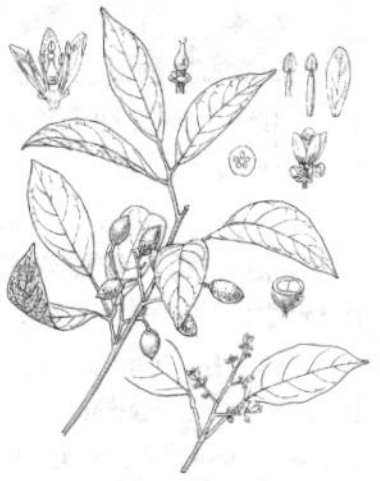

山小橘

灌木或小乔木,高约3 m。嫩枝常被褐锈色绒毛且呈压扁状。叶互生,有单叶和羽状复叶两种;单叶生于短柄上;奇数羽状复叶具小叶3～5;小叶柄长1～4 mm;小叶片纸质,长圆形,长6～18 cm,宽2.5～5 cm,先端渐尖或急尖而钝头,基部狭楔形,全缘或为不规则的微波状,两面无毛,上面绿色,下面较淡,具透明腺点,干后两面苍暗。圆锥花序腋生;萼5裂,外被毛;花瓣5,白色或淡黄色,光滑;雄蕊10,等长,药隔先端为延长的凸尖;子房上位,扁圆形,花柱短,有细小腺点。浆果近球形,淡红色或朱红色,熟时半透明,味甜可食。花期6～9月,果期10～11月。

生于低丘陵的灌丛或疏林中。分布于福建、广东、广西、海南、贵州、云南、台湾等地。

【采收加工】 8～12月挖根,切片晒干;叶鲜用。

【成分】 根和茎皮含生物碱:山小橘碱(glycofoline),尖叶石松碱(acrifoline)。

叶含黄酮:山小橘查耳酮(glychalcone)A、B,山小橘黄酮(glyflavanone)A、B。另含氨基磺化物(amidosulfoxides)山小橘硫代明(glycothiomin)A、B,2-喹诺酮生物碱(2-quinolone alkaloid)。

【药性】 1.《广西中草药》:"微辛、苦,性平。"

2.《全国中草药汇编》:"辛、甘,平。"

【功用主治】 祛风解表,化痰止咳,消积散瘀。主治感冒咳嗽,食滞纳呆,食积腹痛,疝气痛,跌打肿痛。

1.《广西中草药》:"行气祛痰,散瘀消肿,祛风消积。主治感冒咳嗽,食积腹痛,跌打肿痛。"

2.《广西本草选编》:"根,行气消积,化痰止咳。叶,散瘀消肿。主治感冒咳嗽,食积腹痛,小肠疝气痛,跌打肿痛。"

【用法用量】 内服:煎汤,9～15 g。外用:煎水洗;或鲜叶捣敷。

【宜忌】 《广西中草药》:"孕妇忌服。"

【选方】 1. 治黄疸型肝炎 (山小橘)根12 g。水煎服。(《广西民族药简编》)

2. 治跌打肿痛 用(山小橘)鲜叶捣烂,酒调外敷。(《广西本草选编》)

0316 山马蝗 shān mǎ huáng (《植物名实图考》)

【异名】 逢人打、扁草子(《全国中草药汇编》),狗粪黏(《浙江药用植物志》),野豌豆(《贵州中草药名录》),山蚂蝗(《安徽中草药》)。

【基原】 为豆科长柄山蚂蝗属植物尖叶长柄山蚂蝗的全株。

【原植物】 尖叶长柄山蚂蝗 *Podocarpium podocarpum*(DC.) Yang et Huang var. *oxyphyllum*(DC.) Yang et Huang[*Desmodium oxyphyllum* DC.; *D. racemosum*(Thunb.) DC.]

半灌木,高可达2 m。茎有棱。叶柄长达9 cm;三出复叶,顶生小叶椭圆状菱形,长5～11 cm,宽1.5～3 cm,先端钝,基部楔形,侧生小叶较小。顶生的花序圆锥状,腋生的花序为总状,长达30 cm;花萼宽钟状,萼齿极短,有缘毛;花冠淡紫色;雄蕊10,单体;子房被毛。荚果长约2 cm,有2荚节,密生短柔毛。花期7～9月,果期8～11月。

生于山坡草地或林缘。分布于江苏、浙江、安徽、福建、江西、湖南、广东、广西、四川、贵州、云南、陕西等地。

【栽培】 生物学特性 喜温暖湿润的气候,低山和平坝均可栽培。对土壤要求不严,以肥沃、排水良好的黏壤土较好。

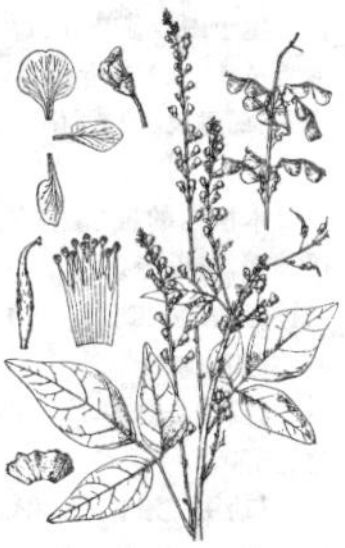

尖叶长柄山蚂蝗

繁殖方法 用种子和分株繁殖。种子繁殖,育苗移栽:3月播种,先整地开1.3 m宽的高畦,按行距30 cm开横沟播种,苗高5 cm时匀苗、除草、追施畜粪水1次。5、7、10月各再中除、追肥1次。培育2年后,在春天雨季移栽。按行株距各约65 cm开窝,每窝栽苗1株。以后每年在春、夏、秋季,各除草、追施人畜粪水1次。分株繁殖:春天雨季,在蔸边拔取带根小苗栽种,栽后管理与育苗移栽相同。

【采收加工】 栽种2～3年后,8～9月挖起全株,鲜用或切段晒干。

【成分】 叶含山柰苷(kaempferitrin)。

【药性】 微苦,平。

1.《安徽中草药》:"性温,味微苦。"

2.《福建药物志》:"微苦,平。"

【功用主治】 祛风除湿,活血解毒。主治风湿痹痛,崩中,带下,咽喉炎,乳痈,跌打损伤,毒蛇咬伤。

1.《植物名实图考》:"治哮。"

2.《湖南药物志》:"解毒,宽肠和胃,消食,祛风,杀虫。主治风湿关节痛,乳痈溃烂,食物中毒,气喘。"

3.《福建药物志》:"祛风活络,解毒消肿。治肝炎,风湿关节痛,咽喉炎,跌打损伤,结膜炎,毒蛇咬伤。"

【用法用量】 内服:煎汤,9～15 g;或浸酒。外用:捣汁搽;或捣敷。

【选方】 1. 治风湿骨痛 山蚂蝗9 g,猪蹄1只。水炖至肉烂,食肉喝汤。

2. 治白带过多 山蚂蝗9 g,煎服。或山蚂蝗、椿根白皮各9 g,车前子12 g(布包),煎服。

3. 治跌打肿痛 鲜山蚂蝗根白皮适量,白酒、红糖各少许。捣烂敷患处,干则更换。

4. 治毒蛇咬伤 鲜山蚂蝗、鲜石胡荽各30 g。捣烂加冷开水绞汁服;另取上药各等量,同捣烂敷伤口,干则更换。(1～4方出自《安徽中草药》)

5. 治疳积 山马蝗12 g,狼巴草6 g,羊角豆全草15 g。水煎服。(《湖南药物志》)

0317 山木通 shān mù tōng (《植物名实图考》)

【异名】 搜山虎(《福建药物志》),威灵仙(《中药志》)。

【基原】 为毛茛科铁线莲属植物山木通的茎、叶。

【原植物】 山木通 *Clematis finetiana* Lévl. et Vant.[*C. pavoliniana* Pamp.] 又名:雪球藤(浙江),老虎须、大叶光板力刚(浙江),黑根(江苏),冲倒山、千金拔、天仙菊(江西),万年藤、蓑衣藤(湖南)。

木质藤本,长达4 m。叶对生,三出复叶;叶柄长5～6 cm;小叶片薄革质,卵状披针形、狭卵形或披针形,长3～13 cm,宽1.5～5.5 cm,先端渐尖或锐尖,基部圆形或浅心形,全缘。聚伞花序腋生或顶生,有1～7朵花,在叶腋分枝处常有多数三角形宿存芽鳞;苞片小,钻形,顶端3裂;花两性,花梗长2.5～5 cm;萼片4,白色,外面边缘密生短绒毛;雄蕊多数,花药狭长圆形,药隔明显;心皮多数,被柔毛。瘦果狭卵形,宿存花柱羽毛状,长达3 cm。花期4～6月,果期7～11月。

生于山坡疏林、溪边或路旁灌木丛中。分布于江苏、浙江、安徽、福建、江西、河南、湖北、湖南、四川、贵州、云南。

本植物的根（山木通根）亦供药用，另设专条。

【采收加工】 7～10 月采收，鲜用或晒干。

【药性】 《江西草药》："性温，味苦。"

【功用主治】 祛风活血，利尿通淋。主治关节肿痛，跌打损伤，小便不利，乳汁不通。

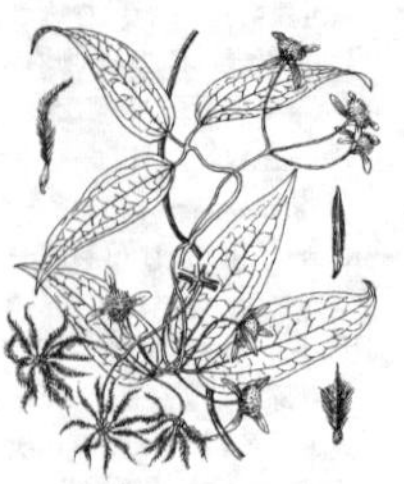

山木通

1.《植物名实图考》："通窍，利水。"

2.《天目山药用植物志》："茎，为通窍利尿药；叶，治关节肿痛。"

【用法用量】 内服：煎汤，15～30 g，鲜品可用至 60 g。外用：鲜品捣敷发疱。

【选方】 1. 治跌打损伤 威灵仙叶（鲜）60 g，茜草根 15 g。水酒煎服，每日 1 剂。（《江西草药》）

2. 治关节肿痛 山木通叶捣烂敷贴，作发疱剂。（《天目山药用植物志》）

0318 山甘草 shān gān cǎo （《闽南民间草药》）

【异名】 白蝴蝶（《闽南民间草药》），白茶（《泉州本草》），凉茶藤、白头公（广州部队《常用中草药手册》），凉藤、黄蜂藤、生肌藤、粘雀藤（《广西中草药》），土甘草、水根藤（《福建中草药》），假忍冬藤、蝴蝶藤（《实用中草药》）。

【基原】 为茜草科玉叶金花属植物玉叶金花的茎叶。

【原植物】 玉叶金花 *Mussaenda pubescens* Ait. f. 又名：野白纸扇《广州植物志》。

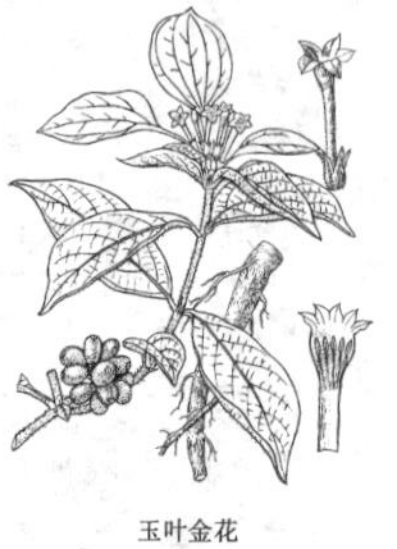

玉叶金花

被毛的攀缘灌木。叶对生和轮生；叶柄长 3～8 mm；托叶三角形，先端 2 深裂；叶片卵状长圆形或卵状披针形，长5～8 cm，宽2～2.5 cm，先端渐尖，基部楔尖，上面无毛或被疏毛，下面密被短柔毛。聚伞花序顶生，稠密；花 5 数，无梗；萼筒陀螺状，裂片条形，一些花的 1 枚萼裂片扩大成叶状，白色，宽椭圆形，长 2.5～4 cm，具纵脉；花冠黄色，花冠管长 2～2.5 cm，裂片长约 4 mm，内面有金黄色粉末状小凸点。果肉质，近椭圆形，干后黑色。花期夏月。

生于海拔 400～500 m 的山坡、路旁及灌丛中。分布于长江以南各地。

此外，同属植物展枝玉叶金花 *M. divaricata* Hutch. 亦作"山甘草"药用。生于山地灌丛及路边。分布于湖北、广东、广西、四川、贵州、云南等地。

【采收加工】 6～8 月采收，晒干。

【药材】 山甘草 *Mussaenda Pubescentis Caulis et Folium* 主产于广东、广西、福建、浙江等地。

性状 茎圆柱形，表面棕色或棕褐色，具细纵皱纹、点状皮孔及叶痕。质坚硬，不易折断，断面黄白色或淡黄绿色，髓部明显，白色。气微，味淡。

鉴别 (1) 茎横切面：表皮细胞 1 列，被角质层，有的表皮细胞特化成非腺毛。木栓层为 2～4 列木栓细胞。皮层较窄，散有分泌细胞。韧皮部狭窄，外侧有单个纤维断续排列成环，间有石细胞散在。形成层明显。木质部较发达，射线为 1～2 列细胞。髓部薄壁细胞形大，内含淀粉粒。

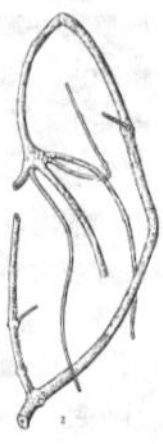

山甘草（藤茎）外形

(2) 取本品粉末 1 g，加乙醚 10 ml，浸渍过夜，滤液挥散乙醚，残渣加冰醋酸少量溶解，再加醋酐-硫酸（19：2）数滴，溶液显绿色（检查甾类）。

【成分】 玉叶金花茎中含三萜皂苷类：海恩西阿苷元（heinsiagenin）A。酚苷类：玉叶金花苷（mussaendoside）A、B、C、D、E、H、S、I、J。

地上部分含酚性苷玉叶金花苷（mussaendoside）L、M、N，4 种环烯醚萜苷。

【药理】 本品中所含成分咖啡酸、阿魏酸对小鼠有不同程度的抗早孕作用，并发现山甘草的水煎液和 81% 乙醇沉淀物为抗早孕活性有效部位。

【药性】 甘、微苦，凉。

1.《广西中药志》："味涩，性平。"

2. 广州部队《常用中草药手册》："甘淡，凉。"

3.《福建药物志》："甘、微苦，凉。"

【功用主治】 清热利湿，解毒消肿。主治感冒，中暑发热，咳嗽，咽喉肿痛，泄泻，痢疾，肾炎水肿，湿热小便不利，疮疡脓肿，毒蛇咬伤。

1.《广西中药志》："煎水洗疮，有去腐生新之效。"

2.《广西本草选编》："清热利湿，解毒消肿。"

3.《全国中草药汇编》："清热解暑，凉血解毒。"

4.《福建药物志》："清热除湿，消食和胃，解毒消肿。预防中暑，感冒，治支气管哮喘，肺痈，肾盂（肾）炎，膀胱炎，尿血，痢疾，消化不良，小儿疳积，风火赤眼，中耳炎，急性乳腺炎，痈疽疔疖，以及断肠草、木薯、毒菇等中毒。"

【用法用量】 内服：煎汤，15～30 g，鲜品 30～60 g；或捣汁。外用：捣敷。

【选方】 1. 治感冒，预防中暑 （玉叶金花）茎、叶 60～90 g，黄荆叶 30～45 g。水煎分次服。（《湖南药物志》）

2. 治支气管炎 玉叶金花 15 g，福建胡颓子 9 g。水煎服。（《福建药物志》）

3. 治咽喉肿痛 鲜（玉叶金花）叶和食盐少许捣烂绞汁，频频咽下。（《广西本草选编》）

4. 治急性胃肠炎 鲜（玉叶金花）茎、叶 30～60 g。水煎服。（《福建中草药》）

5. 治湿热小便不利 玉叶金花 30 g，银花藤 60 g，车前子 30 g。水煎服。（《广西中草药》）

6. 治恶疮肿毒 山甘草捣烂敷患处。（《泉州本草》）

7. 治烧烫伤，毒蛇咬伤 鲜（玉叶金花）叶 60～120 g。水煎外洗。（《广西本草选编》）

0319 山石榴 shān shí liu （《广西本草选编》）

【异名】 猪肚簕、假石榴（《广西本草选编》），山黄皮（《云南药用植物名录》），刺子、屎缸拔、刺榴（《全国中草药汇编》），猪头果（《广西药用植物名录》）。

【基原】 为茜草科山黄皮属植物山石榴的果实及根、叶。

【原植物】 山石榴 *Randia spinosa*（Thunb.）Poir.［*Xeromphis spinosa*（Thunb.）Keay］ 又名：山蒲桃（《广州植物志》），簕牯树（《中国高等植物图鉴》）。

灌木或小乔木，高 2～8 m。分枝多；刺腋生，粗壮，长 10～35 mm。叶对生或簇生于短侧枝上；叶柄长 3～8 mm；托叶卵形，基部合生，先端芒尖；叶片宽倒卵形至匙形，长 2.5～8 cm，宽 1.5～3.5 cm，钝头，仅在下面中脉和叶缘有毛。花单生或 2～3 朵簇生短枝之顶；萼裂片卵状，被柔毛；花冠钟状，密被绢毛，筒长约5 mm，裂片卵形，比筒长；花药条形，露出。浆果近球形，直径2～4 cm，有宿存的萼裂片，黄色。花期春、夏间。

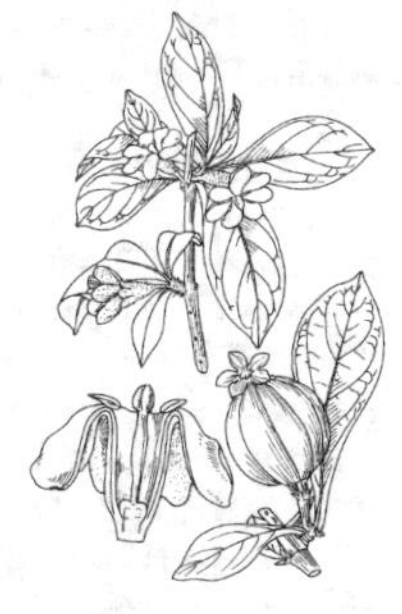
山石榴

生于旷野，亦作绿篱栽培。分布于广东、广西、海南、云南、台湾等地。

【采收加工】 7～10月采叶，鲜用或晒干；果实成熟时采收，晒干；全年均可采根，切段，鲜用或晒干。

【药性】《广西本草选编》："味苦、涩，性凉，有毒。"

【功用主治】《广西本草选编》："散瘀消肿。主治跌打瘀肿，外伤出血，皮肤疮疥。"

【用法用量】 外用：鲜根、叶捣敷；果研粉撒；或煎水外洗。

【宜忌】 本品只作外用，不可内服。

【选方】 1. 治跌打瘀肿　山石榴鲜根捣烂，酒炒外敷。

2. 治外伤出血　山石榴鲜叶捣烂外敷；或用果研粉撒患处。

3. 治皮肤疮疥　山石榴鲜果捣烂，放热水中搅拌，泛出白色泡沫，外洗。（1～3方出自《广西本草选编》）

0320 山白菊 shān bái jú（《贵州民间药物》）

【异名】 野白菊（《植物名实图考》），白升麻（《贵州民间药物》），山马兰、消食花、常年青、白花千里光、八月霜（《浙江民间常用草药》），马兰（《河南中草药手册》），红管药（《全国中草药汇编》）。

【基原】 为菊科紫菀属植物三脉紫菀的全草或根。

【原植物】 三脉紫菀 *Aster ageratoides* Turcz. [*A. trinervius* D. Don subsp. *ageratoides*(Turcz.) Griers.]

多年生草本，高40～100 cm。根茎粗壮。茎有棱及沟，被柔毛或粗毛，有分枝。下部叶在花期枯落，叶片宽卵圆形，急狭成长柄；中部叶椭圆形或长圆状披针形，长5～15 cm，宽1～5 cm，中部以上叶急狭成楔形具宽翅的柄，先端渐尖，边缘有3～7对锯齿；上部叶渐小，全缘或有浅齿，两面均粗糙有毛，脉3条，明显。头状花序排成伞房或圆锥伞房状。总苞倒锥状或半球状；总苞片3层，有短缘毛。舌状花10余个，舌片线状长圆形，紫色、浅红色或白色；管状花黄色，有裂片；花柱附片长达1 mm。冠毛浅红褐色或污白色。瘦果倒卵状长圆形，一面常有肋，被短粗毛。花果期7～12月。

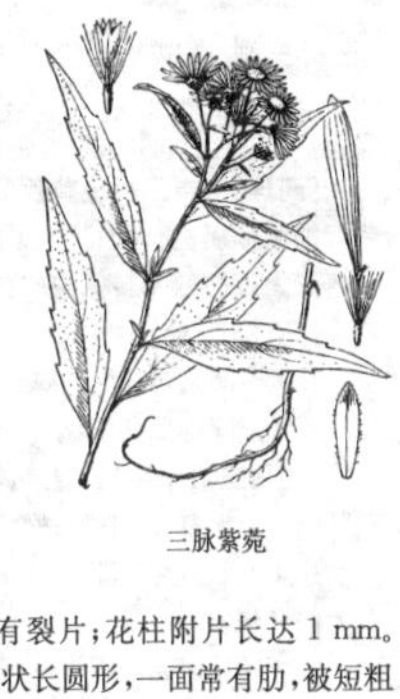
三脉紫菀

生于海拔100～3 350 m的林下、林缘、灌丛及路边湿地。分布于我国大部分地区。

【采收加工】 7～10月采收，鲜用或扎把晾干。

【药材】 山白菊 *Asteris Ageratoidis Herba seu Radix*　主产于浙江、江西、贵州等地。

性状　根茎较粗壮，有多数棕黄色须根。茎圆柱形，基部光滑或略有毛，有时稍带淡褐色，下部茎呈暗紫色，上部茎多分枝，呈暗绿色；质脆，易折断，断面不整齐，中央有髓，黄白色。单叶互生，叶片多皱缩或破碎，完整叶展平后呈长椭圆状披针形，灰绿色，边缘具疏锯齿，具明显的离基三出脉，表面粗糙，背面网脉显著。头状花序顶生，排列成伞房状或圆锥状，舌状花白色、青紫色或淡红色，管状花黄色。瘦果椭圆形，冠毛污白色或褐色。气微香，味稍苦。

鉴别　(1) 茎横切面：表皮细胞1列，类方形或略呈切向延长，排列整齐。皮层细胞多列，壁薄，细胞间隙明显，并散有离生分泌腔。维管束外韧型，呈断续的环形排列。韧皮部较大，有分泌腔，木质部较小，中柱鞘纤维发达，新月形，且与木质部相连成环状。髓部较大，均由薄壁细胞组成。

(2) 取本品1 g，剪碎，加乙醇5 ml，于水浴加热10分钟，滤过。取滤液1滴于滤纸上，置紫外光灯(254 nm)下观察，可见蓝绿色荧光，氨熏后即呈黄绿色荧光（检查黄酮）；取滤液2 ml置蒸发皿中，水浴蒸干，冷却，加浓硫酸-醋酐试剂1 ml，由污绿色渐变翠绿色（检查甾体皂苷）。

【成分】 全草含多种黄酮类：主要为山柰酚（kaempferol），槲皮素（quercetin），槲皮素鼠李糖苷（quercetin rhamnoside），槲皮素葡萄糖苷（quercetin glucoside），山柰酚鼠李糖葡萄糖苷（kaempferol rhamnoglucoside）。萜类：表木栓醇，紫菀酮（shionone），16*β*，17-双羟基-(－)-贝壳杉-19-羧酸〔16*β*，17-dihydroxy-(－)-kaur-19-carboxylic acid〕，16*β*-羟基-17-乙酰氧基-(－)-贝壳杉-19-羧酸-*β*-*D*-吡喃葡萄糖酯〔16*β*-hydroxy-17-acetoxy-(－)-kaur-19-oic acid-*β*-*D*-glucopyranose〕和16*β*，17-双羟基-贝壳杉-19-羧酸-*β*-*D*-吡喃葡萄糖酯（16*β*，17-dihydroxy-kaur-19-oic acid-*β*-*D*-glucopyranose）。

【药理】 1. 镇咳作用　煎剂灌胃，对小鼠有一定镇咳作用（二氧化硫引咳法），但不如可待因强。电刺激豚鼠喉上神经引咳法证明镇咳作用是中枢性的，有效成分是黄酮苷。含黄酮苷元槲皮素和山柰酚的黄酮色带Ⅲ 0.6 g/kg给小鼠口服，有一定镇咳作用。

2. 平喘作用　豚鼠口服煎剂，连续5日后方始在组织胺和乙酰胆碱混合液喷雾试验中表现出平喘作用。黄酮色带Ⅲ、槲皮素和山柰酚对乙酰胆碱所致离体豚鼠气管收缩有解痉作用，作用缓慢而持久。煎剂10 g/kg给大鼠灌胃，能使大鼠肾上腺内的维生素C含量下降，给药3日的大鼠还可观察到肾上腺肥大，重叠增加，提示山白菊可能具有增强肾上腺皮质的功能，从而增加肌体抵抗力。此外，煎剂还能促进小鼠甲状腺对碘的积聚，使吸碘率的高峰提前，改善甲状腺活力，对促进机体物质代谢、调整机体神经内分泌状态平衡、增加抗病能力也有一定作用。

3. 祛痰作用　煎剂对小鼠有一定祛痰作用，但强度不如远志煎剂。祛痰有效成分为皂苷。黄酮色带Ⅲ 0.6 g/kg灌胃、槲皮素0.4 g/kg灌胃或腹腔注射、山柰酚0.3 g/kg灌胃在小鼠酚红实验中均有较好的祛痰作用。大鼠毛细管排痰量法实验也表明山柰酚和槲皮素0.05 g/kg灌胃均有祛痰作用。

4. 抗菌与抗病毒作用　煎剂对金黄色葡萄球菌、卡他球菌及奈瑟菌体外有一定的抑制作用，对流感病毒（亚洲甲型江西地方株昌医58-3株）体外也有抑制作用，但在鸡胚体内试验中无效。

毒性　小鼠口服煎剂240 g/kg（成人用量的192倍）或山白菊提取物Ⅰ 4 g/kg（相当于生药500 g/kg），3日内均未死亡。可见动物安静、呼吸慢、皮毛松湿，经12～24小时恢复。提取物Ⅰ给麻醉兔静脉注射22、42、100 mg/kg，血压短时间下降，呼吸无明显影响；给麻醉豚鼠腹腔注射4 mg/kg，心电图也无明显异常。

【炮制】 取原药材，除去杂质，抢水洗净，稍润，切中段，干燥，筛去灰屑。

饮片性状　根、茎、叶、花、果混合的段状。参见药材"性状"项。

贮干燥容器内，置通风干燥处。

【药性】 苦、辛，凉。

1.《浙江民间常用草药》："苦、辛，凉。"

2.《安徽中草药》："性凉，味苦、微辛。"

【功用主治】 清热解毒，祛痰凉血。主治感冒发热，扁桃体炎，支气管炎，肝炎，肠炎，痢疾，热淋，血热吐衄，痈肿疔毒，蛇虫咬伤。

1.《植物名实图考》："煎洗无名肿毒。"

2.《贵州民间药物》："解表除热。治感冒风热。"

3.《浙江民间常用草药》："清热解毒，理气止痛，凉血止血。治支气管炎，扁桃体炎，乳腺炎，鼻衄，蕲蛇、蝮蛇咬伤。"

4.《内蒙古中草药》："清热解毒，止咳，利尿，凉血止血。主治咽喉肿痛，慢性气管炎，热淋，黄疸型肝炎，目赤肿痛，吐血，鼻出血，疖肿及蛇咬伤。"

【用法用量】 内服：煎汤，15～60 g；外用：鲜品捣敷。

【选方】 1. 治支气管炎，扁桃体炎　山白菊 30 g。水煎服。(《浙江民间常用草药》)

2. 治小儿肠炎，热痢　马兰 30 g，马齿苋、车前草各15 g。水煎服。

3. 治吐血，鼻衄，大便下血及出血性紫斑病　鲜马兰根 60～90 g(干品 30 g)。水煎服。

4. 治肿毒，疔疮，扭伤，刀伤，蜂螫　马兰嫩叶适量。加食盐少许，捣烂，敷患处。(2～4 方出自《河南中草药手册》)

5. 治蕲蛇、蝮蛇咬伤　小槐花鲜根、山白菊鲜根各 30 g。捣烂绞汁服。另取上药捣烂外敷伤口，每日 2 次。(《浙江民间常用草药》)

0321 山芝麻 shān zhī má 《福建民间草药》

【异名】 岗油麻(《生草药性备要》)，岗脂麻(《岭南采药录》)，田油麻、仙桃草(《福建民间草药》)，野芝麻、狗屎树(《广西中兽医药用植物志》)，假芝麻(《广西药用植物图志》)，山麻(《闽南民间草药》)，假油麻、芝麻头(《岭南草药志》)，牛釜尾(《广西中草药》)，山野麻(《福建中草药》)，白头公、油麻甲(江西《草药手册》)，野麻甲、假麻甲(《广东中草药》)，苦麻、山脂麻(《台湾药用植物志》)，坡油麻(《广西药用植物志》)，坡片公(《新华本草纲要》)。

【基原】 为梧桐科山芝麻属植物山芝麻的根或全株。

【原植物】 山芝麻 *Helicteres angustifolia* L.　又名：山油麻(《广州植物志》)。

小灌木，高达 1 m。小枝被灰绿色短柔毛。叶互生；叶柄长5～7 mm，被星状短柔毛；叶片狭长圆形或条状披针形，长 3.5～5 cm，宽 1.5～2.5 cm，先端钝或急尖，基部圆形，下面被灰白色或淡黄色星状茸毛，间或混生刚毛，全缘。聚伞花序腋生，有花 2 至数朵；花梗通常有锥尖状的小苞片 4 枚；花萼管状，被星状短柔毛，5 裂；花瓣 5，不等大，淡红色或紫红色，基部有 2 个耳状附属体；雄蕊 10，退化雄蕊 5；子房 5 室，被毛。蒴果卵状长圆形，先端急尖，密被星状毛及混生长绒毛。种子小，褐色，有椭圆形小斑点。花期几全年。

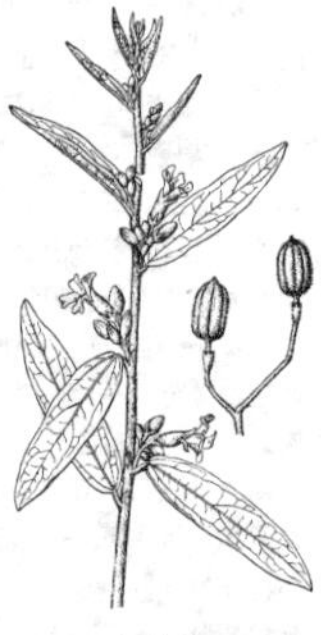

山 芝 麻

生于山坡、路旁及丘陵地。分布于福建、江西、湖南、广东、广西、海南、云南、台湾等地。

【栽培】 生物学特性　喜温暖湿润的环境。以较肥沃而排水良好的砂质壤土生长为好。

繁殖方法　用种子繁殖。春季 3～4 月播种育苗，种子混拌草木灰或细土，均匀地撒播于苗床上，覆盖细土 2 cm，后盖草、浇水。气温 25 ℃以上时，播后 15～20 日出苗，出苗后揭去盖草。翌年春季萌芽前，按行株距 35 cm×35 cm 开穴移栽。

田间管理　定植后至封行前，应隔月松土除草 1 次。春、夏、秋各追施人粪尿或复合肥 1 次，冬季追施草木灰或厩肥，并进行培土。

【采收加工】 9～10 月采收，切段，晒干。

【药材】 山芝麻 *Helicteri Angustifoliae Radix seu Herba*　主产于江西、福建、广东、广西、湖南、台湾、云南、贵州等地。

性状　根呈圆柱形，略扭曲，头部常带有结节状的茎枝残基。表面灰黄色至灰褐色，间有坚韧的侧根或侧根痕，栓皮粗糙，有纵斜裂纹，老根栓皮易片状剥落。质坚硬，断面皮部较厚，暗棕色或灰黄色，强纤维性，易与木部剥离并撕裂；木部黄白色，具微密放射状纹理。气微香，味苦、微涩。

鉴别　(1) 根横切面：木栓层为 10 多列木栓细胞，含红棕色物；栓内层 1～5 列细胞。韧皮部纤维束与韧皮薄壁组织间隔排列，纤维壁厚，木化；分泌细胞含黄棕色分泌物，薄壁细胞常含草酸钙簇晶或方晶。形成层成环。木质部导管散列；木射线 1～3 列细胞，壁微木化。本品薄壁细胞常含淀粉粒。

(2) 取本品粗粉 5 g，加水 50 ml，煮沸，滤过。滤液加羟胺-三氯化铁试液，发生紫褐色沉淀(检查酯类)；滤液加2, 4-二硝基苯肼试液，发生黄棕色沉淀(检查羰基化合物)。

【成分】 根含白桦脂酸(betulic acid)，齐墩果酸(oleanolic acid)，山芝麻酸甲酯(methyl helicterate)，山芝麻宁酸甲酯(methyl helicterilate)，山芝麻宁酸(helicterilic acid)及山芝麻酸内酯(heliclactone)。

根皮含倍半萜醌类：曼宋酮(mansonone)E、F、H、M。羽扇烷型三萜类：山芝麻酸甲酯(methyl helicterate)即 3-乙酰氧基-27-苯甲酰氧基羽扇-20(29)-烯-28-酸甲酯〔3-acetoxy-27-benzoyloxylup-20(29)-en-28-oic acid methyl ester〕, 3-乙酰氧基-27-苯甲酰氧基羽扇-20(29)-烯-28-酸〔3-acetoxy-27-benzoyloxylup-20(29)-en-28-oic acid〕, 3-乙酰氧基-27-(对羟基)苯甲酰氧基羽扇-20(29)-烯-28-酸甲酯〔3-acetoxy-27-(*p*-hydroxyl) benzoyloxylup-20(29)-en-28-oic acid methyl ester〕，葫芦素(cucurlbitacin)E，萘酮类化合物山芝麻醌(heliclactaquinone)，黄酮类化合物：7, 4′-二-*O*-甲基报春花素(7, 4′-di-*O*-methylisoscutellarein)，山柰酚-3-*O*-吡喃半乳糖苷(kaempferol-3-*O*-galactopyranoside)和草棉素-8-*O*-葡糖苷酸(herbacetin-8-*O*-glucuronide)。又含小麦黄素(tricin)，2, 6-二甲氧基对醌(2, 6-dimethoxylparaquinone)。

【药理】 本品对金黄色葡萄球菌有杀灭作用，对铜绿假单胞菌有抑制作用；所含山芝麻甲酯、山芝麻宁酸甲酯、山芝麻宁酸具有降低丙氨酸氨基转氨酶的作用。

【药性】 苦，凉，小毒。

1.《岭南采药录》："味苦，性凉。"

2.《全国中草药汇编》："苦、微甘，寒，有小毒。"

【功用主治】 解表清热，消肿解毒。主治感冒，咳嗽，肺痨，咽喉肿痛，麻疹，痄腮，泄泻，痢疾，痈肿，瘰疬，痔疮，毒蛇咬伤。

1.《生草药性备要》："治疮去毒，止血埋口。又能开大肠，食多大便必快。"

2. 广州部队《常用中草药手册》："清热解毒，消肿止痒。"

3.《福建药物志》："治颈淋巴结核，肺结核，关节炎，感冒，胃肠炎，扁桃体炎，气管炎，睾丸炎，肾炎，痢疾，乳腺炎，白带，骨髓炎，牙痛，牙根脓肿，痔疮，痈疽肿毒，毒蛇咬伤。"

【用法用量】 内服：煎汤，9～15 g，鲜品 30～60 g。外用：鲜品捣敷。

【宜忌】《全国中草药汇编》："孕妇及体弱者忌服。"

【选方】 1. 治感冒咳嗽　山芝麻 15 g，两面针、古羊藤、枇杷叶各 9 g。水煎，分 2 次服，每日 1 剂。(《全国中草药汇编》)

2. 治肺结核　山芝麻鲜根 30 g，冰糖 15 g。水煎服。或加百部、积雪草各 30 g。水煎，分 3 次服。(《福建药物志》)

3. 治痄腮　山芝麻叶 60～90 g。捣敷患处。(《岭南草药志》)

4. 治痈疽肿毒　鲜山芝麻叶，捣敷。(《福建民间草药》)

5. 治蛇头疔　山芝麻鲜叶和红糖捣烂敷患处。(《福建中草药》)

6. 治淋巴结核　山芝麻根 60 g。酌加酒水各半，炖服。

7. 治骨结核病　山芝麻根 30 g，小雄鸡 1 只(去肠内杂物)。酌加清水炖熟。分 2～3 次服。(6、7 方出自《福建民间草药》)

8. 治毒蛇咬伤　山芝麻根 60～90 g。用酒煎饮；另搽擦患处。(《岭南草药志》)

0322 山羊肉 shān yáng ròu (《日用本草》)

【基原】 为牛科山羚属动物青羊、山羊属动物北山羊及盘羊属动物盘羊的肉。

【原动物】 1. 青羊 *Naemorhedus goral* Hardwicke　又名：山羊、斑羚(《中国动物图谱》)。

体长 0.9～1.1 m，尾长 13～17 cm，重约 30 kg。四肢短，蹄狭窄。眶下腺甚为退化，有足腺，无鼠蹊腺。雌雄皆有角，角短而直，斜向后上方伸出，二角基部很靠近，尖端略向下弯，余部角有环棱。一般身体色为灰棕色，个体有差异，或呈深灰或为棕褐色。喉部后方有一白斑。四肢、腹部、尾几同身色。

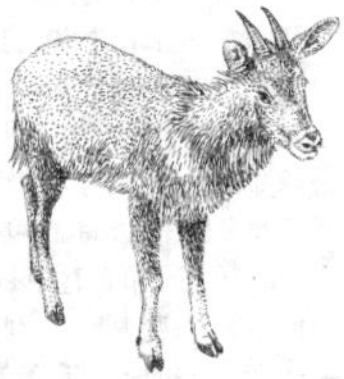

青　羊

栖息于较高的人迹罕至的山林中，多在阳坡活动。居洞或岩石下，以草、树枝叶等为食。分布于华北、东北、浙江、福建、湖北、广东、广西、四川、云南、西藏、陕西、甘肃等地。

2. 北山羊 *Capra ibex* Linnaeus　又名：亚洲羱羊、悬羊(《中国经济动物志》)。

个体大，肩高约 1 m，尾长超过耳长，重 40～50 kg。雄羊颌下有须，长约 15 cm，雌羊须很短。无眶下腺，雄羊有尾下腺，前肢有足腺。雌性角小，雄性角发达，长达 1 m 左右，斜向后方生长，形如弯刀，角横切面呈三角形，平面朝前，角上有许多大而显著之横棱。自头枕部沿背脊到尾基部，有一条黑色纵纹。胸部及腹侧黑色，腹面白色。四肢前面由上至下有黑棕色纵纹，尾同体背色，尾尖棕黑色。

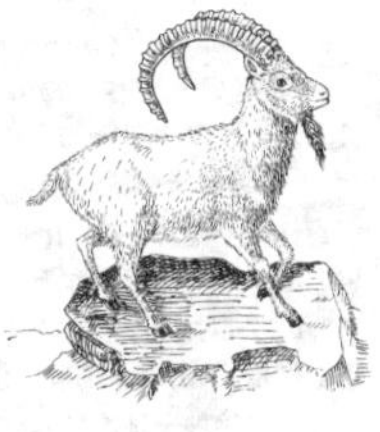

北 山 羊

栖息于高原岩石和石质流沙上，或沿荒裸地生活。喜登高山，可达海拔 6 000 m 高度。群居，以禾本科植物为主食。分布于内蒙古、青海、宁夏、新疆等地。

3. 盘羊 *Ovis ammon* Linnaeus　又名：大角羊(《中国经济动物志·兽类》)，盘角子(《中国动物药志》)。

体形中等大，健壮，身高 1.1 m，长约 1.5 m 左右。肩高大于臀高，耳较小，尾短不及耳长。雌雄均有角。雄性角粗大，尤以基部为甚。角往侧面弯曲成 360°的圆形螺旋。角鞘外面有明显而狭的环棱。近基部则消失。角长 1 m。雌性角小，约为雄性角的 1/5。体背浅灰棕或暗棕色，胸腹部黄棕色，下腹及鼠蹊部白色，臀部有白斑。尾色与体背相似，尾上面并有一棕色中线。

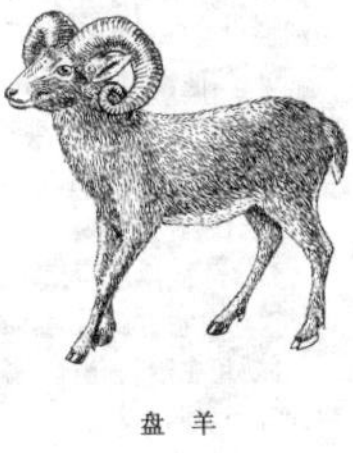

盘　羊

栖息于无林的高原、丘陵地带。以禾本科、葱属植物及杂草为食。分布于华北、西北及西藏等地。

野生北山羊为国家一级保护动物，青羊、盘羊为国家二级保护动物，严禁滥捕。

本动物的血(山羊血)、肝(山羊肝)、角(山羊角)、脂肪(山羊油)及青羊的胆汁(羊胆)、盘羊的角(盘羊角)亦供药用，另设专条。

【采收加工】 宰杀后取肉，鲜用。

【药性】 甘，热。

1.《饮膳正要》："味甘，平，无毒。"

2.《饮食须知》："味甘，性热。"

3.《医林纂要》："甘，辛，热。"

【功用主治】 补虚损，助肾阳，壮筋骨。主治虚劳内伤，筋骨痹弱，腰脊酸软，阳痿精寒，赤白带下，血冷不孕。

1.《本草图经》："益人，兼主冷劳，山岚疟痢，妇人赤白下。"

2.《日用本草》："疗筋骨急强，虚劳，益气，利产妇。"

3.《本草汇言》："大补虚劳，脱力内伤，筋骨痹弱，又治男子精寒髓乏，阳事不振，或妇人积年淋带，腰脊萎软，血冷不育。用酒煮烂，和椒、盐作脯食。"

4.《医林纂要》："补虚羸，壮阳气。"

【用法用量】 内服：煮食。

【宜忌】 热病时疫患者禁服。孕妇慎服。

1.《饮食须知》："疫病后忌食。妊妇食之令子多病。"

2.《日用本草》："不利时疾人。"

3.《医林纂要》："助热作渴发疮。"

0323 山羊血 shān yáng xuě (《本草汇言》)

【基原】 为牛科山羚属动物青羊、山羊属动物北山羊及盘羊属动物盘羊的血。

【原动物】 参见"山羊肉"条。

【采收加工】 取鲜山羊血盛在平底器皿中晒干，切成小块，或将血灌入羊肠内，用绳扎成 3～4 cm 长的小节，晒干后取出。

【炮制】 取原药材除去杂质及肠膜，敲成 0.5～1 cm 小块。

饮片性状　为不规则的小块，长 0.5～1 cm。黑褐色或深紫色。有的稍具光泽。体轻，质干硬。气腥，味微咸。

贮干燥容器内，置阴凉干燥处，防蛀。

【药性】 咸，甘，温。归心、肝经。

1.《本草汇言》："味甘，气温，性热，无毒。"

2.《本草新编》："味咸，性寒。入肺、心二经。"

3.《玉楸药解》："味咸、甘，气平。"

4.《医林纂要》："咸，热。"

5.《本草再新》："味甘，性大热。有小毒。入肝、胃二经。"

【功用主治】 活血散瘀，止痛接骨。主治跌打损伤，骨折，筋骨疼痛，吐血，衄血，呕血，咯血，便血，尿血，崩漏下血，月经不调，难产，痈肿疮疖。

1.《本草汇言》："行血活血散血。(治)受杖打，血凝垂死；跌扑内损，血胀垂绝；或内伤脏腑筋骨膜络；外损血脉，破裂皮肉，色变气将绝者。用一二厘，温酒调化，灌入喉中。"

2.《药性通考》："专活死血。"

3.《药性考》："疗跌扑损伤，(治)咯、吐、呕、衄、便、溺、崩(诸血)，止血消瘀，和酒服良。"

4.《随息居饮食谱》："破瘀生新，疗跌打损伤，筋骨疼痛，吐衄，瘀停诸病。"

5.《祝穆试效方》："解鲜菌、河豚毒。"

6.《四川中药志》1962 年版："续筋接骨。治一切痈肿。"

7.《秦岭巴山天然药物志》："主治月经不调。"

【用法用量】 内服：鲜血，酒调，30～50 ml；干血，研末酒调，每次1～2 g，每日3～6 g；或入丸剂。

【宜忌】《医林纂要》："阴虚体热者，食此令人发衄。"

【选方】 1. 治跌打损伤　山羊血一钱，三七二钱（为末），黑糖五钱，童便一合，酒一碗，调匀饮之，不必大醉。（《洞天奥旨》山羊酒）

2. 治崩漏下血，吐血，咯血　鲜青羊血50 ml，黄酒200 ml。将黄酒加热后，再将羊血放入调匀，1次服下，每日1次。（《常见药用动物》）

3. 治急性心痛　山羊血一分，烧酒化下。（《年希尧集验良方》）

4. 治难产　山羊血七八分或一钱，用酒化开服之。（《胎产心法》）

0324 山羊肝 shān yáng gān（《吉林中草药》）

【基原】 为牛科山羚属动物青羊、山羊属动物北山羊的肝脏。

【原动物】 参见"山羊肉"条。

【采收加工】 捕后取出肝脏，干燥。

【功用主治】 补肝明目，清热。主治肝虚目暗，视物不明，目赤肿痛，雀目，虚羸。

1.《千金方》："补肝明目。"

2.《食疗本草》："治肝风虚热，目赤暗痛，热病后失明。"

【用法用量】 内服：煮食；或焙干研末，入丸，散。外用：敷目。

【宜忌】《千金方》："青羊肝合小豆食之，令人目少明。"

【选方】 1. 治目失明漠漠　青羊肝一具（去上膜，薄切之，以新瓦瓶子未用者，净拭之，纳肝于中，炭火上炙，令之极干汁尽，末之），决明子半升，蓼子一合（熬令香）。上三味合，治下筛，以粥饮，食后服方寸匕，日二，稍加至三匕。（补肝散）

2. 治目䀮䀮无所见　青羊肝一具（细切）。以水一斗，纳铜器中煮，以曲饼覆面上。上钻两孔如人眼，止以向上熏之，不过两度。（1、2方出自《千金方》）

3. 补肝气，益睛，理目热赤痛如隔纱縠，看物不分明　青羊肝一具。细起薄切，以水洗漉出沥干，以五味、酱醋食之。（《食医心镜》）

4. 治肝经有热，翳膜羞明有泪　青羊肝一具（竹刀切），黄连四两。为丸梧子大。食远茶清下七十丸，日三服。忌铁器、猪肉、冷水。（《纲目》引《医镜》）

5. 治夜盲　山羊肝，焙干，研末。每次6 g，日服3次。（《吉林中草药》）

0325 山羊角 shān yáng jiǎo（《本草新编》）

【基原】 为牛科山羚属动物青羊、山羊属动物北山羊的角。

【原动物】 参见"山羊肉"条。

【采收加工】 捕得后，锯取羊角，干燥。

【成分】 含甾族及磷脂类成分，如卵磷脂（lecithin），脑磷脂（cephalin），神经鞘磷脂（sphingomyelin），磷脂酰丝氨酸（phosphatidylserine）及磷脂酰肌醇（phosphatidylinositol）。角蛋白、多肽及氨基酸类成分，中有赖氨酸、精氨酸、天冬氨酸、苏氨酸等16种游离氨基酸。

【药理】 1. 解热作用　山羊角注射液0.8和1 g/kg，或其水煎醇提取液2 g/kg静脉注射，对静脉注射伤寒、副伤寒甲乙三联菌苗发热的家兔有明显解热作用，作用强度与绵羊角相似，与羚羊角相似或稍弱。其水煎液6 g/kg灌胃，解热作用亦显著。山羊角紫雪散混悬剂直肠、滴鼻、口服给药均有明显的解热作用、镇静作用及降低小鼠由戊四氮致惊的死亡率，解热作用直肠给药优于口服给药。

2. 镇静作用　山羊角注射液10或12.5 g/kg，醇提取液10 g/kg腹腔注射，能明显减少小鼠自发活动次数，有时甚至呈睡眠状态。其注射液1.6或2 g/kg，能明显延长小鼠巴比妥钠睡眠时间。此外，山羊角水煎液和水解液腹腔注射或静脉注射，尚能延长小鼠水合氯醛睡眠时间，并能对抗苯丙胺对小鼠的兴奋作用，但口服或皮下注射效果不明显。

3. 抗惊厥作用　山羊角酸水解液1.6 g/kg或注射液2 g/kg腹腔注射，能明显对抗士的宁所致惊厥，但碱水解液无效，山羊角水煎液20 g/kg腹腔注射也能明显对抗士的宁惊厥作用。水煎液20 g/kg腹腔注射，能抑制小鼠戊四氮阵挛性惊厥，但不减少强直性惊厥，并且能增加苯甲酸钠惊厥率，对最大电休克发作也无对抗作用。

4. 镇痛作用　山羊角水煎液10 g/kg腹腔注射，对小鼠醋酸扭体反应，有非常显著的抑制作用。山羊角注射液1.5和2.5 g/kg腹腔注射小鼠热板法实验，2.5和5 g/kg腹腔注射小鼠醋酸扭体法实验，表明均有明显镇痛作用。

5. 对平滑肌的作用　山羊角水煎液对离体兔十二指肠和豚鼠回肠有兴奋作用，相反其水解液对肠肌呈抑制作用。对离体大鼠子宫，其水煎液和水解液均呈兴奋作用。经阿托品、乙酰胆碱和氯化钡拮抗实验表明，本品水煎液对离体肠管的兴奋作用和水解液的抑制作用，均与*M*受体无关，可能为直接作用。对在体家兔小肠和大鼠子宫，静脉注射其水煎液或水解液均无明显影响。山羊角30 mg/kg静脉注射，对在体兔肠有兴奋作用，促进肠管收缩，使振幅加大，张力增强；剂量在160 mg/kg时表现为抑制作用，剂量达500 g/kg时，使肠管节律性收缩基本停止，而呈舒张状态。

6. 对心血管的作用　山羊角水煎剂或醇提取液对蟾蜍离体心脏，小剂量时使心肌收缩力加强，中剂量使心传导阻滞，大剂量时使心率减慢，振幅变小，最后心跳停止。水煎剂1 g/kg静脉注射，使麻醉猫血压先下降，很快回至原水平又上升，再继续下降，降压维持10分钟，同时伴有心率减慢和心律不齐，但很快恢复正常，其降压强度稍低于羚羊角。醇提取液1 g/kg静脉注射，仅有短暂的降压作用，切断迷走神经后仍有轻度降压作用。

7. 抗病毒作用　在组织培养上作抑毒试验，1%山羊角水煎液对流感病毒77101和副流感病毒仙台株的攻击有一定抑制作用；山羊角的微弱抗病毒作用是通过细胞来发挥的，无直接灭活病毒作用。此外，先用山羊角水煎剂腹腔注射，再以鼠流感病毒FM_1株攻击，可使小鼠死亡率降低。另有报道，山羊角注射液100 mg/ml对流感病毒甲$_1$/京科77-78和甲$_3$/京科79-2无直接抗病毒作用，如山羊角药液先作用细胞24小时，再加病毒，或药液和病毒同时接种于细胞，则能减轻呼吸道合胞病毒对人宫颈癌（HeLa）细胞或人肾（HK）细胞的致病作用，如病毒先作用细胞2小时，再加药物则效果减弱。山羊角抗病毒作用机制，可能主要是提高机体非特异性免疫功能。

8. 对免疫功能的影响　山羊角注射液，按成人用量50倍，腹腔注射，每日1次，连续7日，能使初次免疫小鼠脾脏中玫瑰花结形成细胞数和溶血空斑形成细胞数明显增加。此外，尚能使豚鼠淋巴细胞转化率升高。1%山羊角水煎液在病毒感染的同时使用，能协同病毒诱发小鼠肺内干扰素；1%水煎液对人外周血中NK细胞活性也有明显促进作用。

9. 其他作用　1%山羊角水煎液可使人胚皮肤肌肉纤维母细胞传代株生长旺盛，排列整齐，形态规则，细胞致密，境界清楚，似有延长细胞寿命作用。

【药性】 咸，寒。

1.《药性论》："大寒。"

2.《内蒙古药用动物》："味咸，性凉。"

【功用主治】 清热，镇惊，散瘀止痛。主治小儿发热惊痫，头痛，产后腹痛，痛经。

1.《本草新编》:"专活死血。"

2.《吉林中草药》:"镇静,退热,明目,止血。治小儿惊痫,头痛,产后腹痛,经痛。"

【用法用量】 内服:煎汤,30～50 g;或磨粉;或烧焦研末,3～6 g。外用,0.6～0.9 g,研末吹耳中。

【选方】 1. 治小儿惊痫　山羊角,烧焦研末。每次15 g,日服2次。(《吉林中草药》)

2. 治高血压头痛　青羊角镑片 50 g。水煎服,日服 2 次。(《中国动物药》)

3. 下胎衣　青羊角、藏羚角、赤小豆、硇砂各 3 g。共为细末。日服 3～5 次,每次 0.6 g,用酒冲服。(《内蒙古药用动物》)

4. 治耳内脓汁不干　山羊角,烧存性,为末。每次二三分入(耳)内,日二次。(《赤水玄珠》羊角散)

5. 治流行性乙型脑炎,高热神昏,谵语抽风　山羊角30 g,钩藤 6～9 g。水煎服。(《食物中药与便方》)

0326 山羊油 shān yáng yóu (《纲目拾遗》)

【基原】 为牛科山羚属动物青羊、山羊属动物北山羊及盘羊属动物盘羊的脂肪油。

【原动物】 参见"山羊肉"条。

【采收加工】 捕后取其脂肪油,阴干。

【功用主治】《秘方集验》:"治心疝:山羊油,不落水者,荷叶包裹,挂风处阴干,不可着雨。遇此症,取三五钱,冲热酒服,不饮酒者,滚汤亦可。并治诸疝。"

【用法用量】 内服:冲热酒,9～15 g。

0327 山花生 shān huā shēng (《全国中草药汇编》)

【异名】 狗尾花、细叶假花生(《南宁市药物志》),中蝶草、木假地豆、通乳草(《广西药用植物名录》),大叶青(《全国中草药汇编》),小槐花、木本山土豆(《台湾药用植物志》)。

【基原】 为豆科山蚂蝗属植物假地豆的全株。

【原植物】 假地豆 *Desmodium heterocarpum* (L.) DC. [*Hedysarum heterocarpum* L.; *Desmodium polycarpum* (Poir.) DC.]　又名:异果山绿豆、稗豆(《海南植物志》)。

半灌木或小灌木,高 1～3 m。嫩枝疏生长柔毛。叶柄长约2 cm,具柔毛;托叶披针形;三出复叶,顶生小叶较大,椭圆形至宽倒卵形,长 2.5～6 cm,宽 1.3～2.5 cm,上面无毛,下面有白色长柔毛,侧生小叶较小。圆锥花序腋生,花序轴有开展的淡黄色长柔毛;花萼宽钟状,萼齿宽披针形;花冠紫色;雄蕊 10,单体;子房线状,被毛。荚果有 4～9 荚节,具小钩状毛。花期 8～9 月,果期 9～11 月。

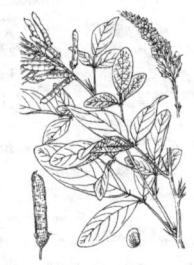

假 地 豆

生于山谷水旁灌丛中或疏林中。分布于浙江、江西、福建、广东、广西、海南、四川、贵州、云南、台湾等地。

【采收加工】 9～10 月采收,切段,晒干或鲜用。

【药性】 甘、微苦,寒。

1.《广西本草选编》:"味微甘、涩,性寒。"

2.《全国中草药汇编》:"苦、甘,寒。"

3.《福建药物志》:"甘、微苦,平。"

【功用主治】 清热,利尿,解毒。主治肺热咳喘,水肿,淋证,尿血,跌打肿痛,毒蛇咬伤,痈疖,暑温,痄腮。

1.《全国中草药汇编》:"清热解毒,消肿止痛。预防腮腺炎,流行性乙型脑炎,喉痛;外用治毒蛇咬伤,跌打肿痛,痈疖。"

2.《台湾药用植物志》:"根煲猪肉吃,治小儿疳积;根煮后敷胸部疼痛,全草煎服为治咳嗽之强壮剂;根及叶治妇人病;全草治昏厥及搐搦。"

3.《福建药物志》:"清热除湿,利尿通淋。主治淋病,尿血,糖尿病,哮喘,咳嗽,肝炎,营养性水肿,风湿关节痛,白带。"

【用法用量】 内服:煎汤,15～60 g。外用:鲜品捣敷。

【选方】 1. 治伤风咳嗽　假地豆、一枝黄花各 15 g,连钱草 9 g。水煎服。

2. 治淋病　假地豆 30～60 g,车前草 15～24 g。水煎,冲冰糖服。

3. 治肝炎　假地豆、栀子根、白英、马鞭草根各 30 g。水煎服。(1～3 方出自《福建药物志》)

4. 治毒蛇咬伤　山花生、铁扫帚(截叶铁扫帚)各等量。晒干,研粉,加少量淀粉压片,每片含生药 0.3 g。用温开水送服或磨碎冲温开水灌服,每次 15～20 片,每日 2～3 次。(《全国中草药汇编》)

【临床报道】 治疗水肿　用假地豆 150 g,水煎沸 1 小时,去渣,浓缩至 150 ml,加红糖 30 g,待冷后加老酒 60 ml,早晚分服,3 日为 1 个疗程。用上述假地豆酒治疗水肿 59 例,服药 6 日观察结果,痊愈 16 例,显著好转 33 例,进步 7 例,无效 3 例。

0328 山杜仲 shān dù zhòng (《全国中草药汇编》)

【异名】 飞天驳(《全国中草药汇编》),疏花卫矛(《广西本草选编》),木杜仲(《梧州地区中草药》)。

【基原】 为卫矛科卫矛属植物疏花杜仲的根及树皮。

【原植物】 疏花杜仲 *Euonymus laxiflorus* Champ.　又名:五捻子、佛手仔(《中国高等植物图鉴》),土杜仲(广东、福建),丝棉木(福建)。

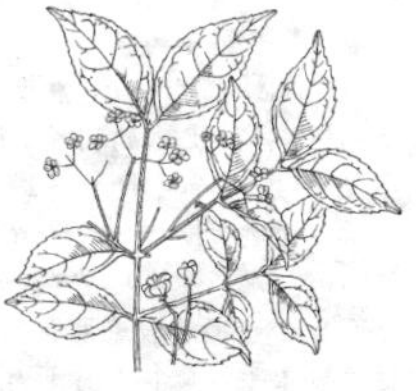

疏花杜仲

常绿灌木,植株高达5 m。小枝四棱形,树皮及叶折断有丝。单叶对生;叶柄长 3～5 mm;叶片薄革质,有光泽,卵状椭圆形或窄椭圆形至卵形,长 5～10 cm,宽 2～5 cm,先端渐尖,边缘有浅锯齿或近全缘,基部阔楔形。聚伞花序腋生,有花 5～9 朵,总花梗长 2～5 cm,分枝及花梗长约 1 cm,花 5 数,紫红色或淡红色,径约 1 cm;雄蕊无花丝,雌蕊无花柱。蒴果紫红色,倒锥形,先端截平,分裂。种子红褐色,具红色假种皮。花期4～6月。

生于山地杂木林中。分布于江西、湖南、广西、贵州、云南。

【栽培】 生物学特性　喜温暖湿润的气候。以土层深厚、疏松肥沃的砂质壤土栽培为宜。

繁殖方法　用种子或扦插繁殖。种子繁殖:秋季果熟时采收,除去果皮杂质,晒干,秋播随采随播。春播于 3 月,开沟条播,沟距 25 cm,沟深 2 cm,播种后覆土浇水保湿。当苗高 35 cm 左右即可按行株距 3 m×2.5 m 开穴,施足基肥,每穴栽 1 株。扦插繁殖:于春季剪取未萌芽的 2 年生枝条,截成长 25 cm 插于苗床上育苗。育苗 1 年后移苗定植。

【采收加工】 6～7 月采剥树皮,10～12 月挖根,切片,晒干。

【药性】 甘、辛,微温。

1.《广西本草选编》:"甘、微辛,微温。"

2.《全国中草药汇编》:"淡、涩,平。"

【功用主治】 祛风湿,强筋骨,活血解毒。主治风湿痹痛,腰膝酸软,跌打骨折,疮疡肿毒,慢性肝炎,慢性肾炎,水肿。

1.《全国中草药汇编》:"祛风湿,强筋骨。主治腰膝酸痛,跌打疼痛。”

2.《台湾药用植物志》:“治肿毒。”

3.《广西民族药简编》:“治骨折。”

4.《福建药物志》:“益肾气。治慢性肾炎,水肿。”

【用法用量】 内服:煎汤,9~20 g;或浸酒。外用:捣敷;或研末调敷;或浸酒搽。

【选方】 1. 治风湿腰痛　木杜仲、藤杜仲、五色花根各 30 g。水煎服或煲猪骨服。

2. 治刀伤出血　木杜仲适量,嚼烂敷伤处。(1、2 方出自《梧州地区中草药》)

3. 治慢性肾炎　疏花卫矛根 12 g,土牛膝根、车前草各 15 g。加酒适量,炖服。(《福建药物志》)

0329 山李子 shān lǐ zi (《新疆中草药手册》)

【基原】 为小檗科小檗属植物黑果小檗的果实。

【原植物】 参见“黑果小檗”条。

【采收加工】 7~8 月果熟时采收,晒干。

【成分】 含小檗碱(berberine)。

【用法用量】 内服:煎汤,15~30 g。

【功用主治】 《新疆中草药手册》:“治高血压病,山李子 30 g,煎汤,加糖适量,内服。”

0330 山豆根 shān dòu gēn (《开宝本草》)

【异名】 山大豆根、黄结(《经验方》),苦豆根(《中药材手册》),广豆根(《中药志》),南豆根(通称),小黄连、岩黄连(贵州)。

【基原】 为豆科槐属植物越南槐的根及根茎。

【原植物】 越南槐 *Sophora tonkinensis* Gagnep. [*S. subprostrata* Chun et T. Chen] 又名:柔枝槐《中药志》。

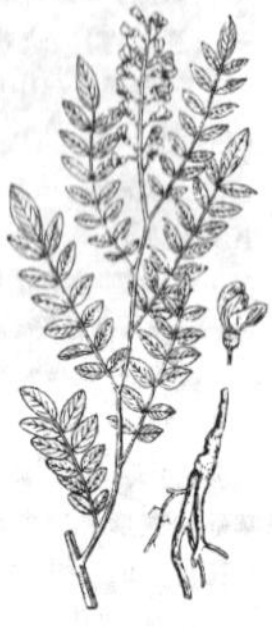

越南槐

小灌木,高 1~2 m。根圆柱状,根皮黄褐色。茎分枝少,密被短柔毛。奇数羽状复叶,互生;小叶片 11~19,椭圆形或长圆状卵形,长 1~2.5 cm,宽 0.5~1.5 cm,顶端小叶较大,先端急尖或短尖,基部圆形,上面疏被短柔毛,背面密被灰棕色短柔毛。总状花序顶生,长 12~15 cm,密被短毛;花萼阔钟状,先端 5 裂;花冠黄白色,旗瓣卵圆形,先端凹,基部具短爪,翼瓣长于旗瓣,基部具三角形耳;雄蕊 10,离生;子房具柄,圆柱形。荚果密被长柔毛,种子间成念珠状。种子3~5 颗,黑色,有光泽。花期 5~6 月,果期 7~8 月。

生于海拔 900~1 100 m 的山地和岩石缝中。分布于江西、广东、广西、贵州、云南等地。

【采收加工】 8~10 月采收,晒干。

【药材】 山豆根 *Sophorae Tonkinensis Radix*　主产广西。

性状　根茎呈不规则结节状,顶端常残留茎基,其下着生根数条。根呈长圆柱形,常有分枝,长短不一,直径 0.7~1.5 cm。表面棕色至棕褐色,有不规则的纵皱纹及突起的横长皮孔。质坚硬,难折断,断面皮部浅棕色,木部淡黄色。有豆腥气,味极苦。

鉴别　(1) 根横切面:木栓层为数列至 10 数列细胞。皮层外侧的 1~2 列细胞含草酸钙方晶,断续排列成含晶细胞环,含晶细胞中有单个或 2~3 个结晶,细胞壁木化增厚。皮层及韧皮部均散有纤维束。形成层成环。木质部发达,射线宽 1~8 列细胞;木纤维束与导管相间排列;导管单个散在,或 2~数个相聚,有的含有黄棕色物。薄壁细胞含淀粉粒,少数含方晶。

(2) 外皮:取氢氧化钠试液滴于本品外皮,颜色由橙红色变为血红色,久置不褪(检查生物碱)。

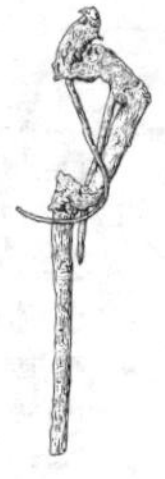

山豆根(根及根茎)外形

(3) 薄层色谱:取本品粗粉约 0.5 g,加氯仿 10 ml,浓氨试液 0.2 ml,振摇 15 分钟,滤过,滤液蒸干,残渣加氯仿0.5 ml 使溶解,作为供试品溶液。另取苦参碱和氧化苦参碱对照品,加氯仿制成每 1 ml各含 1 mg 的混合溶液,作为对照品溶液。吸取供试品溶液 1~2 μl,对照品溶液 4~6 μl,分别点于同一以羧甲基纤维素钠为黏合剂的硅胶 G 薄层板上,以氯仿-甲醇-浓氨试液(8∶2∶0.2)为展开剂,展开,晾干,喷以稀碘化铋钾试液。供试品色谱中,在与对照品色谱相应的位置上,显相同的橙黄色斑点。

品质标志　《中华人民共和国药典》2010 年版规定:照高效液相色谱法测定,本品含苦参碱($C_{15}H_{24}N_2O$)和氧化苦参碱($C_{15}H_{24}N_2O_2$)的总量不得少于 0.70%。

【成分】 根含生物碱:臭豆碱(anagyrine),甲基金雀花碱(methylcytisine),金雀花碱(cytisine),槐根碱(sophocarpine,即槐果碱),槐根碱 *N*-氧化物(sophocarpine *N*-oxide),槐胺碱(sophoramine,即槐胺),苦参碱(matrine),氧化苦参碱(oxymatrine),氧化槐果碱(oxysophocarpine),(−)-14-羟基苦参碱〔(−)-14-hydroxymatrine〕。黄酮类:左旋山槐素(maackiain,即朝鲜槐英),左旋-朝鲜槐素(l-mauckiain),金雀异黄素(genistein),染料木素(genisterin),左旋-朝鲜槐英-*β*-*D*-单葡萄糖苷(l-maackiain-mono-*β*-*D*-glucoside),右旋-朝鲜槐英-*β*-*D*-单葡萄糖苷(*d*-maackiain-mono-*β*-*D*-glucoside),消旋-朝鲜槐英(dl-maackiain),左旋三叶豆紫檀苷(trifolirhizin),左旋紫檀素(pterocarpin),山豆根酮(sophoranone,即槐酮),山豆根色烯(sophoradochromene,即槐多色烯),山豆根查耳酮(sophoradin,即槐定),山豆根酮色烯(sophoranochromene,即槐诺色烯),山豆根色满素{2-〔3′-hydroxy-2′, 2′-dimethyl-8′-(3-methyl-2-butenyl)chroman-6′-yl〕-7-hydroxy-8-(3-methyl-2-butenyl)chroman-4-one},山豆根新色烯〔2-(2′, 4′-dihydroxyphenyl)-8, 8-dimethyl-10-(3-methyl-2-butenyl)-8*H*-pyrano(2, 3-d)chroman-4-one〕,山豆根苯并吡喃{2-〔7′-hydroxy-2′, 2′-dimethyl-2*H*-benzopyran〕-6′-yl-7-hydroxy-8-(3-methyl-2-butenyl)chroman-4-one},山豆根苯并二氢呋喃{2-〔2′-(1-hydroxy-1-methylethyl)-7′-(3-methyl-2-butenyl)-2′, 3′-dihydrobenzofuran-5′-yl〕-7-hydroxy-8-(3-methyl-2-butenyl)chroman-4-one},7,4′-二羟基-6, 8-双(3-甲基-2-丁烯)二氢黄酮〔7,4′-dihydroxy-6, 8-bis(3-methyl-2-butenyl)flavanone〕,7, 2′, 4′-三羟基-6, 8-双-(3-甲基-2-丁烯)二氢黄酮〔7, 2′, 4′-trihydroxy-6, 8-bis(3-methyl-2-butenyl)flavanone〕,大豆素(daidzein),山豆根色烯查耳酮{6-〔3-(2′, 4′-dihydroxyphenyl) acryloyl〕-7-hydroxy-2, 2-dimethyl-8-(3-methyl-2-butenyl)-2*H*-benzopyrane},2-(2′, 4′-二羟基苯基)-8, 8-二甲基-10-(3-甲基-2-丁烯基)-8*H*-吡喃并[2, 3d]色酮-4〔2-(2′, 4′-dihydroxyphenyl)-8, 8-dimethyl-10-(3-methyl-2-butenyl)-8*H*-pyrano[2, 3d]chroman-4-one〕,槐属黄酮(广豆根黄酮苷)(sophoraflavone)A、B和 bayin。许多以异戊二烯为侧链的黄酮及查耳酮成分:6-〔3-(2′, 4′-二羟基苯)-丙烯酰〕-7-羟基-2, 2-二甲基-8-(3-甲基-2-丁烯基)-二氢苯吡喃{6-〔3-(2′, 4′-dihydroxyphen)-acryloyl〕-7-hydroxy 2, 2-dimethyl-8-(3-methyl-2-butenyl)-dihydrobenzopyran},2-(2′, 4′-二羟基苯)8, 8′-二甲基-10-(3′-甲基,2-丁烯基)八氢吡喃[2, 3d]苯骈二氢吡喃 4-酮〔2-(2′, 4′-dihydroxyphen)-8, 8′-dimethyl-10-(3′-methyl-2-butenyl)-octapyran[2, 3d]dihydrobenzopyran-4-one〕,2′, 4′, 7-三羟基-6, 3-双(3-甲基, 2-丁烯基)黄酮〔2′, 4′, 7-trihydroxy-6, 3-di-(3′-methyl-2-butenyl)flavone〕,2-〔3′-羟基-2′, 2′-二甲基-8′-(3-甲基, 2-丁烯基)-苯骈二氢吡喃 7-羟基-8-(3-甲基,2-丁烯基)-苯骈二氢吡喃 4-酮〕{2-〔3′-hydroxy-2′, 2′-dimethyl-8′-(3-methyl-2-butenyl)-dihydrobenzopyran 7-hydroxy-8-(3-methyl-2-butenyl) dihydrobenzopyran-4-one〕}，2-〔2′-(1-羟基，1-甲基乙基)-7′-(3-甲基，2-丁烯基)苯骈二氢吡喃-4-酮〕{2-〔2′-1-hydroxy-1-methylethyl(-7′-(3-methyl-2-butenyl) dihydrobenzopyran-4-one〕}，4′，7-二羟基-6，8-双-(3-甲基，2-丁烯基)黄酮〔4′，7-dihydroxy-6，8-di-(3-methyl-2-butenyl)-flavone〕。2-〔6′-(7′-羟基 2，2′-二甲基二氢吡喃 4-酮)〕{2-〔6′-(7′-hydroxyl-2，2′-dimethyl-dihydropyran-4-one)〕}。在侧链上接有单萜的成分 2，4′，7-三羟基 6，8-顺-〔3-甲基 10-(3′-甲基 2-丁基八氢吡喃[2，3d]查耳酮)〕{2，4′，7-trihydroxy-6，8-*cis*-〔3-methyl 10-(3′-methyl 2-butyloctaoctahydropyran[2，3d]chalcone)〕}。异黄酮类：苦参醇(kushenol)及其异构体黄甘草苷(glycyroside)Ⅰ。还含三萜类化合物：槐花二醇(sophoradiol)，广东相思子三醇(cantoniensistriol)，大豆皂醇(soyasapogenol)A、B，相思子皂醇(abrisasapogenol)C、D、E、H，葛根皂醇(kudzusapogenol)，紫藤皂醇(wistariasapogenol)A，草木犀苷元(melilotigenin)，山豆根皂苷元(subprogenin)A、B、C、D，山豆根皂苷(subproside)即柔枝槐苷Ⅰ、Ⅱ、Ⅲ、Ⅳ、Ⅴ、Ⅵ、Ⅶ，大豆皂苷(soyasaponin)Ⅱ，去氢大豆皂苷(dehydrosoyasaponin)Ⅰ，葛根皂苷(kudzusaponin)A_3，羽扇豆醇(lupeol)，相思子皂苷(abrisaponin)Ⅰ，大豆皂苷Ⅰ甲醚(soyasaponin Ⅰ methyl ester)，大豆皂苷Ⅱ甲醚(soyasaponin Ⅱ methyl ester)，槐花皂苷Ⅰ甲醚(kaikasaponin Ⅰ methyl ester)，槐花皂苷Ⅲ甲醚(kaikasaponin Ⅲ methyl ester)，大豆皂苷 A_3 甲醚(soyasaponin A_3 methyl ester)，大豆皂醇 A 甲醚(soyasapogenol A methyl ester)。咖啡酸类衍生物：咖啡酸二十醇酯(eicosanyl caffeate)，咖啡酸二十一醇酯(heneicosyl caffeate)，咖啡酸二十二醇酯(docosyl caffeate)，咖啡酸二十三醇酯(tricosyl caffeate)，咖啡酸二十四醇酯(tetracosyl caffeate)，咖啡酸二十五醇酯(pentacosyl caffeate)，咖啡酸二十六醇酯(hexacosyl caffeate)等。羟基苯基苯二吡喃酮(hydroxyphenylbenzodipyranone)。

另含多糖，其中有中性多糖 5 个和酸性多糖 5 个及中性多糖 SSA：SSa-1、SSa-2、SSa-3k、SSa-4、SSb-1FA、SSb-2、SSb-3 和 SSc-1。

【药理】 1. 抗肿瘤作用 山豆根所含多种生物碱为其抗肿瘤有效成分，其中氧化苦参碱对肿瘤乏氧细胞具有选择性杀伤作用，对小鼠 AL_{795} 肺腺癌细胞系乏氧细胞的毒性为有氧细胞的 36 倍，此比值随药物浓度加大而加大。有关山豆根中所含成分苦参碱、槐根碱等的抗肿瘤作用参见“苦参”条。

2. 对心血管系统的影响 曾报告山豆根用乙醇提取经酸处理所得脂溶性酸性部分给麻醉犬静脉注射 0.4 g(生药)/kg，可出现即刻升压作用，平均增高 43.9%，作用维持 5 分钟。酚妥拉明可对抗其升压效应并翻转之，而在普萘洛尔作用的基础上该液呈现更明显的升压作用。但另有报告，山豆根总碱有降压作用，此作用可能与其扩血管作用有关。山豆根总碱还能显著增加豚鼠离体心脏冠脉流量。作用强度与心肌收缩力增强无关，为一直接的扩冠作用。

3. 对免疫功能的影响 山豆根注射液腹腔注射能明显抑制小鼠腹腔巨噬细胞的吞噬功能，降低特异性玫瑰花形成细胞数和血清溶血素的水平，使体内淋巴细胞转化率下降，并且与环磷酰胺合用可产生协同抑制作用。

4. 对中枢神经系统的影响 山豆根能抑制小鼠自发活动，拮抗苯丙胺的兴奋作用，加强戊巴比妥钠、硫喷妥钠及水合氯醛对中枢的抑制作用。扭体法证明山豆根尚有镇痛效应。本品还能使正常大鼠体温下降，表明山豆根对中枢神经系统具有抑制作用。有实验表明，山豆根对士的宁、戊四氮惊厥无对抗作用，反而加强士的宁惊厥的发作并使死亡动物数增加，这一结果提示山豆根在抑制高级中枢的同时，可能对低级中枢具有兴奋作用。

5. 抗溃疡作用 山豆根所含山豆根查耳酮具有较强的抗胃溃疡及抑制胃液分泌作用，山豆根酮作用次之。

6. 抗菌作用 用 K-B 纸片扩散法证实 100% 山豆根浸出液滤纸对大肠杆菌、金黄色葡萄球菌、白色葡萄球菌、甲型链球菌、乙型链球菌均有明显的抑菌作用。尤其对甲型链球菌、乙型链球菌抑菌效果更明显。

毒性 山豆根煎剂按 10 g(生药)/kg 灌服，小鼠仅有竖毛、兴奋、轻度震颤反应。按 25 g 生(药)/kg 灌服，小鼠出现呼吸抑制、震颤，痉挛反应并死亡。延长山豆根的煎药时间，以同样剂量灌服，小鼠均出现相同毒性反应和死亡。

【炮制】 取原药材，除去杂质及残茎，分档。洗净，闷润，切薄片，干燥，筛去灰屑。

饮片性状 为类圆形或不规则的薄片。周边棕色或棕褐色，有皱纹，有的可见横向突起的皮孔。切面皮部淡棕黄色，木部淡黄色，有棕色环纹。质坚硬。有豆腥气。味极苦。

贮干燥容器内，置通风干燥处，防霉。

【药性】 苦，寒，有毒。归心、肺、胃经。

1.《开宝本草》：“味甘，寒，无毒。”

2.《本草正》：“味大苦，大寒。”

3.《要药分剂》：“入心、肺、大肠三经。”

4.《广西民族药简编》：“有小毒。”

【功用主治】 泻火解毒，消肿止痛。主治咽喉肿痛，齿龈肿痛，肺热咳嗽，烦渴，黄疸，热结便秘，热肿秃疮，痔疮癣疥，虫毒咬伤。

1.《开宝本草》：“主解诸药毒，止痛，消疮肿毒，急黄，发热咳嗽，杀小虫。”

2.《珍珠囊补遗药性赋》：“疗咽痛，头疮，五痔。止咳嗽。”

3.《纲目》：“治腹胀喘满，女人血气腹胀，又下寸白诸虫，止下痢，止卒患热厥心腹痛，五种痔痛，诸热肿秃疮，蛇狗蜘蛛伤。”

4.《本草经疏》：“入散乳毒药中，能消乳岩。”

5.《本草求真》：“功专泻心保肺，及降阴经火逆，解咽喉肿痛第一要药。”

6.《药性考》：“泻火保金，口糜喉痹，风热牙痛，虫痛，五痔，疮肿消灵。治毒解蛊，止嗽清心。”

【用法用量】 内服：煎汤，6～12 g；或磨汁；或研末；或入丸、散。外用：含漱或捣敷。

【宜忌】 脾胃虚寒泄泻者禁服。

1.《本草经疏》：“虚寒者忌服。”

2.《本草汇》：“脾虚食少而泻者，切勿沾唇。”

3.《得配本草》：“虚火炎肺，咽喉肿痛者禁用。”

【选方】 1. 治积热咽喉，闭塞肿痛 山豆根一两，北大黄、川升麻、朴硝(生)各半两。为末，炼蜜为丸，如皂子大。每一丸以薄绵包，少痛便含，咽液。(《直指方》山豆根丸)

2. 治喉痹 山豆根、升麻、射干各等分。㕮咀。每服三钱，水二盏，煎七分，去渣通口时时呷之。(《古今医统》山豆根汤)

3. 治喉风急证，牙关紧闭，水谷不下 山豆根、白药等分。水煎噙之，咽下。(《外科集验方》)

4. 治喉痈 山豆根磨醋噙之，追涎即愈。势重不能言者，频以鸡翎扫入喉中，即引涎出，立能言语。(《永类钤方》)

5. 治单双喉蛾 真山豆根，为细末，用熊胆和为丸，用鸡皮阴干为末为衣，如绿豆大。每用一丸，放舌根下，徐徐咽下，立已。(《鲁府禁方》)

6. 治齿痛 山豆根一片，含于痛处。

7. 治五般急黄 山豆根末，空心以水调服二钱。

8. 治赤白痢 山豆根，捣末蜜丸，空心煎水下二十丸，三服自止。(6～8 方出自《备急方》)

9. 治水蛊腹大有水声，皮色黑者 山豆根末，酒服二钱。(《圣惠方》)

10. 治头上白屑　山豆根末油浸，如是孩儿即乳汁调半钱。

11. 治疮癣　山豆根末，腊月猪脂调涂之。

12. 治寸白虫　山豆根末，每朝空心热酒调服三钱。

13. 治狗咬，蚍蜉疮，蛇咬　山豆根，水研敷。（10～13方出自《备急方》）

【临床报道】 治疗慢性活动性肝炎　用山豆根提取有效成分制成肝炎灵注射液。每支2 ml，含生物碱50 mg。每次2 ml，肌内注射，每日2次，3个月为1个疗程。共治疗110例，有效95例，占86.36%，其中显效50例，显效率为45.46%。其HBsAg阳性组有效率83.7%，HBsAg阴性组有效率为93.33%。与复方垂盆草组、黄芩苷组和益肝灵组比较，山豆根（肝炎灵）组效果优于其他三组。尤其表现在降低氨基转移酶方面。治疗中未出现任何副作用。

【各家论述】 1.《本草汇言》："山豆根，苦寒清肃，得降下之令，善除肺胃郁热。凡一切暴热疾，凉而解毒，表里上下，无不宜之。"

2.《本草经疏》："山豆根，得土之冲气而兼感冬寒之令以生，故其味甘苦，其气寒，其性无毒。甘所以和毒，寒所以除热。凡毒必热必辛，得清寒之气，甘苦之味，则诸毒自解，故为解毒清热之上药。凡痛必因于热，毒解热散，则痛自止，疮肿自消。急黄乃血热极所发，故必发热，热气上熏则发咳嗽。诸虫亦湿热所化，故悉主之，多获奇效也。"

3.《本草新编》："山豆根，味苦气寒，无毒。入肺经，止咽喉肿痛要药，亦治蛇伤虫咬。然能治肺经火邪，喉痛实邪，故治实火之邪则可，治虚火之邪则不可也。倘虚火而误用之，为害非浅。夫虚实何以辨之？得于外感者为实火，实火者，邪火之实也；得于内伤者为虚火，虚火者，相火之虚也。二火同入于肺经，而虚实各异，实火宜泻，用山豆根泻之，苦寒以正折之也。虚火宜补，亦用山豆根苦寒以泻其火，则火且更甚，壅塞于咽喉而不得消，必须用桂附甘温之药，以引火归源，下热而上热自消也。"

4.《本草求真》："山豆根，功专泻心保肺及降阴经火逆，解咽喉肿痛第一要药。缘少阴之脉，上循咽喉，咽喉虽处肺上，而肺逼近于心，故凡咽喉肿痛，多因心火挟其相火交炽，以致逼迫不宁耳。治常用此以降上逆之邪，俾火自达下，而心气因而以除。"

0331 山兵豆 shān bīng dòu（《全国中草药汇编》）

【异名】 烂头钵（广州），龙眼睛（《广西本草选编》），白仔（《台湾药用植物志》）。

【基原】 为大戟科叶下珠属植物小果叶下珠的根及茎、叶。

【原植物】 小果叶下珠 *Phyllanthus reticulatus* Poir. [*P. microcarpus Muell.* -Arg.]

直立或稍攀缘状灌木，高1.5～5 m。枝柔弱，秃净或稍被毛。叶互生；叶柄长2～5 cm；托叶褐红色；叶片纸质，形状和大小变异很大，通常卵形或椭圆状长圆形，长1.5～5 cm，宽0.7～3 cm，先端钝或短尖，基部钝或心脏形，全缘，背面粉绿。花单性同株，单生或数朵雄花和1朵雌花同生于一叶腋内；雄花萼片5～6枚，雄蕊5，其中3枚较长，花丝合生，花盘腺体5，鳞片状；雌花萼片同雄花，花盘腺体5～6，子房4～12室，花柱与之同数。果扁球形，肉质，红色；有宿存萼；种子8～16颗。花期3～6月，果期6～10月。

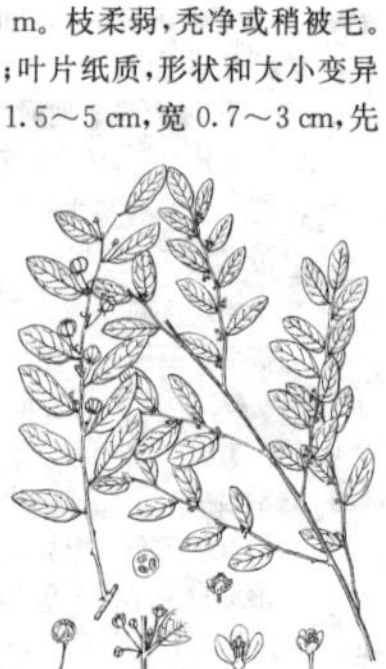

小果叶下珠

生于海拔200～400 m的山谷、路旁林中。分布于广东、广西、海南、贵州、云南、台湾等地。

【采收加工】 7～10月采收，鲜用或晒干。

【药性】 《广西本草选编》："味淡、涩，性平。有小毒。"

【功用主治】 祛风，利湿，活血。主治风湿关节痛，肝炎，肾炎，肠炎，痢疾，跌打损伤。

1.《广西本草选编》："祛风活血，散瘀消肿。治风湿关节痛，跌打损伤。"

2.《全国中草药汇编》："消炎，收敛，止泻。主治痢疾，肠炎，肠结核，肝炎，肾炎，小儿疳积。"

【用法用量】 内服：煎汤，6～15 g；或浸酒。外用：捣敷。

【选方】 1. 治风湿关节痛　山兵豆全株9～15 g。浸酒服。

2. 治跌打损伤　山兵豆茎、叶捣烂外敷。（1、2方出自《广西本草选编》）

0332 山青皮 shān qīn pí（《彝药志》）

【异名】 桂花叶兰、丕妹（《彝药志》），山枝仁、山枝茶（《中国中药资源志要》）。

【基原】 为海桐花科海桐属植物大叶海桐的树皮和果实。

【原植物】 大叶海桐 *Pittosporum daphniphylloides* Hu et Wang[*P. daphniphylloides* sensu Rehd. et Wils.]

乔木或灌木，高2～8 m。当年枝粗壮；分枝近轮生。叶簇生于枝顶；叶柄粗壮，长1～3.5（～4）cm；叶片厚革质，长圆状披针形或长圆状倒披针形，长10～20 cm，宽2.5～8 cm，先端尖或渐尖，基部阔楔形，上面绿色，发亮，下面淡绿色，全缘。复伞房花序3～7枝组成复伞形花序，生于枝顶叶腋内，具50～80朵花；萼片5，不等长，卵形；花瓣淡黄色，狭长圆形，分离；雄蕊5；子房有短柔毛。蒴果，球形，稍扁，直径6～9 mm，果皮薄，2裂。种子16～20颗，红色，多角形，外侧有黏质。果期秋季。

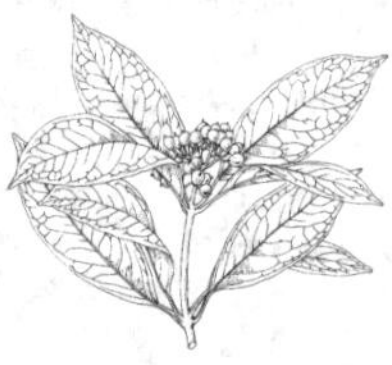

大叶海桐

生于海拔1 500 m左右的山地林下。分布于西南地区及台湾等地。

【采收加工】 4～5月采剥树皮，切碎，晒干。9～11月采收果实，晒干。

【功用主治】 《彝药志》："清热解毒，祛风除湿。治跌打损伤，痢疾，崩漏，气管炎，白口疮（口腔炎），风湿瘫痪，半身不遂，高血压。"

【用法用量】 内服：煎汤，30～50 g；或泡酒。

【选方】 1. 治气管炎　丕妹50 g，水煎服。

2. 治口腔炎，扁桃体炎，咽峡炎　丕妹50 g，山青果15 g，百草霜10 g（布包）。水煎服。

3. 治风湿瘫痪，半身不遂　丕妹40 g，伸筋草50 g，鹿角50 g，土杜仲30 g，木瓜15 g。泡酒服。

4. 治高血压病　丕妹50 g。水煎服。（1～4方出自《彝药志》）

0333 山苦草 shān kǔ cǎo（《曲靖专区中草药手册》）

【异名】 苦草、胆草、散血草（《云南中药资源名录》）。

【基原】 为唇形科筋骨草属植物散瘀草的全草。

【原植物】 散瘀草 *Ajuga pantantha* Hand.-Mazz.

多年生草本，长7～32 cm。平展上升或具匍匐茎，细弱，密被灰白色长柔毛或绵状长柔毛。叶对生；叶柄长约5 mm；叶片坚纸质，干时黑色，下面常带红色，长圆状倒卵形或倒三角状卵形，长1.5～3 cm，宽0.8～1.8 cm，先端钝，基部楔形下延，两面被疏柔毛，边缘具不整齐疏齿，具缘毛。轮伞花序具4～8花，着生于叶腋内；花萼紫色，漏斗状，外面被长柔毛，具10脉，萼齿5；花冠淡紫、紫红色或紫蓝色，冠檐二唇形，上唇短，圆形，下唇宽大，伸长；雄蕊4，2强；花盘环状。小坚果长圆状三棱形，褐色，果脐约占腹面1/2。花期8～11月，果期10月左右。

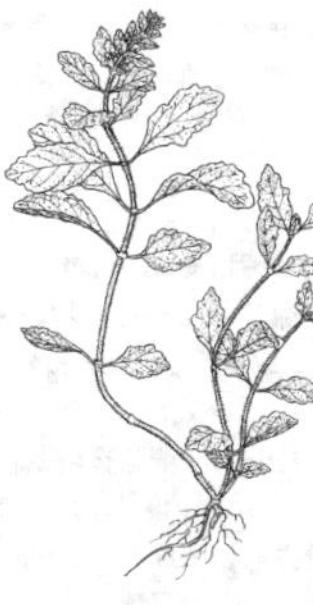
散瘀草

生于海拔2 400～2 700 m的干燥荒坡矮草丛中。分布于云南。

【采收加工】 8～9月花开期采收，晒干或鲜用。

【成分】 全草含金疮小草素(ajugacumbin)B，大籽筋骨草素(ajugamacrin)C～E及山苦草素(ajugapantin)A等。

【药性】《全国中草药汇编》："苦，寒。"

【功用主治】《全国中草药汇编》："清热平肝，消炎解毒。主治慢性肝炎，尿路感染，口腔炎，疮疡肿毒。"

【用法用量】 内服：煎汤，3～6 g。外用：捣敷或研末撒。

【选方】 1. 治慢性肝炎 山苦草6 g，青鱼胆6 g，甘草9 g。水煎兑蜜服。

2. 治尿路感染 山苦草6 g，车前草30 g，素珠根9 g。水煎服。

3. 治口腔炎 山苦草6 g，鱼眼草9 g。水煎服。(1～3方出自《曲靖专区中草药手册》)

0334 山苦荬 shān kǔ mǎi (《广西药用植物名录》)

【异名】 苦菜(《植物名实图考》)，七托莲、小苦麦菜(《广西药用植物名录》)，苦叶苗(《河南中草药手册》)，败酱、苦麻菜(《东北常用中草药手册》)，黄鼠草、小苦苣、活血草、隐血丹、小苦荬(《陕西中草药》)，苦丁菜、苦碟子(《烟台中草药》)，光叶苦荬菜、燕儿衣(《内蒙古中草药》)。

【基原】 为菊科苦荬菜属植物山苦荬的全草或根。

【原植物】 山苦荬 *Ixeris chinensis* (Thunb.) Nakai [*Lactuca chinensis* (Thunb.) Makino]

多年生草本，高10～40 cm。全株无毛。基生叶莲座状，条状披针形或倒披针形，长7～15 cm，宽1～2 cm，先端钝或急尖，基部下延成窄叶柄，全缘或具疏小齿或不规则羽裂；茎生叶1～2枚。头状花序排成伞房状聚伞花序；总苞长7～9 mm，外层总苞片卵形，内层总苞片条状披针形；舌状花黄色或白色，先端5齿裂。瘦果狭披针形，稍扁平，红棕色，冠毛白色。花期4～5月。

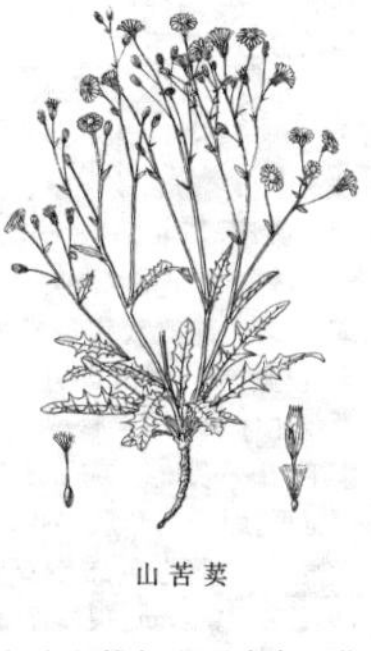
山苦荬

生山地及荒野，为田间杂草。分布于我国北部、东部和南部。

【采收加工】 3～4月采收全草，6～7月挖根，鲜用或晒干。

【成分】 地上部分含有17-表乙酸羽扇烯醇酯(17-epilupenyl acetate)等13种三萜类乙酸酯成分，倍半萜内酯葡萄糖苷：8-表还阳参属苷(8-epicrepioside)G，还含8-表去酰洋蓟苦素葡萄糖苷(8-epidesacylcynaropicrin glucoside)，苦荬菜内酯(ixerin)D。干燥的地上部分和根有含苦荬菜醇乙酸酯(ixerenyl acetate)。

全草中含十八碳酸(octadecanic acid)，二十六烷醇(hexacosanol)，*β*-谷甾醇(*β*-sitosterol)，木犀草素-7-*O*-*β*-*D*-葡萄糖苷(muxicaosu-7-*O*-*β*-*D*-glucoside)，洋芹素-7-*O*-*β*-*D*-葡萄糖苷(yangqiangsu-7-*O*-*β*-*D*-glucoside)。

【药理】 对心肌和血管的作用 100%山苦荬煎剂对在体兔心有抑制作用，使心收缩力减弱，频率减少。对在体及离体蟾蜍心脏，略有增强现象，但有舒张不全。滴在蟾蜍肠系膜上，能使小动脉扩张，先用肾上腺素使之收缩时亦如此。能使麻醉兔和犬的血压下降，其降压原理似乎与迷走神经有关。

【药性】 苦，寒。

1.《东北常用中草药手册》："苦，寒。"

2.《青藏高原药物图鉴》："苦、微甘，微寒。"

【功用主治】 清热解毒，消肿排脓，凉血止血。主治肠痈，肺脓疡，肺热咳嗽，肠炎，痢疾，胆囊炎，盆腔炎，咽喉肿痛，疮疖肿毒，阴囊湿疹，吐血，衄血，血崩，跌打损伤。

1.《东北常用中草药手册》："清热解毒，破瘀活血，排脓。治阑尾炎，肠炎，痢疾，疮疖痈肿，肺脓疡，吐血，衄血。"

2.《陕西中草药》："清热解毒，泻肺火，凉血，止血，止痛，调经，活血，化腐生肌。主治无名肿毒，阴囊湿疹，肺炎，跌打损伤，骨折。"

3.《浙江药用植物志》："治血崩，白带，痧气腹痛。"

【用法用量】 内服：煎汤，10～15 g；或研末，每次3 g。外用：捣敷；或研末调涂；或煎水熏洗。

【选方】 1. 治胆囊炎 (山苦荬)全草15 g。水煎服。(《浙江药用植物志》)

2. 治无名肿毒，各种疮肿 鲜苦叶苗、鲜地黄苗、鲜蒲公英各等分。共捣如泥，敷患处。或将上三味药焙干，共研细面，每次6 g，开水冲服，每日3次，外用时蜂蜜调敷患处。(《河南中草药手册》)

3. 治痔疮 光叶苦荬菜切碎，煎水熏洗。(《内蒙古中草药》)

4. 治血崩，白带 (山苦荬)根9 g，猪膀胱1只。煮熟食肉服汤。(《浙江药用植物志》)

5. 治结核病 苦叶苗500 g，白及60 g。共研细面，每服6 g，温开水冲服，每日3次。(《河南中草药手册》)

0335 山苦菜 shān kǔ cài (《贵州草药》)

【异名】 老蛇药、野洋烟(《贵州草药》)

【基原】 为菊科莴苣属植物毛脉山莴苣的全草或根。

【原植物】 毛脉山莴苣 *Lactuca raddeana* Maxim.

二年生草本，高65～120 cm。全株具乳汁。茎淡红色，常密被狭膜片状毛。叶互生；茎下部叶柄长，上部叶柄渐短，有翅；叶片卵形、椭圆形或三角状长卵形，大头羽状全裂或深裂，边缘有不等大齿缺，下面沿脉有较多的膜片状毛。头状花序圆柱状，有9～10个小花，多个头状花序在茎枝顶端排成窄圆锥花序；全为舌状花，黄色；总苞片3～4层。瘦果倒卵形压扁；冠毛白色。花果期8～11月。

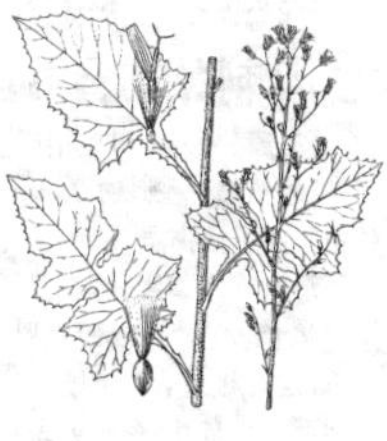
毛脉山莴苣

生林下、灌丛及平原草地。分布于东北及河北、山东、河南、陕西、甘肃。

【采收加工】 9～10月采收，切段，鲜用或晒干。

【功用主治】 清热解毒，祛风除湿。主治风湿痹痛，发痧腹痛，疮疡疖肿，蛇咬伤。

1.《贵州草药》："清热解毒，祛风除湿，镇痛。"

2.《全国中草药汇编》："主治风湿关节疼痛，疮疡肿毒，蛇咬伤。”

【用法用量】 内服：煎汤，15～30 g；泡酒，1.5～3 g。外用：嫩叶捣膏；或根磨酒搽。

【选方】 1. 治风湿关节疼痛 野洋烟根1.5～3 g。泡酒服。

2. 治脓疡疖肿 野洋烟嫩叶煮水熬膏，涂患处。

3. 治发痧肚痛 野洋烟花末，每次服1～1.5 g。（1～3方出自《贵州草药》）

4. 治蛇咬伤 山苦荬根磨酒外搽，另用本品15～30 g煨水服。（《全国中草药汇编》）

5. 治咳嗽 毛脉山莴苣根、款冬花、桔梗各15 g，甘草5 g。水煎服。（《东北药用植物》）

0336 山枇杷 shān pí pá （《分类草药性》）

【异名】 野枇杷（《民间常用草药汇编》）。

【基原】 为冬青科冬青属植物山枇杷的果实。

【原植物】 山枇杷 *Ilex franchetiana* Lose. 又名：康定冬青、黑皮紫条《云南种子植物名录》。

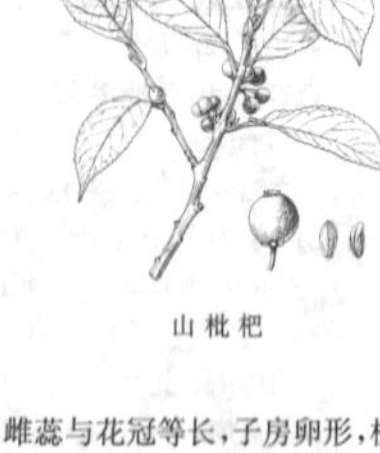
山枇杷

常绿乔木或灌木，高3～6 m。小枝黑褐色，当年枝有纵棱。叶互生；叶柄长6～12 mm；叶片薄革质，倒卵状椭圆形、长椭圆形至倒披针形，长7～12.5 cm，宽1.7～3.5 cm，边缘有细锯齿，先端锐尖，基部楔形。花白色，芳香，4数；雄花1～3朵成聚伞小花序，不孕雄蕊圆锥形，先端钝形；雌花单一，花萼杯形，裂片卵状三角形，先端钝尖成圆形，长约1 mm，有稀疏的硬毛，花瓣长椭圆状卵形，长约2 mm，不孕雄蕊较花冠短，雌蕊与花冠等长，子房卵形，柱头盘状，4裂。果球形，柱头宿存，成熟时红色，直径约6 mm，有纵沟；分核4颗。花期春季，果期夏季。

常生长山区疏林阳处。分布于湖北、四川、云南等地。

【采收加工】 夏、秋间采集。

【功用主治】 清肺，通乳，祛风湿。主治瘰疬，乳少，风湿麻木。

1.《分类草药性》："治瘰疬痒子，风湿麻木。"

2.《民间常用草药汇编》："清肺、解热、下乳。"

【用法用量】 内服：煎汤，9～15 g；或炖肉。

0337 山刺柏 shān cì bǎi （《天目山药用植物志》）

【基原】 为柏科刺柏属植物刺柏的根及根皮或枝叶。

【原植物】 刺柏 *Juniperus formosana* Hayata 又名：台桧（《中国裸子植物志》）。

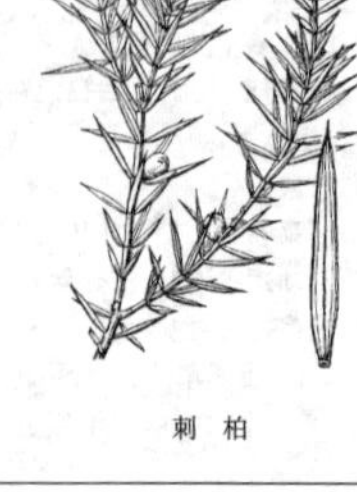
刺 柏

常绿乔木或灌木，高达12 m。树皮褐色，枝斜展或近直展；小枝下垂，常有棱脊，冬芽显著。叶全为刺形，3叶轮生，条形或条状披针形，长1.2～2 cm，宽1～2 mm，先端渐尖，具锐尖头，上面微凹，中脉隆起，绿色，两侧各有1条白色，稀为紫色或淡绿色气孔带，气孔带较绿色边带稍宽，在叶端汇合，下面绿色，有光泽，具纵钝脊。球花单生叶腋。球果近球形或宽卵圆形，熟时淡红色或淡红褐色。种子半月形，具3～4棱脊。

生于林中或成小片稀疏纯林。分布于西南及江苏、浙江、安徽、福建、江西、湖北、湖南、陕西、甘肃、青海、台湾等地。

【采收加工】 9～12月采收根和根皮；7～9月采收枝叶，晒干。

【成分】 心材含木脂素类α-欧侧柏酚（α-thujaplicin），β-欧侧柏酚和香柏素（nootkatin）等。精油主要成分为α-蒎烯（α-pinene），柠檬烯（limonene），乙酸龙脑酯（bornyl acetate）和月桂烯（myrcene）。菖蒲萜烯（calamene），泪柏醇（manool），榄香醇（elemol），桉叶油醇（eudesmol），13-表泪柏醇（13-epomanool）。

【药理】 清除自由基作用 用二苯基苦基苯肼自由基酶标仪法，对山刺柏鲜叶的自由基清除活性进行了测定。鲜叶的80%甲醇提取物浓度为0.5 mg/ml，于37 ℃下孵育20分钟时的自由基清除率平均可达50.4%。

【药性】 苦，寒。

1.《福建药物志》："苦，凉。"

2.《浙江药用植物志》："苦，寒。"

【功用主治】 清热解毒，燥湿止痒。主治麻疹高热，湿疹，癣疮。

1.《浙江药用植物志》："清热，解毒，杀虫。主治皮肤癣症。"

2.《福建药物志》："清热解毒。根治麻疹后高热。"

【用法用量】 内服：煎汤，6～15 g。外用：煎水洗。

【选方】 1. 治麻疹高热 刺柏根12 g，金银花、白茅根各9 g。水煎服。（《福建药物志》）

2. 治麻疹发透至手足出齐后，疹点不按期收没，身热不退 （山刺柏）根12～15 g，金银花藤、夏枯草各9～12 g。水煎服。（《天目山药用植物志》）

3. 治皮肤癣症 （刺柏）根皮或树皮适量，水煎洗患处。（《浙江药用植物志》）

0338 山矾叶 shān fán yè （《纲目》）

【基原】 为山矾科山矾属植物山矾的叶。

【原植物】 山矾 *Symplocos sumuntia* Buch.-Ham. ex D. Don [*S. caudata* Wall.] 又名：郑花（《山谷内集》），芸香、椗花、柘花、玚花、春桂、七里香（《纲目》），椲花（《植物名实图考》），山桂花（《中国高等植物图鉴》）。

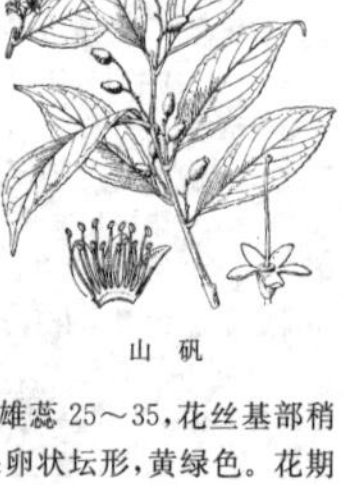
山 矾

常绿灌木或小乔木。嫩枝褐色。叶互生；叶柄长0.5～1 cm；叶片薄革质，卵形、狭倒卵形、倒披针状椭圆形，长3.5～8 cm，宽1.5～3 cm，先端常呈尾状渐尖，基部楔形或圆形，边缘具浅锯齿或波状齿，有的近全缘；侧脉每边4～6条。总状花序长2.5～4 cm，被展开的柔毛；花萼长2～2.5 mm，萼筒倒圆锥形，裂片三角状卵形，背面有微柔毛；花冠白色，5深裂几达基部，长4～4.5 mm，裂片背面有微柔毛；雄蕊25～35，花丝基部稍合生；花盘环状，无毛；子房3室。核果卵状坛形，黄绿色。花期2～3月，果期6～7月。

生于海拔200～1 500 m的山谷、溪边灌丛中或山坡林下。分布于江苏、浙江、福建、江西、湖北、湖南、广东、广西、海南、台湾等地。

本植物的花（山矾花）、根（山矾根）亦供药用，另设专条。

【采收加工】 7～10月采叶，鲜用或晒干。

【药性】 酸、涩、微甘，平。

1.《纲目》："酸、涩、微甘，无毒。"

2.《福建药物志》："辛、苦，平。"

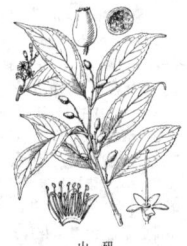

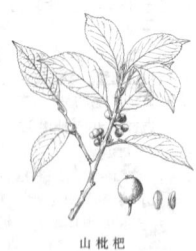

【功用主治】 清热解毒，下气，止血。主治久痢，风火赤眼，扁桃体炎，中耳炎，咳嗽，呕吐，咳血，便血，鹅口疮。

1.《纲目》："治久痢，止渴。"

2.《全国中草药汇编》："治急性扁桃体炎，鹅口疮。"

3.《福建药物志》："理气豁痰。治慢性气管炎。"

【用法用量】 内服：煎汤，15～30 g。外用：煎水洗或捣汁含漱、滴耳。

【选方】 1. 治烂弦风眼 山矾叶三十片，老姜三片。浸水蒸热，洗。(《纲目》)

2. 治急性扁桃体炎、鹅口疮 山矾叶(鲜)适量。捣汁含漱。(《江西草药》)

3. 治急性中耳炎 鲜山矾叶捣烂，布包绞汁滴耳。(《衡山民间草药》)

4. 治翻胃呕吐 山矾叶(不以多少、炒黄)，黑小豆(炒香)，田螺壳(火煅)。上为末。或酒或熟水调二三钱服之。(《朱氏集验方》)

0339 山矾花 shān fán huā (《江西草药》)

【基原】 为山矾科植物山矾的花。

【原植物】 参见“山矾叶”条。

【采收加工】 2～3 月采花，晒干。

【成分】 花的主要芳香成分为：芳樟醇(linalool) Ⅰ，反式氧化芳樟醇(*trans*-linalool oxide)(吡喃型)，顺式氧化芳樟醇(*cis*-linalool oxide)，β-紫罗兰酮(β-ionone)，γ-癸内酯(γ-decalactone)，δ-癸内酯(δ-decalactone)，二氢-β-紫罗兰酮(dihydroxy-β-ionone)，四氢-β-紫罗兰酮(tetrahydroxy-β-ionone)。

挥发油的头香成分：双花醇(shuanghuaol)，*l*-芳樟醇(*l*-linalool)，紫丁香醇(lilac alcohol)，紫丁香醛(lilac aldehyde)，乙苯，6-二甲基-3，7-辛二烯-2，6-二醇(6-dimethyl-3，7-octadiene-2，6-diol)，2，3，5-三甲氧基甲苯(2，3，5-dimethoxytoluene)，4-甲基-2，6-二叔丁基-4-羟基-2，5-环已二烯-1-酮(4-methyl-2，6-di-*tert*-butyl-4-hydroxy-2，5-cyclohexadiene-1-one)，2，6-二叔丁基对苯醌(2，6-di-*tert*-butyl-*p*-benzoquinone)，2，6-二叔丁基对甲苯酚(2，6-di-*tert*-butyl-*p*-cresol)，3，5-二叔丁基-4-羟基苄醇(3，5-di-*tert*-butyl-4-hydroxybenzylalcohol)。

【药性】《江西草药》："性平，味苦、辛。"

【功用主治】 化痰理气，生津止渴。主治咳嗽胸闷，小儿消渴。

1.《江西草药》："理气化痰。治咳嗽胸闷。"

2.《湖南药物志》："止渴。"

【用法用量】 内服：煎汤，6～9 g。

【选方】 1. 治咳嗽胸闷 山矾花 9 g，陈皮 6 g，菊花3 g。水煎当茶饮。(《江西草药》)

2. 治小儿消渴症 (山矾)带花枝梢 30 g，甘蔗(茎梢)15 g。水煎作茶饮。(《湖南药物志》)

0340 山矾根 shān fán gēn (《闽东本草》)

【异名】 土白芷(《闽东本草》)。

【基原】 为山矾科山矾属植物山矾的根。

【原植物】 参见“山矾叶”条。

【采收加工】 10～11 月采挖，洗净，切片晒干。

【药性】 1.《江西草药》："性平，味苦辛。"

2.《闽东本草》："入肺、胃经。"

【功用主治】 清热利湿，凉血止血，祛风止痛。主治黄疸，泄泻，痢疾，血崩，风火牙痛，头痛，风湿痹痛。

1.《江西草药》："清热利湿。"

2.《全国中草药汇编》："主治黄疸，咳嗽，关节炎。"

3.《浙江药用植物志》："主治劳伤乏力，痢疾。"

4.《福建药物志》："解郁疏风。治头痛，丝虫病淋巴管炎。"

【用法用量】 内服：煎汤，15～30 g。

【选方】 1. 治黄疸 山矾根 15 g，阴行草 30 g。水煎服，水酒为引，每日 2 剂。(《江西草药》)

2. 治腹泻 山矾根 15 g，胡颓子根 15 g。水煎服。(《湖南药物志》)

3. 治关节炎 山矾根 120 g，猪蹄 1 只。水炖，服汤食肉。(《江西草药》)

4. 治闪挫扭伤或风湿腰痛 山矾根 15 g，算盘子根15 g，木防己 15 g。水煎服。(《湖南药物志》)

5. 治丝虫病淋巴管炎 鲜山矾根切片，每次 60～90 g，炒至微黄加酒淬，露宿 1 夜，水煎，去渣，加鸡蛋 1 个入煎液中煮熟饮服。(《福建药物志》)

0341 山佩兰 shān pèi lán (《浙南本草新编》)

【异名】 白头婆(《植物名实图考》)，佩兰(《江苏省植物药材志》)，南佩兰(《山东中草药手册》)，秤杆草、搬倒甑、野升麻、麻秤杆、秤杆升麻、红升麻、土升麻(《四川常用中草药》)，泽兰(《浙江民间常用草药》)，血升麻(《万县中草药》)，细黑升麻(《云南思茅中草药选》)。

【基原】 为菊科泽兰属植物单叶佩兰的全草。

【原植物】 单叶佩兰 *Eupatorium japonicum* Thunb. [*E. wallichii* DC.]

多年生草本，高 1～2 m。地下根茎匍匐，木质化；根细长，多弯曲。茎直立，常丛生，基部木质化，上部绿色，有紫色斑点，被柔毛。单叶对生；叶柄长 1～2 cm；叶片卵圆形、卵状椭圆形或披针形，长 7～16 cm，宽 3～8 cm，基部渐狭，边缘有锯齿，上面深绿色，近无毛，下面淡绿色，被疏毛，脉上较多，有腺点。头状花序多数，在茎端或分枝顶端排列成伞房状，花序基部有 1 小苞叶；总苞钟状；总苞片约 9 枚；头状花序含 5 朵白色两性管状花，先端 5 裂。瘦果具五棱；冠毛白色羽毛状。花、果期6～11 月。

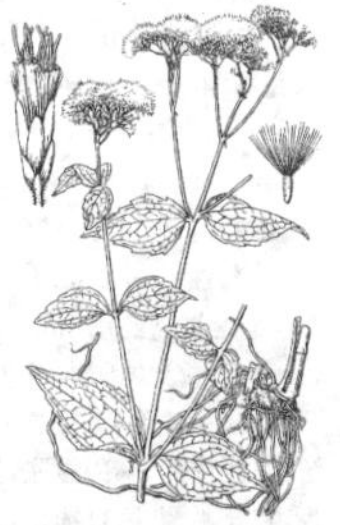

单叶佩兰

生于丘陵地带的山坡向阳草丛中及沟边。除新疆、西藏外，广布全国各地。

【采收加工】 7～9 月采收，鲜用或晒干。

【药材】 山佩兰 *Eupatorii Japonici Herba* 产于山东、浙江、江苏、湖北、湖南、四川等地。

性状 茎圆柱形，表面棕色或暗紫红色，具纵皱纹及散在紫色斑点，被白色毛茸；质坚硬，折断面黄白色，纤维状，中央具白色疏松的髓。叶对生，多破碎，皱缩卷曲，完整叶片展平后常 3 裂，裂片呈卵状长椭圆形，先端渐尖或锐尖，基部楔形，边缘具粗锯齿，上面深绿色，下面淡绿色，质脆易脱落。花序着生于枝端，管状花多存在，外有膜质总苞残存，有的还带有瘦果。气芳香，味微涩。

鉴别 叶表面观：上表皮细胞垂周壁稍平直，下表皮细胞垂周壁波状弯曲。均有较多腺毛和非腺毛散在，腺毛头部由 4 个细胞组成，非腺毛由 3～6(～10)个细胞组成，表面隐现疣状突起，有时中部细胞缢缩，下表面叶脉上非腺毛尤多。

【成分】 全草含挥发油，内有已醛(hexanal)，2-已烯醛(2-hexenal)，3-已烯-1-醇 (3-hexen-ol)，莰烯(camphene)，苯甲醛(benzaldehyde)，β-蒎烯(β-pinene)，月桂烯(myrcene)，冰片烯(bornylene)，α-水芹烯(α-phellandrene)，对聚伞花素(*p*-cymene)，柠檬烯(limonene)，β-罗勒烯-X(β-ocimene-X)，β-罗勒烯-Y(β-ocimene-Y)，α-松油烯(α-terpinene)，紫苏烯(perillene)，正壬醛(n-nonanal)，反式松香芹醇(trans-rveol)，龙脑(borneol)，对聚伞花素-α-醇(p-cymen-α-ol)，α-松油醇(α-terpineol)，桃金娘醛(myrtenal)，橙花醇(nerol)，2-异丙基-5-甲基茴香醚(2-isopropyl-5-methylanisole)，牻牛儿醛(geranial)，乙酸龙脑酯(bornyl acetate)，百里香酚(thymol)，香荆芥酚(carvacrol)，α-荜澄茄油烯(α-cubebene)，β-柏木烯(β-cedrene)，乙酸橙花醇酯(neryl acetate)，玷㶲烯(copaene)，β-旁波烯(β-bourbonene)，β及γ-榄香烯(elemene)，反式丁香烯(trans-caryophyllene)，反式金合欢烯(trans-farnesene)，γ及δ-荜澄茄烯(cadinene)，γ-衣兰油烯(γ-muurolene)，α-金合欢烯(α-farnesene)，橙花叔醇(nerolidol)，丁香烯氧化物(caryophyllene oxide)，大牻牛儿烯(germacrene)D。

叶含香豆素(coumarin)，邻-香豆酸(o-coumaric acid)，麝香草氢醌(thymohydroquinone)。白头婆内酯(eupanin)，白头婆素(eupachifolin)A、B、C、D、E，华泽兰素(eupasimplicin)A、B及去乙酰基华泽兰素(deacetyleupasimplicin) A、B。

根含兰草素(euparin)。

【药理】 1. 抗癌作用　生物总碱体外试验中，对宫颈鳞癌(HeLa)细胞的 IC_{50} 平均为 103.4±9.8 μg/ml。体内试验中，每日腹腔注射总生物碱 50 mg/kg，连续 7 日，可使腹水型肉瘤 S_{180} 小鼠的生存期限显著延长。相同剂量皮下注射时，抗肿瘤作用较差。总生物碱与环磷酰胺合用时，两种给药途径均呈现出协同作用。小鼠 S_{180} 实体瘤对生物总碱较不敏感。

2. 抗菌作用　40%煎剂平板稀释法，对伤寒杆菌、痢疾杆菌、八叠球菌、金黄色葡萄球菌有抑制作用。

毒性　其鲜叶和汁喂饲兔，能引起慢性中毒，主要损害肾和肝组织，并引起糖尿病；叶的醇浸物 0.3 g，给予兔可引起全身麻醉，呼吸抑制，体温下降，血糖增高。

【药性】 辛、苦，平。

1.《杭州药用植物志》："辛，温，无毒。"

2.《浙江民间常用草药》："性平，味辛、苦。"

【功用主治】 祛暑发表，化湿和中，活血解毒。主治夏伤暑湿，发热头痛，胸闷腹胀，消化不良，胃肠炎，咳嗽，咽喉炎，扁桃体炎，月经不调，跌打损伤，痈肿，蛇咬伤。

1.《杭州药用植物志》："为芳香健胃、发汗、利尿药，并用作利湿、消痰、止渴生津、杀虫解毒等。"

2.《四川常用中草药》："发表散寒，透麻疹。治脱肛，麻疹不透，寒湿腰痛，风寒咳嗽等症。"

3.《青岛中草药手册》："主治脾胃湿滞，消化不良，夏感暑湿，发热头痛。"

4.《浙江药用植物志》："清热解暑，理气止痛。主治夏季伤暑，胸闷腹胀，扁桃体炎，胃肠炎。并可防治流行性感冒。"

【用法用量】 内服：煎汤，9～15 g；或研末，每次 6～9 g，每日 2 次。外用：捣敷。

【选方】 1. 治中暑发热，头痛头胀　南佩兰 9 g，青蒿 9 g，菊花 9 g，绿豆衣 12 g。水煎服。(《山东中草药手册》)

2. 治痛经，闭经　泽兰、香附子各 9 g，丹参 12 g。水煎服。(《河南中草药手册》)

3. 治跌打损伤　泽兰根研粉，每日 2 次，每次 6～9 g，用黄酒送服。(《浙江民间常用草药》)

0342 山珊瑚 shān shān hú (《全国中草药汇编》)

【异名】 红山茄(《浙江药用植物志》)。

【基原】 为兰科山珊瑚属植物山珊瑚的带根全草或果实。

【原植物】 山珊瑚 *Galeola septentrionalis* Reichb. f.

多年生腐生草本，高 40～100 cm。全株呈黄褐色。根茎粗大，地下横走，上有鳞片叶互生。茎直立，肉质而硬，上部分枝，密被褐色短毛。有散生的鳞片叶。花多数；总状花序集成一个大的圆锥花序；苞片与伸长的子房相连；花径约 2.5 cm，呈黄褐色，先端带红色；萼片长椭圆形或狭披针形，稍肉质，外被褐色短毛；花瓣与萼片同形而稍短；唇瓣广卵形，先端钝，直立，肉质，稍短于萼片，黄色，内面有鸡冠状线条，边缘细裂；雄蕊柱长，直立，稍向前曲；花药 2 室；子房下位，被褐色短毛。蒴果长椭圆状圆柱形，红色，垂悬于枝端。种子微小，周边有翅。花期 6～7 月，果期 7～8 月。

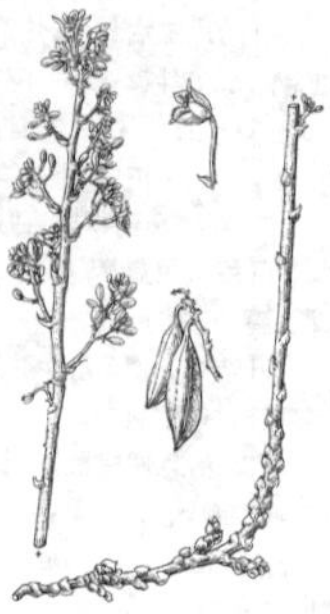

山珊瑚

生于深山阴地杂木林下。分布于浙江。

【采收加工】 4～5 月采收全草，鲜用或切碎晒干。9～11 月采收果实，晒干。

【成分】 全草含苹果酸衍生物：1-〔4-(β-D-吡喃葡萄糖氧基)苄基〕(S)-左旋-2-异丙基苹果酸钠{sodium 1-〔4-(β-D-glucopyranosyloxy)benzyl〕(S)-(−)-2-isopropylmalate}，1-〔4-(β-D-吡喃葡萄糖氧基)苄基〕(S)-左旋-2-异丙基苹果酸甲酯{methyl 1-〔4-(β-D-glucopyranosyloxy)benzyl〕(S)-(−)-2-isopropylmalate}，(S)-左旋-2-异丙基苹果酸双〔4-(β-D-吡喃葡萄糖氧基)苄基〕酯{bis〔4-(β-D-glucopyranosyloxy)benzyl〕(S)-(−)-2-isopropylmalate}，(S)-左旋-2-异丙基苹果酸二钠〔disodium (S)-(−)-2-isopropylmalate〕，对羟基苄基甲基醚(p-hydroxybenzyl methylether)，4-(β-D-吡喃葡萄糖氧基)苄醇〔4-(β-D-glucopyranosyloxy)benzyl alcohol〕。

【功用主治】 1.《全国中草药汇编》："果实治淋病；全草治疥疮。"

2.《浙江药用植物志》："根治惊痫抽搐。"

【用法用量】 内服：煎汤，30 g。外用：研末，茶油调敷。

【选方】 1. 治惊痫抽搐　(山珊瑚)根 30 g。水煎服。(《浙江药用植物志》)

2. 治淋病　(山珊瑚)果实加甘草。水煎服。(《全国中草药汇编》)

3. 治疥疮　(山珊瑚)全草炒存性，研细粉，茶油调敷患处。(《浙江药用植物志》)

0343 山茱萸 shān zhū yú (《本经》)

【异名】 蜀枣(《本经》)，鬾实、鼠矢、鸡足(《吴普本草》)，山萸肉(《小儿药证直诀》)，实枣儿(《救荒本草》)，肉枣(《纲目》)，枣皮(《会约医镜》)，药枣(《四川中药志》)，红枣皮(《新华本草纲要》)。

【基原】 为山茱萸科山茱萸属植物山茱萸的果肉。

【原植物】 山茱萸 *Cornus officinalis* Sieb. et Zucc. [*Macrocarpium officinale* (Sieb. et Zucc.) Nakai]

落叶灌木或乔木。枝黑褐色。叶对生；叶柄长 0.6～1.2 cm，上面有浅沟；叶片纸质，卵形至椭圆形，稀卵状披针形，长 5～12 cm，先端渐尖，基部楔形，上面疏生平贴毛，下面毛较密；侧脉 6～8 对，脉腋具黄褐色髯毛。伞形花序先叶开花，腋生，下具 4 枚小型的苞片，苞片卵圆形，褐色；花黄色；花萼 4 裂，裂片宽三角形；花瓣 4，卵形；花盘环状，肉质；子房下位。核果椭圆形，成熟时红色。花期 3～4 月，果期 9～10 月。

生于海拔 400～1 500 m，稀达 2 100 m 的林缘或林中。分布于山西、江苏、浙江、安徽、江西、山东、河南、湖南、四川、陕西、甘肃等地。河南、陕西、浙江等地有引种栽培。

【栽培】 生物学特性　喜温暖湿润的气候，喜阳光充足。较耐寒，但花期受冻易严重减产。宜选择土层深厚、肥沃、排水良好的砂质壤土或壤土栽培。

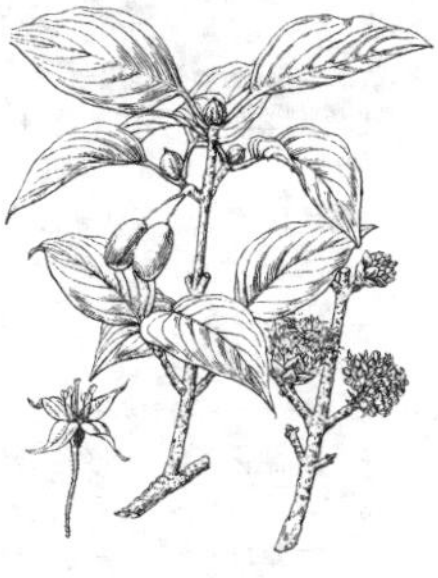

山茱萸

繁殖方法　用种子繁殖、压条繁殖和扦插繁殖。种子繁殖：秋季果熟期，采收个大、色红、无病虫害的果实作种，剥去果肉，清洗出种子，立即播种或于次年3～4月春播，但春播种子必须经过低温处理，才能保证出芽率。按行距20～25 cm开沟条播，将种子按株距10 cm点播，覆土盖草、浇水，保持土壤潮湿。出苗后，去掉盖草，加强除草，松土，施肥，当年苗高30～60 cm时，可进行移栽，定植时按行株距2 m×2 m开穴栽种。压条繁殖：秋季收果后，将近地面的2～3年生枝条弯曲至地面，在近地面处将枝条切割至木质部1/3并埋入土中，上覆15 cm厚砂壤土。于第二年冬或第三年春将已长根的压条与母株分离即可移植。扦插繁殖：于5月下旬，在优良母株上剪取枝条，将木质化的枝条剪成长15～20 cm的插条，在沙床上按行株距20 cm×8 cm扦插，盖薄膜保温，上搭荫棚遮光，浇水保湿，除草施肥，翌年早春移植。

田间管理　定植后每年中耕除草4～5次，尤其春季除草要勤。5～6月增施过磷酸钙，促进花芽分化，提高座果率，冬季增施腊肥，亦能平衡结果大小年差异。夏季培土1次，以防倒伏。幼树高40～60 cm时，2月间打去顶梢，选留3～4个主枝，再在主枝上选留3～4个副主枝，形成自然开心形。幼树以整形为主，修剪为辅。又因山茱萸长、中、短果枝均以顶端花芽结果为主，各类果枝不宜短截。成年树于春、秋两季修剪，调节生长与结果之间的矛盾，更新结果枝群，保留生长枝，进行短截，促进分枝。

病虫害防治　病害有灰色膏药病，成年植株易发生，由介壳虫传染，受害后树势衰退，严重者不能开花结果，甚至枯死。发病初期喷1∶1∶100波尔多液保护，必要时更换树种。炭疽病，于6月上旬发病为害果实，防治方法参见灰色膏药病。白粉病，为害植株，发病初期喷50%托布津1 000倍液。虫害有蛀果蛾为害果实，还有木撩尺蠖、大蓑蛾为害。

【采收加工】　育苗到结果需培育6～7年，15～20年为盛果期。9～11月上旬果实呈红色时成熟，分批采摘，切忌损伤花芽。加工方法可用水煮法：将红色新鲜果置沸水中煮10～15分钟，及时捞出浸冷水，趁热挤出种子，将果肉晒干或烘干即成。亦可用火烘法、水蒸法、机械脱粒法，挤出果肉干燥。

【药材】　山茱萸 *Corni Fructus*　主产于浙江、河南。

性状　果肉呈不规则片状或囊状，长1～1.5 cm，宽0.5～1 cm。表面紫红色至紫黑色，皱缩，有光泽。顶端有的有圆形宿萼痕，基部有果梗痕。质柔软。气微，味酸、涩、微苦。

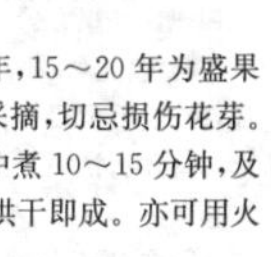

山茱萸(果肉)外形

鉴别　粉末特征：红褐色。果皮表皮细胞表面观呈多角形或类长方形，直径16～30 μm，垂周壁连珠状增厚，外平周壁颗粒状角质增厚，胞腔含淡橙色物；横断面观呈扁方形，壁薄或增厚，角质层呈脊状伸入到径向壁。中果皮细胞橙棕色，多皱缩。草酸钙簇晶少数，直径12～32 μm。石细胞类方形、卵圆形或长方形，直径16～70 μm，纹孔明显，胞腔大。

品质标志　《中华人民共和国药典》2010年版规定：照高效液相色谱法测定，本品含马钱苷($C_{17}H_{26}O_{10}$)不得少于0.60%。

【成分】　山茱萸果肉含鞣质成分：山茱萸鞣质(cornustannin)1、2、3，梾木鞣质(cornusiin)A、B、C、D、E、F、G，丁子香鞣质(eugeniin)，路边青鞣质(gemin) D，2，3-二-*O*-没食子酰-*β*-*D*-葡萄糖(2，3-di-*O*-galloyl-*β*-*D*-glucose)，1，2，3-三-*O*-没食子酰-*β*-*D*-葡萄糖(1，2，3-tri-*O*-galloyl-*β*-*D*-glucose)，1，2，6-三-*O*-没食子酰-*β*-*D*-葡萄糖(1，2，6-tri-*O*-galloyl-*β*-*D*-glucose)，1，2，3，6-四-*O*-没食子酰-*β*-*D*-葡萄糖(1，2，3，6-tetra-*O*-galloyl-*β*-*D*-glucose)，喜树鞣质(camptothin)A、B，以及没食子酸(gallic acid)。另有多酚苷化合物：7-*O*-没食子酰-*D*-景天庚酮糖(7-*O*-galloyl-*D*-sedoheptulose)。糖苷成分：山茱萸裂苷(cornuside)，莫罗忍冬苷(morroniside)(莫诺苷)，7-*O*-甲基莫罗忍冬苷(7-*O*-methylmorroniside)，马钱子苷(loganin)，当药苷(sweroside)，山茱萸苷(cornin)即马鞭草苷(verbenalin)，脱水莫诺苷元(dehydromorroniaglycone)，7-脱氢马钱素(7-dehydrologanin)，7-甲基莫诺苷(7-methylmorronside)。果实还含顺-四氢呋喃-2，5-二羧酸二甲基酯〔di-methyl(*cis*)-tetrahydrofuran-2，5-dicarboxylate〕。

种子含有植物凝集素(lectin)。7-脱氢马钱素(7-dehydrologanin)，*β*-谷甾醇(*β*-sitosterol)，脱水莫诺苷元(dehydromorroniaglycone)。另含挥发油，从中分离得到9个单萜烃、6个倍半萜烃、5个脂肪烃，7个单萜醇，6个脂肪醇，4个单萜醛及酮，3个脂肪醛及酮，4个酸，8个酯和15个芳香化合物，其中含量较多的主要成分有：异丁醇(isobutyl alcohol)，丁醇(butanol)，异戊醇(isoamylalcohol)，顺式的和反式的芳樟醇氧化物(linalool oxide)，糠醛(furfural)，*β*-苯乙醇(*β*-phenyl ethyl alcohol)，甲基丁香油酚(methyl eugenol)，榄香脂素(elemicin)，异细辛脑(isoasarone)，棕榈酸乙酯(ethyl palmitate)，油酸乙酯(ethyloleate)，亚油酸乙酯(ethyllinoleate)，桂皮酸苄酯(benzyl cinnamate)，棕榈酸(palmitic acid)，硬脂酸(stearic acid)，玷玐烯(copaene)，*α*-松油醇(*α*-terpineol)，*α*-姜黄烯(*α*-curcumene)，茴香脑(anethole)，4-甲氧基-1，2-苯并间二氧杂环戊烯(4-methoxy-1，2-benzodioxole)，细辛醚(asaricin)，马兜铃酮(aristolone)，乙基香草醛(ethylvanillin)，亚麻酸乙酯(ethyllinolenate)，胡薄荷酮(pulegone)，黄樟醚(safrole)等。

果核中含亚油酸(linoleic acid)，油酸(oleic acid)，棕榈酸(palmitic acid)，硬脂酸(stearic acid)，亚麻酸(linolenic acid)，月桂酸(lauric acid)等脂肪酸和铁、铝、铜、锌、硼、磷等21种元素。

果肉及果核中均含苏氨酸，缬氨酸，亮氨酸，异亮氨酸，苯丙氨酸，组氨酸(histidine)，赖氨酸，丝氨酸，谷氨酸，甘氨酸，丙氨酸，酪氨酸，精氨酸，天冬氨酸等14种氨基酸，核中还另有甲硫氨酸，脯氨酸和胱氨酸。其他成分：5，5′-二甲基糠醛醚(5，5′-di-a-furaldehydedimethylether)，5-羟甲基糠醛(5-hydroxy-methylfurural)，3，5-二羟基苯甲酸(3，5-dihydroxybenzoic acid)，多糖(polysaccharide)等。维生素：VA、VC、VB_2和VB_{12}等。花色苷(anthocyanin)1～3，五环三萜及其酯类：齐墩果烷系皂苷水解后所形成的熊果酸(ursolic acid)，齐墩果酸(oleanoic acid)等苷元。

【药理】　1. 对免疫系统的作用　山茱萸对环磷酰胺及放射线疗法引起的白细胞下降有促使其升高作用。山茱萸水提取物或醇提取物均能增强体液免疫功能，促进正常与应激所致免疫功能低下及环磷酰胺引起免疫功能抑制小鼠的溶血空斑形成细胞数，并能调节免疫抑制剂环磷酰胺受抑制小鼠的皮肤迟发超敏反应(细胞免疫)恢复至接近正常水平。山茱萸糖类亦有明显促进免疫反应的作用。山茱萸水煎剂灌胃对体液免疫有一定增强作用，但减弱T淋巴细胞功能。正常小鼠脾淋巴细胞经总苷处理后，细胞产生IL-2的能力提高。而腹腔注射时，总苷使IL-2产生下降20%左右。在IL-2等因子作用下，NK(自然杀伤)细胞等细胞转变为广谱杀肿瘤的淋巴因子激活的杀伤细胞(简称LAK细胞)。在体外，总苷对LAK细胞的产生有很强的抑制作用，LAK细胞生成降低34%～63%。

2. 抗炎作用　每日山茱萸煎剂5 g/kg、10 g/kg或20 g/kg灌胃，连续5日或7日，能抑制醋酸引起的小鼠腹腔毛细血管通透性增高、大鼠棉球肉芽组织增生、二甲苯所致小鼠耳郭肿胀以及蛋清引起的大鼠足垫肿胀；降低大鼠肾上腺内抗坏血酸的含量；对大鼠足垫炎症组织内前列腺素含量无明显影响。山茱萸总苷抑制关节滑膜细胞对炎性细胞的趋化，减少炎性细胞向关节滑膜的浸润，对关节炎有治疗作用。

3. 对失血性休克的作用　山茱萸注射液(每1 ml药液中含生药1 g)静脉注射，对放血所致家兔失血性休克有迅速而明显升高血压的作用，血压回升幅度平均为7.67 kPa(57.5 mmHg)，血压心搏波振幅平均增大值为4.5 mm。将山茱萸注射液静脉给予失血性休克大鼠(8 g/kg)及家兔(10 g/kg)，在足量补液的条件下，均能延长生存时间，当补回全部失血量时尤其明显，大鼠血压下降情况较对照组明显减轻。

4. 对血糖的影响　山茱萸醇提取物对大鼠正常血糖无影响。对四氧嘧啶性和肾上腺素性糖尿病模型大鼠，每日灌胃7 g/kg，连续7日，可明显降低血糖，并提高肝糖原含量。山茱萸乙醚及乙酸乙酯提取物对链脲菌素所形成的糖尿病大鼠亦有明显的降血糖作用，其有效成分是熊果酸。山茱萸降糖作用可能与促进残余胰岛β-细胞的分泌功能和增加器官、组织利用葡萄糖有关。此外，山茱萸环烯醚萜5、10 g/kg口服能显著增加糖尿病血管并发症模型大鼠血清SOD值，对由糖尿病血管并发症引起的氧化应激损伤具有保护作用。环烯醚萜总苷对糖尿病大鼠胸主动脉血管内皮也有保护作用。

5. 抑制血小板聚集的作用　山茱萸注射液体外给药，能明显抑制阈浓度二磷酸腺苷(ADP)钠盐、胶原或花生四烯酸诱导的兔血小板聚集；静脉注射8 g/kg也表明其能抑制ADP诱导的兔血小板聚集，说明整体与离体试验结果一致。此外，山茱萸注射液还能抑制大鼠颈总动脉—颈外静脉旁路循环的血栓形成。

6. 对心功能及血流动力学的影响　给猫静注山茱萸注射液2～8 g/kg，观察对猫心功能、血液动力学及其心脏作功和耗氧指标的影响。结果表明，该注射液能增强心肌收缩性，提高心脏效率，扩张外周血管，明显增强心脏泵血功能，使血压升高。

7. 抗心律失常作用　山茱萸高低剂量组均能明显延长乌头碱诱发大鼠心律失常的潜伏期，降低氯化钙致大鼠室颤的发生率和死亡率，明显提高乌头碱诱发大鼠离体左室乳头肌节律失常的阈剂量，对乌头碱和氯化钙诱发的大鼠左室乳头肌收缩节律失常有明显逆转作用。

8. 其他作用　20%山茱萸煎剂体外能杀灭小鼠腹水癌细胞，有抗实验性肝损害的作用，用四氯化碳造成肝损害，给予从山茱萸乙醚提取物中所得的齐墩果酸，结果能显著抑制门冬氨酸氨基转移酶、丙氨酸氨基转移酶，并且从肝脏的病理切片也证实这一点。山茱萸浸膏对麻醉犬有利尿作用，且能使血压降低。连续服用山茱萸能明显增加血红蛋白含量、增强小鼠体力和抗疲劳、耐缺氧和增强记忆力的作用。山茱萸水溶物能使肾阳虚大鼠肝脏重量接近正常，肝细胞病理改变减轻，肝细胞RNA和糖原含量升高，丙二醛含量下降；还能使肾阳虚大鼠睾丸脏器系数向正常方向逆转，使睾丸间质细胞内RNA含量增加。

【炮制】 1. 山茱萸肉　取原药材，除去杂质及残留核，洗净，晒干。

2. 酒山茱萸肉　取净山茱萸肉，用黄酒拌匀，待酒被吸尽，装罐内或适宜蒸器内，密闭，放水锅内，用武火加热，隔火炖或笼屉蒸至色变黑润，取出干燥。每山茱萸肉100 kg，用黄酒20 L。

3. 蒸山茱萸肉　取山茱萸肉，置笼屉或适宜的蒸器内，先用武火，待"圆气"后改用文火蒸至外表呈紫黑色，熄火后闷过夜，取出干燥。

饮片性状　山茱萸肉参见"药材"项。酒山茱萸肉形如山茱萸肉，表面紫黑色，质滋润柔软，微有酒气。蒸山茱萸肉形如山茱萸肉，表面紫黑色，质滋润柔软。

贮干燥容器内，酒山茱萸肉、蒸山茱萸肉密闭，置阴凉干燥处，防潮，防蛀。

【药性】 酸，微温。归肝、肾经。

1.《本经》："味酸，平。"

2.《吴普本草》："神农、黄帝、雷公、扁鹊：酸，无毒。岐伯：辛。一经：酸。"

3.《药性论》："味咸、辛，大热。"

4.《药品化义》："入肝、心、肾三经。"

5.《本草经解》："入手太阴肺经、足厥阴肝经。"

6.《本草求原》："入三焦、胆经。"

【功用主治】 补益肝肾，收敛固脱。主治头晕目眩，耳聋耳鸣，腰膝酸软，遗精滑精，小便频数，虚汗不止，妇女崩漏。

1.《本经》："主心下邪气，寒热，温中，逐寒湿痹，去三虫，久服轻身。"

2.《雷公炮炙论》："壮元气，秘精。"

3.《别录》："主肠胃风邪，寒热，疝瘕，头风，风气去来，鼻塞，目黄，耳聋，面疱，温中下气，出汗，强阴益精，安五脏，通九窍，止小便利，明目，强力长年。"

4.《药性论》："治脑骨痛，止月水不定，补肾气，兴阳道，添精髓，疗耳鸣，除面上疮，主能发汗，止老人尿不节。"

5.《珍珠囊》："温肝。"

6.《本草正》："固阴补精，调经收血。"

7.《得宜本草》："功专助阳固阴。"

8.《本草再新》："益气养阴，补肾平肝，温中发汗，利小便，除寒气。"

9.《本草求原》："止久泻，心血虚发热汗出。"

【用法用量】 内服：煎汤，5～10 g；或入丸、散。

【宜忌】 命门火炽、素有湿热、小便淋涩者禁服。

1.《雷公炮炙论》："使山茱萸，须去内核，核能滑精。"

2.《本草经集注》："蓼实为之使，恶桔梗、防风、防己。"

3.《本草经疏》："命门火炽，强阳不痿者忌之；膀胱热结，小便不利者不宜用；阴虚血热不宜用。"

【选方】 1. 治五种腰痛，下焦风冷，腰脚无力　牛膝一两(去苗)，山茱萸一两，桂心三分。上药捣罗为散，每于食前以温酒调下二钱。(《圣惠方》)

2. 益元阳，补元气，固元精，壮元神　山茱萸(酒浸)取肉一斤，破故纸(酒浸一日，焙干)半斤，当归四两，麝香一钱。上为细末，炼蜜丸，梧桐子大。每服八十一丸，临卧酒盐汤下。(《扶寿精方》草还丹)

3. 治寒温外感诸证，大病瘥后不能自复，寒热往来，虚汗淋漓，或但热不寒，汗出而热解，须臾又热又汗，目睛上窜，势危欲脱，或喘逆，或怔忡，或气虚不足以息，诸证若见一端　萸肉(去净核)二两，生龙骨(捣细)一两，生牡蛎(捣细)一两，生杭芍六钱，野台参四钱，甘草(蜜炙)二钱。煎服。(《衷中参西录》来复汤)

4. 治素渴引水，一旦不饮不渴，小便日夜数十行，气乏，肉消脱，此消中肾气败也　茯苓(洗切，酒渍，焙)、五味(炒)、山茱萸、干山药等分。上为末，酒糊为丸，如梧桐子大。饮下三十粒，空心服。(《全生指迷方》茱萸丸)

5. 久聋　山茱萸、干姜(炮)、巴豆(去皮壳，炒，别研)各一两。先捣前二味为末，入巴豆，同研令匀，绞葱汁和丸，如枣核大，绵裹塞耳中，食顷干，即易新药塞之。凡如此五日，当小愈；十日闻人声，愈即止。(《圣济总录》山茱萸丸)

6. 虚劳，下焦风冷，腰脚疼痛无力　山茱萸一两，牛膝二两(去苗)，桂心一两。为细散。每服二钱，食前以暖酒调下。(《圣惠方》山茱萸散)

【临床报道】 治疗乳糜尿 龙眼肉 20 g，山茱萸10 g，大米 50 g，盐适量。先用水煮米粥如常法，将熟，放入龙眼肉、山茱萸煮熟，加少许盐作早餐。下午加泡龙眼肉 20 g 当茶喝。忌食油，连续服食 1～3 个月。结果：治疗乳糜尿 16 例，复查乳糜尿定性试验均阴性，全部痊愈。

【各家论述】 1.《医学入门》："山茱萸，本涩剂也，何以能通发耶？盖诸病皆系下部虚寒，用之补养肝肾，以益其源，则五脏安和，闭者通而利者止，非若他药轻飘疏通之谓也。"

2.《本草经疏》："山茱萸治心下邪气寒热，肠胃风邪，寒热头风，风气去来，鼻塞，面疱者，皆肝肾二经所主，二经虚热，故见前证。此药温能通行，辛能走散，酸能入肝，而敛虚热，风邪消散，则心下肠胃寒热自除，头目亦清利，而鼻塞、面疱悉愈也。逐寒湿痹者，借其辛温散结，行而能补也。气温而主补，味酸而主敛，故精气益而阴强也。精益则五脏自安，九窍自利。又肾与膀胱为表里，膀胱虚寒，则小便不禁，耳为肾之外窍，肾虚则耳聋；肝开窍于目，肝虚则邪热客之而目黄；二经受寒邪，则为疝瘕，二脏得补，则诸证无不瘳矣。"

3.《药品化义》："山茱萸滋阴益血，主治目昏耳鸣，口苦舌干，面青色脱，汗出振寒，为补肝助胆良品。夫心乃肝之子，心苦散乱而喜收敛，敛则宁静，静则清和，以此收其涣散，治心虚气弱，惊悸怔忡，即虚则补母之义也。肾乃肝之母，肾喜润恶燥，司藏精气，借此酸能收脱，敛水生津，治遗精，白浊，阳道不兴，小水无节，腰膝软弱，足酸疼，即子令母实之义也。"

4.《本草新编》："或疑山茱萸性温，阴虚火动者不宜多服。夫阴虚火动，非山茱萸又何以益阴生水，止其龙雷之虚火哉。凡火动起于水虚，补其水则火自降，温其水则火自安，倘不用山茱萸之益精温肾，而改用黄柏、知母泻水寒肾，吾恐水愈干而火愈燥，肾愈寒而火愈多，势必至下败其脾而上绝其肺，脾肺两坏，人有生气乎。故山茱萸正治阴虚火动之药，不可疑其性温而反助火也。"

5.《本经逢原》："详能发汗，当是能敛汗之误。以其酸收，无发越之理，仲景八味丸用之，盖肾气受益，则封藏有度，肝阴得养，则疏泄无虞，乙癸同源也。"

6.《衷中参西录》："山茱萸，大能收敛元气，振作精神，固涩滑脱。收涩之中兼具条畅之性，故又通利九窍，流通血脉，治肝虚自汗，肝虚胁疼腰疼，肝虚内风萌动，且敛正气而不敛邪气，与其他酸敛之药不同。"

0344 山茶子 shān chá zǐ （《纲目》）

【基原】 为山茶科山茶属植物红山茶、西南红山茶、窄叶西南红山茶及滇山茶等的种子。

【原植物】 红山茶参见"山茶花"条，西南红山茶、窄叶西南红山茶参见"野山茶"条，滇山茶参见"滇山茶"条。

【采收加工】 10 月采成熟果实，取种子，晒干。

【成分】 种子含皂苷类：山茶皂苷元(camelliagenin)A、B、C 及以山茶苷元 A、B、C_1、C_2 为苷元的六种皂苷山茶皂素(camellidin)Ⅰ和Ⅱ，山茶属皂苷(camelliasaponin)A_1、A_2、B_1、B_2、C_1、C_2、D。三萜类：甘遂 5，7，24-三烯-3b-醇(tirucalla-5，7，24-trien-3b-ol)，倒卵叶伏石蕨-7，21-二烯-3b-醇(lemmaphylla-7，21-dien-3b-ol)，异大戟醇(isoeuphol)，异甘遂醇(isotirucallol)，(24*R*)-24，25-环氧丁酰鲸鱼醇〔(24*R*)-24，25-epoxybutyrospermol〕及其 24*S*-表异构体(24*S*-epimer)，异米仔兰醇(isoaglaiol)等 27 个。另含总的人参皂苷(ginseng saponin)，总的柴胡皂苷(saikosaponin)，红参皂苷(red ginseng saponin)。主要氨基酸为谷氨酸、精氨酸、天冬氨酸和亮氨酸。

果中含有水溶性鞣质：山茶单宁(camelliatannin)A、H、I，山茶鞣质(camelliin)A、B。

【功用主治】 去油垢。主治发多油腻。

【用法用量】 外用：研末掺。

【选方】 治妇人发脂 山茶子研末，掺之。(《纲目》引《摘玄方》)

0345 山茶叶 shān chá yè （《救荒本草》）

【基原】 为山茶科山茶属植物红山茶、西南红山茶、窄叶西南红山茶及滇山茶等的叶。

【原植物】 红山茶参见"山茶花"条，西南红山茶、窄叶西南红山茶参见"野山茶"条，滇山茶参见"滇山茶"条。

【采收加工】 6～9 月采收，鲜用或晒干。

【成分】 叶含山茶皂苷(camellidin)Ⅰ、Ⅱ，维生素 C，可可豆碱(theobromine)，左旋表儿茶素(epicatechin)和右旋儿茶素(catechin)。还含类脂，其中棕榈酸(palmitic acid)占 31.8%，油酸(oleic acid)占 18.9%以及β-香树脂醇(β-amyrin)。鞣质：山茶单宁(camelliatannins)A、B，路边青鞣质(gemin)D，长梗马兜铃素(pedunculagin)，山茶单宁(camelliatannins)C、E、F、G、D。还含木麻黄因碱(casuariin)。

【药性】《本草汇言》："味苦、涩，气平，无毒。"

【功用主治】 清热解毒，止血。主治痈疽肿毒，汤火伤，出血。

1.《国药提要》："止血及汤火伤。"

2.《浙江药用植物志》："治痈疽肿毒。"

【用法用量】 内服：煎汤，6～15 g。外用：鲜品捣敷或研末调涂。

【选方】 治痈疽肿毒 鲜山茶叶适量。捣烂外敷。(《浙江药用植物志》)

0346 山茶花 shān chá huā （《纲目》）

【异名】 曼陀罗树(《群芳谱》)，宝珠山茶(《纲目拾遗》)，红茶花(《分类草药性》)，宝珠花、一捻红(《现代实用中药》)，耐冬(《青岛木本植物名录》)。

【基原】 为山茶科山茶属植物红山茶的花。

【原植物】 红山茶 *Camellia japonica* L. 又名：山茶(《中国高等植物图鉴》)。

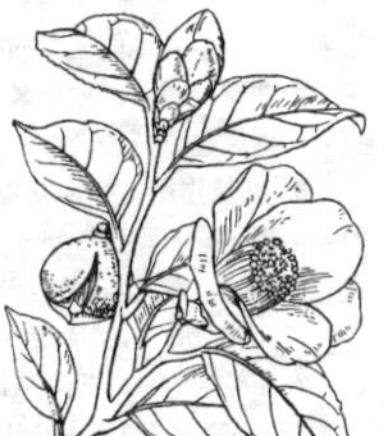

红山茶

常绿灌木或小乔木，高达 10 m。树皮灰褐色，幼枝棕色。单叶互生；叶柄长 8～15 mm；叶片革质，倒卵形或椭圆形，长 5～10 cm，宽2.5～6 cm，先端渐尖而钝，基部楔形，边缘有细锯齿，上面深绿色，有光泽，下面淡绿色，叶干后带黄色。花两性，单生或对生于叶腋或枝顶，大红色，径 5～8 cm；萼片 5，宽卵圆形，外被白色柔毛；花瓣 5～7，栽培品种多重瓣，有白、淡红等色，花瓣近圆形，先端有凹缺，基部稍连合；雄蕊多数，外侧花丝基部连合，附着于花瓣基部，内侧离生；子房上位，花柱先端 3 裂。蒴果近球形，径 2.2～3.2 cm，果皮厚，光滑，室背开裂。种子近球形，背有角棱，长 1.8～2.5 cm，暗褐色。花期 4～5 月，果期 9～10 月。

原产我国东部，现全国各地常有栽培。

本植物的叶(山茶叶)、种子(山茶子)、根(山茶根)亦供药用，另设专条。

【采收加工】 4～5 月花朵盛开期分批采收，晒干或炕干。在干燥过程中，要少翻动，避免破碎或散瓣。

【药材】 山茶花 *Camelliae Japonicae Flos* 产于江苏、浙江、四川、云南等地。

性状 花蕾卵圆形，开放的花呈不规则扁盘状，盘径 5～

8 cm。表面红色、黄棕色或棕褐色，萼片 5 片，棕红色，革质，背面密布灰白色绢丝样细绒毛；花瓣 5～7 或更多，上部卵圆形，先端微凹，下部色较深，基部连合成一体，纸质；雄蕊多数，2 轮，外轮花丝连合成一体。气微，味甘。

鉴别　粉末特征：红棕色。花粉粒呈类三角形、类圆形或类长圆形，有 3 孔沟，外层较光滑，内层细锯齿状，表面具细颗粒状雕纹。花粉囊内壁细胞壁具网状增厚纹理。花冠表皮细胞垂周壁平直，呈念珠状增厚，平周壁具细密波状条纹，细胞内常含油滴。非腺毛单细胞，壁厚，木化，基部呈石细胞样。薄壁细胞中含草酸钙簇晶。

【成分】 花含黄酮类：花色苷(anthocyanin)，花白苷(leucoanthocyanin)，芸香苷(rutin)，山柰酚-3-*O*-鼠李葡萄糖苷(kaempferol-3-*O*-rhamnoglucoside)，杨梅树皮素-3-*O*-葡萄糖苷(myricetin-3-*O*-glucoside)，矢车菊素-3-半乳糖苷(cyanidin-3-galactoside)，矢车菊素-3-葡萄糖苷(cyanidin-3-glucoside)，矢车菊素-3-(6-对香豆酰基)葡萄糖苷〔cyanidin-3-*O*-β-*D*-(6-*O*-*p*-coumaroyl)glucoside〕即是风信子苷(hyacinthin)，槲皮素(quercetin)，山柰酚(kaempferol)，3，4′，5，7-四羟基-8-甲氧基黄酮(sexangularetin)，对羟基苯甲酸(*p*-hydroxybenzoic acid)。三萜类：3β-羟基-28-去甲齐墩果-17-烯-16-酮-12，13-环氧化物(3β-hydroxy-28-norolean-17-en-16-on-12，13-epoxide)，山茶二酮醇(camellendionol)，山茶酮二醇(camellenodiol)，马瑞苷元(maragenin)Ⅱ，山茶苷(camellioside)A、B、C、D 等。鞣质类：原儿茶酸(protocatechuic acid)，没食子酸(gallic acid)，路边青鞣质(gemin)D，长梗马兜铃素(pedunculagin)，新唢呐草素(tellimagrandin)，山茶鞣质(camelliin)A、B 等。甾醇类：α-菠菜甾醇(α-spinasterol)，β-谷甾醇-*D*-葡萄糖苷(β-sitosteryl-*D*-glucoside)，豆甾醇-*D*-葡萄糖苷(stigmasteryl-*D*-glucoside)，豆甾-7-烯-3β-醇(stigmast-7-en-3β-ol)。还有山茶皂苷(camellidin)Ⅰ、Ⅱ，可可豆碱(theobromine)。

【药理】 1. 抗癌作用　早期提取的山茶鞣质给大鼠或小鼠灌胃 1～3 个月，能抑制移植性软组织肿瘤的生长，并抑制 9，10-二甲基-1，2-苯并蒽(Ⅰ)诱导的横纹肌肉瘤的形成。山茶苷给小鼠灌胃 2.5 个月也能减少同时局部应用Ⅰ诱发的皮肤乳头状瘤和癌。由花蕾中提取的山茶鞣质 B 也有显著抗肿瘤作用，10 mg/kg 腹腔注射能显著延长荷瘤小鼠的寿命。

2. 其他作用　叶和花瓣中含有的山茶皂苷Ⅰ和Ⅱ能使真菌的分生孢子异常出芽。

【药性】 苦、辛，凉。归肝、肺、大肠经。

1.《本草汇言》："味苦、涩，气平，无毒。"

2.《本经逢原》："苦，温，无毒。"

3.《本草再新》："入肝、肺二经。"

4.《本草撮要》："入足厥阴、手阳明经。"

【功用主治】 凉血止血，散瘀消肿。主治吐血，衄血，咳血，便血，痔血，赤白痢，血淋，血崩，带下，烫伤，跌扑损伤。

1. 朱丹溪："(治)吐血衄血，肠风下血。并用红者为末，入童溺、姜汁及酒调服，可代郁金。"(引自《纲目》)

2.《纲目》："治汤火伤灼。"

3.《医林纂要》："补肝缓肝，破血去热。"

4.《百草镜》："凉血破血止血，涩剂也。消痈肿、跌扑，断久痢，肠风下血、崩带、血淋、鼻衄、吐血，外敷灸疮。"

5.《本草再新》："治血分，理肠风，清肝火，润肺养阴。"

【用法用量】 内服：煎汤，5～10 g；或研末。外用：研末麻油调涂。生用长于散瘀，炒用偏于止血。

【宜忌】 中焦虚寒而无瘀者慎服。

【选方】 1. 治吐血咳嗽　宝珠山茶，瓦焙黑色，调红砂糖，日服不拘多少。(《不药良方》)

2. 治血痢　大红宝珠山茶花阴干，为末，加白糖拌匀，饭锅上蒸三四次服。(《救生苦海》)

3. 治乳头开花欲坠，疼痛异常　宝珠山茶焙，研为末，用麻油调敷。(《纲目拾遗》)

4. 治白带　鲜白茶花、锦鸡儿各 30 g，鲜玉簪花、三白草各 15 g，白及 60 g。炖猪膀胱服。(《青岛中草药手册》)

5. 治尘埃沙石入眼　山茶花(去蒂)10 个，鼠粘子一钱。上二味为末，服二三匕妙。(《名医方选》)

【各家论述】 1.《本草汇言》："山茶花，凉血止血之药也。丹溪方治吐血、衄血、肠风下血，凡血因热而动者，并用红山茶花三两，鲜者捣烂，生姜汤调服。如无鲜者，以干者为末，每早、晚各服二钱，白汤调下。"

2.《本经逢原》："山茶花生用则能破宿生新，入童便炒黑则能止血。"

3.《本草求原》："山茶花，白者治白痢，红者治红痢，俱同猪肉煎。"

0347 山茶根 shān chá gēn (《全国中草药汇编》)

【基原】 为山茶科山茶属植物红山茶、西南红山茶、窄叶西南红山茶及滇山茶等的根。

【原植物】 红山茶参见"山茶花"条，西南红山茶、窄叶西南红山茶参见"野山茶"条，滇山茶参见"滇山茶"条。

【采收加工】 9～11 月采挖，晒干。

【药性】 苦、辛，平。

1.《全国中草药汇编》："辛、苦，寒。"

2.《福建药物志》："苦，平。"

【功用主治】 散瘀消肿，消食。主治跌打损伤，食积腹胀。

1.《福建药物志》："消肿止痛。治跌打损伤。"

2.《四川中药志》1979 年版："有消食作用。水煎服，治食积腹胀。"

【用法用量】 内服：煎汤，15～30 g。

0348 山胡椒 shān hú jiāo (《新修本草》)

【基原】 为樟科山胡椒属植物山胡椒的果实。

【原植物】 山胡椒 *Lindera glauca* (Sieb. et Zucc.) Bl.　又名：牛荆条(《分类草药性》)。

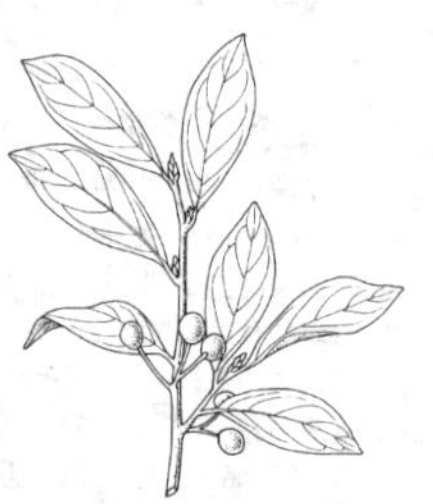

山 胡 椒

落叶灌木或小乔木，高达 8 m。根粗壮坚硬，外皮灰白或暗褐色，断面肉质，晒干后有鱼腥气。树皮光滑，灰色或灰白色；冬芽(混合芽)外部鳞片红色；嫩枝初被褐色短毛，后渐脱落。叶互生或近对生；叶柄长约 2 mm，有细毛；叶片宽椭圆形至狭倒卵形，长 4～9 cm，宽 2～4 cm，先端短尖，基部阔楔形，全缘，上面暗绿色，仅脉间有细毛，下面粉绿色，密被灰色柔毛，叶脉羽状；每侧 5～6 条。花单性，雌雄异株；伞形花序，3～8 朵小花簇生于头年生枝的叶腋；花被 6 片，黄色，雄花有雄蕊 9，排成 3 轮，花药 2 室，内向瓣裂；雌花退化雄蕊细小，子房椭圆形，柱头盘状。核果球形，直径约 7 mm，有香气。花期 3～4 月，果熟期 7～9 月。

生于山地、丘陵的灌丛中和疏林缘。分布于浙江、安徽、福建、江西、山东、河南、湖南、广东、广西、四川、云南、台湾等地。

本植物的叶(山胡椒叶)、根(山胡椒根)亦供药用，另设专条。

【采收加工】 9～11 月果熟时采收，晒干。

【成分】 果实含挥发油，主要成分为罗勒烯(ocimene)约占

77.99%，此外还含 α 及 β-蒎烯(pinene)，莰烯(camphene)，壬醛(nonaylaldehyde)，癸醛(capricaldhyde)，1, 8-桉叶素(1, 8-cineole)，柠檬醛(citral)，对聚伞花素(*p*-cymene)，黄樟醚(safrole)，龙脑(borneol)，乙酸龙脑酯(bornyl acetate)，γ-广藿香烯(γ-patchoulene)等成分。种子中含脂肪酸，其中癸酸 55.27%，月桂酸(lauric acid)占32.21%，还含硬脂酸(stearic acid)，棕榈酸(palmitic acid)，肉豆蔻酸(myristic acid)，辛酸(caprylic acid)。

【药理】 1. 抗病原微生物作用　体外试验山胡椒挥发油对常见的 14 种革兰阳性和阴性细菌均有不同程度的抗菌作用，其中对卡他奈球菌、乙型链球菌、肺炎链球菌等的抗菌作用最强(抗菌效价在 1∶1 000 以上)。此外，该挥发油对新型隐球菌和白念珠菌两种真菌也表现明显的抑菌作用。

2. 耐缺氧作用　1.5 g/10 g 水提液腹腔注射，可延长小鼠耐缺氧时间。

【药性】 辛，温。

1.《新修本草》："味辛，大热，无毒。"

2.《福建药物志》："苦、辛，微温。"

【功用主治】 1.《新修本草》："主心腹痛，中冷，破滞。"

2.《浙江药用植物志》："温中健胃，祛风。主治胃痛，气喘。"

【用法用量】 内服：煎汤，3～15 g。

【选方】 1. 治气喘　山胡椒果实 60 g，猪肺 1 副。加黄酒，淡味或略加糖炖服。一二次吃完。(江西《草药手册》)

2. 治中风不语　山胡椒干果、黄荆子各 3 g。共捣碎，开水泡服。(《陕西中草药》)

0349 山药藤 shān yào téng (《上海常用中草药》)

【基原】 为薯蓣科薯蓣属植物山药的茎叶。

【原植物】 参见"山药"条。

【采收加工】 7～10 月采收，切段晒干或鲜用。

【药性】 甘，平。

【功用主治】 治皮肤湿疹，丹毒。

【用法用量】 外用：煎汤熏洗；或捣敷。

【选方】 治皮肤湿疹，丹毒　山药藤 90～120 g，煎汤熏洗。或鲜草捣烂外敷。

0350 山栀茶 shān zhī chá (《中华人民共和国药典》)

【基原】 为海桐花科海桐花属植物海金子的根、根皮。

【原植物】 海金子 *Pittosporum illicioides* Makino[*P. oligocarpum* Hayata; *P. kobuskianum* Gowda; *P. sahnianum* Gowda]　又名：崖花子、崖花海桐(《中国高等植物图鉴》)，海桐树(《全国中草药汇编》)，满山香、五月上树风(《广西药用植物名录》)，野梦花(《贵州中草药名录》)，野桂花(《浙江药用植物志》)。

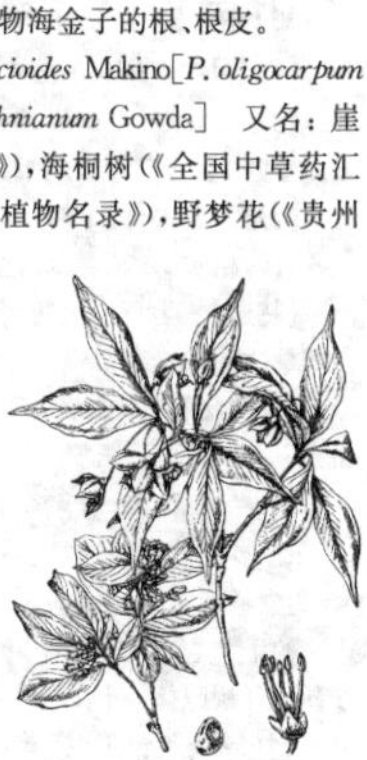

海 金 子

常绿灌木或小乔木，高 2～6 m。小枝近轮生。单叶互生，有时成几轮集生于枝顶；叶柄长 5～10 mm；叶片薄革质，倒卵形至倒披针形，长 5～10 cm，宽 1.7～3.5 cm，先端短尖或渐尖，基部楔形，上面深绿色，下面浅绿色，边缘略呈波状。花淡黄色，3～12 朵集成伞房花序生于小枝顶端；萼片 5，卵形，基部连合；花瓣 5，基部连合，裂片长匙形，约比萼长 3 倍；雄蕊 5，花药 2 室，纵裂；雌蕊由 3 心皮组成，子房上位，密生短毛，花柱单一，柱头不分裂。蒴果球状倒卵形或近椭圆状球形，柱头宿存，成熟时裂为 3 瓣，外果皮薄，黄绿色，内有种子数颗。种子外被暗红色假种皮。花期 4～5 月，果期 10 月。

常生于山沟边、林下、岩石旁及山坡杂木林中。分布于西南及陕西南部、江苏、浙江、安徽、福建、江西、河南南部、湖北、湖南、广西、台湾等地。

本植物的枝叶(崖花海桐叶)、种子(崖花海桐子)亦供药用，另设专条。

【采收加工】 全年可采，切片，晒干；或剥取皮部，切段，晒干或鲜用。

【药性】 苦、辛，温。

1.《全国中草药汇编》："苦、辛，温。"

2.《福建药物志》："苦、微甘，凉。"

【功用主治】 活络止痛，宁心益肾，解毒。主治风湿痹痛，骨折，胃痛，失眠，遗精，毒蛇咬伤。

1.《天目山药用植物志》："治脱力黄胖，骨折，毒蛇咬伤。"

2.《全国中草药汇编》："祛风活络，散瘀止痛。治风湿性关节炎，坐骨神经痛，骨折，胃痛，牙痛，高血压病，神经衰弱，梦遗滑精。"

3.《福建药物志》："清热利湿，宁心益肾。主治失眠，遗精，肝炎。"

【用法用量】 内服：煎汤，15～30 g；或浸酒。外用：鲜品捣敷。

【宜忌】《广西民族药简编》："孕妇忌服。"

【选方】 1. 治坐骨神经痛，风湿关节痛　崖花海桐根30 g，瑞香 12 g，钩藤根、独活各 15 g。水煎服或酒浸服。(《湖南药物志》)

2. 治骨折手术复位后　取(崖花海桐)鲜根捣烂，敷伤处，包扎固定。另取(崖花海桐)根 60 g，酒炒后，水煎服。(《浙江药用植物志》)

3. 治失眠，遗精　崖花海桐根 250 g，用烧酒 500 ml，浸 3 昼夜。每次服浸出液 15 ml，每日 3 次。

4. 治肝炎　崖花海桐、伏牛花、黄花远志各用根 15 g。水煎服。(3、4 方出自《福建药物志》)

5. 治脱力黄胖　崖花子根 30 g，塞于鸡腹内，加黄酒炖熟。甜咸随意服食，忌食酸、辣、芥菜及饮茶。(《天目山药用植物志》)

6. 治蕲蛇、竹叶青蛇咬伤　崖花海桐根白皮 60 g。水煎服，重症可每日服 2 剂。另取根白皮、朱砂根、腹水草各30 g，煎汤外洗，每日 2 次，药渣捣烂外敷伤口周围及肿胀处。忌食葱、蒜、辣椒、酒、姜等刺激物。(《浙江药用植物志》)

0351 山柳菊 shān liǔ jú (《植物名实图考》)

【异名】 九里明、黄花母(《植物名实图考》)，柳叶蒲公英(《全国中草药汇编》)，柳菊蒲公英(《甘肃中草药》)。

【基原】 为菊科山柳菊属植物山柳菊或伞花山柳菊的根或全草。

【原植物】 1. 山柳菊 *Hieracium krameri* Franch. et Sav.

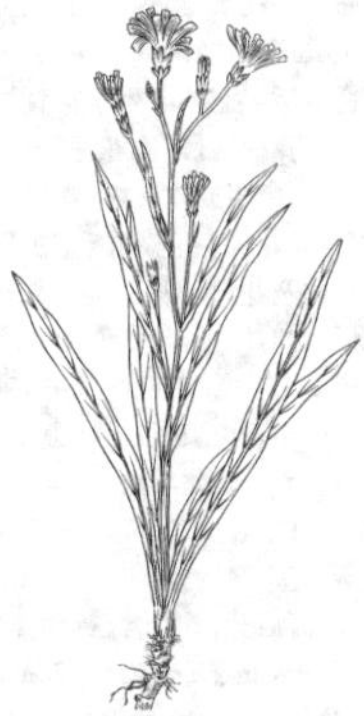

山 柳 菊

多年生草本，高 60～90 cm。基生叶线状长椭圆形，长约30 cm，宽 1.5～2 cm，先端渐尖，基部下延至叶柄，呈翼状，全缘；花茎上的叶互生，无柄；狭披针形或线形。头状花序由花茎顶端叶腋抽出，具长梗，数个排列成伞房状；每一头状花序的总苞长约1.3 cm，圆柱状；苞片长披针形，先端尖，背面有黑色条纹；花序内全为舌状花，有

10余朵，花冠黄色，舌片先端截平，有5齿裂。瘦果长圆形，先端有淡褐色的冠毛。花期9月。

生于山麓、原野、沟边有积水或潮湿的地方。分布于江西等地。

2. 伞花山柳菊 *H. umbellatum* L.

本种与山柳菊的形态区别点：高达120 cm，被细毛。茎生叶长圆状披针形或披针形，先端急尖至渐尖，基部楔形至圆形，具疏大齿，稀全缘，边缘和下面沿脉具短毛。头状花序多数，排成伞房状，梗密被细毛。

生于山地。分布于华北、东北、中南和西南、西北。

【采收加工】 7～9月采收，多鲜用，或晒干。

【成分】 地上部分含黄酮类：芹菜素(apigenin)，槲皮素(quercetin)，山柰酚(kaempferol)，木犀草素(luteolin)，木犀草素-7-*β*-*D*-吡喃葡萄糖苷(luteolin-7-*β*-*D*-glucopyranoside)，金丝桃苷(hyperoside)，蒙花苷(linarin)。

【药性】 《全国中草药汇编》："苦，凉。"

【功用主治】 清热解毒，利湿，消积。主治疮痈疖肿，尿路感染，痢疾，腹痛积块。

1.《植物名实图考》："洗肿毒。"

2.《全国中草药汇编》："清热解毒，利湿消积。主治痈肿疮疖，尿路感染，腹痛积块，痢疾。"

【用法用量】 内服：煎汤，9～15 g。外用：捣敷。

【选方】 1. 治痈肿疮疖　山柳菊9～15 g。水煎服。另用(山柳菊)全草适量，捣烂敷患处。

2. 治尿路感染　山柳菊根、蒲公英各15 g。水煎服。(1、2方出自《全国中草药汇编》)

0352 山香圆 shān xiāng yuán (《全国中草药汇编》)

【异名】 两指剑、千打锤、七寸钉(《全国中草药汇编》)，千锤打(《湖南药物志》)，大驳骨、小熊胆木(《广西药用植物名录》)。

【基原】 为省沽油科山香圆属植物锐尖山香圆的根或叶。

【原植物】 锐尖山香圆 *Turpinia arguta* (Lindl.) Seem. [*Ochranthe arguta* Lindl.] 又名：五寸铁树、尖树、黄柿(《中国植物志》)。

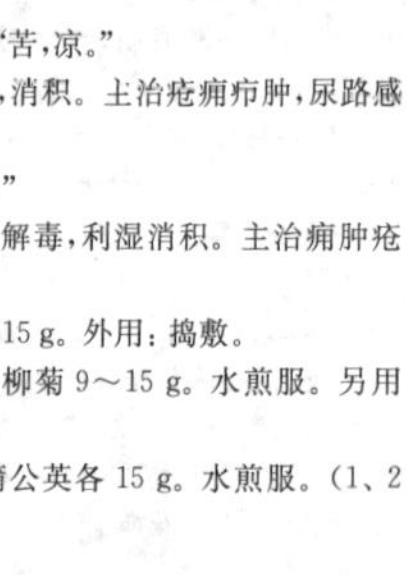

锐尖山香圆

落叶灌木，高1～3 m。老枝灰褐色，幼枝具灰褐色斑点。单叶对生；叶柄长1.2～1.8 cm；托叶生于叶柄内侧；叶片椭圆形或长椭圆形，长7～22 cm，宽2～6 cm，先端渐尖，具尖尾，基部钝圆或宽楔形，边缘具疏锯齿，齿尖具硬腺体；侧脉10～13对，至边缘网结，连同网脉在背面隆起。花两性，圆锥花序顶生，较叶短，密集或较疏松；萼片5，三角形；花瓣白色，无毛；雄蕊5；子房及花柱均被柔毛。果近球形，幼时绿色，转红色，干后黑色，先端具小尖头，花盘宿存。有种子2～3颗。花期4～6月，果期7～9月。

生于山坡、谷地林中。分布于江西、福建、湖南、广东、广西、海南、四川、贵州等地。

【采收加工】 11～12月挖取根部，切片，晒干。7～9月采叶，晒干。

【成分】 叶含三萜类：2*α*, 3*β*-二羟基乌苏-12-烯-28-羧酸(2*α*, 3*β*-dihydroxyurs-12-en-28-oic acid)即2*α*-羟基熊果酸，2*α*, 3*β*, 19*α*-三羟基乌苏-12-烯-28-羧酸(2*α*, 3*β*, 19*α*-trihydroxyurs-12-en-28-oic acid)即2*α*, 19*α*-二羟基熊果酸，*α*-香树脂醇(*α*-amyrin)，熊果酸(ursolic acid)，19*α*-羟基熊果酸(pomolic acid)，2*α*-过氧基熊果酸(3*β*-hydroxyurs-12-en-28-oic acid-2*α*-hydroperoxide)。黄酮类化合物芦丁(rutin)等。还含肉豆蔻酸(myristic acid)，胡萝卜苷(daucosterol)。

【药理】 1. 抑菌作用　体外抑菌试验结果表明，山香圆水煎浓缩液对金黄色葡萄球菌有较强的抑菌作用，对乙型溶血性链球菌有一定的抑菌作用。

2. 抗炎作用　山香圆总黄酮(TFS)对二甲苯诱导的小鼠耳肿胀、角叉菜胶诱导的大鼠足爪肿胀、棉球诱导的大鼠肉芽肿和福氏完全佐剂诱导的大鼠佐剂性关节炎具有抑制作用。

【药性】 《全国中草药汇编》："苦，寒。"

【功用主治】 《全国中草药汇编》："活血散瘀，消肿止痛。治跌打损伤，脾脏肿大。"

【用法用量】 内服：煎汤，15～30 g。外用：鲜品捣敷。

【选方】 1. 治跌打损伤　山香圆根30～60 g。炖猪肉服。外用鲜叶捣烂敷患处。(《福建药物志》)

2. 治脾脏肿大　两指剑干根30～60 g。炖猪肉吃。(《湖南药物志》)

3. 治疮疖肿毒　鲜山香圆叶捣烂敷患处。(《湖南药物志》)

【临床报道】 治疗咽喉炎、扁桃体炎、扁桃体脓肿　用山香圆叶的浸膏片(每片相当于山香圆叶1.33 g)治疗咽喉部疾病405例，用法：口服，每次4～6片，每日3～4次，或遵医嘱，小儿酌减，温开水送服或含服，其中扁桃体炎183例，治愈158例(86.3%)，好转25例(13.7%)；咽喉炎119例，治愈64例(53.8%)，好转48例(41%)，无效7例(5.2%)；扁桃体脓肿18例，全部治愈；白喉10例，全部治愈；上感19例，有效18例；气管炎43例，有效42例；口腔炎、牙龈炎13例，全部有效。平均服药时间为3日。

0353 山姜花 shān jiāng huā (《纲目》)

【基原】 为姜科植物和山姜的花。

【原植物】 参见"山姜"条。

【药性】 《纲目》："辛，温，无毒。"

【功用主治】 1.《日华子本草》："调中下气，消食，杀酒毒。"

2.《本草图经》："以盐杀治暴干者，煎汤服之，极能除冷气，止霍乱，消酒食毒甚佳。"

0354 山扁豆 shān biǎn dòu (《救荒本草》)

【异名】 梦草(《中国主要植物图说·豆科》)，砂子草(《南宁市药物志》)，蛇谷草(《广西药用植物名录》)，野通草(《福建药物志》)，地柏草(《广东中药》)，水皂角(《贵州草药》)，黄瓜香、蛇药(《湖南药物志》)，假牛柑(《广西中草药》)，鱼骨折、红霜石(《南方主要有毒植物》)，苦麦草(《全国中草药名鉴》)。

【基原】 为豆科决明属植物含羞草决明的全草。

【原植物】 含羞草决明 *Cassia mimosoides* L.

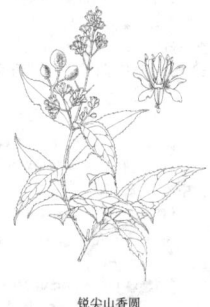

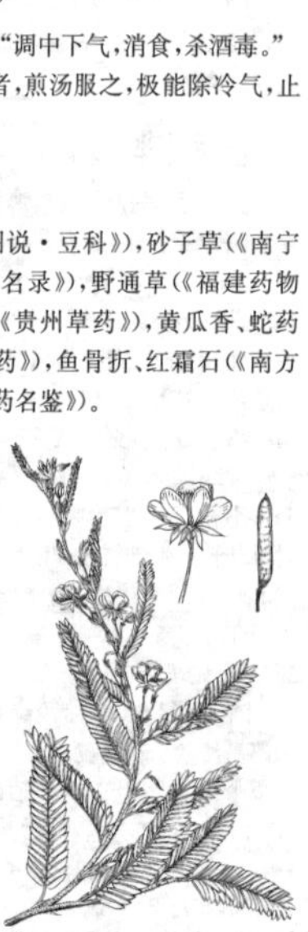

含羞草决明

亚灌木状草本，高30～60 cm。多分枝，通常被毛。叶互生，偶数羽状复叶，长4～8 cm；在叶柄的上端、最下1对小叶的下方有圆盘状腺体1枚；小叶20～50对；托叶线状锥形，宿存；小叶片线状镰形，长3～4 mm，宽约1 mm，先端短急尖，中脉靠近叶的上缘，两侧不对称，干时呈红褐色。花腋生，单朵或数朵排成总状；总花梗顶端有2个苞片；萼筒短，裂片5，披针形，被黄色疏毛；花黄色，花瓣5片，不等大，具短柄；雄蕊8～10，5长5短相间而生；子房线形，有毛。荚果镰形，扁平，被毛。种子10～16颗。花、果期8～10月。

生于山坡地或空旷地的灌木丛或草丛中。分布于江苏、浙江、安徽、福建、江西、湖北、湖南、广东、广西、四川、贵州、云南、台湾等地。

【采收加工】 6～10月采收全草，扎成把，晒干。

【成分】 地上部分含正三十一烷醇(*n*-hentriacontanol)。茎叶含大黄酚(chrysophanol)。还有酚类(phenols)，鞣质类(tannins)，原矢车菊素(proanthocyanidin)。

【药性】 甘、微苦，平。

1.《广西中草药》："甘、淡，平。"

2.《全国中草药汇编》："甘、微苦，平。"

【功用主治】 清热解毒，健脾利湿。主治黄疸，暑热吐泻，小儿疳积，水肿，小便不利，习惯性便秘，疔疮痈肿，毒蛇咬伤。

1.《现代实用中药》："主要为利尿药，并有健胃整肠作用。除痰，止渴，调中，令人不睡。"

2.《广东中药》："治劳伤积瘀，内伤咳嗽。"

3.《贵州草药》："清热消肿，利水通淋。"

4.《全国中草药汇编》："清热解毒，利尿，通便。主治肾炎水肿，口渴，咳嗽痰多，习惯性便秘，毒蛇咬伤。"

【用法用量】 内服：煎汤，9～18 g。外用：研末，调敷。

【宜忌】 过量服用引起腹泻；孕妇多食引起流产。

【选方】 1. 治水肿和淋证　水皂角、萹蓄各60 g。煨水服。

2. 治小儿疳积　水皂角、水杨梅、菜油各15 g，红牛膝6 g。蒸小母鸡1只吃。

3. 治夜盲　水皂角60 g，菊花9 g。炖猪蹄1对吃。(1～3方出自《贵州草药》)

4. 治肺痈(吐臭痰)　山扁豆鲜全草120 g。用瘦猪肉120 g煮汤，以汤煎药服。

5. 治漆疮　山扁豆全草适量。水煎洗。(4、5方出自《湖南药物志》)

0355 山莴苣 shān wō ju (《救荒本草》)

【异名】 白龙头(《南京民间药草》)，苦芥菜、苦菜(《中国药用植物图鉴》)，野莴苣(《杭州药用植物志》)，苦麻(《浙江药用植物志》)，驴干粮、苦马菜、野大烟(《河南中草药手册》)。

【基原】 为菊科莴苣属植物山莴苣的全草或根。

【原植物】 山莴苣 *Lactuca indica* L.

二年生草本，高90～120 cm。茎无毛，上部有分枝。叶互生，无柄；叶形多变化，条形、长椭圆状条形或条状披针形，基部扩大戟形半抱茎，不分裂到羽状或倒向羽状深裂或全裂，裂片边缘缺刻状或具锯齿状针刺；上部叶变小；全部叶有狭窄膜片状长毛。头状花序在茎枝顶端排成宽或窄的圆锥花序；每个头状花序有小花25个，舌状花淡黄色或白色。瘦果黑色，每面仅有1条纵肋，喙短而明显，冠毛白色。花果期9～11月。

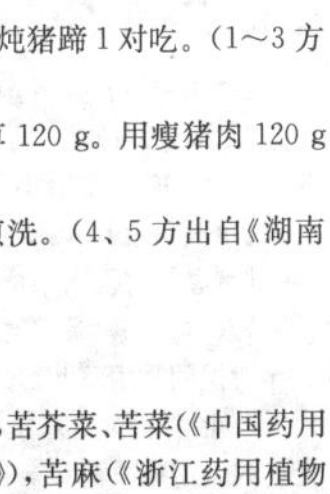

山莴苣

生田间、路旁、灌丛或滨海处。除西北外，几广布全国各地。

【采收加工】 9～10月采收，切段，鲜用或晒干。

【药材】 山莴苣 *Lactucae Indicae Herba et Radix* 全国各地均产。

性状　根呈圆锥形，多自顶部分枝。顶端有圆盘形的芽或芽痕。表面灰黄色或灰褐色，具细纵皱纹及横向点状须根痕；经加工蒸煮者呈黄棕色，半透明状。质坚实，较易折断。折断面近乎平坦，隐约可见不规则的形成层环纹。有时有放射状裂隙。茎长条形而抽皱，叶互生，无柄，叶形多变，叶缘不分裂、深裂或全裂，基部扩大戟形半抱茎。有的可见头状花序或果序。果实黑色有灰白色长冠毛。气微，味微甜而后苦。

鉴别　根横切面：最外层偶见呈切向延长的表皮细胞，黄棕色。皮层窄，内皮层明显，有时可见凯氏点。韧皮部筛管群与乳管群交错呈放射状，排列成一狭行。形成层明显。木质部宽阔，导管大多呈一列性放射状排列。射线宽5～19列细胞。薄壁细胞中含菊糖。

【成分】 全草含甾醇类：α和β-香树脂醇(α and β-amyrin)，伪蒲公英甾醇(pseudotaraxasterol)，蒲公英甾醇(taraxasterol)，计曼尼醇(germanicol)，β-谷甾醇(β-sitosterol)，菜油甾醇(campesterol)，豆甾醇(stigmasterol)。又含三萜类化合物羽扇豆醇(lupeol)。

【药理】 山莴苣所含的豆甾醇可明显降低小鸡血中胆固醇，而对心和肝无明显影响。

【药性】 苦，寒。

1.《救荒本草》："味微苦。"

2.《河北中草药》："苦，寒。有小毒。"

【功用主治】 清热解毒，活血止血。主治咽喉肿痛，肠痈，子宫颈炎，产后瘀血腹痛，崩漏，疮疖肿毒，疣瘤，痔疮出血。

1.《中国药用植物图鉴》："茎叶煎服可以解热；粉末涂擦可除去疣瘤。"

2.《全国中草药汇编》："清热解毒，活血祛瘀。主治扁桃体炎，阑尾炎，子宫颈炎，产后瘀血作痛，崩漏，痔疮下血，疮疖肿毒。"

3.《浙江药用植物志》："治乳腺炎。"

【用法用量】 内服：煎汤，9～15 g。外用：鲜品捣敷。

【选方】 1. 治子宫颈炎　山莴苣30 g，猪膀胱1个。水煎，分3次服。(《河南中草药手册》)

2. 治扁平疣(瘊子)　山莴苣全草研末，醋调涂患处。或用鲜草的乳汁涂患处，保持到翌日再洗掉重涂，连续数日则疣瘤脱落。(《东北药用植物》)

3. 治肺结核咯血　山莴苣10～20 g。水煎，久服。(《怒江中草药》)

0356 山莓叶 shān méi yè (《全国中草药汇编》)

【异名】 对嘴泡叶(《贵州民间药物》)，三月泡叶(《四川中药志》)。

【基原】 为蔷薇科悬钩子属植物山莓的茎叶。

【原植物】 参见"山莓"条。

【采收加工】 5～10月均可采收，鲜用或晒干。

【成分】 叶含维生素C(鲜重)121.34 mg/100 g，茶多酚和香豆素。

【药性】 苦、涩，平。

1.《贵州民间药物》："性温，味涩。"

2.《福建药物志》："微苦，平。"

3.《浙江药用植物志》："苦、涩，平。"

【功用主治】 清热利咽，解毒敛疮。主治咽喉肿痛，疮痈疖肿，乳腺炎，湿疹，黄水疮。

1.《本草拾遗》："茎烧为末服之，主喉中塞。"

2.《福建药物志》："消肿解毒，治多发性脓肿、足底硬结疼痛、乳腺炎。"

3.《浙江药用植物志》："收敛解毒。治痈、疖。"

4.《四川中药志》1982年版："清热利湿，活血，解毒。治热毒疮疡，湿疹，黄水疮。"

【用法用量】 内服：煎汤，9～15 g。外用：鲜品捣敷。

【选方】 1. 治热毒疮疡，湿疹，黄水疮　三月泡叶捣烂外敷，

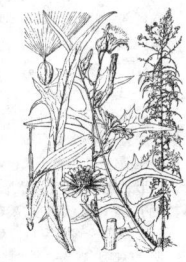

或研末以麻油调涂。(《四川中药志》1982年版)

2. 治急性乳腺炎　山莓(叶)、络石藤、金樱子叶、杉木炭、糯米饭各适量。同捣烂敷患处。(《福建药物志》)

3. 治目赤　山莓叶30 g,石膏9 g。研末,开水送服。(《湖南药物志》)

4. 治跌打损伤　对嘴泡叶、老蛇泡叶、野花椒叶、铧口尖叶、牛筋叶各等分。捣烂敷伤处。如已破皮,敷时要留孔,如未破皮,先用火罐拔患处,再敷上药。(《贵州民间药物》)

5. 治急性肾炎　(山莓)全草60 g,山楂根6 g,紫金牛9 g。水煎服,忌盐。(《浙江药用植物志》)

0357 山莓根 shān méi gēn (《天目山药用植物志》)

【异名】 悬钩根(《本草拾遗》),木莓根(《乾坤生意》),三月藨根(《草木便方》),三月泡根(《四川中药志》)。

【基原】 为蔷薇科悬钩子属植物山莓的根。

【原植物】 参见"山莓"条。

【采收加工】 9~10月采挖,切片晒干。

【药性】 苦、涩,平。归肝、脾经。

1.《本草拾遗》:"味苦,平。无毒。"

2.《草木便方》:"苦、涩,平。"

3.《药性考》:"厥阴、太阴药也。"

4.《贵州民间药物》:"性温,味涩。"

【功用主治】 止血,调经,清热利湿。主治咯血,崩漏,热淋血淋,痔疮出血,痢疾,泄泻,丝虫病所致下肢淋巴管炎,经闭,痛经,腰痛,疟疾,跌打损伤,毒蛇咬伤,疮疡肿毒,湿疹。

1.《本草拾遗》:"根皮:主子死腹中不下,破血杀虫毒,卒下血,妇人赤带下,久患痢,不问赤白脓血,腹痛。"

2.《草木便方》:"固精。"

3.《药性考》:"疗崩脱。赤带淋露,久痢能夺。""能治积热,和阴,故治久痢。"

4.《草药新纂》:"治久痢,流痘。"

5.《四川中药志》1982年版:"凉血止血,清热利湿,活血,解毒。用于血热咯血,吐血,血滞经闭,痛经,痔疮出血,崩漏,湿热带下,跌打损伤,热毒疮疡,湿疹,黄水疮。"

【用法用量】 内服:煎汤,10~30 g。外用:捣敷。

【宜忌】 孕妇慎服。

【选方】 1. 治吐血　三月泡根30 g,仙鹤草30 g。水煎服。(《四川中药志》1982年版)

2. 治妇人崩中及痢,一日一夜数十行　悬钩根、蔷薇根、柿根、菝葜各一斛。上锉合,釜中以水淹,使上余四五寸,水煮使三分减一,去滓。无大釜,稍煮如初法。都毕,会汁煎服可丸,丸梧桐子大。酒服十丸,日三。(《普济方》)

3. 治妇女经前腹痛　山莓根21 g,茜草9 g,乌梅根9 g,香附子15 g。水煎服。(《湖南药物志》)

4. 治湿热带下　三月泡根30 g,鸡冠花9 g,金樱子9 g。水煎服。(《四川中药志》1982年版)

5. 治小儿消化不良　山莓根15 g,威灵仙6 g,海金砂根9 g,石楠藤9 g,牛皮冻9 g。煮鸡蛋食。(《湖南药物志》)

【临床报道】 治疗烧伤　用4%山莓根干皮水煎液,局部外涂,用法有2种:① 暴露疗法:先用0.01%苯扎溴铵作创面处理,稍干后涂上本药液,每日6~8次,3~4日。② 半暴露疗法:0.01%苯扎溴铵处理创面后,覆盖浸透本药液的纱布,每日4~6次,持续3~4日。共治疗25例,烧伤面积2%~26%,绝大部分属Ⅱ度至深Ⅱ度烧伤。其中23例在烧伤14小时之内使用本药,一般不用抗生素和输液。结果创面全部Ⅰ期愈合,无1例感染。治愈时间6~18日,平均9.4日。临床观察用药6~8小时局部开始结痂,创面渗液很快减少,24小时后肿胀开始消退。另有2例因治疗较晚,创面已有感染,在清创的基础上经用本法治疗,也能很好地结痂,但感染不易消除。

0358 山海棠 shān hǎi táng (《昆明民间常用草药》)

【异名】 一口血、大麻酸汤杆(《文山中草药》),野海棠、白棉胡、老鸦枕头(《昆明民间常用草药》),水八角、金蝉脱壳、红耗儿、酸苹果、腰包花、化血丹(《云南中草药》)。

【基原】 为秋海棠科秋海棠属植物云南秋海棠的根、全草或果实。

【原植物】 云南秋海棠 *Begonia yunnanensis* Lévl.

多年生弱质草本,高15~35 cm。根茎细长斜出,略有须根。茎细,不分枝或下部偶有分枝。单叶互生;叶柄长3~5 cm,纤细;叶片膜质,长卵形,长3~6.5 cm,基部宽2~3 cm,先端渐尖或近尾尖,基部心脏形,稍歪斜,边缘有不整齐的钝牙齿,上下两面绿色,无毛。总状聚伞花序,腋生,或顶生,花梗长1~1.5 cm,花小,粉红色。蒴果具3翅,其中有一翅最大,三角形。花期6~7月,果期8~9月。

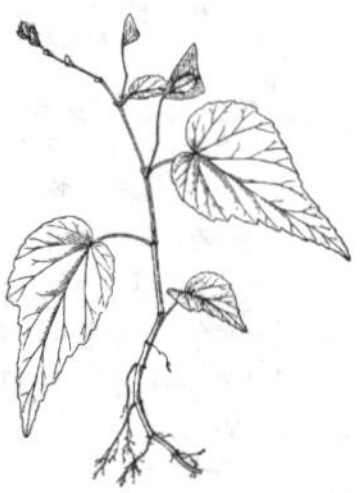
云南秋海棠

生于林下潮湿石岩上。分布于广西、四川、贵州、云南等地。

【采收加工】 8~10月采收,晒干或鲜用。

【药性】 1.《昆明民间常用草药》:"全草:性平,味微苦、酸、涩。根:酸、涩,性温。"

2.《云南中草药》:"根、果:辛、温。"

【功用主治】 《云南中草药》:"根、果实:活血祛瘀,行气止痛。根治更年期月经紊乱,吐血,骨折,小儿吐泻;果实治小儿血尿、疝气。"

【用法用量】 内服:煎汤,3~9 g。外用:鲜品捣敷。

【宜忌】 《云南中草药》:"孕妇慎服。"

【选方】 1. 治胃酸多,胃痛　山海棠用酸菜水煨,内服。(《昆明民间常用草药》)

2. 治骨折　水八角根3~6 g,水煎服;外用鲜品捣烂敷骨折处。(《云南中草药》)

3. 治小儿口腔炎　鲜一口血根适量,榨汁涂患处,每日涂2~3次。(《文山中草药》)

0359 山海螺 shān hǎi luó (《纲目拾遗》)

【异名】 地黄(《别录》),白河车(王安卿《采药录》),牛附子、乳夫人、奶树(《植物名实图考》),四叶参(《苏南种子植物手册》),白蟒肉、山胡萝卜(《东北药用植物志》),土党参、奶参(《广西中药志》),乳薯(《江西民间草药》),通乳草、奶奶头(《南京地区常用中草药》),老奶头、野菜头、奶葫芦、奶茵陈(《浙江民间常用草药》),奶党(《湖北中草药志》),羊乳参(《中药材品种论述》)。

【基原】 为桔梗科党参属植物羊乳的根。

【原植物】 羊乳 *Codonopsis lanceolata* (Sieb. et Zucc.) Trautv. [*Campanumoea lanceolata* Sieb. et Zucc.]

多年生缠绕草本,长2 m以上。全株无毛,富含白色乳汁,具特殊腥臭气味;多数有短分枝。根粗壮肥大,纺锤形或近圆锥形,外皮粗糙,灰棕色至土黄色,近上部有稀疏环纹。主茎上叶互生,披针形或菱状狭卵形,细小;在小枝顶端的叶通常2~4枚簇生,叶柄短小;叶片菱状卵形、狭卵形或椭圆形,长3~10 cm,宽1.3~4.5 cm,通常全缘或有疏波状齿。花单生于或对生于小枝顶端,具短梗;萼5裂,裂片卵状披针形,绿色;花冠宽钟形,直径约2 cm,5裂,裂片先端反卷,黄绿色,内有紫褐色斑点;雄蕊5,花丝短粗;子房半下位，柱头 3 裂。蒴果扁圆锥形，有宿萼。种子有膜质翅。花、果期 7～8 月。

生于山野沟洼潮湿处及灌木丛中。分布于华北、东北、华东和中南各地。

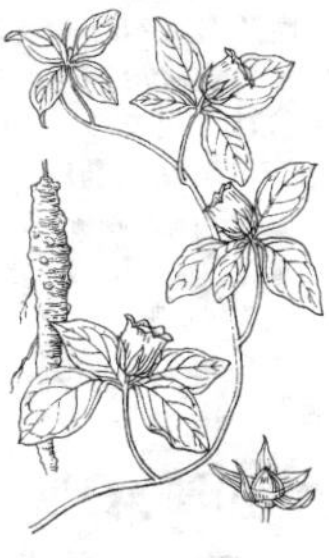

羊　乳

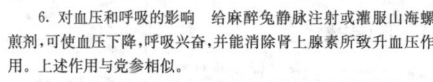

【栽培】 生物学特性　羊乳适应性强，我国南北各地均可栽培。以富含腐殖质、肥沃的砂质壤土最好。

繁殖方法　每年 3～4 月播种，按行距 45 cm，株距 6～10 cm 条播，播种后覆土 1 cm。

田间管理　播后 10 日左右出苗，苗高 30 cm 时应搭架缚蔓以利生长。

病虫害防治　生长期间注意防治蛴螬、红蜘蛛等害虫。

【采收加工】 8～9 月采挖，鲜用或切片晒干。

【药材】 山海螺 *Codonopsis Lanceolatae Radix*　全国大部分地区均有野生。

性状　根圆锥形或纺锤形，顶端有细而长的芦头，具较密的环纹。主根较长，扭曲不直，表面土黄色，上部有环纹，下部有纵纹。质硬而脆，断面略平坦，形成层环明显，木质部黄色。气特异，味苦微辣。

鉴别　根横切面：木栓层为 10 余列木栓细胞，其外有落皮层残存，木化。韧皮部宽阔，有乳管群与筛管群伴生，散在成行，近木栓层的筛管群多成颓废组织，韧皮射线处常有裂隙。木质部导管 3～5 成群，略呈放射状排列。

【成分】 根含三萜皂苷：羊乳皂苷(codonoside)A、B、C；黄酮类：木犀草素-7-*O*-*β*-*D*-吡喃葡萄糖苷(luteolin-7-*O*-*β*-*D*-glucopyranside)，木犀草素-5-*O*-*β*-*D*-吡喃葡萄糖苷(luteolin-5-*O*-*β*-*D*-glucopyranside)，木犀草素(luteolin)，鸢尾苷(tectoridin)；生物碱：*N*-9-甲酰哈尔满(*N*-9-formyl harman)，1-甲酯基咔啉(1-carbomethoxycarboline)，黑麦草碱(perlolyrine)，去甲基哈尔满(norharman)。挥发油：己醛(hexanal)，反-2-己烯醛(*trans*-2-hexenal)，1-己醇(1-hexanol)，顺-3-己烯-1-醇(*cis*-3-hexen-1-ol)和反-2-己烯-1-醇(*trans*-2-hexen-1-ol)。另含：莽草酸(shikimic acid)，顺-丁烯二酸(*cis*-succinic acid)，丁香树脂酚(syringaresinol)，羊乳苷(codonoposide)。

【药理】 1. 镇静作用　山海螺提取物(Ⅰ)100 mg/kg 腹腔注射能显著延长小鼠腹腔注射戊巴比妥钠所致睡眠时间，增加小鼠阈下剂量戊巴比妥钠引起的睡眠率，并能明显减少小鼠自主活动的次数，表明有镇静作用。

2. 抗惊厥作用　山海螺提取物(Ⅰ)100 mg/kg 腹腔注射，每日 1 次，连续 3 日，末次给药后 30 分钟皮下注射士的宁 1.5 mg/kg 或咖啡因 500 mg/kg，Ⅰ能明显延长士的宁和咖啡因诱发小鼠惊厥的死亡时间，表明有一定抗惊厥作用。

3. 镇痛作用　山海螺提取物(Ⅰ)50 mg/kg 和 100 mg/kg 腹腔注射，每日 1 次，连续 3 日，能明显减少腹腔注射醋酸所致小鼠扭体次数；也能使热刺激所引起的疼痛潜伏期有延长的趋势，尤其在100 mg/kg剂量组给药后 1.5 小时，作用最明显。

4. 对小鼠记忆的影响　山海螺提取物(Ⅰ)25 mg/kg、50 mg/kg和 100 mg/kg，腹腔注射，每日 1 次，连续 3 日，对樟柳碱(A)、乙醇(B)和环己酰亚胺(C)所致记忆障碍有明显抑制作用，能改善药物所造成的记忆获得、记忆再现和记忆巩固的障碍，使其错误次数明显少于各模型组；在 A 和 B 两模型组，Ⅰ的小剂量组(25 mg/kg)效果好。

5. 抗疲劳作用　先使小鼠游泳至疲劳，再灌服山海螺煎剂 0.25 g/只，给药后继续游泳的时间较对照组延长47.72%，作用较党参强。

6. 对血压和呼吸的影响　给麻醉兔静脉注射或灌服山海螺煎剂，可使血压下降，呼吸兴奋，并能消除肾上腺素所致升血压作用。上述作用与党参相似。

7. 对血液系统的作用　给家兔皮下注射或灌服山海螺煎剂能明显增加血液中红细胞数和血红蛋白的含量，但使白细胞数明显降低，这些作用与党参相似。

8. 抗肿瘤作用　山海螺水提取物中相对分子质量在3 500以上的组分，有较高的抗肿瘤活性，其活性成分可能是多糖类。

9. 抗氧化作用　山海螺的乙醇提取物，在豆油和猪油中试验有较强的抗氧化作用，不但强于食品抗氧化剂甲氧酚(BHA)，而且栽培种的山海螺的抗氧化作用也较人参强。

10. 抗菌作用　山海螺煎剂在试管内对肺炎链球菌有较强抗菌作用，对甲型链球菌和流感杆菌也有一定抗菌作用。羊乳全草煎剂在试管内对金黄色葡萄球菌、炭疽杆菌、白喉杆菌和乙型链球菌有不同程度的抑制作用。

毒性　山海螺煎剂 1 g/kg 给小鼠腹腔注射，一般情况正常；增至 3 g/kg 时，2 小时后小鼠全部死亡。煎剂 0.1 g/kg 给豚鼠腹腔注射，未见异常，增至 0.5 g/kg，2 日后豚鼠死亡。

【炮制】 取原药材，除去杂质及芦头，洗净，闷润，切厚片，干燥，筛去灰屑。

饮片性状　为不规则的类圆形厚片，大小不一。周边黄白色或黄褐色，粗糙不平，有的呈瘤状突起，具环状横纹。切面类白色或浅黄色，多裂隙。质轻泡。气微，味微甘。

贮干燥容器内，置通风干燥处。

【药性】 甘、辛，平。

1.《别录》："味甘，温，无毒。"

2.《植物名实图考》："气味甘热。"

3.《广西中药志》："性平。"

【功用主治】 益气养阴，解毒排脓，通乳。主治头晕头痛，肺痈，乳痈，肠痈，疮疖肿毒，喉蛾，瘰疬，产后乳少，白带，毒蛇咬伤。

1.《别录》："主治头眩痛，益气，长肌肉。"

2.《纲目拾遗》："治肿毒瘰疬，取汁和酒服，渣敷患处。"

3. 汪连仕《采药书》："治杨梅恶疮。"(引自《纲目拾遗》)

4.《植物名实图考》："发乳汁，壮阳道。"

5. 广州部队《常用中草药手册》："滋补强壮，祛痰润肺，排脓解毒。治病后体虚，产后缺乳；肺脓肿，乳腺炎，痈疮肿毒，蛇咬伤。"

6.《湖南药物志》："主治妇人产后乳肿，跌打损伤。"

【用法用量】 内服：煎汤，15～60 g；鲜品 45～120 g。外用：鲜品捣敷。

【宜忌】 1.《广西中药志》："外感初起，无汗者慎用。"

2.《长白山植物药志》："反藜芦。"

【选方】 1. 治身体虚弱，头晕头痛　奶党 60 g。水煎取汁，用汁煮鸡蛋 2 个，食蛋服汤。(《湖北中草药志》)

2. 治咳嗽吐痰　山海螺 60 g，桔梗、木贼草各 9 g。水煎服。(《湖南药物志》)

3. 治乳蛾，肠痈，肺痈　山海螺、蒲公英各 15 g。煎服。(《浙江民间草药》)

4. 治各种痈疽肿毒及乳痈、瘰疬　(山海螺)鲜根 120 g。水煎服，连服 3～7 日。(《浙江民间常用草药》)

5. 通乳　山海螺 60 g，通草、木通各 9 g。煮肉食。(《湖南药物志》)

6. 治阴虚头痛，妇人白带　羊乳 45 g，用猪瘦肉 120 g。炖汤，以汤煎药服。(《江西民间草药》)

7. 治毒蛇咬伤　鲜(羊乳)根 120 g。切碎，水煎服，每日 2 次。另用龙胆草根加水捣烂外敷。(《南京地区常用中草药》)

0360 山梗菜 shān gěng cài （《救荒本草》）

【异名】 半边莲（《黑龙江中药》），水苋菜、苦菜、节节花（《湖南药物志》），大种半边莲、水白菜（江西《草药手册》），天竹七（《浙江药用植物志》），对节白、水杨柳（《云南中药资源名录》）。

【基原】 为桔梗科半边莲属植物山梗菜的根或带根全草。

【原植物】 山梗菜 *Lobelia sessilifolia* Lamb.

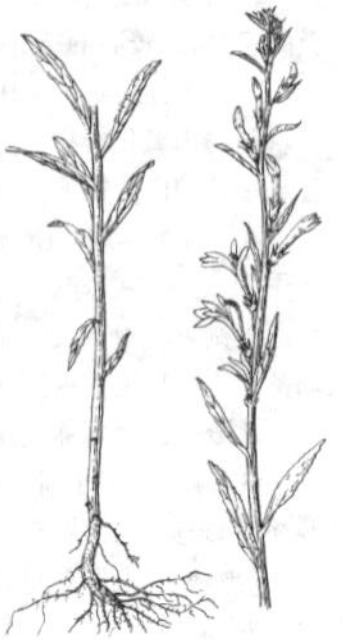

山 梗 菜

多年生草本，高 60～120 cm。根状茎直立，生多数须根。茎圆柱状，通常不分枝，无毛。叶螺旋状排列，在茎的中上部较密集；无柄；叶片宽披针形至条状披针形，长 2.5～5.5 cm，宽 3～16 mm，先端渐尖，基部近圆形至阔楔形，边缘有细锯齿。总状花序顶生，长 8～35 cm；苞片叶状，窄披针形；花萼筒杯状钟形，裂片三角状披针形；花冠蓝紫色，近二唇形，内面具长柔毛，上唇 2 裂，下唇 3 裂，裂片边缘密被睫毛；雄蕊在基部以上连合成筒，花药结合线上密被柔毛，仅下方 2 枚花药先端具笔毛状髯毛。蒴果倒卵形。种子近半圆形，棕红色。花、果期 7～9 月。

生于平原或山坡湿草地。分布于东北及河北、浙江、山东、广西、云南、台湾等地。

【采收加工】 9～10 月采收，鲜用或晒干。

【成分】 山梗菜全草含山梗菜碱（lobeline）等多种生物碱，另含山梗菜聚糖（sessilifolan），熊果酸（ursolic acid），二十九烷（nonacosane），三十烷酸（melissic acid）。

【药理】 1. 中枢兴奋作用 山梗菜所含山梗菜碱为中枢兴奋药，能刺激颈动脉体和主动脉体的化学感受器（*N* 受体），反射性兴奋呼吸中枢，使呼吸加深加快。其呼吸兴奋作用短暂，仅几分钟，安全范围大，不易引起惊厥。有认为山梗菜碱是通过复杂的中枢和外周作用引起呕吐。呕吐作用的中枢部分是由于兴奋延脑极后区的催吐化学感受区所致。

2. 其他作用 山梗菜碱在体内的许多作用与烟碱相似，但较弱。对神经节先兴奋后麻痹，对横纹肌有箭毒样作用，可使肾上腺分泌肾上腺素，小量有祛痰作用。用豚鼠实验，山梗菜碱的浓度为 $1\times10^{-3}\sim4\times10^{-5}$ mol/L 时对 ADP、胶原和凝血酶诱导的血小板聚集有抑制作用。

【药性】 辛，平，小毒。

1.《东北常用中草药手册》："辛，平。"

2.《全国中草药汇编》："有小毒。"

3.《浙江药用植物志》："甘，辛，平。"

【功用主治】 祛痰止咳，利尿消肿，清热解毒。主治感冒发热，咳嗽痰喘，肝硬化腹水，水肿，痈疽疔毒，蛇犬咬伤，蜂螫。

1.《东北药用植物志》："根作利尿、催吐、泻下剂。"

2.《吉林中草药》："镇咳，祛痰，利水，消肿。治慢性肾炎，支气管炎；外用解毒，治蛇咬伤。"

3.《东北常用中草药手册》："外用治毒蛇咬伤，蜂螫，痈疮疖肿；（内服）治支气管炎，咳嗽痰多，呼吸困难，水肿，肝炎腹水。"

【用法用量】 内服：煎汤，10～15 g，鲜品 15～30 g；或捣汁饮。外用：鲜品捣烂敷。

【宜忌】 阴疽患者慎服。口服过量可致呕吐或泻下。

【选方】 1. 治慢性肾炎 半边莲 12 g。水煎 3 次，混合后分 3 次服，日服 2 次。（《吉林中草药》）

2. 治痈疽疔疮 山梗菜 9～15 g。水、酒各半煎服，如有寒热表症，加葱白 3～5 个，淡豆豉 9 g，并外用根同水磨成糊状，涂擦患处。（《庐山中草药》）

3. 治毒蛇咬伤 鲜山梗菜全草 30 g，鲜三叶鬼针草 60 g。捣烂绞汁或水煎服。若兼喉痹者，另加六神丸 20 粒同服。（《福建中草药临床手册》）

4. 治虫疮（疥疮）、阴蚀 山梗菜全草 15 g，酢浆草 9 g，桃叶、槐枝。煎汤洗浴。（《庐山中草药》）

0361 山脚麻 shān jiǎo má （《浙江药用植物志》）

【基原】 为榆科山黄麻属植物山油麻的叶、根。

【原植物】 山油麻 *Trema cannabina* Lour. var. *dielsiana* (Hand.-Mazz.) C. J. Chen［*T. dielsiana* Hand.-Mazz.］ 又名：榔树（《天目山药用植物志》）。

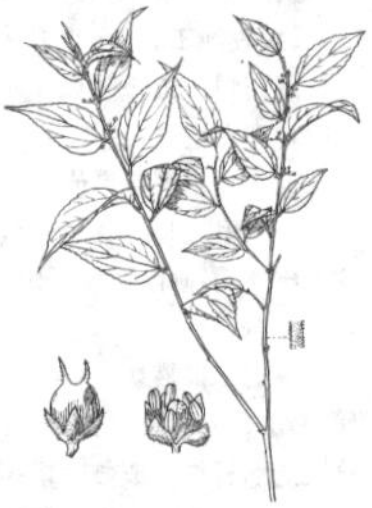

山 油 麻

灌木或小乔木，高 1～5 m。树皮暗褐或紫褐色，呈细薄片状剥落；小枝锈褐色或红褐色，密被斜伸的粗毛。叶互生，叶片卵形、卵状披针形或椭圆状披针形，长 2～12 cm，宽 1.5～5 cm，先端具尾状渐尖，基部圆形或阔楔形，边缘有细圆锯齿，上面粗糙有乳头状突起，具 3 出脉。聚伞花序常成对腋生，花被 5 裂；雄花有雄蕊 4～5，花丝短，花药外面常有紫色斑点；雌花子房无柄，1 室，花柱 1，柱头 2 叉。核果卵圆形或近球形，熟时橘红色，具宿存的花柱及花被。花期 4～7 月，果期 7～9 月。

生于向阳山坡、干燥的山谷、旷地或灌木林中，有时也在砍伐迹地或火烧迹地上成片生长。分布于江苏、浙江、安徽、福建、江西、湖北、湖南、广东、广西、四川、贵州等地。

【采收加工】 5～7 月采集叶，9～10 月挖根，鲜用或晒干。

【功用主治】《全国中草药汇编》："清热解毒，止痛，止血。主治疖毒，外伤出血。"

【用法用量】 外用：鲜品捣敷；或干品研粉调敷。

0362 山猫儿 shān māo er （《生草药性备要》）

【异名】 �碟草（《质问本草》），老鼠砒、家鼠草（《福建民间草药》），铰剪王（《陆川本草》），山交剪、天蒜（《广西中药志》），较剪草（《岭南草药志》），假射干、山大箭兰、蛇王修（《广西中草药》）。

【基原】 为百合科山菅兰属植物山菅的根茎或全草。

【原植物】 山菅 *Dianella ensifolia* (L.) DC.［*Dracaena ensifolia* L.］ 又名：桔梗兰（《中国植物图鉴》）。

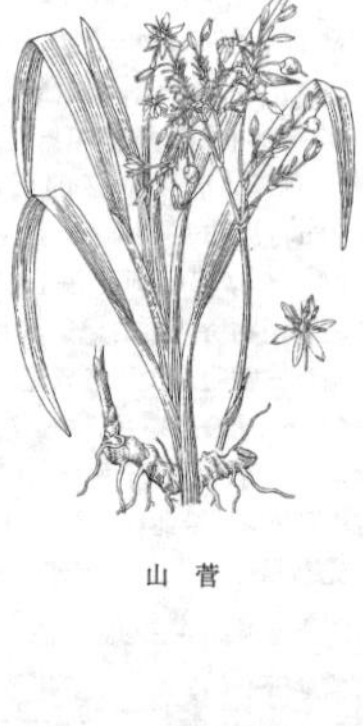

山 菅

草本，高 1～2 m。具根茎。叶 2 列状排列，条状披针形，长 30 cm 以上，宽 1.2～3 cm 以上，基部鞘状套折，先端长渐尖，边缘和沿叶背中脉具细锐齿。总状花序组成顶生圆锥花序，分枝疏散；花淡黄色、绿白色至淡紫色；花被片 6，长圆状披针形，开展；雄蕊 6，花丝极厚，花药线形；子房 3 室，近圆形，花柱线状，柱头不明显的 3 裂。浆果卵圆形，蓝紫色，光滑；种子 5～6 颗，黑色。花期 6～8 月，果期 7～9 月。

生于海拔 1 700 m 以下的林下、山坡或草丛中。分布于西南及浙江、福建、江西、广东、广西、海南等地。

【采收加工】 7～9 月采收，鲜用。

【成分】 根含酸模素(musizin，dianellidin)。酚类化合物：2，4-二羟基-3，5，6-三甲基苯甲酸甲酯(methyl 2，4-dihydroxy-3，5，6-trimethylbenzoate)，2，4-二羟基-3，6-二甲基苯甲酸甲酯(methyl 2，4-dihydroxy-3，6-dimethylbenzoate)，2，4-二羟基-6-甲基苯甲酸甲酯(methyl 2，4-dihydroxy-6-methylbenzoate，methylorsellinate)，2，4-二羟基-6-甲氧基-3-甲基苯乙酮(2，4-dihydroxy-6-methoxy-3-methylacetophenone)，5，7-二羟基-2，6，8-三甲基色酮(5，7-dihydroxy-2，6，8-trimethylchromone)，5，7-二羟基-2，8-二甲基色酮(5，7-dihydroxy-2，8-dimethylchromoneoeugenitol)。

【药性】 辛，温，有毒。

1.《广西中药志》："味甘、涩、微辛，性凉，有小毒。"

2.《岭南草药志》："有大毒。"

3.《浙江药用植物志》："辛，温，有毒。"

【功用主治】 拔毒消肿，散瘀止痛。主治瘰疬，痈疽疮癣，跌打损伤。

1.《生草药性备要》："去颈疬毒。能收老鼠。捶汁，炒香米，将汁浸米，晒干，老鼠食之必死。"

2.《广西中药志》："(根茎)外用治癣。"

3.《岭南草药志》："为毒鼠专药。"

4.《全国中草药汇编》："拔毒消肿。外用治痈疮脓肿，癣，淋巴结结核，淋巴结炎。"

5.《浙江药用植物志》："可治疗疔疮。"

【用法用量】 外用：捣敷或研粉醋调敷。

【宜忌】 1.《岭南采药录》："有毒，不入服剂。"

2.《全国中草药汇编》："严禁内服。"

0363 **山麻根** shān má gēn (《天目山药用植物志》)

【异名】 龟叶麻根(《安徽中草药》)。

【基原】 为荨麻科苎麻属植物悬铃木叶苎麻的根。

【原植物】 参见"赤麻"条。

【采收加工】 9～10 月采根，晒干或鲜用。

【药材】 山麻根 *Boehmeriae Tricuspis Radix* 产于华东及河北、河南、陕西、甘肃、湖北、四川、广东等地。

性状 根圆柱形，略弯曲，直径 1～2 cm。表面暗赤色，有较多的点状突起及须根痕。质硬，断面棕白色，有较细密的放射状纹理。水浸略有黏性。气微，味微辛、微苦、涩。

【成分】 悬铃木叶苎麻根中含蒽醌类：大黄素(emodin)，大黄素甲醚(physcion)；三萜化合物：熊果酸(ursolic acid)，19α-羟基熊果酸(19α-hydroxyursolic acid)；脂肪酸：花生酸(arachidic acid)及山嵛酸(behenic acid)，棕榈酸(palmitic acid)，硬脂酸(stearic acid)等具16～22 个碳原子的长链饱和脂肪酸。另含槲皮素(quercetin)等黄酮类，β-谷甾醇及其葡萄糖苷及血凝酸胺，紫杉素(taxinine)。

【药性】 《湖南药物志》："淡、涩，凉。有小毒。"

【功用主治】 活血止血，解毒消肿。主治跌打损伤，胎漏下血，痔疮肿痛，疖肿。

【用法用量】 内服：煎汤，6～15 g；或浸酒。外用：鲜品捣敷；或煎汤洗。

【选方】 1. 治跌打内伤 鲜山麻根加山天萝(葡萄科蛇葡萄)根、兰花(兰科春兰)根等量，拌入黄酒，捣烂敷患处。(《天目山药用植物志》)

2. 治妊娠漏血 悬铃木叶苎麻根 15 g，紫苏兜、益母草各9 g，艾杆 3 g。水煎服。(《湖南药物志》)

3. 治痔疮 山麻根煎汤熏洗。(《天目山药用植物志》)

0364 **山绿茶** shān lǜ chá (《新华本草纲要》)

【基原】 为冬青科冬青属植物海南冬青的叶。

【原植物】 海南冬青 *Ilex hainanensis* Merr.

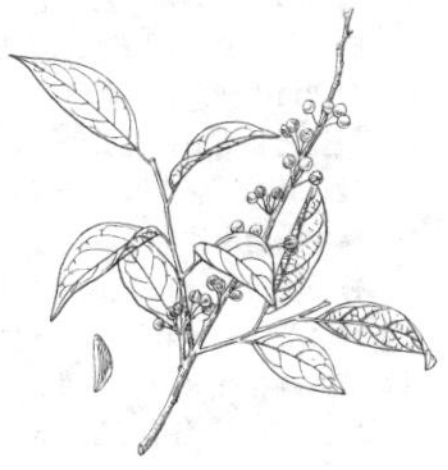

海南冬青

常绿小乔木，高达 5 m。小枝具 4 棱。叶互生；叶柄长5～7 mm；托叶三角形；叶片阔椭圆形、倒卵状长椭圆形，长 4.5～5.5 cm，宽 1.5～2.5 cm。先端骤狭的短渐尖，基部阔急尖，干后榄绿色或栗褐绿色，背面暗淡，全缘。伞形花序着生在二年枝上或呈圆锥状着生在当年枝上；花淡红色；苞片三角形，常脱落；雄花序每枝 3～5 朵花，花 5～6 基数，萼浅盘状，裂片卵状三角形，花瓣卵形，长约 1.8 mm，雄蕊短于花瓣的 1/4；雌花序簇生，每枝由 1～3 花组成的聚伞花序，花萼和花冠与雄花相似，退化雄蕊长为花瓣的 1/2，子房上位。果近球状椭圆形，宿存柱头厚盘状或乳头状，分核 6，椭圆形，两头尖，背面粗糙具 1 槽。花期 4～5 月，果期7～11 月。

生长于中海拔的山地疏林和密林中。分布于广东、广西、海南等地。

【采收加工】 产地四季均可采，晒干。

【药材】 山绿茶 *Ilicis Hainanensis Folium* 产于广东、海南、广西等地。

性状 本品呈卷曲状，多破碎不全，主脉在加工过程中多与叶肉相剥离而呈纤维状。完整叶片呈宽椭圆形或椭圆形，顶端渐尖，基部楔形，全缘。绿褐色或绿黄色。质脆，易破碎。气清香，味苦。

【成分】 叶含熊果酸(ursolic acid)，冬青素(ilicin)A，冬青皂苷(ilexin)A_1 和胡萝卜苷(daucosterol)。

【药理】 1. 降压作用 山绿茶提取物(IAE)0.25 g/kg 静脉注射，可使麻醉犬血压迅速下降，降压峰值可达原血压的 50.6%，持续 10～40 分钟，心率减慢，对两肾型 Goldblatt 高血压大鼠，IAE 0.5 g/kg 灌胃，亦有明显的降压作用。IAE 可抑制阻断颈总动脉血流与刺激迷走神经向中端所致升压反应，提示具有中枢性降压作用。IAE 可使全身血管总外周阻力下降，说明对阻力血管有直接扩张作用。故 IAE 的降压既是通过中枢性抑制，也是通过舒张周围血管所致。

2. 保护心脏作用 两肾型 Goldblatt 高血压的大鼠心脏可见心肌纤维增粗，肌溶小灶，灶性坏死，灶性纤维化和瘢痕形成等病变，冠状动脉出现不同程度的硬化，细动脉纤维素样坏死，过碘酸试剂染色呈强阳性，IAE 0.5～1.0 g/kg 灌胃 6 星期，对上述心脏损害有一定的保护作用。

毒性 IAE 给小鼠 1 次腹腔注射，观察 72 小时，按简化概率法求得 LD_{50}为 5.13 ± 0.45 g/kg。IAE 生理盐水溶液(0.25 g/ml)给狗静脉滴注，测得致死量为 5.54 ± 0.25 g/kg，表现为呼吸先兴奋后抑制，心率减慢，心电图 ST 段下降，T 波高耸，心室传导阻滞，直至死亡。

【功用主治】 《新华本草纲要》："主治高血压病、口腔炎、疖肿、慢性咽炎和妇科附件炎。"

【用法用量】 内服：泡茶饮，1～3 g。

【临床报道】 治疗高血压病、高脂血症 以山绿茶片剂(每片相当于生药粉 0.62 g)内服，每日 3 次，每次 0.5～1 片。分别于服药后 2 星期、4 星期进行复查。对照组服用降压灵。结果显示：山绿茶治疗高血压病 325 例，有效率为 73.5%，与对照组比较，差异显著。治疗高脂血症233例，山绿茶降胆固醇、降β-脂蛋白、降三酰甘油的有效率分别为72.7%、77.5%、85.7%。

0365 山蛩虫 shān qióng chóng（《本草拾遗》）

【异名】 百脚陆（《泉州本草》），千脚虫、篦子虫、锅耳朵（《贵州民间方药集》），大草鞋虫（《万县中草药》），百节虫、闷棒虫、空筒筒虫（《四川中药志》）。

【基原】 为山蛩科山蛩属动物燕山蛩的全体。

【原动物】 燕山蛩 *Spirobolus bungii* Brandt　又名：约安巨马陆（《中国药用动物志》）。

体长圆形，长约120 mm，宽约7 mm，全体由多数环节组成，从颈板到肛节约有体节54个（雄性53个）。触角1对，长约5 mm，其基部两侧各有50个单眼集结排成三角状，似复眼。第一节无步肢，第二至第四节各有步肢1对，自第五节起至肛节，每节有步肢2对，各步肢6节，末端具爪。生殖肢由第七节步肢变成。自第六背板后各体节的两侧有臭腺孔。

多栖息于阴湿地区。全国大部分地区均有分布。

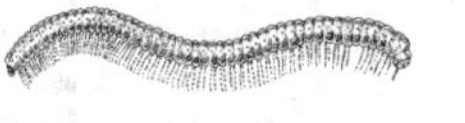

燕山蛩

【采收加工】 6～8月捕捉，鲜用或晒干。

【药理】 抗肿瘤作用

燕山蛩醚提取物0.15～0.50 g/kg、醇提取物1.2～1.3 g/kg、醇醚提取物0.2 g/kg分别给小鼠腹腔注射12～14日，对小鼠实体型宫颈癌生长有显著抑制作用。醇醚提取物对小鼠Lewis肺癌生长也有较显著抑制作用。三种提取物还显著抑制小鼠腹水型宫颈癌、腹水型肉瘤S_{180}、艾氏腹水瘤生长。燕山蛩醇醚提取物0.2 ml（即0.2 g/kg）给腹水型宫颈癌小鼠腹腔注射1次，1小时内即可引起癌细胞膜改变，造成细胞核裂解和细胞崩毁、溶解，还能显著抑制癌细胞的有丝分裂。这种作用以给药后2小时为最强，持续6小时以上。

毒性　燕山蛩醇醚提取物给小鼠腹腔注射的LD_{50}为2.733±0.156 g/kg（插补法）。小鼠亚急性毒性试验中，发现给药组动物肝脏枯否细胞肿胀，肝窦扩张，肝细胞略呈萎缩状态，萎缩程度随剂量增大而稍重，其余指标、血象等均正常。犬亚急性毒性试验中，心、肝、肾等脏器均未见病理改变。

【药性】 辛，温，大毒。

1.《本草拾遗》："有大毒。"

2.《四川中药志》1979年版："辛，温，有毒。"

【功用主治】 破积，解毒。主治癥瘕积聚，胁下痞满，无名肿毒，瘰疬，恶疮，疠风，白秃。

1.《本草拾遗》："治人嗜酒不已；又敷恶疮。"

2.《分类草药性》："治一切痒疮，敷鱼口痈毒。"

3.《贵州民间方药集》："治麻风，无名肿毒。"

4.《四川中药志》1979年版："破积，解毒，举陷。用于腹中癥积，息肉，恶疮，瘰疬，子宫脱垂；近用于治皮肤癌。"

5.《中国药用动物志》："主治扁桃体炎及一切疮毒。"

【用法用量】 内服：研末，0.3～1 g。外用：研末撒，浸酒搽，捣烂或熬膏敷贴。

【宜忌】 本品毒性大，慎服。

【选方】 1. 治鼻息肉　百脚陆醋炙研末，棉花蘸塞鼻孔中。（《泉州本草》）

2. 治急性扁桃体炎　千脚虫、鲜赤葛各适量。捣绒包颈部。

3. 治颈淋巴结结核　千脚虫1条，五倍子12 g。捣烂醋调外敷。（2、3方出自《万县中草药》）

4. 治子宫脱垂　千脚虫1条，炕干研末，分4次，姜开水送服，隔日服1次。（《万县中草药》）

0366 山葡萄 shān pú táo（《台湾药用植物志》）

【基原】 为葡萄科蛇葡萄属植物光叶蛇葡萄的根及根皮。

【原植物】 光叶蛇葡萄 *Ampelopsis sinica*（Miq.）W. T. Wang var. *hancei*（Planch.）W. T. Wang［*A. brevipedunculata*（Maxim.）Trautv. var. *hancei*（Planch.）Rehd.］　又名：粉藤（《海南植物志》），大葡萄、大本山葡萄、粪箕藤、冷饭藤、空耳仔藤（《台湾药用植物志》），小叶蛇葡萄（《湖南省中药资源名录》）。

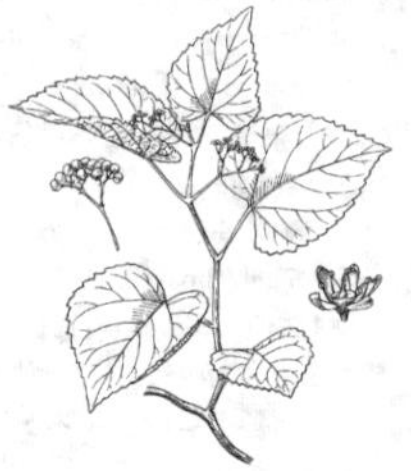

光叶蛇葡萄

木质藤本。茎粗壮，植株无毛。单叶互生；叶柄长4～5 cm，向上逐渐变短；叶片心状卵形或心形，长与宽约3.5～8 cm，先端渐尖，基部近心形或平截，边缘具小尖头的圆齿，不分裂或不明显3浅裂；基出脉3条，侧生的一对常分歧，如5基出脉。花两性，二歧聚伞花序与叶对生；花萼5，稍开裂；花瓣5，分离，长圆形，先端内弯，花开时逐渐脱落；雄蕊5；花盘明显，与子房合生；子房2室，花柱短细，圆柱状。浆果小，球形，熟时紫蓝色。花期4～8月，果期7～11月。

生于低海拔的疏林中。分布于浙江、江西、福建、湖南、广东、广西、海南、云南、台湾等地。

【采收加工】 9～10月采挖根部，切片或剥取根皮，切片，晒干；鲜用随时可采。

【成分】 根中含有蛇葡萄属素（ampelopsin）D、E、H、F、G；白藜芦醇四聚体（resveratrol tetramer）成分：叶蛇葡萄素（sinicin）A，葡萄属素（vitisin）A，顺-葡萄属素（*cis*-vitisin）B，蛇葡萄属素（ampelopsin）H，坡垒属酚（hopeaphenol）；三萜类：羽扇豆醇（lupeol），β-香树脂醇（β-amyrin），白桦脂醇（betulin），藜芦醇（veratrol），齐墩果酸（oleanolic acid），白桦脂酸（betulic acid）。黄酮类：山柰酚（kaempferol），香橙素（aromadendrin），儿茶素（catetechin）；甾醇类：β-谷甾醇（β-sitosterol），胡萝卜苷（daucosterol）；有机酸类：棕榈酸（palmitic acid），香草酸（vanillic acid），没食子酸乙酯（ethyl gallate），3，5-二甲氧基-4-羟基苯甲酸（3，5-dimethoxy-4-hydroxybenzoic acid）。

【功用主治】《台湾药用植物志》："治眼疾、刀伤，以根煎水，洗涤患处；治耳疾，以根煮鸡蛋服；治创伤，以根煎汁，外洗内服。"

【用法用量】 内服：煎汤，15～30 g。外用：煎水洗。

【选方】 1. 治胃病、下消　山葡萄根150 g，水煎服。

2. 治创伤　山葡萄根煎水，外洗内服。（1、2方出自《台湾药用植物志》）

0367 山椒草 shān jiāo cǎo（《天目山药用植物志》）

【异名】 塌地草（《天目山药用植物志》），卜罗草（江西《草药手册》）。

【基原】 为荨麻科赤车属植物小赤车的全草。

【原植物】 小赤车 *Pellionia minima* Makino

多年生匍匐草本，长达30 cm。茎褐色或绿色，少分枝，密被微细毛。叶互生，具极短的柄；托叶小；叶片在茎上为2列平展，斜倒卵形，长5～10 mm，宽4～8 mm，先端钝圆，基部内侧楔形，外侧耳状圆形，上面有伏贴的毛，下面脉上有短毛，边缘有波状齿。花单性，雌雄异株；聚伞花序腋生；雄花序有梗，花被片5，雄蕊5；雌花序无梗，呈球形，雌蕊1，柱头毛笔状。瘦果椭圆形，表面有点状突起。花期3～4月，果期4～5月。

生于低山、丘陵阴湿地或岩石上。分布于浙江、安徽、福建、江西、广东、广西等地。

【采收加工】 7～9月采收，鲜用或晒干。

【功用主治】 舒筋活血，解毒消肿。主治扭伤，跌打损伤，疮疖肿毒，蛇伤，鸡眼。

1.《天目山药用植物志》："治关节扭伤：山椒草、蛇葡萄根等量，用酒糟或酒拌和，捣烂烘热敷患处，每日换1次。"

2. 江西《草药手册》："治鸡眼脚：山椒草加童便捣敷。"

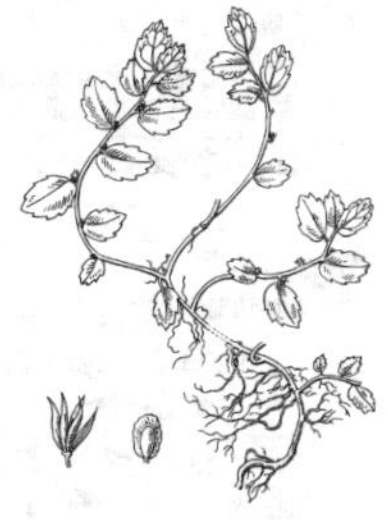

小赤车

0368 山紫菀 shān zǐ wǎn （《山西中草药》）

【异名】 葫芦七、大救驾、荷叶七（《陕西中草药》），马蹄紫菀、土紫菀、硬紫菀（《中药材品种论述》），蹄叶紫菀（《全国中草药汇编》）。

【基原】 为菊科橐吾属植物蹄叶橐吾的根及根茎。

【原植物】 蹄叶橐吾 *Ligularia fischeri* (Ledeb.) Turcz. [*Cineraria fischeri* Ledeb.] 又名：水荷叶（陕西）。

多年生草本，高80～200 cm。根肉质，黑褐色。茎高大，上部及花序被黄褐色有节短柔毛，下部光滑，基部被褐色枯叶柄纤维包围。丛生叶与茎下部叶具柄，柄长18～59 cm，基部鞘状；叶片肾形，长10～30 cm，宽13～40 cm，先端圆形，基部弯缺宽，边缘有整齐的锯齿；茎中上部叶具短柄，鞘膨大，宽超过于长。总状花序长25～75 cm；苞片卵形或卵状披针形，边缘有齿；头状花序多数，辐射状；小苞片狭披针形；总苞钟形，总苞片2层；舌状花5～9，黄色；管状花多数，冠毛红褐色。瘦果圆柱形，光滑。花果期7～10月。

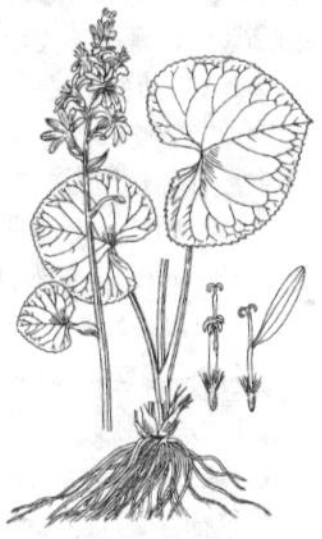

蹄叶橐吾

生于海拔100～2 700 m的水边、草甸、山坡、灌丛、林缘及林下。分布于华北、东北及浙江、安徽、河南、湖北、湖南、四川、陕西、甘肃等地。

【采收加工】 7～10月采挖，晾干。

【药材】 山紫菀 *Ligulariae Fischeri Radix et Rhizoma* 产于东北、华北、西北、西南等地。

性状 根茎横生，为不规则块状，下方密生多数细长的须根，集成马尾状或扭曲成团块状；表面黄棕色或棕褐色，密生黄色或黄棕色短绒毛，有纵皱纹。体轻，质脆，易折断。断面中央有浅黄色木心。有特殊香气，味辛辣。

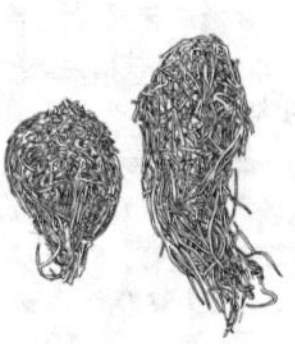

山紫菀（根及根茎）外形

鉴别 (1) 根横切面：表皮细胞略呈多角形，黄棕色，壁木栓化，常延伸成细长的单细胞毛，黄棕色，短的呈乳头状突出。表皮下有1列栓化的下皮细胞。皮层约为20列类圆形薄壁细胞，其中有离生油室4～6个，并与中柱内的韧皮部相对；内皮层凯氏带明显。中柱初生木质部4～6原型，中心通常无髓。

(2) 取本品2 g，加乙醚或甲醇10 ml，浸渍过液，滤过，取滤液滴在滤纸上，置紫外光（254 nm）下观察，显黄色或淡黄色荧光斑点。

(3) 取本品粗粉2 g，置50 ml锥形瓶中，加乙醚15 ml，密塞振摇，浸渍1小时，滤过。取滤液4 ml，蒸去乙醚，残渣溶于醋酐1 ml中，滴加浓硫酸1滴，呈现紫红色，逐渐变紫黑色（检查甾萜类）；取乙醚浸液4 ml，蒸去乙醚，残渣溶于甲醇1 ml中，加2, 4-二硝基苯肼试液1 ml，加热后析出黄色沉淀，但容器边缘现紫色（检查酮类）。

【成分】 蹄叶橐吾根含倍半萜类化合物：蹄橐醇（ligularol），蹄橐酮（ligularone），10-α-*H*-呋喃蹄橐酮（10-α-*H*-furanoligulorenone），1β, 10β-环氧-呋喃紫蜂叶-6-醇（1β, 10β-epoxy furanoeremophilane-6-ol），紫蜂斗叶烯醇（eremoligenol），6β-羟基紫蜂斗叶内酯（6β-hydroxyeremiophilendide），呋喃紫蜂斗叶烷（furanoeremophilane），异蜂斗菜酮（isofukenone）和异戊烯酸（isopentenic acid）；挥发油：橐吾酮（ligularone），艾里橐吾醇（eremoligerol），橐吾醚（liguloxide），橐吾醚醇（liguloxidol）。还含：1β, 10β-环氧呋喃佛术烷-6β-醇（1β, 10β-epoxyfuranoeremophilan-6β-ol），1β, 10β-环氧呋喃佛术烷-6β-基-2-羟甲基丙烯-2-酸酯（1β, 10β-epoxyfuranoeremophilan-6β-yl-2-hydroxy-methylprop-2-enoate）。

【药理】 祛痰、镇咳作用 小鼠酚红法实验，蹄叶橐吾浓缩水煎剂10 g（生药）/kg灌胃，有明显的祛痰作用；浓缩水煎剂20 g（生药）/kg、水煎剂6 g（生药）/kg及挥发油乳剂500 g/kg灌胃对小鼠氨气致咳均未表现出明显的镇咳作用。采用二氧化硫刺激法，鹿蹄橐吾乙醇提取物15 g/kg给小鼠灌胃，镇咳率为53%。

【药性】 《陕西中草药》："味甘、辛，性温。"

【功用主治】 祛痰止咳，活血止痛。主治咳嗽，痰多气喘，百日咳，腰腿痛，劳伤，跌打损伤。

1.《中国药用植物图鉴》："镇咳祛痰，适用于慢性支气管炎，咽喉肿痛，神经性咳嗽，咳嗽吐血及小便带血等。"

2.《陕西中草药》："理气活血，止痛，止咳祛痰。主治跌打损伤，劳伤，腰腿痛，咳嗽气喘，百日咳，肺痈咳血。"

【用法用量】 内服：煎汤，8～15 g；或研粉。

【宜忌】 《陕西中草药》："忌浆水；阴虚、肺热、干咳者慎用。"

【选方】 1. 治风寒咳嗽 蹄叶橐吾25 g，百部10 g。共研细末，每次5 g，日服2次。

2. 治咳嗽，痰中带血 蹄叶橐吾200 g，五味子100 g。做蜜丸。每次口含化服15 g，每日2次。（1、2方出自《东北药用植物》）

3. 治腰腿痛 葫芦七60 g。研粉，每次4 g，每日2次，凉开水冲服。

0369 山楂木 shān zhā mù （《纲目》）

【异名】 赤爪木（《新修本草》）。

【基原】 为蔷薇科山楂属植物山里红或野山楂等的木材。

【原植物】 参见"山楂"、"野山楂"条。

【采收加工】 修剪时留较粗茎枝，去皮，切片晒干。

【药性】 《新修本草》："味苦，寒，无毒。"

【功能主治】 《新修本草》："主水痢，头风，身痒。"

0370 山楂叶 shān zhā yè （《纲目》）

【基原】 为蔷薇科山楂属植物山里红或野山楂等的叶。

【原植物】 参见"山楂"、"野山楂"条。

【采收加工】 7～10月采叶，晒干。

【成分】 山里红叶主要含黄酮类槲皮素（quercetin），金丝桃苷（hyperoside），牡荆素（vitexin），山楂素（pinnatifin）Ⅰ，槲皮素（quercetin）及其苷，山柰酚（kaempferol）及其苷，山里红酮（pinnatifida）C、D，pinnatifine Ⅰ。黄酮*C*-葡萄糖苷类：8-*C*-β-*D*-(2″-*O*-乙酰基)呋喃葡萄糖基芹菜素〔8-*C*-β-*D*-(2″-*O*-acetyl) glucofuranosyl apigenin〕和3″-*O*-乙酰基牡荆素（3″-*O*-acetylvitexin），山楂素（pinnatifin）C、D，5, 7, 4′-三羟基黄酮-8-*C*-β-*D*-葡萄糖(1→4)-*O*-β-

D-葡萄糖〔5, 7, 4′-trihydroxyflavone-8-*C*-*β*-*D*-glucose(1→4)-*O*-*β*-*D*-glucose〕;酚性化合物:咖啡酸(caffeic acid),原儿茶酸(protocatechuic acid),pholorglucinol,4-没食子酚(4-pyrogallol);三萜:熊果酸(ursolic acid)。

【药理】 1. 对心、脑血管系统的作用　山楂叶聚合黄酮1次给药或多次给药,均能对抗垂体后叶素诱发的家兔急性心肌缺血,缩小其心肌梗死范围。山楂叶提取物(0.1 g/ml)0.4～8 ml/kg静脉注入,能显著地降低或恢复垂体后叶素引起的豚鼠心电图S-T段上移和T波增高,加快后叶素引起的心率减慢。牡荆素鼠李糖苷20 mg/kg能明显降低犬在位心脏的心肌耗氧量,与金丝桃苷等有协同作用。山楂叶水提取物给大鼠灌胃能显著降低结扎冠脉大鼠的血清磷酸肌酸激酶(CPK)水平和心肌梗死面积。20%山楂提取物颈静脉注入5～7分钟,脑血管阻力下降1.064～10.91 kPa(8～82 mmHg)。山楂叶制剂提取液具有稳定血压、调整心率作用。能对抗乙酰胆碱,具有适度的强心作用。

2. 对凝血系统的影响　山楂叶在体内、外均能非常显著地抑制胶原或ADP诱导的兔血小板聚集。此外,静脉注射山楂叶制剂30分钟后,全血比黏度显著下降。

3. 降血脂作用　山楂叶对蛋黄乳剂快速形成的小鼠胆固醇血症,有非常显著的降低作用。

4. 对氧自由基的清除作用　山楂叶乙醇提取物对羟自由基和超氧阴离子的生成有清除和抑制作用,其作用随提取物的百分比浓度增加而增加。

5. 耐缺氧作用　山楂叶与普萘洛尔(心得安)一样,可显著延长低压缺氧或常压缺氧实验小鼠的存活时间,与显著减低小鼠整体耗氧量的作用一致。

6. 利尿作用　山楂叶浸膏具有明显的利尿作用,家兔给药60分钟后尿量较给药前增加44.2%,90分钟增加53.9%,120分钟增加63.7%,说明其利尿作用温和、缓慢而持久,而且山楂叶利尿时对电解质影响较小。

毒性　山楂叶总黄酮50、200、2 000 mg/kg每日给妊娠大鼠灌胃1次,每20日检查,未见其对受精母鼠及其受孕率、活胎率有不良影响。750、1 500、3 000 mg/kg灌喂小鼠,每日1次,连续5日,沙门菌/哺乳动物微核实验均在正常范围内,并且畸变细胞率(骨髓细胞染色体畸变)与阴性对照组之间无明显差异。

【功能主治】 止痒,敛疮,降血压。主治漆疮,溃疡不敛,高血压病。

1.《药性考》:"洗疮脓。"

2.《陕西中草药》:"治高血压病,水煎代茶饮。"

【用法用量】 内服:煎汤,3～10 g;或泡茶饮。外用:煎汤洗。

【选方】 治漆疮　(山楂)茎叶煮汁,洗。

【临床报道】 治疗冠心病、心绞痛　由山楂叶总黄酮制成的心安胶囊观察治疗300余例,心绞痛96.7%有效,对三酰甘油、*β*-脂蛋白、胆固醇增高症均有降低作用。另有山楂叶制成的山楂黄酮片经对137例冠心病、心绞痛治疗观察表明,对心绞痛总有效率达94.4%。

0371 山楂花 shān zhā huā (《陕西中草药》)

【基原】 为蔷薇科山楂属植物山里红或山楂的花。

【原植物】 参见"山楂"条。

【采收加工】 5～6月将花摘下,晒干。

【成分】 山楂花含黄酮类成分:槲皮素-3-*O*-〔*α*-*L*-鼠李糖基(1→3)或(1→4)〕-*β*-*D*-葡萄糖苷{quercetin-3-*O*-〔*α*-*L*-rhamnosyl(1→3) or(1→4)〕-*β*-*D*-glucoside},槲皮素-3-*O*-〔*α*-*L*-鼠李糖基(1→6)〕-*β*-*D*-半乳糖苷{quercetin-3-*O*-〔*α*-*L*-rhamnosyl(1→6)〕-*β*-*D*-galactoside},山楂苷(pinnatifidin),生物槲皮素(bioquercetin)。

【功能主治】 《陕西中草药》:"治高血压病。"

【用法用量】 内服:煎汤,3～10 g;或泡茶饮。

0372 山楂核 shān zhā hé (《滇南本草》)

【基原】 为蔷薇科山楂属植物山里红、野山楂或云南山楂等的种子。

【原植物】 参见"山楂"、"野山楂"条。

【采收加工】 加工山楂或山楂糕时,收集种子,晒干。

【成分】 山楂核含三萜类:熊果酸(ursolic acid),齐墩果酸(oleanolic acid),甾醇类胡萝卜苷(daucosterol),豆甾醇(stigmasterol);酚性成分:香草醛(vanillin),延胡索酸(fumaric acid),金丝桃苷(hyperoside),槲皮素(quercetin)。

【药理】 抗动脉粥样硬化及降血脂作用　鹌鹑动脉粥样硬化和大鼠高脂血症实验模型的研究结果表明,山楂核醇提取物0.4 g/kg,每日1次,连用2星期,能明显地抑制高脂饲料引起的鹌鹑动脉粥样硬化血清总胆固醇(TC)、(低密度脂蛋白+极低密度脂蛋白)胆固醇水平的升高,并能提高血清高密度脂蛋白胆固醇(HDL-C),特别是HDL_2-C的水平;能明显减少胆固醇,尤其是胆固醇酯在鹌鹑动脉壁中的沉积,降低动脉粥样硬化斑块的发生率。每日给予山楂核醇提取物4 g/kg或其有效成分总三萜酸400 mg/kg或熊果酸20 mg/kg,连续10日,可使高脂血症大鼠血清脂蛋白出现上述类似变化,并使其血清卵磷脂胆固醇酰基转移酶(LCAT)活性明显提高。另外,山楂核总三萜酸提取物对Triton WR-1339 900 mg/kg造成的小鼠高脂模型有显著的降血清胆固醇和三酰甘油作用。

【宜忌】 消食,散结,催生。主治食积不化,睾丸偏坠,难产。

1.《纲目》:"吞之,化食磨积,治癞疝。"

2.《冯氏锦囊》:"主催生,疝气。"

【用法用量】 内服:煎汤,3～10 g;或研末吞。

【使用注意】 《冯氏锦囊》:"核仁能使作泻。"

【选方】 1. 治胃积坚久,嘈杂吞酸,胁间积块作痛　山楂核五钱(炒黄,研),沙苑蒺藜五钱(焙),鸡内金五钱(焙黄),加建曲五钱(焙)。共为细末。每服一钱,白滚水送下。忌生冷。(《滇南本草》)

2. 治阴肾肿　橄榄核、荔枝核、山楂核等分。烧存性,研末。每服二钱,空心,茴香汤调下。(《纲目》)

3. 治难产　山楂核七七粒,百草霜为衣,酒吞下。(《海上方》)

【临床报道】 治疗软组织疼痛　用舒痛精Ⅱ号(山楂核中提取的山楂核精为主药)局部外敷,治疗各类组织疼痛疾病65例。结果痊愈22例(33.9%),显效17例(26.1%),有效19例(29.2%),无效7例(10.8%)。总有效率达89.2%,而且病程越短,效果越好,病程1星期以内的痊愈显效率为84.7%。对疗效属痊愈的病例,随访17例,随访时间7～22日,平均12.6日,复发的2例,未复发的15例。

0373 山楂根 shān zhā gēn (《纲目》)

【基原】 为蔷薇科山楂属植物山里红或野山楂等的根。

【原植物】 参见"山楂"、"野山楂"条。

【采收加工】 4～5月采根,切段,晒干。

【炮制】 取原药材,除去杂质,放水中略泡,洗净,润透,切厚片,干燥,筛去灰屑。

饮片性状　为类圆形或椭圆形厚片,表面皮部棕红色,木部淡黄色,具细密的放射状纹理,纤维性。周边灰绿色或红棕色。质硬。气微,味淡而涩。

贮干燥容器内,置通风干燥处。

【药性】 《分类草药性》:"甘,平,无毒。"

【功能主治】 消积，祛风，止血。主治食积，反胃，痢疾，风湿痹痛，咯血，痔漏，水肿。

1.《纲目》："消积，治反胃。"

2.《分类草药性》："消中膈之气，去肉积。"

3.《全国中草药汇编》："治风湿关节痛，痢疾，水肿。"

【用法用量】 内服：煎汤，10～15 g。外用：煎汤熏洗。

【选方】 1. 治消化不良，小儿食积　野山楂根、果各12 g，车前草 9 g。水煎服。(《浙江民间常用草药》)

2. 治细菌性痢疾　山楂根 15 g，小果蔷薇（七姊妹）根15 g。水煎，分 2 次服，每日 1 剂。(《单方验方调查资料选编》)

3. 治肺结核咯血　野山楂根 30～60 g，水煎汁，再用白茅花 9～15 g，烧灰。以药汁冲服。(《浙江民间常用草药》)

4. 治多年痔漏　韭菜根、山楂根煎汤，熏洗为妙。(《外科启玄》二根汤)

5. 治水肿　山楂干根 60～120 g。水煎服。(《南京地区常用中草药》)

6. 治骨鲠　山楂树根（向下者）与玉簪花根同捣汁，用竹管直灌入喉中。不可着牙。(《疡科选粹》)

7. 治高脂血症　山楂根、茶树根、荠菜花、玉米须各30 g。水煎服。每日 1 剂。(《全国中草药汇编》)

0374 山楂糕 shān zhā gāo (《食物考》)

【基原】 为蔷薇科山楂属植物山里红等的果实经过加工后的糕点成品。

【原植物】 参见"山楂"条。

【采收加工】 9～10 月采收成熟的果实，加工后制成糕（山楂糕）。

【药性】《食物考》："酸，微温。"

【功能主治】《食物考》："化滞，消肉冷积，平胃开秘。"

【用法用量】 内服：嚼食，15～30 g。

【宜忌】《食物考》："多食嘈烦，齿龋人忌。热胃损齿。"

【临床报道】 治疗高脂血症　分 4 组分别服用山楂食品代用糖果酱（含北山楂 70%，含糖 30%）、正常果酱（含北山楂 70%，糖 30%），日用量 100 g，分 2 次服；正常金糕（含北山楂 50%，糖 50%）、低糖金糕（含北山楂 70%，糖 30%）日用量 200 g，分 2 次服。各组均以连续服用 3 个月为 1 个疗程。治疗前、中、后分别检查血脂、体重、血压、心电图各 1 次，其中以观察血脂含量改变为重点。治疗 80 例，结果：80 例中有 79 例治满 1 个疗程后，显效（治疗前有一项或两项血脂增高，治疗后均降到正常范围者）27 例，有效（治疗前有两项血脂增高，治疗后有一项降到正常范围者）15 例，无效（治疗后增高血脂均未降到正常范围或反有升高者）37 例，总有效率为 53.2%。以代用糖果酱组的疗效为最好，其余依次为正常金糕组、低糖金糕组和正常果酱组。

0375 山稗子 shān bài zǐ (《滇南本草》)

【异名】 红果莎、旱稗（《滇南本草》整理本），红稗、水高粱、野鸡稗、红米、野高粱（《云南中草药》），山小米（《广西本草选编》），土稗子、山高粱（《广西药用植物名录》）。

【基原】 为莎草科苔属植物浆果苔草的种子。

【原植物】 浆果苔草 *Carex baccans* Nees

多年生秃净草本，高 60～150 cm。根茎横走，粗壮，丛生，茎三棱柱形，基部具褐红色、纤维状分裂的叶鞘。叶秆生；叶片线形，革质，长30～50 cm，宽 8～12 mm，先端长尖，叶鞘秃净。圆锥花序复出，长 5～30 cm；侧生枝圆锥花序长 5～6 cm；苞片叶状，褐色，长于花序，具苞鞘；小穗极多数，雄雌顺序，圆柱形，长1.5～6 cm；雌花鳞片长圆卵形，褐红色，具芒尖；果囊倒卵形，肿胀，浆果状，血红色。小坚果卵状三棱形，棕红色，包于宿存的苞囊内。花、果期 3～6 月。

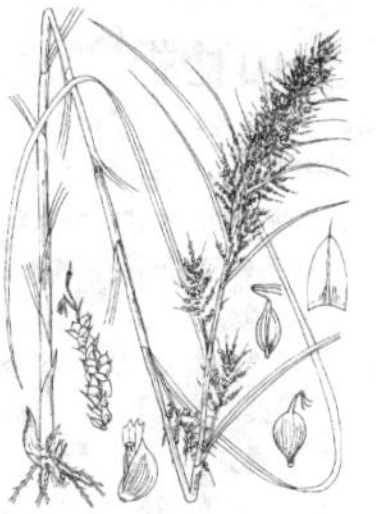

浆果苔草

生于河边、村旁、路旁及山坡疏林中。分布于华南、西南和福建、台湾等地。

本植物的根或全草（山稗子根）亦供药用，另设专条。

【采收加工】 8～10 月果实成熟时采收，取出种子，晒干。

【药性】 甘、微辛，平。

1.《滇南本草》："米微甘，壳涩。"

2.《云南中草药》："甘、微辛，微寒。"

【功用主治】 透疹止咳，补中利水。主治麻疹，水痘，百日咳，脱肛，浮肿，口腔溃疡。

1.《云南中草药》："透表止咳，补中利水。"

2.《全国中草药汇编》："透疹止咳，补中利尿。"

【用法用量】 内服：煎汤，15～20 g。

0376 山稔叶 shān rěn yè (《生草药性备要》)

【异名】 岗稔叶、稔子叶（《岭南草药志》），稔子树苗（《广西民间常用中草药手册》）。

【基原】 为桃金娘科桃金娘属植物桃金娘的叶。

【原植物】 参见"桃金娘"条。

【采收加工】 7～9 月采收，鲜用或晒干。

【成分】 叶中含萜类：21α*H*-22(29)-何帕烯-3β, 30-二醇〔21α*H*-hop-22(29)-en-3β, 30-diol〕，3β-羟基-21α*H*-22(29)何帕烯-30-醛〔3β-hydroxy-21α*H*-hop-22(29)-en-30-al〕，白桦脂酸（betulinic acid），熊果酸（ursolic acid），阿立菲妥酸（aliphitolic acid），羽扇豆醇（lupeol），β-香树脂醇（β-amyrin），β-香树脂酮醇（β-amyrenonol）。

【药性】 甘，平。

1.《生草药性备要》："味甘，性平。"

2.《岭南草药志》："气微香，味甘，微涩，性平。"

【功用主治】 除湿止泻，解毒止痛，生肌止血。主治泄泻，痢疾，黄疸，头痛，胃痛，疳积，崩漏，乳痈，疮肿，痔疮，疥癣，烫伤，外伤出血，毒蛇咬伤。

1.《生草药性备要》："止痛，散热毒，止血，拔脓生肌。"

2.《本草求原》："止血，止痢，生肌。治疳积，消疮，洗疳痔、热毒、瘰疥、烂脚，理蛇伤。"

3.《岭南草药志》："治急性胃肠炎，血崩，小儿头疮，炮伤，外伤出血。"

4.《海南岛常用中草药手册》："治黄疸，脱肛，鼻衄，烂疮不收口。"

5.《台湾药用植物志》："叶煎服治腹泻、胃痛及产妇保健药。"

【用法用量】 内服：煎汤，10～20 g。外用：煎水洗；或捣敷。

【选方】 1. 治急性胃肠炎　生岗稔叶 60～120 g，干者酌减。煎水服，吐泻即止。(《岭南草药志》)

2. 治头痛或久患头痛　鲜桃金娘茎叶 30 g。酌加水煎成半碗，连服 2～3 日。(《福建民间草药》)

3. 治小儿头疮　稔子叶 24 g。煎水洗患处，每日洗 1 次，连续洗数日。

4. 治炮伤　稔子叶、火筒叶、糯米各等量。共捣烂，加入蜜糖捣匀，敷伤口则愈。(3、4 方出自《岭南草药志》)

5. 治外伤出血　稔子树苗、苦楝树苗各适量。共捣烂敷伤处。(《广西民间常用中草药手册》)

6. 解钩吻毒　取鲜桃金娘叶绞汁，调冰糖少许，炖服。(《泉州本草》)

0377 山稔根 shān rěn gēn《生草药性备要》

【异名】 稔子树根(《岭南草药志》),岗稔根(《全国中草药新医疗法展览会资料选编》),当梨根(广州空军《常用中草药手册》),刀莲头、多年片、哆呢根(《台湾植物药材志》),多年头、哆啤子根、哆哞头(《台湾药用植物志》)。

【基原】 为桃金娘科桃金娘属植物桃金娘的根。

【原植物】 参见"桃金娘"条。

【采收加工】 10～12月采收,切段,鲜用或晒干。

【成分】 根含长梗马兜铃素(pedunculagin, Rt-2),木麻黄因碱(casuariin, Rt-3),木麻黄塔拉素(casutalagin, Rt-9)和山稔甲素(tomentosin)。

【药性】 辛、甘,平。

1.《岭南草药志》:"气微香,味甘、涩,性平。"

2.《福建药物志》:"微酸、辛,温。"

【功用主治】 理气止痛,利湿止泻,祛瘀止血。主治脘腹疼痛,消化不良,呕吐泻痢,黄疸,癥瘕痞块,崩漏,劳伤出血,跌打伤痛,风湿痹痛,白浊,浮肿,疝气,痈肿瘰疬,痔疮,汤火伤。

1.《生草药性备要》:"治心痛。"

2.《岭南草药志》:"解久热不退。治黄疸,汤火伤,痔疮。"

3.《广西民间常用中草药手册》:"活血通经。治月经过多。"

4. 广州部队《常用中草药手册》:"治气虚浮肿。"

5.《全国中草药汇编》:"祛风活络,收敛止泻。主治急、慢性胃肠炎,胃痛,消化不良,肝炎,痢疾,风湿性关节炎,腰肌劳损,功能性子宫出血,脱肛;外用治烧烫伤。"

6.《浙江药用植物志》:"治中心视网膜炎。"

7.《福建药物志》:"益肾。治头风,肾虚腰痛,肾炎,脱肛,瘰疬,痈疽。"

【用法用量】 内服:煎汤,15～60 g;或酒水各半煎,或炖肉。外用:烧存性研末调涂。

【选方】 1. 治胃气痛　鲜桃金娘根 60 g,羊肉 150 g。黄酒炒,冲入适量清水煎服。(《闽东本草》)

2. 治小儿消化不良　桃金娘根、南天竹根各 3～6 g。水煎服,每日 1 剂。(《全国中草药汇编》)

3. 治痢疾,血痢　刀莲头、红竹各 60 g。水煎服。(《台湾植物药材志》)

4. 治黄疸　稔子树根 30～60 g,活鸡 1 只去毛、屎,切碎。与稔子根同置锅中炒后,加水适量煎服。(《岭南草药志》)

5. 治疟母　鲜桃金娘根 60 g,红糖 60 g,或加乌药 15 g。水煎,早晚分服。连服 3～5 日。(《福建中草药》)

6. 治劳伤出血,糖尿病　桃金娘根 30～60 g。同猪瘦肉炖服。(《闽东本草》)

7. 治关节风湿痛,久伤痛　干桃金娘根 60 g。水煎,酒冲服。(《福建中草药》)

8. 治疝气　鲜桃金娘根 30 g,雄鸡 1 只(约 0.5 kg),老酒 250 g,酌加开水,炖 2 小时,分 2～3 次服。(《福建民间草药》)

9. 治痔疮　稔子树根 60 g,槐花米 18 g。与猪大肠同煮,煮熟后去药渣,服其汤和猪大肠,连服数次。(《岭南药物志》)

10. 治汤火伤　山稔根烧灰研细末,用牛油调涂患处。(《岭南草药志》)

【临床报道】 1. 治妇女血崩症(包括功能性子宫出血、子宫肌瘤及盆腔炎引起的月经过多)　取岗稔根和地稔根各 60 g,五月艾叶 15～30 g。炒至焦黄,加入清水 3 碗,白醋半碗(胃及十二指肠溃疡者不放白醋),煎取 2 碗,分 1～2 次温服。治疗 118 例,起到止血效果者 95 例,占 80%。但未能有效地调整月经周期。

2. 治慢性苯中毒　取岗稔根、女贞子、旱莲草各等量,研粉,炼蜜为丸(每丸重 6～9 g),每日服 3 次,每次 1～2 丸,10 日为 1 个疗程,服至血象正常停药。共治 9 例,痊愈、显著好转及好转各 3 例。有的服药 21 日后症状消失。治程中未见副作用。

0378 山慈菇 shān cí gū《本草拾遗》

【异名】 金灯花(《本草拾遗》),鹿蹄草(《经验方》),山茨菇(《百一选方》),慈姑(《乾坤秘韫》),山慈姑(《纲目》),毛慈姑(《药材资料汇编》),泥冰子(《中药材手册》),算盘七、人头七、太白及、水球子、泥宾子(《全国中草药汇编》),采配兰(《浙江药用植物志》)。

【基原】 为兰科杜鹃兰属植物杜鹃兰、独蒜兰属植物独蒜兰及云南独蒜兰的假鳞茎。

【原植物】 1. 杜鹃兰 *Cremastra appendiculata* (D. Don) Makino [*Cymbidium appendiculata* D. Don]

陆生植物。假鳞茎聚生,近球形,粗 1～3 cm。顶生 1 叶,很少具 2 叶;叶片椭圆形,长达 45 cm,宽 4～8 cm,先端急尖,基部收窄为柄。花葶侧生于假鳞茎顶端,直立,疏生 2 枚筒状鞘;总状花序疏生多数花;花偏向一侧,紫红色;花苞片狭披针形,等长于或短于花梗(连子房);花被片呈筒状,先端略开展;萼片倒披针形,先端急尖;唇瓣近匙形,基部浅囊状,两侧边缘略向上反折,前端扩大并为 3 裂,基部具 1 个附属物;合蕊柱纤细。花期 6～8 月。

杜 鹃 兰

生于山坡及林下阴湿处。分布于长江流域以南地区及山西、陕西、甘肃等地。

2. 独蒜兰 *Pleione bulbocodioides* (Franch.) Rolfe [*Coelogyne bulbocodioides* Franch.]

陆生植物,高 15～25 cm。假鳞茎狭卵形或长颈瓶状,长 1～2 cm,顶生 1 枚叶,叶落后有 1 杯状齿环。叶和花同时出现,椭圆状披针形,长 10～25 cm,宽 2～5 cm,先端稍钝或渐尖,基部收狭成柄,抱花葶。花葶顶生 1 朵花。花苞片长圆形,等于或长于子房;花淡紫色或粉红色;萼片直立,狭披针形,先端急尖;唇瓣基部楔形,不明显 3 裂,边缘具不整齐的锯齿,内面有3～5 条波状或近直立的褶片。花期 4～5 月,果期 7 月。

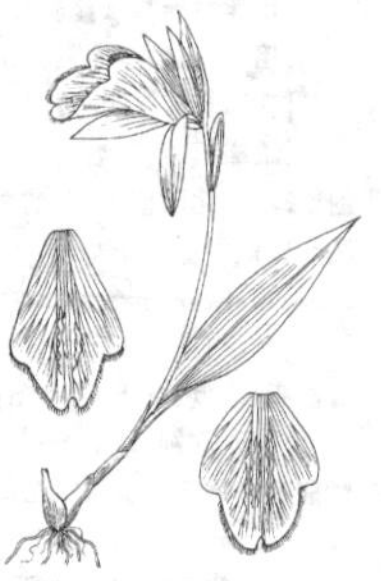

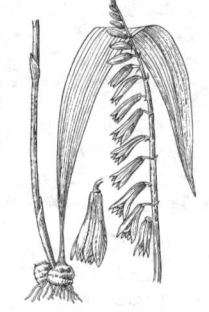

独 蒜 兰

生于海拔 630～3 000 m 的林下或沟谷旁有泥土的石壁上。分布于华东、中南、西南及陕西、甘肃等地。

3. 云南独蒜兰 *P. yunnanensis* (Rolfe) Rolfe

本种与独蒜兰相似。假鳞茎瓶状,顶有杯状齿环,长 2～3.5 cm,直径 0.8～1 cm。叶片披针形,长20～30 cm,宽2.5～3.5 cm,通常开花时无幼叶;苞片狭倒卵形,短于子房;花淡紫色,萼片等大,短圆状倒卵形,花瓣与萼片相似,唇瓣扩大,3 裂,边缘具锯齿状撕裂,内面具 2～5 条近全缘的褶片,子房连柄长3～4 cm。

分布于四川西部、云南、贵州。

三种植物的叶(山慈菇叶)、花(山慈菇花)亦供药用,另设专条。

【采收加工】 7～10月采挖,蒸后,晾至半干,再晒干。

【药材】 山慈菇 *Cremastrae seu Pleiones Pseudobulbus* 杜鹃兰主产于四川、贵州；独蒜兰和云南独蒜兰主产于云南。前者习称“毛慈菇”，后两者习称“冰球子”。

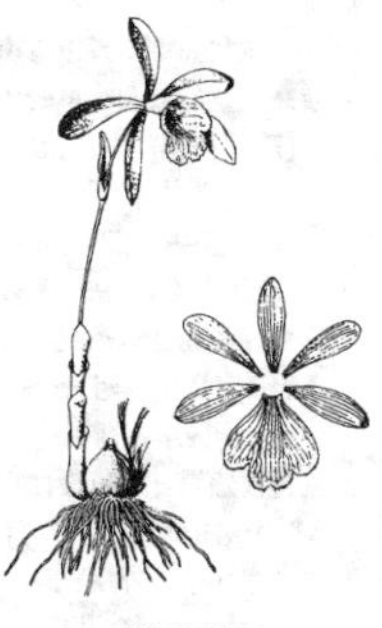

云南独蒜兰

性状 毛慈菇 假鳞茎呈不规则扁球形或圆锥形，顶端渐突起，基部有须根痕。长 1.8～3 cm，膨大部直径1～2 cm。表面黄棕色或棕褐色，凹凸不平，有纵皱纹或纵沟，中部有 2～3 条微突起的环节，节上有的具鳞叶干枯腐烂后留下的丝状纤维。质坚硬，难折断，断面灰白色或黄白色，略呈角质。气微，味淡，带黏性。

冰球子 假鳞茎呈圆锥形或不规则瓶颈状团块，高1.5～2.5 cm，直径 1～2 cm。顶端渐尖，尖端断头处呈盘状，基部膨大且圆平，中央凹入，有 1～2 条环节，多偏向一侧。撞去外皮者表面黄白色，带表皮者浅棕色，光滑，有不规则皱纹。断面浅黄色，角质半透明。

鉴别 假鳞茎横切面：毛慈菇 表皮细胞 1 列，扁平，其内有 2～3 列厚壁细胞，淡黄色，基本薄壁组织细胞较大，类圆形，含黏液质及淀粉粒。近表皮处薄壁细胞中多含草酸钙针晶束，长 70～150 μm，维管束散在，外韧型。

冰球子 表皮细胞切向延长，淀粉粒存在于较小的薄壁细胞中，维管束鞘纤维半月形，偶有两个半月形。

【成分】 1. 杜鹃兰 全草含杜鹃兰素(cremastosine)Ⅰ、Ⅱ。

2. 独蒜兰 假鳞茎含多酚类成分：独蒜兰属醇(pleionol)；联苄类(bibenzyls)成分：独蒜兰素(bulbocodin)C、D，独蒜兰醇(bulbocol)，3，3′-二羟基-4-(*p*-羟基苯基)-5-甲氧基联苄〔3，3′-dihydroxy-4-(*p*-hydroxybenzyl)-5-methoxybibenzyl〕等；黄酮烷-3-醇类(flavan-3-ols)：4′-羟基-3′，5′，7-三甲氧基-5-(3′-羟基苯乙基)黄烷酮-3-醇〔4′-hydroxy-3′，5′，7-trimethoxy-5-(3′-hydroxyphenethyl) flavan-3-ol〕和 4′-羟基-3′，7-二甲氧基-5-(3′-羟基苯乙基)黄烷酮-3-醇〔4′-hydroxy-3′，7-dimethoxy-5-(3′-hydroxyphenethyl) flavan-3-ol〕；芪类 shanciols A、B、C、D，bletilol A、B、C；二氢菲并吡喃类：lusianthridin，coelonin，shanciguol。此外，还含：联苄二氢菲〔7-*O*-[4′-(3′，3″-二羟基-5′-甲氧基联苄)]-4-羟基-2-甲氧基-9，10-二氢菲〕{bibenzyl dihydrophenanthrene〔7-*O*-[4′-(3′，3″-dihydroxy-5′-methoxybibenzyl)]-4-hydroxy-2-methoxy-9，10-dihydrophenanthrene〕}等二氢菲类化合物。

【药理】 降压作用 杜鹃兰素Ⅱ犬静注 15 μg/kg 可降低血压 5.19 kPa(39 mmHg)，降压作用持续 30 分钟以上。

【炮制】 取原药材，除去杂质，分档，洗净，润透，切薄片。干燥，筛去灰屑。或用时捣碎。

饮片性状 为类圆形或不规则的薄片，外表皮灰黄色或黄棕色，具细皱纹，可见叶基、须根痕及环节。切面黄白色或淡棕黄色，角质样半透明，有众多筋脉纹及筋脉小点。质坚。气微，味淡，嚼之带黏性。

贮干燥容器内，置通风干燥处，防蛀。

【药性】 甘、微辛，寒，小毒。归肝、胃、肺经。

1.《本草拾遗》：“有小毒。”

2.《纲目》：“甘、微辛。”

3.《得配本草》：“入足阳明经。”

4.《本草求真》：“专入肺。味苦、微辛，寒。”

5.《本草再新》：“入肝、肺二经。”

【功用主治】 清热解毒，消肿散结。主治痈疽恶疮，瘰疬结核，咽痛喉痹，肺热咳嗽，蛇、虫咬伤。

1.《本草蒙筌》：“消痈疽、无名疔肿，散瘾疹、有毒恶疮，蛇虺啮伤，并服神功。”

2.《纲目》：“主疔肿，攻毒破皮。解诸毒蛊毒，蛇、虫、狂犬伤。”

3.《本草再新》：“治烦热痰火，疮疔痧疸，瘰疬结核。杀诸虫毒。”

4.《本草用法研究》：“行瘀散结。”

5.《湖南药物志》：“(用于)皮肤皲裂，跌打肿痛，淋巴结结核。”“利尿，止血。”

6.《湖北中草药志》：“用于食道癌，痔疮。”

【用法用量】 内服：煎汤，3～6 g；或磨汁；或入丸、散。外用：磨汁涂；或研末调敷。

【宜忌】《本草求真》：“性寒凉，不可过服。”

【选方】 1. 治痈疽疔肿、恶疮及黄疸 慈姑(连根)、苍耳草等分。捣烂，以好酒一钟，滤汁温服。或干之为末，每酒服三钱。(《乾坤秘韫》)

2. 治淋巴结结核，毒蛇咬伤 (独蒜兰)假鳞茎 9～15 g。水煎服。外用以适量捣烂敷。(《湖南药物志》)

3. 治背痈 (独蒜兰)鲜假球茎、细叶石仙桃鲜假球茎各 3～4 个，嚼服，每日 1 次；另取上药适量，捣烂外敷患处，外贴菜叶或其他鲜叶，再用纱布包扎，每日换药 1 次。

4. 治指头炎、疖肿 (独蒜兰)假球茎 9～15 g。水煎，连渣服；另取假球茎适量，加烧酒或醋捣烂，外敷局部。(3、4 方出自《浙江药用植物志》)

5. 治毒蛇咬伤 鲜山慈菇适量捣烂，从伤口周围结肿的远端开始涂敷，逐渐近于伤处。(《山西中草药》)

6. 治皮肤皲裂 鲜杜鹃兰假鳞茎捣烂敷，或切开成两半擦患处。(《湖南药物志》)

7. 治瘿瘤 山茨菇、海石、昆布、贝母各等分。为末。每服五钱，白滚水调服，旬日可消。(《外科大成》消瘤神应散)

8. 治食管癌 山慈菇、公丁香各 9 g，柿蒂 5 个。水煎服。(《湖北中草药志》)

9. 治肺痨咳嗽 (杜鹃兰)鲜假球茎 21～24 g。切成薄片，水煎加白糖服。(《浙江药用植物志》)

【各家论述】 1.《本草新编》：“山慈姑，玉枢丹中为君，可治怪病。大约怪病多起于痰，山慈姑正消痰之药，治痰而怪病自除也。或疑山慈姑非消痰之药，乃解毒之药也。不知毒之未成者为痰，而痰之已结者为毒，是痰与毒，正未可二视也。”

2.《本草正义》：“山慈姑，味甘微辛，能散坚消结，化痰解毒，其力颇峻，故诸家以为有小毒，并不以为内服之药。至王璆《百一选方》，乃有太乙紫金丹，亦名玉枢丹，即今通行之紫金锭也，能解百毒，通治恶疮，坚肿痈疡，杨梅毒疠，瘟疫时气，瘴疠蛊毒，中恶，胸腹攻痛，窒塞不通诸证，及毒蛇、虫、犬等伤。外证可敷，内证可服，其效最捷。则以合大戟、千金子霜、麝香，皆通利迅疾之品，所以行驶极速，取效眉睫。而病重者连服之，则必利下，是以攻逐恶物为专职，药力之猛烈可知。此皆用以荡涤肠胃，驱除积垢，以减邪毒赁陵之势，亦非能通行百脉，消除皮里膜外之坚积也。且气味俱淡，以质为用，所以古来未入煎剂。乃近人不知古意，辄欲自诩新奇，别开生面，遂有用入煎方，以为消积攻坚之法，如瘰疬痞积之类皆喜用之，而不能取效者，则以此物体质坚重，独颗无枝，止能直下，而不能旁行，其力虽峻，而无宣络通经之性，何能行于肢体脉络？且瘰疬结核，病在上部，而此物又专于下趋，更无气味熏蒸及上，又属背道而驰，何能中病……所以肠胃之病，如食积气滞，胸脘不舒，服玉枢丹少许，则顷刻即效。此中微义，亦可深长思矣。”

0379 山蜡梅 shān là méi （《安徽中草药》）

【异名】 香风茶(《安徽中草药》)，毛山茶、岩马桑(《新华本草纲要》)。

【基原】 为蜡梅科蜡梅属植物山蜡梅的叶。

【原植物】 山蜡梅 *Chimonanthus nitens* Oliv. 又名：亮叶蜡梅(《经济植物手册》)，野蜡梅(《云南中药资源名录》)。

常绿灌木，高达 3 m。幼枝方形，老枝近圆柱形。单叶对生，近革质；叶片椭圆形或卵状披针形，长 2～13 cm，宽 1.5～5.5 cm，先端渐尖，基部楔形，上面亮绿色，下面灰白色，无毛，叶脉在下面凸起。小花单生或成对生于叶腋，芳香；花被片多数，白色或黄白色；雄蕊 5～7，花药比花丝长，退化雄蕊生于雄蕊基部内侧对生；离生心皮多数，子房卵形，花柱纤细。假果椭圆形，褐色，被糙硬毛，内含瘦果数个。种子 1 颗。花期 10 月至次年 1 月，果期 4～7 月。

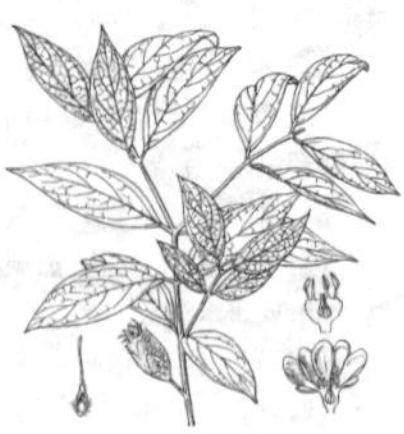

山蜡梅

生于山地疏林下或林缘阳处。分布于江苏、浙江、安徽、福建、江西、湖北、湖南、广西、贵州、云南、陕西等地。

【采收加工】 7～10 月采收，鲜用或晒干。

【药材】 山蜡梅 *Chimonanthi Nitentis Folium* 主产于安徽、浙江、江苏、江西、福建、湖北、湖南等地。

性状 叶椭圆形或狭椭圆形，先端渐尖，基部楔形，上表面灰绿色或棕绿色，下表面色较浅，两面均较糙，具密布的透明腺点，主脉浅褐色，于下表面明显突出；叶柄长 0.5～1 cm。薄革质，气清香，味微苦而辛凉。

鉴别 (1) 叶横切面：上表皮细胞略扁平，外壁增厚，有时可见孔沟，并被角质层；下表皮细胞较小，外壁增厚，有气孔；上、下表皮均有单细胞非腺毛，壁厚。栅栏组织为 2～3 列短柱状细胞；海绵组织中散有多数油细胞。主脉维管束外韧型，木质部发达，导管常 3～13 个排列成行，韧皮部较窄，新月形，中柱鞘纤维发达，几连成环。

(2) 取本品粉末 0.5 g，加乙醇 5 ml，置水浴中加热 2 分钟，取上清液点于滤纸上，挥干，置紫外光灯下观察，显黄绿色或蓝色荧光，喷洒 1%三氯化铝的乙醇液后，荧光加强(检查黄酮类)。取本品粉末 2 g，加稀盐酸 20 ml，煮沸 5 分钟后滤过。滤液置分液漏斗中，加氨试液调节 pH8～9 后，用氯仿振摇提取，取氯仿液挥干，残渣加稀盐酸 1 ml 使溶解，加碘化铋钾试液，即发生橘红色沉淀(检查生物碱)。

【成分】 山蜡梅含黄酮：槲皮素(quercetin)，山柰酚(kaempferol)；生物碱：蜡梅碱(calycanthine)，香风茶碱 A、B、C；叶精油成分有：α-蒎烯(α-pinene)，β-蒎烯(β-pinene)，莰烯(camphene) 1，8-桉叶素(1，8-cineole)，樟脑(camphor)，龙脑(borneol)，异龙脑(isoborneol)；另含鲨肌醇(scyllitol)。

【药理】 1. 镇咳作用 挥发油给猫及豚鼠腹腔注射，均有一定镇咳作用，10 分钟显效，20 分钟效果最好，但平喘作用不稳定，维持时间也短。鸽子气管纤毛运动实验证明，挥发油祛痰作用不明显。

2. 降压作用 香风茶总碱 7 mg/kg，静脉注射，使猫与犬血压下降 40%以上，维持 30 分钟以上，而蜡梅碱 10 mg/kg，静脉注射降压作用短暂。香风茶 C 碱 7 mg/kg，香风茶 A、B 碱 10 mg/kg 给猫静脉注射，C 碱使血压下降 40%，维持 30 分钟以上，而 A 碱使血压下降 20%，5 分钟内恢复。

3. 减肥作用 高脂饲料饲养小鼠建立营养性肥胖模型，同时灌胃给予山蜡梅提取液，5 星期后测体重、肥胖指数、血清总胆固醇和三酰甘油。结果山蜡梅的挥发油提取液、石油醚及正丁醇提取液高剂量能减缓小鼠的体重增长，抑制食欲，减少体脂。

【药性】 辛、微苦，温。

1.《安徽中草药》："性温，味辛。"

2.《全国中草药汇编》："微苦、辛，凉。"

【功用主治】 祛风解表，芳香化湿。主治流感，中暑，慢性支气管炎，湿困胸闷，蚊蚁叮咬。

1.《安徽中草药》："疏散风寒，芳香化湿，辟秽醒脾。"

2.《全国中草药汇编》："解表祛风，清热解毒。预防感冒，主治流行性感冒，中暑，慢性支气管炎，胸闷。外用治蚊蚁叮咬等。"

【用法用量】 内服：煎汤，6～18 g，含有挥发油，不宜久煎；或开水冲泡代茶。外用：鲜品揉擦。

【宜忌】 《福建药物志》："用量过大，偶有恶心、上腹不适等不良反应，但停药后即可消失。"

【选方】 1. 治风寒感冒 香风茶 6 g，生姜 3～5 片。煎水，服时加红糖适量。

2. 治胸闷、倦怠、懒食 香风茶、桔梗各 4.5 g，陈皮 6 g，苍术 9 g。煎服。(1、2 方出自《安徽中草药》)

【临床报道】 治疗感冒 香风茶片剂(每片相当于生药 2.5 g)口服，每次 2 片，每日 3 次，疗程 3 日。观察 338 例感冒，有效者 314 例，无效 24 例，有效率为 92.9%。与桑菊感冒片对照，两药疗效相近。又有用山蜡梅茶(每块相当于生药 6.25 g)口服，每次 1 块，每日 3 次，观察 2 237 例流感，有效率达 85%以上。

0380 山槟榔 shān bīng láng （《云南中草药》）

【异名】 山萝卜、化积药(《云南中草药》)。

【基原】 为唇形科鸡脚参属植物鸡脚参的根。

【原植物】 鸡脚参 *Orthosiphon wulfenioides* (Diels) Hand.-Mazz. [*Coleus wulfenioides* Diels]

多年生草本，高 10～30 cm。根粗壮，木质。茎直立，基部分枝，钝四棱形，被长柔毛及腺短柔毛。叶基生或 1～2 对茎生；无柄或近于无柄；叶片卵形或倒卵形，长 4.5～13 cm，宽 2.2～6.5 cm，先端钝或圆，基部楔形，边缘具圆齿状锯齿，近基部几全缘，两面被疏柔毛，上面具腺点。轮伞花序 6 朵花，排列成间断的总状花序；苞片小，卵圆形，具缘毛；花萼紫红色，宽筒状，外面被疏长柔毛，上唇宽大，扁圆形，下唇具 4 齿，齿端具芒尖，果时花萼增大，上唇外反；花冠浅红至紫色，上唇 4 裂，下唇全缘；雄蕊 4，花丝分离，花药汇合成 1 室；子房 4 裂，柱头头状，微凹；花盘前方呈指状膨大。小坚果球形，浅褐色，具小疣突。花期 3～10 月，果期 5～11 月。

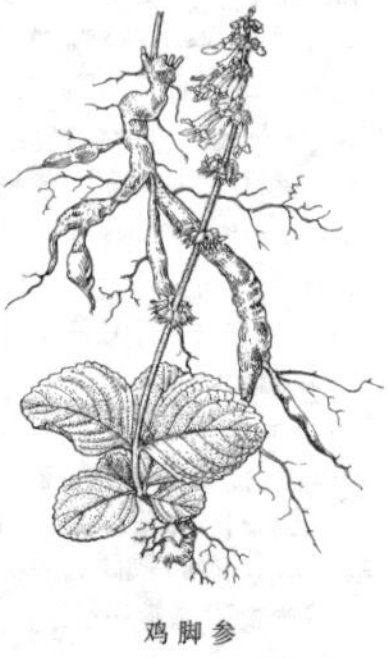

鸡脚参

生于海拔 1 200～2 900 m 的疏林下或草坡地。分布于四川西部、西南部，贵州西南部，云南东南部、中部及西北部。

【采收加工】 9～10 月采挖，洗净，鲜用或晒干。

【成分】 含木脂素：鸡脚参木脂素(orthosilignin)。

【药理】 抗炎作用 其活性部位 0.4 mg/kg 口服对大鼠蛋清性足肿胀、0.1 mg/kg 口服小鼠耳郭肿胀有明显的抑制作用，有抑制毛细血管通透性作用的趋势。可延长二氧化硫引起的小鼠咳嗽的潜伏期。

毒性 醇活性部位经灌胃给药测定急性毒性，结果显示小鼠的最大耐受量为每日 5.6 g/kg，约为成人临床日用量的 140 倍。

【药性】《云南中草药》："辛，甘，平。"

【功用主治】 祛风利湿，活血通络，杀虫消积。主治风湿痹痛，淋证，水肿，跌打损伤，骨折，食积腹胀，虫积腹痛。

1.《云南中草药》："祛风除湿，镇痛化积，接骨生肌。治脉管炎，食积，蛔虫病，骨折，风湿痛。"

2.《全国中草药汇编》："治肾炎，膀胱炎，尿路结石；外治跌打损伤。"

【用法用量】 内服：煎汤，9～30 g。外用：鲜品捣敷；或研末敷。

0381 山樱桃 shān yīng táo （《纲目拾遗》）

【异名】 牛桃、婴桃、英豆（《别录》），梅桃（《八闽通志》），山婴桃（《纲目》）。

【基原】 为蔷薇科樱属植物山樱桃的果实。

【原植物】 山樱桃 *Cerasus tomentosa* （Thunb.） Wall. ［*Prunus tomentosa* Thunb.］

落叶灌木，高 0.3～1 m，稀呈小乔木状。小枝紫褐色或灰褐色。单叶互生，或于短枝上簇生；叶柄长 2～8 mm，被绒毛；托叶线形，被长柔毛；叶片卵状椭圆形或倒卵状椭圆形，长 2～7 cm，宽 1～3.5 cm，先端急尖或渐尖，基部楔形，有急尖或粗锐锯齿，上面暗绿色或深绿色，被疏柔毛，下面灰绿色，密被灰色绒毛或渐变稀疏。花两性；单生或两朵簇生，花叶同开或近先叶开放；萼片 5，三角状卵形，基部连合成管状或杯状，外被短柔毛；花瓣 5，白色或粉红色；雄蕊20～25，短于花瓣；子房被毛或仅先端或基部被毛。核果近球形，红色，直径 5～12 mm。花期 4～5 月，果期6～9 月。

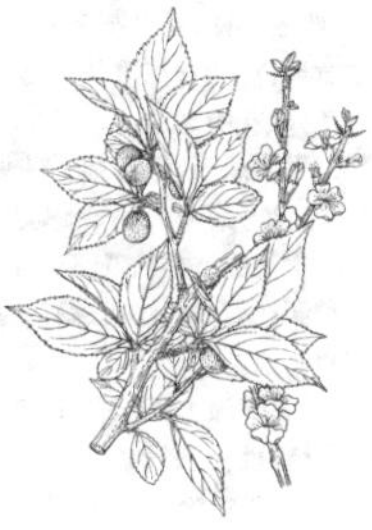

山 樱 桃

生于向阳坡上，山坡林中，林缘、灌丛中或草地。分布于华北、东北及山东、四川、云南、西藏、陕西、甘肃、青海、宁夏等地。河北、新疆、江苏等城市庭园常有栽培。

【采收加工】 6～9 月果实成熟时采摘，晒干。

【成分】 含苦杏仁苷（amygdalin）。

【药性】《别录》："辛，平，无毒。"

【功用主治】 健脾消积，固精。主治食积泻痢，便秘，脚气，遗精滑泄。

1.《别录》："止泄肠澼，除热，调中，益脾气。"

2.《食疗本草》："补中益气，主水谷痢，止泄精。"

3.《七卷食经》："补心气，调中。"（引自《医心方》）

【用法用量】 内服：煎汤，100～300 g。

0382 山薄荷 shān bò he （《吉林中草药》）

【异名】 野薄荷（《恩施中草药手册》），小兰花、香花花、臭兰香、栀子花（《内蒙古中草药》）。

【基原】 为唇形科青兰属植物香青兰的全草。

【原植物】 香青兰 *Dracocephalum moldavicum* L. 又名：摩眼子（《中国经济植物志》）。

一年生草本，高 20～60 cm。茎直立，四棱形，被倒向的短毛，常带紫色。单叶对生；短柄；叶片披针形至卵状披针形，长 1.4～4 cm，宽 0.4～1.2 cm，先端钝，基部圆形或宽楔形，两面仅在脉上被短毛及散生黄色腺点，边缘具三角形牙齿或疏锯齿，有时基部牙齿呈长刺状。轮伞花序生于茎或分枝上部，每轮有花 4～6 朵；苞叶边缘下部有细长芒状刺，小苞片两侧各具 2～5 长芒状刺毛；花萼被金黄色腺点及短毛，脉常带紫色，2 裂至近中部，上唇 3 浅裂，下唇 2 裂较深；花冠淡蓝紫色，唇形，外面被白色短毛和金黄色腺点，上唇稍向下弯，下唇 3 裂，中裂片较大，2 裂，具深紫色斑点；雄蕊 4，花药叉状分开；子房 4 裂，柱头 2 裂。小坚果长圆形，光滑。花期 7～8 月，果期 8～9 月。

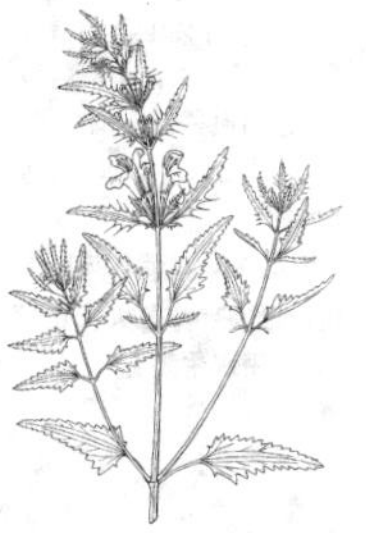

香 青 兰

生于海拔 200～2 700 m 的干燥山坡、河滩多石处、荒地或草原。分布于河北、山西、内蒙古、辽宁、吉林、黑龙江、河南、陕西、甘肃、青海、宁夏、新疆等地。

【采收加工】 7～10 月采收，鲜用或晒干。

【药材】 山薄荷 *Dracocephali Moldavicae Herba* 产于内蒙古、新疆、吉林等地。

性状 本品嫩茎方柱形，密被倒向短毛，老茎近圆柱形，较光滑，表面紫红色或黄绿色；质脆，易折断，断面中心有髓。叶对生；多皱缩破碎，完整者展平后呈披针形，边缘具三角形锯齿，有时基部的齿端具长刺毛，两面叶脉疏被细毛，下面有凹陷棕色腺点。轮伞花序顶生，苞片长圆形，每侧有 3～4 长刺齿，下面有腺点；花萼筒状，具 15 条纵纹，先端 5 齿裂，齿间具小瘤；花冠唇形，淡蓝紫色。气香，味辛。

鉴别 （1）茎横切面：表皮细胞 1 列，被角质层，气孔少数，有腺毛和非腺毛；腺毛头部 2 细胞，柄单细胞，非腺毛1～3 细胞，平直或弯曲，壁厚，有疣状突起。厚角组织位于皮层四角处，有 2～8 列厚角细胞。中柱鞘纤维断续排列，壁微木化或非木化。韧皮部窄。形成层不明显。木质部由导管、木纤维、木薄壁细胞组成，壁均木化。髓部为薄壁细胞。

（2）取本品粗粉 5 g，加无水乙醇 20 ml，置水浴上浸渍 30 分钟，滤过。取滤液 2 ml，加 5%氢氧化钠溶液使成碱性，加氨制硝酸银试液 2.5 ml，置水浴上加热 1～2 分钟，即有明显的银镜生成（检查醛类）。

【成分】 全草含挥发油约 0.52%，油的主要成分有柠檬醛（citral），香茅醇（citronellol），百里香酚（thymol），柠檬烯（limonene），牻牛儿醇（geraniol），橙花醇（nerol），牻牛儿醛（geranial），牻牛儿醇乙酸酯（geranyl acetate），橙花醇乙酸酯（neryl acetate）。黄酮苷：香青蓝黄酮苷（moldavoside），椴树素（tilianin），藿香苷（agastachoside），又含刺槐素（acacetin），γ-亚麻酸（γ-linolenic acid）及其异构体，齐墩果酸（oleanolic acid）。

【药理】 1. 抗心肌缺血作用 香青兰全草水提取物20 g（生药）/kg 腹腔注射，显著延长小鼠常压缺氧下的存活时间；显著对抗异丙肾上腺素所致小鼠心肌氧耗增加作用，提高其耐缺氧能力；明显对抗垂体后叶素所致家兔急性心肌缺血的 ST-T 变化，并使正常小鼠心率明显减慢，P-R 间期延长。

2. 抗冠心病作用 36 例冠心病患者服用香青兰生药 20 g/日，水煎服，每日 2 次，2 星期为 1 个疗程，发现患者服药后血浆中脂质过氧化物、血栓烷 B_2（TXB_2）、TXB_2/6-酮前列腺素 $F_{1\alpha}$（6-keto-$PGF_{1\alpha}$）比值明显降低；超氧化物歧化酶、6-keto-$PGF_{1\alpha}$ 明显升高。血小板中脂质过氧化物降低，超氧化物歧化酶升高。

【药性】 辛、苦，凉。

1.《内蒙古中草药》："味甘、苦，性平。"

2.《新疆中草药》："辛，凉。"

【功用主治】 清热止咳，凉肝止血。主治感冒发热，头痛，咽喉肿痛，咳嗽气喘，痢疾，黄疸，吐血，衄血，风疹，皮肤瘙痒。

1.《吉林中草药》:"解表,清热止痛。治外感头痛。"

2.《内蒙古中草药》:"清热燥湿,凉肝止血。主治头痛,黄疸,吐血,衄血,咽痛,痢疾。"

3.《新疆中草药》:"强心健脑。主治心悸,怔忡,健忘,精神分裂症。"

4.《全国中草药汇编》:"主治感冒,喉痛,气管炎,哮喘,心脏病,神经衰弱,狂犬咬伤。"

【用法用量】 内服:煎汤,9～15 g。外用:鲜品捣敷;或涂擦;或煎水洗。

【选方】 1. 治外感头痛　山薄荷 9 g,生姜 2 片,葱白 2 个。水煎 1 次顿服。(《吉林草药汇编》)

2. 治痢疾腹痛　香青兰炭 15 g,青木香 9 g,北苍术 9 g。共为细面,每服 3 g,每日 2～3 次,白开水送下。

3. 治肝炎　香青兰 15 g,牛胆粉 3 g,红花 6 g,瞿麦 6 g,木通 15 g,黄柏 9 g,石膏 9 g。共为细面,饭后白开水送服,每日 2 次。

4. 治吐血,衄血　香青兰炭、艾炭各 30 g,地榆炭、血余炭各 24 g。共为细面,每日 3 次,每服 9～27 g,白开水送下。(2～4 方出自《内蒙古中草药》)

5. 治遍身风疹　鲜山薄荷 120～150 g,鲜韭菜根 60 g,甜酒酿 90 g。共捣烂,用白布包扎,轻擦患处,数次即愈。(《吉水草药汇编》)

0383 山橙叶 shān chéng yè (《广西本草选编》)

【基原】 为夹竹桃科山橙属植物山橙的叶。

【原植物】 参见"山橙"条。

【采收加工】 5～10 月采摘,晒干。

【功用主治】 清热利尿,消肿止痛。主治肾炎水肿,小便不利,风湿热痹,跌打肿痛。

【用法用量】 内服:煎汤,10～15 g。外用:煎水洗。

0384 山橘叶 shān jú yè (《本草求原》)

【异名】 金豆叶(《广东中药》)。

【基原】 为芸香科金柑属植物山橘的叶。

【原植物】 参见"山橘"条。

【采收加工】 5～10 月采摘,鲜用或晒干。

【药材】 山橘叶 *Fortunellae Hindsii Folium*　产于广东、福建、广西、浙江、江西等地。

性状　干燥叶呈长椭圆形至矩圆形,或倒卵形,稍革质;羽状脉,主脉叶背凸出,两面秃净,下面黄绿色,上面暗绿色至棕绿色。对光视之,密布透明之腺点。气微香。

【功用主治】 宣肺止咳,散瘀消肿。主治感冒咳嗽,百日咳,跌打损伤。

1.《本草求原》:"祛风,散瘀生新,敷跌打,止燥嗽(同猪粉肠)。"

2.《广东中药》:"治感冒咳嗽,百日咳。"

【用法用量】 内服:煎汤,6～12 g。外用:捣敷。

0385 山橘根 shān jú gēn (《本草求原》)

【基原】 为芸香科金柑属植物山橘的根。

【原植物】 参见"山橘"条。

【采收加工】 9～11 月挖根,切片晒干。

【药性】 《全国中草药汇编》:"辛、苦,温。"

【功用主治】 消积和胃,行气止痛。主治食积胀满,胃脘痛,疝气肿痛。

1.《本草求原》:"去湿风及酒风。"

2.《全国中草药汇编》:"醒脾行气。主治风寒咳嗽,胃气痛,食积胀满,疝气。"

3.《福建药物志》:"主治急性肝炎、胆囊炎、胆石症、胃痛、疝气、慢性气管炎、脱肛。"

【用法用量】 内服:煎汤,15～30 g。

【选方】 1. 治胃痛　山橘根 3～6 g,南五味子根 15 g。水煎服。(《福建药物志》)

2. 治疝气　山橘根 24 g,山鸡椒根、苦参菜根各 12 g,南五味子根 9 g。水煎服。(《福建药物志》)

0386 山橿根 shān jiāng gēn (《浙江天目山药植志》)

【基原】 为樟科山胡椒属植物山橿的根或根皮。

【原植物】 山橿 *Lindera reflexa* Hemsl.

落叶灌木或小乔木,高 1～6 m。叶互生,倒卵状椭圆形或圆卵形,长 4～12 cm,宽 2～5 cm,先端渐尖,基部阔楔形或圆形,全缘,纸质,下面被柔毛,老时脱落,侧脉 5～8 条;叶柄长 5～12 mm。花单性,雌雄异株;伞形花序腋生,花梗被黄褐色柔毛;花被片 6,椭圆形,黄色;雄花有雄蕊 9,花药内向瓣裂。果实球形,深红色。花期 3～4 月。果期 9～10 月。

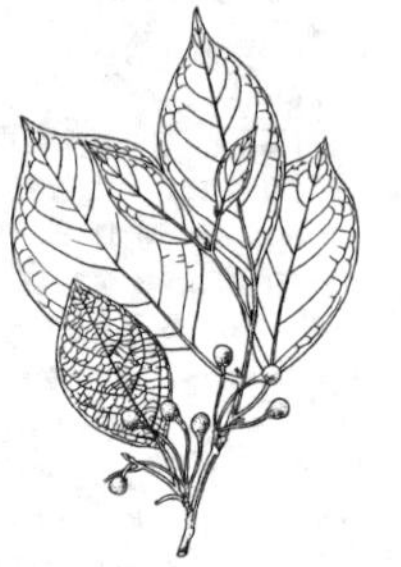

山　橿

生于山坡林缘或路旁灌丛中。分布浙江、安徽、江西、湖南、广东、广西等地。

【采收加工】 全年均可采收,洗净,晒干或鲜用。

【药性】 辛,温。

【功用主治】 止血消肿,行气止痛。治疥癣、风疹、胃痛。

【用法用量】 内服:6 g,水煎服;外用:捣敷。

【选方】 1. 治胃气痛　山橿根二钱,南五味子根皮三钱,灯心草、车前草各二钱。水煎服。

2. 治刀伤出血　山橿皮捣烂敷患处。

0387 山藿香 shān huò xiāng (《峨眉山药用植物调查报告》)

【异名】 血见愁、血芙蓉(《生草药性备要》),野石蚕、野薄荷、仁沙草、苦药菜、假紫苏(《广西中兽医药用植物》),皱面草、方枝苦草(广州部队《常用中草药手册》),肺形草(《福建中草药》),假香菜、粘毛石蚕(《云南药用植物名录》),冲天泡(《湖南药物志》),土红苏、皱面风、杰草(《福建药物志》),消炎草、四方草(《广西药用植物名录》)。

【基原】 为唇形科香科科属植物血见愁的全草。

【原植物】 血见愁 *Teucrium viscidum* Bl.

多年生直立草本。茎高 30～70 cm,上部被混生腺毛的短柔毛。叶柄长约为叶片长的 1/4;叶片卵状长圆形,长 3～10 cm,宽 1.5～4.5 cm。假穗状花序顶生及腋生,顶生者自基部多分枝,密被腺毛;苞片全缘;花萼筒状钟形,5 齿近相等;花冠白、淡红色或淡紫色,筒为花冠全长 1/3 以上,檐部单唇形,中裂片最大,正圆形,侧裂片卵状三角形;雄蕊伸出;花盘盘状,浅 4 裂;花柱先端 2 裂。小坚果扁圆形,合生面超过果长的 1/2。花期 7～9 月。

生于山地林下阴湿处。分布于江苏、浙江、福建、江西、湖南、广东、广西、四川、云南、台湾等地。

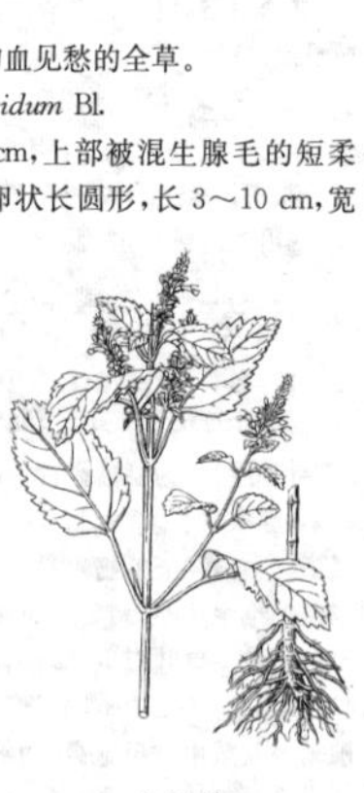

血见愁

【采收加工】 7～8月采收，鲜用或晒干。

【成分】 全草含二萜类化合物：黄花石蚕素(teuflin)，山藿香素(teucvin)，异山藿香素(teucvidin)，多刺石蚕素(teuspinin)和6-α-羟基林石蚕定(6-α-hydroxyteuscordin)。

【药性】 辛、苦，凉。

1.《生草药性备要》："味淡，性寒。"

2.《广东中药》："味淡，性凉。"

3.《福建药物志》："苦、微辛，平。"

【功用主治】 凉血止血，解毒消肿。主治咳血，吐血，衄血，肺痈，跌打损伤，痈疽肿毒，痔疮肿痛，漆疮，脚癣，狂犬咬伤，毒蛇咬伤。

1.《生草药性备要》："凉血，解热毒，去瘀生新，理压伤，敷痔疮，治蛇咬，消肠风下血，煲肉食；洗白泡烂疮，消乳痈。"

2.《广东中药》："散瘀，止血，凉血。治肺痨吐血，跌打损伤。"

3.《福建药物志》："治风湿关节痛，咳血，吐血，衄血，肺痈，肺炎，口眼㖞斜，丝虫病淋巴管炎(流火)，腹痛腹胀，产后瘀血痛，乳腺炎，冻疮，睾丸肿痛，女阴瘙痒，痈疽肿毒。"

【用法用量】 内服：煎汤，15～30 g，鲜品加倍；或捣汁；或研末。外用：捣敷；或水煎熏洗。

【选方】 1. 治肺痈，咳血，吐血，衄血　鲜山藿香30～60 g，冰糖30 g。水煎服。(福建晋江《中草药手册》)

2. 治跌打损伤　鲜山藿香全草30 g，水煎服；另用鲜(山藿香)全草捣烂调热酒推擦或敷肿处。

3. 治睾丸肿痛　山藿香叶焙干研末，每次3～6 g，热酒冲服。(2、3方出自《福建中草药》)

4. 治女阴瘙痒　山藿香、千里光各30 g，水煎服；另取山藿香适量，和盐捣烂，绞汁涂患处。(《福建药物志》)

5. 治漆疮　山藿香鲜叶洗净，和食盐少许，捣烂，加清水2倍量搅匀；先用冷水洗涤患处(忌用温汤)，再蘸药汁搽患处，干后再搽，至痒止结痂为度。忌食荤腥及刺激性食物。(《浙南本草选编》)

6. 治狂犬咬伤　鲜山藿香500 g，加少许开水捣烂绞汁，一次炖服；如已发狂，加榕树的气根同量捣烂绞汁炖服。(福建晋江《中草药手册》)

7. 关节风湿痛，流火(丝虫病引起淋巴管炎)　山藿香煎汤，先熏后洗。(《福建中草药》)

【临床报道】 治疗病毒性传染性结膜炎　山藿香15～30 g(鲜品用量加倍)，水煎服，每日1剂，每剂分2次服。如结膜奇痒而擦伤，发炎较厉害者，可以加入白背叶根30 g，水煎服。治疗34例，单用山藿香治疗29例，配合白背叶根内服5例，除1例外，均未配合外用药治疗。结果：痊愈31例，疗效不明3例。

0388 山大刀根 shān dà dāo gēn (《岭南草药志》)

【异名】 刀斧伤根(《陆川本草》)，山大颜根、九节根(《岭南草药志》)，大罗伞根(《广西中草药》)，九节木根(《广西本草选编》)。

【基原】 为茜草科九节属植物九节的根。

【原植物】 参见"山大刀"条。

【采收加工】 9～10月挖根，切片，晒干或鲜用。

【药性】 苦、涩，凉。

1.《岭南草药志》："味极苦，性凉。"

2.《广西本草选编》："味微苦涩，性凉。"

【功用主治】 祛风除湿，解毒消肿。主治风湿痛，感冒发热，咽喉肿痛，胃痛，疟疾，痔疮，跌打损伤，疮疡肿毒。

1.《岭南草药志》："清热解毒，消肿拔毒，干水杀虫。"

2. 广州部队《常用中草药手册》："清热解毒，祛风去湿，接骨生肌。治感冒发热，扁桃体炎，咽喉肿痛，白喉；风湿骨痛，腰肌劳损，胸中滞痛；跌打损伤，蛇咬伤，疮疡肿毒。"

【用法用量】 内服：煎汤，6～9 g；或浸酒。外用：捣敷；或煎水洗。

【选方】 1. 治疟疾　山大颜根60 g。斩碎，煎好酒120 g，在发作前1小时服。(《岭南草药志》)

2. 治风火牙痛　大罗伞根30 g。捣烂，冲温开水取汁含漱。(《广西中草药》)

3. 治断肠草中毒　(九节木)根皮250 g。捣烂冲洗米水服。(《广西本草选编》)

0389 山木通根 shān mù tōng gēn (《天目山药用植物志》)

【异名】 威灵仙(安徽、江西、浙江、贵州、广西)。

【基原】 为毛茛科铁线莲属植物山木通的根。

【原植物】 参见"山木通"条。

【采收加工】 8～10月采挖，鲜用或晒干。

【药材】 山木通根 *Clematidis Finetianae Radix*　产于四川、贵州、云南、湖北、江西、浙江等地。

性状　根茎呈不规则圆柱形，横长，表面灰棕色至棕褐色，外皮常脱落而呈纤维状，顶端可见木质的茎基，两侧及下方着生数条细长圆柱形根。根外表皮黑褐色、粗壮而弯曲。质坚硬，断面不甚平坦，木部较大，纤维性，导管小孔明显。气微，味微苦。

鉴别　(1) 根横切面：表皮为1列排列紧密的细胞，外壁增厚，并有棕褐色色素。外皮层细胞排列紧密，皮层宽广，其外方有数环断续排列的厚壁细胞，壁薄，胞腔较大，呈长圆形。内皮层明显。韧皮部散有韧皮纤维束，嫩根木质部多四原型，老根多六原形，导管呈"U"字形排列，在木质部的每个凹弧处，韧皮部较发达。薄壁细胞内充满淀粉粒。

(2) 参见"威灵仙"条。

【药性】《江西草药》："性温，味苦。"

【功用主治】 祛风除湿，活络止痛，解毒。主治风湿痹痛，跌打损伤，骨鲠咽喉，走马牙疳，目生星翳。

1.《天目山药用植物志》："治目生星翳。"

2.《江西草药》："活血止痛，祛风通络。"

【用法用量】 内服：煎汤，3～15 g；或研末用。外用：鲜品捣敷；或捣烂布包塞鼻。

【选方】 1. 治风湿性腰痛　威灵仙根15 g(研末)，猪腰子1对，剖开刮去白膜，药末放猪腰子内，菜叶包裹，煨熟服，忌盐。

2. 治各种骨鲠喉　威灵仙根、砂糖、白酒各30 g。水煎服。(1、2方出自《江西草药》)

3. 治目生星翳　用山木通根捣烂布包塞鼻中。(《天目山药用植物志》)

4. 治走马牙疳　威灵仙根(鲜)适量，捣烂，捏成蚕豆大，敷前额中央部，每日1次。(《江西草药》)

0390 山五味子 shān wǔ wèi zǐ (《昆明民间常用草》)

【异名】 老米酒(《昆明民间常用草药》)，冷饭子(《贵州中草药名录》)，糯米果、冷饭团(《云南中药资源名录》)。

【基原】 为忍冬科荚蒾属植物珍珠荚蒾的果实。

【原植物】 珍珠荚蒾 *Viburnum foetidum* Wall. var. *ceanothoides* (C. H. Wright) Hand. -Mazz. [*V. ceanothoides* C. H. Wright]

常绿灌木，直立或攀缘状，高达3 m。小枝多，被有粗毛，老渐无毛，具有近圆形的皮孔。叶对生；叶柄长3～6 mm；叶片倒卵形、倒卵状椭圆形，长2～5 cm，宽1.5～2.5 cm，先端急尖或圆形，基部楔形，边缘中部以上具少数不规则圆或钝的粗牙齿或缺刻，下面常散生棕色腺点，脉腋聚集簇状毛，侧脉2～3对，于下面突出。聚伞花序复排为圆锥状；萼筒筒状，萼檐具5微齿；花冠白色略带淡紫色晕，辐状；雄蕊5。核果红色，卵状椭圆形；核扁，有2条浅背沟和3条浅腹沟。花期4～6月，果期9～12月。

生于海拔 900～2 600 m 的山坡密林中或灌丛中。分布于四川、贵州及云南。

本植物的根（山五味子根）、叶（山五味子叶）亦供药用，另设专条。

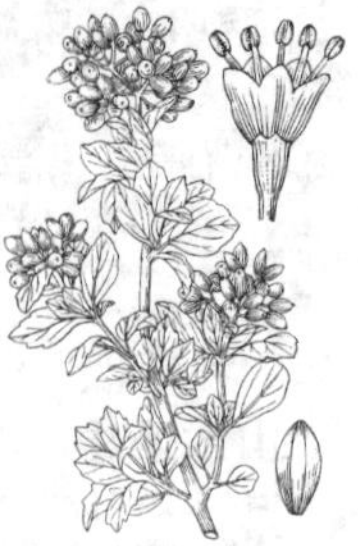

珍珠荚蒾

【采收加工】 9～10 月采收，晒干。

【药性】 《昆明民间常用草》：“酸微甘，平。”

【功用主治】 《全国中草药汇编》：“清热解毒，止咳，止血。主治咳嗽，肺炎，百日咳。”

【用法用量】 内服：煎汤，9～15 g；或研末。

【选方】 治热咳 蜂蜜溶化后，将山五味子（适量研末）放入搅匀即可吃。（《昆明民间常用草药》）

0391 山乌桕叶 shān wū jiù yè（《广西民间常用草药手册》）

【基原】 为大戟科乌桕属植物山乌桕的叶。

【原植物】 参见“山乌桕根”条。

【采收加工】 7～10 月采收，鲜用或晒干。

【成分】 叶含蒲公英赛醇（taraxerol），β-谷甾醇（β-sitosterol）和并没食子酸（ellagic acid）。

【功用主治】 活血，解毒，利湿。主治跌打损伤，毒蛇咬伤，湿疹，过敏性皮炎，缠腰火丹，乳痈，阴痒。

1.《全国中草药汇编》：“外用治跌打肿痛，毒蛇咬伤，过敏性皮炎，湿疹，带状疱疹。”

2.《福建药物志》：“散瘀消肿，祛风止痒。”

【用法用量】 外用：鲜品捣敷；或煎水洗。

【选方】 1. 治毒蛇咬伤 山乌桕叶、紫背金牛等分。共捣烂，敷患处四周。

2. 治青竹蛇咬伤 生山乌桕叶 120 g，一半生嚼服；一半捣烂，敷患处四周。

3. 治妇女乳痈 山乌桕叶适量，砂糖少许。共捣烂，敷患处。（1～3 方出自《广西民间常用草药手册》）

4. 治脚趾湿痒 山乌桕鲜叶加牡荆叶、枫杨叶等量，捣汁涂。（江西《草药手册》）

0392 山乌桕根 shān wū jiù gēn（《陆川本草》）

【异名】 山柳（《天目山药用植物志》），山柳乌桕（《贵州中草药名录》）。

【基原】 为大戟科乌桕属植物山乌桕的根及根皮。

【原植物】 山乌桕 *Sapium discolor*（Champ. ex Benth.）Muell.-Arg.［*Stillingia discolor* Champ. ex Benth.］ 又名：红乌桕、红叶乌桕（《全国中草药汇编》）。

落叶乔木或灌木，高达10 m。小枝灰褐色，有点状皮孔。叶互生；叶柄长2～7.5 cm，顶端有腺体 2；叶片纸质，椭圆状卵形，长 3～10 cm，宽 2～5 cm，全缘，下面粉绿色。穗状花序顶生，长 4～9 cm；单性，雌雄同序，无花瓣及花盘；雄花花萼杯状，先端不整齐齿状裂，雄蕊 2；雌花生在花序的近基部，萼片 3，三角形，子房卵形，3 室，花柱 3，基部合生。蒴果球形，黑色；种子近球形，外被蜡层。花期 4～6 月，果期 6～12 月。

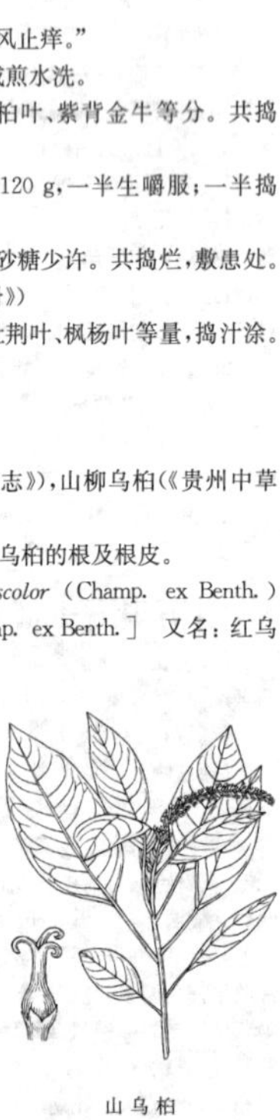

山乌桕

生于平原、丘陵、山地的疏林或灌木丛中。分布于江西、浙江、福建、湖南、广东、广西、海南、贵州、云南、台湾等地。

本植物的叶（山乌桕叶）亦供药用，另设专条。

【采收加工】 10～11 月采挖，晒干或鲜用。

【药性】 《广西本草选编》：“味苦、涩，性寒，有小毒。”

【功用主治】 利水通便，消肿散瘀，解毒。主治大、小便不通，水肿，腹水，白浊，疮痈，湿疹，跌打损伤，毒蛇咬伤。

1.《广西民间常用草药》：“治蛇伤，疮痈，皮肤湿疹，理跌打。”

2.《广西本草选编》：“散瘀消肿，杀虫止痒，通便利水。”

3.《福建药物志》：“泻下逐水，除湿消肿。治肾炎水肿，肝硬化腹水，大小便不通，白浊，痔疮。”

【用法用量】 内服：煎汤，3～9 g；或捣汁。外用：捣敷；或煎汤洗。

【宜忌】 《广西本草选编》：“孕妇和体弱者忌服。”

【选方】 1. 治肾炎水肿，肝硬化腹水，痈疮，跌打肿痛 用鲜山乌桕根皮 9～15 g，干用 3～9 g。米炒，水煎服。（《广东中草药》）

2. 治小便淋沥 红乌桕根 60 g，金砂蕨藤 18 g，车前草 30 g。水煎，白糖 60 g 冲服。（《广西民间常用中草药手册》）

3. 治白浊 山乌桕根 15 g，猪肉 60 g。水煎服。（《福建药物志》）

4. 治痔疮及皮肤湿疹 红乌桕、铺地粘、金银花各适量。水煎洗患处。（《广西民间常用中草药手册》）

5. 治毒蛇咬伤 山乌桕根 9～15 g。水煎 1～2 小时，冲白糖服。外用鲜叶捣烂，敷伤口周围。（《福建药物志》）

0393 山水芹菜 shān shuǐ qín cài（《浙江药用植物志》）

【基原】 为伞形科山芹属植物大齿山芹的根。

【原植物】 大齿山芹 *Ostericum grosseserratum*（Maxim.）Kitag.［*Angelica grosseserratum* Maxim.；*A. koreana* Maxim.］ 又名：粗齿当归（《浙江药用植物志》），碎叶山芹、朝鲜羌活（《长白山植物药志》），大齿独活、大齿当归、朝鲜当归。

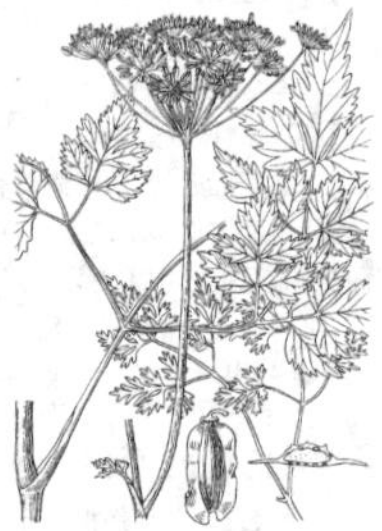

大齿山芹

多年生草本，高达 1 m。根细长圆锥形，单一或少分枝。茎有浅纵沟纹，上部开展，叉状分枝，花序梗基部有短糙毛。基生叶叶柄长 4～18 cm，边缘白色；基生叶及茎下部叶轮廓为广三角形，二至三回三出式分裂，末回裂片阔卵形至菱状卵形，长 2～5 cm，宽 1.5～3 cm，基部楔形，先端尖锐，长尖或尾尖状，中部以下常 2 深裂，边缘有粗大缺刻状锯齿，齿端圆钝，有白色小突尖；茎上部叶有短柄，3 裂，小裂片披针形至长圆形，主脉有稀疏刚毛；最上部叶简化为带小叶的线状披针形叶鞘。复伞形花序直径 2～10 cm，伞辐 6～14；总苞片 4～6，线状披针形；小总苞片 5～10，钻形；萼齿三角状卵形，锐尖，宿存；花瓣倒卵形，白色；花柱基部圆垫状，花柱短，叉开。分生果广椭圆形，基部凹入，背棱突出，侧棱为薄翅状，棱槽内有油管 1，合生面油管 2～4。花期 7～9 月，果期 8～10 月。

生于山坡、草地、溪沟旁、林缘灌丛中。分布于河北、山西、辽宁、吉林、江苏、浙江、安徽、福建、河南、陕西等地。

【采收加工】 9～10 月采挖，晒干。

【成分】 根中含脂肪酸：肉豆蔻酸（myristic acid），棕榈酸

(palmitic acid)，硬脂酸(stearic acid)，二十八酸(octacosanoic acid)，琥珀酸(succinic acid)，月桂酸(lauric acid)，棕榈油酸(palmitoleic acid)，花生酸(arachic acid)，亚油酸(linoleic acid)，辛酸(octoic acid)，油酸(oleic acid)等；甾醇类：β-谷甾醇(β-sitosterol)，谷甾醇糖苷(sitosterol-β-D-glycoside)，胡萝卜苷(sitosterol-β-D-glycoside)；香豆素类：异欧前胡内酯(isoimperatorin)，欧前胡内酯(imperatorin)，朝鲜白芷酮醇(angelikoreanol)，欧芹酚甲醚(osthol)，欧芹酚(osthenol)，异氧化前胡素(isooxypeucedanin)，水合氧化前胡素(oxypeucedanin hydrate)，氧化前胡素(oxypeucedanin)；倍半萜：林白芷醇酮(bisabolangelone)；又含精油，主要成分为辛醛(octanal)，β-蒎烯(β-pinene)，对伞花烃(p-cymene)，α-蒎烯(α-pinene)，正庚醛(heptanal)，3, 7-二甲基-1-辛烯(3, 7-dimethyl-1-octene)和2-癸醛(2-decenal)等；另含聚炔化合物。

【药理】 对心肌和平滑肌的作用　氧化前胡精有增强离体家兔十二指肠蠕动，抑制家兔子宫收缩，减缓离体蛙心收缩，降低家兔血压和抑制呼吸作用。异欧前胡内酯有增强离体家兔子宫收缩，升高家兔动脉血压，兴奋呼吸的作用，有抑制离体蛙心收缩，增强离体家兔十二指肠蠕动等作用。

【药性】 辛、微甘，温。

【功用主治】 温脾散寒，补中益气。治脾胃虚寒泄泻，虚寒咳嗽。

【用法用量】 内服：煎汤，3～9 g。

【选方】 1. 治脾胃虚寒泄泻　粗齿当归根9～15 g，金樱子根15 g，怀山药、薏米仁各9 g。煎服；或粗齿当归根、大枣各15 g。水煎服。

2. 治虚寒咳嗽　粗齿当归根、龙眼肉各15 g。水煎服。

0394 山苍子叶 shān cāng zǐ yè (《江西草药》)

【基原】 为樟科木姜子属植物山鸡椒的叶。

【原植物】 参见"澄茄子"条。

【采收加工】 7～10月采收，鲜用或晒干。

【成分】 叶含挥发油仅0.006%，主为桉叶素(cineole)，丁香烯(caryophyllene)，乙酸龙脑酯(bornyl acetate)，柠檬烯(limonene)，γ-榄香烯(γ-elemene)，乙酸牻牛儿醇酯(geranyl acetate)等。

【药性】 辛、微苦，温。

【功用主治】《全国中草药汇编》："外用治痈疖疼痛，乳腺炎，虫蛇咬伤，预防蚊子叮咬。"

【用法用量】 外用：鲜叶捣敷；或水煎温洗全身。

0395 山林果皮 shān lín guǒ pí (江西《草药手册》)

【基原】 为蔷薇科山楂属植物云南山楂的树皮。

【原植物】 参见"野山楂"条。

【采收加工】 7～10月采剥树皮，晒干。

【药性】 酸、苦，寒。

【功用主治】 治痢疾，水火烫伤。

【用法用量】 内服：煎汤，3～10 g。外用：煎水洗；或研末敷。

0396 山油柑叶 shān yóu gān yè (广州部队《常用中草药手册》)

【基原】 为芸香科山油柑属植物山油柑的叶。

【原植物】 参见"沙糖木"条。

【采收加工】 7～9月采收，鲜用或晾干。

【成分】 山油柑叶含挥发油，主要为α-蒎烯(α-pinene)，柠檬烯(limonene)；生物碱：香草宁碱(kokusagi-nine)。

【药理】 抗肿瘤作用　山油柑碱具有抗肿瘤作用，实验发现它可抑制大肠肿瘤细胞和小鼠白血病 L_{1210} 细胞的增长，其机制是抑制DNA或RNA的合成。

【药性】 广州部队《常用中草药手册》："甘，平。"

【功用主治】 1. 广州部队《常用中草药手册》："枝叶治感冒咳嗽，跌打损伤。"

2.《海南岛常用中草药手册》："驱风胜湿，散瘀。治感冒，毒蛇咬伤。"

3.《全国中草药汇编》："祛风活血，理气止痛。治胃气痛，疝气痛。"

【用法用量】 内服：煎汤，9～15 g。外用：捣敷。

0397 山胡椒叶 shān hú jiāo yè (《福建民间草药》)

【异名】 见风消(《草木便方》)，雷公树叶、黄渣叶、铁箍散、洗手叶(《陕西中草药》)，牛筋树叶(《福建药物志》)。

【基原】 为樟科山胡椒属植物山胡椒的叶。

【原植物】 参见"山胡椒"条。

【采收加工】 7～9月采收，晒干或鲜用。

【成分】 叶含挥发油，1, 8-桉叶素(1, 8-cineole)，丁香烯(caryophyllene)，乙酸龙脑酯(bornyl acetate)，莰烯(camphene)，β-蒎烯(β-pinene)，柠檬烯(limonene)等成分，β-水芹烯(β-phellandrene)，月桂烯(myrcene)，榄香烯(elemene)，γ-杜松烯(γ-cadinene)，别罗勒烯(alloocimene)，杜松烯(cadinene)，(+)-δ-杜松烯〔(+)δ-cadinene〕，α-玷㞗烯(α-copaene)，葎草烯(α-humulene)等。脂肪酸：月桂酸(lauric acid)1.053%，肉豆蔻酸(myristic acid)，棕榈酸(palmitic acid)，棕榈烯酸(palmitoleic acid)，硬脂酸(stearic acid)，油酸(oleic acid)，亚油酸(linoleic acid)；丁内酯化合物：山胡椒内酯(linderanolide)A～E和异山胡椒内酯(isolinderanolide)A～E；生物碱：网叶番荔枝碱(reticuline)，去甲肉桂碱(norcinamolaurine)，六驳碱(laurotetanine)。又含水溶性多糖。

【药性】 苦、辛，微寒。

1.《草木便方》："苦，性寒。"

2.《浙江药用植物志》："辛，平。"

【功用主治】 祛风止痛，解毒消疮，止痒止血。主治感冒，疮疡肿毒，风湿痹痛，跌打损伤，外伤出血，皮肤瘙痒，蛇虫咬伤。

1.《草木便方》："搜风败毒消肿痊，风湿麻木筋骨疼，腰膝止痛生肌全。"

2.《福建民间草药》："预防感冒、中暑，取叶晒干，冲开水代茶饮。"

3.《陕西中草药》："清热解毒，消肿止痛，收敛止血，祛风。治疮疖痈毒，跌打损伤。"

4.《全国中草药汇编》："外用治外伤出血，毒蛇咬伤，全身瘙痒。"

【用法用量】 内服：煎汤，10～15 g；或泡酒。外用：捣烂或研粉敷。

【选方】 1. 治感冒头痛发热　山胡椒嫩枝桠30 g，白马骨24 g。水煎服。(江西《草药手册》)

2. 治中暑　牛筋树鲜叶45 g，鲜青蒿、凤尾草、海金沙全草各30 g。加红糖适量，捣烂，加冷开水调稀后绞汁服。(《福建药物志》)

3. 治痈肿疮疖初起　鲜山胡椒叶、鲜木芙蓉叶各适量，捣烂敷患处，干则更换。(《安徽中草药》)

4. 治外伤出血　(山胡椒)叶研粉，麻油调敷；或鲜叶捣烂外敷。(《浙江药用植物志》)

0398 山胡椒根 shān hú jiāo gēn (《福建民间草药》)

【异名】 牛筋树根、牛筋条根、雷公高(《四川中药志》)。

【基原】 为樟科山胡椒属植物山胡椒的根。

【原植物】 参见"山胡椒"条。

【采收加工】 7～9月采收，晒干或鲜用。

【成分】 根含有机酸类：山胡椒酸(glaucic acid)，针叶春黄菊酸(aciphyllic acid)等。生物碱：根中有樟苍碱(laurotetanine)，(+)-网状番荔枝碱〔(+)-reticuline〕和(+)-去甲肉桂碱〔(+)-norocinmolaurine〕；内酯化合物：(3*S*, 2*E*)-2-(11-亚十二烯炔)-3-甲氧基-4-亚甲基丁内酯〔(3*S*, 2*E*)-2-(11-dodecenylidene)-3-methoxy-4-methylenebutanolide〕。

【药性】 辛、苦，温。

1.《四川中药志》1960年版："辛、苦，温。"

2.《浙江药用植物志》："辛，温。"

【功用主治】 祛风通络，利湿消肿，化痰止咳。主治风湿痹痛，跌打损伤，胃脘疼痛，支气管炎，水肿。外用治疮疡肿痛，水火烫伤。

1.《四川中药志》1960年版："祛风，理气，除湿。"

2.《四川常用中草药》："治风湿麻木，筋骨疼痛，跌打损伤，腰膝作痛。"

3.《浙江药用植物志》："祛风活络，利湿消肿。"

4.《福建药物志》："化痰镇咳，治支气管炎、脾肿大。"

【用法用量】 内服：煎汤，15～30 g；或浸酒。外用：水煎熏洗；或鲜品磨汁涂擦。

【选方】 1. 治风湿麻痹　山胡椒根30～60 g，猪脚(20 cm)1只，黄酒120 g。酌加水煎。饭前服，每日2次。(《福建民间草药》)

2. 治关节疼痛　山胡椒根、虎杖各15 g，木瓜9 g，白酒250 g。浸泡1星期。每次15～30 g，早晚各服1次。(《安徽中草药》)

3. 治跌打损伤　牛筋树根60 g，川牛膝30 g，见血飞60 g，川芎30 g，当归30 g。泡酒，每服10～15 g，或外擦。

4. 治胃气痛　牛筋树根研末，每服3 g，白酒少许或温开水送服。(3、4方出自《四川中药志》1960年版)

5. 治劳伤过度，浮肿，四肢酸麻，食欲不振　山胡椒根60 g。水煎，加红糖服。(《浙江药用植物志》)

6. 治脾肿　大牛筋树根30～60 g，同猪瘦肉酌量炖服。(《福建药物志》)

0399 山荔枝果 shān lì zhī guǒ (《贵州草药》)

【异名】 山荔枝(《闽东本草》)。

【基原】 为桑科柘果树属植物构棘的果实。

【原植物】 参见"穿破石"条。

【采收加工】 7～9月果实近成熟时采收，鲜用或晒干。

【药材】 山荔枝果 *Maclurae Cochinchinensis Fructus*　产于长江中下游以南各地及西南等地。

性状　果实球形，鲜品橙红色，具毛茸，有乳黄色浆汁，干品棕红色，皱缩。剖开后，果皮内层着生有多数瘦果，每一瘦果包裹在肉质的花被和苞片中。基部有极短的果柄。气微，味微甜。

【药性】 姚可成《食物本草》："味甘，无毒。"

【功用主治】 行气，消积，利水。主治疝气，食积腹胀，小便不利。

1. 姚可成《食物本草》："治七种疝气及一切疮疡疥癣。"

2.《贵州草药》："调气，利水，消食。"

【用法用量】 内服：嚼食或煎汤，15～30 g。

0400 山蚂蝗果 shān mǎ huáng guǒ (《云南中草药》)

【基原】 为豆科山蚂蝗属植物波叶山蚂蝗的果实。

【原植物】 参见"粘人花"条。

【采收加工】 9～10月采摘，晒干。

【功用主治】 止血消炎。治内伤出血。

【用法用量】 内服：煎汤，9～15 g。

0401 山核桃仁 shān hé táo rén (《浙江中药资源名录》)

【基原】 为胡桃科山核桃属植物山核桃的种仁。

【原植物】 山核桃 *Carya cathayensis* Sarg. [*Hicoria cathayensis* (Sarg.) Chun]　又名：山蟹(《中国树木分类学》)，山核(《天目山药用植物志》)，华胡桃、野核桃(《江西药用植物名录》)，小核桃(《浙江药用植物志》)。

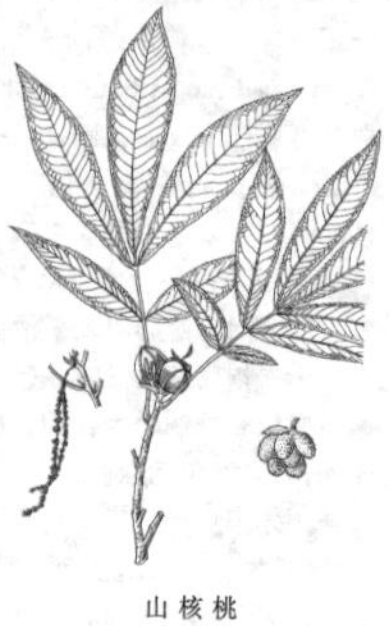

山核桃

落叶乔木，高10～20 m。树皮平滑，灰白色；髓部实心；冬芽裸露，不具芽鳞。奇数羽状复叶，互生，长16～30 cm，小叶5～7枚，叶片披针形或倒卵状披针形，稍成镰状弯曲，长10～18 cm，宽2～5 cm，先端渐尖，基部楔形，略偏斜，边缘有细锯齿，上面绿色，下面有橙黄色腺鳞。花单性，雌雄同株；雄柔荑花序3条成1束，腋生，长10～15 cm，花具短柄，无花被，有1枚苞片和2枚小苞片，雄蕊2～7；雌花序穗状，顶生，直立，花序轴密生腺体，有花1～3朵，无花被，苞片1枚，位于前方，小苞片3枚，位于两侧及后方，与苞片愈合形成一个4浅裂的壶状总苞，贴生于子房，子房下位，无花柱，柱头盘状。果实倒卵形，核果状，具4条狭翅状纵棱，成熟时4瓣开裂，内果皮坚硬骨质，淡灰黄色，先端急尖；隔膜内及壁内无空隙，子叶2深裂。花期4～5月，果期9月。

生于海拔400～1 200 m的山麓林中或腐殖质丰富的山谷中。分布于浙江、安徽南部等地。

本植物的外果皮、根皮(山核桃皮)、叶(山核桃叶)亦供药用，另设专条。

【采收加工】 秋季果实成熟时采收，干燥。在临用时再敲击果皮，剥取种仁。

【成分】 种仁含脂肪油及挥发油。核仁油中含不饱和脂肪酸：11, 14-二十碳二烯酸(eicosa-11, 14-dienoic acid)，13-二十二碳烯酸(13-behenic acid)，15-二十四碳烯酸(15-tetracosanic acid)，二十六酸(hexacosanic acid)等。

【功用主治】《天目山药用植物志》："滋润补养。治腰痛。"

【用法用量】 内服：煎汤，9～15 g；或研末，3～5 g。

【选方】 治腰痛　山核桃种仁，微炒，黄酒送服。(《天目山药用植物志》)

0402 山核桃叶 shān hé táo yè (《峨眉山药用植物研究》)

【基原】 为胡桃科山核桃属植物山核桃的叶。

【原植物】 参见"山核桃仁"条。

【采收加工】 7～10月采收，鲜用。

【功用主治】《峨眉山药用植物研究》："清热解毒，杀虫。"

【用法用量】 外用：煎汤，熏洗；或捣汁涂。

0403 山核桃皮 shān hé táo pí (《浙江药用植物志》)

【基原】 为胡桃科山核桃属植物山核桃的根皮、外果皮。

【原植物】 参见"山核桃仁"条。

【采收加工】 秋季果实成熟时采收外果皮，鲜用或晒干。根皮多随用随采。

【功用主治】 清热解毒，杀虫止痒。主治脚趾湿痒，皮肤癣证。

1.《天目山药用植物志》："治脚癣、皮肤癣证。"

2.《全国中草药汇编》："根皮及果皮，治皮肤病。"

【用法用量】 外用：煎汤浸洗；或捣汁涂搽。

【选方】 1. 治脚痔（脚趾缝湿痒） 山核桃鲜根皮，煎汤，浸洗。

2. 治皮肤癣证 山核桃鲜果皮，捣取汁，擦患处。（1、2 方出自《天目山药用植物志》）

0404 山黄杨子 shān huáng yáng zǐ（《履巉岩本草》）

【基原】 为黄杨科黄杨属植物黄杨的果实。

【原植物】 参见“黄杨木”条。

【采收加工】 5～7 月果实成熟时采收，鲜用或晒干。

【功用主治】 《履巉岩本草》：“善治暑中伏热。面上生疖，可取子捣烂贴之，其疖立差。”

0405 山黄豆藤 shān huáng dòu téng（《四川中药志》）

【异名】 螃蟹眼睛（《四川中药志》），古眼风、三叶豆（《广西药用植物名录》）。

【基原】 为豆科鹿藿属植物菱叶鹿藿的茎叶或根。

【原植物】 菱叶鹿藿 *Rhynchosia dielsii* Harms

缠绕草本。茎细长，密被黄色长硬毛或短柔毛。三出复叶，互生；顶生小叶近菱状卵形，长 4～10 cm，宽 2～5 cm，叶脉由基部 3 出，叶片两面被柔毛，并有腺点；侧生小叶偏卵形，较小。总状花序腋生，小花具梗，被短柔毛；花冠黄色；花萼钟状，5 裂；雄蕊 10，二体，花药 1 室；花柱 1，柱头头状，子房上位，胚珠 2。荚果阔椭圆形或倒卵形，中间凹陷，扁平，红紫色，被短柔毛。种子 2 颗。花果期 6～8 月。

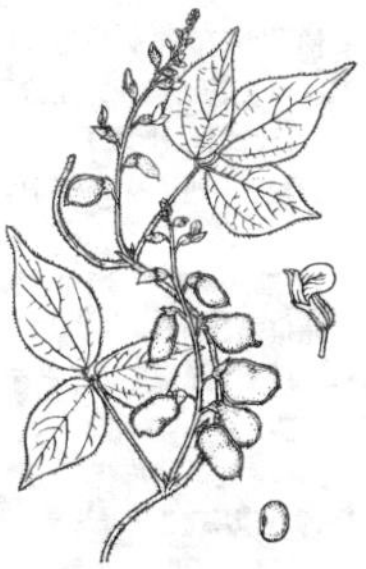

菱叶鹿藿

生于竹林中及山坡路旁。分布于湖北、广西、四川。

【采收加工】 7～9 月采收茎叶，10～11 月挖根，晒干。

【药性】 《重庆草药》：“味苦，性平。”

【功用主治】 祛风清热。主治小儿惊风，风热咳嗽，心悸。

1.《重庆草药》：“除风解热。治小儿风热咳嗽，各种惊风，黄七风（初生儿 5～7 日，全身发黄，高热惊风，口吐白泡，不食）。”

2.《四川中药志》1979 年版：“清热，除风。治小儿惊风，风热，不吮乳，吐白沫，成人心跳心累。”

【用法用量】 内服：煎汤，3～9 g。

【宜忌】 《四川中药志》：“无热者忌用。多服致哑。”

【选方】 1. 治小儿风热、不吮乳和吐白沫 山黄豆藤 3 g，银花藤 3 g，排风藤 3 g，土藿香 3 g，五匹风 3 g。水煎服。

2. 治心累心悸 山黄豆藤 10 g，竹叶心 10 g，八角枫根 10 g，夜交藤 10 g。炖猪肉服。（1、2 方出自《四川中药志》1979 年版）

0406 山野豌豆 shān yě wān dòu（《东北药用植物志》）

【异名】 宿根巢菜（《重要牧草栽培》），落豆秧、山豌豆、山豆苗、宿根草藤、豆碗碗、涝豆秧（《国产牧草植物》），山黑豆（《东北药用植物志》），透骨草、草藤（《吉林中草药》），大巢菜（《东北常用中草药手册》），野豌豆、胡不姿（《沙漠地区药用植物》），豆豆苗、芦豆苗（《中国高等植物图鉴》）。

【基原】 为豆科巢菜属（野豌豆属）植物山野豌豆的嫩茎叶。

【原植物】 山野豌豆 *Vicia amoena* Fisch.

多年生草本，高 30～100 cm。茎攀缘状，四棱形，有柔毛。偶数羽状复叶，互生，有卷须；小叶 4～6 对，叶片椭圆形或长圆形，长 1～3.5 cm，宽 6～12 mm，先端钝圆或微凹，具小尖刺，基部圆形，背面有粉霜，两面被伏贴柔毛；托叶戟形，有毛。总状花序腋生，有 10～30 朵花；花冠紫色或淡紫色；萼短筒形至钟形，萼齿 5；旗瓣倒卵形或圆形，翼瓣比龙骨瓣稍长；雄蕊 10，二体；子房无毛，具长柄，花柱顶部周围有腺毛。荚果长圆形，膨胀，棕褐色。种子 2～4 颗。花期 7～9 月，果期 8～9 月。

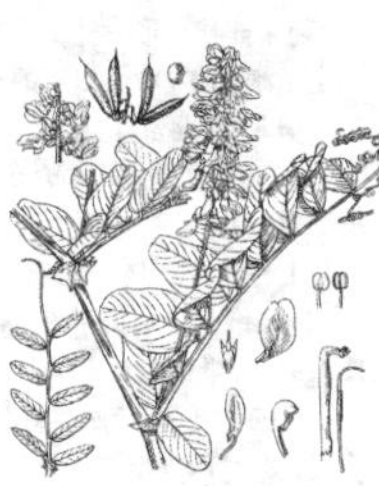

山野豌豆

生于山坡、路旁、灌丛中。分布于华北、东北、西北及山东、河南、四川、云南、西藏等地。

【采收加工】 7～9 月采收植株上部的嫩茎叶，晒干。

【成分】 含有黄酮类及其苷类：山野豌豆苷（amoenin），山柰酚-3-*O*-β-*D*-甘露糖苷（kaempferol-3-*O*-β-*D*-mannoside），槲皮素（quercetin），山柰酚（kaempferol），槲皮素-3-*O*-α-*L*-鼠李糖苷（quercetin-3-*O*-α-*L*-rhamnoside），槲皮素-3-*O*-β-*D*-葡萄糖苷（quercetin-3-*O*-*D*-glucoside），山柰酚-3，7-*O*-α-*L*-二鼠李糖苷（kaempferol-3，7-*O*-α-*L*-dirharmnoside）。

【药性】 《东北常用中草药手册》：“甘、平。”

【功用主治】 祛风除湿，活血止痛。主治风湿疼痛，筋脉拘挛，阴囊湿疹，跌打损伤，无名肿毒，鼻衄，崩漏。

1.《东北药用植物志》：“疗热毒，软坚。外用洗风湿、风气疼痛，毒疮。”

2.《东北常用中草药手册》：“散风祛湿，活血止痛。治风湿疼痛，筋骨拘挛，阴囊湿疹，筋骨麻木，扭挫伤，闪腰岔气。”

【用法用量】 内服：煎汤，6～15 g，鲜者 30～45 g。外用：煎水熏洗；或研末调敷。

【选方】 1. 治风湿痛 山野豌豆、菖蒲适量。煎水熏洗。

2. 治无名肿毒 山野豌豆适量。研细末，用蜡调敷。

3. 治阴囊湿疹 山野豌豆、花椒、艾叶各 9 g。煎水熏洗，每日 1 次。（1～3 方出自《吉林中草药》）

4. 治碰伤、摔伤、局部肿痛 野豌豆 9 g。水煎服。或鲜草捣烂外敷。

5. 治鼻衄、子宫功能性出血 野豌豆全草、茜草各 15 g。水煎服。（4、5 方出自《沙漠地区药用植物》）

0407 山银柴胡 shān yín chái hú（《中药材品种论述》）

【基原】 为石竹科丝石竹属（石头花属）植物长蕊石头花、圆锥石头花、大叶石头花、蚤缀属植物灯心草蚤缀、麦瓶草属（蝇子草属）植物旱麦瓶草、长白旱麦瓶草及毛萼麦瓶草的根。

【原植物】 1. 长蕊石头花 *Gypsophila oldhamiana* Miq.

多年生草本，全株无毛，高 60～80 cm。根粗壮而长，外皮淡棕色，有细皱纹，常呈扭曲状。茎直立，簇生，绿色或紫色，上部多分枝，节明显。单叶对生；无柄；叶片长圆状披针形至狭披针形，长 4～8 cm，宽 5～15 mm，先端尖，基部微抱茎，全缘；主脉 3 出。聚伞花序顶生或腋生；苞片卵形，先端锐尖；花萼钟状，裂片 5，萼齿边缘有睫毛；花瓣 5，粉红色或白色，狭倒卵形，基部具长爪；雄蕊 10；子房卵圆形，柱

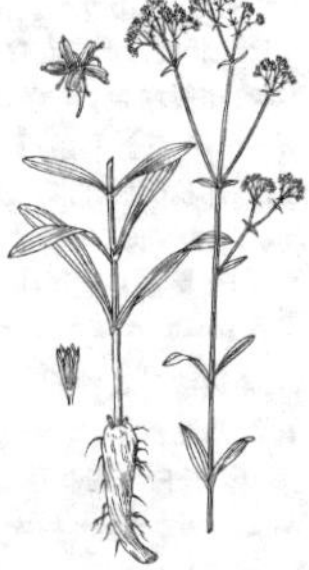

长蕊石头花

头2。蒴果卵状球形。种子圆肾形。花期7～9月，果期8～10月。

生于海拔2 000 m以下的石山坡干燥处、海滨荒山及沙坡地。分布于华北、东北及江苏、山东、河南、陕西、甘肃等地。

2. 圆锥石头花 *G. paniculata* L.　又名：小香花菜(《台湾药用植物志》)。

与上种的区别是：叶披针形或条状披针形，先端锐尖；叶脉1，少为3。圆锥状聚伞花序疏散，花小，多至千朵以上，白色有浓香；花梗柔细，为萼长的2～3倍。花期4～6月，果熟期7～8月。

生于向阳地势、排水良好和有腐殖质的石灰壤土上。分布于江苏、新疆、台湾等地。

3. 大叶石头花 *G. pacifica* Kom.

与以上种类的区别是：叶长卵形，稍肉质，先端急尖。花梗长5～10 mm，花萼长2～3 mm；花瓣淡粉紫色或粉红色。

生于石砾质干山坡及丘陵坡地上。分布于辽宁、吉林、黑龙江等地。

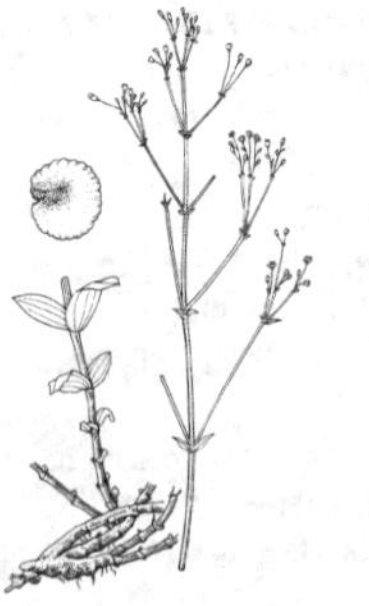

大叶石头花

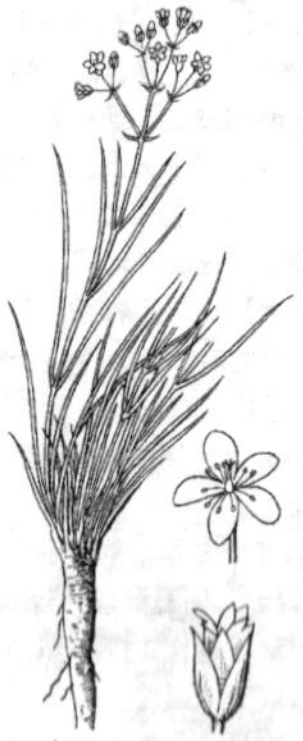

灯心草蚤缀

4. 灯心草蚤缀 *Arenaria juncea* Bieb.　又名：山羊胡子(《内蒙古中草药》)，老牛筋(东北)。

多年生草本，高约30 cm。主根粗而伸长。茎直立，多数丛生，基部有许多老叶的残留物；茎基部无毛，上部被多细胞的腺毛。叶片窄线形，长1.5～10 cm，宽0.3～1 mm。聚伞花序顶生；花白色，花梗、花萼被有腺毛；萼片5，卵形，边缘膜质；花瓣倒卵形，先端微凹；雄蕊10；花柱3。

生于山坡柞树疏林下、山坡石缝间，常成片生长。分布于河北、山西、内蒙古、辽宁、吉林、江苏、山东、新疆等地。

5. 旱麦瓶草 *Silene jenisseensis* Willd.　又名：麦瓶草、黄柴胡、铁柴胡(《长白山植物药志》)。

茎直立，不分枝。基生叶簇生，叶片线状披针形。花序总状或狭圆锥状；花黄白色；花萼筒状，萼齿卵状三角形。脉10条；花瓣2叉状中裂，爪部狭倒披针形，具鳞片状附属物。蒴果6齿裂，齿片外弯。花期7～8月，果期8～10月。

生于多石质干山坡、石砬子缝间、湖边沙岗及沙质草地。分布于华北、东北、西北及山东地区。

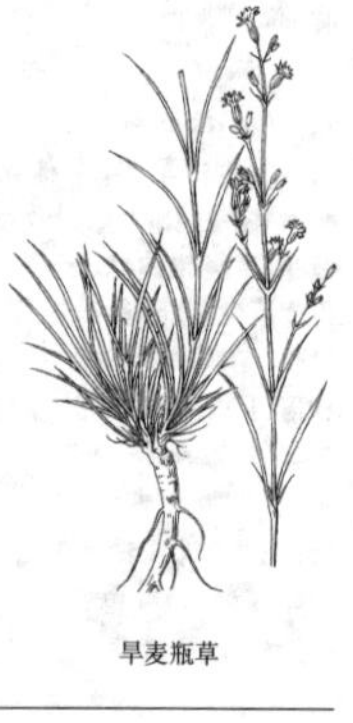

旱麦瓶草

6. 长白旱麦瓶草 *S. jenisseensis* Willd. var. *oliganthella* (Nakai ex Kitag.) Y. C. Chu

全株低矮，高14～20(30) cm。基生叶长6～7 cm，宽2～3 mm。花少数(3～7朵)，萼倒卵状椭圆形，常具紫色脉；花瓣较宽大。

生于高山带石砬子缝间及林下草地。分布于吉林、黑龙江等地。

7. 毛萼麦瓶草 *S. repens* Patr.

高15～50 cm。全株有细柔毛。根状茎长蔓状，匍匐地面上；地上茎簇生或基部略匍匐，上部直立，花期后自叶腋常生出无花的短枝。叶条状披针形，长2～7 cm，宽2～7 mm。聚伞花序顶生或近枝端腋生；花白色；萼筒棍棒形，外面密生柔毛；花瓣5；花柱5。

生于河岸及山坡草地、湿草甸、湖边的固定沙丘、草原、多石质干山坡、山坡林下。分布于内蒙古、辽宁、黑龙江等地。

【采收加工】 4～5月或9～10月采挖，切片，晒干。

【成分】 1. 大叶石头花　根含棉根皂苷(gypsoside)。

2. 灯心草蚤缀　含黄酮：牡荆素(vitexin)，异牡荆素(isovitexin)，荭草素(orientin)，模荭草素(homoorientin)苷衍生物。

3. 旱麦瓶草　根中含皂苷元：皂皮酸(quillaic acid)。

【药理】 1. 抗动脉粥样硬化作用　大叶石头花根含棉根皂苷，给家兔在形成动脉粥样硬化的同时或以后每日内服，可降低血清胆甾醇浓度，使胆甾醇/脑磷脂系数降低，并使主动脉类脂质含量降低。对于动脉硬化家兔所表现的兴奋、脱毛以及肢体皮下类脂质增厚等症状均有改善。

2. 中枢抑制作用　棉根皂苷能加强水合氯醛和大剂量巴比妥钠对小鼠的催眠作用，对士的宁引起的惊厥有拮抗作用，能延迟戊四唑、樟脑和咖啡因等引起的小鼠惊厥发作。

【药性】 甘，微寒。

1.《山西中草药》："甘，微寒。"

2.《青岛中草药手册》："入肝、胆、肾、胃经。"

【功用主治】 凉血，清虚热。主治阴虚肺劳，骨蒸潮热，盗汗，小儿疳热，久疟不止。

1.《东北常用中草药手册》："清热凉血。主治肺结核发热，久疟发热。"

2.《安徽中草药》："退虚热，消疳热。主治消瘦低热，阴虚低热，骨蒸盗汗。"

【用法用量】 内服：煎汤，3～9 g。

【宜忌】 1.《沙漠地区药用植物》："气虚泄泻者忌用。"

2.《河北中草药》："血虚发热者忌用。"

【选方】 1. 治肺结核潮热　山银柴胡、地骨皮各9 g，鳖甲15 g，青蒿12 g。煎服。(《安徽中草药》)

2. 治小儿疳积　山银柴胡6 g，白薇4.5 g，麦芽6 g。水煎服。(《青岛中草药手册》)

0408 山道年蒿 shān dào nián hāo (《中国药用植物图鉴》)

【异名】 驱蛔蒿(《青岛中草药手册》)。

【基原】 为菊科绢蒿属植物蛔蒿的花蕾。

【原植物】 蛔蒿 *Seriphidium cinum* (Berg. et Poljak.) Poljak. [*Artemisia cina* Berg.]

多年生草本。主根木质，垂直；根状茎短，具多年生木质营养枝，营养枝灰褐色。茎数枚或多枚，高20～40(～70) cm，具纵棱，下半部褐色，上半部灰绿色；中部或下部开始分枝，枝细，斜向上；茎、枝初时被灰白色蛛丝状柔毛，后光滑。叶互生；茎下部叶与营养枝叶叶柄长2～4 cm，叶片卵形或长卵形，长3～6 cm，宽1.5～4.5 cm，二(至三)回羽状分裂，每侧有裂片3～4枚，小裂片狭线状披针形，具短尖头；中部叶卵形，一(至二)回羽状全裂，基部有羽状全裂的假托叶。头状花序椭圆状卵形或长卵形，在小枝上排列成密集的穗状花序，并在茎上组成狭窄而紧密的圆锥花序；总苞片4～5层；两性花3～5朵，花冠管状，黄色，檐部红色，花药线形，先端附属物线状披针形，基部具短尖头，花柱先端稍叉开，具疣点及睫毛。瘦果，小，无冠毛。花果期8～10月。

生于土层深厚、土壤肥沃、透水良好的砂质土或砂质灰壤土。我国华北、东北、西北部分地区和新疆有引种栽培。

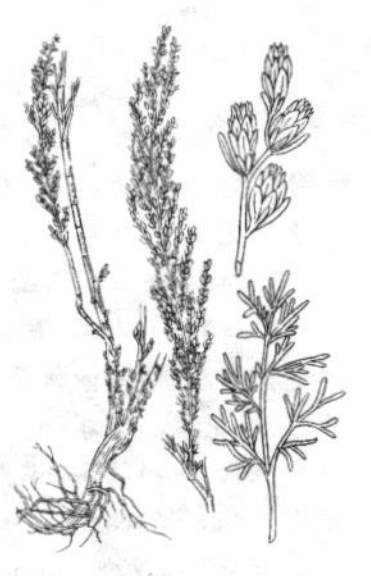
蛔 蒿

【栽培】 生物学特性　山道年蒿的抗寒力较强，可以安全越冬。对土壤要求不严，以中性或微碱性的砂质壤土为宜。

繁殖方法　主要用种子繁殖，分直播和育苗两种。直播可采用冬播和春播。冬播在北方于10月末封冻前播种；春播在刚化冻时播种。条播行距48～60 cm，覆土1 cm，育苗可于冬末或早春2～3月播种，播种前先浇透1次水，待水渗下后，可立即开沟条播，行距17～20 cm，覆细土1 cm，以后需经常保持土壤湿润，待苗高6～10 cm时即可移栽。移栽一般在清明前后进行，按行距60 cm、株距50 cm定植。

田间管理　直播的在苗高7～10 cm时，按株距33 cm留苗1～3株，并及时除草松土，苗高30 cm左右时，沟施过磷酸钙和硫酸铵，注意勿撒在苗上，以免烧苗。苗期及孕蕾期要注意浇水。雨季注意排水，以防烂根。

病虫害防治　病害主要有烂根病。须选干旱地区种植，并注意排水。虫害有红蜘蛛及蛔蒿夜蛾。可用化学药剂防治。

【采收加工】 一般在8～9月花蕾含苞欲放时采收，以外观绿色变为黄绿色，先端由尖而长变为圆而钝，手握一把已不发黏、手松则"刷"的散开时最为适宜。如花蕾成熟时间先后参差不齐，应分批采收。采得的花蕾需立即利用火坑、烤烟房、干燥室等烘干，或摊开放通风处迅速阴干，不可日晒或堆放。

【成分】 本品全草含酚类化合物：粗毛豚草素(hispidulin)，槲皮素(quercetin)，芸香苷(rutin)，咖啡酸(caffeic acid)。

花含α-山道年(α-santonin)1%～3.5%，苦艾素(artemisin)及挥发油〔油中主要为1，8-桉叶素(1，8-cineole)〕等。

【药性】 苦、辛，平。

【功用主治】 《中国药用植物图鉴》："为驱肠虫剂，对蛔虫有特效，对蛲虫药效较次，对绦虫无效。"

【用法用量】 内服：煎汤，6～9 g；或制成片剂及糖浆。

0409 山稗子根 shān bài zǐ gēn (《滇南本草》)

【基原】 为莎草科苔属植物浆果苔草的根或全草。

【原植物】 参见"山稗子"条。

【采收加工】 6～9月采收，晒干。

【药性】 苦、涩，微寒。

1.《滇南本草》："苦、涩，性微寒。"

2.《全国中草药汇编》："苦、涩，凉。"

【功用主治】 凉血止血，调经。主治月经不调，崩漏，鼻衄，消化道出血。

1.《滇南本草》："专治妇人散经败血之症。"

2.《云南中草药》："止血调经。主治崩漏，月经过多，产后出血。"

3.《广西本草选编》："和血止血，健脾渗湿。主治月经不调，狂犬咬伤，血虚浮肿，衄血，血崩，胃肠道出血。"

4.《全国中草药汇编》："主治鼻衄，便血，月经过多，产后出血。"

【用法用量】 内服：煎汤，15～30 g。

【选方】 治崩漏，月经过多，产后出血　山稗子根60 g。红糖、胡椒为引，水煎服。(《云南中草药》)

0410 山慈菇叶 shān cí gū yè (《证类本草》)

【基原】 为兰科杜鹃兰属植物杜鹃兰或独蒜兰属植物独蒜兰的叶。

【原植物】 参见"山慈菇"条。

【采收加工】 6～9月采收，鲜用。

【功用主治】 《纲目》："涂乳痈、便毒尤妙。"

【用法用量】 外用：捣敷。

【选方】 治疮肿　取(山慈菇)茎叶捣为膏，入蜜，贴疮口上。候清血出，效。(《经验方》)

0411 山慈菇花 shān cí gū huā (《纲目》)

【异名】 金灯花(《本草拾遗》)。

【基原】 为兰科杜鹃兰属植物杜鹃兰或独蒜兰属植物独蒜兰等的花。

【原植物】 参见"山慈菇"条。

【功用主治】 《纲目》："治小便血淋涩痛。"

【选方】 治血淋，脐腹及阴茎涩痛　金灯花一两，地檗花。上药阴干，捣粗罗为散。每服三钱，以水一盅盏，煎至六分，去滓，每于食前温服之。(《圣惠方》)

0412 山樱桃核 shān yīng táo hé (《纲目拾遗》)

【基原】 为蔷薇科樱属植物山樱桃的种子。

【原植物】 参见"山樱桃"条。

【功用主治】 《纲目拾遗》："发麻疹痞痘，灭斑痕冻瘃。"

【用法用量】 内服：煎汤，1～3 g。外用：磨汁涂或煎水洗。

0413 山飘儿草 shān piāo er cǎo (《峨眉药用植物》)

【异名】 苦胆草、草龙胆、青叶胆(《全国中草药汇编》)，水黄连、土黄连(《湖南药物志》)。

【基原】 为龙胆科獐牙菜属植物紫红獐牙菜的全草。

【原植物】 紫红獐牙菜 *Swertia punicea* Hemsl. [*S. ducloxii* Burk.]

一年生草本，高15～80 cm。茎四棱形，棱上有刺，多分枝，枝斜伸而开展。叶对生；叶片披针形、线状披针形或狭椭圆形，长达6 cm，宽至1.8 cm；茎上部叶较小，先端急尖或渐尖，基部收缩；叶脉1～3条，在下面明显突起。圆锥状复聚伞花序，开展，花多数；花梗细，长达3.2 cm；花5数；花萼绿色，裂片披针形或线状披针形；花冠暗紫红色，直径1～1.5 cm，先端具长尖头，基部具2个长圆形腺窝；边缘具长柔毛状流苏；雄蕊5，花丝线形；子房椭圆形，无柄，柱头2裂。蒴果卵状长圆形，先端渐狭。种子长圆形，黄褐色，表面具小疣状突起。花、果期9～11月。

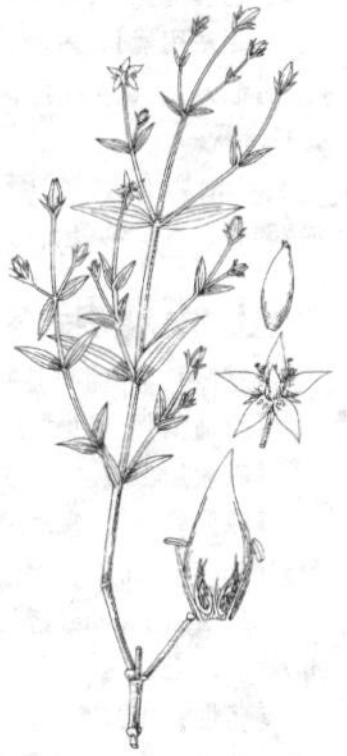
紫红獐牙菜

生于海拔400～3 800 m的山坡草地、河滩、林下、灌丛中。分布于西南及湖北、湖南等地。

【采收加工】 9～10月采收，切段，晒干。

【成分】 全草含呫吨酮类：1，7-二羟基-3，8-二甲氧基呫吨酮(gentiacaulein)，对叶当药呫吨酮(decussatin)，3-*O*-去甲基紫药双呫吨酮苷(3-*O*-demethyl swertipunicoside)，紫药双呫吨酮苷(swertipunicoside)，1，5，8-三羟基-3-甲氧基呫吨酮-8-*O*-*β*-*D*-吡

喃葡萄糖苷(swertianolin),雏菊叶龙胆酮(bellidifolin)及1, 3, 5, 8-四羟基咕吨酮(1, 3, 5, 8-tetrahydroxyxanthone),3-*O*-去甲基紫红獐牙菜苷(3-*O*-demethylswertipunicoside),1-*O*-樱草糖基-3, 7-二甲氧基-8-羟基咕吨酮(1-*O*-primeverosyl-3, 7-dimethoxy-8-hydroxyxanthone),1-*O*-樱草糖基-3, 7, 8-三甲氧基咕吨酮(1-*O*-primeverosyl-3, 7, 8-tri-methoxyxanthone),1-*O*-羟基-3, 7, 8-三甲氧基咕吨酮(1-hydroxy-3, 7, 8-trimethoxyxanthone),1, 8-二羟基-3, 7-二甲氧基咕吨酮(1, 8-dihydroxy-3, 7-dimethoxyxanthone);环烯醚萜苷类化合物:紫药苦苷(swertiapunimarin),獐牙菜苷(sweroside),獐牙菜苦苷(swertiamarin),苦龙胆苷(amarogentin)及异构体苦龙胆苷B(amarogentin B)和龙胆苦苷(gentiopicroside);双咄酮苷类化合物:1, 8-二羟基-3, 7-二甲氧基双咄酮(methylswertianin),紫红獐牙菜苷(swertipunicoside);单萜苷:2, 6-二甲基-(2*E*, 6*E*)-辛二烯酸1, 6^{1}-内酯8-*b*-*D*-吡喃葡萄糖苷〔2, 6-dimethyl-(2*E*, 6*E*)-octadienoic acid 1, 6^{1}-lactone 8-*b*-*D*-glucopyranoside〕;其他成分:紫药苷(swertiapuniside),杧果苷(mangiferin), epieustonoside, isovitexin,当药苦苷(swertiamarin)。

花含当药苦苷,当药苷(sweroside)及龙胆苦苷(gentiopicroside)。

【药理】 1. 降糖作用　紫红獐芽菜高、低剂量组对正常小鼠血糖无明显降低作用,能降低葡萄糖及肾上腺素性高血糖小鼠的血糖水平,改善小鼠对葡萄糖的耐受能力,降低嘧啶性糖尿病小鼠血糖水平,减少动物的饮水量。

2. 护肝作用　紫红獐牙菜总提物能明显降低由CCl_4引起的小鼠血清丙氨酸氨基转移酶、天门冬氨酸氨基转移酶的升高,缓解肝组织病理变化,减轻肝脏水肿。而对BCG/LPS所致小鼠血清丙氨酸氨基转移酶、天门冬氨酸氨基转移酶的升高无明显降低作用,但能降低肝组织丙二醛及肝脏和脾脏指数,也能缓解肝组织病理改变。

【药性】 《全国中草药汇编》:"苦,寒。"

【功用主治】 《湖南药物志》:"清热解毒,祛湿健胃。用于消化不良,急性骨髓炎,急性黄疸型肝炎,急性菌痢,急性结膜炎,急性咽喉炎,烧烫伤。"

【用法用量】 内服:煎汤,5～15 g。外用:熬膏外搽。

【选方】 1. 治消化不良　(山飘儿草)根研末。每次服1.5 g,每日2次。

2. 治烧烫伤　(山飘儿草)全草熬膏,加鸡蛋清及桐油(或麻油)调搽。(1、2方出自《湖南药物志》)

0414 山藤藤果 shān téng téng guǒ (《全国中草药汇编》)

【基原】 为葡萄科葡萄属植物山葡萄的果实。

【原植物】 参见"山藤藤秧"条。

【采收加工】 8～9月果熟时采收,鲜用或晒干。

【成分】 种子含多酚类成分:(+)-儿茶素(catechin),原矢车菊素(procyanidin)B_2、B_5,原矢车菊素B_5-3-*O*-没食子酸酯(procyanidin B_5-3-*O*-gallate),葡萄属素酚(vitisinol),山葡萄素(amurensisin)。

【药性】 酸,凉。

【功用主治】 清热利尿。主治烦热口渴,尿路感染,小便不利。

【用法用量】 内服:煎汤,10～15 g。

0415 山藤藤秧 shān téng téng yāng (《全国中草药新医疗法展览会资料选编》)

【异名】 野葡萄、黑水葡萄(《全国中草药汇编》)。

【基原】 为葡萄科葡萄属植物山葡萄的根或茎藤。

【原植物】 山葡萄 *Vitis amurensis* Rupr.

木质藤本,长达15 m。幼枝初具细毛。单叶互生;叶柄长4～12 cm,被柔毛;叶片宽卵形,长4～17 cm,宽3.5～18 cm,先端尖锐,基部宽心形,3～5裂或不裂,边缘具粗锯齿,上面无毛,下面叶脉有短毛。花单性,雌雄异株,圆锥花序与叶对生,长8～13 cm,花序轴具白色丝状毛;花小,雌花内具5个退化雄蕊;雄花内雌蕊退化;花萼盘形;花瓣5;雄蕊5;子房上位。浆果球形,直径约1 cm,黑色。花期5～6月,果熟期8～9月。

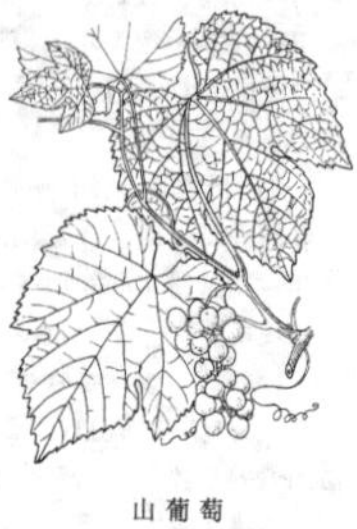

山葡萄

生于山地林缘。分布于华北、东北及江苏、浙江、安徽、山东等地。

本植物的果实(山藤藤果)亦供药用,另设专条。

【采收加工】 10～12月采收,切片或段,晒干。

【成分】 根中有寡芪类:山葡萄新素(amurensin)A和B;白藜芦醇三聚体(resveratrol trimer):山葡萄新素(amurensin)G、H、I～M,白藜芦醇四聚体:(+)-坡垒属酚〔(+)-hopeaphenol〕,异坡垒属酚(isohopeaphenol),葡萄属素(vitisin)A,(+)-葡萄属素呋喃〔(+)-vitisifuran〕A。

【药性】 《全国中草药汇编》:"味辛,性凉。"

【功用主治】 《全国中草药汇编》:"祛风止痛。主治外伤痛,风湿骨痛,胃痛,腹痛,神经性头痛,术后疼痛。"

【用法用量】 内服:煎汤,3～9 g。

【选方】 治外伤痛、胃肠道疼痛、神经性头痛、术后疼痛等　山藤藤秧(根、藤),制成10%煎剂,每次口服10～20 ml;或制成15%注射液,每次肌注2 ml。(《全国中草药新医疗法展览会资料选编》)

0416 山五味子叶 shān wǔ wèi zǐ yè (《全国中草药汇编》)

【基原】 为忍冬科荚蒾属植物珍珠荚蒾的叶。

【原植物】 参见"山五味子"条。

【采收加工】 5～7月采收,鲜用或晒干。

【药性】 甘、微苦、微涩,平。

【功用主治】 消肿止痛,敛疮生肌。外用治骨折,疖肿,跌打损伤,刀伤。

【用法用量】 外用:捣敷。

0417 山五味子根 shān wǔ wèi zǐ gēn (《昆明民间草药》)

【基原】 为忍冬科荚蒾属植物珍珠荚蒾的根。

【原植物】 参见"山五味子"条。

【采收加工】 9～10月采挖,切片晒干。

【药性】 《全国中草药汇编》:"甘、微苦、微涩,平。"

【功用主治】 《全国中草药汇编》:"消肿止痛,敛疮生肌,止血止泻。"

【用法用量】 内服:煎汤,9～15 g。

0418 山豆根种子 shān dòu gēn zhǒng zǐ (《贵州草药》)

【基原】 为豆科山蚂蝗属植物饿蚂蝗的种子。

【原植物】 参见"饿蚂蝗"条。

【采收加工】 9～11月果实成熟时采集,晒干,剥取种子。

【药性】 《贵州草药》:"苦,凉。"

【功用主治】 《贵州草药》:"补虚弱,活血,截疟,镇痛。"

【用法用量】 内服:研末或烧存性研末,0.3 g。

【选方】 1. 治疟疾　山豆根种子0.3 g。用饭包着,开水吞服。(《贵州草药》)

0419 山油柑果实 shān yóu gān guǒ shí （广州部队《常用中草药手册》）

【基原】 为芸香科山油柑属植物山油柑的果实。

【原植物】 参见"沙糖木"条。

【采收加工】 10～11月采收，用开水烫透，晒干。

【成分】 山油柑果实中含芸香酮二聚体去甲基降真香双素(demethylacrovestone)即1，1-二〔2′，4′，6′-三羟基-3′-(1″-氧代乙基)-5′-(3″-甲基丁-2″-烯基)苯基〕-3-甲基丁烷｛1，1-di〔2′，4′，6′-trihydroxy-3′-(1″-oxyethanyl)-5′-(3″-methylbut-2″-enyl) phenyl〕-3-methylbutane｝。

【药性】 广州部队《常用中草药手册》："甘，平，气香。"

【功用主治】《全国中草药汇编》："健脾消食，治食欲不振，消化不良。"

【用法用量】 内服：煎汤，9～15 g。

【选方】 治多汗症 沙糖木果实20 g，捣碎泡开水当茶饮。(《中国民间生草药原色图谱》)

0420 千日红 qiān rì hóng （《花镜》）

【异名】 百日红、千金红、百日白(《中国药用植物志》)，千日白、千年红(《江苏药用植物志》)，吕宋菊(《陆川本草》)，滚水花(《南宁市药物志》)，沸水菊(《广西中药志》)，长生花(《上海常用中草药》)，蜻蜓红、球形鸡冠花(《福建中草药》)，千日娇(《广东中药志》)。

【基原】 为苋科千日红属植物千日红的花序或全草。

【原植物】 千日红 *Gomphrena globosa* L.

一年生草本，高20～60 cm。全株密被白色长毛。茎直立，有分枝，近四棱形，具沟纹，节部膨大，带紫红色。单叶对生；叶柄长1～1.5 cm，上端叶几无柄；叶片长圆形至椭圆形。长5～10 cm，宽2～4 cm，先端钝而尖，基部楔形，两面有小斑点，边缘波状。头状花序球形或长圆形，通常单生于枝顶，有时2～3花序并生，常紫红色，有时淡紫色或白色；总苞2枚，叶状，每花基部有干膜质卵形苞片1枚，三角状披针形小苞片2枚，紫红色；花被片披针形；花丝合生成管状，先端5裂；柱头2，叉状分枝。胞果近球形。种子肾形，棕色，光亮。花果期6～9月。

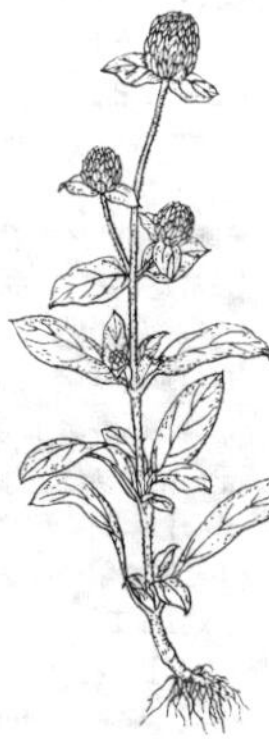

千日红

全国大部分地区均有栽培。原产热带美洲。

【栽培】 生物学特性 喜温暖湿润气候，耐阳光。对土壤要求不严，但选斜坡向阳和排水良好的地方栽培为好。

繁殖方法 用种子繁殖：春季3～4月播种，开1.3 m宽畦，按行窝距25 cm点播。

田间管理 生长期要中耕除草并结合追肥3次，分别在苗高6～10 cm、18～20 cm及初现花蕾时进行。遇天旱应注意淋水。

【采收加工】 9～10月采摘花序或拔取全株，鲜用或晒干。

【成分】 全草含黄酮类：4′，5-二羟基-6，7-亚甲二氧基黄酮醇-3-*O*-*β*-*D*-葡萄糖苷(4′，5-dihydroxy-6，7-methylenedioxyflavonol-3-*O*-*β*-*D*-glucoside)。

叶含千日红醇(gomphrenol)。

花含千日红苷(gomphrenin)Ⅰ、Ⅱ、Ⅲ、Ⅴ、Ⅵ，异千日红苷(isogomphrenin)Ⅰ、Ⅱ及苋菜红苷(amaranthin)和甜菜苷(betanin)。

【药理】 祛痰和平喘作用 千日红花序25%水溶液和10%乙醇提取物溶液，经小鼠酚红法及豚鼠组胺法实验表明有祛痰和平喘作用。本品醇浸膏有祛痰和平喘作用，总黄酮也有明显的祛痰作用，其中有效成分之一为4′，5-二羟基-6，7-亚甲二氧基黄酮醇-3-*O*-*β*-*D*葡萄糖苷。

【药性】 甘、微咸，平。

1.《广西中药志》："甘，平，入肝、肺二经。"

2.《广西本草选编》："味甘、淡，性平。"

3. 南药《中草药学》："甘，微咸，平。"

【功用主治】 止咳平喘，明目解毒。主治咳嗽，哮喘，百日咳，小儿夜啼，目赤肿痛，肝热头晕，头痛，痢疾，疮疖。

1.《广西中药志》："花序：凉血消肿，止痉咳，治百日咳，外治疮疡肿痛。民间治月经不调。全株：煲水外洗，治跌打、疮疖。"

2.《河北中草药》："清湿热，平肝风。治痢疾，带下及小儿惊风，瘰疬。"

3.《四川中药志》1979年版："止咳平喘，清肝明目。用于急慢性支气管炎，支气管哮喘，风热目赤疼痛，羞明畏光，视物不清，头晕头痛。"

【用法用量】 内服：煎汤，花3～9 g；全草15～30 g。外用：捣敷；或煎水洗。

【选方】 1. 治慢性支气管炎，支气管哮喘 千日红花(白色)20朵，枇杷叶5片，杜衡根0.9 g。水煎，加冰糖适量冲服。(《浙江药用植物志》)

2. 治咯血 千日红花10朵，仙鹤草9 g。煎水，加冰糖适量服。(《安徽中草药》)

3. 治小儿百日咳 千日红花10朵，匍伏堇9 g。水煎加冰糖适量，分2～3次服。(《浙江药用植物志》)

4. 治风热头痛，目赤肿痛 千日红、钩藤各15 g，僵蚕6 g，菊花10 g。水煎服。(《四川中药志》1979年版)

5. 治痢疾 千日红10朵，马齿苋30 g。煎水，冲入黄酒少量，分2次服。(《安徽中草药》)

6. 治小儿夜啼 千日红鲜花序5朵，蝉衣3个，菊花2 g。水煎服。

7. 治羊痫风 千日红花序14朵，蚱蜢干6 g。水煎服。(7、8方出自《福建中草药》)

8. 治小便不利 千日红花序3～9 g。煎服。(《上海常用中草药》)

9. 治小儿腹胀 千日红5 g，莱菔子6 g。煎服。(《安徽中草药》)

【临床报道】 治疗慢性气管炎 用千日红花序片剂(每片含生药约3.2 g)，口服，每次2片，每日3次，10日为1个疗程，连服2个疗程。治疗500例，平均显效率27.9%，总有效率为77.1%。以千日红全草(去花序)片剂(含量同花序片，每次3片，每日服3次，疗程同上)治疗754例，平均显效率32.1%，总有效率81.8%；治疗支气管哮喘174例，显效率47.1%，总有效率88.5%。

0421 千斤拔 qiān jīn bá （《植物名实图考》）

【异名】 金鸡落地、土黄鸡(《植物名实图考》)，老鼠尾、透地龙、牛大力、千里马、牛顿头(《岭南采药录》)，大力黄(《广西野生资源植物》)，千尾荡(《南宁市药物志》)，三股丝、金牛尾、千金坠(《云南药用植物名录》)。

【基原】 为豆科千斤拔属植物蔓性千斤拔的根。

【原植物】 蔓性千斤拔 *Flemingia prostrata* Roxb. [*F. philippinensis* Merr. et Rolfe; *Moghania philippinensis* (Merr. et Rolfe) Li; *M. prostrata* (Roxb.) Wang et Tang]

直立或平卧半灌木。幼枝有棱角。幼枝、叶柄、叶片、子房、荚果均被柔毛。叶互生；叶柄长2～3 cm；托叶2片，三角状；三出复叶，顶生小叶卵状披针形，长4～8 cm，宽2～3 cm，先端钝，基部圆形，侧生小叶基部斜，基出脉3条。总状花序腋生，长2～2.5 cm，花密集；萼齿5，披针形，下面1个较长，密生白色长硬毛，有密集的腺点；花冠紫色，旗瓣椭圆形，基部变狭；雄蕊10，二体。荚果长圆形。种子2颗，圆球形，黑色。花期10～11月。

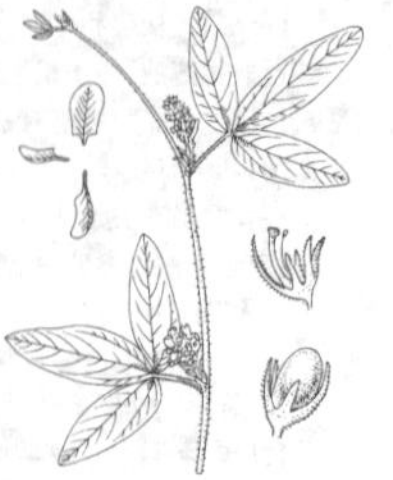
蔓性千斤拔

生于山坡草丛中。分布于福建、湖北、湖南、广东、广西、海南、贵州、云南、台湾等地。

【采收加工】 10～11月采挖，切段，晒干。

【药材】 千斤拔 *Flemingiae Prostratae Radix* 产于广东、广西、海南、福建、台湾等地。

性状 根长圆柱形，上粗下渐细。表面棕黄色、灰黄色至棕褐色，有稍突起的横长皮孔及细皱纹，近顶部常成圆肩膀状，下半部间见须根痕；栓皮薄，鲜时易刮离，刮去栓皮可见棕红色或棕褐色皮部。质坚韧，不易折断。横切面皮部棕红色，木部宽广，淡黄白色，有细微的放射状纹理。气微，味微甘、涩。

【成分】 根含多种黄酮类化合物：蔓性千斤拔素(flemiphilippinin) C、D，5，7，3′，4′-四羟基-6，8-双异戊烯基异黄酮(5，7，3′，4′-tetrahydroxy-6，8-diprenylisoflavone)。又含千斤拔素(flemichin) D，羽扇豆醇(lupeol)，β-谷甾醇(β-sitosterol)以及碳原子数为22～30的正烷酸。

【药理】 1. 对神经损伤的修复作用 用千斤拔给坐骨神经挤压动物模型Wistar大鼠灌胃，对感觉神经传导速度、运动神经远段端潜伏期、坐骨神经功能指数均有改善，给药组神经再生的速度和程度均比对照组好，神经纤维肿胀的程度比对照组明显轻微。说明千斤拔能促进Wistar大鼠坐骨神经损伤后有髓神经再生，促进感觉、运动纤维的恢复。这种表现以神经损伤后第二星期最明显。

2. 保护脑组织 煎剂10 g/kg给家兔灌胃，连续7日，对急性蛛网膜下腔出血模型兔脑波频率和振幅的恢复有明显促进作用，对脑组织和血脑屏障有保护作用。

【炮制】 取原药材，除去杂质，清水浸泡，洗净，润透，切厚片，干燥。

饮片性状 参见药材“性状”项。

贮干燥容器内，置通风干燥处。

【药性】 甘、辛、微涩，平。

1.《岭南采药录》：“味辛，性温。”

2.《广西中药志》：“味甘，微涩，性平。入肾、肝经。”

3.《湖南药物志》：“温，无毒。”

4.《福建药物志》：“微苦、平。”

【功用主治】 祛风除湿，活血解毒。主治风湿痹痛，腰肌劳损，四肢痿软，跌打损伤，咽喉肿痛。

1.《植物名实图考》：“补气血，助阳道。”

2.《广西本草选编》：“壮腰健肾，活血通络。主治风湿骨痛，腰肌劳损，偏瘫，慢性肾炎，慢性气管炎，阳痿，乳腺炎。”

3. 南药《中草药学》：“舒筋壮骨，敛肺清咽。主治腰肌劳损，偏瘫痿痹，风湿痛，气虚脚肿，肺虚久咳，咽喉肿痛。”

4.《福建药物志》：“祛风除湿，消肿解毒。主治风湿关节痛，坐骨神经痛，腰肌劳损，劳倦乏力，慢性痢疾，慢性肾炎，产后腰膝痛，咽喉肿痛，跌打损伤，疔疮痈肿，牙痛。”

【用法用量】 内服：煎汤，15～30 g。外用：磨汁涂；或研末调敷。

【宜忌】《广西中药志》：“孕妇忌内服。”

【选方】 1. 治风湿性关节炎，腰腿痛 千斤拔30 g，半枫荷15 g。水煎服。(《香港中草药》)

2. 治坐骨神经痛 蔓性千斤拔根、肖梵天花根各30 g。水煎服。

3. 治劳倦乏力 蔓性千斤拔根15 g，称星树(梅叶冬青)30 g。水煎服。(2、3方出自《福建药物志》)

4. 治跌打损伤 千斤拔20～30 g。酒、水各半煎服。〔《江西中医药》1957，(10)：64〕

5. 治咽喉肿痛 千斤拔根6～12 g，王瓜根6～9 g。水煎，频频含服。每日1剂。

6. 治疯狗咬伤 千斤拔根适量。焙干研末，白酒调敷，每日换药1次。(5、6方出自《江西草药》)

7. 治乳腺炎 千斤拔鲜根调红糖捣烂，用冷开水调匀，以纱布浸药液湿敷，每日敷数次。(《广西本草选编》)

8. 治慢性痢疾 千斤拔根、一见喜、明矾各等量。研粉。每次3～4.5 g，开水送服。(《福建药物志》)

9. 治妇女白带 千斤拔20～30 g，猪精肉60～90 g，宽水同炖，去渣。食肉及汤。〔《江西中医药》1957，(10)：64〕

0422 千只眼 qiān zhī yǎn (《云南中草药》)

【基原】 为芸香科九里香属植物四数花九里香的叶和根。

【原植物】 四数花九里香 *Murraya tetramera* Huang 又名：臭漆、透光草(《云南药用植物名录》)，透花草(云南红河)。

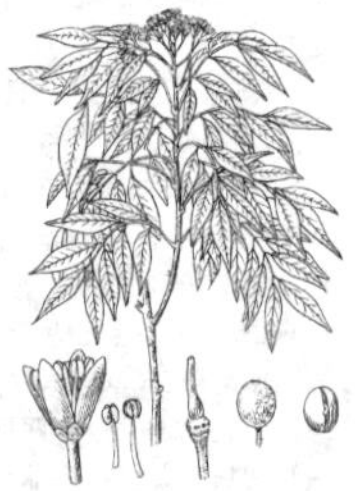
四数花九里香

落叶小乔木，高3～7 m。小枝有细小的皮孔。奇数羽状复叶互生；叶柄长2～6 cm，叶柄及叶轴浑圆；小叶柄长2～4 mm；小叶片6～11，长圆状披针形或狭长圆形，长2～5 cm，宽0.8～2 cm，先端渐狭长尖头，基部为狭楔形，全缘，两面无毛。顶生伞房花序，花柄长1～2 mm，被细柔毛；花萼4深裂，裂片广卵形，钝头；花瓣4，白色，长圆形；雄蕊8，长短相间；子房上位，长圆形。浆果淡红色，圆球形，有腺点。每果有种子1～2颗。花期5～7月，果期9月。

生于山坡阳处或灌木丛中。分布于云南砚山、蒙自、建水。

【采收加工】 7～10月采收，根切片晒干；叶鲜用或晒干。

【成分】 枝叶含挥发油，主要成分为柠檬烯(limonene) 43.5%，紫苏醛(perilla-aldehyde) 29.8%，胡椒酮(piperitone) 23.5%，还含薄荷酮(menthone)，异薄荷酮(isomenthone)，月桂烯(myrcene)，紫苏醇(perillylalcohol)，芳樟醇(linalool)，邻苯二甲酸二甲酯(1，2-benzenedicarboxylic acid dimethylester)，α-蒎烯(α-pinene)，β-蒎烯(β-pinene)，香桧烯(sabinene)，α-水芹烯(α-phellandrene)，3-蒈烯(Δ^3-carene)，4-蒈烯(Δ^4-carene)，罗勒烯(ocimene)，异松油烯(isoterpinene)，4-松油烯醇(4-terpineneol)，α-松油醇(α-terpineol)，桧烯(sabinene)，5-甲基-2-(1-甲基-乙烯)-环己烯〔5-methyl-2-(1-methyl-vinyl)-cyclohexene〕。

【药理】 1. 抗炎作用 千只眼精油4.5 ml/kg、醇提取物500 mg/kg分别给小鼠腹腔注射，对二甲苯所致耳肿胀有显著抑制作用。精油54 ml/kg、醇提取物600 mg/kg分别腹腔注射，显著抑制大鼠蛋清性足跖肿胀，比25 mg/kg的氢化可的松抗炎作用快，而且，精油和醇提取物的抗炎作用并非通过脑垂体和肾上腺系统。精油455 ml/kg、醇提取物500 mg/kg每日腹腔注射，连续8日，均显著抑制大鼠皮下埋藏棉球引起的肉芽肿增生。

2. 镇痛作用　精油 4.5 mg/kg、醇提取物 600 kg/mg 分别给小鼠皮下注射，显著抑制醋酸所致扭体反应。精油4.5 ml/kg、醇提取物 600 mg/kg 分别腹腔注射，均明显延长热板法所致小鼠疼痛反应潜伏期。

3. 解热作用　精油 0.05 ml/kg、醇提取物 500 mg/kg 给家兔腹腔注射，对伤寒副伤寒菌苗致热家兔有明显解热作用。

【药性】《云南中草药》："辛、微苦，微温。"

【功用主治】 祛风解表，行气活血。主治感冒发热，咳嗽哮喘，胃痛，风湿痹痛，跌打瘀肿，皮肤瘙痒，湿疹。

1.《云南中草药》："祛风解表，行气止痛，活血散瘀。"

2.《全国中草药汇编》："主治感冒发热，支气管炎，哮喘，风湿麻木，筋骨疼痛，跌打瘀血肿痛，皮肤瘙痒，湿疹，毒蛇咬伤，疟疾，胃痛，水肿等。"

【用法用量】 内服：煎汤，叶 6～12 g，根 6～9 g，或泡酒服。外用：水煎洗。

【选方】 1. 治感冒发热、支气管炎、哮喘　千只眼叶（干）6～12 g。水煎服。（《全国中草药汇编》）

2. 治急性结膜炎　鲜千只眼煎水外洗。同时用叶 60 g，煮小肠吃。（《云南中草药》）

3. 治皮肤瘙痒、湿疹　千只眼鲜叶，野茄树叶（洗碗叶）各适量。煎水外洗。（《全国中草药汇编》）

0423 千年艾 qiān nián ài（《纲目》）

【异名】 蕲艾（《植物名实图考》），玉芙蓉、香菊（《岭南采药录》），白艾、白香菊（《福建中草药》），蜂草、白芙蓉（《全国中草药汇编》），海芙蓉、岩头白（《浙江药用植物志》）。

【基原】 为菊科蕲艾属植物芙蓉菊的叶。

【原植物】 芙蓉菊 *Crossostephium chinense*（L.）Makino ex Cham. et Schltr.［*Artemisia chinensis* L.］

半灌木，高 10～40 cm。茎直立，多分枝，枝、叶具密生的白色细绒毛而呈灰绿色。叶互生；叶片狭匙形或狭倒卵形，长 2～3 cm，宽 5～8 mm，先端3～5 齿裂或分裂，基部渐狭，边缘无锯齿。头状花序黄绿色，有梗，多数头状花序在枝端排成总状；总苞片2～3层，外层总苞片叶质，外被灰白色短柔毛；花管状，外围的花雌性，花冠先端 2～3 齿裂，中央的花两性，花冠先端 5 短裂。瘦果有 5 棱角，先端有撕裂状的鳞片。花期春季。

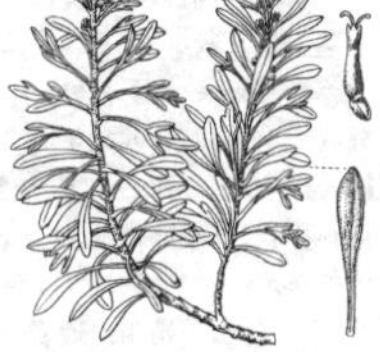

芙蓉菊

生于山坡路边、海滩石隙中。分布于福建、广东、广西等地，并常有栽培。

本植物的根（芙蓉菊根）亦供药用，另设专条。

【采收加工】 7～9 月采收，鲜用或晒干。

【药性】《纲目》："辛、微苦，温，无毒。"

【功用主治】 散寒化痰，利湿解毒。主治风寒感冒，咳嗽痰多，百日咳，泄泻，淋浊，白带，痈肿疔毒。

1.《纲目》："主治男子虚寒，妇人血气诸痛。"

2.《岭南采药录》："治小儿惊风，取叶捣烂敷脐中。"

3.《全国中草药汇编》："祛风除湿，解毒消肿，止咳化痰。主治风寒感冒，麻疹，风湿关节疼痛，胃痛，支气管炎，百日咳，疔疮肿毒，乳腺炎。"

4.《福建药物志》："祛风除湿，散结消肿。主治淋浊、腹泻、白带、痈疽疔毒、蜂螫伤。"

【用法用量】 内服：煎汤，15～30 g。外用：捣敷。

【选方】 1. 治遗精，白浊　芙蓉菊鲜叶 15 g，猪腰 2 只。炖服，连服数次。（《浙江药用植物志》）

2. 治疔　芙蓉菊鲜叶、野菊鲜叶。捣烂，调蜜敷患处。（《福建中草药》）

3. 治痈疽初起　芙蓉菊适量，丁香末、江南香末少许。捣烂敷患处。（《福建药物志》）

0424 千年健 qiān nián jiàn（《纲目拾遗》）

【异名】 一包针（《广西药用植物名录》），千年见（《药材资料汇编》），千颗针、丝棱线（《全国中草药汇编》）。

【基原】 为天南星科千年健属植物千年健的根茎。

【原植物】 千年健 *Homalomena occulta*（Lour.）Schott［*Calla occulta* Lour.；*H. cochinchinensis* Engl.；*H. tonkinensis* Engl.］又名：平丝草（《海南植物志》）。

多年生草本。根茎匍匐，细长，粗 1.5 cm。根肉质，密被淡褐色短绒毛。常具高 30～50 cm 的直立的地上茎。鳞叶线状披针形，长达 16 cm；叶柄长 20～40 cm，下部具宽3～5 mm的鞘；叶片膜质至纸质，箭状心形至心形，长 15～30 cm，宽 10～28 cm，先端骤狭渐尖。花序 1～3，生鳞叶之腋，花序柄短于叶柄；佛焰苞绿白色，长圆形至椭圆形，长5～6.5 cm，花前席卷成纺锤形，盛花时上部略展开成短舟状；肉穗花序长 3～5 cm；雌花序长 1～1.5 cm；雄花序长2～3 cm；子房长圆形，基部一侧具假雄蕊 1，子房 3 室。浆果，种子褐色，长圆形。花期 7～9月。

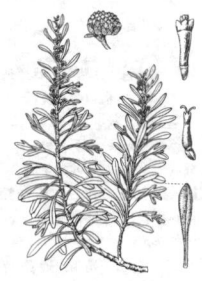

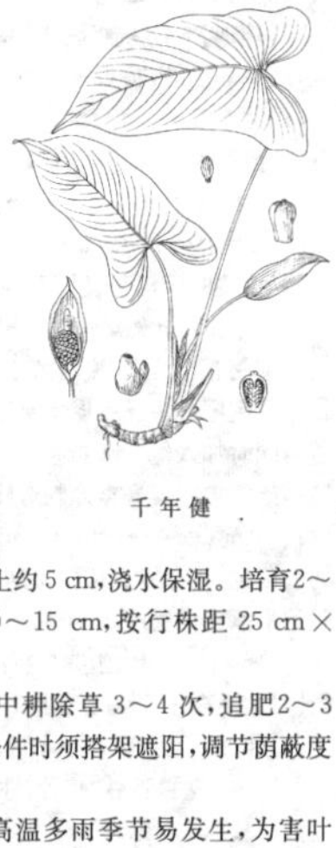

千年健

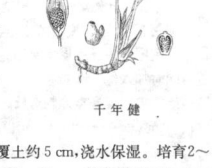

生于海拔 80～1 100 m 的沟谷密林下、竹林和山坡灌丛中。分布于广东、广西、海南、云南等地。

【栽培】 生物学特性　喜温暖阴湿气候，不耐寒，忌强光。宜选择肥沃、疏松的砂质壤土栽培。

繁殖方法　扦插繁殖：于春、夏季，选择健壮根茎或茎段，剪成长5 cm、带2～3 个芽眼的小段，按行株距 15 cm×2 cm埋植，覆土约 5 cm，浇水保湿。培育2～3 个月，插条长出数条须根，苗高 10～15 cm，按行株距 25 cm×20 cm 开穴定植。

田间管理　定植成活后，每年中耕除草 3～4 次，追肥2～3 次。干旱时及时浇水保湿，无荫蔽条件时须搭架遮阳，调节荫蔽度至 70%～80%。

病虫害防治　叶斑病，7～8 月高温多雨季节易发生，为害叶片，可用退菌特 1 000 倍液喷洒叶面防治。

【采收加工】 10～12 月采收，割下根茎，削去茎尖、须根，洗净泥土，晒干。

【药材】 千年健 *Homalomenae Rhizoma*　产于广西、云南等地。

性状　根茎圆柱形稍弯曲，或略扁，长 15～40 cm，直径 0.8～1.5 cm。表面红棕色或黄棕色，粗糙，有多数扭曲的纵沟纹、圆形根痕及黄色针状纤维束。质硬而脆，断面红褐色，黄色针状纤维束多而明显，相对另一断面呈多数针眼小孔及有少数黄色针状纤维束，可见深褐色光泽的油点。气香，味辛、微苦。

鉴别　(1) 根茎横切面：木栓层有的残存，棕色。基本组织中散有大的分泌腔，由数层木栓细胞组成；分泌细胞靠外侧较多，内含黄色至棕色分泌物；黏液细胞较大，内含草酸钙针晶束；草酸钙簇晶散在；维管束散在外韧型或周木型，散列，外韧型维管束外侧常伴有纤维束，单一纤维束少见，纤维壁较厚，木化。

(2) 取本品粉末 1 g，加乙醚 5 ml 冷浸，滤过，取滤液1 ml，置蒸发皿中，待乙醚挥散后，加 1%香草醛浓硫酸溶液 1～2 滴，显紫红色或紫色(检查挥发油)。

(3) 薄层色谱：取本品粉末 50～100 g，于挥发油提取器内提取其挥发油。吸取挥发油加等量的乙酸乙酯稀释后作供试品溶液，另取芳香醇、α-蒎烯和β-蒎烯制成对照品溶液。分别吸取供试品和对照品溶液点于同一硅胶 G 薄层板上，用已烷-乙酸乙酯(85∶15)展开，展距 15 cm。用 5%香草醛浓硫酸试液显色。供试品和对照品在相应的位置上显相同的紫色斑点和紫红色斑点。

【成分】 千年健含约 0.69%的挥发油：α-蒎烯(α-pinene)，β-蒎烯(β-pinene)，柠檬烯(limonene)，芳樟醇(linalool)，α-松油醇(α-terpineol)即 α-萜品烯醇，橙花醇(nerol)，香叶醇(geraniol)，丁香油酚(eugenol)，香叶醛(geranial)，β-松油醇(β-terpineol)，异龙脑(isoborneol)，4-松油烯醇(4-terpineneol)(萜品烯醇-4-醇)，广藿香醇(patchoulialcohol)，δ-荜澄茄烯(δ-cadinene)，α-水芹烯(α-phellandrene)，3-蒈烯(Δ^3-carene)，对聚伞花素(*p*-cymene)，隐酮(cryptone)，α-玷𤥻烯(α-copaene)，薄荷酮(piperitone)，反式-β-金合欢烯(*trans*-β-farnesene)，β-金合欢烯(β-farnesene)，反式石竹烯(*trans*-caryophyllene)，α-葎草烯(α-humulene)，别香橙烯(alloaromadendrene)，β-红没药烯(β-bisabolene)，橙花椒醇(nerolidol)，喇叭茶醇(ledol)，胡萝卜醇(carotol)，香榧醇(torreyol)，雪松醇(cedrol)，4-杜松烯(4-cadinene)等。

【药理】 1. 抗组胺作用　采用豚鼠离体气管法，在浴槽内加入 1×10^{-5} g组胺后 5 分钟，再加入 1×10^{-4} g 的千年健醇提取液，观察 5、10、15 分钟，其拮抗组胺致豚鼠气管平滑肌收缩的百分率分别为 8.6%、18.8%及 23.0%。

2. 抗凝作用　千年健水提原液 0.2 g/ml，稀释 5 倍(0.04 g/ml)或 20 倍(0.01 g/ml)后，用人血纤维蛋白原试管法测定，其抗凝时间仍明显长于对照组，表明具有较强的抗凝血作用。

3. 抗菌、抗病毒作用　用滤纸片平板法证明千年健挥发油能完全抑制布氏杆菌(牛 544 型、羊 16 型、猪 1330 型)在平板上生长。应用原代人胚肌皮单层细胞培养技术，对同时给药途径(细胞瓶内同时加入每 1 ml 含生药100 mg的千年健水提取物与Ⅰ型单纯疱疹病毒)，其病毒抑制对数为≥2.00～2.99。

4. 抗炎、镇痛作用　千年健甲醇提取物能抑制角叉菜胶引起的大鼠炎症水肿，其抑制率达 60%以上，也能抑制醋酸扭体法引起的小鼠扭体反应，其镇痛率达 30%～60%。

5. 其他　现代生物分析法证明，千年健能抑制钙通道阻滞剂受体达 50%～75%，也能抑制血管紧张素Ⅱ受体。

【药性】 苦、辛，温，小毒。

1.《本草再新》："味苦，性寒，有小毒。入肝、肺二经。"

2.《本草求原》："辛，温。"

【功用主治】 祛风湿，舒筋活络，止痛消肿。主治风湿痹痛，肢节酸痛，筋骨痿软，跌打损伤，胃痛，痈疽疮肿。

1.《柑园小识》："入药酒，风气痛、老人最宜食此药。"(引自《纲目拾遗》)

2.《纲目拾遗》："壮筋骨，止胃痛，酒磨服。"

3.《本草再新》："治痈痿疮疽，杀虫败毒，消肿排脓。"

4.《本草求原》："祛风，壮筋骨，已劳倦。"

5.《广西本草选编》："活血止痛。主治风湿骨痛，四肢麻木，筋络拘挛，跌打瘀肿，胃寒痛。"

【用法用量】 内服：煎汤，9～15 g；或浸酒。外用：研末，调敷。

【宜忌】 1.《柑园小识》："忌莱菔。"

2.《饮片新参》："阴虚内热者慎用。"

【选方】 治风寒筋骨疼痛，拘挛麻木　千年健、地风各 30 g，老鹳草 90 g。共研细粉。每服 3 g。(《全国中草药汇编》)

0425 千里光 qiān lǐ guāng (《本草图经》)

【异名】 千里及(《本草拾遗》)，千里急、黄花演(《本草图经》)，眼明草(《履巉岩本草》)，九里光(《滇南本草》)，金钗草(《医便》)，九里明(《生草药性备要》)，黄花草(《纲目拾遗》)，九岭光(《草木便方》)，一扫光(《分类草药性》)，九龙光(《广州植物志》)，千里明(《昆明药用植物调查报告》)，百花草(《广西中兽医药用植物》)，九龙明(《四川武隆药用植物图志》)，黄花母(《江西民间草药》)，野菊花、天青红(《湖南药物志》)，箭草、青龙梗(《浙江民间常用草药》)，软藤黄花草(《福建中草药》)，光明草(《陕西中草药》)，千家药(《江西景德镇草药》)。

【基原】 为菊科千里光属植物千里光的全草。

【原植物】 千里光 *Senecio scandens* Buch.-Ham.　又名：风灯草(《贵州植物志》)。

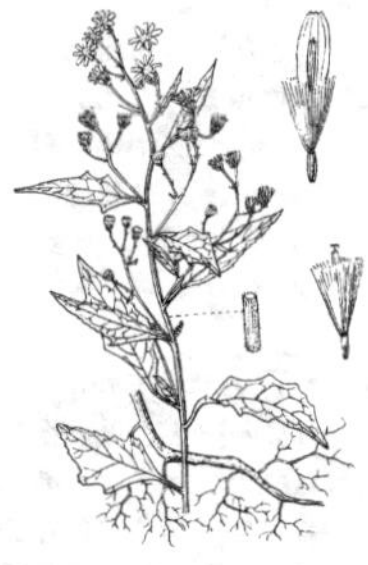

千里光

多年生攀缘草本，高 2～5 m。根状茎木质，径达 1.5 cm。茎曲折，多分枝，初常被密柔毛，后脱毛，变木质，皮淡褐色。叶互生，具短柄；叶片卵状披针形至长三角形，长 6～12 cm，宽 2～4.5 cm，先端渐尖，基部宽楔形、截形、戟形，边缘有浅或深齿，或叶的下部有 2～4 对深裂片，两面无毛或下面被短柔毛。头状花序，多数，在茎及枝端排列成复总状伞房花序，有细条形苞叶；总苞筒状，基部有数个条形小苞片；总苞片 1 层，12～13 个，先端渐尖；舌状花黄色，8～9 个；筒状花多数。瘦果，圆柱形，有纵沟；冠毛白色。花期 10 月到翌年 3 月，果期 2～5 月。

生于路旁及旷野间。分布于华东、中南、西南及陕西、甘肃、西藏等地。

【栽培】 生物学特性　适应性较强，耐干旱、潮湿，对土壤条件要求不严，但以疏松肥沃、排水良好、富含腐殖质的砂质壤土及黏壤土生长较好。

繁殖方法　用扦插或压条繁殖。扦插繁殖：每年 7～10 月，截取地上部枝条，并须带有 2 个节间，选阴湿肥沃的土壤，将插条插入土中，土表留一个节，经常保持土壤湿润，10～15 日成活。翌年春移栽，移栽前作畦，宽 1 m，穴栽或开沟栽种，行距 35～45 cm。压条繁殖：每年 9～10 月，选母株粗壮枝条，于枝条基部 2～3 节处压上泥土，枝稍露出地表，待节上生根后剪断，使与母株分开，另行栽种。

【采收加工】 9～10 月收割全草，晒干或鲜用。

【药材】 千里光 *Senecionis Scandentis Herba*　产于江苏、浙江、广西、四川等地。

性状　全草长 60～100 cm，或切成 2～3 cm 长的小段。茎圆柱形，表面深棕色或黄棕色，具细纵棱；质脆，易折断，断面髓部白色。叶多卷缩破碎，完整者展平后呈椭圆状三角形或卵状披针形，边缘具不规则锯齿，暗绿色或灰棕色；质脆。有时枝梢带有枯黄色头状花序。瘦果有纵沟，冠毛白色。气微，味苦。

鉴别　叶表面观：下表皮细胞垂周壁深波状弯曲；气孔不定式，副卫细胞 3～6 个；非腺毛尤以叶脉处为多。上表皮细胞垂周壁微波状或波状弯曲，气孔少数，有非腺毛。非腺毛 2～12 个细胞，多弯曲，基部细胞膨大，顶端细胞渐尖或钝圆，有的膨大成椭圆形、半圆形或类圆形，有的中部或顶部细胞缢缩，细胞内常含淡黄色油状物；细胞壁稍增厚，具疣状突起，下部细胞有的具细条状角质纹理。

【成分】 全草含胡萝卜色素：毛茛黄素(flavoxanthin)，菊黄质(chrysanthemaxanthin)，β-胡萝卜素(β-carotene)。生物碱：千里光宁碱(senecionine)，千里光菲灵碱(seneciphylline)。有机酸：对羟基苯乙酸(p-hydroxyphenylacetic acid)，香草酸(vanillic acid)，水杨酸(salicylic acid)，焦黏酸(pyromucic acid)。此外还含挥发油，黄酮苷，鞣质等成分。

花中含类胡萝卜素(carotenoid)。

【药理】 1. 抗菌作用 千里光煎剂对金黄色葡萄球菌、白喉杆菌、伤寒杆菌、大肠杆菌、变形杆菌和痢疾杆菌显示明显的抑制作用。所含酚酸(对羟基苯乙酸、氢醌等)对流感杆菌、肺炎链球菌、甲型链球菌、卡他球菌、变形杆菌、金黄色葡萄球菌等均有抑制作用。

2. 抗钩端螺旋体作用 千里光煎剂浓度为 1∶800～1∶1 600 时即能抑制钩端螺旋体生长。氢醌对钩端螺旋体的抑制浓度为 1∶500 000。大鼠或家兔灌服千里光煎剂后，血和尿具有抗钩体活性。千里光对豚鼠和小鼠的实验性钩端螺旋体感染有一定保护作用，但对金地鼠的实验性钩体感染无效。

3. 抗滴虫作用 试管试验证明千里光煎剂对人阴道滴虫有一定的抑制作用。24 小时抑制浓度为 1∶40 以上，48 小时为 1∶80 以上。

4. 保肝作用 不同剂量(2.6、5.2、10.4 g/kg)的千里光煎剂能降低四氯化碳建立的肝损伤模型小鼠的 ALT、AST 等生化指标，抑制肝脏组织病理学改变、保护肝功能。

毒性 国产千里光毒性很小，其水煎剂的 LD_{50} 不能测出。给小鼠按 80 或 40 g/kg，连服 5 日，兔以 30 g/kg 连服 3 日，解剖可见对肺、肾、心有轻度损害。

【药性】 苦、辛，寒。

1.《本草拾遗》："味苦，平。小毒。"

2.《本草图经》："味苦，甘，寒。无毒。"

3.《生草药性备要》："味涩、苦，性平，微寒。"

4.《全国中草药汇编》："苦，辛，凉。"

【功用主治】 清热解毒，退翳杀虫。主治流感，上呼吸道感染，肺炎，急性扁桃体炎，腮腺炎，急性肠炎，菌痢，黄疸型肝炎，胆囊炎，急性尿路感染，目赤肿痛翳障，痈肿疖毒，丹毒，湿疹，干湿癣疮，滴虫性阴道炎，烧烫伤。

1.《本草拾遗》："主疫气，结黄，疟瘴，蛊毒，煮服之吐下。亦捣敷疮、虫蛇犬等咬伤处。"

2.《本草汇言》："此药寒平清利，治一切热毒诸疾，咸需用之。但独行单用，不入众药共剂也。"

3.《江西草药》："(治)各种急性炎症疾病，菌痢，毒血症，败血症，轻度肠伤寒，铜绿假单胞菌感染，急性结膜炎，冻疮，烫火伤。"

4.《陕西中草药》："泻火，止痒。主治角膜云翳，沙眼，皮肤痒疹，肠炎，瘰疬。"

5.《安徽中草药》："主治急性泌尿系感染，眼睑缘炎。"

6.《全国中草药汇编》："凉血消肿。主治上呼吸道感染，咽喉炎，肺炎，急性淋巴管炎，丹毒，蜂窝织炎，过敏性皮炎。"

7.《广西民族药简编》："治骨折，骨髓炎。"

8.《浙江药用植物志》："治钩端螺旋体病，放射性烧伤，滴虫性阴道炎。"

9.《苗族药物集》："主治雷公症(高烧，昏迷)，迷魂症。"

【用法用量】 内服：煎汤，15～30 g；鲜品加倍。外用：煎水洗；或熬膏搽；或鲜草捣敷；或捣取汁点眼。

【选方】 1. 治风热感冒 鲜千里光全草 30 g，六角仙(爵床)、野菊鲜全草各 30 g。水炖。分三次服，每日 1 剂。(《常用青草药选编》)

2. 治下肢慢性溃疡 九里光 90 g(研末)，豆腐 3 片，桐油 120 g。将九里光、豆腐入桐油内煎熬，俟油沸后，离火，下冰片 3 g，搅匀摊布上。贴患处，每日换药 1 次。(《湖南农村常用中草药手册》)

3. 治梅毒 九里光 30 g，土茯苓 60 g。水煎浓缩成膏，外搽。(《恩施中草药手册》)

4. 治急性泌尿系统感染 千里光、穿心莲各 30 g。煎服。(《安徽中草药》)

5. 治烫火伤 千里光 8 份，白及 2 份。水煎浓汁，外搽。(《江西中草药》)

6. 治月经过多，崩漏 千里光 60 g，小苦麻 30 g，蒲公英 30 g。共捣汁，兑红糖服。(《恩施中草药手册》)

7. 治毒蛇咬伤 千里光鲜全草 60 g，雄黄 3 g。共捣烂，敷患处。另取鲜全草适量，水煎洗伤口处；鲜根 60 g，水煎代茶饮。(《常用中草药选编》)

8. 治鹅掌风，头癣，干湿癣疮 千里光、苍耳草全草各等分。煎汁浓缩成膏，搽或擦患处。(《江西民间草药》)

【临床报道】 1. 治疗各种炎症 用千里光片(千里光118 kg，制成 60 000 片，每片重 0.35 g)口服，每日 4 次，每次 3 片；小儿酌减。治疗各种炎症 1 338 例，痊愈 830 例，占 62%，好转 334 例，占 25%，无效 174 例，占 13%。其中例数较多疗效较好的有上感 250 例，痊愈 191 例，占 76.4%，好转 33 例，占 13%，无效 26 例，占 10.4%；急性咽喉炎 87 例，痊愈 56 例，占 64%，好转 22 例，占 25%，无效 9 例，占 10%；急性菌痢 132 例，痊愈 108 例，占 81.8%，好转 14 例，占 10.6%，无效 10 例，占 7.6%；疖肿 140 例，痊愈 77 例，占 55%，好转 38 例，占 27%，无效 25 例，占 18%；急性阑尾炎 64 例，痊愈 49 例，占 76.6%，好转 10 例，占 15.6%，无效 5 例，占 7.8%。

2. 治疗皮肤病 用千里光针剂每日肌注 1～2 次，每次2～4 ml，10 日为 1 个疗程。治疗夏季皮炎 106 例，急性、亚急性湿疹 93 例，丘疹性荨麻疹 64 例，痒疹 42 例，共 305 例，其中痊愈 75 例，显效 142 例，好转 73 例，无效 15 例，显效率为 71.2%。

0426 千层塔 qiān céng tǎ (《植物名实图考》)

【异名】 蛇交子、毛青杠、虱子草、生扯拢、蛇足草(《贵州民间药物》)，千金榨、矮杉树(《四川中药志》)，万年杉、铁板草(《重庆草药》)，千金虫、刘果奴、矮罗汉、狗牙菜、虱婆药(《湖南药物志》)，金不换、金锁匙、横纹草、充天松(《福建中草药》)，虱婆草(《广西药用植物名录》)，打不死(江西《草药手册》)，矮松、跌打损伤草(《安徽中草药》)，杀蛆药、山芝、直立石松(《长白山植物药志》)。

【基原】 为石杉科石杉属植物蛇足石杉的全草。

【原植物】 蛇足石杉 *Huperzia serrata* (Thunb.) Trev. [*Lycopodium serratum* Thunb.] 又名：蛇足石松(《中国高等植物图鉴》)。

多年生草本，高 10～30 cm。根须状。茎直立或下部平卧，一至数回两叉分枝，顶端常具生殖芽，落地成新苗。叶纸质，略成四行疏生；叶片披针形，长 1～3 cm，宽 2～4 mm，锐尖头，边缘有不规则的尖锯齿，基部渐狭，楔形，仅有主脉 1 条，具短柄。孢子叶和营养叶同形，绿色。孢子囊横生于叶腋，肾形，淡黄色，光滑，横裂；孢子同形。孢子期 6～10 月。

生于林荫下湿地或沟谷石上。分布于东北、长江流域及浙江、福建、广东、广西、四川、贵州和云南等地。

【采收加工】 6～7 月采收，晒干。

【成分】 千层塔草含生物碱：石松碱(lycopodine)，石松定碱(lycodine)，蛇足石松碱 (lycoserrine)，石松灵碱(lycodoline)，棒石松宁碱(clavolonine)，千层塔碱 (serratine)，千层塔宁碱(serratinine)，千层塔尼定碱(serratinidine)，千层塔它宁碱 (serratanine)，千层塔它尼定碱(serratanidine)，石松文碱(lycoclavine)，石杉碱(huperzine)A、B、E、F、G、H、I、J、K、L、O、P、R、Q 和 N-氧石杉碱(N-oxyhuperzine) Q、W，*N*-甲基石杉碱乙(*N*-methylhuperzine B)，光泽石松灵碱(lucidioline)，*N*-甲基石杉碱(*N*-methylhuperzine) B，蛇足石杉碱(huperzinine)，8-去氧千层塔宁碱(8-deoxyserratinine)，蛇足石杉新碱(neohuperzinine)，马尾杉碱乙(phlegmariurine)B，去-*N*-甲基-*β*-玉柏碱，6-*α*-羟基-石松碱(6-*α*-hydroxy-lycopodine)，6-*β*-羟基石杉碱甲，马尾杉碱N，蛇足石杉碱乙(huperzinine B)，锯齿石松替定(serratidine)，锯齿石松替宁(serratinine)，11*α*-过氧羟基马尾杉碱乙(11*α*-hydroperoxyphlegmariurine B)，7-过氧羟基马尾杉碱乙(7-hydroperoxyphlegmariurine B)，蛇足石松胺(lycoposerramine)A，8-羟基马尾杉碱(8-hydroxy phlegmariurine) B，锯齿石松碱，macleanine，锯齿石松唑胺(serratezomine)A～C等。

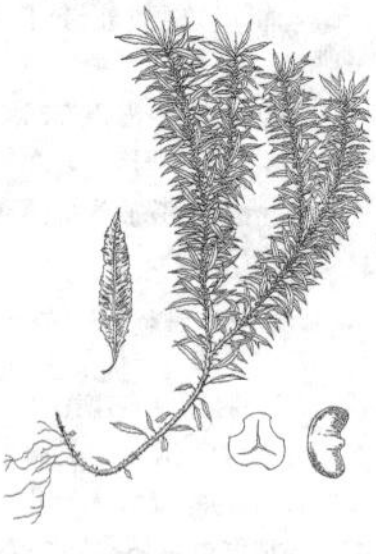
蛇足石杉

三萜类：千层塔烯二醇(serratenediol)，千层塔烯二醇-3-乙酸酯(serratenediol-3-acetate)，21-表千层塔烯二醇，16-氧千层塔烯二醇，16-氧代千层塔烯三醇(16-oxoserratriol)，千层塔三醇(tohogenol)，千层塔四醇(tohogeninol)，16-氧代双表千层塔烯二醇(16-oxo-diepiserratenediol)，千层塔烯二醇-21-乙酸酯(serratenediol-21-acetate)等。

【药理】 1. 对中枢神经系统有抑制作用　蛇足草水煎剂、水煎醇沉液(1 g/ml)腹腔注射0.08～0.1 ml/10 g能明显地抑制小鼠的自发活动；抑制小鼠由电刺激所引起的激怒反应；对阈下催眠剂量的戊巴比妥钠有非常显著的协同作用；能对抗去水吗啡所引起的小鼠活动增加。

2. 抗胆碱酯酶作用　千层塔提取的石杉碱A(Hup-A)，在体外对人、犬、家兔、猫、大鼠和小鼠红细胞乙酰胆碱酯酶(AChE)的PI_{50}值(抑制酶活力50%的浓度的负对数)分别为7.44、7.37、7.23、6.92、6.84和6.42；对小鼠全脑、家兔延脑及大脑皮质AChE的PI_{50}值分别为7.52、7.66和7.11；对人、小鼠、猫、犬、大鼠和家兔血浆AChE的PI_{50}分别为2.70、4.23、5.57、5.58、6.04和7.09。千层塔中提得的石杉碱B对大鼠红细胞及猪脑尾核AChE的PI_{50}各为6.2和6.1，作用比加兰他敏强，但弱于Hup-A。Hup-A可增强自发释放的小终板电位的振幅、上升相和半下降相，是一种高选择性的抗AChE抑制剂，能明显促进神经肌接头处的胆碱能传递。

3. 对神经肌肉的作用　千层塔的总生物碱在家兔垂头试验、麻醉兔胫神经肌标本、大鼠离体膈神经标本上均表现出明显肌肉松弛作用。用分离提取的烟碱样胆碱受体免疫家兔造成重症肌无力，皮下注射10～25 μg/kg或口服50 μg/kg的Hup-A，能使动物肌无力症状明显恢复，效果优于溴新斯的明。用麻醉兔在体坐骨神经-腓肠肌、正中神经-旋前圆肌制备实验表明：正常兔累积静脉注射Hup-A，使腓肠肌单收缩平均增强50%，同时功能性收缩-强直收缩平均抑制20%，肌肉电位也受到部分阻断。但对实验性自身免疫性重症肌无力(EAMG)兔，静脉注射Hup-A 25 μg/kg能明显增强和改善病态肌肉的电位和收缩功能，并能对抗*d*-TC引起的阻断作用。

4. 对学习记忆的作用　腹腔注射Hup-A 100～167 μg/kg能明显促进大鼠明暗分辨的学习过程。腹腔注射36～167 μg/kg对该反应的再现有易化作用。Hup-A增强记忆再现的作用可分别为皮下注射东莨菪碱、阿托品或脑室内注射密胆碱所拮抗。Hup-A腹腔注射0.1、0.2 mg/kg或灌胃0.3 mg/kg均能改善CO_2产生的大鼠识别障碍，灌胃0.4 mg/kg对东莨菪碱所致的短时记忆障碍也有改善作用。Hup-A 100～125 μg/kg或Hup-B 1.0～1.5 mg/kg均能明显改善小鼠由环己酰亚胺、亚硝酸钠、东莨菪碱以及最大电惊厥产生的被动回避操作记忆损害；明显促进老年小鼠的记忆保持。Hup-A的作用比Hup-B约强10倍。

5. 对中枢胆碱能系统的作用　大鼠肌注、腹腔注射Hup-A 2 mg/kg后，使脑AChE活性明显抑制，持续作用长，有剂量-效应关系。Hup-A对皮质及海马AChE的抑制作用明显强于其他脑区部位。

6. 体内过程　给大鼠静脉注射及灌胃石杉碱A后的药物动力学为开放型二房室模型。灌胃的生物利用度是96.9%，静脉注射后组织的放射性分布以肾、肝最高，肺、脾和心次之，脑内有一定量分布。静脉注射后主要通过肾脏排泄，24小时内尿排出量为剂量的73.2%。石杉碱A经体内处置后，部分代谢为水溶性较大的产物排出。

【药性】 苦、辛、微甘，平，小毒。

1.《四川中药志》1960年"性温，味辛，有小毒。"

2.《福建中草药》："辛、甘、微苦，微温。"

3.《全国中草药汇编》："苦、微甘，平。"

【功用主治】 散瘀止血，清热除湿。主治跌打损伤，劳伤吐血，尿血，痔疮下血，臌胀，白带，毒蛇咬伤，溃疡久不收口，烫火伤。

1.《植物名实图考》："洗肿毒，跌打及鼻孔作痒。"

2.《重庆草药》："止血，破积，固肾，益气。主用于痨伤吐血，气血积滞，痔血，带下。"

3.《贵州民间药物》："治汤火伤，灭虱，清肿毒。"

4.《福建中草药》："行瘀止血，除湿消肿。"

5.《浙江药用植物志》："麻醉止痛。"

【用法用量】 内服：煎汤，5～15 g；或捣汁。外用：煎水洗，捣敷，研末撒或敷。

【宜忌】 孕妇禁服。本品有毒，中毒时可出现头昏、恶心、呕吐等症，内服不宜过量。

《长白山植物药志》："孕妇不宜。"

【选方】 1. 治跌打损伤，瘀血肿痛　蛇足草、菊三七各等量，共研末。每日6 g，临睡前温黄酒或温开水送下；另用鲜蛇足草捣烂敷患处，干则更换。(《安徽中草药》)

2. 治痨伤吐血及痔疮大便出血　虱子草60～120 g。炖杀口肉服。(《重庆草药》)

3. 治水湿臌胀　千层塔18～21 g，加醉鱼草根等量，再加前胡、紫苏、老姜(煨熟去皮)各9～15 g。水煎，早晚空腹各服1次。(《天目山药用植物志》)

4. 治白带　蛇足草，椿根白皮各15 g，黄柏9 g。煎服。(《安徽中草药》)

5. 治无名肿毒　虱子草一把。水煎成膏，适量外敷。(《贵州草药》)

6. 治创口久不愈合　千层塔2.5 kg。煎汁浓缩成膏约250 g，加硼砂9 g，熬熔外用。(《常用中草药配方》)

【临床报道】 1. 治疗精神分裂症　用蛇足草中提取的强碱性总生物碱，制成蛇足草Ⅲ号片，每片相当于生药千全草8 g，治疗精神分裂症114例。口服1日量开始为1片，逐渐缓增，3～7日内增至患者的可能耐受剂量，一般分2次服用，4星期为1个疗程。结果：114例中，显著进步10例，有进步29例，无效者75例。经统计学处理，表明疗效与性别、年龄、临床分型及病程之间的差异无显著意义($P>0.05$)；与剂量大小无关。副作用以胃肠道反应最为常见，一般经减量和增服胃舒平、维生素B_6、阿托品等都可不同程度缓解。亦有见自主神经系统反应(头晕、乏力)、心血管系统反应(血压下降、心律不齐、心动过缓)、锥体外系统症状群，并发现有2例出现丙氨酸氨基转移酶升高。

2. 治疗重症肌无力　用千层塔中分离到的生物碱-石松碱甲

每日肌注 0.4 mg,至少应用 10 日,治疗 59 例重症肌无力患者;并对另 69 例重症肌无力患者采用溴新斯的明及石杉碱 A 作自身双盲对照试验,结果表明:石杉碱 A 对 128 例重症肌无力治疗的有效率为 99.2%。该药的作用维持时间比溴新斯的明为长($P>0.001$)。副作用中肌束颤动、头晕、出汗和视力模糊的出现率也较溴新斯的明为低,有显著差异,唯恶心较溴新斯的明为高,对全身主要脏器无明显不良反应。

3. 治疗老年性记忆功能减退　用石杉碱 A 治疗 100 例老年性记忆功能减退患者,用双盲法、10 词提醒测验,并与海特琴比较,结果表明 Hup-A 有显著的增强老年人记忆功能的作用。剂量以 25～50 μg 为可选择的治疗剂量,尤以 30 μg 最合适。用 Hup-A 30 μg 肌注,每日 2 次,基本上可保持白天有较好的记忆;注射后 1～4 小时记忆功能明显改善,作用持续约 6 小时,除少数患者出现头晕外,无明显不良反应,且疗效优于海特琴 600 μg 肌注。

0427 千金子 qiān jīn zǐ (《开宝本草》)

【异名】 千两金、菩萨豆(《日华子》),续随子(《开宝本草》),拒冬实(《本草图经》),联步(《斗门方》),拒冬子(《本草汇言》),滩板救(《湖南药物志》),看园老(《贵州草药》),百药解、千金药解(《云南药用植物名录》),小巴豆(《山西中草药》)。

【基原】 为大戟科大戟属植物续随子的种子。

【原植物】 续随子 *Euphorbia lathyris* L.　又名:拒冬(《开宝本草》),半枝莲(《纲目拾遗》),降龙草(《陕西中药名录》)。

二年生草本,高达1 m。全株含白汁。茎粗壮,分枝多。单叶交互对生,无柄;茎下部叶较密,由下而上叶渐增大,线状披针形至阔披针形,长 5～12 cm,宽0.8～2.5 cm,先端锐尖,基部 V 形而多少抱茎,全缘。杯状聚伞花序顶生,伞梗 2～4,基部轮生叶状苞片2～4,每伞梗再叉状分枝;苞叶 2,三角状卵形;花单性,无花被;雄花多数和雌花 1 枚同生于萼状总苞内,总苞顶端 4～5 裂,腺体新月形,两端具短而钝的角;雄花仅具雄蕊 1;雌花生于花序中央,雌蕊 1,子房三室,花柱 3,先端 2 裂,近于扩展而扁平。蒴果近球形。种子长圆状球形,表面有黑褐色相间的斑点。花期 4～7 月,果期 6～9 月。

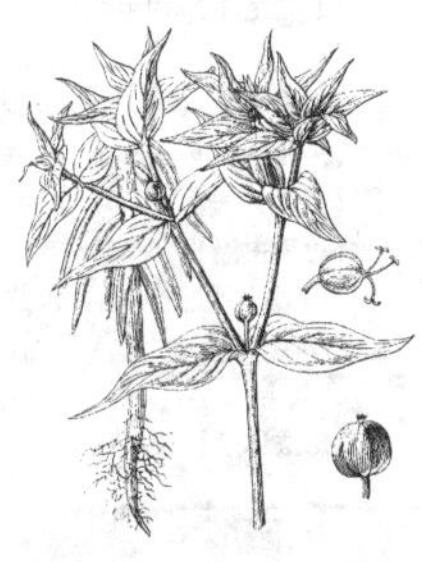
续 随 子

生于向阳山坡。野生或栽培。分布于辽宁、吉林、黑龙江、河北、山西、江苏、浙江、福建、河南、湖南、广西、四川、贵州、云南、台湾等地。

本植物的叶(续随子叶)、茎中白色乳汁(续随子茎中白汁)亦供药用,另设专条。

【栽培】 生物学特性　喜阳光充足、温暖湿润的气候,耐干旱。以疏松肥沃、排水良好、富含腐殖质的壤土栽培为宜。低洼地和黏土不宜栽培,易发生病害。

繁殖方法　用种子繁殖。直播,7～8 月采收深褐色果实,晒干。南方秋播 9 月中旬至 9 月下旬;北方春播 3 月下旬至 4 月上旬。穴播,按行株距 30 cm×30 cm 开穴,穴深5～7 cm,每穴播 5～6 颗。条播,按行距 40 cm 开沟,沟深5～7 cm,将种子均匀播入,覆土 2～3 cm。

田间管理　出苗后及时间苗、补苗,松土除草,结合追肥。现蕾前要增施过磷酸钙。遇雨季要开沟排除积水。生长后期要培土,以免倒伏。

病虫害防治　病害有叶斑病,高温多湿时易发生,可喷1∶1∶150 倍波尔多液或克菌丹防治;枯萎病可撒石灰消毒。虫害有地老虎、蛴螬为害。

【采收加工】 南方 7 月中、下旬,北方 8～9 月上旬,待果实变黑褐色时采收,晒干,脱粒,扬净,再晒至全干。

【药材】 千金子 *Euphorbiae Semen*　主产于河南、浙江。

性状　种子呈椭圆形或倒卵形,长约 5 mm,直径约4 mm。表面灰棕色或灰褐色,具不规则网状皱纹,网孔凹陷处灰黑色,形成细斑点。一侧有纵沟状种脊,顶端为突起的合点,下端为线形种脐,基部有类白色突起的种阜或具脱落后的痕迹。种皮薄脆,种仁白色或黄白色,富油质。气微,味辛。

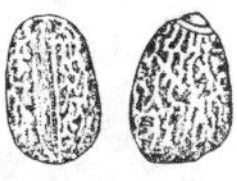
千金子(种子)外形

鉴别　(1) 种子横切面:种皮表皮细胞波齿状,外壁较厚,细胞内含棕色物质;下方为 1～3 列下皮薄壁细胞;内表皮为 1 列类方形栅状细胞,其侧壁内方及内壁明显增厚。内种皮栅状细胞 1 列,棕色,细长柱状,壁厚,木化,有时可见壁孔。外胚乳为数列类方形薄壁细胞;内胚乳细胞类圆形;子叶细胞方形或长方形;均含糊粉粒。

(2) 取本品 5 g,研碎,加石油醚(60～90 ℃)适量,加热回流 30 分钟,滤过。取石油醚溶液 2 ml 置试管中,置水浴上蒸干,残渣加冰醋酸 1 ml 使溶解,再沿管壁加醋酐-硫酸(19∶1)的混合液 1 ml,两液相接界面由淡棕色变为暗褐色或棕色(检查甾萜类)。药渣加乙醇 50 ml,加热回流 2 小时,回收乙醇至 20 ml,取乙醇溶液 1 ml,加 3%碳酸钠溶液 1 ml,置水浴上加热 10 分钟,加 20% 4-氨基安替比林、80%乙醇溶液和铁氰化钾试液各 2 滴,溶液显黄棕色或红棕色(检查香豆素类)。

(3) 薄层色谱:取本品粉末 2 g,加石油醚(30～60 ℃)80 ml,索氏抽提器提取 30 分钟,滤过,弃去石油醚,残渣加乙醇80 ml,加热回流 1 小时,放冷,滤过,滤液蒸干,残渣加乙醇10 ml使溶解,作为供试品溶液。另取秦皮乙素对照品,加乙醇制成每 1 ml 含 1 mg 的溶液,作为对照品溶液。分别点样于同一硅胶 G 薄层板上,以苯-醋酸乙酯-甲酸(5∶4∶1)为展开剂,展开,取出,晾干,置紫外光灯(365 nm)下检视。供试品色谱中,在与对照品色谱相应的位置上,显相同的亮蓝色荧光斑点。

【成分】 种子含脂肪油 48%～50%,油中含脂肪酸:油酸(oleic acid),棕榈酸(palmitic acid),亚油酸(linoleic acid),亚麻酸(linolenic acid)等;油中还含甾醇及其酯:菜油甾醇(campesterol),豆甾醇(stigmasterol),β-谷甾醇(β-sitosterol),7-豆甾醇(Δ^7-stigmasterol),千金子甾醇(euphorbia storoid);多种大戟因子(euphorbia factors)L1～L9,多羟基化合物千金藤醇(lathyol),环氧千金藤醇,羟基千金藤醇和巨大戟萜醇(ingenol)的酯;香豆素类瑞香素(daphnetin),马栗树皮苷(esculetin),千金子素(euphorbetin),异千金子素(isoeuphorbetin),七叶树内酯(esculetin)。

【药理】 胃肠道刺激作用　种子的脂肪油所含千金子甾醇对胃肠黏膜有强烈刺激作用,可产生峻泻,致泻强度为蓖麻油的 3 倍。

毒性　山羊吃了植物续随子分泌的乳汁有一定毒性。有报道,人误服千金子 3 颗,出现持续腹痛、恶心呕吐、精神不振、嗜睡等毒性反应。续随子中离析得环氧千金藤醇(epoxylathyrol)可能有致癌作用。相反报道,分别用千金子醚提物、醇提物及水提物取灌胃的最大容积 0.4 ml/只,1 次/日,连续 7 日。小鼠并未出现死亡,外观行为活动、精神状态、食欲、大小便、皮毛、呼吸等均无异常变化。需要说明的是,以上醚提物、醇提物、水提物均煮沸 2 小时以上。结果表明,千金子经 2 小时以上煎煮后,其提取物无毒,内服也非常安全。

【炮制】 1. 千金子　取原药材,除净杂质,筛去灰屑。

2. 千金子霜　取净千金子,搓去种皮,碾如泥状,用布包严,置笼屉内蒸热，压榨去油，如此反复操作，至药物不再粘结成饼，碾细。千金子霜多用于水肿胀满，痰饮，宿滞。

饮片性状　千金子参见药材"性状"项。千金子霜为淡黄色粉末，略显油性，味微辛辣。

贮干燥容器内，千金子霜密闭，置阴凉干燥处。

【药性】 辛，温，有毒。归肝、肾、大肠经。

1.《开宝本草》："辛，温。有毒。"

2.《本草求真》："专入胃。"

3.《药义明辨》："入肺。"

4.《本草撮要》："入手足阳明、太阳经。"

5.《陕西中药志》："入肝、肾二经。"

【功用主治】 逐水退肿，破血消癥，解毒杀虫。主治水肿，腹水，二便不利，癥瘕瘀滞，经闭，疥癣癞疮，痈肿，毒蛇咬伤及疣赘。

1.《蜀本草》："治积聚痰饮，不下食，呕逆及腹内诸疾。"

2.《日华子》："宣一切宿滞，治肺气水气，敷一切恶疮疥癣。"

3.《开宝本草》："主妇人血结月闭，癥瘕痃癖，瘀血蛊毒，鬼疰心腹痛，冷气胀满。利大小肠，除痰饮积滞，下恶滞物。"

4.《本草蒙筌》："逐水，散气。"

5.《本草正》："杀虫。"

6.《本草求原》："敷蛇虺螫蝎毒。"

7. 江西《草药手册》："治晚期血吸虫病，肝脾肿大。"

【用法用量】 内服：制霜入丸、散，1～2 g。外用：捣敷或研末醋调涂。

【宜忌】 体弱便溏者及孕妇禁服。千金子对胃肠黏膜有刺激作用，对中枢神经系统也有毒性作用。大量口服可产生头晕头痛、恶心流涎、剧烈呕吐、精神不振、腹痛腹泻、心悸、发热，冷汗自出、面色苍白、尿少而混浊、心率加快，甚至血压下降、大汗淋漓、四肢厥冷、气息微弱、呼吸浅促、舌光无苔、脉细欲绝。

1.《本草元命苞》："服之不可过剂，过则令人泻多。浆水、稀薄醋、粥能解泄利无休。"

2.《品汇精要》："虚损人不可多服。"

3.《本草经疏》："病人元气虚，脾胃弱，大便不固者禁用。"

【选方】 1. 治水气　用联步一两，去壳研，以纸裹，用物压出油，重研末，分作七服。每治一人，每日只可一服，丈夫生饼子酒下，妇人荆芥汤下。凡五更服之，至晚间自止，后以厚朴补之，频吃益善。仍不用吃盐、醋一百日。（《斗门方》）

2. 治阳水肿胀　续随子（炒，去油）二两，大黄一两。为末，酒、水丸绿豆大，每服以白汤送下五十丸，以去陈莝。（《摘玄方》）

3. 治小便不通，脐腹胀痛不可忍　续随子（去皮）一两，铅丹半两。上二味，先研续随细，次入铅丹同研匀，用少蜜和作团，盛瓷罐内密封，于阴处掘地坑埋之，上堆冰雪，惟多是妙，腊月合，至春末取出，研匀，别炼蜜丸如梧桐子大。每服十五至二十丸，煎木通汤下，不拘时，甚者不过再服，要效速即化破服。病急旋合亦得。（《圣济总录》续随子丸）

4. 治积聚癥块及涎积　续随子三十枚（去皮），腻粉二钱，青黛（炒）一钱匕（研）。上三味，先研续随子令烂，次下二味，合研匀细，以烧糯米软饭和丸，如鸡头大。每服先烧大枣一枚，剥去皮核，烂嚼，取药一丸推破，并枣同用，冷腊茶清下。服后便卧，至中夜后，取下积聚恶物为效。（《圣济总录》续随子丸）

5. 治血瘀经闭　千金子 3 g，丹参、制香附各 9 g，煎服。（《安徽中草药》）

6. 治血黄，病家三日鼻中出血，大小便亦下血，心间烦闷，腹中有块，痛如虫咬，吐逆喘粗。先烙丹田穴，次烙后心上囟，如不瘥者　续随子十四粒（细研）。上一味，用水一盏，煎至六分。去滓放冷顿服，当吐泻愈。看鼻衄及下血，其血鲜者堪医，如齿及鼻黑，发直者死。（《圣济总录》续随汤）

7. 治黑子，去疣赘　续随子熟时坏破之，以涂其上，便落。（《普济方》）

8. 治蛇咬肿毒闷欲死　重台六分，续随子七颗（去皮）。二物捣筛为散，酒服方寸匕，兼唾和少许，敷咬处。（《海上集验方》）

【临床报道】 1. 治疗晚期血吸虫病腹水　取新鲜千金子洗净去壳，取白色仁，捣泥，装入胶囊备用。体质较好者，根据腹围大小决定用量，腹围大者多用，腹围在 67～100 cm，其用量每次 6.2～9.4 g，但用量最多不得超过10 g。于早晨空腹以白开水吞服。每隔 5 日服药 1 次，一般视体征情况，可给服 2～3 次，病轻者服 1 次即可。第一批治疗 11 例，经服药 2 次后，腹水迅速消退，腹围缩小，肿大的肝脾也显著缩小及变软，患者食欲均显著增加，面色转佳，红细胞、血红蛋白增加，一般精神饱满，小便量渐增，大便正常，体力渐复。对肾功能无影响，肝功能均好转，但对杀灭病原体效果不显。药后反应主要为头晕、恶心及呕吐、腹泻。患者对药后反应均能耐受，第二次服药反应轻于第一次，似有耐药性。认为服千金子后，须严格忌食碱、盐及不消化食物 4～6 个月，可防腹水复发。

2. 治疗毒蛇咬伤　取千金子 20～30 粒（小儿酌减）捣烂，用米泔水调服。治疗 160 例，一般服 1 次，重者服 3 次即效。神昏者加龙胆草 30 g 煎服。

【各家论述】 1.《纲目》："续随子与大戟、泽漆、甘遂茎叶相似，主疗亦相似，其功皆长于利水，惟在用之得法，亦皆要药也。"

2.《本草经疏》："长于解蛊毒鬼疰，以致腹痛胀满，攻积聚，下恶滞物，及散痰饮。至于妇人月闭、瘕痃癖瘀血，大小肠不利诸病，则各有成病之由，当求其本而治，不宜概施。盖此药之为用，乃以毒攻毒之功也。"

0428 千金花 qiān jīn huā（《本草乘雅半偈》）

【基原】 为菊科泽兰属植物佩兰的花。

【原植物】 参见"佩兰"条。

【采收加工】 8～10月采摘，鲜用或阴干。

【药性】 苦、辛，平。

【功用主治】 化湿行气。主治痢疾。

1.《本草乘雅半偈》："以花煮酒，治滞痢。"

2.《纲目拾遗》："浸酒治滞下，以其能利水道，宣气四达功耳。"

【用法用量】 内服：酒煮，3～6 g；或浸酒。

0429 千金藤 qiān jīn téng（《本草拾遗》）

【异名】 金线吊乌龟（《植物名实图考》），公老鼠藤、野桃草、爆竹消（《湖南药物志》），朝天药膏、合钹草、金丝荷叶、天膏药（《浙江民间常用草药》）。

【基原】 为防己科千金藤属植物千金藤的根或茎叶。

【原植物】 千金藤 *Stephania japonica*（Thunb.）Miers[*Menispermum japonicum* Thunb.]

多年生落叶藤本，长可达 5 m。全株无毛。根圆柱状，外皮暗褐色，内面黄白色。老茎木质化，小枝纤细，有直条纹。叶互生；叶柄长 5～10 cm，盾状着生；叶片阔卵形或卵圆形，长 4～8 cm，宽 3～7 cm，先端钝或微缺，基部近圆形或近平截，全缘，上面绿色，有光泽，下面粉白色，掌状脉 7～9 条。花小，单性，雌雄异株；雄株为复伞形聚伞花序，总花序梗通常短于叶柄，小聚伞花序近无梗，团集于假伞梗的末端，假伞梗挺直；雄花：萼片 6（～8），排成 2 轮，卵形或倒卵形；花瓣 3（～4）；雄蕊 6，花丝合生成柱状。雌株花序结构与雄株相似；雌花：萼片 3（～4）；花瓣 3（～4）；子房卵形，花柱 3～6 深裂，外弯。核果近球形，红色。花期6～7 月，果期8～9 月。

生于山坡路边、沟边、草丛或山地丘陵地灌木丛中。分布于江苏、浙江、安徽、福建、江西、河南、湖北、湖南、四川、台湾等地。

【采收加工】 7～8月采收茎叶，10～11月挖根，晒干。

【成分】 千金藤茎、根含生物碱：千金藤碱(stephanine)，表千金藤碱(epistephanine)，次表千金藤碱(hypoepistephanine)，间千金藤碱(metaphanine)，原千金藤碱(protostephanine)，原间千金藤碱(prometaphanine)，千金藤比斯碱(stebisimine)，千金藤默星碱(stephamiersine)，表千金藤默星碱(epistephamiersine)，氧代千金藤默星碱(oxostephamiersine)，千金藤松诺灵(stephasunoline)，千金藤酮碱(stepinonine)，莲花宁碱(hasubanonine)，高千金藤诺灵(homostephanoline)和千金藤碱(steponine)，千金藤福灵(stepholine)，千金藤诺灵(stephanoline)，轮环藤酚碱(cyclanoline)，岛藤碱(insularine)，千金藤二胺(stephadiamine)，氧代表千金藤默星碱(oxoepistephamiersine)，毛叶含笑碱(lanuginosine)。

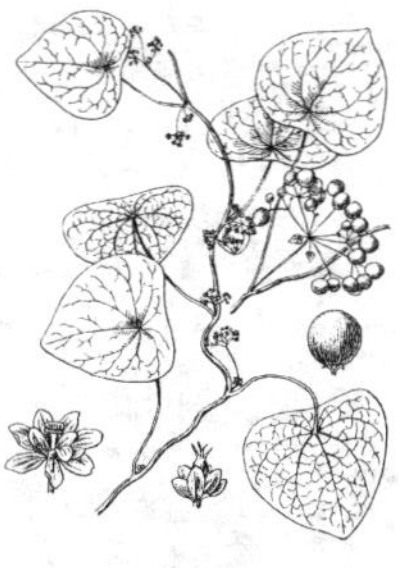

千金藤

叶含氧代千金藤默星碱，16-氧代原间千金藤碱(16-oxoprometaphanine)，千金藤比斯碱。

【药理】 1. 肌松作用 千金藤所含轮环藤酚碱对大鼠坐骨神经-腓肠肌标本有肌松作用，能被新斯的明拮抗。

2. 神经节阻断作用 如刺激猫颈上交感神经节前纤维引起的瞬膜收缩；刺激犬大内脏神经引起的升压反应；刺激颈迷走神经末梢端产生的降压反应；刺激兔胃、猫骨盆神经引起的膀胱反应；刺激犬鼓索神经引起的唾液分泌增加以及烟碱引起的升压反应，均可被轮环藤酚碱阻断。

3. 其他作用 千金藤碱对大鼠 W_{256} 癌和小鼠肉瘤 S_{180} 均有抑制作用。轮环藤酚碱对结扎幽门大鼠引起的胃液及胃酸分泌有轻度抑制作用。国外研究证明千金藤碱有防治白细胞减少症的作用。

【药性】《全国中草药汇编》："苦、辛，寒。"

【功用主治】 清热解毒，祛风止痛，利水消肿。主治咽喉肿痛，痈肿疮疖，毒蛇咬伤，风湿痹痛，胃痛，脚气水肿。

1.《本草拾遗》："主一切血毒诸气，霍乱中恶，天行，虚劳，疟瘴，痰嗽不利，痈肿，蛇犬毒，药石发癫痫。"

2.《全国中草药汇编》："清热解毒，利尿消肿，祛风止痛。治咽喉肿痛，牙痛，胃痛，水肿，脚气，尿急尿痛，小便不利，外阴湿疹，风湿关节痛；外用治跌打损伤，毒蛇咬伤，痈肿疮疖。"

【用法用量】 内服：煎汤，9～15 g；研末，每次 1～1.5 g，每日 2～3 次。外用：研末撒或鲜品捣敷。

【宜忌】 服用过量，可致呕吐。

【选方】 1. 治风湿性关节炎 千金藤根 15 g，水煎服，每日 1 剂，连服 7 日；然后，取根 30 g，加白酒 500 ml，浸 7 日，每晚睡前服 1 小杯。

2. 治痢疾，咽喉肿痛 千金藤根 15 g。水煎服。(1、2 方出自《浙江民间常用草药》)

3. 治瘴疟 千金藤根 15～30 g。水煎服。(《湖南药物志》)

4. 治胃痛 千金藤研为细末，1.5～3 g。开水吞服。

5. 治鹤膝风 千金藤 120 g，韭菜根 60 g，葱 3 根，大蒜头 1 个。先将千金藤研末，加后三味捣烂，用蜂蜜调匀敷患处，逐渐发疱流水，再用消毒纱布覆盖，让其自愈。(4、5 方出自《湖北中草药志》)

0430 千屈菜 qiān qū cài (《救荒本草》)

【异名】 对叶莲(《贵州民间药物》)，鸡骨草、大钓鱼竿、乌鸡腿(《四川常用中草药》)，对牙草、铁菱角(《湖南药物志》)，败毒草、蜈蚣草(《贵州中草药名录》)，水槟榔(《广西药用植物名录》)。

【基原】 为千屈菜科千屈菜属植物千屈菜的全草。

【原植物】 千屈菜 *Lythrum salicaria* L.

多年生草本，高 30～100 cm。茎直立，多分枝，具四棱。叶对生或三叶轮生；叶片披针形或阔披针形，长 4～10 cm，宽8～15 mm，先端钝形或短尖，基部圆形或心形，有时略抱茎，全缘，无柄。花生叶腋组成小聚伞花序，花枝呈大型穗状花序；苞片阔披针形至三角状卵形；萼筒有纵棱 12 条，裂片 6，三角形；附属体针状；花瓣 6，红紫色或淡紫色，倒披针状长椭圆形，基部楔形；雄蕊 12，6 长 6 短；子房无柄，2 室，花柱圆柱状，柱头头状。蒴果扁圆形，苞于萼内。种子多数，细小。花期 7～8 月。

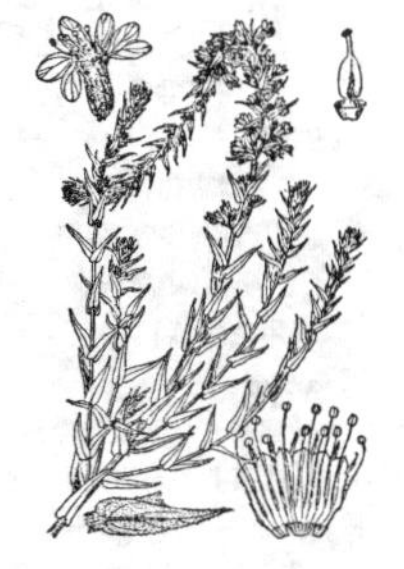

千屈菜

生于河岸、湖畔、溪沟边和潮湿地。分布于全国各地。

【栽培】 生物学特性 喜温暖潮湿的环境，整个生长期需充足水分，怕干旱。以肥沃而潮湿的地方栽培为宜。

繁殖方法 用种子、扦插或分株繁殖。种子繁殖：春播于 3～4 月，播前将种子与细土拌匀，然后撒播于苗床上，覆土 1 cm，盖草浇水。播后 10～15 日出苗，立即揭草。苗高10 cm左右移栽。按行株距 30 cm×20 cm 开穴，每穴栽 3 株。扦插繁殖：扦插于春季选健壮枝条，截成 12 cm 左右长，去掉叶片，斜插入土中，深度为插穗 1/2，压紧，浇水保湿，待生根长叶后移栽。分株繁殖：春季 4～5 月将根丛挖起，切分数芽为一丛，栽于施足基肥的湿地。

田间管理 定植后至封行前，每年中耕除草 3～4 次。春、夏季各施 1 次氮肥或复合肥，秋后追施 1 次堆肥或厩肥，经常保持土壤潮湿，是种好千屈菜最关键的措施。

【采收加工】 9～10 月采收全草，切碎，鲜用或晒干。

【成分】 千屈菜全草含千屈菜苷(salicarin)，胆碱(choline)，没食子鞣质(gallotannin)。

全草又含黄酮类：牡荆素(vitexin)，荭草素(orientin)，异牡荆素(isovitexin)，异荭草素(isoorientin)，锦葵花苷(malvin)，矢车菊素-3-半乳糖苷(cyanidin-3-monogalactoside)；酚酸类：没食子酸(gallic acid)，并没食子酸(ellagic acid)和绿原酸(chlorogenic acid)。还含黑麦草内酯(loliolide)，多种邻苯二甲酸及其酯。

【药理】 1. 降血糖作用 千屈菜花、茎给药 4 小时引起血糖值明显降低，叶的活性较小，花的乙醚提取物活性最大，给药 1 小时即引起血糖值明显降低，4 小时达高峰，随后开始回复，8 小时恢复到原值，且血糖降低的平均比率±标准差与其剂量的对数成直线关系。静脉注射比口服效果明显，静脉注射 45 分钟血糖值降低达最大值，用乙醚提取过的残留物再用乙醇提取，该提取物仍具降糖活性，1 小时就引起血糖值明显下降，说明花中可能存在两种类型降糖成分，花的乙醇提取物对葡萄糖引起的高血糖症，具明显降血糖作用，口服 2～5 g/kg 30 分钟即引起血糖明显下降，血糖值的降低还伴有血液中胰岛素值的显著增高，给药 4 小时已增高 100%，血液中胰岛素值增高的趋势与血糖值降低趋势是一致的，提示千屈菜降血糖的活性可能是由于胰岛素释放引起的。

2. 抗菌作用 千屈菜(全株)煎剂能抑制葡萄球菌及大肠伤寒杆菌属的生长，其中痢疾杆菌尤为敏感。

3. 其他作用 对豚鼠离体肠管，最初有兴奋作用，但稍后则显示解痉作用，能减弱乙酰胆碱和组胺对肠管的兴奋作用，尚有止血作用，由所含之鞣质引起。

【药性】 苦，寒。

1.《四川常用中草药》:"性平,味苦、淡。"

2.《内蒙古中草药》:"味甘、淡,性平。"

3.《湖南药物志》:"苦,寒,无毒。"

【功用主治】 清热解毒,收敛止血。主治痢疾,泄泻,便血,血崩,疮疡溃烂,吐血,衄血,外伤出血。

1.《中国药用植物图鉴》:"为收敛剂,止泻。"

2.《四川常用中草药》:"健脾养血,除湿利尿。治小儿疳积,崩带等症。"

3.《湖南药物志》:"止泻,止血,收敛。"

4.《青岛中草药手册》:"治菌痢、腹泻、便血或外伤出血。"

5. 南药《中草药学》:"清热毒,收敛,破瘀通经。"

【用法用量】 内服:煎汤,10~30 g。外用:研末敷;或捣敷;或煎水洗。

【宜忌】 《宁夏中草药手册》:"孕妇忌用。"

【选方】 1. 治肠炎,痢疾　千屈菜 15 g,马齿苋 15 g。水煎服。(《食物中药与便方》)

2. 治高烧　对叶莲 30 g,马鞭梢 15 g。水煎服。(《贵州民间药物》)

3. 治吐血,衄血,便血　千屈菜 15 g,墨菜 15 g,红枣 5 个。水煎服。孕妇忌服。(《食物中药与便方》)

4. 治溃疡　千屈菜叶、向日葵盘。晒干,研开,先用蜂蜜搽患处,再用药末敷患处。(《湖南药物志》)

5. 治血瘀经闭　千屈菜 12 g,红花 9 g。水煎,酌加黄酒和服。(《宁夏中草药手册》)

0431 千针万线草 qiān zhēn wàn xiàn cǎo (《滇南本草》)

【异名】 麦参(《昆明民间常用草药》),筋骨草(《云南中草药》),小胖药(云南曲靖)。

【基原】 为石竹科繁缕属植物云南繁缕的根。

【原植物】 云南繁缕 *Stellaria yunnanensis* Franch.　又名:大鹅肠菜(《云南中草药选》)。

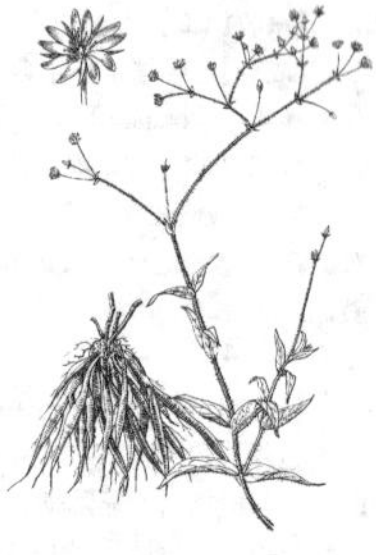

云南繁缕

多年生宿根草本,高 30~90 cm。根丛生,肉质,成细长的纺锤形,黄棕色或黄白色。茎数枝丛生,铺散,具 4 棱,二歧分枝,节部略膨大。单叶对生;无柄,叶片披针形或卵状披针形,长2.5~4 cm,宽0.5~1 cm,先端渐尖,基部较宽,边缘有缘毛;中脉被柔毛。多花集成顶生二歧聚伞花序,总花梗长 3~5 cm;苞片 2 枚,披针形或卵状披针形,白色膜质;萼片 5,披针形,有 3 条褐色脉;花瓣 5,白色,深 2 裂达基部;雄蕊 8~10,花药黄色;花柱 3,短线形。蒴果卵圆形,6 瓣裂,外有宿存萼片。种子小,棕色。

生于海拔 2 000~4 500 m 的山坡、路旁或沟边草地等处。分布于四川、云南、西藏等地。

【采收加工】 7~10 月采挖,鲜用或切段晒干。

【成分】 含肽类:繁缕环肽(stellarin)A、B、C、D、E、F、G,假繁缕环肽(pseudostellarin)A~H,云南繁缕环肽(yunnanin)A、B、D、C、E、F。

【药性】 甘,平。

1.《滇南本草》:"味甘,性微温。"

2.《滇南本草图说》:"甘,平,无毒。"

【功用主治】 健脾养血,补肝肾,消肿。主治贫血,头晕心慌,耳鸣潮热,腰酸,遗精,月经不调,带下,骨折,乳腺炎。

1.《滇南本草》:"补肝、脾、肾。治阴虚血弱,神气短少,头晕,耳鸣,心慌,目中起翳生花,五心烦热,午后怕冷,夜间发热,小肚胀坠,腰疼脚酸,步行艰难,妇人白带、漏下、淋沥等症。调养精神,补养肾肝,任督二脉亏损,妇人虚弱要药。"

2.《滇南本草图说》:"生血(和)血,退五热,降火,止耳鸣,心神不宁。能升能降,妇人最良。"

3.《云南中草药》:"治月经不调,贫血,小儿疳积,肾虚遗精,阴虚潮热,乳腺炎,骨折。"

【用法用量】 内服:煎汤,15~30 g;或炖肉。外用:鲜品捣敷。

【选方】 1. 治妇人白带日久,头晕耳鸣,腰疼,夜间发热,精神短少,饮食无味　千针万线草三钱,水牛肉三五两。煨吃三四次效。(《滇南本草》)

2. 治体虚贫血,头晕耳鸣,虚肿,出虚汗　千针万线草、大黑药等分碾粉。加鸡蛋、红糖煮吃。(《昆明民间常用草药》)

0432 千年耗子屎种子 qiān nián hào zǐ shǐ zhǒng zǐ (《贵阳民间药草》)

【基原】 为毛茛科天葵属植物天葵的种子。

【原植物】 参见"天葵草"条。

【采收加工】 春末种子成熟时采收,晒干。

【药材】 千年耗子屎种子 *Semiaquilegiae Adoxoidis Semen* 主产于湖南、湖北、江苏。

性状　种子卵状椭圆形,长约 1 mm,褐色至黑褐色,表面有许多小瘤状突起。气微,味微香。

【药性】 甘,寒。

【功用主治】 解毒散结。主治乳痈肿痛,瘰疬,疮毒,妇人血崩,带下,小儿惊风。

【用法用量】 内服:煎汤,9~15 g。外用:捣烂敷。

【选方】 1. 治九子痒　千年耗子屎种子适量,加猪尾巴(草药名)同捣烂,外敷。

2. 治红崩白带　千年耗子屎种子 15 g,熬甜酒吃治白带,熬红糖吃治红崩。

3. 治惊风　千年耗子屎种子干末 1.5 g,开水吞服。

0433 川芎 chuān xiōng (《汤液本草》)

【异名】 山鞠穷(《左传》),芎䓖(《本经》),香果(《吴普本草》),胡䓖(《别录》),马衔芎䓖(《本草经集注》),雀脑芎、京芎(《本草图经》),贯芎(《珍珠囊》),抚芎(《丹溪心法》),台芎(《本草蒙筌》),西芎(《纲目》)。

【基原】 为伞形科藁本属植物川芎的根茎。

【原植物】 川芎 *Ligusticum chuanxiong* Hort. [*L. wallichii* auct. non Franch.]

多年生草本,高 40~70 cm。全株有浓烈香气。根茎呈不规则的结节状拳形团块,下端有多数须根。茎直立,圆柱形,中空,表面有纵直沟纹,茎下部的节膨大成盘状(俗称苓子)。茎下部叶具柄,柄长 3~10 cm,基部扩大成鞘;叶片轮廓卵状三角形,长 12~15 cm,宽 10~15 cm,三至四回三出式羽状全裂,羽片 4~5 对,卵状披针形,末回裂片线状披针形至长卵形,顶端有小尖头;茎上部叶渐简化。复伞形花序顶生或侧生,总苞片 3~6,线形;伞辐 7~20,不等长;小伞形花序有花 10~24;小总苞片 2~7,线形,略带紫色;萼齿不发育;花瓣白色,倒卵形至椭圆形,先端有短尖状突起,内曲;雄蕊 5,花药淡绿色;花柱 2,长 2~3 mm,向下反曲。幼果两侧扁压;背棱槽内有油管 1~5,侧棱槽内有油管 2~3,合生面有油管 6~8。花期 7~8 月,幼果期 9~10 月。

为著名栽培中药材,未见野生。主要栽培于江苏、浙江、江西、湖北、湖南、广西、四川、贵州、云南、陕西、甘肃等地。

本植物的幼嫩茎叶(蘼芜)亦供药用,另设专条。

【栽培】 生物学特性　喜温暖湿润、阳光充足的环境，稍能耐旱，怕荫蔽和水涝。在育“苓”阶段和贮藏期，要求冷凉条件。适宜在土层深厚、疏松肥沃、排水良好、中性或微酸性的砂质壤土上栽培，不宜在过砂的冷砂土或过于黏重的黄泥、白鳝泥、下湿田等处种植，忌连作。

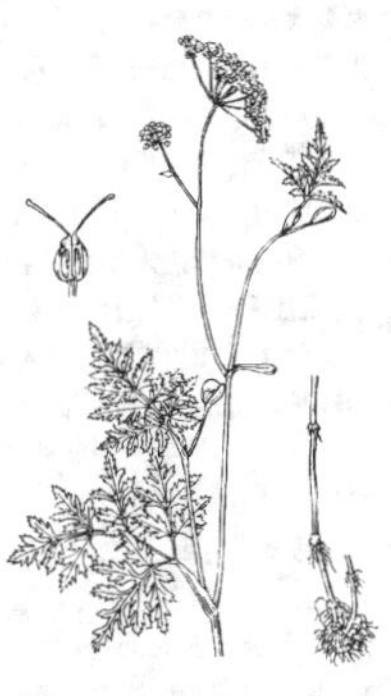

川　芎

繁殖方法　无性繁殖，用地上茎的茎节(苓子)繁殖，分育苓和栽种。育苓：选海拔 1 000 m 以上的山区培育，于 2 月上旬挖出川芎根茎(称抚芎)，除去泥土、须根或茎叶，按行株距 (25～30)cm×(15～20)cm 开穴，深约 6 cm，每穴放抚芎 1 枚，芽头向上，压实，覆土 3 cm。苗高 10 cm 左右时间苗，每穴留壮苗 8～10 株，中耕除草 2～3 次，追肥 1～2 次，7 月下旬茎节膨大略带紫色时挖取全株，割下根茎(干后供药用)，将茎秆捆成小束，放室内或阴凉处，8 月上旬取茎中部按节切成 3～4 cm小段(俗称苓子)，提供坝地做种用。栽种：于 8 月上、中旬，按行株距 (25～30)cm×20 cm 开沟，深 2～3 cm，将苓子平放沟内，芽向上埋入土中，用堆肥或土粪掩盖，再用稻草稀覆畦面。冷凉地区可就地育苓，7 月中旬，直接用收获的川芎地上茎作种，就地选阴凉湿润地方育苓，方法与山区育苓相同。

田间管理　栽后半月左右齐苗时，揭去盖草，缺苗时应补苗。入冬时培土保护根茎越冬，次年返青时追肥 1 次，可施尿素催苗。以后结合中耕除草追肥，以人粪和腐熟饼肥混合施用。培土后要施 1 次厩肥或干肥。

病虫害防治　根腐病，发现病株立即拔除，集中烧毁；与禾本科作物轮作。白粉病，用石硫合剂或甲基托布津或粉锈宁药剂防治。叶枯病，常在 5～7 月发生，可用 25%粉锈宁 1 000 倍液喷雾。此外，还有菌核病等为害。川芎茎节蛾，育苓阶段用 80% 敌百虫 100～150 倍水溶液喷雾，并注意着重防治第 1 代二龄前幼虫，平原地区并用 5∶5∶100 的烟筋、枫杨叶和水，共泡数日后浸苓子 12～24 小时。还有地老虎、种蝇等为害。

【采收加工】 栽后第二年 5 月下旬至 6 月上旬，挖出根茎，抖掉泥土，除去茎叶，炕干。

【药材】 川芎 *Chuanxiong Rhizoma*　主产于四川，产量大，品质优。

性状　根茎为不规则结节状拳形团块，直径 2～7 cm。表面黄褐色，粗糙皱缩，有多数平行隆起的轮节；顶端有类圆形凹窝状茎痕，下侧及轮节上有多数细小的瘤状根痕。质坚实，不易折断，断面黄白色或灰黄色，散有黄棕色的油点，形成层呈波状环纹。香气浓郁而特殊，味苦、辛。稍有麻舌感，微回甜。

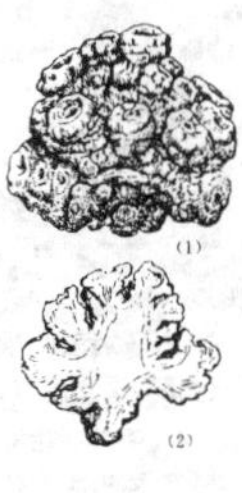

川芎(根茎)外形
(1) 外形　(2) 饮片

鉴别　(1) 根茎横切面：木栓层为 10 余列木栓细胞。皮层狭窄，散有根迹维管束，其形成层明显。韧皮部宽广，形成层环波状或不规则多角形。木质部导管多角形或类圆形，大多单列或排成“V”形，偶有木纤维束。髓部较大。薄壁组织中散有多数油室，类圆形、椭圆形或不规则形，淡黄棕色，靠近形成层的油室小，向外渐大；薄壁细胞富含淀粉粒，有的含草酸钙结晶，呈类圆形团块或类簇晶状。

粉末特征：淡黄棕色或灰棕色。淀粉粒单粒椭圆形、长圆形、类圆形、卵圆形或肾形，直径 5～16 μm，长约 21 μm，脐点点状、长缝状或人字状；复粒由2～4 分粒组成。草酸钙结晶呈类圆形团块或圆簇状，直径 10～25 μm。木栓细胞深黄棕色，常多层重叠，表面观呈多角形，壁薄。油室多破碎，分泌细胞含有较多的油滴。导管主为螺纹导管，亦有网纹、梯纹及具缘孔导管，直径 14～50 μm，有的螺纹导管增厚壁相互联结，似网状螺纹导管。

(2) 取本品粉末 1 g，加石油醚(30～60 ℃)5 ml，放置10 小时，时时振摇，静置，取上清液 1 ml，挥干后，残渣加甲醇1 ml 使溶，再加 2% 3，5-二硝基苯甲酸的甲醇溶液 2～3 滴与氢氧化钾的甲醇饱和溶液 2 滴，显红紫色(检查不饱和内酯类)。

(3) 薄层色谱：取本品粉末 2 g，加乙醚 6 ml，冷浸 4 小时，滤过。滤液浓缩至干，残渣用氯仿 1 ml 溶解，作供试液。另取川芎嗪作对照品。分别点样于同一氧化铝 CMC 薄层板上，以石油醚-氯仿(1∶1)展开，用碘化铋钾试剂显色，供试液色谱在与对照品色谱的相应位置显相同的橘黄色色斑。

【成分】 根茎含多种内酯：川芎嗪(chuanxiongzine)，黑麦草碱或川芎哚(perlolyrine)，藁本内酯(ligustilide)，川芎萘呋内酯(wallichilide)，3-亚丁基苯酞(3-butylidenephthalide)，3-亚丁基-7-羟基苯酞(3-butylidene-7-hydroxyphthalide)，丁基苯酞(butylphthalide)，(3*S*)-3-正丁基-4-羟基苯酞〔(3*S*)-3-*n*-butyl-4-hydroxyphthalide〕，(3*S*)-川芎酚〔(3*S*)-chunxiongol〕，3-正丁基-3，6，7-三羟基-4，5，6，7-四氢苯酞(3-*n*-butyl-3，6，7-trihydroxy-4，5，6，7-tetrahydrophthalide)，丁烯基酞内酯(butylidene phthalide)，蛇床内酯(cnidilide)，正丁基-4，5-二氢苯酞(senkyunolide)，新蛇床内酯(neocnidilide)，洋川芎内酯(senkyunolide) B、C、D、E、F、G、H、I、J、K、L、M、N、O、P、Q、R、S，川芎内酯(cnidiumlactone)；双苯酞类：(*Z*，*Z*′)-二藁本内酯〔(*Z*，*Z*′)-diligustilide〕，(*Z*)-6，8′，7，3′-二藁本内酯〔(*Z*)-6，8′，7，3′-diligustilide〕，(*Z*′)-3，8-二氢-6，6′，7，3′α-二藁本内酯〔(*Z*′)-3，8-dihudro-6，6′，7，3′α-diligustilide〕，4，5-二氢-3-丁基苯肽(4，5-bihydroxy-3-butylphthalide)，*Z*，*Z*′-6，6′，7，3α′-二聚藁本内酯，*Z*-6，8′，7，3′-二聚藁本内酯，*Z*′-3，8-二氢-6，6′，7，3′α-二聚藁本内酯；酚酸类：洋川芎醌(senkyunone)，2-甲氧基-4-(3-甲氧基-1-丙烯基)苯酚〔2-methoxy-4-(3-methoxy-1-propenyl) phenol〕，4-羟基苯甲酸(4-hydroxybenzoic acid)，香草酸(vanillic acid)，咖啡酸(coffeic acid)，原儿茶酸(protocatechuic acid)，阿魏酸(ferulic acid)，大黄酚(chrysophanic acid)，瑟丹酮酸(sedanonic acid)，*L*-异亮氨酰-*L*-缬氨酸酐(*L*-isoleucyl-*L*-valine anhydride)，*L*-缬氨酰-*L*-缬氨酸酐(*L*-valyl-*L*-valinc anhydride)，川芎酚(chunxiongol)，1-乙酰-β-咔啉(1-acetyl-β-carboline)，匙叶桉油烯醇(spathulenol)，亚油酸(linoleic acid)，二亚油酸棕榈酸甘油酯(dilinoyl palmitoyl glyceride)；挥发油类成分：主要是藁本内酯，3-亚丁基苯酞，香桧烯 sabinene。

【药理】 1. 对心脑血管系统的影响　(1) 对心脏的作用　给麻醉犬每 1 分钟静脉滴注川芎嗪 1、2 及 4 mg/kg，连续 10 分钟，动物出现心率加快，心肌收缩力加强等作用，并且这些作用随剂量的增加而加强。给清醒高血压犬每分钟滴注川芎嗪 4 mg/kg 及 1 次静注20 mg/kg也引起心率加快。川芎嗪 10、20 和 30 mg/kg 静注能明显加快麻醉犬的心率，缩短其心电图 Q-T 间期，降低 ST段；20 和 30 mg/kg 能使 T 波倒置或出现双相 T 波。川芎 320 μg/kg对培养乳鼠心肌细胞 Ca^{2+} 内流有显著的抑制作用。川芎嗪对大鼠 MIR 心肌细胞凋亡有一定抑制作用。同时川芎嗪具有激活腺苷酸环化酶作用，从而使细胞内 cAMP 增加及抑制钙内流。另外川芎嗪也是 α_1 肾上腺素受体阻滞剂，可阻断缺血早期心肌细胞膜上成倍增加的 α_1 肾上腺受体，进而抑制由于 α_1 肾上腺受体增多引起的大量钙内流。川芎嗪通过以上途径在一定程度上减轻细胞内的钙超载，从而降低缺血心肌 FOS 蛋白表达和减少缺血心肌细胞凋亡。

（2）对血管及血压的作用　川芎嗪能扩张大鼠肺血管，抑制缺氧性肺血管收缩反应和右心室肥大。体外实验表明，川芎嗪对正常及高血压大鼠血管平滑肌 Ca^{2+} 内流有抑制作用，体内实验显示，川芎嗪能明显激活正常大鼠血管平滑肌 Ca^{2+} 内流，而抑制高血压大鼠血管平滑肌 Ca^{2+} 内流。放射性核素和血管收缩功能检测实验表明，川芎嗪竞争性作用于 α 受体。每日腹腔注射盐酸川芎嗪80 mg/kg，共 10 日，对于低氧性肺动脉高压有治疗作用。

（3）对冠脉流量的影响　核素 ^{86}Rb 示踪法测定小鼠冠脉血流量，表明川芎嗪 15 和 30 mg/kg 均可显著增加小鼠冠脉血流量，以 30 mg/kg 作用尤为显著。

（4）对心肌缺血及再灌注损伤的作用　川芎嗪注射液 2 ml/kg可增加机体内源性超氧化物歧化酶（SOD）活性，降低丙二醛（MDA）水平，对失血性休克再灌注损伤家兔有防治作用。川芎嗪对皮下注射异丙肾上腺素所致的缺血心肌细胞核钙转运功能下降有拮抗作用。

（5）对脑循环及脑缺血的影响　川芎嗪 4 mg/kg 静注可扩张犬脑血管，降低血管阻力，显著增加脑血流量。川芎注射液能显著改善家兔脑缺血后血浆和脑脊液中强啡肽 A1-13 样免疫活性物质含量变化，减轻缺血性损害和神经系统功能障碍，并能明显抑制缺血后血浆 β-血栓球蛋白（β-TG）、血小板因子 4（PF_4）和血栓烷 B_2（TXB_2）的升高，因而对脑缺血有保护作用。

（6）对微循环的影响　川芎嗪 40 mg/kg 静注可增加家兔肠系膜微循环血流量和微血管开放数目，静注 10%川芎注射液 10 ml/kg和肌注 20% 川芎注射液 1 ml/kg 可分别改善静注 10%高分子右旋糖酐所致的家兔急、慢性球结膜和软脑膜微循环障碍。

2. 对血液系统的影响　川芎和川芎嗪在体外对由 ADP、胶原和凝血酶诱导的家兔和人血小板聚集有显著抑制作用，并使已聚集的血小板迅速解聚。同时也能抑制血小板丙二醛的生成，对外源性花生四烯酸诱导的血小板聚集则无抑制作用。川芎嗪能加强家兔动脉环保温液对花生四烯酸诱导的血小板聚集的抑制作用。川芎嗪抑制血小板聚集的机制可能与抑制胞内 Ca^{2+} 的释放，影响TXA_2/PGI_2 之间的平衡，置换了血小板膜上的 Ca^{2+}，使膜负电荷增加，从而抑制血小板聚集，以及抑制血小板中的磷脂酰肌醇-4-磷酸（PIP）激酶和 20 K 蛋白质的磷酸化等作用有关。川芎嗪有尿激酶样作用，可直接激活纤溶酶原，但无纤溶酶活性。川芎嗪具抗血栓作用，能抑制凝血酶诱导的体外培养的兔主动脉平滑肌细胞增殖，使处于 G_1 期的平滑肌细胞增多，S期和 G_2＋M期的细胞数显著减少，其机制与抑制 *c-myc* 基因表达有关。

3. 对泌尿系统的作用　川芎嗪可明显增加兔肾血流量，其作用与药物剂量呈依赖关系，并有显著利尿作用。川芎嗪对家兔 Masugi 肾炎，实验性膜性肾炎和大鼠原位性肾炎均有一定的防治作用，其机制与抗血小板聚集，改善血液流变性，影响前列腺素代谢，提高机体抗氧化能力等因素有关。对由环孢素 A 所致的急性肾中毒，川芎或川芎嗪也有良好的保护作用。

4. 对免疫系统的影响　川芎嗪能增强小鼠单核巨噬细胞的吞噬功能，提高大鼠淋巴细胞转化率和酸性 α-醋酸萘酯酶（ANAE）检测的阳性百分率，也能促进小鼠绵羊红细胞（SRBC）抗体的形成。

5. 抗肿瘤及抗放射作用　川芎和川芎嗪能降低肿瘤细胞的表面活性，使它们不易黏附成团，而易于在血流中单个被杀灭，改变癌症患者的血液高凝状态，抑制癌细胞转移，提高肿瘤对放射的敏感性，减轻放射损伤，有较大的临床应用价值。

6. 其他作用　川芎可降低卵巢内前列腺素 E_2（PGE_2）含量。在假孕大鼠，川芎可降低血中孕酮含量，抑制卵巢 hcG/LH 受体特异结合量，提高子宫孕酮受体特异结合量。川芎嗪还可防治庆大霉素肾毒性。川芎嗪抑制急性重症胰腺炎大鼠内皮素生成，促进前列环素产生，稳定了内皮素、前列环素平衡，有改善急性重症胰腺炎大鼠合并肺损伤的作用。川芎嗪可促进软骨细胞分泌合成代谢因子，刺激细胞增殖和蛋白质合成。

7. 体内过程　大鼠按 30 mg/kg 静注盐酸川芎嗪，体内药动学呈开放性二室模型。定时取组织样品经非房室模型分析进一步表明川芎嗪主要分布在肝、心、脾、脑等血流丰富的器官且易于经过血脑屏障进入中枢神经系统，脾脏、血、肌肉药物消除快。静注、肌注和口服磷酸川芎嗪吸收较快，消除迅速，属一级消除动力学。肌注磷酸川芎嗪比盐酸川芎嗪吸收较好，血浆清除较慢，半衰期较长，肌注生物利用度为 81.68%。有实验表明磷酸川芎嗪可能经肝脏细胞色素 P450 酶系中的 P450b 代谢，但对 P450 酶系无明显的诱导或抑制作用。

毒性　小鼠静注川芎嗪的 LD_{50} 为 239 mg/kg，每日给犬静滴 5、10 mg/kg，连续给药 4 星期，丙氨酸氨基转移酶、血中非蛋白氮、血象及凝血时间均波动在正常指数范围内。实验结束时，取心、肝、脾、肺、肾、肠系膜淋巴结、肾上腺等做病理检查，均未见显著改变。兔血体外试验，20 mg/ml 川芎嗪未见溶血，给家兔静滴 100 mg/kg 亦未出现溶血现象。

【炮制】 1. 川芎　取原药材，除去杂质，大小个分开，浸泡至四五成透，洗净，闷润至透，切薄片，晾干或低温干燥。

2. 酒川芎　取净川芎片，用黄酒拌匀，闷透，置锅内用文火炒干，取出放凉。每川芎 100 kg，用黄酒 10 L。

3. 炒川芎　取净川芎片，置锅内，用文火炒至黄色或至微焦，取出放凉。

4. 麸炒川芎　将锅烧热，撒下麦麸，至冒烟时加入川芎片，炒至深黄色，取出，筛去麸皮，放凉。每川芎片 100 kg，用麸皮 18 kg。

饮片性状　川芎为不规则的薄片或蝴蝶形薄片，余参见药材“性状”项。酒川芎色泽加深，略有酒香气。炒川芎、麸炒川芎形如川芎片，色泽加深。

贮干燥容器内，密闭，置阴凉干燥处。防蛀。

【药性】 辛，温。归肝、胆、心包经。

1.《本经》：“味辛，温。”

2.《吴普本草》：“神农、黄帝、岐伯、雷公：辛，无毒。扁鹊：酸，无毒。李氏：生温，熟寒。”

3.《新修本草》：“味苦、辛。”

4.《珍珠囊》：“味辛，气温无毒。升也，阳也。”

5.《汤液本草》：“入手、足厥阴经、少阴经。”

6.《品汇精要》：“味辛，性温散，气之厚者阳也，臭香。行手、足厥阴经，手、足少阳经。”

7.《本草正》：“味辛、微甘，气温。”

8.《药品化义》：“入肝、脾、三焦三经。”“属纯阳。”“能升能降。”

【功用主治】 活血祛瘀，行气开郁，祛风止痛。主治月经不调，经闭痛经，产后瘀滞腹痛，癥瘕肿块，胸胁疼痛，头痛眩晕，风寒湿痹，跌打损伤，痈疽疮疡。

1.《本经》：“主中风入脑，头痛，寒痹，筋挛缓急，金疮，妇人血闭无子。”

2.《别录》：“除脑中冷动，面上游风去来，目泪出，多涕唾，忽忽如醉，诸寒冷气，心腹坚痛，中恶，卒急肿痛，胁风痛，温中内寒。”

3.《本草经集注》：“齿根出血者，含之多差。”

4.《药性论》：“治腰脚软弱，半身不遂，主胞衣不出，治腹内冷痛。”

5.《日华子》：“治一切风，一切气，一切劳损，一切血，补五劳，壮筋骨，调众脉，破结宿血，养新血，长肉，鼻洪，吐血及溺血，痔瘘，脑痈发背，瘰疬瘿赘，疮疥，及排脓消瘀血。”

6.《珍珠囊》：“散诸经之风。”“治头痛、颈痛。”“上行头角，助清阳之气，止痛；下行血海，养新生之血调经。”

7.《医学启源》：“《主治秘要》云，其用有四：少阳引经一也；诸头痛二也；助清阳之气三也；去湿气在头四也。”

8. 王好古：“搜肝气，补肝血，润肝燥，补风虚。”（引自《纲目》）

9.《增订治疗汇要》：“主和血行气。治痈疽疮疡，能续筋骨，通乳汁。”

【用法用量】 内服：煎汤，3～10 g；研末，每次 1～1.5 g；或入丸、散。外用：研末撒；或煎汤漱口。

【宜忌】 阴虚火旺，月经过多及出血性疾病慎用。

1.《本草经集注》：“白芷为之使，恶黄连。”

2.《本草衍义》：“若单服既久，则走散真气。”

3.《本草蒙筌》：“恶黄芪、山茱、狼毒。畏硝石、滑石、黄连。反藜芦。”

4.《本草经疏》：“芎藭性阳味辛，凡病人上盛下虚，虚火炎上，呕吐咳嗽，自汗、易汗、盗汗，咽干口燥，发热作渴，烦躁，法并忌之。”

5.《药品化义》：“凡禁用者，如心虚血少，惊悸怔忡，肺经气弱，有汗骨蒸，恐此辛温香散故也。如火气升上，吐衄，咳嗽，热据痰喘，中满肿胀，恐此引气上腾故也。”

6.《本草从新》：“气升痰喘不宜用。”

7.《得配本草》：“火剧中满，脾虚食少，火郁头痛皆禁用。”

【选方】 1. 治久崩中昼夜不止　芎藭八分，生地黄汁一升。凡以酒五升，煮取二升去滓，下地黄汁煎一沸，分三服，相去八九里；不耐酒者，随多少数服即止。（《医心方》）

2. 治妊娠六七个月，忽胎动下血，腹痛不可忍　芎藭八分，桑寄生四分，当归十二分。以水一升半，煎取八合，下清酒半升，同煎取九合，分作三服，如人行五六里，再温服。（《经效产宝》）

3. 治难产交骨不开　小川芎一两，当归一两，败龟版（酒炙）一个，发灰（为末）一握。水一钟，煎七分服。（《傅青主女科》加味芎归汤）

4. 治胎衣不下，因产母元气虚薄者　川芎、当归各二钱，官桂四钱。上二服，水煎服。（《济阴纲目》加桂芎归汤）

5. 治产后瘀血结块腹痛　当归八钱，川芎三钱，桃仁十四粒（去皮、尖，研），黑姜五分，炙草五分。用黄酒、童便各半煎服。（《傅青主女科》生化汤）

6. 治产后去血过多，运闷不省，及伤胎、崩中、金疮、拔牙齿去血多不止，悬虚，心烦眩运，头重目暗，耳聋满塞，举头欲倒　当归（去芦，洗，焙）、芎各等分。上为粗散。每服三钱，水一盏半，煎至一盏，去滓，稍热服，不拘时。（《局方》芎汤）

7. 治心气痛（即胃脘痛也），素性有热，遇感即发　川芎、山栀子各等分，姜五片，煎服。（《穷乡偏方》芎栀汤）

8. 治风寒在脑，或感湿头重头痛，眩晕欲倒，呕吐不定　川芎一两，细辛（去芦）、白术（去芦，炒）、甘草（炙）各半钱。上锉散。每服四钱，水一盏半，姜五片，茶芽少许，煎至七分，不拘时温服。（《世医得效方》小芎辛汤）

9. 治偏头痛，头风　甘菊、石膏、川芎各三钱。为末。每服一钱，茶清调下。（《赤水玄珠》川芎散）

10. 治小儿脑热，好闭目，太阳痛或目赤肿　川芎、薄荷、朴硝各二钱。为末，以少许吹鼻中。（《全幼心鉴》）

11. 治风热壅盛，头昏目赤，大便艰难　川芎、大黄（用无灰酒一碗浸，火煮令酒尽，焙干）各二两。上件为细末，炼蜜为丸如梧桐子大。每服二十丸，温熟水下，食后。（《杨氏家藏方》川黄丸）

12. 治齿痛宣露，涎血臭气　川芎、竹叶、盐、细辛各少许。水三盏，煎两煎，热含漱冷吐。（《普济方》）

13. 治新久脚气，腿膝肿痛，或攻注生疮　川芎十两，白芍药五两，威灵仙三两。上件药为细末，用萝卜自然汁打面糊为丸，如梧桐子大。每服五丸，用萝卜自然汁少许，同温酒半盏送，空心，临睡。忌茶。（《杨氏家藏方》芎仙丸）

14. 治破伤风邪传于里，舌强口噤，项背反张，筋惕搐搦，痰涎壅盛　川芎、羌活、黄芩、大黄各一两。上每服五七钱，水煎服。（《外科枢要》大芎黄汤）

15. 治瘰疬　芎藭一两，白僵蚕（直者，炒）、甘草（炙，锉）各半两。上三味，捣罗为散。每服一钱匕，蜜水调下，食后服，日三。（《圣济总录》内消散）

【临床报道】 1. 治疗心绞痛　每日用川芎碱注射液 10 ml（每 1 ml 相当于川芎生药 5 g）加入 5%～10%葡萄糖液 250 ml 中静脉滴注，10 日为 1 个疗程，停药 3 日进行第二个疗程。每例均治 2 个疗程。治疗冠心病心绞痛 30 例，有心绞痛症状者 27 例，治疗后显效 17 例，有效 8 例，无效 2 例，总有效率 92.5%。其中近半数病例心绞痛症状于 24 小时内减轻或消失。心电图好转率 40%。其他如胸闷、气短、心悸、烦躁、头痛、头晕等症状，也有不同程度的改善。

2. 治疗缺血性中风　用 10%川芎注射液 30 ml 加入 5%葡萄糖盐水 500 ml 中静脉滴注，治疗急性缺血性中风 134 例；另随机设对照组 86 例，用低分子右旋糖酐 500 ml 静脉滴注。两组均每日滴注 1 次，疗程 2 星期。按神经功能缺损积分减少及实际生活能力改善来评定临床疗效，川芎组痊愈 48 例，显著进步 36 例，进步 32 例，总有效率 86.6%；右旋糖酐组痊愈 15 例，显著进步 9 例，进步 30 例，总有效率 62.8%。川芎组疗效明显高于右旋糖酐组（$P<0.01$）。治疗后复查 CT，川芎组病灶消失及缩小率亦高于右旋糖酐组，但差异不明显（$P>0.05$）。

3. 治疗失代偿期慢性肺心病　用川芎嗪 120 mg 加入 10%葡萄糖 250 ml 中静脉滴注，滴速 25～50 滴/分钟，每日 1 次，5 日为 1 个疗程。采用自身对照方法，据 49 例患者 1 个疗程后的临床观察，结果表明：川芎嗪能扩张肺血管，降低肺动脉平均压和肺血管阻力，增加心排血量，改善右心功能和血液流变性，使临床症状减轻，对动脉血气无明显影响。

4. 治疗慢性乳腺病　用 20%川芎注射液，取期门、气海、三阴交、肝俞等穴，每穴注入 0.5 ml。于每个月经周期的第七、第十五、第二十三日（或前后 1 日）各注射治疗 1 次，9 次为 1 个疗程。治疗 50 例患者，临床治愈 24 例，显效 18 例，有效 6 例，无效 2 例。

5. 治疗功能性子宫出血　用川芎 24～28 g，加白酒 30 ml，水 250 ml，浸泡 1 小时后，加盖用文火炖煎分 2 次服，不饮酒者，可单加水炖服。一般 2～3 日后血即可止。病程较长者，可在血止后减量续服 8～12 日，以巩固效果。治疗 29 例中，除 4 例合并子宫内膜炎配合抗生素外，其余均单用上法治愈。治愈后随访 4 个月以上未见复发。

6. 治疗血管神经性头痛　将川芎、白芷、牛蒡子、白僵蚕、独活制成川白镇痛胶囊。每粒相当于生药 0.3 g（口服），每日 3 次，每次 4 粒，连用 15 日。首次或疼痛较重时增加 2 粒。治疗血管神经性头痛 60 例，结果：显效 23 例，占 38.33%，有效 38 例，占 60.00%，无效 1 例，占 1.67%，总有效率 98.33%。

7. 治疗早中期糖尿病性周围神经病变　川芎嗪 160～240 mg。在严格控制血糖、降压、降血脂及纠正其他相关的急慢性并发症的基础上，给予川芎嗪 160～240 mg 加 0.9%生理盐水 250 ml 中静脉滴入。每日 1 次，15～20 日为 1 个疗程，可重复使用 2～3 个疗程。治疗早中期糖尿病性周围神经病变 38 例，结果：32 例症状消失，6 例症状明显缓解。追踪随访达 5 年的 23 例，至今无溃疡坏疽发生。

【各家论述】 1. 张洁古：“能散肝经之风，治少阳、厥阴经头痛及血虚头痛之圣药也。”（引自《纲目》）

2.《本草要略》：“味辛性温，血药中用之，能助血流行，奈何过于走散，不可久服多服，令人卒暴死。能止头疼者，正以有余者；能散不足者，能引清血下行也。古人所谓血中气药信哉，惟其血中气药，故能辛散而能引血上行也。痈疽药中多之者，以其人心，而能散故耳。盖心帅气而行血，芎入心则助心，帅气而行血，气血行则心火散，邪气不留而痈肿亦散矣。东垣曰，下行血海，养新生之血者，非惟味辛性温者，必上升而散，血贵宁静而不贵躁动，川芎味辛性温，但能升散而不能下守，故能下行以养新血耶，四物汤中用之者，特取其辛温而行血药之滞耳。岂真用此辛温走散之药。”

3.《纲目》：“芎䓖，血中气药也。肝苦急，以辛补之，故血虚者宜之。辛以散之，故气郁者宜之。”“血痢已通而痛不止者，乃阴亏气郁，药中加芎为佐，气行血调，其病立止。”

4.《本草正》：“川芎其性善散，又走肝经，气中之血药也。芎、归俱属血药，而芎之散动尤甚于归，故能散风寒，治头痛。”“以其气升，故兼理崩漏眩运，以其甘少，故散则有余，补则不足，惟风寒之头痛，极宜用之。若三阳火壅于上而痛者，得升反甚，今人不明升降，而但知川芎治头痛，谬亦甚矣。”

5.《本草汇言》：“芎䓖，上行头目，下调经水，中开郁结，血中气药，尝为当归所使，非第活血有功，而活气亦神验也。”“味辛性阳，气善走窜而无阴凝黏滞之态，虽入血分，又能去一切风，调一切气。”“凡郁病在中焦者，须用川芎，开提其气以升之，气升，则郁自降也。”

6.《本草新编》：“川芎，功专补血，治头痛有神。行血海，通肝经之脏，破癥结宿血，产后去旧生新，凡吐血、衄血、溺血、便血、崩血，俱能治之，血闭者能通，外感者能散，疗头风其神，止金疮疼痛。此药可君可臣，又可为佐使，但不可单用，必须与补气补血之药佐之，则利大而功倍。倘单用一味以补血，则血动，反有散失之忧。若单用一味以止痛，则痛止，转有暴亡之虑。若与人参、黄芪、白术、茯苓同用以补气，未必不补气以生血也；若与当归、熟地、山茱、麦冬、白芍以补血，未必不生血以生精也。所虞者同风药并用耳。可暂而不可常，中病则已，又何必久任哉。”

7.《衷中参西录》：“芎䓖气香窜，性温，温窜相并，其力上升下降，外达内透，无所不至。其特长在能引人身清轻之气上至于脑，治脑为风袭头疼、脑为浮热上冲头疼、脑部充血头疼。其温窜之力，又能通气活血，治周身拘挛，女子月闭无子。”

0434 川莓 chuān méi（《四川常用中草药》）

【异名】 大乌泡根、乌泡（《四川常用中草药》）。

【基原】 为蔷薇科悬钩子属植物川莓的根。

【原植物】 川莓 *Rubus setchuenensis* Bur. et Franch.

落叶灌木，高2～3 m。小枝圆柱形，密被淡黄色绒毛状柔毛，无刺。单叶，纸质；叶柄长3～7 cm，被绒毛；托叶离生，卵状披针形，掌状条裂；叶片近圆形，直径7～15 cm，先端突尖或钝，基部心形，边缘5～7浅裂，裂片常呈缺刻状再裂，有不整齐钝细锯齿，上面绿色，略粗糙，下面密被灰白色绒毛；基生掌状五出脉显著。狭圆锥花序顶生或腋生；花梗和花萼外面均密被淡黄色短绒毛和柔毛；花白色，并常在花瓣的末端带紫红色；花萼裂披针形，外萼先端常3齿裂；花瓣倒卵形，具短爪；雄蕊和雌蕊均无毛。聚合果近球形，黑色。花期7～8月，果期9～10月。

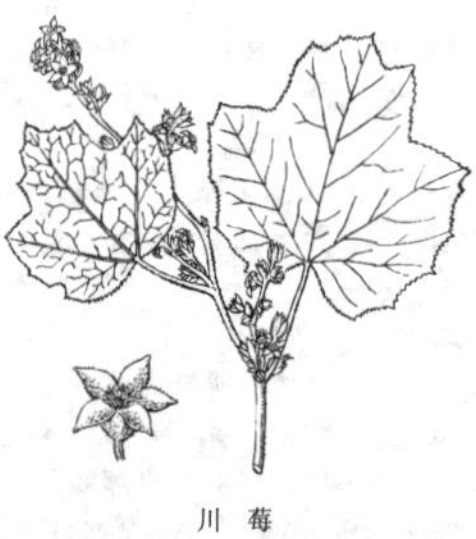

川 莓

生于海拔500～3 000 m的山坡、路旁、林缘或灌丛中。分布于湖北、湖南、广西、四川、贵州、云南等地。

本植物的叶（川莓叶）亦供药用，另设专条。

【采收加工】 9～12月挖根，洗净，晒干。

【成分】 含草莓苷（kajiichigoside）F_1，(—)-表儿茶素〔(—)-epicatechol〕，胡萝卜苷-6′-棕榈油酸酯〔(6′-*O*-palmitoyl)-*β*-sitosterol-3-*O*-*β*-*D*-glucoside〕，胡萝卜苷（daucosterol）和*β*-谷甾醇（*β*-sitosterol）。

【药性】 酸、咸，平。

1.《贵州民间药物》：“性凉，味涩。”

2.《四川常用中草药》：“性平，味酸、咸。”

【功能主治】 清热凉血，活血。主治吐血，咯血，痢疾，月经不调，瘰疬，跌打损伤，骨折。

1.《贵州民间药物》：“清热凉血。”

2.《四川常用中草药》：“祛风除湿，止呕，活血。治劳伤吐血，月经不调，口有腥气，瘰疬，痘后目翳，疯狗咬伤。”

【用法用量】 内服：煎汤，15～30 g；或浸酒、炖肉。

【选方】 1. 治咳嗽带血，四肢无力　鲜大乌泡60 g，鲜苦荬头30 g，葵花杆心15 g。加水煎成浓汁，每日服4次，每次1茶杯。

2. 治小儿痢疾，脱肛　用大乌泡根15 g，煎水兑酒服，每日服3次；若服药后肛仍脱出，用白茯苓叶在火上烤软，用手抵住肛头慢慢送入。

3. 治痢疾　鲜大乌泡根皮90 g，鲜龙芽草根60 g，鲜白金条根30 g。煎水服，每日3～4次，每次2小酒杯。

4. 治倒经　大乌泡根、倒竹伞根各30 g，茅草根、金银花藤各15 g。煎水兑红糖服，每日3次。

5. 治骨折（未破皮者）　大乌泡根、野葡萄根皮、牛尾参各等量。共捣烂，加酒炒热。先用手法将骨折部位复位，然后包上药，再上夹板，每日1换，用量视患处面积而定。（1～5方出自《贵州民间药物》）

0435 川木香 chuān mù xiāng（《中药志》）

【异名】 木香（《中国高等植物图鉴》）。

【基原】 为菊科川木香属植物川木香及灰毛川木香的根。

【原植物】 1. 川木香 *Vladimiria souliei*（Franch.）Ling［*Dolomiaea souliei*（Franch.）Shih；*Jurinea souliei* Franch.］

多年生草本。主根圆柱形，直径1～2 cm，外皮褐色，少有分枝。几无茎。叶基生，呈莲座状平铺地面；叶柄长8～20 cm，被白色茸毛；叶片卵形、长圆状披针形或椭圆形，长12～30 cm，宽8～20 cm，羽状中裂或浅裂，裂片5～7对，卵状披针形，边缘有锯齿，基部有小裂片，两面被糙伏毛，下面疏生蛛丝毛和腺点。头状花序6～8密集；总苞宽钟形，总苞片6层，全部苞片质地坚硬，先端尾状渐尖成针刺状，边缘有稀疏的缘毛；花筒状，花冠紫色，檐部5裂；雄蕊5，花药箭形，先端有长尾，子房下位。瘦果圆柱状；冠毛刚毛状，淡棕黄色，外层向下皱曲反折包围并紧贴瘦果，内层直立。花果期7～10月。

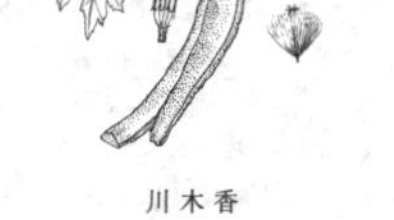

川木香

生于海拔3 700～3 800 m的高山草地。分布于四川、西藏。

2. 灰毛川木香 *V. souliei*（Franch.）Ling var. *cinerea* Ling　又名：木里木香（《中国植物志》）。

本种与正种主要区别是：叶下面灰白色，被薄蛛丝状毛或绵毛。

生于海拔3 500～4 200 m的高山山脊或阳坡草地。分布于四川、云南、西藏等地。

【采收加工】 10～11月采挖，除去须根、泥沙及根头上的胶状物，切段，晒干。

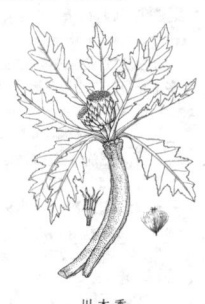

【药材】 川木香 *Vladimiriae Radix* 主产于四川及西藏等地。

性状 根呈圆柱形，习称"铁杆木香"，或成纵槽状半圆柱形，习称"槽子木香"，稍弯曲，长 10～30 cm，直径 1～3 cm。表面黄褐色或暗褐色，具较细的纵皱纹，外皮脱落处可见丝瓜络状细筋脉，根头偶有黑色发黏的胶状物，习称"油头"。体较轻，质硬脆，易折断。断面黄白色或黄色，散有黄色稀疏油点及裂隙，木部较宽广，有放射状纹理；有的中心呈腐朽状。气微香，味苦，嚼之粘牙。

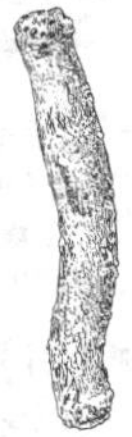

川木香(根)外形

鉴别 (1) 根横切面：木栓层为数列棕色细胞，韧皮部射线较宽；筛管群与纤维束以及木质部的导管群与纤维束均呈交互径向排列，呈整齐的放射状。形成层环波状弯曲，纤维束黄色，木化，并伴有石细胞。有髓或已破裂。射线及髓部薄壁组织中散有大型油室。薄壁细胞中含菊糖。

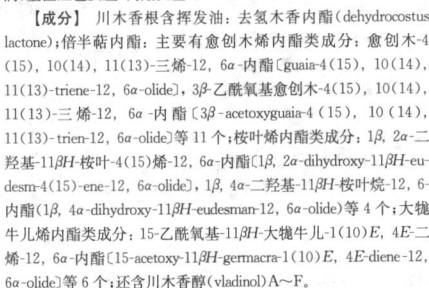

(2) 取本品挥发油加异羟肟酸铁试剂 2～3 滴，呈橙红色反应(内酯反应)。

【成分】 川木香根含挥发油：去氢木香内酯(dehydrocostus lactone)；倍半萜内酯：主要有愈创木烯内酯类成分：愈创木-4(15)，10(14)，11(13)-三烯-12，6α-内酯〔guaia-4(15)，10(14)，11(13)-triene-12，6α-olide〕，3β-乙酰氧基愈创木-4(15)，10(14)，11(13)-三烯-12，6α-内酯〔3β-acetoxyguaia-4(15)，10(14)，11(13)-trien-12，6α-olide〕等 11 个；桉叶烯内酯类成分：1β，2α-二羟基-11βH-桉叶-4(15)烯-12，6α-内酯〔1β，2α-dihydroxy-11βH-eudesm-4(15)-ene-12，6α-olide〕，1β，4α-二羟基-11βH-桉叶烷-12，6-内酯(1β，4α-dihydroxy-11βH-eudesman-12，6α-olide)等 4 个；大牻牛儿烯内酯类成分：15-乙酰氧基-11βH-大牻牛儿-1(10)E，4E-二烯-12，6α-内酯〔15-acetoxy-11βH-germacra-1(10)E，4E-diene-12，6α-olide〕等 6 个；还含川木香醇(vladinol)A～F。

【炮制】 1. 川木香 取原药材，除去杂质及"油头"，洗净，润透，切厚片，干燥。川木香长于行气止痛，多用于脾胃气滞，脘腹胀痛。

2. 煨川木香 取净川木香片，在铁丝匾中，用一层草纸，一层川木香，间隔平铺数层，置炉火旁或烘干室内，烘煨至川木香中所含的挥发油渗至纸上，取出，放凉。煨川木香涩肠止泻力胜，多用于肠鸣泄泻，里急后重。

饮片性状 川木香为厚片状，余参见药材"性状"。煨川木香形如川木香，色深，质脆。

置阴凉干燥处。

【药性】 辛、苦，温。

1.《全国中草药汇编》："辛、苦，温。"

2. 南药《中草药学》："入脾、胃、大肠经。"

【功用主治】 行气止痛，温中和胃。主治脘腹胀痛，呕吐，肠鸣泄泻，里急后重，肝胆疼痛。

1.《全国中草药汇编》："行气止痛，和胃止泻。主治肝胃气痛，呕吐，腹痛，泄泻，痢疾里急后重。"

2. 南药《中草药学》："主治消化不良。"

【用法用量】 内服：煎汤，1.5～9 g，宜后下；研末，0.5～0.9 g。

0436 川木通 chuān mù tōng (《天宝本草》)

【基原】 为毛茛科铁线莲属植物小木通、绣球藤等的藤茎。

【原植物】 1. 小木通 *Clematis armandii* Franch.［*C. armandii* Franch. var. *biondiana* (Pavol.) Rehd.；*C. biondiana* Pavol］ 又名：大木通(《中国药用植物志》)，皮翁铁线莲(《经济植物手册》)，蓑衣藤(秦岭、巴山)。

木质藤本，长达 6 m。茎圆柱形，有纵条纹。叶对生，三出复叶，叶柄长 5～7.5 cm；小叶片革质，卵状披针形、卵形或披针形，长 4～16 cm，宽 2～8 cm，先端渐尖，基部圆形或浅心形，全缘，两面无毛。聚伞花序圆锥状，顶生或腋生；花序下部苞片近长圆形，常 3 浅裂，上部苞片较小，披针形或钻形；花两性，直径 3～4 cm；萼片 4～7，开展，长圆形或椭圆形，长 1～4 cm，宽 0.3～2 cm，外面边缘有短柔毛；花瓣无；雄蕊多数，无毛，花药长圆形；心皮多数。瘦果扁，椭圆形，长 3 mm，疏生柔毛，宿存花柱羽毛状，长达 5 cm。花期 3～4 月，果期 4～7 月。

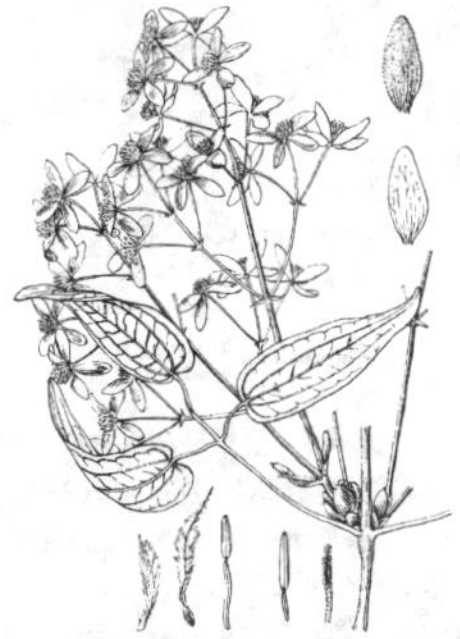

小木通

生于海拔 100～2 400 m 的山坡、山谷水沟旁、林边或灌木丛中。分布于福建西南部、湖北、湖南、广东、广西、四川、贵州、云南、西藏东部、陕西南部、甘肃。

2. 绣球藤 *Clematis montana* Buch.-Ham. ex DC. 又名：四朵梅(《天宝本草》)，大淮通、山铁线莲(《经济植物手册》)。

本种与小木通的植物形态相似，区别点在于：长达 8 m。老茎外皮剥落。数叶与花簇生或对生；叶柄长 5～6 cm；小叶片卵形、宽卵形或椭圆形，长 2～7 cm，宽 1～5 cm，先端急尖或渐尖，3 浅裂，边缘有锯齿，两面疏生短柔毛。花 1～6 朵与叶簇生，直径 3～5 cm；萼片 4，开展，长圆状倒卵形或倒卵形，长 1.5～2.5 cm，宽 0.8～1.5 cm，外面疏生短柔毛；瘦果扁，卵形或卵圆形，长 4～6 mm，无毛，宿存花柱羽毛状，长约 2.2 cm。花期 4～6 月，果期 7～9 月。

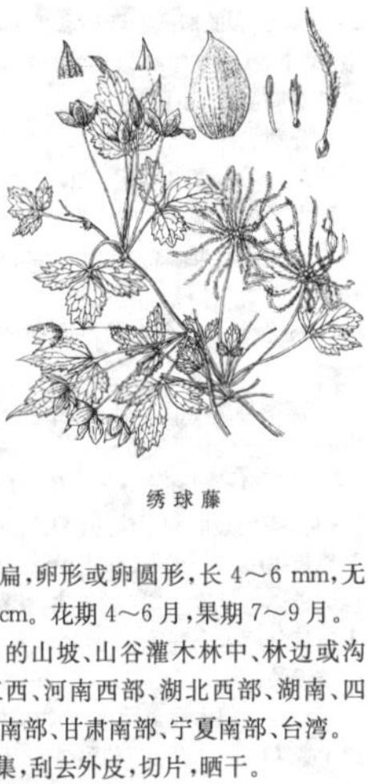

绣球藤

生于海拔 1 200～4 000 m 的山坡、山谷灌木林中、林边或沟旁。分布于安徽、福建北部、江西、河南西部、湖北西部、湖南、四川、贵州、云南、西藏南部、陕西南部、甘肃南部、宁夏南部、台湾。

【采收加工】 9～10 月采集，刮去外皮，切片，晒干。

【药材】 川木通 *Clematidis Armandii Caulis* 小木通主产于陕西、甘肃、福建、四川等地；绣球藤主产于四川、西藏、贵州、云南、台湾等地。

性状 本品呈圆柱形，略扭曲，长 50～100 cm，直径 2～3.5 cm。表面黄棕色或黄褐色，有纵沟及纵棱；节处多膨大，有叶痕及侧枝痕。残存皮部易撕裂。质坚硬，不易折断。切片厚 0.2～0.4 cm，边缘不整齐，残存皮部黄棕色，木部浅黄棕色或浅黄色，有黄白色放射状纹理及裂隙，其间布满导管孔，髓部较小，类白色或黄棕色，偶有空洞。无臭，味淡。

鉴别 (1) 茎横切面：小木通 韧皮部有两条波浪状弯曲的厚壁组织环带与韧皮薄壁组织相间排列，环带的峰部为纤维束，谷部为厚壁细胞，处于射线部位；峰部的内侧有一条切向的韧皮纤维束带与峰的两端相连接而形成一个弓形框状，每一维管束中约有两个弓形框，径向排列，射线处厚壁细胞径向延长。木质部年轮不明显，导管散在。

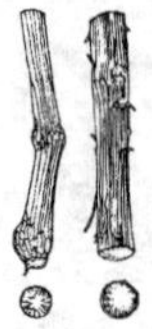

小木通(茎)外形

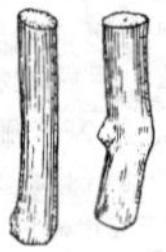

绣球藤(茎)外形

绣球藤：落皮层和木栓层多已除去，有的残存。韧皮纤维束与射线厚壁细胞相连接构成厚壁组织环带，通常为2层，同心排列，每条环带有1～3层细胞；射线厚壁细胞向内延伸，使整个厚壁组织环带呈波浪形，有时其各部不连接，两条环带间有切向排列的纤维和颓废的筛管群。形成层不明显。木质部占绝大部分，除射线细胞外，壁均木化。年轮明显，春材导管大型，环状排列，秋材主为纤维和木薄壁细胞；初生射线约12条，次生射线少而短。髓部较小，细胞壁木化。

(2) 薄层色谱：取本品粗25 g，加水250 ml，煎煮30分钟，过滤，滤液浓缩至约50 ml，放冷，加水饱和的正丁醇振摇提取2次(50 ml、25 ml)，合并正丁醇液，加2%氢氧化钠溶液洗涤5次，每次30 ml，正丁醇液加水洗涤至中性，取正丁醇液蒸干，残渣加乙醇25 ml使溶解，加盐酸2 ml，回流1小时，蒸干，残渣加水10 ml，搅匀，加水饱和的醋酸乙酯提取2次，每次10 ml，合并醋酸乙酯提取液，蒸干，残渣加甲醇2 ml振摇溶解，作为供试品溶液。另取齐墩果酸对照品，加甲醇制成每1 ml含7 mg的溶液，作为对照品溶液。分别点样于同一硅胶G薄层板上，以环己烷-丙酮(4∶1)为展开剂，展开，取出，晾干，喷以10%硫酸乙醇溶液，在105 ℃加热至斑点显色清晰。供试品色谱中，在与对照品色谱相应的位置上，显相同的蓝褐黄斑点；置紫外光灯(365 nm)下检视，显相同的荧光斑点。

【成分】 1. 小木通　含黄酮苷类成分：威灵仙苷(clematine)。

2. 绣球藤　含有以常春藤皂苷元(hederagenin)为苷元的六糖皂苷及三糖皂苷。

【药理】 利尿作用　家兔静脉注射川木通水提醇沉剂1 g/kg，有明显的利尿作用。大鼠灌胃川木通20 g/kg的利尿作用与氢氯噻嗪0.25 g/kg作用相似。川木通在增加家兔尿量的同时能促进Na^+、K^+、Cl^-的排出，特别是Na^+的排出。大鼠灌胃川木通灰分后未见利尿作用，故认为其利尿作用与川木通中所含电解质无关。

毒性　川木通毒性小，动物灌胃未测出LD_{50}。小鼠腹腔注射川木通LD_{50}±95%可信限为25.95±2.89 g/kg。亚急性毒性试验，每日大鼠灌胃12.9 g/kg，连续20日，生化、病理组织学检查均无显著性改变。

【炮制】 取原药材，洗净，略泡，取出润透，切薄片，干燥。产地已切片者，除去杂质，筛去灰屑。

饮片性状　川木通为圆形薄片，表面浅黄色或黄色，有黄白色放射状纹理及裂隙，其间布满小孔，髓部较小，类白色，偶有空腔。周边棕黄色，有纵向凹沟及棱线。质坚硬。无臭，味淡。

贮干燥容器内，密闭，置通风干燥处。

【药性】 淡、微苦，寒。

1.《四川中药志》1960年版："性寒，味淡、苦，无毒；入心、肺、小肠、膀胱四经。"

2.《安徽中草药》："有小毒。"

【功用主治】 清热利尿，通经下乳。主治湿热癃闭，水肿，淋证，口舌生疮，湿热痹痛，关节不利，妇人闭经，乳汁不通。

1.《天宝本草》："治冷热气病疼，能利小便。"

2.《四川中药志》1960年版："能利水退热，清心通血脉；治肾脏病水肿，急性肾炎小便不利，湿热癃闭，淋病，妇女经闭及乳闭等症。"

3. 南药《中草药学》："清心降火，利水通淋。主治膀胱湿热，小便短涩、梗痛；口舌生疮糜烂；乳汁不通；经血不调。"

【用法用量】 内服：煎汤，3～6 g。

【宜忌】 气弱津伤，精滑遗尿，小便过多及孕妇禁服。

【选方】 1. 治尿路感染　川木通、车前子、生蒲黄、萹蓄各9 g。水煎服。(《全国中草药汇编》)

2. 治喉痹失音　川木通、石菖蒲、僵蚕各12 g。水煎服。(《万县中草药》)

0437 川贝母 chuān bèi mǔ (《滇南本草》)

【异名】 虻(《诗经》)，黄虻(《管子》)，莔(《尔雅》)，贝母(《本经》)，勤母、药实(《别录》)。

【基原】 为百合科贝母属植物川贝母、暗紫贝母、梭砂贝母、甘肃贝母等的鳞茎。

【原植物】 1. 川贝母 *Fritillaria cirrhosa* D. Don　又名：卷叶贝母。

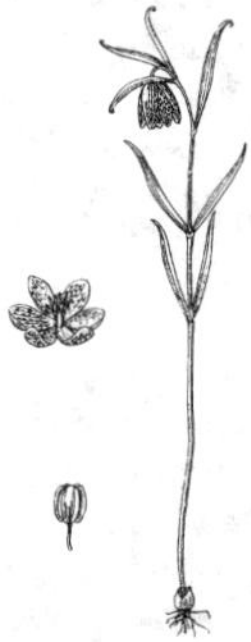

川贝母

多年生草本，植物形态变化较大。鳞茎卵圆形，由2枚鳞片组成，直径1～1.5 cm。叶通常对生，少数在中部兼有散生或轮生；叶片条形至条状披针形，先端稍卷曲或不卷曲。花单生茎顶，紫色至黄绿色，通常有小方格，少数仅有斑点或条纹；每花有3枚叶状苞片；花被片6，长3～4 cm，外轮3片，宽1～1.4 cm，内轮3片近倒卵形或椭圆状倒卵形，宽可达1.8 cm；蜜腺窝在背面明显凸出；雄蕊长约为花被片的3/5，花药近基着生，花丝多少具小乳突；柱头裂片长3～5 mm。蒴果棱上具宽1～1.5 mm的窄翅。花期5～7月，果期8～10月。

生于林中、灌丛下、草地、河滩、山谷等湿地或岩缝中。分布于四川、云南、西藏等地。

2. 暗紫贝母 *F. unibracteata* Hsiao et K. C. Hsia　又名：冲松贝(《中国植物志》)，乌花贝母(《中药志》)。

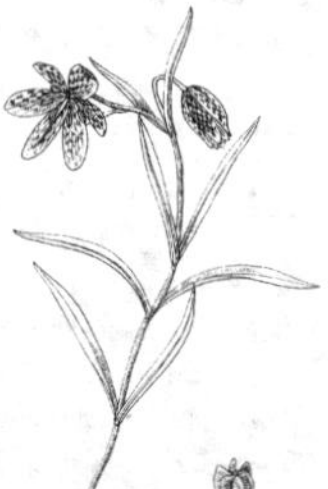

暗紫贝母

本种与川贝母植物形态基本相近，区别点在于：高15～25 cm。鳞茎球形或圆锥形，直径6～8 mm。茎直立，单一，无毛。叶在下面的1～2对为对生，上面散生或近对生。叶状苞片1枚；花被片6，2轮，长2.5～2.7 cm，内3片倒卵状长圆形，宽约1 cm，外3片近长圆形，宽约6 mm；蜜腺窝不很明显；雄蕊6；柱头3裂，裂片短而外展，长0.5～1 mm。蒴的果长圆形，具6棱，棱上的翅很窄，宽约1 mm。

生于海拔3 200～4 500 m的草地上。分布于四川、青海。

3. 梭砂贝母 *F. delavayi* Franch.　又名：雪山贝(《中药材品种论述》)。

本种与川贝母植物形态相近，区别点在于：高17～35 cm。叶互生，3～5枚(包括叶状苞片)较紧密地生于植株中部或上部；叶片狭卵形至卵状椭圆形，长2～7 cm，宽1～3 cm。花宽钟状，略俯垂，浅黄色，具红褐色斑点或小方格；花被片长3.2～4.5 cm，宽

1.2～1.5 cm,内三片比外三片稍长而宽;雄蕊长约为花被片的一半,花丝不具小乳突;柱头裂片长约 1 mm。宿存花被常多少包住蒴果。

生于海拔 3 800～4 700 m 的流沙滩上的岩石缝隙中。分布于四川、云南、西藏、青海等地。

梭砂贝母

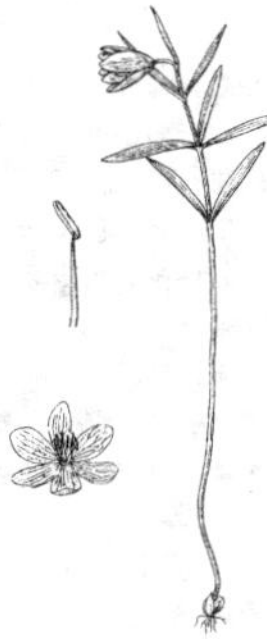

甘肃贝母

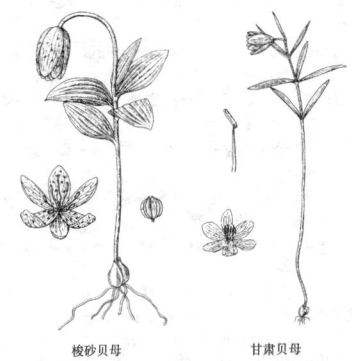

4. 甘肃贝母 *F. przewalskii* Maxim. ex Batal.

本种与川贝母植物形态相近,区别点在于:高 20～40 cm。鳞茎圆锥形,直径 6～13 mm。叶通常最下面的 2 枚对生,上面的 2～3 枚散生;单花顶生,稀为 2 朵,浅黄色,有黑紫色斑点;花被片长 2～3 cm,内 3 片宽 6～7 mm,蜜腺窝不很明显;雄蕊长约为花被片的一半;花丝具小乳突;柱头裂片长不及 1 mm。

生于海拔 2 800～4 400 m 的灌丛中或草地上。分布于四川、甘肃、青海。

【栽培】 生物学特性 喜凉爽温和气候,适宜生长在1 600～3 000 m 的高寒山区的小灌木林下及草丛中。忌积水,怕高温。选择土层深厚、腐殖质丰富的砂质壤土栽培。

繁殖方法 用种子和鳞茎繁殖。种子繁殖:种子成熟时胚尚处于原胚阶段,需用腐殖土或锯木末层积贮藏于室内,温度 10～15 ℃进行后熟处理,保持一定湿度,待种子有芽口时播种。坡地撒播,平地条播。条播幅度 10～15 cm,幅间距 7～10 cm。鳞茎繁殖:在果实成熟或正常枯苗后及时挖取,选鳞茎肥厚、无损伤的作种用,入选的种鳞茎在 15 ℃以下通风良好的室内或荫棚下,晾置 1～2 星期,待隐伤表面呈浅棕色后栽种。在畦上横向开平底沟,开一沟栽一沟,沟底先放基肥,再放入种鳞茎,行株距为 (13～20)cm×(13～15)cm。

田间管理 防旱、防洪涝、防溅泥污染。现适宜栽培川贝的地方,多无灌溉条件,要采取覆盖地面减少蒸发,截流溶雪、溶冻水和防止暴雨溅泥。种子播种地第 1～2 年生长季枯苗后,须培土 2～3 cm,除第 1 年生长季不需追肥外,以后各年及鳞茎栽培,在出苗或展叶时,均需追厩肥或堆肥,并应及时除草。为保持土壤团粒结构和良好的生产性能,可实施 2 茬贝母 1 茬大麻轮作,麻根留槎或拔除,麻秆作覆盖材料后再翻入土壤。

病虫害防治 病害有锈病,出苗期,每 2～3 星期用粉锈宁 1 000倍液喷洒 1 次。白腐病,可用 50%多菌灵 1 000 倍液浸种。日灼病,雨季来临前用稿秆碎节覆盖,防溅泥土,发现叶片等处被泥土污染,应及时冲洗。虫害有金针虫、蛴螬、地老虎。

【采收加工】 种子播种栽培的第三生长季,鳞茎繁殖栽培的次年,都可采挖。6～7 月茎叶枯萎后,选晴天采挖,清除泥土,注意避免损伤,不能淘洗,及时将采回的鲜贝母摊放竹席上晒干,以 1 日能晒至半干,次日能晒干为好。干燥时不能堆沤,否则发黄变质。如遇雨天,可以烘干,烘温40～50 ℃为宜。

【药材】 川贝母 *Fritillariae Cirrhosae Bulbus* 川贝母主产于西藏、四川、云南;暗紫贝母主产于四川阿坝藏族自治州;甘肃贝母主产于甘肃、青海和四川西部;梭砂贝母主产于青海玉树、四川甘孜等地。前三者按性状不同分别习称"松贝"和"青贝",后者习称"炉贝"。

商品规格 松贝分两等,青贝分四等,炉贝分两等。

松贝 一等:类圆锥形或近球形,鳞瓣 2,大瓣紧抱小瓣,未抱部分呈新月形,顶端闭口,基部底平。味甘微苦。每 50 g 在 240 粒以外,无黄贝、油贝、碎贝。二等:顶端闭口或开口,基部平底或近似平底。每 50 g 在 240 粒以内。间有黄贝、油贝、碎贝、破贝。

青贝 一等:扁球形或类圆形,两鳞片大小相似。顶端闭口或微开口,基部较平或圆形。表面白色。味淡微苦。每 50 g 在 190 粒以外。对开瓣不超过 20%。无黄贝、油贝、碎贝。二等:每 50 g 在 130 粒以外。对开瓣不超过 25%。间有花油贝、花黄贝,不超过 5%。无全黄贝、油贝、碎贝。三等:每 50 g 在 100 粒以外。对开瓣不超过 30%,间有油贝、碎贝、黄贝不超过 5%。四等:顶端闭口或开口较多。大小粒不分。兼有油贝、碎贝、黄贝。

炉贝 一等:长锥形,贝瓣略似马牙。表面白色。味苦。大小粒不分。间有油贝及白色破瓣。二等:表面黄白色或淡棕黄色,有的具有棕色斑点。

性状 松贝 呈类圆锥形或近球形,高 0.3～0.8 cm,直径 0.3～0.9 cm。表面类白色。外层鳞叶 2 瓣,大小悬殊,大瓣紧抱小瓣,未抱部分呈新月形,习称"怀中抱月";顶部闭合,内有类圆柱形、顶端稍尖的心芽和小鳞叶 1～2 枚;先端钝圆或稍尖,底部平,微凹入,中心有 1 灰褐色的鳞茎盘,偶有残存须根。质硬而脆,断面白色,富粉性。气微,味微苦。

青贝 呈类扁球形,高 0.4～1.4 cm,直径 0.4～1.6 cm。外层鳞叶 2 瓣,大小相近,相对抱合,顶部开裂,内有心芽和小鳞叶 2～3 枚及细圆柱形的残茎。

炉贝 呈长圆锥形,高 0.7～2.5 cm,直径 0.5～2.5 cm。表面类白色或浅棕黄色,有的具棕色斑点。外层鳞叶 2 瓣,大小相近,顶部开裂略尖,基部稍尖或较钝。

鉴别 粉末特征:类白色。

松贝、青贝 淀粉粒甚多,广卵形、长圆形或不规则圆形,有的边缘不平整或略作分枝状,直径 5～64 μm,脐点短缝状、点状、人字形或马蹄状,层纹隐约可见。表皮细胞类长方形,垂周壁微波状弯曲,偶见不定式气孔,圆形或扁圆形。螺纹导管直径5～26 μm。

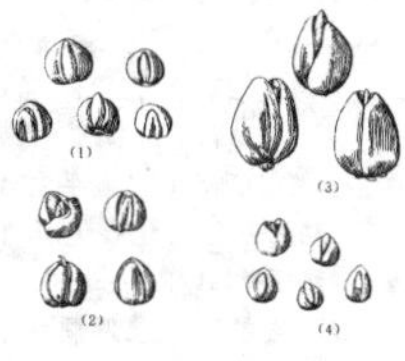

川贝母(鳞茎)外形
(1) 暗紫贝母 (2) 甘肃贝母
(3) 梭砂贝母 (4) 卷叶贝母

炉贝 淀粉粒广卵形、贝壳形、肾形或椭圆形,直径约至 60 μm,脐点人字形、星状或点状,层纹明显。螺纹及网纹导管直径可达 64 μm。

【成分】 1. 暗紫贝母 鳞茎含生物碱:松贝辛(songbeisine),松贝甲素(sonbeinine),松贝乙素(songbeinone),西贝素(sipeimine)即西贝母碱。还含蔗糖(sucrose),硬脂酸(stearic acid),棕榈酸(palmitic acid),β-谷甾醇(β-sitosterol)。

2. 川贝母 鳞茎含生物碱:川贝碱(fritimine),西贝素,青贝碱(chinpeimine),松贝碱(sonpeimine),松贝乙素、贝母辛碱(peimisine),垂茄次碱(demissidine),还含皂苷及钾、镁、钙、铁、铜、镉、锌、钠等金属元素。

3. 梭砂贝母 鳞茎含生物碱:梭砂贝母碱(delavine),梭砂贝母酮碱(delavinone),川贝酮碱(chuanbeinone),梭砂贝母芬碱(delafrine),梭砂贝母芬酮碱(delafrinone),(22*R*, 25*S*)-5-茄啶烯-3β, 5α, 6β-三醇〔(22*R*, 25*S*)-solanid-5-en-3β, 5α, 6β-triol〕,贝母辛

碱，西贝素，川贝碱，炉贝碱(fritiminine)。

4. 甘肃贝母　鳞茎含生物碱：岷贝碱甲(minpeimine)，岷贝碱乙(minpeiminine)，川贝酮碱，梭砂贝母酮碱，西贝素，还含有钴、铬、锰、钾、钙、锌、铁、钠、镁等金属元素。

【药理】 1. 对呼吸系统的作用　小鼠灌胃川贝母流浸膏50 g(生药)/kg，对氨水刺激引起的咳嗽无明显镇咳作用，但能使小鼠呼吸道酚红排泌量显著增加，有明显祛痰作用。小鼠灌胃川贝母生物碱11.3及56.5 mg/kg，对二氧化硫刺激引起的咳嗽无明显镇咳作用，而酚红排泌祛痰试验证明有非常显著的祛痰作用；小鼠灌胃川贝母皂苷(分成Ⅰ～Ⅲ组分)，皂苷Ⅱ200 mg/kg有非常显著的镇咳和祛痰作用，皂苷Ⅲ2 500 mg/kg有非常显著的祛痰作用。暗紫贝母10 g/kg对豚鼠平喘率为11.1%。

2. 降压作用　猫静注川贝碱可引起血压下降，并伴有短暂的呼吸抑制。犬静注西贝母碱可引起外周血管扩张，血压下降；此时心电图无变化。

3. 对平滑肌的影响　体外试验表明川贝母碱可引起豚鼠子宫收缩，抑制兔小肠收缩。西贝素对离体豚鼠回肠、兔十二指肠、大鼠子宫及在体犬小肠有剂量依赖的松弛作用；能对抗乙酰胆碱、组胺和氯化钡所致的痉挛，此与罂粟碱的解痉作用相似。

4. 其他作用　兔静注川贝碱可使血糖增高。醇提物注射后能明显增强小鼠耐缺氧能力。体外抗菌试验表明川贝醇提取物2 g(生药)/ml在1∶100～1∶10 000浓度时对金黄色葡萄球菌和大肠杆菌有明显抑菌作用。川贝水浸液能抑制星形奴卡菌生长。

毒性　小鼠静注川贝碱的最小致死量为40 mg/kg。大鼠静注西贝素的LD_{50}则为148.4 mg/kg。川贝醇提取物的LD_{50} > 50 g(生药)/kg。

【炮制】 取原药材，除去杂质，用水稍泡，捞出，闷润后掰瓣去心，干燥，或碾成细粉；或略淘，润软，切极薄片，干燥。

饮片性状　参见药材项，或为类白色蒜瓣状；或为薄片状；或为类白色细粉。质坚脆，富粉性。气微，味微苦。

贮干燥容器内，置于通风干燥处，防蛀。

【药性】 甘、苦，微寒。归肺、心经。

1.《本经》："味辛，平。"

2.《别录》："苦，微寒，无毒。"

3.《新修本草》："味甘、苦，不辛。"

4.《本草新编》："入肺、胃、脾、心四经。"

5.《本草经解》："入手太阴肺经、手阳明大肠经。"

【功用主治】 止咳化痰，润肺散结。主治肺虚久咳，虚劳咳嗽，燥热咳嗽，肺痈，瘰疬，痈肿，乳痈。

1.《本经》："主伤寒烦热，淋沥邪气，疝瘕，喉痹，乳难，金疮，风痉。"

2.《别录》："疗腹中结实，心下满，洗洗恶风寒，目眩，项直，咳嗽上气，止烦热渴，出汗，安五脏，利骨髓。"

3.《药性论》："治虚热，主难产作末服之；兼治胞衣不出，取七枚末，酒下；末，点眼去肤翳；主胸胁逆气，疗时疾黄疸。"

4.《日华子》："消痰，润心肺。末，和砂糖为丸含，止嗽；烧灰油(调)敷人畜恶疮。"

5. 汪机："治虚劳咳嗽，吐血咯血，肺痿肺痈，妇人乳痈、痈疽及诸郁之证。"(引自《纲目》)

6.《本草述》："疗肿瘤疡，可以托里护心，收敛解毒。"

【用法用量】 内服：煎汤，3～9 g；研末，1～1.5 g；或入丸、散。外用：研末撒；或调敷。

【宜忌】 脾胃虚寒及寒痰、湿痰者慎服。反乌头。

1.《本草经集注》："厚朴、白薇为之使。恶桃花。畏秦艽、矾石、莽草。反乌头。"

2.《本草经疏》："寒湿痰及食积痰火作嗽，湿痰在胃恶心欲吐，痰饮作寒热，脾胃湿痰作眩晕及痰厥头痛，中恶呕吐，胃寒作泄并禁用。"

【选方】 1. 治肺热咳嗽多痰，咽喉中干　贝母(去心)、杏仁(汤浸去皮、尖，炒)各一两半，甘草(炙)三分。上三味，捣罗为末，炼蜜丸如弹子大。含化咽津。(《圣济总录》贝母丸)

2. 治百日咳　白花蛇5 g，贝母10 g，生甘草10 g。以上三味，粉碎，过筛，混合均匀。口服，每次1.5～3 g，1日3次。〔《安徽中医学院学报》1984，3(4)：43〕

3. 治吐血、衄血，或发或止，皆心经积热所致　贝母(炮令黄)一两。捣细罗为散，不计时候，以温浆调下二钱。(《圣惠方》)

4. 治肺痈吐脓，五心烦热，壅闷咳嗽　贝母(去心)、紫菀、桔梗(炒)各一两，甘草(炙，锉)半两。上捣筛，每服三钱，水一盏，煎五、七沸，去滓，不拘时稍冷服。(《证治准绳》四顺汤)

5. 治肺痈、肺痿　川贝一两，天竺黄、硼砂各一钱，文蛤(醋炒)五分。为末，以枇杷叶(刷净、蜜炙)熬膏作丸，芡实大，噙咽之。(《医级》贝母括痰丸)

6. 下乳　牡蛎、知母、贝母。三物为细末，同猪蹄汤调下。(《汤液本草》三母散)

7. 治瘰疬、便毒　贝母、皂角子各半斤。为细末，用皂角半斤锉碎，搓揉浓水，滤过作膏子，和药末，丸如梧桐子大。每服五七十丸，早晨酒下。(《普济方》贝母丸)

8. 治眼皮生瘤　生鸡蛋一个，敲一孔，入川贝末三钱，用纸封固，饭上蒸熟，每食三个，一月而愈。(《疑难急症简方》)

9. 治一切无名肿毒疮疖　贝母(去心，切细)一味，一半生晒，一半微炒，和匀为末。病在上食后服，病在下食前服。酒调一二钱。(《证治准绳》消毒散)

10. 治乳痈　贝母、金银花各二两。上为细末，每服三钱，好酒调，食后服。(《普济方》)

11. 治赤白癜风　贝母、百部各等分。上为极细末，用生姜自然汁调搽癜上。(《普济方》)

12. 治头风损目　大川贝母一粒，白胡椒七粒。共研末，葱白汁丸如柏子大。以膏药盖贴太阳穴。(《潜斋简效方》)

13. 治小儿鹅口，满口白烂　贝母(去心，为末)半钱。水五分，蜜少许，煎三沸，缴净抹之，日四五度。(《圣惠方》)

14. 治妊娠小便难，饮食如故　当归、贝母、苦参各四两。上三味，末之，炼蜜丸如小豆大。饮服三丸，加至十丸。(《金匮要略》当归贝母苦参丸)

15. 治难产，滑胎　贝母(去心)、槐子(十月上巳日采之佳)各一两半。上二味，捣罗为散。每服三钱匕，以熟水调服，未生更服。(《圣济总录》贝母散)

【临床报道】 1. 治疗慢性支气管炎　将野生川贝母与家种川贝母(暗紫贝母)分别制成片剂，每片含原生药0.5 g，日服3次，每次4片，一般给药1～5日。共治急、慢性支气管炎、上呼吸道感染所致的咳嗽、咯痰67例，其中野生川贝片组31例，家种川贝片组36例。结果：控制(咳嗽消失，痰量基本消失，体征如体温、脉搏、呼吸、白细胞总数及分类等恢复正常)，野生川贝组20例，家种川贝组24例；显效(咳嗽、痰量、体征明显减轻)，野生川贝组5例，家种川贝组7例；好转(咳嗽、痰量、体征略有减轻)，野生川贝组4例，家种川贝组4例；无效(咳嗽、痰量、体征均无进步)，野生川贝组2例，家种川贝组1例。经统计学处理，两组无显著差异。

2. 肺结核咯血　汉三七、白及、川贝母、神曲各10 g。上药共研细末，每次10 g，冲服，每日3次，10日为1个疗程。治疗肺结核咯血30例，结果治愈24例，显效4例，有效2例，有效率100%。

【各家论述】 1.《本草要略》："《日华子》云，敷于恶疮，而能敛口，皆取辛能散结，而苦降火，则气血调畅而疮口自是其敛矣，非贝母性本收敛而敛之也。"

2.《本草正》："半夏、贝母俱治痰嗽。但半夏兼治脾肺，贝母独善清金。半夏用其辛，贝母用其苦；半夏用其温，贝母用其凉；半

③ 川 0437

夏性速，贝母性缓；半夏散寒，贝母清热；性味阴阳，大有不同。俗有代用者，其谬孰甚？”

3.《本草经疏》：“贝母，肺有热，因而生痰，或为热邪所干，喘嗽烦闷，必此主之。其主伤寒烦热者，辛寒兼苦，能解除烦热故也。淋沥者，小肠有热也，心与小肠为表里，清心家之烦热，则小肠之热亦解矣。邪气者，邪热也，辛以散结，苦以泄邪，寒以折热，故主邪气也。《经》曰：一阴一阳结为喉痹，一阴者少阴君火也，一阳者少阳相火也，解少阴少阳之热，除胸中烦热，则喉痹自愈矣。乳难者，足厥阴、足阳明之气结滞而不通，辛能散结气，通其结滞，则乳难自瘳。热解则血凉，血凉则不痛，故主金疮。热则生风，故主风痉。《别录》又疗腹中结实，心下满；洗洗恶风寒者，肺主皮毛也；目眩者，热上攻也；项直，即风痉也；咳嗽上气，气上逆也；烦热渴邪不解、汗不出者，邪热盛也。其性专能散结除热，则上来诸证，皆自愈矣。病去则五脏自安，骨髓自利也。”

4.《本草汇言》：“贝母，开郁、下气、化痰之药也。润肺消痰，止咳定喘，则虚劳火结之证，贝母专司首剂。若解痈毒，破癥结，消实痰，敷恶疮，又以土者为佳。然川者味淡性优，土者味苦性劣，二者以分别用。”

5.《药品化义》：“贝母，苦能下降，微辛能散郁，气味俱清，故用入心肺，主治郁痰、虚痰、热痰及痰中带血，虚劳咳嗽，胸膈逆气，烦渴热甚，此导热下行，痰气自利也。取其下利则毒去，散气则毒解，用疗肺痿、肺痈、瘿瘤、痰核、痈疽疮毒，此皆开郁散结，血脉流通之功也。又取其性凉能降，善调脾气，治胃火上炎。冲逼肺金，致痰嗽不止，此清气滋阴，肺部自宁也。”

6.《药性切用》：“川贝母，味甘微寒，凉心散郁，清肺而化热痰；象贝，形坚味苦，泻热功胜，不能解郁也；土贝，形大味苦，泻热解毒，外科专药。”

0438 川牛膝 chuān niú xī（《雷公炮制药性解》）

【异名】 牛膝（四川、贵州、云南），大牛膝、拐牛膝、甜牛膝、甜川牛膝、龙牛膝（四川）。

【基原】 为苋科川牛膝属（杯苋属）植物川牛膝的根。

【原植物】 川牛膝 *Cyathula officinalis* Kuan［*C. capitata* auct. non Moq.；*C. tomentosa* auct. non (Roth) Moq.］ 又名：毛药、红毛药（《贵州中草药名录》）。

多年生草本，高 50～100 cm。主根圆柱状，皮近白色。茎略四棱，多分枝，疏生长糙毛。叶对生；叶柄长 5～15 mm；叶片椭圆形或狭椭圆形，长 3～12 cm，宽 1.5～5.5 cm，先端渐尖或尾尖，基部楔形或宽楔形，全缘，上面贴生长糙毛，下面毛较密。复聚伞花序密集成花球团；花球团多数，直径 1～1.5 cm，淡绿色，干时近白色，在枝端花序轴上交互对生，密集或相距 2～3 cm；复聚伞花序 3～6 次分歧；聚伞花序两性花在中央，不育花在两侧；苞片卵形，先端刺芒或钩状；不育花的花被片变成具钩的坚硬芒刺；两性花花被片披针形，先端刺尖头，内侧 3 片较窄；花丝基部密生节状束毛，退化雄蕊长方形，先端齿状浅裂；子房圆筒形或倒卵形，花柱宿存，柱头头状。胞果椭圆形或倒卵形，淡黄色，包裹在宿存花被内。种子椭圆形，透镜状，带红色，光亮。花期 6～7 月，果期 8～9 月。

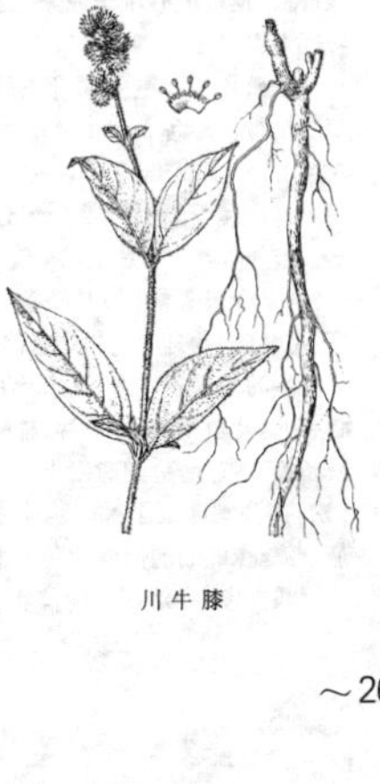
川牛膝

生于海拔 500 m 以上的地区。分布于四川、贵州、云南等地。

【栽培】 生物学特性　喜凉爽、潮湿、阳光充足的气候。多栽培于海拔 1 200～2 400 m 的高寒山区。宜土层深厚、富含腐殖质的壤土栽培。忌连作。

繁殖方法　用种子繁殖：采收 3～4 年生植株的种子作种。春播 3～4 月；秋播 9 月。主产区采取高山春播，低山秋播。播种前用草木灰加入与种子充分混合。穴播，按行株距各 33～45 cm 开穴，穴要浅平，施肥后每穴撒拌灰种子一撮，约有种子 10 粒左右；条播行距 33～40 cm。

田间管理　出苗后，待苗高 5～6 cm 和 10 cm 时，各间苗 1 次，每穴定苗 2～4 株。条播按株距 10 cm 定苗。第 1 年中耕除草 3～5 次，以后每年 2～3 次。每年结合中耕追肥 2～3 次，并培土根部防冻。

病虫害防治　白锈病，发病初期可喷 1：1：120 波尔多液防治。根结线虫病为害，防治应忌连作，选用无病地。大猿叶虫为害，可用敌百虫 1 000 倍液毒杀。

【采收加工】 播种后 3～4 年收获。于 10～11 月植株枯萎后挖掘根部，去掉泥土、芦头和须根，割下侧根，使主根、侧根成单支，扎成小把用微火烘炕或曝晒，半干时堆积回润后，再烘或晒至全干。

【药材】 川牛膝 *Cyathulae Radix*　主产于四川、云南、贵州。

性状　根呈近圆柱形，微扭曲，略有分枝，长 30～60 cm，直径 0.5～3 cm。表面黄棕色或灰褐色，有稍扭曲的纵皱纹及侧根痕，并有明显横长突起的皮孔。质韧，不易折断，断面浅黄色或棕黄色，维管束点状，断续排列成数轮同心环。气微，味甜。

鉴别　(1) 根横切面：木栓细胞数列。皮层窄。中柱大，三生维管束外韧型，断续排列成 4～11 轮，内侧维管束的束内形成层可见；木质部导管多单个，常径向排列，木化；木纤维较发达，有的切向延伸或断续连接成环。中央次生构造维管系统分成 2～9 股，有的根中心可见稀疏导管分布。薄壁细胞含草酸钙砂晶、方晶。

(2) 本品断面置紫外光灯下观察，显淡绿黄色荧光，滴加 1% 氢氧化铵后显绿黄色荧光。

品质标志　《中华人民共和国药典》2010 年版规定：照高效液相色谱法测定，本品干燥品含杯苋甾酮（$C_{29}H_{44}O_8$）不得少于 0.030%。

【成分】 根含 β-蜕皮甾酮（β-ecdysterone），杯苋甾酮（cyasterone），多糖及微量元素钛（Ti）等。

【药理】 1. 对子宫的作用　本品的流浸膏能使豚鼠已孕及未孕子宫和猫的未孕子宫弛缓，使家兔已孕及未孕子宫和猫的已孕子宫收缩。

2. 抗生育作用　川牛膝的苯提取物 2.5 g（生药）/kg，从小鼠妊娠第七日开始，连续灌服 3 日，抗生育的有效率为 100%（15 只），使胚胎排出、死亡或阴道流血。又报道，本品苯提取物 250 mg/kg 抗生育有效率为 100%，500 mg/kg 抗着床的有效率也为 100%，而乙酸乙酯提取物效果较差，醇提取物作用最弱。

3. 对血液流变学的影响　川牛膝煎剂 10 g/kg 灌胃，每日 2 次，连续 3 日，对正常及急性血淤模型大鼠的各项血液流变学指标均无明显影响。在抗凝实验中，对大鼠血浆复钙时间明显延长，表明本品有一定活血作用，但其效果不如怀牛膝。但有实验证明水煎液能改善大鼠血液流变性，对小鼠微循环状态也有改善作用。

4. 对代谢的影响　给幼鼠连续投予蜕皮甾酮 60 日，除明显促进体重增加及肝肾蛋白合成增加外，尚可发现肝细胞处于分裂活化状态，生成巨核、双核或多核细胞。这些作用在成熟小鼠表现较弱。大鼠灌服蜕皮甾酮有同化作用，能增加未成熟阉割雄大鼠提肛肌重量，对未成熟及成熟大鼠可增加体重、内脏及骨骼肌重量和总蛋白量，对糖代谢也有明显影响，使肝糖原及肌糖原含量增加，但对脂肪代谢影响很小。也有报道认为本品对阉割动物无雄激素样作用。

5. 利胆作用　蜕皮甾酮 5 mg/kg 每日灌胃 1 次，连用 7 日，均能促进大鼠胆汁分泌，并能改变胆汁的成分，使胆酸及胆红素含量增加，胆固醇含量降低。

6. 降脂作用　蜕皮甾酮 10 mg/kg 灌胃能抑制 WR-1339 所致大鼠高胆固醇血症及高三酰甘油血症，对兔实验性动脉硬化也有抑制作用。

7. 对免疫功能的影响　蜕皮甾酮 1 mg/kg 腹腔注射，能使羊红细胞免疫小鼠的脾脏抗体形成细胞增加。此外，能促进培养人皮肤成纤维细胞的蛋白质合成，但通常抑制植物血细胞凝集素刺激的培养人淋巴细胞的 DNA 合成。

8. 对癌细胞的抑制作用　于接种小鼠肝癌细胞 H_{22} 后 24 小时灌胃给予 40%、20%、10% 川牛膝多糖水溶液 0.2 ml/kg，以瘤重和抑瘤率为指标观察川牛膝多糖的抑瘤作用，结果表明川牛膝多糖能够使瘤重减轻。

9. 其他作用　蜕皮甾酮对天芥菜碱（heliotrine）所致肝炎大鼠，有加速肝功能恢复正常的作用。

【炮制】 1. 川牛膝　取原药材，除去杂质及芦头，洗净，润透，切薄片，干燥。

2. 酒川牛膝　取川牛膝片，加黄酒拌匀，闷润至透，置锅内，用文火加热，炒干，取出放凉。每川牛膝 100 kg，用黄酒 10 kg。

3. 盐川牛膝　取川牛膝片，加盐水拌匀，闷润至透，置锅内，用文火加热，炒干，取出放凉。每川牛膝 100 kg，用盐 2 kg。

饮片性状　川牛膝为类圆形薄片，余参见药材“性状”项。酒川牛膝表面暗褐色，微有酒气。盐川牛膝，表面暗褐色，味咸。

贮干燥容器内，酒川牛膝、盐川牛膝密闭，置阴凉干燥处，防潮。

【药性】 甘、微苦，平。归肝、肾经。

1.《全国中草药汇编》：“甘、微苦，平。”

2. 南京药学院《中草药学》：“入肝、肾经。”

3.《四川中药志》1979 年版：“苦、酸，平。”

【功用主治】 活血祛瘀，祛风利湿。主治血瘀经闭，难产，胞衣不下，产后瘀血腹痛，热淋，石淋，痛经，风湿腰膝疼痛，跌打损伤。

1.《雷公炮制药性解》：“主补精髓。”

2.《会约医镜》：“去脚膝风湿，非补剂可用。”

3.《本草正义》：“用之于肩背手臂，疏通脉络，流利关节。”

4.《全国中草药汇编》：“治风湿腰膝疼痛，大骨节病，小儿麻痹后遗症，尿痛，尿血，血瘀经闭，难产，胞衣不下，产后瘀血腹痛。”

5.《四川中药志》1979 年版：“活血祛瘀，通经，引血下行。用于血滞经闭、痛经、牙痛、吐血、衄血、关节肿痛和跌打损伤。”

【用法用量】 内服：煎汤，6～10 g；或入丸、散；或泡酒。

【宜忌】 孕妇及月经过多者禁服。

《湖南药物志》：“脾虚泄泻不宜用。”

【选方】 1. 治痛经和瘀滞经闭　川牛膝 10 g，当归 12 g，红花 6 g，香附 10 g，益母草 30 g。水煎服。（《四川中药志》1979 年版）

2. 治大骨节病　川牛膝、制草乌、制川乌各 250 g，红花 500 g。混合制成散剂，每服 1 g，每日 3 次，40 日为 1 个疗程。

3. 治小儿麻痹后遗症　川牛膝 9 g，土鳖虫 7 个，马钱子（油炸黄）1 g。共研细末，分为 7 包。每晚临睡前服 1 包，黄酒送下。（2、3 方出自《全国中草药汇编》）

4. 治小便淋痛，或尿血，或沙石胀痛　用川牛膝一两，水二盏，煎一盏，温服。（《纲目》引《直指方》）

5. 治热淋　川牛膝 12 g，当归、黄芩、栀仁各 9 g。水煎服。（《湖南药物志》）

6. 治牙龈肿痛　川牛膝 9 g，蜂房 10 g，生石膏 30 g，知母 12 g。水煎服。（《四川中药志》1979 年版）

【临床报道】 功能失调性子宫出血　取川牛膝 30～45 g，每日水煎顿服或分 2 次服。一般连服 2～4 日后血即可止。病程较长者，血止后应减量续服 5～10 日，以资巩固。治疗功能失调性子宫出血 18 例，结果均愈。服药最少 2 剂，最多 9 剂，一般服 3 剂即愈。随访 3 个月未复发。

0439 川乌头 chuān wū tóu（侯宁极《药谱》）

【异名】 乌头、乌喙、奚毒、即子（《本经》），鸡毒（《淮南子》），毒公、耿子（《吴普本草》），川乌（《金匮要略》）。

【基原】 为毛茛科乌头属植物乌头（栽培品）的母根。

【原植物】 乌头 *Aconitum carmichaeli* Debx.　又名：堇（《庄子》），茛（《吴普本草》），独白草（《续汉书》），鸳鸯菊（《纲目》），草乌（野生品）。

多年生草本，高 60～150 cm。块根倒圆锥形，长 2～4 cm，直径1～1.6 cm，栽培品的侧根甚肥大，直径达 5 cm，外皮黑褐色。茎直立，中部以上疏被反曲的短柔毛。叶互生；茎下部叶在开花时枯萎，中部叶叶柄长 1～2.5 cm；叶片五角形，长 6～11 cm，宽 9～15 cm，基部浅心形，3 裂几达基部，中央全裂片宽菱形、倒卵状菱形或菱形，先端急尖或短渐尖，近羽状分裂，二回羽裂片 2 对，斜三角形，具 1～3 枚牙齿；侧全裂片不等 2 深裂，各裂片边缘有粗齿或缺刻，革质或纸质。总状花序顶生，长 6～25 cm；花序轴及花梗被反曲而紧贴的短柔毛；下部苞片 3 裂，上部苞片披针形；花梗长 1.5～5.5 cm；小苞片生花梗中下部；花两性，两侧对称；萼片 5，花瓣状，上萼片高盔形，下缘稍凹，喙不明显，侧萼片蓝紫色，外面被短柔毛；花瓣 2，瓣片长约 1.1 cm，唇长约 6 mm，微凹，距长 1～2.5 mm，通常拳卷，无毛；雄蕊多数；心皮 3～5。蓇葖果。种子多数，三棱形。花期 8～9 月，果期 9～10 月。

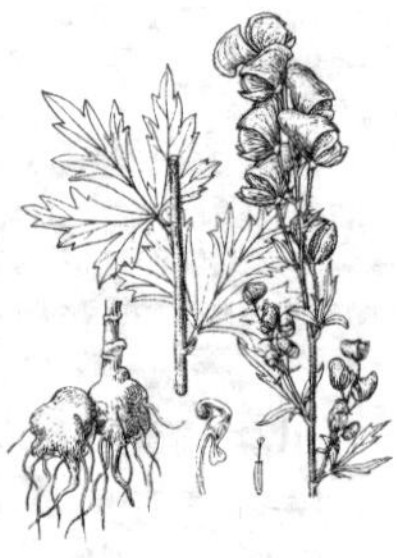

乌　头

生于山地草坡或灌木丛中。分布于辽宁南部、江苏、浙江、安徽、江西、山东、河南、湖北、湖南、广东北部、广西、四川、贵州、云南、陕西、甘肃。主要栽培于四川。湖北、湖南、云南、陕西等地也有栽培。

本植物的形长的块根（天雄）、子根（附子）、子根之小者或生于附子旁的小颗子根（侧子）、子根的琐细者（漏篮子）、母根或子根上的尖角（乌头附子尖）亦供药用，另设专条。

【栽培】 生物学特性　喜温暖潮湿和阳光充足，耐寒，怕高温，忌积水，在平坝和丘陵地区均可栽培，宜选择土层深厚、疏松肥沃、排水良好的砂壤土或紫色土栽培。忌连作，与水稻或玉米轮作 4～5 年以上。

繁殖方法　主要用乌头块根繁殖。10 月上、中旬为栽种适期。按行株距各 16 cm 穴栽，每穴 1 个，芽口向上，培土。每隔 10 穴，在穴外多栽 1～2 个，以备补苗用。栽后立即开沟，将畦沟泥土提到畦面覆盖乌头，厚约 6 cm。

田间管理　2 月上旬垒畦清沟，2 月中旬幼苗全出土，如发现病株（立即拔去烧毁）及缺苗，用预备苗带土补栽。待苗高 13～17 cm时（约 5 月中旬），进行修根，把植株附近土刨开，在母根内侧留对生的块根各 1 个，其余小块根全部轻刨掉。4 月上旬摘尖和掰芽，密叶苗留叶 8～9 片，稀叶苗留叶 7～8 片。经摘尖后，叶腋最易长出腋芽，应随时掰出，以免徒耗养分。生长期中，一般追肥 3 次，并注意灌溉排水，必须保持适当湿润。冬季可在畦边间种蔬菜，春季在畦的向阳面间种玉米，阴面间种芋头。

病虫害防治　白绢病，夏季高温多湿时易发生，挖除病株病土，撒石灰消毒病穴，病株周围邻株用50%多菌灵500倍液灌穴。霜霉病，苗期彻底拔除病株，用1：1：150波尔多液喷叶面和叶背。叶斑病，发生在4～9月，可用多菌灵胶悬剂500倍液或1：1：150波尔多液每10～15日喷1次。萎蔫病，栽种时用40%多菌灵胶悬剂500倍液浸种3小时。白粉病，为害叶，可用25%粉锈宁2 000倍液喷叶面。黑绒鳃金龟，幼虫为害乌头。乌头翠雀蚜，发生在5～10月。黑小卷蛾，发生在4～10月。

【采收加工】 6月下旬至8月上旬采挖，除去地上部分茎叶，摘下子根(附子)，取母根(川乌头)，晒干。

【药材】 川乌头 *Aconiti Radix* 主产于四川、陕西等地。

性状 川乌头 母根为不规则圆锥形，稍弯曲，顶端常有残茎，中部多向一侧膨大，长2～7.5 cm，直径1.2～2.5 cm。表面棕褐色或灰棕色，皱缩，有小瘤状侧根及子根痕。质坚实，断面类白色或浅灰黄色，形成层环多角形。气微，味辛辣、麻舌。

鉴别 (1) 母根横切面：后生皮层为棕色木栓化细胞；皮层薄壁组织偶见石细胞，单个散在或数个成群；内皮层不甚明显。韧皮部散有筛管群，内侧偶见纤维束。形成层环状多角形。其内外侧偶有1至数个异型维管束。木质部导管多列，径向或略呈"V"形排列。髓部明显。薄壁细胞充满淀粉粒。

粉末特征：灰黄色。淀粉粒单粒球形、长圆形或肾形，直径3～22 μm；复粒由2～15个分粒组成。石细胞近无色或淡黄绿色，类长方形、类方形、多角形或一边斜尖，直径49～117 μm，长113～280 μm，壁厚4～13 μm，壁厚者层纹明显，纹孔较稀疏。后生皮层细胞棕色，有的壁呈瘤状增厚突入细胞腔。导管淡黄色，主为具缘纹孔导管，直径29～70 μm，末端平截或短尖，穿孔位于端壁或侧壁，有的导管分子粗短扭曲或纵横连接。

(2) 取本品粉末约5 g，加乙醚30 ml与氨试液3 ml，浸渍1小时，时时振摇，滤过。取滤液6 ml，蒸干，残渣加7%盐酸羟胺甲醇溶液10滴与0.1%麝香草酚酞甲醇溶液2滴，滴加氢氧化钾饱和的甲醇溶液至显蓝色后，再多加4滴，置水浴中加热1分钟，用冷水冷却。滴加稀盐酸调节pH至2～3，加三氯化铁试液1～2滴与氯仿1 ml，振摇，上层液显紫色(检查酯型生物碱)。

(3) 紫外光谱：取本品粉末0.5 g，加乙醚10 ml与氨试液0.5 ml，振摇10分钟，滤过。滤液置分液漏斗中，加硫酸液(0.25 mol/L) 20 ml，振摇提取，分取酸液适量，用水稀释后，测定其紫外光谱，样品在231 nm波长处有最大吸收。

(4) 薄层色谱：取本品粉末约1 g，加10%氨溶液1 ml、乙醚10 ml，冷浸24小时，滤过，滤液挥干，残渣用二氯甲烷洗入1 ml容量瓶中定容，作为供试品溶液。另取乌头碱、中乌头碱、次乌头碱，用二氯甲烷配制成1 mg/ml溶液作为对照品溶液。分别点样于同一高效硅胶GF_{254}板上，以环己烷-乙酸乙酯-二乙胺(8：1：1)展开，取出，晾干，喷以碘化铋钾、碘化钾碘试液的等容混合液，供试品色谱在对照品色谱相应的位置，应显相同的色斑。

【成分】 块根(母根)含生物碱类：乌头碱(aconitine)，次乌头碱(hypaconitine)，中乌头碱(mesaconitine)，塔拉胺(talatisamine)，消旋去甲基衡州乌药碱(demethylcoclaurine)，异塔拉定(isotalatizidine)，新乌宁碱(neoline)，准噶尔乌头碱(songorine)，附子宁碱(fuziline)，去甲猪毛菜碱(salsolinol)，异飞燕草碱(isodelphinine)，苯甲酰中乌头碱(benzoylmesaconitine)，多根乌头碱(karakoline)，森布星(senbusine) A、B，14-乙酰塔拉胺(14-acetyltalatisamine)，脂乌头碱(lipoaconitine)，脂次乌头碱(lipohypaconitine)，脂去氧乌头碱(lipodeoxyaconitine)，脂中乌头碱(lipomesaconitine)，北草乌碱(beiwutine)，川附宁(chuanfunine)，3-去氧乌头碱(3-deoxyaconitine)，8-去乙酰基美沙乌头碱(8-deacetyl mesaconitine)，惰碱(ignavine)，荷克布星(hokbusine) A及B，尿嘧啶(uracil)，乌头多糖(aconitan) A、B、C、D，醛次乌头碱(aldohypaconitine)，准噶尔乌头胺(songoramine)，素馨乌头碱(jesaconitine)，次乌头碱即下乌头碱(hypaconitine)，去氧乌头碱(deoxyaconitine)，川乌碱甲(chyanwu-base A)，川乌碱乙(chuan-wu-base B)，卡乌碱(carmicheline)，异乌头碱(isoaconitine)，北乌头碱(beiwutine)，得姆啶(denudine)等。另含挥发油；主要含苯甲醇(benzyl alcohol)，苯乙醛(phenylacetaldehyde)，苯乙醇(phenethyl alcohol)，2，3-二氢苯并吡喃(2，3-dihydrobenzopyran)，苯并噻唑(benzothiazole)，2-甲氧基-4-乙烯基苯酚(2-methoxy-4-vinylphenol)，香兰素(vanillin)，亚麻酸甲酯(methyl linolenate)，十六酸(bexadecanoic acid)，亚油酸(linoleic acid)，亚麻酸(linolenic acid)等。此外，还含多糖。

【药理】 1. 抗炎作用 大鼠灌服川乌总碱0.22 g/kg、0.44 g/kg显著抑制角叉菜胶、蛋清、组胺和5-HT所致大鼠足跖肿胀，0.11 g/kg即可抑制二甲苯所致小鼠耳肿胀，0.44 g/kg能明显抑制组胺、5-HT所致大鼠皮肤毛细血管通透性亢进，抑制巴豆油所致肉芽囊的渗出和增生，还能显著抑制角叉菜胶所致大鼠胸腔渗液及白细胞向炎症灶内的聚集，明显减少渗出液中的白细胞总数。对于免疫性炎症，0.44 g/kg可显著抑制大鼠可逆性被动Arthus反应及结核菌素所致大鼠皮肤迟发型超敏反应，对于大鼠佐剂性关节炎0.22 g/kg也有一定抑制作用。川乌总碱能显著减少角叉菜胶性渗出物中前列腺素E(PGE)的含量，表明抑制PGE可能是其抗炎机制之一。

2. 镇痛作用 川乌总碱0.22、0.44 g/kg灌服，在小鼠热板法、醋酸扭体法试验中均有明显的镇痛作用。小鼠皮下注射乌头碱的最小镇痛剂量为25 μg/kg，镇痛指数为11.8，东莨菪碱可加强其作用。

3. 降血糖作用 乌头多糖A 100 mg/kg腹腔注射对小鼠有显著降低正常血糖作用，30 mg/kg即能降低葡萄糖负荷小鼠的血糖水平，但乌头多糖A不能改变正常小鼠、葡萄糖负荷小鼠或尿嘌呤所致高血糖小鼠血浆胰岛素水平，也不影响胰岛素与游离脂细胞的结合，但能显著增强磷酸果糖激酶活性，且对糖原合成酶活性有增强趋势，表明乌头多糖A的降糖机制不是通过对胰岛素水平的影响，而在于增强机体对葡萄糖的利用。

4. 对心血管系统的作用 川乌头生品及炮制品水煎剂对离体蛙心有强心作用，但剂量加大则引起心律失常，终致心脏抑制。煎剂可引起麻醉犬血压呈迅速而短暂下降，此时心脏无明显变化，降压作用可被阿托品或苯海拉明所拮抗。乌头碱20 μg注入戊巴比妥钠麻醉狗侧脑室，5分钟后可引起心律不齐和血压升高，并可持续90分钟，脊髓切断术和神经节阻断术均可预防和消除乌头碱引起的心律不齐和血压升高。双侧迷走神经切断术及双侧星状神经节切除术不影响血压，而仅提高产生心律不齐的阈值(从20 μg到40 μg)，因而提示乌头碱对心血管作用是中枢性的。其心律不齐作用可能是由神经途径释放肾上腺的儿茶酚胺所致。阿吗灵3 mg/kg静注，每分钟静脉滴注普萘洛尔20 μg/kg和奎尼丁15.8 mg/kg均能对抗乌头碱所致心律不齐。家兔静注小量乌头碱可增强肾上腺素产生异位心律的作用，对抗氯化钙引起的T波倒置，对抗垂体后叶制剂引起的初期S-T段上升和继之发生的S-T段下降。在豚鼠还有增强毒毛花苷G对心肌的毒性作用。

5. 对神经系统的作用 乌头碱小剂量能引起小鼠扭体反应，阿司匹林、吗啡等可拮抗这一作用。乌头碱有明显局部麻醉作用，对小鼠坐骨神经干的阻滞作用相当于可卡因的31倍，豚鼠皮下注射浸润麻醉作用相当于可卡因的400倍。

6. 抗癌作用 乌头注射液于200 μg/ml浓度对胃癌细胞有抑制作用，此作用随浓度增加而增强，并可抑制人胃癌细胞的有丝分裂。对小鼠肝癌实体瘤的抑制率为47.8%～57.4%，对小鼠前胃癌FC和小鼠肉瘤S_{180}的抑制率为26%～46%。由生川乌为主制备之409注射液对胃癌细胞也有明显抑制和杀伤作用。

7. 配伍研究 中药十八反有"半蒌贝蔹及攻乌"记载。研究表明，川乌头生品或炮制品与法半夏配伍未见增毒，也未见对镇痛或镇吐作用有何影响；川乌头抑制离体蛙心，与半夏合用可减轻抑制程度；川乌头可引起心肌缺血性改变，而川乌头半夏合用可消除此心电图表现；制川乌头与姜半夏合用可增加小鼠死亡率，但两药剂量均较成人用量大1 000倍左右。瓜蒌与川乌头配伍可加重毒性反应，但却可减轻川乌头对离体蛙心的抑制，提高多数小鼠的痛阈。川贝母与制川乌头伍用未见毒性加重和痛阈降低，心电图也未见两药间有拮抗或协同性影响，但川乌头对离体蛙心的抑制作用减轻或消失。白蔹与制川乌头合用未见毒性增强，但镇痛作用增强，并可缓解川乌头对蛙心的抑制，虽加重心电图的缺血性改变，但未见心、肝、肾等组织改变。川乌头与白及合用也未见毒性增强，或镇痛和止血作用的降低，另有报道川乌头、白及合用能一定程度减弱川乌头对蛙心的抑制，镇痛作用还有所增强。

8. 体内过程　以 LD_{50} 补量法测得川乌头的体内过程符合二室动力学模型，其消除相半衰期为 12.1 小时。

毒性　生川乌头煎剂小鼠灌服的 LD_{50} 为 18.0±0.034 g/kg。家兔每日灌服生川乌头煎剂17.27 g/kg，连续 15 日，未见明显毒性反应。乌头碱人口服致死量约为 2～5 mg，小鼠皮下注射 LD_{50} 为 0.32 mg/kg，中乌头碱小鼠皮下注射的致死量为 0.3～0.5 mg/kg。乌头碱、中乌头碱和次乌头碱沸水或稀酸加热水解成为苯甲酰乌头原碱，毒性减少，最后水解为乌头原碱、中乌头原碱和次乌头原碱，毒性为原来的 1/150～1/1 000。

【炮制】 1. 生川乌　取原药材，除去杂质及残茎，洗净，捞出，干燥。

2. 制川乌　(1) 煨、煮或蒸制　取川乌头，大小个分开，用水浸泡至内无干心，取出，置锅内，加水煮沸 4～6 小时或置蒸笼内蒸 6～8 小时，至取大个及实心者切开内无白心，口尝微有麻舌感时，取出，晾至六成干，切厚片，干燥。

(2) 黑豆制　先取净黑豆煮至膨胀，再将浸透的川乌头倒入锅内，同煮至熟透为度。每川乌 100 kg，用黑豆 10 kg。

(3) 甘草、黑豆制　取泡至稍有麻舌感的川乌头，与黑豆、甘草汤共煮至内无白心、无麻辣味时，出锅，晒至六七成干，闷润后切片，干燥。每川乌头 100 kg，用黑豆 10 kg，甘草5 kg。

(4) 生姜、甘草、皂角煮　取川乌头拣去杂质，大小个分开浸泡，春冬 3～4 日，夏秋 2～3 日，每日换水 1～2 次，捞出。另取生姜、皂角、甘草捣碎，与川乌头共倾入锅中加热煮沸(约 2 小时)，至透心为度，取出，除去辅料，晾至七成干，切 2～3 mm 厚片，晒干或烘干，筛去灰屑。每生川乌 100 kg，用生姜 10 kg，皂角 3 kg，甘草 5 kg。

(5) 黑豆、甘草、白矾煮　取泡至微有麻辣感的川乌头，与甘草、黑豆、白矾汤共煮至内无白心，取出，微晾，切 1.5 mm 厚片子，晾干。每川乌 100 kg，用甘草 5 kg，黑豆 10 kg，白矾 2 kg。

(6) 甘草、黑豆、生姜煮　将泡透心的川乌头与甘草、黑豆、生姜共煮，至内无白心，口尝微有麻舌感时取出，晾至六成干，闷润切片，干燥。每川乌 100 kg，用甘草 5 kg，黑豆 10 kg，生姜 10 kg。

(7) 甘草、银花制　将银花煎汤去渣，再与泡煮过的川乌同煮，用大火煮至内无白心，晾 6 成干，闷 2～3 日至透，去芦，切 1～2 mm 厚的片子，晒干。每川乌 100 kg，用甘草2.5 kg，银花 2.5 kg；或甘草 5 kg，银花 2 kg。

(8) 甘草制　取泡过的生川乌与甘草同煮 10 小时以上，至内外发软，闷润 1 日，切薄片，晒干。每生川乌 100 kg，用甘草 10 kg。

(9) 甘草、醋制　生川乌大小个分开，与甘草同置水中浸泡，夏秋天泡 10 日左右，每日换水 3 次；春冬天泡 15 日左右，每日换水 2 次。泡至口尝稍有麻舌感为度，捞出，移置锅内，加醋与适量水共煮，至中心无白心为度，取出，晾至半干，切顺刀片 0.8～1 mm 厚，干燥。每生川乌 100 kg，用甘草 6 kg，醋 18 kg。

(10) 甘草、白矾制　将甘草煎煮 2 次，2 次滤液与白矾混合，与泡好的川乌同煮，至内无白心，口尝稍有麻辣感时，捞出，晾至七成干，闷润，切片，干燥。每生川乌 100 kg，用甘草 0.5 kg，白矾 3.5 kg。

(11) 黑豆、甘草、生姜、白矾制　将生川乌大小个分开，用水浸泡，夏天泡 10 日左右，每日换水 3 次；冬春泡 15 日左右，每日换水 2 次，泡至口尝稍有麻舌感时，捞出，置锅内，加生姜、甘草、黑豆、白矾煮，至透心为度，取出，除去辅料，晾至半干，切顺刀片 0.8 mm厚，干燥。每生川乌 100 kg，用黑豆 12 kg，甘草、白矾、生姜各 3 kg。

古今对川乌头的炮制方法虽然繁多，但归纳说来，可分为浸泡等水处理，烘、焙、煨、炮等干热处理和蒸、煮等湿热处理三种类型。三类方法皆能达到去毒目的。但水处理生物碱随水流失较多，药效受到影响；烘等干热处理总生物碱含量影响不大，对药效影响较小；蒸煮特别是热压蒸制处理，总生物碱含量高，双酯型毒性生物碱含量低，去毒效果好，生产周期短。《中华人民共和国药典》2010 年版制川乌采用水煮法或蒸法。

饮片性状　生川乌参见药材"性状"项。制川乌为不规则的或长三角形厚片，表面黑褐色或黄褐色，有灰棕色多角形环纹(形成层)。周边褐色。质坚脆。无臭，微有麻舌感。

贮干燥容器内，置通风干燥处，防蛀。生川乌按毒性中药专管。

【药性】 辛、苦，热，大毒。归心、肝、脾、肾经。

1.《本经》："味辛，温。"

2.《吴普本草》："乌头，神农、雷公、桐君、黄帝：甘，有毒。""乌喙，神农、雷公、桐君、黄帝：有毒；李氏：小寒。"

3.《别录》："乌头，甘，大热，有大毒。""乌喙，味辛，微温，有大毒。"

4.《医学启源》："气热，味大辛。《主治秘要》云，性热，味辛、甘。气厚味薄，浮而升，阳也。"

5.《珍珠囊补遗药性赋》："味辛，性热，有毒，浮也，阳中之阳也。"

6.《要药分剂》："入脾、命门二经。"

7.《本草撮要》："入手厥阴、少阳经。"

【功用主治】 祛风除湿，温经，散寒止痛。主治风寒湿痹，肢体麻木，半身不遂，头风头痛，心腹冷痛，寒疝作痛，跌打瘀痛，阴疽肿毒。并可用于麻醉止痛。

1.《本经》："主中风，恶风洗洗出汗，除寒湿痹，咳逆上气，破积聚寒热。"

2.《别录》："乌头，消胸上痰冷，食不下，心腹冷疾，脐间痛，肩胛痛不可俯仰，目中痛不可久视，又堕胎。""乌喙，主风湿，丈夫肾湿阴囊痒，寒热历节掣引腰痛，不能行步，痈肿脓结。又堕胎。"

3.《药性论》："乌头，能治恶风憎寒，湿痹，逆气，冷痰包心，肠腹疙痛，痃癖气块，益阳事，治齿痛，主强志。""乌喙，能治男子肾气衰弱，阴汗，主疗风温(应作'寒')湿邪痛，治寒热痈肿，岁月不消者。"

4.《珍珠囊》："祛寒湿风痹、血痹。"

5.《医学启源》："疗风痹半身不遂，引经药也。《主治秘要》云：其用有六：除寒疾一也；去心下坚痞二也；温养脏腑三也；治诸风四也；破积聚滞气五也；治感寒腹痛六也。"

6.《纲目》："助阳退阴，功同附子而稍缓。"

7.《本经逢原》："阴疽久不溃者，溃久疮寒，歹肉不敛者，并宜少加以通血脉。"

8.《本经逢原》："入祛风药，同细辛、黑豆煮。"

9.《得宜本草》："得栀子治疝气，得干姜治阴毒伤寒，得木香治冷气洞泄。"

【用法用量】 内服：煎汤，3～9 g；或研末，1～2 g；或入丸、散。内服须炮制后用；入汤剂应先煎 1～2 小时，以减低其毒性。外用：研末撒或调敷。

【宜忌】 阴虚阳盛，热证疼痛及孕妇禁服。反半夏、栝楼、天花粉、川贝母、浙贝母、白蔹、白及。酒浸、酒煎服，易致中毒，应慎服。乌头服用不当可引起中毒，其症状为口舌、四肢及全身麻木，流涎，恶心，呕吐，腹泻，头昏，眼花，口干，脉搏减缓，呼吸困难，手足搐搦，神志不清，大小便失禁，血压及体温下降，心律紊乱，室性期前收缩和窦房停搏等。中毒严重者，可死于循环、呼吸衰竭及严重的心律紊乱。

1.《吴普本草》："乌喙，所畏、恶、使，尽与乌头同。"

2.《本草经集注》："莽草为之使。反半夏、栝楼、贝母、白蔹、白及。恶藜芦。"

3.《药性论》："远志为之使。忌豉汁。"

4.《本草蒙筌》："孕妇切忌。"

【选方】 1. 治病历节不可屈伸，疼痛，亦治脚气疼痛，不可屈伸 麻黄、芍药、黄芪各三两，甘草三两(炙)，川乌五枚(以蜜二升，煎取一升，即出乌头)。上五味，为末，四味，以水三升，煮取一升，去渣，内蜜煎中，更煎之。服七合，不知，尽服之。(《金匮要略》乌头汤)

2. 治风痹，荣卫不行，四肢疼痛 川乌头二两(去皮，切碎，以大豆同炒，候豆汁出即住)，干蝎半两(微炒)。上件药，捣罗为末，以酽醋一中盏，熬成膏，可丸，即丸如绿豆大。每服不计时候，以温酒下七丸。(《圣惠方》)

3. 治风寒湿痹，麻木不仁 川乌头(生，去皮、尖，为末)。用香熟白米半碗，药末四钱，同用慢火熬熟，稀薄不要稠，下姜汁一茶脚许，蜜三大匙，搅匀。空腹啜之，温为佳。如是中湿，更入薏苡仁末二钱，增米作一中碗。(《本事方》川乌粥法)

4. 治小儿慢惊，搐搦涎壅厥逆 川乌头(生，去皮、脐)一两，全蝎十个(去尾)。分作三服。水一盏，姜七片煎服。(《婴孩宝书》)

5. 治偏正头痛 川乌、天南星等分。为末。葱白连须捣烂调末，贴于太阳痛处。(《卫生易简方》)

6. 治头风 大川乌、天南星等分。上为细末。每服半钱，水一大盏，白梅一个，生姜五片，煎至五分服。(《百一选方》)

7. 治久积癥癖及痃气急痛 川乌头二两(炮裂，去皮、脐)，川椒一两(去目、不闭口者，微炒去汗)。上件药，捣罗为末，用鸡子白和丸，如麻子大。每服不计时候，以温酒下十丸。(《圣惠方》)

8. 治寒疝绕脐痛苦，发则白津出，手足厥冷，其脉沉紧 乌头大者五枚(熬，去皮)。以水三升，煮取一升，去滓，内蜜二升，煎令水气尽，取二升。强人服七合，弱人服五合；不瘥，明日更服，不可一日再服。(《金匮要略》大乌头煎)

9. 治胃寒肠热，腹胀泄利 乌头(去皮、脐，生用)半两，栀子(去皮)一分，干姜(生用)一分。上三味，捣罗为末，用生姜自然汁和丸，如梧桐子大。每服七丸，温酒下，食前日二。(《圣济总录》妙应丸)

10. 治牙齿龋疼痛 乌头(炮裂，去皮、脐)半两，五灵脂一两。上为末，以醋一升，煮大枣二十枚，醋尽为度，取枣肉和药，丸如绿豆大。用绵裹一丸，于痛处咬，勿咽津。(《普济方》乌头丸)

11. 治痈疽肿毒 川乌头(炒)、黄柏(炒)各一两。为末，唾调涂之，留头，干则以米泔润之。(《僧深集方》)

12. 治脾寒疟疾 川乌头大者一个(炮良久，移一处，再炮，凡七处，炮满，去皮脐)，为细末，作一服。用大枣七个，生姜十片，葱白七寸，水一碗，同煎至一盏。疟发前，先食枣，次温服。(《苏沈良方》七枣散)

【临床报道】 1. 治疗肩关节周围炎 用川乌、草乌、樟脑各90 g，研细末，用时以适量药末加老陈醋调敷患处，厚约0.5 cm，外裹纱布，并用热水袋热敷30分钟。治疗35例，治愈22例，显效8例，好转4例，无效1例。一般用药3次即可见效，平均用药7次。

2. 治疗腰肢痛(包括关节痛、纤维组织炎、腰肌劳损、坐骨神经痛) 用乌头100 g，加水2 000 ml，煎至1 000 ml，装瓶备用。用已浸药汁的布垫置于阳极板下，将阳极板放在痛区，阴极选放适宜部位，固定极板后通电，一般将电流量调在10～20 mA之间，每次导入时间10～20分钟，每日1次，10～15次为1个疗程，必要时可延长疗程。治疗腰肢痛225例，总有效率为87.4%。无毒副作用。据观察对寒湿型腰肢痛疗效更好，外伤引起的急性腰肢痛，止痛效果尤快。

3. 用于手术麻醉 ① 10%的乌头乙醇浸出液。主要用于鼻腔和口腔黏膜麻醉。② 10%的乌头乙醇加入蒸馏水或盐水，配制成1.25%稀释液，用于眼、气管、食管表面麻醉。③ 以极细的乌头粉1份与葡萄糖粉9份混合，其麻醉力较浸出液强大，又不易失效。据报道，用上述三种剂型作黏膜表面麻醉手术138例，麻醉有效率可达97.1%，其中85.5%手术中完全无痛，未见不良反应。

4. 治疗癌症 乌头提取液(乌头碱水解产物)1.6 mg/ml，肌注，每日2次，治疗胃、肝癌为主的晚期消化道癌271例，多数延长存活期，减轻症状，尤其是止痛有效率达100%。用乌头注射液2 ml(含乌头总碱0.8 mg)，每日肌内注射1次，30日为1个疗程，可连续给药3个疗程，用上方治疗10例癌症患者，其中胃癌8例，贲门癌1例，胰腺癌1例。用药以后，近期有效6例，稳定不变2例，无效恶化2例。用药期间，观察血象、肝、肾功能无异常，未见有毒副作用。

【各家论述】 1.《药性切用》："川乌头，即附子之母。气味轻疏，善祛风寒湿痹，不能如附子有顷刻回阳之功，痹证气实者宜之。"

2.《本经疏证》："乌头之用，大率亦与附子略同，其有异者，亦无不可条疏而件比之也。夫附子曰主风寒咳逆邪气，乌头曰中风恶风洗洗出汗，咳逆邪气。明明一偏于寒，一偏于风，一则沉著而回浮越之阳，一则轻疏而散已溃之阳，于此见附子沉，乌头浮矣。附子曰除寒湿踒躄拘挛，膝痛不能行步，乌头曰除寒湿痹，一主治踒，一主治痹，踒躄拘挛是筋因寒而收引，阳气柔则能养筋，又何患其不伸。寒湿痹是气因邪而阻闭，阳气强则能逐邪，又何患其不开，于此见附子柔，乌头刚矣。夫惟其沉方能柔，惟其散则为刚，沉而柔者无处不可到，无间不可入，散而刚者无秘不可开，无结不可解。故附子曰破癥坚积聚血瘕，乌头曰破积聚寒热，于此可见其一兼入血，一则止及气分矣。"

3.《本草思辨录》："乌头治风，亦惟阳虚而挟寒挟湿者宜之。以其中空以气为用，开发腠理，过于附子。故古方中风证用乌头，较多于附子；抉壅通痹，亦过于附子。故仲圣治历节不可屈伸疼痛及逆冷手足不仁，身疼痛，灸刺诸药不能治，皆用乌头，不用附子。乌头与附子，同为少阴药，而补益以附子为优，发散以乌头为胜，故肾气丸有附子无乌头，大乌头煎有乌头无附子。因乌头气散不收，故不解表之方，皆去滓内蜜更煮以节其性。仲圣之用乌头附子，可谓各极其妙矣。"

4.《本草正义》："乌头主治：温经散寒，虽与附子大略近似，而温中之力较为不如。且专为祛除外风外寒之向导者。""散外邪，是其本性。洁古谓治诸风、风痹、血痹，半身不遂；东垣谓除寒湿、行经、散风邪，固皆以泄散为其专职；而洁古又谓除寒冷，温养脏腑，去心下痞坚，感寒腹痛；东垣又谓破诸积冷毒，则仍与附子同功耳。石顽谓治风为向导，主中风恶风，风寒湿痹，肩髀痛不可俯仰，又谓治阴疽久不溃者，及溃久疮寒，恶肉不敛者，并宜少加，以通血脉，按疡患固间有寒湿交凝，顽肿不退，亦不成溃，及溃久气血虚寒，悠久不敛之证，温经活血，助其阳和，则肿久溃久之症，方能相应，用乌头者，取其发泄之余气，善入经络，力能疏通痼阴沍寒，确是妙药，但非真是寒湿者，不可妄用耳。"

0440 川防风 chuān fáng fēng (《四川中药志》)

【异名】 竹节防风(《四川中药志》)，毛前胡、西风(南川《常用中草药手册》)，土藁本(《西昌中草药》)，防风(《万县中草药》)。

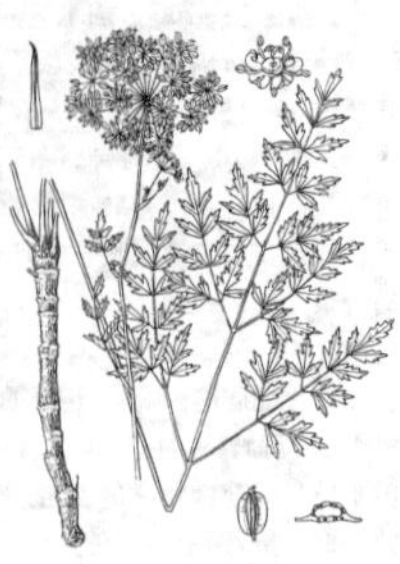
竹节前胡

【基原】 为伞形科前胡属植物竹节前胡的根。

【原植物】 竹节前胡 *Peucedanum dielsianum* Fedde ex Wolff

多年生草本，高 60～90 cm。根茎粗壮，径1～2.5 cm，有多数枯叶鞘纤维，下端圆柱形，长 6～10 cm，表面灰褐色，有明显环节。基生叶叶柄长 6～22 cm，基部有较短的卵状叶鞘；叶片轮廓为广三角状卵形，三回羽状分裂或全裂，长 10～30 cm，宽 10～26 cm，末回裂片卵状披针形，基部渐狭，边缘具不规则的浅齿或深裂状，叶轴有槽，被稀疏短毛；茎生叶与基生叶形状相同，但较小。复伞形花序顶生或侧生，伞形花序直径 4～8 cm，总苞片 0～2，线形；伞辐 10～20；小总苞片 2～4，线形；花瓣长圆形，白色；萼齿细小，不明显；花柱基圆锥形。分果背棱显著，侧棱有翅。花期 7～8 月，果期 9～10 月。

生于海拔 600～1 500 m 的山坡湿润岩石上。分布于湖北、四川等地。

【采收加工】 10～11 月采挖，晒干。

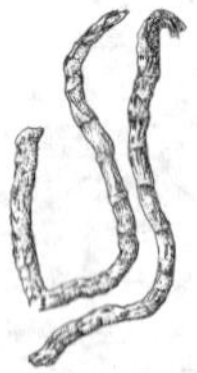
川防风(根)外形

【药材】 川防风 *Peucedani Dielsiani Radix* 产于四川。

性状 根呈圆锥形，稍弯曲，表面棕色，栓皮脱落处显黄棕色斑，且不规则的纵沟和较密的侧根痕，根头顶端有残茎，略呈分枝状，环纹不明显。质轻，易折断，断面致密。气微，味甘。

【成分】 川防风发油含叩巴萜(cuperene)，十四酸(tetradecanoic acid)，六氢金合欢烯基丙酮(hexahydrofarnesyl tacetone)，十六酸甲酯(methyl hexadecanoate)，邻苯二甲酸二丁酯(dibutyl phthalate)，十六酸(bexadecanoic acid)，9, 12-十八碳二烯酸甲酯(methyl 9, 12-octadecadienoate)，9-十八烯酸(9-octadecenoic acid)，十八酸(octadecanoid acid)。

【炮制】 取原药材，除去杂质，洗净，润透，切厚片，干燥。

贮干燥容器内，置阴凉干燥处，防蛀。

【药性】 《四川中药志》1960 年版："性温，味甘、辛。入肺、脾、膀胱三经。"

【功用主治】 《四川中药志》1960 年版："发表镇痛，祛风胜湿。治外感表证，头痛昏眩，关节疼痛，四肢拘挛，目赤，疮疡及破伤风等症。"

【用法用量】 内服：煎汤，3～9 g；或入丸、散。外用：适量，研末或捣敷。

【宜忌】 《四川中药志》1960 年版："虚症发热、多汗而无风邪者忌用。"

【选方】 1. 治风寒感冒 土藁本、防风、芫荽各 15 g，橘叶 10 片。水煎服。

2. 治头痛 土藁本、川芎各 15 g，小风药 3 g。煎水服。

3. 治腹寒痛 土藁本、小青藤、毛头寒药等分。为末，每次 3 g，温酒送下。(1～3 方出自《西昌中草药》)

4. 治风湿关节炎 防风、秦艽、桂枝、海风藤、鸡血藤各 9 g。水煎服。

5. 治破伤风 防风、南星、白芷、天麻、羌活、白附子各等量为末，每次 9 g，日 3 次，热酒调服。另以药末酒调敷伤。

6. 治目赤肿痛 防风、桑叶、菊花、栀子各 9 g。水煎服。

7. 治神经性皮炎 防风、苍术、白鲜皮、黄柏各 30 g。放在布袋内蒸热，趁热外敷，每次 1 小时，每日 1 次。

8. 治风疹(荨麻疹) 防风、荆芥各 9 g，蝉蜕 6 g。水煎服。(4～8 方出自《万县中草药》)

0441 川谷根 chuān gǔ gēn 《福建民间草药》

【异名】 必提珠根(《滇南本草》)。

【基原】 为禾本科薏苡属植物川谷的根和根茎。

【原植物】 川谷 *Coix lacr-ymajobi* L. var. *monilifer* Watt. 又名：必提珠(《滇南本草》)，菩提子(《纲目》)，草菩提、打碗子、五谷子、尿珠子(《草木便方》)，胶粘珠(《福建民间草药》)，尿糖珠、老鸦珠(《广西中兽医药用植物》)，尿端子、催生子、蓼茶子(《湖南药物志》)，野薏苡(《贵州草药》)。

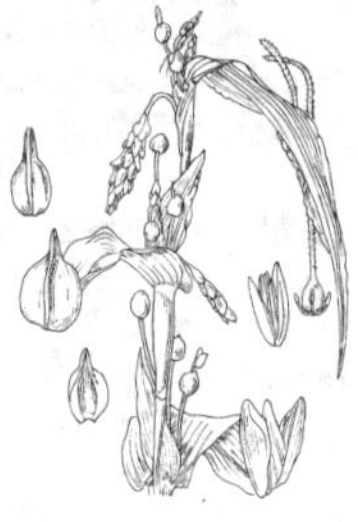
川 谷

多年生草本，高 1～1.5 m。须根较粗，黄白色。秆粗壮，直立丛生，多分枝，基部节上生根。单叶互生；叶片条形至披针形，长 10～40 cm，宽 1～4 cm，先端渐尖，基部宽心形，中脉粗厚而明显，两面秃净，边缘粗糙；叶鞘光滑，鞘口无毛；叶舌质硬。总状花序 1 至数枝，由上部叶鞘内抽出；雄小穗覆瓦状排列于穗轴之每节上，成上举或点垂的总状花序；雌小穗包藏于骨质总苞内；总苞卵形或近球形，成熟时光亮而坚硬，近白色、灰色或蓝紫色。花、果期 7～10 月。

生于山谷、溪边或水沟边。分布于江苏、浙江、江西、山东、湖北、湖南、广东、四川、贵州、云南等地。

【采收加工】 9～10 月采挖根和根茎，晒干。

【成分】 含苯并噁唑酮的糖苷：2-〔2, 4-二羟基-7-甲氧基-1, 4(2*H*)-苯并噁嗪-3(4*H*)-酮〕-*β*-*D*-吡喃葡萄糖苷{2-〔2, 4-dihydroxy-7-methoxy-1, 4(2*H*)-benzoxazin-3(4*H*)-one〕-*β*-*D*-glucopyranoside}等 6 个。还含薏苡仁酯(coixenolide)。

【药性】 甘、淡，微寒。归脾、膀胱经。

1.《滇南本草》："味苦、微甘，性寒，无毒。入脾、膀胱二经。"

2.《草木便方》："甘，寒，平。"

【功用主治】 清热凉血，利水通淋，消积杀虫。主治热淋，血淋，膏淋，崩漏，白带，水肿，湿热黄疸，食积腹胀，蛔虫症。

1.《滇南本草》："利小便。治热淋疼痛，治尿血，溺血，淋血，玉茎疼。坠胎，消水肿。"

2.《草木便方》："消积聚癥瘕，通利二便，治胸痞满，行气血，治劳力内伤。"

3.《贵州草药》："驱风除湿，驱蛔利水。"

4.《湖南药物志》："治蛔虫病，淋浊，崩带，夜盲。"

5.《浙江药用植物志》："清热，利湿，驱蛔。主治肺痈咳嗽，肾炎，白带，乳糜尿，尿路感染，蛔虫病，癫痫。"

【用法用量】 内服：煎汤，30～60 g。

【选方】 1. 治血淋 必提珠根二钱，蒲公英一钱，猪棕草一钱，杨柳根一钱。引点水酒服。(《滇南本草》)

2. 治乳糜尿 (川谷)根、大蓟根、活血丹、白英各 30 g。水煎服。

3. 治白带 (川谷)根、白英各 30 g，车前子 9 g。水煎服。

4. 治急性肾炎 (川谷)根、活血丹、白茅根、葎草各30 g，大蓟根、节节草各 15 g。水煎服。(2～4 方出自《浙江药用植物志》)

5. 治水肿 五谷子 60～120 g，红牛膝 6 g。炖肉吃或煎水服。(《贵州草药》)

6. 治黄疸　取(川谷)鲜根 30～60 g。洗净并捣烂,绞汁半杯,冲热的红酒半杯服,日服 2 次。

7. 治湿热遍身瘙痒　(川谷)鲜根 30～60 g(干品 30 g)。加水煎成半碗,日服 2 次。(6、7 方出自《福建民间草药》)

8. 驱蛔虫　五谷子 30 g。煎水服,连服 2～3 日。服药期间忌食酸、涩食物。(《贵州草药》)

0442 川层草 chuān céng cǎo (《广西药用植物名录》)

【异名】 细凤尾草、凤尾路鸡、铁线路鸡(《湖南药物志》),善鸡尾、斑鸠尾(《广西药用植物名录》),血草、闭尺、小本马脚蕨(《福建药物志》),细叶金鸡尾(《贵州中草药名录》)。

【基原】 为中国蕨科碎米蕨属植物毛轴碎米蕨的全草。

【原植物】 毛轴碎米蕨 *Cheilosoria chusana* (Hook.) Ching et Shing [*Cheilanthes chusana* Hook.]　又名:舟山碎米蕨(《中国药用孢子植物》)。

陆生蕨类植物,植株高 10～30 cm。根茎短,直立,被棕褐色狭披针形鳞片。叶草质,簇生;叶柄亮栗色,长 2～5 cm,密被红棕色狭披针形鳞片及稀疏短毛,向上直到叶轴,上面有纵沟,沟两侧有隆起的狭边,其上有睫毛状的小鳞片;叶片披针形,长 10～25 cm,宽 4～6 cm,二回羽状全裂;羽片10～20 对,三角状披针形,几无柄,中部羽片最大,深羽裂;裂片长圆形,边缘有圆齿,叶脉羽状。孢子囊群圆形,位于裂片的圆齿上,每齿 1～2 枚;囊群盖膜质,椭圆形或肾圆形,黄绿色,由变质的叶缘反卷而成。

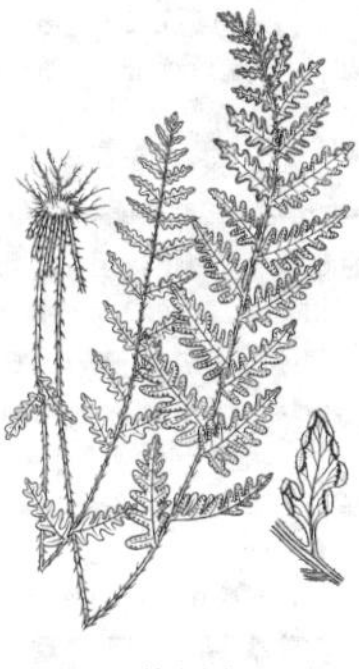

毛轴碎米蕨

生于海拔 120～830 m 的林下、路边或溪边石缝中。分布于江苏、浙江、安徽、江西、河南、湖北、湖南、广西、四川、贵州、陕西、甘肃等地。

【采收加工】 5 月或 9 月采收,鲜用或晒干。

【药性】 《湖南药物志》:"微苦,寒,无毒。"

【功用主治】 清热利湿,解毒。主治湿热黄疸,泄泻,痢疾,小便涩痛,咽喉肿痛,痈肿疮疖,毒蛇咬伤。

1.《湖南药物志》:"止泻利尿,清热解毒,止血散血。治痢疾,小便痛,脚软无力,身疼发热,咽喉痛,痈疖,蛇咬伤。"

2.《广西民族药简编》:"水煎服治便血,水煎洗患处可生肌。"

3.《福建药物志》:"主治肠炎,痢疾,咳血,月经不调。"

【用法用量】 内服:煎汤,15～30 g。

【选方】 1. 治咽喉肿痛,痈疖　舟山碎米蕨、百解藤、山栀子各 9 g。水煎服。

2. 治身疼发热　舟山碎米蕨全草 15 g。水煎服。

3. 治脚软无力　舟山碎米蕨全草 30 g。煮鸡蛋食。(1～3 方出自《湖南药物志》)

0443 川明参 chuān míng shēn (《四川中药志》)

【异名】 明参、明沙参、土明参(《四川中药志》),沙参(四川)。

【基原】 为伞形科川明参属植物川明参的根。

【原植物】 川明参 *Chuanminshen violaceum* Sheh et Shan

多年生草本,高 30～150 cm。根之颈部细长;根圆柱形,长 7～30 cm,径 0.6～1.5 cm,顶部有横环纹,表面平坦,黄白色至黄棕色,断面白色,味甜。茎圆柱形,多分枝,基部带紫红色。基生叶多数,莲座状;叶柄长 6～18 cm,基部有宽叶鞘,抱茎;叶片轮廓三角状卵形,三出式二至三回羽状分裂,一回裂片 3～4 对,二回羽片 1～2 对,末回裂片卵形或长卵形,先端渐尖,基部楔形或圆形,不规则的 2～3 裂或锯齿状分裂,光滑无毛;茎上部叶很少,具长柄。复伞形花序顶生或侧生,直径 3～10 cm;总苞片 0～2,线形;伞辐 4～8;小总苞片 0～3,线形;花瓣长椭圆形,暗紫红色、浅紫色或白色;萼齿狭长三角形或线形;花柱向下弯曲。分生果长卵形,暗褐色,背棱和中棱线形突起,侧棱稍宽并增厚;棱槽内有油管 2～3,合生面 4～6,胚乳腹面平直。花期 4～5 月,果期5～6 月。

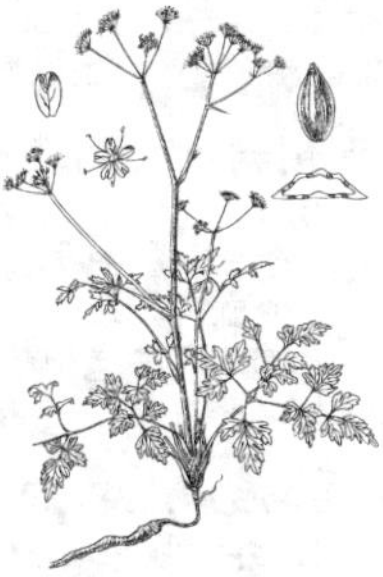

川明参

生于山坡草丛中或沟边,多为栽培。分布于四川、湖北等地。

【栽培】 生物学特性　喜凉爽、湿润的气候,较能耐寒,不耐高温。宜在土层深厚、疏松肥沃、排水良好的砂质壤土或壤土栽种,切忌在黏重、潮湿和含砾石多的土壤栽培。

繁殖方法　用种子繁殖,育苗移栽。撒播或条播,8 月将拌砂的种子撒入畦面,薄盖细土和稻秆。条播行距 23～27 cm,其他要求同撒播。次年 8 月移栽,按行株距 27 cm×(5～7)cm 开沟,直放种根 1 株,覆盖土杂肥和火灰,再覆土超过根头 3 cm,并盖草或稻秆。

田间管理　分别在两片真叶时期,12 月至翌年 1 月、2～3 月追肥,并结合除草。移栽后中耕除草 2 次,苗高 6～10 cm 除留种外,应及时摘去花薹,以促进根部生长。

病虫害防治　根腐病,晚春多雨及气温较高时发生,病穴用石灰粉消毒,发病初期,可用 50%托布津 800～1 000 倍液浇注。菌核病,发病初期可撒 1∶2 混合的草木灰、熟石灰,或用 50%多菌灵 500～1 000 倍液浇灌。黄凤蝶,幼虫咬食叶片,幼龄期喷敌百虫 800 倍液毒杀,或人工捕杀。

【采收加工】 移栽后于翌年 4 月上旬挖根,抖去泥沙,剪去残留叶柄,用竹刀刮去粗皮,置沸水中煮烫透心,经浸漂冷却,用细绳或竹篾将根穿成串,晾干。

【药材】 川明参 *Chuanmingshinis Violacei Radix*　主产于四川。

性状　根呈圆柱形,多不分枝。表面淡黄棕色或灰棕色。质稍硬,断面粉性,形成层环明显,并可见淡黄色小油点。气微味淡。

【成分】 根含香豆素类:伞形花内酯(umberlliferone),石防风素(deltoin),印度枸橘素(marmesin),异紫花前胡苷(ammijin),5,8-二甲氧基补骨脂素(5, 8-dimethoxypsoralene),5-异戊烯基-8-甲氧基补骨脂素(5-isopentenyl-8-methoxypsoralene);黄酮类:原矢车菊素(procyanidin)A-2,槲皮素-3-*O*-葡萄糖醛酸苷(quercetin-3-*O*-glucuronide),芦丁(rutin);甾醇类:豆甾醇(stigmasterol),豆甾醇-葡萄糖苷(stigmasterol-glucoside),胡萝卜苷(daucosterol);还含新丁香色原酮(noreugenin),阿魏酸(ferulic acid),棕榈酸(palmitic acid)和硬脂酸(stearic acid)的混合物。

【药性】 《四川中药志》1960 年版:"性平,味甘、苦。无毒。入肝、肺二经。"

【功用主治】 《四川中药志》1960 年版:"祛风解热,补肺镇咳。治肺虚咳嗽有痰,头昏目眩,风热目赤及口干。"

【用法用量】 内服:煎汤,6～15 g。

【宜忌】 《四川中药志》1960 年版:"外感咳嗽无汗者忌用。"

【选方】 1. 治肺虚咳嗽有痰　川明参、菊花、瓜蒌壳、杏仁、桔梗、前胡各 9 g,甘草 3 g。水煎服。

2. 治脾虚纳少　川明参、白扁豆、莲米、芡实各15 g,陈皮3 g。炖羊肚服。(1、2方出自《万县中草药》)

0444 川莓叶 chuān méi yè (《四川常用中草药》)

【基原】 为蔷薇科悬钩子属植物川莓的叶。

【原植物】 参见"川莓"条。

【采收加工】 7～9月采收,晒干。

【功用主治】 治黄水疮。

【用法用量】 外用:研末撒;或煎水洗。

0445 川溲疏 chuān sōu shū (《湖南药物志》)

【异名】 四肢通(《湖南药物志》),夜胡椒(湖南)。

【基原】 为虎耳草科溲疏属植物川溲疏的枝叶或果实。

【原植物】 川溲疏 *Deutzia setchuenensis* Franch.

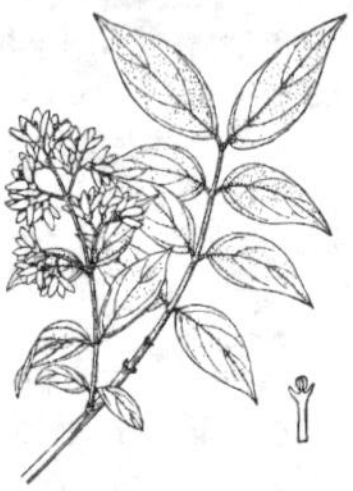

川溲疏

落叶灌木,高达2 m。小枝疏生有紧贴的星状毛。叶对生;具短柄;叶片狭卵形、卵形至宽披针形,长2.5～7.5 cm,宽2.4～2.8 cm,先端渐尖或长渐尖,基部圆形,边缘有小齿,两面绿色,上面的星状毛有4～6条辐射线,下面的星状毛有4～7条辐射线。聚伞花序伞房状;花梗疏生紧贴的星状毛;花萼密生白色星状毛,裂片5,阔三角形;花瓣5,白色,长圆状倒卵形;雄蕊10;子房下位,花柱3。蒴果。花期5～8月,果期8～10月。

生于海拔800～1 200 m的山地灌丛或林缘。分布于江西、福建、湖北、湖南、广东、广西及四川、贵州等地。

【采收加工】 7～10月采集,切段,晒干或鲜用。

【药性】 苦,微寒。

1.《湖南药物志》:"麻涩、苦,平,有小毒。"

2.《四川中药志》1982年版:"苦,微寒。"

【功用主治】 清热除烦,利尿消积。主治外感暑热,身热烦渴,热淋涩痛,小儿疳积,风湿痹证,湿热疮毒,毒蛇咬伤。

1.《湖南药物志》:"化食,利尿,活络,镇痛。"

2.《四川中药志》1982年版:"清热除烦。用于外感暑湿,身热烦渴,小便不利及热结膀胱,小便淋沥。"

【用法用量】 内服:煎汤,10～30 g。外用:煎水洗。

【选方】 1. 治伤暑烦热、口渴、多汗、小便短赤　川溲疏9 g,淡竹叶6 g,虎杖12 g,麦冬12 g,石膏15 g。水煎服。

2. 治热淋,小便淋涩刺痛　川溲疏9 g,木通9 g,鱼腥草12 g,乌蔹莓30 g。水煎服。(1、2方出自《四川中药志》1982年)

3. 治小儿疳积　(川溲疏)枝、叶15 g,臭牡丹15 g。切细,煮鸡蛋,吃蛋饮汤。

4. 治风湿关节痛　(川溲疏)枝30 g。煎水兑白酒服。

5. 治毒蛇咬伤、患者昏迷　(川溲疏)枝30～60 g。煎水灌服(鲜叶捣烂取汁灌服亦可)。(3～5方出自《湖南药物志》)

0446 川楝子 chuān liàn zǐ (《本草正》)

【异名】 楝实(《本经》),练实(《本草经集注》),金铃子、仁枣(侯宁极《药谱》),楝子(《圣惠方》),苦楝子(《本草图经》),石茱萸(《宝庆本草折衷》),楝树果(《外科正宗》)。

【基原】 为楝科楝属植物川楝的果实。

【原植物】 川楝 *Melia toosendan* Sieb. et Zucc.

乔木,高达10 m。树皮灰褐色;幼嫩部分密被星状鳞片。二至三回奇数羽状复叶,长约35 cm;羽片4～5对;小叶卵形或窄卵形,长4～10 cm,宽2～4 cm,全缘或少有疏锯齿。圆锥花序腋生;花萼灰绿色,萼片5～6;花瓣5～6,淡紫色;雄蕊10或12,花丝合生成筒。核果大,椭圆形或近球形,长约3 cm,黄色或栗棕色,内果皮为坚硬木质,有棱,6～8室。种子长椭圆形,扁平。花期3～4月,果期9～11月。

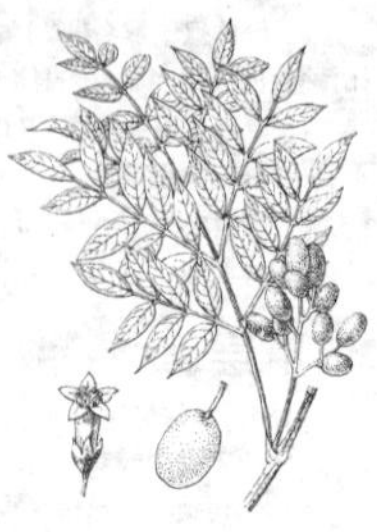

川楝

生于海拔500～2 100 m的杂木林和疏林内或平坝、丘陵地带湿润处,常栽培于村旁附近或公路边。分布于河南、湖北、湖南、广西、四川、贵州、云南、甘肃等地。

本植物的叶(苦楝叶)、花(苦楝花)、树皮及根皮(苦楝皮)亦供药用,另设专条。

【栽培】 生物学特性　喜阳光充足、温暖湿润的气候,不耐荫蔽,在海拔1 000 m以下均可生长。以选土层深厚、疏松肥沃的砂质壤土栽培为宜。

繁殖方法　用种子繁殖。11～12月采摘浅黄色成熟果实作种,用清水浸泡2～3日,去果肉,取出果核,晾干,用湿沙贮藏催芽。翌年2月下旬至3月下旬播种。条播,按行距30 cm开横沟,深约6 cm,株距12 cm。每穴放果核1枚,随即施入稀粪水,覆土8～10 cm。播后1个月左右出苗,每枚果核可出苗3～5株。苗高10～15 cm时中耕除草1次;苗高18～20 cm时,进行第二次中耕除草。培育1年,于冬季或第二年春季发芽前移栽。按行株距(2.5～3.5)m×(2.5～3.5)m开穴,每穴栽苗1株,填土压实,浇足水。

田间管理　幼树要加强管理,以利成活。成年树每年春、秋季中耕除草,结合追肥;冬季进行修枝。遇旱及时灌水。

【采收加工】 11～12月果皮呈浅黄色时采摘,晒或烘干。

【药材】 川楝子 *Toosendan Fructus*

主产于四川、甘肃、云南、贵州、湖北等地。以四川产量最大。

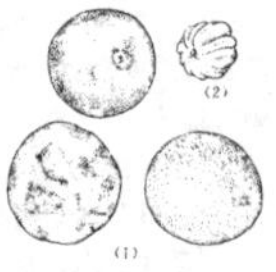

川楝子(果实)外形
(1) 果实　(2) 果核

性状　核果呈类圆形,直径2～3.2 cm。表面金黄色至棕黄色,微有光泽,少数凹陷或皱缩,具深棕色小点。顶端有花柱残痕,基部凹陷,有果梗痕。外果皮革质,与果肉间常有空隙,果肉松软,淡黄色,遇水润湿显黏性。果核球形或卵圆形,质坚硬,两端平截,有6～8条纵棱,内分6～8室,每室含黑棕色长圆形的种子1粒。气特异,味酸、苦。

鉴别　(1) 果皮横切面:外果皮细胞类方形,外被厚角质层。中果皮主为薄壁细胞,内含淀粉粒,有的含草酸钙簇晶;分泌细胞圆形或椭圆形;内侧散布有细小维管束。内果皮主为纤维,亦有石细胞,靠近中果皮的纤维多纵向排列,内侧的纤维多横向排列;晶纤维的含晶细胞,壁呈不均匀增厚,常数个相连,胞腔内含草酸钙棱晶,少数含簇晶。

(2) 取本品粉末1 g,加乙醚5 ml,浸泡过夜,滤过。取滤液1 ml,置蒸发皿中,挥散后,残渣加0.125%对二甲氨基苯甲醛硫酸(50%,*V/V*)溶液6滴,呈紫红色(检查三萜类)。

【成分】 果实含三萜成分:川楝素(toosendanin),苦楝子酮(melianone),脂苦楝子醇(lipomelianol),21-*O*-乙酰川楝子三醇(21-*O*-acetyltoosendantriol),21-*O*-甲基川楝子五醇(21-*O*-methyltoosendanpentaol),紫罗兰香酮苷,异川楝素(isotoosendanin),川楝子素(azadirachtin)甲、乙,麦克辛,苦楝子萜酮(kulinone),苦楝子萜醇(melianol),苦楝子萜二醇(melianodiol),苦楝子萜三醇(melianotriol),印苦楝子素;柠檬苦素类成分:川楝醛(toosendanal),

12-*O*-倭氏藤黄素(12-*O*-methylvolkensin),苦楝毒素(meliatoxin) B_1, trichilin H,2,3-异川楝素($\Delta^{2,3}$-isotoosendanin),28-脱乙酰基川楝简素(28-deacetyl sendarin),nimbolinins A、B、C、D,以及trichilinin D、E,1-*O*-cinnamoyltrichilinin;苯丙三醇苷:川楝苷(meliadanoside) A、B。此外,还含正三十烷酸(*n*-triacontanoic acid),正三十二烷醇(*n*-dotriacontanol),正十六烷酸(*n*-hexacosanoic acid)。

【药理】 1. 阻断神经肌肉接头间的传递作用 川楝素对小鼠离体膈神经肌肉标本有选择性阻断神经肌肉接头间传递功能的作用,毒扁豆碱对其产生的肌肉麻痹无对抗作用。川楝素阻遏神经肌接头传递的作用点是在突触前神经末梢。川楝素和肉毒(botulinum toxin)都是选择性地作用于神经肌肉突触前的阻遏剂,但在小鼠离体膈神经膈肌标本上,川楝素能显著延长肉毒中毒标本对间接刺激收缩反应麻痹出现的时间,表明川楝素能在神经肌肉接头处对抗肉毒的阻遏作用。肉毒系毒性极强的毒素,尚未有特殊解毒剂,川楝素可能发挥其特殊作用。动物实验表明川楝素对肉毒中毒小鼠、家兔和猴皆有较好的治疗效果。

2. 驱蛔虫作用 在体外,川楝素对猪蛔虫有明显麻痹作用。

3. 抑菌作用 川楝子对金黄色葡萄球菌有抑菌作用,但对大肠杆菌、鸡胚中培养的病毒皆无效。

4. 体内过程 川楝素为脂溶性药物,以20%丙二醇为溶媒的川楝素剂型,静注、肌注和灌胃猴体后,其血药浓度变化经动力学分析为二室开放型,灌胃给药的生物利用度为30%～42%。此药吸收分布较快,分布广,但清除慢,周围室药物浓度较高,以胆、肝和十二指肠最高,脾、肾次之,在脑内各部呈均相分布,但浓度低。

毒性 小鼠腹腔、静脉、皮下和口服川楝素的 LD_{50} 分别为13.8、14.6、14.3 和 244.2 mg/kg。小鼠皮下注射川楝素13.6 mg/kg,24 小时后血清丙氨酸氨基转移酶由给药前 200 u 上升到 588 u,以后逐渐下降,第六日恢复正常,皮下注射 6.4 mg/kg 未见升高,对非蛋白氮和血糖则均无影响。

【炮制】 1. 川楝子 取原药材,除去杂质,洗净,润透,切厚片,干燥,或用时捣碎。

2. 炒川楝子 取川楝子片或碎块,置锅内,用文火加热,炒至表面深黄色时,取出放凉。炒后降低毒性,缓和苦寒性。

3. 盐川楝子 取川楝子片或碎块,用盐水拌匀,闷透,置锅中用文火加热,炒至深黄色。取出,晾干。每川楝子片或碎块100 kg,用食盐 2 kg。盐川楝子用于疝痛、腹痛。

4. 醋川楝子 取川楝子片或碎块,用米醋拌匀,闷透,置锅内,用文火加热,炒至深黄色,取出晾干。每川楝子片或碎块100 kg,用米醋 20 kg。醋川楝子用于胸胁胀痛。

5. 酒川楝子 取川楝子片或碎块,用酒拌匀,置罐内蒸8 小时,至酒尽为度。每川楝子片或块 100 kg,用黄酒 30 L。

饮片性状 川楝子为不规则的厚片或碎块,表面黄白色,松软。果核球形或卵圆形,质坚硬。外皮金黄色,革质。气特异,味酸、苦。炒川楝子形如川楝子,表面黄色,外皮焦黄色,发泡,有焦斑,气焦香,味苦而涩。盐川楝子形如川楝子,色泽加深,味咸苦。醋川楝子形如川楝子,色泽加深,略有醋气。酒川楝子形如川楝子,色泽加深,略有酒气。

贮干燥容器内。炒川楝子、盐川楝子、醋川楝子、酒川楝子密闭,置阴凉干燥处,防蛀,防霉。

【药性】 苦,寒,小毒。归肝、胃、小肠经。

1.《本经》:"苦,寒。"

2.《别录》:"有小毒。"

3.《珍珠囊》:"酸、苦,阴中之阳。"

4.《本草经疏》:"气薄味厚,阴也降也。入足阳明,手、足太阴经。"

5.《药性切用》:"入小肠、膀胱,而兼入心包。"

【功用主治】 疏肝泄热,行气止痛,杀虫。主治脘腹胁肋疼痛,疝气疼痛,虫积腹痛,头癣。

1.《本经》:"主温疾伤寒,大热烦狂,杀三虫疥疡,利小便水道。"

2.《绍兴本草》:"治疝瘕,除痛气。"

3.《珍珠囊》:"主上下部腹痛,心暴痛,非此不能除。"

4.《本草元命苞》:"治游风热毒瘾疹,利小便,通大肠。"

5.《医学入门》:"治肾脏气伤,膀胱连小肠气痛。又治脏毒下血。"

6.《纲目》:"治诸疝、虫、痔。""导小肠、膀胱之热,因引心包相火下行,故心腹痛及疝气为要药。"

7.《药性切用》:"导引湿热下行,为治疝专药。"

8.《本草求原》:"行经血,利小便。治淋病茎痛引胁,遗精,积聚,诸逆冲上,溲下血,头痛,牙宣出血,杀虫。"

【用法用量】 内服:煎汤,3～10 g;或入丸、散。外用:研末调涂。行气止痛炒用,杀虫生用。

【宜忌】 脾胃虚寒者禁服。内服不宜用量过大及久服,以免引起恶心、呕吐,甚至死亡等毒副作用。

1.《药性论》:"作汤浴,不入汤服。"

2.《纲目》:"茴香为之使。"

3.《本草汇言》:"诸证非内热气结者勿用,如脾胃虚寒之人亦勿用。"

4.《本草求真》:"证属阴疝,则川楝其切忌焉。"

【选方】 1. 治热厥心痛,或发或止,久治不愈者 金铃子、玄胡各一两。上为细末。每服三钱,酒调下。(《保命集》金铃子散)

2. 治肋间神经痛 川楝子 9 g,橘络 6 g。水煎服。(《浙江药用植物志》)

3. 治妊娠心气痛 川楝子、茴香(炒)各三钱,艾叶末(盐炒)一钱半。上作一服,水二钟,煎至一钟。不拘时服。(《卫生宝鉴》火龙散)

4. 治膀胱疝气,闭塞下元,大小便不通,疼痛不可忍者 金铃子肉四十九枚(锉碎如豆大,不令碎细。用巴豆四十九枚,去皮不令碎,与金铃子肉同炒,至金铃子深黄色,不用巴豆),茴香一两(炒)。上件除巴豆不用外,将二味为细末。每服二钱,温酒调下,食前。(《杨氏家藏方》金铃子散)

5. 治小儿诸虫,定疼痛 楝实(大者)二两,白芜荑半两。上二味,粗捣筛。每服一钱匕,水一盏,煎取四分,去滓,放冷,临发时服。(《圣济总录》抵圣汤)

6. 治小儿蛔虫动作 以楝实一枚,煮浓汁,内孔中。亦治蛲虫。(《小儿卫生总微论方》)

7. 治小儿一切诸疳 川楝子、川芎等分。上为细末,以浆水煮猪胆取汁,和丸麻子大。每服一二十丸,温水送下,日三四服。(《小儿卫生总微论方》五疳丸)

8. 治阴道滴虫 川楝子、苦参、蛇床子各等分。研细末。棉包纳入阴道中。(《万县中草药》)

9. 治耳有恶疮 捣楝子,绵裹纳耳中。(《圣惠方》)

10. 治冻疮 川楝子 120 g。水煎后乘热熏患处,再将药水泡洗。(《湖北中草药志》)

【临床报道】 1. 治疗蛔虫病 用川楝子和川楝皮制成苦楝片,每片含有效成分 0.1 g。服法:2～4 岁,12～15 kg,1 日量为 3 片;5～9 岁,16～20 kg,一日量为 4 片;10～12 岁,21～30 kg,一日量为 5 片;13～18 岁,31～40 kg,一日量为 6 片;19～25 岁,41～50 kg,一日量为 7 片;25 岁以上,一日量为 8 片。将上述一日量分成两等分,分 2 次服,第一日睡前服 1 次,第二日早晨空腹服 1 次。治疗 312 例蛔虫症患者。第一次服药后大便虫卵转阴率为59.61%,第二次服药后为 80.79%,第三次服药后为 90.37%。其中兼有钩虫感染的 30 例患儿,服药 2 次后漂浮法检查,有 13 例大便虫卵转阴,占43%。

2. 治疗头癣　将川楝子烤黄,研细末,用适量猪板油调成50%油膏。先用5%明矾水将疮痂洗净,涂上油膏,用力揉擦使药透入。每日1次,一般7次可愈,继续用药10余次,便不复发。以上法治疗1 614例,1 603例有效,有效率达99.32%。

【各家论述】 1.《绍兴本草》:"近世方家治疝瘕、除痛气殊验,大抵利气之性多矣。"

2.《雷公炮制药性解》:"金铃子苦寒,宜入心家,而小肠即其腑也,故并入之。"

3.《本草经疏》:"楝实,其主温疾伤寒、大热烦狂者,总因寒邪郁久,至春变为温病,邪在阳明也,苦寒能散阳明之邪热,则诸证自除。膀胱为州都之官,小肠为受盛之官,二经热结,则小便不利,此药味苦气寒,走二经而导热结,则水道利矣也则。"

4.《本经逢原》:"川楝,苦寒性降,能导湿热下走渗道,人但知其有治疝之功,而不知其荡热止痛之用。《本经》主温疾烦狂,取以引火毒下泄,而烦乱自除。其杀三虫,利水道,总取以苦化热之义。古方金铃子散治心包火郁作痛,即妇人产后血结心疼,亦宜用之。以金铃子能降火逆,延胡索能散结血,功胜失笑散,而无腥秽伤中之患。昔人以川楝为疝气腹痛、杀虫利水专药,然多有用之不效者。不知川楝所主,乃囊肿茎强,木痛湿热之疝,非痛引入腹、厥逆呕涎之寒疝所宜。此言虽迥出前辈,然犹未达至治之奥。夫疝瘕皆由寒束热邪,每多掣引作痛,必需川楝之苦寒,兼茴香之辛热,以解错综之邪,更须察其痛之从下而上引者,随手辄应。设痛之从上而下注者,法当辛温散结,苦寒良非所宜。诸痛皆尔,不独疝瘕为然。"

5.《本草求真》:"凡疝因热邪及蛊虫内蚀,宜于川楝。若使脾胃虚寒,下属阴疝,则川楝其切忌矣。"

6.《药义明辨》:"川楝子,性能解热散结,所谓酸苦涌泄也。热厥心痛及疝气为要药。然则兹味,固入肝之的剂,何以东垣曰入心及小肠,海藏曰泻膀胱?盖厥阴之所以由地至天,复由天至地,总藉此水火之气化,动而不诎,而心肾者,水火之匡廓,小肠、膀胱即心、肾气化之府,故谓其首先入心,次小肠,次膀胱,而乃得于肝奏功也。"

7.《本草思辨录》:"疝有寒热,《史记》太仓公治疝,用火齐汤,热疝也。《金匮》治疝,用大乌头煎,寒疝也。楝实为治疝要药,则于寒郁热者为宜。盖肝肾内寓真阳,阴锢之而阳不得达,则寒亦酿热。楝实酸苦,能入而涌泄之,即刘氏所谓导管达阳也。病本属寒,不能舍巴豆、故纸等药,而独建其功。用楝实治疝,须识此义。"

8.《藏腑药式补正》:"川楝清肝,最为柔驯刚木之良将。凡胸腹胀,胁肋搘撑,上之为头痛、耳痛、胃脘心痛,下之为腹痛、少腹疝痛,无论为寒为热,类多肝络窒滞,气不调达,有以致之。香燥行滞一法,固可以利其运行,然惟血液之未甚耗者,能为之推波助澜,则气为血帅,而血随气行。若果阴液大虚,虽振动而疲馁不前,斯气药亦为无用,用反以增其燥结之苦。则惟清润和调,柔以驭之,尚可驯其横逆。此金铃子之柔肝,固非芳香诸物之可以例观者也。"

0447 川山橙果 chuān shān chéng guǒ 《万县中草药》

【异名】 石柑子、牛奶子。

【基原】 为夹竹桃科山橙属植物川山橙的果实。

【原植物】 参见"川山橙根"条。

【采收加工】 9～10月果实成熟时采收,晒干或鲜用。

【功用主治】 通经下乳,止血解毒。主治月经不调,乳汁不通,肠痔下血,痈肿疮毒,蛇咬伤。

【用法用量】 内服:煎汤,10～15g。外用:鲜品捣成绒敷。

【选方】 1. 治乳汁不通　川山橙(果)、奶参、地瓜藤各15 g,通草6 g。水煎服。

2. 治痔疮出血　川山橙(果)、无花果、三颗针各15 g,水苋菜、血皮菜各12 g。水煎服。

3. 治痈肿疮毒　川山橙(果)、香巴戟叶、排风藤各适量。捣绒外敷患处。

4. 治蛇伤　川山橙(果)、刺老虎根、小母猪藤、水慈姑各适量。捣绒敷患处。

0448 川山橙根 chuān shān chéng gēn 《四川中药志》1960年版

【异名】 蔷薇根。

【基原】 为夹竹桃科山橙属植物川山橙的根。

【原植物】 川山橙 *Melodinus hemsleyanus* Diels

粗壮木质藤本,长约6 m。全株具乳汁;茎皮黄绿色;小枝、幼叶、叶柄、花序密被短绒毛。叶对生;叶柄长约5 mm;叶片近革质,椭圆形或长圆形、椭圆状披针形,长7～15 cm,宽4～5 cm;先端渐尖,基部楔形或钝;叶面光泽,叶背中脉明显。顶生聚伞形花序,花蕾长圆形,先端钝头;花白色;花萼裂片5,长圆形,先端急尖;花冠裂片5,长圆状披针形或长刺刀形,通常比花冠筒短;副花冠小,鳞片状;雄蕊5,着生于花冠筒下部膨大处;子房2室,花柱短,柱头扩大成圆柱状。浆果椭圆形,具尖头,长达7 cm,直径约3 cm,成熟时橙黄色或橘红色。种子多数。花期5～8月,果期7～12月。

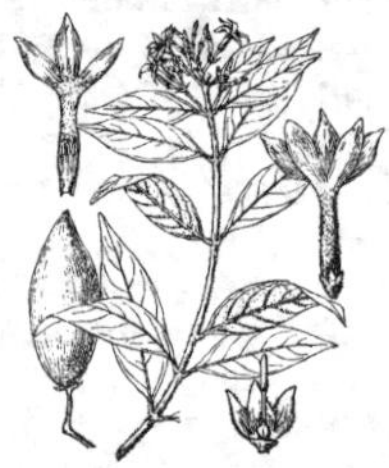

川 山 橙

生于海拔500～1 500 m的山地疏林、山坡、路旁、岩石上。分布于四川、贵州等地。

本植物的果实(川山橙果)亦供药用,另设专条。

【采收加工】 7～10月采收,切片,晒干。

【成分】 含生物碱:去甲基薄叶山橙碱(demethyltenuicausine)。11-羟基他波宁(11-hydroxytabersoniene),攀援山橙碱(scandine),羟基攀援山橙碱(hydroxyscandine),土波台文碱(tubotaiwine),土波台文碱*N*-氧化物(tubotaiwine *N*-oxide),α-hydroxykpsinine,长春考灵(vincoline),19*R*-长春尼宁*N*-氧化物(19*R*-vindolinine *N*-oxide),16β-羟基-19*R*-长春尼宁(16β-hydroxy-19*R*-vidolinine),16β-羟基-19*S*-长春尼宁*N*-氧化物(16β-hydroxy-19*S*-vindolininie *N*-oxide)。

【药性】 微苦,凉。

【功用主治】 补血,清热。治脾胃虚弱,消化不良,血虚乳少,口舌生疮及牙龈痛等症。

【用法用量】 内服:煎汤,15～30 g。

【选方】 治血虚乳少　川山橙根30～60 g,炖肉或炖鸡服。

0449 及己 jí jǐ 《别录》

【异名】 四叶细辛、四大金刚(《植物名实图考》),牛细辛、老君须(《湖南药物志》),毛叶细辛(《甘肃中草药手册》)。

【基原】 为金粟兰科金粟兰属植物及己的根。

【原植物】 及己 *Chloranthus serratus* (Thunb.) Roem. et Schult.

多年生草本,高15～50 cm。根茎横生,粗短,有多数土黄色须根。茎直立,单生或数个丛生,具明显的节,无毛,下部节上对生2片鳞状叶。叶对生,4～6片生于茎上部;叶柄长8～25 mm;叶椭圆形、倒卵形或卵状披针形,长7～15 cm,宽3～6 cm,先端渐窄成长尖,基部楔形,边缘具锐而密的锯齿,齿尖有1腺体;托叶小。穗状花序顶生,单一或2～3分枝;总花梗长1～3.5 cm;苞片三角形或近半圆形，先端常数齿裂；花白色；雄蕊3，药隔下部合生，着生于子房上部外侧；子房下位。核果近球形，绿色。花期4～5月，果期6～8月。

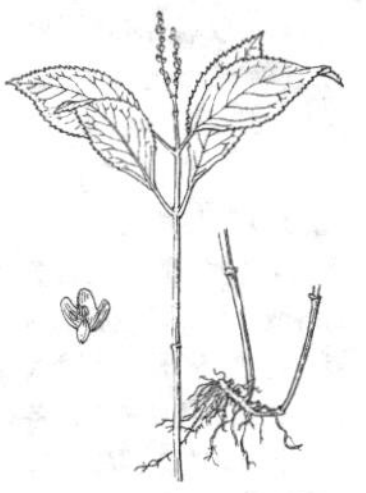
及 己

生于山地林下阴湿处和山谷溪边草丛中。分布于江苏、浙江、安徽、福建、江西、湖北、湖南、广东、广西、四川。

本植物的茎叶（对叶四块瓦）亦供药用，另设专条。

【采收加工】 开花前采挖，阴干。

【药材】 及己 *Chloranthi Serrati Radix* 主产于安徽、江苏、浙江、江西、福建、广东、广西等地。

性状 根茎较短，上端有残留茎基，下侧着生多数须状根。根细长圆柱形，表面土灰色，有支根痕。质脆，断面较平整，皮部灰黄色，木部淡黄色。气微，味淡。

鉴别 根横切面：表皮细胞1列。皮层宽广；石细胞众多，孔沟极明显，并可见层纹；油细胞较多，散在于薄壁组织中；内皮层细胞凯氏点不明显。中柱鞘细胞1列。初生木质部4～8束，与初生韧皮部间隔排列。

【成分】 根含有二氢焦莪术呋喃烯酮（dihydropyrocurzerenone），焦莪术呋喃烯酮（pyrocurzerenone），银线草内酯（shizukanolide）E、F，新菖蒲酮（neoacolamone），7-α-羟基新菖蒲酮（7-α-hydroxyneo-acolamone），菖蒲大牻牛儿酮（acoragermacrone），菖蒲酮（acolamone），莪术呋喃醚酮（zederone），异莪术呋喃二烯（isofuranodiene），莪术呋喃二烯（furanodiene），金粟兰内酯（chloranthalactone）C，银线草内酯（shizukanolide）C，环银线草醇（cycloshizukaol）A、B、C、D。

【药性】 苦，平，有毒。

1.《别录》："味苦，平，有毒。"

2.《品汇精要》："味苦，性平，泄。味厚于气，阴中之阳。"

3.《安徽中草药》："有小毒。"

4.《全国中草药汇编》："辛，温。"

【功用主治】 活血散瘀，祛风止痛，解毒杀虫。主治跌打损伤，骨折，经闭，风湿痹痛，疔疮疖肿，疥癣，皮肤瘙痒，毒蛇咬伤。

1.《别录》："主诸恶疮疥痂瘘蚀。"

2.《日华子》："主头疮，白秃，风瘙，皮肤痒虫。"

3.《浙江民间常用草药》："散瘀活血，抗菌消炎。治跌伤，扭伤，骨折，疖肿，经闭。"

4.《安徽中草药》："祛风散寒，止咳化痰，活血止痛，解毒消肿，杀虫止痒。"

5.《全国中草药汇编》："舒筋活络，祛风止痛，消肿解毒。主治跌打损伤，风湿腰腿痛，疔疮肿毒，毒蛇咬伤。"

【用法用量】 外用：捣敷或煎水熏洗。内服：煎汤，1.5～3 g；或泡酒；或入丸、散。

【宜忌】 内服宜慎，孕妇禁服。内服过量，可出现呕吐，口渴，头痛，眼花，胸闷，手足抽搐，结膜充血，齿龈发黑，心慌心悸，神志不清等中毒症状，严重者可引起死亡。

1.《新修本草》："入口使人吐血。"

2.《浙江民间常用草药》："对开放性骨折不作外敷应用，以防大量吸收中毒。"

3.《安徽中草药》："不可久服，用量不可过大，孕妇忌服。"

【选方】 1. 治跌打损伤 及己根3～6 g，煎水，服时兑甜米酒适量；另取根放童便中浸泡3日，取出洗净，加鲜韭菜根适量，同捣烂敷伤处。（《安徽中草药》）

2. 治月经不调 及己3 g，益母草、红花、月季花各15 g。水煎服。（《青岛中草药手册》）

3. 治痈肿疮毒 鲜及己根，葱白各适量，白矾少许。同捣烂敷患处，干则更换。（《安徽中草药》）

4. 治头癣患者 先剃去头发，洗净，然后用及己90 g，羊蹄根30 g，百部500 g，共研细粉，调麻油适量，涂患处。每日1次，连涂10日为1个疗程。（《民间常用草药》）

5. 治小儿惊风 及己3 g，钩藤2.4 g。水煎，涂母乳上供小儿吸吮。（《湖南药物志》）

0450 广玉兰 guǎng yù lán（《中国药用植物志》）

【异名】 荷花玉兰、洋玉兰、百花果（《湖南药物志》）。

【基原】 为木兰科木兰属植物荷花玉兰的花和树皮。

【原植物】 荷花玉兰 *Magnolia grandiflora* L.

常绿大乔木，高20～30 m。树皮淡褐色或灰色，薄鳞片状开裂。枝与芽有锈色细毛。叶互生；叶柄长1.5～4 cm，被褐色短柔毛；叶革质，叶片椭圆形或倒卵状长圆形，长10～20 cm，宽4～10 cm，先端钝或渐尖，基部楔形，上面深绿色，有光泽，下面淡绿色，有锈色细毛。花芳香，白色，呈杯状，直径15～20 cm，开时形如荷花；花梗粗壮具茸毛；花被9～12，倒卵形，厚肉质；雄蕊多数，花丝扁平，紫色，花药内向；雌蕊群椭圆形，密被长绒毛，心皮卵形，花柱呈卷曲状。聚合果圆柱状长圆形或卵形，密被褐色或灰黄色绒毛，蓇葖果先端具长喙。种子椭圆形或卵形，侧扁。花期5～6月，果期10月。喜生潮湿温暖地区。

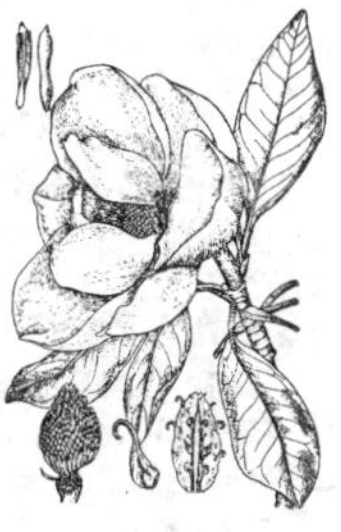
荷花玉兰

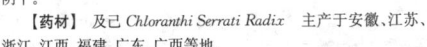

原产北美洲东南部；现我国长江流域以南各地广为栽培。

【采收加工】 5～6月采收未开放的花蕾，白天曝晒，晚上发汗，五成干时，堆放1～2日，再晒至全干。树皮随时可采。

【成分】 皮部含生物碱：木兰花碱（magnoflorine），白栝楼碱（candicine）；糖苷类：广玉兰立定苷（magnolidin），广玉兰赖宁苷（magnolenin），广玉兰西丁苷（magnosidin），丁香苷（syringin），无梗五加苷（acanthoside）B，广玉兰赖宁苷C；新木脂素类：单氧基和厚朴酚（mono-*O*-methylhonokiol），厚朴酚（magnolol）。

根皮含木兰属内酯（magnolialide）。

花中含28种挥发油成分，其中3种单萜（3.9%），14种倍半萜（80%），β-丁香烯（β-caryophyllene）（34.8%）是主要成分。

植物含有倍半萜内酯：小白菊内酯（parthenolide）和广木香内酯（costunolide）。

【药理】 1. 降压作用 花蕾对麻醉或未麻醉动物均有缓慢的降压作用；树皮中所含木兰花碱2 mg/kg静注后对麻醉猫立即出现降压作用，血压降低50%～60%，持续90～120分钟，对肾性高血压犬静注6 mg/kg也有明显降压作用。

2. 肌肉松弛及神经节阻断作用 树皮中所含木兰花碱具有箭毒样作用和神经节阻断作用，这种作用可被溴新斯的明等抗胆碱酯酶药所拮抗。

3. 其他作用 本品中酚性成分还具有抗菌和抗真菌作用。树皮中所含厚朴酚（magnolol）尚具有抗溃疡病作用，5～200 mg/kg对大鼠水浸应激溃疡有显著的预防作用。

【药性】《湖南药物志》："微辛，温，无毒。"

【功用主治】 祛风散寒，行气止痛。主治外感风寒，头痛鼻塞，脘腹胀痛，呕吐腹泻，高血压病，偏头痛。

1.《湖南药物志》："疏风散寒，退热凉血。主治高血压病，偏头痛,阴缩。”

2.《四川中药志》1979 年版:“花:疏风,散寒,止痛。治外感风寒,头痛鼻塞。树皮:行气,燥湿,止痛。治湿阻中焦,气滞不利的脘腹胀满,腹痛。”

3.《云南中药志》:“祛风散寒,通肺窍,止痛。治急、慢性鼻窦炎,过敏性鼻炎。”

【用法用量】 内服:煎汤,花 3～10 g;树皮 6～12 g。外用:捣敷。

【选方】 1. 治风寒感冒、头痛鼻塞　荷花玉兰花 10 g,白芷 10 g。共研细末。每日 3 次,每次 6 g,白开水冲服。

2. 治湿阻中焦,脘腹胀痛,呕吐,腹泻　荷花玉兰树皮15 g,苍术 10 g,陈皮 10 g,甘草 6 g。水煎服。(1、2 方出自《四川中药志》1979 年版)

3. 治偏头风　洋玉兰树皮、糯稻草(烧灰),捣烂敷痛处。

4. 治缩阴　洋玉兰花 6 g,团头鱼 4.5 g,茅根 6 g,巴毛心 2 根。水煎服,再用食盐少许,擦肚脐眼。(3、4 方出自《湖南药物志》)

0451 广防己 guǎng fáng jǐ 《药物生产辨》

【异名】 木防己(《阳春县志》),防己(《药物生产辨》),水防己、百解头、藤防己(《新华本草纲要》),墨蛇胆(《贵州中草药名录》)。

【基原】 为马兜铃科马兜铃属植物广防己的根。

【原植物】 广防己 *Aristolochia fangchi* Y. C. Wu ex L. D. Chow et S. M. Hwang　又名:防己马兜铃(《中国高等植物图鉴》)。

多年生攀缘藤本,长达 3～4 m。根部粗大,圆柱形,栓皮发达。茎细长少分枝,灰褐色或棕黑色,密生褐色绒毛。叶互生;叶柄长 1～4 cm,密生褐色绒毛;叶片长圆形或卵状长圆形,长 3～17 cm,宽2～6 cm,先端渐尖或钝,基部心形或圆形,全缘,主脉 3 条,基出。花单生于叶腋;花梗长 1～2 cm,被棕色短毛;花被筒状,长约5 cm,紫色,上有黄色小斑点,舷部不分裂,平展,中部收缩成管状,略弯曲,外面被毛;雄蕊 6,附于柱头裂片的外面,组成合蕊柱;柱头 3 裂。蒴果;种子多数。花期5～6 月,果期 7～8 月。

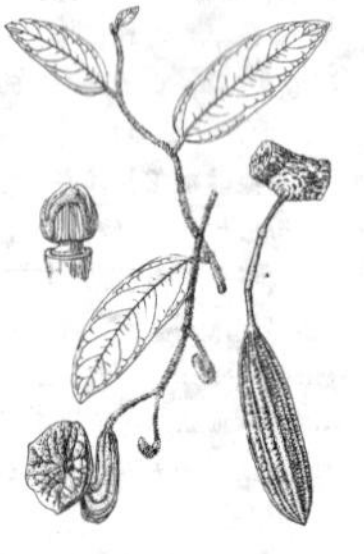

广防己

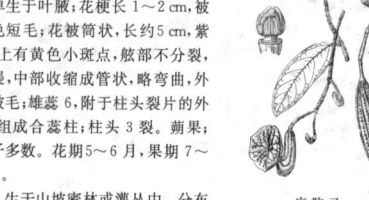

生于山坡密林或灌丛中。分布于广东、广西、云南等地。

【采收加工】 9～10 月采挖,切段,粗者纵剖为两半,晒干。

【药材】 广防己 *Aristolochia Fangchi Radix*　主产于广东、广西等地。以广东高要、肇庆栽培的质量好。

性状　根圆柱形或半圆柱形,略弯曲,弯曲处有深横沟,长 6～18 cm,直径 1.5～4.5 cm。表面灰棕色,粗糙,有纵沟纹;除去粗皮的呈淡黄色,有刀刮的痕迹。体重,质坚实,不易折断,断面粉性,有灰棕色与类白色相间连续排列的放射状纹理。气微,味苦。

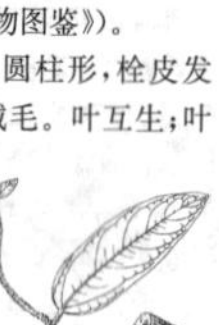

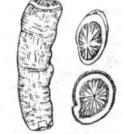

广防己(根)外形

鉴别　(1) 根横切面:木栓层为 10 余列木栓细胞。栓内层为 3～5 列细胞。石细胞环带与栓内层连接,其下有多列薄壁细胞。韧皮部射线宽广;筛管群皱缩;有少数石细胞散在。形成层环不甚明显。木质部导管束向外作 2 歧或多歧分叉;木纤维成束;木射线宽,偶见石细胞。中央有异型维管束,木质部位于外方,韧皮部位于内方。薄壁细胞内充满淀粉粒,有的含草酸钙簇晶。

(2) 取本品乙醇提取液 4～5 滴滴于试管中,加热挥去乙醇,加入新鲜配制的 5%硫酸亚铁溶液 1 ml 溶解,加入1.5 mol/L 硫酸 1 滴及 2 mol/L 氢氧化钾甲醇溶液 1 ml,立即塞好试管,并加以振摇,在 1 分钟内沉淀由淡绿色变为红棕色(检查马兜铃酸类)。

(3) 薄层色谱:取本品粉末 3 g,加乙醇 50 ml,置水浴上加热回流 1 小时,滤过,滤液蒸干,残渣加乙醇 5 ml 使溶解,作为供试品溶液。另取马兜铃酸对照品,加甲醇-丙酮(9∶1)的混合溶液,超声处理 15 分钟,制成每 1 ml 含 0.2 mg 的溶液,作为对照品溶液。吸取上述两种溶液各 3 μl,分别点于同一硅胶 G 薄层板上使成条状,以甲苯-醋酸乙酯-甲醇-甲酸(20∶10∶1∶1)的上层溶液为展开剂,展开,取出,晾干,分别置日光及紫外光灯(365 nm)下检视。供试品色谱中,在与对照品色谱相应的位置上,分别显相同颜色的条斑。

【成分】 含有机酸类:马兜铃酸(aristolochic acid) Ⅰ、A、B、C,对香豆酸(*p*-coumaric acid),丁香酸(syringic acid),棕榈酸(palmitic acid);生物碱类:马兜铃内酰胺(aristololactam),木兰花碱(magnoflorine)及木防己素甲、乙、丙、丁(mufongchin) A、B、C、D。

【药性】 苦、辛,寒。

【功用主治】 祛风止痛,清热利水。主治湿热身痛,风湿痹痛,下肢水肿,小便不利,脚气。

【用法用量】 内服:煎汤,4.5～9 g。

0452 广枝仁 guǎng zhī rén 《常用中草药配方》

【异名】 芭豆、崖花子(《中国树木分类学》),土连翘(《常用中草药配方》),山枝仁、桦木仁(《四川中药志》),公栀子(《贵州民间药物》),五牛子(《全国中草药汇编》),为龙子(《广西药用植物名录》)。

【基原】 为海桐花科海桐花属植物光叶海桐的种子。

【原植物】 光叶海桐 *Pittosporum glabratum* Lindl. [*P. fortunei* Turcz.]　又名:山栀茶(《贵州民间药物》),四骨猴王、七姐妹、一朵云、长果满天香(《广西植物名录》),火泡树(《常用中草药彩色图谱》)。

常绿灌木,高 2～3 m。全株无毛。单叶互生;叶柄长 5～10 mm;叶片薄革质,倒卵状长椭圆形或倒披针形,长 6～10 cm,宽 1～3.5 cm,先端短尖或渐尖,基部呈楔形,上面绿色,下面淡绿色,边缘略呈波状;中脉突出明显。伞形花序,1～4 枝,生于小枝顶端,通常具花 6～13 朵;花黄色;花萼基部联合,5 裂,裂片广卵形,边缘有毛;花瓣 5,分离,倒披针形;雄蕊 5;子房长卵形。蒴果卵形或椭圆形,长 2～2.5 cm,3 瓣裂,每瓣有种子约 6 颗,果皮薄,革质。种子大,近圆形,长 5～6 mm,红色。花期 4 月,果熟期 9 月。

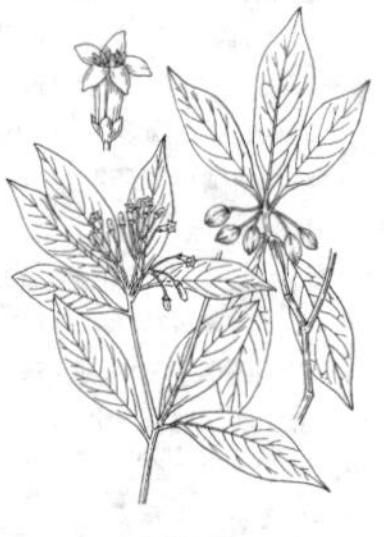

光叶海桐

生于林间阴湿地、山坡、溪边。分布于湖南、广东、广西、海南、四川、贵州等地。

本植物的叶(光叶海桐叶)、根或根皮(光叶海桐根)亦供药用,另设专条。

【采收加工】 9～10 月采摘果实,晒干,击破果壳,取出种仁,再晒干。

【药材】 广枝仁 *Pittospori Glabrati Semen*　产于四川、广西、广东、湖南、贵州等地。

性状　种子呈不规则的微下凹的多面体,棱面大小各不相同,直径 3～7 mm。外表呈棕色或红紫色,少数呈棕褐色,光滑。

质坚硬，不易粉碎，内心白色，嗅之有油香气。

【药性】 苦、涩，平。

1.《四川中药志》1960年版："性平，味苦、涩，无毒。入肺、脾、大肠三经。"

2.《贵州民间药物》："性凉，味微甘。"

【功用主治】 清热，利咽，止泻。主治虚热心烦，口渴，咽痛，泄泻，痢疾。

1.《四川中药志》1960年版："清热，收敛，止泻。治咽痛、大便下利后重和体倦、肢软、乏力等症。"

2.《贵州民间药物》："治口渴，补心。"

3.《贵州草药》："安神，生津。"

4.《广西本草选编》："清热消肿。"

【用法用量】 内服：煎汤，9～15 g；研末，1.5～3 g。

【宜忌】 1.《四川中药志》1960年版："孕妇及大便秘结者忌用。"

2.《贵州民间药物》："忌酸冷食物和发物。"

【选方】 补心 山栀茶种子与茯神等分，研末。每次服3 g，开水吞服。(《贵州民间药物》)

0453 广香藤 guǎng xiāng téng (《植物名实图考》)

【异名】 降香藤(《中国经济植物志》)，钻山风、铁牛钻石、香藤(《全国中草药汇编》)，黑风藤(《湖南药物志》)，小香藤、香藤风(《广西植物名录》)，铁钻、笼藤(《广西药用植物名录》)，山龙眼藤、飞扬藤、古风子、藤龙眼(《新华本草纲要》)。

【基原】 为番荔枝科瓜馥木属植物瓜馥木的根。

【原植物】 瓜馥木 *Fissistigma oldhamii* (Hemsl.) Merr. [*Melodorum oldhamii* Hemsl.] 又名：毛瓜馥木(《中国树木分类学》)。

攀缘灌木，长约8 m。小枝、叶背、叶柄和花均被黄褐色柔毛。叶互生；叶片革质，长圆形或倒卵状椭圆形，长5～13 cm，宽2～5 cm，先端圆或微凹，基部阔楔形或圆形；叶柄长约1 cm。花1～3朵集成密伞花序；萼片3，阔三角形；花瓣6，2轮，外轮卵状长圆形，内轮较小；雄蕊多数；心皮多数，被长绢毛。果球形，密被黄棕色绒毛。种子圆形。花期4～9月，果期7月至翌年2月。

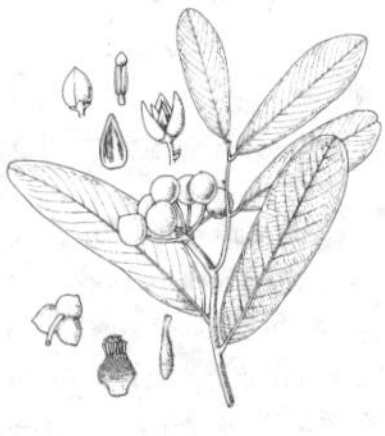

瓜馥木

生于山谷、溪边或潮湿的疏林中。分布于浙江、福建、江西、湖南、广东、广西、海南、云南、台湾等地。

【采收加工】 10～12月采收，鲜用或晒干。

【药材】 广香藤 *Fissistigmae Oldhamii Radix* 产于广东、广西、云南、湖南、福建、江西、浙江、台湾等地。

性状 根近圆柱形，稍弯或分枝。表面棕黑色，有断续的纵皱纹和点状突起的细根痕。质硬，断面皮部棕色，木部淡黄棕色，有放射状纹理和小孔。气微香，味微辣。

鉴别 (1) 根横切面：木栓层为数列红棕色木栓细胞。木栓层内侧有石细胞分布，石细胞类长方形，单个散在或数个切向相连，淡黄色。韧皮纤维与薄壁组织相间排列；韧皮射线宽阔，呈喇叭口状。形成层明显。木质部发达，导管单个散在或2～3个径向相连。薄壁细胞含淀粉粒及草酸钙方晶。

(2) 取本品粗粉5 g，加乙醇适量回流1小时，滤过。滤液浓缩至膏状，用少量2%盐酸捏溶，滤过。取滤液2 ml，滴加改良碘化铋钾试液，产生红棕色沉淀(检查生物碱)。

【成分】 含有机酸：丁香酸(syringic acid)，反式桂皮酸(*trans*-cinnamic acid)。生物碱类：木番荔枝碱(xylopine)，瓜馥木碱甲、乙、丙(fissistigine A、B、C)，*O*-甲基麝香内酯(*O*-methylomoschatoline)，*N*-甲基-2，3，6-三甲氧基吗啡喃二烯-7-酮(*N*-methyl-2，3，6-trimethoxymorphinandien-7-one)，*N*-降-2，3，6-三甲氧基吗啡喃二烯-7-酮(*N*-nor-2，3，6-trimethoxymorphinandien-7-one)，瓜馥木胺(fissoldhimine)；马兜铃内酰胺类：甾内酰胺(stigmalactam)，胡椒内酰胺(piperolactam)A、C，马兜铃内酰胺(aristolactam)AⅡ、AⅢa、BⅡ、BⅢ、FⅡ，哥纳香内酰胺(goniothalactam)，肠果内酰胺(enterocarpam)Ⅰ和绒毛乳菇内酰胺(velutinam)；阿朴啡类：去甲马兜铃二酮(noraristolodione)和去甲头花千金藤二酮(norcepharadione)B。

【药性】 辛，温。

1.《全国中草药汇编》："微辛，温。"

2.《湖南药物志》："辛，温。"

【功用主治】 祛风除湿，活血止痛。主治风湿痹痛，腰痛，胃痛，跌打损伤。

1.《植物名实图考》："解毒，养血，清热。"

2.《全国中草药汇编》："祛风活血，镇痛。主治坐骨神经痛，关节炎，跌打损伤。"

3.《湖南药物志》："理气止痛。"

4.《福建药物志》："祛风行气，活血止痛。主治产后关节痛，腰膝酸痛，腰扭伤，跌打损伤。"

【用法用量】 内服：煎汤，15～30 g；大剂量可用至60 g。

【选方】 1. 治风湿关节痛，坐骨神经痛 (瓜馥木)根15～30 g，五加皮9 g，虎刺30 g，瑞香根皮9 g，檫木(枫荷桂)15 g。水煎服。(《湖南药物志》)

2. 治胃痛 瓜馥木根15 g，紫薇30 g，大蓟30 g。水煎浓汁，冲鸡蛋服。(《湖南药物志》)

3. 治腰痛 鲜瓜馥木根60 g，鲜南蛇藤30 g，鲜虎刺30 g，鲜牛膝15 g。水煎服。(《浙江药用植物志》)

4. 治腰扭伤 瓜馥木根120 g，刀豆根30～60 g。水煎服。(《福建药物志》)

5. 治跌打老伤 鲜香藤根60 g，鲜江西玉桂菊花(豆科龙须藤)60 g，鲜柘藤根30 g。水煎服，白糖作引。(江西《草药手册》)

0454 广藿香 guǎng huò xiāng (《中华人民共和国药典》)

【异名】 藿香(《别录》)，海藿香(海南)。

【基原】 为唇形科刺蕊草属植物广藿香的全草。

【原植物】 广藿香 *Pogostemon cablin* (Blanco) Benth. [*Mentha cablin* Blanco]

一年生草本，高30～60 cm。直立，分枝，被毛，老茎外表木栓化。叶对生；叶柄长2～4 cm，揉之有清淡的特异香气；叶片卵圆形或长椭圆形，长5～7～10 cm，宽4～5～7.5 cm，先端短尖或钝圆，基部阔而钝或楔形而稍不对称，叶缘具不整齐的粗钝齿，两面皆被毛茸，下面较密，叶脉于下面凸起，上面稍凹下，有的呈紫红色；没有叶脉通走的叶肉部分则于上面稍隆起，故叶面不平坦。轮伞花序密集，基部有时间断，组成顶生和腋生的穗状花序式，长2～6 cm，直径1～1.5 cm，具总花梗；苞片长约13 mm；花萼筒状；花冠筒伸出萼外，冠檐近二唇形，上唇3裂，下唇全缘；雄蕊4，外伸，

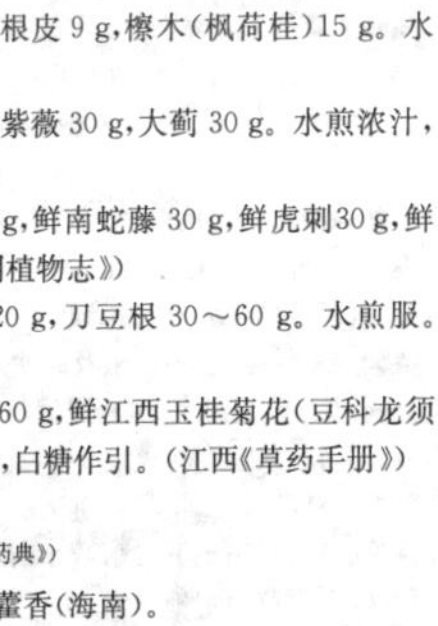

广藿香

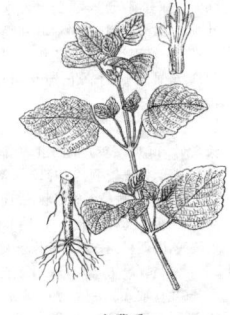

花丝被髯毛。花期4月。我国产者绝少开花。

我国福建、广东、广西与海南、台湾有栽培。原产菲律宾等热带亚洲。

【栽培】 生物学特性 喜温暖、怕低温、忌严寒，尤怕霜冻。喜湿润、阳光充足的气候，但不耐强光曝晒，幼苗期喜荫。以25～28 ℃最适宜生长，气温降至17 ℃以下，生长缓慢，植株能耐0 ℃短暂低温。以疏松肥沃、排水良好、微酸性的砂壤土栽培为宜。

繁殖方法 用扦插繁殖，生产上采用大田直插法和插枝育苗移栽法。直插法：宜选温暖多雨季节，选生长旺盛，粗壮、节密，生长期5个月以上的植株，取中部茎的侧枝，长20～30 cm，具6～8个节，下部3～4节褐色木栓化，用手将枝条自茎上轻轻折下，使插枝附有部分主茎的韧皮组织。采苗时一般自茎基部逐层分次向上采取，每隔15～20日采1次。采下的苗应置于阴凉处，并要随采随种。插枝育苗：即将鲜枝条插于苗床上，待长根后再移栽大田。其方法及时间与直插法同。枝条插在苗床后，早上搭棚遮阳，晚上揭开，冬季应昼夜搭棚防霜害。每日早晚各浇水1次。插后10日左右发根。可施稀人粪水3～4次，20日后除去荫蔽物，1个月后即可定植。定植应在温暖湿润季节，一般采用斜插法，将苗的3/5斜插入土中，覆土压实，按行株距50 cm×40 cm的三角形种植，植后随即淋水，盖草遮阳。

田间管理 苗成活后应定期进行除草松土。定植后半个月可进行第1次除草，以后每月除草1次。中耕除草后结合施肥，以施氮肥为主。一般植后1个月有新芽叶长出时即进行第一次追肥，以后每隔20～30日施肥1次，直至收获前1个月停止。前期多施人粪尿和草木灰等，后期则施硫酸铵为主。干旱季节多施水肥。应注意灌溉排水，保持田间一定的湿度。注意防霜冻。

病虫害防治 病害有根腐病，可及时疏沟排水，挖除病株，用50%多菌灵1 000倍液浇灌；还有细菌性角斑病等。地老虎，可人工捕杀或用毒饵诱杀（将麦麸炒香，用90%晶体敌百虫30倍液拌潮）。此外，还有蝼蛄、红蜘蛛等为害。

【采收加工】 水田栽培6～8月、坡地栽培8～11月收割。选晴天连根拔起，去掉须根及泥沙。亦可留宿根分期收割，于定植后3～6个月收割侧生分枝，以后每隔5～6个月割1次，2～3年后更新；也可在收获期将离地2～4个节上的枝条和主杆割下，让其基部再长枝叶，第二年收获期又依此法进行，2～3年后更新。广藿香采收后，在阳光下摊晒数小时，待叶成皱缩状时即分层重叠堆积，盖上稻草用木板压紧，让其发汗一夜，使枝叶变黄，次日再摊开日晒，然后再堆闷一夜，再摊开曝晒至全干。

【药材】 广藿香 *Pogostemonis Herba* 主产于广东、海南等地。以广州市郊石牌产的广藿香质量最优。

商品规格 分为石牌香、高要香、海南香。

性状 本品长30～60 cm，多分枝，枝条稍曲折。茎略呈方柱形，直径2～7 mm，节间长3～13 cm；表面被柔毛；质脆，易折断，断面中部有髓；老茎类圆柱形。直径1～1.2 cm，被灰褐色栓皮。叶对生，皱缩成团，展平后叶片呈卵形或椭圆形，长4～9 cm，宽3～7 cm；两面均被灰白色茸毛；先端短尖或钝圆，基部楔形或钝圆，边缘具大小不规则的钝齿；叶柄细，长2～5 cm，被柔毛。气香特异，味微苦。

石牌广藿香枝条较瘦小，表面较皱缩，灰黄色至灰褐色，节间长3～7 cm，叶痕较大而凸出，中部以下被栓皮，纵皱较深，断面渐呈类圆形，髓部较小。叶片较小而厚，暗绿色或灰棕色。

海南广藿香枝条较粗壮，表面较平坦，灰棕色至浅紫棕色，节间长5～13 cm，叶痕较小，不明显凸出，枝条近下部始有栓皮，纵皱较浅，断面呈钝方形。叶片较大而薄，浅棕褐色或浅黄棕色。

鉴别 (1) 粉末特征：叶片粉末淡棕色。叶表皮细胞不规则形，气孔直轴式。非腺毛1～6个细胞，平直或先端弯曲，长97～590 μm，壁具刺状突起，有的胞腔含黄棕色物，有的基部含小针晶。腺鳞头部8个细胞，顶面观常作窗形或缝状开裂，直径37～70 μm；柄单细胞，极短。间隙腺毛存在于栅栏组织或薄壁组织的细胞间隙中，头部单细胞，呈不规则囊状，直径13～50 μm，长约至113 μm，含有金黄色油状物；柄短，单细胞。小腺毛头部2细胞或偶单细胞；柄1～3细胞，甚短。草酸钙针晶细小，散于叶肉细胞中，长3～27 μm。

(2) 取本品挥发油1滴，加氯仿0.5 ml，再加5%溴的氯仿溶液数滴，石牌广藿香先褪色，继显绿色；海南广藿香，先褪色继显紫色。另取挥发油1滴，加苯0.5 ml，再加5%醋酸铜溶液少量，充分混合，放置分层，吸取上层苯液，点于载玻片上，待苯挥发后，于残留物上加乙醇1～2滴，放置后，于显微镜下观察。石牌广藿香可见众多灰蓝色针状结晶；海南广藿香可见少量灰蓝色结晶及绿色无定形物。

(3) 薄层色谱：取本品挥发油0.5 ml，用乙酸乙酯稀释5 ml，作供试液，另以广藿香酮、百秋李醇为对照品。分别点样于同一硅胶G薄板上，以石油醚(30～60 ℃)-乙酸乙酯-冰醋酸(95∶5∶0.2)展开，取出，晾干，喷以5%三氯化铁乙醇液，再于105 ℃加热至斑点显色清晰。供试品色谱中，在与对照品色谱的相应位置上，显相同的色斑。

【成分】 茎叶挥发油含广藿香醇（patchouli alcohol），西车烯（seychellene），α-愈创木烯（α-guaiene），δ-愈创木烯即α-布藜烯（δ-guaiene，α-bulnesene），α-广藿香烯（α-patchoulene），β-广藿香烯（β-patchoulene），广藿香酮（pogostone）及广藿香二醇（patchoulan 1，12-diol）等。

全草含黄酮类：5-羟基-3′，7，4′-三甲氧基黄烷酮（5-hydroxy-3′，7，4′-trimethoxyflavanone），5-羟基-7，4′-二甲氧基黄烷酮（5-hydroxy-7，4′-dimethoxyflavanone），3，5-二羟基-7，4′-二甲氧基黄酮（3，5-dihydroxy-7，4′-dimethoxyflavone），5-羟基-3′，7，4′-三甲氧基黄酮（5-hydroxy-3，7，4′-trimethoxyflavone），5-羟基-3′，7，3′，4′-四甲氧基黄酮（5-hydroxy-3，7，3′，4′-tetramethoxyflavone），5，4′-二羟基-3，7，3′-三甲氧基黄酮（5，4′-dihydroxy-3，7，3′-trimethoxyflavone），5，4′-二羟基-7-甲氧基黄酮（5，4′-dihydroxy-7-methoxyflavone），3，5，7，3′，4′-五羟基黄酮（3，5，7，3′，4′-pentahydroxyflavone），藿香黄酮醇（pachypodol），商陆黄素（ombuin），芹菜素（apigenin），鼠李素（rhamnetin），芹菜素-7-*O*-*β*-葡萄糖苷（apigetrin）及芹菜素-7-*O*-*β*-*D*-(6″-对-香豆酰)-葡萄糖苷〔apigenin-7-*O*-*β*-*D*-(6″-*p*-coumaroyl)-glucoside〕。又含木栓酮（riedelin），表木栓醇（epifriedelinol），齐墩果酸（oleanolic acid），β-谷甾醇（β-sitosterol），胡萝卜苷（daucosterol）。

【药理】 1. 抑菌作用 广藿香酮体外对白念珠菌、新型隐球菌、黑根霉菌等真菌有明显的抑制作用，对甲型溶血性链球菌等细菌也有一定的抑制作用。广藿香叶鲜汁对金黄色葡萄球菌、白色葡萄球菌及枯草杆菌的生长也有一定的抑制作用。其鲜汁滴耳（4滴/次，每日3次）能治疗金黄色葡萄球菌所致的急性实验性豚鼠外耳道炎。广藿香酮能抑制青霉菌等霉菌的生长，可用于口服液的防腐。

2. 钙拮抗作用 广藿香水提物对高钾引起的离体豚鼠结肠带收缩有明显抑制，表明其有钙拮抗作用，3×10^{-4} g/ml，抑制率为17%，30×10^{-4} g/ml时，抑制率达91%。有效成分为广藿香醇，其钙拮抗作用的拮抗参数(PA_2)值为5.95，IC_{50}为4.7×10^{-5} mol/L。广藿香醇对Ca^{2+}引起的大鼠主动脉条的收缩，也与维拉帕米相似，具有剂量依赖性拮抗作用。

【炮制】 1. 广藿香 取原药材，除去残根老茎及杂质，先抖下叶，筛净另放，将茎洗净，润透切段，低温干燥或晒干。再与叶混匀。

2. 广藿香梗 取藿香老梗，除去杂质，洗净，捞出，闷润至透，切斜片，低温干燥或晒干。

3. 广藿香叶　取藿香拣净杂质，去梗取叶，筛去灰屑。

饮片性状　广藿香为不规则的小段，茎叶混合。茎略呈方形，多分枝，外表灰褐色，灰黄色或带红棕色，被柔毛。茎中有白色髓，叶皱缩多破碎，灰绿色、灰褐色或浅黄棕色，两面均被灰白色绒毛。香气特异，味微苦。广藿香梗为类方形的斜片，周边棕色或灰褐色，中间髓部白色。质脆，易折断。广藿香叶皱缩而破碎，暗绿色，灰褐色或浅黄棕色，两面均被白色绒毛，边缘具大小不规则的钝齿。气特异，味微苦。

贮干燥容器内，密闭，置阴凉干燥处，防潮。

【药性】 辛，微温。归脾、胃、肺经。

1.《别录》："微温。"

2.《汤液本草》："气微温，味甘、辛，阳也，甘苦纯阳。无毒。入手、足太阴经。"

3.《心印绀珠经》："味甘，性温。可升可降，阳也。"

4.《雷公炮制药性解》："入肺、脾、胃三经。"

【功用主治】 芳香化湿，和胃止呕，祛暑解表。主治湿阻中焦之脘腹痞闷，食欲不振，呕吐，泄泻，外感暑湿之寒热头痛，湿温初起的发热身困，胸闷恶心，鼻渊，手足癣。

1.《别录》："疗风水肿毒，去恶气，疗霍乱心痛。"

2.《本草图经》："治脾胃吐逆，为最要之药。"

3.《珍珠囊》："补卫气，益胃气，进饮食，又治吐逆霍乱。"

4.《汤液本草》："温中快气。饮酒口臭，上焦壅热，煎汤漱口。"

5.《医学入门》："止疟。"

6.《本草正》："宽胸膈。"

7.《本草述》："散寒湿、暑湿、郁热、湿热。治外感寒邪，内伤饮食，或饮食伤冷湿滞，山岚瘴气，不伏水土，寒热作疟等症。"

8.《药性切用》："力能醒脾，祛暑快胃，辟秽，为吐泻腹痛专药。梗：主和胃化气，而少温散之力。"

9.《医林纂要》："补肝和脾，泻肺邪之清冷，舒胸膈之热郁。"

10.《药性集要便读》："安胎。"

【用法用量】 内服：煎汤，5～10 g，鲜者加倍，不宜久煎；或入丸、散。外用：煎水含漱，或浸泡患部；或研末调敷。藿香叶偏于解表，藿香梗偏于和中止呕。

【宜忌】 阴虚者禁服。

1.《本草经疏》："若病因阴虚火旺，胃弱欲呕及胃热作呕，中焦火盛热极，温病热病，阳明胃家邪实作呕作胀，法并禁用。"

2.《药品化义》："叶属阳为发生之物，其性锐而香散，不宜多服。"

3.《本草正义》："舌燥光滑，津液不布者，咸非所宜。"

【选方】 1. 治暑月吐泻　滑石(炒)二两，藿香二钱半，丁香五分。为末，每服一二钱，淅米泔调服。(《禹讲师经验方》)

2. 治霍乱吐泻　陈皮(去白)、藿香叶(去土)。上等分，每服五钱，水一盏半，煎至七分，温服，不拘时候。(《百一选方》)

3. 治气壅烦热或渴　藿叶一斤(切)，葱白一握(切)。上药以豉汁煮，调合作羹食之。(《圣惠方》藿叶羹)

4. 治脾胃虚有热，面赤，呕吐涎嗽，及转(筋)过度者　麦门冬(去心，焙)，半夏曲、甘草(炙)各半两，藿香叶一两。上为末，每服五分至一钱，用水一盏半，煎至七分，食前温服。(《小儿药证直诀》藿香散)

5. 治胸膈有痰，脾胃积冷，噫醋吞酸，不思饮食　藿香叶一分，半夏五两(生姜汁浸一宿，焙干)，丁香半两。上药捣罗为末，面糊和丸，如梧桐子大。每服十五丸，不拘时候，温生姜汤下。(《圣济总录》藿香半夏丸)

6. 治胎气不安，气不升降，呕吐酸水　香附、藿香、甘草各二钱。为末，每服二钱，入盐少许，沸汤调服之。(《圣惠方》)

7. 治疟　高良姜、藿香各半两。上为末，均分为四服，每服以水一碗，煎至一盏，温服，未定再服。(《鸡峰普济方》藿香散)

8. 治胆热移脑，复感风寒，致患鼻渊，鼻流黄色浊涕者　藿香连枝叶八两，研细末，以雄猪胆汁和丸，如梧桐子大。每服五钱，食后用苍耳子汤送下，或以黄酒送下。(《医宗金鉴》奇授藿香丸)

9. 香口去臭　藿香洗净，煎汤，时时噙漱。(《摘玄方》)

10. 治冷露疮烂　藿香叶、细茶等分。烧灰，油调涂叶上贴之。(《包会应验方》)

【临床报道】 治疗慢性鼻窦炎　用藿香叶 5 kg、新鲜猪胆 1.5 kg 加蜜，再加糖衣成丸，每次服 10～15 g，每日 2～3 次，配合 1%麻黄素或 20%鱼腥草液滴鼻，10 日为 1 个疗程。共治疗 50 例，经 2～5 个疗程治疗，痊愈 15 例(30%)，好转 30 例(60%)，无效 5 例(10%)，总有效率为 50%。

【各家论述】 1.《本草汇言》："藿香，温中快气，开胃健脾之药也。然性味辛温，禀清和芬烈之气，故主脾胃，进饮食，辟秽气为专用。凡呕逆恶心而泄泻不食，或寒暑不调而霍乱吐利，或风水毒肿而四末虚浮，或山岚蛊瘴而似疟非疟，或湿热不清而吞酸吐酸，或心脾郁结而积聚疼痛，是皆脾肺虚寒之证，非此莫能治也。"

2.《药品化义》："(藿香)其气芳香，善行胃气，以此调中。治呕吐霍乱，以此快气，除秽恶痞闷。且香能和合五脏，若脾胃不和，用之助胃而进食，有醒脾开胃之功。"

3.《本草正义》："藿香，清芬微温，善理中州湿浊痰涎，为醒脾开胃、振动清阳妙品。又藿香芳香而不嫌其猛烈，温煦而不偏于燥烈，能祛除阴霾湿邪，而助脾胃正气，为湿困脾阳，倦怠无力，饮食不甘，舌苔浊腻者最捷之药。"

0455 广东升麻 guǎng dōng shēng má 《广东中药》

【异名】 麻花头(《广东中药》)，升麻(《中国植物志》)。

【基原】 为菊科麻花头属植物华麻花头的根。

【原植物】 华麻花头 *Serratula chinensis* S. Moore　又名：野麻菜(《中国高等植物图鉴》)。

多年生草本，高约 80 cm。根茎短，纺锤状，数条，有分支，直径约 5 cm，表面灰黄色。茎直立，具细棱，被柔毛。叶互生；叶柄长 2～5 cm；基生叶广卵形，叶柄长于叶片；茎生叶卵形或长椭圆形或披针形，长 4～13 cm，宽 1.5～7 cm，先端急尖或渐尖，基部渐狭，边缘有胼体状细齿，上面绿色，下面淡绿。头状花序，单生于枝顶或呈伞房式排列；花两性，管状；总苞钟状，总苞片 7 层，无毛，外层卵形，中层长圆形，内层条形，均具淡褐色干膜质的边缘，先端圆钝；花冠纤细，5 深裂，白色或淡紫色；聚药雄蕊 5；子房下位。瘦果，长圆形，光滑无毛；冠毛长短不一，淡黄色，有时带紫色。花期 6～7 月，果期 7～8 月。

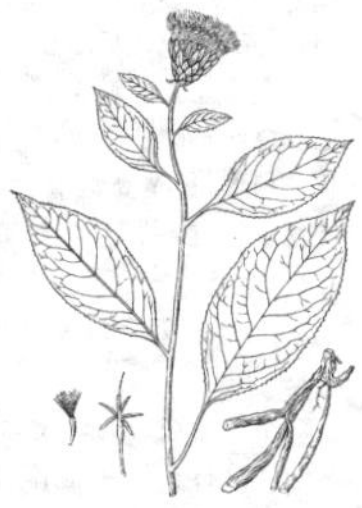

华麻花头

生于山坡、路旁、林荫下或丛林中。分布于江苏、浙江、安徽、福建、江西、河南、湖南、广东、广西、陕西(南部)等地。

【采收加工】 7～10 月采收 2～3 年生者，切片晒干或焙干。

【药材】 广东升麻 *Serratulae Chinensis Radix*　产于河南、江苏、安徽、浙江、江西、福建、湖南、广东、陕西。

性状　根呈圆柱形，稍扭曲，末端稍细；表面灰黄色或浅灰色，有纵皱纹或纵沟，并有少数须根痕；质脆，易折断，断面浅棕色或灰白色。味淡微苦。

鉴别　根横切面：木栓细胞数列；皮层较宽，内皮层明显，其内、外侧或同列细胞中有稀疏轮状排列的树脂管；木质部近形成层处导管较多，并伴有少数纤维，内侧导管成单行排列，木薄壁组织中也有少数树脂管散在。

【成分】 本品根含昆虫变态激素蜕皮甾酮(ecdysterone)。

【炮制】 取原药材,除去杂质,洗净,闷润,切厚片,干燥,筛去灰屑。

饮片性状 不规则的厚片,切面皮部绿褐色,木部淡棕色,有放射状纹理。周边灰棕色,有细纵纹。气微,味微苦。

贮干燥容器内,置通风干燥处,防蛀。

【药性】 辛、苦,微寒。

1.《湖南药物志》:"苦、平,无毒。"

2.《福建药物志》:"甘、苦,微寒。"

【功用主治】 透疹解毒,升阳举陷。主治风热头痛,麻疹透发不畅,斑疹,肺热咳喘,咽喉肿痛,胃火牙痛,久泻脱肛,子宫脱垂。

1.《广东中药》:"发痘疹,解毒。治鼠疫。"

2.《湖南药物志》:"发表解毒,散风解热。"

3.《福建药物志》:"散风解毒,升举中气,透斑疹。主治头痛,咽喉肿痛,麻疹,斑疹,脱肛,子宫脱垂。"

【用法用量】 内服:煎汤,3~9 g。外用:煎水洗。

【宜忌】《福建药物志》:"阴虚火旺者不宜用。"

【选方】 1. 治头痛 麻花头根 6 g,石膏 9 g,葵花 6 g。水煎服。

2. 治梅毒 麻花头根 15 g,石膏 15 g,胆草 9 g。煎水洗。(1、2 方出自《湖南药物志》)

0456 广金钱草 guǎng jīn qián cǎo (《中药通报》)

【异名】 广东金钱草(《岭南草药志》),落地金钱(《中国高等植物图鉴》),铜钱草、马蹄香(《全国中草药汇编》),假花生、马蹄草、银蹄草(《南宁市药物志》)。

【基原】 为豆科山蚂蝗属植物金钱草的地上部分。

【原植物】 金钱草 *Desmodium styracifolium* (Osbeck) Merr.

半灌木状草本,高 30~100 cm。枝条密被黄色长柔毛。小叶 1 或 3,叶柄长 1~1.8 cm;叶片近圆形,长 2.5~4.5 cm,宽 2~4 cm,先端微缺,基部心形,上面无毛,下面密被平贴金黄色绢质绒毛。总状花序腋生或顶生;苞片卵状三角形,每个苞内有两朵花;花梗丝状;花小;花萼钟状,萼齿披针形;花冠紫色,有香气。荚果有 3~6 荚节,具短柔毛和钩状毛。花期 6~9 月。

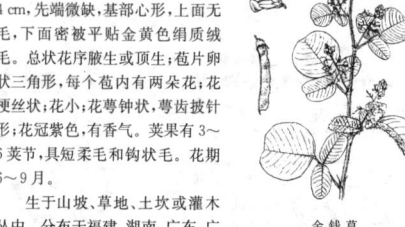

金 钱 草

生于山坡、草地、土坎或灌木丛中。分布于福建、湖南、广东、广西、四川、云南等地。

【采收加工】 7~10 月采割,晒干。

【药材】 广金钱草 *Desmodii Styracifolii Herba* 主产于广东。

性状 茎呈圆柱形,长可达 100 cm;表面淡棕黄色,密被黄色柔毛;质稍脆,断面中部有髓。叶互生,小叶 1~3 片,圆形或矩圆形,直径 2~4 cm,先端微凹,基部心形或矩圆,全缘;上面黄绿色或灰绿色,无毛,下面具灰白色紧贴的绒毛,侧脉羽状;叶柄长 1~2 cm,托叶 1 对,披针形,长约8 mm。偶见花果。气微香,味微甘。

鉴别 (1) 茎横切面:表皮细胞 1 列,具钩状毛。表皮下方为木栓层。皮层组织中含色素块的细胞连接成环,并有草酸钙方晶与棱晶,直径 6~16 μm。中柱鞘纤维束发达,韧皮薄壁组织中亦含方晶及棱晶。木质部由导管、木纤维及木细胞组成。髓部宽阔,细胞中含色素块、结晶及较大的圆形淀粉粒。

(2) 取本品粗粉 2 g,加水 30 ml,煮沸 10 分钟,滤过,滤液蒸干,加乙醇 2 ml 使溶解,再加镁粉少量与盐酸 0.5 ml,即显红棕色(检查黄酮)。

(3) 取本品粗粉 2 g,加 1%盐酸的 70%乙醇溶液 20 ml,加热回流 10 分钟,滤过,滤液蒸去乙醇,加水 5 ml 使溶解,滤过,取滤液各 1 ml,分置 2 试管中,一管中加碘化铋钾试液 2 滴,生成橘红色沉淀;另一管中加三硝基苯酚试液 2 滴,生成黄色沉淀(检查生物碱)。

品质标志 《中华人民共和国药典》2010 年版规定:照高效液相色谱法测定,本品含夏佛塔苷($C_{26}H_{28}O_{14}$)不得少于 0.13%。

【成分】 全草含皂苷:大豆皂苷(soyasaponin),3-*O*-〔*α*-*L*-吡喃鼠李糖基(1→2)-*β*-*D*-吡喃半乳糖基(1→2)-*β*-*D*-吡喃葡萄糖醛酸基〕大豆皂醇 E{3-*O*-〔*α*-*L*-rhamnopyranosyl(1→2)-*β*-*D*-galactopyranosyl(1→2)-*β*-*D*-glucuronopyranosyl〕soyasapogenol E},新西兰牡荆苷-1(vicenin-1),新西兰牡荆苷-3(vicenin 3)和夏弗塔苷(schaftoside);黄酮苷:异牡荆苷(isovitexin),6-*C*-木糖-8-*C*-葡萄糖洋芹素(vicenin-1),6-*C*-葡萄糖-8-*C*-木糖洋芹素(vicenin-2),异荭草苷(isoorientin);生物碱类:广金钱草碱(desmodimine),广金钱草内酯(desmodilectone);三萜类成分:羽扇烯酮(lupenone)和羽扇豆醇(lupeol);其他成分:三十三烷(tritriacontane),硬脂酸(stearic acid),*β*-谷甾醇(*β*-sitosterol)和花生酸花生醇酯(eicosanoic acid eicosyl ester),多糖。

【药理】 1. 抗泌尿系结石作用 广金钱草及多种以广金钱草为主药的中成药有显著的防治泌尿系结石作用。如报告金钱草冲剂 15、30 g/kg 对喂结石形成剂大鼠肾及膀胱结石的形成有显著预防效果,对已形成结石的大鼠还有显著的治疗作用。研究表明,广金钱草及其多种复方制剂在体外对水合草酸钙晶体的生长和聚集有不同程度的抑制作用,广金钱草上述作用的有效成分为多糖。金钱草可显著增强输尿管上段腔内压力,增加输尿管蠕动频率和动作电位频率,并有显著的利尿作用。

2. 利尿作用 广金钱草具有显著的利尿作用,其煎剂经胃肠道给药或注射,在大鼠、犬的急慢性实验中都可见尿量显著增加,并有利钠作用。如曾报道 0.5 g/kg 的金钱草注射剂注入犬静脉或煎剂十二指肠给药均可见尿量显著增加。

3. 对心脑血管的影响 广金钱草水提取物静脉给药,可使麻醉犬脑动脉血流量显著增加,脑血管阻力降低,颈总动脉血压下降。广金钱草总黄酮能明显增加小鼠心肌营养性血流量,也能明显增加在体狗冠脉及脑血流量,对小鼠常压缺氧耐受力有显著增加作用,对氯化钾所致家兔离体主动脉条痉挛有拮抗作用,对垂体后叶素所致大鼠急性心肌缺血有保护作用。

4. 对血液的影响 广金钱草所含黄酮于体外能显著抑制血小板聚集,0.78 mg/ml 对 ADP 诱导的家兔血小板聚集抑制率为 47.7%,随药浓度增加作用增强,对于 4 分钟有效解聚率也因药浓度增大作用增强,0.18 mg/ml 为70.6%,解聚提高率为 246%。广金钱草黄酮还能显著拮抗体外血栓形成,6.7 mg/ml 对血栓长度、湿重和干重的抑制率分别为 27.5%、33.8%和 32.9%。

5. 抗炎、镇痛作用 广金钱草煎剂或总黄酮腹腔注射具有显著的抗炎作用,能明显抑制组胺所致小鼠皮肤毛细血管通透性增加,减低巴豆油所致小鼠耳肿胀程度,抑制鸡蛋清所致大鼠足跖肿胀及棉球肉芽组织增生。金钱草冲剂灌服,还能显著抑制醋酸所致小鼠扭体反应及提高热板法实验中小鼠痛阈,表明有镇痛作用。

6. 益智作用 广金钱草煎剂灌服 50 g/kg 可明显拮抗樟柳碱所致小鼠记忆获得障碍,50 g/kg 及 70 g/kg 可显著改善氯霉素所致小鼠记忆巩固不良,对乙醇所致记忆再现缺失也有一定拮抗作用。广金钱草可明显延长断头小鼠的张口呼吸时间,明显延长亚硝酸钠所致小鼠脑缺氧死亡时间,还能明显延迟小鼠窒息缺氧死亡时间，表明广金钱草有益智效果与其脑保护作用有关。

7. 其他作用　广金钱草具显著利胆作用，煎剂十二指肠注入或注射剂静滴均可显著促进麻醉犬胆汁排泄。此外，广金钱草醇提取物能抑制白念珠菌的生长。

毒性　广金钱草毒性很小，灌服煎剂 400 g(生药)/kg 小鼠无死亡，腹腔注射对小鼠的 LD_{50} 为 11.57±1.48 g/kg。广金钱草黄酮小鼠腹腔注射的 LD_{50} 为 1.58±0.25 g/kg。

【炮制】　取原药材，除去杂质，洗净，润软，切小段，干燥。

饮片性状　参见药材"性状"项。

贮干燥容器内，置通风干燥处。

【药性】　甘、淡，凉。

1.《广西中药志》："味甘淡，性平，无毒。"

2. 广州部队《常用中草药手册》："甘淡，凉。"

【功用主治】　清热利湿，通淋排石。主治泌尿系感染，泌尿系结石，肾炎水肿，胆囊炎，胆结石，黄疸型肝炎，小儿疳积，痈肿。

1.《广西中药志》："清虚热，降火。治砂淋。"

2.《广东中药》："平肝火，利水，通淋，清湿热。治肾结石，睾丸炎，吐血，肝热黄疸，痰火核，肺燥。"

3. 广州部队《常用中草药手册》："治肾炎浮肿，尿路感染，尿路结石，胆囊结石，黄疸性肝炎。"

4.《广西本草选编》："治荨麻疹。"

【用法用量】　内服：煎汤，15～30 g，鲜品 30～60 g。外用：捣敷。

【选方】　1. 治泌尿系感染　广金钱草 24 g，车前草、海金沙、金银花各 15 g。水煎服，每日 1 剂。(《全国中草药汇编》)

2. 治膀胱结石　广东金钱草 60 g，海金沙 15 g。水煎服。(《岭南草药志》)

3. 治胆囊炎　金钱草 30 g，鸡内金 9 g。水煎服。(《福建药物志》)

4. 治小儿疳积　广东金钱草适量。煮瘦猪肉食。

5. 治口腔炎及喉头炎　广东金钱草 15～30 g。煎水冲蜂蜜服。

6. 治乳腺炎　广东金钱草、老公根、酒糟，共捣烂敷患处。(4～6 方出自《岭南草药志》)

7. 治荨麻疹　广金钱草鲜全草 750 g，生盐 30 g。共捣烂外搽。另取全草 60 g，水煎服。(《广西本草选编》)

0457 广东土牛膝 guǎng dōng tǔ niú xī (广州空军《常用中草药手册》)

【异名】　斑骨相思、土牛膝、多须公、六月霜(《生草药性备要》)，白须公(《本草求原》)，牛舌大黄、小罗伞(《岭南采药录》)，六月雪(《陆川本草》)，石辣、白花姜(《南方主要有毒植物》)，白花泽兰(《江西草药》)。

【基原】　为菊科泽兰属植物华泽兰的根。

【原植物】　华泽兰 *Eupatorium chinense* L.　又名：鱼鳞菜(《岭南采药录》)，飞机草(《南方主要有毒植物》)。

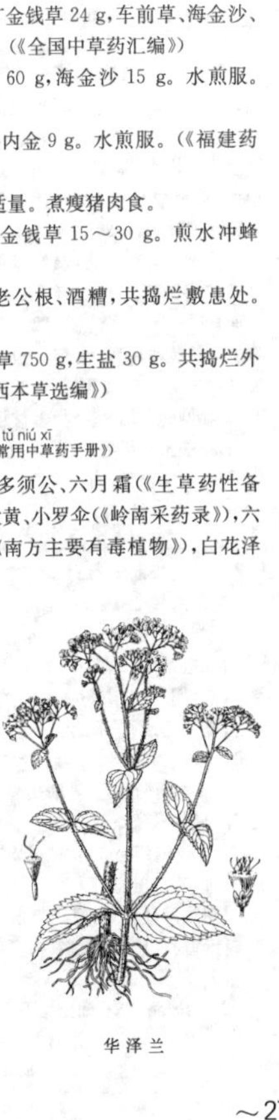

华 泽 兰

多年生草本或半灌木，高可达 1.5 m。根多数，细长圆柱形，根茎粗壮。茎上部或花序分枝被细柔毛。单叶对生；有短叶柄；叶片卵形、长卵形或宽卵形，长 3.5～10 cm，宽 2～5 cm，先端急尖、短尖或长渐尖，基部圆形或截形，边缘有不规则的圆锯齿，上面无毛，下面被柔毛及腺点。头状花序多数，在茎顶或分枝顶端排成伞房或复伞房花序；总苞狭钟状；总苞片 3 层，先端钝或稍圆；头状花序含 5～6 小花，花两性，筒状，白色，或有时粉红色。瘦果圆柱形，有 5 纵肋，被短毛及腺点，冠毛 1 列，刺毛状。花期 6～9 月。

生于山坡、路旁、林缘、林下及灌丛中。分布于我国各地。

本植物的全草(华泽兰)亦供药用，另设专条。

【采收加工】　9～10 月采挖，洗净，切段，晒干。

【成分】　含有黄酮苷，氨基酸，有机酸，酚类，挥发油及生物碱等成分。

【药理】　1. 抗菌作用　试管稀释法，煎剂 1∶8～1∶16 对白喉杆菌有抑制作用。50%煎剂以每日 1 ml 灌胃 3 日，对豚鼠皮内注射白喉杆菌培养液 0.1 ml 有防止局部红肿坏死的作用。50%煎剂与白喉杆菌培养液各 1 ml 混合，保温 37 ℃ 10 小时，再以 0.2 ml 接种豚鼠皮内，4 日内局部无炎症反应发生。100%酊剂 1 ml 与白喉毒素 2 个最小致死量，混合后给豚鼠皮下注射，有一定保护作用，酊剂中和白喉毒素作用强于煎剂。试管稀释法，酊剂 1∶32～1∶64 对白喉杆菌、1∶32 对溶血性链球菌、1∶16 对金黄色葡萄球菌具有抑制作用；酊剂抑菌作用强于煎剂。

2. 其他作用　广东土牛膝中分离得到一种在体内具有抑制人宫颈鳞癌(HeLa)细胞活性的物质。

【药性】　苦、甘，凉。有毒。

1.《生草药性备要》："味甘，性平。"

2.《岭南草药志》："甘、苦，性凉。"

3.《江西草药》："性平，味苦、辛。"

【功用主治】　清热利咽，凉血解毒。主治咽喉肿痛，白喉，吐血，血淋，赤白下痢，跌打损伤，痈疮肿毒，毒蛇咬伤，水火烫伤。

1.《生草药性备要》："治跌打伤，壮筋骨，补足胫，煲水洗亦可。"

2.《本草求原》："壮筋骨，健腰膝，理跌打。"

3.《岭南采药录》："为收敛药及利小便药，清血消毒。又散血止痛，理脚气，用其根煎酒服。凡病腿足红肿放亮，其热如火，名流火丹，用此草捣烂，和马钱子及旧铁锈磨水，豆腐渣调匀，微温敷之。又治男妇诸淋，小便不通，用土牛膝连叶以酒煎服数次，血淋尤验。"

4.《广西本草选编》："清热解毒，凉血利咽。主治白喉，扁桃体炎，咽喉炎，感冒高热，麻疹肺炎，无名肿毒。"

5.《贵州民间方药集》："通经，止吐血，解热，驱风，利尿，外敷消红肿。"

【用法用量】　内服：煎汤，10～20 g，鲜品 30～60 g。外用：捣敷或煎水洗。

【宜忌】　孕妇禁服。

【选方】　1. 治喉痛、单双喉蛾　六月雪鲜根 250 g。捣烂榨取自然汁，加盐少许；或和熊胆皮、甘草适量，煎浓汁。缓缓吞咽，并留一部分含漱。

2. 预防白喉　土牛膝干根粗末 9～15 g。经 3 次水煎，收集过滤浓缩成为浓缩液。分 1～3 次服，连服 4 日为 1 个预防用量。如疫情未扑灭，药后 15 日，可服第二个预防用量。(1、2 方出自《岭南 39 草药志》)

3. 治血淋　六月雪 60 g。加少量米酒，水煎服。(《广西中草药》)

4. 治蛇缠指头(瘭疽)　六月雪鲜根 30 g，斑蝥虫 10 只。米酒 90 g，水 1 碗，同煮成浓汁。待温浸患指，冷则换浸温液，至痛止为止。

5. 治汤火伤　六月雪煎取浓汁。冷敷患处。(4、5 方出自《岭南草药志》)

6. 治黄疸　泽兰根 30 g，赤小豆 30～60 g。水煎代茶饮。(《江西草药》)

0458 广东万年青 guǎng dōng wàn nián qīng（广州部队《常用中草药手册》）

【异名】 万年青(《岭南采药录》)，土千年健(《广西药用植物名录》)，粤万年青(广州部队《常用中草药手册》)，井干草(《全国中草药汇编》)。

【基原】 为天南星科广东万年青属植物广东万年青的根茎或茎叶。

【原植物】 广东万年青 *Aglaonema modestum* Schott ex Engl. 又名：亮丝草(《中国高等植物图鉴》)，大叶万年青(《中国植物志》)。

多年生常绿草本，高40～70 cm。地下茎横走。单叶互生；叶柄长5～20 cm，1/2以上具鞘；叶片深绿色，卵形或卵状披针形，长15～25 cm，宽10～13 cm，先端有长2 cm的渐尖，基部钝或宽楔形。花序腋生，花序柄长10～12.5 cm；佛焰苞白色带浅黄色，长6～7 cm，宽1.5 cm，长圆披针形；肉穗花序长为佛焰苞的2/3；花单性同株；雄花序在上，雌花序在下，雌雄花序紧接；花无花被；雄蕊2，先端四方形；雌蕊近球形，上部收缩为短的花柱，柱头盘状。浆果绿色至黄红色，长圆形，冠以宿存柱头。种子1颗。花期5月，果期10～11月。

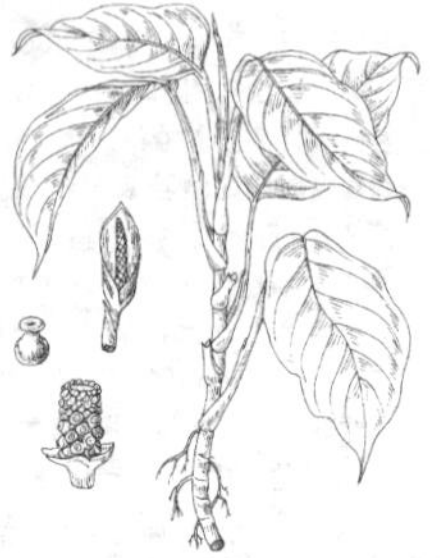

广东万年青

生于海拔500～1700 m的密林中。分布于华南及云南东南部。

【栽培】 生物学特性 喜温暖湿润气候，耐荫，忌强光，不耐寒。宜选择微酸性土壤栽培。

繁殖方法 用扦插繁殖法：春夏季，将肉质茎1～3个叶节截为一段，随即将切口蘸上草木灰防腐，置于室内2～3天，然后插于沙床上，遮阳，保持较高的湿度，1个月左右即可生根长芽。苗高15～20 cm，即可按行株距40 cm×30 cm开穴定植。

田间管理 定植后，经常浇水保持土壤湿润，每年除草松土3～4次，施腐熟人粪尿4～5次。

【采收加工】 10月中、下旬采挖根茎，鲜用或切片晒干。7月中、下旬采收茎叶，鲜用或切段晒干。

【药性】 辛、微苦，寒，有毒。

1.《岭南采药录》："味腥，甘，性平；一说，味甘，性凉。"

2. 广州部队《常用中草药手册》："淡，寒，微苦。"

3.《全国中草药汇编》："辛、微苦，寒，有小毒。"

【功用主治】 清热凉血，消肿止痛。主治咽喉肿痛，白喉，肺热咳嗽，吐血，热毒便血，疮疡肿毒，蛇、犬咬伤。

1.《岭南采药录》："止热咳，止新吐血，治大肠结热，泻血，理伤症，小儿脱肛下血，大便后下血。"又"理血清肺，解火毒，为咽喉七十二症要药，并治小儿急惊。"

2. 广州部队《常用中草药手册》："清热凉血，消肿拔毒，止痛。主治蛇咬伤，咽喉肿痛，小儿脱肛，疔疮肿毒。"

3.《福建药物志》："主治白喉，鼻窦炎。"

【用法用量】 内服：煎汤，6～15 g。外用：捣汁含漱；或捣敷；或煎水洗。

【宜忌】 南药《中草药学》："本品有毒，内服宜慎。"

【选方】 1. 治咽喉肿痛　鲜粤万年青根茎9～15 g。捣烂绞汁，加醋少许，含漱。(《福建药物志》)

2. 治鼻窦炎　粤万年青捣汁，滴鼻。(《福建药物志》)

3. 治痈肿　(粤万年青)鲜根茎适量，红糖少许。捣烂，敷患处。(《福建中草药》)

4. 治蛇咬伤，蛇毒攻心　(广东万年青)鲜叶5～7片捣烂，加冷开水1小杯绞汁，调六神丸7粒，冰片1.5 g(共研末)灌服，再给醋31～62 g，饮服。(南药《中草药学》)

5. 治疯狗咬伤　鲜万年青120 g，白糖120 g。(先将药)捣碎绞汁，冲白糖开水服。(《陆川本草》)

6. 治小儿脱肛　广东万年青适量。煎水外洗。(广州部队《常用中草药手册》)

【临床报道】 治疗白喉　广东万年青全株醋浸出液0.2 g(生药)/ml，每4小时给药1次，每次剂量为2岁以内3～5滴，3～4岁8～10滴，7～12岁13～15滴，13岁以上1次20～25滴，首剂加倍，配合注射青霉素，口服大量维生素C，共治疗54例，其中扁桃体白喉32例，咽门白喉18例，咽喉气管白喉3例，鼻咽喉气管白喉1例。共治愈50例，死亡4例(1例进院24小时死亡，另3例还注射白喉抗毒素无效)。

0459 广西过路黄 guǎng xī guò lù huáng（《湖南药物志》）

【异名】 斗笠花、笠麻花、斑筒花、虎头黄、五莲花、时花草(《福建药物志》)。

【基原】 为报春花科珍珠菜属植物广西过路黄的全草。

【原植物】 广西过路黄 *Lysimachia alfredii* Hance

多年生草本。茎簇生，直立或有时基部倾卧生根，高10～30(～45)cm，单一或近基部有分枝，被褐色多细胞柔毛。叶对生；叶柄长1～2.5 cm，密被柔毛；茎下部的叶较小，常成圆形，茎上部叶较大，茎端的2对间距很短，密聚成轮生状，叶片卵形至卵状披针形，长3.5～11 cm，宽1～5.5 cm，先端锐尖或钝，基部楔形或近圆形，边缘具缘毛，两面均被糙伏毛，密布黑色腺条和腺点。总状花序顶生，缩短成近头状；苞片阔椭圆形或阔倒卵形，先端圆钝，基部渐狭，密被糙伏毛；花梗密被柔毛；花萼5裂，分裂近达基部，裂片狭披针形，边缘膜质，背面被毛，有黑色腺条；花冠黄色，基部合生部分长3～5 mm，先端5裂，裂片披针形，先端钝或锐尖，密布黑色腺条；雄蕊5，花丝下部合生成筒，被腺毛，花药长圆形。蒴果近球形，褐色，花期4～5月，果期6～8月。

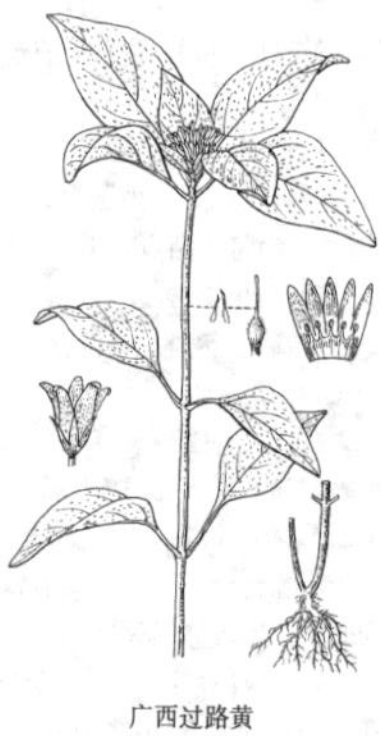

广西过路黄

生于海拔220～900 m的山谷溪边、沟旁湿地、林下和灌丛中。分布于福建、江西、湖南、广东、广西、贵州等地。

【采收加工】 7～10月采收，鲜用或晒干。

【药性】《湖南药物志》："微苦、酸，凉。"

【功用主治】 清热利湿，排石通淋。主治黄疸型肝炎，痢疾，热淋，石淋，白带。

1.《湖南药物志》："清热解毒，利尿排石。主治急性黄疸型肝炎，尿路感染，尿路结石。"

2.《福建药物志》："祛风燥湿，活血止血。主治痢疾，黄疸，血崩，白带，痔疮出血。"

【用法用量】 内服：煎汤，30～60 g。

【选方】 1. 治急性黄疸型肝炎　广西过路黄全草、积雪草各30～60 g。水煎服。

2. 治尿路感染，尿路结石　广西过路黄全草、连钱草各30～60 g。水煎服。(1、2方出自《湖南药物志》)

3. 治白带　鲜广西过路黄 60 g，猪肚 1 个，酒少许。炖服。（《福建药物志》）

0460 广西狗牙花 guǎng xī gǒu yá huā（《全国中草药汇编》）

【异名】 大驳骨、山狮子（《广西药用植物名录》）。

【基原】 为夹竹桃科狗牙花属植物广西狗牙花的根皮、叶。

【原植物】 广西狗牙花 *Ervatamia kwangsiensis* Tsiang

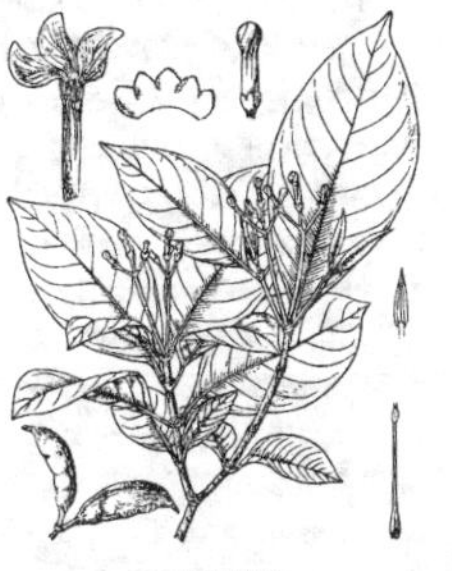

广西狗牙花

灌木，高达 5 m。除花外无毛；枝和小枝有皮孔，节间达2～3 cm。假托叶基部扩大而合生，卵圆形。叶对生；叶柄长 5～12 mm；叶片坚纸质，椭圆状卵圆形，长 5～15 cm，宽 3～6.5 cm，先端短渐尖，基部楔形，表面深绿色，背面淡绿色。聚伞花序腋生，通常二歧，生于小枝顶端，有花6～7朵；总花梗长 3～4 cm；苞片和小苞片卵圆形；花 5 数；花萼宽钟形，萼片有缘毛；花冠白色，早落；雄蕊着生于近花冠喉部，花药近箭头形；柱头 2 裂。蓇葖果双生，150°叉开，长圆状披针形，具短喙；果长 5～6 cm。种子在每个蓇葖内有5～6颗。花期 5～9 月，果期 9～11 月。

生于海拔 500～1 000 m 的山坡灌丛中。分布于广西西部。

【采收加工】 根皮 9～11 月采收，洗净，鲜用；叶鲜用。

【功用主治】 活血散瘀。主治跌打，接骨。

【用法用量】 外用：鲜品捣敷。

0461 女萎 nǚ wěi（李当之《药录》）

【异名】 蔓楚（《新修本草》），牡丹蔓（《植物学大辞典》），山木通、木通草、白木通、穿山藤、苏木通（《湖南药物志》），小叶鸭脚力刚、钥匙藤（《天目山药用植物志》）。

【基原】 为毛茛科铁线莲属植物女萎的藤茎、叶或根。

【原植物】 女萎 *Clematis apiifolia* DC.

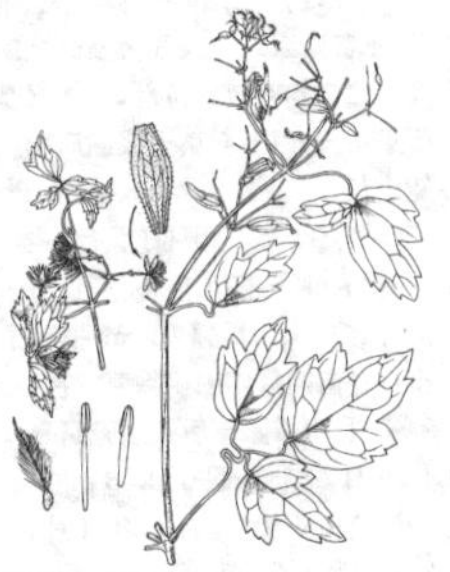

女　萎

藤本。小枝密生贴伏短柔毛。叶对生；叶柄长 1.5～7 cm；三出复叶，小叶片卵形或宽卵形，长 2.5～8 cm，宽 1.5～7 cm，通常有不明显的 3 浅裂，边缘有锯齿，上面疏生贴伏短柔毛或无毛，下面通常疏生短柔毛。圆锥状聚伞花序，多花，花序梗、花梗密生贴伏短柔毛；两性花，直径 1～1.5 cm；萼片 4，狭倒卵形，白色，开展，两面有短柔毛；花瓣无；雄蕊多数，无毛，花丝比花药长约 5 倍；心皮少数，被短柔毛。瘦果狭卵形，有短柔毛，宿存花柱羽毛状。花期 7～9 月，果期 9～10 月。

生于海拔 150～1 000 m 的山野林边。分布于江苏南部、浙江、安徽大别山以南、江西、福建、湖南。

【采收加工】 9～10 月开花时采收带叶茎蔓，扎成小把，晒干或随时采用鲜品。根多采用鲜品。

【药材】 女萎 *Clematidis Apiifoliae Herba*　主产于江苏、安徽、浙江等地。

性状　茎类方形，长可达数米，缠绕或切段；表面灰绿色或棕绿色，通常有 6 条较明显的纵棱，被白色柔毛；质脆，易断，断面不平坦，木部黄白色，可见多数细导管孔，髓部疏松。叶对生，三出复叶，叶片多皱缩破碎，完整的叶片卵形或宽卵形，顶生小叶片较两侧小叶片大，常呈不明显的 3 浅裂，边缘有缺刻状粗锯齿或牙齿，暗绿色，两面有短柔毛；总叶柄长 2～9 cm，常扭曲。有的带有花果。气微，味微苦涩。

鉴别　(1) 茎横切面：表皮细胞类长方形，切向延长。皮层较狭。中柱鞘纤维 1～2 层，断续相接成环（嫩茎无纤维）；无限外韧型维管束，大小相间排列，形成层不明显，导管类圆形或长圆形，多单个排列。髓部较小。

(2) 取本品粗粉 1 g，加 10 ml，回流提取约 15 分钟，滤过。取滤液 1 ml，加醋酸铅试液 1 滴，溶液立即产生绿色沉淀。另取滤液滴于 6 cm 圆形滤纸上，滴加氯仿展开，烘干，喷 1％三氯化铝乙醇液，再烘干，紫外光灯下观察，中心部有黄绿色荧光。

(3) 纸色谱：取上述甲醇提取液，浓缩后点于中华色谱纸上，以正丁醇-醋酸-水-氯仿（8∶2∶10∶1）的上层液为展开剂展开，取出，晾干，喷以 1％三氯化铝乙醇液，烘干，于紫外光灯下观察，可见棕色、蓝色、黄绿色 3 个斑点。

【成分】 根含三萜类：乙酰齐墩果酸（acetyl oleanolic acid），齐墩果酸（oleanolic acid），常春藤皂苷元（hederagenin）；甾醇类：豆甾醇（stigmasterol），β-谷甾醇（β-sitosterol）。

花、叶含槲皮素（quercetin），山柰酚（kaempferol）等黄酮类化合物。

【药性】 辛，温，小毒。归肝、脾、大肠经。

1.《纲目》："辛，温，无毒。"

2.《全国中草药汇编》："辛、温，有小毒。"

【功用主治】 祛风除湿，温中理气，利尿消食。主治风湿痹证，吐泻，痢疾，腹痛肠鸣，小便不利，水肿。

1.《新修本草》："主风寒洒洒，霍乱，泄痢，肠鸣游气上下无常，惊痫，寒热百病，出汗。《李氏本草》云：'止下，消食'。"

2.《安徽中草药》："祛风除湿，活血止痛。"

3.《全国中草药汇编》："消炎消肿，利尿通乳。主治肠炎，痢疾，甲状腺肿大，风湿关节痛，尿路感染，乳汁不下。"

【用法用量】 内服：煎汤，15～30 g。外用：鲜品捣敷；或煎水熏洗。

【宜忌】 本品内服剂量不可过大，否则可引起胃部不适，呕吐，腹泻，食欲大减，头痛，胸闷，四肢无力或面部浮肿。

【选方】 1. 治筋骨疼痛　女萎藤 15 g，蔓性千斤拔15 g，路边荆 9 g，老钩藤 6 g。水煎服。（《湖南药物志》）

2. 治赤白滞下，肠已滑，日数十行者　女萎、半夏（洗）各二两，附子（炮）、藜芦（炙去头）各一两。上四味捣合下筛，和以十年苦酒，顿丸如梧子。若有下者，饮服三丸，日三，不知，稍稍增之。（《外台》引《范汪方》苦酒白丸）

3. 治小儿大肠虚冷脱肛　女萎五两，烧熏下部，三五上瘥。（《普济方》）

4. 治乳汁不下　女萎 30 g，通草 6 g，沙参 9 g。炖猪脚食。（《湖南药物志》）

5. 治风火牙痛　女萎鲜根，加食盐捣烂敷患处。

6. 治眼起星翳　女萎鲜根，捣烂塞鼻孔，左眼塞右孔，右眼塞左孔。

7. 治漆疮　女萎茎叶，加食盐捣烂敷患处，或将茎叶煎汤熏洗。（5～7 方出自《天目山药用植物志》）

0462 女菀 nǚ wǎn（《本经》）

【异名】 白菀、织女菀（《吴普本草》），女肠（《广雅》），茆（《别录》）。

【基原】 为菊科女菀属植物女菀的根或全草。

【原植物】 女菀 *Turczaninowia fastigiata* (Fisch.)DC.[*Aster fastigiatus* Fisch.]

多年生草本,高 30～100 cm。茎直立,上半部有细柔毛。叶互生;基部叶线状披针形,长 5～12 cm,宽 5～12 mm,基部渐狭成短柄,先端渐尖,边缘粗糙,疏生细锯齿,花后凋落;茎上部叶无柄,线状披针形至线形,上面光滑,绿色,下面有细软毛,边缘粗糙,稍反卷。头状花序多数,密集成复伞房状;总苞片 3～4 层,草质,边缘膜质,先端钝;外围有 1 层雌花,雌花舌状,舌片白色,椭圆形;中央多数两性花,花冠筒状,黄色,花药基部钝而全缘,柱头 2 裂。瘦果,长圆形,全体有毛,冠毛 1 层,灰白色或稍红色。花期秋季。

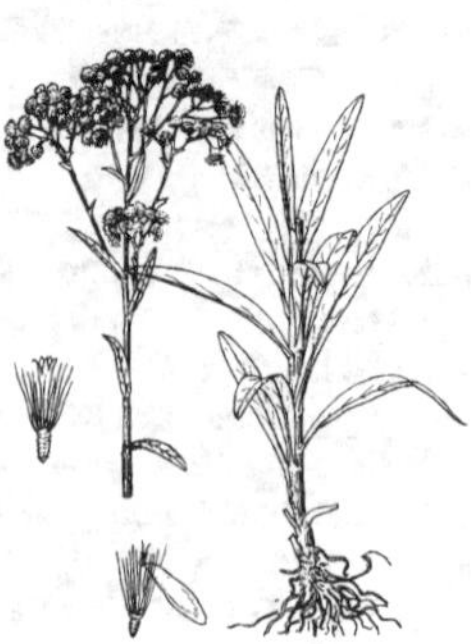

女 菀

生于荒地、山坡湿润处。分布于河北、内蒙古、辽宁、吉林、黑龙江、江苏、浙江、安徽、江西、山东、河南、湖北、湖南、山西、陕西等地。

【采收加工】 5～7 月采收全草。10～11 月采根,切段晒干。

【成分】 全草含槲皮素(quercetin),根含挥发油。

【药性】 辛,温。

1.《本经》:"味辛,温。"

2.《别录》:"无毒。"

3.《品汇精要》:"味辛,性温散,气之厚者阳也。香。"

4.《药性考》:"性滑。"

【功用主治】 温肺化痰,健脾利湿。主治咳嗽气喘,泻痢,小便短涩。

1.《本经》:"主风寒洗洗,霍乱,泄痢,肠鸣上下无常处,惊痫,寒热,百疾。"

2.《别录》:"疗肺伤咳逆,出汗,久寒在膀胱,支满,饮酒夜食发病。"

3.《药性考》:"泻肺疗嗽,令人面白,润肺利肠。"

4.《浙江药用植物志》:"温肺化痰,和中,利尿。主治咳嗽气喘,腹泻,痢疾,小便短涩。"

【用法用量】 内服:煎汤,9～15 g。

【宜忌】《本草经集注》:"畏卤咸。"

【选方】 1. 治咳嗽气喘 女菀 15 g,金线吊白米 9 g,路边荆 15 g。水煎服。

2. 治肠鸣腹泻 女菀 15 g,陈皮 6 g,菖蒲 6 g。水煎服。

3. 治小便短涩 女菀、车前草各 15 g。水煎服。(1～3 方出自《湖南药物志》)

4. 治消石毒 女菀一两。上一味,粗捣筛。每服二钱匕,水一盏,煎七分,温服不拘时。

【临床报道】 治疗细菌性痢疾 女菀 30 g(鲜草 60 g),水煎服,每日 1 剂,分 2 次服。治疗菌痢 87 例,其中 26 例严重呕吐或中毒症状明显者,配合使用支持疗法,其余 61 例均单独使用本药。有效 71 例(占 81.6%),无效 16 例(占 18.4%)。疗程最短者 2 日,最长者 7 日。

【各家论述】《本草正义》:"白菀,古人皆谓即紫菀之白者,《本经》谓之女菀,其叶辛温,主风寒洗洗,霍乱泄痢,肠鸣上下无常处,惊痫,寒热;《别录》疗肺伤咳逆,支满。考其功力,亦宜泄疏达之品,与紫菀似无甚区别。"

0463 女贞子 nǚ zhēn zǐ (《本草正》)

【异名】 女贞实(《本经》),冬青子(《济急仙方》),爆格蚤(《分类草药性》),白蜡树子(《中药形性经验鉴别法》),鼠梓子(《广西中药志》)。

【基原】 为木犀科女贞属植物女贞的果实。

【原植物】 女贞 *Ligustrum lucidum* Ait. 又名:桢木(《山海经》),女贞木(《典术》),冬青、蜡树(《纲目》),小叶冻青(《医林纂要》),水蜡树(《植物名实图考》),鼠梓木(《新本草纲目》),青蜡树、白蜡树、大叶蜡树(《中国植物志》)。

常绿灌木或乔木,高可达 25 m。树皮灰褐色。单叶对生;叶柄长1～3 cm,上面具沟;叶片革质,卵形、长卵形或椭圆形至宽椭圆形,长 6～17 cm,宽 3～8 cm,先端锐尖至渐尖或钝,基部圆形,有时宽楔形或渐狭。圆锥花序顶生,长 8～20 cm,宽 8～25 cm;花序梗长达3 cm;花序基部苞片常与叶同型,小苞片披针形或线形,凋落;花无梗或近无梗;花萼无毛,齿不明显或近截形;花冠裂片反折;花药长圆形;柱头棒状。果肾形或近肾形,长 7～10 mm,径4～6 mm,深蓝黑色,成熟时呈红黑色,被白粉。花期 5～7 月,果期 7 月至翌年 5 月。

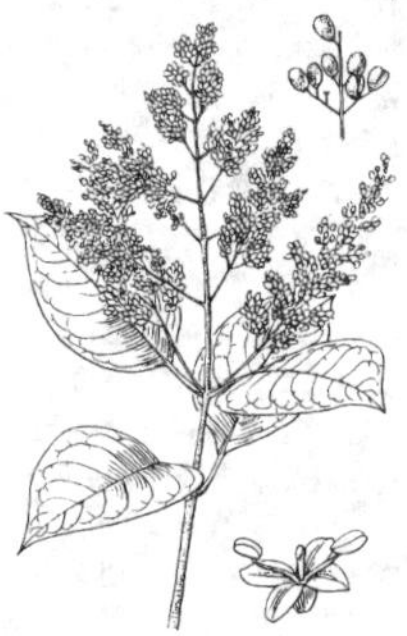

女 贞

生于海拔 2 900 m 以下的疏林或密林中,亦多栽培于庭院或路旁。分布于陕西、甘肃及长江以南各地。

本植物的叶(女贞叶)、树皮(女贞皮)、根(女贞根)亦供药用,另设专条。

【栽培】 生物学特性 喜温暖湿润、阳光充足的气候,较耐荫,不甚耐寒。对大气污染的抗性较强,对二氧化硫、氯气、氟化氢及铅蒸气均有较强抗性,也能忍受较高的粉尘、烟尘污染。对土壤要求不严,以砂质壤土或黏质壤土栽培为宜,但在红、黄壤土上亦能生长。

繁殖方法 用种子繁殖,也可扦插。秋末冬初果实成熟时采下,剥取种子,随即播种育苗,苗床宽 1.3 m,按沟心距 0.3 m 开横沟,深约 1 cm,播幅 10 cm,把种子匀播沟内,施稀人畜粪,再盖细土。育苗期每年中耕除草 4 次,在 4、6、8、11 月进行,并在 4 月和 11 月中耕除草后各追施腐熟人畜粪水 1 次,培育 2 年移栽。在 4～5 月,按行株距 3 m×3 m左右开穴,每穴栽种 1 株。

田间管理 栽后每年 4 月、10 月各松土 1 次,并结合追肥1～2 次。为了综合利用,有条件地区,可在树上放养白蜡虫。

病虫害防治 虫害有天牛幼虫,为害树干,可用棉球蘸 5 倍 90%敌百虫液塞进虫孔毒杀。

【采收加工】 女贞移栽后 4～5 年开始结果,在每年 12 月果实变黑而有白粉时打下,除去梗、叶及杂质,晒干或置热水中烫过后晒干。

【药材】 女贞子 *Ligustri Lucidi Fructus* 主产于浙江、江苏、湖南、福建、广西、江西、四川等地。

性状 果实呈卵形、椭圆形或肾形,长 6～8.5 mm,直径3.5～5.5 mm。表面黑紫色或棕黑色,皱缩不平,基部有果梗痕或具宿萼及短梗。外果皮薄,中果皮较松软,易剥离,内果皮木质,黄棕色,具纵棱,破开后种子通常 1 粒,肾形,紫黑色,油性。无臭,味甘、微苦涩。

鉴别 (1) 果实横切面：外果皮为1列细胞，外壁及侧壁加厚，其内常含油滴。中果皮为12～25列薄壁细胞，近内果皮处有7～12个维管束散在。内果皮为4～8列纤维组成棱环。种皮最外为1列切向延长的表皮细胞，长68～108 μm，径向60～80 μm，常含油滴。向内为薄壁细胞，棕色。胚乳较厚，内有子叶。

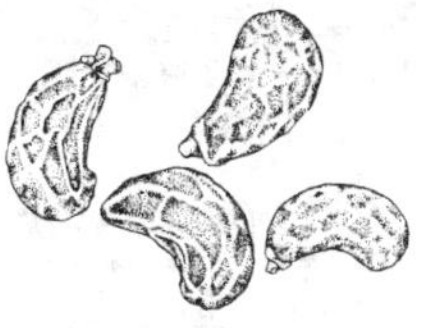

女贞子(果实)外形

(2) 取本品粉末约0.5 g，加乙醇5 ml，振摇5分钟，滤过。取滤液少量，置蒸发皿中蒸干，滴加三氯化锑氯仿饱和溶液，再蒸干，呈紫色(检查三萜类)。取本品粉末1 g，加乙醇3 ml，振摇5分钟，滤过。滤液置蒸发皿中，蒸干，残渣加醋酐1 ml使溶解，加硫酸1滴，先显桃红色，继变紫红色，最后呈污绿色；置紫外光灯(365 nm)下观察，显黄绿色荧光(检查三萜皂苷)。

(3) 薄层色谱：取本品粉末0.5 g，加甲醇20 ml，加热回流30分钟，滤过，滤液蒸干，残渣加无水乙醇-氯仿(3：2)混合物合液1 ml使溶解，作为供试品溶液。另取齐墩果酸对照品，加乙醇制成每1 ml含1 mg的溶液，作为对照品溶液。吸取供试品溶液3～5 μl、对照品溶液5 μl，分别点于同一硅胶G薄层板上，以环己烷-丙酮-醋酸乙酯(5：2：1)为展开剂，展开，取出，晾干，喷以10%硫酸乙醇溶液，在110 ℃加热至斑点显色清晰。供试品色谱中，在与对照品色谱相应的位置上，显相同颜色的斑点。

品质标志 《中华人民共和国药典》2010年版规定：照高效液相色谱法测定，本品含特女贞苷($C_{31}H_{42}O_{17}$)不得少于0.70%。

【成分】 果实含三萜类：齐墩果酸(oleanolic acid)，乙酰齐墩果酸(acetyloleanolic acid)，熊果酸(ursolic acid)，乙酰熊果酸(acetyl ursolic acid)；酚苷类：对羟基苯乙醇(*p*-hydroxyphenethyl alcohol)，3，4-二羟基苯乙醇(3，4-dihydroxyphenethyl alcohol)，对羟基苯乙基-*β*-*D*-葡萄糖苷(*p*-hydroxyphenethyl-*β*-*D*-glucoside)，3，4-二羟基苯乙基-*β*-*D*-葡萄糖苷(3，4-dihydroxyphenethyl-*β*-*D*-glucoside)，洋丁香酚苷(acteoside)；环烯醚萜苷类：10-羟基女贞苷(10-hydroxy ligustroside)，女贞子苷(nuezhenide)，橄榄苦苷(oleuropein)，10-羟基橄榄苦苷(10-hydroxy oleuropein)，木犀榄苷二甲基酯(oleoside dimethylester)，ligustroside，女贞果苷(lucidumoside)A、B、C、D，异女贞子苷(isonuezhenide)，特女贞苷(specnuezhenide)，女贞苦苷(nuezhengalaside)，女贞酸(nuezhenidic acid)，新女贞子苷(neonuezhenide)，女贞苷酸(ligustrosidic acid)，橄榄苦苷酸(oleuropeinic acid)及代号为GI-3的裂环烯醚萜苷；黄酮类：外消旋圣草素(eriodictyol)，右旋-花旗松素(taxifolin)，槲皮素(quercetin)，芹菜素-7-*O*-*β*-*D*-葡萄糖苷(cosmosiin)；脂肪酸：棕榈酸(palmitic acid)，硬脂酸(stearic acid)，油酸(oleic acid)，亚麻酸(linolenic acid)；女贞子多糖(UPS)：由鼠李糖、阿拉伯糖、葡萄糖、岩藻糖组成；磷脂类：溶血磷脂酰胆碱(LPC)，磷脂酰乙醇胺(PE)，磷脂酰胆碱(PC)，磷脂酸(PA)，磷脂酰肌醇(PI)；挥发油类：丙硫酮(thioketone)，2-氧基丙烷(2-ethoxy-paopane)，1-甲基-乙丙基肼(1-methyl-1-propylhydrazine)，4-乙酰氧基-2-丁酮(4-acteyloxy-2-butanone)，2-乙氧基丁烷(2-ethoxy-butane)。

种子含三萜类：女贞子酸(ligustrin)，19*α*-羟基-3-乙酰熊果酸(19*α*-hydroxy-3-acetylursolic acid)，齐墩果酸钠(sodium oleanolate)，白桦脂醇(betulin)，24-达玛-烯-3*β*-乙酰氧基-20*S*-醇(dammar-24-ene-3*β*-acetate-20*S*-ol)，3*β*-反式对羟基肉桂酰氧基-2*α*-羟基齐墩果酸，24-达玛-烯-3*β*-乙酰氧基-20*S*-醇Ⅰ、25-达玛-烯-3*β*，20*ζ*，24*ξ*三醇(20*ζ*，24*ξ*-triol)，2*α*-羟基齐墩果酸，3*β*-反式对羟基桂及酰氧基-2*α*-羟基齐墩果酸，熊果酸(ursolic acid)；挥发油：*α*，*β*-蒎烯(*α*，*β*-pinene)，柠檬烯(limonene)，4-松油醇(4-terpineol)，丁香油酚(eugenol)；酚苷类：8-表金银花苷(8-epikingiside)，芹菜素-7-*O*-*β*-*D*-葡萄糖苷(cosmossin-7-*O*-*β*-*D*-glucoside)，对羟基苯乙基-*β*-*D*-葡萄糖苷(*p*-hydroxyphenethyl-*β*-*D*-glucoside)，对羟基苯乙基-*α*-*D*-葡萄糖苷(*p*-hydroxyphenethyl-*α*-*D*-glucoside)，毛柳苷(salidroside)，红景天苷(salidroside)。又含女贞子多糖，委陵菜酸(tormentic acid)。

【药理】 1. 抗炎作用 水煎剂12.5 g/kg、25 g/kg，每日口服，连续5日，对二甲苯引起的小鼠耳郭肿胀、乙酸引起的小鼠腹腔毛细血管通透性增加及对角叉菜胶、蛋清、甲醛性大鼠足跖肿胀均有明显抑制作用。女贞子20 g/kg灌胃，连续3日，可显著降低大鼠炎症组织前列腺素E(PGE)的释放量；女贞子20 g/kg，连续7日灌服，可抑制大鼠棉球肉芽组织增生，同时伴有肾上腺重量的增加。女贞子的抗炎有效成分为齐墩果酸。

2. 对免疫功能的影响 女贞子有促进免疫功能的作用。水煎剂12.5 g/kg、25 g/kg连续灌胃7日，均可使幼小鼠胸腺、脾脏重量明显增加。25 g/kg连续灌胃7日还能使成年小鼠脾脏重量增加。女贞子有促进小鼠体液免疫系统的作用，明显提高血清溶血素抗体活性，升高正常小鼠IgG含量，且对抗环磷酰胺的免疫抑制作用。女贞子在体内体外对淋巴细胞转化均有促进作用。女贞子对小鼠脾细胞产生白介素-2(IL-2)的影响，在不同免疫状态下具有不同的调节作用，可使环磷酰胺降低的IL-2升高，使硫唑嘌呤引起的IL-2超常升高受抑制，而对正常组无明显影响，显示了明显的双相调节作用。齐墩果酸和女贞子多糖是女贞子调节机体免疫功能的两种活性成分。大量实验表明，齐墩果酸具有肯定的促进淋巴细胞增殖和动物巨噬细胞吞噬功能以及迟发超敏的效应，并与IL-2具有协同作用。

3. 对变态反应的抑制作用 女贞子煎剂12.5 g/kg、25 g/kg灌胃，显著抑制小鼠或大鼠被动皮肤过敏反应，降低大鼠颅骨膜肥大细胞脱颗粒百分率，对抗组胺引起的大鼠皮肤毛细血管通透性增加，女贞子20 g/kg显著降低豚鼠血清补体总量，女贞子对Ⅰ、Ⅲ、Ⅳ型变态反应具有明显抑制作用。齐墩果酸是女贞子抑制变态反应的主要有效成分。

4. 对脂质代谢的影响 高龄小鼠连续口服女贞子醇提取液40日，结果脑内丙二醛(MDA)、肝内MDA较未给药高龄小鼠组显著降低，与低龄小鼠脑内量相似；同时，给予女贞子的高龄小鼠肝内SOD(超氧化物歧化酶)活性较未服药的高龄对照组的SOD活性增高59%。

5. 降血糖作用 从女贞子中提取得到一种无色棱形晶状体，通过阿脲造成小鼠高血糖模型和四氧嘧啶小鼠高血糖模型筛选，发现此化合物具有良好的稳定的降血糖作用。女贞子水煎剂15、30 g/kg给小鼠灌胃，连续10日，可以降低正常小鼠的血糖，对四氧嘧啶引起的小鼠糖尿病有预防和治疗作用，并可对抗肾上腺素或葡萄糖引起的血糖增高。齐墩果酸50、100 mg皮下注射，连续7日，亦能降低正常血糖及由四氧嘧啶、肾上腺素或葡萄糖引起的血糖增高。因此，齐墩果酸可能是女贞子降血糖的主要成分。

6. 保肝作用 齐墩果酸对四氯化碳引起的大鼠急性肝损伤有明显的保护作用，可降低血清丙氨酸氨基转移酶及肝内三酰甘油的蓄积，促进肝细胞再生，防止肝硬变。

7. 对造血系统的影响 女贞子药液0.2 ml〔1 g(生药)/ml〕给小鼠皮下注射，每日2次，连续3日，能促进红系造血祖细胞(CFU-E)生长，对粒系祖细胞(CFU-D)却显著减少，骨髓细胞形态学显示红系增殖大于粒系，粒红比值亦相应变化，说明女贞子对红系造血有促进作用。女贞子对化疗或放疗所致白细胞减少，有升高作用。小鼠每日给醇提女贞子干制剂40 g/kg灌胃，能明显对抗环磷酰胺所致白细胞下降。

8. 抗诱变和抗血卟啉衍生物(HPD)光氧化作用 女贞子甲醇、水提取物均具有抗变异原性，其有效成分为齐墩果酸、熊果酸。

女贞子煎剂有显著的抑制突变作用。用微核试验法也证明女贞子与齐墩果酸有降低环磷酰胺和乌拉坦所致微核率升高的作用，显示了明显的抗染色体损伤作用。女贞子 60 mg(生药)/ml，能明显减少 HPD 5 μg/ml 合并照光 10 分钟引起的红细胞丙二醛含量的增加，明显对抗红细胞膜乙酰胆碱酯酶活力的抑制。小鼠腹腔注射 HPD 20 mg/kg，照光 4 小时，女贞子 20 g(生药)/kg，腹腔注射 1 次，明显减轻光敏反应。

9. 对性激素的影响　研究发现女贞子的有机溶剂提取物中，既含睾丸酮样的雄激素，又含雌二醇样的雌激素。用女贞子等补肾中药在无热小鼠阴道黏膜上产生了雌激素样作用，服药组兔卵巢的大卵泡数明显增加，雌激素升高。

毒性　女贞子对动物毒性很小，兔 1 次服新鲜成熟果实 75 g 未见中毒现象。

【炮制】 1. 女贞子　取原药材，除去杂质及梗叶，抢水淘洗，干燥。用时捣碎。生品用于清热通便。

2. 酒女贞子　取净女贞子，用黄酒拌匀，稍闷后置蒸罐内密封，隔水炖或置适宜容器内蒸，至酒被吸尽，色泽黑润时，取出干燥。每女贞子 100 kg，用黄酒 20 L。酒女贞子改变寒滑之性，增强补肝肾作用。

3. 盐女贞子　取女贞子，加盐水拌匀，闷透，置锅内用文火炒至干，取出，放凉。每女贞子 100 kg，用盐 0.6 kg，水 10 kg。

4. 醋女贞子　取女贞子加醋拌匀，置容器内蒸上气后，取出，晒干。每女贞子 100 kg，用醋 12 kg。

饮片性状　女贞子参见药材“性状”项。酒女贞子形如女贞子，色泽黑润，表面附有白色粉霜，略具酒香气。盐女贞子形如女贞子，有咸味。醋女贞子形如女贞子，略具醋香气。

贮干燥容器内，酒女贞子、盐女贞子、醋女贞子密闭，置阴凉干燥处。

【药性】 甘、苦，凉。归肝、肾经。

1.《本经》：“味苦，平。”

2.《别录》：“甘。无毒。”

3.《纲目》：“温。”

4.《本草经疏》：“甘，寒。气薄味厚，阴中之阴，降也。入足少阴经。”

5.《本草从新》：“甘，苦，凉。”

6.《本草再新》：“入肝、肺、肾三经。”

【功用主治】 补益肝肾，清虚热，明目。主治头昏目眩，腰膝酸软，遗精，耳鸣，须发早白，骨蒸潮热，目暗不明。

1.《本经》：“主补中，安五脏，养精神，除百疾，久服肥健，轻身不老。”

2.《本草蒙筌》：“黑发黑须，强筋强力……多服补血去风。”

3.《本草经疏》：“凉血，益血。”

4.《本草正》：“养阴气，平阴火，解烦热骨蒸，止虚汗，治消渴及淋浊，崩漏，便血，尿血，阴疮，痔漏疼痛。亦清肝火，可以明目止泪。”

5.《医林纂要》：“坚补肾水，安养阳气。”

6.《本草再新》：“养阴益肾，补气舒肝。治腰腿痛，通经和血。”

7.《江苏省植物药材志》：“治颈淋巴腺结核，肺结核潮热，水肿腹水等。”

8.《安徽中草药》：“治白细胞减少症。”

9.《全国中草药汇编》：“主治慢性苯中毒。”

【用法用量】 内服：煎汤，6～15 g；或入丸剂。外用：敷膏点眼。清虚热宜生用，补肝肾宜熟用。

【宜忌】 脾胃虚寒泄泻及阳虚者，慎服。

1.《本草汇言》：“如命门火衰，肾间阳气虚而脾胃薄弱，饮食不增，腹痛泄泻者，又当禁用。”

2.《本草经疏》：“变白家，当杂保脾胃药及椒红温暖之类同施，不则恐有腹痛作泄之患。”

3.《得配本草》：“脾胃虚寒，肾阳不足，津液不足，内无虚热，四者禁用。”

【选方】 1. 补腰膝，壮筋骨，强阴肾，乌髭发　冬青子(即女贞实，冬至日采，不拘多少，阴干，蜜酒拌蒸，过一夜，粗袋擦去皮，晒干为末。瓦瓶收藏。或先熬干，旱莲膏旋配用)，旱莲草(夏至日采，不拘多少)，捣汁熬膏，和前药为丸。临卧酒服。一方加桑椹干为丸，或桑椹熬膏和人。(《医方集解》二至丸)

2. 治须发早白　女贞实一斗(如法去皮)，每斗用马料黑豆一斗，拣净，淘洗晒干，同蒸透，九蒸九晒。先将女贞实为末，加生姜自然汁三两，好川椒(去闭口者及蒂，为末)三两，同黑豆末和匀，蜜丸如梧子大。先食服四五钱，白汤或酒吞。(《医学广笔记》乌须神方)

3. 治脂溢性脱发　女贞子 10 g，何首乌 10 g，菟丝子10 g，当归 10 g。水煎服，每日 1 剂，连服 2 个月。(《四川中药志》1979 年版)

4. 治阴虚骨蒸潮热　女贞子、地骨皮各 9 g，青蒿、夏枯草各 6 g。煎服。(《安徽中草药》)

5. 治神经衰弱　女贞子、鳢肠、桑椹子各 15～30 g。水煎服。或女贞子 1 000 g，浸米酒 1 000 g，每日酌量服。(《浙江民间常用草药》)

6. 治白细胞减少症　炙女贞子、龙葵各 45 g。煎服。(《安徽中草药》)

7. 治风热赤眼　冬青子不拘多少，捣汁重汤熬膏，净瓶收固，每用点眼。(《济急仙方》)

8. 治视神经炎　女贞子、草决明、青葙子各 50 g。水煎服。(《浙江民间常用草药》)

9. 治口腔炎　女贞子 9 g，金银花 12 g。煎服。

10. 治月经不调，腰酸带下　女贞子、当归、白芍各 6 g，续断 9 g。煎服。(9、10 方出自《安徽中草药》)

11. 治慢性苯中毒　女贞子、旱莲草、桃金娘根各等量。共研细粉，炼蜜为丸。每丸 6～9 g，每服 1～2 丸，每日 3 次，10 日为 1 个疗程。(《全国中草药汇编》)

【临床报道】 1. 治疗白细胞减少症　用 100%的女贞子注射液肌注，每次 2～4 ml，每日 1～2 次。共治疗白细胞减少症 29 例，结果显效 10 例，有效 16 例，无效 3 例。女贞子注射液用于预防和治疗肿瘤患者因放疗、化疗所致白细胞减少，可使白细胞回升至正常水平，使化疗和放疗继续进行。

2. 治疗高脂血症　将女贞子制成蜜丸，每丸含生药5.3 g，每次 1 丸，1 月为 1 个疗程。观察 30 例，对降低血清胆固醇有效率为 70.6%，最大下降幅度为82 mg%(2.132 mmol/L)；降β-脂蛋白有效率为 91.6%，最大下降幅度为 13.156 mmol/L(506 mg%)。经统计学处理，治疗前后有显著性差异。服药期间有 10 例患者初期出现大便次数增多或溏薄，继续用药后逐渐恢复正常，未发现其他毒副作用。

3. 治复发性口疮虚热型　女贞子 30 g，加水 300 ml，浸泡 30 分钟后水煎，沸后煎 10～15 分钟，取汁 150 ml，同法再煎 1 次，次药液混合，共 300 ml，分 3 次口服，每次 100 ml，每日 1 剂。治疗复发性口疮虚热型 38 例，结果治愈 11 例，好转 25 例，无效 2 例，总有效率为 94.7%。发作期多数病例在服药 1～2 剂后灼热、疼痛感明显减轻或消失，3～4 剂后溃疡数减少或全部愈合，与以前用药或不用药相比，溃疡平均愈合时间提前 2～3 日。

【各家论述】 1.《本草经疏》：“《经》曰：精不足者，补之以味。盖肾本寒，因虚则热而软，此药气味俱阴，正入肾除热补精之要品，肾得补，则五脏自安，精神自足，百疾去而身肥健矣。此药有变白明目之功，累试辄验，而《经》文不载，为阙略也。”

2.《本草新编》:"女贞实,近人多用之,然其力甚微,可入丸以补虚,不便入汤以滋益。与熟地、枸杞、南烛、麦冬、首乌、旱莲草、乌芝麻、山药、桑椹、茄花、杜仲、白术同用,真变白之神丹也,然亦为丸则验,不可责其近功……女贞子缓则有功,而速则寡效,故用之速,实不能取胜于一时,而用之缓,实能延生于永久,亦在人之用之得宜耳。"

3.《本草求真》:"冬青,苦甘而凉,诸书虽言补肝强筋,补肾健骨,而补仍兼有清。女贞气味苦平,按书称为补虚上品,可以滋水黑发,如古方之用旱莲草、桑椹子同入,以治虚损,然亦须审脾气坚厚,稍涉虚寒,必致作泄。枸骨气味苦平,按书有言能补腰膝及治劳伤失血,亦是补水培精之味。但性多阴不燥,用于阴虚则宜,而于阳虚有碍。"

4.《药义明辨》:"《纲目》云温者,误。此味为少阴之精,盖纯乎阴者也,岂得有温之性哉。"

0464 女贞叶 nǚ zhēn yè (《纲目》)

【异名】 冬青叶(《海上方》),土金刚叶、爆竹叶(《贵州民间方药集》)。

【基原】 为木犀科女贞属植物女贞的叶。

【原植物】 参见"女贞子"条。

【采收加工】 7~9月采收,鲜用或晒干。

【成分】 女贞叶含齐墩果酸(oleanolic acid),对-羟基苯乙醇(*p*-hydroxyphenylethyl alcohol),大波斯菊苷(cosmossin),丁香苷(syringin),熊果酸(ursolic acid)。环烯醚萜葡萄糖苷:异-8-表金银花苷(iso-8-epikingiside),8-去甲基-7-马钱子酮苷(8-demethyl-7-ketologanin),8-表金银花苷(8-epikingiside),金银花苷(kingiside),女贞苷(ligustroside),10-羟基-女贞苷(10-hydroxyligustroside),女贞皂苷(ligustaloside) A、B。黄酮苷类:木犀草素-7-葡萄糖苷(luteolin-7-glucoside),山柰酚-3-*O*-新橙皮糖苷(kaempferol-3-*O*-neohesperidoside)等山柰酚糖苷5个,芦丁(rutin)等槲皮素糖苷5个。木脂素类:10-羟基-木犀榄苷二甲酯(10-hydroxyoleoside dimethylester),(—)-橄榄树脂素-4″-*O*-*β*-*D*-吡喃葡萄糖苷〔(—)-olivil-4″-*O*-*β*-*D*-glucopyranoside〕,鹅掌楸苷(liriodendrin)。又含糖苷类:毛柳苷(salidroside),3, 4-二羟基苯*β*-*D*-吡喃葡萄糖苷(3, 4-dihydroxyphenethyl *β*-*D*-glucopyranoside), osmanthuside F,(6*S*, 9*R*)-长春花苷〔(6*S*, 9*R*)-roseoside〕,松柏苷(coniferin),4-(3-羟基丙基)-2, 6-二甲氧基苯*β*-*D*-吡喃葡萄糖苷〔4-(3-hydroxypropyl)-2, 6-dimethoxyphenyl *β*-*D*-glucopyranoside〕。

【药理】 1. 心血管作用 女贞叶醋酸乙酯总提取物,在犬心肺制备实验中能增加每分钟排血量,增加离体兔心冠脉流量,改善金黄地鼠夹囊循环,显著延长小鼠急性缺氧条件下存活时间,对垂体后叶素引起的家兔急性心肌缺血心电图有改善作用。

2. 镇咳作用 女贞枝、叶水浸浓缩液对氨水喷雾法所致小鼠咳嗽,有明显镇咳作用。

3. 中枢作用 女贞叶中所含熊果酸,具有明显的安定与降温作用,能明显降低大鼠的正常体温,减少小鼠活动,协同戊巴比妥睡眠作用和抗戊四唑惊厥作用。

4. 抗菌作用 体外试验,熊果酸对革兰阳性菌、阴性菌和酵母菌均有抗菌作用。*MIC*(μg/ml):葡萄球菌300,革兰阳性菌50~400,阴性菌200~800,酵母菌100~700。

5. 抗炎作用 熊果酸有糖皮质激素样作用。大鼠每日腹腔注射12.5 mg/kg,连续7日,能延缓植入羊毛球的炎症过程,可使肝糖原增加,心和横纹肌糖原降低。

6. 其他作用 熊果酸具有降低血清丙氨酸氨基转移酶的作用;还能延长艾氏腹水癌小鼠的生命。

毒性 熊果酸给小鼠腹腔注射,LD_{50}为680 mg/kg。女贞叶醋酸乙酯总提物50 mg/kg犬静注,小鼠静注250 mg/kg,观察24小时,均未见不良影响。

【药性】 苦,凉。

1.《纲目》:"微苦,平,无毒。"

2.《安徽中草药》:"性寒,味苦。"

3.《福建药物志》:"微苦,凉。"

【功用主治】 明目解毒,消肿止咳。主治头目昏痛,风热赤眼,口舌生疮,牙龈肿痛,疮肿溃烂,水火烫伤,肺热咳嗽。

1.《纲目》:"除风散血,消肿定痛。治头目昏痛,诸恶疮肿。"

2.《陕西中草药》:"清热解毒。可治口疮、牙龈肿痛及烫火伤。"

3.《贵州民间方药集》:"外敷止因伤出血,消炎消肿,治汤火伤。内服可止咳嗽,止吐血。"

【用法用量】 内服:煎汤,10~15 g。外用:捣敷;或绞汁含漱;熬膏涂或点眼。

【选方】 1. 治风热赤眼 雅州黄连二两,冬青叶四两。水浸三日夜,熬成膏,收点眼。(《纲目》)

2. 治口舌生疮,舌肿胀出 女贞叶捣汁,含浸吐涎。(《纲目》)

3. 治口疮,牙龈肿痛 冬青叶15 g,玄参、麦冬各9 g。水煎服。(《万县中草药》)

4. 治疗疮肿毒 鲜女贞叶捣烂敷患处,干则更换。(《安徽中草药》)

5. 治臁疮 鲜女贞叶15~30片,加水适量煎汁,熏洗患处,再取煎熟的女贞叶贴于疮口上;或用鲜女贞叶捣烂外敷,日换2~3次。〔《中医杂志》1984,(8):7〕

6. 治火烫伤 女贞叶、酸枣树皮、金樱子树皮。麻油熬成膏,搽患处。(《湖南药物志》)

7. 治放射性损伤,皮肤感染,下肢溃疡,昆虫性皮炎,食管炎 女贞叶250 g,麻油500 ml。共入锅内熬,待女贞叶枯焦后捞出,加入黄蜡(夏日9 g,冬日7.5 g)溶化,冷却成膏,局部外涂。〔《河南中医》1983,(1):38〕

8. 治白癜风 女贞枝叶烧灰,淋取汁涂之;亦可作稠煎敷之。亦可作面膏涂瘅瘃殊效,兼灭瘢疵。(《普济方》)

【临床报道】 1. 治疗冠心病 用女贞叶制成注射液(每1 ml含醋酸乙酯总提取物10 mg),肌内注射,每次4 ml,每日2~3次,20~30日为1个疗程,用2~3个疗程;静脉注射,每次5~20 ml,加25%葡萄糖或生理盐水40 ml,每日1次,20日为1个疗程,用1~2个疗程。治疗冠心病100例,其中有不同程度心绞痛者51例,另有合并心肌梗死、高血压病、脑血栓形成、糖尿病者。对心绞痛有效率为50.7%,显效率为8.2%。观察结果表明,以病程短者心电图疗效较高。

2. 治疗小儿肺炎 用女贞叶煎剂(每10 ml含生药30 g),每次5~10 ml,日服3~4次。治疗60例,治愈37例,好转12例,无效11例,有效率为81.7%。另根据辨证施治,用女贞叶与麻黄、杏仁、黄芩等配伍,分别制成不同的女贞叶合剂——肺炎Ⅰ、Ⅱ、Ⅲ号,用于风热型、痰热型、湿热型小儿肺炎,每次5~10 ml,日服3~4次,共观察40例患儿,有效率为85%,70%的患儿1星期内退热,绝大部分在1~2星期内啰音消失、胸透恢复正常,1星期内咳嗽停止。

3. 治疗急性菌痢 每日用女贞叶30 g(鲜品60 g),煎汤200 ml,加TMP 0.1 g,分2次口服,疗程5~7日。观察300例,平均15.94小时,体温恢复正常,3.44小时症状消失,3.02日粪便转阴,5.41日大便培养转阴。平均治愈日数为5.79日,治愈率为99.67%。无反复,无副作用。与呋喃唑酮或呋喃唑酮加TMP对照组相比,有显著差异($P<0.05$)。50%女贞叶煎剂药敏试验示,对福氏和史密痢疾杆菌有抑制作用。

4. 治疗烧烫伤 将鲜女贞叶1 500 g,加水煎至500 ml,过滤,再煎沸浓缩成250 ml备用。先按外科常规清创,然后将女贞叶水涂于创面,采用暴露疗法,涂药2～3次即成薄薄的一层痂膜。如系全身烧烫伤,可同时予以青、链霉素肌内注射3～4日,对水、电解质紊乱者应加以纠正。经治150例烧烫伤全部治愈,其中浅Ⅱ度未感染化脓创面平均10日愈合,感染未化脓创面平均20日愈合;深Ⅱ度未感染化脓创面平均愈合时间15日,感染化脓创面平均愈合时间为23日。4例Ⅲ度小面积未植皮者瘢痕愈合时间平均为40日。

0465 **女贞皮** nǚ zhēn pí (《纲目》)

【异名】 女贞树皮(《本草蒙筌》)。

【基原】 为木犀科女贞属植物女贞的树皮。

【原植物】 参见"女贞子"条。

【采收加工】 5～7月剥取树皮,切片,晒干。

【成分】 含丁香苷(syringin)。

【药性】 微苦,凉。

1.《本草蒙筌》:"凉而无毒。"

2.《福建药物志》:"微苦,凉。"

【功用主治】 强筋健骨,清热解毒。主治腰膝酸痛,两脚无力,水火烫伤。

1.《本草蒙筌》:"益肌肤。"

2.《广西本草选编》:"清热解毒,散瘀消肿。治烧烫伤,熬膏外涂。"

3.《福建药物志》:"治咳嗽。"

【用法用量】 内服:煎汤,30～60 g;或浸酒。外用:研末调敷;或熬膏涂。

【选方】 1. 治风虚,补腰膝　女贞皮切片,浸酒煮饮之。(《纲目》女贞皮酒)

2. 治烫伤　女贞树皮晒干研末,茶油调敷伤处。(《浙江民间常用草药》)

3. 治慢性气管炎　女贞树皮120 g(干品60 g)。切碎,水煎3～4小时,去渣加糖,分3次服,连服20日。〔《四川中草药通讯》1972,(4):23〕

0466 **女贞根** nǚ zhēn gēn (《重庆草药》)

【基原】 为木犀科女贞属植物女贞的根。

【原植物】 参见"女贞子"条。

【采收加工】 10～11月采挖,切片,晒干。

【药性】 《重庆草药》:"苦,平。无毒。"

【功用主治】 《重庆草药》:"散气血,止气痛。治齁病,咳嗽,白带。"

【用法用量】 内服:炖肉,45 g;或浸酒。

【选方】 1. 治盐齁,乳齁　女贞根45 g,炖五花肉,早晚空心服,隔1星期,可再如法炖服。(《贵州省中医验方秘方》)

2. 治干病经闭,咳嗽　女贞根250 g,女儿茶根、红藤各120 g。泡酒,早晚各服1杯。(《重庆草药》)

0467 **女金丹** nǚ jīn dān (《全国中草药汇编》)

【异名】 血人参(《贵阳民间药草》),三父子、三兄弟、三姐妹、九月豆(《全国中草药汇编》)。

【基原】 为豆科胡枝子属植物绿叶胡枝子的根。

【原植物】 绿叶胡枝子 *Lespedeza buergeri* Miq.

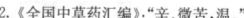

灌木,高达3 m。茎直立,粗壮,小枝被柔毛。叶互生,三出复叶;小叶片卵状椭圆形或卵状披针形,长1.8～7 cm,宽1～3 cm,先端渐尖或急尖,基部圆钝,全缘,上面近无毛,下面有浅棕色毛。总状花序腋生,上部的呈圆锥状花序;花萼钟状,萼齿5,披针形,被短柔毛;蝶形花冠,黄色或白色,旗瓣与翼瓣基部常带紫色;雄蕊10,二体。荚果长圆状卵形,有网脉和长柔毛。花、果期6～10月。

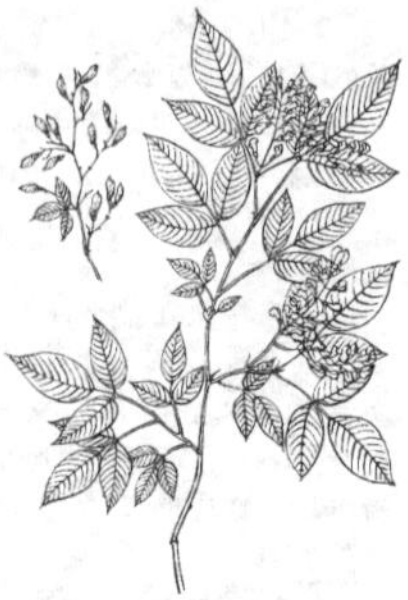
绿叶胡枝子

生于山坡丛林下或路旁旷野。分布于山西、江苏、浙江、安徽、福建、江西、湖北、四川、贵州、陕西、甘肃、台湾等地。

本植物的叶(三叶青)亦供药用,另设专条。

【采收加工】 7～10月采挖,去掉粗皮,鲜用或晒干。

【药性】 辛、微苦,平。

1.《贵阳民间药草》:"涩、微苦,平,无毒。"

2.《全国中草药汇编》:"辛、微苦,温。"

【功用主治】 解表,化痰,利湿,活血。主治感冒发热,咳嗽,肺痈,小儿哮喘,淋证,黄疸,胃痛,胸痛,瘀血腹痛,风湿痹痛,崩漏,疔疮痈疽,丹毒。

1.《贵阳民间药草》:"补血活血。"

2.《全国中草药汇编》:"解表祛湿,止痛,止血。主治感冒咳嗽,头痛,小儿痰哮,胃痛,黄疸,心绞痛,腰痛,子宫出血。乳癌初起,风湿性关节炎,疔疮,毒蛇咬伤。"

3.《福建药物志》:"解表化痰,利湿活血。治感冒发热,淋浊,瘀血腹痛,血崩,痈疽,丹毒。"

【用法用量】 内服:煎汤,9～15 g,鲜品30～60 g;或炖肉。外用:捣敷。

【宜忌】 虚劳咳嗽及孕妇慎服。

【选方】 1. 治肺痈　鲜血人参、苦锦各60 g。焙焦,研末,拌猪肝服。

2. 治小儿痰哮　血人参干根30 g,水煎1杯,冲蜂蜜服。(1、2方出自《闽东本草》)

3. 治红淋白浊　血人参60 g,牛耳大黄15 g,牛膝15 g。煎水后,以鲫鱼120 g,剖开不洗,用姜6 g,葱3 g,醋12～15 g,煎汤服。(《贵阳民间药草》)

4. 治全身发黄,四肢无力　血人参90 g,豆腐250 g。炖服。(《福建民间草药》)

0468 **女金芦** nǚ jīn lú (《云南药用植物名录》)

【异名】 扇把草、石蚕、石角(《红河中草药》),凤尾金星、小骨碎补、地蜈蚣(《云南药用植物名录》)。

【基原】 为水龙骨科假瘤蕨属植物紫柄假瘤蕨的全草。

【原植物】 紫柄假瘤蕨 *Phymatopsis crenato-pinnata* (C. B. Clarke) Ching [*Polypodium crenato-pinnatum* C. B. Clarke]

植株高20～35 cm。根茎横生,被红棕色、披针形鳞片,边缘有锯齿。叶柄长15～20 cm,红棕色,光滑无毛;叶片纸质,长10～15 cm,宽6～9 cm,羽状深裂;裂片5～8对,椭圆形或长椭圆形,钝头或钝尖头,基部1对裂片近开展,呈不整齐的羽裂,裂片之间呈狭翅状,边缘有圆钝齿或不整齐的羽裂;侧脉明显。孢子囊群圆形,着生于裂片下面的中部以上,在中脉两侧各成1行,不

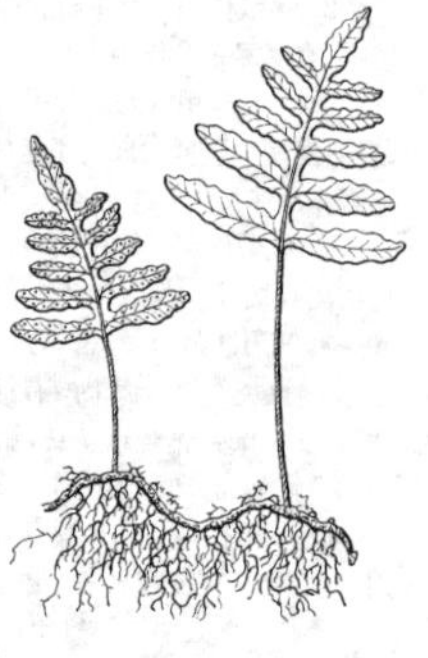
紫柄假瘤蕨

具隔丝；孢子椭圆形，孢壁表面光滑。

生于海拔 2 000 m 的山地松林下。分布于西南地区。

【采收加工】 7～10 月采挖，鲜用或晒干。

【药性】《云南中草药》："微苦，凉。"

【功用主治】《云南中草药》："清热解毒，舒筋活络，消食导滞。主治食少，腹胀，便秘，风湿骨痛，跌打，腰腿痛，吐血，咽喉炎，小儿惊风，预防中暑，毒蛇咬伤，狂犬病，淋巴结核，尿路感染，骨折。"

【用法用量】 内服：煎汤，9～15 g，大剂量可用至 30 g；或切细，开水冲服；或泡酒。外用：鲜品捣敷。

0469 女娄菜 nǚ lóu cài （《救荒本草》）

【异名】 罐罐花、对叶草、对叶菜（《贵州草药》），大叶金石榴（《浙江药用植物志》），土地榆、金打蛇（《福建药物志》）。

【基原】 为石竹科女娄菜属植物女娄菜的全草。

【原植物】 女娄菜 *Melandrium apricum* (Turcz.) Rohrb. [*Silene aprica* Turcz.]

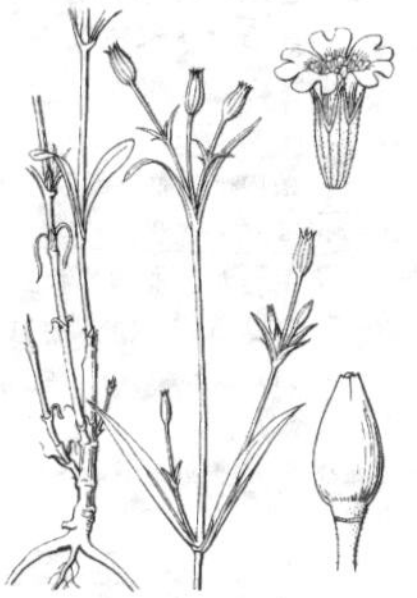
女娄菜

一、二年或多年生草本，高 20～70 cm。全株密被短柔毛。茎直立，由基部分枝。叶对生，上部叶无柄，下面叶具短柄；叶片线状披针形至披针形，长 4～7 cm，宽 4～8 mm，先端急尖，基部渐窄，全缘。聚伞花序 2～4 分歧，小聚伞 2～3 花；萼管长卵形，具 10 脉，先端 5 齿裂；花瓣 5，白色，倒披针形，先端 2 裂，基部有爪，喉部有 2 鳞片；雄蕊 10，略短于花瓣；子房上位，花柱 3 条。蒴果椭圆形，先端 6 裂，外围宿萼。种子多数，细小，黑褐色，有瘤状突起。花期 5～6 月，果期 7～8 月。

生于海拔 3 800 m 以下的山坡草地或旷野路旁草丛中。分布于全国各地。

本植物的根（女娄菜根）亦供药用，另设专条。

【采收加工】 7～10 月采集，鲜用或晒干。

【药性】 辛、苦，平。

1.《贵州草药》："性微温，味辛。"

2.《宁夏中草药手册》："苦，甘，平。"

【功用主治】 活血调经，健脾行水。主治月经不调，乳少，小儿疳积，脾虚浮肿，疔疮肿毒。

1.《贵州草药》："活血调经，散积健脾，解毒。治月经不调，小儿疳积，痈肿。"

2.《宁夏中草药手册》："下乳，利尿。"

3.《浙江药用植物志》："主治体虚浮肿，毒蛇咬伤，骨髓炎，疔疮疖痈。"

【用法用量】 内服：煎汤，9～15 g，大剂量可用至 30 g；或研末。外用：鲜品捣敷。

【选方】 1. 治月经不调（错后） 罐罐花 15 g，小血藤 9 g。煨汤温服，每日 2 次。（《贵州草药》）

2. 治乳汁不下 女娄菜 15 g，通草 6 g，沙参 9 g。炖猪脚食。（《全国中草药汇编》）

3. 治小儿疳积 罐罐花 3 g。研末，蒸黄花适量服，每日 2 次。（《贵州草药》）

4. 治体虚浮肿 女娄菜、白术、茯苓皮各 15 g。水煎服。（《宁夏中草药手册》）

5. 治疔疮疖痈，毒蛇咬伤 （女娄菜）全草 30 g（治毒蛇咬伤 60 g），杏香兔耳风 30 g，水煎服；外用鲜全草适量，捣烂敷（或加食盐）。

6. 治骨髓炎 （女娄菜）全草 30 g，蛇葡萄 60 g。水煎服。（5、6 方出自《浙江药用植物志》）

0470 女儿红叶 nǚ ér hóng yè （《分类草药性》）

【异名】 鸭公头叶（《贵州民间药物》），鸭公青叶（《四川中药志》）。

【基原】 为鼠李科勾儿茶属植物云南勾儿茶的叶。

【原植物】 参见"女儿红根"条。

【采收加工】 6～10 月采收。

【功用主治】 止血，解毒。主治吐血，痈疽疔疮。

1.《分类草药性》："治吐血。"

2.《贵州民间药物》："治痈疽疔疮。"

【用法用量】 内服：煎汤，6～15 g。外用：捣烂敷。

0471 女儿红根 nǚ ér hóng gēn （《分类草药性》）

【异名】 鸭公青、青龙草（《草木便方》），女儿茶（《天宝本草》），女儿红茶（《分类草药性》），鸭公头（《贵州民间药物》），鸭公子、泛银子（《四川中药志》），黄鳝藤、勾儿茶（《云南药用植物名录》）。

【基原】 为鼠李科勾儿茶属植物云南勾儿茶的根。

【原植物】 云南勾儿茶 *Berchemia yunnanensis* Franch.

攀缘灌木，长 3～5 m。小枝平展，淡黄绿色，老枝黄褐色，无毛，疏生黑点。叶互生；叶柄长 7～13 mm，无毛；托叶披针形；叶片纸质，卵状椭圆形、长圆状椭圆形或卵形，长 2.5～6 cm，宽 1.5～3 cm，先端锐尖，具小尖头，基部圆形或宽楔形，两面无毛，上面绿色，下面浅绿色，全缘，侧脉 6～10 对。花两性，通常数朵簇生，排成聚伞总状或狭聚伞圆锥花序，多顶生，长 3～5 cm，花梗长 3～4 mm，无毛；花梗与花等长或略长；萼片 5，宽披针形；花瓣 5，黄色，倒卵形，先端微凹；雄蕊 5，稍短于花瓣；子房无柄，花柱呈 2 浅裂。核果长圆形，熟时红色，后变紫黑色，宿存花盘皿状。花期 6～8 月，果期至翌年 4～5 月。

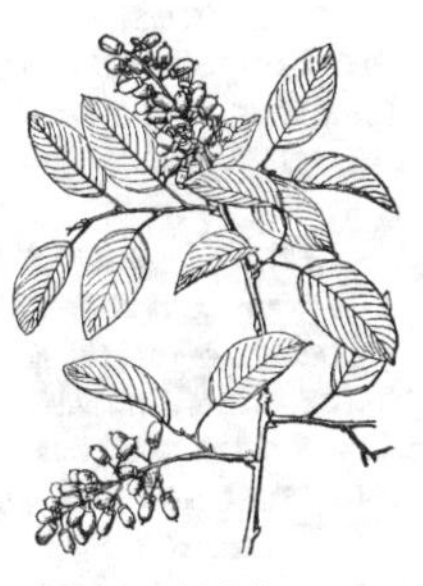
云南勾儿茶

生于海拔 1 500～3 900 m 的溪流边灌丛或林中土坎或荒坡。分布于西南地区及陕西和甘肃。

本植物的叶（女儿红叶）亦供药用，另设专条。

【采收加工】 9～10 月采挖，切片晒干。

【药性】 苦、微，凉。

1.《草木便方》："甘，淡，性平。"

2.《贵州民间药物》："性凉，味微苦。"

【功用主治】 清热，利湿，解毒。主治热淋，黄疸，痢疾，带下，跌打损伤。

1.《草木便方》："清热，利胀。治风湿脚痛，热淋，劳伤暗积，损伤。"

2.《天宝本草》："清心明目。治头晕虚热，咽喉热毒。"

3.《分类草药性》："治崩，红白痢症，血淋，丹田膨胀。"

4.《贵州民间药物》："清热除湿，解毒。主治黄疸，高热，痈疽疔疮，病后虚或干血痨，痨伤，接骨。"

【用法用量】 内服：煎汤，15～60 g；或炖肉。

【选方】 治病后虚或干血痨 鸭公头根 30 g。炖肉吃。（《贵

州民间药物》）

0472 **女娄菜根** nǚ lóu cài gēn （《中华本草》）

【基原】 为石竹科女娄菜属植物女娄菜的根或果实。

【原植物】 参见"女娄菜"条。

【采收加工】 7～10月采根，10月采果实，均晒干备用。

【药性】 苦、甘，平。

【功用主治】 利尿，催乳。主治小便短赤，乳少。

【用法用量】 内服：煎汤，9～15 g。

0473 **小麦** xiǎo mài （《别录》）

【异名】 来（《说文》），麳（《广雅》）。

【基原】 为禾本科小麦属植物小麦的种子或其面粉。

【原植物】 小麦 *Triticum aestivum* L.

一年生或越年生草本，高60～100 cm。秆直立，通常6～9节。叶鞘光滑，常较节间为短；叶舌膜质，短小；叶片扁平，长披针形，长15～40 cm，宽8～14 mm，先端渐尖，基部方圆形。穗状花序直立，长3～10 cm；小穗两侧扁平，长约12 mm，在穗轴上平行排列或近于平行，每小穗具3～9花，仅下部的花结实；颖短，第一颖较第二颖宽，两者背面均具有锐利的脊，有时延伸成芒；外稃膜质，微裂成3齿状，中央的齿常延伸成芒，内稃与外稃等长或略短，脊上具鳞毛状的窄翼；雄蕊3；子房卵形。颖果长圆形或近卵形，长约6 mm，浅褐色。花期4～5月，果期5～6月。

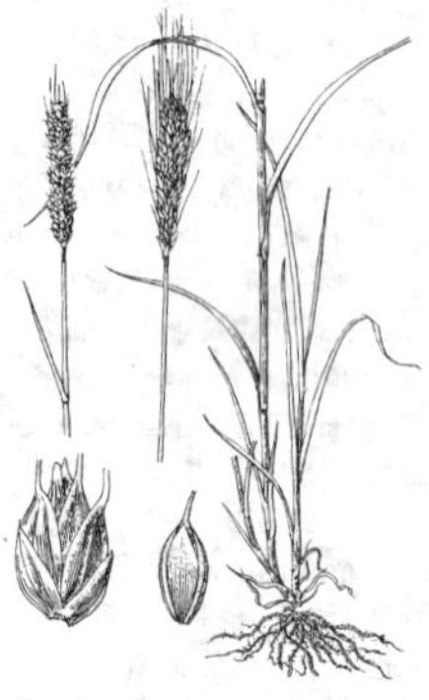
小 麦

全国各地大量栽培，为我国主要食粮之一。

本植物的嫩茎叶（小麦苗）、种子磨取面粉后筛下的种皮（小麦麸）、小麦麸洗制面筋后澄淀的淀粉（小粉）及干瘪轻浮的颖果（浮小麦）亦供药用。另设专条。

【采收加工】 成熟时采收，脱粒晒干，或机制面粉。

【成分】 种子含淀粉，蛋白质，糖类，糊精，脂肪，粗纤维。脂肪油主要为油酸（oleic acid），亚油酸（linoleic acid），棕榈酸（palmitic acid），硬脂酸（stearic acid）的甘油酯。尚含少量谷甾醇（sitosterol），卵磷脂（lecithin），尿囊素（allantoin），精氨酸，淀粉酶，麦芽糖酶，蛋白酶及微量维生素B等。

麦胚含植物凝集素、甾体化合物。

【药性】 甘，微寒。归心、脾经。

1.《别录》："味甘，微寒，无毒。面温。"

2.《药性论》："有小毒。"

3.《食疗本草》："平。"

4.《本草经疏》："入手少阴经。"

5.《本草经解》："入足少阴肾经、足太阴脾经。"

【功用主治】 养心，除热，止渴，敛汗。主治脏躁，烦热，虚汗，消渴，泄利，痈肿，外伤出血，烫伤。

1.《别录》："主除热，止燥渴咽干，利小便，养肝气，止漏血，唾血。面消谷止痢。"

2.《药性论》："能杀肠中蛔虫，熬末服。"

3.《本草拾遗》："小麦面，补虚，实人肤体，厚肠胃，强气力。"

4.《纲目》："陈者煎汤饮，止虚汗；烧存性，油调涂诸疮，汤火灼伤。""小麦面敷痈肿损伤，散血止痛。生食利大肠，水调服止鼻衄，吐血。"

5.《本草再新》："养心，益肾，和血，健脾。"

【用法用量】 内服：小麦煎汤，50～100 g；或煮粥。小麦面炒黄温水调服。外用：小麦炒黑研末调敷；小麦面干撒，或炒黄调敷。

【宜忌】 脾胃湿热者慎服。

1.《纲目》："小麦面畏汉椒、萝菔。"

2.《神农本草经疏》："凡人脾胃有湿热，及小儿食积疳胀，皆不宜服，夏月疟痢人更忌之。"

3.《随息居饮食谱》："南方地卑，麦性黏滞，能助湿热，时感及疟、痢、疳、疸、肿胀、脚气、痞满、痧胀、肝胃痛诸病，并忌之。"

【选方】 1. 治妇人脏躁，喜悲伤欲哭，数欠伸　甘草三两，小麦一升，大枣十枚。上三味，以水六升，煮取三升，温分三服。亦补脾气。（《金匮要略》甘麦大枣汤）

2. 治泄痢肠胃不固　白面一斤。炒令焦黄，每日空心温水调（服）一匙头。（《饮膳正要》）

3. 治腹内冷痛，脾胃不和　白面一斤（炒），芝麻一斤（炒），茴香二两（炒），盐一两（炒）。上件并为末，每日空心白汤点服。（《饮膳正要》四和汤）

4. 治内损吐血　飞罗面不计多少。微炒过，浓磨细墨一茶脚，调下二钱。（《产乳备要》）

5. 治老人五淋，身热腹满　小麦一升，通草二两。水三升，煮取一升饮之。（《养老奉亲书》）

6. 治妇人乳痈不消　白面半斤，炒令黄色，醋煮为糊，涂于乳上。（《圣惠方》）

7. 治火燎成疮　炒面，入栀子仁末，和油调（涂）之。（《千金方》）

8. 治汤火伤未成疮者　小麦炒黑为度，研为末，腻粉减半，油调涂之。（《经验方》）

0474 **小青** xiǎo qīng （《本草图经》）

【异名】 红刺毛藤（《贵阳民间药草》），灯托草、五兄弟、五托莲（《广西药用植物名录》），毛青杠、斩龙剑（《贵州民间方药集》），毛不出林（《全国中草药汇编》）。

【基原】 为紫金牛科紫金牛属植物九节龙的全株或叶。

【原植物】 九节龙 *Ardisia pusilla* A. DC. 又名：细小紫金牛（《广西植物名录》），轮叶紫金牛（《中国植物志》），小紫金牛（《中国种子植物分类学》），毛茎紫金牛（《贵州中草药名录》）。

矮小蔓生亚灌木，长30～50 cm。幼茎、叶柄、叶、花序、花萼均被毛。具匍匐茎，逐节生根，直立茎高不超过10 cm。叶对生或近轮生；叶柄长约5 mm；叶片坚纸质，椭圆形或倒卵形，长2.5～6 cm，宽1.5～3.5 cm，先端急尖或钝，基部广楔形或近圆形，边缘具明显或不甚明显的锯齿和细齿，具疏腺点，边缘脉不明显。伞形花序，单一，侧生；花梗长约6 mm；花长3～4 mm；萼片披针状钻形，与花瓣近等长，具腺点；花瓣白色或带微红色，广卵形，具腺点；雄蕊与花瓣近等长，花药卵形，背部具腺点。果球形，直径5 mm，红色，具腺点。花、果期5～7月，罕见于12月。

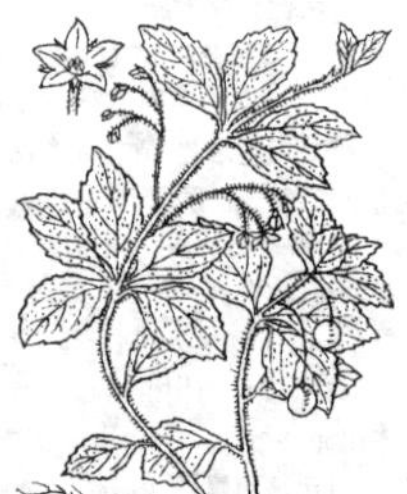
九 节 龙

生于低山林下或灌丛中。分布于福建、江西、湖南、广东、广西、四川、贵州和台湾。

【采收加工】 7～9月采收，晒干。

【药材】 小青 *Ardisiae Pusillae Herba* 主产于四川、贵州等地。

性状 根茎近圆柱形，表面浅褐色或浅棕褐色，有棕色卷曲毛茸。质脆，易折断，断面类白色或浅棕色，叶片近菱形，上表面被棕色倒伏粗毛，下表面被柔毛，中脉处尤多，边缘具粗锯齿。有时可见腋生的伞形花序。气弱，味苦、涩。

鉴别 茎横切面：表皮细胞1列，有1～2列木化厚壁细胞，皮层中散有分泌腔；内皮层细胞凯氏带明显。韧皮部狭窄，射线细胞2～3列，木质部导管单个径向排列。髓部发达，占茎的1/2。薄壁细胞中含草酸钙方晶。

【成分】 茎叶含有机酸：没食子酸（gallic acid），琥珀酸（succinic acid）；黄酮：柚皮素-6-*C*-葡萄糖苷（naringenin-6-*C*-glucoside），山柰酚-3-*O*-*β*-*D*-半乳糖苷（kaempferol-3-*O*-*β*-*D*-galactoside）；皂苷：九节龙皂苷（ardipusilloside）Ⅰ、Ⅱ。

【药性】 苦、辛，平。

1.《贵阳民间药草》："苦、辛，温。"

2.《全国中草药汇编》："苦，凉。"

3.《福建药物志》："辛，平。"

【功用主治】 活血利湿，消肿解毒。主治风湿痹痛，血痢腹痛，痛经，跌打损伤，痈疮肿毒，蛇咬伤。

1.《本草图经》："叶生捣碎，治痈疮甚效。"

2.《纲目》："治血痢腹痛，研汁服，解蛇毒。"

3.《贵州民间方药集》："治跌打损伤，筋骨疼痛，可舒筋活血，生血逐瘀，又可通经。"

【用法用量】 内服：煎汤，3～9 g；或浸酒。

【选方】 1. 治跌打旧伤发痛 毛青杠（茎）30 g，小血藤 6 g。泡酒 250 ml，每次服药酒 30 ml。

2. 治肾虚腰痛 毛青杠 3～9 g。炖鸡服。（1、2方出自《贵阳民间药草》）

3. 治蛇虺螫伤 用小青、大青、牛膝叶同捣汁，和酒服，以渣敷之。（《摘玄方》）

0475 小草 xiǎo cǎo（《本经》）

【基原】 为远志科远志属植物远志和西伯利亚远志的全草。

【原植物】 参见"远志"条。

【采收加工】 5～7月采收全草，鲜用或晒干。

【成分】 含远志糖苷（tenuifoliside）B，3，4，5-三甲氧基肉桂酸甲酯（methyl 3，4，5-trimethoxycinnamate），远志呫吨酮（polygalaxanthone）Ⅲ，7-甲基杧果苷（7-*O*-methylmangiferin）和 *C*-4-*β*-*D*-葡萄糖基-1，3，7-三羟基呫吨酮（lancerin）。

【功用主治】 祛痰，安神，消痈。主治咳嗽痰多，虚烦，惊恐，梦遗失精，胸痹心痛，痈肿疮疡。

1.《别录》："主益精，补阴气，止虚损，梦泄。"

2.《本经逢原》："利窍，兼散少阴风气之结。"

3.《得配本草》："去血中郁热，散少阴风结。痘热不起，用以发之。"

【用法用量】 内服：煎汤，3～10 g；或入丸、散。外用：适量，捣敷。

【选方】 1. 治虚劳忧思过度，遗精白浊，虚烦不安 小草、黄芪（去芦）、麦门冬（去心）、当归（去芦，酒浸）、酸枣仁（炒，去壳）各一两，石斛（去根）、人参、甘草（炙）各半两。上㕮咀。每服四钱，水一盏半，加生姜五片，煎至八分，去滓温服，不拘时候。（《济生方》小草汤）

2. 治心风烦热，恍惚，狂言狂语，时复惊恐，不自觉知，发作有时 小草一两，柏子仁一两，犀角屑半两，赤茯苓一两，铁精一两（细研），龙齿三分（细研），天竺黄一两（细研），生干地黄一两，琥珀末一两（细研）。上件药，捣细罗为散，入研了药令匀。每服不计时候，以竹叶汤调下一钱。（《圣惠方》小草散）

3. 治胸痹心痛，逆气，膈中饮不下 小草三分，桂心三分，蜀椒三分（汗），干姜二分，细辛三分，附子二分（炮）。上六味，捣合下筛，和以蜜丸如梧子大。先食，米饮汁服三丸，日三，不知稍增，以知为度。忌猪肉、冷水、生葱、生菜。（《外台》引《范汪方》小草丸）

0476 小粉 xiǎo fěn（《纲目》）

【异名】 小麦粉（《食疗本草》）。

【基原】 为小麦麸洗制面筋后澄淀的淀粉。

【药性】 1.《纲目》："甘，凉，无毒。"

2.《本草撮要》："入手足太阴、厥阴经。"

【功用主治】 1.《食疗本草》："补中益气，和五脏，调经络，续气脉；又炒粉一合，和服断下痢。又性主伤折，和醋蒸之，裹所伤处使定，重者再蒸裹之。"

2.《纲目》："醋熬成膏，消一切痈肿，汤火伤。"

【选方】 治一切痈肿发背，无名肿毒，初发焮热未破者隔年小粉，炒成黄黑色，冷定研末，陈米醋调成糊，熬如黑漆，瓷罐收之。用时摊纸上，剪孔贴之。（《积善堂经验方》乌龙膏）

0477 小蓟 xiǎo jì（《别录》）

【异名】 猫蓟（《本草经集注》），青刺蓟、千针草（《本草图经》），刺蓟菜（《救荒本草》），刺儿菜（《纲目拾遗》），青青菜、萋萋菜、枪刀菜（《衷中参西录》），刺角菜、木刺艾、刺杆菜、刺刺芽、刺杀草（《江苏省植物药材志》），小恶鸡婆、刺萝卜（《四川中药志》），荠荠毛（《山东中药》），小蓟姆、刺儿草、牛戳刺、刺尖头草（《上海常用中草药》），小刺盖（《中药志》）。

【基原】 为菊科蓟属植物刺儿菜的地上部分或根。

【原植物】 刺儿菜 *Cirsium setosum*（Willd.）MB.［*Cerratula setosa* Willd.；*Cirsium segetum* Bunge；*Cephalanoplos segetum*（Bunge）Kitam.］

多年生草本。根状茎长。茎直立，高30～80 cm，茎无毛或被蛛丝状毛。基生叶花期枯萎；下部叶和中部叶椭圆形或椭圆状披针形，长7～15 cm，宽1.5～10 cm，先端钝或圆形，基部楔形，通常无叶柄，上部茎叶渐小，叶缘有细密的针刺或刺齿，全部茎叶两面同色，无毛。头状花序单生于茎端，雌雄异株；雄花序总苞长约18 mm，雌花序总苞长约25 mm；总苞片6层，外层甚短，长椭圆状披针形，内层披针形，先端长尖，具刺；花冠紫红色。瘦果椭圆形或长卵形，冠毛羽状。花期5～6月，果期5～7月。

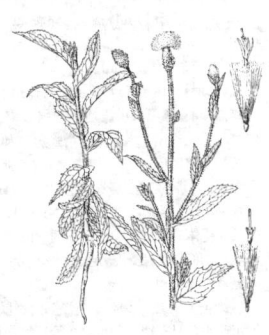

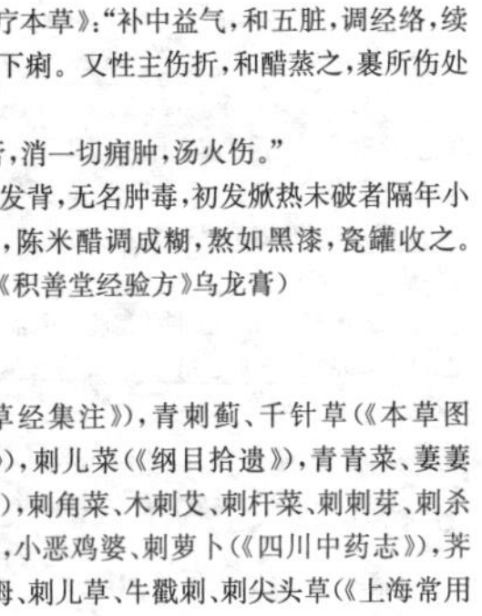

刺儿菜

生于山坡、河旁或荒地、田间。分布于除广东、广西、云南、西藏外的全国各地。

古代本草书籍多有用根者，现代一般用地上部分，市售药材亦为地上部分。

【栽培】 生物学特性 喜温暖湿润气候，耐寒，耐旱。适应性较强，对土壤要求不严。

繁殖方法 用种子繁殖。6～7月待花苞枯萎时采种，晒干，备用。早春2～3月播种,穴播按行株距20 cm×20 cm开穴,将种子用草木灰拌匀后播入穴内,覆土,以盖没种子为度,浇水。经常保持土壤湿润至出苗。

田间管理　苗高6～10 cm时间苗、补苗,每穴留苗3～4株,并结合中耕除草,第二次在5月中耕除草结合施人畜类肥。

【采收加工】 5～6月盛花期,割取全草晒干或鲜用。可连续收获3～4年。

【药材】 小蓟 *Cirsii Herba* 全国大部分地区均产。

性状　茎呈圆柱形,有的上部分枝,长5～30 cm,直径2～5 mm;表面灰绿色或带紫色,具纵棱和白色柔毛;质脆,易折断,断面中空。叶互生,无柄或有短柄;叶片皱缩或破碎,完整者展平后呈长椭圆形或长圆状披针形,长3～12 cm,宽0.5～3 cm;全缘或微齿裂至羽状深裂,齿尖具针刺;上表面绿褐色,下表面灰绿色,两面均有白色蛛丝状毛。头状花序单个或数个顶生;总苞钟状,苞片5～8层,黄绿色;花紫红色。气微,味微苦。

鉴别　(1)叶表面观:上表皮细胞多角形,垂周壁平直,表面角质纹理明显;下表皮细胞不规则形,垂周壁波状弯曲,上下表皮均具气孔及非腺毛。气孔不定式或不等式。非腺毛3～10余细胞,顶端细胞极细长呈鞭状,皱缩扭曲。叶肉细胞中含草酸钙结晶,多呈针簇状。

(2)薄层色谱:取本品粗粉1 g,加乙醇于水浴上温浸2小时,滤过。滤液蒸干,加乙醇0.5 ml溶解供点样用。另取绿原酸及芦丁乙醇液作对照品。分别点样于同一硅胶G-0.5% CMC薄层板上,以正丁醇-冰乙酸-水(3∶1∶1)展开。于紫外光灯(365 nm)下绿原酸显蓝色荧光斑点;喷5%三氯化铝乙醇试液后芦丁显黄色斑点。

【成分】 带花全草含黄酮:芸香苷(rutin),蒙花苷[(linarin)即刺槐苷(acaciin),亦即刺槐素-7-鼠李糖葡萄糖苷(acacetin-7-rhamnoglucoside)],刺槐素(acacetin),芹菜素(apigenin),紫云英苷(astragalin);酚酸类:原儿茶酸(protocatechuic acid),绿原酸(chlorogenic acid),咖啡酸(caffeic acid);甾醇类:蒲公英甾醇(taraxasterol),ψ-蒲公英甾醇乙酸酯(ψ-taraxasteryl acetate),β-谷甾醇(β-sitosterol),豆甾醇;其他成分:酪胺(tyramine),三十烷醇(triacontanol),4-羟基苯乙胺(酪胺)[4-hydroxyphenethylamine(tyramine)],丁香苷(syringin)。

【药理】 1. 对心血管系统的作用　小蓟水煎液和醇提取物对离体兔心、豚鼠心房肌均有增强收缩力和频率的作用,普萘洛尔可阻滞此作用。水煎剂能增强兔主动脉条的收缩作用,此作用可被酚妥拉明所拮抗。说明小蓟对肾上腺素能受体有激动作用。因为小蓟水煎液对心房肌的作用量只有对主动脉及气管片的作用量的1/10,因此认为小蓟对肾上腺素β_1受体的作用大于对β_2受体及α受体的作用。小蓟水煎剂和酊剂静注于麻醉犬、猫及家兔,有明显的升压作用。从小蓟中提取分离的有效成分酪胺对大鼠有显著升压作用。

2. 止血作用　10%小蓟浸剂给小鼠灌胃,可使出血时间明显缩短。小蓟具有明显的促进血液凝固作用。小蓟止血的有效成分是绿原酸及咖啡酸。小蓟止血主要通过促进局部血管收缩,抑制纤溶而发挥作用。

3. 抗菌作用　小蓟煎剂在试管内对溶血性链球菌、肺炎链球菌及白喉杆菌有一定的抑制作用。乙醇浸剂1∶30 000时对人型结核菌即有抑制作用,而水煎剂对结核菌的抑制度要比此大300倍。

【炮制】 1. 小蓟　取原药材,除去杂质,抢水洗净,稍润,切段,干燥,筛去灰屑。

2. 小蓟炭　取小蓟段置锅内,用中火炒至焦褐色,喷淋清水少许,灭尽火星,再炒至水气逸尽,取出凉透。小蓟炭增强止血作用。

3. 炒小蓟　取小蓟段置锅内,用文火炒至表面焦黄并有香气逸出,取出放凉。

饮片性状　小蓟参见药材"性状"项。炒小蓟、小蓟炭形如小蓟,炒小蓟表面焦黄色并有香气;小蓟炭焦褐色。

贮干燥容器内,置通风干燥处,小蓟炭散热防复燃。

【药性】 甘、微苦,凉。归肝、脾经。

1.《别录》:"根,味甘,温。"

2.《日华子》:"根,凉,无毒。"

3.《本草汇言》:"味甘、微苦,气寒。"

4.《本草通玄》:"入脾、肝二经。"

5.《本草新编》:"入肺、脾二经。"

【功用主治】 凉血止血,解毒消肿。主治尿血,血淋,咳血,吐血,衄血,便血,血痢,崩中漏下,外伤出血,痈疽肿毒。

1.《别录》:"根,主养精保血。"

2.《食疗本草》:"取菜煮食之,除风热。根主崩中,又女子月候伤过,捣汁半升服之。金疮血不止,挼叶封之;夏月热,烦闷不止,捣叶取汁半升服。"

3.《本草拾遗》:"破宿血,止新血,暴下血,血痢,金疮出血,呕血等,绞取汁温服;作煎和糖,合金疮及蜘蛛蛇蝎毒,服之亦佳。"

4.《日华子》:"根治热毒风,并胸膈烦闷,开胃下食,退热,补虚损;苗去烦热,生研汁服。"

5.《药性纂要》:"专主小便热淋,尿血,而不能消肿。"

6.《衷中参西录》:"善治肺病结核,无论何期用之皆宜。并治一切疮疡肿疼,花柳毒淋,下血涩疼。"

【用法用量】 内服:煎汤,5～10 g;鲜品可用30～60 g,或捣汁。外用:捣敷。

【宜忌】 虚寒出血及脾胃虚寒者禁服。

1.《品汇精要》:"忌犯铁器。"

2.《本草经疏》:"惟不利于胃弱泄泻,及血虚、脾胃弱不思饮食之证。"

3.《本草汇言》:"不利于气虚。"

【选方】 1. 治九窍出血　用小蓟一握,捣汁,水半盏和顿服。如无青者,以干蓟末,冷水调三钱匕服。(《卫生易简方》)

2. 治心热吐血口干　生藕汁、生牛蒡汁、生地黄汁、小蓟根汁各二合,白蜜一匙。上药相和,搅令匀,不计时候,细细呷之。(《圣惠方》)

3. 治呕血、咯血　大蓟、小蓟、荷叶、扁柏叶、茅根、茜草、山栀、大黄、牡丹皮、棕榈皮各等分。烧灰成性,研极细末,用纸包,碗盖于地上一夕,出火毒。用时先将白藕汁或萝卜汁磨京墨半碗,调服五钱,食后下。(《十药神书》十灰散)

4. 治下焦结热,尿血成淋　生地黄、小蓟根、通草、滑石、山栀仁、蒲黄(炒)、淡竹叶、当归、藕节、甘草各等分。上㕮咀,每服半两,水煎,空心服。(《济生方》小蓟饮子)

5. 治崩中下血　小蓟茎叶(洗、切)研汁一盏,入地黄汁一盏,白术半两,煎减半,温服。(《纲目》引《千金方》)

6. 治妊娠胎坠后出血不止　小蓟根叶(锉碎)、益母草(去根茎,切碎)各五两。以水三大碗,煮二味烂熟,去滓,至一大碗,将药于铜器中煎至一盏,分作二服,日内服尽。(《圣济总录》)

7. 治一切极痛下疳　鲜小蓟、鲜地骨皮各五两。煎浓汁浸之,不三四日即愈。(《医学广笔记》)

8. 治小儿浸淫疮,疼痛不可忍,发寒热　小蓟末,新水调敷,干即易。(《卫生易简方》)

9. 治高血压病　小蓟、夏枯草各15 g。煎水代茶饮。(《安徽中草药》)

10. 治急性肾炎、泌尿系感染、尿疼浮肿　小蓟15 g,生地9 g,茅根60 g。水煎服。(《天津中草药》)

11. 治青竹蛇咬伤　刺儿菜根9～15 g,徐长卿3～9 g。水煎

服。外用鲜根适量，捣烂，敷患处。(《福建药物志》)

【临床报道】 1. 治疗麻风性鼻衄 取小蓟全草洗净，捣碎，用纱布滤出液体，放锅内煎熬蒸发其水分，待冷却后加入适量防腐剂，装玻璃瓶内备用。用时以棉球蘸液汁塞在鼻中隔的糜烂面或溃疡面的出血点上，每日更换3～4次。治疗34例，痊愈24例。一般衄止在4～14日，鼻中隔溃疡面愈合在21～33日内，且无任何不良反应。

2. 治疗产后子宫收缩不全及血崩 取小蓟浸膏(1∶10)，每次1～3 ml，每日服3次。观察45例，证明确有收缩子宫、制止出血的作用。一般在服药后2～3日产后子宫平均收缩2～5 cm。如大量出血时，可每次服4～8 ml，每日2～4次，血止后改用一般剂量，或以鲜草60 g，水煎2次，分服。治崩漏30例，大部分2日后血止或显著减少。

3. 治疗疮疡 采新鲜小蓟叶先后经0.1%过锰酸钾溶液及0.5%食盐水冲洗数次后，压榨取汁，静置1日，倾去上层清液，取深绿色沉淀液体20 ml和白凡士林80 g调成药膏。治疗疮疡、外伤化脓及职业性盐卤外伤化脓共200例，一般换药4～7次即可痊愈，未发现不良反应。

4. 治疗传染性肝炎 取小蓟干根30 g或鲜根60 g，水煎0.5～1小时，过滤加糖，睡前顿服。小儿1～3岁、4～7岁及8～12岁分别服成人的1/4、1/3及1/2量，乳儿不用。以20～30日为1个疗程，部分病程较短的病例以7～10日为1个疗程。治疗221例无黄疸型和黄疸型传染性肝炎而无严重肝功能不良及恶性肝炎之征象者，有效率：急性为77.9%，迁延性为42.8%～69%，慢性为2%。治疗后头晕、倦怠、失眠、腹胀等症都有好转。肝区疼痛多数减轻，肝肿有明显缩小，肝功能也有不同程度的好转趋势，尤其是黄疸指数、胆红质、氨基转移酶的改善较为明显；但对重症黄疸病例，似有相反结果。故对恶性肝炎(包括肝昏迷)、明显肝功能不良者、肝炎患者合并胃肠道出血、活动性肺结核、急性胃炎、恶性高血压、心力衰竭及妊娠后期的妇女应禁忌。药物反应：在用药2～20日期间，可有身热、头昏、倦怠、呕吐、腹痛或失眠、尿频、尿多、荨麻疹等，一般均在1～2星期内消失，严重者停药后可愈。

5. 预防菌痢 用小蓟全草，洗净晒干制成每100 ml相当生药50 g的汤剂，成人每次50 ml，小儿酌减，隔日1剂，共服3次。对照组服呋喃唑酮(痢特灵)，成人每次0.2 g，小儿酌减，隔日1次。两组均从与患者接触之日起2～3日内服药，再观察7日。结果：服小蓟组99人无发病，服呋喃唑酮组96人，发病5人，发病率为5.2%，显示小蓟优于呋喃唑酮，服药后未发现任何不良反应。

【各家论述】 1.《日华子》："小蓟力微，只可退热，不似大蓟能补养下气。"

2.《本草汇言》："沈则施云：按二蓟治血止血之外无他长，不能益人，如前人云养精保血补虚开胃之说，不可依从。"

3.《本草经疏》："小蓟根苗，所禀与大蓟皆同，得土中冲阳之气，而兼得乎春气者也，故主养精保血，精属阴气，血之所生也，甘温益血而除大热，故能养精而保血也。"

4.《本草求原》："小蓟则甘平性，不甚苦，专以退热去烦，使火清而血归经，是保血在于凉血。""夫凉血者多滞，而此则能行血；行血者无补，而此又能保血；特不能如大蓟之补耳。"

5.《衷中参西录》："鲜小蓟根，善入血分，最清血分之热，凡咳血、吐血、衄血、二便下血之因热者，服者莫不立愈。又善治肺病结核，无论何期，用之皆宜，即单用亦可奏效。并治一切疮疡肿疼、花柳毒淋、下血涩疼，盖其性不但能凉血止血，亦能活血解毒，是以有以上诸效也。其凉润之性，又善滋阴养血，治血虚发热；至女子血崩赤带，其因热者用之亦效。"

0478 小檗 xiǎo bò (《新修本草》)

【异名】 子檗(《本草经集注》)，山石榴(《新修本草》)。

【基原】 为小檗科小檗属植物华西小檗等多种同属植物的根和茎、枝。

【原植物】 华西小檗 *Berberis silva-taroucana* Schneid.

落叶灌木，高达2～3 m。木材及内皮呈黄色；小枝有棱，紫褐色，老枝灰黄色，有疣状突起；刺3分叉，但着花小枝上的刺通常不分叉，长约6 mm，有时刺小或无。叶丛生；叶柄长1～2.5 cm；叶片长椭圆形至披针形或倒卵形，长1.5～5.5 cm，宽0.7～3.5 cm，先端渐尖或圆钝，有短尖头，基部狭楔形，全缘或疏生针芒状细刺齿，上面深绿色，下面苍白色，有白粉。总状花序疏松或为近伞形花序，有花8～12朵；花黄色，小苞片2，卵形；萼片6，花瓣状；花瓣6；雄蕊6。浆果卵形或球形，熟时深红色。

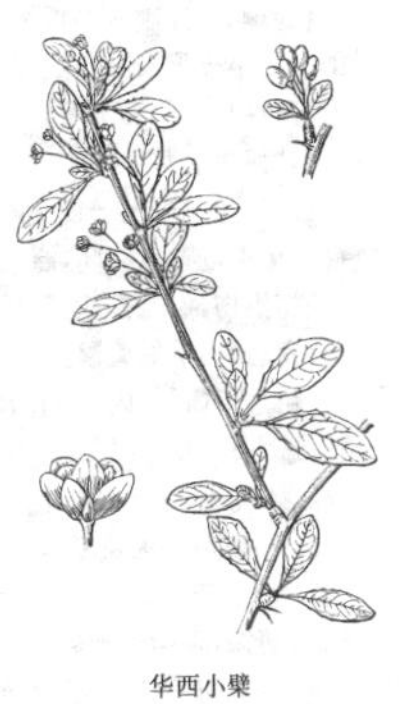

华西小檗

生于海拔2 000 m以上的山坡林下阴湿地或路边。分布于湖北、四川、云南和甘肃。

【采收加工】 春、秋季采挖，晒干。

【药性】《新修本草》："味苦，大寒。无毒。"

【功用主治】 清热燥湿，泻火解毒。主治湿热泄泻，痢疾，口舌生疮，咽痛喉痹，目赤肿痛，痈肿疮疖。

1.《本草经集注》："主口疮。"

2.《新修本草》："主口疮疳䘌，杀诸虫，去心腹中热气。"

【用法用量】 内服：煎汤，3～9 g；或研末。外用：煎水滴眼，或洗患处。

【选方】 治口疮 龙胆三两，黄连二两，子檗四两。凡三物以水四升，先煮龙胆、黄连，取二升，别渍子檗令水淹潜，投汤中和，稍含之。(《小品方》小檗汤)

0479 小大黄 xiǎo dà huáng (《青海常用中草药手册》)

【异名】 大黄(《青海常用中草药手册》)，次大黄、白大黄〔《中草药》1985，16(8)：33〕。

【基原】 为蓼科大黄属植物矮大黄的根。

【原植物】 矮大黄 *Rheum pumilum* Maxim.

多年生小草本，高10～20 cm。茎直立，具短柔毛；基生叶宽卵形，长3～5 cm，宽1.5～3 cm，近革质，先端圆钝，基部心形，边缘全缘有缘毛，上面无毛，有时沿叶脉疏生短柔毛，下面沿叶脉被柔毛；主脉粗壮，稍凸出；叶柄粗壮；茎生叶1～2，较小；托叶鞘膜质。花序圆锥状，狭窄，分枝稀疏；花被片淡绿色，或带紫红色；花梗细弱，近基部具关节。瘦果连翅成卵状三角形。

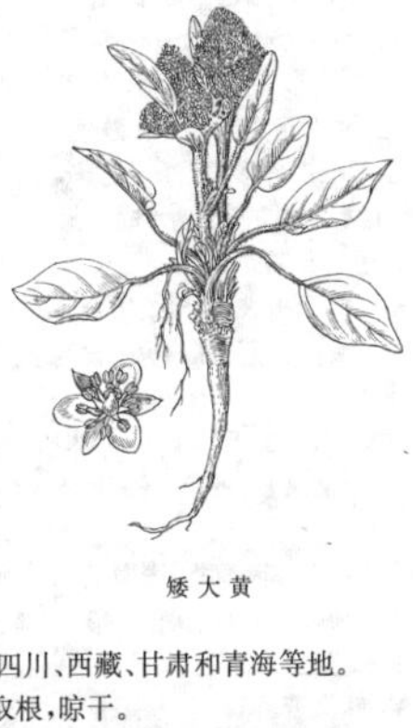

矮大黄

生于海拔4 000～4 300 m的山坡灌丛、河谷阶地。分布于四川、西藏、甘肃和青海等地。

【采收加工】 10～12月挖取根，晾干。

【成分】 含蒽醌类：大黄酚(chrysophanol)，大黄素甲醚(physcion)，大黄素(emodin)，大黄素龙胆二糖苷(emodingentiobioside)

和大黄酚-8-O-β-D-吡喃葡萄糖苷(chrysophanol-O-β-D-glucopyranoside);其他成分:正二十六烷酸(n-hexacosnic acid),谷甾醇,谷甾醇葡萄糖苷(sitosterol-3-O-glucoside),葡萄糖。

【药理】 抑制血小板聚集作用　本品热水提取物对胶原诱导的人血小板聚集有一定抑制作用,其 $IC_{50}>2.00$ mg/ml。

【药性】《青海常用中草药手册》:"苦,寒。"

【功用主治】《青海常用中草药手册》:"泻肠胃积滞实热,下瘀血,消痈肿。应用于食积停滞,脘腹胀痛,实热内蕴,大便闭结,急性阑尾炎,黄疸,经闭,癥瘕,痈肿,丹毒,口疮,水火烫伤,风火牙痛,跌打损伤,瘀血作痛。"

【宜忌】 孕妇慎服。

【用法用量】 内服:煎汤,3~10 g。外用:研末调敷。

【选方】 1. 治食积停滞,脘腹胀痛,实热内蕴,大便秘结　大黄 9 g,莱菔子 9 g。水煎服。

2. 治黄疸　大黄 9 g,茵陈 30 g。水煎服。

3. 治痈肿,丹毒,口疮,水火烫伤,风火牙痛　大黄 15 g,冰片 1.5 g。研末,香油调敷患处。

4. 治跌打损伤,瘀血作痛　大黄 9 g,菊叶三七根 15 g。水煎服。(1~4 方出自《青海常用中草药手册》)

0480 小飞蓬 xiǎo fēi péng (《云南药用植物名录》)

【异名】 祁州一枝蒿(《祁州药志》),蛇舌草、竹叶艾(《广西药用植物名录》),鱼胆草、苦蒿(《云南中草药》),破布艾、臭艾、小山艾(《全国中草药汇编》)。

【基原】 为菊科白酒草属植物小蓬草的全草。

【原植物】 小蓬草 *Conyza canadensis* (L.) Cronq. [*Erigeron canadensis* L.] 又名:小白酒草(《中国高等植物图鉴》),加拿大蓬、飞蓬(《中国植物志》)。

一年生草本,高 50~100 cm。具锥形直根。茎直立,有细条纹及粗糙毛,上部多分枝。单叶互生;基部叶近匙形,长 7~10 cm,宽 1~1.5 cm,先端尖,基部狭,全缘或具微锯齿,边缘有长睫毛,无明显的叶柄;上部叶条形或条状披针形。头状花序多数,密集成圆锥状或伞房圆锥状;总苞半球形,直径约3 mm;总苞片 2~3 层,条状披针形,边缘膜质,几无毛;舌状花直立,白色微紫,条形至披针形;两性花筒状,5 齿裂。瘦果矩圆形;冠毛污白色。花期 5~9 月。

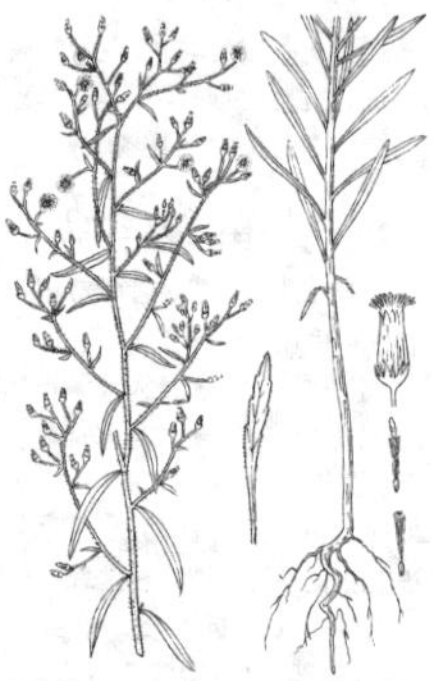

小 蓬 草

生于山坡、草地或田野、路旁。分布于东北地区及山西、内蒙古、浙江、福建、江西、山东、河南、湖北、广西、四川、云南、陕西和台湾。

【采收加工】 5~7 月采收,鲜用或切段晒干。

【药材】 小飞蓬 *Conyzae Canadensis Herba*　我国南北地均产。

性状　茎直立,表面黄绿或绿色,具细棱及粗糙毛。单叶互生,叶片展平后线状披针形,基部狭,先端渐尖,疏锯齿缘或全缘,有长缘毛。多数小头状花序集成圆锥花序状,花黄棕色。气香特异,味微苦。

鉴别　叶表面观:上表皮细胞垂周壁略弯曲或平直,外壁可见明显的角质层纹理。下表皮细胞垂周壁略弯曲或为波状,外壁亦见角质层纹理。上、下表皮均有气孔和非腺毛,气孔不等式或不定式;非腺毛棒状,顶细胞较长大,稍尖并常枯萎。叶缘毛长大,基脚多细胞,顶细胞狭长,顶端尖。

【成分】 全草含挥发油,其中含柠檬烯(limonene),芳樟醇(linalool),乙酸亚油醇酯(linoleyl acetate)及醛类,母菊酯(matricaria ester),去氢母菊酯(dehydromatricaria ester)和矢车菊属烃(centaur)X;还含香草酸(vanillic acid),丁香酸(syringic acid)。

地上部分含挥发油:β-檀香萜烯(β-santalene),花侧柏烯(cuparene),β-雪松烯(β-himachalene),α-姜黄烯(α-curcumene),γ-荜澄茄烯(γ-cadinene),柠檬烯,醛类,松油醇(terpineol),二戊烯(dipentene),枯牧烯(cumulene)。还含邻苄基苯甲酸(o-benzylbenzoic acid),高山黄芩苷(scutellarin),胆碱(choline),17-oxo-8,17-dihydroconycephaloide 和 1-hydroxy-17-oxo-8,17-dihydroconycephaloide,β-谷甾醇(β-sitosterol),丁香烯环氧化物(caryophyllene epoxide),齐墩果酸(oleanolic acid)。

花中含有倍半萜烯,大牻牛儿烯(germacrene)D,β-丁香烯(β-caryophyllene),橙花叔醇(nerolidol),β-榄香烯(β-elemene),α-葎草烯(α-humulene),柠檬烯,*trans*-a-bergamotene。

【药理】 1. 抗炎抗菌作用　小飞蓬地上部分石油醚和乙醇提取物对大鼠角叉菜胶和甲醛性足肿胀有抑制作用。石油醚提取物中的β-雪松烯是抗炎活性成分。小飞蓬可用于治疗细菌性痢疾,全草醚提取液体内外抑菌作用试验确定香草酸、丁香酸为主要抗菌有效成分。新鲜生药 100%的水提原液(每 1 ml 相当于含生药 1 g)在 5%以下浓度对金黄色葡萄球菌、表皮葡萄球菌有较强抑制作用,提示可作为对革兰阳性菌的抗菌中草药。

2. 对心血管系统的作用　小飞蓬全草总黄酮水溶性部位可使 15-甲基前列腺素 $F_{2\alpha}$ 所致的收缩的离体猪冠状动脉得到舒张,终浓度为 4 mg(浸膏)/ml 时作用即显著。小飞蓬水提物有轻微而短暂的降压作用,可抑制心脏,增加呼吸幅度,但对平滑肌和骨骼肌无作用。

【药性】 微苦、辛,凉。

1.《云南中草药》:"苦,凉。"

2.《广西本草选编》:"味辛,气香,性温。"

【功用主治】 清热利湿,解毒消肿。主治痢疾,肠炎,肝炎,胆囊炎,中耳炎,结膜炎,跌打损伤,风湿骨痛,疮疖肿痛,外伤出血,湿疹,牛皮癣。

1.《云南中草药》:"清热,解毒。"

2.《湖南药物志》:"杀虫止痒祛风。"

3.《福建药物志》:"主治胆囊炎,肝炎,肾炎,中暑,喉痛,蛔虫病,关节痛。"

4. 南药《中草药学》:"祛风湿,止血。"

【用法用量】 内服:煎汤,15~30 g。外用:鲜品捣敷,或捣汁点眼,或捣汁滴耳,或煎水洗,或揉搽。

【临床报道】 治疗化脓性感染　小飞蓬 5 份,白及 1 份。鲜品,与白及捣烂外敷;干品,研细水调贴敷。每日换药 1 次。治疗各种化脓性感染 300 例,其中痈 11 例,一般脓肿 98 例,毛囊炎 20 例,蜂窝织炎 9 例,化脓性淋巴腺炎 8 例,外伤感染 142 例,甲沟炎 8 例,化脓性骨髓炎 3 例,坏疽 1 例。结果治愈 295 例,好转 5 例,治愈率 98.3%。另外,在随机抽取的 40 例化脓性感染中药治疗与西医治疗对比中,用中药者脓腔闭合时间短,有显著性差异。

0481 小木通 xiǎo mù tōng (《中国药用植物志》)

【异名】 丝瓜花(《中国药用植物志》)。

【基原】 为毛茛科铁线莲属植物毛蕊铁线莲的茎藤和根。

【原植物】 毛蕊铁线莲 *Clematis lasiandra* Maxim.

草质藤本。当年生枝条具开展的柔毛,叶对生,一至二回三出复叶;叶柄长 3~6 cm,无毛,基部膨大隆起;小叶片卵状披针形或窄卵形，长 3～6 cm，宽 1.5～2.5 cm，先端渐尖，基部阔楔形或圆形，常偏斜，边缘有锯齿，叶脉在下面隆起；小叶柄短。聚伞花序腋生，常有 1～3 朵花，在花序分枝处有 1 对叶状苞片，花梗长 1.5～2.5 cm；花两性，萼片 4，长圆形或长方椭圆形，粉红色或紫红色，钟状直立，先端反卷，直径约2 cm，边缘和反卷的先端被毛；花瓣无；雄蕊多数，花丝线形，外面及两侧被紧贴的柔毛，花药长方椭圆形，药隔外面被毛；心皮多数，被绢状毛。瘦果卵形，宿存花柱羽毛状，长 2～3.5 cm。花期10月，果期 11～12月。

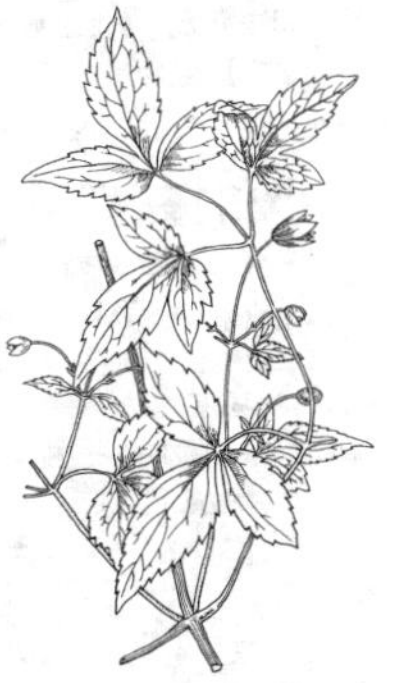

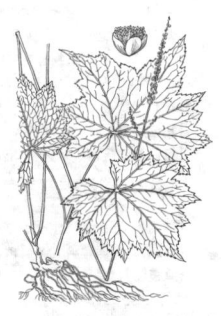

毛蕊铁线莲

生于沟边、山坡地或灌木丛中。分布于浙江、安徽、福建、江西、湖南、广东、广西、四川、贵州、云南、陕西和甘肃。

【采收加工】 9～11 月采收，切段，晒干或鲜用。

【药材】 小木通 *Clematidis Lasiandrae Caulis et Radix* 产于四川、贵州、云南、湖南、江西、陕西、甘肃、浙江等地。

性状 茎藤细长缠绕，表面枯绿色或绿褐色，有细棱。叶对生，有长柄，长 3～6 cm，基部膨大隆起；完整的叶为一至二回三出复叶，小叶片卵状披针形，先端渐尖，基部阔楔形而偏斜，边缘有锯齿。气微，味淡。

根茎呈不规则圆柱形，表面灰棕至棕褐色，有隆起的节，顶端常残留有木质茎，两侧及下方着生多数细长的根。根呈长圆柱形，表面褐色或棕褐色，有细皱纹。质坚脆，易折断，皮部灰白色，木部类方形，淡黄色。气微、味微苦。

鉴别 根横切面：表皮细胞 1 列，外壁增厚，棕褐色。皮层 10 余列细胞。维管束外韧型，韧皮部纤维束成群；木质部较小，嫩根二原型，老根三原型，导管散在，无髓部。薄壁细胞含淀粉粒。

【药性】《湖南药物志》："淡，平，无毒。"

【功用主治】《湖南药物志》："舒筋活血，祛湿利水，解毒利尿。"

【用法用量】 内服：煎汤，15～30 g。外用：煎汤熏洗；或捣烂塞鼻。

【宜忌】 孕妇慎服。

【选方】 治眼起星翳 毛蕊铁线莲鲜根捣烂塞鼻孔，左目塞右，右目塞左。（《湖南药物志》）

0482 小牛力 xiǎo niú lì（《广西中药志》）

【异名】 土甘草（《广西中药志》），单刀根（《广西药用植物名录》）。

【基原】 为豆科崖豆藤属植物疏叶美花崖豆藤的根和叶。

【原植物】 疏叶美花崖豆藤 *Millettia pulchra* (Benth.) Kurz. var. *laxior* (Dunn) Z. Wei 又名：疏叶崖豆藤（《广西植物名录》）。

攀缘状灌木。茎深棕色，有多数黄色点状皮孔。叶互生，奇数羽状复叶，长 12～16 cm，被锈色短柔毛，小叶 9～15，叶片长圆形，长 3.5～8.5 cm，宽 1.5～3 cm，先端急尖，基部楔形或宽楔形，被锈色柔毛。总状花序腋生；花萼杯状，紫红色，先端 5 齿裂；花冠蝶形，粉红色；雄蕊 10；子房柱状，花柱内弯，柱头头状。荚果长圆形而扁平，一侧有狭翅，先端有喙，果长 6～9.5 cm，宽约1.3 cm。种子 5 颗，肾形，褐黄色，光滑。花期 8～10 月，果期11 月。

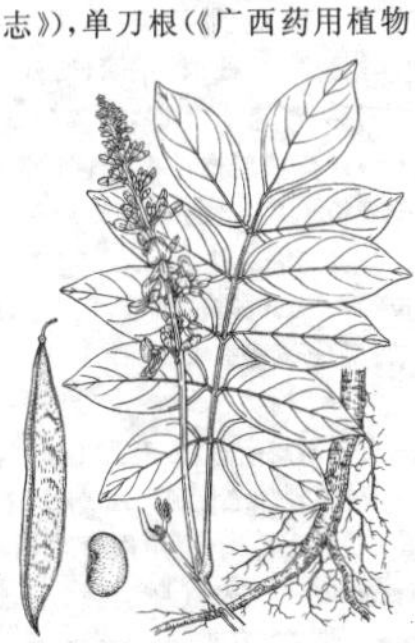

疏叶美花崖豆藤

生于荒野山坡草灌丛中。分布于福建、江西、湖南、广东、广西、海南、贵州、云南等地。

【采收加工】 9～11 月采挖，鲜用，或根切片晒干。

【药性】 甘、苦、微辛，平。

1.《广西中药志》："味甘、微辛，性平，无毒。入肝经。"

2.《湖南药物志》："微苦，平，有小毒。"

【功用主治】 散瘀消肿，补虚宁神。主治跌打肿痛，风湿关节痛，病后虚弱，消化不良，疮疡肿毒，风疹发痒。

1.《广西中药志》："散瘀消肿，止痛，宁神。治跌打肿痛。"

2.《广西民族药简编》："水煎服，治消化不良，小儿干瘦；与猪肉炖服，治病后虚弱；与猪脚炖服，治风湿关节肿痛。"

3.《湖南药物志》："活血止血。治风湿关节痛，跌打损伤，痔血，风疹发痒。"

【用法用量】 内服：煎汤，3～6 g；或磨汁服。外用：捣敷、研末调敷或煎水洗。

【宜忌】《湖南药物志》："多服呕吐。孕妇忌服。"

0483 小升麻 xiǎo shēng má（《陕西中草药》）

【异名】 金丝三七（《天目山药用植物志》），帽辫七（《陕西草药》），开喉箭、三面刀、茶七（《陕西中草药》），白升麻、米升麻、万年根（《湖北中草药志》）。

【基原】 为毛茛科升麻属植物金龟草的根茎。

【原植物】 金龟草 *Cimicifuga acerina* (Sieb. et Zucc.) Tanaka [*C. chinensis* Koidz.]

多年生草本，高 25～110 cm。根茎横生，近黑色，有多数细根。茎直立，上部密被灰色短柔毛。叶 1～2，近基生，一回三出复叶；叶柄长达 32 cm；中央小叶卵状心形，长 5～20 cm，宽 4～18 cm，7～9 掌状浅裂，边缘具锯齿，侧生小叶较小，上面近叶缘被短糙伏毛，下面沿脉被白色柔毛。总状花序细长，具多数花；花小，直径约 4 mm，近无梗；萼片 5，花瓣状，白色，椭圆形或倒卵状椭圆形，早落；花瓣无；退化雄蕊圆卵形，基部有蜜腺；雄蕊多数；心皮 1～2，无毛。蓇葖果，宿存花柱向外方伸展。种子 8～12，椭圆状卵球形，有多数横向短鳞翅，四周无翅。花期 8～9 月，果期 9～10 月。

金龟草

生于海拔 800～2 600 m 的山地林下或林缘。分布于山西、浙江、安徽、河南、湖北、湖南、广东、四川、贵州、陕西、甘肃。

【采收加工】 7～9 月采挖，晒干。

【药材】 小升麻 *Cimicifugae Acerinae Rhizoma* 产于陕西、甘肃、安徽、浙江、湖北、四川、贵州等地。

性状 根茎呈不规则块状，分枝多，呈结节状。表面灰褐色或灰黄色，较平坦，上面有圆洞状或稍凹陷茎基痕；下面有坚硬的残存须根。体实质坚韧，不易折断，断面稍平坦，稀中空，粉性，木部灰褐色或黄褐色，髓部黄绿色。气微香，味微苦而涩。

鉴别 (1) 根茎横切面：后生皮层细胞 1 列，外壁木栓化增厚，有的外平周壁及垂周壁具乳头状增厚，突入胞腔。皮层有时可见根迹维管束。中柱鞘纤维束为15～50个纤维,纤维多角形。维管束约28个,环列,外韧型。韧皮部细胞径向排列较整齐;形成层环明显,呈5～8角形;木质部导管多成群,内侧有非木化的薄壁细胞群,其间有小导管。射线宽8～27列细胞。髓部大,占横切面的1/2。本品薄壁细胞充满淀粉粒。

(2) 薄层色谱:取本品粉末少许,加甲醇适量,冷浸48小时,滤过。滤液浓缩至干,加甲醇1 ml溶解,作供试品液。另以阿魏酸(AR)、咖啡酸(AR)加适量甲醇溶解作为对照品液。分别吸取样品液和对照品液各5 μl点于同一硅胶G薄层板上,以氯仿-乙酸乙酯-甲酸(5∶4∶1)展开,展距10 cm,取出,晾干,置紫外灯(254 nm)下检视。供试品色谱在与对照品色谱相应位置上,显相同颜色的荧光斑点。

【成分】 根茎含升麻环氧醇(cimigenol),25-*O*-甲基升麻环氧醇,15-*O*-甲基升麻环氧醇,去羟-15-*O*-甲基升麻环氧醇,25-*O*-乙酰升麻环氧醇,15, 24-双异升麻环氧醇(cimigol),兴安升麻醇(dahurinol),异兴安升麻醇(isodahurinol),25-*O*-甲基异兴安升麻醇,金龟草二醇(acerinol),25-*O*-甲基金龟草二醇,金龟草酮醇(acerionol),24-*O*-乙酰金龟草酮醇,邻-甲基金龟草醇(*o*-methylcimiacerol)等为苷元的糖苷;还含有β-谷甾醇(β-sitosterol),升麻二烯醇(cimicifugenol),升麻二烯醇酯,25-*O*-乙酰升麻环氧醇木糖苷(25-*O*-acetylcimigenoside),25-*O*-甲基升麻环氧醇木糖苷,升麻苷(cimicifugoside),升麻新醇木糖苷(shengmanolxyloside),乙酰升麻新醇木糖苷及24-乙酰基水合升麻新醇木糖苷(24-acetylhydroshengmanol xyloside)。

【药性】 甘、苦,寒,小毒。

1.《陕西草药》:"味苦,性温。有小毒。"

2.《陕西中草药》:"味甘、苦,性寒。"

【功用主治】 清热解毒,活血止痛。主治咽痛,疖肿,劳伤,腰腿痛,跌打损伤,斑疹不透,高血压病。

1.《天目山药用植物志》:"祛瘀消肿,降低血压。"

2.《陕西中草药》:"清热解毒,活血理气,止痛。治咽喉干痛,劳伤,跌打损伤。"

【用法用量】 内服:煎汤,3～9 g;或含服。外用:捣敷。

【宜忌】《陕西中草药》:"反乌头。"

0484 小功劳 xiǎo gōng láo (《云南中草药》)

【异名】 牙齿硬(《全国中草药汇编》)。

【基原】 为茜草科九节属植物美果九节的全株。

【原植物】 美果九节 *Psychotria calocarpa* Kurz

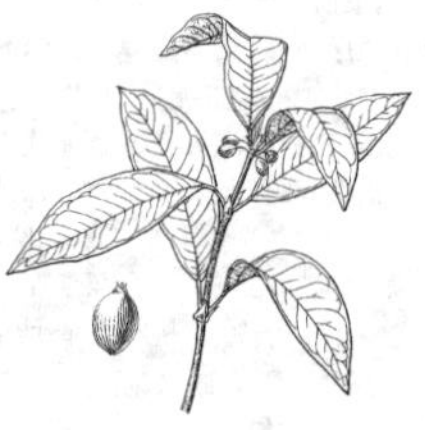

美果九节

灌木,高约1.5 m。叶对生,膜质至薄纸质;叶柄长1～2.5 cm;托叶宽卵形,2裂,具2条线形尖头,早落;叶片椭圆形,长10～14 cm,宽2.5～5.5 cm,先端渐尖,基部楔形,无毛。聚伞花序为2次三歧分枝,生于枝顶腋间;苞片披针形,早落;花粉红色或白色;萼裂片线形,有缘毛;花冠管短,喉部具毛。果椭圆状,幼时陀螺状,长约1 cm,直径5～6 mm,熟时红色,干时显出8条纵棱。果期8～9月。

生于山坡常绿阔叶林内。分布于云南、西藏等地。

【采收加工】 7～10月采收,切段,晒干。

【药性】 苦,凉。

【功用主治】《云南中草药》:"清热解毒,除风利湿。主治菌痢,肠炎,腹泻,肾炎,膀胱炎,风湿腰腿痛,咳嗽。"

【用法用量】 内服:煎汤,15～30 g。外用:捣敷。

【选方】 治癫痫 (小功劳)根9～12 g。煎服,每日1剂,连服1月,并在病发作时用叶火烘后加米泔水揉搽全身。(《云南中草药》)

0485 小白撑 xiǎo bái chēng (《云南中草药》)

【异名】 黄蜡一枝蒿(《云南中草药》)。

【基原】 为毛茛科乌头属植物小白撑及美丽乌头的块根。

【原植物】 1. 小白撑 *Aconitum nagarum* Stapf var. *heterotrichum* Fletcher et Lauener [*A. bullatifolium* Lévl.]

又名:泡叶乌头(《云南中草药》)。

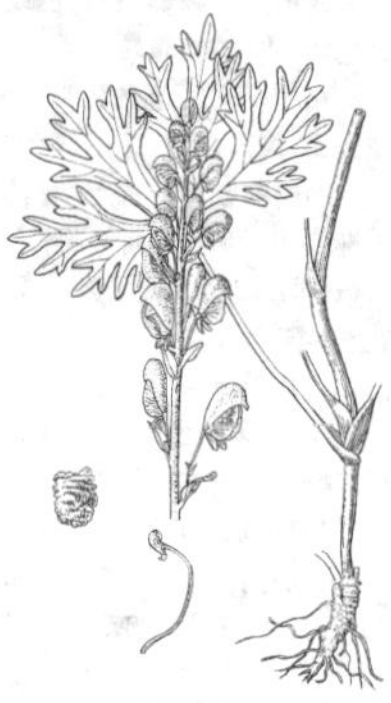

小白撑

多年生草本。块根近圆柱形。茎高70～100 cm,上部疏被弯曲并紧贴的短柔毛。基生叶及生于近茎基部的茎生叶均具长柄,叶柄长达48 cm,有短鞘;叶片五角状肾形,长2.5～13 cm,宽4.5～20 cm,3全裂近基部,中全裂片菱形,3裂,侧全裂片斜扇形,不等2深裂,背面疏被紧贴的短柔毛。总状花序,有花6～25朵;下部苞片3裂,上部苞片狭卵形,花序轴和花梗除有弯曲的白色短柔毛外,还有开展的黄色腺毛;花梗长2～4.5 cm,小苞片生于花梗的基部或下部;萼片蓝紫色,上萼片船状盔形,有短爪,侧萼片圆倒卵形;花瓣有向后弯曲的短距;雄蕊多数,无毛;心皮5,子房密被黄色短柔毛。花期10月。

生于海拔2 550～3 800 m的山地草坡。分布于云南。

小白撑的块根又名雪上一枝蒿,另设专条。

2. 美丽乌头 *A. pulchellum* Hand. -Mazz.

多年生草本,高6.5～50 cm。块根小,倒圆锥形,长约7 mm。茎直立,不分枝,无毛。叶互生;叶柄长2.5～14.5 cm,无毛,基部有短鞘;叶片圆五角形,长1～2 cm,宽2～3.5 cm,3全裂或3深裂近基部,末回裂片狭卵形或长圆状线形,两面无毛;生于茎下部或中部叶较小,具短柄。总状花序有1～4朵花;下部苞片叶状,上部苞片线形;花梗长2～6 cm,被反曲短柔毛,上部混生伸展的柔毛;小苞片生花梗中部,线形;花两性,两侧对称;萼片5,花瓣状,蓝色,上萼片盔状船形或盔形,基部至喙长1.7～2 cm,侧萼片长1.3～1.6 cm;花瓣2,无毛,距长约1.5 mm;雄蕊多数,无毛;心皮5,被伸展的黄色柔毛。蓇葖果。种子多数。花期8～9月,果期9～10月。

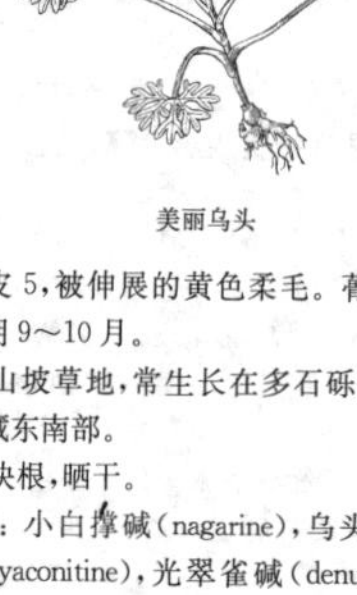

美丽乌头

生于海拔3 500～4 500 m的山坡草地,常生长在多石砾处。分布于四川南部、云南西北部、西藏东南部。

【采收加工】 10～12月采挖块根,晒干。

【成分】 小白撑根含生物碱:小白撑碱(nagarine),乌头碱(aconitine),3-去氧乌头碱(3-deoxyaconitine),光翠雀碱(denudatine),准噶尔乌头碱(songorine),去氧乌头碱(deoxyaconitine),滇乌碱(yunaconitine),异叶乌头碱(heteratisine),二乙酰异叶乌头碱

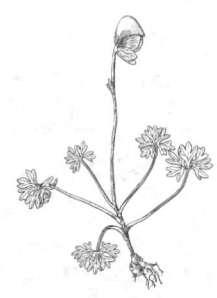

(diacetylheteratisine)。

【药性】《云南中草药》:"辛、苦,麻、温,剧毒。"

【功用主治】《云南中草药》:"活血祛瘀,活络止痛。主治腰肌劳损,软组织挫伤,关节扭伤,风湿关节痛,肋间神经痛,中风瘫痪。外治痈疽未溃,疔疮初起。"

【用法用量】内服,研末 0.05~0.1 g,酒或温开水送服。外用:研末敷。

【宜忌】本品剧毒,内服需经炮制,不宜过量,以免中毒。年老体弱、婴幼儿、孕妇禁服。

0486 小白薇 xiǎo bái wēi (《云南中草药》)

【异名】白龙须、白薇(《滇南本草》),水辣子根、老妈妈针线包、蛇辣子、白藤、娃儿藤(《云南中草药》),野辣椒(《全国中草药汇编》)。

【基原】为萝藦科娃儿藤属植物云南娃儿藤的根。

【原植物】云南娃儿藤 *Tylophora yunnanensis* Schltr.

直立半灌木,高约 50 cm。须状根多数,簇生,淡黄色。茎圆柱形,被棕色短柔毛。叶对生,纸质;叶柄长3~6 mm,被短柔毛;叶片卵状椭圆形,向上则成披针形,长 3~7.5 cm,宽 1.5~3.5 cm,先端钝,基部圆形,全缘,两面均被稀疏的短毛。聚伞花序生于茎顶及叶腋;着花多朵;花暗紫红色;花萼 5 深裂,内面基部腺体 2 齿裂;花冠辐状,裂片具缘毛,内面具疏长柔毛;副花冠裂片卵圆形,贴生于合蕊冠上;花粉块每室 1 个,平展;子房由 2 枚离生心皮组成,无毛;柱头先端扁平。蓇葖果双生,披针形,长 4~5.5 cm。种子先端具长约2.5 cm的黄白色种毛。花期 5~8 月,果期 8~11 月。

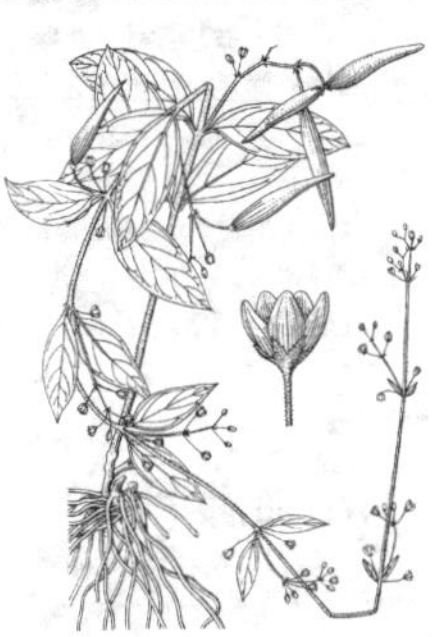

云南娃儿藤

生于山野向阳草地。分布于西南及广西等地。

【采收加工】10~11 月采挖,晒干。

【药性】苦、辛,微温。

1.《滇南本草》:"味苦、涩,性微温。"

2.《四川中药志》1982 年版:"辛,温,有小毒。"

【功用主治】舒筋,活血,通络。主治风湿骨痛,小儿麻痹后遗症,跌打损伤,蛇咬伤。

1.《滇南本草》:"专治面寒疼,肚腹酸痛,跌打损伤,筋骨疼痛。"

2.《云南中草药》:"舒筋活血,调经止痛。治跌打损伤,风湿疼痛,肝炎,胃溃疡,虚痨,恶性疟疾。"

【用法用量】内服:煎汤,9~15 g;或研末;或泡酒。外用:鲜品,捣敷。

【选方】治小儿麻痹后遗症 (小白薇)干品 1.5 g,研末,炖肉吃。另用黄寿丹根 4.5 g,煮猪骨头吃。另用地丁 3 g,黄龙尾 6 g,五加皮 9 g,煎服。(《红河中草药》)

0487 小地扭 xiǎo dì niǔ (《贵州草药》)

【异名】飞疔药(《贵州草药》),元叶母草、五角苓(《四川中药志》)。

【基原】为玄参科母草属植物宽叶母草的全草。

【原植物】宽叶母草 *Lindernia nummularifolia* (D. Don) Wettst. [*Vandellia nummularifolia* D. Don] 又名:圆叶母草(《中国高等植物图鉴》)。

一年生草本,高 5~15 cm。根须状。茎直立,茎枝四方形,棱上有短毛。叶对立;无柄或有短柄;叶片宽卵形或近圆形,长 0.5~2 cm,宽 0.4~1.5 cm,先端圆钝,基部宽楔形或近心形,边缘有浅圆锯齿,齿端有小突尖,侧脉 2~3 对至基部发出。伞形花序顶生或腋生,花有梗或无梗;无小苞片;萼齿 5,裂片披针形;花冠紫色;少有蓝色或白色,上唇直立,卵形,下唇开展,3 裂;雄蕊 4,全育,前面 1 对花丝基部有齿状附属物。蒴果长椭圆形。种子棕褐色。花期 7~9 月,果期8~11 月。

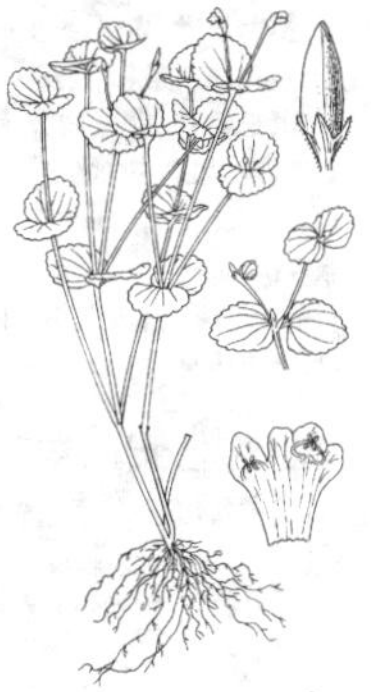

宽叶母草

生于海拔 1 800 m 以下的田边、沟旁等湿润处。分布于浙江、湖北、湖南、广西、四川、贵州、云南、西藏、陕西、甘肃。

【采收加工】7~10 月采收,鲜用或晒干。

【药性】《贵州草药》:"性平,味苦。"

【功用主治】凉血解毒,散瘀消肿。主治咳血,疔疮肿毒,跌打损伤,蛇咬伤。

1.《贵州草药》:"清热解毒,凉血。治呛咳出血,疔疮及蛇咬伤。"

2.《四川中药志》1982 年版:"活血祛瘀,清热解毒。用于跌打损伤肿痛,呛咳出血,疔疮,蛇咬伤。"

【用法用量】内服:煎汤,10~15 g;或泡酒服。外用:鲜品捣敷。

0488 小地松 xiǎo dì sōng (《红河中草药》)

【异名】绵蒿、细火草、黄花枇杷叶、火草、羊头火草、绵羊头、星苞火绒草(《红河中草药》)。

【基原】为菊科火绒草属植物川西火绒草的全草。

【原植物】川西火绒草 *Leontopodium wilsonii* Beauv.

多年生草本,长达 25 cm 或更长。根出条细长,坚硬,有分枝,有枯萎宿存的叶及顶生的莲座状叶丛,在叶丛上生长花茎。花茎细长,无分枝,被白色茸毛,全部有密生的叶,叶狭披针形,长 2~4 cm,宽 2~3.5 mm,先端有细长尖头,边缘平或稍反折,基部狭,无柄,上面有细伏毛,后近无毛,下面被白色薄层密茸毛。苞叶多数,上面被白色厚密的茸毛,较花序长 2~3 倍,密集,开展成径约 6 cm 的苞叶群,或疏散成较宽大的复苞叶群。头状花序,7~11 个,疏散,花序梗与苞叶基部合着;总苞长约 4 mm,被白色长柔毛;总苞片 2~3 层,无色或浅褐色,稍超出茸毛之上;小花雌雄异株;雄花花冠管状,上部漏斗状;雌花花冠丝状,冠毛白色,粗厚,下部有锯齿。瘦果无毛。花期 6~9 月。

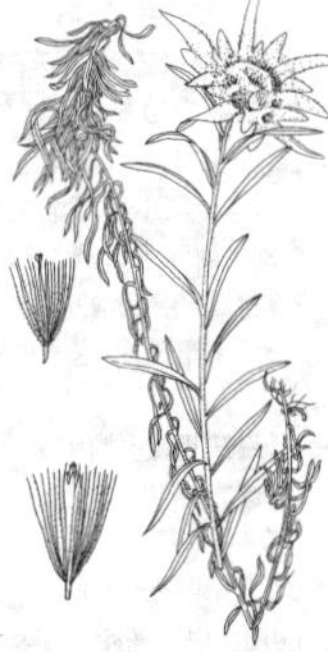

川西火绒草

生于海拔 2 000~3 000 m 的高山山谷岩石上。分布于四川。

【采收加工】6~8 月采收,晾干。

【药性】《全国中草药汇编》:"甘、淡,平。"

【功用主治】《全国中草药汇编》:"止咳平喘,驱虫止泻。主治感冒,咳嗽,哮喘,蛔虫症,小儿腹泻。”

【用法用量】 内服:煎汤,6～15 g。外用:研末敷。

【选方】 1. 治感冒咳嗽,哮喘 (小地松)干品 3 500 g,甘草 1 500 g。加水 50 000 ml,煎 2 小时过滤,浓缩至 10 000 ml,再加入白糖 2 500 g,溶解后冷却,放入尼泊金 5 g 即得。每次 10 ml,每日服 3 次。

2. 治蛔虫症 (小地松)干根、白茅根、棕根各 3 g。水煎服。(1、2 方出自《红河中草药》)

0489 小地柏 xiǎo dì bǎi (《全国中草药汇编》)

【异名】 六角草(《湖北中草药志》),宽叶卷柏(《中国药用孢子植物》)。

【基原】 为卷柏科卷柏属植物伏地卷柏的全草。

【原植物】 伏地卷柏 *Selaginella nipponica* Franch. et Sav. 又名:日本卷柏(《中国主要植物图说·蕨类植物门》)。

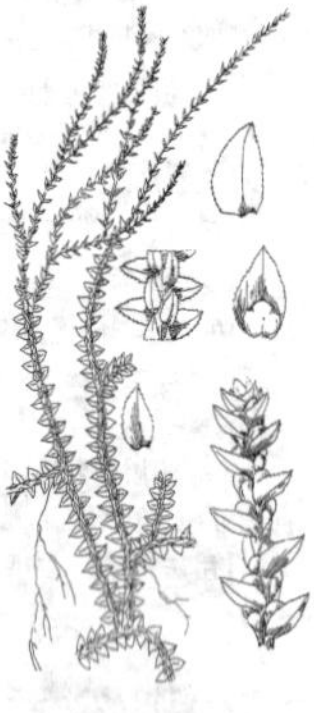

伏地卷柏

茎纤细,匍匐蔓生,处处生根,植株呈苔藓状群落。叶二型,互生,在枝两侧及中间各 2 行,排列稀疏;侧叶斜卵形,长 2～3 mm,宽 0.8～1 mm,先端渐尖,基部斜心形,边缘有细齿;中叶与侧叶相似而较狭,长 1.5～2 mm,宽 0.5～0.7 mm。生孢子的小枝直立,高 4～10 cm,孢子囊生在枝上部叶腋,不形成特化的孢子囊穗;孢子囊卵圆形,大孢子囊位于下部,小孢子囊位于上部。孢子二型。

生于溪边湿地或石上。分布于华东、西南及河南、湖北、湖南、广西、陕西、甘肃、台湾等地。

【采收加工】 7～10 月采收,晒干。

【成分】 含穗花杉双黄酮(amentoflavone)。

【药性】 微苦,凉。

1.《全国中草药汇编》:“淡,平。”

2.《湖北中草药志》:“甘,微苦,凉。”

3.《中国药用孢子植物》:“微毒。”

【功用主治】 止咳,平喘,清热,止血。主治咳嗽气喘,吐血,痔血,外伤出血,淋证,烧烫伤。

1.《全国中草药汇编》:“清热润肺。主治气喘,咳嗽。”

2.《湖北中草药志》:“清热解毒,利湿消肿,收敛生肌。用于各种烫伤、烧伤等症。”

3.《中国药用孢子植物》:“止血。治吐血,痔疮出血,淋病,外伤出血等。”

【用法用量】 内服:煎汤,9～15 g。外用:研末撒。

【选方】 1. 治吐血 宽叶卷柏 15 g,景天三七 15 g,仙鹤草 9 g。煎服。

2. 治淋病 宽叶卷柏 15 g,瓜子金 9 g,石韦 12 g。煎服。(1、2 方出自《中国药用孢子植物》)

0490 小百部 xiǎo bǎi bù (《广西中药志》)

【异名】 门冬薯(《南宁市药物志》),嗦罗罗(内蒙古《中草药新医疗法资料选编》)。

【基原】 为百合科天门冬属植物石刁柏 *Asparagus officinalis* L. 的块根。

【原植物】 参见“石刁柏”条。

【采收加工】 9～11 月采挖,鲜用或切片晒干。

【药材】 小百部 *Asparagi Officinalis Radix* 主产于广西。

性状 块根数个或数十个成簇或单个散在。长圆柱形或长圆锥形,表面黄白色或土黄色,有不规则纵皱纹,上端略膨大,少数残留茎基。质地柔韧,断面淡棕色,中柱类白色。气微,味微甘、苦。

鉴别 (1) 根横切面:根被约为 3 列细胞,壁微木化增厚。皮层黏液细胞含草酸钙针晶束,内皮层明显。中柱木质部束与韧皮部束各 30～40 个,相间排列;内侧导管较大,圆多角形,直径约至 115 μm。髓部为薄壁细胞。

(2) 薄层色谱:取样品粗粉适量,加 50% 乙醇 25 ml,加热提取,提取液蒸干,加 50% 乙醇 10 ml 溶解,滤过。滤液定容至 4 ml,作供试液。另取天冬酰胺、天冬氨酸、精氨酸作对照品,分别点样于同一硅胶 G 薄板上,以正丁醇-冰醋酸-水(8∶2∶2)展开,用 0.2% 茚三酮乙醇液喷雾,加热显色,供试液色谱在与对照品色谱相应位置上显相同颜色的斑点。

【成分】 根含甾体化合物:β-谷甾醇,美洲菝葜皂苷元(sarsasapogenin)及 11 种甾体化合物。还含香豆素,胡萝卜素,芸香苷(rutin)、松柏苷(coniferin),白屈菜酸(chelidonic acid),维生素 C 及蜀葵氨酸(altheine)等成分。

【药性】 《广西中药志》:“味苦、微辛,性微温,有小毒。”

【功用主治】 温肺,止咳,杀虫。主治风寒咳嗽,百日咳,肺结核,老年咳喘,疳虫,疥癣。

《广西中药志》:“温肺,下气,止咳。治肺痨咳嗽。外用为有效的灭虱剂。”

【用法用量】 内服:煎汤,6～9 g;或入丸、散。外用:煎水熏洗,或捣汁涂。

【选方】 治淋巴结核 鲜嗦罗罗根 60 g,炒荞麦面 15 g。捣成泥膏,外敷,每日换药 1 次。(内蒙古《中草药新医疗法资料选编》)

0491 小血藤 xiǎo xuè téng (《草木便方》)

【异名】 钻骨风、八仙草(《分类草药性》),钻石风(《重庆草药》),五香血藤、滑藤、爬岩香、满山香、香血藤(《昆明民间常用草药》),天青地红(《陕西中草药》),血糊藤(《湖北中草药志》),钻岩尖(《湖南药物志》)。

【基原】 为五味子科五味子属植物铁箍散的茎藤或根。

【原植物】 铁箍散 *Schisandra propinqua* (Wall.) Baill. var. *sinensis* Oliv. 又名:秤锤叶、钻岩筋、内红消、爬山虎、糯米叶子(《湖北植物志》)。

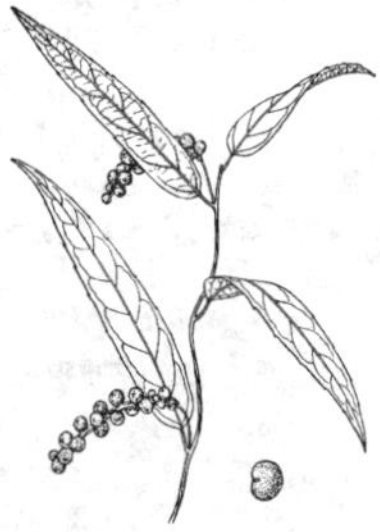

铁 箍 散

落叶或半落叶木质藤本,长 2～3 m。根圆柱形,木质而坚硬,略弯曲。老枝灰色,小枝棕褐色。单叶互生;叶革质;叶柄长 0.5～1 cm;叶片卵状披针形或长圆状披针形,长 5～12 cm,宽 1～3 cm,先端长渐尖,基部宽楔形至圆形,边缘具不明显的疏齿,上面绿色,嫩叶上面有时有浅色斑纹,下面略被白粉。雌雄异株;花单生叶腋或簇生;花被 6～9,排成 3 轮,最外 3 片较小;雄蕊 6～9,花丝基部稍连合,雄蕊嵌于肥大的花托缝穴中;雌蕊群球形,心皮 10～30,离生,结果时花托伸长 3～7 cm。小浆果球形,熟时鲜红色。种子肾圆形。花期 6～8 月,果期 7～10 月。

生于 300～1 500 m 的向阳低山坡或山沟灌丛中。分布于陕西、甘肃、湖北、湖南、四川、云南、贵州等地。

本植物的叶(小血藤叶)亦供药用,另设专条。

【采收加工】 10～11月采收，晒干或鲜用。

【药材】 小血藤 *Schisandrae Sinensis Caulis seu Radix* 主产于四川、云南。在四川将根称作“香巴戟”。

性状 藤茎细长圆柱形，有的略弯曲。表面红棕色或棕褐色，有纵皱纹及红棕色皮孔。质坚韧，难折断，折断面呈刺片状，皮部易与木部分离，皮部棕褐色，木部粉白色，髓部中央有空心。气香，味微辛凉，嚼之有黏性。

根圆柱形，常弯曲。表面红褐色或棕红色，常有环状裂缝，多露出木部而呈节节状。质坚，难折断。断面皮部厚，整齐，显灰绿色；木部呈刺片状，黄白色。气香，味辛凉，微苦涩，嚼之有黏性。

根茎圆柱形。表面有细长须根和须根痕。皮部薄，断面棕褐色；髓中空。

鉴别 藤茎、根茎横切面：木栓层较发达。皮层及韧皮部有小型的嵌晶纤维束散在，纤维木化；并有黏液细胞分布。木质部导管1～2列，导管圆多角形；木薄壁细胞全部木化。射线宽1～2列细胞，木化。髓部细胞较大，排列较松。薄壁细胞含有淀粉粒及棕色物。

根横切面与藤茎及根茎相似，但不具髓。

【成分】 根和茎中含恩施辛(enshicine)，表恩施辛，异五味子酸(isoschizandrolic acid)，去氧五味子素(deoxyschizandrin)，β-谷甾醇(β-sitosterol)，硬脂酸。茎含3个三萜酸：nigranoic acid，漫五酸(manwuweizic acid)，五味子酸(schisandronic acid)。

【药理】 1. 抗癌作用 从铁箍散的茎和根中分得的表恩施辛在体外于10 μg/ml浓度时对小鼠白血病P_{388}的抑制率为72.9%。此外，铁箍散还能降低小鼠血清丙氨酸氨基转移酶含量。

2. 抗凝作用 给家兔肌注铁箍散的煎液0.45 g/kg，能明显延长兔脑凝血酶原作用下的血凝时间。10 mg/ml的乙醇提取物能抑制胶原诱导的血小板聚集作用，抑制率为38.9%。对血红细胞凝聚作用与其浓度有关，其0.02 g/ml水煎液抑制兔血红细胞凝聚，在0.002 g/ml时则促进其凝聚。

【药性】 辛，温。

1.《草木便方》：“热。”

2.《重庆草药》：“辛，温，无毒。”

【功用主治】 行气活血，通络止痛。主治胃痛腹胀，月经不调，经闭，跌打损伤，风湿痹痛，肢体麻木，劳伤吐血。

1.《草木便方》：“生心血，散瘀活血，透关节。治跌打损伤血胀，四肢筋骨风毒。”

2.《分类草药性》：“治风湿麻木，筋骨疼痛。涂鱼口肿毒。”

3.《重庆草药》：“行气，活血。治跌打损伤，劳伤吐血，经闭。”

【用法用量】 内服：煎汤，10～15 g；或浸酒。外用：捣敷或煎水洗。

【宜忌】 《陕西中草药》：“根、茎：反甘草。”

【选方】 1. 治跌打损伤，风湿麻木及关节痛 铁箍散根15～24 g，娃儿藤15 g。煎水或兑酒服。

2. 治月经不调 铁箍散根30 g，香附、益母草各15 g。煎水兑甜酒服。(1、2方出自《湖南药物志》)

0492 小羊桃 xiǎo yáng táo 《贵州草药》

【异名】 羊奶奶(《贵州草药》)，软枣猕猴桃、圆枣子(江西《草药手册》)，牛奶果、牛奶子(《新华本草纲要》)。

【基原】 为猕猴桃科猕猴桃属植物紫果猕猴桃的根或果实。

【原植物】 紫果猕猴桃 *Actinidia arguta* (Sieb. *et* Zucc.) Planch. ex Miq. var. *purpurea* (Rehd.) C. F. Liang [*A. purpurea* Rehd.]

藤本，长7～20 m。隔年枝灰褐色；髓隔片状，白色至淡褐色。单叶互生；叶柄长3～5 cm，无毛；叶片纸质，卵形至长方椭圆形，长8～13 cm，宽4.5～8 cm，先端急尖，基部圆形、阔楔形、截平形至微心形，两侧通常不对称，边缘具细小向上渐尖的锯齿，背面脉腋上有少量髯毛，侧脉近边缘分叉而互相网结。聚伞花序腋生，雄花序多花，雌花序常为3花；花单性雌雄异株或单性花与两性花共存；萼片5，卵形，干后基部变为黑色；花瓣5，淡绿色或白色，阔卵形或长圆状倒卵形，干后变为蓝色；雄蕊多数，花药紫黑色或棕褐色；子房瓶状。浆果柱状卵球形，长1.5～3.5 cm，直径1.5～2 cm，成熟时紫红色或深紫色，无毛，先端有喙。花期6～7月，果期8～9月。

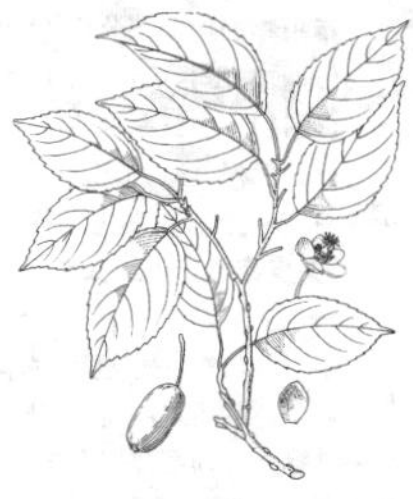

紫果猕猴桃

生于海拔700～3 600 m的山地林中或灌丛中。分布于山西、浙江、江西、湖北、湖南、广西、四川、贵州、云南、陕西等地。

【采收加工】 9～10月采收，晒干或鲜用。

【成分】 根含生物碱：猕猴桃碱(actinidine)和肉苁蓉碱；黄烷醇：(－)-儿茶素〔(－)-catechin〕，(－)-表儿茶素〔(－)-epicatechin〕；三萜类化合物：(＋)-委陵菜皂苷(tormentoside)，(＋)-野鸦椿酸-28-*O*-β-*D*-吡喃葡萄糖酯苷(euscaphic acid-28-*O*-β-*D*-glucopyranoside)；木脂素：(＋)-松脂酚(pinoresinol)，(＋)-杜仲树脂酚(medioresinol)和(－)-丁香树脂酚(syringaresinol)。

【药性】 《贵州草药》：“性平，味酸、涩。”

【功用主治】 补虚损，清热利湿。主治慢性肝炎，吐血，月经不调，风湿关节痛。

《贵州草药》：“清热利湿，补虚益损。”

【用法用量】 内服：煎汤，15～30 g。外用：煎水熏洗。

【选方】 1. 治慢性肝炎 小羊桃根、酸汤秆根各15 g。煨水服。

2. 治吐血 小羊桃根、皮或果实30 g。捣绒，加酒少许，冲水，澄清后去渣取水服。

3. 治月家病 小羊桃根30 g，加高粱秆炖肉吃。(1～3方出自《贵州草药》)

0493 小红参 xiǎo hóng shēn 《昆明民间常用草药》

【异名】 滇紫参(《植物名实图考》)，小活血(《昆明民间常用草药》)，小红药(《红河中草药》)，小舒筋(《中国中药资源志要》)。

【基原】 茜草科茜草属植物云南茜草的根。

【原植物】 云南茜草 *Rubia yunnanensis* (Franch.) Diels 又名：滇茜草(《云南种子植物名录》)。

多年生攀缘草本，长1～2 m。根簇生、细长、肥厚、圆柱形而微弯，外皮红褐色。茎四棱形，棱上被毛。叶近革质，4叶轮生；无柄或近无柄；叶片倒卵形，长1.3～2 cm，宽0.5～1.5 cm，先端锐尖，基部宽楔形，全缘而有刺毛，上面绿色被毛，下面色较淡，微粗糙，脉3出。聚伞花序顶生和腋生，总花梗及分枝均纤细；花小，5数，绿黄色。浆果小，直径约5 mm，黑色。花期夏季。

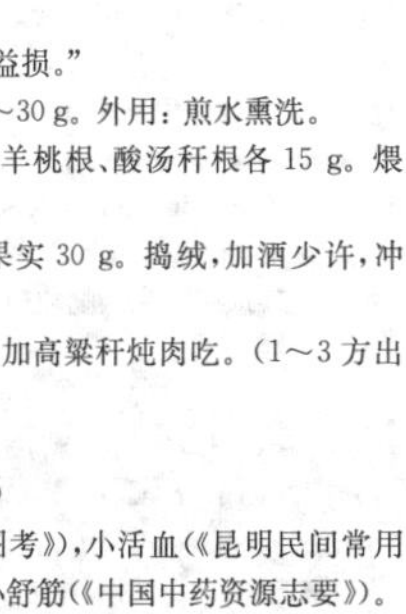

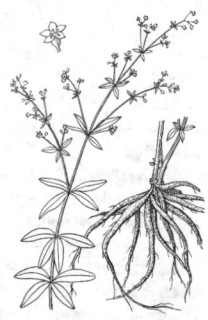

云南茜草

生于向阳山坡杂草丛中。分布于云南。

本植物的地上部分(小茜草)亦供药用,另设专条。

【采收加工】 11～12月采挖,晒干。

【药材】 小红参 *Rubiae Yunnanensis Radix* 主产于云南。

性状 根茎短,节密。根细长圆柱形,微弯曲,少分枝,数条或10余条丛生于小根茎上。表面红棕色,有细纵皱纹。质脆,易折断,断面皮部黄红色或深红色,易剥离,木部红黄色。气微,味甘、微苦。

鉴别 (1) 根横切面:木栓层为10数列木栓细胞,内含红棕色或黄色色素。皮层宽广,薄壁细胞含草酸钙针晶束及橙红色色素。维管束外韧型。韧皮部细胞较小;形成层不明显;木质部导管单个散在。

(2) 取本品粉末0.1 g,加甲醇5 ml,冷浸1小时,滤过。滤液于20 ml试管中置水浴上蒸干,加水2 ml及盐酸0.2 ml置沸水浴上水解30分钟,冷却后加乙醚10 ml振摇3分钟,取乙醚液5 ml,加2 mol/L氢氧化钠溶液振摇,下层水溶液应显紫红色(检查茜草素型蒽醌)。

(3) 薄层色谱:取本品粉末0.1 g,加甲醇5 ml,冷浸1小时,滤过,稍浓缩,作供试品液。以茜草素、羟基茜草素为对照品,分别点样于同一硅胶G薄板上,用二甲苯-甲酸乙酯-己烷-甲酸-甲醇(20∶10∶8∶1∶0.5),加蒸馏水0.5 ml振摇后,分取的上层溶液展开12 cm。在日光下或紫外灯(365 nm)下检视。供试品色谱中在与对照品色谱相应位置显相同颜色的斑点或荧光斑点。

【成分】 根含有蒽醌苷类成分:2-甲基-1, 3, 6-三羟基-9, 10-蒽醌-3-*O*-(6′-*O*-乙酰基)-*α*-*L*-鼠李糖基(1→2)-*β*-*D*-葡萄糖苷〔2-methyl-1, 3, 6-trihydroxy-9, 10-anthraquinone-3-*O*-(6′-*O*-acetyl)-*α*-*L*-rhamnosyl(1→2)-*β*-*D*-glucoside〕, 2-甲基-1, 3, 6-三羟基-9, 10-蒽醌-3-*O*-*α*-*L*-鼠李糖基(1→2)-*β*-*D*-葡萄糖苷〔2-methyl-1, 3, 6-trihydroxy-9, 10-anthraquinone-3-*O*-*α*-*L*-rhamnosyl(1→2)-*β*-*D*-glucoside〕, 2-甲基-1, 6-二羟基蒽醌-3-*O*-(6′-*O*-乙酰基)-*α*-*L*-吡喃鼠李糖基(1→2)-*β*-*D*-吡喃葡萄糖苷〔2-methyl-1, 6-dihydroxyanthraquinone-3-*O*-(6′-*O*-acetyl)-*α*-*L*-rhamnopyranosyl-(1→2)-*β*-*D*-glucopyranoside〕, 2-甲基-1, 6-二羟基蒽醌-3-*O*-*α*-*L*-吡喃鼠李糖基(1→2)-*β*-*D*-吡喃葡萄糖苷〔2-methyl-1, 6-dihydroxyanthraquinone-3-*O*-*α*-*L*-rhamnopyranosyl-(1→2)-*β*-*D*-glucopyranoside〕, 1, 3, 6-三羟基-2-甲基蒽醌(1, 3, 6-trihydroxy-2-methylanthraquinone);乔木烷型三萜,茜草乔木醇(rubiarbonol)A、G,茜草乔木酮(rubiarbonone)A、B。茜根酸(ruberythric acid);环己肽苷(glycocyclohexapeptide) RY-1及其苷元RA-Ⅴ、RY-Ⅱ、RY-Ⅲ。

【药理】 1. 抗肿瘤作用 小鼠腹腔植入S_{180}腹水癌细胞后,每日腹腔注射小红参乙醇提取物100 mg/kg、200 mg/kg,连续5日,对癌细胞的增殖有明显的抑制作用。剂量增至250 mg/kg,连续15日,能显著延长荷瘤小鼠的存活时间,并提高动物存活数的2.8倍。每日灌胃给予125 mg/kg、250 mg/kg,连续10日,对皮下移植的S_{180}腹水癌细胞小鼠也有明显的抗肿瘤作用,并显著增加体重。腹腔给予小红参提取物200 mg/kg的荷瘤小鼠的腹水上清液,对体外小鼠白血病P_{388}和L_{1210}集落形成有一定的抑制作用。另有报道,从云南茜草根中分离得到1个具有抗癌活性的环己肽苷新成分,经抗肿瘤试验表明,该成分对小鼠白血病P_{388}具有明显的抑制作用。

2. 升白细胞作用 腹腔注射水提醇沉小红参混悬液0.84、1.26 g(生药)/kg,对环磷酰胺引起的小鼠白细胞降低,有显著的升高白细胞作用,其作用较茜草强。

3. 对淋巴细胞的作用 小红参腹腔注射能抑制小鼠脾脏T细胞增殖反应及其产生白介素IL-2的能力,但对小鼠脾脏B细胞增殖反应无影响。水煮醇沉法提取小红参蒽醌类及三萜类,在30～100 μg/ml范围内,对正常人外周血T淋巴细胞增殖反应均有抑制作用。

4. 其他作用 腹腔给予水提醇沉提取物,能显著促进小鼠呼吸道酚红的分泌,呈祛痰作用,其作用强度与茜草相似。

毒性 按简化概率单位法测定小红参小鼠腹腔注射的LD_{50}为8.4±0.31 g/kg;灌胃给药的LD_{50}为155±0.38 g/kg。

【药性】 《云南中草药》:"甘,温。"

【功用主治】 调养气血,活血舒筋。主治头晕,肺痨咳血,风湿疼痛,跌打损伤,月经不调,经闭,带下,产后关节痛。

《云南中草药》:"温经通络,调养气血。主治月经不调,跌打损伤,贫血。"

【用法用量】 内服:煎汤,10～30 g。

【选方】 1. 治头昏头晕 小红参、青洋参、大黑药等分,研末,蒸鸡蛋兑红糖、猪油吃。

2. 治肺结核 小红参30 g,小白及30 g。研末,和蜂蜜90 g蒸食,每日3次,2日服完。

3. 治内伤吐血,痰中带血 小红参6 g,叶下花6 g。研末,水冲服或水煎服,红糖为引。(1～3方出自《昆明民间常用草药》)

4. 治贫血 (小红参)鲜品30 g。炖鸡服。(《云南中草药》)

5. 治经闭,月经不调,带下,产后关节痛 小红参90 g。煮猪排骨(淡盐)服食。(《昆明民间常用草药》)

0494 小红蒜 xiǎo hóng suàn (《云南思茅中草药选》)

【基原】 为鸢尾科红葱属植物红葱的全草。

【原植物】 红葱 *Eleutherine plicata* Herb.

多年生草本,高多达60 cm。鳞茎卵圆形,长约5 cm,直径2～2.5 cm,鳞片肥厚,紫红色,无膜质包被。根柔嫩,黄褐色。叶互生;叶片宽条形或披针形,长25～40 cm,宽1.2～2 cm,先端渐尖,基部抱茎,有4～5条主脉平行而突出。花茎高30～40 cm,上部有3～5分枝,分枝处有叶状苞片;伞形花序状的聚伞花序生于花茎枝顶;花下有卵形膜质苞片2;花被片6,白色,排成2轮;雄蕊3;子房下位,长椭圆形,3室,花柱先端3裂。花期6月。

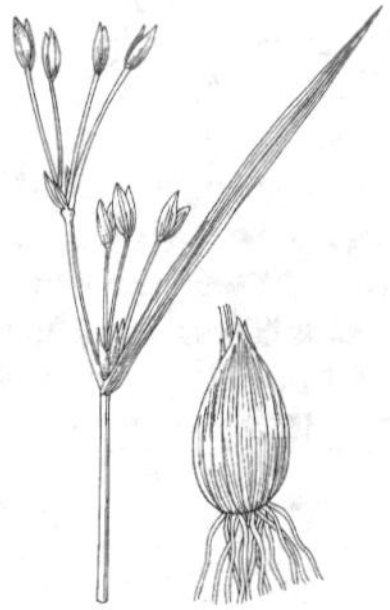

红 葱

云南各地常见栽培。分布于广西、云南等地。原产西印度群岛。

本植物的根(小红蒜根)亦供药用,另设专条。

【采收加工】 5～7月采收全草,鲜用或晒干。

【药性】 苦、辛,凉。

1.《广西本草选编》:"味辛,性凉。"

2.《全国中草药汇编》:"苦,凉。"

【功用主治】 《广西本草选编》:"清热解毒,散瘀消肿。主治风湿关节痛,吐血,咯血,痢疾,闭经腹痛。"

【用法用量】 内服:煎汤,6～15 g,鲜品15～30 g。外用:捣敷;或煎汤外洗。

0495 小麦苗 xiǎo mài miáo (《本草拾遗》)

【基原】 为禾本科小麦属植物小麦的嫩茎叶。

【原植物】 参见"小麦"条。

【药性】 1.《本草拾遗》:"辛,寒,无毒。"

2.《日华子》:"凉。"

3.《得配本草》:"入手少阴、太阳经气分。"

【功用主治】 除烦热,退黄疸,解酒毒。

1.《本草拾遗》:“主酒疸目黄,消酒毒暴热。”

2.《日华子》:“除烦闷,解时疾狂热,退胸膈热,并利小肠。”

3.《纲目》:“小麦秆烧灰,入去疣痣蚀恶肉膏中用。”

【选方】 治黄疸 生小麦苗捣绞取汁,饮六七合,昼夜三四次。(《千金方》)

0496 小麦麸 xiǎo mài fū (《本草拾遗》)

【异名】 麸皮(《本草蒙筌》)。

【基原】 为禾本科小麦属植物小麦磨取面粉后筛下的种皮。

【原植物】 参见“小麦”条。

【药性】 甘,凉。

1.《本草拾遗》:“甘,寒,无毒。”

2.《日华子》:“凉。”

3.《医林纂要》:“咸,寒。”

【功用主治】 除热,止渴,敛汗,消肿。主治消渴,虚汗,盗汗,跌扑折伤,风湿痹痛,口疮。

1.《本草拾遗》:“和面作饼,止泄利,调中去热,健人。以醋拌蒸热,袋盛,熨腰脚伤折处,止痛散血。”

2.《日华子》:“治时疾热疮,汤火疮烂,扑损伤折,瘀血,醋炒贴罨。”

3.《纲目》:“醋蒸熨手足风湿痹痛,寒湿脚气,互易至汗出。末服止虚汗。”

【用法用量】 内服:入散剂。外用:醋炒包熨或研末调敷。

【选方】 1. 治产后虚汗 小麦麸、牡蛎等分。为末,以猪肉汁调服二钱,日二服。(《胡氏妇人方》)

2. 治走气作痛 酽醋拌麸皮,炒热,袋盛熨之。(《生生编》)

3. 治小便尿血 面麸炒香,以肥猪肉蘸食之。(《集玄方》)

4. 治小儿眉疮 小麦麸炒黑,研末,酒调敷之。(《纲目》)

【临床报道】 治疗口腔炎 用小麦麸烧灰2份,冰片1份,混合研细搽患处,每日2~3次。治疗100余例,有效率约95%,一般3~5日即愈。

0497 小赤麻 xiǎo chì má (《天目山药用植物志》)

【异名】 水麻(《恩施中草药手册》),小红活麻(《中国中药资源志要》)。

【基原】 为荨麻科苎麻属植物小赤麻的全草或叶。

【原植物】 小赤麻 *Boehmeria spicata* (Thunb.) Thunb. [*Urtica spicata* Thunb.]

多年生草本或亚灌木,茎高40~100 cm。多分枝。叶对生;叶柄长达6.5 cm;叶片卵状菱形或卵状宽菱形,长2.5~7.5 cm,宽1.5~5 cm,先端长骤尖,基部宽楔形,边缘每侧有少数牙齿;基出脉3条。穗状花序单生叶腋;花单性;雄花无梗,花被片4,椭圆形,下部合生,外面有疏毛;雌花花被片近椭圆形,外面有短毛,果期呈菱状倒卵形或宽菱形。瘦果长倒卵形,有细毛,具单一的宿存柱头。花期7~9月,果期9~10月。

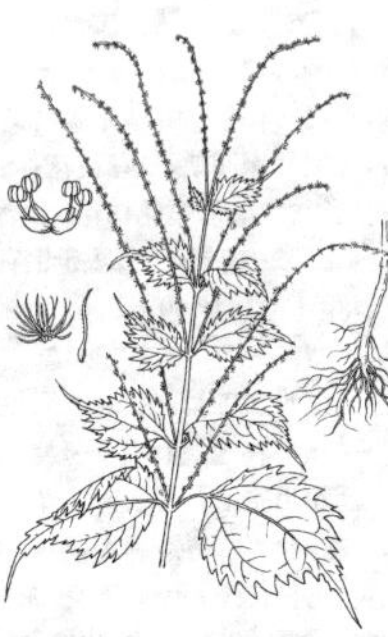

小赤麻

生于丘陵或低山草坡或沟边。分布于江苏、浙江、江西、山东、河南、湖北等地。

本植物的根(小赤麻根)亦供药用,另设专条。

【采收加工】 5~7月采叶,9~10月割取地上部分,鲜用或晒干。

【功用主治】 利尿消肿,解毒透疹。主治水肿腹胀,麻疹。

【用法用量】 内服:煎汤,6~15 g。外用:鲜品捣敷;或煎汤熏洗;或捣烂揉擦。

0498 小芸木 xiǎo yún mù (《广西中草药》)

【异名】 鸡屎木、山黄皮(《广西中草药》),癞蛤蟆跌打、野黄皮(《云南思茅中草药选》),野茶辣、小黄皮(《广西药用植物名录》)。

【基原】 为芸香科小芸木属植物小芸木的根、树皮及叶。

【原植物】 小芸木 *Micromelum integerrimum* (Buch.-Ham.) Wight et Arn. ex Roem. [*Bergera integerrima* Buch.-Ham.]

灌木或小乔木,高达8 m。小枝、叶柄、叶脉、花轴及花枝密被灰褐色短柔毛。奇数羽状复叶互生;小叶7~15,斜卵形至斜卵状披针形或镰刀状,长7~12 cm,宽1.7~3 cm,先端短尖或渐尖,基部圆或钝斜,不对称,全缘或微呈波状,两面密布透明腺点。伞房状圆锥花序,顶生或腋生;花柄长2~4 mm;萼片5,广三角形,长约1 mm;花瓣5,白色,长圆形;雄蕊10,长短互间;子房上位,子房柄伸长,在成熟果时明显。浆果椭圆形或倒卵形,熟时金黄色或朱红色,有油腺点。种子1~2颗。花期9月至翌年2月间,果期3~10月。

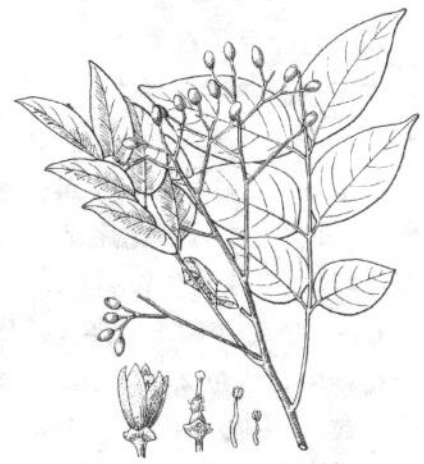

小芸木

生于山岭丛林中。分布于广东、广西、海南、贵州、云南等地。

【采收加工】 4~6月采剥树皮,晒干。7~9月采叶,鲜用或晒干。9~11月挖根,切片晒干。

【成分】 根含小芸木宁(micromelin),东莨菪素(scopoletin)。

【药理】 小芸木所含东莨菪素有以下作用:

1. 祛风、抗炎、镇痛和祛痰 能降低患者痰黏度和痰中嗜中性白细胞。

2. 抗肿瘤作用 体外对鼻咽癌KB细胞的ED_{50}为100 μg/ml;体内对小鼠淋巴白血病有活性。小芸木的另一成分小芸木宁也具抗小鼠体内淋巴细胞白血病P_{388}的活性。

3. 解痉作用 对豚鼠气管、回肠等平滑肌有解痉作用。

毒性 东莨菪素给予小鼠口服LD_{50}为1.39 g/kg;腹腔注射为0.85 g/kg。

【药性】《广西中草药》:“味苦、辛,性温。”

【功用主治】 祛风,除湿,行气,散瘀。主治流感,感冒咳嗽,胃痛,风湿痹痛,跌打肿痛,骨折。

1.《广西中草药》:“行气祛痰,祛风除湿,散瘀止痛。治感冒咳嗽,胃痛,风湿骨痛,跌打肿痛。”

2.《云南中草药》:“疏风解表,温中行气,消肿散瘀,止血。主治流感,感冒,疟疾,跌打损伤,胃痛,风湿关节炎,外伤出血,骨折。”

【用法用量】 内服:煎汤,9~15 g。外用:捣敷;或研末酒调敷。

【宜忌】《广西中草药》:“孕妇慎服。”

【选方】 1. 治寒性胃痛、痢疾 小芸木根、吴茱萸各15 g。水煎服。

2. 治风寒湿痹 小芸木根、南五味子、刺五加皮各15 g。酒水各半煎汤温服。(1、2方出自《中国民间生草药原色图谱》)

0499 小连翘 xiǎo lián qiào 《中国药用植物图鉴》

【异名】 小翘(《新修本草》),七层兰、瑞香草(《质问本草》),大田基、小瞿麦(《南宁市药物志》),排草、排香草(《江西民间草药》),小对叶草(《四川中药志》),小对月草(《重庆草药》),小元宝草(《浙江民间常用草药》),金石榴、麝香草、黄草(《浙江药用植物志》)。

【基原】 为藤黄科金丝桃属植物小连翘的全草。

【原植物】 小连翘 *Hypericum erectum* Thunb. ex Murray

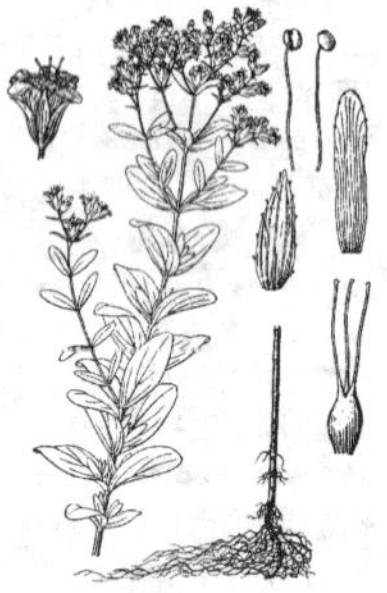

小连翘

多年生草本,高 20～60 cm。全株无毛。茎圆柱形,绿色或略带红色,有 2 条隆起线。单叶对生;无柄;叶片长椭圆形、倒卵形或卵状长椭圆形,长 1.5～4.5 cm,宽 0.5～2.2 cm,先端钝,基部抱茎,全缘,叶面散布黑色腺点,无透明点。聚伞花序呈圆锥花序状,顶生或腋生;花径 1.5～2 cm;萼片 5;花瓣 5,黄色,萼片及花瓣均有黑色条线及黑点;雄蕊多数,合生成 3 束;子房上位,3 室,花柱 3,分离。蒴果圆锥形,具宿存萼。种子细小,多数。花期 7 月,果期 9 月。

生于山坡路边草丛中或山野较湿润处。分布于江苏、浙江、安徽、福建、江西、湖北、湖南、四川、贵州、云南、台湾等地。

【采收加工】 7～9 月采收,晒干或鲜用。

【成分】 小连翘含鞣质(tannin),精油,金丝桃属素(hypericin),伪金丝桃属素(pseudohypericin),蟛蜞菊内酯(wedelolactone)和去甲基蟛蜞菊内酯(demethylwedelolactone)。

根含欧妥吉素(otogirin)。

花含欧妥吉酮(otogirone)。

地上部分含脂肪酸:棕榈酸(palmitie acid),油酸(oleic acid),亚油酸(linoleic acid)。黄酮类:槲皮苷(quercitrin),异槲皮苷(isoquercitrin),金丝桃苷(hyperoside),荭草素(orientin)。又含根皮酚(phloroglucinol)衍生物:erectquione A、B、C,erectones A、B。

【药理】 1. 止血作用 本品提取物 1 g/kg 腹腔注射,小鼠尾静脉切断法实验证明有缩短出血时间的作用;其有效成分蟛蜞菊内酯和去甲基蟛蜞菊内酯 0.5 mg/kg 静脉注射能分别使出血时间缩短 3.9 分钟和 4.2 分钟。

2. 抗过敏作用 由小连翘根中提取的欧妥吉素(Ⅰ)和花中提取的欧妥吉酮(Ⅱ)均为具抗菌作用的间苯三酚衍生物,尚能显著抑制血栓烷 A_2(TXA_2)和白三烯 D_4 所致豚鼠气管平滑肌的收缩,提示有抗过敏作用。

3. 抗细菌涎酶作用 本品甲醇提取物对涎酸酶有抑制作用;地上部分丙酮提取物能抑制产气梭状芽胞杆菌的细菌涎酶(Cl-S)活性,其中主要有效成分为棕榈酸、油酸和亚油酸。油酸和亚油酸 200 μg/ml 对 Cl-S 和葡萄球菌 $SPID_{6646}$ 细菌涎酶(St-S)有明显抑制作用,棕榈酸仅是 St-S 的抑制剂。

4. 抗病毒作用 从金丝桃属植物中分离到的金丝桃属素和伪金丝桃属素(pseudohypericin)具有强大的抗病毒作用,包括人类 HIV 病毒,且毒性很低,因此具有抗艾滋病(AIDS)的可能性。其机制可能同该两成分抑制蛋白激酶 C 有关。

【药性】 苦,平。

1.《四川中药志》1960 年版:"性平,味苦,无毒。"

2.《湖南药物志》:"苦,凉,无毒。"

【功用主治】 止血,活血,解毒,消肿。主治吐血,咯血,衄血,便血,崩漏,创伤出血,月经不调,产妇乳汁不下,跌打损伤,风湿关节痛,疮疖肿毒,毒蛇咬伤。

1.《现代实用中药》:"止血。治吐血,咯血,衄血,子宫出血等;又用于刀伤,作洗涤料。兼为咽喉之含漱剂、风湿性疾患之湿布剂。生草打汁外用于创伤、跌打损伤等。"

2.《四川中药志》1960 年版:"能下乳汁。治月经不调及少腹疼痛。"

3.《全国中草药汇编》:"外用治外伤出血,疔疮肿毒,毒蛇咬伤。"

【用法用量】 内服:煎汤,10～30 g。外用:鲜品捣烂敷,或研末敷患处。

【选方】 1. 治咯血,鼻出血,便血 小连翘 30～60 g,水煎服;或加龙芽草 30 g,鳢肠 30 g,水煎服。(《浙江民间常用草药》)

2. 治吐血,咯血,衄血,子宫出血 小连翘、地榆炭、白茅根各 12 g。煎服。(《安徽中草药》)

3. 治疮毒 小连翘(鲜)60 g,犁头草 30 g,酒糟适量。捣烂外敷;或水煎外洗。(《江西草药》)

0500 小报春 xiǎo bào chūn 《云南中草药》

【异名】 小报春花、癞痢头花(《云南中草药》),山白菜、小蓝花(《全国中草药汇编》)。

【基原】 为报春花科报春花属植物小报春的全草。

【原植物】 小报春 *Primula forbesii* Franch.

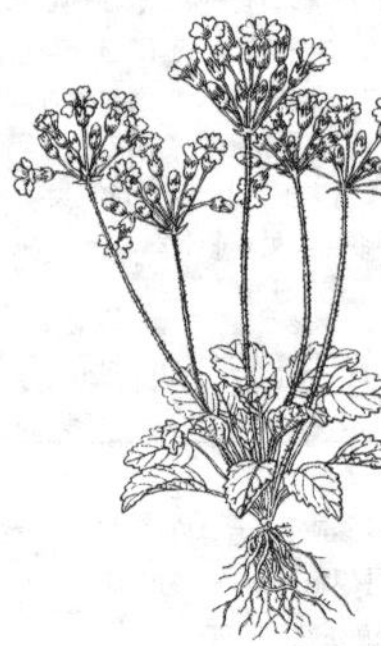

小报春

二年生草本。全株密被白色细毛。须状根细长,白色。叶基生,叶柄长 2～4 cm;叶片卵形至长卵形,长 1～3.5 cm,宽 0.5～2.5 cm,先端圆钝或钝尖,基部心形,边缘具不规则钝锯齿,上面疏被多细胞柔毛,下面散布球状小腺体,主要沿叶脉被毛。数枝花葶从叶丛中抽出,高 10～25 cm,被纤毛;具伞形花序 1 轮,少有 2 轮,每轮有 4～8 花;苞片条形,长 3 mm,多少被粉;花梗直立,长 6～20 mm,果时长可达 30 mm,被小腺体;花萼钟状,被白粉,5 裂;花冠杯状高脚碟形,淡红色,冠檐 5 裂,裂片平展,先端具深凹缺;长花柱花:雄蕊着生处距冠筒基部约 1.5 mm,花柱长约 3 mm;短花柱花:雄蕊距冠筒基部约3 mm处着生,花柱长约1 mm。蒴果球形,短于宿存花萼。花期 2～3 月。

生于海拔1 500～2 000 m 的湿草地、田埂、地边、沟边。分布于四川和云南。

【采收加工】 冬、春季采收,晒干或鲜用。

【药性】 《云南中草药》:"辛,微甘,凉。"

【功用主治】 《云南中草药》:"养阴清热,止血消炎,活络止痛。主治小儿高热,肺炎,咳嗽,小儿疳积,急性结膜炎,咽喉炎,口腔炎,扁桃体炎,牙痛,胃炎,尿路感染,白带,流产,产后流血,肾虚阳痿,风湿关节痛,外伤出血,跌打瘀血。"

【用法用量】 内服:煎汤,15～30 g。外用:鲜品捣敷。

【选方】 1. 治肾炎 小报春 30 g,玉米须 15 g。水煎服。(《全国中草药汇编》)

2. 治流产,产后流血 小报春 15 g,红糖、炮姜引。煎服。(《云南中草药》)

0501 ## 小返魂 xiǎo fǎn hún（《台湾药用植物志》）

【异名】 珍珠花、日开夜闭（《云南药用植物名录》），鸭土珠、桠土珠、细本乳仔草、白骨珠仔草（《台湾药用植物志》），霸贝菜、月下珠（《云南中药资源名录》）。

【基原】 为大戟科叶下珠属植物珠子草的全草。

【原植物】 珠子草 *Phyllanthus niruri* L.

一年生直立草本，高 25～50 cm。茎无毛，略带褐红色，通常自中上部分枝。单叶互生；叶柄极短；托叶膜质透明；叶片纸质，长圆形，长 5～8 mm，宽 2～4.5 mm，先端钝圆或近截平。通常雌、雄花双生于每一叶腋内，或只有 1 朵雌花；雄花萼片 5，腺体 5，雄蕊 3，花丝合生；雌花萼片不相等，膜质，子房球形，花柱分离，顶端 2 裂，裂片外弯；花盘分裂成三角形的薄片。蒴果褐红色，开裂成 3 枚分果爿，轴柱及花萼均宿存；种子具小颗粒状纵条纹。花、果期 1～10 月。

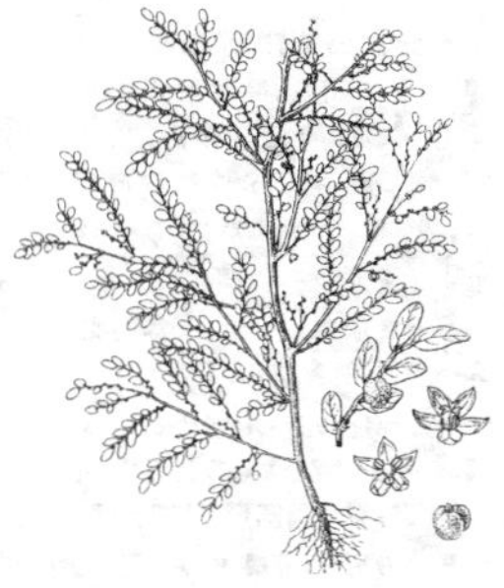

珠子草

生于路旁、山坡旷野草地上。分布于广东、广西、海南、云南、台湾等地。

【采收加工】 7～9 月采收，晒干。

【成分】 全草含黄酮类：槲皮苷（quercitrin），异槲皮苷（isoquercitrin），槲皮素（quercetin），黄芪苷（astragalin），芦丁（rutin），山柰酚吡喃鼠李糖苷（kaempferol-4′-rhamnopyranoside），圣草素吡喃鼠李糖苷（eriodictyol-7-rhamnopyranoside），非瑟酮-4′-葡萄糖苷（fisctin-4′-*O*-glucoside），以及 nirurin 及其苷元（nirurinctin）；生物碱类：霸贝菜碱（nirurine），4-甲氧基一叶萩碱（4-methoxy securinine），4-甲氧基-去甲一叶萩碱（4-methoxy-nor-securinine），4-甲氧基二氢去甲一叶萩碱（4-methoy xydihydronorsecurinine），4-甲氧基四氢一叶萩碱（4-methoxyttetrahydrosecurinine）和 4-羟基一叶萩碱（4-hydroxysecurinine）；三萜皂苷类：20(29)-羽扇烯-3β-醇〔lup-20(29)-en-3β-ol〕及其醋酸酯；木脂素类：叶下珠脂素（phyllanthin）、叶下珠次素（hypophyllanthin），珠子草次素（nirtetralin），珠子草素（niranthin），叶下珠子素（phylltetralin），lintetetralin，叶下珠酯（phyllester），seco-4-hydroxylintetralin，seco-isolarciriesinol trimeether，hydroxyniranthin，isolintetralin，linokinin 等；有机酸类：杠香藤酸（repandusinic acid）A，三十二酸（dotriacontanoic acid）。

根毛中含有儿茶素类：(－)-表儿茶素〔(－)-epicatechin〕，(＋)-没食子儿茶素〔(＋)-gallocatechin〕，(－)-表没食子儿茶素〔(－)-epigallocatechin〕，(－)-表儿茶素 3-*O*-没食子酸酯〔(－)-epicatechin 3-*O*-gallate〕，(－)-表没食子儿茶素 3-*O*-没食子酸酯〔(－)-epigallocatechin 3-*O*-gallate〕。

叶和茎中含有鞣质：叶下珠鞣质（phyllanthusiin）D；没食子酰葡萄糖（galloylglucose）。

【药理】 1. 抗肝炎病毒作用　珠子草有特异性抑制 HBV 表面抗原（HBsAg）作用。珠子草水提取物 5 mg/ml 对乙肝表面抗原与抗体反应抑制率达 61%，对土拨鼠乙肝病毒（WHV）表面抗原（WHsAg）与抗体反应抑制率达 63%。水提取物 600 μg/ml 对 WHV DNA 多聚酶抑制率达 82%。以珠子草治疗 30 只急慢性 WHV 感染的土拨鼠，其中 24 只血清中 WHV 标定明显下降或被清除，总有效率达 80%。人乙肝 HBsAg 反相间接血凝抑制试验表明，珠子草提取液处理的 HBsAg 血凝滴度可较阳性对照组降低 4 倍以上。

2. 保肝作用　珠子草根和叶用药 15～30 日，观察对烈酒、肝部分切除和 CCl_4 诱发大鼠肝损害的对抗作用，发现有较强护肝作用，各生化指标下降，脂肪沉积减少，组织病理观察到肝实质细胞再生，但在肝部分切除动物或乙醇剂量减少时，仅根具有保护作用。珠子草中的并没食子酸也能有效地对抗 CCl_4 或氨基半乳糖诱导的肝细胞损伤。

3. 对病毒逆转录酶的作用　珠子草水提取物浓度为 50 和 500 μg/ml 时对人免疫缺陷病毒逆转录酶（HIV-RT）抑制率分别为 59% 和 96%。珠子草有抑制鸟成髓细胞病毒反转录酶活性，水提取物对 HIV-RT 的 ID_{50} 为 26 μg/ml，精制后所得杠香藤酸 A 的 ID_{50} 为 0.15 μg/ml。杠香藤酸 A 对 HIV-1-RT 和从 HeLa 细胞中分离的 DNA 多聚酶的 ID_{50} 分别为 0.05 和 0.6 μmol/L。10.1 μmol/L 杠香藤酸 A 可抑制 MF_4 细胞上 HIV-1 诱导的细胞病变；4.5 μmol/L 对 HIV-1 诱导的 SUP-T1 的巨细胞形成抑制率大约为 50%；2.5 μmol/L 对 H_9 无性细胞系中 HIV-1 特异性 P_{24} 抗原的抑制率高达 90%。珠子草水提取物 60 μg/ml 对劳氏肉瘤病毒逆转录酶的抑制率为 80%；6 μg/ml 对 Moloney 小鼠白血病病毒逆转录酶抑制率约为 80%。

4. 抑制尿结石生成　珠子草的水提取物以每日 1.25 mg/ml 的剂量给尿结石模型大鼠灌服，能有效抑制结石的生成，枸橼酸盐和镁盐代谢物并未受影响，但尿中黏多糖浓度则显著降低。提示珠子草水提物可能是通过降低尿中黏多糖浓度以抑制结石的形成。

【药性】 《云南中草药》："淡、涩，微寒。"

【功用主治】 《云南中草药》："清肝明目，渗湿利水。主治小儿疳积，角膜云翳，结膜炎，肾炎水肿，尿路感染，尿路结石，肠炎腹泻，菌痢，肝炎，感冒发热，毒蛇咬伤。"

【用法用量】 内服：煎汤，15～30 g。外用：捣敷。

0502 ## 小灵丹 xiǎo líng dān（《中国矿物药》）

【异名】 人造雌黄（《矿物药与丹药》）。

【基原】 为硫黄与雄黄经升华制成的砷硫化合物。

【制法】 取雄黄 120 g，硫黄 30 g，分别研末，混匀装陶瓷罐中，罐口用装凉水的碗盖严，封闭，加热 5～6 小时，离火待凉，揭开碗底，取下凝结橘黄色的粉末或呈玻璃状的薄片，即小灵丹。

【药材】 小灵丹 *Xiaolingdan*　主产于北京。

性状　本品为无定形致密块状物。红色；条痕橘黄色。透明至半透明；玻璃光泽。体重，质硬而脆，用小刀可得一划痕；易砸碎，碎块呈橘红色，断面贝壳状。气无，味淡。

鉴别　偏光显微镜下：为非晶质体；有的为粒径约 0.001 mm 的针柱状集合体。色调金黄、橙色，依粒度而异；高突起，但不均一。看不出消光现象。

X 射线衍射分析曲线：未显示结晶物质的特征，证实本品属非晶质体混合物。

【成分】 主要为三硫化二砷（As_2S_3）。

【功用主治】 散寒，止痛。主治脾肾虚寒引起的偏坠疝气，脾虚久泻，胃寒疼痛，妇女血寒经痛，寒湿带下。

【用法用量】 内服：研末，3 g，温黄酒或温开水冲。

【宜忌】 不宜过量、久服。阴虚血亏及孕妇禁服。

0503 ## 小青杨 xiǎo qīng yáng（《吉林中草药》）

【基原】 为杨柳科杨属植物小青杨的树皮。

【原植物】 小青杨 *Populus pseudo-simonii* Kitag.　又名：杨树（《吉林中草药》），东北杨（《全国中草药汇编》）。

乔木，高达 20 m。树皮灰白色，老时浅沟裂。幼枝有棱，萌枝棱更显著，小枝圆柱形。芽圆锥形，黄红色，有黏性。叶菱状椭圆形、菱状卵圆形、卵圆形或卵状披针形，长 4～9 cm，宽 2～5 cm，边缘具细密交错起伏的锯齿，有缘毛；叶柄圆柱形，长 1.5～5 cm；萌枝叶较大，长椭圆形，边缘呈波状皱曲，叶柄较短。雄花序长 5～8 cm；雌花序长 5.5～11 cm，子房圆形或圆锥形，柱头 2 裂。蒴果长圆形，2～3 瓣裂。花期 3～4 月，果期 4～5(～6)月。

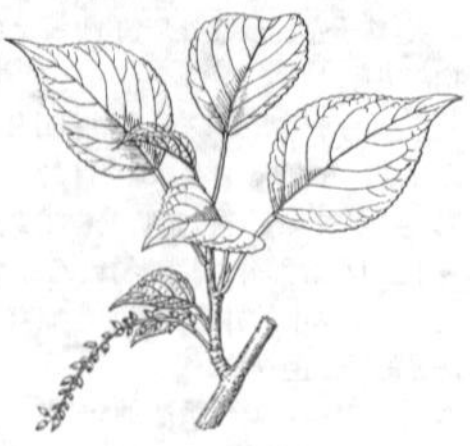

小青杨

生于海拔2 300 m以下的山坡、山沟和河岸。分布于东北、华北及四川、陕西、甘肃、青海等地。

【采收加工】 5～6 月采收树枝嫩皮，鲜用或晒干。

【成分】 树皮含柳匍匐苷(salireposide)，水杨苷(salicin)，2，6-二甲氧基对苯醌(2，6-dimethoxy-*p*-benzoquinone)，邻苯二酚(catechol)。又含酚酸类：香草酸(vanillic acid)，阿魏酸(ferulic acid)，丁香酸(syringic acid)，对羟基苯甲酸(*p*-hydroxybenzoic acid)，对羟基桂皮酸(*p*-hydroxycinnanic acid)；脂肪酸：壬二酸(nonane diacid)，咖啡酸(caffeic acid)，棕榈酸(palmitic acid)，亚油酸(linoleic acid)及亚麻酸(linolenic acid)等。

【药性】《全国中草药汇编》："苦，寒。"

【功用主治】《吉林中草药》："解毒，治顽癣疮毒。"

【用法用量】 外用：研末调敷。

【选方】 1. 治干湿癣　杨树嫩皮适量。焙黑，加等量枯矾，研细末，用香油调涂患处。

2. 治手指丫及掌中起白脓泡，初刺痒，触破而疼　小青杨叶 12 g，桃叶 12 g。共阴干，研细末，加入猪肝 120 g 捣烂，敷患处，每日换药 1 次。(1、2 方出自《吉林中草药》)

0504 小青藤 xiǎo qīng téng (《贵州民间药物》)

【异名】 青藤香(《阳春县志》)，马哥啰、小一支箭(《贵州民间药物》)，过山龙、股藤、家同藤、野牵牛、毛风藤、石板藤、老鼠藤、风藤、小股藤、牛串子(《湖南药物志》)。

【基原】 为防己科木防己属植物木防己的茎。

【原植物】 参见"木防己"条。

【采收加工】 9～10 月采收，刮去粗皮，切段，晒干。

【成分】 木防己茎含木防己碱(trilobine)及异木防己碱(isotrilobine)。

【药性】 苦，平。

1.《贵州民间药物》："性微温，味甘微辛。"

2.《云南中草药》："苦，微涩，平。"

【功用主治】 祛风除湿，理气止痛，利水消肿。主治风湿痹痛，痰湿流注，胃痛，腹痛，水肿，淋证，跌打损伤。

1.《贵州民间药物》："全草，驱风寒，除湿，调气。"

2.《云南中草药》："祛风除湿，止痛。主治风湿疼痛，跌打损伤，骨折。"

3.《四川常用中草药》："治风湿麻痹，痰湿流注，脚膝瘙痒，胃痛，发痧，气痛。"

【用法用量】 内服：煎汤，9～15 g。外用：煎水洗。

0505 小金狗 xiǎo jīn gǒu (《广西药用植物名录》)

【异名】 金丝矮陀陀(《植物名实图考》)，黄鼠狼(《贵州民间药物》)，金毛狗、活血草(《河南中草药手册》)，青蕨(《广西药用植物名录》)。

【基原】 为肿足蕨科肿足蕨属植物肿足蕨的全草或根茎。

【原植物】 肿足蕨 *Hypodematium crenatum* (Forsk.) Kuhn [*Polypodium crenatum* Forsk.]

植株高 40～60 cm。根茎横生，连同叶柄基部密被红棕色、膜质、全缘的披针形鳞片。叶近生；叶柄长 20～28 cm，禾秆色，基部膨大成纺锤形，被鳞片所包，向上无鳞片；叶片两面密被柔毛，草质，卵状五角形，长达 25 cm，宽约 22 cm，或长宽近相等，基部圆形，四回羽裂；羽片约 8 对，互生，有柄，长圆状披针形，基部一对最大，长达12 cm，宽约 5 cm，三回羽裂；羽轴下侧的小羽片较上侧的为大，末回小羽片长圆形，基部的较大，向上逐渐缩小，羽裂；裂片长圆形，钝圆头并有细牙齿，全缘或呈波状；叶脉在裂片上为羽状，侧脉单一。孢子囊群圆形，背生于侧脉中部；囊群盖大，灰色，圆肾形或马蹄形，上面密生柔毛。

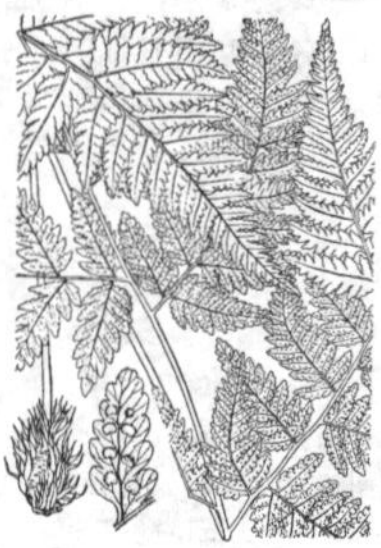

肿足蕨

生于海拔 50～1 800 m 的干旱石灰岩缝中。分布于西南及河南、广东、广西、甘肃、台湾等地。

【采收加工】 7～9 月采收全草和根茎，鲜用或晒干。

【药材】 小金狗 *Hypodematii Herba seu Rhizoma*　产于西南及河南、甘肃、广东、广西等地。

性状　根茎及叶柄基部密被红棕色的膜质鳞片，鳞片披针形，全缘。叶柄纤细，基部膨大成纺锤状。叶片破碎，完整的叶片卵状五角形，三至四回羽裂，纸质，两面有灰白色柔毛。孢子囊群生于侧脉中部，囊群盖灰色，圆肾形或马蹄形，有密柔毛。质轻易断。气微，味淡。

鉴别　叶柄基部横切面：表皮细胞 1 列，可见单细胞腺毛；内侧为 1～3 列棕色的厚壁细胞，基本薄壁组织中有 1 对分体中柱，周韧型。

【药性】 微苦，凉。

1.《贵州民间药物》："性凉，味苦涩，有小毒。"

2.《河南中草药手册》："性平，味微苦涩。"

【功用主治】 清热解毒，止血生肌。主治疮毒，乳痈，泄泻，痢疾，风湿痹痛，外伤出血。

1.《植物名实图考》："治筋骨，痰火。"

2.《贵州民间药物》："清火，拔毒，止血，生肌。"

3.《河南中草药手册》："活血。"

4.《全国中草药汇编》："祛风利湿，止血，解毒。主治风湿关节痛；外用治疮毒，外伤出血。"

5.《广西民族药简编》："治肠炎、痢疾。"

【用法用量】 内服：煎汤，9～15 g。外用：捣敷。

【选方】 治风湿关节痛　活血草 15 g，鲜分经草 30 g。水煎服。(《河南中草药手册》)

0506 小贯众 xiǎo guàn zhòng (《贵州民间方药集》)

【异名】 贯众(《植物名实图考》)，鸡脑壳(《草木便方》)，鸡公头、地良姜(《天宝本草》)，鸡头枣、鸡老盖(《分类草药性》)，铁狼鸡(《贵州民间方药集》)，鸡头风尾、乌鸡儿、鹞头鸡(《民间常用草药汇编》)，昏头鸡(《四川中药志》)，公鸡头(《贵州草药》)，小昏头鸡(《陕西中草药》)，虾公草、虎牙草、岩壁青、茅叶伸筋、小野鸡尾(《湖南药物志》)，阉鸡尾(《广西药用植物名录》)。

【基原】 为鳞毛蕨科贯众属植物贯众的根茎。

【原植物】 贯众 *Cyrtomium fortunei* J. Smith [*Aspidium*

falcatum Sweet var. *fortunei* Bak.]

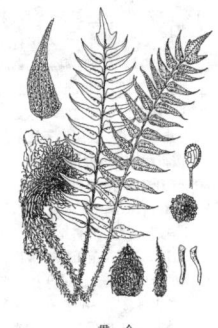
贯　众

植株高 30～70 cm。根茎短而斜升，连同叶柄基部密被黑褐色、阔卵状披针形大鳞片。叶簇生；叶柄长 10～25 cm，禾秆色，向上被疏鳞片；叶片长圆形至披针形，长 20～45 cm，宽 8～15 cm，基部不缩狭，一回羽状；羽片 10～20 对，镰状披针形，有短柄，基部圆楔形，上侧稍呈尖耳状突起，边缘有细锯齿；叶脉网状。孢子囊群生于内藏小脉先端，散生于羽片背面；囊群盖圆盾形，棕色，全缘。

生于海拔 100～2 300 m 的林缘、山谷和田埂、路旁。分布于华东、中南、西南及河北、山西、陕西、甘肃等地。

同属植物全缘贯众 *C. falcatum* (L. f.) Presl（分布于河北、辽宁、江苏、浙江、福建、山东、广东、广西、台湾）及多羽贯众 *C. fortunei* J. Smith f. *polypterum* (Diels) Ching（分布于河南、湖北、四川、贵州、陕西、甘肃）的根茎亦可作本品入药。

本植物的叶（公鸡头叶）亦供药用，另设专条。

【采收加工】 9～10 月采收，清除地上部分及须根后充分晒干。

【药材】 小贯众 *Cyrtomii Fortunei Rhizoma* 我国大部分地区均有野生。

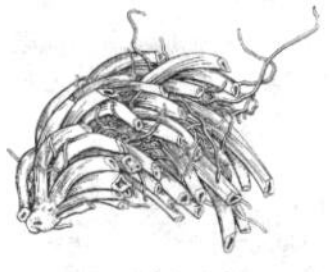
小贯众（根茎）外形

性状　根茎呈块状圆柱形或一端略细，微弯曲。表面棕褐色，密集多数叶柄残基，倾斜的作覆瓦状围绕于根茎，被有红棕色膜质半透明的鳞片；下部着生黑色较硬的须根。叶柄残基棕黑色，有不规则的纵棱。质较硬，折断面新鲜品绿棕色，干品红棕色，有 4～8 个类白色小点（分体中柱）排列成环；叶柄残基断面略呈马蹄形，红棕色，有 3～4 个类白色小点呈三角形或四方形角隅排列。气微，味涩微甘，易引起恶心。

显微鉴别　根茎横切面：表皮细胞 1 列，细胞类圆形，棕色，外被鳞片。下皮由棕褐色稍厚化细胞组成。皮层薄壁细胞无间隙。中心中柱有 4～8 个较大的维管束断续排列成环，外侧有 3～5 个小型叶迹维管束，每一维管束周围有内皮层环。薄壁细胞内含淀粉粒和树脂块。

【成分】 全缘贯众根茎含贯众苷（cyrto min），异槲皮苷（isoquercitrin），紫云英苷（astragalin），贯众素（cyrtominetin）。

多羽贯众根茎含贯众苷，冷蕨苷（cyrtoperin），紫云英苷，异槲皮苷，东北贯众素（dryocrassin），陈皮苷（hesperidin）。

【药理】 缩宫、止血作用　水煎剂能驱猪蛔，并有增强家兔离体、在体子宫收缩的作用。水煎剂或流浸膏有止血作用，临床用药后，咳血、呕血、便血显著减少；尚有镇静、催眠、收涩等作用。

【药性】 苦，寒。

1.《草木便方》："苦，寒。"

2.《分类草药性》："味甜，无毒，性温。"

3.《四川中药志》1960 年版："有小毒。"

【功用主治】 清热，解毒，凉血，驱虫。主治感冒，热病斑疹，白喉，乳痈，瘰疬，痢疾，黄疸，吐血，便血，崩漏，痔血，带下，跌打损伤，肠道寄生虫。

1.《植物名实图考》："俗以祛疫，浸之井与缸中，饮其水，不患时气，颇有验。方中有治豆疮不快。"

2.《草木便方》："解热毒，（治）崩中带下，癥瘕，血气胀痛，发斑痘，化诸骨哽，杀虫。"

3.《天宝本草》："清火解毒，除瘟症，红白痢症，赤白带下。"

4.《分类草药性》："治一切虚损，妇女崩带，头昏耳聋，炖肉。"

5.《贵州民间方药集》："补虚弱，消伤肿，接骨。治跌打损伤，活血逐瘀。"

6.《四川中药志》1960 年版："治头昏头痛，乳痈，并驱肠寄生虫。"

7.《浙江民间常用草药》："预防流行性感冒，流行性脑膜炎。治急性黄疸型传染性肝炎，转氨酶增高。"

【用法用量】 内服：煎汤，9～15 g。外用：捣敷；或研末调敷。

【宜忌】 孕妇慎服。

【选方】 1. 预防流感　贯众 15 g，野菊花 9 g，大青叶 15 g。水煎服。（《湖南药物志》）

2. 预防流行性脑膜炎　贯众根茎 2 500 g，板蓝根 1 500 g。煎浓汁代茶饮。供 100 人预防用。（《浙江民间常用草药》）

3. 治赤痢　贯众 24 g，槐花 12 g，地榆 12 g。水煎服。

4. 治血崩　贯众根 3 g。醋炒。水煎服。（3、4 方出自《湖南药物志》）

5. 治痔疮出血　公鸡头根茎 30 g。炖猪大肠吃。

6. 治漆疮　公鸡头根茎 60～90 g。煨水洗患处。（5、6 方出自《贵州草药》）

0507 小茜草 xiǎo qiàn cǎo（《红河中草药》）

【异名】 滇茜草（《云南中药资源名录》）。

【基原】 为茜草科茜草属植物云南茜草的地上部分。

【原植物】 参见"小红参"条。

【采收加工】 9～11 月采集，晒干。

【药性】 《全国中草药汇编》："甘，平。"

【功用主治】 《全国中草药汇编》："补血活血，祛风除湿，软坚破积。主治贫血，跌打损伤，慢性胃炎，脂肪瘤，月经不调。"

【用法用量】 内服：煎汤，15～30 g；或浸酒。外用：捣敷。

0508 小草乌 xiǎo cǎo wū（《植物名实图考》）

【异名】 鸡爪连（《吉林中草药》），猫眼花（《中药通报》），飞燕草（《高原中草药治疗手册》），鹦哥草（《甘肃中草药手册》）。

【基原】 为毛茛科翠雀属植物大花飞燕草的根或全草。

【原植物】 大花飞燕草 *Delphinium grandiflorum* L. [*D. chinense* Fisch.]

多年生草本。茎高 35～65 cm，被反曲而贴伏的短柔毛。有分枝。基生叶和茎下部叶有长柄，基部具短鞘；叶片圆五角形，长 2.2～6 cm，宽 4～8.5 cm，3 全裂，全裂片近菱形，一至二回 3 裂近中脉，小裂片线状披针形或线形，两面疏被短柔毛或近无毛。总状花序有花 3～15 朵；下部苞片叶状，其他苞片线形；花梗长 1.5～3.8 cm；与轴密被贴伏的白色短柔毛。花两性，两侧对称；萼片 5，紫蓝色，外面有短柔毛，距钻形，末端稍向下弯曲；花瓣 2，蓝色，无毛；退化雄蕊 2，蓝色，瓣片腹面中央有黄色髯毛；雄蕊多数，无毛；心皮 3，密被贴伏的短柔

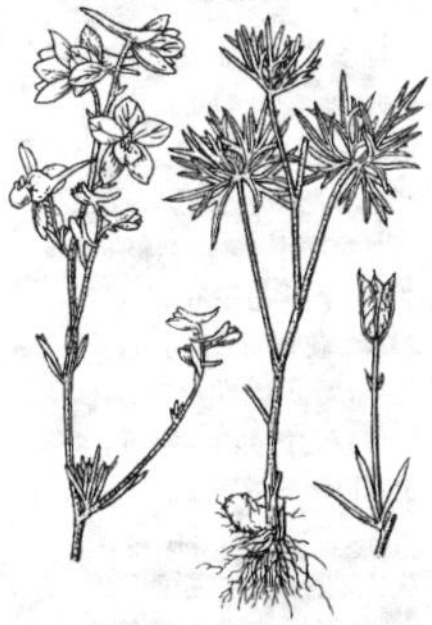
大花飞燕草

毛。蓇葖果。种子倒卵状四面体形,沿棱有翅。花期5～10月,果期6～10月。

生于海拔500～2 800 m的山地草坡或丘陵沙地。分布于华北、东北及河南、四川、云南。

【栽培】 生物学特性 喜生于通风良好、阳光充足、排水通畅、较干燥处,土壤以砂质壤土为宜。

繁殖方法 分株、扦插及种子繁殖。分株繁殖:春、秋季均可分株,每3～4年分株1次。扦插繁殖:于春季新芽长至15～18 cm时,切取插条斜插于沙中,当年夏、秋季即可开花。种子繁殖:多在春季3～4月及秋季9月初进行,发芽适温为15 ℃左右。种子发芽力可维持3年。

【采收加工】 10～11月采收块根,切片,晒干。7～8月采收全草,切段,晒干。

【成分】 根中有二萜生物碱:翠雀花定(delgrandine),乙酰翠雀花定(acetyldelgrandine),去甲基滇川翠雀碱(demethyldelavaine),翠雀亭(delphatine),翠雀色明碱(delsemine)A、B。

地上部分含二萜生物碱:安徽雀碱(anhweidelphinine),14-去氢雀胺(14-dehydro-delcosine),翠雀固灵(delsoliae),甲基牛扁亭(methyllycaconitine),牛扁碱(lycoctonine),翠雀亭(delphatine),大花翠雀素(grandiflorine),翠翟花明(delgrakine),大花翠雀辛(grandifloricine),大花翠雀亭(grandifloritine),氨茴香狼毒乌头碱(anthranoyllycoctonine)和dictyocarpine。

【药性】 《东北常用中草药手册》:"苦,寒,有毒。"

【功用主治】 祛风,止痛,杀虫。主治风热牙痛,风湿痹痛,疥癣。

1.《东北常用中草药手册》:"泻火止痛,杀虫。"

2.《内蒙古中草药》:"主治牙痛,关节疼痛,疮痈溃疡。"

【用法用量】 外用:煎水含漱;或捣汁浸洗;或研末水调涂擦。

【宜忌】 本品有毒,不可内服。

0509 小茴香 xiǎo huí xiāng (《本草蒙筌》)

【异名】 蘹香(《药性论》),蘹香子(《新修本草》),茴香子(《开宝本草》),土茴香(《本草图经》),野茴香(《履巉岩本草》),大茴香(《朱氏集验方》),谷茴香、谷香(《现代实用中药》),香子(《中国药用植物志》)。

【基原】 为伞形科茴香属植物茴香的果实。

【原植物】 茴香 *Foeniculum vulgare* Mill.

多年生草本,高0.4～2 m。具强烈香气。茎直立,光滑无毛,灰绿色或苍白色,上部分枝开展,表面有细纵沟纹。茎生叶互生;较下部的茎生叶叶柄长5～15 cm,中部或上部叶的叶柄部或全部成鞘状,叶鞘边缘膜质;叶片轮廓为阔三角形,长约30 cm,宽约40 cm,四至五回羽状全裂;末回裂片丝状,长0.5～5 cm,宽0.5～1 cm。复伞形花序顶生或侧生,径3～15 cm,花序梗长达25 cm;无总苞和小总苞;伞辐6～30;小伞形花序有花14～30朵,花柄纤细,不等长;花小,无萼齿;花瓣黄色,倒卵形或近倒卵形,淡黄色,中部以上向内卷曲,先端微凹;雄蕊5;子房下位,2室。双悬果长圆形,主棱5条,尖锐;每棱槽内有油管1,合生面有油管2,胚乳腹面近平直或微凹。花期5～6月,果期7～9月。

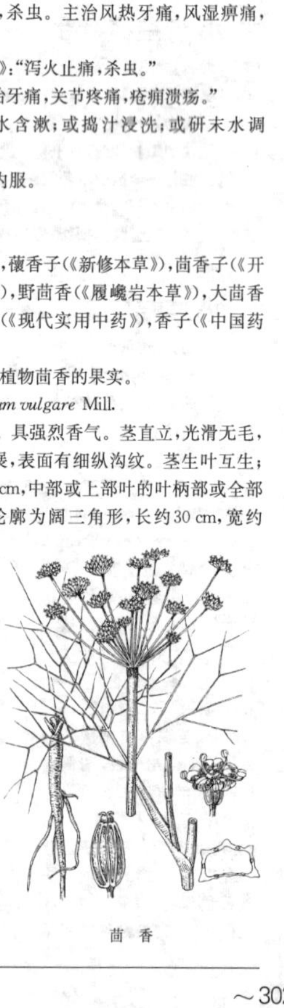

茴 香

原产地中海地区。我国各地均有栽培。

【栽培】 生物学特性 喜湿润凉爽气候,耐盐,适应性强,对土壤要求不严,但以肥沃疏松、排水良好的砂壤土或轻碱性黑土为宜。前茬以玉米、高粱、荞麦和豆类为好。

繁殖方法 多用种子繁殖。春播3～4月;秋播9～10月。条播,按行距25 cm开沟,沟深5～7 cm;亦可穴播,按行株距30 cm×30 cm开穴。种子拌细土后均匀撒入沟或穴中,覆土1.5～2.5 cm,稍镇压。10～15日出苗。

田间管理 苗高10～12 cm间苗,每穴留苗2株,苗高20～23 cm时,每穴留苗1株。生长初期中耕宜浅,施氮肥为主;开花前期增施磷、钾肥,促进开花结实。天旱要适时灌溉。

病虫害防治 病害有灰斑病,可于播种前将种子用50℃水浸3～5 min,晾干后播种。虫害有黄翅茴香螟为害果实。

【采收加工】 8～10月果实呈黄绿色,并有淡黑色纵线时,选晴天割取地上部分,脱粒,扬净;亦可采摘成熟果实,晒干。

【药材】 小茴香 *Foeniculi Fructus* 产于内蒙古、山西、黑龙江等地。以内蒙古产品质优,山西产量较多。

性状 双悬果呈圆柱形,有时略弯曲,长4～8 mm,直径1.5～2.5 mm。表面黄绿色至淡黄色,两端略尖,顶端残留有黄棕色突起的柱基,基部有时有小果柄,分果长椭圆形,背面隆起,有纵棱5条,接合面平坦而较宽。横切面近五边形,背面的四边约等长。气特异而芳香,味微甜、辛。

鉴别 (1)分果横切面:外果皮为1列扁平细胞,外被角质层。中果皮纵棱处有维管束,其周围有多数木化网纹细胞;背面纵棱间各有大的椭圆形棕色油管1个,接合面有油管2个,共6个。内果皮为1列扁平薄壁细胞,细胞长短不一。种皮细胞扁长,含棕色物。胚乳细胞多角形,含多数糊粉粒,每个糊粉粒中含有细小草酸钙簇晶。

(2)取本品粉末0.5 g,2份,加乙醚适量,冷浸1小时,滤过,滤液浓缩至约1 ml。一份加7%盐酸羟胺甲醇液2～3滴,20%氢氧化钾乙醇液3滴,在水浴上微热,冷却后,加稀盐酸调节pH3～4,再加1%三氯化铁乙醇溶液2滴,显紫色(检查香豆素)。另一份加0.4% 2,4-二硝基苯肼2 mol/L盐酸溶液2～3滴,显橘红色(检查茴香脑)。

(3)薄层色谱:取本品粉末2 g,加乙醚20 ml,超声处理10分钟,滤过,滤液浓缩至干,残渣加氯仿1 ml使溶解,作供试品溶液;另取茴香醛对照品,加氯仿制成每1 ml含1 μl的溶液作对照品溶液。分别点样于同一硅胶G-1%CMC薄层板上,以石油醚(60～90 ℃)-醋酸乙酯(17∶2.5)展开,用2,4-二硝基苯肼试剂显色。供试品色谱中,在与对照品色谱的相应位置上,显相同的橙红色斑点。

品质标志 《中华人民共和国药典》2010年版规定:本品含挥发油不得少于1.5%(ml/g)。

【成分】 果实含挥发油:反式-茴香脑(anethole),柠檬烯(limonene),小茴香酮(fenchone),爱草脑(estragole),γ-松油烯(γ-terpinene),α-蒎烯(α-pinene),月桂烯(myrcene),β-蒎烯(β-pinene),樟脑(camphor),莰烯(camphene),甲氧苯基丙酮(methoxyphenyl acetone)等近40种。脂肪油中脂肪酸有:10-十八碳烯酸(10-octadecenoic acid),花生酸(arachic acid),棕榈酸(plmitic acid),山萮酸(behenic acid),肉豆蔻酸(myristic acid),硬脂酸(stearic acid),月桂酸(lauric acid),十五碳酸(pentadecanoic acid),二十一碳酸(henicosanoic acid)等。香豆素类:伞形花内酯(umbelliferone),花椒毒素(xanthotoxin),欧前胡内酯(imperatorin),香柑内酯(bergapten)及印度榅桲素(marmesin);糖苷类:(1′*S*,2′*R*)赤-茴香脑甘醇1′-*O*-*β*-*D*-吡喃葡萄糖苷〔(1′*S*,2′*R*)-erythro-anethole glycol 1′-*O*-*β*-*D*-glucopyranoside〕等茴香脑甘醇糖苷4种,苏-1′-(4-羟苯基)丙烷-

1′, 2′-二醇 4-*O*-*β*-*D*-吡喃葡萄糖苷〔threo-1′-(4-hydroxyphenyl) propane-1′, 2′-diol 4-*O*-*β*-*D*-glucopyranoside〕等 4-羟苯基糖苷 2 种及半萜葡萄糖苷。此外,还含有:(+)-小茴香酮〔(+)-fenchone〕,*E*-9-十八烯酸(*E*-9-octadecenoic acid),叶黄素二肉豆蔻酸酯(lutein dimyristate),*β*-隐黄质酯(*β*-cryptoxanthin esters)等。

种子中含单萜糖苷类:foeniculosides Ⅰ、Ⅱ、Ⅲ、Ⅳ、Ⅴ、Ⅵ、Ⅶ、Ⅷ、Ⅸ,2-羟基-1, 8-桉叶素 *β*-*D*-吡喃葡萄糖苷(2-hydroxy-1, 8-cineole *β*-*D*-glucopyranoside)等十几种 1, 8-桉叶素糖苷类,顺-对盖烷-1, 7, 8-三醇(*cis*-*p*-menthane-1, 7, 8-triol)等 7 种盖烷三醇糖苷类以及无刺枣苄苷(zizybeoside)Ⅰ,丁香苷(syringin)等糖苷,此外,还含 icoriside A_4,苏-茴香脑甘醇(threo-anethole glycol)和赤-茴香脑甘醇(erythro-anethole glycol)。

【药理】 1. 对消化道系统的作用 (1) 对胃肠运动的影响 小茴香对家兔在体肠蠕动有促进作用。挥发油作用于豚鼠回肠纵行肌肌束,增强其收缩,EC_{50} 为 6～7 μg/ml。小茴香丙酮浸出物对鹌鹑离体直肠有兴奋作用,有效成分是茴香脑,收缩反应是组胺样作用。在静注戊巴妥钠抑制胃运动的状态下,口服小茴香 24 mg/kg,可使胃运动出现有意义的恢复,尤以给药后 30 分钟和 35 分钟时,与对照组比较有非常显著差别。

(2) 抗溃疡作用 小茴香 600 mg/kg 十二指肠或口服给药,对大鼠胃液分泌的抑制约 38.9%,对 Shay 溃疡胃液分泌的抑制为 34.9%,而对应激性溃疡胃液分泌的抑制为 33.8%。但小茴香末口服或十二指肠给药,不论对阿司匹林诱发的大鼠溃疡或应激性溃疡均无明显效果。

(3) 利胆作用 小茴香有利胆作用,能促进胆汁分泌,并使胆汁固体成分增加。

2. 对气管的作用 小茴香挥发油对豚鼠气管平滑肌有松弛作用,将挥发油溶于 12%乙醇给麻醉豚鼠灌胃,可使气管内液体分泌增加,切断胃神经不产生影响,认为此作用不是通过胃反应引起。

3. 性激素样作用 雄大鼠给小茴香丙酮浸出物 15 日,睾丸、输精管的总蛋白含量减少,精囊和前列腺的总蛋白则明显增加,这些器官的酸性、碱性磷酸酶活性降低;雌大鼠用丙酮浸出物 10 日,出现阴道内角化及性周期促进,乳腺、输卵管、子宫内膜、子宫肌层重量增加,认为小茴香有雌激素样作用。另有报道,认为有效成分为茴香脑及其聚合物如二聚茴香脑。

4. 其他作用 小茴香挥发油、茴香脑对青蛙都有中枢麻痹作用,对蛙心肌开始稍有兴奋,接着引起麻痹。对神经肌肉呈箭毒样麻痹,肌肉自身的兴奋性减弱。由小茴香提取的植物聚多糖有抗肿瘤作用。挥发油对真菌孢子、鸟型结核杆菌、金黄色葡萄球菌,有灭菌作用。挥发油原药液稀释为 1∶200、1∶400、1∶800 仍有抑制金黄色葡萄球菌的作用。小茴香可拮抗环磷酰胺诱导的小鼠染色体畸变率的增高。

【炮制】 1. 小茴香 取原材,除去梗及杂质,筛去灰屑。

2. 炒小茴香 取净小茴香,用文火炒至微黄色,略具焦斑,或炒至深黄色,取出放凉。

3. 盐制小茴香 取净小茴香,用盐水拌匀,吸尽后,用文火炒至微黄色,取出放凉。每小茴香 100 kg,用食盐 2 kg。

4. 制小茴香 将大青盐加入黄酒、醋和童便的混合液中化开,投入净小茴香,拌匀,稍闷,用文火炒至微黄色,取出放凉。每小茴香 100 kg,用大青盐 1.7 kg,黄酒、醋及童便各 6.25 kg。

饮片性状 小茴香参见药材"性状"项。炒小茴香形如小茴香,表面微黄色至棕黄色,具焦斑,香气更浓。盐小茴香形如小茴香,表面淡黄色,香气更浓,略有咸味。制小茴香形如小茴香,表面淡黄色,具香气,略有酒、醋气,味微咸。

贮干燥容器内,盐小茴香、制小茴香密闭,置阴凉干燥处。

【药性】 辛,温。归肝、肾、膀胱、胃经。

1.《药性论》:"苦、辛。"

2.《新修本草》:"味辛,平。无毒。"

3.《医学发明》:"入小肠经。"

4.《汤液本草》:"入手足少阴、太阳经。"

5.《本草经疏》:"味辛兼甘。入足太阴、阳明、太阳、少阴经。"

6.《药品化义》:"入肾、肝、膀胱三经。"

7.《药义明辨》:"味辛、甘、微苦,气温。"

【功用主治】 温肾暖肝,行气止痛,和胃。主治寒疝腹痛,睾丸偏坠,脘腹冷痛,食少吐泻,胁痛,肾虚腰痛,痛经。

1.《千金方》:"主蛇咬疮久不瘥,捣敷之。又治九种瘘。"

2.《新修本草》:"主诸瘘,霍乱及蛇伤。"

3.《日华子》:"治干、湿脚气并肾劳㿗疝气,开胃下食,治膀胱痛,阴疼。"

4.《开宝本草》:"主膀胱间冷气及盲肠气,调中止痛,呕吐。"

5. 李东垣:"补命门不足。"(引自《纲目》)

6.《伤寒蕴要》:"暖丹田。"

7.《玉楸药解》:"治水土湿寒,腰痛脚气,固瘕寒疝。"

8.《随息居饮食谱》:"杀虫辟秽,制鱼肉腥臊冷滞诸毒。"

【用法用量】 内服:煎汤,3～6 g;或入丸、散。外用:研末调敷;或炒热温熨。

【宜忌】 阴虚火旺者禁服。

1.《日华子》:"得酒良。"

2.《本草汇言》:"倘胃、肾多火,得热即呕,得热即痛,得热即胀诸证,与阳道数举、精滑梦遗者,宜斟酌用也。"

3.《本草述》:"若小肠、膀胱并胃腑之证患于热者,投之反增其疾也。"

【选方】 1. 治小肠气疼闷,不省人事 小茴香(盐炒)、枳壳(麸炒)各一两,没药半两。诸药为末。每服一钱,热酒调下。(《圣惠方》)

2. 治寒疝疼痛 川楝子四钱,木香三钱,茴香二钱,吴茱萸一钱(汤泡)。长流水煎服。(《医方集解》导气汤)

3. 治睾丸偏坠 蘹香(盐水炒)五钱,橘核(去壳,研,压去油)、山查肉各一两。为散。每服三四钱,空心温酒调服。(《张氏医通》香橘散)

4. 治寒气停滞心腹,腹痛泄泻 茴香一两(微炒),甘草二两(炙,锉),高良姜二两(去芦,河水浸三日,逐日换水,切作片子,以麻油四两炒微黑色,晾干),盐三两(炒)。诸药合后再炒令热,急用碗盛,以碗盖,勿令透气,候冷碾为末。每服二钱,白汤点服。(《卫生家宝》鸡舌香汤)

5. 治胁下疼痛 小茴香一两(炒),枳壳五钱(麸炒)。上为末。每服三钱,盐汤调下。(《袖珍方》)

6. 治肾虚腰痛,转侧不能,嗜卧疲弱者 小茴香(炒,研末)。破开猪腰子,作薄片,不令断,层层掺药末,水纸裹,煨熟。细嚼,酒咽。(《证治要诀》)

7. 治下消小便如膏油 茴香(炒)、苦楝(炒)各等分。上为细末。每服三钱,温酒一盏,食前调服。(《济生拔萃》)

8. 治一切水气,四肢肿满 茴香子(炒)、乌药(生用)、高良姜(汤浸,焙干)、青橘皮(去瓤)各一两。上药捣筛。每服二钱匕,酒半盏,煎数沸,去滓,稍热服。(《圣济总录》妙香汤)

9. 治小便夜多及引饮不止 茴香不以多少,淘净,入少盐,炒为末,用纯糯米糍一手大,临卧炙软熟,蘸茴香末啖之,以温酒送下。(《普济方》)

10. 治遗尿 小茴香 6 g,桑螵蛸 15 g。装入猪尿胞内,焙干研末。每次 3 g,日服 2 次。(《吉林中草药》)

11. 治小便不通 茴香子(炒)、马蔺花(炒)、葶苈(纸上炒)各等分。上为散。每服二钱,温酒调下,食前服,以通为度。(《普济方》茴香子散)

12. 治虚气冲上，耳鸣而聋　茴香(炒)、木香、荜澄茄(去蒂)。共为末。外以青盐为末，入糯米粉内，煮糊为丸。每服三四十粒，盐汤下。(《澹寮集验方》青盐下气丸)

13. 治牙疳　用茴香、橘皮烧灰存性，为末敷，干则油调。(《卫生易简方》)

【临床报道】 1. 治疗痛经　取小茴香方(小茴香 10 g，生姜 10 g)，于月经前 3 日及经期，每日 1 剂，水煎分 2 次服，每次 3～5 剂。可连续服用 3 个周期。共治疗虚寒型痛经 86 例，结果：45%患者经治 1～2 个月经周期痊愈，30%患者经治 2～3 个月经周期痊愈，14.9%的患者经治 3 个以上月经周期而愈。总有效率 89.9%。

2. 治疗钳闭小肠疝　取小茴香 15 g，小儿减半，用开水冲泡成茶热服，每服 1 小碗。服后 15 分钟，患者自觉肠鸣，腹内咕咕作响，嗳气矢气，腹股沟处及阴囊肿物随即消失平复，疼痛骤然消除。服药 15 分钟后不效者可按上述再服 1 次，30 分钟后不效者应考虑手术治疗。以此法治钳闭性小肠疝 15 例(其中小儿 7 例，成人 8 例)，除成人 2 例服药无效行手术治疗外，其余 13 例均治愈。

3. 治疗睾丸鞘膜积水和阴囊象皮肿　用小茴香 15 g，食盐 3.6 g，共炒焦为末，再加青壳鸭蛋 1 个，同煎为饼。睡前用酒送服，4 日为 1 个疗程，休息 5 日，再服第二个疗程。经1～7 个疗程治疗，64 例中有 59 例治愈，无效 5 例。

4. 治疗颞颌关节紊乱综合征　取小茴香 50 g，粗食盐 100 g，炒热布包颞颌关节处，每日 1～2 次，10 次为 1 个疗程。一般病程短者用 1 个疗程，病程长者或症状顽固者用 2 个疗程。另设对照组，用康宁克通-A 10 mg(0.25 ml)加 2%普鲁卡因 0.5 ml，行颞颌关节内注射。结果：小茴香组共治疗 23 例，治愈 8 例，好转 12 例，无效 3 例，有效率 86.96%。对照组共 64 例，治愈 48 例，好转 11 例，1～2 个月后复发 5 例，有效率 92.2%。两组有效率无明显差异($P > 0.05$)。用小茴香热敷颞颌关节可避免关节内注射皮质激素的副作用和局限性。

【各家论述】 1.《医学入门》："此药(小茴香)入手足少阴、太阳，以开上下三经之通道，而回阳散冷，故曰茴香。开胃者，调和胃气，止呕吐，定霍乱及瘴疟，破一切臭气口气。止疼痛者，一切肾冷脾寒，心腹气痛，肋如刀刺及外肢节疼痛。又治诸瘘漏，生肌止痛，盖阳气回而邪自散也。"

2.《本草经疏》："蘹香得土金之冲气，而兼禀乎天之阳，故其味辛平，亦应兼甘，无毒；辛香发散，甘平和胃，入足太阴、阳明、太阳、少阴经，故主霍乱；香气先入脾，脾主肌肉，故主诸瘘；脾主四肢，故主脚气；通肾气，膀胱为肾之腑，故主膀胱肾间冷气，及治疝气。胃和则热解，热解则口臭自除。"

3.《本草汇言》："蘹香，温中快气之药也。方龙潭曰，此药辛香发散，甘平和胃，故《唐本草》善主一切诸气，如心腹冷气，暴疼心气，呕逆胃气，腰肾虚气，寒湿脚气，小腹弦气，膀胱水气，阴癞疝气，阴汗湿气，阴子冷气，阴肿水气，阴胀滞气。其温中散寒，立行诸气，乃小腹少腹至阴分之要品也。"

4.《本草述》："茴香之主治在疝证，世医漫谓癞疝有湿热不宜用，殊不知疝之初起，皆由于寒水之郁，而气化不宣乃有湿，由湿郁不化乃有热，是初起之疝，固即宜用之矣。至湿郁不化而为热，虽曰宜酌，然热之成者，因于湿也，湿之为病者，由于阳虚也。就外淫而论，固未有不因于寒以郁热者，即不因于外受，亦必由肾中之阳虚，乃致阴不得化而邪盛，令阴中之阳转郁，遂病于肝以为疝也。试参滑寿及杜名医之治案，俱用楝实、茴香，盖别有利湿热之味以助其奏功，断不能舍此温散的剂能致火于水者，俾正入膀胱寒水之经以责效也。至于专属小腹，或膀胱，非病于疝者，则此二脏若因热以为患，又能不切切致慎乎哉。或曰，此味所疗，如腰痛、泄泻、积聚、虚劳腹痛种种诸证，亦藉其致火于水，以益肾中之元阳乎？曰，诸证投此味，或辅或使，种种不离前义，然不如治疝之专而且多者，以其为功于寒水之经有最切耳，第与附子补阳除湿之义，各有攸当也，须细审之。"

5.《医林纂要》："茴香，大补命门，而升达于膻中之上，命门火固，则脾胃能化水谷而气血生，诸寒皆散矣。肝胆亦行命门之火，肝木气行，则水湿不留，虚风不作，故其功亚于附子，但力稍缓耳。"

0510 小柳拐 xiǎo liǔ guǎi (《陕西草药》)

【异名】 山救驾(《陕西草药》)，牛虱子、败火草(《四川常用中草药》)。

【基原】 为木犀科茉莉属植物探春花的根或叶。

【原植物】 探春花 *Jasminum floridum* Bunge　又名：迎夏、鸡蛋黄(《中国植物志》)。

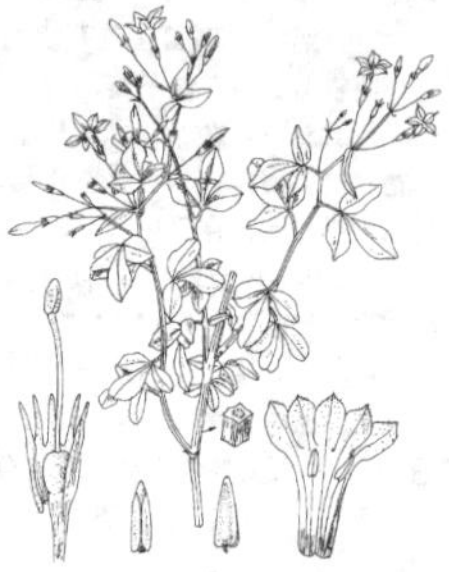
探春花

直立或攀缘灌木，高 0.4～3 m。当年生枝草绿色，扭曲，四棱。叶互生，复叶，小叶 3 或 5 枚，稀 7 枚，小枝基部常有单叶；叶柄长 2～10 mm；小叶片卵形、卵状椭圆形至椭圆形，稀倒卵形或近圆形，长 0.7～3.5 cm，宽 0.5～2 cm，先端急尖，具小尖头，基部楔形或圆形；顶生小叶片常稍大，具小叶柄，侧生小叶片近无柄。聚伞花序或伞状聚伞花序顶生；苞片锥形；花萼具 5 条凸起的肋，裂片锥状线形；花冠黄色，近漏斗状，裂片卵形或长圆形，先端锐尖，边缘具纤毛。果长圆形或球形，成熟时呈黑色。花期5～9 月，果期 9～10 月。

生于山坡、谷地或林中。分布于河北、山东、河南、湖北、四川、贵州和陕西。

【栽培】 生物学特性　喜温暖向阳，常野生于较干燥的山坡。土壤以深厚、排水良好的黄色砂质壤土较好。

繁殖方法　种子和分株繁殖。种子繁殖，育苗移栽：在8～9 月果实成熟时采收，与半干湿的细沙混合贮藏。3～4 月播种，在苗高 5 cm 时，扯草、追肥 1 次，并结合匀苗，每隔 5～6 cm 留苗 1 株，以后在秋、冬季各中耕、除草、追肥 1 次。肥料以腐熟人畜粪水为主。培育 1～2 年即可移栽，按行距 65 cm 株距 33 cm 开窝，每窝栽苗 1～2 株。分株繁殖：在春季把老株挖起，从根部把有须根的分蘖苗剪下，即可栽种。

田间管理　栽后每年中耕除草、追肥 3 次。第一次在栽后新芽萌发时，第二次在 6 月，第三次在 10 月。第一、第二次追肥以人畜粪水为主，冬季可用火灰或腐殖土拌人畜粪水，在株旁开窝施入。以后各年管理，与第一年相同。

【采收加工】 自栽后 3～4 年起，每隔 1 年收获 1 次。9～11 月采根，切片，晒干。7～9 月生长茂盛时，把有叶枝条割下，晒干，打下叶片。

【药性】 苦、辛，寒。

1.《四川常用中草药》："性寒，味苦。"

2.《四川中药志》1979 年版："辛、苦，寒。"

【功用主治】 清热，解毒，消积。主治咽喉肿痛，疮疡肿毒，食积腹胀，跌打损伤，烫伤，刀伤。

《四川常用中草药》："消食，清热，解毒。根治食积饱胀，咽喉作痛，火烫伤。"

【用法用量】 内服：煎汤，10～20 g；或研末冲酒。外用：鲜品捣敷；或干品研末调敷。

【选方】 1. 治咽喉肿痛　牛虱子根 24 g，桔梗 9 g，甘草 3 g。水煎服。

2. 治疮疖肿毒　牛虱子叶、乌蔹莓根、透骨草各适量，捣烂敷患处。(1、2方出自《万县中草药》)

3. 治跌打肿痛　探春花根、大血藤各15 g，酢浆草30 g。加酒煎服。(《四川中药志》1979年版)

0511 小鸦葱 xiǎo yā cōng (《新疆中草药》)

【异名】 鸦葱(《新疆中草药》)。

【基原】 为菊科鸦葱属植物矮鸦葱的根。

【原植物】 矮鸦葱 *Scorzonera subacaulis* (Regel) Lipsch.

多年生草本，高3～10(～18)cm。根状茎圆柱状，根颈部具纤维状残叶鞘。茎极短，被较厚的蛛丝状绒毛。基生叶条形，禾叶状，宽2～4 mm，平展或直立，中脉明显；茎生叶1～2枚，鳞片状，披针形。头状花序，单生茎顶，同型，长3～5 cm；总苞宽圆柱状；总苞片多层，外层三角形或卵形，内层长圆状披针形；花全部舌状，黄色，舌片脉纹暗红色，干后玫瑰色。瘦果，稍弯曲，无毛；冠毛污白色，羽状。

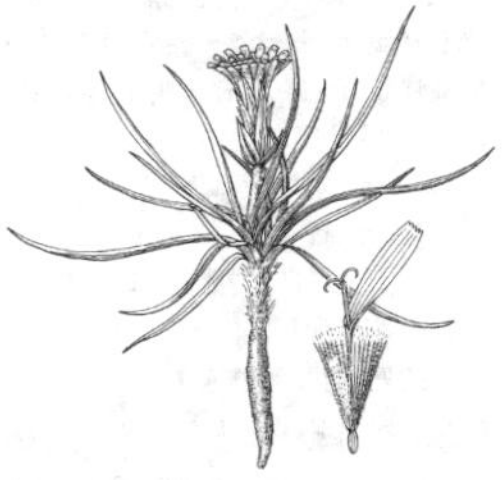

矮鸦葱

生于海拔2 600 m的山地草坡。分布于新疆等地。

【采收加工】 7～8月采挖，鲜用或晒干。

【药性】 甘、微苦，寒。

【功用主治】 清热利湿，解毒消痈，下乳。主治湿热泻痢，小便淋涩，痈肿疔毒，乳痈，乳汁不下。

《新疆中草药》："清热解毒，通乳利湿。"

【用法用量】 内服：煎汤，15～30 g。外用：鲜品捣敷。

【选方】 1. 治疔毒痈疽　鸦葱、山慈菇、刺黄柏各9 g。水煎服。并鲜鸦葱根捣烂敷患部。

2. 治乳汁不通　鸦葱、王不留行各15 g，黄芪9 g，甘草3 g。水煎服。(1、2方出自《新疆中草药》)

0512 小鬼钗 xiǎo guǐ chāi (《新华本草纲要》)

【异名】 鹿角草、山黄连、土黄连、不怕日草、小鬼叉手、鬼针草(《江苏野生植物志》)，鬼疙针(《河南中草药手册》)，刺针草(《内蒙古中草药》)，细叶鬼针草(《万县中草药》)。

【基原】 为菊科鬼针草属植物小花鬼针草的全草。

【原植物】 小花鬼针草 *Bidens parviflora* Willd.

一年生草本，高20～90 cm。茎下部圆柱形，有条纹，中上部常为钝四方形。叶对生；叶柄长2～3 cm，腹面有沟槽，槽内及边缘有疏柔毛；叶片长6～10 cm，二至三回羽状分裂，第一次分裂深达中肋，裂片再次羽状分裂，小裂片具1～2个粗齿或再作第三回羽裂，最后一次裂片线形或线状披针形，先端锐尖，边缘稍向上反卷，上面被短柔毛，下面无毛或沿叶脉被稀疏柔毛，上部叶互生，二回或一回羽状分裂。头状花序单生，具长梗；总苞筒状，基部被柔毛，外层苞片4～5枚，线状披针形，边缘被疏柔毛，内层苞片常仅1枚，托片状；托片边缘透明；无舌状花；盘花两性，6～12朵，花冠筒状，冠檐4齿裂。瘦果线形，略具四棱，有小刚毛，顶端芒刺2枚，有倒刺毛。

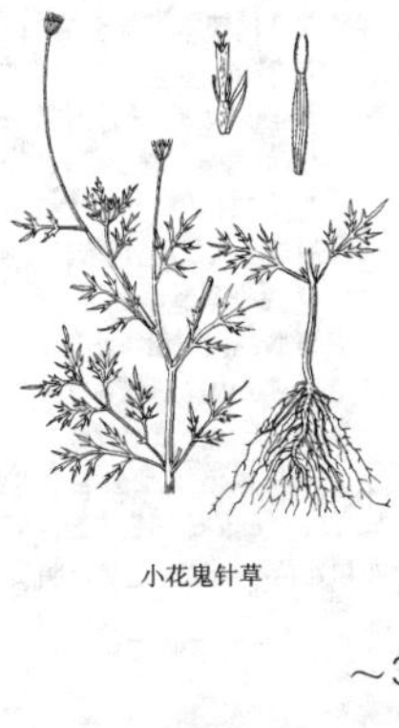

小花鬼针草

生于路边荒地、林下及水沟边。分布于华北、东北、华东、西南及河南、陕西、甘肃等地。

【采收加工】 7～9月采收，鲜用或切段晒干。

【药材】 小鬼钗 *Bidentis Parviflorae Herba*　主产于内蒙古、河北、河南、山西、山东、江苏、福建、陕西、甘肃等地。

性状　全草长30～50 cm，茎下部圆柱形，有纵条纹，中上部常为钝四方形；表面暗褐色。单叶对生，完整叶展平后为二至三回羽状分裂，小叶片条状披针形，叶缘全缘稍向上反卷，上面被短柔毛，下面无毛或沿中脉被稀疏柔毛；上部叶互生，二回至一回羽裂。头状花序单生于茎、枝端，花黄棕色。气微，味微苦。

鉴别　茎横切面：表皮为1列扁平细胞，外被角质层。皮层为薄壁细胞，在四棱处为厚角组织。维管束多达30个；韧皮部狭窄，其外侧韧皮纤维束断续成环状；射线薄壁细胞排列整齐。髓部宽广，含草酸钙方晶和淀粉粒。

【成分】 地上部分含香豆素：6-羟基香豆素(6-hydroxycoumarin)，7-羟基-6-甲氧基香豆素(7-hydroxy-6-methoxycoumarin)；三萜类：齐墩果酸(oleanolic acid)，熊果酸(ursolic acid)；黄酮类：柚皮芸香苷(nariratin)，芦丁(rutin)，5，7，2′，5′-四羟基黄酮(5，7，2′，5′-tetrahydroxyflavone)。此外，还含：酸枣仁甾醇-3*β*-*O*-〔*β*-*D*-吡喃葡萄糖基-1(1→3)-*α*-*L*-去氧塔洛糖基(1→2)-*α*-*L*-阿拉伯糖基〕{jujubosterol-3*β*-*O*-〔*β*-*D*-glucopyranosyl-1(1→3)-*α*-*L*-deoxytalosyl-(1→2)-*α*-*L*-arabinosyl〕}等。

叶含黄酮类化合物：紫云英苷(astragalin)，异槲皮素(isoquercitin)，硫黄菊苷(sulfurein)，海生菊苷(maritimetin)，7，3′，4′-三羟基-6-*O*-*β*-*D*-葡萄糖橙酮苷(7，3′，4′-trihydroxy-6-*O*-*β*-*D*-glucosylaurone)，6，7，3′，4′-四羟基-橙酮-7-*O*-*β*-*D*-吡喃葡萄糖苷(6，7，3′，4′-tetrahydroxy-auron-7-*O*-*β*-*D*-glucopyranoside)。还含5个葡萄糖苷：bidensyneosides A_1、A_2、B、C及3-deoxybidensyneoside B。

【药理】 对消化系统作用　小鬼钗注射液40 g/kg皮下注射，对大鼠、豚鼠幽门结扎性溃疡有显著抑制作用，45 g/kg皮下注射，也显著减少小鼠应激性胃溃疡面积；小鬼钗46 g/kg还显著抑制小鼠利舍平性溃疡发生。小鬼钗40、20 g/kg皮下注射，均明显减少大鼠胃液分泌量，降低胃液酸度。小鬼钗对离体豚鼠胃肌条收缩无影响；但静脉注射40 g/kg，于给药后5～15分钟就完全抑制在体鸡胃的运动，直至2小时不恢复。小鬼钗腹腔注射45 g/kg，显著抑制小鼠肠道炭末推进。

毒性　小鼠腹腔注射小鬼钗注射液的 LD_{50} 为173 g/kg。家兔股四头肌刺激实验中，局部组织有充血现象。

【药性】 《河南中草药手册》："性平，味苦。"

【功用主治】 清热，利尿，活血，解毒。主治感冒发热，咽喉肿痛，泄泻，风湿痹痛，肠痈，跌打瘀肿，瘿瘤，痈疽疮疖，毒蛇咬伤。

1. 《河南中草药手册》："活血，利尿。"

2. 《内蒙古中草药》："治肠炎腹泻，阑尾炎，感冒发烧，跌打损伤及虫蛇咬伤。"

【用法用量】 内服：煎汤，10～30 g，鲜品加倍。外用：捣敷。

【选方】 1. 治咽喉痛　小花鬼针草15～30 g。水煎服。(《沙漠地区药用植物》)

2. 治下消手足酸软无力　鲜山黄连30 g，木本白椿根30 g。合猪小肚炖服，连服4次。(《泉州本草》)

3. 治风湿关节炎　细叶鬼针草、臭梧桐各30 g。水煎服。

4. 治疟疾　细叶鬼针草12 g，打破碗花花9 g，鸡蛋2个。共煮，发作前2小时服蛋。

5. 治甲状腺肿大　细叶鬼针草120～180 g。水煎服，每日1剂，7日为1个疗程，休息2～3日后再服。一般3～4个疗程可

愈。(3～5方出自《万县中草药》)

6. 治毒蛇咬伤　小花鬼针草90 g。水煎服；外用小花鬼针草、犁头草各60 g，捣烂敷伤处。(《河南中草药手册》)

0513 小桐子 xiǎo tóng zǐ（《西昌中草药》）

【异名】 油芦子(《四川野生经济植物志》)，野巴豆、小巴豆(《西昌中草药》)，小油桐(《云南中草药》)。

【基原】 为大戟科麻疯树属植物麻疯树的果实。

【原植物】 参见“麻疯树”条。

【采收加工】 10～11月果熟时采摘，晒干或榨油备用。

【药性】 《云南中草药》：“苦，温，有毒。”

【功用主治】 杀虫敛疮，泻下攻积。主治头癣，慢性溃疡，麻风溃疡，阴道滴虫，便秘，食积。

《云南中草药》：“散瘀消肿，止血消炎，杀虫止痒。主治癞痢头，慢性溃疡，阴道滴虫，麻风溃疡。”

【用法用量】 外用：果油搽。内服：煎汤，1～3粒。

【宜忌】 本品有毒，内服宜慎，量不可大。

1.《南方主要有毒植物》：“种子最毒，枝叶较次。”

2.《广西本草选编》：“(麻风树)误食后数小时至3日内发病，表现为恶心，呕吐，腹痛，腹泻，呼吸困难，循环衰竭，少尿，最后出现溶血现象，尿血，逐渐呈现呼吸性窒息等危重症状。”

【选方】 1. 治慢性溃疡　(麻疯树)果油适量。调入凡士林成膏，搽患处。(《全国中草药汇编》)

2. 治阴道滴虫　小桐子果油4份，雄黄1份。调匀涂阴道。(《云南中草药》)

3. 治大便燥结　小桐子3粒(炒焦去油)，芒硝6 g，大黄9 g。煎水服。

4. 治食积　小桐子1粒。炒香，纸裹压碎去油，开水送服。(3、4方出自《西昌中草药》)

0514 小通草 xiǎo tōng cǎo（《四川中药志》）

【异名】 旌节花(《广群芳谱》)，小通花、鱼泡桐(《四川中药志》)，山通草(《广西药用植物名录》)，四川通草、通条树、通草树(《台湾药用植物志》)。

【基原】 为旌节花科旌节花属植物喜马拉雅旌节花、中国旌节花的茎髓。

【原植物】 1. 喜马拉雅旌节花 *Stachyurus himalaicus* Hook. f. et Thoms.

落叶灌木或小乔木，高达5 m。小枝密被白色小皮孔。叶互生；叶柄长0.5～2 cm，紫红色；叶坚纸质至草质，卵形、长圆形至长圆状披针形，长6～14 cm，宽3.5～5.5 cm，先端尾状长渐尖或渐尖，尖头长达2 cm，基部圆形或心形，边缘具密而锐尖的细锯齿，齿端为骨质加厚的小尖头；中脉带紫红色，侧脉5～7对。穗状花序腋生，长5～12 cm，多下垂，基部无叶。花先叶开放，黄色；萼片4枚，阔卵形；雄蕊8；子房卵状长圆形。浆果近球形，直径7～8 mm，花柱宿存。花期3～4月，果期7～9月。

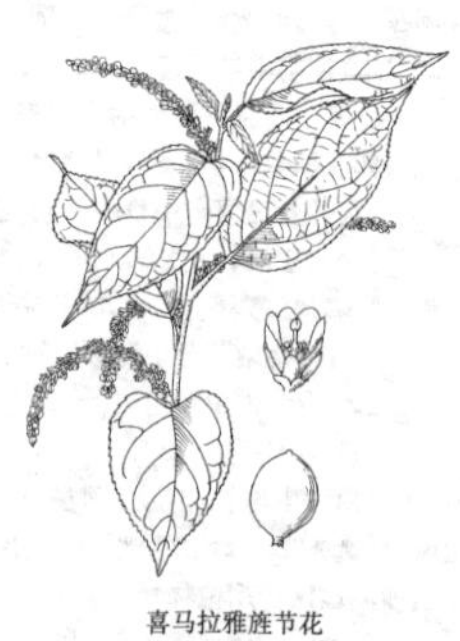

喜马拉雅旌节花

生于海拔500～2 900 m的山坡林中或林缘阴湿处。分布于西南及江西、湖北、湖南、广东、广西、陕西、台湾等地。印度、缅甸也有分布。

本植物的嫩茎叶(小通草叶)、根(小通草根)亦供药用，另设专条。

2. 中国旌节花 *S. chinensis* Franch.　又名：水凉子、小通藤(《广西药用植物名录》)。

形态与上种相似，其特点是：叶柄长1～2.5 cm；叶纸质，卵圆形或卵状长圆形，先端骤尖或尾尖，基部宽楔形或圆，边缘有疏锯齿；侧脉5～6对。穗状花序长3～10 cm，具花15～20朵。果径6 mm。花期3～4月，果期6～7月。

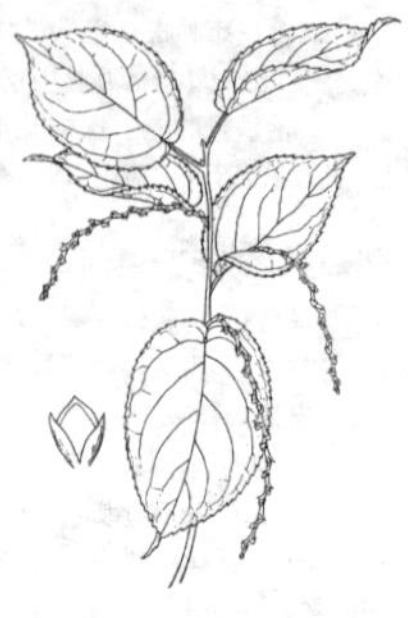

中国旌节花

生于海拔500～2 500 m的山谷、溪边、杂木林下及灌丛中。分布于西南及浙江、安徽、福建、江西、湖北、湖南、广东、广西、陕西、甘肃等地。

此外，倒卵叶旌节花 *S. obovatus* (Rehd.) H. L. Li，分布于西南及广西等地；凹叶旌节花 *S. retusus* Yang，产于四川、云南等地；柳叶旌节花 *S. salicifolius* Franch.，分布于四川、云南等地；四川旌节花 *S. szechuanense* Fang，产于四川；云南旌节花 *S. yunnanensis* Franch.，产于西南及广东、广西等地，亦同等入药。

【栽培】 生物学特性　喜温暖气候，一般土壤条件均可生长，但宜选择肥沃、疏松的砂壤土或壤土栽培为好。

繁殖方法　秋季采收成熟的果实，晒干贮藏作种。2～3月，在苗床上按行距30 cm开沟条播。第二年苗高50 cm左右时，在春季按行株距2 m×1 m开穴移栽。

田间管理　栽后每年中耕除草2～3次，追肥1～2次。

【采收加工】 9～10月将嫩枝砍下，剪去过细或过粗的枝，然后用细木棍，将茎髓捅出，再用手拉平，晒干。

【药材】 小通草 *Stachyuri Medulla* 产于陕西、甘肃、江西、四川、湖北、广西、云南、贵州、湖南等地。

性状　茎髓呈圆柱形，长短不一，直径0.5～1 cm。表面白色或淡黄色，无纹理。体轻，质松软，捏之能变形，有弹性，易折断，断面平坦，无空心，显银白色光泽。水浸后有黏滑感。无臭，无味。

鉴别　茎髓横切面：均为薄壁细胞，类圆形、椭圆形或多角形，纹孔稀疏；有黏液细胞散在。中国旌节花有少数草酸钙簇晶，喜马拉雅旌节花无簇晶。

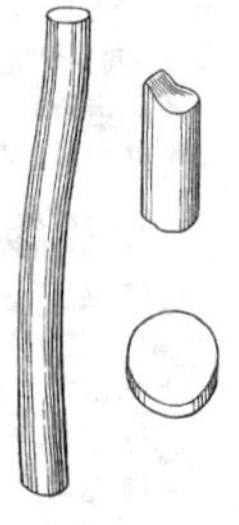

小通草(茎髓)外形

【药理】 1. 抗炎作用　喜马拉雅旌节花100%浓度水煎液8 g/kg、4 g/kg两种剂量给大鼠灌胃，对大鼠角叉菜胶性足肿胀均有显著的抗炎作用。

2. 解热作用　喜马拉雅旌节花、中国旌节花100%浓度水煎液8 g/kg、4 g/kg两种剂量给大鼠灌胃，对啤酒酵母(或角叉菜胶)所致的大鼠发热模型表现出不同程度的解热作用。

3. 利尿作用　中国旌节花100%浓度水煎液8 g/kg、4 g/kg两种剂量给大鼠灌胃，均具有明显的利尿作用。

4. 免疫调节作用　小通草总多糖提取物以80 g/kg、40 mg/kg剂量腹腔注射给予小鼠7～10日，可提高小鼠血清溶菌酶活力和单核网状内皮细胞吞噬功能，提高小鼠血清溶血素抗体水平，抑制DNCB致小鼠迟发性过敏反应。

5. 抗氧化、延缓衰老作用　小通草总多糖提取物，以80 mg/kg和160 mg/kg剂量腹腔注射给予9月龄小鼠45日，可明显降低小鼠血清和肝脏中过氧化脂质含量，降低小鼠脑组织和心肌中脂褐素含量,提高小鼠全血过氧化物歧化酶 SOD 活力,并明显提高小鼠血清过氧化氢酶活性。

【药性】 甘,淡,凉。

1.《四川中药志》1960 年版:“性平,味淡,无毒;入肺、胃二经。”

2.《陕西中药志》:“甘、淡,寒,无毒;入肺、胃二经。”

【功用主治】 清热,利水,通乳。主治热病烦渴,小便黄赤,热淋,水肿,小便不利,乳汁不通。

1.《四川中药志》1960 年版:“利尿渗湿,治热病小便赤黄或尿闭,湿热癃淋。”

2.《陕西中药志》:“行水消胀,泻肺明目,清湿热。主治水肿、淋病、乳汁缺少、目昏耳聋、鼻塞失音。”

【用法用量】 内服:煎汤,3～6 g。

【宜忌】 气虚无湿热及孕妇患者慎服。

1.《四川中药志》1960 年版:“孕妇及小便多者忌用。”

2.《陕西中药志》:“气虚无湿热者忌用。”

【选方】 1. 治小便黄赤　小通草 6 g,木通 4.5 g,车前子 9 g(布包)。煎服。

2. 治急性尿道炎　小通草 6 g,地肤子、车前子(布包)各15 g。煎服。(1、2 方出自《安徽中药志》)

3. 治产后乳汁不通　小通草 6 g,王不留行 9 g,黄蜀葵根 12 g。煎水当茶饮。如因血虚乳汁不多,加猪蹄 1 对,炖烂去药渣,吃肉喝汤。(《安徽中草药》)

4. 治闭经　小通花、川牛膝各 9～15 g。水煎服。(《浙江药用植物志》)

5. 治心烦失眠　(通条树)髓 3～4.5 g 拌朱砂。水煎服。(《广西本草选编》)

0515 小黄泡 xiǎo huáng pào (《贵州民间药物》)

【基原】 为蔷薇科悬钩子属植物黄泡的根或叶。

【原植物】 黄泡 *Rubus pectinellus* Maxim.

草本或半灌木,高 8～20 cm。茎匍匐,节处生根,有长柔毛和稀疏微弯针刺。单叶纸质;叶柄长 3～6 cm,有长柔毛和针刺;托叶离生;叶片心状近圆形,长 2.5～4.5 cm,宽 3～5(～7)cm,先端圆钝,基部心形,边缘具不整齐细锯齿,两面被稀疏长柔毛,下面沿叶脉有针刺。花单生,顶生,稀 2～3 朵,径达 2 cm;花萼外面密被针刺和长柔毛;花瓣白色,狭倒卵形,有爪;雄蕊多数,无毛;雌蕊多数,但很多不育。聚合果球形,红色,具反折萼片。花期 5～7 月,果期7～8 月。

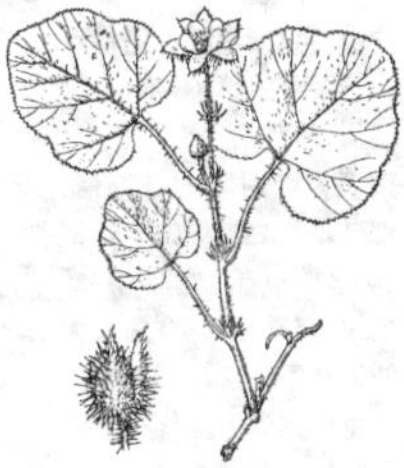

黄　泡

生于海拔 1 000～3 000 m 的山地林中。分布福建、江西、湖南、四川、贵州、云南、台湾。

【采收加工】 10 月挖根,6～7 月采叶,鲜用或晒干。

【药性】 苦、微涩,凉。

【功用主治】 除湿利水,清热,解毒。治水泻,黄水疮,一身发黄。

【用法用量】 内服:煎汤,鲜品 60 g。外用:研末撒敷。

【宜忌】 忌食燥辣食物。

0516 小铜锤 xiǎo tóng chuí (《云南中草药》)

【异名】 过海龙(《云南中草药选》),黄花一草光(《玉溪中草药》),小麻药、黄花草、遍地红(《云南中草药》)。

【基原】 为菊科金钮扣属植物美形金钮扣的全草。

【原植物】 美形金钮扣 *Spilanthes callimorpha* A. H. Moore

多年生草本,高20～60 cm。茎匍匐或平卧,微紫色,节上常生不定根。单叶对生;叶柄长 5～8 mm,被短毛;叶片披针形,长 3～7 cm,宽 1～2.5 cm,先端渐尖,基部楔形,边缘有尖锯齿或近缺刻,上面绿色,下面灰绿色。头状花序,卵状圆锥形,腋生或顶生;总苞片 2 列,约 8 个,绿色,卵状长圆形,边缘有毛;舌状花黄色,1 列,雌性;盘花两性,管状,具 4～5 个短裂片。瘦果,长圆形,褐色,有白色的细边,两面常有少数疣点,先端有 2 个不等长的细芒,易脱落。花果期 5～12 月。

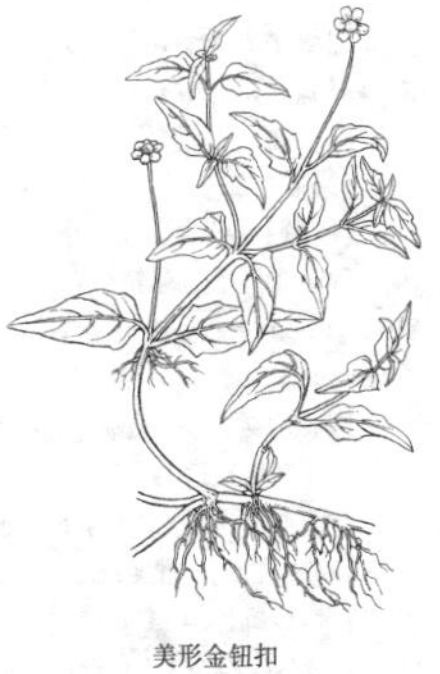

美形金钮扣

生于海拔 1 000～1 900 m 的山谷溪边、潮湿的沟边、林缘或路旁荒地。分布于云南。

【采收加工】 7～9 月采收,鲜用或切段晒干。

【药性】《云南中草药》:“苦、辛、麻,温。小毒。”

【功用主治】《云南中草药》:“止痛,活血祛瘀。主治骨折,跌打损伤,风湿关节痛,闭经,胃寒痛。”

【用法用量】 内服:煎汤,3～9 g;或泡酒;或研末。外用:研末撒;或鲜品捣敷。

【宜忌】《云南中草药》:“中毒出现全身发麻。忌酸冷、鱼腥。孕妇忌服。”

【选方】 1. 治骨折　小铜锤 9 g,泡酒 500 g。每次服10 ml。

2. 治胃寒痛　小铜锤叶 2～3 片,研末,开水送服;或嚼服鲜叶。(1、2 方出自《云南中草药》)

3. 治风湿关节痛,腰痛,跌打损伤　小麻药 30～60 g,泡酒 500 g。2～3 日后可用,每次服 10 ml,每日 3 次。

4. 治外伤出血　小麻药适量。研成粉末,撒患处。(3、4 方出自《云南中草药选》)

0517 小巢菜 xiǎo cháo cài (《纲目》)

【异名】 柱夭、摇车(《尔雅》),翘摇车(《尔雅》郭璞注),翘摇(《本草拾遗》),元修菜、野蚕豆、漂摇草(《纲目》),雀野豆、野豌豆、雀野豌豆、白翘摇、苕子、白花苕菜(《民间常用草药汇编》),小野麻豌(《四川中药志》)。

【基原】 为豆科野豌豆属植物小巢菜的全草。

【原植物】 小巢菜 *Vicia hirsuta* (L.) S. F. Gray [*Ervum hirsutum* L.] 又名:硬毛果野豌豆(《中国高等植物图鉴》)。

一年生草本,高 10～30 cm。茎纤细,具棱线。偶数羽状复叶,顶端有卷须;托叶一边有线形齿,背面被疏柔毛;小叶 8～16 枚,叶片长圆状倒披针形,长 0.5～1.5 cm,宽 1～4 mm,先端截形,微凹,有短尖,基部狭楔形,两面无毛。总状花序腋生,较叶为短,有花 2～5 朵,序轴及花梗均有短柔毛;萼钟状,具 5 齿,披针形,有短毛;

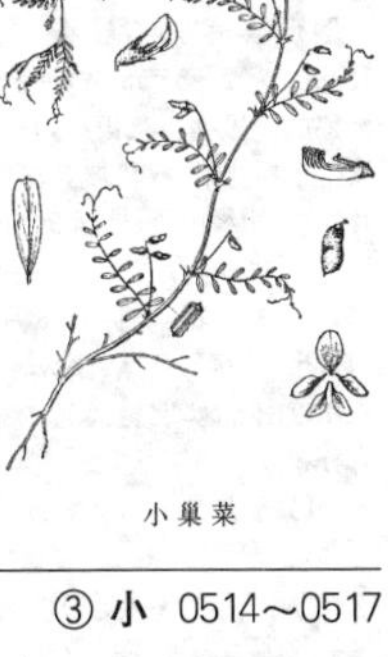

小 巢 菜

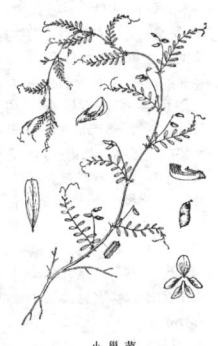

花冠蝶形，白色或淡紫色，旗瓣椭圆形，先端截形，有细尖，翼瓣先端圆，与旗瓣等长，无耳，具爪，龙骨瓣稍短于旗瓣，无耳；雄蕊 10，二体；子房无柄，密生长硬毛。荚果长圆形，扁平，被棕色长硬毛。种子 1～2 颗，棕色，扁圆形。花、果期 3～5 月。

生于小麦田或山坡。分布于江苏、浙江、安徽、江西、河南、湖北、四川、云南、陕西、台湾。

本植物的种子（漂摇豆）亦供药用，另设专条。

【采收加工】 5～7 月采收全草，鲜用或晒干。

【成分】 叶含黄酮：芹菜苷（apiin）和槲皮素（quercetin）。

种子含胺类：热精胺（thermospermine），氨丙基高精脒（aminopropyl homospermidine），腐胺（putrescine），精脒（spermidine），精胺（spermine）。

【药性】 辛、甘，平。归脾、胃、肺经。

1.《本草拾遗》："味辛，平，无毒。"

2.《本草撮要》："入手足太阴、阳明经。"

【功用主治】 清热利湿，活血止血。主治黄疸，疟疾，月经不调，白带，鼻衄。

1.《食疗本草》："利五脏，明耳目，去热风，令人轻健。疗五种黄病。"

2.《本草拾遗》："主破血，止血生肌。"

3.《纲目》："止热疟，活血，平胃。"

4.《民间常用草药汇编》："发汗解表，除湿热，止白带。"

【宜忌】 1.《食疗本草》："若生吃，令人吐水。"

2.《苏沈良方》："性甚热。食之使人呀呷。若以酒洒而蒸之，则甚益人而不为害。"

【用法用量】 内服：煎汤，18～60 g。外用：捣敷。

【选方】 1. 治五种黄病　翘摇生捣汁，服一升，日二。（《食疗本草》）

2. 治热疟不止　翘摇杵汁，服之。（《广利方》）

3. 治鼻衄不止　白翘摇研末，煮醪糟服。（《四川中药志》1960 年版）

4. 治疔疮　鲜小巢菜全草适量，加盐卤捣烂，外敷。（《浙江药用植物志》）

0518 小萹蓄 xiǎo biān xù （《高原中草药治疗手册》）

【异名】 姑巴草、扁竹、水米草、汗多草（《云南中草药选》），黑鱼草（《湖南药物志》），习见蓼（《四川中药志》1979 年版），米子蓼、地茜（《广西药用植物名录》），铁马齿苋（《云南种子植物名录》），扁蓄、米碎草（《中国民间生草药原色图谱》）。

【基原】 为蓼科蓼属植物腋花蓼的全草。

【原植物】 腋花蓼　*Polygonum plebeium* R. Br.

一年生草本。茎匍匐状，多分枝，长 15～30 cm；枝披散，柔弱，平滑或具白色略粗糙的线条，节间通常短于叶。叶互生；托叶鞘膜质透明，边缘撕裂状；叶片狭长圆形或稍匙形，较小，长 6～18 mm，宽 2～5 mm，先端钝，基部渐狭成一短柄。花极小，1～3 朵簇生于托叶鞘内；花被 5 深裂，裂片绿色，边缘白色；雄蕊 5，中部以下与花被合生；花柱 3。瘦果卵形，有三棱。花、果期 5～6 月。

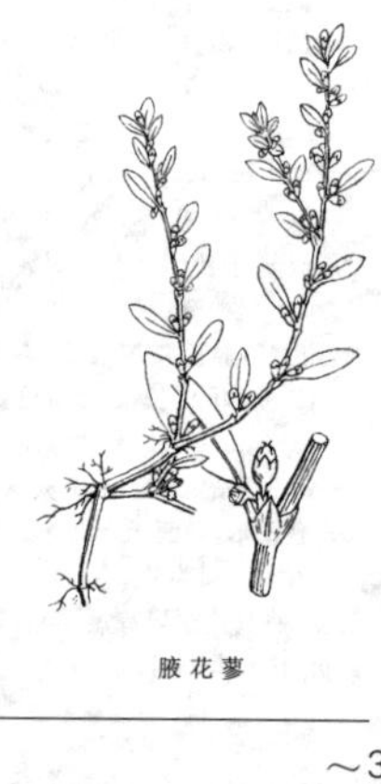
腋 花 蓼

生于原野、荒地、路旁。我国长江以南各地，北至河北、陕西均有分布。

【采收加工】 5～6 月采收，晒干。

【成分】 腋花蓼的花黄酮类：槲皮素（quercetin），槲皮素-3-阿拉伯糖苷（quercetin-3-arabinoside）和芸香苷（quercetin 3-rutinoside）。三萜类：齐墩果酸（oleanolic acid），白桦脂酸（betulinic acid），表无羁萜醇（epifriedelanol）。

【药性】 苦，凉。

1.《湖南药物志》："苦，凉。"

2.《福建药物志》："苦，平。"

【功用主治】 利尿通淋，化湿杀虫。主治热淋，石淋，水肿，黄疸，痢疾，恶疮疥癣，外阴湿痒，蛔虫病。

1.《湖南药物志》："清热利尿。（治）热淋，毒蛇咬伤，疥癣湿痒。"

2.《福建药物志》："利尿通淋，化湿杀虫。治恶疮疥癣，阴蚀，蛔虫病。"

【用法用量】 内服：煎汤，10～15 g，鲜品 30～60 g；或捣汁饮。外用：捣敷；或煎水洗。

【选方】 1. 治阴虚膀胱炎，尿道炎，结石　小萹蓄、瞿麦、广金钱草各 20 g。水煎，空腹凉服。（《中国民间生草药原色图谱》）

2. 治气阴两虚肾炎水肿　小萹蓄、玉米须、白茅根各30 g。水煎，凉服。

3. 治气阴虚黄疸肝炎　小萹蓄、天荞麦叶、鸡骨香各15 g。水煎服。

4. 治小儿多汗　小萹蓄、浮小麦、北五味子各 10 g。水煎服。（1～4 方出自《中国民间生草药原色图谱》）

5. 治毒蛇咬伤　小萹蓄鲜草 30～60 g。用冷开水洗净，捣烂取汁服，渣敷伤口周围。（《湖南药物志》）

0519 小棕包 xiǎo zōng bāo （《红河中草药》）

【异名】 小天蒜（《云南经济植物》），细毒蒜、牛挣药、绿葱、小毒蒜、披麻草（《红河中草药》）。

【基原】 为百合科藜芦属植物蒙自藜芦的根。

【原植物】 蒙自藜芦 *Veratrum mengtzeanum* Loes. f.　又名：小藜芦（《云南经济植物》）。

多年生草本，植株高达 1.3 m。近基部具棕褐色或浅白色的膜质鞘，鞘枯死后常在先端略破裂为带网眼的纤维网。下部叶基生，狭长圆形或带状，长 22～50 cm，宽 1～3 cm，先端锐尖，基部无柄，两面无毛。圆锥花序塔状，长 15～50 cm，疏生少数侧生总状花序；总轴和枝轴具短绵状毛；花多数；花被片 6，较大，伸展，倒卵状匙形或椭圆状倒卵形，下部有两个明显可见的腺体，淡黄绿色带白色；雄蕊 6，花药近肾形，背着，汇合为 1 室；子房无毛，3 室，花柱 3。蒴果长椭圆形。种子扁平，具翅。花、果期 7～10 月。

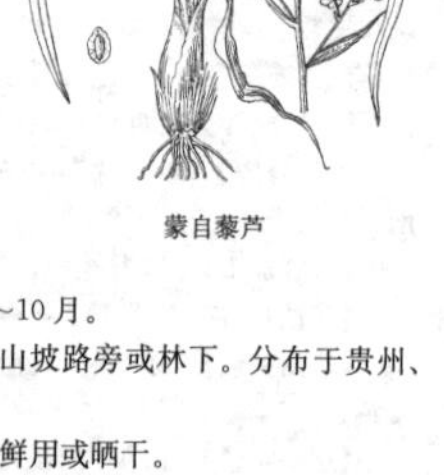
蒙自藜芦

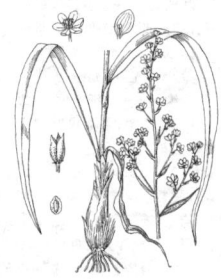

生于海拔 1 200～3 300 m 的山坡路旁或林下。分布于贵州、云南。

【采收加工】 9～11 月采挖，鲜用或晒干。

【药材】 小棕包 *Veratri Mengtzeani Radix*　产于贵州、四川、云南等地。

性状　根呈细条状，下部渐细，有的略弯曲。表面黑褐色，粗糙，根头部有细密的横皱纹，下端多纵皱纹。质轻易折断，断面黄白色，中心有淡黄色的中柱。气微，味苦，粉末有强烈的催嚏性。

鉴别 (1) 根横切面：表皮细胞 2～3 列，外壁稍厚，呈多角形，皮层宽广，外皮层细胞排列整齐，内皮层明显，内壁及侧壁增厚。木质部束 9～10，呈放射状，韧皮部位于木质部外侧与其相向排列。中央髓部较小。薄壁细胞中含草酸钙针晶束，并含淀粉粒。

(2) 本品横切面在紫外灯下(365 nm)观察可见蓝色荧光。

(3) 取本品粉末 2 g，加氨水湿润，乙醚 15 ml，回流5 分钟，放冷，滤过，滤液蒸干，加稀盐酸 2 ml 溶解。取溶液加碘化铁钾试液 1 滴，呈橘黄色沉淀；加碘化汞钾试液 1 滴，呈淡黄色沉淀；加硅钙酸试液 1 滴，呈白色沉淀(检查生物碱)。

【成分】 根含生物碱：藜芦甾二烯胺(veratramine)，藜芦甾二烯胺-*N*-氧化物(veratramine-*N*-oxide)，藜芦明灵(veramiline)，3，15-二当归酰基计明胺(3, 15-diangeloylgermine)，3-当归酰基计明胺(3-angeloylgermine)，茄啶(solanidine)，甾醇类：*β*-谷甾醇(*β*-sitosterol)，*β*-谷甾醇硬脂酸酯(*β*-sitosterylstearate)，胡萝卜苷(daucosterol)；脂肪酸类：蜡酸(cerotic acid)，硬脂酸(stearic acid)。

【药性】 《全国中草药汇编》："辛，寒，有毒。"

【功用主治】 散瘀止痛，敛疮杀虫。主治跌打损伤，骨折，外伤出血，褥疮，疥癣。

《全国中草药汇编》："活血散瘀，止血镇痛，催吐利水。主治跌打损伤，骨折，水肿；外用治外伤出血。"

【用法用量】 内服：研末，每次 0.05～0.1 g，酒或温开水送服。外用：鲜品捣敷；或干品研末撒布。

【宜忌】 《全国中草药汇编》："孕妇、小儿及体弱者忌用。不宜与人参同用……本品有毒，内服宜慎。中毒症状为头昏，呕吐，血压下降，心跳减慢。"

【选方】 1. 治跌打损伤，风湿疼痛 (细毒蒜)须根15 g。泡酒 250 g，早晚服 5～10 ml。

2. 治骨折 每服(细毒蒜)须根一同身寸，开水送服，日服 3 次。外用，石竹子、红糖各适量，捣敷，3 日一换。

3. 治褥疮、疥癣 (野毒蒜)干根研末，配成 3% 凡士林软膏，外敷。(1～3 方出自《红河中草药》)

0520 小黑牛 xiǎo hēi niú (《云南省药品标准》)

【基原】 为毛茛科乌头属植物滇南草乌的块根。

【原植物】 滇南草乌 *Aconitum austroyunnanense* W. T. Wang

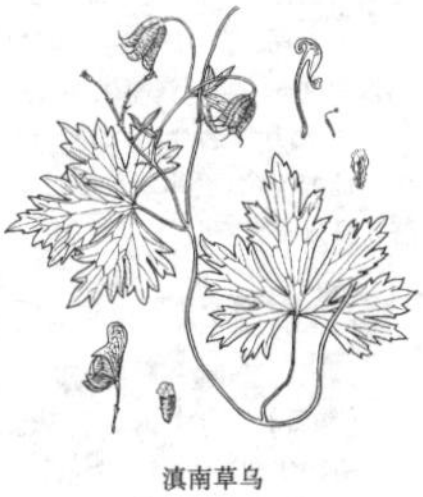

滇南草乌

多年生草本。块根胡萝卜形，长 6～7 cm，直径 7～13 mm，有时近细柱状，长达 12 cm。茎缠绕，具分枝，被反曲的短柔毛。叶互生；叶柄长 5.5～7.5 cm，被反曲的短柔毛；叶片五角形，长 8～10 cm，宽 9～14 cm，3 裂，中央深裂片菱形，在中部 3 裂，侧深裂片斜扇形，不等 2 裂，上面疏被短柔毛，下面只在脉上疏被短柔毛。花序长 4～12 cm，有花2～6 朵，花序轴和花梗被反曲的短柔毛；花梗长 2.5～3.5 cm；小苞片生花梗中部附近，狭线形或钻形；花两性，两侧对称；上萼片高盔形，下缘凹，外缘近垂直，喙长 2～6 mm，侧萼片斜，蓝紫色，外面疏被短柔毛；花瓣 2，距长约 3 mm，向后反曲，无毛；雄蕊多数，花丝全缘，无毛；心皮 5，无毛。蓇葖果。种子多数，三棱形，只在一面密生横膜翅。花期 10 月，果期 10～11 月。

生于海拔 1 700～2 500 m 间的山坡灌木丛中。分布于云南中南部(景东及新平)。

【采收加工】 11～12 月茎叶枯萎时采挖，除去残茎、须根，置沸水中煮 4 小时，刮去外皮，晒干。

【药材】 小黑牛 *Aconiti Austroyunnanensis Radix* 产于云南中南部，作草乌用。

性状 根圆柱形，稍弯曲，少数于根末端分枝。表面棕褐色，有多数纵皱纹及支根顶角。质坚硬，易折断，断面黄棕色，有五角形环纹。

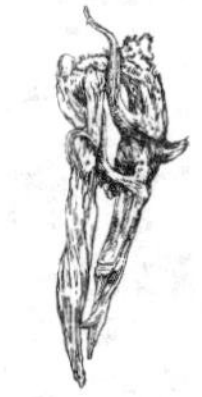

小黑牛(根)外形

鉴别 (1) 根横切面：后生皮层和皮层共 5～8 列棕色细胞，较皱缩。根上段及中段的形成层环呈五角形，下段呈类五角形。木质部导管 1～3 径向排列。

(2) 薄层色谱：取本品粉末约 1 g，加 10%氨溶液 1 ml，乙醚 10 ml，冷浸 24 小时，滤过。滤液挥干，用二氯甲烷洗入 1 ml 容量瓶定容，作为供试品溶液。另取滇乌碱、塔拉乌头胺对照品，制成每 2 ml 各含 2 mg 的二氯甲烷溶液作为对照品溶液。点样于同一高效硅胶 GF_{254} 薄层板上，以环己烷-乙酸乙酯-二乙胺(8∶1∶1)展开，取出，晾干，喷以碘化铋钾与碘化钾碘试液的等容混合液显色，供试品色谱在与对照品色谱相应位置，显相同颜色斑点。

【成分】 块根含生物碱：南乌碱甲(austroconitine A)，黄草乌碱甲(vilmorrianine A)，黄草乌碱乙(vilmorrianine B)即多根乌头碱，黄草乌碱丙(vilmorrianine C)，黄草乌碱丁 (vilmorrianine D)，异塔拉定(isotalatizidine)，塔拉胺(talatisamine)，8-去乙酰滇乌碱 (8-deacetylyunaconitine)，塔拉定(talatizidine)，易混翠雀花碱(condelphine)，滇乌碱(yunaconitine)，南乌碱乙(austroconitine B)，粗茎乌头碱甲(crassicauline A)。

【药性】 辛，温，有毒。

【功用主治】 祛风湿，通络止痛。主治风寒湿痹，中风瘫痪，跌打损伤。

【用法用量】 内服：煎汤 1～1.5 g；或研末为散。外用：磨汁涂；或研末调敷。

【宜忌】 本品毒性大，不经炮制不宜内服。孕妇禁服。

0521 小黑药 xiǎo hēi yào (《云南中草药》)

【异名】 铜脚威灵仙、叶三七(《云南中草药》)。

【基原】 为伞形科变豆菜属植物川滇变豆菜的根。

【原植物】 川滇变豆菜 *Sanicula astrantiifolia* Wolff ex Kre-tsch.

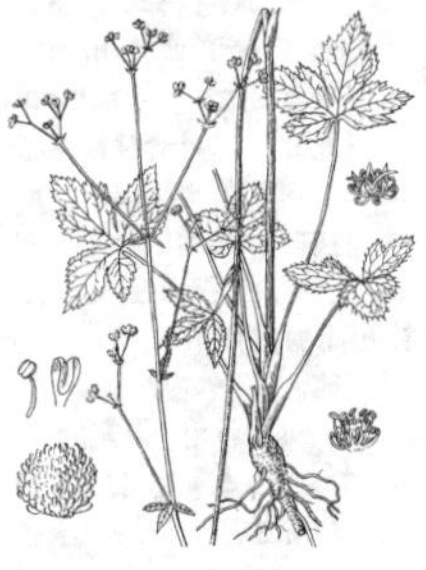

川滇变豆菜

多年生草本，高 30～70 cm。全株无毛。根粗短，有多数细长支根。茎直立，上部 2～4 叉状分枝。基生叶叶柄长5～20 cm，基部有宽膜质鞘。叶片近革质，心状三角形或圆肾形，长 2.5～8 cm，宽 2.5～9 cm，掌状三深裂，中间裂片宽倒卵形，侧面裂片菱形或卵状披针形，边缘有粗圆锯齿，齿端有短尖头，掌状脉3～5。复伞形花序顶生；总苞片数个，线形；伞辐少数；小总苞片 7～10，线形；小伞形花序有花约 10 个；萼齿线状披针形；花瓣倒卵形，白色或粉红色；花柱向外展开。双悬果倒圆锥状，上部皮刺呈钩状，金黄色或紫红色；分生果横剖面呈圆形，胚乳腹面平直，油管小，不明显。花、果期7～10 月。

生于海拔 1 500～3 000 m 的河边杂木林下、山坡草地阴湿处。分布于四川、云南等地。

本植物的全草(草本三角枫)亦供药用,另设专条。

【采收加工】 9～11月采挖,晒干。

【药性】 甘、微苦,平。

《云南中草药》:"甘、微苦,温。"

【功用主治】 补肺止咳,益肾养心。主治劳嗽,虚咳,肾虚腰痛,头昏,心悸。

《云南中草药》:"补肺益肾。治肺结核,肾虚腰痛,头昏。"

【用法用量】 内服:煎汤,6～15 g。

【宜忌】 《云南中草药》:"实热症及感冒忌用。"

【选方】 1. 治体虚心悸 小黑药30 g,虫草9 g。蒸肉饼服。

2. 治产后虚弱 小黑药30 g,白牛膝15 g,当归9 g,熟地9 g。炖猪脚吃。

3. 治小儿疳积 小黑药15 g。蒸羊肝或鸡肝服。(1～3方出自《曲靖专区中草药》)

0522 小蜡树 xiǎo là shù (《植物名实图考》)

【异名】 水冬青、鱼腊、鱼腊树(《植物名实图考》),水白腊(《四川常用中草药》),冬青(《全国中草药新医疗法展览会资料选编》),山指甲、水黄杨(《新华本草纲要》)。

【基原】 为木犀科女贞属植物小蜡的树皮及枝叶。

【原植物】 小蜡 *Ligustrum sinense* Lour. 落叶灌木或小乔木,高2～4 m。小枝圆柱形,幼时被淡黄色短柔毛或柔毛。单叶,对生;叶柄长2～8 mm,被短柔毛;叶片纸质或薄革质,卵形至披针形,或近圆形,长2～7 cm,宽1～3 cm,先端锐尖、短尖至渐尖,或钝而微凹,基部宽楔形至近圆形,或为楔形;上面深绿色,沿中脉被短柔毛。圆锥花序顶生或腋生,塔形,花梗长1～3 mm;花萼先端呈截形或呈浅波状齿;花冠裂片长圆状椭圆形或卵状椭圆形;花丝与花冠裂片近等长或长于裂片,花药长圆形。果近球形。花期3～6月,果期9～12月。

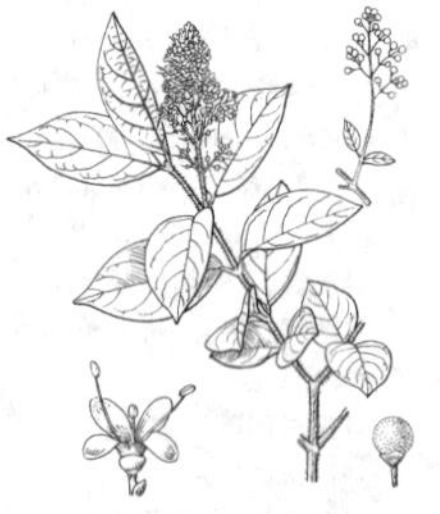

小 蜡

生于疏林或密林中。分布于江苏、浙江、安徽、福建、江西、湖北、湖南、广东、广西、四川、贵州、云南和台湾。

【采收加工】 7～9月采树皮及枝叶,鲜用或晒干。

【成分】 茎叶含甘露醇(*D*-mannitol),三十二烷(*n*-dotriacontane),*β*-谷甾醇(*β*-sitosterol)和山柰苷(kaempteritrin)。

【药理】 抑菌试验证明,叶对金黄色葡萄球菌、伤寒杆菌、甲型副伤寒杆菌、铜绿假单胞菌、大肠杆菌、弗氏痢疾杆菌、肺炎杆菌有极强的抑制作用。

【药性】 苦,凉。

1.《四川常用中草药》:"性平,味淡、微苦。"

2.《广西本草选编》:"味苦、涩,性寒。"

【功用主治】 清热利湿,解毒消肿。主治感冒发热,肺热咳嗽,咽喉肿痛,口舌生疮,湿热黄疸,痢疾,跌打肿痛,疮疡肿毒,湿疹,烫伤。

1.《四川常用中草药》:"清热,降火。治吐血,牙痛,口疮,咽喉痛,湿热黄水痒疮等。"

2.《全国中草药汇编》:"清热解毒,抑菌杀菌,消肿止痛,去腐生肌。治急性黄疸型传染性肝炎,痢疾,肺热咳嗽;外用治跌打损伤,创伤感染,烧烫伤,疮疡肿毒等外科感染性疾病。"

3.《福建药物志》:"治甲沟炎,白癜风。"

【用法用量】 内服:煎汤,10～15 g,鲜者加倍。外用:煎水含漱;或熬膏涂;捣烂或绞汁涂敷。

【选方】 1. 治痢疾,肝炎 小蜡树鲜叶30～60 g(干叶9～15 g)。水煎服。对急性细菌性痢疾,用干叶90 g(或鲜叶150 g)水煎,分2次内服,每日1剂。(《全国中草药汇编》)

2. 治口腔炎,咽喉痛 水白腊12 g,水煎服;并用水白腊适量,煎水含漱。(《万县中草药》)

3. 治皮肤感染 鲜小蜡树叶500 g,青黛4.5 g,冰片3 g,凡士林30 g。将小蜡树叶加水煎煮,浓缩成浸膏(不要过分黏稠),加1%防腐剂和凡士林、青黛后,继续加热成膏,然后再加冰片,搅拌即得。外敷患处,每日1次。(《全国中草药汇编》)

4. 治跌打肿痛,疮疡 小蜡树鲜嫩叶捣烂外敷,每日换药1～2次。(《广西本草选编》)

5. 治烫伤 小白蜡鲜叶适量,用凉开水洗净捣烂,加少量凉开水,纱布包裹挤压取汁。用棉球蘸汁搽患处,每日3～4次。〔《四川中医》1986,4(7):47〕

6. 治黄水疮 水白腊适量。研末,撒布患处,或用清油调敷。(《万县中草药》)

【临床报道】 1. 治疗烧烫伤 用山指甲干叶制成50%～100%水溶液喷雾,每1～2小时1次;或用山指甲溶液纱布包扎,通过塑料管注入适量山指甲溶液,保持创面纱布的湿度。每隔2～3小时注射1次。共治137例,均为Ⅱ、Ⅲ度烧伤,面积10%以下者85例,11%～30% 39例,31%～50% 10例,60%以上3例。其中4例血培养有铜绿假单胞菌,2例合并铜绿假单胞菌败血症死亡,其余135例均治愈,治愈率98.5%,平均治愈日数20.5日。中等度以下的烧烫伤,一般不使用抗生素。山指甲可保护创面,有较好的抗菌及去腐、生肌、促进皮片生长作用。

2. 治疗外科感染性疾病 表浅炎症早期,局部无渗液或渗液较少时,用50%山指甲溶液局部涂擦,每日4～6次;如渗液较多,则用湿敷,每日换敷料3～4次。化脓性感染引流口较小者,则用山指甲溶液浸泡或冲洗,每次20～30分钟,每日1次。共治蛇咬伤的早期植皮,毛囊炎,疮疖,脓肿,指头炎,湿疹合并感染,上下肢慢性溃疡,切口感染,广泛性炸伤等10多种感染性疾病98例,均收到满意效果。

3. 治疗溃疡病 用100%(后改为75%)山指甲煎剂与氢氧化铝凝胶按1:1混合,每日3次,每次30～40 ml口服,30～40日为1个疗程。共治胃、十二指肠溃疡79例,慢性胃炎18例,有效率为100%。临床观察表明,本品对脾胃虚寒型溃疡疗效最佳。

4. 治疗产后会阴水肿 用50%冬青液湿敷。治疗73例,均在3日内治愈,而用硫酸镁湿敷需7日,硫酸镁湿敷加红外线照射需5日。

0523 小蕨萁 xiǎo jué qí (《全国中草药汇编》)

【异名】 小蕨鸡、白粉蕨(《贵州草药》)。

【基原】 为中国蕨科薄鳞蕨属植物华北薄鳞蕨的全草。

【原植物】 华北薄鳞蕨 *Leptolepidium kuhnii* (Milde) Hsing et S. K. Wu [*Cheilanthes kuhnii* Milde; *Aleuritopteris kuhnii* (Milde) Ching] 又名:孔氏粉背蕨(《中国主要植物图说·蕨类植物门》),华北粉背蕨(《全国中草药汇编》)。

陆生小型蕨类植物,植株高20～40 cm。根茎直立,密被红棕色卵形或阔披针形鳞片。叶草质,簇生;叶柄栗红色,圆柱形,

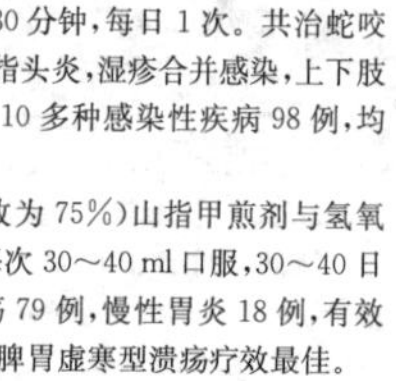

华北薄鳞蕨

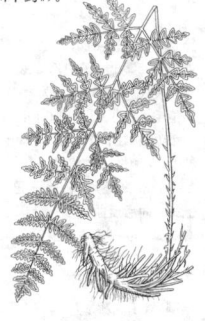

长4～15 cm,下部疏生膜质长卵形的鳞片;叶轴棕色;叶片长圆状披针形或狭椭圆形,长 10～25 cm,宽 3.5～8.5 cm,先端渐尖,下部三回羽状深裂;羽片 10～12 对,近对生,基部 1 对羽片卵状三角形,二回羽状深裂,顶部羽状深裂;小羽片4～5 对,卵状长圆形,羽状深裂;裂片 4～5 对,边缘全缘。下面疏被灰白色粉末,叶脉羽状。孢子囊群圆形,成熟时汇合成线形;囊群盖革质,连接,边缘波状,老时褐色,沿裂片边缘着生。

生于海拔 2 700～3 500 m 的林下或路边岩石上。分布于华北、东北及四川、云南、陕西、甘肃等地。

【采收加工】 7～9 月采收,鲜用或晒干。

【成分】 叶含萜类:22(29)-何帕烯〔hop-22(29)-ene〕,22-何帕醇(hydroxyhopane),铁线蕨酮(adiantone),粉背蕨烯三醇(cheilanthenetriol),粉背蕨烯二醇(cheilanthenediol);黄酮类:3, 5-二羟基-7, 4′-二甲氧基黄酮(3, 5-dihydroxy-7, 4′-dimethoxyflavone),5-羟基-3, 7, 4′-三甲氧基黄酮(5-hydroxy-3, 7, 4′-trimethoxy flavone);甾醇类:豆甾醇(stigmasterol),菜油甾醇(campesterol),谷甾醇(sitosterol)及它们的棕榈酸酯。另含对羟苯乙烯基-*β-D*-葡萄糖苷(*p*-hydroxystyrol-*β-D*-glucoside)。

【药性】 《贵州草药》:"性寒,味苦。"

【功用主治】 《贵州草药》:"润肺止咳,清热凉血。治咳血,刀伤。"

【用法用量】 内服:煎汤,15～30 g。外用:研末敷。

【选方】 1. 治咳血 小蕨鸡根茎、野棉花各 9～12 g。煨水服。

2. 治刀伤 小蕨鸡叶(适量)。研末,敷患处。(1、2 方出自《贵州草药》)

0524 小一口血 xiǎo yī kǒu xuè(《广西本草选编》)

【异名】 石上莲(《广西药用植物名录》)。

【基原】 为秋海棠科秋海棠属植物石上秋海棠的全草。

【原植物】 石上秋海棠 *Begonia bretschneideriana* Hemsl. 又名:伯乐秋海棠(《广西药用植物名录》)。

多年生草本,高 10～25 cm。根茎横生,褐红色,有节。叶基生;叶柄纤弱,长 2～5 cm,被棕褐色长柔毛;叶片纸质,圆形或卵形,基部心形,偏斜,直径 3～6 cm,全缘或具微齿。花单性,雌雄同株;雄花花萼 2 枚,花瓣状;花瓣 2,常小于花萼。

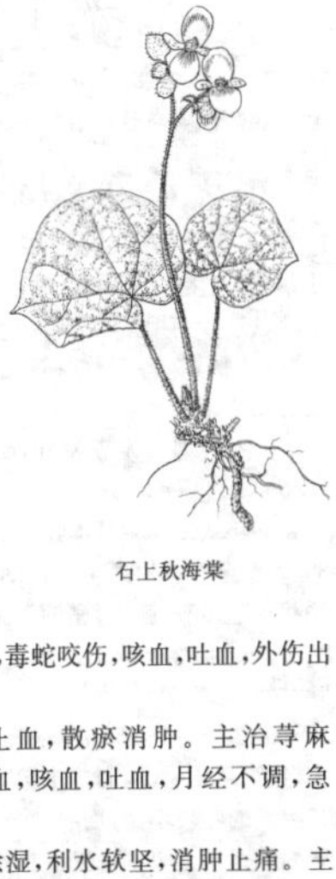

石上秋海棠

生于石壁阴湿处。产广西等地。

【采收加工】 7～9 月采收,鲜用或晒干。

【药性】 酸、微涩,凉。

《广西本草选编》:"味酸、涩、微甘、苦,性平。有小毒。"

【功用主治】 解毒,凉血,止血,利水。主治疔疮肿毒,荨麻疹,毒蛇咬伤,咳血,吐血,外伤出血,急性肾炎,肝硬化腹水。

1.《广西本草选编》:"凉血止血,散瘀消肿。主治荨麻疹,无名肿毒,毒蛇咬伤,外伤出血,咳血,吐血,月经不调,急性肾炎。"

2.《全国中草药汇编》:"清热除湿,利水软坚,消肿止痛。主治肝硬化腹水,暑热口渴,跌打肿痛,疔疮肿毒。"

【用法用量】 内服:煎汤,鲜品 15～30 g;或捣汁。外用:鲜品捣烂敷;或研末敷;或煎水洗。

0525 小二仙草 xiǎo èr xiān cǎo(《植物名实图考》)

【异名】 豆瓣草、女儿红、沙生草(《四川中药志》),水豆瓣、豆瓣菜(《贵州草药》),蚁塔、砂生草(《全国中草药汇编》),地茜、白粘草、同丹药(《广西药用植物名录》),斑鸠窝(《贵州中药名录》)。

【基原】 为小二仙草科小二仙草属植物小二仙草的全草。

【原植物】 小二仙草 *Haloragis micrantha*(Thunb.) R. Br. ex Sieb. et Zucc.[*Goniocarpus micranthus* Thunb.]

多年生纤弱草本,丛生,高 20～40 cm。茎四棱形,带赤褐色,基部匍匐分枝。叶小,对生,茎上部叶有时为互生;叶片通常卵形或圆形,长6～10 mm,宽 4～8 mm,先端短尖或钝,边缘有小齿,基部圆形,两面均秃净,淡绿色或紫褐色。圆锥花序顶生;花小,两性;萼管具棱,裂片 4,宿存;花瓣 4,红色;雄蕊 8,花药紫红色;雌蕊 1;子房下位,具纵棱,花柱 4,柱头密生淡红色的毛。核果近球形,有 8 棱。花期 6～7 月,果期 9～10 月。

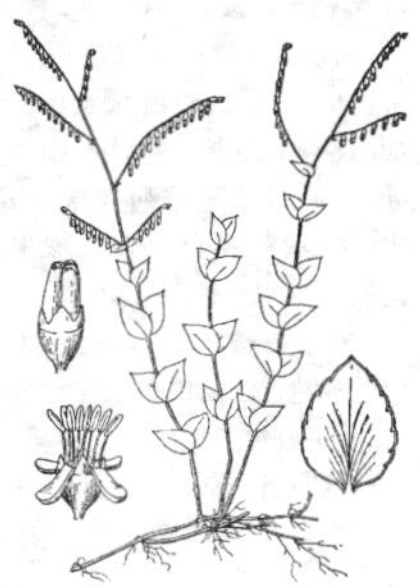

小二仙草

生于荒山及沙地上。分布于西南及江苏、浙江、安徽、福建、江西、湖南、广东、广西、海南、台湾等地。

【采收加工】 6～7 月采收全草,鲜用或晒干。

【药性】 苦、辛,凉。

1.《四川中药志》1960 年版:"性凉,味苦。无毒。"

2.《贵州草药》:"性平,味辛、涩。"

【功用主治】 清热,利湿,通便,活血,解毒。主治热淋,痢疾,便秘,月经不调,跌打损伤,疔疮痈疖,乳痈,烫伤,毒蛇咬伤。

1.《四川中药志》1960 年版:"消瘀血,治大小便不通,疗赤痢,并治热淋,跌打损伤,月经不调及咳嗽哮喘。"

2.《贵州草药》:"清热解毒,除湿消肿。治疔癀,水肿,烫伤。"

【用法用量】 内服:煎汤,10～20 g,鲜品 20～60 g;或捣绞汁。外用:干品研末调敷;或鲜品捣散。

【选方】 1. 治感冒 小二仙草 15～30 g,桑叶 6 g,菊花 3 g。水煎服。(《福建药物志》)

2. 治水肿 豆瓣草 30 g(切细),红糖 15 g。蒸后服。(《贵州草药》)

3. 治赤白痢 鲜小二仙草 60 g,红糖为引。煎服。

4. 治血崩 小二仙草 60 g,金樱子根 30 g,精肉 120 g。炖服。(3、4 方出自江西《草药手册》)

5. 治跌打损伤 小二仙草 60 g,大血藤 30 g。泡酒服。(《四川中药志》1960 年版)

6. 治乳腺炎、痈、疖 小二仙草 30～60 g,鸭蛋 1 个,水煎服。(《福建药物志》)

7. 治烫伤 豆瓣草适量,研末,加冰片少许,调麻油搽患处。(《贵州草药》)

0526 小九节铃 xiǎo jiǔ jié líng(《云南中草药》)

【异名】 小五爪龙、五爪金龙、小红藤、小红花、铜丝绊(《昆明民间常用草药》),小红袍、跳三步、石猴子(《西昌中草药》),九节莲(《全国中草药汇编》),飞石莲(《广西药用植物名录》)。

【基原】 为葡萄科崖爬藤属植物无毛崖爬藤的根或全株。

【原植物】 无毛崖爬藤 *Tetrastigma obtectum*(Wall.) Planch. var. *glabrum*(Lévl. et Vant.) Gagnep. [*Vitis potentilla* Lévl. et

Vant. var. *glabra* Lévl. et Vant.〕 又名：癞痢藤(《海南植物志》)。

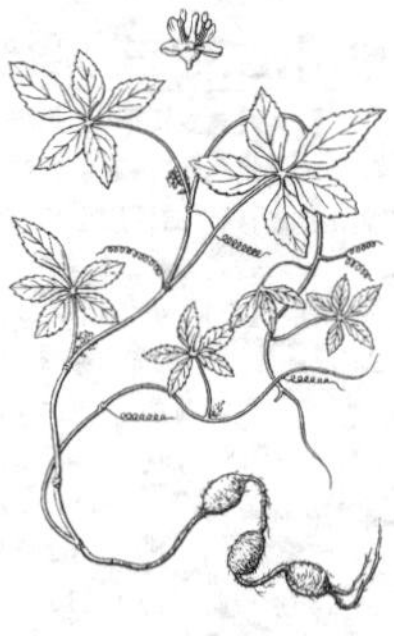

无毛崖爬藤

多年生攀缘藤本，长3～5 m。全株无毛。根肥大，纺锤形，外皮紫红色，质坚韧。缠绕茎细长，表面有细沟纹；卷须不分枝，卷曲。掌状复叶互生；小叶5，椭圆状披针形，中间1枚最大，基部2枚较小，先端渐尖，基部楔形，边缘具浅波状锯齿，上面绿色，下面灰白色。花杂性，异株；伞房花序排列成聚伞花序；花小，黄绿色。浆果球形，肉质。

生于海拔600～1 500 m的山坡杂木林中或陡壁处。分布于西南及福建、江西、广东、广西、海南、台湾等地。

【采收加工】 9～12月采收，切片，鲜用或晒干。

【药性】 辛，温。

1.《云南中草药》："涩、微苦，寒。"

2.《全国中草药汇编》："辛、酸，温。有小毒。"

【功用主治】 接骨，舒筋，止血，生肌。主治骨折，风湿痹痛，外伤出血。

《云南中草药》："接骨生肌，止血消炎。外用治骨折、瘰疬，外伤出血。"

【用法用量】 内服：煎汤，10～15 g；或浸酒。外用：捣敷；或研末撒。

【选方】 1. 治骨折　小红袍15 g，花斑竹60 g，泡酒500 g。并用鲜小红袍捣绒，调甜酒焙热包敷。

2. 治刀伤，疮肿溃疡　小红袍为末撒伤口，或鲜品捣绒敷。(1、2方出自《西昌中草药》)

0527 小飞羊草 xiǎo fēi yáng cǎo (《生草药性备要》)

【异名】 飞扬草(《岭南采药录》)，痢子草、乳汁草(《岭南草药志》)，痢疾草(《广东中药》)，小飞扬(《福州中草药》)，小奶浆藤(《云南药用植物名录》)，细叶飞扬草(广州部队《常用中草药手册》)，苍蝇翅(《全国中草药汇编》)，百里香叶大戟、小本乳仔草、红尾仔草、翻魂草、过路蜈蚣、蝙章(《台湾药用植物志》)，地锦(《广西药用植物名录》)。

【基原】 为大戟科大戟属植物千根草的全草。

【原植物】 千根草 *Euphorbia thymifolia* L.　又名：细叶地锦草(《云南种子植物名录》)。

一年生草本，长15 cm。茎纤细，匍匐，多分枝，通常红色，稍被毛。单叶对生；有短柄；托叶膜质，披针形或线形；叶片长圆形、椭圆形或倒卵形，长4～8 mm，宽3～4 mm，先端圆钝，基部偏斜，叶缘具细锯齿，两面被稀疏的短柔毛。杯状花序单生或少数聚伞状呈腋生；总苞陀螺状，先端5裂；腺体4，漏斗状，有短柄及极小的白色花瓣状附属物；花单性，无花被；雌雄花同生于总苞内；雄花多数，具雄蕊1；雌花1，生于花序中央，子房3室，花柱2，离生，先端2裂。蒴果三角状卵形，被短柔毛；种子长

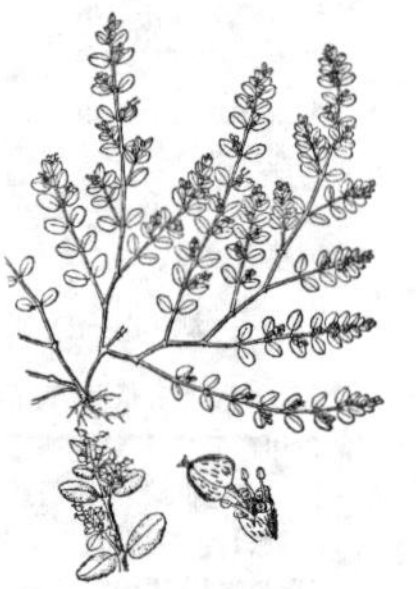

千根草

圆形，具四棱。花果期5～10月，果期6～11月。

多生于山地冲积土或砂质土上。亦生于低海拔的山坡草地、路旁或稀疏灌木丛中。分布于福建、江西、湖南、广东、广西、海南、贵州、云南、台湾等地。

【采收加工】 7～9月采收，晒干或鲜用。

【成分】 地上部分含表蒲公英赛醇(epitaraxerol)，二十六烷醇(hexacosanol)，大戟醇(euphorbol)，24-亚甲基环木菠萝烯醇(24-methylenecycloartenol)，12-去氧-4β-羟基巴豆醇-(13-十二烷酸-20-乙酸)二酯〔12-deoxy-4β-hydroxyphorbol-(13-dodecanoate-20-acetate)〕，12-去氧-4β-羟基巴豆醇-(13-苯乙酸-20-乙酸)二酯〔12-deoxy-4β-hydroxyphorbol-(13-phenylacetate-20-acetate)〕，12-去氧巴豆醇-13，20-二乙酸酯(12-deoxyphorbol-13，20-diacetate)，槲皮素-3β-半乳糖苷(quercetin-3β-galactoside)，光牡荆素(lucenin)。

【药性】 酸、涩，凉。

1.《生草药性备要》："味酸，性烈。"

2.《岭南采药录》："味酸、苦，性寒。"

3.《云南中草药》："微酸、涩，凉，有小毒。"

【功用主治】 清热祛湿，解毒敛疮。主治痢疾，泄泻，疟疾，天泡疮，湿疹，乳痈，疮疖。

1.《生草药性备要》："治小儿飞痒疮，满面头耳，脓水淋漓。敷洗消肿毒。"

2.《岭南采药录》："解胡满藤毒。"

3.《岭南草药志》："内清湿热，外解湿毒。"

4.《广东中药》："主治天泡疮，烂头胎毒，乳痈，缠腰蛇，蔓延性疮疖及湿疹，并治痢疾，乙型脑膜炎。"

【用法用量】 内服：煎汤，15～30 g，鲜品30～60 g。外用：鲜品煎水洗；或捣敷。

【选方】 1. 治痢疾　乳汁草60 g。水煎，以蜂蜜或黄糖冲服。

2. 治疟疾　乳汁草鲜用90 g，干用45 g，以水800 ml，煎至400 ml。分4次服，在疟疾发作前一日，临睡前服100 ml，翌晨服100 ml，早饭时服100 ml，至疟将发作时服100 ml。

3. 治缠腰蛇　乳汁草一撮，蒜草一只，捣烂，调冷开水涂患处。(1～3方出自《岭南草药志》)

4. 治乳腺炎，痈疮肿毒　小飞扬全草加食盐少许，共捣烂外敷。(《广西本草选编》)

0528 小无心菜 xiǎo wú xīn cài (《植物名实图考》)

【异名】 鹅不食草、大叶米粞草(《天目山药用植物志》)，鸡肠子草、雀儿蛋(《陕西中草药》)，蚤缀、铃铃草(《湖南药物志》)，白莲子草(《浙江药用植物志》)。

【基原】 为石竹科蚤缀属植物无心菜的全草。

【原植物】 无心菜 *Arenaria serpyllifolia* L.

一年或二年生草本，高10～30 cm。全株具短柔毛。根细长须状。茎多数，簇生，稍铺散，密生白色短柔毛，节间长1～3 cm。叶对生；无柄；叶片卵形，长4～12 mm，宽2～3 mm，先端尖或锐尖，边缘具睫毛，两面疏生柔毛，茎上部的叶较小，背面有3条显著的脉。聚伞花序，疏生枝端；苞片和小苞片卵形，密生柔毛；花梗细，密生柔毛或腺毛；萼片5，披针形，有3脉，有短柔毛；花

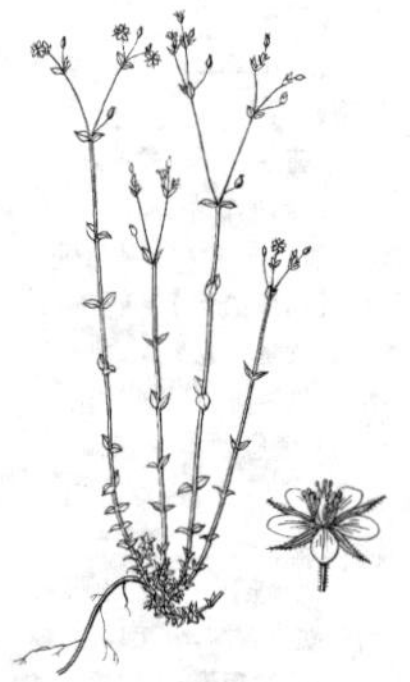

无心菜

瓣5，倒卵形，白色，全缘；雄蕊10；子房卵形，花柱3。蒴果卵形，成熟时裂为6瓣。种子肾形，褐色。花期4～5月，果期5～7月。

生于海拔4 000 m以下的山坡路旁荒地或田野中。自东北经黄河流域到华南、西南各地均有分布。

【采收加工】 5～6月采集，晒干或鲜用。

【药材】 小无心菜 *Arenariae Serpyllifoliae Herba* 全国各地均产。

性状 全草长10～30 cm。茎纤细，簇生，密被白色短柔毛。叶对生，完整叶卵形，无柄，两面有稀疏毛茸。茎顶疏生白色小花，花瓣5。气微，味淡。

鉴别 粉末特征：灰绿色。叶表皮细胞不规则形，垂周壁波状弯曲，下表皮尤甚；气孔直轴式，偶有不定式。多细胞非腺毛众多，3～8细胞，表面有细条状纹理。草酸钙簇晶较多。

【成分】 全草含牡荆素(vitexin)，异牡荆素(isovitexin)，荭草素(orientin)，异荭草素(isoorientin)等多种黄酮成分。还含24-烷基-5或7-甾醇(24-alkyl-Δ^5 or Δ^7-sterols)。种子油中含脂肪酸：棕榈酸(palmitic acid)，硬脂酸(stearic acid)，油酸(oleic acid)，亚油酸(linoleic acid)，其中结合的油酸、亚油酸含量高达71%。

【药性】 苦，凉。

1.《陕西中草药》："味淡，性平。"

2.《湖南药物志》："苦，凉。无毒。"

【功用主治】 清热，明目，解毒。主治肝热目赤，翳膜遮睛，麦粒肿，肺痨咳嗽，咽喉肿痛，牙龈肿痛。

1.《陕西中草药》："清热明目。用于急性结膜炎，麦粒肿，咽喉痛。"

2.《湖南药物志》："清热解毒，止咳利尿。治肺痨咳嗽，眼生星翳。"

3. 南药《中草药学》："治蛇咬伤。"

4.《云南中药志》："用于齿龈炎，结核。"

【用法用量】 内服：煎汤，15～30 g；或浸酒。外用：捣敷或塞鼻孔。

【选方】 1. 治眼生星翳 小无心菜加韭菜根捣烂，用纱布包住，塞入鼻孔内。(《天目山药用植物志》)

2. 治肺结核 铃铃草120 g，加白酒1 000 ml，浸泡7日。每次服8 ml，每日3次。(《全国中草药汇编》)

0529 小乌泡叶 xiǎo wū pào yè (《草木便方》)

【基原】 为蔷薇科悬钩子属植物乌泡子的叶。

【原植物】 参见"小乌泡根"条。

【采收加工】 5～6月采收，鲜用或晒干。

【药性】 咸，凉。

【功用主治】 清热泻火，止痛，杀虫。主治牙痛，眼多泪眵，疥癞。

《草木便方》："叶汁点眦牙虫出。"

【用法用量】 外用：鲜品捣汁点眼或涂搽。

0530 小乌泡根 xiǎo wū pào gēn (《草木便方》)

【异名】 乌泡根(《分类草药性》)。

【基原】 为蔷薇科悬钩子属植物乌泡子的根。

【原植物】 乌泡子 *Rubus parkeri* Hance 又名：乌薰子(《中国树木分类学》)。

落叶蔓生灌木。枝有灰色绒毛和红紫色腺毛，散生弯曲的钩刺。单叶互生；叶柄长0.5～2 cm，有刺与细毛；托叶丝条状；叶片长椭圆状卵形或披针形，长7～16 cm，宽3.5～6 cm，先端渐尖或钝圆，基部心形，边缘有细锯齿及波状浅裂，上面有粗毛，下面有灰色及褐色绒毛。圆锥花序顶生，稀腋生，密生绒毛及腺毛；萼片5，带紫红色；花瓣5，白色；雄蕊多数，分离；雌蕊少数，无毛。聚合果球形，紫黑色。花期5～6月，果期7～8月。

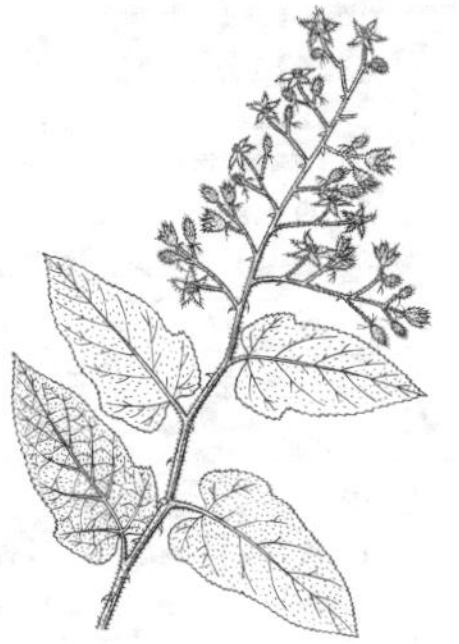

乌泡子

生于海拔1 000 m以下的山地疏密林中阴湿处或溪旁及山谷岩石上。分布于江苏、湖北、四川、贵州、云南、陕西。

本植物的叶(小乌泡叶)亦供药用，另设专条。

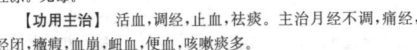

【采收加工】 9～10月采挖，晒干。

【药性】 咸、酸，平。

1.《草木便方》："咸，温，平。"

2.《重庆草药》："味苦，性凉。无毒。"

【功用主治】 活血，调经，止血，祛痰。主治月经不调，痛经，经闭，癥瘕，血崩，衄血，便血，咳嗽痰多。

1.《草木便方》："散瘀除风逐痰停。"

2.《分类草药性》："治吐血，咳嗽，牙痛，劳伤。"

3.《重庆草药》："行血调经。治妇女月经不调，经闭，血崩，癥瘕，月家病。"

4.《四川中药志》1982年版："收敛止血。用于衄血，便血，血滞痛经，疮疡不敛。"

【用法用量】 内服：煎汤，15～30 g。外用：鲜品捣敷。

0531 小石仙桃 xiǎo shí xiān táo (《新华本草纲要》)

【异名】 对叶草(《植物名实图考》)，双叶岩珠、岩珠(《浙江药用植物志》)，双叶石枣、珠兰、岩豆、山枣、小叶石橄榄、水橄榄柳仔(《福建药物志》)，果上叶(《广西药用植物名录》)。

【基原】 为兰科石仙桃属植物细叶石仙桃的全草或假鳞茎。

【原植物】 细叶石仙桃 *Pholidota cantonensis* Rolfe

多年生草本。根茎匍匐，粗壮，被鳞片；假鳞茎疏生于根茎上，卵形或卵状长圆形，肉质，幼时被鳞片，长1～2 cm，顶生2叶。叶条形或条状披针形，革质，长4～8 cm，宽5～12 mm，基部渐狭成短柄。花葶从被鳞片包着的幼小假鳞茎顶端伸出；总状花序有花10多朵，排成2列；小苞片早落。花小，白色或淡黄色；萼片椭圆状长圆形，舟状，分离，近等大；花瓣卵形；唇瓣近圆形，舟状。蒴果倒卵形。

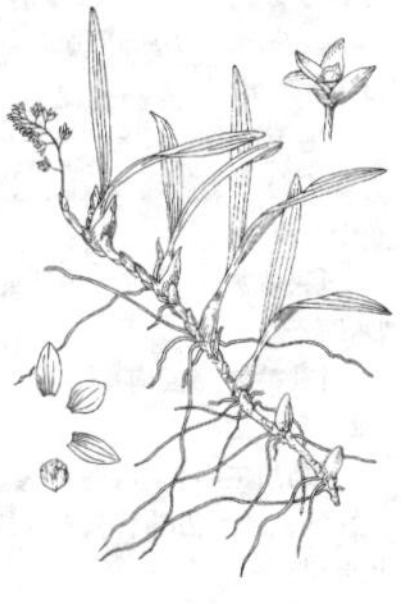

细叶石仙桃

常附生于海拔200～700 m的山坡林中树上或溪边岩石上。分布于浙江、福建、江西、湖南、广东、广西、云南、台湾等地。

【采收加工】 7～9月采收，鲜用或晒干。

【药材】 小石仙桃 *Pholidotae Cartonensis Herba et Pseudobuibus* 产于浙江、江西、福建、台湾、广东、广西等地。

性状 根茎表面有干枯的膜质鳞叶，下侧有须状细根，上侧节处有数个长卵形假鳞茎，假鳞茎长0.8～2 cm，直径0.4～0.9 cm，顶端有叶2枚，黄绿或绿色，具数条平行脉。气微，味淡。

鉴别 叶片横切面：上表皮细胞外被角质层，上下表皮细胞壁稍增厚。叶肉组织分化不明显，薄壁细胞内含草酸钙簇晶，较小，棱角锐尖。叶脉维管束外韧型，其外方有束鞘纤维，周围细胞中有的含硅质块。

【药性】 苦、微酸，凉。

1.《浙江药用植物志》："苦、微酸，凉。"

2.《福建药物志》："微甘，凉。"

【功用主治】 清热，润肺，解毒。主治感冒，头晕，头痛，肺热咳嗽，咳血，急性胃肠炎，慢性骨髓炎。

1.《浙江药用植物志》："清热，滋阴，润肺，解毒。主治感冒，肺热咳嗽，咳血，急性胃肠炎，慢性骨髓炎，关节肿痛，跌打损伤。"

2.《福建药物志》："清热凉血。主治咳嗽，高热，头晕，头痛，支气管炎，风火牙痛，小儿疝气。"

【用法用量】 内服：煎汤，30～60 g。外用：鲜品捣敷。

【选方】 1. 治头晕，头痛　鲜细叶石仙桃 30～60 g，钩藤、菊花各 9 g。水煎服。（《福建药物志》）

2. 治肺热咳嗽，咳血　鲜细叶石仙桃假鳞茎 30～90 g。水煎调冰糖服。

3. 治慢性骨髓炎　鲜细叶石仙桃全草适量，捣烂敷患处；或用淡米酒浸软，捣汁，外搽患处。（2、3 方出自《浙江药用植物志》）

0532 小石蝴蝶 xiǎo shí hú dié（《云南中草药》）

【基原】 为苦苣苔科石蝴蝶属植物小石蝴蝶的全草。

【原植物】 小石蝴蝶 *Petrocosmea minor* Hemsl.

无茎多年生小草本。根茎短粗，向下密生纤维状须根。叶基生，15～40 片；内面的叶具短柄或无柄，外面叶具柄，长达 4 cm，密被开展的柔毛；叶片椭圆状菱形、椭圆形或近圆形，长 1～2.5 cm，宽8～15 mm，先端微尖，基部宽楔形或楔形、椭圆形，全缘或具不明显的波状小圆齿，叶上面绿色，下面淡绿色，两面密被开展的柔毛。花序 1～5 条，每花序有 1(～2)花；花序梗长 3.5～7.5 cm，被开展短柔毛；苞片狭线形，密被柔毛；花萼 5 裂达基部，裂片线状披针形，外面被柔毛；花冠紫色，外面被短柔毛，冠筒短，冠檐二唇形，上唇卵状三角形，下唇 3 裂；能育雄蕊 2，退化雄蕊 2；子房密被贴伏短柔毛。蒴果长圆形，室背开裂为 2 瓣。种子小，椭圆形，光滑。花期8～9 月，果期10～11 月。

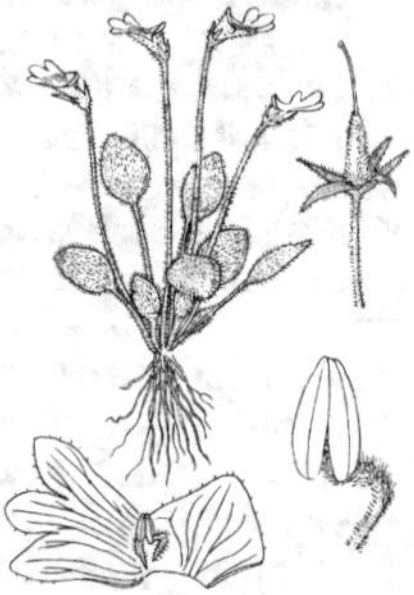

小石蝴蝶

生于海拔 1 100～1 800 m 的石山林中或林边石上。分布于云南。

【采收加工】 7～9 月采收，晒干。

【药性】 《云南中草药》："微涩，平。"

【功用主治】 清热解表，健脾消积。主治感冒发热，小儿疳积。

《云南中草药》："清热解表，健脾和胃。"

【用法用量】 内服：煎汤，6～9 g。

0533 小龙胆草 xiǎo lóng dǎn cǎo（《贵阳民间药草》）

【异名】 青鱼胆草（《贵阳民间药草》），雪里梅、小内消（《文山中草药》），细龙胆、凤凰花、小雪里梅、寒风草、小青鱼胆（《云南中草药选》），小酒药花根、星秀花、血龙胆（《云南中草药》），青鱼胆、疔药、小龙胆、傍雪开（《贵州药用植物目录》），龙胆草、胆草（《万县中草药》），穿山七、九月花（《湖北中草药志》）。

【基原】 为龙胆科龙胆属植物红花龙胆的根及全草。

【原植物】 红花龙胆 *Gentiana rhodantha* Franch. ex Hemsl.

多年生草本，高 20～50 cm。根数条丛生，稍肉质。茎直立，数个丛生，基部略呈方形，紫色或绿色，节稍膨大。基生叶呈莲座状，椭圆形、倒卵形或卵形；茎生叶对生，几无柄；叶片革质，卵状三角形，长1.5～2.5 cm，宽 0.8～1.2 cm，先端渐尖或急尖，基部多少抱茎，边缘具细锯齿，两面无毛；具三出脉。花单生于枝顶或叶腋，无花梗；花萼筒状，膜质，5 裂，裂片线状披针形；花冠淡红色，带紫色条纹，5 裂，裂片卵形或卵状三角形，褶不对称，宽三角形，先端具细长的流苏；雄蕊 5，着生于花冠筒下部；子房椭圆形，花柱丝状，柱头 2 裂。蒴果内藏或仅先端外露，长椭圆形，果柄长约2 cm。种子淡褐色，近圆形，具狭翅。花、果期 10 月至翌年 2 月。

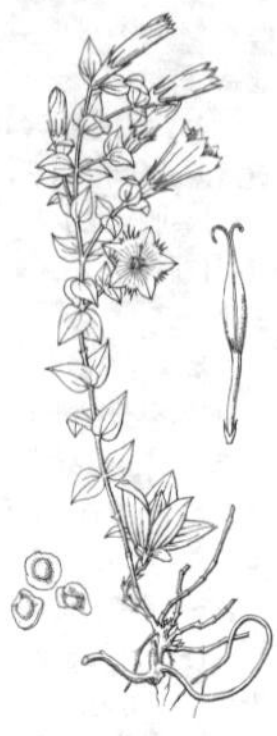

红花龙胆

生于海拔 500～1 800 m 的高山灌丛中，或林边草地。分布于西南及河南、湖北、广西、陕西、甘肃等地。

【采收加工】 7～9 月采收，鲜用或晒干。

【药材】 小龙胆草 *Gentianae Rhodanthae Radix et Herba*　主产于贵州、云南、四川。

性状　全草长 30～80 cm。细根表面棕褐色，可见栓皮样剥落，质脆，易折断，断面中央有黄白色木心。茎具棱，基部表面紫棕色，向上棕绿色至淡黄绿色，质脆，易折断，断面中空，髓腔周围可见白色髓。叶对生，脱落或皱缩，展平后呈卵形或卵状三角形，边缘具不整齐细锯齿，上面灰绿色或黄绿色，下面浅黄绿色。花单生于枝端或上部叶腋，花冠淡紫色或浅黄棕色，有紫色条纹。果实狭长，2 瓣裂。气香，味苦。

鉴别　根横切面：外皮层及内皮层薄壁组织均已脱落。最外为内皮层，每一内皮层母细胞内含数个至 10 多个子细胞。韧皮部较宽广，外侧薄壁细胞大，含油滴及淀粉粒；内侧细胞小，多皱缩；径向散列少数筛管群。形成层不明显。木质部导管单个或数个成群，径向排列，木纤维发达，壁厚，木化。中央无髓。

叶横切面：上、下表皮细胞各 1 列，外被角质层，具锯齿样小突起。栅栏组织细胞 2 列，海绵组织细胞排列疏松。中脉明显向下突出，维管束双韧型。

【成分】 全草含正三十一烷（*n*-hentriacontane），正三十二烷酸乙酯（*n*-dotriacontanoic acid ethyl ester），正三十二烷酸（*n*-dotriacontanoic acid），*β*-谷甾醇（*β*-sitosterol）；另含萜类：当药苦苷（swertiamarin），金吉苷（kingiside），当药苷（sweroside），8-表金吉苷（8-epikingiside），红花龙胆种苷（rhodenthoside）A、B、C，齐墩果酸（oleanolic acid）。

【药性】 苦，寒。

1.《贵阳民间药草》："苦，寒，无毒。"

2.《贵州民间药物》："性凉，味苦。"

【功用主治】 清热利湿，凉血解毒。主治肺热咳喘，痨嗽痰血，黄疸，痢疾，便血，小便不利，产褥热，小儿惊风，疳积，目赤肿痛，疮疡肿毒，烧烫伤，蛇咬伤。

1.《贵阳民间药草》："清肝胆湿热。（治）热咳虚咳，喉痛咯血。"

2.《云南中草药》："消炎止咳。治肺结核，淋巴结核，支气管哮喘，实热喘咳，小便不利，小儿疳积，火眼，黄疸型肝炎。"

3.《全国中草药汇编》："清热利湿，解毒。外用治痈疖疮疡，烧烫伤。"

4.《湖北中草药志》："清热利湿，凉血，解毒。用于目赤肿痛，痢疾，便血，蛇咬伤。"

【用法用量】 内服：煎汤，10～15 g。外用：捣敷；或敷膏外涂。

【选方】 1. 治热咳痰中带血　青鱼胆草 9 g。蒸甜酒 1 小碗服。

2. 治虚热痨咳　青鱼胆草 60 g，炖肉 250 g。内服。（1、2 方出自《贵阳民间药草》）

3. 治急性支气管炎　龙胆草、兔耳风各 15 g。水煎服。（《万县中草药》）

4. 治黄疸型肝炎　鲜小龙胆草 15 g。水煎加白糖服。（《云南中草药》）

5. 治小儿疳积，面黄肌瘦　青鱼胆草根 3 个。蒸猪肝服。（《贵阳民间药草》）

0534 小叶杜鹃 xiǎo yè dù juān《陕甘宁青中草药选》

【异名】 黑香柴（《陕甘宁青中草药选》）。

【基原】 为杜鹃花科杜鹃花属植物头花杜鹃的叶或花。

【原植物】 头花杜鹃 *Rhododendron capitatum* Maxim.

常绿小灌木，高 50～100 cm。茎直立，多分枝，节间短，幼枝淡绿色，密生鳞片，老枝深褐色，皮剥落。叶小，互生，近革质，密集于幼枝顶端；叶片长椭圆形，长 1.5～2 cm，宽 6～8 mm，先端圆钝，具短尖头，基部楔形，下延至叶柄，两面密被鳞片。顶生伞形花序，排成头状，有花 5～8 朵，花梗极短，有鳞片；花萼 5 深裂，裂片长圆形，不等大；花冠钟状，蓝紫色，上部 5 裂，裂片圆形，开展；雄蕊 10，伸出花冠外，花丝下部有柔毛；子房 1，密被鳞片，花柱细长，柱头头状。蒴果卵形，被鳞片，花萼宿存。花期 6～7 月，果期 8～9 月。

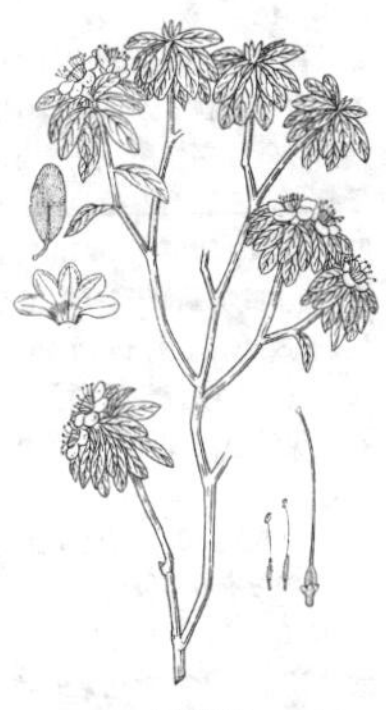

头花杜鹃

生于海拔 2 500～3 600 m 的高山草原、灌丛林或杂木林中。分布于四川、云南、陕西、甘肃、青海等地。

【采收加工】 5～9 月采叶，鲜用或阴干，或切段蒸馏取挥发油用；花 6～7 月采，鲜用或晒干。

【药材】 小叶杜鹃 *Rhododendri Capitati Folium seu Flos*　产于青海、甘肃、陕西、四川等地。

性状　叶片多破碎，完整者展平后呈卵圆形，两端钝圆，全缘，边缘微向下反卷，上面密被银白色或绿色腺鳞；叶柄长约 3 mm，被鳞片。花皱缩破碎，淡棕黄色、淡蓝色或紫蓝色，完整者，花萼 5 深裂，裂片卵圆形，花冠漏斗状，雄蕊 10，花药卵形，棕红色。气浓香，味苦、微涩。

鉴别　叶表面观：上、下表皮均有盘状腺鳞，下表皮细胞具乳头状突起。盘状腺鳞由多细胞组成，周边细胞呈辐射状排列，淡黄色或黄褐色；柄细胞 4 或 6 列。薄壁细胞含草酸钙簇晶。

【成分】 叶和嫩枝含多种挥发油：顺式-α-罗勒烯（*cis*-α-ocimene），β-古芸烯（β-gurjunene），α-葎草烯（α-humulene），左旋-16α-贝壳杉醇（kauran-16α-ol），乙酸龙脑酯（borneol acetate），α-松油醇（α-terpineol），4-松油醇（terpineol-4），反式松香芹醇（*trans*-pinocarveol），芳樟醇（linalool），环氧葎草烯-Ⅱ（humelene epoxide-Ⅱ），右旋-α-蒎烯（α-pinene），消旋-β-蒎烯（β-pinene），β-月桂烯（β-myrcene），δ-荜澄茄烯（δ-cadinene），γ-芹子烯（γ-selinene），α-芹子烯（α-selinene），芹子烯（selinene），反式-β-金合欢烯（*trans*-β-farnesene），前异菖蒲烯二醇（preisocalamendiol）和桧脑（juniper camphor）。又含东莨菪素（scopoletin），梣皮素（fraxetin），木藜芦毒素（grayanotoxin）Ⅰ、Ⅱ、Ⅳ，棉子糖（raffinose），金丝桃苷（hyperin），头花杜鹃素（capitatin）Ⅰ，槲皮素（quercetin）和杨梅树皮素（myricetin）。

【药性】《陕甘宁青中草药选》："味辛，性温。"

【功用主治】《陕甘宁青中草药选》："止咳平喘，祛痰。主治慢性气管炎，哮喘。"

【用法用量】 内服：煎汤，6～9 g；或浸酒；或研末，3～5 g。

【选方】 治慢性气管炎、哮喘　（小叶杜鹃）鲜品 6～9 g，水煎服；或干品 60 g，白酒 500 ml，浸泡 1 星期，去渣，每次 10 ml，每日服 2 次。（《陕甘宁青中草药选》）

【临床报道】 治疗慢性气管炎　用小叶杜鹃叶中提取的杜鹃油 0.09 g，与三棵针中提取制成的硫酸氢黄连素 0.25 g，及苦杏仁中提取的苦杏仁苷 0.02 g，制成胶囊（1 粒含量），每日早、中、晚饭后各服 1 粒，睡前服 2 粒，疗程 10 日。共治 350 例，年龄为 50～79 岁，病程多在 6 年以上。结果临床治愈 41 例，显效 112 例。对 130 例患者未经稀释的痰液作了培养，全部有细菌生长，如卡他双球菌、肺炎链球菌、甲型链球菌、类白喉杆菌、流感嗜血杆菌、白色葡萄球菌等；96 例痰液培养作了治疗前后对照，治疗后阳性率较治疗前显著减少。本方有明显止咳、化痰、消炎作用，但平喘效果不够强。副作用：约 5% 的病例出现头昏、口干、胃部不适等，个别有腹胀、腹泻及荨麻疹，均自行消失。

0535 小叶枇杷 xiǎo yè pí pá《防治老年慢性气管炎药用植物资料》

【异名】 白香柴（《防治老年慢性气管炎药用植物资料》）。

【基原】 为杜鹃花科杜鹃花属植物烈香杜鹃的叶及嫩枝。

【原植物】 烈香杜鹃 *Rhododendron anthopogonoides* Maxim. 又名：黄花杜鹃（《陕甘宁青中草药选》），头花杜鹃（南药《中草药学》）。

常绿小灌木，高 50～120 cm。多分枝，幼枝淡绿色，密生鳞片和柔毛，老枝灰黄褐色或灰色。单叶互生；叶柄长 3～7mm，疏被腺鳞；叶片软革质，卵状椭圆形，长 2～4.5 cm，宽 1.2～2.5 cm，先端钝，具短尖，基部宽楔形，全缘，边缘略反卷，表面淡绿色，光滑，背面黄绿色，密生棕色腺鳞。伞房状花序半球形，花密集，顶生，有 10 余朵花，有强烈香气，花梗及花萼外面无鳞片；花萼大，5 深裂，裂片边缘有长睫毛；花冠黄色或淡黄绿色，近杯状，5 浅裂；雄蕊 5，朱红色，不外露；子房阔卵形，密被鳞片。蒴果卵形。花期6～8 月，果期 7～9 月。

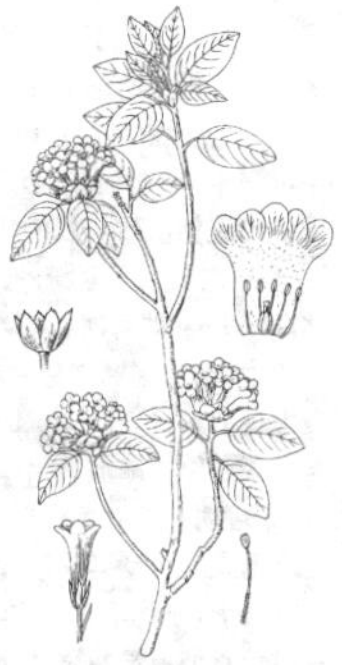

烈香杜鹃

生于海拔 3 000～4 200 m 的高山灌丛或杂木林中。分布于四川北部、西藏、甘肃、青海。

【药材】 小叶枇杷 *Rhododendri Anthopogonoidis Folium*　主产于甘肃、青海、四川、西藏等地。

性状　叶片多反卷，完整者展平后呈卵状椭圆形，先端尖或稍钝，基部圆形，全缘，上面暗绿色，下面密生棕色腺鳞，主脉于下面突起，侧脉 4～6 对。叶柄长 3～5 mm，疏被腺鳞。革质。气香而特异，味辛、苦。

鉴别　（1）叶表面观：上表皮细胞垂周壁平直，少数略呈波状。下表皮细胞具乳头状突起，顶面观可见突起先端呈小圆圈状，细胞基部呈大圆圈状，套叠呈两个圆圈；具多数气孔，不定式；腺鳞多数，腺头呈薄膜状，具放射状纹理，边缘不整齐，略呈花瓣状，腺柄横断面可见由 1～4 个细胞组成。薄壁组织和海绵组织中散有草酸钙簇晶。

(2) 取本品粉末 2 g，加水 20 ml，浸泡过夜后煮沸 5 分钟，滤过。取滤液 3 ml，蒸干，残渣加乙醇 3～5 ml，微热使溶解，再加镁粉少量与盐酸数滴，显红色(检查黄酮)。

(3) 薄层色谱：参见"照山白"条。

【采收加工】 全年可采，以 4 月为佳。晒干。

【成分】 叶含酚类、有机酸、黄酮、三萜(或甾体化合物)、苷类、鞣质、还原糖和挥发油等。其中挥发油含 4-苯基-2-丁酮(4-phenyl-2-butanone)，右旋柠檬烯(limonene)，β-月桂烯(β-myrcene)，α, γ, η-芹子烯(α, γ, η-selinene)，大牻牛儿酮(germacrone)，杜鹃烯(neofuranodiene)，杜鹃次烯(neocurzerene)，桧脑(junipercamphor)，苄基丙酮(benzyl-acetone)；黄酮类含：小叶枇杷素-1 即槲皮苷(quercitrin)，小叶枇杷素-2 即槲皮素(quercetin)，小叶枇杷素-3 即棉花皮素(gossypetin)，棉花皮素-3-*O*-β-半乳糖苷(gossypetin-3-*O*-β-galactoside)，8-甲氧基槲皮素(8-methoxyquercetin)和金丝桃苷(hyperin)。

【药理】 1. 祛痰、镇咳作用 1%小叶枇杷素以 0.02 ml/只气管滴入或 8.8 ml/只喷雾给药，均对小鼠有显著祛痰作用。从叶挥发油中提取的 4-苯基-2-丁酮以 300 mg/kg 给小鼠灌胃，氨雾法测得引起半数小鼠咳嗽的喷雾时间 EDT_{50}(平均百分数)为 147.4，止咳强度较腹腔注射 1/6 剂量的可待因稍弱。同样剂量在电刺激豚鼠气管引咳法中表明本品有明显止咳作用，起效慢(40～60 分钟)，持续时间较长(2～4 小时)。4-苯基-2-丁酮以 200～300 mg/kg 灌胃给药，在电刺激猫喉上神经引咳试验中可使给药后咳嗽阈值明显提高，由给药前的 0.6～7.5 V 增加到 10 V 以上，持续时间 4～7 小时，且无止咳耐受性。

2. 对离体平滑肌的作用 25 mg 小叶枇杷素对豚鼠离体气管平滑肌有轻度松弛作用，并能延缓和减弱组胺所致气管平滑肌的痉挛。4-苯基-2-丁酮对豚鼠离体气管平滑肌、肠平滑肌和大鼠离体子宫平滑肌有明显松弛作用。

3. 对中枢神经系统的影响 4-苯基-2-丁酮以 300 mg/kg 给小鼠灌服，能明显减弱小鼠的自发活动，90 mg/kg 则能显著延长戊巴比妥钠所致小鼠的睡眠时间。

4. 对心血管系统的作用 从烈香杜鹃嫩枝叶中得到的挥发油，0.48 mg 即可明显抑制大鼠离体灌流心脏的心率，减弱心肌收缩幅度，增加冠脉流量。麻醉大鼠静脉注射挥发油 50 mg/kg 可减慢大鼠心率约 14%，0.5 小时左右可恢复，心缩力无规律性改变，多呈现心缩力减弱。大鼠每日腹腔注射挥发油 89 mg/kg，连续 13 日，亦可明显抑制垂体后叶素的 T 波抬高。挥发油 1 或 2 mg/kg 给麻醉犬颈内动脉注射，注射后 3 分钟和 10 分钟颈内动脉血流量显著增加，血管阻力相应降低；耳动脉注射 2 mg 杜鹃油，可使 1 分钟时兔耳灌流滴数增加 80%，3 分钟后作用消失。麻醉兔静脉注射杜鹃油 50 mg/kg 或 80 mg/kg，2 分钟左右血压比给药前分别下降 47%和 72%，并在 10 分钟和 30 分钟左右渐至恢复。该降压作用未见快速耐受现象。

毒性 小叶枇杷素给小鼠灌胃的 LD_{50} 为 12.49±0.97 g/kg，腹腔注射的 LD_{50} 为 0.40±0.04 g/kg。灌胃或腹腔注射后 10～20 分钟内，小鼠出现不安、惊厥，多数于 30～40 分钟内死亡。4-苯基-2-丁酮小鼠口服 LD_{50} 为 1.59±0.2 g/kg，腹腔注射 LD_{50} 为 0.583±0.031 g/kg。

【药性】 辛、苦，微温。

1.《青海常用中草药手册》："辛、苦、咸，微温。"

2.《青藏高原药物图鉴》："苦，寒。"

【功用主治】 止咳，祛痰，平喘。主治咳嗽，气喘，痰多。

1.《青海常用中草药手册》："镇咳，祛痰，平喘。应用(于)老年性、单纯性支气管炎。"

2.《青藏高原药物图鉴》："清热消炎，止咳平喘，健胃散肿，强身抗老。治肺病，喉炎，水土不服所致气喘，尿道炎，消化不良，胃下垂，胃扩张，胃癌，肝癌，肝脾肿大，水肿；亦外用消炎散肿。"

【用法用量】 内服：煎汤，15～30 g；或研末，每次 1～5 g。

【临床报道】 1. 治疗慢性气管炎 ① 小叶枇杷挥发油：以氧化镁做吸附剂，装入胶囊(每粒含挥发油 0.1 ml)，每日 4 次，每次 1 粒，治疗 10 日。观察 107 例，近期控制 6 例，显效 22 例，好转 58 例，无效 21 例。有效率为 80.4%，显效以上为 26.2%。② 小叶枇杷醇提物溶液(100 ml 相当生药 240 g)：每日 2 次，每次 25 ml，治疗 20 日。观察 104 例，近期控制 6 例，显效 28 例，好转 56 例，无效 14 例。有效率为 86.5%，显效以上为 32.7%。③ 小叶枇杷挥发油加醇提物：小叶枇杷挥发油胶囊每日 3 次，每次 1 粒；同时服用醇提物溶液，每日 2 次，每次 25 ml，治疗 20 日。观察 113 例，近期控制 13 例，显效 35 例，好转 50 例，无效 15 例。有效率为 86.7%，显效以上为 42.5%。两种有效部分同时服用，显效率明显高于单独使用。④ 复方小叶枇杷片(由小叶枇杷醇提物、挥发油、黄芪及蒲公英组成)：一日量相当小叶枇杷生药 45 g，黄芪、蒲公英各 4.6 g。观察 825 例，经 20 日或 50 日治疗后，近期控制 114 例，显效 239 例，好转 379 例，无效 93 例。有效率 88.7%，显效以上 42.8%。以上 4 种治疗，以复方小叶枇杷片效果较好，大部分患者在服药后1～7 日出现疗效。增加疗程或加大用量可提高疗效。副作用：少数病例出现口干，咽干，胃部不适，恶心，头晕等。但不影响继续治疗。长期服用对心、肾、血象无明显影响，肝功能 127 例中 114 例正常。⑤ 1%小叶枇杷素气雾剂：每日 1 次，每次喷雾药液 30 ml，治疗 10 日。观察 112 例，近期控制 34 例，显效 34 例，好转 37 例，无效 7 例，有效率 93.8%，显效以上 60.7%。对咳、痰、喘、炎四症均有效，但以祛痰作用最为突出，尚有一定的消炎和促使病变细胞恢复作用。治疗后肺通气功能亦有显著改善。⑥ 用小叶枇杷素口服：每次 0.2 g，每日 3 次，连服 20 日。观察 100 例，近期控制 20 例，显效 38 例，好转 35 例，无效 7 例，有效率 93%，显效以上 58%。治疗后痰量下降，咳喘相应减轻，咯痰顺利，气短好转。以祛痰作用较突出，止咳作用次之，平喘效果较差。小叶枇杷素的副作用表现为咽干、咽痒、头晕等，少数病例口服尚有恶心、胃痛，但不影响继续治疗。

2. 治疗冠心病 取黄花杜鹃嫩枝鲜叶，蒸馏提取挥发油制成丸剂(每丸含挥发油 0.1 ml)，每日 3 次，每次 2 丸，疗程 30 日。观察 127 例，心绞痛症状缓解率 31.5%。总有效率 77.1%；心电图显效率 12.8%，总有效率 39.3%。部分患者经两个疗程后，疗效有所提高。用药后血脂无明显变化。副作用少见，多为头晕，在治疗过程中消失。

0536 小叶爱楠 xiǎo yè ài nán 《云南思茅中草药选》

【异名】 树萝卜(《云南思茅中草药选》)。

【基原】 为杜鹃花科树萝卜属植物白花树萝卜的块根。

【原植物】 白花树萝卜 *Agapetes mannii* Hemsl. [*A. yunnanensis* Franch.] 又名：瘿袋花(《西双版纳植物名录》)。

多年生常绿附生灌木，高 30～60 cm。根通常呈纺锤状块根。枝条细长，灰褐色，幼枝被微柔毛。单叶互生；有短柄；叶片革质，倒卵状长圆形或匙形，长 1.3～2.5 cm，宽0.5～1.1 cm，先端圆形，微凹，基部楔形，边缘全缘，外卷，表面光亮绿色，背面干后淡绿色或淡黄色。花单生或双生于叶腋，下垂；花萼小，有柔毛，5 裂；花冠圆筒形，白色或淡绿白色，裂片小；雄蕊 10，花药上部延伸成 2 个喙，背面有直立的短距；子房下位，柱头截形。果圆球形。花期 7～9 月，果期 10～11 月。

附生于海拔(1 400～)2 100～3 600 m 的常绿阔叶林中树干上或岩石上。分布于云南。

【采收加工】 7～9 月采收，鲜用或切片晒干。

【药性】 《云南中草药》："淡，凉。"

【功用主治】 清热，利湿，祛瘀，消肿。主治黄疸型肝炎，水肿，风湿痹痛，胃脘疼痛，跌打损伤，月经不调，无名肿毒。

1.《云南中草药》："舒肝，祛风利湿，散瘀消肿。主治黄疸型肝炎，月经不调，风湿骨痛，腰膝痹痛，小儿惊风，麻风，骨折，跌打伤肿，无名肿毒。"

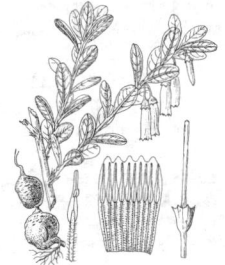
白花树萝卜

2.《全国中草药汇编》："散瘀止痛，利尿消肿。主治跌打损伤，风湿疼痛，胃痛，肝炎，水肿，无名肿毒。外用治外伤出血。"

【用法用量】 内服：煎汤，9～30 g；或泡酒。外用：鲜品捣敷；或干品研末调敷。

0537 小白花苏 xiǎo bái huā sū（《云南中草药》）

【异名】 干草（《全国中草药汇编》），小白花草（《新华本草纲要》）。

【基原】 为玄参科独脚金属植物大独脚金的全草。

【原植物】 大独脚金 *Striga masuria*（Ham. ex Benth.）Benth.

一年生草本，高 20～60 cm。全株被刚毛。茎直立，四棱形。叶生于下部的对生或近互生，上部的互生；叶片全部线形，长 2～3 cm，宽 0.2～0.3 cm。花单生，少在茎顶端集成穗状花序；花萼果期增大，具 15 条棱，裂片几乎与筒部等长；花冠粉红色、白色或黄色，花冠筒近先端向前弯曲，上唇短于下唇的一半，叉状凹缺；雄蕊 4，二强，内藏。蒴果卵圆状。花期夏、秋季。

生于山坡、草地及杂木林中。分布于江苏、福建、湖南、广东、广西、四川、贵州、云南、台湾等地。

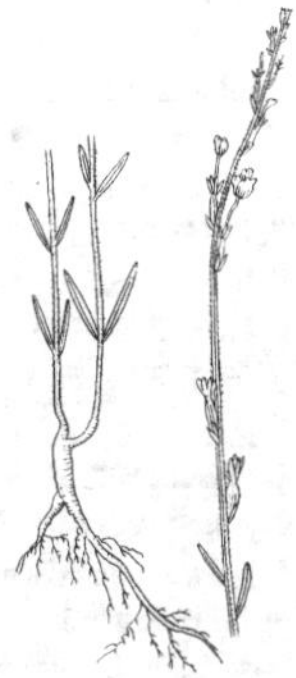
大独脚金

【采收加工】 7～10 月采收，切碎，晒干。

【药性】 甘、淡，凉。

1.《云南中草药》："淡，凉。"

2.《全国中草药汇编》："甘，淡，平。"

【功用主治】 清热利湿，健脾消积。主治湿热黄疸，臌胀，水肿，小便淋沥，小儿疳积，食欲不振。

1.《云南中草药》："清热渗湿，利尿。治膀胱炎，尿道炎，肾炎，黄疸型肝炎，肝硬化腹水。"

2.《全国中草药汇编》："健脾消食，清热利湿。治小儿疳积，食欲不振，泌尿道感染。"

【用法用量】 内服：煎汤，15～30 g。

【选方】 治夜盲 大独脚金 18 g，鸡肝 1 具。水煎服。（《四川中药志》1979 年版）

0538 小过江龙 xiǎo guò jiāng lóng（《昆明民间常用草药》）

【异名】 小过山龙、卷柏（《昆明民间常用草药》）。

【基原】 为卷柏科卷柏属植物蔓出卷柏的全草。

【原植物】 蔓出卷柏 *Selaginella davidii* Franch.

多年生草本。主茎伏地蔓生，多回分枝，各分枝基部生根。叶二型，在枝两侧及中间各 2 行；侧叶向两侧平展，卵状披针形，长 2 mm，宽约 0.8 mm，钝尖头，基部为不对称的心形，边缘膜质，白色，多少有睫毛状齿；中叶草质，指向枝顶，长卵形，长约 0.9 mm，宽约 0.4 mm，锐尖头或渐尖头。孢子囊穗生于小枝顶端；孢子叶卵状三角形，长渐尖头，边缘有微齿，孢子囊圆形。孢子二型。

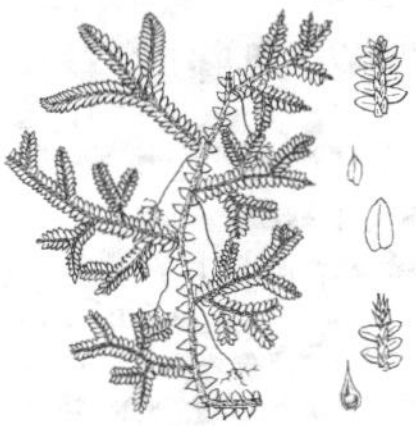
蔓出卷柏

生于林下石灰岩上或石缝中。分布于西南及河北、山西、江苏、福建、江西、山东、河南、湖南、广东、广西、陕西等地。

【采收加工】 7～9 月采收，晒干或鲜用。

【药性】 苦、微辛，微寒。

【功用主治】 清热利湿，舒筋活络。主治肝炎，腹泻，风湿性关节炎，烫伤，外伤出血。

《福建药物志》："舒筋活络。治风湿性关节炎，筋骨疼痛。"

【用法用量】 内服：煎汤，9～15 g；泡酒，3～9 g。外用：煎水洗；或捣敷。

【选方】 治风湿性关节炎 小过江龙 6 g，络石藤 15 g。泡酒服。（《中国药用孢子植物》）

0539 小血光藤 xiǎo xuè guāng téng（《四川中药志》）

【异名】 黑老头、大种黑骨头、黑骨藤（《贵州民间药物》）。

【基原】 为马钱科蓬莱葛属植物狭叶蓬莱葛的根或茎藤。

【原植物】 狭叶蓬莱葛 *Gardneria angustifolia* Wall.［*G. glabra* Wall. ex D. Don］ 又名：光叶蓬莱葛（《云南植物志》）。

攀缘状灌木，长数米。枝条光滑无毛。单叶对生，叶柄长 6～10 mm；叶片披针形至椭圆形，长约 9 cm，宽 2～3 cm，先端渐尖，基部楔形，无毛，全缘。花 1～3 朵成聚伞花序，生于新枝叶腋，具总梗，花梗较长；苞片小形；花萼小，5 齿裂，宿存；花冠微黄色，略成辐射状，筒极短，5 深裂，裂片质厚；雄蕊 5，着生于花冠管上；子房 2 室，花柱圆柱状，柱头 2 浅裂。浆果球形，红色。花期 7～8 月，果期 8～10 月。

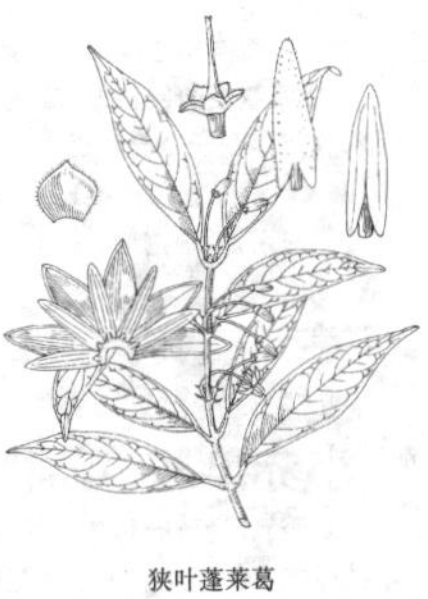
狭叶蓬莱葛

生于海拔 500～2 000 m 的山地密林下或山坡灌丛中。分布于西南及浙江、安徽、广西等地。

【采收加工】 5～6 月采收茎藤，9～10 月采挖根。晒干。

【药性】 苦、涩，温。

《四川中药志》1960 年版："性凉，味苦、涩，无毒。"

【功用主治】 补肾，祛风，除湿，活络。主治肾亏小便频数，遗尿，囊湿，腰膝酸痛，跌打损伤。

1.《四川中药志》1960 年版："安五脏，通九窍，除风湿，解寒热。治肾囊潮湿，腰膝疼痛，小便频数，跌损劳伤及耳聋等症。"

2.《贵州民间药物》："利湿祛风，活络，健脾。主治劳伤，风湿骨痛。"

【用法用量】 内服：炖肉或浸酒，9～24 g。

【宜忌】 孕妇慎服。

0540 小血藤叶 xiǎo xuè téng yè (《陕西中草药》)

【基原】 为五味子科五味子属植物铁箍散的叶。

【原植物】 参见"小血藤"条。

【采收加工】 除冬季外均可采收。鲜用或晒干研粉备用。

【药性】 甘、辛、微涩,平。

1.《全国中草药汇编》:"甘、辛,平。"

2.《湖南药物志》:"甘、淡、微涩,平,无毒。"

【功用主治】 解毒,消肿,止血。主治疮疖肿毒,乳痈红肿,骨折,外伤出血,毒蛇咬伤。

《全国中草药汇编》:"解毒消肿,止痛。""外用治疮疖、毒蛇咬伤、外伤出血。"

【用法用量】 外用:30 g,鲜品可加倍,捣敷;或煎水洗;或干叶研粉撒及调敷。

【选方】 1. 治疮疖、乳痈红肿以及刀伤出血　用(五香血藤)叶冲烂外敷;或研末配其他药用酒或酸醋,或蜂蜜、水、鸡蛋清调匀外敷。(《昆明民间常用草药》)

2. 治外伤出血,疮疖肿毒　鲜(铁箍散)叶配田边菊捣烂敷或研粉撒布。(《湖南药物志》)

0541 小红蒜根 xiǎo hóng suàn gēn (《西双版纳傣药志》)

【异名】 红葱头(《广西药用植物名录》)。

【基原】 为鸢尾科红葱属植物红葱的鳞茎。

【原植物】 参见"小红蒜"条。

【采收加工】 9～12月采收,鲜用或晒干。

【药性】 甘、辛,微温。

【功用主治】 养血补虚,活血止血。主治体虚乏力,头晕,心悸,跌打肿痛,关节疼痛,咯血,吐血,衄血,崩漏,外伤出血。

1.《广西本草选编》:"主治跌打肿痛,疮毒。"

2.《西双版纳傣药志》:"治刀伤,癫痫抽搐,关节疼痛,头晕,心慌,胸闷,呕吐,全身疲乏无力。"

3.《广西民族药简编》:"治气血两虚。"

【用法用量】 内服:煎汤,9～15 g;研末,1 g;或泡酒。外用:捣敷;或研末敷。

【选方】 治咯血,吐血　红葱鳞茎 15～30 g,与猪瘦肉煎服。(《广西民族药简编》)

0542 小赤麻根 xiǎo chì má gēn (《天目山药用植物志》)

【基原】 为荨麻科苎麻属植物小赤麻的根。

【原植物】 参见"小赤麻"条。

【采收加工】 10～11月采集,鲜用或晒干。

【药性】 辛、微苦,凉。

【功用主治】 活血,消肿,止痛。主治跌打损伤,痔疮肿痛。

1.《天目山药用植物志》:"治跌打损伤。"

2.《全国中草药汇编》:"治痔疮。"

【用法用量】 外用:鲜品捣敷;或煎汤熏洗。

【选方】 治跌打损伤　鲜小赤麻根加山天萝(葡萄科蛇葡萄)根、兰花(兰科春兰)根等量。拌入黄酒,捣烂敷患处。(《天目山药用植物志》)

0543 小伸筋草 xiǎo shēn jīn cǎo (《云南中草药》)

【异名】 英雄草(《广西植物名录》)。

【基原】 为玄参科短冠草属植物短冠草的全草。

【原植物】 短冠草 *Sopubia trifida* Buch. -Ham.

一年生草本,高 40～90 cm。根细圆柱形。茎单一或多数,直立,上部多分枝,枝具棱角和条纹,被短柔毛。叶对生或互生;叶片全部条形,长 3～6 cm,下部的 3 全裂,上部的不分裂。花序由总状合成圆锥状;苞片叶状;花梗近顶处有一对钻形小苞片;萼钟状,管部具肋 10 条,萼齿 5,宽过于长,内部和边缘均有绵毛;花冠黄色或紫色,管极短,裂片 5,大而开展;雄蕊 4,2 强,花丝着生于花冠筒的上部,花药 1 室退化而狭窄;花柱单一,宿存。蒴果球形,先端扁平而凹陷。种子形状不齐,有长孔的网纹。花期 6～7 月,果期 9月。

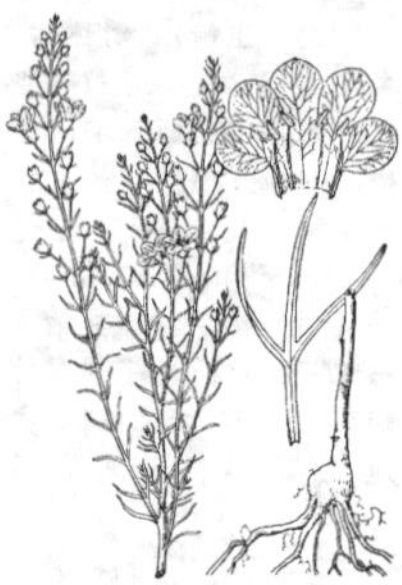

短冠草

生于海拔 1 600～2 100 m 的空旷草坡或荒地中。分布于江西、湖南、广东、广西、四川、贵州、云南。

【采收加工】 6～9月采集。晒干。

【功用主治】《云南中草药》:"疏经活络,温肾止痛。治风湿,周身酸冷,胃寒痛,肾虚,毛囊炎。"

【用法用量】 内服:煎汤,15～30 g;或泡酒;或研末,每次3～6 g。

0544 小青藤香 xiǎo qīng téng xiāng (《贵州民间药物》)

【异名】 青藤、滚天龙、青藤细辛、青藤香(《贵州民间药物》),良藤、山豆根(《全国中草药汇编》),毛青藤、土广藤(《万县中草药》)。

【基原】 为防己科轮环藤属植物轮环藤的根。

【原植物】 轮环藤 *Cyclea racemosa* Oliv.

缠绕藤本。根粗壮,圆柱形,外皮灰褐色,微扭曲。嫩茎疏生白色柔毛。叶互生;叶柄盾状着生,长 3～5 cm;叶片膜质,卵状三角形或心形,长 4～10 cm,宽 3～6 cm,先端渐尖,基部心形或截形,全缘,上面略被毛,下面浅灰色,掌状脉 5～7 条。聚伞状总状花序单生或 2～3个簇生;花单性异株;小苞片及花梗密生长柔毛;雄花花萼钟状,上部有 4～5 裂片,绿色或淡紫色;花瓣长约 0.6 cm;聚药雄蕊柱状;雌花萼片 2;柱头 3～5 裂。核果扁圆形,被糙毛。花期春夏之间;果期夏秋季。

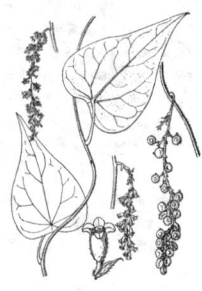

轮环藤

生于山地林中、山坡灌丛中或沟边、路旁。分布于湖北、湖南、广东、广西、四川、贵州、陕西等地。

【采收加工】 9～10月采挖,切段,鲜用或晒干。

【药材】 小青藤香　*Cycleae Racemosae Radix*　产于四川、贵州、湖南、湖北等地。

性状　根长条状,略弯曲。表面淡棕色至棕色,有纵向沟纹及突起的支根痕,弯曲处有横向裂纹。质坚,断面有放射状纹理。气微,味苦。

鉴别　根横切面:木栓层由数列细胞组成。中柱鞘为断续石细胞环带。韧皮部狭窄。木质部发达,占根大部,偏心性;导管多单个分布,少数 2 个相连,其周围有木纤维,间有木薄壁细胞。射线宽窄不一。薄壁细胞、石细胞含草酸钙小方晶,偶见呈小棒状。

【成分】 根含轮环藤宁碱(cycleanine),岛藤碱(insularine),左旋箭毒碱(curine),异谷树碱(isochondrodendrine),小檗胺(berbamine),异粉防己碱(isotetrandrine),木兰花碱(magnoflorine),轮

环藤酚碱(cyclanoline),高阿罗莫灵碱(homoaromoline)及轮环藤新碱(cycleaneonine)等生物碱。

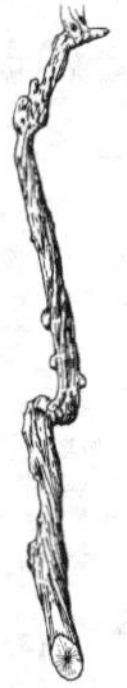
小青藤香(根)外形

【药性】 辛、苦,微温。

1.《贵州民间药物》:“性温,味苦辛、芳香。”

2.《万县中草药》:“苦,寒。”

【功用主治】 理气止痛,消肿解毒。主治心胃气痛,腹痛吐泻,咽喉肿痛,痈疽肿毒,外伤出血,毒蛇咬伤。

1.《贵州民间药物》:“顺气止痛,解蛇毒。”

2.《万县中草药》:“理气止痛,清热解毒。主治胸脘胀痛,急性胃肠炎,咽喉肿痛,痈疽肿毒,狗咬伤,外伤出血。”

【用法用量】 内服:煎汤,6~15 g;研末,1.5~3 g。外用:研末调敷。

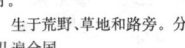

【选方】 1. 治发痧肚痛 小青藤香根切碎或研成细末,用酒或开水吞服。成人每次1.5~3 g,小儿每次0.9 g。

2. 治妇女心气痛 小青藤香、地瓜根各3 g,山慈菇1.5 g,蒸烧酒15 g服。

3. 治疔癀 小青藤香根6~15 g。煎水服。(1~3方出自《贵州民间药物》)

4. 治外伤出血 滚天龙、草血竭各等量,研细末,撒布伤口。(《万县中草药》)

0545 小构树叶 xiǎo gòu shù yè (《福建药物志》)

【基原】 为桑科构树属植物小构树的叶。

【原植物】 参见“构皮麻”条。

【采收加工】 5~10月采收,鲜用或晒干。

【药性】 淡,凉。

1.《福建药物志》:“淡,凉。”

2.《浙江药用植物志》:“淡,平。”

【功用主治】 解毒,祛风,止痒,止血。主治痢疾,神经性皮炎,疥癣,刀伤出血。

1.《广西本草选编》:“治刀伤出血。”

2.《全国中草药汇编》:“解毒,杀虫。外用治神经性皮炎,顽癣。”

3.《浙江药用植物志》:“利尿消肿,祛风活血,解毒止痢。”

【用法用量】 内服:煎汤,30~60 g;或捣汁饮。外用:捣烂敷;或绞汁搽。

0546 小构树汁 xiǎo gòu shù zhī (《福建药物志》)

【基原】 为桑科构树属植物小构树的树汁。

【原植物】 参见“构皮麻”条。

【采收加工】 全年均可采,割划树皮,使胶汁流出,收集。

【药性】 《福建药物志》:“涩,凉。”

【功用主治】 《全国中草药汇编》:“解毒,杀虫。外用治神经性皮炎,顽癣。”

【用法用量】 外用:取汁涂。

0547 小画眉草 xiǎo huà méi cǎo (《宁夏中草药手册》)

【异名】 蚊蚊草(《中国主要植物图说·禾本科》),星星草(《宁夏中草药手册》)。

【基原】 为禾本科画眉草属植物小画眉草的全草。

【原植物】 小画眉草 *Eragrostis minor* Host [*E. poaeoides* Beauv.]

一年生草本,新鲜时有臭腥味。秆纤细,丛生,膝曲上升,高15~50 cm,具3~4节,节下常有1圈腺体。叶鞘脉上有腺体,鞘口具柔毛;叶舌退化成1圈长柔毛;叶片线形,扁平或内卷,长3~15 cm,宽2~4 mm,下面光滑,上面粗糙并疏生柔毛,主脉及边缘常有腺体。圆锥花序,长6~15 cm,花序轴、小枝以及柄上都有腺体;小穗长圆形,长3~8 mm,含3~16小花,绿色或深绿色;颖锐尖,具1脉,脉上有腺点;第一外稃具3脉,内稃主脉上有腺体,宿存;雄蕊3。颖果红褐色,近球形。花、果期6~9月。

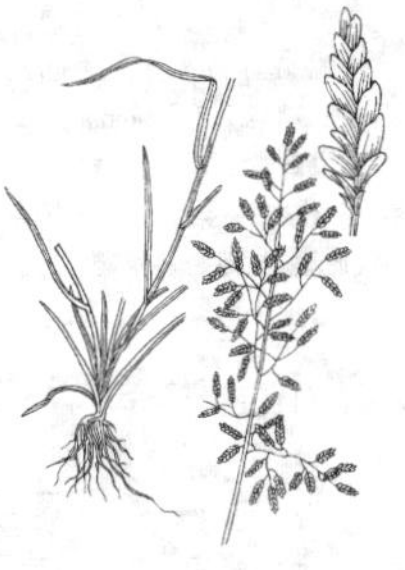
小画眉草

生于荒野、草地和路旁。分布几遍全国。

【采收加工】 6~7月采收,鲜用或晒干。

【功用主治】 《宁夏中草药手册》:“清热解毒,疏风,利尿。主治眼生云翳,角膜或结膜发炎,肾炎,尿路感染,子宫出血,大便干结,小便不利。”

【用法用量】 内服:煎汤,15~30 g,鲜品60~120 g;或研末。外用:煎水洗。

【选方】 治肾炎,尿路感染 小画眉草、向日葵秆心各30 g。水煎服。(《宁夏中草药手册》)

0548 小果排草 xiǎo guǒ pái cǎo (《云南中草药》)

【异名】 合血香(《云南中草药》)。

【基原】 为报春花科珍珠菜属植物小果香草的全草。

【原植物】 小果香草 *Lysimachia microcarpa* C. Y. Wu

一年生草本,株高10~25 cm。干后芳香。根须状。茎通常多条丛生,近直立或上升,下部常匍地生根,圆柱形或微具肋,上部密被红褐色短柄腺体。叶互生,位于茎下部的退化成鳞片状,中部叶柄长4~8 mm,被褐色短柄腺体;叶片卵形,菱状卵形或卵状椭圆形,向上渐次变狭成卵状披针形,长1.5~3(~6)cm,宽0.7~3 cm,先端渐尖,基部楔形或阔楔形,边缘微呈波状,无毛或幼时上面疏被小刚毛,下面被短柄腺体,两面网脉明显。花单生于茎上部叶腋;花梗纤细,疏被短柄腺体;花萼5深裂近达基部,裂片自卵圆形的基部渐尖成钻形;花冠黄色,分裂近达基部,裂片狭长圆形;雄蕊5,花丝基部连合成环并与花冠基部合生,花药先端开裂;花柱纤细,子房上位,1室。蒴果与萼片近等长。种子多数,多角形。花期5月,果期10月。

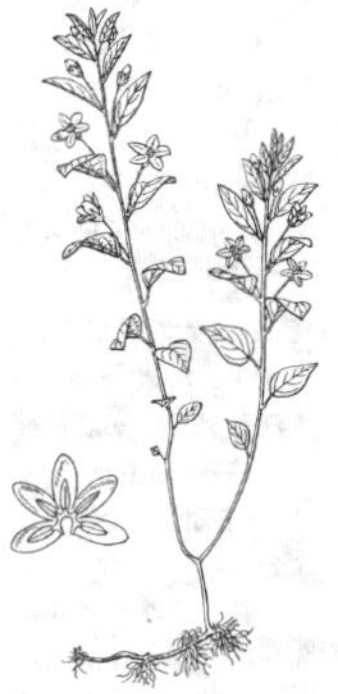
小果香草

生于海拔1 500~2 150 m的林下、溪边和草丛中。分布于云南南部。

【采收加工】 7~9月采收,阴干。

【成分】 全草含106种挥发油类成分:主要有月桂酸(lauric acid),龙脑(borneol)和六氢金合欢烯基丙酮(hexahydrofarnesyl acetone)。

地上部分含:豆甾醇(stigmasterol),豆甾醇-3-*O*-吡喃葡萄糖苷(stigmasterol-3-*O*-glucopyranoside),2-三十三烷酮(2-tritriacontanone),棕榈酸十六醇酯(hexadecyl palmitate),仙客来苷元A-3-*O*-*β*-*D*-吡喃木糖-(1→2)-*β*-*D*-吡喃葡萄糖-(1→2)-[*β*-*D*-吡喃葡

萄糖-(1→4)]-α-L-吡喃阿拉伯糖苷{cyclamiretin A-3-O-β-D-xylopyranosyl-(1→2)-β-D-glucopyranosyl-(1→2)-[β-D-glucopyranosyl(1→4)]-α-L-arabinopyranoside}。

【药性】《云南中草药》:"气香,甘,平。"

【功用主治】《云南中草药》:"补气血,解肌表,定喘咳。主治气血虚弱,神经衰弱,气管炎,哮喘,月经不调,感冒,咳嗽。"

【用法用量】 内服:煎汤,9～15 g。

0549 小金牛草 xiǎo jīn niú cǎo (《中药志》)

【异名】 小兰青、细叶金不换、细金牛草(《岭南采药录》),金牛草(《中药志》),小金不换(《广东中药》),七寸金(广州空军《常用中草药手册》),瓜子金、红丝线(《广西药用植物名录》)。

【基原】 为远志科远志属植物小花远志的带根全草。

【原植物】 小花远志 *Polygala arvensis* Willd. [*P. telephioides* Willd.; *P. kinii* Courtois]

一年生草本,高 10～15 cm。根木质。茎直立或伏地,被短柔毛。小枝圆柱形,密被卷曲短柔毛。单叶互生;叶柄极短,被短柔毛;叶厚纸质,倒卵形、长圆形至椭圆状长圆形,长 5～12 mm,宽 2～5 mm,先端钝,具刺毛状锐尖,基部宽楔形,全缘,绿色;侧脉不明显。花两性,总状花序腋生或腋外生,极短,疏被柔毛;花少数,密集,每花具小苞片 3 枚,早落;萼片 5,宿存,具缘毛,外面 3 枚小,卵形,里面 2 枚大,斜长圆形至长椭圆形;花瓣 3,白色或紫色,侧生花瓣三角状菱形,边缘皱波状,基部与龙骨瓣合生,龙骨瓣盔形,顶端背部具 2 束多分枝的鸡冠状附属物;雄蕊 8,花丝 1/2 以下合生成鞘,并与花瓣贴生,花药棒状;子房圆形,柱头乳突状。蒴果近圆形,被极疏短柔毛。种子长圆形,黑色,密被白色短柔毛,先端具 1 白色 3 裂种阜。花、果期 7～10 月。

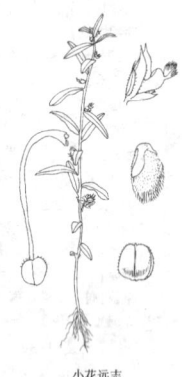

小花远志

生于海拔 1 200 m 以下的山坡路旁草丛中或空旷平地。分布于江苏、浙江、安徽、江西、湖南、广东、广西、海南、贵州、云南等地。

【采收加工】 5～7 月采收,切段,晒干。

【药材】 小金牛草 *Polygalae Arvensis Herba* 主产于广东省。

性状 全草长 5～15 cm。根细小,淡黄色或淡棕色,质硬,断面黄白色。茎纤细,分枝或不分枝,棕黄色,被柔毛,折断面中空。叶片多皱缩,完整叶呈卵形、倒卵形或长圆形,淡黄色,叶端常有一小突尖,叶柄极短,有柔毛,在叶腋处常可见花及果实。蒴果近圆形,先端有缺刻,边缘无缘毛,萼片宿存。种子基部有 3 短裂的种阜。气无,味淡。

鉴别 (1) 叶表面观:上、下表皮细胞垂周壁均稍波状弯曲,平周壁具角质纹理;气孔不定式或不等式,副卫细胞3～6 个;非腺毛单细胞,多弯曲,具明显壁疣。叶肉薄壁细胞中无草酸钙簇晶。

(2) 取样品粗粉 0.5 g,置带塞试管中,加热水 10 ml,用力振摇 1 分钟,产生持续性泡沫,放置 30 分钟仍不消失(检查皂苷)。

【成分】 含 3 种二苯甲酮 C-葡萄糖苷(benzophenone C-glucosides)成分:telephenones A、B、C;三种低聚糖酯成分:telephioses A、B、C;黄酮 C-葡萄糖苷(flavone C-glucoside):telephioidin。

【药性】 苦、辛,平。

1.《广东中药》:"微苦。"

2.《海南岛常用中草药手册》:"甘、微苦,平。"

3.《广西本草选编》:"味苦、辛,性平。"

【功用主治】 祛痰止咳,活血解毒。主治内伤咳嗽,跌打损伤,月经不调,痈肿疮毒,毒蛇咬伤。

1.《岭南采药录》:"治霍乱吐泻,理内伤咳嗽。"

2.《海南岛常用中草药手册》:"活血化瘀,化痰止咳。治胸痛咳嗽,咳血,肺结核,跌打诸痛,痈疮,小儿麻痹后遗症。"

【用法用量】 内服:煎汤,15～30 g。外用:捣敷。

【选方】 治麻风病神经反应 用金牛草 30 g(鲜品60 g),两面针根 9 g。加水 2 碗,煮成半碗,睡前加糖顿服。每晚 1 剂。一般服 3～6 剂即可见效。〔广东省医药卫生研究所《医药科技动态》1972,(8):54〕

0550 小金发藓 xiǎo jīn fà xiǎn (《新华本草纲要》)

【异名】 红孩儿、止血药(《贵州中草药名录》)。

【基原】 为金发藓科小金发藓属植物东亚小金发藓的全草。

【原植物】 东亚小金发藓 *Pogonatum inflexum* (Lindb.) Lac. [*Polytricum inflexum* Lindb.] 又名:东亚金发藓(《中国高等植物图鉴》),小土马鬃、杉叶藓(《新华本草纲要》)。

植物体暗绿色、绿色,老时黄褐色。茎单一直立,稀分枝,高 2～8 cm,基部密生假根。干时叶紧围茎曲卷,湿时叶片倾立,如杉树苗叶状;叶片基部椭圆、内凹,半鞘状,上部阔披针形,长 6～7 mm,宽 0.4～0.7 mm,叶缘中上部具红色锯齿,由 2～3 枚细胞组成;中肋较粗,达叶尖,栉片布满腹面,约 30 条,高 4～6 个细胞,顶细胞大,内凹。雌雄异株。雄株较小,顶端精子器呈花蕾状;雌株蒴柄长2～4 cm,橙黄色;孢蒴圆柱形,具长喙;蒴帽兜形,被黄白色下垂长绒毛。

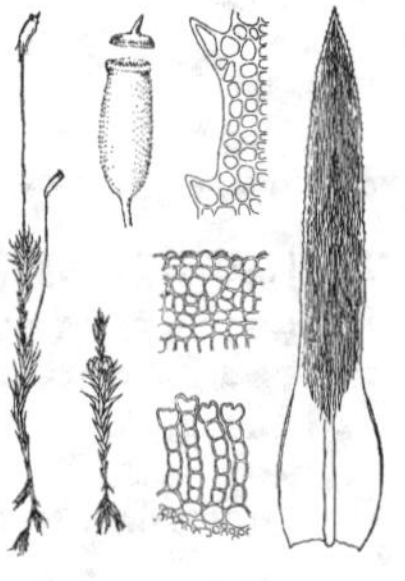

东亚小金发藓

生于林下湿土上或岩石薄土上。全年可见。全国各地均有分布。

【采收加工】 5～7 月采收,晒干。

【药材】 小金发藓 *Herba Pogonati Inflexi* 全国各地均产。

性状 本品为数株丛集在一起的团块,茎长2～8 cm,暗绿色或黄褐色。湿润分离后,每株茎单一,基部密生细假根。叶阔披针形,渐尖,基部圆卵形,内凹,半鞘状,边缘有粗锯齿;中肋粗,长达叶尖,腹面布满栉片。有的可见细长蒴柄,橙黄色。孢蒴圆柱形,蒴盖有长喙,蒴帽密布黄色长毛。气微,味淡。

鉴别 叶横切面:栉片细胞 4～6 个,单行排列,顶端细胞向内凹陷;叶缘锯齿,由 2～3 个细胞构成。

【成分】 含牛磺酸(taurine)。

【药性】《中国中药资源志要》:"辛,温。"

【功用主治】《中国中药资源志要》:"镇静,安神,止血。用于失眠,癫狂,跌打损伤,吐血。"

【用法用量】 内服:煎汤,9～15 g。

0551 小金钱草 xiǎo jīn qián cǎo (《四川中药志》)

【异名】 荷包草(《百草镜》),肉馄饨草(《眼科要览》),金锁匙(《纲目拾遗》),黄疸草(《中国植物图鉴》),小马蹄草(《贵州民间方药集》),螺丕草(《福建民间草药》),小铜钱草、酒杯窝(《广西中兽医药用植物》),金挖耳、鸡眼草、小灯盏菜(《广西中药志》),小迎风草、小碗碗草(《四川中药志》),小半边莲、地不腊、星子草(《湖南药物志》),小元宝草(《上海常用中草药》),落地金钱(《福建中草药》)，小蛤蟆碗(《浙江民间常用草药》)，九连环(《四川常用中草药》)。

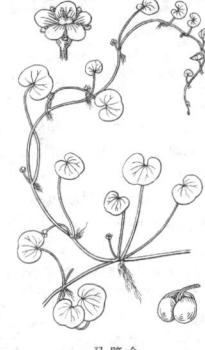

马 蹄 金

【基原】 为旋花科马蹄金属植物马蹄金的全草。

【原植物】 马蹄金 *Dichondra repens* Forst.

多年生匍匐小草本。茎细长，被灰色短柔毛，节上生根。单叶互生；叶柄长 3～5 cm；叶片肾形至圆形，直径 0.4～2.5 cm，先端宽圆形或微缺，基部阔心形，背面被贴生短柔毛，全缘。花单生于叶腋；萼片 5，倒卵状长圆形至匙形，背面及边缘被毛；花冠钟状，黄色，深 5 裂，裂片长圆状披针形，无毛；雄蕊 5，着生于花冠 2 裂片间弯缺处；子房被疏柔毛，2 室，花柱 2，柱头头状。蒴果近球形，膜质。种子 1～2 颗，黄色至褐色，无毛。花期 4 月，果期 7～8 月。

生于路边、沟边草丛中或墙下、花坛等半阴湿处。分布于长江以南各地。

【栽培】 生物学特性 宜生长于半阴湿，土质肥沃的田间或山地。

繁殖方法 采用分蔸繁殖，于 4～5 月将匍匐茎带土铲起，分成小蔸，按穴距 15～20 cm 进行栽植。栽后浇水保湿，注意除去杂草。

【采收加工】 5～7 月采收，鲜用或晒干。

【药理】 1. 抗菌作用 本品水煎剂和酊剂作体外抗菌试验，对白喉杆菌高度敏感，对金黄色葡萄球菌中度敏感，对溶血性链球菌、枯草杆菌和大肠杆菌轻度敏感。对金黄色葡萄球菌及乙型溶血性链球菌等致病革兰阳性球菌有较强的抗菌作用，而对大肠杆菌、伤寒杆菌、变形杆菌、产气杆菌等革兰阴性杆菌作用较弱，主要为抑制作用。对福氏痢疾杆菌无效。

2. 抗炎、镇痛作用 以小鼠腹腔毛细血管通透法、小鼠耳肿法及大鼠足肿法观察其醇提取物的抗炎作用，腹腔注射，以大剂量组(32.5 g/kg)作用显著。用小鼠扭体法、热板法及电刺激法观察其镇痛作用，腹腔注射，以中剂量组(16.3 g/kg)镇痛作用显著。

3. 降温作用 用蛋白胨引起大鼠发热后，大剂量马蹄金醇提取物 32.5 g/kg 灌胃可明显降低发热体温，且持续时间长，与对照组比较差异显著，表明药物对此致热模型有较好对抗作用。

4. 利胆作用 马蹄金醇提取物予大鼠十二指肠注入后的 120 分钟内，大、中、小各剂量组(32.5、16.38 及 8.28 g/kg)胆汁流量均较对照组明显增加，差异显著，表明药物有较强的利胆作用。

5. 促进免疫作用 马蹄金醇提取物灌胃给药，大、中、小各剂量组(32.50、16.38 及 8.28 g/kg)小鼠胸腺、脾脏重量及指数，均较对照组明显增加，以中、小剂量组差异显著。马蹄金醇提取物各剂量组灌胃均可明显提高小鼠碳粒廓清 *K* 值及 *α* 值。马蹄金醇提取物灌胃可明显促进小鼠溶血素的产生。

6. 保肝作用 马蹄金醇提取物各剂量组(32.5、16.3、8.28 g/kg)经连续灌胃给药后，对因 CCl_4 所致的小鼠血清氨基转移酶(ALT、AST)的明显升高均有不同程度的降低作用。病理切片显示药物治疗组的肝损伤程度较模型组明显减轻。马蹄金醇提取物可降低因异硫氰酸-1-萘酯(AN1T)所致胆汁郁积型黄疸小鼠升高的血清总胆红素(Tbil)及 ALT、AST；明显降低因硫代乙酰胺(TAA)所致肝损伤小鼠升高的 ALT；明显降低因 *D*-半乳糖胺(*D*-GlaN)所致肝损伤小鼠升高的 ALT 及 AST，明显降低肝组织中三酰甘油含量。病理检查显示给药组小鼠肝脏损伤程度较模型组明显减轻。表明马蹄金对以上不同肝损伤模型，有一定的防治作用。

【药性】 苦、辛，凉。

1.《纲目拾遗》："性微寒。"

2.《广西中药志》："味淡、微酸，性凉，无毒。"

3.《四川中药志》1979 年版："辛、微苦，平。"

【功用主治】 清热，解毒，利湿，散瘀。主治黄疸，痢疾，砂淋，白浊，水肿，疔疮肿毒，跌打损伤，毒蛇咬伤。

1.《百草镜》："利湿热。治黄疸，臌胀，白浊，经闭；捣汁点热眼；煎汤洗痔疮肿痛。"(引自《纲目拾遗》)

2.《纲目拾遗》："治黄白火丹，去湿火，清五脏，止吐血，调妇人经。"

3.《广西中药志》："利尿，散瘀，止痛。治五淋，痢疾，外治跌打刀伤，风火眼痛。"

4.《贵州民间方药集》："治病后体虚，结石，水肿，疔疮，蛇伤，痞块，蛇头疔。"

5.《四川中药志》1979 年版："治瘰疬，乳痈。"

【用法用量】 内服：煎汤，6～15 g，鲜品 30～60 g。外用：捣敷。

【宜忌】 1.《纲目拾遗》："忌盐。"

2.《广西中药志》："忌五辛。"

【选方】 1. 治黄疸 荷包草、螺蛳三合。同捣汁澄清，煨热服。(《纲目拾遗》引《周益生家宝方》)

2. 治痢疾 鲜螺丕草两三握，洗净后，捣烂并绞汁，加冰糖一两炖半小时，饭前分两次服。(《福建民间草药》)

3. 治水肿初起 活鲫鱼大者一尾，用瓷片割开，去鳞及肠血，以纸拭净，勿见水，以荷包草填腹令满，甜白酒蒸熟，去草食鱼。(《百草镜》)

4. 治全身水肿(肾炎) (马蹄金)鲜草捣烂敷脐上，每日 1 次，7 日为 1 个疗程；或 15～30 g，煎服。(《上海常用中草药》)

5. 治跌打损伤 鲜黄疸草五钱，生姜二片，共捣烂擦伤处；并以鲜黄疸草二两，黄酒、开水各四两，炖服。(《闽东本草》)

6. 治眼中生疔 肉馄饨草(连根、叶)和酒酿糟捣汁饮。(《纲目拾遗》引《眼科要览》)

7. 治蛇咬 灰藋、肉馄饨草、野甜菜，三味共捣敷之。(《纲目拾遗》引《周益生家宝方》)

【临床报道】 治疗跌打损伤 用鲜马蹄金 60～120 g 捣烂加白酒 60 ml，调敷伤处。用柏树皮固定包扎。其甚者配合内服马蹄金 120～240 g。治疗跌打损伤，青紫红肿，如线形骨折、斜形骨折、闭合性骨折、开放性骨折等 196 例，有效率为 98.3%。

0552 小肺筋草 xiǎo fèi jīn cǎo (《四川中药志》)

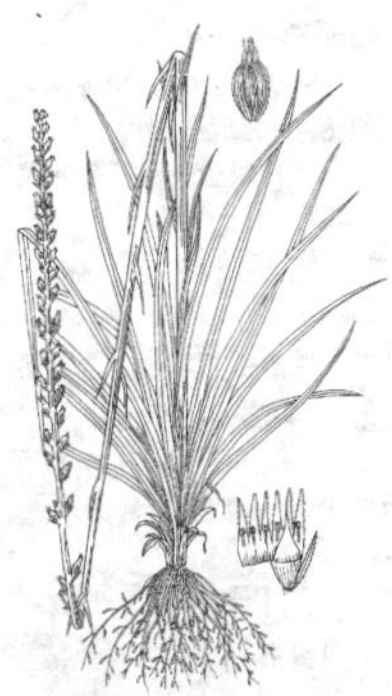

粉条儿菜

【异名】 粉条儿菜(《救荒本草》)，肺筋草(《植物名实图考》)，小肺金草(《草木便方》)，土瞿麦(《分类草药性》)，蛆儿草、一窝蛆、肺痨草(《四川中药志》)，蛆婆草、肺风草、肺痈草、金线吊白米、麻里草、曲折草、四季花、牙虫草(《湖南药物志》)，银针草(《陕西中草药》)。

【基原】 为百合科粉条儿菜属植物粉条儿菜和短柄粉条儿菜的根及全草。

【原植物】 1. 粉条儿菜 *Aletris spicata* (Thunb.) Franch. [*Hypoxis spicata* Thunb.]

多年生草本，高 35～60 cm。

根茎短，须根细长，其上生有多数细块根，色白似蛆，又像“白米”。叶自根部丛生，窄条形，长15～20 cm，宽3～4 mm，先端渐尖，淡绿色。花葶从叶丛中生出，直立，上部密生短毛，稍具棱角；花疏生于总状花序上，近无梗；花被短筒状，上端6裂，裂片条状披针形，黄绿色或先端略带粉红色，外部密生短腺毛；雄蕊6；子房上位，3室。蒴果倒卵状椭圆形，先端有宿存花被。花期5～6月。

生于低山地区阳光充足的空旷草地上或山坡、灌丛边缘。分布于华东、中南、西南及河北、山西、陕西、甘肃等地。

2. 短柄粉条儿菜 *A. scopulorum* Dunn

与上种的区别点为：植株较矮小，基部叶不明显莲座状，花被白色；蒴果球形。

生于林下灌木丛中、山坡、草地。分布于浙江、福建、江西、湖南、广东等地。

同属植物功效相同的尚有无毛粉条儿菜 *A. glabra* Bur. et Franch. 分布于陕西、甘肃、福建、台湾、湖北、四川、贵州、云南等地。

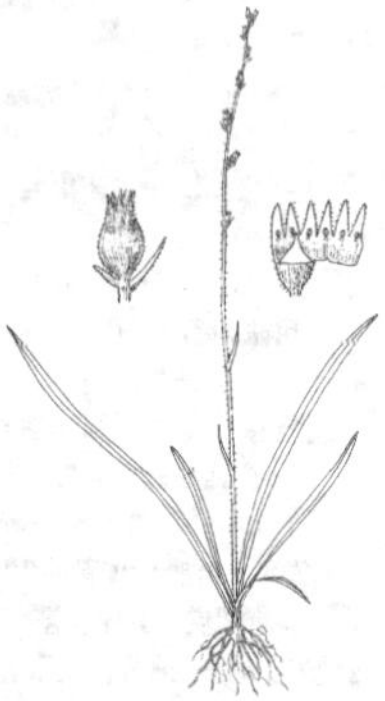

短柄粉条儿菜

【采收加工】 5～7月采收，鲜用或晒干。

【成分】 粉条儿菜根含苷元为异娜草皂苷元(isonarthogenin)及薯蓣皂苷元(diosgenin)的皂苷。

【药性】 甘、苦，凉。

1.《草木便方》：“甘。”

2.《分类草药性》：“性凉。”

3.《陕西中草药》：“味苦，性寒，有小毒。”

【功用主治】 清肺，止咳，平喘，活血，杀虫。主治咳嗽，咯血，百日咳，气喘，肺痈，乳痈，痄腮，经闭，产后乳少，小儿疳积，蛔虫病，风火牙痛。

1.《草木便方》：“清肺经郁热，化痰。治久嗽，劳伤气喘。”

2.《分类草药性》：“治一切咳嗽，淋证。”

3.《湖南药物志》：“清肺热，杀蛔虫。主治喘息，咳嗽吐血，肺痈吐脓血，膀胱疝气，疳积，夜盲。”

4.《陕西草药》：“消肿，止痛。治肠风便血，乳闭，乳痈。”

【用法用量】 内服：煎汤，10～30 g；鲜品可用60～120 g。外用：捣敷。

【选方】 1. 治咳嗽吐血　金线吊白米、白茅根各30 g。水煎服。(《农村常用草药手册》)

2. 治百日咳　小肺筋草、五匹风、狗地芽各30 g。煎水和蜜糖服。(《重庆草药》)

3. 治尿血　鲜粉条儿菜120 g，砂仁7个或缩壳9 g。水煎服。(《福建药物志》)

4. 治小便不利　蛆儿草、萹蓄各30 g。煨水服。(《贵州草药》)

5. 治小儿疳积　金线吊白米9～15 g。蒸猪肝60～90 g服，或煮水豆腐60～90 g服。

6. 治风火牙痛　金线吊白米30 g，猪精肉90 g。共煮服。(5、6方出自《农村常用草药手册》)

0553 小南木香 xiǎo nán mù xiāng (《云南中草药》)

【异名】 南木香、地檀香(《云南思茅中草药选》)，藤子暗消(《云南中草药选》)，小楠木香、土木香、打鼓藤、串石藤、毛叶子寒药、白防己、金不换(《云南中草药》)。

【基原】 为马兜铃科马兜铃属植物云南马兜铃的根、根茎及藤。

【原植物】 云南马兜铃 *Aristolochia yunnanensis* Franch.

木质大藤本。嫩枝、叶柄、叶片、小苞片、花被管、子房均密生红棕色长绒毛。叶互生；叶柄长3～9 cm；叶片近圆形或卵形，长宽均达10～17 cm或更大，先端钝圆，基部心形，两侧裂片圆形，扩展，边全缘，基出叶脉7～9条。花与叶同时长出，单生于叶腋；花梗长3～5 cm，常向下弯垂；小苞片钻形；花被管中部急剧弯曲，下部囊状倒卵形，弯曲处至檐部收狭呈管状，长1.5～2 cm，外面淡红色，有紫色脉纹；檐部圆盘状，内面暗紫色而有黑色乳突状小点，网脉明显，边缘不明显浅3裂；喉部近圆形，暗紫色；花药成对贴生于合蕊柱近基部；子房圆柱形；合蕊柱先端3裂，边缘向下延伸，具乳头状突起。蒴果长圆柱形，长15～18 cm，6棱，成熟时自先端向下开裂。种子卵形，背面平凸状。花期4～5月，果期8～10月。

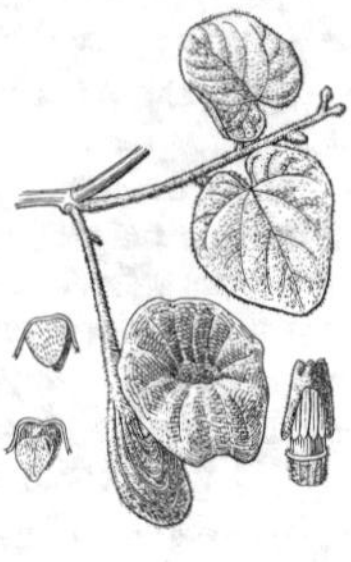

云南马兜铃

生于中山林中。分布于西藏、云南等地。

【采收加工】 7～9月采收，切片，晒干。

【成分】 根含木香烯内酯(costunolide)，α-环木香烯内酯(α-cyclocostunolide)，去氢木香内酯(dehydrocostuslactone)和1(10)-顺式木香烯内酯〔1(10)-*cis*-costunolide〕等内酯类成分。

【药性】 辛、微苦，温。

1.《昆明民间常用草药》：“性温，味苦、微涩，有清香。”

2.《云南中草药》：“辛，温。”

【功用主治】 温中散寒，理气止痛。主治寒凝气滞胃痛，腹部冷痛，消化不良，筋骨疼痛。

1.《昆明民间常用草药》：“温中散寒，温通经络。”

2.《云南中草药》：“温中散寒，消食。主治胃炎，腹冷痛。”

【用法用量】 内服：煎汤，3～12 g；或泡酒；或研末。

0554 小通草叶 xiǎo tōng cǎo yè (《广西民族药简编》)

【基原】 为旌节花科旌节花属植物喜马拉雅旌节花等的嫩茎叶。

【原植物】 参见“小通草”条。

【采收加工】 5～6月采收嫩茎叶，鲜用。

【功用主治】 《广西民族药简编》：“嫩茎叶捣烂敷伤口周围治毒蛇咬伤(瑶)。叶捣烂敷患处治骨折。”

【用法用量】 外用：捣敷。

0555 小通草根 xiǎo tōng cǎo gēn (《广西民族药简编》)

【异名】 钻地风根(《贵州民间药物》)。

【基原】 为旌节花科旌节花属植物喜马拉雅旌节花和云南旌节花的根。

【原植物】 参见“小通草”条。

【采收加工】 7～9月挖根，切片晒干。

【药性】 《贵州民间药物》：“性温，味辛。”

【功用主治】 祛风通络，利湿退黄。主治风湿痹痛，黄疸，跌打损伤，乳少。

1.《贵州民间药物》：“舒筋活络，治风湿跌打损伤，通窍。”

2.《广西民族药简编》：“根水煎服治黄疸型肝炎(瑶)，水煎服或浸酒服治风湿。”

【用法用量】 内服：煎汤，15～30 g；或浸酒。

【宜忌】 孕妇慎服。

【选方】 治乳少 钻地风根 30 g。炖猪肉吃。(《贵州民间药物》)

0556 小雪人参 xiǎo xuě rén shēn (《贵州民间药物》)

【异名】 鲜白土子(《贵州草药》),山豆花根、小毛香、山花生(《安徽中草药》),山油麻、公油麻(《湖南药物志》)。

【基原】 为豆科胡枝子属植物山豆花的根。

【原植物】 山豆花 *Lespedeza tomentosa* (Thunb.) Sieb. [*Hedysarum tomentosum* Thunb.]

灌木,高 60～90 cm,或更高可达 2 m。植株全部被柔毛。三出复叶,互生;托叶线形;顶生小叶较大,叶片长圆形或卵状长圆形,长 3～6 cm,宽 1.5～2.5 cm,侧生小叶较小,先端圆形,有短尖,基部钝,全缘。总状花序腋生,花密集;无瓣花腋生,呈头状花序;小苞片线状披针形;花萼浅杯状,5 裂,裂片披针形;花冠蝶形,淡黄色;雄蕊 10,二体;子房有绢毛,长条形,花柱细,柱头头状。荚果倒卵状椭圆形或椭圆形。种子 1 颗。花期 7～9 月,果期 9～10 月。

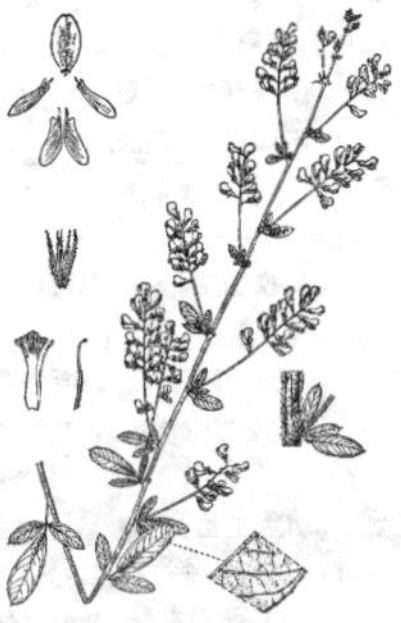
山豆花

生于山坡路边。分布于东北、西南及河北、山西、江苏、浙江、安徽、福建、河南、湖南、广西、陕西等地。

【采收加工】 9～10 月采收,切片,晒干。

【药性】 甘、淡,平。

1.《贵州民间药物》:"性平,味甘。"

2.《安徽中草药》:"性平,味微淡。"

【功用主治】 补虚,利水,活血。主治虚劳,血虚头晕,水肿,腹胀,痢疾,经闭,痛经。

1.《贵州民间药物》:"滋补。治虚劳、虚肿。"

2.《贵州草药》:"健脾补虚。"

3.《湖南药物志》:"清热祛湿。主治痢疾。"

【用法用量】 内服:煎汤,15～30 g。

【选方】 1. 治虚劳 鲜白土子 30 g。炖肉吃。(《贵州草药》)

2. 治虚劳水肿 山豆花根 30 g。水煎或炖猪瘦肉服。(《湖南药物志》)

3. 治肾炎、肝硬化腹水 山豆花根 30 g,黄老母鸡 1 只。将鸡宰杀,从尾部切开,去肠杂(蛋花、肫肝仍放肚内),洗净,再将山豆花根放入鸡肚内,将鸡放入去盖的瓦罐中,将瓦罐放在盛水的铁锅内,蒸 8 小时后,去药渣。吃肉喝汤,当日吃不完,次日加少量水蒸后再吃。每星期只吃 1 只,连吃 3 只为 1 个疗程。(《安徽中草药》)

4. 治痢疾 山豆花根 30 g(或全株 45 g),人字草 30 g。水煎服。(《湖南药物志》)

0557 小接筋草 xiǎo jiē jīn cǎo (《陕西中草药》)

【异名】 岩石松、龙胡子(《文山中草药》)。

【基原】 为石杉科石杉属植物石杉的全草。

【原植物】 石杉 *Huperzia selago* (L.) Bernh. ex Schrank et Mast. [*Lycopodium selago* L.] 又名:小杉兰(《植物学大辞典》)。

多年生草本,高 6～33 cm。茎直立或斜上,二叉分枝。叶薄革质,螺旋状排列,斜展,密覆枝上,线状披针形,长 4～8 mm,宽 1～2 mm,先端渐尖,边缘有时具疏齿或全缘;中脉不明显。孢子囊着生于茎中部以上的叶腋,阔肾形,黄褐色,较孢子叶宽或等宽;孢子四面体形,3 浅裂。

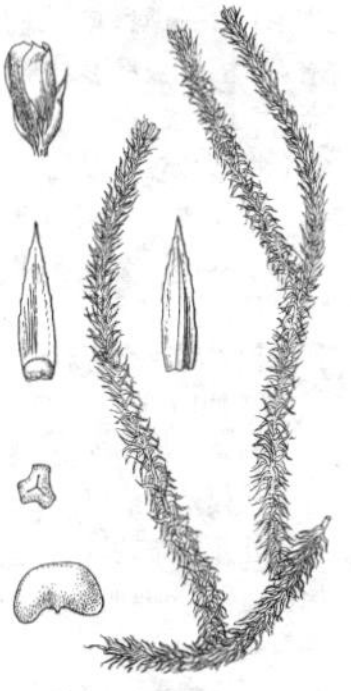
石 杉

生于高山针叶林或针、阔叶混交林下。分布于吉林、四川、云南、陕西、新疆等地。

【采收加工】 7～9 月采收,阴干或鲜用。

【成分】 全草含生物碱:石松碱(lycopodine),尖叶石松碱(acrifoline),石松灵碱(lycodoline),伪卷柏石松碱(pseudoselagine),α, β-玉柏碱(α, β-obscurine),卷柏石松碱(selagine)即石杉碱(huperzine) A,石松岩定碱(lycodine),6β-羟基石杉碱(6β-hydroxyhuperzine) A。还含卷柏石松素(selagin),香草酸(vanillic acid)及阿魏酸(ferulic acid)。

【药理】 石杉碱 A 有抗胆碱酯酶的作用。(参见"千层塔"条)

【药性】《陕西中草药》:"味微苦,性平。"

【功用主治】 祛风除湿,续筋止血。主治风湿痹痛,跌打损伤,外伤出血,荨麻疹。

1.《陕西中草药》:"止血,续筋。主治跌打损伤,外伤出血。"

2.《中国药用孢子植物》:"祛风除湿,消肿止痛。主治关节痛。"

【用法用量】 内服:煎汤,3～6 g;或泡酒。外用:研末或捣敷;或煎汤熏洗。

0558 小野鸡尾 xiǎo yě jī wěi (《昆明民间常用草药》)

【异名】 海风丝、草莲(《植物名实图考》),凤尾蕨、线鸡尾草、小金花草、光棍药、黑蕨、火汤蕨、金粉蕨(《广西中药志》),中华金粉蕨、乌蕨、土黄连(《天目山药用植物志》),日本乌蕨、水金鸡尾、金鸡尾、地柏枝、虾虾猛(《贵州民间药物》),凤尾莲、孔雀尾(《福建中草药》),金花草、串鱼草、解毒蕨、人头发(《云南中草药选》),乌韭、小叶野鸡尾、凤凰标(《江西草药》),小鸡尾草、小蕨萁(《四川常用中草药》),野鸡尾、细叶金鸡尾、野黄连、吊金草(《湖南药物志》)。

【基原】 为中国蕨科金粉蕨属植物野鸡尾金粉蕨的全草或叶。

【原植物】 野鸡尾金粉蕨 *Onychium japonicum* (Thunb.) O. Kuntze [*Trichomanes japonicum* Thunb.] 又名:日本金粉蕨(《四川植物志》)。

陆生蕨类植物,植株高 25～60 cm。根状茎长而横走,密被棕色卵状披针形鳞片。叶厚革质,近簇生;叶柄禾秆色,基部棕色,长 10～35 cm;叶片长卵形至卵状披针形,长 20～30 cm,宽 6～15 cm,三至四回羽状分裂;羽片 8～15 对,有柄,互生,狭卵形,基部宽楔形,先端长渐尖;第 1 对羽片最大,长 10～15 cm,宽约5 cm;二回羽片 8～12 对,近卵形;三

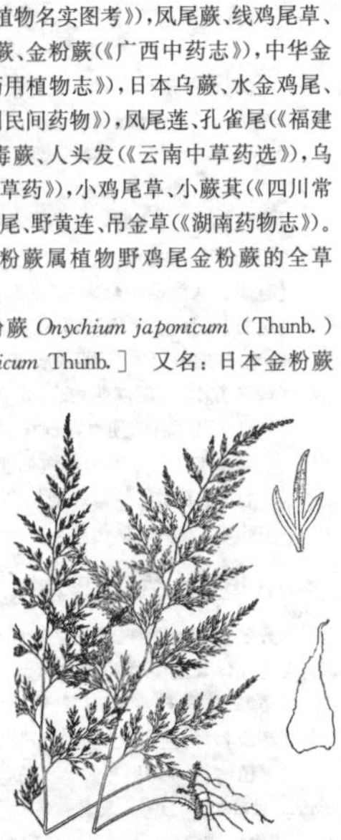
野鸡尾金粉蕨

回羽片3～4对，互生，椭圆形或倒卵形，羽状分裂；四回羽片2～3对，互生，倒披针形或披针形；叶脉分叉，营养叶末回裂片有小脉1条，孢子叶裂片羽状并有边脉。孢子囊群线形，长2～6 mm；囊群盖长圆形或短线形，膜质，全缘，白色。

生于海拔200～1 800 m的山坡路旁、林下沟边或灌丛阴处。广布于长江以南各地，北至河北、西至甘肃南部。

【采收加工】 7～9月采收全草，或割取叶片，鲜用或晒干。

【药材】 小野鸡尾 *Onychii Japonici Herba* 产于广西、福建、云南、四川等地。

性状 根茎细长，略弯曲，黄棕色或棕黑色，两侧着生向上弯的叶柄残基和细根。叶柄细长略呈方柱形，表面浅棕黄色，具纵沟。叶片卷缩，展开后呈卵状披针形或三角状披针形，浅黄绿色或棕褐色，三至四回羽状分裂，营养叶的小裂片有齿；孢子叶末回裂片短线形，下面边缘生有孢子囊群，囊群盖膜质，与中脉平行，向内开口。质脆，较易折断。气微，味苦。

鉴别 根茎横切面：表皮为1列圆状多角形细胞。基本组织薄壁细胞充满淀粉粒。分体中柱呈弧形或三角形，常3个作圆状环列，内皮层明显。中柱鞘为1～2列薄壁细胞。

【成分】 叶和根茎含山柰酚-3，7-二鼠李糖苷（kaempferitrin）和蕨素（pterisin）M，蕨苷（pteroside）M，菊苣酸（chicoric acid），野鸡尾二萜醇（onychiol）C。

【药性】 苦，寒。归心、肝、肺经。

1.《广西中药志》："味苦，性寒，无毒。入心、肝、肺、胃及大小肠经。"

2.《贵州民间药物》："性凉，味苦。"

【功用主治】 清热，解毒，利湿，止血。主治风热感冒，咽喉肿痛，泄泻，痢疾，小便淋痛，湿热黄疸，吐血，咳血，便血，痔血，尿血，毒蛇咬伤，烫火伤。

1.《植物名实图考》："治头风，利大小便。"

2.《广西中药志》："治吐血，咳血，便血，尿血，黄疸，胃痛，红白痢疾，解毒。外用止血。少数地区治烫火伤。"

3.《贵州民间药物》："治痔疮出血，刀砍斧伤，汤、火伤，经痛。"

4.《四川常用中草药》："能清热解毒。治大肠经热，小便热痛，钩端螺旋体病，解菌类中毒。"

5.《陕西中草药》："清热凉血，止血。主治外感风热，咽喉疼痛，牙痛，吐血，便血，尿血。"

【用法用量】 内服：煎汤，15～30 g；鲜品用量加倍。外用：研末调敷；或鲜品捣敷。

【宜忌】 《广西中药志》："虚寒证忌用。"

【选方】 1. 治腹痛腹泻 日本乌蕨、车前草各9 g。水煎服。

2. 治白痢 日本乌蕨30 g，算盘子根、臭牡丹各15 g。水煎服。（1、2方出自《湖南药物志》）

3. 治吐血，衄血，便血，尿血 乌蕨30 g。煎服。吐血加白茅根30 g，衄血加生栀子9 g，便血加槐花9 g，尿血加瞿麦15 g。

4. 治水火烫伤 乌蕨、地榆各等量。研末，麻油调涂患处。（3、4方出自《安徽中草药》）

0559 小紫含笑 xiǎo zǐ hán xiào（《植物名实图考》）

【异名】 青竹兰（《植物名实图考》），黑搜山虎、牌楼七、牌骨七、火烧兰（《陕西中草药》），牛舌片（《贵州草药》），兰竹参、小乌纱、牌楼笋、羊合七、见血飞、红将军（《新华本草纲要》）。

【基原】 为兰科火烧兰属植物大叶火烧兰的根及根茎。

【原植物】 大叶火烧兰 *Epipactis mairei* Schltr. [*Amesia mairei* (Schltr.) Hu] 又名：鸡嗉子花（《贵州草药》）。

陆生植物，高达1 m。根茎粗短，具几条长根。茎直立，下部具2～4枚鞘。叶5～7枚，卵形至椭圆形，茎上部的叶常为卵状披针形，渐过渡为苞片。总状花序具10～20余朵花，花序轴被锈色绒毛；花苞片叶状；花紫褐色或黄褐色，下垂，直径可达2 cm；中萼片近椭圆形，长12～15 mm，侧萼片和中萼片几等长但稍宽；花瓣卵形较萼片为短；唇瓣几与萼片等长，后部近椭圆形，中央凹陷，具2～3条鸡冠形褶片，侧裂片先端钝；前部稍肥厚，中部缢缩多少呈葫芦状，先端钝；合蕊柱连花药长8～10 mm；子房棒状，长12～15 mm，被绒毛。花期7～8月。

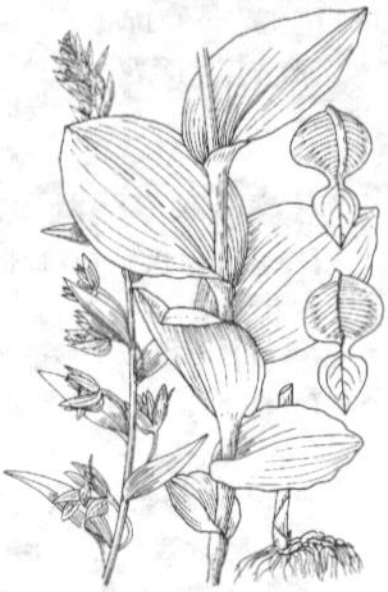

大叶火烧兰

生于林下或草坡上。分布于西南及湖北、湖南、西藏、陕西、甘肃等地。

【采收加工】 9～10月采挖，晒干。

【药性】 甘、微苦，平。

1.《贵州草药》："性平，味甘。"

2.《陕西中草药》："味微苦，性寒。"

3.《全国中草药汇编》："苦，平。"

【功用主治】 理气，活血，解毒。主治咳嗽，气滞胸痛，睾丸肿痛，风湿腰痛，跌打损伤，疮痈肿毒。

1.《贵州草药》："补中益气，舒郁，和中。治病后虚弱，霍乱吐泻，睾丸肿大。"

2.《陕西中草药》："理气活血，消肿解毒。主治咳嗽，气滞胸痛，无名肿毒。"

3.《全国中草药汇编》："主治跌打损伤。"

【用法用量】 内服：煎汤，6～9 g。

【选方】 1. 治气滞胸痛 火烧兰、红毛七、四块瓦各9 g。水煎加黄酒服。（《陕西中草药》）

2. 治膀胱疝气（睾丸肿大） 鸡嗉子花30 g，虎杖、小木通各15 g。泡酒服，每日3次，每次15 g。（《贵州草药》）

0560 小筋骨藤 xiǎo jīn gǔ téng（《云南中草药》）

【异名】 小黄鳝藤（《云南中草药》）。

【基原】 为龙胆科双蝴蝶属植物尼泊尔双蝴蝶的全草。

【原植物】 尼泊尔双蝴蝶 *Tripterospermum volubile* (D. Don) Hara [*Gentiana volubile* D. Don; *Crawfurdia luteoviridis* C. B. Clarke]

多年生缠绕草本。根纤细，淡黄色。茎黄绿色或暗紫色，具细条棱。茎生叶卵状披针形，长6～9 cm，宽2～2.5 cm，先端渐尖呈尾状，基部近圆形或心形，全缘或有时呈微波状，叶脉3～5条；叶柄扁平，长0.5～1.5 cm。花腋生和顶生，单生或成对着生；花梗短；花萼钟形，绿色有时带紫色，萼筒具宽翅；花冠淡黄绿色，长2.5～3 cm，裂片卵状三角形，褶长约2 mm，先端偏斜呈波状；雄蕊5，着生于冠筒下部；子房椭圆形，花柱线形，柱头2裂，反卷，柄基部具5裂的花盘。浆果紫红色或红色，长椭圆形，具长1～2 cm的柄。种子暗紫色，椭圆形，呈扁三棱状。花、果期8～9月。

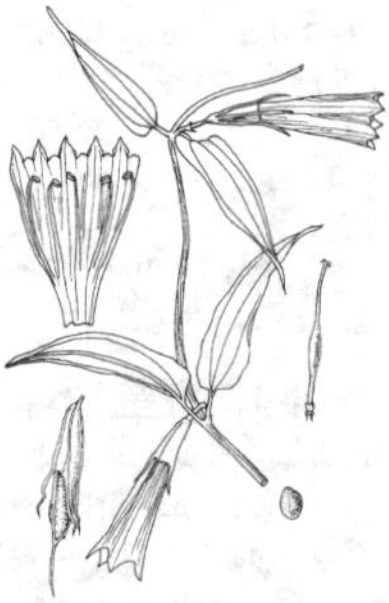

尼泊尔双蝴蝶

生于海拔 2 300～3 100 m 的山坡林下。分布于云南、西藏等地。

【采收加工】 5～7 月采收，晒干或鲜用。

【药性】《云南中草药》："甘，平。"

【功用主治】《云南中草药》："舒筋活络，接骨。"

【用法用量】 外用：捣敷；或研末调敷。

【选方】 1. 治骨折　(小筋骨藤)全草研末，以酒为引，冷开水调敷患处。(《云南中草药》)

2. 治断指　三百棒、缬草状景天各 4 份，小筋骨藤 2 份(均用鲜品)。切碎，加白酒数滴，捣烂，包敷。每 3 日换药 1 次。(《全国中草药新医疗法展览会资料选编·外科》)

0561 小儿腹痛草 xiǎo ér fù tòng cǎo (《云南省药品标准》)

【异名】 金沙青叶胆(《云南省药品标准》)，小儿寒药、小苦药、小苦参、青叶胆(《云南中药志》)。

【基原】 为龙胆科獐牙菜属植物斜茎獐牙菜的全草。

【原植物】 斜茎獐牙菜 *Swertia patens* Burk.　又名：广展獐牙菜〔《药学通报》，1982，16(3)：363〕，金沙獐牙菜(《云南种子植物名录》)，伸展獐牙菜(《新华本草纲要》)。

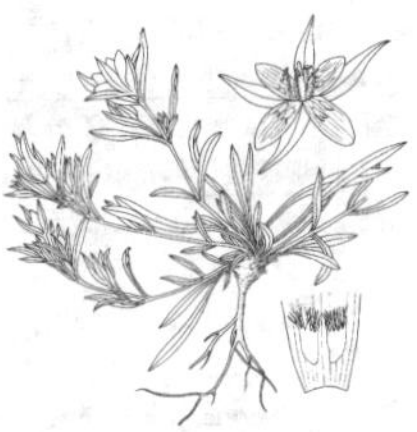

斜茎獐牙菜

多年生草本，高 10～15 cm。根黄褐色。茎丛生，铺散，枝斜生，四棱形，有窄翅。叶对生，常对折；基生叶片狭匙形或狭倒披针形，连柄长 1.5～6.5 cm，宽约 0.5 cm，先端急尖，基部渐狭成柄，仅中脉明显；茎生叶狭匙形或狭椭圆形至线形，连柄长 1.5～3.8 cm，宽约 3 mm。花单生枝顶；花萼绿色，较花冠长约 1/2，4 深裂，裂片苞叶状，不等大；花冠白色，4 裂，有紫色条纹，裂片卵状长圆形，先端钝有短尖头，下部有 2 个杯状腺窝，先端边缘有短流苏；雄蕊 4，花丝窄锥形，花药蓝色；子房卵形，无柄，花柱短而明显，柱头头状。花期 7～8 月。

生于海拔 1 100～2 600 m 的山坡草地。分布于四川南部、云南东北部及中部。

【采收加工】 6～7 月采收，晒干。

【成分】 全草含萜类：当药苦苷(swertiamarin)，齐墩果酸(oleanolic acid)；呫吨酮类衍生物：1，8-二羟基-3，5-二甲氧基呫吨酮(1，8-dihydroxy-3，5-dimethoxyxanthone)，1-羟基-3，5-二甲氧基呫吨酮(1-hydroxy-3，5-dimethoxyxanthone)，1，8-二羟基-3，7-二甲氧基呫吨酮(1，8-dihydroxy-3，7-dimethoxyxanthone)，1-羟基-3，7，8-三甲氧基呫吨酮(1-hydroxy-3，7，8-trimethoxyxanthone)。

【药理】 1. 解痉作用　当药苦苷对大鼠离体十二指肠、子宫、胆囊平滑肌以及胆管括约肌的自主节律性活动均有抑制作用，并能对抗乙酰胆碱、去甲肾上腺素、脑垂体后叶素、氯化钡等对上述组织器官的兴奋作用。在体试验表明，本品 100 mg/kg 静注能抑制家兔原位小肠、子宫的自主节律性活动以及对抗乙酰胆碱、脑垂体后叶素对上述组织器官的兴奋作用，其解痉机制为直接作用于肠平滑肌。

2. 镇痛、镇静作用　"热板法"试验表明，小鼠腹腔注射当药苦苷 400 mg/kg 和 600 mg/kg，可明显地提高小鼠的痛阈，小鼠腹腔注射 600 mg/kg 的镇痛作用强度约相当于吗啡10 mg/kg或左旋四氢巴马汀 20 mg/kg；本品 400 mg/kg 灌胃对化学刺激所致小鼠扭体反应有明显抑制作用，其镇痛作用起效慢，但作用持久，本品 80 mg/kg 皮下注射能明显增强戊巴比妥钠所致小鼠睡眠。

3. 皮肤保护作用　当药苦苷易于从皮肤吸收，经酶水解并经分子重排生成苷元红白金花内酯(erythrocentaurin)，可扩张毛细血管，持久地激活皮肤的酶系统提高其生化功能。当药苦苷静注于兔也可使皮肤血流旺盛，皮温升高，从而提高皮肤功能，并可促进毛发生长。

4. 肠内代谢　人消化道分离之 24 株细菌均可代谢当药苦苷，特别是拟杆菌、对裂杆菌、梭状芽胞杆菌、乳酸杆菌、克雷白杆菌及链球菌的部分菌株，代谢产物为红白金花内酯及其醛基还原体。

毒性　从本品中提得的总苷(当药苦苷含量不少于 80%)5 g/kg 灌服或腹腔注射不引起雄性小鼠死亡；犬 200 mg/kg 静注或 300 mg/kg 腹腔注射也未见中毒反应，200 mg/kg 口服或静注除静注时有短暂血压下降，5 分钟恢复外，余无明显变化；家兔 250 mg/kg 口服心电、呼吸等均无改变。大鼠 482 mg/kg 灌服 30 日除部分动物肝细胞轻度浊肿外也未见明显毒性。

【药性】 苦、辛，温。

【功用主治】 温中止痛，健脾消积。主治小儿痉挛性腹痛，小儿疳积，消化不良。

【用法用量】 内服：煎汤，3～10 g。

0562 小叶双眼龙 xiǎo yè shuāng yǎn lóng (《广东中药》)

【异名】 细叶双眼龙、巡山虎(《全国中草药汇编》)，土巴豆(《万县中草药》)，鸡骨香、白羊木(《湖南药物志》)，串珠林(《广西民族药简编》)，山猪橇(《新华本草纲要》)。

【基原】 为大戟科巴豆属植物毛果巴豆的根、叶。

【原植物】 毛果巴豆 *Croton lachnocarpus* Benth.　又名：桃叶双眼龙(《中国高等植物图鉴》)。

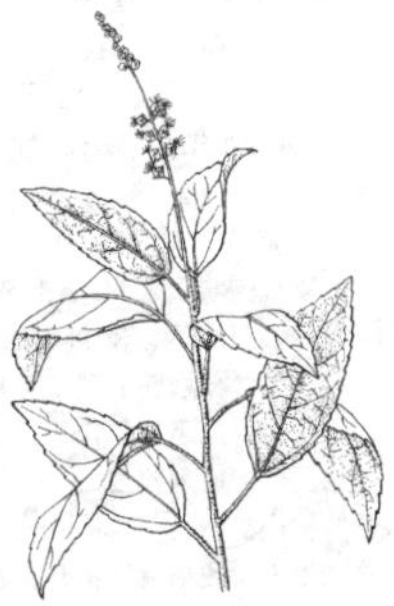

毛果巴豆

常绿灌木，高 1～2 m。幼枝被灰黄色星状毛。叶互生；叶柄长 2～10 mm，被星状毛；叶长圆形或卵状长圆形，通常长 4～10 cm，但有时长为此数之 2 倍，宽1.5～4 cm，先端短尖、锐尖或稍钝，基部阔楔形或圆形，近叶柄处有 2 具柄的盘状腺体，大而明显，叶缘有钝锯齿，并有具柄的小腺体，两面被星状毛。总状花序顶生，长 7～15 cm，被星状毛；花单性同株；苞片小，锥尖，全缘；雄花簇生花序的上部；萼 5 裂；花瓣 5，长圆形，淡绿色；雄蕊10～12，着生于被毛的花盘上；雌花数朵生于花序基部；萼 5 裂；花瓣极小，钻形，锥尖；子房被曲柔毛，3 室，每室有胚珠 1 颗，花柱 3，柱头 2 裂。蒴果扁球形，被星状茸毛与长的粗毛，成熟后裂为 3 瓣。花期 5 月。

生于山坡、溪边灌丛中。分布于福建、湖南、广东、广西、四川、贵州、台湾等地。

【采收加工】 7～10 月采收，根切片，晒干；叶鲜用或晒干。

【药性】 辛、苦，温，有毒。

1.《广东中药》："辛，温。有毒。"

2. 广州部队《常用中草药手册》："辛，苦，温。有小毒。"

【功用主治】 祛风，散寒，活血，解毒。主治寒湿痹痛，产后风瘫，瘀血腹痛，跌打肿痛，皮肤瘙痒，蛇咬伤。

1.《广东中药》："驱风解毒。治蛇咬伤，皮肤瘙痒，风湿脚痛。"

2. 广州部队《常用中草药手册》："祛寒驱风，散瘀活血。治风寒湿痹，产后风瘫。"

【用法用量】 内服：煎汤，9～15 g；或浸酒。外用：捣敷，或研末调敷；或水煎洗。

【宜忌】 本品有毒，内服宜慎，不可过量。孕妇禁服。

1.《广西民族药简编》："（本品服用过量）可发生剧烈腹痛、水泻或黏液血便，脉搏快而弱，血压下降，面色青紫，甚至出现休克。大豆煮汁或芭蕉叶捣烂取汁饮服（解救之）。"

2.《湖南药物志》："孕妇忌用。"

0563 小叶锦鸡儿 xiǎo yè jǐn jī er（《内蒙古中草药》）

【基原】 为豆科锦鸡儿属植物小叶锦鸡儿的果实或根。

【原植物】 小叶锦鸡儿 *Caragana microphylla* Lam.

灌木，高 50～100 cm。树皮灰黄色或黄白色，嫩枝有毛。长枝上的托叶宿存并硬化成针刺，长 5～8 mm，常弯曲；叶轴长 15～55 mm；小叶 5～10 对，羽状排列，倒卵形或近椭圆形，长3～10 mm，宽 1～8 mm，先端圆或浅凹，有细针尖，幼时两面密生平伏丝质短柔毛。花单生，长20～25 mm；花梗长10～20 mm，密生丝质短柔毛，近中部有关节；花萼钟状，密生短柔毛，基部偏斜，萼齿阔三角形；花冠蝶形，黄色；子房无毛。荚果扁平，条形，长 3～5 cm，宽 4～6 mm，深红色，无毛。花期 5～6 月，果期 8～9 月。

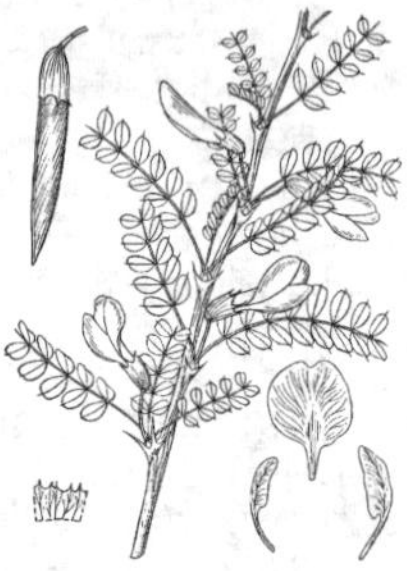

小叶锦鸡儿

生于山坡、岸边草地、沙丘。分布于山西、内蒙古、陕西、甘肃。

【采收加工】 8～10 月采收果实，晒干；或挖取根部，切片，晒干。

【药理】 1. 抗炎作用　小叶锦鸡儿根茎的甲醇提取物 0.5 及 1 g/kg灌服可显著抑制巴豆油所致小鼠耳郭肿胀及大鼠角叉菜胶性足肿；1 g/kg 灌胃还能显著抑制热烫所致大鼠足肿胀及醋酸所致小鼠腹腔毛细血管通透性增高；对于小鼠棉球性肉芽组织增生也有显著抑制作用。由于其能显著减少角叉菜胶所致炎性渗出液中前列腺素 E_2（PGE_2）的含量，表明抑制前列腺素合成是其抗炎机制之一。其甲醇提取物 1、0.5 g/kg 灌胃给药，均可对抗二甲苯所致小鼠耳郭炎症，表明其对炎症早期的渗出有抑制作用，还能抑制蛋白质加热变性，体现出非甾体类抗炎药物的特性。

2. 镇痛作用　其甲醇提取物 1、0.5 g/kg 灌胃给药，可明显地提高小鼠热痛阈，提高率为 68.0%～175.8%，能减少酒石酸锑钾所致的小鼠扭体反应次数，提高酒石酸锑钾刺激腹膜致痛时的镇痛率为 65.6%～77.4%。

3. 对免疫功能的影响　小叶锦鸡儿有一定免疫抑制作用，其煎剂 12.5 g/kg 灌服 5 或 7 日，可明显抑制小鼠脾脏 B 淋巴细胞溶血素抗体的生成或血清凝集素抗体的生成，3.125 及 15.6 g/kg 煎剂灌服 8 日还可明显减少淋巴细胞转化率及外周血脂酶阳性细胞数。其甲醇提取物 1 g/kg 灌服对小鼠血中碳粒廓清有明显的抑制作用。表明小叶锦鸡儿对单核巨噬细胞系统的功能及 B、T 淋巴细胞均有明显抑制作用。

4. 对呼吸系统的影响　豚鼠组胺喷雾引喘实验表明，灌服小叶锦鸡儿根煎剂 12.5 g/kg 能使呼吸困难及抽搐倒伏等哮喘反应的潜伏期明显延长，显示有一定平喘作用。氨水喷雾引咳法及酚红排泄法实验表明本品对小鼠无镇咳、祛痰作用。

5. 对心脏的作用　甲醇提取物 1、0.5 g/kg 灌胃给药可明显地降低氯仿诱发的小鼠室颤发生率。

6. 抑菌作用　小叶锦鸡儿根茎煎液体外实验对金黄色葡萄球菌、甲型溶血性链球菌、乙型溶血性链球菌、肺炎链球菌及卡他球菌等有一定抑制作用。

【药性】 味苦，性寒。

【功用主治】 清热解毒。主治咽喉肿痛。

【用法用量】 内服：煎汤，5～15 g；或入散剂。

【选方】 治咽喉肿痛　小叶锦鸡儿、当药、蒲公英各等分，共研细末。每次 1.5 g，开水冲服。

0564 小花八角枫 xiǎo huā bā jiǎo fēng（《广西药用植物名录》）

【异名】 九牛造、伪八角枫（《湖南药物志》），狭叶八角枫（《贵州中草药名录》）。

【基原】 为八角枫科八角枫属植物小花八角枫的根、叶。

【原植物】 小花八角枫 *Alangium faberi* Oliv.

落叶灌木，高 1～4 m。树皮平滑，灰褐色或深褐色；小枝纤细，近圆柱形，淡绿色或淡紫色，幼时有贴伏毛。叶互生；叶柄长 1～1.5 cm，近圆柱形，疏生淡黄色粗伏毛；叶片纸质，不裂或掌状 3 裂，不分裂者长圆形或披针形，先端渐尖或尾状渐尖，基部倾斜，近圆形或心脏形，通常长 7～12 cm，宽2.5～3.5 cm，上面绿色，幼时被稀疏的小硬毛，脉上较密，下面淡绿色，幼时被粗伏毛；主脉和侧脉在下面显著。聚伞花序短而纤细，有淡黄色粗伏毛，有花 5～10 朵，稀达 20 朵；苞片三角形，早落；花萼近钟形，外面被粗伏毛，裂片 7；花瓣 5～6，线形，外面被紧贴的粗伏毛，内面疏生柔毛，开花时向外反卷；雄蕊 5～6，花丝微扁，下部和花瓣合生，花药基部有刺毛状硬毛；花盘近球形；子房 1 室，花柱无毛，柱头近球形。核果近卵圆形或卵状椭圆形，熟时淡紫色，先端有宿存萼齿。花期 6 月，果期 9 月。

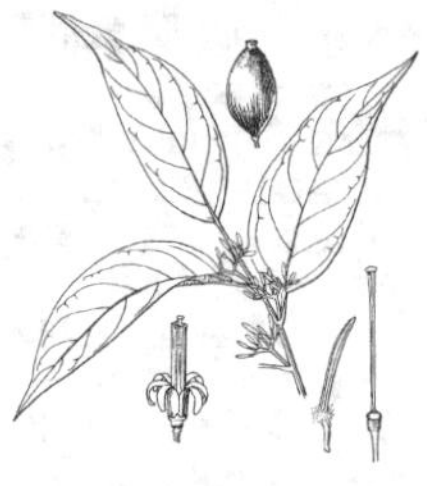

小花八角枫

生于海拔 1 600 m 以下的疏林中。分布于湖北、湖南、广东、广西、海南、四川、贵州等地。

【采收加工】 7～9 月采收，根切片晒干；叶鲜用。

【药性】 《湖南药物志》："微甘，平。"

【功用主治】 《湖南药物志》："祛风除湿，通经活络，行气止痛。治风湿性腰、腿、臂痛，胃痛，跌打损伤。"

【用法用量】 内服：煎汤，6～15 g。外用：捣敷；或研末调敷。

【选方】 1. 治风湿性腰、腿、臂痛，跌打损伤　伪八角枫根 30 g，或配丹参 15 g。水煎服。

2. 治妇女手臂痛　伪八角枫根 30 g。炖猪脚吃。（1、2 方出自《湖南药物志》）

0565 小花鸢尾根 xiǎo huā yuān wěi gēn（《四川常用中草药》）

【异名】 六棱麻根（《重庆常用草药手册》）。

【基原】 为鸢尾科鸢尾属植物小花鸢尾的根茎及根。

【原植物】 小花鸢尾 *Iris speculatrix* Hance　又名：亮紫鸢尾（《中国植物学杂志》），九节地菖蒲、九节箭菖蒲（《全国中草药汇编》），六棱麻（《四川常用中草药》）。

多年生草本，高 30～40 cm。植株基部围有棕褐色的老叶鞘纤维及披针形的鞘状叶。根茎横生，环节显著。基生叶剑形或条形，长 10～40 cm，宽 3～8 mm，先端渐尖，基部鞘状，全缘；茎生叶 3～4 片，较基生叶短。花茎扁平，有苞片 2，披针形；内含 1～2 花；花梗长 3～5.5 cm，花谢后弯曲；花蓝紫色或淡蓝色，直径 5～

6 cm,外轮裂片匙形,有深紫色的环形斑块,中脉密具橙黄色须状附属物,内轮裂片披针形,倾斜;雄蕊3,花药白色;子房下位,3室,花柱3分枝,花瓣状,先端2裂,边缘有齿。蒴果椭圆形,先端有细长而尖的喙,熟时纵裂为3瓣。种子梨形,棕褐色。花期4~5月,果期7~8月。

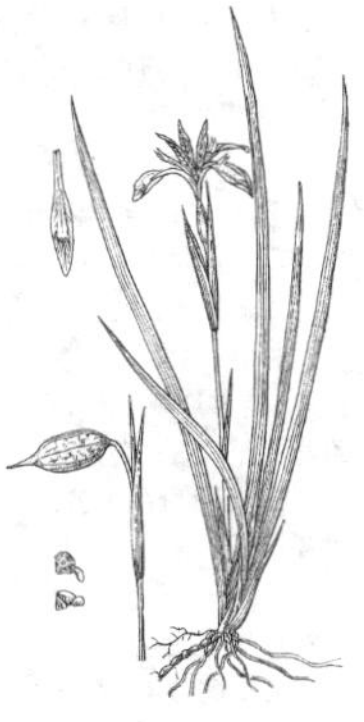
小花鸢尾

生于山地、路旁、林缘或疏林下。分布于浙江、安徽、福建、江西、湖北、湖南、广东、广西、贵州等地。

【采收加工】 9~11月采收,切段,晒干或鲜用。

【功用主治】 《四川常用中草药》:"活血,镇痛。治跌打损伤,闪腰挫气等痛症。"

【用法用量】 内服:浸酒,3~6 g。外用:捣敷;或煎汤洗。

【宜忌】 《四川常用中草药》:"孕妇忌服。"

0566 小花清风藤 xiǎo huā qīng fēng téng (《广西药用植物名录》)

【基原】 为清风藤科清风藤属植物小花清风藤的茎和叶。

【原植物】 小花清风藤 *Sabia parviflora* Wall. ex Roxb. 又名:小花清藤(《贵州中草药名录》)。

常绿木质攀缘藤本,长2~4 m。单叶互生;叶柄长0.5~2 cm;叶片卵状披针形、狭长圆形或长圆状椭圆形,长5~12 cm,宽1~3 cm,先端渐尖,基部圆形或宽楔形。花小,两性;聚伞花序集成圆锥花序式,有花10~20(~25)朵,总花梗长2~6 cm,花梗长3~6 mm;花绿色或黄绿色;萼片5,有缘毛;花瓣5,长圆形或长圆状披针形,有红色脉纹;雄蕊5,花丝粗而扁平;花盘杯状,边缘5深裂;子房无毛。分果爿近圆形;核中肋不明显。花期3~5月,果期7~9月。

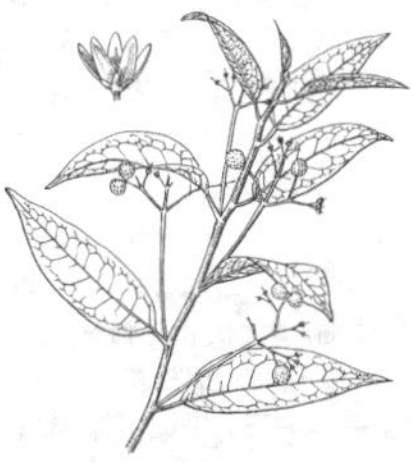
小花清风藤

生于海拔800~2 800 m的山沟、溪边林中或山坡灌木林中。分布于广西、贵州、云南。

本植物的根(小花清风藤根)亦供药用,另设专条。

【采收加工】 7~9月采收茎、叶,茎切片,叶切碎,鲜用或晒干。

【药材】 小花清风藤 *Sabiae Parviflorae Caulis et Folium* 主产云南、贵州、广西。

性状 茎圆柱形,有的扭曲,表面灰褐色或灰绿色,粗糙,具纵皱及纵向皮孔以及叶柄脱落痕迹或细枝脱落后的残基;外皮易脱落,脱落处露出黄白色或棕黄色撕裂状木部,外皮内表面具深陷的均匀的纵沟纹。体轻质坚,不易折断,断面木部占绝大部分,呈灰黄色或黄白色裂片状,中心有髓。气微,味淡。

鉴别 (1) 茎横切面:木栓层由数列细胞组成,最外侧被一层蜡质薄膜。皮层薄壁细胞数列,细胞呈长椭圆形,切向排列,有的细胞含有棕黄色物质,皮层内侧有一圈由石细胞群和纤维束混合组成的环带。韧皮射线细胞多已形成石细胞,类方形或长方形,孔沟明显,胞腔内嵌有草酸钙方晶,直达形成层,韧皮部多有大型裂隙。形成层有时明显,细胞2~3列。木射线2~3列,可多达10数列,细胞呈长方形,整齐排列;导管多单个散在,初生木质部明显。中央为髓部。薄壁细胞含草酸钙方晶。

粉末特征:叶粉末呈黄绿色。气孔为不定式,副卫细胞和邻细胞均呈多角形。上表皮细胞呈多角形,细胞壁加厚。草酸钙簇晶棱角钝,易散开呈方晶状。偶见晶鞘纤维,含草酸钙簇晶,排列整齐。螺纹导管易见。

(2) 取本品粗粉1 g,加入0.5%盐酸乙醇溶液10 ml,置水浴上回流10分钟,滤过,用5%氢氧化铵试液调至中性,在水浴上蒸干,加稀盐酸1 ml溶解,滤过,取滤液2滴分别滴入点滴板中,一份加硅钨酸试液1滴产生白色沉淀;另一份加碘化铋钾试液产生红棕色沉淀(检查生物碱)。

(3) 取本品粗粉1 g,加甲醇10 ml,置水浴上回流10分钟,滤过,取滤液1 ml,在沸水浴上蒸干,加入饱和的硼酸丙酮溶液及10%枸橼酸丙酮溶液1 ml,继续蒸干,置紫外灯下观察有强烈的黄绿色荧光。

【功用主治】 《中国民族药志》:"治疗和预防黄疸型传染性肝炎。止刀伤出血,并能消炎。"

【用法用量】 内服:煎汤,30~60 g。外用:鲜品捣敷。

【临床报道】 治疗病毒性肝炎 将84例病毒性肝炎患者随机分为单纯组和综合组,单纯组甲肝31例,乙肝12例,用小花清风藤治疗。综合组甲肝31例,乙肝10例,用小花清风藤治疗,并加用板蓝根(肌注),能量合剂(肌注或静滴)、云芝肝泰冲剂、齐墩果酸片(其中两种药物最低治疗量)。另设对照组31例,其中甲肝15例,乙肝16例,不用小花清风藤治疗,余同综合组用药。用药方法:① 小花清风藤茎叶鲜品,成人每日200 g,水煎,分3次服,儿童酌减;② 小花清风藤茎叶制成冲剂,每包含鲜品75 g,成人每日3次,每次1包,儿童酌减。治疗结果:① 甲肝:单纯组、综合组、对照组临床治愈率分别为96.8%、93.6%和80.0%。丙氨酸氨基转移酶(ALT)转阴率分别同于临床治愈率。ALT转阴时间分别为20.6±6.2日、21.3±6.2日和31.6±6.6日。单纯组、综合组的临床治愈率、ALT转阴率及转阴时间均无显著差异($P>0.05$),而单纯组、对照组的ALT转阴时间有非常显著的差异($P<0.01$)。② 乙肝:单纯组、综合组、对照组有效率分别为75.0%、80.0%和56.3%,临床治愈率分别为25%、30.0%、25.0%。ALT转阴率分别为58.3%、60.0%、37.5%,ALT转阴时间分别为25.7±6.5日、24.8±6.4日和35.0±6.9日。单纯组、综合组的有效率、临床治愈率、ALT转阴率及转阴时间均无显著差异($P>0.05$),而单纯组、对照组的ALT转阴时间有非常显著的差异($P<0.01$)。本品(小花清风藤)治疗病毒性肝炎甲型和乙型疗效显著。单药治疗43例,有效率为93.0%;与其他药物合用治疗41例,有效率为94.0%,本品较垂盆草对各型肝炎有效率为66.6%~83.0%无显著差异($P>0.05$)。用药后症状、体征消失快,氨基转移酶转阴时间短,副作用小。

0567 小果蔷薇叶 xiǎo guǒ qiáng wēi yè (《天目山药用植物志》)

【异名】 小金樱叶(《生草药性备要》),山木香叶、荆刺叶(《湖南药物志》),红刺叶(《贵州草药》),明目茶(江西《草药手册》)。

【基原】 为蔷薇科蔷薇属植物小果蔷薇的叶。

【原植物】 参见"小果蔷薇根"条。

【采收加工】 5~9月采叶,鲜用。

【药性】 《生草药性备要》:"性温。"

【功用主治】 解毒消肿,活血散瘀。主治疮痈肿痛,烫火伤,跌打损伤,风湿痹痛。

1.《分类草药性》:"治跌打损伤,消散肿毒。"

2.《岭南采药录》:"敷疮毒。"

3.《重庆草药》:"行气,活血,散瘀。"

【用法用量】 内服:煎汤,15~30 g。外用:鲜品捣敷。

【选方】 1. 治痈疖 鲜(山木香)叶和冷饭少许,捣烂敷患

处。(《福建中草药》)

2. 治对口疮　山木香叶、枇杷树皮,共捣烂,敷患处。

3. 治烫火伤　山木香叶、青火草,捣烂敷患处。(2、3方出自《湖南药物志》)

4. 治手指砍断　先整骨,后用红刺嫩叶尖嚼绒,外包伤处,每日换药1次。(《贵州草药》)

0568 小果蔷薇花 xiǎo guǒ qiáng wēi huā (《福建药物志》)

【异名】 小刺花(《湖南药物志》),野蔷薇花(南药《中草药学》),七叶朝春花(《福建药物志》)。

【基原】 为蔷薇科蔷薇属植物小果蔷薇 *Rosa cymosa* Tratt. 的花。

【原植物】 参见"小果蔷薇根"条。

【采收加工】 5～6月花盛开时采摘,晾干或晒干。

【成分】 花的精油含20多种成分,主要有丁香油酚(eugenol),芳樟醇(linalool),十九烷(nonadecane),十七烷(heptadecane),牻牛儿醇(geraniol),苄基甲醇(benzylmethanol),l-十七烯(l-heptadecene),桂皮醛(cinnamic aldehyde)及苯甲酸乙酯(ethylbenzoate)2.88%等。

【药性】 《福建药物志》:"甘、酸,平。"

【功用主治】 健脾,解暑。主治食欲不振,暑热口渴。

1. 南药《中草药学》:"健胃,截疟。"

2.《福建药物志》:"清凉解暑。治口渴。"

【用法用量】 内服:煎汤,3～9 g。

0569 小果蔷薇茎 xiǎo guǒ qiáng wēi jīng (《福建药物志》)

【异名】 红茨藤(《分类草药性》),小和尚藤(《重庆草药》),五加莲、苙刺甲、狗屎刺(《湖南药物志》),鱼杆子、青刺(《天目山药用植物志》)。

【基原】 为蔷薇科蔷薇属植物小果蔷薇的茎藤。

【原植物】 参见"小果蔷薇根"条。

【采收加工】 7～9月采收,割取茎藤,切段晒干。

【药性】 《福建药物志》:"微苦、酸,平。"

【功用主治】 《福建药物志》:"治腹泻、胃痛、风湿关节痛、遗尿、子宫脱垂、痛经、脱肛。"

【用法用量】 内服:煎汤,30～60 g;或炖肉服。

【选方】 1. 治子宫脱垂　小和尚藤60 g,落地金钱60 g。炖肉服。

2. 治脱肛　小和尚藤120 g,无花果60 g。炖肉服。(1、2方出自《重庆草药》)

3. 治白带　小果蔷薇茎18 g,金樱子15 g,椿根皮12 g。腰痛加肖梵天花30 g,头晕加细叶石仙桃30 g,鸡蛋1只。水炖服。(《福建药物志》)

0570 小果蔷薇果 xiǎo guǒ qiáng wēi guǒ (《天目山药用植物志》)

【异名】 小金樱子(《生草药性备要》),鸡公子(《湖南药物志》),小金荚(《中药志》)。

【基原】 为蔷薇科蔷薇属植物小果蔷薇的果实。

【原植物】 参见"小果蔷薇根"条。

【采收加工】 10～11月果熟时采摘,鲜用或晒干。

【药材】 小果蔷薇果 *Rosae Cymosae Fructus*　全国大部分地区均有野生。

性状　果实圆球形。表面棕红色或黑褐色,平滑,微有光泽,顶端有不突高的花萼残基,基部常带有细小果柄。果肉较薄,棕色,内有小瘦果5～10个,蒜瓣形,棕黄色。气微,味甘微涩。

【药性】 甘、涩,平。

1.《生草药性备要》:"味劫,性温。"

2.《岭南采药录》:"味微甘,无毒。"

3.《福建药物志》:"甘、酸,平。"

【功用主治】 化痰,止咳,明目,固涩。主治风痰咳嗽,眼目昏糊,遗精,遗尿,小儿疳积,白带。

1.《天目山药用植物志》:"治风痰咳嗽。"

2.《安徽中草药》:"固肾涩精。"

3.《福建药物志》:"治遗精遗尿,白带,小儿疳积。"

【用法用量】 内服:煎汤,60～90 g。

【选方】 1. 治风痰咳嗽　小果蔷薇鲜果60～90 g,水煎,冲红糖。早晚饭前各服1次。(《天目山药用植物志》)

2. 治肝肾阴虚目昏　小果蔷薇果实、枸杞子、地肤子各60 g。共研细末。每次9 g,每日2次,温酒少许冲下。

3. 治小便失禁　小果蔷薇果实60 g,炙甘草9 g。煎服。(2、3方出自《安徽中草药》)

4. 治小儿疳积　(小果蔷薇)干果9～15 g,莲子肉9 g。水煎服。(《福建中草药》)

0571 小果蔷薇根 xiǎo guǒ qiáng wēi gēn (《天目山药用植物志》)

【异名】 山木香根(《湖南药物志》),红刺根(《贵州草药》),小和尚头、细叶红根(《四川常用中草药》),小红根(《贵州中草药名录》)。

【基原】 为蔷薇科蔷薇属植物小果蔷薇的根。

【原植物】 小果蔷薇 *Rosa cymosa* Tratt. [*R. microcarpa* Lindl.]

攀缘灌木,高2～5 m。小枝有钩状皮刺。奇数羽状复叶互生,小叶3～5,稀7,连叶柄长5～10 cm;托叶线形早落;小叶片卵状披针形或椭圆形,长2.5～6 cm,宽0.8～2.5 cm,先端渐尖,基部近圆形,边缘有细锯齿,两面均无毛;小叶柄和叶轴有稀疏皮刺和腺毛。花两性;复伞房花序;萼片5,卵形,先端渐尖,常有羽状裂片;花瓣5,白色,倒卵形;花柱离生,密被白色绒毛。果实球形,直径4～7 mm,红色至黑褐色。花期5～6月,果期7～11月。

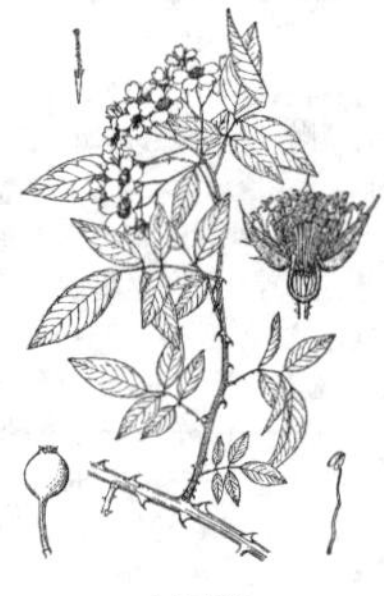

小果蔷薇

生于海拔250～1 300 m的向阳山坡、路边灌丛或丘陵地。分布于西南及江苏、浙江、安徽、福建、江西、湖南、广东、广西、台湾等地。

本植物的叶(小果蔷薇叶)、花(小果蔷薇花)、茎(小果蔷薇茎)、果(小果蔷薇果)亦供药用,另设专条。

【采收加工】 9～12月挖根,切段,鲜用或晒干。

【成分】 根含小果蔷薇苷(rocymosin) A、B;鞣质:木麻黄鞣宁(casuarinin),玫瑰鞣质(rugosin) D,狭叶栎鞣质(stenophyllanin) A、B,右旋儿茶素(catechin),原矢车菊素(procyanidin) B_3,原矢车菊素 B_3 3-*O*-没食子酸酯(procyanidin B_3 3-*O*-gallate),儿茶素-(4α→6)-儿茶素(4α→6)-表儿茶素〔catechin-(4α→6)-catechin-(4α→6)-epicatechin〕。

【药理】 1. 促凝和止血作用　在犬股动脉半横断和肝、脾、肾等脏器切口试验中,根皮粉或其提取物局部应用,可使出血时间明显缩短。在促凝试验中,该提取物对兔血有显著促凝作用,终浓度在0.82%以下时,能使兔血的凝血时间由25～31分钟缩短到10分钟左右,但对鸭血则无此作用,反使凝血时间延长。由于鸭血缺乏接触因子(hageman factor),而兔血则有此因子,因此认为是通过激活接触因子而起作用的。其促凝成分存在于鞣质部分内，如用铬皮粉除去鞣质后，其促凝作用即消失。

2. 抗菌作用　体外试验证明，5%本品水提取物对金黄色葡萄球菌、溶血性链球菌和变形杆菌均有杀菌作用，对大肠杆菌在20%浓度时也有杀灭作用。

毒性　水提物10 g/kg 灌胃给药，上、下午各1次，对小鼠未见毒性反应。但腹腔注射有明显刺激性；剂量超过1 g/kg可引起小鼠死亡。以0.71～1.42 mg/kg 静脉注射于犬，未见毒性反应。

【药性】 苦、酸，微温。

1.《生草药性备要》："性温。"

2.《重庆草药》："味苦，性平。无毒。"

3.《江西草药》："性温，味酸。"

【功用主治】 散瘀，止血，固涩，解毒。主治跌打损伤，外伤出血，月经过多，小儿遗尿，尿频，白带，子宫脱垂，痔疮，脱肛，肿毒。

1.《生草药性备要》："能敛血。"

2.《分类草药性》："治跌打损伤，消散肿毒，和血，治血虚潮热。"

3.《重庆草药》："行气，活血散瘀。治妇女血虚干痨，子宫脱垂，男子痔疮，脱肛，风湿疼痛。"

4.《江西草药》："疏风消肿，止血固肾。治月经过多，小儿遗尿，老年尿频，口腔糜烂，牙痛，痈肿，外伤出血，鼻衄，黄汗。"

【用法用量】 内服：煎汤，10～30 g，或兑入红白糖或甜酒，或与瘦肉或鸡同炖。外用：捣敷。

【选方】 1. 治跌打损伤　小果蔷薇根15～30 g。水煎，甜酒兑服。(《江西草药》)

2. 治筋骨酸痛　小果蔷薇根60 g，八角枫须根1.5 g。水煎服。(《安徽中草药》)

3. 治小儿遗尿，老年尿频　小果蔷薇根60 g，猪瘦肉120 g，或墨鱼1只。同炖。服汤食肉。(《江西草药》)

4. 治痛经　小果蔷薇根30 g，野木瓜15 g，红酒适量。水煎服。(4、5方出自《福建药物志》)

5. 治月经不正，经水黑色起泡　小和尚藤根150 g，刮金板90 g，绛耳木根60 g。炖鸡或炖肉服。(《重庆草药》)

6. 治疖毒初起　小果蔷薇根，加米泔汁磨成浓汁，涂敷患处。(《天目山药用植物志》)

7. 治咳嗽　红刺根、白刺各9 g。水煎，兑白糖服。(《贵州草药》)

【临床报道】 治疗外伤性出血　取(小果蔷薇)根皮洗净切碎，晒干，磨粉过筛，以20倍量水浸泡24小时(其中加热2小时)，滤过，滤渣晒干碾细备用。治疗外伤性出血(四肢浅表裂伤，鼻衄，拔甲后甲床出血)56例，一般用0.5～1 g置于伤口上，止血时间最短5秒，最长3分钟。平均约30秒，随访55例，均无不良反应。

0572 小九头狮子草 xiǎo jiǔ tóu shī zǐ cǎo (《滇南本草》)

【异名】 绣球藤(《滇南本草》)，铁线牡丹、小九股牛、回龙草(《全国中草药汇编》)，白木通、细木通(《云南中药志》)。

【基原】 为毛茛科铁线莲属植物毛茛铁线莲的全草和根。

【原植物】 毛茛铁线莲 *Clematis ranunculoides* Franch. [*C. pterantha* Dunn var. *grossedentata* Rehd. et Wils.]

毛茛铁线莲

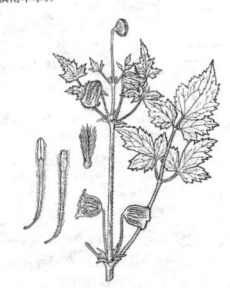

草质或半灌木状藤本，长0.5～4 m。根短而粗壮，木质，表面棕黑色，内面淡黄色。茎基部常四棱形，上部六棱形。基生叶有3～5小叶，叶柄长7～10 cm；茎生叶对生，常为三出复叶；小叶片卵圆形或近圆形，长4～6 cm，宽2～4 cm，先端钝圆或钝尖，基部宽楔形，边缘有不规则的粗锯齿，常3裂，两面被疏柔毛，叶脉在下面凸起；小叶柄短。聚伞花序腋生，1～3朵花，花梗基部有1对叶状苞片；花两性；钟状，直径1.5 cm；萼片4，卵圆形，紫红色，边缘密被淡黄色绒毛，外面脉纹上有2～4条凸起的翅；花瓣无；雄蕊多数，花药线形；心皮多数。瘦果纺锤形，棕红色，宿存花柱羽毛状。花期9～10月，果期10～11月。

生于海拔500～3 000 m的山坡、沟边、林下或灌木丛中。分布于广西西北部、四川西南部、贵州西南部、云南西北部。

【采收加工】 9～10月采集，切碎，晒干。

【药性】 苦、淡、微辛，微寒。

1.《滇南本草》："味苦，性微寒。无毒。"

2.《全国中草药汇编》："味淡、微辛，平。"

【功用主治】 清热，解毒，利尿，活络。主治疮痈疖肿，乳痈，水肿，癃闭，跌打损伤，肾囊风痒。

1.《滇南本草》："主治一切下部生疮，肾囊风痒。"

2.《全国中草药汇编》："清热解毒，祛瘀活络，利尿。主治疖痈，并治尿闭，乳腺炎，跌打损伤。"

【用法用量】 内服：煎汤，10～15 g。外用：煎水外洗。

【选方】 1. 治天疱疮　小九头狮子草焙干研细末。撒疮上。

2. 治鼻痔疮或中毒于肺，鼻不能闻香臭　小九头狮子草烧灰(存性)研末。吹入鼻中。(1、2方出自《滇南本草》)

0573 小叶三点金草 xiǎo yè sān diǎn jīn cǎo (《福建药物志》)

【异名】 碎米柴、漆大伯、天小豆(《江西民间草药》)，马尾藤、狮子草(《云南中草药选》)，辫子草、马尾草、细鞭打、消黄散、细叶兰、逍遥草、斑鸠窝、散风散、马龙通、地盘茶、斑鸠鼻、小木通(《云南中草药》)，路路星、太阳草、红梗草、大叶关门草、消毒草(江西《草药手册》)，红漆筋、红关门、红盲夹、金七枝(《浙江药用植物志》)。

【基原】 为豆科山蚂蟥属植物小叶三点金草的全草。

【原植物】 小叶三点金草 *Desmodium microphyllum* (Thunb.) DC. [*Hedysarum microphyllum* Thunb.] 又名：小叶山绿豆(《海南植物志》)。

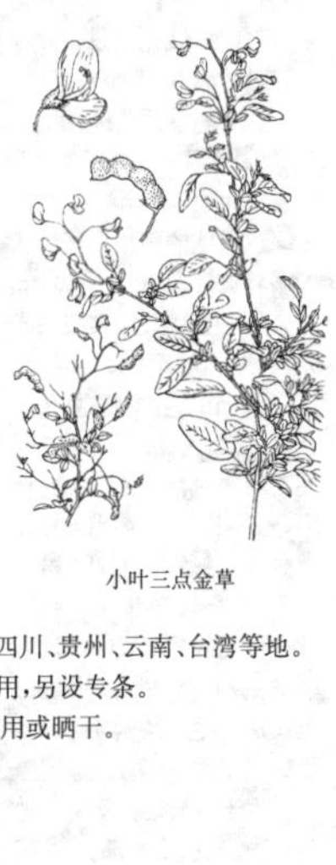

小叶三点金草

草本，平卧或直立。根粗，木质。茎分枝，纤细，无毛。托叶披针形；三出复叶，顶生小叶长圆形，长2～9 mm，宽约4 mm，先端圆钝，微凹，有短尖，基部圆形，上面无毛，下面具白色长柔毛，侧生小叶稍小。总状花序顶生或腋生，总花梗有开展短毛；花萼浅钟状，萼齿披针形，有白色柔毛；花冠淡紫色，旗瓣近圆形，基部狭，无爪，龙骨瓣与翼瓣等长；雄蕊10，二体。荚果有荚节2～4，有毛。花、果期5～9月。

生于山坡草地或灌木丛中。分布于江苏、浙江、安徽、福建、江西、湖北、湖南、广东、广西、海南、四川、贵州、云南、台湾等地。

本植物的根(辫子草根)亦供药用，另设专条。

【采收加工】 7～10月采收，鲜用或晒干。

【药性】 甘、苦，凉。

1.《江西草药》："甘，平。"

2.《云南中草药》："苦，凉。"

【功用主治】 清热利湿，止咳平喘，消肿解毒。主治石淋，胃痛，黄疸，痢疾，咳嗽，哮喘，小儿疳积，痈疮，瘰疬，痔疮，漆疮，烧烫伤，毒蛇咬伤。

1.《云南中草药》："消炎止血，利湿通络。治肾、膀胱结石，慢性胃炎，发热。"

2.《全国中草药汇编》："健脾利湿，止咳平喘，解毒消肿。治小儿疳积，黄疸，痢疾，咳嗽，哮喘，支气管炎；外用治毒蛇咬伤，痈疮溃烂，漆疮，痔疮。"

【用法用量】 内服：煎汤，9～15 g，鲜品 30～60 g。外用：鲜品捣敷；或煎水熏洗。

【选方】 1. 治急性黄疸型肝炎，体虚自汗　小叶三点金全草 15～30 g，黄毛耳草 30 g。水煎服。

2. 治慢性气管炎、哮喘　小叶三点金全草 30～60 g。水煎，每日分 4 次服。（1、2 方出自《湖南药物志》）

3. 治小儿疳积　小叶三点金 30 g，雪见草 15 g，鸡肝 1 具。水炖，服汤食肝。（《江西草药》）

4. 治颈淋巴结核　鲜小叶三点金全草 10～15 株，捣烂加开水少许，绞汁服，渣敷患处。（《福建药物志》）

5. 治结合膜炎　小叶三点金 30 g，菊花 6 g，黄连 4.5 g。煎服。（《安徽中草药》）

6. 治疮疖肿毒，急性乳腺炎　小叶三点金鲜草或配蒲公英，捣烂敷。（《湖南药物志》）

7. 治毒蛇咬伤　鲜辫子草适量，捣烂外敷，同时用鲜品 30～60 g 煎服。（《云南中草药选》）

0574 小花清风藤根 xiǎo huā qīng fēng téng gēn（《云南中药资源名录》）

【基原】 清风藤科清风藤属植物小花清风藤的根。

【原植物】 参见"小花清风藤"条。

【采收加工】 9～12 月挖取根部，切片，鲜用或晒干。

【功用主治】 祛风除湿，解毒散瘀。主治风湿痹痛，跌打损伤，黄疸。

【用法用量】 内服：煎汤，6～9 g。外用：捣敷；或煎水熏洗。

0575 飞廉 fēi lián（《本经》）

【异名】 飞轻（《本经》），天荠、伏猪、伏兔、飞雉、木禾（《别录》），飞廉蒿（《千金方》），老牛错（《黑龙江中药》），红花草、刺打草、雷公菜（《湖南药物志》），大力王、枫头棵、飞帘（苏医《中草药手册》），红马刺（《曲靖中草药手册》），刺盖（《全国中草药汇编》）。

【基原】 为菊科飞廉属植物丝毛飞廉与节毛飞廉的全草或根。

【原植物】 1. 丝毛飞廉 *Carduus crispus* L.

二年生草本，高50～120 cm。主根肥厚。茎直立，具纵棱，棱有绿色间歇的三角形刺齿状翼。叶互生；通常无柄而抱茎；下部叶椭圆状披针形，长 5～20 cm，羽状深裂，裂片常大小相对而生，边缘有刺，上面绿色，具细毛或近乎光滑，下面初具蛛丝状毛，后渐变光滑；上部叶渐小。头状花序 2～3 个簇生枝端；总苞钟状，总苞片多层，外层较内层逐渐变短，中层条状披针形，先端长尖成刺状，向外反曲，内层条形，膜质，稍带紫色；花全为管状花，两性，紫红色。瘦果长椭圆形，先端平截，基部收缩；冠毛白色或灰白色，呈刺毛状，稍粗糙。花期 5～7 月。

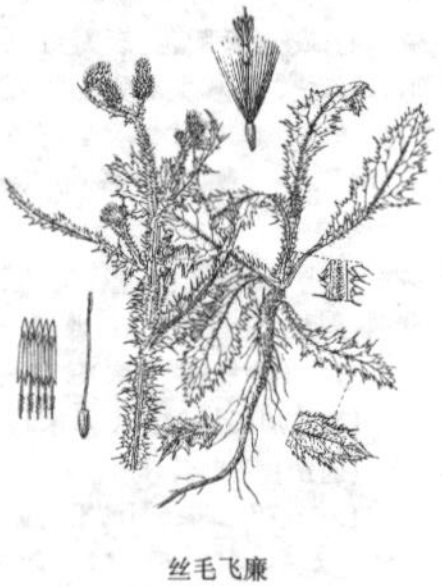
丝毛飞廉

生于田野、路旁或山地草丛中。我国大部分省区有分布。

2. 节毛飞廉 *C. acanthoides* L.　又名：藏飞廉（《西藏常用中草药》）。

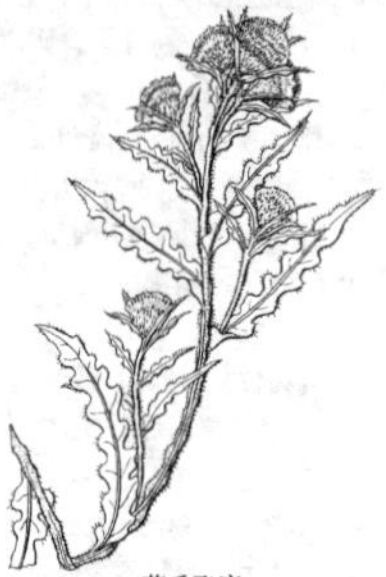
节毛飞廉

本种与前种之区别，在于本种全株被白色蛛丝状毛。叶片披针形或倒披针形，羽状浅裂，裂片近等大，整齐对生；下部叶具短柄，上部叶无柄抱茎。头状花序多为单生，较大；花序下有宽条形叶状总苞片，长超过头状花序。瘦果椭圆形，稍扁，冠毛白色，多层，基部合生。

生于山坡草丛中及路旁。分布于云南及西藏。

【采收加工】 5～7 月采收全草及花，9～10 月挖根，鲜用或除花阴干外，其余切段晒干。

【药材】 飞廉 *Cardui Crispi Herba seu Radix*　产于全国各地。

性状　茎圆柱形，具纵棱，并附有绿色的翅，翅有针刺，质脆，断面髓部白色，常呈空洞。叶椭圆状披针形，羽状深裂，裂片边缘具刺，上面绿色，具细毛或近乎光滑，下面具蛛丝状毛。头状花序干缩，总苞钟形，黄褐色，苞片数层，线状披针形，先端长尖成刺向外反卷，内层苞片膜质，带紫色。花紫红色，冠毛刺状，黄白色。气味微弱。

鉴别　茎横切面：表皮、皮层于叶状翅处向外突出，棱脊处的表皮下方有厚角组织，外韧维管束环列，韧皮纤维束微木化，木质部内侧具微木化纤维群；髓常呈空洞。

叶表面观：上表皮细胞类多角形，下表皮细胞不规则形，垂周壁波状弯曲。气孔不定式或不等式，非腺毛多断碎，由 5～10 余个细胞组成，顶端细胞极细长并扭曲。

【成分】 节毛飞廉新鲜茎含去氢飞廉碱（acanthoine）和去氢飞廉定（acanthodine）等。

【药理】 对心血管系统的作用　0.2%飞廉水提液能显著提高兔离体心脏冠脉流量，对抗由垂体后叶素造成的冠脉痉挛和冠脉流量下降，减弱垂体后叶素致 T 波、ST 波升高程度。健康家兔在安静状态下的心电图变化说明飞廉能对抗垂体后叶素造成的心肌缺血，对心肌具有保护作用。

【药性】 微苦，凉。归肝经。

1.《本经》："味苦，平。"

2.《别录》："无毒。"

3.《药性论》："味苦、咸，有毒。"

4.《陕西中药志》："甘，凉，无毒。入肝经。"

【功用主治】 清热，利湿，凉血，散瘀。主治感冒咳嗽，淋证，白浊，白带，风湿痹痛，尿血，吐血，衄血，月经过多，跌打损伤，疔疮疖肿，痔疮。

1.《本经》："主骨节热，胫重酸疼。久服令人身轻。"

2.《别录》："（主）头眩顶重，皮间邪风如蜂螫针刺，鱼子细起，热疮、痈、疽、痔，湿痹，止风邪咳嗽，下乳汁。益气，明目，不老。"

3.《药性论》："主留血。"

4.《新修本草》："疗疳蚀，杀虫。"

5.《四声本草》："小儿疳痢，为散，以浆水下之。"

6.《纲目》："治头风眩运。"

7.《陕西中药志》："凉血散瘀，止血消肿。主治吐血，衄血，血崩，尿血，外伤出血及疮肿等症。"

8.《全国中草药汇编》："散瘀止血，清热利湿。主治吐血，衄血，尿血，功能性子宫出血，白带，乳糜尿，泌尿系统感染。"

【用法用量】 内服：煎汤，9～30 g，鲜品 30～60 g；或入丸、散；或浸酒。外用：煎水洗；或鲜品捣敷；或烧存性，研末掺。

【宜忌】 1.《本草经集注》："得乌头良。恶麻黄。"

2.《陕西中药志》："脾胃虚寒无瘀滞者忌用。"

【选方】 1. 治感冒、流感　飞廉干花 9 g 或干根 15 g，银花 9 g，板蓝根 15 g。水煎服。

2. 治乳糜尿，尿路感染，血尿　飞廉 125 g，玉米秸芯（或向日葵秸芯）15～31 g，白鸡冠花 31 g，糖 100 g。煎 2 次合成 500 ml。分 2 次服，每日 1 剂。（1、2 方出自南药《中草药学》）

3. 治关节炎　飞廉 150 g，何首乌 45 g。白酒适量，浸泡 1 星期。每次 1 盅，日服 3 次。（《内蒙古中草药》）

4. 治鼻衄、功能性子宫出血，尿血　飞廉、茜草、地榆各 9 g。水煎服。（《全国中草药汇编》）

5. 治疳䘌蚀口齿及下部　飞廉蒿烧作灰，捣筛，以两钱匕著病处，甚痛，忍之。若不痛，则非疳也。（《千金方》）

0576 飞机草 fēi jī cǎo（广州部队《常用中草药手册》）

【异名】 香泽兰（广州部队《常用中草药手册》）。

【基原】 为菊科泽兰属植物飞机草的全草。

【原植物】 飞机草 *Eupatorium odoratum* L.

多年生粗壮草本，高 1～3 m。茎被灰白色柔毛，分枝与主茎成直角射出。单叶对生；叶柄长 1～2 cm；叶片三角形或三角状卵形，长 4～10 cm，宽 1.5～5.5 cm，先端渐尖，基部楔形，边缘有粗大钝锯齿，两面均被绒毛，基出 3 脉。头状花序生于分枝顶端和茎顶端，排成伞房花序，花粉红色，全为管状花；总苞圆柱状，总苞片有褐色纵条纹；冠毛较花冠稍长。瘦果无毛，无腺点。花果期 4～12 月。

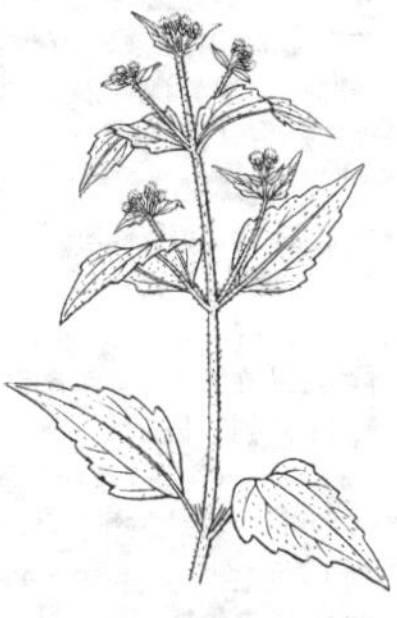

飞 机 草

生于热带、亚热带的山坡、路旁。分布于广东、广西、海南及云南等地。

【采收加工】 7～10 月采收，鲜用。

【成分】 鲜枝叶含挥发油 0.3%～0.4%，其中主含香豆素（coumarin），乙酸龙脑酯（bornylacetate），芳樟醇（linalool），泽兰醇（eupatol），左旋及右旋泽兰烯（eupatene）。

地上部分含黄酮类：异樱花素（isosakuranetin），飞机草素（odoratin），刺槐素（acacetin），樱花素（sakuranetin），山柰素（kaempferide），柽柳素（tamarixetin），三裂鼠尾草素（salvigenin），异樱花素-7-甲醚（isosakuranetin-7-methyl ether），4′，5-二羟基-3′，7-二甲氧基黄酮（4′，5-dihydroxy-3′，7-dimethoxy flavone），4′，5，6，7-四甲氧基黄烷酮（4′，5，6，7-tetramethoxy flavanone），4′-羟基-5，6，7-三甲氧基黄烷酮（4′-hydroxy-5，6，7-trimethoxyflavanone），2′，4-二羟基-4′，5′，6′-三甲氧基查耳酮（2′，4-dihydroxy-4′，5′，6′-trimethoxychalcone），山柰酚-4′-甲醚（kaempferol-4′-methyl ether），槲皮素-7，4′-二甲醚（quercetin-7，4′-dimethyl ether），柚皮素-4′-甲醚（naringenin-4′-methyl ether）和 2′，5-二羟基-5′，7-二甲氧基黄酮（2′，5-dihydroxy-5′，7-dimethoxyflavanone）等。又含甾醇：豆甾醇（stigmasterol）以及 α、β 和 γ-谷甾醇（sitosterol）。还含萜类成分：羽扇豆醇（lupeol），β-香树脂醇（β-amyrin），环氧羽扇豆醇（epoxylupeol）。还含茴香酸（anisic acid）。

【药理】 1. 对平滑肌作用　叶和茎的煎剂对离体豚鼠回肠有兴奋作用，水提取物（加乙醇除去沉淀者）作用较弱，煎剂对离体兔十二指肠有抑制作用。两者对离体兔子宫均无明显作用。给小鼠腹腔注射，两者毒性均很小。

2. 对皮肤组织的作用　从飞机草叶子的水提物制备的 Eupolin 油膏 10 μg/ml 和 100 μg/ml 均能促进纤维原细胞和内皮细胞的生长，促进损伤的软组织和烧伤组织愈合。这种作用在只含 0.5%的小牛血清的半补体中表现特别明显。对纤维原细胞的中毒剂量是 250 μg/ml，但该剂量对内皮细胞并无明显损伤。

【药性】 微辛，温，小毒。

1. 广州部队《常用中草药手册》："微辛，温，气香。"

2.《广西本草选编》："有毒。"

【功用主治】 散瘀，解毒，杀虫，止血。主治跌打肿痛，疮疡肿毒，稻田性皮炎，外伤出血。

1. 广州部队《常用中草药手册》："杀虫，止血。"

2.《海南岛常用中草药手册》："外治小伤口出血，山蚂蝗咬伤流血不止，无名肿毒及杀灭钩端螺旋体。"

3.《广西本草选编》："止痒。"

【用法用量】 外用：鲜品捣敷，或揉碎涂擦。

【宜忌】 不宜内服。叶有毒，误食嫩叶会引起头晕、恶心、呕吐；用叶擦皮肤可导致红肿、起泡。

1.《广西本草选编》："叶有毒，误食引起头晕、呕吐。"

2.《全国中草药汇编》："一般不作内服。"

0577 飞蛾七 fēi é qī（《新华本草纲要》）

【基原】 为毛茛科唐松草属植物小果唐松草的根。

【原植物】 小果唐松草 *Thalictrum microgynum* Lecoy. ex Oliv.

多年生草本，高 20～42 cm。全株无毛。根状茎短，须根上有倒圆锥形小块根。茎直立，上部分枝。叶互生；叶柄长8～15 cm；叶为二至三回三出复叶；叶片长 10～15 cm；小叶楔状倒卵形、菱形或卵形，长 2～9.5 cm，宽 1.5～4.8 cm，3 浅裂，边缘有粗圆齿。花序似复伞形状；花两性，花梗丝状，长达 1.5 cm；萼片 4，花瓣状，白色，早落；花瓣无；雄蕊多数，花丝上部比花药宽，下部丝状，花药长圆形，先端有短尖；心皮6～15，有细柄，柱头小，几无花柱。瘦果狭椭圆形，下垂，有 6 条纵肋。花期 4～7 月，果期5～8 月。

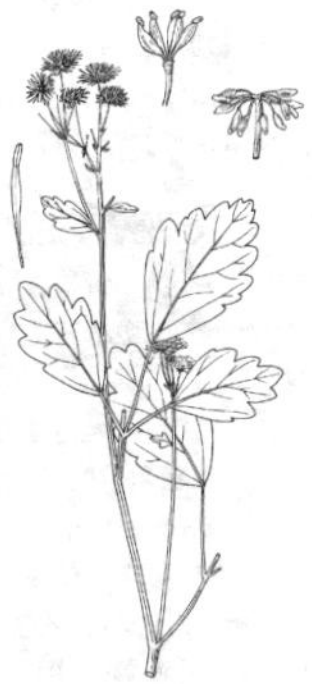

小果糖松草

生于海拔 700～2 800 m 的山地林下、草地或岩石边阴湿处。分布于陕西、湖北、湖南、四川、云南。

【采收加工】 7～10 月采挖，晒干。

【成分】 根含氧代紫番荔枝碱（oxopurpureine），箭头唐松草米定碱（thalicsimidine），海罂粟碱（glaucine）及 *N*-甲基六驳碱（*N*-methyllaurotetanine）。

全草含原阿片碱（protopine），隐品碱（crytopine），α-别隐品碱（α-allocryptopine），小檗胺（berbamine），药根碱（jatrorrhizine）。

【药理】 1. 抗癌作用　氧代紫番荔枝碱有抗癌活性。

2. 其他作用　海罂粟碱能显著抑制肉芽组织增生，并具有显著的镇咳作用，此作用强于可待因且治疗指数更高；还能协同催眠药抑制中枢，具有松弛肌肉、抗肾上腺素、抗过敏、抗血栓形成及抗血小板聚集等作用。

【功用主治】 清热，利湿，散瘀。主治全身黄肿，眼睛发黄，跌打损伤。

【用法用量】 内服：煎汤，3～9 g。

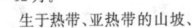

0578 飞蛾树 fēi é shù（《湖南药物志》）

【异名】 飞蛾槭、蝴蝶树、鸡火树。

【基原】 为槭树科槭属植物长裂葛萝槭的嫩枝和果实。

【原植物】 长裂葛萝槭 *Acer grosseri* Pax var. *hersii*（Rehd.）Rehd.［*A. hersii* Rehd.］ 又名：葛氏槭（湖南）。

落叶乔木，高达 8 m。树皮淡褐色，光滑；当年生枝绿色或紫绿色。叶对生；叶柄长 2～3 cm；叶片纸质，卵形，长 7～9 cm，宽 5～6 cm，边缘具密而尖锐的重锯齿，先端锐尖，基部近于心脏形，常较深的 3 裂，中央裂片较大，三角状卵形，上面深绿色，无毛；下面淡绿色；基出脉 3 条。花单性，雌雄异株，常成细瘦下垂的总状花序；萼片 5；花瓣 5；雄蕊 8，在雌花中不发育；花盘位于雄蕊内侧；子房紫色，在雄花中不发育。翅果幼时淡紫色，熟后黄褐色；小坚果微扁平，翅张开成钝角或近于水平。花期 4 月，果期 9 月。

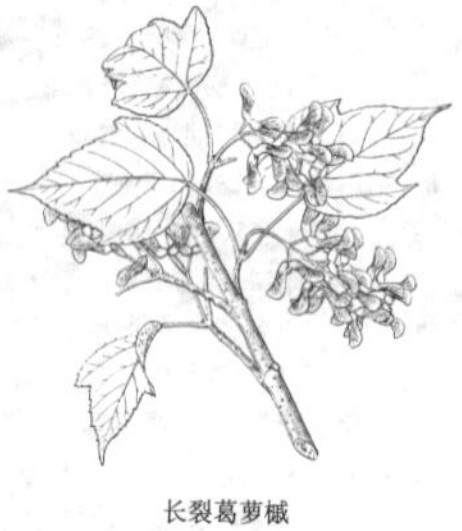

长裂葛萝槭

生于海拔 1 000～1 600 m 的疏林中。分布于安徽、浙江、江西、河南、湖北、湖南等地。

【采收加工】 9～10 月采收果实，晒干；6～7 月采收嫩枝，晒干。

【药性】 苦、咸，无毒。

【功用主治】 消炎，镇咳。主治新久咳嗽，鹅口疮。

【用法用量】 内服：煎汤，5～10 g。外用：研末撒。

【选方】 治蛾口疮 葛氏槭树果、青黛、雄黄。研末搽。

0579 飞龙掌血 fēi lóng zhǎng xuè（《植物名实图考》）

【异名】 黄椒（《分类草药性》），三百棒（《湖南药物志》），飞龙斩血（《云南中草药选》），见血飞、黄大金根、血棒头（《云南药用植物名录》），飞见血（《贵州中草药名录》）。

【基原】 为芸香科飞龙掌血属植物飞龙掌血的根或根皮。

【原植物】 飞龙掌血 *Toddalia asiatica*（L.）Lam.［*Paullinia asiatica* L.］ 又名：小金藤、散血丹（《新华本草纲要》）。

木质藤本。枝与分枝常有向下弯曲的皮刺；老枝褐色，幼枝淡绿色或黄绿色，常被有褐锈色的短柔毛和白色圆形皮孔。三出复叶互生；总叶柄长 3～5 cm；小叶无柄；小叶片革质，倒卵形、倒卵状长圆形或为长圆形，长 3.5～9 cm，宽 1.5～3.5 cm，先端急尖或微尖而钝头，基部楔形，边缘有细钝锯齿，齿缝及叶片都有透明腺点，两面无毛。花单性，白色至淡黄色；萼片同花瓣及雄蕊均为 4～5；雄花常排成腋生的圆锥状聚伞花序；雌花比雄花稍大，子房上位，近圆球形，被毛，3～5 室，每室有上下叠生的胚珠 2 颗。核果近球形，橙黄色至朱红色，有深色腺点，果皮肉质。种子肾形，黑色，有光泽。花期 10～12 月，果期 12 月至翌年 2 月。

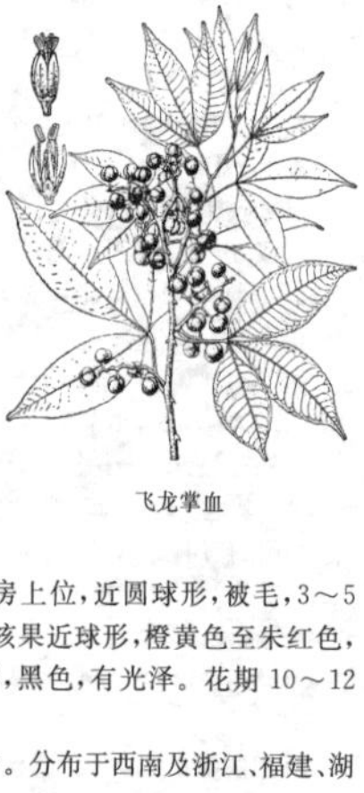

飞龙掌血

生于山林、路旁、灌丛或疏林中。分布于西南及浙江、福建、湖北、湖南、广东、广西、海南、陕西、台湾等地。

本植物的叶（飞龙掌血叶）亦供药用，另设专条。

【采收加工】 全年均可挖根，鲜用或切段晒干。

【药材】 飞龙掌血 *Toddaliae Asiaticae Radix seu Cortex* 产于湖南、贵州、四川、广东、海南、广西、陕西等地。

性状 根呈圆柱形，略弯曲。表面灰棕色至深黄棕色，粗糙，有细纵纹及稍凸起的白色类圆形或长椭圆形皮孔。栓皮易脱落，露出棕褐色或浅红棕色的皮部。质坚硬，不易折断，断面皮部与木部界线明显，木部淡黄色，年轮显著。气微，味辛、苦，有辛凉感。

根皮呈不规则长块状，厚 5～10 mm，质坚硬，不易折断，横断面及纵切面均显颗粒状，黄棕色或棕褐色，内表面淡褐色，有纵向纹理。

鉴别 （1）根横切面：木栓层为数十列木栓细胞。皮层宽阔，散有较多油室。韧皮部外侧有晶鞘纤维和石细胞群，石细胞呈椭圆形、圆形或不规则长圆形，壁厚，胞腔明显。韧皮部散有较小的油室和晶鞘纤维束。木质部导管呈类圆形，多单列断续放射状排列；木纤维发达，围绕于导管；木射线宽 1～4 细胞。薄壁细胞含淀粉粒，有的含草酸钙棱晶或方晶。

（2）取本品粗粉 1 g，加乙醇 20 ml，回流 20 分钟，滤过。取滤液 2 ml，加 7%盐酸羟胺溶液 3 滴和 10%氢氧化钠乙醇溶液 8 滴，置水浴上加热至微沸，放冷，加稀盐酸调至pH 3～4，加三氯化铁乙醇溶液 2 滴，溶液显红色；取滤液 5 ml，置瓷蒸发皿中，蒸干，加醋酐 1 ml，摇匀，加硫酸 2 滴，溶液显红色并转为绿色（检查内酯类）。

（3）薄层色谱：取本品粗粉 0.5 g，加乙醇适量回流 30 分钟，冷却，滤过，浓缩滤液作供试液。取白屈菜红碱制成对照品溶液。吸取二溶液点于同一加有磷酸二氢钾-CMC 硅胶薄层板上，以四氯化碳-甲醇（40∶2）展开 16 cm，置于紫外灯（365 nm）下观察，供试品色谱在与对照品色谱相应的位置上显相同的亮黄色斑点。

【成分】 根含生物碱：白屈菜红碱（chelerythrine），茵芋碱（skimmianine），小檗碱（berberine），二氢白屈菜红碱（dihydrochelerythrine），飞龙掌血默碱（toddalidimerine），8-羟基二氢白屈菜红碱（8-hydroxydihydrochelerythrine），阿尔洛花椒酰胺（arnottianamide），8-丙酮基-二氢白屈菜红碱（8-acetonyl-dihydrochelerythrine）等。另含香豆素类：飞龙掌血内酯（toddaculin），飞龙掌血双香豆素（toddasin）。挥发油中含丁香油酚（eugenol），香茅醇（citronellol）。此外，本品还含β-谷甾醇（β-sitosterol）等。

根皮含生物碱类：去-*N*-甲基白屈菜红碱（des-*N*-methylchelerythrine），氧化白屈菜红碱（oxychelerythrine），阿尔洛花椒酰胺，勒党碱（avicine），氧化勒党碱（oxyavicine），白屈菜红碱，白屈菜红碱-ϕ-氰化物（chelerythrine-ϕ-cyanide），全缘喹诺酮（integriquinolone），*N*-甲基芸香碱（*N*-methylflindersine），4-甲氧基-1-甲基-2-喹诺酮（4-methoxy-1-methyl-2-quinolone），（±）-白屈菜赤碱〔（±）-toddanin〕和异种荷包牡丹碱（isocoreximine），环己胺（cyclohexylamine）。香豆素化合物：九里香内酯（coumurrayin），飞龙掌血内酯酮（toddanone），8-（3，3-二甲基烯丙基）-6，7-二甲氧基香豆素〔8-（3，3-dimethylallyl）-6，7-dimethoxycoumarin〕，异茴芹香豆素（isopimpinellin），6-（3-氯-2-羟基-3-甲丁基）-5，7-二甲氧基香豆素〔6-（3-chloro-2-hydroxy-3-methylbutyl）-5，7-dimethoxy coumarin〕，6-甲酰基柠檬油素（6-formyllimettin），5，7，8-三甲氧基香豆素（5，7，8-trimethoxycoumarin），飞龙掌血双香豆素，飞龙掌血内酯烯醇（toddalenol），飞龙掌血新双香豆素（toddalosin），右旋飞龙掌血内酯醇（toddanol），6-（2-羟基-3-甲氧基-3-甲丁基）-5，7-二甲氧基香豆素〔6-（2-hydroxy-3-methoxy-3-methylbutyl）-5，7-dimethoxy coumarin〕，5-甲氧基苏北任酮（5-methoxysuberenon），飞龙掌血内酯烯酮（toddalenone）。香豆素类与生物碱的二聚物：飞龙掌血香豆喹啉酮（toddacoumalone）；香豆素与萘醌的二聚物：飞龙掌血香豆醌

(toddacoumaquinone)。另外根皮中还含香叶木苷(diosmin),橙皮苷(hesperidin)及三萜化合物 β-香树脂醇(β-amyrin)。

【药理】 1. 抗炎作用　浓度为 2 g(生药)/ml 的飞龙掌血注射液以 1 ml/100 g 给大鼠腹腔注射,显著抑制大鼠蛋清性踝关节肿;同样剂量每日 1 次,给药 5 日,大鼠甲醛性踝关节炎关节肿胀程度明显低于模型组;给药 6 日,对大鼠棉球肉芽肿有非常显著的抑制作用。50%根皮注射液以 2.5 g(生药)/kg、100%根心注射液以 5 g(生药)/kg 分别给大鼠腹腔注射,对大鼠鲜蛋清性踝关节肿在注射蛋清后 1~4 小时有明显抑制作用,根皮和根心对大鼠甲醛性关节炎和棉球肉芽肿试验作用不明显。

2. 镇痛作用　给小鼠口服飞龙掌血乙醇提取物具有明显的抗炎、镇痛作用,飞龙掌血注射液以 0.01 ml/g 给小鼠腹腔注射,对醋酸所致小鼠扭体反应有极显著抑制作用,根皮注射液 2.5 g(生药)/kg 对醋酸所致扭体反应抑制不明显,而根心注射液 5 g(生药)/kg 镇痛效果极显著。

3. 对心血管系统的作用　腹腔注射飞龙掌血水提物0.268 g(生药)/kg 可显著减少家兔急性缺血心肌的作功和耗氧,通过纠正心脏对氧的供需平衡失调,改善心脏收缩、舒张功能和泵血功能,从而发挥对缺血心肌的保护作用。腹腔注射飞龙掌血水提物 0.175 和0.525 g(生药)/kg 对结扎大鼠冠脉前降支和异丙肾上腺素所致心肌梗死有显著保护作用,该作用可能与抑制 Ga^{2+} 转运导致的血管扩张有关。静脉注射飞龙掌血水提物 0.073 5 和 0.127 g(生药)/kg 对正常麻醉家猫能扩张外周血管、降低心脏后负荷,对心脏有明显抑制作用。

4. 其他作用　飞龙掌血中的 5 种香豆素类化合物和几种提取物对豚鼠回肠有解痉作用,乙醇提取物在 10~50 mg/ml 剂量范围内对各种痉挛有剂量依赖性抑制作用。己烷、氯仿和乙酸乙酯提取部分也有类似作用。飞龙掌血双香豆素 21 mg/kg 对大鼠的利尿作用相当于125 mg/kg氯噻嗪作用强度的 71%。飞龙掌血中的白屈菜红碱硫酸盐有抗病毒活性。白屈菜红碱硫酸氢盐对金黄色葡萄球菌也有抑制作用。飞龙掌血提取物有强大的体外抗血小板聚集功能。

毒性　飞龙掌血根皮注射液给小鼠腹腔注射的 LD_{50} 为 7.83±1.03 g/kg,根心注射液 LD_{50} 为 19.41±4.05 g/kg。两种注射液腹腔注射的中毒表现为先安静,而后呼吸困难,5~7 分钟肢体抽搐而死亡。飞龙掌血根醇提物小鼠灌胃给药 LD_{50} 为 6.59 g/kg,95%可信限为 6.45~6.73 g/kg。

【药性】 辛、微苦,温,小毒。

1.《贵阳民间药草》:"辛、苦,温,无毒。"

2.《陕西中草药》:"味苦、辛、涩,性凉,有小毒。"

【功用主治】 散瘀,止血,定痛。主治风湿痹痛,腰痛,胃痛,痛经闭经,跌打损伤,劳伤吐血,衄血,瘀滞崩漏,疮痈肿毒。

1.《分类草药性》:"散血破气,治风湿筋骨疼痛,吐血不止。"

2.《贵阳民间药草》:"行血,活血,止血,生肌。"

3.《贵州民间药物》:"散瘀,解表。治刀伤出血,跌打损伤,伤风咳嗽,腹绞痛。"

4.《四川常用中草药》:"治经痛,经闭,血包血块,跌打损伤,劳伤吐血,风湿麻木,筋骨疼痛,刀伤出血,毒疮。"

【用法用量】 内服:煎汤,9~15 g;或浸酒;或入散剂。外用:鲜品捣敷;干品研末撒或调敷。

【宜忌】《云南中草药》:"内服忌食鱼腥、豆类。孕妇忌服。"

【选方】 1. 治跌打损伤　见血飞 9 g,月月红根 6 g,牛膝 9 g。共研末,用酒为引。(《贵阳民间药草》)

2. 治血滞经闭　见血飞 60 g,大血藤 60 g,川牛膝 60 g,红花 15 g。泡酒。每服 5~15 g。(《四川中药志》1979 年版)

3. 治刀伤出血,伤口疼痛　见血飞 6 g,冰片 1.5 g。研成细末,混合外敷。

4. 治毒疮,提脓生肌　见血飞根皮 3 g,雄黄 3 g,冰片1.5 g。研成细末,混合,调麻油,外搽。或将见血飞根皮刮成细末,撒于膏药上,用以贴疮。(3、4 方出自《贵阳民间药草》)

【临床报道】 治疗慢性腰腿疼痛等　用 1:1 飞龙掌血注射液肌内注射或穴位注射(肾俞、大肠俞、次髎、承山、环跳、昆仑等)。每日 1 次,每次 1~2 支(每支 2 ml)。观察 40 例,其中 18 例慢性腰肌劳伤,7 例风湿性脊柱炎,3 例肩关节周围炎,陈旧性腰扭伤、肥大性关节炎 2 例,坐骨神经痛、脊椎结核、胸部软组织挨伤、踝关节扭伤各 1 例,多发性神经炎和感冒引起身痛各 2 例。经治后,除脊椎结核 1 例无效外,其余 39 例均有显著止痛作用,有效率达 97.5%。有效病例均经 6 个月的随访,未复发者 17 例;有复发但程度、次数减少者 22 例。注射后除局部有短暂胀痛外,均无其他副作用和毒性反应。

0580 飞龙掌血叶 fēi lóng zhǎng xuè yè (《贵州民间药物》)

【基原】 为芸香科飞龙掌血属植物飞龙掌血的叶。

【原植物】 参见"飞龙掌血"条。

【采收加工】 4~8 月采收,鲜用。

【药性】 辛、微苦,温。

1.《贵州民间药物》:"性温,味辛、微苦。"

2.《广西本草选编》:"有小毒。"

【功用主治】 止血,消肿,解毒。主治刀伤出血,疮疖瘾疹,毒蛇咬伤。

1.《贵州民间药物》:"治刀伤出血。"

2.《陕西中草药》:"治荨麻疹。"

3.《全国中草药汇编》:"外用治痈疖肿毒,毒蛇咬伤。"

【用法用量】 外用:鲜叶捣敷。

0581 马刀 mǎ dāo (《本经》)

【异名】 𧍧(《周礼》),蜌(《尔雅》),单姥(《李当之药录》),齐蛤(《吴普本草》),马蛤(《别录》),燔岸(《本草衍义》)。

【基原】 为蚌科楔蚌属动物巨首楔蚌或矛蚌属动物短褶矛蚌及其近缘种的贝壳。

【原动物】 1. 巨首楔蚌 *Cuneopsis capitata* (Heude)

楔蚌中较大的一种,一般壳长约 70 mm,壳高约 35 mm,壳宽约 25 mm。壳质厚而坚硬。贝壳前部极膨大,向后高度和宽度急剧缩小,因此外形呈长三角楔状。贝壳前部之膨大处的后方有一凹陷,约位于壳中。壳顶位于背缘前端,高而膨大,常呈破蚀状。壳表面棕褐色,具有同心圆的生长线。铰合部发达,左壳具 2 枚拟主齿和 2 枚侧齿,前拟主齿呈片状,后拟主齿呈三角锥状,顶部有细的裂纹,2 枚侧齿细长而平行;右壳只有 1 枚三角锥状的前拟主齿和 1 枚侧齿,其后拟主齿只留有痕迹。

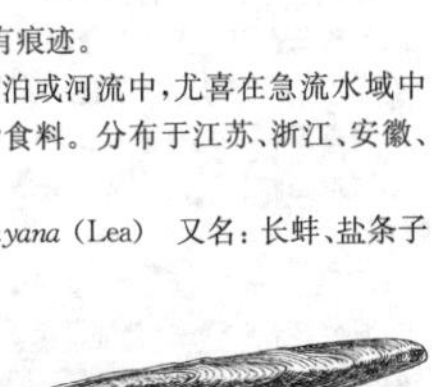

巨首楔蚌

多栖息于泥底或泥沙底的湖泊或河流中,尤喜在急流水域中生活。以微小生物和植物碎屑为食料。分布于江苏、浙江、安徽、江西、湖北、湖南等地。

2. 短褶矛蚌 *Lanceolaria grayana* (Lea)　又名:长蚌、盐条子(《中国动物药志》)。

壳长达 170 mm,壳高 44 mm,壳宽 39 mm。壳坚厚,略膨胀,两侧不对称,狭长,呈长矛形。长度为高的 4~5倍。壳顶部稍膨胀,低

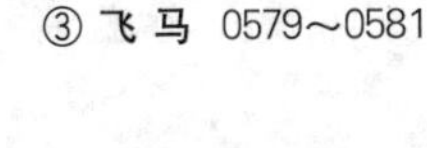

短褶矛蚌

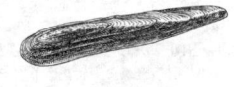

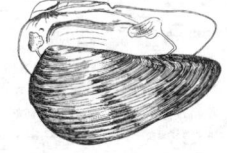

于背缘，常被腐蚀，靠近前端，在贝壳全长1/10处。前缘钝圆，前背缘直，后背缘在壳长1/2处渐向下斜，腹缘直，中部稍凹，后缘略圆或锐角。小月面长形，发达。壳面灰褐色，生长纹细致。贝壳中部的生长纹间具有排列整齐的粗短颗粒形纵褶。并在壳顶处有锯齿状纵褶，故称短褶矛蚌。铰合部发达，左壳具有2枚略呈三角锥形的拟主齿，2枚长刃状的侧齿；右有2枚拟主齿，1枚侧齿。

栖息于泥底或泥沙底的河流、湖泊及池塘内。分布于河北、黑龙江、江苏、浙江、安徽、江西、山东、湖北、湖南等地。

可作马刀药用的种类较多，尚有：① 圆头楔蚌 *C. heudei* (Heude)；② 矛形楔蚌 *C. celtiformis* (Heude)；③ 微红楔蚌 *C. rufescens* (Heude)；④ 鱼尾楔蚌 *C. pisciculus* (Heude)；⑤ 剑头矛蚌 *L. gladiola* (Heude)等。

本动物的肉（马刀肉）亦供药用。另设专条。

【采收加工】 秋季捕捞，去肉，取壳，洗净，晒干。

【成分】 本品含微量元素锰、铁、镁、铜、锌等。

【药性】 咸，凉。

1.《本经》："味辛，微寒。"

2.《纲目》："有毒。"

【功用主治】 散结消痰，通淋除热，凉血止血，平肝熄风。主治瘿瘤，痰饮，淋病，崩漏，吐血，衄血，眩晕，耳鸣。

1.《本经》："主漏下赤白，寒热，破石淋，杀禽兽犬鼠。"

2.《别录》："除五脏间热，肌中鼠鼷，止烦满，补中，去厥痹，利机关。"

3.《纲目》："消水瘿，气瘿，痰饮。"

4.《中国药用动物志》："平肝熄风，清热明目，收敛生肌，凉血止血。治头目眩晕，心悸耳鸣，癫狂惊痫，吐血，衄血，崩漏，翳障等。"

【用法用量】 内服：煅研末，5～15 g；或煎汤，15～50 g。

0582 马心 mǎ xīn （《别录》）

【基原】 为马科马属动物马的心脏。

【原动物】 参见"马宝"条。

【采收加工】 宰杀后，剖开胸腔取心脏，鲜用或晒干。

【功用主治】《别录》："主喜忘。"

【用法用量】 内服：煮食；或研末。

【宜忌】《食疗本草》："患痢人不得食。"

【选方】 治心昏多忘　牛、马、猪、鸡心，干之为末，酒服方寸匕，日三。（《肘后方》）

0583 马兰 mǎ lán （《本草拾遗》）

【异名】 紫菊（《本草拾遗》），阶前菊（《履巉岩本草》），鸡儿肠、马兰头（《救荒本草》），竹节草（《摘元方》），马兰菊（《医林纂要》），蟛蜞菊（《质问本草》），鱼鳅串（《草木便方》），红梗菜（《本草正义》），田边菊（《广州植物志》），田菊（《福建民间草药》），毛蜞菜（《闽南民间草药》），红马兰、马兰青（《浙江民间常用草药》），路边菊、螃蜞头草（《上海常用中草药》），蓑头莲、灯盏细辛（《云南中草药》），红管药（《中国高等植物图鉴》），鸡油儿、田蒿子、剪刀草（《湖南药物志》），田茶菊（《福建药物志》）。

【基原】 为菊科马兰属植物马兰的全草或根。

【原植物】 马兰 *Kalimeris indica* (L.) Sch.-Bip. [*Aster indicus* L.]

多年生草本，高30～70 cm。根茎有匍枝。茎直立，上部有短毛，有分枝。叶互生；基部渐狭成具翅的长柄；叶片倒披针形或倒卵状长圆形，长3～6 cm，宽0.8～2 cm，先端钝或尖，边缘从中部以上具有小尖头的钝或尖齿，或有羽状裂片，两面近无毛，薄质；上面叶小，无柄，全缘。头状花序单生于枝端并排列成疏伞房状；总苞半球形；总苞片2～3层，覆瓦状排列，先端钝或稍尖，上部草质，有疏短毛，边缘膜质，具缘毛；舌状花1层，15～20个，舌片浅紫色，长达10 mm，管状花长3.5 mm，被短毛。瘦果倒卵状长圆形，极扁，褐色，边缘浅色而有厚肋，上部被腺毛及短柔毛，冠毛易脱落，不等长。花期5～9月，果期8～10月。

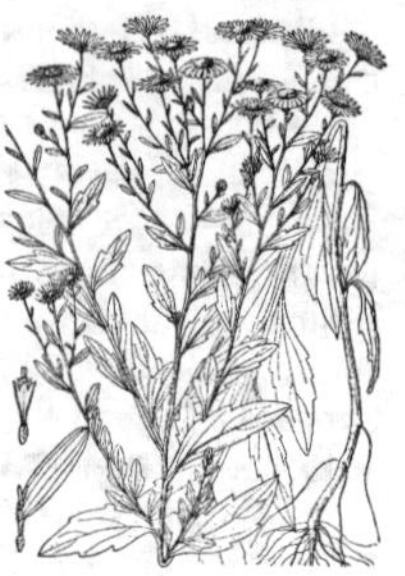

马　兰

生于路边、田野、山坡上。分布于全国各地。

【采收加工】 7～10月采收，鲜用或晒干。

【药理】 镇咳、镇痛作用　马兰乙醇提取液，注射于动物有镇咳作用；并有抗惊厥及加强戊巴比妥钠的催眠作用，对小鼠有弱的镇痛作用。

【药性】 辛，凉。归肺、肝、胃、大肠经。

1.《本草拾遗》："味辛，平，无毒。"

2.《纲目》："入阳明血分。"

3. 柴裔《食鉴本草》："辛，温。"

4.《玉楸药解》："味苦、辛，气平。入手太阴肺、足厥阴肝经。"

5.《本草从新》："辛，凉。"

【功用主治】 凉血清热，利湿解毒。主治多种出血，疟疾，黄疸，水肿淋浊，咳嗽，咽痛喉痹，乳痈痔疮，痈肿丹毒，小儿疳积，蛇咬伤。

1.《本草拾遗》："主破宿血，养新血，合金疮，断血痢、蛊毒，解酒疸，止鼻衄吐血及诸菌毒，生捣敷蛇伤。"

2.《纲目》："主诸疟及腹中急痛，痔疮。"

3.《本经逢原》："丹方治妇人淋浊、痔漏有效。"

4.《医林纂要》："补肾命，除寒湿，暖子宫，杀疳蠹，治小儿疳积。"

5.《药性切用》："泻热解毒。"

6.《质问本草》："捣汁涂黄水疮及无名肿毒。用叶同冬蜜捣匀，敷阳症无名肿毒，未溃者能散。"

【用法用量】 内服：煎汤，10～30 g，鲜品30～60 g；或捣汁。外用：捣敷；或煎水熏洗，或捣汁滴耳。

【宜忌】 孕妇慎服。

【选方】 1. 治吐血　鲜白茅根四两（白嫩去心），马兰头四两（连根），湘莲子四两，红枣四两。先将茅根、马兰头洗净，同入锅内浓煎二三次，滤去渣，再加入湘莲、红枣入罐内，用文火炖之。晚间临睡时取食一两。（《集成良方三百种》）

2. 治衄血不止　蟛蜞菊鲜叶一握。用第二次淘米水洗净，捣烂取自然汁，调等量冬蜜加温内服。（《福建民间草药》）

3. 治紫癜症　马兰、地锦草各15 g。煎服。（《安徽中草药》）

4. 治打伤出血　竹节草、旱莲草、松香、皂子叶（即柜子叶，冬用皮）。为末，搽入刀口。（《摘玄方》）

5. 治诸疟寒热　赤脚马兰捣汁，入水少许，发日早服，或入砂糖亦可。（《圣济总录》）

6. 治喉痹口紧　马兰根或叶捣汁，入米醋少许，滴鼻孔中或灌喉中，取痰自开。（《孙一松试效方》）

7. 治腮腺炎　马兰、板蓝根各18 g。煎服。另用鲜马兰叶捣烂外敷，干则更换。（《安徽中草药》）

8. 治急性睾丸炎　马兰鲜根60～90 g，荔枝核10枚。水煎服。（《福建中草药》）

9. 治痞积　马兰根十数斤。烧净水一大锅，熬五炷香，去根，再熬至四五碗，入铜锅，再熬至半碗，退火入阿魏三钱、麝香一钱，搅匀为度，以磁器收贮。量积大小摊贴，听其自落。（《奇方类编》

马兰膏）

【临床报道】 1. 治疗慢性气管炎　马兰鲜草 120 g 或干品 60 g，洗净加水 200 ml，煎煮浓缩至 45 ml，加糖及防腐剂。日服 3 次，每次 15 ml，6 日为 1 个疗程。治疗 328 例，痊愈 5 例，显效 67 例，好转 167 例，无效 89 例，总有效率为 72.9%。马兰的镇咳作用较好，对祛痰、平喘、消炎也有一定效果。仅极少数患者在服药后 1～2 日内出现上腹不适、胸闷、呕吐等不适。

2. 治疗儿童急性黄疸型肝炎　用马兰 1 kg，车前草 1 kg，茵陈 0.5 kg（干品用量减半）制成马兰合剂 1 000 ml。2～3 岁每次 15 ml，6～10 岁每次 20 ml，11～14 岁每次 30 ml。每日 3 次，服至黄疸消退、肝功能恢复正常、肝脾回缩为止。共治疗 53 例，结果全部治愈。疗程最长 46 日，最短 25 日，平均 31.4 日治愈。出院后 25 例随访 1 年以上，无转为迁延或慢性者。服药 3～5 日后食欲增加，在消除消化道症状和退黄疸方面比单纯高糖、维生素等保肝治疗为优。

3. 治疗急性乳腺炎　鲜马兰 120 g 捣烂取汁，加白糖适量口服，每日 3 次，药渣局部外敷，干后取药捣烂再敷。冬季可取马兰干品 60 g，加水 500 ml 煎至 300 ml，分作 3 次口服，余药渣捣烂外敷如上。用药时间 1 日至 1 星期，平均 3.7 日。共治疗 120 例，其中 57 例为西药抗生素治疗不满意者。治愈 81 例，好转 35 例，无效 4 例。马兰汁口服时有麻涩感，一般不需处理，亦可用乌金草 15 g 水煎同饮，可消除此现象。

4. 治疗睾丸肿大　鲜马兰 94 g，球兰 46 g，作为主药。如肿堕（坠）热痛加牛筋草、木槿根；湿重加六棱菊、白英；痛甚加川楝子；腰痛加肖梵天花；体虚加龙眼肉、丛毛榕，或加鸡炖服。一般水煎服，每日 1 剂。共治 51 例，治愈 41 例，基本治愈 10 例。

【各家论述】《本草正义》："马兰甘寒，最解热毒，能专入血分，止血凉血尤其特长。盖其茎深赤，干而煮之其汁深紫，故从其类而清利血热。凡温热之邪深入营血及痈疡血热、腐溃等证，允为专药。内服、外敷，其用甚广，亦清热解毒之要品也。"又"寒凉之品，清热则有余，又其汁色赤，则入血分而祛血热，若谓其破宿血而能生新血，则言之过甚矣"。

0584 马皮 mǎ pí（《食疗本草》）

【基原】 为马科马属动物马的皮。

【原动物】 参见"马宝"条。

【采收加工】 宰杀后取皮，去毛，晾干。

【功用主治】 杀虫止痒。主治秃疮，牛皮癣。

1.《食疗本草》："赤马皮临产铺之，令产母坐上，催生。"

2.《滇南本草》："烧灰调油搽铜钱牛皮癣。"

【用法用量】 外用：烧灰调敷。

【选方】 治小儿赤秃　以赤马皮、白马蹄烧灰，和腊月猪脂敷之。（《圣惠方》）

0585 马肉 mǎ ròu（《别录》）

【基原】 为马科马属动物马的肉。

【原动物】 参见"马宝"条。

【采收加工】 宰杀后剥去皮，除去内脏，取肉鲜用。

【药性】 甘，酸，微寒。

1.《别录》："味辛、苦，冷。"

2.《食疗本草》："有小毒。"

3.《食性本草》："有大毒。"

4.《日用本草》："味酸、辛，冷，有毒。"

5.《本经逢原》："辛，温。"

6.《医林纂要》："甘，酸，寒。"

【功用主治】 强筋壮骨。主治痿痹，筋骨无力，秃疮。

1.《别录》："主热下气，长筋，强腰脊，壮健强志，轻身不饥。脯疗寒热痿痹。"

2.《千金方》："主伤中，除热，下气，长筋，强腰脊，壮健，强志，利意，轻身不饥。"

3.《食疗本草》："主肠中热，除下气，长筋骨。"

【用法用量】 内服：煮食，适量。外用：煮汁洗；或研末调敷。

【宜忌】 1.《雷公炮炙论》："马自死，肉不可食。五月勿食，伤神。"

2.《千金方》："下利者，食马肉必加剧。"

3.《食疗本草》："不与仓米同食，必卒得恶，十有九死，不与姜同食，生气嗽。其肉多著浸洗，方煮得烂熟，兼去血尽，始可煮炙。肥者亦然，不尔毒不出。""患疮人切不得食，加增难瘥。"

4.《日华子》："此肉只堪煮，余食难消。不可多食。忌苍耳、生姜。"

5.《饮食须知》："妊妇食之，令子过月难产。乳妇食之，令子疳瘦。食马肉毒发而心闷者，饮芦根汁，或嚼杏仁，或煎甘草汤解之。"

6.《医林纂要》："动风发毒。"

【选方】 1. 治豌豆疮毒　马肉煮烂，汁洗，干脯亦得。（《兵部手集方》）

2. 治头疮白秃　马肉煮汁洗。（《圣惠方》）

0586 马肝 mǎ gān（《本草经集注》）

【基原】 为马科马属动物马的肝脏。

【原动物】 参见"马宝"条。

【采收加工】 宰杀后，剖腹取肝脏，冷藏。

【药性】《纲目》："有大毒。"

【功用主治】 活血通经。主治闭经。

【用法用量】 内服：炙干研末，酒调，每次 3 g。

【宜忌】《本草经集注》："马肝及鞍下肉，旧言杀人。"

【选方】 治妇人月水不通，心腹滞闷，四肢疼痛　赤马肝一片。炙令干，捣细罗为散。每于食前，以热酒调下一钱。（《圣惠方》）

0587 马陆 mǎ lù（《本经》）

【异名】 蚿（《庄子》），蚰、马蚿（《尔雅》），百足（《本经》），蚈（《淮南子》），马蚿、蛆蟝、马蚰（《方言》），马蠲（《说文》），秦渠（《淮南子》高诱注），飞蚿虫（李当之《药录》），马轴（《吴普本草》），蚼、马蜓（《尔雅》郭璞注），千足（《雷公炮炙论》），刀环虫（《新修本草》），马蠸（《太平御览》），百节虫（《圣惠方》）。

【基原】 为圆马陆科陇带马陆属动物宽跗陇马陆的全体。

【原动物】 宽跗陇马陆 *Kronopolites svenhedini* (Verhoeff) 又名：掸子虫（《中国动物药》），花鞭杆（《中国动物药志》）。

身体呈圆柱形，长 26～30 mm，宽 2.5～3.5 mm。雄性略小。由 20 个体节组成，可分成头、胸、腹三部，头部有 1 对触角，无眼，有侧头器；胸部由 1～4 体节组成，第一体节无足，第二至第四体节各有步足 1 对；腹部由 5～20 体节组成，第五至第十八体节的后环节腹面各有 2 对步足，第十九至第二十体节无足。第二十体节后端有肛门，称为肛节。侧突不甚发达，侧突后有臭腺。胫节与跗节愈合成的胫跗节部宽大，是此种与同属其他种的区别点。

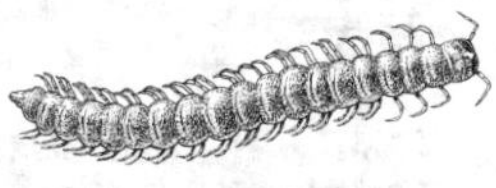

宽跗陇马陆

栖息于山崖阴面有腐殖质的草丛中或树阴凉处。分布于甘肃、四川。

同属动物窄跗陇马陆 *K. swirhoei* (Pocock) 分布于浙江；尖跗陇马陆 *K. acuminatus biagrilectus* Hoffman 分布于广西。均可同

等入药。

【采收加工】 6～8月捕捉，去净杂质、泥土，晒干或烘干。

【成分】 含有芳香醛、酮类、多糖类物质、氨基酸、多肽和蛋白质、挥发油及油脂、醌类物质、碳酸钙等。芳香醛中主要有苯甲醛。此外还含多种微量元素。

【药理】 1. 抗菌作用 从抻子虫体内提取制得的陇马陆素抗菌剂(有效成分为苯甲醛)在体外抑菌试验中，表现出广谱抗菌作用。高浓度时对部分细菌有杀灭作用，但一般呈抑制作用。它对肠道菌有较好抑制效果和青霉素联合使用有协同作用。

2. 对心血管系统的作用 抻子虫蒸馏液有短暂的升高血压、兴奋呼吸的作用，并可兴奋肠、子宫平滑肌，使之产生节律性收缩。从该虫蒸馏液中分离出的"虫酮"作用与蒸馏液相同，而分离出的"虫胺"磷酸盐反而有降压作用。实验观察到虫酮与虫胺互相配合能更好地调节血管功能。

3. 抗炎作用 马陆水提液以11.2 g/kg剂量腹腔注射对二甲苯致炎的小鼠耳肿胀有显著抑制作用，马陆水提液以5.6 g/kg剂量腹腔注射对大鼠琼脂性足跖肿胀有极显著抑制作用，马陆水提液10 g/kg灌胃6日对大鼠足跖角叉莱胶炎症肿胀有极显著抑制作用。

毒性 马陆鲜重水煎液对小鼠腹腔注射的 LD_{50} 是 41.30±1.04 g/kg。

【炮制】《雷公炮炙论》："凡使(马陆)，收得后，糠头炒，令糠头焦黑，取马陆出，用竹刀刮足去头了，研成末用之。"

【药性】 辛，温，有毒。

1.《本经》："味辛，温。"

2.《别录》："有毒。"

【功用主治】 破积，解毒，和胃。主治癥积，痞满，胃痛食少，痈肿，毒疮。

1.《本经》："主腹中大坚癥，破积聚，息肉恶疮，白秃。"

2.《别录》："疗寒热痞结，胁下满。"

3.《纲目》："辟邪疟。"

4.《中国动物药》："消炎，镇痛，和胃进食，减轻疲劳。治扁桃体炎、疮疖等化脓性感染，传染性肝炎、胃痛等。"

【用法用量】 内服：研粉或制成片剂，1～2 g。外用：熬膏，研末，或捣敷。

【宜忌】 本品有毒，内服宜慎。

【选方】 1. 治传染性肝炎 抻子虫研粉。每服2 g，日服3次。

2. 治多发性疖肿 抻子虫全粉3 000 g，单糖浆1 000 ml，硬脂酸镁0.5%(按千颗粒重量计算)。共制10 000片，制成糖衣。每服3～6片，每日3～4次。(1、2方出自《中国动物药》)

3. 胃炎，胃溃疡，十二指肠溃疡，食欲不振，消化不良 (宽跗)陇马陆全粉300 g，颠茄浸膏200 g，单糖浆适量，共制1 000片，包糖衣。每次4片，每日4次，饭后服用。(《甘肃省药品标准》1982年·陇马陆胃药片)

0588 马齿 mǎ chǐ (《别录》)

【异名】 马牙(《千金方》)。

【基原】 为马科马属动物马的牙齿。

【原动物】 参见"马宝"条。

【采收加工】 宰杀后敲取牙齿，洗净，晒干。

【药性】《纲目》："甘，平，有小毒。"

【功用主治】 镇惊熄风，解毒止痛。主治小儿惊痫，疔疮痈疽，龋齿疼痛。

《别录》："主小儿惊痫。"

【用法用量】 内服：煅存性研末，1～3 g；或以水磨汁。外用：烧灰研末，调敷。

【选方】 1. 治赤根丁 捣马牙齿末，腊月猪脂和敷之，拔根出，亦烧灰用。(《千金方》)

2. 治背疮 白马齿烧作灰，先以针刺疮头开，即以灰封，以湿面周肿处，后以酽醋洗去灰，根出。(《肘后方》)

3. 治内痈未作头者 马牙灰和鸡子涂之，干则易。(《千金方》)

4. 治虫牙作痛 马牙一枚。煅热，投醋中七次，待冷含之。(《纲目》引《唐瑶经验方》)

0589 马乳 mǎ rǔ (《别录》)

【基原】 为马科马属动物马的乳汁。

【原动物】 参见"马宝"条。

【采收加工】 收集哺乳雌马的乳汁，鲜用或冷藏。

【成分】 每100 g马乳中含水分91 g，蛋白质2.1 g，脂肪1.1 g，碳水化合物6 g，灰分0.4 g及溶菌酶(lysozyme)。

【药理】 抗菌抗病毒作用 马乳含较高量的溶菌酶，达0.3～1.0 mg/ml。溶菌酶对革兰阳性细菌有杀菌作用，能水解 *N*-乙酰胞壁酸和乙酰氨基脱氧葡萄糖间的 β-1, 4-糖苷键，使细胞壁破裂并造成细菌死亡。溶菌酶与抗生素合用有协同作用。溶菌酶尚有抗病毒作用，在人宫颈癌(HeLa)细胞被疱疹病毒感染的培养液中加入溶菌酶，有抑制细胞变性作用。溶菌酶也可抑制腺病毒的生长。此外，溶菌酶尚有抗血纤维蛋白溶解作用，参与间隙连接组织的修复和黏多糖的生物合成等。

【药性】 甘，凉。

1.《千金方》："味辛，温。"

2.《本草拾遗》："味甘，性冷利。"

【功用主治】 养血润燥，清热止渴。主治血虚烦热，虚劳骨蒸，消渴，牙疳。

1.《别录》："止渴。"

2.《新修本草》："止渴，疗热。"

3.《随息居饮食谱》："功同牛乳而性凉不腻。补血润燥之外，善清胆、胃之热，疗咽喉口齿诸病，利头目，止消渴，专治青腿牙疳。"

【用法用量】 内服：煮沸，125～250 g。

0590 马宝 mǎ bǎo (《饮片新参》)

【异名】 鲊答(《辍耕录》)，马结石(《四川中药志》)。

【基原】 为马科马属动物马的胃肠道结石。

【原动物】 马 *Equus caballus orientalis* Noack

体格高大，骨骼肌发达，四肢强劲有力。体高1.27～1.60 m，体重225～773 kg。雌雄差异很大。马头面部狭长，耳小而尖，直立。鼻宽，眼大。从头顶起沿颈背至肩胛，具有长毛即鬃毛。两耳间垂向额部的长毛称为门鬃。身体余部皆被短而均匀的毛，尾部也有长的鬃毛。我国马的品种较多，有蒙古、河曲、伊犁、三河、黑河等种，因品种不同，身体大小、毛色也有差异，主要毛色有青毛、花毛、黑毛、栗毛等。

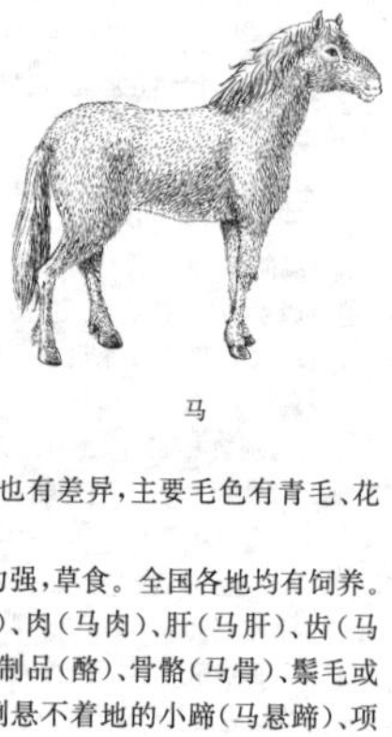

马

马属草原动物，善奔驰，抗寒力强，草食。全国各地均有饲养。

本动物的皮(马皮)、心(马心)、肉(马肉)、肝(马肝)、齿(马齿)、乳(马乳)、马乳炼制而成的乳制品(酪)、骨骼(马骨)、鬃毛或尾毛(马鬃)、蹄甲(马蹄甲)、足部倒悬不着地的小蹄(马悬蹄)、项上部之皮下脂肪(马鬐膏)、雄性外生殖器(白马阴茎)、胎盘(驹胞衣)等亦供药用,另设专条。

【采收加工】 马宝的采集方式有:① 杀马后取出胃肠道结石;② 在结石发病率较高地区,从马排出的粪便中寻找结石;③ 在结石性疝痛的手术时寻找结石。取出的结石用清水洗净,或再用开水煮沸数分钟(开水煮后,容易干燥),晾干或晒干。

【药材】 马宝 *Equi Calcalus* 主产于东北、西北、西南等牧区。

性状 本品呈球形、卵圆形或扁圆形,大小不一,表面灰色、青灰色或油棕色,光滑,略有光泽或附有杂乱的细草纹。质坚体重,断面可见明显的同心层纹,中心部位常有金属或其他粒状异物,无气味或微有臊臭。

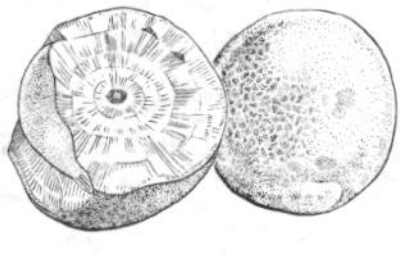

马 宝

鉴别 (1) 粉末镜下观察呈无定形块状。大小不一,有的半黄色,有的为蟹青色,常伴有碎草纤维。

(2) 取粉末少量置铝箔上,直火烘之,粉末由分散迅速相聚集,并有轻微的马尿气。

(3) 取本品粉末少许,加蒸馏水 1~2 ml,振摇,加硝酸银溶液 2~3 滴,则生成黄色沉淀,倾去水液,加氨试液 1 ml,黄色沉淀则溶解。

【成分】 马胃肠中的结石含磷酸镁(magnesium phosphate),碳酸钙(calcium carbonate),碳酸镁(magnesium carbonate)等。磷酸铵镁[$Mg(NH_4)PO_4 \cdot 6H_2O$],镁磷石。

【药理】 1. 解热镇静作用 马宝混悬液 3 g/kg 灌胃给药 5 日,有抑制小鼠自发活动作用和协同戊巴比妥钠的作用。马宝混悬液 3 g/kg 灌胃给药 5 日,能对抗电刺激和士的宁所致的小鼠惊厥,降低惊厥率。马宝混悬液 0.84 g/kg 灌胃给药,对兔耳缘静脉注射伤寒、副伤寒二联菌苗所致的发热有较好的退热作用。

2. 祛痰作用 马宝混悬液 3 g/kg 灌胃给药 5 日,有祛痰作用。

【药性】 甘、咸,凉,小毒。归心、肝经。

1.《纲目》:"甘、咸,平,无毒。"

2.《饮片新参》:"香,凉。"

3.《四川中药志》1960 年版:"性凉平,味咸、微苦,有小毒。入心、肝二经。"

【功用主治】 镇惊化痰,清热解毒。主治惊风癫痫,吐血衄血,痰热咳嗽,痘疮。

1.《纲目》:"治惊痫,毒疮。"

2.《饮片新参》:"清肝脑,化热痰,止吐衄。"

3.《现代实用中药》:"为镇静镇痉药,对于癫痫及小儿惊搐,神经性失眠,癔病,痉挛性咳嗽等有效;并能解毒,治痘疮危症。"

【用法用量】 内服:研末,0.3~3 g。

【宜忌】 1.《饮片新参》:"中寒痰湿者忌用。"

2.《四川中药志》1960 年版:"肝、胆经无热痰者忌用。"

【选方】 1. 治小儿抽搐,癫痫 马宝 6 g,牛黄 1.5 g。共研细末。每次 0.3 g,日服 2 次。2 岁以下小儿酌减。

2. 治肺结核 马宝 6 g,百部 6 g,白及 12 g。共研细末。每次 1.5~3 g,日服 3 次。(1、2 方出自《吉林中草药》)

3. 治噎膈 马宝、狗宝、鱼脑石各等分。研末。水冲服,每服 3 g。(《青岛中草药手册》)

0591 马勃 mǎ bó (《别录》)

【异名】 马庀(《别录》),马屁勃(陶弘景),马庀菌(《蜀本草》),灰菇(《经验良方》),马屁包(《袖珍方》),香末菇(《本草药性大全》),乌龙菌(《医学入门》),牛屎菇(《纲目》),灰包菌(《中药形性经验鉴别法》),药包(《河北药材》),人头菌、牛屎菌、大气菌、灰菌(《南宁市药物志》),鸡肾菌、地烟(《广西中药志》)。

【基原】 为灰包科脱皮马勃属真菌脱皮马勃和马勃属真菌大马勃、紫色马勃等的子实体。

【原植物】 1. 脱皮马勃 *Lasiosphaera fenzlii* Reichb.

子实体近球形,直径 15~20 cm,无不孕基部;包被两层,薄而易于消失。外包被初乳白色,后转灰褐色、污灰色;内包被纸质,浅烟色,成熟后与外包被逐渐剥落,仅余一团孢体,孢体灰褐色至烟褐色。孢子呈球形,壁具小刺突,褐色,直径 4.5~5.5 μm。孢丝长,分枝,相互交织,菌丝直径 2~4.5 μm,浅褐色。

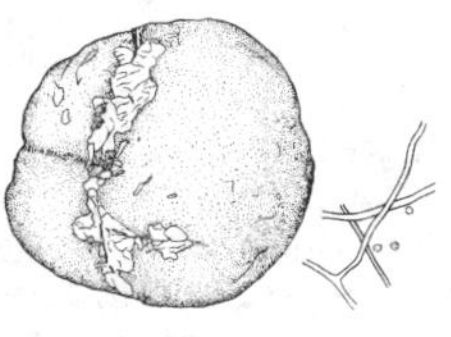

脱皮马勃

夏、秋季见于开阔的草地上。分布于河北、内蒙古、黑龙江、江苏、安徽、江西、湖北、湖南、贵州、甘肃、新疆等地。

2. 大马勃 *Calvatia gigantean* (Batsch ex Pers.) Lloyd

子实体近圆球形,直径 15~25 cm,不孕基部不明显。包被白色,渐转成淡黄色或淡青黄色,外包被膜质,早期外表有绒毛质地,后脱落而光滑;内包被较厚,由疏松的菌丝组成。成熟后包被裂开,成残片状剥落。造孢组织初白色,后青褐色。孢子球形,壁光滑,淡青黄色,直径 3.8~4.7 μm。孢丝长,稍有分枝及稀少的横隔,直径 2.5~6 μm。

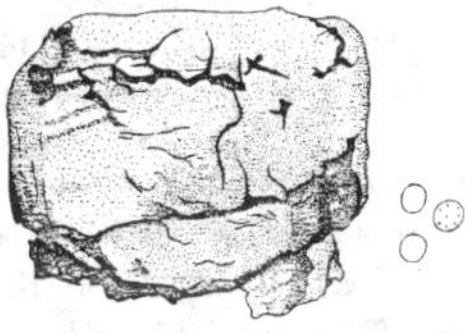

大马勃

晚夏及深秋生旷野草地或山坡砂质土草坡草丛中。分布于辽宁、内蒙古及西南、西北等地。

3. 紫色马勃 *C. lilacina* (Mont. et Berk.) Lloyd

子实体近扁球形,直径 1.5~12 cm,基部缢缩,有根束与基质相连。外表淡紫堇色至污褐色,成熟后表面有网状裂纹。内部的造孢层初呈白色,后转黄色至浓紫色。基部为营养菌丝所交织,海绵质,乳白色兼带淡紫褐色,孢子淡紫色,球形,一端具短柄,壁具刺突,大小为 (5 ~ 5.5) μm × (6 ~6.5) μm。孢丝长而多分枝,有隔膜,菌丝粗 5~6 μm。

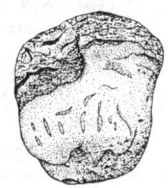

紫色马勃

夏、秋季多生于草地开阔地。分布于河北、山西、吉林、辽宁、江苏、安徽、福建、山东、河南、湖北、广东、广西、四川、青海、新疆等地。

【采收加工】 7~10 月子实体成熟时及时采收,干燥。

【药材】 马勃 *Lasiosphaera seu Calvatia* 脱皮马勃主产于江苏、安徽、广西、甘肃等地;大马勃主产于甘肃、内蒙古、青海、河北等地;紫色马勃主产于广东、江苏、安徽、湖北、广西等地。

性状 脱皮马勃 子实体呈扁球形或类球形,无不孕基部,直径 15~20 cm。包被灰棕色或褐黄色,纸质,菲薄,常破碎呈块片状,或已全部脱落。孢体灰褐色或浅褐色,紧密,有弹性,用手撕之,内有灰褐色棉絮状的丝状物。触之则孢子呈尘土样飞扬,手捻有细腻感。臭似尘土,无味。

大马勃 不孕基部小或无。残留的包被由黄棕色的膜状外包被和较厚的灰黄色的内包被所组成,光滑,质硬而脆,成块脱落。

孢体淡青褐色，手捻有细腻感。

紫色马勃 子实体呈陀螺形，或已压扁呈扁圆形，直径5～12 cm，不孕基部发达。包被薄，两层，紫褐色，粗皱，有圆形凹陷，外翻，上部常裂成小块或已部分脱落后。孢体紫色。

鉴别 (1) 粉末特征：脱皮马勃 灰褐色。孢子褐色，球形，直径4.5～5 μm，有小刺，长1.5～3 μm。孢丝长，淡褐色，有分枝，相互交织，直径2～4.5 μm，壁厚。

大马勃 淡青褐色。孢子淡青黄色，球形，光滑或有的具微细疣点，直径3.5～5 μm。孢丝稍分枝，有稀少横隔，直径2.5～6 μm。

紫色马勃 灰紫色。孢子紫色，直径4～5.5 μm，有小刺。孢丝分枝，有横隔，直径2～5 μm，壁厚。

(2) 取本品置火焰上，轻轻抖动，即可见微细的火星飞扬，熄灭后，产生大量白色浓烟。

(3) 取本品1 g，加乙醇与0.1 mol/L氢氧化钠溶液各8 ml浸湿，低温烘干，缓缓炽灼，于700 ℃使完全灰化，放冷，残渣加水10 ml使溶解，滤过，滤液显磷酸盐的鉴别反应。

【成分】 1. 脱皮马勃 子实体中分得亮氨酸，酪氨酸，尿素，麦角甾醇，类脂质，马勃素及磷酸钠等。头状秃马勃子实体含马勃菌酸(calvatic acid)(马勃酸)。

2. 大马勃 子实体含及多种氨基酸。麦角甾-7, 22-二烯-3-酮(ergosta-7, 22-dien-3-one)，棕榈酸胆甾烯酯(cholesteryl palmitate)，β-谷甾醇(β-sitosterol)和棕榈酸(palmitic acid)。

3. 紫色马勃 子实体含马勃菌酸，麦角甾醇(ergosterol)，马勃素(gemmatein)，马勃素葡萄糖苷(gemmateiny glucoside)，马勃黏蛋白(calvain)，类固醇二聚体(calvasterone)。

【药理】 1. 止血作用 将马勃孢子撒布于流血局部，可以止血，系机械的止血作用。用马勃粉加45%乙醇配成4%混悬剂，浸透纱布，或用马勃制成絮垫，灭菌后用于小伤口出血。因它不为组织所吸收，故不能用于组织内止血。

2. 抗菌作用 从紫色马勃的发酵液中提取的马勃菌酸有抗菌活性。其培养液中的代谢产物，有抗菌和抗真菌活性。水浸剂用试管稀释法，1∶20时对铁锈色小孢子菌等有抑制作用。

【药性】 辛，平。归肺经。

1.《别录》："味辛，平，无毒。"

2.《纲目》："上焦肺经药。"

3.《医林纂要》："辛，咸，平。"

4.《药性考》："辛、凉。"

【功用主治】 清肺利咽，解毒止血。主治咽喉肿痛，咳嗽失音，吐血衄血，痈疽，臁疮。

1.《别录》："主恶疮、马疥。"

2. 陶弘景："敷诸疮，用之甚良。"

3.《纲目》："清肺，散血热，解毒。""清肺热咳嗽，喉痹，衄血，失音诸病。"

4.《本草经疏》："止冻疮。"

5.《玉楸药解》："治骨鲠吐血。"

【用法用量】 内服：1.5～6 g，包煎；或入丸、散。外用：研末撒；或调敷；或作吹药。

【宜忌】《饮片新参》："风寒劳嗽失音者忌用。"

【选方】 1. 治咽喉肿痛，咽物不得 蛇蜕皮一条(烧令烟尽)，马勃一分。上件药细研为散，以绵裹一钱，含咽津。(《圣惠方》)

2. 治骨鲠于喉 马勃、白矾灰、牛蒡子(炒)、陈皮(去白，焙)各半两。为细末，用浆水丸如樱桃大。口中含化下。(《圣济总录》)

3. 治久嗽 马屁勃，不以多少，为细末，炼蜜为丸，如梧桐子大。每服二十丸，汤送下。(《普济方》马屁勃丸)

4. 治失声不出 马屁勃、马牙硝等分。研末，砂糖和丸，芡子大，噙之。(《纲目》引《摘玄方》)

5. 治积热吐血 马屁包，为末，砂糖丸如弹子大。每服半丸，冷水下。(《袖珍方》)

6. 治痈疽 马勃擦粉，米醋调敷即消；并入连翘少许，煎服亦可。(《本草汇言》引《外科良方》)

7. 治臁疮不敛 马屁勃一两，轻粉一钱，三七根末三钱。各为细末。先用葱盐汤洗净拭干，次敷药末。(《洞天奥旨》敛疮丹)

【临床报道】 1. 治疗咽喉肿痛 适量干马勃粉与浸湿之马勃粉混合，加少许糖精，制成丸。随时含噙，每日控制量为9～12 g。治疗咽喉部感染性炎症42例，其中急性咽炎27例，有效率为77.8%；急性扁桃体炎15例，有效率为86.6%。马勃有利咽之功，如与酸浆(锦灯笼)合并使用，效果更为大增。

2. 治疗咳嗽 主药马勃，辅以马铃薯、红糖为丸(每丸含马勃生药相当于1.5 g或0.75 g)。早、晚各1次，饭后以白开水送服，每次3～6 g。治疗135例上呼吸道感染咳嗽，其中感冒并发支气管炎124例，有效率为85.5%；急性支气管炎11例，有效率为81.8%。

3. 治疗前列腺摘除术出血 马勃孢子粉末经80目筛，称取100 g，置乳钵内，与10 g吐温-80、75%乙醇50 ml混匀，干燥，高压灭菌。在前列腺囊内挖出腺体缝扎出血的动脉及活动性出血之后，倒入马勃粉，用小纱布块或示指压迫马勃粉止血。结果：肉眼血尿：24小时内消失者9例，24～48小时消失者13例，48～72小时消失者33例，72～96小时消失者3例，5日以上消失者2例；显微镜血尿：5日以内消失者9例，其余均于7日后消失。此与手术创伤未全愈合有关。马勃粉填塞前列腺囊内不影响其收缩，无异物反应，且有抑菌作用。

4. 治疗鼻出血 取马勃絮垫放于鼻出血点上，轻轻加压约30秒，即可达到止血。治疗鼻出血113例，除4例高血压病、再生障碍性贫血及白血病患者疗效不佳外，余109例皆获良效。

5. 治疗疖肿 取马勃粉与适量凡士林配成1%或5%的膏剂，外敷疖肿。一般每隔2～3日换药1次。治疗疖肿96例，其中以1%马勃软膏治疗者25例，有效率为84%；以5%马勃软膏治疗者71例，有效率为87.3%。5%马勃软膏较1%马勃软膏疗效为高。

6. 治疗冻疮 ① 冻疮未溃：取新鲜姜汁与2%～3%苯酚混合，加入消毒的马勃粉调成混悬液，将消毒纱布浸入，再经消毒灭菌备用。对未溃冻疮，用以外敷，每2日换药1次，一般换药2～3次收效，4～5次即可恢复。治疗108例，10日内红肿消退恢复者69例，15日内红肿消退恢复者35例，15日以上未恢复者4例。② 冻疮已溃：取消毒的马勃均匀撒在疮面上，用纱布包扎，每日换药1次，到愈合为止。治疗132例，换药4～5次恢复者126例，15日恢复者2例，15日未恢复者4例。

7. 过敏反应 文献报道用中药马勃后曾引起过敏反应。

【各家论述】 1.《本草从新》："每见用寒凉药敷疮者，虽愈而热毒内攻，变生他病，为害不小。此药辛平而散，甚为稳妥。"

2.《本草正义》："马勃，《别录》虽止有治恶疮马疥一说，盖既能散毒，又能燥湿，以疗湿疮，固得其宜，故弘景亦谓敷诸疮甚良。今人用以为金疮止血亦效。寇宗奭谓以蜜拌揉，以水调呷，治喉痹咽疼，盖既散郁热，亦清肺胃，确是喉病良药。东垣普济消毒饮用之，亦是此意。濒湖谓清肺，散血热，解毒，内服外敷，均有捷验，诚不可以微贱之品而忽之。"

0592 马骨 mǎ gǔ (《食疗本草》)

【基原】 为马科马属动物马的骨骼。

【原动物】 参见"马宝"条。

【采收加工】 宰杀后剥去皮，除去内脏及肉，留下骨骼，晾干。

【药性】 甘，微寒。

1.《别录》："头骨，微寒。"

2.《医学入门》:“胫骨,甘,寒。”

3.《纲目》:“头骨,甘,微寒,有小毒。胫骨,甘,寒,无毒。”

【功用主治】 醒神,解毒敛疮。主治嗜睡,头疮,耳疮,臁疮,阴疮,瘰疽。

1.《别录》:“头骨,主喜眠,令人不睡。”

2.《食疗本草》:“小儿患头疮,烧马骨作灰,和醋敷。亦治身上疮。”

3.《日华子》:“骨治多睡,作枕枕之。烧灰,敷头、耳疮佳。”

4.《医学入门》:“胫骨,可代黄芩、黄连,以治痰火之疾,中气不足者用之。”

5.《纲目》:“止邪疟。烧灰和油,敷小儿耳疮、头疮、阴疮、瘭疽有浆发火灼。敷乳头饮儿,止夜啼。”“胫骨,煅存性,降阴火。”

【用法用量】 内服:烧灰,入丸、散,每次1～2 g,每日3次。外用:烧灰研末,调敷。

【宜忌】《本草经集注》:“马骨伤人,有毒。”

【选方】 1. 治人喜睡　马头骨灰末,水服方寸匕,日三夜一。(《肘后方》)

2. 治胆热多睡　马头骨灰一两,铁粉一两,朱砂半两(研,水飞过),龙脑半分。上件药,同研令匀,炼蜜和为丸,如梧桐子大。每服五丸,以竹叶温汤下,食后服。(《圣惠方》)

3. 治小儿耳疮　马骨烧灰,香油调敷。(《华佗神医秘传》)

4. 治臁疮溃烂三四年　马牙匡骨烧研,先以土窖过,小便洗数次,搽之。(《纲目》)

5. 治小儿夜啼不已　取马骨烧灰,敷乳上,饮儿。(《千金方》)

0593 马唐 mǎ táng (《别录》)

【异名】 羊麻、羊粟(《别录》),马饭、莸(《本草拾遗》)。

【基原】 为禾本科马唐属植物马唐的全草。

【原植物】 马唐 *Digitaria sanguinalis* (L.) Scop. [*Panicum sanguinale* L.]

一年生草本。秆基部常倾斜,着土后易生根,高40～100 cm,径2～3 mm。叶鞘常疏生有疣基的软毛,稀无毛;叶舌长1～3 mm;叶片线状披针形,长8～17 cm,宽5～15 mm,两面疏被软毛或无毛,边缘变厚而粗糙。总状花序细弱,3～10枚,长5～15 cm,通常成指状排列于秆顶,穗轴宽约1 mm,中肋白色,约占宽度的1/3;小穗长3～3.5 mm,披针形,双生穗轴各节,一有长柄,一有极短的柄或几无柄;第一颖钝三角形,长约0.2 mm,无脉,第二颖长为小穗的1/2～3/4,狭窄,有很不明显的3脉,脉间及边缘大多具短纤毛;第一外稃与小穗等长,有5～7脉,中央3脉明显,脉间距离较宽而无毛,侧膜甚接近,有时不明显,无毛或于脉间贴生柔毛,第二外稃近革质,灰绿色,等长于第一外稃;花药长约1 mm。花、果期6～9月。

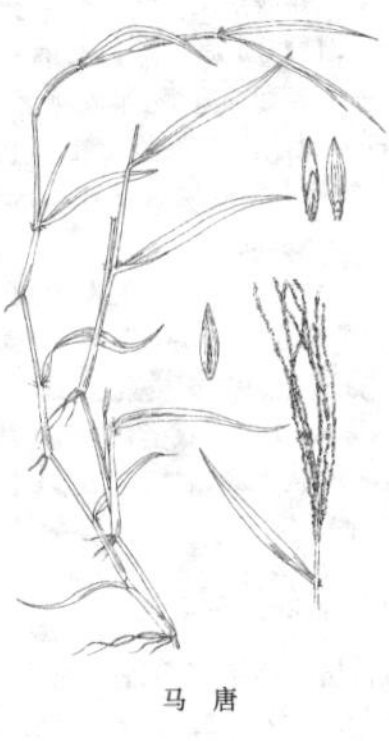

马　唐

生于山坡草地和荒野路旁。分布几遍全国。

【采收加工】 夏、秋季采割全草,晒干。

【药材】 马唐 *Digitariae Sanguinalis Herba*　全国各地均产。自产自销。

性状　干燥全草长40～100 cm。秆分枝,下部节上生根。完整叶片条状披针形,长8～17 cm,宽5～15 mm,先端渐尖或短尖。基部钝圆,两面无毛或疏生柔毛,叶鞘疏松抱茎,无毛或疏生柔毛。

【药性】《别录》:“味甘,寒”。

【功用主治】 1.《别录》:“主调中,明耳目。”

2.《本草拾遗》:“煎取汁,明目润肺。”

【用法用量】 内服:煎汤,9～15 g。

0594 马棘 mǎ jí (《救荒本草》)

【异名】 野槐树(《植物名实图考》),山皂角、铁皂角(《民间常用草药汇编》),山绿豆、一味药(《四川中药志》),紫花料梢(《天目山药用植物志》),野绿豆、马料梢、夜闭草、绿豆柴(《浙江民间常用草药》),苦处喜(《彝药志》),豆瓣木(《广西药用植物名录》)。

【基原】 为豆科木蓝属植物马棘的根或地上部分。

【原植物】 马棘 *Indigofera pseudotinctoria* Matsum.

小灌木,高1～3 m。幼枝、叶柄、叶片、花萼、幼果均被丁字毛。茎多分枝,幼枝灰褐色,有棱。叶互生;叶柄长1～1.5 cm;托叶小,狭三角形,早落;奇数羽状复叶,小叶7～11片,叶片椭圆形、倒卵形或倒卵状椭圆形,长1～2.5 cm,先端圆或微凹,有小尖头,基部阔楔形或近圆形。总状花序长3～11 cm,花密集;花萼钟形,萼筒长1～2 mm,萼齿不等长;蝶形花淡红色或紫红色,旗瓣倒阔卵形,先端螺壳状,翼瓣基部有耳状附属物,龙骨瓣距长约1 mm,基部具耳;雄蕊10,二体。荚果线状圆柱形,种子间有横隔,仅在横隔上有紫红色斑点。种子椭圆形。花期5～8月,果期9～10月。

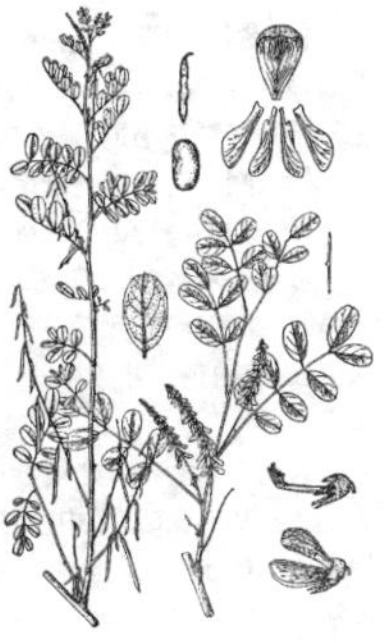

马　棘

生于海拔100～1 300 m处的山坡林缘及灌木丛中。分布于江苏、浙江、安徽、福建、江西、湖北、湖南、广西、四川、贵州、云南等地。

【栽培】 生物学特性　喜较温暖向阳,耐贫瘠,常野生低山区的荒山、林边或石缝中。栽培以选排水良好的夹沙土较好,可利用荒坡和边角隙地栽种。

繁殖方法　用种子繁殖。3～4月播种,整地,开1.3 m宽的高畦,按33 cm行窝距开窝点播。

田间管理　苗出齐后,扯草、追肥1次。苗高15 cm时,匀苗、补苗,每窝留苗3～4株。并中耕除草、追肥1次。在7月、10月各再中耕除草1次,10月中耕除草后,还要追肥1次过冬。以后每年都要中耕除草3次,在3月、5月、10月进行,追肥2次,在3月、10月中耕除草后施用,肥料以人畜粪水为主。连续收获4～5年后,由于根蔸衰老,要另行播种。

病虫害防治　虫害有蛞蝓及蜗牛,食害幼苗,可在晴天早上撒鲜石灰粉防治。

【采收加工】 在播种后的第二年8～9月收获,选晴天,离地面10 cm处,割下地上部分,晒干即成,以后可每年收割1次。其根宜在秋后采收,切段,晒干或鲜用。

【药性】 苦、涩,平。

1.《四川中药志》1960年版:“性温,味苦、涩,无毒。”

2.《浙江药用植物志》:“苦、涩,平。”

【功用主治】 清热解毒,散瘀消积。主治风热感冒,肺热咳嗽,疔疮,乳痈,瘰疬,跌打损伤,食积腹胀,毒蛇咬伤。

1.《民间常用草药汇编》:“利水消胀。”

2.《四川中药志》1960年版:“治痒子,小儿食积饱胀,凉寒咳嗽,食停及痔疮。”

3.《湖南药物志》:“散结消瘀,平喘,消积。治跌打损伤。”

4.《浙江药用植物志》:“清热解毒。主治扁桃体炎、疟疾、疔疮痈肿。”

【用法用量】 内服:煎汤,20～30 g。外用:鲜品捣敷;干品或炒炭存性研末,调敷。

【选方】 1. 治哮喘　马棘鲜根 60 g。煮瘦猪肉食。(《湖南药物志》)

2. 治乳腺炎,疖肿　马棘根 30 g,白茅根 12 g。水煎服。(《浙江药用植物志》)

3. 治痒子初起,结核硬块　一味药 15～30 g,配马桑根、何首乌炖猪肉服。(《四川中药志》1960 年版)

0595 马蔺 mǎ lìn (《新修本草》)

【异名】 旱蒲(《礼记》),马帚(《尔雅》),剧草、三坚、豕首(《本经》),荔(《说文》),马薤(《礼记》郑玄注),蠡草(《吕氏春秋》高诱注),马莲(《释草小记》),铁扫帚(《救荒本草》)。

【基原】 为鸢尾科鸢尾属植物马蔺的全草。

【原植物】 马蔺 *Iris lactea* Pall. var. *chinensis* (Fisch.) Koidz.

多年生草本,高 40～60 cm。根茎木质化,斜升,近地面有大量呈纤维状的老叶叶鞘。须根粗长,黄白色。叶簇生,近于直立;叶片条形,长 40～50 cm,宽 4～6 mm,先端渐尖,全缘,基部套褶;无中脉,具多数平行脉。花茎先端具苞片 2～3 片,内有 2～4 花;花梗长 3～6 cm;花浅蓝色、蓝色、蓝紫色,花被裂片 6,2 轮排列,花被上有较深色的条纹;雄蕊 3,花药黄色;子房长 3～4.5 cm,花柱分枝扁平,拱曲,先端 2 裂。蒴果长圆柱状,有明显的 6 条纵棱,先端具喙。种子为不规则的多面体,黑褐色。花期 5～7 月,果期 6～9 月。

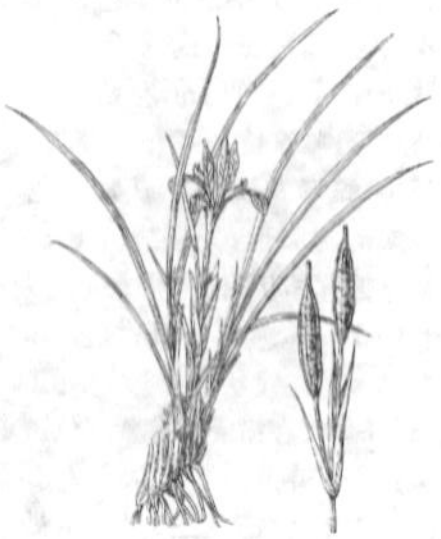

马　蔺

生于荒地、山坡草地或灌丛中。分布于东北、华北、西北及江苏、浙江、安徽、山东、河南、湖北、湖南、四川、西藏等地。

与马蔺同等入药的同属植物尚有:① 锐果鸢尾 *I. goniocarpa* Baker 分布于四川、云南、西藏、陕西、甘肃、青海等地。② 喜盐鸢尾 *I. halophila* Pall. 分布于甘肃、新疆。③ 白花马蔺 *I. lactea* Pall. 分布于吉林、内蒙古、西藏、青海、新疆等地。

本植物的种子(马蔺子)、花(马蔺花)、根(马蔺根)亦供药用,另设专条。

【采收加工】 7～10 月采收,扎把晒干或鲜用。

【药性】 甘,平。归肾、膀胱、肝经。

1.《本草药性大全》:“味甘,平,气温微寒,无毒。”

2.《医林纂要》:“少阴厥阴之药。”

3.《植物名实图考长编》:“味酸咸。”

【功用主治】 清热解毒,利尿通淋,活血消肿。主治喉痹,淋浊,关节痛,痈疽恶疮,金疮。

1.《本经》:“去白浊。”

2.《别录》:“疗喉痹。”

3.《本草药性大全》:“破宿血而养新血,断血痢而合金疮。解酒疸,蛊毒。止吐血,鼻洪。治喉闭,咽痛,气促喘息不通。”

4.《纲目》:“主痈疽恶疮。”

5.《本草汇言》:“治大便不通及小便砂石淋浊诸证。”

6.《医林纂要》:“软坚。”

【用法用量】 内服:煎汤,3～9 g;或绞汁。外用:煎汤熏洗。

【宜忌】 《别录》:“多服令人溏泄。”

【选方】 1. 治喉痹咽塞,喘息不通　马蔺根叶三两。切,以水一大升半,煮取一大盏,去渣,细细吃。(《外台》引《近效方》)

2. 治腰腿关节疼痛　马蔺全草 500～1 000 g。熬水,熏洗患处,使出汗。(《宁夏常用中草药》)

3. 治面上瘢黡　取铁扫帚,地上自落叶并子。煎汤频洗,数次自消。(《纲目》引《寿域神方》)

0596 马蓼 mǎ liǎo (《本经》)

【异名】 大蓼、墨记草(《纲目》),春蓼(《天目山药用植物志》)。

【基原】 为蓼科蓼属植物桃叶蓼的全草。

【原植物】 桃叶蓼 *Polygonum persicaria* L.

一年生草本,高 40～80 cm。主根弯曲。茎上部直立。叶互生;有短柄,有硬刺毛;叶片披针形或狭披针形,上面常有褐色斑点,背面绿色,长 4～10 cm,宽 0.5～2 cm,先端长渐尖,基部楔形,主脉及叶缘有硬刺毛;托叶鞘筒状,膜质,先端截形,有短睫毛。花多数,集成圆锥花序,顶生或腋生,花序梗微有腺;花密生,花被粉红色或白色,通常 5 深裂,覆瓦状排列;雄蕊 7 或 8,6 枚能育;花柱 2,稀 3。瘦果广卵形,黑褐色,有光泽,包于宿存的花被内。花、果期 6～9(10)月。

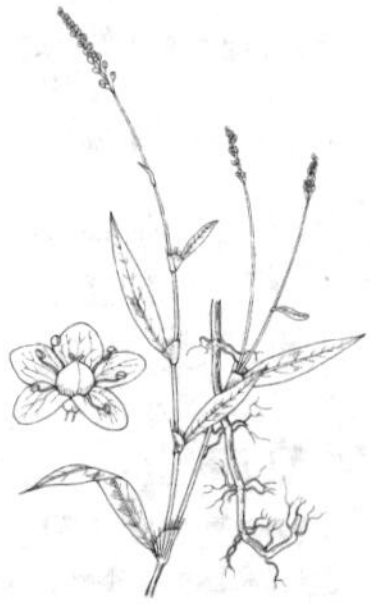

桃 叶 蓼

生于河岸水湿地。分布于我国东北、华北、华东、西南及陕西、河南、湖北等地。

【采收加工】 6～9 月花期采收,晒干。

【成分】 地上部分含甲酸,乙酸,丙酮酸,缬草酸(valeric acid),葡萄糖醛酸,半乳糖醛酸,没食子酚型鞣质(pyrogallic tannin),维生素 C,微量元素,香精油(essential oil)和皂苷等。

叶含槲皮素(quercetin),异槲皮素(isoquercetin),金丝桃苷(hyperoside)。

种子含 5, 7-二羟基色酮(5, 7-dihydroxychromone),槲皮素-3-半乳糖苷(quercetin-3-galactoside),山柰酚 3-半乳糖苷(kaempferol 3-galactoside),槲皮素(quercetin),山柰酚(kaempferol),β-谷甾醇(β-sitosterol)。芪类化合物:羧基芪(carboxystilbene),高芪(persilben),2-羧基-3, 5-甲氧基-E-芪(2-carboxy-3, 5-methoxy-E-stilbene)。

【药性】 《纲目》:“辛,温,无毒。”

【功用主治】 发汗除湿,消食,杀虫。主治风寒感冒,风寒湿痹,伤食泄泻,肠道寄生虫病。

1.《本经》:“去肠中蛭虫,轻身。”

2.《纲目》:“伏丹砂、雌黄。”

3.《全国中草药汇编》:“发汗除湿,消食止泻。”

【用法用量】 内服:煎汤,6～12 g。

0597 马鬃 mǎ zōng (《日华子》)

【异名】 马鬐毛、马毛(《别录》),马毦(《千金方》)。

【基原】 为马科马属动物马的鬃毛或尾毛。

【原动物】 参见“马宝”条。

【采收加工】 剪取鬃毛或尾毛,洗净,晾干。

【药性】 涩,平。

【功用主治】 止血止带,解毒敛疮。主治崩漏,带下,痈疮。

1.《别录》:“主女子崩中赤白。”“主小儿惊痫。”

2.《日华子》:“烧灰止血,并敷恶疮。”

3.《滇南本草》:“烧灰敷疮毒,痈疽,疔疮。”

【用法用量】 内服:烧灰研末,入丸、散,1~3 g。外用:烧灰研末敷。

【选方】 1. 治崩中下血不止 绵灰、黄绢灰、艾叶灰、马尾灰、藕节灰、莲蓬灰、油发灰、赤松皮灰、棕榈灰、蒲黄灰。上等分,为细末,用醋煮糯米糊为丸,如桐子大。每服七十丸,加至一百丸,空心米饮下。(《严氏济生方》十灰丸)

2. 治妇人漏下赤白,久不止,成黑 马毛一两(烧为粉),赤茯苓二两,牡蛎一两(烧为粉),鳖甲一两半(涂醋炙令黄,去裙砱)。上件药,捣细罗为散。每于食前以温酒调下二钱。(《圣惠方》马毛散)

3. 治带下 白马砲二两,龟甲四两,鳖甲十八铢,牡蛎一两十八铢。上四味,治下筛。空心酒下方寸匕,日三服,加至一匕半。(《千金方》白马秖散)

4. 治风癔咽喉作声,言语謇涩 白马尾一团(如鸡卵大,急火烧)。上一味,碾末。酒服一字,渐至半钱匕,日夜三服。勿令病人知。(《圣济总录》马尾散)

0598 马刀肉 mǎ dāo ròu《纲目》

【基原】 为蚌科楔蚌属动物巨首楔蚌和矛蚌属动物短褶矛蚌等的肉。

【原动物】 参见“马刀”条。

【采收加工】 捕取后,取肉,鲜用或晒干。

【药性】 姚可成《食物本草》:“甘,寒,无毒。”

【功用主治】 清热,明目。主治消渴,目昏,妇人劳损下血。

1.《纲目》:“同蚌。”

2. 姚可成《食物本草》:“主明目,除热,止渴,解酒毒。治妇人劳损下血。”

【用法用量】 内服:煮食,50~100 g。

【宜忌】 《本草衍义》:“发风疢,不可多食。”

0599 马比木 mǎ bǐ mù《贵州草药》

【异名】 公黄珠子、追风伞(《贵州草药》)。

【基原】 为茶茱萸科假柴龙树属植物马比木的根皮。

【原植物】 马比木 *Nothapodytes pittosporoides* (Oliv.) Sleum. [*Mappia pittosporoides* Oliv.] 又名:南紫花树(《贵州中草药名录》)。

矮灌木或很少为乔木,高 2~3(~10)m。枝有棱。叶互生或枝上部近对生;叶柄长1~3 cm,上面具宽深槽,槽里被糙伏毛;叶片长圆形或倒披针形,长 7~24 cm,宽 2~4.5 cm,先端长渐尖,基部楔形,全缘,上面暗绿色,具光泽;中脉下凹,侧脉 6~7 对,弧曲上升,远离叶缘处网结。花两性或杂性,聚伞花序顶生,长约7 cm,总梗、分枝、花序轴通常扁平;花萼绿色,钟形,外面稀被粗伏毛,5 裂齿;花瓣黄色,线形,反卷;雄蕊 5,花药卵形;子房近球形,被长硬毛,花柱绿色,柱头头状;花盘肉质,具不整齐裂片或深圆齿,里面疏被长硬毛,果时宿存。核果椭圆形,稍扁,熟时为红色,先端明显具鳞脐,有宿存萼。花期 4~6月,果期 6~8 月。

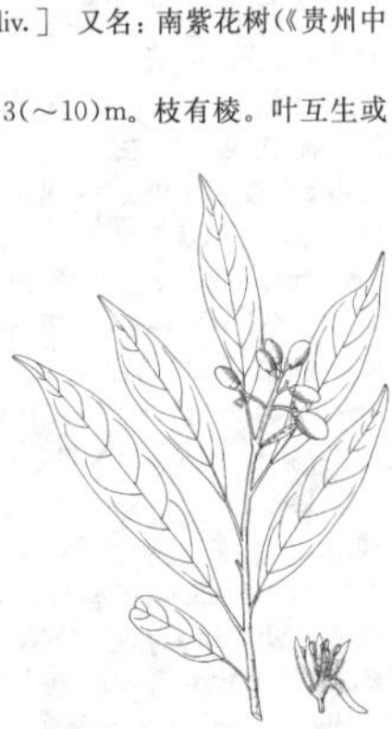

马比木

生于海拔(150)450~1 600(~2 500)m 的林中。分布于湖北、湖南、广东、广西、海南、四川、贵州、甘肃等地。

【采收加工】 6~9 月挖取根部,剥取根皮,晒干。

【成分】 含喜树碱(camptothecine)及喜树碱的甲氧基衍生物。

【药性】 《贵州草药》:“性温,味辛。”

【功用主治】 《贵州草药》:“祛风除湿,理气散寒。治关节疼痛,小儿疝气,浮肿。”

【用法用量】 内服:煎汤,9~15 g。外用:煎水熏洗患处。

【选方】 治浮肿 公黄珠子、折耳根、苦蒜果各 15 g。煨水服。(《贵州草药》)

0600 马牙七 mǎ yá qī《陕西中草药》

【异名】 九子连(《陕西中草药》),大仙茅(《广西药用植物名录》),背脊七(《甘肃中草药手册》)。

【基原】 为兰科虾脊兰属植物流苏虾脊兰和剑叶虾脊兰的假鳞茎和根。

【原植物】 1. 流苏虾脊兰 *Calanthe fimbriata* Franch.

陆生植物,高 20~50 cm。茎短,基部被数枚鞘状叶。叶近基生;叶片椭圆形、长圆状卵形或倒卵状椭圆形,长 12~30 cm,宽4~6 cm,先端急尖或锐尖,基部收窄成为叶柄。花葶从叶丛中长出,高出叶;总状花序具多数或少数花,花序轴略被柔毛;花苞片披针形,长约 15 mm,比花梗(连子房)短;花紫红色;萼片卵状披针形,长 1.5~2 cm,宽约 6 mm,先端长渐尖,侧萼片较中萼片略窄;花瓣卵状披针形,比萼片短而窄,先端渐尖;唇瓣近扇形,不裂,伸展,前部边缘流苏状,先端微凹,其凹缺处具短尖;矩长圆筒形,伸直,长 2~3.5 cm;子房略弧曲,略被柔毛。蒴果倒卵状椭圆形,具纵肋。花期 7 月,果期 7~8 月。

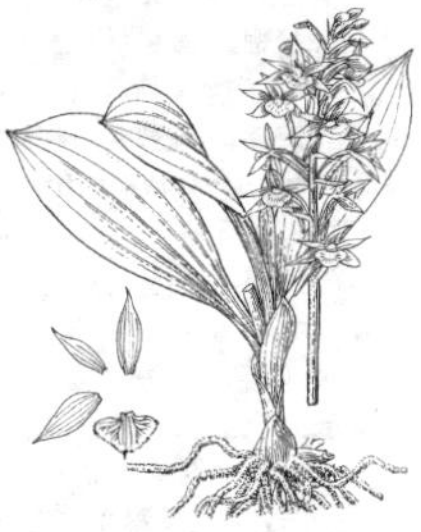

流苏虾脊兰

生于林下。分布于陕西、甘肃、湖北、广西、四川、云南、西藏等地。

2. 剑叶虾脊兰 *C. davidii* Franch. 又名:窄叶虾脊兰(《全国中草药汇编》)。

高达 75 cm。叶近剑形或带状,连叶柄长达 65 cm,宽1~2 cm。总状花序具多数花;花苞片比子房(连花梗)长;花黄绿色;萼片椭圆形,宽 2~3 mm,先端急尖;花瓣与萼片等长,狭椭圆状披针形,宽不及 2 mm;唇瓣 3 裂,中裂片 2 叉裂,先端钝,侧裂片近卵圆形,唇瓣上面具 3 条鸡冠状褶片;距长约6 mm。花期 7 月,果期 7~8月。

生于山地、路旁或林下湿润处。分布于西南及陕西、湖北、湖南等地。

【采收加工】 6~7 月采挖,洗净,鲜用或晒干。

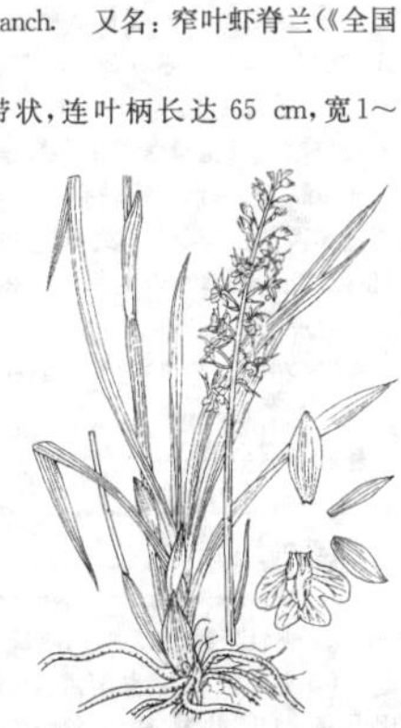

剑叶虾脊兰

【药性】 辛、微苦,凉,小毒。

1.《陕西中草药》:"味辛、微苦,性凉,有毒。"

2.《四川常用中草药》:"性温,味甘、辛。"

【功用主治】 清热解毒,散瘀止痛。主治咽喉肿痛,牙痛,脘腹疼痛,腰痛,关节痛,跌打损伤,瘰疬疮疡,毒蛇咬伤。

1.《陕西中草药》:"清热解毒,镇痛,祛风,散瘀。主治瘰疬,慢性咽炎,牙痛,劳伤,胸胁损伤。"

2.《四川常用中草药》:"清胃热,消瘰疬,散结核疮毒。"

3.《全国中草药汇编》:"主治胃溃疡,急性胃扩张,慢性肝炎,腰痛,腹痛,砂淋,闭经,关节痛。"

【用法用量】 内服:煎汤,6～12 g。外用:捣敷。

【选方】 1. 治慢性咽炎 背脊七 3 g,八爪龙 6 g。水煎服。(《甘肃中草药手册》)

2. 治慢性肝炎 流苏虾脊兰 6 g,丹参 15 g,紫金牛15 g。水煎服,每日 1 剂,连服 2 星期为 1 个疗程。(《全国中草药汇编》)

0601 马耳草 mǎ ěr cǎo (《贵州民间方药集》)

【异名】 竹菜、竹仔菜、竹竹菜、竹叶菜(《福建民间草药》),火柴头(《苏南种子植物手册》),千日晒、大号日头舅、大叶兰花竹仔草(《福建中草药》),粉节草、大叶兰花草(《浙江药用植物志》)。

【基原】 为鸭跖草科鸭跖草属植物饭包草的全草。

【原植物】 饭包草 *Commelina bengalensis* L.

多年生草本。地下根茎横生,茎上部直立,基部匍匐,多少被毛。叶互生,有柄;叶片椭圆状卵形或卵形,长 3～6.5 cm,宽 1.5～3.5 cm,先端钝或急尖,基部圆形或渐狭而成阔柄状,全缘,边缘有毛,两面被短柔毛或疏长毛或近无毛;叶鞘近膜质,有数条脉纹;苞片漏斗状,与上部叶对生或1～3 个聚生。聚伞花序数朵,几不伸出苞片,花梗短;萼片 3,膜质,其中 2 片基部常合生;花蓝色,花瓣 3;雄蕊 6,能育雄蕊 3,花丝丝状;子房长圆形,具棱,花柱线形。蒴果椭圆形,膜质。种子 5 颗,肾形,黑褐色,表面有窝孔及皱纹。花期 6～7 月,果期 11～12 月。

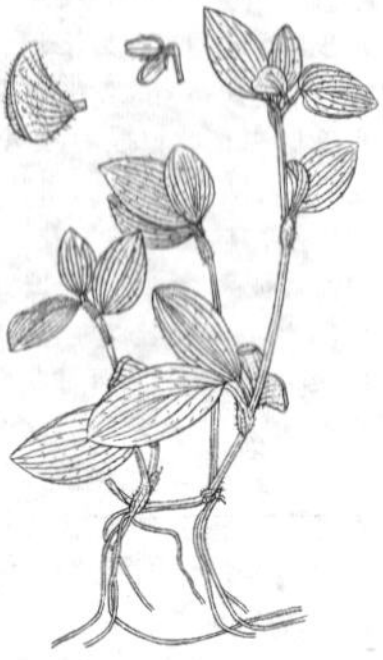

饭 包 草

生于田边、沟内或林下阴湿处。分布于河北、江苏、浙江、安徽、福建、江西、广东、广西、海南、云南、贵州、陕西等地。

【采收加工】 6～9 月采收,鲜用或晒干。

【成分】 全草含正二十八醇(*n*-octacosanol),正三十醇(*n*-triacontanol),正三十二醇(*n*-dotriacontanol),豆甾醇(stigmasterol),*β*-谷甾醇(*β*-sitosterol),菜油甾醇(campesterol)以及苄基腺嘌呤(benzyladenine),并含飞燕草素-3-对-香豆酸葡萄糖苷(delphinidin-3-*p*-coumaric acid glucoside)。

叶、花中含花色苷(anthocyanins),主要是矢车菊素-3, 3′, 7′-三葡萄糖苷(cyanidin-3, 3′, 7′-triglucoside)、飞燕草素三葡萄糖苷(delphinidin triglucoside)及对-香豆酰基飞燕草素-3, 5-二葡萄糖苷(*p*-coumaroyl delphinidin-3, 5-diglucoside)等。

【药性】 苦,寒。

1.《河北中草药》:"苦,寒。"

2.《福建药物志》:"甘,寒。"

【功用主治】 清热解毒,利水消肿。主治热病发热,烦渴,咽喉肿痛,热痢,热淋,痔疮,疔疮痈肿,蛇虫咬伤。

1.《河北中草药》:"治发热烦渴,热痢,小便不利,痔疮,疔疮痈肿及蛇、蝎、毒虫咬伤,疟疾,心脏病,血吸虫病。"

2.《全国中草药汇编》:"清热解毒,利水消肿。"

3.《福建药物志》:"主治喉炎。"

【用法用量】 内服:煎汤,15～30 g,鲜品 30～60 g。外用:鲜品捣敷;或煎水洗。

0602 马扫帚 mǎ sào zhǒu (《全国中草药汇编》)

【异名】 三妹木、假蓝根、碎蓝木、沙牛木(《广西中草药》),白花羊牯枣(《惠明中草药》),红布纱、马须草、马乌柴、羊古草(《福建中草药》),夜关门、鸡丢枝、三必根(《广西药用植物名录》),小布骚柴(《湖南药物志》)。

【基原】 为豆科胡枝子属植物美丽胡枝子的茎叶。

【原植物】 美丽胡枝子 *Lespedeza formosa* (Vog.) Koehne [*Desmodium formosum* Vog.; *L. thunbergii* (DC.) Nakai]

灌木,高 1～2 m。小枝幼时密被短柔毛。三出复叶,互生;顶生小叶较大,侧生小叶近于无柄;叶片卵形、卵状椭圆形或椭圆状披针形,长 1.5～9 cm,宽 1～5 cm,先端圆钝,有短尖,基部楔形,全缘,上面绿色无毛,下面被生短柔毛。总状花序腋生、单生或数个集成圆锥花序,长 6～15 cm;花萼钟状,5 齿;花冠蝶形,紫红色;雄蕊 10,二体;子房有 1 个胚珠。荚果卵形、倒卵形或披针形,稍偏斜,有短尖及锈色短柔毛。花期 7～9 月,果期 9～10 月。

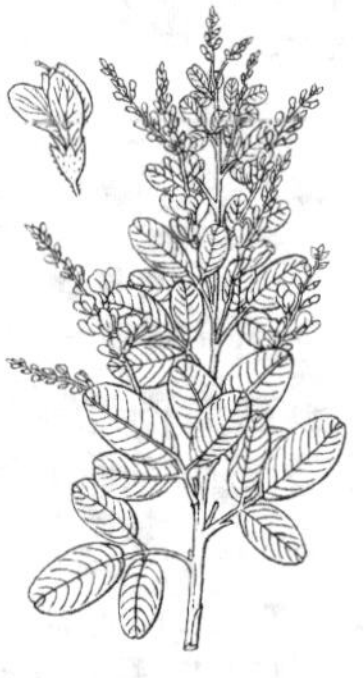

美丽胡枝子

生于山坡林下或杂草丛中。分布于华北、华东、西南及湖南、广东、广西、台湾等地。

本植物的花(马扫帚花)、根(马扫帚根)亦供药用,另设专条。

【采收加工】 5～6 月采收,鲜用或切段晒干。

【药材】 马扫帚 *Lespedezae Formosae Caulis et Folium* 产于华北、华东、西南及广东、广西。

性状 茎呈圆柱形,棕色至棕褐色,小枝常有纵沟,幼枝密被短柔毛。复叶 3 小叶,多皱缩,小叶展平后呈卵形、卵状椭圆形或椭圆状披针形;叶端急尖,圆钝或微凹,有小尖,叶基楔形;上面绿色至棕绿色,下面灰绿色,密生短柔毛。偶见花序,总花梗密生短柔毛,花萼钟状,花冠暗紫红色。荚果近卵形,有短尖及锈色短柔毛。气微清香,味淡。

鉴别 叶表面观:上、下表皮细胞不规则形成多角形,上表皮细胞垂周壁多呈深波状弯曲,下表皮较平直或稍弯曲。上表皮无气孔及非腺毛,下表皮气孔甚多,平轴式或不定式,非腺毛 2 细胞,壁具细小疣点,基部细胞极短,多弯曲。叶脉可见晶鞘纤维,草酸钙方晶纵向排列,多呈类六角形。

【成分】 含*β*-谷甾醇(*β*-sitosterol),豆甾醇(stigmasterol),白桦脂酸(betulic acid),油桐三萜酸(aleuritolic acid),*β*-香树脂醇(*β*-amyrin),白桦脂醇(betulin),熊果酸(ursolic acid),槲皮素(quercetin),芹菜素(apigenin),黄芩素(baicalein),杜鹃素(farrerol),胡枝子素(lespedezaf lavanone)F、G,山柰酚(kaempferol),儿茶素(catechin),表儿茶素(epicatechin),没食子儿茶素(gallocatechin),表没食子儿茶素(epigal locatechin),原矢车菊素(procyanidin)B-3,原飞燕草素(prodelphinidin)B-3、C-2,四聚儿茶素(tetrameric catechin),四聚没食子儿茶素(tetramericgal locatechin),五聚表没食子儿茶素(pentamericepigal locatechin),肉桂酸(cinnamic acid),3, 4-二羟基肉桂酸(3, 4-dihydroxycinnamic acid),对-羟基肉桂酸(*p*-hydroxycinnamic acid),对-羟基苯甲酸(p-hydroxybenzoic acid),硬脂酸(stearic acid),10,10-二羟基二十五烷酸(10,10-dihydroxypentacosic acid)等。

【药性】《福建药物志》:"苦,平。"

【功用主治】《福建药物志》:"清热凉血,利尿通淋。主治便血,尿血,小便不利,中暑发痧,蛇伤。"

【用法用量】内服:煎汤,30~60 g。

【选方】治小便不利 美丽胡枝子鲜茎、叶 30~60 g,金丝草鲜全草 30 g。水煎服。(《福建中草药》)

0603 马先蒿 mǎ xiān hāo (《本经》)

【异名】马屎蒿(《本经》),马新蒿(陆玑《诗疏》),烂石草(《肘后方》),练石草(《别录》),虎麻(《新修本草》),马尿泡(《山西中草药》),芝麻七(《全国中草药汇编》)。

【基原】为玄参科马先蒿属植物返顾马先蒿的根。

【原植物】返顾马先蒿 *Pedicula risresupinata* L.

多年生草本,高 30~70 cm。根多数丛生,细长而纤维状。茎常单生,上部分枝,粗壮,中空,方形有棱。叶互生或对生;叶柄短,上部叶近无柄,无毛;叶片膜质至纸质;卵形至长圆状披针形,长 2.5~5.5 cm,宽 1~2 cm,先端渐窄,基部楔形或圆形,边缘有钝圆的重锯齿,两面无毛或有疏毛。花单生于茎枝顶端的叶腋中;萼长卵圆形,膜质,前方深裂,齿仅 2 枚;花冠淡紫红色,向右扭旋,上唇盔状,扭向右方,下唇大,有缘毛,3 裂;雄蕊花丝前面一对有毛;花柱伸出喙端。蒴果斜长圆状披针形。花期 6~8 月,果期 7~9 月。

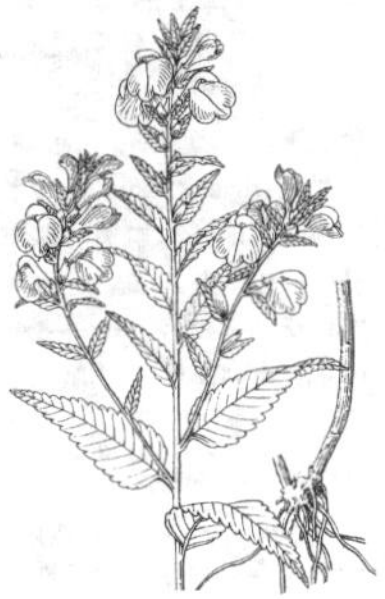

返顾马先蒿

生于草地及林缘。分布于东北及河北、山西、内蒙古、安徽、山东、四川、贵州、陕西、甘肃等地。

【采收加工】7~9 月采挖,晒干。

【药性】苦,平。

1.《本经》:"平。"

2.《别录》:"苦,无毒。"

【功用主治】祛风湿,利尿通淋,攻毒杀虫。主治风湿痹痛,石淋,小便不利,白带,大风癞疾,疥疮。

1.《本经》:"主寒热鬼疰,中风湿痹,女子带下病,无子。"

2.《别录》:"治五癃,破石淋,膀胱中结气,利水通小便。"

3.《本草经集注》:"主恶疮。"

4.《本草药性大全》:"治百节酸疼,大风癞疾,中风湿痹,疗赤白带下,能令身孕,骨疽,疗眉毛脱落,身体痒痛拘挛。"

【用法用量】内服:煎汤,6~9 g,或研末,每次 6 g。外用:煎水洗。

【选方】治大疯癞疾,骨肉疽败,眉须堕落,身体痒痛 马先蒿,炒捣末,每服方寸匕,食前温酒下,一日三服。(《肘后方》)

0604 马尾连 mǎ wěi lián (《纲目拾遗》)

【基原】为毛茛科唐松草属植物金丝马尾连、昭通唐松草、高原唐松草、多叶唐松草等的根及根茎。

【原植物】1. 金丝马尾连 *Thalictrum glandulosissimum* (Finet et Gagnep.) W. T. Wang et S. H. Wang [*T. foetidum* L. var. *glandulosissimum* Finet et Gagnep.] 又名:多腺唐松草(《中药志》)。

多年生草本,高 60~85 cm。根状茎短,有多数粗壮须根。茎直立,有分枝,上部被腺毛。叶互生;叶柄长达 4 cm,基部有短鞘;叶为三回羽状复叶;叶片长 5~9.5 cm;小叶草质,宽倒卵形、椭圆形或近圆形,长和宽约为 0.7~1.6 cm,上部具 3~5 齿,基部圆形或浅心形,上面密被小腺毛,下面沿脉密被短柔毛,网脉不明显;叶轴上的毛长达 0.2 mm。圆锥状花序,分枝上有少数花;花两性;萼片 4,花瓣状,椭圆形,黄白色,早落;花瓣无;雄蕊约 23,无毛,长约 5 mm,花丝狭线形或丝状,花药长圆形,长约 2 mm,先端有小尖头;心皮 4~5,无柄,柱头有狭翅,呈狭三角形。瘦果纺锤形或狭卵形,长约 3 mm,密被短毛,两侧稍扁,每侧各有 2~3 条纵肋,宿存柱头长 1.2 mm。花期 6~8 月,果期 7~9 月。

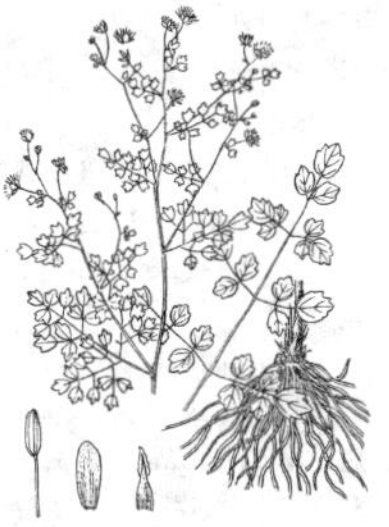

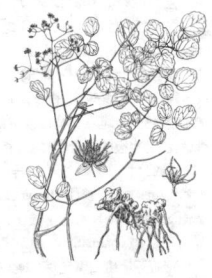

金丝马尾连

生于海拔 2 500 m 左右的山坡草地。分布于云南。

2. 昭通唐松草 *T. glandulosissimum* (Finet et Gagnep.) W. T. Wang et S. H. Wang var. *chaotungense* W. T. Wang et S. H. Wang [*T. chaotungense* W. T. Wang et S. H. Wang] 又名:昭通马尾连(《中药材品种论述》)。

本植物形态与金丝马尾连的主要区别在于:小叶较大,长和宽为 1.5~2.5 cm;叶轴上的毛长达 0.4 mm;花药先端钝;柱头翅较宽,呈三角形。

生于海拔 1 600 m 的山地疏林中。分布于云南昭通。

3. 高原唐松草 *T. cultratum* Wall. [*T. deciternatum* Boivin]

高 50~120 cm。全株无毛,或茎上部和叶片背面有稀疏短毛。茎中部叶为三至四回羽状复叶,有短柄;叶片长 9~20 cm,一回羽片 4~6 对,小叶薄革质或稍肉质,菱状倒卵形、宽菱形或近圆形,长 5~14 mm,宽 3~14 mm,先端常急尖,基部钝、圆形或浅心形,3 浅裂,裂片全缘或有 2 小齿,上面叶脉下陷,下面被白粉,叶脉隆起,网脉明显。圆锥花序长 10~24 cm;花两性,萼片 4,花瓣状,狭椭圆形,绿白色,早落;花瓣无,雄蕊多数,长 6~8 mm,花丝丝状,花药狭长圆形,长 2~2.6 mm;心皮 4~9,柱头狭三角形。瘦果扁,半倒卵形,长约 3.5 mm。花期 6~7 月,果期 7~8 月。

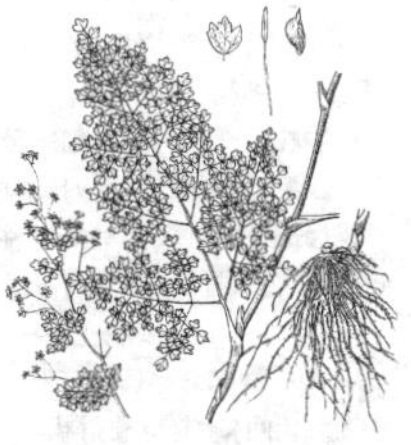

高原唐松草

生于海拔 1 700~3 800 m 的山地草坡、灌木丛中或沟边草地,有时生林中。分布于四川、云南、西藏、甘肃。

4. 多叶唐松草 *T. foliolosum* DC.

高 90~200 cm。全株无毛。茎上部有长分枝。茎中部以上叶为三回三出或羽状复叶,叶片长达 36 cm;小叶草质,顶生小叶菱状椭圆形或卵形,长 1~2.5 cm,宽 5~15 mm。先端钝或圆,基部浅心形或圆形,3 浅裂,裂片有少数钝齿,齿端具小尖头,网脉稍明显,叶下

多叶唐松草

面稍呈粉绿色。圆锥花序近伞房状，分枝极多，长约20 cm；花为杂性，有多数花；萼片4，狭椭圆形，淡黄绿色或浅紫色，早落；花瓣无；雄蕊多数，长6～7 mm，花丝丝状，花药狭长圆形，长约2.5 mm；心皮4～6，柱头线形。瘦果纺锤形，有8条纵肋。花期8～9月，果期9～10月。

生于海拔1 500～3 200 m的山地林中或草坡；分布于四川、云南、西藏。

此外，同属植物贝加尔唐松草 *T. baicalense* Turcz. 分布于河北、山西、吉林、黑龙江、河南、西藏、陕西、甘肃、青海。长柱贝加尔唐松草 *T. baicalense* Turcz. var. *megalostigma* Boivin分布于四川和甘肃。黄唐松草 *T. flavum* L. 分布于新疆阿尔泰山区。粘唐松草 *T. viscosum* C. Y. Wu分布于云南丽江北部、金沙江河谷。亦作"马尾连"药用。

【采收加工】 10～12月采挖，晒至八成干，搓去外层棕色栓皮，再晒干。

【药材】 马尾连 *Thalictri Rhizoma et Radix* 主产于云南、贵州、四川等地。

性状 金丝马尾连 根茎由数个或10余个结节连生。细根数条至数十条密生于根茎下面，长10～20 cm，直径1 mm。栓皮棕色，常脱落，脱落处金黄色，光滑。质脆，易折断，断面平坦。气微，味苦，嚼之粘牙。

高原唐松草 根茎由数个结节合生，密生细根数十条。根细长，长5～10 cm，直径约1 mm。表面棕色，木栓层有时脱落，脱落处浅棕色。质脆，易折断，断面略呈纤维性。气微，味苦。

多叶唐松草 根茎横生，由数个至10余个结节连生，每个结节上面具圆形空洞状的茎痕，直径约1 cm。细根数条至10余条密生于根茎下侧，直径3 mm；表面灰棕色。质硬，易折断，断面中心可见圆形金黄色木心。气微，味稍苦。

鉴别 (1) 根横切面：金丝马尾连 外皮已脱落。最外为1列内皮层细胞，母细胞大，长方形，每个母细胞分成4～5个子细胞。中柱鞘部位可见石细胞数列。韧皮部宽广，韧皮纤维十至数十个成束，呈2～3轮排列，多数纤维束中可见有被包围的筛管群。形成层成环。木质部呈实心柱，微木化的木纤维5～6束镶嵌其间，呈星芒状排列，中央有1个较大的纤维束。

高原唐松草 表皮已脱落。最外侧为1列内皮层细胞；内为2～4列中柱鞘纤维连成环状。木质部束3个，与木射线中的3个纤维束相间排列，呈放射状，纤维强木化。

多叶唐松草 木栓细胞3～4列。韧皮部宽广，筛管群散在。木质部由导管、木纤维和木化薄壁细胞组成。较粗的根在靠近形成层的韧皮部偶见少数纤维束。

(2) 显微化学试验：取本品粉末少许，置载玻片上，加乙醇1～2滴及硝酸1滴，盖上盖玻片，放置5～10分钟，置显微镜下观察，可见黄色针状、长柱状或簇状的硝酸小檗碱结晶。

(3) 薄层色谱：取本品粉末1 g，用甲醇水浴回流提取，提取液浓缩至1～2 ml，作为供试液。取小檗碱、药根碱、木兰花碱对照品，用甲醇溶解，制成每1 ml约各含1 mg的混合对照液。取上述供试液、对照液各适量，分别点于同一硅胶薄层板上，以氯仿-甲醇-氨水(15∶4∶1)为展开剂，展开12～15 cm，取出，晾干。置紫外灯(254 nm)下观察，供试品色谱在与对照品色谱相应位置上，显相同颜色荧光斑点。喷以改良碘化铋钾试液，供试品色谱在与对照品色谱相应的位置上，均显相同的红色斑点。

【成分】 1. 金丝马尾连 根及根茎含生物碱类：小檗碱(berberine)，小檗胺(berbamine)，原阿片碱(protopine)，鹤氏唐松草碱(hernandezine)，木兰花碱(magnoflorine)，药根碱(jatrorrhizine)，掌叶防己碱(palmatine)，黄连碱(coptisine)，非洲防己碱(columbamine)，芬氏唐松草定碱(thalifendine)，四去氢碎叶紫堇碱(groenlandicine, tetradehydrocheilanthifoline)，芬氏唐松草碱(thalidezine)，异芬氏唐松草碱(isothalidezine)，隐品碱(cryptopine)，伊米任碱(izmirine)，*O*-甲基罗氏唐松草碱(*O*-methylthalibrine)。

2. 昭通唐松草 根含生物碱类：小檗碱(berberine)，木兰花碱，药根碱，掌叶防己碱，小檗胺，原阿片碱。

3. 高原唐松草 全草含生物碱类：唐松明碱(thalmine)，2-去甲唐松明碱(2-northalmine)，*O*-甲基唐松明碱(*O*-methylthalmine)，厚果唐松草次碱(thalidasine)，2-去甲厚果唐松草次碱(2-northalidasine)，皱唐松草醛酮碱(thalrugosinone)，铁线蕨叶碱(adiantifoline)，唐松草布拉明碱(thalibulamine)，大叶唐松草碱(thalifaberine)，大叶唐松草亭碱(thalifaretine)，大叶唐松草尼星碱(thalifaricine)，大叶唐松草嗪碱(thalifarazine)，大叶唐松草明碱(thalifaramine)，大叶唐松草灵碱(thalifaroline)，去羟大叶唐松草灵碱(thalifaronine)，外卷唐松草亭碱(thalilutine)，唐松明灵碱(thalmineline)，秋唐松草替定碱(thalmelatidine)，箭头唐松草米定碱(thalicsimidine)，小檗碱，高原唐松草碱(thalcultrimine)，*O*-甲基唐松草檗碱(*O*-methylthalicberine)，5-羟基厚果唐松草次碱(5-hydroxythalidasine)，唐松草菲灵(thaliphylline)，高原唐松草灵碱(thalmiculine)，高原唐松草明碱(thalmiculimine)，5-羟基唐松明碱(5-hydroxythalmine)，唐松草舒平碱(thalisopine, thaligosine)，皱唐松草宁碱(thalrugosaminine)，网叶番荔枝碱(reticuline)，高原唐松草替明碱(thalmiculatimine)，小唐松草瓦星碱(thalsivasine)，唐松草亭碱(thalictine)，皱唐松草定碱(thalrugosidine)，2′-去甲唐松草菲灵(2′-northaliphylline)，2′-去甲尖刺碱(2′-noroxyacanthine)，高原唐松草米宁碱(cultithalminine)，新罗氏唐松草碱-2′-*α*-*N*-氧化物(neothalibrine-2′-*α*-*N*-oxide)，皱唐松草宁碱-2-*α*-*N*-氧化物(thalrugosaminine-2-*α*-*N*-oxide)，唐松草舒平碱-2-*α*-*N*-氧化物(thaligosine-2-*α*-*N*-oxide)，唐松草菲灵-2′-*β*-*N*-氧化物(thaliphylline-2′-*β*-*N*-oxide)，厚果唐松草次碱-2-*α*-*N*-氧化物(thalidasine-2-*α*-*N*-oxide)，5-羟基厚果唐松草次碱-2-*α*-*N*-氧化物(5-hydroxythalidasine-2-*α*-*N*-oxide)，掌叶防己碱，药根碱，非洲防己碱，芬氏唐松草定碱，木兰花碱，芬氏唐松草亭碱(thalidastine)等。

4. 多叶唐松草 根茎含生物碱类：小檗碱，掌叶防己碱，药根碱，鹤氏唐松草碱，木兰花碱，皱唐松草定碱，厚果唐松草碱(thalicarpine)，厚果唐松草次碱，*N*, *O*, *O*-三甲基散花巴豆碱(*N*, *O*, *O*-trimethylsparsiflorine)，网叶番荔枝碱。

根含生物碱类：小檗碱，药根碱，掌叶防己碱，木兰花碱，芬氏唐松草定碱，非洲防己碱，芬氏唐松草亭碱与去氢分离木瓣树胺(dehydrodiscretamine)，皱唐松草酮碱(rugosinone)，*N*-甲基网叶番荔枝碱(tembetarine)，竹叶椒碱(xanthoplanine)，皱唐松草定碱，皱唐松草宁碱，唐松草舒平碱，皱唐松草吉定碱(thalirugidine)，氧化小檗碱(oxyberberine)，去甲氧化白毛茛分碱(noroxyhydrastinine)。

5. 贝加尔唐松草 根茎含生物碱类：贝加尔定(baicalidine)，海罂粟碱(glaucine)，小檗碱(berberine)，贝加尔灵(baicaline)，木兰花碱，贝加尔唐松定碱(thalbaicalidine)，贝加尔唐松灵碱(thalbaicaline)。茎还含*N*-去甲柱唐松草碱(*N*-demethylthalistyline)。

6. 黄唐松草 根含生物碱类：小檗碱，木兰花碱，隐品碱，唐松星碱(thalixine, thalicsine)。海罂粟碱，箭头唐松草米定碱，黄唐松草星碱(thaliglucine)，唐松草达碱(thalidazine)，鹤氏唐松草碱，香唐松草碱(thalfoetidine)。

【药理】 1. 抗癌作用 金丝马尾连总生物碱及鹤氏唐松草碱、芬氏唐松草碱、异芬氏唐松草碱等均有明显抗癌作用。总碱40～80 mg/kg腹腔注射，每日1次，连续9日，可使接种小鼠淋巴白血病P_{388}细胞的小鼠生存时间延长33.6%～84.3%；鹤氏唐松草碱腹腔注射连续9日，对P_{388}、小鼠肉瘤S_{180}腹水型及结肠癌C_{26}均有明显抑制作用，20～60 mg/kg对接种白血病P_{388}小鼠生命延长27.3%～49.0%，40或60 mg/kg对腹水型小鼠肉瘤S_{180}生命延长32.3%或44.4%，但25 mg/kg对小鼠白血病L_{615}无任何作用。对于实体瘤，腹腔注射大剂量鹤氏唐松草碱(100 mg/kg)连续 11 日，对结肠癌 C_{26} 的抑制率为 33.3%，而 40 mg/kg 对小鼠肉瘤 S_{180} 无效。在体外，鹤氏唐松草碱可明显抑制小鼠白血病 L_{1210} 细胞及人口腔癌 KB 细胞的生长，其对 L_{1210} 及 $3T_3$ 细胞集落形成的半数抑制浓度 IC_{50} 均为 0.5 μg/ml 左右，对 KB 细胞则在 0.8 μg/ml 左右，4 μg/ml可使 L_{1210} 细胞生长完全受抑制并很快破坏。芬氏唐松草碱、异芬氏唐松草碱对 L_{1210} 的 IC_{50} 与鹤氏唐松草碱相似，均为 0.5 μg/ml 左右，IC_{99} 在 2.0 μg/ml 左右，但对鼠股骨骨髓粒系祖细胞 CFU-GM 鹤氏唐松草碱则较不敏感，2 μg/ml 时上述肿瘤细胞存活率已在 10%以下，但此时 CFU-GM 尚有 20%左右存活。鹤氏唐松草碱抗癌作用的机制在于其可阻断 G_1 细胞向 S 细胞的过渡，其杀细胞作用似为周期特异的。贝加尔唐松草总碱在体外对人食管癌细胞有明显抑制作用。厚果唐松草碱有显著抗癌作用，能显著抑制大鼠瓦克癌肉瘤 W_{256}、小鼠 Lewis 肺癌、小鼠肉瘤 S_{37}、艾氏腹水瘤、吉田肉瘤、金生肉瘤(Jenesen sarcoma)、Sa_9 及 HEF 细胞。对 W_{256} 的抑制率为 90%，治疗指数为 4；对 Lewis 肺癌的抑制率为 74%；250 mg/kg 腹腔注射对小鼠艾氏腹水瘤的生命延长率为 114%，对腹水淋巴瘤的生命延长率为 137.2%，对宫颈鳞癌 HeLa 细胞的 ED_{50} 为 5 μmol/L(约相当于 3 μg/ml)。但临床试用时 16 例中 15 例低于抗癌剂量时即显示显著中枢神经系统和心血管毒性。

2. 抗菌作用　鹤氏唐松草碱对金黄色葡萄球菌、包皮垢分枝杆菌及白念珠菌的 *MIC* 分别为 0.1 mg/ml、0.025 mg/ml 及 0.25 mg/ml。芬氏唐松草碱对肺炎杆菌、包皮垢分枝杆菌及白念珠菌的 *MIC* 均为 0.1 mg/ml。皱唐松草定碱 0.1 mg/kg 可抑制金黄色葡萄球菌、粪链球菌、大肠杆菌、肺炎杆菌、铜绿假单胞菌、痢疾杆菌、败血杆菌、鼠伤寒菌、包皮垢分枝杆菌和变形杆菌等的生长。皱唐松草宁碱对包皮垢分枝杆菌的 *MIC* 为 0.05 mg/ml。*N*-去甲柱唐松草碱对金黄色葡萄球菌、耻垢分枝杆菌有抑制作用。厚果唐松草碱对金黄色葡萄球菌和白念珠菌 *MIC* 为1 mg/ml，而对分枝杆菌为 0.1 mg/ml。

3. 对心血管系统的作用　鹤氏唐松草碱静注 1～3 mg/kg使猫血压短暂下降，10 mg/kg 则引起血压急剧下降并致死亡。唐松草舒平碱对犬、猫均有明显降压作用。唐松草舒平碱还对多种实验动物模型有很强的抗心律失常作用，对乌头碱所致动物心律失常的拮抗作用强于奎尼丁和烟酰胺，10 mg/kg 静注可抑制电刺激所致动物心脏纤颤。皱唐松草宁碱能引起兔血压下降。厚果唐松草碱静注于犬和猴，可抑制心肌，使心率减慢，收缩力减弱，并能扩张血管，使血压下降。

4. 其他作用　唐松草舒平碱对兔和大鼠的小肠有解痉作用，能明显抑制小鼠条件反射。

毒性　小鼠腹腔注射鹤氏唐松草碱 LD_{50} 为143±7.5 mg/kg。小鼠静注厚果唐松草碱 LD_{50} 为58.6 mg/kg，腹腔注射为 480 mg/kg，大鼠腹腔注射、静注及灌服的 LD_{50} 则分别为 284、78.3 和 1 500 mg/kg；另有报道大鼠静注的 LD_{50} 为 46 mg/kg，1 小时静注 LD_{50} 为527 mg/kg，2 小时静注 LD_{50} 为643 mg/kg。

【药性】 苦，寒。归心、肝、大肠经。

1.《纲目拾遗》："性寒而不峻，味苦而稍减，不似川连之厚。"

2.《四川中药志》1960 年版："性寒，味苦，无毒。入心、肝、胆、大肠四经。"

3. 南药《中草药学》："入肺经。"

【功用主治】 清热燥湿，泻火解毒。主治湿热泄泻，痢疾，黄疸，感冒发热，麻疹，痈肿疮疖，目赤肿痛，癌肿。

1.《纲目拾遗》："去皮里膜外及筋络之邪热，小儿伤风及痘科用。"

2.《云南中草药》："清热解毒，燥湿。"

3. 南药《中草药学》："主治风热感冒，小儿发热，麻疹难透，疟疾。"

【用法用量】 内服：煎汤，3～15 g，或研末，或制成冲剂。外用：鲜品捣敷；或煎水洗，或干品研末撒；或制成软膏敷。

【宜忌】 脾胃虚寒者慎服。

【选方】 1. 治热病烦渴　马尾连、焦山栀各 9 g。煎服。(《青海常用中草药手册》)

2. 治胃热疼痛、吐酸　马尾连 4.8 g，吴茱萸 1.2 g。水煎服。

3. 治痈肿疮疡　马尾连 9 g，蒲公英 24 g，甘草 6 g。水煎服。(2、3 方出自《陕甘宁青中草药选》)

4. 治矽肺　马尾连1 000 g，青藤香2 000 g，当归1 000 g，黄芪3 000 g。制成片剂，每片含生药 4.5 g。口服，每次 5 片，每日 3 次，连服 3 个月为 1 个疗程，疗程间歇停药 1 个月，共服 4 个疗程。〔《中成药研究》1985，(12)：44 复方马尾连片〕

0605 马尿泡 mǎ niào pāo (《青海常用中草药手册》)

【基原】 为茄科马尿泡属植物马尿泡的根及种子。

【原植物】 马尿泡 *Przewalskia tangutica* Maxim.［*Mandragora shebbearei* Fisch.；*P. roborowskii* Przewals.］　又名：唐古特马尿泡(《中国植物志》)，羊尿泡(《青海常用中草药手册》)，矮莨菪(《中药志》)。

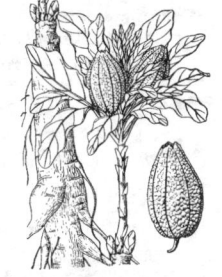
马 尿 泡

多年生草本，高 15～35 cm。全株被腺毛。根粗壮，肉质。根茎短缩，有多数休眠芽。茎常有少部分埋于地下。叶生于茎下部者鳞片状，常埋于地下，生于茎顶端者密集生，长椭圆状卵形至长椭圆状倒卵形，通常连叶柄长 10～15 cm，宽 3～4 cm，先端钝圆，基部渐狭，全缘或微波状，有短缘毛。总花梗腋生，有 1～3 朵花；花梗长约5 mm，被短腺毛；花萼筒状钟形，外面密生短腺毛，5 裂，萼齿圆钝，生腺质缘毛；花冠筒状漏斗形，檐部黄色，5 浅裂，筒部紫色；雄蕊 5，插生于花冠喉部，花丝极短；子房球形，花柱细长，显著伸出于花冠外，柱头膨大，紫色。蒴果球状，直径 1～2 cm；果萼椭圆状或卵状，近革质，网纹凸起，先端平截，不闭合。种子黑褐色，长 3 mm，宽约 2.5 mm。花期6～7月，果期 7～8 月。

生于海拔 3 200～5 000 m 的高山砂砾地及干旱草原。分布于甘肃、青海、四川和西藏。

【采收加工】 10 月苗枯或 5～6 月出苗初期挖根，晒干。7～8 月果熟期采收种子。

【药材】 马尿泡 *Przewalskiae Tanguticae Radix seu Semen* 主产于西藏、四川、青海等地。

性状　根呈长圆柱形，稍弯曲，表面暗棕色或淡棕黄色。主根于根头下部或于离根头数厘米处常分为 2～3 枝，具细纵皱纹，并有多数浅色横向突起的皮孔。质坚脆，折断时有粉尘，断面粗糙而疏松，类白色至黄白色，皮部很薄，形成层环棕色，木部占极大部分，有多数放射状裂隙。气微，味苦。

种子近肾形稍扁，长约 3 mm，宽约 2.5 mm。表面黑褐色，有蜂窝状突起。气微，味苦。

鉴别　(1) 根横切面：木栓层为多列木栓细胞，最外 1 列细胞的外壁棕色，木化，栓内层较狭窄。韧皮射线宽 8～20 列细胞，多弯曲，常有径向裂隙。形成层成环。木质部导管 3～5 个成群；木间韧皮部散在，多位于导管群内侧；木射线常有径向裂隙。薄壁细胞含草酸钙砂晶，并有细小淀粉粒。

(2) 取粉末 1 g，放入 50 ml 带塞锥形瓶中，用氨水 0.3 ml 浸润，15分钟后加入氯仿20 ml，冷浸过夜后滤过。取滤液5 ml放于蒸发皿中，置沸水浴上蒸去氯仿，加入发烟硝酸数滴，蒸干后残渣呈黄色，加无水乙醇1～2滴及氢氧化钾1小粒，即显紫堇色（检查莨菪烷生物碱类）。

（3）取粉末0.5 g，置试管中，加乙醚5 ml与10%氨水2滴，密塞，振摇，放置。吸取乙醚液少量，置于玻片上，挥干，加碘化钾碘试剂2滴，2～3分钟后，置显微镜下观察，可见红棕色蝶翅状结晶，长16～26 μm（检查生物碱）。

（4）取粉末1 g，加氨水湿润后，加氯仿浸渍。取氯仿液置紫外光灯下观察，显淡蓝紫色荧光。

（5）薄层色谱：参见“藏茄”条。

【成分】 根中含托品碱（tropine），红古豆碱（cuscohygrine），山莨菪碱（anisodamine），即左旋6-羟基天仙子胺（6-hydroxyhyoscyamine），天仙子胺（hyoscyamine），去水阿托品（apoatropine），樟柳碱（anisodine），东莨菪碱（scopolamine）即天仙子碱（hyoscine），托烷醇（tropanol），相思子碱（abrine）。根所含生物碱的90%为天仙子胺。

【药性】 苦、辛，寒，有毒。

1.《青海常用中草药手册》：“辛、苦，寒。”

2.《青藏高原药物图鉴》：“苦、寒，有毒。”

【功用主治】《陕甘宁青中草药选》：“镇痛消肿。主治消化道痉挛性疼痛，疮毒，癌瘤及皮肤病。”

【用法用量】 内服：煎汤，0.15～0.3 g。外用：煎水洗。

【宜忌】《陕甘宁青中草药选》：“有毒，内服宜慎。”

0606 马齿苋 mǎ chǐ xiàn 《本草经集注》

【异名】 马齿草（《雷公炮炙论》），马苋（《本草经集注》），马齿菜（《救急方》），马齿龙芽（《宝藏论》），五行草（《本草图经》），五方草、长命菜、九头狮子草（《纲目》），灰苋（《洞天奥旨》），马踏菜（《本草易读》），酱瓣草、安乐菜（柴裔《食鉴本草》），酸苋（《医林纂要》），豆板菜（《草药新纂》），瓜子菜（《岭南采药录》），长命苋、酱瓣豆草（《中国药用植物志》），蛇草（《南京民间草药》），酸味菜（《贵州民间方药集》），猪母菜、狮子草（《福建民间草药》），地马菜（《江苏省植物药材志》），马蛇子菜、蚂蚁菜（《东北药用植物志》），长寿菜（《中国药用植物图鉴》），耐旱菜（《中药志》）。

【基原】 为马齿苋科马齿苋属植物马齿苋的全草。

【原植物】 马齿苋 *Portulaca oleracea* L.

一年生草本，肥厚多汁，无毛，高10～30 cm。茎圆柱形，下部平卧，上部斜生或直立，多分枝，向阳面常带淡褐红色。叶互生或近对生；倒卵形、长圆形或匙形，长1～3 cm，宽5～15 mm，先端圆钝，有时微缺，基部狭窄成短柄，上面绿色，下面暗红色。花常3～5朵簇生于枝端；总苞片4～5枚，三角状卵形；萼片2，对生，卵形；花瓣5，淡黄色，倒卵形，基部与萼片同生于子房上；雄蕊8～12，花药黄色；雌蕊1，子房半下位，花柱4～5裂，线形，伸出雄蕊外。蒴果短圆锥形，棕色，盖裂。种子黑色，直径约1 mm，表面具细点。花期5～8月，果期7～10月。

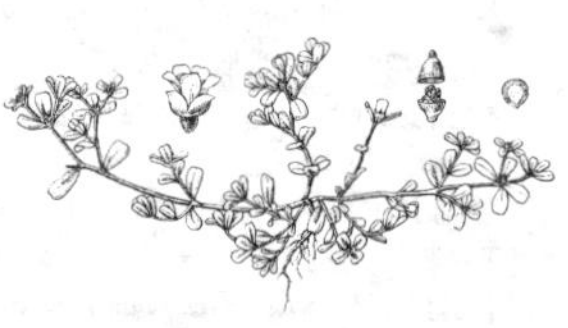

马齿苋

生于田野路边及庭园废墟等向阳处。分布于全国各地。

本植物的种子（马齿苋子）亦供药用，另设专条。

【栽培】 生物学特性　喜温暖湿润气候，适应性较强，能耐旱，在丘陵和平地一般土壤都可栽培。

繁殖方法　用种子繁殖。春季4月播种，在整好土地上，开1.3 m的畦，按行株距各约25 cm开穴，深约5 cm，施人畜粪水，种子与火灰拌匀后，匀撒穴里。

田间管理　幼苗高5～6 cm时匀苗、补苗，每窝留苗3～4株，并除草，追肥1次；苗高15 cm时，进行第二次。7月可再扯草、追肥1次，肥料都以人畜粪水为主。

病虫害防治　主要有蜗牛为害，可在早晨撒鲜石灰防治。

【采收加工】 8～9月割取全草，洗净泥土，拣去杂质，再用开水稍烫（煮）或蒸，上气后，取出晒干或炕干；亦可鲜用。

【药材】 马齿苋 *Portulacae Herba* 全国各地均产。

性状　全草多皱缩卷曲成团。茎圆柱形，长10～25 cm，直径1～2 mm，表面黄褐色，有明显纵沟纹。叶易破碎，完整叶片倒卵形，绿褐色，长1～2.5 cm，宽0.5～1.5 cm，先端钝平或微缺，全缘。花小，黄色，3～5朵生于枝端。蒴果圆锥形，长约5 mm，帽状盖裂，内含多数黑色细小种子。气微，味微酸。

鉴别　（1）茎横切面：表皮细胞1列；皮层宽阔，外侧为1～3列厚角组织；维管束外韧型，8～20个排列成环，束间形成层明显；有髓。薄壁细胞中含草酸钙簇晶，有时可见淀粉粒和细小棱状结晶。

（2）取本品粉末2 g，加5%盐酸乙醇溶液15 ml，加热回流10分钟，趁热过滤。取滤液2 ml，加3%碳酸钠溶液1 ml，置水浴中加热3分钟后，在冰水中冷却，加活性炭少量，搅拌，滤过，滤液加新配制的重氮化对硝基苯胺试液2滴，显红色（检查香豆素）。

（3）薄层色谱：取本品粉末10 g，加蒸馏水100 ml，并用甲酸调pH至3～4，冷浸24小时，时时振摇，滤过。滤液浓缩至约10 ml，滤过，滤液作供试液；以0.2%去甲肾上腺素水溶液及0.1%多巴甲酸水溶液对照。分别点于同一硅胶G板上，以正丁醇-冰乙酸-水（3∶1∶1）展开，喷0.2%茚三酮乙醇溶液，置红外灯下烘烤约10分钟显色。供试品斑点显淡紫色。两种对照标准品初显紫红色，久置后现淡棕色。

【成分】 全草含大量去甲肾上腺素（noradrenaline）和多量钾盐（包括硝酸钾、氯化钾、硫酸钾和其他钾盐）。还含多巴（dopa），多巴胺（dopamine），甜菜素（betanidin），异甜菜素（isobetanidin），甜菜苷（betanin），异甜菜苷（isobetanin），酰化甜菜色苷（acyated betacyanins）。有机酸：草酸（oxalic acid），苹果酸（malic acid），枸橼酸（citric acid）。氨基酸：谷氨酸，天冬氨酸，丙氨酸。还含多糖。并含α-亚麻酸的ω_3脂肪酸等大量的聚ω_3不饱和脂肪酸（ω_3-polyunsaturated fatty acid）。甾体和三萜类：β-香树脂醇（β-amyrin），羽扇豆醇（lupeol），4-豆甾-烯-3-酮（4-stigmast-en-3-one）。

【药理】 1. 对子宫的作用　马齿苋的水煎醇沉物及其分离的结晶氯化钾对豚鼠、大鼠及家兔离体和犬的在体子宫都有明显的兴奋作用。马齿苋注射液2 ml（相当于5～10 g鲜马齿苋）收缩子宫的作用比0.2 mg的麦角新碱强，4～6 ml与10 u垂体后叶素作用强度相仿。马齿苋注射液（水煎醇沉过滤液）可使豚鼠离体子宫强直性收缩。马齿苋的水煎醇沉提取液收缩子宫的作用最强，酸性醇提取液无明显作用，而碱水提取醇沉液对小鼠子宫有抑制作用。马齿苋对动物子宫的两种作用，一是兴奋作用，系马齿苋中分离的氯化钾所为，主要存在于茎中；二是抑制作用，系马齿苋中的有机成分所致，主要存在于叶中。

2. 对心血管和呼吸的影响　马齿苋注射液静脉注射可使兔血压一时性下降，对麻醉犬的心跳、血压及呼吸无明显影响。马齿苋鲜汁或沸水提取物对心脏和气管有异丙肾上腺素样作用，使心肌收缩力加强，心率加速，离体气管条弛缓，这些作用均可被普萘洛尔完全阻断。另有报道，马齿苋有中枢及末梢性血管收缩作用，水煎剂对离体蛙心有抑制作用。

3. 对骨骼肌的作用　马齿苋水提取物有独特的舒张离体和在体骨骼肌的特性，该提取物局部用于脊髓损伤所致的骨骼肌强直有效。马齿苋的甲醇、乙醚及可透析的提取物均作用相似且与水提物也近似。其作用机制推测为：马齿苋水提取物和有机溶剂提取物通过干扰各种钙池而产生肌肉舒张，这些钙池与兴奋-收缩偶联如“起动钙”和细胞内钙池有关。咖啡引起的收缩部分地是通过动员肌浆网(SR)钙池,而干扰这种钙池的动员,则可部分地解释所观察到的各种不同的马齿苋的提取液对咖啡因收缩的衰减。

4. 对小肠的作用　从马齿苋中分离的氯化钾结晶对大鼠离体回肠有明显的收缩作用,作用强度与前列腺素E 1 200 μg、新斯的明 0.26 mg 相似,而 20%煎剂 0.2 ml 对离体豚鼠小肠有抑制作用。马齿苋的汁及沸水提取物可以增强离体豚鼠回肠的收缩紧张度、振幅及频率。这种作用与乙酰胆碱类似,而且呈剂量依赖性。但是收缩的紧张度和蠕动的增加可轻微地被阿托品阻断。

5. 抗菌作用　马齿苋乙醇提取物对志贺和佛氏付赤痢疾杆菌有显著的抑制作用。水煎剂对志贺、宋内、斯氏及费氏痢疾杆菌都有抑制作用。醇浸剂或水煎剂对大肠杆菌、伤寒杆菌、金黄色葡萄球菌也有抑制作用;对奥杜盎小芽胞癣等真菌也有不同的抑制作用。对结核杆菌无抑制作用;对小鼠腹腔注射大肠杆菌引起的感染,用醇提液或醇提后残渣水煎液均无效。近年来研究发现,马齿苋对多种常见的食品污染菌均有较强的抑制作用,如对沙门菌、变形杆菌、枯草芽胞杆菌、蜡样芽胞杆菌、总状毛真菌、赤真菌、交链孢真菌、黄曲真菌等都有抑制作用。但对藤黄八叠菌、霉状杆菌、黑根真菌、绿色木真菌、黑曲真菌、酵母菌无抑制作用。马齿苋浸剂在试管内对奥杜盎小芽胞癣菌及腹股沟表皮癣菌等有较弱的抗真菌作用。乙酸乙酯提取物对毛癣菌属的表皮寄生菌有显著抗菌作用。

6. 降血脂、抗动脉粥样硬化作用　野生马齿苋含有一种被称为α-亚麻酸的ω-3 脂肪酸,它可以将胆固醇运输到其他组织进行正常代谢,避免在体内沉积,从而阻止血液中增高的脂质以各种形式侵入动脉壁,引起平滑肌细胞增生,继而吞噬大量的脂质体成为泡沫细胞,导致动脉形成粥样硬化。

7. 其他作用　本品含丰富的维生素 A 样物质,能促进上皮细胞功能的正常化及溃疡的愈合。此外本品对家兔有利尿作用。马齿苋多糖可以增强细胞免疫,具有明显的抑瘤效果。马齿苋具有延缓衰老、延长寿命的作用。马齿苋提取液能使肝超氧化物歧化酶(SOD)活性显著增强;全血谷胱甘肽过氧化物酶(GSH-Px)和过氧化氢酶(CAT)活性显著提高。马齿苋新鲜地上部分的粗制品 50 mg 一次或分二次(25 mg/次)外敷于创口上,能降低创口表面抗张强度缩小创口表面积,加速创口的愈合。马齿苋能调节肠道菌群,使其保持在正常范围内。马齿苋 10%乙醇提取物能抑制动物自发活动,在大鼠甩尾实验中,有显著镇痛作用,能延长对戊四唑引起惊厥发作的潜伏期,松弛肌肉,提前给予纳洛酮能减弱提取物对小鼠的镇痛作用,可能是作用于阿片受体。10%马齿苋地上部分的乙醇提取物,腹腔或局部给药有抗炎和止痛作用。

【药性】　酸,寒。归大肠、肝经。

1.《本草经集注》:“小酸。”

2.《新修本草》:“味辛,寒,无毒。”

3.《蜀本草》:“酸,寒。”

4.《滇南本草》:“味酸、咸,性微温。入胃。”

5.《本草经疏》:“味辛苦,气寒。”

6.《得配本草》:“入手太阳、阳明经。”

7.《本草再新》:“入肝、脾经。”

【功用主治】　清热,解毒,凉血,消肿。主治热毒泻痢,热淋血淋,赤白带下,崩漏,痔血痈肿,丹毒瘰疬,湿癣白秃。

1.《新修本草》:“主诸肿瘘疣目,捣揩之;饮汁主反胃,诸淋,金疮血流,破血癖癥瘕,小儿尤良;用汁洗紧唇、面疱,马汁射工毒,涂之瘥。”

2.《食疗本草》:“湿癣白秃,以马齿苋膏和灰涂效。治疳痢及一切风,敷杖疮。”“延年益寿,明目。”

3.《本草拾遗》:“止消渴。”

4.《蜀本草》:“主尸脚(人脚无冬夏常拆裂),阴肿。”

5.《开宝本草》:“主目盲白翳,利大小便,去寒热,杀诸虫,止渴,破结痈疮,服之长年不白。和梳垢封丁肿;又烧为灰,和多年醋滓,先灸丁肿,以封之,即根出;生捣绞汁服,当利下恶物,去白虫;煎为膏涂白秃。又主三十六肿(种)风结疮。”

6.《日用本草》:“凉肝退翳,去寒热。”

7.《滇南本草》:“益气,清暑热,宽中下气,润肠,消积滞,杀虫。疗(痔)疮红肿疼痛。”

8.《纲目》:“散血消肿,利肠滑胎,解毒通淋。治产后虚汗。”

9.《本经逢原》:“治血癖。”

【用法用量】　内服:煎汤,10～15 g,鲜品 30～60 g;或绞汁。外用:捣敷;烧灰研末调敷;或煎水洗。

【宜忌】　脾虚便溏者及孕妇慎服。

1.《品汇精要》:“多食肥肠,令人不思食。”

2.《本草经疏》:“凡脾胃虚寒,肠滑作泄者勿用;煎饵方中不得与鳖甲同入。”

3.《医林纂要》:“滑胎。”

4.《得配本草》:“脾胃不实、血虚气浮者禁用。”

【选方】　1. 治血痢　马齿菜二大握(切),粳米三合。上以水和马齿苋煮粥,不着盐醋,空腹淡食。(《圣惠方》马齿粥)

2. 治久痢不止,或赤或白　马齿苋(细切)一握,生姜(细切)二两。上二味和匀,用湿纸裹煨熟。不拘多少,细嚼,米饮调下。(《圣济总录》)

3. 治赤白带下,不问老稚孕妇　马齿苋捣绞汁三大合,和鸡子白一枚,先温令热,乃下苋汁。微温取顿服之。(《海上集验方》)

4. 治一切久恶疮　马齿苋一两(末),白矾一两(末),皂荚一两(末)。上件药,用好酥一升,慢火煎为膏。贴之。(《圣惠方》)

5. 治急性扁桃体炎　马齿苋干根烧灰存性,每 3 g 加冰片 3 g,共研末。吹喉,每日 3 次。(《福建药物志》)

6. 治甲疽　墙上马齿苋一两(阴干)、木香、丹砂(研末)、盐(研末)各一分。上四味,除丹砂、盐外,锉碎拌令匀,于熨斗内,炭火烧过,取出细研,即入丹砂、盐末,再研匀。取敷疮上,日三两度。(《圣济总录》马齿散敷方)

7. 治耳有恶疮　马齿苋一两(干者),黄柏半两(锉)。上件药捣罗为末。每取少许,绵裹纳耳中。(《圣惠方》)

8. 治肛门肿痛　马齿苋叶、三叶酸草等分。煎汤熏洗,一日二次有效。(《濒湖集简方》)

9. 治瘰疬　马齿苋阴干,烧灰,腊月猪膏和之。以暖泔清洗疮,拭干敷之,日三。(《救急方》)

10. 治小便尿血,便血　鲜马齿苋绞汁,藕汁等量。每次半杯(约 60 g),以米汤和服。(《食物中药与便方》)

11. 治痔漏　马齿苋入花椒同煎。洗三五次即效。(《种杏仙方》)

12. 治风热湿疮痒痛　马齿苋四两,烂研,入青黛一两,再研。均涂疮上,干再涂。(《卫生易简方》)

13. 治寒湿痛痹　用马齿苋捣绒,热敷患处,再捣汁烹酒服之,立效。(《何氏济生论》)

14. 治黄疸　鲜马齿苋绞汁。每次约 30 g,开水冲服,每日 2 次。(《食物中药与便方》)

15. 治小儿白秃　马齿苋煎膏涂之,或烧灰猪脂和涂。(《圣惠方》)

16. 治眼有白翳息肉　取马齿苋一大握洗,和朴硝少许,以绢裹安眼上,数易之。(《普济方》)

17. 治热病头痛不可忍　生马齿苋一握(切),川朴硝一两。上件药,相和细研,入清麻油,调令如膏。涂于头上,立瘥。

18. 治热毒发豌豆疮,瘥后,满面瘢痕　马齿苋(自然汁)五合,蛤粉二两(细研)。上件药,相和令匀。每日涂于疮瘢上。(17、18 方出自《圣惠方》)

19. 治肺结核　鲜马齿苋 45 g，鬼针草、葫芦茶各 15 g。水煎服。（《福建药物志》）

20. 治产后血气暴虚，汗出　马齿苋，研，取汁三大合（如无，用干者亦得），煮一沸，投蜜一匙，令匀。顿服。（《经效产宝》）

21. 治腋气不敢近　马齿苋一升，蜜二两。上件药，同捣为一团，以纸裹上，又以泥泥之，可厚半寸已来，曝干。取少许夹腋下，频换之瘥。（《圣惠方》）

【临床报道】 1. 治疗急、慢性细菌性痢疾　用马齿苋、铁苋菜制备的马铁针剂（每 1 ml 含生药各 1 g），成人每日肌注 2～3 次，每次 2 ml，儿童酌减，3 日为 1 个疗程，失水严重者根据病情适当补液。共治疗 188 例，结果显效 165 例，有效 19 例，无效 4 例，有效率 97.4%，平均治愈时间 2.36 日。与止痢西药相比，本品疗效为优。另有报道用马齿苋煎剂观察 403 例，其治愈率为 83.62%，其中对急性细菌性痢疾的治愈率达 89.12%。

2. 治疗慢性结肠炎　用马齿苋 50 g，白头翁 50 g，黄柏 50 g，水煎成 100 ml，加 2%普鲁卡因 20 ml，备用。每晚睡前保留灌肠 1 次，给药后，嘱患者保持左侧卧位至少30 分钟，15 日为 1 个疗程。共治疗 60 例，结果近期治愈 46 例，好转 12 例，无效 2 例，总有效率达 96.7%。治愈病例中绝大多数在灌肠 30 次内痊愈。

3. 治疗带状疱疹　用马齿苋 60 g，大青叶 15 g，蒲公英 15 g，水煎服，每日 1 剂。共观察 144 例。在 1～10 日内皮损大部分结痂脱落，疼痛消失者 125 例，平均治愈日为 5.3 日；10 日以上痊愈者 19 例。本方在缩短疗程、减轻疼痛方面疗效较佳。

4. 治疗白癜风　用马齿苋 20 g（鲜品加倍），红糖 10 g，醋 70 ml，煮沸过滤后备用；或鲜马齿苋捣烂取汁备用（每 100 ml 加硼酸 2 g，使 pH 保持在 5.1，可久贮使用）。任选一种，以棉签蘸涂患部，每日 1～2 次（最好在晚上睡前涂 1 次）。同时配合日光浴，患部晒太阳，从每日 10 分钟开始，逐日增加至每日 1～2 小时不再增加。共观察 125 例，结果痊愈 57 例，有效 57 例，无效 11 例，总有效率为 91.2%，治愈率 45.6%。

5. 治疗荨麻疹　取马齿苋鲜全草 200～300 g，加水煎煮浓缩至 1 000 ml 左右，取 100 ml 内服（小儿酌减），余下药液再加水适量煎沸后捞弃药草，待汤液稍温，即可用之频频擦洗患处，每日 2 次。共治疗 56 例，1～2 日痊愈者 16 例，3～4 日痊愈者 22 例，5～6 日痊愈者 3 例，获显效者 7 例，好转 5 例，无效 3 例。

6. 治疗百日咳　取马齿苋 20～30 g，水煎 2 次，浓缩为 100～150 ml，每日分 2 次口服，5 日为 1 个疗程。共治疗 50 例，结果服 1 个疗程治愈 34 例，服 2 个疗程治愈 14 例，另 2 例因有较重的肺炎、脑炎，单用此法无效，改用其他疗法。总有效率为 96%。

【各家论述】 1.《本草汇言》："马齿苋味本甘酸，而性颇滑利，故去风凉血，解毒，利窍通淋。"

2.《本草经疏》："《经》云：荣气不从，逆于肉里，乃生痈肿。《原病式》云：诸痛痒疮，皆属心火。辛寒能凉血散热，故主癥结、痈疮、疔肿、白秃及三十六种风结疮，捣敷则肿散，疔根拔；绞汁服则恶物当下，内外施之皆得也。辛寒通利，故寒热去，大小便利也。苦能杀虫，寒能除热，故主杀诸虫，去寸白，止渴。辛寒能散肺家之热，故主目盲，白翳也。"

3.《医林纂要》："马齿苋治淋，酸收心火之散，即去小肠之热。"

4.《本草正义》："马齿苋，最善解痈肿热毒，亦可作敷药。《蜀本草》称其酸寒，寇宗奭谓其寒滑，陈藏器谓治诸肿，破痃癖，止消渴，皆寒凉解热之正治。""苏颂谓治女人赤白带下，则此病多由湿热凝滞，寒滑以利导之，而湿热可泄，又兼能入血破瘀，故亦治赤带。"

0607 马面鲀 mǎ miàn tún 《中国药用动物志》

【异名】 剥皮郎、橡皮鱼、面包鱼（《中国药用海洋生物》），剥皮鱼（《中国药用动物志》）。

【基原】 为革鲀科马面鲀属动物绿鳍马面鲀的肉。

【原动物】 绿鳍马面鲀 *Navodon septentrionalis* (Günther)［*N. modestus* (Günther)］

体长椭圆形，长为 18～28 cm。头侧视呈三角形，上缘斜直。吻长，尖突。眼中大，上侧位，于头的后部。口小，前位，唇发达，下颌稍突出。牙呈门齿状，上颌牙 2 行，下颌牙 1 行。

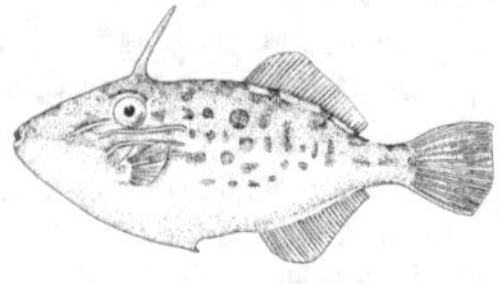

绿鳍马面鲀

鳃孔大，斜直于眼的下方。鳞细小，上有绒状小刺。无侧线。背鳍Ⅱ，37～39，第一背鳍棘强大，粗糙，位于眼的上方，棘两侧缘有倒刺，第二鳍棘微小，位于后方沟槽内。第二背鳍基底长。臀鳍34～37。与第二背鳍同形，相对。胸鳍短圆形。左右腹鳍退化，合为 1 个短棘，连在腰带骨上，不能活动。尾鳍截形，后缘圆凸。体蓝灰褐色；体侧有不规则暗色斑块。各鳍鳍条绿色，尾鳍鳍条后缘暗绿色。

为外海暖温性底层鱼类，栖息于水深 50～120 m 的海区。杂食性，可食节肢动物、软体动物、鱼卵、珊瑚、硅藻及底栖生物等。产卵期为 4 月下旬至 5 月上旬，卵黏性。我国沿海均有分布。

【采收加工】 全年可捕捞，捕后去皮和内脏，鲜用或晒干。

【成分】 皮肉含蛋白质，脂肪，氨基酸，钙，磷，铁，并含肌动球蛋白（actomyosin）。鱼油中含有 EPA 和 DHA 等多烯脂肪酸，并鉴定出 16 种脂肪酸。

【药性】《中国药用海洋生物》："甘，平。"

【功用主治】 止血解毒，健胃消食。主治消化道出血，外伤出血，乳腺炎，胃炎。

1.《中国药用海洋生物》："用于胃病、乳腺炎、消化道出血。"

2.《中国药用动物志》："全鱼有解毒、止血之功能。肉有健胃消食之功能。"

【用法用量】 内服：煮食，100～200 g；或研末，黄酒冲。外用：皮焙灰敷。

【选方】 治消化道出血　（马面鲀）鱼捣成糊状，用纱布过滤去渣，每日 1～2 汤匙。（《中国药用海洋生物》）

0608 马钱子 mǎ qián zǐ 《纲目》

【异名】 番木鳖（《医方摘要》），苦实把豆儿（《飞鸿集》），火失刻把都（《纲目》），苦实（《本草原始》），马前（《串雅补》），马前子（《外科证治全书》），牛银（《本草求原》）。

【基原】 为马钱科马钱子属植物马钱的种子。

【原植物】 马钱 *Strychnos nux-vomica* L.

乔木，高 10～13 m。树皮灰色，具皮孔，枝光滑。单叶对生；叶柄长 5～12 mm；叶片革质，广卵形或近圆形，长 6～15 cm，宽 3～9 cm，先端急尖或微凹，基部广楔形或圆形，全缘，光滑，无毛，主脉 3～5 条；叶腋有短卷须。圆锥状聚伞花序腋生，长 3～5 cm，被短柔毛；花白色，几无梗；花萼绿色，先端 5 裂，密被短柔毛；花冠筒状，先端 5 裂，裂片卵形，内面密生短毛；雄

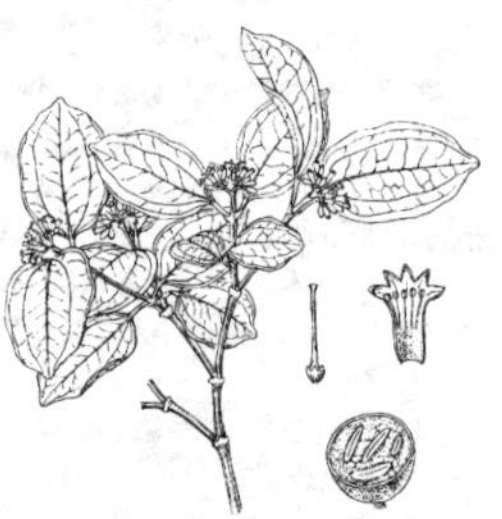

马　钱

蕊5，着生于花冠管喉部，花丝极短，花药黄色，椭圆形；雌蕊长9.5～12 mm，花柱圆柱形，长达11 mm，柱头头状；子房卵形。浆果球形，直径2～4 cm，幼时绿色，熟时橙色，表面光滑。种子1～4颗，圆盘形，直径1～3 cm，表面灰黄色，密被银色绒毛。花期春、夏季，果期8月至翌年1月。

生于热带、亚热带地区的深山老林中。福建、广东、广西、海南、云南、台湾等地有栽培。

同属植物长籽马钱 *S. wallichiana* Steud. ex DC. [*S. gauthierana* Pierre ex Dop; *S. pierriana* Hill] 又名：皮氏马钱(《中药志》)，云南马钱(《云南经济植物》)，尾叶马钱(《云南植物志》)。其种子在2000年版药典中也曾作为马钱子使用。

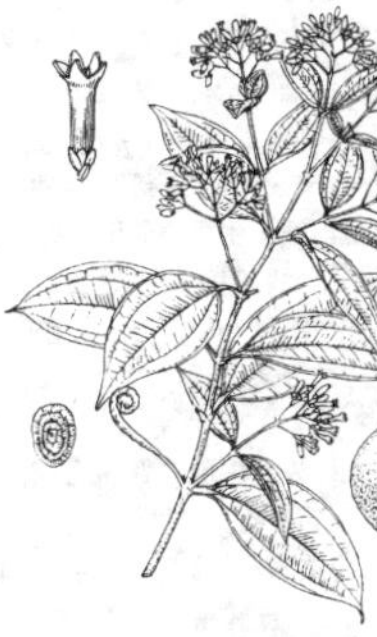

长籽马钱

形态与马钱相似，主要特征是：木质大藤本，长达20 m。小枝圆柱形，常变态成为单生或成对的螺旋状曲钩。叶片革质，椭圆形至倒卵形，长7～12 cm，宽3～4.5 cm，先端急尖或短渐尖，叶脉为离基3出脉，背面隆起。圆锥状聚伞花序顶生；花萼裂片边缘有睫毛；雌蕊长约8 mm，子房狭卵形。浆果球形，直径4～6 cm，熟时橘红色。种子长圆形，长2～3 cm，扁平，被浅灰色绢毛。花期4～6月，果期8月至翌年1月。

生于海拔600 m以下的较炎热的半山坡凹地、山谷湿处或杂木林、树丛中。分布于云南。

【栽培】 生物学特性 马钱喜温暖湿润气候，不耐寒、不耐旱。宜选朝南山坡，土壤微酸性至微碱性，质地疏松、富含腐殖质的砂质壤土或黏壤土栽种。

繁殖方法 用种子繁殖或芽接繁殖。种子繁殖：在果肉软化或果皮橙红色时采收果实，取出种子洗净阴干。去皮后15日内播种，或瓶装2个月内播种。先在沙床上催芽，待幼苗出土展子叶时，即可按行株距20 cm×20 cm移栽于苗床或营养袋中。苗高30～50 cm时即可定植。芽接繁殖：宜用印度马钱作砧木。当砧木离地高20～30 cm处茎粗达2 cm以上，即可在雨季树皮易剥离时进行大田芽接，或苗圃芽接后，用芽接苗定植。定植宜选阴天或小雨天进行，按行株距4 m×4 m挖穴，穴宽50 cm，深40 cm。植后浇定根水，盖草保湿。

田间管理 注意保护接芽，经常清除砧木上的萌芽，保证芽接苗生长健壮。加强除草、松土，雨季开沟施入有机肥或压青，旱季施人粪尿。幼龄期保持适当荫蔽，树高达1 m以上后，逐步除去荫蔽，只留少量攀绕树。要进行整形修剪，使多分化结果枝。

【采收加工】 11～12月果实成熟时摘下，取出种子，洗净附着的果肉，晒干。

【药材】 马钱子 *Strychni Semen* 主产于印度、越南、缅甸、泰国、斯里兰卡等地。

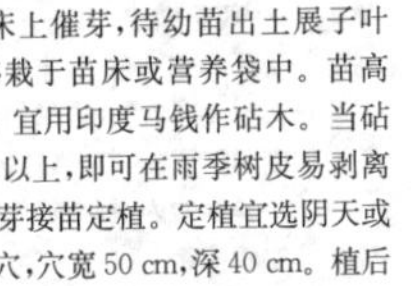

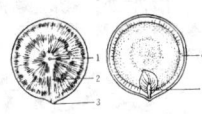

马钱子(种子)外形及剖面
1. 种脐 2. 胚乳 3. 隆起线纹
4. 胚 5. 胚乳

性状 种子呈纽扣状圆板形，常一面隆起，一面稍凹下，直径1.5～3 cm，厚3～6 mm。表面密被灰棕或灰绿色绢状茸毛，由中央向四周呈辐射状排列，有丝样光泽。边缘微隆起，较厚，有一小形突起的珠孔，底面中心有一突出的圆点状种脐。质坚硬，平行剖面可见淡黄白色胚乳，角质状，子叶心形，叶脉5～7条。无臭，味极苦。

鉴别 (1) 粉末特征：灰黄色。非腺毛单细胞，基部膨大似石细胞，壁极厚，多碎断，木化。胚乳细胞多角形，壁厚，内含脂肪油及糊粉粒。

(2) 取种子胚乳横切片，加1%钒酸胺的硫酸溶液1滴，胚乳内层即显紫色(检查番木鳖碱)。另取胚乳切片，加发烟硝酸1滴，胚乳外层即显橙红色(检查马钱子碱)。

(3) 取种子粉末0.8～1.5 g，加乙醇20 ml，冷浸2小时，并适当振摇，滤过。滤液蒸去溶剂，加1 mol/L盐酸3 ml溶解，移至分液漏斗中，用氢氧化铵调节pH至9.0，用氯仿3 ml提取3次，氯仿溶液稍浓缩后，取2～3 ml，在分液漏斗中加1 mol/L盐酸1.5 ml，振摇提取，分出酸液，加浓盐酸及锌粉少许，用小火加热至沸，放冷后，加亚硝酸钠溶液(1∶20) 1滴，应立即显樱红色(检查番木鳖碱)。

(4) 薄层色谱：取本品粉末0.5 g，加氯仿-乙醇(10∶1)混合液5 ml与浓氨试液0.5 ml，密塞，振摇5分钟，放置2小时，滤过，滤液作为供试品溶液。另取番木鳖碱和马钱子碱对照品，加氯仿制成每1 ml各含2 mg的混合溶液，作为对照品溶液。分别点于同一硅胶G薄层板上，以甲苯-丙酮-乙醇-浓氨试液(4∶5∶0.5∶0.4)为展开剂，展开，取出，晾干，喷以稀碘化铋钾试液。供试品色谱中，在与对照品色谱相应的位置上，显相同颜色的斑点。

品质标志 《中华人民共和国药典》2010年版规定：照高效液相色谱法测定，本品含士的宁($C_{21}H_{22}N_2O_2$)应为1.20%～2.20%，马钱子碱($C_{23}H_{26}N_2O_4$)不得少于0.80%。

【成分】 马钱种子含多种生物碱，可分为三种类型：①"正"系列(normal series)生物碱：番木鳖碱(strychnine)即士的宁，马钱子碱(brucine)即布鲁生，异番木鳖碱(isostrychnine)即异士的宁，异马钱子碱(isobrucine)，番木鳖碱氮氧化物(strychnine *N*-oxide)，异番木鳖碱氮氧化物(isostrychnine *N*-oxide)，马钱子碱氮氧化物(brucine *N*-oxide)，α-可鲁勃林(α-colubrine)，β-可鲁勃林(β-colubrine)，16-羟基-β-可鲁勃林(16-hydroxy-β-colubrine)，16-羟基-α-可鲁勃林，士屈新碱(struxie)和降马枯星碱B(normacusine B)。②"伪"系列(pseudo series)生物碱：伪番木鳖碱(pseudostrychnine)即伪士的宁，伪马钱子碱(pseudobrucine)。③"*N*-甲基伪"系列(*N*-methylpseudo series)生物碱：*N*-甲基-断-伪番木鳖碱(icajine)即伊卡金，番木鳖次碱(vomicine)，*N*-甲基-断-伪马钱子碱(novacine)即奴伐新碱，种子所含生物碱以"正"系列为主。还含异马钱子碱氮氧化物(isobrucine-*N*-oxide)和2-羟基-3-甲氧基番木鳖碱(2-hydroxy-3-methoxystrychnine)，15-羟基番木鳖碱(15-hydroxystrychnine)，原番木鳖碱(protostrychnine)，3-甲氧基伊卡金(3-methoxyicajine)，4-羟基-3-甲氧基-番木鳖碱(4-hydroxy-3-methoxy strychnine)，4-羟基-番木鳖碱(4-hydroxy-strychnine)，番木鳖苷(loganin或loganoside)，绿原酸(chlorogenic acid)，salidroside和culhiside。

长籽马钱种子含多种生物碱，可分为三种类型：①"正"系列生物碱：4-羟基-3-甲氧基-番木鳖碱，番木鳖碱，马钱子碱，4-羟基番木鳖碱，番木鳖碱氮氧化物，α-可鲁勃林。②"伪"系列生物碱：伪番木鳖碱，伪马钱子碱。③"*N*-甲基伪"系列生物碱：*N*-甲基-断-伪番木鳖碱，番木鳖次碱，*N*-甲基-断-伪马钱子碱及4-羟基-3-甲氧基-*N*-甲基-断-伪番木鳖碱(4-hydroxy-3-methoxy-*N*-methyl-*sec*-pseudostry-chnine)。种子所含生物碱以"正"系列为主。种子含有多糖组分。此外，还含去氧马钱子碱。

【药理】 1. 对神经系统的作用 士的宁对整个中枢系统都有兴奋作用。小剂量士的宁能加强皮质的兴奋过程，促使处于抑制状态的患者苏醒，还能提高味觉、触觉、听觉和视觉等感觉器官的功能。大剂量士的宁(接近中毒量)，在短暂的提高兴奋过程后即发生超限抑制现象。士的宁在枪乌贼轴突及青蛙的朗飞结处可阻断钾电流与钠电流，而在青蛙的神经节和海兔的神经元可阻断钙电流。曾认为番木鳖碱的上述作用原理为其能抑制胆碱酯酶活性，近则认为因番木鳖碱能与突触后抑制性神经递质甘氨酸竞争突触后抑制而使运动神经元对传入刺激冲动起较强的反应，同时并能阻断脊髓 Renshaw 细胞对运动神经元的抑制作用，减弱以至消除伸肌与屈肌间的交互抑制而引起强直性惊厥。

2. 对心血管系统的作用　通过膜片钳的方法，证明马钱子碱能显著激动 Wistar 大鼠乳鼠的心肌细胞上 T 型、L 型、B 型 3 种钙通道的单通道的活动，使其开放时间延长，关闭时间缩短，开放概率增加，而对通过每一离子通道的离子流幅值无明显影响。用电子显微镜观察到异马钱子碱和异马钱子碱氮氧化物能明显地抵消黄嘌呤-黄嘌呤氧化酶(X-XOD)引起的破坏培养的心肌细胞肌丝和线粒体等超微结构的作用。说明异马钱子碱及其氮氧化物对心肌细胞具有保护作用。马钱子碱与马钱子碱氮氧化物(BNO)能显著抑制由 ADP(二磷酸腺苷)和胶原诱导的血小板聚集，与阿司匹林(ASP)比较，在同样浓度下，BNO 对 ADP 诱导的血小板聚集的抑制作用与 ASP 相似，但对胶原诱导的血小板聚集的诱导作用则强于 ASP。而马钱子碱对 ADP 及胶原诱导的血小板聚集作用均比 BNO 强。体内给药能抗血栓的形成，马钱子氮氧化物及马钱子有利于改善微循环，增加血流。

3. 抗炎作用　马钱子碱氮氧化物抑制大鼠角叉莱胶致胸腔渗出液白细胞游走的作用明显强于马钱子碱，马钱子氮氧化物还能明显抑制小鼠由巴豆油所致的耳肿及腹腔毛细血管的通透性，促进炎症渗出物的吸收，改变局部组织营养状况，降低局部致痛化学因子的浓度，使疼痛得以缓解。马钱子碱和去氧马钱子碱有镇痛、抗炎作用，能显著抑制炎症反应中前列腺素的释放，降低由醋酸引起的血管渗透性增高，降低佛氏完全佐剂诱导小鼠关节炎血浆中 6-keto-PGF(1a)和 5-HT，增加 5-HIAA 的含量，去氧马钱子碱对角叉莱胶诱导的小鼠足肿胀的抑制作用强于马钱子碱。

4. 抗肿瘤作用　通过体外培养肿瘤细胞发现，马钱子碱及其氮氧化物以及士的宁及其氮氧化物对肿瘤细胞株 K_{652}、HeLa、HEP0-2 具有抑制其生长及抑制其形态损伤作用，其机制可能是抑制肿瘤细胞的蛋白质合成作用，而不是直接作用。

5. 镇痛作用　马钱子碱具有中枢镇痛作用，而士的宁有较弱的镇痛作用。马钱子碱不仅能明显地增加吗啡镇痛作用，还能延长其镇痛时间。马钱子中枢镇痛机制似与增加脑部单胺类神经递质与脑啡肽含量有关。马钱子碱单用易产生镇痛耐受性，与吗啡合用，可明显推迟吗啡镇痛耐受时间，且马钱子碱不具有成瘾性。马钱子碱的镇痛作用不受纳洛酮、帕吉林及利舍平的影响，毛果芸香碱可加强其镇痛，而阿托品则能部分拮抗之，表明马钱子碱的镇痛作用与 M 胆碱能系统有一定联系。

6. 镇咳、祛痰作用　曾有报道马钱子碱 50 mg/kg 灌胃能显著抑制二氧化硫或氨雾所致小鼠咳嗽，作用强度超过可待因；40 mg/kg在酚红排泌实验中有与氯化铵相似的祛痰效果。

7. 其他作用　马钱子煎剂高浓度能抑制淋巴细胞的有丝分裂，而低浓度能促进细胞的有丝分裂。浓度为0.025 mg/ml的马钱子煎剂能显著提高淋巴细胞进入周期中期分裂相频率。马钱子浓度为 0.3～0.7 mg/ml，分裂指数基本一致。马钱子醇提取物可与某些离子发生螯合从而发挥抗脂质体氧化的作用。马钱子生品同炮制品对小鼠机体损伤有保护作用。0.1～1 mg/kg CAF(马钱子粗提物中生物碱)灌胃，有显著抗损伤作用。

8. 体内过程　番木鳖碱口服或注射吸收均甚迅速，其于 CNS 中的分布并不高于其他器官，被肝内药酶迅速代谢，约 20%经尿排泄。大鼠静脉注射马钱子砂烫炮制品总生物碱后，士的宁，马钱子碱，士的宁氮氧化物和马钱子碱氮氧化物均符合二室开放模型，方程分别为 $C_{士的宁} = 527.585\,5e-0.123\,9t+145.774\,7e-0.003\,0t$，$C_{马钱子碱}=379.350\,1e-0.267\,6t+55.388\,0e-0.001\,8t$，$C_{士的宁氮氧化物}=421.866\,9e-0.117\,8t+225.287\,2e-0.002\,5t$ 和 $C_{马钱子碱氮氧化物}=1\,956.507\,3e-0.245\,9t+296.770\,7e-0.002\,2t$。四者的血药浓度初期均下降较快，$T_{1/2\alpha}$一般较短，为数分钟，以马钱子碱氮氧化物消除最快，其次为马钱子碱，士的宁和士的宁氮氧化物；$T_{1/2\beta}$一般较长，为数百分钟不等，以马钱子碱衰减最慢，其次为马钱子碱氮氧化物，士的宁氮氧化物和士的宁。由消除速率常数得知，马钱子碱自中央室向外周室分布最快，士的宁氮氧化物自中央室消除最慢，士的宁氮氧化物自周边室消除最快。

毒性　马钱子含生物碱 2%～5%，主要是番木鳖碱(士的宁)和马钱子碱，前者约占总生物碱的 45%，是主要的有效成分亦是有毒成分，成人用量 5～10 mg 可发生中毒现象，30 mg 可致死。后者也是马钱子中重要的生物碱，实验表明，马钱子碱按 Gaddum 法计算的小鼠腹腔注射半数致死量(LD_{50})为 55.23 mg/kg，灌胃给药 LD_{50} 为 189.88 mg/kg；又有报道小鼠灌服士的宁、马钱子碱、马钱子仁的 LD_{50} 分别为 3.27、233、234.5 mg/kg；小鼠腹腔注射上述药物的 LD_{50} 分别为 1.53、69.77、76 mg/kg。两者引起中毒的机制被认为是作用于脊髓，兴奋其反射功能，引起感觉器官敏感，调节大脑皮质兴奋性和抑制过程；提高横纹肌、平滑肌和心肌的张力，终致强直性惊厥，最后可因呼吸麻痹而致死。马钱子碱擦剂给大鼠背部皮肤涂擦 15 日(6 mg/只)未见明显毒性。

【炮制】 1. 生马钱子　取原药材，除去杂质，筛去灰屑。用时去毛，打碎。

2. 制马钱子　取净砂子置锅中，用武火炒热，加入净马钱子，拌炒至深棕色，鼓起，内面红褐色，并起小泡时，取出，除去毛，放凉。供制粉或捣碎用。

3. 炒制马钱子　取净马钱子置锅内，用武火加热炒胀后，刮去毛，研细。

4. 油制马钱子　取净马钱子，加水煮沸，取出，再用水浸泡，捞出，刮去皮毛，微晾，切成薄片，干燥。另取麻油少许，置锅内烧热，加入马钱子片，炒至微黄色，取出，放凉。

5. 甘草制马钱子　取净马钱子与甘草加水同浸 20～30 日(每日换水至甘草发白时，换新甘草再浸)，洗净，去净毛，切片；或洗净后，加黄土炒胀，内呈焦黄色，搓去毛，筛净砸碎。

饮片性状　生马钱子参见"药材"项。制马钱子形如生马钱子，形体中间略鼓起，表面呈棕褐色，内部红褐色，气微，味苦。炒制马钱子形如制马钱子，表面深棕色，质酥脆，断面红褐色，中间有裂缝，味苦。油制马钱子形如制马钱子，表面微黄色。甘草制马钱子形如制马钱子，味苦，微甘。

贮干燥容器内，制马钱子、炒马钱子密闭，置通风干燥处。生马钱子专库保管。

【药性】 苦，寒，大毒。归肝、脾经。

1.《纲目》："苦，寒，无毒。"

2.《本草汇言》："有毒。"

3.《本草求原》："大毒。"

4.《本草用法研究》："入肝、脾二经。"

【功用主治】 通络止痛，散结解毒。主治风湿痹痛，肌肤麻木，肢体瘫痪，跌打损伤，痈疽疮毒，喉痹，牙痛，疠风，顽癣，恶性肿瘤。

1.《纲目》："治伤寒热病，咽喉痹痛，消痞块。"

2.《万病回春》："治癫狗咬伤。"

3.《外科全生集》："能搜筋骨入骱之风湿，祛皮里膜外凝结之痰毒。"

4.《得配本草》："散乳痈，治喉痹，涂丹毒。"

5.《串雅补》："能钻筋透骨，活络搜风。治风痹瘫痪，湿痰走注，遍身骨节酸痛，类风不仁等症。""治痈疽疔毒，顽疮瘰疬，管漏腐骨，跌打损伤，金疮，破伤风，禽兽蛇虫伤咬。"

【用法用量】 内服：炮制后入丸、散，每次0.2～0.6 g，大剂量0.9 g。外用：研末撒，浸水、醋磨、煎油涂敷或熬膏摊贴。

内服，如按其成分番木鳖碱（士的宁）计算，一次量控制在6 mg为宜。内服一般从小剂量开始，逐渐加量，加至患者感觉肌肉有一过性轻微颤动为最佳有效量，此反应也表明不可再加量。

【宜忌】 内服应炮制后用，严格控制剂量。不可多服，亦不宜久服（可间断使用）。体质虚弱者及孕妇禁服，高血压病、心脏病及肝、肾功能不全者，亦应禁服或慎服。据报道，麝香、延胡索可增强马钱子的毒性，故不宜同用。

1.《本草经疏》："气血虚弱，脾胃不实者，慎勿用之。"

2.《得配本草》："勿宜煎服。"

【选方】 1. 治寒湿气作脚腿痛　番木鳖子一两（用牛油炸黄色，炒干），两头尖（火炮）三钱。共为细末，每服四分，空心烧酒调下。未止，次日再加二分，三服觉有汗即效。（《鲁府禁方》）

2. 治手足不仁，骨骱麻木　甲尾片、番木鳖各精制净末二两，川附末一两。和匀。每服七分，用陈酒五更送下，醉盖取汗。服后痛处痛，麻处更麻，头昏背汗昏沉，四五刻即定，定即痊愈。如服后不觉痛麻，必要服之知觉方止。（《外科全生集》）

3. 治半身不遂　番木鳖，用香油炸，待浮起，取出趁热去皮为末。每服三分，黄酒下，汗出即愈。（《良朋汇集》三里抽筋散）

4. 治肢体痿废，并治偏枯、麻木诸证　人参三两，于术二两（炒），当归一两，马钱子一两（法制），乳香、没药各一两，全蜈蚣大者五条（不用炙），穿山甲一两（蛤粉炒）。共轧细过罗，炼蜜为丸如桐子大。每服二钱，无灰酒送下，日再服。（《衷中参西录》振颓丸）

5. 治痫证　马钱子八两，地龙八条（去土焙干为末）。香油一斤，入锅内熬滚，入马前子炸之，待马前子微有响爆之声，用刀切两半，看其内以紫红色为度，研为细末，再入前地龙末和匀，面糊为丸，绿豆大。每付吃三四分，盐水送服。若五六岁小儿，服二分，红糖水送下。如不为丸，面子亦可服。每晚先服黄芪赤风汤（生黄芪二两，赤芍一钱，防风一钱，水煎服。小儿减半。）一付，临卧服丸药一付，吃一月后，不必服汤药，净吃丸药，久而自愈，愈后将丸药再吃一二年，可保除根。（《医林改错》龙马自来丹）

6. 治跌打损伤，无论青肿，错折破烂皆效　马前子四两（去毛皮），麻黄四两（去节），乳香四两（去油），没药四两（去油）。四味各研细，再合研极细，收磁瓶内，勿令泄气。遇有受伤人，即与准九分服下，以无灰老酒调（药力甚大，服者万不可过九分）；外伤处破者干上，若未破止见青肿，用烧酒调涂。服药后如觉胸中发闹，周身发麻，此是药力行动，勿恐。若受伤甚重，服后不见动静，过一个半时辰，再用无灰酒调服九分，再服后仍无动静，过一个半时辰再服九分，如此敷服，无论何样重伤，皆能起死回生。孕妇忌服。（《春脚集》神效九分散）

7. 治疗疮肿毒，并跌仆闪腰，伤筋挛痛，贴骨痈疽，瘰疬及乳串结核，小儿痘后痈疽初起后者，一二服即消，已成脓者，服之自能出毒，不必咬头开刀　番木鳖四两（米泔浸三日，刮去皮毛，切片晒燥，麻油炒透），炒甲片一两二钱，白僵蚕一两二钱（炒断丝）。共为细末，黄米饭捣和为丸如桐子大。每服五分，量人虚实酌减，临卧时按部位用引经药（头面用羌活、川芎，肩背用皂刺尖，两臂用桂枝，胸腹用枳壳，两胁用柴胡，腰间用杜仲，两足膝用牛膝、木瓜，咽颈用桔梗、甘草。均各五分，水煎；跌仆挛筋用红花、当归各五分，黄酒煎）煎汤送下，盖暖睡，勿冒风。如感觉周身麻木，抽掣发抖，不必惊慌，过片刻即安。（《外科方外奇方》青龙丸）

8. 治鹤膝风　番木鳖四两（酒泡蒸去皮，用麻油四两熬枯浮起为度，再用陈壁土炒干研细，只用二两），大枫子净仁二两（灯心同水煮过，研细，去油，只用一两），穿山甲（洗净土炒，研细）一两，西附子二两（童便煮过，去皮、脐，切片焙干，研细，用一两）。以上四味共五两和匀，收贮磁瓶中。每服七分，空心温酒调服，极醉出汗。七服除根。（《疡医大全》）

9. 治喉风　（番）木鳖，用碗片刮去皮毛，取仁切薄片，浸冷水内三时许。撬开病人口，连水滴下，润至喉间，立时见效。（《串雅内编》）

10. 治喉痹作痛　番木鳖、青木香、山豆根等分。为末吹。（《医方摘要》）

11. 治热牙痛不可忍　番木鳖半个，井花水磨一小盏，含漱，热即吐去，水完则痛止。（《握灵本草》）

12. 治慢性中耳炎　马钱子1粒，打碎，放入碗中，加入茶油两许，放在文火上炖数十沸即成。用时将耳中浓液揩拭干净，然后用药棉蘸马钱子油塞入耳中，早、晚各换药1次。〔《浙江中医杂志》，1987，（11）：499〕

13. 治疠风恶疾，赤肿腐烂　番木鳖（麻油煮）一两，干漆三钱（煨令烟尽），白鹅毛一只（烧存性至不见星为度），苦参、皂角刺各二两。为散，分作五十服，侵晨，温酒或茶清送下。亦可用蜜作丸，分五十服。（《张氏医通》鹅翎散）

14. 治流火　马前子磨水敷之，一日数次，其痛止。（《外科证治全书》）

15. 治多年秃疮　番木鳖不拘多少，用油煎枯，去木鳖子，加真轻粉一钱，枯矾三分。一上即愈。（《外科启玄》戌油膏）

16. 治功能性不射精　制马钱子0.3 g，蜈蚣0.5 g，冰片0.1 g。共研细末，每晚睡前1.5小时吞服。〔《中医杂志》，1986，（9）：35〕

【临床报道】 1. 治疗慢性风湿性关节炎　取马钱子30 g（去皮用仁），用香油炸至焦黄色（以捞出来仁上不带油、紫黑为度，如挂油者嫩，食之恐中毒，过火则失效），捞出后同血竭花120 g共研细末，分80包。早、晚饭后各1包，开水送服（如服后头昏，可减为半包），40日为1个疗程。治疗150例，痊愈126例，显效15例，无效9例，平均治愈日数为45日。

2. 治疗面神经麻痹　取马钱子 500 g，加水 500 ml 煮0.5小时，趁热刮去外皮、切片，隔纸置瓦上文火烘酥（不可烘焦），研筛成极细末，用醋调成稀糊状，涂面部患侧，24小时换药1次。春、夏连用7～9日，秋、冬连用12～14日为1个疗程。一般涂药3～5日患部有奇痒感，6～8日出现粟粒丘疹，渐成大小不等疱疹，此属正常反应；以涂药处疼痛为向愈先兆。治疗224例，结果1～2星期治愈151例，2～4星期治愈38例，好转8例，无效27例。另报道：取马钱子1 g，樟脑粉0.3 g，青药脂4 g，加热调匀，摊于7 cm×7 cm膏药布上。用时将膏药烘软并贴在患侧耳垂前面神经干区域，4日换药1次。经4～32日治疗，所治100例中，98例痊愈，2例好转。随访57例，1～4年内未见复发。

3. 治疗神经性皮炎　取马钱子、密陀僧各3 g，浸于80%甲酚皂溶液200 ml中，1星期后即可使用。先洗净患处，用棉签蘸药水少许，轻轻涂擦患处，以浸湿为度，不可使药水溢到健康皮肤，1星期涂药2次。共治疗100余例，一般涂药5～6次即可痊愈。

4. 治疗手足癣　取生马钱子适量放入香油锅中，炸至鼓起，滤取其药油。先将患部洗净、待干，再将药油涂于患处，边搓边用火烤，隔日1次，5次为1个疗程，搽后1小时内勿洗手足。治疗64例，1个疗程内治愈48例，2个疗程内治愈12例，好转4例。治愈的60例中，1年后随访50例，有11例复发，原法治疗仍获痊愈。

【各家论述】 《衷中参西录》："其开通经络，透达关节，实远甚于他药也。""服之可使全身瞤动，以治肢体麻痹；若少少服之，但令胃腑瞤动有力，则胃中之食必速消。"

0609 马铃薯 mǎ líng shǔ
（《广西药用植物名录》）

【异名】 阳芋、山药蛋（《植物名实图考》），洋番薯（《中国蔬菜栽培学》），土豆（《辞海》），洋芋、山洋芋（《湖南药物志》）。

【基原】 为茄科茄属植物马铃薯的块茎。

【原植物】 马铃薯 *Solanum tuberosum* L.

一年生草本，高30～80 cm。无毛或被疏柔毛。地下块茎椭圆形，扁圆形或长圆形，直径3～10 cm，外皮黄白色，内白色，具芽眼，着生于匍匐茎上，成密集状。奇数不相等的羽状复叶；总叶柄长 3～5 cm；小叶 6～8 对，常大小相间，卵形或矩圆形，最大者长约6 cm，最小者长宽均不及1 cm，先端钝尖，基部稍不等，全缘，两面均被白色疏柔毛。伞房花序顶生，后侧生；花萼钟形，5 裂，裂片披针形；花冠辐射状，白色或蓝紫色，花冠筒隐于萼内，先端 5 裂，裂片略呈三角形；雄蕊 5，花丝短，花药长圆形；雌蕊 1，子房上位，2 室，花柱较雄蕊稍长，柱头头状，结实少。浆果圆球形，熟时红色。种子扁圆形。花期夏季。

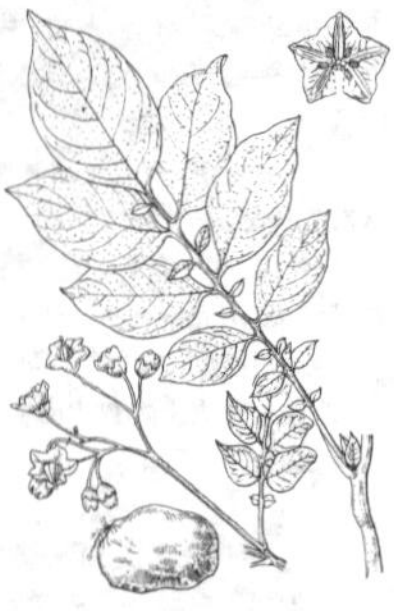
马 铃 薯

全国各地均有栽培。

【采收加工】 4～5 月或 9～10 月挖取块茎，鲜用或晒干。

【成分】 块根含生物碱糖苷，其苷元为：茄啶（solanidine），莱普替尼定（leptinidine），番茄胺（tomatidine），乙酰基莱普替尼定（acetylleptinidine），又含 α-查茄碱（α-chaconine），α-茄碱（α-solanine），多巴胺（dopamine）及原儿茶醛（protocatechuic aldehyde）。黄酮类：槲皮素（quercetin）。倍半萜类：tuberonone，polysomes，anthocyanin petanin。胡萝卜素类物质：堇黄质（violaxanthin），新黄质（neoxanthin）A，叶黄素（lutein）。氨基酸：苏氨酸，缬氨酸，亮氨酸，异亮氨酸，苯丙氨酸，赖氨酸，甲硫氨酸，3，4-二羟基苯丙氨酸〔3，4-dihydroxyphenylalanine（DOPA）〕及其他多种氨基酸。有机酸：枸橼酸，苹果酸，奎宁酸，琥珀酸，延胡索酸，草酸，癸酸，月桂酸，肉豆蔻酸，止杈酸，赤霉酸和咖啡酸。此外，还含丙烯酰胺（acrylamide），植物凝集素（lectin）。还有 *N*-对-香豆酰基去甲辛弗林〔*N*-*p*-coumaroyloctopamine（PCO）〕。

【药理】 1. 对某些酶的抑制作用　马铃薯蛋白酶抑制因子对胰蛋白酶活性的抑制作用较弱，最大抑制程度为 65%；对胰凝乳蛋白酶活性的抑制作用较强，抑制程度最高可达 95%以上，并且它对 pH 及温度的变化均具有较强的稳定性。从马铃薯块根线粒体中分离出的内源性 ATP 酶抑制蛋白，它对 F_1-ATP 酶的抑制作用需要 Mg^{2+}-ATP 存在。对分离出的酵母菌种 F_1 的 IC_{50} 为 140 μg(抑制剂)/mg(F_1)。这种抑制剂对分离出的酵母菌 F_1 也有强大的 ATP 酶抑制作用。大鼠每 100 g 食物加入 100 mg、200 mg 的从马铃薯中分离出的胰蛋白酶抑制剂、在为期 28 日的短期试验中，可减少酪蛋白利用，大鼠胰腺肿大；在为期 95 星期的长期试验中，该抑制剂可产生剂量依赖性的胰腺病理改变，胰腺有小结增生和腺泡瘤。马铃薯中得到的一种蛋白酶抑制物（POTⅡ）可增加缩胆囊素（CCK）释放，因为内源性 CCK 在控制食物吸收方面有重要作用，所以该物质可能在减少食物吸收方面有一定作用，在 11 位男性实验中，1.5 g POTⅡ加入高蛋白汤中，给予口服，可使能量吸收减少达 17.5%。链脲霉素诱导的糖尿病大鼠皮肤伤口处蛋白水解酶活性增加，胶原生物合成减慢。从马铃薯中得到的组织蛋白酶 D 抑制剂外用可使蛋白水解活性恢复正常，胶原生物合成也加快。

2. 对炎性肠病的影响　马铃薯中含有的茄碱，卡茄碱以 1∶1 混合 5 mmol/L 加到白介素-10 缺陷小鼠小肠细胞，能破坏肠上皮细胞，诱发白介素-10 基因缺陷小鼠炎性肠病，而对正常小鼠没有影响。整体实验中马铃薯中生物碱苷类成分给小鼠口服，恶化结肠组织损伤，诱发白介素-10 基因缺陷小鼠炎性肠病。

3. 其他作用　马铃薯的水透析液可抑制某些致癌物质对鼠伤寒沙门菌的致突变作用。植物凝集素试验中，马铃薯可作为大鼠甲状腺肿瘤的特异性标记物。马铃薯所含的组织蛋白酶 B，能有效抑制鼠科黑素瘤细胞的侵入。马铃薯块茎中提取物 patatin 纯化后体外实验显示抗氧化，清除自由基作用。

毒性　发芽的马铃薯，带青色的块根肉中含很小量的茄碱，对人体不致有害，但在某些情况下（储藏并不增加含量），茄碱含量可较正常增高 4～5 倍，甚至超过 0.4 g/kg，而 0.2 g 游离茄碱即可产生典型的皂碱毒反应。症状虽严重，但不致死亡。马铃薯生物碱类成分给小鼠口服，可恶化结肠组织损伤，诱发白介素-10 基因缺陷小鼠炎性肠病。

【药性】 《湖南药物志》："甘，平，无毒。"

【功用主治】 和胃健中，解毒消肿。主治胃痛，痄腮，痈肿，湿疹，烫伤。

1.《湖南药物志》："补气，健脾，消炎。"

2.《食物中药与便方》："和胃，调中，健脾，益气。"

【用法用量】 内服：煮食或煎汤。外用：捣敷，或磨汁涂。

【选方】 1. 治胃、十二指肠溃疡疼痛　新鲜（未发芽）马铃薯，洗净（不去皮）切碎，捣烂，用纱布包挤汁，每日早晨空腹服 1～2 匙，酌加蜂蜜适量，连服 2～3 星期。服药期间，禁忌刺激性食物。（《食物中药与便方》）

2. 治腮腺炎　马铃薯 1 个。以醋磨汁，搽患处，干了再搽，不间断。（《湖南药物志》）

3. 治皮肤湿疹　马铃薯洗净，切细，捣烂如泥，敷患处，纱布包扎，每昼夜换药 4～6 次，1～2 次后患部即呈明显好转，2～3 日后大都消退。（《食物中药与便方》）

0610 马桑叶 mǎ sāng yè （《草木便方》）

【基原】 为马桑科马桑属植物马桑的叶。

【原植物】 马桑 *Coriaria nepalensis* Wall.［*C. sinica* Maxim.］

又名：蛤蟆树、阿斯木、上天梯（《湖南药物志》），四联树、黑果果（《广西药用植物名录》），醉鱼儿、闹鱼儿（《四川中药志》），水马桑、野马桑（《云南药用植物名录》），马鞍子、千年红（《湖北中草药志》），黑虎大王（《全国中草药汇编》）。

落叶灌木，有时高达 6 m。枝条斜展，幼枝有棱或成四狭翅，无毛，常带紫色；老枝具圆形突起的皮孔。单叶对生；叶柄短，通常紫色，基部具垫状突起物；叶片纸质至薄革质，椭圆形至宽椭圆形，长 2.5～8 cm，宽 1.5～4 cm，先端急尖，基部近圆形，全缘，两面无毛或仅下面沿脉有细毛；基出 3 脉。总状花序侧生于前年生枝上，花单性同株；雄花序长 1.5～2 cm，先叶开放，萼片及花瓣各 5，雄蕊 10，不育雌蕊存在；雌花序与叶同出，长 4～6 cm，带紫色，萼片与雄花同，花瓣肉质，雄蕊较短，心皮 5，分离。浆果状瘦果，5 个，成熟时由红色变紫黑色，外被肉质花瓣所包。花期 3～4 月，果期 5～6 月。

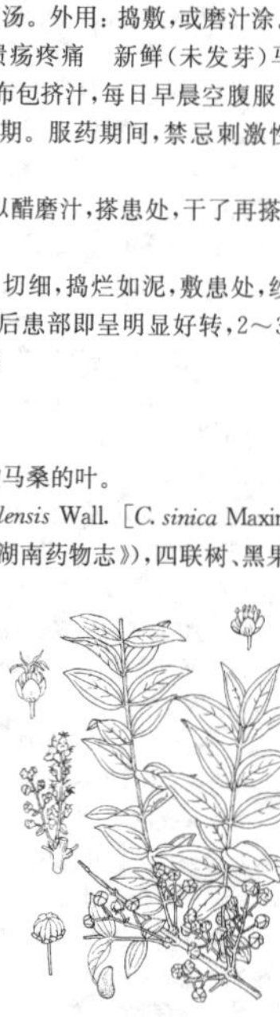
马　桑

生于海拔 400～3 200 m 的山地灌丛中。分布于西南及陕西、甘肃、湖北、湖南、广西、西藏。

本植物的根（马桑根）亦供药用，另设专条。

【采收加工】 4～5 月采收，鲜用或晒干。

【药理】 吐丁内酯（羟基马桑毒素）能使唾液分泌，心率减慢，呼吸加速和引起惊厥；马桑内酯（马桑毒素）对巴比妥类催眠药有良好的拮抗作用；可使体温降低；瞳孔缩小。静注 0.1～0.2 mg/kg，可引起兔、猫血压的持续上升。其作用与印防己毒素相近。

毒性　马桑内酯的毒性主要是兴奋大脑、延脑呼吸中枢、血管运动中枢及迷走神经中枢，增强脊髓反射，并产生惊厥，最后呼吸窒息死亡。有毒成分在体内破坏较快，故控制惊厥后，患者可以较快恢复。一次服大量者，可因迷走神经中枢过度兴奋使心搏骤停。

【药性】 辛、苦，寒，有毒。

1.《草木便方》："甘，平。"

2.《贵阳民间药草》："辛、苦，麻，气闷臭，有大毒。"

【功用主治】 清热，解毒，杀虫，敛疮。主治痈疽肿毒，疥癣，黄水疮，烫火伤，痔疮，跌打损伤。

1.《草木便方》："（治）风目，痈疽，腮肿风毒，四肢麻木痹不仁。"

2.《分类草药性》："治一切红白蚊虫痒子，炖肉服。又治火伤，调香油搽涂，疤子服效。"

3.《重庆草药》："干叶粉，可以收黄水，止痒，治痒疮，癞子。嫩尖可杀痨虫。"

【用法用量】 外用：捣敷；或煎水洗；或研末调敷。

【宜忌】 本品有毒，小儿、孕妇、体弱者禁用。

【选方】 1. 治毒疮 马桑叶研末，调麻油外搽。（《贵阳民间药草》）

2. 治目赤痛 马桑叶、大血藤叶，捣烂敷。（《湖南药物志》）

3. 治疥疮 马桑叶、地星秀等分，打成细末。调过灯油搽患处。（《贵阳民间药草》）

4. 治头癣 马桑嫩叶 30 g，捣绒，加硫黄粉 9 g，花椒粉3 g。用菜油适量调匀，搽患处。（《贵州草药》）

【临床报道】 治疗精神分裂症 取鲜马桑叶，水煎 2 次，合并浓缩制成 100%口服液，每次服相当生药 2～4 g/kg 体重。马桑叶存放过久可致药效减低，应适当增加用量。治疗当日早晨空腹服药，然后卧床休息。服药后 0.5～1 小时即可出现药物反应：恶心、呕吐、出汗及肌肉抽动、全身痉挛等癫痫样发作，如发作频繁，可予速效的抗癫痫药物［异戊巴比妥钠 0.5 g 或地西泮（安定）注射液 0.01 g，肌注、静注均可］，经 8 小时药物反应逐渐消失，肌注苯巴比妥钠 0.1 g，防其后发生癫痫，继续观察。每隔 3～7 日 1 次，治疗 3～5 次。经治 128 例患者，痊愈 33 例，显著好转 21 例，好转 23 例，无效 51 例。总有效率 60%，痊愈率 25.8%。其中单独用马桑煎剂治疗 99 例的疗效为：痊愈 18 例，显著好转 14 例，好转 18 例，无效 49 例。在有效病例中，80%的患者在治疗 7 日内即显效，最快只 1～2 日。

0611 马桑根 mǎ sāng gēn（《草木便方》）

【异名】 乌龙须（《四川中药志》），黑龙须（《云南中草药》）。

【基原】 为马桑科马桑属植物马桑的根。

【原植物】 参见"马桑叶"条。

【采收加工】 9～12 月采挖，除净泥土，晒干。

【药性】 苦、酸，凉，有毒。

1.《分类草药性》："味涩，性过凉。"

2.《贵阳民间药草》："辛，苦，麻，气闷臭，有大毒。"

3.《重庆草药》："味涩，性平，有小毒。"

4.《湖南药物志》："甘、酸、涩，凉，有小毒。"

【功用主治】 祛风除湿，解毒散结。主治风湿麻木，痈疮肿毒，风火牙痛，痞块，瘰疬，痔疮，目赤肿痛，汤火伤，跌打损伤。

1.《草木便方》："疗跌扑，疯狗毒。"

2.《分类草药性》："治牙关风火作痛，散湿热，九子烂痒（瘰疬），汤火伤。"

3.《民间常用草药汇编》："治痰饮成鞭，鱼骨梗喉，久疟成痞，止牙痛。"

4.《陕西中草药》："清热明目，生肌止痛，散瘀消肿。主治急性结膜炎，角膜云翳，汤火伤，骨折，跌打损伤。"

【用法用量】 内服：煎汤，3～9 g。外用：煎水洗；或研末敷。

【宜忌】 本品有毒，小儿、孕妇、体弱者禁用。服后忌食豆类。

【选方】 1. 治风湿麻木，大便不利 马桑根 30 g，铁连环 12 g，牛耳大黄 12 g。熬水服。

2. 治风火牙痛 马桑根白皮（去黑皮）30 g，地骨皮 30 g。炖猪拱嘴吃（加盐）。（1、2 方出自《重庆草药》）

3. 治痞块 马桑根 3 g，仙人掌 15 g。炖猪肉吃。（《贵州草药》）

4. 治瘰疬 马桑根 15 g，当归 15 g，何首乌 30 g。炖肉服。（《四川中药志》1979 年版）

5. 治钩虫 马桑根 60 g，苡米根 60 g，木瓜 30 g。水煎，冲糖服。（《湖南药物志》）

0612 马悬蹄 mǎ xuán tí（《本经》）

【基原】 为马科马属动物马足部倒悬不着地的小蹄。

【原动物】 参见"马宝"条。

【采收加工】 宰杀后，割下悬蹄，洗净，晾干。

【药性】 甘，平。

1.《本经》："平。"

2. 甄权："热。"（引自《纲目》）

3.《纲目》："甘，平，无毒。"

4.《本草求原》："入肺、胃、大肠。"

【功用主治】 定惊止痉，止血，止痛。主治惊风，癫痫，衄血，龋齿疼痛。

1.《本经》："主惊邪瘈瘲，乳难，辟恶气、鬼毒、蛊疰。"

2.《别录》："止衄血，内漏，龋齿。"

3.《药对》："（治）癫痫。"

4.《食疗本草》："主惊痫。"

5.《纲目》："疗肠痈，下瘀血，带下，杀虫。烧灰入盐少许，掺走马疳蚀。"

【用法用量】 内服：烧灰研末，1～2 g。外用：塞牙。

【选方】 治龋齿及虫痛 切白马悬蹄如米许。以绵裹著痛处孔中，不过三度。（《千金方》）

0613 马银花 mǎ yín huā（《浙江药用植物志》）

【基原】 为杜鹃花科杜鹃花属植物马银花的根。

【原植物】 马银花 *Rhododendron ovatum* (Lindl.) Planch. ex Maxim.［*Azalea ovata* Lindl.］ 又名：清明花（《华南杜鹃花志》），石羊木（《广东植物志》），卵叶杜鹃（《广西植物名录》）。

常绿灌木，高 1～4 m。多分枝，幼枝疏生具短柄的腺毛和柔毛。单叶互生；叶柄长 5～8 mm，有柔毛；叶片薄革质，卵形至阔卵形，长 3～5 cm，宽 1.8～2.5 cm，先端急尖或钝，有短尖头，基部近楔形，表面深绿色，有光泽，背面苍绿色，两面仅中脉上有短毛。花单生于枝顶叶腋，花梗细长；花萼大，膜质，5 裂，萼筒外有白粉或腺毛；花冠白紫色或淡紫色，有粉红色斑点，5 深裂；雄蕊 5，长 1.5～2 cm；子房卵圆形，有短腺毛，花柱稍长于雄蕊，伸出花冠外。蒴果宽卵形，基部有增大的花萼包围着。花期 3～4 月，果期 8～9 月。

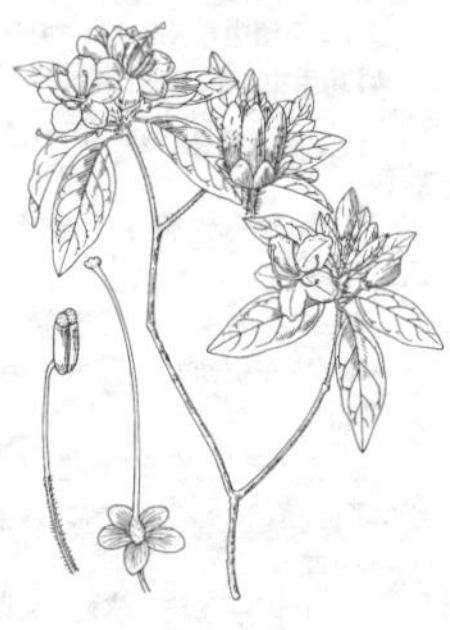

马银花

生于疏林中或密林的边缘。分布于江苏、浙江、安徽、福建、江西、湖北、湖南、广东、广西、贵州、台湾。

【采收加工】 9～10月挖根，切片晒干。

【药性】《全国中草药汇编》："有毒。"

【功用主治】 清湿热，解疮毒。主治湿热带下，痈肿疔疮。

1.《全国中草药汇编》："清热利湿。主治湿热带下，疔疮。"

2.《浙江药用植物志》："外治疖疮。"

【用法用量】 内服：煎汤，1.5～3 g。外用：煎水洗。

【选方】 1. 治湿热带下　马银花根 3 g，水、酒、猪肉各适量。煎后同白糖冲服。

2. 治疔疮　马银花根、樟树各适量。水煎外洗。（1、2 方出自《全国中草药汇编》）

0614 马瓟儿 mǎ báo er （《救荒本草》）

【异名】 老鼠拉冬瓜（《生草药性备要》），野苦瓜、扣子草（《植物名实图考》），玉钮子（《贵州草药》）。

【基原】 为葫芦科马瓟儿属植物马瓟儿的块根或全草。

【原植物】 马瓟儿 *Zehneria indica* (Lour.) Keraudren

攀缘或平卧草本。块根薯状。茎枝纤细，有棱沟，无毛。卷须不分枝。叶柄细，长 2.5～3.5 cm；叶片膜质，多型，三角状卵形、卵状心形或戟形，不分裂或3～5 浅裂，长 3～5 cm，宽2～4 cm，上面深绿色，脉有上极短的柔毛，背面淡绿色，无毛，先端渐尖或稀短渐尖，基部弯缺半圆形，边缘微波状或有疏齿，脉掌状。雌雄同株；雄花单生或稀 2～3 朵生于短的总状花序上，花萼宽钟形，萼齿 5，花冠 5 裂，淡黄色，有极短的柔毛，雄蕊 3，2 枚 2 室，1 枚 1 室，有时全部 2 室；雌花在与雄花同一叶腋内单生或双生，子房狭卵形，有疣状凸起，花柱短，柱头 3 裂，退化雄蕊腺体状。果实长圆形或狭卵形，两端钝，成熟后橘红色或红色。种子灰白色，卵形。花期 4～7 月，果期 7～10 月。

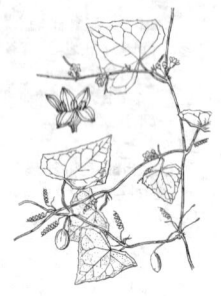

马 瓟 儿

常生于林中阴湿处及路旁、田边及灌丛中。分布于江苏、浙江、福建、江西、湖北、湖南、广东、广西、四川、贵州、云南。

【采收加工】 6～9 月采收，块根切厚片，茎叶切碎，鲜用或晒干。

【药性】 甘、苦，凉。

1.《生草药性备要》："味甘，性寒。"

2. 广州部队《常用中草药手册》："甘、苦、微涩，微寒。"

3.《全国中草药汇编》："甘、苦，凉。"

【功用主治】 解毒散结，祛痰利水。主治痈疮疖肿，痰核瘰疬，流注，痔瘘脱肛，咽喉肿痛，痄腮，石淋，小便不利，湿疹，毒蛇咬伤。

1.《生草药性备要》："治酒顶，消小肠气发，敷恶疮，理蛇口闭。""治瘫痪四肢无力。"

2.《植物名实图考》："治鱼口便毒，为洗药。"

3.《广东中药》："清肝热，去湿利水，主治湿火骨痛，睾丸肿大，孕鼠咬伤。"

4. 广州部队《常用中草药手册》："消肿拔毒，除痰散结。治痈疮疖肿，皮肤湿疹，咽喉肿痛，腮腺炎，尿路感染，结石，急性结膜炎，小儿疳积。"

5.《全国中草药汇编》："外用治淋巴结核。"

6.《福建药物志》："治子宫脱垂，痔疮，脱肛，瘘管，疔，骨髓炎，外伤出血，毒蛇咬伤。"

【用法用量】 内服：煎汤，15～30 g，外用：捣敷，研末调敷，或煎水洗。

【选方】 1. 治蜂窝织炎　鲜（马瓟儿）全草、鲜旱莲草、鲜积雪草、鲜龙葵各适量。捣烂外敷患处。（《浙江药用植物志》）

2. 治多发性脓肿　马瓟儿根、地耳草各等量。捣烂敷患处。

3. 治骨髓炎　马瓟儿根、山芝麻、蒲公英各 9 g，猪脚爪 1 只。炖烂，调酒少许，饭前服。

4. 治淋巴结核　马瓟儿根 15 g，夏枯草 9 g。水煎服。（2～4 方出自《福建药物志》）

5. 治红斑狼疮　马瓟儿根 15～18 g，用水大半碗，煎煮片刻，每日服 1～2 次。（《全国中草药汇编》）

0615 马兜铃 mǎ dōu líng （《雷公炮炙论》）

【异名】 兜铃（《新修本草》），马兜零（《蜀本草》），马兜苓（《珍珠囊》），水马香果（《江苏植物药材志》），葫芦罐（《东北药用植物志》），臭铃铛（《河北药材》），蛇参果（《四川中约志》）。

【基原】 为马兜铃科马兜铃属植物北马兜铃和马兜铃的果实。

【原植物】 1. 北马兜铃 *Aristolochia contorta* Bunge

又名：臭瓜蒌、茶叶包、臭罐罐、吊挂篮子（《中国植物志》）。

草质藤本。叶纸质；叶柄长 2～7 cm；叶片卵状心形或三角状心形，长 3～13 cm，宽 3～10 cm，先端短尖或钝，基部心形，两侧裂片圆形，下垂或扩展，边全缘；基出脉 5～7 条。总状花序有花 2～8 朵生于叶腋；花梗长 1～2 cm，小苞片卵形，具长柄；花被长 2～3 cm，基部膨大呈球形，向上收狭呈一长管，内面具腺体状毛，管口扩大呈漏斗状；檐部一侧极短，另一侧渐扩大成舌片；舌片卵状披针形，先端长渐尖具延伸成 1～3 cm 线形而弯扭的尾尖，黄绿色，常具紫色纵脉和网纹；花药贴生于合蕊柱近基部；子房圆柱形，6 棱；合蕊柱先端 6 裂，裂片向下延伸成波状圆环。蒴果宽倒卵形或椭圆状倒卵形，长 3～6.5 cm，先端圆形而微凹，6 棱，成熟时由基部向上 6 瓣开裂；果梗下垂，随果开裂。种子三角状心形，扁平，有小疣点，具浅褐色膜质翅。花期 5～7月，果期 8～10 月。

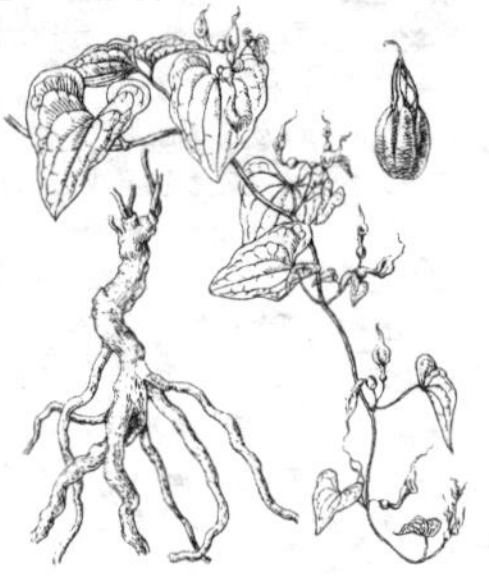

北马兜铃

生于山野林缘，溪流两岸，路旁及山坡灌丛中。分布于东北、华北及江西、山东、湖北、陕西、甘肃、宁夏等地。

2. 马兜铃 *A. debilis* Sieb. et Zucc.

形态与北马兜铃相似，其主要特点是：叶柄长 1～2 cm；叶片卵状三角形、长圆状卵形或戟形，长3～6 cm，基部宽1.5～3.5 cm。花单生或 2 朵聚生于叶腋；花梗长 1～1.5 cm；小苞片三角形，易脱落；花被长 3～5.5 cm，花被檐部一侧渐延伸成的舌片卵状披针形，顶端钝。蒴果近球形，较小。种子扁平，钝三角形，边缘具白色膜质宽翅。花期 7～8 月，果期 9～10 月。

生于山谷、沟边阴湿处或山坡灌丛中。分布于山东、河南及长江流域以南各地。

本植物的茎叶（天仙藤）、根（青木香）亦供药用，另设专条。

【栽培】 生物学特性　喜冷凉湿润的气候，耐寒、耐旱，怕涝，忌阳光照射。宜在湿润而肥沃的砂质壤土或腐殖质壤土中种植。

繁殖方法　种子繁殖：当果实由绿变黄色时分批采摘果实。种子不耐干藏，采收后应立即播种或将种子埋于湿沙中，放阴凉处保存。春播宜3月下旬至4月上旬，直播与育苗均可。育苗，在苗床上开条沟，行距25 cm，沟深3～6 cm，播幅10 cm，将种子播下，覆土轻压，加盖稻草，以保持苗床湿润，出苗后除去覆盖物。至次年4月，按行株距40 cm×30 cm开穴定植。直播用穴播或条播法。

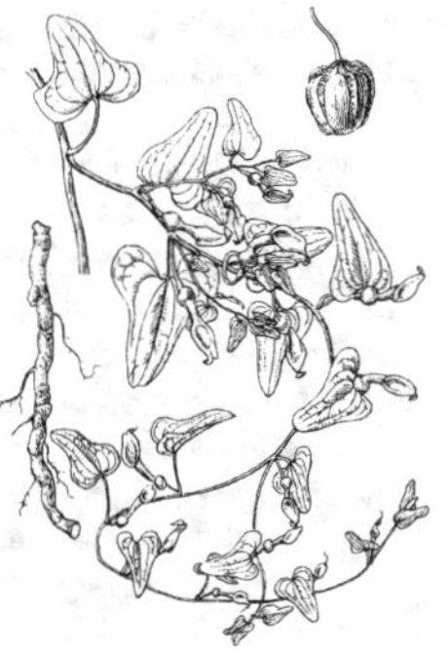

马兜铃

田间管理　幼苗期需适当灌水，施氮肥1次，定植后至开花期，追施氮肥2次，8月中、下旬开花时增施磷、钾肥。及时中耕除草，株高30 cm后应搭架，以利其茎蔓攀缘生长。

病虫害防治　马兜铃凤蝶严重时将叶子吃尽。冬季应清理田园，消灭越冬蛹。此外，还有象鼻虫、斜纹夜蛾、金斑夜蛾、蚜虫等为害。

【采收加工】 9～10月果实由绿变黄时连柄采摘，晒干。

【药材】 马兜铃 *Aristolochiae Fructus*　北马兜铃主产于黑龙江、吉林、辽宁、河北、山东、河南、陕西等地。马兜铃主产于浙江、安徽、江苏、湖南、湖北等地。

性状　蒴果呈卵圆形，长3～7 cm，直径2～4 cm。表面黄绿色、灰绿色或棕褐色，有纵棱线12条，由棱线分出多数横向平行的细脉纹。顶端平钝，基部有细长果柄。果实轻而脆，易裂为6瓣，果梗也分裂为6条。果皮内表面平滑而带光泽，有较密的横向脉纹。果实分6室，每室种子多数，平叠整齐排列。种子扁平而薄，钝三角形或扇形，长6～10 mm，宽8～12 mm，边缘有翅，淡棕色。气特殊，味微苦。

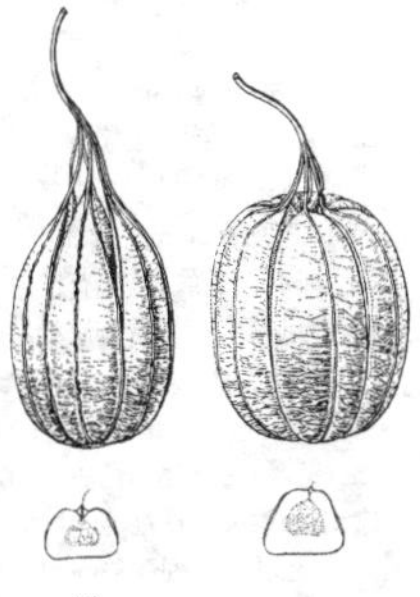

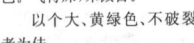

马兜铃(果实及种子)外形
(1) 北马兜铃　(2) 马兜铃

以个大、黄绿色、不破裂者为佳。

鉴别　(1) 果瓣横切面：北马兜铃　外果皮为1列细胞，每隔1～4个细胞有一较大细胞，胞腔内含棕色物。中果皮为10余列薄壁细胞，中部有断续排列的维管束，背缝线处维管束较大，韧皮部外方有半月形纤维束，木化，束旁有石细胞，近腹缝线处有孔纹细胞5～9列，至背缝线处渐减少至1～2列。内果皮为3～4列纤维。中隔两层细胞垂直排列，一层细胞长，壁孔小，另一层为类圆形孔纹细胞。

马兜铃　中隔一层细胞呈细长形，壁孔较大，另一层细胞长方形或类圆形。

种子横切面：北马兜铃　种翅由4～8列孔纹细胞组成，壁微木化。种皮最外层为1列类方形棕色细胞，内壁略凹凸不平，其内为1列棕色小型木化细胞，向内为2列薄壁细胞。胚乳细胞含脂肪油滴。

马兜铃　种皮最外层为1列棕色细胞，向内为1列木化细胞，内含方晶。

(2) 本品乙醇浸出液，滴于滤纸上，置紫外灯下观察，显黄绿色荧光(检查马兜铃酸)。

(3) 薄层色谱：取本品粉末3 g，加乙醇50 ml，加热回流1小时，滤过，滤液蒸干，残渣加乙醇5 ml溶解，作为供试品溶液。另取马兜铃酸对照品，加乙醇制成每1 ml含0.5 mg的溶液，作为对照品溶液。取上述两种溶液各5 μl点于同一硅胶G薄层板上，使成条状，以甲苯-醋酸乙酯-水-甲酸（20∶10∶1∶1）的上层液为展开剂，展开，取出，晾干，置紫外光灯(365 mn)下检视，供试品色谱中，在与对照品色谱相应位置上，显相同颜色的荧光条斑。

【成分】 1. 北马兜铃　成熟干燥果实含马兜铃酸类：马兜铃酸(aristolochic acid)A、C、D、E，7-甲氧基-8-羟基马兜铃酸(7-methoxyl-8-hydroxyaristolochic acid)。又含β-谷甾醇(β-sitosterol)和木兰花碱(magnoflorine)，尿囊素(allantoin)及黄酮、香豆素等。

2. 马兜铃　果实和种子含马兜铃酸类：马兜铃酸A、B、C，青木香酸(debilic acid)，7-羟基马兜铃酸(7-hydroxyaristolochic acid)，7-甲氧基马兜铃酸(7-methoxyaristolochic acid)。生物碱类：木兰花碱，轮环藤酚碱(cyclanoline)。挥发油类成分：马兜铃烯(aristolene)，1(10)-马兜铃烯($\Delta^{1(10)}$-aristolene)，1(10)-马兜铃酮($\Delta^{1(10)}$-aristolone)，青木香酮(debilone)，1(10)，8-青木香二烯酮-2($\Delta^{1(10)、8}$-aristolodion-2-one)，9-马兜铃烯(Δ^{9}-aristolene)，马兜铃酮(aristolone)，9-马兜铃酮(Δ^{9}-aristolone)，2-氧印马兜铃烷(3-oxoishwarane)。还含尿囊素。此外还含有黄酮、香豆素、木质素、有机酸等。

【药理】 1. 祛痰作用　以麻醉兔呼吸道黏液分泌法证明，马兜铃煎剂1 g/kg灌胃有较弱的祛痰作用，但效果不及紫菀和天南星。

2. 镇咳作用　50%乙醇提取液对小鼠氢氧化铵引咳及猫电刺激喉上神经均有明显镇咳作用。

3. 镇痛作用　北马兜铃的醇提物有明显的镇痛作用，其作用于灌胃给药后1小时后即产生，持续120分钟以上。

4. 镇静作用　北马兜铃的醇提物以50或10 g/kg连续灌胃3日，与戊巴比妥钠有协同作用。

5. 对平滑肌的作用　1%马兜铃浸剂，可使离体豚鼠支气管舒张，并能对抗毛果芸香碱、乙酰胆碱及组胺所致的支气管痉挛性收缩，但不能对抗氯化钡引起的痉挛。马兜铃碱(即马兜铃酸)对动物末梢血管、肠管、子宫等平滑肌呈强大的收缩作用，且不受阿托品的影响，可能是对平滑肌直接兴奋作用的结果。

6. 抗菌作用　本品水浸剂(1∶4)在试管内对许兰黄癣菌、奥杜盎小芽胞癣菌、羊毛状小芽胞癣菌等常见皮肤真菌有不同程度的抑制作用。鲜北马兜铃果实及叶在试管内对金黄色葡萄球菌有抑制作用，果实的作用强于叶，除去鞣质后仍有效，但加热后抗菌作用减弱或丧失。

毒性　兔皮下注射马兜铃碱(即马兜铃酸)7.5 mg/kg，可引起严重的肾炎，5～6日后才能恢复；剂量增加至20 mg/kg，则出现血尿，尿少，尿闭，后肢不全麻痹，脉搏不整，呼吸困难，角膜反射减退，最后因呼吸停止而死。马兜铃酸除了具有肾毒性和潜在的致癌作用外，还可能对肝脏造成损害。

【炮制】 1. 马兜铃　取原药材，除去杂质，筛去灰屑，搓碎。

2. 炒马兜铃　取净马兜铃碎片，置锅内，用文火加热炒至表面色变棕黄色，偶有焦斑，取出放凉。

3. 蜜马兜铃　炼蜜适量，开水稀释后，加入净马兜铃碎片内拌匀，稍闷，置锅内，用文火加热，炒至不粘手，取出放凉。每马兜铃100 kg，用炼蜜25 kg。蜜马兜铃偏于润肺止咳，多用于肺虚咳嗽。

止咳清热多炙用，外用熏洗宜生用。

饮片性状　马兜铃为不规则的小碎片，表面灰黄色有波状棱线。种子扁平而薄，钝三角形或扇形，中央棕色，周边淡棕色；种仁乳白色,有油性。气特异,味苦。炒马兜铃形如马兜铃碎片,表面深黄色,偶有焦斑。蜜马兜铃,形如炒马兜铃碎片,表面棕红色,略有光泽,带有黏性,味微甜。

贮干燥容器内,密闭。置通风干燥处。防潮。

【药性】 苦、微辛,寒。归肺、大肠经。

1.《药性论》:"平。"

2.《开宝本草》:"味苦,寒,无毒。"

3.《纲目》:"微苦、辛。"

4.《本草正》:"入肺经。"

【功用主治】 清肺降气,止咳平喘,清泄大肠。主治肺热咳嗽,痰壅气促,肺虚久咳,肠热痔血,痔疮肿痛,水肿。

1.《药性论》:"主肺气上急,坐息不得,咳逆连连不可。"

2.《日华子》:"治痔瘘疮。"

3.《开宝本草》:"主肺热咳嗽,痰结喘促,血痔瘘疮。"

4.《珍珠囊》:"利小便。主肺热,安(一作清)肺气,补肺。"

5.《本草求原》:"治肺中湿热,声音不清,痰喘咳嗽,水肿,吐蛇蛊毒;小儿麻疹内陷,喘满声喑,宜加用之。"

【用法用量】 内服:煎汤,3～9 g;或入丸、散。

【宜忌】 本品味苦而寒,内服过量,可致呕吐。虚寒喘咳及脾虚便泄者禁服,胃弱者慎服。

1.《纲目》:"汤剂中用之多,亦作吐。"

2.《本草汇言》:"如肺虚寒作咳嗽,或寒痰作喘促者,勿服。"

【选方】 1. 治伤寒后肺气喘促　马兜铃一分,木通(锉)一两,陈橘皮(汤浸,去白,焙)半两,紫苏茎叶一分。上四味,粗捣筛。每服五钱匕,水一盏半,入灯心十五茎,枣三枚(劈破),同煎至七分,去滓,食后温服,日二。(《圣济总录》马兜铃汤)

2. 治肺脏虚实不调,痰滞咳嗽,面目浮肿,颊赤虚烦　马兜铃、麻黄(去节)、五味子(炒)、甘草(炙)各一两。上捣筛,每服三钱,水一中盏,入砂糖少许,同煎至六分,食后临卧去滓温服。(《普济方》马兜铃汤)

3. 治肺热咳嗽,气急喘促　马兜铃七枚,桑根白皮(锉)三两,甘草(炙)二两,升麻一两,灯心一小束。上五味㕮咀,如麻豆大。每服五钱匕,水一盏半,煎至八分,去渣温服,一日三次。(《圣济总录》)

4. 治久嗽不愈　用马兜铃五钱,蒌仁霜二钱,北五味一钱。俱炒共为末,每服一钱,早晚食后白汤调送。

5. 治血痔诸瘘疮　用马兜铃一两,甘草五钱,怀生地、于白术各二两。作五剂,水煎服。(4、5 方出自《本草汇言》)

6. 治久水,腹肚如大鼓者　水煮马兜铃服之。(《千金方》)

7. 治肺气热闭,下为癃闭或为淋涩　用马兜铃、怀生地各三钱,生甘草一钱,茯苓、木通、灯心草各一钱五分。水煎服。(《本草汇言》)

8. 治心痛　大马兜铃一个,灯上烧存性,为末,温酒服。(《摘玄方》)

9. 治瘰疬久不消　用马兜铃三钱,当归、生地各二钱,牡丹皮一钱。日饮一剂,渐消。(《本草汇言》)

10. 治鼻渊　马兜铃五钱,麻黄三钱,五味子一钱,甘草一钱,水二钟,煎一钟。加黑砂糖少许。卧时温服即愈。(《外科大成》马兜铃散)

【临床报道】 治疗高血压病　用马兜铃醇浸煎剂治疗 121 例高血压病患者,经较长时期临床观察,并与 50 例蛇根制剂治疗组对照比较,确证马兜铃为治疗高血压病有效药物,具有温和而持久的降压疗效。治疗后平均血压下降幅度为 −3.724/−1.995 kPa(−28/−15 mmHg),有效降压率超过蛇根制剂对照组,达 73.6%。治疗后 3/4 患者症状获得显著改善或消失,马兜铃对大脑有特殊的镇静作用。

【各家论述】 1.《本草纲目》:"马兜铃体轻而虚,熟则悬而四开,有肺之象,故能入肺。气寒,味苦,微辛,寒能清肺热,苦辛能降肺气。钱乙补肺阿胶散用之,非取其补肺,乃取其清热降气也,邪去则肺安矣。其中所用阿胶、糯米,则正补肺之药也。汤剂中用多亦作吐,故崔氏方用以吐蛊。其不能补肺,又可推矣。"

2.《本草汇言》:"马兜铃清肺热定喘嗽之药也。究其味苦兼辛气寒,性速而且轻扬,苦善下泄,辛善横散,寒善去热,轻扬而速,颇能开达。故《开宝》方主肺热痰嗽不清,甚致喘胀而气促者,屡获奇功。此药寒平和缓,不滑不燥,不烈不泄,厥状类肺,故能入肺除热,气降热除,痰嗽喘促自是平矣。"

3.《本草经疏》:"血痔瘘疮,无非血热。况痔病属大肠,大肠与肺为表里,清脏热则腑热亦清矣,故亦主之。"

4.《本草从新》:"《千金方》单服治水肿,以能泻肺行水也。"

5.《本草正义》:"宣肺之药,紫菀微温,兜铃微清,皆能疏通壅滞,止嗽化痰,似此二者,有一温一清之分,宜辨寒嗽热嗽、寒喘热喘主治。究竟紫菀本非大温,兜铃亦非大寒,而能抉壅疏通,皆有捷效,洵乎同为肺金窒塞之良药矣。"

0616 马蔺子 mǎ lìn zǐ (《新修本草》)

【异名】 蠡实(《本经》),荔实(《别录》),马楝子(《本草图经》),马莲子(《河北中草药手册》)。

【基原】 为鸢尾科鸢尾属植物马蔺的种子。

【原植物】 参见"马蔺"条。

同属植物① 锐果鸢尾 *I. goniocarpa* Baker 分布于四川、云南、陕西、甘肃、青海、西藏等地。② 喜盐鸢尾 *I. halophila* Pall. 分布于甘肃、新疆。③ 白花马蔺 *I. lactea* Pall. 分布于内蒙古、吉林、西藏、青海、新疆等地。其种子在分布地区与马蔺子同等入药。

【采收加工】 9～10 月果成熟时打下种子,除去杂质,再晒干。

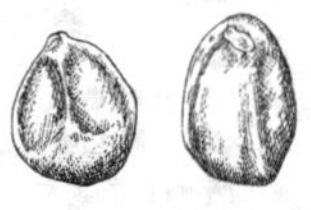

马蔺子(种子)外形

【药材】 马蔺子 *Iris Lacteae Semen*　主产于江苏、辽宁、河北等地。

性状　种子呈不规则多面体,长约 5 mm,宽 3～4 mm。表面红棕色至黑棕色,略有细皱纹,基部有浅色种脐,先端有合点,略突起,质坚硬不易碎裂。切断面胚乳发达,灰白色,角质,胚位于种脐的一端,白色,细小弯曲。气微弱,味淡。

鉴别　(1) 种子横切面:种皮表皮为 1 列排列整齐的长方形细胞,壁厚,内含深棕色块状物,外壁被有厚角质层,其下为 6～7 列皱缩的颓废薄壁细胞,最内为 3～4 列排列整齐的棕色扁平细胞。外胚乳为 2 列薄壁细胞,内胚乳形大,壁厚,胞腔内含糊粉粒及脂肪油。

(2) 取 0.5 g 的种皮粉末,用乙醚冷浸过夜,滤过,取乙醚液 1 ml 蒸干,加乙酰醋酸乙酯 0.1 g、氨和乙醇等量混合液 3 ml,混合后呈灰紫色后变红黄色(检查醌类)。

(3) 薄层色谱:取上述乙醚浸取液为供试品溶液。另取马蔺子甲素、丙素制成对照品溶液。吸取二溶液点于同一氧化铝层析板上,用石油醚(60～90 ℃)-乙醚(6∶4)作为展开剂,展开,展距 18 cm。供试品色谱中,在与对照品色谱相应位置处,显相同颜色斑点;用氨熏后,马蔺子甲素变棕色,丙素不变色。

【成分】 种皮含马蔺子甲、乙、丙素(pallason A、B、C),羽扇豆烯-3-酮(lupene-3-one),白桦脂醇(betulin),β-谷甾醇(β-sitosterol)及植物蜡(phytowax)。种仁油含脂肪酸:亚油酸(linoleic acid),油酸(oleic acid),硬脂酸(stearic acid),棕榈酸(palmitic acid),肉豆蔻酸(myristic acid),月桂酸(lauric acid),癸酸(capric acid)。

【药理】 1. 抗肿瘤作用　从马蔺子中分得的马蔺子甲素有较强的抗肿瘤活性,5 mg/kg 腹腔注射,连续 7 日,对小鼠肝癌腹水型和艾氏腹水癌有明显的抑制作用,小鼠生命延长率分别为 158%、83.3%。腹腔注射(3～7 mg/kg,连续 14 日)或口服

(200 mg/kg，连续 10 日)，对小鼠宫颈癌、淋巴肉瘤也有显著的抑制作用，肿瘤生长抑制率为 40.1%～65%。与放疗合用，可增强放疗对宫颈癌 U_{14} 的抗癌作用，其抗癌活性与抑制核分裂有关。马蔺子甲素可明显升高肿瘤小鼠血浆 cGMP 水平，提示其作用机制与增强带瘤小鼠免疫功能有关。马蔺子乙素对小鼠白血病 P_{388}、L_{1210} 有显著活性，对艾氏腹水瘤、宫颈癌 U_{14} 实体瘤也有一定的抑制作用。

2. 放射增敏作用　马蔺子甲素是一种乏氧细胞放射增敏剂，对体外培养的人宫颈癌(HeLa)细胞，对小鼠乳腺癌 MA_{737} 以及对裸鼠移植性人肠黏液腺癌均有显著的放射增敏作用，尤其对乏氧肿瘤细胞的增敏作用更显著。不仅单次，而且多次与放疗联合应用都有增强肿瘤细胞对放射敏感性的作用。量效关系研究显示，250 mg/kg、500 mg/kg 和 1 000 mg/kg 的马蔺子甲素与放疗合用，以 500 mg/kg 剂量组对小鼠乳腺癌的疗效最好。马蔺子甲素对小鼠正常皮肤无增敏作用。机制研究表明，马蔺子甲素可降低细胞氧耗量，增加氧分压；又可降低癌细胞谷胱甘肽的含量，使癌细胞丧失或减少对放射线的防护作用。此外，它还可使瘤细胞阻断于对放射线比较敏感的 G_1 期，以上均可增加癌细胞对放射线的敏感性。马蔺子甲素对离体培养的乏氧 HeLa 细胞均有放射增敏作用，增敏比分别为 2.02 和 2.06，均为 β 型增敏剂。

3. 抗辐射作用　马蔺子甲素有抗放射作用，在照射前给小鼠腹腔注射 10 mg/kg，对小鼠急性放射损伤有一定的保护作用，对动物造血功能的恢复也有一定的促进作用。

4. 对免疫功能的影响　马蔺子甲素乳剂腹腔注射或口服，对正常小鼠或带瘤小鼠的迟发型超敏反应(DHR)均有促进作用。粉剂口服亦有效。尚可促进巨噬细胞的吞噬功能，升高肿瘤小鼠血浆 cGMP 水平。

5. 避孕作用　小鼠口服马蔺子醇浸膏具有抗生育、抗着床作用。种皮有效，种仁无效。家兔连续服用 5 日，并无抗排卵作用，幼兔连续皮下注射 7 日，无黄体酮样作用，幼兔子宫内膜处于增殖期。

毒性　马蔺子甲素小鼠腹腔注射的 LD_{50} 为 25.4±1.9 mg/kg，口服为 2.8±0.3 g/kg，治疗指数腹腔注射为 5.0(U_{14})，口服为 13.9(淋巴肉瘤)。马蔺子甲素 75 mg/kg、37.5 mg/kg 和 18.7 mg/kg 给大鼠灌胃，连续 14 日，大剂量组大鼠体重减轻 15%，血清丙氨酸氨基转移酶(ALT)增加，骨髓淋巴细胞抑制，胸腺和脾的淋巴组织萎缩，而对心、肝、肾、肺、胃肠、脑及骨髓细胞无明显影响。16 mg/kg、8 mg/kg 和 4 mg/kg 给犬灌胃，连续 14 日，结果大剂量组在开始给药有较强的胃肠刺激症状，3～5 日逐渐消失。血常规、肝肾功能、尿常规、心电图未见异常，主要脏器未见明显病理变化。微核试验和显性致死试验结果表明，马蔺子甲素无致突变性。

【药性】　甘，平。归肝、脾、胃、肺经。

1.《本经》："味甘，平。"

2.《别录》："温，无毒。"

3.《蜀本草》："寒。"

4.《本草图经》："大温。"

5.《医林纂要》："微咸。""少阴厥阴之药。"

6.《得配本草》："辛，平。入阳明经血分。"

7.《本草再新》："入脾、肺二经。"

【功用主治】　清热利湿，止血，解毒。主治黄疸，淋浊，小便不利，食积，吐血衄血，便血崩漏，疮肿瘰疬，疝气，蛇伤。

1.《本经》："主皮肤寒热，胃中热气，风寒湿痹，坚筋骨，令人嗜食，久服轻身。"

2.《别录》："止心烦满，利大小便，长肌肤肥大。"

3.《新修本草》："疗金疮血内流，痈肿。"

4.《日华子》："治妇人血气烦闷，产后血晕并经脉不止，崩中，带下，消一切疮疖肿毒，止鼻洪吐血，通小肠，消酒毒，治黄病，敷蛇咬，杀蕈毒。"

5.《纲目》："治小腹疝痛，腹内冷积，水痢诸病。"

6.《本草汇言》："治大便不通及小便砂石淋浊诸证。"

7.《医林纂要》："破血，软坚。"

8.《得配本草》："泻湿热。"

【用法用量】　内服：煎汤，3～9 g；或入丸、散。外用：研末调敷或捣敷。

【宜忌】　脾虚便溏者慎用。

1.《别录》："多服令人溏泄。"

2.《本草药性大全》："忌猪肉冷水。"

【选方】　1. 治黄疸肝炎，小便少而黄　马蔺子 9 g，茵陈 15 g。水煎服。(《湖北中草药志》)

2. 治小便不利　马蔺子 6 g，车前草 9 g。水煎服。(《山东中草药手册》)

3. 治水痢百病　① 马蔺子，用六月六日面熬令黄，各等分为末，空心米饮服方寸匕。如无六月六日面，用常面或牛骨灰等分亦得。(《张文仲方》)② 马蔺子、干姜、黄连。上三味为散，热煮汤，取一合许，和二方寸匕，入腹即断，冷热皆治。(《外台》引《备急方》)

4. 治喉痹闭塞不通，须臾欲死　马蔺子四十九粒，捣罗为末，以水调服之。(《圣惠方》)

5. 治喉痹　马蔺子八分，牛蒡子六分。上二味捣罗为散，每空腹以暖水服方寸匕，渐加至一匕半，日再。(《外台》引《广济方》)

6. 治鼻衄，吐血　马蔺子 6 g，白茅根 30 g，仙鹤草 15 g。水煎服。(《山东中草药手册》)

7. 治子宫癌　马蔺子 9 g，漏芦 15 g，北重楼 15 g。研末，每服 9 g。(《高原中草药治疗手册》)

8. 治痈肿疮疖　马蔺子 6 g，马齿苋 30 g，蒲公英 30 g。水煎服。(《青岛中草药手册》)

9. 治寒疝不能食　马蔺子一升。每日取胡桃许，以面拌，熟煮吞之。然后以常饭，日再服，服尽。(《外台》引《集验方》)

10. 治疝痛　马蔺子 9 g，小茴香 6 g，川楝子 9 g。水煎服。(《辽宁中草药手册》)

【各家论述】《本草正义》："马蔺子，《本经》言其平，而《别录》言其温。以其能治寒疝也，故苏颂且有大温之目。然又主喉痹肿痛及沙石热淋等证，必非大温之品，所以韩保升又谓之寒。实则此物能泄降结气，疏通经络，纯以下泄通达为主，不系乎寒温二气之作用。《本经》主皮肤寒热，风寒湿痹，即宣通脉络之功也；其主胃中热结及《别录》之止烦满、利二便，花叶之去白浊，治喉痹，即泄降结滞之效也。且皆有清热利湿之意，以滑泄用事，则非温热之品可知。《日华》又称其止鼻衄吐血，消酒毒，治黄疸，消疮疖，杀蕈毒，敷蛇虫咬，并治月经不止、崩中带下。颐谓月事淋漓，崩中带下，惟间有湿热为病可以疏泄者，然虚而不固者为多，《日华》之说太嫌笼统，不可概投。濒湖谓治小腹疝痛，花叶主痈疽恶疮，无一非清热泄化之意。总之，破滞滑利，是其专长，有余之症宜之，而虚寒者非其治也。"

0617 马蔺花 mǎ lìn huā (《纲目》)

【异名】　剧荔花(《吴普本草》)，蠡草花(《本草图经》)，马楝花(《水东日记》)，潦叶花(《民间常用草药汇编》)，旱蒲花(《江苏药材志》)。

【基原】　为鸢尾科鸢尾属植物马蔺的花。

【原植物】　参见"马蔺"条。

【采收加工】　5～7 月花盛开时采收，晒干。

【药材】　马蔺花 *Iris Lacteae Flos*　产于河北、山东、山西、陕西、江苏等地。

性状　干燥花朵具花被 6 片，线形，多皱缩，先端弯曲，基部膨大，呈深棕色或蓝紫色；雄蕊3，花药多破碎或脱落，有残存的花丝，花柄长短不等。质轻，气显著，味微苦。

【药性】 微苦、辛、微甘，寒。

1.《本草药性大全》："味甘、辛，气平温，无毒。"

2.《江苏药材志》："味咸、酸，微苦，性凉。"

【功用主治】 清热，解毒，止血，利尿。主治喉痹，吐血，衄血，崩漏，便血，石淋，热淋，疝气，痔疮，痈疽，烫伤。

1.《本经》："去白浊。"

2.《别录》："疗喉痹。"

3.《本草药性大全》："主皮肤寒热，胃中热气。治偏坠疝气，杀虫。"

4.《纲目》："主痈疽恶疮。"

5.《本草述》："治沙淋。"

6.《本草原始》："敷鼻皶。"

7.《江苏省植物药材志》："止血剂。治吐血，衄血，金疮。又为利尿解热药，消痈肿及疝痛。"

【用法用量】 内服：煎汤，3～6 g；或入丸、散；或绞汁。

【宜忌】 脾虚便溏者慎服。

《别录》："多服令人溏泄。"

【选方】 1. 治咽喉闭不通　马蔺花一两，蔓荆子一两。上药，捣细罗为散，每服不计时候，以暖水调下一钱。（《圣惠方》）

2. 治吐血，衄血，子宫出血，便血　马蔺花6 g，侧柏炭9 g，荆芥炭9 g。水煎服。（《西宁中草药》）

3. 治小便不通　马蔺花（炒）、茴香（炒）、葶苈（炒）。为末，每酒服二钱。（《纲目》引《十便良方》）

4. 治沙石热淋　马蔺花七枚（烧），故笔头二七枚（烧），粟米一合（炒），为末。每服三钱，酒下，日二服。（《圣济总录》通神散）

5. 治偏坠疝气不愈　马蔺花一两（萝苩子同炒），川楝子一两五钱（净肉，用橘核同炒），吴茱萸一两（净，酒浸炒），木香二钱（不见火）。上为末，每服一二钱。用好酒调，空心服。（《本草药性大全》）

6. 治痈肿疮疖　马蔺花6 g，马齿苋30 g，蒲公英30 g。水煎服。（《山东中草药手册》）

7. 治面及鼻病酒皶　马蔺子花，杵，敷之。（《肘后方》）

【各家论述】 1.《纲目》："北方田野人患胸腹饱胀，取马楝花擂凉水服，即泄数行而愈。据此则多服令人泄之说有验。"

2.《本草述》："按马蔺花即《本草》所谓蠡草花也。蠡草花、实，《本草》云俱入药用。乃蠡实于方书诸证主治不概见，而花则仅见于淋证及疝耳。观《本草》于花不言治疝，而以治疝归实，乃方书治疝尽主于花也。即兹，不可以明于花、实之通用乎。"

0618 马蔺根 mǎ lìn gēn（《纲目》）

【异名】 蠡实根（《丹溪治法心要》）。

【基原】 为鸢尾科鸢尾属植物马蔺的根。

【原植物】 参见"马蔺"条。

【采收加工】 7～10月采挖，除去根茎，洗净，晒干或鲜用。

【药性】 甘，平。

1.《本草药性大全》："味甘，平，气温，微寒，无毒。"

2.《医林纂要》："甘平，微咸。"

【功用主治】 清热，解毒，利尿。主治喉痹，痈疽肿毒，黄疸，风湿痹痛，淋浊。

1.《本草药性大全》："破宿血而养新血，断血痢而合金疮，解酒疸蛊毒，止吐血鼻洪，治喉闭喉痛，气促喘息不通。"

2.《纲目》："主痈疽恶疮。"

3.《药性能毒》："下三虫，卒心腹烦满及胸胁痛者，小儿蛔虫。"

4.《医林纂要》："软坚。治疝，妇人血气烦闷，血晕，崩带，利大小肠。"

5.《得配本草》："根叶捣汁服。治绞肠痧。"

6.《药性考》："去白浊，疗沙石淋。"

【用法用量】 内服：煎汤，3～9 g；或绞汁。外用：煎汤熏洗。

【宜忌】 孕妇禁服。

《药性能毒》："堕胎。"

【选方】 1. 治喉痹肿盛，语声不出　马蔺根汁三合。上一味，人白蜜一合相和，慢火煎成，徐徐咽之，日可五七度。（《圣济总录》）

2. 治风湿痛　马蔺根15 g，豨莶草15 g，防己9 g。水煎服。（《湖南药物志》）

3. 治疔疮肿毒　马蔺根、松针、牛膝各9 g。水煎服。（《沙漠地区药用植物》）

4. 治骑马痈　蠡实根三寸，同生姜等分研细，热汤调，空心服。（《丹溪治法心要》）

0619 马槟榔 mǎ bīng láng（《滇南本草》）

【异名】 马金囊（《云南志》），马金南（《记事珠》），水槟榔、太极子（《滇南本草》），紫槟榔（《纲目》），山槟榔（《新华本草纲要》），屈头鸡（《广西中草药》）。

【基原】 为白花菜科山柑属植物马槟榔的种子。

【原植物】 马槟榔 *Capparis masaikai* Lévl.

灌木或攀缘植物。枝、叶柄、叶背、花序均密被锈色短绒毛；刺粗壮，花枝上常无刺。叶柄粗壮，长12～21 mm；叶片椭圆形或长圆形，有时椭圆状披针形，长7～20 cm，宽3.5～9 cm，先端圆形或钝形，有时急尖或渐尖，基部宽楔形，近革质；中脉稍宽阔，表面微凹，背面淡紫色，凸起。亚伞形花序腋生及在枝端再组成10～20 cm长的圆锥花序，花序中常有不正常发育的小叶，亚伞形花序有花3～8朵，总花梗长1～5 cm；花白色或粉红色；萼片4；花瓣4，上面2个较宽，基部包着花盘，下面2个较狭；雄蕊40～50；雌蕊柄长2～3 cm，子房卵球形，表面有数条纵行的棱与沟。果球形或近椭圆形，长4～6 cm，直径4～5 cm，成熟及干后紫红褐色，表面有4～8条纵行鸡冠状高3～6 mm的肋棱，先端有喙；花梗及雌蕊柄果时木化增粗，果皮硬革质，紫红色；种子数至10余粒，长约1.8 cm，宽约1.5 cm，高约1 cm，种皮紫红褐色。花期5～6月，果期11～12月。

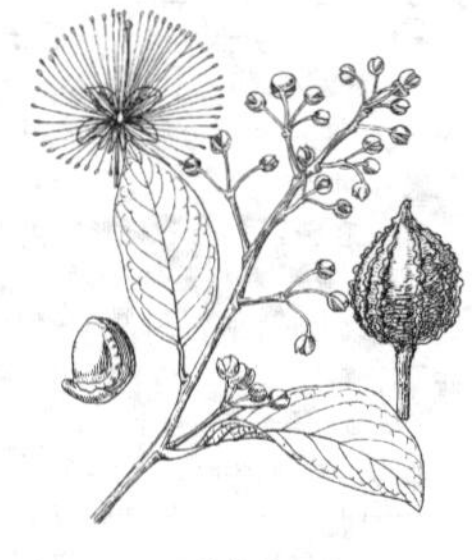

马槟榔

生于沟谷或山坡密林中。分布于广西、贵州、云南。

【采收加工】 11～12月采收成熟果实，击破硬壳，取出种子晒干。

【药材】 马槟榔 *Capparis Semen*　主产于云南、广西、贵州等地。

性状　种子不规则扁圆形，直径1～2 cm。表面棕褐色，常有黑褐色果肉残留，边缘有鸟嘴状突出，其凹入处可见类三角形的种脐；胚乳膜质，内表面及膜质胚乳表面均可见紫棕色弯月形的种脊斑痕。种仁黄白色，胚轴长，子叶折叠，盘旋弯曲如蜗牛状。气微，味微涩、腥、甜。

鉴别　（1）种子横切面：种皮厚壁细胞3～4列，细胞类圆形或卵形。石细胞10余列，类圆形、卵形或多角形，壁厚，孔沟及层纹明显，分枝状石细胞胞腔明显。木纤维长梭状，切向排列，单个散在或成束。紫棕色部分有网纹螺纹导管。薄壁组织层细胞 8～10 列,有一具偏光性的带。胚乳细胞 2～7 列,多角形,壁增厚,内含糊粉粒及油滴,胚薄壁细胞内含糊粉粒及油滴。

(2) 取本品粉末 5 g,加水 50 ml,置水浴中温浸 1～2 小时,滤过。取滤液 2 ml,置试管中,用力振摇 1 分钟,产生大量蜂窝状泡沫,放置 10 分钟,无明显消失(检查皂苷)。

(3) 取本品粉末 10 g,置带塞锥形瓶中,加乙醚 50 ml,浸泡 2 小时,滤过。取滤液 2 ml,置表面皿中挥发干,加无水硫酸钠少量共热,产生气泡,并有白色、具刺激性臭气(检查油脂类)。

【成分】 马槟榔成熟种子中含有 2 种甜味蛋白,分别命名为马槟榔甜蛋白(mabinlin)Ⅰ及Ⅱ。种子吸胀或浸泡水中并保温一段时间,会产生一种苦味物质:噁唑烷硫酮(oxazolidine-2-thione),它是由于种子中所含的 2-羟乙基芥子油苷(2-hydroxyethylglucosinolate)酶解时所产生的,可将甜味掩盖。

【药性】 甘,寒。归肺、脾经。

1.《滇南本草》:"味微苦涩,回甜,性凉。入肺、脾二经。"

2.《品汇精要》:"味苦甘,性寒泄。"

3.《纲目》:"实:甘,寒,无毒。核仁:苦甘,寒,无毒。"

【功用主治】 清热解毒,生津止渴。主治伤寒热病,暑热口渴,咽喉肿痛,麻疹,恶疮肿毒。

1.《滇南本草》:"清热解烦渴。""(子)治咽喉炎。"

2.《品汇精要》:"主催生,若难产临死者用仁细嚼,井花水送下。""生产繁者……久服则子宫冷,自然绝矣。"

3.《续医说》:"下宿水,得解诸毒,细嚼可以涂恶疮。"

4.《纲目》:"伤寒热病,食数枚,冷水下。又治恶疮肿毒,内食一枚,冷水下,外嚼涂之,即无所伤。"

【用法用量】 内服:生嚼 1～2 枚;或煎汤,3～6 g。外用:捣敷。

【宜忌】 未婚及未育女性慎久服,孕妇禁服。

【选方】 治孕妇难产,气滞血瘀难下　马槟榔二钱,当归五钱,川芎三钱,车前子一钱。煎水服,有催生之效。体虚弱禁服。(《滇南本草》)

0620 马鲛鱼 mǎ jiāo yú(《中国药用动物志》)

【异名】 鲭、鲛(《集韵》),马鲛鱼(《中国动物药志》)。

【基原】 为鲅科马鲛属动物蓝点马鲛的肉。

【原动物】 蓝点马鲛 *Scomberomorus niphonius* (Cuvier et Valenciennes)

体梭形,侧扁,一般长 25～52 cm,大者长达 1 m 以上。头中大,吻长,前端尖。眼较小,侧位。口大,稍斜裂。两颌牙强大尖利,扁三角形,上下颌各具一行,排列稀疏,腭骨牙细粒状。鳃孔大,鳃耙 (3～4)+(9～11) 较长。体被细小圆鳞。侧线上侧位,呈不规则波浪形,侧线鳞 166～195。背鳍 XIX～XX, 15～17,第一背鳍低而长,臀鳍 17～18 与第二背鳍同形而相对,其后各有小鳍 8～9 个,胸、腹鳍短小。尾柄两侧各有皮嵴 3 个,尾鳍深叉形。体背侧蓝黑色,沿体侧中部有数列黑色圆斑。腹部银灰色。背鳍、尾鳍灰褐色,余鳍均黄色。

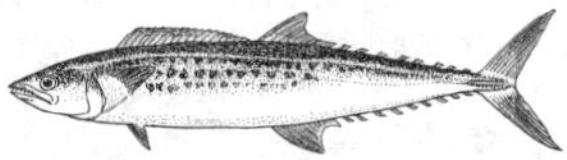
蓝点马鲛

暖水性中上层鱼类,常结群捕食其他小鱼。春季分批向沿海港湾作生殖回游,怀卵量 30 万～180 万粒,卵浮性,较大,卵径 1.43～1.73 mm,入秋后往外海回游越冬。我国沿海均有分布。

尚有下列几种同属动物与本品功用相似:① 康氏马鲛 *S. commersoni* (Lacépède)分布于东海、南海;② 朝鲜马鲛 *S. koreana* (Kishinouye)分布于渤海、黄海、东海;③ 斑点马鲛 *S. guttatus* (Bloch et Schneider)分布于东海、南海;④ 中华马鲛 *S. sinensis* (Lacépède)分布于黄海、东海。

本动物的鳃(马鲛鱼鳃)亦供药用,另设专条。

【采收加工】 常年均可捕捞,鲜用或晒干。

【成分】 同属动物康氏马鲛含有脂溶性毒素(lipid-soluble toxin),雪瓜毒素类物质(ciguatoxin-like substance),二十二碳六烯酸(docosahexaenoic acid),二十碳五烯酸(eicosapentaenoic acid)。

【药性】 《医林纂要》:"甘,温。"

【功用主治】 《海洋药物民间应用》:"强壮,提神,防老。治产后虚弱,神经衰弱,疥疮。"

【用法用量】 内服:煮食,50～100 g。

【选方】 1. 治产后虚弱、病后体虚、贫血、营养不良、早衰　马鲛鱼 1 条,党参、黄芪各 30 g。开水炖服。

2. 治疲乏　马鲛鱼肉切块,用清水洗涤后放入米汤内,旺火煮熟,除加适量食盐外,不加其他佐料,可常食。

3. 治神经衰弱　马鲛鱼 30～60 g,五味子 6 g,远志 9 g,茯苓 9 g。加少量黄酒,炖服。(1～3 方出自《海味营养与药用指南》)

0621 马缨花 mǎ yīng huā(《云南中草药选》)

【异名】 马银花(《植物名实图考》),密筒花、红山茶(《云南中草药选》)。

【基原】 为杜鹃花科杜鹃花属植物马缨杜鹃的花。

【原植物】 马缨杜鹃 *Rhododendron delavayi* Franch. [*R. arboreum* Smith subsp. *delavayi* (Franch.) Chamberlain] 又名:苍山杜鹃(《华南杜鹃花志》),绣球杜鹃(《云南种子植物名录》)。

常绿灌木或小乔木,高 3～12 m。枝条粗坚,树皮棕色,呈不规则片状剥落。单叶互生;叶柄长 1～2 cm,有腺点;叶片厚革质,簇生枝端,长椭圆状披针形,长 7～15 cm,宽2～5 cm,先端钝或短尖,基部楔形,边缘全缘而微波状,上面深绿色,下面淡棕色,密被黄棕色绒毛,花序多花密集,有花 10～20 朵,簇生于枝端,呈伞形总状花序,花序轴密被红褐色绒毛;苞片厚,椭圆形,有短尖头;花萼小,5 裂,裂片阔三角形,被绒毛和腺毛;花冠钟形,大而美丽,紫红色,直径 3～5 cm,5 裂,裂片先端凹缺,基部里面有 5 个蜜腺囊;雄蕊 10,长短不一,长 2～4 cm,花丝无毛;雌蕊长 3.5～4.5 cm,子房 1,圆锥形,密被淡黄色至红棕色绒毛。蒴果长圆柱形,有五棱,成熟时五纵裂,被黄棕色绒毛。花期4～5 月,果期 9～10 月。

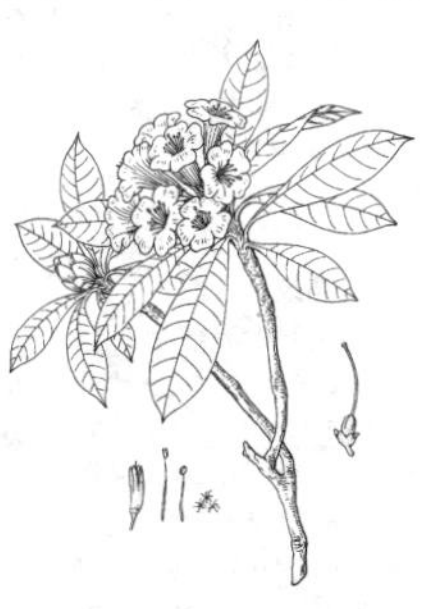
马缨杜鹃

生于海拔 1 200～3 200 m 的山坡、路旁、村边等灌木丛中。分布于广西、贵州、云南。

【采收加工】 4～5 月采收,鲜用或阴干。

【药性】 《全国中草药汇编》:"苦,凉,有小毒。"

【功用主治】 《全国中草药汇编》:"清热,解毒,止血,调经。治骨髓炎,流感,痢疾,消化道出血,衄血,咯血,月经不调。"

【用法用量】 内服:煎汤,9～15 g。

【宜忌】 内服剂量不宜过大。中毒表现为恶心,唾液分泌多,呼吸困难,心律不齐等。

0622 马鞍藤 mǎ ān téng(《福建民间草药》)

【异名】 鲎藤、二叶红薯、狮藤、马蹄金、马蹄草(《福建民间草药》)。

【基原】 为旋花科番薯属植物厚藤的全草或根。

【原植物】 厚藤 *Ipomoea pes-caprae* (L.) Sweet [*Convolvulus pes-caprae* L.; *I. biloba* Forsk.]

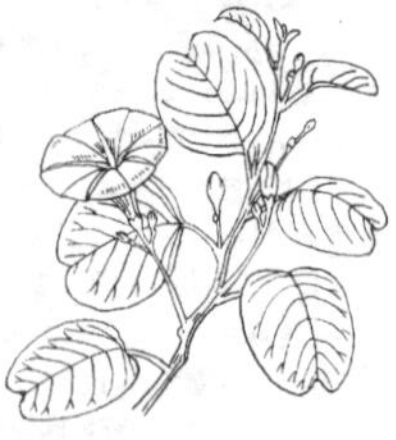

厚 藤

多年生草本。根茎匍匐状，有时缠绕。茎光滑、细瘦。单叶互生；叶柄长 2～10 cm；叶片肉质，卵形、椭圆形、圆形、肾形或长圆形，长 3.5～9 cm，宽 3～10 cm，先端微缺或 2 裂，裂片圆，有时具小突尖，基部阔楔形、截平至浅心形，在背面近基部中脉两侧各有 1 枚腺体；侧脉 8～10 对。多歧聚伞花序腋生；萼片 5，绿色；花冠紫色或深红色，漏斗状，先端 5 浅裂；雄蕊 5，不等长，雄蕊和花柱均内藏。蒴果球形，4 瓣裂。种子三棱状圆形，密被褐色茸毛。花期几全年，尤以夏、秋季最盛。

多生长在海滨沙滩上及路边向阳处。分布于浙江、福建、广东、广西、海南、台湾。

【采收加工】 6～9 月采收全草，10～11 月挖根，切段或片，晒干。

【成分】 马鞍藤含马鞍藤脂酸苷(pescaproside)A、B、E。

叶中挥发油含 2-羟基-4, 4, 7-三甲基-1(4*H*)-萘酮(2-hydroxy-4, 4, 7-trimethyl-1(4*H*)-naphthalenone)，丁香油酚(eugenol)，*E*-植醇(*E*-phytol)，10*R* 及 10*S*-猕猴桃醇(10*R*、10*S*-actinidol)，左旋蜂蜜曲菌素〔-mellein〕，4-乙烯基-愈创木酚(4-vinylguaiacol)，β-突厥蔷薇酮(β-damascenone)，α-突厥蔷薇酮(α-damascenone)。

种子含赤霉素(gibberelline)A_1、A_3、A_5、A_{19}、A_{20}、A_{23}。

【药理】 1. 抗炎作用 体外试验表明，马鞍藤叶提取物(IPA)有中和海蜇毒素的作用。在 IPA 与活性毒素孵育时，抑制海蜇毒素对蛋白水解作用的 IC_{50} 为 0.3～0.8 mg(IPA)/mg(毒素)，对中和溶血作用的 IC_{50} 约低 10 倍。IPA 在体外有抑制前列腺素合成作用。从其中分离出的活性成分丁香油酚和 4-乙烯基-愈创木酚，最大活性 IC_{50} 值分别为 9.2 和 18 μmol/L，它们对前列腺素生成的影响，可部分地解释 IPA 的抗炎作用。海蜇毒引起的皮肤炎症表现为严重的血管收缩。从 IPA 分离出的 α-突厥蔷薇酮和 *E*-植醇，有阻止血管内皮细胞和平滑肌细胞收缩的作用。

2. 解痉作用 干燥叶中含一种挥发性酯类，对离体豚鼠回肠有抗组胺作用，与苯海拉明、安替司丁作用相似。IPA 以浓度依赖性方式，可逆性地抑制组胺、乙酰胆碱、缓激肽和氯化钡引起的离体豚鼠回肠收缩，降低浓度反应曲线的坡度和最大反应。因此，IPA 并不是作用于特异性受体，而是直接作用于回肠平滑肌。进一步从 IPA 中分离出的 α-突厥蔷薇酮和 *E*-植醇，它们的抗痉挛效力与罂粟碱相同，属于一般解痉剂。

毒性 小鼠口服马鞍藤叶 7.5 g/kg，无毒性反应。

【功用主治】 祛风除湿，消痈散结。主治风湿痹痛，痈肿疔毒，乳痈，痔漏。

【用法用量】 内服：煎汤，鲜者 30～60 g。外用：捣敷；或烧存性研末调敷。

【选方】 1. 治痔疮漏血 二叶红薯 30 g，猪大肠 500 g。炖服。(《泉州本草》)

2. 治流火(丝虫病引起淋巴管炎) 马鞍藤干根 30 g，毛天仙果干根 30 g，老鼠耳干根 30 g。水煎服。(《福建中草药》)

0623 马蹄甲 mǎ tí jiǎ (《本草经集注》)

【基原】 为马科马属动物马的蹄甲。

【原动物】 参见"马宝"条。

【采收加工】 宰杀后，剁下蹄甲，洗净，晾干或烘干。

【药性】 甘，平。

1.《别录》："平。"

2.《药诀》："味甘，热，无毒。"

3.《宝庆本草折衷》："味甘，平，热，无毒。"

【功用主治】 活血止血，解毒杀虫。主治跌打损伤，崩漏带下，肠痈，牙疳，湿疹，秃疮，疥癣，脓疱疮。

1.《别录》："白马蹄疗妇人漏下，白崩；赤马蹄疗妇人赤崩。"

2.《食疗本草》："赤马蹄主辟温疟。"

3.《滇南本草》："烧灰为末，油调搽秃头疮、癣疮。"

【用法用量】 内服：烧灰研末，每次 1～2 g；或入丸、散。外用：烧灰研末调敷。

【选方】 1. 治被打，腹中瘀血 白马蹄烧令烟尽，捣筛，温酒服方寸匕，日三夜一。亦治妇人血疾，消为水。(《鬼遗方》白马蹄散)

2. 治白漏不绝 白马蹄、禹余粮各四两，龙骨三两，乌贼骨、白僵蚕、赤石脂各二两。上六味为末，蜜丸梧子大。酒服十丸，不知，加至三十丸。(《千金方》马蹄丸)

3. 治肠痈，其状两耳轮文理甲错，初患腹中苦痛，或绕脐有疮如粟，皮热，便脓血，出似赤白下，不治必死 马蹄灰、鸡子白和涂，即拔气，不过再。(《千金方》)

4. 治走马牙疳，延烂穿腮 白马前蹄，刮下脚皮，炙炭存性，加冰片少许吹之。(《外科全生集》马蹄散)

5. 治一切癣 白马蹄，煅存性，为末。预取马齿苋杵烂，加水煎成膏，调前末搽之。(《外科大成》马蹄膏)

6. 治下部生虫，虫食其肛门，烂，见五脏便死 烧马蹄作灰末，猪胆和傅绵上导下部，日数度。(《肘后方》)

0624 马蹄根 mǎ tí gēn (《云南思茅中草药选》)

【基原】 为观音座莲科观音座莲属植物大观音座莲的根茎。

【原植物】 大观音座莲 *Angiopteris magna* Ching 又名：马蹄蕨、观音座莲《云南思茅中草药选》，大马蹄蕨《全国中草药汇编》，大莲座蕨《中国药用孢子植物》。

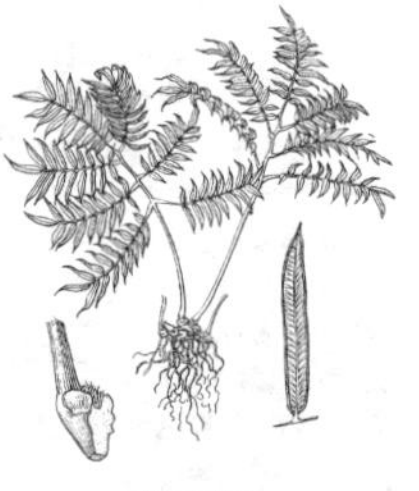

大观音座莲

多年生大型陆生蕨类。根状茎肥大，肉质圆球形。叶大型，纸质，一至三回羽状复叶；叶柄粗长，基部有 1 对大而坚硬的马蹄形托叶状附属物；羽片互生，长圆形，长 45～55 cm，宽20～30 cm；羽柄暗棕色，长 6～12 cm，第一回羽片多为 3 对，最终小羽片 7～8 对，宽披针形，先端渐尖收缩呈尾状，边缘有尖齿牙，基部圆形；叶脉大部分分叉。孢子囊群褐色，长圆形，长 2～3 mm，相互接近，沿小羽片背面边缘排成 2 行，每个孢子囊群有孢子囊 14～18 个，孢子囊无隔丝。

生于山涧林下及水边阴湿处。分布于云南南部。

【采收加工】 4～9 月采收，切片，晒干。

【药性】《全国中草药汇编》："苦、涩，寒。"

【功用主治】《全国中草药汇编》："清热利湿，止血，止痛。治肠炎痢疾，胃、十二指肠溃疡，肾炎水肿，肺结核咯血，崩漏，跌打肿痛。"

【用法用量】 内服：煎汤，15～30 g；或研末，每次 1.5～3 g，每日 3～6 g。

【选方】 1. 治肠炎、痢疾 大莲座蕨 15 g，铁苋菜 30 g。煎服。

2. 治胃及十二指肠溃疡　大莲座蕨 15 g，猴头 30 g。煎服。

3. 治肾炎水肿　大莲座蕨 15 g，玉米须 30 g，石韦 9 g。煎服。（1～3 方出自《中国药用孢子植物》）

0625 马蹄蕨 mǎ tí jué（《陆川本草》）

【异名】　观音座莲（《植物名实图考》），地莲花、马蹄树（《湖南药物志》），马蹄香（《广西药用植物名录》），福建莲座蕨（《中国药用孢子植物》），山猪肝、羊蹄甲（《福建药物志》）。

【基原】　为观音座莲科观音座莲属植物福建观音座莲的根茎。

【原植物】　福建观音座莲 *Angiopteris fokiensis* Hieron.

多年生草本，高 1.5～3 m。根状茎直立，块状。叶柄粗壮，肉质而多汁，长约 50 cm，基部有肉质托叶状附属物。叶簇生，草质，宽卵形，长宽各 60 cm 以上，二回羽状；羽片互生，狭长圆形，宽14～18 cm；小羽片平展，上部的稍斜向上，中部小羽片长 7～10 cm，宽 1～1.8 cm，披针形，先端渐尖头，基部近截形或近圆形，具短柄，下部的渐短缩，顶生小羽片和侧生小羽片同形，有柄；叶缘均有浅三角形锯齿，侧脉一般分叉，无倒行假脉。孢子囊群棕色，长圆形，长约 1 mm，距叶缘 0.5～1 mm，通常由 8～10 个孢子囊组成。

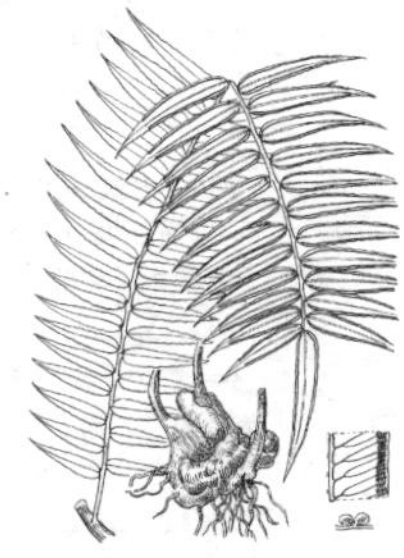

福建观音座莲

生于林下溪边或阴湿的酸性土壤或岩石上。分布于西南及福建、江西、湖北、湖南、广东、广西等地。

【采收加工】　7～10 月采收，切片，晒干或鲜用。

【药性】　微苦，凉。

1.《广西本草选编》："味微甘、涩，性凉。"

2.《全国中草药汇编》："淡，凉。"

【功用主治】　清热，凉血，解毒。主治跌打肿痛，外伤出血，崩漏，乳痈，痄腮，痈肿疔疮，风湿痹痛，产后腹痛，心烦失眠，毒蛇咬伤。

1.《湖南药物志》："祛风解毒。"

2.《广西本草选编》："清热解毒，凉血止血。治功能性子宫出血，肺燥咳嗽，外伤出血，痈疮肿毒，腮腺炎，毒虫、毒蛇咬伤。"

3.《全国中草药汇编》："祛瘀止血。治跌打损伤，外用治疔疮。"

4.《浙江药用植物志》："安神，祛风湿。治心烦不安，冠心病，四肢风湿痹痛。"

5.《福建药物志》："止痛。治肠炎。"

【用法用量】　内服：煎汤，10～30 g（鲜品 30～60 g），或研末，每次 3 g。外用：捣敷，或研末撒敷。

【选方】　1. 治疗　鲜马蹄蕨适量，雄黄末、茶油各少许。同捣烂，敷患处。（《福建药物志》）

2. 治毒蛇咬伤　鲜福建莲座蕨适量，捣烂外敷伤口周围。（《浙江药用植物志》）

【临床报道】　治疗冠心病　地莲花（福建观音座莲）30 g，红花 15 g，蜂蜜 12 g。先将前两种药水煎后，冲蜜 2 次分服。每日 1 剂，连服 3 个月为 1 个疗程。治疗冠心病 49 例，经 1 个疗程后，心电图的总好转率 75.7%，自觉症状显著好转。

0626 马鞭草 mǎ biān cǎo（《别录》）

【异名】　马鞭（《新修本草》），龙芽草、凤颈草（《纲目》），紫顶龙芽（《纲目拾遗》），铁马鞭（《草木便方》），狗牙草（《中国药用植物志》），顺捋草、蜻蜓草（《南宁市药物志》），退血草、铁马莲（《湖南药物志》），燕尾草（《云南中草药选》），蜻蜓饭、狗咬草、铁扫帚（《福建药物志》）。

【基原】　为马鞭草科马鞭草属植物马鞭草的全草。

【原植物】　马鞭草 *Verbena officinalis* L.

多年生草本，高达1 m以上。茎四方形，节及枝上有硬毛。叶对生；叶片卵圆形、倒卵形至长圆状披针形，长 2～8 cm，宽1～5 cm，基生叶的边缘通常有粗锯齿及缺刻；茎生叶多为 3 深裂，裂片边缘有不整齐锯齿，两面均被硬毛。穗状花序顶生及腋生，细弱，长可达 25 cm；花小，初密集，结果时疏离；每花具 1 苞片，有粗毛；花萼管状，膜质，有 5 棱，具 5 齿；花冠淡紫色至蓝色，花冠管先端 5 裂；雄蕊 4，着生于花冠管的中部，花丝短。果长圆形，包于宿萼内，成熟后 4 瓣裂。花期 6～8 月，果期 7～9 月。

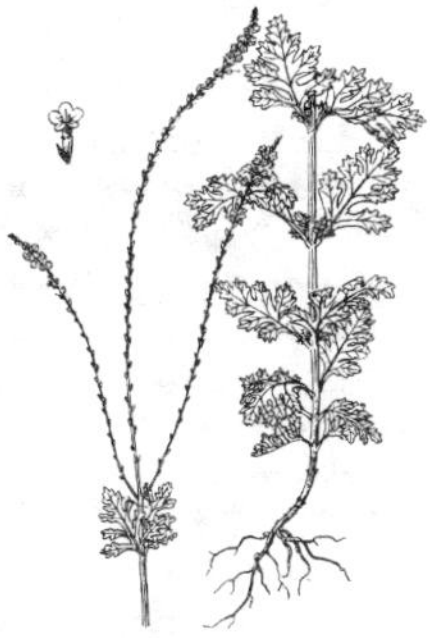

马 鞭 草

生于山坡、路边、溪旁或林边。分布于中南、西南及山西、江苏、浙江、安徽、福建、江西、陕西、甘肃、新疆等地。

【栽培】　生物学特性　喜干燥、阳光充足的环境。对土壤要求不严，壤土、砂质壤土均可种植。

繁殖方法　用种子繁殖。春季 3 月中旬、秋季 9 月中旬雨季播种。按行距 30 cm 开浅沟条播，亦可撒播。播种后盖薄层焦泥灰和碎稻草，天旱要适当喷水，待出苗约 50%时，揭去盖草，苗齐后追薄粪水 1～2 次。分 2 次间苗，最后按株距 15 cm 定苗。春播的当年可收，夏季收割后进行培土，用 25%人粪尿作追肥，并注意及时除草、松土，雨季注意排水，秋播的在田间越冬，翌春返青，应加强管理。

【采收加工】　7～10 月花开放时采收，晒干。

【药材】　马鞭草 *Verbenae Herba*　主产于湖北、江苏、广西、贵州等地。

性状　茎呈方柱形，多分枝，四面有纵沟，长 0.5～1 cm；表面绿褐色，粗糙；质硬而脆，断面有髓或中空。叶对生，多皱缩破碎，绿褐色，具毛，完整者展平后叶片 3 深裂，边缘有锯齿。穗状花序细长，小花排列紧密。无臭，味苦。

鉴别　（1）粉末特征：绿褐色。茎表皮细胞呈长多角形或类长方形，垂周壁多平直，具气孔。叶下表皮细胞垂周壁波状弯曲，气孔不定式或不等式，副卫细胞 3～5 个。腺鳞头部 4 细胞，直径 23～58 μm；柄单细胞。非腺毛单细胞。花粉粒类圆形或类圆三角形，直径 24～35 μm，表面光滑，有三个萌发孔。

（2）薄层色谱：取样品粉末 2 g，加 80%乙醇 60 ml，加热回流 1 小时，滤过，滤液蒸干，残渣加甲醇 2 ml 使溶解，作为供试品溶液。另取熊果酸对照品，加甲醇制成每 1 ml 含 1 mg 的溶液，作为对照品溶液。取上述两种溶液各 2～5 μl 点于同一硅胶 G 薄层板上，以氯仿-甲醇-异丙醇（16∶0.5∶0.25）作为展开剂，展开，取出，晾干，喷以 Godin 试剂（1%香草醛乙醇溶液和 3%高氯酸溶液的混合溶液，临用时等量混合），在 105 ℃加热至斑点显色清晰，供试品色谱中，在与对照品色谱相应的位置上，显相同颜色的斑点。

取本品粗粉 10 g，加入等量的碳酸钙拌匀，用 80%甲醇溶液回流提取 2 小时，滤过。滤液低温蒸干，残渣用少量乙醇溶解，作供试液。以马鞭草苷为对照品，分别点样于同一硅胶 G 薄板上，以氯仿-乙酸乙酯-异丙醇（1∶3∶1）展开，用 Godin 试剂喷雾后于

105 ℃烘烤片刻，供试液色谱在与对照液色谱的相应位置，显相同颜色的斑点。

品质标志　《中华人民共和国药典》2010年版规定：照高效液相色谱法测定，本品含齐墩果酸($C_{30}H_{48}O_3$)和熊果酸($C_{30}H_{48}O_3$)的总量不得少于0.30%。

【成分】 全草含马鞭草苷(verbenalin)，戟叶马鞭草苷(hastatoside)，羽扇豆醇(lupeol)，β-谷甾醇(β-sitosterol)，熊果酸(ursolic acid)，桃叶珊瑚苷(aucubin)，蒿黄素(artemetin)。

地上部分含苯丙苷类成分：eukovoside和洋丁香酚苷(acteoside)；环烯醚萜苷类成分：马鞭草苷和戟叶马鞭草苷；三萜类成分：3α，24-二羟基-12-乌苏烯-28-羧酸(3，24-dihydroxyurs-12-en-28-oic acid)，3α，24-二羟基-12-齐墩果烯-28-羧酸(3，24-dihydroxyolean-12-en-28-oic acid)和熊果酸。

叶中含马鞭草新苷(verbascoside)，腺苷(adenosine)，β-胡萝卜素(β-carotene)；环烯醚萜苷类葡萄糖苷：3，4-二氢马鞭草苷(3，4-dihydroverbenalin)；黄酮苷类：木犀草素 7-*O*-〔β-*D*-葡萄糖醛酸基(1→2)β-*D*-葡萄糖醛酸苷〕{luteolin 7-*O*-〔β-*D*-glucuronosyl(1→2)β-*D*-glucuronide〕}。木犀草素-7-葡萄糖苷(luteolin 7-glucoside)，芹菜素-7-半乳糖苷(apigenin-7-galactoside)，脂麻素-6-葡萄糖苷(pedalitin 6-glucoside)，芹菜素-7-葡萄糖醛酸苷(apigenin 7-glucuronide)。叶中精油含40多种成分，主要有柠檬烯(limonene)，1，8-桉叶(油)素(1，8-cineole)，香姜黄烯(arcurcumene)，氧化丁香烯(caryophyllene oxide)，匙叶桉油烯醇(spathulenol)。

根和茎中含水苏糖(stachyose)。埃及产的*V. officinalis*中有黄酮苷类成分：芹菜素-7-葡萄糖(apigenin-7-glucose)，木犀草素-7-葡萄糖苷，木犀草素-7-半乳糖苷(luteolin-7-galactoside)，木犀草素-7-新橙皮糖苷(luteolin-7-neohesperidoside)，香叶木素-7-葡萄糖苷(diosmetin-7-glucoside)，香叶木素-7-半乳糖苷(diosmetin-7-galactoside)，香叶木素-7-新橙皮糖苷(diosmetin-7-neohesperidoside)和金圣草素-7-半乳糖苷(chrysoeriol-7-galactoside)。三萜类：齐墩果酸(oleanolic acid)，3-表熊果酸(3-epiursolic acid)，3-表齐墩果酸(3-epioleanolic acid)，马鞭草新苷(verbascoside)，还含β-谷甾醇-*D*-葡萄糖苷(β-sitosterol-*D*-glucoside)。

【药理】 1. 抗炎止痛作用　水及醇提取物对滴入家兔结膜囊内芥子油引起的炎症均有抗炎作用，后者的抗炎作用比前者好。后者中的水溶部分又较水不溶部分为佳。水提取物对电刺激家兔齿髓引起的疼痛有镇痛作用，给药后1小时开始，3小时消失；醇提取物的镇痛作用在6小时后尚未完全消失，水溶部分作用更大，而水不溶部分则无镇痛作用。

2. 镇咳作用　马鞭草水煎液有一定镇咳作用，其镇咳的有效成分为β-谷甾醇和马鞭草苷。

3. 对子宫的作用　马鞭草在浓度为1.6×10^{-2} g/ml时，对大鼠子宫肌条及非妊娠和妊娠人体子宫肌条均有一定的兴奋作用。在大鼠子宫肌条，动情期的标本对马鞭草最为敏感，加入马鞭草后常引起紧张性和收缩振幅同时增加；而其他各期的标本常常只是收缩振幅有所增加。人的子宫肌条对马鞭草的反应较弱，一般只是紧张性发生变化。在大鼠子宫肌条实验中马鞭草和PGE_2有相互增强作用，而和$PGF_{2\alpha}$则只有相加作用。马鞭草在足以兴奋子宫平滑肌的浓度时，对空肠平滑肌却没有明显作用，也不能增强PGE_2对空肠平滑肌的作用。

4. 其他作用　马鞭草苷对交感神经末梢小量兴奋，大量抑制；对哺乳动物可促进乳汁分泌。

毒性　其毒性很低，不溶血，有拟副交感作用。

【药性】 苦、辛，微寒。归肝、脾经。

1.《药性论》："味苦，有毒。"

2.《蜀本草》："味苦，微寒，无毒。"

3.《日华子》："味辛，凉。"

4.《本草图经》："味甘、苦，微寒，有小毒。"

5.《宝庆本草折衷》："味苦、辛，微寒。"

6.《品汇精要》："气薄味厚，阴中之阳。臭朽。"

7.《雷公炮制药性解》："入肝、脾二经。"

8.《得配本草》："入手阳明、足厥阴经血分。"

9.《本草再新》："入肝、肾二经。"

10.《福建药物志》："苦，温。"

【功用主治】 清热解毒，活血通经，利水消肿，截疟。主治感冒发热，咽喉肿痛，牙龈肿痛，湿热黄疸，痢疾，疟疾，淋病，水肿，小便不利，血瘀经闭，痛经，癥瘕痈疮，肿毒，跌打损伤。

1.《别录》："主下部䘌疮。"

2.《药性论》："主破腹中恶血皆下，杀虫良。"

3.《本草拾遗》："主癥癖血瘕，久疟，破血。"

4.《日华子》："通月经，治妇人血气肚胀，月候不匀。"

5.《宝庆本草折衷》："利小便不通。"

6.《本草衍义补遗》："治金疮，行血，活血。"

7.《本草蒙筌》："去小腹卒痛难当，禁久疟发热不断。绞肠痧即效，缠喉痹极灵。杀诸般疰虫，消五种痞块。"

8.《纲目》："捣涂痈肿及蠼螋尿疮，男子阴肿。"

9.《生草药性备要》："活血通经。治洗疳疮，又治生马疮用，能去脓毒，洗痔疮毒。退上部火，理跌打。"

10.《冯氏锦囊》："为凉血、去湿热、杀虫之药。"

11.《本草从新》："破血通经，杀虫消肿。治气血癥瘕，下部䘌疮阴肿，发背痈疽，杨梅毒气，专以驱逐为长。"

12.《医林纂要》："泻心火，破热血。"

13.《分类草药性》："去小便血淋肿痛。"

14.《现代实用中药》："根用于赤白痢疾，慢性疟疾，水肿，臌胀等。并有泻下作用。"

【用法用量】 内服：煎汤，15～30 g，鲜品30～60 g；或入丸、散。外用：捣敷；或煎水洗。

【宜忌】 孕妇慎服。

1.《本草经疏》："病人虽有湿热血热证，脾阴虚而胃气弱者勿服。"

2.《本草从新》："疮证久而虚者，斟酌用之。"

3.《本草用法研究》："血虚者忌用。"

【选方】 1. 治伤风感冒，流感　鲜马鞭草45 g，羌活15 g，青蒿30 g。上药煎汤2小碗，每日2次分服，连服2～3日。咽痛加鲜桔梗15 g。(《江苏验方草药选编》)

2. 治喉痹深肿连颊，吐气数者，名马喉痹　马鞭草根一握。截去两头，捣取汁服。(《千金方》)

3. 治传染性肝炎，肝硬化腹水　马鞭草、车前草、鸡内金各15 g。水煎服。(《陕甘宁青中草药选》)

4. 治急性胆囊炎　马鞭草、地锦草各15 g，玄明粉9 g。水煎服。痛甚者加三叶鬼针草30 g。(《福建药物志》)

5. 治妇人月水滞涩不通，结成癥块，腹肋胀大欲死　马鞭草根苗5斤。细锉，以水五斗，煎至一斗，去滓，别于净器中熬成膏。每于食前，以温酒调下半匙。(《圣惠方》)

6. 治卒大腹水病　鼠尾草、马鞭草各十斤。水一石，煮取五斗，去滓更煎，以粉和为丸服，如大豆大二丸加至四五丸。禁肥肉，生冷勿食。(《肘后方》)

7. 治臌胀，身干黑瘦，多渴烦闷　用马鞭草细锉，曝干，勿令见火，以酒或水同煮至味出，去渣。温服无时。(《卫生易简方》)

8. 治乳痈肿痛　马鞭草一握，酒一碗，生姜一块。擂汁服，渣敷之。(《卫生易简方》)

9. 治瘰疬未破　以马鞭草为末，加麝香少许，和匀。每服二钱，白汤食后调服。(《杏苑生春》)

【临床报道】 1. 治疗咽白喉　用鲜马鞭草全草200 g，加水煎400 ml。成人200 ml,儿童100～150 ml/次,早晚各服1次,连服10～15日,同时加用维生素B_1 10 mg、维生素C 200 mg,每日3次。对照组用DAT加抗生素综合治疗,中毒症状严重者加用氢化可的松,心肌损害加用能量合剂及肌苷等。结果治疗组30例,痊愈29例,无效1例;合并心肌炎5例,软腭麻痹1例,治愈率为96.7%。对照组42例,痊愈41例,1例中毒性咽白喉合并心肌炎心源性休克;另合并心肌炎8例,软腭麻痹2例,治愈率97.6%,经统计学处理,两组疗效无显著性差异。

2. 治疗急性扁桃体炎 取鲜马鞭草100 g(干品50 g),加水慢火浓煎成300 ml,每日1剂。每次取药液100 ml加食盐少许,候冷,含口中缓缓咽下,每剂分3次含服。共治疗急性扁桃体炎60例,结果服马鞭草后3日内痊愈者55例,4日后痊愈者3例,2例无效。

3. 治疗口腔炎症 取马鞭草30 g水煎服,每日1剂,早晚各服1次,3日为1个疗程,如炎症未全部消失,可继续服第二及第三疗程,同时用朵贝尔液漱口,或外涂2%的碘甘油。疼痛剧烈时可加用止痛片。共治疗牙周膜炎和智齿冠周炎110例,结果感染性牙周膜炎56例,用药2个疗程,均治愈;创伤性牙周膜炎15例,服药2个疗程治愈,其中1例曾加服磺胺药2日治愈;药物刺激引起的牙周膜炎6例,5例服药1个疗程后治愈,1例对任何西药过敏,下门齿因服药后反复发炎,劝其服马鞭草2个疗程治愈,1年余未发;智齿冠周炎33例,服药2个疗程,均治愈。

4. 治疗疱疹性口腔炎 取马鞭草(最好为鲜品)200～300 g,加水煎至50～150 ml,每日1剂,分次内服及含漱,婴儿用小勺喂入后或咽或吐均可,用至症状、体征消失。头2～3日加板蓝根针剂2 ml,肌内注射,每日2次。共治疗疱疹性口腔炎31例,全部病例均在6日内治愈,未发生合并症,其中退热时间1日5例,2日20例,3日6例。口腔溃疡愈合时间2日3例,3日14例,4日12例,5日、6日各1例。

5. 治疗闭合性软组织损伤:马鞭草、辣蓼等鲜草药切碎,按100 g加入54度的白酒250 ml的比例浸泡2星期后密封备用,涂擦患处,每日3～4次,3日为1个疗程。若在损伤后24小时用药,可在患处稍加按摩。共治79例均有效。其中显效49例,有效30例。

【各家论述】 1.《本草经疏》:"马鞭草,本是凉血破血之药。下部䘌疮者,血热之极,兼之湿热,故血污浊而成疮,且有虫也。血凉热解,污浊者破而行之,靡不瘥矣。陈藏器谓其破血杀虫,亦此意耳。"

2.《本经逢原》:"马鞭草,色赤,入肝经血分,故治妇人血气腹胀,月经不匀,通经散瘀;治金疮,行血活血。生捣汁饮,治喉痹痈肿,又捣敷治下部䘌疮及蠼螋尿疮,男子阴肿。"

0627 马蹬草 mǎ dēng cǎo (《河南中草药手册》)

【异名】 过桥草(《河南中草药手册》)。

【基原】 为铁角蕨科过山蕨属植物过山蕨的全草。

【原植物】 过山蕨 *Camptosorus sibiricus* Rupr.

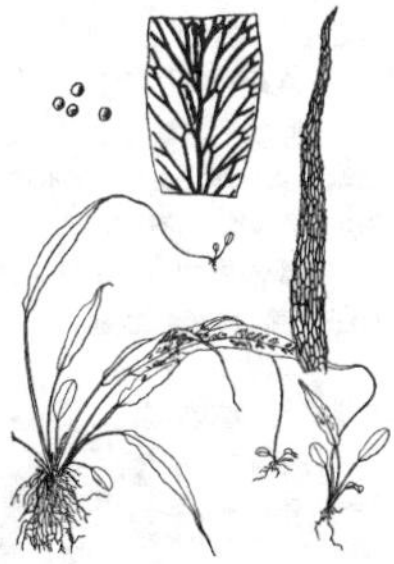

过山蕨

小型匍匐草本,长约20 cm。根茎短而直立,顶部密被栗黑色、粗筛孔状狭披针形小鳞片。叶簇生,近二型;叶柄长2～6 cm,绿色,基部疏生鳞片;营养叶通常较小(基生叶),叶片披针形或长圆形,长1～2 cm,宽5～8 mm,钝头或渐尖头,基部宽楔形,略下延于叶柄;孢子叶片草质,两面无毛,长披针形,长4～18 cm,宽5～10 mm,先端渐尖并延伸成鞭状,能着地生根,行无性繁殖,基部楔形下延,全缘;叶脉网状,沿中脉两侧各有1～3行网眼,无内藏小脉,网眼外的小脉分离。孢子囊群线形或长圆形,沿中脉两侧各排成1～3行,斜向上;囊群盖同形,膜质,全缘,近中脉的一行向中脉开口,其余有的向中脉开口,有的向叶缘开口。

生于海拔200～2 000 m的山地林下潮湿的岩石壁上。分布于东北、华北及江苏、山东、河南、陕西等地。

【采收加工】 7～9月采收,收后洗净,晒干。

【成分】 含黄酮类:山柰酚-3-葡萄糖-7-鼠李糖苷(kaempferol-3-glucosyl-7-rhamnoside),山柰酚-3, 7-二葡萄糖苷(kaempferol-3, 7-diglucoside),山柰酚(kaempferol)。还含β-谷甾醇(β-sitosterol),咖啡酸(caffeic acid)。

【药理】 1. 扩血管作用 100%马蹬草水醇提取液对离体兔耳血管、蟾蜍后肢血管及家兔在体后肢血管均有明显的扩张作用,且较毛冬青强。马蹬草总黄酮对家兔无论全身静脉给药、股动脉直接给药或离体豚鼠冠状血管、离体兔耳血管灌流实验均证明有显著扩张外周血管作用,并有对抗去甲肾上腺素作用。

2. 其他作用 马蹬草总黄酮对离体兔肠管平滑肌有松弛作用。对ADP诱导血小板聚集功能有抑制作用。马蹬草提取物LS有中等强度细胞毒作用(IC_{50}为50～60 mg/ml),能抑制体外培养液中白血病细胞(L_{1210})增多。

毒性 100%马蹬草水醇提取液小鼠静注的LD_{50}为36.31 g/kg。浓缩总黄酮注射液小鼠静注的LD_{50}为1.07 g/kg,中毒症状表现为间歇性惊厥,而后麻痹死亡。

【药性】《全国中草药汇编》:"淡,平。"

【功用主治】 活血化瘀,止血,解毒。主治血栓闭塞性脉管炎,偏瘫,子宫出血,外伤出血,神经性皮炎,下肢溃疡。

1.《全国中草药汇编》:"凉血,止血。主治外伤出血,子宫出血。"

2.《长白山植物药志》:"治神经性皮炎,脑血管栓塞引起的偏瘫。"

3.《中国药用孢子植物》:"活血化瘀。用于血栓闭塞性脉管炎。"

【用法用量】 内服:煎汤,3～6 g;研末,每次1 g,每日3次。外用:研末敷。

【选方】 1. 治血栓闭塞性脉管炎 过山蕨6 g。水煎服。(《中国药用孢子植物》)

2. 治子宫出血 马蹬草叶3～7片。水煎,打鸡蛋茶喝。轻者每日1次,重者每日2次;或用叶5片,研末,开水冲服。

3. 治外伤出血 马蹬草叶适量。研细末,撒伤处。(2、3方出自《河南中草药手册》)

【临床报道】 治疗血栓闭塞性脉管炎 每日注射50%过山蕨注射液4 ml,或100%过山蕨注射液2 ml(相当于生药2 g),15日为1个疗程,肌注或穴位注射,间歇10日,间歇期间可注射维生素B_1、维生素B_{12},另外,溃烂处敷过山蕨纱布条(在100 g凡士林中加入50%过山蕨注射液4 ml,放入适量无菌纱布即成)。共观察63例,临床治愈34例;好转27例;无效2例,总有效率为96.7%。用药过程中,发现个别患者局部瘙痒,出现红色皮疹、咽部肿痛等副作用,停药后即消失。

0628 马鬐膏 mǎ qí gāo (《本草经集注》)

【异名】 马膏(《灵枢》),马鬐头膏(《别录》),马脂(《丹房鉴源》)。

【基原】 为马科马属动物马项上的皮下脂肪。

【原动物】 参见"马宝"条。

【采收加工】 宰杀后取项上的皮下脂肪,炼油,冷却。

【药性】《别录》:"平。"

【功用主治】 生发，润肤，祛风。主治脱发，白秃疮，皮肤皲裂，偏风口喎僻。

1.《别录》："主生发。"

2.《本草经集注》："(治)发秃落。"

3.《纲目》："治面䵟，手足皴粗，入脂泽，用疗偏风口喎僻。"

【用法用量】 外用：涂搽。

【选方】 治白秃疮　白马脂五两。封疮上，稍稍封之，白秃者发即生。(《食疗本草》)

0629 马牙半支 mǎ yá bàn zhī (《纲目拾遗》)

【异名】 酱板草(《丹台玉案》)，石上马牙苋(《奇方类编》)，酱瓣半支、旱半支(《百草镜》)，酱瓣草(汪连仕《采药书》)，酱瓣豆草(《周益生家宝方》)，铁梗半支、山半支(《纲目拾遗》)，佛甲草、半支莲、仙人指甲(《浙江民间草药》)，马牙板草、石马齿苋(《湖北中草药志》)，豆瓣草、六月雪、狗牙瓣(《四川中药志》)。

【基原】 为景天科景天属植物凹叶景天或圆叶景天的全草。

【原植物】 1. 凹叶景天 *Sedum emarginatum* Migo [*S. makinoi* Maxim. var. *emarginatum* (Migo) S. H. Fu]　又名：石板菜、九月寒(《秦岭植物志》)，石板还阳、岩板菜(《湖北植物志》)。

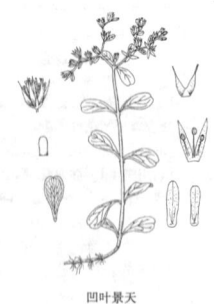

凹叶景天

多年生肉质草本，高10～20 cm，全株无毛。根纤维状。茎细弱，下部平卧，节处生须根，上部直立，淡紫色，略呈四方形，棱钝，有槽，平滑。叶对生或互生；匙状倒卵形至宽卵形，长1.2～3 cm，宽5～10 mm，先端圆，微凹，基部渐狭，有短柄，全缘，光滑。蝎尾状聚伞花序，顶生，花小，多数；苞片叶状；萼片5，绿色，匙形或宽倒披针形；花瓣5，黄色，披针形或线状披针形，先端有短尖；雄蕊10，2轮，花药紫色；鳞片5；心皮5，长圆形，分离，先端突狭成花柱，基部微合。蓇葖果，略叉开，腹面有浅囊状隆起。种子细小，褐色，疏具小乳头状突起。花期4～6月，果期6～8月。

生于较阴湿的土坡岩石上或溪谷林下。分布于江苏、浙江、安徽、福建、江西、湖北、湖南、广东、四川、云南、陕西、甘肃等地。

2. 圆叶景天 *S. makinoi* Maxim.

形态与凹叶景天相似，主要特征是：叶片倒卵形至倒卵状匙形，先端钝圆。

生于低山山谷林下阴湿处。分布于浙江、安徽等地。

【采收加工】 6～9月采收，鲜用或置沸水中稍烫，晒干。

【药性】 苦、酸，凉。归心、肝、大肠经。

1.《纲目拾遗》："性寒。"

2.《浙江民间草药》："味酸，性凉，微毒。"

3.《江西草药》："性平，味苦。"

4.《全国中草药汇编》："微酸、淡，凉。"

【功用主治】 清热解毒，凉血，利湿。主治痈肿疔疮，带状疱疹，瘰疬，多种出血，痢疾，淋病，黄疸，崩漏带下。

1.《纲目拾遗》："消痈肿，治湿热，利水和血，肠痈，痔漏，治蛇咬，疔疽，便毒，风痹，跌仆，黄疸。擦汗斑尤妙。""治妇人赤白带第一妙药。"

2.《全国中草药汇编》："清热解毒，止血，止痛。治肝炎，痢疾，吐血，衄血，便血，月经过多。外用治跌打损伤，痈疖，疔疮，带状疱疹。"

【用法用量】 内服：煎汤，15～30 g；或捣汁，鲜品50～100 g。外用：捣敷。

【选方】 1. 治一切疔疮　酱瓣草，加醋少许，盐三分。捣烂敷。(《丹台玉案》)

2. 治吐血　鲜凹叶景天60～90 g，猪瘦肉250 g。水炖至肉烂，食肉喝汤。(《安徽中草药》)

3. 治咯血，吐血，鼻血　马牙半支60 g。煎水，和百草霜3 g冲服。

4. 治血崩　马牙半支60 g，牛耳大黄60 g。水煎服。(3、4方出自《四川中药志》1979年版)

5. 治淋疾　芝麻一把，核桃一个，石上马牙苋(鲜品15 g)。共捣烂，滚生酒冲服。(《奇方类编》)

6. 治水臌　酱瓣草(鲜品适量)捣烂，合麝香(少许)敷脐。(汪连仕《采药书》)

7. 治疟疾　酱瓣豆草，略洗蒸熟，一日晒干，不干焙之。每斤配老姜一斤，磨细收贮。一日者一钱，二日者二钱，三日者三钱，酒调服。(《周益生家宝方》)

8. 治急痧　酱瓣草阴干，每服三钱，水煎服。

9. 治狗咬　以酒洗净疮口血，捣酱瓣半支罨上。(8、9方出自《纲目拾遗》)

0630 马甲子叶 mǎ jiǎ zǐ yè (《南宁药物志》)

【基原】 为鼠李科植物铜钱树属马甲子的叶。

【原植物】 参见"马甲子根"。

【功用主治】 清热解毒。外敷治眼热痛，痈疽溃脓。

0631 马甲子根 mǎ jiǎ zǐ gēn (《植物名实图考》)

【异名】 竻子、雄虎刺、石刺木、鸟刺仔(《中国药用植物志》)，白棘(《台湾药用植物志》)，仙姑簕(《广西药用植物名录》)，铁菱角(《江西药用植物名录》)，铁篱笆(《贵州民间药物》)。

【基原】 为鼠李科铜钱树属植物马甲子的根。

【原植物】 马甲子 *Paliurus ramosissimus* (Lour.) Poir. [*Aubletia ramosissima* Lour.]

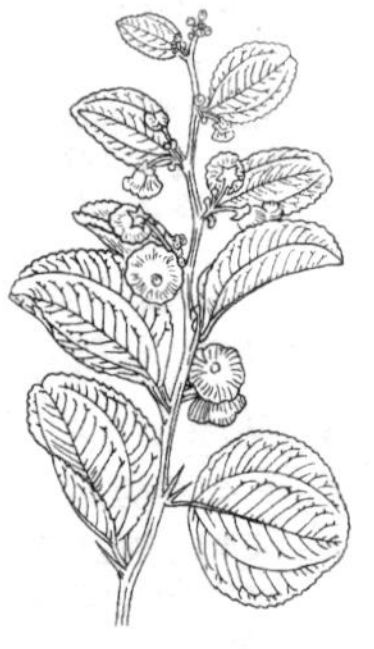

马甲子

灌木，高达6 m。小枝褐色，被短柔毛。叶互生；叶柄长5～9 mm，被毛，基部有2个紫红色针刺，长0.4～7 cm；叶片纸质，宽卵形、卵状椭圆形或圆形，长3～7 cm，宽2～5 cm，先端钝或圆，基部宽楔形或近圆形，稍偏斜，边缘具细锯齿，上面深绿色，下面淡绿色，无光泽，两面沿脉被棕褐色短柔毛或无毛，基出脉3条。花两性，聚伞花序腋生，被黄色绒毛，花小，黄绿色；萼片5，三角形；花瓣5，匙形；雄蕊5；花盘圆形，边缘5或10齿裂；子房3室，花柱3深裂，柱头球形。核果杯状，被黄褐色或棕褐色绒毛，周围具木栓质3浅裂的窄翅。种子紫红色或红褐色，扁圆形。花期5～8月，果期9～10月。

生于海拔2 000 m以下的山地或旷野，野生或栽培。分布于西南及江苏、浙江、安徽、福建、江西、湖北、湖南、广东、广西、台湾等地。

本植物的叶(马甲子叶)、刺与花叶(铁篱笆)、果实(铁篱笆果)亦供药用，另设专条。

【栽培】 生物学特性　喜温暖湿润气候，生长适温25～30 ℃，不耐寒，要求疏松、排水良好的土壤。

繁殖方法　用种子繁殖。采摘种子后，放于湿砂内贮存。翌春2～3月将种子筛出，将种壳舂碎，即可播种。按行距20～25 cm

开横沟，沟深 5 cm，把种子均匀播入沟内，覆盖细土 1～2 cm，浇水，经常保持土壤湿润。培育 2 年后，当苗高 40 cm 以上时移栽。移栽宜在冬季落叶后，或早春未萌发芽前进行，按行株距 60 cm×30 cm 开穴，每穴栽 1 株。

田间管理　苗期要勤除杂草，每年施肥 2～3 次。在移栽第一、第二年，每年 4、7、11 月各中耕除草 1 次。4 月中除后施人畜粪水，11 月宜施土杂肥。

病虫害防治　虫害有蚜虫。

【采收加工】 10～11 月采根，切片，晒干。

【成分】 根含三萜类化合物：24-羟基美洲茶酸二甲酯(24-hydroxyceanothic acid dimethylester)，27-羟基美洲茶酸二甲酯(27-hydroxyceanothic acid dimethylester)，美洲茶酸(ceanothic acid)，美洲茶酸-28β-葡萄糖酯(ceanothic acid-28β-glucosyl ester)和异美洲茶酸-28β-葡萄糖酯(isoceanothic acid-28β-glucosyl ester)。还含一种环肽生物碱马甲子碱(paliurine)B。

【药性】 苦，平。

1.《分类草药性》："性平。"

2.《贵州民间药物》："性寒，味苦、涩。"

【功用主治】 祛风散瘀，解毒消肿。主治风湿痹痛，跌打损伤，咽喉肿痛，痈疽。

1.《植物名实图考》："治喉痛。"

2.《分类草药性》："治一切跌打损伤，散瘀血，消肿。"

3.《四川中药志》1960 年版："除寒活血，发表解毒，消肿。治跌打损伤及心腹疼痛。"

4.《贵州民间药物》："祛风湿，治痨伤，解毒。治疯狗咬伤，风湿。"

5.《全国中草药汇编》："祛风止痛，解毒。治感冒发热，胃痛。"

6.《福建药物志》："治关节痛，牙痛，咽喉痛，痈疽。"

【用法用量】 内服：煎汤，15～30 g。外用：捣敷。

【选方】 1. 治类风湿关节炎　马甲子、地梢花、络石藤各 30 g。煎服。(《安徽中草药》)

2. 治跌打损伤　马甲子根、威灵仙、木防己各 30 g。加水酒为引，煎服。(江西《草药手册》)

3. 治劳伤出血　马甲子根、紫葳、乌蔹莓各 30 g。浸酒 1 000 ml。每日 3 次，每次 10 ml。(《湖南药物志》)

4. 治牙痛　鲜马甲子根 30 g，墨鱼干 1 个。水炖服。

5. 治痈疽溃脓　鲜马甲子根，酌加番薯烧酒，水煎服。外用鲜马甲子叶捣烂敷患处。(4、5 方出自《福建药物志》)

6. 治狂犬咬伤　铁篱笆、黑竹根、煤炭果各 30 g。煎水，兑少许酒服。(《贵州民间药物》)

0632 马扫帚花 mǎ sào zhǒu huā(《全国中草药汇编》)

【异名】 把天门花(《广西本草选编》)。

【基原】 为豆科胡枝子属植物美丽胡枝子的花。

【原植物】 参见"马扫帚"条。

【采收加工】 8～9 月花盛开时采摘，鲜用或晒干。

【药性】《福建药物志》："甘，平。"

【功用主治】 清肺，凉血。主治肺热咳嗽，便血，尿血。

1.《广西本草选编》："治肺热咳血，便血，尿血。"

2.《浙江药用植物志》："祛痰止咳。主治慢性气管炎。"

【用法用量】 内服：煎汤，30～60 g。

【选方】 1. 治慢性气管炎　美丽胡枝子花、千日白、肺形草各 9 g，单叶铁线莲 4.5 g。水煎，冰糖调服。

2. 治肺痨咳血　美丽胡枝子花、千日红、小旋花根、肺形草各 9 g，水煎，调冰糖服；或鲜花 30 g，水煎，调冰糖服。(1、2 方出自《浙江药用植物志》)

0633 马扫帚根 mǎ sào zhǒu gēn(《全国中草药汇编》)

【异名】 马胡须、苗长根(《安徽中草药》)。

【基原】 为豆科胡枝子属植物美丽胡枝子的根。

【原植物】 参见"马扫帚"条。

【采收加工】 8～9 月挖根，除去须根，鲜用或切片晒干备用。

【成分】 根皮含胡枝子素(lespedezaflavanone)F、G。

【药性】 苦、微辛，平。

1.《广西中草药》："味微辛、涩，性微温。"

2.《福建药物志》："苦，平。"

【功用主治】 清热解毒，活血止痛。主治肺痈乳痈，疖肿，腹泻，风湿痹痛，跌打损伤。

1.《广西中草药》："活血散瘀，消肿止痛。主治跌打肿痛，风湿骨痛。"

2.《广西本草选编》："治肺痈。"

3.《安徽中草药》："祛风除湿，清热解毒。主治风湿性关节炎，乳痈，疖肿。"

【用法用量】 内服：煎汤，15～30 g。外用：鲜品捣敷。

【选方】 1. 治乳痈，疖肿　马胡须根 30 g，牛蒡子 9 g。水煎服。另用鲜马胡须根捣烂敷患处。(《安徽中草药》)

2. 治肚脐周围痛　美丽胡枝子根 15 g，四块瓦、箭杆风、见风消各 12 g。水煎服。(《湖南药物志》)

3. 治风湿性关节炎　马胡须、寻骨风、薏苡仁、牛膝各 15 g。煎水，服时兑酒少许。

4. 治跌打肿痛　马胡须、丹参各 30 g，煎水，服时兑酒少许。药渣捣烂外敷。(3、4 方出自《安徽中草药》)

0634 马尾伸筋 mǎ wěi shēn jīn(《江西中药》)

【异名】 大伸筋(《中药志》)，百部伸筋、水摇竹、水球花、大叶伸筋、牛尾菜(《湖南药物志》)。

【基原】 为百合科菝葜属植物白背牛尾菜的根及根茎。

【原植物】 白背牛尾菜 *Smilax nipponica* Miq. [*S. herbacea* L. var. *nipponica* (Miq.) Maxim.]

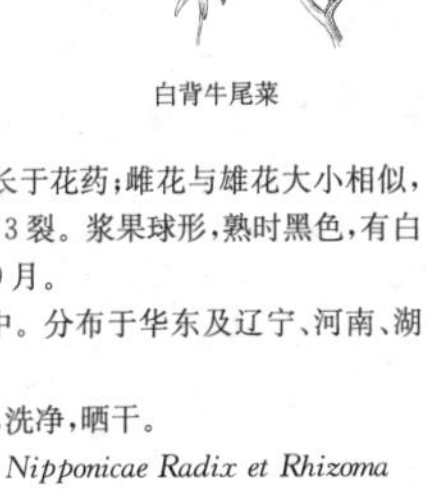

白背牛尾菜

多年生草本。直立或稍攀缘。有根茎。茎细长，中空，无刺。叶互生；叶柄长 1.5～4.5 cm，脱落点位于上部，叶柄基部具一对卷须；叶片卵形至长圆形，长 4～20 cm，宽 2～14 cm，先端渐尖，基部浅心形至近圆形，下面苍白色且通常具粉尘状微柔毛。花单性，异株；伞形花序腋生，花序托膨大；花被片 6，离生，盛开时反折，绿黄色或白色；雄花有雄蕊 6，花丝明显长于花药；雌花与雄花大小相似，具 6 枚退化雄蕊，子房 3 室，柱头 3 裂。浆果球形，熟时黑色，有白色粉霜。花期 4～5 月，果期 8～9 月。

生于林下、水旁或山坡草丛中。分布于华东及辽宁、河南、湖南、广东、四川、贵州、台湾等地。

【采收加工】 9～10 月采挖，洗净，晒干。

【药材】 马尾伸筋 *Smilacis Nipponicae Radix et Rhizoma* 全国大部分地区有产。

性状　根茎结节状，略弯曲，下侧着生多数细根。表面黄白色或黄棕色，具细皱纹。质韧，不易折断。断面白色，中央有黄色木心。气无，味微苦，有黏性。

【成分】 地下部分含 β-谷甾醇(β-sitosterol)，β-谷甾醇-3-*O*-

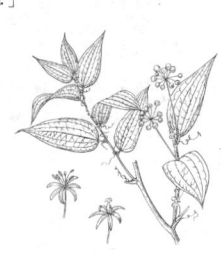

β-D-吡喃葡萄糖苷(β-sitosterol-3-O-β-D-glucopyranoside),新替告皂苷元-3-O-β-D-吡喃葡萄糖苷(neotigenin-3-O-β-D-glucopyranoside),长叶牛尾菜苷(smilanippin) A。

【药性】 苦,平。

1.《江西中药》:"味淡。"

2.《湖南药物志》:"甘,平,无毒。"

【功用主治】 强筋壮骨,活血止痛。主治痹痛,关节不利,月经不调,跌打伤痛。

1.《江西中药》:"治腰腿及胯腿等痛症。"

2.《湖南药物志》:"舒筋活血,补气通络。"

【用法用量】 内服:煎汤,6~12 g;或浸酒。

【选方】 治关节痛 牛尾菜 15 g,路边刺 30 g,老鼠刺 30 g,豨莶草 15 g。水煎服。(《湖南药物志》)

0635 马齿苋子 mǎ chǐ xiàn zǐ (《开宝本草》)

【异名】 马齿苋实(《食医心镜》)。

【基原】 为马齿苋科马齿苋属植物马齿苋的种子。

【原植物】 参见"马齿苋"条。

【采收加工】 8~10 月果实成熟时,割取地上部分,收集种子,干燥。

【药材】 马齿苋子 *Portulacae Semen* 产销同马齿苋。

性状 种子扁圆形或类三角形,表面黑色,少数红棕色,于解剖镜下可见密布细小疣状突起。一端有一凹陷,凹陷旁有一白色种脐。质坚硬,难破碎。气微,味微酸。

【功用主治】 清肝明目。主治青盲白翳,泪囊炎。

1.《开宝本草》:"明目。"

2.《药性考》:"疗目翳,利肠除热。"

3.《本草从新》:"治青盲及目中出泪或出脓。"

【用法用量】 内服:煎汤,9~15 g。外用:煎汤熏洗。

【选方】 1. 治青盲白翳,除邪气,利大小肠,去寒热 马齿苋实一大升(捣为末)。每一匙,煮葱豉粥和搅食之。(《食医心镜》)

2. 治漏睛脓汁出,经年不绝 马齿苋子半两,人苋子半合。上药,捣罗为散,入铜器中,于饭甑上蒸。以绵裹熨眼大眦头漏孔有脓水出处。凡熨眼之时,须药热熨透眼三五十度,脓水自绝。(《圣惠方》熨眼方)

0636 马桑寄生 mǎ sāng jì shēng (《全国中草药汇编》)

【基原】 为桑寄生科梨果桑寄生属植物梨果寄生的带叶茎枝。

【原植物】 梨果寄生 *Scurrula philippensis* (Cham. et Schl.) G. Don [*Loranthus philippensis* Cham. et Schl.]

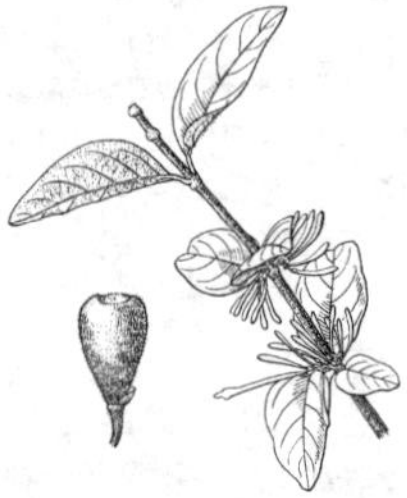
梨果寄生

灌木,高 0.7~1 m。嫩枝、叶、花序和花均密被灰色、灰黄色或黄褐色的星状毛和叠生星状毛;小枝灰色,无毛,具疏生皮孔。叶对生,薄革质或纸质;叶柄长 7~10 mm;叶片卵形或长圆形,长 5~10 cm,宽 3~6 cm,先端急尖,基部阔楔形或圆钝;侧脉 4~5 对,略明显。总状花序,1~3 个腋生或生于小枝已落叶腋部,具花 5~7 朵,花红色,密集;苞片卵状三角形;花托梨形;副萼环状,全缘或具 4 齿;花冠花蕾时管状,开花时顶部 4 裂,裂片披针形,反折;花柱线状,柱头椭圆状。果梨形,近基部渐狭,被疏星状毛。花期 6~9 月,果期 11~12 月。

生于海拔 1 200~2 900 m 的山地阔叶林中,常寄生于楸树、油桐、桑树、马桑或壳斗科植物上。分布于广西、贵州、云南等地。

【采收加工】 6~9 月采收,切片,晒干。

【功用主治】 治精神分裂症,偏头痛,风湿关节痛,跌打损伤。

【宜忌】 毒性大,必须慎用。孕妇、小儿及体虚者均禁用。

【临床报道】 治疗精神分裂症 用马桑寄生煎剂口服,或用马桑寄生注射液肌内注射(每 1 ml 相当于生药 4 g),两种剂型一次给药量均相当于生药 0.5~1.5 g/kg,于治疗当日晨空腹给药,然后令患者卧床休息。共治疗精神分裂症 255 例,其中服煎液者 62 例,肌内注射者 193 例。结果,痊愈 78 例,显著好转 54 例,好转 55 例,无效 68 例,总有效率 73.4%。

0637 马鲛鱼鳃 mǎ jiāo yú sāi (《中国药用动物志》)

【基原】 为鲛科马鲛属动物蓝点马鲛的鳃。

【原动物】 参见"马鲛鱼"条。

【采收加工】 捕杀后取出鱼鳃,洗净,晒干。

【药性】 甘,温。

【功用主治】 补气平喘。主治体虚咳喘。

【用法用量】 内服:煎汤,5~10 g。

四　画

0638 **丰城鸡血藤** fēng chéng jī xuè téng 《江西草药》

【异名】 老人筋(《广西药用植物名录》),鸡血藤(《江西草药》)。

【基原】 为豆科鸡血藤属植物丰城鸡血藤的根及藤茎。

【原植物】 丰城鸡血藤 *Millettia nitida* Benth. var. *hirsutissima* Z. Wei

落叶攀缘灌木,茎长达5 m。根粗壮,皮层红色。枝被有锈色绒毛。叶互生,奇数羽状复叶长10～15 cm;叶柄长3～6 cm;叶片卵形,较小,长5～9 cm,宽2.5～3 cm,先端长尖或钝,基部宽楔形,下面叶脉突出,具短毛,全缘,上面暗淡,下面密被红褐色硬毛;小托叶刺毛状,不脱落。总状花序顶生和腋生,并于枝端组成圆锥花序;花萼钟形,先端5齿裂;花冠蝶形,紫红色;雄蕊10,二体;子房线形,外被丝状毛。荚果条状长圆形,扁平,长5～8 cm,密被淡绿色绒毛,种子3～6颗,扁长圆形。花期5～9月,果期7～11月。

生于丘陵、山地、林边、灌木丛中。分布于福建、江西、湖南、广东、广西等地。

【采收加工】 7～10月采收,鲜用或晒干。

【药理】 1. 对血液系统的作用　丰城鸡血藤乙醇提取物能抑制由胶原诱导的兔血小板聚集作用,抑制率为27.3%～74.2%;对兔血红细胞凝聚作用的影响与浓度有关,即高浓度时抑制血红细胞凝聚,低浓度则促进其凝聚。

2. 抗炎作用　丰城鸡血藤酊剂2 g/kg给大鼠灌胃,对甲醛性关节炎有明显抑制作用。

3. 其他作用　丰城鸡血藤煎剂或酊剂静注0.01～0.4 g/kg,对麻醉犬的呼吸、血压及蛙下肢血管灌流无明显影响。大鼠腹腔注射酊剂有镇静催眠作用。

【药性】 《江西草药》:"性温,味苦、微甘。"

【功用主治】 《江西草药》:"补血行血,舒筋活络。主治体弱畏寒,关节炎,小儿麻痹症(瘫痪期),扭伤腰腿痛。"

【用法用量】 内服:煎汤,9～30 g;或浸酒。外用:捣敷。

【选方】 1. 治体弱畏寒　丰城鸡血藤根60 g,水煎去渣,打入鸡蛋2个,同煮。服汤食蛋,每日1剂,连服7日。

2. 治血虚月经不调　鸡血藤膏9 g,冰糖15 g。调服。

3. 治遗精　鸡血藤、巴戟、石斛各9 g,益智3 g。每日1剂,煎服。

4. 治小儿麻痹症(瘫痪期)　丰城鸡血藤根、钩藤根、爬山虎、五加根皮、淫羊藿根各6 g。砂糖、米酒为引,水煎服,每日1剂。(1～4方出自《江西草药》)

0639 **王瓜** wáng guā 《本经》

【异名】 钩、藈姑(《尔雅》),土瓜(《本经》),钩瓢(《尔雅》郭璞注),雹瓜(《圣惠方》),老鸦瓜(《本草图经》),野甜瓜、马雹儿(《丹溪纂要》),马剥儿(《医学入门》),马瓟瓜、公公须(《纲目》),杜瓜、鸽蛋瓜(《福建民间草药》),吊瓜(《浙江中药手册》),山冬瓜、水瓜(《闽东本草》),苦瓜莲、小苦兜(《江西民间草药验方》)。

【基原】 为葫芦科栝楼属植物王瓜的果实。

【原植物】 王瓜 *Trichosanthes cucumeroides* (Ser.) Maxim. [*Bryonia cucumeroides* Ser.]

多年生草质藤本,全株被短柔毛。块根纺锤形,肥大。茎细弱,多分枝,具纵棱和槽。卷须2歧。叶互生;叶柄长3～10 cm,具纵条纹;叶片纸质,阔卵形或圆形,先端钝或渐尖,基部深心形,边缘具细齿或波状齿,长5～13(～19) cm,宽5～12(～18) cm,常3～5浅裂至深裂,或有时不分裂,裂片卵形或倒卵形,上面深绿色,下面淡绿色,基出掌状脉5～7条。花雌雄异株;雄花成总状花序,或1单花与其并生,总花梗长5～10 cm,具纵条纹,小苞片线状披针形,花萼筒喇叭形,裂片线状披针形,花冠白色,裂片长圆状卵形,具极长的丝状流苏,雄蕊3,花丝短,分离,退化雌蕊刚毛状;雌花单生,子房长圆形,花萼花冠与雄花同。果实卵圆形、卵状椭圆形或球形,长6～7 cm,径4～5.5 cm,成熟时橙红色,平滑,两端钝圆,具喙;果柄长5～20 mm。种子横长圆形,长7～12 mm,宽7～14 mm,深褐色,两侧室大,近圆形,径约4.5 mm,表面具瘤状突起。花期5～8月,果期8～11月。

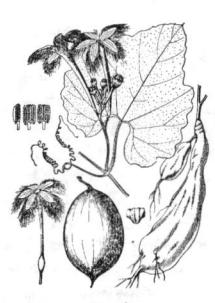

王　瓜

生于海拔(250～)600～1 700 m的山谷森林中或山坡疏林中或灌木丛中。分布于华东、华中、华南和西南等地。

本植物的种子(王瓜子)、根(王瓜根)亦供药用,另设专条。

【采收加工】 10月果熟后采收,鲜用或连柄摘下,防止破裂,用线将果柄串起,挂于日光下或通风处干燥。

【药材】 王瓜 *Trichosanthis Cucumeroidis Fructus*　产于江苏、福建、浙江、江西、湖北、四川等地。

性状　果实卵状椭圆形或椭圆形,先端窄,基部钝圆。青时有10～12条苍白色条纹,熟后橙红色。果皮薄,光滑,稍有光泽。果梗长5～20 mm。种子略呈十字形,似螳螂头,长约12 mm,宽14 mm,中央室呈一宽约5 mm的环带,两侧有扁圆形的较小空室,黄棕色,表面有凹凸不平的细皱纹。具香甜气,味甘微酸。

【成分】 果实含β-胡萝卜素(β-carotene),番茄烃(lycopene),7-豆甾烯-3β-醇(stigmast-7-en-3β-ol),7, 22-豆甾二烯-3β-醇(stigmasta-7, 22-dien-3β-ol)即α-菠菜甾醇(α-spinasterol)。

瓜皮含脂肪酸:壬酸(pelargonic acid),癸酸(capric acid),月桂酸(lauric acid),肉豆蔻酸(myristic acid),十五酸(pentadecanoic acid),棕榈酸(palmitic acid),硬脂酸(stearic acid),棕榈油酸(palmitoleic acid),亚油酸(linoleic acid),亚麻酸(linolenic aicd)等。

【药性】 苦,寒。归心、肾经。

1.《日用本草》:"味苦,平、凉,无毒。"

2.《医学入门》:"味酸。"

3.《医林纂要》:"苦,寒。"

4.《本草再新》:"入心、肾二经。"

5.《本草撮要》:"入手、足太阴经。"

6.《湖南药物志》:"有毒。"

【功用主治】 清热,生津,化瘀,通乳。主治消渴,黄疸,噎膈反胃,经闭,乳汁不通,痈肿,慢性咽喉炎。

1.《珍球囊补遗药性赋》:"导乳汁之泉。"

2.《日用本草》:"止热燥大渴,消肿毒,除黄疸,行乳汁,通经水。"

3.《医学入门》:"治噎膈。"

4.《湖南药物志》:“杀虫止痒,祛风热。主治腹痛,小儿疮疖脓肿。”

5.《浙江药用植物志》:“清热解毒,利尿消肿,散瘀止痛。主治咽喉肿痛,痈疮肿毒,小便不利,跌打损伤,毒蛇咬伤。”

【用法用量】 内服:煎汤,9～15 g;或入丸、散。外用:捣敷,或研末敷。

【宜忌】 孕妇、虚证禁服。

1.《品汇精要》:“妊娠不可服。”

2.《本草从新》:“稍稍挟虚,切勿妄投。”

【选方】 1. 治消渴饮水　雹瓜去皮,每食后嚼二三两,五七度,瘥。(《圣惠方》)

2. 治反胃吐食　马雹儿,灯上烧存性一钱,入好枣肉,平胃散末二钱。酒服。(《丹溪纂要》)

3. 治大肠下血　王瓜一两(烧存性),地黄二两,黄连半两。为末,蜜丸梧子大。米饮下三十丸。(《指南方》)

4. 治痰热头风　用土瓜七个,瓜蒌一个(炒),牛蒡子四两(烘)。共为末,每食后茶调下二钱。

5. 治瘀血作痛　用土瓜仁连皮囫囵烧存性,研末,无灰酒空心服二钱。(4、5 方出自《本草汇言》)

6. 治小儿疮疖脓肿　王瓜果皮煅末,麻油调搽。(《湖南药物志》)

0640 王孙 wáng sūn (《本经》)

【异名】 长孙、海孙、白功草、蔓延、黄孙、黄昏(《别录》),牡蒙(《本草经集注》),露水一颗珠、露水珠、清水珠(《全国中草药名鉴》)。

【基原】 为百合科重楼属植物巴山重楼的根茎。

【原植物】 巴山重楼 *Paris bashanensis* Wang et Tang [*P. quadrifolia* L. var. *setchuanensis* Franch.]

多年生直立草本,高 25～45 cm。根茎细长而横生,直径 4～8 mm。叶 4 枚轮生,稀为 5 枚;叶片长圆状披针形或卵状椭圆形,长 4～9 cm,宽 2～3.5 cm,先端渐尖,基部楔形,具短柄或无柄。花梗长 2～7 cm;外轮花被片 4,狭披针形,长 1.5～3 cm,宽 3～4 mm,反折;内轮花被片线形,与外轮同数且近等长;雄蕊通常 8,花药长1～1.2 cm,花丝短,药隔突出部分长 6～10 mm;子房球形,花柱 4～5 分枝。浆果状蒴果不开裂,紫色;种子多数。花期4月。

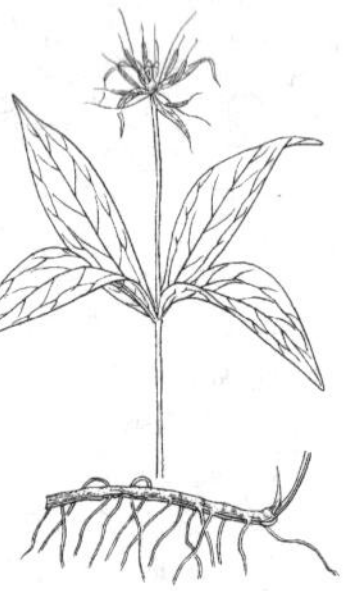

巴山重楼

生于林下荫处。分布于湖北、四川等地。

【采收加工】 白露至霜降间采挖,除去茎叶及须根,鲜用或晒干。

【药材】 王孙 *Paridis Bashanensis Rhizoma*　产于四川等地。

性状　根茎较细长,直径 2～4 mm,近等粗。表面灰棕色或棕褐色,节间较长。断面粉性。气微,味微苦。

【药性】 苦、辛,温。

1.《本经》:“味苦,平。”

2.《吴普本草》:“神农、雷公:苦,无毒。黄帝:甘,无毒。”

【功用主治】 散寒祛湿,通络止痛,止血生肌。主治寒湿久痹,腰膝冷痛,外伤出血。

1.《本经》:“主五藏邪气,寒湿痹,四肢疼酸,膝冷痛。”

2.《别录》:“治百病,益气。”

3.《新修本草》:“主金疮,破血,生肌肉,止痛,赤白痢,补虚益气,除脚肿,发阴阳也。”

【用法用量】 内服:煎汤,3～9 g。外用:捣敷;或研末撒。

【选方】 治一切瘘　牡蒙三两。捣罗为末,以汤和,适寒温,薄涂疮上,冷即再涂。(《圣惠方》)

0641 王瓜子 wáng guā zǐ (《药性论》)

【异名】 赤雹子(《本草衍义》),马雹儿子(《濒湖集简方》),土瓜子(《皮心垣家抄》),土瓜仁(《本草汇言》)。

【基原】 为葫芦科栝楼属植物王瓜的种子。

【原植物】 参见“王瓜”条。

【采收加工】 10 月采摘成熟的果实,对剖,取出种子,洗净后晒干。

【药材】 王瓜子 *Trichosanthis Cucumeroidis Semen*　主产于江苏、浙江、江西、广东、湖南等地。

性状　种子呈长方十字形,分 3 室,两端每室外边各有一圆形凹陷或成小孔状,室内中空。中间 1 室外围有 1 个宽环。表面灰棕色或黑褐色,有时两端略呈亮灰色。全体粗糙,有众多的小突起。体轻,种皮坚硬,破开后,中间室内可见 2 片长方形的子叶,油性大。气微,味淡。

鉴别　粉末特征:红棕色。种皮表皮细胞为 1 列栅状细胞,断面观呈类长方形,角质层厚薄不匀,表面观呈类多角形、类长方形或不规则形,可见波状弯曲的角质细条纹,有的表皮细胞含细小草酸钙结晶。厚壁细胞为靠外侧的种皮厚壁细胞,多成片存在,细胞较大,壁较厚,黄棕色。石细胞较小,类方形或圆多角形,少数有分枝,壁甚厚,孔沟明显,胞腔内充满黄棕色或红棕色物,其中包埋有草酸钙方晶。星状细胞形状不规则,具数个分枝或突起,木化,纹孔明显。草酸钙方晶呈类方形、双锥形或类多角形。色素块红棕色,散在。子叶细胞充满类圆形和类多角形糊粉粒,并含脂肪油滴和脂类物质。

【成分】 种子含脂肪油 15%,油中含栝楼酸(trichosanic acid)。还含氨基酸,其中以谷氨酸、精氨酸、天冬氨酸和亮氨酸的含量较高。此外,还含 γ-胍基丁酸(γ-guanidinobutyric acid),α, β-二氨基丙酸,豆甾烷醇(stigmastanol)。

【药性】 酸、苦,平。归肺、大肠经。

1.《纲目》:“酸、苦,平。无毒。”

2.《得配本草》:“入手太阴、阳明经。”

3.《四川中药志》1960 年版:“入脾、肺二经。”

【功用主治】 清热,凉血,利湿。主治肺痿吐血,黄疸,痢疾,肠风下血。

1.《药性论》:“主蛊毒,治小便数遗不禁。”

2.《日华子》:“润心肺,治黄病,生用;治肺痿吐血,肠风泻血,赤白痢,炒用。”

3.《本草衍义》:“治头风。”

4.《纲目》:“治反胃吐食。”

5.《福建药物志》:“清热凉血。治吐血,鼻衄。”

【用法用量】 内服:煎汤,3～10 g;或入丸、散。

【选方】 1. 治心肺伏热,吐血衄血　土瓜子微炒,研细。空心服二钱,白汤送。(《皮心垣家抄》)

2. 治大便下血　土瓜仁一两,生地黄二两(俱炒黑),黄连五钱(焙)。共为末,炼蜜丸梧子大。每服百丸,米饮下。(《本草汇言》)

3. 治黄疸　王瓜子、郁金、茵陈、秦艽、白鲜皮各 10 g。水煎服。(《青岛中草药手册》)

4. 治筋骨痛挛　马雹儿子炒开口为末。酒服一钱,日二服。(《濒湖集简方》)

0642 王瓜根 wáng guā gēn (《别录》)

【异名】 土瓜根(《金匮要略》),秏子枕头(《贵阳民间药草》),

土花粉(《闽东本草》)。

【基原】 为葫芦科栝楼属植物王瓜的根。

【原植物】 参见"王瓜"条。

【采收加工】 7～9月采收,鲜用或切片晒干。

【药材】 王瓜根 *Trichosanthis Cucumeroidis Radix* 主产于江苏、浙江、江西、广东、湖南等地。

性状 块根纺锤形,常2～9个呈簇生状,断面洁白或黄白色,粉性;味稍苦涩。

鉴别 粉末特征:黄白色。导管2～7个成群或单生。石细胞菱角形。淀粉粒单粒。

【成分】 根含三萜皂苷及苷元:11-氧代-5-葫芦烯-3β, 24(*R*), 25-三醇-3-*O*-三糖苷〔11-oxocucurbit-5-ene-3β, 24(*R*), 25-triol 3-*O*-α-*L*-rhamnopyranosyl(1→2) β-*D*-glucopyronosyl(1→2) β-*D*-glucopyranoside〕, 25-*O*-β-*D*-(6-*O*-乙酰基)吡喃葡萄糖基-11-氧代-5-葫芦烯-3β, 24(*R*), 25-三醇-3-*O*-三糖苷〔25-*O*-β-*D*(6-*O*-acetyl)glucopyranosyl-11-oxocucurbit-5-ene-3β, 24(*R*), 25-triol-3-*O*-α-*L*-rhamnopyranosyl(1→2) β-*D*-glucopyranosyl(1→2) β-*D*-glucopyranoside〕, 25-*O*-β-*D*-吡喃葡萄糖基-11-氧代-5-葫芦烯-3β, 24(*R*), 25-三醇-3-*O*-三糖苷〔25-*O*-β-*D*-glucopyranosyl-11-oxocucurbit-5-ene-3β, 24(*R*), 25-triol 3-*O*-α-*L*-rhamnopyranosyl(1→2) β-*D*-glucopyranosyl(1→2) β-*D*-glucopyranoside〕,葫芦素(cucurbitacin)B、E。甾醇及甾醇苷:α-菠菜甾醇(α-spinasterol), 7-豆甾烯醇(Δ^{7}-stigmastenol), α-菠菜甾醇-3-*O*-β-*D*-吡喃葡萄糖苷(α-spinasterol-3-*O*-β-*D*-glucopyranoside), 7-豆甾烯醇-3-*O*-β-*D*-吡喃葡萄糖苷(Δ^{7}-stigmastenol-3-*O*-β-*D*-glucopyranoside), α-菠菜甾醇-3-*O*-β-*D*-(6′-棕榈酰)吡喃葡萄糖苷〔α-spinasterol-3-*O*-β-*D*-(6′-palmitoyl) glucopyranoside〕, α-菠菜甾醇-3-*O*-β-*D*-(6′-亚油酰)吡喃葡萄糖苷〔α-spinasterol-3-*O*-β-*D*-(6′-linoleoyl) glucopyranoside〕, 7-豆甾烯醇-3-*O*-β-*D*-(6′-棕榈酰)吡喃葡萄糖苷〔Δ^{7}-stigmasterol-3-*O*-β-*D*-(6′-palmitoyl)glucopyranoside〕, 7-豆甾烯醇-3-*O*-β-*D*-(6′-亚油酰)吡喃葡萄糖苷〔Δ^{7}-stigmasterol-3-β-*D*-(6′-linoleoyl) glucopyranoside〕。脂肪酸:棕榈酸(palmitic acid),棕榈酸甲酯(methyl-palmitate),香草酸(vanillic acid),亚油酸(linoleic acid),亚麻酸(linolenic acid)等。另含新的引产有效蛋白:β-天花粉蛋白(β-trichosanthin),分子中不含半胱氨酸有效蛋白,以及两个对肺癌有抑制活性的糖蛋白(glucoprotein),其中糖部分有半乳糖和木糖。

【药理】 抗肿瘤作用 王瓜根分离的葫芦素B、E浓度为20 μg/ml时对癌细胞的杀伤率为82.6%,浓度提高到80 μg/ml时其杀伤率为94.1%,而对正常人淋巴细胞转化率的影响则分别为90.6%和89.5%。表明王瓜根葫芦素B、E对鼻咽癌细胞具有较强的杀伤作用,是王瓜抗癌的有效活性成分,它同时有促进正常淋巴细胞转化的功能。

【药性】 苦,寒。归大肠、胃经。

1.《本经》:"味苦,寒。"

2.《别录》:"无毒。"

3.《药性论》:"平。"

4.《本草拾遗》:"有小毒。"

5.《品汇精要》:"性寒泄,味厚于气,阴也。腥。"

6.《长沙药解》:"味苦,微寒。入足厥阴肝经。"

7.《医林纂要》:"甘、苦,平。"

8.《得配本草》:"入手、足阳明经。"

9.《会约医镜》:"入心、肺、膀胱三经。"

【功用主治】 泻热生津,散瘀消肿。主治热病烦渴,黄疸,热结便秘,小便不利,经闭,乳汁不下,癥瘕,痈肿。

1.《本经》:"主消渴内痹,瘀血月闭,寒热酸疼,益气愈聋。"

2.《别录》:"疗诸邪气热结,鼠瘘,散痈肿留血,妇人带下不通,下乳汁,止小便数不禁,逐四肢骨节中水,治马骨刺人疮。"

3.《新修本草》:"疗黄疸,破血。"

4.《本草拾遗》:"主蛊毒,小儿闪癖,痞满并疟。"

5.《日华子》:"通血脉,天行热疾,酒黄病,壮热,心烦闷,吐痰痰疟,排脓,热劳。治扑损,消瘀血,破癥癖,落胎。"

6.《纲目》:"利大小便,治面黑面疮。"

7.《本草备要》:"泻热,利水,消肿,下乳,堕胎。"

8.《贵州民间药草》:"催吐,泄下,外搽治头风疼痛。"

9. 广州部队《常用中草药手册》:"清热解毒,活血散瘀。主治毒蛇咬伤,咽喉肿痛,疮疡疖肿,跌打损伤。"

10. 南药《中草药学》:"治胃腹疼痛,手术后疼痛,外伤痛。"

【用法用量】 内服:煎汤,5～15 g,鲜者60～90 g;或捣汁;或研末含敷。外用:捣敷;或磨汁涂。

【宜忌】 脾胃虚寒及孕妇慎服。

1.《品汇精要》:"妊娠不可服。"

2.《本草汇言》:"胃虚内寒,泄泻少食之人戒之。"

3.《本草从新》:"稍稍挟虚,切勿妄投。"

4. 广州部队《常用中草药手册》:"本品有催吐作用,用量不宜过大。"

【选方】 1. 治黑疸 生土瓜根一斤,捣取汁六合,顿服,当有黄水随小便出;如未出,即更服。(《圣惠方》)

2. 治伤寒烦渴不止 土瓜根一两,麦门冬一两(去心),甘草半两(炙微赤,锉),枇杷叶半两(拭去毛,炙微黄)。上件药,捣粗罗为散。每服四钱,以水一中盏,煎至六分,不计时候,去滓温服。(《圣惠方》土瓜根散)

3. 治小儿心热多惊,解心热,止虚惊 土瓜根五两,捣罗为末,以粳米饭和丸,如麻子大。每服以薄荷生姜汤下三丸。(《圣惠方》)

4. 治带下经水不利,少腹满痛,经一月再见者 土瓜根、芍药、桂枝、䗪虫各三分。杵为散。酒服方寸匕,日三服。(《金匮要略》土瓜根散)

5. 治产后乳无汁 土瓜根、漏芦各三两,甘草二两,通草四两。水八升,煎取两升,分温三服。(《经效产宝》)

6. 治咽喉肿痛,口腔糜烂 王瓜根3～9 g,水煎服,每日1剂;或取王瓜根研末,取少许吹于患处,含片刻,吐去痰涎,每日5～6次。(《江西草药》)

7. 治小儿阴癞肿硬,时复疼痛 土瓜根、赤芍药、当归(微炒,锉)各半两。上为散。每服3 g,以水一小盏,煎至六分,去滓服。(《圣惠方》土瓜根散)

8. 治睾丸炎 鲜王瓜块根60 g,猪瘦肉125 g。黄酒适量炖服。(《福建药物志》)

【各家论述】 1.《本草经疏》:"王瓜根,除湿热热毒,大约与栝楼性同,故其主治内疸消渴,邪气热结,鼠瘘,痈肿等证,皆与栝楼相似,而此则入血分诸病为多耳。"

2.《本草述》:"《经》云,寒泣血,而《本经》于王瓜主治,乃以苦寒而致活血之用,盖观《本经》首云消渴、内痹,乃继以瘀血、月闭,则知此种所治之瘀血,盖因于热者也。即《别录》首云疗诸邪气热结,而《日华子》亦首主天行热疾,则其义益明矣。虽然,细绎其用,非专以通瘀为功也。如《别录》更云止小便数不禁,又云逐四肢骨节中水。夫小水及四肢骨节中水,与人身之血是二是一,故又以仲景《金匮》方治经水不利,带下小腹满,或经一月再见者,俱主以王瓜根散者参之,如其专于通瘀,何以有两利之功哉? 绎《本经》'益气'二字,乃其功耳。先哲所云,气如橐籥,血如波澜是也。"

3.《本草经疏》:"土瓜根之治,大率皆似通而实不通之候,故《别录》所载,既云妇人带下,紧接以不通,四肢骨节间有水,小便仍利;与《金匮》所谓经水不利,月事一月再行者,若合符节。即阳明津液内竭,大便不通之不容下者,以此导之,则亦可知其旨趣之所在矣。"

4.《本草述钩元》:“观《本经》云益气,乃知此味所益之气,为血中之阴气,故用于妇人经带居多,且通治诸方。又于二便为多,是其气不为阴中之阳而精专于血分者乎,再以单方治黑疸参之,兹味之益阴气而俾血和也,信而有征矣。”

5.《本草正义》:“土瓜根以视蒌根,苦寒过之,故能通热结之血瘀,亦与《别录》言蒌根通月水同义,非泛治诸虚不足以痹著瘀血月闭也。寒热酸疼,亦以热胜而血液不足,则为疼酸。所谓益气者,亦以热能伤气,去热即所以益气,又即《本经》蒌根补虚安中之义。其能愈聋者,聋必耳中隆隆,皆气火上腾为病,苦降清火,斯内无震动而耳自聪矣。《别录》治诸邪气热结,五字作一句读,所谓邪气者,即热邪也。鼠瘘痈肿,无非热结留血之病。带下之与不通,虽似病状绝异,然此之不通,仍以瘀热而言。带下则固多有湿盛热烁,灼成浊垢者,导其热,清其瘀,则带下自已,其止小便数,亦与蒌根止小便利同一功用。”

0643 王不留行 wáng bù liú xíng (《本经》)

【异名】 奶米(《救荒本草》),王不留(《纲目》),麦蓝子(《甘泉县志》),剪金子(《新华本草纲要》)。

【基原】 为石竹科王不留行属植物麦蓝菜的种子。

【原植物】 麦蓝菜 *Vaccaria segetalis* (Neck.) Garcke [*Saponaria segetalis* Neck.; *V. pyramidata* Medic.] 又名:禁宫花、剪金花(《日华子》),金剪刀草(《稗史》),金盏银台(《纲目》)。

一年或二年生草本,高 30~70 cm。全株平滑无毛,惟稍有白粉。茎直立,上部呈二叉状分枝,节略膨大。单叶对生;无柄;叶片卵状椭圆形至卵状披针形,长 1.5~7.5 cm,宽 0.5~3.5 cm,先端渐尖,基部圆形或近心形,稍连合抱茎,全缘,两面均呈粉绿色。疏生聚伞花序着生于枝顶,花梗细长,下有鳞片状小苞片 2 枚;花萼圆筒状,花后增大呈 5 棱状球形,顶端 5 齿裂;花瓣 5,粉红色,倒卵形,先端有不整齐小齿;雄蕊 10,不等长;子房上位,1 室,花柱 2。蒴果包于宿存花萼内。种子多数,暗黑色,球形,有明显的疣状突起。花期 4~6 月,果期 5~7 月。

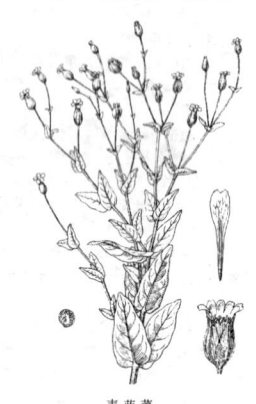

麦蓝菜

生于山坡、路旁,尤以麦田中最多。除华南地区外,其余各地几乎都有分布。也有栽培。

【栽培】 生物学特性 喜温暖湿润气候,耐旱,对土壤的选择不严,以砂质壤土或黏壤土最好。

繁殖方法 用种子繁殖。选黑色的饱满子粒作种。南方于 9 月中旬至 10 月上旬播种,北方于春季播种。开 1.3 m 宽的畦,穴播,按行、株距各 23~27 cm 开穴,深约 7 cm。与柴灰、人畜粪水拌和成种子灰。穴内先施人畜粪水,后播种。

田间管理 苗高 7~10 cm 时匀苗、补苗,每穴留苗 4~5 株,并随即进行第一次中耕除草,第二次中耕在第二年 2~3 月进行。两次中耕后都要追肥、施人畜粪水或尿素。

病虫害防治 叶斑病可喷 65%代森锌可湿性粉剂 500~600 倍液或 1∶1∶100 波尔多液防治。另有食心虫、夜盗蛾。

【采收加工】 秋播的于第二年 4~5 月收获。当种子大多数变黄褐色、少数已经变黑时,将地上部分割回,放阴凉通风处,后熟 7 日左右,待种子变黑时,晒干,脱粒,去杂质,再晒干。

【药材】 王不留行 *Vaccariae Semen* 主产于黑龙江、辽宁、河北、山东。以河北产量最大。

性状 种子球形,直径约 2 mm。表面黑色,少数红棕色,略有光泽,密布细小颗粒状突起。种脐圆点状,下陷,色较浅,种脐的一侧有一凹陷的纵沟。质硬。胚乳白色,胚弯曲成环状。子叶 2 枚。无臭,味微涩苦。

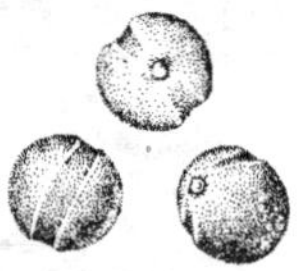

王不留行(种子)外形

鉴别 (1) 粉末特征:淡灰褐色。种皮表皮细胞红棕色表面观多角形或长多角形,直径 50~120 μm,垂周壁增厚,星角状或深波状弯曲。种皮内表皮细胞淡黄棕色,表面观类方形、类长方形或多角形,垂周壁呈紧密的连珠状增厚,表面可见网状增厚纹理。胚乳细胞多角形、类方形或类长方形,胞腔内充满淀粉粒和糊粉粒。子叶细胞含有脂肪油滴。

(2) 取本品粉末 0.5 g,加乙醇 5 ml,水浴温热约 5 分钟,滤过。取滤液 2 ml,加镁粉少许,混匀,滴加盐酸数滴,即有气泡产生,同时溶液渐变红色(检查黄酮)。

品质标志 《中华人民共和国药典》2010 年版规定:按高效液相色谱法测定,本品(干燥品)含王不留行黄酮苷($C_{32}H_{38}O_{19}$)不得少于0.40%。

【成分】 种子含三萜皂苷:王不留行皂苷(vacsegoside)有 A、B、C、D 4 种,均为由棉根皂苷元(gypsogenin)衍生的多糖苷,vaccaroid B,王不留行次皂苷(vaccaroside) A、B、C、D、E、F、G、H,麦皂苷(dianoside) G;黄酮苷:异肥皂草苷(isosaponarin),芹菜素-6-*C*-阿拉伯糖基葡萄糖苷(apigenin-6-*C*-arabinosylglucoside),芹菜素-6-*C*-葡萄糖基葡萄糖苷(apigenin-6-*C*-glucosylglucoside),王不留行黄酮苷(vaccarin) A、B、C、D。呫吨酮衍生物:王不留行呫吨酮(sapxanthone),麦蓝菜呫吨酮(sapxanthone),1,8-二羟基-3,5-二氧基-9 氢-呫吨酮(1,8-dihydroxy-3,5-dimethoxy-9*H*-xanthone),1,8-二羟基-3,5-二甲氧基-9 氢-呫吨-9-酮(1,8-dihydroxy-3,5-dimethoxy-9*H*-xanthen-9-one)。苯丙苷类:segetoside A、C、D、E、F、G、H、I、K;环肽化合物:王不留行环肽(segetalin) A、B、C、D、E、G、H,尿囊素(allantoin),刺桐碱(hypaphorine)。甾醇类:7,22-豆甾二烯-3-醇(stigmast-7,22-dien-3-ol),7,22-豆甾二烯-3-醇-3-*O*-*D*-吡喃葡萄糖苷(stigmast-7,22-dien-3-ol 3-*O*-*D*-glucopyranoside),豆甾醇(stigmasterol)。有机酸类:二十四烷酸(tetracosanoic acid),(*E*)-3-苯基-2-丙烯酸〔(*E*)-3-phenyl-2-propenoic acid〕,9,12-十八碳二烯酸-*N*-2-羟乙基-酰胺〔9,12-octadecadienoic acid *N*-(2-hydroxyethyl) amide (V)〕。其他成分:6-*N*-甲基腺苷(6-*N*-Me adenosine),*N*,*N*-二甲基-*L*-色氨酸(*N*,*N*-dimethyl-*L*-tryptophan)等。

【药理】 1. 抗早孕作用 王不留行醇提取物给雌性小鼠灌胃给药 5 g/kg,连续 15 日,以 2∶1 与雄鼠合笼,用放射免疫法测血浆和子宫组织中 cAMP 含量,正常妊娠组血浆和子宫中 cAMP 含量明显增高,给药组大鼠的该指标也明显增高但不妊娠,说明王不留行有抗着床、抗早孕作用。水煎剂对离体大鼠子宫有兴奋作用,醇浸液的作用更强。

2. 对血液流变学的影响 豚鼠每日喂王不留行水煎剂(10 g/kg),持续 10 日,对静脉注射高分子右旋糖酐造成的急性血瘀证微循环障碍动物模型,能显著降低血液黏度,改善豚鼠血液流变中高黏状态,改善微循环血液量,缩短血流循环时间,增加组织血流灌注量,同时也会改善微血管形态,降低血液的瘀滞和汇集。

3. 其他作用 王不留行环肽 G 和 H 有雌激素样作用。

【炮制】 1. 王不留行 取原药材,除去杂质。

2. 炒王不留行　取净王不留行置锅内，用中火加热，炒至大多数爆裂成白花时，取出放凉。

饮片性状　王不留行参见“药材”项。炒王不留行种皮鼓起，多裂开而出现白色胚乳，质脆。

贮干燥容器内，置于通风干燥处，防蛀。

【药性】 苦，平。归肝、胃经。

1.《本经》：“味苦。”

2.《吴普本草》：“神农：苦，平。岐伯、雷公：甘。”

3.《别录》：“甘，平，无毒。”

4.《珍珠囊》：“苦、甘，阳中之阴。”

5.《纲目》：“能走血分，乃阳明、冲、任之药。”

6.《雷公炮制药性解》：“入心、肝二经。”

7.《冯氏锦囊·药性》：“味苦、辛、甘，平，气温。”

8.《本草求真》：“专入肝、胃。”

9.《本草再新》：“入心、脾二经。”

【功用主治】 活血通经，下乳消痈。主治妇女经行腹痛，经闭，乳汁不通，乳痈，痈肿。

1.《本经》：“主金疮，止血逐痛，出刺，除风痹内寒。久服轻身耐老增寿。”

2.《别录》：“止心烦鼻衄，痈疽恶疮，瘘乳，妇人难产。”

3.《药性论》：“治风毒，通血脉。”

4.《日华子》：“治发背，游风，风疹，妇人血经不匀及难产。”

5.《珍珠囊》：“利疮疡，主治痢。”

6. 张元素：“下乳汁。”(引自《纲目》)

7.《纲目》：“利小便。”

8.《本草从新》：“治疔疮。”

9.《本草求原》：“通淋，利窍。”

【用法用量】 内服：煎汤，6～10 g。

【宜忌】 孕妇、血虚无瘀滞者均禁服。

1.《本草经疏》：“孕妇勿服。”

2.《本草汇言》：“失血病、崩漏病及孕妇并须忌之。”

【选方】 1. 治血闭不行，经脉淋涩，不行不止　王不留行一两，当归梢、红花、玄胡索、牡丹皮、生地黄、川芎、乌药各三钱。共为末，每早服三钱。(《本草汇言》引《东轩产科方》)

2. 治乳汁不通　王不留行、川山甲(醋炙)、猪蹄筋膜。三味为末，用酒或水煎服。(《种杏仙方》)

3. 治乳痈初起　王不留行一两，蒲公英、瓜蒌仁各三钱，当归梢三钱。酒煎服。(《本草汇言》)

4. 治疔肿初起　王不留行子为末，蟾酥，丸黍米大。每服一丸，酒下，汗出即愈。(《濒湖集简方》)

5. 治头风白屑　王不留行、香白芷等分为末，干掺一夜，篦去。(《圣惠方》)

【临床报道】 治疗带状疱疹　将王不留行焙黄研粉，用温开水调成糊状，外敷患处，每日 2 次，重症病例每日 3～4 次。治疗 50 例(重症 10 例，中度 28 例，轻症 12 例)，结果，中、轻度病例 1 星期痊愈；重度病例治疗 10 日疼痛消失，皮疹结痂。

【各家论述】 1.《纲目》：“王不留行能走血分，乃阳明、冲、任之药。俗有‘穿山甲、王不留，妇人服了乳长流’之语，可见其性行而不住也。”

2.《本草述》：“王不留行，据其名考，似走而不守，其行血当与天名精同也。然细释诸《本草》主治，觉有稍异，即《日华子》主血经不匀及《别录》难产二说，则应是和血而活之，与行血有殊，试观方书治蓄血，乃多用杜牛膝，而是物专动于诸淋，更可明其散滞而活血，非以溃决为事者也。但此味应入肝，肝固血脏，更司小水，故治淋不可少。且风脏即血脏，缪甄权治风毒、通血脉二语，乃见此味于厥阴尤切。”

3.《本草新编》：“王不留行，乃利药也，其性甚急，下行而不上行者也。凡病逆而上冲者，用之可降，故可恃之以作臣使之用也。但其性过速，宜暂而不宜久，又不可不知也。或问：王不留行之可下乳，是亦可上行之物也。不知乳不能下而下之，毕竟是下行，而非上行也。上中焦有可下者，皆可下通，非止行于下焦而不行于上焦也。”

4.《本草求真》：“王不留行，性走而不守。则知气味疏泄，洵尔至极，又安能有血而克止乎？何书又言止血定痛，能治金疮，似与行血之意又属相悖。讵知血瘀不行，得此则行，血出不止，得此则止，非故止也，得其气味以为通达，则血不于疮口长流，而血自散各经，以致其血自止，其痛即定，岂必以止为止哉。”

5.《本经疏证》：“人身周流无滞者，血也，观《本经》、《别录》取治金疮血出、鼻衄，仍治妇人难产，可见其能使诸血不旁流逆出，其当顺流而下者，又能使之无所留滞，内而隧道，外而经脉，无不如之，则痈疽恶疮瘘乳，皆缘血已顺流，自然轻则解散，重则分消矣。血流于脉，风阻之为风痹；内塞血不流畅，血中之气内薄为心烦，能治之者，亦总由血分通顺，故并克取效也。仲景用治金疮，义盖本此，后人仿此义用之治淋，亦大有见解。”

0644 井边草 jǐng biān cǎo (《云南中草药选》)

【异名】 黑枸杞、凤尾草、井口边草(《云南中草药》)。

【基原】 为凤尾蕨科凤尾草属植物粗糙凤尾蕨的根茎或全草。

【原植物】 粗糙凤尾蕨 *Pteris cretica* L. var. *laeta* (Wall.) C. Chr. et Tard.-Blot [*P. laeta* Wall.] 又名：阔叶凤尾蕨(《台湾植物志》)。

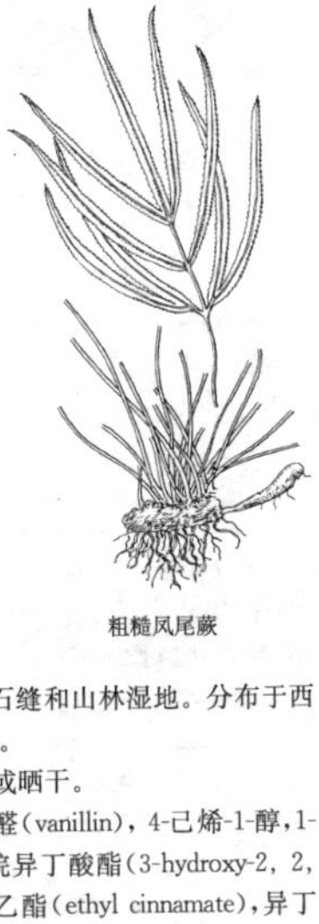
粗糙凤尾蕨

陆生蕨类植物，植株高 30～60 cm。根茎短，横生，密生深棕色线状披针形鳞片。叶近革质，丛生，二型；叶柄多为红棕色，粗糙，有小瘤；叶一至二回羽状分裂，长 30～60 cm，基部羽片下侧分叉；营养叶裂片长线形，宽可达 1.2 cm，边缘有锯齿；孢子叶裂片长线形，宽 4.5～6 mm；叶脉羽状，侧脉有时分叉。孢子囊群线形，沿羽片下面两侧边缘着生；囊群盖膜质，线形。

生于海拔 900～2 600 m 的河谷、石缝和山林湿地。分布于西南及江西、福建、广东、广西、台湾等地。

【采收加工】 7～9 月采收，鲜用或晒干。

【成分】 精油中含有己醛，香草醛(vanillin)，4-己烯-1-醇，1-庚烯-3-醇，3-羟基-2，2，4-三甲基戊烷异丁酸酯(3-hydroxy-2，2，4-trimethylpentyl isobutyrate)，桂皮酸乙酯(ethyl cinnamate)，异丁基异丁酸酯(isobutyl isobutyrate)，庚醛。

【药性】 辛、微苦，凉。归肝、大肠、膀胱经。

1.《云南中草药》：“淡、微苦，寒。”

2.《中国药用孢子植物》：“辛、微苦，凉。”

【功用主治】 清热利湿，活血消肿。主治痢疾，腹泻，水肿，肝炎，胆囊炎，喉痹，泌尿系感染，痈肿疮毒，风湿痹痛，跌打肿痛，骨折。

【用法用量】 内服：煎汤，6～15 g。外用：捣敷。

【选方】 1. 治慢性肝炎　井口边草 9 g，垂盆草 15 g。煎服。

2. 治尿路感染　井口边草 15 g，海金沙 9 g，石韦 12 g。煎服。(1、2 方出自《中国药用孢子植物》)

0645 井底泥 jǐng dǐ ní (《本草经集注》)

【异名】 井底沙(《证类本草》)。

【基原】 为淤积在井底的灰黑色泥土。

【药性】 淡，寒。归心、肝经。

1.《证类本草》："至冷。"

2.《绍兴本草》："性寒，无毒。"

3.《品汇精要》："味淡。味厚于气，阴也。"

4.《本草经疏》："味甘而大寒。"

【功用主治】 清热解毒，安胎。主治妊娠热病，胎动不安，风热头痛，天疱疮，热疖，烧伤。

1.《证类本草》："主治汤火烧疮。"

2.《绍兴本草》："止傅热毒虫伤。"

3.《品汇精要》："主天泡疮。"

4.《纲目》："疗妊娠热病，取敷心下及丹田，可护胎气。"

5.《本草用法研究》："治诸阳热之病。"

【用法用量】 外用：涂敷，或调敷。

【宜忌】《绍兴本草》："不入服饵之用。"

【选方】 1. 治妊娠得时疫病，令胎不伤　井底泥敷心下。(《肘后方》)

2. 治头风热痛　井底泥和大黄、芒硝末敷之。(《千金方》)

3. 治小儿热疖　井底泥敷其四周。(《谈野翁试验方》)

4. 治蝎毒　井底泥涂之，温则易。(《千金方》)

【各家论述】 1.《品汇精要》："井底沙即井中泥，而具坤体，乃至阴也。盖井中水静而不流，为阴水也。非江湖之水日夜流荡，上薄阳光，为之阳水。所以浸渍成泥，其性愈冷，故能祛大热汤火之毒也。"

2.《本草经疏》："井底泥禀地中至阴之气，味甘而大寒者也，故《本经》主汤火烧疮用。"

0646 井口边草 jǐng kǒu biān cǎo (《湖南药物志》)

【异名】 线鸡尾、楚箭草、凤尾草(《湖南药物志》)，狼牙草(《陕西草药》)，双凤尾、金鸡尾、大叶凤尾(《西藏常用中草药》)，背阴草、凤尾接骨草(《云南药用植物名录》)。

【基原】 为凤尾蕨科凤尾草属植物凤尾蕨的全草。

【原植物】 凤尾蕨 *Pteris cretica* L. var. *nervosa* (Thunb.) Ching et S. H. Wu [*P. nervosa* Thunb.]

陆生蕨类植物，植株高 50～100 cm。根茎短，横走，密被棕色披针形鳞片。叶纸质，密生，二型；营养叶柄长 12～35 cm，光滑，禾秆色，叶片卵形或卵圆形，长 20～40 cm，宽 15～25 cm，基部圆楔形，先端尾状，单数一回羽状，侧生羽片 2～5 对，线形，长 12～20 cm，宽 8～16 mm，最下部羽片有柄，基部常为二叉状深裂，边缘有刺状锯齿，叶脉羽状；孢子叶叶柄长 30～50 cm；叶片卵圆形，长 25～40 cm，宽15～20 cm，一回羽状，但中部以下的羽片通常分叉，侧生羽片 2～5 对，线形，长 15～20 cm，宽 6～8 mm，近先端营养部分有尖齿。孢子囊群生于羽片边缘至近先端而止；囊群盖线形，膜质，全缘，灰白色。

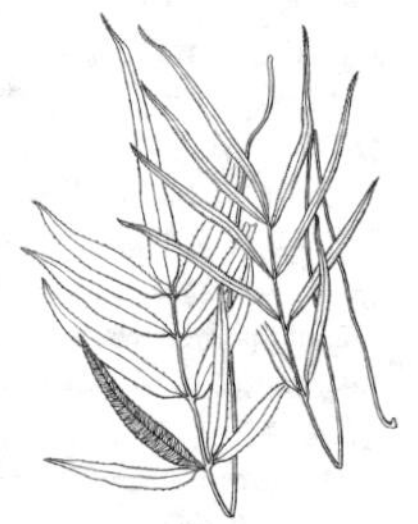

凤尾蕨

生于海拔 2 000 m 以下的阴湿处或石灰岩缝中。分布于华中、西南及浙江、福建、江西、陕西、台湾等地。

【采收加工】 全年均可采收，鲜用，或洗净，切段，晒干。

【成分】 根茎含大叶凤尾蕨苷(creticoside)A、B、C、D。

全草含二萜类：贝壳杉烷型，如 2*β*, 6*β*, 16*α*-三羟基-左旋-贝壳杉烷〔2*β*, 6*β*, 16*α*-trihydroxy-(－)-kaurane〕，2*β*, 15*α*, 16*α*, 17-四羟基-左旋-贝壳杉烷〔2*β*, 15*α*, 16*α*, 17-tetrahydroxy-(－)-kaurane〕，2*β*, 14*β*, 15*α*, 16*α*, 17-五羟基-左旋-贝壳杉烷〔2*β*, 14*β*, 15*α*, 16*α*, 17-pentahydroxy-(－)-kaurane〕，2*β*, 16*α*-二羟基-对映-贝壳杉烷(2*β*, 16*α*-dihydroxy-*ent*-kaurane)，2*β*, 6*β*, 16*α*-三羟基-对映-贝壳杉烷(2*β*, 6*β*, 16*α*-trihydroxy-*ent*-kaurane)，2*β*, 6*β*, 16*α*-三羟基-对映-贝壳杉烷-2-*O*-*β*-*D*-葡萄糖苷(2*β*, 6*β*, 16*α*-trihydroxy-*ent*-kaurane-2-*O*-*β*-*D*-glucoside)，2*β*, 15*α*, 16*α*, 17-四羟基-对映-贝壳杉烷(2*β*, 15*α*, 16*α*, 17-tetrahydroxy-*ent*-kaurane)，2*β*, 14*β*, 15*α*, 16*α*, 17-五羟基-对映-贝壳杉烷(2*β*, 14*β*, 15*α*, 16*α*, 17-pentahydroxy-*ent*-kaurane)；贝壳杉烯型如 2*β*, 6*β*, 15*α*-三羟基-左旋-16-贝壳杉烯〔2*β*, 6*β*, 15*α*-trihydroxy-(－)-kaur-16-ene〕，2*β*, 15*α*-二羟基-对映-16-贝壳杉烯(2*β*, 15*α*-dihydroxy-*ent*-kaur-16-ene)，2*β*, 6*β*, 15*α*-三羟基-对映-16-贝壳杉烯(2*β*, 6*β*, 15*α*-trihydroxy-*ent*-kaur-16-ene)，2*β*, 6*β*, 15*α*-三羟基-对映-16-贝壳杉烯-2-*O*-*β*-*D*-葡萄糖苷(2*β*, 6*β*, 15*α*-trihydroxy-*ent*-kaur-16-ene-2-*O*-*β*-*D*-glucoside)；其他成分：蕨素(pterosin)A、B、C、F、S，大叶凤尾蕨苷(creticoside)A、B、C、E，异蕨苷(isopteroside)C，欧蕨伊鲁苷(ptaquiloside)。

【药性】 甘、淡，凉。归肝、大肠经。

1.《西藏常用中草药》："性平，味甘。"

2.《全国中草药汇编》："淡，凉。"

3.《四川中药志》1979 年版："甘、微苦，寒。"

【功用主治】 清热利湿，止血消肿。主治泄泻痢疾，黄疸，淋证，水肿，各种出血，跌打肿痛，疮痈，水火烫伤。

1.《湖南药物志》："止痛，活血，利尿。主治跌打损伤。"

2.《西藏常用中草药》："清热解毒，除湿，止血生肌。主治咳嗽，淋浊，痢疾，水火烫伤。"

3.《全国中草药汇编》："治黄疸型肝炎，急性胆囊炎，扁桃体炎，支气管炎，泌尿系感染，肾炎水肿。"

4.《台湾药用植物志》："解热。治伤风，疟疾，眼病。"

5.《四川中药志》1979 年版："治尿血，便血，咳嗽吐血，刀伤出血。"

【用法用量】 内服：煎汤，10～30 g。外用：研末撒；煎水洗；或鲜品捣敷。

【选方】 1. 治湿热泻痢　凤尾草 60～90 g，水煎服；或凤尾草 30 g，铁苋菜 15 g，地锦草(红斑鸠窝)15 g，水煎服。

2. 治黄疸型肝炎　凤尾草 60 g，虎杖 15 g，蔊菜(干油菜)30 g。水煎服。(1、2 方出自《四川中药志》1979 年版)

0647 开口箭 kāi kǒu jiàn (《广西本草选编》)

【异名】 巴林麻(《广西药用植物名录》)，心不干、岩芪(《云南中草药》)，大寒药、万年攀(《红河中草药》)，竹根七、牛尾七、竹根参(《陕西中草药》)，包谷七(《西昌中草药》)，岩七、石风丹、搜山虎、小万年青(《云南中草药选》)，开喉剑、老蛇莲(《广西药用植物名录》)。

【基原】 为百合科开口箭属植物开口箭及剑叶开口箭的根茎。

【原植物】 1. 开口箭 *Tupistra chinensis* Baker

多年生草本。根茎长圆柱形，直径 1～1.5 cm，多节，绿色至黄色。叶基生，4～8 枚；叶片倒披针形、条状披针形、条形，长 15～65 cm，宽 1.5～9.5 cm，先端渐尖，基部渐狭；鞘叶 2 枚。穗状花序侧生，直立，密生多花，长 2.5～9 cm；苞片卵状披针形至披针

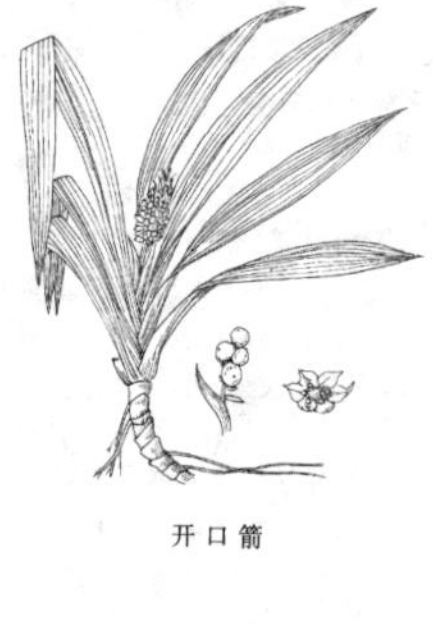

开口箭

形，有数枚无花苞片簇生花序顶端；花被短钟状，长5～7 mm，裂片6，卵形，长3～5 mm，宽2～4 mm，黄色或黄绿色，肉质；雄蕊6，花丝基部扩大，有的彼此联合，上部分离，内弯，花药卵形；子房球形，3室，花柱不明显，柱头钝三棱形，先端3裂。浆果球形，直径8～10 mm，熟时紫红色，具1～3颗种子。花期4～6月，果期9～11月。

生于林下阴湿处、溪边或路旁。分布于中南及浙江、安徽、福建、江西、四川、云南、陕西、台湾等地。

2. 剑叶开口箭 *T. ensifolia* Wang et Tang

本种与上种形态相似，主要特征是：叶多数，明显呈两列，带形，长35～50 cm，宽5～12 mm，先端长渐尖，基部扩大，抱茎，干时边缘稍反卷。花被筒状钟形，长5～5.5 mm，裂片6，卵形，开展，长2～2.5 mm，宽1.5～2 mm，肉质，褐色或绿色，边缘白膜质，呈啮蚀状。浆果直径5～8 mm，红黑色。花期6月，果期10月。

生于海拔1 100～3 200 m的林下。分布于云南。

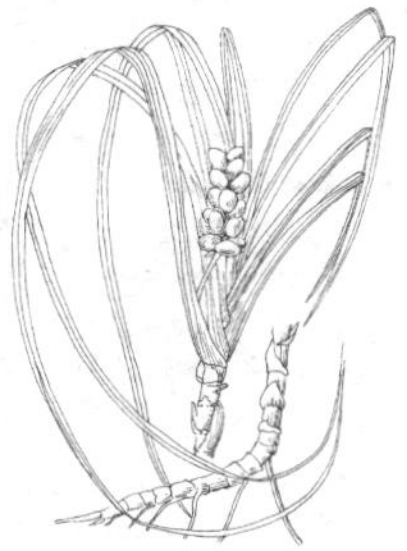

剑叶开口箭

【采收加工】 7～9月采收，除去叶及须根，洗净，鲜用或切片晒干。

【成分】 地下部分含螺甾烷醇皂苷：tupichigenin A、B、C，螺甾四醇(ranmogenin)A和25(27)-螺甾烯五醇〔25(27)-pentrogenin〕。

【药理】 抗肿瘤作用　开口箭提取物25(27)-螺甾烯五醇和螺甾四醇A浓度50 mmol/L对人胃肿瘤细胞的抑制率分别为100%、80%。25(27)-螺甾烯五醇浓度50 mmol/L对鼻咽癌细胞抑制率为100%。

【药性】 苦、辛，寒，有毒。

1.《云南中草药》："辛、苦，温。"

2.《陕西中草药》："味甘，微苦，性寒。"

3.《广西本草选编》："味辛，性凉，有毒。"

【功用主治】 清热解毒，祛风除湿，散瘀止痛。主治白喉，咽喉肿痛，风湿痹痛，跌打损伤，胃痛，痈肿疮毒，毒蛇、狂犬咬伤。

1.《云南中草药》："温中散寒，行气止痛。主治胃痛，胃溃疡，跌打。"

2.《陕西中草药》："除风湿，清热泻火，镇痛止血，调经活血，滋阴补虚。主治风湿性关节炎，腰腿疼痛，跌打损伤，劳伤，月经不调，骨蒸劳热。"

3.《广西本草选编》："清热解毒，散瘀镇痛。主治咽喉肿痛，扁桃体炎，白喉，暑热腹痛，毒蛇咬伤，无名肿毒。"

【用法用量】 内服：煎汤，1.5～3 g；研末，0.6～0.9 g；或捣汁饮。外用：捣敷。

【宜忌】 孕妇禁服。

1.《陕西中草药》："禁忌烟及辣椒、醋或酸性食物。"

2.《全国中草药汇编》："孕妇忌服。本品有毒，用至9 g有中毒报告，故用量不可过大。中毒时可见头痛，眩晕，恶心，呕吐等症状。"

【选方】 1. 治肝硬化腹水　开口箭根状茎3 g，田基黄、马鞭草各30 g。水煎服。(《湖南药物志》)

2. 治胃痛，胆绞痛　心不干鲜根3 g，生嚼吃；或干根9 g，枳实6 g，共研末，分3次开水送服。(《红河中草药》)

0648 天牛 tiān niú (《本草拾遗》)

【异名】 蠰、啮桑(《尔雅》)，天蝼(《方言》)，啮发(《尔雅》郭璞注)，天水牛(《奇效良方》)，八角儿(《纲目》)。

【基原】 为沟胫天牛科星天牛属动物星天牛、天牛科刺肩天牛属动物桑天牛及其近缘昆虫的全虫。

【原动物】 1. 星天牛 *Anoplophora chinensis* Forster

全体黑色，有金属光泽。具有小白斑点。触角第三至第十一节的每节基部有淡蓝色毛环。前胸背板中瘤明显，两侧另有瘤状突起，侧刺突粗壮。鞘翅基部颗粒大小不等，鞘翅每侧约有20个小形白色毛斑，排成不整齐的5横行。

活动于苹果、梨、樱桃、花红、柳、白杨、桑及榆等树附近。我国大部分地区均有分布。

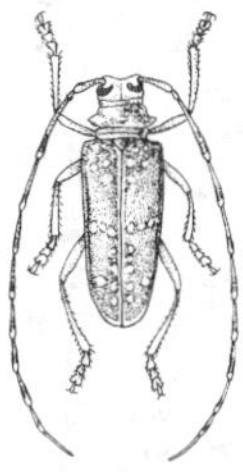

星天牛

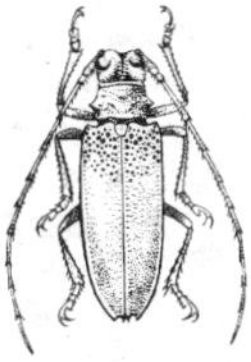

桑天牛

2. 桑天牛 *Apriona germari* (Hope)　又名：水天牛(《中国动物药》)。

体黑色，全身密被绒毛。雄虫触角超出体长2～3节，雌虫则仅较身体略长。额狭，复眼下叶大而横阔。前胸背板宽大于长，两侧中央具细尖刺突，前后横沟之间有不规则的横脊线。鞘翅中缝、侧缘及端缘通常有一条青灰色窄边，基部有黑色瘤状颗粒，翅端内外端角均呈刺状突起。足细长，被灰白色短毛，腿节大，内侧有纵沟。

生境与分布同前种。

上述动物的幼虫(桑蠹虫)亦供药用，另设专条。

【采收加工】 5～6月捕捉，入沸水中烫死，晒干或烘干。

【药性】 甘，温，有毒。

1.《纲目》："有毒。"

2.《本经逢原》："甘，温，小毒。"

【功用主治】 活血，散瘀，解毒消肿。主治血瘀经闭，痛经，跌打瘀肿，疔疮肿毒。

1.《纲目》："治疟疾寒热，小儿急惊风，及疔肿，箭镞入肉，去痣靥。"

2.《本经逢原》："治疔肿恶疮，出箭镞、竹木刺，与蝼蛄不殊。"

3.《常见药用动物》："活血祛瘀。治经闭腹痛，跌打损伤，瘀血作痛，疔疮肿毒。"

【用法用量】 内服：煎汤，3～5只；或入丸、散。外用：作膏敷贴；或化水点滴。

【宜忌】 《山东药用动物》："孕妇忌服。"

【选方】 1. 治疔肿恶毒　八角儿(杨柳上者，阴干去壳)四个(如冬月无此，用其窠代之)，蟾酥半钱，巴豆仁一个，粉霜、雄黄、麝香各少许。先以八角儿研如泥，入熔化黄蜡少许，同众药末和作膏子，蜜收。每以针刺疮头破出血，用榆条送膏子(麦粒大)入疮中，以雀粪二个放疮口。疮回即止，不必再用也。忌冷水。(《纲目》透骨膏)

2. 取箭镞方　天水牛一个(独角小者尤妙)，以小瓶盛之，用硼砂一钱，细研，水少许化开，浸天牛自然成水。以药水滴箭镞伤处，当自出也。(《百一选方》)

0649 天麻 tiān má (《雷公炮炙论》)

【异名】 赤箭、离母、鬼督邮(《本经》)，神草(《吴普本草》)，独摇芝(《抱朴子》),赤箭脂、定风草(《药性论》),合离草、独摇(《本草图经》),自动草(《湖南药物志》),水洋芋(《中药形性经验鉴别法》)。

【基原】 为兰科天麻属植物天麻的块茎。

【原植物】 天麻 *Gastrodia elata* Bl.

多年生寄生草本,高60～100 cm。全株不含叶绿素。块茎肥厚,肉质,长圆形,长约10 cm,直径3～4.5 cm,有不甚明显的环节。茎圆柱形,黄赤色。叶呈鳞片状,膜质,长1～2 cm,具细脉,下部短鞘状抱茎。总状花序顶生,长10～30 cm,花黄赤色;花梗短,长2～3 mm;苞片膜质,狭披针形或线状长椭圆形,长约1 cm;花被管歪壶状,口部斜形,基部下侧稍膨大,先端5裂,裂片小,三角形;唇瓣高于花被管2/3,具3裂片,中央裂片较大,其基部在花被管内呈短柄状;合蕊柱长5～6 mm,先端具2个小的附属物;子房倒卵形,子房柄扭转。蒴果长圆形至长圆状倒卵形,长约15 mm,具短梗。种子多而细小,呈粉尘状。花期6～7月,果期7～8月。

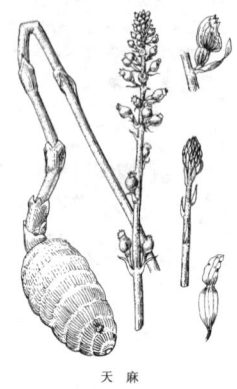

天 麻

生于海拔1 200～1 800 m的林下阴湿、腐殖质较厚处。分布于河北、辽宁、吉林、安徽、河南、湖北、四川、贵州、云南、西藏、陕西、甘肃等地。现多人工栽培。

本植物的果实(天麻子)亦供药用,另设专条。

【栽培】 生物学特性 喜凉爽、湿润环境,怕冻、怕旱、怕高温,并怕积水。最适生长地温为18～23 ℃,长时间低温易发生冻害。天麻由种子到种子的2年整个生活周期中,除有性期约70日在地表外,常年以块茎潜居于土中。营养方式特殊,完全依赖于侵入体内的蜜环菌菌丝提供营养,为异养性药用植物。宜选腐殖质丰富、疏松肥沃、土壤pH 5.5～6.0、排水良好的砂质壤土栽培。

繁殖方法 以营养繁殖为主,辅以种子繁殖。营养繁殖:首先要培养好蜜环菌菌材,一般阔叶树都可用来作培养蜜环菌的材料,但以槲、栎、板栗、栓皮栎等树种最好。培养菌材的方式主要有地下式、半地下式和地上堆培式。天麻用块茎进行繁殖,主要用无明显顶芽、个体较小的白麻和米麻作种麻,以白麻为好。11月至翌年3月为栽种适期,但以11月冬种为好。采用菌材伴栽法或菌床栽培法。可选用室内培育、室外培育、防空洞培育。栽时在蜜环菌生长良好的菌材上,视种麻大小,按间距6～12 cm放种麻,然后用培养料填平菌材空隙,上面覆土10～15 cm,再盖落叶。种子繁殖:天麻种子极小,由胚及种皮组成,无胚乳及其他营养贮备,发芽非常困难。种子萌发阶段必须与紫萁小菇一类共生萌发菌建立共生营养关系,种子才能萌发。可采用树叶菌床法或伴菌播种法播种。

田间管理 主要是防旱、防涝和防冻。栽种后不可翻动畦土,见草即应拔除,经常保持土壤湿润。每年冬初,撒上3～6 cm厚的半腐殖枝落叶,作为肥料。并防止野鼠为害。

病虫害防治 块茎腐烂是由多种病因引起的,要严格选择排水良好的砂质壤土栽培;培养菌枝、菌种时,菌种一定要纯;加大接菌量,抑制杂菌生长;选无病块茎作种;加强温度管理。

【采收加工】 宜在休眠期进行。冬栽的第二年10～11月或第三年3～4月采挖。收获时先取菌材,后取天麻、箭麻作药,白麻和米麻作种。收获后要及时加工,趁鲜先除去泥沙,按大小分级水煮:150 g以上者煮10～15分钟,100～150 g者煮7～10分钟,100 g以下者煮5～8分钟,等外的煮5分钟。以能透心为度,煮好后放入熏房,用硫黄熏20～30分钟,后用文火烘烤,炕上温度开始以50～60 ℃为宜,至七八成干时,取出用手压扁,继续上炕,此时温度应在70 ℃左右,待全干后,立即出炕。

【药材】 天麻 *Gastrodiae Rhizoma* 主产于贵州、陕西、四川、云南、湖北等地。

性状 块茎呈长椭圆形或长条状,扁缩而稍弯曲,长3～15 cm,宽1.5～6 cm,厚0.5～2 cm。表面黄白色或淡黄棕色,微透明,有纵皱纹及潜伏芽排列而成的横环纹多轮,有时可见棕褐色菌索。顶端有红棕色至深棕色芽苞(冬麻,俗称鹦哥嘴),或残留茎基或茎痕(春麻);底部有圆脐形瘢痕。质坚硬,不易折断,断面较平坦,角质样,米白色或淡棕色,有光泽,内心有裂隙。气特异,味甘、微辛。

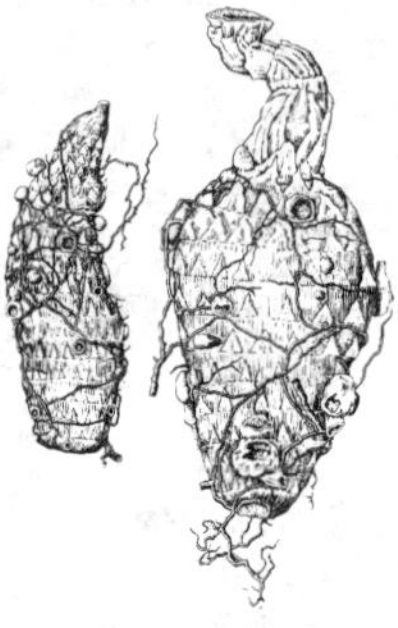

天麻(鲜块茎)外形

鉴别 (1) 块茎横切面:表皮有残留,下皮由2～3列切向延长的栓化细胞组成。皮层为10数列多角形细胞,有的含草酸钙针晶束。较老块茎皮层与下皮相接处有2～3列椭圆形厚壁细胞,木化,纹孔明显。中柱大,散有小型周韧维管束;薄壁细胞亦含草酸钙针晶束;导管多角形,直径8～30 μm,2至数个成群。薄壁细胞含有多糖类团块状物,有的几乎充满胞腔,遇碘液显暗棕色。

(2) 取本品粉末1 g,加水10 ml,浸泡4小时,随时振摇,滤过。滤液加碘试液2～4滴,显紫红色或酒红色(与淀粉区别)。

(3) 取本品粉末1 g,加45%乙醇10 ml,浸泡4小时,随时振摇,滤过。滤液加硝酸汞溶液(取汞1份,加发烟硝酸1份溶解后,加水2份稀释制成)0.5 ml,加热,溶液显玫瑰红色,并发生黄色沉淀。

(4) 紫外光谱:取本品粉末0.2 g,加乙醇10 ml,加热回流1小时,滤过。取滤液1 ml,置10 ml量瓶中,加乙醇稀释至刻度,摇匀,在270 nm±1 nm处有最大吸收或出现一肩峰;另取滤液1 ml,置25 ml量瓶中,加乙醇稀释至刻度,摇匀,在219～224 nm波长范围内有最大吸收。

(5) 薄层色谱:本品70%乙醇提取液作供试品溶液,以天麻苷对照品制成对照品溶液。分别吸取二溶液点样于同一硅胶G薄层板上,用氯仿-甲醇(9∶1)展开,10%磷钼酸乙醇喷雾,110 ℃烘干,供试品色谱中在与对照品色谱的相应位置处,显相同的蓝色斑点。

品质标志 《中华人民共和国药典》2010年版规定,照高效液相色谱法测定,本品含天麻素($C_{13}H_{18}O_7$)不得少于0.20%。

【成分】 天麻中含酚类:天麻苷即称天麻素(gastrodin),天麻醚苷(gastrodioside),4-乙氧甲基苯酚(4-ethoxymethylphenol),对羟基苯甲醛(*p*-hydroxybenzaldehyde),3,4-二羟基苯甲醛(3,4-dihydroxybenzaldehyde);芳香族化合物:4-羟苄基甲醚(4-hydroxybenzyl methylether),4-(4′-羟苄氧基)苄基甲醚〔4-(4′-hydroxybenzyloxy)-benzyl methyl ether〕,双(4-羟苄基)醚〔bis(4-hydroxybenzyl)ether〕,三〔4-(*β-D*-吡喃葡萄糖氧基)苄基〕枸橼酸酯{tris-〔4-(*β-D*-glucopyranosyloxy)benzyl〕citrate,parishin},2,4-双(羟卞基)苯〔2,4-bis(4-hydroxybenzyl) phenol〕,4-羟卞基乙醇(4-hydroxybenzyl alc),双(4-羟卞基)甲烷〔bis(4-hydroxyphenyl)methane〕,3-*O*-(4′-羟卞基)-谷甾醇〔3-*O*-(4′-hydroxybenzyl)-sitosterol〕,4-〔4′-(4″-羟苄氧基)苄氧基〕苄基甲醚{4-〔4′-(4″-hydroxybenzyloxy) benzyloxy〕benzyl methyl ether}，对羟苄基乙醚（*p*-hydroxybenzyl ethyl ether），4，4′-二羟基二苄醚（4，4′-dihydroxydibenzyl ether），4-乙氧基甲苯基-4′-羟基苄醚（4-etho-xymethylphenyl-4′-hydroxybenzyl ether），对羟基苯甲醇（*p*-hydroxybenzyl alcohol），帕氏万带兰素（parishin）B、C，cirsiumaldehyde，4，4′-二羟基二苯甲烷（4，4′-dihydroxydiphenylmethane）。

根含脂肪酸类：十六烷酸（hexadecanoic acid），9-十六烷酸（9-hexadecenoic acid），十七烷酸（heptadecanoic acid），十五烷酸（pentadecanoic acid），琥珀酸（succinic acid），棕榈酸（palmitic acid），枸橼酸单甲酯（6-methyl citrate），枸橼酸双甲酯（1，5-di-methyl citrate）；其他成分：对甲基苯酚（*p*-cresol）及环十二碳烯（cyclododecene），香草醇（vanillyl alcohol），*β*-谷甾醇（*β*-sitosterol），胡萝卜苷（daucosterol），天麻羟胺（gastrodamine），*L*-焦谷氨酸（*L*-pyroglutamic acid）。

初生球茎含糖类：天麻多糖，杂多糖 GE-Ⅰ、Ⅱ、Ⅲ。

【药理】 1. 对中枢神经系统的作用 （1）镇静作用 小鼠腹腔注射天麻水剂 5 或 10 g/kg、香草醇或（香草醇的结构类似物）香草醛 200 mg/kg、天麻多糖 100 mg/kg、天麻苷 50 mg/kg、天麻苷元（对-羟基苯甲醇）100 mg/kg 及蜜环菌发酵液 3～20 g/kg，静注天麻苷苷元 30～60 mg/kg 均可使小鼠自发活动明显减少。能显著延长戊巴比妥、环己巴比妥的睡眠时间。小鼠静注天麻注射液可延长水合氯醛的睡眠时间，并与硫喷妥钠有协同作用。

（2）抗惊厥作用 小鼠腹腔注射天麻多糖 100 或 200 mg/kg，分别可抗戊四氮或士的宁引起的惊厥。小鼠静注天麻苷元 60～120 mg/kg 可抗戊四氮及马钱子碱所致的惊厥。兔耳静注天麻注射液 1 g/kg 或香草醛40 mg/kg，均能提高电击痉挛的阈值，有效地抑制脑部癫痫样放电，香草醛的作用比天麻注射液更为显著。大鼠腹腔注射香草醛，在无明显中枢抑制作用时，就能抑制杏仁核点燃效应的全身阵挛发作，显著改善脑电，产生抗癫痫作用。天麻甲醇提取物的乙醚部位（EFME）200 mg/kg、500 mg/kg 给小鼠灌胃 14 日，有抗惊厥作用。天麻甲醇提取物乙醚部位显著缩短可拉佐诱导惊厥的恢复时间，降低发作强度，抑制可拉佐诱导惊厥发作前大鼠脑中 *γ*-氨基丁酸（GABA）转氨酶水平降低。提取物 B_1 中化合物能抑制 GABA 转氨酶的作用，而且强于丙戊酸（抗癫痫药），同时使脑中因惊厥升高的过氧化物恢复到正常水平。

（3）抗癫痫作用 10%天麻浸膏 0.05 ml/kg 腹腔注射，连续 8～12 日，可提高实验性癫痫豚鼠间脑和脑干区内去甲肾上腺素（NE）的含量，并使脑尾状核和脑干内多巴胺（DA）的含量增高，提示天麻可能通过影响中枢不同脑区儿茶酚胺含量而制止癫痫发作。

（4）镇痛作用 电击鼠尾法证明，人培天麻或野生天麻 5 g/kg腹腔注射，均有显著的镇痛作用，野生者作用较强并持续时间久。

（5）对神经细胞损伤的保护作用 在培养液中加入天麻素可明显降低谷氨酸造成的神经细胞死亡率，减少乳酸脱氢酶的漏出。天麻素可拮抗兴奋性氨基酸神经毒性。天麻甲醇提取物的乙醚部分 200 mg/kg、500 mg/kg 给沙鼠灌胃 14 日。大剂量组能减弱沙鼠全脑缺血引起的 CA_1 区海马趾神经的损伤。

2. 对心血管的作用 天麻水醇提取物 1 g/kg 静注能明显降低家兔躯体血管、脑血管和冠状血管的阻力，增加脑血流量和离体豚鼠心脏的冠脉流量，大鼠十二指肠给药 10 g/kg 或腹腔注射 5 g/kg均显示降压和减慢心率作用；2 g/kg 静注可明显防止大鼠垂体后叶素所致的心肌缺血心电图变化；对小鼠在常压或常压加异丙肾上腺素时的缺氧，天麻注射液 5 g/kg 腹腔注射均可明显延长其死亡时间，并降低在低压缺氧时的死亡率。天麻注射液 250 mg/kg静注，能减少家兔冠脉左室支结扎后心前区心电图标测的病理性 Q 波数目；降低血清脂质过氧化产物丙二醛水平；缩小心肌梗死面积。

3. 抗炎作用 小鼠皮下注射天麻注射液 5 g/kg 能抑制醋酸所致的腹腔毛细血管通透性增加，大鼠腹腔注射 5 g/kg 可抑制 5-羟色胺（5-HT）和前列腺素 E_2 所致的毛细血管通透性增加，并能抑制二甲苯所致小鼠耳郭肿胀、琼脂所致的小鼠足肿胀及角叉菜胶和 5-HT 所致的大鼠足肿胀。

4. 对免疫功能的影响 天麻多糖具有增强机体非特异性免疫功能及细胞免疫和体液免疫的作用。天麻素注射液能显著增强小鼠巨噬细胞吞噬功能、血清溶菌酶活力；天麻素可提高小鼠迟发性变态反应。天麻素注射液的溶血空斑实验、免疫玫瑰花结形成细胞（IRFC）试验和抗绵羊红细胞（SRBC）抗体值高于对照组。天麻素注射液对小鼠非特异性免疫和特异性免疫中的细胞免疫与体液免疫均有增强作用。

5. 延缓衰老作用 天麻注射液 5 mg/10 g 给小鼠腹腔注射，可使血中超氧化物歧化酶（SOD）和谷胱甘肽过氧化物酶（GSH-Px）活力明显增高，起到抗氧化作用。游泳耐力试验中，天麻有明显的耐疲劳作用，能缩短果蝇幼虫的发育时间，延长成虫的寿命。

6. 改善学习记忆功能 天麻可明显改善老龄大鼠学习记忆功能，能显著恢复 *D*-半乳糖衰老型小鼠被动回避反应能力的下降，明显提高红细胞中 SOD 活力、皮肤羟脯氨酸含量，减少心肌脂褐质。天麻提取物口服 1 星期能改善东莨菪碱诱导的大鼠学习，记忆减退。天麻素、天麻素苷元能延长环己亚胺、去水吗啡引起的学习、记忆能力衰减潜伏期。

7. 其他作用 用体外培养的人鼻咽癌细胞株作靶细胞，用天麻在照射前后处理细胞，观察照射后克隆形成的抑制率，结果表明天麻有抗辐射作用。

8. 体内过程 天麻制剂中天麻素及天麻苷元兔口服吸收差，肌注有较好的生物利用度。在兔、犬及大鼠体内的药动学过程符合二室开放模型，其 *α* 相较快，*β* 相则随剂量增大而加快。天麻苷元较天麻素与血浆蛋白易于结合，在组织中分布不广。天麻素在兔体内可少量转化为天麻苷元。天麻素在体内不易蓄积。大鼠灌胃香草素吸收迅速，主要吸收部位在小肠，具有肝肠循环作用，代谢产物为游离和结合的香草酸和香草醇。天麻素可以通过血脑屏障进入脑内，并在脑、血、肝中迅速分解为天麻苷元，然后以苷元的形式存留在脑组织内，发挥中枢镇静作用，天麻苷元和天麻素都主要经肾脏排泄，天麻素在小鼠体内可能存在肝肠循环。

毒性 小鼠静注天麻注射液 LD_{50} 为 39.8 g/kg。小鼠腹腔注射香草醇和香草醛的 LD_{50} 分别为 891.3±31.7 mg/kg 和 946.0±18.5 mg/kg。小鼠静注天麻苷元的 LD_{50} 为 337 mg/kg，灌胃给药则大于 1 000 mg/kg。大鼠和小鼠于受孕后 6～15 日，灌胃给予乙酰天麻素，无胎盘和胎仔发育的明显不良反应。炒焦天麻腹腔注射、静注 6.2 g/kg 使家兔出现心率、呼吸加快及躁动不安、腹膨隆、体温升高、汗腺分泌增加和拒食症状。

【炮制】 1. 天麻 取原药材，除去残茎杂质及黑色泛油者，大小个分档，洗净，润软或蒸软，切薄片，干燥。

2. 煨天麻 在锅内铺好表芯纸，加水润湿，将天麻片铺上，用微火烧热，至纸干起烟接近焦枯时，翻动药片（10～15 分钟），煨至药片两面均呈黄色，放凉。

3. 姜天麻 取原个天麻，除去残茎杂质，洗净，滤干水，每天麻 100 kg 加姜汤 30 kg（生姜 15 kg，加水 40 kg，煮取 30 kg），拌匀，使吸尽姜汤，润软，蒸 3～4 小时，取出放凉，切2 mm薄片，干燥。

4. 麸炒天麻 取净麸皮，撒在热锅内，加热至冒烟时，加入净天麻片，迅速翻动，炒至黄色或深黄色时，取出，筛去麸皮，放凉。每天麻片 100 kg，用麸皮 10 kg。

5. 酒天麻 取净天麻片，加酒拌匀，闷透，置锅内用文火炒干，取出放凉。每天麻片 100 kg，用黄酒 10 kg。

天麻传统润软切片法有时间长、粘刀等缺点，改用“烘软法”结果比较理想。即大小分档，洗净后捞入筐内滤干水分，在 70 ℃

(±5℃)恒温下烘烤0.5～1小时，趁软时切片。此法生产周期短，无粘刀或粘连现象，片面光滑，损耗率仅为3%以下。

饮片性状　天麻为不规则的薄片，表面黄白色或淡棕色，角质样，半透明，有光泽。周边呈波浪形，淡黄棕色，质坚而脆。气微，味微甘，久嚼微有黏性。姜天麻形如天麻片，表面淡棕色，角质样，微有姜辣味。麸炒天麻形如天麻片，表面深黄色。煨天麻形如天麻片，表面黄色。酒天麻形如天麻片，表面黄色或深黄色，略具酒气。

贮干燥容器内，密闭，置通风干燥处，防潮，防蛀。

【药性】　甘、辛，平。归肝经。

1.《本经》："味辛，温。"

2.《药性论》："无毒。味甘，平。"

3.《日华子》："味甘，暖。"

4.《开宝本草》："味辛，平，无毒。"

5.《医学启源》："气平，味苦。"

6.《纲目》："乃肝经气分药，入厥阴之经。"

7.《雷公炮制药性解》："入肝、膀胱二经。"

8.《本草新编》："入脾、肺、肝、胆、心经。"

9.《得宜本草》："入足厥阴、足阳明经。"

【功用主治】　熄风止痉，平肝阳，祛风通络。主治急慢惊风，抽搐拘挛，破伤风，眩晕，头痛，半身不遂，肢麻，风湿痹痛。

1.《本经》："主杀鬼精物，蛊毒恶气，久服益气力，长阴肥健，轻身增年。"

2.《吴普本草》："治痈肿。"

3.《别录》："主下支满，疝，下血。"

4.《药性论》："治冷气顽痹，瘫缓不遂，语多恍惚，多惊失志。"

5.《日华子》："助阳气，补五劳七伤，鬼疰蛊毒，通血脉，开窍。"

6.《开宝本草》："主诸风湿痹，四肢拘挛，小儿风痫，惊气，利腰膝，强筋力。"

7.《医学启源》："治头风。"

8. 张元素："治风虚眩运头痛。"(引自《纲目》)

9.《本草汇言》："主头风，头痛，头晕虚旋，癫痫强痉，四肢挛急，语言不顺，一切中风，风痰等证。"

【用法用量】　内服：煎汤，3～10 g；研末，每次1～1.5 g；或入丸、散。

【宜忌】　气血虚甚者慎服。

1.《雷公炮炙论》："使御风草根勿使天麻，二件若同用，即令人有肠结之患。"

2.《本草经疏》："凡病人觉津液衰少，口干舌燥，咽干作痛，大便闭涩，病火炎头晕，血虚头痛及南方似中风，皆禁用之。"

3.《本草新编》："天麻最能祛外束之邪，逐内闭之痰，而气血两虚之人，断不可轻用。"

4.《本草从新》："血液衰少及类中风者忌用，风药能燥血故也。"

【选方】　1. 治肝阳偏亢，肝风上扰，头痛，眩晕，失眠　天麻三钱，钩藤(后下)、川牛膝各四钱，石决明(先煎)六钱，山栀、黄芩、杜仲、益母草、桑寄生、夜交藤、朱茯神各三钱。水煎服。(《杂病证治新义》天麻钩藤饮)

2. 治小儿诸惊　天麻半两，全蝎(去毒，炒)一两，天南星(炮，去皮)半两，白僵蚕(炒，去丝)二钱。上为细末，酒煮面糊为丸，如大麻子大。一岁每服十丸至十五丸。荆芥汤下。(《魏氏家藏方》天麻丸)

3. 治腰脚疼痛　天麻、细辛、半夏各二两。上用绢袋二个，各盛药三两，煮熟。交互熨痛处，汗出则愈。(《世传神效名方》)

4. 治肺脏风毒，外攻皮肤瘙痒生疮　天麻一两，蝉壳一两，皂荚(去皮，酥炙令黄焦，去子)三两。上为末，用精羊肉研烂和捣，丸如梧桐子大。每服二十丸，荆芥汤下。(《普济方》天麻丸)

5. 治白癞风　天麻一斤，天蓼木三斤。上件药，锉如大豆粒，用水三斗，入银锅或石锅中，煎至一斗二升，滤去滓，却于慢火上煎如稀饧。每于食前，用荆芥薄荷酒调下半匙。(《圣惠方》天麻煎)

【临床报道】　1. 治疗神经系统疾病　用天麻注射液(每支2 ml，含生药0.12 g)肌内注射，每日1次，每次2 ml；蜜环片(每片0.25 g)，口服，每日3次，每次5片，治疗时间均为15～30日。两组分别观察神经系统疾病眩晕综合征77和92例、血管性头痛36和16例、中风后遗症63和14例、帕金森病4和8例、三叉神经痛10和6例，共326例。结果两种药物对眩晕综合征的有效率分别为92.2%及79.3%；血管性头痛的有效率分别为83.3%及81.2%，两者疗效基本相似($P>0.05$)；对中风后遗症的效果稍差，但两种药物的疗效也都在60%以上($P>0.05$)；帕金森病及三叉神经痛因病例少，疗效难以判断。获效病例中，眩晕综合征及血管性头痛早则3日即见效，多数为治疗5～10日出现疗效；中风后遗症的疗效出现较慢，一般需治疗20～30日始见效。

2. 治疗面肌痉挛　用栽培或野生的天麻研制成6%天麻注射液(每支2 ml，含生药0.12 g)肌内注射，每次2～4 ml，每日1次，连续治疗2～3个月。共观察94例，其中栽培天麻组71例，野生天麻组23例，结果两组显效率和总有效率分别为32.39%、61.97%和26.09%、69.56%，两组疗效无明显差异($P>0.05$)。同时观察了临床疗效与肌电频率改变的关系，结果两者基本一致。

3. 治疗脑外伤综合征　用天麻素注射液200 mg肌内注射，每日2次，以5日为1个疗程。经用2个疗程后改为每日1次，5～10日后停用。共观察66例，显效31例，占47%；好转33例，占50%；无效2例，占3%。总有效率97%。

【各家论述】　1. 李东垣："肝虚不足者，宜天麻、芎䓖以补之。其用有四：疗大人风热头痛，小儿风痫惊悸，诸风麻痹不仁，风热语言不遂。"(引自《纲目》)

2.《纲目》："天麻，乃肝经气分之药。《素问》云：诸风掉眩，皆属于肝。故天麻入厥阴之经而治诸病。按罗天益云：眼黑头眩，风虚内作，非天麻不能治。天麻乃定风草，故为治风之神药。今有久服天麻药，遍身发出红丹者，是其祛风之验也。"

3.《药品化义》："天麻，气性和缓，《经》曰，肝苦急，以甘缓之。用此以缓肝气。盖肝属木，胆属风，若肝虚不足，致肝急坚劲，不能养胆，则胆腑风动，如天风之鼓荡为风木之气，故曰诸风掉眩，皆属肝木，由肝胆性气之风，非外感天气之风也。是以肝病则筋急，用此甘和缓其坚劲，乃补肝养胆，为定风神药。若中风、风痫、惊风、头风、眩晕，皆肝胆风证，悉以此治。若肝劲急甚，同黄连清其气。又取其体重降下，味薄通利，能利腰膝，条达血脉，诸风热滞于关节者，此能疏畅。凡血虚病中之神药也。"

4.《本草正义》："天麻气味，古皆称其辛温，盖即因于《本草经》之赤箭，而《开宝》、甄权诸家，称其主诸风湿痹，冷气瘫痪等证，皆因辛温二字而来，故视为驱风胜湿，温通行痹之品。然洁古诸家，又谓其主虚风眩晕头痛，则平肝息风，适与祛风行痹宣散之法相背。使其果属辛温宣散，则用以治虚风之眩晕头痛，宁不助其升腾而益张其焰？何以罗天益且谓眼黑头眩，风虚内作，非天麻不能治？从此知果是风寒湿邪之痹着瘫痪等证，非天麻之所能奏效也。盖天麻之质，厚重坚实，而明净光润，富于脂液，故能平静镇定，养液以息内风，故有定风草之名，能治虚风，岂同诳语？今恒以治血虚眩晕，及儿童热痰风惊，皆有捷效，故甄权以治语多恍惚，善惊失志，东垣以治风热，语言不遂，皆取其养阴滋液而息内风。盖气味辛温之说，本沿赤箭之旧，实则辛于何有，而温亦虚言。"

0650 天雄 tiān xióng 《本经》

【基原】　为毛茛科乌头属植物乌头形长的块根。

【原植物】　参见“川乌头”条。

【采收加工】 10～11月采挖，干燥。

【药材】 天雄 *Aconiti Singularis Radix* 主产于四川、陕西等地。

性状 块根长圆锥形，稍弯曲，顶端常有短残茎，中部多向一侧略膨大。表面棕褐色或灰棕色，有小瘤状突起的支根。质坚实，断面类白色或淡灰黄色，形成层环多角形。气微，味辛辣，麻舌。

鉴别 参见"川乌头"条。

【炮制】 1.《雷公炮炙论》："(天雄)宜炮皴坼后去皮尖底用，不然阴制用并得。"

2.《药性论》："干姜制用之。"

3.《日华子》："凡丸、散炮去皮脐用，饮药即和皮生使甚佳。"

4.《纲目》："熟用。一法，每十两，以酒浸七日，掘土坑，用炭半秤煅赤，去火，以醋二升沃之，候干，趁热入天雄在内，小盆合一夜，取出，去脐用之。"

【药性】 辛，热，大毒。归肾经。

1.《本经》："味辛，温。"

2.《别录》："甘，大温，有大毒。"

3.《药性论》："大热，有大毒。"

4.《本草汇言》："味辛，气热，有毒。"

5.《医林纂要》："制之可下入命门。"

6. 沈文彬《药论》："入肾。"

【功用主治】 祛风散寒，益火助阳。主治风寒湿痹，历节风痛，四肢拘挛，心腹冷痛，痃癖癥瘕。

1.《本经》："主大风，寒湿痹，历节痛，拘挛缓急，破积聚邪气，金疮，强筋骨，轻身健行。"

2.《别录》："疗头面风去来疼痛，心腹结积，关节重，不能行步，除骨间痛，长阴气，强志，令人武勇，力作不倦。又堕胎。"

3.《药性论》："能治风痰，冷痹，软脚毒风，能止气喘促急。杀禽、虫毒。"

4.《日华子》："治一切风、一切气，助阳道，暖水藏，补腰膝，益精明目，通九窍，利皮肤，调血脉，四肢不遂，破痃癖癥结，排脓止痛，续骨，消瘀血，补冷气虚损，霍乱转筋，背脊偻伛，消风痰，下胸膈水，发汗，止阴汗。炮含治喉痹。"

【用法用量】 内服：煎汤，2～6 g；或入丸、散。外用：研末调敷。内服宜炮制后用。

【宜忌】 阴虚阳盛者及孕妇禁服。

1.《本草经集注》："恶腐婢。"

2.《药性论》："忌豉汁。"

【选方】 1. 治元阳素虚，寒邪外攻，手足厥冷，大、小便白浑，六脉沉微，除涸冷，扶元气及伤寒阴毒 乌头、附子、天雄(并炮裂，去皮、脐)等分。吹咀。每服四钱，水二盏，姜十五片，煎八分，温服。(《肘后方》三建汤)

2. 治虚劳羸弱，阳气不足，阴痿，小便数 天雄(炮裂，去皮、脐)，鹿茸(去毛，涂酥炙微黄)、桂心各二两。上件药，捣罗为末，炼蜜和捣三二百杵，丸如梧桐子大。每服，食前以温酒下十丸。(《圣惠方》)

3. 治头风，目眩耳聋 天雄三两，薯蓣七两，山茱萸五两。上治下筛，以清酒服五分匕，日再，不知稍增，以知为度。(《千金方》小三五七散)

【各家论述】 1.《纲目》："乌、附、天雄，皆是补下焦命门阳虚之药，补下所以益上也。若是上焦阳虚，即属心、脾之分，当用参、芪，不当用天雄也。朱震亨以为下部之佐药者得之，而未发出此义。《雷公炮炙论》序云：咳逆数数，酒服熟雄。谓以天雄炮研，酒服一钱也。"

2.《本草述》："天雄，亦能补阳，但力大减于附子耳。且难与乌头同论，以其不兼散风也。"

3.《本草拾遗》："天雄禀纯阳之性，补命门、三焦，壮阳精，强肾气，过于附子。故《本经》用以治大风寒，开湿痹、历节、拘挛诸病。"

4.《药性切用》："天雄，性味虽雄，但能温经逐冷，不能顷刻回阳，湿痹寒甚宜之。"

0651 天门冬 tiān mén dōng (《本经》)

【异名】 虋冬(《尔雅》)，大当门根(《石药尔雅》)，天冬(《药品化义》)。

【基原】 为百合科天门冬属植物天门冬的块根。

【原植物】 天门冬 *Asparagus cochinchinensis* (Lour.) Merr. [*Melanthium cochinchinensis* Lour.；*A. lucidus* Lindl.；*A. gaudichalldianus* Kunth] 又名：颠勒(《本经》)，髦、颠棘(《尔雅》)，浣草(《博物志》)，万岁藤、婆罗树(《救荒本草》)，天棘(《纲目》)，白罗杉(《植物名实图考》)。

多年生攀缘草本，全株无毛。块根肉质，簇生，长椭圆形或纺锤形，长4～10 cm，灰黄色。茎细，分枝具棱或狭翅；叶状枝通常每3枚成簇，扁平，长1～3 cm，宽1～2 mm，先端锐尖。叶退化成鳞片，先端长尖，基部有木质倒生刺，刺在茎上长2.5～3 mm，在分枝上较短或不明显。花1～3朵簇生叶腋，单性，雌雄异株，淡绿色；花梗长2～6 mm；雄花花被片6，雄蕊花丝不贴生于花被片上，花药卵形；雌花与雄花大小相似，具6个退化雄蕊。浆果球形，成熟时红色；具种子1颗。花期5～7月，果期8月。

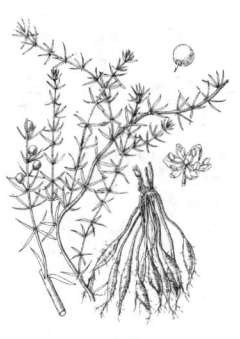

天门冬

生于阴湿的山野林边、草丛或灌木丛中，也有栽培。分布于华东、中南、西南及河北、山西、陕西、甘肃、台湾等地。

【栽培】 生物学特性 喜温暖、湿润、较荫蔽的环境；不耐严寒，遇霜冻易发生冻害；忌干旱及积水。宜选深厚、肥沃、富含腐殖质、排水良好的壤土或砂质壤土栽培，不宜在土质黏重、低洼易积水或瘠薄土及排水不良的地方种植。

繁殖方法 种子繁殖或分株繁殖。种子繁殖，育苗移栽法：7～8月当果实由绿色变为黄色时采收，搓去果肉，清洗干净，选子粒大、饱满、乌润发亮的作种。春播在3～4月，秋播在8～9月，在无霜或霜期短的地区，以秋播发芽率高，生长健壮。春播种子用2～3倍湿砂贮藏过冬。播种前选荫蔽度30%树下作畦，也可搭棚遮阳。于畦面开横沟，行距17～20 cm，播幅8～10 cm，深3.5 cm，将种子匀撒沟中，盖细土或混有草木灰的土杂肥，再盖薄草保湿。培育1～2年，在10月或春季萌芽前移栽，行、株距(30～40) cm×(20～25) cm。分株繁殖，3～4月植株未萌发前或9月，将根挖出，分成3～5簇，每簇有芽1～2个，穴栽，每穴1簇，行、株距30 cm×(20～25) cm，保持湿润，10～15日出苗。

田间管理 每年进行中耕除草3次，第一次在3～4月；第二次在6～7月，追施人畜粪水，也可适当施用硫酸铵和尿素；第三次在9～10月，施土杂肥。当蔓茎长到50 cm左右时，设支架或支柱，使其缠绕，以利生长。天旱时，要经常浇水。

病虫害防治 虫害有短须螨，5～6月为害叶部，用40%水胺硫磷1 500倍液或20%双甲脒乳油1 000倍液喷雾防治。

【采收加工】 定植后2～3年即可采收，9月下旬至10月上旬割去蔓茎，挖出块根，去掉泥土，用水煮或蒸至皮裂，捞出入清水中，趁热剥去外皮，微火烘干或用硫黄熏蒸后烘干。

【药材】 天门冬 *Asparagi Radix* 主产于贵州、广西、云南等地。以贵州产量最大，品质好。

商品规格 商品按产地分为川天冬、温天冬、湖天冬，并根据根条粗细各分为3个等级。

性状 块根呈长纺锤形，稍弯曲，长4～18 cm，直径0.5～2 cm。表面黄白色或淡黄棕色，半透明，光滑或有深浅不等的纵沟及细皱纹。质坚韧或柔润，断面黄白色，角质样，有黏性，皮部宽，中柱明显。气微，味甘、微苦。

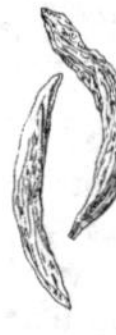
天门冬（块根）外形

鉴别 块根横切面：根被有时残存。皮层宽广，外侧有石细胞断续排列成环；黏液细胞散在，内含草酸钙针晶束，针晶长40～99 μm；内皮层明显。中柱鞘为1～2列薄壁细胞；木质部束及韧皮部束各31～135个，相互间隔排列，少数导管深入至髓部；髓部亦散有含草酸钙针晶束黏液细胞。

【成分】 块根含甾体皂苷：天冬呋甾醇寡糖苷Asp-Ⅳ、Asp-Ⅴ、Asp-Ⅵ、Asp-Ⅶ，甲基原薯蓣皂苷（methylprotodioscin），伪原薯蓣皂苷（pseudoprotodioscin），3-*O*-〔*α*-*L*-吡喃鼠李糖基(1→4)-*β*-*D*-吡喃葡萄糖基〕26-*O*-(*β*-*D*-吡喃葡萄糖基)-(25*R*)-5, 20-呋甾二烯-3*β*, 26-二醇{3-*O*-〔*α*-*L*-rhamnopyranosyl(1→4)-*β*-*D*-glucopyranosyl〕26-*O*-(*β*-*D*-glucopyranosyl)-(25*R*)-furosta-5, 20-dien-3*β*, 26-diol}。另含6个甾体皂苷，苷元分别为雅姆皂苷元（yamogenin），薯蓣皂苷元（diosgenin），菝葜皂苷元（sarsasapogenin），异菝葜皂苷元（smilagenin）；糖类：寡糖Ⅰ～Ⅶ，葡萄糖，果糖，蔗糖，天冬多糖（asparagus polysaccharide）A、B、C、D；氨基酸类：瓜氨酸，天冬酰胺，丝氨酸，苏氨酸，脯氨酸，甘氨酸，丙氨酸，缬氨酸，甲硫氨酸，亮氨酸，异亮氨酸，苯丙氨酸，酪氨酸，天冬氨酸，谷氨酸，精氨酸，组氨酸，赖氨酸等。另含5-甲氧基甲基糠醛（5-methoxymethyl furfural），*β*-谷甾醇（*β*-sitosterol）。

【药理】 1. 抗菌作用 体外抗菌试验表明，天门冬100%煎剂作1∶100～1∶2 000稀释后对炭疽杆菌206、甲型及乙型溶血性链球菌、白喉杆菌、类白喉杆菌、肺炎链球菌、金黄色葡萄球菌、柠檬色葡萄球菌、白色葡萄球菌及枯草杆菌有不同程度的抑制作用。

2. 杀灭孑孓作用 天门冬根水浸液浓度为0.05%，使孑孓于120小时后死亡率即可达72.8%；浓度0.5%～1%时，于72～96小时后死亡率可达100%。

3. 延缓衰老作用 天门冬乙醇提取液可显著提高衰老模型小鼠脑SOD、MDA、Na^+，K^+-ATP酶活力，降低MDA含量；可显著提高肝细胞膜Na^+，K^+-ATP酶活力，降低MDA含量；可显著提高睾丸线粒体GSH-Px、Na^+，K^+-ATP酶活力，降低MDA含量。

4. 其他作用 从天门冬中提取得到的80%乙醇沉淀物口服对小鼠肉瘤S_{180}的抑制效果最为明显，抑制率为35%～45%，其抗癌活性成分主要为天门冬的多糖类。天门冬根水提物能抑制乙醇诱发的肿瘤坏死因子α(TNFα)的分泌，并呈剂量依赖性。天门冬可能通过抑制白细胞介素-1(IL-1)的分泌来抑制TNFα。天门冬也有中枢抑制作用。

【炮制】 1. 天门冬 取原药材，除去杂质及泛油色黑者，迅速洗净，或用明矾水洗净，晒至半干，切薄片，干燥。

2. 炒天门冬 取净天门冬片置锅内，用文火炒至微焦，取出放凉。

3. 炙天门冬 取炼蜜加适量开水稀释后，投入净天门冬片拌匀，稍闷，置锅内，用文火炒至深黄色，不粘手为度，取出放凉。每天门冬片100 kg，用炼蜜12 kg。

4. 朱天门冬 取净天门冬片用清水微润湿，撒入朱砂细粉拌匀，晒干或晾干。每天门冬100 kg，用朱砂0.15 kg，以清心除烦。

饮片性状 天门冬为类圆形薄片，表面黄白色或淡棕色、中心黄白色，角质样，半透明，微具黏性，气微、味甜微苦；炒天门冬形如天门冬片，表面淡黄色或棕色、中心淡黄色；炙天门冬形如天门冬片，表面黄色或棕黄色，气微、味甜；朱天门冬形如天门冬片，外被红色朱砂细粉。

贮干燥容器内，炒天门冬、炙天门冬、朱天门冬密闭，置于阴凉干燥处，防潮，防霉，防蛀。

【药性】 甘、苦，寒。归肺、肾经。

1.《本经》："味苦，平。"

2.《别录》："甘，大寒，无毒。"

3.《本草经解》："入手太阴肺经，手少阴心经，气味俱降。"

4.《本草再新》："入心、肺、肾三经。"

【功用主治】 滋阴润燥，清肺降火。主治燥热咳嗽，阴虚劳嗽，热病伤阴，内热消渴，肠燥便秘，咽喉肿痛。

1.《本经》："主诸暴风湿偏痹，强骨髓，杀三虫，去伏尸。久服轻身，益气延年。"

2.《别录》："保定肺气，去寒热，养肌肤，益气力，利小便，冷而能补。"

3.《药性论》："主肺气咳逆，喘息促急，除热，通肾气，疗肺痿生痈吐脓，治湿疥，止消渴，去热中风，宜久服。煮食之，令人肌体滑泽，除身中一切恶气，不清之疾，令人白净。"

4.《日华子》："镇心，润五脏，益皮肤，悦颜色，补五劳七伤。治肺气并嗽，消痰，风痹热毒，游风，烦闷吐血。"

5. 王好古："主心病，嗌干心痛，渴而欲饮，痿蹷嗜卧，足下热而痛。"（引自《纲目》）

6.《滇南本草》："润肺，止咳嗽、咳血，降肺气逆胀。生吃，治偏坠疝气，肾子肿大。"

7.《本草蒙筌》："除热淋，止血溢妄行，润粪燥闭结。"

8.《纲目》："润燥滋阴，清金降火。"

9.《长沙药解》："愈口疮，除肿痛。"

10.《本草再新》："清心火，益肾水，通经络，兼理血分。"

11.《植物名实图考》："拔疔毒。"

【用法用量】 内服：煎汤，6～15 g；熬膏，或入丸、散。外用：鲜品捣敷；或捣烂绞汁涂。

【宜忌】 虚寒泄泻及风寒咳嗽者禁服。

1.《本草经集注》："垣衣、地黄为之使。畏曾青。"

2.《日华子》："贝母为之使。"

3.《本草衍义》："其味苦，但专泄而不专收，寒多人禁服。"

4.《医学入门》："中寒肠滑者禁用。"

【选方】 1. 治肺胃燥热，痰涩咳嗽 天门冬（去心）、麦门冬（去心）等分。上两味熬膏，炼白蜜收，不时含热咽之。（《张氏医通》二冬膏）

2. 治肺痿咳嗽，吐涎沫，心中温温，咽燥而不渴者 生天冬捣取汁一升，酒一斗，饴一升，紫菀四合，入铜器于汤上煎至可丸。服如杏子大一丸，日可三服。（《肘后方》）

3. 治血虚肺燥，皮肤拆裂及肺痿咳脓血证 天门冬新掘者不拘多少，净洗，去心、皮，细捣，绞取汁用砂锅慢火熬成膏。每用一二匙，空心温酒调服。（《医学正传》天门冬膏）

4. 治妇人喘，手足烦热，骨蒸寝汗，口干引饮，面目浮肿 天门冬十两，麦门冬八两，生地黄三斤（取汁为膏）。上二味为末，膏子和丸如梧子大。每服五十丸，煎逍遥散送下。逍遥散中去甘草加人参。（《保命集》天门冬丸）

5. 治诸不足，暖五脏 天门冬、熟地黄、白茯苓各等分。上为细末，炼蜜为丸如弹子大。每服一丸，食远温酒调化服。（《简便单方》）

6. 治健忘 天冬、远志、茯苓、干地黄各等分。为末，蜜丸。酒服二十丸如梧子，日三服。加至三十丸，常服之勿绝。（《千金方》）

7. 治口疮连年不愈　天门冬(去心)、麦门冬(去心)、玄参各等分。共为细末,炼蜜为丸,如弹子大。每服一丸,噙化。(《外科精义》玄参丸)

8. 治面上黑气不退　天门冬和蜜打烂为丸。日日洗面。(《吉人集验方》)

【临床报道】 1. 治疗乳腺小叶增生　鲜天门冬 62.5 g,加黄酒适量蒸熟。每日分早、中、晚 3 次服完。或口服天门冬片(每片含生药 0.3 g),每次 9 片,每日 3 次。或口服天门冬糖浆,每次 10 ml,每日 3 次。或用天门冬静脉注射液每次 60 g,以生理盐水或葡萄糖液 10～30 ml 稀释后静注,每日 1 次;也可加入 5%～10%葡萄糖液 250 ml 静滴。20 日为 1 个疗程,2 个疗程间歇 7～10 日。治疗 42 例,临床治愈 16 例,显效 8 例,有效 11 例,总有效率为 83%。一般3～4 日后,肿块变软、缩小;2～3 个疗程,肿块基本消失。消失时间最短 22 日,最长 3～6 个月。在临床治愈的病例中,经随访有 2 例半年后复发,1 例间隔 1 年后复发,复发后再用天门冬制剂仍有效。

2. 治疗恶性淋巴肉瘤　以天门冬注射液(每 1 ml 相当生药 2 g),成人 10～40 g/次,最大用至 120 g/次,加入25%～50%葡萄糖注射液静脉注射,每日 2 次。白花蛇舌草注射液(每 1 ml 相当生药 2 g),每次 8 g,肌注,每日 2 次。连续治疗 3～6 个月,共治 41 例。单用天门冬和白花蛇舌草治疗的 23 例中,临床治愈 5 例,显效 7 例,有效 7 例,无效 4 例。一般于用药后 3～4 日(第五至第六针)淋巴肿块可见缩小变软,用药至 15～20 日显效,30～40 日肿块基本消失。对患者无不良反应,仅见有些患者用药后全身出汗,个别在注射大剂量白花蛇舌草注射液后可见白细胞下降,停药 3～5 日后恢复正常。

【各家论述】 1.《本草衍义》:"天门冬,治肺热之功为多,其味苦,但专泄而不专散,寒多人禁服。"

2.《本草蒙筌》:"天、麦门冬并入手太阴经,而能驱烦解渴,止咳消痰,功用似同,实亦有偏胜也。麦门冬兼行手少阴心,每每清心降火,使肺不犯于贼邪,故止咳立效;天门冬复走足少阴肾,屡屡滋肾助元,令肺得全其母气,故消痰殊功。盖痰系津液凝成,肾司津液者也,燥盛则凝,润多则化,天门冬润剂,且复走肾经,津液纵凝,亦能化解。麦门冬虽药剂滋润则一,奈经络兼行相殊,故上而止咳不胜于麦门冬;下而消痰必让于天门冬尔。先哲亦曰,痰之标在脾,痰之本在肾,又曰,半夏惟能治痰之标,不能治痰之本。以是观之,则天门冬惟能治痰之本,不能治痰之标,非但与麦门冬殊,亦与半夏异也。"

3.《本草述》:"天门冬,通肾而润燥益精。先哲云:天冬冷而能补,盖苦寒入肾者多矣。惟此质润而味厚,正谓肾忌燥而喜润。又精不足者补之以味,是所云通肾气强骨髓者止此也。抑保定肺气者云何?天冬属足少阴气分药,本肾中之阴气以上至肺,故能保定肺中阴气而后可攻其火也。经曰:二阴至肺。是肾中阴气原至于肺也。惟肾阴虚者,则不能至于肺而肺虚。天冬不止苦寒除热,兼以润腻益精,俾虚火不烁于阴中,而阴气能极于上际,故肺气赖以保定。此所谓主肺气喘逆急促,止嗽消痰,疗吐血并肺痿生痈吐脓是也。其所谓镇心者何?盖坎离本是同宫,肾阴足而心火宁,况有肺阴下降以入心,是所谓主心病嗌干,心痛,渴而欲饮者是也。所谓治痿躄嗜卧者何?盖肾气能至于肺,肺气即还能至于肾。凡痿躄为病皆由肺热叶焦,肺阴不能降,而气不能至于地,不则何痿躄嗜卧之有?此所谓疗足下热而痛,更益气力,利小便者此也。至于润五脏,补五劳七伤,总不外先哲所云润营卫枯竭,与麦冬、人参、五味、枸杞逐队,的的能补虚劳。"

4.《药品化义》:"天冬本非肺药,为肺主气,气有余便是火,反尅肺脏,以此体润性寒,最能保定肺气,勿令火扰,则肺清气宁。凡肺热极,痰火盛,以致肺焦叶举;或咳嗽,或喘急,或吐血,或衄血,或风热,或湿痹,俱宜用之。此皆保肺气之功也。又取其味厚苦寒,俱属于阴,因肾恶燥以寒养之,肾欲坚以苦坚之,故能入肾助元精,强骨髓,生津液,止消渴,润大便,利小便,此皆滋肾之力也。"

5.《长沙药解》:"天冬,清金化水,止渴生津,消咽喉肿痛,除咳吐脓血。水生于金,金清则水生,欲生肾水,必清肺金,清金而生水者,天冬是也。天冬润泽寒凉,清金化水之力十倍于麦冬,土燥水枯者,甚为相宜。阳明伤寒之家,燥土贼水,肠胃焦涸;瘟疫斑疹之家,营热内郁脏腑燔蒸。方其燥结未甚,以之清金泄热,滋水润肠,本元莫损,胜服大黄。"

6.《本草求真》:"天门冬,据书载泻肺火及兼补肾,然究止属苦寒,安能滋肾而补水乎?所云能补水者,以肺本清虚,凉则气宁而不扰,热则气行而不生,且肺为肾母,肺金失养,则肾亦燥而不宁;肾气上攻,则肺益燥而受尅。而凡咳嗽吐衄,痰结燥渴,肺痈肺痿等证,靡不因之毕呈。得此清肃之品,以为化源之自,则肾未必即补,而补肾之基,未必不于所清而先具也。是以又云补肾。"

0652 天文草 tiān wén cǎo (广州空军《常用中草药手册》)

【异名】 雨伞草、散血草(广州空军《常用中草药手册》),拟千日菊、山天文草(广州部队《常用中草药手册》),红铜水草(《云南中草药选》),大黄花、黄花苦草、过海龙、山骨皮、黑节关(《全国中草药汇编》)。

【基原】 为菊科金钮扣属植物金钮扣的全草。

【原植物】 金钮扣 *Spilanthes paniculata* Wall. ex DC. [*S. acmella* auct. *non* L.]

一年生草本,高 30～90 cm。茎紫红色,斜生倾卧,着地生根,全株疏被柔毛。单叶对生;具叶柄;叶片广卵形或椭圆形,长 4～7 cm,先端尖,基部宽楔形或平截,边缘有浅粗齿,背面叶脉明显。头状花序,顶生或腋生,花序梗细,长5～6 cm;花序小,深黄色;总苞片 2 层,长卵形,绿色,花托有鳞片;舌状花雌性,1 列,舌片黄色或白色;两性花管状,雄蕊着生于花冠管上,子房下位。瘦果,三棱形或背向压扁,黑色,沿角上常有毛,顶冠有芒刺 2～3 条或无芒刺。花期夏季。

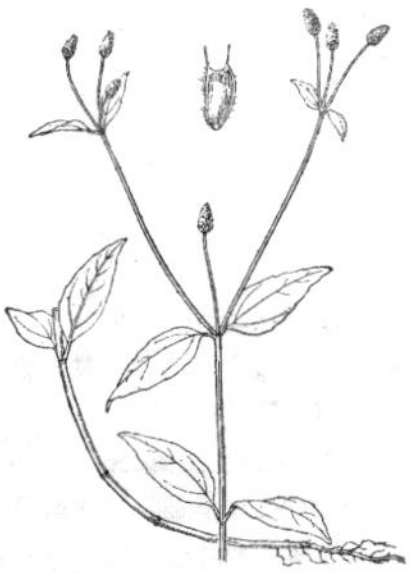

金 钮 扣

生于海拔 800～1 900 m的田野沟旁、路边草丛湿处。分布于福建、广东、广西、四川、云南、西藏、台湾等地。

【采收加工】 6～8 月采收,鲜用或切段晒干。

【成分】 地上部分含有机酸:棕榈酸(palmitic acid),硬脂酸(stearic acid),三十四烷酸(tetratriacontanoic acid);甾醇类:谷甾醇(sitosterol),豆甾醇(stigmasterol),谷甾醇-*O*-*β*-*D*-葡萄糖苷(sitosterol-*O*-*β*-*D*-glucoside);氨基酸:苏氨酸,丙氨酸,赖氨酸,甲硫氨酸,亮氨酸,缬氨酸,脯氨酸,羟基脯氨酸,酪氨酸,组氨酸,谷氨酸等。另含环氧酸浆苦味素(epoxyphysalin)B。

【药性】 广州部队《常用中草药手册》:"辛、苦,微温。有麻舌感。"

【功用主治】 止咳平喘,消肿止痛。主治感冒,咳嗽,哮喘,百日咳,肺结核,痢疾,肠炎,疟疾,疮疖肿毒,风湿性关节炎,牙痛,跌打损伤,毒蛇咬伤。

1. 广州部队《常用中草药手册》:"止咳定喘,消肿止痛。主治感冒咳嗽,慢性支气管炎,哮喘,百日咳,肺结核,蛇咬伤,疮疡肿毒,牙痛。"

2.《云南中草药选》:"治跌打损伤,风湿性关节炎,腹痛。"

【用法用量】 内服:煎汤,6～15 g;或研末,0.5～1 g。外用:

鲜品捣敷。

【宜忌】《全国中草药汇编》:"孕妇慎用。"

0653 天仙子 tiān xiān zǐ (《本草图经》)

【异名】莨菪子(《本经》),莨蔵子(《本草经集注》),莨菪实(《箧中方》),牙痛子(《本草原始》),小颠茄子(《岭南采药录》),熏牙子(《陕西中药志》)。

【基原】为茄科天仙子属植物莨菪、小天仙子的成熟种子。

【原植物】1. 莨菪 *Hyoscyamus niger* L. 又名:横唐(《本经》),行唐(《别录》),狼蔵(《本草经集注》),葱(《玉篇》),蔺蒻(《纲目》)。

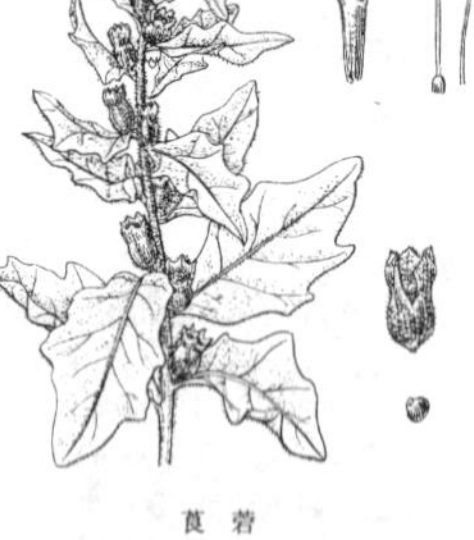
莨 菪

一年或二年生草本,高达 1 m。全株被黏性的腺毛。根粗壮,肉质。一年生植株茎极短,茎基部具莲座状叶丛,叶长可达30 cm,宽达10 cm;二年生植株茎伸长分枝。茎生叶互生,无柄,基部半抱茎;叶片卵形至三角状卵形,长 4~10 cm,宽 2~6 cm,先端钝或渐尖,边缘呈羽状浅裂或深裂;向顶端的叶呈浅波状,两面除生黏性腺毛外,沿叶脉并被柔毛。花腋生,单一,径 2~3 cm;花萼筒状钟形,5 浅裂,花后增大成坛状,有 10 条纵肋,外被直立白柔毛;花冠钟状,5 浅裂,黄色带有紫堇色网纹;雄蕊 5,着生于花冠筒的近中部;花药纵绽裂开,深蓝紫色;子房 2 室,柱头头状,2 浅裂。蒴果藏于宿存的萼内,长卵圆形,成熟时盖裂。种子小,近圆盘形,淡黄棕色,有多数网状凹穴。花期 5 月,果期 6 月。

生于村边、山野、路旁、宅旁等处。分布于华北、东北、西北及安徽、山东、河南、四川、西藏等地。

本植物的叶(莨菪叶)、根(莨菪根)亦供药用,另设专条。

2. 小天仙子 *H. bohemicus* F. W. Schmidt

形态与上种十分接近,主要区别:本种为一年生草本,植株较小。根细瘦而带木质。无莲座叶丛,茎生叶不作羽状分裂或仅有极浅的波状浅裂。

生于村边、田野、路旁等处。分布于东北及河北等地。

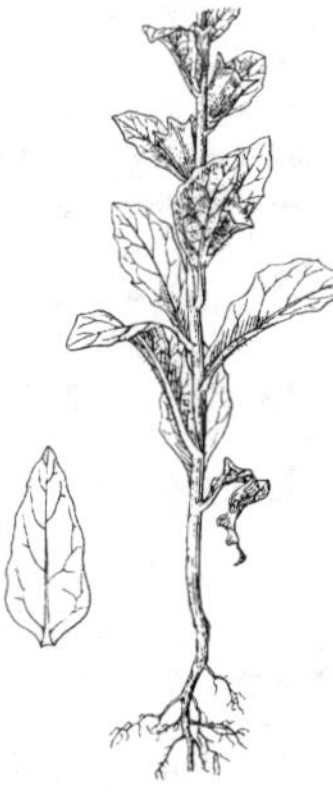
小天仙子

【栽培】生物学特性 性喜温暖湿润气候,生长适宜的温度为 20~30 ℃,不耐严寒,喜阳光,以土层深厚、疏松肥沃、排水良好的中性及微碱性砂质壤土栽培为宜。忌连作,不宜以番茄等茄科植物为前作。

繁殖方法 用种子繁殖。直播法:北方播种时间为 3 月至 4 月中旬,长江流域以秋播为主。条播或穴播。条播:行距 30~40 cm,开浅沟,将种子均匀撒入,覆土,以盖没种子为度。穴播:穴距 30 cm×30 cm或 40 cm×40 cm,每穴播种 10 颗左右,播后可稍镇压,应经常浇水,温度在 18~23 ℃,有足够的土壤温度,播后 10 日左右出苗,苗齐后进行间苗 1 次,每穴留壮苗 1 株。

田间管理 秋播者中耕除草 3 次。第一次在当年 11~12 月,第二次于翌年 2~3 月,第三次在 4 月。春播者在 4 月上中旬、5 月下旬、6 月上旬各中耕 1 次。中耕宜浅,每穴中耕后追肥 1 次,以氮肥为主,先淡后浓,先少后多。4 月上旬及 5 月上旬花果期再用 2%的磷酸钙溶液根外追肥两次,可提高种子产量。秋末须在根旁培土,覆盖稻草或马粪,以防冻伤。

病虫害防治 虫害有红蜘蛛,春季发生,可用化学药剂防治,并注意不宜选豆类、棉花、茄等为前作。

【采收加工】秋播者于 6 月上旬,春播者 7 月中旬,北方在 8~9月,当下部果皮呈黄色,上部种子充实呈淡黄色时,于分枝处割下,放通风处,1 星期后脱粒晒干即成。

【药材】天仙子 *Hyoscyami Semen* 主产于河北、河南、内蒙古及东北、西北各地。

性状 种子呈类扁肾形或扁卵形,直径约 1 mm。表面棕黄色或灰黄色,具细密隆起的网纹,略尖的一端有点状种脐。剖面灰白色,油质,有胚乳,胚弯曲。无臭,味微辛。

鉴别 (1) 种子纵切面:种皮外表皮细胞呈不规则波状凸起,波峰顶端渐尖或钝圆,细胞壁具透明的纹理;种皮内表皮细胞 1 列,壁薄,内含棕色物。胚乳细胞含脂肪油及糊粉粒;胚弯曲,子叶细胞含脂肪油,胚根明显。

(2) 取本品粉末 0.5 g,置试管中,加乙醚 5 ml 与 10%氨溶液数滴,密塞,振摇,2 小时后,吸取醚液少量于载玻片上,挥干醚液,滴加碘化铋钾试液 2 滴,数分钟后,置显微镜下观察,可见黄紫色,似飞鸟状结晶。取本品粉末 0.5 g,置试管中,加浓氨试液 0.5 ml,混匀,再加氯仿 5 ml,密塞,振摇0.5 小时,滤过。滤液蒸干,残渣加氯仿溶解,吸取溶液 5 滴,置水浴上蒸干,加发烟硝酸 4 滴,蒸干,残渣加无水乙醇1 ml与氢氧化钾 1 小粒,显紫色(检查莨菪类生物碱)。

(3) 薄层色谱:取本品粉末 1 g,加石油醚(30~60 ℃)10 ml,超声处理 15 分钟,弃去石油醚液,同上再处理 1 次,药渣挥干溶剂,加浓氨试液与乙醇的等量混合溶液 2 ml 湿润,加氯仿 20 ml,超声处理 15 分钟,滤过。滤液蒸干,残渣加无水乙醇 0.5 ml 溶解,作供试品溶液。另取硫酸阿托品、氢溴酸东莨菪碱对照品,加无水乙醇制成每 1 ml 各含1 mg的混合溶液,作为对照品溶液。吸取上述两种溶液各 5 μl,分别点于同一硅胶 G 薄层板上,以醋酸乙酯-甲醇-浓氨试液(17:2:1)展开,取出,晾干,依次喷碘化铋钾与亚硝酸钠乙醇试液。供试品色谱中,在与对照品色谱相应位置上,显相同的两个棕色斑点。

【成分】1. 莨菪 种子含生物碱类:天仙子胺即莨菪碱(hyoscyamine)及其外消旋体阿托品(atropine),东莨菪碱(scopolamine),hyoscyamide;酯类:1,24-二十四烷二醇二阿魏酸酯(1,24-tetracosanediol diferulate),1-*O*-(9*Z*,12*Z*-十八二烯酰)-3-*O*-十九酰甘油〔1-*O*-(9*Z*,12*Z*-octade-cadienoyl)-3-*O*-nonadecanoyl glycerol〕,1-*O*-十八酰甘油(1-*O*-octadecanoyl glycerol),1-*O*-(9*Z*,12*Z*-十八二烯酰)甘油〔1-*O*-(9*Z*,12*Z*-octadecadienoyl) glycerol〕,1-*O*-(9*Z*,12*Z*-十八二烯酰)-2-*O*-(9*Z*,12*Z*-十八二烯酰)甘油〔1-*O*-(9*Z*,12*Z*-octadecadienoyl)-2-*O*-(9*Z*,12*Z*-octadecadienoyl) glycerol〕,1-*O*-(9*Z*,12*Z*-十八二烯酰)-3-*O*-(9*Z*-十八酰)甘油〔1-*O*-(9*Z*,12*Z*-octadecadienoyl)-3-*O*-(9*Z*-octadecenoyl)〕,曼陀罗甾内酯-4(daturalactone-4);脂肪酸:肉豆蔻酸(myristic acid),棕榈酸(palmitic acid),油酸(oleic acid),亚油酸(linoleic acid)。又含 grossamide,cannabisin D,cannabisin G,*N*-反-阿魏酰基酪胺(*N*-*trans*-feruloyl tyramine),芸香苷(rutin),香草酸(vanillic acid),谷甾醇(sitosterol),胡萝卜苷(daucosterol),天仙子内半缩醛(hyoscyamilactol,Nic-3),16α-acetoxyhyoscyamilactol。

2. 小天仙子　种子含天仙子胺，东莨菪碱。

【药理】 天仙子中主要生物碱为天仙子胺、东莨菪碱及阿托品等，其药理作用参见"洋金花"条。

【药性】 苦、辛，温，大毒。归心、肝、胃经。

1.《本经》："味苦，寒。"

2.《雷公炮炙论》："大毒。"

3.《别录》："甘，有毒。"

4.《药性论》："味苦、辛，微热。"

5.《四川中药志》1960 年版："入心、胃、肝经。"

【功用主治】 解痉止痛，安心定痫。主治脘腹疼痛，风湿痹痛，风虫牙痛，跌打伤痛，喘嗽不止，泻痢脱肛，癫狂，惊痫，痈肿疮毒。

1.《本经》："主齿痛出虫，肉痹拘急，使人健行，久服轻身，走及奔马，强志益力。"

2.《别录》："疗癫狂、风痫，颠倒拘挛。"

3.《药性论》："热炒止冷痢。主齿痛，虫牙孔，子咬之虫出。焦炒碾细末，治下部脱肛。"

4.《本草拾遗》："主痃癖，安心定志，聪明耳目，除邪逐风。"

5.《日华子》："烧熏虫牙及洗阴汗。"

6.《生草药性备要》："治小儿五疳神药。"

7.《现代实用中药》："内服治喘息、胃痛、神经痛，用于剧烈咳嗽、百日咳、胃痉挛痛、三叉神经痛、呕吐、舞蹈病等。外用可治痔疾。"

【用法用量】 内服：煎汤，0.6～1.2 g；散剂，0.06～0.6 g。外用：研末调敷；煎水洗；或烧烟熏。

【宜忌】 本品有剧毒，内服宜慎，不可过量及连续服用。孕妇、心脏病、青光眼患者禁服。

1.《本经》："多食令人狂走。"

2.《雷公炮炙论》："勿误服，冲人心，大烦闷，眼生暹火。"

3.《药性论》："生能泻人。"

4.《四川中药志》1960 年版："心脏病及心脏衰弱者忌用。"

5.《全国中草药汇编》："孕妇忌服。"

【选方】 1. 治风湿厥痛　天仙子三钱（炒），大草乌头、甘草半两，五灵脂一两。为末，糊丸，梧子大，以螺青为衣。每服十丸，男子菖蒲酒下，女子芫花汤下。（《圣济总录》）

2. 治妇人血风走注，腰胯脚膝疼痛　莨菪子一两，川乌头一两，附子一两。上件药捣细罗为散，以酒煎成膏，摊于帛上，于痛处贴之，多年者不过三上效。（《圣惠方》）

3. 治龋齿　天仙子烧烟，用竹筒抵牙，引烟熏之即虫孔不再发。（《证治准绳》）

4. 治年久呷嗽　莨菪子、木香、熏黄等分。为末，以羊脂涂青纸上，撒末于上，卷作筒，烧烟熏吸之。（《崔氏纂要方》）

5. 治咳嗽积年不瘥，胸膈干痛不利　莨菪子一两（水淘去浮者，煮令芽出，候干，炒令黄黑色捣末），酥四两，枣四十枚。上件药都人铫子内，以慢火煎，候枣皮焦，取枣去皮核，食七枚，日二服。（《圣惠方》）

6. 治水泻日久　青州干枣十个（去核），入莨菪子填满，扎定烧存性。每粟米饮服一钱。（《圣惠方》）

7. 治赤白痢，脐腹疼痛，肠滑后重　大黄半两，莨菪子一两。上捣罗为散，每服一钱，米饮调下，食前。（《普济方》妙功散）

8. 治久痢劳痢　莨菪子、干姜（并炒焦见烟）、狗头骨（烧灰）。上等分为末，麦糊为丸，如梧桐子大，每服三十丸，空心食前米饮下。（《续易简方论》莨菪丸）

9. 治瘰疬瘘　莨菪子三两，淘去浮者，炒熟。上件药用醇醋一升浸一宿，晒干，再入酒浸一宿，又晒干，重以酒半升净洗，又晒干，每日空心取三指撮，以井华水下之，服后食三五匙饭压之，十日差。（《圣惠方》莨菪子方）

【临床报道】 1. 治疗近视　取天仙子制成 10% 天仙子滴眼液，每星期滴眼 1 次，每次 1 滴，4 星期为 1 个疗程，共治疗视力不足 1.0 的近视眼（排除眼疾）76 例计 145 只眼，结果显效占 27.59%，进步占 35.86%，总有效率 63.45%。与非治疗对照组比较，有非常显著差异（$P < 0.01$）。

2. 治疗慢性腹泻　取天仙子 120 g，赤石脂 1 000 g，枯矾 1 000 g，研细压片，制成复方石脂片，每片 0.34 g。每次口服 3～5 片，每日 3 次，30 日为 1 个疗程。共治疗慢性腹泻患者 35 例，治愈 15 例，有效 2 例，总有效率为 94.3%。

3. 治疗体表感染　取干燥天仙子适量，研末，用生理盐水调成黏饼状，均匀涂敷于病灶上，凡有红肿的皮肤表面均需敷盖，厚度为 0.2～0.3 cm，每日敷 1 次，并嘱患者随时（即干燥时）用冷开水滴湿药面，保持一定湿度。共治疖肿、甲沟炎、外伤创面、乳腺炎等体表感染病证 24 例，除 1 例好转后另行手术，2 例敷 1～2 次改用其他方法外，余 21 例均获痊愈。其中敷 1～2 次者 14 例，3～4 次者 2 例，5～7 次者 7 例，10 次者 1 例。

【各家论述】《本草纲目》："莨菪之功，未见如《本经》所说，而其毒有甚焉。煮一二日而芽方生，其为物可知矣。莨菪、云实、防葵、赤商陆皆能令人狂惑见鬼，昔人未有发其义者，盖此类皆有毒，能使痰迷心窍，蔽其神明，以乱其视听故耳。"

0654 天仙果 tiān xiān guǒ（《纲目》）

【异名】 牛乳甫（《质问本草》），牛奶浆、野枇杷、大叶牛奶子、毛天仙果、牛奶珠、山牛奶（《浙江民间草药》）。

【基原】 为桑科无花果属植物天仙果的果实。

【原植物】 天仙果 *Ficus erecta* Thunb. var. *beecheyana* (Hook. et Arn.) King [*F. beecheyana* Hook. et Arn.]

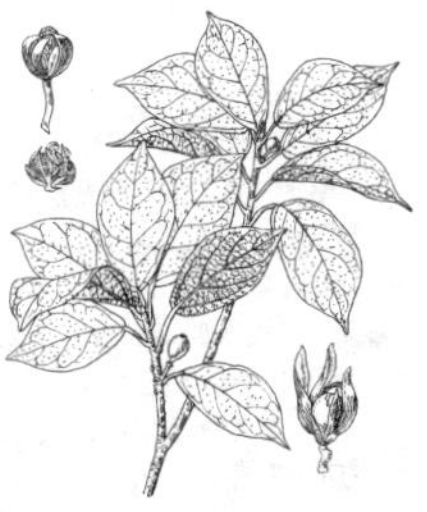

天仙果

落叶小乔木或灌木，高 1～8 m。树皮白色或灰褐色，皮孔明显；枝条红棕色；有乳汁。单叶互生；叶柄长 1～4 cm，密被灰白色短硬毛；托叶三角状披针形，浅褐色，早落；叶片厚纸质，倒卵状椭圆形、长圆形或披针形，长 6～22 cm，宽 3～13 cm，中部以上宽大，先端渐尖成尾状，基部圆形、楔形或近心形，全缘或边缘的上半部具浅锯齿，上面，有疏短粗毛，下面叶脉上有短粗毛；基生脉 3 条，侧脉 5～7 对，具小疣状突起。隐头花序，花序托（榕果）单生或成对生于叶腋或叶痕处，球形或近梨形，直径 1～2 cm，顶具凸头，成熟时黄红色至紫黑色，有短梗，基生苞片 3，卵状三角形，不脱落；雄花、瘿花同生于一花序托内；雄花梗短或近无梗，花被片 3 或 2～4，雄蕊 2～3；瘿花，花被片 3～5，花柱侧生，柱头 2 裂；雌花生于另一植株的花序托内，花被片 4～6，子房光滑，花柱侧生。花、果期 4～8 月。

生于山坡、溪旁、沟边、山谷以及灌木丛中和林区潮湿处。分布于西南及江苏、浙江、福建、江西、湖南、广东、广西、台湾等地。

本植物的茎、叶（牛奶柴）、根（牛奶浆根）亦供药用，另设专条。

【采收加工】 6～8 月结果时，拾取被风吹落或自行脱落的幼果及未成熟的果实，鲜用或晒干。

【药材】 天仙果 *Fici Beecheyanae Fructus*　主产于西南及江苏、浙江、福建、江西、湖南、广东、广西、台湾等地。

性状　果实呈卵圆形或梨形，顶具凸头，黄红色至紫黑色，带有极短的果梗及残存的苞片。质坚硬，横切面内壁可见众多细小瘦果，有时壁的上部尚见枯萎的雄花。气微，味甜、略酸。

【功用主治】 润肠通便,解毒消肿。主治便秘,痔疮肿痛。

【用法用量】 内服:煎汤,15～30 g。

0655 天仙藤 tiān xiān téng (《本草图经》)

【异名】 都淋藤、三百两银(《肘后方》),兜铃苗(《圣惠方》),马兜铃藤(《普济方》),青木香藤(《广嗣纪要》),长痧藤(《南京民间草药》),香藤(《浙江中药手册》)。

【基原】 为马兜铃科马兜铃属植物马兜铃和北马兜铃的茎叶。

【原植物】 参见"马兜铃"条。

【采收加工】 10～11 月末落叶时割取地上部分,晒干打捆。

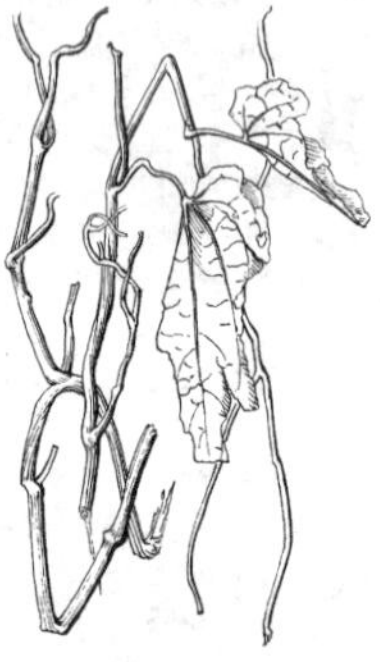

天仙藤(茎叶)外形

【药材】 天仙藤 *Aristolochiae Herba* 产地参见"马兜铃"条。

性状 茎呈细长圆柱形,略扭曲,直径 1～3 mm;表面黄绿色或黄褐色,有棱脊及节,节间长短不等;质脆,易折断,断面有数个大小不等的维管束。叶互生,多皱缩、破碎,完整叶片展开后呈三角状狭卵形或三角状宽卵形,基部心形,暗绿色或淡黄褐色,基生脉明显,叶柄细长。气清香,微淡。

鉴别 茎横切面:表皮细胞类方形,外被角质层。皮层较窄。中柱鞘纤维6～10 余层,连接成环,外侧纤维壁厚,内侧逐渐变薄。维管束数个,大小不等。形成层成环。导管类圆形,直径 10～170 μm。中央有髓。

【成分】 天仙藤含马兜铃酸(aristolochic acid) D,木兰花碱(magnoflorine)和β-谷甾醇(β-sitosterol)。

【药理】 天仙藤成分木兰花碱具有箭毒样作用和显著的神经节阻断作用。其作用可被新斯的明所拮抗。麻醉猫静脉注射 2 mg/kg,血压降低达 50%～60%,可持续 90～120 分钟。口服 20～40 mg/kg,也可得到与静脉注射相近的降压效果,但起效较慢,而持续较久。不麻醉大鼠口服100 mg/kg,平均降压 24%,持续时间120 分钟;口服200 mg/kg降压 34.6%,持续 135 分钟。对肾型高血压犬静脉注射 6 mg/kg,也有明显的降压作用,对舒张压的作用尤为明显。

毒性 小鼠静脉注射木兰花碱 LD_{50} 为 0.02 g/kg。

【药性】 苦,温。归肝、脾、肾经。

1.《本草图经》:"味苦,温。微毒。"

2.《宝庆本草折衷》:"味苦、辛,平。"

3.《本草求真》:"专入肝、脾。"

4.《本草再新》:"入肝、脾、肾三经。"

【功用主治】 行气活血,利水消肿,解毒。主治疝气痛,胃痛,产后血气腹痛,风湿痹痛,妊娠水肿,蛇虫咬伤。

1.《本草图经》:"解风劳。"

2.《宝庆本草折衷》:"张松谓:治五劳七伤,山岚瘴疟,骨蒸寒热,口苦舌干,腰膝酸倦,浑身疼痛,四时疫疠。"

3.《纲目》:"流气活血,治心腹痛。"

4.《药性切用》:"为疝气止痛专药。"

5.《医林纂要》:"坚肾,燥湿,活血,疏气,主治水肿。"

6.《本草再新》:"凉血活血,去风利湿,走经络,兼治腰腿肿疼。"

7.《本草正义》:"宣通经隧,导达郁滞,疏肝行气,止心胃痛。"

【用法用量】 内服:煎汤,6～10 g。外用:煎水洗,或捣烂敷。

【宜忌】《本草汇言》:"诸病属虚损者勿用。"

【选方】 1. 治产后腹痛不止及一切血气腹痛 天仙藤五两(炒焦),为细末。每服二钱。产后腹痛,用炒生姜,小便和细酒调下;常患血气,用温酒调服。(《妇人良方》天仙藤散)

2. 治毒蛇咬伤,痔疮肿痛 天仙藤鲜品捣烂,敷患处。(《东北常用中药手册》)

3. 治赤流丹肿 天仙藤一两,焙干为末,乳香一钱(研)。上每一钱,温酒下。(《证治准绳》乳香散)

【各家论述】 1.《本草汇言》:"天仙藤,流气活血,治一切诸痛之药也。人身之气,顺则和平,逆则痛闷作矣。如杨氏《直指方》天仙藤治痰注臂痛,气留疝瘕瘕聚,奔豚腹痛,产后血气腹痛,他如妊娠水肿,面浮气肿,男子风劳,久嗽不愈,悉以此药治之,无不寝安。盖谓其善于流行血气故也。"

2.《本草求真》:"天仙藤,观书所论主治,止属妊娠子肿及腹痛、风痨等证,而于他证则未及焉。即其所治之理,亦不过因味苦主于疏泄,性温得以通活,故能活血通道,而使水无不利,风无不除,血无不活,痛与肿均无不治故也。"

0656 天竹黄 tiān zhú huáng (《本草衍义》)

【异名】 竹黄(《蜀本草》),天竺黄、竹膏(《开宝本草》),竹糖(《增订伪药条辨》)。

【基原】 为禾本科簕竹属植物青皮竹、薄竹属植物薄竹等竹节间贮积的伤流液,经干涸凝结而成的块状物。

【原植物】 1. 青皮竹 *Bambusa textilis* Mc-Clure

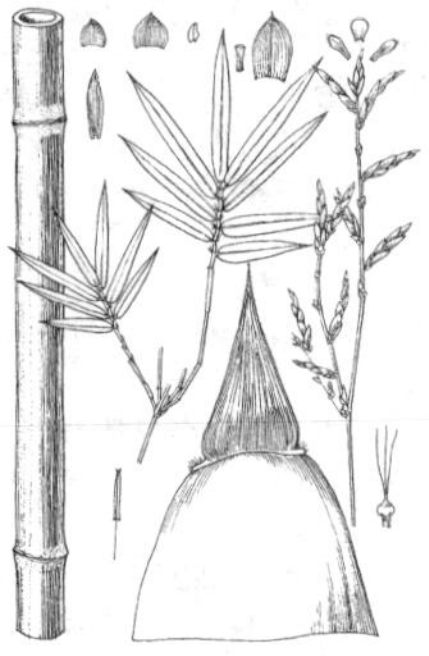

青皮竹

竿高 8～10 m,直径 3～5 cm,尾梢弯垂;节间长 40～70 cm,绿色,幼时被白蜡粉,并贴生淡棕色刺毛;分枝常自竿中下部 7～11 节开始,以数枝或多枝簇生。箨鞘早落;箨耳较小,不相等;箨舌边缘齿裂;箨片直立,易脱落。叶鞘无毛,背部具脊,纵肋隆起;叶耳通常呈镰刀形,边缘具缝毛;叶舌边缘啮蚀状;叶片线状披针形至狭披针形,一般长 9～17 cm,宽 1～2 cm,先端渐尖具钻状细尖头,基部近圆形或楔形。假小穗单生或簇生于花枝各节;小穗含小花5～8 朵,顶端小花不孕;颖仅 1 片;外稃椭圆形;内稃披针形;鳞被不相等,边缘被长纤毛;花丝细长,花药黄色,子房基部具柄,花柱被短硬毛,柱头 3,羽毛状。

常栽培于低海拔地的河边、村落附近。分布于广东、广西等地,现华东,华中、西南各地广为栽培。

2. 薄竹 *Leptocanna chinensis* (Rendle) Chia et H. L. Fung

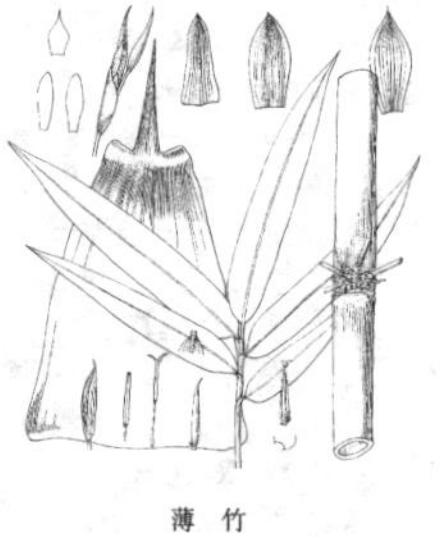

薄竹

竿高 5～8 m,直径 2～3 cm。节间长 30～45 cm,上半部于幼嫩时被白色柔毛,分枝常于竿基部第三节上开始,近水平开展。竿箨幼时紫红色,老时变枯黄色,其长度常为其节间的一半;箨鞘近呈梯形;箨耳呈极狭的线形;箨舌近全缘;箨片窄三角形。叶鞘无毛，先端带紫红色；叶耳和鞘口缝毛具芒；叶舌近截形。叶片披针形至长圆状披针形，长15～26 cm，宽 3～4.5 cm，先端长渐尖，基部近圆形或宽楔形；叶柄紫红色。花枝长 35～40 cm，假小穗先端渐尖；苞片卵状披针形，长7～11 mm。小穗先端渐尖；颖 2 片，呈卵状披针形；不孕外稃卵状披针形，具 15 脉，背部中脊隆起；内稃具 6 脉，顶具 1 束短毛，鳞被 3，脉纹不明显；花药基部具不等长的 2 裂；子房近棒状，花柱狭长，柱头羽毛状。

常生于海拔 1 500～2 500 m 的山地常绿阔叶灌木林中。产于云南等地。

【采收加工】 剖开竹竿，取出节间的块状物，干燥。

【药材】 天竹黄 *Bambusae Concretio Silicea* 主产于云南、广东、广西等地。

性状 本品呈不规则的片块或颗粒，大小不一。表面灰白色、乳白色、灰褐色或灰蓝色，半透明，略带光泽。体轻，质硬而脆，易破碎，断面光亮，稍显粉性，触之有滑感。吸水性强，置于水中有气泡产生，不溶于水。气微，味甘，有清凉感，舐之黏舌。

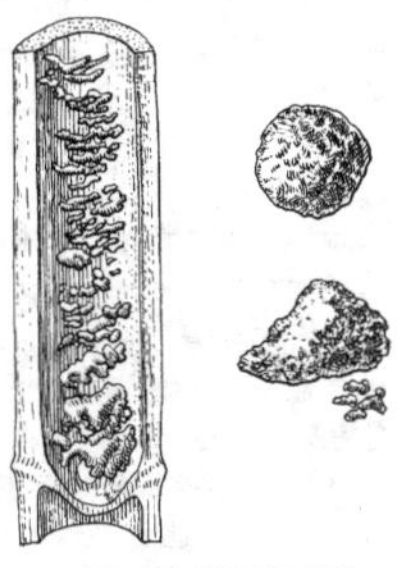

天竹黄（伤流液凝结物）外形

鉴别 (1) 取本品适量，炽灼灰化后，残渣中加盐酸和硝酸的等容混合液，滤过，滤液加钼酸铵试液，振摇，再加硫酸亚铁试液，即显蓝色。

(2) 取滤纸上 1 片，加亚铁氰化钾试液 1 滴，待干后，再加本品盐酸溶液 1 滴、水 10 滴与 0.1%茜红的乙醇溶液 1 滴，置氨蒸气中熏后，滤纸上可见紫色斑中有红色的环。

品质标志 体积比：取本品中粉 10 g，轻轻装入量筒内，体积不得少于 35 ml。

【药性】 甘，寒。归心、肝、胆经。

1.《蜀本草》："味甘。"

2.《日华子》："性平。"

3.《开宝本草》："味甘，寒，无毒。"

4.《雷公炮制药性解》："入心经。"

5.《本草正》："味甘、辛，性凉，降也，阴中有阳。"

6.《本草汇》："入足少阳、手少阴经。"

7.《医林纂要》："甘，淡，寒。"

8.《药义明辨》："入脾。"

9.《本草再新》："味甘、苦，性微寒。入心、肝二经。"

【功用主治】 清热化痰，清心定惊。主治小儿惊风，癫痫，中风痰迷，热病神昏，痰热咳喘。

1.《蜀本草》："制石药毒发热。"

2.《日华子》："治中风痰壅，卒失音不语，小儿客忤及痫痰。"

3.《开宝本草》："主小儿惊风天吊，镇心，明目，去诸风热，疗金疮，止血，滋养五脏。"

4.《本草衍义》："凉心经，去风热，作小儿药尤宜，和缓故也。"

5.《本草经疏》："凉血清热。"

6.《本草汇言》："豁痰利窍，镇惊安神。"

7.《玉楸药解》："清热解毒。"

8.《得配本草》："辟邪恶，除昏昧谵妄，病后痰郁。"

【用法用量】 内服：煎汤，3～9 g；研末，每次 0.6～1 g。外用：研末敷。

【宜忌】 《本草汇》："久用亦能寒中。"

【选方】 1. 治小儿疳积 雄黄（研，水飞）、天竺黄各二钱，牵牛末一钱。上同再研，面糊为丸，粟米大。每服二至五丸，食后，薄荷汤下。大者加丸数。（《小儿药证直诀》牛黄丸）

2. 治鼻衄不止 天竺黄、芎䓖各一分，防己半两。上三味，捣研为散。每服一钱匕，新汲水调下。肺损吐血，用药二钱匕，生面一钱匕，水调下。并食后服。（《圣济总录》天竺黄散）

3. 掺口疮 天竺黄、月石各等分，冰片少许。为末掺之。（《景岳全书》）

【各家论述】 1.《纲目》："竹黄，气味功用与竹沥同，而无寒滑之害。"

2.《本草汇言》："竹沥性速，直通经络而有寒滑之功；竹黄性缓，清空解热而更有定惊安神之妙。故前古治小儿惊风天吊，夜啼不眠，客忤痢疟及伤风痰闭，发热气促，入抱龙丸，治婴科惊痰要剂。如大人中风，失音不语，入风痰药中，亦屡见奏效。此钱月坡独得之见也。"

3.《本草经疏》："天竺黄，气微寒而性亦稍缓，故为小儿家要药。入手少阴经，小儿惊风天吊诸风热者，亦犹大人热极生风之候也。此药能除热养心，豁痰利窍，心家热清而惊自平，君主安而五脏咸得滋养，故诸证悉除也。明目，疗金疮者，总取甘寒凉血清热之功耳。"

0657 天名精 tiān míng jīng 《本经》

【异名】 葝蘸、豕首（《尔雅》），麦句姜、虾蟆蓝（《本经》），刘憶草（《异苑》），天芜菁（《小品方》），天门精、玉门精、彘颅、蟾蜍兰、觐、天蔓菁（《别录》），葵松、鹿活草、地菘（《新修本草》），杜牛膝（《圣济总录》），皱面草（《履巉岩本草》），皱面地菘草（《卫生家宝方》），鹤虱草（《伤寒蕴要》），母猪芥（《集效方》），活鹿草（《本草蒙筌》），土牛膝（《本草崇原》），鸡踝子草（《本草正义》）。

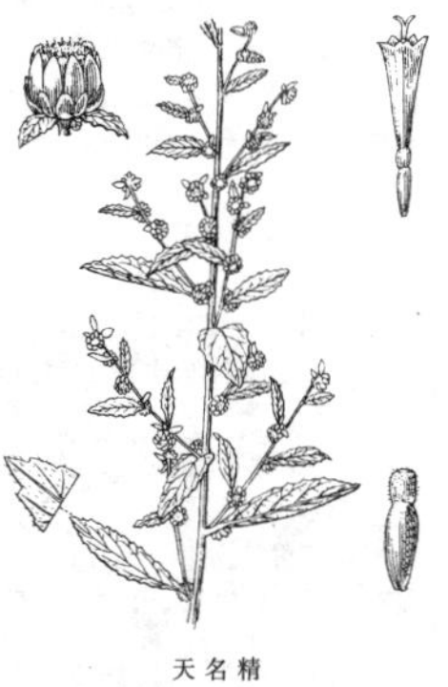

天 名 精

【基原】 为菊科天名精属植物天名精的全草。

【原植物】 天名精 *Carpesium abrotanoides* L.

多年生草本，高 50～100 cm。茎直立，上部多分枝，密生短柔毛。叶互生；下部叶片宽椭圆形或长圆形，长 10～15 cm，宽 5～8 cm，先端尖或钝，基部狭成具翅的叶柄，边缘有不规则的锯齿或全缘，上面有贴生短毛，下面有短柔毛和腺点，上部叶片渐小，无柄。头状花序多数，沿茎枝腋生，平立或梢下垂；总苞钟状球形；总苞片 3 层，外层极短，卵形，中层和内层长圆形，先端圆钝，无毛；花黄色，外围的雌花花冠丝状，3～5 齿裂，中央的两性花花冠筒状，先端 5 齿裂。瘦果条形，先端有短喙，有腺点，无冠毛。花期 6～8 月，果期 9～10 月。

生于山坡、路旁或草坪上。广布于我国各地。

本植物的果实（鹤虱）亦供药用，另设专条。

【采收加工】 7～8 月采收，洗净，鲜用或晒干。

【药材】 天名精 *Carpesii Abrotanoidis Herba* 全国大部分地区均产。

性状 根茎不明显，有多数细长的棕色须根。茎表面黄绿色或黄棕色，有纵条纹，上部多分枝；质较硬，易折断，断面类白色，髓白色、疏松。叶多皱缩或脱落，完整叶片卵状椭圆形或长椭圆形，先端尖或钝，基部狭成具翅的短柄，边缘有不规则锯齿或全缘，上面有贴生短毛，下面有短柔毛或腺点；质脆易碎。头状花序多数，腋生，花序梗极短；花黄色。气特异，味淡微辛。

【成分】 全草含倍半萜内酯：天名精内酯酮(carabrone)，鹤虱内酯(carpesiolin)，大叶土木香内酯(granilin)，依瓦菊素(ivalin)，天名精内酯醇(carabrol)，腋生依瓦菊素(ivaxillin)，11(13)-去氢腋生依瓦菊素〔11(13)-dehydroivaxillin〕，特勒内酯(telekin)，异腋生依瓦菊素(isoivaxillin)及11(13)-二氢特勒内酯〔11(13)-dihydrotelekin〕。

【药理】 抗菌作用 50%全草煎剂用平板挖沟法，对金黄色葡萄球菌、福氏痢疾杆菌、伤寒杆菌、大肠杆菌有抑制作用。

【药性】 苦、辛，寒。归肝、肺经。

1.《本经》："味甘，寒。"

2.《别录》："无毒。"

3.《新修本草》："味甘、辛。""辛而香。"

4.《开宝本草》："味咸。"

5.《履巉岩本草》："性温。""味咸，寒。"

6.《纲目》："微辛、甘，有小毒。"

7.《本草再新》："入肺经。"

8.《本草汇纂》："专入肺、胃。"

9.《本草撮要》："入手足阳明、厥阴经。"

【功用主治】 清热化痰，解毒杀虫，破瘀止血。主治乳蛾喉痹，急慢惊风，牙痛，疔疮肿毒，痔瘘，皮肤痒疹，毒蛇咬伤，虫积，血瘕，吐血，衄血，血淋，创伤出血。

1.《本经》："主瘀血、血瘕欲死。下血，止血，利小便，除小虫，去痹，除胸中结热，止烦。久服轻身耐老。"

2.《别录》："逐水，大吐下。"

3.《药性论》："治疮，止血及鼻衄不止。"

4.《新修本草》："主破血，生肌，止渴，利小便，杀三虫。除诸毒肿，疔疮，瘘痔，金疮内射。身痒隐疹不止者，揩之立已。"

5.《开宝本草》："主金疮，止血，解恶虫蛇螫毒，挼以敷之。"

6.《履巉岩本草》："治风毒瘰疬赤肿。"

7.《纲目》："吐痰止疟。治牙痛口紧，喉痹。"

8.《本草备要》："治乳蛾，喉痹，砂淋、血淋。"

9.《杭州药用植物志》："强力杀虫药，可以杀蛔虫及绦虫，并治失力黄疸。"

10.《浙江药用植物志》："全草(治)黄疸型肝炎，痰喘，神经性皮炎。"

【用法用量】 内服：煎汤，9～15 g；或研末，3～6 g；或捣汁；或入丸、散。外用：捣敷；或煎水熏洗及含漱。

【宜忌】 脾胃虚寒者慎服。

1.《纲目》："生汁吐人。"

2.《本草经疏》："脾胃寒薄，性不喜食冷，易泄无渴者勿服。"

【选方】 1. 治咽喉肿塞，痰涎壅滞，喉肿水不可下者 地菘捣汁，鹅翎扫入，去痰最妙。(《伤寒蕴要》)

2. 治疔疮肿毒 鹤虱草叶、浮酒糟。同捣敷。(《集效方》)

3. 治疟疾 天名精全草60 g，龙芽草18 g，爵床15 g。水煎，早、晚饭前各服1次。(《浙江民间常用草药》)

4. 治瘰疬 天名精五六枝，同鲫鱼煮熟，饮汁，数次自愈。(《鲟溪单方选》)

5. 治吐血疾 皱面草，不以多少，为细末。每服一二钱，用茅花泡汤调服，不以时候。(《履巉岩本草》)

【临床报道】 1. 治疗急性乳腺炎 取鲜天名精全草150～200 g，加水煎至300～400 ml，分3～4次服，或当茶饮，每日1剂。同时吸出患侧乳房积滞的乳汁，并将松香粉均匀地撒布在橡皮膏中心部，贴敷在患处，每日更换1次。两药同用，4日为1个疗程，共治34例，发病时间为1～5日。结果：治愈29例，有效3例，无效2例。其中1日治愈者11例，2日治愈者12例，3日治愈者5例，4日治愈者1例。药后有5例出现恶心、呕吐，药中加糖后缓解；4例有轻度皮肤过敏。

2. 治疗扁平疣 用天名精洗净，捣烂取汁，涂擦患处，每日3次，5日为1个疗程，可连续治疗2～3个疗程，治疗期间停用其他方法。共治疗104例。结果：治愈83例；有效19例，无效2例，总有效率为98.7%。

【各家论述】 1.《纲目》："其功大抵只是吐痰，止血，杀虫，解毒。故擂汁服之，能止痰疟，漱之止牙疼，挼之敷蛇咬，亦治猪瘟病也。"

2.《本草经疏》："天名精，辛能散结，寒能除热，故主瘀血，血瘕欲死，下血止血。小便不利，由于内热，除热则小便自利也。辛寒能散湿祛热，则小虫自除也。除痹者，去湿之功也。除胸中结热，止烦渴，祛热散结，益阴之功也。逐水者，湿热散，则水自消也。其主破血，生肌，利小便，杀三虫，除诸毒肿，疔疮瘘痔，金疮内射，身痒瘾疹不止者，揩之立已，凉血除热散结之力也。"

3.《本草述》："天名精，似以能除胸中结热为主。盖痰乃热之所聚，毒乃痰热之所壅，风乃痰聚热壅之所化，病此数者，皆病乎血，且凝或溢之不一，投此味得其能行能止而胥益也。"

4.《本草正义》："(天名精)其性寒凉，能滑利下行，据古籍则破血利水之力极大，《本经》、《别录》所载主治是也。后人则惟用以解毒降火，《唐本草》以下诸书所载主治是也。今则以治喉风肿塞，甚至腐烂危险之候，取茎叶捣汁灌之。冬令草枯，无从取汁，则于夏秋之间预收茎叶捣汁，澄定，俟其将干凝结之时，作为丸子，阴干密贮，临用以清水化开，灌之亦效，甚者屡进之，探吐稠痰，大可转危为安，微贱药中之极有灵验。盖消痰解毒，清热降火，开结利窍，合数者之功用，兼而用之，宜其投之辄效。其余诸证之应用此物者，大旨亦不外此十二字之作用矣。"

0658 天花粉 tiān huā fěn (《本草图经》)

【异名】 栝楼根(《本经》)，蒌根(《雷公炮炙论》)，白药(《本草图经》)，瑞雪(《纲目》)，天瓜粉(《重庆堂随笔》)，花粉(《增订伪药条辨》)，栝楼粉、蒌粉(《药材学》)。

【基原】 为葫芦科栝楼属植物栝楼及中华栝楼的根。

【原植物】 参见"栝楼"条。

【采收加工】 10～11月采挖，挖出后，刮去粗皮，切成10～20 cm长段，粗大者可再切对开，晒干。撞去外表的黄色层使成白色或用硫黄熏白。

【药材】 天花粉 *Trichosanthis Radix* 栝楼根主产于山东、河南，以河南安阳的质量最佳；中华栝楼根主产于四川。

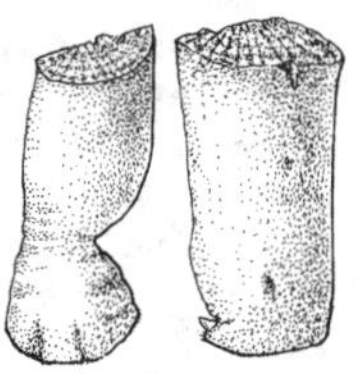

天花粉(根)外形

商品规格 一等：类圆柱形、纺锤形或纵切两瓣。长15 cm以上，中部直径3.5 cm以上，刮去外皮，条均匀。表面白色或黄白色，光洁。质坚实，体重。断面白色，粉性足。味淡微苦。无粗皮、抽沟、糠心。二等：长15 cm以上，中部直径2.5 cm以上，余同一等。三等：扭曲不直，中部直径不少于1 cm，余同二等。

性状 根呈不规则圆柱形、纺锤形或瓣块状，长8～16 cm，直径1.5～5.5 cm。外皮黄白色或淡棕黄色，有纵皱纹、细根痕及略凹陷的横长皮孔，有的有黄棕色外皮残留。质坚实，断面白色或淡黄色，富粉性，横切面可见黄色木质部，略呈放射状排列，纵剖面可见黄色纵条纹状木质部。无臭，味微苦。

鉴别 (1) 粉末特征：类白色。淀粉粒甚多，单粒类球形、半圆形或盔帽形，直径6～48 μm，脐点点状、短缝状或人字状，层纹隐约可见；复粒由2～8分粒组成。具缘纹孔导管大，多破碎，有的具缘纹孔呈六角形或方形，排列紧密。石细胞黄绿色，长方形、椭圆形、类方形、多角形或纺锤形，直径27～72 μm，壁较厚，孔沟细密。

(2) 薄层色谱：取本品粉末 2 g，加 50%乙醇 20 ml，超声处理 30 分钟，滤过，滤液作为供试品溶液。另取瓜氨酸对照品，加 50%乙醇溶解，制成每 1 ml 含 1 mg 的溶液，作为对照品溶液。吸取上述供试品溶液 6 μl 及对照品溶液 1 μl，分别点于同一硅胶 G 薄层板上，以正丁醇-无水乙醇-冰醋酸-水(8∶2∶2∶3)为展开剂，展开，取出，晾干，喷以茚三酮试液，在 105 ℃烘至斑点显色清晰。供试品色谱中，在与对照品色谱相应的位置上，显相同颜色的斑点。

【成分】 根含蛋白质：从鲜根汁中分离出天花粉蛋白(trichosanthin)，α-天花粉蛋白(α-trichosanthin)，天花粉蛋白-ZG (trichosanthin-ZG)。氨基酸及肽类：α-羟甲基丝氨酸，天冬氨酸，苏氨酸，丝氨酸，谷氨酸，瓜氨酸，甘氨酸，缬氨酸，酪氨酸，苯丙氨酸，组氨酸，赖氨酸，精氨酸，鸟氨酸；糖类：核糖，木糖，阿拉伯糖，葡萄糖，半乳糖，栝楼根多糖(trichosan) A、B、C、D、E；具有抗癌和免疫活性的多糖，系由葡萄糖、半乳糖、果糖(fructose)、甘露糖(mannose)、木糖和小量蛋白质组成。甾醇类：7-豆甾烯-3β-醇(stigmasta-7-en-3β-ol)，7-豆甾烯-3β-醇-3-*O*-β-*D*-吡喃葡萄糖苷(stigmasta-7-en-3β-ol-3-*O*-β-*D*-glucopyranoside)，α-菠菜甾醇(α-spinasterol)。脂肪酸类：泻醇酸(bryonolic acid)，棕榈酸(palmitic acid)，(*Z*, *Z*)-9, 12-十八碳双烯酸〔(*Z*, *Z*)-9, 12-octadcadienoic acid〕，(*Z*, *Z*, *Z*)-9, 12, 15-十八碳三烯酸〔(*Z*, *Z*, *Z*)-9, 12, 15-octadcadienoic acid〕；其他成分：karasurin，α 和 β-苦瓜素(momorcharin)，葫芦苦素(cucurbitacin)B、D，23, 24-二氢葫芦苦素(23, 24-dihydrocucurbitacin)B。

【药理】 1. 致流产和抗早孕作用　给孕期 10～12 日小鼠皮下注射天花粉蛋白粗制剂 0.2 mg/只，5 日后止孕有效率在 75%以上；给孕期 30 日以上的犬肌注 0.5 mg/kg，可使胎犬死亡并娩出；给孕期 14 日左右的家兔肌内注射 4 mg/只或阴道内给药 32 mg/只，也有致流产作用。注射用天花粉能促进妊娠后期大鼠娩出胎鼠，并增强其在位子宫的自发活动，还可提高妊娠大鼠子宫前列腺素 $F_{2\alpha}$($PGF_{2\alpha}$)含量，对动物血浆和子宫孕酮浓度则无明显影响。结果提示该药促进子宫 $PGF_{2\alpha}$ 合成和释放是增强妊娠子宫自发活动的重要原因。体外培养试验，天花粉蛋白对孕期 5 日的兔胚泡有损伤作用。注射于早孕兔亦有明显的抗早孕作用，可使胚泡坏死、液化，终致完全吸收。天花粉蛋白可提高子宫对垂体后叶素的敏感性，并使小鼠离体子宫、兔在体子宫及慢性子宫瘘管收缩增强，通过对子宫平滑肌的直接兴奋作用而导致流产。

2. 抗癌作用　天花粉蛋白对滋养层细胞和绒癌细胞有高度专一的亲和性，具有特殊的细胞毒作用，并证明天花粉蛋白对靶细胞的原初损伤部位是核糖体。天花粉蛋白可抑制鼠的恶性肿瘤(MBL-2)的生长。接种艾氏腹水癌细胞后，腹腔注射天花粉 0.2 ml/只(5 mg/kg)的小鼠无明显腹水，生存期明显延长。天花粉 0.2 mg/只腹腔注射，可增强荷瘤小鼠红细胞黏附免疫复合物的能力，抑制艾氏腹水癌细胞生长。精制天花粉蛋白对离体绒癌细胞增殖的抑制作用 ID_{50} 为 16.0 μg/ml，而结晶天花粉蛋白 ID_{50} 为 3.3 μg/ml，天花粉多糖 ID_{50} 为 70.0 μg/ml。天花粉蛋白体外可抑制肺癌细胞株(A_{549})、大肠癌细胞株(HT-29)、骨肉瘤细胞株(HDS)和人羊膜细胞株(WISH)生长，其 IC_{50} 分别为 18.3 μg/ml、42.1 μg/ml、41.4 μg/ml 和 79.7 μg/ml。天花粉蛋白对荷人肝癌裸小鼠的移植瘤有明显的抑癌作用，天花粉蛋白抑制肿瘤细胞增殖可能是其抑癌的机制之一。从天花粉提取的葫芦苦素能抑制酪氨酸酶活性和 B_{16}/F_{10} 黑素瘤细胞的黑色素合成。泻醇酸表现出了对各种肿瘤的细胞毒性，且与细胞类型无关。正常细胞如老鼠的肝细胞对泻醇酸不敏感。

3. 对免疫系统影响　天花粉蛋白同时有免疫刺激和免疫抑制两种作用。小鼠每只每日灌服天花粉水煎剂 65 mg/0.5 ml，共 7 日，对脾脏免疫细胞的形成和分化有促进作用。天花粉蛋白可使正常人外周血 $CD4^+$ 和 $CD20^+$ T 淋巴细胞百分比升高，$CD8^+$ T 细胞百分比下降，从而使 $CD4^+/CD8^+$ 比值增大，表明天花粉蛋白具有增强体液免疫功能的作用。天花粉蛋白有免疫抑制作用。C_{57}BL/6 J 小鼠在腹腔注射绵羊红细胞(SRBC)的前 2 日，腹腔注射天花粉蛋白，可显著抑制 PFC 的形成和血清凝集素的抗体滴度。以上结果提示天花粉蛋白对体液免疫有抑制作用。此外，天花粉蛋白也可抑制细胞免疫反应，用 C_{57}BL/6 J 小鼠的脾细胞、淋巴细胞和胸腺细胞进行离体细胞培养，发现天花蛋白可抑制刀豆素 A(ConA)或植物血凝素(PHA)诱发的淋转，且抑制强度与剂量直接相关。有实验表明，带有 CD8 表面标志的抑制性 T 细胞参与天花粉诱发的免疫抑制。其免疫机制还可能与抑制免疫细胞蛋白的合成有关。

4. 抗艾滋病病毒作用　体外试验表明，天花粉蛋白可抑制艾滋病病毒(HIV)在感染的免疫细胞内的复制，减少免疫细胞中受病毒感染的活细胞数，其有效抑制浓度为 0.05～10 μg/ml。一种能抑制 HIV 感染和复制的蛋白质已从天花粉中分离、纯化得到，这种蛋白质被称为抗 $HIVTAP_{29}$。

5. 其他作用　天花粉蛋白质有核酸酶活性，对 DNA 有使双螺旋松弛作用。以天花粉蛋白质与限制性内切酶同时作用于双链 DNA 时，DNA 更易于降解，说明天花粉蛋白可使双链 DNA 解链并降解单链 DNA 及 RNA。

毒性　天花粉对人、动物均可引起过敏反应。天花粉蛋白有较强的抗原性，用其给小鼠或豚鼠致敏后，再给决定注射量均呈过敏反应甚至死亡。天花粉的主要成分 α-天花粉蛋白能增加巨噬细胞、白介素-10(IL-10)和单核细胞 chemoattractant protein-1 (MCP-1)的表达；减少白介素-12(IL-12)和肿瘤坏死因子 α(TNFα)表达。且作为过敏原对巨噬细胞 T_{h1}/T_{h2} 有显著性作用。

【药性】 甘、微苦，微寒。归肺、胃经。

1.《本经》："味苦，寒。"

2.《别录》："无毒。"

3.《注解伤寒论》："苦而凉。"

4.《纲目》："甘、微苦、酸，微寒。"

5.《雷公炮制药性解》："入肺、心、脾、胃、小肠五经。"

6.《药品化义》："入肺、心二经。"

7.《本草经解》："入足少阴肾经、足太阳膀胱经。"

【功用主治】 清热生津，润肺化痰，消肿排脓。主治热病口渴，消渴多饮，肺热燥咳，疮疡肿毒。

1.《本经》："主消渴，身热，烦满，大热，补虚安中，续绝伤。"

2.《别录》："除肠胃中痼热，八疸身面黄，唇干，口燥，短气，通月水，止小便利。"

3.《日华子》："通小肠，排脓，消肿毒，生肌长肉，消扑损瘀血，治热狂时疾，乳痈，发背，痔瘘疮疖。"

4.《本草蒙筌》："大降膈上热痰。""治偏疝。"

5.《医学入门》："下乳汁。"

6.《药性能毒》："(治)热痘。""身燥瘙痒。"

7.《长沙药解》："舒痉病之挛急，解渴家之淋癃。"

8.《医林纂要》："补肺，敛气，降火，宁心，兼泻肝郁，缓肝急。"

9.《得配本草》："除酒毒，疗热疝。"

10.《中国药用植物志》："治湿疹及其他皮肤病。"

【用法用量】 内服：煎汤，9～15 g；或入丸、散。外用：研末撒布；或调敷。

【宜忌】 脾胃虚寒、大便溏泄者慎服。反乌头。少数患者可出现过敏反应。

1.《本草经集注》："恶干姜，畏牛膝、干漆，反乌头。"

2.《本草经疏》："脾胃虚寒作泄者勿服。"

3.《本经逢原》："其性寒降，凡胃虚吐逆，阴虚劳嗽误用，反伤胃气，久必泄泻喘咳，病根愈固矣。凡痰饮色白清稀者，皆当忌用。”

4.《得配本草》：“胃虚湿痰，亡阳作渴，病在表者禁用。”

【选方】 1. 治太阳痉病，身体强，几几然，脉反沉迟　栝楼根二两，桂枝三两(去皮)，芍药三两，甘草二两(炙)，生姜三两(切)，大枣十二枚(劈)。上六味，以水九升，煮取三升，分温三服，微取汗。(《金匮要略》栝楼桂枝汤)

2. 治小便不利，有水者，其人苦渴　栝楼根二两，茯苓、薯蓣各三两，附子一枚(炮)，瞿麦一两。上五味，末之，炼蜜丸梧子大，饮服三丸，日三服，不知，增至七八丸，以小便利，腹中和为知。(《金匮要略》栝楼瞿麦丸)

3. 治男妇大小，不拘壮盛老弱，一切疸疾　天花粉一两，茵陈五钱。水煎代茶饮。(《本草汇言》)

4. 治男子尿精　瓜蒌根、泽泻、土瓜根各二两。上三味捣合下筛，以牛膝和为丸如梧桐子。先食服三丸良。(《外台》)

5. 治乳无汁　栝楼根(切)一升，酒四升。煮三沸，去滓，分三服。(《千金方》)

6. 治痘热极生风，发搐　瓜蒌根二钱，白僵蚕一钱。慢火同炒老黄色，为末。每服二三分，薄荷汤下。(《赤水玄珠》瓜蒌散)

7. 治痈未溃　栝楼根、赤小豆等分为末，醋调涂。(《杨文蔚方》)

8. 治疬核不拘久近、已破未破　花粉、苦参各五钱，皂刺四十九个(炒黄)，土茯苓三斤。共煎汤，当茶饮。忌牛。(《仙拈集》四妙散)

9. 治天疱疮　天花粉、软滑石各等分为末，水调搽。(《普济方》)

【临床报道】 1. 用于早、中期妊娠引产　用天花粉蛋白注射液先常规皮试，阴性者肌注试验量，无不良反应者，再肌注地塞米松 5 mg，20 分钟后注射全量，分别采用宫腔注射(950 例)和肌注(50 例)。共用于 1 000 例，其中初孕 266 例，经孕 734 例；孕 5～9 星期 367 例，10～13 星期 186 例，14～24 周 447 例。结果：完全流产率宫腔内注射为96.2%，肌注为 94%。结果显示天花粉蛋白引产出血少、宫缩温和、痛苦小、胎盘剥离完整，妊娠 10～16 星期最适用此法。

2. 治疗宫外孕　早期曾采用注射天花粉10 mg，1983 年后改用结晶天花粉 2.4 mg 肌注，均需先做皮试与试探注射。1 星期后尿人绒毛膜促性腺激素(HCG)定量无明显下降者，再追加注射 1 次。上法共治疗非急性大出血的宫外孕 71 例，其中年龄最小 22 岁，最大 40 岁。临床观察以治疗后尿 HCG 定量＜312 u/L 而未做手术者为有效，结果 61 例有效。尿 HCG 转阴时间：有效的 61 例中，1 星期内转阴者 35 例，8～14 日转阴者 19 例，最快的 3 日转阴，有 2 例超过 28 日转阴。注射次数：61 例中有 56 例注射 1 次成功，5 例注射了 2 次。

3. 治疗恶性滋养叶肿瘤　共治疗 19 例，16 例采用天牙冻干粉(天花粉、牙皂，经快速冷冻干燥制成的 10%合剂，装胶囊，每支 0.25～0.5 g)，阴道给药。用时清洗阴道后，将胶囊放入后穹窿，剂量由 0.25 g 开始，间隔 5～7 日后上药 1 次。如反应轻微，每次可增加药量 0.025 g。总治疗次数为 2～6 次。2 例采用注射天花粉，溶于 5%葡萄糖500 ml内，静脉滴注，首次量为 5 mg，每隔 3～5 日滴注 1 次，每例滴注 6 次，总剂量为 38 mg。另一例恶葡Ⅲ用天牙粉 9 次及注射用天花粉 1 次，皮试阳性或隔一段时间再用，需做天花粉脱敏(注射)。治疗结果：19 例中除 2 例绒癌死亡外，17 例均痊愈。出院时尿凝血酶原时间(TT)或 HCG 测定阴性，随访 8～16年，无 1 例复发。

4. 治疗肠腺化生　用天花粉合剂(天花粉 12 g，黛蛤散3 g)，治疗肠腺化生 14 例，每日 1 剂，20～40 日为 1 个疗程，并与西药组 7 例进行对照。服药 2 个月后，用药组肠腺化生全部消失者 12 例，仍存在者 2 例(重度萎缩性胃炎)。对照组均无效，且有 1 例发生癌变。

【各家论述】 1. 成无己：“栝楼根，润枯燥也，加之则津液通行，是为渴所宜也。”“津液不足而为渴，苦以坚之，栝楼根之苦，以生津液。”

2.《纲目》：“栝楼根，味甘微苦酸，酸能生津，故能止渴润枯，微苦降火，甘不伤胃，昔人只言其苦寒，似未深察。”

3.《本草汇言》：“此药禀天地清阴之气以生，甘寒和平，退五脏郁热。如心火盛而舌干口燥，肺火盛而咽肿喉痹，脾火盛而口舌齿肿，痰火盛而咳嗽不宁，若肝火之胁胀走注，肾火之骨蒸烦热，或痈疽已溃未溃而热毒不散，或五疸身目俱黄而小水若淋若涩，是皆火热郁结所致，惟此剂能开郁结，降痰火，并能治之。又其性甘寒，善能治渴，从补药而治虚渴，从凉药而治火渴，从气药而治郁渴，从血药而治烦渴，乃治渴之神药也。”

4.《本经逢原》：“栝楼根，降膈上热痰，润心中烦渴，除时疾狂热，祛酒瘅湿黄，治痈疡解毒排脓。《本经》有补虚安中续绝之称，以其有清胃祛热之功，火去则中气安，津液复则血气和而绝伤续矣。其性寒降，凡胃虚吐逆，阴虚劳嗽误用，反伤胃气，久必泄泻喘咳，病根愈固矣。”

5.《本草求真》：天花粉，较之栝楼，其性稍平，不似蒌性急迫，而有推墙倒壁之功也。至《经》言安中续绝，似非正说，不过云其热除自安之意。

6.《医学衷中参西录》：“天花粉，为其能生津止渴，故能润肺，化肺中燥痰，宁肺止咳，治肺病结核。又善通行经络，解一切疮家热毒，疔痈初起者，与连翘、山甲并用即消；疮疡已溃者，与黄芪、甘草(皆须用生者)并用，更能生肌排脓，即溃烂至深，旁窜他处，不能敷药者，亦可自内生长肌肉，徐徐将脓排出。”

0659 天茄子 tiān qié zǐ (《植物名实图考》)

【基原】 为旋花科月光花属植物丁香茄的种子。

【原植物】 丁香茄 *Calonyction muricatum* (L.) G. Don [*Convolvulus muricatus* L.; *Ipomoea muricata* (L.) Jacq.]　又名：天茄儿(《救荒本草》)，天茄(《纲目》)。

一年生粗壮缠绕草本。茎圆柱形，具侧扁的小瘤状突起，幼枝绿色，老枝污红色。单叶互生，具长叶柄；叶片心形，先端长锐尖或尾状尖，上面草绿色，下面稍苍白色，具密集的露状小点；脉极突出。花单一或成腋生的卷曲花序；花梗肉质，棒状，果熟时极增粗；花两性；萼片 5，卵形，肉质，无毛，边缘膜质透明，先端具芒，果熟时显著增大；花冠紫色或淡紫色，花冠管长圆柱形，冠檐漏斗状，裂片 5，三角形；雄蕊 5，花丝长，花药大，基部心形；花盘浅杯状；子房无毛，2 室，柱头大，2 球状。蒴果球状卵形，具锐尖头。种子 4 颗，三棱形，黑色。花、果期 9～10 月。

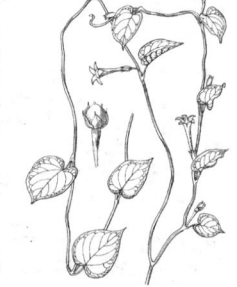

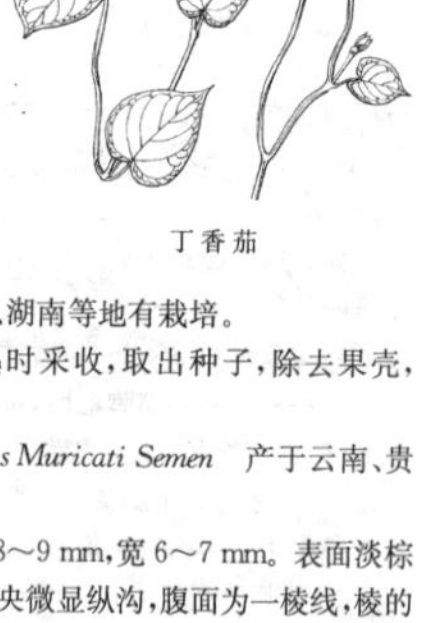

丁香茄

生于海拔 580～1 200 m 的灌木丛中或河漫滩干坝等处。云南南部有野生，河南、湖北、湖南等地有栽培。

【采收加工】 9～10 月果熟时采收，取出种子，除去果壳，晒干。

【药材】 天茄子 *Calonyctionis Muricati Semen*　产于云南、贵州等地。

性状　种子卵圆形，略扁，长 8～9 mm，宽 6～7 mm。表面淡棕黄色，平滑光亮，背面弓形隆起，中央微显纵沟，腹面为一棱线，棱的一端具明显圆形白色的种脐凹下。质硬,横切面淡黄色,可见2片皱缩折叠的子叶。气微,味微辛、苦。

鉴别　种子横切面:栅状组织层径向长约265 μm,营养层细胞含草酸钙簇晶,子叶组织中有分泌腔。

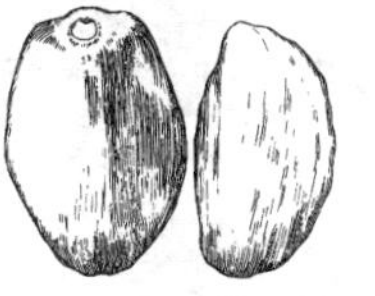
天茄子(种子)外形

【成分】 天茄种子中含有麦角生物碱(ergot alkaloids)。

【药理】 天茄种子生物碱成分对金黄色化脓微球菌、枯草芽胞杆菌、铜绿假单胞杆菌、大肠杆菌等有较强的抗细菌、真菌活性。

【药性】 苦,寒。

【功用主治】 泻火,通便,解毒。主治大便秘结,毒蛇咬伤。

【用法用量】 内服:煎汤,6～10 g。外用:研末调敷。

0660 天罗水 tiān luó shuǐ (《纲目拾遗》)

【异名】 丝瓜水(《中国药用植物图鉴》)。

【基原】 为葫芦科丝瓜属植物丝瓜或粤丝瓜茎中的液汁。

【原植物】 参见"丝瓜"条。

【采收加工】 5～8月取地上茎切断,将切口插入瓶中,放置一昼夜,即得。

【成分】 丝瓜汁含皂苷,黏液(mucus),木聚糖,脂肪,蛋白质,维生素B及C等。

【药性】 甘、微苦,微寒。

【功用主治】 清热解毒,止咳化痰。主治肺痈肺痿,肺痨,咳喘,夏令皮肤疮疹,痤疮,烫伤。

1.《纲目拾遗》:"治双单蛾,饮一杯即愈。又可消痰火,化痰成水,解毒如神。兼清内热,治肺痈、肺痿。"

2.《中国药用植物图鉴》:"加白糖煮沸内服,可作镇咳剂、脚气水肿的利尿剂;又能治头痛、腹痛、感冒、酒中毒等。"

3.《福建药物志》:"治肺痈、肺结核,烫伤。"

【用法用量】 内服:50～100 ml。外用:涂搽或洗。

【选方】 1. 治慢性支气管炎,咳喘,咯血,肺痈,吐脓痰　丝瓜水每次服1酒杯(50～60 ml),每日2～3次。(《食物中药与便方》)

2. 治痰火　经霜丝瓜,自根至蔓留尺五长断,余藤不用,将断蔓就地脉接水二日,用瓶罐扎严,埋地,不要漏土。每一料,盛者可取二碗水,小者亦取得水一碗,共埋地下。临用,痰火甚者二两,轻者一两,以麦米白糖化,对甜为则。缓化糖,连瓜水重汤炖,取下露一夜,一气饮之;急则煮化,放冷饮下,即消痰利膈。如米糖无,以白砂糖亦好。(《鲁府禁方》秋露白)

3. 治面疱,肺风粉刺,皮脂腺分泌过多,毛囊炎等　用丝瓜水擦洗。(《食物中药与便方》)

0661 天泡子 tiān pào zǐ (《分类草药性》)

【异名】 沙灯笼(《民间常用草药汇编》),灯笼草、水灯笼、打卜草、打额泡(广州部队《常用中草药手册》),灯笼泡(《全国中草药汇编》),天泡草、王母珠、黄灯笼(《常用中草药治疗手册》),天泡果(《中草药学》)。

【基原】 为茄科酸浆属植物小酸浆的全草或果实。

【原植物】 小酸浆 *Physalis minima* L.[*P. parviflora* R. Br.]

一年生草本,高50～70 cm。根细瘦。茎微卧或倾斜,多分枝。单叶互生;叶柄细弱,长1～1.5 cm;叶片卵形或卵状披针形,长2～3 cm,宽1～1.5 cm,先端渐尖,基部斜楔形,全缘而波状或有少数粗齿。花单生于叶腋;花萼钟状,绿色,5裂,结果时萼增大如灯笼状包围在果实外面,具突出5棱;花冠钟形,黄色,5浅裂;雄蕊5,着生于花冠管基部;雌蕊1,子房圆形,2室,胚珠多数。浆果球形,黄色。种子多数,扁圆形,绿白色。花期6月,果期7月。

生于田野、土坎及坡地。分布于广东、广西、四川及云南等地。

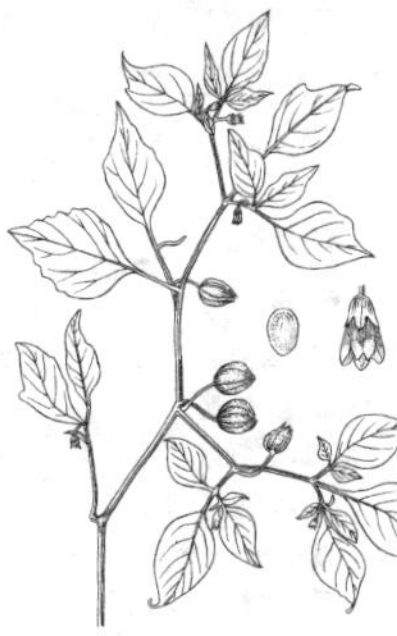
小酸浆

【栽培】 生物学特性　喜向阳,宜肥沃、疏松、排水良好的土壤。

繁殖方法　用种子繁殖。3～4月播种,在整好的土地上,理好排水沟,开1.3 m宽的高畦,按行、穴距各约33 cm开穴,深约7 cm,播前将种子混入拌有人畜粪水的草木灰里,成为种子灰。先在穴内施入人畜粪水,然后把一小撮种子灰施入。

田间管理　土壤干燥时要注意淋水。幼苗发出真叶时,要除草、施清淡人畜粪水。苗高10～14 cm时,要匀苗、补苗,每穴有苗3～4株,并中耕除草、施人畜粪水。

病虫害防治　病害有根腐病,可理好排水沟。虫害有地老虎。

【采收加工】 6～7月,采集果实或带果全草,洗净,鲜用或晒干。

【成分】 全草含酸浆苦味素(physalin)A、B、C、D、L、X,5α-二氧基-6β-羟基-5,6-二氢酸浆苦味素(5α-ethoxy-6β-hydroxy-5,6-dihydrophysalin)B,二氢酸浆苦味素(dihydrophysalin)B,5β,6β-环氧酸浆苦味素(5β,6β-epoxyphysalin)B,环氧酸浆苦味素B,6,7-二氢-6-羟基去氢酸浆苦味素(6,7-dihydro-6-hydroxydehydrophysalin)B,魏察小酸浆素(withaminimin),酸浆双古豆碱(phygrine)。

果期全草还含黄酮类成分:5-甲氧基-6,7-亚甲二氧基黄酮(5-methoxy-6,7-methylenedioxyflavone),5,6,7-三甲氧基黄酮(5,6,7-trimethoxyflavone)。

叶中含5β,6β-环氧酸浆苦味素B,魏察酸浆苦素(withaphysalin)A、B、C,酸浆苦味素A、B、C,二羟基酸浆苦味素,槲皮素-3-*O*-半乳糖苷(quercetin-3-*O*-galactoside)。

种子油中含脂肪酸:棕榈酸(palmitic acid),硬脂酸(stearic acid),油酸(oleic acid),亚油酸(linoleic acid)及少量十六碳烯酸(hexadecenoic acid)等。

【药理】 1. 抗炎作用　天泡子叶水提物对角叉菜胶所致大鼠足肿胀有剂量依赖性抑制作用,最大剂量的作用可与保泰松相比。

2. 抗癌作用　浆果的生物总碱在体外对小鼠肉瘤S_{180}细胞DNA合成有显著抑制作用,对自身正常骨髓造血细胞亦有抑制作用。

3. 致流产作用　从天泡子分离出的酸浆苦味素X 100 mg/kg注射,可使动物流产率高于75%。该化合物大鼠口服的LD_{50}为2 g/kg,腹腔注射的LD_{50}为1 g/kg。

【药性】 苦,凉。

1.《天宝本草》:"味苦、甘,温。"

2.《四川中药志》1960年版:"性寒,味苦,无毒。"

【功用主治】 清热利湿,祛痰止咳,软坚散结。主治湿热黄疸,小便不利,慢性咳喘,疳疾,瘰疬,天疱疮,湿疹,疖肿。

1.《分类草药性》:"解毒杀虫,叶治天疱疮。"

2.《天宝本草》:"治小儿臌胀,胃火蝤(嘈)气,疳疾。"

3.《四川中药志》1960年版:"利尿,消痃癖,去骨蒸劳热。治黄疸,小便不利及久咳喘急;外涂小儿天疱疮及皮肤湿热疮。单用果效力更佳。"

4. 广州部队《常用中草药手册》:"主治感冒发热,咽喉肿痛;急性支气管炎;湿疮肿毒。"

【用法用量】 内服：煎汤，15～30 g。外用：捣敷；煎水洗；或研末调敷。

【宜忌】 1.《民间常用草药汇编》："孕妇忌服。"

2.《四川中药志》1960年版："无湿热瘀滞者忌用。"

0662 天胡荽 tiān hú suī 《千金方》

【异名】 鸡肠菜（《千金方》），破钱草、千里光、千光草（《滇南本草》），滴滴金（《生草药性备要》），翳草（《医林纂要》），铺地锦（《潮州府志》），肺风草（《质问本草》），破铜钱（《植物名实图考》），满天星（《草木便方》），明镜草（《分类草药性》），翳子草、盘上芫茜（《岭南采药录》），过路蜈蚣草（《福建民间草药》），遍地青、四片孔（《湖南药物志》），落地梅花、遍地金（《浙江药用植物志》），遍地锦、蔡达草、地钱草（《福建中草药》）。

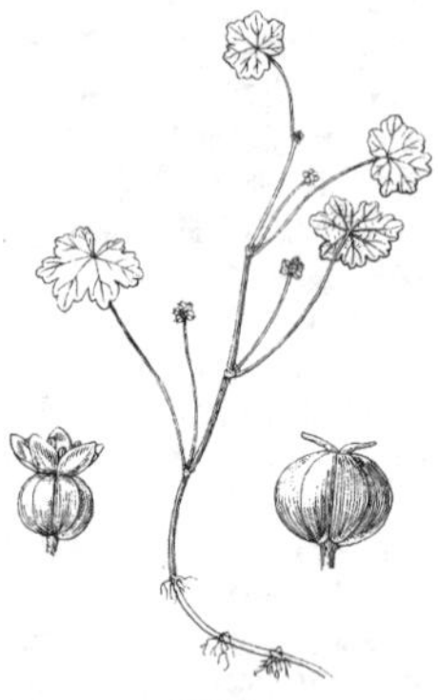

天胡荽

【基原】 为伞形科天胡荽属植物天胡荽和破铜钱的全草。

【原植物】 1. 天胡荽 *Hydrocotyle sibthorpioides* Lam.［*H. rotundifolia* Roxb.］

多年生草本。有特异气味。茎细长而匍匐。节上生根。叶互生；叶片质薄，圆肾形或近圆形，长 0.5～1.5 cm，宽0.8～2.5 cm，基部心形，不分裂或 3～7 裂，裂片阔卵形；托叶略呈半圆形，全缘或稍有浅裂。伞形花序与叶对生，单生于节上；花序梗纤细，长 0.5～3 cm；小总苞片卵形至卵状披针形，有黄色透明腺点，小伞形花序有花 5～18；花瓣卵形，绿白色，有腺点；雄蕊 5；子房下位。双悬果略呈心形，成熟时有紫色斑点。花、果期 4～9 月。

生于湿润的路旁、草地、沟边及林下。分布于西南及江苏、浙江、安徽、福建、江西、湖北、湖南、广东、广西、陕西、台湾等地。

2. 破铜钱 *H. sibthorpioides* Lam. var. *batrachium* (Hance) Hand. -Mazz. ex Shan

本种与天胡荽的区别在于：叶片较小，3～5 深裂几达基部，侧面裂片间有一侧或两侧仅裂达基部 1/3 处，裂片均呈楔形。

生于潮湿的路旁、草地、河沟边、湖滩、溪谷及山地。分布于浙江、安徽、福建、江西、湖北、湖南、广东、广西、四川、台湾等地。

【采收加工】 7～10 月采收全草，洗净，鲜用或晒干。

【药材】 天胡荽 *Hydrocotylis Herba* 产于江西、福建、广东、广西、贵州、四川、湖南等地。破铜钱产于广西、湖南等地。

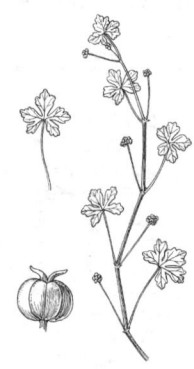

破铜钱

性状　天胡荽　多皱缩成团，根细，表面淡黄色或灰黄色。茎极纤细，弯曲，黄绿色，节处有根痕及残留细根。叶多皱缩破碎，完整叶圆形或近肾形，5～7 浅裂，少不分裂，边缘有钝齿；托叶膜质；叶柄长约 0.5 cm，扭曲状。伞形花序小。双悬果略呈心形，两侧压扁。气香。

破铜钱　呈皱缩成团。茎纤细。叶多破碎；完整叶展平后近圆形，叶片 3～5 深裂几达基部，侧裂片间有一侧或两侧仅裂达基部 1/3 处，裂片楔形。气微香，味淡。

鉴别　天胡荽茎横切面：表皮细胞 1 列，皮层细胞具细小密集的淀粉粒；具分泌道，内径 20～45 μm。中柱有 7 个维管束排列成环。髓细胞亦含细小的椭圆形淀粉粒。

天胡荽叶横切面：上下表皮细胞垂周壁均呈不规则弯曲；上表皮偶有非腺毛；表皮有长角状或长锥形大型多细胞非腺毛，稀疏，一般见于叶脉上。上下表皮均有气孔。栅栏组织通过主脉。主脉维管束及侧脉维管束下方有分泌道。

【成分】 全草含黄酮类成分：槲皮素（quercetin），槲皮素-3-半乳糖苷（quercetin-3-galactoside），异鼠李素（isorhamnetin），槲皮素-3-*O*-*β*-*D*-（6″-咖啡酰半乳糖苷）〔quercetin-3-*O*-*β*-*D*-（6″-caffeoylgalactoside）〕；木脂素类成分：左旋芝麻素（sesamin）；甾体成分：豆甾醇（stigmasterol）；香豆素类：香豆素（coumarin）。

【药理】 1. 抗病原微生物作用　天胡荽 1∶1 水煎剂，体外试验对金黄色葡萄球菌有较强抑制作用，对变形杆菌、福氏痢疾杆菌、伤寒杆菌也有不同程度的抑制作用。鼠疫模型试验结果，鼠疫抑制率为 54%，用天胡荽全草100 g/kg进行抗疟筛选结果，抑制率为 54%。

2. 降糖作用　口服香豆素 250 mg/kg 对正常和糖尿病大鼠有显著降血糖作用。

【药性】 辛、微苦，凉。

1.《滇南本草》："味辛、苦，性温。"

2.《生草药性备要》："味苦，性寒。"

3.《医林纂要》："辛，平。"

【功用主治】 清热利湿，解毒消肿。主治黄疸，痢疾，水肿，淋症，目翳，喉肿，痈肿疮毒，带状疱疹，跌打损伤。

1.《千金方》："疗痔病。"

2.《滇南本草》："发汗，散诸风头痛，明目，退翳膜，利小便，疗黄疸。"

3.《生草药性备要》："治癞，臭耳，鼻上头风，痘眼去膜，消肿，敷跌打大疮。"

4.《草木便方》："治头疮，白秃，风瘙皮肤疥癞，涂耳烂。"

【用法用量】 内服：煎汤，9～15 g，鲜品 30～60 g；或捣汁。外用：揉搓塞鼻；捣烂敷；或捣汁涂。

【选方】 1. 治石淋　鲜天胡荽 60 g，海金砂茎叶 30 g。水煎服，每日 1 剂。（《湖北中草药志》）

2. 治百日咳　天胡荽、车前草各 9 g。煎水，加蜂蜜 15 g 调和，早、中、晚分服。（《安徽中草药》）

3. 治喉蛾　天胡荽 9～15 g，水煎服；或用鲜草洗净，加食盐少许，捣烂取汁，滴于喉痛处。（《江西民间草药验方》）

4. 治小儿口疮　鲜天胡荽 15～21 g。加第二遍淘米水 2 茶匙，同捣烂，绞出汁液口服。（《江西民间草药验方》）

5. 治目翳　翳草揉塞鼻中，左翳塞右，右翳塞左。（《医林纂要》）

6. 治带状疱疹　鲜天胡荽捣烂，加酒泡 2～3 小时。用净棉花蘸酒搽患处。（《湖北中草药志》）

0663 天南星 tiān nán xīng 《本草拾遗》

【异名】 半夏精（侯宁极《药谱》），鬼蒟蒻（《日华子》），南星（《珍珠囊补遗药性赋》），虎膏（《纲目》），蛇芋（《植物名实图考》），野芋头（《中药材手册》），蛇木芋（《南方主要有毒植物》）。

【基原】 为天南星科天南星属植物天南星、异叶天南星及东北天南星的块茎。

【原植物】 1. 天南星 *Arisaema erubescens*（Wall.）Schott［*A. consanguineum* Schott］

多年生草本。块茎近圆球形，直径达 6 cm。鳞叶紫红色或绿白色，间有褐色斑块。叶单一；柄长达 70 cm，中部以下具叶鞘；叶片放射状分裂，裂片 7～20，披针形或长圆形，长 7～24 cm，宽 1～4 cm，长渐尖或延长为线尾状。花序柄自叶柄中部分出，短于叶柄；佛焰苞颜色多样，绿色间有白色条纹或淡紫色至深紫色中夹杂着绿色、白色条纹；喉部扩展，边缘外卷，

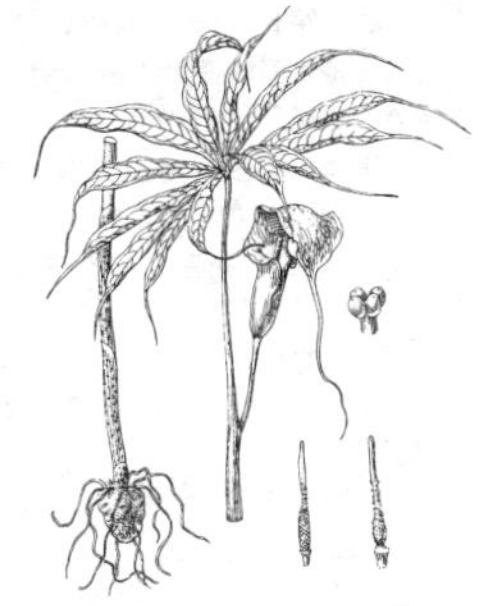

天南星

檐部宽大，三角状卵形至长圆卵形，先端延伸为长达 15 cm 的线尾；肉穗花序；雌花序轴在下部，中性花序轴位于中段，紧接雄花序轴，其上为长约 5 cm 的棒状附属器。果序成熟时裸露，浆果红色。种子 1～2，球形，淡褐色。花期 4～6 月，果期 8～9 月。

生于荒地、草坡、灌木丛及林下。分布于除东北及内蒙古、新疆以外的大部分地区。

2. 异叶天南星 *A. heterophyllum* Bl.

多年生草本。块茎近圆球形，直径 2～5 cm。叶常单一；叶柄下部鞘状，下部具膜质鳞叶 2～3；叶片鸟足状分裂，裂片 11～19，线状长圆形或倒披针形，中裂片比两侧短小。花序柄从叶柄中部分出；佛焰苞管部长3～6 cm，绿白色，喉部截形，外缘反卷，檐部卵状披针形，有时下弯呈盔状，淡绿色至淡黄色；肉穗花序轴与佛焰苞完全分离；肉穗花序两性或雄花序单性；两性花序下部雌花序长约 2 cm，花密，上部雄花序长约 3 cm，花疏；单性雄花序长 3～5 cm，粗 3～5 mm；附属器基部直径 0.5～1 cm，长达20 cm，伸出佛焰苞喉部后

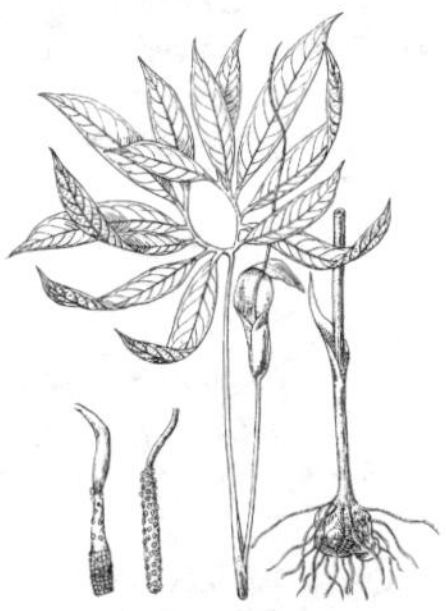

异叶天南星

呈"之"字形上升。果序近圆锥形，浆果熟时红色，佛焰苞枯萎而致果序裸露。种子黄红色。花期 4～5 月，果期 6～9 月。

生于灌木丛、草地及林下。分布于西北及西藏以外的全国大部分地区。

3. 东北天南星 *A. amurense* Maxim.

与天南星及异叶天南星的区别为：1 叶；叶柄长 17～30 cm，下部 1/3 具鞘，紫色；叶片鸟足状分裂，裂片 5，倒卵状披针形或椭圆形，先端短渐尖或锐尖，基部楔形，中裂片具长约 2 cm 的柄，长 7～12 cm，宽4～7 cm，侧裂片具长约 1 cm 共同的柄，全缘。花序柄短于叶柄，佛焰苞绿色或紫色具白色条纹；肉穗花序单性；雄花序长约 2 cm，花疏；雌花序长约1 cm；各附属器具短柄，棒状。浆果红

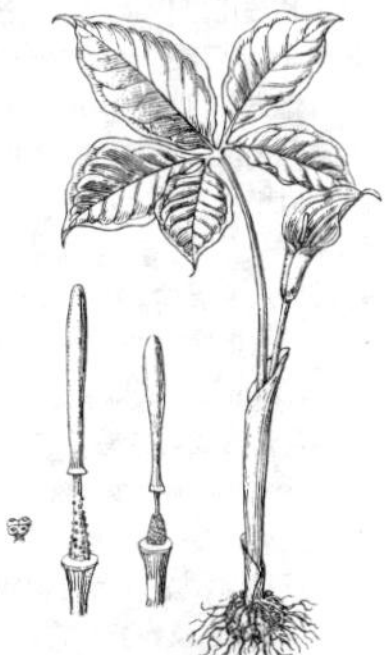

东北天南星

色；种子 4 颗，红色。肉穗花序轴常于果期增大，果落后紫红色。

生于海拔 50～1 200 m的林下和沟旁。分布于东北、华北及江苏、山东、河南、陕西、宁夏等地。

制天南星细粉与牛、羊或猪胆汁拌制，或生天南星细粉与牛、羊或猪胆汁经发酵而制成的加工品（胆星）亦供药用，另设专条。

【栽培】 生物学特性　喜冷凉湿润气候和阴湿环境，怕强光，应适度荫蔽或与高秆作物或林木间作。以选湿润、疏松、肥沃富含腐殖质的壤土或砂质壤土栽培，黏土及洼地不宜种植。山区可在山间沟谷、溪流两岸或疏林下的阴湿地种植。忌连作。

繁殖方法　用种子或块茎繁殖。种子繁殖：选择当年新收种子于 8 月上旬播种，按行距 12～15 cm 开浅沟，把种子播入沟内，覆土约 1.5 cm，温度在 20 ℃左右，约 10 日出苗。翌年 4～5 月苗高 5～10 cm，按株距 15 cm 定植。亦可用湿砂贮藏，翌年春季播种育苗。因种子繁殖生长期长，产量不高，故一般多不采用。块茎繁殖：于 10～11 月收获时，选无病虫害、健壮、中等大小的块茎作种茎，贮放于地窖内。翌年 4 月在畦面开浅沟，沟距 20～25 cm，株距 15 cm 下种，芽头向上，覆土 4～5 cm，浇水，每亩需大的种茎 40～50 kg，小的种茎 30～40 kg，栽后 15 日左右出苗。

田间管理　生长期间要注意浇水，经常保持土壤湿润，雨季注意排水。7 月苗高 15～20 cm，追施人粪尿 1 次，每亩1 000 kg。初次追肥后，宜深中耕；第二次追肥在 8 月，施硫酸铵和过磷酸钙混合肥料，每亩 15～25 kg，施肥后要浇足水。花期除留种株外，其余花序全部摘除。

病虫害防治　病害有病毒病，要注意选留健壮无病株作种，并防治蚜虫为害。虫害有短须螨，成、若虫于叶背吸食汁液，使叶变黄，脱落。用 20%双甲脒乳油 1 000 倍液或 73%克螨特 3 000 倍液喷雾。

【采收加工】 10月上旬挖出块茎，去掉茎叶及须根，装入撞兜内撞搓，撞去表皮，倒出用水清洗，对未撞净的表皮再用竹刀刮净，最后用硫黄熏制，使之色白，晒干。亦可用明矾水浸泡，待色白后去皮晒干，此法外皮易于脱落。本品有毒，刺激皮肤甚至过敏，加工操作时应戴手套、口罩，中毒时可用甘草水擦洗解毒。

【药材】 天南星 *Arisaematis Rhizoma*　天南星主产于陕西、甘肃、四川、贵州、云南等地；异叶天南星产于湖北、湖南、四川、贵州、河南、安徽、江苏、浙江、江西等地；东北天南星主产于东北及山东、河北等地。

性状　块茎呈扁圆球形，高1～2 cm，直径1.5～6.5 cm。表面类白色或淡棕色，较光滑，顶端有凹陷的茎痕，周围有麻点状根痕，有的块茎周边有小扁球状侧芽。质坚硬，不易破碎，断面不平坦，白色，粉性。气微辛，味麻辣。

鉴别　(1) 粉末特征：类白色。淀粉粒以单粒为主，圆球形或长圆形，直径 2～17 μm，脐点点状、裂缝状，大粒层纹隐约可见；复粒由 2～12 分粒组成。草酸钙针晶散在或成束存在于黏液细胞中，长 63～131 μm。草酸钙方晶多见于导管旁的薄壁细胞中，直径 3～20 μm。

(2) 薄层色谱：取本品粉末 1 g，以乙醇 10 ml 浸泡 24 小时，离心后吸取上清液，挥去乙醇，加 0.5 ml 盐酸水解，用乙醚提取，取乙醚液浓缩点样，以 3，4-二羟基苯甲醛为对照品，分别点样于同一硅胶 G 薄板上，用氯仿-甲醇-甲酸（9.2：0.6：0.2）展开，以 2%间苯三酚乙醇液-浓硫酸（1：1）显色。供试液色谱中，在与对照品色谱相应位置上，显相同的红色斑点。

品质标志　《中华人民共和国药典》2010 年版规定，照紫外-可见分光光度法测定，本品（干品）含黄酮以芹菜素（$C_{15}H_{10}O_5$）计，不得少于 0.050%。

【成分】 1. 天南星　根茎均含 β-谷甾醇以及多种氨基酸和无机微量元素，只是含量有所不同。

2. 东北天南星　植物凝集素（phytohemagglutinin），1，2-*O*-

二乙酰基-3-*O*-*β*-*D*-吡喃半乳糖基甘油(1, 2-*O*-diacyl-3-*O*-*β*-*D*-galactopyranosyl glycerol),1, 2-*O*-二乙酰基-3-*O*-2*α*-*D*-吡喃半乳糖基21″-6-*O*-*β*-*D*-吡喃半乳糖基甘油(1, 2-*O*-diacyl-3-*O*-2*α*-*D*-galactopyranosyl-21″-6-*O*-*β*-*D*-galactopyranosyl glycerols)。

【药理】 1. 祛痰作用　天南星水煎剂 20 g/kg 小鼠灌胃,对小鼠呼吸道的酚红排泄量增至对照组的 150%,家兔灌胃也能显著增加呼吸道黏液的分泌。

2. 镇静、镇痛作用　天南星对腹腔注射阈下催眠剂量(20 mg/kg)的戊巴比妥钠有明显的协同作用,小鼠 1 次灌服天南星 5.3 g/kg,其入睡率由对照组的 12.5%增至 60%～80%。400 g(生药)/kg 天南星煎剂小鼠腹腔注射,热板法表明,镇痛效果生品最好,但毒性略大,镇痛效果越好致死时间越短(毒性大)。其他制品无明显镇痛作用。

3. 抗惊厥作用　天南星水浸液 3 g/kg 小鼠腹腔注射,可明显拮抗士的宁、戊四唑和咖啡因引起的惊厥,但不能对抗电惊厥的发作。天南星对烟碱所致小鼠的惊厥有拮抗作用,并能消除其肌肉震颤的症状。

4. 抗心律失常作用　口服天南星 2.7 g/kg 只能延缓心律失常出现时间。天南星中的生物碱 *L*-缬氨酰-*L*-缬氨酸酐 0.1～10 μg对离体犬的心房和乳头肌收缩力及窦房结频率均有抑制作用,其作用随剂量增加而加强,并能拮抗异丙肾上腺素对心脏的作用,其拮抗作用与普萘洛尔相似,但对冠脉血流量和冠脉阻力无明显作用。本品生物碱氯仿部位,能明显对抗乌头碱和氯仿所致小鼠的实验性心律失常,并延长心肌细胞的动作电位的有效不应期。对猪心室细胞动作电位的动作电位时程(APD)和有效不应期(ERP)显著延长。

5. 其他作用　天南星中分离到一种外源性凝集素 2 μg/ml 的浓度下就能凝聚兔红细胞,且在静脉注射下抑制人肝癌细胞,掌叶半夏凝集素 A 对兔红细胞的凝集作用最低浓度为 20 mg/L,而 10 mg/L 时则凝集反应呈阴性。

毒性　天南星的 LD_{50} 为 159.0±7.5 g(生药)/kg(改良寇氏法)。

【炮制】 1. 天南星　取原药材,除去杂质,大小个分开,洗净,干燥。生天南星辛温燥烈,有毒,多外用,用于痈疡瘰疬等证;亦有内服者,以祛风化痰为主,可用于破伤风,中风抽搐。

2. 制天南星　(1) 白矾制　取净天南星,大小个分开,用水浸漂,每日换水 2～3 次,如起白沫时,换水后加白矾,每天南星 100 kg,加白矾末 2 kg,泡 1 日后,再换水,至切开口尝微有麻舌感时取出。

(2) 姜制　① 姜煮:取泡过天南星,加生姜煮 4～6 小时,阴干,或煮透晾至八成干,润 1～2 日,切片,晒干。每 100 kg 天南星用生姜 12.5 kg。② 姜蒸:取泡过天南星,加姜汁,每 100 kg 天南星用生姜 30 kg,榨取汁,姜渣加适量水煮汤,与姜汁和匀,拌匀,候姜汁吸尽,蒸约 4 小时,至不麻或微麻舌,晒干。

(3) 姜矾制　现行,取净天南星,按大小分别用水浸泡,每日换水 2～3 次,如起白沫时,换水后加白矾(每天南星 100 kg,加白矾 2 kg),泡 1 日后,再进行换水,至切开口尝微有麻舌感时取出。将生姜片、白矾置锅内加适量水煮沸后,倒入天南星共煮至无干心时取出,除去姜片,晾至四至六成干,切薄片,干燥。每天南星 100 kg,用生姜、白矾各12.5 kg。制天南星毒性降低,以燥湿化痰为主,可用于痰湿咳喘、痰阻眩晕、关节痹痛等。

(4) 胆汁制　炮制法参见“胆星”条。

炮制中除去天南星的麻辣味,主要是加热和辅料白矾的作用。但另有报道证实,经过水浸漂、矾浸或加热等炮制处理,可以将天南星的麻辣性降低或消除,天南星的麻辣物质是可以溶于水的。经水浸漂 2 日后切片的天南星片,虽有较强的麻辣性,但对大、小鼠急性和亚急性毒性试验表明,动物能够耐受,汤剂在 150 g/kg条件下未见毒性反应,认为天南星饮片煎服可能是安全的。临床应用经验证实,经过煎煮过程,能达到减毒的目的,所以生天南星入汤剂使用是可以的。

饮片性状　生天南星为扁球形,直径 15～60 mm,厚10～20 mm,外表面类白色或淡棕色,有的皱缩,顶面有凹陷的茎痕,周围有麻点状根痕,质坚硬,不易破碎,断面白色粉性,气微辛,味麻辣。制天南星为类圆形和薄片,片面淡黄棕色角质状,半透明,质脆易碎,气微臭,味辛。

贮干燥容器内,置通风干燥处,防霉,防蛀。制天南星密闭,置阴凉干燥处。

【药性】 苦、辛,温,有毒。归肺、肝、脾经。

1.《本经》:“味苦,温。”

2.《吴普本草》:“神农、雷公:苦,无毒;岐伯、桐君:辛,有毒。”

3.《别录》:“微寒。有大毒。”

4.《药性论》:“味甘。”

5.《日华子》:“味辛烈,平。”

6.《开宝本草》:“味苦、辛。有毒。”

7.《纲目》:“虎掌、天南星,乃手、足太阴脾、肺之药。”

8.《本草通玄》:“肺、脾、肝之药也。”

9.《药品化义》:“属阳中有微阴。”“气雄,味大辛、微苦,性热而急。性气与味俱浊。通行十二经。”

10.《本草新编》:“入脾、肺、心三经。”

【功用主治】 祛风止痉,化痰散结。主治中风痰壅,口眼㖞斜,半身不遂,手足麻痹,风痰眩晕,癫痫,惊风,破伤风,咳嗽多痰,痈肿,瘰疬,跌扑损伤,毒蛇咬伤。

1.《本经》:“主心痛,寒热结气,积聚伏梁,伤筋,痿,拘缓。利水道。”

2.《别录》:“除阴下湿,风眩。”

3.《药性论》:“治风眩目转,主疝瘕肠痛,主伤寒时疾。强阴。”

4.《本草拾遗》:“主金疮伤折瘀血。”

5.《日华子》:“罯扑损瘀血,主蛇虫咬,疥癣,恶疮。”

6.《开宝本草》:“主中风,除痰麻痹,下气,破坚积,消痈肿,利胸膈,散血,堕胎。”

7.《医学启源》:“去上焦痰及头眩运。”

8.《珍珠囊补遗药性赋》:“坠中风不省之痰毒,主破伤如尸之身强。”

9. 王好古:“补肝风虚。治痰功同半夏。”(引自《纲目》)

10.《纲目》:“治惊痫,口眼㖞斜,喉痹,口舌疮糜,结核,解颅。”“生能伏雄黄、丹砂、焰消。”

【用法用量】 内服:煎汤,3～9 g,一般制后用;或入丸、散。外用:研末调敷。

【选方】 1. 治卒中,昏不知人,口眼㖞斜,半身不遂,咽喉作声,痰气上壅。无问外感风寒,内伤喜怒,或六脉沉伏,或指下浮盛,并宜服之。兼治痰厥及气虚眩晕,大有神效　南星(生用)一两,木香一分,川乌(生,去皮),附子(生,去皮)各半两。上㕮咀,每服半两,水二大盏,姜十五片,煎至八分,去滓,温服,不拘时候。(《局方》三生饮)

2. 治风痫　天南星(九蒸九晒)为末,姜汁糊丸,梧子大。煎人参、菖蒲汤或麦冬汤下二十丸。(《中藏经》)

3. 治小儿泄泻虚脱致虚风生,名慢脾风及服冷药过多者　天南星、生附子各一钱,全蝎三个。上锉散,作一剂,水一大盏,生姜七片煎至半盏,去滓,逐旋温服不拘时。(《续易简方论》南附汤)

4. 治诸风及痰厥　天南星一两(生用),木香二钱。上㕮咀,分作二服,水二盏,生姜十片,煎至七分,去滓温服,不拘时候。(《济生续方》星香散)

5. 治破伤风　南星、防风、白芷、天麻、羌活、白附子各等分。上为末，每服二钱，热酒调服，更敷伤处。若牙关紧急，腰背反张者，每服三钱，用热童便调服，虽内有瘀血亦愈。至于昏死心腹尚温者，连进二服，亦可保全。若治风犬咬伤，更用漱口水洗净，搽伤处，亦效。(《外科正宗》玉真散)

6. 治寒痰咳嗽，脉沉，面色黧黑，小便急痛，足寒而逆，心多恐怖　南星(洗)、半夏(洗)各一两，官桂一两(去粗皮)。上为细末，蒸饼为丸桐子大，每服三五十丸，生姜汤下，食后。(《洁古家珍》姜桂丸)

7. 治热痰咳嗽，其脉洪而面赤，烦热，心痛，唇口干燥，多喜笑　南星(汤洗)一两，半夏(汤洗)一两，黄芩一两。上为细末，姜汁浸，蒸饼为丸桐子大，每服五七十丸，生姜汤下，食后。(《保命集》小黄丸)

8. 治头痛，偏正头风，痛攻眼目额角　天南星、川乌各等分。共研极细末，同连须葱白捣烂作饼。贴太阳穴。(《全国中药成药处方集》止痛膏)

9. 治乳赤肿、欲作痈者　天南星为细末，生姜自然汁调涂，自散。才作便用之。(《百一选方》)

10. 治瘰疬　南星、半夏等分为末，米醋或鸡子清调敷。(《潜斋简效方》)

11. 治瘿瘤　用生南星末，醋调，或玉簪花根汁调敷之。(《外科证治全书》)

12. 治痰湿臂痛，右边者　天南星、苍术等分，生姜三片。水煎服之。(《摘玄方》)

【临床报道】 1. 治疗冠心病　取生南星、生半夏等分碾粉，水泛为丸，每次口服 3.5 g，每日 3 次，共治疗 50 例。结果：对心绞痛显效率为 38.7%，总有效率为 71%；心电图改善率为 30.8%。显效者以痰阻型最多。对心律失常也有一定疗效。26 例合并高血压病者，治疗后 11 例血压降至正常，有效率为 42.3%。合并高脂血症者 32 例，其中Ⅳ型 23 例、Ⅱb 型 9 例，治疗后三酰甘油下降者 21 例，胆固醇下降者 4 例。

2. 治疗面神经炎　制南星、防风各 40 g，净水浸泡，武火煎煮数分钟，取汁，睡前 1 次饮服。服后卧床盖被，以汗出为佳。共治疗 35 例，结果服药 1 次愈者 30 例，2 次愈者 4 例，好转者 1 例，均无复发。治愈率达 97.1%。

3. 治疗口腔溃疡　天南星、吴茱萸等量，共为细末。用陈醋调成糊状，贴敷两足底涌泉穴。共治疗 64 例(其中复发性口腔溃疡 35 例，疱疹性口腔炎 21 例，鹅口疮 8 例)，用药 1～2 次，每次间隔 3～5 日。结果治愈 62 例。少数复发者，可再贴敷 1～2 次。孕妇忌用。

【各家论述】 1.《本草衍义补遗》："天南星，欲其下行，以黄柏引之。"

2.《本草纲目》："虎掌、天南星，乃手、足太阴脾、肺之药。味辛而麻，故能治风散血；气温而燥，故能胜湿除涎；性紧而毒，故能攻积拔肿，而治口喎舌糜。"

3.《本草汇言》："天南星，古方又谓能堕胎，因其有散血之力故也。但其性味辛燥而烈，与半夏同；而毒则过之。半夏之性，燥而稍缓，南星之性，燥而颇急；半夏之辛，劣而能守，南星之辛，劣而善行。若风痰湿痰，急闭涎痰，非南星不能散。"

4.《本草经疏》："南星味既辛苦，气复大温而燥烈，正与半夏之性同，而毒则过之，故亦擅堕胎也。半夏治湿痰多，南星主风痰多，是其异矣。二药大都相类，故其所忌亦同。"

5.《本经逢原》："南星、半夏皆治痰药也。然南星专走经络，故中风麻痹以之向导，半夏专走肠胃，故呕逆泄泻以之为向导。"

0664 天香炉 tiān xiāng lú (《生草药性备要》)

【异名】 紫金钟(《证治准绳》)，大香炉(《生草药性备要》)，天吊香(《岭南采药录》)，小金钟(《南宁市药物志》)，小金香炉(《广西中药志》)，蜂窝草(《重庆草药》)，山牡丹、金石榴、七星坠地(《泉州本草》)，向天石榴、九盏灯(《湖南药物志》)，葫芦草、细架金石榴(《闽东本草》)，七孔莲(《全国中草药汇编》)，竹叶地丁、小号王不留行(《福建药物志》)。

【基原】 为野牡丹科金锦香属植物金锦香的全草或根。

【原植物】 金锦香 *Osbeckia chinensis* L.

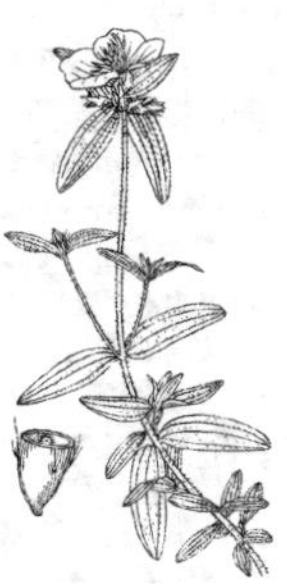

金锦香

直立草本或亚灌木，高 20～60 cm。茎四棱形，具紧贴的糙伏毛。叶对生；叶片坚纸质，线形或线状披针形，长 2～5 cm，宽 3～15 mm，先端急尖，基部钝圆或几圆形，全缘，两面被糙伏毛，基出脉 3～5 条。头状花序顶生，有花 2～8 朵，叶状总苞 2～6 个；萼管长约 6 mm，通常带红色，裂片 4，三角状披针形，与萼管等长，具缘毛，各裂片间外缘具一刺毛突起；花瓣 4，淡紫红色或粉红色，倒卵形，长约 1 cm，具缘毛；雄蕊 8，常偏向一侧，花药顶部具长喙，药隔基部微膨大呈盘状；子房半下位，4 室，近球形，先端有刚毛 16 条。蒴果紫红色，卵状球形，4 纵裂，宿存萼坛状。花期 7～9 月，果期 9～11 月。

生于海拔 1 100 m 以下的荒山草坡、路旁、田地边或疏林向阳处。分布于长江以南及广西、贵州、台湾等地。

【采收加工】 8～11 月采收，切段，晒干。

【药材】 天香炉 *Osbeckiae Chinensis Herba seu Radix*　主产于广西、广东、福建、湖南、江西、浙江、安徽、江苏等地。

性状　全草长约 60 cm。根圆柱形，灰褐色，木质较硬而脆。茎方柱形，老茎略呈圆柱形，粗 2～4 mm，黄绿色或紫褐色，被紧密的黄色粗伏毛，质脆易断，髓白色或中空。叶对生，有短柄，线形至线状披针形，先端尖，基部钝圆，上表面黄绿色，下表面色较浅，两面均被金黄色毛；基出脉 3～5 条，侧脉不明显。头状花序球状；萼黄棕色，花冠暗紫红色，皱缩，易脱落。蒴果钟状，具杯状宿萼，浅棕色或棕黄色，先端平截。气微，味涩、微甘。

鉴别　(1) 茎横切面：表皮细胞 1 列，椭圆形，角偶处表皮细胞类圆形；外被腺毛和非腺毛，腺毛腺头椭圆形，由 8～10 个细胞组成，腺柄为 6～10 个细胞排列成 2 列性；非腺毛为多列性细胞组成，胞壁略增厚，强木化。下皮细胞长方形，多数细胞内含草酸钙簇晶，几成簇晶层；皮层薄壁细胞椭圆形，切向壁及角部稍加厚；内皮层细胞 1 列，长方形。4 个角隅处各有一外韧型维管束。韧皮部狭窄。形成层常不明显。木质部排列成环，导管常单个散在；木射线多为单列细胞。髓部宽广，中心有髓内韧皮部束；老茎髓部薄壁细胞常破裂成空洞。

(2) 取本品粉末约 2 g，加甲醇 10 ml，回流 30 分钟，滤过，滤液分作两份。一份中加少量盐酸-镁粉，呈橙红色(检查黄酮)；另一份中加茚三酮试剂数滴，加热呈紫红色(检查氨基酸)。

【成分】 本品有机酸：含金锦香酸(osbeckic acid)，2-呋喃甲酸(2-furoic acid)，熊果酸 (ursolic acid)，琥珀酸(succinic acid)；黄酮类：槲皮素(quercetin)，山柰酚(kaempferol)，槲皮素-3-*O*-*β*-*D*-吡喃葡萄糖基-(1→6)-*β*-*D*-吡喃葡萄糖苷〔quercetin-3-*O*-*β*-*D*-glucopyranosyl-(1→6)-*β*-*D*-glucopyranoside〕，槲皮素-3-*O*-*β*-*D*-吡喃葡萄糖苷(quercetin-3-*O*-*β*-*D*-glucopyranoside)，山柰酚-3-*O*-*β*-*D*-吡喃葡萄糖苷(kaempferol-3-*O*-*β*-*D*-glucopyranoside)。

【药性】 辛，淡，平。归肺、脾、肝、大肠经。

1.《生草药性备要》："味淡、辛，性平。"

2.《广西中药志》："味甘、微涩，性平。入肺、脾、大肠三经。"

3.《湖南药物志》："微苦，温。无毒。"

【功用主治】 化痰利湿，祛瘀止血，解毒消肿。主治咳嗽哮喘，各种出血，痛经经闭，产后瘀滞腹痛，牙痛，小儿疳积，泄泻痢疾，风湿痹痛，脱肛，跌打伤肿，毒蛇咬伤。

1.《生草药性备要》："治痢，去痰；牙痛，煲水含；通经，捶汁开酒服。"

2.《岭南采药录》："止痛，去蛇毒，理疮疡。"

3.《重庆草药》："去风止咳。治筋骨痛，小儿百日咳，肺炎咳嗽，蜂窝疮。"

4.《广西中药志》："化瘀止痛，收敛止血。治红白痢疾，痰多咳嗽，内外出血，热泻，牙痛，疳积。"

5.《湖南药物志》："祛风散寒，化痰止咳。治风寒咳嗽，吐血，产后腹痛，水泻，心腹痛。"

6.《福建药物志》："治淋巴结核，小儿惊风。"

【用法用量】 内服：煎汤，10～30 g；捣汁，浸酒或研末。外用：研末调敷、煎汤洗或漱口。

【选方】 1. 治肺炎咳嗽，风火牙痛 蜂窝草 60～120 g，炖杀口肉(猪颈下面，宰猪时刺口处肉)内服。(《重庆草药》)

2. 治月经不调 金锦香干根 30～60 g，益母草干全草 9 g。水煎，调酒、糖服。(《福建中草药》)

3. 治小儿疳积 小金香炉、山地粘等分研末，每用 1.5 g，蒸瘦猪肉服。(《广西中药志》)

4. 治小儿惊风 金锦香 30 g，地龙干 9 g。水煎服。(《福建药物志》)

5. 治蛇头子及一切蝮蛇瘴 紫金钟、六月雪。二味砍烂糟，炒，缚之。(《证治准绳·疡医》)

0665 天浆壳 tiān jiāng ké (《现代实用中药》)

【异名】 天将壳(《饮片新参》)，萝藦荚(《药材学》)，哈喇瓢(《东北药用植物志》)，刺猬瓜、野羊角(《湖南药物志》)。

【基原】 为萝藦科萝藦属植物萝藦的果壳。

【原植物】 参见"萝藦"条。

【采收加工】 8～10 月果实成熟时采收，剥取果壳，晒干。

【药材】 天浆壳 *Metaplexis Japonicae Pericarpium* 主产于江苏、上海、浙江等地。

性状 果壳呈小艇状，先端狭尖而常反卷，基部微凹，长 7～12 cm，宽 3～5 cm，厚 1～1.5 mm。外表面黄绿色或灰黄色，凹凸不平，具细密纵纹；内表面黄白色，光滑。外果皮纤维性，中果皮白色疏松，内果皮棕黄色。质脆而易碎。味微酸。

【药性】 甘、辛，平。

1.《饮片新参》："咸，平。"

2.《陕西中草药》："味甘、辛，性温。"

3.《湖北中草药志》："微酸，温。"

【功用主治】 清肺化痰，散瘀止血。主治咳喘痰多，百日咳，惊痫，麻疹不透，跌打损伤，外伤出血。

1.《饮片新参》："软坚，化痰，清肺。治肺风痰喘，定惊痫。"

2.《陕西中草药》："活血散瘀，消炎，止血，化痰，止咳平喘。主治跌打损伤，外伤出血，咳嗽痰多，气喘，百日咳。"

3.《湖北中草药志》："补虚助阳。用于体质虚弱，阳痿，遗精。"

【用法用量】 内服：煎汤，6～9 g。外用：捣敷。

【选方】 1. 治支气管炎 萝藦壳、金沸草各 9 g，前胡 6 g，枇杷叶 9 g。煎服。

2. 治百日咳 萝藦壳 9 g，冰糖适量。煎服。(1、2 方出自《安徽中草药》)

0666 天麻子 tiān má zǐ (《本草拾遗》)

【异名】 还筒子(《卫生杂兴》)。

【基原】 为兰科天麻属植物天麻的果实。

【原植物】 参见"天麻"条。

【采收加工】 夏季果实成熟时采，晒干。

【功用主治】 熄风，补虚，黑发。主治头目眩晕，须发早白。

1.《本草拾遗》："取子，作饮，去热气。"

2.《卫生杂兴》："益气固精，补血，黑发。"

3.《纲目》："定风补虚，功同天麻。"

【选方】 用于益气固精，补血，黑发 还筒子半两，芡实半两，金银花二两，破故纸(酒浸，春三，夏一，秋二，冬五日，焙，研末)二两。各研末，蜜糊丸梧子大。每服五十丸，空心盐汤温任下。(《卫生杂兴》)

0667 天葵子 tiān kuí zǐ (《中药志》)

【异名】 紫背天葵子(《医宗汇编》)，千年老鼠屎(《纲目拾遗》)，金耗子屎(《贵州民间方药集》)，千年耗子屎、地丁子(《贵阳民间药草》)，天去子、野乌头子、散血珠(《湖南药物志》)，天葵根(《江西草药》)。

【基原】 为毛茛科天葵属植物天葵的块根。

【原植物】 参见"天葵草"条。

【采收加工】 移栽后的第三年 5～6 月植株未完全枯萎前采挖，较小的块根留作种用，较大的去尽残叶，晒干，加以揉搓，去掉须根，抖净泥土。

【药材】 天葵子 *Semiaquilegiae Radix* 主产于湖南、湖北、江苏等地。

性状 块根呈不规则短柱状、纺锤状或块状，略弯曲，有的有 2～3 短分叉，长 1～3 cm，直径 0.5～1 cm。表面暗褐色至灰黑色，具不规则的皱纹及须根或须根痕。顶端常有茎叶残基，外被数层黄褐色鞘状鳞片。质较软，易折断，断面皮部类白色，木部黄白色或黄棕色，略显放射状纹理。气微，味甘、微苦辛。

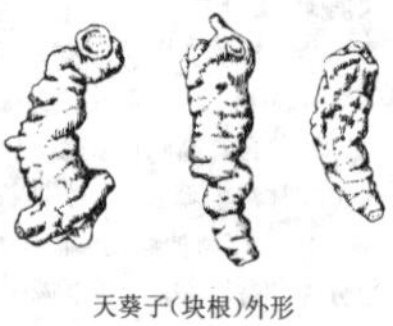

天葵子(块根)外形

鉴别 (1) 块根横切面：木栓层为多列细胞，含棕色物。皮层较窄。韧皮部宽广，射线宽，筛管群明显。形成层成环。木质部射线宽至 20 余列细胞，导管束放射状排列。有的可见细小髓部。

(2) 本品断面置紫外光灯下(365 nm)观察，显黄白色荧光，加酸或加碱后荧光减退。

(3) 取本品粉末 1 g，加 70%乙醇 10 ml，加热回流 30 分钟，滤过。滤液蒸干，残渣加盐酸溶液(1→100)5 ml 使溶解，滤过，滤液分置两支试管中，一管中加碘化铋钾试液 1～2 滴，生成橘红色沉淀；另一管中加硅钨酸试液 1～2 滴，生成黄色沉淀(检查生物碱)。

【成分】 含生物碱，香豆素及氨基酸等。

【药性】 甘、微苦、微辛，寒，小毒。归肝、脾、膀胱经。

1.《得宜本草》："味咸。"

2.《医林纂要》："酸、咸，寒。"

3.《百草镜》："性凉。"

4.《本草求原》："甘，淡，平。"

5.《陕西中药志》："入肾经。"

6.《福建药物志》："苦，微凉。"

【功用主治】 清热解毒，消肿散结。主治小儿热惊，癫痫，痈肿，疔疮，乳痈，瘰疬，皮肤痒疮，目赤肿痛，咽痛，蛇虫咬伤。

1.《生草药性备要》："炒食，消痰疮，浸酒(治)内伤亦可。"

2.《得宜本草》："主治热病劳复。"

3.《医林纂要》："泻肝、胆、肾命相火之邪，解一切热毒，金石药毒。""定小儿惊悸，治吐血、衄血，涂火疮热毒。"

4.《百草镜》："清热，治痈疽肿毒，疔疮疬节，跌扑疯犬伤，七种疝气，痔疮劳伤。”

5.《本草求原》：“主内伤痰火。消瘰疬(煎猪肉食)、恶疮，浸酒佳。”

6.《增订治疗汇要》：“能软坚。”

7.《分类草药性》：“治痒子瘰疬，消肿毒(治)两乳不通，涂板疮。”

8.《中国药用植物图鉴》：“块根有清热消肿的功用，为外科发散药。”

9.《贵州民间方药集》：“清热解毒、平喘、定惊。治小儿惊风、盐吼、癫痫、腰痛、疔疮、九子疡、眼翳。”

【用法用量】 内服：煎汤，3～9 g；或研末，1.5～3 g；或浸酒。外用：捣敷；或捣汁点眼滴鼻。

【宜忌】 脾胃虚寒者禁服。

【选方】 1. 疔诸疔　金银花三钱，野菊花、蒲公英、紫花地丁、紫背天葵子各一钱二分，水二钟，煎八分，加无灰酒半钟，再滚二三沸时，热服。渣如法再煎服，被盖出汗为度。(《医宗金鉴》五味消毒饮)

2. 治诸疝初起，发寒热疼痛，欲成囊痈者　用荔枝核十四枚，小茴香二钱，紫背天葵四两，蒸白酒二坛，频服即愈。(《纲目拾遗》引《经验集》)

3. 治疬痒　紫背天葵子，每岁用一粒，同鲫鱼捣烂服。(《纲目拾遗》引《医宗汇编》)

4. 治白喉　鲜天葵捣烂绞汁，滴鼻并灌服1～2食匙。(《安徽中草药》)

0668 天葵草 tiān kuí cǎo (《上海常用中草药》)

【异名】 紫背天葵(《雷公炮炙论》)，雷丸草(《外丹本草》)，夏无踪(《植物名实图考》)，老鼠屎草(《江苏省植物药材志》)，旱铜钱草(《湖南药物志》)。

【基原】 为毛茛科天葵属植物天葵的全草。

【原植物】 天葵 *Semiaquilegia adoxoides* (DC.) Makino [*Isopyrum adoxoides* DC.]

多年生小草本，高10～30 cm。块根长1～2 cm，粗3～6 mm，外皮棕黑色。茎直立，1～3条，上部有分枝。基生叶为三出复叶；叶柄长3～12 cm，基部扩大呈鞘状；叶片轮廓卵圆形或肾形，长1.2～3 cm；小叶扇状菱形或倒卵状菱形，长0.6～2.5 cm，宽1～2.8 cm，3深裂，深裂片又作2～3圆齿状缺刻裂，两面无毛，下面常带紫色；茎生叶较小，互生，叶柄较短。单歧或二歧聚伞花序，花梗长1～2.5 cm；苞片、小苞片叶状，3裂或不裂；花两性，直径4～6 mm；萼片5，花瓣状，狭椭圆形，白色，常带淡紫色；花瓣5，匙形，先端近截形，基部凸起呈囊状；雄蕊8～14，花丝下部变宽，花药宽椭圆形，黄色；退化雄蕊2；心皮3～4，花柱短，先端向外反卷，无毛。蓇葖果3～4，先端有小细喙。种子多数，卵状椭圆形，黑褐色，表面有小瘤状突起。花期3～4月，果期4～5月。

天　葵

生于疏林下、草丛、沟边路旁或山谷地较阴处。分布于江苏、浙江、安徽、福建、江西、湖北、湖南、广西、四川、贵州、陕西。

本植物的种子(千年耗子屎种子)、块根(天葵子)亦供药用，另设专条。

【采收加工】 4～5月采集，除去杂质，洗净，晒干。

【药性】 甘，微寒。

1.《天目山药用植物志》：“平。”

2.《上海常用中草药》：“甘，寒。”

【功用主治】 解毒消肿，利水通淋。主治瘰疬痈肿，蛇虫咬伤，疝气，小便淋痛。

1.《天目山药用植物志》：“祛风止痛。”

2.《上海常用中草药》：“清热解毒，利尿。治瘰疬，肿毒，蛇咬伤，尿路结石。”

【用法用量】 内服：煎汤，9～15 g。外用：捣敷。

【选方】

1. 治缩阴症　天葵15 g。煮鸡蛋食。(《湖南药物志》)

2. 治血虚肝旺，呼吸时两胁局部作痛　天葵草21～24 g，加桔梗、刀豆壳各15～18 g。水煎，冲红糖、黄酒，早晚饭前服，忌食酸辣。(《天目山药用植物志》)

3. 治尿路结石　鲜天葵草、鲜天胡荽各30 g，鸡内金9 g。水煎服。(南药《中草药学》)

0669 天蓬草 tiān péng cǎo (《植物名实图考》)

【异名】 雪里花(《纲目拾遗》)，寒草、金线吊葫芦(《福建民间草药》)，雪里开花(《浙江中药资源名录》)，小红娘、漫水草(《四川常用中草药》)，文集草、鹅儿肠(《湖南药物志》)，兰衣参(《福建药物志》)。

【基原】 为石竹科繁缕属植物雀舌草的全草。

【原植物】 雀舌草 *Stellaria uliginosa* Murr. [*S. alsine* Grimm.] 又名：滨繁缕(《中国高等植物图鉴》)。

越年生草本，高15～30 cm。茎纤细，丛生，下部平卧，上部有稀疏分枝，绿色或带紫色。单叶对生；无柄；叶片长圆形或卵状披针形，长5～20 mm，宽2～3 mm，先端渐尖，基部渐狭，全缘或浅波状，两面无毛。花序聚伞状，顶生或腋生；花柄细长如丝；苞片和小苞片较小；萼片5，披针形，边缘膜质；花瓣5，白色，2深裂几达基部；雄蕊5；子房卵形，花柱2～3。蒴果较宿存的萼稍长，成熟时6瓣裂，内有多数种子。种子肾形，褐色，表面具皱纹突起。花期4～11月，果期6～12月。

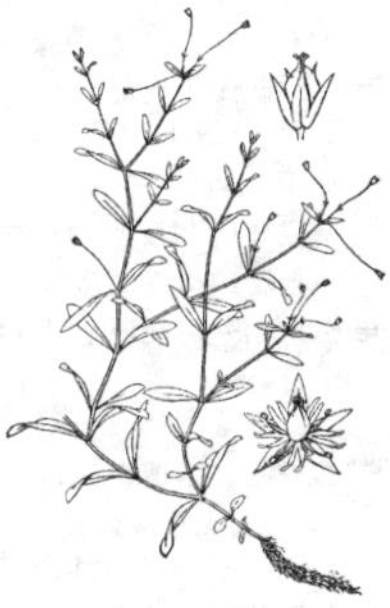

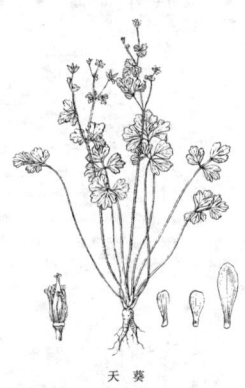

雀 舌 草

生于田间、溪岸或潮湿地区。分布于东北、华东、华中、西南及陕西、甘肃、青海等地。

【采收加工】 8～9月采挖，洗净，鲜用或阴干。

【药性】 辛，平。归肺、脾经。

1.《福建民间草药》：“甘，微苦，温。”

2.《四川常用中草药》：“性平，味苦。”

3.《福建药物志》：“甘，凉。”

【功用主治】 祛风除湿，活血消肿，解毒止血。主治感冒，泻痢，风湿痹痛，跌打损伤，痈疮肿毒，痔漏，毒蛇咬伤，吐血，衄血，外伤出血。

1.《纲目拾遗》：“敷痔。”

2.《福建民间草药》：“祛风散寒，发汗解表。治伤风感冒。”

3.《四川常用中草药》：“清热，解毒，止血。治咳嗽，吐血，鼻血，疔疮等症。”

【用法用量】 内服：煎汤，30～60 g。外用：捣敷；或研末调敷。

【选方】 1. 治小儿腹泻 天蓬草 30 g，马齿苋 60 g。水煎服。（《湖南药物志》）

2. 治黄肿腹胀 天蓬草叶 60 g，夜关门 60 g，隔山香30 g。煮鸡蛋食。（《湖南药物志》）

3. 治痔 雪里花为末，湿者干掺，干者麻油调搽一二度，其痔即消缩。（《纲目拾遗》）

0670 天山花楸 tiān shān huā qiū（《新疆中草药》）

【异名】 花楸（《新疆中草药》）。

【基原】 为蔷薇科花楸属植物天山花楸的嫩枝或果实。

【原植物】 天山花楸 *Sorbus tianschanica* Rupr.

灌木或小乔木，高达 5 m。嫩枝红褐色，微具短柔毛；冬芽大，长卵形，外被白色柔毛。奇数羽状复叶，连叶柄长14～17 cm；小叶片（4～）6～7 对，卵状披针形，长 5～7 cm，宽 1.2～2 cm，先端渐尖，基部偏斜圆形，边缘大部分有锐锯齿，仅基部全缘，两面无毛；叶轴微具窄翅，上面有沟。复伞房花序大形，多花，排列疏松；花白色，直径 15～20 mm；萼筒钟状，萼片三角形，内面有白色柔毛；花瓣卵形；雄蕊 15～20；花柱3～5。果实球形，直径 10～12 mm，鲜红色，先端具宿存闭合萼片。花期 5～6 月，果期 9～10 月。

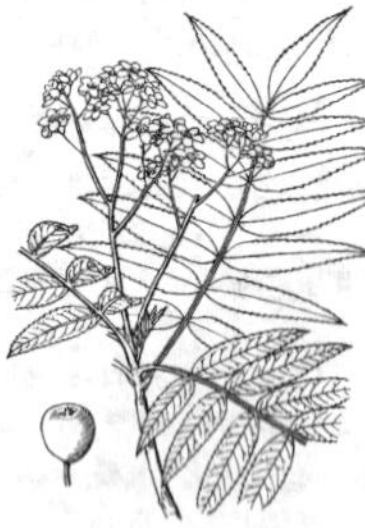

天山花楸

生于海拔2 000～3 200 m的高山溪谷中或云杉林边缘。分布于新疆、甘肃、青海等地。

【采收加工】 3～6 月采收嫩枝；9～10 月果实成熟时采收果实，晒干。

【成分】 树枝含金丝桃苷（hyperin）。

【药理】 1. 对呼吸系统作用 （1）止咳作用 10 g/kg 天山花楸水提液、醇提液小鼠灌胃，对氨水引起的咳嗽有明显抑制作用。

（2）平喘作用 3 g/kg、6 g/kg 天山花楸水提液、醇提液小鼠灌胃，每日 1 次，连续 6 日，可明显延长引喘潜伏期。

2. 对心血管系统作用 25 g/kg 天山花楸水提醇沉液给小鼠灌胃，对心脏呈抑制作用，小鼠心电图 P-R 间期延长，心率减慢，QRS 综合波变化不明显，提示可能有阻断钙通道作用。0.5～31.0 mg/L 对兔心房呈剂量依赖性负性变力合负性频率作用。大鼠灌胃 12 g/kg 天山花楸醇提液，能减轻异丙肾上腺素引起的心电图 ST 段位移程度，改善心肌梗死病变程度。

3. 其他作用 3 g/kg、5 g/kg 天山花楸水提液小鼠灌胃，给药 5 分钟后小鼠活动明显减少，四肢肌肉略有松弛；10 分钟后翻正反射消失，可持续 5 小时左右。10 g/kg 大鼠灌胃，给药 20 分钟后血压稍有下降，之后又逐渐恢复给药前水平。

【药性】 甘、苦，凉。

【功用主治】 清肺止咳，补脾生津。主治肺痨，哮喘，咳嗽，胃痛及维生素缺乏症。

《新疆中草药》："清热利肺，补脾生津，止咳。"

【用法用量】 内服：煎汤，果实 30～60 g；嫩枝 9～15 g。

【选方】 1. 治肺结核，哮喘咳嗽 花楸果 15 g，新疆圆柏9 g，阿里红 6 g。水煎服。

2. 治胃炎，胃痛 花楸嫩枝 9 g，土木香、藁本各 6 g，甘草 3 g。水煎服。（1、2 方出自《新疆中草药》）

0671 天水蚁草 tiān shuǐ yǐ cǎo（《植物名实图考》）

【异名】 下白鼠曲草（《中国药用植物图鉴》），石曲茹、白调羹（《闽东本草》），山果花、大叶毛鼠曲、碎蚁草、黄花草、碎米花（《江西草药》），大叶青花、碎叶青花、大白艾、青节草、毛鼠肉、火草、野火草、雷公青、水杨花杆、大水牛草（《湖南药物志》）。

【基原】 为菊科鼠曲草属植物秋鼠曲草的全草。

【原植物】 秋鼠曲草 *Gnaphalium hypoleucum* DC.

一年生草本，高 30～80 cm。茎直立，上部有分枝，茎和枝被白色绵毛和密腺毛。基部叶花期时枯萎；茎下部和中部叶较密集，条形或条状披针形，长 4～5 cm，宽 2.7～7 mm，先端尖锐，基部耳状，抱茎，全缘，上面绿色，具糠秕状短毛，下面密被白色绵毛；上部叶渐小，条形。头状花序多数，在茎端和枝端密集成伞房状；总苞球状钟形；总苞片 5 层，干膜质，金黄色，先端钝，外层总苞片具白色绵毛，内层无毛；花黄色，外围的雌花丝状，中央的两性花筒状，有 5 个裂片。瘦果长圆形，有细点；冠毛污白色。花期9～10 月。

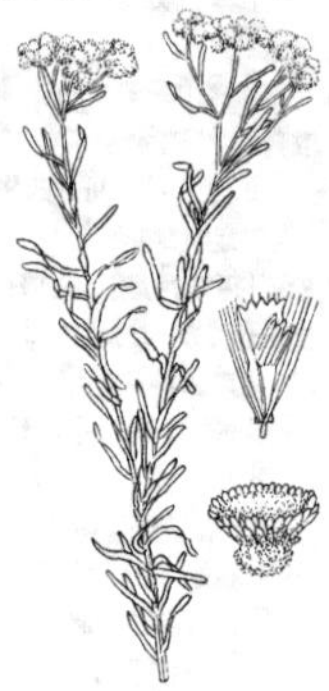

秋鼠曲草

生于山地草坡、林缘或路旁。分布于华东、华中、华南、西南及河南、陕西、甘肃、台湾等地。

【采收加工】 8～10 月采收，洗净，鲜用或晒干。

【药性】 苦，甘，微寒。

1. 《江西草药》："性平，味甘。"

2. 《陕西中草药》："味微苦、涩，性寒。"

3. 《湖南药物志》："甘，淡，无毒。"

【功用主治】 疏风清热，解毒，利湿。主治感冒咳嗽，泄泻痢疾，风湿痛，疮疡瘰疬。

1. 《植物名实图考》："补筋骨。"

2. 《江西草药》："祛风止咳。"

3. 《湖南药物志》："祛风胜湿，凉血补虚。"

4. 《福建药物志》："疏风清热，利湿解毒。主治咳嗽，小儿腹泻，痢疾，白带，风疹，痈，疖，淋巴结核，痔疮发炎，脱肛，臁疮。"

【用法用量】 内服：煎汤，9～15 g。外用：鲜品捣敷。

【选方】 1. 治感冒 秋鼠曲草 21 g，生姜 3 片。水煎服。

2. 治咳嗽 秋鼠曲草 30 g，冰糖 30 g。水煎服。

3. 治体虚痰多，吐血 秋鼠曲草 9 g，茜草 9 g，野鸡泡9 g，线鸡尾 6 g。水煎服。

4. 治小儿惊风 秋鼠曲草 15 g，钩藤 15 g。水煎服。（《湖南药物志》）

0672 天青地白 tiān qīng dì bái（《质问本草》）

【异名】 毛女儿菜（《质问本草》），清明草（《分类草药性》），父子草、小地罗汉、小叶金鸡舌、白招曲（《福建民间草药》），火草（《四川中药志》），毛水蚁、雷公青、菠萝草（《湖南药物志》），乌云盖雪、棉花草（《福建中草药》），神仙眼镜草（《广西中草药》），翻底白（《中国高等植物图鉴》）。

【基原】 为菊科鼠曲草属植物细叶鼠曲草的全草。

【原植物】 细叶鼠曲草 *Gnaphalium japonicum* Thunb. 又名：白背鼠曲草、日本鼠曲草（《江苏植物志》）。

一年生草本，花时高8～28 cm。茎纤细，多数，丛生，密被白色绵毛。基部叶莲座状，花期生存，条状倒披针形，长2.5～10 cm，宽

4～7 mm，先端具小尖，基部渐狭，全缘，上面绿色，被疏绵毛或无毛，下面密被白色绒毛；茎生叶向上渐小，基部有极小的叶鞘。头状花序多数，在茎端密集成球状；总苞钟状；总苞片3层，红褐色，干膜质，先端钝；花全部结实，外围雌性花的花冠丝状，中央两性花的花冠筒状，上部粉红色，5齿裂。瘦果长圆形，有细点；冠毛1列，白色。花期4～5月。

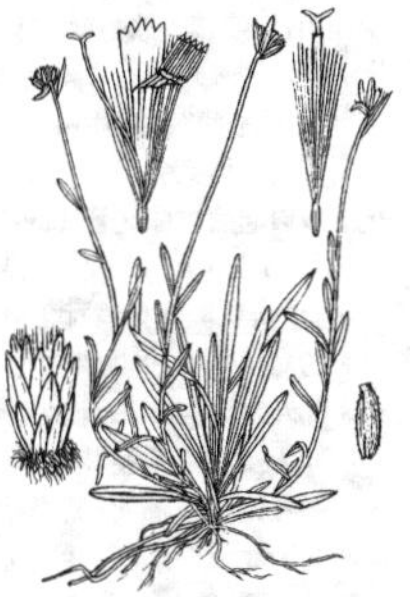
细叶鼠曲草

生于山坡草地、路旁及田埂上。分布于华东、华中、西南及台湾等地。

【采收加工】 5～6月开花后采收，晒干或鲜用。

【药性】 甘、淡，微寒。

1.《重庆草药》："味涩，性微寒，无毒。"

2.《湖南药物志》："甘，平，无毒。"

3.《江西草药》："性微寒，味甘淡。"

【功用主治】 疏散风热，利湿解毒。主治感冒咳嗽，咽痛，目赤肿痛，淋浊，带下，疮疡疔毒，蛇伤，跌打损伤。

1.《分类草药性》："治咽喉火痛，白浊，崩带。和肝食能明目。"

2.《湖南药物志》："祛风逐湿，清热利尿。主治百日咳，白带。"

3.《四川常用中草药》："治咳嗽痰多，风热骨节疼痛。"

4.《福建药物志》："清肺平肝，解毒消肿。主治咳嗽，神经衰弱，小儿疳积，乳腺炎，急性结合膜炎，口腔炎，蛇伤。"

【用法用量】 内服：煎汤，9～30 g。外用：捣敷。

【选方】 1. 治风热咳嗽　天青地白草30 g，青蒿15 g，薄荷9 g。水煎服。(《四川中药志》1982年版)

2. 治风火赤眼　天青地白鲜草、叶下珠各60 g。水煎服。(《福州中草药临床手册》)

3. 治咽喉肿痛　白背鼠曲草12 g，益母草、金银花各9 g。水煎服。(《福建药物志》)

4. 治肾盂肾炎　天青地白全草30 g，灯心草15 g，红枣10个。水煎服。(《浙江民间常用草药》)

5. 治乳痈　细叶鼠曲草、佛甲草(均鲜)各适量。捣烂外敷。(《江西草药》)

6. 治心悸　天青地白鲜全草30 g，黄精60 g。水煎服，连服2～3次。(《浙江民间常用草药》)

0673 天青地红 tiān qīng dì hóng (《全国中草药汇编》)

【基原】 为菊科风毛菊属植物破血丹的根及全草。

【原植物】 破血丹 *Saussurea acrophila* Diels

多年生草本，高10～40 cm。根茎颈部有残存纤维状叶鞘。多数叶基生；倒卵状椭圆形或椭圆形，先端钝，基部渐狭成短柄，边缘凹波状齿，上面绿色，具疏节毛，下面红紫色，近无毛；茎生叶少，条形，苞片状，全缘或有疏齿；头状花序，1～5，排成稀疏伞房状，花序梗长；总苞陀螺状，外被蛛丝状毛；小花全为管状花，紫色。瘦果，冠毛淡褐色，外层短，内层羽毛状。

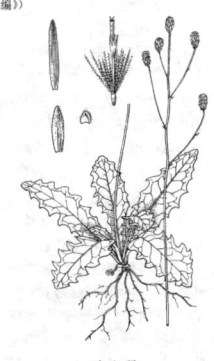
破血丹

生于山坡阴湿处。分布于陕西。

【采收加工】 7～10月采收，鲜用或晒干。

【药性】《全国中草药汇编》："淡，平。"

【功用主治】《全国中草药汇编》："散瘀结，消肿。主治跌打损伤，妇女经闭。"

【用法用量】 内服：煎汤，9 g。外用：捣敷。

0674 天山雪莲花 tiān shān xuě lián huā (《中国民族药志》)

【异名】 雪莲(《西北域记》)，雪荷花、雪莲花(《纲目拾遗》)。

【基原】 为菊科风毛菊属植物大苞雪莲花的带花全株。

【原植物】 大苞雪莲花 *Saussurea involucrata* Kar. et Kir. 又名：新疆雪莲花。

多年生草本，高15～35 cm。根粗壮，基部被有多数纤维状棕褐色残叶基。茎粗壮，直径2～3 cm，无毛。叶丛生，密集，无叶柄；叶片多为倒披针形、长圆形或卵状长圆形，长达14 cm，宽2～3.5 cm，先端钝或稍尖，基部下延，边缘有尖齿，两面无毛，齿间有头状腺毛；最上部有13～17排成两层的膜质苞叶，宽5～7 cm，顶端渐尖，边缘有尖齿，常超出花序的2倍。头状花序，顶生，10～20个在茎端密集成球状，无梗；总苞半球形，总苞片3～4层，披针形，先端尖，边缘或全部黑色，被白色疏长毛；花全为管状，棕紫色。瘦果，长圆形，具肋，冠毛污白色，外层糙毛状，内层羽毛状。花期6～7月。

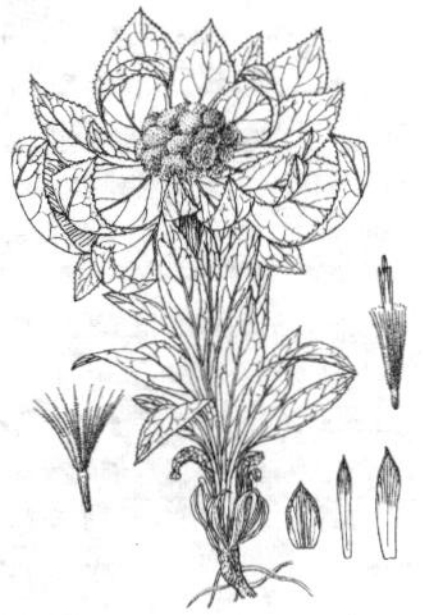
大苞雪莲花

生于海拔3 000 m以上高山岩缝、砾石和沙质河滩中。分布于甘肃、青海等地，以及新疆的天山、昆仑山的高山区。

【采收加工】 6～7月开花时采收，除去泥沙，晾干。

【药材】 天山雪莲花 *Saussureae Involucratae Herba*　产于新疆、青海、甘肃等地。

性状　根棕褐色，木质化，外部栓皮常呈条状剥落，折断面粗糙，内部黄白色。微苦，微芳香。根茎粗短，颈部残存有众多叶基纤维。茎粗壮，具纵肋棱，中空。叶多脱落，留有残基，排列密集；完整叶展平后呈长卵形或披针形，边缘有锯齿和缘毛，黄绿色，近革质。苞叶长卵形或卵形，黄白色，膜质。头状花序10～30个密集成球状，梗极短；总苞呈半球形；总苞片3～4列，披针形，外层多呈褐色，外表面被众多柔毛，内层棕黄色或黄白色，先端被柔毛；全部为管状花，花冠紫红，花药紫色，雌蕊柱头2裂，略长于雄蕊。瘦果长卵形，具纵肋，灰白色。味微苦，具特异香气。

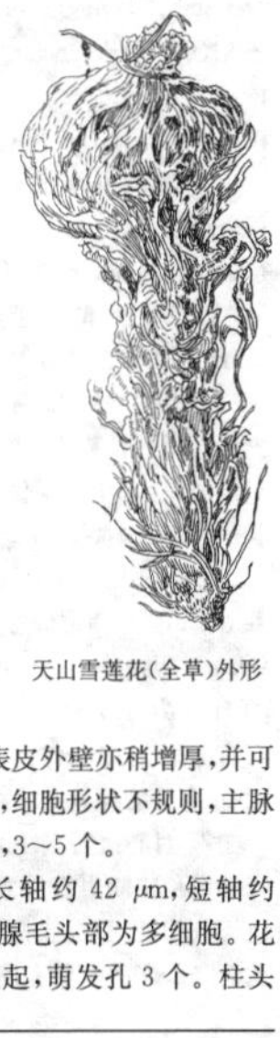
天山雪莲花(全草)外形

鉴别　苞叶横切面：上表皮细胞椭圆形或类长方形，排列整齐，外壁稍厚，下表皮外壁亦稍增厚，并可见腺毛和非腺毛的残基，叶肉细胞2～6列，细胞形状不规则，主脉明显向下凸出，上表面稍凹，维管束双韧型，3～5个。

粉末特征　黄绿色。气孔不定式，长轴约42 μm，短轴约32 μm。非腺毛为多细胞，基部细胞形短。腺毛头部为多细胞。花粉粒类圆形，直径约45 μm，外壁有刺状突起，萌发孔3个。柱头和花柱碎片具绒毛状或刺状突起。导管有环纹和网纹，直径15～40 μm。纤维成束，壁薄，胞腔大。冠毛碎片众多，形状类似非腺毛。

【成分】 全草含多糖，平均分子量16 000。倍半萜内酯类成分：愈创木内酯(guaianolide)，愈创木内酯-β-葡萄糖苷(guaianolide-β-glucoside)，雪莲内酯(xuelianlactone)，大苞雪莲内酯(involucratolactone)，大苞雪莲内酯-8-β-*D*-葡萄糖苷(involucratolactone-8-β-*D*-glucoside)，去氢木香内酯(dehydrocostuslactone)，二氢去氢木香内酯(dihydrodehydrocostuslactone)，8α-羟基-11β*H*-11，13-二氢去氢木香内酯(8α-hydroxy-11β*H*-11，13-dihydrodehydrocostuslactone)，3α-羟基-11β*H*-11，13-二氢去氢木香内酯-8-*O*-β-*D*-葡萄糖苷(3α-hydroxy-11β*H*-11，13-dihydrodehydrocostuslactone-8-*O*-β-*D*-glucoside)，3α，8α-二羟基-11β*H*-11，13-二氢去氢木香内酯(3α，8α-dihydroxy-11β*H*-11，13-dihydrodehydrocostuslactone)，11β*H*-11，13-二氢去氢木香内酯-8-*O*-β-*D*-葡萄糖苷(11β*H*-11，13-dihydrodehydrocostu-slactone-8-*O*-β-*D*-glucoside)，8α-丙酰氧基去氢木香内酯(8α-propionyloxy-dehydrocostuslactone)，洋蓟苦素(cynaropicrin)，11α，13-二氢洋蓟苦素(11α，13-dihydrocynaropicrin)，11α，13-二氢去酰洋蓟苦素-(4-羟基巴豆酸酯)〔11α，13-dihydrodesacylcynaropi-crin-(4-hydroxytiglate)〕，伽氏矢车菊素(janerin)，19-去氧伽氏矢车菊素(19-deoxyjanerin)，去酰伽氏矢车菊素(desacyljanerin)，伽氏矢车菊素-(4-羟基巴豆酸酯)〔janerin-(4-hydroxytiglate)〕，11α，13-二氢伽氏矢车菊素(11α，13-dihydrojanerin)，11α，13-二氢去酰伽氏矢车菊素-(4-羟基巴豆酸酯)〔11α，13-dihydrodesacyljanerin-(4-hydroxytiglate)〕，11α，13-二氢去酰洋蓟苦素(11α，13-dihydrodesacylcynaropicrin)等；黄酮类成分：槲皮素-3-*O*-α-*L*-鼠李糖苷(quercetin-3-*O*-α-*L*-rhamnoside)，槲皮素(quercetin)，4′，5，7-三羟基-3′，6-二甲氧基黄酮(jaceosidin)，粗毛豚草素(hispidulin)，芸香苷(rutin)；倍半萜内酯生物碱及其他成分：大苞雪莲碱(involucratine)，牛蒡苷元(arctigenin)，德罗汉松脂酚(matairecinol)，络石苷元(trachelogenin)，木香酸(costic acid)，丁香苷(syringin)，丁基-β-*D*-吡喃果糖苷(butyl-β-*D*-fructopyranoside)等。另含挥发油，内有：1-十五碳烯(1-pentadecene)，月桂酸乙酯(ethyllaurate)，正十六烷(*n*-hexadecane)，2，6-二(叔丁基)苯醌〔2，6-di(*tert*-butyl)benzoquinone〕，十七碳三烯(heptadecatriene)，十三烷酸乙酯(ethyltridecanoate)，1，6-二甲基-4-异丙基萘(1，6-dimethyl-4-isopropylnaphthalene)，1-十七碳烯(1-heptadecene)，正十七烷(*n*-heptadecane)，肉豆蔻酸乙酯(ethylmyristate)，6，10，14-三甲基-2-十五烷酮(6，10，14-trimethyl-2-pentadecanone)，十五烷酸乙酯(ethylpentadecanoate)，1-十七碳烯(1-heptadecene)，棕榈酸甲酯(methyl palmitate)，二氢去氢木香烯内酯(dihydrodehydrocostunolide)，邻苯二甲酸二丁酯(*o*-dibutyl phthalate)，棕榈酸乙酯(ethylpalmitate)，正二十烷(*n*-eicosane)等成分。

【药理】 1. 抗癌作用 用体外培养[^{3}H]TdR掺入法，观察到天山雪莲黄酮类化合物4′，5，7-三羟基-3′，6-二甲氧基黄酮和粗毛豚草素，均可明显抑制小鼠腹水型肝癌和小鼠肉瘤S_{180}癌细胞的DNA合成。两者对腹水型肝癌细胞DNA合成的ID_{50}为70.8 μg/ml和116 μg/ml，高于对肉瘤S_{180}的抑制。4′，5，7-三羟基-3′，6-二甲氧基黄酮对癌细胞DNA合成的抑制机制可能是DNA模板损伤型。天山雪莲花生物碱对L_{7712}癌细胞DNA合成的ID_{50}为51.7 g/ml。总生物碱80 g/ml对DNA、RNA和蛋白质都有显著的抑制作用，24小时作用的抑制率均在80%以上，对RNA合成的抑制方式可能是模板损伤型。

2. 对心血管系统的作用 雪莲总碱和雪莲乙醇提取物均可降低家兔皮肤血管的通透性，作用较强。雪莲总碱可使离体兔耳血管收缩，乙醇提取物对血管呈现扩张作用。雪莲总碱和总黄酮均能降低麻醉家兔和麻醉犬的血压。雪莲总碱对离体兔心有抑制作用，可使其收缩幅度变小，心率减慢，甚至停搏。雪莲总碱对家兔心电图表现为心率减慢、T波变凸，可持续10分钟。

3. 对平滑肌的作用 雪莲总碱对组胺、毛果芸香碱和乙酰胆碱引起的离体家兔平滑肌痉挛，有显著的解痉作用；能部分地对抗组胺引起的离体气管环的收缩作用。

4. 抗炎作用 5%雪莲总碱2 ml/kg和雪莲乙醇提取物10 g(生药)/kg腹腔注射均对蛋清液引起的大鼠后踝关节急性炎症有显著的对抗作用，但以总碱作用最强，其作用强度与水杨酸钠相似。此外，总碱有降低家兔血管通透性的作用。

5. 抗自由基和抗疲劳作用 从天山雪莲花中提取的多糖，用氮蓝四唑比色法测得清除超氧阴离子自由基的半清除浓度为22.0 μg/ml。多糖能明显抑制小鼠肝匀浆硫代巴比妥酸反应物的产生，IC_{50}为2.3 mg/g(鲜肝重)。多糖腹腔注射25 mg/kg，连用5日，可降低小鼠耗氧量34.4%，腹腔注射同样剂量连用6日使小鼠游泳时间延长1.69倍。

【药性】 苦、辛，热，有毒。

1.《纲目拾遗》："性大热。"

2.《新疆中草药》："辛、微苦，热。"

【功用主治】 温肾助阳，祛风活血。主治阳痿，腰膝软弱，风湿痹痛，妇女月经不调，闭经，宫冷腹痛，寒饮咳嗽。

1.《纲目拾遗》："能补阴益阳，治一切寒症。""治痘不起发及闷痘、闷痘，止用一瓣入煎药中，立效。"

2.《新疆中草药》："祛风胜湿，通经活血。"

3.《全国中草药汇编》："活血通经，散寒除湿，强筋助阳。主治风湿性关节炎，肺寒咳嗽，小腹冷痛，闭经，胎衣不下，阳痿。"

【用法用量】 内服：煎汤，0.6～1.5 g；或浸酒。

【宜忌】 孕妇禁服。过量服用可致中毒。

1.《新疆中草药》："孕妇忌服。"

2.《全国中草药汇编》："本品有毒，过量后可出现大汗淋漓。"

【选方】 1. 治风湿性关节炎 雪莲15 g，加酒100 ml，泡7日。每服10 ml，每日服2次。或配成10%的针剂，作肌内注射或穴位注射，每次1 ml。

2. 治妇女小腹冷疼，月经不调，男子阳痿 雪莲6 g，当归、枸杞各3 g。水煎服。(1、2方出自《新疆中草药》)

0675 无爷藤 wú yé téng (《岭南采药录》)

【异名】 过天藤(《生草药性备要》)，无根草(《本草求原》)，流离网、黄鱼藤、飞扬藤(《岭南采药录》)，半天云(《陆川本草》)，无头藤(广州部队《常用中草药手册》)，无娘藤、飞天藤(《广西中草药》)，蟠缠藤(《台湾药用植物志》)。

【基原】 为樟科无根藤属植物无根藤的全草。

【原植物】 无根藤 *Cassytha filiformis* L.

寄生缠绕草本。茎绿色或绿褐色，无毛或稍有毛，细长线形，以盘状吸根攀附于其他植物上。叶退化为微小的三角状鳞片。花极小，两性，白色，集成疏散的穗状花序，密被锈色短柔毛，有微小苞片；花被裂片6，排成2轮，外轮3枚小，近圆形，内轮3枚大，卵形；能育雄蕊9，第一、第二轮雄蕊花药2室，内向瓣裂，第三轮雄蕊花丝基部有1对无柄腺体，花药2室，室外向；退化雄蕊3，位于最内轮，三角形，具柄；子房上位，1室，卵球形，包藏于花后

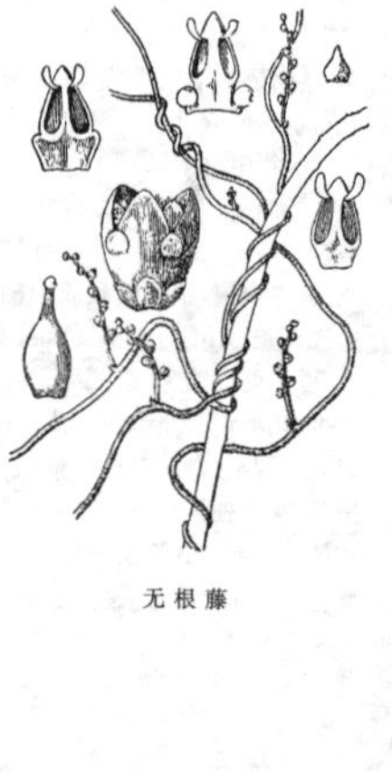

无根藤

增大的肉质果托内，花柱粗壮，柱头头状。浆果小，球形，花被宿存。花期8～12月，果期11月至翌年2月。

生于山间疏林或灌木丛中阳光充足处。分布于浙江、福建、江西、湖南、广东、广西、贵州、云南、台湾等地。

【采收加工】 全年均可采收，切段，干燥，亦可鲜用。

【成分】 全草含生物碱：无根藤碱(cassyfiline, cassythine)和无根藤定碱(cassythidine)。

【药理】 抗出血作用　无爷藤提取物是一种肾上腺素阻断剂，能阻断鼠的胸部大动脉出血，但对除去主动脉内皮细胞层后的动脉没有抗出血作用。

毒性　本品所含生物碱可引起惊厥，大量可致死。

【药性】 微苦、甘，凉，小毒。

1.《广西中草药》："味淡，性凉。"

2.《全国中草药汇编》："甘、微苦，凉。有小毒。"

【功用主治】 清热利湿，凉血解毒。主治感冒发热，热淋石淋，湿热黄疸，泄泻痢疾，咯血，风火赤眼，跌打损伤，外伤出血，疮疡溃烂，水火烫伤，疥疮癣癞。

1.《生草药性备要》："治一切疥癞。"

2.《本草求原》："解胎毒，治滋疥癞癣，热毒。"

3.《岭南采药录》："煎水洗疮疥，治眼热及赤白痢，俱水煎服。"

4.《广西中草药》："清热解毒，散瘀消肿，滑肠通便，止血，止痒。主治咯血，衄血，黄疸，便秘，急性结膜炎，跌打损伤，外伤出血，皮肤湿疹，疮疡溃烂。"

5.《福建药物志》："清热利湿。主治传染性肝炎，痢疾，肾炎，尿道炎，梦遗滑精，阴囊肿大，糖尿病，急性胃肠炎，白带，习惯性鼻衄。"

【用法用量】 内服：煎汤，10～15 g，鲜品15～30 g。外用：捣烂敷；或煎水洗，或研末调敷。

【宜忌】 孕妇慎服。

【选方】 1. 治尿路结石　无根藤60 g，地骨皮、木通、灯心草各12 g。水煎服。

2. 治慢性肾炎　无根藤、金丝草、田基黄各30 g。水煎服。(1、2方出自《香港中草药》)

3. 治痢疾　无根藤、叶下珠各15 g，樟木9 g。水煎服。(《福建药物志》)

4. 治阴囊肿大　取鲜无根草24～30 g，青壳鸭蛋1只。水适量，炖服。每日服1次，连服5～6日。(《闽南民间草药》)

5. 治习惯性鼻出血　无根藤(煅黑)、白茅根各30 g。水煎服。

6. 治糖尿病　鲜无根藤30 g，赤小豆、山萆薢9 g。水煎服。(5、6方出自《福建药物志》)

0676 无名子 wú míng zǐ (《海药本草》)

【异名】 胡榛子(《本草拾遗》)，开心果(《全国中草药名鉴》)。

【基原】 为漆树科黄连木属植物阿月浑子的果实。

【原植物】 阿月浑子 *Pistacia vera* L.　又名：无名木(徐表《南州记》)。

落叶小乔木，高5～7 m。小枝粗壮，圆柱形，具条纹和小皮孔；幼枝常被毛。奇数羽状复叶互生，通常具3小叶，稀5小叶；小叶无柄或几无柄，叶卵形或阔椭圆形，长4～10 cm，宽2.5～6.5 cm，顶生小叶较大，先端钝或急尖，具小尖头，基部阔楔形、圆形或截形，侧生小叶基部常不对称，全缘，叶上面无毛，下面疏被微柔毛，革质。花雌雄异株；圆锥花序长4～10 cm，花序轴及分枝被柔毛，具条纹，雄花序宽大，密集；雄花花被3～5，长圆形，大小不等，雄蕊5～6；雌花花被3～5，长圆形，膜质，边缘具卷曲睫毛；子房无柄，长圆形。核果卵形或长椭圆形，果柄长约3 cm，果长约2 cm，宽约1 cm，先端急尖，具细尖头，成熟时黄绿色至粉红色。花期3～5月，果期7～8月。

产于叙利亚、伊拉克、伊朗及南欧等地。我国新疆有栽培。

本植物的树皮(无名木皮)亦供药用，另设专条。

【采收加工】 7～8月采摘成熟果实，晒干。

【药材】 无名子 *Pistaciae verae Fructus*　产于新疆。

性状　果实呈卵形或广卵形，稍扁，长1.3～2.2 cm，宽约1 cm，棕黄色至紫红色，先端尖，基部截形，有果柄残痕，表面有纵行略扭曲的棱条纹和断续的点状突起，果皮易开裂；果核长1.2～2 cm，卵圆形或椭圆形，先端尖，光滑，灰白色，果壳坚硬，厚约1 mm。种子表皮呈灰棕色或带紫红，基部种脐呈长方形瘢痕状，痕长约3 mm，内部绿色至淡绿色。气微，味微甘香。

鉴别　种子横切面：种皮细胞1列，切向延长呈长方形；下为1～2列巨细胞；颓废的薄壁细胞常破坏模糊，并散在螺纹导管，直径约10 μm，子叶细胞多角形，含油滴和糊粉粒。

【药性】 《本草拾遗》："味辛，温，涩，无毒。"

【功用主治】 温肾，暖脾。主治肾虚腰冷，阳痿，脾虚冷痢。

1.《本草拾遗》："主诸痢，去冷气，令人肥健。"

2.《海药本草》："主腰冷阴，肾虚弱，得木香、山茱萸良。"

3.《纲目拾遗》："止痢，暖肾，开胃，除肠秽积。得木香、山萸能兴阳。"

【用法用量】 内服：煎汤，9～15 g。

0677 无名异 wú míng yì (《雷公炮炙论》)

【异名】 土子(《盛京通志》)，干子(《本草求真》)，秃子(《青海药材》)，铁砂(《药材学》)。

【基原】 为氧化物类金红石族矿物软锰矿。

【原矿物】 组成较复杂，主为软锰矿，并有水锰矿、硬锰矿及锰土和黏土矿物。

1. 软锰矿 Pyrolusite

晶体结构属四方晶系。晶体呈细柱状或三方等长的晶形，但完整晶体极少见。常成肾状、结核状、块状或粉末状集合体。黑色，表面常带浅蓝的金属锖色，条痕蓝黑至黑色，半金属光泽至暗淡。不透明。硬度视结晶程度而异，显晶者5～6.5，隐晶或块状集合体可降至1～2。性脆，断口不平坦。相对密度4.7～5。

2. 水锰矿 Manganite

属单斜晶系，晶体为柱状。沉积型集合体为结核状或钟乳状。深灰至黑色，条痕褐红、褐至黑色。硬度4。

在沿岸相的沉积锰矿床和风化矿床中均可见。原生低价锰矿物在氧化带多形成较稳定的软锰矿，此为风化型。沉积成因的软锰矿分布于沿岩相的沉积锰矿床中。

软锰矿产于山西、辽宁、吉林、山东、湖北、湖南、广东、广西、四川、陕西、青海。水锰矿产于北京昌平。

【采收加工】 采挖后选择小块状或球形者，除去杂质，洗净入药。

【药材】 无名异 *Pyrolusitum*　主产于广西、广东、四川、陕西、青海等地。

性状　本品为结核状、块状集合体。呈类圆球形，或不规则块状，一般直径7～30 mm，细小者直径仅1～4 mm。棕黑色或黑色，条痕黑色。表面不平坦，常覆有黄棕色细粉，有的表面由褐色薄层风化膜所包围，除去细粉后，呈半金属光泽或暗淡。不透明。体较轻，质脆，断面棕黑色或紫棕色，易污手。微有土腥气，味淡。

鉴别　(1) 粉末特征：棕褐色至烟灰色。为不定形或有规则的各种块状物，有透明的淡黄色、红色或黄棕色的块状物。不透明者为褐色或黑褐色，透明者上面布满小颗粒。

反射偏光镜下：反射色呈灰白色微带乳黄色调。多色性明显，*No*为较暗灰色，*Ne*为黄白色。强非均质性，偏光色为淡黄、棕、蓝绿灰色。无内反射，反射率为33%(伏黄)。

(2) 取本品粉末0.1 g，加30%过氧化氢溶液1 ml，即发生剧烈气泡，并冒出白烟；取本品粉末约0.3 g，加稀硫酸2 ml，再加铋酸钠0.1 g，使溶解，离心(或静置)，上清液显紫红色(检查二氧化锰)。

(3) 取本品1 g，溶于2 ml浓盐酸中呈棕黑色溶液，并放出氯气，使湿润的碘化钾淀粉试纸变蓝。另取此溶液0.5 ml，加水稀释成10 ml，过滤，取此滤液1 ml，加氢氧化钠试液数滴，即生成棕色沉淀。

(4) 差热分析：多处吸热160 ℃(中)，540 ℃(小)，630 ℃(小)；多处放热470 ℃(小)，610 ℃(小)，794 ℃(小)；125 ℃开始失重，而后迭次失重直至1 000 ℃，总失重量甚少。

【成分】 主要为二氧化锰(MnO_2)，其中锰63.1%，氧36.8%。此外，尚含铁、钴、镍等杂质。

【药理】 对骨生长的影响 4 g/kg无名异冲剂调于20 ml蒸馏水分早晚两次给新西兰雄性大白兔灌胃。对人工手术造成双桡骨3 mm缺损有促进骨折修复细胞的增殖、增加成骨细胞的活性、诱导骨形成蛋白(BMP)合成、加速骨折愈合的作用。

【炮制】 1. 无名异 取原药材，除去杂质，干燥，捣碎或碾成末。

2. 醋淬无名异 取净无名异，置适宜的耐火容器内，用无烟武火加热，煅至红透，趁热倒入醋内渍淬，取出，晾干，研粉。每无名异100 kg，用醋15 kg。

饮片性状 无名异为不规则的小碎块或粉末。余参见"药材"项。醋淬无名异形如无名异，质酥脆，微具醋气。

【药性】 甘，平。归肝、肾经。

1.《日华子》："无毒。"

2.《开宝本草》："味甘，平。"

3.《本草图经》："味咸，寒。"

4.《玉楸药解》："入足少阴肾、足厥阴肝经。"

5.《本草求真》："专入肝。""微寒。"

【功用主治】 祛瘀止血，消肿止痛，生肌敛疮。主治跌打损伤，金疮出血，痈肿疮疡，水火烫伤。

1.《开宝本草》："主金疮折伤内损，止痛，生肌肉。"

2.《本草图经》："消肿毒痈疣。""伏硫黄。"(引自《纲目》)

3.《品汇精要》："续骨长肉。"

4.《本草蒙筌》："去瘀止疼。"

5.《纲目》："收湿气。"

6.《玉楸药解》："治痈疽，杨梅，痔瘘，瘰疬，脚气，臁疮之类。"

7.《医林纂要》："能通乳。"

【用法用量】 外用：研末调敷。内服：研末，每次2.5～4.5 g；或入丸、散。

【宜忌】 不可久服，无瘀滞者慎服。

【选方】 1. 治损伤接骨 无名异、甜瓜子各一两，乳香、没药各一钱，为末。每服五钱，热酒调服，小儿三钱。服毕，以黄米粥涂纸上，掺左顾牡蛎末裹之，竹篦夹住。(《纲目》引《多能鄙事》)

2. 治肿未破，用此消肿定疼 无名异(炒)、木耳(去土，炒)、大黄(炒)各等分。上为极细末，用蜜水调围四边肿处。(《奇效良方》围药)

3. 治一切肿毒 无名异、苦杖、香白芷。上各等分，为细末，用新汲水调敷之。(《普济方》如冰散)

4. 治脚气 无名异末，化牛皮胶调匀，贴痛处。(《卫生易简方》)

5. 治汤火伤 无名异研细末，轻粉。麻油调敷，破者干掺之。(《百一选方》)

【各家论述】《本草经疏》："无名异，咸能入血，甘能补血，寒能除热，故主金疮折伤内损及止痛生肌肉也。苏颂醋摩敷肿毒痈疽者，亦取其活血凉血之功耳。"

0678 无花果 wú huā guǒ《救荒本草》

【异名】 阿驵、阿驿、底珍(《酉阳杂俎》)，映日果(《便民图纂》)，优昙钵(《广州志》)，蜜果(《群芳谱》)，文仙果(《草木便方》)，挣桃(《浙江药用植物志》)。

【基原】 为桑科无花果属植物无花果的果实。

【原植物】 无花果 *Ficus carica* L.

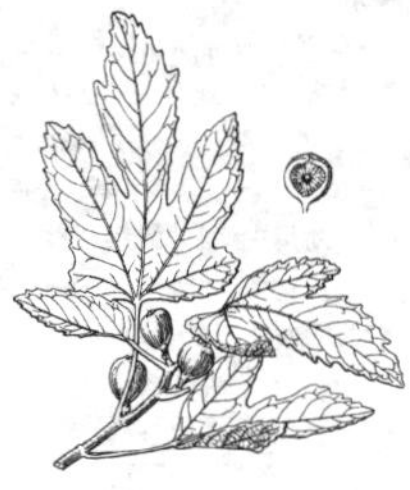

无花果

落叶灌木或小乔木，高达3～10 m。全株具乳汁；多分枝，小枝粗壮，表面褐色。叶互生；叶柄长2～5 cm；托叶卵状披针形，红色；叶片厚膜质，宽卵形或卵圆形，长10～24 cm，宽8～22 cm，3～5裂，裂片卵形，边缘有不规则钝齿，上面深绿色，粗糙，下面密生细小钟乳体及黄褐色短柔毛，基部浅心形，基生脉3～5条。雌雄异株，隐头花序，花序托单生于叶腋；雄花和瘿花生于同一花序托内；雄花生于内壁口部，雄蕊2，花被片3～4；瘿花花柱侧生、短；雌花生在另一花序托内，花被片3～4，花柱侧生，柱头2裂。榕果(花序托)梨形，成熟时长3～5 cm，呈紫红色或黄绿色，肉质，顶部下陷，基部有3苞片。花、果期8～11月。

原产于亚洲西部及地中海地区。现我国各地均有栽培。

本植物的叶(无花果叶)、根(无花果根)亦供药用，另设专条。

【栽培】 生物学特性 喜温暖湿润气候，耐瘠，抗旱，不耐寒，不耐涝。以向阳、土层深厚、疏松肥沃、排水良好的砂质壤土或黏质壤土栽培为宜。

繁殖方法 扦插繁殖为主。3月中、下旬从优良母株上选1～3年生未曾发芽的，粗1～1.5 cm的健壮枝条，剪成长30～50 cm的插条，按行距50 cm开沟，斜插入土，填土压实，浇水保持土壤湿润。夏季扦插，可取半木质化的绿枝进行扦插。扦插后1个月左右生根。培育1年即可移栽。亦可将插条用湿砂贮藏1个月，形成愈伤组织后再行扦插。定植行株距(3～4)m×(3～4)m。栽种前要修剪，除去密枝或枯枝条，在树液未流动以前或展叶以前栽种为好。

田间管理 植株成活后进行松土、除草。在6月、7月各追施人粪尿或硫酸铵1次。栽种后要培养树冠形成无层形树形，一般可在树干高50 cm处定干，保留5～7个主枝，并可适当选用侧枝补空。树干定形后，每年要修剪，除去密枝、病虫枝及枯枝。疏剪以轻剪为主。收秋果为主的，可在结果枝上短截留有2～3个芽，如果收夏果为主的则不宜短截。

病虫害防治 病害有炭疽病，可用1∶1∶200倍波尔多液喷射。虫害有桑天牛。

【采收加工】 7～10月果实呈绿色时，分批采摘；或拾取落地的未成熟果实，鲜果用开水烫后，晒干或烘干。本品易霉蛀，需贮藏干燥处或石灰缸内。

【药材】 无花果 *Fici Fructus* 主产于江苏、浙江、福建、广东、广西、云南等地。

性状 花托呈倒圆锥形，长约2 cm，直径1.5～2.5 cm；表面淡黄棕色至暗棕色、青黑色，有波状弯曲的纵棱线；顶端稍平截，中央有一半圆形突起，基部渐狭，带有果柄及残存的苞片。质坚硬，切断面黄白色，内壁着生众多细小瘦果，有时壁的上部尚见枯萎的雄花。瘦果卵形，长1～2 mm，淡黄色，外有宿萼包被。气微，味甜、略酸。

鉴别　(1) 粉末特征：淡黄棕色。草酸钙簇晶多存在于花托薄壁细胞内，直径 10～17 μm。花被碎片的边缘可见单细胞非腺毛，基部较粗，先端急尖；果柄基部非腺毛，壁增厚。果皮薄壁细胞内含有草酸钙结晶，呈方形、长方形、菱形。导管细小，主为螺纹导管。乳汁管有时可见。

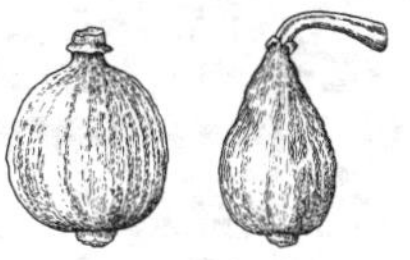
无花果(果实)外形

(2) 取本品粉末 5 g，加水 50 ml，温水浴上加热 15 分钟，取滤液 1 ml，加碱性酒石酸铜试液 4～5 滴，在水浴上加温热 5 分钟，发生红棕色沉淀(检查糖类)。

【成分】 果实含有脂肪类：其中有大量枸橼酸及少量延胡索酸(fumaric acid)，琥珀酸(succinic acid)，丙二酸(propane diacid)，奎宁酸(quinic acid)，莽草酸(shikimic acid)。类胡萝卜素类化合物：B 族维生素，无花果蛋白酶(ficin)，黄曲霉毒素(aflatoxin)B_1、B_2、G_1、G_2，γ-胡萝卜素(γ-carotene)，叶黄素(lutein)，堇黄质(violaxanthin)等。氨基酸：天冬氨酸，甘氨酸，谷氨酸，亮氨酸，甲硫氨酸，丙氨酸等。寡肽：如六肽(H-Ala-Val-Asp-Pro-Ile-Arg-OH)，五肽(H-Leu-Tyr-Pro-Val-Lys-OH)，三肽(H-Leu-Val-Arg-OH)。另含皂苷和糖苷化合物：22-环戊烷氧基-22-去异戊基-5-烯-3β-羟基呋甾烷醇(Δ^5，22-cyclopentyloxyl-22-deisopenty-3β-hydroxylfuranstanol)，1α-*O*-2′-甲基-5′-异丙基-3′-烯-二氢化呋喃-β-*D*-乳糖苷〔1α-*O*-2′-methane，5′-isopropyl-3′-en-bihydrofuryl-β-D-lactose〕。

【药理】 1. 抗肿瘤作用　无花果树的乳胶汁中含有抑制大鼠移植性肉瘤的成分。干果的水提取物经活性炭、丙酮处理后所得的物质有抗艾氏肉瘤的作用。从未成熟果实中所得的乳汁能抑制大鼠移植性肉瘤、小鼠自发性乳腺癌，致使肿瘤坏死；又能延缓移植性腺癌、骨髓性白血病、淋巴肉瘤的发展，使其退化。无花果水提取物每日 250 mg/kg 灌胃，连续 8 日，对小鼠的艾氏腹水瘤(实体)、小鼠肉瘤 S_{180} 和小鼠肝癌腹水型(HepA)及 Lewis 肺癌均有显著的抑瘤作用，抑瘤率分别为 53.81%、41.82%、44.44% 和 48.85%。200 mg/kg、400 mg/kg 无花果多糖，灌胃给药，每日 1 次，连续 10 日，可提高荷瘤小鼠血中抗氧化酶的活性，降低脂质过氧化物的含量。

2. 对免疫功能的影响　无花果口服液每日 10 mg/kg 灌胃，连续 8 日，可提高荷瘤小鼠的红细胞免疫功能。单核巨噬细胞吞噬功能的测定中，无花果水提取物使廓清指数 *K* 值有一定提高，脾系数明显高于对照组，表明能增强细胞免疫功能。浓度 50～1.56 μg/ml 无花果多糖可显著提高巨噬细胞吞噬能力；但在 100 μg/ml时，其吞噬活性呈现抑制作用；而在 1.56 μg/ml 时作用减弱，提示无花果多糖可能对巨噬细胞具有双向调节作用。无花果 5 g/kg 能明显促进环磷酰胺抑制的小鼠的淋巴细胞转化率，还能明显提高受抑制鼠的血清溶血素水平。无花果能对抗环磷酰胺造成的小鼠体重下降。

3. 镇痛作用　无花果提取液 50 mg/kg 给荷瘤小鼠灌胃(热板法)及 25 mg/kg 给正常小鼠灌胃(扭体法)均有明显的镇痛作用，其作用机制是通过抑制脑中卵磷酯酶所致。

4. 对类脂过氧化反应的影响　无花果乳汁腹腔注射能显著增强大鼠肝类脂过氧化反应，口服则无影响；但两者对四氯化碳(CCl_4)诱导的肝中毒没有保护作用。此外，乳汁的孵化混合物在肝类脂自动氧化反应中有剂量依赖性，而乳汁的氯仿和乙醚提取物以及烘干的乳汁对肝类脂自动氧化反应没有作用。

5. 其他作用　无花果石油醚、乙醚提取物对兔、猫、犬均有降压作用，呼吸略呈兴奋。其降压作用可能属于末梢性的。无花果蛋白酶能激活人的凝血因子Ⅹ而起止血的作用。

毒性　给大鼠静脉注射未成熟果实的乳汁 0.02 ml 或家兔 0.05 ml，可使动物立即死亡，解剖可见内脏毛细血管损害；腹腔注射也得相似结果，皮下注射可引起局部组织坏死，口服则无毒。

【药性】 甘，凉。归肺、胃、大肠经。

1.《滇南本草》："味甘，性平，无毒。"

2.《本草汇言》："入手足太阴、手阳明经。"

3.《医林纂要》："甘，温。"

4.《随息居饮食谱》："甘，寒。"

5.《饮片新参》："甘、酸，平。"

6.《青岛中草药手册》："入肝经。"

【功用主治】 清热生津，健脾开胃，解毒消肿。主治咽喉肿痛，燥咳声嘶，乳汁稀少，肠热便秘，食欲不振，消化不良，泄泻，痢疾，痈肿，癣疾。

1.《滇南本草》："开胃健脾，止泄、痢疾，亦治喉痛。熬水洗疮，最良。"

2. 汪颖《食物本草》："开胃，止泄痢。"(引自《纲目》)

3.《纲目》："治五痔，咽喉痛。"

4.《生草药性备要》："洗痔疮。子，煲肉食，解百毒。蕊，下乳汁。"

5.《医林纂要》："益肺，通乳。"

6.《随息居饮食谱》："清热，润肠。"

7.《草木便方》："令妇生子。"

8.《湖南药物志》："消肿止痛，祛风湿，补血。"

【用法用量】 内服：煎汤，9～15 g，大剂量可用至 30～60 g；或生食鲜果 1～2 枚。外用：煎水洗；研末调敷或吹喉。

【宜忌】《随息居饮食谱》："中寒者忌食"。

【选方】 1. 治咽痛　无花果 7 个，金银花 15 g。水煎服。(《山东中草药手册》)

2. 治干咳，久咳　无花果 9 g，葡萄干 15 g，甘草 6 g。水煎服。(《新疆中草药手册》)

3. 治缺乳　无花果 120 g，奶参 120 g，墨鱼角 30 g。炖五花肉服。(《重庆草药》)

4. 治大便秘结　鲜无花果适量，嚼食；或干果捣碎煎汤，加生蜂蜜适量，空腹时温服。

5. 治消化不良性腹泻　炒无花果、炒山楂、炒鸡内金各9 g，厚朴 4.5 g。煎服。

6. 治慢性痢疾　炒无花果 15 g，石榴皮 9 g。煎服。(4、5 方出自《安徽中草药》)

7. 治筋骨疼痛　无花果(或根)15 g，煮鸡蛋吃。(《新疆中草药手册》)

8. 治阳痿　无花果鲜果 10 个，猪瘦肉 250 g 共煮，吃肉喝汤。(《山西中草药》)

9. 治胃癌，肠癌　每日餐后生食 5 枚鲜无花果；或干果 20 g，水煎服。

10. 治食管癌　鲜无花果 500 g，猪瘦肉 100 g。炖30 分钟，服汤食肉。(9、10 方出自《抗癌本草》引《草药手册》)

【临床报道】 治疗痔疮　取无花果 10～20 颗，加水2 000 ml 煎汤。于晚上临睡前 30 分钟熏洗肛门 1 次，连续 7 次为 1 个疗程；如未愈，可再使用 1 个疗程。治疗痔疮患者 77 例，其中 10 日治愈者 36 例，14 日后治愈者 41 例。一般无不良反应。使用本疗法时，禁酒类和辛、酸、辣等刺激物，以免减低药效。

0679 **无莿根** wú cì gēn (《全国中草药展览会资料选编》)

【异名】 赤枝山葡萄、牛牵丝、红血龙(《中药大辞典》)，山甜茶、白菇茶、牛劝须、辣梨茶(《全国中草药汇编》)，狮子藤(《湖南药物志》)，虾须藤(《福建药物志》)，过山龙、骨疼搜、红脑藤(《浙江药用植物志》)，藤茶、铁甲将军(《广西药用植物名录》)，母猪精藤(《贵州中草药名录》)。

【基原】 为葡萄科蛇葡萄蛇属植物广东蛇葡萄的根或全株。

【原植物】 广东蛇葡萄 *Ampelopsis cantoniensis* (Hook. et Arn.) Planch.[*Cissus cantoniensis* Hook. et Arn.] 又名：粤蛇葡萄(《广州植物志》)。

木质藤本，全株无毛。茎柔弱，多少被白粉，枝纤细，有条纹；卷须粗壮。一回羽状复叶互生；小叶3～5，或为近二回羽状复叶(即最下1对小叶再各分为三小叶)；小叶近革质，卵形或卵状长圆形，最大的长5～8 cm，小的长不及2.5 cm，先端急尖或渐尖，基部钝或圆形，有时阔楔形，边缘有不明显的钝齿，下面常被白粉。花两性，三至四回二歧聚伞花序与叶对生或生于小枝顶端，多花；总花梗长4～6 cm；花长约2 mm；花萼浅杯状，边缘不分裂；花瓣5；雄蕊短，与花瓣同数；花盘明显；花柱短，圆柱状。浆果倒卵状球形，直径5～6 mm，熟时深紫色或紫黑色。花期4～7月，果期5～8月。

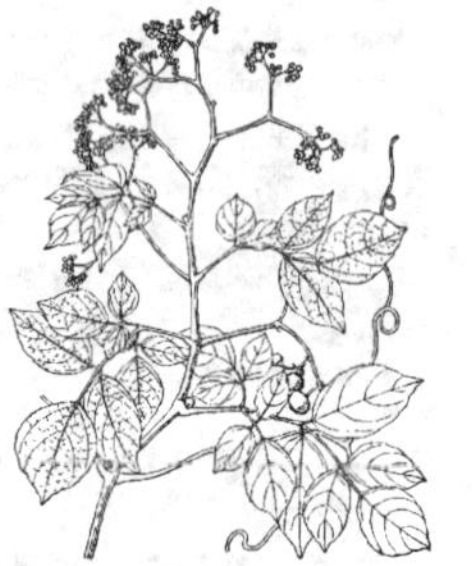

广东蛇葡萄

生于海拔500～1 500 m的山区灌木丛或密林中。分布于浙江、安徽、福建、江西、湖南、广东、广西、海南、贵州、云南、台湾等地。

【栽培】 生物学特性　喜温暖而湿润的气候，在稍荫蔽而潮湿的环境中生长健壮，以含腐殖质丰富的砂质壤土栽培为宜。

繁殖方法　用种子繁殖或扦插繁殖。种子繁殖：秋季果皮变黑时，采收粒大饱满的果实，搓去果皮，将种子晒干。翌年春暖时撒播于苗床上，覆盖细土2 cm，浇水，保持苗床湿润，苗高15～20 cm时，按行株距100 cm×100 cm开穴，每穴栽2～3株。扦插繁殖：在春暖时，植株萌发前，选择二年生枝条，截成15 cm长，斜插土中。待生根长叶后即可定植。

田间管理　定植成活后，杂草滋生时，及时中耕除草，追施人畜粪尿。冬季施过磷酸钙与土杂肥。当藤蔓生长至30 cm时，搭架，引藤蔓攀缘，使植株通风透光。冬季剪去过密的弱枝和枯枝。

【采收加工】 4～7月采收全株切碎，晒干。8～9月挖取根部，切片，晒干。

【成分】 全株与叶均含黄酮类：杨梅树皮素(myricetin)，二氢杨梅树皮素(dihydromyricetin)。

根含蛇葡萄素(ampelopsin)。

【药性】 味辛、微苦，性凉。

1.《全国中草药汇编》："甘、微苦，凉。"

2.《湖南药物志》："甘、涩，凉。"

3.《福建药物志》："辛，微温。"

4.《浙江药用植物志》："苦，凉。"

【功用主治】 祛风化湿，清热解毒。主治夏季感冒，风湿痹痛，痈疽肿毒，湿疮湿疹。

1.《全国中草药汇编》："清热解毒，解暑。主治暑天感冒，皮肤湿疹。"

2.《湖南药物志》："清热解毒，祛风镇痛。主治风湿关节痛，坐骨神经痛，感冒风热，咽喉肿痛，疮疖肿毒，急性结膜炎。"

3.《福建药物志》："疏风解表。"

4.《浙江药用植物志》："清热解毒。主治骨髓炎，急性淋巴结炎，急性乳腺炎，脓疱疮，湿疹，丹毒，疖肿，嗜盐菌食物中毒。"

【用法用量】 内服：煎汤，15～30 g。外用：煎水洗，捣烂或研末调敷。

【选方】 1. 治感冒风热，咽喉肿痛　广东蛇葡萄根、茎15～60 g，水煎含漱。

2. 治风湿关节痛，坐骨神经痛　广东蛇葡萄根、茎15～30 g，水煎服。

3. 治急性结膜炎　广东蛇葡萄全株，煎水熏洗。(1～3方出自《湖南药物志》)

4. 治多发性脓肿　广东蛇葡萄根15 g，酒、水各半煎服，或加瘦猪肉同炖服。(《福建药物志》)

【临床报道】 治疗葡萄球菌等引起的感染性疾病　用广东蛇葡萄煎剂、注射剂、片剂治疗葡萄球菌、铜绿假单胞菌等引起的感染性疾病(如骨髓炎、骨结核、急性淋巴结炎、急性化脓性乳腺炎、蜂窝组织炎、疖肿、脓肿、脓疱疮、湿疹、丹毒；急性喉头炎及扁桃体炎；急性牙槽脓肿、化脓性中耳炎及乳突炎；急性支气管炎及支气管肺炎、急性肾炎等)4 000余例。给药方法：煎剂：成人每次用干品广东蛇葡萄45～60 g和少许猪骨加水过药面，煎后加少量食盐及米酒冲服，每日1剂。注射剂：将广东蛇葡萄制成1∶2的注射液，成人每次肌注3～4 ml，每日2次。片剂：每片约含生药1 g，成人每次6～8片，每日3～4次。治疗结果：治愈3 013例，治愈率约70%，且未见不良反应。

0680 无患子 wú huàn zǐ (《本草拾遗》)

【异名】 木患子、肥珠子、油珠子、菩提子(《纲目》)，圆肥皂、桂圆肥皂(《现代实用中药》)，油患子、油皂果(《贵州中草药名录》)。

【基原】 为无患子科无患子属植物无患子的种子。

【原植物】 无患子 *Sapindus mukorossi* Gaertn. 又名：桓(《山海经》)，拾栌木(崔豹《古今注》)，棂娄、栌木(《纂文》)，噤娄(《本草拾遗》)，卢鬼木(《纲目》)，黄目树(《台湾府志》)。

落叶大乔木，高可达20 m以上。嫩枝绿色，无毛。偶数羽状复叶，互生；叶连柄长25～45 cm或更长，叶轴上面两侧有直槽；小叶5～8对，通常近对生；叶片薄纸质，长椭圆状披针形或稍呈镰形，长7～15 cm或更长，宽2～5 cm，先端短尖，基部楔形，腹面有光泽，两面无毛或背面被微柔毛。花序顶生，圆锥形；花小，辐射对称；萼片卵形或长圆状卵形；花瓣5，披针形，有长爪，鳞片2个，小耳状；花盘碟状，无毛；雄蕊8，伸出，花丝中部以下密被长柔毛；子房无毛。核果肉质，果的发育分果爿近球形，直径2～2.5 cm，橙黄色，干时变黑。种子球形，黑色，坚硬。花期春季，果期夏秋。

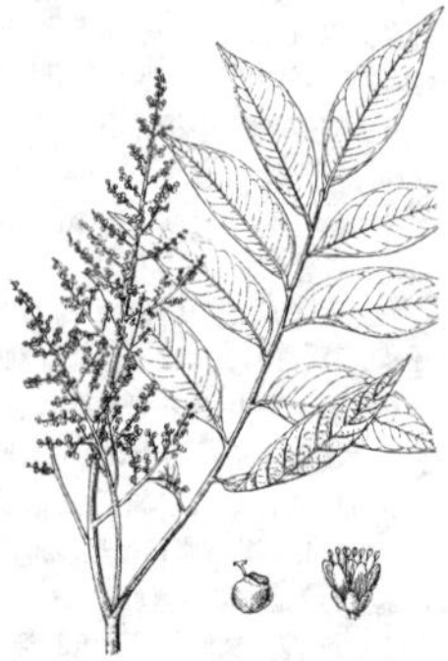

无患子

分布于华东、中南至西南地区。各地寺庙、庭园和村边常见栽培。

本植物的种仁(无患子种仁)、果皮(无患子皮)、叶(无患子叶)、根(无患树蕴)、树皮(无患子树皮)亦供药用，另设专条。

【栽培】 生物学特性　喜温暖湿润的气候。阳光充足，雨量充足，则生长迅速。适应性强，稍耐旱，对土壤要求不严，以排水良好、土层深厚的肥沃土地栽培为宜。

繁殖方法　用种子繁殖。选择成熟、饱满的果实，去掉果皮，洗净晾干或晒干。春季播种，由于种子的种皮骨质，坚硬，可用粗砂擦破种皮，浸种后开沟点播，行距35 cm，种子粒距10 cm，覆土

3 cm，浇水保湿。当苗高 40 cm 左右移栽。按行株距 400 cm×400 cm开穴，每穴 1 株，定植。

【采收加工】 9～10 月采摘成熟果实，除去果肉和果皮，取种子晒干。

【药材】 无患子 *Sapindi Mukorossi Semen* 主产于广东、广西等地。

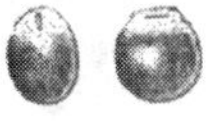

无患子
（种子）外形

性状　种子球形或椭圆形，直径约 1.5 cm。表面黑色，光滑，种脐线形，附白色绒毛。种皮骨质，坚硬。无胚乳，子叶 2 枚，黄色，肥厚，叠生，背面的 1 枚较大，半抱腹面的 1 枚；胚粗短，稍弯曲。气微，味苦。

【成分】 种仁含蛋白质 31.87%，灰分 5.19%，总非纤维碳水化合物 14.86%，戊聚糖 2.21%，淀粉 11.94%，粗纤维 14.14%。此外，尚检出脂肪酸，山萮酸（behenic acid）及二十四烷酸。

种子含脂肪油 43.18%及糖脂。尚含天然表面活性物质，该表面活性物质中含有萜类、甾体皂苷，氨基酸，蛋白质，维生素，油酸，油脂（oil）等。

【药性】 苦、辛，寒，小毒。

1.《纲目》："辛，平，无毒。"

2.《广西中药志》："味苦，性寒，有小毒。"

【功用主治】 清热祛痰，消积杀虫。主治喉痹肿痛，肺热咳喘，音哑，食滞，疳积，蛔虫腹痛，滴虫性阴道炎，癣疾，肿毒。

1.《本草拾遗》："（子中人）烧令香，辟恶气。"

2.《纲目》："（子中仁）煨食，辟恶，去口臭。"

3.《生草药性备要》："止血；煨食杀虫去腻，煮膏药祛风消肿拔毒。"

4.《本草求原》："去酒风。"

5.《岭南采药录》："其核中白仁，治小儿五疳，及治鹅喉。"

6.《广西中药志》："种子烧灰，研末吹喉，治声哑；种子置火灰中煨破，取出种仁，小儿服下可治蛔虫。"

【用法用量】 内服：煎汤，3～6 g；或研末。外用：烧灰或研末吹喉、擦牙，或煎汤洗；或熬膏涂。

【选方】 1. 治喉痹　无患子，研。内喉中立开。（《普济方》）

2. 治喉蛾　无患子核、凤尾草各 9 g。水煎服。（《福建药物志》）

3. 治小儿腹中气胀　用木患子仁 3～4 枚。煨熟食之，令放出矢气即消。

4. 治小儿疳积　木患子仁 6～7 枚（煨熟），和苏鼠 1 只煅灰，共研为散，分 3～4 次蒸猪肝食。（3、4 方出自《岭南草药志》）

5. 治牙齿肿痛　无患子一两，大黄、香附各一两，青盐半两，泥固煅研，日用擦牙。（《普济方》）

0681 无漏子 wú lòu zǐ（《本草拾遗》）

【异名】 波斯枣（《本草拾遗》），番枣（《岭表录异》），千年枣（《开宝本草》），金果、苦鲁麻枣、万年枣（《辍耕录》），万岁枣（《大明一统志》），无漏果、藏枣（《纲目拾遗》），枣椰子（《中国树木分类学》），伊拉克蜜枣（《新华本草纲要》）。

【基原】 为棕榈科刺葵属植物海枣的果实。

【原植物】 海枣 *Phoenix dactylifera* L.　又名：窟莽树（《酉阳杂俎》），海棕木（《岭表录异》），凤尾蕉（《辍耕录》）。

常绿大乔木，高达 35 m。茎具宿存的叶柄基部，上部的叶斜升，下部的叶下垂，形成 1 个较稀疏的头状树冠。叶长达 6 m；叶柄长而纤细，多扁平；叶羽状全裂，羽片线状披针形，长 18～40 cm，先端短渐尖，灰绿色，具明显的龙骨突起，2 或 3 片聚生，被毛，下部的羽片变成长而硬的针刺状。花雌雄异株；为密集的圆锥花序，佛焰苞长，大而肥厚；雄花花萼杯状，先端具 3 钝齿，花瓣 3，斜卵形，雄蕊 6；雌花花萼与雄花相似，但花后增大；退化雄蕊 6，呈鳞片状，心皮 3，分离。果实长圆形或长圆状椭圆形，长 3.5～6.5 cm，成熟时深橙黄色，果肉肥厚。种子 1 颗，扁平，两端锐尖，腹面具纵沟。花期 3～4 月，果期9～10 月。

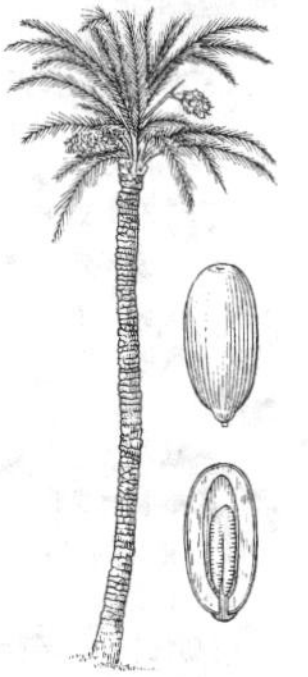

海　枣

原产于西亚和北非洲。福建、广东、广西、云南等地有引种栽培。

【采收加工】 9～10 月果实成熟时采收，加工后晒干。

【成分】 果实含黄酮硫酸酯类：木犀草素硫酸酯（luteolin sulfate），金圣草（黄）素-7-葡萄糖苷硫酸酯（chrysoeriol-7-glucoside sulfate），槲皮素-3-葡萄糖苷硫酸酯（quercetin-3-glucosideulfate），木犀草素-7-葡萄糖苷二硫酸酯（luteolin-7-glucoside disulfate）和金圣草（黄）素-7-葡萄糖苷二硫酸酯（chrysoeriol-7-glucoside disulfate）。黄酮类有：金圣草（黄）素-7-葡萄糖苷（chrysoeriol-7-glucoside），木犀草素-7-芸香糖苷（luteolin-7-rutinoside），金圣草（黄）素-7-芸香糖苷（chrysoeridol-7-rutinoside），槲皮素-3-葡萄糖苷（quercetin-3-glucoside），异鼠李素-3-葡萄糖苷（isorhamnetin-3-glucoside），异鼠李素-3-芸香糖苷（isorhamnetin-3-rutinoside）；有机酸类：酚酸（phenolic acid），没食子酸（gallic acid），原儿茶酸（protocatechuic acid），对羟基苯甲酸（*p*-hydroxybenzoic acid），丁香酸（syringic acid），香草酸（vanillic acid），咖啡酸（caffeic acid），对香豆酸（*p*-coumaric acid），阿魏酸（ferulic acid），3-*O*-咖啡酰莽草酸（3-*O*-caffeoylshikimic acid），桂皮酸（cinnamic acid）衍生物及花百素型缩合鞣质等酸性成分；还有类胡萝卜素（carotenoid），花色素等色素，维生素 A、C 等。另含少量钾、钠、钙、磷、铁、铜、锌、镁元素。

【药理】 1. 调节肠蠕动　新鲜无漏子水或乙醇提取物以 0.01、0.02 或 0.04 ml/kg 的剂量给雄性小鼠灌胃，采用小鼠肠推进的方法观察，可见无漏子对可乐定（1 mg/kg）引起的肠蠕动增加有抑制作用，而对育亨宾（2 mg/kg）引起的肠蠕动降低有增强作用。表明无漏子水、乙醇提取物对肠蠕动有双向调节作用。

2. 抗氧化、抗羟自由基作用　无漏子粗提物 0.8 mg/ml 在核黄素光致还原实验中能清除 50%过氧化物，2.2 mg/ml 果实提取物在去氧核糖降解实验中能清除 50%羟自由基。浓度分别增加到 1.5 mg/ml、4.0 mg/ml 时可以完全抑制过氧化物和羟自由基生成。水提取物也能显著抑制脂质过氧化反应和蛋白氧化。

【药性】《本草拾遗》："甘，温，无毒。"

【功用主治】 益气补虚，消食除痰。主治气虚羸弱，食积不化，咳嗽有痰。

1.《本草拾遗》："主温中益气，除痰嗽，补虚损。"

2.《海药本草》："消食，止咳嗽，虚羸。"

【用法用量】 内服：生食。

0682 无名木皮 wú míng mù pí（《海药本草》）

【基原】 为漆树科黄连木属植物阿月浑子的树皮。

【原植物】 参见"无名子"条。

【采收加工】 6～8 月采收，剥取树皮，晒干。

【药性】《海药本草》："辛，大温，无毒。"

【功用主治】《海药本草》："主阴肾痿弱，囊下湿痒，并宜煎取其汁小浴。"

【用法用量】 外用：煎水洗。

0683 无花果叶 wú huā guǒ yè（《救荒本草》）

【基原】 为桑科无花果属植物无花果的叶。

【原植物】 参见"无花果"条。

【采收加工】 6～9月采收,鲜用或晒干。

【成分】 叶含补骨脂素(psoralen),香柠檬内酯(bergapten),β-香树脂醇(β-amyrin),β-谷甾醇。

【药理】 对脂类代谢的影响 无花果叶水煎液的提取物能使链脲菌素导致的糖尿病老鼠的总胆固醇水平下降,减少总胆固醇和高密度脂蛋白胆固醇的比率且伴有高血糖的降低。无花果叶的水煎液中存在一种化合物或混合物能影响类脂化合物的分解代谢。

毒性 浓度为324.6 g/L无花果叶水提取物,给小鼠灌胃,25倍临床口服剂量以下未发现毒性反应;小鼠腹腔注射,LD_{50}为1.043 9 g/kg,相当于临床口服剂量的3.3倍,LD_{95}为0.894 6～1.203 3 g/kg。

【药性】 1.《纲目》:"甘、微辛,平,有小毒。"

2.《全国中草药汇编》:"淡、涩,平。"

【功用主治】 清热利湿,解毒消肿。主治湿热泄泻,带下,痔疮,痈肿疼痛,瘰疬。

1. 朱丹溪:"治五痔肿痛,煎汤频熏洗之。"(引自《纲目》)

2.《救荒本草》:"治心痛,煎汤服。"

3.《滇南本草》:"敷疮神效。"

4.《全国中草药汇编》:"散瘀消肿,止泻。治肠炎,腹泻,外用治痈肿。"

【用法用量】 内服:煎汤,9～15 g。外用:煎水熏洗。

【选方】 1. 治误食鱼蟹类中毒,腹痛,呕吐 无花果树新鲜嫩叶,洗净捣烂绞汁。每服半杯,温开水和服。

2. 治经年腹泻不愈 无花果鲜叶60 g。切碎,加入红糖同炒,研末,开水送服,1次服完。

3. 治白癜风 无花果叶切细,烧酒浸泡,涂患部,每日2～3次。(1～3方出自《食物中药与便方》)

【临床报道】 1. 治疗白癜风 用自制无花果叶注射液(每1 ml含生药1 g),治疗白癜风119例,治疗开始肌注每次2 ml,每日1～2次;若吸收良好,可加至每次4 ml,每日1～2次。宜用7号针头作深部肌内注射。经2年的治疗,治愈8例,显效9例,进步53例,无效49例。总有效率为58.82%,治愈率为6.72%。

2. 治疗带状疱疹 取新鲜无花果叶数片,洗净擦干,切碎捣烂,置瓷碗中,加适量食醋调匀成稀泥状,敷皮损处,待药干后更换。治疗21例,全部于用药后1～2日痊愈。

3. 治疗小儿吐泻 取无花果叶3～5片,鲜、干均可,加水0.5 kg,煎沸熬剩200 ml左右。先熏患儿两脚心,待水温降至适宜时洗两脚心,共约15分钟即可。治疗120例,均收到较好的效果。

0684 无花果根 wú huā guǒ gēn (《生草药性备要》)

【基原】 为桑科无花果属植物无花果的根。

【原植物】 参见"无花果"条。

【采收加工】 10～11月采收,鲜用或晒干。

【药性】 甘,平。

1.《广西本草选编》:"味甘,性平。"

2.《全国中草药汇编》:"淡、涩,平。"

【功用主治】 清肺利咽,解毒消肿。主治肺热咳嗽,咽喉肿痛,痔疮,痈疽,瘰疬,筋骨疼痛。

1.《生草药性备要》:"治火病。"

2.《本草求原》:"清火热。"

3.《重庆草药》:"发乳,治痔疮。"

4.《全国中草药汇编》:"治肠炎,腹泻。"

【用法用量】 内服:煎汤,9～15 g。外用:煎水洗。

【选方】 1. 治痈疽 无花果根、狗脚脂、紫竹、马鞭草。煎水洗。(《湖南药物志》)

2. 治颈淋巴结结核 鲜无花果根30 g,青壳鸭蛋1个(将蛋壳轻打裂痕)。酒水各半煎服。(《福建药物志》)

3. 治小儿蛔虫,钩虫 无花果根60 g。煎浓汤,早晨空腹1次服下。(《食物中药与便方》)

0685 无患子叶 wú huàn zǐ yè (《广西中药志》)

【基原】 为无患子科无患子属植物无患子的叶。

【原植物】 参见"无患子"条。

【采收加工】 6～8月采收,鲜用或晒干。

【药性】 《全国中草药汇编》:"苦,平,有小毒。"

【功用主治】 解毒,镇咳。主治毒蛇咬伤,百日咳。

1.《广西中药志》:"内服并外敷,治蛇伤。"

2.《全国中草药汇编》:"清热解毒,消滞破瘀。治百日咳。"

【用法用量】 内服:煎汤,6～15 g。外用:捣敷。

0686 无患子皮 wú huàn zǐ pí (《日华子》)

【异名】 槵子皮(《多能鄙事》),槵子肉皮(《濒湖集简方》),无患子荚(《本草汇言》)。

【基原】 为无患子科无患子属植物无患子的果皮。

【原植物】 参见"无患子"条。

【采收加工】 9～10月果实成熟时,剥取果肉,晒干。

【药材】 无患子皮 *Sapindi Mukorossi Pericarpium* 主产于广东、广西等地。

性状 果皮不规则团块状,展开后有不发育果爿脱落的瘢痕。瘢痕近圆形,淡棕色,中央有一纵棱,边缘稍突起,纵棱与边缘连接的一端有一极短的果柄残基。外果皮黄棕色或淡褐色,具蜡样光泽,皱缩;中果皮肉质柔韧,黏似胶质;内果皮膜质,半透明,内面种子着生处有白色绒毛。质软韧。气微,味苦。

【成分】 果皮含无患子倍半萜苷(mukurozioside)Ⅰa、Ⅰb、Ⅱa、Ⅱb,芸香苷(rutin);皂苷:无患子属皂苷(sapindosides)A、B、C、D、E,无患子皂苷(mukurozisaponin)E_1、G、X、Y_1、Y_2等。

【药理】 1. 降压作用 正常家兔给予无患子总皂苷0.04 mg/kg皮下注射,可使血压下降25%,持续2～3小时,但口服同量则不影响血压。

2. 降低血胆固醇作用 无患子总皂苷对正常家兔血胆固醇含量无改变,对饲喂胆固醇的实验性动脉粥样硬化的兔,每日服总皂苷,连续30～50日,第四十小时开始降低血胆固醇水平,血卵磷脂浓度则增加,在此期间血压降低36.7%。

毒性 无患子皂苷对小鼠的LD_{50}口服为1 625 mg/kg,皮下注射为650 mg/kg。

【药性】 苦,平,小毒。

1.《本草拾遗》:"有小毒。"

2.《日华子》:"平。"

3.《纲目》:"微苦,平,有小毒。"

4.《广西本草选编》:"性寒。"

【功用主治】 清热化痰,止痛。主治喉痹肿痛,心胃气痛,疝气疼痛,风湿痛,虫积食滞,无名肿毒,毒蛇咬伤。

1.《本草拾遗》:"主浣垢,去面皯。喉闭,研内喉中立开。又主飞尸。"

2.《本草求原》:"洗疥癞疳疮。"

3.《中国药用植物图鉴》:"为祛痰剂,并能解河豚中毒,止疝痛、风湿痛。"

4.《广西本草选编》:"清热解毒,行气止痛,化痰止咳。"

【用法用量】 内服:煎汤,6～9 g;捣汁或研末。外用:捣涂;或煎水洗。

【选方】 1. 治喉痹,开咽窍 无患子荚(即核外肉也),捣汁和白汤服。(《本草汇言》)

2. 治喉毒肿痛　无患果(去核)60 g,用蜜糖 120 g,浸半个月后用。每日含 2～3 次,每次半只含咽。

3. 治心胃气痛,痧气,虫痛,食积腹痛,小便涩痛　无患果(去核)7 只。各纳食盐少许,烧存性,研末。开水泡服。小儿酌减。(2、3 方出自《广西民间常用草药》)

4. 洗头去风,明目　槵子皮、皂角、胡饼、菖蒲同捶碎,浆水调作弹子大。每用泡汤洗头。(《多能鄙事》)

0687 无患树蔃 wú huàn shù qiáng (《岭南采药录》)

【异名】 无患子根(《安徽中草药》)。

【基原】 为无患子科无患子属植物无患子的根。

【原植物】 参见"无患子"条。

【采收加工】 9～11 月挖根,洗净,鲜用或切片晒干。

【药性】 苦、辛,凉。

1.《安徽中草药》:"性微寒,味苦。"

2.《全国中草药汇编》:"苦,凉。"

【功用主治】 宣肺止咳,利湿解毒。主治外感发热,咳喘,白浊带下,咽喉肿痛,毒蛇咬伤。

1.《岭南采药录》:"止咳散瘀。吐血,合瘦猪肉煎汤饮。"

2.《全国中草药汇编》:"清热解毒,化痰散瘀。主治感冒高热,咳嗽,哮喘,白带,毒蛇咬伤。"

【用法用量】 内服:煎汤,10～30 g。外用:煎水含漱。

【选方】 1. 治风热感冒　无患子根 15 g,桑叶 9 g。煎服。(《安徽中草药》)

2. 治白浊、白带　无患树蔃 120 g。晒干,煮鸡食。

3. 治毒蛇咬伤　无患树蔃 30 g,黄牛木根 30 g,六月雪根 15 g,山芝麻 15 g,生蕹菜头 120 g。煎服。(2、3 方出自《岭南草药志》)

4. 治慢性胃炎　无患子根 15 g,蒲公英 18 g。煎服。(《安徽中草药》)

0688 无风独摇草 wú fēng dú yáo cǎo (《本草拾遗》)

【异名】 独摇草(《本草拾遗》),接骨草、红母鸡药(《南宁市药物志》),唱合草、风流草、自动草(《全国中草药汇编》)。

【基原】 为豆科山蚂蝗属植物舞草的枝叶。

【原植物】 舞草 *Desmodium gyrans* (L.) DC. [*Hedysarum gyrans* L.; *Codariocalyx gyrans* (L.) Hassk.]

小灌木,高达 1 m。茎有纵沟,无毛。叶柄长 1～2 cm;单叶或三出复叶,顶生小叶较大,长圆形至披针形,长 5.5～10 cm,宽 1～2.5 cm,先端圆或钝,具短尖,下面有平贴的短柔毛,侧生小叶很小,长圆形或条形;叶有自发性之运动,故名"舞草"。圆锥花序顶生,长达 24 cm,或为腋生总状花序;苞片阔卵形,长约 6 mm,脱落;花紫红色,长 7.5 mm;萼齿短;龙骨瓣具爪;雄蕊 10,二体。荚果镰形或直,长 2.5～4 cm,背缝线稍缢缩,有 5～9 个荚节。花期 7～9 月,果期 8～10 月。

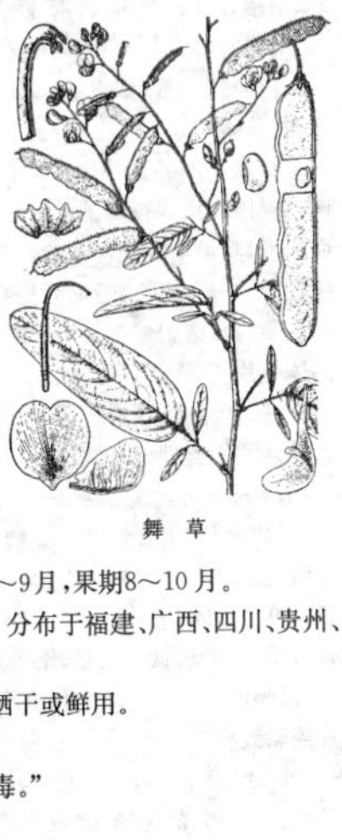

舞　草

生于丘陵或山地小灌木丛中。分布于福建、广西、四川、贵州、云南、台湾等地。

【采收加工】 9～10 月采收,晒干或鲜用。

【药性】 淡、微涩,平。

1.《海药本草》:"性温、平,无毒。"

2.《云南中草药》:"淡,平。"

3.《全国中草药汇编》:"微涩,平。"

【功用主治】 活血,祛风,安神,镇静。主治跌打损伤,骨折,风湿骨痛,风瘙瘙痒,神经衰弱。

1.《海药本草》:"主头面游风,遍身痒。"

2.《云南中草药》:"补肾安胎。"

3.《全国中草药汇编》:"安神镇静,去瘀生新,活血消肿。主治神经衰弱,胎动不安,跌打肿痛,骨折,小儿疳积,风湿腰痛,精神病,狂犬咬伤等。"

【用法用量】 内服:煎汤,15～30 g;或煅存性,研末,1.5～2.4 g。外用:鲜品捣敷。

【选方】 1. 治风湿腰痛　舞草 15～30 g。水煎服,并取鲜叶捣烂,酒炒外敷。

2. 治小儿疳积　舞草全草,煅炭研粉。每次 1.5～2.4 g,用温开水冲服,每日 3 次。(1、2 方出自《全国中草药汇编》)

0689 无患子中仁 wú huàn zǐ zhōng rén (《本草拾遗》)

【异名】 木槵子仁(《岭南草药志》)。

【基原】 为无患子科无患子属植物无患子的种仁。

【原植物】 参见"无患子"条。

【采收加工】 9～10 月果实成熟时,剥除外果皮,除去种皮,留取种仁,晒干备用。

【药性】 《纲目》:"辛,平,无毒。"

【功用主治】 消积,辟秽,杀虫。主治疳积腹胀,口臭,蛔虫病。

1.《本草拾遗》:"烧令香,辟邪恶气。"

2.《纲目》:"煨食辟恶,去口臭。"

3.《岭南采药录》:"治小儿五疳及鹅喉。"

4.《广西中药志》:"治蛔虫。"

【用法用量】 内服:煎汤,6～9 g;煨熟食,3～6 枚。

【选方】 1. 治小儿疳积上眼　木槵子仁(煨熟)研末。蒸猪肝食,每服食 3～6 g,连服数日。

2. 治小儿腹中气胀　木槵子仁 3～4 枚。煨熟食之,令放出矢气即消。(1、2 方出自《岭南草药志》)

3. 治喉蛾　无患子核、凤尾草各 9 g。水煎服。(《福建药物志》)

0690 无患子树皮 wú huàn zǐ shù pí (《生草药性备要》)

【基原】 为无患子科无患子属植物无患子的树皮。

【原植物】 参见"无患子"条。

【采收加工】 5～7 月剥取皮,晒干。

【功用主治】 解毒,利咽,祛风杀虫。主治白喉,疥癞,疳疮。

1.《生草药性备要》:"洗螆癞,疳疮。"

2.《四川常用中草药》:"研粉外涂,治脸上汗斑。"

【用法用量】 外用:煎汤洗;或熬膏贴;或研末撒;或煎水含漱。

0691 元宝草 yuán bǎo cǎo (《本草从新》)

【异名】 相思、灯台、双合合(《植物名实图考》),对月草(《分类草药性》),穿心草、红元宝(广州部队《常用中草药手册》),叶抱枝(《福建中草药》),红旱莲、宝塔草(《浙江民间草药》),蛇开口、莽子草、翳子草(《湖南药物志》),蜻蜓草(《杭州药用植物志》)。

【基原】 为藤黄科金丝桃属植物元宝草的全草。

【原植物】 元宝草 *Hypericum sampsonii* Hance

多年生草本,高约 65 cm。全体平滑无毛。茎单生,直立,圆柱形,基部木质化,上部具分枝。单叶对生;叶片长椭圆状披针形,长 3～6.5 cm,宽 1.5～2.5 cm,先端钝,基部完全合生为一体,茎贯穿其中心,两端略向上斜呈元宝状,两面均散生黑色斑点及透明油点。二歧聚伞花序顶生或腋生；花小，径 7～10 mm；萼片 5，其上散生油点及黑色斑点；花瓣 5，黄色；雄蕊多数，基部合生成 3 束；花药上具黑色腺点；子房广卵形，有透明腺点，花柱 3 裂。蒴果卵圆形，长约 8 mm，3 室，表面具赤褐色腺体。种子多数，细小，淡褐色。花期6～7 月，果期8～9月。

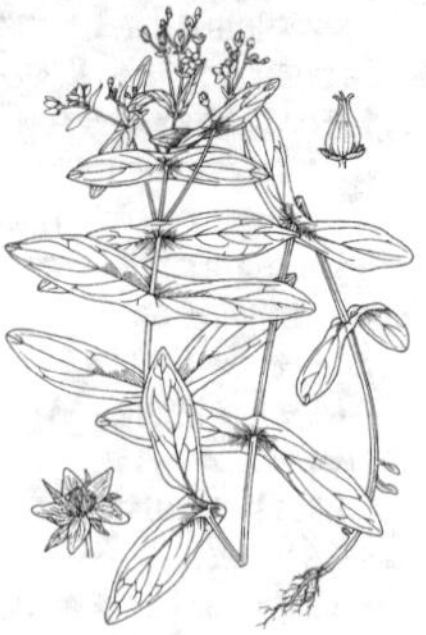
元宝草

生于山坡草丛中或旷野路旁阴湿处。分布于长江流域以南各地及台湾。

【栽培】 生物学特性 喜温暖，对土壤要求不严，但以排水良好、肥沃、疏松的砂质壤土较好。

繁殖方法 用种子繁殖 3～4 月播种，播前，将土地深翻，敲细整平，开 1.3 m 宽的高畦，横开播种沟，深 7～10 cm，播幅 10 cm，沟心距约 25 cm，施人畜粪水后，把拌有草木灰和人畜粪水的种子匀播沟里，播后盖草木灰 1 cm 厚。

田间管理 出苗后，施清淡人畜粪水提苗，苗高 6 cm 时，结合中耕除草，匀苗、补苗，使每隔 9～12 cm 有苗 1 株，并追肥 1 次。6月、10 月各再行中耕、追肥 1 次。

病虫害防治 病害有白粉病。虫害有蚜虫，可用乐果防治。

【采收加工】 8～9 月采收，洗净，晒干或鲜用。

【药材】 元宝草 *Hyperici Sampsonii Herba* 主产于湖北、湖南、江苏、浙江、四川等地。

性状 全草长 30～80 cm。根细圆柱形，稍弯曲，长 5～15 cm，淡棕色。茎圆柱形，表面光滑，棕红色或黄棕色，断面中空。叶对生，两叶基部合生为一体，茎贯穿于中间；叶多皱缩，展平后叶片长椭圆形，上表面灰绿色或灰棕色，下表面灰白色，有众多黑色腺点。聚伞花序顶生，花小，黄色。蒴果卵圆形，红棕色。种子细小，多数。气微，味淡。

鉴别 (1) 茎横切面：表皮细胞 1 列。皮层细胞 5～6 列，外侧 2 列细胞含叶绿体；内皮层明显。韧皮部窄；木质部宽，由导管及木纤维组成；射线宽 1 列细胞。髓中空。

叶表面观：上表皮细胞垂周壁平直；下表皮细胞垂周壁弯曲，气孔不等式。

(2) 取本品粉末 1 g，加甲醇回流提取，滤过，滤液浓缩近干，加入聚酰胺粉 1 g 拌和后，干燥，移置于装有 1.5 g 聚酰胺的小柱中，用氯仿洗涤以除去杂质，然后用甲醇洗脱，洗脱液浓缩至 5 ml。取上述提取液 1 ml，加镁粉少量及浓盐酸数滴，在水浴上加热，溶液由黄绿色变为橘红色；取上述提取液 2 ml，加入 10%氯化钙溶液及浓氨水各 1 滴，产生大量土黄色沉淀(检查黄酮)。

【药性】 苦、辛，寒。归肝、脾经。

1.《本草从新》："辛，寒。"

2.《四川中药志》1960 年版："性平，味苦，无毒。入肝、脾二经。"

3.《湖南药物志》："有毒。"

4.《陕西中草药》："味苦，微甘。"

【功用主治】 凉血解毒，活血调经，祛风通络。主治各种出血，肠炎痢疾，乳痈，痈肿疔毒，烫伤，蛇咬伤，月经不调，痛经，白带，跌打损伤，风湿痹痛，头癣，口疮，目翳。

1.《本草从新》："补阴。治吐血、衄血。"

2.《百草镜》："治跌仆闪腰挫疼，解毒。"

3.《简易草药》："治痧症。"

4.《植物名实图考》："治乳痈。"

5.《分类草药性》："治痒子；去瘀血，生新血，治月经不调。"

6.《贵州民间方药集》："治冷宫黑经；又镇咳，止盗汗。"

7.《陕西中草药》："活血调经，止血止痛，清热解毒，除风湿。主治月经不调，风湿疼痛，外伤出血，烫火伤，头癣。"

【用法用量】 内服：煎汤，9～15 g，鲜品 30～60 g。外用：鲜品洗净捣敷，或干品研末外敷。

【宜忌】 无瘀滞者及孕妇禁服。

《泉州本草》："多服破气，令人下利。"

【选方】 1. 治吐血、衄血 元宝草 30 g，银花 15 g。水煎服。(《福建药物志》)

2. 治疮毒 元宝草叶(鲜)60 g，犁头草(鲜)30 g，酒糟适量。捣烂外敷。(《江西草药》)

3. 治指头炎 鲜元宝草叶适量，田螺肉 1～3 个。同捣烂，敷患处。(《福建药物志》)

4. 治毒蛇咬伤 鲜元宝草捣烂外敷伤口周围。另取元宝草 15 g，半边莲、并头草各 15 g，水煎服。(《浙江民间常用草药》)

5. 治闭经，痛经 元宝草 15 g，桃仁、延胡索各 6 g。水煎，冲黄酒适量服。(《浙江民间常用草药》)

6. 治白带 元宝草 12 g，车前子 9 g，栀子 9 g，小木通6 g。水煎服。(《湖南药物志》)

0692 云母 yún mǔ (《本经》)

【异名】 云华、云珠、云英、云液、云砂、磷石(《本经》)，银精石(《石雅》)，云粉石(《中药形性经验鉴别法》)，千层玻(《四川中药志》)。

【基原】 为硅酸盐类云母族矿物白云母。

【原矿物】 白云母 Muscovite

晶体结构属单斜晶系。通常成假六方片状或板状集合体。有一组极完全解理，可剥分成薄片。薄片无色，常带淡绿、淡褐等色调。透明，显玻璃光泽或珍珠光泽。具弹性。硬度 2.5～3，相对密度 2.76～3.10。有良好的电绝缘性、耐热性和机械性能。难溶于酸。

形成于中酸性岩浆岩和云英岩中，也广泛见于变质岩中。强烈的化学风化作用可使之水化成水云母(水白云母、伊利石)，再转化而成蒙脱石、高岭石。产于内蒙古、江苏、浙江、江西、山东、湖北、湖南、广西、四川、云南、陕西、新疆等地。

【采收加工】 全年均可采，挖出后洗净泥土，除去杂质。

【药材】 云母 *Muscovitum* 主产于内蒙古、辽宁、吉林、山西、江西、西藏等地。

性状 本品为叶片状集合体，呈板状或板块状，沿其侧面边缘易层层剥离成很薄的叶片。无色透明或微带浅绿色、灰色。表面光滑，具玻璃样光泽或珍珠样光泽。用指甲可刻划成痕。薄片体轻，质韧，有弹性，弯曲后能自行挺直，不易折断。气微，味淡。

鉴别 透射偏光镜下：薄片中无色透明。平行底面的切面，晶体呈片状，无解理缝；低-中正突起；干涉色为Ⅰ级灰色；二轴晶；负光性。垂直低面的切面，晶体呈条状，解理极完全，可见到细而直的连续的解理缝；闪突起明显；最高干涉色可达Ⅱ级顶部，十分鲜艳；近平行消光；正延长符号。

【成分】 主含铝钾的硅酸盐〔$KAl_2(AlSi_3O_{10})(OH)_2$〕，其中三氧化二铝($Al_2O_3$)38.5%，二氧化硅($SiO_2$)45.2%，氧化钾($K_2O$)11.8%，水($H_2O$)4.5%。此外，还含有钠、镁、铁、锂等，并含有微量的氟、钛、钡、锰、铬等成分。因此，显色各异。

【炮制】 1. 云母 取原药材，除去杂质，洗净，干燥，撕成薄片或碾成粉末。

2. 煅云母 取净云母，置适宜的容器内，用无烟武火加热煅至红透，取出，放凉，打碎或研粉。

3. 醋云母　取净云母，置耐火容器内，用无烟武火加热煅至红透，以醋淬，取出，干燥，用时捣碎。每云母石100 kg，用醋 20 kg。

饮片性状　云母参见“药材”项。煅云母为灰白色或灰棕色细粉。无光泽。微有焦土气，无味。醋云母形如煅云母，具酸醋气。

贮干燥容器内，置干燥处，防尘。醋云母，密闭，置阴凉干燥处，防潮，防尘。

【药性】　甘，温。归心、肝、肺经。

1.《本经》：“味甘，平。”

2.《别录》：“无毒。”

3.《药性论》：“有小毒。”

4.《本草经疏》：“温。”

5.《长沙药解》：“入足少阳胆、足太阳膀胱经。”

6.《冯氏锦囊》：“色白主肺。”

7.《医林纂要》：“甘，淡，平。”

8.《本草求真》：“专入脾，兼入肝、肺。”

【功用主治】　安神镇惊，敛疮止血。主治心悸失眠，眩晕，癫痫，久泻，带下，外伤出血，湿疹。

1.《本经》：“主身皮死肌，中风寒热，如在车船上，除邪气，安五脏，益子精，明目。久服轻身延年。”

2.《别录》：“下气坚肌，续绝补中，疗五劳七伤，虚损少气，止痢。悦泽不老，耐寒暑，志高神仙。”

3.《丹房镜源》：“制汞，伏丹砂。”

4.《药性论》：“主下痢肠澼，补肾冷。”

5.《本草衍义》：“合云母膏，治一切痈毒疮等。”

6.《本草药性大全》：“治妇人带下崩中，遍身风痒，诸类恶疮，一切作痛者。”

7.《本草汇言》：“下痰饮，退疟疾，止久痢，禁淋带。”

8.《医林纂要》：“补肺下气，坚固肌理，去热解毒。”

9.《药性切用》：“镇摄虚阳。”

10.《本草汇纂》：“温中镇怯。”

【用法用量】　内服：煎汤，10～15 g；或入丸、散。外用：研末撒；或调敷。

【宜忌】　阴虚火旺及大便秘结者禁服。

1.《本草经集注》：“畏鮀甲及流水。”

2.《药性论》：“恶徐长卿，忌羊血。”

3.《本经逢原》：“与胡荽尤为切禁，犯之必腹满作泻。凡阴虚火炎者，慎勿误与。”

【选方】　1. 治肾脏冷极，妇人积冷　云母四两（用盐花同捣如麦皮止），白矾四两（如前药一处捣令匀细）。上件药用瓷瓶子盛，以炭火十斤，烧火尽为度，打破瓶子，取出，将药准前捣碎，用米醋半升，拌药作一球。安新瓦上，更用（炭）火十斤，烧火尽为度。取出捣碎，掘一地坑，可深一尺，将药纸裹埋之，盆合。三日取出，晒干。捣研为末，以粳米饭和丸，如梧桐子大。每日空心以盐汤送下二十丸。妇人积冷，醋汤下十丸。妊娠勿服。（《圣惠方》云母丸）

2. 治痰饮头痛，往来寒热　云母粉二两，常山一两。上二味捣筛为散。热汤服一方寸匕，吐之止；吐不尽，更服。（《千金方》）

3. 治牝疟多寒　蜀漆（洗去腥）、云母（烧二日夜）、龙骨等分。上三味，杵为散，未发前以浆水服半钱。（《金匮要略》蜀漆散）

4. 治小儿赤白痢及水痢　云母粉半大两，研作粉，煮白粥调，空腹食之。（《食医心镜》）

5. 治久痢，经年不愈　云母粉、白茯苓（去黑皮）、附子（炮裂，去皮脐）各三分，龙骨、赤石脂各半两。上为细散，每服一钱匕，温酒或米饮调服，日三夜一。（《圣济总录》云母散）

6. 治带下　云母粉，服三方寸匕，三五服瘥。

7. 治金疮、一切恶疮　云母粉涂之，至瘥止。疽、疥、癣亦然。

8. 治痔病　云母服三方寸匕。慎房室、血食、油腻。（6～8 方出自《千金方》）

9. 治风疹遍身，百计治不愈者　云母粉，煅为末。以清水调服之。（《普济方》引《肘后方》）

10. 治烧伤感染　云母、大黄研成极细粉。以羊髓油调成软膏外敷。（《陕甘宁青中草药选》）

【临床报道】　治疗上消化道出血　云母洗净晾干，研为细粉，再过 5 号筛，高压灭菌后用。每次服 2～3 g，每日 3 次，或每 6 小时服 1 次。共治 60 例，23 例呕血患者中除胃癌呕血 1 例，22 例均于入院后当日呕血终止。服药后第一次大便潜血试验转阴者 5 例，第二次转阴者 32 例，第三次转阴者 19 例，4 次以上转阴者 3 例。无效 1 例系晚期胃癌，术后死亡。本组 59 例皆服云母粉止血成功，止血有效率达 98.3%。

【各家论述】　1.《本草经疏》：“（云母）石性镇坠，能使火下，火下则水上，是既济之象也，故安五脏，益子精，明目，久服轻身延年。《别录》主下气坚肌，续绝补中，疗五劳七伤，虚损少气，久服悦泽不老，耐寒暑，志高神仙，皆此意也。其曰止痢者，久痢则肠胃俱虚，甘温足以回其虚，下坠足以去其积，故亦主之也。”“云母性虽甘平，终属石种，与脏腑气血实非同类，只宜用以治病取效。若夫益精明目、轻身延年、耐寒暑、志高神仙，皆必不然之论也。”

2.《长沙药解》：“云母，利水泄湿，消瘀除疟。《金匮》蜀漆散，用之治牝疟多寒，以其泄湿而行痰也。疟以寒湿之邪，结于少阳之经，与淋利之证，皆缘土湿而阳陷，云母泄湿行痰，故治牝疟而除淋痢。”

0693 云芝 yún zhī（刘波《中国药用真菌》）

【异名】　杂色云芝（《中国药用真菌》），黄云芝、灰芝（《新华本草纲要》），瓦菌、彩云革盖菌（《中国药用真菌图鉴》）。

【基原】　为多孔菌科革盖菌属真菌彩绒革盖菌的子实体。

【原植物】　彩绒革盖菌 *Coriolus versicolor*（L. ex Fr.）Quel.［*Polystictus versicolor*（L.）Fr.］

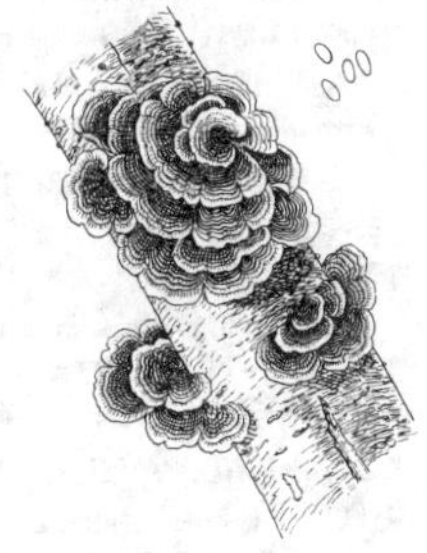

彩绒革盖菌

子实体一年生。革质至半纤维质，侧生无柄，常覆瓦状叠生，往往左右相连，生于伐桩断面上或倒木上的子实体常围成莲座状。菌盖半圆形至贝壳形，（1～6）cm×（1～10）cm，厚 1～3 mm；盖面幼时白色，渐变为深色，有密生的细绒毛，长短不等，呈灰、白、褐、蓝、紫、黑等多种颜色，并构成云纹状的同心环纹；盖缘薄而锐，波状，完整，淡色。管口面初期白色，渐变为黄褐色、赤褐色至淡灰黑色；管口圆形至多角形，每1 mm 间 3～5 个，后期开裂，菌管单层，白色，长 1～2 mm。菌肉白色，纤维质，干后纤维质至近革质。孢子圆筒状，稍弯曲，平滑，无色，（1.5～2）μm×（2～5）μm。

生于多种阔叶树的枯立木、倒木、枯枝及衰老的活立木上，偶见生于落叶松、黑松等针叶树腐木上。分布于全国各地。

【采收加工】　全年均可采收，除去杂质，晒干。

【药材】　云芝 *Coriolus*　产于全国各地。

性状　子实体无柄。菌盖扇形、半圆形或贝壳形。常数个叠生成覆瓦状或莲座状，表面密生灰、褐、蓝、紫、黑等颜色的绒毛，并构成多色的狭窄同心性环带，边缘薄，全缘或波状，管口面灰褐色、黄棕色或浅黄色，管口类圆形或多角形，部分管口齿裂，每 1 mm 间 3～5 个。革质，不易折断。气微，味淡。

鉴别　（1）本品纵切面置解剖镜下观察，皮壳外侧为绒毛层，为长短不等的菌丝，菌丝不分枝；皮壳菌丝排列紧密，菌丝胞腔含有众多色素颗粒。菌肉层厚，无色，菌丝紧密排列。最下方为菌管层，菌管排列整齐。

粉末特征：孢子圆筒形，稍弯曲，大小不匀，外壁平滑，无色，内壁浅褐色。绒毛菌丝无色，单个或数个相连，不分枝，壁上有多枝颗粒状物质。骨架菌丝较粗，不分枝，壁较平直，无色。生殖菌丝不分枝，壁平直，极薄、透明。缠绕菌丝较细，常弯曲。

(2) 取本品粗粉 2 g，加水 20 ml，水浴加热 10 分钟，滤过，取滤液 2 ml，加碱性酒石酸铜试液 4～5 滴，水浴上加热5 分钟，生成红色沉淀(检查还原糖)。

品质标志 《中华人民共和国药典》2010 年版规定，照滴定法测定，本品(干燥品)含云芝多糖以无水葡萄糖($C_6H_{12}O_6$)计，不得少于 3.2%。

【成分】 彩绒革盖菌培养物的菌丝中分得糖蛋白，相对分子质量 5 000～300 000。

【药理】 1. 提高机体免疫功能 云芝多糖肽(PSP)100～800 μg/ml 能使淋巴细胞明显增殖，小鼠腹腔内注射环磷酰胺 25 mg/kg抑制活化 T 细胞产生白介素-2(IL-2)和 T 细胞中介的迟发型超敏反应(DTH)，如同时给予 PSP 25 mg/kg，连续 5 日，可对抗上述免疫抑制效应。PSP 10～100 μg/ml 浓度时可使人外周白细胞产生干扰素(IFN)的能力较对照组提高 8 倍和 4 倍。此外，PSP 还能增强网状内皮系统的吞噬功能。云芝多糖(PSK)使用 ^{60}Co全身一次照射法造成免疫低下小鼠模型血清溶菌酶含量和脾指数增加，认为对巨噬细胞的非特异性免疫功能具有促进作用。大鼠连续每日口服 PSP 20 g/kg 可促进淋巴细胞转化，血清 IgG 滴度明显升高，还可取消大鼠隔日服环磷酰胺 400 mg/kg 对自然杀伤细胞功能的抑制。PSK 对受氧化低密度脂蛋白损害小鼠巨噬细胞造成的脂肪堆积有保护作用，并能抑制巨噬细胞泡沫样变性，提高巨噬细胞反应能力。200 mg/kg PSK 饲喂小鼠，可显著提高正常小鼠经植物凝血素刺激的淋巴细胞转化率、血清抗绵羊红细胞血凝抗体效价、脾细胞产生溶血抗体能力、自然杀伤细胞、巨噬细胞抗菌活性。50～100 μg/ml PSP 能显著促进由 PHA 诱导的 PLB 和 T 细胞增殖，促进细胞从 G_1 期进入 S 期，提高 $CD4^+$ 与 $CD8^+$ 的比值，增强免疫。

2. 抗肿瘤作用 PSK 对肉瘤 S_{180}、小鼠白血病 L_{1210}、腺癌-755Sc-42、中原福岗肉瘤、肺癌-7423 均有抑制作用。PSP 1～2 g/kg，连续给药 15～20 日，对裸鼠人肺腺癌有明显的抑制作用，抑制率为 50%～70%，在抑制肿瘤生长的同时，未见血液和体重变化等毒副作用。从 PSP 粗浸膏中分离到新的小分子肽，对人的白血病细胞、直肠瘤细胞 LS_{174}-T、肝癌细胞 SMMC-7721、胃癌细胞 SCG-7901 具有强大的细胞毒作用。于接种前 2 星期使用，可减轻接种癌细胞裸鼠瘤块的发生。

3. 抗动脉粥样硬化作用 PSK 对实验性动脉粥样硬化家兔脂质过氧化损伤有保护作用，能有效地抑制脂质过氧化损伤，增强巨噬细胞硒谷胱甘肽过氧化物酶的基因表达。提高巨噬细胞免疫反应能力和抑制其泡沫样变性，对抑制动脉硬化有有益的作用，可减轻家兔动脉粥样硬化形成，对已形成粥样硬化的家兔也有治疗作用。

4. 对中枢神经系统的作用 PSK 能改善小鼠和大鼠学习记忆功能，对东莨菪碱所致大鼠学习记忆障碍有明显的改善作用。PSK 能增强戊巴比妥的催眠作用，5% PSP 12.5 mg/10 g 腹腔注射，有显著镇痛作用，也有一定的镇静作用。PSP 100 mg/kg、200 mg/kg小鼠腹腔注射，可明显降低小鼠自发活动和转轮活动。

5. 其他作用 对正常小鼠注射四氧嘧啶后血糖升高至 19.91 mmol/L，如预先给予 PSK，则血糖仅上升至11.70 mmol/L，表明具有防治血糖升高作用。PSK 有提高脑组织超氧化物歧化酶(SOD)、硒和非硒谷胱甘肽过氧化物酶等活性，增加硒谷胱甘肽过氧化物酶 mRNA 表达，降低脑、肝组织 Fe-H_2O_2引发的脂氢过氧化反应和黄嘌呤氧化酶体系产生的氧自由基，提高鼠大脑皮层、肝组织的抗氧化作用。

毒性 PSP 小鼠腹腔注射 LD_{50} 为 300.36 mg/kg，口服最大耐受量为 20 g/kg，尚未见小鼠死亡。大鼠口服 PSK 1.5 g/kg(为临床剂量的 130 倍)，连续 60 日，20 只大鼠无一死亡，表明口服用药无长期毒性反应。PSK 也无致突变作用。

【药性】 《中国药用孢子植物》："微甘，寒。"

【功用主治】 《长白山植物药志》："治病毒性肝炎，急性病毒性心肌炎，慢性支气管炎等，并有抑瘤作用。"

【用法用量】 内服：煎汤，15～30 g。宜煎 24 小时以上。或制成片剂、冲剂、注射剂使用。

【选方】 1. 治疗乙型肝炎 云芝 15 g，广金钱草 30 g。水煎服，每日 1 剂，半个月为 1 个疗程。

2. 治疗慢性迁延性肝炎、慢性活动性肝炎 云芝 15 g，地耳草 30 g。水煎温服，20 日为 1 个疗程。

3. 治咽喉肿痛，久治不愈 云芝、毛冬青根皮各 15 g，水煎凉服。

4. 治疗肿瘤，白血病 云芝 15 g，喜树皮 30 g。水煎服。(1～4 方出自《中国民间生草药原色图谱》)

【临床报道】 1. 治疗慢性乙型肝炎 用云芝胞内多糖胶囊剂，每粒内含云芝胞内多糖 0.5 g，成人每日 3 次，每次 1 g，连服 3 个月为 1 个疗程，共治 240 例。在能评定出疗效的 216 例(慢性迁延性肝炎 132 例，慢性活动性肝炎 84 例)中，近期控制 21 例，显效 64 例，好转 74 例，无效 57 例。显效以上 85 例，总有效率为 73.6%。在 163 例的对比观察病例中，治后 HBsAg 转阴 39 例，滴度下降 54 例。治疗前后作免疫复合物检测 82 例，治后免疫复合物呈阴性者，不论慢性迁延性肝炎或慢性活动性肝炎均较治前增多，尤以慢性迁延性肝炎增多有极显著差异($P < 0.01$)。治疗前后测植物凝集素(PHA)皮试 83 例，治后反应有极显著性增进($P < 0.01$)。治疗中未见副作用。因此，提示云芝胞内多糖治疗慢性乙型肝炎安全、有效，能增强免疫，对清除或降低 HBsAg 滴度可能有一定作用。

2. 治疗流行性出血热 用白山云芝糖注射液，剂量分别按 20 mg/日(30 例)、60 mg/日(10 例)，80 mg/日(5 例)，溶于 10%葡萄糖 250 ml 内静脉滴注，避免使用糖皮质激素，以免影响免疫功能的观察。结果：45 例患者中，除 1 例于极期死亡而未测到恢复期各项免疫指标外，余 44 例体内与体外细胞免疫功能试验，均证实有明显提高，并观察到与对照组在进入恢复期的时间和病程上的差异，云芝组平均至 18.53 日进入恢复期，对照组则至 23.45 日才进入恢复期，前者平均需要 11.65 日，后者则需要 17.86 日才能恢复，两者有非常显著差异。认为白山云芝可以激发细胞免疫，缩短出血热患者进入恢复期的时间，增加细胞免疫升高的幅度。剂量以 20 mg/日为宜。未发现副作用。

0694 云实 yún shí (《本经》)

【异名】 员实、天豆(《吴普本草》)，马豆(《本草图经》)，朝天子(《天目山药用植物志》)。

【基原】 为豆科云实属植物云实的种子。

【原植物】 云实 *Caesalpinia decapetala* (Roth) Alston [*Reichardia decapetala* Roth; *C. sepiaria* Roxb.] 又名：云英(《别录》)，草云母(《新修本草》)，臭草、羊石子草(《本草图经》)，老虎刺尖(《滇南本草》)，杉刺(《纲目》)。

攀缘灌木。树皮暗红色，密生倒钩刺。托叶阔，半边箭头状，早落；二回羽状复叶，长 20～30 cm，羽片 3～10 对，对生，有柄，基部有刺 1 对；每羽片有小叶 7～15 对，膜质，长圆形，长 10～25 mm，宽6～10 mm，先端圆，微缺，基部钝，两面均被短柔毛，有时毛脱落。总状花序顶生,长 15~30 cm;总花梗多刺;花左右对称,花梗长 2~4 cm,萼下具关节;萼片 5,长圆形,被短柔毛;花瓣 5,黄色,盛开时反卷;雄蕊 10,分离;子房上位,无毛。荚果近木质,偏斜,长 6~12 cm,先端具尖喙,沿腹缝线膨大成狭翅,栗褐色,有光泽;种子 6~9 颗,长圆形,褐色。花、果期 4~10 月。

生于平原、丘陵地、山谷及河边。分布于华东、中南、西南及河北、陕西、甘肃。

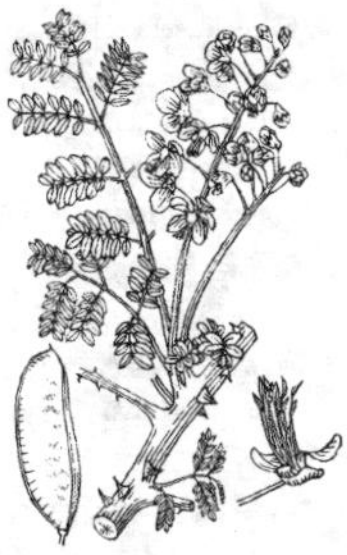

云 实

本植物的叶(四时青)、根或根皮(云实根)、茎及根中寄生的天牛及其近缘昆虫的幼虫(云实蛀虫)亦供药用,另设专条。

【栽培】 生物学特性 喜温暖向阳,以排水良好、土层深厚的砂质壤土较好。亦可在河边、林边或作篱笆栽培。

繁殖方法 用种子繁殖,育苗移栽。3~4 月育苗,先把种子浸泡 2~3 日,然后播种。在整好的土地上,开 1.3 m 宽的高畦,按沟心距 24~30 cm 开横沟,深 3~6 cm,每沟播 40~50 粒,每亩用种子 8~10 kg,施人畜粪水,盖草木灰1 cm厚,最后覆土与畦面平。10 月左右挖苗移栽,在选好的土地上,按行株距各 1 m 开穴,穴深 12~18 cm。每穴栽 1~2 株,盖土压紧,再盖土与畦面平,最后浇水定根。

田间管理 幼苗出土后,施清淡人粪尿提苗,以后勤除草;移栽后第二年当新芽发出时,施人畜粪水,促使生长。

【采收加工】 8~10 月果实成熟时采收,剥取种子,晒干。

【药材】 云实 *Caesalpiniae Semen* 产于江苏、安徽、江西、浙江、福建、湖南、湖北、广东、广西、四川、云南、贵州等地。

性状 种子长圆形,长约 1 cm,宽约 6 mm。外皮棕黑色,有纵向灰黄色纹理及横向裂缝状环圈。种皮坚硬,剥开后,内有棕黄色子叶 2 枚。气微,味苦。

【药性】 辛,温。

1.《本经》:"味辛,温。"

2.《吴普本草》:"神农:辛,小温。黄帝:咸。雷公:苦。"

3.《别录》:"苦,无毒。"

4.《贵阳民间药草》:"有小毒。"

【功用主治】 止痢,祛痰,杀虫。主治痢疾,疟疾,慢性气管炎,小儿疳积,虫积。

1.《本经》:"主泄痢肠澼,杀虫蛊毒,去邪恶结气,止痛,除寒热。"

2.《别录》:"主消渴。"

3.《本草图经》:"治疟药中多用之。"

4.《纲目》:"主下螴脓血。"

5.《天目山药用植物志》:"杀虫,除寒热,治泄痢,疟疾,民间治小儿疳积。"

【用法用量】 内服:煎汤,9~15 g;或入丸、散。

【选方】 1. 治赤白痢不瘥,羸困 云实二合,附子一两(炮裂,去皮、脐),龙骨一两(末),女萎一两(半)。上件药,捣罗为末,煮枣肉和丸如梧桐子大。每服,不计时候,以粥饮下十丸。(《圣惠方》云实丸)

2. 治慢性气管炎 云实子 30 g,水煎,每日 2 次分服。或研成粗粉,水煎 3 汁,浓缩成稠膏状,加入适量赋形剂,制成冲剂,连服 10~20 日。(《浙江药用植物志》)

3. 治小儿过食水果面食,腹胀身瘦,善食,遍身水肿,泄泻脓血 锅焦二分,马豆一分,为末。久服痊愈。(《慎斋遗书》)

4. 治螴下不止 乌头二两,女萎、云实各一两,桂三分。蜜丸如桐子。水服五丸,一日三服。(《肘后方》)

【临床报道】 治疗慢性支气管炎 分别用云实籽浸膏丸、单方云实片、复方云实籽片治疗。① 云实籽浸膏丸,每日 15 g 或 30 g,早晚 2 次分服,10 日为 1 个疗程,连服 3 个疗程。共治疗 723 例;其中 30 g 组 621 例,临床控制 72 例,显效 123 例,好转 278 例;15 g 组 102 例,临床控制 11 例,显效 16 例,好转 40 例。② 单方云实片,每片重 0.35 g(每 4 片相当于云实籽 30 g),每日 4 片,早晚 2 次分服,10 日为 1 个疗程,连服 3 个疗程。共治 63 例,临床控制 6 例,显效 15 例,好转 32 例。③ 复方云实籽片 10 片(含云实籽 30 g,胆酸 1.5 g),早晚 2 次分服,10 日为 1 个疗程,连服 3 个疗程。共治疗 64 例,临床控制 3 例,显效 17 例,好转 30 例。

0695 云牛膝 yún niú xī (《中药形性经验鉴别法》)

【异名】 昆明土牛膝(《药材学》),拐牛膝、鸡豚草(《云南中药资源名录》)。

【基原】 为苋科牛膝属植物红褐粗毛牛膝的根及根茎。

【原植物】 红褐粗毛牛膝 *Achyranthes aspera* L. var. *rubrofusca* (Wight) Hook. f.[*A. rubro-fusca* Wight] 又名:紫茎牛膝(《台湾药用植物志》)。

多年生草本。根圆柱形,外表土黄色。茎直立,四棱形,有纵沟,被疏柔毛,茎及叶呈红色,干后呈棕褐色。单叶对生,呈椭圆状卵形,长 2~9 cm,宽 1~4 cm,先端急尖,基部楔形,边缘波状,两面有柔毛;叶柄长0.5~2 cm。穗状花序腋生或顶生。花梗和总花梗密生绒毛;花小;苞片 1,膜质,卵形;小苞 2,弯翘坚刺状,基部两侧具卵圆形裂片,边缘具缘毛;花被片具 3 脉;雄蕊 5,退化雄蕊呈睫毛状;子房上位。胞果长椭圆形。

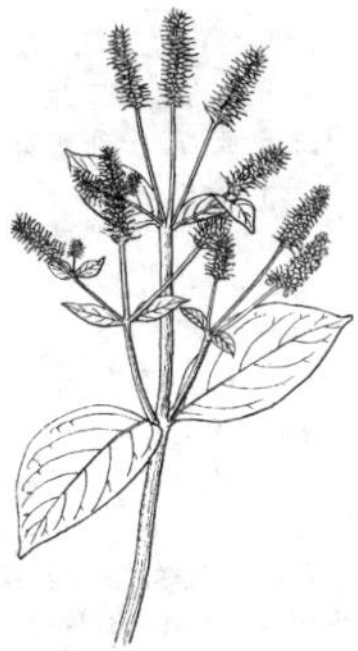

红褐粗毛牛膝

生于路边。分布于福建、湖南、云南、台湾等地。

【采收加工】 10~12 月采挖,除去须根及芦头,晒干。

【功用主治】 活血通经,利尿通淋,清热解毒。主治腰膝疼痛,风湿痹痛,闭经,淋浊,疔疮痈肿,毒蛇咬伤。

《台湾药用植物志》:"有健胃之功。"

【用法用量】 内服:煎汤,6~10 g。

0696 云防风 yún fáng fēng (《中药志》)

【异名】 竹叶防风(《滇南本草》),鸡脚暗哨、鸡足防风(《云南药用植物名录》),西防风(《四川中药志》)。

【基原】 为伞形科邪蒿属植物竹叶西风芹、松叶西风芹和多毛西风芹的根。

【原植物】 1. 竹叶西风芹 *Seseli mairei* Wolff

多年生草本,高 20~80 cm。全株光滑无毛。根圆柱形,不分枝或 1~2 分枝,灰褐色,表面不平整,味略甜,根颈粗短,残留众多短小叶鞘纤维。茎单一,中部以上有少数分枝,圆柱形,光滑无毛。基生叶 2 至多数;叶柄长至 18 cm,叶片稍革质,略带粉绿色,一至二回三出

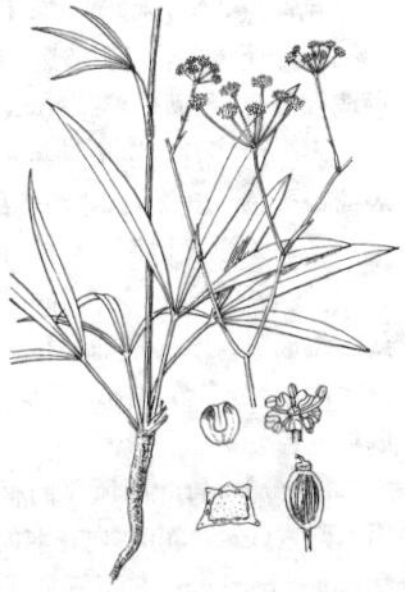

竹叶西风芹

式分裂，第一回羽片分裂处呈关节状，裂片椭圆形至线状披针形，先端急尖，长 2～12 cm，宽 2～12 mm，偶至4 cm，全缘，边缘反曲，近平行脉 3～10 条，背面叶脉显著突起；茎中部叶与基生叶相似，裂片稍狭，上部叶线形，常不分裂；序托叶短小，线形。伞辐 5～7；小总苞片 6～10；小伞形花序有花 12～18；花瓣黄色或淡黄色，有 3 条棕红色脉纹；萼齿细尖；花柱基圆锥形。分生果卵状长圆形，略带紫色；每棱槽内有油管 1～2，合生面有油管 4。花期 8～9 月，果期9～10 月。

生于海拔 1 200～3 200 m 向阳山坡、稀疏林下、草丛中和旷地土坡。分布于我国西南及广西等地。

2. 松叶西风芹 *S. yunnanensis* Franch.　又名：松叶防风、松叶柴胡(《云南中草药》)。

本种与竹叶西风芹的区别为：叶片为二至四回三出式全裂，末回裂片狭线形，极少为线状披针形，长 0.7～6.5 cm，宽达 3 mm。

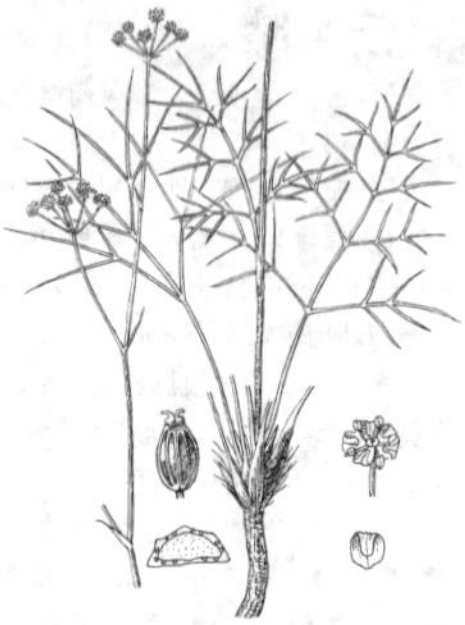

松叶西风芹

生于海拔 600～3 100 m的山坡、林下、灌木丛或草丛中，也有生于干旱草坡的。分布于贵州、云南等地。

本植物的叶（松叶防风叶）、花（松叶防风花）亦供药用，另设专条。

3. 多毛西风芹 *S. delavayi* Franch.　又名：毛果竹叶防风(《云南中药资源名录》)。

本种与前 2 种的区别为：叶片 3 全裂，不呈羽状分裂，裂片线状披针形，长 7～13 cm，宽 5～10 mm；主脉突起，两面有白色短硬毛，以背面边缘及脉上较多；茎上叶细小，线状披针形。花序梗有毛；总苞片和小总苞片均 5～7，密被白色粗毛；花瓣外面有白色柔毛。分生果卵状近球形，果柄密被白色粗毛；每棱槽内油管 1，合生面油管 2。

生于海拔 1 700～4 500 m 的山坡草丛中。分布于云南西北部。

【采收加工】 9～10 月采挖，除去茎叶及泥土，晒干后，扎成把，再晒干。

【药材】 云防风 *Seselis Radix*　产于云南、贵州、四川等地。

性状　竹叶西风芹：本品略呈圆锥形或类圆柱形，微弯曲，少分枝。表面凹凸不平，红褐色或灰褐色，有细纵纹及稀疏的扁平皮孔和须根痕。根头部粗短，有横纹，被覆多数短小枯鞘纤维。质坚实，易折断，断面不平坦，显菊花心，皮部黄白色，占根的大部分，散生棕色油点，接近木部尤多，木部淡黄色。气香，味微甜。

松叶西风芹：根头部短，上端被覆较长枯鞘纤维。根表面棕色或棕红色，断面皮部疏松，有裂隙。气微香，稍带甜味。

多毛西风芹：根头部粗短或稍长。根圆锥形，较短，木质化，表面茶褐色。气微弱，味淡略甜。

鉴别　根横切面：木栓细胞数列至十数列。韧皮部油管多数，射线 1～2 列，于韧皮部外侧稍弯曲。木质部导管网纹，端壁平或一端渐尖。木薄壁细胞非木化。韧皮部与木质部薄壁细胞内含众多淀粉粒，多数呈圆球形至卵形，少数盔形，脐点呈点状或星状，偶见复粒。

【成分】 竹叶西风芹的根中含有邪蒿二醇(seselidiol)，异食用当归素(isoedultin)，白花前胡定(peucenidin)，二氢山芹醇当归酸酯(columbianadin)，5-甲氧基补骨脂素(5-methoxypsoralen)，补骨脂素(psoralen)，乙酰伞形花内酯（acetylumbelliferone)，表紫花前胡醇(3′-epidecursinol)。

【药性】 辛、微甘，微温。归肺、肝、脾经。

1.《滇南本草》："味辛，性温。"

2.《滇南本草图说》："气味辛、微甘，平。"

3.《四川中药志》1960 年版："性温，味甘、辛，无毒。入肝、脾、膀胱三经。"

【功用主治】 祛风，胜湿，止痛。主治感冒，头痛，牙痛，胃脘胀痛，泄泻，风湿痹痛，瘫痪，破伤风，惊风，风疹，湿疹，疮肿。

1.《滇南本草》："以本体能泻脾（一作泻肺气），以性味能治风，通行十二经络，引领即到。治肺风热，疗一切风寒湿痹，筋骨（一作络）疼痛，疮痈发背。能解附子毒。"

2.《滇南本草图说》："主治烦满胁痛，头面风寒，四肢挛疼，金疮肿痛及男子一切劳病。久服补中益神，兼治左瘫右痪。"

3.《四川中药志》1960 年版："发表镇痛，祛风胜湿。治外感表证，头痛，昏眩，关节疼痛，四肢拘挛，目赤，疮疡及破伤风。"

【用法用量】 内服：煎汤，3～9 g；或研末；或泡酒。外用：煎汤洗。

【宜忌】 《四川中药志》1960 年版："虚证发热多汗而无风者忌用。"

【选方】 1. 治风寒感冒，头痛，咳嗽　竹叶防风 9～15 g，煎服；或竹叶防风 9 g，杏仁(制)6 g，葱白 3 g，生姜 3 片。煎服，每日 2 次。(《红河中草药》)

2. 治慢性肺炎　竹叶防风 3 g，一棵松 3 g，夏枯草 3 g。水煎服。(《曲靖专区中草药》)

3. 治偏头痛　竹叶防风、白芷、小苏荷各 9 g。水煎服。(《西昌中草药》)

4. 治胃痛　竹叶防风 9～15 g，煎服。或配心不干 15 g，星秀花 15 g，泡酒 500 g，每服 10 ml，每日 3 次。(《红河中草药》)

5. 治风湿骨痛　竹叶防风、法罗海各 9 g，桑枝、活麻根各 15 g。煎水服。(《西昌中草药》)

6. 治皮肤瘙痒，风疹　竹叶防风、艾叶各等量。煮水外洗。(《红河中草药》)

0697 云苔草 yún tái cǎo (《全国中草药汇编》)

【基原】 为报春花科报春花属植物无粉报春的根或全草。

【原植物】 无粉报春 *Primula efarinosa* Pax

多年生草本。根茎粗短，向下发出成丛之长根。开花期叶丛基部有少数膜质鳞片；叶柄甚短或长达叶片的 1/2，具翅；叶片长圆形、狭倒卵形至披针形，长 2.5～5 cm，宽 6～16 mm，果期可长达 8 cm，宽达2.8 cm，先端圆形或钝，基部渐狭，边缘具啮蚀状小牙齿，两面绿色，无粉。花葶高 10～20 cm，果期可高达40 cm，近顶端被小腺毛；伞形花序，有花 6～20 朵；苞片卵状披针形或披针形；花梗长8～12 mm，密被小腺毛；花萼筒状至狭钟状，长 6～7.5 mm，分裂深达全长的1/3，裂片卵形或长圆形；花冠堇蓝色，冠筒与花萼等长，喉部具环状附属物，裂片阔倒卵形，先端 2 深裂；长花柱花：雄蕊着生于冠筒中部，花柱长近达冠筒口；短花柱花：雄蕊着生于冠筒中上部，花柱长 1～1.5 mm。蒴果长圆形，稍长于花萼。花期 5 月，果期 6 月。

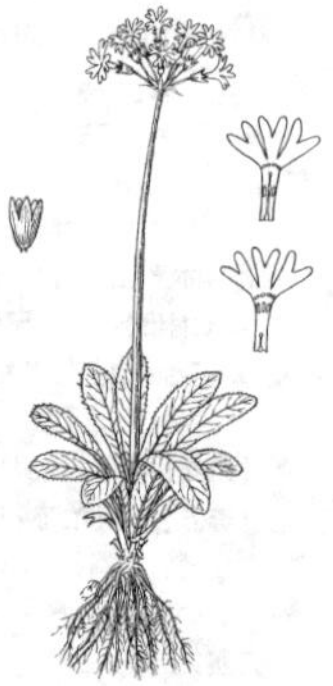

无粉报春

生于海拔 2 100～2 800 m 的山地草坡和林下。分布于湖北西部(巴东、兴山、房县)、四川东部(巫山、巫溪)及贵州和云南。

【采收加工】 5～6月采收全草，7～8月挖根，洗净鲜用或晒干。

【功用主治】《全国中草药汇编》："根：治蛇咬伤。全草：治劳伤。"

【用法用量】 外用：鲜品捣敷。内服：浸酒，9～15 g。

0698 云实根 yún shí gēn（《纲目》）

【异名】 牛王茨根（《分类草药性》），阎王刺根（《贵州草药》）。

【基原】 为豆科云实属植物云实的根或根皮。

【原植物】 参见"云实"条。

【采收加工】 9～10月采收，挖取根部，切片或剥取根皮，鲜用或晒干。

【药材】 云实根 *Caesalpiniae Radix* 产地参见"云实"条。

性状 根圆柱形，弯曲，有分枝，长短不等，直径2～6 cm，根头膨大，外皮灰褐色，粗糙，具横向皮孔，纵皱纹明显。质坚，不易折断。断面皮部棕黄色，木部白色，占绝大部分。气微，味辛、涩、微苦。

根皮呈卷筒状、槽状或不规则碎片状，长短厚薄不一，外表面灰褐色，粗糙，具疣状突起及灰黄色横向皮孔，常有内陷环纹；内表面浅褐色，略平坦，具细纵纹。质硬而脆，易折断，断面颗粒性，平整切面可见由石细胞群形成的斑纹。气微，味微涩。嚼之有砂粒感。

鉴别 根横切面：木栓层由数十列木栓细胞组成，有的木栓细胞中含棕色物质；皮层窄，紧接木栓层下侧，可见纤维束及石细胞群排列成环带，草酸钙方晶在此层亦排列成结晶带，有的结晶嵌于石细胞腔内或薄壁细胞中，靠近木栓层的薄壁细胞常充满棕红色物质。木质部导管单个或数个连接呈放射状，大小不一，木薄壁细胞中亦含有草酸钙方晶。淀粉粒众多，存在于薄壁细胞中。

根皮横切面：木栓层由20余列木栓细胞组成，外方数列木栓细胞内含红棕色物质；栓内层为5～15列薄壁细胞，多数细胞内含草酸钙棱晶，偶有石细胞群散在。中柱鞘部位有7～20列石细胞呈环状排列，有时有纤维束伴存。韧皮部占切面绝大部分，主要为由数百个石细胞组成的大型石细胞群及由数个石细胞组成的小型石细胞群散在，石细胞内有时有草酸钙棱晶；韧皮部筛管群常颓废成带状，与2～4列薄壁细胞间隔排列成6～7层；韧皮射线波形弯曲，宽2～6列细胞。薄壁细胞中常含淀粉粒、草酸钙棱晶及棕色物质。

【药性】 苦、辛，平。

1.《滇南本草》："味苦，性寒。"

2.《草木便方》："甘、涩，温。"

3.《贵阳民间药草》："辛、温，无毒。"

【功用主治】 祛风除湿，解毒消肿。主治感冒发热，咳嗽，咽喉肿痛，牙痛，风湿痹痛，肝炎，痢疾，淋证，痈疽肿毒，皮肤瘙痒，毒蛇咬伤。

1.《滇南本草》："治咽喉肿痛，乳蛾，捣汁点水酒或同白酒汁服。"

2.《纲目》："骨哽及咽喉痛，研汁咽之。"

3.《草木便方》："（治）虚弱崩淋，固遗精。"

4.《分类草药性》："治腰痛。"

5.《贵阳民间药草》："发散风寒，宣透麻疹，治风寒湿痹。"

【用法用量】 内服：煎汤，10～15 g，鲜品加倍；或捣汁。外用：捣敷。

【选方】 1. 治感冒发热，头痛、身痛 云实根15 g，积雪草30 g，荆芥10 g，千里光18 g。水煎服。（《四川中药志》1979年版）

2. 治腰痛 云实根60 g，杜仲30 g，猪瘦肉120 g，黄酒120 g。水炖，服汤食肉。（《江西草药》）

3. 治淋病 云实根30 g，三白草、积雪草各15 g。水煎服。（《福建药物志》）

4. 治乳腺炎，腮腺炎 云实根60 g，鸡蛋1个，同煮服；外用云实根磨烧酒涂，或用鲜叶和红糖捣烂敷患处。（《福建药物志》）

5. 治瘰疬 云实根15 g，野牡丹根9 g，两面针根6 g。水煎服。（《福建药物志》）

6. 治冷骨风 阎王刺根、透骨香各9 g，木姜子根15 g。泡酒服。（《贵州草药》）

7. 治跌打损伤，风湿关节痛 云实根30 g，大血藤30 g。泡酒服。（《四川中药志》1979年版）

0699 云实蛀虫 yún shí zhù chóng（《中国民族药志》）

【异名】 老姆木虫《草木便方》，阎王刺虫（《贵阳民间药草》）。

【基原】 为豆科云实属植物云实茎及根中寄生的天牛 *Anoplophora chinensis*（Forster）及其近缘昆虫的幼虫。

【原植物】 参见"云实"条。

【采收加工】 夏、秋季视云实茎中下部有蛀虫孔，有较新鲜的木渣推出孔口外时，将茎截下，用刀纵剖，取出幼虫；冬季及春季幼虫多寄生于根部，可挖根剖取。取出的幼虫置瓦片上焙干，保持虫体完整。鲜用可随时收取。

【药材】 云实蛀虫 *Anoplophora* 产于贵州、浙江等地。

性状 鲜品形如蚕，长圆筒形，稍扁，乳白色（干品棕色）。长4～5 cm，前胸硬皮板有凸形纹，深棕色，其前方有飞鸟状纹，后方密生棕色粒状小点，其中两侧各夹有1对尖叶状空白纹；后胸至第七腹节背部各有一呈扁圆状突起的移动器，其上整齐密生2圈棕色小粒点；前胸至第七腹节腹面亦有移动器。腹节两侧丛生棕色毛。

【功用主治】 补益，透疹，消疳。主治劳伤，疹毒内陷，疳积。

1.《草木便方》："壮人元气，治劳伤，痘陷虚劳。"

2.《贵州民间方药集》："透疹。"

【用法用量】 内服：烘干，研末，3～6 g；外用：研末吹鼻。

【选方】 1. 治小儿疳积 以伏在茎中的天牛幼虫，焙干炒鸡蛋食用。（《天目山药用植物志》）

2. 治鼻炎 （云实蛀虫）1条烘干研粉。吹入鼻孔。（《中国民族药志》）

3. 治筋骨痛 云实蠹虫，研末，每用3 g，甜酒送服。（江西《草药手册》）

0700 云南黄芪 yún nán huáng qí（《云南药用植物名录》）

【异名】 黄花棉芪（《云南药用植物名录》）。

【基原】 为豆科黄芪属植物云南黄芪的根。

【原植物】 云南黄芪 *Astragalus yunnanensis* Franch.

多年生草本。主根粗大。茎长3～5 cm。奇数羽状复叶，长5～12 cm；托叶披针形，边缘被长柔毛；小叶11～27枚，卵圆形或近圆形，长4～10 mm，宽4～6.5 mm，下面有白色长柔毛；叶轴有毛。总状花序腋生，密生多数下垂的花，花序轴长6～16 cm，有长柔毛；苞片披针形，疏被毛；花萼钟状，萼齿披针形，有黑色长柔毛；花冠黄色，长2 cm，旗瓣匙状倒卵形，中心有褐色斑，自中部以下渐狭为爪，翼瓣稍短于旗瓣，具耳，龙骨瓣与旗瓣近等长；子房被白色和

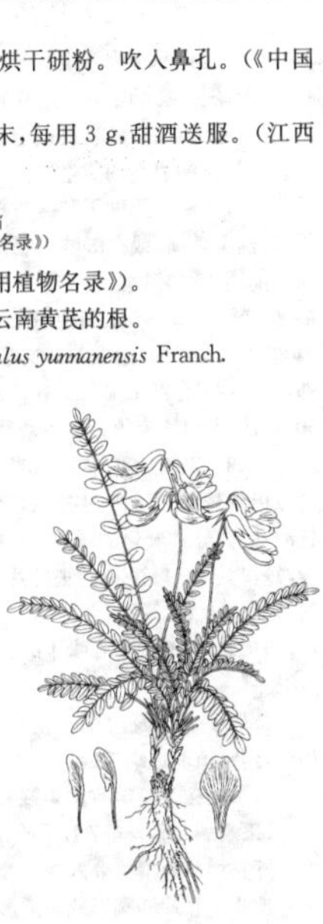

云南黄芪

黑色长柔毛，有明显子房柄，花柱与柱头无毛。荚果，密被白色和黑色长柔毛。花、果期6～8月。

生于海拔3 000～4 300 m的山坡或草原上。分布于四川、云南、西藏、甘肃等地。

【采收加工】 9～10月采挖根部，晒干。

【药性】《西藏常用中草药》："性温，味甘。"

【功用主治】 补气固表，升阳举陷，托疮生肌。主治体弱乏力，食少纳差，久痢久泻，自汗盗汗，贫血，水肿，子宫脱垂，脱肛，慢性溃疡。

1.《西藏常用中草药》："强壮补气，排脓生肌，利尿止汗。主治久病衰弱，慢性肾炎浮肿，消化不良，贫血，自汗，盗汗，糖尿病，痈肿疮疖，痢疾，月经不调，带下。"

2.《全国中草药汇编》："补中益气，壮阳益肾。治体虚，产后虚弱，子宫脱垂，脱肛。"

【用法用量】 内服：煎汤，6～15 g。

0701 云南美登木 yún nán měi dēng mù（《全国中草药汇编》）

【基原】 为卫矛科美登木属植物云南美登木的叶。

【原植物】 云南美登木 *Maytenus hookeri* Loes.

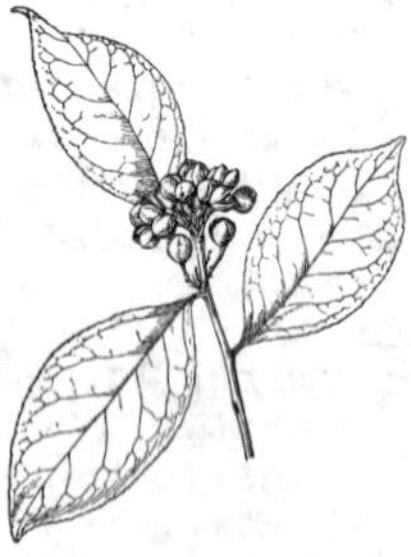

云南美登木

无刺灌木，高达4 m。单叶互生；叶柄长5～10 mm；叶片宽椭圆形或倒卵形，长10～20 cm，先端短渐尖或急尖，边缘有极浅疏齿，基部渐狭。圆锥状聚伞花序，2～7枝丛生，每花序有花3至多朵，花白绿色，直径3～4 mm，5数；雄蕊着生于花盘之下。蒴果倒卵形，长约1 cm。种子棕色，长卵形，基部有浅杯状淡黄色假种皮。

生于山地丛林中及山谷密林下。分布于云南南部。

【栽培】 生物学特性 喜较阴湿的环境。对土壤要求不甚严格，在林下的森林红壤、腐殖土、沿河冲积土、石灰岩裸露的缝隙、砂岩半风化的表面均能生长。

繁殖方法 用种子和插条繁殖。种子繁殖：因种子的寿命不长，宜随采随播，或在湿砂中短暂保存。选择光亮饱满的种子，在播种前用40 ℃温水浸种24小时后，按行株距10 cm×(3～5) cm播种，盖土0.5 cm，上面覆盖稻草，保持土壤湿润。播后月平均气温20 ℃时，7日开始发芽。当苗高5～6 cm，具有2～3片真叶时，即可按行株距25 cm×20 cm移植。移植5～6个月，幼苗高40～50 cm，即可出圃定植。插条繁殖：在云南西双版纳，每年可进行2次扦插，3～5月扦插，宜选取当年生、直径0.5 cm以上、生长健壮的绿色软枝作插条；9月扦插，宜选取一年生、直径1 cm左右、生长健壮、充分木质化的硬枝作插条。将枝条截取长8～10 cm的小段，每段具3～4个芽，剪去叶片，插入沙床或混合土苗床，入土深度为插条的1/2～2/3，保持土壤湿度40%～50%，50日后开始生根，如用50×10^{-5}的吲哚丁酸、萘乙酸处理插条24小时，可加速生根。

田间管理 及时搭设荫棚，棚高约80 cm，荫蔽度为60%～70%，到定植前逐渐拆除。

病虫害防治 美登木巢蛾和美登木小灰巢蛾，为害叶片。

【采收加工】 5～7月采收，晒干。

【药材】 云南美登木 *Mayteni Hookeri Folium* 产于云南。

性状 叶片椭圆形或卵圆形。纸质，边缘浅锯齿。叶柄0.3～0.6 cm。气微，味淡。

鉴别 叶横切面：上下表皮为1列细胞，下表皮气孔不定式，栅栏组织约占叶肉的1/6～1/5，海绵组织4～5层细胞，草酸钙簇晶多规则地排列在近栅栏组织1列薄壁细胞中。主脉维管束周韧型，束鞘厚壁细胞主为石细胞，外侧散在纤维束，薄壁细胞中含少数簇晶。

【成分】 云南美登木茎含美登木素(maytansine)，美登普林(maytanprine)，卫矛醇(dulcitol)及β-香树脂醇(β-amyrin)。

【药理】 抗癌作用 云南美登木甲醇部位对多发性骨髓瘤及淋巴肉瘤等均有明显的治疗作用。云南美登木提取物WT_7部位每日0.15 mg/kg，腹腔注射，连续8日，对小鼠肉瘤S_{180}腹水型和肝癌腹水型均显示很好的治疗作用，对小鼠肉瘤S_{180}腹水型生命延长率为278%，比美登木素(生长延长率191%)还高。可见WT_7部位对腹水型的肿瘤细胞为直接的细胞毒作用。细胞学研究证明，云南美登木的有效部分对癌细胞的作用机制是使细胞抑制于分裂中期，不再继续分裂，最后崩解，与长春新碱的作用相似。

毒性 云南美登木WT_7部位小鼠腹腔注射的LD_{50}为1.077±0.194 mg/kg。中毒小鼠开始为体重明显下降，毛蓬松、少动直至死亡。中毒死亡的小鼠尸解中发现脾脏明显缩小。

【药性】《全国中草药汇编》："苦，寒。"

【功用主治】《全国中草药汇编》："活血化瘀，治癌症初起。"

【用法用量】 内服：煎汤，30～60 g；或制成片剂使用。

【选方】 治诸癌初起 ① 弥漫性腹膜间皮肉瘤 美登木、蒲葵子各60 g。水煎服。② 淋巴细胞瘤 美登木、半枝莲、白花蛇舌草各30 g。水煎服。③ 食管癌、胃癌 美登木、蒲葵子各60 g，喜树30 g。水煎服。以上均半年为1个疗程。(《中国民间生草药原色图谱》)

【临床报道】 治疗恶性肿瘤 用云南美登木片剂(每片含甲醇提取物20 mg，相当于生药茎秆20 g或叶4 g)，每次4～8片，每日3～4次；或单用云南美登木，每日60～90 g，煎服；或适当合用扶正中药。治疗期间，其他化疗抗癌药停用，30日为1个疗程。若第一个疗程有效，可保持原来剂量；若第一个疗程无效或效差，第二个疗程再将剂量加大为原来的1.5～2倍。试用于17例14种恶性肿瘤患者，结果显效2例，有效8例，无效7例。服片剂后个别患者有轻度口渴感，空腹服单方煎剂个别患者有轻微恶心，未发现对心、肝、肾、骨髓等有何不良作用。

0702 云南萝芙木 yūn nán luó fū mù（《广西药用植物名录》）

【异名】 勒毒、辣多(《广西药用植物名录》)，麻三端(《云南中草药》)。

【基原】 为夹竹桃科萝芙木属植物云南萝芙木的根。

【原植物】 云南萝芙木 *Rauvolfia yunnanensis* Tsiang

灌木。除花冠筒内面被长柔毛外，其余皆无毛；茎麦秆色或灰白色，被稀疏皮孔。叶对生或轮生，叶柄长约1 cm；叶片膜质，椭圆形或披针状椭圆形，长6～20 cm，宽1.5～9 cm，先端长渐尖，基部楔形；侧脉12～17对，不伸至边缘。聚伞花序，花稠密多达150朵；总花梗从上部小枝的腋间生出；花萼钟状，裂片5；花冠白色，花冠筒中央膨大；裂片5，广卵形；雄蕊5，着生于花冠筒膨大处，花药背部着生；花盘环状；子房由2枚离生心皮所组成，花柱圆柱形，柱头棒状。核果红色。花期3～12月，果期5月至翌年春季。

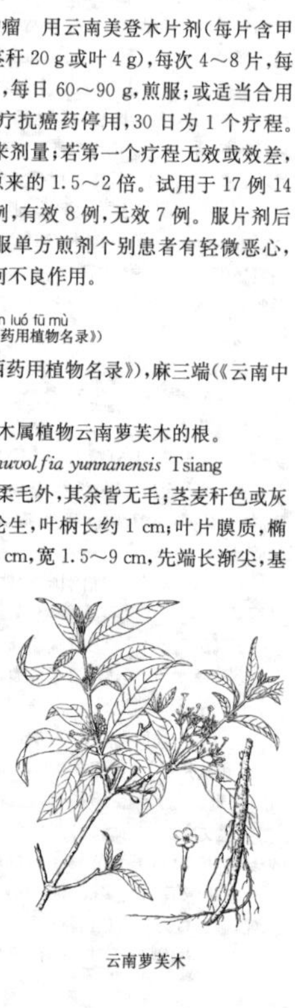

云南萝芙木

生于海拔900～1 300 m

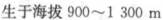

的低山山地灌木丛中或山地密林阴处及溪旁湿润肥沃处。分布于广西、贵州、云南等地。

【采收加工】 全年均可采，洗净，切片晒干。

【药材】 云南萝芙木 *Rauvolfiae Yunnanensis Radix* 主产于云南西双版纳。

性状 根圆柱形，略弯曲，有分枝。表面棕灰色或灰黄色，有不规则而纵长隆起和纵沟。栓皮较松，易脱落。质坚硬，不易折断，切断面黄色，皮部很窄，木部占极大部分，具年轮及细密的放射状纹理。气微带芳香，味苦，皮部较木部苦。

鉴别 根横切面：木栓层由宽窄相间的木栓细胞带组成。皮层和韧皮部薄壁组织散有分泌细胞和草酸钙方晶。形成层环明显。木质部年轮明显，导管单个或2～3个成群，放射状排列；木纤维众多，壁厚木化；木薄壁细胞纹孔明显，木化；木射线宽1～3列细胞。本品薄壁细胞含淀粉粒，单粒，直径2.5～8 μm，复粒由3～4个分粒组成。

【成分】 根含生物碱类：四氢蛇根碱(ajmalicine)，萝芙木碱(ajmaline)，利舍平(reserpine)，蛇根亭碱(serpentinine)，四叶萝芙新碱(tetraphyllicine)，魏氏波瑞木胺(碱)(vellosimine)，19-表四氢蛇根碱(19-epi-ajmalicine)，伪利舍平-16，17-立体异构体(16，17-stereoisomer of pseudoreserpine)，β-育亨宾(β-yohimbine)。

【药理】 降压作用 云南萝芙木根总生物碱(总碱)3 mg/kg静注对麻醉猫有显著的降压作用，作用发生迅速且维持时间长，但有快速耐受性，第二次给药所致血压下降减弱一半。全碱并可减弱刺激迷走神经向中端或阻断右侧颈动脉的加压反应，表明能抑制中枢或外周性交感神经；对于肾上腺素的升压作用总碱1.5～3 mg/kg静注也可减弱之，偶可出现翻转现象，但总碱剂量加大直至15 mg/kg，亦不出现翻转；其所致猫心率减慢不因切断迷走神经而完全消除；对于离体兔耳、后肢血管灌注及保留坐骨神经或股神经的后肢灌注均未见对血管有直接扩张作用。

毒性 鼠一次口服云南萝芙木根总碱 LD_{50} 为870 mg/kg，给药后，动物呈镇静、安眠状态，双目紧闭，但触之即醒，死前双目紧闭、呼吸困难及心脏衰竭。

【药性】 苦，寒。

【功用主治】 清热平肝，解毒杀虫。主治肝阳上亢之高血压病，头痛眩晕，烦躁失眠，疥癣，蛇咬伤。

《云南中草药》："平肝熄风，镇静，降血压。"

【用法用量】 内服：煎汤，15～30 g。外用：鲜品捣敷。

【临床报道】 1. 治疗高血压病 从云南萝芙木根中提取出生物碱，制成片剂，日服6～15 mg，疗程3星期至2个月不等。据200余例的观察，认为对Ⅰ期和Ⅱ期患者有一定降压作用，对Ⅲ期病例基本无效。副作用轻微，但服药后易出现耐受现象。

2. 治疗瘙痒性皮肤病 取云南萝芙木碱每次4～8 mg，日服3次。治疗神经性皮炎(局限性及广泛性)、慢性湿疹、慢性荨麻疹、皮肤瘙痒症及接触性皮炎等8种皮肤疾病患者52例，病程3日至20余年不等。用药后有较好的镇静止痒作用，有效率为89%。对其他药物不能控制或无效的病例，也有效。约5%患者出现头昏、困倦、肠蠕动增加等药物反应。

0703 木瓜 mù guā (《雷公炮炙论》)

【异名】 楙(《尔雅》)，木瓜实(《别录》)，铁脚梨(《清异录》)。

【基原】 为蔷薇科木瓜属植物皱皮木瓜的果实。

【原植物】 皱皮木瓜 *Chaenomeles speciosa* (Sweet) Nakai [*C. lagenaria* (Loisel.) Koidz.] 又名：贴梗海棠(《群芳谱》)，贴梗木瓜(《中国高等植物图鉴》)。

落叶灌木，高约2 m。枝条直立开展，有刺；小枝圆柱形，微屈曲，无毛，紫褐色或黑褐色，有疏生浅褐色皮孔。叶片卵形至椭圆形，稀长椭圆形，长3～9 cm，宽1.5～5 cm，基部楔形至宽楔形，边缘有尖锐锯齿，齿尖开展，无毛或下面沿叶脉有短柔毛；叶柄长约1 cm；托叶大形，草质，肾形或半圆形，边缘有尖锐重锯齿，无毛。花先叶开放，3～5朵簇生于二年生老枝上；花梗短粗，长约3 mm或近于无柄；花直径3～5 cm；萼筒钟状，外面无毛；萼片直立，先端圆钝，全缘或有波状齿；花瓣倒卵形或近圆形，基部延伸成短爪，长10～15 mm，宽8～13 mm，猩红色，稀淡红色或白色；雄蕊45～50，长约花瓣之半；花柱5，基部合生，无毛或稍有毛，柱头头状，有不明显分裂，约与雄蕊等长。果实球形或卵球形，直径4～6 cm，黄色或带黄绿色，有稀疏不明显斑点，味芳香；萼片脱落，果梗短或近于无梗。花期3～5月，果期9～10月。

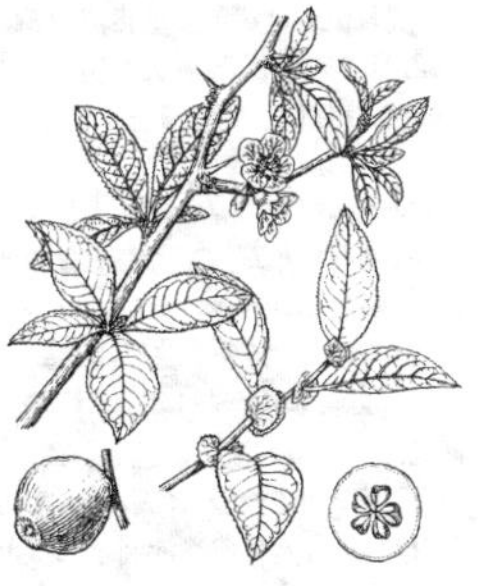

皱皮木瓜

栽培或野生。分布于华东、华中、西南及陕西等地。

此外，同属植物毛叶木瓜 *C. cathayensis* (Hemsl.) Schneid. 和西藏木瓜 *C. thibetica* Yü 的果实在西南、西北部分地区也作木瓜使用。

本植物的种子(木瓜核)、花(木瓜花)、根(木瓜根)和枝、叶(木瓜枝)及树皮(木瓜皮)亦供药用，另设专条。

【栽培】 生物学特性 喜温暖湿润气候，对土壤要求不严，我国南方较温暖的地区均可栽种。

繁殖方法 用种子繁殖，亦可分株或扦插繁殖。种子繁殖：11月待果实变黄稍软有香气时采摘，放置后熟数日，取出种子播入苗床内，行株距为15 cm×(10～15)cm，深6 cm，每穴2～3粒，覆土3 cm。春季苗高50～60 cm时移栽。穴距70～100 cm，行距150～200 cm，深30～40 cm。每穴放腐熟肥3～5 kg，每穴栽2～3根苗呈三角形，覆土，踏实，浇水使根与土紧密结合，保持土壤湿润。成活后培土1次。分株繁殖：在3月前将分蘖的幼株从根部连带须根掘起移栽。扦插繁殖：春季2～3月间，剪取木瓜树苗较嫩的枝条，扦插于苗床，待成活后移栽。

田间管理 春、秋季结合施肥进行中耕除草，冬季松土时进行培土，以防冻保暖，开花前可施土杂肥，以促进枝叶生长且利开花。整枝于12月至翌年3月间进行，成年树每年1次，剪去病、枯、衰老枝，使树型为内空外圆，以利开花结果。

病虫害防治 主要病害有叶枯病，冬季清园，发病初期喷1∶1∶100的波尔多液。虫害有桃大尾蚜，可用10倍烟草石灰水浸液防治；桃蠹螟可捡去病果集中处理，幼虫初孵期喷25%敌杀死3 000倍液防治；星天牛在成虫发生期晴天捕杀。

【采收加工】 7～8月上旬，木瓜外皮呈青黄色时采收，用铜刀切成两瓣，不去籽。低温干燥。

【药材】 木瓜 *Chaenomelis Fructus* 主产于四川、湖北、安徽、浙江。以安徽宣城、湖北资丘和浙江淳安所产质量最好。四川产量最大。安徽宣城产者称宣木瓜，浙江淳安产者称淳木瓜，四川綦江产者名川木瓜。

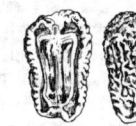

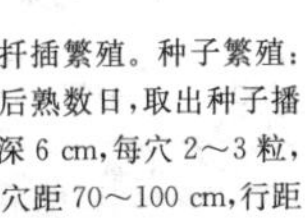

木瓜(果实)外形

性状 果实长圆形，多纵剖成两半，长4～9 cm，宽2～5 cm，厚1～2.5 cm。外表面紫红色或红棕色，有不规则的深皱纹；剖面边缘向内卷曲，果肉红棕色，中心部分凹陷，棕黄色；种子扁长三角形，多脱落。质坚硬。气微清香，味酸。

鉴别 (1)粉末特征：棕红色。石细胞成群或单个散在，无色、淡黄色或橙黄色。呈类圆形、类长方形、长条形、长椭圆形、类三角形或类方形，层纹大多明显，孔沟细，少数分枝，有的胞腔含棕色或红棕色物。果肉薄壁细胞常破碎，壁较厚，极皱缩，胞腔含黄棕色或深棕色物。纤维成束，有时上下层交错排列，淡黄色或黄色，末端多圆钝，木化，胞腔含棕色物。中果皮薄壁细胞淡黄色或棕色，偶含细小草酸钙方晶。果皮表皮细胞断面观呈类长方形，角质化，胞腔小，内含红棕色物。色素块黄棕色或棕色。网纹、螺纹导管，直径 5～27 μm，壁厚约 2 μm。

(2) 取本品粉末 1 g，加 70%乙醇 10 ml，加热回流 1 小时，滤液供试验。取滤液 1 ml，蒸干，残渣加醋酐 1 ml 使溶解，倾入试管中，沿管壁加硫酸 1～2 滴，两液接触面显紫红色环，上层液显棕黄色(检查皂苷)；另取滤液滴于滤纸上，待干，喷洒三氯化铝试液，干燥后，于紫外光灯(365 nm)下观察，显蓝色荧光(检查黄酮)。

(3) 薄层色谱：取样品粉末 2 g，加入 14 ml 0.5%盐酸乙醇，置水浴上回流 10 分钟，趁热滤过，滤液供点样。另以苹果酸、枸橼酸、酒石酸、维生素 C 作对照。分别点样于同一硅胶 G 薄板上，用氯仿-丙酮-甲醇 (2∶7∶4)为展开剂，展距 10 cm。用溴甲酚绿试液或甲基红试液为显色剂显色，样品与对照品在相同位置处显黄色斑点或红色斑点。

品质标志　按照《中华人民共和国药典》2010 年版规定：照高效液相色谱法测定，本品含齐墩果酸($C_{30}H_{48}O_3$)和熊果酸($C_{30}H_{48}O_3$)的总量不得少于 0.50%。

【成分】 果实含三萜类成分：3-*O*-乙酰熊果酸(3-*O*-acetyl ursolic acid)，3-*O*-乙酰坡模醇酸(3-*O*-acetyl pomolic acid)和白桦脂酸(betulinic acid)；齐墩果酸(oleanolic acid)。脂肪酸：苹果酸(malic acid)，酒石酸(tartaric acid)，枸橼酸(citric acid)，4-甲氧基苯甲酸(4-methoxybenzoic acid)，3-苯基丙烯酸(3-phenylpropenoic acid)，琥珀酸，苯甲酸等。此外，又含 10-二十九烷醇(10-nonacosanol)，*β*-谷甾醇(*β*-sitosterol)和 *β*-谷甾醇-6-*D*-葡萄糖苷(*β*-sitosterol-6-*D*-glucoside)。

【药理】 1. 保肝作用　木瓜混悬液灌胃能减轻四氯化碳致肝损伤大鼠肝细胞坏死和脂肪病变，降低血清丙氨酸氨基转移酶水平。

2. 对关节炎的作用　木瓜的葡萄糖苷给胶原致关节炎模型大鼠灌胃，可抑制炎症反应，调整免疫功能。葡萄糖苷能抑制模型大鼠滑膜细胞中肿瘤坏死因子 α(TNFα)和G(i)mRNA表达，增加G(s)mRNA 表达。木瓜总皂苷给弗氏完全佐剂性关节炎大鼠灌胃，降低异常升高的全血及血浆黏度、红细胞聚集性和纤维蛋白原含量，延长缩短的凝血时间。

3. 抗菌作用　新鲜木瓜汁和木瓜煎剂对肠道菌和葡萄球菌有抑菌作用，对肺炎链球菌抑菌作用较差。木瓜水溶性部分中的木瓜酚抑菌作用明显。

4. 其他作用　木瓜提取物抑制小鼠艾氏腹水癌。木瓜提取液腹腔注射能抑制小鼠腹腔巨噬细胞吞噬功能。

【炮制】 1. 木瓜　取原药材，除去杂质，洗净，略泡，蒸透，切薄片，干燥。生品长于舒筋活络、柔肝，多用于风湿痹痛、脚气等。

2. 炒木瓜　取木瓜片，用微火炒至微焦，取出晾凉。炒木瓜和胃化湿力胜，多用于呕吐泄泻、腹痛、转筋。

木瓜经过切制、蒸制和炒制之后，用 80%乙醇提取，对木瓜不同炮制品的总黄酮含量进行测定，结果皱皮木瓜总黄酮含量生品为 0.999 5%，蒸制为 2.525%，炒制为3.830%，说明加热处理对木瓜总黄酮含量有显著的影响。

饮片性状　木瓜片为类月牙形薄片，表面红棕色，有皱纹，周边紫红色或红棕色。气微清香，味酸。炒木瓜形如木瓜片，红褐色有焦斑。

贮干燥容器内。炒木瓜密闭，置通风干燥处。

【药性】 酸，温。归肝、脾、胃经。

1.《雷公炮炙论》："香，甘、酸。"

2.《别录》："味酸，温，无毒。"

3.《千金方》："味酸、咸，温，涩。"

4.《本草衍义》："入肝。"

5. 李东垣："入手、足太阴血分。"(引自《纲目》)

6.《本草经疏》："入足太阴、阳明，兼入足厥阴经。"

【功用主治】 舒筋活络，和胃化湿。主治风湿痹痛，肢体酸重，筋脉拘挛，吐泻转筋，脚气，水肿，痢疾。

1.《雷公炮炙论》："调荣卫，助谷气。"

2.《别录》："主湿痹邪气，霍乱大吐下，转筋不止。"

3.《食疗本草》："主呕啘风气。又吐后转筋，煮汁饮之甚良。"

4.《本草拾遗》："下冷气，强筋骨，消食，止水痢后渴不止，作饮服之。又脚气冲心，取一颗去子煎服之。又止呕逆，心膈痰唾。"

5.《海药本草》："和脾理胃，敛肺伐肝，消食止渴。"

6.《日华子》："止吐泻，奔豚，及脚气水肿，冷热痢，心腹痛，疗渴呕逆痰唾等。"

7.《滇南本草》："治筋骨疼痛，痰火脚软。"

8.《药性切用》："醒脾祛暑，和胃发汗。"

9.《本草再新》："敛肝和脾胃，活血通经。"

10.《随息居饮食谱》："调气，和胃，养肝，消胀，舒筋，息风，去湿。"

【用法用量】 内服：煎汤，5～10 g；或入丸、散。外用：煎水熏洗。

【宜忌】 1.《雷公炮炙论》："凡使勿令犯铁。"

2.《食疗本草》："不可多食，损齿及骨。"

3.《医学入门》："忌铅、铁。"

4.《本草经疏》："下部腰膝无力，由于精血虚、真阴不足者，不宜用；伤食脾胃未虚、积滞多者，不宜用。"

5.《医林纂要》："多服病癃。"

【选方】 1. 治风湿客搏，手足腰膝不能举动　木瓜一枚，去皮脐，开窍，填吴茱萸一两，去枝杖，布线系定，蒸熟，细研，入青盐半两，研令匀，丸如梧桐子大。每服四十丸，茶酒任下，以牛膝浸酒服之尤佳，食前。(《杨氏家藏方》木瓜丸)

2. 治腰膝筋急痛　煮木瓜令烂，研作浆粥样，用裹痛处，冷即易，一宿三五度，热裹便瘥。煮木瓜时，入一半酒同煮之。(《食疗本草》)

3. 治筋急项强，不可转侧　宣州木瓜(取盖去瓤)二个，没药(研)二两，乳香(研)一分。上二味纳木瓜中，用盖子合了，竹签定之，饭上蒸三四次，烂研成膏子。每服三五匙，地黄酒化下(生地黄汁半盏，无灰上酝二盏和之，用八分一盏热暖化膏)。(《本事方》木瓜煎)

4. 治风湿麻木　木瓜泡酒服，每次一小盅，日服二次。(《天津中草药》)

5. 治吐泻转筋　木瓜一枚(大者，四破)，陈仓米一合。上件药，以水二大盏，煎至一盏半，去滓，时时温一合服之。(《圣惠方》)

6. 治痢赤白　木瓜、车前子、罂粟壳各等分。上为细末，每服二钱，米饮调下。(《普济方》木瓜散)

7. 治一切脚气，腿膝疼痛　花木瓜一个(切下顶作盖，去瓤)，附子一只(炮去皮，晒，为细末)。上将附子末安在木瓜内，再以熟艾实之，将顶盖之，用竹签签定，复以麻线缚之。用米醋不拘多少，于瓷器内煮烂，石器中烂研为膏，即用二三只碗，以匙摊于碗内，自看厚薄得所，连碗覆于焙笼上慢火焙，时时以手换，如不沾手，以匙抄转，依前摊开，勿令面上焦干，恐成块子，如此数次，看干湿得所，方可为丸。空心用温酒送下三五十丸。(《魏氏家藏方》木瓜丸)

8. 治干脚气，痛不可忍者　干木瓜一个，明矾一两，煎水，乘热熏洗。(《奇效良方》)

9. 治脐下绞痛　木瓜一二片，桑叶七片，大枣三枚(碎之)。

以水二升，煮取半升，顿服之。（《孟诜方》）

10. 治积年气块，脐腹疼痛　木瓜一两（三枚），硇砂二两（以醋一盏，化去夹石）。上件木瓜切开头，去瓤子，纳硇砂，醋入其间，却以瓷碗盛，于日中晒，以木瓜烂为度，却研；更用米醋五升，煎上件药如稀汤，以一瓷瓶子盛，密盖，要时，旋以附子末和丸，如弹子大。每服，以热酒化一丸服之。（《圣惠方》木瓜丸）

11. 治痰饮胸膈痞塞，此药下痰　木瓜一枚（切下顶，去瓤，作罐用），生白矾、半夏曲等分为细末，填木瓜内，却用原顶盖定，麻缕扎缚，于饭甑上炊二次，烂研，以宿蒸饼和丸如桐子大。每服三五十丸，不拘时，姜汤下。（《证治准绳》搜饮丸）

12. 治霉疮结毒　木瓜一味研末，日以土茯苓下三钱。（《随息居饮食谱》）

13. 治翻花痔　干木瓜为末，鲜鱼身上涎调敷，以纸搭之。（《古今医统》）

14. 治荨麻疹　木瓜 18 g，水煎，分二次服，每日 1 剂。（《全国中草药新医疗法展览会资料选编》）

【临床报道】 1. 治疗急性细菌性痢疾　用木瓜片（每片 0.25 g，相当于生药 1.13 g）每次口服 5 片，每日 3 次。5～7 日为 1 个疗程，病情严重者可连续服用 2 个疗程。共治 107 例，有效率为 96.26%，治愈率为 85.98%，平均治愈日数为 4.67 日。治疗过程中，仅个别病例有口干、头昏，未经任何处理而自行消失。

2. 治疗急性肝炎　用肝灵冲剂（由木瓜提取浸膏加白糖制成）每次 15 g，每日 3 次，10 日为 1 个疗程，一般以 3 个疗程为限。共治急性病毒性肝炎 102 例，其中临床治愈 60 例，显效 21 例，好转 16 例，无效 5 例，总有效率为 95.10%，尤以退黄疸为佳。22 例乙肝表面抗原阳性者经治疗后有 9 例转阴。另报道用木瓜冲剂（每包含生药 5 g，加蔗糖制成粉末颗粒，包装成 15 g 成品），每日 1～2 包，每日 3 次，开水冲服，小儿减半，疗程 3～10 日，治疗 70 例急性病毒性肝炎，痊愈 42 例（60%），基本治愈 19 例（27.1%），治愈率达 87%。

3. 治疗脚癣　用木瓜、甘草各 30 g，水煎去渣，待温后洗脚 5～10分钟，每日 1 剂。共治 47 例，均获痊愈。一般治疗 1～2 星期即可痊愈。

4. 治疗腰椎间盘突出症　选取 200 例患者，随机分治疗组、对照组各 100 例。治疗组取本品注射液 6 ml（每 1 ml 含生药 2.5 g）、磷酸地塞米松注射液 10 mg、维生素 B_{12} 注射液 1 mg、维生素 B_6 注射液 100 mg，加入 250 ml 生理盐水中。对照组用药除无木瓜注射液外，余同治疗组。两组均采用骶疗，用输液器滴注上述药物进入骶管，平均每分钟 30～40 滴，注意观察无异常即完成本次治疗。每星期 1 次，4 次为 1 个疗程。1 个疗程后，治疗组总有效率 93%，对照组总有效率 78%。

【各家论述】 1. 李东垣：“木瓜，气脱能收，气滞能和。”（引自《纲目》）

2. 《纲目》：“木瓜所主霍乱吐利转筋、脚气，皆脾胃病，非肝病也。肝虽主筋，而转筋则由湿热、寒湿之邪袭伤脾胃所致，故筋转必起于足腓；腓及宗筋，皆属阳明。木瓜治转筋，非益筋也，理脾而伐肝也，土病则金衰而木盛，故用酸温以收脾肺之耗散，而借其走筋以平肝邪，乃土中泻木以助金也，木平则土得令而金受荫矣。《素问》云：酸走筋，筋病无多食酸。孟诜云：多食木瓜损齿及骨，皆伐肝之明验，而木瓜入手、足太阴，为脾肺药，非肝药，益可征矣。”

3. 《本草正》：“木瓜，用此者用其酸敛，酸能走筋，敛能固脱，得木味之正，故尤专入肝益筋走血。疗腰膝无力、脚气，引经所不可缺，气滞能和，气脱能固。以能平胃，故除呕逆、霍乱转筋，降痰，去湿，行水。以其酸收，故可敛肺禁痢，止烦满，止渴。”

4. 《得配本草》：“血为热迫，转筋而痛，气为湿滞，筋缓而软，木瓜凉血收脱，故可并治。”

0704 木耳 mù ěr （《本经》）

【异名】 檽（《本经》），木檽、桑上寄生（《本草经集注》），蕈耳（《药性论》），树鸡（《韩昌黎集》），黑木耳（《圣惠方》），木菌、木坳、木蛾（《纲目》），云耳（《药性切用》）。

【基原】 为木耳科木耳属真菌木耳、毛木耳及皱木耳的子实体。

【原植物】 1. 木耳 *Auricularia auricula* （L. ex Hook.） Underw. ［*Tremella auricula* L. ex Hook.］

子实体丛生，常覆瓦状叠生。耳状、叶状或近杯状，边缘波状，薄，宽 2～6 cm，最大者可达 12 cm，厚 2 mm 左右，以侧生的短柄或狭细的基部固着于基质上。初期为柔软的胶质，黏而富弹性，以后稍带软骨质，干后强烈收缩，变为黑色硬而脆的角质至近革质。背面外面呈弧形，紫褐色至暗青灰色，疏生短绒毛；绒毛基部褐色，向上渐尖，尖端几无色，（115～135）μm×（5～6）μm。里面凹入，平滑或稍有脉状皱纹，黑褐色至褐色。菌肉由有锁状联合的菌丝组成，粗 2～3.5 μm。子实层生于里面，由担子、担孢子及侧丝组成。担子长 60～70 μm，粗约 6 μm，横隔明显。孢子肾形，无色，（9～15）μm×（4～7）μm；分生孢子近球形至卵形，（11～15）μm×（4～7）μm，无色，常生于子实层表面。

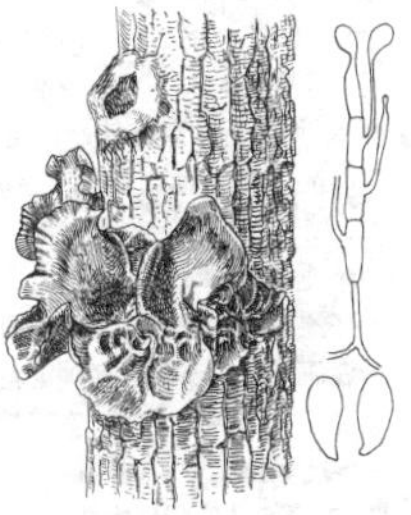
木　耳

生于栎、榆、杨、槐等阔叶树腐木上。分布于全国各地，各地还有人工栽培。

生于半边月杨栌树上的木耳又名杨栌耳，生于柘树上的木耳又名柘耳，生于桑树上的木耳又名桑耳，另设专条。

2. 毛木耳 *A. polytricha* （Mont.） Sacc. ［*Hirneola polytricha* Mont.］　又名：粗木耳（《贵州中草药名录》）。

子实体初期杯状，渐变为耳状至叶状，胶质、韧，干后软骨质，大部平滑，基部常有皱褶，直径 10～15 cm，干后强烈收缩。不孕面灰褐色至红褐色，有绒毛，（500～600）μm×（4.5～6.5）μm，无色，仅基部带褐色。子实层面紫褐色至近黑色，平滑并稍有皱纹，成熟时上面有白色粉状物即孢子。孢子无色，肾形，（13～18）μm×（5～6）μm。

生于杨、柳、桑、槐等阔叶树腐木上。分布于全国大部分省区，各地有人工栽培。

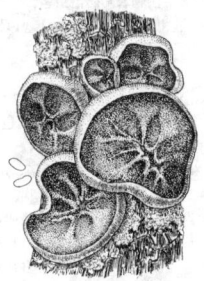

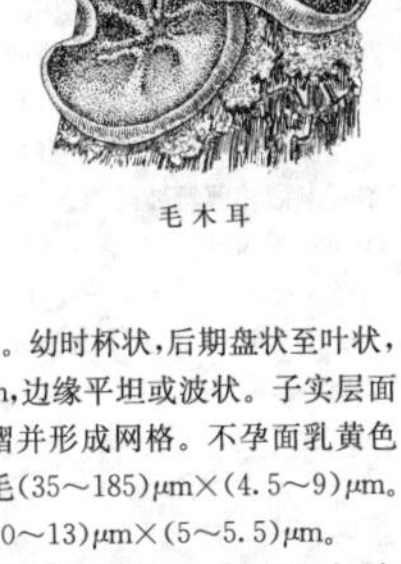
毛木耳

3. 皱木耳 *A. delicata* （Fr.） P. Henn.　又名：朱耳（《贵州中草药名录》）。

子实体群生，胶质，干后软骨质。幼时杯状，后期盘状至叶状，（2～7）cm×（1～4）cm，厚 5～10 mm，边缘平坦或波状。子实层面凹陷，厚 85～100 μm，有明显的皱褶并形成网格。不孕面乳黄色至红褐色，平滑，疏生无色绒毛；绒毛（35～185）μm×（4.5～9）μm。孢子圆柱形，稍弯曲，无色，光滑，（10～13）μm×（5～5.5）μm。

生于阔叶树腐木上。分布于福建、广东、广西、贵州、云南、台湾等地。

【栽培】 生物学特性　黑木耳属于腐生性中温型真菌。菌丝在6～36 ℃之间均可生长，但以22～32 ℃最适宜；15～27 ℃都可分化出子实体，但以20～24 ℃最适宜。菌丝在含水量60%～70%的栽培料及段木中均可生长，子实体形成时要求耳木含水量达70%以上，空气相对湿度90%～95%。菌丝在黑暗中能正常生长，子实体生长期需250～1 000 lx的光照强度。为好气性真菌，pH 5～5.6最适宜。

繁殖方法　黑木耳栽培方法有段木栽培与代料栽培等多种，现主要介绍段木栽培。① 制种：菌种有锯木屑菌种与枝条菌种，前者用锯木屑与麦麸等配制成培养基；后者用直径1 cm的枝条切成1.5 cm长，加入蔗糖、米糠等营养成分，装瓶后高压灭菌，接入母种，在25～28 ℃下培养1个月，菌丝即可长满瓶。② 耳木准备：栽培场地选好后就应准备耳木，常用的耳木种类有壳斗科和桦木科的树种，选胸高处直径10～12 cm的耳树，砍伐后截成1～1.2 m长段，截面用新石灰涂刷，然后置于通风向阳处架晒。③ 接种：接种用的工具应预先用乙醇消毒。先在耳木上用电钻以穴距7 cm垂直打深1.5 cm的穴，如用锯木屑菌种则应填满穴，按紧后盖好预制的树皮盖。枝条菌种插入接种孔后用锤敲紧，使之与段木表面平贴、无孔隙。④ 定植管理：首先应上堆发菌，将接菌的耳木按"井"字形或"山"字形堆垛。堆内温度以20～28 ℃为宜，相对湿度保持在80%左右。在南方3～4星期，北方需要4～5星期，当菌丝已伸延到木质部并产生少量耳芽时，应及时散堆排场。一般采用平铺式排场，用枕木将耳木的一端或两端架起，整齐地排列在栽培场上，经过1个月左右即可起架。搭架一般采用"人"字形方法，先埋两根有杈的木桩，地面留出70 cm高，杈口上横放一根横木，耳木斜立在横木两侧。呈"人"字形，相距7 cm，角度约45°为宜，晴天或新耳木角度可大些，雨天或隔年耳木角度应小些。起架阶段栽培场的温、湿、光、通气条件必须调节好，但管理中心是水分问题。起架后最好隔3日有一场小雨，半月有一场中、大雨，干旱时应人工喷水，解决干干湿湿的问题，保持相对湿度在90%～95%间。喷水应在早晨和傍晚进行。

病虫害防治　危害黑木耳的主要杂菌有环纹炭团菌、麻炭团菌、韧草菌、朱红栓菌、绒毛栓菌等。主要虫害有伪步行虫、蛀枝虫、蓟马等。可用生石灰(1∶100倍液)、退菌特(1∶100倍液)、氯化锌(1∶50倍液)，防治杂菌污染。另外也可采用除虫菊、雷公藤等生物农药防治虫害。

【采收加工】 6～10月采收，采摘后放到烘房中烘干，温度由35 ℃逐渐升高到60 ℃。

【药材】 木耳 *Auricularia*　主产于江苏、四川、福建等地。

性状　子实体呈不规则块片，多卷缩，表面平滑，黑褐色，底面色较淡。质脆易折断，疏生极短绒毛，子实层面色较淡。用水浸泡后则膨胀，形似耳状，厚约2 mm，棕褐色，柔润，微透明，表面有滑润的黏液。气微香，味淡。

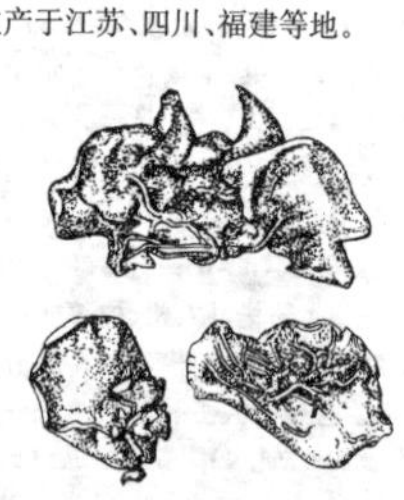

木耳外形

【成分】 1. 木耳　含多糖：木耳多糖。菌丝体外含多糖(exopolysaccharide)。还含麦角甾醇(ergosterol)，原维生素(provitamin)D_2，黑刺菌素(ustilaginoidin)。氨基酸11.50%，蛋白质13.85%，脂质0.60%，糖，纤维素1.68%，胡萝卜素0.22 mg/kg，维生素A 1.76 u/g，维生素B_1 0.88 mg/kg，维生素B_2 11.4 mg/kg及各种无机元素：钾1.98%，钠0.055%，钙0.28%，镁0.23%，铁0.001 7%，铜6.3×10^{-6}，锌12×10^{-6}，锰26×10^{-6}，磷392 mg%等。

2. 毛木耳　含植物凝集素(lectin)，分子量约23 000。含木耳毒素(auritoxin)Ⅰ、Ⅱ，系蛋白结合多糖。从子实体中得到2个多糖——APPA和APPB，前者的分子量约120 000，后者约70 000。

3. 皱木耳　在液体培养中生长，产生膜复合体，其中有地衣酚(orcinol)，荔枝素(atranorin)，苔色酸(orsellinic acid)，藻纹苔酸(salazinic acid)，红粉苔酸(lecanoric acid)和反丁烯二酸原冰岛衣酸酯(fumaprotocetraric acid)。

【药理】 1. 对血液系统的影响　(1) 抗凝血作用　300%木耳煎剂1 ml/100 g灌胃，连续20日，木耳能延长白陶土部分凝血活酶时间，提高血浆抗凝血酶Ⅲ活性，具有明显的抗凝血作用。黑木耳多糖50 mg/kg给小鼠静注、腹腔注射、灌胃，均有明显的抗凝血作用；在体外实验中，黑木耳多糖亦有很强的抗凝血活性。

(2) 抗血小板聚集作用　木耳菌丝体醇提取物体内(大鼠静注10 g/kg或灌胃10 g/kg连续15日)，体外〔25 mg/ml、50 mg/ml及100 mg(菌丝体)/ml〕能明显抑制ADP诱导大鼠血小板聚集。醇提取物5 g/kg、7 g/kg灌胃，共15日，能明显缩短红细胞电泳时间。黑木耳酸性杂多糖小鼠腹腔注射具有促进白细胞增加，抗凝血和降低血小板的作用。

(3) 抗血栓形成　兔口服木耳多糖18.5 mg/kg，可明显延长特异性血栓及纤维蛋白血栓的形成时间，缩短血栓长度，减轻血栓湿重和干重，并可明显缩短豚鼠优球蛋白溶解时间，降低血浆纤维蛋白原含量，升高纤溶酶活性。

2. 对免疫功能的促进作用　黑木耳多糖能增加小鼠脾指数、半数溶血值(HC_{50})和玫瑰花结形成率，促进巨噬细胞吞噬功能和淋巴细胞转化等。木耳菌丝体250 mg/kg，连续7日小鼠腹腔注射能明显提高外周血T淋巴细胞百分率；400 mg/kg、800 mg/kg皮下注射，共7日，使环磷酰胺引起的HC_{50}减少恢复正常。

3. 对核酸和蛋白生物合成的影响　黑木耳多糖100 μg对人淋巴细胞脱氧核糖核酸和核糖核酸合成有显著促进作用。黑木耳多糖给小鼠腹腔注射100 mg/kg连续4日，对^3H亮氨酸掺入小鼠血清蛋白有较弱的促进作用。

4. 降血脂及抗动脉粥样硬化的作用　木耳煎剂30 g/kg，连续灌服20日，或木耳多糖28 mg/kg，连服8日，均可明显降低高脂血症大鼠血清三酰甘油和血清总胆固醇(TC)含量，提高血清高密度脂蛋白胆固醇(HDL-C)与总胆固醇比值。每日在喂胆固醇同时，加喂黑木耳2.5 g/只，共90日，有降低兔血浆胆固醇、过氧化脂质(LPO)、血栓烷A_2(TXA_2)的含量，提高前列环素/血栓烷A_2(PGI_2/TXA_2)比值，减轻动脉粥样硬化的作用。

5. 延缓衰老作用　黑木耳多糖能明显延长果蝇平均寿命，为对照组的1.26倍，口服黑木耳多糖40日后，果蝇脂褐质含量有所降低。

6. 抗辐射及抗炎作用　小鼠腹腔注射木耳多糖100 mg/kg，连续7日，对^{60}Co γ射线照射有拮抗作用，小鼠存活率提高1.56倍。腹腔注射60 mg/只，对大鼠由鸡蛋清引起的足跖肿胀有一定的抗炎症作用。

7. 抗溃疡作用　黑木耳多糖以每日70 mg/kg灌胃，连续2日，能明显抑制大鼠应激型溃疡的形成；以每日165 mg/kg灌胃，连续12日，能促进醋酸型胃溃疡的愈合，对胃酸分泌和胃蛋白酶活性无明显影响。

8. 降血糖作用　木耳多糖33 mg/kg或100 mg/kg灌胃，能明显降低四氧嘧啶糖尿病小鼠血糖水平，口服多糖后4～7小时降血糖作用最显著；还能减少糖尿病小鼠饮水量。

9. 抗生育作用　黑木耳多糖8.25 mg/kg给小鼠腹腔注射，抗着床和抗早孕效果最明显，终止中期妊娠作用略差些，但对孕卵运输则无效。

10. 增高血钙作用　8%的木耳煎剂以每日0.3 ml/22 g给小鼠灌胃，连续10日，有显著升血钙作用。

11. 抗癌、抗突变作用　木耳热水提取物对瑞士小鼠肉瘤S_{180}抑制率为42.5%～70%，对艾氏腹水癌抑制率为80%。黑木耳多糖每日 200 mg/kg 腹腔注射，连续10日，有对抗环磷酰胺所致小鼠骨髓微核率增加的作用。

毒性　黑木耳多糖小鼠腹腔注射的 LD_{50} 为 789.60±92.19 mg/kg。

【药性】 甘，平。归肺、脾、大肠、肝经。

1.《药性论》："平。"

2.《食疗本草》："寒，无毒。"

3.《宝庆本草折衷》："味甘、寒，微毒。"

4.《饮膳正要》："苦，寒，有毒。"

5.《本草药性大全》："味甘、辛。"

6.《得配本草》："入足阳明经。"

7.《药性切用》："甘，平。性滑。"

8.《本草求真》："入大肠、胃。"

9.《本草再新》："入肝、脾、肾三经。"

10.《本草求原》："甘，温。"

【功用主治】 补益气血，润肺止咳，止血。主治虚劳，咳血、衄血，血痢，痔疮出血，妇女崩漏，跌打伤痛。

1.《本经》："益气不饥，轻身强志。"

2.《药性论》："治风，破血，益力。"

3.《食疗本草》："利五脏，宣肠胃气拥毒气。惟益服丹石人热发，和葱、豉作羹。"

4.《宝庆本草折衷》："益气强志。"

5.《日用本草》："治肠癖下血，又凉血。"

6.《纲目》："治痔。"

7.《随息居饮食谱》："补气耐饥，活血。治跌仆伤。凡崩淋血痢、痔患肠风，常食可疗。"

8.《山西中草药》："益气强身，活血止血，外伤止痛。"

9.《浙江药用植物志》："养血，活血，收敛。主治腰腿麻木，疼痛，高血压病，血痢，产后虚弱，崩漏，带下。"

【用法用量】 内服：煎汤，3～10 g；或炖汤；或烧炭存性研末。外用：研末调敷。

【宜忌】 虚寒溏泻者慎服。

1.《药性论》："古槐、桑树上良。其余树上多动风气，发痼疾，令人肋下急，损经络背膊，闷（人）。"

2. 孟诜："不可多食。"

3. 陈藏器："木耳，毒蛇从下过者有毒。枫木上生者，令人笑不止。采归色变者有毒。夜视有光者，欲烂不生虫者并存毒，并生捣冬瓜蔓汁解之。"（引自《纲目》）

4.《日用本草》："小儿食之，不能克化。"

5.《药性切用》："大便不实者忌。"

6.《本草求原》："令人衰精。"

【选方】 1. 治新久泄利　干木耳一两（炒），鹿角胶二钱半（炒）。为末，每服三钱，温酒调下，日二。（《御药院方》）

2. 治大便干燥，痔疮出血　木耳 5 g，柿饼 30 g，同煮烂，随意吃。（《长白山植物药志》）

3. 治崩中漏下　木耳炒见烟，为末。每服二钱一分，头发灰三分，共二钱四分，好酒调服出汗。（《孙天仁集效方》）

4. 治高血压病，眼底出血　木耳 3～6 g，冰糖 5 g，加清水适量，慢火炖汤，于睡前 1 次顿服。每日 1 剂，10 日为 1 个疗程。（《药用寄生》）

5. 治眼流冷泪　木耳一两（烧存性），木贼一两。为末。每服三钱，以清米泔煎服。（《惠济方》）

6. 治一切牙痛　木耳、荆芥各等分。煎汤漱之，痛止为度。（《海上方》）

7. 治产后虚弱，抽筋麻木　木耳 30 g，陈醋浸泡，分 5～6 次食用，日服 3 次。

8. 治年老生疮久不封口　将木耳用瓦焙焦，研末，过罗。用时，两份木耳粉，一份白糖，加水调成膏，摊在纱布上，敷于患处，早晚各换 1 次。（7、8 方出自刘波《中国药用真菌》）

【各家论述】《本草求原》："木耳，惟散瘀治五痔焮肿、崩中漏下，一切血症最验。凡木耳，皆得一阴之气，故凉血止血。"

0705 木豆 mù dòu （《中药鉴定参考资料》）

【异名】 观音豆（《泉州本草》），大木豆、树豆（《广西药用植物名录》），三叶豆（《云南药用植物名录》），花螺树豆（《台湾药用植物志》）。

【基原】 为豆科木豆属植物木豆的种子。

【原植物】 木豆 *Cajanus cajan*（L.）Millsp.［*Cytisus cajan* L.］

直立矮灌木，高 1～3 m。全体灰绿色。多分枝，小枝条弱，有纵沟纹，被灰色柔毛。三出复叶，互生；托叶小；叶柄长约 2 cm，向上渐短；叶片卵状披针形，长 5～10 cm，宽 1～3.5 cm，先端锐尖，全缘，两面均被毛。总状花序腋生；花蝶形；萼钟形，萼齿 5，内外生短柔毛并有腺点；花冠红黄色，旗瓣背面有紫褐色纵条纹，基部有丝状短爪，爪顶有一对弯钩状附属体；雄蕊 10，二体；心皮 1，花柱细长线形，基部有短柔毛，柱头渐尖，密被黄色短柔毛。荚果条形，长 4～7 cm，两侧扁压，有长喙，果瓣于种子间具凹入的斜槽纹。种子 3～6 粒，近圆形，种皮暗红色，有时有褐色斑点，种脐侧生。花期 2～11 月，果期3～4 月及 9～10 月。

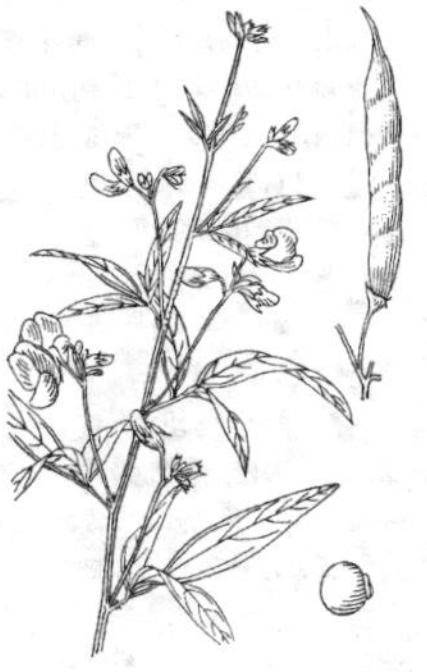

木　豆

生于海拔 300～1 600 m 的山坡、沙地、丛林中或林边。浙江、福建、广东、广西、四川、贵州、云南、台湾等地有栽培。

【采收加工】 7～8 月果实成熟时采收，剥取种子，晒干。

【药材】 木豆 *Cajani Semen*　产于福建、广东、广西、台湾等地。

性状　种子为扁球形，直径 4～6 cm，表面暗红色，种脐长圆形，白色，显著突起；质坚硬，内有两片肥厚子叶。气微，味淡，嚼之有豆腥气。

【成分】 种子含苯丙氨酸和对羟基苯甲酸（*p*-hydroxybenzoic acid），γ-谷氨酰-5-甲基半胱氨酸（γ-glutamyl-5-methylcysteine），胰蛋白酶抑制剂（trypsin inhibitor），糜蛋白酶抑制剂（chymotrypsin inhibitor）。

种芽含木豆异黄酮（cajanin），木豆异黄烷酮醇（cajanol）。

【药性】《云南中草药》："辛、涩，平。"

【功用主治】 祛风利湿，散瘀消肿。主治风湿痹痛，跌打肿痛，衄血，便血，疮疖肿毒，产后恶露不尽，水肿，黄疸型肝炎。

1.《云南中草药》："活血散瘀，消肿止痛。主治风湿关节痛，跌打损伤，瘀血肿痛，便血，衄血。"

2.《全国中草药汇编》："利湿。治黄疸型肝炎。"

3.《台湾药用植物志》："泥罨剂敷肿毒。"

4.《西双版纳傣药志》："治产后恶露淋漓不尽，无奶，消瘦，恶心呕吐。"

【用法用量】 内服：煎汤，10～15 g；或研末。外用：研末调敷；或煎水洗。

【选方】 1. 治心虚水肿，喘促无力　木豆 30 g，猪心 1 个。合炖服，连服数次可消。

2. 治血淋　木豆、车前子各 9 g。合煎汤服。

3. 治痈疽初起　木豆，研末泡酒服，每次 9 g；并以末合香蕉肉捣敷患处。（1～3 方出自《泉州本草》）

0706 木香 mù xiāng 《本经》

【异名】　蜜香（《别录》），青木香（《本草经集注》），五香（《三洞珠囊》），五木香（《乐府诗集》），南木香（《世医得效方》），广木香（《普济方》）。

【基原】　为菊科云木香属植物木香的根。

【原植物】　木香 *Aucklandia lappa* Decne. [*Saussurea lappa* C. B. Clarke]

多年生高大草本，高 1.5～2 m。主根粗壮，圆柱形，直径可达 5 cm，表面黄褐色，有稀疏侧根。茎直立，被有稀疏短柔毛。基生叶大型，具长柄；叶片三角状卵形或长三角形，长 30～100 cm，宽 15～30 cm，基部心形或阔楔形，下延直达叶柄基部成不规则分裂的翅状，叶缘呈不规则浅裂或波状，疏生短刺，上面深绿色，下面淡绿带褐色，均被短毛；茎生叶较小，叶基翼状，下延抱茎。头状花序顶生及腋生，通常2～3个丛生于花茎顶端，腋生者单一，有长的总花梗；总苞片约 10 层，三角状披针形或长披针形，先端长锐尖如刺；花全部管状，暗紫色，花冠管长 1.5 cm，先端 5 裂；雄蕊 5，花药联合，有 5 尖齿；子房下位，花柱伸出花冠之外，柱头 2 裂。瘦果线形，有 2 层黄色的羽状冠毛，果熟时多脱落。花期 5～8 月，果期 9～10 月。

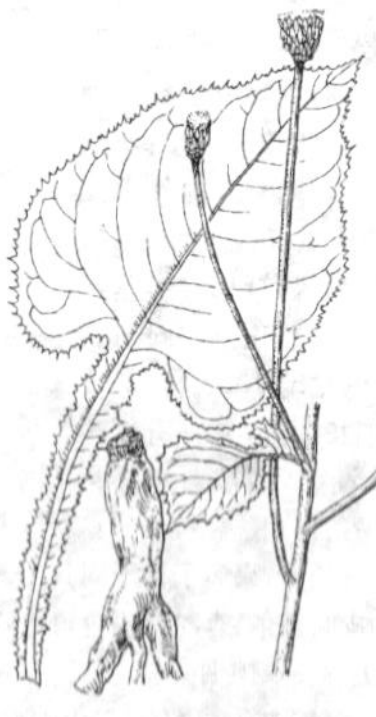

木　香

栽培于海拔 2 500～4 000 m 的高山地区，在凉爽的平原和丘陵地区也可生长。我国湖北、湖南、广东、广西、四川、云南、西藏、陕西、甘肃等地有引种栽培，以云南西北部种植较多，产量较大。原产于印度。

【栽培】　生物学特性　喜冷凉湿润气候，耐寒、耐旱，怕高温和强光，幼苗期怕直射光。产区在海拔 800～2 500 m 山区的阴坡地，选朝北或东北坡向，坡高 30°～35°，以土层深厚、疏松肥沃、富含腐殖质、排水良好，pH6.5～7.0 的砂质壤土和壤土栽培为宜，低洼易涝地长期积水会引起烂根。幼苗期生长缓慢，可与玉米等作物套、间作，又可遮阳。

繁殖方法　用种子繁殖。直播：7～8 月采收种子，晒干备用。春播 3 月中旬至 4 月上旬；秋播 8 月上旬至 9 月中、下旬；冬播 11 月上旬，播种前种子用 30～40 ℃温水浸泡 24 小时，取出晾干后播种。穴播：按行株距 30 cm×30 cm 开穴，穴深 3～5 cm，播后覆土 1 cm；条播，按行距 30 cm 开沟播种。播后保持土壤湿润，约经 15 日出苗。苗期需遮阳或在畦两边栽种玉米。

田间管理　苗高 4～6 cm 时定苗，每穴留苗 3 株。每年中耕除草 3～4 次。幼苗期宜施稀人粪尿，第二年可追施人粪尿或尿素、过磷酸钙。冬季施用腐熟厩肥及土杂肥、草木灰、饼肥等。干旱季节浇水。冬季地上部枯萎后培土。抽薹孕蕾时，除留种外，全部摘除花薹。秋季将靠近地面的老叶除去，以利通风透光。

病虫害防治　病害有根腐病，7～8 月发病严重，发现病株及时拔除，可用 70%五氯硝基苯 1 kg 拌土 25 kg，撒在植株旁边或用福尔马林进行土壤消毒。另有褐斑病、白绢病等为害。虫害有银纹夜蛾，可用 80%敌百虫 800～1 000 倍液喷杀。另有黑蚜、短角负蝗等为害。

【采收加工】　培育 3 年，于 9 月下旬至 10 月下旬收获，选晴天，挖掘根部，去除泥土、茎杆和叶柄，粗大者切成 2～4 块，50～60 ℃低温下烘干。不宜久烘。

【药材】　木香 *Aucklandiae Radix*　原产于印度，从广州进口，习称“广木香”；我国现主要栽培于云南丽江、迪庆、大理，以及四川涪陵等地，又称“云木香”。

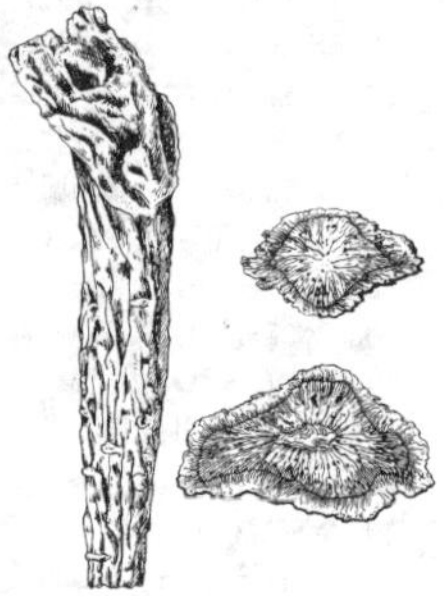

木香（根）外形

性状　根呈圆柱形、半圆柱形，长 5～10 cm，直径 0.5～5 cm。表面黄棕色、灰褐色或棕褐色，有明显的皱纹、纵沟及侧根痕，有时可见网状纹理。质坚，不易折断，断面稍平坦，灰褐色或暗褐色，周边灰黄色或浅棕黄色，形成层环棕色，有放射状纹理及散在的褐色油室小点，老根中央多枯朽。气芳香浓烈而特异，味先甜后苦，稍刺舌。

鉴别　（1）粉末特征：黄色或黄绿色。菊糖碎块极多，用冷水合氯醛装置，呈扇形、不规则团块状，有的表面现放射状线纹。木纤维多成束，长梭形，末端倾斜或细尖，直径 16～24 μm，非木化或微木化，纹孔横裂缝状、“十”字状或“人”字形。网纹导管多见、也有具缘纹孔及少数梯纹导管，导管分子一般甚短，直径 30～90 μm。油室碎片淡黄色，细胞中含挥发油滴。薄壁细胞淡黄棕色，有的含小形草酸钙方晶。

（2）取本品粉末 0.5 g，加乙醇 10 ml 水浴加热约 1 分钟，滤过。取滤液 1 ml 置试管中，加浓硫酸 0.5 ml，显浓紫色（检查去氢木香内酯）。

（3）薄层色谱：取样品粉末 0.5 g，加氯仿 10 ml，超声处理 30 分钟，滤过，滤液作为供试品溶液。另取去氢木香内酯、木香烃内酯对照品，分别加氯仿制成每 1 ml 含 0.5 mg 的溶液，作为对照品溶液。吸取上述溶液各 5 μl，分别点样于同一硅胶 G 薄层板上，以氯仿-环己烷（5∶1）为展开剂，展开，取出，晾干，喷以 1%香草醛硫酸溶液，加热至斑点显色清晰。供试品色谱中，在与对照品色谱相应的位置上，显相同颜色的斑点。

品质标志　《中华人民共和国药典》2010 年版规定：照高效液相色谱法测定，本品（干燥品）含木香烃内酯（$C_{15}H_{20}O_2$）和去氢木香内酯（$C_{15}H_{18}O_2$）的总量不得少于 1.8%。

【成分】　根油含内酯类化合物：去氢木香内酯（dehydrocostuslactone），木香烯内酯（costunolide），含量达 50%，4*β*-甲氧基去氢木香内酯（4*β*-methoxydehydrocostuslactone），木香内酯（costuslactone），二氢木香内酯（dihydrocostuslactone），*α*-环木香烯内酯（*α*-cyclocostunolide），*β*-环木香烯内酯，土木香内酯（alantolactone），异土木香内酯（isoalantolactone），异去氢木香内酯（isodehydrocostuslactone），异中美菊素（isozaluzanin）C，倍半萜内酯（sesquiterpene lactone），愈创内酯（guaianolides），eremanthine，esafiatin，中美菊素（zaluzanin），12-甲氧基二氢去氢木香内酯（12-methoxydihydrodehydrocostuslactone），二氢木香烯内酯（dihydrocostunolide），洋蓟苦素（cynaropicrin），巴尔喀蒿烯内酯（santamarine），瑞诺木烯内酯（reynosin），又含挥发性成分：木香烯（costene），单紫杉烯（aplotaxene），(*E*)-9-异丙基-6-甲基-5，9-癸二烯-2-酮〔(*E*)-9-isopropyl-6-methyl-5，9-decadien-2-one〕，(*E*)-6，10-二甲基-9-亚甲基-5-十一碳烯-2-酮〔(*E*)-6，10-dimethyl-9-methyleneundec-5-en-2-one〕，对聚伞花素（*p*-cymene），月桂烯（myrcene），*β*-榄香烯（*β*-elemene），柏木烯

(cedrene)，葎草烯（humulene），β-紫罗兰酮（β-ionone），芳樟醇（linalool），柏木醇(cedrol)，木香醇(costol)，榄香醇(elemol)，木香酸(costic acid)，棕榈酸（palmitic acid），亚油酸(linoleic acid)等，α-紫罗兰酮(α-ionone)，风毛菊内酯（sausswealactone），22-二氢豆甾醇(22-dihydrostigmasterol)，水芹烯（phellandrene），莰烯（camphene），单紫杉烯(aplotaxene)，α-木香烯(α-costene)，β-木香烯(β-costene)，石竹烯(caryophyllene)，木香烯内酯。

根还含天冬氨酸、谷氨酸、甘氨酸、天冬酰胺、瓜氨酸、γ-氨基丁酸等20种氨基酸，以及胆胺，木香萜胺(saussureanine)A、B、C、D、E，左旋-马尾松树脂醇-4″-O-β-D-吡喃葡萄糖苷(massoniresinol-4″-O-β-D-glucopyranoside)，毛连菜苷（picriside）B，丁香苷(syringin)左旋-橄榄脂素-4″-O-β-D-吡喃葡萄糖苷（olivil-4″-O-β-D-glucopyranoside)等。

【药理】 1. 对胃肠道的作用　给予木香提取液1 ml(约为生药50 mg/ml)后，可使离体兔肠蠕动幅度和肠肌张力明显增强，对乙酰胆碱、组胺与氯化钡所致肠肌痉挛有对抗作用。大剂量煎剂对离体小肠呈抑制作用。去内酯挥发油15 mg/kg、二氢木香内酯20 mg/kg和总内酯30 mg/kg均能明显抑制在体大小肠运动，降低其紧张性与节律性收缩。其他内酯部分作用较小。以10 g、40 g两种剂量的木香煎剂给带有海氏小胃的犬灌胃，30分钟后血浆生长抑素较对照组明显升高。表明木香能促进生长抑素的分泌。熊去氧胆酸100 mg/kg、木香水提物540 mg/kg、木香醇提物480 mg/kg、木香烃内酯（即木香烯内酯）100 mg/kg、去氢木香内酯100 mg/kg均有明显的利胆作用，且醇提物要比水提物作用强，木香烃内酯、去氢木香内酯利胆作用很强，可视为木香中的主要利胆成分。

2. 对血压的影响　木香有升高猫血压的作用，给药后5分钟即上升，持续25分钟，上升的幅度为给药前的3%～20%。但有研究发现，去内酯挥发油、总内酯、木香内酯、二氢木香内酯、去氢木香内酯和12-甲氧基二氢木香内酯静注可使麻醉犬血压中度降低(9.9～13.2 kPa)，降压作用比较持久，其作用部位主要在外周，即与心脏抑制和血管扩张有关。

3. 抗炎、镇痛作用　75%木香醇提取物以5 g/kg和15 g/kg剂量给小鼠灌胃，可抑制二甲苯引起的小鼠耳肿，角叉菜胶引起的小鼠足肿胀和乙酸引起的小鼠腹腔毛细血管通透性提高；同样剂量小鼠灌胃给药，对醋酸所致小鼠扭体反应有抑制作用，可延长热痛刺激甩尾反应潜伏期。木香提取物倍半萜烯内酯以25～100 mg的剂量给小鼠灌胃，在小鼠棉球肉芽肿实验中发现有抗炎作用，且能明显地降低碱性磷酸酶、酸性磷酸酶、γ-谷氨酰转肽酶以及升高降低的蛋白质水平。

4. 其他作用　云木香乙醇提取物给大鼠口服给药第三日血糖开始降低，第七日降到最低。木香的甲醇提出物能抑制小鼠腹膜巨噬细胞活性脂多糖中一氧化氮的合成。木香根的甲醇提取物倍半萜烯内酯，对肿瘤坏死因子α(TNFα)有显著的抑制作用，其中洋蓟苦素，瑞诺木烯内酯，巴尔喀蒿烯内酯的IC_{50}剂量分别是2.86、21.7、26.2 mg/ml，并且呈剂量依赖性。从木香提取物中分离出来的木香烯内酯能抑制细胞毒性T淋巴细胞(CTL)的杀伤活性。其作用是通过阻止酪氨酸磷酸化对T细胞受体的灵敏度的增加来抑制CTL的杀伤活性。木香的2个活性成分木香烯内酯和去氢木香内酯，对人的Hep3B肝肿瘤细胞的乙肝病毒表面抗原(HBsAg)的表达显示出很大的抑制作用，但对细胞的生长抑制作用很小。木香烯内酯和去氢木香内酯通过Hep3B在信使核糖核酸(mRNA)水平抑制HBsAg基因的表达来抑制HBsAg的合成，并呈剂量依赖性。$HepA_2$细胞的HBsAg的mRNA也能被这两种活性成分抑制。

毒性　大鼠腹腔注射的LD_{50}如下：总内酯300 mg/kg、二氢木香内酯200 mg/kg。将云木香挥发油混入大鼠饲料中，每日服量为1.77 mg/kg(雄鼠)与2.17 mg/kg(雌鼠)，连续给药90日，结果对大鼠的生长、血常规与血尿素氮均没有影响，主要脏器病理检验亦未见异常。

【炮制】 1. 木香　取原药材，除去杂质，大小个分开，用清水洗净泥土，润透，切厚片或晾干后置打碎机内，打成碎块，过10 mm筛子，再用1 mm筛子筛去颗粒中的粉末。大小块掺匀即可。

2. 炒木香　取木香片，置锅内，用文火炒至表面焦黄色，取出放凉。

3. 煨木香　(1) 面煨法：将木香截成16 mm长段，另取面粉，加水适量，做成适宜的面团，将木香段逐个包裹，置炉旁焙，煨至面皮焦黄色，闻到木香气味为度，取出，放凉，除去面皮。每木香100 kg，用面粉60 kg。

(2) 纸煨法：取未干燥的木香片，在铁丝匾中，用一层草纸，一层木香，照此平铺数层，置炉火旁或烘干室内，烘烤至木香中挥发油渗至纸上，取出。

(3) 麸煨法：将锅以武火加热，置麸皮于锅内，待起烟时，投入木香片，轻轻翻动药片，至表面深黄色，取出，筛去麸皮。每木香片100 kg，用麸30 kg。

4. 酒木香　取净木香，刷去灰屑，置适宜容器内，用酒浸润，经常翻动，使酒均匀渗入药内，润透后，切成薄片，晒干。每木香100 kg，用酒25 kg。

将生木香及煨木香的挥发油分别制成乳剂，经家兔离体肠实验，证明煨木香挥发油抑制作用比生品显著增强，从而表明煨木香炮制原理是改变挥发油性质，增强抑制作用。

饮片性状　木香为类圆形厚片，余参见“药材”项。炒木香形如木香片，表面焦黄色；煨木香形如木香片，棕黄色，气微香；酒木香形如木香片，略具酒香气。

贮干燥容器内，炒木香、煨木香、酒木香密闭，置阴凉干燥处，防潮。

【药性】 辛、苦，温。归脾、胃、肝、肺经。

1.《本经》：“味辛。”

2.《别录》：“温，无毒。”

3.《医学启源》：“气热，味辛、苦。气味俱厚，沉而降，阴也。”

4. 李东垣：“苦、甘、辛，微温。降也，阴也。”(引自《纲目》)

5.《本草要略》：“味苦、辛，性微温。苦入心，辛入肺。”

6.《纲目》：“乃三焦气分之药。”

7.《雷公炮制药性解》：“入心、肺、脾、肝、胃、膀胱六经。”

【功用主治】 行气止痛，调中导滞。主治胸胁胀满，脘腹胀痛，呕吐泄泻，痢疾后重。

1.《本经》：“主邪气，辟毒疫温鬼，强志，主淋露。久服不梦寤魇寐。”

2.《别录》：“疗气劣，肌中偏寒；主气不足，消毒，杀鬼精物，温疟，蛊毒，行药之精，轻身。”

3.《本草经集注》：“疗毒肿，消恶气。”

4.《药性论》：“治女人血气刺心，心痛不可忍，末酒服之，治九种心痛，积年冷气，痃癖癥块，胀痛，逐诸壅气上冲，烦闷；治霍乱吐泻、心腹疞刺。”

5.《日华子》：“治心腹一切气，止泻，霍乱，痢疾，安胎，健脾消食，疗羸劣，膀胱冷痛，呕逆反胃。”

6.《医学启源》：“除肺中滞气。《主治秘要》云：其用，调气而已。又曰：辛，纯阳，以和胃气。”

7. 王好古：“治冲脉为病，逆气里急，主脬渗、小便秘。”(引自《纲目》)

8.《本草衍义补遗》：“行肝经气，火煨用，可实大肠。”

9.《本草要略》：“经络中气滞痰结者，亦当用之。”

10.《本草通玄》：“理疝气。”

【用法用量】 内服：煎汤，3～10 g；或入丸、散。

生用专行气滞，煨用可实肠止泻。

【宜忌】 脏腑燥热、阴虚津亏者禁服。

1.《本草经疏》："肺虚有热者慎毋犯之；元气虚脱及阴虚内热、诸病有热、心痛属火者禁用。"

2.《药性纂要》："阴虚血燥而内热，如咳嗽吐血者，虽气滞不可用也。"

3.《药性通考》："过服泄真气，畏火、体弱气虚者禁用。"

4.《得配本草》："脏腑燥热，胃气虚弱者禁用。"

【选方】 1. 治一切气不和，走注痛　木香，温水磨浓，热酒调下。(《简便单方》)

2. 治内钓腹痛　木香、乳香、没药各五分。水煎服之。(《阮氏小儿方》)

3. 治痃气胃冷，不入饮食　木香、蜀椒(去闭口及目，炒令汗出)，干姜(炮裂)各一两。上三味捣罗为末，熔蜡和丸，梧桐子大。空心，温酒下七丸。(《圣济总录》木香丸)

4. 治宿食腹胀，快气宽中　木香、牵牛子(炒)、槟榔等分。为末，滴水丸如桐子大。每服三十丸，食后生姜、萝卜汤下。(《卫生易简方》)

5. 治肠胃虚弱，冷热不调，泄泻烦渴，米谷不化，腹胀肠鸣，胸膈痞闷，胁肋胀满；或下痢脓血，里急后重，夜起频频，不思饮食；或小便不利，肢体怠惰，渐即瘦弱　黄连(去芦、须)二十两(用茱萸十两同炒令赤，去茱萸不用)，木香(不见火)四两八钱八分。上为细末，醋糊为丸，如梧桐子大。每服二十丸，浓煎米饮，空心日三服。(《局方》大香连丸)

6. 治肺不足，喘嗽不已　木香、防己各二钱，杏仁三钱。为末，炼蜜丸，如小豆大。每服二十丸，桑白皮汤下。如大便秘，加葶苈。(《卫生易简方》)

7. 治小儿阳明经风热湿气相搏，阴茎无故肿或痛缩　广木香、枳壳(麸炒)二钱半，炙甘草二钱。水煎服。(《曾氏小儿方》)

8. 治小儿鼻塞不通，吃乳不得　木香半两，零陵香半两，细辛三分。上件药，捣罗为末，用醍醐三分与药相和，入铫子内，慢火煎令极香，绞去滓，收瓷合中。日三四度，取少许涂头上及鼻中。(《圣惠方》木香膏)

【临床报道】 治疗急性腰扭伤　木香、川芎各等量，共研细末，均匀为散剂，每日早晚各用黄酒冲服 6 g。共治疗 122 例，结果全部治愈，其中服药 2 次者 9 例，3～4 次者 21 例，5～6 次者 80 例，6～10 次者 12 例。

【各家论述】 1.《药类法象》："木香，除肺中滞气，若治中下焦结滞，须用槟榔为使。"

2.《汤液本草》："木香，《本经》云主气力不足，补也；通壅气导一切气，破也；安胎健脾胃，补也；除痃癖块，破也。与本条补破不同何也？易老以为破气之剂，不言补也。"

3. 朱丹溪："调气用木香，其味辛，气能上升，如气郁不达者，宜之。"(引自《纲目》)

4.《本草纲目》："木香，乃三焦气分之药，能升降诸气。诸气膹郁，皆属于肺，故上焦气滞用之者，乃金郁则泄之也；中气不运属于脾，故中焦气滞宜之者，脾胃喜芳香也；大肠气滞则后重，膀胱气不化则癃淋，肝气郁则为痛，故下焦气滞宜之，乃塞者通之也。"

5.《本草汇言》："广木香，本草言治气之总药，和胃气，通心气，降肺气，疏肝气，快脾气，暖肾气，消积气，温寒气，顺逆气，达表气，通里气，管统一身上下内外诸气，独推其功。然性味香燥而猛，如肺虚有热者，血枯脉燥者，阴虚火冲者，心胃痛属火者，元气虚脱者，诸病有伏热者，慎勿轻犯。"

6.《药品化义》："木香，香能通气，和合五脏，为调诸气要药。以此治痞闷嗳气，水肿腹胀，痢疾脚气，皆调滞散气之功。但辛香属阳，阳则升浮，如中焦、下焦结滞，须佐槟榔堕之下行；因性香燥，同黄连、黄芩治痢疾，同黄柏、防己治脚气，皆藉寒药而制其燥，则用斯神矣。若怒气拂逆攻冲，遍身作痛，以此使肺气调，则肺气自伏，若肝气郁，致胁肋小腹间痛，同青皮疏之，令肝气行，则血顺痛止。"

7.《本草新编》："广木香，止可少用之为佐使，使气行即止，而不可谓其能补气而重用之也。大约用广木香，由一分、二分至一钱而，断勿浮于一钱之外，过多反无功效，佐之补而不补，佐之泻而不泻也。"

8.《医林纂要》："木香，补肝泄肺，升下焦无形之气以达于上，而蒸水谷、和气血；降上焦有形之物以行于下，而司决渎、去滞壅、理冲脉之寒气逆气。"

9.《本草求真》："木香，下气宽中，为三焦气分要药。然三焦则又以中为要，故凡脾胃虚寒凝滞，而见吐泻停食，肝虚寒入，而见气郁气逆，服此辛香味苦，则能下气而宽中矣。中宽则上下皆通，是以号为三焦宣滞要剂。至书所云能升能降、能散能补，非云升类升柴，降同沉香，不过因其气郁不升，得此气克上达耳。况此苦多而辛少，言降有余，言升不足，言散则可，言补不及，一不审顾，任书混投，非其事矣。"

10.《本草正义》："木香以气用事，故专治气滞诸痛，于寒冷结痛，尤其所宜。然虽曰辛苦气温，究与大辛大热不同，则气火郁结者，亦得用之以散郁开结，但不可太多。且味苦则必燥，阴虚不足之人，最宜斟酌，过用则耗液伤阴，其气将愈以纷乱，而痛不可解矣。近人更用之滋补药中，恐滋腻重滞，窒而不灵，加此以疏通其气，则运行捷而消化，专治气滞诸痛，于寒冷结痛，尤其所宜。然虽曰辛苦气温，究与大辛大热不同，则气火郁结者，亦得用之以散郁开结，但不可太多。且味苦者必燥，阴虚不足之人。"(《本草正义》)

0707 木贼 mù zéi (《嘉祐本草》)

【异名】 木贼草(《本草经疏》)，锉草(《盛京通志》)，节节草(《植物名实图考》)，节骨草(《东北药用植物志》)，响草、接骨叶、笔杆草、笔筒草(《湖南药物志》)，擦草、无心草(《山西中药志》)。

【基原】 为木贼科木贼属植物木贼的全草。

【基原】 木贼 *Equisetum hiemale* L. [*Hippochaete hiemale* (L.) Borher]

多年生常绿草本，茎高 40～100 cm。根茎粗，黑褐色；地上茎直立，单一，中空，径 5～10 mm，表面有纵棱脊20～30 条；棱脊上有疣状突起 2 行，其表皮细胞壁含大量硅质，故极粗糙。叶退化成鳞片状，基部合生成筒状的鞘，叶鞘基部和鞘齿各有一黑色环圈；鞘齿线状钻形，顶部尾状早落而成钝头。孢子囊穗生于茎顶，长圆锥形，由许多轮状排列的六角形盾状孢子叶构成，中央具柄，周围轮列椭圆形的孢子囊；孢子多数，球形，具 2 条弹丝，遇水就弹开，便于散播。孢子期 6～8 月。

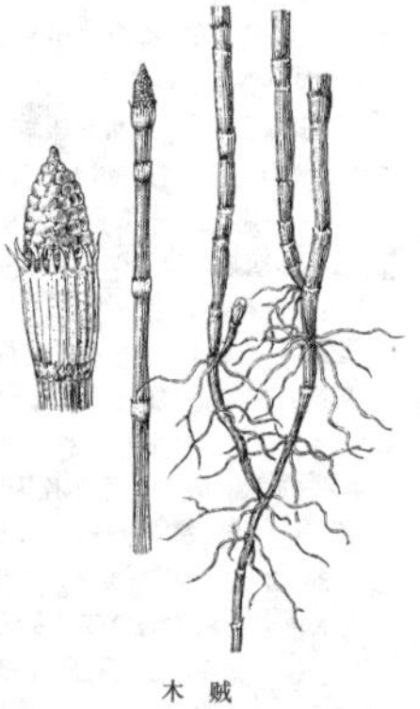

木　贼

喜生于山坡林下阴湿处、河岸湿地、溪边，有时也生于杂草地。分布于东北、华北、西北、华中、西南。

【采收加工】 7～9 月采割地上部分，按粗细扎成小捆，晒干。

【药材】 木贼 *Equiseti Hiemalis Herba*　主产于辽宁、吉林、黑龙江、陕西及湖北。辽宁产者质佳。

性状　茎呈长管状，不分枝，长 40～60 cm，直径 2～7 mm。表面灰绿色或黄绿色，有纵棱 18～30 条，棱上有多数细小光亮的疣状突起,有粗糙感;节明显,节间长 2.5～9 cm,节上着生筒状鳞叶,有鞘状叶,鞘筒基部和鞘齿棕黑色,中部淡黄棕色。体轻,质脆,易折断,断面中空,周边有多数圆形小空腔。气微,味甘淡、微涩,嚼之有砂粒感。

鉴别 (1) 茎横切面:表皮细胞 1 列,外表面角质化,有疣状突起,沟内有 2 列凹陷的气孔,保卫细胞表面观呈长半圆形,表面有放射纹理。表皮内方为皮层厚壁组织,呈楔形伸入皮层薄壁组织中,每棱间有一空腔,内皮层内外 2 列,外列呈波状环形,内列呈圆环形,均可见明显凯氏点。维管束外韧型,排列在 2 列内皮层之间,位于外列内皮层的波状凸起内侧,与棱角相对,维管束内侧有一束内腔。内皮层内方为髓薄壁细胞,扁缩,中央为髓腔。

(2) 取本品粉末 4 g,加甲醇 10 ml,温浸 10 分钟,滤过。取滤液 1 ml,加 2%三氯化铁试剂 1 滴,溶液显蓝色至蓝黑色(检查鞣质)。取本品粗粉 2 g,加甲醇 10 ml,温浸 1 小时,滤过。取滤液 1 ml,加 10%-萘酚乙醇溶液 1～2 滴,摇匀,沿管壁加浓硫酸 0.5 ml,接触面显紫红色(检查糖);取滤液1 ml,加镁粉少量与浓盐酸 3 滴,显紫红色(检查黄酮)。

(3) 薄层色谱:取本品粉末 10 g,置索氏提取器中,加甲醇 70 ml,回流提取 4 小时,回收甲醇至少量,作为供试品溶液;另取阿魏酸为对照品。分别点样于同一硅胶 G 薄层板上,以正丁醇-乙酸-水(4∶1∶5)的上层液展开,喷以 2%三氯化铝乙醇,晾干后置紫外光灯(254 nm)下观察。供试品色谱中,在与对照品色谱的相应位置上,显相同颜色的荧光斑点。

品质标志 《中华人民共和国药典》2010 年版规定,照高效液相色谱法测定,本品(干燥品)含山柰素($C_{15}H_{10}O_6$)不得少于 0.20%。

【成分】 地上部分含挥发油,其中脂肪酸:琥珀酸(succinic acid),延胡索酸(fumaric acid),戊二酸甲酯(glutaric acid methyl ester),对羟基苯甲酸(*p*-hydroxybenzoic acid),间羟基苯甲酸(*m*-hydroxybenzoic acid),阿魏酸(ferulic acid),香草酸(vanillic acid),咖啡酸(caffeic acid),对甲氧基桂皮酸(*p*-methoxycinnamic acid),间甲氧基桂皮酸(*m*-methoxycinnamic acid);又含黄酮苷类:山柰酚-3,7-双葡萄糖苷(kaempferol-3, 7-diglucoside),山柰酚-3-双葡萄糖-7-葡萄糖苷(kaempferol-3-diglucoside-7-glucoside),山柰酚-3-葡萄糖-7-双葡萄糖苷(kaempferol-3-glucoside-7-diglucoside),棉花皮异苷(gossypitrin)即棉黄苷,草棉苷(herbacetrin),蜀葵苷元-3-双葡萄糖苷-8-葡萄糖苷〔herbacetin-3-*β*-*D*-(2-*O*-*β*-*D*-glucopyranosidoglucopyranoside)-8-*β*-*D*-glucopyranoside〕,棉花皮素-3-双葡萄糖苷-8-葡萄糖苷〔gossypetin-3-*β*-*D*-(2-*O*-*β*-*D*-glucopyranosidoglucopyranoside)-8-*β*-*D*-glucopyranoside〕;生物碱类:犬问荆碱(palustrine)及微量烟碱(nicotine)。其他成分:胸腺嘧啶(thymine),二甲砜(dimethyl sulfone),香草醛(vanillin),对羟基苯甲醛(*p*-hydroxybenzaldehyde),以及磷、硅、鞣质、皂苷等。

【药理】 1. 对心血管系统的作用 浓度为 4 g(生药)/ml 木贼提取药液以 0.5～2 ml/100 ml 对大鼠离体作功心脏灌流,中低剂量组药后其生理功能得到改善,其收缩与舒张功能均增强,冠脉流量增加,心率变慢,有强心、扩张冠脉血管和减慢心率的作用。大剂量用药后冠脉流量增加与心率减慢比中低剂量组更为明显,但此时心脏的收缩与舒张功能却比用药前明显下降,可认为此现象是由于所用木贼药液剂量过大引起。

2. 降压作用 木贼醇提取物给麻醉猫分别腹腔注射 10 g/kg 和 15 g/kg、十二指肠给药 20 g/kg,均有持久性的降压作用,持续 4 小时以上,血压降低为原水平的 30.5%～41.9%。其降压作用是外周性的。

3. 镇静、抗惊厥作用 木贼醇提取物 20 g/kg 和40 g/kg给小鼠灌胃,能明显增强戊巴比妥钠的中枢抑制作用。香草醛腹腔注射能对抗戊四氮引起的小鼠惊厥,减少小鼠自发活动和延长环己烯巴比妥的睡眠时间。香草醛给兔静注可提高电击惊厥的阈值,制止癫痫样发作。

4. 对实验性高脂血症的影响 木贼水煎液 12.5～25 g/kg 给大鼠灌胃,共 30 日,能显著降低高脂饲料升高的大鼠血清总胆固醇、三酰甘油,对实验性高脂血症有防治作用。12.5 和 5 g(生药)/kg 木贼水煎剂 2 ml 灌胃,能明显抑制高脂血症导致的大鼠动脉硬化早期主动脉内皮细胞损伤引起的内皮细胞凋亡。同时发现木贼组动物血清内皮细胞一氧化氮及一氧化氮合酶分泌与内皮细胞凋亡有明显相关性,提示木贼对高脂血症大鼠主动脉内皮细胞损伤具有保护作用。

5. 抑制血小板聚集 阿魏酸钠 0.2 g/kg 和 0.1 g/kg 静注能分别抑制 ADP 和胶原诱导的大鼠血小板聚集。体外试验证明阿魏酸 0.4～0.6 mg/ml 能抑制 ADP 和胶原诱导的大鼠血小板聚集。阿魏酸钠 1～2 mg/ml 对凝血酶诱导的血小板聚集有明显抑制,同时也抑制$[^3H]$-5-HT 从血小板中释放。

毒性 木贼醇提取物的小鼠灌胃及腹腔注射的 LD_{50} 分别为 249.6 g/kg 和 47.56 g/kg。香草醛的小鼠腹腔注射 LD_{50} 为 946 mg/kg。

【炮制】 1. 取原药材,除去杂质及残根,洗净,稍润,或抢水洗净,润透,切段,干燥。

2. 木贼炭 取净木贼段,置热锅内,用武火烧灰存性,取出凉透。

饮片性状 木贼参见"药材"项,多切成小段,有节。木贼炭形如木贼,内外黑色,质脆易碎。

贮干燥容器内,置通风干燥处。

【药性】 甘、微苦,平。归肺、肝、胆经。

1.《嘉祐本草》:"味甘、微苦,无毒。"

2.《本草图经》:"味微苦。"

3.《纲目》:"气温,味微甘苦。升也,浮也。"

4.《雷公炮制药性解》:"入肺经。"

5.《本草经疏》:"入足厥阴、少阳二经血分。"

6.《本草汇言》:"入手、足三阳经。"

7.《药义明辨》:"入肝、胆、脾三经。"

8.《本草再新》:"入心、肝二经。"

【功用主治】 疏风散热,明目退翳,止血。主治风热目赤,目生云翳,迎风流泪,肠风下血,痔血,血痢,妇人月水不断,脱肛。

1.《嘉祐本草》:"主目疾,退翳膜。又消积块,益肝胆,明目,疗肠风,止痢,及妇人月水不断。"

2.《纲目》:"解肌,止泪,止血,去风湿,疝痛,大肠脱肛。"

3.《本草正》:"发汗解肌。治伤寒,疟疾。去风湿,散火邪。"

4.《本草从新》:"治目疾迎风流泪。"

5. 张秉成《本草便读》:"平肝疏肺,行血滞。"

6.《湖南药物志》:"解热利尿。主治筋骨痛。"

7.《浙江药用植物志》:"祛痰止咳。主治肝炎,支气管炎,尿路感染。"

【用法用量】 内服:煎汤,3～10 g;或入丸、散。外用:研末撒敷。

【宜忌】 气血虚者慎服。

1.《本草经疏》:"目疾由于怒气及暑热伤血、暴赤肿痛者,非其所任。"

2.《本草汇言》:"多服损肝,不宜久服。"

3.《本经逢原》:"多用令人目肿,若久翳及血虚者非所宜。"

4.《得配本草》:"肝气虚,血虚目不明者禁用。"

5.《陕西中药志》:"阴虚火旺者忌用。"

【选方】 1. 治目昏多泪 木贼(去节)、苍术(泔浸)各一两。为末,每服二钱,茶调下,或蜜丸亦可。(《圣惠方》)

2. 治血崩血气痛甚,年远不瘥 木贼、香附各一两,朴硝半两。为末，每服三钱。色黑者酒一盏煎，红赤者水一盏煎，和渣。日二服。脐下痛者，加乳香、没药、当归各一钱同煎。忌生冷、硬物、猪、鱼、油腻、酒、面。(《本草述钩元》木贼散)

3. 治小肠、膀胱气　木贼细锉，微微炒，捣为末，沸汤点二钱，食前服。(《本草衍义》)

4. 治胎动不安　木贼(去节)、川芎等分。为末，每服三钱，水一盏，入金银花一钱，煎服。(《圣济总录》)

5. 治风寒湿邪，欲发汗者　木贼草(去节)一两，生姜、葱白各五钱。水煎热饮，即汗。(《圣惠方》)

【临床报道】 1. 治疗尖锐湿疣　用木贼草 200 g，水煎，滤液浓缩成糊状，将纱布在煎液中浸泡 2 日敷于患处，每日至少换纱布条 3 次，3～4 星期为 1 个疗程。共治疗 24 例，其中配合手术切除或电灼伤治疗 10 例。结果：除 2 例肛周患者未能坚持外敷外，余皆痊愈。治愈时间 12～20 日。18 例随访半年，未见复发。

2. 治疗口腔黏膜溃疡　鲜木贼 50 g(干者 20 g，小儿酌减)，加水 200 ml，隔火炖 20 分钟，去渣取汁，调冰糖，分 2 次饭后服，共治疗 73 例，其中 67 例 2～3 剂后治愈，4 例 5 剂，2 例无效。

3. 治疗扁平疣　木贼、香附、板蓝根各 30 g，加水 1 000 ml，取汁 600 ml；第二煎加水 800 ml，取汁 400 ml。两次煎液混合，趁热先熏后洗患处，每日 2～3 次，每次 30 分钟。每日 1 剂，10 剂为 1 个疗程，共治疗 60 例。结果：30 例用药 1 个疗程后皮疹全部消失，遗留暂时性色素沉着；25 例用药 1 个疗程后皮疹变薄，继用 1 个疗程后痊愈，随访无 1 例复发。

4. 治疗鼻衄　鲜木贼草、鲜鱼腥草各 100～150 g(干品 50～80 g)，加水 800 ml，煎至 400 ml，温服，成人分 2 次，儿童分 3 次，每日服 1 剂，连服 2～3 剂，不加其他止血药，如出血不止者可用物理方法止血。结果：服 1 剂血止者 17 例，出血显著减少者 7 例；服 2～3 剂后均痊愈。

【各家论述】 1. 朱丹溪："木贼发汗至易，须去节，锉，以水润湿布，火烘用。"(引自《本草发挥》)

2.《本草纲目》："木贼气温味微甘苦，中空而轻，阳中之阴，升也，浮也，与麻黄同形同性，故亦能发汗解肌，升散火郁风湿，治眼目诸血疾也。"

3.《本草经疏》："木贼草，首主目疾及退翳膜，益肝胆而明目也。其主积块，疗肠风，止痢，及妇人月水不断，崩中赤白，痔疾出血者，皆入血益肝胆之功，肝藏血故也。"

4.《医林纂要》："木贼草，行血分，能治赤痢、肠风、脱肛、痔漏。一以其微苦而甘淡，能除血中湿热，一以其中空类肠，而又能磨垢，故去肠胃垢秽。今只用以去目翳，不知有发汗治痢诸功矣。"

5.《本草求真》："木贼，书云形质有类麻黄，升散亦颇相似，但此气不辛热，且入足少阳胆、足厥阴肝，能于二经血分驱散风热，使血上通于目，故为去翳明目要剂，初非麻黄味辛性燥，专开在卫腠理而使身汗大出也。是以疝痛脱肛，肠风痔漏，赤痢崩带，诸血等症，审其果因风热而成者，得此则痛止肛收，肠固血止，而无不治之症矣。至其去翳明目，功虽有类谷精，能驾甘菊，但谷精则去星障，甘菊则止调和血药，于障全不能退，此则能去翳障也。然气血亏损，则用谷精、木贼去障，又当兼以芍药、熟地滋补肝肾，使目得血能视。若徒用此二味退障，则即加以当归补助，亦恐气味辛散，非其所宜。"

6.《本草正义》："木贼，治疗肝胆木邪横逆诸病，能消目翳，破积滞，皆消磨有余之用也。然则为目科要药者，固不仅取其克木，能摩擦翳障，亦含有疏风、泄化湿热、升散郁火诸义。其治喉痹、血痢、泻血、血痔、血崩、月事淋漓、疝气等证，固皆气滞血瘀，肝郁不疏为病，疏泄窒滞，升散郁热，兼以伐肝木之横，而顺其条达之性，木贼之用，尽于此矣。要知克削之力甚强，即治下血、血痢、血崩、血痔诸症，皆惟有余之体为宜，苟其气虚，皆当审慎。而血痢、便血、崩中及月事淋沥诸病，则气虚血不能摄者为多，尤不可不知所顾忌也。"

0708 木通 mù tōng (《药性论》)

【异名】 通草、附支(《本经》)，丁翁(《吴普本草》)，丁父(《广雅》)，葍藤(陶弘景)，王翁、万年(《药性论》)，燕蘡、乌蘡(《新修本草》)，活血藤(南药《中草药学》)。

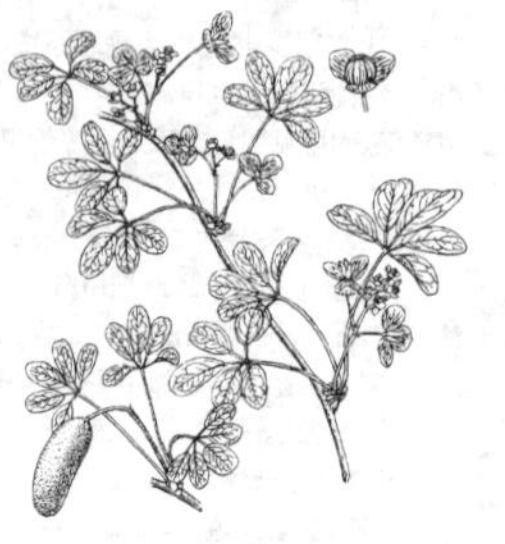

木　通

【基原】 为木通科木通属植物木通、三叶木通或白木通的藤茎。

【原植物】 1. 木通 *Akebia quinata* (Thunb.) Decne. 又名：野木瓜(《救荒本草》)。

落叶木质缠绕藤本，长 3～15 m。全株无毛。幼枝灰绿色，有纵纹。掌状复叶，簇生于短枝顶端；叶柄细长；小叶片 5，倒卵形或椭圆形，长 3～6 cm，先端圆常微凹至具一细短尖，基部圆形或楔形，全缘。短总状花序腋生，花单性，雌雄同株；花序基部着生 1～2 朵雌花，上部着生密而较细的雄花；花被 3 片；雄花具雄蕊 6 个；雌花较雄花大，有离生雌蕊 2～13。果肉质，浆果状，长椭圆形，或略呈肾形，两端圆，长约 8 cm，直径 2～3 cm，熟后紫色，柔软，沿腹缝线开裂。种子多数，长卵形而稍扁，黑色或黑褐色。花期 4～5 月，果熟期 8 月。

生于山坡、山沟、溪旁等处的乔木与灌木林中。分布于江苏、安徽、江西、山东、河南、湖北、湖南、广东、四川、贵州、陕西等地。

2. 三叶木通 *A. trifoliata* (Thunb.) Koidz. [*Clematis trifoliata* Thunb.]

与前种相近。主要区别点：叶为三出复叶；小叶卵圆形、宽卵圆形或长卵形，长宽变化很大，先端钝圆、微凹或具短尖，基部圆形或楔形，有时微呈心形，边缘浅裂或呈波状，侧脉 5～6 对。

分布于河北、山西、山东、河南、陕西、甘肃和长江流域各地。

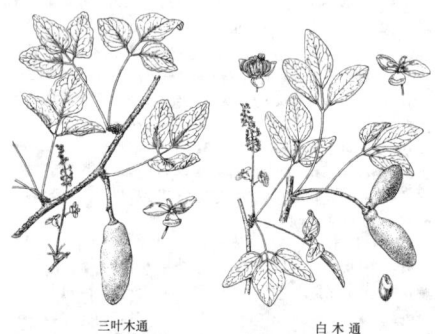

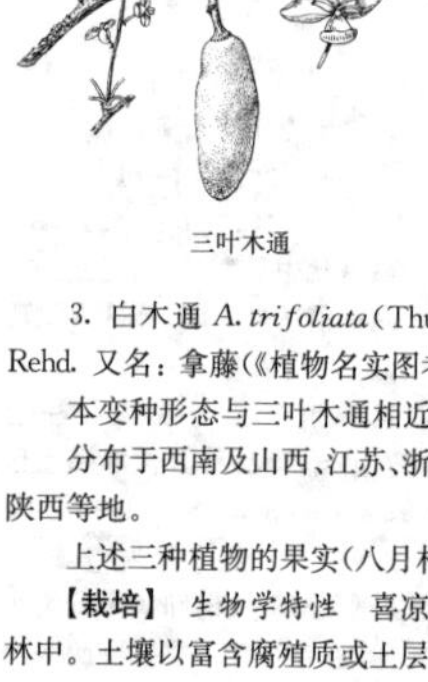

三叶木通

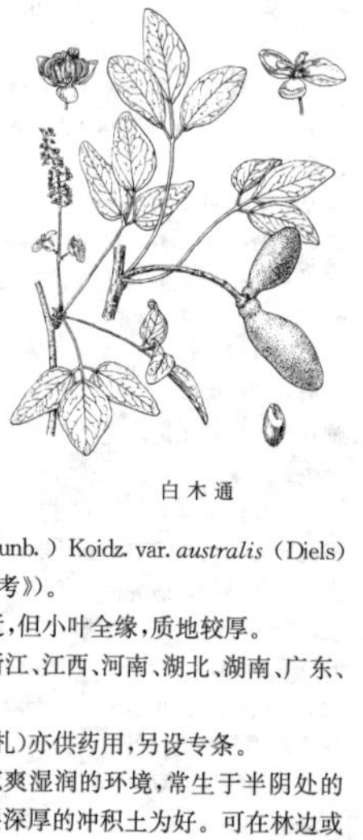

白木通

3. 白木通 *A. trifoliata* (Thunb.) Koidz. var. *australis* (Diels) Rehd. 又名：拿藤(《植物名实图考》)。

本变种形态与三叶木通相近，但小叶全缘，质地较厚。

分布于西南及山西、江苏、浙江、江西、河南、湖北、湖南、广东、陕西等地。

上述三种植物的果实(八月札)亦供药用，另设专条。

【栽培】 生物学特性　喜凉爽湿润的环境，常生于半阴处的林中。土壤以富含腐殖质或土层深厚的冲积土为好。可在林边或河边栽培。

繁殖方法 种子繁殖或压条繁殖。种子繁殖：新采收的种子立即与湿砂混合贮藏于室外，第二年2～3月播种。在整好的地上，按沟距30 cm左右开沟，深5～10 cm，播幅约10 cm，施人畜粪水，盖草木灰，盖土2 cm。幼苗出齐后施肥1次。在幼苗长出茎蔓时匀苗，每隔10 cm留苗1株，并追人畜粪水1次。同时用带枝的小竹子插入行中，以供茎蔓攀援。培育两年的苗即可移栽。移栽在2～3月茎蔓未发芽时进行。在选好的土地上，按行距1～1.5 cm栽植，每穴栽苗1株，盖土压紧，浇水，并把茎藤理附在附近的攀缘物上。压条繁殖：在2～3月，把两年以上的老藤埋到土里，节处即可生根发芽，长成新株。第二年2～3月，挖出剪成单株移栽，移栽方法与种子繁殖相同。

田间管理 移栽后3～4年中，每年夏冬季松土，追肥1次。夏季可用人畜粪水，冬季可施用农家肥，结合松土，同时把新藤理附到攀缘物上。

【采收加工】 藤茎在移植后5～6年开始结果，在8～11月割取部分老藤，晒干或烘干。

【药材】 木通 *Akebiae Caulis* 主产于江苏、浙江、安徽、四川、湖北、湖南、陕西、广西等地。

性状 藤茎圆柱形，稍扭曲。表面灰褐色，极粗糙，有许多不规则裂纹，皮孔圆形或横向长圆形，突起。质坚硬，不易折断，断面皮部纤维性，较厚，黄褐色；木部黄白色或灰白色，密布细孔洞的导管，夹有灰黄色放射状花纹；中央具小形的髓。气微，味苦而涩。

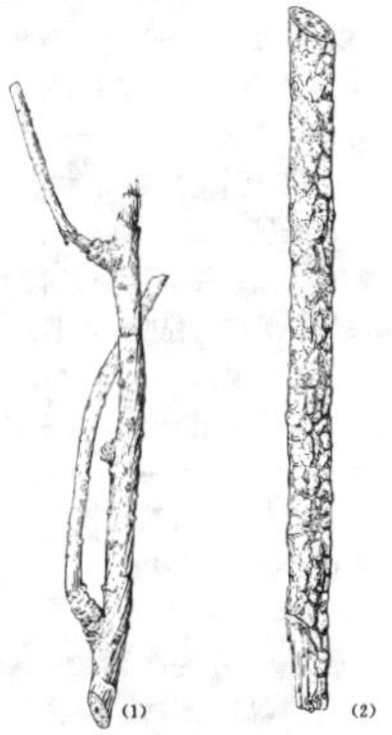

木通、三叶木通藤茎外形
(1) 木通 (2) 三叶木通

鉴别 (1) 藤茎横切面：五叶木通 木栓细胞数列，常含有褐色内含物；栓内层细胞含草酸钙小棱晶，含晶细胞壁不规则加厚，弱木化。皮层有石细胞，有的含数个小棱晶。中柱鞘由含晶纤维束与含晶石细胞群交替排列成连续的浅波浪形环带。维管束16～26个。韧皮部细胞薄壁性。束内形成层明显。木质部导管散孔型。射线明显，其外侧有1～3列含晶石细胞与中柱鞘含晶石细胞相连接；形成层内侧射线细胞壁加厚、木化，具明显单纹孔。髓周细胞圆形，壁厚、木化，有圆形单纹孔，常含1至数个棱晶，中央有少量薄壁细胞，壁不木化。

三叶木通 木栓细胞无褐色内含物；中柱鞘含晶纤维束与含晶石细胞群交替排列成连续的环带，但含晶石细胞群仅存在于与射线相对处；维管束(19～)27～31个。

白木通 中柱鞘与三叶木通相似，含晶石细胞群仅存在于射线外侧；射线中径向排列的含晶石细胞多不与中柱鞘含晶石细胞群相连；维管束约13个。

(2) 取本品粗粉1 g，加水10 ml，煮沸2～3分钟，趁热滤过，取滤液置试管中，用力振摇，产生持久性泡沫，加热后泡沫不消失；水提取液蒸干，加1～2 ml醋酐溶解，再加浓硫酸-醋酐试剂，颜色由黄转为红色、紫色、蓝色；取2%去纤维红细胞生理盐水混悬液1滴，放在载玻片上，加盖玻片后，在显微镜下观察红细胞的形状，然后在盖玻片一侧加1滴样品生理盐水浸液(1∶3)，在盖玻片的另一端用滤纸吸引液体，使检液逐渐渗入盖玻片下，与红细胞接触处迅速发生溶血(检查皂苷)。

品质标志 《中华人民共和国药典》2010年版规定：照高效液相色谱法测定，本品(干燥品)含木通苯乙醇苷B($C_{23}H_{25}O_{11}$)不得少于0.15%。

【成分】 木通 藤茎含三萜类化合物：白桦脂醇(betulin)，齐墩果酸(oleanolic acid)，常春藤皂苷元(hederagenin)，木通皂苷(akeboside)Sta、Stb、Stc、Std、Ste、Stf、Stg1、Stg2、Sth、Stj、Stk。此外，尚含豆甾醇(stigmasterol)，β-谷甾醇(β-sitosterol)，胡萝卜苷(daucosterol)，肌醇(inositol)。

【药理】 1. 利尿作用 兔慢性利尿试验，每日腹腔给木通醇浸剂0.5 g/kg，连续给药5日，证实有利尿作用，且较肌注0.1 mg/kg的汞撒利为强。若给兔灌胃，未见利尿作用，而腹腔注射则有利尿作用，尿量可增加10.5%。健康人试服则无明显利尿作用。

2. 抗菌作用 木通醇浸液(1∶20)在体外对革兰阳性菌及革兰阴性杆菌如痢疾杆菌、伤寒杆菌均有抑制作用。木通水浸剂(1∶5)对堇色毛癣菌也有不同程度的抑菌作用。

毒性 小鼠对它们的耐受量分别为：小木通＞625 g/kg，五叶木通＞350 g/kg，三叶木通＞208 g/kg。木通科木通安全无毒。

【炮制】 取原药材，除去杂质，洗净，稍润，切厚片。干燥。

饮片性状 为不规则厚片，表面淡棕色或棕黄色，周边有纵纹，灰绿色或带紫色。气微，味苦。

贮干燥容器内，密闭，置通风干燥处。防潮。

【药性】 味苦，性寒。归心、小肠、膀胱经。

1.《本经》："味辛，平。"

2.《吴普本草》："神农、黄帝：辛；雷公：苦。"

3.《别录》："甘，无毒。"

4.《药性论》："微寒。"

5.《海药本草》："温，平。"

6.《汤液本草》："气平，味甘。甘而淡，性平，味薄，阳也。无毒。"

7.《纲目》："手厥阴心包络，手足太阳小肠、膀胱之药也。"

8.《本草经疏》："入足少阳，亦入手少阴。"

9.《药品化义》："属阴中有微阳，气和；味苦重，微辛，性凉；能降；力通气导赤；性气轻清而味厚。入脾、心、小肠、膀胱四经。"

10.《本草经解》："入手太阴肺经。"

【功用主治】 清热利尿，活血通脉。主治小便短赤，淋浊，水肿，胸中烦热，咽喉疼痛，口舌生疮，风湿痹痛，乳汁不通，经闭，痛经。

1.《本经》："主去恶虫，除脾胃寒热，通利九窍血脉关节，令人不忘。"

2.《吴普本草》："止汗。"

3.《别录》："疗脾疸常欲眠，心烦，哕出音声，疗耳聋，散痈肿诸结不消，及金疮、恶疮，鼠瘘、踒折，齆鼻息肉，堕胎，去三虫。"

4.《药性论》："主治五淋，利小便，开关格，治人多睡，主水肿浮大，除烦热。"

5.《食疗本草》："煮饮之，通妇人血气，浓煎三五盏即便通。又除寒热不通之气。消鼠瘘、金疮、踒折，煮汁酿酒妙。"

6.《海药本草》："主诸瘘疮，喉咙痛及喉痹。"

7.《食性本草》："主理风热淋疾，小便数急疼，小腹虚满。"

8.《日华子》："安心除烦，止渴退热。治健忘，明耳目，治鼻塞，通小肠，下水，破积聚血块，排脓，治疮疖，止痛，催生下胞，女人血闭，月候不匀，天行时疾，头痛目眩，羸劣，乳结，及下乳。"

9.《药类法象》："主小便不通，属小肠中热。"

10.《纲目》："上能通心清肺，治头痛。下能泄湿热，治遍身拘痛。"

【用法用量】 内服：煎汤，3～6 g；或入丸、散。

【宜忌】 滑精，气弱，津伤口渴及孕妇慎服。

1.《本草经疏》："凡精滑不梦自遗及阳虚气弱，内无湿热者禁用。妊娠忌之。"

2.《得配本草》："肾气虚，心气弱，汗不彻，口舌燥，孕妇皆禁用。"

【选方】 1. 治心经有热，唇焦面赤，小便不通 木通、连翘各三钱。水盅半，灯心十茎，煎八分服。(《医宗必读》通心散)

2. 治小儿心热(小肠有火，便赤淋痛，面赤狂躁，口糜舌疮，咬牙口渴) 生地黄、甘草(生)、木通各等分。上同为末，每服三钱，水一盏，入竹叶同煎至五分，食后温服。(《小儿药证直诀》导赤散)

3. 治风热多睡，头痛烦闷 木通二两(锉)，粳米二合。上以水二大盏，煮木通取汁一大盏半，去滓，下米煮粥，温食之。(《圣惠方》木通粥)

4. 治睾丸炎 木通茎藤 30～60 g，葱适量。水煎熏洗。(《福建药物志》)

5. 治喉咙痛 用木通煎汤服之，或将木通含之，咽津亦得。(《普济方》)

6. 治小儿鼻塞及生息肉 木通(锉)、细辛各半两。上件药捣细罗为散，以绵裹少许，纳鼻中，日三易之。(《圣惠方》)

【各家论述】 1. 李东垣："《本草》十剂，通可去滞，通草、防己之属是也。夫防己大苦寒，能泻血中湿热之滞，又通大便；通草甘淡，能助西方秋气下降，利小便，专泻气滞也。肺受热邪，津液气化之源绝，则寒水断流；膀胱受湿热，癃闭约缩，小便不通，宜此治之。其症胸中烦热，口燥舌干，咽干大渴引饮，小便淋沥或闭塞不通，胫酸脚热，并宜通草主之。凡气味与之同者，茯苓、泽泻、灯草、猪苓、琥珀、瞿麦、车前子之类，皆可以渗湿利小便，泄其滞气也。""木通下行，泄小肠火，利小便，与琥珀同功，无他药可比。"

2.《本草纲目》："木通，上能通心清肺，治头痛，利九窍，下能泄湿热，利小便，通大肠，治遍身拘痛。《本经》及《别录》皆不言及利小便治淋之功，甄权、日华子辈始发扬之。盖其能泄丙丁之火，则肺不受邪，能通水道。水源既清，则津液自化，而诸经之湿与热，皆由小便泄去。故古方导赤散用之，亦泻南补北，扶西抑东之意。"

3.《雷公炮制药性解》："木通利便，专泻小肠，宜疗五淋等症。脾疸喜睡，此脾之病，皆湿所酿也，利小肠而湿不去乎？瘟疫之来，感天地不正之气，今受盛之官行而邪不能容，亦宜疗矣。"

4.《药品化义》："木通，导脾胃积热下行，主治火泻、热泻，盖为利小肠火郁，行膀胱水闭，使水火分，则脾气自实也。且心移热于小肠而脏病由腑结，腑通则脏安。凡为惊病，由心气郁及嗜卧心烦者，以此直彻下行。"

5.《本草新编》："木通，逐水气，利小便，亦佐使之药，不可不用，而又不可多用，多用则泄人元气。或疑木通利水去滞气，亦有益之品，而谓泄人元气何也？夫木通利水，功何异于猪苓，但嫌其苦寒损胃，非若淡泻之无害也。胃气既伤，元气必耗，故用之为佐使则有功无过，倘多用之为君，则过于祛逐，元气必随水而走，安得不耗哉？"

6.《本草备要》："朱二允曰，火在上则口燥、眼赤、鼻干，在中则心烦、呕哕、浮肿，在下则淋、秘、足肿，必借(木通)甘平之性，泻诸经之火，火退则小便自利，便利则诸经火邪皆从小水而下降矣。""君火宜木通，相火宜泽泻，利水虽同，所用各别。"

0709 木蓝 mù lán (《本草图经》)

【异名】 槐蓝(《本草拾遗》)，大蓝、大蓝青(《生草药性备要》)，水蓝(《岭南采药录》)，小青、印度蓝(《中国树木分类学》)，青仔草、野青靛(《福建中草药》)。

【基原】 为豆科木蓝属植物木蓝的茎叶。

【原植物】 木蓝 *Indigofera tinctoria* L.

小灌木，高 50～80 cm。茎直立，小枝被白色丁字毛。叶互生；叶柄长 1.3～2.5 cm；托叶小，锥形；奇数羽状复叶，长 2.5～5 cm，对生，小叶 9～13 片，叶片卵状长圆形或倒卵状椭圆形，长 1.5～3 cm，宽 0.5～1.5 cm，先端钝圆，有小尖，基部楔形，全缘，两面被丁字毛，叶干时常带蓝色。总状花序长 2.5～5 cm，通常腋生，花疏生，约 20 朵；萼钟形，被银白色丁字毛，5 齿裂；花冠蝶形，红黄色，旗瓣宽卵形至长圆形，外面有毛，翼瓣卵圆形，龙骨瓣匙形，爪上有距；雄蕊 10，二体；子房无柄，花柱短，内弯，柱头头状。荚果线状圆柱形，直或稍弯，长 2.5～3 cm，种子间有缢缩，外形似串珠，有毛或无毛。有种子 5～10 颗。花期 5～10 月，果期 6～11 月。

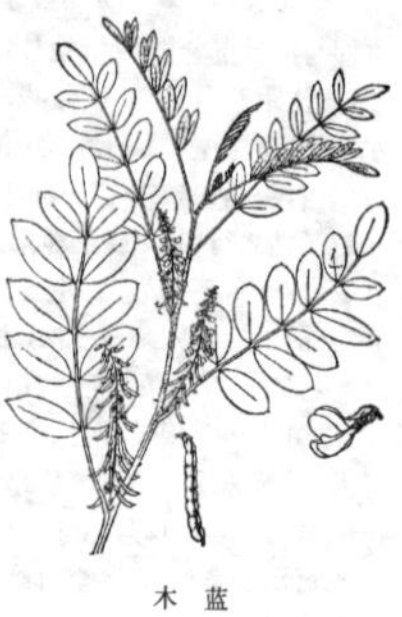

木 蓝

野生于山坡草丛中，南部各省时有栽培。分布于华东及湖北、湖南、广东、广西、四川、贵州、云南等地。

本植物的根(大靛根)、叶所制成的染料(蓝靛)亦供药用，另设专条。

【采收加工】 7～9 月采收，鲜用或晒干。

【成分】 全草含靛苷(indican glucoside)，鱼藤素(deguelin)，去氢鱼藤素(dehydrodeguelin)，鱼藤醇(rotenol)，鱼藤酮(rotenone)，灰叶素(tephrosin)，苏门答腊酚(sumatrol)，组胺(histamine)。黄酮类化合物：芹菜素(apigenin)，山柰酚(kaempferol)，木犀草素(luteolin)，槲皮素(quercetin)，木蓝酮(indigtone)。

【药理】 1. 保肝作用 500 mg/kg 木蓝提取物能改善 *D*-半乳糖胺(*D*-GalN)(5 mmol/L)和四氯化碳(CCl_4)(0.5 mmol/L)引起的大鼠肝脏中 LDH 活性增加、尿素水平下降、胆汁分泌减少，减轻肝脏中毒程度。木蓝地上部分乙醚提取物 FA 能对抗 CCl_4 引起的肝损伤。2 g/kg 小鼠灌胃未见死亡。

2. 抗氧化作用 木蓝乙醇提取物以 500 mg/kg 的剂量给白化变种雄性大鼠灌胃 21 日后，发现能对抗由 *D*-GalN 和内毒素诱导的所有抗氧化酶活性的降低及脂质过氧化物含量的升高，进而表现出抗氧化作用。

【药性】 微苦，寒。

1.《生草药性备要》："味淡，性寒。"

2.《福建药物志》："微苦，寒。"

【功用主治】 清热解毒，凉血止血。主治乙型脑炎，腮腺炎，急性咽喉炎，淋巴结炎，目赤，口疮，痈肿疮疖，丹毒，疥癣，虫蛇咬伤，吐血。

1.《生草药性备要》："消疮肿，祛瘀生新。""叶治眼热膜，吐血。"

2.《福建药物志》："清热解毒。治腮腺炎，流行性乙型脑炎，吐血，丹毒，口腔炎，痈肿，蛇伤。"

【用法用量】 内服：煎汤，15～30 g。外用：煎水洗，或捣敷。

【选方】 1. 治乙型脑炎 木蓝鲜全草 60～90 g。水煎服。预防：木蓝鲜枝叶 15～30 g，水煎服。每 3 日服 1 次，连服数次。(《福建中草药》)

2. 治腮腺炎 木蓝、海金砂各 9 g，射干 6 g。水煎服。木蓝、仙人掌各鲜草适量。捣烂，敷患处。(《福建药物志》)

0710 木蹄 mù tí (《陕西中草药》)

【异名】 桦菌芝(《陕西中草药》)。

【基原】 为多孔菌科褐层孔属真菌木蹄层孔菌的子实体。

【原植物】 木蹄层孔菌 *Pyropolyporus fomentarius* (L. ex Fr.) Teng [*Boletus fomentarius* L.；*Polyporus fomentarius* Fr.；*Fomes fomentarius* (L. ex Fr.) Fr.]

子实体多年生。木质，半球形至马蹄形，或呈吊钟形，(5～20)cm×(7～40)cm，厚 3～20 cm。无柄，侧生。菌盖光滑，无毛，有坚硬的皮壳，鼠灰色、灰褐色至灰黑色，断面黑褐色，有光泽，有明显的同心环棱。盖缘钝，黄褐色。菌肉暗黄色至锈色、红褐色，分层，软木栓质，厚0.5～3.5 cm，无光泽。菌管多层，层次明显，每层厚 0.5～2.5 cm，管壁较厚，灰褐色；管口圆形，较小，每 1 mm 间3～4个。管口面灰色至肉桂色，凹陷。孢子长椭圆形至菱形，表面平滑，无色，(10～18)μm×(5～6)μm。

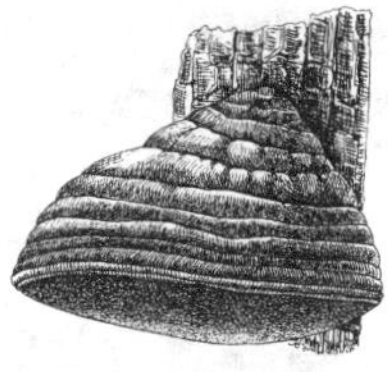
木蹄层孔菌

生于白桦、枫、栎及山杨等的朽立木和腐木上。分布于东北、华北、西南及河南、广西、陕西、新疆等地。

【采收加工】 6～7 月采收，晒干。

【成分】 含甾体类：7，22-麦角甾二烯-3-酮(ergosta-7，22-dien-3-one)，麦角甾醇(ergosterol)，5α，8α-环二氧-6，22-麦角甾二烯-3β(5α，8α-epidioxyergosta-6，22-dien-3β-ol)，4，6，8(14)，22-麦角甾四烯-3-酮〔ergosta-4，6，8(14)，22-tetraene-3-one〕；三萜类：白桦脂醇(betulin)，乙酰齐墩果酸(*O*-acetyloleanolic acid)；苯并呋喃酮衍生物：5，6-二甲氧基 2-苯并[c]呋喃酮(5，6-dimethoxyphthalide)，6-甲氧甲酰基 2-苯并[c]呋喃酮(6-carbomethoxyphthalide)。

【药理】 抗缺氧作用　木蹄可显著提高实验小鼠减压缺氧的耐受能力，延长其存活时间，具有抗疲劳、抗高温的作用。并且能影响缺氧机体肠系膜微循环的流速、流态，对微循环具有改善作用。

【药性】 味微苦，性平。

1.《陕西中草药》："味淡、微苦，性平。"

2.《全国中草药汇编》："苦、淡，平。"

【功用主治】 消积，化瘀，抗癌。主治食积，食管癌，胃癌，子宫癌。

《陕西中草药》："消积，化瘀，抗癌。治小儿食积，食管癌，胃癌，子宫癌。"

【用法用量】 内服：煎汤，12～15 g。

【选方】 1. 治小儿食积　桦菌芝 9 g，红石耳 12 g。水煎服。(《陕西中草药》)

2. 治食管癌，胃癌，子宫癌　木蹄 13～16 g。水煎服，日服 2 次。(刘波《中国药用真菌》)

0711 木天蓼 mù tiān liǎo (《新修本草》)

【异名】 天蓼(《药性论》)，藤天蓼(《本草拾遗》)，天蓼木(《圣惠方》)，牛奶奶、钻地风、羊桃、羊奶奶树(《湖南药物志》)。

【基原】 为猕猴桃科猕猴桃属植物木天蓼的枝叶。

【原植物】 木天蓼 *Actinidia polygama* (Sieb. et Zucc.) Miq. 又名：葛枣猕猴桃(《东北木本植物图志》)，马枣子(《东北植物志》)。

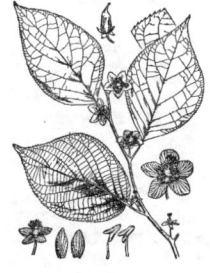

藤本，长达 7 m。嫩枝略有微毛；髓白色，实心。单叶互生；叶柄长 1.5～2.5 cm；叶片薄纸质，宽卵形至卵状长圆形，长 5～14 cm，宽 4～8.5 cm，先端渐尖，基部圆形、阔楔形或近心形，边缘具尖锯齿，上面无毛或有细刺毛，下面沿叶脉有疏柔毛。花 1～3 朵腋生；花单性，雌雄异株或单性花与两性花共存；花梗长 0.5～1.5 cm，中部有节；萼片通常 5；花瓣 5～6，白色；雄蕊多数；花柱多数。浆果长圆形至卵圆形，长2～3 cm，黄色，有喙，无斑点，可食。花期 5 月，果熟期 9～10 月。

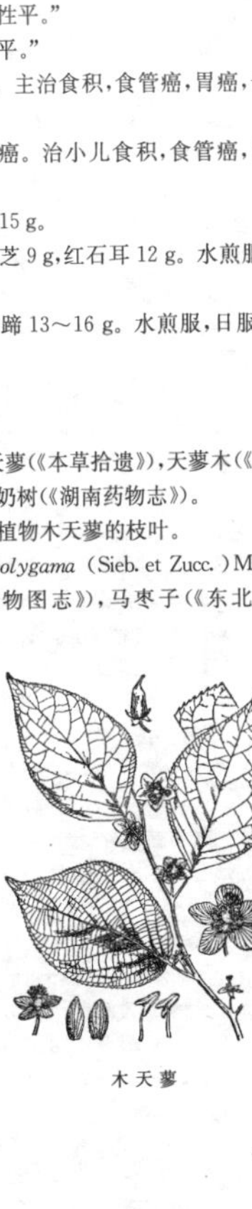
木天蓼

生于海拔达 3 200 m 的山地林中。分布于东北、西北及山东、浙江、河南、湖北、湖南、四川、云南、陕西等地。

【采收加工】 9～10 月采集，晒干或鲜用。

【成分】 叶含各种环戊烷衍生物：猕猴桃碱(actinidine)，木天蓼内酯(matatabilactone)，木天蓼醚(matatabiether)，新木天蓼醇(neomatatabiol)，异新木天蓼醇(isoneomatatabiol)，去氢臭蚁二醇(dehydroiridodiol)，α-臭蚁二醇(α-iridodiol)，β-臭蚁二醇(β-iridodiol)，顺式臭蚁二醇(*cis*-iridodiol)，猕猴桃醇(actinidol)，猕猴桃内酯(actinidiolide)，二氢猕猴桃内酯(dihydroactinidiolide)，木天蓼醇(matatabiol)，5-羟基木天蓼醚(5-hydroxymatatabiether)，7-羟基二氢木天蓼醚(7-hydroxydihydromatatabiether)，别木天蓼醇(allo-matatabiol)，新假荆芥内酯(neonepetalactone)，异新假荆芥内酯(isoneonepetalactone)，二氢假荆芥内酯(dihydronepetalactone)，异二氢假荆芥内酯(isodihydronepetalactone)，苯乙醇(phenylethylalcohol)，异阿根廷蚁素(isoiridomyrmecin)，假荆芥内酯(nepetalactone)，阿根廷蚁素(iridomyrmecin)，去氢阿根廷蚁素(dehydroiridomyrmecin)，异去氢阿根廷蚁素(isodehydroiridomyrmecin)，猕猴桃内酯(actinidi-alactone)，异猕猴桃内酯(isoactinidialactone)，异二氢表假荆芥内酯(isodihydroepinepetalactone)，异表阿根廷蚁素(isoepiiridomyrmecin)，二氢表假荆芥内酯(dihydroepinepetalactone)，臭蚁二醛-*D*-龙胆二糖苷(iridodialo-*D*-gentiobioside)和脱氢臭蚁二醛-*D*-龙胆二糖苷(dehydroiridodialo-*D*-gentiobioside)。黄酮苷类：槲皮素-3-二鼠李糖基半乳糖苷{quercetin-3-*O*-〔α-rhamnopyranosyl-(1→4)-rhamnopyranosyl-(1→6)-β-galactopyranoside〕}，山柰酚-3-二鼠李糖基半乳糖苷{kaempferol-3-*O*-〔α-rhamnopyranosyl-(1→4)-rhamnopyranosyl-(1→6)-β-galactopyranoside〕}，山柰酚-3-鼠李糖基(3‴-乙酰基)半乳糖苷鼠李糖基{kaempferol-3-*O*-〔α-rhamnopyranosyl-(1→4)-3‴-*O*-acetyl-α-rhamnopyranosyl-(1→6)-β-galactopyranoside〕}。还含β-苯乙醇。

【药理】 1. 对中枢神经系统的作用　猕猴桃碱、β-苯乙醇和木天蓼内酯能使猫产生特异行为，表现为流涎、凝视、舐物、打滚、兴奋、狂喜样行为和睡眠等。此种行为系通过嗅觉引起。去皮质的实验动物似乎可促进这些行为的产生，其反射中枢可能在皮质下的边缘系统。而对犬、兔、小鼠、大鼠和豚鼠均不能引起此种行为。上述 3 种成分静脉注射或局部应用均可引起异常脑电波，巴比妥类不能使之消失，而阿托品可取消之，表明与中枢性胆碱能神经有关。上述 3 种成分单用对小鼠无镇静作用，但猕猴桃碱 0.5 mg/kg 和木天蓼内酯 1 mg/kg 能增强苯巴比妥钠对小鼠的镇静和催眠作用，而β-苯乙醇不能。

2. 对心血管系统的作用　麻醉兔静注猕猴桃碱、β-苯乙醇或木天蓼内酯均可使血压下降，切断迷走神经或注射阿托品可取消此作用，表明此作用可能因兴奋迷走神经引起。β-苯乙醇小剂量静注对心电图无影响，大剂量时使 ST 段下降，甚至传导阻滞，30～60 分钟可恢复。β-苯乙醇能抑制兔离体心脏，使振幅变小，心率减慢；对离体兔耳血管无影响。

3. 对性周期的影响　猕猴桃碱 0.1～0.2 mg/kg，连用 10 日，对雌性大鼠能缩短性周期的休止期，而延长动情期和动情后期，中止给药很快恢复正常。摘除卵巢或垂体的雌性大鼠无上述作用。表明此作用是由中枢调节，通过垂体实现的。此外，猕猴桃碱 5 mg/kg 腹腔注射，连续 1～2 星期，能使雄性大鼠垂体和睾丸重量增加。木天蓼内酯和β-苯乙醇对大鼠性功能无影响。

4. 其他作用　大剂量β-苯乙醇对豚鼠离体支气管、兔离体回肠及大鼠离体子宫有抑制作用，但不能对抗乙酰胆碱对平滑肌的兴奋作用。猕猴桃碱、β-苯乙醇和木天蓼内酯对犬、兔和猫有毛果芸香碱样促进唾液分泌的作用。

【药性】 味苦、辛，性温，小毒。

1.《新修本草》："味辛，温，有小毒。"

2.《品汇精要》："味苦、辛，性温散。气厚味薄，阳中之阴。臭微香，有小毒。"

3.《湖南药物志》："甘、酸，微温，无毒。"

【功用主治】 祛风湿，消癥瘕。主治中风半身不遂，风寒湿痹，腰疼，疝痛，癥瘕积聚，气痢，白癜风。

1.《新修本草》："主癥结积聚，风劳虚冷。"

2.《湖南药物志》："通经络，补虚损，祛风湿，强心利尿。"

【用法用量】 内服：煎汤，3～10 g。

【宜忌】《本草拾遗》："多服损寿，以其逐风损气故也。"

【选方】 1. 治中风半身不遂，腰背反张　天蓼木三升，细研。上一味，以水一石，煮取二斗，去滓。每服汁一升，内粳米一合煮粥，稍热食。一方用糯米，治癞疾。（《圣济总录》）

2. 补五劳，祛风，益气　天蓼木十斤（锉），秫米一硕，细曲十斤（捣碎），黑豆二斗。上以水三硕，先煮天蓼木，取汁一硕，去滓；其秫米、黑豆一处净淘，蒸熟放冷；以药汁都拌和令匀，入不津瓮中密封。三七日开。温饮一盏，日再为良。（《圣惠方》）

3. 治血虚风湿痛　木天蓼 30 g，牛膝 15 g，伸筋草 15 g。水煎服。（《湖南药物志》）

4. 治气痢久不止　木（天）蓼曝干，用时捣罗为末，食前，粥饮调下一钱。

5. 治白癞风　天麻一斤，天蓼木三斤。上药锉如大豆粒，用水三斗，入银锅或石锅中，煎至一斗二升，滤去滓，却于慢火上，煎如稀饧。每于食前，用荆芥、薄荷酒调下半匙。（4、5 方出自《圣惠方》天麻煎）

0712 木瓜皮 mù guā pí

【基原】 为蔷薇科木瓜属植物皱皮木瓜的树皮。

【原植物】 参见"木瓜"条。

【药性】《纲目》："酸、涩，温。无毒。"

【功用主治】 祛湿舒筋。主治霍乱转筋，脚气。

【用法用量】 内服：煎汤，10～15 g。

0713 木瓜花 mù guā huā《纲目》

【基原】 为蔷薇科木瓜属植物皱皮木瓜的花。

【原植物】 参见"木瓜"条。

【采收加工】 3～4 月间采花，晒干。

【成分】 花中含有挥发油成分：己醛（hexanal），乙基丁酯（Et butyrate），（*E*）-2-己醛〔（*E*）-2-hexenal〕，（*Z*）-3-己烯基乙酸酯〔（*Z*）-3-hexenyl acetate〕，乙基己酯（ethyl hexanoate），芳樟醇（linalool），反-芳樟醇氧化物（*trans*-linalool oxide），顺-芳樟醇氧化物（*cis*-linalool oxide），α-萜品油（α-terpineol），乙基辛酸酯（ethyl octanoate）等 19 种。

【功用主治】《纲目》："主治面黑粉滓。"

【用法用量】 外用：研末，盥洗手、面。

0714 木瓜枝 mù guā zhī《别录》

【基原】 为蔷薇科木瓜属植物皱皮木瓜的枝、叶。

【原植物】 参见"木瓜"条。

【采收加工】 全年均可采，切段晒干。

【成分】 枝中含有黄酮类成分：儿茶酚（catechin），槲皮素（quercetin），山柰酚（kaempferol），矢车菊素（cyanidin）。

【药性】《纲目》："酸涩，温，无毒。"

【功用主治】 1.《别录》："主湿痹邪气，霍乱大吐下，转筋不止。"

2.《千金方》："治小儿热痢。"

【用法用量】 内服：煎汤，10～15 g。

0715 木瓜核 mù guā hé《纲目》

【异名】 木瓜子（《普济方》）。

【基原】 为蔷薇科木瓜属植物皱皮木瓜的种子。

【原植物】 参见"木瓜"条。

【采收加工】 9～10 月间采收，将成熟的果实剖开，取出种子，鲜用或晒干。

【功用主治】《圣惠方》："治霍乱烦躁气急，每嚼七粒，温水咽之。"

0716 木瓜根 mù guā gēn《日华子》

【基原】 为蔷薇科木瓜属植物皱皮木瓜的根。

【原植物】 参见"木瓜"条。

【采收加工】 全年均可采，将根挖出，洗净，切片晒干。

【药性】《纲目》："酸、涩，温，无毒。"

【功用主治】 祛湿舒筋。主治霍乱，脚气，风湿痹痛，肢体麻木。

1.《日华子》："治脚气。"

2.《本草图经》："根、叶煮汤淋足胫，可以已蹷。"

3.《分类草药性》："风湿麻木，泡酒服。"

【用法用量】 内服：煎汤，10～15 g；或浸酒。外用：煎水洗。

0717 木兰花 mù lán huā《天目山药用植物志》

【基原】 为木兰科木兰属植物天目木兰、天女木兰、黄山木兰的花蕾。

【原植物】 1. 天目木兰 *Magnolia amoena* Cheng　又名：木兰（《天目山药用植物志》）。

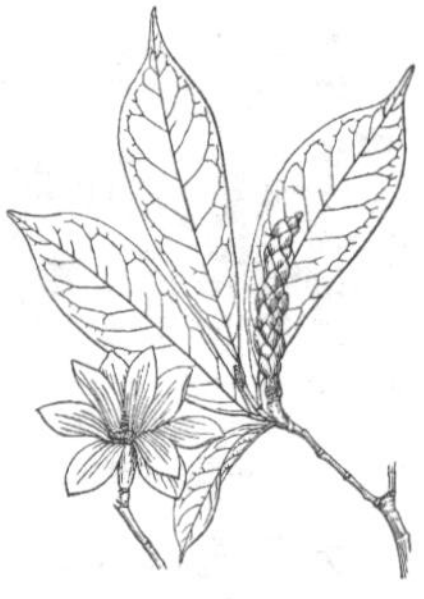

天目木兰

落叶乔木，高 8～12 m。树皮灰色或灰白色，纵裂。小枝较细，带紫色；顶芽被白色长绢毛。单叶互生；叶柄长 0.5～2 cm；叶片倒披针状椭圆形、倒卵状椭圆形至椭圆形，长7～15 cm，宽2～7.5 cm，先端短尖或渐尖，基部楔形，常一侧稍偏斜，全缘，背面沿叶脉疏生绒毛。花先叶开放，单生于枝顶；花杯状，芳香，直径约 6 cm；花被 9 片，肉质，乳白色或粉红色；雄蕊多数，花丝紫红色；雌蕊群圆柱形，长约2 cm，花柱直伸。聚合果圆柱形，长 4～6 cm，常因部分心皮不发育而弯曲。蓇葖果扁球形，表面有瘤状突起。种子呈不规则的扁圆形，外种皮肉质，呈深红色。花期 4～5 月，果期 9～10 月。

生于山地混交林内。分布于江苏南部、浙江、安徽南部、江西。为我国特产树种。

2. 天女木兰 *M. sieboldii* K. Koch　又名：小花木兰（《中国树木志》）。

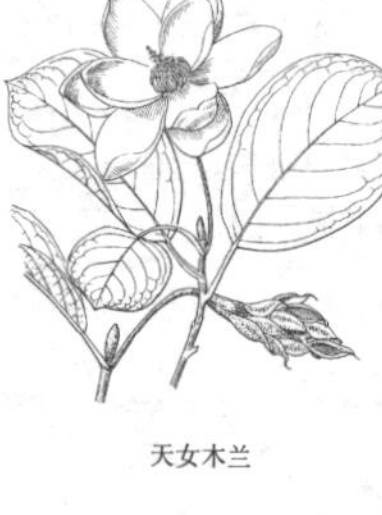

天女木兰

形态与上种相似，其特点是：落叶小乔木或灌木，高 1.5～3 m 或更高。冬芽被棕色有光泽的短毛。叶柄长 1～4 cm；托叶痕长为叶柄的 1/2；叶片披针状椭圆形或倒卵状椭圆形，长 6～14 cm，宽 4～

10 cm，先端尖或短渐尖，基部楔形。花与叶同时开放，乳白色或淡粉红色至粉红色；雌蕊群椭圆形，雌蕊柄长约 5 mm，花柱细而弯曲。聚合果长圆柱形，熟时深红色，木质。花期 5～6 月，果期 8～10 月。

生于海拔 700～1 800 m 的山坡杂木林中。分布于辽宁、浙江、安徽、江西等地。

3. 黄山木兰 *M. cylindrica* Wils.

形态与天目木兰相似，其特点是：高 6～10 m。树皮近光滑。顶芽卵形，被淡黄色长绢毛。叶柄长 1～2.5 cm；叶片倒披针形、倒披针状长椭圆形或长椭圆状倒卵形，长 6～14 cm，宽 3～7 cm，先端细尖或钝圆，稀短尾状钝尖，基部楔形，下面淡绿色，被极细短毛。花白色，先叶开放，花梗粗长，直立，长 1～1.5 cm，密被淡黄色长绢毛；花被 9，外轮 3 片较小，膜质，萼片状，内两轮白色，基部带红色。聚合果圆柱形，长 5～8 cm，下垂，幼时绿色，稍带紫红色，熟时暗紫黑色，果梗长约 1 cm，密生黄色长绒毛。花期 5～6 月，果期8～9 月。

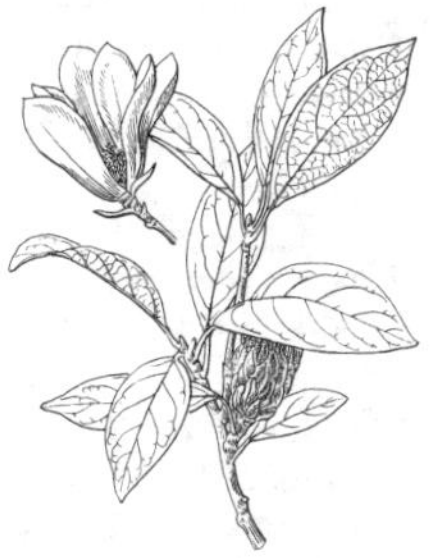
黄山木兰

生于山地林中。分布于浙江西部、安徽南部、福建北部及江西。

【采收加工】 2～3 月采摘未开放之花蕾，晒干。

【药材】 天目木兰花 *Magnoliae Amoenae Flos* 产于江苏、安徽、浙江、江西等地；天女木兰花 *Magnoliae Sieboldii Flos* 产于辽宁、浙江、安徽等地；黄山木兰花 *Magnoliae Cylindricae Flos* 产于安徽、浙江、江西、福建等地。

性状 天目木兰花 花蕾毛笔头形，长 1.5～2.5 cm，花被片 9，萼片与花瓣同型，外表面紫棕色，密被灰白色长柔毛，内表面光滑。雄蕊多数，花丝紫红色，花药线形，黄色。雌蕊多心皮，离生。基部有短花梗，具毛茸。气清香，味微辛。

天女木兰花 花被片 9，外轮 3，长圆形，其余 6 片倒卵形，外表面紫棕色，有毛茸，内表面黄棕色。花丝紫褐色；雌蕊心皮少数，离生，紫黑色。气清香，味淡。

黄山木兰花 花被片 9，外轮 3 枚较小，卵状披针形或三角形，长约为内轮的 1/4，内两轮卵形。雄蕊多数，黄白色，细长条；雌蕊多数，分离。气清香，味辛微辣。

【成分】 花含(*E*)-4，8-二甲基-1，3，7-九碳三烯〔(*E*)-4，8-dimethyl-1，3，7-nonatriene〕。还含挥发油，主要有 α-萜品烯、广木香内酯。

【药理】 影响免疫功能 木兰花的油提物能减少脂多糖诱导的大鼠外周巨噬细胞 NO 和 PGE_2 的产生，并呈剂量依赖性(3～30 mg/ml)，其中 α-萜品烯对它们的抑制作用最强。

【药性】 味苦，性寒。

【功用主治】 《天目山药用植物志》："利尿，消肿。治酒疸，重舌，痈毒，肺损咳嗽，痰中带血。"

【用法用量】 内服：煎汤，15～30 g。

0718 木竹子 mù zhú zǐ (姚可成《食物本草》)

【异名】 竹橘(《陆川本草》)，山橘子(《广西中草药》)，山枇杷(《广西药用植物名录》)，大力王、大黄鸡卵、酸桐子、白树子(《江西中草药》)。

【基原】 为藤黄科藤黄属植物木竹子和岭南山竹子的果实。

【原植物】 1. 木竹子 *Garcinia multiflora* Champ. ex Benth. 又名：多花山竹子(《海南植物志》)，山竹子(《中国树木分类学》)。

常绿乔木，高 5～17 m。单叶对生；叶柄长 1～2 cm；叶片革质，椭圆形或狭椭圆形，长7～15 cm，宽 2～5 cm，先端短渐尖或急尖，基部楔形，边缘全缘，两面无毛，侧脉在近叶缘处网结，不达叶缘。花单性，稀杂性，橙黄色；雄花数朵组成聚伞花序，再排成总状或圆锥花序；萼片、花瓣均为 4 数；雄蕊多数，合生成 4 束，高出于退化雌蕊；退化雌蕊柱状，具明显的盾状柱头，4 裂；雌花序有雌花 1～5 朵，退化雄蕊束短于雌蕊；子房长圆形，2 室，无花柱，柱头大而厚，盾形。浆果球形、卵形至倒卵形，熟时青黄色，直径 2.5～3 cm，先端有宿存柱头，果皮有黄色树脂。花期 5 月，果期 7～8 月。

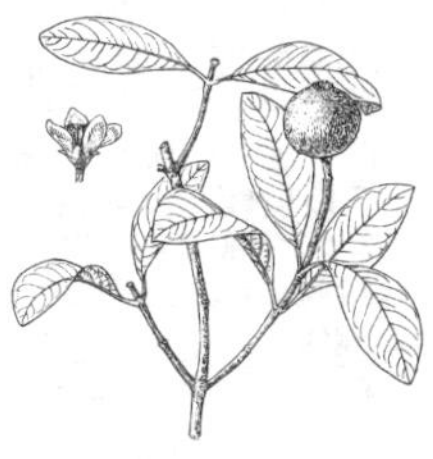
木竹子

生于山地沟谷常绿阔叶林中。分布于福建、江西、广东、广西、海南、云南、台湾等地。

2. 岭南山竹子 *G. oblongifolia* Champ. ex Benth.

本种形态与木竹子相似，其特点是：老枝通常具断环纹。叶片薄革质，倒卵状长圆形或倒披针形，长 5～10 cm，宽2～3.5 cm，先端短渐尖或钝。雄花雄蕊多数，合生成一肉质体，花药聚生成头状，无退化雌蕊；雌花单生，无花梗，子房卵圆形，8～10 室。浆果近球形，无棱，长 2～4 cm，直径 2～3.5 cm，黄绿色。花期 4～5 月，果期 10～12 月。

生于山地湿润肥沃的地方。分布于广东、广西、海南等地。

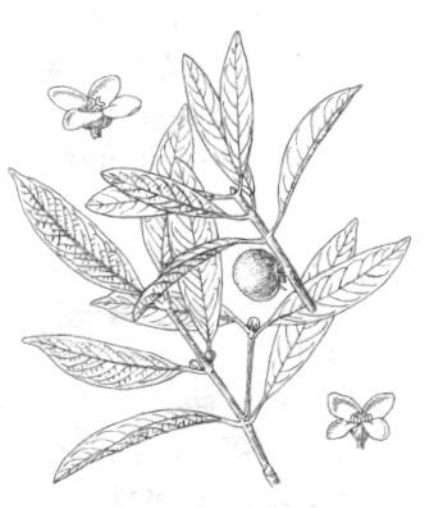
岭南山竹子

【采收加工】 果实转黄色时采，鲜用。

【成分】 木竹子含双黄酮苷：3，8″-双柚皮素-7″-*O*-葡萄糖苷(3，8″-binaringenin-7″-*O*-β-glucoside)，福树苷(spicataside)，福木苷(fukugiside)，香港倒捻子苷(xanthochymusside)，倭氏藤黄双黄酮〔(+)-volkensiflavone〕，藤黄双黄酮(morelloflavone)，3，8″-双柚皮素(3，8″-binaringenin)，4‴-羟基(3，8″)-双柚皮素〔4‴-hydroxy-(3，8″)-binaringenin〕。还含芹菜素(apigenin)，1，3，6，7-四羟基呫吨酮(1，3，6，7-tetrahydroxyxanthone)。

【药理】 抗菌、抗病毒 木竹子具有多种抗病毒成分，抑制 A、B 型流感病毒，3 型副流感病毒，腺病毒，麻疹病毒，多种疱疹病毒等。木竹子提取物能通过抗 HIV-1 的逆转录酶机制来抗 HIV 活性。

【药性】 姚可成《食物本草》："味甘，平。"

【功用主治】 姚可成《食物本草》："主清热，利百脉，通调水道，止渴生津，解暑消酒。治吐逆不食，关格闭拒不通，脾虚下陷，肛门坠脱不收。清热，凉大肠，去积血，利耳目，治咳逆上气。"

【用法用量】 内服：生食。外用：捣敷。

【选方】 治铁砂入肉不出 用(木竹子)鲜果捣烂敷患处。(《广西中草药》)

0719 木防己 mù fáng jǐ (《药性论》)

【异名】 土木香、牛木香(《天目山药用植物志》)，金锁匙、紫背金锁匙、百解薯（广州空军《常用中草药手册》），白木香、银锁匙（南药《中草药学》），板南根、白山番薯（《台湾药用植物志》），青藤仔、圆藤根（《福建药物志》），盘古风、乌龙（《湖南药物志》）。

【基原】 为防己科木防己属植物木防己和毛木防己的根。

【原植物】 1. 木防己 *Cocculus orbiculatus* （L.）DC. [*C. trilobus* (Thunb.) DC.；*C. sarmentosus* (Lour.) Diels]

木质藤本。嫩枝密被柔毛，老枝近于无毛，表面具直线纹。单叶互生；叶柄长1～3 cm，被白色柔毛；叶片纸质至近革质，形状变异极大，线状披针形至阔卵状近圆形、狭椭圆形至近圆形、倒披针形至倒心形，有时卵状心形，长3～8 cm，少数超过10 cm，宽1.5～5 cm，先端渐尖、急尖或钝而有小凸尖，有时微缺或2裂，基部楔形、圆或心形，边全缘或3裂，有时掌状5裂。聚伞花序单生或作圆锥花序式排列，腋生或顶生，长达10 cm或更长，被柔毛；花单性，雌雄异株；雄花：淡黄色；萼片6，无毛，外轮卵形或椭圆状卵形，内轮阔椭圆形；花瓣6，倒披针状长圆形，先端2裂，基部两侧有耳，并内折；雄蕊6；雌花：萼片和花瓣与雄花相似；退化雄蕊6，微小；心皮6。核果近球形，成熟时紫红色或蓝黑色。花期5～8月，果期8～10月。

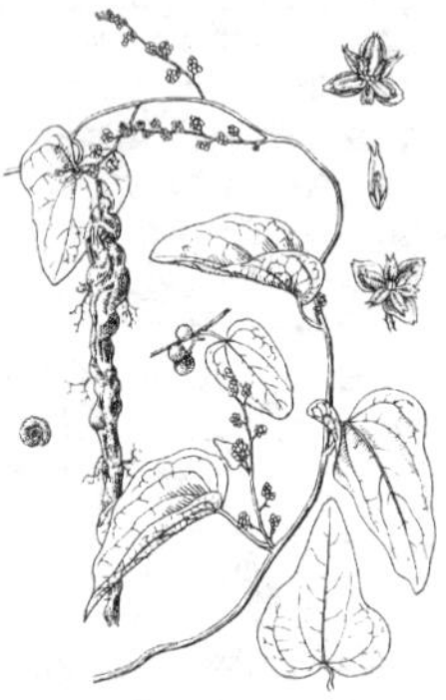

木防己

生于山坡、灌木丛、林缘、路边或疏林中。分布于华东、中南、西南以及河北、辽宁、陕西等地，尤以长江流域及其以南各地常见。

本植物的茎（小青藤、臭藤子）亦供药用，另设专条。

2. 毛木防己 *C. biculatus* （L.）DC. var. *mollis* （Wall. ex Hook. f. et Thoms.）Hara[*C. lenissimus* Gagnep.]

本变种与木防己相似，主要区别点是：毛木防己的萼片背面被白色柔毛。

生长环境与木防己相同。分布于广西、贵州、云南等地。

【采收加工】 9～10月采收，刮去粗皮，切段，晒干。

【药材】 木防己 *Cocculi Radix* 主产于河南、陕西、江西等地。

性状 根呈圆柱形，屈曲不直，稍呈连珠状凸起。表面黑褐色，有深陷而扭曲的沟纹和少数横向的瘢痕及支根痕。质硬，断面黄白色，粉性差，皮部极薄，木部有放射状纹理和小孔。气微，味微苦。

鉴别 根横切面：木栓层为10余列细胞。皮层薄壁细胞含草酸钙小方晶。中柱鞘为石细胞环。木质部宽阔；木射线细胞微木化。石细胞、射线细胞亦含草酸钙小方晶。

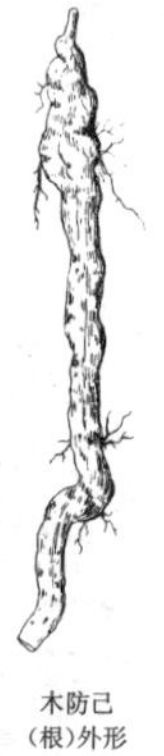

木防己
（根）外形

【成分】 含有吗啡碱类，阿扑菲碱类，苯甲基异喹啉碱类，异喹啉酮类，原小檗碱类，刺桐碱烷类及其他结构类型共90余个生物碱成分。主要有木防己碱（trilobine），异木防己碱（isotrilobine），木兰花碱（magnoflorine），木防己胺（trilobamine），去甲毛木防己碱（normenisarine），毛木防己碱（menisarine），表千金藤碱（epistephanine），木防己宾碱（coclobine）。

【药理】 1. 镇痛作用 木防己碱5～40 mg/kg腹腔注射，30分钟后明显延长小鼠热板痛反应时间，且随剂量提高而增强，作用维持180分钟以上，ED_{50}为13 mg/kg。连续应用不产生耐受性，对吗啡成瘾动物停吗啡后的戒断症状，无取消替代作用，为非麻醉性镇痛药。

2. 解热作用 木防己碱80 mg/kg、100 mg/kg腹腔注射对酵母发热大鼠有明显的退热作用。

3. 抗炎作用 木防己碱10～40 mg/kg腹腔注射或皮下注射，对蛋清、甲醛和角叉菜胶性大鼠足跖肿胀，棉球肉芽肿增生及小鼠腹腔毛细血管通透性增加和耳壳肿胀均有明显抑制作用。木防己碱使大鼠炎性组织释放的前列腺素E(PGE)明显降低，血浆皮质醇浓度升高，胸腺萎缩，肾上腺重量增加，表明木防己碱抗炎机制与兴奋下丘脑或垂体促肾上腺皮质激素（ACTH）释放以及抑制PGE合成与释放有关。

4. 肌肉松弛作用 碘化二甲基木防己碱(DTI)对大鼠、家兔、猫均有明显的肌松作用。麻醉兔、猫、大鼠静脉注射DTI（0.55～4.0 mg/kg）均能使间接刺激坐骨神经产生的胫前肌最大颤搐完全阻断。DTI对肌肉本身无直接作用，其作用部位在突触后膜，与乙酰胆碱竞争N_2受体，属非去极化型肌松剂。

5. 降压作用 猫静脉注射木防己碱1.25～20 mg/kg呈降压效应，并有剂量依赖关系。给麻醉动物（猫、犬、兔、大鼠）静脉注射DTI可引起血压显著下降，下降率为24.3%～61.5%，并有剂量依赖关系。犬间隔24小时静脉注射及大鼠连续静脉注射给药，DTI降压作用无明显快速耐受性。DTI 3 mg/kg、10 mg/kg口服，大鼠收缩压、麻醉大鼠平均压均有显著降低，0.5 mg/kg静脉注射对急性肾型高血压大鼠有明显的降压作用。麻醉犬静脉注射DTI后，心率减慢，血压迅速下降，左室收缩峰压及左室压力变化最大速率显著减少，但心排血量无显著变化。从木防己根茎中提出的生物碱经主动脉条实验证明具有α受体阻断作用。

6. 抗心律失常作用 盐酸木防己碱5 mg/kg、10 mg/kg静脉注射或腹腔注射，对氯仿、毒毛花苷G、氯仿、肾上腺素、氯化钙、乙酰胆碱、氯化钡所诱发的心律失常均有对抗作用。盐酸木防己碱0.5 mg/kg脑室注射或5 mg/kg静脉注射均能对抗脑室注射印防己毒素性心律失常。DTI 0.25～1 mg/kg静脉注射或腹腔注射对乌头碱、氯仿、肾上腺素、毒毛花苷G诱发的心律失常亦有一定的对抗作用。DTI 1.5 mg/kg腹腔注射使豚鼠心室肌动作电位平台期延长，3.0 μmol/L使家兔离体心房肌功能不应期延长。

7. 抑制血小板聚集作用 木防己碱无论体内与体外给药，均能抑制ADP诱导大鼠血小板聚集。木防己碱对血小板血栓烷A_2(TXA_2)的生成与活性也有明显的抑制作用，而对大鼠颈动脉壁前列环素(PGI_2)的生成无明显的抑制作用。其抗血小板聚集作用可能与抑制环氧化酶有关。

8. 对血脂及血液流变学的影响 DTI 0.5 mg/kg腹腔注射可升高正常大鼠总胆固醇，降低正常大鼠和高脂饲养大鼠的高密度脂蛋白胆固醇以及高密度脂蛋白胆固醇与低密度脂蛋白胆固醇的比值；在10 μl/kg静脉注射能促进家兔血栓形成，在5 μg/kg、10 μg/kg时增加高切变率下血浆黏度。

9. 体内过程 用高效液相色谱法测定木防己碱在兔体内药代动力学，家兔静脉注射40 mg/kg后药时数据符合二室开放模型，$t_{1/2\alpha}$为0.95～1.54小时，揭示该药静脉注射后消除快。

毒性 盐酸木防己碱小鼠腹腔注射的LD_{50}为52 mg/kg，大鼠为162 mg/kg，给药后出现不同程度腹部刺激症状，随后安静，闭眼垂头。亚急性毒性试验表明碘化二甲基木防己碱不引起心肝肾明显病理变化。

【炮制】 除去杂质，水浸半日，洗净，取出分档，润透，切厚片，晒干。

饮片性状 参见“药材”项。

【药性】 苦、辛，寒。归膀胱、肾、脾经。

1.《药性论》：“味苦、辛。”

2.《陕西中药志》:"辛甘,无毒。入膀胱经。"

3.《天目山药用植物志》:"性寒,味苦。"

4.《贵州草药》:"性温,味苦、辛。"

5.《青岛中草药手册》:"入膀胱、肺经。"

6.《福建药物志》:"苦、辛,凉。"

【功用主治】 祛风除湿,通经活络,解毒消肿。主治风湿痹痛,水肿,小便淋痛,闭经,跌打损伤,咽喉肿痛,疮疡肿毒,湿疹,毒蛇咬伤。

1.《药性论》:"治男子肢节中风,毒风不语,主散结气痈肿,温疟,风水肿,去膀胱热。"

2.《中国药用植物图鉴》:"有祛风行水,泻下焦血分湿热的功用。中医用治水肿及淋痛,并治风湿关节痛,痈肿,恶疮等症。"

3. 广州空军《常用中草药手册》:"清热解毒,消肿止痛。主治风湿骨痛,坐骨神经痛,肢体麻痹,泌尿系结石,咽喉肿痛,急性肠炎。跌打损伤,毒蛇咬伤,疮毒。"

4.《贵州草药》:"祛风除湿,镇痛化瘀,杀虫。主治肚痛吐酸水,风湿骨节痛,跌打损伤,麻风。"

5.《台湾药用植物志》:"根为利尿剂,治水肿,淋病,膀胱炎,神经痛,偻麻质斯,中风及面疔。""治肿毒,去热,疼痛,胃病,感冒,腹痛,霍乱及肺出血。"

【用法用量】 内服:煎汤,5～10 g。外用:煎水熏洗;捣敷;或磨浓汁涂敷。

【宜忌】 阴虚、无湿热者及孕妇慎服。

1.《药性论》:"畏女菀、卤碱。"

2.《陕西中药志》:"阴虚及内无湿滞者忌用。"

【选方】 1. 治产后风湿关节痛　木防己 30 g,福建胡颓子根 15 g。酌加酒、水煎服。(《福建药物志》)

2. 治风湿痛、肋间神经痛　木防己、牛膝各 15 g。水煎服。(《浙江药用植物志》)

3. 治肾炎水肿、尿路感染　木防己 9～15 g,车前子30 g。水煎服。(《浙江药用植物志》)

4. 治血淋　木防己 60 g,蝼蛄 2 个。水煎服。(《福建药物志》)

5. 治遗尿,小便涩　防己、葵子、防风各一两。上三味,㕮咀,以水五升煮取三升半,分三服,散服亦佳。(《千金方》,后世称此方为三物木防己汤)

6. 治胸膈支饮,其人喘满,心下痞坚,面色黧黑,其脉沉紧,得之数十日,医吐下之不愈　木防己三两,石膏十二枚(鸡子大),桂枝三两,人参四两。上四味以水六升,煮取二升,分温再服。(《金匮要略》木防己汤)

7. 治胃痛,中暑腹痛　木防己根 8 g,青木香 6 g。水煎服,或嚼服。(《湖南药物志》)

【临床报道】 治疗热痹　用山东蒙山所产之木防己(未注明原植物拉丁学名),以 60 度白酒浸泡 60 日制成 10%药酒。每次服 10～20 ml,日 3 次,10 日为 1 个疗程,疗程间休息 4～5 日,持续服药 3 个疗程者 50 例,3 个疗程以上者 70 例,结果总有效率 93.3%。其中治愈 51 例,占 42.5%。红肿热痛消失,舌质由红转淡,舌苔变薄白;好转 39 例,占 35%。关节红肿消失,疼痛明显好转;有效 12 例,占18.3%。服药期间关节红肿好转、疼痛自觉减轻;无效 8 例,占 6.7%。无效均同胃肠刺激明显有关,未能坚持服药,主要为恶心,呕吐,大便泄泻。1 例眩晕,血压为 12.0/6.67 kPa。

【各家论述】 1.《本草拾遗》:"汉防己主水气,木防己主风气,宣通。"

2.《长沙药解》:"汉防己泄经络之湿淫,木防己泄脏腑之水邪。"

3.《本草正义》:"藏器虽谓治风用木防己,治水用汉防己,张石顽亦有根苗分治之说,似乎二者功力颇近,正不必拘牵旧说,执而不化。"

0720 木豆叶 mù dòu yè (《陆川本草》)

【基原】 为豆科木豆属植物木豆的茎叶。

【原植物】 参见"木豆"条。

【采收加工】 生长期均可采集,鲜用。

【成分】 叶含黄酮类:牡荆苷(vitexin),异美五针松双氢黄酮(pinostrobin),柚皮素-4′,7-二甲醚(naringenine-4′,7-dimethyl ether),异牡荆苷(isovitexin),芹菜素(apigenin),木犀草素(luteolin),柚皮素-4′,7-二甲醚(naringenine-4′,7-dimethyl ether)。水杨酸(salicylicacid),三十一烷(hentriacontane),2-羧基-3-羟基-4-异戊烯基-5-甲氧基芪(2-carboxy1-3-hydorxy-4-isoprenyl-5-methoxy-stilbene),虫膝蜡醇(laccerol),3-羟基-4-异戊烯基-5-甲氧基-芪(longistyline A),2-异戊烯基-3-甲氧基-5-羟基芪(longistyyline C)。

【药性】 淡,平。

【功用主治】 解毒消肿。主治小儿水痘,痈肿疮毒。

【用法用量】 外用:煎水洗;或捣敷。

0721 木豆根 mù dòu gēn (《浙江药用植物志》)

【异名】 山豆根(《四川中药志》)。

【基原】 为豆科木豆属植物木豆的根。

【原植物】 参见"木豆"条。

【采收加工】 全年均可采挖,洗净,切片,晒干。

【药性】 苦,寒。

1.《四川中药志》1960 年版:"性寒,味苦,无毒。入肺、心、大肠经。"

2.《浙江药用植物志》:"甘,微酸,温。"

【功用主治】 清热解毒,利湿,止血。主治咽喉肿痛,痈疽肿痛,痔疮出血,血淋,水肿,小便不利。

1.《四川中药志》1960 年版:"能清热解毒,止痛杀虫。治咽喉肿痛,牙痛,痔肿,腹痛下利,咳嗽气喘,下寸白虫,敷蛇咬及蜘蛛伤肿等。"

2.《浙江药用植物志》:"清热解毒,利水消肿,主治水肿,血淋,痔血,痈疽肿毒。"

【用法用量】 内服:煎汤,9～15 g;或研末。外用:煎水洗;或捣敷。

【宜忌】《四川中药志》1960 年版:"脾胃虚寒无热者忌用。"

【选方】 1. 治水肿　(木豆)根、苡仁各 15 g。水煎服,忌食盐。

2. 治血淋　(木豆)根、车前子各 9 g。水煎服。

3. 治痔血　(木豆)根浸酒 12 小时,取出,焙干研粉。每次 9 g,黄酒冲服。(1～3 方出自《浙江药用植物志》)

0722 木虾公 mù xiā gōng (《新华本草纲要》)

【异名】 金黄泽、上树虾、上树黄泽(《广西药用植物名录》),鸡背石斛、虾公草(《新华本草纲要》)。

【基原】 为兰科石斛属植物聚石斛的全草。

【原植物】 聚石斛 *Dendrobium jenkinsii* Wall. ex Lindl. [*D. aggregatum* Roxb.]

附生植物。茎聚生,卵状长圆形或近纺锤形,具四棱,2～5 节,长 1～5 cm,顶生 1 叶。叶片革质,长圆形,长 1～8 cm,宽 6～30 mm,先端微凹,基部具短柄。总状花序生于上部茎节上,具 2 至多数花;花苞片很小,三角形;花黄色;中萼片卵状披针形,长 1 cm左右;侧萼片与中萼片同形、等大;萼囊近球形,长约5 mm;花瓣椭圆形,比萼片宽 2 倍,先端急尖;唇瓣横长圆形或肾形,长 1～2.3 cm,边缘具睫毛,唇盘凹陷,被柔毛,基部席卷,具爪。合蕊柱极短。

附生于树上。分布于广东、广西、海南、云南。

【采收加工】 全年均可采，干用者，去根洗净，晒干或烘干；鲜用者，随采随用或栽植。

【药材】 木虾公 *Dendrobii Jenkinsii Herba* 主产于广东。

性状 假鳞茎样的茎呈三棱或四棱状纺锤形，表面金黄色，平滑而有光泽，全体具 3～4 节，节处呈线状凹入。质坚，体轻，纵向撕裂呈疏松海绵状，类白色，折断面纤维性。气微，味淡。

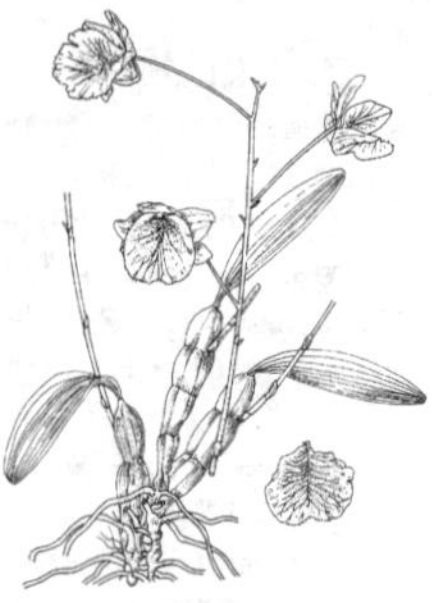

聚石斛

鉴别 茎横切面：表皮细胞壁极厚，层纹孔沟明显。维管束外侧纤维群呈马蹄形或圆形，有 2～10 列纤维；硅质块极多。

【药性】 甘、淡，凉。

1.《广西本草选编》："味甘，性平。"

2.《全国中草药汇编》："甘、淡，凉。"

【功用主治】 润肺止咳，滋阴养胃。主治肺热咳嗽，肺结核，哮喘，痢疾，口腔炎，胃痛，小儿疳疾。

1.《广西本草选编》："滋阴清热，润肺止咳。主治肺结核，支气管炎，哮喘，痢疾，口腔炎，胃痛，小儿疳疾。"

2.《全国中草药汇编》："润肺化痰，止咳平喘。主治肺热咳嗽，哮喘。"

【用法用量】 内服：煎汤，6～15 g。

【选方】 治哮喘 鲜木虾公 30～60 g，鸡肉（或猪瘦肉）60～120 g。煎汤，喝汤吃肉。视病情轻重，每日 1～2 剂。如体质虚弱可加党参 15～30 g。连服 3～4 日为 1 个疗程。（《全国中草药汇编》）

0723 木姜子 mù jiāng zǐ （《湖南药物志》）

【基原】 为樟科木姜子属植物清香木姜子、毛叶木姜子和木姜子的果实。

【基原】 1. 清香木姜子 *Litsea euosma* W. W. Smith

落叶小乔木，高 10 m。幼枝有短柔毛；顶芽圆锥形，外被黄褐色柔毛。叶互生；叶柄长1.5 cm；叶片卵状椭圆形或长圆形，长 7～14 cm，宽 2.5～5 cm，先端渐尖，基部楔形略圆，上面深绿色，无毛，下面粉绿色，被疏柔毛，中脉稍密。雌雄异株；伞形花序腋生，常 4 个簇生于短枝上，每一花序有花 4～6 朵，先叶开放或与叶同时开放；花被裂片 6，黄绿色或黄白色，椭圆形；能育雄蕊 9，花丝有灰黄色柔毛，花药 4 室，皆内向瓣裂。果球形，直径 5～7 mm，先端具小尖头，成熟时黑色；果柄长4 mm，果托不增大，有稀疏短柔毛。花期 2～3 月，果期 9 月。

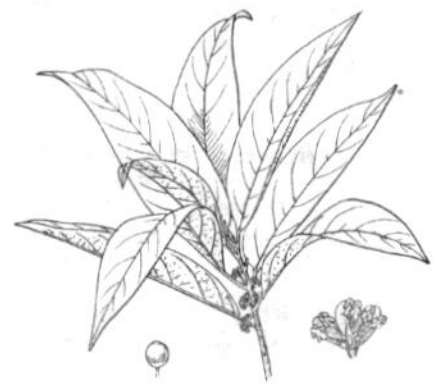

清香木姜子

生于山地阔叶林中湿润处。分布于江西、湖南、广东、广西、四川、贵州、云南、西藏等地。

2. 毛叶木姜子 *L. mollis* Hemsl. [*L. mollifolia* Chun]

本种与清香木姜子相似，其特点是：植株高达 4 m。叶互生或聚生于枝顶；叶柄被白色柔毛；叶片长圆形或椭圆形，长 4～12 cm，宽 2～4.8 cm，先端急尖，基部楔形，上面中脉疏被柔毛，下面绿白色，密被白色柔毛。伞形花序，常 2～3 个簇生于短枝上；花被黄色，宽倒卵形；退化雌蕊无。果球形，直径约 5 mm，成熟时蓝黑色，果梗长 5～8 mm。花期 3～4 月，果期 9～10 月。

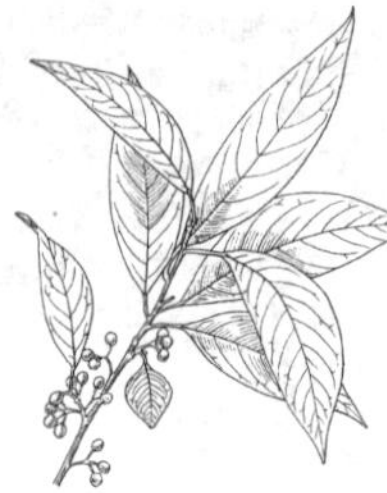

毛叶木姜子

生于山坡灌木丛中或常绿阔叶林缘或次生阔叶林中。分布于湖北、湖南、广东、广西、四川、贵州、云南及西藏东部等地。

3. 木姜子 *L. pungens* Hemsl.

本种与清香木姜子相似，其特点是：植株高 3～8 m。幼枝黄绿色，老枝黑褐色；顶芽鳞片无毛。叶互生，常聚生于枝顶；叶柄有毛，后变无毛；叶片披针形或倒卵状披针形，长 5～15 cm，宽 2.5～5.5 cm，先端短尖，基部楔形，下面淡绿色，幼时被绢状柔毛。伞形花序腋生；每花序有花 8～12 朵，花被黄色；花丝仅基部有毛；退化雌蕊细小。果球形，直径 7～10 mm，成熟时蓝黑色；果梗长 1～2.5 cm，先端略增粗。花期 3～5 月，果期 9 月。

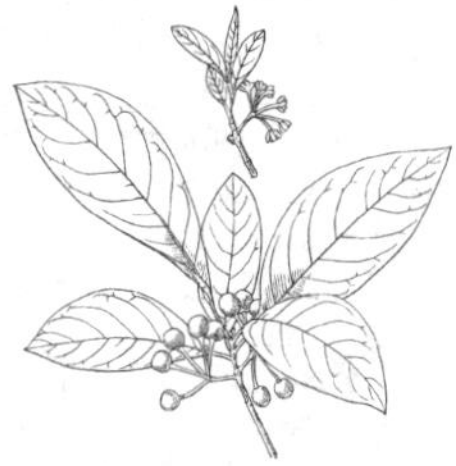

木姜子

生于溪旁和山地阳坡杂木林中或林缘。分布于山西、浙江、河南、湖北、湖南、广东、广西、四川、贵州、云南、西藏、陕西、甘肃等地。

本植物的根（木姜子根）、茎（木姜子茎）、叶（木姜子叶）亦供药用，另设专条。

【采收加工】 8～9 月采收，晒干。

【药材】 木姜子 *Litseae Mollis Fructus* 产于湖北、湖南、贵州、四川、云南等地。

性状 果实类圆球形。外表面黑褐色或棕褐色，有网状皱纹，先端钝圆，基部可见果柄脱落的圆形瘢痕，少数残留宿萼及折断的果柄。除去果皮，可见硬脆的果核，表面暗棕褐色。质坚脆，有光泽，外有一隆起纵横纹。破开后，内含种子 1 粒，胚具子叶 2 片，黄色，富油性。气芳香，味辛辣，微苦而麻。

【化学成分】 1. 清香木姜子 鲜果含挥发油（2.5%～3%），主要成分为 α 和 β-柠檬醛（citrala），柠檬烯（limonene），香茅醛（citronellal），芳樟醇（linalool），牻牛儿醇（geraniol）等。种仁含油 57.7%，脂肪酸：月桂酸（lauric acid），癸酸（capric acid），肉豆蔻酸（myristic acid），油酸（oleic acid），亚油酸（linoleic acid），棕榈酸（palmitic acid），十四碳烯酸（tetradecenoic acid）等。

2. 毛叶木姜子 果含挥发油 3%～5%，脂肪油 25%。

3. 木姜子 干果含挥发油 2%～6%，主要成分为柠檬醛，牻牛儿醇，柠檬烯等。种仁含油，脂肪酸：月桂酸，癸酸，还含十二碳烯酸（dodecenoic acid），癸烯酸（decenoic acid），十四碳烯酸，肉豆蔻酸，油酸，亚油酸，辛酸（caprylic acid）等。

【药理】 1. 平喘作用 离体气管平滑肌试验表明，山苍子油（毛叶木姜子果实提取的挥发油）10 μl/ml 能松弛豚鼠正常气管平滑肌及乙酰胆碱或组胺致痉的气管平滑肌。预先加入挥发油可阻断乙酰胆碱及组胺引起的收缩。用含1 μl/ml挥发油的 Locke 液灌流，第三分钟开始就能增加正常豚鼠离体肺灌流量，给豚鼠灌胃 300 μl/kg，腹腔注射170 μl/kg，对 5%乙酰胆碱喷雾引起的支气管痉挛有明显的保护作用。在大鼠被动皮肤过敏试验、豚鼠过敏性休克和豚鼠离体回肠过敏性收缩试验等，其挥发油均呈明显抗过敏作用，同时对慢反应物质所致豚鼠肠段收缩亦有明显的拮抗作用。表明其平喘作用除扩张支气管，还与抗过敏介质的形成和释放有关。

2. 抗心律失常作用　给小鼠灌胃毛叶木姜子油 0.3 ml/kg，连续 3 日，能明显降低氯仿引起的心室颤动的发生率，亦能对抗氯化钡引起的心律失常，对氯化钡所致大鼠的双向性心动过速的心律失常迅速恢复为正常窦性心律，对毒毛花苷 G 引起的心律失常无对抗作用。

3. 抗真菌作用　0.005%～0.01%木姜子油能抑制试管内黄癣菌、断发毛癣菌、絮状表皮癣菌、石膏样小孢子菌等 9 种皮肤癣菌。0.033%～0.1%还能抑制白念珠菌、新型隐球菌、孢子丝菌及几种皮肤着色真菌(裴氏着色真菌、卡氏枝孢菌、茄病镰刀霉、粉绿木霉等)。惟对曲菌抑菌力较弱，直到浓度加大到 1%，才能抑制黄曲霉和烟曲霉。除抑菌作用外，木姜子油尚有一定程度的杀菌作用。初步认为抑菌有效成分为柠檬醛等。

【药性】 辛、苦，温。

1.《湖南药物志》："苦、辛，无毒。"

2.《贵州民间药物》："性温，味辛。"

【功用主治】 温中行气，燥湿健脾，解毒消肿。主治胃寒腹痛，暑湿吐泻，食滞饱胀，痛经，疝痛，疟疾，疮疡肿痛。

1.《重庆草药》："逐寒，镇痛，健胃，消饱胀。治心胃冷气痛，冷骨风，寒食摆子，痛经。"

2.《湖南药物志》："祛风散寒。"

3.《贵州民间药物》："健脾燥湿，助消化，外治疮毒。"

4.《甘肃中草药手册》："主治胸腹胀满，消化不良，水泻腹痛。"

5.《全国中草药汇编》："祛风行气，健脾利湿。主治中暑吐泻。"

【用法用量】 内服：煎汤，3～10 g；研粉每次 1～1.5 g。外用：捣敷或研粉调敷。

【宜忌】 热证忌服。

【选方】 1. 治发痧气痛　木姜子、青藤香、蜘蛛香各3 g。研末，酒吞服。

2. 治消化不良，胸腹胀　木姜子焙干，研末，每次吞服 1～1.5 g。(1、2 方出自《贵州民间药物》)

3. 治关节痛　(木姜子)果 30 g，雄黄 15 g，鸡屎 60 g。捣烂炒热，布包揉擦痛处。(《湖南药物志》)

0724 木莲果 mù lián guǒ (《天目山药用植物志》)

【基原】 为木兰科木莲属植物木莲的果实。

【原植物】 木莲 *Manglietia fordiana* Oliv. 又名：山厚朴(《广西药用植物名录》)。

乔木，高达 20 m。嫩枝及芽有红褐色短毛。叶互生；叶柄长 1～3 cm；托叶痕半椭圆形，长 3～4 cm；叶片革质，狭椭圆状倒卵形或倒披针形，长 8～17 cm，宽 2.5～5.5 cm，先端急尖，通常钝头，基部楔形，边缘稍反卷，叶背疏生红褐色毛。花梗长 6～18 mm，被红褐色短柔毛，苞片脱落，留下脱落痕环。花被 9 片，白色，外轮 3 片，长圆状椭圆形，长 6～7 cm，内两轮倒卵形，长 5～6 cm；雄蕊多数；雌蕊心皮多数。聚合果倒卵形，成熟时带木质，呈紫红色。种子椭圆形，长 6～7 mm，红色。花期 4～5 月，果期 8～10 月。

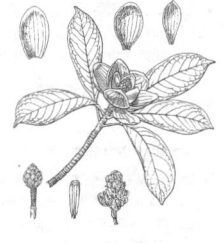

木　莲

生于海拔 1 300 m 以下常绿阔叶林中。分布于浙江、安徽、福建、江西、湖南、广东、广西、贵州、云南等地。

【采收加工】 8 月(处暑前后)在果实成熟未开裂前摘取，剪除残余果柄，不使碎散，充分晒干。

【药材】 木莲果 *Manglietiae Fordianae Fructus*　主产于浙江。

性状　果实由多数蓇葖果聚合而成，形如松球，长约 4 cm，直径 3～4 cm，基部膨大。外表紫褐色，内侧棕褐色。蓇葖果开裂后，可见暗紫红色的种子 2 枚。剥开种皮，有灰白色而富有油质的子叶 1 枚，气香，味淡。

【成分】 种子油中含有脂肪酸：主要有棕榈酸(palmitic acid)，油酸(oleic acid)，亚油酸(linoleic acid)。种子中含有人体所需要的 16 种氨基酸，其中含 7 种必需氨基酸，即赖氨酸、苯丙氨酸、亮氨酸、异亮氨酸、苏氨酸、甲硫氨酸、缬氨酸。另含有 15 种矿质元素，其中钙、铁、镁、磷、铜等含量最高。

【药性】 1.《天目山药用植物志》："具芳香气，味淡。"

2.《全国中草药汇编》："味辛，性凉。"

【功用主治】 通便，止咳。主治实热便秘，老人咳嗽。

1.《天目山药用植物志》："治实火便闭，老人干咳。"

2.《全国中草药汇编》："止咳，通便。"

【用法用量】 内服：煎汤，9～30 g。

0725 木通根 mù tōng gēn (《药性论》)

【异名】 八月瓜根《草木便方》，五叶木通根(《全国中草药汇编》)。

【基原】 为木通科木通属植物木通、三叶木通或白木通的根。

【原植物】 参见"木通"条。

【采收加工】 9～11 月采挖，晒干或烘干。

【成分】 木通根含有甾醇类：豆甾醇(stigmasterol)，β-谷甾醇(β-sitosterol)，胡萝卜苷(daucosterol)。

【药性】 味苦，性平。归膀胱、肝经。

1.《草木便方》："辛、涩，温。"

2.《重庆草药》："味甜，性温，无毒。"

3.《江西草药》："性平，味苦。"

4.《福建药物志》："苦，微寒。"

【功用主治】 祛风除湿，活血行气，利尿，解毒。主治风湿痹痛，跌打损伤，经闭，疝气，睾丸肿痛，脘腹胀闷，小便不利，带下，虫蛇咬伤。

1.《药性论》："治项下瘤瘿。"

2.《草木便方》："补肾益精，强阴。治劳伤，疝气，腰脚肿疼，损伤。"

3.《分类草药性》："治风湿腰痛，膀胱疝气，咳嗽。"

4.《重庆草药》："治痨伤吐血，闭经，腰背痛，痔漏，带浊，月瘕，跌打损伤。"

【用法用量】 内服：煎汤，9～15 g；磨汁或浸酒。外用：鲜品捣烂敷患处。

【宜忌】《冯氏锦囊》："苦寒能利，凡病人脾虚作泻者勿服。"

【选方】 1. 治胁肋刺痛膨胀，小便赤涩，大便不利，或浮肿　木通紫赤根、陈皮(去白)、甘草(炙)各一两。上㕮咀，每服一两，水二盏，生姜三片，枣子一枚，灯心十茎，煎至一盏去滓，通口服，不拘时候。(《圣惠方》木通散)

2. 治关节风痛，陈伤，闭经　三叶木通根 15 g，水煎服，或冲黄酒服。(《浙江民间常用草药》)

3. 治腰痛三叶　木通根 30 g，浸酒服。(《江西草药》)

4. 治胃肠胀闷　三叶木通根 15 g，红木香 15 g。水煎服。(《浙江民间常用草药》)

5. 治睾丸肿痛　三叶木通根 30～60 g，枸骨根 60 g，鸡蛋 1

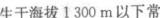

个。水煎，服汤食蛋。(《江西草药》)

6. 治疝气，睾丸炎　三叶木通根、荔枝核各 30 g，小茴香 6 g。水煎服。(《福建药物志》)

7. 治红崩白带　五叶木通根(鲜)、泡桐树根各 120 g，切细，与猪肉 50 g 同煮烂，吃肉喝汤，每日 2 次，1 剂分 2 日服完。可加适量白糖矫味，忌放食盐。服药期间忌生冷、辣物。(《全国中草药汇编》)

0726 木麻黄 mù má huáng (《广西药用植物名录》)

【异名】 木贼叶木麻黄(《台湾药用植物志》)。

【基原】 为木麻黄科木麻黄属植物木麻黄的幼嫩枝叶或树皮。

【原植物】 木麻黄 *Casuarina equisetifolia* Forst.　又名：驳骨松(《广州植物志》)，短枝木麻黄、马尾树(《中国植物志》)。

常绿乔木，高 10～30 m，胸径约 70 cm。幼树的树皮为赭红色，较薄，皮孔密集；老树的树皮粗糙，深褐色，不规则纵裂，内皮深红色。枝红褐色，有密集的节，下垂。叶鳞片状，淡褐色，常 7 枚紧贴轮生。花单性，雌雄同株或异株；雄花序穗状，几无总花梗，雄花花被片 2，早落，有 1 枚雄蕊和 4 个小苞片；雌花序为球形或头状，顶生于短的侧枝上，较雄花序短而宽，雌花有 1 枚苞片和 2 枚小苞片，无花被，雌蕊由 2 枚心皮组成，子房上位，初为 2 室，因后位退化而成为单室，花柱短，有 2 条通常为红色的线形柱头。球果，直径 1～1.2 cm，有短梗，木质的宿存小苞片背面有微柔毛，内有一薄翅小坚果；种子单生，种皮膜质。花期 4～5 月，果期 7～10 月。

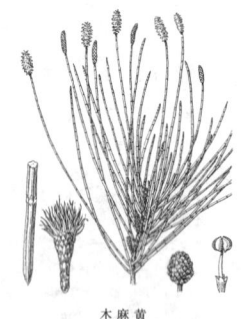

木麻黄

我国福建、台湾、广东、海南、广西沿海地区有栽培。原产于澳大利亚东北部、北部及太平洋岛屿近海沙滩和沙丘上。

本植物的种子(木麻黄种子)亦供药用，另设专条。

【栽培】 生物学特性　喜高温多湿气候。幼苗期不耐旱，耐盐碱，抗沙埋。以向阳、疏松肥沃的中性或微碱性的新冲积砂土栽培为宜，能与根瘤菌共生。

繁殖方法　种子繁殖：选择 10～12 年生的短枝型中的细枝类型，主干形直，树冠呈塔形，枝桠细密，抗风力强，变异性小，生长迅速的优良植株采种。待果实呈黄褐色或灰褐色，鳞片微裂时采种，暴晒 2～3 日，待种子自行脱落后，收集贮藏。播种时期以 5～6 月或 10～11 月为宜，亦可 2～3 月播种，播前将种子用温水(45～50 ℃)浸泡，后用湿砂贮藏2～3 日，待种子萌动后，取出稍晾，接种根瘤菌。可将根瘤菌先捣碎，并与细土拌匀，再与种子混合后播种育苗。成苗后，于春、秋两季按行株距 2.7 m×2.7 m 开穴，穴内施足基肥，适当撒一些石灰，然后栽种。填土压实，浇足水。

田间管理　生长期间要经常注意有无侧根露出，若有应随即培土，并增施追肥。

病虫害防治　病害有青枯病，虫害有星天牛等。

【采收加工】 4～6 月采摘嫩枝，或剥取树皮，均鲜用或晒干。

【药材】 木麻黄 *Casuarinae Cacumen*　产于福建、广东、广西等地。

性状　枝条较长，主枝圆柱形，灰绿色或褐红色，小枝轮生，灰绿色，约有纵棱 7 条，纤细。节密生，节间长 3～6 mm，鳞叶 7 枚轮生，下部灰白色，先端红棕色。枝条顶端有时有穗状雄花序和头状雌花序。节易脱落，枝条易折断，断面黄绿色。气微，味淡。

【成分】 叶含三萜成分：羽扇豆醇(lupeol)，蒲公英赛醇(taraxerol)，计曼尼醇(germanicol)，黏霉烯醇(glutinol)，羽扇烯酮(lupenone)，β-香树脂醇(β-amyrin)，蒲公英赛醇乙酸酯(taraxerol acetate)，β-香树脂醇乙酸酯(β-amyrin acetate)等。甾醇成分：β-谷甾醇(sitosterol)，豆甾醇(stigmasterol)，菜油甾醇(campesterol)，胆甾醇(cholesterol)，24-甲基-5-胆甾烯-3 β-醇(24-methyl cholest-5-en-3β-ol)，24-乙基-5-胆甾烯-3β-醇(24-ethylcholest-5-en-3β-ol)，24-乙基-5，22-胆甾二烯-3β-醇(24-ethylc holest-5，22-dien-3β-ol)等。黄酮类成分：胡桃苷(juglanin)，阿福豆苷(afzelin)，三叶豆苷(trifolin)，异槲皮素(isoquercetin)等。氨基酸成分：色氨酸，亮氨酸，缬氨酸，甘氨酸等。

枝和叶含三萜类化合物：古柯二醇(erythrodiol)，齐墩果酸(oleanolic acid)，3-*O*-(*E*)-香豆酰-香树脂醇Ⅰ〔3-*O*-(*E*)-coumaroyl-amyrinⅠ〕，3-*O*-(*Z*)-香豆酰-香树脂醇〔3-*O*-(*Z*)-coumaroyl-amyrin〕，3-*O*-二氢香豆酰-香树脂醇(3-*O*-dihydrocoumaroyl-amyrin)，3-*O*-(*E*)-香豆酰古柯二醇Ⅰ〔3-*O*-(*E*)-coumaroylerythrodiolⅠ〕，3-*O*-(*Z*)-香豆酰古柯二醇〔3-*O*-(*Z*)-coumaroylerythrodiol〕，3-*O*-(*E*)-香豆酰齐墩果酸Ⅰ〔3-*O*-(*E*)-coumaroyloleanolic acidⅠ〕，3-*O*-(*Z*)-香豆酰齐墩果酸〔3-*O*-(*Z*)-coumaroyloleanolic acid〕。又含黄酮类：槲皮素(quercetin)，山柰酚(kaempferol)。

心材还含酚性及鞣质成分：右旋儿茶素(catechin)，右旋没食子儿茶素(gallocatechin)，左旋表儿茶素(epicatechin)，左旋表没食子儿茶素(epigallocatechin)，没食子酸(gallic acid)，原儿茶酸(protocatechuic acid)，没食子酸甲酯(methyl gallate)，左旋表儿茶素-3-没食子酸酯(epicatechin-3-gallate)，左旋表没食子儿茶素-3-没食子酸酯(epigallocatechin-3-gallate)。

【功用主治】 《台湾药用植物志》："(印度)树皮为慢性腹泻及痢疾之优良收敛剂，浸剂为强壮药；(马来西亚)树皮治腹泻及痢疾，洗涤脚气，煎剂治疝痛；(菲律宾)树皮大剂量煎服，为调经药及催产药。""嫩枝煎汁，洗涤肿毒，贴前额头痛。"

0727 木棉皮 mù mián pí (《生草药性备要》)

【基原】 为木棉科木棉属植物木棉的树皮。

【原植物】 参见"木棉花"条。

【采收加工】 全年均可采剥，晒干。

【药材】 木棉皮 *Bombacis Cortex*　产于广东、广西等地。

性状　树皮条片状或卷筒状，长 5～6 cm，宽 2～3 cm，厚 0.3～1.5 cm。外表灰黄棕色或红棕色，粗糙，密生椭圆形钉刺，乳头状微凸，钉刺上有层纹，不易剥落，有时刺尖被磨去，内表面红棕色，有纵向纹理。质韧，不易折断，断面纤维状。微香，味淡。

鉴别　粉末特征：棕色。纤维甚长，壁厚，木化，有裂纹，孔沟多不明显。草酸钙簇晶众多。黏液细胞单个散在或2～3 个相集，呈类圆形或椭圆形，用乙醇装置观察，可见黏液质团块，微现层状纹理。角刺中细胞带橙棕色，呈类圆形、多角形或长方形，壁厚，木化，胞腔内含红棕色或黄棕色物，偶亦含簇晶。棕色块随处散在，形状不规则，也有存在于薄壁细胞中，排列成行。

【成分】 茎皮中含三萜类：化合物羽扇豆醇(lupeol)和羽扇烯酮(lupenone)。

心材中含 7-羟基卡达烯(7-hydroxycadalene)，8-甲酰基-7-羟基-5-异丙基-2-甲氧基-3-甲基-1，4-萘醌(8-formyl-7-hydroxy-5-isopropyl-2-methoxy-3-methyl-1，4-naphthoquinone)。

【药理】 1. 抗炎作用　树皮、茎的木质部对大鼠角叉菜胶性足跖肿胀均呈明显的抗炎活性。

2. 其他作用　木棉皮提取物对乙酰胆碱所致的大鼠离体回

肠痉挛性收缩有拮抗作用。提取物的药物浓度为1∶50时,在体外对金黄色葡萄球菌有抑制作用。树皮、茎的木质部能明显减轻由四氯化碳引起的肝组织脂肪变性、气球样变性、肝细胞坏死等肝损伤。木棉皮甲醇提取物具有强大的抗血管生成素活性,通过分离,其有效成分为羽扇豆醇。木棉皮提取物具有潜在的降压作用。

毒性　小鼠灌胃木棉皮提取物 100 g/kg(最大体积和浓度)观察 7 日无异常反应;小鼠腹腔注射的 LD_{50} 为 1.93 g/kg。

【炮制】 取原药材,除去杂质,稍泡后洗净,润透,切丝,干燥。

饮片性状　本品为丝片状,宽约 5 mm。余参见"药材"项。

贮干燥容器内,置通风干燥处。

【药性】 辛、苦,凉。

1.《生草药性备要》:"味劫,性平。"

2.《本草求原》:"涩、辛,平。"

3. 广州部队《常用中草药手册》:"甘,凉。"

4.《四川中药志》1982 年版:"微苦,凉。"

【功用主治】 祛风利湿,清热解毒,散瘀止血。主治风湿痹痛,泄泻,痢疾,慢性胃炎,胃溃疡,崩漏下血,疮疖肿痛。

1.《生草药性备要》:"消疮肿,止痛,敷跌打,消红肿。又治木棉疔,煲肉食。"

2.《本草求原》:"治跌打,大疮,活血。"

3.《岭南采药录》:"治腰脚不遂,血脉顽痹,腿膝疼痛,赤白痢疾。"

4. 广州部队《常用中草药手册》:"清热利湿。治慢性胃炎,胃溃疡,产后浮肿。"

【用法用量】 内服:煎汤,15～30 g。外用:捣敷。

【选方】 治胃癌　木棉树皮 1 150 g,瘦猪肉 150 g,加 5 kg 水,煮 7～8 小时,浓煎至 1 碗,每日 1 次。若连服 1 星期后,觉痛苦渐减,应继续服到痊愈为止,不可间断。(《抗癌本草》)

0728 木棉花 mù mián huā (《生草药性备要》)

【异名】 木绵花、斑枝花(《汪石丞集》),琼枝(《梧浔杂佩》),攀枝花(《四川中药志》)。

【基原】 为木棉科木棉属植物木棉的花。

【原植物】 木棉 *Bombax malabaricum* DC. [*Gossampinus malabarica* (DC.) Merr.]

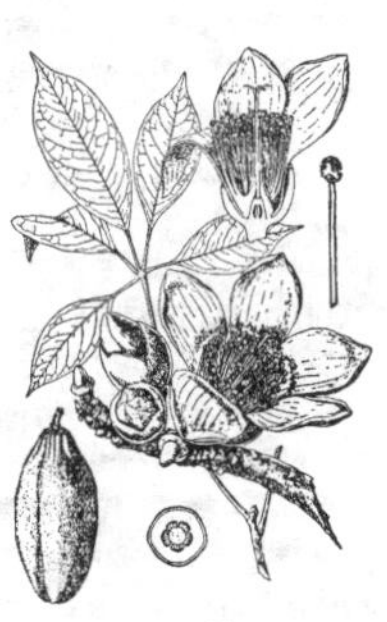

木　棉

落叶大乔木,高达 25 m。树皮深灰色,树干常有圆锥状的粗刺,分枝平展。掌状复叶;总叶柄长 10～20 cm;小叶5～7 枚,长圆形至长圆状披针形,长 10～16 cm,宽 3.5～5.5 cm;小叶柄长 1.5～4 cm。花生于近枝顶叶腋,先叶开放,红色或橙红色,直径约 10 cm;萼杯状,厚,3～5 浅裂;花瓣肉质,倒卵状长圆形,长 8～10 cm,两面被星状柔毛;雄蕊多数,下部合生成短管,排成 3 轮,内轮部分花丝上部分 2 叉,中间 10 枚雄蕊较短,不分叉,最外轮集生成 5 束,花药 1 室,肾形,盾状着生;花柱长于雄蕊;子房 5 室。蒴果长圆形,木质,长 10～15 cm,被灰白色长柔毛和星状毛,室背 5 瓣开裂,内有丝状绵毛。种子多数,倒卵形,黑色,藏于绵毛内。花期春季,果期夏季。

生于海拔 1 400～1 700 m 以下的干热河谷、稀树草原、雨林沟谷、低山次生林中及村边、路旁。分布于华南、西南及江西、福建、台湾等地。

【栽培】 生物学特性　喜温暖气候,为热带季雨林的代表树种,不耐寒,喜光,耐旱,生长迅速,萌蘖性强,深根性,抗风力强。在土层深厚肥沃的酸性、中性土壤中生长最好。

繁殖方法　用播种、扦插和分株繁殖。蒴果未开裂前采集,种子发芽力保存期短,故多随采随播,也可用湿砂短期贮藏,条播,覆土 2 cm,平均气温 20 ℃以上,一般 4～5 日可出齐苗;扦插多在 2～3 月或雨季进行,用长 80～100 cm,横径 1～2 cm 的大枝,插入苗床 10～15 cm 深,经常保持床上湿润;分株是自母株根部萌蘖处,连一段母根和须根截断分栽更易成活。

田间管理　实生幼苗不需移栽,苗过密时经 1 次间苗后,可任其生长,每月追肥 1～2 次。幼苗怕霜冻,第一年入冬小苗应浇水并用草覆盖,防霜冻。扦插苗栽后应遮阳、喷水,缓苗后半个月可追施薄肥,其后常中耕除草。

【采收加工】 5～6 月采收盛开花朵,阴干。

【药材】 木棉花 *Bombacis Flos*　主产于云南、广东等地。

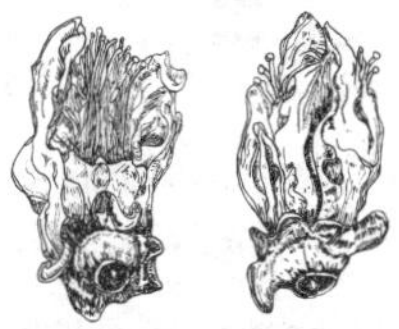

木棉(花)外形

性状　本品呈干缩的不规则团块状,长 5～8 cm;子房及花柄多脱离。花萼杯状,长 2～4.5 cm,3 或 5 浅裂,裂片钝圆、反卷,厚革质而脆,外表面棕褐色,有细皱纹,内表面灰黄色,密被有光泽的绢毛。花瓣 5 片,倒卵状椭圆形或披针状椭圆形,外表面棕黄色或深棕色,密被星状毛,内表面紫棕色,疏被星状毛。雄蕊多数,卷曲,残留花柱稍粗,略长于雄蕊。气微,味淡微甘涩。

【成分】 花萼含蛋白质 1.38%,碳水化合物 11.95%,灰分 1.09%。

【药理】 1. 保肝作用　木棉花能明显降低四氯化碳(CCl_4)所至急性肝中毒大鼠 AST 及 ALT,病理学研究也表明它们对 CCl_4 引起的肝脂肪变性及肝细胞坏死作用均呈明显的改善作用。

2. 抗肿瘤作用　1 mg/ml 木棉花醇提取物作用 24 小时,对小鼠白血病 P_{388} 和 FGC 等人癌细胞株的抑制率均达 90%,2.5 mg/ml 作用 4 小时,对 P_{388} 瘤株的抑制率达 100%,对小鼠肉瘤 S_{180} 抑制率达 55%。

【药性】 甘,淡,凉。

1.《广西中药志》:"味甘,性凉,无毒。"

2.《四川中药志》1982 年版:"甘,淡,凉。"

【功用主治】 清热,凉血,解毒。主治泄泻,痢疾,咳血,吐血,血崩,金疮出血,疮毒,湿疹。

1.《生草药性备要》:"花治痢症,白者更妙。"

2.《本草求原》:"花红者去赤痢,白者治白痢,同武彝茶煎常饮。"

3.《岭南采药录》:"消暑。"

4.《广西中药志》:"去湿毒,治恶疮。"

【用法用量】 内服:煎汤,9～15 g,或研末服。

【选方】 1. 治湿热腹泻,痢疾　攀枝花 15 g,凤尾草30 g。水煎服。(《四川中药志》1982 年版)

2. 治细菌性痢疾,急慢性胃肠炎　鲜木棉花 60 g。水煎,冲冬蜜服。

3. 治咳血,呕血　木棉花 14 朵,呕血加猪瘦肉,咳血加冰糖同炖服。(2、3 方出自《福建药物志》)

0729 木棉根 mù mián gēn (《岭南采药录》)

【基原】 为木棉科木棉属植物木棉的根或根皮。

【原植物】 参见"木棉花"条。

【采收加工】 9～12 月采者质佳。挖根,鲜用或切片晒干;或剥取根皮,晒干。

【药材】 木棉根 *Bombacis Radix* 主产于广东。

性状 根呈不规则的片块状，厚 1～2 cm，宽 1～4 cm。表面棕色或灰棕色。切面皮部棕色，木部淡红色。质坚韧，不易折断，断面纤维性。根皮呈长条形，弯曲，内卷，内表面红棕色。味淡，微涩，嚼之有黏性。

【成分】 根含鞣质和木棉胶。根皮含羽扇豆醇(lupeol)。

【药理】 1. 抗炎及抗肝损伤作用 木棉根水煎液对大鼠角叉菜胶性足肿胀呈明显抗炎活性，并可明显减轻由四氯化碳引起的肝组织脂肪变性、气球样变性、肝细胞坏死等。

2. 抗肿瘤作用 76 g/kg 木棉根水提物，小鼠灌胃对动物移植性肿瘤(S_{180})重复 3 次，平均抑制率 45.41%，结果表明木棉根水提物对小鼠肉瘤 S_{180} 具有明显抑制作用。

【药性】 微苦，凉。

1. 广州部队《常用中草药手册》："甘，凉。"

2.《福建药物志》："微苦，凉。"

【功用主治】 祛风除湿，清热解毒，散结止痛。主治风湿痹痛，胃痛，赤痢，产后浮肿，瘰疬，跌打扭伤。

1.《岭南采药录》："治痰火，瘰疬。"

2. 广州部队《常用中草药手册》："清热利湿。治慢性胃炎，胃溃疡，产后浮肿。"

3.《台湾药用植物志》："根为催淫剂、收敛剂、强壮剂、保温剂、止血剂，治肠炎、赤痢。"

4.《福建药物志》："祛风利湿，通经舒络。治风湿性关节炎，腰腿痛。"

5.《四川中药志》1982 年版："散结止痛。用于胃痛、瘰疬。"

【用法用量】 内服：煎汤，15～30 g。外用：浸酒搽或捣敷。

【选方】 1. 治胃痛 木棉根或树皮 30 g，两面针 6 g。水煎服。(《全国中草药汇编》)

2. 治跌打扭伤 木棉鲜根皮浸酒外搽或捣烂外敷。(《常用中草药彩色图谱》)

【临床报道】 治疗食管癌 用木棉根皮(攀枝花根皮)制剂(冲剂或糖浆)，口服每日 3 次，每次含原生药 166 g，连续服药 6 个月为 1 个疗程。据 29 例临床观察，近期疗效：完全缓解率为 3.4%，中数缓解期为 48 个月；稳定率为 55%，中数稳定期为 48 个月。远期疗效：5 年生存率 33.5%。毒性反应：5 例服药后感觉胃烧灼、反酸，以服糖浆者为甚。

0730 木馒头 mù mán tou (《纲目》)

【异名】 木莲(《本草拾遗》)，水馒头(《岭外代答》)，鬼馒头(《纲目》)，蔓头萝(《生草药性备要》)，木果蒲(《浙江中药手册》)，薜荔果(《四川中药志》1979 年版)，凉粉子、木瓜、膀膀子(《湖南药物志》)，膨泡、乌鸦馒头(《天目山药用植物志》)。

【基原】 为桑科无花果属植物薜荔的果实。

【原植物】 参见"薜荔"条。

【采收加工】 9～10 月采收将熟的果实，剪去果柄，投入沸水中浸 1 分钟，晒干或鲜用。

【药材】 木馒头 *Fici Pumilae Fructus* 产于江苏、浙江、福建、江西、湖南、四川等地。

性状 榕果呈梨形，黄褐色至黑褐色，先端近截形，中央有一稍突出的小孔，孔内有膜质小苞片充塞，孔外通常有细密的褐色绒毛；花序托下端渐狭，具有短的果柄痕迹。花序托坚硬而质轻，内部生有众多细小黄棕色圆球状瘦果。气微，味微甜。

【药性】 甘，平。归肾、胃、大肠经。

1.《纲目》："甘，平，涩。无毒。"

2.《生草药性备要》："味淡，性寒。"

3.《得配本草》："甘、酸，寒。入手太阳、足阳明经血分。"

4.《湖南药物志》："苦，寒。"

【功用主治】 补肾，利湿，活血，催乳，解毒。主治肾虚遗精，阳痿，小便淋浊，久痢，痔血，肠风下血，久痢脱肛，闭经，疝气，乳汁不下，咽喉痛，痄腮，痈肿，疥癣。

1.《本草拾遗》："破血。"

2.《本草图经》："能壮阳道。"

3.《纲目》："固精，消肿，散毒，止血，下乳。治久痢，肠痔，心痛，阴癞。"

4.《生草药性备要》："通经行血。煲食下乳，消肿毒；洗疳、疔、痔，理跌打。"

5.《本经逢原》："治一切风癣恶疮，为利水活血、通乳要药。"

6.《得配本草》："活血生用，止血煅用。"

7.《天目山药用植物志》："治遗精阳痿，久痢脱肛，乳汁不通。"

8.《湖南药物志》："治痄腮，咳嗽痰多，夜盲，疝气，淋症。"

9.《全国中草药汇编》："补肾固经，活血。主治闭经，乳糜尿。"

【用法用量】 内服：煎汤，6～15 g；或入丸、散。外用：煎水洗。

【选方】 1. 治惊悸，遗精 木馒头(炒)、白牵牛等分。为末，每服二钱，用米饮调下。(《乾坤秘韫》)

2. 治肠风下血不止，仍治大便急涩 枳壳(去瓤，麸炒)、木馒头(麸炒)各等分。为细末，空心食前，每服二钱，温酒调下。(《杨氏家藏方》枳壳散)

3. 治疝如斗 木馒头烧研，酒下二钱。(姚可成《食物本草》)

4. 治乳汁不通 木馒头二个，猪前蹄一个。烂煮食之，并饮汁尽，一日即通，无子妇人食之，亦有乳也。(《濒湖集简方》)

5. 治妇人胆虚不足，乳不至 通草二钱，穿山甲一钱，木馒头一枚。三味共末，入猪蹄汤内煮烂吃，再不至，加急性子五钱。(《慎斋遗书》)

6. 治痈疽初起 薜荔果 9 g。焙研细末，分 2 次吞服。(《上海常用中草药》)

7. 治夜盲 薜荔果，煎汁蒸猪肝食。(《湖南药物志》)

0731 木槿子 mù jǐn zǐ (《纲目》)

【异名】 朝天子(《饮片新参》)，槿树子、茯树子、川槿子(《药材学》)，木槿果(《浙江药用植物志》)。

【基原】 为锦葵科木槿属植物木槿的果实。

【原植物】 参见"木槿花"条。

【采收加工】 9～10 月果实现黄绿色时采收，晒干。

【药材】 木槿子 *Hibisci Fructus* 产于全国各地。

性状 果实长椭圆形，长 1.5～2 cm，直径 1.0～1.6 cm。外表面黄绿色，密被黄色短绒毛，有 5 条纵向浅沟及 5 条纵缝线；顶端短尖，有的沿缝线开裂为 5 瓣；基部有宿存钟状花萼，5 裂，萼下有狭条形的苞片 7～8 枚，排成 1 轮，或部分脱落；有残余的短果柄；果皮质脆。种子多数，扁肾形，深棕色，无光泽，四周密布乳白色至黄色长绒毛。气微，味微苦；种子味淡。

鉴别 (1) 粉末特征：棕黄色。星状毛淡黄色，由 2～10 数个角状细胞组成，基部合并一簇；脱落的单个毛呈长梭形、楔形、长三角状分枝，平直或弯曲先端尖或钝，壁增厚，木化，层纹明显，表面可见螺状角质纹。薄壁细胞内有时可见草酸钙簇晶。内果皮石细胞黄色，1～2 列排列紧密，壁极厚，可见孔沟及壁孔，层纹明显。

(2) 参见"木槿皮"条。

【成分】 种子油含脂肪酸：锦葵酸(malvic acid)，胖大海酸(sterculinic acid)，十四碳三烯酸(tetradecatrienoic acid)，十六碳三烯酸(hexadecatrienoic acid)，十六碳烯酸(hexadecenoic acid)，硬脂酸(stearic acid)，十八碳烯酸(octadecenoic acid)，十八碳二烯酸(octadecadienoic acid)，十八碳三烯酸(octadecatrienoic acid)；还含

α、β、δ-生育酚(α、β、δ-tocopherol)，β-谷甾醇(β-sitosterol)，菜油甾醇(campesterol)，α、β-胡萝卜素(α、β-carotene)，3，4-二羟基-β-胡萝卜素(3，4-dihydroxy-β-carotene)。

【药理】 抗氧化作用　利用抗自由基法对热处理后的木槿子进行研究，发现其具有抗自由基(DPPH)的作用。木槿子具有抑制单胺氧化酶及抗氧化作用。

【药性】 甘，寒。归肺经。

1.《纲目》："甘，平，滑，无毒。"

2.《饮片新参》："苦，寒。"

【功用主治】 清肺化痰，止痛，解毒。主治咳喘痰多，支气管炎，偏正头痛，黄水疮，湿疹。

1.《纲目》："主治偏正头风，烧烟熏患处。又治黄水脓疮，烧存性，猪骨髓调涂之。"

2.《饮片新参》："清肺化痰，治肺风痰喘，咳嗽音。"

3.《青岛中草药手册》："治支气管炎。煎汤熏洗治偏正头痛。"

【用法用量】 内服：煎汤，9～15 g。外用：煎水熏洗。

【选方】 治咳嗽痰喘　朝天子 9～15 g，丝瓜藤 50 g，煎服。(《安徽中草药》)

0732 木槿叶 mù jǐn yè (《履巉岩本草》)

【异名】 槿叶(《刘涓子鬼遗方》)。

【基原】 为锦葵科木槿属植物木槿的叶。

【原植物】 参见"木槿花"条。

【采收加工】 6～10 月采摘，鲜用或晒干。

【成分】 叶含黄酮类：肥皂草素(saponaretin)，肥皂草苷(saponarin)。还含类胡萝卜素：β-胡萝卜素(β-carotene)，叶黄素(lutein)，隐黄质(cryptoxanthin)，菊黄质(chrysanthemaxanthin)，花药黄质(antheraxanthin)，木槿黏液质(hibiscusmucilage)。

【药性】 苦，寒。

1.《品汇精要》："性平，无毒。"

2.《本草汇言》："苦，寒。"

【功用主治】 清热解毒。主治赤白痢疾，肠风，痈肿疮毒。

1.《品汇精要》："主肠风，痢后热渴。"

2.《本草汇言》："性滑而利，善治赤白积痢，干涩不通，下坠欲解而不解，捣汁和生白酒温饮即止。""苦寒能除诸热，滑利能导积滞"。

3.《医林纂要》："沐发去污，亦可食，宜肠胃。"

【用法用量】 内服：煎汤，3～9 g，鲜品 30～60 g。外用：捣敷。

【选方】 1. 治足背痈疽脓尽，生肉平满　槿叶四两(阴干为末)，白及、赤小豆各二两。共为末，用新汲水调和，摊纸上贴之。(《刘涓子鬼遗方》)

2. 治大肠脱肛　槿皮或叶煎汤熏洗，后以生五倍子、白矾等分为末，敷上。(《急救方》)

0733 木槿皮 mù jǐn pí (《纲目》)

【异名】 槿皮(《救急方》)，川槿皮(《养生经验合集》)，茯树皮、白槿皮(《江苏省植物药材志》)。

【基原】 为锦葵科木槿属植物木槿的茎皮或根皮。

【原植物】 参见"木槿花"条。

【采收加工】 4～5 月剥取茎皮，9～10 月剥取根皮，晒干。

【药材】 木槿皮 *Hibisci Cortex*　全国各地均产。

性状　茎皮或根皮多内卷成长槽状或单筒状。外表面土灰色，有细而略弯曲纵皱纹，皮孔点状散在。内表面淡黄绿色，平滑，具细致的纵纹理。体质轻泡，难折断，断面纤维性强，类白色。气微，味淡。

鉴别　(1) 粉末特征：灰白色。纤维成束，壁厚薄不一，微木化，纹孔细小，圆形或斜裂缝状。草酸钙簇晶众多，棱角钝尖或宽。淀粉粒细小，类球形，卵圆形或椭圆形。

(2) 取本品粉末 2 g，加乙醇 10 ml，热浸 2～3 小时，滤过。取滤液 2～3 ml，蒸干，加醋酐 1 ml 溶解，沿管壁加 8 滴浓硫酸，在两液交界面出现猩红色环，溶液上层渐变绿；取滤液滴于滤纸上，置紫外光灯(365 nm)下检视，显暗蓝紫色荧光。

【成分】 茎皮含辛二酸(suberic acid)，1-二十八醇(1-octacosanol)，β-谷甾醇(β-sitosterol)，1，22-二十二碳二醇(1，22-docosanediol)，白桦脂醇(betulin)，古柯三醇(erythrotriol)，壬二酸(nonanedioic acid)，铁屎米酮(canthin-6-one)。又含脂肪酸：肉豆蔻酸(myristic acid)，棕榈酸(palmitic acid)，月桂酸(lauric acid)。

根皮含有萘类：木槿素(syriacusin)A、B、C；木脂素类：木槿苷(hibiscuside)，丁香树脂酚(syringaresinol)；异黄酮类成分：6″-O-乙基大豆苷(6″-O-acetyldaidzin)，6″-O-乙基染料木苷(6″-O-acetylgenistin)，3′-羟基大豆苷(3′-hydroxydaidzein)；E-N-阿魏酰酪胺(E-N-feruloyltyramine)，Z-N-阿魏酰酪胺(Z-N-feruloyltyramine)；三萜咖啡酯：3，23，28-三羟基-12-齐墩果烯 23-咖啡酯(3，23，28-trihydroxy-12-oleanene 23-caffeate)，3，23，28-三羟基-12-齐墩果烯 3-咖啡酯(3，23，28-trihydroxy-12-oleanene 3-caffeate)；环肽：木槿亭(hibispeptin)A。又含壬二酸，辛二酸，二十八醇-1，β-谷甾醇，1，22-二十二碳二醇，白桦脂醇，古柯三醇。

【药理】 抑制肿瘤细胞生长　从木槿皮中分得 7 个单体化合物，其中的古柯三醇有抑制肿瘤细胞生长作用。

毒性　木槿是常被种植于街道两旁的观赏树，其茸毛可引起皮炎。

【炮制】 取原药材，除去杂质，洗净，润透，切丝，干燥。

饮片性状　为不规则的丝条纹，外表面青灰色至棕红色。有纵向的皱纹及横向的小突起。内表面黄白色，平滑，具有纤维状纹理，质韧，切面显白色。气弱，味淡。

贮干燥容器内，置通风干燥处。

【药性】 甘、苦，微寒。归大肠、肝、脾经。

1.《本草拾遗》："平，无毒。"

2.《日华子》："凉。"

3.《本草蒙筌》："味苦，气平，无毒。"

4.《纲目》："甘，平，滑，无毒。"

5.《医林纂要》："微苦，寒，甘，滑。"

6.《得配本草》："入手阳明、太阳经。"

7.《会约医镜》："入心、肺、脾、胃四经。"

8.《本草撮要》："入手足太阴、厥阴经。"

【功用主治】 清热利湿，杀虫止痒。主治湿热泻痢，肠风泻血，脱肛，痔疮，赤白带下，阴道滴虫，皮肤疥癣，阴囊湿疹。

1.《本草拾遗》："止肠风泻血，又主痢后热渴，作饮服之，令人得睡，并炒用。"

2.《纲目》："治赤白带下，肿痈疥癣，洗目令明，润燥活血。"

3.《本草汇言》："善治疥癣，虫蚀诸肿痛且痒。"

4.《医林纂要》："补肺，渗湿，去热，安心神，通利关窍。治肺痈，肠痈，肠血，衄血，消渴，心烦不眠。下治二肠，通利二便，疗肠风泄泻，亦杀疥癣。"

5.《饮片新参》："治黄疸。"

【用法用量】 外用：酒浸搽擦或煎水熏洗。内服：煎汤，3～9 g。

【宜忌】 《本草骈比》："体弱无湿热、虫疾者忌用。"

【选方】 1. 治一切顽癣　川槿皮三钱，大斑蝥七个，或小用十个(去头足)，巴豆五个(去油)。共为细末，一处用酽醋调搽，稍时作痛起泡，泡落即愈。(《鲁府禁方》川槿散)

2. 治牛皮癣　川槿皮一两，大风子仁十五个，半夏五钱。河、

井水各一碗,浸露七宿,入轻粉一钱于水中,用秃笔扫涂,有臭涎出方妙,但忌洗澡,能于夏月治之尤效。(《串雅内编》)

3. 治赤白带下　槿根皮二两(切),以白酒一碗半,配一碗,空心服之。(《纂要奇方》)

4. 治大肠脱肛　槿皮或叶煎汤熏洗,后以白矾、五倍末敷之。(《救急方》)

0734 木槿花 mù jǐn huā (《日华子》)

【异名】 里梅花(《岭外代答》),朝开暮落花(《纲目》),疟子花(《群芳谱》),篱障花、喇叭花(《中国树木分类学》),白槿花(《中国药用植物志》),白玉花(《福建民间草药》),藩篱花、猪油花(《民间常用草药汇编》),获树花、大碗花(《江苏植物药材志》),灯盏花、木荆花(《湖南药物志》),芭壁花(《山东中草药手册》),木红花(《广西本草选编》)。

【基原】 为锦葵科木槿属植物木槿的花。

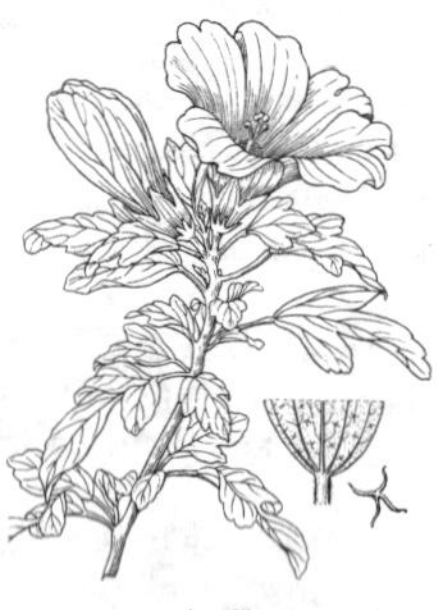

木　槿

【原植物】 木槿 *Hibiscus syriacus* L.　又名:舜(《诗经》),朝菌(《庄子》),椴、榇(《尔雅》),日及(《尔雅》郭璞注),藩篱草(《仁斋直指方》)。

落叶灌木,高 3～4 m。小枝密被黄色星状绒毛。叶互生;叶柄长 5～25 mm,被星状柔毛;托叶线形;叶片菱形至三角状卵形,长 3～10 cm,宽2～4 cm,具深浅不同的3裂或不裂,先端钝,基部楔形,边缘具不整齐齿缺。花单生于枝端叶腋间,花梗长 4～14 mm,被星状短绒毛;小苞片 6～8,线形,长 6～15 mm,密被星状疏绒毛;花萼钟形,长14～20 mm,密被星状短绒毛,裂片 5,三角形;花钟形,淡紫色,直径 5～6 cm,花瓣倒卵形,长 3.5～4.5 cm,外面疏被纤毛和星状长柔毛;雄蕊柱长约3 cm;花柱枝无毛。蒴果卵圆形,直径约12 mm,密被黄色星状绒毛。种子肾形,背部被黄色长柔毛。花期 7～10 月。

原产于我国中部各地,现华东、中南、西南及河北、陕西、台湾等地均有栽培。

本植物根(木槿根)的茎皮或根皮(木槿皮)、叶(木槿叶)、果实(木槿子)亦供药用,另设专条。

【栽培】 生物学特性　喜温暖,喜光,半阴亦能生长。对气候、土壤适应性较强,耐干旱、瘠薄,山坡、平地均可栽种。以向阳、肥沃、排水良好的砂质壤土栽种为好。

繁殖方法　用扦插、压条、分株繁殖等。通常用扦插繁殖:春季萌芽前剪取健壮枝条,截切 15～20 cm 小段,直接插于田间,或在苗床上按行株距(30～40)cm×(5～8)cm,把插条的 2/3 插入土中,浇水,盖草。当年幼苗长至 80 cm 以上,于落叶后或次年春发芽前移栽定植。

田间管理　扦插成活后,除草追肥 1 次,以后 6、8、10 月浅耕除草各 1 次,在 8 月中耕除草后,须施人畜粪水 1 次。

【采收加工】 7 月中、下旬选晴天早晨,花半开时采摘,晒干。

【药材】 木槿花 *Hibisci Flos*　全国各地均产。

性状　本品多皱缩成团或不规则形,全体被毛。花萼钟形,黄绿色或黄色,先端 5 裂,裂片三角形,萼筒外方有苞片 6～7,条形,萼筒下常带花梗,长 3～7 mm,花萼、苞片、花梗表面均密被细毛及星状毛;花瓣 5 片或重瓣,黄白色至黄棕色,基部与雄蕊合生,并密生白色长柔毛;雄蕊多数,花丝下部连合成筒状,包围花柱,柱头 5 分歧,伸出花丝筒外。质轻脆,气微香,味淡。

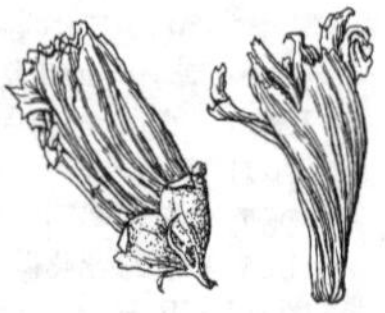

木槿花外形

鉴别　(1) 粉末特征:淡黄棕色。花粉粒圆球形,甚大,外壁具钝头锥形刺状雕纹,具散孔。非腺毛两种:星状毛和簇生毛,2～15 分枝,每分枝单细胞,多扭曲,偶见顶端钝圆状分枝,表面偶见螺状纹理;另一种非腺毛单细胞,微木化至木化。腺毛棒槌状,头部多细胞,柄单细胞。草酸钙簇晶较多。

(2) 取本品粉末 1 g,加乙醇 30 ml,水浴加热 5 小时,滤过。取滤液 3 ml 浓缩至 1 ml,加镁粉少量,混匀,滴加浓盐酸数滴,可见大量气泡产生,溶液呈橘红色;取滤液 1 ml,加 1%三氯化铝乙醇溶液 2 滴,溶液呈黄绿色,日光下可见明显黄绿色荧光(检查黄酮苷)。

【成分】 花含类胡萝卜素类色素:叶黄素-5, 6-环氧化物(lutein-5, 6-epoxide),隐黄质 (cryptoxanthin),菊黄素(chrysanthemaxanthin),花药黄质(antheraxanthin)。

花瓣含黄酮苷:花旗松素-3-*O*-*β*-*D*-吡喃葡萄糖苷(taxifolin-3-*O*-*β*-*D*-glucopyranoside),蜀葵苷元-7-*β*-*D*-吡喃葡萄糖苷(herbacetin-7-*β*-*D*-glucopyranoside),山柰酚-3-*α*-*L*-阿拉伯糖苷-7-*α*-*L*-鼠李糖苷(kaempferol-3-*α*-*L*-arabinoside-7-*α*-*L*-rhamnoside),飞燕草素-3-*O*-葡萄糖苷(delphinidin-3-*O*-glucoside),矢车菊素-3-*O*-葡萄糖苷(cyanidin-3-*O*-glucoside),矮牵牛素-3-*O*-葡萄糖苷(petunidin-3-*O*-glucoside),蹄纹天竺素-3-*O*-葡萄糖苷(pelargonidin-3-*O*-glucoside),芍药花素-3-*O*-葡萄糖苷 (peonidin-3-*O*-glucoside),锦葵花素-3-*O*-葡萄糖苷(malvidin-3-*O*-glucoside),飞燕草素-3-*O*-(6′-丙二酰基)-*β*-*D*-吡喃葡萄糖苷〔delphinidin-3-*O*-(6′-malonyl)-*β*-*D*-glucopyranoside〕,矢车菊素-3-*O*-(6′-丙二酰基)-*β*-*D*-吡喃葡萄糖苷〔cyanidin-3-*O*-(6′-malonyl)-*β*-*D*-glucopyranoside〕,矮牵牛素-3-*O*-(6′-丙二酰基)-*β*-*D*-吡喃葡萄糖苷〔petunidin-3-*O*-(6′-malonyl)-*β*-*D*-glucopyranoside〕,蹄纹天竺素-3-*O*-(6′-丙二酰基)-*β*-*D*-吡喃葡萄糖苷〔pelargonidin-3-*O*-(6′-malonyl)-*β*-*D*-glucopyranoside〕,芍药花素-3-*O*-(6′-丙二酰基)-*β*-*D*-吡喃葡萄糖苷〔peonidin-3-*O*-(6′-malonyl)-*β*-*D*-glucopyranoside〕及锦葵花素-3-*O*-(6′-丙二酰基)-*β*-*D*-吡喃葡萄糖苷〔malvidin-3-*O*-(6′-malonyl)-*β*-*D*-glucopyranoside〕。

花蕾含类胡萝卜素 *β*-胡萝卜素(*β*-carotene),叶黄素(lutein),隐黄质,菊黄质,花药黄质,木槿黏液质(hibiscusmucilage SF)。

【药性】 味甘、苦,性凉。归脾、肺、肝经。

1.《日华子》:"凉,无毒。"

2.《滇南本草》:"味微苦、平,性微寒。"

3.《纲目》:"甘,平,滑,无毒。"

4.《医林纂要》:"甘、淡,滑,平。"

5.《本草再新》:"入脾、肺二经。"

6.《本草撮要》:"入手足太阴、厥阴经。"

【功用主治】 清热凉血,解毒消肿。主治肠风泻血,赤白痢疾,肺热咳嗽,咳血,白带,疮疖痈肿,烫伤。

1.《日华子》:"治肠风泻血并赤白痢,炒用作汤,代茶吃,治风。"

2.《滇南本草》:"治妇人白浊带下,男子遗精。"

3.《纲目》:"消疮肿,利小便,除湿热。"

4.《本草汇言》:"善治赤白积痢,干涩不通,下坠欲解而不解,捣汁和生白酒温饮即止。"

5.《药性纂要》:"作汤代茶,治风疾喘逆。"

6.《医林纂要》:"清肺宁心,渗湿去热。白花轻浮入肺,肺热咳嗽吐血者宜之。且治肺痈,以甘补淡渗之功。"

7.《青岛中草药手册》:"凉血,清热。治疮肿,利小便,除湿热,反胃吐食,红色花能治肠风下血,白色花能治白带白痢。"

【用法用量】 内服：煎汤，3～9 g，鲜者 30～60 g。外用：研末或鲜品捣烂调敷。

【选方】 1. 治下痢噤口 红木槿花去蒂，阴干为末，先煎面饼二个，蘸末食之。(《济急仙方》)

2. 治吐血，下血，赤白痢疾 木槿花 9～13 朵。酌加开水和冰糖炖半小时，饭前服，每日服 2 次。(《福建民间草药》)

3. 治痔疮出血 木槿花、槐花炭各 15 g，地榆炭 9 g。煎服。(《安徽中草药》)

4. 治妇人白带 木槿花二钱(为末)，人人乳半钟，将花末拌于乳内，饭上蒸熟，食之效。(《滇南本草》)

5. 治白带 白木槿花、败酱草、白鸡冠花各 15 g。每日 1 剂，水煎，分 2 次服。(《福建药物志》)

6. 治风痰壅("壅"原作"拥")逆 木槿花晒干焙研，每服一二匙，空心沸汤下，白花尤良。(《纲目》引《简便单方》)

7. 治盗汗 取木槿花开而再合者，焙干为末，每用一钱，猪皮煎汤调下，食后临卧。(《小儿卫生总微论方》)

8. 治反胃 千叶白槿花，阴干为末，陈米汤调送三五口，不转，再将米饮调服。(《袖珍方》)槿花散

0735 木槿根 mù jǐn gēn (《纲目》)

【异名】 藩篱草根(《直指方》)。

【基原】 为锦葵科木槿属植物木槿的根。

【原植物】 参见"木槿花"条。

【采收加工】 全年均可采挖，切片，鲜用或晒干。

【药性】 甘，凉。

1.《日华子》："凉。"

2.《纲目》："甘，平，滑，无毒。"

【功用主治】 清热解毒。主治肠风泻血，痢疾，肺痈，肠痈，痔疮肿痛，赤白带下，疥癣，肺结核。

1.《本草拾遗》："止肠风泻血，又主痢后热渴，作饮服之，令人得睡，并炒用。"

2.《滇南本草》："治疮痈。"

3.《纲目》："治赤白带下，肿痛疥癣，洗目令明，润燥活血。"

4.《医林纂要》："治肺痈、肠痈，能下行。"

5.《药性集要》："擦恶痒疮虫。"

6.《民间常用草药汇编》："治肺结核。"

【用法用量】 内服：煎汤，15～25 g，鲜品 50～100 g。外用：煎水熏洗。

【选方】 1. 治妇女白带 鲜木槿根 50～100 g，装入约 500 g 重的公鸡腹内(去肠杂并洗净)，酌加开水炖 2 小时，饭前分 2～3 次吃完鸡肉和汁。(《福建民间草药》)

2. 治妇女阴痒 木槿花根、八月瓜根各 15 g。研末，放在猪尿泡内炖吃。(《贵州草药》)

3. 治急淋 木槿根、茅根各 60 g。水煎服。(《福建药物志》)

4. 治水肿 鲜木槿根 50 g，灯心草(鲜全草)50 g。水煎，食前服，每日服 2 次。(《福建民间草药》)

5. 治肾炎 鲜木槿根 50～100 g，灯心草(鲜全草)50 g。水煎服。(《福建中草药》)

6. 治皮肤顽癣 木槿根或茎皮 30 g，水煎洗患处；或木槿根和茎皮 9 g，浸酒 100 ml。浸 1 星期后，加水杨酸 5 g，安息香 10 g，甘油 10 g。共拌匀，涂擦患处。(《福建药物志》)

0736 木蝴蝶 mù hú dié (《纲目拾遗》)

【异名】 千张纸、兜铃、大刀树、三百两银药(《滇南本草》)，玉蝴蝶(《张聿青医案》)，白千层、纸肉、故纸、洋故纸、鸭船层纸(《广西中药志》)，千纸肉(《岭南草药志》)。

【基原】 为紫葳科木蝴蝶属植物木蝴蝶的成熟种子。

【原植物】 木蝴蝶 *Oroxylum indicum* (L.) Kurz [*Bignonia indica* L.]

小乔木，高 7～12 m。树皮厚，有皮孔。小枝皮孔极多而突起，叶痕明显而大。叶对生；大型奇数二至四回羽状复叶，着生于茎干近顶端，长 60～160 cm，宽 20～80 cm；小叶多数，小叶柄长 5～10 mm，小叶片三角状卵形，长 6～14 cm，宽 4～9 cm，先端短渐尖，基部圆形或宽楔形而偏斜，全缘，上面绿色，下面淡绿色，两面无毛，干后发蓝色。总状聚伞花序顶生，长40～150 cm，花梗长约 7 cm；花萼钟状，长 2.2～4.5 cm，宽 2～3 cm，紫色，先端平截，宿存；花冠橙红色，肉质，长 3～9 cm，钟形，直径 5～8.5 cm，先端 5 浅裂；雄蕊 5，插生于花冠筒中部，伸出于花冠外；花盘大，肉质花柱长 5～7 cm，柱头 2 片开裂。蒴果木质，扁平，阔线形，下垂，长 40～120 cm，宽5～8.5 cm，成熟时棕黄色，沿腹缝线裂开，果瓣具中肋。种子多数，种子连翅长6～7.5 cm，宽 3.5～4 cm，除基部外，全被白色半透明的薄翅包围。花期 7～10 月，果期10～12 月。

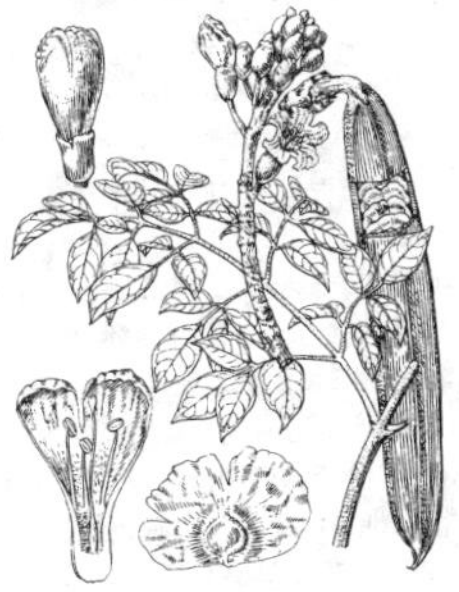

木蝴蝶

生长于海拔1 000 m以下的山坡、溪边、山谷或灌木丛中。分布于福建、广东、广西、海南、四川、贵州、云南、台湾等地。

本植物的树皮(木蝴蝶树皮)亦供药用，另设专条。

【采收加工】 10～12 月采收成熟果实，暴晒至果实开裂，取出种子，晒干。

【药材】 木蝴蝶 *Oroxyli Semen* 主产于云南、广西、贵州等地。

性状 种子呈蝶形薄片，除基部外三面延长成宽大菲薄的翅，长 5～8 cm，宽 3.5～4.5 cm。表面浅黄白色，翅半透明，有绢丝样光泽，上有放射状纹理，边缘多破裂。体轻，剥去种皮，有一层薄膜状胚乳紧包子叶。子叶 2 枚，蝶形，黄绿色或黄色，长径约 1.5 cm。气微，味微苦。

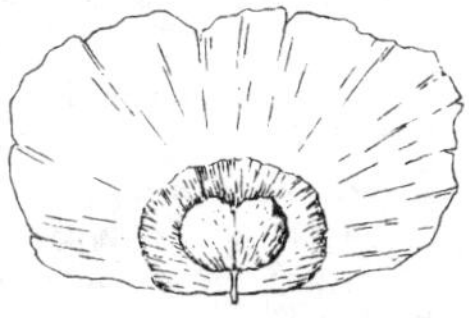

木蝴蝶(种子)外形

鉴别 (1) 粉末特征：黄色或黄绿色。种翅细胞长纤维状，壁波状增厚，直径 20～40 μm。胚乳细胞多角形，壁呈念珠状增厚。

(2) 薄层色谱：取本品粉末 2 g，加乙醇 30 ml，回流提取 15 分钟，滤过，滤液加硼酸 0.5 g 使溶解，滤过，滤液作为供试品溶液。另取黄芩苷对照品，加乙醇制成每 1 ml 含 1 mg 的溶液，作为对照品溶液。吸取上述两种溶液各 10 μl，分别点于同一硅胶 G 薄层板上，以正丁醇-醋酸-水(6∶1.5∶2.5)为展开剂，展开，取出，晾干。供试品色谱中，在与对照品色谱相应的位置上，显相同颜色的斑点。

【成分】 种子含脂肪油，其中油酸占 80.4%。又含黄酮类：白杨素(chrysin)，木蝴蝶苷(oroxin)A、B，黄芩素(baicalein)，黄芩苷元(baicalein)，特土苷(tetuin)，5-羟基-6，7-二甲氧基黄酮(5-hydroxy-6，7-dimethoxyflavone)，木蝴蝶素(oroxylin)A，5，6-二羟基-7-甲氧基黄酮(5，6-dihydroxy-7-methoxyflavone)，粗毛豚草素(hispidulin)，芹菜素(apigenin)，高山黄芩素(scutellarein)，白杨素-

7-*O*-*D*-吡喃葡萄糖苷(chrysin-7-*O*-*D*-glucopyranoside),白杨素-7-*O*-*D*-吡喃葡萄糖醛酸苷(chrysin-7-*O*-*D*-glucuronopyranoside),白杨素-7-*O*-龙胆二糖苷(chrysin-7-*O*-gentiobioside),黄芩苷(baicalin),高山黄芩苷(scutellarin),木蝴蝶定(oroxindin)即汉黄芩素-7-*O*-*D*-葡萄糖醛酸苷(wogonin-7-*O*-*D*-glucuronide)。另含苯乙酮(acetophenone),4′-甲氧基苯乙酮(4′-methoxyacetophenone),绿叶醇(又名广藿香醇,pogostol),邻苯二甲酸二异丁酯(diisobutyl phthalate),苯甲酸(benzoic acid),萘醌拉杷醇(naphthoquinone lapachol)。

【药理】 1. 抗白内障作用 大鼠在注射和饮用半乳糖水溶液的同时,每日灌胃给予木蝴蝶水煎剂,剂量为4 g(生药)/kg,30日时半乳糖组晶状体完全混浊达91.5%,其余有不同程度的混浊;给药组完全混浊仅14.4%,而保持透明晶状体达28.6%,有明显预防效果。大鼠半乳糖性白内障晶状体中,醛糖还原酶活性明显升高,多元醇脱氢酶、己糖激酶、6-磷酸葡萄糖脱氢酶及过氧化氢酶的活性明显降低。木蝴蝶水煎剂在预防及治疗实验中对上述酶活性异常变化有抑制或纠正作用。大鼠半乳糖性白内障晶状体中,还原型辅酶Ⅱ(NADPH)及非蛋白质巯基的含量明显低于正常晶状体,而氧化型辅酶Ⅱ(NADP)、半乳糖及半乳糖醇的含量明显升高。木蝴蝶水煎剂在预防实验中对上述异常生化变化有阻止作用。大鼠半乳糖性白内障晶状体中,总脂类的含量明显降低,脂类过氧化水平明显升高。木蝴蝶水煎剂在预防及治疗实验中对脂类过氧化具抑制作用。

2. 其他作用 种子、茎皮含黄芩苷元,有抗炎、抗变态反应、利尿、利胆、降胆固醇的作用,种子和茎皮中含白杨素,对人体鼻咽癌KB细胞有细胞毒活性,其ED_{50}为13 mg/ml。木蝴蝶水提液具有抗关节炎的作用,能减少炎症细胞的释放。木蝴蝶的甲醇提取物在Ames试验中具有强大的抗Trp-p-1突变作用。其主要有效成分为黄芩苷元,具有剂量依赖性。

【药性】 微苦、甘,微寒。归肺、肝、胃经。

1.《滇南本草》:"入肺、脾、胃经。"

2.《岭南采药录》:"味微苦。入肝经。"

3.《药材资料汇编》:"味苦,寒。"

4.《广西中药志》:"味甘淡,性凉,无毒。"

【功用主治】 润肺利咽,疏肝和胃,敛疮生肌。主治咽痛喉痹,声音嘶哑,咳嗽,肝胃气痛,疮疡久溃不敛。

1.《云南通志》:"焚为灰,可治心气痛。"(引自《植物名实图考》)

2.《滇南本草》:"定喘,消痰,破蛊积,通行十二经气血,除血蛊、气蛊之毒。又能补虚,宽中,进食。"

3.《纲目拾遗》:"治心气痛,肝气痛,下部湿热。项秋子云:凡痈毒不收口,以此贴之,即敛。"

4.《晶珠本草》:"清热,解毒,治肝病、咽喉病。"

5.《岭南采药录》:"清痰火,除眼热。除小儿邪气,辟恶止惊。"

6.《现代实用中药》:"为缓和黏滑药,用于神经性胃痛,并用作镇咳药,治百日咳及干性支气管炎等。"

7.《岭南草药志》:"能宣解郁热,舒肝除烦,治喉痹,赤眼痰火核诸症。"

【用法用量】 内服:煎汤,6~9 g;研末,1.5~3 g。外用:敷贴;或研末撒患处。

【选方】 1. 治久咳声哑 ① 千张纸6 g,玄参9 g。水煎调冰糖服。② 千张纸6 g,浙贝母3 g,菊花9 g。和冰糖炖服。(《福建药物志》)

2. 治肝气痛 木蝴蝶二三十张,铜铫上焙燥研细。好酒调服。(《纲目拾遗》)

3. 治中心视网膜炎 千张纸6 g,截叶铁扫帚30 g,鸭肝1个。水炖服。(《福建药物志》)

0737 木鳖子 mù biē zǐ(《开宝本草》)

【异名】 木蟹(《纲目》),土木鳖(《医宗金鉴》),壳木鳖(《药材资料汇编》),漏苓子(《中药志》),地桐子、藤桐子(《中药材手册》),木鳖瓜(广州空军《常用中草药手册》)。

【基原】 为葫芦科苦瓜属植物木鳖子的种子。

【原植物】 木鳖子 *Momordica cochinchinensis* (Lour.)Spreng.

多年生粗壮大藤本,长达15 m。具板状根。全株近无毛。卷须较粗壮,不分歧。叶柄粗壮,长5~10 cm,初时被黄褐色柔毛,在基部和中部有2~4个腺体;叶片卵状心形或宽卵状圆形,质较硬,长宽均为10~20 cm,3~5中裂至深裂或不分裂,叶脉掌状。雌雄异株;雄花单生于叶腋或有时3~4朵着生在极短的总状花序梗轴上,单生时,花梗长6~12 cm,顶端有1大苞片,苞片兜状,圆肾形,两面被短柔毛,花萼筒漏斗状,裂片宽披针形或长圆形,花冠黄色,裂片卵状长圆形,密被长柔毛,基部有齿状黄色腺体,外面2枚稍大,内面3枚较小,基部有黑斑,雄蕊3,2枚2室,1枚1室;雌花单生于叶腋,花梗长5~10 cm,近中部生1苞片,苞片兜状,花冠花萼同雄花,子房卵状长圆形,密生刺状毛。果实卵球形,先端有1短喙,长达12~15 cm,成熟时红色,肉质,密生刺状突起。种子多数,卵形或方形,干后黑褐色,长26~35 mm,宽20~38 mm,厚5~6 mm,边缘有齿,两面稍拱起,具雕纹。花期6~8月,果期8~10月。

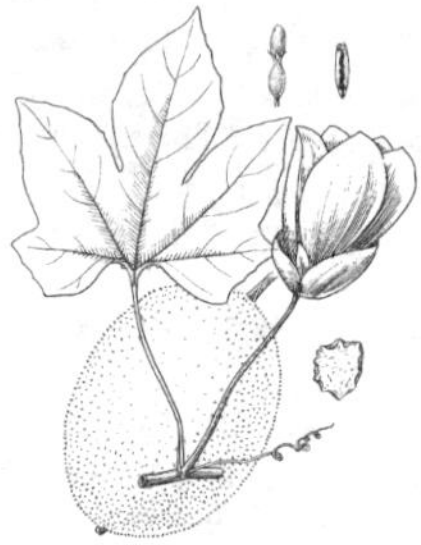

木鳖子

常生于海拔450~1 100 m的山沟、林缘和路旁。分布于浙江、安徽、福建、江西、湖南、广西、广东、四川、贵州、云南、西藏和台湾。

本植物的根(木鳖子根)亦供药用,另设专条。

【栽培】 生物学特性 喜温暖潮湿的气候和向阳的环境。对土壤条件要求不严,宜选择排水良好、肥沃深厚的砂质壤土栽培。

繁殖方法 用种子和根头繁殖法。种子繁殖直播法:3月播种,按行株距2 m×1.5 m开穴下种,每穴播种3~5粒,覆土2~3 cm,播后浇水保湿。根头繁殖法:11月至翌年2月,将雌株根头挖起,按根上的芽数,切成若干块,每块必带有芽1~2个,作种根,按上法穴栽,每穴种1~2块。

田间管理 苗期松土、除草、追肥各1~2次。苗高60~80 cm时,及时搭棚架,插竹枝引蔓上棚。用种子繁殖的植株,于开花时将大部分雄株拔除,仅保留少数雄株,以供授粉。每年萌芽前、开花期、藤蔓枯萎时,各中耕除草、追肥1次,追肥以厩肥、人畜粪和复合肥为主。较冷地区,冬季要壅土防冻。

【采收加工】 9~11月采集果实,沤烂果肉,洗净种子,晒干备用。

【药材】 木鳖子 *Momordicae Semen* 主产于湖北、广西及四川等地。

性状 种子呈扁平圆板状,中间稍隆起或微凹下,直径2~4 cm,厚约5 mm。表面灰棕色至棕褐色,有凹陷的网状花纹,在边缘较大的一个齿状突起上有浅黄色种脐。外种皮质硬而脆,内种皮甚薄,灰绿色,绒毛样。子叶2片,黄白色,富油性。有特殊的油腻气,味苦。

鉴别 (1) 粉末特征:黄灰色。厚壁细胞有两种:一种棕黄色，不规则椭圆形或矩圆形，边缘多深波状，壁厚，木化，有层纹，胞腔狭窄或几无胞腔；另一种呈条状或棒状，壁厚，边缘深波状。子叶薄壁细胞多角形，充满糊粉粒和脂肪油块，脂肪油块类圆形，表面可见网状纹理。

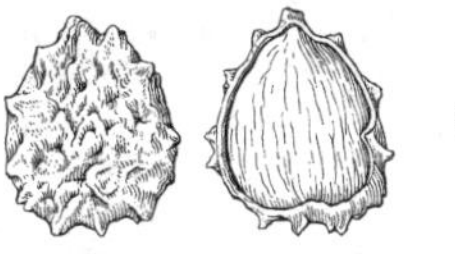

木鳖子外形

(2) 取本品粗粉 2 g，加乙醚 20 ml，温浸 30 分钟，滤过。取醚液 2 ml，置玻璃皿中，挥去乙醚，残渣加无水硫酸钠少量，直接加热，发生气泡及具刺激性的浓白色气体(检查油脂)。

(3) 取本品粗粉 2 g，加水 20 ml，置水浴中加热 30 分钟，滤过。取滤液 2 ml，置具塞试管中，密塞，用力振摇 1 分钟，产生大量蜂窝状泡沫，10 分钟内不消失(检查三萜皂苷)。

【成分】 种子含皂苷：木鳖子皂苷(momordica saponin) Ⅰ和Ⅱ；木鳖子定(momordin) Ⅰ和Ⅰc，蛋白及肽类：木鳖糖蛋白(momorcochin) S，*N*-粉蕊黄杨醇五肽(*N*-terminal pentapeptide)，还含 α-菠菜甾醇(α-spinasterol)，木鳖子酸(momordic acid)，α-桐酸(eleostearic acid)，齐墩果酸(oleanolic acid)，甾醇(sterol)，木鳖子素(cochinchinin)，β-胡萝卜素(β-carotene)。

【药理】 细胞毒作用　从木鳖子种子中分离纯化得一种核糖体失活蛋白质，是一种糖蛋白，分子量约 30 000，为木鳖糖蛋白-S，可抑制家兔网状细胞溶解产物的蛋白质合成，也能抑制离体的核糖体苯丙氨酸的聚合。木鳖糖蛋白-S 与人浆细胞的单克隆抗体连接形成的免疫毒素对靶细胞有选择性细胞毒作用。木鳖子的有效成分齐墩果酸具有明显的抑制化合物 48/80 诱导小鼠的瘙痒作用。

【炮制】 1. 木鳖子　取原药材，除去杂质，筛去灰屑。用时去壳取仁，捣碎。

2. 木鳖子霜　取净木鳖子，去壳取仁，炒熟，碾末，用草纸包裹数层，外加麻布包紧，压榨去油，反复多次，至草纸不再现油迹，色由黄变灰白色，呈现松散状时研细。

3. 炒木鳖子　取净木鳖子，去壳取仁，用清炒法炒至青烟散尽，白烟初起为度，取出放凉。用时捣碎。

4. 砂炒木鳖子　取净木鳖子仁，投入油制热砂内，用文火加热，炒至老黄色，取出，筛去河砂，放凉，研细。

5. 煨木鳖子　取净木材灰炒热，加入净木鳖子，用慢火(100～150 ℃)加热，适当翻动，至外壳干裂有响声，外皮呈焦黄色时，取出，筛去灰，去硬壳取仁，放凉，捣碎。

饮片性状　木鳖子参见"药材"项。木鳖子霜为白色或类白色的松散粉末状，味苦。炒木鳖子为扁平圆板状。表面焦黑色，有油腻气，味苦微涩。砂炒木鳖子为淡黄色粗末状，有油腻气，味苦。煨木鳖子为淡黄色碎块，有油腻气，味苦。

贮干燥容器内，木鳖子霜、炒木鳖子、砂炒木鳖子、煨木鳖子，密闭，置阴凉干燥处。

【药性】 苦、微甘，温，有毒。归肝、脾、胃经。

1.《开宝本草》："味甘，温，无毒。"

2.《品汇精要》："性温缓，气薄，臭焦。"

3.《纲目》："苦、微甘，有小毒。"

4.《得配本草》："入手阳明经。"

5.《药性切用》："味苦，大寒。"

6.《药性考》："微毒，清凉。"

7.《本草再新》："入脾、肾二经。"

8.《本草求原》："苦，温而甘。"

9.《本草撮要》："入足厥阴经。"

【功用主治】 消肿散结，追风止痛。主治痈肿，疔疮，无名肿毒，痔疮，癣疮，粉刺，皯䵟，乳腺炎，淋巴结结核，痢疾，风湿痹痛，筋脉拘挛，牙龈肿痛。

1.《日华子》："醋摩消肿('肿'，《政和》作'酒')毒。"

2.《开宝本草》："主折伤，消结肿恶疮，生肌，止腰痛，除粉刺皯䵟，妇人乳痈，肛门肿痛。"

3.《纲目》："治疳积痞块，利大肠泻痢，痔瘤瘰疬。"

4.《本草备要》："泻热，外用治疮。治蚌毒，消肿追毒。"

5.《药性考》："消肿追毒，喉痹最良。"

6.《福建药物志》："主治稻田性皮炎，神经性皮炎，聍耳。"

【用法用量】 内服：煎汤，0.6～1.2 g；多入丸、散。外用：研末调醋敷、磨汁涂或煎水熏洗。

【宜忌】 孕妇及体虚者禁服。

1.《本草汇言》："胃虚、大肠不实，元真亏损者，不可概投。"

2.《生草药性备要》："味腥性毒，不入服。"

3.《医林纂要》："忌猪肉。"

【选方】 1. 治两耳卒肿热痛　木鳖子仁一两研如膏，赤小豆末半两，川大黄末五钱。上件药，同研令匀，水、生油旋调涂之。(《圣惠方》)

2. 治小儿丹瘤　木鳖子(新者，去壳)。上研如泥，淡醋调敷之，一日三五次。(《外科精义》)

3. 治肠风泻血　用木鳖子不拘多少，桑柴烧过，微存性，便用磁器收之，候冷碾为末。每服一钱，用煨葱白酒调下，空心服。(《普济方》)

4. 治小儿久患疳疾，体虚不食，及诸病后天柱骨倒，谓之"五软"　木鳖子六个(去壳)，蓖麻子六十个(去壳)。上为细末，先抱起颅，摩颈上令热，先用生山药捣汁，和药二味调贴之。(《奇效良方》生筋散)

5. 治痞癖　木鳖多用(去壳)，独蒜半钱，雄黄半钱。上杵为膏，入醋少许，蜡纸贴患处。(《得效方》木鳖膏)

6. 治风牙疼痛　用木鳖子去壳，磨稀，调上患处。(《普济方》)

【临床报道】 1. 治疗面神经麻痹　取木鳖子 10 枚，去壳，捣烂，加适量蜂蜜或陈醋成泥糊状为药。外敷于患者面部麻痹一侧，每日 2 次，病情较重者，加用蜈蚣(去头尾)1 条，同捣如泥。10 日为 1 个疗程。治疗面神经麻痹 19 例，治愈 14 例，无效 5 例。

2. 治疗脱肛　木鳖子 15 g，研极细末备用。先用升麻、乌梅、枳壳各 30 g 煎水洗患处，洗后擦干，再用上述药液将木鳖子末调成糊状涂于患处，送入复位，躺 30 分钟即可。治 44 例，有效率达 90.9%，且多能获痊愈，对青少年患者的治愈率高。

3. 治疗神经性皮炎　木鳖子 1 个，升汞 3 g，甘油 10 ml。将木鳖子研碎，放入适量的 75%乙醇浸 48～72 小时后过滤，加入升汞和甘油，最后加 75%乙醇至 100 ml。用小毛笔蘸药液涂擦，每日 2～3 次。治 20 余例，效果明显。适用于苔藓化明显的病损，涂药后有明显的止痒作用。1～2 日病损充血、起水泡，4～5 日局部刺激性炎症消退即脱屑，苔藓化也随之消退而愈。苔藓化特别厚的疗效差。另有报道，以去外壳之木鳖子 30 g，碾成细末，放陈醋 250 ml 内浸泡 7 日(每日摇动 1 次)，而成陈醋木鳖酊。用时以小棉签或毛刷浸蘸药液涂擦受损之皮肤，每日 2 次，7 日为 1 个疗程。用治神经性皮炎 36 例，干性体癣 14 例。经治疗 1～2 个疗程，结果：神经性皮炎患者全部治愈，干性体癣患者，除 2 例无效外，也均获愈，有效率达 96%。

4. 治疗扁平疣　取木鳖子 1 个，放在食用醋 1 ml 中研磨成糊状，药液点涂疣体，每日 3 次，2 星期为 1 个疗程，共治疗 40 例。结果：1 个疗程治愈 21 例(52.5%)，2 个疗程治愈(22.5%)，无效 6 例，好转 4 例，总有效率为 85%。

【各家论述】 1.《本草经疏》："木鳖子，味甘气温，无毒。味厚于气，可升可降，阳也。为散血热、除痈毒之要药。夫结肿恶疮，粉刺，肛门肿痛，妇人乳痈等证，皆血热所致。折伤则血亦瘀而发热。甘温能通行经络，则血热散，血热散则诸证无不瘳矣。其止腰痛者，盖指湿热客于下部所致，而非肾虚为病之比也，用者详之。"

"味虽甘而气大温,《本经》虽云无毒,然亦未免有毒,但宜外用,勿宜内服"。

2.《本草正》:"木鳖子,有大毒,本草言其甘温无毒,谬也。今见毒狗者,能毙之于顷刻,使非大毒而有如是乎?人若食之,则中寒发噤,不可解救。若其功用,则惟以醋磨,用敷肿毒乳痈,痔漏肿痛及喉痹肿痛,用此醋漱于喉间,引痰吐出,以解热毒,不可咽下。或同朱砂、艾叶卷筒熏疥,杀虫最效。或用熬麻油,擦癣亦佳。"

3.《本草求原》:"苦温而甘,故能通达阴阳,流行经络之血郁壅热,消一切痈肿、折伤、瘤疬、乳痈、痔疮肛肿,止腰痛、疳积、痞块,追毒生肌,起倒睫拳毛,并一切寒湿郁热而为痛风、瘫痪、行痹、痿厥、脚气挛症、鹤膝,皆筋脉骨节,血不流行之病。"

0738 木天蓼子 mù tiān liáo zǐ (《药性论》)

【基原】 为猕猴桃科猕猴桃属植物木天蓼带虫瘿的果实。

【原植物】 参见"木天蓼"条。

【采收加工】 10～11 月采收,晒干。

【药材】 木大蓼子 *Actinidiae Polygamae Fructus* 产于东北、西北及山东、湖北、四川、云南、贵州、湖南。

性状 浆果卵圆形或长卵圆形,长 2.5～3 cm。表面皱缩,黄色或淡橙色,先端有喙,基部有宿存萼片。种子细小,多数,黑褐色,长 1.5～2 mm。气微,味辛、涩。

【药理】 对心血管等的作用 木天蓼果提取物 Polygamol(溶于乙醇或弱碱性溶液)对离体蛙心有兴奋作用,作用强度相当于毒毛花苷 G 的 1/10;对兔能收缩血管和升高血压。Polygamol 对兔小肠、膀胱平滑肌有兴奋作用,1～5 mg/kg静脉注射对兔有显著利尿作用,此作用不受阿托品和切断迷走神经的影响,可能继发于强心作用。

【药性】 味苦、辛,性温。

1.《药性论》:"味苦、辛,微热。无毒。"

2.《现代实用中药》:"有特异香气,带酸涩味微辛(苦辛微热)。"

3.《青岛中草药手册》:"性温,味苦、辛。"

【功用主治】 祛风通络,活血行气,散寒止痛。主治中风口眼歪斜,痃癖腹痛,腰痛,疝气。

1.《药性论》:"治中贼风口面歪斜,主冷痃癖气块,女子虚劳。"

2.《本草图经》:"治诸冷气。"

3.《现代实用中药》:"有温暖身体之效,用于腰痛疝痛。"

【用法用量】 内服:煎汤,6～10 g。

0739 木天蓼根 mù tiān liáo gēn (《纲目》)

【基原】 为猕猴桃科猕猴桃属植物木天蓼的根。

【原植物】 参见"木天蓼"条。

【采收加工】 全年可采挖,洗净,晒干或鲜用。

【功用主治】 1.《普济方》:"治风虫牙痛,捣丸塞之。连易四五次,勿咽汁。"

2.《湖南药物志》:"治腰痛,木天蓼根一两,水煎服。"

0740 木兰寄生 mù lán jì shēng (《广西药用植物名录》)

【异名】 枫木寄生、广东寄生(《广西药用植物名录》)。

【基原】 为桑寄生科钝果寄生属植物木兰寄生的带叶茎枝。

【原植物】 木兰寄生 *Taxillus limprichtii* (Grüning) H. S. Kiu [*Loranthus limprichtii* Grüning; *L. kwangtungensis* Merr.] 又名:奥桑寄生(《海南植物志》)。

灌木,高 1～1.3 m。嫩枝密被黄褐色星状毛,小枝灰褐色,无毛,具散生皮孔。叶对生或近对生,革质;叶柄长 5～12 mm;叶片卵状长圆形或倒卵形,常稍偏斜,长 4～12 cm,宽 2.5～6 cm,先端圆钝,基部楔形,常稍下延,两面无毛。伞形花序,1～3 个腋生或生于小枝已落叶腋部,具花 3～6 朵,花序和花均被黄褐色星状毛;花梗长约 3 mm;苞片卵形;花红色或橙色;花托长卵球形,长 1.5～2.5 mm;副萼环状;花冠花蕾时管状,长 2.7～3 cm,稍弯,下半部膨胀,顶部椭圆状,裂片 4 枚,披针形,反折;雄蕊 4;花柱线状,柱头头状。浆果椭圆形,成熟时长约 7 mm,浅黄色或淡红黄色,无毛。花期 10 月至翌年 3 月,果期 6～7 月。

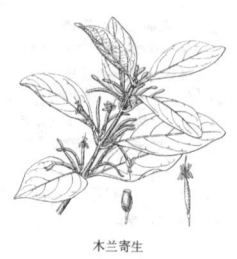

木兰寄生

生于海拔 240～1 300 m的山地阔叶林中,寄生于乐东木兰、金叶含笑、枫香、檵木、油桐、樟树、香叶树、栗、锥栗、梧桐等植物上。分布于华南、西南及福建、江西、台湾、湖南等地。

【采收加工】 8～10 月采收,扎成束,晾干或鲜用。

【功用主治】 《中国中药资源志要》:"全株:祛风除湿,补肝强筋,安胎下乳。茎叶:用于痔疮,全身酸痛,骨折。"

【用法用量】 内服:煎汤,10～15 g;或浸酒。外用:捣敷;或煎水洗。

【选方】 1. 治风湿痹痛 木兰寄生 15～30 g,樟木寄生 30 g,海桐寄生 15 g。水煎去渣,取药液煲猪骨吃。每日 1 剂,7 日为 1 个疗程。

2. 治手脚麻木 木兰寄生适量。水煎浓,洗患处,每日 2～3 次。(1、2 方出自《药用寄生》)

0741 木半夏叶 mù bàn xià yè (《安徽中草药》)

【基原】 为胡颓子科胡颓子属植物木半夏的叶。

【原植物】 参见"木半夏果实"条。

【采收加工】 6～9 月采叶,晒干。

【成分】 叶含黄酮苷成分:山柰酚-3-鼠李糖苷(kaempferol-3-rhamnoside),山柰酚-3-槐糖苷(kaempferol-3-sophoroside),山柰酚-3, 7-二葡萄糖苷(kaempferol-3, 7-diglucoside),山柰酚-3-芸香糖苷-7-葡萄糖苷(kaempferol-3-rutinoside-7-glucoside),山柰酚-3-葡萄糖-7-槐糖苷(kaempferol-3-gluco-7-sophoroside),山柰酚-3-槐糖苷-7-葡萄糖苷 (kaempferol-3-sophoroside-7-glucoside),异鼠李素-3-槐糖苷-7-葡萄糖苷 (isorhamnetin-3-sophoroside-7-glucoside)。

【药性】 涩、微甘,温。

1.《安徽中草药》:"性温,味涩、微甘。"

2.《食物中药与便方》:"甘,平,无毒。"

3.《全国中草药汇编》:"酸、涩,平。"

【功用主治】 平喘,活血。主治哮喘,跌打损伤。

1.《安徽中草药》:"理气定喘。主治咳嗽喘息。"

2.《食物中药与便方》:"消肿。主治跌打损伤。"

【用法用量】 内服:煎汤,9～15 g。外用:煎汤洗。

0742 木半夏根 mù bàn xià gēn (《本草拾遗》)

【基原】 为胡颓子科胡颓子属植物木半夏的根或根皮。

【原植物】 参见"木半夏果实"条。

【采收加工】 9～10 月采挖,切片,晒干。

【药性】 涩、微甘,平。

1.《本草拾遗》:"平,无毒。"

2.《安徽中草药》:"性温,味涩、微甘。"

3.《全国中草药汇编》:"酸、涩。"

【功用主治】 行气活血,止泻,敛疮。主治跌打损伤,虚弱劳损,泻痢,肝炎,恶疮疥癞。

1.《本草拾遗》:"根皮煎汤,洗恶疮疥。"

2.《四川中药志》1960年版："活血行气，补虚损。治跌打损伤及痔疮。"

3.《安徽中草药》："活血理气。主治慢性肝炎。"

4.《食物中药与便方》："收敛，止泻。治慢性泻痢。"

【用法用量】 内服：煎汤9～24 g；或浸酒。外用：煎汤洗。

【选方】 1. 治慢性泻痢 木半夏根30 g。水煎去渣，加赤砂糖，每日分2次温服。（《食物中药与便方》）

2. 治慢性肝炎 木半夏根白皮、白茅根各30 g。煎服。（《安徽中草药》）

3. 治痔疮 木半夏根15～24 g。炖猪大肠服。（《浙江药用植物志》）

0743 木竹子皮 mù zhú zǐ pí（《广西本草选编》）

【异名】 山竹树皮《全国中草药汇编》。

【基原】 为藤黄科藤黄属植物木竹子及岭南山竹子的树皮。

【原植物】 参见"木竹子"条。

【采收加工】 四季可采，砍伐茎干，剥取内皮，切碎，晒干或研成粉。

【药性】《广西中草药》："味涩、微苦，性凉。"

【功用主治】 清热解毒，收敛生肌。主治消化性溃疡，肠炎，口腔炎，牙周炎，下肢溃疡，湿疹，烫伤。

1.《广西中草药》："消炎止痛，收敛生肌。主治烧伤、烫伤、湿疹、口腔炎、牙周炎、痈疮溃烂。"

2.《全国中草药汇编》："主治肠炎，小儿消化不良，胃、十二指肠溃疡，溃疡病轻度出血。外用治下肢溃疡。"

3.《广西民族药简编》："水煎服，治哮喘（瑶族）。"

【用法用量】 内服：煎汤，3～10 g。外用：捣敷或研末撒患处。

【选方】 1. 治胃肠炎 山竹树皮6 g，古山龙18 g，黄荆叶3 g。水煮2次，浓缩至30 ml，分2次服。

2. 治烧伤 山竹树皮粉，加花生油（熬沸）适量，调成糊状，涂于伤面，每日1～2次。

3. 治麻风足底溃疡 山竹树皮粉，撒在经外科处理后的溃疡面上，用纱布包扎，每日换药1次。（1～3方出自《全国中草药汇编》）

0744 木竹子油 mù zhú zǐ yóu（《陆川本草》）

【基原】 为藤黄科藤黄属植物木竹子和岭南山竹子种仁的脂肪油。

【原植物】 参见"木竹子"条。

【采收加工】 采摘成熟的果实，用水浸2～3日，搓去皮肉，将种子晒干，去壳。然后取种仁晾干，碾成粉末状，上甑蒸至90 ℃，即可取下榨油。

【药性】《广西中草药》："甘酸，凉，有小毒。"

【功用主治】《广西中草药》："消炎止痛，收敛生肌。治烧伤，烫伤，湿疹，口腔炎，牙周炎，痈疮溃烂。"

【用法用量】 外用：涂敷。

0745 木防己花 mù fáng jǐ huā（《安徽中草药》）

【基原】 为防己科木防己属植物木防己的花。

【原植物】 参见"木防己"条。

【采收加工】 5～8月采摘，鲜用或干燥。

【功用主治】《安徽中草药》："治慢性骨髓炎，鲜木防己花30 g，母鸡1只去肠杂，同煎煮，不放盐，吃肉喝汤，每星期1剂，连服数剂。"

0746 木姜子叶 mù jiāng zǐ yè（《湖南药物志》）

【基原】 为樟科木姜子属植物清香木姜子、木姜子等的叶。

【原植物】 参见"木姜子"条。

【采收加工】 5～7月采收，鲜用或晒干。

【成分】 木姜子 叶含挥发油，主要成分为1，3，3-三甲基-乙-氧杂双环[2.2.2]辛烷（1，3，3-trimethyl-2-oxabicyclo[2.2.2]octane），1，8-桉油醇（1，8-cineole），香茅醛（citronella），2-甲基-5-（1-甲基乙烯基）环已酮〔2-methyl-5-(1-methylethylene) cyclohexaneone〕，环已酮（cyclohexanone），澄花醇乙酯（nerlacetate）。又含黄酮类化合物：异美五针松双氢黄酮（pinostrobin），乔松素（pinocembrin），5，6-去氢卡文内酯（5，6-dehydrokawain），银松素（pinosylivin），2′，6′-二羟基-4′-甲氧基查尔酮（2′，6′-dihydroxy-4′-methoxychalcone）。

【药性】《湖南药物志》："苦、辛，无毒。"

【功用主治】 祛风行气，健脾利湿，解毒。主治腹痛腹胀，暑湿吐泻，关节疼痛，水肿，无名肿毒。

【用法用量】 内服：煎汤，10～15 g。外用：煎水洗；或捣烂敷。

0747 木姜子茎 mù jiāng zǐ jīng（《贵州民间药物》）

【基原】 为樟科木姜子属植物清香木姜子、木姜子等的茎。

【原植物】 参见"木姜子"条。

【采收加工】 全年均可采集，鲜用或晒干。

【成分】 1. 木姜子 枝黄酮类化合物：异美五针松双氢黄酮（pinostrobin），乔松素（pinocembrin），5，6-去氢卡文内酯（5，6-dehydrokawain），银松素（pinosylivin），2′，6′-二羟基-4′-甲氧基查尔酮（2′，6′-dihydroxy-4′-methoxychalcone）。

2. 清香木姜子 茎枝含挥发油。

【功用主治】 散寒止痛，行气消食，透疹。主治胃寒腹痛，食积腹胀，麻疹透发不畅。

【用法用量】 内服：煎汤，3～10 g。外用：煎汤熏洗。

0748 木姜子根 mù jiāng zǐ gēn（《重庆草药》）

【异名】 椒子根（《贵州草药》）。

【基原】 为樟科木姜子属植物清香木姜子、木姜子等的根。

【原植物】 参见"木姜子"条。

【采收加工】 9～11月采挖，晒干。

【药理】 1. 抗肿瘤作用 接种小鼠肉瘤S_{180}后给小鼠灌胃给药木姜子根多糖（100 mg/kg及200 mg/kg），每日1次，连续9日，对荷瘤小鼠的肿瘤生长有一定的抑制作用，同时对动物机体的免疫功能有升高趋势，说明木姜子根具有扶正祛邪的作用。

2. 对免疫系统的影响 以增加免疫器官重量、提高网状内皮系统吞噬能力、增加血清溶血素及淋巴细胞转化率为指标的研究，结果表明木姜子根多糖对正常小鼠的免疫功能有增强作用，同时能非常显著地改善由于环磷酰胺引起的机体免疫功能低下。

3. 其他作用 木姜子根多糖能显著延长小鼠常压耐缺氧存活时间；提高小鼠持续游泳时间；对二甲苯致耳郭发炎有一定疗效；对幼鼠的胸腺，尤其是脾脏有明显增大作用。

【药性】 味辛，性温。

1.《重庆草药》："味辛辣，性热，无毒。"

2.《贵州草药》："辛、温。"

【功用主治】《重庆草药》："逐寒，镇痛，健胃，消饱胀。治心胃冷气痛，冷骨风，寒食摆子，痛经。"

【用法用量】 内服：煎汤或泡酒，3～10 g；研末，每次0.2～0.5 g。

【宜忌】 热证禁用。

0749 木绣球茎 mù xiù qiú jīng（河南）

【基原】 为忍冬科荚蒾属植物绣球荚蒾的茎。

【原植物】 绣球荚蒾 *Viburnum macrocephalum* Fort. 又名：绣球(《群芳谱》)。

落叶或半常绿灌木，高达 4 m。幼枝被垢屑状星状毛，老枝灰黑色，冬芽无鳞片。叶对生；叶柄长 10～15 mm；叶片纸质；叶卵形、椭圆形至卵状矩圆形，长5～11 cm，宽 2.5～4.5 cm，先端钝或稍尖，基部圆或有时微心形，边缘有细齿，下面疏生星状毛，侧脉 5～6 对，近叶缘前网结，连同中脉上面略凹陷，下面凸起。聚伞花序直径 8～15 cm，全部由大型不孕花组成；总花梗明显，第一级辐射枝 5 条，花生于第三级辐射枝上；萼筒筒状，长约 2.5 mm，萼檐具 5 微齿；花冠白色，辐状，直径 1.5～4 cm，裂片圆状倒卵形，冠筒短；雄蕊 5，长约 3 mm；雌蕊不育。花期 4～5 月。

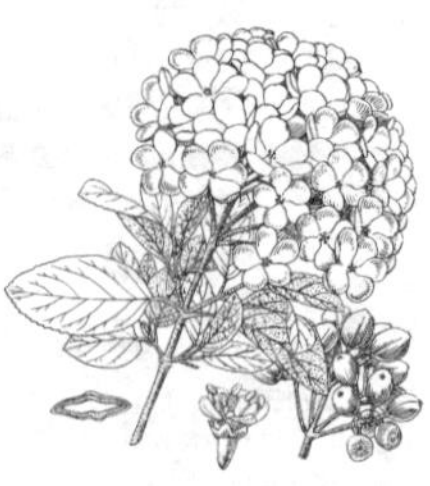

绣球荚蒾

分布于河北、江苏、浙江、福建、江西、河南、湖北、湖南、四川等地，均为栽培。

【采收加工】 全年均可采收，鲜用或切段晒干。

【药性】 苦，凉。

【功用主治】 燥湿止痒。主治疥癣，湿烂痒痛。

【用法用量】 外用：煎汤熏洗。

0750 木蜡树叶 mù là shù yè (《福建药物志》)

【异名】 野漆树叶(《福建民间草药》)。

【基原】 为漆树科漆树属植物木蜡树的叶。

【原植物】 木蜡树 *Toxicodendron sylvestris* (Sieb. et Zucc.) O. Kuntze[*Rhus sylvestre* Sieb. et Zucc.]

落叶乔木或小乔木，高达 10 m。幼枝和冬芽被黄褐色绒毛，树皮灰褐色。奇数羽状复叶互生，有小叶 7～13，稀 7 对，叶轴和叶柄圆柱形，叶柄长 4～8 cm；小叶对生，具短柄或近无柄，卵状或卵状椭圆形或长圆形，长 4～10 cm，宽2～4 cm，先端渐尖或急尖，基部不对称，圆形或阔楔形，全缘，上面有短柔毛或近无毛，下面密被黄色短柔毛。圆锥花序腋生，长 8～15 cm，密被锈色绒毛，总梗长 1.5～3 cm；花黄色，小，单性异株；花萼及花瓣均 5；雄蕊 5，花丝线形，花药卵形；花盘无毛；子房球形，1 室，花柱 3。核果偏斜扁圆形，外果皮薄，成熟时不裂，中果皮蜡质，果核坚硬。

生于海拔 140～2 300 m 的林中。分布于华东、中南、西南及台湾等地。

本植物的根(木蜡树根)亦供药用，另设专条。

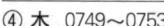

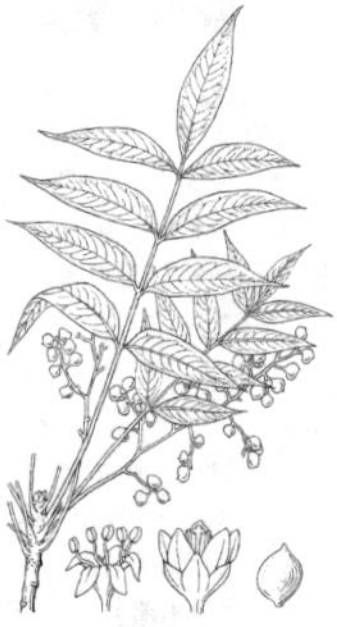

木蜡树

【采收加工】 6～8 月采收，鲜用或晒干。

【药性】 辛，温，小毒。

1.《湖南药物志》："辛，无毒。"

2.《福建药物志》："苦、微涩，温，有小毒。"

3.《浙江药用植物志》："苦，寒。"

【功用主治】 祛瘀消肿，杀虫，解毒。主治跌打损伤，创伤出血，钩虫病，疥癣，疮毒，毒蛇咬伤。

1.《湖南药物志》："祛风，止血，杀虫。"

2.《福建药物志》："活血止痛，祛瘀消肿。治创伤出血，蛇伤。"

3.《浙江药用植物志》："杀虫，解毒，止血。治湿热疮毒，疥癣，钩虫病，刀伤出血。"

【用法用量】 内服：煎汤，9～15 g；外用：捣烂敷；或研末撒。

【宜忌】 《福建药物志》："本品易引起过敏。孕妇及燥热体质者忌用。"

0751 木蜡树根 mù là shù gēn (《福建药物志》)

【异名】 野漆树根(《福建民间草药》)。

【基原】 为漆树科漆树属植物木蜡树的根。

【原植物】 参见"木蜡树叶"条。

【采收加工】 9～10 月采挖，切片，晒干。

【药性】 《湖南药物志》："辛，无毒。"

【功用主治】 《福建药物志》："活血止痛，祛瘀消肿。治风湿腰痛，痢疾，跌打损伤，蛇伤，瘘管。"

【用法用量】 内服：煎汤，9～15 g。外用：捣烂敷；或浸酒涂擦。

【宜忌】 孕妇及阴虚燥热者禁服。

【选方】 1. 治胸部打伤 野漆树鲜根 15～50 g。洗净切片，合鸡 1 只(去内脏尾足)，水酒各半炖服。(《闽东本草》)

2. 治刀伤出血 (木蜡树)鲜根皮(去栓皮)加白糖捣烂，包敷患处，每日换 1 次。(《天目山药用植物志》)

3. 治蛇伤 野漆树根 500 g，细辛 1.5 g。浸酒，涂抹患处。(《福建药物志》)

0752 木鳖子根 mù biē zǐ gēn (《广西中草药》)

【基原】 为葫芦科苦瓜属植物木鳖子的块根。

【原植物】 参见"木鳖子"条。

【采收加工】 8～10 月采挖块根，切段，鲜用或晒干。

【药材】 木鳖子根 *Momordicae Radix* 产于湖北、湖南、广东、广西、四川、云南等地。

性状 块根极粗壮，带皮者表皮浅棕黄色，微粗糙，有较密的椭圆形皮孔，去皮者表面色稍浅，断面浅黄灰色。质较松，粉性甚差，纤维极多。横断面韧皮部有多层横向层纹，木质部有较密的棕黄色导管小孔。味苦。

【成分】 根含木鳖子苷(momordin)Ⅰ、$Ⅰ_a$、$Ⅰ_b$、$Ⅰ_c$、$Ⅰ_d$、$Ⅰ_e$、Ⅱ、$Ⅱ_a$、$Ⅱ_b$、$Ⅱ_c$、$Ⅱ_d$、$Ⅱ_e$、Ⅲ，其中$Ⅱ_c$就是雪胆苷(hemsloside)Ma_2；还含防己内酯(columbin)，齐墩果酸(oleanolic acid)及其糖苷，木鳖子酸(momordic acid)，α-菠菜甾醇(α-spinasterol)和木鳖糖蛋白(momorcochin)。

【药理】 1. 堕胎作用 根中所含的木鳖糖蛋白分子量约32 000，对小鼠可致中期流产。

2. 其他作用 块根中含有一种溶血成分，能耐热并不被蛋白分解酶分解。

【药性】 《广西中草药》："味苦、微甘，性寒。"

【功用主治】 解毒，消肿，止痛。主治痈疮疔毒，无名肿毒，淋巴结炎。

1.《广西中草药》："消炎解毒，消肿止痛。主治痈疮疔毒，无名肿毒，淋巴结核。"

2.《广西民族药简编》："治肺结核，痢疾。水煎洗身治感冒头痛，发冷发热，神经痛。捣烂取汁或调醋涂患处可拔疮脓。"

【用法用量】 外用：捣敷。

【选方】 治痈疮疔毒，无名肿毒，淋巴结炎，乳腺炎，粉刺，雀斑 木鳖鲜根，加盐少许捣烂外敷。(《广西本草选编》)

0753 木半夏果实 mù bàn xià guǒ shí (《安徽中草药》)

【异名】 四月子、野樱桃(《纲目》)，棠台、麦粒团(《安徽中草药》)，羊奶子(《全国中草药汇编》)，判渣(《浙江药用植物志》)。

【基原】 为胡颓子科胡颓子属植物木半夏的果实。

【原植物】 木半夏 *Elaeagnus multiflora* Thunb.

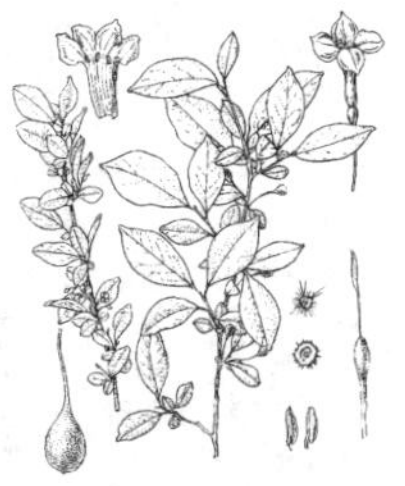

木半夏

落叶灌木，高达 3 m。通常无刺；幼枝常具深褐色鳞片，老枝黑褐色，有光泽。单叶互生，叶柄锈色；叶膜质或纸质，椭圆形或卵形至卵状长圆形，长 3～7 cm，宽 1.2～4 cm，全缘，先端钝尖或锐尖，基部阔楔形或圆形，上面幼时具星状毛和银色鳞片，后渐脱落，下面灰白色，密被银白色鳞片和散生少数褐色鳞片。花白色，常单生于新枝基部的叶腋；花被筒管状，上部 4 裂，裂片宽卵形；雄蕊 4，着生于花被筒喉部稍下面，花丝极短，花药细小；花柱直立，无毛，稍伸出花被筒喉部。果实椭圆形，长 12～14 mm，密被锈色鳞片，成熟时红色；果梗在花后伸长，长 1.5～4 cm。花期 4～5 月，果期 6～7 月。

生于向阳山坡、灌木丛中。分布于华东、中南、西南及河北、陕西等地。

本植物的根(木半夏根)、叶(木半夏叶)亦供药用，另设专条。

【采收加工】 6～7 月采收果实，鲜用或晒干。

【成分】 成熟果实含：番茄烃(lycopene)。

【药性】 淡、涩，温。

1.《安徽中草药》："性温，味涩、微甘。"

2.《食物中药与便方》："甘，平，无毒。"

3.《全国中草药汇编》："酸、涩，平。"

【功用主治】 平喘，止痢，活血消肿，止血。主治哮喘，痢疾，跌打损伤，风湿关节痛，痔疮下血，肿毒。

1.《中国药用植物图鉴》："收敛。治肿毒。"

2.《安徽中草药》："活血止血，理气定喘。主治跌扑损伤吐血，咳嗽喘息，痔疮下血。"

【用法用量】 内服：煎汤，15～30 g。

【选方】 1. 治跌扑损伤吐血　木半夏果实 15 g，仙桃草 9 g。煎服。

2. 治痔疮下血　木半夏果实、炒地榆各 15 g。煎水，空腹服。(1、2 方出自《安徽中草药》)

0754 木麻黄种子 mù má huáng zhǒng zi (《台湾药用植物志》)

【基原】 为木麻黄科木麻黄属植物木麻黄的种子。

【原植物】 参见"木麻黄"条。

【采收加工】 8～10 月采收成熟果实，晒至近干，脱下种子，充分干燥。

【功用主治】《台湾药用植物志》："(马来西亚)治腹泻。"

【用法用量】 内服：煎汤，3～9 g。

0755 木蓝山豆根 mù lán shān dòu gēn (《全国中草药名鉴》)

【异名】 山豆根、土豆根(通称)。

【基原】 为豆科木蓝属植物多花木蓝、华东木蓝等的根。

【原植物】 1. 多花木蓝 *Indigofera amblyantha* Craib　直立灌木，高 0.8～2 m。幼枝密生白色丁字毛。叶互生，叶柄长 2～5 cm；托叶小，三角状披针形；奇数羽状复叶，长达 18 cm，小叶 7～11 片；叶片倒卵形或倒卵状矩圆形，长 1.5～4 cm，宽 1～2 cm，先端圆形，有短针尖，基部阔楔形，全缘，上面疏被丁字毛，下面毛较多。总状花序腋生，长达 11～15 cm；花萼钟形，先端 5 齿裂；蝶形花淡红色，外被丁字毛；雄蕊 10，二体；子房线形，内含数枚胚珠。荚果线状圆柱形，棕褐色，长 3.5～6 cm，外被丁字毛。种子褐色，长圆形。花期 5～7 月，果期 9～11 月。

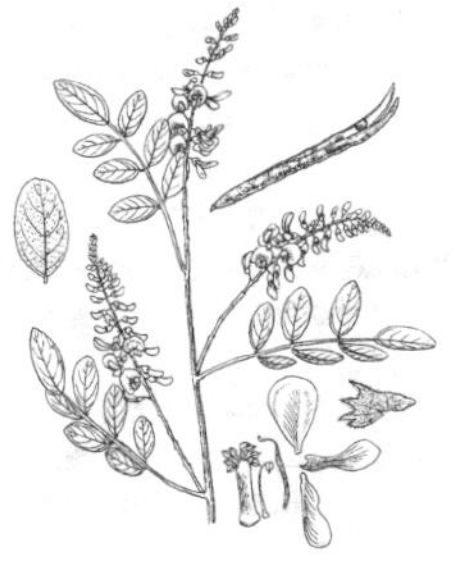

多花木蓝

生于山坡草地、沟边、路旁、灌木丛中及林缘。分布于河北、山西、江苏、浙江、河南、湖北、广东、广西、四川、贵州、陕西、甘肃。

2. 华东木蓝 *I. fortunei* Craib　又名：琼木蓝(《苏南种子植物手册》)，小叶绿豆茶、野蚕豆(《江苏植物志》)和琼木蓝(《浙江药用植物志》)。

小灌木，高约 1 m。茎直立，稍有棱，光滑无毛。叶柄长 1.5～4 cm；托叶线状披针形，早落；奇数羽状复叶，长 6～10 cm，小叶 7～15 片，通常对生，小叶片卵形、卵状椭圆形或卵状披针形，长 1.5～2.5 cm，宽 0.8～2.8 cm，先端钝、急尖或微凹，有长约 2 mm 的短尖，基部圆形或阔楔形，全缘，无毛，幼时在下面中脉及边缘疏被丁字毛，后脱落。总状花序腋生，长 10～18 cm；苞片卵形，早落；花萼斜筒状，先端 5 齿裂，外被疏生丁字毛；蝶形花冠紫红色或粉红色，旗瓣倒卵形，龙骨瓣直立；雄蕊 10，二体；子房无柄。荚果线状圆柱形，长 3～6 cm，无毛，褐色，开裂后果瓣旋卷，内果皮具斑点。花期 4～5 月，果期 5～9 月。

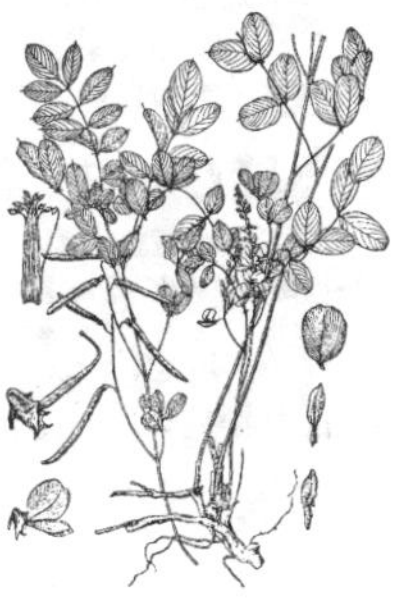

华东木蓝

生于山地疏林或灌木丛中、溪边及草坡。分布于江苏、浙江、安徽、江西等地。

除上述两种外，根作木蓝山豆根入药的还有：宜昌木蓝 *I. decora* Lindl. var. *ichangensis* (Craib) Y. Y. Fang et C. Z. Zheng　分布于安徽、浙江、江西、福建、湖北、湖南、广西、贵州等地。花木蓝 *I. kirilowii* Maxim. ex Palibin　分布于东北及河北、山西、浙江、山东、河南、陕西等地。甘肃木蓝 *I. potaninii* Craib　分布于甘肃。

【采收加工】 9～10 月采收，鲜用或晒干。

【药材】 木蓝山豆根 *Indigoferae Radix*　多花木蓝主产于山西、河北、河南、江苏、浙江、湖北、广东、广西、四川、陕西、甘肃；华东木蓝主产于江苏、安徽、浙江、江西。

性状　根圆柱形，头部膨大呈结节状，下面着生 3～5 条支根，多扭曲，有 2～3 分枝和多数须根。表面黄褐色至棕褐色，有不规则纵皱纹和微凸起的横长皮孔，栓皮多皱缩开裂，易脱落，脱落处色较深，呈深棕褐色。质硬而脆，易折断，断面纤维状，皮部棕色，木部淡黄色，有放射状纹理。气微，味微苦。

鉴别　根横切面：多花木蓝木栓层由 10～20 余列细胞组成，部分细胞可见径向壁和内切向壁增厚而呈"凹"字形；皮层薄壁细胞含草酸钙方晶。韧皮部宽广；韧皮纤维成束，有的形成晶纤维；韧皮射线 1 至多列细胞。形成层 2～4 列细胞。木质部导管单个散在或数个集聚，木纤维发达，成束；木射线 1～7 列，略弯曲。木质部半径与皮部宽度之比约为 1∶1。薄壁细胞中含淀粉粒及草酸钙方晶。

华东木蓝　皮层含众多草酸钙方晶。韧皮薄壁细胞与纤维束较规则地相间排列。木质部射线 1～4 列细胞，导管较规则地排列成环状。木质部半径与皮部宽度之比约为 4∶1。

【药性】《安徽中草药》："性寒，味苦。"

【功用主治】清热利咽，解毒，通便。主治暑温，热结便秘，咽喉肿痛，肺热咳嗽，黄疸，痔疮，秃疮，蛇、虫、犬咬伤。

1.《安徽中草药》："清热解毒，消肿利咽，利尿通便。"

2.《河北中草药》："除实热，解疮毒，通肠利便。治咽喉、口腔肿痛，肺热咳嗽，烦渴，黄疸及热结便秘；蛇虫咬伤，痔疮肿痛，秃疮。"

【用法用量】内服：煎汤，15～30 g。外用：研末敷，或捣汁搽。

【选方】1. 治乙型脑炎　木蓝山豆根 30 g，大青叶、板蓝根各 30～60 g。水煎，分 4 次服。

2. 治咽喉肿痛　木蓝山豆根 15 g，射干 6 g，甘草 3 g。水煎服。

3. 治肺炎　木蓝山豆根 30 g，银花 15 g，大青叶 30 g。水煎服。(1～3 方出自《浙江药用植物志》)

4. 治痔疮　山豆根 12 g，猪大肠适量。水煮至肉烂，食肉喝汤。

5. 治水肿　山豆根、黄芪、茯苓皮各 15 g。水煎服。(4、5方出自《安徽中草药》)

0756 木蝴蝶树皮 mù hú dié shù pí (广州部队《常用中草药手册》)

【异名】土黄柏(《南宁市药物志》)，土大黄(《广西中药志》)，千张纸树皮(《岭南草药志》)。

【基原】为紫葳科木蝴蝶属植物木蝴蝶的树皮。

【原植物】参见"木蝴蝶"条。

【采收加工】6～7 月剥取树皮，晒干，切碎。

【药性】微苦，微凉。

【功用主治】清热利湿，利咽消肿。主治传染性黄疸肝炎，膀胱炎，咽喉肿痛，湿疹，痈疮溃烂。

【用法用量】内服：煎汤，30～120 g。

0757 五爪龙 wǔ zhǎo lóng (《生草药性备要》)

【异名】三指牛奶(《广西中草药》)，土五加皮、土黄芪(《广西本草选编》)。

【基原】为桑科无花果属植物粗叶榕的根或枝条。

【原植物】粗叶榕 *Ficus hirta* Vahl [*F. simplicissima* Lour. var. *hirta* (Vahl) Migo]　又名：鹧枫(《进贤县志》)，大叶青、丫枫小树(《植物名实图考》)，火龙叶(《岭南采药录》)，佛掌榕(《福建民间草药》)。

灌木或小乔木，高 2～8 m。全株有乳汁；嫩枝中空，枝、叶、叶柄和花序托(榕果)均被金黄色广展的长硬毛。单叶互生；叶柄粗壮，长 2～7 cm；托叶卵状披针形，长 1～3 cm，膜质，红色，被柔毛；叶片多型，卵状椭圆形、长圆状披针形或倒卵状披针形，长 8～25 cm，宽 4～18 cm，先端渐尖或短尖，基部狭，浑圆形或心形，边缘有锯齿，全缘或3～5 深裂，叶表面粗糙，疏生短硬毛，下面除金黄色长硬毛外，有时密生柔毛，基生脉 3～7 条。隐头花序成对腋生或生于已落叶枝的叶腋，呈球形或椭圆球形，无柄或近无柄，直径 8～20 mm，幼时顶部苞片形成脐状突起，基生苞片卵状披针形，长 1～3 cm，红色，被长硬毛；雄花、瘿花生于同一花序托中，雄花着生于近口部，花被片 4，雄蕊 2～3；瘿花花被片与雄花同数，子房球形，花柱短，侧生；雌花生于另一植株花序托中，球形，花被片 4。瘦果，表面有小瘤体。花、果期3～11 月。

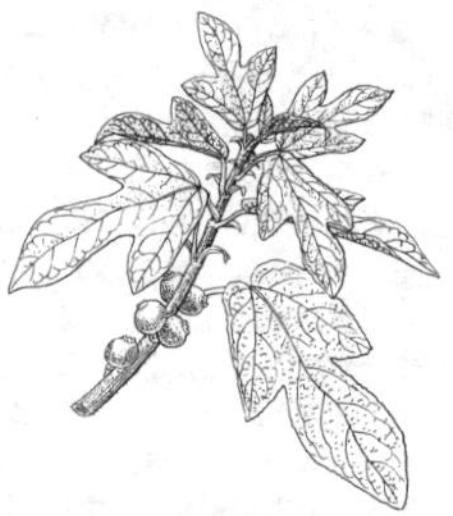

粗叶榕

生于海拔 500～1 000 m 的旷地、水边、山地林缘、灌木丛或疏林中。分布于华南、西南及浙江、福建、江西、湖南等地。

【采收加工】全年均可采收，鲜用或切段、切片晒干。

【药材】五爪龙 *Fici Hirtae Radix seu Ramulus*　产于广东、海南、广西等地。

性状　根呈圆柱形短段或片状。表面灰黄色或黄棕色，有红棕色花斑及细密纵皱纹，可见横向皮孔。质坚硬，不易折断。横切面皮部薄而韧，易剥离，富纤维性，木部宽大，淡黄白色，有较密的同心性环纹。纵切面木纹顺直。茎枝圆柱形，黄绿色，被金黄色的长硬毛，质脆，折断面髓部多中空。叶互生，多皱缩破碎，完整的叶片椭圆形或倒卵形，先端钝尖，基部狭，全缘或 3～5 深裂，绿色或枯绿色。质较厚。气微香，有类似败油气，味微甜。

【药性】甘、微苦，平。

1.《生草药性备要》："味甜辛，性平。"

2.《广西本草选编》："味甘，气微香。"

3.《云南中草药》："苦，凉。"

【功用主治】祛风除湿，祛瘀消肿。主治风湿痿痹，腰腿痛，痢疾，水肿，带下，瘰疬，跌打损伤，经闭，乳少。

1.《生草药性备要》："消毒疥，洗疳痔，去皮肤肿痛；根治热咳痰火，理跌打刀伤；浸酒祛风，壮筋骨。"

2.《植物名实图考》："(丫枫小树)治风气，去红肿；(大叶青)治下部湿痹。"

3.《广西本草选编》："益气固表，化痰，通乳，舒筋活络。主治病后虚弱，产后无乳，肺虚咳嗽，盗汗，腰腿痛，风湿痛，慢性肝炎，白带。"

4.《云南中草药》："清热解毒，祛湿化痰。主治高热，胃痛，脱肛，胸痛，风湿，慢性支气管炎，水肿。"

5.《西双版纳傣药志》："治消化不良，食欲不振，痞积，腹胀。"

6.《浙江药用植物志》："治瘰疬。"

【用法用量】内服：煎汤，30～60 g；或浸酒。外用：煎水洗；或研末调敷。

【选方】1. 治风湿痛　佛掌榕根60 g，猪蹄(7 寸)250 g，黄酒 100 g。加水适量，煎取半碗，分 2 次服。每隔 4～6 小时服 1 次。

2. 治劳力过度　佛掌榕根 30 g，墨鱼 1 只。酌加黄酒 100 g，煎服。(1、2 方出自《福建民间草药》)

0758 五月茶 wǔ yuè chá (《常用中草药彩色图谱》)

【异名】五味叶(《生草药性备要》)，五味菜(《岭南采药录》)，酸味树(《常用中草药彩色图谱》)。

【基原】为大戟科五月茶属植物五月茶的根、叶或果。

【原植物】五月茶 *Antidesma bunius* (L.) Spr. [*Stilago bunius* L.]

常绿灌木或小乔木，高4～10 m。树皮灰褐色，幼枝具明显的皮孔。单叶互生；叶柄长 3～10 mm；叶片革质，有光泽，倒卵状长圆形，长 6～16 cm，宽 2～7 cm，先端圆形或渐尖，具短尖头，基部渐狭，全缘，两面均无毛。花小，单性，雌雄异株；雄花序为顶生或侧生的穗状花序，长 6～12 cm，具少数分枝；雄花花萼杯状，3～4 浅裂；雄蕊 3～4，花盘生于雄蕊之外，不规则分裂或全缘；退化雌蕊棒状；雌花序为总状花序，长 5～12 cm，生于分枝的顶

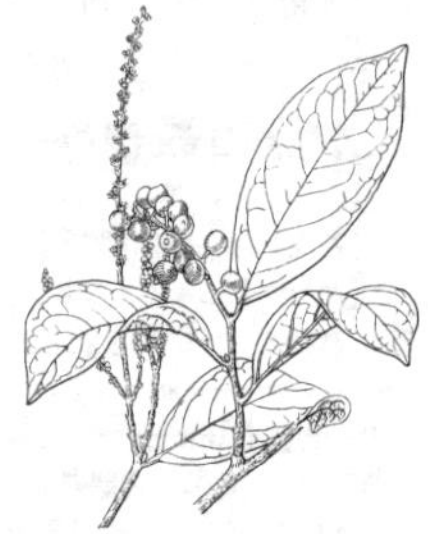

五月茶

部；雌花花萼杯状，有 3～4 短裂片，具缘毛；子房无毛，花柱 3，顶生。核果近球形，深红色，直径约 8 mm。花期 3～4 月。

生于林中。分布于广东、广西、海南、贵州、云南等地。

【采收加工】 全年均可采根、叶；7～9 月采收果实，晒干。

【成分】 叶含无羁萜（friedelin）。全草含多种维生素：硫胺素（thiamine），核黄素（riboflavine），烟酸（nicotinic acid）等。

【药性】 酸，平。

1.《生草药性备要》："味酸，性平。"

2.《常用中草药彩色图谱》："味酸，性温。"

【功用主治】 健脾，生津，活血，解毒。主治食少泄泻，津伤口渴，跌打损伤，痈肿疮毒。

1.《生草药性备要》："止咳，止渴，洗疮亦可。"

2.《常用中草药彩色图谱》："收敛，止泻，止渴生津，行气活血。主治津液少，消化不良，跌打损伤。"

【用法用量】 内服：煎汤，15～30 g。外用：煎水洗。

0759 五叶薯 wǔ yè shǔ（《广西药用植物名录》）

【异名】 毛狗苕（《万县中草药》），玉ㄔ蓉（《广西药用植物名录》），朱砂莲（《贵州中草药名录》），毛团子、蓑衣包（《云南中药资源名录》）。

【基原】 为薯蓣科薯蓣属植物五叶薯蓣的块茎。

【原植物】 五叶薯蓣 *Dioscorea pentaphylla* L.

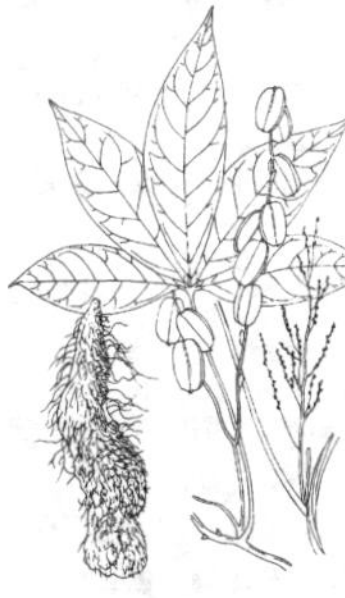
五叶薯蓣

缠绕草质藤本。块茎通常为长卵形，外皮有多数细长须根，断面刚切开时白色，不久变棕色。茎疏被短柔毛，有皮刺。掌状复叶有 3～7 小叶；小叶片常为倒卵状椭圆形，最外侧的小叶常为斜卵状椭圆形，长6.5～24 cm，宽2.5～9 cm，先端短渐尖或凸尖，全缘，表面疏被贴伏短柔毛，背面疏生短柔毛；叶腋内有珠芽。雄花无梗，穗状花序排列成圆锥状，长可达 50 cm，花轴密被棕褐色短柔毛；小苞片 2，近半圆形；发育雄蕊 3。雌花序穗状，单一或分枝；花序轴和子房密被棕褐色柔毛。蒴果三棱状长椭圆形，薄革质，长 2～2.5 cm，成熟时黑色；种子通常两两着生于每室中轴顶部，种翅向蒴果基部延伸。花期 8～10 月，果期 11 月至翌年 2 月。

生于海拔 500 m 以下的林边或灌木丛中。分布于福建、江西、湖南、广东、广西、云南、西藏、台湾等地。

【采收加工】 7～10 月采挖，切片晒干或鲜用。

【功用主治】《广西民族药简编》："水煎服治贫血（壮），浮肿（仫佬）。水煎冲米醋服治痢疾（瑶）。与猪瘦肉蒸服治产妇干瘦（壮）。"

【用法用量】 内服：煎汤，9～15 g。外用：捣烂敷。

【宜忌】《广西民族药简编》："忌吃酸辣食物。"

【选方】 1. 治脾虚腹泻　毛狗苕、高粱米各 30 g。水煎服。

2. 治缺乳，肾虚　毛狗苕 120 g。炖猪肉服。

3. 治无名肿毒　毛狗苕适量。捣烂外敷。（1～3 方出自《万县中草药》）

0760 五叶藤 wǔ yè téng（《南宁市药物志》）

【异名】 五爪龙（《南宁市药物志》），牵牛花、假薯藤（《广西药用植物名录》），五齿苓（《广西本草选编》）。

【基原】 为旋花科番薯属植物五爪金龙的茎叶或根。

【原植物】 五爪金龙 *Ipomoea cairica* (L.) Sweet [*Convolvulus cairicus* L.；*I. palmata* Forsk.]

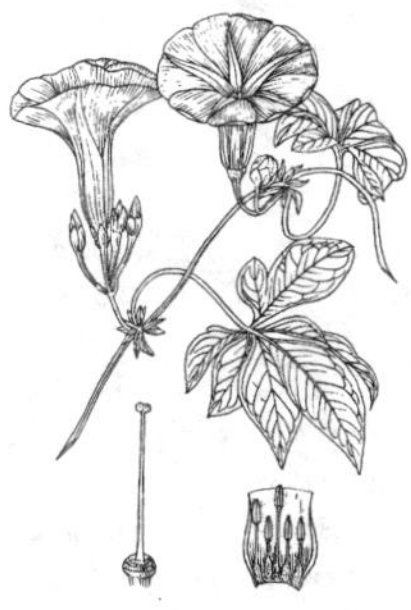
五爪金龙

多年生缠绕草本。老时具块根。茎细长，有细棱，有小疣状体。叶互生；叶柄长 2～8 cm；叶片掌状 5 深裂或全裂，裂片卵状披针形、卵形或椭圆形，中裂片较大，长 4～5 cm，宽 2～2.5 cm，两侧裂片稍小，先端渐尖或稍钝，具小短尖头，基部楔形渐狭，全缘或不规则微波状，基部 1 对裂片通常再 2 裂。聚伞花序腋生，具 1～3 朵花；萼片 5，稍不等长；花冠紫色或淡红色，漏斗状，长 5～7 cm；雄蕊 5，不等长，花丝基部稍扩大，被毛；子房无毛，花柱纤细，长于雄蕊，柱头 2 球形。蒴果近球形，2 室，4 瓣裂。种子黑色，边缘被褐色柔毛。花、果期为夏、秋季。

生于海拔 90～610 m 的平地或山地路边灌木丛中，多生长于向阳处。分布于福建、广东、广西、海南、云南、台湾等地。

本植物的花（五爪金龙花）亦供药用，另设专条。

【采收加工】 全年或秋季采收，洗净，切段或片，鲜用或晒干。

【成分】 含牛蒡苷元（arctigenin），络石苷元（trachelogenin）。

【药理】 抗病毒作用　从五爪金龙分离出的两种天然存在的木脂素类牛蒡苷元（A）和络石苷元（T）对体外人免疫缺陷病毒Ⅰ型（HIV-Ⅰ；HTLV-ⅢB 株）的复制有强大的抑制作用。A 和 T 在浓度 0.5 μmol/L 时，对 HIV-Ⅰ蛋白质 P-17 和 P-24 的抑制率分别为 80%～90% 和 60%～70%。HTLV-ⅢB/H9-Jurkat 细胞于 A 0.5 μmol/L 或 T 1 μmol/L 浓度培养时，培养液中逆转录酶活性降低 80%～90%，抑制细胞的合胞体形成达 80% 以上。A 和 T 分子作用机制研究发现，两种化合物是核基质关联 DNA 的局部异构酶的抑制剂，特别是 HIV-Ⅰ感染细胞的酶活性抑制剂。

【药性】 甘，寒。

【功用主治】 清热解毒，利水通淋。主治肺热咳嗽，小便不利，淋病，水肿，痈肿疔毒。

【用法用量】 内服：煎汤，4.5～10 g；鲜者 15～30 g。外用：捣敷。

【宜忌】 虚寒者禁服。

0761 五加叶 wǔ jiā yè（《日华子》）

【异名】 五加蕻（《植物名实图考》）。

【基原】 为五加科五加属植物细柱五加和无梗五加的叶。

【原植物】 参见"五加皮"条。

【采收加工】 6～10 月采摘，晒干或鲜用。

【成分】 1. 无梗五加　叶含(1*R*)-1, 11α-二羟基-3, 4-开环-羽扇豆-4(23), 20(29)-二烯-3, 28-二酸-3, 11-内酯 28-氧-α-吡喃鼠李糖基(1→4)-β-*D*-吡喃葡萄糖基(1→6)-β-*D*-吡喃葡萄糖苷，*d*-芝麻素（sesamin），豆甾醇（stigmasterol）。

2. 细柱五加　叶中含挥发油，主要有：氧化丁香烯，二叔丁基对甲苯酚（di-tertbutyl-*p*-cresol），生物碱 1-乙基-3, 5-二甲基吡唑等。

【药性】 辛，平。

1.《饮食须知》："味甘、辛，性温。"

2.《本朝食鉴》："苦，温，无毒。"

【功用主治】 散风除湿，活血止痛，清热解毒。主治皮肤风湿，跌打肿痛，疝痛，丹毒。

1.《日华子》:“治皮肤风,可作蔬菜食。”

2.《生草药性备要》:“敷跌打,消肿痛。”

3.《食物考》:“除风湿。”

【用法用量】 内服:煎汤,6~15 g;或研末;或泡酒。外用:研末调敷;或鲜品捣敷。

【选方】 1. 治诸疝引痛　百药煎八钱,五加叶五钱,旧茶芽四钱。上为细末,每八分,白汤下,数服而安。(《本草食鉴》)

2. 治灶丹从两脚赤如火烧　五加叶、根(烧作灰)五两,取煅铁家槽中水和涂之。(《杨氏产乳集验方》)

0762 五加皮 wǔ jiā pí (《本经》)

【异名】 南五加皮(《科学的民间草药》),五谷皮(《浙江民间常用草药》)。

【基原】 为五加科五加属植物细柱五加和无梗五加的根皮。

【原植物】 1. 细柱五加 *Acanthopanax gracilistylus* W. W. Smith　又名:豺漆(《本经》),豺节(《别录》),五花(《雷公炮炙论》),木骨、追风使、刺通(《本草图经》),五佳、白刺(《纲目》),茨五甲(《草木便方》)。

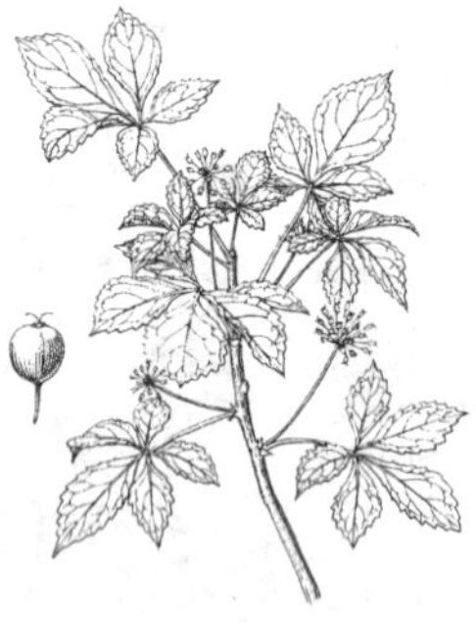

细柱五加

灌木,有时蔓生状,高 2~3 m。枝灰棕色,无刺或在叶柄基部单生扁平的刺。叶为掌状复叶,在长枝上互生,在短枝上簇生;叶柄长 3~8 cm,常有细刺;小叶 5,中央 1 片最大,倒卵形至倒披针形,长 3~8 cm,宽 1~3.5 cm,先端尖或短渐尖,基部楔形,两面无毛,或沿脉上疏生刚毛,下面脉腋间有淡棕色簇毛,边缘有细锯齿。伞形花序腋生或单生于短枝顶端,直径约 2 cm;萼 5 齿裂;花黄绿色,花瓣 5,长圆状卵形,先端尖,开放时反卷;雄蕊 5,花丝细长;子房 2 室,花柱 2,分离或基部合生,柱头圆头状。核果浆果状,扁球形,成熟时黑色,宿存花柱反曲。种子 2 粒,细小,淡褐色。花期4~7 月,果期 7~10 月。

生于海拔 200~1 600 m 的灌木丛林、林缘、山坡路旁和村落中。分布于中南、西南及山西、江苏、浙江、安徽、福建、江西、陕西等地。

2. 无梗五加 *A. sessiliflorus* (Rupr. et Maxim.) Seem.　又名:短梗五加《东北木本植物图志》。

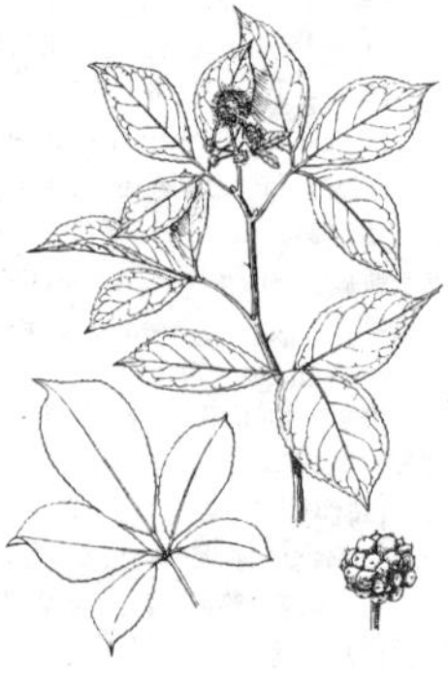

无梗五加

灌木或小乔木,高 2~5 m。树皮暗灰色或黑色,有纵裂纹,枝无刺或疏生粗壮刺,平直或弯曲。掌状复叶;柄长3~10 cm,无刺或有散生的小刺;小叶 3~5,倒卵形或长圆状倒卵形至长圆状披针形,长 8~18 cm,宽 3~7 cm,先端渐尖,基部楔形,上面深绿色,下面浅绿色,叶脉及边缘均有刚毛,边缘有不整齐锯齿。数个至 10 个头状花序组成圆锥花序;萼绿色,密生白色绒毛,具 5 小齿;花深紫色或近于黑褐色,花瓣 5,卵形;雄蕊 5;子房 2 室,花柱全部合生成柱状,仅柱头裂片离生。核果浆果状,卵状椭圆形,成熟时黑色,具宿存花柱。花期6~8 月,果期 8~9 月。

生于海拔 200~1 600 m 的森林或灌木丛中。分布于华北、东北及陕西等地。

本植物的果实(五加果)亦供药用,另设专条。

【栽培】 生物学特性　喜温和湿润气候,耐荫蔽、耐寒。宜选向阳较潮湿的山坡、丘陵、河边,土层深厚肥沃,排水良好,稍带酸性的冲积土或砂质壤土栽培。不宜在砾质土、黏质土或砂土上种植。

繁殖方法　用种子和扦插繁殖。种子繁殖:春、秋季均可播种,但以秋播种子萌发率高。秋播在 10 月或 11 月,春播在 3 月下旬至 4 月上旬。条播,行距 33 cm 开沟,将种子均匀撒入,覆土约 1 cm,稍加镇压,浇水,保持湿润,5 月上旬出苗。培育 1~2 年移栽。扦插繁殖:在 6~8 月剪取枝条(南方多在春秋季扦插)。截成 10~15 cm 长,插入砂土中,保持适当湿度,约 15 日可生根成活,于秋季或第二年春季定植。移栽按行株距各 60 cm 开穴,每穴栽苗 1 株,填细土压紧、浇水。

田间管理　每年中耕除草、追肥 2~3 次,第一次在成活返青后,第二次在 6 月下旬,均施入畜粪水;第三次在冬季落叶后,开沟施入堆肥或厩肥,施后盖土。

病虫害防治　蚜虫 5~7 月发生,为害嫩梢及叶片。

【采收加工】 栽后 3~4 年于 7~10 月采收,挖取根部,刮皮,抽去木心,晒干或炕干。

【药材】 五加皮 *Acanthopanacis Cortex*　产于湖北、河南、四川、安徽等地。

性状　根皮呈不规则卷筒状,长 5~15 cm,直径 0.4~1.4 cm,厚约 2 mm。外表面灰褐色,有不规则纵皱纹及横长皮孔;内表面黄白色或灰黄色,有细纵纹。体轻,质脆,断面不整齐,灰白色。气微香,味微辣而苦。

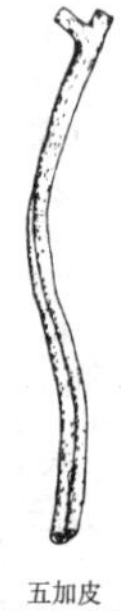

五加皮(根皮)外形

鉴别　(1) 根皮横切面:木栓层为数列细胞。皮层窄,散有少数分泌道。韧皮部宽广,外侧有裂隙,射线宽 1~5 列细胞;分泌道较多,呈椭圆形或长椭圆形,内含淡黄色分泌物,周围分泌细胞 4~11 个。皮层和韧皮部薄壁细胞含草酸钙簇晶,直径 8~64 μm,棱角粗大,少数锐尖,射线细胞中簇晶较小,常数个或十数个径向排列成行。薄壁细胞含淀粉粒,单粒椭圆形或类球形,直径 2~8 μm;复粒由 2 至数十分粒组成。较老根皮中有韧皮纤维,胞腔窄,孔沟明显。

(2) 薄层色谱:取本品粉末 0.5 g,加 70%乙醇液 10 ml,浸泡过夜,热水中超声波振荡30 分钟,溶液浓缩至干,再加甲醇 1 ml 溶解,作为供试品溶液。另取刺五加苷 D、紫丁香苷(或 B)、胡萝卜苷(或 A)为对照品,以氯仿-甲醇-水(6∶3∶1)下层液展开,10%硫酸液喷雾,吹热气流显色,供试品色谱中,在与对照品色谱相应位置上,应显相同颜色的斑点。

【成分】 1. 细柱五加　根皮含丁香苷(syringin),刺五加苷(eleutheroside)B_1,*d*-芝麻素(*d*-sesamin),16-羟基-(−)-贝壳松-19-酸〔16-hydroxy-(−)-kauran-19-oic acid〕,左旋对映贝壳松烯酸(*ent*-kaur-16-en-19-oic acid),*β*-谷甾醇(*β*-sitosterol)及其葡萄糖苷。脂肪酸:硬脂酸(stearic acid),棕榈酸(palmitic acid),亚麻酸(linolenic acid)。还含挥发油,内有 4-甲基水杨醛(4-methyl salicylaldehyde),马鞭草烯酮(verbenone),反-马鞭草烯醇(*trans*-verbenol),邻苯二甲酸丁基异丁基酯(butyl-isobutyl phthalate)等 8 个成分。

2. 无梗五加　根及根皮含 *l*-芝麻素(*l*-sesamin),l-洒维宁(savinin),还含无梗五加苷(acanthoside)A、B、C、D、K_2、K_3,苷 B

和苷D分别是丁香树脂酚(syringaresinol)的单葡萄糖苷和双葡萄糖苷,苷K_2和苷K_3则都属于三萜类。又含甾醇类:β-谷甾醇,胡萝卜苷(daucosterin),豆甾醇(stigmasterol),菜油甾醇(campesterol)。还含强心苷及微量挥发油。

【药理】 1. 抗炎镇痛作用 五加根皮水煎醇沉液10 g(生药)/kg或根皮正丁醇提取物15 g/kg腹腔注射,对角叉菜胶所致大鼠足肿胀,在1～5小时内均有不同程度的抑制肿胀作用,2～3小时作用最显著。连续给药7日,对大鼠棉球肉芽肿也有明显抑制作用,说明五加皮有明显的抗急慢性炎症的作用。由于五加皮能明显减少大鼠肾上腺维生素C含量,故抗炎作用可能与其刺激肾上腺皮质功能有关。热板法测定表明,五加皮正丁醇提取物15 g(生药)/kg给小鼠腹腔注射,有较明显的镇痛作用。

2. 抗应激作用 分别给小鼠灌服南五加皮乙醇浸膏100 g(生药)/kg、总皂苷3 g/kg,连续5日或给经醋酸泼尼松龙或利舍平处理的小鼠每日灌服五加皮提取物Ⅰ(主含总糖苷)15 g(生药)/kg,实验结果证明均能明显延长其游泳存活时间;提高小鼠常压耐缺氧能力;可使高温下(45～47 ℃)或低温(1～2 ℃)下小鼠生存时间明显延长。故五加皮对动物疲劳、缺氧及高温、低温等应激刺激有明显的保护作用。

3. 对免疫功能的影响 五加皮提取物Ⅱ(主含多糖)15 g(生药)/kg,每日灌胃1次,连续7日,可明显提高小鼠血浆碳粒清除率和吞噬指数。五加皮所显示的非特异性免疫增强功能主要是因为多糖部分。对细胞凝集效价的影响表明,五加皮总皂苷1 g/kg、3 g/kg灌胃可使小鼠的血清抗体浓度有明显提高。

4. 性激素样作用 五加皮提取物Ⅱ 5 g(生药)/kg,每日灌胃1次,连续7日,可使幼年雄性大鼠的睾丸、前列腺及精囊湿重有不同程度的增加,提示五加皮能促进未成年大鼠副性腺发育。

5. 对核酸代谢的影响 五加皮提取物Ⅰ 22.5 g(生药)/kg,每日灌胃1次,连续7日,对幼年小鼠肝、脾RNA的合成有明显的促进作用。五加皮提取物Ⅱ 15 g(生药)/kg,每日灌胃1次,连续7日,对四氯化碳(CCl_4)急性肝损伤小鼠肝脏DNA合成有明显的促进作用,显示五加皮能影响机体的核酸代谢。

6. 抗肿瘤作用 五加皮提取液体外抑制人T细胞白血病细胞株(MT-2)细胞增殖,灌胃给药,还可减少荷MT-2肿瘤小鼠的瘤体积。五加皮中64 kDa的蛋白质有较强的抗肿瘤活性。

7. 其他作用 五加皮总苷可减少中老龄大鼠过氧化脂质(LPO)的生成和积累,可能和抑制体内脂质过氧化反应有关。本品延缓衰老作用机制是多方面的,一方面与其抗氧化作用和减少LPO的生成有关;另一方面,其活血化瘀作用可有效地改善微循环,使机体内环境能保持相对稳定,增强机体抗病能力和对不利环境的适应能力。五加皮有减肥作用,五加皂苷(AGVPS)在体外对人体血小板聚集和血小板因子4(PF_4)有抑制作用。在0.34～1.39 g/L, AGVPS减少体外血栓的湿重和干重。AGVPS抑制血小板的聚集和体内血栓的形成。

毒性 小鼠灌胃五加皮总皂苷20 g/kg,1小时后活动减少,2小时后活动可恢复正常。五加皮注射液对小鼠腹腔注射的急性LD_{50}为81.85±10.4 g/kg。随剂量的逐渐增加,动物表现镇静、睡眠等中枢抑制症状及肢体肌无力和共济失调,最后昏迷死亡。五加皮125 g/kg腹腔注射可出现心率减慢,Ⅰ度房室传导阻滞,T波抬高,窦房结抑制,心室自主节律逐渐减慢以至停搏。28 g/kg腹腔注射或煎剂90 g/kg灌胃对小鼠心脏均有可逆性毒性作用。

【炮制】 1. 五加皮 取原药材,除去杂质,洗净,润透,切段,干燥。

2. 炒五加皮 取净五加皮段,置锅内,用微火炒至变色。

3. 酒制五加皮 取净五加皮段与黄酒拌匀,闷润至酒尽时,取出,晾干。每五加皮0.5 kg,用黄酒0.06 kg。

饮片性状 五加皮参见“药材”项。炒五加皮形如五加皮,色略深;酒五加皮形如五加皮,微有酒气。

贮干燥容器内,置通风干燥处,酒五加皮密闭,防霉,防蛀。

【药性】 辛、苦、微甘,温。归肝、肾经。

1.《本经》:“味辛,温。”

2.《别录》:“苦,微寒,无毒。”

3.《药性论》:“有小毒。”

4.《品汇精要》:“味辛苦,性温,微寒散,气厚味薄,阳中之阴。臭香。”

5.《雷公炮制药性解》:“入肺、肾二经。”

6.《本草经疏》:“入足少阴、足厥阴经。”

7.《本草汇言》:“气味俱厚,沉而阴也。”

【功用主治】 祛风湿,补肝肾,强筋骨,活血脉。主治风寒湿痹,腰膝疼痛,筋骨痿软,小儿行迟,体虚羸弱,跌打损伤,骨折,水肿,脚气,阴下湿痒。

1.《本经》:“主心腹疝气,腹痛,益气疗躄,小儿不能行,疽疮阴蚀。”

2.《雷公炮炙论》:“目僻眼𥈭,有五花而自正。”

3.《别录》:“主男子阴痿,囊下湿,小便余沥,女人阴痒及腰脊痛,两脚疼痹风弱,五缓,虚羸,补中益精,坚筋骨,强志意,久服轻身耐老。”

4.《药性论》:“能破逐恶风血,四肢不遂,贼风伤人,软脚,腎腰,主多年瘀血在皮肤,治痹湿内不足,主虚羸,小儿三岁不能行。”

5.《日华子》:“明目,下气,治中风骨节挛急,补五劳七伤。”

6.《纲目》:“治风湿痿痹,壮筋骨。”

7.《药性能毒》:“治妇人血劳。”

8.《本草正》:“除风湿,行血脉。”

9.《本经逢原》:“温补下元,壮筋除湿。”

10.《医林纂要》:“坚肾补肝,燥湿行水,活骨疏筋,为治风痹、湿痹良药。”

11.《本草再新》:“化痰,消水,理脚气腰痛,治疮疥诸毒。”

12.《本草求原》:“酒浸。治跌打。”

【用法用量】 内服:煎汤,6～9 g,鲜品加倍;浸酒或入丸、散。外用:煎水熏洗或为末敷。

【宜忌】 阴虚火旺者慎服。

1.《本草经集注》:“畏蛇皮、玄参。”

2.《本草经疏》:“下部无风寒湿邪而有火者不用,肝肾虚而有火者亦忌之。”

3.《本草述》:“方书云,五加皮同人参则无力,然种子方中有同用者。”

4.《得配本草》:“肺气虚,水不足,二者禁用。”

【选方】 1. 治风痹不仁,四肢拘挛疼痛 五加皮(细切)一升,以清酒一斗渍十日,温服一中盏,日三服。(《圣惠方》五加皮酒)

2. 治腰痛 五加皮、杜仲(炒)。上等分为末,酒糊丸如梧桐子大,每服三十丸,温酒下。(《卫生家宝》五加皮丸)

3. 治鹤膝风 五加皮八两,当归五两,牛膝四两,无灰酒一斗。煮三炷香,日二服,以醺为度。(《外科大成》五加皮酒)

4. 治筋缓 五加皮、油松节、木瓜,每末二三钱,酒下。(《杂病源流犀烛》五加皮散)

5. 治颈软 五加皮为末,酒调,涂敷颈骨上。(《世医得效方》五加皮散)

6. 治贫血,神经衰弱 五加皮、五味子各6 g。加白糖,开水冲泡代茶饮,每日1剂。(《食物中药与便方》)

7. 治损骨 小鸡一只,约重五六两(连毛),同五加皮一两,捣为糊,缚伤处,一炷香时,解下后,用山栀三钱,五加皮四钱,酒一碗,煎成膏贴之。再以大瓦松煎酒服之。(梅氏《验方新编》)

8. 治男子、妇人脚气,骨节皮肤肿湿疼痛,进饮食,行有力,不

忘事　五加皮四两（酒浸），远志（去心）四两（酒浸令透，易为剥皮）。上曝干，为末，春秋冬用浸药酒为糊，夏则酒为糊，丸如梧桐子大。每服四五十丸，空心温酒下。（《瑞竹堂经验方》五加皮丸）

9. 治脚气肿满　五加皮一斤，猪椒茎叶一斤。上药细锉和匀。每度用药半斤，以水三斗，煎取二斗，去滓，看冷暖，于避风处淋蘸。（《圣惠方》）

【各家论述】 1.《药性类明》："两脚疼痛，风湿也。五加皮苦泄辛散，能治风湿。《药性论》言其破逐恶风也，破逐恶风血，即治痹之义也。丹溪治风湿腰痛加减法云，痛甚加五加皮，可见其逐恶血之功也。"

2.《本草经疏》："五加皮，人足少阴、足厥阴经。观《本经》所主诸证，皆因风寒湿邪伤于二经之故，而湿气尤为最也。其治疝气腹痛。""《经》云，伤于湿者，下先受之。又云地之湿气，感则害人皮肉筋脉。肝肾居下而主筋骨，故风寒湿之邪多自二经先受。此药辛能散风，湿能除寒，苦能燥湿，二脏得其气而诸证悉瘳矣。又湿气浸淫则五脏筋脉缓纵，湿气留中则虚羸气乏。湿邪既去则中焦治，而筋骨自坚，气日益而中自补也。其主益精强志者，肾藏精与志也。"

3.《本草求真》："五加皮，今人仅知此能理脚气，而不知其脚气之病因于风寒湿三气而成。风胜则筋骨为之拘挛；湿胜则筋脉为之缓纵，男子阴痿囊湿，女子阴痒虫生，小儿脚软；寒胜则血脉为之凝滞，筋骨为之疼痛，而脚因尔莫行。服此辛苦而温，辛则气顺而化痰，苦则坚骨而益精，温则祛风而胜湿，凡肌肤之瘀血，筋骨之风邪，靡不因此而治。盖湿去则骨壮，风去则筋强，而脚安有不理者乎。但此虽属理脚之剂，仍不免有疏泄之虞，须于此内参以滋补之药，则用之历久而不变矣。"

4.《本草思辨录》："五加皮，宜下焦风湿之缓证。若风湿搏于肌表，则非其所司。古方多浸酒、酿酒及酒调末服之，以行药势。心疝少腹有形为寒，肺热生痿躄为热，《本经》并主之。其辛苦而温，惟善化湿耳。化其阴淫之湿，即驱其阳淫之风，风去则热已，湿去则寒除。即《别录》之疗囊湿、阴痒、小便余沥、脚腰痛痹、风弱、五缓，皆可以是揆之。"

0763 五加果 wǔ jiā guǒ（《安徽中草药》）

【异名】 南五加果。

【基原】 为五加科五加属植物细柱五加和无梗五加的果实。

【原植物】 参见"五加皮"条。

【采收加工】 8～10月果实成熟时采收，晒干。

【药性】 性温，味甘、微苦。

【功用主治】 祛风湿，强筋骨。治筋骨痿软。

【用法用量】 内服：煎汤，6～12 g；或入丸、散。

【宜忌】 阴虚火旺者慎服。

【选方】 治筋骨痿软（小儿数岁不会走路）　南五加果2份，炒牛膝、木瓜各1份。共碾细末，每日早、中、晚各取3 g，红糖拌服，或米汤调服。

0764 五色梅 wǔ sè méi（广州部队《常用中草药手册》）

【异名】 龙船花（《生草药性备要》），山大丹、大红绣球、珊瑚球（《南越笔记》），臭金凤、如意花（《岭南采药录》），土红花、杀虫花、臭牡丹（《南宁市药物志》），臭冷风（《广西中药志》），天兰草（《湖南药物志》），臭草（广州部队《常用中草药手册》）。

【基原】 为马鞭草科马缨丹属植物马缨丹的花。

【原植物】 马缨丹 *Lantana camara* L.

直立或蔓性灌木。植株有臭味，高1～2 m，有时呈藤状，长可达4 m。茎、枝均呈四方形，有糙毛，常有下弯的钩刺或无刺。单叶对生；叶片卵形至卵状长圆形，长3～9 cm，宽1.5～5 cm，基部楔形或心形，边缘有钝齿，先端渐尖或急尖，表面有粗糙的皱纹和短柔毛，背面具小刚毛。头状花序腋生，花序直径1.5～2.5 cm；花序梗粗壮；苞片披针形，长为花萼的1～3倍，有短柔毛；花萼筒状，先端有极短的齿；花冠黄色、橙黄色、粉红色至深红色，花冠管长约1 cm，两面均有细短毛，直径4～6 mm；雄蕊4，内藏。果实圆球形，成熟时紫黑色。全年开花。

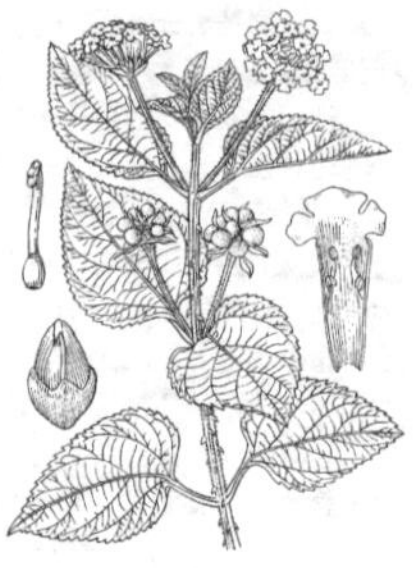

马缨丹

常生于海拔80～1 500 m的海边沙滩、路边及空旷地。我国庭园有栽培。福建、广东、广西、台湾有逸生。原产于美洲热带地区。

【采收加工】 全年均可采，鲜用或晒干。

【成分】 带花的全草含脂类，其脂肪酸类：肉豆蔻酸（myristic acid），棕榈酸（palmitic acid），花生酸（arachidic acid），油酸（oleic acid），亚油酸（linoleic acid）等。挥发油：α-水芹烯（α-phellandrene），二戊烯（dipentene），α-松油醇（α-terpineol），牻牛儿醇（geraniol），芳樟醇（linalool），桉叶素（cineole），丁香油酚（eugenol），柠檬醛（citral），糠醛（furfural），水芹酮（phellandrone），葛缕酮（carvone），α-葎草烯（α-humulene），α、γ-松油烯（terpinene），柠檬烯（limonene），β-丁香烯（β-caryophyllene），对聚伞花素（*p*-cymene），α、β-蒎烯（pinene），1，4-莰烯（1，4-camphene），月桂烯（myrcene），香桧烯（sabinene）及α-玷玔烯（α-copaene），芳-姜黄烯（*ar*-curcumene），石竹烯环氧化物（caryophyllene epoxide），骨碎补酮（davanone），1，8-桉叶油素（1，8-cineole），双环大牻牛儿烯（bicyclogermacrene），大牻牛儿烯-D（germacrene-D），α-榄香烯（α-elemene），石竹烯（caryophyllene），β-榄香烯（β-elemene），γ-杜松烯（γ-cadinene）。齐墩果烷三萜类：五色梅新酸（camaracinic acid），马缨丹烯（lantadene）A、B、C，25-羟基-3-氧代-12-齐墩果烯-28-酸（25-hydroxy-3-oxoolean-12-en-28-oic acid），五色梅苷（camaraside），马缨丹苷（lantanaside），齐墩果酸马缨丹烯A（oleanonic acid lantadene A），二甲基丙烯酰氧基马缨丹酸（lantanilic acid），马缨丹诺酸（lantannolic acid），22β-*O*-当归酰马缨丹酸（22β-*O*-angeloyl-lantanolic acid），22β-*O*-当归酰齐墩果酸（22β-*O*-angeloyl-oleanolic acid），22β-*O*-千里光酰齐墩果酸（22β-*O*-senecioyl-oleanolic acid），22β-羟基-齐墩果酸（22β-hydroxy oleanonic acid），19α-羟基-熊果酸（19α-hydroxy-ursolic acid），3β-异戊酰基-19α-羟基熊果酸（3β-isovaleroyl-19α-hydroxy-ursolic acid）；黄酮类：环烯醚萜苷：马鞭草苷（verbascoside），5，7-二羟基-4′，6-二甲氧基黄酮（5，7-dihydroxy-4′，6-dimethoxy flavone），黄花夹竹桃臭蚁苷乙（theviridoside），黄花夹竹桃臭蚁苷甲（theveside），都桷子苷（geniposide），山栀苷甲酯（shanzhiside methyl ester），lamiridoside，表马钱子苷（epiloganin）。

【药理】 1. 抗氧化作用　本品抑制豚鼠不同组织的脂质过氧化作用的顺序是：肾上腺>肝>肾>心>肺>脑。五色梅对肝脏磷脂含量及超氧化物歧化酶活性无影响，而显著提高谷胱甘肽过氧化物酶活性。

2. 抑菌作用　五色梅可用于抗胃肠道疾病，用于14种细菌感染导致的肠道疾病。其提取物对革兰阳性、阴性菌均有抑制作用。

3. 抗凝作用　五色梅的甲醇提取物通过对纤维蛋白的凝血功能分析发现有抑制凝血酶的作用。

【药性】 苦、微甘，凉，有毒。

1.《湖南药物志》："苦。"

2. 广州部队《常用中草药手册》："甘，淡，凉。"

3.《福建药物志》："微辛、苦、甘，凉，有毒。"

【功用主治】 清热，止血。主治肺痨咯血，腹痛吐泻，湿疹，阴痒。

1. 广州部队《常用中草药手册》："止血。主治肺结核咳血。"

2.《福建药物志》："清热解毒，止血消肿。治湿疹，胃肠炎，肺结核咯血。"

【用法用量】 内服：煎汤，5～10 g；研末，3～5 g。外用：捣敷。

【宜忌】《福建药物志》："本品有毒，内服有头晕、恶心、呕吐等反应，必须掌握用量，防止不良反应。孕妇及体弱者忌用。"

【选方】 1. 治腹痛吐泻　鲜马缨丹花10～15朵，水炖，调食盐少许服；或干花研末6～15 g，开水送服。

2. 治湿疹　马缨丹干花研末3 g，开水送服；外用鲜茎、叶煎汤浴洗。

3. 治跌打损伤　马缨丹鲜花或鲜叶捣烂，搓擦患处，或外敷。(1～3方出自《福建中草药》)

4. 治小儿嗜睡　马缨丹花9 g，葵花6 g。水煎服。(江西《草药手册》)

0765 五谷虫 wǔ gǔ chóng (《滇南本草》)

【异名】 蛆(《集韵》)，谷虫(《本草求真》)，水仙子(《药材资料汇编》)。

【基原】 为丽蝇科金蝇属动物大头金蝇及其近缘动物的幼虫或蛹壳。

【原动物】 大头金蝇 *Chrysomyia megacephala* (Fabricius)

成虫绿蓝色，头顶部黑色。头部宽，复眼大，深红色。触角褐色。胸腹部带有紫色光泽。幼虫成熟时黄白色，前端尖细，后端截平。体表有由小棘形成的环，后气门略高出表面，较偏于上方，气门环不完全，后气门间距不大于后气门的横径；前气门具有10～13个指状突起。

成蝇夏季发生最多，喜居户外，喜食甜品、瓜、果、新鲜粪便、腥臭物质。幼虫孳生在稀的人粪、垃圾、腐败物质中，食粪及腐烂动物。以蛹越冬，主要在茅厕或粪坑附近土表下面。全国各地均有分布。

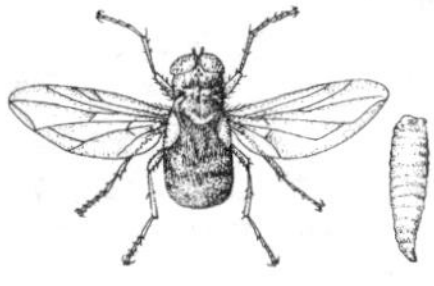
大头金蝇

【采收加工】 7～9月间收集，装入布袋，在流水中反复漂洗，使虫体内容物排除尽净，然后晒干。

【成分】 含生物碱，油脂，蛋白质及氨基酸。

【药理】 1. 平喘作用　分别腹腔注射40%五谷虫乙醇提取物4 ml和采用离子交换法从五谷虫提取所得的总氨基酸2.4 ml，对豚鼠吸入磷酸组胺诱发的哮喘有较好的预防作用；五谷虫乙醇提取物和五谷虫总氨基酸粗提取物对组胺所致的离体豚鼠气管平滑肌痉挛均有明显的解痉作用。实验结果初步认为，五谷虫所含的总氨基酸是平喘的有效成分。

2. 对肠平滑肌的作用　五谷虫乙醇提取物和五谷虫总氨基酸粗提取物对组胺所致离体家兔和豚鼠的回肠平滑肌痉挛均有明显的解痉作用。

毒性　五谷虫的毒性小，按36 g/kg(相当于人的450倍)给小鼠灌胃，无任何毒性反应，观察3日无死亡。

【炮制】 取原药材，除去杂质，筛去屑。

饮片性状　呈扁圆柱形，头部较小。黄白色，有的略透明。全体具14个环节，无足。质松脆易碎，断面多空泡。气微臭。

贮干燥容器内，置通风干燥处。防蛀。

【药性】 味咸、甘，性寒。归脾、胃经。

1.《纲目》："寒，无毒。"

2.《雷公炮制药性解》："入脾经。"

3.《本经逢原》："苦，寒。"

4.《本草求真》："专入肠、胃。"

5.《要药分剂》："味甘、咸，性寒，无毒。"

【功用主治】 健脾消积，清热除疳。主治疳积发热，食积泻痢，疳疮，疳眼，走马牙疳。

1.《本草蒙筌》："治小儿疳胀。"

2.《纲目》："治小儿诸疳积、疳疮，热病谵妄，毒痢作吐。"

3.《医林纂要》："健脾化食，去热消疳。"

4.《药性切用》："消疳积腹大，翳膜遮睛。"

【用法用量】 内服：研末，3～5 g；或入丸剂。外用：研末撒，或调敷。

【宜忌】《本草用法研究》："脾胃虚寒无积滞者勿用。"

【选方】 1. 治小儿一切诸疳　蛆退，上先用米泔浸三日，以杖子搅击漉出，又以米泔水浸三五日，至无秽气净时，于日中晒干，男子患用黄连，女子患用黄柏，与蛆退等分为末，每药末半两，入麝香半钱，同研匀，以猪胆汁为丸，如黍米大。每服三四十丸，空心，陈米饮送下。(《小儿卫生总微论方》捉疳丸)

2. 治小儿热疳，尿如米泔，大便不调　粪蛆(烧灰)，杂物与食之。

3. 治热痢吐食，因服热药而致者　蛆，流水漂净，晒干为末。每服一钱，米饮下。(2、3方出自《纲目》)

4. 治疳疮　以蛆壳洗净焙干为末。每用先以葱汤洗疮拭干，用药掺之。(《小儿卫生总微论方》)

5. 治眼目赤瞎　青泥中蛆淘净，晒干为末。令患者仰卧合目，每次一钱，散目上，须臾药行，待少时去药，赤瞎亦无。(《保命集》)

6. 治唇疔　五谷虫研末，香油调敷。(《本草便读》)

7. 治恶疮疥癣，虫瘘疽，蛰毒　用五谷虫与松枝、雄黄烧存性，为末。醋调涂。(《卫生易简方》)

【各家论述】 1.《本经逢原》："蛆出粪中，故能消积，治小儿诸疳积滞，取消积而不伤正气也。"

2.《要药分剂》："宁原曰：粪蛆专能消积，以其健脾扶胃也，积消则饮食停滞之热毒亦清矣。"

0766 五灵脂 wǔ líng zhī (《开宝本草》)

【异名】 药本(侯宁极《药谱》)，寒号虫粪(《开宝本草》)，寒雀粪(《中药志》)。

【基原】 为鼯鼠科复齿鼯鼠属动物复齿鼯鼠之干燥粪便。

【原动物】 复齿鼯鼠 *Trogopterus xanthipes* Milne-Edwards

又名：盍旦(《诗》)，曷旦(《礼》)，渴鴠(《说文》)，鴇鴠、鶡鴠(《方言》)，侃旦(《广志》)，寒号虫(《开宝本草》)。

形如松鼠，但较松鼠略大，为中等的一种鼯鼠。体长20～30 cm，体重250～400 g。头宽、吻较短。眼圆而大，耳壳显著，耳基部前后方生有黑色细长的簇毛。前后肢间有皮膜相连。尾呈扁平状，略短于体长，尾毛长而蓬松。全身背毛为灰黄褐色，毛基部黑灰色，上部黄色，尖端黑褐色。颜脸部较淡，为灰色，耳同身色。腹部毛色较浅。毛基灰白色，毛尖黄棕色。皮膜上下与背腹面色相同，惟侧缘呈鲜橙黄色。四足色较深，为棕黄色。尾为灰黄色，尾尖有黑褐色长毛。

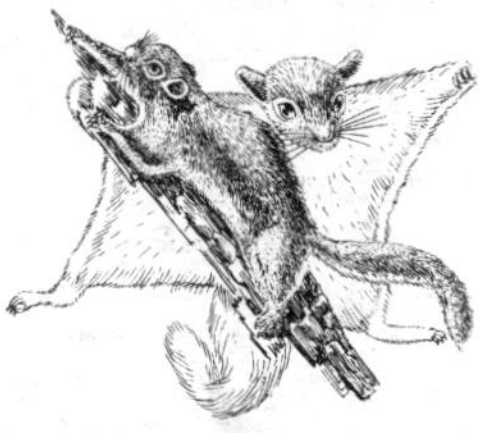
复齿鼯鼠

本种为我国特有。已知分布于河北、山西、四川、云南、西藏、陕西等地。

【养殖】 生活习性　生活于长有松柏树的高山岩石陡壁的石洞或石缝中。窝形如鸟巢，内铺以树枝、杂草等。白天于窝中睡觉，清晨或夜间外出活动。善攀爬，能滑翔。以松柏树叶为食，尤喜食柏树籽。每年繁殖1～2次，每次2～4仔。幼仔初生时无毛，但皮膜极为明显。

养殖技术　鼯鼠的人工饲养有箱养、笼养和洞养3种方法。饲喂柏树叶、嫩皮、嫩枝和一些昆虫类等。冬季注意保暖，夏季防热，并及时供给干净冷水。尽量为它创造活动条件，以增加排粪量。防止猫、黄鼬及各种食肉猛禽等天敌的伤害。

【采收加工】 全年可采，但在春、秋季为多，春季采者品质较佳，采得后，拣净砂石、泥土等杂质，晒干。按其形状的不同常分为“灵脂块”及“灵脂米”。

【药材】 五灵脂 *Trogopterori Faeces*　主产于河北、山西及北京市郊。

性状　灵脂块　又名糖灵脂。呈不规则的块状，大小不一。表面黑棕色、红棕色或灰棕色，凹凸不平，有油润性光泽，黏附的颗粒呈长椭圆形，表面常裂碎，显纤维性。质硬，断面黄棕色或棕褐色，不平坦，有的可见颗粒，间或有黄棕色树脂状物质。气腥臭，带有柏树叶样气味，味苦、辛。

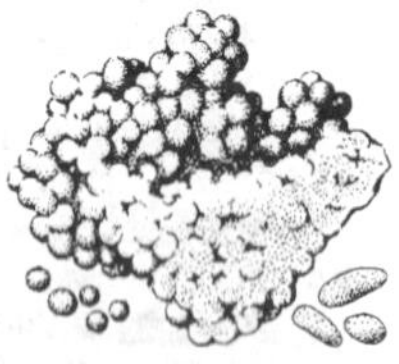
五灵脂外形

灵脂米　又名散灵脂。为长椭圆形颗粒，两端钝圆，长5～15 mm，直径3～6 mm。表面黑褐色，较平滑或微粗糙，常可见淡黄色的纤维残痕，有的略具光泽。质轻松，捻之易碎，呈粉末状；具柏树叶样气味，味微苦。

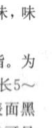

【成分】 干燥粪便含有机酸：苯甲酸（benzoic acid），3-蒈烯-9，10-二羧酸（3-caren-9，10-dicarboxylic acid），五灵脂酸（wulingzhic acid），间羟基苯甲酸（*m*-hydroxybenzoic acid），原儿茶酸（protocatechuic acid），3-*O*-顺-对香豆酰委陵菜酸（3-*O*-*cis*-*p*-coumaroyltormentic acid），3-*O*-反-对香豆酰委陵菜酸（3-*O*-*trans*-*p*-coumaroyltormentic acid），坡模醇酸（pomolic acid），2-羟基熊果酸（2-hydroxyursolic acid），高加蓝花楹三萜酸（jacoumaric acid），3-*O*-反-对香豆酰马斯里酸（3-*O*-*trans*-*p*-coumaroylmaslinic acid），熊果酸（ursolic acid），委陵菜酸（tormentic acid），野雅椿酸（euscaphic acid），马斯里酸（maslinic acid），三对节萜酸（serratagenic acid），五灵脂三萜酸（goreishic acid）Ⅰ、Ⅱ、Ⅲ。又含焦性儿茶酚（pyrocatechol），尿嘧啶（uracil），次黄嘌呤（hypoxanthine），尿囊素（allantoin），5-甲氧基-7-羟基香豆素（5-methoxy-7-hydroxycoumarin），正二十七烷（*n*-heptacosane），二氢谷甾醇（stigmastanol），表木栓醇（friedelan），*β*-谷甾醇（*β*-sitosterol），胡萝卜苷（daucosterol）。

【药理】 1. 抑制血小板聚集作用　五灵脂水提取物体外可显著抑制由ADP、胶原所诱导的家兔血小板聚集，抑制效应与剂量相关，其IC_{50}分别为225 μg/ml、56 μg/ml；腹腔注射200 mg/kg、300 mg/kg对大鼠体内血小板聚集均有显著抑制作用，聚集抑制率分别为16.8%和51.4%；静脉注射100 mg/kg、200 mg/kg对大鼠颈总动脉—颈外静脉血流旁路实验性血栓形成有显著防治作用，血栓抑制率分别为60.0%和67.3%；按蛋白激酶结合法测定，五灵脂10 μg/ml能使血小板内cAMP水平升高62.8%，增加血小板内cAMP水平可能是其抑制血小板功能和抗血栓的作用机制之一。体外试验证明，五灵脂所含的邻苯二酚、苯甲酸、3-蒈烯-9，10-二羧酸、尿嘧啶、间羟基苯甲酸、原儿茶酸等成分都具有明显的抑制血小板聚集的活性。五灵脂在体外可促进纤维蛋白溶解，能使加入五灵脂和尿激酶的人血浆硼酸缓冲液不出现凝固。

2. 对心血管系统及微循环障碍的作用　五灵脂煎剂1 g/kg给犬静注，可以显著增加麻醉犬冠脉血流量，降低冠脉阻力，并降低左室作功和外周阻力，血压也有所下降，对心肌耗氧量、氧利用率则影响不大。小鼠腹腔注射五灵脂水提醇沉制剂，可使心肌营养性血流量增加将近30%。以100%五灵脂药液0.5 ml和肾上腺素5 μg混合在小鼠肠系膜上给药，发现五灵脂可对抗肾上腺素致微循环障碍的作用，显著促进微动脉各项指标改善，对实验性微循环障碍有良好改善作用。

3. 抗应激性损伤　五灵脂5 g/kg每日给小鼠灌胃，连续7日，可使小鼠负重游泳时间和耐缺氧时间显著延长，还可显著提高小鼠在寒冷或高温条件下的存活率。五灵脂煎剂给小鼠灌服，连续5日，对耐缺氧时间仍有显著延长。

4. 对免疫功能的影响　五灵脂煎液以5 g/kg每日给正常小鼠或免疫低下小鼠灌服，连续7日，发现可显著提高正常小鼠或免疫低下小鼠的胸腺指数，一定程度地提高脾指数，增强单核细胞吞噬功能，显著提高腹腔巨噬细胞吞噬功能，显著促进溶血素抗体的形成。五灵脂药液以每只每日0.5 g和0.125 g两种剂量给小鼠灌服，连续15日，高剂量的五灵脂可显著抑制自然杀伤（NK）细胞活性；高、低剂量的五灵脂均可显著提高T淋巴细胞转化（淋转）功能。五灵脂还能显著调节兔抗小鼠淋巴细胞血清（ALS）所致小鼠的T淋转功能的降低，并使ALS所致小鼠Ts功能的异常转为正常。

5. 抑制胃酸分泌作用　五灵脂乙酸乙酯提取物有抑制胃酸分泌、保护胃黏膜、预防幽门结扎所致胃溃疡的作用。

6. 抗氧化作用　五灵脂水煎液给小鼠灌胃，能使小鼠体内超氧化物歧化酶（SOD）活力提高并随剂量和时间而改变，不仅五灵脂表现出SOD活力，而且可激活机体内源性SOD活性。

7. 与其他药配伍作用　中药“十九畏”中有“人参最怕五灵脂”一说。小鼠腹腔注射人参注射液的LD_{50}为43.89 g/kg，五灵脂注射液为42.60 g/kg，人参合五灵脂注射液（1∶1，1∶2，2∶1）的LD_{50}分别为35.88 g/kg、30.01 g/kg、37.72 g/kg。大鼠亚急性毒性试验表明人参与五灵脂配伍对白细胞总数及分类、血小板计数、血红蛋白含量无显著影响。两者配伍后在一定程度上还能降低血中尿素氮含量及氨基转移酶值，说明配伍后至少不会增加正常动物肝、肾的损害。光学显微镜对大鼠心、肝、肾实质器官观察均未发现有病理性改变。同时大鼠体重也属正常，说明配伍使用对生长发育也无明显影响。

【炮制】 1. 五灵脂　取原药材，除去杂质及灰屑；五灵脂块，捣碎。生品用于行血、散血。

2. 炒五灵脂　取净五灵脂置锅内，用文火加热，炒至微黑色或焦斑，取出，放凉。炒五灵脂用于化瘀止血。

3. 醋五灵脂　取净五灵脂置锅内，用文火加热，微炒后喷淋米醋，炒至微干、有光泽时，取出晾干。每五灵脂100 kg，用米醋10 kg。醋五灵脂增强散瘀止痛作用。

4. 酒五灵脂　取净五灵脂置锅内，用文火加热微炒，随而喷淋黄酒，再炒至微干，取出，晾干。每五灵脂100 kg，用黄酒12～18 kg。

5. 五灵脂炭　取净五灵脂置锅内，用中火加热，炒至黑色存性，取出，放凉。五灵脂炭用于止血。

饮片性状　五灵脂参见“药材”项。炒五灵脂形如五灵脂，表面微黑色或焦斑。醋五灵脂形如五灵脂块或五灵脂末，表面灰褐色或焦褐色，稍有光泽，内面黄褐色或棕褐色。质轻松，略有醋气。酒五灵脂形如醋五灵脂，略有酒气。五灵脂炭形如五灵脂，表面呈黑色焦斑。

贮干燥容器内，密闭，置阴凉干燥处。

【药性】 苦、甘，温。归肝、脾经。

1.《开宝本草》：“味甘，温，无毒。”

2.《本草衍义》:"入肝。"
3.《绍兴本草》:"味甘、苦,温,有毒。"
4.《品汇精要》:"气之厚者阳也。臭腥。"
5.《纲目》:"气味俱厚,阴中之阴。"
6.《雷公炮制药性解》:"入心、肝二经。"
7.《本草正》:"味苦,气辛。"
8.《本草汇言》:"味甘、酸,气平,无毒。"
9.《本经逢原》:"苦、酸,寒,小毒。"
10.《本草经解》:"入足厥阴肝经、足太阴脾经。"
11.《医林纂要》:"甘、咸,温。"
12.《本草求真》:"味苦、酸而辛。"
13.《药性切用》:"苦、咸,微寒。入肝经血分,专降浊阴。"
14.《本草再新》:"入肝、脾、肾三经。"

【功用主治】 活血止痛,化瘀止血,消积解毒。主治心腹血气诸痛,妇女闭经,产后瘀滞腹痛,崩漏下血,小儿疳积,蛇蝎蜈蚣咬伤。

1.《开宝本草》:"主疗心腹冷气,小儿五疳,辟疫,治肠风,通利气脉,女子月闭。"
2.《本草图经》:"治伤冷积聚及小儿女子方中多用之。"
3.《本草元命苞》:"行经血最有奇效,主心腹冷气攻冲疼痛,辟温疫,风湿关节烦疼,破月闭,兼止血崩,治产妇血晕,昏迷不省,止丈夫吐逆,粥饮难停。"
4.《本草衍义补遗》:"能行血止血。治心腹冷气,妇人心痛,血气刺痛。"
5.《本草蒙筌》:"行血宜生,止血须炒。通经闭及治经行不止;定产妇血晕,除小儿疳蛔。"
6.《纲目》:"止妇人经水过多,赤带不绝,胎前产后,血气诸痛;男女一切心腹、胁肋、少腹诸痛,疝痛,血痢,肠风腹痛;身体血痹刺痛,肝疟发寒热,反胃,消渴及痰涎挟血成窠,血贯瞳子,血凝齿痛,重舌,小儿惊风,五痫,癫疾;杀虫,解药毒及蛇蝎蜈蚣伤。"
7.《玉楸药解》:"开闭,止痛,磨坚。破瘀血,善止疼痛,凡经产跌打诸瘀,心腹胁肋诸痛皆疗。又能止血,凡吐衄、崩漏诸血皆取。"
8.《医林纂要》:"补心平肝,活血散瘀,通利百脉,和中止痛,杀虫解毒。"
9.《本草再新》:"除风,杀虫,化痰消积。"
10.《现代实用中药》:"涂敷疮疥。"

【用法用量】 内服:煎汤,5～10 g;或入丸、散。外用:研末撒或调敷。

【宜忌】 孕妇慎服。

1.《纲目》:"恶人参,损人。"
2.《雷公炮制药性解》:"勿宜过用,以伤脏腑。"
3.《本草正》:"此物气味俱厚,行气极速,但辛膻难当,善通有瘀之滞,凡气血不足者服之,大损真气;亦善动吐,所当避也。"
4.《本草经疏》:"血虚腹痛,血虚经闭,产后去血过多发晕,心虚有火作痛,病属血虚无瘀滞者,皆所当忌。"
5. 张秉成《本草便读》:"极易败胃,虚人禁用。"

【选方】 1. 治妇人心痛血气,刺不可忍　五灵脂(净好者)、蒲黄等分。为末,每服二钱。用好醋一杓,熬成膏,再入水一盏,同煎至七分,热服。(《证类本草》引《经效方》失笑散)

2. 治血崩不止　五灵脂十两。捣罗为末,以水五大盏,煎至三盏,去滓澄清,再煎为膏,入神曲末二两,合和丸如梧子大。每服二十丸,温酒下,空心服。(《本草图经》)

3. 治吐血,呕血　五灵脂一两,芦荟二钱。二味捣研为末,滴水和丸如鸡头大,捏作饼子。每服二饼,龙脑浆水化下,不拘时。(《圣济总录》五灵脂饼子)

4. 治消渴　五灵脂、黑豆(去皮脐)。上等分为细末。每服三钱,冬瓜汤调下,无冬瓜,苗叶皆可,日二服,小渴二三服效,渴定不可服热药。(《保命集》竹笼散)

5. 治喘嗽浮肿　五灵脂半两,马兜铃、槟榔(锉)各一分。上三味,粗捣筛。每服一钱匕,蜜半匙,水一盏,煎至七分,去滓热服。(《圣济总录》五灵脂汤)

6. 治痈疽,疮疖,毒肿,无头疼痛,或有数头　五灵脂不以多少,微炒为末,新水调,涂于故绯上,贴之。(《普济方》神明膏)

7. 治重舌,喉痹　五灵脂一两。为细末,用米醋一大碗煎,旋噙漱口。(《经验良方》)

8. 治恶血牙痛　川五灵脂,以米醋煎汁含咽。(《直指方》灵脂醋)

【各家论述】 1.《本草衍义》:"五灵脂行经血有功,不能生血。尝有人病眼中翳,往来不定,如此乃是血所致也。益心生血,肝藏血,肝受血则能视,目病不治血为背理。"

2.《纲目》:"五灵脂,足厥阴肝经药也,气味俱厚,阴中之阴,故入血分。肝主血,故此药能治血病,散血和血而止诸痛。止惊痫,除疟痢,消积化痰,疗疳杀虫。治血痹、血眼诸症,皆属肝经也。失笑散不独治妇人心痛血痛,凡男女老幼一切心腹、胁肋、少腹痛,疝气,并胎前产后血气作痛及血崩经溢,俱能奏效。又按李仲南云:五灵脂治崩中,非止治血之药,乃去风之剂。冲任经虚,被风伤袭营血,以致崩中暴下,与荆芥、防风治崩义同。方悟古人识见深奥如此,此亦一说,但未及肝血虚滞,亦自生风之意。"

3.《本草经疏》:"五灵脂,其功长于破血行血,故凡瘀血停滞作痛,产后血晕,恶血冲心,少腹儿枕痛,留血经闭,瘀血心胃间作痛,血滞经脉,气不得行,攻刺疼痛等证,在所必用。""其主小儿五疳者,以其亦能消化水谷,治肠风者,取其行肠胃之瘀滞也。"

4.《药品化义》:"五灵脂,其味苦于胆,以苦寒泄火。生用行血而不推荡,非若大黄之力迅而不守,以此通利血脉,使浊阴有归下之功。治头风噎膈,痰痫癫疾,诸毒热痢,女人经闭,小腹刺痛,产后恶露,大有神功。炒用以理诸失血症,令血自归经而不妄行,能治崩中胎漏及肠红血痢,奏绩独胜。"

0767 五味子 wǔ wèi zǐ (《本经》)

【异名】 菋、荎藸(《尔雅》),玄及(《吴普本草》),会及(《别录》),五梅子(《辽宁主要药材》)。

【基原】 为五味子科五味子属植物五味子或华中五味子的果实。

【原植物】 1. 五味子 *Schisandra chinensis* (Turcz.) Baill. [*Kadsura chinensis* Turcz.] 习称北五味子。

落叶木质藤本。幼枝红褐色,老枝灰褐色,稍有棱角。叶柄长2～4.5 cm;叶互生,膜质;叶片倒卵形或卵状椭圆形,长5～10 cm,宽3～5 cm,先端急尖或渐尖,基部楔形,边缘有腺状细齿,上面光滑无毛,下面叶脉上幼时有短柔毛。花多为单性,雌雄异株,稀同株,花单生或丛生叶腋,乳白色或粉红色,花被6～7片;雄蕊通常5枚,花药聚生于圆柱状花托的顶端,药室外侧向开裂;雌蕊群椭圆形,离生心皮17～40,花后花托渐伸长为穗状,长3～10 cm。小浆果球形,成熟时红色。种子1～2,肾形,淡褐色有光泽。花期5～6月,果期8～9月。

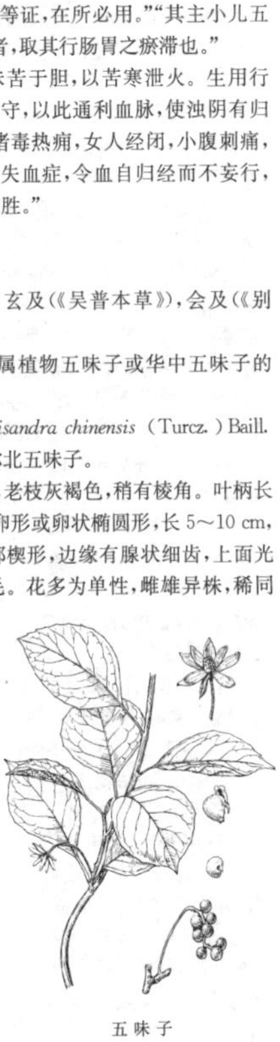
五味子

生于海拔1 500 m以下的向阳山坡杂木林中、林缘及溪旁灌木中。分布于华北、东北及河南等地。

2. 华中五味子 *S. sphenanthera* Rehd. et Wils. 习称南五味子。自2005年版药典起将其单列为“南五味子”。

本种形态与五味子相似,其特点是:叶纸质;叶柄长1～3 cm,带红色;叶片倒卵形、宽卵形或倒卵状长椭圆形,通常最宽处在叶的中部以上,先端短尖或渐尖,基部楔形或圆形,边缘有疏生波状细齿。花橙黄色,直径1.2 cm,花被5～8;雄蕊10～19,花药先端平截;雌蕊群近球形,心皮30～50。小浆果球形,成熟后鲜红色。种子2,种皮在脊背上有少数瘤状点。花期4～6月,果期8～9月。

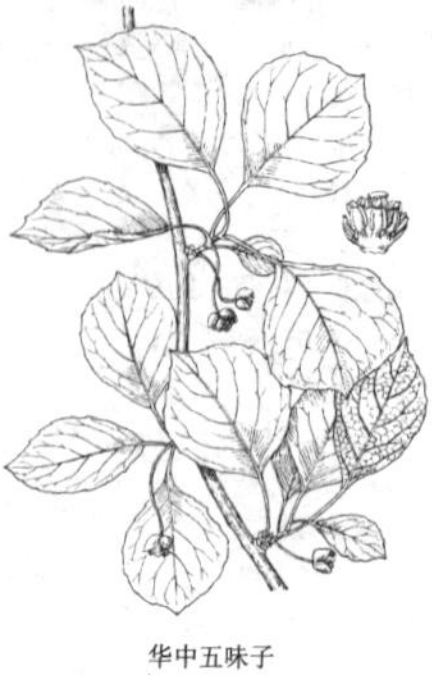
华中五味子

生于600～2 400 m的密林中或溪沟边。分布于山西、江苏、浙江、安徽、江西、河南、湖北、湖南、四川、贵州、云南、陕西、甘肃等地。

本植物的藤茎及根(五香血藤)亦供药用,另设专条。

【栽培】 生物学特性 胚后熟要求低温和湿润条件。喜阴凉湿润气候,耐寒,不耐水浸,需适度荫蔽,幼苗期尤忌烈日照射。以选疏松、肥沃、富含腐殖质的壤土栽培为宜。

繁殖方法 种子繁殖、压条繁殖或扦插繁殖,以种子繁殖为主。8～9月取成熟果实用清水浸泡,搓去果肉,除去瘪粒,种子用清水浸泡5～7日,隔2日换水1次,浸泡后,捞出种子与2～3倍的湿砂混匀进行低温砂藏处理,翌年5～6月裂口。条播或撒播。条播行距10 cm,覆土1.5～3 cm。播种后需搭1～1.5 cm高棚,上面用草帘遮阳,遇旱时浇水,保持土壤湿度30%～40%,幼苗长出2～3片真叶时可撤去遮阳帘。并要经常除草,翌春即可定植。行株距120 cm×50 cm,挖深30～35 cm、直径30 cm的穴,每穴1株。

田间管理 栽后要经常松土、除草并灌水,保持土壤湿润,每年追肥2～3次。第一次在展叶前进行,第二次在开花后进行,均施腐熟的农家肥料。移栽后第二年搭架,引蔓上架。每年应进行剪枝3次,春剪,在枝条萌发前,应剪去过密果枝和枯枝;夏剪,一般在5月上、中旬至8月上、中旬,剪去基生枝、膛枝、重叠枝、病虫枝等,同时对过密的新生枝也需进行疏剪或短截;秋剪,在落叶后进行,主要剪掉夏剪后的基生枝。不论何时剪枝,都应选留2～3条营养枝,作为主枝,并引蔓上架。在生育期要及时松土、除草,入冬前还应在基部培土越冬。

病虫害防治 病害有:根腐病,应选地势高燥、排水良好的土地种植,发病期用50%多菌灵500～1 000倍液浇根;叶枯病,在发病初期可用50%托布津1 000倍液和3%井冈霉素50×10^{-6}液交替喷雾防治。

【采收加工】 栽后4～5年结果,在8月下旬至10月上旬,果实呈紫红色时,随熟随收,晒干或阴干。遇雨天可用微火炕干。

【药材】 北五味子 *Schisandrae Chinensis Fructus* 主产于辽宁、黑龙江、吉林;南五味子 *Schisandrae Sphenanthenae Fructus* 主产于河南、陕西、甘肃。

商品规格 北五味子 一等,表面紫红色或红褐色,皱缩,肉厚,质柔润。内有肾形种子1～2粒。果肉味酸,种子有香气,味辛微苦。干瘪粒不超过2%。二等,表面黑红、暗红或淡红色,皱缩,肉较薄,干瘪粒不超过20%。

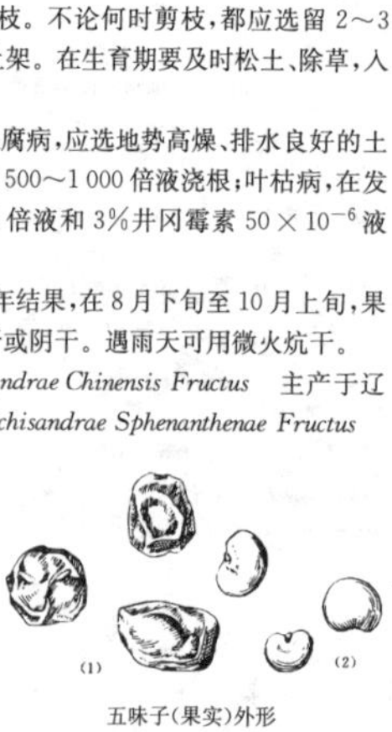

五味子(果实)外形
(1) 果实 (2) 种子

南五味子 统货。干枯粒不超过10%。

性状 北五味子 呈不规则的球形或扁球形,直径5～8 mm。表面红色、紫红色或红色,皱缩,显油润;有的表面呈黑红色或出现“白霜”。果肉柔软,种子1～2,肾形,表面棕黄色,有光泽,种皮薄而脆。果肉气微,味酸;种子破碎后,有香气,味辛、微苦。

南五味子 粒较小。表面棕红色至暗棕色、干瘪,皱缩,果肉常紧贴种子上。

鉴别 (1) 果实横切面:北五味子 外果皮为1列方形或长方形细胞,壁稍厚,外被角质层,散有油细胞;中果皮薄壁细胞10余列,含淀粉粒,外韧型维管束环列;内果皮为1列薄壁细胞。种皮表皮石细胞1列,栅状排列,壁厚,孔沟细密,胞腔内含红棕色物,其内数层石细胞略切向排列,壁较厚,纹孔较大;油细胞成层,类长方形,径向延长,含棕黄色挥发油,其内外方均为3～4层薄壁细胞,种脊维管束位于内方薄壁组织中;种皮内表皮为1列小细胞,壁稍厚。胚乳细胞含脂肪油滴和糊粉粒。胚细胞含糊粉粒。

南五味子 中果皮细胞含草酸钙簇晶和方晶。种皮表皮石细胞外侧壁较内侧壁厚,内含棕色至黑棕色物,壁孔及孔沟细小,其内侧石细胞长圆形或类圆形,壁厚,壁孔及沟明显。

粉末特征:暗紫色。种皮表皮石细胞表面观多角形或长多角形,直径18～50 μm,壁厚,孔沟极细密,胞腔内含深棕色物。种皮内层石细胞多角形、类圆形或不规则形,直径约至83 μm,壁稍厚,纹孔较大。果皮表皮细胞表面观类多角形,垂周壁略呈连珠状增厚,表面有角质线纹;表皮中散有油细胞。中果皮细胞皱缩,含暗棕色物,并含淀粉粒。

(2) 薄层色谱:取本品粉末1 g,加氯仿30 ml,加热回流1.5小时,滤过,滤液蒸干,残渣加氯仿1 ml使溶解,作为供试品溶液。另取五味子甲素和五味子乙素对照品,加氯仿制成1 ml各含1 mg的混合溶液,作为对照品溶液。吸取上述两种溶液各2 μl,分别点于同一硅胶GF_{254}薄层板上,以石油醚(30～60 ℃)-甲酸乙酯-甲酸(15∶5∶1)的上层溶液展开,取出晾干,置紫外光灯(254 nm)下检视。供试品色谱中,在与对照品色谱相应的位置上,显相同颜色的斑点。

品质标志 《中华人民共和国药典》2010年版规定,照高效液相色谱法测定,北五味子含五味子醇甲($C_{24}H_{32}O_7$)不得少于0.40%;南五味子含五味子酯甲($C_{30}H_{32}O_9$),不得少于0.20%。

【成分】 1. 五味子 果实木脂素:戈米辛(gomisin) A、B、C、D、E、F、G、H、J、K_1、K_2、K_3、L_1、L_2、M_1、M_2、N、O、P、R、S、T,异五味子属素(isoschisandrin)及去甲二氢愈创木脂酸(nordihydroguaiaretic acid),五味子素(wuweizisu),五味子脂素即华中五味子酯(schisantherin),利卡灵类(licarins),红楠树脂素(machilin),脱氢五味子属素(deoxyschizandrin),倍半萜类(sesquiterpenoid),胡萝卜苷(daucosterol),五味子属素B,五味子素(wuweizisu)C,柠檬甾二烯醇(citrostadienol),华中五味子酯D(SD),花柏醛(chamigrenal),(－＋)-γ-五味子属素〔(－＋)-γ-schizandrin〕,二苯环辛烷木脂素(dibenzocyclooctane lignan),6-*O*-苯基戈米辛(6-*O*-benzoylgomisin)O。还含山梨醇(sorbic acid),5-羟甲基-2-呋喃甲醛(5-hydroxymethyl-2-furaldehyde),四氢二甲基二苯环辛烯二醇(tetrahydrodimethyl dibenzocyclooctenediol),原儿茶酸(protocatechuic acid),奎宁酸(quinic acid),5-羟甲基-2-糠醛(5-hydroxymethyl-2-furancarboxaldehyde),姜油酮葡萄糖苷(zingerone glucoside),百里氢醌2-葡萄糖苷(thymoquinol 2-glucoside),百里氢醌5-葡萄糖苷(thymoquinol 5-glucoside),百里氢醌5-*O*-*β*-*D*-吡喃葡萄糖苷(thymoquinol 5-*O*-*β*-*D*-glucopyranoside),百里氢醌2-*O*-*β*-*D*-吡喃葡萄糖苷(thymoquinol 2-*O*-*β*-*D*-glucopyranoside),3-*O*-*β*-芸香糖苷(3-*O*-*β*-rutinoside),乌洛托品(urotropine)。还含挥发油,其成分有*α*-侧柏烯(*α*-thujene),*α*及*β*-蒎烯(pinene),莰烯(cam-

phene)，α-水芹烯（α-phellandrene），β-松油烯（β-terpinene），4-松油烯醇（4-terpinenol），α-松油烯醇（α-terpineol），α-玷玔烯（α-copaene），β-榄香烯（β-elemene），菖蒲二烯（acoradiene），α及β-雪松烯（himachalene），橙花叔醇（nerolidol），糠醛（furaldehyde），2-十一烷酮（2-undecanone）及对-异丙基苯甲酸（*p*-isopropylbenzoic acid）等，γ-松油烯（γ-terpinene），对聚伞花素（*p*-cymene），洋烯（yangene）等。

种仁含五味子属素A、B、C，五味子醇A及五味子醇B。种子的精油成分主要有：玷玔烯（copaene），α-金合欢烯（α-farnesene），α-荜澄茄油烯（α-cubebene），δ-芹子烯（δ-selinene），大牻牛儿烯（germacrene）B、D。

2. 华中五味子　果实含木脂素：右旋-表加巴辛（epigalbacin），外消旋-安五脂素（anwulignan），襄五脂素（chicanine），华中五味子酮（schisandron），当归酰戈米辛P，巴豆酰戈米辛P，右旋-戈米辛K_3，华中五味子酯A、B、C、D、E，苯甲酰戈米辛P、Q，戈米辛U，苯甲酰戈米辛U，巴豆酰戈米辛O及表戈米辛O等。还含安五味子酸（anwuweizic acid），五味子异醇（schisanol）。挥发油：花侧柏烯（cuparene），罗汉柏烯（thujopsene），2-(2-苯基环己基氧)-乙醇〔2-(2-phenylcyclohexyloxy)-ethanol〕，2-(对环己基苯氧基)-乙醇〔2-(*p*-cyclohexylphenoxy)-ethanol〕，4-苯基-二环[2.2.2]-1-辛醇（4-phenylbicyclo[2.2.2]octan-1-ol），α-檀香萜烯（α-sanlalene），反-丁香烯（*trans*-caryophyllene）及β-芹子烯（β-selinene）等。

种子含五味子醇A、B及华中五味子酯A、B，甘五味子酸（ganwuweizic acid），华中五味子酮酸（schizandronic acid）。

【药理】 1. 对中枢神经系统的作用　五味子醇A腹腔注射明显延长小鼠戊巴比妥钠及巴比妥的睡眠时间，减少小鼠自主活动，并加强利舍平及戊巴比妥钠对自主活动的抑制作用，对抗咖啡因、苯丙胺对自主活动的兴奋作用，醇A有广泛中枢抑制作用，并且有地西泮的作用特点。小鼠压尾法和醋酸扭体法表明戈米辛A和五味子素都具有止痛作用，前者的作用不及后者。大剂量给药时均具有肌肉松弛作用。戈米辛A的安定或镇静作用强而持久，而五味子素则作用短暂，戈米辛A还具有降低体温作用。

2. 对呼吸系统的作用　五味子制剂5 g/kg灌服可明显减少由氨水刺激引起的小鼠咳嗽次数，并且能增加小鼠酚红排出量。豚鼠腹腔注射戈米辛A，对机械刺激引起的咳嗽有止咳作用，ED_{50}为57.2 mg/kg。

3. 对心血管系统的作用　五味子煎剂可抑制大鼠心肌细胞膜ATP酶的活性。戈米辛A、B、D、G、H，五味子素、五味子素C和前戈米辛等木脂素成分对于由前列腺素$F_{2\alpha}$($PGF_{2\alpha}$)和氯化钙所引起的离体犬肠系膜动脉收缩具有缓解作用，戈米辛A、B、C、D、J和(+)-去氧五味子素对于由去甲肾上腺素引起的收缩具有抑制作用，其中以戈米辛J作用最强。

4. 对肝脏的作用　五味子及其种仁乙醇提取物对四氯化碳(CCl_4)所致兔、大鼠和小鼠肝损害引起的丙氨酸氨基转移酶(ALT)升高有明显的降低作用。五味子仁醇提取物对CCl_4引起的动物肝脏损害有保护作用，小鼠注射CCl_4后，肝细胞超微结构发生明显变化。用五味子醇提取物治疗的小鼠，肝细胞的超微结构变化均明显减轻。五味子醇B对大剂量对乙酰氨基酚的肝损伤亦有保护作用，明显降低小鼠死亡率。五味子提取物能抑制对乙酰氨基酚和*D*-氨基半乳糖对肝细胞的作用。

5. 抗氧化作用　五味子及其多种成分对氧自由基引起的损伤有明显保护作用。五味子素B对Fe^{2+}-半胱氨酸、维生素C-NADPH两系统所引起的肝细胞膜脂质过氧化损伤均有保护作用，使肝细胞丙二醛的生成及乳酸脱氢酶和ALT的释放均减少，肝细胞存活率提高，细胞膜形态保持完整。五味子酚可显著抑制阿霉素引起的大鼠心肌线粒体膜流动性下降，显著抑制Fe^{2+}存在时阿霉素引起的丙二醛产生，对抗阿霉素引起的心肌线粒体损伤。本品对过氧化氢引起的大鼠红细胞溶血、膜脂质过氧化、膜内巯基(—SH)的降低、蛋白质高分子聚合物的生成均有抑制作用；对乙醇中毒小鼠肝脏脂质过氧化损伤亦有保护作用。五味子酚对活性氧自由基有直接清除作用。

6. 对代谢的影响　五味子仁乙醇提取物和五味子素B给小鼠灌胃能显著促进^{14}C-苯丙氨酸掺入肝脏蛋白质，五味子醇提物腹腔注射能促进小鼠脑内DNA、RNA和蛋白质的生物合成。饥饿小鼠灌服果仁提取物或五味子素B，使肝糖原含量显著增加，切除小鼠两侧肾上腺后，此作用仍存在，表明其促糖原生成作用不是通过肾上腺皮质实现的。五味子油乳剂能增高小鼠血浆和肝组织的cAMP含量；对^3H-TdR掺入淋巴细胞DNA亦有明显促进作用。

7. 抗溃疡作用　大鼠灌胃五味子素、戈米辛A、异五味子素、去氧五味子素，对应激性溃疡均有显著抑制作用。

8. 抗肾病变作用　脱氧五味子素、戈米辛A腹腔注射可抑制肾细胞毒物氨基核苷(PA)所致的大鼠尿蛋白排泄增加，并能改善血清生化指标。戈米辛A腹腔注射或口服对家兔抗大鼠血清引起的大鼠免疫性肾炎亦呈现抑制作用。

9. 抗癌作用　五味子素B在体外对小鼠腹水型肝癌细胞、小鼠肉瘤S_{180}和人胚肺成纤维细胞DNA合成均有抑制作用，对小鼠腹水型肝癌细胞中的核蛋白和ATP也有明显的抑制作用。大鼠喂食五味子饲料对黄曲霉素B_1致肝癌作用有显著的抑制效果。

10. 体内过程　大鼠口服醇A后，胃肠吸收快，静注后血药浓度呈开放二室模型。血浆的分布相半衰期($t_{1/2\alpha}$)1.44分钟，消除相半衰期($t_{1/2\beta}$)42.14分钟。组织分布以肺浓度最高，其次为肝、心、脑及肾、肠和脾分布最低。小鼠静注^3H-五味子酯甲（华中五味子酯A）在血液中分布迅速、消除缓慢；灌服给药在胃肠道吸收差，只有近1/2的药物能被机体吸收利用。主要分布在肝、胆、脾，主要在肝脏代谢，形成大量的脂溶性代谢产物，占68.5%，而从尿中排出的原型药仅占9.6%。

毒性　小鼠口服五味子乙醇提取物0.6 g/kg或1.2 g/kg，连续10日，虽出现活动减少、竖毛、委靡不振等轻度中毒现象，但体重仍增加，对血象和主要脏器无明显影响。五味子脂肪油10～15 g/kg灌喂小鼠，15～60分钟后出现呼吸困难，运动减少，1～2日后死亡；小鼠口服其种子挥发油0.28 g/kg后，呈抑制状态，呼吸困难，共济失调，1～3小时内全部死亡。

【炮制】 1. 五味子　取原药材，除去杂质及果柄，洗净，干燥。生品长于生津止渴，敛汗止咳。

2. 炒五味子　取五味子，置锅内用文火炒至鼓起，呈紫褐色为度，取出放凉。

3. 蒸五味子　将原药除去杂质及梗，淘净，滤干，置蒸笼内，蒸4小时(以上气算起)，取出，干燥，筛去灰屑。

4. 醋五味子　取净五味子，加醋拌匀，润透，置适宜容器内，加热蒸至黑色，取出，干燥。用时捣碎。每五味子100 kg，用米醋20 kg。醋五味子酸敛作用增强，多用于肝肾亏损的滑精、久泻等纯虚之证。

5. 酒五味子　取净五味子，加入黄酒拌匀，润透，置适宜容器内，蒸或炖至透心，表面呈紫黑色或黑褐色为度，取出，干燥。每五味子100 kg，用黄酒20 kg。酒五味子敛中有散，扶正而不易恋邪，多用于肾虚遗精。

6. 蜜五味子　取炼蜜用适量开水稀释，加入净五味子拌匀，闷透，置锅内，用文火加热，炒至不粘手为度，取出，放凉。每五味子100 kg，用炼蜜10 kg。或取净五味子与炼熟的蜂蜜和适量开水拌匀，蒸2～3小时，取出，晾干。每五味子100 kg，用炼蜜15 kg。蜜五味子酸敛甘补作用强，多用于肺肾两亏的久嗽、虚喘。

7. 酒蜜制五味子　取净五味子用酒、蜜拌匀，置容器内蒸30～40分钟，取出晒干。每五味子100 kg，用黄酒12 kg，炼蜜15 kg。

炒五味子的酸性成分和挥发油均有减少。酒制、醋制五味子挥发油略有减少，但木脂类成分有增高的趋势。

饮片性状　五味子参见"药材"项。炒五味子形如五味子，略鼓起，呈紫褐色。蒸五味子形如五味子，呈黑褐色。醋五味子，表面紫黑色，质柔润或稍显油润，微具醋气。酒五味子形如五味子，表面紫黑色或黑褐色，质柔润或稍显油润，微具酒气。蜜五味子形如五味子，色泽加深，略显光泽，味酸，兼具甜味。酒蜜制五味子形如五味子，色泽加深，微有酒气，味酸甜。

贮干燥容器内，蒸五味子、醋五味子、酒五味子、蜜五味子、酒蜜制五味子，密闭，置阴凉干燥处。

【药性】　酸，性温。肺、心、肾经。

1.《本经》："味酸，温。"

2.《别录》："无毒。"

3.《新修本草》："皮肉甘酸，核中辛苦，都有咸味。"

4.《汤液本草》："气温，味酸，微苦。味厚气轻，阴中微阳。入手太阴、足少阴经。"

5.《纲目》："入肝、心、中宫。"

6.《长沙药解》："味酸微苦咸，气涩。"

7.《药义明辨》："皮肉酸甘，甘少而酸多；核辛苦，辛少而苦多，俱带咸味。"

【功用主治】　收敛固涩，益气生津，宁心安神。主治久咳虚喘，梦遗滑精，尿频遗尿，久泻不止，自汗盗汗，津伤口渴，心悸失眠。

1.《本经》："主益气，咳逆上气，劳伤羸瘦，补不足，强阴，益男子精。"

2.《别录》："养五脏，除热，生阴中肌。"

3.《本草经集注》："胜乌头。"

4.《药性论》："治中下气，止呕逆，补诸虚劳，令人体悦泽，除热气。病人虚而有气兼嗽加用之。"

5.《日华子》："明目，暖水脏，治风，下气，消食，霍乱转筋，痃癖奔豚冷气，消水肿，反胃，心腹气胀，止渴，除烦热，解酒毒，壮筋骨。"

6. 李东垣："生津止渴，治泻痢，补元气不足，收耗散之气，瞳子散大。"(引自《纲目》)

7. 王好古："治喘咳燥嗽，壮水镇阳。"(引自《纲目》)

8.《本草蒙筌》："风寒咳嗽，南五味为奇；虚损劳伤，北五味最妙。"

9.《本草通玄》："固精，敛汗。"

10.《医林纂要》："宁神，除烦渴，止吐衄，安梦寐。"

【用法用量】　内服：煎汤，3～6 g；研末，每次 1～3 g；熬膏；或入丸、散。外用：研末掺；或煎水洗。

敛肺止咳，用量宜小；滋补、安神、救脱等，用量宜稍大。

【宜忌】　外有表邪，内有实热，或咳嗽初起，麻疹初发者均慎服。

1.《本草经集注》："恶萎蕤。"

2. 李东垣："治嗽以之为君，但有外邪者不可骤用，恐闭其邪气，必先发散而后用之乃良。"(引自《纲目》)

3.《本草经疏》："痧疹初发及一切停饮，肝家有动气，肺家有实热，应用黄芩泻热者，皆禁用。"

4.《本草正》："感寒初嗽当忌，恐其敛束不散。肝脏吞酸当忌，恐其助木伤土。"

【选方】　1. 治肺虚寒　五味子，方红熟时，采得，蒸烂，研滤汁，去子，熬成稀膏。量酸甘入蜜，再上火待蜜熟，俟冷，器中贮。作汤，时时服。(《本草衍义》)

2. 治嗽　大罂粟壳(去瓤擘破，用白饧少许入水，将壳浴过令净，炒黄色)四两，五味子(新鲜者，去梗，须北方者为妙)二两。上为细末，白饧为丸，如弹子大。每服一丸，水一盏，捺破，煎六分，澄清，临睡温服，不拘时候。(《卫生家宝方》五味子丸)

3. 治梦遗虚脱　北五味子一斤，洗净，水浸一宿，以手按去核，再用温水将核洗取余味，通用布滤过，置砂锅内，入冬蜜二斤，慢火熬之，除砂锅斤两外，煮至二斤四两成膏为度，待数日后，略去火性。每服一二匙，空心白滚汤调服。(《医学入门》五味子膏)

4. 治白浊及肾虚，两腰及背脊穿痛　五味子一两，炒赤为末，用醋糊为丸。醋汤送下三十丸；泻用蕲艾汤吞下。(《经验良方》五味子丸)

5. 治阳痿不起　五味子、菟丝子、蛇床子各等分。上三味末之，蜜丸如梧子。饮服三丸，日三。(《千金方》)

6. 治睡中盗汗　用五味子一两，研末，以唾调作饼。敷脐上，以布扎定后睡，候天明取下，一二晚汗即止。(《医方一盘珠》)

7. 治热伤元气，肢体倦怠，气短懒言，口干作渴，汗出不止；或湿热火行，金为火制，绝寒水生化之源，致肢体痿软，脚欹眼黑　人参五钱，五味子、麦门冬各三钱。水煎服。(《千金方》生脉散)

8. 治口内生疮　五味子一两，滑石、黄柏(蜜炙)各半两。为末。每服半钱，干掺疮上，痛甚者，良久便可饮食。(《卫生易简方》)

9. 治疮疡溃烂，皮肉欲脱者　五味子炒焦，研末，敷之，可保全如故。(《本草新编》)

10. 治赤游成片，赤者如染，肿毒渐渐引大　五味子去枝梗，焙干为末。热酒调下一钱，痛自消。(《小儿卫生总微论方》)

【临床报道】　1. 治疗病毒性肝炎　取五味子、茵陈、大枣等量，按常法制成蜜丸，每丸重 9.6 g。成人每次服 2 丸，14 岁以下儿童服半丸至 1 丸，每日 3 次，30 日为 1 个疗程。共治疗 380 例无黄疸型肝炎，结果：临床治愈 345 例，好转 19 例，总有效率为 95.8%。平均治愈天数为 24.4 日。对改善肝炎症状，回缩肝脾，恢复肝功及乙肝抗原阴转率均有较好作用。

2. 治疗神经衰弱　取五味子 40 g，浸入 50%的乙醇20 ml中，每日振荡 1 次，10 日后过滤；残渣再加同量乙醇浸泡 10 日过滤。两次滤液合并，再加等量蒸馏水即可服用。成人每日 3 次，每次 2.5 ml，1 个疗程总量不超过100 ml。据对 73 例观察，结果：痊愈 43 例(58.9%)，好转 13 例(17.81%)，治疗中断 16 例(21.92%)，无效 1 例(1.34%)。

3. 治疗盗汗　取五味子、五倍子等量，共研细末过筛，加入 70%乙醇适量，调成厚糊状，每次取鸽蛋大小摊于 5～6 cm见方的塑料薄膜或不透水的蜡纸上，贴在肚脐正中，用纱布覆盖，胶布固定，24 小时换药 1 次。据 50 例观察，一般2～8 次见效，总有效率 91%。亦可单用五味子 60 g，捣碎成泥状，敷贴脐部，治疗脊髓损害所致的重症盗汗，疗效亦好。

4. 治疗哮喘　五味子 30～50 g，地龙 9～12 g，鱼腥草30～80 g，浸泡 2～4 小时，用文火煎 15～20 分钟，水煎 2 次，约 250 ml，于下午 4 时、8 时各服一半。据 50 例重度哮喘 7 个月至 2 年观察，痊愈 1 例，临控 47 例，有效 2 例。

【各家论述】　1. 孙思邈："五月常服五味子以补五脏气，遇夏月季百般之间，困乏无力，无气以动，与黄芪、人参、麦门冬，少加黄檗煎汤服，使人精神顿加，两足筋力涌出。生用。""六月常服五味子，以益肺金之气，在上则滋源，在下则补肾。"

2.《本草衍义》："五味子，《本经》言温，今食之多致虚热，小儿益甚。《药性论》以谓除热气，《日华子》又谓暖水脏，又曰除烦热，后学至此多惑。今既用之治肺虚寒，则更不取除烦热之说。补下药亦用之。入药生曝不去子。"

3.《注解伤寒论》："《内经》曰：肺欲收，急食酸以收之。芍药、五味子之酸，以收逆气而安肺。"

4.《本草衍义补遗》："五味子，今谓五味，实所未晓，以其大能收肺气，宜其有补肾之功，收肺气非除热乎？补肾非暖水脏乎？食之多数虚热，盖收肾之骤也，何惑之有？""火热嗽必用之。"

5.《丹溪心法》："黄昏嗽者，是火气浮于肺，不宜用凉药，宜五味子、五倍子敛而降之。”

6.《本草会编》：“五味子治喘嗽，须分南北。生津液止渴，润肺，补肾，劳嗽，宜用北者；风寒在肺，宜用南者。”

7.《纲目》：“五味子，入补药熟用，入嗽药生用。”“五味子酸咸入肝而补肾，辛苦入心而补肺，甘入中宫益脾胃。”

8.《本草经疏》：“五味子主益气者，肺主诸气，酸能收，正入肺补肺，故益气也。其主咳逆上气者，气虚则上壅而不归元，酸以收之，摄气归元，则咳逆上气自除矣。劳伤羸瘦，补不足，强阴，益男子精。《别录》养五脏，除热，生阴中肌者，五味子专补肾，兼补五脏，肾藏精，精盛则阴强，收摄则真气归元，而丹田暖，腐熟水谷，蒸化糟粕而化精微，则精自生，精生则阴长，故主如上诸疾也。”

9.《药品化义》：“五味子，五味咸备，而酸独胜，能收敛肺气，主治虚劳久嗽。盖肺性欲收，若久嗽则肺焦叶举，津液不生，虚劳则肺因气乏，烦渴不止，以此敛之，润之，遂其脏性，使咳嗽宁，精神自旺。但嗽未久不可骤用，恐肺火郁遏，邪气闭束，必至血散火清，用之收功耳。”

10.《本草求原》：“五味子，为咳嗽要药，凡风寒咳嗽、伤暑咳嗽、伤燥咳嗽、劳伤咳嗽、肾水虚嗽、肾火虚嗽、久嗽喘促、脉虚浮按之弱如葱叶者，天水不交也，皆用之。先贤多疑外感用早，恐其收气太骤，不知仲景伤寒咳喘，小青龙汤亦用之，然必合细辛、干姜以升发风寒，用此以敛之，则升降灵而咳嗽自止，从无舍干姜而单取五味以治咳嗽者。丹溪又谓其收肺气之耗散，即能除热；潜江亦谓其滋肺以除热，补肾以暖水，而联属心肾；凡嗽在黄昏，是虚火浮入肺中，忌用寒凉，止宜重用五味以敛降，此则不合干姜，而合炒麦冬者也。”

11.《衷中参西录》：“五味子，其酸收之力，又能固摄下焦气化，治五更泄泻、梦遗失精及消渴小便频数，或饮一溲一，或饮一溲二。其至酸之味，又善入肝，肝开窍于目，故五味子能收敛瞳子散大。然其酸收之力甚大，若咳逆上气挟有外感者，须与辛散之药同用，方能服后不至留邪。凡入煎剂宜捣碎，以其仁之味辛与皮之酸味相济，自不至酸敛过甚，服之作胀满也。”

0768 五味草 wǔ wèi cǎo（《滇南本草》）

【异名】 地锦苗（《救荒本草》），金钩如意草（《滇南本草》），水金钩如意（《昆明民间常用草药》），水黄连、大理紫堇（《全国中草药汇编》）。

【基原】 为罂粟科紫堇属植物金钩如意草的全草。

【原植物】 金钩如意草 *Corydalis taliensis* Franch. [*C. stenantha* Franch.]

一年生草本，高 12～40 cm，无毛。主根长直。茎直立或铺散，自下部分枝。基生叶数枚；叶柄长 6～15 cm；叶片轮廓宽卵形，长2～5 cm，二回三出全裂，一回裂片具短柄，末回裂片菱状宽卵形至卵状矩圆形，长 2～3 cm，宽 1.5～2 cm，再 2～3 深裂，小裂片常倒卵形，先端钝圆；茎生叶小，与基生叶同形。总状花序顶生，疏生花数朵至 10 余朵；苞片下部者宽卵形，3 深裂，往上则裂渐浅至全缘；花梗较苞片略长；萼片小，心状卵形；花冠紫红色，长 15～20 mm，距狭圆锥形，末端钝圆，微下弯；蜜腺贯穿距不到一半。蒴果条形，长 15～20 mm。种子肾圆形，黑色，有光泽。

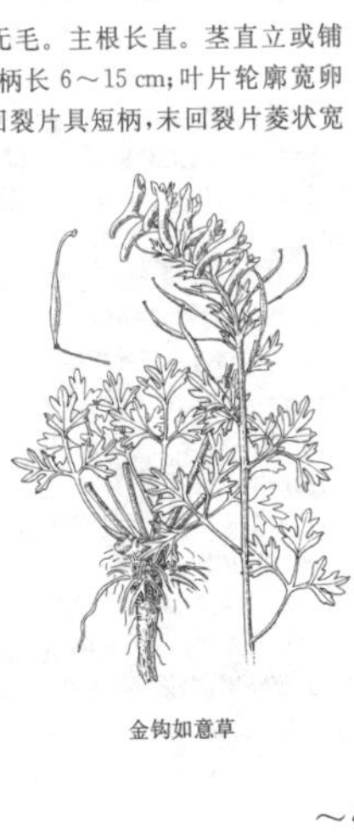

金钩如意草

生于海拔 1 700～2 600 m 的山地林下、岩旁、溪畔阴湿处。分布于四川、贵州、云南等地。

【采收加工】 6～7 月采收，洗净，晒干。

【成分】 含生物碱类：乙酰紫堇醇灵碱（acetylcorynoline），紫堇醇灵碱（corynoline），比枯枯灵碱（bicuculline），紫堇文碱（corycavine），原阿片碱（protopine）和刻叶紫堇胺盐酸盐（corydamine hydrochloride）。

【药性】 苦，寒。归肺、肝经。

1.《救荒本草》：“味苦。”

2.《滇南本草》：“味有五，性微寒。”

3.《云南中草药》：“微辛、苦，微寒。”

【功用主治】 清热解毒，祛风明目。主治风热感冒，肺热咳嗽，肺痨咳血，肝炎，风湿关节筋骨疼痛，牙痛，目赤，翳障。

1.《滇南本草》：“祛风，明目退翳，消散一切风热，肺劳咳嗽发热，肝热劳烧怕冷；走筋络，治筋骨疼、痰火等症。”

2.《昆明民间常用草药》：“祛风活络，清肝明目。治风湿筋骨疼痛，眼目生翳，青盲，肝热痨烧，肺热咳嗽。”

3.《全国中草药汇编》：“治肝炎，痢疾，肠炎，风湿骨痛，肺热咳嗽，牙痛，急性结膜炎。”

【用法用量】 内服：煎汤，9～15 g。

【选方】 治眼目生玉翳，或生雾翳，青盲　五味草二钱，谷精草一钱，木贼草五分，青葙子五分，共合一处，煎汤服。（《滇南本草》）

0769 五味藤 wǔ wèi téng（《广西中草药》）

【异名】 丢了棒、象皮藤、一摩消、五马巡城（《广西中草药》）。

【基原】 为远志科蝉翼藤属植物蝉翼藤的根。

【原植物】 蝉翼藤 *Securidaca inappendiculata* Hassk. [*S. tavoyana* Wall. ex Benn.]

攀缘灌木，长达 6 m。小枝细，圆柱形，被紧贴的短伏毛。单叶互生；叶柄长 5～8 mm，被短伏毛；叶纸质或近革质，椭圆形或倒卵状长圆形，长 7～12 cm，宽 3～6 cm，先端急尖，基部钝至近圆形，全缘，上面深绿色，无毛或被紧贴的短伏毛，下面淡绿色，被紧贴的短伏毛。圆锥花序顶生或腋生，长13～15 cm，被淡黄色短伏毛；苞片微小，早落；花小，淡紫红色，萼片 5，外面 3 枚小，长圆状卵形，里面 2 枚大，花瓣状，长约7 mm；花瓣 3，侧生花瓣倒三角形，长达 5 mm，基部与龙骨瓣合生，龙骨瓣近圆形，长约 8 mm，先端具一兜状附属物；雄蕊 8，花丝于 2/3 以下合生成鞘，并与花瓣贴生，花药卵球形；子房近圆形，花柱偏侧弯曲。翅果绿色，翅革质，近长圆形，长 6～8 cm，具多数弧形脉；果成熟时圆球形，直径 0.7～1.5 cm，果皮厚，坚硬，具明显的脉纹。种子 1 颗，卵形，淡黄褐色。花期 5～8 月，果期10～12 月。

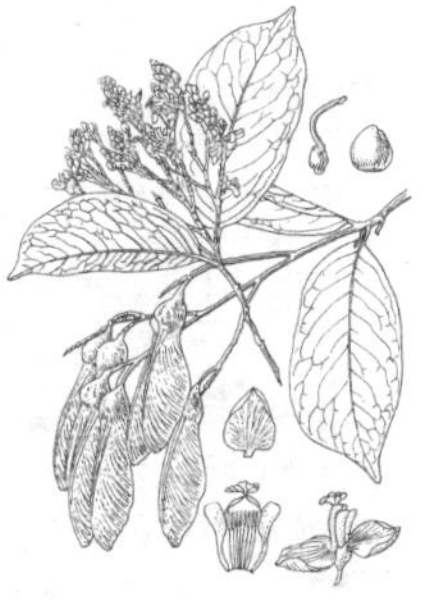

蝉 翼 藤

生长于海拔 500～1 100 m的密林中。分布于广东、广西、海南、云南等地。

【栽培】 生物学特性　喜亚热带温暖湿润的气候。蝉翼藤为半阴性植物，生长需 50% 荫蔽度。喜高温高湿，气温在 30 ℃，年降雨量1 200 mm以上，空气相对湿度 70% 的环境则生长繁茂。对土壤要求不严，以土层深厚、腐殖质丰富的壤土为佳。

繁殖方法　用种子繁殖。秋后采收成熟种子。晾干后置于通风处贮藏。翌年 3 月即可播种。点播，行距 20 cm，种子粒距5 cm，覆土盖草，浇水，经常保持土壤湿润。幼苗出土时，揭去盖草，插芒箕遮阳。当苗高30～35 cm时，选阴雨天气移栽。按行株距200 cm×200 cm穴栽定植。

【采收加工】 9～10月采挖，切片晒干。

【药材】 五味藤 *Securidacae Inappendiculatae Radix* 产于广西、广东、云南。

性状 根表面灰白色或土黄色，有瘤状突起。断面皮部厚，木心淡黄色，有众多小孔气微，味苦。

【成分】 根皮含酚酸类：甲基阿魏酸（methyl ferulic acid）和苯丙酸（phehylpropyl acid）衍生物；三萜皂苷：蝉翼藤苷（securioside）A和B，3-*O*-*β*-*D*-吡喃葡萄糖基前远志苷元28-*O*-*β*-*D*-吡喃木糖基-（1→4）-*O*-*α*-*L*-吡喃鼠李糖基-（1→2）-*O*-〔6-*O*-乙基-*β*-*D*-吡喃葡萄糖基-（1→3）〕-4-*O*-（*E*）-3，4-二甲氧基桂皮酰-*β*-*D*-吡喃岩藻糖酰基酯{3-*O*-*β*-*D*-glucopyranosyl presenegenin 28-*O*-*β*-*D*-xylopyranosyl-（1→4）-*O*-*α*-*L*-rhamnopyranosyl-（1→2）-*O*-〔6-*O*-acetyl-*β*-*D*-glucopyranosyl-（1→3）〕-4-*O*-（*E*）-3，4-dimethoxycinnamoyl-*β*-*D*-fucopyranosyl ester}，3-*O*-*β*-*D*-吡喃葡萄糖基前远志苷元28-*O*-*α*-*L*-吡喃阿拉伯糖基-（1→3）-*O*-〔*β*-*D*-吡喃半乳糖基-（1→4）〕-*O*-*β*-*D*-吡喃鼠李糖基-（1→2）-4-*O*-（*E*）-3，4-二甲氧基桂皮酰-*β*-*D*-吡喃岩藻糖酰基酯{3-*O*-*β*-*D*-glucopyranosyl presenegenin 28-*O*-*α*-*L*-arabinopyranosyl-（1→3）-*O*-〔*β*-*D*-galactopyranosyl-（1→4）〕-*O*-*β*-*D*-xylopyranosyl-（1→4）-*O*-*α*-*L*-rhamnopyranosyl-（1→2）-4-*O*-（*E*）-3，4-dimethoxycinnamoyl-*β*-*D*-fucopyranosyl ester}。还含9个呫吨酮化合物。

【药性】《广西中草药》："味辛、甘、苦、酸、咸，性微寒。"

【功用主治】 祛风除湿，散瘀止痛。主治跌打损伤，风湿骨痛，急性肠胃炎，过敏性皮炎。

1.《广西中草药》："活血散瘀，消肿止痛，清热利尿。"

2.《西双版纳傣药志》："治产妇体虚，咳嗽，消瘦无力，过敏性皮疹。"

【用法用量】 内服：煎汤，3～6 g；研末，1.5～3 g。外用：浸酒搽；或研末调敷。

【宜忌】 孕妇慎服。

【选方】 1. 治急性肠胃炎 丢了棒根3～6 g，水煎服；或用其根研末，每次1.5～3 g，开水送服。（《广西中草药》）

2. 治跌打损伤 丢了棒根浸酒搽患处；或用其根研粉，酒调涂患处。（《广西中草药》）

0770 五香草 wǔ xiāng cǎo （《浙江民间草药》）

【异名】 土香薷、小叶香薷、痧药草、小叶天香油、野香草（《浙江民间常用草药》）。

【基原】 为唇形科石荠苎属植物苏州荠苧的全草。

【原植物】 苏州荠苧 *Mosla soochowensis* Matsuda [*Orthodon soochowensis*（Matsuda）C. Y. Wu]

一年生草本，高12～50 cm。茎直立，四棱形，被疏短柔毛。叶对生；叶片线状披针形或披针形，长1.2～2.2 cm，宽0.2～0.4 cm，先端渐尖，基部狭楔形，边缘具细锯齿，近基部全缘，上面被微柔毛，下面脉上被短硬毛，有腺点。轮伞花序2花，在主茎及侧枝上组成顶生的假总状花序，长2～5 cm，疏花；苞片小，排列稀疏，近圆形至卵形，下面密布腺点；花萼钟形，外面被柔毛及腺点，萼齿5，二唇形，后3齿较短，前2齿深裂；花冠紫色，长6～7 mm，上唇直立，微凹，下唇3裂，中裂片较大；雄蕊4，后对能育；子房4裂，花柱基生，柱头2裂。小坚果球形，褐色，具网纹。花期7～10月，果期8～11月。

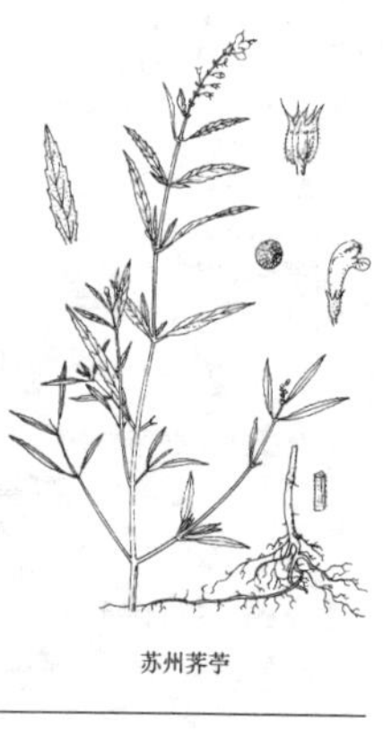

苏州荠苧

生于山地草坡或路旁。分布于江苏苏州、浙江、安徽和江西东部。

【采收加工】 7～10月采收全草，晒干或鲜用。

【成分】 全草含挥发油：荠苧烯（orthodene），龙脑烯（bornene），侧柏酮（thujone），二氢葛缕酮（dihydrocarvone），葛缕酮（carvone），香荆芥酚（carvacrol），甲基丁香油酚（methyleugenol），橙花烯（nerolidene）和*α*-丁香烯（*α*-caryophyllene）。还含黄酮：荠苧黄酮（mosloflavone）和苏荠苧黄酮（moslosooflavone）。

【药性】《浙江民间常用草药》："性温，味辛。"

【功用主治】 祛暑解表，理气止痛。主治感冒，中暑，痧气，胃气痛，咽喉肿痛，疖子，蜈蚣咬伤。

1.《杭州药用植物志》："治胃痛，痧气，感冒和吐血。"

2.《浙江民间常用草药》："解表消炎，利尿镇痛。治扁桃体炎，蜈蚣咬伤，疖子，溃疡病，中暑，感冒，胃痛。"

【用法用量】 内服：煎汤，9～15 g，大剂量可用至30～45 g。外用：鲜品捣敷。

【选方】 1. 治腹痛 五香草15 g，藿香9 g，荆芥9 g。水煎服。（《杭州药用植物志》）

2. 治扁桃体炎 五香草45 g，加蜂蜜适量。水煎服。

3. 治蜈蚣咬伤 五香草捣汁外敷。（2、3方出自《浙江民间常用草药》）

0771 五倍子 wǔ bèi zǐ （《本草拾遗》）

【异名】 盐麸叶上毬子（《日华子》），百虫仓、文蛤（《开宝本草》），木附子（《现代实用中药》）。

【基原】 为漆树科盐肤木属植物盐肤木 *Rhus chinensis* Mill.、青麸杨 *R. potaninii* Maxim. 和红麸杨 *R. punjabensis* Stewart var. *sinica*（Diels）Rehd. et Wils. 等树上寄生倍蚜科昆虫角倍蚜或倍蛋蚜后形成的虫瘿。

【原动物】 1. 角倍蚜 *Melaphis chinensis*（Bell）

成虫有无翅型及有翅型两种。有翅型成虫均为雌虫，全体灰黑色，长约2 mm，头部触角5节，第三节最长，感觉芽分界明显，缺缘毛。翅2对，透明，前翅长约3 mm，痣纹长镰状。足3对。腹部略呈圆锥形。无翅型成虫，雄者色绿，雌者色褐，口器退化。本种的寄主植物为盐肤木。当早春盐肤木树萌发幼芽时，蚜虫的春季迁移蚜（越冬幼蚜羽化后的有翅胎生雌虫），便在叶芽上产生有性的雌雄无翅蚜虫，经交配后产生无翅单性雌虫，称之为"干母"。"干母"侵入树的幼嫩组织，刺激组织膨大而形成疣状虫瘿，称"角倍"。"干母"在成瘿期间，旺盛地营单性生殖，在虫瘿中产生许多幼虫，于9～10月间，逐渐形成有翅成虫，称之为秋季迁移蚜。此时虫瘿自然爆裂，秋季迁移蚜便从虫瘿中飞出，到第二寄主苔藓类提灯藓科茶盏苔 *Mnium vesicatum* Besch. 及其同属植物（又称冬寄主）上，进行无性生殖，产生幼小蚜虫。此种幼蚜固定在寄主的茎上，分泌蜡质，包围整个虫体，形成白色的球状茧而越冬；至第二年春季，越冬幼蚜在茧内成长为有翅成虫，即春季迁移蚜，又飞到盐肤木上进行繁殖。

分布于山西、浙江、安徽、福建、江西、湖北、湖南、河南、广东、广西、四川、贵州、云南、陕西、甘肃等地。

2. 倍蛋蚜 *M. paitan* Tsai et Tang

形态及生活史与上种相似，惟秋季迁移蚜的触角，第三节较第五节略短，感觉芽境界不明；虫瘿蛋形，称"肚倍"。寄主植物为青麸杨及红麸杨。

分布同上种。

【采收加工】 角倍于9～10月间采摘，肚倍在5～6月间采，如过期则虫瘿开裂。采得后，用沸水煮3～5分钟，杀死内部仔虫，晒干或阴干。

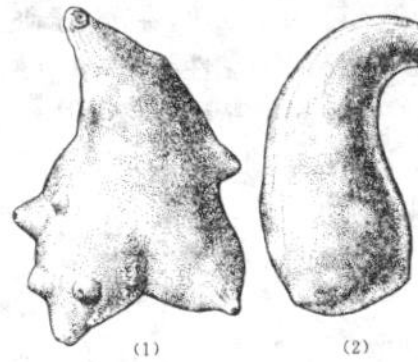

五倍子(虫瘿)外形
(1) 角倍 (2) 肚倍

【药材】 五倍子 *Galla Chinensis* 主产于四川、贵州、云南、陕西、广西等地。按外形分"肚倍"和"角倍"。

性状 肚倍 呈长圆形或纺锤形囊状，长2.5～9 cm，直径1.5～4 cm。表面灰褐色或灰棕色，微有柔毛。质硬脆，易破碎，断面角质状，有光泽，壁厚2～3 mm，内壁平滑，有多数黑褐色死蚜虫、灰黑色粉末状蚜虫卵及排泄物。气特异，味涩。

角倍 呈菱形，具不规则的角状分枝。柔毛较明显，壁较薄。

鉴别 (1) 横切面：表皮细胞1层，往往分化成1～3(～6)细胞的非腺毛，长70～140 μm，有时长达350 μm。表皮内侧为薄壁组织，薄壁细胞含有淀粉粒，直径约10 μm，多已糊化，并可见少数草酸钙簇晶。内侧的薄壁组织中有外韧型维管束散生，维管束外侧有大型的树脂腔，直径可达270 μm。

(2) 取本品粉末0.5 g，加水4 ml，微热，滤过。取滤液1 ml，加三氯化铁试液1滴，生成蓝黑色沉淀；另取滤液1 ml，加10%酒石酸锑钾溶液2滴，产生白色沉淀(检查五倍子鞣质)。

(3) 薄层色谱：取本品粉末0.5 g，加乙醇5 ml，超声处理15分钟，滤过，滤液供试品溶液。另取没食子酸对照品，加甲醇制成每1 ml含1 mg的溶液，作为对照品溶液。吸取上述两种溶液各2 μl，分别点于同一硅胶GF_{254}薄层板上，以氯仿-甲酸乙酯-甲酸(5∶5∶1)为展开剂，展开，取出，晾干，置紫外光灯(254 nm)下检视。供试品色谱中，在与对照品色谱相应的位置上，显相同颜色的斑点。

品质标志 《中华人民共和国药典》2010年版规定：照鞣质含量测定方法测定，本品(干燥品)含鞣质不得少于50.0%，含鞣质以水解的没食子酸($C_7H_6O_5$)计不得少于50.0%。

【成分】 盐肤木的虫瘿主含五倍子鞣质。这些鞣质包括：1, 2, 3, 4, 6-五-*O*-没食子酰基-*β*-*D*-葡萄糖(1, 2, 3, 4, 6-penta-*O*-galloyl-*β*-*D*-glucose)，3-*O*-二没食子酰基-1, 2, 4, 6-四-*O*-没食子酰基-*β*-*D*-葡萄糖(3-*O*-digalloyl-1, 2, 4, 6-tetra-*O*-galloyl-*β*-*D*-glucose)，3-*O*-二没食子酰基-1, 3, 4, 6-四-*O*-没食子酰基-*β*-*D*-葡萄糖(2-*O*-digalloyl-1, 3, 4, 6-tetra-*O*-galloyl-*β*-*D*-glucose)，4-*O*-二没食子酰基-1, 2, 3, 6-四-*O*-没食子酰基-*β*-*D*-葡萄糖(4-*O*-digalloyl-1, 2, 3, 6-tetra-*O*-galloyl-*β*-*D*-glucose)，2, 3-双-*O*-二没食子酰基-1, 4, 6-三-*O*-没食子酰基-*β*-*D*-葡萄糖(2, 3-bis-*O*-digalloyl-1, 4, 6-tri-*O*-galloyl-*β*-*D*-glucose)，3-*O*-三没食子酰基-1, 2, 4, 6-四-*O*-没食子酰基-*β*-*D*-葡萄糖(3-*O*-trigalloyl-1, 2, 4, 6-tetra-*O*-galloyl-*β*-*D*-glucose)，3, 4-双-*O*-二没食子酰基-1, 2, 6-三-*O*-没食子酰基-*β*-*D*-葡萄糖(3, 4-bis-*O*-digalloyl-1, 2, 6-tri-*O*-galloyl-*β*-*D*-glucose)，2, 4-双-*O*-二没食子酰基-1, 3, 6-三-*O*-没食子酰基-*β*-*D*-葡萄糖(2, 4-bis-*O*-digalloyl-1, 3, 6-tri-*O*-galloyl-*β*-*D*-glucose)。五倍子油脂肪酸：癸酸(capric acid)，月桂酸(lauric acid)，肉豆蔻酸(myristic acid)，棕榈酸(palmitic acid)，硬脂酸(steric acid)，油酸(oleic acid)，亚油酸(linoleic acid)，亚麻酸(linolenic acid)。又含鞣酸(tannic acid)，没食子酸。

【药理】 1. 收敛作用 盐肤木叶上的干燥虫瘿含五倍子鞣质50%～80%，其中鞣酸对皮肤、黏膜及溃疡的组织蛋白质产生凝固，造成一层被膜而呈现收敛、止血、渗出减少、抗炎，止痛等作用，也可由于收敛减轻肠道炎症而止泻。

2. 抗菌作用 100%五倍子煎液和20%五倍子煎液对金黄色葡萄球菌、乙型链球菌、肺炎链球菌及伤寒、副伤寒杆菌、痢疾杆菌、炭疽杆菌、白喉杆菌、铜绿假单胞菌等均有明显的抗菌作用[3]。五倍子提取物具有明显的抑制细菌黏附的作用，并能抑制葡聚糖的合成。62.5 ml/L以上浓度五倍子煎剂、浸剂、鞣酸对远缘链球菌等生长均有抑制作用，其中五倍子浸剂抑菌作用最强。抑菌作用随着各剂型浓度的增加而增强。五倍子煎剂(1∶1 000)对接种于鸡胚的流感甲型PR_8株病毒有抑制作用。

3. 杀精子作用 10%五倍子甘油溶液1∶1体外有杀精子作用。

4. 抗肿瘤作用 五倍子0.5 g(生药)/ml水提取液对人早幼粒白血病细胞株HL-60有抗癌活性。

5. 清除自由基和抗氧化作用 五倍子中鞣质以及没食子酸等成分在生物体内具有较强的清除超氧自由基的作用，从而产生了延缓衰老的作用。同时由于自由基被清除，对自由基诱发的生物大分子损伤起到保护作用。

6. 其他作用 五倍子提取物对内毒素(LPS)抑制人牙周膜成纤维细胞(PDLCS)活性及对LPS损伤PDLCS超微结构具保护作用，其作用机制可能与降解LPS及作用于细胞膜表面阻止LPS进入细胞内部有关。

毒性 五倍子鞣质按1.875 mg/kg剂量给94只小鼠皮下注射，3日内死亡72只。给药后3次取血测得小鼠血清ALT数值，均显著高于生理盐水组，肝脏组织形态检查，可见大部分肝细胞坏死及变性。

【炮制】 1. 五倍子 取原药材，敲开，除去虫垢及杂质，捣碎。

2. 炒五倍子 取净五倍子，置锅内，用文火炒至微黄色，取出放凉，用时敲开，除去虫卵。

饮片性状 五倍子为不规则的角质样碎片，有光泽，表面显刮毛后痕迹。气特异，味涩。炒五倍子形如五倍子，表面微黄色。

贮干燥容器内，置通风干燥处。

【药性】 酸、涩，寒。归肺、大肠、肾经。

1.《开宝本草》："味苦、酸，平，无毒。"

2.《纲目》："酸、咸，平。"

3.《雷公炮制药性解》："入大肠经。"

4.《本草经疏》："味苦酸涩，气平无毒。气薄味厚，敛也，阴也。入手太阴、足阳明经。"

5.《本草备要》："咸、酸涩，寒。"

6.《本草再新》："入肝、肺、肾三经。"

【功用主治】 敛肺，止汗，涩肠，固精，止血，解毒。主治肺虚久咳，自汗盗汗，久痢久泻，脱肛，遗精，白浊，各种出血，痈肿疮疖。

1.《本草拾遗》："治肠虚泄痢。"

2.《日华子》："治中蛊毒、毒药，消酒毒。"

3.《开宝本草》："疗齿宣疳䘌，肺脏风毒流溢皮肤，作风湿癣疮，瘙痒脓水，五痔下血不止，小儿面鼻疳疮。"

4.《本草图经》："生津液最佳。"

5.《本草衍义》："口疮，以末掺之便可饮食。"

6.《本草衍义补遗》："噙口中，善收顽痰有功，解诸热毒。"

7.《本草蒙筌》："煎汤洗眼目，消赤目止疼，专为收敛之剂。"

8.《纲目》："敛肺降火，化痰饮，止咳嗽、消渴、盗汗、呕血、失血、久痢、黄病、心腹痛、小儿夜啼，治眼赤湿烂，消肿毒、喉痹，敛溃疮、金疮，收脱肛、子肠坠下。"

9.《本草备要》："其色黑，能染发。"

【用法用量】 内服：煎汤，3～10 g；研末，1.5～6 g；或入丸、散。外用：煎汤熏洗；研末撒或调敷。

【宜忌】 外感风寒或肺有实热之咳嗽，以及积滞未尽之泻痢禁服。

1.《本草经疏》:“性燥急而专收敛,咳嗽由于风寒外触者忌。”

2.《本草备要》:“嗽由外感,泻非虚脱者禁用。”

3.《广西中药志》:“忌与铁剂同用。”

【选方】 1. 治自汗,盗汗　五倍子研末,津调填脐中,缚定一夜即止也。又方,治寐中盗汗:五倍子末、荞麦面等分,水和作饼,煨熟。夜卧待饥时,干吃二三个,勿饮茶水,甚妙。(《纲目》引《集灵方》)

2. 治泻痢不止　五倍子一两,半生半烧,为末,糊丸梧子大。每服三十丸。红痢烧酒下,白痢水酒下,水泄米汤下。(《纲目》)

3. 治脱肛不收　五倍子、百草霜等分,为末,醋熬成膏,鹅翎敷上,即入。(《普济方》)

4. 治虚劳遗浊　五倍子一斤,白茯苓四两,龙骨二两。为末,水糊丸,梧子大。每服七十丸,食前用盐汤送下,日三服。(《局方》秘传玉锁丹)

5. 治鼻出血　五倍子末吹之,仍以末同新绵灰等分,米饮服三钱。(《纲目》)

6. 治粪后下血　不拘大人小儿,五倍子末,艾汤服一钱。(《全幼心鉴》)

7. 治小便尿血　五倍子末,盐梅捣和丸,梧子大,每空心酒服五十丸。(《濒湖集简方》)

8. 治孕妇漏胎　五倍子末,酒服二钱。(《朱氏集验方》)

9. 治头疮热疮,风湿诸毒　五倍子、白芷等分。研末掺之,脓水即干。如干者,以清油调涂。(《卫生易简方》)

10. 治疮口不收　五倍子,焙,研末,以腊醋脚调涂四周。(《纲目》)

【临床报道】 1. 治疗消化道出血　用五倍子 16 g,加水适量煎煮 1 小时,过滤,药渣再煎 1 小时过滤后,将两次滤液合并,放冰箱内冷存后过滤,加热浓缩至 30 ml,加甘油 3 ml 即成。置冰箱内备用。在内镜窥视下直接局部喷洒。每个出血灶喷洒五倍子液 2 ml,个别出血量较大者用 5 ml。共观察 92 例,分 4 组,结果:Ⅰ组急性上消化道出血 22 例,1 次止血成功率为 95.5%;Ⅱ组为消化道息肉摘除后出血与息肉高频电凝切术后渗血者 21 例,Ⅲ组为内镜检查过程中发现出血者 32 例;Ⅳ组为内镜检查中因炎症黏膜活检出血较多者 17 例,1 次止血成功率均为 100%。

2. 治疗自汗,盗汗　每次用五倍子散 5 g,用普通食醋调成软膏状,于睡前敷贴脐中。治疗小儿汗症 500 例,其中自汗 161 例,盗汗 93 例,自汗与盗汗兼有者 246 例。连用 4 次为 1 个疗程。结果总有效率达 93.6%,治愈率为 25.6%。

3. 治疗脱肛　用枯矾五倍子散(炒五倍子 30 g,枯矾15 g)共为细末。内服:每次 2 g,每日 3 次;外敷:用温清水将脱出部分洗净,将药粉撒上,轻轻托入,侧卧半小时。共治疗小儿脱肛 120 例。药后症状消失,3 个月不复发者为治愈,共 104 例,占 86%;停药即发,或用药后症状不减为无效,共 16 例,占 13.4%。

4. 治疗痔疮及其并发症　用五倍子 500 g,捣碎,浸泡于 52.5%乙醇 1 000 ml 中,密封 1~2 个月,过滤,煮沸消毒备用。用 1‰苯扎溴铵(新洁而灭)液常规消毒,用 2%普鲁卡因局部麻醉,再注入五倍子乙醇液。治疗内痔 5 例,环痔 3 例,混合痔 72 例,结果治愈率 100%。

5. 治疗毛囊炎和蜂窝织炎　用醋调五倍子散外敷,3 日换药 1 次,治疗蜂窝织炎 156 例,用药后体温恢复正常,肿块消失,换药 1 次治愈者 79 例,占 50%;全身症状明显好转,局部肿块消失,无明显压痛,换药 2 次,6 日内治愈者为显效,57 例,占 37%;症状好转,肿块消失在 60%以上,局部压痛,有少量渗出,换药 3 次,9 日治愈者为有效,14 例,占 9%;无效 6 例,占 4%。总有效率为 96%,平均疗程 6.5 日。

6. 治疗真菌性口腔炎　取五倍子 3 枚,各切一小口,分别纳入红糖、白糖各半少许,封口,以面团包裹,煨至面团为焦黄色为度,阴干后,除去面团,将五倍子研极细末而为“五倍子散”。搽涂患处。共治疗真菌性口腔炎 159 例。结果:治愈 150 例,占 95%;显效 7 例,占 4%;无效 2 例,占 1%。总有效率为 99%。

7. 治疗小儿聤耳　取五倍子、枯矾各等分,冰片按两味药量多少适加少许。将五倍子焙干,研细末与枯矾搅拌均匀,加入少许冰片,贮瓶备用。先用 3%过氧化氢(双氧水)滴于耳中清洗脓液,然后用消毒棉签拭干耳内分泌物,即将倍枯散适量置于外耳道口用直径 5 mm 的竹管把药轻轻吹入耳中。共治疗 49 例,除 1 例改用他法治疗外,48 例均在 3 日内治愈。

8. 治疗足癣　五倍子(细粉)20 g,枯矾(细粉)10 g。将两药置乳钵中混匀,慢慢加入 50%醋酸溶液,随加随研,直到全量为 100 ml,研匀备用。先用热水将脚洗净,擦干,以棉签蘸取搅匀的药液少许,涂于患处,待干即可,轻者每日 1 次,重者早、晚各 1 次。共治疗 500 例,结果痊愈 386 例(占 77.2%),有效 112 例(占 22.4%),无效 2 例(占0.04%),总有效率为 99.6%。轻者 3~5 次痊愈,重者一般 10~14 次治愈。

【各家论述】 1. 朱震亨:“五倍子,噙之善收顽痰,解热毒,佐他药尤良。黄昏咳嗽,乃火气浮入肺中,不宜用凉药,宜五倍、五味敛而降之。”

2.《纲目》:“盐肤子及木叶,皆酸咸寒凉,能除痰饮咳嗽,生津止渴,解热毒、酒毒,治喉痹、下血、血痢诸病。五倍子乃虫食其津液结成者,故所主治与之同功。其味酸咸,能敛肺止血,化痰,止渴,收汗;其气寒,能散热毒疮肿;其性收,能除泄痢湿烂。”

3.《本草经疏》:“五倍子得木气而兼金水之性,《本经》(应为《开宝本草》)主齿宣疳䘌,风湿癣疮,及小儿面鼻疳疮者,皆从外治,取其苦能杀虫,酸平能敛浮热,性燥能主风湿疮痒脓水。五痔下血者,大肠积热也。大肠与肺为表里,肺得敛肃,则大肠亦自清宁也。藏器疗肠虚泄利;《日华子》主生津液,消酒毒;时珍谓其敛肺降火,化痰饮,止咳嗽、消渴、盗汗,敛溃疮、金疮,收脱肛、子肠坠下者,悉假其入肺清金,收敛固脱之功耳。”

4.《本草求真》:“五倍子,按书既载味酸而涩,气寒能敛肺经浮热,为化痰渗湿、降火收涩之剂;又言主于风湿,凡风癣痒瘙,眼目赤痛,用之亦能有效。得非又收又散,又升又降之味乎?讵知火浮肺中,无处不形,在上则有痰结、咳嗽、汗出、口干、吐衄等症;在下则有泄痢、五痔、下血、脱肛、脓水湿烂、子肠坠下等症;溢于皮肤,感冒寒邪,则必见有风癣痒瘙,疮口不敛;攻于眼目,则必见有赤肿翳障。用此内以治脏,则能敛肺止嗽,固脱住汗,外以治肤熏洗,则能祛风除湿杀虫。药虽一味,而分治内外,用各不同。非谓既能入肺收敛,又能浮溢于表,而为驱逐外邪之药耳。书载外感勿用,义实基此。”

0772 五爪金龙 wǔ zhǎo jīn lóng (《滇南本草》)

【异名】 五爪藤、五爪龙(《滇南本草》),灯笼草、小红藤、雪里高、小五爪金龙、五虎下西山(《云南中草药》),红葡萄、乌蔹莓(《云南中草药选》),月乌鸡(《彝药志》)。

【基原】 为葡萄科崖爬藤属植物狭叶崖爬藤的根或全株。

【原植物】 狭叶崖爬藤 *Tetrastigma hypoglaucum* Planch. 又名:白背崖爬藤《云南种子植物名录》。

攀缘草质藤本。茎藤褐色,粗糙,嫩茎绿色,具纵纹,无毛;卷须与叶对生,上部分枝。趾状复叶互生;总叶柄长 3~

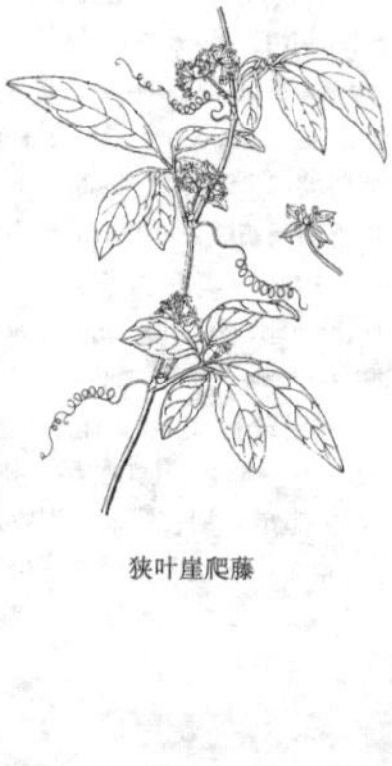

狭叶崖爬藤

4.5 cm，无毛；小叶5，背面有白粉，薄革质，中间小叶最大，披针形，长6～10 cm，宽1.3～2.2 cm，先端渐尖，基部楔形，边缘有刺状小锯齿，上面绿色，下面绿带紫红色，侧生两对小叶渐变小，由椭圆形至斜卵形，两侧常不对称。花单性，雌雄异株，伞房状聚伞花序腋生或与叶对生，花序梗长3～5 cm；花萼小，盘状，不分裂；花瓣4，淡绿色，三角状卵形，先端有短角；雄花有雄蕊4，生于花盘外侧，与花瓣对生；雌花花盘盘状，子房卵形，无花柱，柱头4裂，有4个退化雄蕊。浆果球形，紫红色至紫黑色。

生于海拔900～2 600 m的山谷林中阴湿处，常攀缘于树上或崖壁上。分布于西南及湖北、湖南、广西、西藏等地。

【采收加工】 9～12月采收，切片，鲜用或晒干。

【药性】 辛，温。

1.《滇南本草》："味辛，性温。入肝、肾经。"

2.《云南中草药》："苦、涩，平。"

【功用主治】 祛风除湿，接骨续筋，散瘀消肿。主治风湿痹痛，跌打损伤，骨折筋伤，水火烫伤，无名肿毒，皮肤湿烂。

1.《滇南本草》："消炎肿，接筋骨，止血，治风湿疼痛。"

2.《云南中草药》："接骨生肌，祛风除湿，活血通络。治骨折，跌打损伤，风湿肿痛，闭经。"

【用法用量】 内服：煎汤，5～10 g；或浸酒。外用：捣烂；或研末调敷。

【宜忌】《云南中草药》："孕妇忌服。"

【选方】 1. 治风湿关节炎，跌打损伤　五爪金龙根或全株60～90 g。泡酒500 g，浸7日后即可内服，每次10 ml，每日2～3次。(《云南中草药选》)

2. 接骨　鲜五爪龙、赤木通捣烂敷患处。(《滇南本草》)

3. 治开放性、粉碎性骨折　月乌鸡根100 g，桂花矮陀全草100 g，乌血藤根50 g。鲜品捣烂，干者研末兑冷开水调匀，复位后用隔层纱布外敷患部，夹板固定，7日换1次。(《彝药志》)

0773 五叶壁藤 wǔ yè bì téng (《浙江药用植物志》)

【异名】 大绿藤(《云南思茅中草药选》)，五爪龙、山里七、爬墙风、五爪风、藤五加(《湖南药物志》)，青龙藤、五爪金龙、五盘藤(《浙江药用植物志》)。

【基原】 为葡萄科爬山虎属植物绿爬山虎的根、茎或叶。

【原植物】 绿爬山虎 *Parthenocissus laetevirens* Rehd.

落叶攀缘木质藤本。茎粗壮；卷须与叶对生，常有5～8条细长分枝，有时多达11条，末端吸盘常为黑色肥厚的弯钩。掌状复叶互生；小叶5，倒卵形或椭圆形，长5～8 cm，先端渐尖，基部楔形，边缘中部以上或大部分有稀疏粗锯齿，鲜黄绿色，下面无毛或脉上有短毛。花两性，聚伞花序常在枝梢构成顶生的圆锥花序；花小，黄绿色；萼片、花瓣、雄蕊各为5；花萼细小，盘状；花瓣展开；雄蕊与花瓣对生；花盘与子房结合；子房2室，花柱肥厚，圆柱形。浆果蓝黑色。花期7～8月，果期9月。

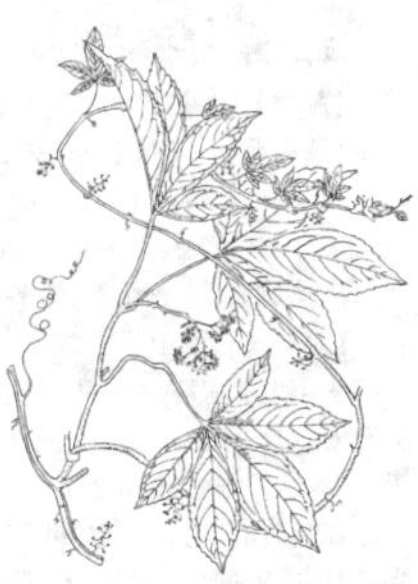

绿爬山虎

常攀缘于墙壁、岩石上。分布于西南及江苏、浙江、安徽、江西、湖北、湖南、广东等地。

【采收加工】 9～12月采收根及茎，切片或段，鲜用或晒干。6～9月采叶，鲜用或晒干。

【药性】 辛，温。

1.《湖南药物志》："微涩，无毒。"

2.《全国中草药汇编》："辛，温。"

【功用主治】 祛风除湿，散瘀通络，解毒消肿。主治风湿痹痛，腰肌劳损，四肢麻木，跌打瘀肿，骨折，痈肿，毒蛇咬伤。

1.《湖南药物志》："祛湿通经络。"

2.《全国中草药汇编》："舒筋活络，消肿散瘀，接骨。主治跌打损伤，骨折，风湿性关节炎，腰肌劳损，四肢痹痛。"

3.《浙江药用植物志》："祛风湿，消肿解毒。主治关节风痛，毒蛇咬伤，疖肿，下肢慢性溃疡。"

【用法用量】 内服：煎汤，10～15 g，鲜品倍量；或浸酒。外用：煎水洗；或捣烂、研末调敷。

【选方】 1. 治风湿痛　五叶壁藤60 g，牵牛风30 g。水煎，对白酒服。(《湖南药物志》)

2. 治下肢慢性溃疡　青龙藤叶适量。研细粉调凡士林外敷。(《浙江药用植物志》)

0774 五色梅叶 wǔ sè méi yè (《广西中药志》)

【异名】 臭金凤叶(《岭南采药录》)，毛神花叶(《闽南民间草药》)，五色花叶(《广西中草药》)。

【基原】 为马鞭草科马缨丹属植物马樱丹的叶或嫩枝叶。

【原植物】 参见"五色梅"条。

【采收加工】 5～8月采收，鲜用或晒干。

【成分】 茎、叶含三萜类：马缨丹烯(lantadene)A、B、C、D，马缨丹酸(lantanolic acid)，马缨丹异酸(lantic acid)，齐墩果酮酸(oleanonic acid)，22-羟基-3-氧代-12-齐墩果烯-28-酸(22-hydroxy-3-oxoolean-12-en-28-oic acid)，24-羟基-3-氧代-12-齐墩果烯-28-酸(24-hydroxy-3-oxoolean-12-en-28-oic acid)，3-氧代-12-乌苏烯-28-酸(3-oxours-12-en-28-oic acid)，白桦脂酸(betulic acid)，白桦脂酮酸(betulonic acid)，马缨丹白桦脂酸(lantabetulic acid)，5，5-反-稠环内酯大戟烷三萜(5，5-*trans*-fused cyclic lactone euphane triterpenes)。

叶还含马缨丹酮(lancamarone)，二甲基丙烯酰氧基马缨丹酸(lantanilic acid)，马缨丹黄酮苷(camaroside)，22-羟基马缨丹异酸(lantoic acid)，毛蕊花苷(verbascoside)，对羟基苯甲酸(*p*-hydroxybenzoic acid)，对香豆酸(*p*-coumaric acid)及水杨酸(salicylic acid)，thrombin；挥发油：α-丁香烯(α-caryophyllene，16.29%)和β-丁香烯(β-caryophyllene，22.29%)，大牻牛儿烯(germacrene)B、D，其次还有1，2，3，3a，4，5，6，7-八氢-薁(1，2，3，3a，4，5，6，7-octahydro-azulene)，玷玔烯(copaene)，榄香烯(elemene)；地上部分含五色梅内酯(camarolide)，马缨丹五色梅酸(lancamaric acid)，马缨丹苷(lantanoside)，lantanone，五色梅宁酸(camarinic acid)，五色梅酸(camaric acid)，坡模酮酸(pomonic acid)，二甲基丙烯酰氧基马缨丹酸，马缨丹异酸。

【药理】 1. 解热、抗肿瘤等作用　五色梅叶含有的马缨丹烯A有解热作用；含有的毛蕊花苷在体外有抗微生物、免疫抑制和抗肿瘤作用，又是大鼠脑蛋白激酶C抑制剂。另含有的生物碱能降低犬的血压，加快加深呼吸并引起战栗；兴奋大鼠肠管而抑制子宫活动。

2. 免疫作用　给羊每日灌服五色梅叶粉200 mg/kg，连续110日，能显著抑制中毒羊的细胞免疫和体液免疫功能，也显著降低脾网状内皮系统非特异性吞噬功能。

3. 其他作用　五色梅叶提取物抑制血栓形成。

毒性　五色梅是世界十大有毒杂草之一。小牛、羊、水牛等乳畜喂饲五色梅叶后可致慢性中毒而死亡。从叶中分离的毒素成分马缨丹烯A和B，分别给羊口服产生的中毒剂量为65～75 mg/kg和200～300 mg/kg，且马缨丹烯A在叶中含量高，故马缨丹烯B对反刍动物中毒似不重要。给兔灌服叶6 g/kg或毒素125 mg/kg，可引起黄疸、厌食和便秘，血浆非结合型胆红素尤其结合型胆红素增加，天冬氨酸氨基转移酶(AST)和酸性磷酸酶(ACP)活性增加。光镜病理检查，肝细胞浊肿，肝门纤维化，胆管扩张并增生；肾小球间质细胞增生，肾小管变性，肾小管内皮细胞浊肿、核团缩。豚鼠灌服毒素 125 mg/kg 或口服叶粉，在 48 小时内产生黄疸，光致敏，肝肾损伤，高胆红素血症，高叶赤素血症，血浆尿素氮含量显著升高，ACP、AST、乳酸脱氢酶和谷氨酸脱氢酶活性明显增加；显著提高肝线粒体氧化酶的活性，降低与药物代谢有关的微粒体酶的活性，胞液谷胱甘肽-S-转移酶活性也降低，溶酶体酶漏出。家畜五色梅中毒可用皂黏土或活性炭口服作为解毒剂。

【药性】 味辛、苦，性凉，有毒。

1.《广西中药志》："味苦，性寒，无毒。"

2. 广州部队《常用中草药手册》："辛，凉。"

3.《海南岛常用中草药手册》："苦、寒，有小毒。"

4.《福建药物志》："辛、微苦，凉。"

【功用主治】 清热解毒，祛风止痒。主治痈肿毒疮，湿疹，疥癣，皮炎，跌打损伤。

1.《生草药性备要》："消疮咄脓，祛风止痒，理痰火。"

2.《岭南采药录》："洗毒、湿疹、疥癣。"

3. 广州部队《常用中草药手册》："消肿毒，止瘙痒。主治皮炎，湿疹，瘙痒。"

4.《海南岛常用中草药手册》："清热解毒，祛风止痒。主治跌打扭伤，无名肿毒，疥癞，皮肤湿疹，疖疮。"

5.《福建药物志》："祛风利湿，活血散瘀。主治稻田性皮炎。"

【用法用量】 内服：煎汤，15～30 g；或捣汁冲酒。外用：煎水洗；或捣敷；或绞汁涂。

【宜忌】《福建药物志》："本品有毒，内服有头晕、恶心、呕吐等反应，必须掌握用量，防止不良反应。孕妇及体弱者忌用。"

【选方】 1. 治毒核症　臭金凤叶捣烂，取自然汁，用双蒸酒冲服；又将叶捣烂，加红糖、冰片少许，敷于核上，不时转换，即可清凉止痛。(《岭南采药录》)

2. 治松毛虫病　马缨丹叶、花，捣烂挤汁，涂于患处。若接触松毛虫 2～3 小时后，须 1 小时涂药 1 次。〔《新中医》1980，(2)：32〕

3. 治感冒风热　五色花叶 30 g，山芝麻 15 g。水煎，每日分 2 次服。(《广西中草药》)

0775 五色梅根 wǔ sè méi gēn (《广西中药志》)

【基原】 为马鞭草科马缨丹属植物马缨丹的根。

【原植物】 参见"五色梅"条。

【采收加工】 全年均可采，鲜用或切片晒干。

【成分】 根含糖类：水苏糖(stachyose)，毛蕊花糖(verbascose)，筋骨草糖(ajugose)，毛蕊花四糖(verbascotetraose)，马缨丹糖(lantanose)A、B；环烯醚萜苷类：黄花夹竹桃臭蚁苷甲(theveside)，黄花夹竹桃臭蚁苷乙(theveiridoside)，都桷子苷(geniposide)，8-表马钱子苷(8-epiloganin)，山栀苷甲酯(shanzhiside methyl ester)；三萜类：马缨丹酸(lantanolic acid)，22*β*-*O*-当归酰马缨丹酸(22*β*-*O*-angeloyl-lantanolic acid)，齐墩果酸(oleanolic acid)，22*β*-*O*-当归酰齐墩果酸(22*β*-*O*-angeloyl-oleanolic acid)，22*β*-*O*-千里光酰基齐墩果酸(22*β*-*O*-senecioyl-oleanolic acid)，22*β*-羟基齐墩果酸(22*β*-hydroxyoleanolic acid)，19*α*-羟基熊果酸(19*α*-hydroxyursolic acid)，马缨丹熊果酸(lantaiursolic acid)即 3*β*-异戊酰基-19*α*-羟基熊果酸(3*β*-isovaleroyl-19*α*-hydroxyursolic acid)，牛膝叶马缨丹二酮(diodantunezone)，异牛膝叶马缨丹二酮(isodiodantunezone)，6-甲氧基牛膝叶马缨丹二酮(6-methoxydiodantunezone)，7-甲氧基牛膝叶马缨丹二酮，6-甲氧基异牛膝叶马缨丹二酮(6-methoxyisodiodantunezone)，7-甲氧基异牛膝叶马缨丹二酮(7-methoxyisodiodantunezone)，马缨丹烯(lantadene)A，五色梅酸(camaric acid)，3，19-二羟基熊果-28-酸(3，19-dihydroxyursan-28-oic acid)，21，22-环氧-3-羟基-12-齐墩果烯-28-酸(21，22-epoxy-3-hydroxyolean-12-en-28-oic acid)，28，13-内酯(28，13-lactone)，坡模酮酸(pomonic acid)。

【药理】 1. 抗炎作用　每日灌胃给予五色梅根水煎浓缩液 20 g/kg、40 g/kg，连续 3～6 日，能显著抑制蛋清所致的大鼠足肿胀百分率；显著降低醋酸引起的小鼠腹腔毛细血管通透性增高，呈明显的抗炎作用。

2. 镇痛作用　灌胃给予上述剂量的水煎浓缩液，显著减少醋酸所致小鼠扭体反应次数；延长热刺激所致小鼠痛觉反应潜伏期，呈一定的镇痛作用。

3. 免疫作用　灌胃给予上述剂量的水煎浓缩液，连续 5 日，可显著增加幼龄小鼠的胸腺和脾脏重量，提示五色梅根可能有增强免疫功能作用。

4. 抗类风湿关节炎　五色梅根粗粉水及醇提物 2 g/ml，给已建立类风湿关节炎模型的大鼠口服灌胃 7 日，结果显示治疗类风湿关节炎效果良好。

【药性】 味苦，性寒。

1. 广州部队《常用中草药手册》："甘、苦，寒。"

2.《海南岛常用中草药手册》："淡，凉。"

3.《福建药物志》："辛、微苦，凉。"

【功用主治】 清热泻火，解毒散结。主治感冒发热，伤暑头痛，胃火牙痛，咽喉炎，痄腮，风湿痹痛，瘰疬痰核。

1.《广西中药志》："活血，去风湿。治跌打、风湿。"

2. 广州部队《常用中草药手册》："退大热。"

3.《海南岛常用中草药手册》："退久热，消炎散结。治久热不退，感冒发热，腮腺炎，咽喉炎，疟疾，痰火核，风湿骨痛。"

【用法用量】 内服：煎汤，15～30 g，鲜品加倍。外用：煎水含漱。

【宜忌】《福建药物志》："本品有毒，内服有头晕、恶心、呕吐等反应，必须掌握用量，防止不良反应。孕妇及体弱者忌用。"

【选方】 1. 治风火牙痛　五色梅根、石膏各 30 g。煎水含漱，咽下少许。(《广西中药志》)

2. 治关节风湿痛　马缨丹鲜根 30 g，水煎服；或加肖梵天花干根 24 g，酒水煎，加食盐少许服。(《福建中草药》)

3. 治颈淋巴结结核　马缨丹根 15 g，九子连环草 10 g，地胆药根 30 g。水煎服。亦可配马缨丹叶捣敷患处。(《四川中药志》1979 年版)

0776 五指山参 wǔ zhǐ shān shēn (广州部队《常用中草药手册》)

【基原】 为锦葵科秋葵属植物箭叶秋葵的根。

【原植物】 箭叶秋葵 *Abelmoschus sagittifolius* (Kurz) Merr. [*Hibiscus sagittifolius* Kurz; *A. moschatus* Medic. subsp. *tuberosus* (Span) Borss.; *A. esquirolii* (Lévl.) S. Y. Hu] 又名：红花马宁(《海南植物志》)，火炮草、香铃草、灯笼花(《云南中草药》)。

多年生草本，高 40～100 cm。具萝卜状肉质根。小枝被糙硬毛。叶形多样；叶柄长 4～8 cm，疏被长硬毛；下部的叶卵形，中部以上的叶卵状戟形、箭形至掌状 3～5 浅裂或深裂，裂片阔卵形至阔披针形，长 3～10 cm，先端钝，基部心形或戟形，上面疏被刺毛，下面被长硬毛，边缘具锯齿或缺刻。花单生于叶腋，花梗纤细，长 4～7 cm，密被糙硬毛；小苞片 6～12，线形，疏被长硬毛；花萼佛

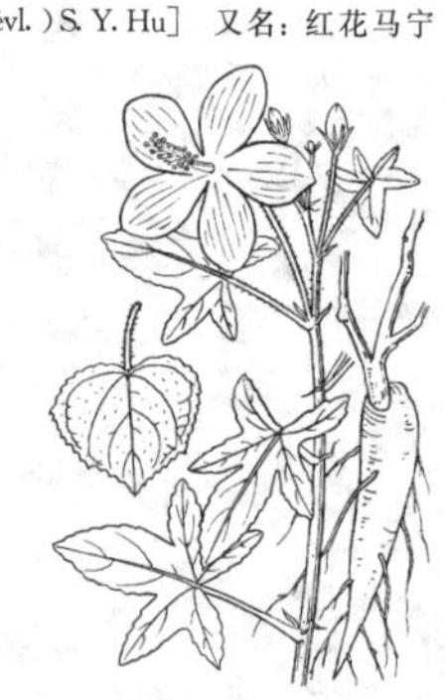

箭叶秋葵

焰苞状，先端具5齿，密被细绒毛；花红色或黄色，直径4～5 cm，花瓣倒卵状长圆形，长3～4 cm；雄蕊柱长约2 cm，平滑无毛；花柱分枝5，柱头扁平。蒴果椭圆形，长约3 cm，被刺毛，具短喙。种子肾形，具腺状条纹。花期5～9月。

生于低丘、草坡、旷地、稀疏松林下或干燥的瘠地。分布于华南及贵州、云南等地。

本植物的叶(五指山参叶)、果实(火炮草果)亦供药用，另设专条。

【采收加工】 9～10月采挖，切片，晒干。

【成分】 含有挥发油成分：(*E*)-2, 3-二氢金合欢醇乙酸酯〔(*E*)-2, 3-dihydrofarnesyl acetate, 32.9%～67.3%〕，(*E*, *E*)-二氢金合欢醇乙酸酯〔(*E*, *E*)-farnesyl acetate, 14.9%～35.5%〕，大环内酯黄葵内酯(ambrettolide)，(*Z*, *E*)-二氢金合欢醇乙酸酯〔(*Z*, *E*)-farnesyl acetate〕。

【药性】 甘、淡，平。

1. 广州部队《常用中草药手册》："甘、淡，微温。"

2.《云南中草药》："甘、淡，平。"

【功用主治】 滋阴润肺，和胃消疳。主治肺燥咳嗽，肺痨，胃痛，疳积，神经衰弱。

1. 广州部队《常用中草药手册》："滋养强壮。主治神经衰弱，头晕，腰腿痛，胃痛，腹泻。"

2.《云南中草药》："滋肾柔肝，主治牙痛，咳嗽。"

【用法用量】 内服：煎汤，10～15 g。

0777 五指毛桃 wǔ zhǐ máo táo（广州空军《常用中草药手册》）

【异名】 五指牛奶、土黄芪、土五加皮、五爪龙(《广西民间常用草药手册》)，母猪奶(广州《常用中草药手册》)。

【基原】 为桑科无花果属(榕属)植物裂掌榕的根。

【原植物】 裂掌榕 *Ficus simplicissima* Lour.［*F. hirta* Vahl var. *palmatiloba* (Merr.) Chun］ 又名：粗叶榕(《中国民族药志》)。

灌木或落叶小乔木，高1～2 m，全株被黄褐色贴伏短硬毛，有乳汁。叶互生；叶片纸质，多型，长椭圆状披针形或狭广卵形，长8～25 cm，宽4～10(～18)cm，先端急尖或渐尖，基部圆形或心形，常具3～5深裂片，有微波状锯齿或全缘，两面粗糙，基出脉3～7条；具叶柄，长2～7 cm；托叶卵状披针形。隐头花序，花序托对生于叶腋或已落叶的叶腋间，球形，直径5～10 mm，顶部有苞片形成的脐状突起，基部苞片卵状披针形，被紧贴的柔毛；雄花、瘿花生于同一花序托内；雄花生于近顶部，花被片4，线状披针形，雄蕊1～2；瘿花花被片与雄花相似，花柱侧生；雌花生于另一花序托内，花被片4。瘦果椭圆形。花期5～7月，果期8～10月。

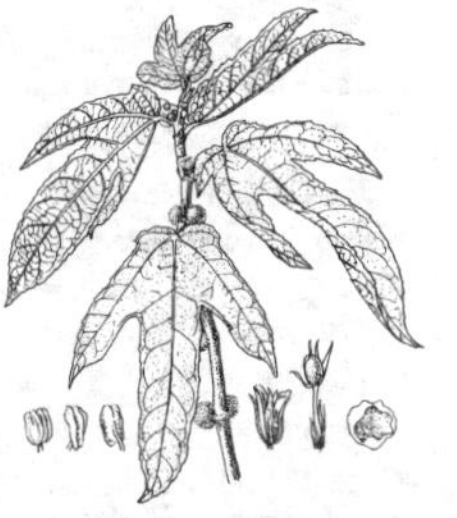

裂掌榕

生于山林中或山谷灌木丛中，以及村寨沟旁。分布于福建、广东、广西、海南、贵州、云南等地。

本植物的果实(五指毛桃果)亦供药用，另设专条。

【采收加工】 全年均可采收，切片，晒干。

【药材】 五指毛桃 *Fici Simplicissimae Radix* 产于云南、贵州、广西、广东、福建等地。

性状 根略呈圆柱形，有分枝，长短不一。表面灰棕色或褐色，有纵皱纹，可见明显的横向皮孔及须根痕。部分栓皮脱落后露出黄色皮部。质坚硬，难折断，断面呈纤维性。饮片通常厚1～1.5 cm，皮薄，木部呈黄白色，有众多同心环，可见放射状纹理，皮部与木部易分离。气微香，味甘。

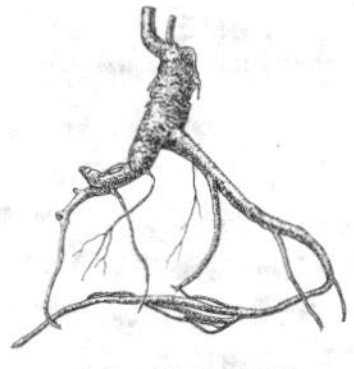

五指毛桃(根)外形

鉴别 根横切面：木栓层为10余列细胞，排列整齐，几乎每个细胞含一个草酸钙方晶。皮层窄，分布较多草酸钙方晶，石细胞散在。韧皮部宽广，有众多纤维，单个或成束，壁厚，其间夹有乳管。形成层环明显。木部射线宽1～10余列细胞，导管径向排列，单个散生或数个相聚，类圆形，木纤维与木薄壁细胞交互排列成同心环。薄壁细胞含淀粉粒。

取根的粗粉2 g，加乙醇20 ml，置水浴中加热10分钟，滤过。取滤液2 ml，加7%盐酸羟胺及10%氢氧化钾的甲醇溶液至呈碱性，于水浴上微沸2分钟，冷却，加稀盐酸酸化，加入1%三氯化铁试液2滴，摇匀，显紫红色。

【成分】 含氨基酸、糖类、甾体、香豆素等。

【炮制】 取原药材，除去杂质。产地未切片者，洗净，润透，切厚片，干燥。

饮片性状 本品为圆形厚片，皮部狭窄，易撕裂，纤维性；木部宽广，淡黄色。周边灰黄色或棕黄色。质坚硬。气微，味淡。

贮干燥容器内，置通风干燥处。

【药性】 甘，平。

1.《广西民间常用草药手册》："味甘，性平。"

2. 广州部队《常用中草药手册》："辛、甘，微温，气芳香。"

【功用主治】 健脾补肺，行气利湿，舒筋活络。主治脾虚浮肿，食少无力，肺痨咳嗽，盗汗，带下，产后无乳，风湿痹痛，水肿，肝硬化腹水，肝炎，跌打损伤。

1.《广西民间常用草药手册》："益气固表，通乳。治痈疮肿痛，产后无乳，妇女白带等。"

2. 广州部队《常用中草药手册》："健脾化湿，行气止痛，除痰止咳。主治肝硬化腹水，慢性肝炎，肝胃作痛，水肿，风湿性关节炎，劳伤咳嗽。"

3.《中国民族药志》："主治食欲不振，消化不良，咳嗽，神经衰弱，哮喘，腰腿痛，肋间神经痛，疟疾，骨折，跌打损伤，浊尿，血尿，尿潴留，胃痛，脱肛。"

【用法用量】 内服：煎汤，60～90 g。

【选方】 1. 治产后无乳 五指牛奶60 g。炖猪脚服。

2. 治白带 五指牛奶30 g，一匹绸60 g。水煎服。

3. 治老年气虚浮肿 五指牛奶90 g，千斤拔30 g，水煎服。或五指牛奶90 g，炖猪脊骨食。(1～3方出自《广西民间常用草药手册》)

4. 治神经衰弱 五指毛桃根常配葫芦茶、含羞草各50 g，浸酒60 ml，浸泡10日后备用。每次20 ml，每日3次。

5. 治慢性气管炎 紫花杜鹃150 g，毛冬青100 g，五指毛桃100 g。每日1剂，水煎服。一般用药后第六日见效。(4、5方出自《中国民族药志》)

0778 五香血藤 wǔ xiāng xuè téng（《贵州草药》）

【异名】 大血藤、紫金藤、钻骨风(《贵州草药》)，小血藤，岩枇杷、内风消、野五味子藤(《湖南药物志》)。

【基原】 为五味子科五味子属植物华中五味子的藤茎及根。

【原植物】 参见"五味子"条。

【采收加工】 全年可采，修除细枝小叶，切片，晒干。

【药性】 酸，温。

1.《贵州草药》："性温，味甘。"

2.《陕西中草药》："味酸、涩、微苦，性温。"

【功用主治】 舒筋活血，理气止痛，健脾消食，敛肺生津。主治跌打损伤，骨折，劳伤，风湿腰痛，关节酸痛，食积停滞，胃痛，腹胀，久咳气短，津少口渴，月经不调，小儿遗尿，烫伤。

1.《四川中药志》1960年版："通经活血，强筋壮骨。治五痨七伤，跌打损伤，风湿血痹，筋骨肢节酸痛，及脚气痿躄等症。"

2.《陕西中草药》："根皮健脾胃，助消化，生津止渴，利水，止咳化痰，活血消肿，止痛。主治消化不良，腹胀，积块，久咳，气短，劳伤，跌打损伤，骨折及小儿遗尿。"

【用法用量】 内服：煎汤，10～30 g；或浸酒。外用：捣敷；或研末撒。

【选方】 1. 治跌打损伤、风湿腰痛　华中五味子根60 g，酒500 ml，浸泡1星期后，每服10 ml，每日3次。

2. 治烧伤、烫伤　华中五味子根，洗净晒干，研为极细粉。用麻油调搽患处。（1、2方出自《浙江药用植物志》）

0779 五倍子苗 wǔ bèi zǐ miáo（《履巉岩本草》）

【基原】 为漆树科盐肤木属植物盐肤木的幼嫩枝苗。

【原植物】 参见"盐肤子"条。

【采收加工】 4～5月采收，晒干或鲜用。

【药性】 性温，无毒。

【功用主治】 治咽喉疼，发声不出。

【选方】 治咽喉疼，发声不出　五倍子苗不以多少，晒干为细末，入百药煎，冷水丸如弹子大。每服一丸噙化。

0780 五蕊寄生 wǔ ruǐ jì shēng（《广西药用植物名录》）

【异名】 茶树寄生、木波罗寄生（《广西药用植物名录》），乌榄树寄生、黑榄树寄生、木威子寄生、马檬寄生、木莽果寄生、麻檬寄生、杧果树寄生、杧果木寄生（《药用寄生》）。

【基原】 为桑寄生科五蕊寄生属植物五蕊寄生的带叶茎枝。

【原植物】 五蕊寄生 *Dendrophthoe pentandra* (L.) Miq. [*Loranthus pentandrus* L.]

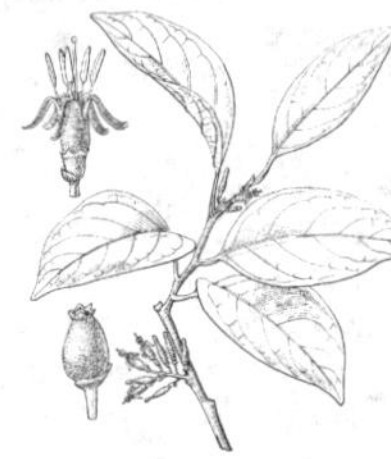

五蕊寄生

灌木，高达2 m。小枝灰色，具散生皮孔。叶互生或在短枝上近对生，革质；叶柄长0.5～2 cm；叶形多样，自披针形至近圆形，通常为椭圆形，长5～13 cm，宽2.5～8.5 cm，先端急尖或圆钝，基部楔形或圆钝，稍下延，侧脉2～4对，两面均明显。总状花序，1～3个腋生或簇生于小枝已落叶腋部，具花3～10朵；花初呈青白色，后变红黄色；花冠长1.5～2 cm，下半部稍膨胀，5深裂，裂片披针形，长约1.2 cm，反折；花丝长3～4 mm，花药长3～5 mm；花盘环状；花柱线状，柱头头状。浆果卵球形，红色。花、果期12月至翌年6月。

生于海拔20～700（甚至1 600）m的平原或山地常绿阔叶林中，寄生于乌榄、白榄、木油桐、杧果、黄皮、木棉、榕树等多种植物上。分布于广东、广西、云南等地。

【采收加工】 8～9月采收，扎成束，晾干。

【功用主治】 祛风通络，养血平肝，健脾化湿。主治风湿痹痛，手足麻木，产后眩晕，产后乳少，脾虚食滞，腹泻，湿疹。

《中国中药资源志要》："用于痢疾，腰痛，虚劳。"

【用法用量】 内服：煎汤，15～30 g。外用：煎水洗。

【选方】 1. 治风湿关节炎　五蕊寄生、榕树寄生、黄荆木寄生、桑寄生各30 g，松节30 g，骨碎补60 g。用米酒500 ml浸泡7日后，早、晚饮1次，每次10 ml。

2. 治急、慢性气管炎　杧果树寄生10～15 g，沙梨树寄生、铁包金寄生各15 g。煎汤，去渣取药液，加猪肺50～75 g炖汤，喝汤吃猪肺。每2日服1剂，至病愈。

3. 治产后痛风　乌榄树寄生、樟木寄生、枫木寄生各30 g，木当归15 g，五指毛桃15 g。水煎分3次服，每日1剂。

4. 治产后缺乳　五蕊寄生、五指毛桃寄生、木通、黄芪各15 g，小木瓜1个，猪蹄2个。共炖汤服，隔日1剂。

5. 治脾虚食滞　杧果树寄生、山楂树寄生各12 g，大枣10个。水煎分3次服。每日1剂，连服2～3剂。

6. 治产后眩晕　乌榄树寄生30 g，天麻15 g，钩藤12 g，川芎6 g，大枣10个，黄酒500～1 000 ml。共浸泡15日后可早、晚各饮服1次，每次10～15 ml，常饮效佳。

7. 治妇女血虚，手足麻木　乌榄树寄生30～60 g，山稔果（豆稔）60 g，羊肉60 g，生姜3～5片。文火炖汤，滤去药渣喝汤，并吃羊肉。每星期2～3剂。

8. 治脑血栓形成后遗偏瘫　乌榄树寄生、散血丹寄生、五指毛桃寄生各15～30 g，棉花根15 g，六方藤12 g，黄掠骨60 g。白酒1 000 ml，浸泡半月，早、晚各饮10～15 ml，连饮30日为1个疗程。

9. 治皮肤湿疹、溃疡、瘙痒　杧果树寄生、大叶桉树寄生、木棉树寄生各适量。以水煎浓，洗患处。每日1～2次，至病愈。

10. 治睾丸肿痛、坠胀　杧果树寄生、黄皮果树寄生、荔枝树寄生各10 g。水煎代茶，频饮。（1～10方出自《药用寄生》）

0781 五气朝阳草 wǔ qì cháo yáng cǎo（《昆明药用植物的初步调查报告》）

【异名】 追风七、见肿消（《陕西草药》），追风草、乌金丹（《陕西中草药》），水杨梅（《宁夏中草药手册》），萝卜叶、绿水草（《云南药用植物名录》），草本水杨梅、老五叶、海棠菜（《全国中草药汇编》），兰布政、头晕药（《贵州中草药名录》）。

【基原】 为蔷薇科水杨梅属植物路边青的全草或根。

【原植物】 路边青 *Geum aleppicum* Jacq.

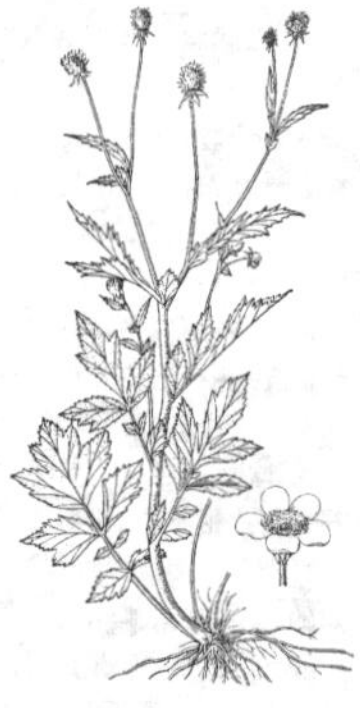

路边青

多年生草本，高30～100 cm，全株被长刚毛。根茎粗短，密生多数须根。基生叶大，羽状复叶，通常有小叶2～6对，连叶柄长10～25 cm；叶柄被粗硬毛；小叶大小极不相等，顶生小叶最大，菱状广卵形或宽扁圆形，长4～8 cm，宽5～10 cm，先端急尖或圆钝，基部宽心形至宽楔形，边缘常浅裂，有不规则粗大锯齿，锯齿急尖或圆钝，两面绿色，疏生粗硬毛；茎生叶羽状复叶，有时重复分裂，向上小叶逐渐减少；托叶大，绿色，叶状，卵形，边缘有不规则粗大锯齿，顶生小叶披针形或倒卵状披针形，先端渐尖或短渐尖，基部楔形。花序顶生，疏散排列；花梗被短柔毛或微硬毛；花萼5，卵状三角形，先端渐尖，副萼片狭小，披针形，先端渐尖，稀2裂，比萼片短一倍多，外面被短柔毛及长柔毛；花瓣5，黄色，几圆形，长于花萼，花直径1～1.7 cm；花柱顶生，在上部1/4处扭曲，成熟后自扭曲处脱落。聚合果倒卵球形，瘦果被长硬毛，先端有小钩。花、果期7～10月。

生于山坡草地、沟边、地边、河滩、林间隙地及林缘。分布于华北、东北、西南及山东、河南、湖北、陕西、甘肃、新疆等地。

【采收加工】 6～7月采收全草，9～10月挖根，鲜用或切段晒干。

【药材】 五气朝阳草 *Gei Aleppici Herba seu Rhizoma* 主产贵州、四川、云南、广西、江西、陕西等地。

性状 根茎粗短，棕褐色，有多数细须根。茎圆柱形，被毛或近无毛。基生叶有长柄，羽状全裂或近羽状复叶，顶裂片较大，卵形或宽卵形，边缘有锯齿，两面被毛，侧生裂片小，边缘有不规则的粗齿；茎生叶互生，卵形，三浅裂或羽状分裂。花顶生，常脱落。聚合瘦果近球形。气微，味辛、微苦。

鉴别 (1) 粉末特征：黄灰色。非腺毛众多，淡黄色。表皮细胞垂周壁波状弯曲。气孔不定式。导管螺纹、网纹。草酸钙簇晶众多。

(2) 取本品粗粉 2 g，加水 10 ml，浸渍 12 小时，滤过。取滤液 2 ml，加 1%三氯化铁的乙醇液 1～2 滴，显蓝绿色；取滤液 2 ml，加氢氧化钙饱和溶液 1～2 滴，即产生棕色沉淀(检查鞣质)。

【成分】 全草含水杨梅苷(gein)等。

【药性】 苦、辛，微寒。

1.《陕西中草药》："味甘、辛，性平。"

2.《长白山植物药志》："苦，微寒。"

【功用主治】 清热解毒，活血止痛，健脾利湿。主治疮痈肿痛，口疮咽痛，小儿惊风，泄泻，痢疾，跌打伤痛，风湿痹痛，月经不调，崩漏带下，水肿，小便不利。

1.《陕西中草药》："祛风除湿，散瘀消肿，消炎止痛，镇惊。主治腰腿痛，跌打损伤，乳痈，咽痛，扁桃体炎，痈疽疮疡，瘰疬，痢疾，崩漏，白带，小儿惊风。"

2.《西藏常用中草药》："滋阴补肾，平肝明目。主治感冒，头晕头痛，高血压病，贫血，慢性肠胃炎，月经不调，乳腺炎。"

3.《内蒙古中草药》："利尿。主治脚气水肿。"

4.《长白山植物药志》："治小便不利，口内炎，咽炎。"

【用法用量】 内服：煎汤，10～15 g；研末 1～1.5 g。外用：捣敷；或煎汤洗。

【选方】 1. 治痈肿疮疡 水杨梅 30 g，甘草 12 g。共研末，每服 3 g，每日 2 次。或水杨梅、忍冬藤各 15 g，野菊花9 g，甘草 6 g。水煎服。(《宁夏中草药手册》)

2. 治咽喉肿痛 追风七根 9 g，八爪龙 6 g。水煎服。(《陕西中草药》)

3. 治小儿惊风 追风七鲜叶(春夏用)或鲜根(秋冬用)，捣汁 1 盅，开水调匀服。(《陕西中草药》)

4. 治肠炎，菌痢 水杨梅、苦参、白头翁各 9 g。水煎服。(《山西中草药》)

5. 治瘰疬恶疮 水杨梅研末或趁鲜捣烂敷患处。(《长白山植物药志》)

6. 治月经不调，不育及子宫癌 五气朝阳草 15 g，煮鸡或煮肉吃。(《云南中医验方》)

0782 五爪金龙花 wǔ zhǎo jīn lóng huā (《泉州本草》)

【基原】 为旋花科番薯属植物五爪金龙的花。

【原植物】 参见"五叶藤"条。

【采收加工】 6～7 月采收，晒干或鲜用。

【药性】 甘，寒。

【功用主治】 止咳除蒸。主治骨蒸劳热，咳嗽溢血。

【用法用量】 内服：煎汤；6～9 g。

【选方】 1. 治骨蒸劳热盗汗 五爪金龙花(干)14 朵，合老母鸭一只炖服。

2. 治咳血 五爪金龙花(鲜)14 朵，煎汤调蜜服。

0783 五虎下西川 wǔ hǔ xià xī chuān (《贵州民间方药集》)

【异名】 括金板、水杨柳(《贵州民间方药集》)，小狼毒、下奶藤、拓金盘(《云南药用植物名录》)。

【基原】 为大戟科大戟属植物水黄花的根、根皮或叶。

【原植物】 水黄花 *Euphorbia chrysocoma* Lévl. et Vant. 又名：黄苞大戟(《湖北植物志》)，大狼毒(《云南种子植物名录》)。

多年生草本，高 20～80 cm。根粗大。茎单一或有分枝。叶互生；叶柄短或无；叶片狭长圆状披针形，长 8～10 cm，宽 1.2～2 cm，先端钝圆，基部急狭，全缘。总花序梗长约 1.5 cm，总苞片 4～5，轮生，卵状披针形，长 3～4 cm，宽 1.5～1.7 cm，黄色；有 4～5 花；苞片卵形，长 1～1.4 cm，宽 8～9 mm，黄色；花单性，无花被。蒴果光滑。种子黑色。果期 6～9 月。

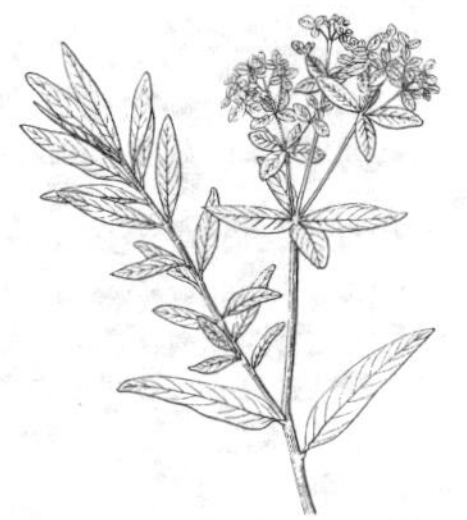

水黄花

生于海拔 600～1 300 m的山坡疏林下；或栽培于山地药圃。分布于湖北、广西、四川、贵州、云南等地。

【采收加工】 9～10 月采挖根，鲜用或剥取根皮，晒干；5～7 月采叶，鲜用或晒干。

【药性】 苦，寒，有毒。

1.《贵阳民间药草》："苦、辛，寒。"

2.《贵州草药》："性寒，味苦。"

【功用主治】 利湿逐水，解毒杀虫。主治水肿，水臌，疥疮。

1.《贵阳民间药草》："清热，逐水，利尿。治水蛊，血蛊，疥疮瘙痒。"

2.《贵州草药》："清热解毒。治无名毒疮。"

【用法用量】 内服：煎汤，3～9 g；或入丸、散。外用：捣敷或研末调敷。

【宜忌】 本品有毒，且逐水之力甚猛，体虚者禁服。

《贵阳民间药草》："虚弱者忌服。"

【选方】 1. 治水肿，水臌病 ① 水黄花干燥根皮，微炒为末，加等量蜂蜜，制成蜜丸如豌豆大。每日服 1 次，每次 1 粒，空腹服下，重症体实者可服至 3 粒，水下肿消即停服；至多连服 7 日。体弱者禁服，忌食盐 100 日。② 新鲜水黄花根 15 g，蒸鸭 1 只，至极烂内服。

2. 治疥疮瘙痒 水黄花叶晒干为末。用油调敷患处。(1、2 方出自《贵阳民间药草》)

0784 五指山参叶 wǔ zhǐ shān shēn yè (《广西本草选编》)

【基原】 为锦葵科秋葵属植物箭叶秋葵的叶。

【原植物】 参见"五指山参"条。

【采收加工】 6～9 月采集，鲜用或晒干。

【药性】 微甘，平。

【功用主治】 排脓拔毒。主治痈疮肿毒。

【用法用量】 外用：鲜品捣敷；或干品研末调敷。

0785 五指毛桃果 wǔ zhǐ máo táo guǒ (《中国民族药志》)

【基原】 为桑科无花果属(榕属)植物裂掌榕的果实。

【原植物】 参见"五指毛桃"条。

【采收加工】 秋季果熟时采摘，切片，鲜用或晒干。

【功用主治】 《中国民族药志》："主治便秘，滋润生津，用于产后少乳。"

【用法用量】 内服：煎汤，15～30 g，鲜品 30～60 g；或研末。

【选方】 治产后少乳 五指毛桃果鲜品 30 g，或干品15 g。水煎服。(《中国民族药志》)

0786 五倍子内虫 wǔ bèi zǐ nèi chóng 《纲目》

【基原】 为倍蚜科倍蚜属昆虫角倍蚜或倍蛋蚜在虫瘿中的幼虫。

【原动物】 参见"五倍子"条。

【功用主治】《纲目》:"治赤眼烂弦,同炉甘石末,乳细点之。"

【用法用量】 外用:研细末,点眼。

0787 五眼果树皮 wǔ yǎn guǒ shù pí 《南宁市药物志》

【基原】 为漆树科南酸枣属植物南酸枣的树皮。

【原植物】 南酸枣 *Choerospondias axillaris*(Roxb.)Burtt et Hill[*Spondias axillaris* Roxb.] 又名:酸枣树(《福建药物志》)。

落叶乔木,高 8~20 m。树皮灰褐色,片状剥落,枝紫褐色。奇数羽状复叶互生,长 25~40 cm;小叶 7~15 枚,对生,膜质至纸质,卵状椭圆形或长椭圆形,长 4~12 cm,宽2~5 cm,先端尾状长渐尖,基部偏斜,全缘;侧脉 8~10 对。花杂性,异株;雄花和假两性花淡紫红色,成顶生或腋生的聚伞状圆锥花序,长 4~10 cm;雌花单生于上部叶腋内;萼片、花瓣各 5;雄蕊 10;子房 5 室;花柱 5,分离。浆果椭圆形或倒卵形,长 2~3 cm,径约2 cm,成熟时黄色,果核长 2~2.5 cm,径 1.2~1.5 cm,先端具 5 小孔。花期 4 月,果期 8~10 月。

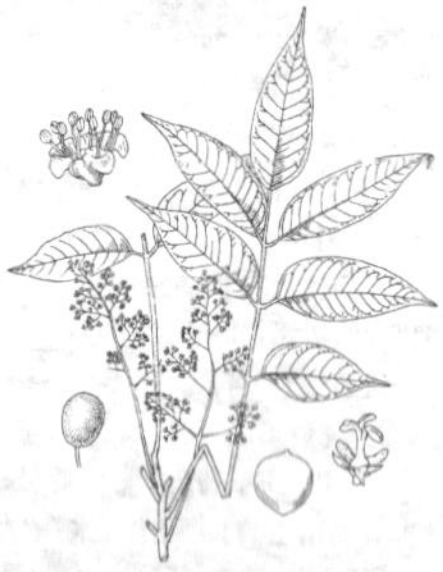

南 酸 枣

生于海拔 300~2 000 m 的山坡、丘陵或沟谷林中,喜光,速生,适应性强。分布于浙江、安徽、福建、江西、湖北、湖南、广东、广西、海南、贵州、云南、西藏等地。

本植物的果实或果核(南酸枣)亦供药用,另设专条。

【栽培】 生物学特性 喜温暖湿润的气候。适应性强,生长迅速。但不耐寒,要求充分阳光。对土壤要求不严,除过酸过碱土壤外,一般土壤均能种植。

繁殖方法 用种子繁殖。果实夏、秋季成熟,采回晾干后,即可播种。因种子坚硬,用湿沙擦种皮,冷天浸种 1 日。条播或穴播,行株距 30 cm×30 cm 开穴播。覆土 4 cm,浇水,经常保持苗床湿润,当苗高 35 cm 左右即可定植。

【采收加工】 树皮全年可采,晒干或熬膏。

【成分】 树皮中含柚皮素(naringenin),南酸枣苷(choerospondin)。油脂中主要有肉豆蔻酸(myristic acid),棕榈酸(palmitic acid),棕榈油酸(palmitoleic acid),硬脂酸(stearic acid),油酸(oleic acid),亚油酸(linoleic acid),亚麻酸(linolenic acid)等脂肪酸。

【药性】 酸、涩,凉。

1.《浙江民间常用草药》:"性凉,味涩。"

2.《广西中草药》:"味酸涩,性寒。"

【功用主治】 清热解毒,燥湿,杀虫。主治疮疡,烫火伤,阴囊湿疹,痢疾,白带,疥癣。

1.《浙江民间常用草药》:"清热解毒,收敛止痛。用于烫伤。"

2.《广西中草药》:"清热毒,杀虫收敛。"

3.《全国中草药汇编》:"止血。主治外伤出血,牛皮癣。"

4.《福建药物志》:"收敛,去腐。主治痢疾,胃下垂,白带,阴囊湿疹,疮疡溃烂,跌打损伤。"

【用法用量】 内服:煎汤,15~30 g。外用:煎水洗;或熬膏涂。

【选方】 1. 治烫伤 酸枣树二重皮 180 g,虎杖根 60 g,毛冬青根二重皮 60 g。水煎去渣,浓缩成膏,涂患处。

2. 治白带 酸枣树根或茎二重皮 18~30 g。水煎和猪脚 1 个或冰糖适量,炖服。

3. 治胃下垂 酸枣树二重皮 30 g,红糖适量。开水冲泡后,炖服。(1~3 方出自《福建药物志》)

【临床报道】 1. 治疗细菌性痢疾 取南酸枣树二层皮125 g,水煎 2 次,混合浓缩成 100 ml,每日 2 次,每次服50 ml,重症可每次服 100 ml。并用 50~100 ml 保留灌肠。治疗 60 例(急性 52 例,慢性 8 例),均治愈。治愈日数平均 4.12 日,最短 1 日,最长 15 日。据临床观察,单独口服不如并用灌肠者奏效快、疗程短。慢性细菌性痢疾症状虽易消失,但肠检转为阴性较为缓慢,故宜口服灌肠并用之。

2. 治疗烧伤 用五眼果树二层皮(内皮)500~1 000 g,加水 5 L,煎 4~5 小时后过滤弃渣,再浓煎成 500 ml。烧伤的创面先用 1‰高锰酸钾液或生理盐水清洗,然后涂药,每日 1~2 次,涂药后疮面暴露;以后视情况每 1~2 日涂药 1 次。感染创面应除去痂皮,清洗局部后撒适量黄连粉,每日涂药 1~3 次。共治疗 196 例,烧伤面积最大达 45%,均治愈,治Ⅲ度烧伤只用 15 日即愈。

0788 太子参 tài zǐ shēn 《江苏省植物药材志》

【异名】 孩儿参(《饮片新参》),童参(《上海常用中草药》),双批七(《全国中草药汇编》),四叶参、米参(《中药志》)。

【基原】 为石竹科假繁缕属植物孩儿参的块根。

【原植物】 孩儿参 *Pseudostellaria heterophylla*(Miq.)Pax ex Pax et Hoffm.[*P. rhaphanorhiza*(Hemsl.)Pax] 又名:异叶假繁缕(《中国高等植物图鉴》)。

多年生草本,高 7~20 cm。块根肉质,纺锤形,四周疏生须根。茎单一,不分枝,有两行短柔毛,下部带紫色,近方形,上部绿色,圆柱形,有明显膨大的节。单叶对生;茎下部的叶最小,倒披针形,先端尖,基部渐窄成柄,全缘,向上渐大,在茎顶的叶最大,通常两对密接成 4 叶轮生状,长卵形或卵状披针形,长4~9 cm,宽 2~4.5 cm,先端渐尖,基部狭窄成柄,叶背脉上有疏毛,边缘略呈波状。花二型:闭锁花生茎下部叶腋,花梗细,被柔毛,萼片 4,无花瓣;普通花 1~3 朵顶生,花梗长 1~2(~4)cm,萼片 5,披针形,背面及边缘有长毛;花瓣 5,白色,先端浅齿状 2 裂或钝;雄蕊 10;子房卵形,花柱 3。蒴果近球形。种子褐色,扁圆形或长圆状肾形,有疣状突起。花期 4 月,果期 5~6 月。

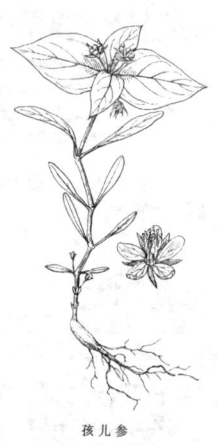

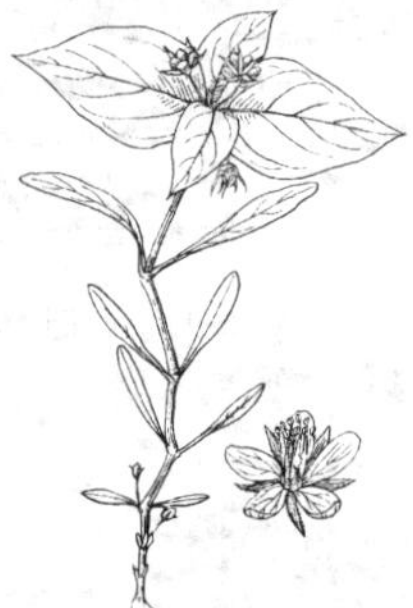

孩 儿 参

生于山坡林下和岩石缝中。分布于华北、东北、华东、西北及湖北、湖南等地。

【栽培】 生物学特性 喜温暖湿润气候,抗寒力较强,怕高温,忌强光,怕涝。具有低温发芽、发根和越冬的特性。气温在 15 ℃、地温在 10 ℃时缓慢发芽、发根,高达 30 ℃以上停止生长,忌连作。选阴湿山地、土层深厚、疏松肥沃、富含腐殖质的砂质土壤为宜,低洼积水、盐碱地、过分黏重或过分贫瘠土壤中不宜栽种。前作以甘薯、蔬菜为好,可与玉米间作。

繁殖方法 用块根繁殖。6~7 月挖取块根,用湿沙贮藏。或用原地保种法，在5月上旬太子参地里套种早熟黄豆，待黄豆收获后再挖太子参。栽种期10月。选芽头完整，参体肥大整齐，无伤疤的块根。栽种方法有平栽和斜栽两种。平栽按行距15～20 cm开沟，深6～9 cm，将块根平放于沟内，头尾相接，覆土。斜栽，将块根斜放于沟内，头向上，尾向下，齐头不齐尾，离地面2 cm，覆土。亦可用自然落地的种子，进行原地育苗。

田间管理　2月出苗后应培土1.5～2 cm；除草1～2次，封行后停止拔草。4月块根膨大，施稀腐熟人粪尿。雨季需排除积水，以免发生根腐病。5月多风易旱季节，注意浇水，保持土壤湿润。

病虫害防治　病害有叶斑病、根腐病，可用波尔多液1：1：100液喷射；亦可用代森锌65%可湿性粉剂500～600倍液喷射。病毒病，可利用种子消毒，控制氮肥，增施磷、钾肥，防治蚜虫的传染源等综合防治方法。虫害有蛴螬、地老虎、金针虫为害根部。

【采收加工】　6～7月茎叶大部枯萎时挖根，放100 ℃开水锅中焯1～3分钟，捞起，摊晒至干足。或不经开水焯，直接晒至七八成干，搓去须根，使参根光滑无毛，再晒至干足。

【药材】　太子参 *Pseudostellariae Radix*　主产于江苏、山东及安徽。

性状　块根细长纺锤形或细长条形，稍弯曲，长3～10 cm，直径2～6 mm。表面黄白色，较光滑，略具不规则的细纵皱纹及横向凹陷，其间有须根痕。质硬脆，易折断，断面平坦，淡黄白色，角质样；晒干者类白色，有粉性。气微，味微甘。

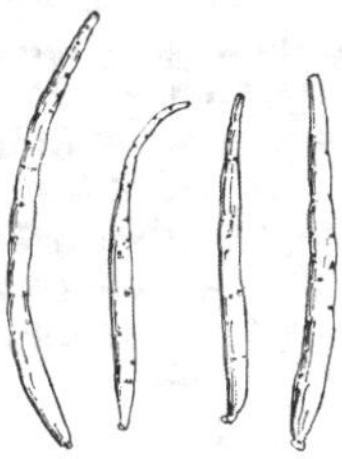

太子参(根)外形

鉴别　块根横切面：木栓层为2～4列类方形木栓细胞。皮层薄壁细胞数列，多切向延长。韧皮部窄，射线甚宽。形成层成环。木质部占根的绝大部分，射线宽广，导管稀疏排列成放射状；初生木质部3～4原型。薄壁细胞中充满淀粉粒，并有少数草酸钙簇晶。

【成分】　太子参块根中含环肽化合物：如太子参环肽(heterophyllin)A、B、C、D、E、F、G、H；皂苷类：太子参皂苷(pseudostellarinoside)A，尖叶丝石竹皂苷(acutifoliside)D；还含太子参素A、B、C、D、E、F、G、H，去甲鸢尾素(tristectorigenin)A，单链植物凝血素(single-chained lectin)。此外，含脂肪酸及酯类：1-甘油单硬脂酸酯(glecerol 1-monolinolate)，吡咯-2-羧酸-3′-呋喃甲醇酯(3′-furfuryl pyrrole-2-carboxylate)，三棕榈酸甘油酯(tripalmitin)，棕榈酸三十二醇酯(sotriylpalmitate)，棕榈酸(palmitic acid)，亚油酸(linoleic acid)，1-亚油酸甘油酯(glycerol 1-monolinolate)，山萮酸(behenic acid)；甾醇及其苷类：*β*-谷甾醇(*β*-sitosterol)，胡萝卜苷(daucosterol)，7-豆甾烯-3*β*-醇(Δ^7-stigmasten-3*β*-ol)，7-豆甾-3*β*-烯醇3-*O*-*β*-*D*-葡萄糖苷(Δ^7-3*β*-stigmastenol-3-*O*-*β*-*D*-glucoside)。挥发油：吡咯(pyrrole)，糠醛(furfural)，糠醇(furfuryl alcohol)，1-甲基-3-丙基苯(1-methyl-3-propylbenzene)，2-甲基-吡咯(2-mehtylpyrrole)，4-丁基-3-甲氧基-2-环己烯-1-酮(4-butyl-3-methoxy-2-cyclohexen-1-one)，4-丁基-3-甲氧基-2，4-环已二烯1-酮(4-butyl-3-methoxy-2，4-cyclohexdien-1-one)，2-甲氧基-6-(1-丙烯基)-酚〔2-methoxy-6-(1-propenyl)-ol〕，2-甲氧基-4-(1-丙烯基)-酚〔2-methoxy-4-(1-propenyl)-ol〕，2-环己烯1-醇-苯甲酸酯(2-cyclohexen-1-ol-benzoate)，邻苯二甲酸二丁酯(dibutyl phthalate)等化合物。磷脂类成分：主要为溶磷脂酰胆碱，磷脂酰肌醇，磷脂酰丝氨酸，磷脂酰乙醇胺，磷脂酰甘油及磷脂酸等；多糖：太子参多糖PHP-A和PHP-B；氨基酸：包括组氨酸，亮氨酸，异亮氨酸，赖氨酸，甲硫氨酸，苯丙氨酸，苏氨酸，缬氨酸8种人体必需氨基酸，其组成中以精氨酸，谷氨酸，天冬氨酸含量较高；微量元素：铁、铜、锌、镍、铬、钴、锶、锰、铅、锂、钠、硼、铍、钛、铝、钙、钾、镁、磷、硒等，以铁、铜、锌、锰的含量较高。

【药理】　1. 延缓衰老作用　太子参水煎剂延长果蝇的平均寿命和最高寿命。太子参醇提取物灌胃能使自然衰老模型大鼠血清、肝、肾组织中MDA下降，而SOD及GSH-PX活力提高。

2. 增强免疫功能　太子参多糖和总皂苷灌胃能增加小鼠免疫器官的重量，激活小鼠网状内皮系统吞噬功能，提高小鼠免疫后血清中溶血素的含量，增强机体免疫功能。太子参多糖粗提物灌胃提高小鼠腹腔巨噬细胞的吞噬率和吞噬指数，使CD3、CD4、CD4/CD8升高，使CD8下降，对小鼠非特异性免疫功能有促进作用。太子参煎剂灌胃对抗由兔抗大鼠淋巴细胞血清诱发的大鼠细胞免疫功能低下。不同产地的太子参醇提物灌胃促进泼尼松龙免疫抑制小鼠的迟发型超敏反应。水煎液灌胃对环磷酰胺降低的小鼠白细胞有升高作用。

3. 调节消化功能　不同产地的太子参醇提物灌胃均降低小鼠脾虚阳性发生率，升高脾虚小鼠体重、肛温、胸腺指数及脾脏指数，增加胸腺DNA、RNA和脾脏DNA的含量，延长低温游泳时间和常压耐缺氧时间。太子参水提物、醇提物灌胃增加正常大鼠*D*-木糖排出率，降低大黄致脾虚大鼠的*D*-木糖排出率，水煎液对毛果芸香碱引起的小鼠流涎有促进作用。太子参胶囊灌胃对利舍平所致小鼠体重下降有保护作用，能抑制小鼠肠推进，可能有助于治疗消化不良等。

4. 抗疲劳、抗应激作用　太子参多糖和总皂苷灌胃，能延长小鼠游泳时间、常压耐缺氧时间和低温存活时间，有抗应激作用。

5. 其他作用　太子参水提物灌胃对氢化可的松琥珀酸钠诱导小鼠产生的胰岛素抵抗有改善作用，对链脲菌素诱导形成的糖尿病模型小鼠有降血糖作用，并改善糖尿病小鼠胰岛素敏感性。太子参浸膏灌胃，提高长期被动吸烟的小鼠的耐缺氧能力，减轻吸烟小鼠气管的组织病变。不同产地的太子参甲醇-水(1：1)提取液在化学发光法实验中有清除超氧阴离子自由基的作用。太子参皂苷A有抗病毒作用，对疱疹病毒活性最强。

【药性】　甘、微苦，微寒。归脾、肺经。

1.《饮片新参》："甘润、微苦，平。"

2.《河北中草药》："入脾、肺经。"

3.《浙江药用植物志》："微寒。"

【功用主治】　益气生津，补脾润肺。主治脾虚体倦，食欲不振，气阴两伤，干咳痰少，自汗气短，内热口渴，神经衰弱，心悸失眠，头昏健忘，小儿夏季热。

1.《饮片新参》："补脾肺元气，止汗生津，定虚悸。"

2.《江苏省植物药材志》："用作强壮健胃药。治胃弱，消化不良，神经衰弱，有和中气之功。民间用来治小儿虚汗。"

3.《天目山药用植物志》："民间治劳力损伤。"

4.《河北中草药》："益气补脾，生津除烦。"

5.《浙江药用植物志》："治气血不足，病后虚弱，自汗，口干，食欲不振。"

【用法用量】　内服：煎汤，10～15 g。

【选方】　1. 治肺虚咳嗽　太子参15 g，麦冬12 g，甘草6 g。水煎服。(《湖北中草药志》)

2. 治病后虚弱，伤津口干　太子参、生地、白芍、生玉竹各9 g。水煎服。(《浙江药用植物志》)

3. 治心悸　孩儿参9 g，南沙参9 g，丹参9 g，苦参9 g。水煎服，每日1剂。〔《辽宁中医杂志》1984，(1)：25〕

4. 治神经衰弱　太子参15 g，当归、酸枣仁、远志、炙甘草各9 g。煎服。(《安徽中草药》)

5. 治小儿出虚汗　太子参9 g，浮小麦15 g，大枣10枚。水煎服。(《青岛中草药手册》)

【临床报道】　治心气虚　选择心气虚患者101例，分3组治疗，分别给予吉林人参药液(100 ml含生药3 g)、党参药液(100 ml

含生药 10 g）、太子参药液（100 ml 含生药10 g）口服，结果吉林人参、党参、太子参均能降低心肌的耗氧指数，治疗前后比较差异显著。吉林人参能增加冠状动脉的灌注压（$P < 0.01$），而党参、太子参无此作用。太子参、党参能提高心肌血液供耗率，而吉林人参对此无影响。可见三药均能改善心气虚患者的心功能，但它们的作用点不一致。

0789 **太白米** tài bái mǐ（《陕西中草药》）

【基原】 为百合科假百合属植物假百合的鳞茎。

【原植物】 假百合 *Notholirion bulbuliferum* （Lingelsh.）Stearn［*Paradisea bulbulifera* Lingelsh.；*Notholirion hyacinthinum* （Wils.）Stapf］

多年生草本。茎高 60～150 cm，近无毛。鳞茎窄卵形或近圆筒形，由基生叶的基部增厚套叠而成，外具黑褐色膜质鳞茎皮；须根极多，其上生有多数小鳞茎；小鳞茎卵形，淡褐色，直径 3～5 mm。基生叶数枚，带形，长 10～25 cm，宽 1.5～2 cm；茎生叶呈条状披针形。总状花序有花 10～24 朵；苞片叶状，条形；花淡紫色或蓝紫色；花被片呈倒卵形或倒披针形，先端绿色；雄蕊与花被片近等长；子房淡紫色，柱头 3 裂，裂片稍反卷。蒴果长圆形或倒卵状长圆形，有钝棱。花期 7 月，果期 8 月。

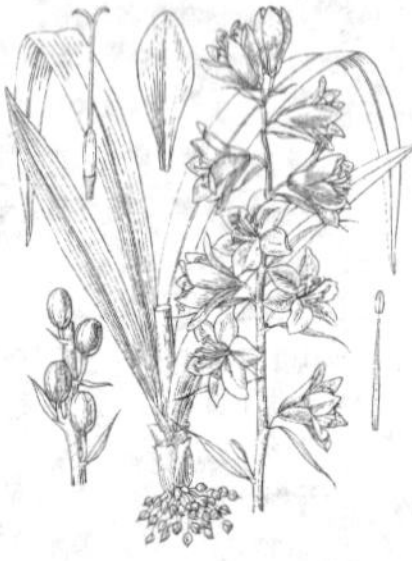
假百合

生于高山草丛或灌木丛中。分布于四川、西藏、陕西、甘肃等地。

【采收加工】 7～8 月采挖小鳞茎，去外皮，阴干。

【成分】 鳞茎含甾体生物碱：太白米苷甲｛solanidine-3-*O*-α-*L*-rhamnopyranosyl-(1→2)-〔β-*D*-glucopyranosyl-(1→4)〕-β-*D*-glucopyranoside｝，太白米苷（hyacinthoside）。生物碱：β1-查茄碱（β1-chaconine），新太白米苷（neohyacinthoside），茄次碱-3-*O*-β-*D*-吡喃葡萄糖苷（solanidine-3-*O*-β-*D*-glucopyranoside），茄次碱-3-*O*-α-*L*-吡喃鼠李糖基-(1→2)-β-*D*-吡喃葡萄糖苷（solanidine-3-*O*-α-*L*-rhamnopyranosyl-β-*D*-glucopyranoside），茄次碱-3-*O*-α-*L*-吡喃鼠李糖基-(1→2)-〔β-*D*-吡喃葡萄糖基-(1→4)〕-β-*D*-吡喃葡萄糖苷（solanidine-3-*O*-α-*L*-rhamnopyranosyl-〔β-*D*-glucopyranosyl-(1→4)〕-β-*D*-glucopyranoside）。

【药理】 镇痛祛痰作用　太白米乙醇提取物毒性低，具有明显的镇痛作用和显著的祛痰作用。

【药性】 辛、苦，微温。

1.《陕西中草药》："味辛、微甘、苦，性温。"

2.《西藏常用中草药》："性平，味辛。"

【功用主治】《陕西中草药》："宽胸利气，健胃，止呕，镇痛，止咳。治胃痛腹胀，胸闷，呕吐反胃，风寒咳嗽，小儿惊风。"

【用法用量】 内服：煎汤，1.5～6 g；研末，1.2～2.4 g。

【选方】 1. 治胃痛腹胀　假百合 2.1～2.4 g，凉开水或凉生姜水冲服（生姜水必须放凉，否则服后即呕吐）。

2. 治风寒咳嗽　假百合 2.1～2.4 g。蜜炙，姜水煎，放凉服。（1、2 方出自《陕西中草药》）

0790 **太白花** tài bái huā（《陕西草药》）

【基原】 为石蕊科石蕊属植物雀石蕊的枝状体。

【原植物】 雀石蕊 *Cladonia stellaris* （Opiz）Pouzar et Vezda［*C. alpestris* （L.）Rabenh.］又名：高山石蕊（《陕西草药》），岭石蕊（《陕西中草药》），雀儿石蕊（《云南中药资源名录》）。

枝状地衣，全体淡黄绿色。主轴子器柄不明显，为等长4～6叉广开分枝，枝腋间有小穿孔；枝顶端呈星状排列的尖头，中央有裂孔；分枝稠密，全体呈圆柱形，潮湿时膨胀成海绵状；表面呈灰绿色或淡黄绿色，基部呈污灰色，渐次腐烂。子囊盘呈褐色，小型，顶生于果柄上。

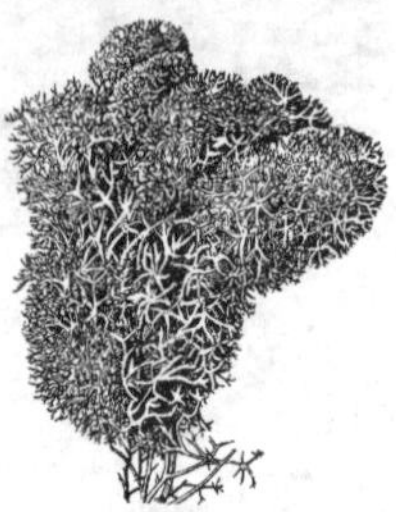
雀石蕊

生于高山地带较干燥的岩石表面和砂土地的落叶层上以及灌丛下的苔藓丛中。分布于内蒙古、吉林、黑龙江、云南、陕西、甘肃、新疆等地。

【采收加工】 四季可采，晒干。

【成分】 地衣枝状体含黑茶渍素（atranorin），松萝酸（usnic acid），珠光酸（perlatolic acid），2-羟基-4-甲氧基-6-正戊基苯甲酸（2-hydroxy-4-methoxy-6-*n*-pentylbenzoic acid），2，4-二羟基-6-正戊基苯甲酸（2，4-dihydroxy-6-*n*-pentylbenzoic acid）及雀石蕊多糖（CLS，polysaccharide）。

【药理】 对心血管的作用　太白花乙醚提取部位中成分 TBH2-2 和 TBH2-6 对兔离体主动脉血管有舒张作用，太白花石油醚提取部位中所含成分 TBH-G-8 对离体蛙心心肌收缩力有抑制作用。

【药性】 淡，平。

1.《陕西中草药》："淡，平。"

2.《秦岭巴山天然药物志》："甘、微酸、淡，温。"

【功用主治】 平肝明目，止血调经。主治风阳上扰，头晕目眩，偏头痛，目疾，鼻衄，月经不调，白带。

1.《陕西中草药》："平肝风，益肺气，健胃，补虚，调经，止血。"

2.《全国中草药汇编》："平肝潜阳。"

【用法用量】 内服：煎汤，3～15 g。

【选方】 1. 治高血压病，头晕目眩　太白花、茱苓草、羊角参、小晕鸡头（小贯众）各 15 g，夏枯草 24 g。水煎，加白糖服。（《陕西中草药》）

2. 治头晕目眩　太白花、藁本、天麻、法夏曲、白术各等分。煎服。（疗眩汤）

3. 治诸目疾　太白花、狗心草、天蓬草、木贼草、细辛各等分。炖猪肺食之。（2、3 方出自《秦岭巴山天然药物志》）

4. 治偏头痛，白带，头晕目眩，虚劳　太白花 60 g，炖猪蹄或乌鸡肉吃。

5. 治白带　太白花 120～150 g，掺面粉作馍，3～4 日吃完。（4、5 方出自《陕西中草药》）

0791 **太白参** tài bái shēn（《陕西中草药》）

【异名】 煤参（《纲目拾遗》），太白洋参、黑洋参（《陕西中草药》）。

【基原】 为玄参科马先蒿属植物大卫马先蒿、美观马先蒿、邓氏马先蒿的根。

【原植物】 1. 大卫马先蒿 *Pedicularis davidii* Franch.　又名：扭盔马先蒿（《中国高等植物图鉴》）。

多年生草本，高 15～30 cm，高者可达 50 cm。根粗大，多自根颈下发出 2～4 条侧根，粗线形式略作纺锤形，长约7 cm，肉质，须根多，束生于根颈四周。根茎短，直立。茎单出或自根茎上端发出多条。叶在茎下部者多假对生，上部者互生；基生叶或茎下部的具长柄，长可达5 cm，扁平，沿中肋具狭翅；叶片膜质；卵状长圆形至披针状长圆形，长约7 cm，宽约2 cm，羽状全裂，裂片羽状浅裂或半裂，边缘有重锯齿，齿端有小刺尖。总状花序顶生，长13～18 cm，稀疏；苞片叶状，3深裂；花梗短，纤细，密被短毛；萼膜质，卵状圆管形，前方开裂至管沟中部或更深，3齿裂，后方的1枚较小而钻形，其余的条形，均全缘；花冠紫色或红色，长12～16 mm，筒伸直，盔的直立部分在自身的轴上扭旋两整转，复在含有雄蕊部分的基部强烈扭折，使喙指向后方，卷成半环状，端2浅裂，下唇大，中裂片小，宽倒卵形。蒴果狭卵形至卵状披针形，两室极不等。花期6～8月，果期8～9月。

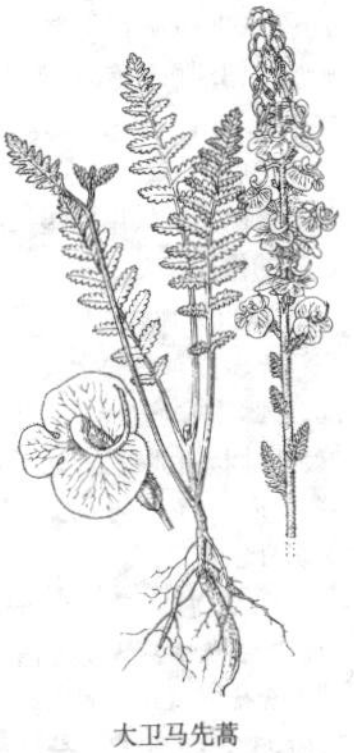

大卫马先蒿

生于海拔1 750～3 500 m的沟边、路旁及草地上。分布于四川、陕西、甘肃等地。

2. 美观马先蒿 *P. decora* Franch.

多年生草本，高1 m左右。根状茎多少伸长而具节成木质鞭状。叶无柄，抱茎；叶片条状披针形至狭披针形，长10 cm，宽2.5 cm，羽状深裂，裂片达20对。萼有密腺毛，很小；花冠黄色，花冠筒长1.2 cm；花柱自喙端伸出。蒴果卵圆形，稍扁，两室相等，端有刺尖。

生于海拔2 200～2 700 m的荒草坡及疏林中。分布于湖北、四川、陕西、甘肃等地。

3. 邓氏马先蒿 *P. dunniana* Bonati　又名：褐毛马先蒿(《全国中草药汇编》)

多年生草本，高可达160 cm。全株被褐色或带白色长毛。根茎粗壮，肉质，细鞭状。茎圆柱状，粗壮，上部有分枝，带紫红色。叶片长披针形，羽状深裂至距中脉1/4处，裂片披针状长圆形，最多每边15枚。穗状花序顶生，长达20 cm，有腺毛；花萼长7 mm，有密腺毛；花冠淡黄色，较大，有毛，盔的直立部分向前弯曲，含雄蕊的部分转折向前作舟状，下喙有长毛。蒴果卵状长圆形，两室相等，有小凸尖。花期7月，果期8～9月。

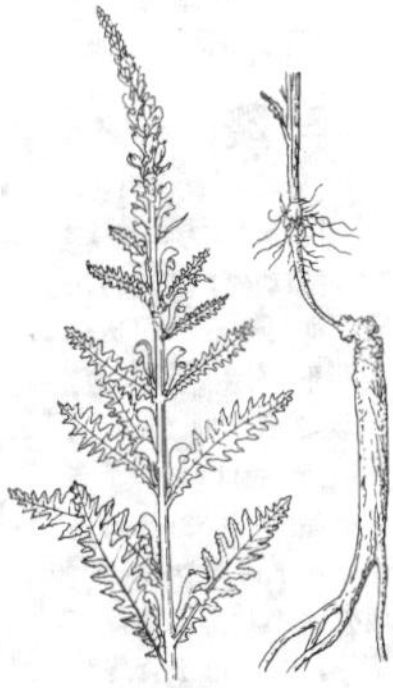

邓氏马先蒿

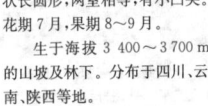

生于海拔3 400～3 700 m的山坡及林下。分布于四川、云南、陕西等地。

此外，同属植物粗野马先蒿 *P. rudis* Maxim. 根亦作太白参用。分布于内蒙古、四川、甘肃、青海等地。

【采收加工】 8～10月采收，晾干。

【药性】 甘、微苦，温，小毒。

1.《纲目拾遗》："味微苦、甘。"

2.《陕西中草药》："味甘、微苦，性温。"

【功用主治】 滋阴补肾，益气健脾。主治脾肾两虚，骨蒸潮热，关节疼痛，不思饮食。

1.《陕西中草药》："滋阴补肾，补中益气，健脾和胃。治身体虚弱，肾虚，骨蒸潮热，关节疼痛，不思饮食。"

2.《全国中草药汇编》："益气养阴止痛。治病后体虚，阴虚潮热，关节疼痛。"

【用法用量】 内服：煎汤，9～15 g，大剂量30～60 g。

【宜忌】 1.《纲目拾遗》："食之多吐人，其性劣。"

2.《陕西中草药》："反藜芦。忌生冷饮食及浆水。"

【选方】 1. 治体虚头晕　太白参、党参各15 g，细辛3 g。水煎服。(《北方常用中草药手册》)

2. 治骨蒸潮热，周身关节疼痛　太白洋参120～250 g，炖猪肉或猪蹄，分数次食。(《陕西中草药》)

0792 太白三七 tài bái sān qī (《陕西中草药》)

【异名】 甜七(《陕西草药》)。

【基原】 为伞形科东俄芹属植物城口东俄芹的根。

【原植物】 城口东俄芹 *Tongoloa silaifolia* (de Boiss.) Wolff [*Pimpinella silaifolia* de Boiss.]　又名：太白东俄芹(《秦岭植物志》)。

多年生草本，高30～60 cm。根短圆锥形，褐色。茎略带淡紫色。基生叶和茎下部叶有柄，柄长6～12 cm，叶鞘膜质，抱茎；叶片轮廓阔披针形，长5～8 cm，宽约5 cm，二至三回羽状分裂，第一回羽片有短柄，末回裂片先端尖，边缘略增厚，茎上部的叶柄鞘状，叶片一至二回羽状分裂，先端裂片远长于侧面裂片，全缘。序托叶叶柄鞘状，裂片1～3，线形。复伞形花序顶生或侧生；伞辐8～22；小伞形花序有花10～25；萼齿细小，卵形；花瓣紫红色，长倒卵形，基部狭窄呈爪状，顶端向内微凹；花药卵圆形，紫红色；花柱基圆盘状，花柱短，向外反曲。分生果阔卵形，主棱5，丝状，每棱槽中有油管3。花、果期9月。

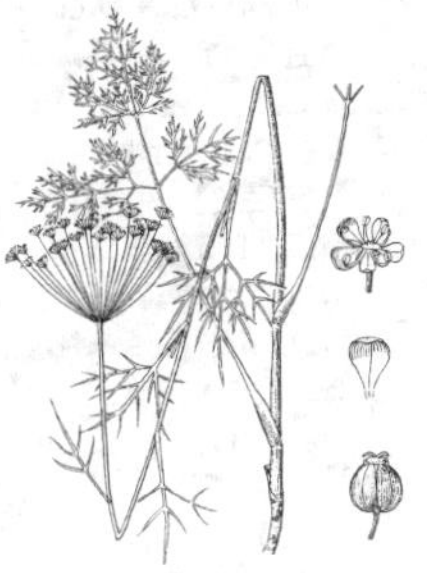

城口东俄芹

生于海拔2 230～3 350 m的潮湿草地。分布于四川、陕西等地。

【采收加工】 8～10月采挖，除去茎叶及泥土，晒干。

【药性】 《陕西中草药》："味甘、微苦，性平。"

【功用主治】 《陕西中草药》："止血镇痛，活血散瘀，祛风湿，强筋骨。治跌打损伤，外伤出血，崩漏，风湿性腰腿及周身疼痛，劳伤。"

【用法用量】 内服：煎汤，3～9 g；或泡酒；或研末。外用：研末敷。

【宜忌】 孕妇及月经过多者慎服。

【选方】 1. 治跌打损伤　太白三七1.5 g，红花、儿茶、芋儿七、地仙桃各3 g。水煎服。烧酒或童便为引，每2小时服1～2盅。(《陕西中草药》)

2. 治崩漏　太白三七根3 g。口嚼后开水冲服。(《陕西草药》)

3. 治风湿腰腿痛　太白三七90 g。研粉，每次6 g，每日2次，童便或白酒冲服。(《陕西中草药》)

0793 太白鹿角 tài bái lù jiǎo (《陕西中草药》)

【异名】 地蓬草、太白针(《陕西草药》)。

【基原】 为石蕊科石蕊属植物细石蕊的枝状体。

【原植物】 细石蕊 *Cladonia gracilis* (L.) Willd.

初生地衣体鳞叶状，背面黄绿色，腹面白色，无粉芽。子器柄由初生地衣体上伸出，圆柱状，较细，中空，高达8 cm，粗1～3 mm，单一或很少上部分枝，枝顶端呈锥状或有稍倾斜的杯，杯底不穿孔,杯缘常再生新杯,分枝腋间无穿孔;表面呈淡灰绿色、绿褐色至深褐色,皮层较平滑,有龟裂,近基部处常生有小鳞叶。子囊盘生于杯缘上,具短柄,呈褐色。

生于岩石表面的落叶层上或灌丛基部的苔藓丛中。分布于内蒙古、吉林、黑龙江、浙江、安徽、湖北、四川、云南、陕西等地。

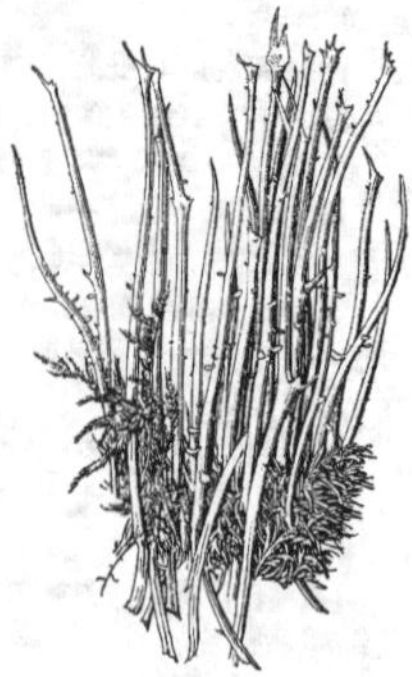

细石蕊

【采收加工】 四季可采,晒干。

【成分】 地衣体含黑茶渍素(atranorin),松萝酸(usnic acid)和过氧麦角甾醇(peroxy-ergosterol)。

【药性】 《陕西中草药》:"苦,平。"

【功用主治】 利尿通淋,清热解毒。主治小便淋痛,风热目赤,烂弦风眼,黄水疮。

1.《陕西中草药》:"通淋利尿,消肿解毒,止血生肌。主治膀胱炎,小便不利,目疾,鼻衄,吐血,黄水疮。"

2.《全国中草药汇编》:"治急性结膜炎,睑缘炎。"

【用法用量】 内服:煎汤,6~9 g。外用:煎水洗或研末调敷。

【选方】 1. 治膀胱炎,小便不利 太白鹿角 9 g,海金沙 9 g,金钱草 15 g。煎服。

2. 治鼻衄,吐血 太白鹿角 9 g,景天三七 12 g。煎服。(1、2 方出自《中国药用孢子植物》)

0794 太阳海星 tài yáng hǎi xīng (《青岛中草药手册》)

【基原】 为太阳海星科太阳海星属动物陶氏太阳海星的全体。

【原动物】 陶氏太阳海星 *Solaster dawsoni* Verrill

体盘大而圆,腕 11~15 个,短尖,大的个体辐径达190 mm,间辐径约为75 mm,背板网状,板上有大小不等的圆形、椭圆形或平顶的伪柱体,各伪柱体上有一乳头状中央突起和10~30 个颗粒状边缘小棘。上缘板圆形,较小,各具一组小棘。下缘板成长方形,较大,各有40~60 个较长的棘,排列成 2~3 横行。口面间辐部狭小,只有少数几个腹侧板,每板上有 5~20 个颗粒状棘。口板大,三角形,有 6~9 个边缘棘和 3~4 个口面棘。

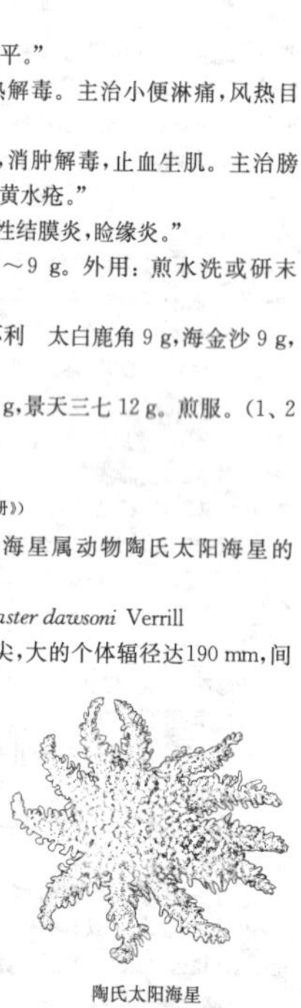

陶氏太阳海星

生活于水深 25~400 m 的沙泥海底。我国黄海、渤海均有分布。

此外,共同入药的尚有轮海星 *Crossaster papposus* (Linnaeus) 分布于我国渤海、黄海。

【采收加工】 7~10 月采收,晒干。

【药材】 太阳海星 Solaster 产于我国沿海各地。

性状 本品呈圆盘状,直径可达 19 cm,具 10~15 个腕,腕略呈圆柱形,先端短尖,表面具疣状突起。质硬腕部脆,不易折断。气腥,味咸。

鉴别 取本品粗粉 10 g,加石油醚 30 ml 提取,滤过,蒸干石油醚后,加氯仿溶解,取该溶液 1 ml 移入试管中,沿管壁缓慢加浓硫酸 1 ml,静置 10 分钟,氯仿层呈橙红色(上层),并有天蓝色荧光。中间为血红色环(检查甾醇类)。

【成分】 含酸性多糖。

【药理】 1. 抗休克作用 给急性失血性休克实验犬静脉输入等量的陶氏太阳海星代血浆后,具有明显的增加血容量和升高血压的作用。

2. 抗凝血作用 采用毛细管法,小鼠腹腔注射陶氏太阳海星酸性黏多糖(SDAMP) 40 mg/kg,能明显延长正常小鼠的凝血时间,静脉注射 SDAMP 10 mg/kg,对高脂饲料引起的高血脂家兔的凝血时间亦有明显的延长作用。犬静脉注射陶氏太阳海星代血浆 20 ml/kg 后 1 小时,1 日中分别用试管法测定,结果对凝血时间无明显影响。

3. 对血脂的影响 静脉注射 SDAMP 10 mg/kg,对高脂饲料引起的高脂血症家兔血清中的总胆固醇含量有明显的降低作用。

毒性 每只小鼠静脉注射陶氏太阳海星代血浆 1 ml,无毒性反应,无死亡,每只兔分别静脉注射代血浆 30 ml、40 ml、50 ml,连续 10 日,对心、肝、脾、肺、肾肉眼观察无异常,组织病理切片无明显改变。兔静脉注射代血浆 10 ml/kg,连续 5 日,亦无不良反应。犬静脉注射代血浆 20 ml/kg,隔日 1 次,连续 5 次,亦无不良反应。每只豚鼠腹腔注射代血浆 0.5 ml,隔日 1 次,共 3 次,于注射后 14 日及 24 日分别静脉注射代血浆 2 ml,无过敏反应。体外代血浆 0.4 ml~1.2 ml 对家兔无溶血作用。此外,代血浆对大魏氏法测得的血沉和家兔肝、肾功能均无明显的影响,热原及降压物质检查均符合要求。

【药性】 咸,平。

【功用主治】 和胃止痛。主治胃及十二指肠溃疡。

1.《青岛中草药手册》:"治疗溃疡病,胃痛。"

2.《中国动物药志》:"平肝,和胃,镇惊,消炎。用于高血脂,冠心病,缺血性脑血管病。"

【用法用量】 内服:研末,3 g,酒冲服。

0795 车螯 chē áo (《本草拾遗》)

【异名】 蜃(《周礼》),昌娥(《外科精要》)。

【基原】 为砗磲科砗磲属动物砗磲的壳或全体。

【原动物】 砗磲 *Hippopus hippopus* (Linnaeus)

贝壳呈不等四边形或菱形,壳质重而坚厚,一般壳长 153 mm,高 117 mm,宽113 mm,个别大型者长可达385 mm,高达 250 mm,重达 10 kg。两壳大小相等。两侧不相等。壳顶位于背缘稍靠前方,壳顶前方中凹,足丝孔狭窄,足丝孔边缘有排列整齐、紧锁的齿状突起。壳前端凸圆,后端稍尖,腹缘呈波状屈曲。背缘略平。外韧带长,黄褐色,浓淡不匀。壳白色或黄白色,粗糙不平,具有粗细不等的放射肋多条,并布有紫色斑点,幼体时更明显。壳内面白色,有光泽。具有与壳表放射肋相应的肋沟。铰合部狭长,左、右壳各具主齿和侧齿 1 枚。外套痕不清晰。闭壳肌痕卵圆形,位于壳中央稍近下方,但不甚明显。足大,足丝不发达。

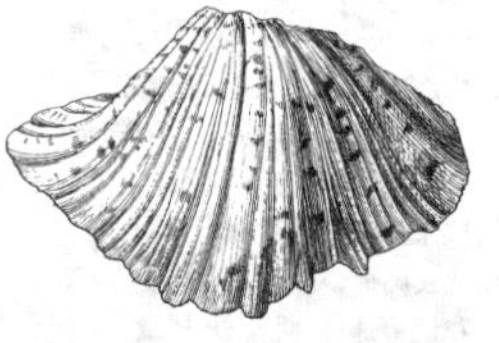

砗磲

生活于低潮区附近珊瑚间或礁池内。我国西沙群岛有分布。

【采收加工】 四季可捕,剖壳,将壳、肉洗净,晒干。

【成分】 本品含砗磲凝集素(tridacnin),砗磲凝集素 *N*-链寡糖,果尔果甾醇(gorgosterol)。

【药性】 甘、咸,寒。

1.《本草拾遗》:"冷,无毒。"

2.《本草图经》:"咸,平,无毒。"

3.《纲目》:"甘、咸,冷,无毒。"

【功用主治】 清热解毒,消积解酒。主治发背痈疽,疮疖肿毒,酒积癖块。

1.《本草拾遗》:"肉:解酒毒,消渴,酒渴并痈肿。壳治疮疖肿毒。"

2.《纲目》:"壳:消积块,解酒毒,治痈疽发背焮痛。"

【用法用量】 内服:煎汤,10~15 g;或入散剂。外用:研末调敷。

【选方】 1. 治发背痈疽,不问深浅大小,利去病根,则免转变 车螯(紫背厚者,以盐泥固济,煅赤,出火毒)一两,生甘草末一钱半,轻粉五分(为末)。每服四钱,用栝楼一个,酒一碗,煎一盏,调服,五更转下恶物为度,未下再服,甚者不过三服。(《外科精要》车螯转毒散)

2. 治疮疖肿毒 车螯壳烧赤,醋淬二度为末,同甘草等分酒服。并以醋调敷之。(《日华子》)

3. 治乳痈及一切肿毒 车螯壳(烧灰)十两,黄连(去须)一两,蚬壳(多年白烂者,以黄泥裹烧)五两。上三味,捣罗为散。每服二钱匕,空心,用甘草酒调下,日晚再服。(《圣济总录》车螯散)

0796 **车前子** chē qián zǐ (《本经》)

【异名】 车前实(《神仙服食经》),虾蟆衣子(《履巉岩本草》),猪耳朵穗子(《青海药材》),凤眼前仁(《中药材手册》)。

【基原】 为车前科车前属植物车前、平车前的种子。

【原植物】 参见"车前草"条。

【采收加工】 在6~10月陆续剪下黄色成熟果穗,晒干,搓出种子。

【药材】 车前子 *Plantaginis Semen* 车前子主产于江西、河南。平车前子主产于河北、辽宁、山西、四川等地。

性状 种子呈椭圆形、不规则长圆形或三角状长圆形,稍扁,长约2 mm,宽约1 mm。表面黄棕色或黑棕色,有横皱纹,一面有灰白色凹点状种脐。质硬。气微,嚼之带黏性。

鉴别 (1) 粉末特征:车前子 粉末深黄棕色。种皮外表皮细胞断面观类方形或略切向延长,细胞壁黏液质化。种皮内表皮细胞表面观类长方形,直径5~19 μm,长约至83 μm,壁薄,微波状,常作镶嵌状排列。内胚乳细胞壁极厚,充满细小糊粉粒。扫描电镜下观察,表皮细胞略呈多角形,胞壁四周隆起,中间凹入,略似古钱状,表面有细密条状纹理。

平车前子 种皮内表皮细胞较小,直径5~15 μm,长11~45 μm。扫描电镜下观察,表皮细胞壁四周隆起不明显,中部稍低,表面亦具细密条状纹理。

(2) 取本品0.1 g,加水3 ml,振摇,放置30分钟,滤过,滤液中加稀盐酸3 ml,煮沸1分钟,放冷,用氢氧化钠试液调节pH至中性,加碱性酒石酸铜试液1 ml,置水浴上加热,生成红色沉淀。

品质标志 《中华人民共和国药典》2010年版规定:照高效液相色谱法测定,本品含京尼平苷酸($C_{16}H_{22}O_{10}$)不得少于0.50%;含毛蕊花糖苷($C_{29}H_{36}O_{15}$)不得少于0.40%。

【成分】 车前种子含有桃叶珊瑚苷(aucubin),消旋-车前子苷(plantagoside),都桷子苷酸(即京尼平苷酸,geniposidic acid),车前子酸(plantenolic acid),琥珀酸(succinic acid),腺嘌呤(adenine),胆碱(choline)及10.43%的脂肪油,还含有车前黏多糖(plantago-mulilage) A,毛蕊花糖苷(acteoside),β-谷甾醇(β-sitosterol)和β-谷甾醇-3-*O*-β-*D*-吡喃葡萄糖苷(β-sitosteryl-3-*O*-β-*D*-glucopyranoside)。

【药理】 1. 对泌尿系统的影响 车前子提取液给大鼠灌胃能降低肾钙含量,并有降低尿草酸浓度及尿石形成危险性的趋向。车前子乙醇提取物可抑制马肾脏 Na^+, K^+-ATP 酶的活性,呈剂量依赖性。

2. 缓泻作用 两种车前子水提取液灌胃均缩短小鼠炭末排出时间,增加炭末小肠推进速度,增大小肠容积,有通便作用。车前子胶灌胃对小鼠实热型、燥结型、脾胃虚寒型便秘均有治疗作用。

3. 祛痰、镇咳作用 车前子中的车前子苷给大鼠灌胃,在毛细玻管实验中显示祛痰作用。车前子苷灌胃,在小鼠浓氨水喷雾实验中有镇咳作用。

4. 其他作用 车前子提取液灌胃,可抑制小鼠耳壳二甲苯性炎症肿胀和蛋清性足肿胀,提高小鼠皮肤和腹腔毛细血管通透性,降低红细胞膜通透性,显示抗炎作用。提取液灌胃,能提高小鼠超氧化物歧化酶(SOD)活力,降低过氧化脂质含量,升高半数溶血值,延长游泳时间,增强抗缺氧能力,有延缓衰老作用。车前子液注射至家兔膝关节腔内,促使关节囊膜结缔组织增生。车前子水提液体外抑制半乳糖胺对大鼠肝细胞的损伤。车前子苷抑制小鼠肝脏溶酶体和微粒体中的α-甘露糖苷酶活性,抑制绵羊红细胞和刀豆球蛋白A诱导的淋巴细胞增殖。

【炮制】 1. 车前子 取原药材,除去杂质,筛去灰屑。生品用于利水通淋。

2. 炒车前子 取净车前子置锅内,用文火炒至鼓起,色稍变深,有爆声时,取出放凉。炒车前子用于渗湿止泻,祛痰止咳。

3. 盐车前子 取净车前子,置锅内用文火炒至鼓起有爆裂声时,喷淋盐水,继续炒干,有香气逸出时,取出放凉。每车前子100 kg,用食盐2 kg。盐车前子偏于补肝肾,明目。

4. 酒车前子 取净车前子,用黄酒拌匀,置锅内,用文火炒至略带火色,取出放凉。每车前子100 kg,用黄酒12.5 kg。

饮片性状 车前子为扁平椭圆形,长约2 mm,宽约1 mm。表面棕褐色或黑紫色,有细皱纹,遇水有黏滑感。种脐灰白色,点状。质硬,手捏易脱皮,断面白色。无臭,味淡,嚼之带黏液性。炒车前子形如车前子,色泽略深,呈棕褐色为佳,有焦香气。盐车前子形如炒车前子,微有咸味。酒车前子形如炒车前子,略具酒香气。

贮干燥容器内,盐车前子、酒车前子密闭,置阴凉干燥处,防潮,防蛀。

【药性】 甘、淡,微寒。归肺、肝、肾、膀胱经。

1.《本经》:"味甘,寒,无毒。"

2.《别录》:"咸。"

3.《药性论》:"甘,平。"

4.《雷公炮制药性解》:"入肝、膀胱、小肠三经。"

5.《本草汇言》:"味苦、微甘,气寒,无毒。入肝、肾、膀胱三经。"

6.《本草新编》:"入膀胱、脾、肾三经。"

7.《药品化义》:"味淡,性平。"

8.《本草求真》:"入肺、肝。"

【功用主治】 清热,利尿,明目,祛痰。主治小便不通,淋浊,带下,水肿,暑湿泻痢,目赤障翳,痰热咳喘。

1.《本经》:"主气癃,止痛,利水道小便,除湿痹。久服轻身耐老。"

2.《别录》:"男子伤中,女子淋沥,不欲食。养肺,强阴益精,令人有子,明目,疗赤痛。"

3.《本草经集注》:"主虚劳。"

4.《药性论》:"能去风毒,肝中风热,毒风冲眼目,赤痛障翳,脑痛泪出。去心胸烦热。"

5.《日华子》:"通小便淋涩,壮阳,治脱精,心烦,下气。"

6.《纲目》:"导小肠热,止暑湿泻痢。"

7.《雷公炮制药性解》:"主淋沥癃闭,阴茎肿痛,湿疮,泄泻,赤白带浊,血闭难产。"

8.《科学的民间草药》:"镇咳,祛痰,利尿。"

9.《山东中药》:"敷湿疮、脓疱疮、小儿头疮。"

【用法用量】 内服:煎汤,5～15 g,包煎;或研细末,随汤冲服;或入丸、散。外用:水煎洗或研末调敷。

【宜忌】 阳气下陷、肾虚遗精者禁服。

1.《本草经疏》:"车前子性走下窍。虽有强阴益精之功,若遇内伤劳倦、阳气下陷之病,皆不当用。"

2.《本草汇言》:"肾气虚寒者,尤宜忌之。"

【选方】 1. 治诸淋闭涩不通 车前子、滑石各一两。为末服一钱,食前,米饮调,日三服。(《古今医统》车前滑石散)

2. 治胆黄 车前子半两,秦艽半两(去苗),甘草半两(炙微赤,锉),犀角屑半两。上药捣筛为散,每服五钱,以水一大盏,煎至五分,去滓,入生地黄汁半合,不计时候温服。(《圣惠方》车前子散)

3. 治水臌,周身肿胀,按之如泥 牵牛子、甘遂各二钱,肉桂三分,车前子一两。水煎服。(《石室秘录》决流汤)

4. 治水泻不止 车前子炒为末,米饮调一钱服。(《卫生易简方》)

5. 治风热目暗涩痛 车前子、黄连各一两。为末,食后温酒服一钱,日二服。(《圣惠方》)

6. 治肝肾俱虚,眼常昏暗 菟丝子五两(酒浸五日,曝干,别捣为末),车前子一两,熟干地黄三两。上药捣罗为末,炼蜜和捣,丸如梧桐子大。每于空心以温酒下三十丸,晚食前再服。(《圣惠方》驻景丸)

7. 催生 车前子四钱,冬葵子三钱,炒枳壳二钱,白芷一钱。多日不下者,可煎而服之。(《潜斋简效方》)

8. 治阴疝肿痛 车前子。捣罗为散末。水调敷患处。(《圣济总录》)

【临床报道】 1. 治疗小儿泄泻 每日用车前子 30 g,纱布包,煎成 400 ml 左右,稍加白糖,频频饮服。共治疗无明显脱水和电解质紊乱的小儿腹泻 69 例,年龄 4 个月至 3 岁占多数。服药 1 日治痊愈 26 例,2 日痊愈 36 例,3 日痊愈 1 例,无效 6 例。

2. 治疗颞关节紊乱及习惯性颞下颌关节脱位 用车前子注射液 0.5 ml 加 1%普鲁卡因注射液 0.5 ml,混合后作关节腔内注射,每星期 1 次,5 次为 1 个疗程。治疗颞关节紊乱 150 例,结果疗效良好 60 例,进步 77 例,无效 10 例,复发 3 例,总有效率为 93.33%。治疗习惯性颞下颌关节脱位 8 例,6 例未再发,1 例改善,1 例无效。

3. 治疗胃、十二指肠溃疡,胃炎 将炒车前子研细末,饭前服 4.5 g,每日 3 次,服药期间忌食辛辣等刺激性食物,治胃、十二指肠溃疡病 33 例,显效 20 例,有效 12 例,无效 1 例;治急性胃炎 35 例,痊愈 21 例,显效 12 例,有效 2 例;治慢性胃炎 45 例,痊愈 14 例,显效 18 例,有效 13 例。

4. 治疗老年功能性便秘 取车前子,布包文火水煎30分钟,煎至 400 ml,早晚各服 200 ml,2 日为 1 个疗程。设中剂量组(20～30 g)13 例、大剂量组(40～60 g)17 例为观察组,常规剂量(10～15 g)15 例为对照组。结果:中剂量组有效率 38.46%,大剂量组 82.35%,对照组 6.67%。1 个疗程有效率:中剂量组 15%,大剂量组 59%,对照组 0%;2 个疗程有效率:中剂量组 15%,大剂量组 17.6%,对照组6.7%;3 个疗程有效率:中剂量组 7.7%,大剂量组 5.9%,对照组 0%;4 个疗程有效率:中剂量组 61.5%,大剂量组17.6%,对照组 93.3%。总有效率显著优于对照组,尤以大剂量组为高,第一个疗程效果最为显著。

【各家论述】 1. 李杲:"车前子,能利小便而不走气,与茯苓同功。"

2.《雷公炮制药性解》:"车前子,利水宜入足太阳,行血宜入足厥阴。然逐水之剂,多损于目。《本草》云明目者,以清肝热,如釜底抽薪,非因泄水之功也。"

3.《本草经疏》:"车前子,味甘寒而无毒,《别录》兼咸,故走水道。其主气癃、止痛,通肾气也。小便利则湿去,湿去则痹除。伤中者必内起烦热,甘寒而润下则烦热解,故主伤中。女子淋沥不欲食,是脾肾交病也。湿去则脾健而思食,气通则淋沥自止,水利则无胃家湿热之气上熏而肺得所养矣。男女阴中俱有二窍,一窍通精,一窍通水。二窍不并开。故水窍常开,则小便利而湿热外泄,不致鼓动真阳之火,则精窍而无漏泄。久久则真火宁谧,而精用益固;精固则阴强,精盛则生子。肾气固即是水脏固,故明目及疗赤痛,轻身耐老,即强阴益精之验。"

4.《药品化义》:"车前子,主下降,味淡入脾,渗热下行。主治痰泻、热泻,胸膈烦热,周身湿痹。水道利则清浊分,脾斯健矣。取其味淡性滑,滑可去暑,淡能渗热,用入肝经,又治暴赤眼痛,泪出脑痛,翳癃障目及尿管涩痛,遗精溺血,癃闭淋沥,下疳便毒,男子阴挺肿胀,或出脓水,女人阴癃作痛或发肿痒。凡此俱属肝热,导热下行,则浊自清矣。"

5.《本草新编》:"车前子,近人称其力能种子,则误极矣。夫五子衍宗丸用车前子者,因枸杞、覆盆过于动阳,菟丝、五味子过于涩精,故用车前以小利之,用通于闭之中,用泻于补之内,始能利水而不耗气,水窍开而精窍闭,自然精神健旺,入房始可生子,非车前子能种子也。"

0797 车前草 chē qián cǎo (《嘉祐本草》)

【异名】 芣苢(《诗经》),马舄(《毛诗传》),车前、当道(《本经》),陵舄(《列子》),牛舌草(陆玑《诗疏》),虾蟆衣(《尔雅》郭璞注),牛遗、胜舄(《别录》),车轮菜、胜舄菜(《救荒本草》),蛤蚂草(《滇南本草》),虾蟆草(《简便单方》),钱贯草(《生草药性备要》),牛舄(《医林纂要》),野甜菜(《草药新纂》),地胆头、白贯草(《中国药用植物志》),猪耳草(《青海药材》),饭匙草、七星草、五根草、黄蟆龟草(《福建民间草药》),蟾蜍草、猪肚子、灰盆草(《广西中兽医药用植物》),打官司草(《江苏省植物药材志》),车轱辘草、驴耳朵草(《东北药用植物志》),钱串草(《南宁市药物志》),牛甜菜、黄蟆叶(《上海常用中草药手册》),牛耳朵棵(《江苏验方草药选集》)。

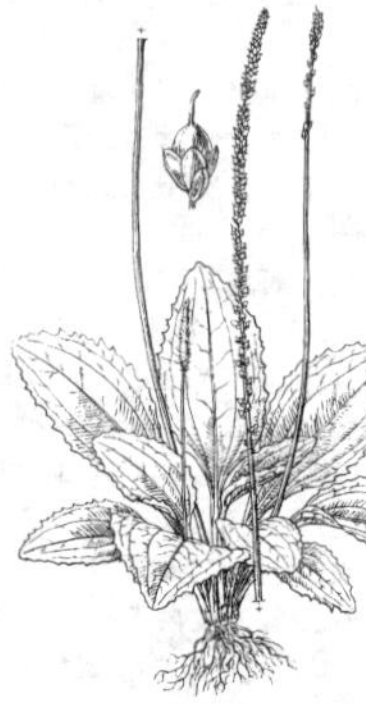

车 前

【基原】 为车前科车前属植物车前、平车前的全草。

【原植物】 1. 车前 *Plantago asiatica* L.

多年生草本,连花茎可高达 50 cm。具须根。基生叶;具长柄,几与叶片等长或长于叶片,基部扩大;叶片卵形或椭圆形,长 4 cm～12 cm,宽 2 cm～7 cm,先端尖或钝,基部狭窄成长柄,全缘或呈不规则的波状浅齿,通常有 5～7 条弧形脉。花茎数个,高 12 cm～50 cm,具棱角,有疏毛,穗状花序为花茎的 2/5～1/2;花淡绿色,每花有宿存苞片 1 枚,三角形;花萼 4,基部稍合生,椭圆形或卵圆形,宿存;花冠小,膜质,花冠管卵形,先端 4 裂,裂片三角形,向外反卷;雄蕊 4,着生于花冠管近基部,与花冠裂片互生,花药长圆形,先端有三角形突出物,花丝线形;雌蕊 1;子房上位,卵圆形,2 室(假 4 室),花柱 1,线形有毛。蒴果卵状圆锥形,成熟后约在下方 2/5 外周裂,下方 2/5 宿存。种子 4～8 颗或 9 颗,近椭圆形,黑褐色。花期 6～9 月,果期 10 月。

生于山野、路旁、花圃或菜园、河边湿地。分布于全国各地。

2. 平车前 *P. depressa* Willd.　又名：直根车前。

与车前的不同点在于：植株具圆柱形直根。叶片椭圆形、椭圆状披针形或卵状披针形，基部狭窄。萼裂片与苞片约等长。蒴果圆锥状。种子长圆形，棕黑色。

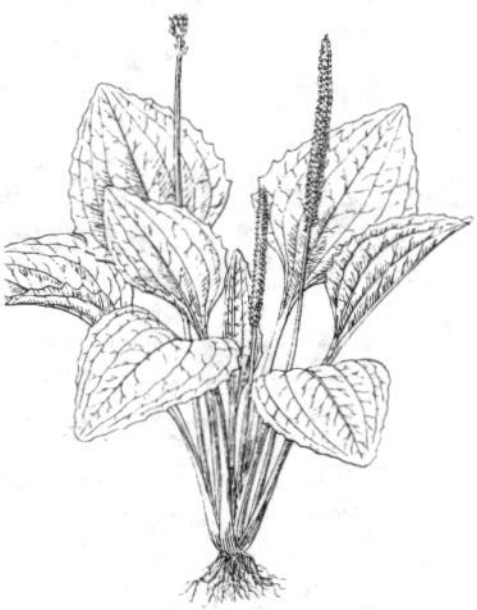

平车前

生于海拔1 800 m以下的山坡田埂和河边。分布几遍全国，但以北方为多。

本植物的种子（车前子）亦供药用，另设专条。

【栽培】 生物学特性　喜温暖湿润气候，较耐寒，山区、丘陵、平坝均能生长。对土壤要求不严，一般土地、田边地角、房前屋后均可栽种，但以较肥沃、湿润的夹砂土生长较好。

繁殖方法　用种子繁殖，直播或育苗移栽。6～10月陆续采收成熟种子。春季直播在3～4月进行，开1.3 m宽的畦，按行株距各约27 cm挖浅穴。育苗移栽法，在9～10月秋播，开1.3 m宽的畦，撒播，2月下旬至3月下旬移栽，按行株距各约27 cm开穴，每穴栽苗2～3株。

田间管理　生长期需中耕、除草、追肥3次。直播法栽种者，第一次在苗高3 cm时匀苗补苗，第二、第三次在5、6月进行。育苗移栽者，第一次在移栽后半月进行，第二次在收割第一批果穗后，第三次在收割第二批果穗后。

病虫害防治　病害有叶斑病，可喷65%代森铵水剂500～600倍液防治。根腐病，可用50%退菌特可湿性粉剂1 000～1 500倍液浇灌。霜霉病，可在发病前后喷1∶1∶300波尔多液防治。虫害有蚜虫，蝼蛄。

【采收加工】 播种第二年秋季采收，挖起全株，晒干或鲜用。

【药材】 车前草 *Plantaginis Herba*　车前以江西、安徽、江苏产量较大。平车前全国各地均产。

性状　车前　根丛生，须状。叶基生，具长柄；叶片皱缩，展平后呈卵状椭圆形或宽卵形，长6～13 cm，宽2.5～8 cm，表面灰绿色或污绿色，具明显弧形脉5～7条；先端钝或短尖，基部宽楔形，全缘或有不规则波状浅齿。穗状花序数条，花茎长。蒴果盖裂，萼宿存。气微香，味微苦。

平车前　主根直而长。叶片较狭，长椭圆形或椭圆状披针形，长5～14 cm，宽2～3 cm。

鉴别　叶表面观：车前　上、下表皮细胞类长方形，上表皮细胞较大，具角质线纹；气孔不定式，副卫细胞3～4个；腺毛头部2细胞，椭圆形，长48～72 μm，宽33～40 μm，柄部单细胞，长18～30 μm，宽15～18 μm；非腺毛少见，2～5细胞，长100～320 μm，壁稍厚，微具疣状突起。

平车前　非腺毛3～7细胞，长350～900 μm。

品质标志　照高效液相色谱法测定，本品干燥品含大车前苷（$C_{29}H_{36}O_{16}$）不得少于0.10%。

【成分】 1. 车前　全草含苯丙苷类：车前草苷（plantainoside）A、B、C、D、E、F，去鼠李糖异洋丁香酚苷B（calceorioside B），去鼠李糖洋丁香酚苷（desrhamnosyl acteoside），洋丁香酚苷（acteoside），异洋丁香酚苷，天人草苷（leucosceptoside）A，异毛蕊花苷（isoverbascoside），异角胡麻苷（isomartynoside），角胡麻苷（martynoside）；甾醇类：β-谷甾醇（β-sitosterol），豆甾醇（stigmasterol），β-谷甾醇棕榈酸酯（β-sitosteryl palmitate），豆甾醇棕榈酸酯（stigmasteryl palmitate）；还含熊果酸（ursolic acid），正三十一烷（*n*-hentriacontane），桃叶珊瑚苷（aucubin）。

地上部分含车前黄酮苷（plantaginin）。苯丙苷类：去鼠李糖异洋丁香酚苷，洋丁香酚苷，大车前苷（plantamajoside），7″-羟基大车前苷（hellicoside），蒲包花苷（calceolarioside）B，海力可苷（hellicoside）。

叶含桃叶珊瑚苷，车前黄酮苷，高车前苷（homoplantaginin），6-羟基木犀草素（6-hydroxyluteolin）。

2. 平车前　地上部分含苯丙苷类：凌霄花苷（campneoside）Ⅰ、Ⅱ，肉苁蓉苷（cistanoside）F。

【药理】 1. 对泌尿系统的影响　车前草水提醇沉液给犬静注可使其输尿管蠕动频率增强，输尿管上段腔内压力升高。这可能是车前草利尿排石的机制之一。车前草乙醇提取物可剂量依赖性抑制马肾脏Na^+，K^+-ATP酶的活性。

2. 镇咳、平喘、祛痰作用　车前草水煎剂灌胃，可抑制猫电刺激引起的咳嗽。水煎剂体外对抗组胺所致的离体豚鼠气管的兴奋。水煎剂灌胃可减少小鼠自主活动并有中枢镇静作用。车前草煎剂灌胃使家兔气管分泌量增加，有一定祛痰作用。

3. 抗病原微生物作用　体外实验中车前草水煎剂对淋球菌中度敏感。车前草水浸剂在试管内对同心性毛癣菌、羊毛状小芽胞癣菌、星形奴卡菌等有不同程度的抑制作用。车前热水提取物可抑制疱疹病毒HSV-2和腺病毒ADV-11的感染。

4. 对胃、肠道作用　车前草果胶对小鼠制动型胃溃疡、阿司匹林所致胃溃疡、保泰松所致胃溃疡模型均有防治作用。两种车前草水提取液灌胃，均促进小鼠炭末排出时间，有缓泻作用。它们还增加小鼠炭末小肠推进速度，增大小肠容积。

5. 抗肿瘤、调节免疫功能　车前的热水提取物抑制淋巴瘤U_{937}和膀胱、宫颈肿瘤细胞等的增殖。车前在低浓度时促进γ-干扰素诱导的淋巴细胞增殖，高浓度时却抑制。

6. 其他作用　鲜、干车前草水煎液对邻苯三酚自氧化体系产生的超氧阴离子自由基及邻二氮非体系产生的羟自由基均有清除作用。车前草提取物抑制兔血中血小板花生四烯酸代谢产物血栓烷B_2和12-羟基二十碳四烯酸生成，选择性抑制环氧酶和脂氧酶的活性。车前甲醇提取物对脂多糖诱导的巨噬细胞J774.1的一氧化氮（NO）产生有抑制作用。这与其抑制诱导型一氧化氮合酶（iNOS）mRNA的表达有关。

毒性　车前草煎剂小鼠静脉注射的半数致死量（LD_{50}）为7.9 g/kg。

【炮制】 取原药材，除去杂质，抢水洗净，稍润，切段，干燥，筛去灰屑。

饮片性状　为不规则的小段，根、叶、花混合。根为不规则须段状。叶片皱缩，有的破碎，表面灰绿色或污绿色，纵脉明显，弧形叶脉5～7条。花序穗状。气微，味微苦，有黏性。

贮干燥容器内，置通风干燥处，防蛀。

【药性】 甘，寒。归肝、小肠、膀胱经。

1.《别录》："味甘，寒。"

2.《履巉岩本草》："甘，咸，寒。"

3.《滇南本草》："味苦、咸，性寒。"

4.《得配本草》："根、叶：入手太阳、阳明经气分。"

5.《本草分经》："入手太阳小肠、足太阳膀胱。"

6.《本草再新》："叶：入肝、脾二经。"

【功用主治】 清热利尿，明目，解毒。主治热淋，石淋，血淋，尿血，白浊，带下，暑湿泻痢，衄血，肝热目赤，咽喉肿痛，痈肿疮毒。

1.《别录》："主金疮，止血，衄鼻，瘀血，血瘕，下血，小便赤。止烦，下气，除小虫。"

2.《本草经集注》："叶捣取汁服，疗泄精。"

3.《药对》："主阴㿉。"（引自《纲目》）

4.《药性论》:“治血尿。能补五脏,明目,利小便,通五淋。”

5.《滇南本草》:“清胃热,明目,利小便,分利五淋,赤白便浊,止水泻,消水肿,退眼赤。”

6.《本草汇言》:“主热痢脓血,乳蛾喉闭。能散,能利,能清。”

7.《生草药性备要》:“治白浊,偻粥食,利小便,清热毒。”

8.《医林纂要》:“补心,宁血热。泻肾,清肝火。”“解酒毒。”

9.《贵州民间方药集》:“外治毒疮、疔肿。”

【用法用量】 内服:煎汤,10~15 g,鲜品 15~30 g;或捣汁服。外用:煎水洗、捣敷或绞汁涂。

【宜忌】《本经逢原》:“若虚滑精气不固者禁用。”

【选方】 1. 治小肠有热,血淋急痛　生车前洗净,臼内捣细。每服准一盏许,并水调,滤清汁,食前服。(《丹溪心法》)

2. 治转胞,小便不利　车前草一握,去根洗锉,以水三盏,煎至二盏,去滓,分三服,连服并不拘时。(《圣济总录》车前草饮)

3. 治泄泻　车前草 12 g,铁马鞭 6 g。共捣烂,冲凉水服。(《湖南药物志》)

4. 明目　车前草自然汁,调朴硝末。卧时涂眼胞上,明早水洗去。(《普济方》)

5. 治急性黄疸型、无黄疸型肝炎　车前草 1 000 g,白糖适量。先将车前草加水煎煮 2 次,再浓缩成稠膏,加入白糖粉,混匀,干燥分装,每包相当于生药 20 g。口服,每次 1 包,每日 1~2 次。(北京医学院《中草药制剂资料汇编》车前草冲剂)

6. 治头面肿(俗名鸬鹚瘟,一名虾蟆瘟)　车前草水煎服。大便秘者,加蜂蜜一匙。(《赤水玄珠》)

7. 治一切丹毒,身体赤肿疼痛不可忍　车前草、益母草、地胆草各等分。研烂涂之,干即更涂。(《圣惠方》)

8. 治喉痹乳蛾　虾蟆衣、凤尾草。擂烂,入霜梅肉、煮酒各少许,再研绞汁,以鹅羽刷患处。(《养疴漫笔》)

9. 治瘰疬　车前草一大握。汤内捞过,姜醋拌吃。后以枸杞根煎服之。(《丹溪治法心要》)

10. 治金疮出血不止　捣车前汁敷之,血即绝。连根收用亦效。(《千金方》)

11. 治湿气腰痛　虾蟆草连根七科,葱白连须七科,枣七枚。煮酒一瓶,常服。(《简便单方》)

【临床报道】 1. 治疗乳糜尿　每日取车前草、萹蓄各30 g,鲜山枣树根 150 g,水煎分 3 次口服;服药前,每次先服啤酒 150 ml,略停片刻,再服汤剂。治疗 21 例,痊愈且追访半年以上未复发者 17 例;未见好转或停药后即复发者 4 例。

2. 治疗前列腺增生症　取车前草 10 g,白术 10 g,黄芪 30 g,水煎服,每日 2 次分服。治疗前列腺增生症 56 例;设对照组 45 例,服保列治每日 5 mg,疗程 6 个月。在 B 超下测量前列腺体积和残余尿量。各组在治疗后均有好转,治疗前后对比有明显差别,但治疗组与对照组无明显差别。

3. 治疗急性扁桃体炎　取新鲜车前草 2.5 kg 或干品1 kg,加水浓煎至 5 000 ml,成人每次 200 ml(小儿酌减),日服 3 次,首次加倍,5 日为 1 个疗程。治疗 90 例,治愈 83 例,好转 7 例,有效率 100%。

4. 治疗慢性气管炎　将车前草制成浸膏片(每片含原生药 5 g),每次 2 片,日服 3 次。观察 175 例,年龄均在 50 岁以上,经服药 1~2 星期,临床痊愈 11 例,显效 33 例,好转 92 例,总有效率为 77.7%。其中服药 2 星期的较服药 1 星期的疗效为佳;体质好的较体质差的疗效显著。服药期间除个别有上腹部不适外,未见不良反应。

5. 治疗习惯性便秘　取车前草鲜叶煎成 100%药液150 ml,每次口服 50 ml,1 日 3 次。观察患者 100 例。疗效:服药期间每日排便 1 次,且无困难者 70 例;每日排便 1 次,有便意不尽感者 25 例;无明显效果者 5 例。总有效率 95%。无明显药物不良反应。

6. 肾炎或肾病综合征患者用量不宜过大　4 例肾炎或肾病综合征患者用鲜车前草捣汁服,每次用量超过 100 g,服药 3~5 日后,出现了急性肾功能衰竭,分析可能是由于短时间内用量过大所致。车前草是否含有肾脏毒性成分,有待进一步研究。

【各家论述】 1.《本草衍义》:“车前子,陶隐居云其叶捣取汁服,疗泄精,大误矣。此药甘滑利小便,走泄精气,《经》云主小便赤,下气。有人作菜食,小便不禁,几为所误。”

2.《本草备要》:“凡利水之剂多损于目,唯此(车前草)能解肝与肠之热,湿热退而目清矣。”

0798 车桑子叶 chē sāng zǐ yè (《福建中草药》)

【异名】 破故纸(《福建药物志》)。

【基原】 为无患子科车桑子属植物车桑子的叶。

【原植物】 车桑子 *Dodonaea viscosa* (L.) Jacq. [*Ptelea viscosa* L.] 又名:坡柳、铁扫把(《中国高等植物图鉴》),溪柳、山杨梅(《福建药物志》),车栓仔(《台湾药用植物志》)。

灌木或小乔木,高 1~3 m 或更高。小枝扁,有狭翅或棱角。单叶互生;叶柄短或近无柄;叶片纸质,形状和大小变异很大,线形、线状匙形、线状披针形、倒披针形或长圆形,长 5~12 cm,宽 0.5~4 cm,先端短尖、钝或圆,全缘或不明显的浅波状,两面有黏液,无毛,干时光亮。花单性,雌雄异株;花序顶生或在小枝上部腋生,比叶短,密花;萼片 4,披针形或长椭圆形,先端钝;雄蕊 7 或 8,内屈,有腺点;子房椭圆形,外面有胶状黏液,2 或 3 室,花柱先端 2 或 3 深裂。蒴果倒心形或扁球形,2 或 3 翅。种子每室 1 或 2 颗,透镜状,黑色。花期秋末,果期冬末春初。

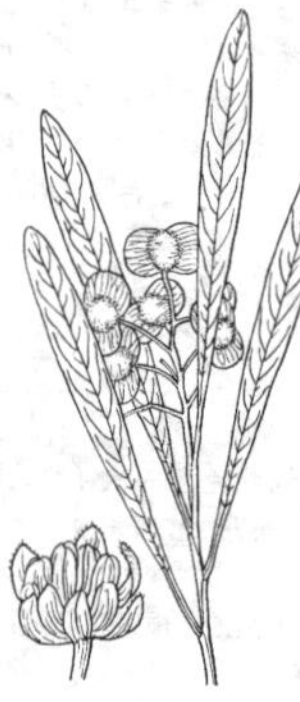

车桑子

生于干旱山坡、旷地或海边的沙土上。分布于我国东南部、南部至西南部。

本植物的根(车桑子根)亦供药用,另设专条。

【栽培】 生物学特性　喜温暖湿润的气候,在阳光充足、雨量充沛的环境生长良好。一般分布于低海拔地带。对土壤要求不严,以砂质壤土种植为宜。

繁殖方法　用种子繁殖。选 5 年生以上的壮龄母株留种,采回后晾干置通风处贮藏。春播,开沟条播,行距30 cm,种子粒距 5 cm,覆土 2~3 cm,浇水保湿。当苗高35 cm左右移栽。按行株距 150 cm×150 cm 开穴,每穴栽 1 株,稍压紧,浇足定根水。

【采收加工】 6~10 月采摘,鲜用或晒干备用。

【成分】 地上部分含对映半日花烷(*ent*-labdane),樱花素(sakuranetine),坡柳酸(dodonic acid),车桑子酸(hautriwaic acid),1-*L*-1-*O*-甲基-2-乙酰基-3-对香豆酰-肌醇 (1-*L*-1-*O*-methyl-2-acetyl-3-*p*-coumaryl-myoinositol)。黄酮类成分:6-羟基山柰酚-3,7-二甲基醚(6-hydroxykaempferyl-3,7-dimethyl ether),5-羟基-3,6,7,4′-四甲氧基黄酮(5-hydroxy-3,6,7,4′-tetramethoxyflavone),生松黄烷酮(pinocembrin),5,7-二羟基-3′-(3-羟甲基丁基)-3,6,4′-三甲氧基黄酮〔5,7-dihydroxy-3′-(3-hydroxymethylbutyl)-3,6,4′-trimethoxyflavone〕,5,7,4′-三羟基-3′-(3-羟甲基丁基)-3,6-二甲氧基黄酮〔5,7,4′-trihydroxy-3′-(3-hydroxy-methyl-butyl)-3,6-dimethoxyflavone〕,5,4′-二羟基-3,6,7-三甲氧基黄酮(penduletin),5,7,4′-三羟基-3,6-二甲氧基黄酮(5,7,4′-trihydroxy-3,6-dimethoxyflavone),5,4′-二羟基-3′-(3-羟甲基丁基)-3,6,7-三甲氧基黄酮〔5,4′-dihydroxy-3′-(3-hydroxymethyl-butyl)-3,6,7-

trimethoxyflavone〕, 3′-(3-羟甲基丁基)-3, 5, 6, 7, 4′-五甲氧基黄酮〔3′-(3-hydroxymethylbutyl)-3, 5, 6, 7, 4′-pentamethoxyflavone〕。还含豆甾醇,β-谷甾醇。

【药理】 抗菌作用　车桑子叶的提取物能抑制链球菌、金黄色葡萄球菌、柯萨奇病毒 B_3 型和流感病毒 A 型,具有抗菌活性。

【药性】 微苦、辛,平。

1.《四川常用中草药》:"性微温,味苦。"

2.《全国中草药汇编》:"微苦、辛,温。"

3.《福建药物志》:"淡,平。"

【功用主治】 清热利湿,解毒消肿。主治淋证,癃闭,皮肤瘙痒,痈肿疮疖,汤火伤。

1.《四川常用中草药》:"解毒,消炎。治皮肤疮。"

2.《全国中草药汇编》:"治皮肤瘙痒。"

3.《福建药物志》:"渗湿清热,消肿解毒。治急淋,汤火伤,肩胛风(肩胛部漫肿),骑马痈,疔疖。"

【用法用量】 内服:煎汤,6～15 g,鲜品 15～30 g。外用:鲜品捣敷。

【选方】 1. 治小便淋沥,癃闭　车桑仔鲜叶 30～60 g。水煎调冬蜜服。

2. 治肩部漫肿　车桑仔鲜叶 60～90 g,蝼蛄 4～5 个,酱豆豉 30 g。冷饭适量,同捣烂外敷。

3. 治会阴部肿毒　车桑仔鲜叶、南岭荛花鲜叶各等量,红糖、冷饭少许。同捣烂外敷。

4. 治汤火伤　车桑仔叶研细末,调蜜或茶油涂抹伤处。(1～4 方出自《福建中草药》)

0799 车桑子根 chē sāng zǐ gēn (《福建中草药》)

【基原】 为无患子科车桑子属植物车桑子的根。

【原植物】 参见"车桑子叶"条。

【采收加工】 9～11 月采挖,鲜用或晒干。

【成分】 根皮含黄酮类:异鼠李素(isorhamnetin),槲皮素(quercetin)。

【药性】 苦,寒。

【功用主治】《福建药物志》:"治风火牙痛,风毒流注。"

【用法用量】 内服:煎汤,15～30 g,鲜品 30～60 g。

【选方】 治风毒流注　车桑子干根 30～60 g。酌加猪瘦肉同炖服。另用车桑子鲜叶和红糖捣烂敷患处。(《福建中草药》)

0800 巨藻 jù zǎo 〔《海洋药物杂志》1987,6(1):36〕

【异名】 海藻王(俗称)。

【基原】 为巨藻科巨藻属植物巨藻的藻体。

【原植物】 巨藻 *Macrocystis pyrifera* (L.) Ag.

藻体巨大,褐色,长可达 70～80 m,最长可达 100 m 以上,具有粗绳状的茎状叶柄,近基部长出 2～3 次双叉分枝,分枝细长,柄的直径约 1～2 cm,有韧性,可弯曲。分枝上侧生很多叶片,呈互生或螺旋形叶序,叶片长 3～5 m,宽 10～25 cm,表面常凹凸不平具皱褶,边缘具锯齿状突起。分枝的顶生叶片常自叶基开始向叶尖作不规则分裂,而生成新的侧生叶片。成熟的叶片,具一短柄,柄基部为一纺锤形或类球形的气囊,直径 2～3 cm,长 5～7 cm。叶间距离为 0.7～50 cm,越接近海面则距离越小,分枝的伸展由于具有许多气囊而能漂浮海面。藻体成熟时,在基部簇生带状孢子叶片,长 30～60 cm,宽 2～6 cm,因产生孢子囊群而表面大块隆起。固着器大,由钩形的多次二叉分枝状假根组成。

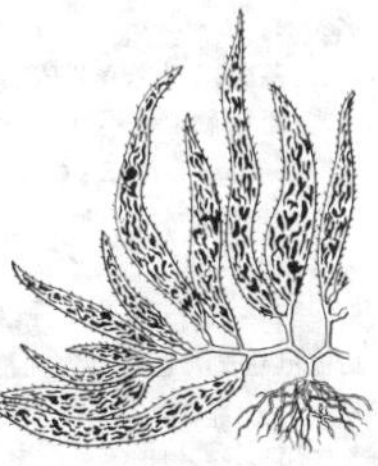

巨　藻

生于低潮带以下数十米深的岩石上。我国于 1978 年从墨西哥引进,已在大连、山东长岛等海域养殖成功。

【采收加工】 7～10 月采收,晒干。

【成分】 含多糖:岩藻依多糖(fucoidan),昆布多糖(laminaran);甾醇:5, 24(28)*E*-豆甾-二烯-3-醇〔stigmasta-5, 24(28)*E*-dien-3-ol〕,5-胆甾-烯-3-醇(cholest-5-en-3-ol),5, 24(28)-麦角甾-二烯-3-醇〔ergosta-5, 24(28)-dien-3-ol〕。还含昆布醇(laminitol),琥珀酸(succinic acid),甘油(glycerol),牛磺酸(taurine),多种氨基酸,甘露醇(mannitol),褐藻酸(alginic acid)及其盐类。

【药理】 抗肿瘤等作用　巨藻中的海藻酸盐、岩藻依多糖和昆布多糖可能具有抗肿瘤作用及细胞毒性,对体液免疫也可能有一定反应。

【功用主治】 主治高胆固醇血症,高血压病,动脉硬化症,气管炎,哮喘。

【用法用量】 内服:煎汤,15～30 g;或作菜食。

0801 比目鱼 bǐ mù yú (《食疗本草》)

【异名】 鲽(《尔雅》),魼(《上林赋》),鳒(《说文》),婢屣鱼(《临海志》),奴屩鱼(《临海风土记》),魪(《吴都赋》),版鱼(《南越志》),箬叶鱼(《南方异物志》),鞋底鱼(《纲目》)。

【基原】 为鲽科木叶鲽属动物木叶鲽、牙鲆科牙鲆属动物牙鲆、舌鳎科舌鳎属动物短吻舌鳎及其近缘种的肉。

【原动物】 1. 木叶鲽 *Pleuronichthys cornutus* (Temminck et Schlegel)　又名:鼓眼、砂轮、猴子鱼(《黄渤海鱼类调查报告》)。

体卵圆形,较扁,长 11～25 cm。头较小。吻很短。眼较大,两眼均位于头部右侧,前后方各有短棘突,于上眼的上方背缘处有一深凹,眼间隔窄,隆起呈嵴状。口小,牙细小,锥状,无眼侧上下颌有排列成带状牙 2～3 行,有眼侧的两颌无牙,鳃孔狭。体两侧均被小圆鳞。两侧的侧线均呈直线状,侧线鳞 90～110。颞上枝沿背缘向后延伸。背鳍 72～81,起点于无眼侧,与上眼相对。臀鳍 54～62,起点于胸鳍基的下方。胸鳍小。腹鳍短。尾鳍后缘圆形。有眼侧体色为灰褐色或淡红褐色。头、体、鳍均有众多黑色细斑及小型暗点。无眼侧白色。背、臀、尾的鳍边缘均暗色。

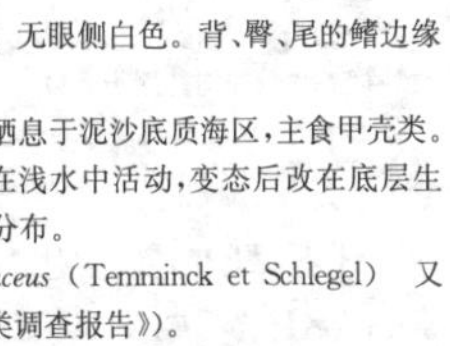

木叶鲽

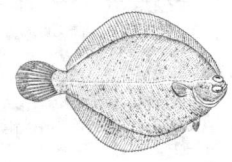

为温水性近海底层鱼类。栖息于泥沙底质海区,主食甲壳类。生殖期秋季为 10～11 月,仔鱼在浅水中活动,变态后改在底层生活或移向深水。我国沿海均有分布。

2. 牙鲆 *Paralichthys olivaceus* (Temminck et Schlegel)　又名:牙片、偏口、鲆(《黄渤海鱼类调查报告》)。

体长圆形,侧扁,一般长 30～60 cm,大者长达 80 cm 以上。头中大,高大于长。吻略长。两眼均位于头部左侧;眼间隔宽平。口大,前位,上下颌约等长,各有 1 行锥状牙,前部各牙强大呈犬牙状。前鳃盖骨边缘游离,鳃孔狭长,鳃耙细长而扁。有眼侧被小栉鳞;无眼侧被圆鳞,左右侧线同样发达。在胸鳍上方侧线呈弓状弯曲,前方无颞上枝,侧线鳞 120～130。背鳍 74～82,起

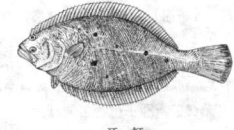

牙　鲆

点在上眼前缘附近。臀鳍49～63，起点在胸鳍基底下方。无眼侧胸鳍略小。两侧腹鳍略对称。尾鳍后缘双截形。有眼侧体色为灰褐色，在侧线上、下、后部有3个与瞳孔大小相似的明显黑斑；其他各处散有暗色环纹或斑点。各鳍有暗色斑纹；胸鳍略带黄褐色。无眼侧白色，各鳍淡黄色。

为浅海底层大型鱼类，栖息于泥沙海底，一般白天潜伏泥沙中，夜间出来觅食，主食甲壳类、鱼、贝类及头足类等。春夏季结群向浅水区作生殖洄游，仔鱼眼对称，在发育过程中进行变态，右眼转至左侧后潜于海底。冬季在较深海区越冬。我国沿海均有分布。

3. 短吻舌鳎 *Cynoglossus joyneri* Günther　又名：焦氏舌鳎、牛舌、鳎目(《黄渤海鱼类调查报告》)。

体狭长，舌状侧扁，一般长7～20 cm。头较短圆。吻钝尖，下弯如钩，末端伸达有眼侧前鼻孔的下方。眼小，两眼均于头部左侧，间隔平坦。口狭小，口裂略呈半圆形。鳃孔窄，鳃耙细小。体两侧均被栉鳞。有眼侧具侧线3条，上中侧线间具横列鳞11～13行。无眼侧无侧线。背鳍107～115，起点于吻端上方。臀鳍82～88，起点于鳃盖后缘下方。背、臀鳍均与尾鳍相连。无胸鳍。腹鳍微小，与臀鳍相连，无眼侧无腹鳍。尾鳍尖。有眼侧体色黄褐略带紫红色；无眼侧白色。

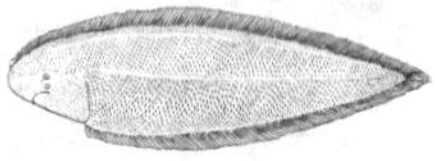

短吻舌鳎

为近海底层鱼类，栖息于沙泥质海底，大潮时常起浮游动。摄食虾类、软体动物及小鱼等。4月开始产卵。我国沿海均有分布。

【采收加工】 四季均可捕捞，鲜用或晒干。

【成分】 1. 木叶鲽　肌肉含有二十碳五烯酸(eicosapentaenoic acid)(EPA)，二十二碳六烯酸(docosahexaenoic acid)(DHA)，胆甾醇(cholesterol)，生育酚(tocopherol)。

2. 牙鲆　全体含蛋白质，脯氨酸，苏氨酸，脂肪，钙，磷，铁等。

【药性】 甘，平。

1.《食疗本草》："平。"

2.《纲目》："甘，平，无毒。"

【功用主治】 健脾益气，解毒。主治脾胃虚弱，消化不良，急性胃肠炎。

1.《食疗本草》："补虚，益气力。"

2.《中国药用海洋生物》："消炎解毒。用于急性肠胃炎，吃鲀鱼中毒。"

【用法用量】 内服：煮食，100～200 g。

【宜忌】 不宜多服。《食疗本草》："多食稍动气。"

【选方】 1. 治急性肠炎，萎缩性胃炎　牙鲆烤干后与水煮食。(《海味营养与药用指南》)

2. 催吐，解吃鲀鱼中毒　(比目鱼)鲜鱼或干鱼捣碎煮食，可加少许糖，吃后立即呕吐。(《中国药用海洋生物》)

0802 牙疳药 yá gān yào (《南宁市药物志》)

【异名】 节节花(《南宁市药物志》)，对坐叶、酒药草、野鸡草(《云南中草药》)，叶上绣球、小绣球(《昆明民间常用草药》)，骨叶、黑头草、一扫光(《全国中草药汇编》)，蜂窝草、田波浪、白痧药(《湖南药物志》)，蛇草、穿心草(《福建药物志》)，四方梗(《广西药用植物名录》)，狗肝菜(《湖南省中药资源名录》)。

【基原】 为茜草科耳草属植物长节耳草或糙叶长节耳草的全草。

【原植物】 1. 长节耳草 *Hedyotis uncinella* Hook. et Arn. [*Oldenlandia uncinella* (Hook. et Arn.) O. Kuntze]　又名：小钩耳草(《云南种子植物名录》)。

多年生草本。茎直立粗壮，锐四棱柱形，节间特长。叶对生，无柄或具短柄；托叶三角形，基部合生，边缘有疏离小齿或撕裂状；叶片纸质，长圆状卵形或长圆状披针形，长3.5～7.5 cm，宽1～3 cm，先端渐尖，基部楔形或下延，侧脉4～5对，纤细。花序顶生或腋生，密集成头状；无总花梗；萼筒倒圆锥形，先端4深裂，裂片长约3 mm；花冠白色，筒状，长约5 mm，裂片长约2 mm；雄蕊着生于花冠筒喉部，内藏；柱头2裂，粗糙。蒴果倒卵形，具宿存萼裂片，熟时2裂。种子有棱。花期夏季。

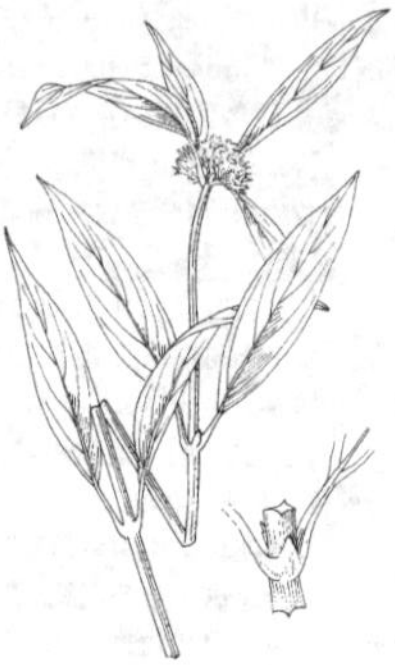

长节耳草

生于疏林下或干燥旷地。分布于福建、湖南、广东、广西、海南、贵州、云南等地。

2. 糙叶长节耳草 *H. uncinella* Hook. et Arn. var. *scabrida* Franch. [*Oldenlandia uncinella* (Hook. et Arn.) Chun et How]　又名：糙叶小钩耳草(《云南种子植物名录》)，粗糙钩毛耳草。

多年生草本，高20～35 cm。茎被短毛。叶对生；长卵圆形或长圆状披针形。花轮状簇生，密集成圆头状花序，腋生或顶生，花无柄，浅紫红色。蒴果小，革质。花期夏秋。

生于林下草地或路边草丛中。分布于广西、云南等地。

【采收加工】 7～10月采收，鲜用或切碎晒干。

【药理】 抗虫作用　牙疳药具有抗根节线虫的作用。

【药性】 辛，甘，微苦，平。

1.《云南中草药》："微苦、涩，平。"

2.《全国中草药汇编》："甘，辛，凉。"

【功用主治】 清热凉血，健脾除湿。主治牙疳，小儿疳积，泄泻，痢疾，风湿关节炎，皮肤瘙痒。

1.《云南中草药》："祛风湿，健脾胃。主治慢性头晕痛，小儿疳积，风湿关节炎，结膜炎。"

2.《全国中草药汇编》："治久泻，痢疾，牙疳；外用治皮肤瘙痒。"

【用法用量】 内服：煎汤，10～15 g；或泡酒。外用：捣敷。

【选方】 1. 治牙疳　牙疳药10～15 g。水煎服，或捣烂取汁服或口含。(《全国中草药汇编》)

2. 治慢性肠炎　长节耳草全草24 g，枫树叶9 g。加焦饭锅巴适量，水煎服。(《湖南药物志》)

3. 治结膜炎　对坐叶全草适量。煎水洗眼。

4. 治慢性头晕痛　对坐叶全草15 g。炖鸡服。(3、4方出自《云南中草药》)

0803 牙痛草 yá yōng cǎo (福建)

【异名】 山芬芦(《福建药物志》)，粘娘娘(《贵州中草药名录》)。

【基原】 为紫草科琉璃草属植物小花琉璃草的全草。

【原植物】 小花琉璃草 *Cynoglossum lanceolatum* Forsk. [*C. micranthum* Desf.; *C. hirsutum* Jacq.]

多年生草本，高20～90 cm。茎直立，中下部有分枝，全株密被具基盘的硬粗毛。基生叶及茎下部的叶具柄；叶片长圆状披针形，长8～14 cm，宽约3 cm，先端尖，基部渐狭而下延，全缘，两面均被粗毛或伏毛；茎生叶无柄或具短柄，披针形，长4～7 cm，宽约1 cm，茎上部叶极小。聚伞花序叉状分枝呈总状，顶生及腋生；花萼5深裂，裂片卵形，外面密生短伏毛，果期稍增大；花冠钟状，淡蓝色或白色，先端裂片椭圆形，喉部有5枚半月形的附属物；雄蕊

5，内藏于附属物之下；子房4深裂，花柱短，肥厚，四棱形。小坚果4，卵圆形，背面突起，密生长短不等的锚状刺。花期4～5月，果期7～9月。

生于海拔300～2 800 m的丘陵、山坡、草地和路边砂质地上。分布于华东、中南、西南及陕西、甘肃等地。

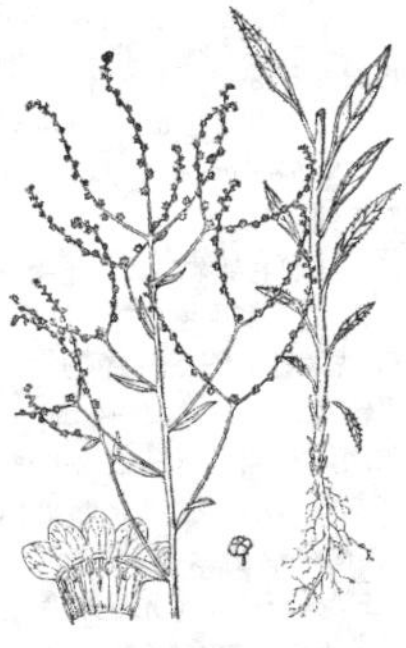

小花琉璃草

【采收加工】 5～8月采收，晒干或鲜用。

【成分】 含生物碱：澳洲倒提壶碱（cynaustraline）和澳洲倒提壶亭碱（cynaustine）；精油：茴香脑（anethole），爱草醚（estragol），小茴香酮（fenchone），4-甲氧基-苯甲醛（4-methoxy-benzaldehyde）等64个；甾醇类：十六碳酸甲酯（hexadecanoic acid），β-谷甾醇（β-sitosterol），5α-豆甾烷-3，6-二酮（5α-stigmastane-3，6-dione），6β-羟基-豆甾4-烯-3-酮（6β-hydroxy-stigmasta-4-en-3-one）和胡萝卜苷（daucosterol）。

【药性】《福建药物志》："苦，寒。"

【功用主治】 清热解毒，利水消肿。主治急性肾炎，牙周炎，牙周脓肿，下颌急性淋巴结炎，毒蛇咬伤。

1.《全国中草药汇编》："清热解毒，利尿消肿，活血。主治急性肾炎，月经不调，外用治痈肿疮毒。"

2.《福建药物志》："主治急性肾小球肾炎，细菌性痢疾，急性肠炎，痈、疖、疔。"

【用法用量】 内服：煎汤，9～15 g；研末，0.9～1.8 g。外用：捣敷。

【选方】 治急性肾炎　牙痈草全草晒干研末，装入胶囊，每粒300 mg。每日3次，每次3～6粒。亦可用全草15 g，水煎服。（《全国中草药汇编》）

0804 瓦韦 wǎ wéi （《新修本草》）

【异名】 剑丹（《植物名实图考》），七星草、骨牌草（《江苏药材志》），小叶骨牌草、七星剑（《天目山药用植物志》），小舌头草、细骨牌草、大金刀（《湖南药物志》）。

【基原】 为水龙骨科瓦韦属植物瓦韦的全草。

【原植物】 瓦韦 *Lepisorus thunbergianus*（Kaulf.）Ching［*Pleopeltis thunbergiana* Kaulf.］

多年生草本，植株高6～20 cm。根茎粗而横生，密被黑色鳞片，下部卵形，向顶部长钻形，边缘有齿。叶远生，有短柄或几乎无柄；叶片革质，条状披针形，长10～20 cm，宽6～13 mm，短渐尖或锐尖头，基部渐变狭，楔形；叶脉不明显；孢子囊群位于中脉与叶边之间，稍近叶边，彼此接近；幼时有盾状隔丝覆盖。

生于海拔250～1 400 m的林中树干、石上或瓦缝中。分布于华东、西南及广东、广西、陕西、台湾等地。

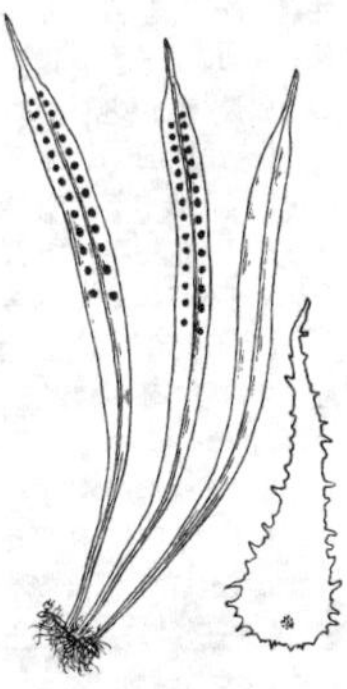

瓦　韦

【采收加工】 5～8月采收带根茎全草，晒干或鲜用。

【成分】 含蜕皮甾酮（ecdysterone）。酚性成分：咖啡酸（caffeic acid），绿原酸（chlorogenic acid），（—）-表儿茶素7-O-β-D-葡萄糖苷〔（—）-epicatechin 7-O-β-D-glucoside〕。

【药理】 1. 抗菌作用　对金黄色葡萄球菌、伤寒杆菌、铜绿假单胞菌及福氏痢疾杆菌均有抑制作用。

2. 降糖降脂作用　所含成分蜕皮甾酮对动物有降低血糖及胆固醇的作用。

【药性】 苦，寒。

1.《浙江民间常用草药》："性凉，味苦。"

2.《湖南药物志》："甘、淡，微寒。"

3.《四川中药志》1982年版："苦，寒。"

【功用主治】 清热解毒，利尿通淋，止血。主治小儿高热惊风，咽喉肿痛，痈肿疮疡，毒蛇咬伤，小便淋沥涩痛，尿血，咳嗽咳血。

1.《新修本草》："疗淋。"

2.《植物名实图考》："治跌打损伤。"

3.《江苏药材志》："清热通淋，消肿解毒。有止血作用。"

4.《天目山药用植物志》："消肿止痛，通经络。治风气，肿毒，暑温，疟疾。"

5.《浙江民间常用草药》："平肝明目，利尿清热，止血，止咳。"

6.《湖南药物志》："利尿，祛风湿。主治淋症，筋骨痛，咳血痰，走马牙疳。"

7.《青岛中草药手册》："利尿通淋，解热消肿。主治风气肿毒，小儿惊风，喉肿，胃肠炎，咳嗽吐血等症。有解硫黄毒及止血作用。"

8.《浙江药用植物志》："清热，凉血。主治结膜炎，角膜炎，口腔炎，急性扁桃体炎，咯血，血尿。"

9.《福建药物志》："清热解毒。治肾炎，泌尿道感染，痢疾，肝炎，肺结核，咳嗽，咯血，尿血，口腔炎，咽炎，结合膜炎。"

【用法用量】 内服：煎汤，9～15 g。外用：捣敷；或煅存性研末撒。

【宜忌】《江苏药材志》："凡中寒泄泻者忌用。"

【选方】 1. 治小儿惊风　鲜（瓦韦）全草15～21 g，冰糖酌量，水炖服；或全草30 g，一枝黄花、半边莲各15 g。水煎服。（《浙江药用植物志》）

2. 治咽喉肿痛　鲜瓦韦适量，捣烂取汁，加醋调匀，含咽。（《四川中药志》1982年版）

3. 治尿路感染　瓦韦30 g，车前草、金银花、连翘各15 g。水煎服。（《安徽中草药》）

4. 治咳嗽吐血　① 瓦韦30 g，黄梨1个。水煎，加冰糖少许当茶饮。（《四川中药志》1982年版）② 瓦韦15 g，芭蕉花15 g。煮猪瘦肉食。（《湖南药物志》）

5. 治目有星翳　鸡蛋1个，破一头，将瓦韦全草研粗末塞入，用纸封口，蒸熟，去草食蛋。（《天目山药用植物志》）

6. 治走马牙疳　瓦韦适量，煅存性，研末撒患处。（《四川中药志》1982年版）

7. 治筋骨痛　瓦韦30～60 g。浸酒服。（《湖南药物志》）

8. 治烫火伤　七星草、韭菜各等量，共捣烂，敷之。（《青岛中草药手册》）

0805 瓦松 wǎ sōng （《新修本草》）

【异名】 昨叶何草（《新修本草》），屋上无根草（《经验良方》），向天草（《庚辛玉册》），瓦花（《摘玄方》），石蓬花、厝莲（《福建民间草药》），干滴落（《东北药用植物志》），猫头草、瓦塔（《河北药材》），天莲草（《中药材手册》），瓦霜、瓦葱（《四川中药志》），瓦宝塔、瓦莲花、岩松、屋松、松笋、松玉（《浙江民间常用草药》），狗指甲（《全国中草药汇编》），岩脂、岩笋（《浙江药用植物志》），瓦莲（《福建药物志》）。

【基原】 为景天科瓦松属植物瓦松、晚红瓦松、钝叶瓦松及黄花瓦松的全草。

【原植物】 1. 瓦松 *Orostachys fimbriatus*（Turcz.）Berger［*Cotyledon fimbriata* Turcz.；*Sedum fimbriatum*（Turcz.）Franch. var. *genuinum* Frod.］ 又名：流苏瓦松（《江苏南部种子植物手册》），脚码鸭子、老婆指甲、羊蹄子（《山东经济植物》）。

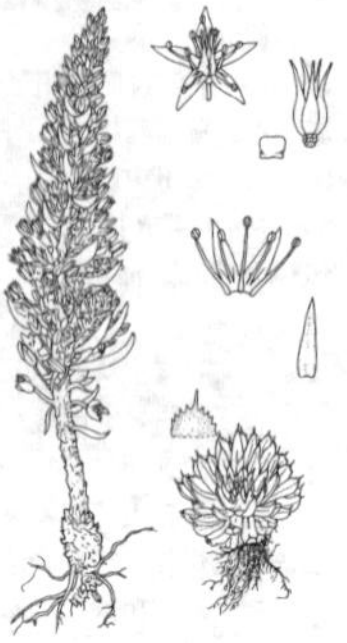

瓦 松

二年生或多年生草本，高 10～40 cm。全株粉绿色，无毛，密生紫红色斑点。根多分枝，须根状。茎直立，不分枝。基生叶莲座状，肉质，匙状线形至倒披针形，长 2～4 cm，宽 4～5 mm，绿色带紫或具白粉，边缘流苏状，先端具半圆形软骨质附属物，中央有一针状尖刺；茎生叶互生，无柄，线形至披针形，长2～3 cm，宽 2～5 mm，先端长渐尖，全缘。总状花序，紧密，下部有分枝组成尖塔形；花小，两性，苞片线状渐尖，叶片状；萼片 5，长圆形；花瓣 5，淡红色，披针状椭圆形，基部稍连合；雄蕊 10，2 轮，与花瓣等长或稍短，花药紫色；心皮 5，分离，每心皮基部附生 1 枚鳞片，近四方形。蓇葖果，长圆形，长约 5 mm，喙细。种子多数，细小，卵形。花期 8～9 月，果期 9～11 月。

生于山坡石上或屋瓦上。分布于华北、东北、华东、西北地区及湖北等地。

2. 晚红瓦松 *O. erubescens*（Maxim.）Ohwi［*Umbilicus erubescens* Maxim.；*Sedum erubescens*（Maxim.）Ohwi］

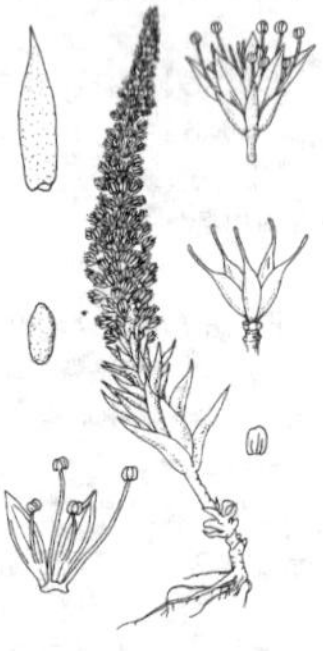

晚红瓦松

二年生草本。第一年生仅有莲座叶，肉质，狭匙形或披针形，长 1.5～3 cm，宽 4～7 mm，先端长渐尖，微弯曲，有软骨质刺，全缘或具微细的波状齿；第二年从莲座叶中抽出花茎，高 10～40 cm，直立，全株被白粉，密生棕红色腺点；花茎上的叶线形至线状披针形，长 2～6 cm，宽 3～7 mm，先端长渐尖，干后有红色斑点。总状花序圆锥形，花密集，花序间有叶状苞片，卵状披针形或镰刀形；萼片 5；花瓣 5，白色或淡红色，线状披针形；雄蕊 10，2 轮，较花瓣稍短，花药暗紫色；鳞片 5，近四方形，先端有微缺；心皮 5，直立，分离，基部急狭，花柱细，长 2 mm。蓇葖果，长约 5 mm。种子褐色。花期 8～9 月，果期 9～11 月。

生于低山石上或溪沟旁。分布于江苏、浙江、安徽等地。

3. 钝叶瓦松 *O. malacophyllus*（Pall.）Fisch.［*Cotyledon malacophylla* Pall.；*Sedum malacophyllum*（Pall.）Stend.］

二年生草本。第一年植株形成莲座丛，密生莲座叶，长圆状披针形、倒卵形或椭圆形，长 2～4 cm，宽 1.5～2 cm，先端钝或短渐尖，不具刺，全缘，密被暗红色斑点；第二年莲座丛中抽出花茎，不分枝，高 10～30 cm，花茎上的叶互生，较莲座叶为大，长达 7 cm。花序总状，有时穗状，花密集；苞片匙状卵形；萼片 5，长圆形，急尖；花瓣 5，白色或带绿色，卵状长圆形；雄蕊 10，2 轮，较花瓣长；鳞片 5，线状长方形，先端微缺；心皮 5，卵形，分离，花柱长约 1 mm。蓇葖果。种子多数，细小，卵状长圆形，有纵条纹。花期 7 月，果期8～9 月。

生于海拔 1 200～1 800 m 的岩石缝中。分布于东北及河北、内蒙古等地。

4. 黄花瓦松 *O. spinosus*（L.）C. A. Mey.［*Cotyledon spinosa* L.；*Sedum spinosum*（L.）Thunb.］ 又名：刺叶瓦松（《全国中草药汇编》）。

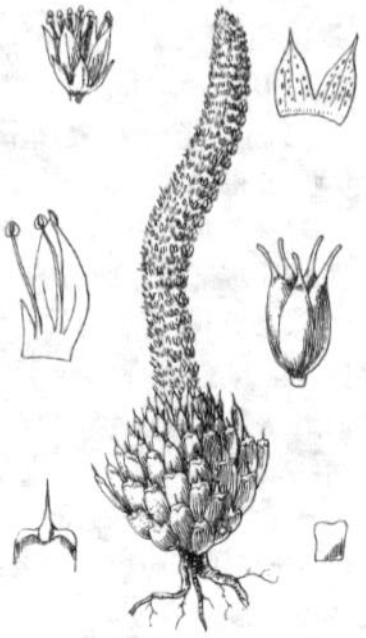

黄花瓦松

二年生草本。第一年植株形成莲座丛，密生莲座叶，叶片长圆形，先端有一半圆形白色软骨质附属物，中央有 1 个 2～4 mm 长的刺；第二年自莲座丛中抽出花茎，高 10～30 cm；花茎上的叶互生，无柄，宽线形至倒披针形，长 1～3 cm，宽 2～5 mm，先端渐尖，有软骨质的刺。花序穗状或呈总状，顶生，长 5～20 cm；苞片披针形至长圆形，先端渐尖，有刺尖；萼片 5，卵状长圆形，先端有刺尖，有红色斑点；花瓣 5，黄绿色，卵状披针形；雄蕊 10，较花瓣稍长；鳞片 5，近正方形，先端微缺；心皮 5，披针形。蓇葖果，椭圆状披针形，喙长1.5 mm。种子长圆状卵形。花期 7～8 月，果期9 月。

生于干燥山坡石缝中或江岸石崖及砂质草原上。分布于东北及内蒙古、西藏、甘肃、新疆等地。

【采收加工】 7～10 月采收，用开水泡后晒干或鲜用。

【成分】 瓦松 全草含黄酮类成分：槲皮素（quercetin），槲皮素-3-葡萄糖苷（quercetin-3-glucoside），山柰酚（kaempferol），山柰酚-7-鼠李糖苷（kaempferol-7-rhamnoside），山柰酚-3-葡萄糖苷-7-鼠李糖苷（kaempferol-3-*D*-glucopyranoside-7-*L*-rhamnopyranoside）。

【药理】 对心血管系统的作用 瓦松的干燥全草制成浓度为 1 g（生药）/ml 的水煎剂，对离体蟾蜍心、兔心房和在位兔心试验，均具有强心作用。对豚鼠心电图的影响与毒毛花苷 G（哇巴因）相似，表现为心率明显减慢，随着剂量的增加，逐渐出现 ST 段下移，T 波平坦或倒置。中毒时出现房性、室性早搏和室性心动过速等心律失常，并有不同程度的房室传导阻滞发生。其治疗宽度比毒毛花苷 G 为大。瓦松可使心衰家兔的颈动脉流量增加，说明该药可以改善衰竭心脏的排血功能。鸽法测得其效价强度为每 1 g 干燥植物含 0.23 个洋地黄单位。实验表明，其强心作用并非 Ca^{2+} 所致。

毒性 小鼠腹腔注射黄花瓦松流浸膏 50 g～100 g（生药）/kg 可以致死，豚鼠腹腔注射 50 g（生药）/kg 亦引起死亡。家兔静脉注射 20 g（生药）/kg，可引起跌倒、呼吸加快、战栗，但半小时后即能立起而逐渐恢复。每日用流浸膏滴兔眼 1 个月，对眼无害，未引起结膜炎，亦不影响瞳孔大小。

【药性】 酸、苦，凉，有毒。归肝、肺经。

1.《新修本草》："味酸，辛，无毒。"

2.《品汇精要》："味酸，性平。味厚于气，阴中之阳。"

3.《本草再新》："味苦，性寒，有毒。入肝、肺二经。"

【功用主治】 凉血止血，解毒敛疮。主治吐血，鼻衄，便血，血痢，热淋，月经不调，疔疮痈肿，痔疮，湿疹，烫伤，肺炎，肝炎，宫颈糜烂，乳糜尿。

1.《新修本草》："主口中干痛，水谷血痢，止血。"

2.《本草图经》："行女子经络。"

3.《纲目》："涂诸疮不敛。"

4.《药性考》："行血止血，去痢肠风，通经，淋疾，汤火灼伤，口目神聪，益气清热。"

5.《本草再新》："治百毒，疗火疮，消肿，杀虫。"

6.《分类草药性》:"治一切痔疮肿痛出血。"

7.《浙江民间常用草药》:"清热解毒,止血截疟。"

8.《四川中药志》1982年版:"清热解毒,止血,止咳,用于肺热喘咳,热淋,疮痈及烫火伤。"

9.《福建药物志》:"主治肺炎,痢疾,鼻衄,血崩,血淋,小儿惊风,风火牙痛,中耳炎,痈,疔,疖,湿疹,痔疮,蜈蚣咬伤,狂犬咬伤,烫火伤。"

【用法用量】 内服:煎汤,5～15 g;捣汁;或入丸剂。外用:捣敷;或煎水熏洗;或研末调敷。

【宜忌】 脾胃虚寒者慎服。本品有毒,内服用量不宜过大。

《本草汇言》:"老弱胃虚乏力之人,不可泛施。"

【选方】 1. 治鼻衄 鲜瓦松 1 000 g。洗净,阴干,捣烂,用纱布绞取汁,加砂糖 15 g 拌匀,倾入瓷盘内,晒干成块。每次服 1.5～3 g,每日 2 次,温开水送服。忌辛辣刺激食物和热开水。(《全国中草药新医疗法展览会资料选编》)

2. 治热毒酒积,肠风血痢 瓦松八两(捣汁和酒一半),入白芍药五钱,炮姜末五钱。煎减半,空心饮。(《本草汇言》)

3. 破血通经 旧屋阴处瓦花,活者五两,熬膏,当归须、干漆(烧烟尽)各一两,当门子二钱,为末,枣肉和丸梧子大。每服七十丸,红花汤下。(《纲目》引《摘玄方》)

4. 治小便沙淋 用瓦松一斤,浓煎汤,乘热熏洗小腹,约两时即通。(《纲目》引《经验良方》)

5. 治急性无黄疸型传染性肝炎 瓦松 60 g,麦芽 30 g,垂柳嫩枝 9 g。水煎服。(《浙江民间常用草药》)

6. 治痔疮 瓦松炖猪大肠头服。(《四川中药志》1960 年)

7. 治腮腺炎 鲜瓦松 30 g,松香、乳香、没药。同捣烂,鸡蛋清调涂患处。(《本草骈比》)

8. 治牙龈肿痛 瓦松、白矾等分。水煎漱之(《摘玄方》)

9. 治湿疹 瓦松(晒干),烧灰研末,合茶油调抹,止痛止痒。(《泉州本草》)

10. 治疟疾 瓦松鲜全草 15 g,烧酒 30 g。隔水炖汁,于早晨空腹时服,连服 1～3 剂。(《浙江民间常用草药》)

【临床报道】 1. 治疗宫颈糜烂 用瓦松制成栓剂。根据患者宫颈糜烂程度,选好瓦松栓剂型号(大、中、小三型)。先用 0.1%苯扎溴铵或 2%小苏打棉球,拭去糜烂面分泌物,然后将选好的瓦松栓剂的凹面贴于糜烂面上,再加上 1 个无菌棉球固定药栓。每星期放药 2 次,或隔日 1 次。第二次以后,放药栓时应避免将新生皮擦掉。一般 6～8 次见效。共治疗 343 例。Ⅰ度 57 例全部治愈;Ⅱ度 203 例,治愈 110 例,显效 87 例,无效 6 例;Ⅲ度 83 例,治愈 33 例,显效 48 例,无效 2 例。总治愈率 58.31%,显效率 39.36%,无效率 2.33%。并与 7 种疗法作比较,经统计学处理,铬酸钾疗效最好;电烙、激光、冷冻、瓦松栓剂 4 组无显著性差异。

2. 治疗肾性皮肤瘙痒 取鲜瓦松 1 000 g,洗净,加水适量煎沸 5～10 分钟,盛于大盆内,熏浴,待水温下降,浸泡全身。隔日 1 次,一般 3～4 次,皮肤瘙痒便可消除。治疗慢性肾功能不全在尿毒症阶段见皮肤瘙痒者 15 例,疗效满意。

3. 治疗复发性口腔溃疡 采用瓦松提取物制成膜剂,对 68 例复发性口腔溃疡患者进行了临床治疗,并设对照组(氯己定)进行疗效观察对比,结果治疗组痊愈病例和显效病例与对照组相比有显著性差异($P < 0.05$),治疗组疗效明显优于对照组。提示瓦松膜剂是治疗复发性口腔溃疡较为理想的药物。

0806 瓦草 wǎ cǎo (《滇南本草》)

【异名】 白前(《滇南本草》),滇白前(《植物名实图考》),青骨藤、大牛膝、九大牛(《云南中草药选》),金柴胡(《云南中草药》)。

【基原】 为石竹科蝇子草属植物瓦草的根。

【原植物】 瓦草 *Silene asclepiadea* Franch. [*Melandrium viscidulum* (Franch.) Hand.-Mazz. var. *szechuanense* (Wills.) Hand.-Mazz.] 又名:四川粘萼女娄菜(《贵州植物志》)。

多年生草本,斜卧,高约 50 cm。根圆锥形,肉质肥厚。茎中空,具膨大的节,被有短柔毛及腺毛。叶对生;无柄;叶片椭圆形或椭圆状卵形,长 4～5 cm,宽2～3 cm,先端锐尖,基部楔形,边缘微呈波状,两面具乳突及短柔毛。二歧聚伞花序顶生;萼筒绿色,密被腺毛,先端 5 裂;花瓣 5,淡红色,匙状倒披针形,喉部具副花冠,鳞片 2 深裂;雄蕊 10,花丝吐露,花药白色,丁字着生;子房上位,花柱 3 枚,分生。蒴果圆锥形,1 室。种子肾形,棕色。花期 6～9月,果期 9～10 月。

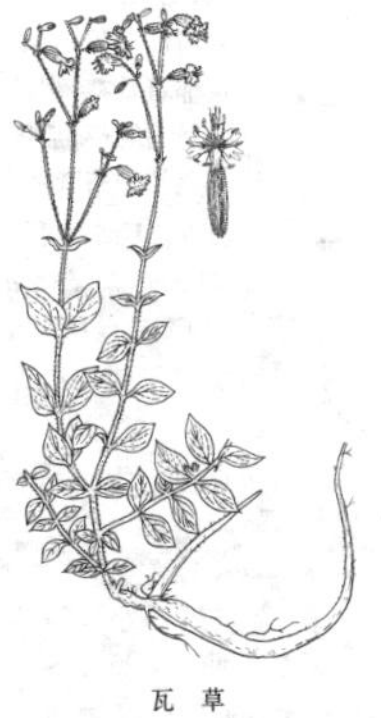
瓦 草

生于海拔 2 200 m 以下的山野荒地及石灰岩地区。分布于西南地区。

【采收加工】 9～11 月采收根,鲜用或晒干。

【成分】 根含环肽类:瓦草环肽(silenin) A、B、C,其结构分别为 cyclo-(Pro-Leu-Ser-Phe-Pro-Tyr-Leu-Val), cyclo-(Phe-Leu-Ala-Pro-Leu-Pro-Phe-Pro) 和 cyclo-(Tyr-Ala-Phe-Pro-Gly-Phe-Tyr-Pro)。

【药性】 苦、辛,凉。

1.《滇南本草》:"味苦、辛,性寒。"

2.《全国中草药汇编》:"苦、辛,凉。有小毒。"

【功用主治】 镇痛,清热,化痰,利尿。主治跌打损伤,风湿疼痛,胃脘痛,热淋,肺热咳嗽,外伤出血,疮疖肿毒。

1.《滇南本草》:"开通关窍,清肺热,利小便,治热淋。"

2.《云南中草药》:"止咳化痰,清热通淋,止痛。主治肺热咳嗽,热淋,外伤疼痛。"

3.《全国中草药汇编》:"镇痛,止血,清热,利尿。治跌打损伤,风湿骨痛,胃腹疼痛,支气管炎,尿路感染;外用治外伤出血,疮疖肿毒。"

【用法用量】 内服:煎汤,9～15 g;研末,1.5～3 g。外用:捣敷;或研末撒敷。

【临床报道】 治疗产后宫缩痛,手术后痛等各种疼痛 取青骨藤根晒干,研粉,压片,每片重 0.5 g。每次 2～4 片,痛时口服。共治 32 例,结果:全部有效。一般服后 15 分钟开始痛减,30 分钟痛止。维持时间最短 5 小时,最长可维持 20 小时。

0807 瓦楞子 wǎ lèng zǐ (《本草备要》)

【异名】 蚶壳(《本草拾遗》),瓦屋子(《岭表录异》),瓦垄子(《丹溪心法》),蚶子壳(《本草蒙筌》),花蚬壳(《浙江中药手册》),瓦垄蛤皮(《中药志》),血蛤皮(《山东中草药手册》),毛蚶皮(《青岛中草药手册》)。

【基原】 为蚶科蚶属动物毛蚶、魁蚶及泥蚶属动物泥蚶的贝壳。

【原动物】 1. 毛蚶 *Scapharca subcrenata* (Lischke) [*Arca subcrenata* Lischke] 又名:血蚶、毛蛤(《山东中药》)。

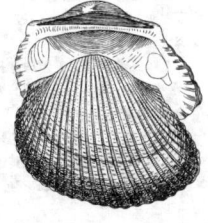

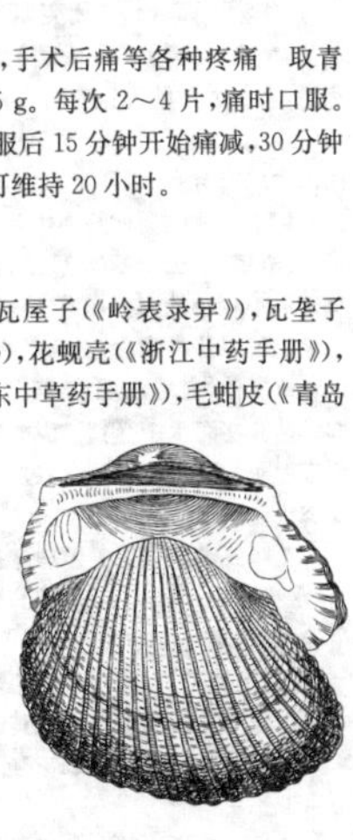
毛 蚶

贝壳长卵圆形,质坚厚,壳长54 mm,高 46 mm,两壳极膨胀,宽为高的 3/4～4/5,右壳比左壳稍小，背侧两端略有棱角，壳顶稍偏前方，两壳顶间的距离中等。壳表放射肋30～35条，肋凸较密，呈方形小结节，左壳上较明显。壳表面被有棕褐色绒毛状壳皮，外皮常易磨损脱落，使壳面常有白色。壳内面白色或灰黄色，边缘具有与壳面放射肋相应的齿和沟。铰合部直，铰合齿约50个，中间小而密；两侧大而疏。前闭壳肌痕小略呈马蹄形；后闭壳肌痕为卵圆形。

生活于潮间带至水深4～20 m的泥沙质海底，喜稍有淡水流入的河口附近。广布于我国沿海，尤以渤海湾产量最大。

2. 泥蚶 *Tegillarca granosa* (Linnaeus) [*Arca granosa* Linnaeus] 又名：灰蚶（《药材学》），垅蚶（《中国药用动物志》），粒蚶、瓦垄蚶（《我国的海产贝类及其采集》）。

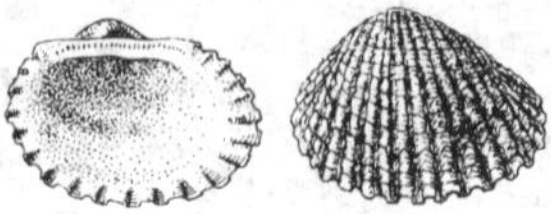

泥 蚶

贝壳卵圆形，极坚厚，壳长43 mm，高36 mm，两壳相当膨胀，宽度略小于高度。两壳顶间的距离较远，壳表放射肋发达，共18～21条，肋上具有极显著的断续颗粒状结节，此结节在壳边缘部分不甚明显，壳内面灰白色，边缘具有与壳面放射肋相应的深沟。铰合部直，铰合齿约40个。前闭壳肌痕较小，呈三角形；后闭壳肌痕大，近方形。

生活于潮间带中、下区软泥海滩，潜栖泥内深约70 mm。广布于我国沿海。

3. 魁蚶 *Scapharca inflata* (Reeve) [*Arca inflata* Reeve] 又名：魁陆（《尔雅》），魁蛤（《说文》），毛蚶（《山东中药》）。

贝壳斜卵圆形，坚厚，一般壳长80～104 mm，高62～85 mm。两壳合抱，左壳比右壳稍大，极膨胀，壳顶突出，向内弯曲，稍超过韧带面。韧带梭形，具黑褐色角质厚皮。背部两侧略呈钝角，壳前缘及肤缘均呈圆形；后缘延伸呈截形。放射肋宽，平滑整齐，42～48条，生长轮脉明显，壳面白色，被棕褐色绒毛状壳皮，壳顶部壳皮常脱落，使壳顶呈白色。壳内面白色，铰合部直，铰合齿60～70枚，中间者细小直立，两端渐大而外斜。闭壳肌痕明显，前痕小，卵形；后痕大呈梨形，外套痕明显，鲲黄赤色。壳边缘厚，有与放射肋沟相应的齿状突起。

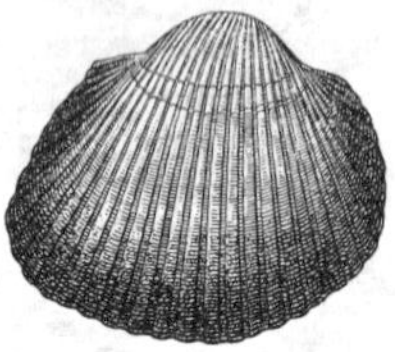

魁 蚶

生活于潮下带5 m至10～30 m深的软泥或泥沙质海底。我国沿海均有分布，以辽宁、山东产量最多。

以上动物的肉（蚶）亦供药用，另设专条。

【养殖】 生活习性 三种软体动物均为海边常见种类，喜栖息于风浪较小的潮流畅通、有淡水注入的内湾及河上附近的软泥滩涂上。以藻类为食，对自然海区的盐度和温度适应力较强。毛蚶雌雄异体，自然水温在25 ℃左右开始产卵，27 ℃时为繁殖盛期。精卵在海水中受精。泥蚶属多次性产卵类型。在自然海区每年排卵4～5次。受精卵经过担轮幼虫和面盘幼虫期，2～3星期变态成幼贝在海底附着。

养殖技术 人工养殖应选择水深10～20 m，透明度1～5 m之间，水流通畅，风浪小，水质肥，无污染、盐度变化小的海域以网笼吊养，或在潮间带滩涂上撒布养殖。一般要2～3年长成。

【采收加工】 瓦楞子全年采收，在浅海底沙中拾取或从网笼中取出，洗净，入沸水煮熟去其肉，晒干即可。

【药材】 瓦楞子 *Arcae Concha* 主产江苏、山东、河北等地沿海一带。

性状 毛蚶 贝壳呈三角形或扇形，长4～5 cm，高3～4 cm。壳外面隆起，有棕褐色茸毛或已脱落；壳顶突出，向内卷曲；自壳顶至腹面有延伸的放射肋30～34条。壳内面平滑，白色，壳缘有与壳外表面直楞相对应的凹陷，铰合部具小齿1列。质坚。气无，味淡。

泥蚶 贝壳较小，长2.5～4 cm，高2～3 cm。壳外面无棕褐色茸毛，放射肋18～21条，肋上有颗粒状突起。

魁蚶 长7～9 cm，高6～8 cm。壳外面放射肋42～48条。

鉴别 (1) 磨片可见层纹宽5～10 μm，两纹相隔10～30 μm，交错纹粗5～50 μm，分叉交互排列。

(2) 本品粉末于紫外灯下，毛蚶呈芒果黄荧光，泥蚶呈黄色荧光，魁蚶呈土黄色荧光。

【成分】 1. 毛蚶贝壳含大量的碳酸钙，少量磷酸钙，总钙量93%以上（按碳酸钙计算）；尚含硅酸盐和无机元素铝、氯、铬、铜、铁、钾、锰、钠、镍、磷、硫、硅、锶、锌；并且毛蚶外壳对核素^{54}锰有特异的富集能力。

2. 泥蚶贝壳含碳酸钙90%以上，另含少量磷酸钙，总钙量在93%以上（按碳酸钙计算）；有机质约1.69%；尚含少量镁、铁、硅酸盐、硫酸盐、磷酸盐和氯化物。煅烧后，碳酸钙分解，产生氧化钙等，有机质则被破坏。

3. 魁蚶贝壳含大量的碳酸钙，少量磷酸钙，总钙量在93%以上（按碳酸钙计算）；尚含少量镁、铁、硅酸盐、硫酸盐和氯化物及有机质。

【炮制】 1. 瓦楞子 取原药材，用水洗净，捞出，干燥，碾碎。生品用于散瘀消痰。

2. 煅瓦楞子 取净瓦楞子置适宜容器内，于无烟的炉火中，煅至酥脆，取出放凉，碾碎。煅瓦楞子用于制酸止痛。

3. 醋瓦楞子 取净瓦楞子置适宜容器内，于无烟的炉火中煅至酥脆，取出倒入醋内，使醋淬均匀，晾干，研成细粉。每瓦楞子100 kg，用醋30 kg。

4. 盐瓦楞子 取净瓦楞子置适宜容器内，于无烟的炉火中，煅至酥脆，取出，倒入盐水内淬均匀。瓦楞子每100 kg，用食盐1.2 kg。

饮片性状 瓦楞子呈粗粉或细粉状，灰白色，较大碎块显有瓦楞线，无臭，味淡。煅瓦楞子形如瓦楞子，青灰色或深灰色，无臭无味。醋瓦楞子形如煅瓦楞子，略有醋气。盐瓦楞子形如煅瓦楞子，略带咸味。

贮干燥容器内，置通风干燥处，防尘。

【药性】 甘、咸，平。归肝、肺、胃经。

1.《本草蒙筌》："味咸，气温，无毒。"

2.《纲目》："甘，咸，平，无毒。"

3.《本草求真》："入肝。"

4.《要药分剂》："入肝经，兼入肺、脾二经。"

5.《本草用法研究》："味咸，性寒，无毒。入肺、胃二经，兼入肝、脾二经。"

【功用主治】 消痰化瘀，软坚散结，制酸止痛。主治瘰疬，瘿瘤，癥瘕痞块，顽痰久咳，胃痛吐酸，牙疳，外伤出血，冻疮及汤火伤。

1.《本草拾遗》："烧，以米醋三度淬后，醋膏丸。治一切血气，冷气，癥癖。"

2.《日用本草》："消痰之功最大，凡痰膈病用之。"（引自《要药分剂》）

3.《丹溪心法》："能消血块，次消痰。"

4.《本草蒙筌》："消妇人血块立效，虽癥瘕并消；逐男子痰癖殊功，凡积聚悉逐。"

5.《纲目》："连肉烧存性，研敷小儿走马牙疳。"

6.《本经逢原》："其壳煅灰，治积年胃脘瘀血疼痛。"

7.《医林纂要・药性》："攻坚破瘀，去一切痰积、血积、气块，破癥瘕,攻瘰疬。"

8.《要药分剂》:"软坚散结。"

9.《本草再新》:"治肝经气血,解热化痰。"

10.《现代实用中药》:"用于小儿佝偻病,肺结核,淋巴结核等症。"

11.《山东中草药手册》:"制酸止痛,治溃疡病。"

【用法用量】 内服:煎汤,9～15 g,宜打碎先煎;研末,每次1～3 g;或入丸、散。外用:煅后研末调敷。

【宜忌】《本草用法研究》:"无瘀血痰积者勿用。"

【选方】 1. 治胃痛吐酸水,噫气,甚则吐血者 瓦楞子(醋煅七次)九两,乌贼骨六两,广皮三两(炒)。研极细末,每日三次,每次服二钱,食后开水送下。(《经验方》)

2. 治急性胃炎 煅瓦楞子9 g,良姜3 g,香附6 g,甘草6 g。共研末。每服6 g,日服2次。(《青岛中草药手册》)

3. 治痰饮 以瓦楞子壳(即海蚶子),不拘多少,炭火煅,研末,候栝蒌黄熟时,正捣和瓦粉作饼子,晒干为末。用蜜汤调一钱,或入诸药为丸,其效过于海粉多矣。(《古今医统》)

4. 治烧烫伤 将煅瓦楞子研成细末,加冰片少许,用香油调匀,涂患处。(《山东药用动物》)

5. 治皮肤刀伤及冻疮溃疡 瓦楞子30 g,冰片15 g。共研末外敷。(《青岛中草药手册》)

【临床报道】 1. 治疗胃及十二指肠溃疡 ① 瓦甘散(瓦楞子75%,甘草25%,研成粉剂),每次服10 g,每日3次,饭前开水冲服。治疗50例,痊愈(症状消失,胃镜示活动性溃疡消失或仅留瘢痕)38例,好转(症状减轻或消失,胃镜示活动性溃疡面积明显缩小)7例,无效5例;治愈率为76%,总有效率为90%。治愈率及有效率均明显高于西咪替丁对照组。② 甘楞散(甘草粉、瓦楞子粉各等分),每次4 g,每日3次,饭前20分钟冲开水服。共治50例,痊愈20例,进步26例,有效率为92%。

2. 治疗烧伤 瓦楞子、菜油等量,将瓦楞子研为细末后配油,制成"瓦楞油",装容器内高温消毒备用。烧伤部位清创后用纱布吸干创面,均匀涂药,暴露。每日1～2次。如有感染,在去除痂皮及脓液后涂药,室温低时可加用烤灯。其余按烧伤常规治疗处理。共治50例,均治愈。其中浅Ⅱ度烧伤创面愈合平均7.2日,深Ⅱ度烧伤创面愈合平均14.5日。

0808 止泻木皮 zhǐ xiè mù pí (《广西植物名录》)

【基原】 为夹竹桃科止泻木属植物止泻木的树皮。

【原植物】 止泻木 *Holarrhena antidysenterica* Wall. ex A. DC.

乔木,高约10 m,胸径20 cm。全株有乳汁;枝条具皮孔;树皮浅灰色,被短柔毛。叶对生;叶柄长约5 mm,被短柔毛;叶片宽卵形、椭圆形或近圆形,长10～24 cm,宽4～11.5 cm,两面被短柔毛;侧脉斜曲上升,至叶缘网结。伞房状聚伞花序,顶生和腋生,长5～6 cm;苞片小,线形,被微毛;花萼5裂;外面被短柔毛,内面基部具5个腺体;花冠白色,裂片5,向右覆盖;雄蕊5,着生于花冠筒近基部,花丝丝状,花药长圆状披针形;无花盘;子房由2枚离生心皮组成,花柱丝状,柱头长圆形,短2裂。蓇葖果双生,具白色斑点。种子浅黄色,长圆形,中部凹陷,先端具黄白色绢质种毛。花期4～7月,果期6～12月。

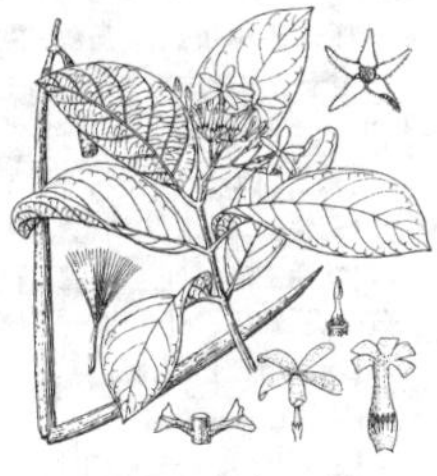

止 泻 木

生于海拔500～1 000 m的山地疏林中或山谷水沟旁以及杂木林中。分布于广东、广西、海南、云南等地。亦有栽培。

【采收加工】 4～5月、9～11月剥取树皮,晒干。

【成分】 树皮含生物碱:锥丝碱(conessine),7-羟基锥丝碱,3-表杂锥丝碱(3-epiheteroconessine),双氢锥丝碱,锥丝定(conseeidine),锥丝枯碱(conkurchine),锥丝新(concuressine),双氢锥丝新,锥丝明(conessimine),异锥丝明,锥丝胺(conamine),锥丝亚胺(conimine),勒陶辛碱(lettocine),止泻木西亭碱(holacetine),3-表锥丝胺,止泻木碱(holarrhine),止泻木宁(holarrhenine),止泻木定(holarrhidine),止泻木明(holarrhimine),止泻木灵(holafrine),止泻木亭(holarrhetine),止泻木达星(holadysine),止泻木达洒明(holadysamine),止泻木酮碱(holonamine),*N*, *N*, *N*′, *N*′-四甲基止泻木明(*N*, *N*, *N*′, *N*′-tetramethylholarrhimine),克杞钦(kurchine),克杞明(kurchamine),克杞星(kurchessine),止泻木星碱(holacine),止泻木新胺(holacimine),止泻木芬碱(holarrifine)等;甾体生物碱:重止泻木宁碱(regholarrhenine) A、B、C、D、E、F, kurchilidine, kuchamide,止泻木酰亚胺(holamide), pubescinine。又含5,20(29)-羽扇二烯-3-醇〔5, 20(29)-lupadien-3-ol〕, 5, 23-谷甾二烯-3-醇(sitosta-5, 23-dien-3-ol)。

【药性】 苦,凉。

【功用主治】《全国中草药汇编》:"止泻。主治痢疾,肠胃气胀。"

【用法用量】 内服:煎汤,9～15 g。

0809 中华卷柏 zhōng huá juǎn bǎi (《河南中草药手册》)

【异名】 地柏、地柏枝(《河南中草药手册》),山松(《山东中医杂志》)。

【基原】 为卷柏科卷柏属植物中华卷柏的全草。

【原植物】 中华卷柏 *Selaginella sinensis* (Desv.) Spring [*Lycopodium sinensis* Desv.]

植株细弱,长10～40 cm。主茎匍匐,禾秆色,多回分枝,各分枝处生根。叶二型,在枝两侧及中间各2行;侧叶阔圆形,长约1.2 mm,宽约0.8 mm,干后常向下反卷,边缘膜质,有疏细齿;中叶长卵形,长0.7 mm,宽0.4 mm,有膜质白边和微齿。孢子囊穗单生枝顶,四棱形;孢子叶阔卵形,先端锐尖;孢子囊圆肾形,大孢子囊通常少数,位于孢子囊穗下部,小孢子囊多数,位于孢子囊中上部;孢子异型。

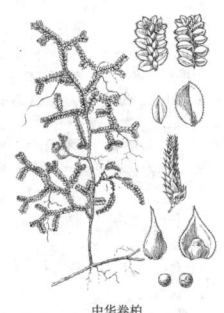

中华卷柏

生于林缘、山地岩石上。分布于华北、东北、华东及河南、陕西等地。

【采收加工】 7～10月采收,晒干或鲜用。

【成分】 全草含黄酮类:银杏双黄酮(bilobetin),染料木苷(genstoside)。还含阿曼托黄素,微量元素:硫、磷、硅、铁、镁、铝、钙,其次为锌、锰、铜、锶、钠、钛。

【药理】 抗病毒作用 中华卷柏乙醇提取物中阿曼托黄素对呼吸道多核病毒具有潜在的抵抗作用。

【药性】《河南中草药手册》:"性凉,味淡、微苦。"

【功用主治】 清热利湿,止血。主治黄疸型肝炎,胆囊炎,肾炎,痢疾,下肢湿疹,烫火伤,外伤出血。

1.《河南中草药手册》:"清热,利湿,止血,消炎。"

2.《河北中草药》:"清热利湿,兼有止血作用。适用于急性黄疸型肝炎,胆囊炎,痢疾等。炒炭外用可治湿疹,烫火伤,并可用于外伤出血。”

【用法用量】 内服：煎汤，9～15 g，大剂量 30～60 g。外用：研末敷。

【选方】 1. 治下肢湿疹　中华卷柏 30 g，枯矾 15 g，冰片 3 g。共研细末。香油调搽患处。（《唐山中草药》）

2. 治烫火伤　地柏枝、地木耳各适量。共研细面。香油调搽患处。（《河南中草药手册》）

【临床报道】 1. 治疗慢性肾炎　山松（鲜品）500 g，加水适量煎熬代茶饮。每日 1 剂，连服 3 个月为 1 个疗程，小儿用量酌减。10 余年来，共治慢性肾炎 30 余例，轻者 1 个疗程，重者 2～3 个疗程，经临床观察随访及尿常规检验，均治愈，且无复发，其生理活动及健康状况如常人。

2. 治疗慢性气管炎　用中华卷柏合剂（每 500 ml 含生药 1 000 g）口服，每次 50 ml，早晚各 1 次，10 日为 1 个疗程。治疗慢性气管炎 1 616 人，其总有效率在 84.7%～98.5%之间。

0810 中华剑蕨 zhōng huá jiàn jué （《广西药用植物名录》）

【基原】 为剑蕨科剑蕨属植物中华剑蕨的根茎或全草。

【原植物】 中华剑蕨 *Loxogramme chinensis* Ching　又名：华剑蕨（《中国蕨类植物图谱》）。

植株高 8～18 cm。根茎细长，横生，密被褐棕色、披针形鳞片。叶近生，具短柄；叶片肉质，线状披针形，长 5～17 cm，中部宽 1～1.2 cm，先端锐尖，基部楔形并下延至叶柄底部，全缘或微波状，干后革质，上面有皱纹；中脉两面稍隆起。孢子囊群长圆形，通常 5～8 对，彼此分开，极斜向上，有时与中脉几平行，排列于中脉两侧，生长于叶背面中部以上，下部不育；无囊群盖。

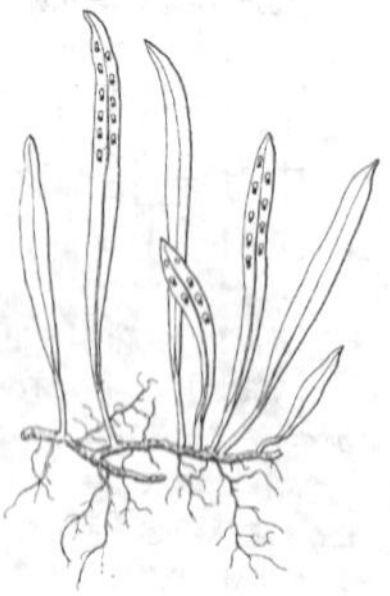

中华剑蕨

附生于海拔 1 500～2 400 m 的常绿林中树干或阴湿岩石上。

分布于西南及福建、江西、广东、广西等地。

【采收加工】 全年均可采收根茎，7～10 月采全草，晒干。

【药性】 《中国药用孢子植物》：“苦、涩，微寒。”

【功用主治】 清热解毒，利尿。主治尿路感染，乳腺炎，狂犬咬伤。

《中国药用孢子植物》：“清热解毒，活血利尿。主治尿路感染，劳伤及疯狗咬伤等。”

【用法用量】 内服：煎汤，15～30 g。

【选方】 治尿路感染　华剑蕨 15 g，石韦 15 g。煎服。（《安徽采药录》）

0811 中华蹄盖蕨 zhōng huá tí gài jué （《中国药用孢子植物》）

【基原】 为蹄盖蕨科蹄盖蕨属植物中华蹄盖蕨的根茎。

【原植物】 中华蹄盖蕨 *Athyrium sinense* Rupr.

植株高 35～60 cm。根茎短而斜升，顶端密被褐棕色、披针形和卵状披针形全缘的大鳞片。叶簇生；叶柄长 20～25 cm，深禾秆色，连同叶轴和羽轴被疏小的鳞片，基部膨大，向下尖削；叶片草质，光滑无毛，长圆披针形，长 25～35 cm，宽12～15 cm，下部稍狭，沿羽轴下面有少数腺毛，三回羽裂；裂片约 20 对或更多，互生，斜向上，近无柄，狭披针形，基部 2～3 对稍缩短，中部的羽片长 7～10 cm，宽约2 cm，基部平截，羽状；小羽片18～28 对，狭长圆形，长约1 cm，宽约 3 mm，钝头，边缘浅裂成锯齿状的裂片，小裂片斜上，先端有微齿，基部以狭翅相连；叶脉在裂片上 2～3 叉，伸达齿端。孢子囊群长形或短线形，少为弯钩形，着生于裂片上侧小脉的下部，每裂片有 1 个；囊群盖与囊群同形，棕色，膜质，边缘啮蚀状。

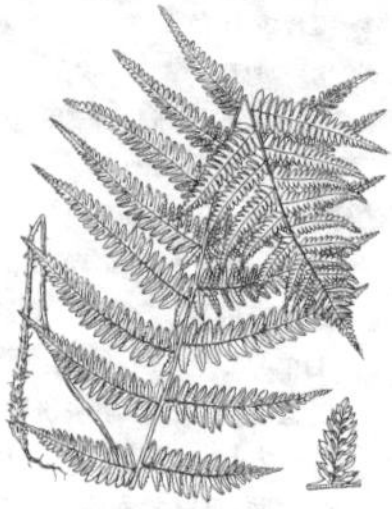

中华蹄盖蕨

生于海拔 750～2 800 m 的山谷林下。分布于华北、东北及山东、陕西、甘肃等地。

【采收加工】 7～10 月采收，除去须根，晒干。

【药性】 微苦，凉。

1.《中国药用孢子植物》：“微苦，凉。”

2.《华山药物志》：“苦，凉，有小毒。”

【功用主治】 《中国药用孢子植物》：“清热解毒，杀虫。用于防治流感，乙脑，钩虫病，蛔虫病。”

【用法用量】 内服：煎汤，10～15 g。

【选方】 治钩虫病、蛔虫病　中华蹄盖蕨 15 g，乌梅 9 g，大黄 6 g。煎服。（《中国药用孢子植物》）

0812 贝母兰 bèi mǔ lán （《云南中草药选》）

【异名】 石巴蕉、对叶果、果上叶（《云南中草药选》），止血果（《文山中草药》），小绿芨（《全国中草药新医疗法展览会资料选编》），石串莲（《新华本草纲要》）。

【基原】 为兰科贝母兰属植物伞房贝母兰的假鳞茎或全草。

【原植物】 伞房贝母兰 *Coelogyne corymbosa* Lindl. ［*C. punctulata* Lindl.］　又名：斑唇贝母兰（《中国高等植物图鉴》），眼斑贝母兰（《西藏植物志》）。

多年生附生草本，高 20～30 cm。气生根须状，浅黄褐色。茎横走，分节，呈竹鞭状，节上生球状假鳞茎，肉质，卵形，有棱，直径 15～30 mm，绿色，光滑无毛。每一假鳞茎顶端生叶两片，革质，厚而脆，长椭圆形至披针形，长 8～15 cm，宽 2～3 cm，全缘，两面平滑无毛。总状花序顶生；花梗上有数枚鞘状苞片；花白色，直径约 3 cm，左右对称，唇瓣上有黄斑。蒴果长椭圆形，长约2 cm，具三棱。种子细小，黄色，锯屑状。花期 3～5 月。

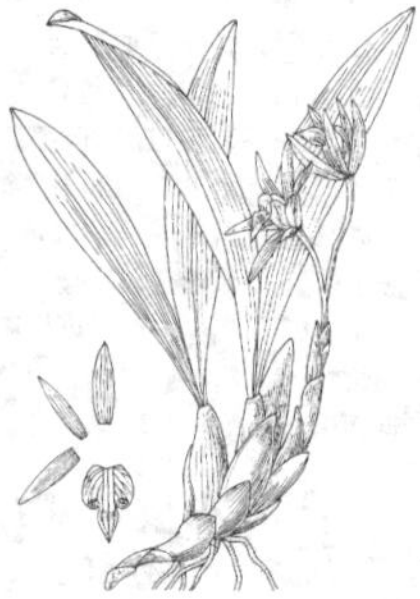

伞房贝母兰

生于杂木林中阴湿的岩石上或附生于树干上。分布于广西、贵州、云南、西藏等地。

【采收加工】 全年均可采收，蒸后晒干或鲜用。

【药性】 《云南中药志》：“味辛、麻，性凉。”

【功用主治】 止血定痛，清热止咳。主治软组织挫伤，感冒，支气管炎，骨折，外伤出血。

【用法用量】 内服：煎汤，15～30 g；或浸酒。外用：鲜品捣敷；或干品研末调敷。

【选方】 1. 治软组织挫伤　（贝母兰）假鳞茎的干粉调敷或鲜品适量捣烂外敷。（《云南中草药选》）

2. 治骨折　小绿芨 100 g，凤尾草 1 g。两药全草捣烂，先行骨折复位，小夹板固定，然后将上药敷于骨折处。如系开放性骨折，加满山香根粉撒于伤口，再敷药，每日或隔日换药 1 次。（《全国中草药新医疗法展览会资料选编》）

3. 治外伤出血　止血果鲜品适量。捣烂，敷于创面；或用干粉撒于创面包扎。（《文山中草药》）

0813 见风消 jiàn fēng xiāo（《植物名实图考》）

【基原】 为樟科山胡椒属植物狭叶山胡椒的根或枝叶。

【原植物】 狭叶山胡椒 *Lindera angustifolia* Cheng　又名：鸡婆子(《中国高等植物图鉴》)。

落叶灌木或小乔木，高可达 8 m。根直生，多分枝，灰褐色，表面有颗粒状突起，木质部白色。冬芽卵形，紫褐色，芽鳞具脊，外面芽鳞无毛，内面芽鳞背面被绢质柔毛。单叶互生，近革质；叶柄短；叶片椭圆状披针形或椭圆形，长 7～14 cm，宽 2～3.5 cm，先端渐尖，基部楔形，全缘，下面苍白色，沿脉上被短柔毛，叶脉羽状。花单性，雌雄异株；伞形花序，花黄色，先叶开放，每一花序有小花 2～7 朵；花被片 6，无毛；雄花能育雄蕊 9，花药 2 室，皆内向瓣裂；雌花有退化雄蕊 9，子房卵形，无毛，花柱长约1 mm，柱头头状。核果球形，直径约 8 mm，成熟时黑色，无毛或被微柔毛。花期 3～4 月，果期9～10 月。

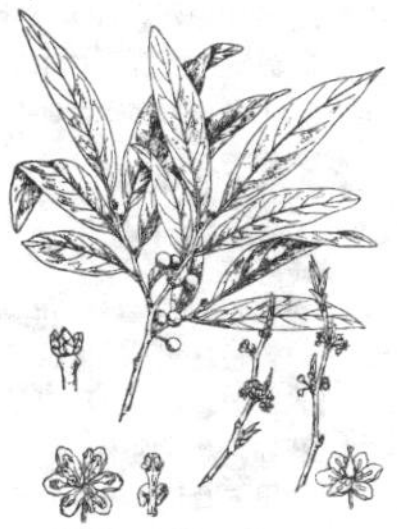

狭叶山胡椒

生于荒野山坡灌丛或疏林中。分布于河北、江苏、浙江、安徽、福建、江西、河南、湖南、广东、广西等地。

【采收加工】 6～9 月采收枝叶，9～11 月挖根，晒干。

【成分】 含精油：月桂烯(myrcene)，1-乙基-2，4-二甲基苯(1-ethyl-2，4-dimethyl-benzene)，枞油烯(sylvestrene)，罗勒烯(ocimene)，1-(1，4-二甲基-3-环己烯基)-乙酮〔1-(1，4-dimethyl-3-cyclohexen-1-yl)-one〕，*β*-榄香烯(*β*-elemene)，甲基异丁香酚(methylisoeugenol)，*α*-水芹烯(*α*-phellandrene)，1，2，3，4-四甲基苯，*β*-榄香烯(*β*-elemene)，1，8-二甲基-7-异丙基-1，2，3，4，5，6，7，8，8a-八氢化萘(1，8-dimethyl-7-isopropnyl-1，2，3，4，5，6，7，8，8a-octahydronaphthalene)，甲基异丁香酚(methylisoeugenol)。

【药性】 辛，温。

1.《湖南药物志》："辛，温。无毒。"

2.《全国中草药汇编》："辛、微涩，温。"

【功用主治】 祛风，除湿，行气散寒，解毒消肿。主治风寒感冒，头痛，风湿痹痛，四肢麻木，痢疾，肠炎，跌打损伤，疮疡肿毒，荨麻疹，淋巴结结核。

1.《植物名实图考》："消风，败毒。"

2.《湖南药物志》："祛风解毒，利湿消肿，行气散寒，杀虫止痒，镇咳化痰。主治鱼口便毒，疥疮癣癞，筋骨疼痛。"

3.《全国中草药汇编》："祛风利湿，舒筋活络，解毒消肿。主治感冒，头痛，消化不良，胃肠炎，痢疾，风湿关节痛、麻木，跌打损伤，痈肿疮毒，荨麻疹，颈淋巴结结核。"

【用法用量】 内服：煎汤，10～15 g。外用：根研末调敷，鲜叶捣烂敷。

0814 见血飞 jiàn xuè fēi（《贵州草药》）

【异名】 散血飞、黄椒(《贵州草药》)，红三百棒、刺三加(《陕西中草药》)。

【基原】 为芸香科花椒属植物刺异叶花椒的根及根皮。

【原植物】 刺异叶花椒 *Zanthoxylum dimorphophyllum* Hemsl. var. *spinifolium* Rehd. et Wils. [*Z. trifolium* Wight var. *spinifolium* (Rehd. et Wils.) Huang]

灌木或小乔木，高 2～6 m。枝粗糙，具稀疏皮刺。奇数羽状复叶互生；小叶 1～3，稀为 5，宽卵形至长圆形，长 4～12 cm，宽 2～5 cm，先端渐尖或急尖，有时微凹，基部狭楔形，边缘具钝锯齿和针刺，两面无毛，密生细小腺点，革质。聚伞状圆锥花序顶生或腋生，长 2～6 cm；花单性，小型，雌雄同株；花被片 7～8，1 轮。有时其中 2 片合生，先端分叉；雄花雄蕊 4～6，退化心皮圆球形；雌花具退化雄蕊 4～5，插生于花盘基部四周，心皮 2，分离。蓇葖果成熟时紫红色。种子球形，黑色，有光泽。

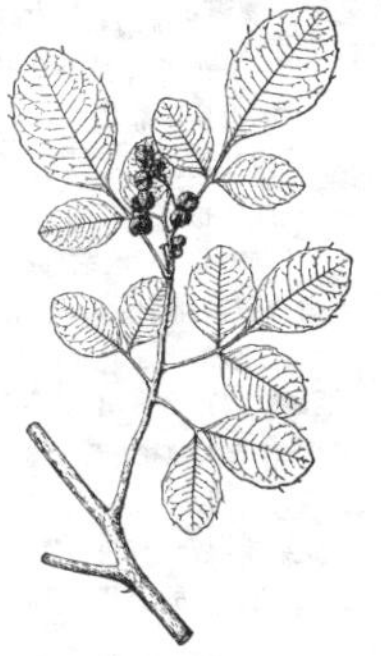

刺异叶花椒

生于海拔 500～1 400 m 的丛林阴湿处，有时可见于旷地。分布于湖北、湖南、广西、四川、贵州、陕西等地。

本植物的树皮(见血飞树皮)、叶(见血飞叶)、果实(见血飞果)亦供药用，另设专条。

【采收加工】 6～10 月挖根，鲜用或切片晒干。

【药材】 见血飞 *Zanthoxyli Spinifolii Radix*　主产于陕西等地。

性状　根圆柱形略弯曲，长短不一。表面灰黄色至黄棕色，具浅纵沟，色较深。质坚硬，折断时栓皮易碎，外侧黄棕色，内侧橙黄色；横断面皮部深棕色，木部淡黄色。气特异，味微苦，麻舌。

鉴别　(1) 根横切面：木栓细胞近方形或长方形，多数径向延长，排列整齐。皮层和韧皮部散有石细胞和纤维束，并有油细胞，数个成群散在；韧皮纤维和晶纤维单个或数个成束，与颓废组织伴存；薄壁细胞内含橙皮苷结晶。导管小而密，单个或 2～5 个相连，多数径向排列。

(2) 薄层色谱：取本品粉末 2 g，加甲醇 20 ml，冷浸过夜，回收甲醇至 2 ml 作供试品溶液。另取木兰花碱，以甲醇溶解成每 1 ml 含 1 mg 的对照品溶液。分别点于同一硅胶 H 0.3% CMC 薄层板上，以氯仿-甲醇-氨水(15∶4∶1)展开，置紫外光灯(254 nm)下观察。供试品色谱中，在与对照品色谱相应的位置上，显相同的亮蓝色斑点，喷雾改良碘化铋钾试剂显橙红色。

【成分】 见血飞根含生物碱：木兰花碱(magnoflorine)，铁屎米-6-酮(canthin-6-one)，乙氧基白屈菜红碱(ethoxychelerythrine)，*N*-去甲基白屈菜红碱(*N*-des-methylchelerythrine)，白鲜碱(dictamnine)，勒党碱(avicine)，氧化勒党碱(oxyavicine)；香豆素类：滨蒿内酯(scoparone)，东莨菪内酯(scopoletine)，异东莨菪内酯(isoscopoletine)，6-(3′-甲基-2′，3′-丁二醇基)-7-乙酰基香豆素〔6-(2′，3′-dihydroxy-3′-methylbutyl)-7-acetoxy-2*H*-1-benzopyran-2-one〕，6-(3′-甲基-2′，3′-丁二醇基)-香豆素-7-*O*-*β*-*D*-吡喃葡萄糖〔6-(2′，3′-dihydroxy-3′-methylbutyl)-7-(*β*-*D*- glucopyranosyl)-2*H*-1-benzopyran-2-one〕，美花椒内酯(isopimpinellin)，异茴芹内酯(xanthoxyletin)，6-(3′-甲基-2′-*O*-*β*-*D*-吡喃葡萄糖基-3′-羟基-丁基)-7-羟基-香豆素〔6-(2′-*O*-*β*-*D*-glucopyranosyloxy，3′-digydroxy-3′-methybutyl)-7-hydroxy-2*H*-1-benzopyran-2-one〕。还含正二十六烷酸(hexacosanoci acid)，葡萄内酯(aurepten)，5，3′-二羟基-4-甲氧基-二氢黄酮-7-*O*-*β*-*D*-吡喃葡萄糖(6→1)-*α*-*L* 鼠李糖苷。

【药性】 辛、微苦，温。

1.《贵阳民间药草》："辛、苦，温。无毒。"

2.《贵州草药》："性温，味辛。"

【功用主治】 祛风散寒，散瘀定痛，止血生肌。主治风寒湿痹，风寒咳嗽，跌打损伤，瘀血肿痛，外伤出血。

1.《贵阳民间药草》："行血，活血，止血，生肌。"

2.《贵州草药》:"驱风散寒。"

3.《陕西中草药》:"舒筋活血,消肿镇痛。主治跌打损伤,外伤出血,瘀血肿痛。"

【用法用量】 内服:煎汤,9～30 g;或研末,或浸酒。外用:捣敷;或研粉撒。

【选方】 1. 治跌打损伤 见血飞 9 g,月月红根 6 g,牛膝 9 g。共研末服,以酒为引。如系头部损伤,加羌活 6 g,藁本 6 g。

2. 治大吐血 见血飞 15 g,地柏枝 15 g,烧纸半张。混合,开水吞服。(1、2 方出自《贵阳民间药草》)

3. 治大便秘结 见血飞根 9 g。水煎服。(《陕西中草药》)

4. 治毒疮,提脓生肌 见血飞根皮 3 g,雄黄 3 g,冰片 1.5 g。研成细末混合,麻油调搽。或将见血飞根皮刮成细末,撒于膏药上,贴疮。(《贵阳民间药草》)

0815 见血清 jiàn xuè qīng (《民间常用草药汇编》)

【异名】 羊耳蒜(《植物名实图考》),立地好(《民间常用草药汇编》),毛慈姑、岩芋(《浙江民间常用草药》),黑兰、矮胖儿(南川《常用中草药手册》),肉螃蟹、铁耙梳(《四川常用中草药》),倒岩提、走子草、肉龙箭(《贵州药用植物名录》)。

【基原】 为兰科羊耳兰属植物脉羊耳兰的全草。

【原植物】 脉羊耳兰 *Liparis nervosa* (Thunb.) Lindl. [*Ophrys nervosa* Thunb.]

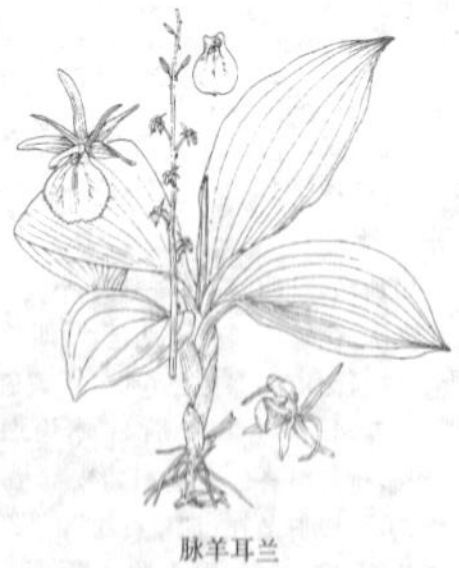

脉羊耳兰

多年生草本。根茎发达,褐色,横卧,其上着生细长的根数条;假鳞茎细长,圆柱形,长达 8 cm,粗 6 mm,具叶 3～5 枚。叶卵形至长圆形,长 10～15 cm,先端渐尖,全缘,基部鞘状抱茎。总状花序疏散,长 7～15 cm;苞片细小;萼片和花瓣常为黄绿色,长约 8 mm,侧面 2 枚萼片狭长圆形,中萼片狭长线形;花瓣线形,唇瓣紫色或紫红色,卵形或倒卵形,先端钝或凹入,基部有 2 个小瘤体;蕊柱近先端的翅钝圆,基部稍膨大。蒴果纺锤形。

生于海拔 850～1 000 m 的山坡阔叶林下。分布于西南及福建、江西、湖南、广东、广西、台湾。

【采收加工】 7～10 月采收,鲜用或切段晒干。

【成分】 含脉纹羊耳兰碱(nervosine)。

【药理】 止血作用 用活性炭处理过的水煎剂(1:1)敷于局部,对切断犬、猴股动脉或截断麻醉犬后肢引起的出血,有止血作用。对兔肝、脾切口,4 分钟止血,4～12 日后无继发出血,切口上有一层薄膜覆盖,药物已被吸收,基本上无粘连。体外试验,能使人和兔抗凝血液的红细胞凝集,缩短全血凝结时间。

毒性 大鼠每日腹腔注射上述制剂 1 ml,前 10 日体重逐日增加,后 10 日体重稍减轻,未有死亡。肌内注射 1 ml 后 2 日解剖,局部肌肉呈微红色,6 日后即消失。

【药性】 苦,凉。

1.《浙江民间常用草药》:"性平,味苦。"

2.《四川常用中草药》:"性凉,味苦。"

【功用主治】 凉血止血,清热解毒。主治胃热吐血,肺热咯血,肠风下血,崩漏,手术出血,创伤出血,疮疡肿毒,毒蛇咬伤,跌打损伤。

1.《浙江民间常用草药》:"清热毒,补肺止血。主治蝮蛇咬伤,疖肿,咯血,小儿惊风。"

2.《四川常用中草药》:"生新,散瘀,清肺,止吐血。治各种吐血,劳伤咳嗽,肺肾阴虚咯血,肠风下血,红崩,拔脓生肌,刀伤。"

3.《全国中草药汇编》:"清热,凉血,止血。主治肺热咯血,外用治创伤出血,疮疖肿毒。"

【用法用量】 内服:煎汤,9～15 g,鲜品 30～60 g;或研末,每次 9 g。外用:鲜品捣敷;或研末调敷。

【选方】 1. 治胃热吐血 见血清 30 g。煎水,送服白及末 6 g。

2. 治肺热咳嗽咯血 见血清晒干研末,每服 9 g,温开水或藕节煎水送服。

3. 治疮疖肿痛 见血清捣烂外敷,或研细末醋调敷。(1～3 方出自《四川中药志》1982 年版)

4. 治蝮蛇咬伤 见血清 4 株,水煎,冲滴水珠 3 g,顿服;另取滴水珠、七叶一枝花、大黄等研粉,醋调搽肿处。(《浙江药用植物志》)

0816 见血飞叶 jiàn xuè fēi yè (《陕西中草药》)

【基原】 为芸香科花椒属植物刺异叶花椒的叶。

【原植物】 参见"见血飞"条。

【采收加工】 7～10 月采叶,晒干。

【药性】 《陕西中草药》:"味涩、辛,性平。"

【功用主治】 《陕西中草药》:"舒筋活血,止血,消肿,镇痛,接骨。主治跌打损伤,外伤出血,瘀血肿痛。"

【用法用量】 内服:煎汤,6～15 g;或研末冲服。外用:研末撒敷。

0817 见血飞果 jiàn xuè fēi guǒ (《贵阳民间药草》)

【基原】 为芸香科花椒属植物刺异叶花椒的果实。

【原植物】 参见"见血飞"条。

【采收加工】 7～8 月果实成熟时采摘,晒干。

【药性】 辛、微苦,温。

【功用主治】 行气消积,活血止痛。主治食积腹胀,跌打损伤,骨折。

1.《贵阳民间药草》:"治饱胀。"

2.《全国中草药汇编》:"接骨生肌,止痛消肿。主治跌打损伤,腰腿酸痛。"

【用法用量】 内服:研粉,1.5 g;或泡酒。外用:研末调敷。

【选方】 治饱胀 见血飞果 30 g,枳实 30 g,香樟根 18 g,茴香根 18 g,川芎 15 g。研细末。每服 1.5 g,酒送服或泡酒服。(《贵阳民间药草》)

0818 见血飞树皮 jiàn xuè fēi shù pí (《全国中草药汇编》)

【基原】 为芸香科花椒属植物刺异叶花椒的树皮。

【原植物】 参见"见血飞"条。

【采收加工】 6～10 月采取树皮,晒干。

【药性】 辛,温。

【功用主治】 《全国中草药汇编》:"主治胃气痛,腹痛。"

【用法用量】 内服:研末,1.5 g。开水冲服。

0819 牛皮 niú pí (《证类本草》)

【异名】 败鼓皮(《本草图经》),败鼓牛皮(《本草求原》)。

【基原】 为牛科水牛属动物水牛或野牛属动物黄牛的皮。

【原动物】 参见"牛肉"条。

【采收加工】 宰牛时取皮,刮洗干净,鲜用或烘干。

【药性】 咸,平。

《本草求原》:"气平,无毒。"

【功用主治】 利水消肿,解毒。主治水肿,腹水,尿少,痈疽疮毒。

《本草图经》:"败鼓皮,主蛊毒。"

【用法用量】 内服：煮食；或烧灰研末冲，每次 15 g。外用：烧灰调涂。

【选方】 1. 治水气，大腹浮肿，小便涩少 牛皮（水牛者良，治如食），蒸令极烂，切入豉汁食之。（《食医心镜》）

2. 治老人水气，身体虚肿，面目虚胀 水牛皮二升（刮毛净洗），橘皮一两。上相和煮令烂熟，切，以生姜、醋五味渐食之。（《安老怀幼书》水牛皮方）

3. 治头生恶疮 生牛皮（烧灰）半两，燕窠土（烧赤）半两，麝香半钱。上件药，都细研令匀，以生油调，日二三度涂之。（《圣惠方》）

4. 治痈疽发背，肾痈，大小便秘 明净牛皮，炭火上烧成灰，研极细。每服五钱，以米饮调下。（《普济方》）

5. 治耳疮 败鼓牛皮，醋浸涂，或烧灰猪脂调涂。（《本草求原》）

0820 牛至 niú zhì （《中药材品种论述》）

【异名】 江宁府茵陈（《本草图经》），小叶薄荷（《植物名实图考》），满坡香、土香薷（《贵州民间药物》），白花茵陈、香草（《江西中药》），五香草、山薄荷、暑草、对叶接骨丹（《陕西植药调查》），土茵陈（《广西药用植物名录》），黑接骨丹（《陕西中草药》），滇香薷、香薷（《滇南本草》整理本），小甜草（《全国中草药汇编》），止痢草〔《中成药》1986，（1）：46〕。

【基原】 为唇形科牛至属植物牛至的全草。

【原植物】 牛至 *Origanum vulgare* L.

多年生草本，高 25～60 cm。芳香。茎直立，或近基部伏地生须根，四棱形，略带紫色，被倒向或微卷曲的短柔毛。叶对生；叶柄长 2～7 mm，被柔毛；叶片卵圆形或长圆状卵圆形，长 1～4 cm，宽 4～15 mm，先端钝或稍钝，基部楔形或近圆形，全缘或有远离的小锯齿，两面被柔毛及腺点。花序呈伞房状圆锥花序，开张，多花密集，由多数长圆状小假穗状花序组成，有覆瓦状排列的苞片；花萼钟形，萼齿5，三角形；花冠紫红、淡红或白色，管状钟形，两性花冠筒显著长于花萼，雌性花冠筒短于花萼，上唇卵圆形，先端 2 浅裂，下唇 3 裂，中裂片较大，侧裂片较小，均长圆状卵圆形；雄蕊 4，在两性花中，后对短于上唇，前对略伸出，在雌性花中，前后对近等长，内藏；子房 4 裂，花柱略超出雄蕊，柱头 2 裂；花盘平顶。小坚果卵圆形，褐色。花期 7～9 月，果期 9～12 月。

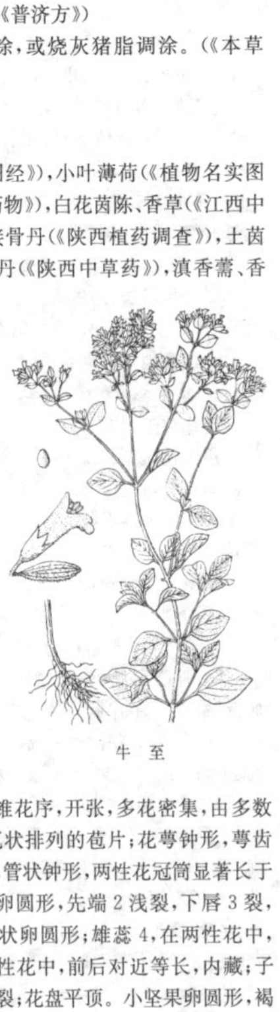

牛 至

生于海拔 500～3 600 m 的山坡、林下、草地或路旁。分布于西南及江苏、浙江、安徽、福建、江西、河南、湖北、湖南、广东、西藏、陕西、甘肃、新疆、台湾等地。

【采收加工】 7～8 月开花前割取地上部分，或将全草连根拔起，鲜用或扎把晒干。

【药材】 牛至 *Origani Vulgaris Herba* 主产于云南、四川、贵州等地。

性状 全草长 23～50 cm。根细小，直径 2～4 mm；表面灰棕色，略弯曲；质略韧，断面黄白色。茎方柱形，紫棕色至淡棕色，密被细毛。叶对生，多皱褶或脱落，完整者展开后呈卵形或宽卵形，先端钝，基部圆形，暗绿色或黄绿色，全缘，两面均有棕黑色腺点及细毛。聚伞花序顶生，花萼钟状，先端 5 裂，边缘密生白色细柔毛。小坚果扁卵形，红棕色。气微香，味微苦。

鉴别 （1）茎横切面：表皮细胞方形或略切向延长，外被角质层，有非腺毛，为 2～8 细胞，外壁具疣点，并有少数腺鳞及小腺毛。皮层细胞 4～5 列，四角部位有厚角细胞6～10 列；内皮层细胞 1 列，整齐，较大。韧皮部较窄。木质部导管、木纤维及木薄壁细胞均木化。髓大，细胞多角形。壁微木化，有单纹孔，老茎髓部呈空腔。

叶表面观：上、下表皮细胞垂周壁均略波状弯曲；腺鳞较多，腺头扁球形，由 4～8 个分泌细胞组成，腺头角质层与分泌细胞之间，贮有淡黄色油，柄短，单细胞；小腺毛头部与柄部均为单细胞。非腺毛 3～4 细胞，于叶脉及叶缘处较多，可见疣点。下表皮气孔多，直轴式。

（2）薄层色谱：取本品粗粉适量，用挥发油提取器提取挥发油，吸取一定量，用乙酸乙酯稀释成 10%溶液，作供试品溶液。另取麝香草酚、香荆芥酚作为对照品，分别点样于同一硅胶 G-CMC 薄板上，以二氯甲烷为展开剂展开，取出，晾干；喷以 5%香草醛浓硫酸溶液，于 100 ℃烘 5 分钟；供试品色谱中，在与对照品色谱相应位置上，显相同的颜色斑点。另取 γ-松油烯作对照品，用已烷展开，5%香草醛浓硫酸液显色，供试品色谱中，在与对照品色谱相应位置上，显相同的颜色斑点。

【成分】 全草含挥发油：百里香醌（thymoquinone），苄醇（benzyl alcohol），丁香油酚（eugenol），2-苯乙醇（2-phenylethanol），麝香草酚（thymol），3-己烯-1-醇（3-hexen-1-ol），香荆芥酚（carvacrol）等，3，5，5-三甲基-4-（3-羟基-1-丁烯基）-2-环己烯-1-酮〔3，5，5-trimethyl-4-（3-hydroxy-1-丁烯基 butenyl）-2-cyclohexen-1-one〕，苯乙醇（2-phenylethanol），百里香酚（thymol），牻牛儿醇乙（酸）酯（geranyl acetate）及聚伞花素（cymene）等；黄酮类：木犀草素（luteolin），芹菜素（apigenin），香叶木素（diosmetin）；酚酸类：原儿茶酸（protocatechuic acid），香草酸（vanillic acid），异香草酸（isovanillic acid），迷迭香酸（rosmarinic acid），咖啡酸（caffeic acid）。此外还含齐墩果酸（oleanolic acid），日本椴苷（tilianin），胡萝卜苷（daucosterol），β-谷甾醇（β-sitosterol），豆甾醇（stigmasterol），箭叶苷（sagittatoside）A，对异丙醛基甲苯。

叶挥发油含单萜类：氧化芳樟醇（linalool），(*E*)-β-罗勒烯〔(*E*)-β-ocimene〕，蒎烯（pinene），β-丁香烯（β-caryophyllene），α-衣兰油烯（α-muurolene，62.04%），石竹烯（caryophyllene），大牻牛儿烯（germacrene）D，(*E*，*E*)-β-金合欢烯〔(*E*，*E*)-β-farnesene〕，β-波旁（老鹳草）烯（β-bourbonene），葎草烯（humulene），二环大牻牛儿烯（bicyclogermacrene），γ-杜松烯（γ-cadinene），α-荜澄茄醇（α-cadinol），1，8-桉叶（油）素（1，8-cineol），顺和反-对罗勒烯（*cis*-and *trans*-*p*-ocimene），柠檬烯（limonene）；倍半萜类：蓝桉醇（globulol）；烷类：二十五烷（pentacosane），二十七烷（heptacosane），二十九烷（nonacosane）。还含熊果酸（ursolic acid）。

花序挥发油主要有麝香草酚（thymol），香荆芥酚（carvacrol），松油烯（terpinene）等 56 种成分。

【药理】 1. 抗微生物作用 牛至挥发油对福氏痢疾杆菌、宋内痢疾杆菌、志贺痢疾杆菌、金黄色葡萄球菌、白色葡萄球菌、大肠杆菌、伤寒杆菌、甲型副伤寒杆菌、变形杆菌的最低抑菌浓度分别为 0.34、0.17、0.17、0.17、0.34、0.34、0.17、0.34、0.34 mg/ml，从挥发油中得到的百里香酚和香荆芥酚对上述细菌也有显著抑制作用，最低抑菌浓度在 0.25～0.55 mg/ml 范围内。牛至挥发油对铜绿假单胞菌也有抑制作用，最低有效浓度为1.0 μl/ml。

2. 对平滑肌的作用 牛至挥发油对大鼠离体肠管乙酰胆碱引起的收缩有较弱的对抗作用。总挥发油松弛离体血管平滑肌，对不同种属动物血压有不同影响，可降低大鼠血压，但对犬、猫血压几乎无影响。总挥发油虽能扩张离体豚鼠支气管，但作用较弱，无平喘作用。挥发油 5×10^{-5} g/ml 可使离体兔耳血管灌流量显著增加；2.5×10^{-5} g/ml 使离体家兔、豚鼠冠脉流量显著增加。

十二指肠给药10 mg/kg，可使麻醉大鼠血压1小时内平均降低2.7±1.6 kPa (20.5±12 mmHg)。家兔离体主动脉条实验中，挥发油不能对抗去甲肾上腺素的缩血管反应；阿托品却可对抗挥发油对大鼠的降压作用，提示降压作用可能是通过兴奋M受体所致。

3. 对免疫功能的影响　小鼠灌服牛至提取液显著提高腹腔巨噬细胞吞噬指数和吞噬率。牛至给小鼠每日灌服1次，连续5日，显著增强以溶血素反应为指标的特异性体液免疫功能；极显著促进玫瑰花结形成细胞功能，提示其也能增强细胞免疫功能。牛至挥发油50 mg/kg给小鼠腹腔注射，每日1次，连续7日，显著提高小鼠腹腔巨噬细胞YC(酵母菌-C_{36})和EA(免疫球蛋白G-绵羊红细胞)花环形成率，显著增强腹腔巨噬细胞的吞噬功能，显著增加小鼠脾脏重量，对胸腺重量则无明显影响。提示牛至抗感染作用与增强巨噬细胞功能有关。

4. 其他作用　牛至挥发油以0.15 ml/kg、0.30 ml/kg给小鼠灌胃，对醋酸所致扭体反应有显著抑制作用，并呈量效关系，同样剂量对戊巴比妥钠阈下剂量催眠作用有显著协同作用，对小鼠有明显镇静作用。牛至提取物也有显著抗氧化作用。

毒性　小鼠口服总油的急性LD_{50}为2.43±0.38 ml/kg (1 ml约为900 mg)，临床用量每日为40～80 mg，故安全范围较大。亦有报道小鼠口服挥发油的LD_{50}为4.497±0.368 ml/kg。挥发油以20 ml(含油10 mg/kg)给小鼠灌胃，连续3星期，各主要脏器肉眼及组织切片均未见异常。

【炮制】　取原药材，除去杂质，抢水洗净，稍润，切段，晾干，筛去灰屑。

饮片性状　茎、叶混合的段状。茎方形，有分枝，紫棕色或黄棕色，被绒毛。完整叶，卵形或椭圆形，灰绿色或黄绿色，全缘，有黑色腺点，被毛。有的具花和小坚果。气微香。贮干燥容器内，密闭，置阴凉干燥处。

【药性】　辛、微苦，凉。

1.《滇南本草》："味苦、辛，性温。"

2.《贵州民间药物》："性凉，味辛。"

3.《陕西中草药》："味淡、微辛，性凉。"

4.《福建药物志》："辛、微苦，凉。"

【功用主治】　解表，理气，清暑，利湿。主治感冒发热，中暑，胸膈胀满，腹痛吐泻，痢疾，黄疸，水肿，带下，小儿疳积，麻疹，皮肤瘙痒，疮疡肿痛，跌打损伤。

1.《滇南本草》："解表除邪。治中暑头疼，暑泻，肚肠疼痛，暑热咳嗽，发汗，温胃和中。"

2.《贵州民间药物》："解表止痛，散皮肤湿热。治伤风发热，止呕吐。"

3.《新疆中草药手册》："能解热，活血。"

4.《贵州草药》："解表，理气，利湿，止呕。"

5.《陕西中草药》："活血祛瘀，止痛生肌，通窍利膈，调经。主治跌打损伤，骨折，胸膈胀满，崩漏，白带。"

6.《浙江药用植物志》："治感冒，中暑，急性胃肠炎腹痛，胸膈胀满，跌打损伤。"

7.《福建药物志》："防治流行性感冒，中暑腹泻，急性黄疸型传染性肝炎，水肿，乳痈，多发性脓肿。"

【用法用量】　内服：煎汤，3～9 g，大剂量用至15～30 g；或泡茶。外用：煎水洗；或鲜品捣敷。

【宜忌】　表虚汗多者禁服。

《贵州民间药物》："忌糯食及豆腐。"

【选方】　1. 治伤风发热，呕吐　满坡香9 g，紫苏、枇杷叶各6 g，灯心草3 g。煎水服，每日3次。(《贵州民间药物》)

2. 治中暑发热头疼，烦渴出汗，腹痛水泻，小便短少，身体作困　香薷二钱，扁豆二钱(炒)，神曲二钱，栀子二钱(炒)，赤茯苓三钱，荆芥穗一钱五分。引用灯心草煎服。(《滇南本草》香薷饮)

3. 治多发性脓肿　牛至、南蛇藤各30 g。水酒各半，炖豆腐服。(《福建药物志》)

【临床报道】　治疗急性细菌性痢疾　止痢草片剂(每片含止痢草5 g)每次服4～8片，每日4次。治疗144例，痊愈128例，好转10例，无效6例，总有效率为95.83%，细菌转阴率为78.5%。未见副作用。

0821 牛肉 niú ròu (《别录》)

【基原】　为牛科野牛属动物黄牛或水牛属动物水牛的肉。

【原动物】　1. 黄牛　*Bos taurus domesticus* Gmelin

体长1.5～2 m，体重一般在280 kg左右。体格强壮结实，头大额广，鼻阔口大，上唇上部有两个大鼻孔，其间皮肤硬而光滑，无毛，称为鼻镜。眼、耳都较大。头上有角1对，左右分开，角之长短、大小随品种而异，弯曲无分枝，中空，内有骨质角髓。四肢匀称，4趾，均有蹄甲，其后方2趾不着地，称悬蹄。尾较长，尾端具丛毛，毛色大部分为黄色，无杂毛掺混。性格温驯，生长较快。食植物性饲料。

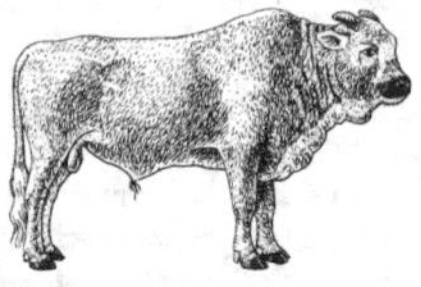

黄　牛

全国各地均有饲养。

2. 水牛　*Bubalus bubalis* Linnaeus

体比黄牛肥大，长达2.5 m以上。角较长大而扁，上有很多切纹。颈短，腰腹隆凸。四肢较短，蹄较大。皮厚无汗腺，毛粗而短，体前部较密，后背及胸腹各部较疏。体色大多灰黑色，但亦有黄褐色或白色的。

全国大部分地区均有饲养，以南方水稻田地区为多。

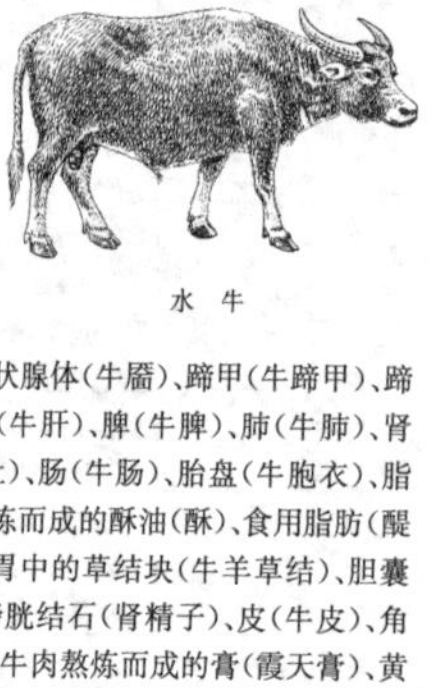

水　牛

本动物的骨(牛骨)、骨髓(牛髓)、骨质角髓(牛角䚡)、血液(牛血)、脑(牛脑)、鼻(牛鼻)、齿(牛齿)、喉咙(牛喉咙)、甲状腺体(牛靥)、蹄甲(牛蹄甲)、蹄筋(牛筋)、阴茎和睾丸(牛鞭)、肝(牛肝)、脾(牛脾)、肺(牛肺)、肾(牛肾)、胆或胆汁(牛胆)、胃(牛肚)、肠(牛肠)、胎盘(牛胞衣)、脂肪(牛脂)、乳汁(牛乳)、牛乳经提炼而成的酥油(酥)、食用脂肪(醍醐)、乳制品(酪)、唾液(牛口涎)、胃中的草结块(牛羊草结)、胆囊或胆管或肝管中的结石(牛黄)、膀胱结石(肾精子)、皮(牛皮)、角(水牛角、黄牛角)、尾(水牛尾)、黄牛肉熬炼而成的膏(霞天膏)、黄牛皮制成的胶(黄明胶)亦供药用，另设专条。

【采收加工】　宰牛时取肉，鲜用，或冷藏。

【成分】　牛肉每100 g(食部)约含蛋白质20.1 g，脂肪10.2 g，维生素B_1 0.07 mg，维生素B_2 0.15 mg，钙7 mg，磷170 mg，铁0.90 mg，又含胆甾醇(cholesterol)125 mg%，人体必需氨基酸。

黄牛的牛肉中含三碘甲腺氨酸(triiodothyronine)(Ts)，甲状腺素(thyroxine)(T4)，胆甾醇(cholesterol)。

水牛的牛肉中含甘氨酸轭合物(glycoconjugate)，磺胺甲氧哒嗪(sulfamethoxypyridazine)。

其他成分参见"霞天膏"条。

【药性】　甘，水牛肉性凉，黄牛肉性温。

1.《别录》："味甘、平，无毒。"

2.《千金方》："味咸，平。"

3.《日华子》："水牛肉，冷，微毒；黄牛肉，温，微毒。"

4.《纲目》："黄牛肉，甘，温，无毒。""水牛肉，甘，平，无毒。"

5.《雷公炮制药性解》："入脾经。"

6.《本草汇言》:"人手、足阳明经。"

【功用主治】 补脾胃,益气血,强筋骨。主治脾胃虚弱,气血不足,虚劳羸瘦,腰膝酸软,消渴,吐泻,痞积,水肿。

1.《别录》:"主消渴,止啘泄,安中益气,养脾胃。"

2.《千金方》:"止唾液出。"

3.《本草拾遗》:"消水肿,除湿气,补虚,令人强筋骨、壮健。""补益腰脚。"

4.《滇南本草》:"水牛肉,能安胎补血。"

5.《韩氏医通》:"黄牛肉,补气,与绵黄芪同功。"

【用法用量】 内服:煮食、煎汁,适量,或入丸剂。外用:生裹或作丸摩。

【宜忌】 牛自死、病死者,禁食其肉。

1.《别录》:"自死谓疫死,肉多毒。"

2.《本草拾遗》:"自死者发痼疾痃癖,令人成疰病。"

3.《食疗本草》:"自死者,血脉已绝,骨髓已竭,不可食。"

【选方】 1. 补诸虚百损　黄犍牛肉(去筋膜,切片,河水洗数遍,仍浸一夜,次日再洗三遍,水清为度,用无灰好酒同人坛内,重泥封固,桑柴文武火煮一昼夜,取出如黄沙为佳,焦黑无用。焙干为末,听用)、山药(盐炒过)、莲肉(去心,盐炒过,并去盐)、白茯苓、小茴香(炒)各四两,为末。每牛肉半斤,入药末一斤,以红枣蒸熟,去皮和捣,丸梧子大。每空心酒下五十丸,日三服。(《纲目》引《乾坤秘韫》返本丸)

2. 治脾胃久冷,不思饮食　牛肉五斤(去脂膜,切作大片),胡椒五钱,荜茇五钱,陈皮二钱(去白),草果二钱,缩砂二钱,良姜二钱。上为细末,生姜汁五合,葱汁一合,盐四两,同肉拌匀,腌二日,取出焙干作脯,任意食之。(《饮膳正要》牛肉脯)

3. 治腹中癖积　① 牛肉四两(切片)。以风化石灰一钱擦上,蒸熟食。常食癖积自下。(《纲目》引《经验秘方》)② 黄牛肉一斤,恒山三钱。同煮熟,食肉饮汁,癖必自消。(《纲目》引《笔峰杂兴》)

4. 治鼓胀　黄牛肉一斤。以河水煮极烂,加皮硝一两,随意食之。二三日其肿自消,至重者再服则愈矣。百日之内,忌酸、盐、生冷面食、荤腥、油腻、黏硬之物。(《愿体医话》)

5. 治老人水气病,四肢肿闷沉重,喘息不安　水牛肉一斤(鲜)。上蒸令烂,空心切,以五味、姜、醋渐食之,任性为佳。(《安老怀幼书》水牛方)

6. 治伤寒热病,手足肿欲脱　以生牛肉裹之,肿消痛止。(《外台》引《范汪方》)

7. 治白虎风,寒热发歇,骨节微肿,彻骨疼痛　燕窠土二两,伏龙肝二两,飞罗面二两,砒黄一钱,水牛肉脯一两(炙令黄,别捣罗为末)。上为细散,后入砒黄、牛脯末,和令匀。每将少许,以新汲水和如弹丸大,于痛处摩之。(《圣惠方》燕窠土丸)

【临床报道】 治疗带状疱疹　选新鲜生牛肉(带血为佳),洗净切片,厚 2~3 mm,外敷患处,日更换 2 次,忌食辛辣腥。治疗带状疱疹 15 例,全部治愈。

【各家论述】 1.《丹溪心法》"倒仓法,治瘫劳蛊癞等证,推陈致新,扶虚补损,可吐可下。用黄色肥牯牛腿精肉二十斤或十五斤,取长流水于大锅内煮,以肉烂成渣为度,滤去渣。用肉汤再熬如琥珀色。隔宿不吃晚饭,大便秘者,隔宿进神芎丸,不秘者不用。五更温服一钟,伺膈间药行,又续服至七八钟,病人不欲服,强再与之。必身体皮毛皆痛,方见吐下。寒月则重汤温之。病在上,欲吐多者须紧服,又不可太紧,恐其不纳;病在下,欲利多者,须疏服,又不可太疏,恐其不达,临时消息。大抵先见下,方可使吐,须极吐下,伺其上下积俱出尽,大便中见如胡桃肉状无臭气则止。吐利后或渴,不得与汤。其小便必长,取以饮病者,与一二碗,非惟可以止渴,抑且可以涤濯余垢。睡一二日,觉饥甚,乃与粥淡食之。待二三日后,始与少菜羹自养。半月觉精神焕发,形体轻健,沉疴悉定矣。法曰:肠胃为市,以其无物不有,而谷为最多,故曰仓。仓,积谷之室也。倒者,倾去旧积而涤濯使之净也。经曰:胃为受盛之宫。故五味入口,即入于胃,留毒不散,积聚既久,致伤冲和,诸病生焉。今用黄牯牛肉,肉者胃之药也,熟而为液,无形之物也,横散入肉络,由肠胃而渗透肌肤毛窍爪甲无不入也。积聚久则形质成,依附肠胃回薄曲折处,以为糟粕之窠臼,阻碍津液气血,熏蒸燔灼成病,自非剖肠刮骨之神妙,孰能去之,又岂合勺铢两之丸散所能窍犯其藩墙户牖乎?夫牛肉全重厚和顺之性,润枯泽槁,岂有损也。"

2.《纲目》:"韩懋言,牛肉补气,与黄芪同功。观丹溪朱氏倒仓法论而引申触类,则牛之补土可心解矣。""在表者因吐而得汗,在清道者自吐而去,在浊道者自利而除,有如洪水泛涨,陈莝顺流而去,盎然涣然,润泽枯槁,而有精爽之乐也。"

0822 牛血 niú xuè (《本草蒙筌》)

【基原】 为牛科野牛属动物黄牛或水牛属动物水牛的血液。

【原动物】 参见"牛肉"条。

【采收加工】 宰牛时收集血液,鲜用。

【成分】 1. 黄牛　新鲜血浆含 10%固体物质,其中蛋白质占 80%。血浆的蛋白质主要有白蛋白(albumin),球蛋白(globulin)及纤维蛋白原(fibrinogen)。全血含 35%~40%的有形物:血红蛋白(ferrohemoglobin),珠蛋白,羟基血红素(hydroxyferroproto-porphyrin),后者脱去铁则成为原卟啉(protoporphyrin)。还含非蛋白:尿素(urea),尿酸(urid acid),肌酸(caeatine),肌酐(creatinine),氨基酸(amino acid)等;脂类:其中包括磷脂类及胆甾醇(cholesterol);碳水化合物:葡萄糖,乳酸(lactic acid)等;无机盐主要是氯、碳酸、磷酸的钠、钾、钙、镁盐。还含胆红素(bilirubin),β-胡萝卜素,维生素 A,α-生育酚,DL-α-生育酚乙酸酯,酪蛋白 A_1、A_2、A_3、B、C、D、E。

2. 水牛　含催乳激素(lactogenic hormone),孕甾酮(progesterone),2-吡啶醛肟(2-pyridine aldoxime)。

【药理】 1. 促生长作用　从新鲜牛血中提取部分纯化的血小板衍生生长因子(PDGF)注射兔角膜上缘,有刺激毛细血管生长和成纤维细胞增殖作用。PDGF 对骨生长有调节作用,用大鼠实验表明能刺激骨脱氧核糖核酸(DNA)及蛋白质合成,有促进脱钙骨成骨及骨和软组织创伤修复作用。另据报道,从幼牛血细胞中分离出的一种相对分子质量小于 700 的物质,具有促进人生长和代谢的作用。

2. 增强耐缺氧能力　小牛血液制备的抽提液与豚鼠匀浆共育,能使后者摄取氧量增加 1~2 倍。给正常兔静脉注射小牛血抽提液 2 ml/只,每日 1 次,连续 36 日,再放入低压舱内,每日缺氧 8 小时,于缺氧 14 日、21 日和 28 日后测定,可见小牛血抽提液对动物因缺氧引起的红细胞增高有一定抑制作用,并能使组织细胞氧利用率有一定程度增加,可能有预防高山红细胞增多症的作用。

3. 清除超氧自由基作用　从牛红细胞中可提取超氧化物歧化酶(SOD),用于清除超氧自由基,保护生物分子。

4. 抗炎作用　牛血铜锌超氧化物歧化酶(Cu, Zn-SOD)1 次皮下或肌内注射,对角叉菜胶性小鼠足肿及抗血清诱发的皮肤肿胀均有明显抑制作用。牛血 Cu, Zn-SOD 有长效抗炎作用,且与给药途径无关。牛红细胞 SOD 对酵母多糖所致炎症水肿也有明显抑制作用。

5. 其他作用　牛血 SOD 尚能显著抑制异丙肾上腺素所致大鼠缺血性心肌损害,抑制缺血后心功能下降,明显减轻心肌细胞坏死和变性。SOD 对顺铂所致兔肾及骨髓损伤有保护作用,血尿素氮(BUN)、肌酐(Cr)、24 小时尿蛋白(Up)明显低于对照组,而粒细胞数高于对照组。

6. 药代动力学　给家兔静脉注射 SOD,血清活性-时间数据符合线性二室开放模型，肌内注射的生物利用度为72.0%。小鼠腹腔注射SOD后1～3小时，组织中SOD活性以胆囊和胃为最高，然后依次为肌肉、肺、肝、脑和肾，而心脏和睾丸最低。由尿粪排泄甚少，24小时累积排泄量分别为给药量的1.48%和0.45%。另据报道，^{125}I-SOD给小鼠皮下注射，血中药物浓度-时间曲线近似一级吸收房室开放模型，体内分布以肾脏最多，心、脑分布最少。

毒性　SOD毒性很小，100 mg/kg和200 mg/kg腹腔注射对大鼠活动、行为、血压、心率、呼吸和心电图均无明显影响。小鼠静脉注射的LD_{50}为4.461 g/kg，肌内注射＞8 g/kg。

【药性】 咸，平。

1.《纲目》："咸，平，无毒。"

2.《本经逢原》："性温。"

3.《医林纂要》："甘、咸，平。"

【功用主治】 健脾补中，养血活血。主治脾虚羸瘦，经闭，血痢，便血，金疮折伤。

1.《本草蒙筌》："补身血枯涸。"

2.《纲目》："解毒利肠。治金疮折伤垂死，又下水蛭。煮拌醋食，治血痢便血。"

3.《本经逢原》："补脾胃诸虚，治便血、血痢，一切病后羸瘦，咸宜食之。"

4.《医林纂要》："破瘀通经，利大小便。"

【用法用量】 内服：适量，煮食。

【选方】 治误吞水蛭，肠痛黄瘦　牛血热饮一二升，次早化猪脂一升饮之，即下出也。(《肘后方》)

0823 牛肝 niú gān (《别录》)

【基原】 为牛科野牛属动物黄牛或水牛属动物水牛的肝脏。

【原动物】 参见"牛肉"条。

【采收加工】 宰牛时剖腹取肝脏，洗净，鲜用或烘干。

【成分】 黄牛的肝脏每100 g含蛋白质18.9 g，碳水化合物9 g，脂肪2.6 g，灰分0.9 g，以及钙13 mg，磷400 mg，铁9 mg，硫胺素(thiamine)0.39 mg，核黄素(riboflavine)2.3 mg，烟酸(nicotinic acid)16.2 mg，抗坏血酸18 mg，维生素A。此外，还含各种酶，磷脂，高度不饱和脂肪酸二十碳四烯酸(eicosatetraenoic acid)，胆甾醇(cholesterol)，以及肝糖原(liver starch)等。牛肝还含棕榈酸视黄酯(retinyl palmitate)，胆绿素还原酶(biliverdin reductase, BVR)。

【药理】 1. 保肝作用　从新生小牛肝细胞提取的肝细胞生长因子(HGF)或称肝刺激物质(HSS)，是由分子大小不等的蛋白质和多肽组成的生物活性物质，动物实验表明在体内和体外均有刺激肝细胞生长和促进肝细胞脱氧核糖核酸(DNA)合成的作用。在体外大鼠肝细胞培养液中，HGF显著增加^{3}H-TdR的肝细胞掺入量，表明能促进肝细胞的DNA合成。对*D*-氨基半乳糖(*D*-Gal)所致急性肝损害大鼠，HGF也能促进^{3}H-TdR的肝组织掺入率，表明对中毒大鼠的肝DNA合成也有促进作用，并能显著降低*D*-Gal中毒大鼠血清丙氨酸氨基转移酶(ALT)水平，使肝组织坏死明显减轻，对肝细胞有保护和修复作用，同时降低动物死亡率。牛肝提取物对CCl_4诱发的急性肝损伤的小鼠有保护作用，ICR雄性小鼠最高剂量1.2 g/kg灌胃，病理检查结果表明，能明显改善ALT、AST活性，改善肝细胞损伤性变化，增强其增生修复能力。HGF不仅促进肝细胞有丝分裂，促进肝再生，尚能促进肝细胞运动，使其扩散和迁移，对其他上皮细胞和内皮细胞也有类似作用。动物肝纤维化模型实验表明HGF尚能抑制肝纤维组织增生，减少胶原合成，而有抗肝纤维化作用。由胎牛肝组织提取的相对分子质量小于20 000的胎牛肝细胞刺激因子，通过^{3}H-TdR体内掺入肝细胞实验证明，也有促进肝细胞DNA合成作用。用猪胃黏膜作用于牛肝而制成的胃解肝精，具有抗脂肪肝，解毒保肝作用。

2. 抗肿瘤作用　用胎牛肝脏为原料提取出的胎牛肝细胞低分子天然抑瘤物LMW-NTS属核酸和多肽类物质。体外培养条件下胎牛肝细胞对小鼠肉瘤S_{180}细胞较对正常小鼠骨髓粒-巨噬系祖细胞有更强的抑制增殖及集落生成作用；腹腔注射胎牛肝细胞治疗荷瘤小鼠能显著延长小鼠寿命。

3. 其他作用　HGF除对肝细胞有刺激作用外，还对多种细胞有刺激作用，已发现HGF能促进肾小管细胞、肝非实质细胞、角化细胞和黑色素瘤等细胞的DNA合成。HGF也能促进受损肾、胃黏膜上皮细胞、肺、骨骼肌、血管和胰腺的修复。给急性缺血性肾损伤大鼠皮下注射20 μg HGF，能明显降低血中肌酐和尿素氮，增加菊粉清除率，降低大鼠死亡率，组织学检查可见肾脏组织损害较轻。HGF尚能提高大鼠单核细胞的吞噬作用和枯否细胞功能，抑制内毒素对肿瘤坏死因子(TNF)的诱生作用，提高血清雌二醇水平，增加氨基酸的摄取等。

【药性】 甘，平。

1.《日用本草》："味甘，凉。"

2.《本草经疏》："味苦、甘，气和平。"

【功用主治】 补肝，养血，明目。主治虚劳羸瘦，血虚萎黄，青盲雀目，惊痫。

1.《别录》："主明目。"

2.《食疗本草》："治痢。醋煮食之，治瘦。"

3.《本草拾遗》："肝和腹内百叶(即重瓣胃)，作生姜、醋食之，主热气，水气，丹毒，压丹石发热，解酒劳。"

4.《日用本草》："平肝气。"

5.《本草蒙筌》："助肝血。"

6.《纲目》："妇人阴䘌，纳之引虫。"

7.《本草经疏》："补肝，治雀盲。"

8.《现代实用中药》："适用于萎黄病，妇人产后贫血，肺结核，小儿疳眼，夜盲。"

【用法用量】 内服：煮食；或入丸、散。

【选方】 1. 治青盲积年不差　黄牛肝一具(细切，曝干)，土瓜根三两，羚羊角屑一两，蕤仁一两(汤浸，去赤皮)，细辛一两，车前子二两。上药捣细罗为散，空心以温酒调下二钱。(《圣惠方》牛肝散)

2. 治小儿惊痫　青牛肝一具，细取薄切，以水洗漉出沥干，以五味酱醋食之。(《普济方》)

3. 治妇人阴痒，有虫　取牛肝，截五寸，绳头纳阴中，半日虫入肝，出之。(《外台》引《古今录验方》)

0824 牛肚 niú dǔ (《食疗本草》)

【异名】 牛百叶(《本草拾遗》)，牛膍(《纲目》)。

【基原】 为牛科野牛属动物黄牛或水牛属动物水牛的胃。

【原动物】 参见"牛肉"条。

【采收加工】 宰牛时，剖腹取出胃，漂洗干净，鲜用或冷藏。

【成分】 黄牛胃每100 g含蛋白质14.8 g，脂肪3.7 g，灰分0.5 g，钙22 mg，磷84 mg，铁0.9 mg，硫胺素(thiamine)0.04 mg，核黄素(riboflavine)0.20 mg，烟酸(nicotinic acid)3.6 mg。此外，尚含胃泌素(gastrin)，胃蛋白酶(pepsin)等。

【药理】 对胃的作用　小牛胃肠黏膜提取物灌胃，对阿司匹林所致大鼠胃溃疡有显著抑制作用，并能使腺胃组织丙二醛(MDA)含量明显降低，谷胱甘肽过氧化物酶(GSH-PX)含量显著上升。实验结果表明，胃肠黏膜提取物对急性胃黏膜病变，有预防和促进愈合的作用。牛胃黏膜也可用于提取胃泌素、胃蛋白酶和胃蛋白酶稳定因子，它们的药理作用见"猪肚"条。

【药性】 甘，温。

1.《日用本草》："味甘，平。"

2.《纲目》："甘，温，无毒。"

【功用主治】 补虚羸，健脾胃。主治病后虚羸，气血不足，消渴，风眩，水肿。

1.《食疗本草》："主消渴，风眩，补五脏，以醋煮食之。"

2.《本草拾遗》："肝和腹内百叶（即重瓣胃），作生姜、醋食之，主热气，水气，丹毒，压丹石发热，解酒劳。"

3.《日用本草》："和中，益脾胃。"

4.《本草蒙筌》："健脾胃，免饮积食伤。"

5.《纲目》："补中益气，解毒，养脾胃。"

【用法用量】 内服：煮食。

0825 **牛肠** niú cháng （《本草蒙筌》）

【基原】 为牛科野牛属动物黄牛或水牛属动物水牛的肠。

【原动物】 参见"牛肉"条。

【采收加工】 宰牛时剖腹取肠，漂洗干净，鲜用或冷藏。

【药理】 牛肠黏膜可作为制取肝素的原料，肝素具有抗凝血、抗血栓、调血脂、抗动脉粥样硬化及抗炎等多方面的药理作用，详见"猪肠"。牛肠黏膜制取的肝素的抗凝效价稍低于羊肠黏膜和猪肠黏膜制取的肝素，但显著高于牛肺肝素和羊肺肝素。

【药性】 甘，平。

【功用主治】《本草蒙筌》："厚肠，除肠风痔漏。"

【用法用量】 内服：煮食。

0826 **牛齿** niú chǐ （《别录》）

【基原】 为牛科野牛属动物黄牛或水牛属动物水牛的牙齿。

【原动物】 参见"牛肉"条。

【采收加工】 宰牛时从口中取下牙齿，洗净，晾干。

【成分】 黄牛牙齿釉质含无机物95%以上，有机物2%以下。无机物主要是磷酸钙，次之是碳酸钙，也含少量镁盐；有机物主要是角蛋白（keratin），（骨）胶原（collagen）等蛋白质。牛牙的角蛋白的氨基酸组成与普通毛发中的角蛋白不同，它几乎不含半胱氨酸。牛牙齿的牙质大约含无机物70%，主要是磷酸钙，有机物20%，主要是骨胶原，其硬度次于釉质，大约与矿物磷灰石（apatite）相仿。牛牙的牙骨质组成与骨相似，但含有机物较多，其硬度又比牙质略低。

【药理】 1. 解热作用　牛齿根混悬药液0.2 g/kg注射给药，对伤寒-副伤寒甲、乙三联菌苗注射1 mg/kg所致发热家兔有明显解热作用，其效力仅次于牛黄，比人工牛黄效果好。

2. 镇静作用　牛齿根混悬药液0.2 g/kg灌胃给药，能使小鼠活动逐渐减弱，直至安静不动；用棍棒触鼠尾及鼠须时反应较迟钝，但翻正反射依然存在。将小鼠放入光电活动记录仪中发现，牛齿根显示出抑制小鼠自主活动的作用；滚棒实验结果证明，牛齿根与牛黄和人工牛黄一样具有降低小鼠协调运动的作用；能协同戊巴比妥钠对小鼠的阈下催眠作用；延长戊巴比妥钠所致小鼠的睡眠时间，但作用远不如牛黄及人工牛黄。

3. 抗惊厥作用　牛齿根混悬剂2 g/kg灌胃对戊四氮所致惊厥有明显对抗作用，但对士的宁所致的惊厥不显著。

【药性】 涩，凉。

【功用主治】 镇惊，固齿，解毒。主治小儿牛痫，牙齿动摇，发背恶疮。

《别录》："主小儿痫。"

【用法用量】 内服：1～3 g，入丸、散。外用：研末搽；或烧灰调敷。

【选方】 1. 固牙齿　牛齿二十枚，固济瓶中，煅令通赤，取细研为末。水一盏，末二钱匕，煎令热，含浸牙齿，冷即吐却，永坚牢。（《证类本草》引耳珠先生方）

2. 治发背疮肿痛　水牛牙齿（煅赤）、太阴玄精石各一分，乳香一钱（研）。上三味，捣研为末，每用绯绢量疮大小剪，以津唾调药，摊绢上贴之。（《圣济总录》牛齿膏）

3. 治诸恶疮口不合　牛齿三两，鸡卵壳二两。上二味，烧研为散，入腻粉少许。生油调涂之。（《圣济总录》牛齿散）

0827 **牛肾** niú shèn （《别录》）

【基原】 为牛科野牛属动物黄牛或水牛属动物水牛的肾脏。

【原动物】 参见"牛肉"条。

【采收加工】 宰牛时剖腹取出肾脏，鲜用，或冷藏。

【成分】 每100 g牛肾含蛋白质12.8 g，碳水化合物0.3 g，脂肪3.7 g，灰分0.9 g，钙17 mg，磷198 mg，铁11.4 mg，硫胺素0.34 mg，核黄素1.75 mg，烟酸（nicotinic acid）5.1 mg，维生素C 6 mg，维生素A 340 u。肾上腺皮质可分泌多种甾体激素，其中糖皮质激素（glucocorticoids）有：17-羟基-11-去氧皮质甾酮（17-hydroxy-11-desoxycorticosterone），17-羟基皮质甾酮（17-hydroxycorticosterone），皮质甾酮（corticosterone），11-去氢皮质甾酮（11-dehydrocorticosterone）；盐皮质激素（mineral corticoids）有：17-羟基-11-去氧皮质甾酮（17-hydroxy-11-desoxycorticosterone），醛甾酮（aldosterone）及11-去氧皮质甾酮（11-desoxycorticosterone）；肾上腺髓质有两种激素，即肾上腺素（adrenaline）及去甲肾上腺素（demethyladrenaline）。肾脏中还有一种高血压蛋白原酶（renin）。

另外黄牛的肝脏中含有磷脂类（phospholipids）及月桂酸和十九烷酸（lauric and nonadecylic acids），棕榈酸（palmitic acid）。

【药性】 甘、咸，平。

【功用主治】 补肾益精，强腰膝，止痹痛。主治虚劳肾亏，阳痿气乏，腰膝酸软，湿痹疼痛。

1.《别录》："补肾气，益精。"

2.《千金方》："去湿痹。"

3.《食物考》："理腰脚。"

【用法用量】 内服：煮食。

【选方】 治五劳七伤，阴痿气乏　牛肾一枚（去筋膜，细切），阳起石四两（布裹），粳米二合。以水五大盏，煮阳起石，取二盏，去石，下米及肾，着五味、葱白等煮作粥，空腹食之。（《圣惠方》牛肾粥）

0828 **牛乳** niú rǔ （《本草经集注》）

【基原】 为母牛乳腺中分泌的乳汁。现食用的牛乳系普通牛种经高度选育而成的专门化乳用品种如黑白花牛等产的乳汁。

【原动物】 参见"牛肉"条。

【采收加工】 取奶牛乳汁，消毒后鲜用或冷藏。

【成分】 每100 g牛乳约含蛋白质3.1 g，脂肪3.5 g，碳水化合物6 g，灰分0.7 g，钙120 mg，磷90 mg，铁0.1 mg，硫胺素0.04 mg，核黄素0.13 mg，烟酸（nicotinic acid）0.2 mg，抗坏血酸1 mg，维生素A 140 u。尚含乳清酸。牛乳的蛋白质主要是酪蛋白（casein），也含白蛋白（albumin）及球蛋白（globulin）。脂肪主要是棕榈酸（cetylic acid），硬脂酸（stearic acid）的甘油酯，也含少量低级脂肪酸如丁酸，己酸，辛酸，此外，还含少量卵磷脂（lecithin），胆甾醇（cholesterol），色素等。牛乳中的糖主要是乳糖（lactose）。牛乳中的灰分除钙、磷、铁外，尚有镁、钾、钠等。还含胸腺嘧啶。黄牛的牛奶中含有乳球蛋白（lactoglobulin）。

【药理】 1. 降血糖作用　牛初乳制剂（BC）有降血糖作用。降糖机制可能与牛乳中所含牛乳铬复合体（M-LMCr）有关，M-LMCr具有促进葡萄糖氧化和葡萄糖转化为脂肪的作用。BC中尚含有丰富的胰岛素样生长因子-Ⅰ（IGF-Ⅰ），IGF-Ⅰ有胰岛素样作用，并能促进周围组织对糖的利用，也可能与BC的降血糖作用有关。

2. 降血胆固醇作用　从牛乳中分离出的乳清酸（OA）和胸腺嘧啶（thymine）能抑制胆固醇生物合成酶，有降血胆固醇作用。在大鼠肝胞液的酶液中加入1.0 mmol/L的OA，乙酰基乙酰辅酶A

硫解酶(Ⅰ)的活性被抑制73%,而Ⅰ为参与胆固醇合成的重要酶。胸腺嘧啶也有相似的作用。

3. 抗感染作用　口服高效价免疫牛初乳(HBC)能缓解隐孢子虫患者的临床症状,并可使实验动物产生一定的抗隐孢子虫感染的抵抗力。用HBC喂养小牛,可使其产生一定的保护性免疫力,其血清中特异性抗体明显增加,并能明显缩短腹泻的持续时间和卵囊排放时间。HBC也可使小鼠产生部分免疫力,使受感染小鼠肠黏膜上皮的隐孢子虫数明显减少。牛初乳免疫球蛋白浓缩物能诱导抗各种肠病原体的被动免疫,如用轮状病毒免疫的牛初乳浓缩物具有抗轮状病毒作用。

4. 防龋齿作用　免疫乳清具有防龋作用,免疫乳清由免疫牛奶制得,可以抑制变形链球菌的蔗糖依赖性黏附,从而减少龋病的发生和发展。

5. 抑癌作用　从牛乳腺分离出分枝杆菌后,又从母牛分枝杆菌中分离出有免疫和抗肿瘤活性的高分子量的蛋白聚糖,这是一种有效的免疫激活传导介质,具有热稳定性,能有效减少肿瘤复发。用母牛分枝杆菌的短片段结合在分枝杆菌细胞壁上合成母牛分枝杆菌制剂,可直接抑制癌细胞的增殖和生存能力,并间接通过白介素-12激活癌组织的单核和巨噬细胞,提高机体免疫力。

【药性】　甘,微寒。归心、肺、胃经。

1.《别录》:"微寒。"

2.《千金方》:"味甘,微寒,无毒。"

3.《新修本草》:"性平。"

4.《食疗本草》:"寒。"

5.《要药分剂》:"入心、肺二经。"

6.《本草再新》:"入肺、胃二经。"

【功用主治】　补虚损,益肺胃,养血,生津润燥,解毒。主治虚弱劳损,反胃噎膈,消渴,血虚便秘,气虚下痢,黄疸。

1.《别录》:"补虚羸,止渴。"

2.《千金方》:"入生姜、葱白,止小儿吐乳。补劳。"

3.《本草拾遗》:"黄牛乳,生服利人,下热气;冷补,润肤,止渴。和酥煎三五沸食之,去冷气,痃癖,羸瘦。"

4.《食医心镜》:"主消渴,口干。"

5.《日华子》:"润皮肤,养心肺,解热毒。"

6.《滇南本草》:"水牛乳,补虚弱,养心血,治反胃,利大肠尤佳。"

7.《纲目》:"治反胃热哕,补益劳损,润大肠,治气痢,除疸黄,老人煮粥甚宜。"

8.《遵生八笺》:"补血脉,益心气,长肌肉,令人身体康强润泽,面目光悦,志不衰。"

9.《得配本草》:"通二便,止吐衄。"

10.《药性考》:"治虚羸燥结。"

11.《随息居饮食谱》:"善治血枯便燥,反胃噎膈,老年火盛者宜之。"

12.《内蒙古药用动物》:"有镇静、消食、祛痰、滋养身体、增加乳汁的功用。"

【用法用量】　内服:煮饮。

【宜忌】　脾胃虚寒作泻、中有冷痰积饮者慎服。

1.《食疗本草》:"患热风人宜服之,患冷气人不宜服之。"

2.《本草拾遗》:"与酸物相反,令人腹中结癥。"

3.《本草经疏》:"脾湿作泄者不得服。"

4.《本草汇言》:"膈中有冷痰积饮者,忌之。"

5.《得配本草》:"胃虚恶心,大便滑泄,二者勿用。"

【选方】　1. 延年益寿　牛乳一瓶,干山药(末)四两,无灰好黄酒一大钟,童子小便一大钟(去头尾)。共和一处,入钟,重汤煮,以浮沫出为度。取出,每用一小钟温服,每日服三次。(《鲁府禁方》神仙不老丹)

2. 老人补益　真生牛乳一钟。先将白米作粥,煮半熟,去少汤。入牛乳,待煮熟盛碗,再加酥一匙服之。(《调燮类编》)

3. 治噎膈反胃　牛乳一盏,韭菜汁二两,用生姜汁半两,和匀温服。(《丹溪心法》)

4. 治小儿烦热,哕　牛乳二合,生姜汁一合。上件药于银器中以慢火煎至五六沸。一岁儿饮半合,量作大小加减服之。(《圣惠方》)

5. 治消渴,心脾中热,下焦虚冷,小便多,渐羸瘦　生羊、牛乳,渴即饮三四合。(《广利方》)

6. 治风毒脚弱,痹满上气　好硫黄三两(末之),牛乳五升。先煮乳水五升,仍纳硫黄,煎取三升,一服三合。亦可直以乳煎硫黄,不用水也。(《肘后方》)

7. 治脚气心烦不下食　牛乳一小升,杏仁四十九枚,橘皮(切)一分,生姜(切)一两。上四味合煎,取八合,空心顿服令尽。(《外台》引《张文仲方》)

8. 治气痢,泄如蟹渤　荜茇二钱,牛乳半升。上同煎减半,空腹服。(《世医得效方》)

9. 治蚰蜒入耳　牛乳一盏。上一味,少少灌入耳内,即出。若入腹者,饮一二升,当化为黄水出,未出更饮。(《圣济总录》灌耳牛乳方)

【各家论述】　论牛乳养血补虚之功　缪希雍:"牛乳乃牛之血液所化,其味甘,其气微寒无毒。甘寒能养血脉,滋润五脏,故主补虚羸,止渴。"(《本草经疏》)

0829 牛肺 niú fèi (《本草拾遗》)

【基原】　为牛科野牛属动物黄牛或水牛属动物水牛的肺。

【原动物】　参见"牛肉"条。

【采收加工】　宰牛时由胸腔中取出肺脏,用清水灌洗,除去血水,鲜用。

【成分】　黄牛肺每100 g含蛋白质7.3 g,脂肪1.4 g,灰分0.4 g,钙7 mg,磷81 mg,铁6.7 mg,硫胺素(thiamine) 0.01 mg,核黄素(riboflavine) 0.14 mg,烟酸(nicotinic acid) 1.0 g。还含肝素(heparin)。

【药理】　1. 改善肺功能　从新鲜小牛肺中可提取肺表面活性物质(PS),能降低肺泡表面张力。PS经气管滴入给药能迅速吸附在肺泡表面,降低肺泡表面张力,从而发挥其维持肺泡稳定性,增加肺顺应性,防止肺泡萎缩及减少呼吸作功等作用。PS尚能降低肺泡膈内毛细血管的通透性,防止水分渗出血管外,既能避免肺泡内积水,也可促进肺水的清除,从而保持肺泡的相对"干燥"。用PS预防与治疗呼吸窘迫综合征有显著效果,能减少氧需要量,增大肺泡和肺小动脉压差,减小平均气道阻力,提高肺顺应性,减少气胸,显著升高小动脉/肺泡氧。牛肺中纯化的糖蛋白,尚有调节肺泡Ⅱ型细胞对PS分泌和重摄取的作用。

2. 抗肺损伤作用　PS是肺内特有的生理性抗损伤因子,能抗感染、抗氧化、促进肺内异物颗粒排出、减轻变态反应及弹性酶所致肺损伤等防御保护作用。如PS能增强肺泡巨噬细胞(AM)杀菌活性,也可促进中性粒细胞和单核细胞的吞噬活性,加强AM及单核细胞对肿瘤细胞的细胞毒作用。牛PS脂质提取物尚可提高家兔对纯氧的耐受性,减轻肺损伤的程度,延长存活时间;PS尚可抑制激活的AM产生活性氧,可改善气道黏液的流动性,有利于黏液的纤毛转运,促进吸入的异物颗粒排出体外。药效学试验显示PS对家兔油酸性肺损伤有治疗作用。

3. 酶抑制作用　牛肺可用来提取抑肽酶,抑肽酶有广谱蛋白酶抑制作用,它能抑制胰蛋白酶、糜蛋白酶、纤维蛋白溶解酶、激肽释放酶、凝血酶及凝血因子Ⅸ～Ⅻ等。抑肽酶通过抑制纤溶系统,增强血小板功能及提高术后凝血因子含量等,有效地减少术后出血。

4. 其他作用　牛肺也是提取肝素的原料。牛肺肝素分子量较小，抗凝作用较弱，其抗凝效价为 88.8 u/mg，比牛肠黏膜肝素(139.5 u/mg)为低，但牛肺肝素有较强的降胆固醇作用。肝素的主要药理作用详见“猪肠”条。

毒性　小鼠腹腔注射牛肺提取的肺表面活性剂观察7日，除开始 2 小时有腹膜刺激症状外，未见任何其他毒性反应，腹腔注射的 $LD_{50} > 2$ g/kg，家兔(静脉注射)也未见过敏反应。大耳白兔连续 4 次气管内给药后，肺叶可见轻度或中度炎症反应，还可使肺内吞噬脂质的巨噬细胞增多，在急性毒性实验，给药 7 日部分肺叶可见轻微炎症、吞噬现象/肉芽肿及纤维化小结，14 日上述改变有所减轻或消失，肺表面活性剂(开塞肺)气管内给药的 $LD_{50} > 240$ mg/kg。

【药性】 甘，平。

【功用主治】 益肺，止咳喘。主治肺虚咳嗽喘逆。

1.《本草拾遗》：“补肺。”

2.《本草蒙筌》：“止咳逆。”

【用法用量】 内服：煮食。

0830 牛骨 niú gǔ (《纲目》)

【基原】 为牛科野牛属动物黄牛或水牛属动物水牛的骨骼。

【原动物】 参见“牛肉”条。

【采收加工】 宰牛时或加工牛肉时留下骨骼，去净残肉，烘干或晾干备用。

【药材】 牛骨 *Bovis Os*　主产于我国西北地区。

性状　前肢骨：肱骨骨体扭曲，无髁上孔；尺骨、桡骨相愈合，尺骨弯曲；掌骨 1 块，骨体长，另一块明显退化。后肢骨：股骨骨体中央圆柱状，远端呈三棱形；胫骨发达；腓骨退化；蹠骨 1 个，骨体长，另 1 个退化。髌骨窄长形，上缘宽，下渐尖，内侧有一大隆起，质地坚实而重。前后肢骨断面骨髓腔大。气微膻。

【成分】 牛骨以无机成分为主，其中 $Ca_3(PO_4)_2$ 约 86%，$Mg_3(PO_4)_2$ 约 1%；其他钙盐约 7%，氯约 0.2%，氟约 0.3%。钙盐有葡糖酸钙，甘油磷酸钙，泛酸钙。其有机成分为多种蛋白质，如骨胶原(ossein)。牛骨的脂肪含量为 12%～20%，构成脂肪的脂肪酸，主要是棕榈酸(palmitic acid)，硬脂酸(stearic acid)及油酸(oleic acid)，但也含少量的亚油酸(linoleic acid)等。牛骨的脂肪常集中于骨的髓部。

【药理】 1. 骨诱导作用　新生小牛股骨经粉碎、脱脂、消化和部分脱蛋白后，植入家兔桡骨缺损处，有明显骨诱导作用，免疫荧光检查显示植骨局部炎症反应轻微，表明移植骨的抗原性很弱。从牛骨制取的骨形发生蛋白(BMP)植入 AKR 种系小鼠或 C3H 种系小鼠股肌均有明显异位骨诱导作用。从牛脱去矿物质的牛盐酸胍提取物中纯化的骨诱导蛋白组分与Ⅰ型胶原一起植入大鼠胸廓皮，有良好骨诱导作用。由脱矿牛骨提取物中纯化的一种 25-kDa 同型二聚体蛋白 activinA(Ⅰ)对 BMP 诱导异位骨形成有明显促进作用。另有报道，从脱矿骨基质中提取的不完整胶原(AC)对牛骨 BMP 的骨诱导有剂量相关的增强作用。从脱矿牛骨基质提取的成骨素(在新鲜牛骨中含量为 0.03 mg/kg)，其骨诱导活性远强于 BMP。对于犬腰部椎板缺损的修复，X-射线照相、^{99m}Tc-MDP 骨显像和组织学观察结果表明，牛骨形成蛋白具有很强的成骨诱导活性。

2. 其他作用　纯化牛骨形成蛋白(BMP)对小鼠经射线^{60}Co γ 射线照射后急性放射造血损伤有治疗作用，集落形成率、各项造血参数和存活率均有显著变化，提示对成年动物放射所致造血损伤具有治疗作用。从牛软骨中提取软骨抗肿瘤组分(CATC)，当 CATC 浓度低于1 250 μg/ml时，对人宫颈癌细胞和 QGY-7703 肝癌细胞有剂量相关的抑制作用，对 HeLa 细胞的抑制作用明显高于对 QGY-7703 细胞的抑制作用，而对人皮肤成纤维细胞则有促进作用。但高浓度的 CATC(5 000 μg/ml)对上述 3 种细胞均有明显抑制作用。CATC 对两种肿瘤干细胞有明显抑制作用，其中对 HeLa 细胞的抑制作用较强。此外，CATC 对小牛主动脉血管内皮细胞有明显抑制作用。上述实验表明，CATC 既能直接抑制肿瘤细胞生长，也能抑制血管生成而切断肿瘤的营养供应，从而能更充分发挥其抗肿瘤作用。

【药性】《纲目》：“甘，温，无毒。”

【功用主治】 蠲痹，解毒。主治关节炎，泻痢，疳疮。

《纲目》：“治邪疟。”

【用法用量】 内服：烧存性入散剂，3～5 g。外用：烧存性调敷。

【选方】 1. 治水谷痢疾　牛骨灰同六月六日曲(炒)等分，为末，饮服方寸匕。(《纲目》引《张文仲方》)

2. 治鼻中生疮　烧牛、狗骨灰，以腊月猪脂和敷之。(《千金方》)

3. 治关节炎　牛骨粉 50 g，凤凰衣 30 g，菟丝子 20 g。共研细粉。每次 10 g，每日 1 次，黄酒送服。

4. 治原发性高血压病　牛骨粉 1 g，混食物中服用。每日 1 次，连续服用，可在 1 年内血压下降，稳定在正常值。(3、4 方出自《中国动物药》)

0831 牛胆 niú dǎn (《本经》)

【基原】 为牛科野牛属动物黄牛或水牛属动物水牛的胆或胆汁。

【原动物】 参见“牛肉”条。

【采收加工】 从宰牛场收集，取得后挂起阴干或自胆管处剪开，将胆汁倾入容器内，密封冷藏，或加热使之干燥。

【药材】 牛胆 *Bovis Fel*　主产北京、河北、天津、内蒙古及东北等地。

性状　呈长卵形，上部狭扁中空，下部膨大成囊状，大小不一。表面棕黄色至棕褐色，上部略透明，胆皮较厚，无纱纸皮，内部含有干燥的胆汁结晶，透明状，质脆有光泽。气腥，味苦而回甜，钻喉，有黏舌感。

鉴别　(1) 在一杯清水面上投放一小粒牛胆仁，其溶解较慢，色素较淡，有絮状不溶物质。

(2) 取胆仁粉末少许置于铁皮上，用火加热，有明显腥气，并散出烧骨焦样的焦臭气。

(3) 取胆仁粉末置紫外灯下观察，显淡蓝色或绿色荧光。

【成分】 黄牛的胆汁主要含胆酸钠盐，胆色素，黏蛋白体，脂肪，胆甾醇(cholesterol)，卵磷脂(lecithin)，胆碱(choline)，尿素(urea)，以及氯化钠、磷酸钙、磷酸铁等无机盐。胆酸钠盐中的酸主要有：胆酸(cholic acid)，去氧胆酸(desoxycholic acid)，鹅去氧胆酸(chenodesoxycholic acid)，甘胆酸(glycocholic acid)，牛磺胆酸(taurocholic acid)，石胆酸(lithocholic acid)，胆烷酸(cholanic acid)，胆红素(bilirubin)。还含磷脂酰乙醇胺(phosphatidylethanolamine)，神经鞘磷脂(sphingomyelin)，溶血磷脂酰胆碱(lysophosphatidylcholine)，三酰甘油(triglyceride)，游离脂肪酸及各种游离氨基酸，主要是甘氨酸、谷氨酸、亮氨酸、天冬氨酸、丙氨酸、苏氨酸、丝氨酸、异亮氨酸、缬氨酸、脯氨酸、甲硫氨酸、羟脯氨酸、精氨酸、酪氨酸、苯丙氨酸、赖氨酸、组氨酸。

【药理】 1. 对中枢神经系统的作用　小鼠口服牛胆汁、甘胆酸、牛磺胆酸或胆酸钙均有镇静作用。以牛胆汁为主制成的块状物每日 0.6 g/kg，连续灌胃 12 日，对皮下注射 0.24 g/kg 可卡因所致鼷鼠惊厥，能增加恢复率；连用6 日，对皮下注射 0.25 g/kg (LD_{50}) 咖啡因所致惊厥，既能显著降低惊厥发生率，也能显著增加恢复率。胆酸钙对大鼠正常体温无影响，但对腹腔注射 2，4-二硝基苯所致发热的大鼠有解热作用。有报道，小鼠口服去氧胆酸有镇痛作用。家兔肺牵张反射实验证明，胆酸钠 20 mg/kg 静脉注射，对呼吸中枢有抑制作用。

2. 对心血管系统的作用　牛胆汁磷酸钙对离体蛙心有兴奋作用，并能扩张离体兔耳血管，使麻醉兔血压下降。胆酸和胆酸钙在10^{-3}浓度时对离体蟾蜍心脏有兴奋作用，而同样浓度的去氧胆酸及其钠盐、钙盐、鹅去氧胆酸、牛磺胆酸钠、牛磺去氧胆酸钠或胆红素均有明显抑制作用。另有报道，胆酸、胆红素对离体蛙心、豚鼠或家兔心脏均有强心作用，胆酸钙在低浓度时（3.33×10^{-6}）除对离体豚鼠心脏有兴奋作用外，并能轻度收缩冠状血管，减少冠脉流量。

3. 对消化系统的作用　从牛胆汁分离的胆红素，对离体大鼠十二指肠和离体豚鼠回肠，小剂量无明显影响，大剂量则有兴奋作用。牛胆汁提取物有较强的利胆作用。胆汁酸是促进肝细胞生成胆汁的自然刺激物，牛磺胆酸盐静脉注射或口服均可使肝内胆酸盐量增加，胆汁分泌量也随之增加。胆汁酸使胆汁分泌量增加，但胆汁中固形物含量不受影响。实验表明，胆酸能使灌流猪肝的胆汁分泌量显著增加。

4. 镇咳、祛痰和平喘作用　胆酸钠 10 mg/kg 静脉注射，对感应电流刺激麻醉猫喉上神经引起的咳嗽，有轻度镇咳作用，剂量增至 20 mg/kg 时镇咳作用显著（咳嗽兴奋阈显著提高），作用持续 2～3 小时。牛胆汁注射液（300%）对组胺所致支气管平滑肌痉挛有明显对抗作用，使灌流量显著增加。大鼠毛细管法祛痰实验表明胆酸及其钠盐口服有祛痰作用，小鼠酚红法实验表明去氧胆酸口服也有祛痰作用。

5. 抗炎和抗过敏作用　给兔肌内注射牛胆汁注射液 0.25～0.75 ml，每日 1 次，连续 14 日，显著增强机体的抗炎作用。胆酸 5 mg/kg 和去氢胆酸（胆酸的氧化产物）20 mg/kg 心内注射均能对抗马血清所致豚鼠过敏性休克，明显降低休克发生率。胆酸钙对豚鼠组胺休克及小鼠肾上腺素休克有保护作用。

6. 抗菌和抗病毒作用　牛胆汁对百日咳杆菌有明显抑制作用，牛胆粉和去氧胆酸钠的最低抑菌浓度为 15.6 mg/ml 和 3.12 mg/ml。胆汁酸盐（60%胆酸钠与 40%去氧胆酸钠的混合物）250 μg/ml 浓度时，能完全灭活人免疫缺陷病毒-Ⅰ（HIV-Ⅰ），并能摧毁已被 HIV-Ⅰ感染的培养 T 细胞。

7. 其他作用　去氧胆酸钠的杀精子有效浓度，对小鼠精子为 0.5 mg/ml，大鼠和金黄地鼠精子为 0.25 mg/ml，犬精子为 1 mg/ml，人精子为 1～2 mg/ml。大鼠肝外胆管结扎造成梗阻性黄疸，第二日开始灌胃给予去氧胆酸钠每日 0.25 g/kg，连续 12 日，可防止内毒素血症和肾功能损害发生，肾脏组织超微结构病变也较轻。

毒性　牛胆汁酸盐（粗制品），小鼠灌胃 4 g/kg 半数死亡，8 g/kg 全部死亡。胆汁酸（盐）对小鼠的 LD_{50}：胆酸灌胃 1.52 g/kg；胆酸钠皮下注射 0.63 g/kg；去氧胆酸灌胃 1.06 g/kg，静脉注射 0.15 g/kg；去氧胆酸钠灌胃 2.1 g/kg；甘胆酸静脉注射 0.37 g/kg；牛磺胆酸静脉注射 0.33 g/kg；而胆酸钙 2 g/kg 给小鼠灌胃，1 星期内无死亡。

【药性】　苦，寒。归肝、胆、肺经。

1.《别录》："味苦，大寒。"

2.《药性论》："青牛胆，无毒。"

3.《四川中药志》1960 年版："性寒，味苦。入肝、胆、肺三经。"

【功用主治】　清肝明目，利胆通便，解毒消肿。主治风热目疾，心腹热渴，黄疸，咳嗽痰多，小儿惊风，便秘，痈肿，痔疮。

1.《别录》："除心腹热渴，利口焦燥，益目精。"

2.《药性论》："青牛胆，主消渴，利大小肠。牯牛胆，镇肝明目。"

3.《新修本草》："乌牛胆，主明目及疳湿，以酿槐子，服之。"

4.《日用本草》："治小儿惊风痰热。"

5.《纲目》："除黄，杀虫，治痈肿。"

6.《药性考》："治热风痰，谷疸，痔瘘，消肿除顽。"

7.《现代实用中药》："为健胃整肠、苦补苦泻剂。能帮助脂肪之乳化，治消化不良，慢性胃炎，肝脏分泌功能障碍，大便之慢性秘结，肝胆性黄疸，胃部臌满。外用为消肿消炎药，用于痔疮肿痛瘰疽。"

8.《广西药用动物》："治惊痫，下痢。"

9.《山东药用动物》："主治急慢性气管炎，小儿肺炎，百日咳，目赤，溃破型淋巴结核，肠炎痢疾。"

10.《内蒙古药用动物》："主治扁桃体炎。"

【用法用量】　内服：研末，0.3～0.9 g；或入丸剂。外用：取汁调涂或点眼。

【宜忌】　《本草经疏》："脾胃虚寒者忌之。目病非风热者不宜用。"

【选方】　1. 治谷疸，食毕即头眩，心怫郁不安而发黄，因大饥后大食，胃气冲熏所致　牛胆一枚（干者），苦参三两（锉），龙胆一两（去芦头）。上件药，捣罗为末，炼蜜和丸，如梧桐子大。每服以生麦门冬汁下十丸，日三四服。（《圣惠方》）

2. 治急慢性气管炎，咳嗽　牛胆汁 1 份，面粉 2 份。共混合炒热，每日服 3 次，每次 0.9 g，开水送下服。

3. 治消化不良　干燥牛胆汁，每日 3 次，每次 0.03 g，温开水送服。（2、3 方出自《广西药用动物》）

4. 治久病疟疾，连年不瘥　用生牛胆一个，装糯米满，入麝香少许，阴干。每服十五粒，陈皮汤送下。（《普济方》）

5. 治产褥感染（恶露）　牛胆 0.3 g，地锦草、紫草各 12 g，秦艽、瞿麦各 9 g。共研细末。每日 2 次，每次 4.5 g，白开水送服。（五味地锦草散）

6. 治功能性子宫出血　牛苦胆膏、肉桂、百草霜各等量。共研细末。每日 2 次，每次 4.5 g，白开水送服。（三味苦胆散）

7. 治鼻衄　牛胆 0.3 g，血竭 6 g，京墨 3 g，朱砂 1.5 g。共研细末。每日 2 次，每次 3 g，白开水送服。（四味牛胆散）（5～7 方出自《内蒙古药用动物》）

8. 治痔漏　① 犍牛儿胆、猬胆各一个，腻粉伍拾文，真麝香贰拾文。上将猬胆汁等三味和匀，入牛胆内，系头四十九日，熟旋取为丸如大麦粒。用纸拈子送疮内，候追出恶物是效。（《鸡峰普济方》牛胆丸）　② 十月上巳日取槐角子，拣肥嫩结实者，用新黄瓦盆二个，如法固济，埋于背阴墙下，约二三尺深。预先寻黑牛胆五六枚，腊月八日取出装在胆内，高悬阴干，至次年清明日取出，新磁收贮。空心滚白汤下，一日一粒，二日二粒，以渐加至十五日服十五粒止；以后一日减一粒，至三十日复减至一粒止。如此周而复始。（《医便》胆槐丹）

9. 治金疮臁疮　腊月黑牛胆一个，装入石灰四两，白矾一两。阴干取出，入黄丹（炒）一两，研末用之。（《古今医鉴》—捻金丹）

10. 治顽麻风癣疮　用腊月牛胆一个，纳千年石灰悬挂阴干。以铜灯盏盛柏油，煎臭椿皮数沸，捞去椿皮，用油调胆内石灰，涂患处数次即愈。先以茵陈煎汤洗疮净，搽药。（《卫生易简方》）

【临床报道】　治疗百日咳　取新鲜牛胆汁蒸干研粉，然后将牛胆粉 240 g，淀粉 240 g，白糖 520 g，混合成为粉剂。2 岁以下每日 0.5～1 g，2～5 岁 1～1.5 g，5 岁以上 1.5～2 g，分 2～3 次服。同时配合对症治疗。据 250 例观察，基本痊愈 52 例，减轻 130 例，有效率 72.8%。对早期的治疗效果较好。

【各家论述】　缪希雍："牛食百草，其精华萃于胆，其味苦，其气大寒，无毒。《经》云：寒以胜热，苦以泄结，故主心腹热及渴利口焦燥也。肝开窍于目，肝热则目睛不明，入肝泄热，故益目精也。近世以南星末酿入，阴干，治惊风有奇功者，取其苦寒制南星之燥，俾善于豁痰除热耳。"（《本草经疏》）

0832 牛扁 niú biǎn（《本经》）

【异名】　扁特、扁毒（《新修本草》）。

【基原】 为毛茛科乌头属植物牛扁的根。

【原植物】 牛扁 *Aconitum barbatum* Pers. var. *puberulum* Ledeb. [*A. ochranthum* C. A. Mey.]

多年生草本，高 50～110 cm。根圆柱形，长达 15 cm，直径约 8 mm。茎直立，被反曲而紧贴的短柔毛。叶互生；基生叶和茎下部叶具长柄，柄长 13～30 cm，被反曲而紧贴的短柔毛，基部具鞘；叶片肾形或圆肾形，长 4～8.5 cm，宽 7～20 cm，3 全裂，中央全裂片宽菱形，3 深裂不近中脉，末回小裂片三角形或狭披针形，上面疏被短柔毛，下面被长柔毛。顶生总状花序，长 13～20 cm，花密集；花序轴和花梗密被紧贴的短柔毛；花梗长 2～10 mm；小苞片生花梗中部附近，三角形，长 1.2～1.5 mm；花两性，两侧对称；萼片 5，花瓣状，黄色，外面密被短柔毛；花瓣 2，唇长约2.5 mm，距比唇稍短，直或稍向后弯曲；雄蕊多数，花丝全缘，无毛或有短毛；心皮 3。蓇葖果，长约1 cm，疏被紧贴的短毛。种子多数，倒卵球形，褐色，密生横狭翅。花期 7～8 月，果期 8～9 月。

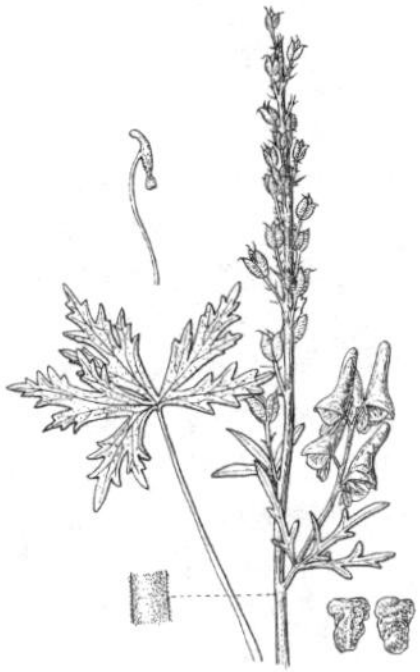

牛 扁

生于海拔 400～2 700 m的山地疏林下或较阴湿处。分布于河北、山西、内蒙古、陕西、新疆东部。

此外，在内蒙古亦作牛扁使用的同属植物尚有：西伯利亚乌头 *A. barbatum* Pers. var. *hispidum* DC. 又名：黑秦艽。

【采收加工】 春、秋季挖根，晒干。

【药材】 牛扁 *Aconiti Puberuli Radix* 产于河北、内蒙古等地。

性状 根圆锥形，长 10～15 cm。表面暗棕色，外皮脱落处深棕色，粗糙，略显网纹；根头部常有多数根茎聚生，其下根分数股，每股有几个裂生根，互相扭结成辫子状。质轻而松脆，易折断，断面不平坦，木心淡黄褐色。气微，味苦、微辛。

鉴别 根横切面：上段为裂生中柱。形状不规则，常由一侧向内凹入，形成 2 个大的裂生中柱。后生皮层为数列木栓化细胞，2 个裂生中柱间也产生木栓化细胞。每裂生中柱各由外周的内皮层包围，其外侧的外韧型维管束呈扇状排列成弧形，内侧为 2～3 个大小不等的分柱，均各有内皮层包围，从而形成几个大小不等的区域。中段分成十余个独立的裂生中柱；每个裂生中柱中有 1～3 个维管束，其外周被木栓化的后生皮层及皮层细胞所包围，整个根似由许多柱状物并生而成。下段呈原生中柱状，中央的木质部被一圈木栓化细胞包围而呈五角星状。

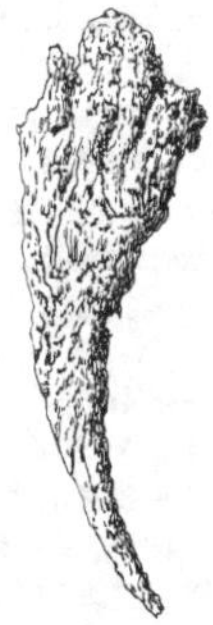

牛扁(根)外形

【成分】 根含生物碱：刺乌头碱(lappaconitine)，毛茛叶乌头碱(ranaconitine)，牛扁碱(lycaconitine)，北方乌头碱(septentrionine)，北方乌头定碱(septentriodine)，牛扁宁碱(puberanine)，牛扁定碱(puberanidine)，牛扁亭碱(puberaconitine)，牛扁替定碱(puberaconitidine)。

【药性】 苦，温，有毒。

1.《本经》："味苦，微寒。"

2.《别录》："无毒。"

3.《内蒙古中草药》："味苦，性温，有毒。"

【功用主治】 祛风止痛，止咳平喘，化痰。主治风湿关节肿痛，腰腿痛，喘咳，瘰疬，疥癣。

1.《本经》："主身皮疮热气，可作浴汤。"

2.《内蒙古中草药》："祛风湿，镇痛，攻毒杀虫。主治腰腿痛，关节肿痛，瘰疬，疥癣。"

3.《河北中草药》："祛痰止咳。治慢性支气管炎。"

【用法用量】 内服：煎汤，3～6 g。外用：煎汁洗。

【宜忌】 孕妇禁服。

0833 牛脂 niú zhī (《纲目》)

【基原】 为牛科野牛属动物黄牛或水牛属动物水牛的脂肪。

【原动物】 参见"牛肉"条。

【采收加工】 宰牛时取下脂肪，鲜用或熬后去滓用，亦可冷藏。

【成分】 黄牛脂肪主要成分有棕榈酸(palmitic acid)，硬脂酸(stearic acid)，肉豆蔻酸(myristic acid)，油酸(oleic acid)，亚油酸(linoleic acid)以及油酸(oleic acid)的甘油酯。

【药性】《纲目》："甘，温，微毒。"

【功用主治】《纲目》："治诸疮，疥癣，白秃。"

【宜忌】《纲目》："多食发痼疾。"

【选方】 1. 治渴利 生栝楼根(去皮，细切)十斤，黄牛脂(碎切)一合半(锅内慢火煎令消，滤去滓)。上二味，先以水三斗，煮生栝楼根，至水一斗，用生绢绞去滓，取汁纳牛脂，搅令匀，再以慢火煎，不住手搅，令水尽，候如膏状即止，于瓷合中密盛。每日食后温酒调如鸡子黄大服之，日三。(《圣济总录》栝楼根煎)

2. 治七孔出血 牛脂(切为粗末)。每服一匀，水瓦器煎(不用铁器)，去滓连服。以纱帛盖头顶上，仍将秆心扎小指根，男左女右。(《普济方》引《经效良方》)

3. 治杖疮 乳香、没药、樟脑各五分，黄蜡四两，水牛油一斤。上为末，先熔蜡，次入油和匀，调末搅匀。油纸摊贴，或以天芋叶摊贴。(《证治准绳·疡科》牛脂膏)

0834 牛脑 niú nǎo (《别录》)

【基原】 为牛科野牛属动物黄牛或水牛属动物水牛的脑。

【原动物】 参见"牛肉"条。

【采收加工】 宰牛时取出脑髓，鲜用或烘干。

【成分】 黄牛脑每 100 g 含蛋白质 10 g，脂肪 11 g，灰分 1.3 g，钙 13 mg，磷 351 mg，铁 0.9 mg，硫胺素 0.13 mg，核黄素 0.21 mg，烟酸 3.8 mg。又含多种肽类，如：γ-*L*-谷氨酰-*L*-谷氨酸，γ-*L*-谷氨酰-谷酰胺，γ-*L*-谷氨酰甘氨酸，γ-*L*-谷氨酰-*L*-β-氨基异丁酸，γ-*L*-谷氨酰丙氨酸，γ-谷氨酰丝氨酸，γ-谷氨酰缬氨酸，*S*-甲基谷胱甘肽。此外，尚有唾液酸糖蛋白；糖类：主要有氨基葡萄糖，岩藻糖；脑垂体有多种激素：后叶有催产素(oxytocin)和加压素(vasopressin)，前叶有促甲状腺激素(thyrotropin)，促肾上腺皮质激素(corticotrophin)和催乳激素(galactin)等；另含天冬氨酸，苏氨酸，丝氨酸，谷氨酸等氨基酸约 20 种。

【药理】 1. 对中枢神经系统的作用 从牛脑酶解制取的脑活素是一种有效的脑营养剂，主含氨基酸和低分子肽类，其氨基酸组成比例与脑髓组织相似，能通过血脑屏障，改善脑代谢，增强脑功能。脑活素能促进神经细胞的核酸代谢和蛋白质合成，并影响其呼吸链，改善脑细胞的内环境，提高脑细胞的氧化能力，从而增强脑细胞的活力。动物实验表明，脑活素能使大鼠垂体线粒体激活和增大，核糖体增多，促进大脑皮质早期分化，神经元蛋白质合成增加，线粒体活化，并能增强对各种恶性刺激的抵抗力。从新生雄性小牛脑提取的两种蛋白质(CBP_1 或 CBP_2)，均能刺激静止期星形神经胶质细胞增殖，使其 DNA 合成增加，CBP_2 作用更强，其有效范围为 10～103 μg/ml，其最佳刺激浓度为 100 μg/ml。星形神经胶质细胞在中枢神经系统中起支撑和调节作用，能合成和分泌大量神经营养因子，包括神经生长因子(NGF)，CBP_2 也可能促进 NGF 合成。从牛脑中提取的一种复合神经节苷脂(GA)能促进神经元轴突再生，刺激突触形成，激活细胞膜上 Na^+，K^+-ATP 酶的活性，增强细胞内蛋白磷酸化过程并改善神经传导速度，因而有较大的修复神经组织损害，加速神经支配功能恢复的作用。尚可从牛下丘脑和大脑提取 P 物质。大鼠实验表明 P 物质在脊髓内主要起致痛作用，但在大脑有明显的镇静和镇痛作用，能使小鼠镇静，延长巴比妥类药物作用时间，拮抗士的宁所致惊厥，还能拮抗破伤风毒素所致的惊厥和抽搐。P 物质尚可防止神经损伤、退化和促进再生。小鼠肌内注射 P 物质 0.5 mg/kg 可消除成瘾小鼠的戒断症状。

2. 对心血管的作用　P 物质有扩血管、增加局部血流量、降低血压作用，对心率略有增加。对各种动物的作用有种属差异，使兔和猫血压下降 2.66 kPa(20 mmHg)所需剂量为 3～5 单位(u)和 20～30 u，对犬降压的阈剂量为 1.5 u/kg。

3. 促生长作用　从新鲜牛脑提取两种肝素结合生长因子(HGF-α 和 HGF-β)，两者均能促进[^{3}H]胸腺嘧啶掺入鼠 T3 成纤维细胞，对成纤维细胞和血管内皮细胞等多种类型细胞的分裂繁殖有促进作用；试验表明，HGF-α 主要促进 T3 成纤维细胞和人脐带静脉内皮细胞的生长，而 HGF-β 主要促进牛主动脉内皮细胞的生长。另有报道，从新鲜牛脑提取的酸性和碱性成纤维细胞生长因子(aFGF 和 bFGF)均能有效地促进 T_3 细胞的 DNA 合成，其 ED_{50} 分别为 15.8 ng/ml 和 0.32 ng/ml；两者均属强的血管生长因子和神经营养因子，对创伤愈合及神经损伤的修复有重要作用。

4. 延缓衰老作用　小牛脑提取液 0.1 ml 小鼠腹部皮下注射，结果给药组小鼠外观特征及肾上腺皮质结构与正常对照组相近，与衰老模型组相比超氧化物歧化酶(SOD)含量升高，表明小牛脑提取液对 *D*-半乳糖所致小鼠的衰老具有一定的延缓作用。

5. 对平滑肌的作用和抗溃疡作用　从牛脑中提取的神经节苷脂对乙醇、盐酸或阿司匹林所致胃侵蚀和急性与慢性实验性十二指肠溃疡均有抑制作用，自牛脑提取的脑苷脂也具有一定的抗胃溃疡作用。

6. 药代动力学　神经节苷脂肌内注射后吸收迅速，6～8 小时达血药浓度高峰，分布容积为 4～7 L，血浆清除缓慢，约 80%经肝代谢，主要经肾脏排泄，少部分经胆汁分泌排出。

【药性】《纲目》："甘，温，微毒。"

【功用主治】 治头风眩晕，脑漏，消渴，痞气。

1.《别录》："主消渴，风眩。"

2.《纲目》："治脾积痞气。润皴裂，入面脂用。"

3.《本经逢原》："黄牛脑，治头风脑漏。"

【宜忌】《食医心镜》："牛盛热时卒死，其脑食之令生肠痈。"

【选方】 1. 治偏正头风，不拘远近，诸药不效者　白芷、芎䓖各三钱。为细末，以黄牛脑子搽末，在上瓷器内加酒顿熟，乘热食之，尽量一醉。醒则其病如失。(《纲目》引《保寿堂方》)

2. 治男子妇人，腹痞满脾积　蒸饼(先用发酵者五六个，阴三宿，擘碎晒干，为细末)，皮硝一斤(为细末)，黄沙牛脑子一个(鲜者去了脑皮、红筋，捣细用滓滤过，入硝末和丸)。上一处和匀，酵面糊为丸，如梧桐子大。每服二十丸，空心好酒送下，日进三服。忌食生冷物，鸡猪肉、酢、韭、豆、麦麸、青菜。(《普济方》)

3. 治五劳七伤所致吐血、咯血　水牛脑一枚(涂纸上阴干)，杏仁(煮去皮)、胡桃仁、白蜜各一斤，香油四两。同熬干为末。每空心烧酒服二钱匕。(《纲目》引《乾坤秘韫》)

4. 治耳鸣　牛脑髓一个，川芎一两，朱砂三钱。二味共为末，放脑髓内，煮酒吃二三次。(《医方一盘珠》)

0835 牛黄 niú huáng (《本经》)

【异名】 犀黄(《外科全生集》)，丑宝(《纲目》)。

【基原】 为牛科野牛属动物黄牛的胆囊、胆管、肝管中的结石或在活牛体内培植的牛黄("人工培植牛黄")或从牛、猪、羊等动物胆汁中用化学方法生产的"人工合成牛黄"。

【原动物】 参见"牛肉"条。

【采收加工】 全年均可收集，杀牛时取出肝脏，注意检查胆囊、肝管及胆管等有无结石，如发现立即取出，去净附着的薄膜，用灯心草包上，外用毛边纸包好，置于阴凉处阴干，切忌风吹、日晒、火烘，以防变质。为解决牛黄药源不足，目前采用人工培植牛黄。培植牛黄的方法介绍如下：凡计划施行手术的牛，要做术前检查，牛种不限，公、母均可。术前应绝食 8～12 小时，但饮水不限。术前要准备好手术器械，核体(即埋入胆囊内的异物)一般采用塑料制成。手术的进行可按常规外科方法处理。培核 1 年左右便可取黄。取黄方法与培植手术相同。可以再次埋入核体，作第二次培植。核体从牛胆囊中取出后，先用吸水纸轻擦表面，除去胆汁黏液等，然后用硫黄熏蒸，最后烘干(温度控制在 50～60 ℃)或在通风处阴干。上述加工方法所得牛黄为碎片状，研粉后即可制药。

【药材】 牛黄 *Bovis Calculus*　主产北京、天津、内蒙古、东北等地。胆囊结石称"胆黄"、"蛋黄"；胆管结石称"管黄"。

性状　胆黄多呈卵形、类球形、三角形或四方形，直径 0.6～3(～4.5)cm，少数呈管状或碎片。表面黄红色至棕黄色，深浅不一，较细腻而稍有光泽，有的表面挂有一层黑色光亮的薄膜，习称"乌金衣"，有的粗糙，具疣状突起，有的具龟裂纹。体轻，质酥脆，易分层剥离，断面金黄色，可见细密的同心层纹，有的夹有白心。气清香，味苦而后甜，有清香凉感，嚼之易碎，不粘牙。

管黄呈管状，表面不平或有横曲纹，或为破碎的小片，长约 3 cm，直径 1～1.5 cm。表面红棕或黄棕色，有的呈棕褐色，有裂纹及小突起。断面有较少的层纹，有的中空。

鉴别　(1) 取本品少许，用水合氯醛装片不加热，镜检：不规则团块由多数黄棕色或棕红色小颗粒集成，遇水合氯醛液，色素迅速溶解，并显鲜明金黄色，久置后变绿色。

(2) 取本品少量，加清水调和，涂于指甲上，能将指甲染成黄色，习称"挂甲"。

(3) 取本品粉末 0.1 g，加盐酸 1 ml 及氯仿 10 ml，振摇混合，氯仿层呈黄褐色。分取氯仿层，加入氢氧化钡试液5 ml，振摇后生成带绿黄褐色沉淀，分离除去水和沉淀，取氯仿层 1 ml，加醋酐 1 ml与硫酸 2 滴，摇匀，放置，溶液呈绿色(检查结合型胆红素)。

(4) 取本品粉末少量，加氯仿 1 ml，摇匀，再加硫酸与 30%过氧化氢溶液各 2 滴，振摇，即显红色(检查胆红素)。

(5) 薄层色谱：取本品粉末 10 mg，加氯仿 20 ml，超声处理 30 分钟，滤过，滤液蒸干，残渣加乙醇 1 ml 使溶解，作为供试品溶液。另取胆酸、去氧胆酸对照品，加乙醇制成每 1 ml各含 2 mg 的混合溶液，作为对照品溶液。吸取上述二溶液各 2 μl，分别点样于同一硅胶 G 薄层板上，以异辛烷-醋酸乙酯-冰醋酸(15∶7∶5)为展开剂，展开，取出，晾干，喷以 10%硫酸乙醇溶液，在 105 ℃加热至斑点显色清晰，置紫外光灯(365 nm)下检视。供试品色谱在与对照品色谱相应的位置上，显相同颜色的两个荧光斑点。

品质标志　《中华人民共和国药典》2010 年版规定：照分光光度法测定，本品胆红素($C_{33}H_{36}N_4O_6$)不得少于 35.0%。

【成分】 天然牛黄中含有胆红素(bilirubin)，胆汁酸(bile acids)〔包括胆酸(cholic acid)，去氧胆酸(deoxycholic acid)〕，胆汁酸盐(含牛磺酸)，胆甾醇(cholesterol)，麦角甾醇(ergosterol)，脂肪酸，卵磷脂(lecithine)，维生素 D，无机元素钙、钠、铁、钾、铜、镁、磷等。尚含类胡萝卜素及丙氨酸，甘氨酸，牛磺酸，天冬氨酸，精氨酸，亮氨酸，甲硫氨酸等多种氨基酸，还含有两种酸性肽类成分：

平滑肌收缩物质 SMC-S2 和 SMC-F;3 种胆红素：游离胆红素,结合胆红素和共价胆红素。其中结合胆红素结合的主要是葡萄糖醛酸,共价胆红素是指与蛋白(主要是白蛋白)共价结合的胆红素。

【药理】 1. 对中枢神经系统的作用 (1) 镇静作用 牛黄混悬药液 0.2 g/kg 灌胃给药,能使小鼠活动逐渐减弱,直至安静不动;牛黄显示出抑制小鼠自主活动、降低小鼠协调运动的作用;能协同戊巴比妥钠对小鼠的阈下催眠作用;延长戊巴比妥钠所致小鼠的睡眠时间。

(2) 抗惊厥作用 实验证明,小鼠每日口服 1 g/kg 牛黄,共 6 日,可对抗咖啡因、可卡因引起的惊厥,并缓解樟脑、印防己毒素所致的小鼠惊厥;但对士的宁惊厥无效。

(3) 解热作用 牛黄混悬药液 0.2 g/kg 注射给药,对伤寒-副伤寒甲、乙三联菌苗注射 1 mg/kg 所致发热家兔有明显解热作用,作用快且强。牛磺酸剂量为 3 g/kg,对新鲜啤酒酵母引起的大鼠发热,有明显的解热作用。

2. 对心血管系统的作用 原发性或肾性高血压大鼠,口服牛黄或胆酸钙 100 mg/kg 有显著而持久的降压作用。麻醉兔静注牛黄 5 mg/kg 有持久的降压作用。牛黄(30 mg/kg)抑制心搏频率的减少,抑制血小板减少,制止出血性坏死病灶的形成。长期口服牛磺酸能防止兔主动脉瓣关闭不全充血性心衰模型的心衰快速进展,使兔寿命延长。牛磺酸体外实验明显抑制 ADP、花生四烯酸及胶原诱导的血小板聚集并呈剂量-效应依赖关系,对小鼠静脉注射 ADP 及胶原肾上腺素复合液所致血栓形成死亡有明显的抑制作用。牛磺酸可显著对抗异丙肾上腺素注射后诱发的心肌缺血和损伤;减少氧自由基生成,并使谷胱甘肽增多,增加对氧自由基的清除,减轻其对心肌的损伤。牛磺酸对心肌 Ca^{2+} 内流有双向调节作用,这可能在其抗心律失常机制中起重要作用。此外,牛磺酸尚有降低血胆固醇,增加高密度脂蛋白,防止动脉粥样硬化的作用。

3. 利胆及对实验性肝损伤的保护作用 用猪的离体胆囊与胆总管标本试验证明,牛黄中的平滑肌收缩成分(SMC)使胆囊平滑肌与胆道口括约肌收缩,从而抑制胆汁的排泄,但大多数胆酸尤其是脱氧胆酸均能松弛胆道括约肌,因而具利胆作用。这两类拮抗物质在机体内形成胆汁排泄的功能协调系统。牛磺酸对四氯化碳所致的小鼠肝损伤有保护作用,并抑制由此引起的丙氨酸氨基转移酶(ALT)升高。病理切片显示牛磺酸对肝细胞有明显的保护作用。

4. 对平滑肌的作用 牛黄对肠平滑肌的作用是其所含各成分的综合作用,但主要表现是抑制平滑肌活动的解痉效应。静脉注射给予家兔 0.5～0.75 mg/kg 牛磺酸注射液,可使麻醉动物子宫的收缩活动明显增强,作用可持续 30 分钟以上,牛磺酸 3 mg/ml 可使家兔的离体子宫收缩的幅度明显加大,频率增加,显示了明显的增强离体子宫收缩的作用。

5. 抗炎作用 牛黄对巴豆油或二甲苯所致小鼠耳部炎症,对小鼠皮肤毛细血管通透性、棉球肉芽肿增生、甲醛性或蛋清性大鼠足跖肿胀均有显著的抑制作用。

6. 对呼吸系统的作用 动物试验证明,牛黄有兴奋呼吸作用。小鼠酚红排泄法及大鼠和犬气管痰液引流法均表明人工牛黄有祛痰作用。小鼠氨雾引咳法证明,胆酸和去氧胆酸均有明显镇咳作用。

7. 抗微生物作用 牛黄对乙脑 A_2 病毒有直接灭活作用。牛黄对乙脑病毒灭活作用时间是在毒血症阶段,而不在脑内繁殖阶段。

8. 对免疫功能的影响 小鼠灌胃天然牛黄 100 mg/kg,能明显提高免疫小鼠脾细胞中抗体生成细胞的数量及抗体产生的能力,能明显提高脂多糖(LPS)刺激的淋巴细胞转化,对刀豆球蛋白A(ConA)引起的淋转增高的促进作用不显著。牛磺酸100 mg/kg、200 mg/kg 腹腔和肌内注射于小鼠,可显著降低其炭粒廓清速度,抑制腹腔巨噬细胞吞噬功能,抑制迟发型超敏反应及溶血素形成,200 mg/kg 还可明显减轻小鼠胸腺重量。

毒性 将牛黄 7.5 g/kg 给小鼠灌胃,4 小时后重复 1 次,观察 7 日,未见任何毒性反应,无一死亡。小鼠腹腔注射牛黄的 LD_{50} 为 479.8 mg/kg。

【炮制】 取原药材,除去杂质,研成细粉。

饮片性状 本品为棕黄色或金黄色细粉。细腻而有光泽。气清香,味苦而后甘。

贮干燥容器内,密闭,置阴凉干燥处,遮光,防潮,防压。

【药性】 苦、甘,凉。归心、肝经。

1.《本经》:"味苦,平。"

2.《别录》:"有小毒。"

3.《药性论》:"味甘。"

4.《日华子》:"凉。"

5.《本草蒙筌》:"入肝经。"

6.《雷公炮制药性解》:"入心经。"

7.《本草正》:"味苦、辛,性凉气平,有小毒。入心、肺、肝经。"

【功用主治】 清心凉肝,豁痰开窍,清热解毒。主治热病神昏,中风窍闭,惊痫抽搐,小儿急惊,咽喉肿烂,口舌生疮,痈疽疔毒。

1.《本经》:"主惊痫,寒热,热盛狂痓。"

2.《别录》:"疗小儿百病,诸痫热口不开,大人癫狂。又堕胎。久服轻身增年,令人不忘。"

3.《药性论》:"能辟邪魅,安魂定魄,小儿夜啼。主卒中恶。"

4.《日华子》:"疗中风失音,口噤,妇人血噤,惊悸,天行时疾,健忘虚乏。"

5.《日用本草》:"治大人小儿惊痫搐搦烦热之疾,清心化热,利痰凉惊。"

6.《纲目》:"痘疮紫色,发狂谵语者可用。"

7.《本草从新》:"清心解热,利痰凉惊,通窍辟邪。治中风入脏,惊痫口噤,小儿胎毒,痰热诸疾。"

8.《药性切用》:"清心利窍,豁痰安神,为惊痫入脏专药。"

9.《会约医镜》:"疗小儿急惊,热痰壅塞,麻疹余毒,丹毒,牙疳,咽肿,一切实证垂危者。"

【用法用量】 内服：研末,每次 1.5～3 g;或入丸剂。外用：研末撒或调敷。

【宜忌】 脾虚便溏及孕妇慎服。

1.《本草经集注》:"人参为之使。恶龙骨、地黄、龙胆、蜚蠊。畏牛膝。"

2.《药性论》:"恶常山。畏干漆。"

3.《品汇精要》:"妊妇勿服。"

4.《本草经疏》:"伤乳作泻,脾胃虚寒者不当用。"

【选方】 1. 治温病邪入心包,神昏谵语,兼治卒厥,五痫,中恶,大人、小儿痉厥之因于热者 牛黄一两,郁金一两,犀角一两,黄连一两,朱砂一两,梅片二钱五分,麝香二钱五分,真珠五钱,山栀一两,雄黄一两,黄芩一两。上为极细末,炼老蜜为丸,每丸一钱,金箔为衣,蜡护。脉虚者,人参汤服下;脉实者,银花、薄荷汤下。每服一丸,大人病重体实者,日再服,甚至日三服;小儿服半丸,不知,再服半丸。(《温病条辨》安宫牛黄丸)

2. 治中风、痰厥不省人事,小儿急慢惊风 牛黄一分,辰砂半分,白牵牛(头末)二分。上共研为末,作一服,小儿减半。痰厥,温香油下;急慢惊风,黄酒入蜜少许送下。(《鲁府禁方》牛黄散)

3. 治小儿惊热,发歇不定 牛黄一分(细研),川大黄半两,蝉壳一分(微炒),子芩半两,龙脑半两(细研)。上药捣罗为末,炼蜜和丸,如麻子大,不计时候,煎金、银、薄荷汤下三丸,量儿大小,加减服之。(《圣惠方》牛黄丸)

4. 治初生胎热或身体黄者，兼治腹痛夜啼　真牛黄一豆大，入蜜调膏。乳汁化开，时时滴儿口中。(《纲目》引《钱氏小儿方》)

5. 治一切脐风撮口　牛黄、僵蚕各一钱，胆星八分，麝香一分。上为末。每服五分，姜汁调灌下。(《丹台玉案》)

6. 治小儿疟疾烦热　牛黄一分，杏仁一分(汤浸去皮、尖、双仁，麸炒微黄)。上件药同研如膏，炼蜜和丸，如麻子大。每服以温水下三丸，日三服。(《圣惠方》牛黄丸)

7. 治乳岩，横痃，瘰疬，痰核，流注，肺痈，小肠痈　犀黄三分，麝香一钱半，乳香、没药(各去油)各一两。各研极细末，黄米饭一两，捣烂为丸，忌火烘，晒干。陈酒送下三钱，患生上部临卧服，下部空心服。(《外科全生集》犀黄丸)

8. 治伤寒咽喉痛，心中烦躁，舌上生疮　牛黄(研)、朴硝(研)、甘草(炙、锉)各一两，升麻、山栀子(去皮)、芍药各半两。捣研为细散，再同研令匀。每服一钱匕，食后煎姜蜜汤，放冷调下。(《圣济总录》牛黄散)

9. 治小儿鹅口，不能饮乳　牛黄一分，为末。上一味，用竹沥调匀，沥在儿口中。(《圣济总录》牛黄散)

【临床报道】 1. 治疗癫痫病　用牛黄醒脑注射液(为安宫牛黄丸配方制成，其中以水牛角代替犀角，玳瑁代替金箔)分别注入大椎、风池(双)、内关(双)、足三里(双)，每穴 0.3 ml，隔日 1 次，10 次为 1 个疗程，疗程间休息 1 星期。治疗 40 例，近期临床治愈 14 例；好转 25 例；无效 1 例，总有效率 97.5%。有效的 39 例，其治疗次数为 10～30 次，平均 18 次。40 例分别在治疗前和治疗后 2～3 个疗程作脑电图检查，其中癫痫放电基本消失者 21 例，好转 11 例，无变化 8 例，脑电图改善率 80%。因癫痫容易复发，故在治疗中已停止发作的患者，应继续治疗 1～2 个疗程，以巩固疗效。对于复发者，再进行本法治疗仍然有效。

2. 治疗上呼吸道感染　用牛磺酸(又名牛胆碱、牛胆素，为牛黄或牛胆汁中药用有效成分之一)胶囊，每次 0.8～1.6 g，日服 3 次。治疗 80 例，痊愈 52 例；好转 23 例；无效 5 例，总有效率 93.8%。治疗时间最长 1 星期，平均为 3 日。未见毒副作用。

3. 治疗肺性脑病　在中外各种数据库中选出采用西医常规处理与在西医常规处理基础上加用安宫牛黄丸的临床对照试验，进行系统评价。安宫牛黄丸的剂型、服用方法、疗程不限。结果表明，安宫牛黄丸治疗肺性脑病有一定疗效，且无不良反应。然而，由于试验的方法学质量普遍较低，且可能存在发表偏倚，所以目前尚无足够的证据支持它的治疗应用，还需要进一步的大样本试验。

【各家论述】 1.《医学发明》："中脏，痰涎昏冒，宜至宝之类镇坠；若中血脉、中府之病，初不宜用龙、麝、牛黄，为麝香治脾入肉，牛黄入肝治筋，龙脑入肾治骨，恐引风药入骨髓，如油入面，莫之能出。"

2.《纲目》："《别录》言牛黄恶龙胆，而钱乙治小儿急惊疳病，凉惊丸、麝香丸皆两用之，何哉？龙胆治惊痫，解热杀虫，与牛黄主治相近，亦肝经药也，不应相恶如此。"

3.《本草崇原》："李东垣曰，中风入脏，始用牛黄，更配脑、麝，从骨髓透肌肤以引风出；若中于府及中经脉者，早用牛黄，反引风邪入于骨髓，如油入面不能出矣。愚谓风邪入脏，皆为死证，虽有牛黄用之何益？且牛黄主治，皆心家风热狂烦之证，何曾入骨髓而治骨病乎。如风中于府及中于经脉，正可合脑、麝而引风外出，又何致如油入面而难出耶？临病用药，畏首畏尾，致六府经脉之病留而不去，次入于脏，便成不救，斯时用牛黄、脑、麝未见其能生也。"

0836 牛筋 niú jīn (《本草从新》)

【基原】 为牛科野牛属动物黄牛或水牛属动物水牛的蹄筋。

【原动物】 参见"牛肉"条。

【采收加工】 宰牛加工牛肉时取下蹄筋，洗净，鲜用或烘干。

【成分】 每 100 g 牛蹄筋，含蛋白质 30.2 g，脂肪 0.3 g，灰分 0.2 g。

【药性】 甘，凉。

《药性考》："甘，凉。"

【功用主治】 补肝强筋，祛风热，利尿。主治筋脉劳伤，风热体倦，腹胀，小便不利。

1.《本草从新》："补肝强筋，益气力，续绝伤。"

2.《药性考》："去风热，能消胀满，通小便涩。"

【用法用量】 内服：适量，煮食。

【宜忌】 《药性考》："牛筋多食令人生肉刺。"

0837 牛脾 niú pí (《本草拾遗》)

【异名】 牛连贴(《滇南本草》)。

【基原】 为牛科野牛属动物黄牛或水牛属动物水牛之脾脏。

【原动物】 参见"牛肉"条。

【采收加工】 宰牛时，剖腹取脾脏，洗净鲜用或烘干。

【药理】 对免疫功能的影响　可从牛脾中可提取转移因子(TF)，TF 的药理作用见"猪脾"条。鼻咽癌患者外周血的 T 细胞亚群分布：CD4、CD8、CD4/CD8 比值均降低，经单纯^{60}钴放疗之后，其 CD4 明显上升；当同时使用 EB 病毒特异牛脾转移因子后，其 CD4 上升更为显著，CD4/CD8 比值恢复正常，两者有协同作用，能有效地提高患者的细胞免疫功能。从脾脏组织中分离出的脾脏素(TPⅢ)，有诱导 T、B 细胞的前体细胞分化的作用。从牛脾提取的牛脾淋巴细胞粗提取物，在体外处理亲代小鼠淋巴细胞，可减低其在子一代 F_1 幼鼠产生移植物抗宿主反应的能力，使脾指数显著减低。经淋巴细胞抑素处理，能提高 F_1 成年鼠骨髓移植后 30 日的存活率及两种不同品系小鼠骨髓移植的效果。淋巴细胞抑素的 SP_1 组分，经^{3}H-TdR 渗入试验，在 25 μg/ml 浓度下，能抑制刀豆球蛋白(Con A)和脂多糖(LPS)诱导小鼠淋巴细胞的增殖反应，表明 SP_1 对 T、B 淋巴细胞分裂有抑制作用。对小鼠骨髓移植，SP_1 可显著提高小鼠 30 日存活率，并延长动物存活时间，表明对小鼠移植物抗宿主病(GVHD)有抑制作用。从细胞分裂周期看，淋巴细胞抑素抑制 G_1 期向 S 期转变。淋巴细胞抑素对迟发型超敏反应也有抑制作用。

【药性】 《滇南本草》："水牛连贴，味甘、微酸，性温。"

【功用主治】 健脾消积。主治脾胃虚弱，食积痞满。

1.《本草拾遗》："补脾。"

2.《滇南本草》："水牛连贴，健脾开胃，消积，磨宿食，宽中醒脾，有进食之功，消痞满胸胀。"

3.《韩氏医通》："黄牛连贴，用朴硝作脯，消痞块。"

【用法用量】 内服：煮食，适量；或研末，1～3 g。

【选方】 1. 治小儿脾胃不好，或吐或泻，伤食，不思饮食，面黄肌瘦，目无睛光　水牛连贴(新瓦焙黄色)一两，鸡肫皮(焙黄色)一两。共为末，每服一钱，滚水送下。忌面食、生冷。(《滇南本草》)

2. 疗痔　牛脾一具，熟煮，空腹食之尽，勿与盐酱等。一具不差，更与一具。从旦至未令尽。(《千金方》)

0838 牛鼻 niú bí (《食疗本草》)

【基原】 为牛科野牛属动物黄牛或水牛属动物水牛的鼻子。

【原动物】 参见"牛肉"条。

【采收加工】 宰牛时取下鼻部，鲜用，亦可冷藏或烘干。

【药性】 甘，平。

【功用主治】 生津，下乳，止咳。主治消渴，妇人无乳，咳嗽。

1.《食疗本草》："治妇人无乳汁，牛鼻作羹，空心食之。"

2.《本草拾遗》："和石燕煮汁服，主消渴。"

【用法用量】 内服：煮食，适量；或研末冲服。

【选方】 1. 治产后乳无汁　牛鼻肉洗净，切小片。上一味，以水煮烂，后入五味，如常羹法，任意食之。(《圣济总录》牛肉羹)

2. 治咳嗽，喉中呀呷作声，积年不瘥者　水牛鼻尖(以慢火炙令干)，上件药，捣细罗为散。每服用茶清调下一钱。(《圣惠方》)

3. 治偏风口㖞斜　白水牛鼻，干湿皆可用，以火炙热，于不患处一边熨之渐正。(《本草衍义》)

0839 牛靥 niú yè (《纲目》)

【异名】 牛食系(《圣惠方》)。

【基原】 为牛科野牛属动物黄牛或水牛属动物水牛的甲状腺。

【原动物】 参见"牛肉"条。

【采收加工】 宰牛时取出甲状腺，洗净，烘干。

【成分】 黄牛的甲状腺体含有碘氨基酸：二碘酪氨酸(diiodotyrosine)，3，3′-二碘甲腺氨酸(3，3′-diiodothyronine)，3，5，3′-三碘甲腺氨酸(3，5，3′-triiodothyronine)，3，3′，5′-三碘甲腺氨酸(3，3′，5′-triiodothyronine)，甲状腺素(thyroxin)〔即 3，5，3′，5′-四碘甲腺氨酸(3，5，3′，5′-tetrathyronine)〕及一种激素蛋白质-甲状腺球蛋白(thyroglobulin)。

【药理】 牛甲状腺可用于制取甲状腺激素和降钙素，其药理作用见"猪靥"条。

【功用主治】《纲目》："治喉痹、气瘿。"

【选方】 治瘿气令内消　黄牛食系三具(干者)。上纳于瓷瓶子中，以瓦子盖头，盐泥固济，候干，烧令通赤，待冷取出，细研为散，每于食后，以粥饮调下一钱。(《圣惠方》)

0840 牛膝 niú xī (《本经》)

【异名】 百倍(《本经》)，牛茎(《广雅》)，脚斯蹬(《救荒本草》)，铁牛膝(《滇南本草》)，杜牛膝(《本草备要》)，怀牛膝(《本草便读》)，怀夕、真夕(《汉药写真集成》)，怀膝(《常用中药名辨》)。

【基原】 为苋科牛膝属植物牛膝的根。

【原植物】 牛膝 *Achyranthes bidentata* Bl.　又名：山苋菜、对节菜(《救荒本草》)，透骨草、喉白草、喉痹草、鼓槌草、疔疮草(《新华本草纲要》)。

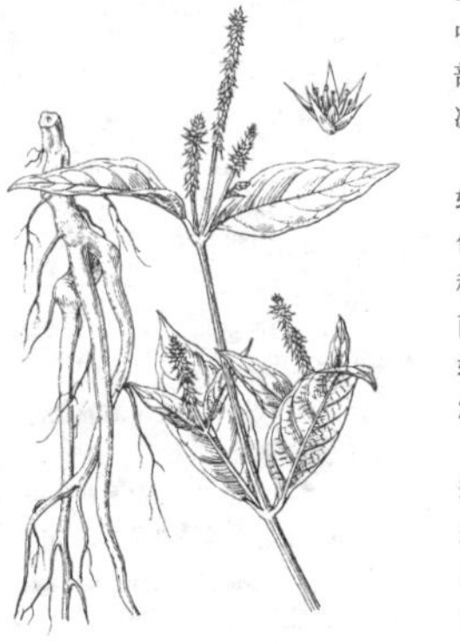

牛　膝

多年生草本，高 70～120 cm。根圆柱形，直径 5～10 mm，土黄色。茎直立，具棱，节膨大，节上分枝对生。单叶对生，叶柄长 5～30 mm；叶片膜质，椭圆形或椭圆状披针形，长 5～12 cm，宽 2～6 cm，先端渐尖，基部宽楔形，全缘，两面被柔毛。穗状花序顶生及腋生，长 3～5 cm，花期后反折；总花梗长1～2 cm，有白色柔毛；花多数，密生；苞片宽卵形，长 2～3 mm，先端长渐尖；小苞片刺状，先端弯曲，基部两侧各有 1 卵形膜质小裂片；花被片披针形，光亮，先端急尖，有 1 中脉；雄蕊长 2～2.5 mm；退化雄蕊先端平圆，稍有缺刻状细锯齿。胞果长圆形，黄褐色，光滑。种子长圆形，黄褐色。花期 7～9 月，果期 9～10 月。

生于屋旁、林缘、山坡草丛中。分布于除东北以外的全国广大地区。有些地区大量栽培，以河南产的怀牛膝为道地药材。

本植物的叶(牛膝茎叶)亦供药用，另设专条。

【栽培】 生物学特性　为深根系植物，喜温暖干燥气候；不耐严寒，在气温－17 ℃时植株易冻死。以土层深厚的砂质壤土栽培为宜；黏土及碱性土不宜生长。

繁殖方法　用种子繁殖。秋季种子由青变黄褐色采种，晒，备用。播种前将种子用 30 ℃温水浸泡 8～12 小时，捞出，放入容器内，覆盖湿布，经常保持湿润，待 50%种子萌芽时，取出再行播种。一般南方适宜播种期为 6 月下旬至 7 月上旬、中旬；北方在 5 月下旬至 6 月初。过早播种植株生长快，茎叶茂盛，开花结果早而多，但根部短而且分叉多，常现木质化，品质差；过迟播种，生长期太短，植株矮小，根细而短，产量低。适当延迟播种，可减少抽薹。南方多采用撒播，将处理的种子拌入适量细土，撒播，轻耙，稍加镇压，浇水保持土壤湿润。北方常用条播，按行距 12～30 cm 开1～2 cm深的浅沟，将种子均匀播入沟内，覆土以盖没种子为度。

田间管理　苗高 7 cm 时间苗，苗高 17～20 cm 时按株距 13 cm定苗。定苗前后中耕除草 2～3 次。肥料除施足基肥外，可在 7～8 月追施磷、钾肥，在收获前 1 个月喷过磷酸钙进行根外追肥。8 月下旬植株抽薹时，要及时除去花序，避免开花消耗养分，促使根生长粗壮，但切勿损伤茎叶。出苗后经常保持田间湿润。多雨季节需注意排水，防止烂根。收获前可灌水 1 次，以便容易挖掘根部。

病虫害防治　白锈病、叶斑病可喷 1∶1∶120 波尔多液或 50%可湿性甲基托布津 1 000 倍液防治。根腐病应注意排水并选择地势高燥的地块种植，忌连作。用 50%多菌灵可湿性粉剂1 000倍液或石灰 2.5 kg 兑水50 kg灌穴。另有叶斑病、线虫病为害。虫害有银纹夜蛾、棉红蜘蛛、尺蠖、猿叶虫为害。

【采收加工】 南方在 11 月下旬至 12 月中旬，北方在 10 月中旬至 11 月上旬收获。先割去地上茎叶，依次将根挖出，剪除芦头，去净泥土和杂质。按根的粗细不同，晒至六七成干后，集中室内加盖草席，堆闷 2～3 日，分级，扎把，晒干。

【药材】 牛膝 *Achyranthis Bidentatae Radix*　主产于河南。以河南栽培品质量最好。

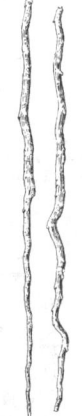

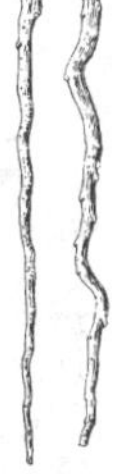

牛膝(根)外形

商品规格　一等(头肥)：根条均匀，中部直径 0.6 cm 以上，长 50 cm 以上；二等(二肥)：根条均匀，中部直径 0.4 cm 以上，长 35 cm 以上；三等(平条)：中部直径 0.4 cm 以下，但不小于 0.2 cm，长短不分，间有冻条、油条、破条。

性状　根呈细长圆柱形，稍弯曲，上端稍粗，下端较细，长 15～50(～90)cm，直径 0.4～1 cm。表面灰黄色或淡棕色，有略扭曲而细微的纵皱纹、横长皮孔及稀疏的细根痕。质硬而脆，易折断，受潮则变柔软，断面平坦，黄棕色，微呈角质样而油润，中心维管束木部较大，黄白色，其外围散有多数点状维管束，排列成 2～4 轮。气微，味微甜而稍苦涩。

鉴别　(1) 根横切面：木栓层为数列细胞，皮层狭窄。中柱占根的大部分，布有多数维管束，断续排列成 2～4 轮；最外轮维管束较小，形成层几连接成环；向内数轮维管束较大，射线宽狭不一；木质部由导管、木纤维及木薄壁细胞组成，中心部的次生木质部集成二至三叉状，初生木质部 2～3 原型。薄壁细胞中含草酸钙砂晶。

(2) 取本品粉末少量，加 10 倍量水充分振摇，产生大量泡沫，经久不消；取用生理盐水稀释的 1%新鲜兔血 1 ml，沿管壁加入本品的生理盐水浸液(1∶10)若干，迅速发生溶血现象(检查皂苷)。

(3) 薄层色谱：取本品粉末 2 g，加乙醇 20 ml，回流提取 40 分钟，静置，取上清液 10 ml，加盐酸 1 ml，回流提取 1 小时后浓缩至约 5 ml，加水 10 ml，用石油醚(60～90 ℃) 20 ml 提取，提取液蒸干，残渣加乙醇 2 ml 使溶解，作供试品溶液。另取齐墩果酸对照品,加乙醇制成每1 ml含1 mg的溶液,作对照品溶液。吸取供试品溶液10～20 μl,对照品溶液10 μl,分别点于同一硅胶G薄层板上,以氯仿-甲醇(40∶1)溶液展开,取出晾干,喷以磷钼酸试液,在110 ℃加热至斑点显色清晰。供试品色谱中,在与对照品色谱中相应的位置上,显相同的蓝色斑点。

【成分】 根含三萜皂苷:齐墩果酸 *α-L*-吡喃鼠李糖基-*β-D*-吡喃半乳糖苷(oleanolic acid *α-L*-rhamnopyranosyl-*β-D*-galactopyranoside),牛膝皂苷(achybidensaponin) Ⅰ和Ⅱ,人参皂苷(ginsenoside) Ro,竹节参皂苷-1(PJS-1),polypodine B;多糖:寡糖AbS,肽多糖ABAB,牛膝多糖ABPS。甾酮类:蜕皮甾酮(ecdysterone),牛膝甾酮(inokosterone),红苋甾酮(rubro sterone)。氨基酸:精氨酸,甘氨酸,丝氨酸,天冬氨酸,谷氨酸,苏氨酸,脯氨酸,酪氨酸,色氨酸,缬氨酸,苯丙氨酸,亮氨酸。还含具有抗生育作用的蛋白质。

【药理】 1. 镇痛作用　煎剂25 g/kg灌胃,对小鼠醋酸扭体反应有极显著抑制作用。怀牛膝煎剂5 g/kg灌胃,能显著延长热板法试验小鼠痛反应时间。牛膝不同炮制品都有一定程度的镇痛作用,其中以酒炙牛膝镇痛作用强而持久。牛膝总皂苷具有明显的镇痛作用,且作用强度与剂量呈现一定的量效关系。

2. 抗炎作用　其酒剂10 g(生药)/kg灌胃,能促进大鼠蛋清性关节肿胀的消退,每日5 g/kg,连续5日灌胃能明显促进大鼠甲醛性关节炎的消退。其抗炎消肿机制在于可提高机体免疫功能,激活小鼠巨噬细胞对细菌的吞噬能力以及扩张血管、改善循环、促进炎性病变吸收等作用。

3. 对心血管及呼吸的影响　怀牛膝提取液对离体蛙心及麻醉猫、犬的心脏有一定抑制作用,使收缩力减弱。其煎剂或提取液1 g/kg静脉注射,对在体蟾蜍心有轻度抑制作用,但过量能引起传导阻滞及心跳暂停。蛙心灌流及大鼠下肢灌流表明本品有明显血管扩张作用;对麻醉犬、猫和兔有短暂降压作用,无快速耐受现象;在血压下降同时伴有呼吸兴奋,使呼吸加快加深。

4. 抗生育作用　怀牛膝总皂苷125～1 000 mg/kg灌胃,对妊娠1～10日的小鼠,有显著的剂量依赖性抗生育作用,其半数有效量(ED_{50})为218 mg/kg。总皂苷500 mg/kg灌胃,对妊娠1～5日小鼠,有明显抗着床作用。另报道,怀牛膝苯提取物2.5 g(生药)/kg灌胃,从妊娠第七日开始连续3日,对小鼠抗生育的有效率为94.5%,可引起胚胎排出、死亡或阴道流血。

5. 对血液流变学的影响　怀牛膝煎剂10 g/kg灌胃,每日2次,连续3日,对正常大鼠的高低切变率全血黏度、血细胞比容、红细胞聚集指数均有显著降低作用;对急性血瘀模型大鼠尚有抗凝作用,使凝血酶原时间及白陶土部分凝血活酶时间稍延长,血浆复钙时间明显延长。上述试验可部分解释怀牛膝活血作用的机制。

6. 降血糖作用　怀牛膝所含蜕皮甾酮能抑制四氧嘧啶、抗胰岛素血清所致的高血糖,能促进正常小鼠肝内葡萄糖合成蛋白质,促进正常及四氧嘧啶高血糖小鼠肝内葡萄糖合成糖原,这可能是其降血糖作用机制之一。

7. 对免疫功能的影响　怀牛膝煎剂每日25 g/kg灌胃,连续10日,使正常及环磷酰胺处理小鼠的脾指数和胸腺指数、腹腔巨噬细胞对鸡红细胞的吞噬百分率和吞噬指数极显著增加,每日10 g/kg,连续12日,使小鼠溶血素及溶血空斑的形成明显增加。怀牛膝的免疫增强作用与剂量相关,过大或过小作用均减弱。川牛膝多糖能提高小鼠C_7b受体花环率,亦能降低IC花环率,对红细胞免疫功能有显著的促进作用。牛膝水煎剂10 g/kg灌胃能明显提高正常小鼠及辐射损伤小鼠血清特异性抗体溶血素含量并增加脾脏溶血空斑形成细胞数,显示牛膝能增强小鼠的体液免疫功能。

8. 延缓衰老作用　20%怀牛膝水煎剂每日每只0.3 ml灌胃,连续1个半月,能明显提高小鼠血中谷胱甘肽过氧化物酶(GSH-Px)的活性,降低过氧化脂质(LPO)的含量,对小鼠血中超氧化物歧化酶(SOD)的活性也有所增强,表明有延缓衰老作用。

9. 抗肿瘤作用　牛膝多糖(ABP)每日25～100 mg/kg,连续使用7日,对小鼠肉瘤S_{180}抑制率为31%～40%。ABP 50及100 mg/kg腹腔注射能显著提高S_{180}荷瘤小鼠LAK细胞活性。ABP 50～800 μg/ml体外对S_{180}细胞无直接细胞毒作用,但能增强巨噬细胞对S_{180}的杀伤作用。随着药物浓度的升高,牛膝总皂苷(ABS)体外对艾氏腹水癌细胞的细胞毒作用逐渐增强;体内对小鼠肉瘤S_{180}腹水型及肝癌实体瘤的抑制率分别为56%和46.2%。

10. 其他作用　怀牛膝水煎液7.1 g/kg和14.2 g/kg灌胃能显著增加维甲酸所致骨质疏松大鼠的活动能力,阻止维甲酸所造成的大鼠骨矿质的丢失,增加其骨中有机质的含量,提高骨密度,从而达到防治骨质疏松的目的。

毒性　小鼠腹腔注射,蜕皮甾酮的LD_{50}为6.4 g/kg,牛膝甾酮为7.8 g/kg。怀牛膝煎剂75 g/kg灌胃,观察3日,未见小鼠有任何异常,其LD_{50}为146.49 g/kg。

【炮制】 1. 牛膝　取原药材,除稍润,除去芦头,切段,干燥。

2. 酒牛膝　取牛膝段,加黄酒拌匀,闷润至透,置锅内,用文火加热,炒干,取出放凉。每牛膝100 kg,用黄酒10 kg。酒牛膝具有补肝肾,益精血,强筋骨作用。

3. 盐牛膝　取牛膝段,加盐水拌匀,闷润至透,置锅内,用文火加热,炒干,取出放凉。每牛膝100 kg,用盐2 kg。盐制助其入肾,增强强筋骨作用,并能引药至膝。

饮片性状　牛膝参见"药材"项。酒牛膝表面呈黄色,偶见焦斑,略有酒香气。盐牛膝偶见焦斑,味咸。

贮干燥容器内,酒牛膝、盐牛膝密闭。置阴凉干燥处,防潮。

【药性】 苦、酸,平。归肝、肾经。

1.《本经》:"味苦。"

2.《别录》:"酸,平,无毒。"

3.《滇南本草》:"味酸,微辛,性微温。入肝。"

4.《纲目》:"足厥阴、少阴之药。"

5.《本草汇言》:"入足三阴经,引诸药下行甚捷。"

【功用主治】 补肝肾,强筋骨,活血通经,引血(火)下行,利尿通淋。主治腰膝酸痛,下肢痿软,血滞经闭,痛经,产后血瘀腹痛,癥瘕,胞衣不下,热淋,血淋,跌打损伤,痈肿恶疮,咽喉肿痛。

1.《本经》:"主寒湿痿痹,四肢拘挛,膝痛不可屈伸,逐血气,伤热火烂,堕胎。久服轻身耐老。"

2.《别录》:"疗伤中少气,男子阴消,老人失溺,补中续绝,填骨髓,除脑中痛及腰脊痛,妇人月水不通,血结,益精,利阴气,止发白。"

3.《药性论》:"治阴痿,补肾填精,逐恶血流结,助十二经脉,病人虚羸加而用之。"

4.《日华子》:"治腰膝软怯冷弱,破癥结,排脓止痛,产后心腹痛并血运,落死胎,壮阳。"

5.《本草衍义》:"竹木刺入肉,嚼烂罨之,即出。"

6.《汤液本草》:"强筋,补肝脏风虚。"

7.《本草衍义补遗》:"能引诸药下行。"

8.《滇南本草》:"止筋骨疼,强筋舒筋,止腰膝酸麻,破瘀堕胎,散结核,攻瘰疬,散痈疽、疥癞、血风、牛皮癣、脓窠疮、鼻渊、脑漏等证。"

9.《纲目》:"治久疟寒热,五淋尿血,茎中痛,下痢,喉痹,口疮,齿痛,痈肿恶疮,伤折。"

10.《本草正》:"主手足血热痿痹,血燥拘挛,通膀胱涩秘,大肠干结。补髓填精,益阴活血。"

【用法用量】 内服:煎汤,5～15 g;或浸酒;或入丸、散。外用:捣敷;捣汁滴鼻;或研末撒入牙缝。

【宜忌】 凡中气下陷，脾虚泄泻，下元不固，梦遗滑精，月经过多及孕妇均禁服。

1.《本草经集注》："恶萤火、陆英、龟甲。畏白前。"

2.《药性论》："忌牛肉。"

3.《本草经疏》："经闭未久，疑似有娠者勿用；上焦药中勿入；血崩不止者忌之。"

4.《本草汇言》："误用伤血堕胎。""胃寒脾泄者勿用。"

5.《本草正》："脏寒便滑，下元不固者当忌用之。""同麝香用，堕胎尤速。"

6.《本草从新》："气虚下陷，因而腿膝肿痛者，大忌。"

7.《得配本草》："中气不足，小便自利，俱禁用。"

【选方】 1. 治冷痹脚膝疼痛无力　牛膝（酒浸，切焙）一两，桂（去粗皮）半两，山茱萸一两。上三味，捣罗为散。每服空心温酒下二钱匕，日再服。（《圣济总录》牛膝散）

2. 治妇人年老体渐瘦弱，头面风肿，骨节烦疼冷，口干状如骨蒸者　牛膝一斤，生地黄（切）三升，牛蒡根（切，曝干）一斤，生姜（合皮切）一升。凡四味切，于绢袋盛之，以清酒二大升浸七日，温服一盏，日三。（《医心方》引《玄感方》牛膝酒）

3. 治消渴不止，下元虚损　牛膝五两（细锉，为末），生地黄汁五升，浸，昼曝夜浸，汁尽为度，蜜丸桐子大，空心温酒下十三丸。（《经验后方》）

4. 治小便不利，茎中痛欲死，兼治妇人血结腹坚痛　牛膝一大把并叶，不以多少，酒煮饮之。（《肘后方》）

5. 治砂石淋涩　牛膝一握，水五盏，煮一盏，去渣，以麝香、乳香少许，研细调服。（《卫生易简方》）

6. 治丝虫病引起的乳糜尿　牛膝 90～120 g，芹菜 45～60 g。水煎 2 次，混合均匀，分 2～3 次服下。〔《山东中医杂志》1989，8(6)：40〕

7. 治血瘕，脐腹坚胀，下痢，羸瘦　牛膝四两（酒浸一宿，焙为末），干漆半两（捶碎，炒烟出）。上为末，酒煮面糊为丸，如梧桐子大，每服五丸，空心米饮下，日二至三服。（《鸡峰普济方》牛膝丸）

8. 治高血压病　牛膝、生地各 15 g，白芍、茺蔚子、菊花各 9 g。水煎服。（《新疆中草药》）

9. 治痢下先赤后白　牛膝三两。捣碎，以酒一升，渍经一宿，每服饮两杯，日三服。（《肘后方》）

10. 治胎衣半出半不出，或子死腹中，着脊不下，数日不产，血气上冲　牛膝六两，葵子一升，榆白皮四两，地黄汁八合。水九升，煎服三升，分三服即出。（《经效产宝》）

11. 治小儿赤流，半身色红，渐渐展引不止　牛膝一两（去苗），甘草半两（生用）。上件药细锉，以水一大盏，煎至五分，去滓，调伏龙肝末涂之。（《圣惠方》）

12. 治喉痹乳蛾　新鲜牛膝根一握，艾叶七片，捣和人乳，取汁灌入鼻内。须臾痰涎从口鼻出，即愈。无艾亦可。（《纲目》）

13. 治齿痒风疳　牛膝（烧灰）、细辛（去苗叶）各一两，丁香三分。上三味，捣罗为散，更研令细。每用一钱匕，可患处贴之，日三。（《圣济总录》牛膝散）

14. 治口及舌上生疮烂　牛膝一两（去苗）。上细锉，以水一中盏，酒半盏，同煎至七分。去滓，放温，时时呷服。（《圣惠方》）

15. 治痈疖已溃　牛膝根略刮去皮，插入疮口中，留半寸在外，以嫩橘叶及地锦草各一握，捣，(敷)其上，随干随换。（《陈日华经验方》）

【临床报道】 治疗麻疹合并喉炎　牛膝 20 g，甘草 10 g，加水 150 ml，煎至 60 ml，口服，每次 4～6 ml，20～40 分钟 1 次。临床观察 119 例，治愈 117 例，占 98.31%。认为牛膝甘草汤可改善局部微循环，使血供充盈，促进了炎症的吸收，以解除喉部水肿所致的阻塞现象。

【各家论述】 1. 朱丹溪："牛膝，能引诸药下行，筋骨痛风在下者，宜加用之。"（引自《纲目》）

2.《纲目》："牛膝所主之病，大抵得酒则能补肝肾，生用则能去恶血，二者而已。其治腰膝骨痛、足痿、阴消、失溺、久疟、伤中少气诸病，非取其补肝肾之功欤？其治癥瘕、心腹诸痛、痈肿恶疮、金疮折伤、喉齿淋痛、尿血、经候胎产诸病，非取其去恶血之功欤？"

3.《本草经疏》："牛膝，走而能补，性善下行，故入肝肾。主寒湿痿痹，四肢拘挛，膝痛不可屈伸者，肝脾肾虚则寒湿之邪客之而成痹，及病四肢拘挛，膝痛不可屈伸。此药既禀地中阳气所生，又兼木火之化，其性走而下行，其能逐寒湿而除痹也必矣。盖补肝则筋舒，下行则理膝，行血则痛止。逐血气，犹云能通气滞血凝也。详药性，气当作痹。伤热火烂，血焦枯之病也，血行而活，痛自止矣。入肝行血，故堕胎。伤中少气，男子阴消，老人失溺者，皆肾不足之候也。脑为髓之海，脑不满则空而痛。腰乃肾之府，脊通髓于脑，肾虚髓少，则腰脊痛；血虚而热，则发白。虚羸劳顿，则伤绝。肝藏血，肾藏精，峻补肝肾，则血足而精满，诸证自瘳矣。血行则月水自通，血结自散。"

4.《本草通玄》："按五淋诸证，极难见效，惟牛膝一两，入乳香少许煎服，连进数剂即安。性主下行，且能滑窍。"

5.《药品化义》："牛膝，味甘能补，带涩能敛，兼苦直下，用之入肾。盖肾主闭藏，涩精敛血，引诸药下行。生用则宣，主治癃闭管涩，白浊茎痛，瘀血阻滞，癥瘕凝结，女人经闭，产后恶阻，取其活血下行之功也。酒制熟则补，主治四肢拘挛，腰膝腿痛，骨节流痛，疟疾燥渴，湿热痿痹，老年失溺，取其补血滋阴之功也。"

6.《本草新编》："近人多用此药以治血癥血瘕，绝无一效，亦未知其功用而不思之也。夫血癥血瘕，乃脾经之病，牛膝能走于经络之中，而不能走于胁腹之内。况癥瘕之结，痰包血也，牛膝乃阴分之药，止能逐血而不能逐痰，此所以经岁而无效耳。至血晕血亏，儿枕作痛，尤不宜轻用，而近人用之，往往变生不测，亦未悟用牛膝之误也。牛膝善走而不善守，产晕乃血亏之极也，无血以养心，所以生晕，不用当归以补血，反用牛膝以走血，不更下之石乎？虽儿枕作痛，似乎有瘀血在腹，然产后气血大亏，多有阴寒之变，万一不是瘀血，而亦疑是儿枕作痛，妄用牛膝逐瘀，去生远矣。牛膝治下部，前人言之，然亦未可尽非，但膝之坚实，非牛膝之可能独健也，膝之所以不健，由于骨中之髓伤，髓空斯足弱矣。故欲膝之健者须补髓，然而髓之所以伤者，又由于肾水不足，肾水不足则骨中之髓伤，故补骨中之髓者，又须补肾中之精也。虽牛膝亦补精之味，而终不能大补其精，则单用牛膝以治肾虚之膝，又何易奏功哉？"

7.《本经逢原》："《外台》以治积久劳疟，《肘后》以治卒暴癥疾，《延年》以之下胞衣，《卫生》以之捣罨折伤，《梅师》以之捣涂金疮，《千金》以之捣敷肿毒，《集验》以之通利溺闭，皆取其性滑利窍，消肿解毒之功。此味专司疏泄，而无固益之功，世俗妄谓益肾，而培养下元药中往往用之，与延盗入室何异。"

8.《衷中参西录》："（牛膝）原为补益之品，而善引气血下注，是以用药欲其下行者，恒以之为引经。故善治肾虚腰疼腿疼，或膝疼不能屈伸，或腿痿不能任地，兼治女子月闭血枯，催生下胎。又善治淋疼，通利小便，此皆其力善下行之效也。然《别录》又谓其除脑中痛，时珍又谓其治口疮齿痛者何也？盖此等证，其因其气血随火热上升所致，重用牛膝引其气血下行，并能引其浮越之火下行，是以能愈也，愚因悟得此理，用以治脑充血证，伍以赭石、龙骨、牡蛎诸重坠收敛之品，莫不随手奏效，治愈者不胜纪矣。"

0841 牛鞭 niú biān
（《中国动物药志》）

【基原】 为牛科野牛属动物黄牛或水牛属动物水牛雄性的阴茎和睾丸。

【原动物】 参见"牛肉"条。

【采收加工】 杀雄牛后，割取阴茎和睾丸，除去残肉及油脂，整形后风干或低温干燥。

【药材】 牛鞭 *Bovis Penis et Testis* 产于全国各地。

性状 本品阴茎呈类扁圆柱形，长 50～90 cm，中部直径 2.0～3.0 cm。龟头近圆锥形，长 7～11 cm，先端渐尖，表面棕黄色至黑棕色，光滑，半透明，可见斜肋纹。包皮呈环状隆起，直径 2.7～3.2 cm。阴茎一侧多有凹沟，对应一侧多有隆脊，两侧面光滑，半透明，斜肋纹明显。阴茎中下部带 2 枚睾丸，睾丸扁椭圆形，长 7.0～13.0 cm，中部直径 3.5～6.0 cm，表面棕黄色至黑棕色，皱缩不平，一侧有附睾附着，附睾体狭窄而弯曲，附睾尾变粗呈瘤状突起，长 2.0～2.5 cm。阴茎横断面呈类圆形，属纤维弹性型。表面棕黄色，阴茎的外侧皮肤下，是一层厚厚的纤维膜，半透明，层纹清晰；阴茎海绵体约占阴茎横切面的 2/3，以尿道为中心呈扁形海绵状，黄白色；尿道及呈蜂窝状的尿道海绵体位于阴茎海绵体的腹侧。本品阴茎靠近龟头前 2/3 部分，在其阴茎海绵体偏上处有一个相当大的血管，靠近基部的后 1/3 部分，在其阴茎海绵体偏上处可见两个较大的血管。质坚韧，不易折断。气腥，咀嚼有油腻感。

【成分】 含多种氨基酸：天冬氨酸，苏氨酸，甘氨酸，缬氨酸，甲硫氨酸，异亮氨酸，亮氨酸，酪氨酸，丙氨酸，谷氨酸等；脂肪酸：辛酸，己酸，硬脂酸，亚油酸，十一烷酸，油酸(oleic acid)，十七碳烯酸(heptadecenoic acid)，月桂酸(lauric acid)，十四烷酸(myristic acid)，棕榈酸(cetylic acid)，十八碳烯酸(octadecenic acid)，亚麻酸(linolenic acid)；甾体成分：胆固醇(cholesterol)，睾酮(testosterone)，雌二醇(estradiol)，二氢睾酮(dihydrotestosterone)。

【药理】 1. 对生殖系统的作用 粗提物 10、15 g/kg 灌胃，每日早、晚各 1 次，共 14 次，能使大鼠血浆中睾酮含量显著增加。从牛羊猪等睾丸或精液中制取的抑制素能抑制垂体释放促卵泡激素(FSH)，使血中 FSH 含量降低。抑制素也能抑制人绒毛膜促性腺激素引起的 FSH 分泌增加，从而减轻动物子宫或卵巢的重量。牛鞭对去势雄性大鼠附性器官(包皮腺、精液囊、前列腺)有明显的增重作用。同时，能明显提高大鼠的交配能力，雄鼠扑捉雌鼠的潜伏期明显缩短，20 分钟内扑捉次数明显高于对照组，提示牛鞭具有一定的壮阳作用。

2. 延缓衰老 牛鞭粗提取物 10、15 g/kg 大鼠灌胃，每日 2 次，连续 1 星期，可使老龄大鼠脂质过氧化物(LPO)含量降低；能使正常小鼠超氧化物歧化酶(SOD)活性增加，LPO 含量降低，单胺氧化酶-B(MAO-B)活性下降。

3. 对免疫功能的影响 粗提取物 6 g/kg 灌胃，每日 1 次，共计 14 次，能极显著地增强小鼠巨噬细胞的吞噬功能。

毒性 牛鞭酒以牛鞭为主要成分，采用 Ames 试验、小鼠骨髓细胞微核试验、小鼠精子畸形试验对牛鞭酒进行了诱变性研究，结果显示，小鼠体细胞、生殖细胞及多种微生物检测系统的各项诱变试验均为阴性，表明牛鞭酒在该试验条件下无诱变作用。

【炮制】 1. 牛鞭 取牛鞭干品，用 30～50 ℃水浸泡约 30 分钟，迅速膨胀软化，将其切成 0.5～1.0 cm 斜厚片，干燥。

2. 制牛鞭 将牛鞭饮片投入受热呈灵活状态的滑石粉中，温度 180～220 ℃，翻炒，使其表面鼓起，呈乳白或淡黄色。取出，筛去滑石粉，放凉。每 100 kg 牛鞭饮片用滑石粉 50 kg。

饮片性状 牛鞭多呈不规则片状，外表光润油腻，颜色棕黄或黄棕色，有腥膻臭味，质地坚韧。制牛鞭色微黄，断面可见蜂窝状的结构。质地发泡酥脆，腥膻臭味大减。

贮密闭容器内，置通风干燥处，防潮。

【药性】 甘，咸，温。

【功用主治】 补肾壮阳，散寒止痛。主治肾虚阳痿，遗精，宫寒不孕，遗尿，耳鸣，腰膝酸软，疝气。

《新修本草》："特牛茎：疗妇人漏下赤白，无子。"

【用法用量】 内服：炖煮，1 具；或入丸、散；或浸酒。

【选方】 1. 治阳痿 牛鞭一根，韭菜子 25 g，淫羊藿15 g，菟丝子 15 g。将牛鞭置于瓦上文火焙干，磨细，淫羊藿加少许羊油，在文火上用铁锅炒黄(不要炒焦)，再加菟丝子、韭子磨成细面。将上药共和调匀。每晚黄酒冲服 1 匙，或将 1 匙粉和用蜂蜜成丸，用黄酒冲服。(《实用中医内科学》)

2. 治遗尿 取牛鞭 1 条(鲜、干均可)，浸泡洗净后切碎，加少许食盐炖烂，连汤 1 次服完。〔《浙江中医杂志》1984，(9)：396〕

3. 治疝气 (牯牛卵囊)一具煮烂，入小茴香，盐少许拌食。(《纲目》引吴球方)

0842 牛藤 niú téng (《广西本草选编》)

【异名】 野木瓜(《国药的药理学》)，七姐妹藤(《广西本草选编》)，六叶野木瓜、石月、郁子(台湾)。

【基原】 为木通科野木瓜属植物那藤或尾叶那藤的茎和根。

【原植物】 1. 那藤 *Stauntonia hexaphylla* (Thunb.) Decne.

常绿藤本。掌状复叶互生；叶柄长；小叶 3～7，小叶柄长 3 cm；小叶片长圆形至长卵圆形，革质，先端短渐尖，基部圆形，长 4～9 cm，宽 2～2.5 cm，全缘，上面平滑，下面带白色。总状或伞形花序由 3～7 朵花组成，雌雄同株；花直径 1.5～2 cm，白色、淡红色或有青莲色晕；雄花外轮萼片 3，阔披针形，内轮萼片 3，线形，稍长；雄蕊 6；雌花较大而数少，内轮萼片 3，披针形较外轮的为短；退化雄蕊 6；成熟心皮卵圆形，紫色。浆果卵圆形，红色，长 6～7 cm，果肉白色，内含黑色种子多数。花期 5 月，果期 9～10 月。

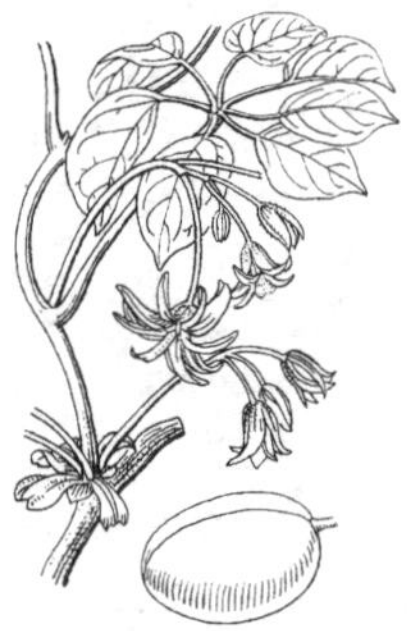

那 藤

生于山谷林缘或山脚灌丛中，也有栽培于庭园中。分布于广东、广西、台湾等地。

2. 尾叶那藤 *S. hexaphylla* Decne. var. *urophylla* Hand. -Mazz. [*Akebia hexaphylla* Thunb. var. *urophylla* (Hand. -Mazz.) Wu] 又名：尾野木瓜(《福建植物志》)，鸭脚莲、尾叶野木瓜(《全国中草药汇编》)。

攀缘灌木。小枝灰褐色。掌状复叶；小叶 3～7，革质；叶形变化很大，倒卵形至长圆状倒披针形，长 3.8～8 cm，宽1～3 cm，先端长尾尖，尖顶常具短而易断的丝状尖头，基部宽楔形或近圆形，上面亮绿色，下面黄绿色，有时具白色斑点，侧脉和网脉常在上面明显凹下，下面稍隆起。花雌雄同株，常排成疏松的总状花序，总花梗长 3～8 cm，小花梗长1～3 cm；雄花有萼片 6，外轮 3，长圆状披针形，顶端略尖或钝，内轮较狭小，线状披针形，先端钝；无花瓣；雄蕊 6 枚，花丝全部合生，药隔先端凸头长约 1 mm，远较花药为短；雌花的萼片和雄花相似，但较大，心皮 3。浆果卵圆形，内含数粒黑色光亮的种子。花期 3～5 月。

多生于山坡、路旁或沟谷林缘灌丛中。分布于浙江、福建、江西、湖南、广东、广西等地。

本植物的果实(牛藤果)亦供药用，另设专条。

【采收加工】 夏、秋季采。藤茎去枝叶；根去须根。待润透，切段或切片，晒干。

【药性】 苦，凉。

1.《广西本草选编》："味苦，性凉。"

2.《全国中草药汇编》："甘，温。"

【功用主治】 祛风散瘀，止痛，利尿消肿。主治风湿痹痛，跌打伤痛，各种神经性疼痛，小便不利，水肿。

1.《国药的药理学》:"为强心、利尿药。"

2.《广西本草选编》:"清热利湿,镇痛解毒。主治风湿关节痛,手术后疼痛,麻风反应疼痛,湿热小便涩痛。"

3.《全国中草药汇编》:"散瘀止痛,利尿消肿。主治风湿性关节炎,跌打损伤,各种神经性疼痛,水肿,小便不利,月经不调。"

【用法用量】 内服:煎汤,15～30 g;或入丸、散。

【宜忌】 孕妇慎服。

【选方】 1. 治风湿骨痛　牛藤、臭茉莉各 30 g,满山香 15 g。水煎服。(《梧州中草药》)

2. 治外科术后引起的疼痛　鸭脚莲全株 3～9 g,水煎服。(《全国中草药汇编》)

0843 牛髓 niú suǐ (《本经》)

【基原】 为牛科野牛属动物黄牛或水牛属动物水牛的骨髓。

【原动物】 参见"牛肉"条。

【采收加工】 宰牛加工食品时,收集有髓腔的骨骼,敲取骨髓,鲜用。

【成分】 黄牛骨髓每 100 g 含蛋白质 0.5 g,脂肪95.8 g,灰分 0.3 g,硫胺素(thiamine)微量,核黄素(riboflavine) 0.01 mg,烟酸(nicotinic acid) 0.05 mg。另含有脂肪酸:月桂酸(lauroic acid),肉豆蔻酸(myristic acid),棕榈酸(cetylic acid),硬脂酸(stearic acid),十四(碳)烯酸(tetradecenoic acid),十六(碳)烯酸(hexadecenoic acid),油酸(oleic acid),亚油酸(linoleic acid)等。还含肽类。

【药理】 止痛作用　从牛骨髓提取的七肽能抑制分解脑啡肽的酶(即氨基肽酶、二肽基氨基肽酶和血管紧张素转化酶),其 IC_{50} 为 0.9 μg,因此有止痛作用。

【药性】 甘,温。归肾、心、脾经。

1.《别录》:"甘,温,无毒。"

2.《本草再新》:"入心、脾二经。"

【功用主治】 补肾填髓,润肺,止血,止带。主治精血亏损,虚痨羸瘦,消渴,吐衄,便血,崩漏,带下。

1.《本经》:"补中,填骨髓。"

2.《别录》:"主安五脏,平三焦,温骨髓,补中,续绝,益气,止泄利、消渴,以酒服之。"

3.《千金方》:"平胃气,通十二经脉。"

4.《日华子》:"治吐血,鼻洪,崩中带下,肠风泻血并水泻,烧灰用。"

5.《纲目》:"润肺补肾,泽肌悦面,理折伤,擦损痛。"

【用法用量】 内服:煎汤、熬膏,适量。补虚宜酒冲,治吐血崩带宜烧灰。外用:涂搽。

【选方】 1. 治瘦病　(牛)髓,和地黄汁、白蜜作煎服之。(《食疗本草》)

2. 治虚损　黄牛脊髓(腿髓更佳,去筋骨,打烂)八两,山药(煮,研末)半斤,炼白蜜八两。共捣匀,入磁器内,隔汤煮一枝香为度。空心用鸡子大一块,白滚汤调服。(《虚劳心传》坤髓丹)

3. 治瘫痪　熟牛骨内髓一碗,炼熟蜜一斤。二味滤过,入炒面一斤,炒干姜末三两。四味搅匀,丸如弹子大。每日服三四丸,细嚼酒下。(《万病回春》)

4. 治皮肤枯燥如鱼鳞　牛骨髓、真酥油各等分。上二味合炼一处,以净磁器贮之。每日空心用三匙,热酒调服,不饮酒者蜜汤调。(《古今医统》泽肤膏)

5. 治手足皲裂　牛髓敷之。(《纲目》)

0844 牛大力 niú dà lì (《岭南采药录》)

【异名】 大力牛、大口唇、扮山虎(《生草药性备要》),扒山虎(《岭南采药录》),山莲藕、坡莲藕(《陆川本草》),地藕(《南宁市药物志》),血藤、大莲藕(《广西药用植物名录》),大力薯、倒吊金钟(《常用中草药手册》),牛大力藤(《福建药物志》)。

【基原】 为豆科崖豆藤属植物美丽崖豆藤的根。

【原植物】 美丽崖豆藤 *Millettia speciosa* Champ.

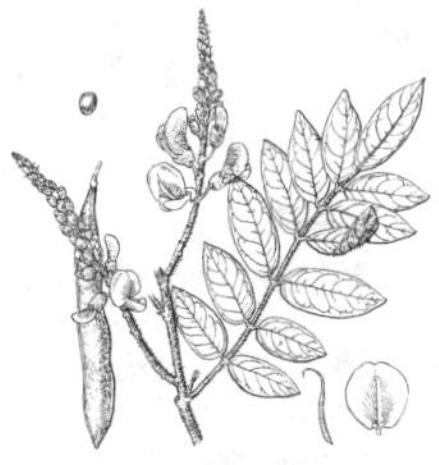

美丽崖豆藤

攀缘灌木,长 1～3 m。幼枝被褐色绒毛,渐变无毛。奇数羽状复叶,互生,长15～25 cm;叶柄长3～4 cm;托叶披针形,宿存;小叶 7～17 片,具短柄,基部有针状托叶 1 对,宿存;叶片长椭圆形或长椭圆状披针形,长 4～8 cm,宽1.5～3 cm,先端钝短尖,基部钝圆,上面无毛,光亮,干时粉绿色,下面被柔毛或无毛,干时红褐色,边缘反卷。总状花序通常腋生,有时成为顶生具叶的圆锥花序,长达30 cm,总轴、花梗和花萼均被褐色绒毛;花萼筒形,先端 5 裂,裂片三角形;花冠白色、米黄色至淡红色,蝶形,旗瓣基部有 2 枚胼胝状附属物;雄蕊 10,二体;雌蕊线形,密被绒毛,花柱内弯,柱头头状。荚果线状长椭圆形,扁平,长 10～15 cm,密被绒毛,果瓣硬木质,开裂后扭曲。种子 4～6 颗,卵形。花期 7～10 月,果期 10～12 月。

生于海拔 1 500 m 以下的山谷、路旁、灌木丛中。分布于福建、湖南、广东、广西、海南、贵州等地。

【采收加工】 7～11 月采挖,晒干。

【药材】 牛大力 *Millettiae Speciosae Radix*　产于广东、广西、湖南、海南等地。

性状　根呈扁圆柱形,直径 1.3～2.5 cm。表面灰黄色,粗糙,具纵棱和横向环纹。质坚,难折断。横切面皮部狭,分泌物呈深褐色,木部黄色,导管孔不明显,射线放射状排列。气微,味微甜。

鉴别　根横切面:木栓层为数列至 20 余列木栓细胞,其间可见石细胞群。皮层数列细胞,几全由小型含晶厚壁细胞组成,石细胞群多数,散在。韧皮部石细胞群众多,在外侧排列成环,石细胞群周围细胞多含草酸钙方晶成晶鞘石细胞,含晶细胞壁木化增厚;韧皮射线明显;分泌细胞多数,多至 10 余个相聚切向层状排列;筛管及伴胞多已颓废成狭条状,韧皮纤维少数。形成层成环。木质部大,射线明显,少数木射线强烈木化,腔狭细,壁增厚极明显,孔沟明显、细密,有的分支,呈石细胞及短纤维状;导管多单个散在;木纤维束众多,层状排列。无髓部,中部可见石细胞。

【成分】 根含生物碱。

【药理】 对免疫功能的影响　牛大力对实验小鼠 B 淋巴细胞分泌特异性抗体及 T 淋巴细胞产生白介素 2(IL-2)具有免疫调节作用。牛大力水煎剂 30～50 g/kg 小鼠灌胃能明显提高其 B 淋巴细胞产生的溶血空斑数,血清中绵羊红细胞(SRBC)抗体凝集效价明显高于对照组,脾淋巴细胞产生(ConA 诱生)的 IL-2 活性明显高于对照组。

【炮制】 取原药材,除去杂质,清水浸泡,洗净,润透,切厚片,干燥。

饮片性状　为不规则的片状,表面淡黄白色或类白色,具粉质;周边粗糙,灰黄色,易折碎。气微,味淡。

贮干燥容器内,置通风干燥处。

【药性】 甘,苦,平。

1.《生草药性备要》:"味甜,性劫。"

2. 广州部队《常用中草药手册》:"味甘,性平。"

3.《福建药物志》:"苦,甘,平。"

【功用主治】 补肺滋肾,舒筋活络。主治肺虚咳嗽、咳血,肾虚腰膝酸痛,遗精,白带,风湿痹痛,跌打损伤。

1.《生草药性备要》:"壮筋骨,解热毒,理内伤,治跌打,浸酒滋肾。"

2. 广州部队《常用中草药手册》:"舒筋活络,补虚润肺。治腰腿痛,风湿痹痛,慢性肝炎,肺结核。"

3.《广西本草选编》:"益气润肺。治病后体虚,肺虚咳嗽,风湿痹痛,腰腿痛。"

4.《全国中草药汇编》:"治慢性支气管炎,遗精,白带。"

5.《广西民族药简编》:"治咳嗽,肾炎,风湿,贫血。"

【用法用量】 内服:煎汤,9~30 g;或浸酒。

【选方】 1. 治胸膜炎　牛大力藤 15 g,一见喜 3 g。水煎服。

2. 治慢性肝炎　牛大力藤根 30 g,十大功劳 9 g,甘草 3 g。水煎服。(1、2 方出自《福建药物志》)

3. 治体虚白带　牛大力、杜仲藤各 12 g,千斤拔、五指毛桃各 9 g,大血藤 15 g。水煎服。或将上药炖猪脚,去药渣,吃肉喝汤。

4. 治风湿性关节炎,腰肌劳损　牛大力、南五加皮各 1 000 g,宽筋藤、海风藤各 750 g,牛膝 90 g,山胡椒根 250 g,榕树须(气根)500 g。加水 6 000 ml,煎至 1 000 ml。每次服 50 ml,每日 2 次。(3、4 方出自《全国中草药汇编》)

0845 牛口涎 niú kǒu xián (《本草拾遗》)

【异名】 牛涎(《千金方》)。

【基原】 为牛科野牛属动物黄牛或水牛属动物水牛的唾液。

【原动物】 参见"牛肉"条。

【采收加工】 以水洗牛口,涂抹少许食盐,少顷即有口涎流出,收集鲜用或冷藏。

【功用主治】 和胃止呕,明目去疣。主治反胃呕吐,噎膈,霍乱,喉闭口噤,目睛伤损,疣。

1.《本草拾遗》:"主反胃。取老牛涎沫如枣核大,置水中服之,终身不噎。"

2.《纲目》:"吮小儿,治客忤。灌一合,治小儿霍乱。入盐少许,顿服一盏,治喉闭口噤。"

【用法用量】 内服:适量,调服;或入膏、丸。外用:涂敷或点眼。

【选方】 1. 治反胃吐食　牛涎半斤,好蜜半斤,木鳖子三十个(去皮油)。上为细末,牛涎、蜜一处于银器内,用慢火熬,用槐条七枝搅之,煨干为度。每和白粥两匙,日进三服。(《瑞竹堂方》千转丹)

2. 治疣目　取牛口中涎数涂自落。(《千金方》)

0846 牛马藤 niú mǎ téng (《草木便方》)

【异名】 过山龙(《草木便方》),油麻血藤(《中草药资料》),牛肠藤、鸡血藤(《福建药物志》)。

【基原】 为豆科油麻藤属植物常绿油麻藤的茎。

【原植物】 常绿油麻藤 *Mucuna sempervirens* Hemsl. [*Stizolobium sempervirens* (Hemsl.) O. Kuntze]　又名:常春油麻藤(《中国主要植物图说》),常绿黎豆(《贵州植物志》),黎豆(《湖北中草药志》)。

常绿攀缘灌木,长 5~10 m,稀有达 20 m 者。茎棕色或棕黄色,粗糙。小枝具明显的皮孔。三出复叶,革质;叶柄长 9~15 cm;叶片卵形或长卵形,长 7~12 cm,宽 5~7 cm,先端渐尖,基部楔形,侧生小叶基部斜楔形。总状花序着生于老茎上;萼宽钟形,萼齿 5,上面 2 齿连合,外面疏被锈色长硬毛,内面密生绢质茸毛;蝶形花冠,深紫色,长约 6.5 cm;雄蕊 10,二体,花药异型;子房无柄,有锈色长硬毛。荚果条形,木质,长约 60 cm,种子间缢缩,外被金黄色粗毛。种子 10 余颗,肾形,黑色,直径约 2 cm。花期 6~7 月,果期 7~9 月。

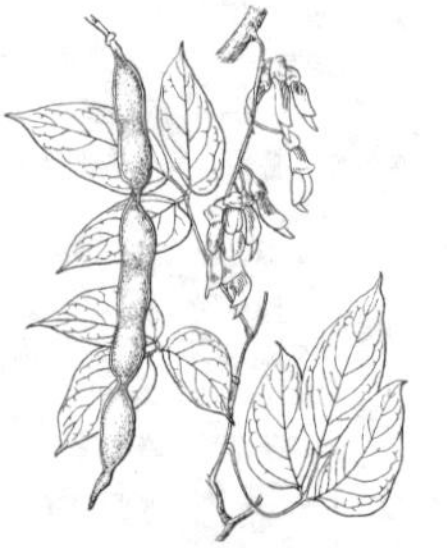

常绿油麻藤

生于山地林边,常缠绕于其他树上或附于岩石上。分布于西南及浙江、安徽、福建、江西、湖北、湖南、广东、广西等地。

【采收加工】 9~10 月采收,晒干。

【药材】 牛马藤 *Mucunae Sempervirentis Caulis*　产于广西、四川、贵州、云南等地。

性状　藤茎呈圆柱形,表面黄褐色,粗糙,具纵沟和细密的横向环纹,皮孔呈疣状凸起;质坚韧,难折断。商品为椭圆形斜切片,韧皮部具树脂状分泌物,棕褐色,木质部灰黄色,导管孔洞状,放射状整齐排列,韧皮部与木质部相间排列呈数层同心性环,髓部细小。气微,味微涩而甜。

鉴别　茎横切面:木栓层为数列木栓细胞,栓内层为 3~5 列切向整齐排列的含晶厚壁细胞,皮层为 10 余列细胞;分泌细胞多见,类圆形,切向稍延长,多数个相聚成群。中柱鞘为石细胞和少数纤维组成的厚壁细胞环带,内外侧两侧细胞多含草酸钙方晶形成晶鞘。维管系统异型,由多数外韧型维管束排列成数轮。韧皮射线明显,宽广,数列至 10 余列;分泌细胞 2~11 个相聚组成切向条状,层状排列,韧皮纤维束多分布于韧皮部周围,形成纤维束鞘。形成层不明显。木射线由非木化薄壁细胞组成,导管形大,多单个散在;木薄壁细胞有 2 种,一种壁较厚,木化,分布于导管周围,另一种薄壁性,非木化;纤维束为晶纤维,多分布于导管周围。本品射线和薄壁组织中,有许多木化厚壁细胞,大型,壁增厚且木化,纹孔明显,孔沟可见,多成群,周围多数细胞腔中含草酸钙方晶,含晶细胞壁木化增厚。髓居中,由大型薄壁细胞组成,纹孔可见;环髓可见少数分泌细胞及草酸钙方晶。

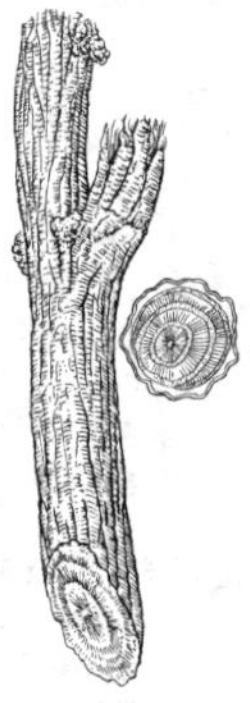

牛马藤(茎藤)外形

【药性】 甘、微苦,温。

1.《重庆草药》:"味甘,性温,无毒。"

2.《四川中药志》1979 年版:"辛、甘,温。"

3.《浙江药用植物志》:"苦,温。"

【功用主治】 养血活血,通经活络。主治月经不调,痛经,闭经,产后血虚,贫血,风湿痹痛,四肢麻木,跌打损伤。

1.《草木便方》:"活血化瘀,舒筋,利关节。治腰脊痛。"

2.《分类草药性》:"治寒脾风,风湿麻木,筋骨疼痛,消肿。"

3.《重庆草药》:"行气活血,除风湿。"

4.《贵州民间方药集》:"补血。治风瘫、贫血、月经不调等。"

5.《全国中草药汇编》:"活血化瘀,祛风除湿,通经活络。主治跌打损伤,风湿疼痛,麻木,痛经,经闭。"

【用法用量】 内服:煎汤,15~30 g,或浸酒。外用:捣敷。

【宜忌】《重庆草药》:"热证体弱者慎用。"

【选方】 1. 治闭经、月经不调　鸡血藤 15 g,熟地、当归各 9 g。水煎服。(《福建药物志》)

2. 治再生障碍性贫血　油麻血藤 30~60 g,黄芪 30 g,龟版、鳖甲各 9~15 g。水煎,每日 3 次分服。(《中草药资料》)

3. 治风湿关节痛　鸡血藤 30 g,穿根藤、白勒花根、阿利藤各 15 g。水煎,酌加黄酒服。(《福建药物志》)

4. 治膝盖痛　牛马藤(炒)、皂角(去末)各等分。煮熟,共捣绒外敷。(《重庆草药》)

5. 治跌打损伤　鲜牛马藤皮 30~90 g,捣烂调童便少许,炖温敷患处。(《浙江药用植物志》)

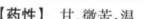

0847 牛毛七 niú máo qī《陕西中草药》

【基原】 为曲尾藓科山毛藓属植物山毛藓的植物体。

【原植物】 山毛藓 *Oreas martiana*（Hopp. et Hornsch.）Brid. [*Weisia martiana* Hopp. et Hornsch.]

植物体密集垫状，黄绿色，多年生。茎纤细，三棱形，高达10 cm。叶狭长披针形，挺直，叶边全缘，中部略背卷；中肋突出成短尖，叶基部细胞近中肋处长方形，近边缘渐成短方形，上部细胞方圆形，平滑。雌雄同株。蒴对称，长卵圆形，具8条深色纵纹；蒴齿披针形，具长尖，不分裂或稍有孔隙，外表具棕色纵条纹；蒴盖平凸，有斜长喙。孢子红棕色，具粗疣。

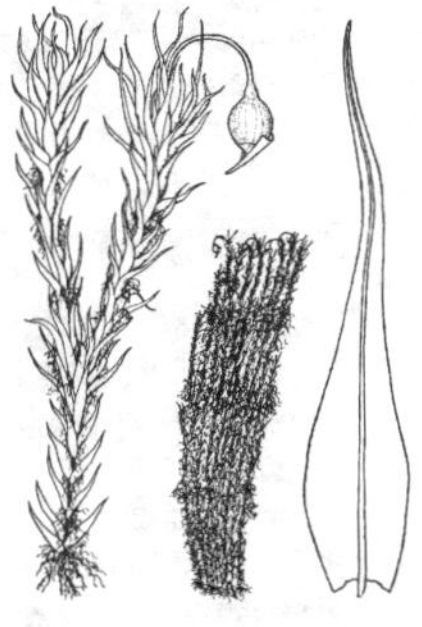
山毛藓

生于高山带的地上或岩石上。分布于东北及四川、云南、西藏、陕西等地。

【采收加工】 四季均可采收，阴干。

【药性】《陕西中草药》："味甘、淡，性平。"

【功用主治】《陕西中草药》："养阴清热，安定神志，祛风除湿，止血镇痛。主治骨蒸潮热，神经衰弱，风湿疼痛，癫狂，外伤。"

【用法用量】 内服：煎汤，12～15 g。外用：研末撒。

【选方】 1. 治神经衰弱 山毛藓15 g，枣仁9 g，炙远志6 g。煎服。

2. 治风湿麻木 山毛藓15 g，络石藤9 g。煎服或泡酒服。（1、2方出自《中国药用孢子植物》）

0848 牛毛毡 niú máo zhān《分类草药性》

【异名】 油麻毡（《江西草药手册》），松毛蔺（《陕西中药名录》）。

【基原】 为莎草科荸荠属植物牛毛毡的全草。

【原植物】 牛毛毡 *Eleocharis yokoscensis*（Franch. et Sav.）Tang et Wang [*Scirpus yokoscensis* Franch. et Sav.；*Heleocharis yokoscensis*（Franch. et Sav.）Tang et Wang] 又名：地毛（浙江）。

多年生草本，高3～12 cm。匍匐根茎极细。秆密丛生，细如毛发，密如毛毡。叶鳞片状，叶鞘微红色，膜质，管状。小穗卵形，长2～3 mm，淡紫色，仅有数朵花，每个鳞片各有1朵花；鳞片膜质，下部少数鳞片近2列，卵形，先端锐尖，长约2.5 cm，有1脉，两侧紫色，边缘无色，透明；下位刚毛1～4条，有倒刺；花柱3，花柱基膨大，呈短尖状。小坚果狭长圆形，无棱，先端缢缩，微黄白色，表面有细密整齐的网纹，网纹隆起，花、果期4～11月。

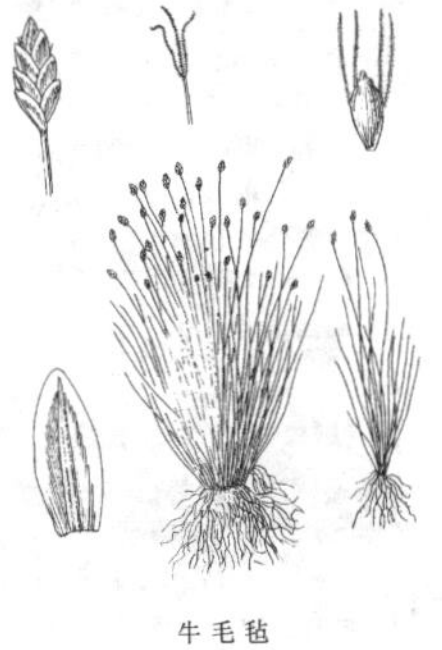
牛毛毡

生于水田中、池塘边及湿黏土中。分布几遍全国。

【栽培】 生物学特性 对温度要求不严，喜潮湿环境。宜选黏土、潮湿地栽培。

繁殖方法 用分株繁殖法。早春发芽时，连根挖取母株，分成数蔸，按行株距8 cm×6 cm种植。

田间管理 苗齐后，及时拔除杂草。一般不行施肥。天旱时注意灌水。

【采收加工】 8～9月采收，晒干。

【药性】 辛，温。

1.《浙江民间常用草药》："性温，味微辛。"

2.《四川常用中草药》："性温，味辛。"

【功用主治】 发散风寒，祛痰平喘，活血散瘀。主治风寒感冒，支气管炎，跌打伤痛。

1.《分类草药性》："发散风寒。"

2.《浙江民间常用草药》："散风除烦，祛痰定喘，活血消肿。治支气管炎，跌打损伤。"

3.《四川常用中草药》："能发散风寒，除胸腹烦闷。治感冒咳嗽，痰多气喘等症。"

【用法用量】 内服：煎汤，15～30 g；或研末，3～9 g。

【选方】 1. 治风寒感冒，咳嗽痰多 牛毛毡15 g，蛇莓15 g，兔耳风15 g，紫苏9 g。水煎服。

2. 治外感风寒，头痛，周身疼痛 牛毛毡30 g，威灵仙30 g，马甲子根30 g。水煎服。（1、2方出自《四川中药志》1982年版）

3. 治跌打损伤 牛毛毡全草研粉，每次9 g，黄酒送服。（《浙江药用植物志》）

0849 牛心朴 niú xīn pǔ《沙漠地区药用植物》

【异名】 侧花徐长卿（《青藏高原药物图鉴》），牛心秧、瓢柴、对叶草（《沙漠地区药用植物》），阔叶徐长卿（《全国中草药汇编》）。

【基原】 为萝藦科白前属植物华北白前的根及全草。

【原植物】 华北白前 *Cynanchum hancockianum*（Maxim.）Al. Iljinski [*Pycnostelma lateriflorum* Hemsl.]

多年生直立草本，高达50 cm。根须状。单茎或略有分枝。叶对生；叶柄长约5 mm，顶端腺体成群；叶片薄纸质，卵状披针形，长3～10 cm，宽1～3 cm，先端渐尖，基部宽楔形；侧脉约4对，在边缘网结，有时有边毛。伞形聚伞花序腋生，长约2 cm，着花不到10朵；花萼5深裂，内面基部有小腺体5个；花冠紫红色，裂片卵状长圆形；花粉块每室1个，下垂；副花冠肉质，裂片龙骨状，在花药基部贴生；柱头圆形，略微突起。蓇葖果双生，狭披针形，外果皮有细直纹，长约7 cm，直径约5 mm。种子黄褐色，扁平，长圆形；种毛白色绢质，长达2 cm。花期5～7月，果期6～8月。

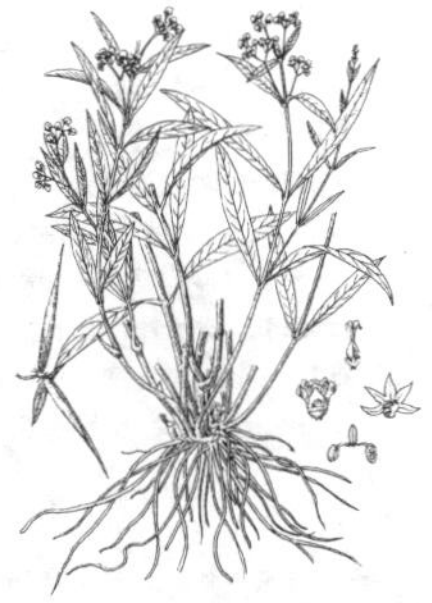
华北白前

生于山岭旷野。分布于华北及四川、陕西、甘肃等地。

【采收加工】 夏、秋季采收，切段，晒干。

【药材】 牛心朴 *Cynanchi Hancockiani Radix et Herba* 产于河北、山西、陕西、内蒙古、甘肃、四川等地。

性状 全草长30～50 cm。根须状，黄白色，簇生于短小根茎上。茎自基部密丛生，少分枝，圆柱形，具纵皱纹，基部常带红紫色。叶对生，近纸质，多脱落或破碎，完整者展平后呈卵状披针形，先端锐尖或渐尖，基部楔形，全缘，两面沿脉及边缘有短柔毛；叶柄短，顶端有多数腺体。伞状聚伞花序，花细小，紫红色。蓇果长角状纺锤形。气微，味苦。

【成分】 根含生物碱：7-去甲氧基异娃儿藤碱(7-demethoxytylophorine)，6-羟基-2，3-二甲氧基菲并吲哚里西定(6-hydroxy-2，3-dimethoxy phenanthroindolizidine)，安通发碱(antofine)和5-*O*-去甲安通发碱(5-*O*-demethylantofine)；甾体化合物：白前苷元(glaucogenin) A、C,脱水何拉得苷元(anhydrohirundigenin),华北白前苷元(hancogenin) B,华北白前苷(hancoside) A;具五环三萜类:表赤杨醇(epialnusonol);以及牡丹酚(paeonol);单萜类化合物:对薹烷-1,7,8-三醇(*p*-menthane-1,7,8-triol),对薹烷-1,8,9-三醇(*p*-menthane-1,8,9-triol),1-对薹烯-8,9-二醇(1-*p*-menthene-8,9-diol),3-*O*-*β*-*D*-吡喃木糖基(1→6)-*β*-*D*-吡喃葡萄糖基-芳樟醇〔3-*O*-*β*-*D*-xylopyranosyl(1→6)-*β*-*D*-glucopyranosyl-linalool〕,华北白前醇(hancockinol),新白前醇(hancoluperol),新白前酮(hancolupenone),新白前醇二十八烷酸酯(hancolupenol octacosanate);三萜类:新白前醇二十六烷酸酯(hancolupenol hexacosanoate),华北白前新苷 A、B、C、D,华北白前新苷 A 二十六烷酸酯(neohancoside A hexaacetate);芥子酸共轭酯:6-*O*-[*E*]-芥子酰基-(*α* 和 *β*)-*D*-吡喃葡萄糖苷〔6-*O*-[*E*]-sinapoyl-(*α* and *β*)-*D*-glucopyranoside〕和 *β*-*D*-呋喃果糖基-*α*-*D*-(6-*O*-[*E*]-芥子酰基吡喃葡萄糖苷)〔*β*-*D*-fructofurnosyl-*α*-*D*-(6-*O*-[*E*]-sinapoylglucopyranoside)〕;酚性苷:2-乙基酚-1-*β*-*D*-吡喃葡萄糖基(1→6)-*β*-*D*-吡喃木糖苷,槲皮素-7-*O*-*α*-*L*-鼠李糖苷(quercetin-7-*O*-*α*-*L*-rhamnoside),直立白薇苷(cynatratoside) A;酚酸类:咖啡酸(caffeic acid),原儿茶酸(protocatechuic acid),芥子酸(sinapic acid);脂肪酸类:9,12-十八碳二烯酸(9,12-octadecadienoic acid),十六碳烯酸甲酯(hexadecenoic acid methyl ester),正十六烷酸(*n*-hexadecanoic acid),8,11-十八碳二烯酸甲酯(亚油酸甲酯)(8,11-octadecadienoic acid mthyl ester),9,12-十八碳二烯酸甲酯(9,12-octadecadienoic acid mthyl ester),9-十八(碳)烯酸甲酯(9-octadecenoic acid methyl ester),十四碳烯(tetracosene),十碳六烯(角鲨烯)(squatene),二十六烷酸(hexacosanoic acid),三十烷酸(triacontanoic acid)。

全草挥发油主要有 4-羟基苯乙酮(4-hydroxyacetophenone),苯乙醇(phenylethanol),糠醛(furfural),4-甲氧基-苯乙酮(4-methoxyacetophenone),苯乙醛(phenylacetaldehyde)等 57 个。

【药性】 《沙漠地区药用植物》:"味苦,性温,有毒。"

【功用主治】 《沙漠地区药用植物》:"活血,止痛,消炎。主治各种关节疼痛,牙痛,秃疮。"

【用法用量】 外用:煎水,用毛巾浸湿热敷;或含漱,或外洗。

【宜忌】 《沙漠地区药用植物》:"本品有毒,不宜内服。"

【选方】 1. 治各种关节痛　牛心朴带根全草 9 g,煎浓水,用毛巾热敷并熏患处。

2. 治牙痛　牛心朴带根全草 9 g,煎水含漱,不可咽下,以免中毒。

3. 治秃疮　牛心朴根,水煎,外洗患处。(1～3 方出自《沙漠地区药用植物》)

0850 牛白藤 niú bái téng (《广西中草药》)

【异名】 有毛鸡屎藤、脓见消、癍痧藤(《广西药用植物名录》),大叶龙胆草、土加藤、甜茶(广州部队《常用中草药手册》),接骨丹、排骨连(《云南思茅中草药选》),凉茶藤(《广西本草选编》),山甘草、脚白藤、半路哮(《福建药物志》),白藤草(《广西药用植物名录》),土五加皮、涂藤头(《中国药用植物简编》)。

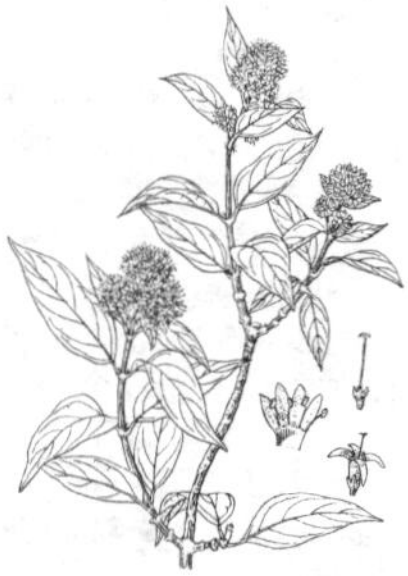

牛 白 藤

【基原】 为茜草科耳草属植物牛白藤的茎叶。

【原植物】 牛白藤 *Hedyotis hedyotidea* DC. [*Oldentandia hedyotidea* (DC.) Hand. - Mazz.]

多年生藤状灌木,高 3～5 m。幼枝四棱形,密被粉末状柔毛。叶对生;叶柄长 3～10 mm;托叶长 4～6 mm,有 4～6 条刺毛;叶片卵形或卵状披针形,长 4～10 cm,宽 2.5～4 cm,先端渐尖,基部阔楔形,上面粗糙,下面被柔毛,全缘,膜质。花序球形,腋生或顶生;总花梗长1.5～2.5 cm;花细小,白色,具短梗;萼筒陀螺状,裂片4,线状披针形;花冠长1.5 cm,裂片披针形,外反;雄蕊二型,伸出或内藏。蒴果近球形,先端极隆起,有宿存萼裂片,熟时开裂。花期秋季。

生于山谷、坡地、林下、灌木丛中。分布于广东、广西、云南。

本植物的根(牛白藤根)亦供药用,另设专条。

【采收加工】 7～11 月采收,鲜用或切段晒干。

【药材】 牛白藤 *Hedyotidis Hedyotideae Caulis et Folium* 主产于广东、广西、云南等地。

性状　藤茎多切成斜片或段片,外皮淡黄色或灰褐色,粗糙,有稍扭曲的浅沟槽及细纵纹;皮孔点状突起,常纵向排列呈棱线,黄白色;质坚硬,不易折断,断面皮部暗灰色,较窄,木部宽广,深黄色、黄白色或红棕色,有不规则菊花纹,中心有髓。叶对生,多皱缩,完整叶片展平后呈卵形或卵状矩圆形,长 4～10 cm,宽 2.5～4 cm,先端渐尖基部近圆形或阔楔形,全缘,上面粗糙,下面叶脉有粉末状柔毛,侧脉明显;托叶截头状,长 4～6 mm,先端有刺毛 4～6 条;叶柄长 3～10 mm。气微,味微甘。

鉴别　茎横切面:木栓层为数列木栓细胞。皮层较窄。维管束外韧型。韧皮部窄,细胞较小。木质部较宽,由导管、木纤维、木薄壁细胞组成,导管孔径较大。髓部方形或类圆形,薄壁细胞类圆形,有的细胞壁增厚成网纹状。薄壁细胞含草酸钙簇晶和针晶。

【成分】 茎含三萜类:表白桦脂酸(3-epi betulic acid),白桦脂酸(betulic acid),熊果酸(ursolic acid);甾醇类:*β*-谷甾醇(*β*-sitosterol),还含胡萝卜苷(daucosterol),东莨菪苷(scopolin),大叶芸香苷(heploperside) A,鹅掌楸苷(liriodendrin),东莨菪内酯(scopoletin)。

【药性】 广州部队《常用中草药手册》:"甘,淡,凉。"

【功用主治】 清热解毒。主治风热感冒,肺热咳嗽,中暑高热,肠炎,皮肤湿疹,带状疱疹,痈疮肿毒。

1. 广州部队《常用中草药手册》:"清热解暑,祛风除湿。"

2.《广西中草药》:"治胃肠炎,痔疮出血。"

3.《广西本草选编》:"清热解毒,润肺止咳。"

【用法用量】 内服:煎汤,10～30 g。外用:捣烂外敷或煎水洗。

0851 牛奶子 niú nǎi zǐ (《植物名实图考》)

【异名】 甜枣、麦粒子(《中国高等植物图鉴》),夏至莌、半春子、阳春子、芒珠子、清明子、春花胡颓子、羊奶子、岩麻子、豆子树(《湖南药物志》),天青下白、红米饭、梅梅树(《浙江药用植物志》),牛奶奶、秋胡颓子(《贵州中草药名录》),剪子果(《新华本草纲要》)。

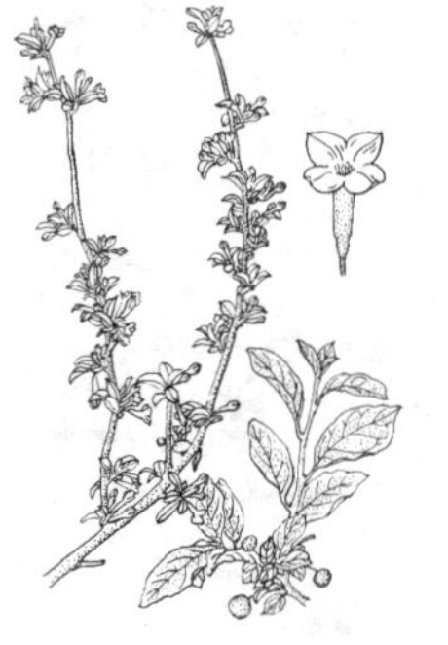

牛 奶 子

【基原】 为胡颓子科胡颓子属植物牛奶子的根、叶和果实。

【原植物】 牛奶子 *Elaeagnus umbellata* Thunb.

落叶灌木,高 1～4 m。常具刺,刺长 1～4 cm,幼枝密被银白色和少数黄褐色鳞片,有时全被深褐色或锈色鳞片。单叶互生；叶柄长 5～7 mm；叶纸质，椭圆形至卵状椭圆形，长 3～8 cm，宽 1～4 cm，先端钝尖或渐尖，基部圆形至楔形，边缘常皱卷至波状，上面幼时具银白色鳞片或星状毛，成熟后脱落，下面密被银白色和散生少数褐色鳞片。花较叶先开放，黄白色，芳香，外被银白色盾形鳞片，常1～7 朵簇生于新枝基部；花被筒圆筒状漏斗形，上部 4 裂，筒部较裂片为长；雄蕊 4，花丝极短；花柱直立，疏生白色星状柔毛。果实近球形至卵圆形，幼时绿色，被银白色或有时全被褐色鳞片，成熟时红色。花期 4～5 月，果期7～8 月。

生于海拔 20～300 m 的向阳的林缘、灌丛中、荒坡上和沟边。分布于华北、华东、西南及辽宁、湖北、湖南、陕西、甘肃、青海、宁夏等地。

【采收加工】 7～10 月采收，根，洗净切片晒干；叶、果实，晒干。

【成分】 果含葡萄糖，果糖，蔗糖，抗坏血酸，去氢抗坏血酸以及多酚类，有机酸，缩合鞣质。

叶、茎皮含 5-羟色胺(serotonin)。

种子油中含脂肪酸和甾醇化合物。

【药性】 苦、酸，凉。

1.《植物名实图考》："味微甘而涩。"

2.《湖南药物志》："酸、苦、涩。"

3.《浙江药用植物志》："辛，温。"

【功用主治】 清热止咳，解毒利湿。主治肺热咳嗽，泄泻，痢疾，淋证，带下，乳痈，崩漏。

1.《湖南药物志》："补脾，散寒解表，消风祛湿，行血活血，利尿。"

2.《浙江药用植物志》："健脾止泻，活血解毒。主治水泻，痢疾，崩漏，带下，乳痈。"

【用法用量】 内服：煎汤，根或叶 15～30 g，果实 3～9 g。

0852 牛奶树 niú nǎi shù (《岭南采药录》)

【异名】 乳汁麻木、牛奶稔、猪母茶、猪奶树(《常用中草药彩色图谱》)，牛乳药、大牛奶(《广西药用植物名录》)，多糯树、稔水冬瓜(《全国中草药汇编》)，铁牛入石(《福建药物志》)，乳汁公树(海南)。

【基原】 为桑科榕属植物对叶榕的根、皮或茎叶。

【原植物】 对叶榕 *Ficus hispida* L. f.

灌木或小乔木，高 3～5 m，具乳汁；幼枝被刚毛，中空。单叶常对生；叶柄长 1～4.5 cm，被短粗毛；托叶 2 枚，阔披针形，长约 1.5 cm，在无叶和生榕果枝上，常 4 枚合生成环状，早落；叶片革质或纸质，卵状长椭圆形或倒卵状长圆形，长6～20 cm，宽 4～12 cm，先端短尖或尾尖，基部圆形或楔形，全缘或有不规则细锯齿，两面被短刚毛，下面较密。隐头花序，花序托(榕果)成对着生于叶腋或簇生于树干上和无叶的枝上，倒卵形、陀螺形或近梨形，成熟后黄色，顶端略有脐状突起，中部以下常散生数枚苞片，基生苞片 3 枚；雄花、瘿花多数着生于花序托内壁的顶部，花被片 3；雄蕊 1；瘿花无明显花被，花柱近顶生；雌花无花被，花柱侧生，被毛。瘦果卵形。花期 6～7 月。

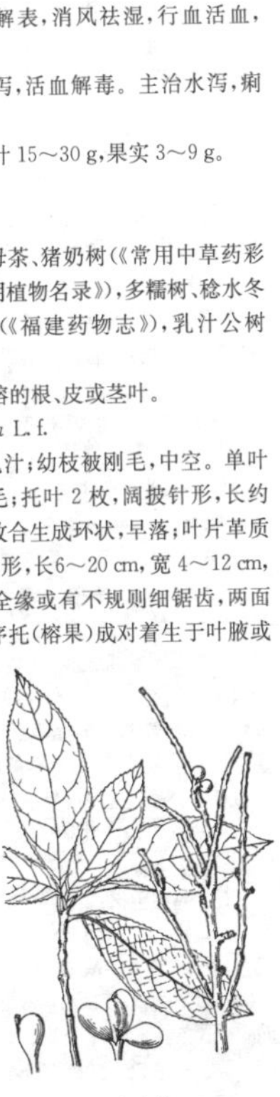

对叶榕

生于旷地、山谷以及低海拔的疏林中或水旁潮湿处。分布于华南及贵州、云南等地。

本植物的果实(牛奶树子)亦供药用，另设专条。

【采收加工】 全年均可采收。根洗净晒干；皮除去外皮，取二层皮；叶刷去毛用。

【成分】 皮含生物碱：3，6，7-三甲氧基菲并吲哚啶(3，6，7-trimethoxyphenanthroindolizidine)，3，6，7-三甲氧基-14-羟基菲并吲哚啶(3，6，7-trimethoxy-14-hydroxyphenanthroindolizidine)，牛奶树碱(hispidine)；还含三十烷醇乙酸酯(triacontanyl acetate)，*β*-香树脂醇乙酸酯(*β*-amyrin acetate)，花生酸-10-酮二十四醇酯(10-ketotetracosyl arachidate)，羽扇豆醇乙酸酯(lupeylacetate)。

叶含香豆素类：香柑内酯(bergapten)，补骨脂素(psoralen)；三萜类：*β*-香树脂醇(*β*-amyrin)，齐墩果酸(oleanolic acid)；菲并吲哚里西定生物碱：*O*-甲基娃儿藤定碱(*O*-methyltylophorinidine)。还含榕三酚(ficustriol)。

根含无色矢车菊素-3-*O*-*D*-吡喃葡萄糖-(1→4)-*O*-*β*-*D*-吡喃阿拉伯糖苷〔leucocyanidin-3-*O*-*D*-glycopyranosyl-(1→4)-*O*-*β*-*D*-arabinopyranoside〕。

【药理】 镇咳、祛痰、平喘作用　给豚鼠腹腔注射牛奶树根乙醇提取液 8 g/kg，能显著地增大方波刺激迷走神经的引咳阈值；给小鼠灌胃 8 g/kg，能非常显著地增加其呼吸道的酚红排泌量；给蛙口腔黏膜滴提取液 0.2 ml，黏膜上皮纤毛运动速度明显加快；该提取液 5 g/kg 能非常显著地延长给豚鼠组氨喷雾的引喘潜伏期；对豚鼠离体气管容积也有一定扩大效应。结果表明，牛奶树根乙醇提取液有明显的镇咳、祛痰和平喘作用。

毒性　牛奶树根乙醇提取液腹腔注射的 LD_{50} 为 132.22±15.37 g/kg。经解剖观察，实验小鼠的心、肝、肾、脾等未见病理变化，而小肠却有胀气现象。

【药性】 甘、微苦，凉。

1.《岭南采药录》："味酸，性寒。"

2.《全国中草药汇编》："淡，凉。"

3.《福建药物志》："微苦，温。"

【功用主治】 疏风清热，消积化痰，健脾除湿。主治感冒发热，结膜炎，支气管炎，消化不良，痢疾，脾虚带下，乳汁不下，风湿痹痛。

1.《广东中药》："清热，去热滞。治积滞，伤风感冒，咳嗽。"

2.《全国中草药汇编》："清热利湿，消积化痰。主治感冒，气管炎，消化不良，痢疾，风湿性关节炎。"

3.《广西民族药简编》："根水煎服治白浊，白带，乳汁不足，病后体弱；与猪肺煲服治产后无乳(瑶族)；树皮水煎服治痢疾(壮族)；树叶与热酒冲服治白带，白浊(瑶族)。"

4.《福建药物志》："根、茎治劳倦乏力。"

【用法用量】 内服：水煎，10～15 g。外用：捣敷。

【宜忌】 《广西民族药简编》："用于缺乳时，忌吃萝卜、酸等食物。"

【选方】 1. 治腋疮　捣牛奶树叶敷之。(《岭南采药录》)

2. 治劳倦乏力　对叶榕根或茎 30～60 g，墨鱼干 1 个(不去骨)。水煎至墨鱼熟，再加黄酒酌量调服。(《福建药物志》)

0853 牛奶柴 niú nǎi chái (《闽东本草》)

【异名】 水风藤、牛乳茶(《全国中草药汇编》)。

【基原】 为桑科榕属植物天仙果的茎、叶。

【原植物】 参见"天仙果"条。

【采收加工】 8～10 月采收，晒干。

【药性】 甘、淡，温。

【功用主治】 补气健脾，祛风湿，活血通络。主治气虚乏力，脱肛，四肢酸软，风湿痹痛，筋骨不利，跌打损伤，经闭，乳汁不通。

【用法用量】 内服：煎汤，30～60 g。

【宜忌】 有风热外邪者禁服。

0854 牛耳草 niú ěr cǎo（《植物名实图考》）

【异名】 翻魂草（《植物名实图考》），铁鹞子、石花子（《陕西草药》），八宝茶（《中国高等植物图鉴》），猫爪七、莱蝴蝶、猫耳草、牛舌头（《浙江药用植物志》），小号病毒草（《福建药物志》），四瓣草〔《河北中医》1985，(3)：40〕，地虎皮、地青药、还魂草（云南）。

【基原】 为苦苣苔科旋蒴苣苔属植物猫耳朵的全草。

【原植物】 猫耳朵 *Boea hygrometrica*（Bunge）R. Br. 又名：旋蒴苣苔（《中国植物志》）。

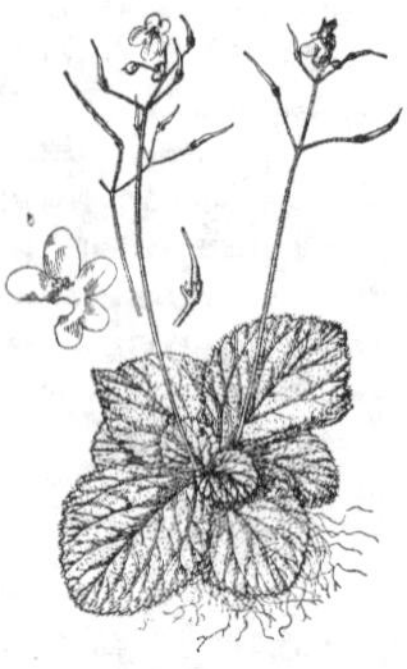

猫耳朵

多年生草本，高 7～14 cm。叶基生，呈莲座状；叶无柄；叶片厚，近革质；圆卵形、卵形或近圆形，长 2～7 cm，宽 1.5～7.5 cm，先端钝圆形，基部略狭成楔形，边缘具齿或波状，上面被贴伏的白色长柔毛，下面被白色或淡褐色绒毛，脉上尤密。花葶 1～2，高 7～14 cm，密被短伏毛；聚伞花序有 2～10 花；花序梗长 10～18 cm，被短柔毛和腺状柔毛；苞片 2，卵形；花萼钟状，5 深裂，裂片三角形，近相等；花冠白色或淡红色，钟状筒形，长 1～1.5 cm，檐部二唇形，上唇 2 裂，裂片长圆形，下唇 3 裂，宽卵形或卵形；雄蕊 2，内藏，花丝扁平，花药连着；退化雄蕊 3，极小；子房卵状长圆形，被短柔毛，花柱伸出花冠，柱头头状。蒴果长圆形，长 3～4 cm，螺旋状卷曲。种子卵圆形。花期 6～7 月，果期 7～10 月。

生于海拔 200～1 320 m 的山坡、山谷及山沟边、林下岩石上。分布于河北、浙江、福建、江西、湖北、湖南、广东、广西、四川、贵州、云南、陕西、甘肃等地。

【采收加工】 5～8 月采，鲜用或晒干。

【药理】 祛痰、抗菌作用 牛耳草水煎液用小鼠酚红法有明显祛痰作用，但采用小鼠氨水引咳法，镇咳作用不明显。体外抑菌试验表明对金黄色葡萄球菌、甲型溶血性链球菌有高度抑制作用。对家兔体内金黄色葡萄球菌感染能降低死亡率并延长存活时间，表明有治疗作用。

毒性 牛耳草水煎液 150 g/kg 给小鼠灌胃和 75 g/kg 给小鼠腹腔注射，观察 15 日未发生异常或死亡。按 30 g/kg 给小鼠腹腔注射，每日 1 次，连续 15 日，第十六日处死解剖，仅见肺支气管扩张，而心、肝、肾均未见异常变化。

【药性】《陕西中草药》："味涩、苦，性平。"

【功用主治】《陕西中草药》："止血，消炎，强筋壮骨。主治胃肠道出血，外伤出血，跌打损伤，中耳炎，劳伤，筋骨酸痛。"

【用法用量】 内服：煎汤，9～15 g；研粉冲服，每次 3 g；或浸酒饮。外用：研粉撒；或鲜品捣敷。

【选方】 治中耳炎耳痛 鲜牛耳草适量，捣汁，滴耳。（《山西中草药》）

【临床报道】 治疗慢性支气管炎 用四瓣草糖浆治疗慢性支气管炎 190 例。每日 2 次，每次 25 ml（每 1 ml 含生药 1 g）空腹内服，10 日为 1 个疗程。一般服药 1～2 个疗程，最长 6 个疗程，结果除 6 例（2 例消化道反应，4 例未坚持服药）无效外，184 例开始减轻或改善的时间为 1 星期左右，10 日后咳嗽减轻或停止，痰量减少，喘鸣减轻。疗程结束后，X 线复查均转阴性。190 例患者疗效，临床控制 63 例，占33.16%，显效 44 例，占23.16%，好转 77 例，占40.53%，无效 6 例，占 3.16%，总有效率 96.84%。

0855 牛西西 niú xī xī（江西《中草药学》）

【异名】 羊蹄根〔《中草药通讯》1970，(4)：35〕，牛舌棵（《天津中草药》），牛耳大黄、金不换、针刺酸模、土大黄（《陕西中草药》），酸模根（《青海常用中草药手册》），羊铁酸模（《长白山植物药志》）。

【基原】 为蓼科酸模属植物巴天酸模的根。

【原植物】 巴天酸模 *Rumex patientia* L. 又名：牛耳酸模（《秦岭植物志》），菠菜酸模（《经济植物学》）。

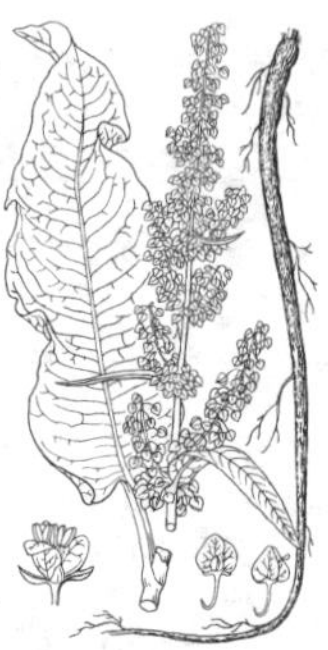

巴天酸模

多年生草本，高 1～1.5 m。根粗壮，黄褐色。茎直立粗壮，单一或分枝。基生叶具长柄，长椭圆形，基部圆形或心形，长 15～30 cm，全缘或波状；茎生叶较小，长圆状披针形，近无柄，托叶鞘膜质，管状。大型圆锥状花序顶生与腋生；花两性，多数簇状轮生；花梗中部以下具关节；花被片 6，淡绿色，成 2 层，宿存，内层 3 片结果时增大，基部有瘤状突起；雄蕊 6；子房 1，花柱 3，柱头细裂。瘦果卵状三棱形，褐色，包于花被内。花期 5～6 月，果期 8～9 月。

生于低山、路旁、草地或沟边。分布于河北、山西、内蒙古、吉林、山东、河南、陕西、甘肃、青海等地。

本植物的叶（牛西西叶）亦供药用，另设专条。

【采收加工】 全年均可采挖，洗净切片，生用（晒干或鲜用）或酒制后用。

【药材】 牛西西 *Rumicis Patientiae Radix* 产于吉林、河北、山东、内蒙古、山西、陕西、甘肃、青海等地。

性状 根圆条形或类圆锥形，有少数分枝。根头部膨大，顶端有残存茎基，周围有棕黑色的鳞片状叶基纤维束与须根痕，其下有密集的横纹。表面棕灰色至棕褐色，具纵皱纹与点状突起的须根痕，及横向延长的皮孔样瘢痕。质坚韧，难折断，折断面黄灰色，纤维性甚强。气微，味苦。

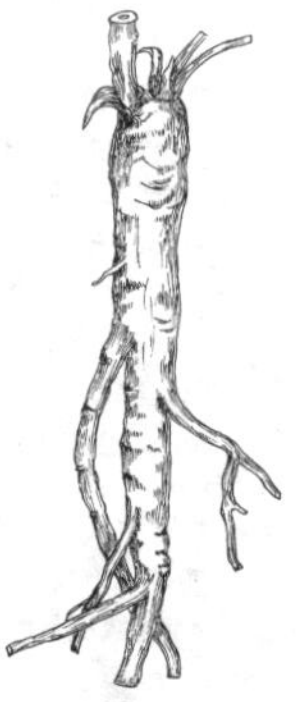

牛西西（根）外形

鉴别 （1）根横切面：木栓层薄。皮层散有单个或 2～5 个成束的纤维。韧皮部外侧有纤维束或单个纤维。形成层环明显。木质部导管束呈半径向排列，外侧导管伴有发达的木纤维束。根头部中心有髓。薄壁细胞含众多淀粉粒，少数含有少量草酸钙簇晶。

（2）取本品粉末少许，置玻片上，滴加氢氧化钠试液，即显红色；取本品粉末 0.1 g，加稀硫酸5 ml，煮沸 2 分钟，趁热滤过。滤液置冷后，用乙醚萃取，乙醚液显黄色。分取乙醚液，加氨试液，振摇，氨液层显红色，乙醚层仍显黄色（检查蒽醌化合物）。

（3）薄层色谱：取本品粉末甲醇提取液上清液作供试品溶液，另以大黄素、大黄素甲醚、大黄酚作对照。分别点样于硅胶 G 薄层板上，以苯-甲酸乙酯-甲酸-甲醇（3：1：1：4）展开，在紫外灯（365 nm）下观察，供试品色谱中，除在与对照品色谱相应位置上显相同的橙红色荧光外，于大黄素甲醚荧光斑点下方，尚有一荧光斑点。

【成分】 巴天酸模根及根茎含结合及游离的蒽醌类化合物：大黄素（emodin），大黄素甲醚（physcion），大黄酚（chrysophanol），大黄酚-*O*-*β*-*D*-吡喃葡萄糖苷(chrysophanol-*O*-*β*-*D*-glucopyranoside)，大黄素甲醚-*O*-*β*-*D*-吡喃葡萄糖苷(physcion-8-*O*-*β*-*D*-glucopyranoside)，大黄素 8-*O*-*β*-*D*-吡喃葡萄糖苷(emodin-8-*O*-*β*-*D*-glucopyranoside)，大黄素-6-*O*-*β*-*D*-吡喃葡萄糖苷(emodin-6-*O*-*β*-*D*-glucopyranoside)，大黄素-1，6-二甲醚(emodin-dimethylether)，大黄素-8-*O*-*β*-*D*-葡萄糖苷(emodin-8-*O*-*β*-*D*-glucoside)；萘苷类：酸模苷(rumexoside)，岩蔷薇苷(labadoside)，近东罂粟苷(orientaloside) 2-乙基-3-甲基-1，8-二羟基萘-8-*O*-*β*-*D*-吡喃葡萄糖基(1→3)*β*-*D*-吡喃葡萄糖苷〔2-acetyl-3-methyl-1，8-dihydroxynaphthalene-8-*O*-*β*-*D*-glucopyranosyl(1→3)*β*-*D*-glucopyranoside〕，尼泊尔羊蹄素-8-*O*-*β*-*D*-吡喃葡萄糖苷(nepodin-8-*O*-*β*-*D*-glucopyranoside)，巴天酸模苷(patientoside)A、B和 2，4-二氯-1，8-二羟基-3-甲基萘-8-*O*-*β*-*D*-吡喃葡萄糖苷(2，4-dichloro-1，8-dihydroxy-3-methylnaphthalene-8-*O*-*β*-*D*-glucopyranosi)。还含木脂素苷类：牛蒡苷(aretiin)，3-羟基牛蒡苷(3-hydroxy-aretiin)，3-甲氧基牛蒡子-4″-*O*-*β*-*D*-木糖苷；黄酮类：卤化黄烷-3-醇(halogenated flavan-3-ol)，6-碘代儿茶素(6-chlorocatechin)，儿茶素(catechin)，异鼠李素(isorhamnetin)，山柰酚 3-*O*-*β*-*D*-葡萄糖苷(kaempferol 3-*O*-*β*-*D*-glucoside)，5-羟基-4′-甲氧基黄酮 7-*O*-*β*-芸香糖苷(5-hydroxy-4′-methoxyflavanone 7-*O*-*β*-rutinoside)，山柰酚(kaempferol)，槲皮素 3-*O*-*β*-*D*-葡萄糖苷(quercetin 3-*O*-*β*-*D*-glucoside)；苯并呋喃酮衍生物：5-甲氧-7-羟基-1(3*H*)-苯并呋喃酮〔5-methoxy-7-hydroxy-1(3*H*)-benzofuranone〕，5，7-羟基-1(3*H*)-苯并呋喃酮〔5，7-dihydroxy-1(3*H*)-benzofuranone〕。又含黄质素-5-甲醚(xanthorin-5-methylether)，十九烷酸-2，3-二羟基丙酯(nonadecanoic acid-2，3-dihydroxypropyl ester)，决明萘乙酮-8-*O*-*β*-*D*-吡喃葡萄糖苷(torachrysone-8-*O*-*β*-*D*-glucopyranoside)，没食子酸(gallic acid)，*β*-谷甾醇(*β*-sitosterol)，*β*-谷甾醇-3-*O*-*β*-*D*-吡喃葡萄糖苷(*β*-sitosterol-3-*O*-*β*-*D*-glucopyranoside)，豆甾醇(stigmasterol)，*α*-细辛醚(*α*-asaricin)，尼泊尔羊蹄素(nepodin)和多量鞣质。

【药理】 止血作用　家兔试验中，牛西西的止血时间为 24.5 秒，表明确有良好的止血功效。认为其止血作用可能与增进骨髓造血功能、增加血小板、缩短凝血时间、增强毛细血管的抵抗力、促进血管收缩等因素有关。并有增高白细胞作用。

【药性】 苦、酸，寒。

1.《甘肃中草药手册》："苦、酸，寒。"

2.《青海常用中草药手册》："酸，寒。"

【功用主治】 清热解毒，止血活血，通便，杀虫。主治痢疾，肝炎，吐血，衄血，便血，崩漏，赤白带下，紫癜，跌打损伤，大便秘结，小便不利，痈疮肿毒，疥癣，烫火伤。

1.《甘肃中草药手册》："清热解毒，杀虫通便。治疥疮顽癣，大便秘结。"

2.《陕西中草药》："生品：活血散瘀，止血，清热解毒，润肠通便。酒制品：止泻，补血。主治跌打损伤，内出血，紫癜症，汤火伤，脓疱疮，癣，阑尾炎，慢性肠炎，大便秘结。"

3.《青海常用中草药手册》："清热，凉血，利尿。治胃出血，内痔出血，崩漏，赤白带下，暴发火眼，小便不利，皮肤痒疹。"

【用法用量】 内服：煎汤，10～30 g。外用：捣敷；醋磨涂；或研末调敷；或煎汤洗。

【宜忌】 不宜过量食用，以免引起腹泻、呕吐等症状。

【选方】 1. 治胃出血，内痔出血，崩漏，赤白带下　酸模根 24 g，地榆 12 g，藕节 15 g。水煎服。(《青海常用中草药手册》)

2. 治血小板减少性紫癜　牛西西、白及各 15 g，阿胶 9 g，槐花 30 g。水煎服。(《河北中草药》)

3. 治暴发火眼　酸模根 15 g，水煎服；外用酸模根 30 g，水煎熏洗患眼。

4. 治癣疮　鲜酸模根适量，食盐少许。共捣烂，外敷或擦患处。(4、5 方出自《青海常用中草药手册》)

5. 治烫火伤　金不换 30 g，猪毛 30 g(烧炭存性)，冰片少许。共研细末，香油调敷。(《陕西中草药》)

【临床报道】 1. 治疗血小板减少症　羊蹄根切片晒干，每日 15 g，水煎分 3 次服，或将羊蹄根磨粉制片，每次 1.5 g，每日 3 次口服。连服 1.5～2 个月。共观察 30 例，结果痊愈 19 例，显著有效 5 例，有效 3 例，无效 3 例。痊愈率 63.3%，显效率 80.0%，总有效率达 90.0%。疗效以原发性较继发性为高。治疗前全部病例血小板计数均在 10 万以下，治疗后 29 例升高，其中 22 例升至 10.1 万以上。

2. 治疗银屑病　用 100%牛西西注射液肌内注射，每次 2～4 ml，每日 1～2 次，14 日为 1 个疗程。同时配合维生素 C、烟酰胺或镇静剂内服，部分配用常规外用药。共观察 116 例，近期痊愈 16 例，疗效明显 27 例，有效 37 例，无效 36 例，总有效率为 69.0%。本品对寻常型银屑病比其他各型疗效为高；对点滴型效果优于斑片型；对进行期的效果优于静止期；对初患者疗效高，慢性反复发作者疗效低；疗效受季节影响，夏季疗效高于冬季，未发现严重的毒性反应。

0856 牛舌癀 niú shé huáng (《闽南民间草药》)

【异名】 野枇杷(《中国药用植物图鉴》)，毛紫珠(《浙江药用植物志》)。

【基原】 为马鞭草科紫珠属植物枇杷叶紫珠的根或茎、叶。

【原植物】 枇杷叶紫珠 *Callicarpa kochiana* Makino [*C. loureire* Hook. et Arn.；*C. longiloba* Merr.]　又名：劳来氏紫珠(《植物分类学报》)，长叶紫珠(《中国树木分类学》)，山枇杷(《中国高等植物图鉴》)。

灌木，高 1～4 m。小枝、叶柄及花序均密生黄褐色分枝茸毛。单叶对生；叶柄长 1～3 cm；叶片长圆状披针形、长椭圆形或卵状披针形，先端渐尖或锐尖，基部楔形，边缘有锯齿，表面无毛或被疏毛，背面密生黄褐色星状毛和分枝茸毛，两面均具黄色透明腺点；侧脉 10～18 对。聚伞花序腋生，3～5 次分歧；花序梗长 1～2 cm；花无柄，密集于分枝顶端；花萼管状，被茸毛，萼 4 裂，裂片线形或锐尖三角形；花冠淡红色或紫红色，4 裂，裂片被茸毛；雄蕊 4，长于花冠。花柱长于雄蕊。果实圆球形，包于宿萼内。花期 7～8 月，果期 9～12 月。

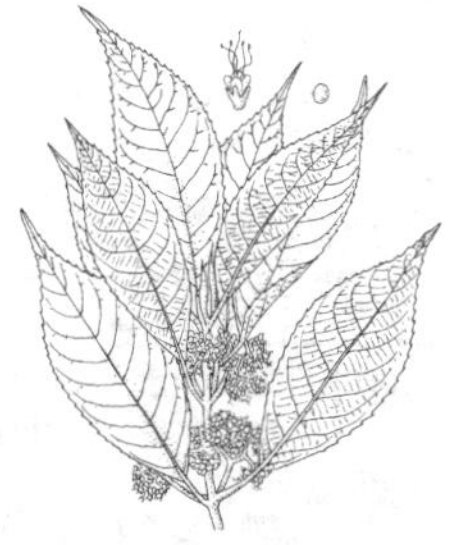

枇杷叶紫珠

生于海拔 100～850 m 的山谷、溪边、灌丛中或林下阴湿地。分布于浙江、福建、江西、河南、湖南、广西、台湾等地。

【采收加工】 夏、秋季采收，晒干或鲜用。

【药性】《福建药物志》："苦、辛，平。"

【功用主治】《福建药物志》："根、茎：祛风除湿，治关节炎，水肿，跌打损伤。叶：止血解毒，治胃出血，血小板减少性紫癜，外伤出血，冻疮，蛇伤。"

【用法用量】 内服：煎汤，15～30 g，鲜品加倍；或捣汁饮。外用：捣敷；或研末撒。

【选方】 1. 治风寒头痛　长叶紫珠鲜叶 30 g。酒水煎服。(《福建中草药》)

2. 治冷咳　长叶紫珠鲜叶 30 g，刷净茸毛，加冰糖 15 g。水煎服。(《福建民间草药》)

3. 治胃出血　牛舌癀鲜叶洗净捣取自然汁半碗，加入蜂蜜半

量和服。(《闽南民间草药》)

0857 **牛抄藤** niú chāo téng (《广西药用植物名录》)

【异名】 长叶海金沙(《广州植物志》),海金沙(《云南药用植物名录》),柳叶海金沙(《云南中草药选》),驳筋藤(《广西药用植物名录》)。

【基原】 为海金沙科海金沙属植物曲轴海金沙的全草。

【原植物】 曲轴海金沙 *Lygodium flexuosum* (L.) Sw. [*L. pinnatifidum* Sw.; *Ophioglossum flexuosum* L.]

多年生草质藤本,植株长达 7 m。根茎细长,匍匐横走,黑褐色,有毛。叶革质,三回羽状,羽片多数,对生于叶轴的短距上,相距 9~15 cm,距端有一丛淡棕色柔毛。羽片长圆三角形,长 16~25 cm,宽 15~20 cm。羽轴略向左右弯曲;一回羽片 3~5 对,互生或对生,基部 1 对最大,长三角状披针形或戟形,先端长尾状,长 8~10 cm,宽 5~10 cm,下部羽状,第二对或第三对以上的一回羽片不分裂,基部耳状,顶生的一回小羽片披针形,长 6~10 cm,宽 1.5~3 cm;末回小羽片 1~3 对,近对生,平展,三角状卵形至阔披针形,长 1.5~5 cm,宽 1~1.5 cm,基部心形,边缘有小锯齿;叶脉三回二叉分枝;小羽轴两侧有狭翅和棕色短毛。孢子囊穗线形,棕褐色。

生于路边草坡阴湿处、杂木林下或向阳林下。分布于广东、广西、海南、贵州、云南等地。

【采收加工】 7~10 月采收,晒干或鲜用。

【成分】 全草含海金沙内酯(lygodinolide),乌楠醌(tectoquinone),东北贯众醇(dryocrassol),*O*-对香豆酰东北贯众醇(*O*-*p*-coumaryl-dryocrassol),山柰酚(kaempferol),山柰酚-3-*β*-*D*-葡萄糖苷(kaempferol-3-*β*-*D*-glucoside),*β*-谷甾醇(*β*-sitosterol),豆甾醇(stigmasterol)。

根含黄酮:槲皮素(quercetin),3,3′,4′,5,7-五羟基-黄酮-3-*O*-芸香糖苷(3,3′,4′,5,7-pentahydroxy-flavone-3-*O*-rutinoside)。

【药性】 《中国药用孢子植物》:"甘、微苦,寒。"

【功用主治】 舒筋通络,清热利湿,止血。主治风湿疼痛,肢体麻木,跌打损伤,尿路感染,泌尿系结石,水肿,痢疾,疮痈肿毒,小儿口疮,火眼,癣疾,外伤出血。

1.《台湾药用植物志》:"外用治皮肤病,如轮癣等。全草煎服,治淋病,催乳。"

2.《中国药用孢子植物》:"舒筋活络,清热利尿,止血消肿。治风湿麻木,痢疾,尿路结石,尿路感染,跌打损伤。"

【用法用量】 内服:煎汤,10~15 g。外用:捣敷;或煎汤洗;或制成软膏涂。

0858 **牛含水** niú hán shuǐ [《甘肃卫生通讯》,1972,(3):35]

【异名】 多德草、紫花草(《内蒙古中草药》),刺儿草、倒打草(《沙漠地区药用植物》),道爪草、牛汉水、牛哈水(《全国中草药汇编》)。

【基原】 为玄参科野胡麻属植物野胡麻的根及全草。

【原植物】 野胡麻 *Dodartia orientalis* L.

多年生草本,高 15~50 cm。根长而粗壮,带肉质,须根少。茎直立,单生或数支丛生,具多回细长分枝,扫帚状,近基部被棕黄色鳞片。叶疏生,茎下部的对生或近对生,上部的常互生;叶片宽条形,长 1~4 cm,全缘或有疏细齿。总状花序顶生,花常 3~7 朵稀疏;花梗极短;花萼近革质,萼齿 5,三角形,近相等;花冠紫色或深紫红色,长 1.5~2.5 cm,花冠筒长筒状,上唇短而伸直,卵形,先端 2 浅裂,下唇宽圆形,3 裂,中裂片突出,舌状,喉部有两条着生多细胞腺毛的皱褶;雄蕊 4,2 强,花药紫色,肾形;子房卵圆形,花柱伸直,无毛。蒴果圆球形,褐色,具短尖头。种子卵形、黑色。花、果期 5~9 月。

生于海拔 800~1 400 m 的山坡及多沙的田野。分布于内蒙古、四川、甘肃、新疆。

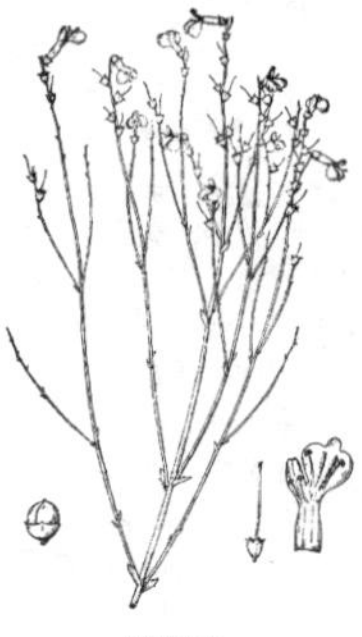

野胡麻

【采收加工】 8~9 月采收,切段晒干。

【药材】 牛含水 *Radix et Herba Dodartiae Orientatis* 产于新疆、内蒙古、甘肃、四川等地。

性状 根粗壮,长可达20 cm,肉质,须根少。茎近基部被棕黄色鳞片;茎多回分枝,枝伸直,细瘦,具棱角,扫帚状。叶宽条形,全缘或疏齿。总状花序顶生,伸长;花萼钟形,先端 5 浅裂,近革质;花冠紫色或深紫红色。味微苦。

【成分】 地上部分含莫桑苷(mussaenoside)等环烯醚萜苷。

【药理】 利胆作用 用本植物地上部分提取的环烯醚萜苷类制剂(Ⅰ) 50 mg/kg 灌胃,1 次给药后,大鼠在 4 小时内的胆汁分泌量比对照组增加 6.8%;连续给药 7 日,作用明显增强,4 小时内的胆汁分泌量比对照组增加 16.6%。在多次给药情况下,于胆汁分泌量增加的同时,胆汁中胆酸盐含量增加 18.5%,胆固醇排泄量增加 23.4%,胆红素的形成与分泌增加 23.9%。Ⅰ不但对正常大鼠有利胆作用,对腹腔注射 *D*-半乳糖胺致急性肝功能障碍的大鼠也有明显的利胆作用。

毒性 Ⅰ以 1~3 g/kg 给小鼠灌胃,观察 10 日,未发现小鼠有任何异常和死亡,表明本品无明显毒性。

【药性】 苦,凉。

1.《内蒙古中草药》:"味辛、甘,性温。"

2.《全国中草药汇编》:"微苦、凉。"

【功用主治】 清热解毒,祛风止痒。主治上呼吸道感染,小儿肺炎,气管炎,扁桃体炎,急性乳腺炎,淋巴结炎,尿道感染,荨麻疹,湿疹,皮肤瘙痒,神经衰弱。

1.《内蒙古中草药》:"祛风止痒。主治皮肤瘙痒,荨麻疹,湿疹。"

2.《沙漠地区药用植物》:"清热解毒,散风止痒。主治上呼吸道感染,肺炎,气管炎,扁桃腺炎,淋巴结炎,泌尿道感染,神经衰弱,皮肤瘙痒,荨麻疹,湿疹,预防感冒。"

【用法用量】 内服:煎汤,15~30 g。外用:煎水洗。

【选方】 1. 治皮肤瘙痒、荨麻疹、湿疹 倒打草适量。煎水洗。

2. 治神经衰弱 倒打草 300 g,甘草 100 g。熬浓缩膏,每次剂量应含倒打草生药 3 g,每日 2~3 次。(1、2 方出自《沙漠地区药用植物》)。

【临床报道】 治疗慢性气管炎 取牛含水根与等量的茎叶、果,分别水煎 3 次,合并药液,浓缩至每 100 ml 相当生药 75 g,每服 10 ml,每日 2 次。10 日为 1 个疗程,连续 2 个疗程。治疗 133 例,近期痊愈 8 例,显效 50 例,好转 58 例,无效 17 例,总有效率为 87.2%。或用牛含水地上部分制成每 1 ml 含生药 1 g 的注射液,每日肌内注射 1 次,每次2 ml,注射 3 日后停 1 日,再注射 3 日,共注射 9 次。治疗 25 例,近期痊愈 3 例,显效 11 例,好转 10 例,见效比口服快。两种疗法应用期间均未发现重大副作用。

0859 **牛肝菌** niú gān jūn (《滇南本草》)

【基原】 为牛肝菌科牛肝菌属真菌华美牛肝菌、红脚牛肝菌、桃红牛肝菌、魔牛肝菌的子实体。

【原植物】 1. 华美牛肝菌 *Boletus speciosus* Frost [*Suillus*

speciosus (Frost) Kuntz.〕 又名：小牛肝菌(《西藏真菌》)。

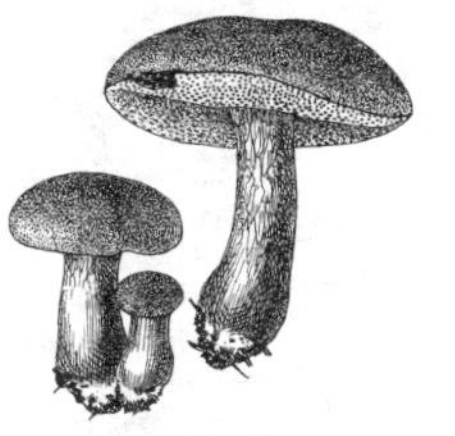

华美牛肝菌

菌盖半圆形，后平展，盖宽 8～15 cm。表面干而平滑，无光泽，玫瑰红色、酒红色，偶尔杂以黄色晕斑。菌肉淡黄色，伤后变蓝色。菌管贴生，蜜黄色，伤后变蓝。柄等粗，上部蜜黄色，基部污褐色，上端具网络。孢子狭纺锤形、长柱状，(11～15)μm×(2.5～3.5)μm。

单生或群生于阔叶林下，喜潮湿，易腐烂，8～9 月份为盛产季，多见于壳斗科植物林下。分布于江苏、浙江、安徽、广东、四川、贵州、云南等地。

2. 红脚牛肝菌 *B. queletii* Schulz. 又名：红柄牛肝菌、削脚牛肝菌(《云南中药资源名录》)。

菌盖中凸而平展。盖宽 5～20 cm。干，初有微绒毛。黄褐色、红褐色、月桂色。菌肉黄色，伤后变蓝。菌柄等粗，基部不膨大，长 4～15 cm，直径 2～3 cm。黄色、红色、具深红色或朱红色斑点，不呈网状，柄基伤后初变蓝，后变褐色。孢子纺锤形，(12～16) μm×(4～6) μm。

单生或群生于坚硬的林木下，以壳斗科林为普遍，习见于夏、秋季节。分布于湖北、四川、云南、西藏等地。

3. 桃红牛肝菌 *B. regius* Krombh. 又名：红牛头菌、见手青、紫见手(《云南中药资源名录》)。

菌盖阔而平展，干，幼时微黏，初有绒毛，后光滑，宽9～16 cm。紫红色、玫瑰红色、血红色。菌肉柠檬黄色，伤后呈淡蓝色。菌管柠檬黄色、硫黄色，伤后变绿褐，弯生，近柄处下陷，柄棒状，基部呈臼形，上端具纵长的条纹，中下部有网络，黄色，基部呈玫瑰红色。孢子近纺锤形，两侧近于对称，(11～15)μm×(4～5)μm。

单生或群生，稀有成簇丛生，多生于壳斗科植物林下。见于 7～10 月。分布于四川、贵州、云南等地。

4. 魔牛肝菌 *B. satanas* Lenz 又名：细网牛肝菌、仔牛犊、魔王牛肝菌(《中国药用真菌图鉴》)，毒牛肝(俗称)。

菌盖宽 7～30 cm。半圆形，后近平展。干，有时具龟裂。淡灰色或橄榄褐色，有时有粉红色基调。菌肉白色、淡黄色，伤后变蓝。菌管口红色，伤后初变蓝再转黑。柄短而粗，几呈一短臼形，径可达 6 cm，长约 8 cm。孢子纺锤形，椭圆形，(11～15) μm×(4～6) μm。

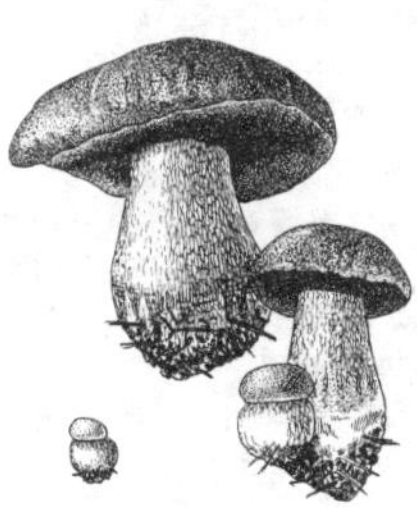

魔牛肝菌

生于栎林下或林边草地。7～10 月现蕾和出菇。分布于四川、云南等地。

【采收加工】 7～10 月采收，晒干。

【成分】 1. 红脚牛肝菌 含硒元素。

2. 桃红牛肝菌 含甾醇，氨基酸，主要有谷氨酸，缬氨酸及脯氨酸。尚含有硒元素。

3. 魔牛肝菌 子实体中含魔牛肝菌毒蛋白(bolesatine)，植物凝集素(lectins)。还有挥发性成分：左旋-辛烯-3-醇(1-octen-3-ol)，苯甲醛(benzadehyde)，2-苯乙醇(2-phenylethanol)，(*E*, *E*)-2, 4-癸二烯醛〔(*E*, *E*)-2, 4-decadienal〕，(*E*, *Z*)-2, 4-癸二烯醛〔(*E*, *Z*)-2-4-decadienal〕，赖西丁(lysidine)，8-杜松烯(8-cadinene)，顺-香桧烯水合物(*cis*-sabinene hydate)，反-香桧烯水合物(sabinene hydrate)，内白细胞杀菌素(interleukin)-1、-2、-12。

【药理】 魔牛肝菌毒蛋白具有抑制珠蛋白合成的作用。从中分离出一种蛋白质魔牛肝菌毒蛋白(为一种植物血凝素)，有促进 T 淋巴细胞有丝分裂和单核细胞释放白介素-1α 和白介素-2 的作用。

【药性】 微甘，温。

1.《滇南本草图说》："气味微酸、辛，性平。"

2. 刘波《中国药用真菌》："性平、温，味微甘。"

【功用主治】 消食和中，祛风通络。主治食少腹胀，腰腿疼痛，手足麻木。

1.《滇南本草图说》："清热解烦，养血和中。"

2. 刘波《中国药用真菌》："消导。治消化不良，腹胀。"

3.《中国药用孢子植物》："助消化。"

4.《秦岭巴山天然药物志》："追风，散寒，舒筋，活络。主治腰腿疼痛，手足麻木。"

【用法用量】 内服：煎汤，6～12 g。

【宜忌】 牛肝菌中的魔牛肝菌有毒，食后可导致呕吐、腹泻和痉挛，但经煮沸后，毒素可因高温而分解。

【选方】 治消化不良，腹胀 见手青 6 g，马蹄香(根、茎) 15 g。水煎服。日服 2 次。(刘波《中国药用真菌》)

0860 牛角瓜 niú jiǎo guā (《全国中草药汇编》)

【异名】 牛角瓜叶(《四川中药志》)，野攀枝花、大麻风药(《云南药用植物名录》)，羊浸树(广东、云南)。

【基原】 为萝藦科牛角瓜属植物牛角瓜的叶。

【原植物】 牛角瓜 *Calotropis gigantea* (L.) Dry. ex Ait. 〔*Asclepias gigantea* L.〕 又名：断肠草、五狗卧花(《海南植物志》)，哮喘树(《全国中草药汇编》)，牛耳树(《四川中药志》)。

直立灌木，高达 3 m。幼嫩部分具灰白色浓毛，全株具乳汁。叶对生；叶柄极短；叶片倒卵状长圆形，先端急尖，基部心形，长8～20 cm，宽 3.5～9.5 cm，两面有毛，后渐脱落；侧脉每边 4～6 条。聚伞花序伞状，腋生或顶生；花序梗和花梗被灰白色绒毛，花梗长 2～2.5 cm；花萼 5 裂，内面基部有腺体；花冠紫蓝色，宽钟状，直径 3 cm，花冠裂片 5，镊合状排列；副花冠 5 裂，肉质，生于雄蕊的背面，先端内向，基部有外卷的距；花粉块每室 1 个，长圆形，下垂。蓇葖果单生，膨胀，端部外弯，长 7～9 cm，直径达 3 cm，被短柔毛。种子宽卵形，先端具长约 2.5 cm 的白绢质种毛。花、果期几乎全年。

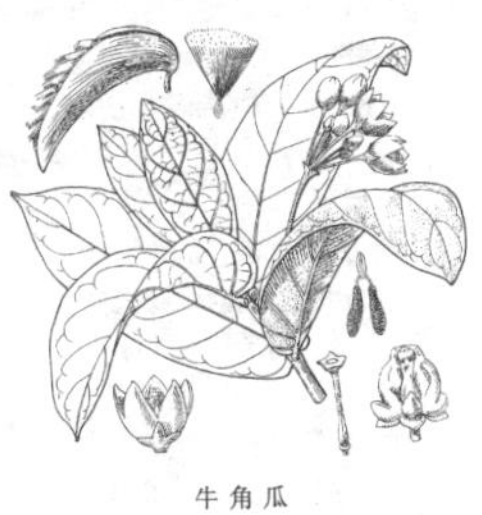

牛 角 瓜

生于低海拔向阳山坡、旷野地及海边。分布于广东、广西、海南、四川、云南等地。

【采收加工】 夏、秋季采摘，晒干。

【成分】 含牛角瓜苷等强心苷类。

【药理】 1. 强心作用 牛角瓜总苷 0.5～1.0 g 腿淋巴囊注射可使在体蛙心于 30 分钟至 1 小时停止于收缩期。静脉注射牛角瓜总苷 2 mg/kg 可使异戊巴比妥钠损伤在体猫心及兔心于 1 分钟左右心收缩力恢复，10～15 分钟达到最高强度，但 20～30 分钟即进入中毒期，心率快而不规则，最后出现心室纤颤，心搏停于舒张期。猫及豚鼠离体心脏灌流实验 1∶20 000 的牛角瓜总苷也可使心肌收缩力在给药 2 分钟后开始增强，10 分钟达最强，于 20 分钟后出现中毒，心律紊乱，35 分钟时心脏停搏于收缩期。从牛角瓜乳汁中提出的牛角瓜苷等数种强心苷也与牛角瓜总苷一样具有洋地黄样作用。牛角瓜苷的效价以猫法测定为 0.111 mg/kg。

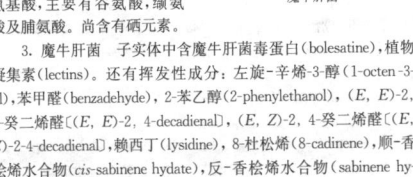

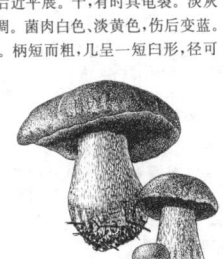

2. 对子宫的作用　牛角瓜能增强大鼠离体未孕子宫的自发活动，牛角瓜乳汁的提取物也能引起豚鼠未孕子宫明显收缩，这可能与其中含有组胺类物质有关。

3. 其他作用　牛角瓜苷还具有明显的抗炎、抗凝血和驱虫作用。

毒性　牛角瓜总苷对鸽的最小致死量为 2.82 mg/kg。

【药性】 微苦、涩，平，有毒。

1.《全国中草药汇编》："淡、涩，平，有毒。"

2.《四川中药志》1982 年版："微苦，平，有毒。"

【功用主治】《全国中草药汇编》："祛痰定喘。主治百日咳，支气管炎，哮喘。"

【用法用量】 内服：煎汤，1～3 g；或入散剂。

【宜忌】 宜慎服，孕妇禁服。本品的根、茎、叶、果各部的白色汁液均有大毒和强烈的刺激性，食少量能引起呕吐、腹泻，食大量则会发生严重的腹痛及肠炎，以致死亡，妊娠的人畜中毒引起流产。

《全国中草药汇编》："孕妇忌服。"

【选方】 1. 治喘咳痰多　牛角瓜叶 3 g，葶苈子 9 g，杏仁 12 g，鼠曲草 30 g。水煎服。

2. 治哮喘　牛角瓜叶 3 g，地龙 30 g。共为细末，开水送服，每次 6 g。（1、2 方出自《四川中药志》1982 年版）

0861 牛角鰓 niú jiǎo sāi（《本经》）

【异名】 牛角胎（《纲目》），牛角笋（《医林纂要》）。

【基原】 为牛科野牛属动物黄牛或水牛属动物水牛角中的骨质角髓。

【原动物】 参见"牛肉"条。

【采收加工】 加工牛角时，将取出的骨质角髓用清水浸泡数日，再洗净，晒或烘干。

【药材】 牛角鰓 *Bovis Medulla Cornus*　主产于江苏等地。

性状　本品呈圆锥形，微弯曲，基部较粗，上部渐尖，长约 15 cm，底径约 5 cm。外表粗糙，灰白色或灰黄色，满布骨质细孔，并有少数浅纵沟。质坚硬。横切面中空，外壁厚约 6 mm，灰白色，较细致，内层有粗大髓样组织。气微腥，味淡。

【成分】 黄牛角中的骨质角髓含碳酸钙、磷酸钙等。

【炮制】 1. 牛角鰓　取原药材除去杂质及灰屑。用水浸漂 3～5 日，每日换水 1 次，刮去污肉，洗净，切成薄片，日晒夜露（防雨淋），至无腥气，晒干。

2. 炙牛角鰓　先将砂子置锅内炒至烫手，投入牛角片，拌炒至黄棕色并呈松脆状，筛去砂子，趁热用米醋淬之，干燥。每烫牛角鰓 100 kg，用米醋 6.5 kg。

饮片性状　牛角鰓呈不规则形的薄片状。外表面黄白色或灰白色，粗糙有纵向裂隙及槽沟。切面黄色或灰白色，平坦，有不规则的纵向纹理及斜向细密小孔。质坚脆。气微腥，味淡。炙牛角鰓，形如牛角鰓，色棕黄，质酥脆，具醋气，味酸。

贮干燥容器内，置阴凉干燥处，密闭保存，防潮。

【药性】 苦，温。归肝、肾经。

1.《别录》："味苦，无毒。"

2.《药性论》："黄牛角鰓味苦、甘；性涩。"

3.《蜀本草》："沙牛角鰓，味苦，温。"

4.《纲目》："厥阴、少阴血分之药。"

【功用主治】 化瘀止血，收涩止痢。主治瘀血疼痛，吐血，衄血，肠风便血，崩漏，带下，痢下赤白，水泻，浮肿。

1.《本经》："下闭血，瘀血疼痛，女人带下血。"

2.《药性论》："止妇人血崩不止，赤白带下，止冷痢、泻血。"

3.《本草拾遗》："烧为黑灰，末服，主赤白痢。"

4.《日华子》："烧焦，治肠风泻血痢，崩中带下，水泻。"

5.《本草蒙筌》："治吐衄。"

6.《医学入门》："主鼠乳痁疾。"

7.《纲目》："治水肿。"

8.《医林纂要》："长筋力。"

【用法用量】 内服：煎汤，6～15 g；或入丸、散。外用：烧灰调敷。

【选方】 1. 治妇人崩中下血不止　牛角鰓二两（烧灰），白矾二两（烧汁尽），橡实一两，木贼一两，芎䓖一两。上件药捣细罗为散，不计时候，以热酒调下二钱。（《圣惠方》牛角鰓散）

2. 治赤白带下　牛角鰓（烧令烟断）、附子（以盐水浸泡七度，去皮）等分，捣罗为末。每空心酒下二钱匕。（《孙用和方》）

3. 治积年肠风，或发或歇不止　牛角鰓（烧灰）二两，槐耳（微炙）二两，臭椿根（微炙）二两，屋松（微炙）二两。上件药捣细罗为散。于食前以温粥饮调下二钱。（《圣惠方》牛角鰓散）

4. 治大便卒下血　黄牛角鰓一具（烧赤色，出火即青碧）。上为细散。每服二钱匕，食前浓煮豉汁和二钱匕，重者日三。（《外台》引《近效方》牛角鰓灰散）

5. 治血痢，不问远近，百方无效　牛角鰓一两（烧灰），大麦二两（炒熟）。上件药捣细罗为散。不计时候，每服以粥饮调下二钱。（《圣惠方》）

6. 治寒痢色白，食不消者　牛角鰓（烧灰）。上一味捣筛，白饮调服方寸匕，日三。（《肘后方》）

7. 治鼠奶痔　牛角鰓烧作灰末，空心酒服方寸匕。（《塞上方》）

8. 治蜂虿螫疮　烧牛角鰓灰，苦酒（醋）和涂之。（《肘后方》）

0862 牛尾泡 niú wěi pào（《四川常用中草药》）

【基原】 为蔷薇科悬钩子属植物宜昌悬钩子的根或叶。

【原植物】 宜昌悬钩子 *Rubus ichangensis* Hemsl. et O. Kuntze 又名：黄泡子（《中国树木分类学》），山泡刺藤（《四川常用中草药》），小米泡（《湖南药物志》）。

攀缘或匍匐灌木，高达 3 m。枝细长，具有柄腺毛和散生小钩状皮刺。叶互生，近革质；叶柄长 2～4 cm，常疏生腺毛或短小皮刺；托叶钻形或线状披针形，全缘；叶片卵状披针形，长 8～15 cm，宽 4～7 cm，先端渐尖，基部深心形，边缘疏生具凸头小锯齿，两面无毛，下面沿中脉疏生小皮刺。顶生细圆锥花序，长 15～25 cm，腋生花序有时形似总状；花白色；萼片卵形，先端钻状，全缘，内外两面有柔毛，果时反折。聚合果球形，红色，只有 10 多个小核果。花期 7～8 月，果期 10 月。

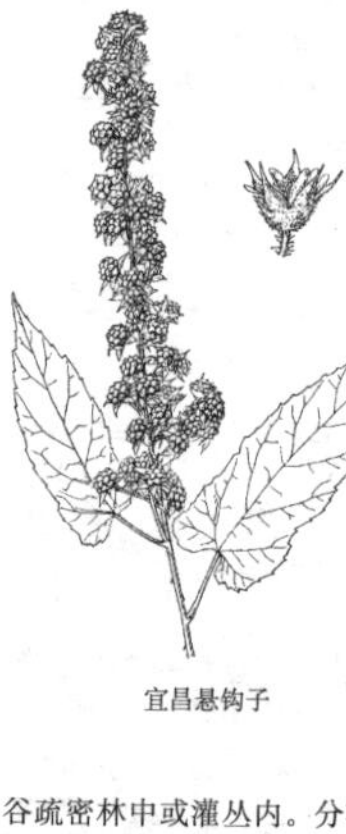

宜昌悬钩子

生于海拔 2 500 m 的山坡、山谷疏密林中或灌丛内。分布于安徽、湖北、湖南、广东、广西、四川、贵州、云南、陕西、甘肃等地。

【采收加工】 根，9～12 月采挖，晒干。叶，7～8 月采，晒干。

【药性】 酸、涩，凉。

1.《四川常用中草药》："性平，味酸、涩。"

2.《湖南药物志》："微苦、涩，凉。"

【功用主治】 收敛止血，通经利尿，解毒敛疮。主治吐血，衄血，痔血，尿血，血崩，痛经，小便短涩，湿热疮毒，黄水疮。

1.《四川常用中草药》："收敛，止血，解毒；根通经散瘀，治吐血，痔疮出血。叶治黄水疮，湿热疮毒等症。”

2.《湖南药物志》：“通经利尿，清热解毒。”

3.《四川中药志》1982年版：“收敛止血，通经散瘀，解毒疗疮。用于血热妄行之吐血，衄血，尿血，便血，血崩，血滞痛经，黄水疮，湿热疮毒。”

【用法用量】 内服：煎汤，6～15 g。外用：研末撒或调敷。

【选方】 1. 治吐血，衄血，尿血 牛尾泡根30 g，白茅根30 g。水煎服。（《四川中药志》1982年版）

2. 治痔疮出血 牛尾泡根15 g，紫花地丁15 g，虎杖9 g。水煎服。（《湖南药物志》）

3. 治月经不调，痛经，产后腹痛 黄泡子根30 g，土当归30 g，益母草15 g，山莓根12 g。煎水兑甜酒服。

4. 治湿疹，癞子 黄泡子根皮研粉，撒布或茶油调涂。（3、4方出自《湖南药物志》）

5. 治黄水疮 牛尾泡叶适量。研末，麻油调搽患处。（《万县中草药》）

0863 牛尾参 niú wěi shēn（《滇南本草》）

【异名】 粘山药（《昆明民间常用草药》），粘狗苕、粘芋（《贵州药用植物名录》），黄药（《广西药用植物名录》），黏粘粘（《云南中药资源名录》）。

【基原】 为薯蓣科薯蓣属植物毛胶薯蓣的块茎。

【原植物】 毛胶薯蓣 *Dioscorea subcalva* Prain et Burkill 又名：近光薯蓣（《广西药用植物名录》）。

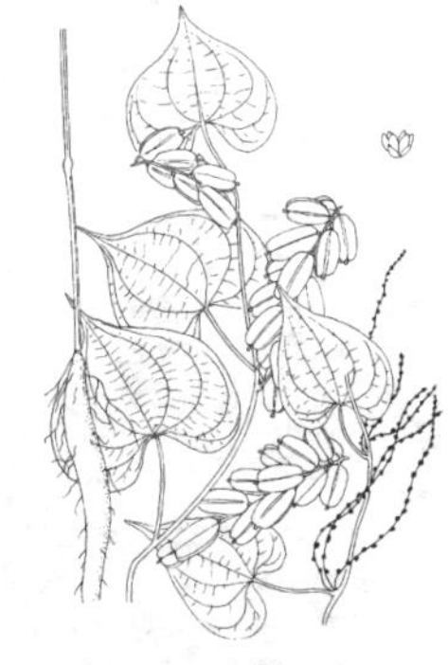

毛胶薯蓣

缠绕藤本。块茎圆柱形，垂直生长，新鲜时断面富黏滞性。茎右旋，有毛。单叶互生；叶柄短于叶片；叶片卵状心脏形，先端尾状，上面光滑或具曲柔毛，下面密被白色曲柔毛或近乎无毛。花雌雄异株。雄花棕红色，常4～8朵集成小聚伞花序，若干小聚伞花序按一定间隔形成约长10 cm的穗状花序；花冠有棕红色斑点，外面有毛；雄蕊6，着生在花被筒上。雌花序穗状，长约5 cm。蒴果反曲，常2～6枚集生在短果轴上，密生曲柔毛，有时近无毛；蒴果翅薄长约20 mm，宽4～6 mm；种子扁平，着生于果实每室的基部，上方具斧头状的宽翅。花期7～8月，果期9～10月。

生于海拔700～3 200 m的山谷、山坡灌丛中或林缘湿地。分布于西南及湖南、广西等地。

【采收加工】 秋季采收，刮去外皮，鲜用。

【药性】《滇南本草》：“味辛，性温（一作平）。”

【功用主治】 健脾益气，补肺益肾。主治脾虚食少，泄泻，肾虚遗精，消渴，肺劳咳嗽，跌打损伤。

《滇南本草》：“治气血虚弱，伤损，遗精冷淋。调精养神，久服填精补髓，延年种子。”

【用法用量】 内服：煎汤，9～15 g；或入丸、散。外用：捣敷。

【选方】 1. 治脾虚食少泄泻 粘山药15～30 g。水煎服或煨肉吃。（《昆明民间常用草药》）

2. 治气血虚弱，伤损 牛尾参五钱，煮鸡肉、猪肉皆可。（《滇南本草》）

3. 治肺结核 粘山药根芽10个，百合12 g。共捣烂，加蜂蜜适量蒸吃。（《昆明民间常用草药》）

0864 牛尾草 niú wěi cǎo（《广西药用植物名录》）

【异名】 细穗石松（《云南中草药》），催产草（《新华本草纲要》）。

【基原】 为石杉科石松属植物马尾杉的全草。

【原植物】 马尾杉 *Phlegmariurus phlegmaria* (L.) Holub. [*Lycopodium phlegmaria* L.]

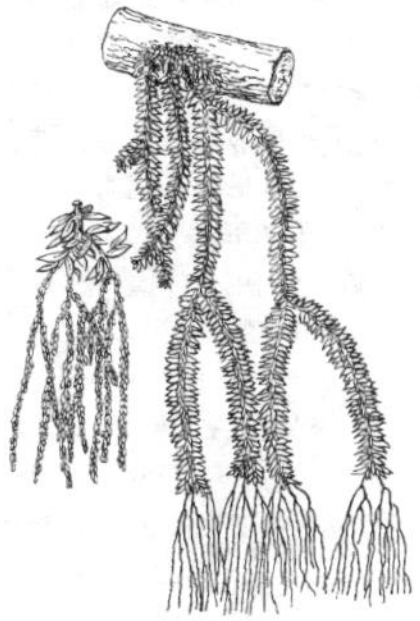

马尾杉

附生植物，枝条细长下垂，长15～60 cm，二至四回二叉分枝，枝有沟。叶近革质，螺旋状排列，6～8行，接近或疏离，斜展，有短柄，三角形至披针形，长4～20 mm，宽2.5～6 mm，先端短尖，基部圆形，全缘，扁平；主脉明显。孢子囊穗多数，通常多回分枝，末回分枝纤细；孢子叶疏生或密集，圆三角形至卵状披针形，长约1 mm，先端渐尖，基部圆形或楔形，全缘，绿色，革质。孢子囊圆形，黄色。

附生于林中的树干上或岩石上。分布于广东、广西、海南、云南、台湾等地。

【采收加工】 全年均可采收，晒干或鲜用。

【成分】 全草含生物碱：细穗石松碱（lycophle gmarine），8-去氧-13-去氢千层塔宁碱（8-deoxy-13-dehydroserratinine），石松佛利星碱（lycoflexine），8-去氧千层塔尼定碱（8-deoxyserratinidine），法氏石松定碱（fawcettidine），表二氢法氏石松定碱（epi-dihydrofawcettidine），细穗石松明碱（lycophlegmine），*N*，*N'*-二甲基马尾杉碱（*N*，*N'*-dimethylphlegmarine）；三萜类：马尾杉醇（phlegmanol）A、B、C、D、E、F，千层塔烯二醇（serratenediol），千层塔烯二醇-3-乙酸酯（serratenediol-3-acetate），千层塔烯三醇（serratriol），3-羟千层塔烯-21-酮（3-hydroxyserraten-21-one），千层塔三醇及马尾杉酸（phlegmaric acid）。

【药性】 淡，凉，小毒。

1.《云南中草药》：“淡，凉。”

2.《全国中草药汇编》：“苦，凉。”

【功用主治】 祛风除湿，清热解毒。主治风湿痹痛，跌打损伤，发热咽痛，水肿及荨麻疹。

1.《云南中草药》：“活络除湿。”“主治水肿，跌打损伤。”

2.《全国中草药汇编》：“祛风止痛，解毒消肿。主治跌打劳伤，风湿疼痛，高热，水肿，毒蛇咬伤，荨麻疹。”“散风和血，消肿止痛。”

【用法用量】 内服：煎汤，15～20 g；或泡酒。外用：捣烂敷；或煎水洗。

【选方】 治跌打损伤 树灵芝250 g，泡酒500 g。每次10 ml，早晚服。（《云南中草药》）

0865 牛尾菜 niú wěi cài（《救荒本草》）

【异名】 马尾伸根、过江蕨、老龙须（《江西草药》），金刚豆藤（《贵州草药》），鲤鱼须、山豇豆（金华《常用中草药单方验方选编》），摇边竹（《湖南药物志》），白须公（浙江、广西）。

【基原】 为百合科菝葜属植物牛尾菜的根及根茎。

【原植物】 牛尾菜 *Smilax riparia* A. DC. 又名：草菝葜（《秦岭植物志》）。

多年生草质藤本。根茎粗硬，具多数细长须根。茎无刺，具棱。叶互生；叶柄长7～20 mm，脱落点位于上部，中部以下有卷须;叶片较厚,卵形,椭圆形至长圆状披针形,长 7～15 cm,宽 2.5～11 cm,下面绿色,无毛。伞形花序腋生,总花梗较纤细,小苞片花期一般不落;花单性,雌雄异株;花被片 6,离生,淡绿色;雄花具雄蕊 6,花药条形,多少弯曲;雌花比雄花略小,子房 3 室,柱头 3 裂。浆果球形,熟时黑色。花期 6～7 月,果期 10 月。

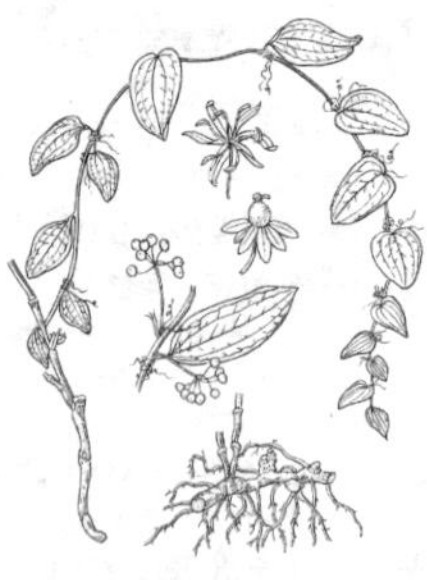
牛尾菜

生于林下、灌丛、山沟或山坡草丛中。除内蒙古、西藏、青海、宁夏、新疆以及四川、云南高山地区外,全国都有分布。

【采收加工】 7～10 月采挖,晾干。

【药材】 牛尾菜 *Smilacis Ripariae Radix et Rhizoma* 除内蒙古、青海、宁夏、新疆、四川外,全国均有产。

性状 根茎呈不规则结节状,横走,有分枝,表面黄棕色至棕褐色,每节具凹陷的茎痕或短而坚硬的残基。根着生于根茎一侧,圆柱状,细长而扭曲,少数有细小支根;表面灰黄色至浅褐色,具细纵纹和横裂纹,皮部常横裂露出木部。质韧,断面中央有黄色木心。气微,味微苦、涩。

【成分】 根茎和根含甾体皂苷:新替告皂苷元-3-*O*-*α*-*L*-吡喃鼠李糖基-(1→6)-*β*-*D*-吡喃葡萄糖苷〔neotigogenin-3-*O*-*β*-*L*-rhamnopyranosyl-(1→6)-*β*-*D*-glucopyranoside〕,新替告皂苷元-3-*O*-*α*-*D*-吡喃葡萄糖基-(1→4)-*O*-〔*α*-*L*-吡喃鼠李糖基(1→6)〕-*β*-*D*-吡喃葡萄糖苷{neotigogenin-3-*O*-*β*-*D*-glucopyranosyl-(1→4)-*O*-〔*α*-*L*-rhamnopyranosyl-(1→6)〕-*β*-*D*-glucopyranoside}。

【药性】 甘、微苦,平。

1.《救荒本草》:"叶味甘。"

2.《江西草药》:"性温,味甘、微苦。"

3.《贵州草药》:"性平,味甘。"

【功用主治】 祛风通络,祛痰止咳,补气。主治风湿痹证,劳伤腰痛,跌打损伤,咳嗽气喘,气虚浮肿。

1.《植物名实图考》:"治筋骨,通关节。"

2.《江西草药》:"祛风散瘀。治风湿痹痛,跌打损伤。"

3.《贵州草药》:"清热止咳,补虚益损。"

4.《陕西中草药》:"祛风湿,活血通络,消炎镇痛。主治风湿性关节炎,筋骨疼痛,高血压所致之偏瘫,骨髓炎,骨结核。"

5.《全国中草药汇编》:"祛痰止咳。主治支气管炎,肺结核咳嗽咯血。"

6.《福建药物志》:"主治坐骨神经痛,腰痛,乳糜尿,泌尿系感染,闭经。"

【用法用量】 内服:煎汤,9～15 g,大量可用至 30～60 g;浸酒或炖肉。外用:捣敷。

【选方】 1. 治风湿关节痛,跌打损伤 (摇边竹)根 30 g,虎刺、水龙骨、八角枫各 15 g,朱砂根 9 g,草乌 3 g,酒浸服。每日 2 次,每次 10 ml,不能过量。

2. 治肾虚腰腿痛 摇边竹根 15～30 g。炖猪脚吃。(1、2 方出自《湖南药物志》)

3. 治坐骨神经痛 草菝葜 21 g,排钱草根 15 g,接骨金粟兰 12 g。酌加水酒煎服。(《福建药物志》)

4. 治头痛头晕 牛尾菜根 60 g,娃儿藤根 15 g,鸡蛋 2 个。水煎,服汤食蛋。(《江西草药》)

5. 治慢性气管炎,淋巴结炎 (摇边竹)根 9～15 g,小叶三点金 30 g。水煎服。(《湖南药物志》)

6. 治肾虚咳嗽 金刚豆藤、饿蚂蟥根、大火草根、土枸杞根各 9 g,扑地棕根 3 g。蒸鸡吃。

7. 治咳血 金刚豆藤、大山羊、岩百合、观音草各 9 g,一朵云 6 g。煨水服。

8. 治气虚浮肿 金刚豆藤、毛蜡烛、地洋参各 9 g,水高粱根 6 g,葵花秆心 3 g。绿豆为引,炖肉吃。(7、8 方出自《贵州草药》)

【临床报道】 治疗慢性支气管炎 白须公 60 g,牛大力、五指牛奶各 30 g。将上药煎煮,煎出液过滤后浓缩成浸膏,干燥研粉,炼蜜制丸,每剂量制成 3 丸,日服 3 次,每次 1 丸,10 日为 1 个疗程。共治 170 例。1 个疗程后有效 81.1%,66 例治疗 4 个疗程后有效率 97%,单纯型 153 例,有效 123 例(80.4%),喘息型 17 例,有效 15 例(88.2%);4 个疗程后,单纯型 61 例,有效 59 例(96.7%),喘息型 5 例,全部有效。

0866 牛尾蒿 niú wěi hāo 《植物名实图考》

【异名】 野蒿(《滇南本草》),茶绒(《晶珠本草》),紫杆蒿(《甘肃中草药手册》),指叶蒿(《全国中草药汇编》)。

【基原】 为菊科蒿属植物牛尾蒿和无毛牛尾蒿的全草。

【原植物】 1. 牛尾蒿 *Artemisia dubia* Wall. ex Bess. [*A. subdigitata* Mattf.; *A. thomsonii* C. B. Clarke ex Pamp.]

半灌木状草本,高 80～120 cm。根茎粗短,有营养枝。茎丛生,紫褐色或绿褐色,纵棱明显,有分枝;茎、枝幼时被短柔毛,后渐稀疏或无毛。叶互生,上面微被短柔毛,下面较密,宿存;基生叶与茎下部叶大,卵形或长圆形,羽状 5 深裂;中部叶卵形,长 5～12 cm,宽3～7 cm,羽状 5 深裂;裂片长 3～8 cm,宽 5～12 mm,先端尖,边缘无裂齿,基部渐狭成柄状,有小披针形或线形假托叶;上部叶与苞片叶指状 3 深裂或不分裂。头状花序多数,有短梗或近无梗,基部有小苞叶,在分枝的小枝上排成穗状花序或穗状花序状的总状花序;总苞片 3～4 层;雌花 6～8 朵,花冠檐部具 2 裂齿,花柱先端 2 叉,叉端尖;两性花 2～10 朵,不育,花冠管状,花药线形,先端附属物尖,花柱短,先端 2 裂,不开叉。瘦果小,长圆形或倒卵形。花、果期8～10 月。

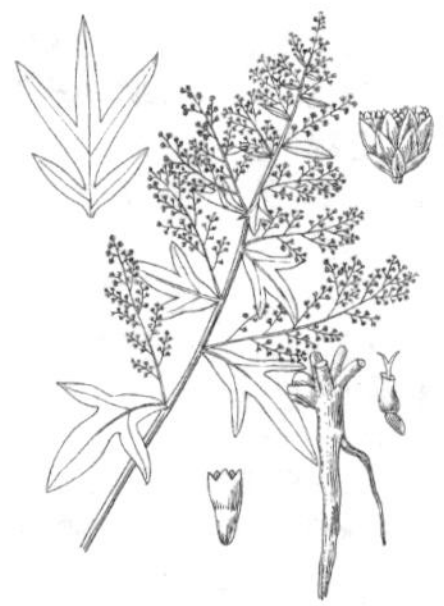
牛尾蒿

生于海拔 3 500 m 以下的山坡、草原、疏林下及林缘等地。分布于内蒙古、四川、云南、西藏、甘肃等地。

2. 无毛牛尾蒿 *A. dubia* Wall. ex Bess. var. *subdigitata* (Mattf.) Y. R. Ling [*A. subdigitata* Mattf.; *A. jacquemontiana* Bess.; *Oligosporus jacquemontiana* (Bess.) Poljak.]

与正种的区别为茎、枝、叶背面初时被灰白短柔毛,后则无毛。

生于海拔 3 000 m 以下的山坡、河边、路旁、沟谷及林缘等处。分布于华北、西南及山东、河南、湖北、广西、陕西、甘肃、青海、宁夏等地。

【采收加工】 秋季采收,鲜用或扎把晾干。

【药材】 牛尾蒿 *Artemisiae Subdigitatae Herba* 产于内蒙古、甘肃、四川、云南、西藏等地。

性状 茎呈圆柱形,长短不一。表面黄褐色、紫红色、赭色、棕绿色,具纵棱,被稀疏绢状柔毛。质脆,易折断,断面不平整,中央有一个小圆形白髓或小孔。叶多皱缩,破碎;完整叶:茎下部叶片 3～5 深裂;中、上部叶片 3 指状深裂至渐不裂。上面深绿色,下面淡绿色。头状花序皱缩;总苞片绿色,边缘有膜质;雌花位于边缘;

两性花居中。花淡紫色至淡黄色。气微清香，味苦，微涩。

鉴别 (1) 茎横切面：呈圆形，边缘具波状棱脊多条。表皮细胞一列。皮层薄壁细胞 3～10 列，含色素块，棱脊下方厚角化。分泌腔类圆形，5～14 个，沿皮层内侧排列成一圈，内含黄色透明物质。内皮层明显。维管束外韧型，幼茎成束，老茎成环带。中柱鞘纤维，壁甚厚，强木化。韧皮部较薄。形成层环明显。木质部发达，细胞径向排列成行。髓部宽广，薄壁细胞含菊糖。

(2) 取本品花序干粉末，置紫外光灯下观察，显白色颗粒状荧光；水提取液显柠檬黄色；乙醇提取液显乳白色荧光。取本品粉末少许升华，有白色结晶出现。取 2% 溴四氯化碳溶液 1 ml，加本品挥发油 1 滴，即脱色，再加 1 滴即迅速退至无色或略带黄色。

【成分】 牛尾蒿全草含黄酮类成分：5，8，3′，5′-四羟基黄烷酮(5，8，3′，5′-tetrahydroxyflavanone)，5，8，2′-三羟基-5′-甲氧基黄烷酮(5，8，2′-trihydroxy-5′-methoxyflavanone)，5，7，4′-三羟基-3′，5′-二甲氧基黄烷酮(5，7，4′-trihydroxy-3′，5′-dimethoxyflavanone)，槲皮素-3-鼠李糖苷(quercetin-3-rhamnoside)；苯丙素类：3-(3-羟基苯氧基)-2-丙烯醛〔3-(3-hydroxy)phenoxy-2-propenal〕，2，5-二羟基桂皮酸乙酯(ethyl 2，5-dihydroxycinnamiate)，8-羟基-6，7-二甲氧基香豆素(8-hydroxy-6，7-dimethoxycoumarin)。萜类 *α*-及 *β*-香树脂醇(amyrin)，乙酸 *α*-香树脂醇酯(*α*-amyrin acetate)，白檀酮(*α*-amyrone)，无羁萜(fridelin)。挥发油成分 82 种，其中萜类 50 种，芳香类 12 种，脂肪类 20 种，主要有 *D*-匙叶桉油烯醇(*D*-spathulenol)，丁香油酚(eugenol)，甲基丁香油酚(methyl eugenol)，樟脑(camphor)，*α*、*β*-蒎烯(*α*、*β*-pinene)，柠檬烯(limonene)，1，8-桉叶油素(1，8-cineole)，氧化芳樟醇(linalool)，姜黄烯(curcumene)，桧烯(sabinene)，茵陈素(capillin)，甲基胡椒酚(estsegele charicolmethylether)，杜鹃酮(germacrone)，松樟脑(jumiper camphor)，反式和顺式宁醇(thujanol)，甲基丁香酚(methyl-euglonol)，右旋-斯巴醇(*d*-spathulenol)等。又含小麦黄素(tricin)以及牛尾蒿酮(subdititatone)，石竹烯醇(caryophyllenol)，(4*R*，5*R*)-石竹烯-*α*-氧化物〔(4*R*，5*R*)-caryophyllene-*α*-oxide〕，青蒿素(artemisinin)。

【药理】 祛痰平喘作用 牛尾蒿挥发油中的含氧化合物祛痰平喘作用显著，其中的 *D*-匙叶桉油烯醇尤为有效。该化合物可增加小鼠酚红排出量(祛痰试验)，祛痰强度是对照组的 201%，还可以对抗组胺、乙酰胆碱的作用。

【药性】 苦、微辛，凉。

1.《滇南本草》："味苦，性平。"

2.《甘肃中草药手册》："苦，微寒。"

3.《全国中草药汇编》："辛，温。"

【功用主治】 清热，解毒，凉血，杀虫。主治急性热病，肺热咳嗽，咽喉肿痛，鼻衄，蛲虫病。

1.《滇南本草》："塞鼻止血，破血散瘀。血瘤、血鼠(又叫'血瘕')、血风等疾最良。"

2.《甘肃中草药手册》："清热解毒，排脓，杀虫。治急性热病，疮疡流脓，风痒瘙痒，蛲虫。"

3.《中国民族药志》："清热利肺，消炎，杀菌。治咽喉肿痛，瘟疫热，肺热咳嗽，气管炎，炭疽病等。"

【用法用量】 内服：煎汤 9～15 g；或熬膏；或入丸、散。外用：水煎洗；或熬膏涂。

【选方】 1. 治"年忍"病，肺部疾病，咽喉肿痛 牛尾蒿 30 g，莪大夏 27 g，熏倒牛 24 g，马尿泡根 21 g，羌活 18 g。共研细粉，加入麝香 2 g，充分研匀。每次 2 g，每日 2 次，冲服。(《中国民族药志》)

2. 治慢性气管炎 牛尾蒿 9～15 g，用 47.5% 乙醇浸泡 14 日，然后浓缩至 30 ml，每日 3 次，每次服 10 ml。(《全国中草药汇编》)

3. 治蛲虫病 鲜紫杆蒿不拘多少，洗净，切段，水煎，取汁，反复 2～3 次，文火收膏，作丸如黄豆大。每次 1～2 丸，每日 1 次，空腹送下。2 星期为 1 个疗程，停药 1 星期后，再服下 1 个疗程。重症临睡前用膏外涂肛门。(《甘肃中草药手册》)

0867 牛泷草 niú lóng cǎo (《贵州草药》)

【异名】 夜抹光(《贵州草药》)，三角叶(《贵州药用植物名录》)。

【基原】 为柳叶菜科露珠草属植物露珠草的全草。

【原植物】 露珠草 *Circaea cordata* Royle [*C. cordiophylla* Makino] 又名：心叶露珠草(《台湾植物志》)。

多年生草本，高 40～70 cm。具地下匍匐枝；茎圆柱形，绿色，全株被毛。叶对生；叶柄长 4～8 cm，密被短柔毛；叶片卵形或阔卵形，长3～6 cm，宽 2～4 cm，先端短渐尖，基部浅心形，边缘疏生浅锯齿或近全缘，两面疏生短柔毛。总状花序顶生或腋生，花序轴密被短柔毛；花两性，白色，花梗长 3～4 mm，密被短柔毛；萼筒倒卵形，裂片 2，长卵形，被微柔毛；花瓣 2，阔倒卵形，顶端 2 裂，白色；雄蕊 2；子房下位，2 室，花柱伸出，柱头头状，顶端凹状。果实坚果状，倒卵状球形，有沟，外被浅棕色钩状毛。花期 7～9 月，果期9～10 月。

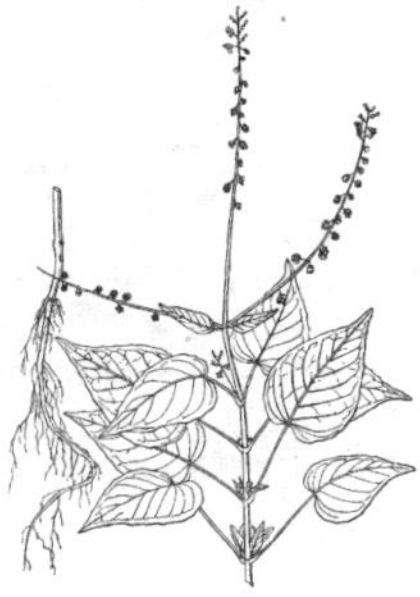

露珠草

生于海拔 1 650～3 200 m 的山坡路边、林下阴湿处。分布于华北、东北、华东、西南及陕西等地。

【采收加工】 秋季采收全草，鲜用或晒干。

【药性】 苦、辛，微寒。

1.《贵州草药》："辛，凉。有小毒。"

2.《全国中草药汇编》："苦，寒。"

【功用主治】 清热解毒，止血生肌。主治疮痈肿毒，疥疮，外伤出血。

《贵州草药》："清热解毒，生肌。治疥疮，脓疱，刀伤。"

【用法用量】 内服：煎汤，6～12 g。外用：捣敷或研末调敷。

【选方】 1. 治疥疮，脓疱 夜抹光烘干研末，配雄黄、硫黄粉适量，用菜油调擦或干扑于溃烂处。

2. 治刀伤 夜抹光捣绒敷伤处。(1、2 方出自《贵州草药》)

0868 牛胞衣 niú bāo yī (《纲目》)

【基原】 为牛科野牛属动物黄牛或水牛属动物水牛的胎盘。

【原动物】 参见"牛肉"条。

【采收加工】 母牛产仔时，收集胎盘，漂洗干净，烘干。

【药性】 甘，温。

【功用主治】 敛疮，止痢。主治臁疮，冷痢。

《纲目》："治臁疮不敛。"

【用法用量】 内服：烧灰，3～6 g，粥饮调。外用：烧灰，搽敷。

【选方】 1. 治臁疮不敛 牛胞衣一具，烧灰存性，研搽。(《纲目》引《海上方》)

2. 治冷痢 沙牛胞胎，烧灰，粥饮调下二钱。(《普济方》)

0869 牛喉咙 niú hóu lóng (《千金方》)

【基原】 为牛科野牛属动物黄牛或水牛属动物水牛的咽

喉部。

【原动物】 参见“牛肉”条。

【采收加工】 宰牛时取下喉部，洗净，鲜用。

【功用主治】 降逆止呕。主治反胃，呕逆。

1.《千金方》：“主小儿呷。”

2.《纲目》：“疗反胃吐食。”

【用法用量】 内服：焙干，研末，1～3 g。

【选方】 治翻胃呕逆，药食俱不下，结肠三五日到七八日，大便不通 白水牛喉一条（去两头节并筋膜脂肉，节节取下如阿胶片）。用好米醋一大盏浸，频翻令匀，微火炙干，再蘸再炙，醋尽为度，存性，不得见太阳火，为细末。每服一钱，食前用陈米饮调下。（《百一选方》）

0870 牛筋草 niú jīn cǎo （《百草镜》）

【异名】 千金草（《纲目拾遗》），千千踏、忝仔草、千人拔（《福建民间草药》），穇子草（《广西中兽医药用植物》），牛顿草、鸭脚草（《闽南民间草药》），粟仔越、野鸡爪、粟牛茄草（《闽东本草》），蟋蟀草（《浙江民间草药》），扁草、水枯草（《江西民间草药验方》），油葫芦草、千斤草、尺盆草（《上海常用中草药》），稷子草（《福建中草药》）。

【基原】 为禾本科蟋蟀草属植物牛筋草的根或全草。

【原植物】 牛筋草 *Eleusine indica*（L.）Gaertn.

一年生草本。根系极发达。秆丛生，基部倾斜，高 15～90 cm。叶鞘压扁，有脊，无毛或疏生疣毛，鞘口具柔毛；叶舌长约 1 mm；叶片平展，线形，长 10～15 cm，宽 3～5 mm，无毛或上面常具有疣基的柔毛。穗状花序 2～7 个，指状着生于秆顶，长 3～10 cm，宽 3～5 mm；小穗有 3～6 小花；颖披针形，具脊，脊上粗糙；第一颖长 1.5～2 mm，第二颖长 2～3 mm；第一外稃长 3～4 mm，卵形，膜质具脊，脊上有狭翼，内稃短于外稃，具 2 脊，脊上具狭翼。囊果卵形，基部下凹，具明显的波状皱纹。花、果期 6～10 月。

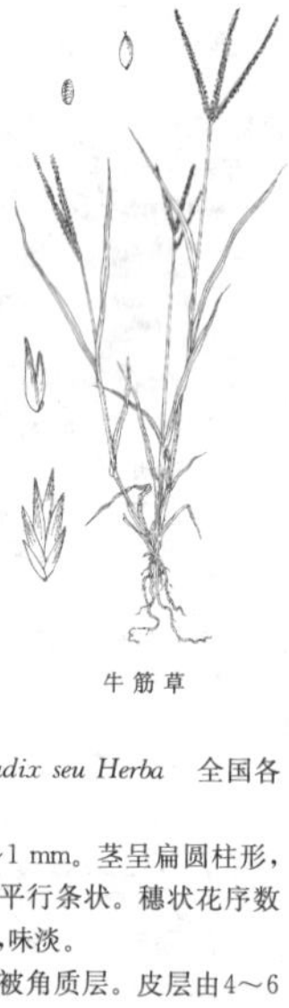

牛 筋 草

生于荒芜之地及道路旁。分布几遍全国。

【采收加工】 8～9 月采挖，去或不去茎叶，鲜用或晒干。

【药材】 牛筋草 *Eleusinis Indicae Radix seu Herba* 全国各地均产。

性状 根呈须状，黄棕色，直径 0.5～1 mm。茎呈扁圆柱形，淡灰绿色，有纵棱，节明显。叶线形，叶脉平行条状。穗状花序数个呈指状排列于茎顶端，常为 3 个。气微，味淡。

鉴别 茎横切面：表皮细胞 1 列，外被角质层。皮层由 4～6 列薄壁细胞组成，中柱鞘纤维成环状排列，其外侧有约 20 个棱脊维管束断续排列成环状。中柱维管束散在，外韧型，具环管纤维。髓细胞呈类多角形，中部常萎缩而中空。

【成分】 茎叶含黄酮类：异荭草素（isoorientin），木犀草素-7-*O*-芸香糖苷（luteolin-7-*O*-rutinoside），小麦黄素（tricin），5，7-二羟基-3′，4′，5′-三甲氧基黄酮（5，7-dihydroxy-3′，4′，5′-trimethoxyflavone），木犀草素-7-*O*-葡萄糖苷（luteolin-7-*O*-glucoside），牡荆素（vitexin），异牡荆素（isovitexin），三色堇黄酮苷（violanthin）；甾醇葡萄糖苷：3-*O*-*β*-*D*-吡喃葡萄糖基-*β*-谷甾醇（3-*O*-*β*-*D*-glucopyranosyl-*β*-sitosterol），6′-*O*-棕榈酰基-3-*O*-*β*-吡喃葡萄糖基-*β*-谷甾醇（6′-*O*-palmitoyl-3-*O*-*β*-glucopyranosyl-*β*-sitosterol）。

【药性】 甘，淡，凉。

1.《百草镜》：“入肝经。”

2.《上海常用中草药》：“甘，平。”

3.《全国中草药汇编》：“甘，淡，平。”

4.《福建药物志》：“甘，凉。”

【功用主治】 清热解毒，利湿，凉血散瘀。主治伤暑发热，小儿惊风，乙脑，流脑，黄疸，淋证，小便不利，痢疾，便血，疮疡肿痛，荨麻疹，跌打损伤。

1.《百草镜》：“行血，长力。”

2.《纲目拾遗》：“根入药治脱力黄，劳力伤。”

3.《民间常用草药汇编》：“强筋骨，治遗精。”

4.《上海常用中草药》：“活血补气。主治肺结核。”

5.《青岛中草药手册》：“清热祛风，除湿利水。主治肝炎，消化不良，外伤出血，风湿性关节炎，预防流行性乙型脑炎，荨麻疹。”

6.《全国中草药汇编》：“清热解毒，祛风利湿，散瘀止血。主治黄疸型肝炎，肠炎，痢疾，尿道炎，跌打损伤，狗咬伤。”

7.《福建药物志》：“主治急性传染性肝炎，中暑，淋浊，睾丸炎，肾炎。”

【用法用量】 内服：煎汤，9～15 g，鲜品 30～90 g。

【选方】 1. 治高热，抽筋神昏 鲜牛筋草 120 g。水 3 碗，炖 1 碗，食盐少许，12 小时内服尽。（《闽东本草》）

2. 治乙型脑炎 牛筋草 30 g，大青叶 9 g，鲜芦根 15 g。煎水取汁，日服 1 次，连服 3～5 日为 1 个疗程。（《湖北中草药志》）

3. 治瘵 牛筋草连根洗去泥，乌骨雌鸡腹内蒸热，去草食鸡。（《纲目拾遗》）

4. 治湿热黄疸 鲜（牛筋）草 60 g，山芝麻 30 g。水煎服。（江西《草药手册》）

5. 治淋浊 牛筋草、金丝草、狗尾草各 15 g。水煎服。

6. 治痢疾 鲜牛筋草 60～90 g，三叶鬼针草 45 g。水煎服。（5、6 方出自《福建药物志》）

7. 治风湿性关节炎 牛筋草 30 g，当归 9 g，威灵仙 9 g。水煎服。（《青岛中草药手册》）

8. 治乳痈 牛筋草 30 g，青皮 9 g。水煎服。（《湖北中草药志》）

9. 治睾丸炎 鲜牛筋草根、茎 120 g，荔枝核 10 个。水煎服。（《福建药物志》）

【临床报道】 防治流行性乙型脑炎 预防用牛筋草鲜草每日 30 g，1 次煎服，连服 3 日；间隔 10 日，再服 3 日；或每日 60～120 g，1 次煎服，连服 3～5 日。在 18.413 万人次预防服药中，发病仅 2 例，发病率为 0.91/10 万，与以往 6 年的发病率相比，是最低的 1 年。另据报道，用牛筋草 1.5～2.5 kg，洗净切碎，加水煎成浓液 1 000 ml 或 2 000 ml，时时频服，再以绿豆 120～150 g 煎汤，加食盐少许，当茶轮流饮之，连服 1 星期。经治疗百余例，均获满意效果。

0871 牛蒡子 niú bàng zǐ （《本草图经》）

【异名】 恶实（《别录》），鼠粘子（《本草图经》），黍粘子（《珍珠囊》），大力子（《卫生易简方》），毛然然子、黑风子（《青海药材》），牛子（陕西、山东）。

【基原】 为菊科牛蒡属植物牛蒡的成熟果实。

【原植物】 牛蒡 *Arctium lappa* L. 又名：鼠黏草（《别录》），夜叉头（《救荒本草》），蝙蝠刺、蒡翁菜、便牵牛（《纲目》），饿死囊中草（《医林纂要》）。

二年生草本，高 1～2 m。根粗壮，肉质，圆锥形。茎直立，上部分枝，带紫褐色。基生叶丛生，有长柄；茎生叶互生；叶片长卵形或广卵形，长 20～50 cm，宽 15～40 cm，先端钝，具刺尖，基部常为心形，全缘或具不整齐波状微齿，上面绿色或暗绿色，具疏毛，下面密被灰白色短绒毛。头状花序簇生于茎顶或排列成伞房状，有梗；

总苞球形，苞片多数，披针形或线状披针形，先端钩曲；花小，红紫色，均为管状，两性，花冠先端5浅裂；聚药雄蕊5，花药黄色；子房下位，花柱细长，柱头2裂。瘦果长圆形或长圆状倒卵形，灰褐色，具纵棱，冠毛短刺状，淡黄棕色。花期6～8月，果期8～10月。

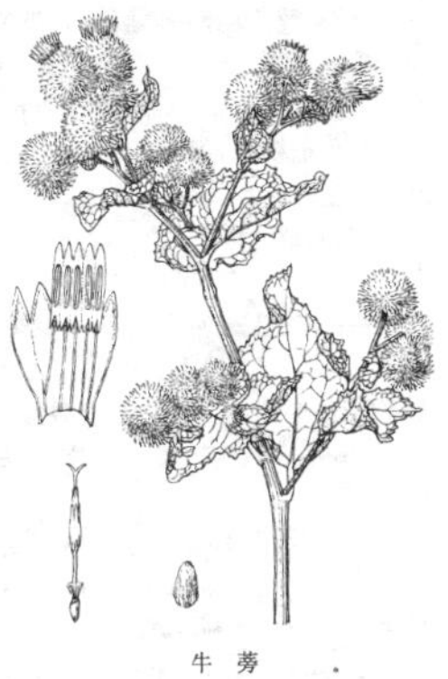
牛　蒡

常栽培。野生者，多生于山野路旁、沟边、荒地、山坡向阳草地、林边和村镇附近。分布于东北、中南、西南、西北及河北、山西、江苏、浙江、安徽、江西、山东等地。

本植物的根（牛蒡根）、茎叶（牛蒡茎叶）亦供药用，另设专条。

【栽培】 生物学特性　喜温暖湿润气候，耐寒、耐旱，怕涝。种子发芽适宜温度20～25℃，发芽率70%～90%。以土层深厚、疏松肥沃、排水良好的砂质壤土栽培为宜。

整地播种　种子繁殖。播种期南方于秋季8～9月；北方于春季3～4月；夏季亦可播种。如遇干旱，出苗不易整齐；秋播如果太晚，第二年则不能开花结实。直播或育苗移栽法，以直播为主。播种前将种子放在30～40℃温水中浸泡24小时，按行株距70 cm×50 cm开穴，穴深10 cm，穴内施腐熟厩肥或堆肥，填一薄层细土，播5～6粒种子，浇水，覆土3～5 cm，稍加镇压。播后10日出苗。育苗移栽法，3月上旬育苗，5月上旬移栽。

田间管理　待苗有2～3片真叶时进行间苗、补苗，6～7月中耕除草，结合施粪肥1～2次，现蕾前重施1次磷、钾肥。冬季要培土，保苗越冬。抽茎后培土壅根，防止倒伏。

病虫害防治　病害有白粉病，发病初期喷50%甲基托布津1 000倍液。褐斑病，5～6月发病，可喷代森锌65%可湿性粉剂600倍液。另有花叶病为害。虫害有食子虫、蚜虫、红蜘蛛，以及银纹夜蛾、地老虎等为害。

【采收加工】 7～8月果实呈灰褐色时，分批采摘，堆积2～3日，曝晒，脱粒，扬净，再晒至全干。

【药材】 牛蒡子 *Arctii Fructus*　主产于东北、浙江等地。以东北产量大，称“关力子”；浙江桐乡产者质佳，称作“杜大力”。

性状　瘦果长倒卵形，略扁，微弯曲，长5～7 mm，直径2～3 mm。表面灰褐色，具多数细小紫黑色斑点，有数条纵棱，通常中间1～2条较明显。顶端钝圆，较宽，顶面有圆环，中心有点状凸起的花柱残迹；基部狭窄，着生面色较淡。果皮较硬，折断后可见子叶两片，淡黄白色，富油性。果实无臭；种子气特异，味苦微辛，稍久有麻舌感。

鉴别　(1) 粉末特征：灰褐色。内果皮石细胞略扁平，表面观呈尖梭形、长椭圆形或尖卵形，镶嵌紧密；侧面观类长方形或长条形，稍偏弯，长70～224 μm，宽13～70 μm，壁厚约至20 μm，木化，纹孔横长。中果皮网纹细胞横断面观类多角形，垂周壁具细点状增厚；纵断面观细胞延长，壁具细密交叉的网状纹理。草酸钙方晶直径3～9 μm，成片存在于黄色的中果皮薄壁细胞中，含晶细胞界限不分明。子叶细胞充满糊粉粒，有的糊粉粒中有细小簇晶，并含脂肪油滴。

(2) 取本品粉末少量，置紫外光灯(365 nm)下观察，显绿色荧光。

(3) 取脱脂本品粉末2 g，加乙醇20 ml温浸1小时，滤过。取滤液2 ml，加入1%三氯化铝的乙醇溶液，则呈蓝绿色；取滤液2 ml，加入等体积的3%碳酸钠水溶液，于水浴上煮沸3～5分钟，放冷，加入重氮化试剂，则溶液呈红色（检查木脂素类）。

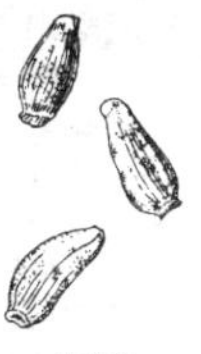
牛蒡子
（果实）外形

(4) 取本品粗粉5 g，加稀盐酸水溶液(pH1.0～2.0)10 ml，浸泡过夜，滤过。取滤液3份各2 ml，置3只试管中，分别加碘化汞钾试剂、碘化铋钾试剂、硅钨酸试剂各1滴，则分别产生白色、棕红色及白色沉淀（检查生物碱）。

(5) 薄层色谱：取本品粉末0.5 g，加乙醇20 ml，超声处理30分钟，滤过，滤液蒸干，残渣加乙醇2 ml使溶解，作为供试品溶液。另取牛蒡苷对照品，加乙醇制成每1 ml含5 mg的溶液，作为对照品溶液。吸取供试品溶液3 μl、对照品溶液5 μl，分别点于同一硅胶G薄层板上，以氯仿-甲醇-水(40∶8∶1)为展开剂，展开，取出，晾干，喷以10%硫酸乙醇溶液，在105℃加热至斑点显色清晰。供试品色谱中，在与对照品色谱相应的位置上，分别显相同颜色的斑点。

品质标志　《中华人民共和国药典》2010年版规定：照高效液相色谱法测定，本品含牛蒡苷($C_{27}H_{34}O_{11}$)不得少于5.0%。

【成分】 果实含木脂素类：牛蒡苷(arctiin)，罗汉松脂酚(matairesinol)，倍半木质素(sesquilignan) AL-D及AL-F，络石苷元(trachelogenin)。

种子含木脂素类：牛蒡苷，牛蒡醇(lappaol) A、B、C、D、E、F、H，新牛蒡素甲(neoarctin A)，新牛蒡素乙(neoarctin B)，穗罗汉松树脂酚(matairesinol)，牛蒡子苷(aretiin)；丁酰内酯木脂素二聚体(butyrolactone lignan dimer)；双牛蒡苷元(diarctigenin)。又含脂肪油，其中脂肪酸成分有花生酸(arachic acid)，硬脂酸(stearic acid)，棕榈酸(palmitic acid)和亚油酸(linoleic acid)。种子挥发油含有66种成分，主要为(*S*)-胡薄荷酮〔(*S*)-pulegone〕，(*R*)-胡薄荷酮〔(*R*)-pulegone〕，3-甲基-6-丙基苯酚(3-methyl-6-propylphenol)，4α-甲基八氢萘酮-2(octahvdro-4α-methyl-2-naphthalenone)，牡丹酚(paeonol)，顺式-2-甲基环戊醇(*cis*-2-methyl cyclopetanol)，2-庚酮(2-heptanone)，1-庚烯-3-醇(1-hepten-3-ol)，2-戊基呋喃(2-pentylfuran)等。

【药理】 1. 增强免疫功能作用　牛蒡子醇提物能增强机体免疫功能，可使正常小鼠淋巴细胞转化率和小鼠的α-醋酸萘酯酶阳性率显著提高，并可明显增加抗体生成细胞的形成，增强小鼠巨噬细胞的吞噬功能。

2. 对肾病的作用　大鼠腹腔注射氨基核苷引起肾病，腹腔注射牛蒡苷元可抑制尿蛋白排泄的增加，并能改善血清生化指标，提示有抗肾病作用。牛蒡苷腹腔注射对蛋白排泄的增加几乎没有作用，但经口给药则有效，推测可能是在消化道内水解成牛蒡苷元而产生抗肾病作用。牛蒡苷元经腹腔注射可抑制尿蛋白排泄增加，并能改善血清生化指标，表明它具有抗肾炎活性，能有效治疗急性肾炎和肾病综合征。牛蒡子及其提取物可有效降低糖尿病大鼠的肾重/体重比，减少其尿微量白蛋白，并可有效降低肾皮质胞膜PKC酶活性，阻止其由胞质向胞膜的转移，牛蒡子及其提取物可能通过阻止PKC激活的通路起到治疗糖尿病肾病的作用。

3. 抗肿瘤、抗突变作用　牛蒡中分离出一种抗诱变因子，相对分子质量超过30万以上，耐热、耐蛋白酶，对氯化锰处理敏感。对诱发小鼠皮肤癌，牛蒡子苷和苷元局部和口服给药对皮肤癌均有明显的活性。对诱发大鼠肺癌，只有牛蒡子苷元有活性。体外牛蒡子苷和苷元对人肝癌$HepG_2$细胞具强毒性，苷元是牛蒡子抗肝癌的活性成分。

4. 其他作用　体外观察牛蒡苷元(ACT)抗甲1流感病毒作用。结果表明，ACT在体外有直接抑制流感病毒复制的作用，是牛蒡子解表功能的有效成分。

【炮制】 1. 牛蒡子 取原药材,除干燥。

2. 炒牛蒡子 取净牛蒡子置锅内,用文火炒至鼓起,有爆裂声,表面微显焦斑,有香气逸出时取出。用时捣碎。

饮片性状 牛蒡子参见“药材”项。炒牛蒡子形同牛蒡子,色泽加深,微有香气。

贮干燥容器内,置通风干燥处,防蛀。

【药性】 辛、苦,寒。归肺、胃经。

1.《别录》:“味辛,平。”

2.《本草拾遗》:“味苦。”

3.《医学启源》:“《主治秘要》云:辛,温。”

4.《本草经疏》:“味辛苦,气寒,无毒。阳中之阴,升多于降,阳也。入手太阴、足阳明经。”

【功用主治】 疏散风热,宣肺利咽,透疹解毒,通便。主治风热感冒,温病初起,咳嗽,咽喉肿痛,麻疹不透,风疹瘙痒,痈肿疮毒,便秘。

1.《别录》:“明目补中,除风伤。”

2.《药性论》:“除诸风,去丹石毒,主明目,利腰脚。又散诸结节,筋骨烦热毒。”

3.《新修本草》:“吞一枚,出痈疽头。”

4.《食疗本草》:“明耳目,利腰膝,通利小便。”

5.《本草拾遗》:“主风毒肿,诸瘘。”

6.《珍珠囊》:“润肺散气,主风毒肿,利咽膈。”

7. 李东垣:“治风湿瘾疹,咽喉风热,散诸肿疮疡之毒,利凝滞腰膝之气。”(引自《纲目》)

8.《纲目》:“消斑疹毒。”

9.《痧胀玉衡》:“解痧毒,清喉痧中要药。”

【用法用量】 内服:煎汤,5～10 g;或入散剂。外用:煎汤含漱。

【宜忌】 脾虚便溏者禁服。

1.《本草经疏》:“痘疮家惟宜于血热便秘之证。若气虚色白,大便自利或泄泻者,慎勿服之。痧疹不忌泄泻,故用之无妨。痈疽已溃,非便闭不宜服。”

2.《本草求真》:“性冷滑利,多服则中气有损,且更令表益虚矣。至于脾虚泄泻为尤忌焉。”

【选方】 1. 治喉痹 牛蒡子六分,马蔺子八分。上二味捣为散。每空腹以暖水服方寸匕,渐加至一匕半,日再。(《广济方》)

2. 治风热闭塞咽喉,遍身浮肿 牛蒡子一合,半生半熟,杵为末。热酒调下一钱匕。(《经验方》)

3. 治风热客搏上焦,悬痈肿痛 恶实(炒)、甘草(生)各一两。上为散。每服二钱匕,水一盏,煎六分,旋含之,良久咽下。(《普济方》启关散)

4. 治疮疹壮热,大便坚实,或口舌生疮,咽喉肿痛 鼠粘子四两(炒香),甘草(炙)、升麻、射干各一两。上为粗散。每服三钱,水一大盏,煎至六分,去滓,温服。(《小儿痘疹方论》射干鼠粘子汤)

5. 治皮肤风热,遍身瘾疹 牛蒡子、浮萍等分。以薄荷汤调下二钱,日二服。(《养生必用方》)

6. 治风肿斑毒作痒 牛蒡子、玄参、僵蚕、薄荷各五钱。为末。每服三钱,白汤调下。(《方脉正宗》)

7. 治斑疹时毒及痄腮肿痛 牛蒡子、柴胡、连翘、川贝母、荆芥各二钱。水煎服。(《本草汇言》)

8. 治瘟疫并大头 大力子、防风各等分。共为末。每用五钱,黄酒一大盅,同煎,空心温服,盖被出汗。(《松峰说疫》)

【临床报道】 治疗肾性蛋白尿 观察肾性蛋白尿 50 例,随机分为两组,每组 25 例,以同样的中药复方煎剂治疗,治疗组加用牛蒡子 15～30 g,对照组除不用牛蒡子外其余用药相同,结果:牛蒡子治疗组,临床治愈 16 例,好转 7 例,无效 2 例,平均服药起效时间 9.18 日,平均服药日数 25.98 日。对照组,临床治愈 11 例,好转 9 例,无效 5 例,平均服药起效时间 12.4 日,平均服药日数 28.26 日。两组疗效、平均服药起效时间、平均服药日数比较,差异均有显著性($P < 0.05$)。又有报道,以辨证论治汤剂方送服单味生牛蒡子粉 3g,每日 2 次,用于糖尿病肾病,有显著的降低血糖和消除蛋白尿的作用。

【各家论述】 1.《本草经疏》:“恶实,为散风除热解毒之要药。辛能散结,苦能泄热,热结散则脏气清明,故明目而补中。风之所伤,卫气必壅,壅则发热,辛凉解散则表气和,风无所留矣。”

2.《药品化义》:“牛蒡子能升能降,力解热毒。味苦能清火,带辛能疏风,主治上部风痰,面目浮肿,咽喉不利,诸毒热壅,马刀瘰疬,颈项痰核,血热痘,时行疹子,皮肤瘾疹,凡肺经郁火,肺经风热,悉宜用此。”

3.《药性纂要》:“大力子,味辛苦气寒,有通内达外之功。外而疏壅滞去皮肤中风湿,细者斑疹,大者痈毒,服久能消。内而上利咽膈清风热,下利腰膝凝滞之气。”

4.《本草求真》:“凡人毒气之结,多缘外感风寒,营气不从,逆于肉里,故生痈毒。牛蒡味辛且苦,既能降气下行,复能散风除热,是以感受风邪热毒而见面目浮肿,咳嗽痰壅,咽间肿痛,疮疡斑疹,及一切臭毒、痧闭、痘疮紫黑、便闭等症,无不借此表解里清。”

5.《本草正义》:“牛蒡之用,能疏散风热,起发痘疹,而善通大便,苟非热盛,或脾气不坚实者,投之辄有泄泻,则辛泄苦降,下行之力为多。洁古作温,景岳又谓降中有升,皆非真谛。《别录》称其明目,则风热泄而目自明。补中者,亦邪热去而正自安。除风伤者,以风热言之也。其根茎,则濒湖《纲目》谓之苦寒,《别录》主治,皆通利之意。盖其功力,本与子相近,而寒凉疏泄之性过之,皆以清热泄导为治,凡非实火,未可妄投。”“凡肺邪之宜于透达,而不宜于抑降者,如麻疹初起,犹未发泄,早投清降,则恒有遏抑气机,反致内陷之虞。惟牛蒡则清泄之中,自能透发,且温热之病,大便自通,亦可少杀其势,故牛蒡最为麻疹之专药。余如血热发斑,湿热发瘖,皆以此物外透其毒,内泄其热,表里兼顾,亦无疑忌,非其他之寒凉清降可比。慎不可谓牛蒡泄降,宜于斑疹,而与芩、地、知、膏、玄参一例视之。若此外痈肿水肿等证,则苟非热结,慎勿轻用。”

0872 牛蒡根 niú bàng gēn (《药性论》)

【异名】 恶实根(《别录》),鼠粘根(《延年秘录》),牛菜(《本草衍义》)。

【基原】 为菊科牛蒡属植物牛蒡的根。

【原植物】 参见“牛蒡子”条。

【采收加工】 10 月间采挖 2 年以上的根,晒干。

【药材】 牛蒡根 *Arctii Lappae Radix* 产于吉林、辽宁、黑龙江、浙江等地。

性状 根呈纺锤形,肉质而直立。皮部黑褐色,有皱纹,内呈黄白色。味微苦而性黏。

【成分】 根含愈创木内酯衍生物:牛蒡种噻吩-A(lappaphen-A),牛蒡种噻吩-B(lappaphen-B);木脂素类:牛蒡苷元(arctigenin),牛蒡素(neoare)B,牛蒡醇(lappaol)A、F;硫炔类化合物:牛蒡酮(arctinone)A、B,牛蒡醇(arctinol)A、B,牛蒡醛(arctinal),牛蒡酸(arctic acid)B、C,牛蒡酸 B 甲酯(methyl arctate B),牛蒡酮 A 乙酸酯(arctinone acetate);多炔类化合物:(11*E*)-1, 11-十三碳二烯-3, 5, 7, 9-四炔〔(11*E*)-1, 11-tridecadien-3, 5, 7, 9-tetrayne〕,(3*E*, 11*E*)-1, 3, 11-十三碳三烯-5, 7, 9-三炔〔(3*E*, 11*E*)-1, 3, 11-tridecatrien-5, 7, 9-triyne〕,(4*E*, 6*E*, 12*E*)-4, 6, 12-十四碳三烯-8, 10-二炔-1, 3-二乙酸酯〔(4*E*, 6*E*, 12*E*)-4, 6, 12-tetradecatrien-8, 10-diyn-1, 3-diyl diacetate〕等 10 种;咖啡酰奎宁酸类:1-*O*-, 5-*O*-二咖啡酰-4-*O*-琥珀酰奎宁酸(1-*O*-, 5-*O*-dicaffeoyl-4-*O*-succinyl quinic acid),1-*O*-, 5-*O*-二咖啡酰-3-*O*-琥珀酰奎宁酸(1-

O-, 5-O-dicaffeoyl-3-O-succinyl quinic acid)，1-O-, 5-O-二咖啡酰-3-O-, 4-O-二琥珀酰奎宁酸(1-O-, 5-O-dicaffeoyl-3-O-, 4-O-dissuccinyl quinic acid)，1-O-, 3-O-, 5-O-三咖啡酰-4-O-琥珀酰奎宁酸(1-O-, 3-O-, 5-O-tricaffeoyl-4-O-succinyl quinic acid)等6种；挥发性成分：去氢木香内酯(dehydrocostus lactone)，去氢二氢木香内酯(dehydrodihydrocostus lactone)，3-辛烯酸(3-octenoic acid)，3-己烯酸(3-hexenoic acid)，2-甲基丙酸(2-methyl propionic acid)，2-甲基丁酸(2-methylbutyric acid)，2-甲氧基-3-甲基吡嗪(2-methoxy-3-methylpyrazine)，苯乙醛(phenyacetaldehyde)，苯甲醛(benzaldehyde)，丁香烯(caryophyllene)，1-十七碳烯(1-heptadecene)，1-十五碳烯(1-pentadecene)等；黄酮类：槲皮素(quercetin)，山柰酚苷(kaempferol glycoside)；酚酸类：咖啡酸(caffeic acid)，绿原酸(chlorogenic acid)，异绿原酸(isochlorogenic acid)，藜芦酸(veratric acid)，原儿茶酸(protocatechuic acid)；三萜类：α-香树脂醇(α-amyrin)，羽扇豆醇(lupeol)，甾醇类：蒲公英甾醇(taraxasterol)，ψ-蒲公英甾醇(ψ-taraxasterol)，豆甾醇(stigmasterol)，谷甾醇(sitosterol)。还含依鲁灵(inuline)，木葡聚糖(xyloglucan)。

【药理】 1. 促生长作用　牛蒡根制备的天然食用纤维，不同比例地加入含有中毒剂量苋紫的基础饮食中，喂饲断奶大鼠，结果使大鼠成长加速，并超过单用基础饮食组大鼠。

2. 其他作用　用二氯甲烷和乙醇，从牛蒡根中分离得抑制肿瘤生长的物质。此外，还含有多炔类物质，有抗菌及抗真菌作用。

【药性】 苦，凉。归肺、心经。

1.《纲目》："苦，寒，无毒。"

2.《分类草药性》："味甜，性刚。"

3.《得配本草》："入手太阴经。"

4.《四川中药志》1960年版："性温，味苦、涩，无毒。"

5.《广西本草选编》："味苦，性凉。"

【功用主治】 散风热，消肿毒。主治风热感冒，头痛，咳嗽，热毒面肿，咽喉肿痛，齿龈肿痛，风湿痹痛，癥瘕积块，痈疖恶疮，痔疮脱肛。

1.《别录》："主伤寒寒热，汗出，中风，面肿，消渴，热中，逐水。久服轻身耐老。"

2.《药性论》："根，细切如豆，拌面作饭食，消胀壅。又能拓一切肿毒，用根、叶入少许盐花捣。"

3.《新修本草》："主牙齿疼痛，劳疟，脚缓弱，风毒，痈疽，咳嗽伤肺，肺壅，疝瘕，积血。主诸风，癥瘕，冷气。"

4.《本草拾遗》："浸酒去风，又主恶疮。"

5.《分类草药性》："治头晕，风热，眼昏云翳，耳鸣，耳聋，腰痛，外治脱肛。"

6.《本草用法研究》："脚气冲心，根浸酒服。"

7.《河北中药》："通血脉，利大便。治经行腹痛，大便不利等。"

【用法用量】 内服：煎汤，6～15 g；或捣汁；或研末；或浸酒。外用：捣敷；或熬膏涂；或煎水洗。

【宜忌】《本草拾遗》："恶实根，蒸，暴干，不尔，令人欲吐。"

【选方】 1. 治时气余热不退，烦躁发渴，四肢无力，不能饮食　牛蒡根捣绞取汁，服一小盏。(《圣惠方》)

2. 治头面忽肿，热毒风内攻，或手足头面赤肿，触着痛　牛蒡子根洗净研烂，酒煎成膏，摊在纸上，贴肿处，仍以热酒调下，一服，肿止痛减。(《斗门方》)

3. 治喉中热肿　鼠粘根(切)一升。以水五升，煮取三升，分温三四服。忌蒜、面。(《延年秘录》)

4. 治热毒风攻头面，齿龈肿痛不可忍　牛蒡根一斤捣汁，入盐花一钱，银器中熬成膏。每用涂齿龈下，重者不过三度瘥。(《纲目》引《圣惠方》)

5. 治耳卒肿　牛蒡根净洗切细，捣绞取汁一升，于银锅中熬成膏，涂于肿上。(《圣济总录》)

6. 治项下瘿疾　鼠粘子根一升，水三升，煮取一升半，分三服；或为末，蜜丸常服之。(《纲目》引《救急方》)

7. 治老人风湿久痹，筋挛骨痛，服此壮肾，润皮毛，益气力　牛蒡根(切)一升，生地黄(切)一升，大豆(炒)二升。以绢袋盛浸一斗酒中，五六日。任性空心温服二三盏，日二服。(《纲目》引《集验方》)

8. 治妇人月水滞涩不通，结成癥块，腹胁胀大欲死　牛蒡根二斤，细锉，蒸三遍，用生绢袋盛，以酒二斗浸五日。每于食前，暖一小盏服之。(《普济方》)

0873 牛腿薯 niú tuǐ shǔ (《湖南药物志》)

【异名】 山峨嵋豆、南芪、棉芪、乌葛(《湖南药物志》)，野狗仔豆根(《广西民族药简编》)。

【基原】 为豆科油麻藤属植物绢毛油麻藤的根。

【原植物】 绢毛油麻藤 *Mucuna championi* Benth.　又名：港油麻藤(《中国主要植物图说》)，香港油麻藤(《拉汉种子植物名称》)。

攀缘性半木本植物，茎长达10 m。主根粗壮，长达1 m。茎赤褐色，无毛或具短硬毛。叶互生，三出复叶，幼时有毛；叶柄长约6 cm；顶生小叶宽椭圆形或菱状卵形，长5～10 cm，宽5.5～7.5 cm，侧生小叶宽椭圆状卵形或偏卵状披针形，长6.5～11.5 cm，宽4～7 cm，先端钝或短渐尖，基部圆形或楔形，偏斜。总状花序腋生，花序轴及花梗均密被灰白色柔毛；花萼宽钟形，被短柔毛和长硬毛；蝶形花冠，暗紫色或堇色；雄蕊10，二体，花药异型；子房密生长硬毛，花柱无毛。荚果扁平，有翅和皱褶，被黄色硬毛。种子4～5颗，肾形，淡灰黄色，有黑色斑纹。花期5～8月，果期10月。

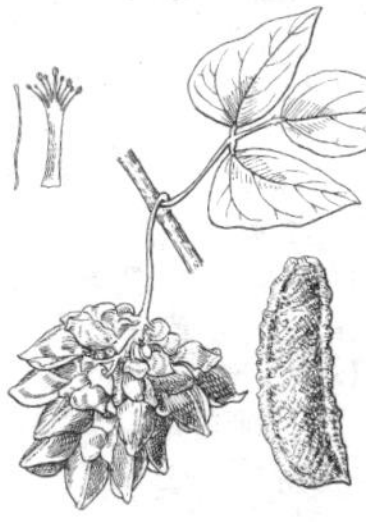

绢毛油麻藤

生于山地、草坡或路旁。分布于湖南、广东、广西等地。

【采收加工】 秋季采根，切片，蒸熟。

【药性】《湖南药物志》："甘、涩，平，有小毒。"

【功用主治】 祛风除湿，舒筋活络，解毒。主治风寒感冒，风湿痹痛，腰腿酸痛，肠炎腹泻，无名肿毒。

1.《湖南药物志》："祛风湿，舒筋络。用于风湿关节炎，腰腿痛，肠炎腹泻，伤风感冒，无汗恶寒。"

2.《广西民族药简编》："治无名肿毒。"

【用法用量】 内服：煎汤，9～30 g；或浸酒。外用：捣烂，米酒调敷。

【选方】 1. 治伤风感冒，无汗恶寒　绢毛油麻藤根30 g，紫苏9 g，路边荆15 g。水煎服。

2. 治风湿关节痛，腰腿痛　绢毛油麻藤根9～15 g，牛膝、五加皮各9 g，紫葳或七叶莲15 g。水煎服，或酒浸服。

3. 治肠炎腹泻　绢毛油麻藤根9～15 g。水煎服。(1～3方出自《湖南药物志》)

4. 治无名肿毒　野狗仔豆根，适量，捣烂调米酒敷患处。(《广西民族药简编》)

0874 牛鼻栓 niú bí shuān (《天目山药用植物志》)

【异名】 千斤力(陕西)

【基原】 为金缕梅科牛鼻栓属植物牛鼻栓的枝叶或根。

【原植物】 牛鼻栓 *Fortunearia sinensis* Rehd. et Wils. 又名：连合子、木里仙(《天目山药用植物志》)。

落叶小乔木或灌木，高 2～5 m。嫩枝有灰褐色柔毛；老枝有稀疏皮孔。单叶互生，有柄；托叶早落；叶片膜质，倒卵形或倒卵状椭圆形，长 5～16 cm，宽3～9 cm，先端渐尖，基部圆形或钝，缘具波状锯齿；叶脉深入齿端小尖头，沿主脉和下面有星状毛。花杂性，两性花和雄花同长于一植株上；雄花序呈短葇荑状，有发育不全的雌蕊；两性花的花序长3～6 cm；苞片及小苞片披针形，有星状毛；萼筒无毛，萼齿 5，卵形，先端有毛；花瓣 5，钻形，较萼片稍短；雄蕊 5，花药卵形；子房半下位，2 室，花柱 2，向外卷曲。蒴果木质，卵圆形，有白色皮孔，沿室间 2 片开裂，每片 2 浅裂。种子暗棕色，有光泽。花期 4～5月，果期 7～8月。

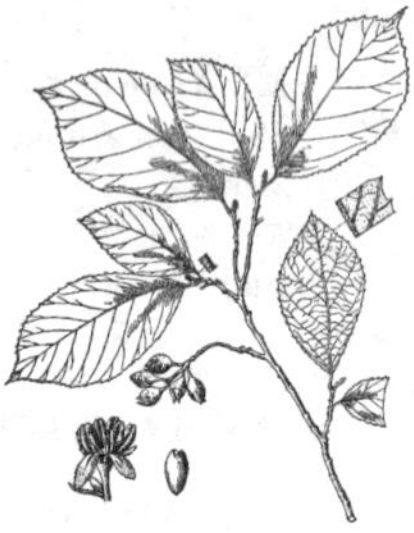

牛鼻栓

常生于山坡杂木林中或岩隙中。分布于江苏、浙江、安徽、江西、河南、湖北、四川、陕西等地。

【采收加工】 5～7 月采摘枝叶，9～11 月挖根，晒干。

【药材】 牛鼻栓 *Fortuneariae Sinensis Ramulus seu Radix* 产于陕西、四川、江西、浙江等地。

性状 茎枝圆柱形，长短及粗细不一，表面褐色或灰褐色，有稀疏的圆形皮孔，小枝密生星状毛。叶多皱缩，完整叶片展平后倒卵状椭圆形，基部稍偏斜，叶片下面、叶脉及叶柄均有星状毛，边缘有锯齿。气微，味微苦、涩。

【成分】 叶含牛鼻栓苷(fortunearoside)与岩白菜素(bergenin)。

【药性】 苦、涩，平。

【功用主治】 益气，止血。主治气虚劳伤乏力，创伤出血。

《天目山药用植物志》："治劳伤乏力。"

【用法用量】 内服：煎汤，10～24 g；大剂量单用 60～90 g。外用：捣烂敷。

【选方】 1. 治气虚乏力 (牛鼻栓)枝叶 15～30 g，水煎服；或根 60～90 g，水煎，冲黄酒、红糖服。

2. 治刀伤出血 (牛鼻栓)鲜叶适量，捣烂敷患处。(1、2 方出自《浙江药用植物志》)

0875 牛蹄甲 niú tí jiǎ (《纲目》)

【基原】 为牛科野牛属动物黄牛或水牛属动物水牛的蹄甲。

【原动物】 参见"牛肉"条。

【采收加工】 在宰牛场收集，洗净，烘干。

【成分】 黄牛蹄甲主要成分是角蛋白(ceratin)。

【药性】 甘，温。

【功用主治】 《纲目》："烧灰水服，治牛痫；和油，涂臁疮；研末贴脐，止小儿夜啼。"

【用法用量】 内服：烧灰研末，3～9 g。外用：烧灰油调敷。

【选方】 1. 治玉茎生疮 牛蹄甲烧灰，油调敷之。(《纲目》引《奚囊备急方》)

2. 治牛皮癣极痒抓烂 牛脚爪烧灰存性，为末，香油调搽。(《寿世保元》)

3. 治损伤接骨 牛蹄甲一个，乳香、没药各一钱为末，入甲内烧灰，以黄米粉糊和成膏，敷之。(《纲目》引《乾坤秘韫》)

0876 牛藤果 niú téng guǒ (《广西本草选编》)

【基原】 为木通科野木瓜属植物那藤或尾叶那藤的果实。

【原植物】 参见"牛藤"条。

【采收加工】 秋季果实将成熟尚呈青色时采摘，鲜用或晒干。

【成分】 种子含七姐妹藤苷(mubenin)A、B及C。愈伤组织提取液含那藤苷(mubenoside)A。

【药性】 苦，寒。

【功用主治】 解毒，止痛，杀虫。主治疮痈，疝气疼痛，蛔虫病，鞭虫病。

《广西本草选编》："腋疮，用鲜果捣烂敷患处。"

【用法用量】 内服：煎汤，6～12 g。外用：鲜品捣烂外敷。

0877 牛心茄子 niú xīn qié zi (《纲目》)

【异名】 山样仔、猴欢喜(《中国树木分类学》)，黄金茄、牛金茄(《南方主要有毒植物》)。

【基原】 为夹竹桃科海杧果属植物海杧果的种仁。

【原植物】 海杧果 *Cerbera manghas* L.

乔木，高 4～6 m，有乳白色树液。叶披针形至矩圆形，长 10～16 cm，两端均渐狭，秃净而亮，侧脉纤细。花白色，芳香，聚伞花序与叶等长；萼管短，裂片 5，矩圆形或披针形，长约1 cm；花冠管纤细，绿白色，5 裂，有一紫红色的心，直径 4～5 cm；雄蕊 5，内藏，花药披针形，室基部浑圆，与花柱分离；心皮 2，离生。果实平滑，椭圆形或卵形，橙黄色，味甜，果皮厚，有纤维丝。核大，核仁乳白色，味苦。花期 6月。

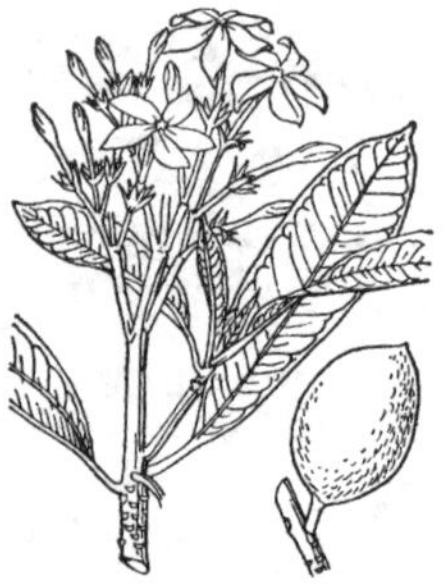

海杧果

喜生于滨海沙滩上或近海的河流两岸及村边。分布于广东、广西、台湾。

【采收加工】 9～10 月采成熟果实，取种仁，干燥。

【药性】 有毒。

【功用主治】 《纲目拾遗》："入外科膏药用，麻药用。"

【宜忌】 《纲目拾遗》："此药只可外敷，不宜内服。"

【备考】 1.《纲目拾遗》："牛心茄子，产琼州。一核者入口立死，两核者可以粪清解之。"

2.《广州植物志》："海杧果，树液可作泻下剂。"

3.《南方主要有毒植物》："海杧果，有毒，以核仁最毒；枝、叶较轻。中毒症状：恶心，呕吐，腹部剧痛，腹泻，面色苍白，全身出冷汗，心跳慢而弱，血压下降，呼吸困难，瞳孔散大，最后心跳停止而死亡。解救方法：洗胃，皮下注射硫酸阿托品；静脉滴注葡萄糖盐水加维生素 C；腹痛可服颠茄浸膏片。民间用灌鲜羊血或饮椰子水解毒。"

0878 牛白藤根 niú bái téng gēn (《广西本草选编》)

【基原】 为茜草科耳草属植物牛白藤的根。

【原植物】 参见"牛白藤"条。

【采收加工】 全年均可采，鲜用或切片晒干。

【药性】 广州部队《常用中草药手册》："甘、淡，凉。"

【功用主治】 广州部队《常用中草药手册》："治腰腿痛，痔疮出血，疮疖痈肿。"

【用法用量】 内服：煎汤，15～30 g。外用：捣敷；或煎水洗。

0879 牛奶树子 niú nǎi shù zǐ (《岭南采药录》)

【异名】 牛奶子(《广东中药》)。

【基原】 为桑科榕属植物对叶榕的果实。

【原植物】 参见"牛奶树"条。

【采收加工】 7～10月果实成熟时采收,鲜用或晒干。

【药材】 牛奶树子 *Fici Hispidae Fructus* 产于广东、广西、海南、云南、贵州等地。

性状 果实扁球形或近陀螺形,直径1～2.5 cm,先端有圆形突起。表面深黄棕色,剖开后内含多数瘦果。瘦果长圆形,长约2 mm,表面暗红色,光滑。气微,味微甜。

【药性】 酸,寒。

1.《岭南采药录》:"味酸,性寒。"

2.《广东中药》:"味淡,性微凉。"

【功用主治】 清热解毒。主治肺热咳嗽,痔疮便血,腋疮。

1.《岭南采药录》:"治腋疮,小肠疝气。"

2.《广东中药》:"清大肠热。治肺热咳嗽及痔疮便血。"

【用法用量】 内服:煎汤,9～15 g。外用:捣敷。

【选方】 1. 治腋疮 捣牛奶树子敷之。

2. 治小肠疝气 取牛奶树子和猪精肉煎汤服。(1、2方出自《岭南采药录》)

0880 牛奶浆根 niú nǎi jiāng gēn《浙江民间常用草药》

【异名】 大号铁牛入石(《福建药物志》),毛天仙果根(《浙江民间常用草药》)。

【基原】 为桑科榕属植物天仙果的根。

【原植物】 参见"天仙果"条。

【采收加工】 全年均可采,鲜用或晒干。

【药性】 甘、辛,温。

1.《浙江民间常用草药》:"性温,味甘、微辛。"

2.《全国中草药汇编》:"辛、酸、涩,温。"

【功用主治】 健脾益气,活血通络,祛风除湿。主治劳倦乏力,食少,乳少,脾虚白带,脱肛,月经不调,头风疼痛,跌打损伤,风湿性关节痛。

1.《浙江民间常用草药》:"补腰肾,强筋骨,祛风除湿。治脱力劳伤,气虚肾亏腰痛,风湿性关节炎;催乳。"

2.《全国中草药汇编》:"祛风化湿,止痛。主治关节风湿疼痛,头风疼痛,跌打损伤,月经不调,腹痛,腰疼带下,小儿发育缓慢。"

3.《福建药物志》:"补中益气,祛风除湿。主治脱肛,骨结核,皮肤瘙痒,劳倦乏力。"

【用法用量】 内服:煎汤,30～60 g。外用:捣敷。

【选方】 1. 治小儿发育缓慢 鲜天仙果根45 g,小雄鸡1只(去头脚)。加开水炖服。(福建晋江《中草药手册》)

2. 治脱力劳伤,气虚肾亏腰痛 毛天仙果根30 g,水煎服。或加扶芳藤、鸡矢藤各30 g,加猪脚炖服,吃汤和肉。(《浙江民间常用草药》)

3. 治乳汁不足 天仙果根60 g,地锦30 g,白茅根15 g,猪脚1只。加红糖、黄酒少许,炖煮,服汤食肉。(《浙南本草新编》)

4. 治脱肛 毛天仙果干根30 g,勾儿茶干根、金毛狗脊干根各21 g,地菍干根9 g。水煎服。(《福建中草药》)

5. 治风湿性关节酸痛 ① 鲜天仙果根45 g,水酒合煎汤内服,并另以一部分鲜根捣烂摊患处。② 鲜天仙果根30 g,猪脚节7寸合炖服。重者可服多次。(《泉州本草》)

0881 牛耳大黄 niú ěr dà huáng《草木便方》

【异名】 土大黄(《民间常用草药汇编》),四季菜根(《四川中药志》),火风棠(《重庆草药》),羊蹄、牛舌片(《贵州中草药名录》)。

【基原】 为蓼科酸模属植物皱叶酸模的根。

【原植物】 皱叶酸模 *Rumex crispus* L.

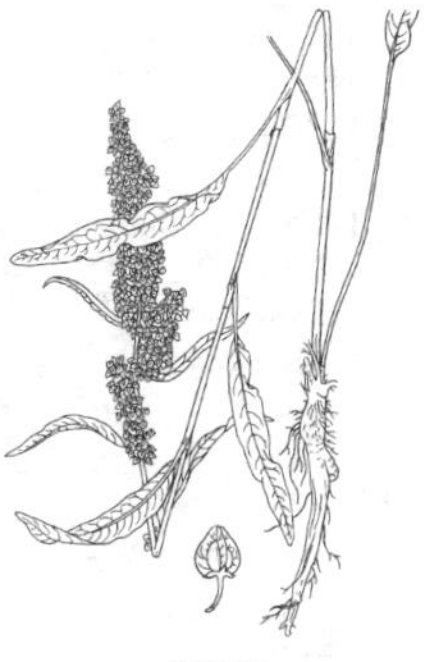

皱叶酸模

多年生草本,高50～100 cm。根肥厚,黄色,有酸味。茎直立,通常不分枝,具浅槽。叶互生;托叶鞘膜质,管状,常破裂;叶片披针形或长圆状披针形,长12～18 cm,宽2～4.5 cm,先端短渐尖,基部渐狭,边缘有波状皱褶,两面无毛。花多数聚生于叶腋,或形成短的总状花序,合成一狭长的圆锥花序;花被片6,2轮,宿存;雄蕊6;柱头3,画笔状。瘦果三棱形,有锐棱,褐色有光泽。花果期6～8月。

生于沟边湿地,河岸及水甸子旁。分布于华北、东北及福建、广西、贵州、陕西、甘肃、青海、台湾等地。

本植物的叶(牛耳大黄叶)亦供药用,另设专条。

【栽培】 生物学特性 喜冷凉湿润气候。土壤以排水良好的砂质壤土为宜。

繁殖方法 用种子或分株繁殖。种子春播。分株于9～10月结合采收,切取附带隐芽的根头作为繁殖材料,按穴距27～30 cm分株栽培。

【采收加工】 4～5月采其根,晒干或鲜用。

【药材】 牛耳大黄 *Rumicis Crispi Radix* 产于东北及内蒙古、河北、陕西、甘肃、青海、福建、台湾、广西等地。

性状 根呈不规则圆锥状条形,长10～20 cm,粗达2.5 cm,单根或于中段有数个分枝。根头顶端具干枯的茎基,其周围可见多数片状棕色的干枯叶基。表面棕色至深棕色,有不规则纵皱纹及多数近圆形的须根痕。质硬,断面黄棕色,纤维性。气微,味苦。

【成分】 牛耳大黄根及根茎含游离蒽醌类成分0.57%,结合型蒽醌1.27%,主要有酸模素(musizin),大黄素(emodin),大黄酚(chrysophanol),大黄酚苷(chrysophanein),1,8-二羟基-3-甲基-9-蒽酮(1,8-dihydroxy-3-methyl-9-anthrone),8-大黄素苷(emodin-8-glycoside);黄酮类:矢车菊素(cyanidin),右旋儿茶素(catechin),左旋表儿茶素(epicatechin),葡萄糖基欧鼠李苷(glucofrangulin)B。

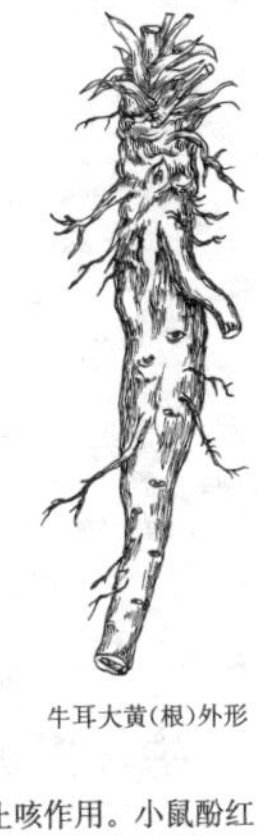

牛耳大黄(根)外形

【药理】 1. 抗菌作用 全草提取液对金黄色葡萄球菌、大肠杆菌有抑制作用。根酊剂在沙伯培养基上对犬小孢子真菌有显著抑菌作用。从根中分离出的大黄酸、大黄素及大黄酚在试管内对甲型链球菌、肺炎链球菌、流感杆菌及卡他球菌有不同程度的抑制作用。本品含有强抗真菌作用的酸模素,其抗菌作用参见"羊蹄"条。

2. 止咳、祛痰和平喘作用 本品水煎剂灌胃给药对氨水喷雾所致小鼠咳嗽有明显止咳作用,本品所含大黄素、大黄酚也有明显止咳作用,总蒽醌有轻度止咳作用,大黄酸则无止咳作用。小鼠酚红法试验表明,本品煎剂有祛痰作用,总蒽醌作用不明显。组胺喷雾法试验表明,总蒽醌给豚鼠灌胃有明显平喘作用。

3. 抗肿瘤作用 本品醇提取物对小鼠接种的肉瘤具有伤害作用;其酸性提取物作用更强。

4. 其他作用 经磷酸二酯酶活性抑制试验表明,本品所含矢车菊素、儿茶素和表儿茶素可能具有抑制血小板聚集的作用。本品所含蒽醌类衍生物其他作用参见"大黄"条。

【药性】 苦，寒。

1.《草木便方》："苦。"

2.《四川中药志》1960年版："性寒，味苦，无毒。"

3.《陕甘宁青中草药选》："味酸、苦，性寒，有小毒。"

【功用主治】 清热解毒，凉血止血，通便杀虫。主治急慢性肝炎，肠炎，痢疾，慢性气管炎，吐血，衄血，便血，崩漏，热结便秘，痈疽肿毒，疥癣，秃疮。

1.《草木便方》："走表，壮力，活血，补精。捣烂合稠靛缸水，搽疥癣秃癞。"

2.《四川中药志》1960年版："能解毒清热，消疮癣；治大便结燥。"

3.《重庆草药》："清火解毒，清血热，利便。治疮毒，疥疮，痔疮，大便干燥，吐血诸症。酒炒能调气敛血，治红崩。"

4.《吉林中草药》："治便秘、头痛。"

5.《陕甘宁青中草药选》："清热解毒，消炎退肿，止血。主治崩漏，胃溃疡出血，血小板减少症，痢疾，慢性肝炎，痈肿疮疖。"

【宜忌】 脾胃虚寒、食少便溏者禁服。外用：捣敷；或研末调搽。

1.《四川中药志》1960年版："脾虚泄泻者忌用。"

2.《重庆草药》："寒证虚证不宜，气血虚少者少用。"

【选方】 1. 治肝炎 ① 慢性肝炎：土大黄6 g，茵陈15 g，车前草30 g。水煎服。(《陕甘宁青中草药选》) ② 急性黄疸型肝炎：羊蹄根30 g，车前草30 g，茵陈30 g。水煎服。(《沙漠地区药用植物》)

2. 治崩漏，胃溃疡出血，血小板减少症 土大黄9 g，水煎服；或用土大黄、乌贼骨各半，共为末，每次冲服3 g。(《陕甘宁青中草药选》)

3. 治干湿性癣 土大黄根汁18 g，米醋18 g，枯矾4.5 g。调匀蘸擦患部。(《闽东本草》)

4. 治秃疮，头风白屑(脂溢性皮炎)，疥癣 用鲜羊蹄根或全草加食盐捣烂涂患处，加嫩柳叶少量效果更好。(《沙漠地区药用植物》)

5. 治干咳无痰，头晕 牛耳大黄根180 g，水猪毛60 g，淡竹叶60 g。煎水分3次服。(《重庆草药》)

6. 治淋症 羊蹄15 g，蝉蜕3个。水煎，每日2次。(《吉林中草药》)

【临床报道】 治疗慢性气管炎 ① 用30%羊蹄根煎剂，每次30 ml，每日3次；或羊蹄根干品研粉，炼蜜为丸，每丸含干粉3 g，每次1丸，每日3次。治疗314例，以10日为1个疗程，用药2～21个疗程不等。结果近期控制9例(2.8%)，显效56例(17.8%)，好转198例(63%)，无效51例(16.3%)。又曾用羊蹄根50 g，双花10 g，水煎分2次服；或羊蹄根、满山红、黄芩各15 g，水煎加糖分2次服；或羊蹄根、穿山龙、黄芩，按3∶2∶1的比例，水煎浓缩成原生药量的1.5倍，每日服2次，每次30～60 ml。3个复方各治疗数十例至上百例，有效率较单方煎剂略高。② 从羊蹄根中提取有效成分蒽醌，每次120 ml，每日服3次。治疗50例，服药10日，显效10例，好转8例，2例中途停药，服药过程中未见副作用。

0882 牛耳枫子 niú ěr fēng zi 《南宁市药物志》

【异名】 土鸦胆子(《广西中药志》)，羊屎子(《中药材手册》)，假鸦胆子(《广西药用植物名录》)，猪肚、珠碌子(《中国有毒植物》)。

【基原】 为虎皮楠科虎皮楠属植物牛耳枫的果实。

【原植物】 牛耳枫 *Daphniphyllum calycinum* Benth.

常绿灌木，高1～5 m。单叶互生；叶柄长3～15 cm；叶片宽椭圆形至倒卵形，长10～15 cm，宽3.5～9 cm，先端钝或近圆形，有时急尖，基部宽楔形或近圆形，全缘，边缘背卷，上面绿色，背带粉绿，有白色细小乳头状突起；侧脉明显。总状花序腋生；单性，雌雄异株；花小，无花瓣，花被萼状，宿存；雄花花被片3～4，雄蕊9～10，花丝极短，药隔发达，大于花药；雌花花被片同雄花；子房为不完全的2室，花柱短，柱头2分枝。核果卵圆形，被白粉，有种子1颗。花期4～6月，果期6～10月。

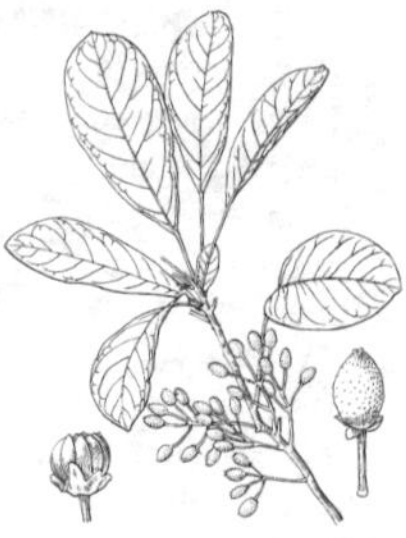

牛耳枫

生于灌丛中或小溪两岸的疏林中。分布于福建、江西、广东、广西、海南、云南等地。

本植物的枝叶(牛耳枫枝叶)、根(牛耳枫根)亦供药用，另设专条。

【采收加工】 9～11月果实成熟呈蓝黑色时采收，晒干。

【药材】 牛耳枫子 *Daphniphylli Calycini Fructus* 产于广西、广东、海南、云南、福建、江西等地。

性状 核果卵圆形或卵形，表面蓝黑色，有时附有浅灰色粉末，具不规则皱纹或多数疣状突起，先端有短小二歧的柱头残基，基部有圆点状凹入的果柄痕，有时可见果柄和宿萼。果皮较薄而脆，易碎。种子1粒，棕色或棕黑色，不饱满。气微，味苦。

鉴别 核果横切面：外果皮为1列表皮细胞。中果皮薄壁组织中散有单个或成群石细胞，并有较多裂隙；中部有维管束环列；薄壁细胞含有草酸钙簇晶。内果皮由外侧的石细胞环带及内侧的纤维环带构成。内果皮内侧常可见不育胚珠，呈纺锤形，种子胚乳异常发达。

【成分】 种仁含油38.6%，总生物碱1.2%。生物碱有：牛耳枫碱甲(daphnicaline)，牛耳枫碱乙(daphnicadine)，牛耳枫碱丙(daphnicamine)。

果实含生物碱：牛耳枫碱(calycinine)A，滋维荷生物碱(zwiherionic alkaloid)，牛耳枫酮-B(daphnilactone-B)，断环牛耳枫属碱(secodaphniphylline)。

【药性】 苦、涩，平，有毒。

【功用主治】 《福建药物志》："治痢疾。"

【用法用量】 内服：煎汤，3～4.5 g。

【宜忌】 孕妇禁服。

0883 牛耳枫根 niú ěr fēng gēn 《南宁市药物志》

【基原】 为虎皮楠科虎皮楠属植物牛耳枫的根。

【原植物】 参见"牛耳枫子"条。

【采收加工】 全年均可采，挖根，鲜用或切片晒干。

【药性】 辛、苦，凉，小毒。

1.《湖南药物志》："有毒。"

2.《福建药物志》："辛、苦，凉。"

【功用主治】 《福建药物志》："清热解毒，舒筋活血。治感冒，咳嗽，扁桃体炎，风湿关节痛，跌打损伤，骨折，毒蛇咬伤，痈，疖。"

【用法用量】 内服：煎汤，9～15 g(鲜品加倍)。外用：煎水洗。

【宜忌】 孕妇禁服。

【选方】 1. 治感冒发热，扁桃体炎，脾脏肿大 (牛耳枫)根9～15 g，或鲜根15～30 g。水煎服。(广州部队《常用中草药手册》)

2. 治湿疹，皮炎，稻田皮炎 牛耳枫根或叶煎水洗，加入杠板归效果更好。

3. 治狂犬病 牛耳枫根15～30 g。水煎服。服药后即呕吐。(2、3方出自《湖南药物志》)

0884 牛西西叶 niú xī xī yè 《河北中草药》

【异名】 酸模叶(《青海常用中草药手册》),金不换叶(《陕西中草药》)、羊铁叶(《长白山植物药志》)。

【基原】 为蓼科酸模属植物巴天酸模的叶。

【原植物】 参见“牛西西”条。

【采收加工】 植物生长茂盛时采收,鲜用或晒干。

【成分】 全草含蒽醌类:大黄素(emodin),大黄酚(chrysophanol),大黄素甲醚(physcion),大黄素-1, 6-二甲醚(emodin-dimethylether),大黄素-8-*O*-*β*-*D*-葡萄糖苷(emodin-8-*O*-*β*-*D*-glucoside)。还含黄质素-5-甲醚(xanthorin-5-methylether)。

【药性】 苦,寒。

【功用主治】 祛风止痒,敛疮,清热解毒。主治皮肤瘙痒,烫火伤,咽痛。

【用法用量】 外用:煎水洗;或捣敷。内服:煎汤,15~30 g;或绞汁。

【宜忌】 不宜大量食用,以免引起腹胀、流涎、胃肠炎、腹痛等毒副作用。

【选方】 1. 治皮肤痒疹 鲜酸模叶适量,捣烂,轻擦患处;或酸模全草适量,水煎洗患处,洗时须避风。(《青海常用中草药手册》)

2. 治咽痛 金不换叶鲜品 30 g。榨汁内服。(《陕西中草药》)

0885 牛羊草结 niú yáng cǎo jié 《内蒙古中草药》

【异名】 草结。

【基原】 为牛或羊胃内的草结块。

【采收加工】 宰杀牛羊时检查胃部,如有草结块,取出晾干。

【药材】 牛羊草结 *Bovis Stomachi Calculus* 产地参见“牛黄”条。

性状 本品呈圆球形、椭圆形或不规则扁圆形,直径 4~6 cm。表面略光滑,褐色、黄绿色或土灰色。体轻质坚。断面具众多纤维状毛绒。气微臭。

【药性】 淡,微温。

【功用主治】 镇静,降逆止呕。治噎膈反胃,晕车、晕船呕吐。

【用法用量】 内服:研末,3~6 g。

【选方】 1. 治反胃呕吐 牛羊草结 500 g,枣肉 250 g,平胃散(陈皮、厚朴、苍术、甘草)150 g。共研面。每服 3 g,空腹开水送下。

2. 治晕车、晕船呕吐 牛羊草结为末,每次冲服 3 g。

0886 牛角三七 niú jiǎo sān qī 《湖南药物志》

【异名】 夏兰(《全国中草药汇编》),羊角七、鹿角七(《湖南药物志》)。

【基原】 为兰科兰属植物多花兰的假鳞茎或全草。

【原植物】 参见“兰花”条。

【采收加工】 全年均可采收,割取地上部分,切段,鲜用或晾干。

【药性】 辛、甘、淡,平。

1.《湖南药物志》:“甘、淡、微涩,平。”

2.《福建药物志》:“辛,平。”

【功用主治】《福建药物志》:“滋阴清肺,化痰止咳。治百日咳,肺结核咯血,神经衰弱,头晕,腰痛,尿路感染,白带。”

【用法用量】 内服:煎汤,3~9 g;或研末。外用:浸酒搽;或捣烂敷。

【选方】 1. 治肾虚腰痛 牛角三七假鳞茎 15 g,女贞、火把果(救兵粮)、金樱子、瓦韦各 9 g。水煎服。

2. 治神经衰弱,头晕头痛 牛角三七假鳞茎 30 g,大枣 10 个。煎水或炖猪瘦肉吃。

3. 治跌打损伤,扭挫伤腰痛 牛角三七假鳞茎 9~15 g。水煎服(可兑酒)。研粉则用 6 g 左右,白酒调服。另以适量浸酒外搽;或配山乌龟、臭牡丹根捣烂敷。(1~3 方出自《湖南药物志》)

0887 牛尾独活 niú wěi dú huó 《中药志》

【基原】 为伞形科独活属植物短毛独活、独活的根。

【原植物】 1. 短毛独活 *Heracleum moellendorffii* Hance [*H. microcarpum* Franch.; *H. morifolium* Wolff] 又名:绵毛独活(《中国药用植物志》),山独活(《山西中草药》)。

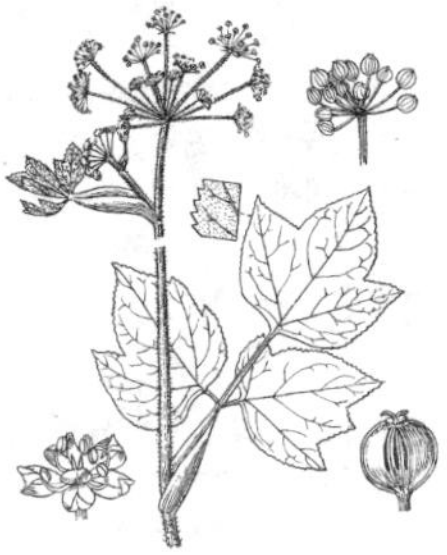
短毛独活

多年生草本,高 1~2 m。全株被柔毛。根圆锥形,粗大,有分枝,灰黄色至灰棕色。茎直立,有棱槽,上部分枝开展。基生叶叶柄长 10~30 cm;叶片轮廓宽卵形,三出式分裂,裂片 5~7,宽卵形至近圆形,不规则的 3~5 裂,长 5~16 cm,宽7~14 cm,裂片边缘具粗大的尖锐锯齿;茎上部叶形与基生叶相同,有显著扩展的叶鞘。复伞形花序顶生和侧生,花序梗长 4~15 cm;总苞片 5,线状披针形;伞辐12~35,不等长;小总苞片 5~10,披针形;花瓣白色,二型;花柱基短圆锥形,花柱叉开。分生果长圆状倒卵形,先端凹陷,背部扁平,背棱和中棱线状突起,侧棱宽阔,每棱槽中有油管 1,合生面有油管 2,棒形,长度为分生果长度的 1/2。花期 7 月,果期 8~10 月。

生于阴湿山坡、林下、沟旁、林缘或草甸子。分布于东北及河北、内蒙古、江苏、浙江、安徽、江西、山东、湖北、湖南、四川、云南、陕西等地。

2. 独活 *H. hemsleyanum* Diels 又名:川独活(《四川常用中草药》)。

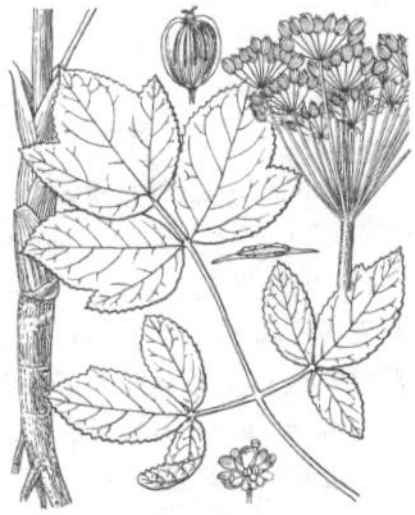
独 活

多年生草本,高 1~1.5 m。根圆柱形,有分枝,表面灰黄色。茎单一,粗壮,圆筒形,中空,有纵沟纹和沟槽。基生叶和茎下部叶三出式一至二回羽状分裂,有 3~5 裂片,被稀疏刺毛,尤以叶脉处较多,顶端裂片广卵形,3 裂,长 8~13 cm,两侧裂片近卵圆形,3 浅裂,边缘有楔形锯齿;茎上部叶卵形,3 浅裂至 3 深裂,长 3~8 cm,宽 8~10 cm,边缘有不整齐锯齿。复伞形花序顶生和侧生;花序梗长 22~30 cm;总苞片 3~5,长披针形;伞辐 16~18,长 2~7 cm;小总苞片 5~8,线状披针形,被柔毛;小伞形花序有花约 20 朵;萼齿不明显;花瓣白色,二型;花柱基短圆锥状,花柱较短,柱头头状。双悬果近圆形,背棱和中棱丝线形,侧棱翅状,每棱槽中有油管 1,合生面有油管 2。花期 5~7 月,果期 8~9 月。

生于山坡、阴湿的灌丛、林下。分布于湖北、四川等地。

【栽培】 生物学特性 喜凉爽湿润气候。宜在海拔较高,气温较低,湿度较大的山区栽培,在低暖平坝、丘陵亦可生长,但难越夏。以土层深厚、肥沃疏松、富含腐殖质的砂质壤土栽种较好,不宜在瘠薄、黏重的土地上栽培。

繁殖方法 用种子繁殖和根芽繁殖。种子繁殖:秋播在 9~

10月,春播在3～4月。穴播,行穴距各30～33 cm,挖穴深约7 cm,每穴播种子10颗,播后覆细土,以不见种子为度。根芽繁殖:在春季末出苗前,挖出母株,切下带芽的根头,穴栽,每穴放根头1～2个,穴间距离4.5 cm×4.5 cm,覆土至根芽上约3 cm,稍压实表土后,浇水。

田间管理　苗高9～13 cm时,间苗,每穴留苗2～3株,结合松土除草,并根据肥源情况,可追施人畜粪水、厩肥、土杂肥、火灰或硫酸铵、过磷酸钙等。

病虫害防治　有蚜虫、红蜘蛛、食心虫为害。

【采收加工】 栽后2～3年9～10月挖取全根,去茎叶和细根,晒干。

【药材】 牛尾独活 *Heraclei Radix*　主产于四川等地。

性状　根长圆锥形,根茎近圆柱形,稍膨大,直径1～3 cm,顶端有残留和棕黄色叶鞘,周围有密集而粗糙的环状叶痕及环纹,表面灰黄色至棕色。根多分支或单一,稍弯曲,表面灰白色、浅灰棕色或灰棕色,有时上端有密集的细环纹,中下部具不规则皱缩沟纹,质坚韧,折断面不平整,皮部黄白色,略显粉性,散在深黄色油点,有裂隙,可见棕色形成层环,内心淡黄色,显菊花纹理。香气特异,味微苦麻。

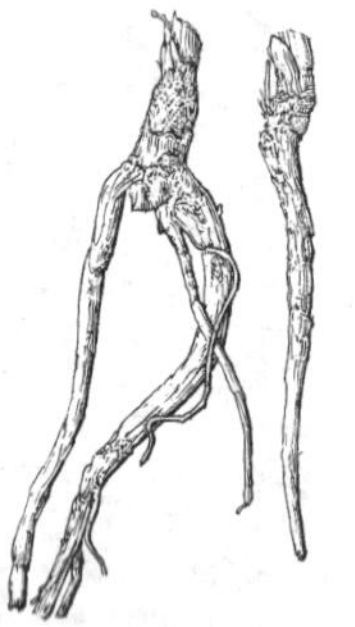
牛尾独活(短毛独活根)外形

鉴别　根横切面:木栓层由4～8列木栓细胞组成。韧皮部宽广,散在数列径向分布的油管;外侧油管排列较散乱,内侧靠形成层1～2列油管排列成轮,油管周围分泌细胞7～12个,内含黄色油滴。韧皮射线2～4列细胞,自中部向外弯曲,韧皮薄壁细胞类圆形,外侧多裂隙。木质部发达略偏心,导管多而大,多为单个散在,呈放射状排列;木纤维束散在于木质部,木射线1～3列细胞。

【成分】 短毛独活根含香豆素类:异茴芹香豆素(isopimpinellin),茴芹香豆素(pimpinellin),香柑内酯(bergapten),氧化前胡素(oxypeucedanin),欧前胡内酯(imperatorin),异欧前胡内酯(isoimperatorin);另含补骨脂素(psoralen),当归素(angelicin),花椒毒素(xanthotoxin),茵芋苷(skimmin),菊苣苷(cichoriin),东莨菪苷(scopolin),芨芨芹苷(apterin),6-甲氧基当归素(sphondin),哥伦比亚内酯(columbianadin);又含聚乙炔(polyacetylenes)类:人参炔醇(panaxynol),镰叶芹二醇(falcarindiol);阿魏酸(ferulic acid),β-谷甾醇(β-sitosterol)和胡萝卜苷(daucosterol)。

【药理】 解痉作用　短毛独活挥发油具有抑制组胺致肠肌痉挛的作用,也有抑制乙酰胆碱致肠肌痉挛的作用。

【药性】 辛、苦,微温。

1.《甘肃中草药手册》:"辛、苦,微温。"

2.《四川常用中草药》:"入肝、肾二经。"

【功用主治】 祛风散寒,胜湿止痛。主治感冒,头痛,牙痛,风寒湿痹,腰膝疼痛,鹤膝风,痈疡漫肿。

1.《中国药用植物图鉴》:"祛风解湿。治齿痛,头痛,腰膝酸痛,四肢挛痿,两足湿痹疼痛等症。"

2.《甘肃中草药手册》:"祛风胜湿,止痛。主治伏风头痛,两足风湿痛,腰膝酸重疼痛等症。"

3.《四川常用中草药》:"治目眩牙痛,四肢痿痹及鹤膝风等症。"

【用法用量】 内服:煎汤,3～9 g;或入丸、散;或泡酒。外用:煎汤漱口。

【宜忌】 阴虚火旺者慎服。

【选方】 1. 治风寒感冒,四肢关节及全身酸痛,恶寒　绵毛独活4.5 g,石荠宁9 g,四季葱5枚。煎服。(《庐山中草药》)

2. 治风寒湿痹,腰膝酸重冷痛　独活、土杜仲、桑枝各15 g,松节9 g。泡酒500 g。每日早晚各服15 g。(《西昌中草药》)

3. 治牙痛　山独活9 g。水煎加酒,趁热含漱。(《山西中草药》)

0888 牛迭肚果 niú dié dǔ guǒ (《全国中草药汇编》)

【异名】 覆盆子(《河北中草药》),马林果(《长白山植物药志》)。

【基原】 为蔷薇科悬钩子属植物牛迭肚的果实。

【原植物】 参见"牛迭肚根"条。

【采收加工】 夏、秋季采摘成熟果实,直接晒干或先在沸水中浸一下再晒至全干。

【药性】 酸、甘,温。

1.《全国中草药汇编》:"酸、甘,温。"

2.《河北中草药》:"甘、酸,微温。入肝、肾经。"

【功用主治】 补肾壮阳,固精缩尿。主治阳痿,遗精,遗尿,尿频,须发早白,不孕症。

1.《全国中草药汇编》:"补肝肾,缩小便。主治阳痿,遗精,尿频,遗尿。"

2.《河北中草药》:"补肝益肾,固精缩尿。""适用于肝肾亏虚,固摄无力之尿频,遗溺,遗精,早泄,精亏阳痿等症。久服可治皮肤色泽不正,须发不黑及妇女性衰不妊之症。"

【用法用量】 内服:煎汤,6～15 g。

【选方】 1. 治小便过多　覆盆子、桑螵蛸、益智仁各9 g,菟丝子12 g。水煎服。

2. 治肾虚精亏、阳痿　覆盆子、枸杞子各9 g,菟丝子12 g,五味子6 g。水煎服。(1、2方出自《河北中草药》)

0889 牛迭肚根 niú dié dǔ gēn (《全国中草药汇编》)

【异名】 托盘根(《全国中草药汇编》)。

【基原】 为蔷薇科悬钩子属植物牛迭肚的根。

【原植物】 牛迭肚 *Rubus crataegifolius* Bunge　又名:山楂叶悬钩子(《华北经济植物志要》),树莓(《新华本草纲要》)。

灌木,高2～3 m。小枝红褐色,具棱,有钩状皮刺。单叶;叶柄长2～5 cm,散生小钩刺;托叶条形,贴生叶柄上;叶片宽卵形至近圆形,长5～10 cm,3～5掌状浅裂,裂片卵形或长圆状卵形,先端渐尖,边缘具齿,基部具掌状5脉,下面沿叶脉有柔毛,中脉有皮刺。花2～6朵丛生或成短总状花序,常顶生;花梗有柔毛;花白色;萼片卵状三角形;花瓣椭圆形,几与萼片等长。聚合果近球形,暗红色。花期5～6月,果期7～9月。

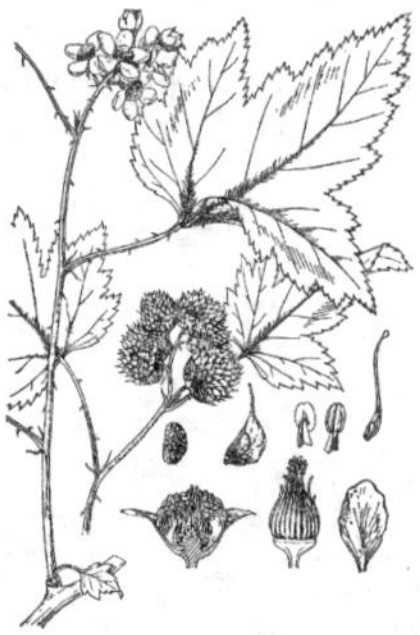
牛迭肚

生于海拔300～2 500 m的向阳山坡灌木丛中或林缘,常在山沟、路边成群生长。分布于东北及河北、山西、山东、河南等地。

本植物的果实(牛迭肚果)亦供药用,另设专条。

【采收加工】 9～10月挖取根,切片,晒干。

【成分】 根含β-谷甾醇(β-sitosterol),胡萝卜苷(daucosterol)及齐墩果酸(oleanolic acid),鞣花酸。

【药理】 1. 抗脂质过氧化作用　在体外试验中托盘根乙醇提取物以及其氯仿、乙酸乙酯和正丁醇萃取物对小鼠肝、脑、心、肾匀浆中的脂质过氧化均有较强的抑制作用，并且有明显的量效关系。其作用的强弱除对脑匀浆乙酸乙酯萃取物与乙醇提取物基本相似外，其他组织匀浆为乙酸乙酯萃取物＞乙醇提取物＞正丁醇萃取物＞氯仿萃取物的顺序。在体内试验中，托盘根乙酸乙酯萃取物 12.8 mg/20 g，6.4 mg/20 g 给小鼠灌胃，每日 1 次，连续 15 日。均显著地抑制小鼠血浆和小鼠肝、脑匀浆过氧化脂质的生成。

2. 止血作用　给小鼠腹腔注射托盘茎叶水煎剂 10 g/kg，15 g/kg，30 分钟后，剪尾法记录出血时间，结果表明水煎剂能明显缩短出血时间，且有一定的量效关系，具有止血作用。

3. 凝血作用　给小鼠腹腔注射托盘茎叶水煎剂 10 g/kg，15 g/kg，1 小时后毛细管法记录凝血时间，结果显示水煎剂能明显缩短凝血时间，具有促凝血作用。

4. 对离体兔肠平滑肌和大鼠子宫平滑肌的作用　试管内茎叶水煎剂浓度在 1 mg/ml 时对离体兔肠平滑肌具有松弛作用，能轻度对抗乙酰胆碱的作用，但对氯化钡引起的肠管收缩不能对抗，对大鼠离体子宫平滑肌也有松弛作用。

5. 抗炎作用　托盘茎叶水煎剂腹腔注射 10 和 15 g/kg，对二甲苯所致小鼠耳郭肿胀均有明显的抑制作用。从醋酸乙酯提取物中分离的主要成分鞣花酸，在给药剂量为 0.5 和 1.5 g/kg 时，对耳郭肿胀的抑制率达 80%以上，并且呈明显的量效关系。

【药性】《全国中草药汇编》："苦、涩，平。"

【功用主治】《全国中草药汇编》："祛风利湿。主治肝炎，风湿性关节炎，痛风。"

【用法用量】　内服：煎汤，15～30 g；或浸酒。

【选方】　1. 治风湿性关节炎　托盘根、穿山龙各 30 g。白酒 500 ml，浸 7 日。每服 10～15 ml，每日 2 次。

2. 治慢性肝炎　托盘根 15～30 g，红糖适量。水煎服。（1、2 方出自《全国中草药汇编》）

0890 牛蒡茎叶 niú bàng jīng yè（《药性论》）

【异名】　大夫叶（《中药志》）。

【基原】　为菊科牛蒡属植物牛蒡的茎叶。

【原植物】　参见"牛蒡子"条。

【采收加工】　6～9 月采收，晒干或鲜用。

【成分】　叶含倍半萜：大翅蓟苦素（onopordopicrin）；酚酸类：咖啡酸（caffeic acid），绿原酸（chlorogenic acid），异绿原酸（isochlorogenic acid），藜芦酸（veratric acid），原儿茶酸（protocatechuic acid），牛蒡酸（arctic acid），一咖啡酰衍生物，二咖啡酰衍生物等。

【药性】　苦、微甘，凉。

1.《药性论》："味甘，无毒。"

2.《新疆中草药》："苦，微寒。"

【功用主治】　祛风清热，消肿解毒。主治风热头痛，心烦口干，咽喉肿痛，痈肿，皮肤风痒。

1.《药性论》："牛蒡单用，主面目烦闷，四肢不健，通十二经脉，治五脏恶气，可常作菜食之，令人身轻。""又茎叶取汁，夏月多浴，去皮间习习如虫行风。洗了，慎风少时。"

2.《食疗本草》："金疮，取叶贴之。"

3.《新疆中草药》："清热消肿。治乳腺炎。"

4.《河北中草药》："治小便不通，外治疮疡肿痛。"

【用法用量】　内服：煎汤，10～15 g，鲜品加倍；或捣汁。外用：鲜品捣敷；或绞汁；或熬膏涂。

【选方】　1. 治风头及脑掣痛不可禁者　牛蒡茎叶，捣取浓汁二升，合无灰酒一升，盐花一匙头，煻火煎令稠成膏，以摩痛处，风毒散自止。摩时须极力令作热乃速效。冬月无苗，用根代之亦可。（《纲目》引《篋中方》）

2. 治中风，心烦口干，手足不遂及皮肤热疮　牛蒡叶（肥嫩者）一斤，酥一两。上件药以汤煮牛蒡叶三五沸，漉出，于五味中重煮作羹。入酥食之。（《圣惠方》牛蒡叶羹）

3. 治喉痹水浆不入　取生恶实茎叶研，涂喉上。兼捶一茎，令头破，内喉中，差。（《圣济总录》）

4. 治小便不通，脐腹急痛　大夫叶汁、生地黄汁、蜂蜜各30 g。加水煎 3～5 沸，调滑石末 3 g 服。（《河北中草药》）

5. 治急性乳腺炎　① 牛蒡子叶 9 g（鲜品 30 g）。水煎当茶。（《全国中草药新医疗法展览会资料选编》）　② 牛蒡鲜叶适量。捣烂外敷。（《内蒙古中草药》）

6. 治横痃　牛蒡叶捣汁涂之。或鲜用一两至二两，煎水服。（《草药新纂》）

0891 牛膝茎叶 niú xī jīng yè（《本草图经》）

【基原】　为苋科牛膝属植物牛膝的茎叶。

【原植物】　参见"牛膝"条。

【采收加工】　7～8 月采收，鲜用。

【药材】　牛膝茎叶 *Achyranthis Caulis et Folium*　主产于河南等地。

性状　茎具四棱，有分枝，表面棕绿色，疏被柔毛，茎节略膨大如牛膝状。叶对生，多皱缩，展平后叶片卵形至椭圆形，或椭圆状披针形，枯绿色，长 5～10 cm，宽 2～7 cm，先端锐尖，基部楔形或广楔形，全缘，两面被柔毛。气微，味微涩。

【成分】　茎叶含蜕皮甾酮（ecdysterone），牛膝甾酮（inokosterone）；枝条含生物碱，含量在花期最高。

【药理】　本品所含蜕皮甾酮等的药理作用参见"牛膝"条。

【药性】　苦、酸，平。

【功用主治】　祛风湿，活血，利尿，解毒。主治风湿痹痛，淋病，久疟，毒蛇咬伤。

《纲目》："治寒湿痿痹，腰膝疼痛，久疟，淋病。"

【用法用量】　内服：煎汤，3～9 g；或浸酒。外用：捣敷或捣汁点眼。

【选方】　1. 治风湿痹，腰膝疼痛　牛膝叶（切）一斤，米三合。上于豉汁中相和，煮作粥，调和盐、酱，空腹食之。（《圣惠方》牛膝叶粥）

2. 治小便不利，茎中痛欲死，兼治妇人血结，腹坚痛　牛膝一大把并叶，不以多少，酒煮饮之，立愈。

3. 治老疟久不断　牛膝茎叶一把，切，以酒三升渍服，令微有酒气，不即断，更作，不过三剂止。（2、3 方出自《肘后方》）

4. 治眼卒生珠管　牛膝茎叶不拘多少。上捣绞取汁。日三五度点之。（《圣惠方》）

5. 治竹木针在肉中不出　取生牛膝茎捣末，涂之即出。（《梅师集验方》）

6. 治毒蛇咬伤　牛膝叶（鲜）、乌桕叶（鲜）各等分。酌加红糖、白酒少许，捣烂外敷，每日换药 2 次。另用牛膝叶、乌桕叶（均鲜）各 30 g。擂汁，加甜酒少许服。（《江西草药》）

0892 牛耳大黄叶 niú ěr dà huáng yè（《重庆草药》）

【异名】　羊蹄草（《内蒙古中草药》）。

【基原】　为蓼科酸模属植物皱叶酸模的叶。

【原植物】　参见"牛耳大黄"条。

【采收加工】　4～5 月采叶，晒干或鲜用。

【成分】　牛耳大黄叶含维生素（vitamin）A。

【功用主治】　清热通便，止咳。主治热结便秘，咳嗽，痈肿疮毒。

1.《四川中药志》1960 年版："治咳嗽无痰。"

2.《重庆草药》："清热解毒，利大便。"

【用法用量】　内服：煎汤；或作菜食。外用：捣敷。

【选方】　治急性乳腺炎　羊蹄草 250 g，煎水煮鸡蛋 2 个，同

黄酒吃，取汗；或鲜羊蹄草捣烂，敷患处。(《内蒙古中草药》)

0893 牛耳枫枝叶 niú ěr fēng zhī yè (《陆川本草》)

【基原】 为虎皮楠科虎皮楠属植物牛耳枫的小枝和叶。

【原植物】 参见“牛耳枫子”条。

【采收加工】 10月后采枝叶，鲜用或切段晒干。

【成分】 树皮和叶含楷勒碱(calycine)。

【药性】 辛、苦，凉，小毒。

1.《广西民族药简编》：“有毒。”

2.《福建药物志》：“辛、苦，凉。”

【功用主治】 祛风止痛，解毒消肿。主治风湿骨痛，疮疡肿毒，跌打骨折，毒蛇咬伤。

1.《广西民族药简编》：“治乳腺炎，无名肿毒，皮炎。”

2.《全国中草药汇编》：“清热解毒，活血舒筋。治感冒发热，扁桃体炎，风湿关节痛，跌打损伤，骨折，毒蛇咬伤，疮疡肿毒。”

【用法用量】 外用：煎水洗；或捣烂敷。

【宜忌】 孕妇禁服。

【临床报道】 1. 治疗急性肠胃炎和消化不良　口服复方牛耳枫片(牛耳枫叶和蓼科植物辣蓼的全草水提浓缩后的干膏制成的糖衣片剂，每片相当原生药3.7 g，片芯重0.22 g)，每次5～6片，每日3次。共治疗522例，其中急性肠胃炎413例，有效率95.9%，治愈率为92.3%，好转率为3.6%，无效17例；消化不良109例，有效率为93.6%，其中治愈率为86.3%，好转率为7.3%，无效7例。

2. 治疗急性湿疹　用牛耳枫注射液(每安瓿2 ml，内含生药6 g)每日肌内注射2次，每次2～6 ml。共治疗109例，结果：治愈51例(占46.8%)，显效35例(占32.1%)，好转12例(占11%)，无效11例(占10.1%)，总有效率89.9%。

0894 牛耳岩白菜 niú ěr yán bái cài (《全国中草药汇编》)

【异名】 呆白菜、矮白菜(《植物名实图考》)，石三七、石虎耳(《广西药用植物名录》)，岩青菜、金山岩白菜(《全国中草药汇编》)。

【基原】 为苦苣苔科唇柱苣苔属植物牛耳朵的根茎及全草。

【原植物】 牛耳朵 *Chirita eburnea* Hance [*Didymocarpus eburneus* (Hance) Lévl.]

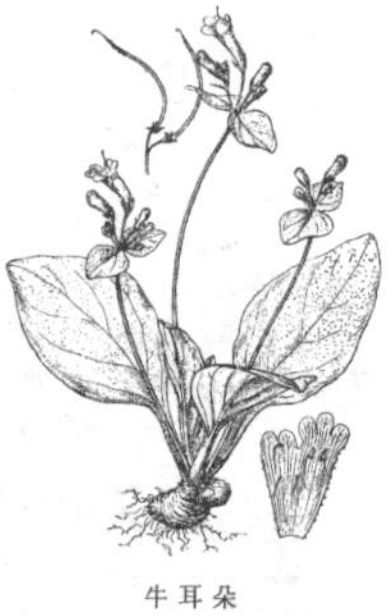

牛耳朵

多年生草本。根状茎粗壮，长1～7 cm，粗0.8～2 cm。叶均基生；叶片肉质，卵形、狭卵形或长圆形，长4～17 cm，宽2～9.5 cm，先端微尖或钝，基部渐狭或宽楔形，边缘全缘，两面均被贴伏的短柔毛。花葶2～7，高达30 cm，密被短柔毛；聚伞花序伞状，有2～10(～15)朵花；苞片2，对生，宽卵形，密被短柔毛；花萼长约1 cm，5裂近基部，裂片条状披针形，外面被腺毛及柔毛，内面有柔毛；花冠紫色或淡紫色，有时白色，喉部黄色，筒长2～3 cm，上唇2浅裂，下唇3裂；能育雄蕊2，花丝有腺状柔毛；退化雄蕊2，狭条形；花盘边缘有波状齿；子房被短柔毛，柱头2裂。蒴果条形，长4～6 cm，被短柔毛。花期4～7月，果期7～8月。

生于海拔400～1 200 m的山地或林下石上。分布于湖北、湖南、广东、广西、四川、贵州等地。

【采收加工】 6～7月采收全草，9～11月挖根，鲜用或晒干。

【药材】 牛耳岩白菜 *Chiritae Eburneae Rhizoma seu Herba* 产于广东、广西、湖南、湖北、四川、贵州等地。

性状　根茎圆柱形，弯曲，有茎基残余，靠近根茎头部处着生多数细长的须根。表面黄褐色，较光滑，有不规则的纵皱纹。质脆，易断，折断面较致密，黑褐色。维管束呈白色点状，断续连接成圆环。全草皱缩，叶基生，展平后呈卵形，全缘，两面均有毛茸，有时可见花枝或果枝。气微。

鉴别　根茎横切面：木栓细胞20～30列，细胞呈长方形，垂周壁弯曲较大。皮层部分较窄，整个皮层细胞均呈不规则扁平状。靠近木栓处几列细胞排列较为紧密整齐。维管束4～6个。髓部大，细胞不规则状，有时髓部成空洞。

【药性】 甘、微苦，凉。

1.《四川常用中草药》：“性平，味微苦、甘。”

2.《广西本草选编》：“味淡，性凉。”

【功用主治】 清肺止咳，凉血止血，解毒消痈。主治肺痨，咳喘，崩漏，带下，痈肿疮毒，外伤出血。

1.《四川常用中草药》：“止咳，平喘，除湿。治肺痨内伤，咳喘，白带等症。”

2.《广西本草选编》：“清肺止咳，凉血止血。主治肺结核，支气管炎，崩漏，外伤出血，痈疮。”

【用法用量】 内服：煎汤，根茎3～9 g；全草15～30 g。外用：鲜品捣敷。

0895 午时花 wǔ shí huā (《全国中草药汇编》)

【异名】 半支莲(《江西民间草药》)，佛甲草、打砍不死、万年草(《南宁市药物志》)，草杜鹃(《全国中草药汇编》)。

【基原】 为马齿苋科马齿苋属植物大花马齿苋的全草。

【原植物】 大花马齿苋 *Portulaca grandiflora* Hook.　又名：松叶牡丹(《植物学大辞典》)，金丝杜鹃(《中国植物图鉴》)。

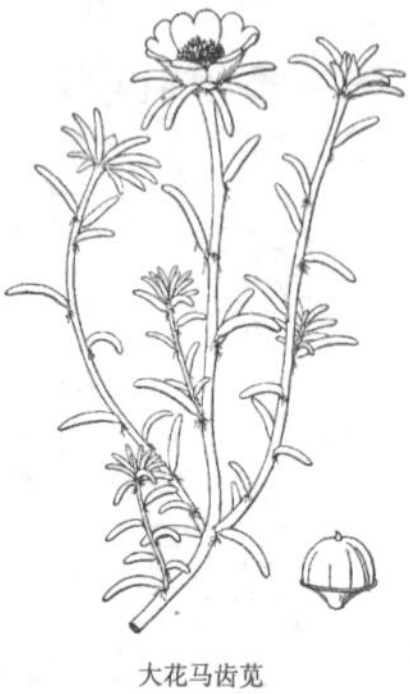

大花马齿苋

一年生肉质草本，高10～25 cm。茎平卧、斜升或直立，多分枝，绿色或淡紫红色。叶互生或簇生；近圆柱形，长1～2.5 cm，直径1～2 mm，先端钝；叶腋丛生白色长柔毛。花单生或数朵簇生茎顶，直径可达4 cm；基部有8～9片轮生的叶状苞片；萼片2，宽卵形，长约6 mm；花瓣5或重瓣，倒心形，有黄、红、白、粉红等多种颜色；雄蕊多数；子房半下位，1室，柱头5～7裂，花柱线形。蒴果盖裂。种子多数，细小，肾状圆锥形，深灰黑色，有小疣状突起。花期6～7月，通常在中午阳光强烈时开放，光弱时闭合，果期7～8月。

全国各地广泛栽培。

【采收加工】 夏、秋两季采收，鲜用，或略蒸烫后晒干。

【药材】 午时花 *Portulacae Grandiflorae Herba*　全国大部分地区均产。

性状　茎圆柱形，有分枝，表面淡棕绿色或浅棕红色，有细密微隆起的纵皱纹，叶腋处常有白色长柔毛。叶多皱缩，线状，暗绿色，鲜叶扁圆柱形，肉质。枝端常有花着生，萼片2，宽卵形，浅红色，卷成帽状，花瓣多干瘪皱缩成帽尖状，深紫红色。蒴果帽状圆锥形，浅棕黄色，外被白色长柔毛，盖裂，内含多数深灰黑色细小种子。种子扁圆形或类三角形，直径不及1 mm，具金属样光泽，顶端有歪向一侧的小尖，于解剖镜下表面可见密布细小疣状突起。气微香，味酸。

鉴别　茎横切面：表皮细胞1列，紫红色。皮层较宽，薄壁细胞含草酸钙簇晶。维管束外韧型，8～12个排列成环；形成层成环。髓部细胞亦含草酸钙簇晶。

粉末特征：棕红色。茎表皮细胞长方形，排列较整齐。纤维细长，单个散在。导管多为螺纹，亦可见环纹及网纹。淀粉粒多为单粒，类圆形，脐点和层纹均不明显；复粒，由2～3分粒组成。多细胞非腺毛多断裂，顶端细胞钝圆，完整者长达2 750 μm以上。叶上表皮细胞壁较平直，下表皮细胞壁常波状弯曲，气孔平轴式。草酸钙簇晶直径30～75 μm。花瓣表皮细胞类多角形，垂周壁微弯曲或连珠状加厚。花粉粒近球形，直径约80 μm，表面可见颗粒状纹饰，萌发孔不明显。果皮表皮细胞表面观类长方形或长多角形，垂周壁连珠状加厚。果皮石细胞长棱形或类三角形，壁较薄。种皮细胞碎片深棕红色，表面观细胞呈星状，侧面观可见多数小突起。

【成分】　全草含马齿苋醛（portulal），马齿苋醇（portulol），马齿苋酸（portulic acid），马齿苋酯（portulic lactone），3-羟基马齿苋醚（3-hydroxyportulolether），5-羟基马齿苋醛（5-hydroxyportulal），5-羟基马齿苋酸（5-hydroxyportulic acid），大花马齿苋酮（portulenone），大花马齿苋醇（portulenol），大花马齿苋烯（portulene），苋菜红苷（amaranthin），梨果仙人掌黄质（lindicaxanthin），红果瑞威那黄质（humilixanthin），甜菜醛氨酸（betalamic acid），甜菜素（betanidin），异甜菜素（isobetanidin），甜菜苷（betanin），异甜菜苷（isobetanin）等。

花含甜菜黄质类：仙人掌黄质（vulgaxanthin）Ⅰ、Ⅱ，多巴黄质（dopaxanthin）。

【药性】　《全国中草药汇编》："淡、微辛，平。"

【功用主治】　清热解毒，散瘀止血。主治咽喉肿痛，疮疖，湿疹，跌打肿痛。

《全国中草药汇编》："散瘀止痛，解毒消肿。主治跌打损伤；外用治疮疖肿毒。"

【用法用量】　内服：煎汤9～15 g，鲜品可用至30 g。外用：捣汁含漱；或捣敷。

【宜忌】　《全国中草药汇编》："孕妇忌服。"

【选方】　1. 治咽喉肿痛　佛甲草（适量）捣烂，绞汁一杯，加硼砂末含漱。（《南宁市药物志》）

2. 治婴儿湿疹　鲜半支莲（适量）捣烂绞汁，涂患处。（《江西民间草药》）

0896 午香草 wǔ xiāng cǎo （《云南中草药》）

【异名】　香附草（《云南中草药》），野辣烟（《全国中草药汇编》）。

【基原】　为菊科香青属植物粘毛香青的全草。

【原植物】　粘毛香青 *Anaphalis bulleyana* (J. F. Jaffr.) Chang [*Pluchea bulleayana* J. F. Jeffr.]

多年生草本，高30～80 cm。全株被白色绵毛及锈褐色黏质带柄而多节的腺毛。根垂直，粗壮。茎直立，有沟，通常有分枝。莲座状叶倒卵圆形，长达9 cm，宽达4.5 cm，下部渐狭成翅状短柄；中部和上部叶倒披针形或倒卵状匙形，长3.5～10 cm，宽1～2.5 cm，沿茎下延成楔形宽翅，先端尖，边缘平，两面有腺毛，脉上被长绵毛；最上部叶狭小，线状披针形。头状花序多数，在茎端及枝端密集成复伞房状；总苞倒卵圆状；总苞片4～5层，直立，浅褐色，透明，外层卵状长圆形，先端钝，被蛛丝状毛，内层长匙形，最内层宽线形，有长达全长2/3的爪部；花托蜂窝状；头状花序外围有多层或少层雌花，中央有4～5个或达30个雄花。瘦果长圆形，有微腺体。花期8～9月，果期9～10月。

生于高山阴湿草坡地及低山草地。分布于四川、贵州、云南等地。

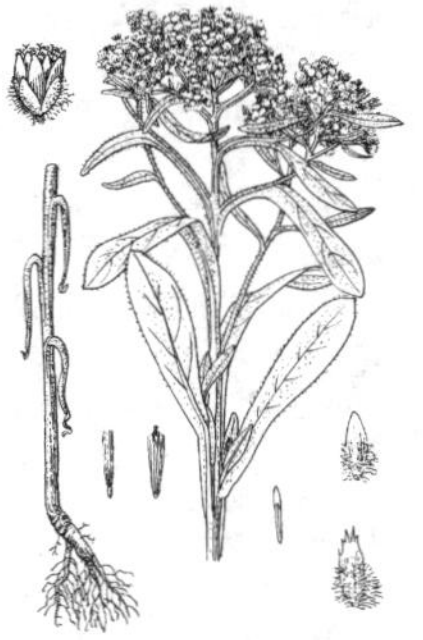

粘毛香青

【采收加工】　全年均可采，切碎，晒干。

【药材】　午香草 *Anaphalis Bulleyanae Herba*　产于云南、四川、贵州等地。

性状　全株棕黄色，长可达100 cm，被白色绵毛，上端多分枝。茎圆柱形，纵皱纹明显。质脆，断面黄绿色，中心有白瓤。叶互生，全缘，倒卵形或倒披针形，基部楔形，下延成翅。花白色，头状花序。气清香，味苦凉。

鉴别　粉末特征：薄壁细胞类圆形或多角形。油细胞类圆形。导管网纹和孔纹，直径7～30 μm。纤维梭状。气孔平轴式。腺毛多数。

【药性】　辛、微苦，凉。

1.《云南中草药》："香，辛，温。"

2.《全国中草药汇编》："辛、苦，凉。"

【功用主治】　清热解毒，止咳，利湿。主治风热感冒，扁桃体炎，气管炎，急性胃肠炎，尿路感染。

1.《云南中草药》："消炎止痛，健胃行气。治扁桃体炎，急性胃肠炎，膀胱炎，尿道炎。"

2.《全国中草药汇编》："清热利湿，止咳，截疟。治感冒，气管炎，百日咳，急性胃肠炎，膀胱炎，尿道炎，小儿疳积，疟疾。"

【用法用量】　内服：煎汤，9～12 g。

0897 手掌参 shǒu zhǎng shēn （《东北药用植物志》）

【异名】　藏三七、佛手参（《纲目拾遗》），兰（《青海常用中草药手册》）、掌参（《宁夏中草药手册》），手儿参（《陕西中草药》），阴阳参（《全国中草药汇编》）。

【基原】　为兰科手参属植物手参或粗脉手参的块茎。

【原植物】　1. 手参 *Gymnadenia conopsea* (L.) R. Br. [*Orchis conopsea* L.; *Habenaria conopsea* (L.) Benth.]

多年生草本，高30～80 cm。块茎4～6裂，肥厚似手掌，黄白色。茎直立，基部具淡褐色叶鞘。茎生叶4～7，生于茎下半部；叶片狭长圆状披针形，长8～15 cm，宽1～2 cm，先端渐尖，基部抱茎。总状花序具多数密生的小花，排成穗状，长6～15 cm；花粉红色或淡红紫色；苞片椭圆状披针形，几与花等长；中央花被片内凹，侧花被片下弯，内花被片2，广卵形，偏斜；唇瓣阔倒卵形，前部3裂，中裂片较大，先端钝，距丝状，长明显超过子房，内弯；子房甚扭曲，无柄；种子小。花期6～7月，果期7～8月。

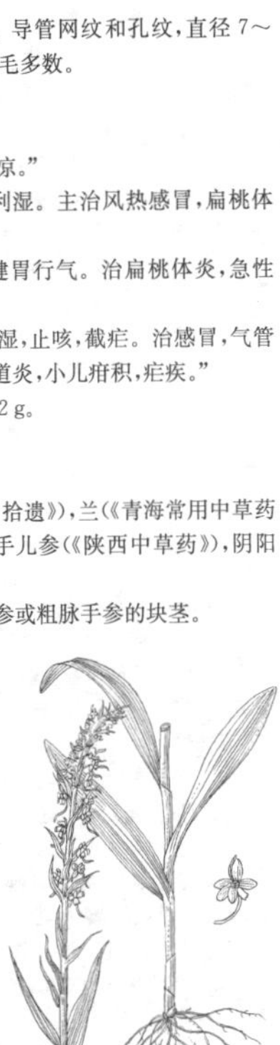

手　参

生于林间草地、河谷及灌丛中。分布于华北、东北、西北及四川、云南、西藏等地。

2. 粗脉手参 *G. crassinervis* Finet [*G. crassinervis* Finet var. *elatior* Tang et Wang]　又名：短距手参（《西藏植物志》）。

与手参的区别为：植株较矮小，高20～50 cm。叶集生于茎的中部，椭圆状长圆形，花密集，紫红色，唇瓣宽倒卵形，先端3裂；距短于子房，末端无角状突起。

此外，本科植物凹舌兰 *Coeloglossum viride*（L.）Hartm.［*Satyrium viride* L.；*Coeleglossum viride*（L.）Hartm. var. *bracteatum*（Willd.）Richter］其块茎在陕西、甘肃、宁夏、青海地区也与"手掌参"同等入药。分布于华北、西北及河南、四川、云南等地。

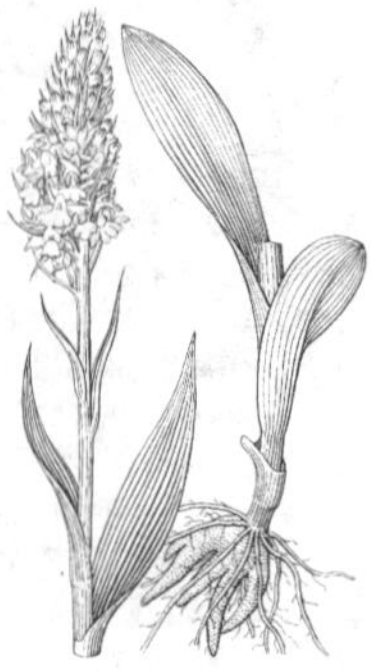
粗脉手参

【采收加工】 春、秋季采挖，用沸水烫后晒干。

【药材】 手掌参 *Gymnadeniae Rhizoma* 产于东北、华北、西北及内蒙古、四川、西藏、云南等地。

性状 块茎稍扁，形如手掌，长 1～4.5 cm，直径 1～3 cm，下部有 4～12 指状分枝，表面浅黄色或暗棕色，有细横皱纹，顶端有茎残基，其周围有点状根痕。质坚硬，不易折断，断面黄白色，角质样。气微，味淡，嚼之发黏。

鉴别 (1) 块茎横切面：表皮细胞 1 列，壁厚，其内 1 列为下皮层，细胞径向长椭圆形。基本组织中有许多大型黏液细胞，内含草酸钙针晶束。维管束散生；维管束周围都有内皮层围绕，凯氏点明显。薄壁细胞含淀粉粒，多已糊化。

(2) 取本品粉末 0.5 g，加水 10 ml，摇匀，放置15 分钟，呈冻胶状，取少量置载玻片上，加墨汁 1～2 滴，冻胶不被染成黑色(检查黏液质)。

【成分】 手参全草含挥发油，内有甲基香草醛(methylvanillin)，向日葵素(piperonal)。

块茎含十八烷(octadecane)，丁香酚(syringol)，β-谷甾醇(β-sitosterol)，正丁基吡喃果糖苷(*n*-butyl fructopyranoside)，薯蓣皂苷(dioscin)。

【药理】 对肾脏等的作用 长苞凹舌兰地下茎的水提取物对兔、犬有利尿作用，但剂量过大反能降低尿量，这是对肾脏的直接作用，对蛙下肢血管呈收缩作用，对小鼠的全身状态则呈抑制作用。

【药性】 甘，平。

1.《北方常用中草药手册》："味甘、微苦，性微寒。"

2.《四川常用中草药》："甘，平。入肺、脾、胃经。"

3.《青海常用中草药手册》："辛、苦，温。"

【功用主治】 补气养血，益肾健脾，活血止痛。主治肺虚咳喘，虚劳消瘦，神经衰弱，腰腿酸软，阳痿，滑精，尿频，慢性肝炎，久泻不止，失血，带下，乳少，跌打损伤。

1.《东北药用植物志》："制成黏液，用于中毒和泻下；泡酒为强壮、强精剂。"

2.《黑龙江民间中药》："泡酒治阳痿。"

3.《中国药用植物图鉴》："消瘀。治跌打损伤，积血不行。"

4.《北方常用中草药手册》："补肾益虚，理气和血，行血。治神经衰弱，久泻，白带，慢性出血。"

5.《四川常用中草药》："补血益气，生津止渴。治肺虚咳喘，虚劳羸瘦，缺乳汁。"

6.《西藏常用中草药》："治慢性肝炎。"

【用法用量】 内服：煎汤，9～15 g；或研末，或浸酒。

【宜忌】《青岛中草药手册》："外感初起无汗者忌用，反藜芦。"

【选方】 1. 治肺虚咳喘 手掌参 9 g，天冬、麦冬各 6 g，五味子 4.5 g，桑白皮、百部各 3 g。水煎服。(《内蒙古中草药》)

2. 治阳痿，滑精，尿频 兰 15 g，补骨脂 9 g，淫羊藿15 g，锁阳 12 g，淮山药 15 g，益智仁 4.5 g，怀牛膝 9 g。水煎服。(《青海常用中草药手册》)

3. 治血虚少乳 手掌参 9 g，当归 15 g，黄芪 30 g，通草、漏芦各 6 g，玉竹 9 g。猪蹄汤煎服。(《内蒙古中草药》)

4. 治肝炎 佛手参、黄精、粉苞苣各适量，制成糖浆。每次服 10～15 ml，每日 3 次，小儿酌减。(《全国中草药新医疗法展览会资料选编》)

5. 治跌打损伤，瘀血疼痛 手掌参、土当归、藁本各 9 g，鹿蹄草、一枝蒿各 15 g，红花 3 g。水煎服。(《新疆中草药》)

0898 毛茛 máo gèn (《本草拾遗》)

【异名】 水茛、毛建(《肘后方》)，猴蒜(《本草拾遗》)，天灸(《梦溪笔谈》)，毛堇、自灸(《纲目》)，瞌睡草、老虎草、犬脚迹、老虎脚迹草(《中国药用植物志》)，野芹菜(《福建民间草药》)，辣子草、辣辣草(《民间常用草药汇编》)，烂肺草(《中国药用植物图鉴》)，三脚虎、水芹菜(《泉州本草》)，扑地棕、翳子药、一包针(《贵州民间药物》)。

【基原】 为毛茛科毛茛属植物毛茛的全草及根。

【原植物】 毛茛 *Ranunculus japonicus* Thunb.［*R. acris* L. var. *japonicus*（Thunb.）Maxim.］ 又名：五虎草(《中国高等植物图鉴》)。

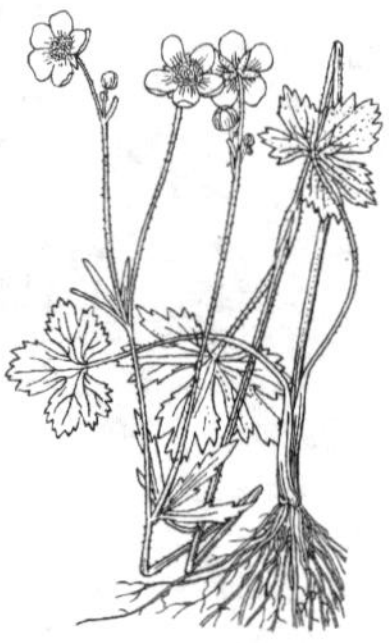
毛 茛

多年生草本，高 30～70 cm。须根多数，簇生。茎直立，具分枝，中空，有开展或贴伏的柔毛。基生叶为单叶；叶柄长达 15 cm，有开展的柔毛；叶片轮廓圆心形或五角形，长及宽为 3～10 cm，基部心形或截形，通常 3 深裂不达基部，中央裂片倒卵状楔形或宽卵形或菱形，3 浅裂，边缘有粗齿或缺刻，侧裂片不等 2 裂，两面被柔毛，下面或幼时毛较密；茎下部叶与基生叶相同，茎上部叶较小，3 深裂，裂片披针形，有尖齿牙；最上部叶为宽线形，全缘，无柄。聚伞花序有多数花，疏散；花两性，直径 1.5～2.2 cm；花梗长达 8 cm，被柔毛；萼片 5，椭圆形，被白柔毛；花瓣 5，倒卵状圆形，黄色，基部有爪，蜜槽鳞片长 1～2 mm；雄蕊多数；花托短小，无毛；心皮多数，花柱短。瘦果斜卵形，扁平，喙长约 0.5 mm。花、果期 4～9 月。

生于田野、路边、水沟边草丛中或山坡湿草地。除西藏之外，全国各地均有分布。

本植物的果实(毛茛实)亦供药用，另设专条。

【栽培】 生物学特性 喜温暖湿润气候，日温在 25 ℃生长最好。喜生于田野、湿地、河岸、沟边及阴湿的草丛中。生长期间需要适当的光照，忌土壤干旱，不宜在重黏性土中栽培。

繁殖方法 种子繁殖：7～10 月果实成熟，用育苗移栽或直播法。9 月上旬进行育苗，播后覆盖少许草皮灰及薄层稻草，浇透床土，一般 1～2 星期后出苗，揭去稻草。待苗高 6～8 cm 时，进行移植。按行株距 20 cm×15 cm 定植。

田间管理 定植后每月除草和松土 1 次，4～5 月间生长旺盛时，追施 1～2 次人粪尿，遇干旱天气适当灌水。

病虫害防治 病害有病毒病。在高温高湿季节偶尔少数植株发生病毒，使受害叶片黄萎，发病时可立即拔除病株。虫害有地老虎咬断幼苗，可用毒饵诱杀。

【采收加工】 一般栽培 10 个月左右，即在夏末秋初 7～8 月采收全草及根,阴干。鲜用可随采随用。

【成分】 全草含原白头翁素(protoanemonin)及其二聚物白头翁素(anemonin),毛茛素(ranunculin),对香豆酸(*p*-coumaric acid),阿魏酸(ferulic acid)。

【药理】 原白头翁素对微生物的作用和平滑肌作用可参见“石龙芮”条。

【药性】 辛,温,有毒。

1.《本草拾遗》:“味辛温,有毒。”

2.《贵州民间药物》:“味辛、甘,苦,有小毒。”

【功用主治】 退黄,定喘,截疟,镇痛,消翳。主治黄疸,哮喘,疟疾,偏头痛,牙痛,鹤膝风,风湿关节痛,目生翳膜,瘰疬,痈疮肿毒。

1.《本草拾遗》:“主恶疮痈肿,疼痛未溃,捣叶敷之。”“主疟。”

2.《江西民间草药》:“治偏头痛,眼生翳膜,黄疸,鹤膝风。”

3.《中国药用植物图鉴》:“治龋齿,痔疮。”

4.《民间常用草药汇编》:“外用治癞癣。”

5.《本草推陈》:“外用为皮肤刺激药。治瘰疬,关节炎,关节结核,骨结核,支气管喘息及一切阴疽肿毒未溃者。”

【用法用量】 外用:捣敷患处或穴位,使局部发赤起泡时取去;或煎水洗。

【宜忌】 本品有毒,一般不作内服。皮肤有破损及过敏者禁用,孕妇慎用。

《本草拾遗》:“不得入疮,令人肉烂。”

【选方】 1. 治黄疸 用鲜毛茛捣烂团成丸(如黄豆大),缚臂上,夜即起泡,用针刺破放出黄水,黄疸自愈。(《药材资料汇编》)

2. 治疟疾 用鲜草捣烂,敷寸口脉上(太渊穴),用布包好,1小时后,皮肤起水泡,去药,用针挑破水泡。(《湖南药物志》)

3. 治偏头痛 用毛茛鲜根和食盐少许杵烂,敷于患侧太阳穴。敷法:将铜钱1个(或用厚纸壳剪成钱形亦可),隔住好肉,然后将药放在钱孔上,外以布条扎护,约敷1小时,俟起泡,即须取去,不可久敷,以免发生大水泡。

4. 治牙痛 按照外治偏头痛的方法,敷于经渠穴,右边牙痛敷左手,左边牙痛敷右手。又可以毛茛少许,含牙痛处。

5. 治鹤膝风 鲜毛茛根杵烂,如黄豆大一团,敷于膝眼(膝盖下两边有窝陷处),待发生水泡,以消毒针刺破,放出黄水,再以清洁纱布覆之。

6. 治眼生翳膜 ① 用毛茛鲜根揉碎,纱布包裹,塞鼻孔内,左眼塞右鼻,右眼塞左鼻。② 按照外治偏头痛的方法敷于印堂穴。(3~6方出自《江西民间草药》)

7. 治淋巴结结核 毛茛根捣碎,视患部大小而敷药,每次约15分钟,或以病员自觉有灼痛感为度,将敷药取下。(《四川中药志》1982年版)

8. 治火眼、红眼睛 毛茛1~2棵。取根加食盐10余粒,捣烂敷于内关穴。敷时先垫1铜钱,病右眼敷左手,病左眼敷右手,敷后用布包妥,待感灼痛起泡则去掉。水泡勿弄破,以消毒纱布覆盖。(《草医草药简便验方》)

9. 治癞头 先用刀将癞头剃净,再用烟骨头、皂角各15 g,煎水洗,最后用扑地棕根、硫黄等分适量,共捣烂,调菜油搽患处。(《贵州民间药物》)

10. 治小儿急性肾小球肾炎 鲜毛茛洗净,加红糖适量,捣成泥状,取小团敷一侧三阴交穴(下垫泡沫塑料1块,中间挖2 cm直径的圆孔对准穴位,以防皮肤损伤过大),以无菌敷料包扎。24小时后除去敷料和药物,见局部起泡,以酒精棉球消毒,无菌针刺破,使黄水流出并暴露(若破眼闭塞,可再穿破)。若24小时不起泡,可更换药物或取另侧三阴交穴再敷。(《湖北中草药志》)

【临床报道】 1. 治疗传染性肝炎 新鲜带根的毛茛全草洗净,加食盐少许捣成糊状,放在小酒杯内,与杯口平齐,不压紧,将药杯扣在列缺穴、肝俞穴;或上臂三角肌范围内、足三里。上述两组,只用其中一组。用脱脂棉条围在杯周围并用胶布固定。敷药20~60分钟左右,有蚁行感,产生烧灼感时,除去药杯。发起小泡可自行吸收,有大泡可用注射器吸出液体,并用无菌敷料覆盖,1~2日泡痊愈。治疗375例,结果:治愈192例,显效131例,有效40例,无效12例。总有效率96%,平均住院日数28.6日。大部分患者用药后症状消失,肝功能逐渐恢复正常。

2. 治疗胃痛 新鲜毛茛,除去叶、茎,留下根须,清水洗净阴干,然后切碎,加入红糖少许(约3%),同捣烂。装入青霉素瓶的橡皮盖凹内,敷贴在胃俞及肾俞两穴,置15分钟左右,局部有蚁行感,进而产生烧灼感,此时即可弃去。发生水泡不必刺破,会自行吸收,共治83例,其中十二指肠溃疡44例,显效18例,有效22例,有效率90.9%;胃炎(包括胃窦炎)11例,显效2例,有效8例,有效率90.9%;胃黏膜脱垂8例,显效2例,有效4例,有效率75%;胃下垂4例,有效2例,有效率50%;其他16例,显效5例,有效4例,有效率56%。

3. 治疗喘息型慢性气管炎 毛茛洗净阴干,研末,备用。夏季三伏天,每次取4~6 g药粉,以鲜生姜汁将药粉调成稠膏状。将胶布剪成绿豆大孔,将孔对准定喘、肺俞、膈俞(脾虚加脾俞,肾虚加肾俞)等穴贴好,取药膏放在小孔上,并敷盖大小适当的胶布。至局部有灼痛,起小水泡即揭下药膏。如水泡破溃,涂龙胆紫。每伏贴1次,为1个疗程。共治42例。结果:临床控制6例,占14.2%;显效14例,占33.3%;有效13例,占30.9%;无效9例,占21.4%;总有效率为78.5%。除对咳、痰、喘、哮鸣音有较好疗效外,对患者全身症状,如四肢冷、背恶寒、自汗、喜热等也有一定改善。

4. 治疗慢性血吸虫病 将毛茛研粉压片(每片含生药0.8 g),每日服3次,每次10片,儿童酌减,20日为1个疗程;或制成浸膏片(每片含生药0.96 g),每日服3次,每次6片,15日为1个疗程。用于早、中期血吸虫病患者200余例,治疗后第二日即复查大便者66例,阴转60例;1个月后复查45例,阴转28例。治疗过程中部分病例出现头昏、头痛、腹痛、腹胀、腹泻或便秘、纳差、乏力等副作用。

0899 毛药 máo yào (《贵州民间药物》)

【异名】 血见愁(《植物名实图考》),野苦菜、野花毛辣角(《贵州民间药物》),十萼茄、双花红丝线(《全国中草药汇编》),红珠草、耳坠子、帮梨子(《福建药物志》),猫耳朵(《广西药用植物名录》),野辣茄、山辣子(《贵州中草药名录》)。

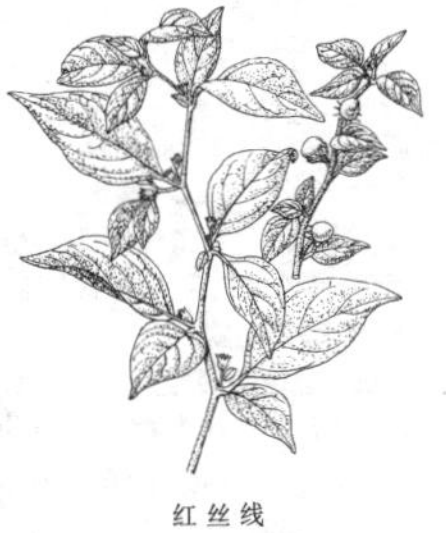

红丝线

【基原】 为茄科红丝线属植物红丝线的全株。

【原植物】 红丝线 *Lycianthes biflora* (Lour.) Bitt [*Solanum biflorum* Lour.; *S. decemdentatum* Roxb.; *S. calleryanum* Dunal]

灌木或亚灌木,高0.5~1.5 m。小枝、叶柄、花梗及花萼上密被淡黄色绒毛。单叶互生,在枝上部成假双生;叶片大小不等,大叶片椭圆状卵形,偏斜,先端渐尖,基部楔形渐狭至叶柄成窄翅,长9~15 cm,宽3.5~7 cm,叶柄长2~4 cm;小叶片宽卵形,先端短渐尖,基部宽圆形而后骤窄下延至柄而成窄翅,长2.5~4 cm,宽2~3 cm,叶柄长0.5~1 cm;全缘,两面有疏柔毛。花常2~3朵生于叶腋;花萼杯状,萼齿10,钻状线形;花冠淡紫色或白色,星形,深5裂;雄蕊5,花药顶裂;子房卵形,2室。浆果球形，红色。种子多数，淡黄色，卵状三角形。花期5～8月，果期7～11月。

生长于荒野阴湿地、林下、路旁、山边及山谷中。分布于福建、江西、广东、广西、贵州、云南、台湾等地。

【采收加工】 夏季采收，通常鲜用。

【成分】 根中含生物碱：2-羟基蜀羊泉次碱（2-hydroxysoladulcidine），蜀羊泉次碱（soladulcidine），澳洲茄胺（solasodine）。甾体皂苷元：芰脱皂苷元（gitogenin），新芰脱皂苷元（neogitogenin）。

叶、茎中含有皂苷：新芰脱皂苷元，红丝线苷（bifloride）A，甘草苷元（liquiritigenin）；有机酸酯类：*N*-反-桂皮酰酪胺（*N*-*trans*-cinnamoyltyramine），*N*-反-对-香豆酰基去甲辛弗林（*N*-*trans*-*p*-coumaroyloctopamine），1-*O*-*β*-*D*-吡喃葡萄糖基-2-*n*-2′-羟棕榈酰基-4-反-8-反-鞘氨二烯醇（1-*O*-*β*-*D*-glucopyranosyl-2-*n*-2′-hydroxypalmitoyl-sphinga-4-8-dienine），还含5，6-二甲氧基-2(3H)-苯并噁唑酮〔5，6-dimethoxy-2(3*H*)-benzoxazoxalone〕，2-氨基-7，8-二甲氧基-3*H*-吩噁嗪。

【药性】 苦，凉。

1.《贵州民间药物》："性微凉，味淡，无毒。"

2.《福建药物志》："苦，寒，有小毒。"

【功用主治】 清热解毒，化痰止咳。主治咳嗽，哮喘，痢疾，热淋，疔疮红肿，外伤出血。

1.《植物名实图考》："捣敷红肿。"

2.《贵州民间药物》："清热，解毒，止咳，补虚。"

3.《福建药物志》："化痰，利湿，消肿。主治痢疾，热淋，支气管哮喘，疔，扭伤。"

【用法用量】 内服：煎汤，15～30 g。外用：鲜品捣敷。

【选方】 1. 治支气管哮喘　红丝线30～60 g。炖鸡服。（《福建药物志》）

2. 治火疔　鲜毛药果叶，捶绒敷患处。（《贵州民间药物》）

3. 治狂犬咬伤　鲜十萼茄250 g。切碎，炒至黄色，再加酒750 ml煮沸，成人尽酒量服完为止，其药渣擦伤口周围（勿擦伤口）。（《常用中草药彩色图谱》）

0900 毛笋 máo sǔn（《纲目拾遗》）

【异名】 茅竹笋（《纲目拾遗》）。

【基原】 为禾本科刚竹属植物毛竹的嫩苗。

【原植物】 毛竹 *Phyllostachys pubescens* Mazel ex H. de Leh. 又名：猫头竹（《新安志》），江南竹（《汝南圃史》），猫竹，茅竹（《群芳谱》），南竹（《中国树木分类学》）。

乔木状竹类，竿高达20 m以上，直径10～30 cm。幼竿密被细柔毛及厚白粉，老竿无毛，并由绿色渐变为绿黄色；基部节间甚短而向上则逐渐较长，中部节间长达40 cm；竿环不明显，低于箨环或在细竿中隆起。箨鞘背面黄褐色或紫褐色，具黑褐色斑点及密生棕色刺毛；箨耳小，耳缘有毛；箨片较短，长三角形至披针形，初时直立，以后外翻。末级小枝具2～4叶；叶片披针形，长4～11 cm，宽5～14 mm，有小横脉，表面光滑，背面在沿中脉基部具柔毛，次脉3～6对，再次脉9条。花枝穗状，长5～7 cm，基部托以4～6片鳞片状苞片，有时花枝下方尚有1～3片近于正常发达的叶，此时花枝呈顶生状；佛焰苞通常在10片以上，常偏于一侧，覆瓦状排列，下部数片不孕而早落，致使花枝下部露出而类似花枝的柄，上部的边缘生纤毛及微毛，无叶耳，具易落的鞘口缝毛，缩小叶小，披针形至锥状，每片孕性佛焰苞内具1～3枚假小穗；小穗仅有1朵小花，小穗轴延伸于最上方小花的内稃的背部，呈针状，节间具短柔毛；颖1片，先端常具锥状缩小叶有如佛焰苞，下部、上部以及边缘常生毛茸；外稃上部及边缘被毛，内稃稍短于外稃，中部以上生有毛茸；鳞被披针形，长约5 mm；花丝长4 cm，花药长约12 mm；柱头3，羽毛状。颖果长椭圆形，先端有宿存的花柱基部。笋期4月，花期5～8月。

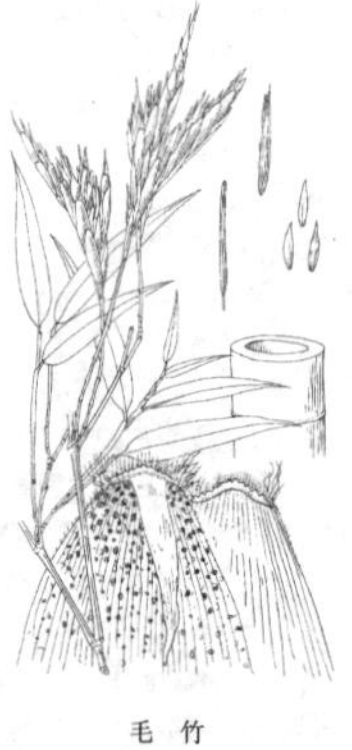

毛　竹

多为人工栽培。分布自秦岭、汉水流域至长江流域以南和台湾省，黄河流域也有多处栽培。

【采收加工】 4月采挖，鲜用。

【成分】 苗含多糖；酚酸类：3-*O*-(3′-甲基咖啡酰)奎宁酸〔3-*O*-(3′-methylcaffeoyl)quinic acid〕，5-*O*-咖啡酰-4-甲基奎宁酸（5-*O*-caffeoyl-4-methylquinic acid），3-*O*-咖啡酰-1-甲基奎宁酸（3-*O*-caffeoyl-1-methylquinic acid），4，4′-二羟基-3，3′-二羟基古柯间二酸（4，4-dihdroxy-3，3-dimethoxytroxillic acid），咖啡酸（caffeic acid），羟基阿魏酸（hydroxyferulic acid），芥子酸（sinapic acid），4，4′-二羟基古柯间二酸（4，4′-dihydroxytruxillic acid），对香豆酸（*p*-coumaric acid），阿魏酸（ferulic acids）；内源赤霉素类：赤霉素（gibberellin）A_1（GA_1）、GA_{19}、GA_{20}。

【药性】《纲目》："甘，微寒，无毒。"

【功用主治】 消胀。主治食积腹胀。

1. 汪颖《食物本草》："治小儿痘疹不出，煮粥食之，解毒。"

2.《食物宜忌》："消痰，滑肠，透毒，解醒，发痘疹。"

3.《纲目拾遗》："利九窍，通血脉，化痰涎，消食胀。"

4.《随息居饮食谱》："舒郁，降浊升清，开膈消痰。"

【用法用量】 内服：煎汤或煮食。

【宜忌】《食物宜忌》："小儿脾虚者，多食难化。"

【各家论述】 1.《纲目》："赞宁《笋谱》云，笋虽甘美，而滑利大肠，无益于脾，俗谓之刮肠篦，惟生姜与麻油能杀其毒。俗医治痘，往往劝饮笋汤，云能发痘，盖不知痘疮不宜大肠滑利，而笋有刮肠之名，则暗受其害者，不知数千人也。"

2.《本草求原》："竹笋，甘而微寒，清热除痰，同肉多煮，益阴血。痘疹血热毒盛不起发者，笋尖煮汤及入药俱佳。"

0901 毛蒌 máo lǒu（《广西本草选编》）

【异名】 小毛蒌、小墙风（《广西中草药》），野芦子（《云南中草药》）。

【基原】 为胡椒科胡椒属植物毛蒟的全株。

【原植物】 毛蒟 *Piper puberulum*（Benth.）Maxim.

攀缘藤本。全株有浓烈香气。幼枝纤细，密被短柔毛。叶互生；叶柄长5～10 mm，密被短柔毛，仅基部具鞘；叶纸质，卵状披针形或卵形，长4～11 cm，宽2～6 cm，先端急尖或渐尖，基部心形，两侧常不对称，两面被短柔毛；叶脉5～7条。花单性异株，无花被；穗状花序；雄花序长约7 cm，总花梗与花序轴同被短柔毛；苞片近圆形；雄蕊通常3；雌花序长4～6 cm，子房近球形，花柱4。浆果直径约2 mm。花期3～6月。

生于密林或潮湿山谷，常攀缘于树上或岩石上。分布于广东、广西、海南等地。

【采收加工】 四季均可

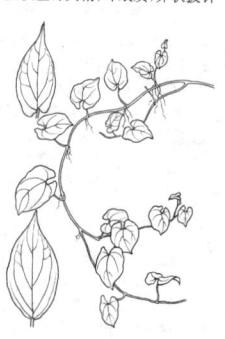

毛　蒌

采，阴干。

【成分】 含有新木脂素(neolignan)：毛蒟素(puberulin)A、B、C；生物碱：胡椒内酰胺(piperolactam)S，胡椒碱(piperine)S，玉兰脂素(denudatin)B，蔚瑞昆森(veraguensin)，布尔乞灵(burchellin)，盖尔格拉文(galgravin)；挥发油：左旋十五碳烯(1-pentadecene)，反-石竹烯(*trans*-caryophyllene)，葎草烯(humulene)，δ-榄香烯(δ-elemene)，苯甲酸苄酯(benzyl benzoate)等54种。

【药理】 镇痛作用 小鼠腹腔注射毛蒌针剂50 g/kg，20分钟后出现显著镇痛效果(热板法)，并持续1.5小时。作用强度不及哌替啶。用药后小鼠多安静、眼裂缩小，欲困状。

【药性】 辛，温。

1.《广西中草药》："味辛，性温。"

2.《云南中草药》："气香，辛，热。"

【功用主治】 祛风散寒除湿，行气活血止痛。主治风湿痹痛，风寒头痛，脘腹疼痛，痛经，跌打肿痛。

1.《广西中草药》："祛风活血，行气止痛。治风湿性腰腿痛，跌打损伤。"

2.《云南中草药》："发汗解表，温胃止痛。治感冒头痛。"

3.《广西民族药简编》："水煎服兼洗身，治小儿冷汗。"

【用法用量】 内服：煎汤，6～15 g；研粉，1～3 g；亦可浸酒。外用：煎水洗；研粉酒调涂擦；或捣烂炒热外敷。

【附方】 1. 治感冒头痛，胃痛 毛蒌根或果9～15 g。煎服；或研末开水送服。(《云南中草药》)

2. 治风湿痹痛，跌打损伤 干毛蒌全草。研粉，每服0.3～0.9 g，并用药粉调酒外擦。

3. 治胃和十二指肠溃疡，慢性胃炎 鲜毛蒌全草1～3寸嚼服，或用干全草研粉，每次以开水送服0.3～0.9 g。(2、3方出自《广西本草选编》)

0902 毛稔 máo rěn (广州部队《常用中草药手册》)

【异名】 豺狗舌、红爆牙狼(广州部队《常用中草药手册》)，长叶金香炉、豹牙郎(《广西本草选编》)，红芯猪牯稔(《惠阳地区中草药》)。

【基原】 为野牡丹科野牡丹属植物毛稔的叶或全株。

【原植物】 毛稔 *Melastoma sanguineum* Sims

大灌木，高1.5～3 m。地上部分被平展的长粗毛，毛基部膨大。叶对生；叶柄长1.5～4 cm；叶片坚纸质，卵状披针形至披针形，长8～22 cm，宽2.5～8 cm，先端长渐尖或渐尖，基部钝或圆形，全缘，两面被隐藏于表皮下的糙伏毛；基出脉5条。通常顶生1花，有时3～5朵组成伞房花序；苞片戟形，膜质；花梗长约5 mm；萼管长1～2 cm，裂片5(～7)，三角形至三角状披针形，裂片间具小裂片；花瓣粉红色或紫红色，5(～7)枚，宽倒卵形，上部略偏斜，先端微凹，长3～5 cm，宽2～2.2 cm；雄蕊5长5短，长者药隔基部伸延，末端2裂，花药长约1.3 cm，短者药隔不伸延，花药长达9 mm，基部具2小瘤；子房半下位，5室，密被刚毛。蒴果杯状球形，胎座肉质，为宿存萼所包，宿存萼密被红色长硬毛。花果期几乎全年，通常在8～10月。

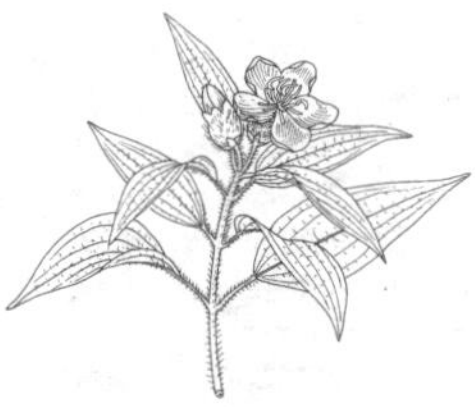

毛 稔

生于海拔400 m以下的山麓、沟边、湿润的草丛或矮灌丛中。分布于广东、广西、海南等地。

本植物的根(毛稔根)亦供药用，另设专条。

【栽培】 生物学特性 喜温暖湿润的气候，对土壤要求不严，以疏松而肥沃的砂质壤土栽培为宜。

繁殖方法 用种子繁殖。秋季采收成熟果实，搓去果皮果肉，将种子稍晾干立即播种。按行距30 cm开沟，沟深3 cm。均匀撒于沟里，覆细土0.5 cm，浇水保湿。苗高15 cm左右时，按行株距40 cm×40 cm开穴移植，每穴栽苗3株，紧压，浇足定根水。

【采收加工】 夏季采收叶或全株，鲜用。

【成分】 叶含黄酮苷，酚类，糖类成分。全草含黄酮苷，酚类，氨基酸，糖类成分。

【药性】 苦、涩，凉。

1. 广州部队《常用中草药手册》："涩，微温。"

2.《广西本草选编》："味涩，性平。"

【功用主治】 解毒，止痛，止血。主治痧气腹痛，痢疾，便血，月经过多，疮疖，跌打肿痛，外伤出血。

1. 广州部队《常用中草药手册》："收敛止血，消食止痢。主治水泻，便血，妇女月经过多，外伤出血。"

2.《广西本草选编》："治月经过多，便血，急性胃肠炎。"

【用法用量】 内服：煎汤，10～15 g。外用：捣烂或研细末敷。

0903 毛蓼 máo liǎo (《本草拾遗》)

【异名】 小蓼子草、蓼子草、红蓼子(《四川中药志》)，竹叶菜、柳辣子、红梗草(《湖南药物志》)，细刺毛蓼(《广西药用植物名录》)。

【基原】 为蓼科蓼属植物毛蓼的全草。

【原植物】 毛蓼 *Polygonum barbatum* L. [*P. barbatum* L. var. *gracile* (Dans.) Steward] 又名：小毛蓼(《种子植物名称》)。

一年生草本，高40～100 cm。茎直立，无毛或被疏短柔毛。叶互生；叶柄长约1 cm，密生柔毛；托叶鞘筒状，膜质，密生长柔毛，先端有粗壮的长睫毛。叶披针形，长8～15 cm，宽1.5～3 cm，先端渐尖，基部楔形，两面疏被短柔毛，叶缘有缘毛；叶脉明显，沿中脉密生柔毛。总状花序顶生或腋生；苞片膜质，具缘毛；花被5深裂，淡红色或白色，无腺点；雄蕊5～8；花柱3，柱头头状。瘦果三棱形，黑褐色，有光泽。花期4～8月，果期6～10月。

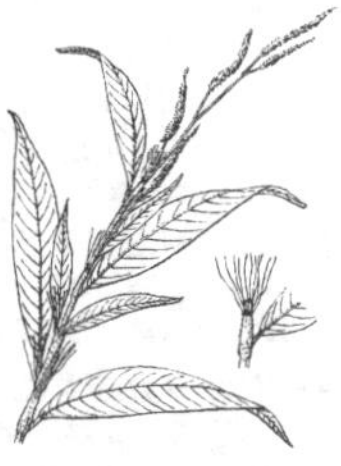

毛 蓼

生于海拔1 000 m以下的山地路旁、沟边及林荫下。分布于华东、中南及西南等地。

【采收加工】 初花期采收，鲜用或晒干。

【成分】 全草挥发油含有β-蒎烯(β-pinene)，十四碳酸乙酯(tetradecamoic acid ethylester)，黄樟脑(satrol)，广藿香醇(patebouliolcohol)，正十八烷(octodecane)，桉叶醇(eudesmol)，γ-生育酚(γ-tocophenol)，β-谷甾醇(β-sitosterol)。

【药理】 抗菌、泻下等作用 全草对志贺和舒密茨痢疾杆菌有显著抑制作用；根有收敛作用；种子大剂量时有催吐和泻下作用。

【药性】 辛，温。

1.《纲目》："辛，温，有毒。"

2.《四川中药志》1962年版："性温，味淡、微辣，无毒。"

【功用主治】 清热解毒，排脓生肌，活血，透疹。主治外感发热，喉蛾，久疟，痢疾，泄泻，痈肿，疽、瘘、瘰疬溃破不敛，蛇虫咬伤，跌打损伤，风湿痹痛，麻疹不透。

1.《本草拾遗》："主痈肿、疽、瘘、瘰疬，杵碎纳疮中，引脓血，生肌。亦作汤，洗疮兼濯足，治脚气。"

2.《植物名实图考》:"取根敷伤。"

3.《草木便方》:"(治)霍乱肿痛脚转筋,肠中邪气,消痃癖,蛇虫伤毒心闷生。"

4.《四川中药志》1962年版:"散寒活血。治麻疹、羊毛疔、跌损后受寒,阴寒及陈寒。"

【用法用量】 内服:煎汤,9～15 g。外用:捣敷或煎水洗。

【附方】 1. 治大热高烧不退　蓼子草外滚胸前或背心,并浸汁内服。(《重庆草药》)

2. 治中暑　小毛蓼茎叶30 g,黄精叶12 g。水煎服。

3. 治单双(喉)蛾　小毛蓼茎叶捣烂,取汁含漱。(2、3方出自《湖南药物志》)

4. 治疟疾日久不愈　红蓼子草1根。煨酒服。

5. 治羊毛疔　红蓼根120 g,捣碎,煨酒服;如另加野烟头7个,鱼鳅串60 g,马蹄草7个,煨酒趁极热时服1杯,更妙。(4、5方出自《重庆草药》)

6. 治关节痛　小毛蓼叶泡开水,擦患处。(《湖南药物志》)

7. 治麻疹不现　① 蓼子草捣烂或搓烂外滚或煎洗。(《重庆草药》) ② 用蓼子草嫩尖捣绒,熨胸背部。(《四川中药志》1962年版)

0904 毛女贞 máo nǚ zhēn (《广西药用植物名录》)

【异名】 山万年青、蚊子木(《广西药用植物名录》),岩白蜡、蜡树(《湖南药物志》),细木南、回嚼、苦丁茶、苦味散(《新华本草纲要》),冬青(广西)。

【基原】 为木犀科女贞属植物光萼小蜡的枝、叶。

【原植物】 光萼小蜡 *Ligustrum sinense* Lour. var. *myrianthum* (Diels) Hoefk. [*L. groffiae* Merr.]

落叶灌木或小乔木,高2～4 m。小枝圆柱形,幼枝、花序轴和叶柄密被锈色或黄棕色柔毛或硬毛,稀为短柔毛。叶柄长2～8 mm,被短柔毛;叶片革质,长椭圆状披针形、椭圆形至卵状椭圆形,长2～7 cm,宽1～3 cm,先端锐尖、短渐尖至渐尖,或钝或微凹,基部宽楔形至近圆形,或为楔形,上面深绿色,疏被短柔毛,下面密被锈色或黄棕色柔毛,尤以叶脉为密。圆锥花序腋生;花萼先端呈截形或呈浅波状齿;花冠长3.5～5.5 mm,裂片长圆状椭圆形或卵状椭圆形;花丝与裂片近等长或长于裂片,花药长圆形。浆果状核果近球形。花期5～6月,果期9～12月。

生于山坡灌丛或疏林中。分布于福建、江西、湖北、湖南、广东、广西、四川、贵州、云南、陕西、甘肃。

【采收加工】 夏、秋季采收,鲜用或晒干。

【药性】 苦,寒。

1.《广西民间常用中草药手册》:"味苦、涩,性寒,无毒。"

2.《湖南药物志》:"苦,寒。"

【功用主治】《湖南药物志》:"清热解毒。用于荨麻疹,龋齿,咽喉炎,口唇糜烂。"

【用法用量】 内服:煎汤,10～15 g,鲜者加倍。外用:煎水洗或捣敷。

【附方】 1. 治咽喉炎,口唇糜烂　毛女贞枝叶煎水频频含漱。

2. 治龋齿　毛女贞鲜叶捣烂塞龋洞内。(1、2方出自《湖南药物志》)

3. 治跌打肿痛　冬青嫩叶适量,或配鹅不食草适量,捣烂外敷,每日换药1～2次。(《广西民间常用中草药手册》)

4. 治荨麻疹　毛女贞枝、叶煎水洗。(《湖南药物志》)

0905 毛风藤 máo fēng téng (《湖南药物志》)

【异名】 白毛英、毛果(《湖南药物志》)。

【基原】 为茄科茄属植物野海茄的全草。

【原植物】 野海茄 *Solanum japonense* Nakai [*S. dulcamara* L. var. *heterophyllum* Makino; *S. nipponense* Makino]

草质藤本,长0.5～1.2 m。无毛或小枝被疏柔毛。叶互生;叶柄长0.5～2.5 cm;叶片披针形、卵状披针形,长3～8.5 cm,宽2～5 cm,边缘波状,有时3～5裂,侧裂片短而钝,中裂片卵状披针形,先端长渐尖,无毛或两面均被疏柔毛或仅脉上被疏柔毛。聚伞花序顶生或腋外生;萼浅杯状,5裂,萼齿三角形;花冠紫色,冠檐基部具5个绿色的斑点,先端5深裂,裂片披针形;花丝短,花药长圆形;子房卵形,花柱纤细,柱头头状。浆果圆形,成熟后红色;种子肾形。花期夏秋间,果熟期秋末。

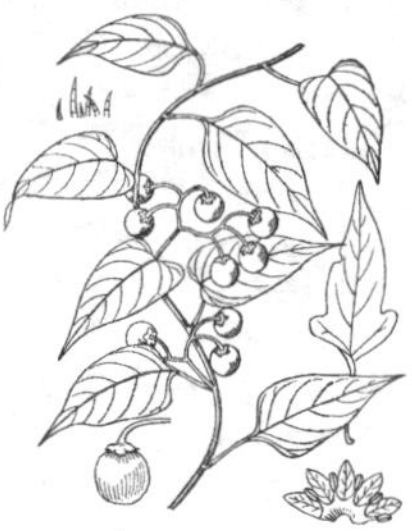

野海茄

生长于荒坡、山谷、水边、路旁及山崖疏林下。分布于东北及河北、江苏、浙江、安徽、河南、湖南、广东、广西、四川、云南、陕西、青海、新疆等地。

【采收加工】 夏、秋季采收全草,鲜用或晒干。

【成分】 浆果含澳洲茄边碱(solamargine)。

【药性】《湖南药物志》:"苦,凉。"

【功用主治】 祛风湿,活血通经。主治风湿痹痛,经闭。《湖南药物志》:"祛风,活血。"

【用法用量】 内服:煎汤,15～30 g;或浸酒。

【附方】 1. 治风湿关节痛　毛风藤全草30 g,当归、桂枝各15 g。酒浸早晚随量饮。

2. 治眉棱骨痛,头昏　毛风藤鲜草60 g。水煎煮鸡蛋吃。

3. 治经闭　毛风藤全草30 g。煎水兑酒服。

4. 治大粪毒发痒　毛风藤鲜叶火上烤软后揉患处。(1～4方出自《湖南药物志》)

0906 毛白杨 máo bái yáng (《全国中草药汇编》)

【异名】 白杨、笨白杨(山东昌潍《慢性气管炎资料汇编》)。

【基原】 为杨柳科杨属植物毛白杨的树皮或嫩枝。

【原植物】 毛白杨 *Populus tomentosa* Carr. [*P. pekinensis* Henry]

乔木,高达30 m。树皮灰白色,老时深灰色,皮孔显著。长枝叶阔卵形或三角状卵形,长10～15 cm,宽8～13 cm,先端短渐尖,基部心形或平截,边缘具波状牙齿;叶柄上部侧扁,长3～7 cm,先端通常有2～3(～4)个腺点;短枝叶通常较小,卵形或三角状卵形,边缘具深波状牙齿;叶柄稍短于叶片,侧扁,先端无腺点。雄花序长10～14(～20) cm;雄花苞片约具10个尖头,密生长毛,雄蕊6～12,花药红色;雌花序长4～7 cm,苞片尖裂,边缘具长毛;子房长椭圆形,柱头2裂,粉红色。果序长达14 cm;蒴果2瓣裂。花期3～4月,果期4～5月。

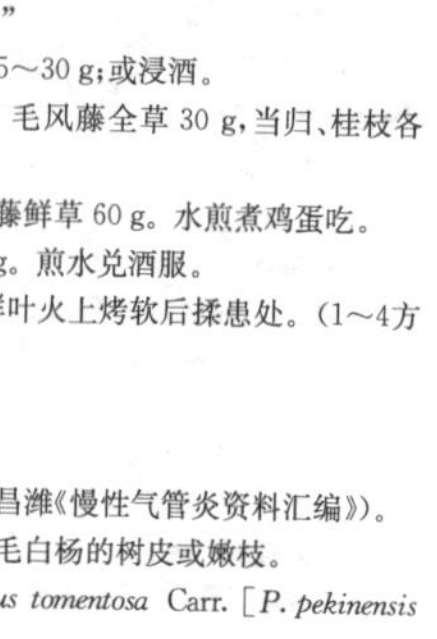

毛白杨

喜生于海拔1 500 m以下的温和平原地区,亦有栽培。分布于河北、山西、辽宁、江苏、浙江、安徽、河南、陕西、甘肃等地。

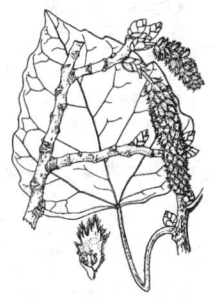

本植物的雄花序(杨树花)

亦供药用,另设专条。

【采收加工】 秋、冬季或结合伐木采剥树皮,刮去粗皮,鲜用或晒干。嫩枝在生长季节均可采用。

【药材】 毛白杨 *Populi Tomentosae Cortex* 产于华北、西北、华东。

性状 树皮板片状或卷筒状,厚 2～4 mm。外表面鲜时暗绿色,干后棕黑色,常残存银灰色的栓皮,皮孔明显,菱形;内表面灰棕色,有细纵条纹理。质地坚韧,不易折断。断面显纤维性及颗粒性。气微,味微。

鉴别 树皮横切面:木栓层细胞数列,皮孔明显。皮层散有石细胞群及纤维束,薄壁细胞含有棕色物。韧皮部宽广,散有石细胞群,常伴有纤维束,并可见晶纤维,薄壁细胞含草酸钙簇晶及方晶。射线 1～3 列细胞。

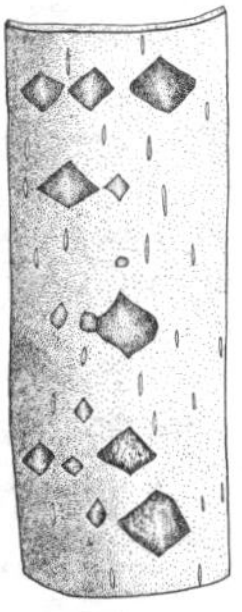

毛白杨(树皮)外形

【成分】 叶含黄酮类化合物:芹菜素-7-*O*-(6″-*O*-对香豆酰)-*β*-*D*-吡喃葡萄糖苷〔apigenin-7-*O*-(6″-*O*-*p*-coumaroyl)-*β*-*D*-glucopyranoside〕,特里杨苷(tremulacin),白杨苷(populin),颤杨苷(tremuloidin),水杨苷(salicin)。

【药理】 1. 祛痰、平喘作用 用酚红法,将树皮醇提取物100%溶液给兔灌胃,有一定祛痰作用;单用对豚鼠组胺性哮喘无平喘作用,但与1%蛤蟆草油乳剂合用效果显著。1∶1 提取液用于慢性气管炎大鼠 14 次,对气管和支气管病变有改善。祛痰作用与所含特里杨苷等物质有关。

2. 抑瘤作用 毛白杨血(毛白杨树液汁)制剂所含氨基酸分离物注射液的实验结果显示:对艾氏腹水癌抑瘤率为 40%,对小鼠肉瘤谱抑瘤率为 33.1%～51.1%。

3. 对免疫功能的影响 从毛白杨叶中提取的特里杨苷(tremulacin,TRC)能抑制Ⅰ、Ⅳ型变态反应,并可抑制非特异性免疫反应及特异性细胞及体液免疫反应。TRC 可减轻小鼠耳部巴豆油性水肿、大鼠角叉菜胶性足肿胀,抑制大鼠腹腔白细胞游走,减少大鼠腹腔白细胞内白三烯 B_4 的生成。TRC 的抗炎及对免疫功能、变态反应的影响与它的受体拮抗作用及介质阻释作用均有关。

4. 其他作用 毛白杨叶提取出的白杨苷(populin)具有解热、镇痛作用。

【药性】 《全国中草药汇编》:“苦、甘,寒。”

【功用主治】 《全国中草药汇编》:“清热利湿。主治赤白痢疾,日久不止,淋浊白带,急性肝炎,支气管炎,肺炎,蛔虫病,习惯性便秘。”

【用法用量】 内服:煎汤,10～15 g。外用:捣敷。

【附方】 1. 治急性黄疸型肝炎 湿热型:毛白杨枝30 g,丹参、茅根、茵陈各 15 g,车前子 10 g,水煎服。气滞型:毛白杨枝 30 g,丹参、茵陈各 15 g,柴胡、青皮各 10 g,香附12 g,水煎服。阴虚阳亢型:毛白杨枝 30 g,丹参、茵陈、鳖甲各 15 g,生地、牡蛎各 20 g,水煎服。

2. 治痢疖红肿 毛白杨树皮煎水外洗,或捣烂外敷。

3. 治口角炎 毛白杨捣烂,外贴口角。〔1～3 方出自《山东中医杂志》1985,(5):45〕

4. 治蛔虫病 毛白杨根皮 30～60 g,捣烂敷脐部。(《全国中草药汇编》)

【临床报道】 治疗慢性气管炎 取白杨树皮 60 g,加水煎沸 0.5 小时后,加入鲜蛤蟆草 60 g,再煎 15 分钟,滤出药液,药渣再加水煎沸 15 分钟。两次煎液混合得 150～200 ml,早、晚 2 次分服。10 日为 1 个疗程。观察 1 558 例,绝大多数经治 2～3 个疗程,总有效率为 86%,其中显效以上占46.9%。对咳、痰、喘均有一定效果。极少数患者服药后轻度腹部不适或腹痛、腹泻,暂停药或继服后消失。对患者兼有的痔疮、习惯性便秘,也有一定的治疗作用。

0907 毛白薇 máo bái wēi (《中药材品种论述》)

【异名】 白地牛(《全国中草药汇编》),对叶百条根、百条根、老君须(《浙江药用植物志》),白毛藤(《福建药物志》),山薤菜(《广西药用植物名录》)。

【基原】 为萝藦科白前属植物毛白薇的根。

【原植物】 毛白薇 *Cynanchum mooreanum* Hemsl. 又名:毛白前(《中国高等植物图鉴》)。

藤本。根似白薇,细长而较疏。茎密被柔毛。叶对生;叶柄长1～2 cm,被黄色短柔毛;叶片卵状心形至卵状长圆形,长 2～4 cm,宽 1.5～3 cm,先端急尖,基部心形或老时近截形,两面均被黄色短柔毛,下面较密。伞形聚伞花序腋生,着花 7～8 朵;花序梗、花梗、花萼外面均被黄色柔毛;花冠紫红色,裂片长圆形;副花冠杯状,5 裂,裂片卵圆形,钝头;花粉块每室 1 个,下垂;子房无毛,柱状基部五角形,先端扁平。蓇果单生,披针形。种子暗褐色,不规则长圆形,种毛白色绢质。花期 6～7 月,果期 8～10 月。

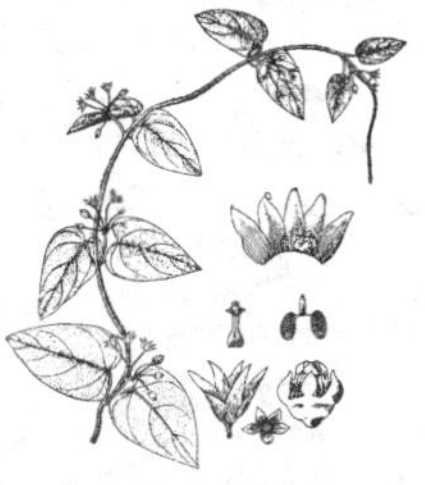

毛 白 薇

生于海拔 200～700 m 的山坡、灌木丛中或丘陵地疏林中。分布于江苏、浙江、安徽、福建、江西、河南、湖北、湖南、广东、广西等地。

【采收加工】 夏、秋季采挖,晒干。

【药性】 《浙江药用植物志》:“苦,平。”

【功用主治】 清虚热,行气,健脾。主治体虚发热,腹痛便泻,小儿疳积。

1.《全国中草药汇编》:“主治肠结核。”

2.《浙江药用植物志》:“清热解表,行气健脾,活血通经。主治感冒,中暑,疳积,月经不调。”

【用法用量】 内服:煎汤,6～9 g。

【选方】 治肠结核 白地牛、苦木霜、黄柏、毛冬青根各 9 g。水煎服。(《全国中草药汇编》)

0908 毛冬青 máo dōng qīng (《广西中草药》)

【异名】 乌尾丁、痈树、六月霜(《广西中草药》),细叶冬青、苦田螺、老鼠啃、山冬青(《浙江民间常用草药》),毛披树、茶叶冬青(广州空军《常用中草药手册》),水火药(《新编中医学概要》),喉毒药(《广西植物名录》),米碎丹、高山冬青(《湖南药物志》),毛雌子、美仔蕉、六青、矮梯、耐糊梯(《福建药物志》),火烙木(《广西药用植物名录》)。

【基原】 为冬青科冬青属植物毛冬青的根。

【原植物】 毛冬青 *Ilex pubescens* Hook. et Arn. [*I. trichoclata* Hayata]

常绿灌木或小乔木,高 3～4 m。小枝灰褐色,有棱,密被粗毛。叶互生;叶柄长 3～4 mm,密被短毛;叶片纸质或膜质,卵形或椭圆形,长 2～6.5 cm,宽 1～2.7 cm,先端短渐尖或急尖,基部宽楔形或圆钝,边缘有稀疏的小尖齿或近全缘,中脉密被短粗毛。花序簇生叶腋;雄花序每枝有 1 花,稀 3 花,花 4 或 5 数;花萼裂片卵状三角形,被柔毛;花冠倒卵状长圆形;雄蕊比花冠短;雌花序每枝具 1～3 花,花 6～8 数;花萼裂片宽卵形,有硬毛;花瓣长椭圆形;

子房卵形，柱头头状。果实球形，熟时红色。花期4～5月，果期7～8月。

常生长于海拔180～500 m的山坡灌丛中和荒山草丛中。除湖北、四川外，广布于长江以南各地。

此外，变种植物秃毛冬青 *Ilex pubescens* Hook. et Arn. var. *glabra* Chang 其根功用与毛冬青相同。

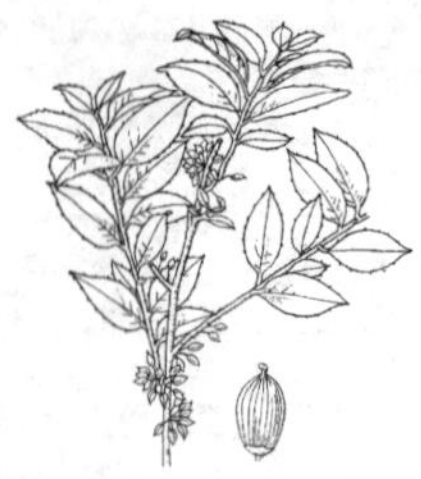
毛冬青

本植物的叶（毛冬青叶）亦供药用，另设专条。

【采收加工】 夏、秋采收，切片，晒干。

【药材】 毛冬青 *Ilicis Pubescentis Radix* 主产于广东、广西、福建、江西等地。以广东、福建产量较大。

性状 根呈圆柱形，有的分枝，长短不一。表面灰褐色至棕褐色，根头部具茎枝及茎残基；外皮稍粗糙，有纵向细皱纹及横向皮孔。质坚实，不易折断，断面皮部菲薄，木部发达，土黄色至灰白色，有致密的放射状纹理及环纹。气微，味苦、涩而后甜。

鉴别 （1）根横切面：木栓层为7～10列木栓细胞。皮层为2～3列切向延长的薄壁细胞。韧皮部窄，具单个散在或2～3个成群的石细胞，有圆形壁孔；韧皮射线细胞方形，壁薄。形成层不明显。木质部导管1～3列排列成行；木纤维发达；木射线宽2～10余列细胞，细胞多具纹孔；整个木质部可见多数由1～3列扁平细胞形成的生长轮。薄壁组织中充满淀粉粒，类圆形，脐点“人”字状或裂缝状。皮层薄壁组织中有大量油滴。

（2）取本品1 g，加50%乙醇10 ml，煮沸10分钟，冷却，滤过。取滤液2 ml，加2 mol/L醋酸-2 mol/L醋酸钠（3∶1）1 ml、0.1 mol/L三氯化铝1 ml，显黄色（检查黄酮）。取滤液1 ml，加1%三氯化铁试液1 ml，产生蓝黑色沉淀（检查酚类物质）。

【成分】 根含3，4-二羟基苯乙酮（3，4-dihydroxyacetophenone），东莨菪素（scopoletin），马栗树皮素（esculetin），高香草酸（homovanillic acid）和秃毛冬青素（glaberide）Ⅰ。三萜及其皂苷类化合物：毛冬青皂苷（ilexisaponin）A_1、B_1、B_2、B_3，毛冬青皂苷元（ilexgenin）A；毛冬青三萜苷（ilexolide）A；冬青三萜苷（ilexoside）A、D、E、J、K、O，毛冬青酸B（pubescenic acid），长梗冬青苷（pedunculoside），冬青内酯（ilexolide）A。还含黄酮类化合物。

【药理】 1. 对心血管系统的作用 （1）对冠脉流量的影响 毛冬青黄酮苷在离体兔心、在位犬以及犬心肺装置的实验中，能扩张冠状血管，使冠脉流量明显增加。对离体豚鼠心脏，在增加冠脉流量的同时，能使心肌收缩力加强。

（2）降压作用 毛冬青粗制剂及黄酮苷对麻醉犬和猫，以及脊髓犬和猫，均能引起缓慢而持久的降压作用，静脉注射20～30分钟降压才明显，1～3小时降至最低水平。黄酮苷的降压作用可被阿托品所阻断，不受剪断迷走神经的影响，也不能对抗肾上腺素的升压反应，故与胆碱受体有关。但是黄酮苷能使正常和去神经的兔耳血管及上下肢血管扩张，灌流量增加，故其扩血管作用部位在外周。

2. 镇咳祛痰作用 毛冬青根的水煎剂对小鼠SO_2所致咳嗽有镇咳作用，用小鼠酚红法证明有祛痰作用，与临床用于肺热喘咳有关。

3. 抗菌作用 毛冬青根煎剂、醇浸剂和黄酮苷对金黄色葡萄球菌、变形杆菌、弗氏痢疾杆菌、铜绿假单胞菌均有抑制作用，尤以金黄色葡萄球菌为最敏感。

毒性 毛冬青黄酮苷小鼠静脉注射的LD_{50}为920 mg/kg。家兔静注1 g/kg后，出现呼吸困难和倒伏，3日后复原。给猴、家兔长期（3个月）大量（相当于人3～5倍用量）肌内注射，每日2次，进行慢性毒性试验，未见毒性反应，血液、肝、肾功能、甲状腺功能及实质性器官均未见明显变化。

【药性】 苦、涩，凉。

1.《广西中草药》：“味微苦、甘，性平，无毒。”

2.《广西本草选编》：“味苦、涩，性凉。”

【功用主治】 清热解毒，活血通络。主治风热感冒，肺热喘咳，咽痛，乳蛾，痢疾，牙龈肿痛，胸痹心痛，中风偏瘫，血栓闭塞性脉管炎，丹毒，烧烫伤，痈疽，中心性视网膜炎。

1.《广西中草药》：“清热解毒，消肿止痛，利小便。治刀枪打伤，肺热喘咳，外感风热，预防流脑。”

2.《浙江民间常用草药》：“治感冒，扁桃体炎，痢疾，血栓闭塞性脉管炎。”

3. 南药《中草药学》：“清热解毒，活血通脉，消肿止痛。主治冠状动脉硬化性心脏病，急性心肌梗死，血栓闭塞性脉管炎，中心性视网膜炎，小儿肺炎，烧伤。”

【用法用量】 内服：煎汤，10～30 g。外用：煎汁涂或浸泡。

【宜忌】《浙江药用植物志》：“孕妇及有出血性疾病者慎用。”

【附方】 1. 治高血压病 毛冬青根30～60 g，配白糖或鸡蛋炖服，亦可水煎代茶常服。（《福建药物志》）

2. 治血栓闭塞性脉管炎 毛冬青根90 g，煨猪脚1只服食，每日1次。另取毛冬青根90 g，煎水浸泡伤口，每日1～2次，浸泡后外敷生肌膏。（《浙江民间常用草药》）

3. 治刀枪伤及跌打肿痛 乌尾丁根适量。水煎，待冷，每日涂3～6次。（《广西中草药》）

【临床报道】 1. 治疗冠状动脉粥样硬化性心脏病 毛冬青对心绞痛有较好疗效，但有效率不尽一致，自68%～96%不等（病例数均在100例上下），其中显效率高的达50%左右，低的只有10.3%。有效病例绝大多数在治疗后1个月左右症状显著好转，3个月后少数患者有些反复，但大都较前减轻。对心功能、心律、血压及血清胆甾醇的影响，观察结果也不一致。有的地区发现大多数患者治疗1个月左右，心功能皆有不同程度的改善，血清胆甾醇有所降低，血压有一定程度的下降，对心律不齐也有一定疗效。有人认为毛冬青治疗心肌梗死可能有阻止心脏异位节律点兴奋的作用，能减少或消除心律紊乱，保持心脏的正常节律，使心脏排出血量维持良好水平，从而保持良好血压，阻止休克和心力衰竭的发生。但也有在观察中并未发现对上述几项有明显影响。用药后部分病例的心电图恢复正常或好转，但有效率低的仅占20.5%，高的达80.2%；认为心电图的改变与症状好转并不一致。还有人根据有效病例治疗前后的心电图分析，认为毛冬青在改善冠状动脉循环方面似不甚理想，或作用较慢。大部分患者服药后胸闷痛、头痛、头晕、四肢麻木等临床症状消失或显著改善；但疗效与病情轻重的关系似不大。按中医分型气阴两虚型疗效较差。单用毛冬青生效时间较慢，加用新针疗法可提早生效时间，并可加强对消除或减轻心闷痛的作用。用毛冬青口服治疗心肌梗死，虽有缓解疼痛作用，但尚不能代替吗啡；因此对心肌梗死患者常须根据病情需要，结合西药处理。部分病例经6～12月的随访观察，发现毛冬青对心绞痛的随访有效率较近期疗效略低；而对心电图改变及心律失常的有效率则较近期略高。对降低血清胆甾醇及降低血压疗效尚不能肯定。剂量及用法：① 煎剂：毛冬青根90～250 g，每日1剂，水煎分3次服；或用片剂、冲剂、糖浆剂等，剂量按每日生药90～120 g计算，3次分服。② 注射剂：制剂规格各地颇不统一。广州地区用的针剂为每支相当生药8 g，或含提纯黄酮苷20 mg。肌内注射，每日2次，每次1支。北京、福州地区用的毛冬青注射液，每支含黄酮40 mg（相当于生药8 g），肌内注射，每日1次，每次1支。另有1种含毛冬青醇提取物0.5%的注射液，肌内注射每次2 ml，每日2次；如作静脉滴注，每次用20 ml，加10%葡萄糖溶液100～200 ml稀释，每日1次。天津地区用的针剂亦有两种规格，一为提纯毛冬青制剂，每日用 40～80 mg，分两次注射；一为 200%毛冬青针剂，每日4 ml，分两次注射。治疗中有单独应用口服制剂或注射剂的，也有合并使用的。据临床观察，各种剂型均有疗效，但单纯口服不如加用针剂好，开始最好口服和肌内注射并用；个别病例采用静脉滴注后收到良好效果。用药时间一般以 6～8 星期或 1～3 个月为 1 个疗程。1 个疗程结束后停药 2 星期再开始第二个疗程。经验认为服药 4 星期有效者继续服药半数以上仍有效，无效者继续服药半数以上仍无效。有的认为取得疗效后(一般 1～3 个月)，即可停药观察，有反复时再用药，或间歇用药数月，即每月用药 20 日，停药 10 日。用药过程中未发现严重副作用。少数病例显示凝血时间和凝血酶原时间延长，部分有出血倾向，如流鼻血，齿龈渗血，皮肤出现瘀斑、瘀点，月经量增多，大便潜血等。口服毛冬青后部分病例感到胃胀、食欲不振、口干，或恶心呕吐，大便干燥或稀薄等。

2. 治疗慢性充血性心力衰竭　采用随机、单盲、安慰剂对照平行设计。毛冬青甲素与安慰剂均采用外观一致的胶囊。治疗组用毛冬青甲素胶囊，每粒 40 mg，每次 3 粒，每日 3 次。对照组用安慰剂胶囊，每日 3 次，每次 3 粒，2 星期为 1 个疗程。两组患者均为住院病者，均加服安慰剂中药煎剂(神曲、麦芽、谷芽、布渣叶、甘草)每日 1 剂。观察毛冬青甲素口服治疗慢性充血性心力衰竭的短期疗效。结果显示：治疗组心气虚主要症状改善率为 79.2%～94.6%，对照组为 43.5%～67.0%。其他症状治疗组的改善率也高于对照组。心功能改善总有效率治疗组为 78.1%，对照组为 45.0%，有显著性差异 ($P < 0.05$)。心衰记分的改善，治疗组也明显优于对照组。

3. 治疗脑血栓形成　每日用毛冬青 60～90 g 煎服，并酌情加用毛冬青针剂。病情发展阶段适当应用西药血管扩张剂，病情稳定后即逐步停用，个别并用新针疗法。曾观察 6 例，用药后显效日数最短者 4 日，最长者 16 日；基本治愈日期最短者 13 日，最长者 52 日。认为毛冬青可以缩短疗程，使病体恢复比较完全。但毛冬青只能起到疏导散瘀，从而改善脑组织的供血(氧)的作用，不能代替脑细胞功能的锻炼和恢复。此外，用毛冬青口服结合穴位埋线，治疗脑血管意外后遗症，亦有一定效果。

4. 治疗缺血性中风　共治疗 51 例，其中脑血栓形成 48 例，脑栓塞 3 例。治疗组用毛冬青甲素 20 mg，5%碳酸氢钠 7 ml(避免药物混浊)，加入 10%葡萄糖 500 ml，静脉滴注，每日 1 次，15 日为 1 个疗程。对照组用盐酸川芎嗪80～120 mg，加入 10%葡萄糖 500 ml，静脉滴注，每日 1 次，15 日为 1 个疗程。效果：治疗组的有效率分别为 95%、90.32%，对照组为 87.10%，各组有效率无明显差异 ($P > 0.05$)。其中治疗组有 2 例在用药 2～3 日内自觉轻度头晕乏力，但血压等无明显改变，继续用药头晕逐渐消失；1 例在用药过程中自觉口淡、口涎增多，停药后消失。

5. 治疗动脉粥样硬化症　口服毛冬青糖浆(每 100 ml 含生药 500 g)，每次 20 ml，日服 3 次。观察 23 例，结果 10 例获得显效，症状及体征显著改善，实验室检查也有一定改变；另有 11 例症状和体征有一定改善，但实验室检查无大变化。

6. 治疗血栓闭塞性脉管炎　据 319 例分析，有效率为 80.2%，其中治愈率占 28.8%，显著好转占 18.8%。根据初步观察，毛冬青除有扩张血管，促进血液循环的作用外，对已感染的创面尚有一定的抗菌消炎作用。治疗后局部炎症得到控制，分泌物减少，红肿减轻。外用有止痛、去腐、生肌等作用。用药开始 3～5 日，溃疡面发黑且感剧痛，但以后疼痛能逐渐减轻而至消失；发黑坏死部分渐次脱落，然后肉芽迅速生长，甚至上皮组织也能自行修复而使伤口愈合。由于治疗后血循环的改善，患部皮肤色泽也由原来的瘀黑色逐渐转为红色，皮肤温度也由冷变暖，动脉搏动由无变有、由弱变强，终于恢复正常。此药的适应证以按中医辨证属于偏阳型的疗效较好；偏阴型的疗效较差，即使加用其他中草药，疗效也不及前者。对于一些重型患者还不能迅速控制病情发展。病程长短与疗效似无绝对关系。如能坚持用药 4 个月以上者，疗效似较为满意。远期疗效如何尚待进一步观察。剂量及用法：① 口服煎剂：每日用毛冬青根 90～180 g，或 250～500 g，或用至 500～1 000 g，均加猪脚 1 个或猪肉、猪骨适量，水煎分2～3 次或 1 次顿服。20 或 40 日为 1 个疗程，每疗程可间隔数日至 1 星期。用量可逐渐增大。② 针剂：制剂规格不一，用法亦异。一般采用毛冬青根 2 层皮或毛冬青叶提取的有效成分，每 1 ml 含毛冬青根 2 层皮 1 g 或毛冬青叶 3 g，每次 2～4 ml，加 10%葡萄糖液 20 ml，行静脉推注，每日 1 次，30 日为 1 个疗程，间隔 7～10 日后再进行第二个疗程；或行动脉推注，每次 2～4 ml，加 10%葡萄糖液20 ml，隔日 1 次，共注射 5～10 次；也可行肌内注射，每次2～4 ml，每日 1～2 次，30 日为 1 个疗程。③ 外用煎剂：毛冬青根 90～150 g 或 250 g，煎水浸泡患肢，每日 1～2 次，每次 30 分钟左右，适用于有坏死组织的溃疡创面。如有新鲜肉芽创面则不宜浸洗。此外，毛冬青片剂、糖浆亦可供内服使用。治疗过程中并可结合中医辨证施治辅以中草药治疗，坏疽感染严重者适当使用抗生素及维生素。溃疡创面仍须结合外科处理。服药后可有恶心、呕吐、头晕等副作用，停药数日可缓解或消失。

7. 治疗烧伤　毛冬青 500 g，水煎 2 次，滤液混合浓缩成 50%煎液，制成油纱布备用。每日或隔日换药，以保持油纱布湿润为度。高热时另给煎液内服，每次 20～40 ml，每日 2～3 次。据初步观察，用药后引流好，有抗感染作用，创面新鲜，刺激性小。亦可将毛冬青制成冷霜剂，涂于暴露创面，3～4 日后创面便结痂并自行脱落。

8. 治疗中心性视网膜炎　用毛冬青针剂肌内注射，每次2 ml(含黄酮 40 mg)，每日 1～2 次。据 100 余例观察，有效率在 90%以上，临床治愈率为 34%或以上。视力提高一般在 1 星期左右。急性水肿型病例视力提高较快，疗效较好，慢性渗出型患者视力恢复较慢，疗效较差。视力恢复到一定程度后再提高便较缓慢，且须持续用药，部分患者停药后视力有下降趋势，但再次用药仍有效。少数病例在治疗期间复发，均由全身疾患引起。一部分患者用药后有头晕、胸闷、发热感等副作用，不久即自行消失，不影响治疗。

0909 毛连菜 máo lián cài 《西藏常用中草药》

【基原】 为菊科毛连菜属植物毛连菜的花序。

【原植物】 毛连菜 *Picris hieracioides* L.

二年生草本，高 25～200 cm。全株被钩状分叉刚毛。茎上部常分枝。基生叶和茎下部叶长圆状倒披针形或长圆状披针形，长 6～22 cm，宽 1.5～4 cm，基部变狭成具翅的叶柄，边缘有疏齿；基生叶在花期枯萎；中部叶披针形，无柄；上部叶条状披针形。头状花序，多数，在枝顶排成伞房状；苞叶条形；总苞片 3 层，背面被硬毛和短柔毛；外层苞片短，条形，内层苞片较长，条状披针形；小花舌状，黄色，先端具 5 小齿。瘦果无喙，微弯曲，红褐色，有棱；冠毛污白色。花、果期 7～9 月。

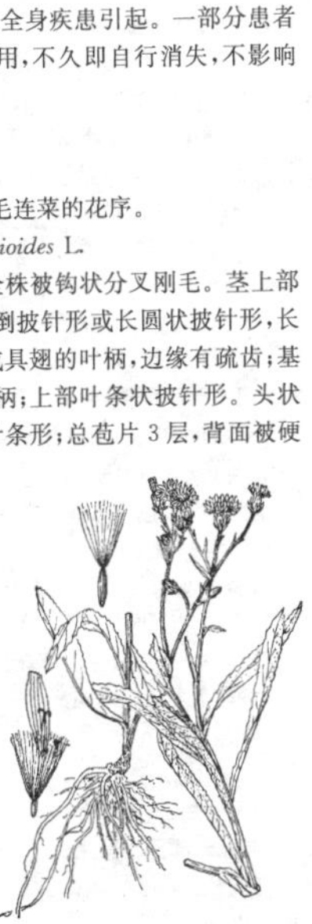
毛连菜

生于山坡、田边、林缘、林下及沟谷中。分布于华北、华东、中南、西南、西北和西藏等地。

本植物的根和全草(毛柴胡)亦供药用，另设专条。

【采收加工】 夏季花开时采收，晒干。

【成分】 花含毛连菜内酯(hieracin)Ⅰ、Ⅱ,杰氏苦苣菜内酯(jacquilenin),8-去氧山莴苣素(8-deoxylactucin)。

另外全草含毛连菜苷(picriside)A、B、C,山莴苣素(lactucin),11, 13-二氢山莴苣素(11, 13-dihydrolactucin),假还阳参苷(crepidiaside)A及苦荬菜内酯(ixerin)F等。

【药性】 苦、咸,微温。

【功用主治】 理肺止咳,化痰平喘,宽胸。主治咳嗽痰多,咳喘,嗳气,胸腹闷胀。

【用法用量】 内服:煎汤,3~9 g。

0910 毛罗勒 máo luó lè (《浙江药用植物志》)

【异名】 香菜(《救荒本草》),假苏、姜芥(《滇南本草》),罗勒(《全国中草药汇编》),香草(通称)。

【基原】 为唇形科罗勒属植物毛罗勒的全草。

【原植物】 毛罗勒 *Ocimum basilicum* L. var. *pilosum* (Willd.) Benth. [*O. pilosum* Willd.; *O. basilicum* auct. non L.] 又名:疏柔毛罗勒(《中国植物志》)。

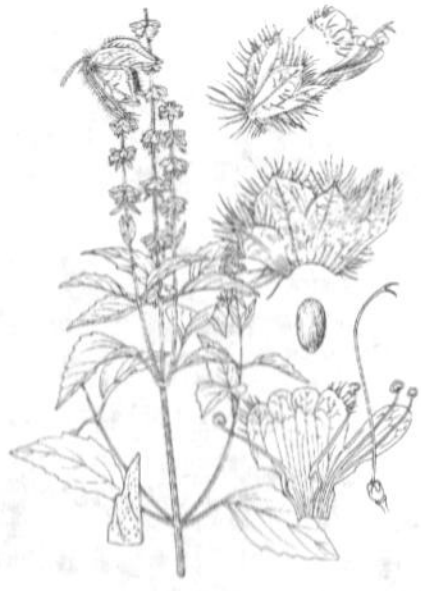

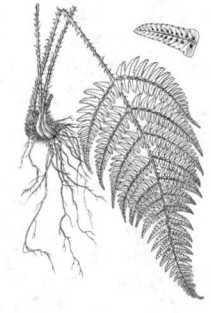
毛罗勒

一年生草本,高 20~70 cm。芳香。茎直立,多分枝上升,被极多疏柔毛。叶对生;叶柄被极多疏柔毛;叶片长圆形,长约在 2.5 cm 以下,边缘有疏锯齿或全缘,有缘毛,上面疏生白色柔毛,下面散布腺点。轮伞花序,有 6 朵花或更多,组成有间断的较长的顶生总状花序,被极多疏柔毛;苞片狭卵形或披针形,边缘有缘毛,早落;花萼钟形,外面密被具节长柔毛,萼齿 5,上唇 3 齿,中齿最大,近圆,具短尖头,侧齿卵圆形,先端锐尖,下唇 2 齿,三角形,具刺尖,萼齿边缘均具缘毛,果时花萼增大、宿存;花冠淡粉红色或白色,唇片外面密被长柔毛,上唇宽大,4 裂,裂片近圆形,下唇长圆形,下倾;雄蕊 4,2 强,均伸出花冠外,后对雄蕊花丝基部具齿状附属物并且被短柔毛;子房 4 裂,花柱与雄蕊近等长,柱头 2 裂;花盘具 4 浅齿。小坚果长圆形,褐色。花期 6~9 月,果期 7~10 月。

在河北、江苏、浙江、安徽、福建、江西、河南、湖北、广东、广西、四川、贵州、云南、台湾等地有栽培,间或有逸为野生。

本植物的果实(罗勒子)亦供药用,另设专条。

【栽培】 生物学特性 喜温暖湿润的气候,不耐寒也不耐旱。北方可在暖季种植,种子发芽的温度在 15~30 ℃,在 25~30 ℃时发芽率可达 90%。宜选排水良好、疏松肥沃的砂壤土种植。

繁殖方法 用种子繁殖。春季播种,直播或育苗移栽。直播可用条播或穴播。条播可按 35 cm 左右的行距开浅沟,将种子均匀撒入沟内,覆土 0.7~1 cm。播后浇水,温度 14~17 ℃约 2 星期后出苗,温度 21~25 ℃则 8 日左右可出苗。穴播按窝距 25 cm 挖浅穴,播后盖一薄层细土。育苗移栽,北方一般 3 月份在阳畦内育苗,苗高 10~15 cm 带土移栽。

田间管理 条播苗高 6~10 cm 应间苗、补苗,按 10 cm 左右留苗 1 株;穴播每穴留苗 2~3 株。生长期注意中耕、除草施肥。幼苗怕旱,应及时浇水。

【采收加工】 茎叶在 7~8 月采收,留种地可待种子成熟后再收割,切细,晒干或鲜用。

【成分】 全草含挥发油:爱草脑(estragole),芳樟醇(linalool),1, 8-桉叶素(1, 8-cineole),罗勒烯(ocimene),芳樟醇乙酸酯(linalyl acetate),丁香油酚(eugenol)和 1-表二环倍半水芹烯(1-epibicyclosesquiphellandrene),α-芳樟醇(α-linalool),甲基胡椒酚(methylchavicol),甲基丁香油酚(methyleugenol),(*R*)-(-)-氧化芳樟醇[(*R*)-(-)-linalool],(*Z*, *E*)-β-金合欢烯[(*Z*, *E*)-β-farnesene],大牻牛儿烯(germacrene)D,香茅醇(citronellol),乙酰龙脑酯(bornyl acetate)。还有花青苷:11 种矢车菊素色素(cyanidin-based pigment),3 种芍药花素基色素(peonidin-based pigment)。

根和茎含萜类成分,有倍半萜类:*T*-荜澄茄醇(*T*-cadinol);三萜类:桦皮酸(betulinic acid),白桦脂醇(betulin),坡模醇酸(pomolic acid),麦珠子酸(alphitolic acid),熊果酸(ursolic acid),委陵菜酸(tormentic acid)。

【药理】 祛痰平喘作用 毛罗勒挥发油有平喘祛痰、抑菌效能,水煎剂有祛痰止咳作用。挥发油中含有的芳樟醇可能是有效物质。

【药性】 辛,温。

1.《救荒本草》:"味辛香,性温,无毒。"

2.《全国中草药汇编》:"辛,温。"

【功用主治】 健脾化湿,祛风活血。主治湿阻脾胃,纳呆腹痛,呕吐腹泻,外感发热,月经不调,跌打损伤,皮肤湿疹。

1.《全国中草药汇编》:"发汗解表,祛风利湿,散瘀止痛。主治风寒感冒,头痛,胃腹胀满,消化不良,胃痛,肠炎腹泻,跌打肿痛,风湿关节痛;外用治蛇咬伤,湿疹,皮炎。"

2.《浙江药用植物志》:"主治月经不调。"

【用法用量】 内服:煎汤,9~15 g。外用:捣烂敷;或水煎熏洗。

【附方】 1. 治胃痛腹胀 (毛罗勒)全草、延胡索、制香附各 9 g,生姜 6 g。水煎服。

2. 治关节扭伤肿痛 (毛罗勒)全草、威灵仙各 30 g,赤芍 15 g。水煎熏洗患处;或用鲜全草捣烂,外敷患处。(1、2 方出自《浙江药用植物志》)

3. 治月经不调 (毛罗勒)全草 12 g,丹参 15 g。水煎服。(《浙江药用植物志》)

【临床报道】 治疗各种炎症 用毛罗勒注射液治疗急性阑尾炎、附件炎、乳腺炎、肾盂肾炎、前列腺炎、术后感染、烧伤、溃疡疮面共 127 例,其中肌内注射 71 例,成人每次 2 支(4 ml),每日 2 次;外用喷洒疮面 56 例。结果:显效 88 例,有效 31 例,无效 8 例,总有效率 93.7%。

0911 毛贯众 máo guàn zhòng (《湖南药物志》)

【异名】 小龙骨、小贯众、贯众、蕨务子(《湖南药物志》),细叶土凤尾、雌鸡尾(《广西药用植物名录》)。

【基原】 为鳞毛蕨科鳞毛蕨属植物阔鳞鳞毛蕨的根茎。

【原植物】 阔鳞鳞毛蕨 *Dryopteris championii* (Benth.) C. Chr. ex Ching [*Aspidium championii* Benth.] 又名:多鳞毛蕨(《湖南药物志》),东南鳞毛蕨(《浙江药用植物志》),卵鳞鳞毛蕨(《中国药用孢子植物》)。

阔鳞鳞毛蕨

植株高 50~90 cm。根茎斜升,密被深棕色或栗黑色披针形鳞片。叶簇生;叶柄长 25~50 cm,深禾秆色,密生棕色阔披针形鳞片;叶片椭圆形,长与叶柄几相等,宽 20~30 cm,顶部长渐尖,沿叶轴和羽轴有棕色卵状披针形鳞片,二回羽裂或三回羽裂;羽片披针形,基部的长 10~18 cm,宽 3~4 cm,长渐尖头;小羽片椭圆状披针形,先端钝,基部呈明显耳形,边缘浅裂或有疏钝齿；侧脉羽状分叉。孢子囊群生于小脉中部；囊群盖圆肾形。

生于海拔 300～1 500 m 的山坡疏林下或灌木丛中。分布于中南及江苏、安徽、浙江、福建、江西、四川、贵州等地。

【采收加工】 夏、秋季采收，挖出全株，去须根和叶柄，晒干。

【成分】 根茎含绵马素(aspidin)BB、AB，白绵马素(albaspidin)BB、PB、PP、AB、AP，低绵马素(desaspidin)BB，黄绵马酸(flavaspidic acid)，三环黄绵马酸(trisflavaspidic acid)，三环低绵马素(trisdeaspidin)BBB。

【药性】 苦，寒。

1.《湖南药物志》："苦，平，无毒。"

2.《中国药用孢子植物》："苦，微寒。"

【功用主治】 清热解毒，平喘，止血敛疮，驱虫。主治感冒，目赤肿痛，气喘，便血，疮毒溃烂，烫伤，钩虫病。

1.《湖南药物志》："清热解毒，止咳平喘。预防感冒，治钩虫病，气喘，大便下血。"

2.《全国中草药汇编》："敛疮，解毒。主治毒疮溃烂，久不收口，目赤肿痛。"

【用法用量】 内服：煎汤，15～30 g。外用：捣敷。

【附方】 1. 预防感冒　多鳞毛蕨根 90 g，夏枯草 60 g，椿根皮 30 g。水煎作茶饮。

2. 治气喘　多鳞毛蕨根 15 g，荆芥 9 g，广皮 3 g，白芥子 9 g，乌药 9 g，茯苓 9 g。水煎服。(1、2 方出自《湖南药物志》)

3. 治目赤肿痛　(阔鳞鳞毛蕨)鲜根茎(去鳞片)30 g，加白糖适量。水煎服。(《浙江药用植物志》)

4. 治大便下血　多鳞毛蕨 15 g，地榆 9 g。水煎兑红糖服。(《湖南药物志》)

5. 治钩虫病　① 多鳞毛蕨 30～60 g。水煎服。(《湖南药物志》)② 卵鳞鳞毛蕨 12 g，川楝子 9 g，紫苏 9 g。煎服。(《中国药用孢子植物》)

0912 毛草龙 máo cǎo lóng (《广西中药志》)

【异名】 草里金钗(汪连仕《采药书》)，锁匙筒(《陆川本草》)，水仙桃(《广西中药志》)，针筒草(《广西药用植物名录》)，水秧草(《玉溪中草药》)，水灯香、水香蕉(《台湾药用植物志》)。

【基原】 为柳叶菜科水丁香属植物水丁香的全草。

【原植物】 水丁香 *Ludwigia octovalvis* (Jacq.) Raven[*Jussiaea suffruticosa* L.; *Oenothera octovalvis* Jacq.]

亚灌木状草本，高 0.3～1 m。茎直立，稍具纵棱，幼时绿色，老时变红色，茎上部中空，全株被柔毛。叶互生；几无柄；叶片披针形或条状披针形，长 3～15 cm，宽1～2.5 cm，先端渐尖，基部渐狭，全缘，两面密被柔毛。花两性，单生于叶腋，近无梗；萼筒线形，萼片 4，长卵形，具 3 脉，宿存；花瓣 4，黄色，倒卵形，先端微凹，具 4 对明显脉纹；雄蕊 8；子房下位，柱头头状。蒴果圆柱形，绿色或淡紫色，被毛，具棱，棱间开裂；种子多数，近半球形，种脊明显。花期 7～10 月。

生于海拔 1 600 m 以下的山坡沟边、路旁、田边、荒地、潮湿草地。分布于华东、中南、西南及台湾等地。

本植物的根(毛草龙根)亦供药用，另设专条。

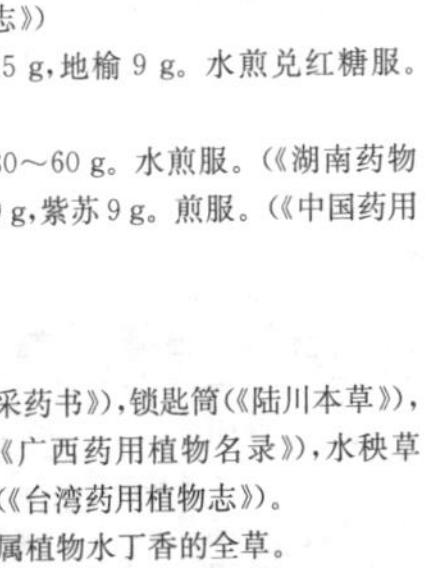

水丁香

【采收加工】 夏、秋季采收地上部分，鲜用或晒干。

【药性】 苦、微辛，寒。

【功用主治】 清热解毒，利湿消肿。主治感冒发热，小儿疳热，咽喉肿痛，口舌生疮，高血压病，水肿，湿热泻痢，淋痛，白浊，带下，乳痈，疔疮肿毒，痔疮，烫火伤，毒蛇咬伤。

1. 汪连仕《采药书》："活血。治金疮，白浊，遗精。"(引自《纲目拾遗》)

2.《广西中药志》："治小儿身热，疮疖。"

3.《台湾植物药材志》："利水消肿。治肾脏炎，水肿，高血压病，痈，疽，疔，颜面丹毒，汤火伤。"

4.《广西中草药》："清热解毒。治感冒发热。"

【用法用量】 内服：煎汤，15～30 g；或研末。外用：捣敷、研末或烧灰调涂；或煎汤洗。

【附方】 1. 治喉痛，喉蛾　水丁香叶，擂盐成丸，含口内。(《台湾植物药材志》)

2. 治气胀，腹泻　水秧草 30 g，大叶南木香 15 g，五楞金刚叶 2 片。水煎服。(《玉溪中草药》)

3. 治痔疮　毛草龙、鬼针草、漆树根各 30 g，猪大肠酌量。炖服。(《福建药物志》)

4. 治烫火伤　取水丁香叶烧灰，调茶油，搽患处。并用水丁香根煎水内服，以消炎。(《台湾植物药材志》)

0913 毛茛实 máo gèn shí (《本草拾遗》)

【基原】 为毛茛科毛茛属植物毛茛的果实。

【原植物】 参见"毛茛"条。

【采收加工】 夏季采摘，鲜用或阴干备用。

【药性】《本草拾遗》："味辛，温，有毒。"

【功用主治】 散寒，止血，截疟。主治腹冷痛，外伤出血，疟疾。

1.《纲目》："子和姜捣涂腹，破冷气。"

2.《台湾药用植物志》："果实为止血剂。"

【用法用量】 外用：捣敷。内服：煎汤，3～9 g，或泡酒。

【临床报道】 治疗间日疟　取阴干的毛茛干果 100 g 置容器内，加入 75%乙醇(或 60 度白酒)500 ml，密闭浸 2～3 星期，取过滤液 300 ml，储瓶密闭备用。成人每次 5 ml，加凉开水至 20 ml，于疟发前 1～2 小时口服，儿童按岁酌减。共治 150 例，服 1 次控制发作者 104 例，继服 2 次控制发作者 21 例，服 3 次控制发作者 4 例。总控制发作者 129 例，总有效率 86%。

0914 毛柴胡 máo chái hú (《贵州草药》)

【异名】 枪刀菜(《浙江中药资源名录》)，毛牛耳大黄(《贵州草药》)。

【基原】 为菊科毛连菜属植物毛连菜的根及全草。

【原植物】 参见"毛连菜"条。

【采收加工】 夏、秋季采收，晒干。

【药性】 辛，凉。

【功用主治】 清热解毒，散瘀，利尿。主治流感发热，乳痈，无名肿毒，跌打损伤，小便不利。

《贵州草药》："泻火，解毒，祛瘀止痛。"

【用法用量】 内服：煎汤，9～15 g。外用：捣敷。

【选方】 1. 治无名肿毒，发高热　毛柴胡 15 g，大鹅儿肠根 9 g。煨水服。

2. 治跌打损伤　毛柴胡根 30 g，煨酒服；并取渣外搽。(1、2 方出自《贵州草药》)

0915 毛稔根 máo rěn gēn (广州部队《常用中草药手册》)

【异名】 红芯猪牯稔根(《惠阳地区中草药》)

【基原】 为野牡丹科野牡丹属植物毛稔的根。

【原植物】 参见"毛稔"条。

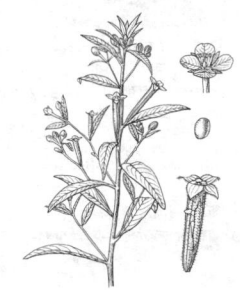

【采收加工】 冬季采挖，切片，晒干。

【药性】 微苦、涩，平。

【功用主治】 广州部队《常用中草药手册》："收敛止血，消食止痢。治水泻，便血，妇女月经过多，外伤出血。"

【用法用量】 内服：煎汤，15～30 g。外用：煎汤洗或研末敷。

【附方】 治肺结核 红芯猪牯稔根 60 g，两面针根 15 g，煲瘦肉服。(《惠阳地区中草药》)

0916 毛蕨根 máo jué gēn (《西藏常用中草药》)

【异名】 贯众、贯仲、紫萁(《西藏常用中草药》)。

【基原】 为鳞毛蕨科耳蕨属植物密鳞耳蕨的根茎。

【原植物】 密鳞耳蕨 *Polystichum squarrosum* (D. Don) Fée [*Aspidium squarrosum* D. Don] 又名：密鳞刺叶耳蕨(《西藏植物志》)，多鳞耳蕨(《中国药用孢子植物》)。

植株高 60～100 cm。根茎短，直立或斜升。密被褐色、披针形小鳞片。叶簇生；叶柄长 30～40 cm，禾秆色，密被棕褐色、边缘有睫毛的阔卵形或狭披针形大鳞片；叶片革质，长圆披针形，长 40～60 cm，宽 10～17 cm，渐尖头并为羽状，基部不缩狭，上面光滑，下面疏被红棕色鳞毛，羽轴和叶轴下面密被褐棕色、通常扭曲的线状披针形长鳞片，二回羽状；羽片 25～35 对，斜展，互生，中部羽片长 8～10 cm，宽 2～2.5 cm，渐尖头，有短柄，一回羽状；小羽片 10～15 对，长圆状镰形，渐尖头，基部不对称，羽片基部上侧 1 小羽片较长，长达 2 cm，直立，上侧近圆弧形，有 2～3 个半裂圆齿，下侧边平直，全缘，叶脉羽状，不甚明显。孢子囊群小，圆形，背生于上半部，每小羽片有 5～7 个，成熟时汇合；囊群盖大，深棕色。

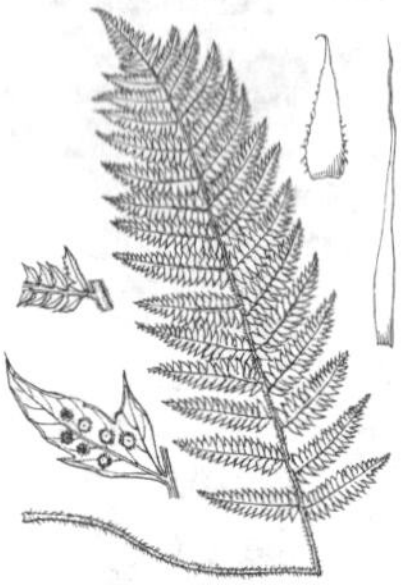

密鳞耳蕨

生于海拔 1 400～2 300 m 的山谷杂木林下或岩石上。分布于西南及河南、湖北、西藏、陕西、甘肃等地。

【采收加工】 四季均可采收。挖出后除去叶柄与须根，鲜用或晒干。

【药性】 苦，凉，小毒。

1.《西藏常用中草药》："性微寒，味苦，有小毒。"

2.《中国药用孢子植物》："苦，凉。"

【功用主治】《西藏常用中草药》："用于蛲虫，钩虫，绦虫，热病发疹，吐血，便血，月经过多，赤痢，并用于防治流感等症。"

【用法用量】 内服：煎汤，10～15 g。

【选方】 1. 预防流感、麻疹 多鳞耳蕨 15 g。煎服。(湖北《中草药医药经验交流》)

2. 治功能性子宫出血 多鳞耳蕨 15 g，茜草 9 g，景天三七 15 g。煎服。(《中国药用孢子植物》)

0917 毛蕊花 máo ruǐ huā (《云南中草药选》)

【异名】 一柱香、大毛叶、龟与箭、楼台香(《云南中草药选》)，牛耳草(《新疆中草药手册》)，虎尾鞭、霸王鞭(《昆明民间常用草药》)，海绵蒲、毒鱼草(《全国中草药汇编》)。

【基原】 为玄参科毛蕊花属植物毛蕊花的全草。

【原植物】 毛蕊花 *Verbascum thapsus* L.

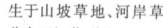

二年生草本，高达 1.5 m。全株被密浅灰黄色星状毛。基生叶和下部的茎生叶倒披针状长圆形，长达 15 cm，宽约 6 cm，先端渐尖，基部渐狭成柄状，边缘具浅圆齿；上部茎生叶缩小为长圆形至卵状长圆形，基部下延成狭翅。穗状花序圆柱状，长达25 cm，花密集；花梗短；苞片卵状披针形至披针形；花萼 5 裂几达基部，裂片狭披针形；花冠黄色，辐状，裂片 5 枚，内面光滑，外面被星状毛；雄蕊 5，后方 3 枚的花丝有毛，前方 2 枚光滑，其花药略下延成个字形。蒴果卵形，约与宿存的花萼等长，先端钝尖。花期 6～8 月，果期 7～10 月。

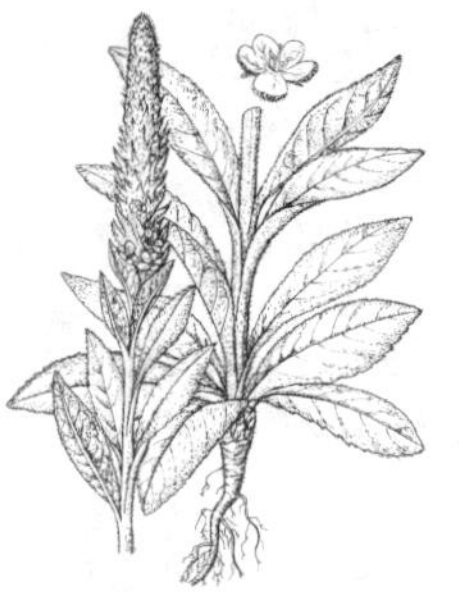

毛蕊花

生于山坡草地、河岸草地。分布于江苏、浙江、四川、云南、西藏、新疆。

【栽培】 生物学特性 喜温暖、向阳而较高燥的环境。以疏松、肥沃的砂质壤土较好。

繁殖方法 用种子繁殖。四川地区在 9～10 月播种。一般采用直播法，也可育苗移栽。在整好的地上，开 1 m 宽的畦，按株距 50 cm 开穴两行，深约 7 cm，施入人畜粪水，种子混到拌有人畜粪水的草木灰里，均匀撒在田内。

田间管理 在幼苗有 3～4 片真叶时匀苗、补苗，每穴留苗 1 株，同时中耕除草、追肥 1 次过冬。第二年 3 月，再留苗除草、追肥 1 次。肥料以人畜粪水为主，但要掌握先淡后浓，并注意不要施在叶片上。

病虫害防治 病害有根腐病，可用石灰水淋穴防治。

【采收加工】 夏、秋季采集。鲜用或阴干。

【成分】 全草含麦角甾醇过氧化物(ergosterol peroxide)，二十二烷酸(docosanoic acid)，齐墩果酸(oleanolic acid)，β-谷甾醇(β-sitosterol)。

根含环烯醚萜苷类：莱特利苷(laterioside)，玄参苷(harpagoside)，筋骨草醇(ajugol)，桃叶珊瑚苷(aucubin)，梓醇(catalpol)。还含黄酮类化合物。

叶含鱼藤酮(rotenone)和香豆素(coumarin)。

花序中分离出麦角甾醇过氧化物，山萮酸(docosanoic acid)，齐墩果酸(oleanolic acid)和 β-谷甾醇(β-sitosterol)。

果实另含硬脂酸(stearic acid)，棕榈酸(palmitic acid)，油酸(oleic acid)，亚油酸(linoleic acid)及 β-谷甾醇(β-sitosterol)。

【药理】 1. 抗病毒作用 毛蕊花的花煎剂，对流感病毒 A_2 和 B，在成纤维细胞培养和鸡胚试验中有较强的抗病毒作用。花煎剂在细胞培养和鸡胚中能诱导产生一种具有干扰素样作用的因子。

2. 抗过敏作用 由本植物提取的一种抗组胺黄酮(Ⅰ)，可用作平喘药和抗过敏药。Ⅰ在 1.6×10^{-5} mol/L 时，抑制豚鼠白三烯合成，其抑制率为 24.8%。

3. 泻下和利尿作用 本植物全草含桃叶珊瑚苷(Ⅱ)和梓醇(Ⅲ)，其中Ⅱ对小鼠有泻下作用，服后 6 小时起效，ED_{50} 为 0.39 g/kg，并有促进尿酸排泄的作用；Ⅲ有利尿和泻下作用，小鼠泻下的 ED_{50} 为 0.32～0.39 g/kg。

4. 降血糖作用 全草含香豆素(Ⅳ)，给大鼠口服Ⅳ 250 mg/kg，对正常和糖尿病大鼠均有显著降血糖作用。

5. 其他作用 本植物尚含有鱼藤酮(Ⅴ)，Ⅴ对昆虫和鱼有很强毒性，对哺乳动物毒性很轻，常用作杀虫剂和毒鱼剂。在用于治疗疥癣时，易致皮肤炎症，引起瘙痒、轻度疼痛和发赤。

毒性 毛蕊花所含Ⅴ有致癌作用，给大鼠腹腔注射可诱发乳腺癌。

【药性】 辛、苦，凉，小毒。

1.《云南中草药》:"苦,寒。"

2.《西藏常用中草药》:"性凉,味苦。"

3.《全国中草药汇编》:"苦,凉,有小毒。"

4.《四川中药志》1982 年版:"辛、微苦,凉。"

【功用主治】 清热解毒,散瘀止血。主治肺炎,慢性阑尾炎,疮毒,跌打损伤,创伤出血。

1.《云南中草药》:"消炎,止血,拔毒。治疮毒,刀枪伤,跌打损伤。"

2.《西藏常用中草药》:"清热解毒,止血。治肺炎,创伤出血,关节扭伤,疮毒等。"

3.《青岛中草药手册》:"为缓和镇痛药及润肠药。"

【用法用量】 内服:煎汤,10～15 g。外用:研粉或鲜品捣敷。

0918 毛麝香 máo shè xiāng (《生草药性备要》)

【异名】 五凉草(《岭南采药录》),辣蓟、辣鸡(《陆川本草》),饼草(《广东中药》),凉草、五郎草、蓝花草(广州部队《常用中草药手册》),香草(《广西本草选编》),麝香草、酒子草、毛老虎(《全国中草药汇编》)

【基原】 为玄参科毛麝香属植物毛麝香的全草。

【原植物】 毛麝香 *Adenosma glutinosum* (L.) Druce[*Gerardia glutinosa* L.]

多年生草本,高 30～60 cm。茎直立,粗壮,密被多细胞腺毛和柔毛,基部木质化。叶对生;具短柄或近无柄;叶片卵状披针形至宽卵形,长 2～8 cm,先端钝,基部浑圆或阔楔尖,边缘有钝锯齿,两面均被茸毛,叶背面、苞片、小苞片、萼片均具黄色透明腺点,腺点脱落后留下褐色窝孔。总状花序顶生;花梗先端有 1 对小苞片;萼片 5,后方 1 枚较宽大,狭披针形;花冠蓝色或紫红色,上唇直立,圆卵形、截形或微凹,下唇 3 裂;雄蕊 4,内藏,药室分离,前方 2 枚雄蕊仅 1 室发育;花柱顶端膨大,柱头之下翅状。蒴果卵状,四瓣裂。花、果期7～10月。

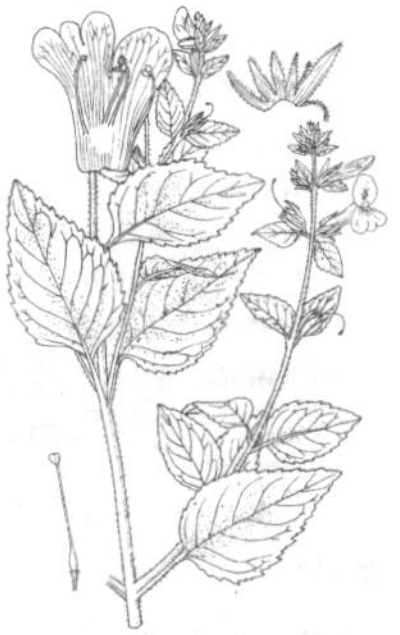

毛 麝 香

生于山野草丛中。分布于福建、江西南部、广东、广西、云南。

【采收加工】 夏、秋季采收,切段晒干或鲜用。

【成分】 全草含精油 0.30%～0.40%,内有:α-侧柏烯(α-thujene),α-蒎烯(α-pinene),香桧烯(sabinene),β-月桂烯(β-myrcene),α 和γ-松油烯(terpinene),间聚伞花素(*m*-cymene),1, 8-桉叶素(1, 8-cineole),α 和 β-蒈烯(carene),芳樟醇(linalool),黄樟油素(safrole),珐玶烯(copaene),β-榄香烯(β-elemene),α 和 β-丁香烯(caryophyllene),α-愈创木烯(α-guaiene),β-荜澄茄油烯(β-cubebene),α-芹子烯(selinene),β-甜没药烯(β-bisabolene),橙花叔醇(nerolidol),α-芹子烯醇(α-selinenol)等成分。

【药性】 辛,温。

1.《岭南采药录》:"味辛,气香。"

2.《广东中药》:"味苦辛,性温。"

3. 广州部队《常用中草药手册》:"辛、甘,微温。"

【功用主治】 祛风除湿,消肿毒,行气活血。主治风湿骨痛,小儿麻痹,气滞腹痛,疮疖肿毒,皮肤湿疹,跌打伤痛,蛇虫咬伤。

1.《生草药性备要》:"祛风消毒。"

2.《岭南采药录》:"祛风消毒,能引药透入肌肤,理跌打伤,能消肿止痛,散疮疡恶毒。"

3.《广东中药》:"祛风止痛。治山岚瘴气,水土不服,产后肝风口渴,并治皮肤瘙痒。"

4. 广州部队《常用中草药手册》:"祛风湿,消肿痛。治小儿麻痹,风湿骨痛,风寒腹痛,毒蛇咬伤,跌打损伤,疮疖肿毒。"

5.《全国中草药汇编》:"治黄蜂蜇伤,湿疹,荨麻疹。"

【用法用量】 内服:煎汤,10～15 g。外用:煎水洗或捣敷。

0919 毛大丁草 máo dà dīng cǎo (《中国药用植物志》)

【异名】 小一支箭(《滇南本草》),一枝香(《植物名实图考》),兔耳风、毛耳风(《草木便方》),一柱香、白眉(《南宁市药物志》),头顶一枝草、贴地消(《江西民间草药》),巴地香(《贵阳民间药草》),四皮香、满地香、伏地老(《湖南药物志》),天灯芯、锁地虎(《福建中草药》),白花一支香、头顶一枝香、扑地香、磨地香(《全国中草药汇编》),银高杯(《浙江药用植物志》),毛扶郎花(《西藏植物志》)。

【基原】 为菊科大丁草属植物毛大丁草的全草。

【原植物】 毛大丁草 *Gerbera piloselloides* (L.) Cass.

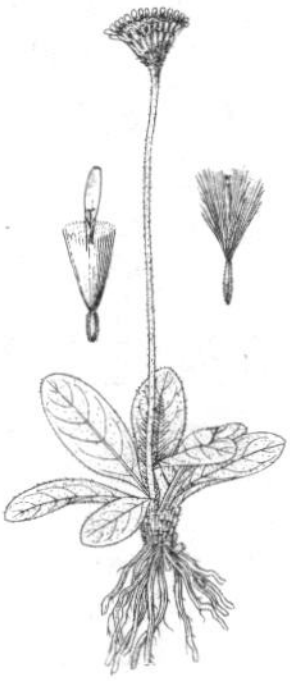

毛大丁草

多年生草本。根茎短而粗壮,密被白色绵毛;须根多数,暗褐色。叶基生;有短柄;叶片质软而厚,长圆形或倒卵形,长 5～10 cm,宽 2.5～4.5 cm,先端钝圆,基部楔形,边缘全缘,幼时上面具柔毛,老时脱落,下面密被白色绵毛。花茎直立,单生,高 10～40 cm,被淡褐色绵毛;头状花序单生于花茎顶端;总苞片 2 层,条状披针形,外层稍短,背面密被淡褐色绵毛;舌状花白色,雌性,二唇形,外唇伸长,3 齿裂,内层细小,2 深裂;筒状花两性,花冠稍二唇形。瘦果条状披针形,有纵肋和细柔毛;冠毛淡红色。花期 5～6 月;果期 8～9 月。

生于向阳山坡草地和林边。分布于江苏、浙江、福建、江西、湖南、广东、广西、四川、贵州、云南、西藏等地。

本植物的根及根茎(毛大丁草根)亦供药用,另设专条。

【栽培】 生物学特性 喜阳光充足的低山区疏林下。只要排水良好,一般土壤均可栽培。

繁殖方法 用种子繁殖。四川地区在 3～4 月播种。在整好的地上,开 1.3 m 宽的畦,按行、株距各约 26 cm 开穴,深约 6 cm,穴浅底平,施人畜粪水后将种子混到拌有人畜粪水的草木灰里,使成种子灰,匀撒穴内,盖草木灰至不见种子为止。

田间管理 播种后,天旱要浇水。播种当年中耕除草、追肥 4 次。第一次苗高 3～4 cm 时,追施清淡人畜粪水提苗。第二次在苗高 10～13 cm 时进行,并匀苗、补苗,每穴留苗 4～5 株。第三次在 7～8 月。第四次在 10～11 月。第二年 3～4 月再中除、追肥 1 次,肥料均施用人畜粪水。

病虫害防治 虫害有蛞蝓、蜗牛和蚜虫;蛞蝓、蜗牛可在早晨撒鲜石灰粉防治。

【采收加工】 夏季采收,晒干或鲜用。

【成分】 含紫花前胡苷元(nodakenetin),熊果苷(arbutin),异山柑子萜醇(isoarborinol)。

根和根茎中含孔颖草宁(bothrioclinin),异紫花前胡内酯(marmesin),琥珀酸(succinic acid),伞形花内酯(umbelliferone),异山柑子醇(isoarborinol),β-谷甾醇(β-sitosterol)。

【药理】 1. 舒张平滑肌作用 本品所含紫花前胡苷元的异构体有降低血压及抑制氯化钡引起的大鼠离体肠管痉挛作用。

2. 镇咳、祛痰、平喘作用　毛大丁草有镇咳、祛痰作用。毛大丁草抑制窒息反应的 ED_{50} 为 18 g/kg，提示该药虽可能有一定的平喘作用，但远不及镇咳作用强。进一步研究证明，毛大丁草所含熊果苷及其苷元鸡纳酚具镇咳作用。熊果苷的镇咳活性在一定范围内与剂量成正比。其苷元鸡纳酚需要剂量更小，其作用机制很可能是选择性抑制"咳嗽中枢"而发挥镇咳作用。

3. 抗肿瘤作用　毛大丁草醇提物（GPC-2）对小鼠 Hep A 实体瘤有抑制作用。皮下注射胸腺指数下降，脾指数上升。400 mg/kg 抑瘤率达 63.07%，但动物的体重出现负增长。体外抗肿瘤实验光学显微镜观察到 GPC-2 处理的 $HepG_2$ 细胞生长受到抑制，并出现贴壁生长细胞典型的凋亡形态变化现象。对肿瘤细胞的半数杀伤浓度（IC_{50}）为58 μg/ml。

【药性】 苦、辛，平。

1.《天宝本草》："辛，温。"

2.《广西中药志》："味苦、微甘辛，性平，无毒。"

3.《四川中药志》1960 年版："性温，味辛、微苦；无毒。入肺、肝二经。"

4.《广西中草药》："味苦，性凉。"

【功用主治】 宣肺止咳，清热解毒，利湿，行气活血。主治伤风咳嗽，哮喘，泄泻，痢疾，水肿，淋浊，胃脘胀痛，闭经，跌打肿痛，疮疖肿毒，毒蛇咬伤。

1.《植物名实图考》："治小儿食积。"

2.《天宝本草》："治气痛，痈疽发背，敷疔拔毒。"

3.《分类草药性》："散寒，治咳嗽，风湿。"

4.《四川中药志》1960 年版："祛风解毒，散寒止咳。治风寒咳嗽，阴虚白带，梦遗滑精，面部浮肿，并外涂巴骨流痰。"

5.《广西中草药》："清热解毒，消滞化痰，凉血散瘀。主治感冒发热，咳嗽痰多，小儿食滞，痢疾，跌打肿痛，毒蛇咬伤，疔疮肿毒。"

6.《福建药物志》："通经活络，宣肺和中，消肿解毒。主治伤风感冒，咳嗽痰多，扁桃体炎，水肿，胃及十二指肠溃疡，胃肠炎，肺结核咯血，骨结核，小儿疳积，产后瘀血痛，闭经，跌打损伤，疔疖痈肿，毒蛇咬伤。"

7.《浙江药用植物志》："清热利尿。主治急性肾炎，咽喉炎，气滞胃脘疼痛，腰痛。"

【用法用量】 内服：煎汤，6～15 g，鲜品 30～60 g。外用：捣敷。

【宜忌】 孕妇及脾胃虚寒者慎服。

【选方】 1. 治痨咳　兔耳风、鹿含草各 15 g。炖猪心肺，放少许盐服。（《贵阳民间药草》）

2. 治咽喉炎，扁桃体炎　毛大丁全草、鲜百合、节节草、赤小豆、车前草各 9 g。水煎服。全草适量，浸黄酒含漱。（《浙江药用植物志》）

3. 治胃、十二指肠溃疡　毛大丁草、阿利藤各 30 g。水煎服。

4. 治胃肠炎　毛大丁草、长果母草各等量，制成蜜丸（每丸 5 g）。每日 3 次，每次 2 丸，开水送服。（3、4 方出自《福建药物志》）

5. 治水肿臌胀　干毛大丁草 15 g（酒炒），加鸡蛋 2 个（针刺几个孔）炖服。每日 1 次，连服 3 日。（《福州中草药临床手册》）

6. 治急性肾炎　鲜毛大丁草全草加食盐少许捣烂，敷肚脐上，2 小时后除去，每日 1 次，连服 3 日。第一日先行脐部隔姜艾灸，忌盐。（《浙江药用植物志》）

7. 治跌打损伤，腰痛　毛大丁草 21 g，百两金根 9 g。酒水各半煎服。（《江西草药》）

8. 治毒蛇咬伤　鲜毛大丁草、杏香兔儿风各 12 g。捣汁内服。药渣加烧酒浸，先将创口用针拨开，盖上纱布，然后将药喷于创口周围。（《浙江药用植物志》）

0920 毛叶巴豆 máo yè bā dòu（《云南思茅中草药选》）

【异名】 刹埂（《云南思茅中草药选》），大树跌打（《云南中草药》）。

【基原】 为大戟科巴豆属植物毛尾叶巴豆的全株。

【原植物】 毛尾叶巴豆 *Croton caudatus* Geisel. var. *tomentosus* Hook.　又名：尾叶巴豆（《西双版纳植物名录》）。

灌木或乔木，高 2～10 m。皮灰褐色。多分枝，枝顶端被淡黄色柔毛。单叶互生，叶柄基部有腺体 2 枚；叶阔卵形或椭圆形，长 8～15 cm，宽 4～9 cm，先端钝或短渐尖，基部圆或阔楔形，边缘具残齿，两面均被毛，下面密被白色糙毛，基出脉 5 条，有香气。花单性异株；雄花组成圆锥花序；雌花组成总状花序。果近圆球形，密被黄色星状毛，稍肉质。

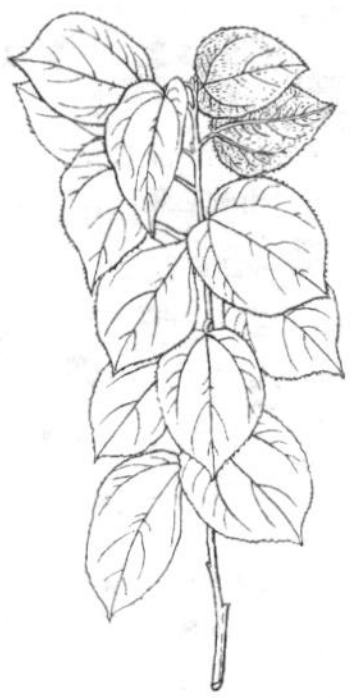
毛尾叶巴豆

野生或栽培。分布于云南等地。

【采收加工】 四季均可采收，鲜用，或洗净晒干。

【成分】 植株含毛叶巴豆萜（crotocaudin），山藿香定（teucvidin），蒲公英赛酮（taraxerone），蒲公英赛醇（taraxerol），蒲公英赛醇乙酸酯（taraxeryl acetate）。

茎皮含异毛叶巴豆萜（isocrotocaudin）。

【药性】《云南中草药》："辛，热。有毒。"

【功用主治】 截疟镇痛，舒筋活血。主治疟疾，惊痫抽搐，风湿痹痛，骨折，跌打损伤。

《云南中草药》："祛瘀生新，消肿止痛，舒筋活络。主治骨折，跌打损伤，腰腿痛，四肢麻木。"

【用法用量】 内服：煎汤，3～6 g；或浸酒。外用：捣敷。

【宜忌】《云南中草药》："孕妇、体弱者忌服。外用研末调敷患处，须用棉花垫于药下，以防刺激皮肤。"

【选方】 1. 治疟疾，高热，惊痫抽搐　毛叶巴豆 3～6 g，水煎服；外用叶捣包寸口。

2. 治风湿性关节炎　毛叶巴豆、蔓荆子、石灰各适量，捣烂包敷患处。（1、2 方出自《云南思茅中草药选》）

0921 毛叶石楠 máo yè shí nán（《贵州民间药物》）

【异名】 邓向观根（《贵州民间药物》）。

【基原】 为蔷薇科石楠属植物毛叶石楠的根、果实。

【原植物】 毛叶石楠 *Photinia villosa*（Thunb.）DC.［*Crataegus villosa* Thunb.］　又名：糯米珠（《天目山药用植物志》），细毛扇骨木（《江苏植物名录》）。

落叶灌木或小乔木，高 2～5 m。小枝灰褐色，幼时生白色长柔毛，后脱落。叶互生；叶柄有长柔毛；叶片草质，倒卵形或长圆状倒卵形，长 3～8 cm，宽 2～4 cm，先端尾尖，基部楔形，边缘上半部密生锐锯齿，幼时两面有白色长柔毛，老叶仅下面沿叶

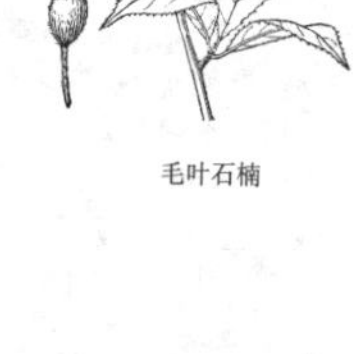
毛叶石楠

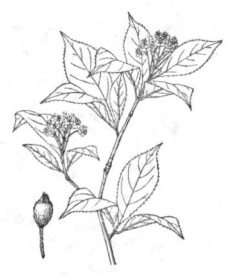

脉有柔毛。花两性；顶生伞房花序，有花10～20朵，总花梗和花梗有长柔毛；花梗在果期具疣点；苞片和小苞片钻形，早落；萼筒杯状，外面有长柔毛；萼片5，三角状卵形，外面有长柔毛；花白色，直径7～12 mm，基部有短爪；雄蕊20；花柱3，离生。梨果椭圆形或卵形，红色或黄红色，稍有柔毛。花期4月，果期8～9月。

生于海拔800～1 200 m的山坡灌丛中。分布于华东以及河南、湖北、湖南、广东、贵州、云南、甘肃等地。

【采收加工】 四季均可采根，晒干。8～9月果实成熟时摘果，晒干。

【成分】 种子含油率37.90%，脂肪酸主要为亚油酸(linoleic acid)和油酸(oleic acid)，棕榈酸(palmitic acid)，硬脂酸(stearic acid)及花生酸(arachidic acid)。

【药性】 《贵州草药》："性平，味苦。"

【功用主治】 清热化湿，和中健脾。主治湿热呕吐，泄泻，痢疾，劳伤疲乏。

1.《贵州民间药物》："除湿热，止泻痢。"

2.《天目山药用植物志》："治劳伤疲乏。"

【用法用量】 内服：煎汤，10～15 g。

【选方】 1. 治上吐下泻　邓向观根9 g，青杠子、柿蒂各9～15 g。煎水服。上方加铁锈根15 g，治赤痢；加灶心土9 g，治白痢。(《贵州民间药物》)

2. 治劳伤疲乏　毛叶石楠鲜果120～150 g，水煎，冲黄酒、红糖，早晚饭前各服1次。或鲜毛叶石楠根180～210 g，山靛青(马鞭科大青)90～120 g，胡颓子根皮30～60 g。水煎，冲黄酒、红糖，早、晚饭前各服1次。(《天目山药用植物志》)

0922 毛冬瓜叶 máo dōng guā yè (《全国中草药汇编》)

【异名】 毛花杨桃叶(《福建药物志》)。

【基原】 为猕猴桃科猕猴桃属植物毛花猕猴桃的叶。

【原植物】 参见"毛冬瓜根"条。

【采收加工】 夏、秋季采叶，鲜用或晒干。

【药材】 毛冬瓜叶 *Actinidiae Erianthae Folium*　产于浙江、江西、福建、广东、广西、湖南、贵州。

性状　完整叶卵形或阔卵形，先端短尖或短渐尖，基部圆形、截形或浅心形，边缘具硬尖小齿；上面枯绿色，中脉及侧脉上有少数糙毛；下面淡枯绿色，密被乳白色及淡污黄色星状绒毛；侧脉7～8(～10)对，横脉发达，明显，厚纸质。叶柄短粗，密被乳白色或淡污黄色直展的绒毛或交织压紧的绵毛。气微，味微辛、涩。

【成分】 地上部分含三萜类：2α，3α，24-三羟基-12-乌苏烯-28-熊果酸(2α，3α，24-trihydroxy-12-ursen-28-oic acid)，2α，3β，24-三羟基-12-乌苏烯-28-酸(2α，3β，24-trihydroxy-12-ursen-28-oic acid)，熊果酸(ursolic acid)；甾醇类：β-谷甾醇(β-sitosterol)和β-胡萝卜苷(β-daucosterol)。

【药性】 《福建药物志》："微苦、辛，寒。"

【功用主治】 《福建药物志》："消肿解毒，止血祛瘀。主治痈疽肿毒，乳痈，跌打损伤，骨折，刀伤，冻疮溃破。"

【用法用量】 外用：捣敷。

0923 毛冬瓜根 máo dōng guā gēn (《浙江民间常用草药》)

【异名】 毛花杨桃根(《福建药物志》)。

【基原】 为猕猴桃科猕猴桃属植物毛花猕猴桃的根及根皮。

【原植物】 毛花猕猴桃 *Actinidia eriantha* Benth. [*A. davidii* Franch.] 又名：毛花杨桃、白藤梨(《中国高等植物图鉴》)，白洋桃、白毛桃、生毛藤梨(《浙江民间常用草药》)，接骨仙桃(《福建药物志》)。

落叶藤本。幼枝、叶柄、花序和萼片密被乳白色或淡污黄色直展的绒毛或交织压紧的绵毛；皮孔大小不等；髓白色，片状。单叶互生；叶柄粗短，长1.5～3 cm；叶片厚纸质，卵形至阔卵形，长8～16 cm，宽6～11 cm，先端短渐尖，基部圆形、截形或浅心形，边缘具硬尖小齿，上面幼时散生糙伏毛，后仅中脉和侧脉上有少数糙毛，下面密被乳白色或淡污黄色星状绒毛。聚伞花序，具1～3花；花单性，雌雄异株或单性花与两性花共存；萼片2～3，淡绿色；花瓣5，淡红色，顶端和边缘橙黄色；雄蕊多数，花丝浅红色；子房球形，密被白色绒毛，花柱丝状，多数。浆果柱状卵球形，密被乳白色不脱落的绒毛。花期5～6月，果熟期8～9月。

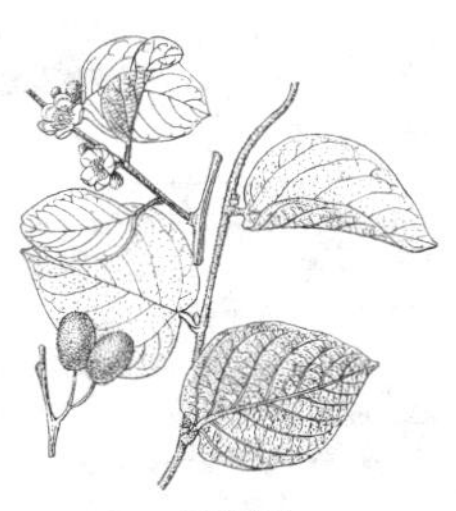

毛花猕猴桃

生于海拔250～1 100 m的山地草丛及疏灌木林中。分布于浙江、福建、江西、湖南、广东、广西、贵州等地。

本植物的叶(毛冬瓜叶)亦供药用，另设专条。

【采收加工】 根四季均可采，洗净鲜用，或切片，晒干。

【成分】 根含胡萝卜苷(daucosterol)，熊果酸(ursolic acid)，β-谷甾醇(β-sitosterol)，毛花猕猴桃酸(eriantic acid)A、B。

【药性】 淡、微辛，寒。

1.《浙江民间常用草药》："性温，味微酸。"

2.《全国中草药汇编》："微辛，凉。"

3.《福建药物志》："淡、微辛，寒。"

【功用主治】 清热解毒，利湿活血。主治热毒痈肿，乳痈，肺热失音，湿热痢疾，淋浊，带下，风湿痹痛，跌打损伤。

1.《浙江民间常用草药》："(根)清热解毒，舒筋活血，补肾益气。治无名肿毒，腹股沟淋巴结炎，疝气，跌打损伤，全身疮疖，皮炎。也可试治食管癌等。"

2.《全国中草药汇编》："抗癌，消肿解毒。根主治胃癌、乳癌、食管癌。""根皮外用治跌打损伤。"

3.《福建药物志》："清热利湿，化痰宣肺。主治风湿关节痛、肺结核、肺热失音、痢疾、白带。"

【用法用量】 内服：煎汤，30～60 g。外用：捣敷。

【选方】 1. 治肺热失音　毛花杨桃鲜根30 g。水煎，调冰糖服。(《福建中草药》)

2. 治痢疾　毛花杨桃根30 g，盐肤木根15 g，覆盆子根9 g。水煎，去渣，取汤煮鸡蛋1个服。

3. 治湿热带下，淋浊　毛花杨桃鲜根60 g，苎麻鲜根30 g。水煎服。(2、3方出自《福建药物志》)

4. 治疝气　毛冬瓜根30 g，荔枝60 g，鸡蛋2只。加烧酒1杯，水煎，食蛋和汁。

5. 治跌打损伤　毛冬瓜根皮捣烂外敷包扎。另取根120～240 g，水煎服。(4、5方出自《浙江民间常用草药》)

6. 治胃癌，鼻咽癌，乳癌　毛花杨桃鲜根75 g。水煎服，15～20日为1个疗程，休息几日后再服，连服4个疗程。(《福建中草药》)

0924 毛冬青叶 máo dōng qīng yè (《广西中草药》)

【基原】 为冬青科冬青属植物毛冬青的叶。

【原植物】 参见"毛冬青"条。

【采收加工】 四季均可采，鲜用或晒干。

【成分】 毛冬青叶含有三萜类：救必应酸(rotundic acid)，长梗冬青苷(pedunculoside)，环己酮长梗冬青苷基-3，23-*O*-缩羧(cyclohexanone pedunchlosyl-3，23-*O*-acetal)，秃毛冬青甲素(glaberide Ⅰ)，毛冬青三萜苷(ilexolide) A。

此外，秃毛冬青叶含3，4-二羟基苯乙酮(3，4-dihydroxyacetophenone),东莨菪素(scopoletin),马栗树皮素(esculetin),高香草酸(homovanillic acid),催吐萝芙木醇(vomifoliol),3, 4-二羟基苯乙酮(3, 4-dihydroxyacetophonone),氢醌(hydroquinone),莨菪亭(scopotelin),秦皮乙素(esculetin)Y,催吐叶醇(vomiloliol),原儿茶酸(prolocateclmic acid),咖啡胺(calleic acid),丁香苷(sysingin)。

【药理】 1. 对心脑血管系统的作用　秃毛冬青叶精膏静脉注射能明显增加麻醉犬的冠脉血流量;50 mg/kg 静注可对抗垂体后叶素引起的家兔心肌缺血缺氧;抑制氯化钾所致的家兔离体主动脉条收缩。其中以 3, 4-二羟基苯乙酮的作用最强。给犬静注 3, 4-二羟基苯乙酮可降低冠脉阻力,增加冠脉血流量,也可降低脑血管阻力,增加脑血管流量。3, 4-二羟基苯乙酮 0.1、0.3、0.5 g/kg腹腔注射,能增加小鼠心肌对^{86}Rb(铷)的摄取能力,改善心肌营养性血流量。该成分还能使麻醉开胸犬的心脏后负荷减轻,降低左心室做功,而使心肌耗氧量减小。并能抑制体外培养乳鼠心肌细胞的搏动,对乌头碱诱发的心律失常和异丙肾上腺素及毒毛花苷 G 诱发的速率和节律变化,均有一定的对抗作用。在豚鼠心室乳头肌标本上,3, 4-二羟基苯乙酮 5×10^{-5}～2.5×10^{-3} mol/L对心肌收缩力有浓度依赖性抑制。剂量增大$(3.5\sim7)\times10^{-3}$ mol/L 则缩短动作电位时程(APD),特别是 2 相,同时加快 3 相的复极速率,减少甚至消除心肌的自发活动。

2. 抑制血小板聚集　秃毛冬青叶所含的 3, 4-二羟基苯乙酮在体外或体内都能抑制 ADP、胶原和花生四烯酸(AA)诱导的兔血小板聚集和释放 5-HT;较大剂量即可升高血小板内 cAMP 的含量。大鼠静注 3, 4-二羟基苯乙酮 60 mg/kg,不影响 PGI_2 样物质的生成,在体外试验,大剂量可抑制大鼠主动脉中 PGI_2 样物质的生成。故血小板内 cAMP 含量升高并非由 PGI_2 兴奋腺苷酸环化酶之故,有报道它抑制血小板聚集与降低血小板膜的流动性有关。3, 4-二羟基苯乙酮每日 10 mg/kg 静注,连续 14 日,可显著降低妊高症模型兔血小板聚集活性;对血浆组织型纤溶酶原抑制物(PAI-1)活性的抑制作用明显强于对血浆纤溶酶原激活物(tPA)的作用,因此 3, 4-二羟基苯乙酮对血小板功能和血纤溶活性的作用是其改善子宫胎盘循环的作用机制之一。

毒性　3, 4-二羟基苯乙酮小鼠静注的 LD_{50} 为 235 mg/kg,无溶血现象。

【药性】《浙江民间常用草药》:"性平,味苦、涩。"

【功用主治】 清热凉血,解毒消肿。主治烫伤,外伤出血,痈肿疔疮,走马牙疳。

1.《广西中草药》:"治汤火伤。"

2.《浙江民间常用草药》:"清热解毒,止痛消炎。治牙周炎,疖痈,带状疱疹,脓疱疮。"

3.《福建药物志》:"治外伤出血,疮疡溃烂,无名肿毒。"

【用法用量】 内服:煎汤,3～9 g。外用:煎水湿敷;或研末调敷;或捣汁涂。

【附方】 1. 治汤火伤　毛冬青枝叶适量。水煎,待冷服。并用消毒纱布蘸药液湿敷患处,频换至痛止热消为止。如伤于四肢,可直接将患部浸于冷药液中。(《广西中草药》)

2. 治外伤出血　毛冬青叶晒干研粉外敷。加少许冰片效果更好。(《单方验方调查资料选编》)

3. 治无名肿毒　毛冬青叶、山苍子叶同捣烂,敷患处。(《福建药物志》)

4. 治走马牙疳　毛冬青鲜叶适量。捣烂绞取汁,调和白糖少许外搽。(江西《草药手册》)

0925 毛鸡屎藤 máo jī shǐ téng (《贵州民间药物》)

【异名】 臭皮藤、臭茎子、迎风子(《植物名实图考》),臭藤、光珠子、青藤、哑巴藤(《湖南药物志》),白鸡屎藤(《贵州民间药物》),小鸡矢藤(《广西药用植物名录》),打屁藤(《中国中药资源志要》)。

【基原】 本品为茜草科鸡矢藤属植物毛鸡矢藤的根或全草。

【原植物】 毛鸡矢藤 *Paederia scandens* (Lour.) Merr. var. *tomentosa*(Bl.) Hand. -Mazz. [*P. tomentosa* Bl.]　又名:绒毛鸡矢藤(《贵州植物志》)。

藤本。小枝密被白色柔毛。叶对生;具叶柄;叶片卵形、卵状长圆形至披针形,长 5～7 cm,宽 3～4.5 cm,先端渐尖,基部心脏形,两面均密被白色柔毛;托叶卵状披针形,老时脱落。蝎尾状聚伞花序排成圆锥花序腋生或顶生;花白紫色或白色,无梗;萼狭钟状,长约3 mm;花冠筒长7～10 mm,被粉状柔毛。果球形,黄色。花期 4～6 月。

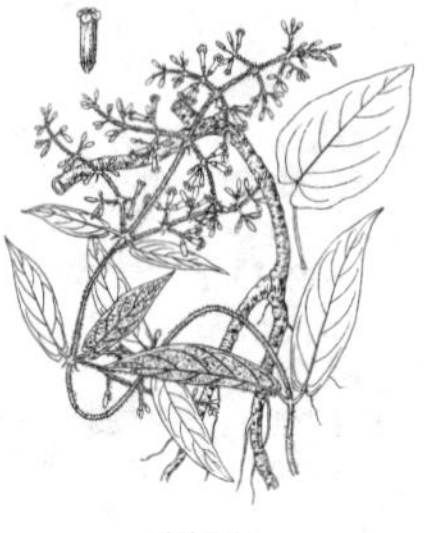

毛鸡矢藤

生于林下或河边阴湿处。分布于长江以南各地。

【采收加工】 夏季采收全草。秋季挖根,晒干。

【药材】 毛鸡屎藤 *Paederiae Tomentosae Herba*　产于长江流域及其以南各地。

性状　茎呈扁圆柱形,稍扭曲,被柔毛,易折断,断面平坦,灰黄至灰白色。叶对生,多皱缩或破碎,完整者展平后呈卵形、卵状长圆形至披针形,顶端渐尖,基部心脏形,两面均被柔毛,尤以下面为密,蝎尾状聚伞花序排成圆锥花序腋生或顶生,花白色。气特异,味微苦、涩。

【成分】 挥发油成分:乙戊醚(1-ethoxyl pentane),异戊基乙酯(isopentyl acetate),苯甲醛(benzaldehyde),乙基己酸酯(ethyl hexanoate),苯甲酸香叶酯(phenylmethyl formate),苯甲酸乙酯(phenylmethyl acetate),2-苯甲酸乙酯(2-phenylethyl acetate),5, 6, 7, 7a-四氢-4, 4, 7a-三甲基-2(4*H*)-苯并呋喃酮[5, 6, 7, 7a-tetrahydro-4, 4, 7a-trimethyl-2(4*H*)-benzofuranone],十五烷酸乙酯(pentadecanoic acid ethyl ester),十六烯酸(hexadecenoic acid),异戊基葵酯(isopentyl decanoate)。

【药性】 酸、甘,平。

1.《湖南药物志》:"酸、甘,无毒。"

2.《贵州民间药物》:"性平,味甘。"

【功用主治】 祛风除湿,清热解毒,行气活血。主治偏正头风,湿热黄疸,痢疾,食积饱胀,跌打肿痛。

1.《湖南药物志》:"祛风散湿,消痰解毒,消食化积,杀虫消肿。"

2.《贵州民间药物》:"解热,健胃。根治黄疸,腹痛,胃滞(消化不良)。全草治疟疾。"

3.《贵州草药》:"解毒除湿,健胃,补虚,理气。主治黄疸,肝炎,食积饱胀,小儿疳积,蛔虫腹痛,妇女血虚经少或干血痨。"

【用法用量】 内服:煎汤,10～15 g。外用:煎水洗;或捣敷。

【选方】 1. 治眉棱骨痛,偏正头风　(毛)鸡屎藤、臭牡丹、夏枯草、荠菜花、路边荆、枫毬子各 6 g。煮鸡蛋或青壳鸭蛋服。(《湖南药物志》)

2. 治肝炎　白鸡屎藤、水苏麻、大小血藤、白薇各 9～15 g。煎水服。

3. 治妇女血虚经少或干血痨　白鸡屎藤根 30 g,小血藤 9 g。炖肉吃。

4. 治痞块腹胀　白鸡屎藤根、石菖蒲、凌霄花根、通打根、刺老包根各 9 g。捣绒,加酒炒热,外包患处。另用 1 剂煎水服。(2～4 方出自《贵州草药》)

5. 治疥疮溃疡　(毛鸡屎藤)全草煎水洗。(《湖南药物志》)

0926 毛草龙根 máo cǎo lóng gēn《台湾药用植物志》

【异名】 水丁香头《台湾药用植物志》，水丁香根《福建药物志》。

【基原】 为柳叶菜科水丁香属植物水丁香的根。

【原植物】 参见"毛草龙"条。

【采收加工】 秋季挖根，切段，晒干或鲜用。

【药性】 淡、苦，寒。

1.《台湾药用植物志》："大寒，性降。无毒。"

2.《福建药物志》："微苦，凉。"

【功用主治】 清热解毒，利湿，止血。主治热痢，牙痛，目赤肿痛，高血压病，水肿，淋证，乳痈，疮肿，湿热疹痒。

1.《台湾药用植物志》："解热利尿，降血压。治慢性肾脏炎，高血压病，吐血，痢疾，牙痛，肤痒。""散气，散火毒痰火，破血，平胃气。治头顶肿毒热癀，眼目红肿热痛。""凉血，止吐血，亦治血崩。""大小便出血。""癌症。"

2.《福建药物志》："清热利湿，消肿解毒。治肝硬化，疟疾，乳腺炎。"

【用法用量】 内服：煎汤，15～30 g。外用：捣敷或研末调涂。

【附方】 1. 治牙痛　水丁香头、桑树根、黄枝根、红柿根各40 g。水煎服，或煎红糖服。

2. 治高血压病　① 水丁香根 75 g，水煎服。② 水丁香、蔡鼻草、桑树根、仙草干各 40 g，水煎代茶饮。

3. 治水肿　水丁香头、牛鼻草各 60 g，青仁乌豆 40 g。水煎服。（1～3 方出自《台湾药用植物志》）

4. 治肝硬化　毛草龙根 30～60 g，鳝鱼头。水煎服。（《福建药物志》）

5. 治癌症　水丁香头 40 g，大本鱼伞子头、六月雪头各 75 g。水煎服。（《台湾药用植物志》）

0927 毛排钱草 máo pái qián cǎo《广西中药志》

【异名】 排钱草、叠钱草《南宁市药物志》，麒麟片《广西中药志》。

【基原】 为豆科排钱树属植物鳞狸鳞的全草或根。

【原植物】 鳞狸鳞 *Phyllodium elegans*（Lour.）Desv.［*Hedysarum elegans* Lour.；*Desmodium elegans*（Lour.）Benth.］又名：毛排钱树（《广西药用植物名录》），连里尾树（海南）。

小灌木，高 0.5～1.5 m。茎和枝密被黄色绒毛。托叶 1 对，卵状披针形；三出复叶；叶片厚革质，披针形或长圆形，顶端小叶较大，长 5～6 cm，宽3～4 cm，先端圆钝或微凹，基部楔形或近圆形，边缘浅波状，两面均被绒毛，下面尤密，侧生小叶较小，阔椭圆形或卵圆形，长 3～4 cm，宽 2～3 cm。圆锥花序顶生，长 15～25 cm，由多数伞形花序组成，叶状苞片圆形，长 1～3 cm，伞形花序隐藏于内；花萼筒状，被短柔毛，萼 5 齿裂，外侧 2 裂齿愈合为 1；蝶形花冠白色，旗瓣倒卵形，翼瓣长方形，龙骨瓣较翼瓣为小；雄蕊 10，二体；子房线形，密被绢状毛。荚果通常 3 节，密被银灰色绒毛。花期 7～9 月，果期 9～10 月。

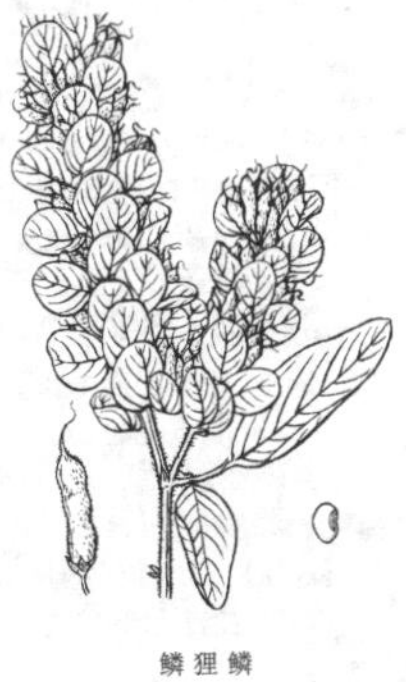

鳞狸鳞

生于荒地林边、山野小林中。分布于福建、广东、广西、海南、云南等地。

【采收加工】 夏季采收，鲜用或晒干。

【药性】《广西中药志》："味涩，性平，无毒。入肺、脾二经。"

【功用主治】《广西中药志》："止血，破积，祛湿滞，祛风消肿。治跌打肿痛，风湿骨痛，衄血，咳血，湿热痢疾，小儿疳积，消渴，乳疮，瘰疬。"

【用法用量】 内服：煎汤，15～30 g。外用：捣敷。

【选方】 1. 治风湿骨痛　毛排钱草根 120 g，浸酒500 g。内服 15～30 g，外擦痛处。（《广西中药志》）

2. 治慢性肝炎　毛排钱树根，白背叶根各 24 g，姜黄4.5 g，簕榄根 12 g，鲜白毛鸡矢藤（藤、叶）4.8 g。以上为 1 日量。制成糖浆或水煎均可，早晚各 1 次，饭后服，小孩酌减。14 日为 1 个疗程，疗程间隔 20～30 日。（《全国中草药汇编》）

0928 毛葡萄叶 máo pú táo yè〔《江西医药资料》1972，(1)：17〕

【基原】 为葡萄科葡萄属植物毛葡萄的叶。

【原植物】 参见"毛葡萄根皮"条。

【采收加工】 夏、秋采收，晒干。

【药性】《全国中草药汇编》："微苦、酸，平。"

【功用主治】《全国中草药汇编》："止血。用于外伤出血。"

【用法用量】 外用：研末敷。

0929 毛大丁草根 máo dà dīng cǎo gēn《闽东本草》

【异名】 白头翁《滇南本草》，兔耳风根《贵阳民间药草》，小一枝箭根《曲靖专区中草药手册》。

【基原】 为菊科大丁草属植物毛大丁草的根及根茎。

【原植物】 参见"毛大丁草"条。

【采收加工】 夏、秋季采挖，晒干。

【成分】 根含毛大丁草醛（piloselloidal），毛大丁草酮（piloselloidone），羟基毛大丁草酮（hydroxypiloselloidone），羟基异毛大丁草酮（hydroxyisopiloselloidone），环毛大丁草酮（cyclopiloselloidone）和去氧去氢环毛大丁草酮（desoxodehydrocyclopiloselloidone），异紫花前胡内酯（marmesin），伞形花内酯（umbelliferone），bothrioclinin，isoarbrind，熊果苷（arbutin），瑞香素-8-*O*-葡萄糖苷（daphnetin-8-glucoside），2，6-二甲氧基-4-羟基苯酚-1-*O*-葡萄糖苷（2，6-dimethoxy-4-droxyphenol-1-*O*-glucoside），1，4-二羟基-2，6-二甲氧基苯-4-*O*-葡萄糖苷（1，4-dihydroxy-2，6-dimethoxyphenyl-4-*O*-glucoside），丁香酸葡萄糖苷（syringic acid-glucoside），印度榅桲苷（marmesinin）。

【药理】 止咳化痰作用　本品的红色油状液体洗脱物（石油醚：乙酸乙酯＝95：5）部分具有良好的止咳、化痰作用。其高剂量组的止咳作用属于显效，优于目前常用的西药右美沙芬。中剂量组与西药右美沙芬同为有效，而低剂量组无效。高、中、低 3 个剂量组的化痰效果均优于痰咳净。

【药性】 苦，凉。

1.《滇南本草》："味苦，性温。"

2.《云南中草药》："苦，凉。"

【功用主治】 清热解毒，行气，止血。主治痢疾，乳蛾，痄腮，瘰疬，胸胁痞气，疝气，便血，尿血，肿毒。

1.《滇南本草》："攻散疮毒，治小儿头秃疮，消散瘰疬，结核，利小便，止尿血，止大、小肠下血，利热毒，止膀胱偏坠气痛，疗乳蛾，痄腮红肿。"

2.《云南中草药》："清热解毒，凉血止血。主治痢疾，大肠下血，疮疡。"

【用法用量】 内服：煎汤，6～9 g。外用：捣敷。

【选方】 1. 治痢疾　小一支箭（根）、马尾黄连、地榆、山楂各 15 g。水煎服。（《曲靖专区中草药手册》）

2. 治小儿肺胃火热，乳蛾，痄腮红肿疼痛，发热头痛　小一支

箭(根)二钱,连翘二钱,赤芍一钱。点水酒服。(《滇南本草》)

3. 治胸胁痞气　毛大丁草根,研末,面糊为丸。每服1.5～2 g,开水送服。(《福建中草药》)

4. 治产后瘀血腹痛　毛大丁草根 15 g,红糖 120 g。炖服。(《闽东本草》)

5. 治久咳,百日咳　兔耳风根 6 g。煨肉吃。(《贵阳民间药草》)

0930 毛叶算盘子 máo yè suàn pán zǐ (《云南思茅中草药选》)

【异名】 丹药良(《云南思茅中草药选》),大叶水榕、大洋算盘(《广西本草选编》),水泡木(《全国中草药汇编》),大算盘子(《广西民族药简编》),单亮、廿条牛换不着(《西双版纳傣药志》)。

【基原】 为大戟科算盘子属植物厚叶算盘子的根。

【原植物】 厚叶算盘子 *Glochidion hirsutum* (Roxb.) Voigt [*Bradleia hirsutum* Roxb.; *G. dasyphyllum* K. Koch]

灌木,稀乔木,高 1～5 m。少数可达 8 m。枝密被锈色长柔毛或粗毛。单叶互生;叶柄长 4～7 mm;托叶披针形,长 3～4 mm;叶片革质,卵形至长圆状卵形,稀长圆形,长 7～15 cm,宽 4～7 cm,先端钝或急尖,基部圆或稍呈心形而偏斜,上面仅脉上被稀疏短柔毛或几无毛,下面带灰白色,密被短柔毛。聚伞花序短小,腋生,总花梗长4～7 mm,有的短缩则花近于簇生;雄花多数,花梗纤细,长 6～10 mm,萼片 6,椭圆形或长圆形,外被短柔毛,通常 3 片较宽,雄蕊 5～8;雌花少数,花萼 6,卵形或阔卵形而厚,外被柔毛,3 片较宽,子房球形,5 室,罕 6 室,被柔毛,花柱合生呈近圆锥状,先端截平。蒴果扁球形,具不显著纵沟,被柔毛。花期 1～6 月,果期 7～10 月。

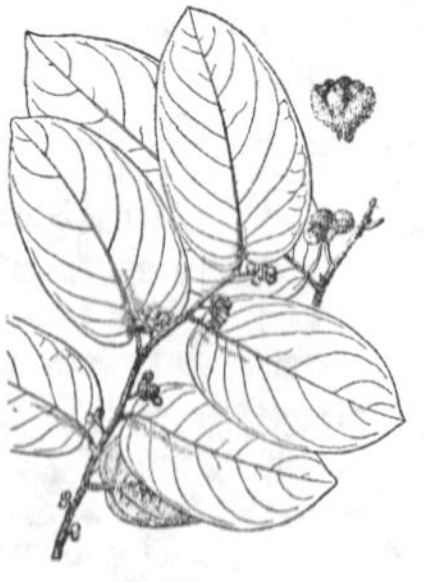
厚叶算盘子

生于河边水旁、沼地边或山地林下阳处湿土上。分布于福建、广东、广西、海南、云南、台湾等地。

本植物的叶(毛叶算盘子叶)亦供药用,另设专条。

【采收加工】 四季均可采,晒干。

【药性】 《广西本草选编》:"味涩、微甘,性平。"

【功用主治】 清热解毒,收敛止血,消肿止痛。主治泄泻,痢疾,咳嗽,哮喘,带下,脱肛,子宫下垂,崩漏,风湿骨痛,跌打损伤。

1.《广西本草选编》:"收敛固脱,祛风消肿。用于风湿骨痛,跌打肿痛,脱肛,子宫下垂,白带,泄泻,肝炎。"

2.《西双版纳傣药志》:"治消化不良性腹泻,脱肛下血,尿血,妇女血崩。"

【用法用量】 内服:煎汤,15～30 g。

0931 毛脉柳叶菜 máo mài liǔ yè cài (《全国中草药汇编》)

【异名】 柳叶菜、兴安柳叶菜(《吉林中草药》)。

【基原】 为柳叶菜科柳叶菜属植物毛脉柳叶菜的全草。

【原植物】 毛脉柳叶菜 *Epilobium amurense* Hausskn. [*E. laetum* Wall. ex Hausskn.]

多年生草本,高达 60 cm。根茎细,斜升,棕黄色,密生多数细根;茎具 2 条细棱,棱上密生曲柔毛。叶上部互生,无柄,下部对生,具短柄;叶片长椭圆形或卵形,长 2～6 cm,宽 1～2.5 cm,边缘具不规则浅细锯齿,两面脉上被短柔毛。花两性,单朵腋生,通常粉红色;花萼裂片 4,外被短毛;花瓣 4,倒卵形,先端凹缺;雄蕊 8,4 长 4 短;子房下位,被曲柔毛,柱头头状,基部为长约 3 mm 的花柱。蒴果细长圆柱形,散生长柔毛;种子多数,黄褐色,近长圆形,具小乳突,先端有污白色簇毛。花期7～9 月。

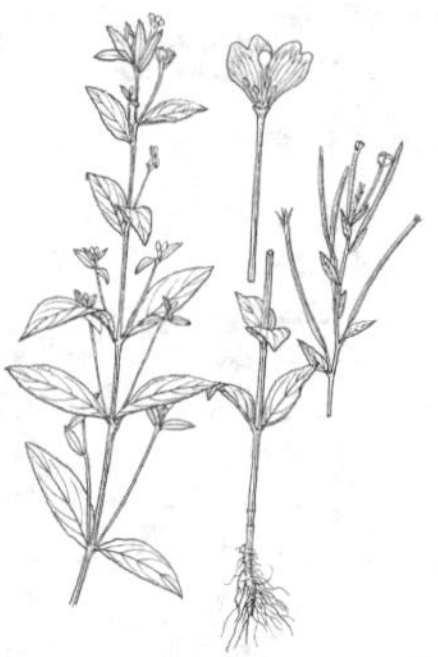
毛脉柳叶菜

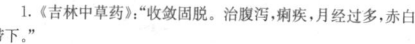

生于海拔 1 900～3 400 m 的林缘、灌丛、草地、沟边沼泽地。分布于华北、东北、华东、中南、西南及台湾等地。

【采收加工】 7～8 月割取全草,晒干或鲜用。

【药性】 苦、涩,平。

《全国中草药汇编》:"味苦、涩,温。"

【功用主治】 收敛止血,涩肠止泻。主治月经过多,带下赤白,久痢,久泻。

1.《吉林中草药》:"收敛固脱。治腹泻,痢疾,月经过多,赤白带下。"

2.《全国中草药汇编》:"收敛止血。治肠炎。"

【用法用量】 内服:煎汤,6～15 g。

【选方】 1. 治月经过多　柳叶菜 15 g,地榆炭 45 g。水煎,日服 2 次。

2. 治腹泻或久痢　柳叶菜 15 g,白头翁 60 g,椿皮 30 g。水煎服。(1、2 方出自《吉林中草药》)

0932 毛葡萄根皮 máo pú táo gēn pí (《全国中草药汇编》)

【基原】 为葡萄科葡萄属植物毛葡萄的根皮。

【原植物】 毛葡萄 *Vitis quinquangularis* Rehd. [*V. pentagona* Diels et Gilg] 又名:野葡萄、五角叶葡萄(《陕西中草药》),橡根藤、飞天白鹤、茅婆驳骨、止血藤、蝴蜞艾(《全国中草药汇编》),五角葡萄(《云南药用植物名录》),大血藤(《贵州中草药名录》)。

木质藤本,长达8 m。幼枝、叶柄和花序轴密被白色或褐色蛛丝状柔毛,老枝紫红色。单叶互生;叶柄长 3～7 cm;叶片卵形或五角状卵形,不分裂或具不明显的 3～5 角棱以至 3～5 裂,长 8～15 cm,宽 6～10 cm,先端急尖,基部近截形或浅心形,边缘有微波状牙齿,上面绿色,初被柔毛,后变无毛,下面密被灰白色或灰棕色绒毛。花杂性异株,圆锥花序长 8～11 cm,稀达 16 cm,与叶对生,分枝近平展;花小,淡黄绿色;花萼不明显;花瓣 5,长约 1.8 mm,先端粘合成帽状脱落;雄蕊 5～6,与花瓣对生;子房埋于花盘中。浆果球形,熟时黑紫色。种子三角形,腹部有两角棱。花期 5～6 月,果期 7～9 月。

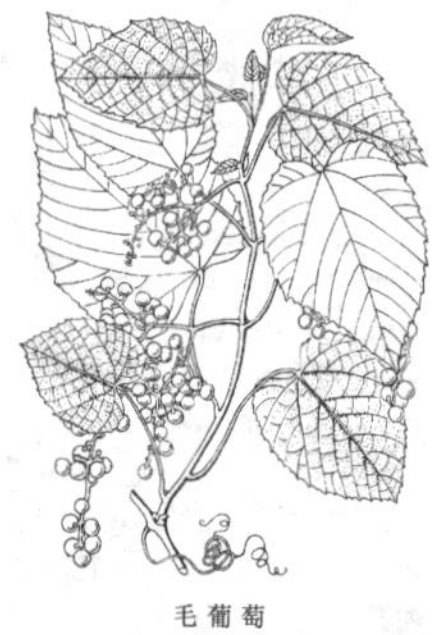
毛 葡 萄

生于海拔 600～1 500 m 的山坡灌丛及林缘。分布于西南及江苏、浙江、安徽、江西、湖北、广西、陕西、甘肃、台湾等地。

本植物的叶(毛葡萄叶)亦供药用,另设专条。

【采收加工】 秋、冬季挖取根部,洗净,剥取根皮,切片,鲜用或晒干。

【药性】 《陕西中草药》:"味微苦、酸,性平。"

【功用主治】 活血舒筋。主治月经不调,带下,风湿骨痛,跌打损伤。

1.《陕西中草药》:“调经活血,补虚止带。治月经不调,白带。”

2.《全国中草药汇编》:“舒筋活血。外用治跌打损伤,筋骨疼痛。”

【用法用量】 内服:煎汤,6～10 g。外用:捣敷。

【宜忌】《陕西中草药》:“反大葱。”

0933 毛叶算盘子叶 máo yè suàn pán zǐ yè 《云南思茅中草药选》

【基原】 为大戟科算盘子属植物厚叶算盘子的叶。

【原植物】 参见“毛叶算盘子”条。

【采收加工】 四季均可采收,鲜用。

【成分】 茎、叶中含算盘子酮(glochidone),算盘子二醇(glochidiol),β-谷甾醇(β-sitosterol)及豆甾醇(stigmasterol)等。

【药性】《广西本草选编》:“味涩、微甘,性平。”

【功用主治】 清热解毒,祛风止痒。主治牙痛,疮疡,荨麻疹,湿疹。

【用法用量】 外用:煎水洗或含漱。

【选方】 1. 治牙痛　用(厚叶算盘子)叶适量,水煎含漱。(《广西本草选编》)

2. 治荨麻疹,湿疹,疮疡　用(毛叶算盘子)叶煎水外洗。(《云南思茅中草药选》)

0934 气桐子 qì tóng zǐ 《分类草药性》

【异名】 气死桐子(《重庆草药》),光桐(《广西药用植物名录》)。

【基原】 为大戟科油桐属植物油桐未成熟的果实。

【原植物】 参见“油桐子”条。

【采收加工】 收集未成熟而早落的果实,除净杂质,鲜用或晒干。

【成分】 参见“油桐子”条。

【功用主治】《分类草药性》:“治疝气,消食积,妇人月经病。”

【用法用量】 内服:煎汤,1～3个。外用:捣敷或取汁搽。

【选方】 1. 治疮疖(脓疱疮)　嫩油桐果切开,将果内流出的水涂患处。(《河南中草药手册》)

2. 治疔疮　未成熟的油桐果切片,贴患处。(《福建药物志》)

3. 治烫伤　油桐果捣烂绞汁,调冬蜜敷抹患处。(《福建民间草药》)

0935 升麻 shēng má 《本经》

【异名】 周升麻(《本经》),周麻(《别录》),鸡骨升麻(《本草经集注》),鬼脸升麻(《纲目》)。

【基原】 为毛茛科升麻属植物大三叶升麻、兴安升麻和升麻的根茎。

【原植物】 1. 大三叶升麻 *Cimicifuga heracleifolia* Komar.

多年生草本,高 1 m 或更高。根茎粗壮,表面黑色,有许多下陷圆洞状的老茎残迹。茎直立,无毛。下部茎生叶为二回三出复叶;叶柄长达 20 cm;顶生小叶倒卵形或倒卵状椭圆形,长 6～12 cm,宽 4～9 cm,先端 3 浅裂,基部圆形、圆楔形或微心形,边缘有粗齿,侧生小叶斜卵形,比顶生小叶小,无毛或下面沿脉疏被白色柔毛;茎上部叶通常为一回三出复叶。复总状花序,有 2～9 分枝;花序轴及花梗被灰色腺毛和柔毛;花两性;萼片 5,花瓣状,黄白色,倒卵状圆形或宽椭圆形,长 3～4 mm,宽 2.5～3 mm,早落;无花瓣;退化雄蕊椭圆形,先端全缘;雄蕊多数,花丝丝形;心皮 3～5,有短柄。蓇葖果,长圆形。种子椭圆形,四周有膜质鳞翅。花期 8～9 月,果期 9～10 月。

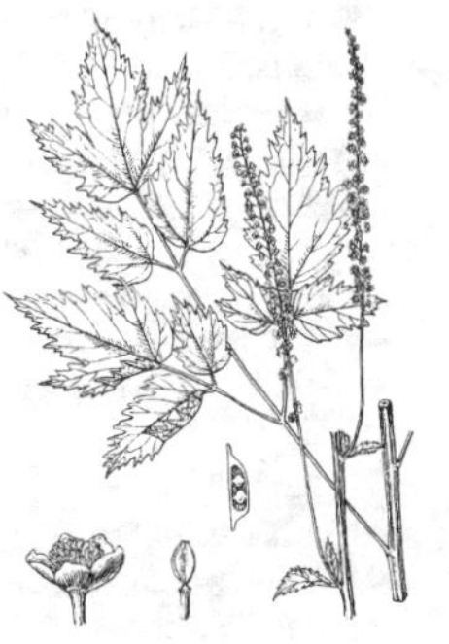

大三叶升麻

生于山坡草丛或灌木丛中。分布于辽宁、吉林、黑龙江。

2. 兴安升麻 *C. dahurica* (Turcz.) Maxim. [*Actaea dahurica* Turcz. ex Fisch. et Mey.]　又名:地芽龙(《盛京通志》),苦龙芽菜(《铁岭县志》),窟窿牙根(东北)。

多年生草本,高达1 m。根茎粗壮,多弯曲,表面黑色,有许多下陷圆洞状的老茎残迹。茎直立,无毛或微被毛。下部茎生叶为二至三回三出复叶;叶柄长达 17 cm;顶生小叶宽菱形,长 5～10 cm,宽 3.5～9 cm,3 深裂,基部微心形或圆形,边缘有不规则锯齿,侧生小叶长椭圆状卵形,稍斜,边缘具不规则锯齿;茎上部叶似下部叶,但较小,具短柄。复总状花序;花单性,雌雄异株;雄株花序大,长达 30 cm,分枝 7～20,雌株花序稍小,分枝少;花序轴和花梗被灰色腺毛和短柔毛;苞片钻形;萼片 5,花瓣状,白色,宽椭圆形或宽倒卵形,早落;花瓣无;退化雄蕊叉状 2 深裂,先端各有 1 个空花药;雄蕊多数,花丝丝状;心皮 4～7,疏被灰色柔毛或近无毛。蓇葖果,先端有贴伏的白色柔毛。种子椭圆形,褐色,四周有膜质鳞翅,中央有横鳞翅。花期7～8月,果期 8～9月。

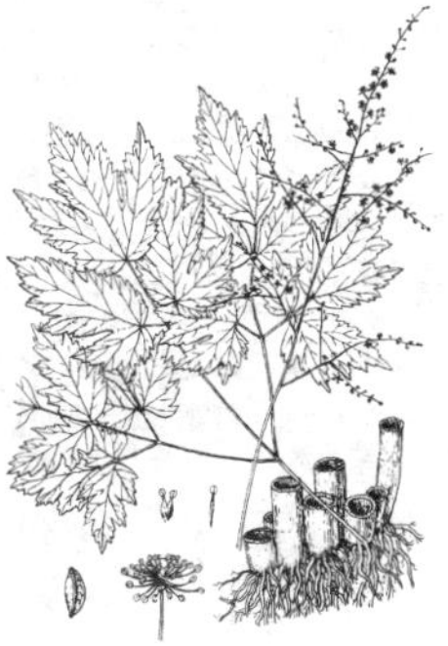

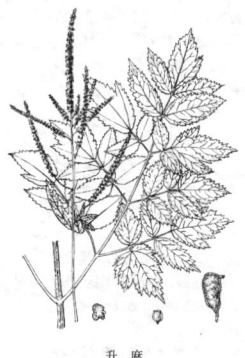

兴安升麻

生于海拔 300～1 200 m 的山地林缘、林中或山坡草地。分布于河北、山西、内蒙古、辽宁、吉林、黑龙江、河南、湖北。

3. 升麻 *Cimicifuga foetida* L. [*Actaea cimicifuga* L.]　又名:绿升麻(湖北、云南、西北地区)。

多年生草本,高 1～2 m。根茎粗壮,坚实,表面黑色,有许多内陷的圆洞状老茎残迹。茎直立,上部有分枝,被短柔毛。叶为二至三回三出羽状复叶;叶柄长达15 cm;茎下部叶的顶生小叶具长柄,菱形,长 7～10 cm,宽 4～7 cm,常 3 浅裂,边缘有锯齿,侧生小叶具短柄或无柄,斜卵形,比顶生小叶略小,边缘有锯齿。复总状花序具分枝 3～20,长达45 cm,下部的分枝长达 15 cm;花序轴密被灰色或锈色腺毛及短柔毛;苞片钻形,比花梗短;花两性;萼片 5,花瓣状,倒卵状圆形,白色或绿白色,早落;无花瓣;退化雄蕊宽椭圆形,先端微凹或 2 浅裂;雄蕊多数;心皮 2～5,密被灰色柔毛。蓇葖果,长圆形,密被贴伏柔毛,喙短。种子椭圆形,褐色,

升　麻

四周有膜质鳞翅。花期7～9月，果期8～10月。

生于海拔1 700～2 300 m的山地林缘、林中或路旁草丛中。分布于山西、河南西部、湖北、四川、云南、西藏、陕西、甘肃、青海。

【栽培】 生物学特性 升麻喜温暖湿润气候。耐寒，当年幼苗在－25 ℃低温下能安全越冬。幼苗期怕强光直射，开花结果期需要充足光照，怕涝，忌土壤干旱，喜微酸性或中性的腐殖质土，在碱性或重黏土中栽培生长不良。

繁殖方法 用种子繁殖。种子采收后室内干燥贮存2个月，发芽率10%以下，贮存1年后多数不能发芽。采种后，将种子进行湿沙层积低温（－5 ℃）处理2个月，可以提高发芽率。播种育苗春、秋两季均可。秋播在10月中旬～11月上旬；春播则在4月中旬～5月上旬。按行株距20 cm×25 cm顺畦开沟，将种子均匀播入沟内，覆土，稍加镇压。育苗期注意浇水、除草、追肥、遮阳。育苗1年，在秋季地上部枯萎后或春季返青前移栽，按行距40～50 cm，株距25～30 cm开穴，定植于大田，栽后浇1次透水。

田间管理 春季气候干燥时要淋水保湿，生长期经常松土除草，二年生升麻结果较少，种子质量差，为不影响根茎生长，在花蕾初期需剪去花序，7～8月雨季到来前适当培土。

病虫害防治 病害有灰斑病，8～9月发生，受害部位主要是叶片，发病前喷射1∶1∶120倍的波尔多液预防，发病初期喷65%代森锌500倍液防治。虫害有蛴螬咬食根茎。

【采收加工】 栽培4年后采收，秋季地上部分枯萎后，挖出根茎，去净泥土，晒至八成干时，用火燎去须根，再晒至全干，撞去表皮及残存须根。

【药材】 升麻 *Cimicifugae Rhizoma*

大三叶升麻主产于辽宁、吉林、黑龙江等地，又称“关升麻”。兴安升麻主产于黑龙江、河北、山西、内蒙古，以河北、山西产量最大，又称“北升麻”。升麻主产于四川、青海等地，以四川产量较大，又称“川升麻”。

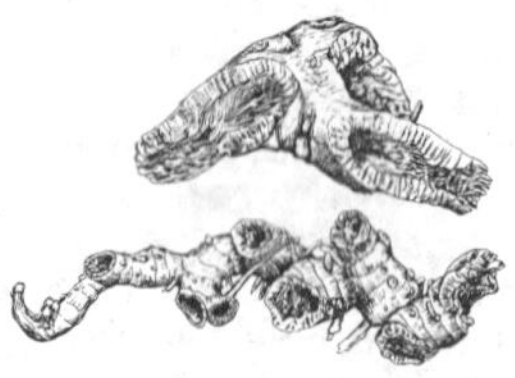

升麻（根茎）外形

性状 根茎为不规则的长形块状，多分枝，呈结节状，长10～20 cm，直径2～4 cm。表面黑褐色或棕褐色，粗糙不平，有坚硬的细须根残留，上面有数个圆形空洞的茎基痕，洞内壁显网状沟纹；下面凹凸不平，具须根痕。体轻，质坚硬，不易折断，断面不平坦，有裂隙，纤维性，黄绿色或淡黄白色。气微，味微苦而涩。

鉴别 （1）根茎横切面：关升麻 后生皮层细胞1列，外壁木栓化增厚，可见增厚纹理。皮层细胞9～20列。中柱鞘纤维束弯月形，由30～100个纤维组成。中柱维管束多至60个，环列，外韧型。韧皮部约有10余列细胞，径向排列，较整齐；形成层不甚明显；木质部导管较多，单个散在或2～7个成群，于内侧分布较多。射线宽2～5列细胞。髓部大，薄壁细胞富含淀粉粒。

北升麻 后生皮层细胞1列。皮层细胞12～18列，皮层纤维束19～34个。中柱鞘纤维位于初生韧皮部外方。维管束约30个，环列，外韧型。形成层尚明显。木质部导管较少；木纤维类多角形。射线宽2～14列细胞。髓部大。

川升麻 后生皮层细胞1～3列，有的最外层外壁木栓化增厚，有的外壁及垂周壁乳头状增厚，突入胞腔。皮层细胞20～30列。中柱鞘纤维偶见。维管束约22个，环列，外韧型。韧皮部狭长尖，偏斜。形成层不甚明显。木质部宽广，宽狭不一，呈连珠状，导管多单个散在或2～7个成群。射线宽8～40列细胞。髓部较小，偏心。

（2）薄层色谱：取本品粉末3 g，加1%碳酸氢钠溶液50 ml，放置过夜，超声处理10分钟，滤过，滤液用稀盐酸调节pH至2～3，用乙醚提取3次（20、15、15 ml），合并醚液，挥干，残渣加甲醇1 ml使溶解，作为供试品溶液。另取阿魏酸对照品，加甲醇制成每1 ml含1 mg的溶液，作为对照品溶液。吸取上述两种溶液各5 μl，分别点于同一羧甲基纤维素钠为黏合剂的硅胶G薄层板上，以苯-醋酸乙酯-甲酸（4∶1∶0.1）为展开剂，展开，取出，晾干，喷以新配制的1%三氯化铁和1%铁氰化钾（1∶1）的混合溶液。供试品色谱在与对照品色谱相应的位置上，显相同颜色的斑点。

品质标志 《中华人民共和国药典》2010年版规定，照高效液相色谱法测定，本品按干燥品计算，含异阿魏酸（$C_{10}H_{10}O_4$）不得少于0.10%。

【成分】 1. 升麻根主要含 三萜及其苷类：25-*O*-羟升麻环氧醇-3-*O*-*β*-*D*-木糖苷（25-*O*-anhydrocimigenol-3-*O*-*β*-*D*-xyloside），兴安升麻丹醇（cimicidanol-3-*O*-阿拉伯糖苷）及阿拉伯糖苷，兴安升麻丹醇（cimicidanol），升麻佛醇（cimicifol），升麻定醇（foetidinol），升麻亭（actein），27-去氧升麻亭（27-deoxyactein），升麻诺醇（cimicinol），升麻苷（cimicifugoside）H-4，升麻苷（cimicifugoside）H-6，异兴安升麻醇（isodahurinol），25-*O*-甲基异兴安升麻醇（25-*O*-methylisodahurinol），去羟基兴安升麻醇（dehydroxydahurinol），25-*O*-乙基升麻环氧醇-3-*O*-*β*-*D*-木糖苷（25-*O*-acetylcimigenol-3-*O*-*β*-*D*-xyloside），25-*O*-乙基升麻环氧醇苷（25-*O*-acetylcimigenolside），15，24-双异升麻环氧醇（cimigol），升麻丝苷（cimiside）E、F，凯诺醇-*β*-*D*-吡喃葡萄糖苷（khellol-*β*-*D*-glucopyranoside），新升麻丝苷（neocimiside），环阿尔廷烷（cycloartane）。

苯丙素类：升麻酸（cimicifugic acid）A、B、C、D、E，蜂斗菜酸（fukinolic acid），异阿魏酸（isoferulic acid），*β*-乙基咖啡酸（*β*-acetyl caffeic acid），咖啡酯葡萄糖苷（caffeic ester glucoside），升麻素葡萄糖苷（cimifugin glucoside）。

色酮类：降升麻素（norcimifugin）。

其他类型化合物：北升麻瑞（cimidahurine），北升麻宁（cimidahurinine），异升麻酰胺（isocimifugamide）。

2. 兴安升麻根主要含 三萜及其苷类：升麻环氧醇3-*O*-*β*-*D*-木糖苷（cimigenol-3-*O*-*β*-*D*-xyloside），25-*O*-乙基升麻环氧醇-3-*O*-*β*-*D*-木糖苷，升麻丝苷（cimiside）C、D，25-*O*-乙基升麻环氧醇苷，15，24-双异升麻环氧醇，金龟草酮醇（acerionol），24-*O*-乙基金龟草酮醇（24-*O*-acetyacerionol），北升麻瑞，北升麻宁，升麻环氧醇（cimigenol），3-木糖基-24-*O*-乙基-羟基升麻新醇-15-*β*-*D*-葡萄糖苷（3-xylosyl-24-*O*-acetyl-hydroshengmanol-15-*β*-*D*-glucoside），还含有升麻苷（cimicifugoside），升麻新醇木糖苷（shengmanolxyloside），升麻丝苷A（cimiside A），升麻丝苷B（cimiside B）。

桂皮酰胺衍生物：升麻酰胺（cimioifugamide），以及异升麻酰胺（为升麻酰胺的异构体），北升麻瑞和北升麻宁。

酚酸类：阿魏酸（ferulic acid），异阿魏酸，咖啡酸（caffeic acid）。

【药理】 1. 解热、降温作用 北升麻提取物1 g/kg或其成分异阿魏酸1～2 g/kg灌服，均可使大鼠正常体温降低，且对伤寒混合疫苗所致大鼠发热亦有解热作用。

2. 镇痛作用 升麻水煎液相当于生药17.5 g/kg或北升麻提取物1 g/kg、5 g/kg小鼠灌服，均能明显抑制醋酸所致扭体反应，提示其有镇痛作用。

3. 镇静、抗惊厥作用 升麻水煎液能使小鼠自主活动减少，呈现镇静作用。北升麻醇提物对樟脑或士的宁所致惊厥有抑制作用。

4. 抗炎作用 北升麻以及有效成分异阿魏酸2 g/kg大鼠灌服，对角叉莱胶或右旋糖酐所致足跖肿胀有抑制作用。对乳酸或醋酸所引起的大鼠肛门溃疡，有使溃疡面积缩小趋势。

5. 对免疫功能的影响 升麻三萜类化合物能增强淋巴细胞的活性，对植物血凝素（PHA）引起的淋巴细胞转化有很强的抑制作用。升麻醇木糖苷能选择性地抑制细胞内摄入核苷，抑制淋巴细胞活化。升麻提取物能诱导淋巴细胞产生干扰素。

6. 护肝作用　升麻的甲醇提取物、升麻醇木糖苷灌胃对四氯化碳所致小鼠肝损伤有明显的抑制作用，可使血清天冬氨酸氨基转移酶(AST)、丙氨酸氨基转移酶(ALT)值明显降低，并使肝细胞的变性、坏死减轻。此外，从升麻中分离的环阿尔廷烷(cycloartane)，系三萜类，对四氯化碳所致小鼠肝损伤有显著抑制效果，肝组织损伤亦见改善。

7. 解痉作用　北升麻根茎的50%甲醇提取物能对抗乙酰胆碱、组胺、氯化钡引起的豚鼠离体空肠的收缩作用，其活性成分齿阿米醇在 5×10^{-5} g/ml 剂量下能对抗 10^{-7} g/ml乙酰胆碱、10^{-6} g/ml组胺和 3×10^{-4} g/ml 氯化钡所致痉挛作用的一半，齿阿米素对豚鼠离体空肠的解痉作用约为齿阿米醇的 1/3，而去甲齿阿米素几乎无解痉作用。齿阿米醇和齿阿米素的解痉作用分别为盐酸罂粟碱的 1/3 和 1/10，另外，根茎甲醇提取液的水溶性部分对豚鼠空肠离体肠管有致痉作用。

8. 抗病毒作用　升麻对离体肠肌和妊娠子宫有抑制作用，对未孕子宫及膀胱呈兴奋效应。升麻治带状疱疹、麻疹、流感有效，提示其可能有抗病毒作用。

9. 抑制核苷运转　从升麻根茎分离的 24 个三萜化合物能抑制植物血凝素(PHA)刺激的淋巴细胞的核苷的转运。其中升麻苷抑制活性最强，4 ng/ml 时可引起 50%被抑制。兴安升麻总皂苷(Cd-S)也能抑制体外 PHA 刺激的淋巴细胞对胸腺嘧啶脱氧核苷的转运，并在体外对猴免疫缺陷病毒(SIV)具有抑制作用。

10. 抗骨质疏松作用　升麻中的三萜类化合物对甲状旁腺激素(PTH)诱导切除卵巢的大鼠的骨质疏松具有抑制作用。根茎的甲醇提取物对骨组织培养时由 PTH 诱导引起的骨质疏松也有很强的抑制作用。

11. 舒张血管作用　升麻中的有机酸升麻酸 D 和蜂斗菜酸在 3×10^{-4} mol/L 时可以持续而缓慢地松弛去甲肾上腺素(NE)引起的鼠主动脉收缩，其机制是抑制了 Ca^{2+} 内流。

毒性　升麻全株有毒。小鼠腹腔注射石油醚提取物 1 000 mg/kg，出现活动减少，部分动物瘫痪、死亡；氯仿提取物 1 000 mg/kg，动物活动减少，部分动物惊厥死亡。小鼠腹腔注射兴安升麻全草氯仿提取物 500 mg/kg，出现翻正反射消失、呼吸弱、瘫痪，最后死亡。

【炮制】 1. 升麻　取原药材，除去杂质，略泡，洗净，润透，切薄片，干燥。

2. 蜜升麻　取炼蜜加适量开水稀释，与升麻拌匀，润透，置锅内，用文火加热，炒至不粘手时，取出放凉，及时收贮。每升麻 100 kg，用炼蜜 25 kg。蜜升麻发散作用减弱，升阳举陷作用缓和持久。

3. 升麻炭　取净升麻片，置锅内，用武火加热，炒至表面呈焦黑色，内部棕褐色，喷淋少许清水，灭尽火星，取出晾干。升麻炭止血，微具升提作用，多用于血痢。

4. 酒升麻　取生升麻片，用白酒拌匀，稍润，待全部吸收后晾干，用麦麸炒至微黄色取出，筛去麦麸即得。每升麻片 100 kg，用黄酒 20 kg。

饮片性状　生品参见"药材"项，气微，味微苦而涩。蜜升麻形如升麻片，呈黄褐色或棕褐色。有蜜香气、味甜。升麻炭形如升麻，表面黑色，折断面棕褐色。气微，味苦涩。酒升麻形如升麻片，具酒气。

贮干燥容器内，蜜升麻、酒升麻，密闭，置阴凉干燥处，防潮。升麻炭防复燃。

【药性】 辛、甘，微寒。归肺、脾、大肠、胃经。

1.《本经》："味甘，平。"

2.《吴普本草》："神农：甘。"

3.《别录》："苦，微寒，无毒。"

4.《医学启源》："气平，味微苦。足阳明胃、足太阴脾引经药。《主治秘要》云：性温，味辛。气味俱薄，浮而升，阳也。"

5.《汤液本草》："微苦，微寒。味薄气厚，阳中之阴也。阳明经本经药，亦走手阳明经、太阴经。"

6.《心印绀珠经》："味苦，平，气微寒，无毒，升也。"

7.《药性考》："苦，甘，兼辛，气升。"

【功用主治】 发表透疹，清热解毒，升阳举陷。主治外感风热，头痛寒热，咽痛，斑疹，麻疹透发不畅，时疫火毒，口疮，痈肿疮毒，中气下陷，脾虚泄泻，久痢下重，脱肛，内脏下垂，妇女带下，崩中。

1.《本经》："主解百毒……辟温疫，瘴气邪气，毒蛊。"

2.《别录》："主中恶腹痛，时气毒疠，头痛寒热，风肿诸毒，喉痛，口疮，久服轻身长年。"

3.《药性论》："治小儿风惊痫，时气热疾，能治口齿风䘌肿疼，牙根浮烂恶臭，热毒脓血，除心肺风毒热壅闭不通，口疮，烦闷；疗痈肿，豌豆疮，水煎绵沾拭疮上。"

4.《汤液本草》："主肺痿咳唾脓血，能发浮汗。"

5.《滇南本草》："表小儿痘疹，解疮毒，咽喉(肿)喘咳音哑，肺热，止齿痛，乳蛾，痄腮。"

6.《本草要略》："能解脾胃肌肉间热。"

7.《纲目》："消斑疹，行瘀血。治阳陷眩运，胸胁虚痛，久泄下痢后重，遗浊，带下，崩中，血淋，下血，阴痿足寒。"

8.《本草备要》："表散风邪，升发火郁，能升阳气于至阴之下，引甘温之药上行，以补卫气之散而实其表。治久泄，脱肛，目赤，风热疮痈，解百药毒。"

【用法用量】 内服：煎汤，用于升阳，3～6 g，宜蜜炙、酒炒；用于清热解毒，可用至 15 g，宜生用；或入丸、散。外用：研末调敷，或煎汤含漱。

【宜忌】 阴虚阳浮，喘满气逆及麻疹已透者忌服。服用过量可产生头晕、震颤、四肢拘挛等。

1. 李东垣："引葱白散手阳明风邪；引石膏止足阳明齿痛；人参、黄芪非此引之，不能上行。"(引自《纲目》)

2.《本草经疏》："凡吐血、鼻衄、咳嗽多痰，阴虚火动，肾经不足及气逆呕吐、惊悸怔忡、癫狂等病，法咸忌之，误用多至危殆。"

3.《痧胀玉衡》："痧证禁用，恐提痧气上升而难遏也。"

4.《得配本草》："伤寒初病太阳，痘疹见标，下元不足，阴虚火炎，四者禁用。"

【选方】 1. 治时气温疫，头痛发热，肢体烦疼，疮疹已发或未发　升麻、白芍药、甘草(炙)各十两，葛根十五两。同为粗末。每服三钱，用水一盏半，煎取一中盏，去滓。稍热不计时候服，日二三服，以病气去，身清凉为度。小儿量力服之。(《阎氏小儿方论》升麻葛根汤)

2. 治强壮人热毒流入肠胃，骨节疼痛，腹中烦满，大便秘涩　升麻、大黄(锉，炒)各四两，前胡(去苗)、栀子仁(炒)各三两。上四味，粗捣筛。每服三钱匕，水一盏，煎至七分，去滓食前温服，未通再服。(《圣济总录》升麻汤)

3. 治雷头风，头面疙瘩肿痛，憎寒壮热状如伤寒　升麻、苍术(泔浸，去皮)各四钱，荷叶一大片。水煎，食后热服。(《医方集解》刘河间清震汤)

4. 治阳毒为病，面赤斑斑如锦文，咽喉痛，唾脓血　升麻二两，当归一两，蜀椒(炒去汗)一两，甘草二两，鳖甲手指大一片(炙)，雄黄半两(研)。上六味，以水四升，煮取一升，顿服之，老少再服取汗。(《金匮要略》升麻鳖甲汤)

5. 治伤寒发汗吐下后，毒气不散，表虚里实，热发于外，故身斑如锦纹，甚则烦躁谵语，兼治喉闭肿痛　升麻、玄参、甘草(炙)各半两。上锉如麻豆大。每服抄五钱匕，以水一盏半，煎至七分，去

滓服。(《类证活人书》玄参升麻汤)

6. 治伤寒后发疟,动作无时　川升麻一(二)两,恒山一两,蜀漆一两。上件捣筛为散。每服四钱,以水一中盏,煎至六分,去滓,空心温服。良久当吐,未吐再服。(《圣惠方》)

7. 治因服补胃热药,致使上下牙疼痛不可忍,牵引头脑,满面发热大痛,其齿喜冷恶热　当归身、黄连、生地黄(酒制)以上三分,牡丹皮五分,升麻一钱。上为细末,都作一服,水一盏半,煎至一盏,去渣,待冷服之。(《兰室秘藏》清胃散)

8. 治口疮　升麻、黄柏、大青。上三味,切,以水煮含之,冷吐,差止。(《外台》引《集验方》)

9. 治齿风宣露　川升麻、白附子(炮裂)各一两。上件药,捣细罗为散,以生地黄汁调,贴在齿根,立效。(《圣惠方》川升麻散)

10. 治咽喉卒肿痛,咽唾不得,消热下气　生夜干汁六合,当归一两,升麻一两,甘草三分。凡四物下筛,以夜干汁丸之,绵裹如弹丸,含稍咽其汁,日三夜一。(《医心方》引僧深升麻含丸)

11. 治时气病后,毒气攻目赤烂　升麻三分,秦皮(去粗皮,锉)、黄连(去须)、萎蕤各一两。上四味粗捣筛,作三次用,每次以水一升,煎取半升,绵滤去渣。洗眼。(《圣济总录》洗眼升麻汤)

12. 治卒肿毒起,急痛　升麻磨醋频涂之。(《肘后方》)

13. 治噤痢　绿色升麻(醋炒)一钱,莲肉(去心,炒焦黄)三十枚,人参三钱。水一钟,煎半钟饮之。蜜和为丸更妙,每四钱一服,白汤吞。(《医学广笔记》)

14. 治妇女乳中结核　升麻、甘草节、青皮各二钱,瓜蒌仁三钱。上作一服,水二盅,煎至一盅,食后细细呷之。(《证治准绳》)

15. 治产后恶物不尽,或经一月、半岁、一岁　升麻三两,以清酒五升,煮取二升,分温再服。当吐下恶物,勿怪,良。(《千金方》升麻汤)

16. 治小儿尿血　川升麻五分,水五合,煎取一合,去滓,一岁儿一日服尽。(《纲目》引《姚和众小儿方》)

【临床报道】 1. 治疗急性细菌性痢疾　升麻 9 g,葛根 12 g,赤芍 9 g,甘草 5 g。水煎,口服,每日 1 次。随证加减。治疗急性细菌性痢疾 50 例,病程最长 7 日,最短 1 日,结果 3 日内治愈者 19 例,4～6 日治愈者 27 例;1 星期以内好转 3 例,无效 1 例。

2. 治疗膈肌痉挛　升麻、柴胡、枳壳各等份,共研细末,每次 4 g,温开水冲服。治疗呃逆 56 例,均痊愈。

3. 治疗产后尿潴留　升麻、黄芪、当归、柴胡适量。水煎,口服,日 3 次。治疗 24 例产后尿潴留,全部治愈。最少服药半剂,最多服药 4 剂,一般服药 2 剂。

4. 治疗带状疱疹　升麻 30～50 g。浓煎汁用纱布蘸药汁湿敷患者,保持局部湿润,同时禁食生姜、大蒜、辣椒、鱼、蛋等辛辣及发物,一般 3～5 日痊愈。治疗带状疱疹 20 余例,屡试有效。

【各家论述】 1. 张洁古:"升麻,乃足阳明胃、足太阴脾行经药也。若补脾胃,非此为引不能补。若得白芷、葱白之类亦能走手阳明、太阴,非此四经,不能用也。能解肌肉间热,此手足阳明伤风之的药也。《主治秘要》云,其用有四:手足阳明引经一也;升阳于至阴之下二也;阳明经分头痛三也;去风邪在皮肤及至高之上四也。"(引自《本草发挥》)

2.《脾胃论》:"升麻,引胃气上腾而复其本位,便是行春升之令。"

3.《汤液本草》:"东垣云,升麻入足阳明。若初病太阳证,便服升麻、葛根,发出阳明经汗,或失之过,阳明经燥,太阳经不可解,必传阳明矣,投汤不当,非徒无益,而又害之也。朱(肱)氏云,瘀血入里,若衄血、吐血者,犀角地黄汤,乃阳明经圣药也,如无犀角,以升麻代之。升麻、犀角性味相远不同,何以代之?盖以升麻止是引地黄及余药同入阳明耳。仲景云,太阳病,若发汗,若利小便,重亡津液,胃中干燥,因转属阳明,其害不可胜言。"

4.《纲目》:"升麻引阳明清气上行,柴胡引少阳清气上行,此乃禀赋素弱、元气虚馁及劳役饥饱、生冷内伤,脾胃引经最要药也。升麻葛根汤,乃发散阳明风寒药也,时珍用治阳气郁遏及元气下陷诸病、时行赤眼,每有殊效。"

5.《本草汇言》:"升麻,散表升阳之剂也。疗伤寒,解阳明在表(发热,头额痛,眼眶痛,鼻干,不得眠)之邪,发痘瘄于隐秘之时,化斑毒于延绵之际。但味苦寒平,所以风寒之邪,发热无汗;风热之邪,头风攻痛,并目疾肿赤,乳蛾喉胀,升麻并皆治之。又如内伤元气,脾胃衰败,下陷至阴之分;或醉饱房劳,有损阳气,致陷至阴之中;或久病泻痢,阳气下陷,后重窘迫;或久病崩中,阴络受伤,淋沥不止;或胎妇转胞下坠,小水不通;或男子湿热下注,腰膝沉重;或疫毒内陷,紫黑胀痛;或大肠气虚,肛坠不收,升麻悉能疗之。此升解之药,故风可散,寒可驱,热可清,疮疹可解,下陷可举。内伏可托,诸毒可拔。又诸药不能上升者,唯升麻可升之。"

6.《本草求真》:"升麻,似与葛根一类,但此辛甘微苦,能引葱白入肺,发散风寒出汗,引石膏能治阳明顶巅头痛、齿痛,引参、芪能入脾胃补脾,且同柴胡能引归、芪、白术甘温之药以补卫气之散而实其表。""不似葛根功专入胃,升津解肌而不能引诸药以实卫气也。但升麻佐于葛根,则入阳明生津解肌有效,同柴胡升气,则柴胡能升少阳肝经之阳,升麻能升阳明胃经之阳,一左一右,相须而成。"

7.《本草正义》:"升麻,其性质颇与柴胡相近,金、元以来亦恒与柴胡相辅并行,但柴胡宣发半表半里之少阳,而疏解肝胆之抑遏;升麻宣发肌肉腠理之阳明,而升举脾胃之郁结,其用甚近,而其主不同,最宜注意。故脾胃虚馁,清气下陷诸证,如久泄久痢,遗浊崩带,肠风淋露,久痔脱肛之类,苟非湿热阻结,即当提举清阳,非升麻不可,而柴胡犹为升麻之辅佐,东垣益气升阳诸方,亦即此旨,并非以升、柴并辔扬镳也。至于肝肾之虚,阴薄于下,阳浮于上,则不可妄与升举,以贻拔本之祸,亦与柴胡同耳。""升麻能发散阳明肌腠之风邪,透表发汗,其力颇大,惟表邪之郁遏者宜之,而阴虚之热自内发者不可妄试。又上升之性,能除巅顶风寒之头痛,然亦惟风寒外邪宜之,而肝阳上凌之头痛,又为大忌。濒湖谓升麻治阳陷眩运,则头目眩运,肝阳最多,所谓阳陷,甚不可解,恐非升提之药所宜也。东垣谓止阳明齿痛,盖用以引清胃之药入于阳明经耳,非升麻之能止齿痛也。"

0936 升登 shēng dēng (《中华人民共和国药典》)

【异名】 生等(《藏药标准》),森等(《新华本草纲要》)。

【基原】 为鼠李科猫乳属植物西藏猫乳的木材。

【原植物】 西藏猫乳 *Rhamnella gilgitica* Mansf. et Melch.

灌木,高 2 m。幼枝绿色,无毛或被短柔毛;老枝深褐色。叶互生;叶柄长 2～4 mm,无毛;托叶狭披针形,早落;叶片纸质,椭圆形或披针状椭圆形,长 2～5 cm,宽 1～2 cm,先端锐尖,基部近圆形或宽楔形,中部最宽,边缘具不明显的细锯齿,或中部以上具细锯齿,上面绿色,下面灰绿色,两面无毛,侧脉 4～5 对。花2～4 个簇生于叶腋或排成具短总梗的聚伞花序。核果近圆柱形,先端有残留的花柱,成熟时橘红色。花期 5～7 月,果期 9月。

生于海拔 2 600～2 900 m 的山地灌丛或林中。分布于四川、云南、西藏。

【采收加工】 四季可采,采后切段,晒干。

【药材】 升登 *Rhamnellae Lignum*　主产于西藏、甘肃、青海等地。

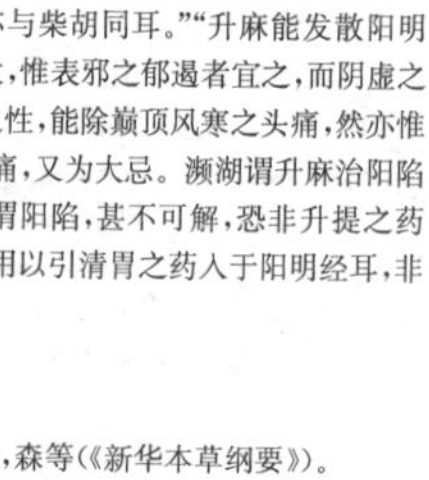

西藏猫乳

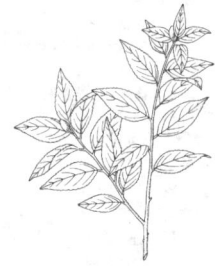

性状　本品呈条块状，大小长短不一，一般长 60～70 cm，宽 2～5 cm。表面棕黄色，间有黑褐色，有顺直纹理及刀削痕。质坚硬，横切面可见同心性环纹，有的可见深棕色髓部。气微，味淡。

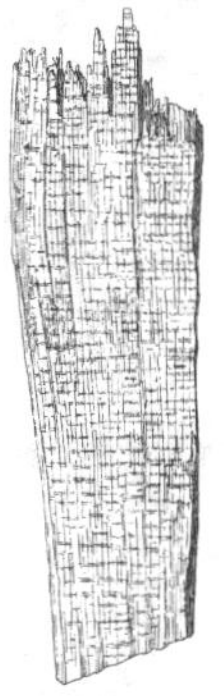

升登(木)外形

【成分】 树干中含有黄酮类化合物：墨沙酮(maesopsin)，山柰酚(kaempferol)，香橙素(aromadendrin)，柚皮素(naringenin)，槲皮素(quercetin)，花旗松素(taxifolin)，顺-4，6，4-三羟基异噢呀〔(*Z*)-4，6，4′-trihydroxyaurone〕，4，6，4′-三羟基异噢呀(4，6，4′-trihydroxyisoaurone)，山柰酚 7-*O*-*β*-*D* 葡萄糖苷(kaempferol-7-*O*-*β*-*D*-glucoside)。心材中含大黄酚(chrysophanol)，没食子酸(gallic acid)，*β*-谷甾醇(*β*-sitossterol)。胡萝卜苷(daucosterol)，二十四烷酸(tetracosanoic acid)，十六烷醇(hexadecanol)，十六烷酸甲酯(methyl hexadecanoic acid)与十八烷酸甲酯(methyl octadecanoic acid)混合物，二十二至二十六烷酸混合物。

【药性】 微苦，凉。

1.《晶珠本草》："性凉。"

2.《全国中草药汇编》："微苦，凉。"

【功用主治】 祛风燥湿，消肿敛疮。主治类风湿性关节炎，黄水病，麻风病，高原性红细胞增多症。

1.《晶珠本草》："燥血，干黄水。""燥湿。治麻风病。"

2.《全国中草药汇编》："凉血，消肿。用于类风湿关节炎，黄水病，高山多血病。"

【用法用量】 内服：煎汤，9～15 g；或制成膏剂，1.5～3 g。外用：制成膏剂涂敷。

【宜忌】 升登膏易引起腹泻或胃痛，不宜多服或久服。

0937 升药底 shēng yào dǐ (《药材资料汇编》)

【异名】 灵药渣、红粉底(《疮疡外用本草》)。

【基原】 为炼制升药后留在锅底的残渣。

【制法】 参见"红粉"与"红升丹"条。

【药材】 升药底 *Hydrargyrum Oxydatum Crudum Bottom* 产地参见"红粉"条。

性状　本品为不规则厚片状，通常直径 3～7 cm，厚 0.3～0.7 cm。白色至淡黄色；条痕白色，微带黄色调。一面较平坦或具极细小孔，另一面粗糙或呈蜂窝状。质硬脆，可折断，断面多数为淡黄色，有的散有红色点或线。气微臭。

【成分】 主要含硫酸汞($HgSO_4$)，硝酸汞〔$Hg(NO_3)_2$〕，硫酸钾(K_2SO_4)，氧化铝(Al_2O_3)，亚硝酸钾(KNO_2)。

【功用主治】 杀虫止痒，收湿生肌。主治疥癣，湿疹，黄水疮。

【用法用量】 外用：研末调涂。

【选方】 治黄水疮，中耳炎，旋耳疮，急性湿疹，肛周烂痒，脚丫烂臭，烧伤等渗液多而难以愈合者　升药底、川黄连、海螵蛸、冰片、朱砂研细混合，在疮面消毒之后，均匀撒布其上，每日 1 次。〔《山西中医》1989，5(3)：41〕

0938 长石 chāng shí (《本经》)

【异名】 方石(《本经》)，直石(《吴普本草》)，土石(《别录》)，硬石膏(《纲目》)。

【基原】 为硫酸盐类硬石膏族矿物硬石膏。

【原矿物】 硬石膏 *Anhydrite*

晶体结构属斜方晶系。晶形呈板块或短柱状，惟不多见，一般呈块状或粒状集合体，偶见纤维状。颜色为白灰，或带淡紫、淡红及灰黑色等。条痕白色。透明或微透明，玻璃或脂肪样光泽。性脆。硬度 3～3.5。三组相互垂直解理。相对密度 2.95～3.0。遇盐酸不发生气泡。

产于沉积岩层、热液矿脉、火成熔岩及接触交代矿床中。山西、江苏、安徽、山东、河南、湖北、云南、西藏、甘肃、青海等地均有产出。

【采收加工】 挖取后，去尽附着泥沙、杂石，洗净晒干。

【药材】 长石 *Anhydritum*　主产山西、湖北、甘肃、青海、云南、西藏等地。

性状　本品为扁块状或块状，有棱。浅灰色、灰色或深灰色。条痕白色或浅灰色。体较重，质坚硬，指甲不易刻划成痕。但可砸碎，浅色者断面对光照之，具闪星样光泽，深色者光泽暗淡。无臭，无味。

鉴别　(1) 透射偏光镜下：薄片无色透明；低正突起；呈三组相互正交的假立方体解理。干涉色较高，可达Ⅲ级绿色；平行消光；延长符号可正可负。二轴晶；正光性。

(2) 取本品粉末 1 g，加稀盐酸 10 ml，加热，使溶解，滤过。滤液显钙盐和硫酸盐的各种反应。参见"石膏"条。

【成分】 为天然产不含结晶水的石膏，主要成分是硫酸钙($CaSO_4$)。此外，常夹杂有微量的氧化铝(Al_2O_3)，二硫化铁(FeS_2)，氧化镁(MgO)，二氧化硅(SiO_2)，以及锶、钡等。

【药性】 辛、苦，寒。

1.《本经》："味辛，寒。"

2.《别录》："苦，无毒。"

【功能主治】 清热泻火，利小便，明目去翳。主治身热烦渴，小便不利，目赤翳障。

1.《本经》："主身热，四肢寒厥，利小便，通血脉，明目去翳眇，下三虫，杀蛊毒，久服不饥。"

2.《别录》："主胃中结气，止消渴，下气，除胁肋肺间邪气。"

【用法用量】 内服：煎汤，15～90 g。

0939 长年兰 chāng nián lán (《浙江药用植物志》)

【基原】 为兰科独花兰属植物独花兰的假鳞茎和全草。

【原植物】 独花兰 *Changnienia amoena* Chien

陆生植物，高 10～18 cm。假鳞茎宽卵形，具 2～3 节，直径约 1 cm，肉质。顶生 1 枚叶；叶柄长 5.5～9.5 cm；叶片近圆形或宽椭圆形，长 6.5～11 cm，宽 5～8 cm，先端急尖或渐尖，基部圆形，全缘，背面紫红色，具 9～11 条脉。花葶从假鳞茎先端长出，直立，顶生 1 朵花；花淡紫色，直径 4～5 cm；萼片长圆状披针形，长3.2 cm，宽8 mm，先端钝，具腺体；花瓣较宽，斜倒卵状披针形，长 2.8 cm，宽1.2 cm，先端钝，具腺体；唇瓣生于蕊柱基部，椭圆形，3 裂，中裂片斜出，近肾形，边缘具皱波状圆齿，具爪，唇盘上具 5 枚附属物，侧裂片直立，斜卵状三角形；距粗大，角状，稍弯曲；蕊柱长，具阔翅，无蕊柱足；子房长 7～8 mm。花期4月。

生于林下或林缘阴湿处。分布于江苏、浙江、江西、湖北、湖南、四川及陕西南部等地。

【采收加工】 夏、秋季采收，晒干或鲜用。

【功用主治】《全国中草药汇编》："清热，凉血，解毒。主治咳嗽，痰中带血，热疖疔疮。"

【用法用量】 内服：煎

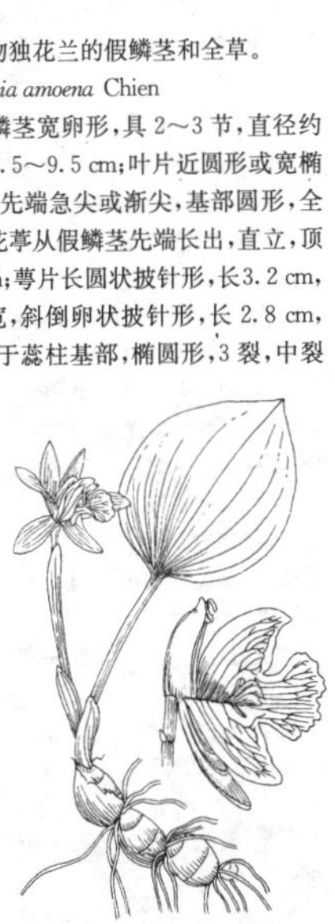

独花兰

汤，15～30 g。外用：鲜品捣敷。

【选方】 1. 治咳嗽痰中带血　（长年兰）鲜全草 60～90 g（或鲜假球茎 15～30 g）。水煎后加白糖，早、晚饭前各服 1 次。

2. 治热疖疔疮　鲜（长年兰）假球茎适量。加盐卤捣烂敷患处，干后即换。（1、2 方出自《浙江药用植物志》）

0940 长春七 cháng chūn qī（《陕西中草药》）

【异名】 石长春、长虫七（《陕西中草药》）。

【基原】 为伞形科岩风属植物岩风、条叶岩风和灰毛岩风的根。

【原植物】 1. 岩风 *Libanotis buchtormensis*（Fisch.）DC. [*Bubon buchtormensis* Fisch.；*Seseli giraldi* Diels]

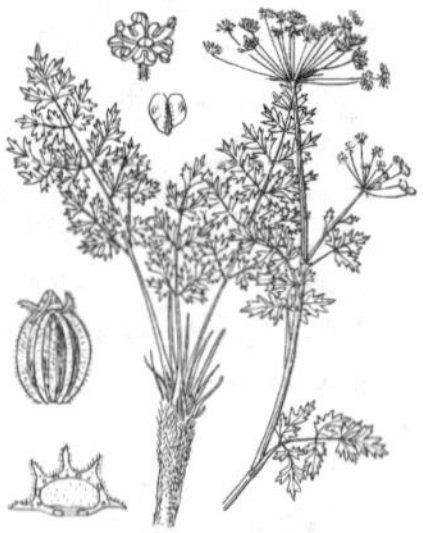

岩　风

多年生草本，高 0.5～1 m。根茎粗壮，长 2～5 cm，径1～3 cm，顶部残存密集的棕褐色枯鞘纤维；根圆柱形，径 1～2 cm，灰棕色，下部有少数分枝。茎单一，或数茎丛生，有棱状突起和纵沟，光滑无毛。基生叶多数丛生；叶柄长 2.5～12 cm，基部为宽阔叶鞘；叶片轮廓长圆状卵形，长7～25 cm，宽 5～12 cm，二回羽状全裂或三回羽状深裂，末回裂片卵形或倒卵状楔形，长 0.7～3 cm，宽 0.5～1.5 cm，有 3～5 锐锯齿，齿端有小尖头；上部茎生叶仅有狭长披针形叶鞘，叶片较小，分裂回数较少。复伞形花序多分枝，花序梗粗壮，有条棱；总苞片无或少数，线状披针形，有稀疏短毛；伞辐30～50，有条棱及短硬毛；小伞形花序有花 25～40；小总苞片 10～15，线形，外面密生柔毛；萼齿披针形；花瓣白色，外面多柔毛；花柱外曲，花柱基圆锥形。分生果椭圆形，横剖面近半圆形，果棱尖锐突起，密生短粗毛，每棱槽内有油管 1，合生面 2，胚乳腹面平直。花期 7～8 月，果期 8～9 月。

生于海拔 1 000～3 000 m的向阳石质山坡、石隙、路旁及河滩草地。分布于四川、陕西、甘肃、宁夏、新疆等地。

2. 条叶岩风 *L. lancifolia* K. T. Fu　又名：黑风（河北），岩风（陕西）。

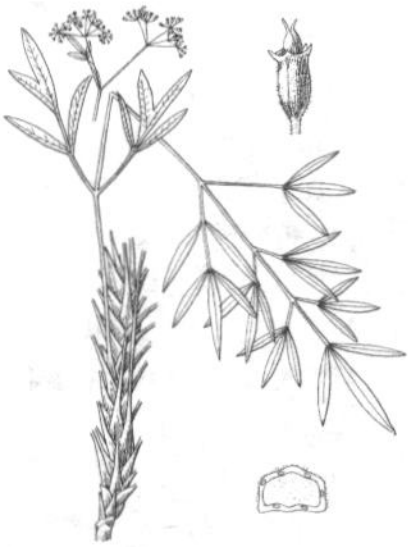

条叶岩风

本种与岩风的区别为：有明显主茎，根茎粗壮，木质化，上端有多数呈鳞片状覆盖的枯萎叶鞘。基生叶为二回羽状复叶，小叶有柄，椭圆状披针形，全缘。复伞形花序多分枝，花序梗有稀疏短毛；无总苞片；伞辐4～9，不等长，密生短毛；小伞形花序有花5～10；小总苞片 5～7。分生果半圆柱状，密被刚毛，每棱槽中油管 1，合生面油管 2。花期 9～10 月，果期10～11 月。

生于海拔 400～1 100 m的向阳草坡、灌木丛中及山谷岩石陡坡上。分布于河北、山西、河南、陕西等地。

3. 灰毛岩风 *L. spodotrichoma* K. T. Fu　又名：岩风（陕西），万年青（甘肃）。

本种与上 2 种区别为：植株呈灌木状，茎直立，分枝多而向上；基生叶有长柄，叶柄长 6～10 cm，基部有宽阔叶鞘，边缘膜质；一回羽状复叶或近二回羽状全裂，小叶或羽片卵形。复伞形花序；无总苞，伞辐 5～12，不等长；小伞形花序有花15～30；小总苞片 7～10。分生果狭长倒卵形，密被灰色长柔毛。花期 8～9 月，果期 9～10 月。

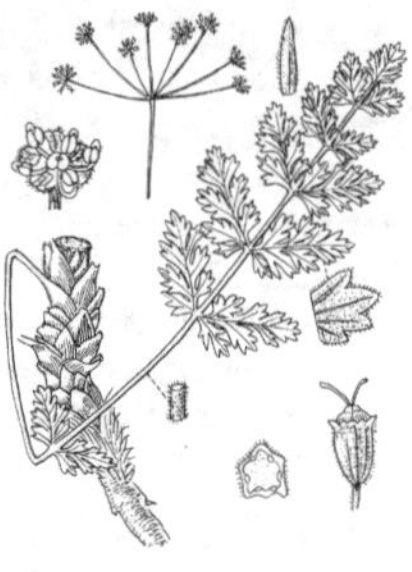

灰毛岩风

生于海拔 1 100～1 800 m间的山谷岩石上。分布于陕西等地。

【采收加工】 夏、秋季采挖，除去地上部分，切片，晒干。

【药材】 长春七 *Libanotidis Buchtormensis Radix*　产于新疆、宁夏、甘肃、陕西、四川等地。

性状　根呈圆柱形，上粗下细。表面灰褐色，上部有横细纹，顶端有多数枯鞘纤维，下部可见支根痕。质硬，断面纤维状。气微香，味微辛、苦。

【成分】 根含香豆素类成分：镰叶芹酮（falcarinone），异欧前胡内酯（isoimperatorin），花椒毒素（xanthotoxin），3-羟基二氢邪蒿素-β-甲基巴豆酸酯（3-hydroxydihydroseseline β-methylcrotonate），3-羟基二氢邪蒿素异缬草酸酯（3-hydroxydihydroseseline isovalerate），异环氧飞龙掌血内酯（isoaculeatin），7-去甲基-7-异戊烯基异环氧飞龙掌血内酯（7-demethyl-7-isopentenyl isoaculeatin），香柑内酯（bergapten），黄芹加林（xanthogalin），黄芹加醇（xanthogalol），岩风素（buchtormin），欧芹酚甲醚（osthol），亚洲岩风素（sesibiricin）；长春七甲素（libanotin A）等。此外，根尚含 β，γ-谷甾醇（β，γ-sitosterol），*D*-甘露醇（*D*-mannitol）及反式对羟基桂皮酸（*trans*-*p*-hydroxycinnamic acid）。

【药性】 辛、甘，温。

【功用主治】《陕西中草药》："发散风寒，祛风湿，镇痛，健脾胃，止咳，解毒。主治感冒风寒，周身疼痛，咳嗽，头痛，牙痛，关节肿痛，跌打损伤，风湿筋骨疼痛、麻木，金牛七中毒。"

【用法用量】 内服：煎汤，3～9 g；或泡酒；或研末。外用：捣敷；或研末调敷。

【选方】 1. 治风寒感冒　长春七 9 g，防风 6 g。水煎服。（《陕甘宁青中草药选》）

2. 治牙痛　长春七 1 小片，咬痛牙处含化。

3. 治风湿疼痛　长春七、荭木根皮各 9 g，钮子七 6 g。水煎服。

4. 治跌打损伤瘀血内停　长春七 9 g，金牛七 0.03 g，童便 2 盅为引，水煎放凉服，每 3 小时服 2 盅。（2～4 方出自《陕西中草药》）

0941 长春花 cháng chūn huā（《植物名实图考》）

【异名】 雁来红、日日新（广州部队《常用中草药手册》），四时春、三万花（《常用中草药彩色图谱》）。

【基原】 为夹竹桃科长春花属植物长春花、黄长春花的全草。

【原植物】 1. 长春花 *Catharanthus roseus*（L.）G. Don [*Vinca rosea* L.]

半灌木或多年生草本，高达 60 cm。茎近方形，有条纹；节间长 1～3.5 cm。叶对生，膜质，倒卵状长圆形，长 3～4 cm，宽 1.5～2.5 cm，先端浑圆，有短尖头，基部广楔形渐狭而成叶柄。聚伞花序腋生或顶生，有花 2～3 朵，花 5 数；花萼萼片披针形或钻状渐尖；花冠红色，高脚碟状，花冠筒圆筒状，喉部紧缩，花冠裂片宽倒卵形；雄蕊着生于花冠筒上半部，但花药隐藏于花喉之内，与柱头离生；花盘为2片舌状腺体所组成，与心皮互生而较长，子房为2枚离生心皮组成，花柱丝状，柱头头状。蓇葖果2个，直立，平行或略叉开，外果皮厚纸质。种子黑色，长圆筒形，两端截形，具有颗粒状小瘤凸起。花期、果期几乎全年。

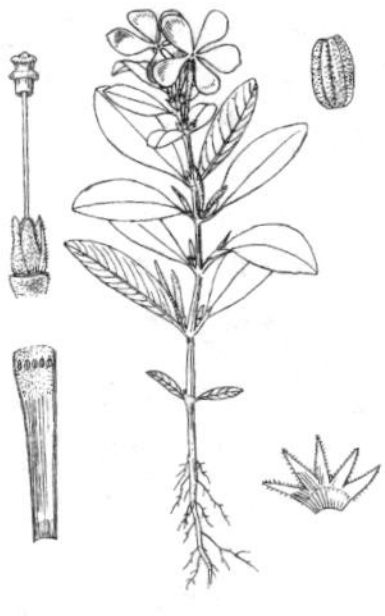
长春花

我国华东、中南、西南有栽培。原产非洲东部。

2. 黄长春花 *C. roseus* (L.) G. Don cv. Flavus [*C. rosea* (L.) D. Don var. *flavus* Metcalf] 又名：金盏草(《花镜》)。

形态同长春花，仅花黄色。

生于空旷地。产海南等地。

【栽培】 生物学特性　喜温暖和稍干燥的气候，能耐干旱，但怕涝和严寒，生育期7～8个月，大致可分三个阶段。即幼苗生长阶段3～5月，旺盛生长阶段6～9月，停滞生长阶段10～11月。

繁殖方法　生产上以种子繁殖为主，虽可扦插，但不常用。种子繁殖又分育苗移栽或大田直播，育苗移栽应用较多，生长较好。3～4月播种，苗床宽1 m左右，撒播，苗长3～4对真叶时，带土移栽。

田间管理　苗高10 cm时及7月左右，各中耕除草、追肥1次，并在第一次中耕时，匀苗、补苗，每窝留壮苗3～4株。

病虫害防治　有腐烂病，可实行轮作，在发病前加强排水管理，适施磷钾肥，增强抗病能力，清除杂草，改善环境，发现病株立即拔除，再喷射50%托布津1 000倍液防治。

【采收加工】 当年9月下旬至10月上旬采收，选晴天收割地上部分，先切除植株茎部木质化硬茎，再切成长6 cm的小段，晒干。

【药材】 长春花 *Catharanthi Herba*　产于山东、江苏、福建、广东、广西、海南、云南及四川等地。

性状　全草长30～50 cm。主根圆锥形，略弯曲。茎枝绿色或红褐色，类圆柱形，有棱，折断面纤维性，髓部中空。叶对生，皱缩，展平后呈倒卵形或长圆形，先端钝圆，具短尖，基部楔形，深绿色或绿褐色，羽状脉明显；叶柄甚短。枝端或叶腋有花，花冠高脚碟形，淡红色或紫红色。气微，味微甘、苦。

鉴别　(1) 茎横切面：呈类圆形，有4个较大棱脊凸起，表皮外壁微增厚，有锥形单细胞非腺毛。皮层外侧2～3列薄壁细胞较小，向内逐渐增大。中柱鞘纤维呈不连续环列，壁微木化。维管束双韧型；形成层成环；木质部导管群多为10余个并列成行，呈放射状；射线多为单列细胞。髓部大。

(2) 薄层色谱：取本品粗粉5 g，置索氏提取器中，加甲醇提取4小时，滤过，蒸去甲醇，残渣加0.25 mol/L硫酸溶液溶解，再用氢氧化钠溶液调pH至7.0，加氯仿后再调pH至11.0～12.0，析出生物碱用氯仿提取完全，水洗后，回收氯仿，甲醇定容5 ml，作为供试品液，另以蛇根碱甲醇溶液为对照品液。分别点样于同一氧化铝薄层板上，用丙酮-甲醇-醋酸(70：25：5)展开，置紫外光灯(365 nm)下检视，供试液色谱中在与对照品色谱相应的位置上，显相同颜色的斑点。

【成分】 长春花中含有吲哚类生物碱70余种：长春碱(vinblastine, vincaleukoblastine)，长春新碱(vincristine，即leurocristine)，洛柯定碱(lochneridine)，洛柯辛碱(lochnericine)，去乙酰文朵尼定碱(catharosine)，长春花碱(catharanthine)，长春尼定(vindorosine)，洛柯宁碱(lochnerinine)，四氢蛇根碱(tetrahydroserpentine)即阿玛碱(ajmalicine)，异长春碱(leurosidine即vinrosidine)，环氧长春碱(leurosine即vinleurosine)，洛柯碱(lochnerine)，四氢鸭脚木碱(tetrahydroalstonine)，西特斯日钦碱(sitsirikine)，二氢西特斯日钦碱(dihydrositsiri kine)，异西特斯日钦碱(isositsirikine)，去羟长春碱(isoleusosine)，长春米辛碱(vincamicine)，卡擦任碱(catharine)，长春尼辛(vindolicine)，长春尼宁二氢氯化物(vindolinine-2HCl)，白饭树碱(virosine)，洛柯绕文碱(lochrovine)，派利米文碱(perimivine)，长春考灵(vincoline)，洛柯绕定碱(lochrovidine)，洛柯绕辛碱(lochrovicine)，长春尼定碱(vincolidine)，长春尼宁(vindolinine)，蛇根碱(serpentine)，留绕西文碱(leurosivine)，绕维定碱(rovidine)，二氢长春尼宁(dihydrovindolinine)，冠狗牙花定碱(coronaridine)。双长春多灵(bisvindoline)Ⅱ，长春花属碱(catharanthine)，长春多灵(vindoline)，5′-降-去氢长春碱二酒石酸(5′-*nor*-anhydrovinblastine ditartrate)，长春花胺(catharanthamine)，2′-羟基长春碱(leurocolombine，即2′-hydroxyvincaleukoblastine)等。又含环烯醚萜苷：马钱子苷(loganin)，断马钱子苷(secologanin)，断马钱子酸(secologanic acid)和四乙酰断马钱子苷(secologanoside)。甾类：6-去氧栗木甾酮(6-deoxocastasterone)，6-羟基栗木甾酮(6-hydroxycastasterone)，6-去氧长春栗木甾酮(6-deoxocathasterone)，28-降栗木甾酮(28-norcastasterone)，毛里求斯排草素(mauritianin)，香草醛葡萄糖苷(vanillin glucoside)，二氢去氢二松柏醇苷(dehydrodiconiferyl alc glucoside)，肌醇(inositol)，琥珀酸(succinic acid)及挥发性成分。

根含生物碱：帽柱木碱(mitraphylline)，阿枯米辛碱(akuammicine)，长春西定(vinosidine)，洛柯文碱(lochnerivine)，硫酸卡文辛碱(cavincine sulfate)，硫酸留绕西文碱(leurosivine sulfate)，阿模楷灵碱(ammocalline)，派利卡灵碱(pericalline)，阿模绕生碱(ammorosine)，硫酸派绕生(perosine sulfate)，硫酸卡文西定碱(cavincidine sulfate)，硫酸马安卓辛碱(maandrosine sulfate)，硫酸卡生定碱(cathindine sulfate)，长春碱，δ-育亨宾(δ-yohimbine, ajmalicin, raubasine)，蛇根碱，鸭脚木碱(alstonine)，四氢鸭脚木碱，长春新碱，四氢蛇根碱，阿枯明(akuammine)。根皮含鸭脚木碱和蛇根碱。根毛含它波宁(tabersonine)，洛柯辛碱，21-羟基环洛柯碱(21-hydroxycyclolochnerine)，19(*S*)-epimisiline，长春花属碱。叶和根含萝芙木碱(ajmaline)，长春多灵。

叶含生物碱：主要为长春多灵，长春尼宁，四氢鸭脚木碱，又含育亨宾，长春花碱，长春碱，长春新碱等，派利文碱(perivine)，长春花属碱。

茎含黄酮成分：丁香黄素-3-*O*-洋槐糖苷(syringetin-3-*O*-robinobioside)。花瓣中含有黄酮类：矮牵牛素(petunidin)，锦葵花素(malvidin)，报春色素(三甲花翠素)(hirsutidin)的三水化物或糖苷(trihydrate or glycoside)，槲皮素(quercetin)，山柰酚(kaempferol)，苜蓿素(tricin)。

种子含生物碱类：它波宁。长春禾草碱(vingramine)，甲基长春禾草碱(methylvingramine)。

【药理】 1. 抗肿瘤作用　长春花含有约30种生物碱，但只有长春碱(VBL)、长春新碱(VCR)、环氧长春碱、异长春碱具有明显的抗肿瘤作用，特别是前两者已广泛用于临床癌症化疗20年以上。VBL对DBA/2小鼠移植性淋巴细胞白血病P_{1534}有显著治疗效果，可以延长小鼠生存时间，但很少治愈；而VCR于低剂量不仅可延长病鼠生存时间，且常使病鼠治愈。VBL和VCR对DBA/1小鼠乳房肿瘤有明显抑制作用，VCR对腺瘤755也有作用。长春花胺对鼻咽癌KB细胞有细胞毒作用，对小鼠白血病P_{388}治疗有效。2′-羟基长春碱0.02 μg/ml可抑制中国仓鼠卵巢细胞的有丝分裂，15 mg/kg对小鼠移植性Ridgeway骨原肉瘤的抑制率为27%，0.02 μg/ml能使有丝分裂停止于中期。

2. 抗肿瘤作用机制　长春花生物碱抗肿瘤作用机制尚未完全阐明，已知它们的抗肿瘤作用与药物对微管蛋白(微管的基本蛋白亚单位)结合的高亲和力直接有关。VBL可使小鼠白血病细

胞株 L_{1210} 腹水型、艾氏腹水癌和正常大鼠骨髓细胞有丝分裂停止于中期，导致后中期完全消失，早期则不受影响。这种作用可被谷氨酸或色氨酸明显减弱，长春花提取物在体外可使人成纤维细胞在有丝分裂中的纺锤体受损畸变。

抑制核酸合成是长春花生物碱抗肿瘤作用的另一机制，VBL 和 VCR 还可抑制艾氏腹水癌细胞 DNA 依赖性 RNA 聚合酶活性。VCR 还能明显抑制人脑恶性成胶质细胞瘤和脑膜瘤核仁中核糖核蛋白体的 RNA 前体的生成，也表明其抗肿瘤作用与抑制核糖核蛋白体的 RNA 合成有关。

3. 降血压与扩血管作用　长春花总生物碱不论灌胃、肌注或静注对麻醉犬均有降压作用，在降压过程中对心率和呼吸无明显影响。从长春花分得的针状或小棒状无色生物碱结晶，1.4～4.0 mg/kg静注，对麻醉猫、犬和兔均有显著降压作用，无快速耐受性。总生物碱还有扩张冠状血管作用。

4. 降血糖和降血脂作用　本品叶的水提取物对正常或四氧嘧啶糖尿病兔和犬有降低血糖作用。本品所含多种生物碱如环氧长春碱、长春花碱、洛柯碱、四氢鸭脚木碱、长春多灵和长春尼宁均有不同程度的降血糖作用，作用发生缓慢，但较持久。此外，本品所含单吲哚类或二聚吲哚类长春花生物碱类小剂量腹腔注射，可使正常或高血脂荷瘤小鼠血清脂质迅速降低，但降血脂作用与抗癌作用之间无明显关系。

5. 其他作用　长春尼宁对生理盐水负荷的大鼠有较强的利尿作用。

6. 体内过程　大鼠静注 ^{3}H-长春碱，30 分钟后血中放射活性不到注入量的 1.5%，24 小时经肾排出仅 6.6%，胆道排泄可能是消除的主要途径。犬和猴静注 VCR 1 mg/kg，6 小时后，血浓度由开始的 0.3～1.0 μg/ml 降至 0.02～0.05 μg/ml，VCR 在体内的消除亦甚迅速。人静注 VBL0.2 mg/kg，血药浓度低于 0.05 μg/ml。整体动物放射自显影试验表明，VCR 和 VBL 及长春尼定(VDS)在各脏器分布情况基本相同，其分布浓度大小依次为：脾＞肾上腺＞甲状腺＞大肠＞小肠＞心＞肝＞肺＞肾＞骨髓＞皮肤＞肌肉。在脑脊液中分布浓度极低。VCR、VBL 及 VDS 的口服生物利用度极差，几乎无效。用于肿瘤化疗时通常采用静脉注射或静脉滴注。长春花生物碱类的药动学通常为开放三室模型，其临床药动学特点是分布容积大，系统清除率高，终末消除半衰期长，药物间以及个体间药动学参数相差大。

毒性　治疗剂量 VBL 可使多种动物的白细胞减少。致死量长春碱对犬可致骨髓抑制。死于因白细胞减少而致之继发性感染，治疗量 VBL 即可引起多种动物白细胞减少。VCR 的骨髓抑制作用相对较弱，治疗量时一般不引起白细胞下降，于较低剂量时对动物仅表现为摄食量下降，有些动物伴肌无力。小鼠静注的 LD_{50} 为 2 mg/kg，四氢叶酸可拮抗其致死作用，但叶酸不能拮抗之。VCR 可剂量依赖性引起小鼠骨髓细胞姊妹染色单体互换(SCE)，使处于 S 期细胞 DNA 复制抑制。VCR 的主要副作用是神经毒性。表现为无深部腱反射，指(趾)麻木和麻刺感，步态蹒跚，自主神经功能障碍包括腹痛、便秘，甚至发展成为麻痹性肠梗阻，还可发生直立性低血压，曾有鞘内给药引起死亡的报道。VCR 常可引起脱发，偶见尿潴留、精神错乱、抑郁、激动、失眠、幻觉等。

【药性】 苦，寒，有毒。

1. 广州部队《常用中草药手册》："微苦，凉。"

2.《海南岛常用中草药手册》："苦，寒。"

3.《青岛中草药手册》："性微寒，味苦、淡，有小毒。"

【功用主治】 解毒抗癌，清热平肝。主治多种癌肿，高血压病，痈肿疮毒，烫伤。

1. 广州部队《常用中草药手册》："镇静安神，平肝降压。治高血压病。"

2.《广西本草选编》："清热解毒，抗癌。主治霍奇金病，绒毛膜上皮癌，儿童淋巴性白血病，恶性淋巴肿瘤。"

3.《青岛中草药手册》："清血热，消疮毒。主治疮毒肿痛。"

4.《福建药物志》："主治乳腺癌。"

【用法用量】 内服：煎汤，5～10 g；或将提取物制成注射剂静脉注射。外用：捣敷；或研末调敷。

【宜忌】 长春花用于癌肿，多用其提取物静脉注射。但可引起白细胞减少，食欲减退，恶心呕吐，腹痛，便秘，肌肉酸痛，手指麻木，深肌腱反射消失，复视，脱发等毒副作用，故必须在医师指导下使用。此外，本品注射剂局部刺激可引起栓塞性静脉炎，注射时切勿使药液漏出血管外，以免发生局部组织坏死。

【选方】 1. 治急性淋巴细胞白血病　长春花 15 g。水煎服。(《抗癌本草》)

2. 治高血压病　长春花全草 6～9 g。煎服。(《广西本草选编》)

【临床报道】 1. 治疗非何杰金淋巴瘤　用环磷酰胺、长春新碱和泼尼松联合化疗(简称 COP)治疗 51 例非何杰金淋巴瘤。方法：长春新碱 1～2 mg/星期，静脉注射；环磷酰胺 400～800 mg/星期，静脉注射；泼尼松 10 mg，口服，每日 3 次。以上药物连用 2～3 星期为 1 个疗程。间歇 2 星期后重复。全部患者都用药 2 个或 2 个以上疗程。结果：25 例完全缓解，16 例部分缓解，总缓解率 80%。COP 联合方案毒副作用小，主要表现为轻度至中度白细胞和血小板减少。

2. 治疗原发性血小板减少性紫癜　用长春新碱(VCR) 1～2 mg加生理盐水(或 5%葡萄糖)20～40 ml 静脉缓注，每星期 1 次，3～4 次为 1 个疗程，共治 11 例。显效 2 例；良效 4 例；稍效 2 例；无效 3 例，总有效率 72.7%。

3. 治疗高血压病　用长春花浓缩浸膏胶囊(每粒相当于生药 3 g)口服，每次 2～4 粒，日服 3 次，疗程 4～8 星期。经治 25 例，显效 8 例；改善 6 例；无效 11 例，总有效率 56%。据观察，本品对头晕、头胀、头痛、肢麻等症状改善较明显。个别病例服药后有疲乏、口干等副作用。

4. 治疗流行性出血热　用长春新碱 1 ml，加生理盐水 20 ml 静脉推注 1 次，少数病例 5 日后半量重复 1 次。并结合病情，给予补液、纠正酸中毒、丹参、双嘧达莫综合治疗。共治 53 例，全部治愈。未见明显副作用。

0942 长前胡 cháng qián hú (《新华本草纲要》)

【基原】 为伞形科前胡属植物长前胡的根。

【原植物】 长前胡 *Peucedanum turgeniifolium* Wolff　又名：川西前胡(《中药志》)。

多年生草本，高40～80 cm。根圆柱形，长 8～15 cm，径0.5～1.5 cm，下部常分枝，顶部残留众多棕色的叶鞘纤维。茎单一，具细长纵条纹，下部分枝，常带淡紫色，下部光滑，上部粗糙，有短毛。基生叶叶柄长 1～7 cm，基部具略带紫色的狭窄叶鞘，抱茎；叶片轮廓长卵形，二至三回羽状分裂，第一回羽片3～4 对，末回裂片线形、倒披针形或倒卵形，基部楔形，先端裂片基部渐狭呈楔形，长1～2.5 cm，宽 0.5～1.5 cm，边缘具 2～3 粗锯齿或呈浅齿状，叶柄及下表面常有短糙毛，边缘具短睫毛；茎上部叶无柄，具叶鞘抱茎，叶片一回羽状分裂，裂片狭

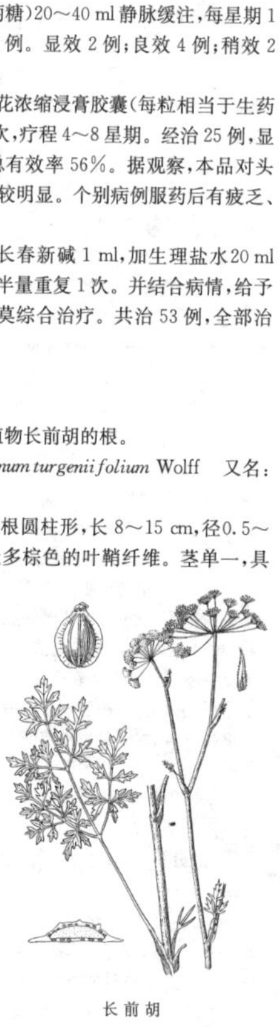

长前胡

长，细小。复伞形花序顶生和侧生；无总苞片；伞辐 5～12(～20)，有短毛；小总苞片 8～12，线状披针形，先端长渐尖，密生短柔毛；小伞形花序，有花 10～20 朵；萼齿细小、不显著；花瓣近圆形，白色，外有稀疏柔毛；花柱基圆锥形，花柱向下弯曲。分生果卵状椭圆形，背部扁压；背棱和中棱呈线形突起，侧棱狭翅状；每棱槽内有油管 3～4，合生面油管 6～8(～10)。花期 7～9 月，果期 9～10 月。

生于海拔 2 000～3 600 m 的高山向阳山坡、草地、灌丛和河谷滩地上。分布于四川、甘肃等地。

【采收加工】 10～11 月采挖根，去除茎叶，晒干。

【成分】 全草含香豆素类：长前胡甲素(turgeniifolin A)，长前胡乙素(turgeniifolin B)，长前胡丙素(turgenifolin C)，顺式消旋凯诺内酯(*cis*-khellactone)，反式消旋凯诺内酯(*trans*-khellactone)，7-羟基-8-(2′，3′-二羟基-3′-甲基-丁基)香豆素〔7-hydroxy-8-(2′，3′-dihydroxy-3′-methylbutyl)-coumarin〕，异氧化前胡素(isooxypeucedanin)，消旋美丽前胡素(peuformosin)，消旋双异戊酰凯诺内酯(diisovalerylkhellactone)。

【药性】《四川中药志》1960 年版："性微寒，味辛、苦。无毒。入肺、脾二经。"

【功用主治】《四川中药志》1960 年版："宣散风热，祛痰镇咳，下气。用于感冒风热，咳嗽痰稠，喘满，头痛及胸闷。"

【用法用量】 内服：煎汤，3～9 g。

【宜忌】《四川中药志》1960 年版："虚弱性咳嗽及肺病咳血者勿用。"

0943 长白楤木 cháng bái sǒng mù (《长白山植物药志》)

【异名】 牛尾大活(《长白山植物药志》)，东北土当归(《中国民族药志》)。

【基原】 为五加科楤木属植物长白楤木的根及根茎。

【原植物】 长白楤木 *Aralia continentalis* Kitag.

多年生草本，高约 1 m。叶互生；二至三回羽状复叶；叶柄长 10～24 cm，疏生灰色细毛；托叶与叶柄合生，卵形或狭卵形，上部有整齐裂齿；羽片有小叶 3～7，叶片顶生者倒卵形或椭圆状倒卵形，先端短渐尖，基部圆形至心形，侧生者长圆形、椭圆形至卵形，先端突渐尖，基部歪斜，长 5～15 cm，宽 3～9 cm，两面有灰色细硬毛，边缘有不整齐的锯齿。伞形花序集成大形圆锥花序，长达 55 cm；伞形花序，有 20～30 朵花；花梗长 1～2 cm，有毛；苞片卵形，边缘膜质；小苞片披针形，有毛；萼无毛，边缘有 5 个尖齿；花瓣 5，三角状卵形；雄蕊 5；子房 5 室，花柱 5，基部合生，先端 5 裂。核果浆果状，紫黑色，有 5 棱，花柱宿存。花期 7～8 月，果期 8～9 月。

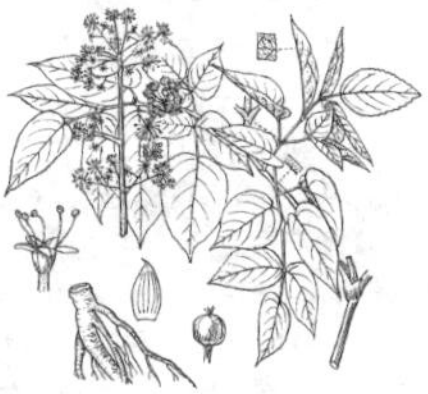
长白楤木

生于海拔 700～3 200 m 的针阔混交林或灌木丛中及林缘。分布于华北、东北及河南、四川、西藏、陕西等地。

【采收加工】 秋后挖根，或剥取根皮，鲜用或晒干。

【药材】 长白楤木 *Araliae Continentalis Radix et Rhizoma* 主产于吉林、辽宁。

性状 根茎粗大，扁圆柱形，略弯曲扭转，表面灰棕色或棕褐色，上端具有较大的茎痕凹穴，或有残留茎基；底部有数条大小、粗细不一的根。根呈圆柱状，长 15～30 cm，直径 0.5～2 cm，有时分枝，表面有不规则沟纹，横向皮孔微突起，栓皮呈小鳞片状，粗糙，易脱落。质轻，坚脆，折断面不平坦，灰黄色或灰棕色，疏松，多裂隙。皮部有多数分泌腔，用手挤压，可见黄棕色油溢出。形成层环明显。气微香，味微苦。

鉴别 (1) 根横切面：木栓层为数列细胞，黄棕色，皮层菲薄，散有分泌腔及草酸钙簇晶。韧皮部宽广，外侧有切向大型裂隙，分泌腔及草酸钙簇晶散在，韧皮射线多弯曲。形成层明显。木质部导管 1～2 列，断续径向排列。束间射线处有裂隙。根茎中央有髓。

(2) 取本品粗粉 1 g，加乙醇 10 ml，在水浴上回流提取 20 分钟，趁热滤过，取滤液 1 ml，置水浴上蒸干，残渣用冰醋酸 1 ml 溶解，加醋酐-浓硫酸试液(19∶1)数滴，溶液显紫红色，渐变为污绿色(检查三萜类)。

(3) 取本品粗粉 5 g，加 0.5%盐酸乙醇溶液 25 ml，水浴上回流 10 分钟，滤过，滤液用 5%氢氧化铵溶液调至中性，置水浴上蒸干，残渣加 5%硫酸溶液溶解。取滤液各 1 ml 置 2 个试管中，分别加碘化铋钾试液，硅钨酸试液数滴，产生红色、淡黄色沉淀(检查生物碱)。

【成分】 长白楤木的根中含贝壳杉烯酸(*ent*-kaur-16-en-19-oic acid)，贝壳杉醇酸〔16α-hydroxy(－)-kauran-19-oic acid〕，β-谷甾醇(β-sitosterol)和胡萝卜苷(daucosterol)，长白楤木酸(continentalic acid)，阿魏酸(ferulic acid)和咖啡酸(caffeic acid)。

【药理】 1. 对中枢神经系统的作用 长白楤木挥发油有明显的镇静作用。低、中剂量腹腔注射可明显减少小鼠自发活动；中、高剂量腹腔注射能显著延长戊巴比妥钠25 mg/kg致小鼠睡眠数和睡眠率。各剂量均可显著对抗小鼠电惊厥，对士的宁、戊四唑、咖啡因诱发小鼠惊厥有显著的抑制作用。各剂量均有明显的镇痛作用，能明显增加热刺激(热板法)的痛阈，减少醋酸引起的小鼠扭体反应。长白楤木挥发油对酵母混悬液引起的大鼠发热有非常显著的解热作用。长白楤木醇提取物亦有明显的镇静、抗惊厥、镇痛和解热作用。

2. 抗炎作用 长白楤木醇提取物 0.081 g/kg 腹腔注射对角叉菜胶、鸡蛋清、甲醛性大鼠足肿胀均有明显的抑制作用。腹腔注射长白楤木醇提取物 0.324 g/kg 能显著地抑制大鼠热烫性足肿胀。每日腹腔注射长白楤木醇提取物 0.162 g/kg，连续 7 日，对大鼠巴豆油气囊肿的渗出物和肉芽组织增生有明显的抑制作用。并显著地抑制大鼠被动皮肤过敏(PCA)和 Arthus 反应、迟发型超敏反应、佐剂关节炎等变态反应性炎症。提示长白楤木对体液免疫和细胞免疫，以及对变态反应后期炎症介质的释放和致炎作用均有明显抑制作用。

毒性 长白楤木醇提物小鼠灌胃和腹腔注射的 LD_{50} 分别为 14.4±0.33 g/kg 和 1.621±0.024 g/kg。长白楤木挥发油小鼠腹腔注射的 LD_{50} 为 0.28±0.33 ml/kg。给药后活动明显减少，呼吸深而慢，最后因呼吸抑制而死亡。

【药性】 辛、苦，温。

1.《长白山植物药志》："辛、苦，温。"

2.《中国民族药志》："辛、微苦，温。"

【功用主治】 祛风除湿，活血，解毒。主治风寒湿痹，腰膝酸痛，头痛，齿痛，跌打伤痛，痈肿。

1.《长白山植物药志》："祛风燥湿，活血止痛。治风湿性腰腿痛，腰肌劳损作痛。"

2.《中国民族药志》："散风寒，祛湿，通经活络，祛寒止痛。用于风寒湿痹，腰膝酸痛，头痛，齿痛，跌打损伤。痈肿。"

【用法用量】 内服：煎汤，3～10 g；或泡酒。外用：煎水洗；或捣敷。

【宜忌】《中国民族药志》："阴虚内热，风热外感者禁用。"

【选方】 1. 治风寒湿痹，腰膝酸痛 东北土当归 25 g，威灵仙 20 g。煎汤，每日 3 次，饭前服。(《中国民族药志》)

2. 治腿痛 长白楤木根适量。捣碎，敷膝盖上。

3. 治闪拗手足　长白楤木根、荆芥、葱白适量。共煎汤，淋洗之。(2、3 方出自《东北药用植物》)

0944 长梗排草 cháng gěng pái cǎo (《浙江药用植物志》)

【异名】 长柄黄连花(《浙江药用植物志》)。

【基原】 为报春花科珍珠菜属植物长梗过路黄的全草。

【原植物】 长梗过路黄 *Lysimachia longipes* Hemsl.

一年生草本，高35～75 cm。茎通常单生，圆柱形，干时麦秆黄色。叶对生；无柄或近于无柄；叶片卵状披针形，长 4～10 cm，宽 1.2～3.2 cm，先端长渐尖或近尾状，基部圆形，上面绿色，下面粉绿色，两面均有暗紫色或黑色腺点及短腺条，沿边缘尤密，中肋在上面稍隆起，侧脉纤细，4～5 对，网脉不明显。花4～11 朵组成顶生和腋生的疏松总状花序；总梗纤细，长 6～12 cm；花梗丝状，常近水平伸展；苞片小，钻形，先端渐尖，边缘膜质；花萼 5 深裂近达基部，裂片披针形，有暗紫色腺条和腺点，边缘膜质；花冠黄色，基部合生，裂片菱状卵圆形至狭长圆形，先端锐尖，有明显的脉纹，上部常散生暗紫色短腺条；雄蕊 5 枚，花丝下部合生，花药线状长圆形；子房上位，1 室，花柱丝状。蒴果褐色，直径3～3.5 mm。花期 5～6 月，果期 6～7 月。

生于海拔 300～800 m 的山坡阴湿林下、山谷溪边及岩石旁阴处。分布于浙江、安徽、福建、江西等地。

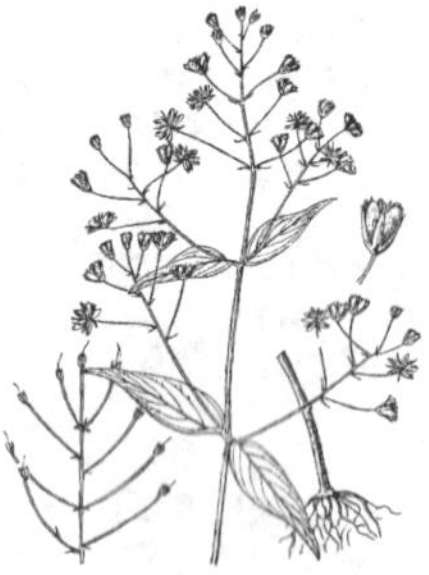
长梗过路黄

【采收加工】 7～8 月采收，晒干。

【药性】 甘，平。

【功用主治】 《浙江药用植物志》："可治小儿惊风。还可治肺结核咯血，疟疾等。"

【用法用量】 内服：煎汤，9～12 g。外用：鲜品捣敷。

【选方】 治小儿惊风　长梗排草全草、一枝黄花、夏枯草、高粱泡各 9～12 g。水煎服。(《浙江药用植物志》)

0945 长毛香科科 cháng máo xiāng kē kē (《万县中草药》)

【异名】 毛薄荷(《万县中草药》)。

【基原】 为唇形科香科科属植物长毛香科科的全草。

【原植物】 长毛香科科 *Teucrium pilosum* (Pamp.) C. Y. Wu et S. Chow [*T. japonicum* Willd. var. *pilosum* Pamp.]

多年生草本。具匍匐茎。茎直立，高 0.5～1 m，偶于上部分枝，密被平展的白色长柔毛。叶片卵圆状披针形或长圆状披针形，长 5～8 cm，宽 1.2～2.5 cm，先端短渐尖或渐尖，基部截平或近心形，边缘为稍不整齐的具重齿的细圆锯齿。假穗状花序顶生于主茎及分枝上，由上下密接具 2 花但有时参差若 3～4 花成一轮的轮伞花序所组成；苞片线状披针形；花梗短；花萼钟形，外被长柔毛，夹有浅黄色脉点，10 脉，萼齿 5，上 3 齿三角形，下 2 齿三角状钻形；花冠淡红色，冠筒不达花冠长的 1/3，外面在伸出部分疏被长柔毛，散布浅黄色腺点，中裂片极发达，倒卵状近一圆形，侧裂片卵状长圆形；雄蕊稍伸出唇片；花柱与雄蕊等长；花盘小，盘状，微显波状边缘；子房圆球形，4 裂。花期 7～8 月。

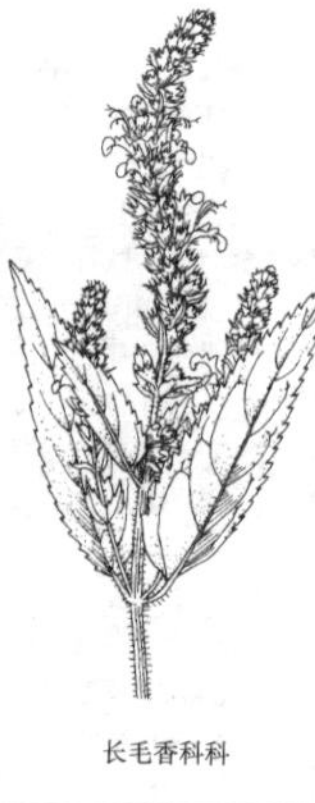
长毛香科科

生于山坡及河边。分布于浙江、江西、湖北、湖南、广西、四川、贵州。

【采收加工】 7～9 月采收，鲜用或晒干。

【药性】 《四川中药志》1982 年版："微辛、苦，凉。"

【功用主治】 《四川中药志》1982 年版："清热解毒，祛风，止痒。用于痄腮，漆疮，湿疹，疥癣，风疹。"

【用法用量】 内服：煎汤，3～9 g。外用：煎水洗，或捣敷。

【选方】 1. 治风热感冒　毛薄荷、野菊花、芦竹根、鱼鳅串各 9 g。水煎服。

2. 治急性咽喉炎　毛薄荷、牛蒡子、射干各 9 g。水煎服。(1、2 方出自《万县中草药》)

0946 长叶无尾果 cháng yè wú wěi guǒ (《青海常用中草药手册》)

【基原】 为蔷薇科无尾果属植物无尾果的全草。

【原植物】 无尾果 *Coluria longifolia* Maxim.

多年生草本。基生叶为间断羽状复叶，长 5～10 cm；叶柄长1～3 cm，疏生长柔毛，基部膜质下延抱茎；叶轴具沟，有长柔毛；托叶卵形，全缘或有 1～2 锯齿，两面具柔毛及缘毛；上部小叶紧密排列无间隙，愈向下方各对小叶片间隔愈疏远，小叶片 9～20 对，上部者较大，愈向下方裂片愈小，皆无柄；上部小叶片宽卵形或近圆形，长 5～15 mm，宽 3～8 mm，先端圆钝或急尖，基部歪形，边缘有锐锯齿及黄色长缘毛，两面有柔毛或近无毛，下部小叶片卵形或长圆形，长 1～3 mm，宽 0.5～1 mm，歪形，全缘或有圆钝锯齿，具缘毛；茎生叶 1～4 个，宽条形，长 1～1.5 cm，羽裂或 3 裂。花茎直立，高 4～20 cm，上部分枝，有短柔毛；花两性，聚伞花序有 2～4 花，稀具 1 花；苞片卵状披针形，具长缘毛；花梗长 1～2.5 cm，密生短柔毛；花直径 1.5～2.5 cm；副萼片 5，长圆形，先端圆钝，有长柔毛及缘毛；萼筒钟形，萼片 5，三角卵形，先端锐尖，萼筒、萼片外面均密生短柔毛并有长柔毛；花瓣 5，倒卵形或倒心形，黄色，先端微凹；雄蕊 40～60，比花瓣短，宿存；心皮数个，子房长圆形，花柱丝状。瘦果长圆形，黑褐色。花期 6～7 月，果期 8～10 月。

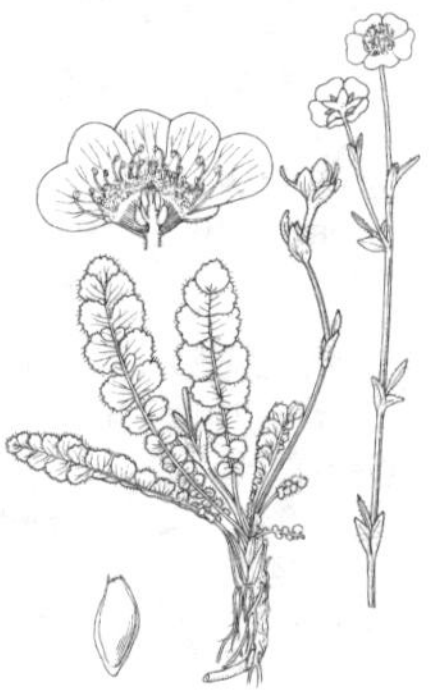
无尾果

生于海拔 2 700～4 100 m 高山草原。分布于四川、云南、西藏、甘肃、青海等地。

【采收加工】 6～7 月采挖全草，切段晒干。

【药性】 苦，凉。

1.《青海常用中草药手册》："苦，微寒。"

2.《青藏高原药物图鉴》："淡、苦、辛，微寒。"

3.《全国中草药汇编》："苦，凉。"

【功用主治】 清热平肝，活血止血。主治高血压病，肝炎，头痛，发热，月经不调，子宫出血，疝痛，关节炎。

1.《青海常用中草药手册》："平肝熄风，清热解毒。主治高血压病，肝炎。"

2.《青藏高原药物图鉴》："治肝炎，高血压引起之发烧，神经发烧，子宫出血，月经不调。"

【用法用量】 内服：煎汤，9～12 g。

【选方】 治高血压病　长叶无尾果 9 g，夏枯草 12 g，钩藤 12 g，生白芍 9 g，珍珠母 24 g。水煎服。(《青海常用中草药手册》)

0947 长筒马先蒿 cháng tǒng mǎ xiān hāo (《西藏常用中草药》)

【基原】 为玄参科植物长筒马先蒿的全草或花。

【原植物】 长筒马先蒿 *Pedicularis longiflora* Rudolph var. *tubiformis* (Klotz.) Tsoong　又名：斑唇马先蒿(《中国高等植物图鉴》)，长花马先蒿管状变种(《中国植物志》)，马先蒿(《青海常用中草药手册》)。

一年生低矮草本，高 7～15 cm。根束生下端渐细成须状。茎短，单生或丛生，不分枝。叶基出或茎出常成密丛，有长柄，柄在基叶中长 1～2 cm，在茎叶中较短；叶片羽状浅裂至深裂，披针形至狭长圆形，裂片常 5～9 对，有重锯齿，齿常反卷，两面无毛。花均腋生，有短梗；萼管状，长 1～1.5 cm，前方开裂至 2/5 处，齿 2，上部为掌状开裂；花冠黄色，二唇形，在下唇近喉处有 2 个棕红色斑点；花管细长，外面有毛，3 裂，裂片先端均有明显的凹头；花丝均有密毛，花柱明显伸出于喙端。蒴果披针形，长 2～2.3 cm，基部有梗。种子狭卵圆形，有明显的黑色种阜，具纵条纹，长约 2 mm。花期 7～9 月。

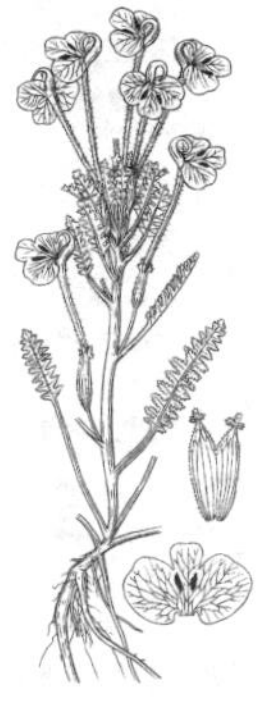
长筒马先蒿

生于高山、草甸及溪流两旁。分布于四川、云南、西藏等地。

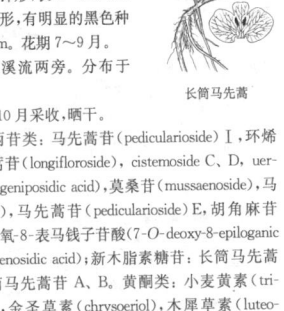

【采收加工】 5～10 月采收，晒干。

【成分】 含有苯丙苷类：马先蒿苷(pedicularioside) Ⅰ，环烯醚萜苷类：长筒马先蒿苷(longifloroside)，cistemoside C、D，uerbascoside，京尼帕苷酸(geniposidic acid)，莫桑苷(mussaenoside)，马钱子苷酸(loganic acid)，马先蒿苷(pedicularioside) E，胡角麻苷(martynoside)，7-*O*-去氧-8-表马钱子苷酸(7-*O*-deoxy-8-epiloganic acid)，莫桑苷酸(mussaenosidic acid)；新木脂素糖苷：长筒马先蒿苷(longifloroside)，长筒马先蒿苷 A、B。黄酮类：小麦黄素(tricin)，芹菜素(apigenin)，金圣草素(chrysoeriol)，木犀草素(luteolin)；木犀草素 7-*O*-葡萄糖苷(luteolin 7-*O*-glucoside)，金圣草素 7-*O*-葡萄糖苷(chrysoeriol 7-*O*-glucoside)。环烯醚萜苷类：boschualoside，桃叶珊瑚苷(aucubin)。

【药性】 甘、涩，平。

1. 《西藏常用中草药》："性寒，味涩。"

2. 《青海常用中草药手册》："甘，平。"

【功用主治】 健脾利湿，涩精止遗。主治小儿疳积，食积不化，脘腹胀满，水肿，遗精，耳鸣，口舌干燥。

1. 《西藏常用中草药》："利水，涩精。主治水肿，遗精，耳鸣，口干舌燥，痈肿等症。"

2. 《青海常用中草药手册》："健脾开胃，消食化积，用于小儿疳积，食积不化，脘腹胀满。"

【用法用量】 内服：煎汤，3～10 g。花研末，每次 1～1.5 g。

【选方】 1. 治小儿疳积　马先蒿 9 g，白术 9 g。水煎服。

2. 治食积不化，脘腹胀满　马先蒿 9 g，山楂 9 g，莱菔子 9 g。水煎服。(1、2 方出自《青海常用中草药手册》)

0948 长管假茉莉 cháng guǎn jiǎ mò lì (《云南思茅中草药选》)

【异名】 疟疾草(《新华本草纲要》)。

【基原】 为马鞭草科赪桐属植物长管大青的全株。

【原植物】 长管大青 *Clerodendrum indicum* L. O. Kuntze [*Siphonanthus indica* L.]

灌木或草本状灌木，高 1～2 m。小枝 4～8 棱，幼时紫色至淡紫色，老枝褐色，干后中空，同时叶柄之间有一毛环，老时毛渐脱落而有痕迹。叶 3～5 片轮生，稀对生；几无柄或稀有长达 1 cm 的柄；叶片厚纸质，狭披针形、长圆状披针形或长椭圆形，长 3～15 cm，宽 1～4 cm，先端渐尖或急尖，基部楔形，全缘或呈微波状；侧脉 5～7 对。聚伞花序腋生或顶生，每聚伞花序有花 3～8 朵，花序梗长 1.5～5.5 cm；苞片披针形或线状披针形，长 1～2 cm；小苞片线形；花萼钟状，有盾形腺体，5 裂几达中部，裂片卵状披针形；花冠白色至淡黄色，外面被腺点，花冠管长 5～9 cm，5 裂，裂片披针形、椭圆形或倒卵状长圆形；雄蕊 4，花丝与花柱稍伸出花冠外；子房无毛，柱头 2 裂，先端尖。浆果状核果近球形，幼果有 2～4 深沟，包于增大的宿萼内，熟时蓝紫色。花、果期 8～11 月。

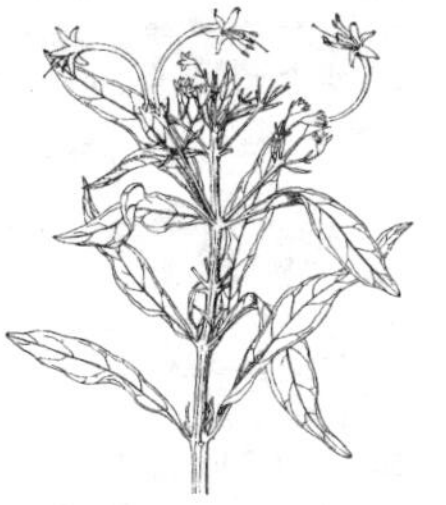
长管大青

生于海拔 450～1 000 m 的向阳山坡或路边草丛中。分布于广东、云南等地。

【采收加工】 四季均可采，切段，晒干或鲜用。

【成分】 叶含黄酮类：三乙酰基粗毛豚草素(triacetyl hispidulin)，粗毛豚草素(hispidulin)，高山黄芩素(scutellarein)，粗毛豚草素-7-*O*-*β*-*D*-葡萄糖醛酸苷(hispidulin-7-*O*-*β*-*D*-glucuronide)，高山黄芩素-7-*O*-*β*-*D*-葡萄糖醛酸苷(scutellarein-7-*O*-*β*-*D*-glucuronide)。

地上部分还含 3，4-二羟基苯乙醇(3，4-dihydroxyphenylethanol)，泽兰叶黄素(eupafolin)，大青甾醇(clerodendrol)，玫瑰花苷(roseoside)，落叶松树脂醇 9-*O*-*β*-*D*-葡萄糖苷(lariciresinol 9-*O*-*β*-*D*-glucoside)，长管假茉莉素(cleroindicins) A～F。

【药性】 《云南中草药》："苦，凉。"

【功用主治】 《云南中草药》："清热解毒，渗湿利水，舒筋活络。主治尿路感染，跌打扭伤，风湿关节炎。"

【用法用量】 内服：煎汤，10～15 g。外用：捣敷。

0949 长瓣马铃苣苔 cháng bàn mǎ líng jù tái (《全国中草药汇编》)

【异名】 岩白菜(《植物名实图考》)，岩桐草(《江西药用植物名录》)，皱皮草(《广西药用植物名录》)。

【基原】 为苦苣苔科马铃苣苔属植物长瓣马铃苣苔的全草。

【原植物】 长瓣马铃苣苔 *Oreocharis auricula* (S. Moore) Clarke [*Didymocarpus auricula* S. Moore]

多年生草本。叶全部基生；具柄，柄长 2～4 cm，密被褐色绢状绵毛；叶片长圆状椭圆形，长 2～8.5 cm，宽 1～5 cm，先端微尖或钝，基部圆形或稍心形，边缘具钝齿至近全缘，上面被贴伏短柔毛，下面被淡褐色绢状绵毛至近无；侧脉 7～9 对，在下面隆起，密被褐色绢状绵毛。聚伞花序 2 次分枝，2～5 条，每花序具 4～11 花；苞片 2，长圆状披针形，密被褐色绢状绵毛；花萼 5 裂至近基部，裂片相等，长圆状披针形，外面被绢状绵毛，内面近无毛；花冠细筒状，蓝紫色，外被短柔毛，与檐部等长或稍长，喉部缢缩，近基

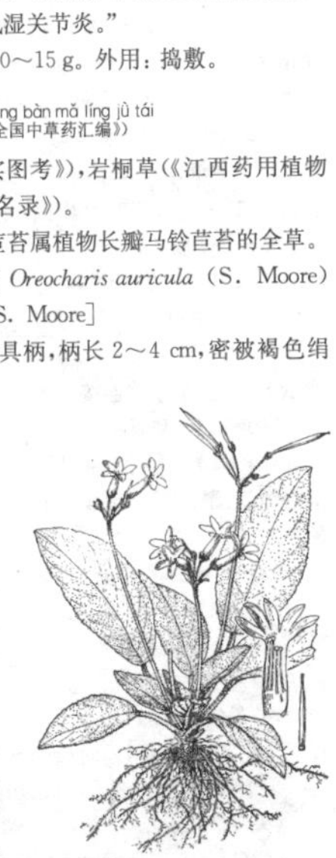
长瓣马铃苣苔

部稍膨大，檐部二唇形，上唇 2 裂，下唇 3 裂，5 裂片近相等，近狭长圆形；能育雄蕊 4，分生；花盘环状；雌蕊无毛，子房线状长圆形，柱头 1，盘状。蒴果倒披针形，长约 4.5 cm。花期6～7 月，果期8 月。

生于山谷、沟边及林下潮湿岩石上。分布于福建、江西、湖南、广东、广西、四川、贵州等地。

【采收加工】 四季均可采收，鲜用或晒干。

【药性】《湖南药物志》："苦，凉。"

【功用主治】 凉血止血，清热解毒。主治各种出血，跌打损伤，湿热带下，痈疽疮疖。

【用法用量】 内服：煎汤，9～15 g。外用：鲜品捣敷。

【选方】 治肺热咳血　长瓣马铃苣苔全草 30 g，侧柏叶 60 g。水煎服。(《湖南药物志》)

0950 化气兰 huà qì lán (《陕西中草药》)

【异名】 土百部(《陕西中草药》)。

【基原】 为兰科兰属植物蕙兰的根皮。

【原植物】 参见"兰花"条。

【采收加工】 秋季采挖，抽去木心，晒干。

【成分】 参见"兰花"条。

【药性】《陕西中草药》："味苦，甘，性温。有小毒。"

【功用主治】 润肺止咳，清利湿热，杀虫。主治咳嗽，小便淋浊，赤白带下，鼻衄，蛔虫病，头虱。

《别录》："根茎中涕疗伤寒寒热出汗，中风面肿，消渴热中，逐水。"

【用法用量】 内服：煎汤，3～9 g；或入散剂。外用：煎水洗。

【选方】 1. 治常年咳嗽　土百部 6 g。水煎服，白酒为引，每日 1 剂。

2. 治蛔虫症　土百部 30 g。研成细粉，加面做馍吃，3 日吃完。(1、2 方出自《陕西中草药》)

0951 化肉藤 huà ròu téng (《云南中草药》)

【异名】 化肉丹、藤子化石丹(《云南中草药》)，化食藤(《云南药用植物名录》)。

【基原】 为萝藦科匙羹藤属植物云南匙羹藤的根或叶。

【原植物】 云南匙羹藤 *Gymnema yunnanense* Tsiang

藤状半灌木。枝条、叶背、叶柄、花序均密被微绒毛。叶对生；叶柄长 1～1.5 cm；叶片卵圆形，长 6～13 cm，宽 2.5～6 cm，先端渐尖，基部圆形；叶面除中脉和侧脉被短柔毛外，几乎无毛；侧脉每边 5～6 条，弯拱上升，在叶缘前连接。聚伞花序伞形状，腋生；花蕾裂片卵状长圆形；花冠浅黄绿色至白绿色；副花冠成 5 条离生的条带鳞片；基部两侧被缘毛；花药先端的膜片比柱头低；花粉块长圆形，直立；柱头圆球状。蓇葖果通常单生，披针状圆柱形，先端渐尖，基部膨大，外果皮密被微柔毛。种子长卵形，具薄边，先端具白色绢质种毛。花期 3～6 月，果期 6～12 月。

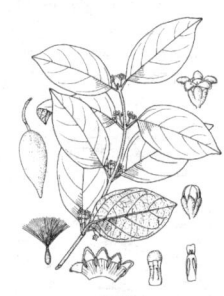

云南匙羹藤

生于海拔1 000～2 000 m的山地杂木林中。分布于云南南部。

【采收加工】 四季均可采，晒干。

【成分】 云南匙羹藤含甾体苷元及其苷类：喷诺皂苷元(penupogenin)，20-*O*-桂皮酰肉珊瑚苷元(20-*O*-cinnamoyl sarcostin)，肉珊瑚苷元(sarcostin)，萝藦苷元(metaplexigenin)，云南匙羹藤苷元(gymnemarsgenin)，云南匙羹藤皂苷(gymnemaroside)A 和 B。

【药性】《云南中草药》："气香，苦、涩，温。"

【功用主治】《云南中草药》："消食健胃。主治胃脘饱闷，食肉积滞，体虚，消化不良。"

【用法用量】 内服：煎汤，6～9 g。

【选方】 治体虚　化肉藤根适量炖肉服食。(《云南中草药》)

0952 化血胆 huà xiě dǎn (《云南思茅中草药选》)

【异名】 红根草(《广西药用植物名录》)。

【基原】 为玄参科黑蒴属植物黑蒴的全草。

【原植物】 黑蒴 *Melasma arvense* (Benth.) Hand.-Maz. [*Glossostylis arvensis* Benth.; *Alectra arvensis* (Benth.) Merr.]

一年生草本，高 10～50 cm。干后变成黑色。茎直立，单一或有少数分枝，被柔毛，基部木质化。叶对生；叶片纸质；宽卵形至卵状披针形，长 2～3 cm，先端钝圆至渐尖，基部楔形，叶中部边缘有 2～6 对三角状疏锯齿，两面均密被短毛，有时老叶上被刺毛。总状花序，花密生花序顶端；小苞片条状长圆形，狭窄，被毛；花萼膜质，被髯毛，萼齿三角形，先端渐尖，与萼筒等长；花冠黄色，花冠筒宽钟状，包在萼内，花冠裂片前方 1 枚稍大，其余近相等，近圆形，开展；雄蕊 4，2 强，着生于花冠筒的中部以下，后方的一对花丝被多细胞长腺毛；花柱长，柱头舌形，被短绒腺毛。蒴果圆球形，包于宿存萼内，室背 2 裂。种子圆柱形，包于杯状网膜中。花、果期 8～11 月。

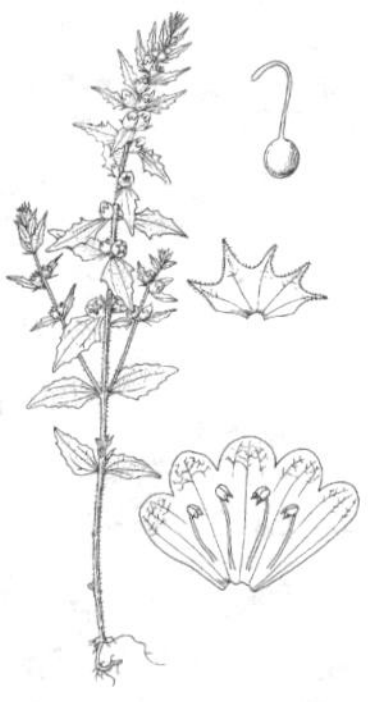

黑　蒴

生于海拔 700～2 100 m 的山坡草地或疏林中。分布于广东、广西、云南、台湾。

【采收加工】 秋、冬季采收，鲜用或晒干。

【成分】 根含羟基-*β*-紫罗兰酮葡萄糖苷(hydroxy-β-ionone glucoside)和桃叶珊瑚苷元-1-*O*-*β*-龙胆二糖苷(aucubigenin-1-*O*-*β*-gentiobioside)，桃叶珊瑚苷(aucubin)，玉叶金花苷酸甲酶(mussaenoside)，黑蒴苷(melasmoside)。

【药理】 泻下、抗肿瘤作用　从黑蒴根水溶性部分分离的桃叶珊瑚苷对小鼠有泻下作用，服后 6 小时起效，其 ED_{50} 为 0.39 g/kg，并能促进尿酸排泄。从黑蒴根中提取得到的黑蒴苷有抗肿瘤作用，200 mg/kg 腹腔注射，对小鼠白血病 L_{759} 的抑制率为 59.38%。

【药性】《全国中草药汇编》："微苦，凉。"

【功用主治】《全国中草药汇编》："祛湿，平肝，散瘀活血。主治黄疸型肝炎，肝脾大，跌打损伤瘀肿，痛经。"

【用法用量】 内服：煎汤，10～15 g。外用：鲜品捣敷。

【选方】 治跌打损伤　化血胆、泽兰、酢浆草(各适量)。捣成泥状，加酒适量包患处。(《云南思茅中草药选》)

0953 化金丹 huà jīn dān (《贵州草药》)

【异名】 大响铃果(《云南中草药》)，大马响铃、马响铃、大响铃草(《云南药用植物名录》)。

【基原】 为豆科猪屎豆属植物四棱猪屎豆的带根全草。

【原植物】 四棱猪屎豆 *Crotalaria tetragona* Roxb. [*C. grandiflora* Zolling.; *C. esquirolii* Lévl.]

多年生灌木状直立草本，高80～100 cm，或达1.5 m。茎和枝四棱形，被光亮短毛。单叶互生，薄膜质；叶柄短，长2～3 mm；托叶线形，密被毛；叶片线状披针形或长圆状线形，长10～16 cm，宽1.5～2 cm，先端渐尖，具细长的短尖头，基部圆形或钝，两面被毛，下面较密，网脉清晰。总状花序顶生及腋生，有花6～10朵，疏生；苞片披针形，外面被毛；小苞片线形，着生于花梗上部近顶端；花梗长约1 cm，被毛；花萼二唇形，萼片甚长，披针形，弯曲成半月形；蝶形花冠，黄色，旗瓣圆形；雄蕊10，不等长；子房花柱弯曲。荚果长圆形，密被棕黄色略粗糙的短毛。种子扁平，12～20颗。花期9～10月，果期12月至翌年2月。

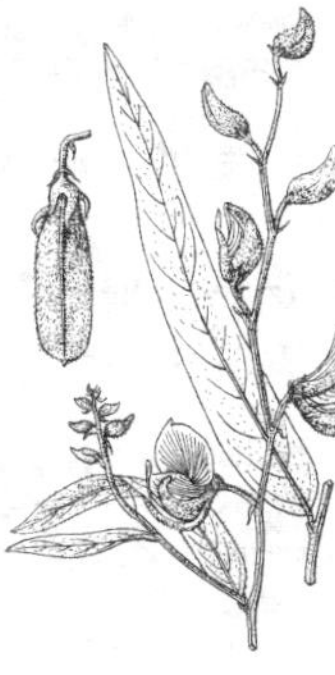
四棱猪屎豆

生于荒山坡向阳处。分布于广西、贵州、云南等地。

【采收加工】 夏、秋季采收带根的全草，扎成把，晒干。

【药性】 辛、微苦，凉。

1.《贵州草药》："性温，味辛、涩。"

2.《云南中草药》："微苦，凉。"

【功用主治】 清热解毒，利湿通淋，行气止痛。主治湿热黄疸，热淋，膀胱结石，腹痛，痞块不消。

1.《贵州草药》："化滞，止痛。治误吞铁、木，腹痛。"

2.《云南中草药》："清热解毒，利尿通淋。主治尿路感染，膀胱结石，肝炎，麻疹，月经不调，肾盂肾炎。"

【用法用量】 内服：煎汤，3～9 g。

【选方】 治肾盂肾炎 用大响铃果根9 g，米酒引煎服。（《云南中草药》）

0954 化橘红 huà jú hóng（《识药辨微》）

【异名】 化皮（《岭南杂记》），化州橘红（《岭南随笔》），柚皮橘红（《中药志》），柚类橘红（《中药材手册》），兴化红（《药材学》）。

【基原】 为芸香科柑橘属植物化州柚或柚的未成熟或近成熟的外层果皮。

【原植物】 1. 化州柚 *Citrus grandis*（L.）Osbeck var. *tomentosa* Hort.

常绿乔木，高5～10 m。小枝扁，幼枝及新叶被短柔毛，有刺或有时无刺。单身复叶，互生；叶柄有倒心形宽叶翼，长1～4 cm，宽0.4～2 cm；叶片长椭圆形或阔卵形，长6.5～16.5 cm，宽4.5～8 cm，先端钝圆或微凹，基部圆钝，边缘浅波状或有钝锯齿，叶背主脉有短柔毛，有半透明油腺点。花单生或为总状花序，腋生，白色；花萼杯状，4～5浅裂；花瓣4～5，长圆形，肥厚；雄蕊25～45，花丝下部连合成4～10组；雌蕊1，子房长圆形，柱头扁头状。柑果梨形、倒卵形或扁圆形，柠檬黄色。果枝、果柄及未成熟果实上被短柔毛。种子扁圆形或扁楔形，白色或带黄色。花期4～5月，果熟期10～11月。

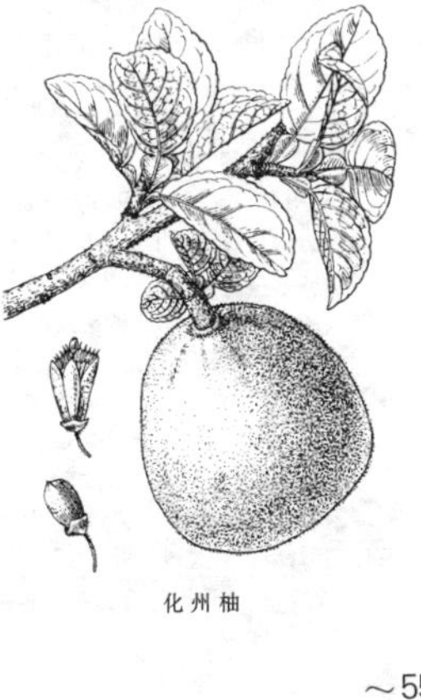
化州柚

栽培于广东化州、廉江、遂溪、徐闻，广西南宁及博白等地。

本植物的幼小果实（橘红珠）亦供药用，另设专条。

2. 柚 *C. grandis*（L.）Osbeck 参见"柚"条。

【采收加工】 10～11月果实未成熟时采收，置沸水中略烫后，将果皮割成5～7瓣，除去果瓤和部分中果皮，压制成形，晒干或阴干。化州柚的外果皮有毛，称毛橘红；柚的外果皮无毛，称光橘红。

【药材】 化橘红 *Citri Grandis Exocarpium* 化州柚主产于广东广茂县，习称"毛橘红"、"毛七爪"；柚主产于四川、重庆，习称"光橘红"、"光七爪"。

性状 毛橘红 呈对折的七角或展平的五角星状，单片呈柳叶形。完整者平后直径15～28 cm，厚0.2～0.5 cm。外表面黄绿色，密布茸毛，有皱纹及小油室；内表面黄白色或淡黄棕色，有脉络纹。质脆，易折断，断面不整齐，外缘有1列不整齐的下凹的油室，内侧稍柔而有弹性。气芳香，味苦、微辛。

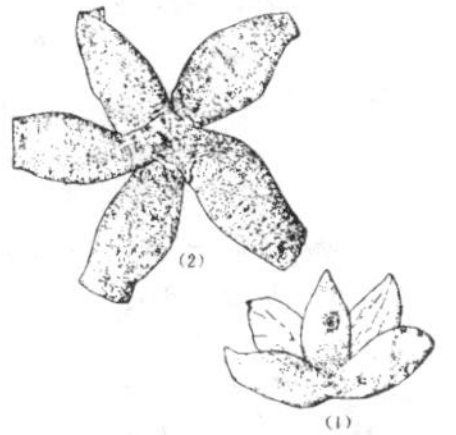

化橘红（果皮）外形
(1) 化州柚 (2) 柚

光橘红 外表面黄绿色至黄棕色，无毛。

鉴别 (1) 粉末特征：暗绿色至棕色。中果皮薄壁细胞形状不规则，壁不均匀增厚，有的作连珠状或在角隅处特厚。果皮表皮细胞表面观多角形、类方形或长方形，垂周壁增厚，气孔类圆形，直径18～31 μm，副卫细胞5～7个，侧面观外被角质层，靠外方的径向壁增厚。偶见碎断的非腺毛，碎段细胞多至十数个，最宽处直径约33 μm，具壁疣或外壁光滑、内壁粗糙，胞腔内含淡黄色或棕色颗粒状物。草酸钙方晶成片或成行存在于中果皮薄壁细胞中，呈多面形、菱形、棱柱形、长方形或形状不规则，直径1～32 μm，长5～40 μm。导管为螺纹和网纹。偶见石细胞及纤维。

(2) 取本品粉末1 g，加甲醇10 ml，加热回流20分钟，放冷，滤过，取滤液1 ml，加四氢硼钾约5 mg，摇匀，加盐酸数滴，即显樱红色或紫红色。

(3) 取鉴别(2)项下的滤液作为供试品溶液。另取柚皮苷对照品，加甲醇制成每1 ml含0.4 mg的溶液，作为对照品溶液。吸取上述两种溶液各10 μl，分别点于同一硅胶G薄层板上，以醋酸乙酯-甲酸-水（10：2：3）的上层溶液为展开剂，展开，取出，晾干，喷以三氯化铝试液，置紫外光灯（365 nm）下检视。供试品色谱中，在与对照品色谱相应的位置上，显相同颜色的斑点。

品质标志 《中华人民共和国药典》2010年版规定：照高效液相色谱法测定，本品含柚皮苷（$C_{27}H_{32}O_{14}$）不得少于3.5%。

【成分】 1. 化州橘红（化州柚） 果皮中含黄酮类化合物：柚皮苷（naringin），枳属苷（poncirin），野漆树苷（rhoifolin）及挥发油。

2. 柚 外果皮挥发油主成分：柠檬醛（citral），牻牛儿醇（geraniol），芳樟醇（linalool），邻氨基苯甲酸甲酯（methyl anthranilate），柠檬烯（limonene），α-蒎烯（α-pinene），丁香烯氧化物（caryophyllene oxide），芳樟醇单氧化物（linalool monoxide），顺式-3-已烯醇（*cis*-3-hexenol），荜澄茄烯（cadinene），二戊烯（dipentene），γ-松油烯（γ-terpinene），γ-杜松烯（γ-cadinene），α-榄香烯（α-elemene），柏木烯醇（cedrenol），奴卡酮（nootkatone），萜品醇（terpineol），荜澄茄油烯（cubebene）；烃类包括癸酸（decanoic acid），乙酸庚醇酯（heptyl acetate），甜没药萜醇（bisabolol），壬醛（nonanal），顺，反-金合欢醇（*cis*，*trans*-farnesol），反-橙花叔醇（*trans*-nerolidol）以及2-十二碳烯

醛(2-dodecenal)。黄酮类成分：柚皮素(naringenin)，柚皮苷(naringin)，新橙皮苷(neohesperidin)，枳属苷(poncirin)，福橘素(tangeretin)，川陈皮素(nobiletin)，5，7，4′-三甲氧基黄酮(5，7，4′-trimethoxyflavone)，5，6，7，3′，4′-五甲氧基黄酮(5，6，7，3′，4′-pentamethoxy flavone)，5，7，8，3′，4′-五甲氧基黄酮(5，7，8，3′，4′-pentamethoxy flavone)，5，7，8，4′-四甲氧基黄酮(5，7，8，4′-tetramethoxy flavone)，黄木亭(xanthoxyletin)，莫顿太亭(mordentatin)，莨菪亭(scopoletin)，糖柚素Ⅰ(glycocitrine-Ⅰ)，西普瑞星-Ⅱ(citpressine-Ⅱ)及红玉柚素(hongyucitrin)等。香豆素成分：葡萄内酯(aurapten)，异前胡素(isoimperatorin)，三叶木橘香豆素丙酮化物(marmin acetonide)，野栓翅芹素(pranferin)，异莫顿太亭(isomerancin)，花椒毒酚(xanthotoxol)和伞形花内酯(umbelliferone)，橙皮内酯水合物(meranzin hydrate)，长春花苷(roseoside)，8-(3-*β*-*D*-葡萄糖氧基-2-羟基-3-甲基丁基)-7-甲氧基香豆素〔8-(3-*β*-*D*-glucosyl-2-hydroxy-3-methylbutyl)-7-methoxycoumarin〕。三萜类化合物：柠檬苦素(limonin)，黄柏酮(obacunone)，黄柏酮-17-*β*-*D*-葡萄糖苷(obacunone-17-*β*-*D*-glucopyranoside)，闹米林(nomilin)，去乙酰基闹米林(deacetyl nomilin)，闹米林-17-*β*-*D*-葡萄糖苷(nomilin-17-*β*-*D*-glucopyranoside)和闹米林酸-17-*β*-*D*-葡萄糖苷(nomilinic acid-17-*β*-*D*-glucoside)，木栓酮(friedelin)，无羁萜(friedelin)。

【药理】 1. 对呼吸系统的作用　柠檬烯和蒎烯吸入可使麻醉兔呼吸道分泌物变多变稀，故有祛痰作用。小鼠酚红法也证明柠檬烯有良好的祛痰作用；小鼠氨水喷雾引咳法还证明柠檬烯有显著的镇咳作用。小鼠灌服化州橘红多糖 5.4 mg/kg，对氨雾吸入法引起的咳嗽有明显止咳作用；酚红排泌法证明有明显祛痰作用。

2. 镇静作用　小鼠口服芳樟醇可使自发活动明显减少。

3. 抗微生物作用　柠檬烯在体外对肺炎链球菌、甲型链球菌、卡他球菌和金黄色葡萄球菌有很强的抑制作用，但体内试验不能保护小鼠免受肺炎链球菌感染。小鸡口服牻牛儿醇或芳樟醇可使引起鸡淋巴瘤和生成白细胞的组织增生的病毒 ES_4 感染后生命延长。两者也有抗菌和抗真菌作用。

毒性　犬每日灌胃柠檬烯 240 mg/kg，连续 53 日，其一般状态、体重、肝肾功能和病理组织切片检查无明显改变。

柚皮苷的药理参见"枳实"条。

【药性】 苦、辛，温。归肺、脾经。

1.《本经逢原》："甘、辛，无毒。"

2.《纲目拾遗》："苦、辛。"

3.《岭南采药录》："味苦、辛，性温、平，无毒。"

4. 南药《中草药学》："温，入脾、肺经。"

【功用主治】 燥湿化痰，理气，消食。主治风寒咳喘痰多，呕吐呃逆，食积不化，脘腹胀痛。

1.《本经逢原》："能下气消痰。"

2.《纲目拾遗》："治痰症，消油腻谷食积，醒酒，宽中，解蟹毒。"

3.《本草用法研究》："能祛风寒，化痰湿，止咳嗽。"

【用法用量】 内服：煎汤，3～6 g；或入丸、散。

【宜忌】 气虚、阴虚及燥咳痰少者禁服。

《纲目拾遗》："气虚者忌服。"

【选方】 1. 治痰喘　化橘红、半夏各 15 g，川贝 9 g。共研细末。每服 6 g，开水送下。(《常见病验方研究参考资料》)

2. 治支气管炎　① 过江龙 30 g，化橘红 15 g，杏仁 9 g。煎服。② 石串莲 30 g，化橘红 15 g，青竹标 12 g。煎服。(《云南中草药》)

【临床报道】 治疗呼吸系统疾病　将化橘红多糖制成颗粒冲剂，对呼吸系统疾病患者进行临床疗效观察，经治 78 例，总有效率为 81%。结果表明对慢性支气管炎、慢性阻塞性肺气肿的疗效较好，而对急性气管炎、支气管扩张合并感染的疗效较差。

【各家论述】 1.《本草从新》："化州陈皮，消痰至灵，然消伐太峻，不宜轻用。"

2.《药性考》："柚皮辛苦，性烈燥湿。化痰止咳，利膈宽胸，能散膹气。"

0955 化香树叶 huà xiāng shù yè (《贵州民间药物》)

【异名】 山柳叶(《湖南药物志》)，小化香叶(《贵州民间药物》)。

【基原】 为胡桃科化香树属植物化香树、圆叶化香树的叶。

【原植物】 1. 化香树 *Platycarya strobilacea* Sieb. et Zucc. [*P. sinensis* Mottet]　又名：化香柳(《秦岭植物志》)，花木香(《山东经济植物》)，栲香、栲花树、栲果树(《浙江药用植物志》)。

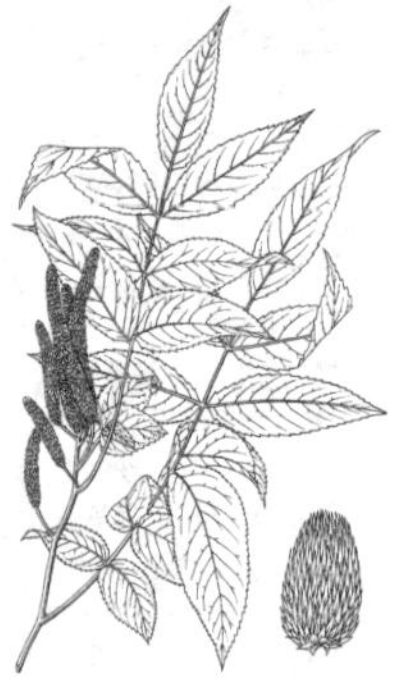

化香树

落叶小乔木，高 2～6 m。树皮灰褐色，不规则纵裂；枝条暗褐色，有小皮孔；冬芽被芽鳞，髓部实心。奇数羽状复叶，互生，长 15～30 cm；小叶 7～23 枚，无柄，卵状披针形至长椭圆状披针形，薄革质，长 4～11 cm，宽 1.5～3.5 cm，不等边，稍呈镰状弯曲，基部近圆形，一边略偏斜，先端长渐尖，边缘有重锯齿。花单性或两性，雌雄同株；两性花序和雄花序着生于小枝顶端或叶腋，排列成伞房状花序束，中央的一条常为两性花序，雄花序在上，雌花序在下；位于两性花序的四周为雄花序，通常 3～8 条；雄花苞片阔卵形，顶端渐尖，向外弯曲，无小苞片及花被，有雄蕊 6～8，花丝长短不等；雌花序球状卵形或长圆形，雌花苞片卵状披针形，先端长渐尖，硬而不外曲，有花被片 2，贴生于子房两侧，与子房一起增大。果序球果状，卵状椭圆形至长椭圆状圆柱形，包片宿存，木质，褐色；小坚果扁平，两侧具狭翅。种子卵形，种皮膜质。花期 5～6 月，果期 7～10 月。

生于 600～1 300 m 的向阳山坡杂木林中，在低山丘陵次生林中为常见树种。分布于华东及河南、湖北、湖南、四川、贵州、云南、陕西南部、台湾等地。

2. 圆果化香树　*P. longipes* Wu [*P. kwangtungensis* Chun]

圆果化香树与化香树的区别在于：叶总柄与叶轴近等长或较长；小叶 3～5(～7)片；果序球状。花期 5 月，果期 6～7 月。

生于海拔 450～800 m 的向阳山坡及杂木林中。分布于广东、广西、贵州等地。

本植物的果实(化香树果)亦供药用，另设专条。

【采收加工】 7～9 月夏、秋季采收，鲜用或晒干。

【药材】 化香树叶 *Platycaryae Folium*　产于河南、陕西、甘肃、湖南、山东、江苏、浙江、江西等地。

性状　奇数羽状复叶多不完整，叶柄及叶轴较粗，淡黄棕色。小叶片多皱缩破碎，完整者宽披针形，不等边，略呈镰状弯曲。上表面灰绿色，下表面黄绿色，边缘有重锯齿，薄革质。气微清香，味淡。

鉴别　叶横切面：上表皮细胞长方形或长圆形，外被角质层；下表皮细胞类圆形，可见非腺毛或腺鳞。栅栏组织细胞 2 列，第 1 列细胞较长，有的细胞异常增大，内含大型草酸钙簇晶。主脉维管束外韧型，束鞘纤维成环。

【成分】 化香树叶含醌类：胡桃叶醌(juglone)，5-羟基-2-甲氧基-1，4-萘醌(5-hydroxy-2-methoxy-1，4-naphthoquinone)，5-羟基-3-甲氧基-1，4-萘醌(5-hydroxy-3-methoxy-1，4-naphthoquinone)；香豆素类：对香豆酸甲酯(methyl-*p*-coumarate)，对香豆酸(*p*-coumaric acid)，香豆素(coumarin)。

【药性】 辛，温，有毒。

1.《湖南药物志》："平，无毒。一说苦寒有毒。"

2.《贵州民间药物》："性热，味辣，有毒。"

3.《福建药物志》："辛，温，有毒。"

【功用主治】 解毒疗疮，杀虫止痒。主治疮痈肿毒，骨痈流脓，顽癣，阴囊湿疹，癞头疮。

1.《贵州民间药物》："治疮毒。"

2.《福建药物志》："治癣，湿疹，疖肿。"

【用法用量】 外用：捣烂敷；或浸水洗。

【宜忌】《贵州民间草药》："不可内服。"

【选方】 1. 治巴骨癀(骨痈流脓，日久不收口，有多骨) 小化香树叶 250 g。捣烂泡冷水，将患处浸入药水中数小时，使多骨疽消去，即用镊子拔出，后用药水随时洗。

2. 治癞头疮 小化香叶 30 g，石灰 6 g。开水 1 杯，混合泡 2 小时。用鸭毛蘸水外搽，每日搽 2 次。(1、2 方出自《贵州民间药物》)

3. 治痈疽疔毒类急性炎症 化香树叶、雷公藤叶、芹菜叶、大蒜各等分，均用鲜品。捣烂外敷。疮疡溃后不可使用。(《常用中草药配方》)

0956 化香树果 huà xiāng shù guǒ (《湖南药物志》)

【异名】 化香树球(《植物名实图考》)，化树果(《江西药用植物名录》)。

【基原】 为胡桃科化香树属植物化香树的果实。

【原植物】 参见"化香树叶"条。

【采收加工】 秋季果实近成熟时采收，晒干。

【成分】 果实含有鞣质成分：化香属鞣质(platycaryanins)A、B、C、D，化香属瑞素(platycariin)，化香树鞣质(strobilanin)。

【药理】 1. 抗炎作用 足跖肿胀大鼠 3 g/10 g 灌胃，结果表明，化香树果穗水提物和水提醇沉物均能对抗蛋清致足跖炎症。

2. 抑菌试验 取斜面培养菌活化后制成菌悬液，再将不同浓度供试液配成实验用培养基，高压灭菌，分别接种菌悬液-白金耳，37 ℃，培养 48 小时。结果化香树果穗 1.2 g 相当红霉素 400 u 的抑菌效果。

毒性 小鼠灌胃，观察 72 小时，结果化香树果穗水提物 LD_{50} 为 30.77±7.52 g，水提醇沉物为 26.54±5.79 g。

【功用主治】 活血行气，止痛，杀虫止痒。主治内伤胸腹胀痛，跌打损伤，筋骨疼痛，痈肿湿疮，疥癣。

1.《植物名实图考》："顺气，散痰。"

2.《湖南药物志》："顺气，祛风，化痰，消肿，止痛，燥湿，杀虫。治痒痛，风毒，疮肿。"

3.《福建药物志》："治关节痛，痈肿。"

【用法用量】 内服：煎汤，10～20 g。外用：煎水洗；或研末调敷。

【选方】 1. 治内伤胸胀、腹痛及筋骨疼痛 (化香树)干果 15～18 g，加山楂根等量。煎汁冲烧酒，早、晚空腹服。

2. 治牙痛 化香树果数枚，水煎含服。(1、2 方出自江西《草药手册》)

3. 治脚生湿疮 化香树球果和盐研末搽。

4. 治小儿头疮 化香树球、枫树球、硫黄。共研末，调茶油搽。(3、4 方出自《湖南药物志》)

0957 爪虎耳草 zhǎo hǔ ěr cǎo (《青藏高原药物图鉴》)

【基原】 为虎耳草科虎耳草属植物爪瓣虎耳草的全草。

【原植物】 爪瓣虎耳草 *Saxifraga unguiculata* Engl.

多年生草本，高 5～13.5 cm。茎基部分枝，呈丛生状，中下部无毛，上部与花梗均被褐色短腺毛。基生叶呈莲座状，无柄；叶片匙形至狭倒卵形，长 4～19 mm，宽 1～6.8 mm，先端微钝，全缘，两面无毛，边缘具短睫毛；茎生叶线状披针形，长 3～6.5 mm，宽 1～2.3 mm，边缘常具短腺毛。单歧聚伞花序，有花 1～8 朵；花梗被褐色腺毛；萼片 5，开展至反曲，狭卵形；花瓣 5，黄色，狭卵形或长圆形，有爪；雄蕊 10，长约 4 mm；心皮 2，大部合生，子房近上位，卵球形。蒴果。种子多数。花、果期 7～9 月。

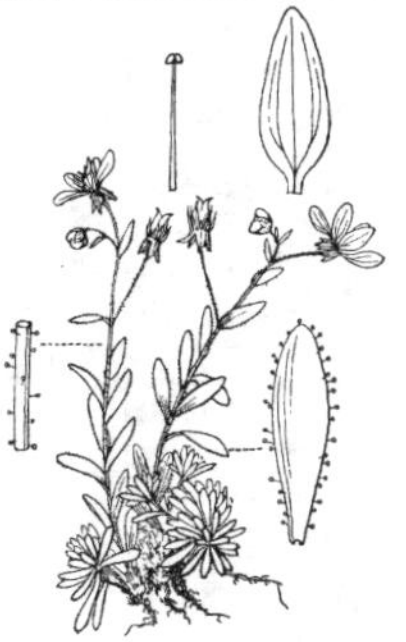

爪瓣虎耳草

生于海拔 3 200～5 600 m 的高山草甸、高山碎石隙和山地路边。分布于四川、云南、西藏、甘肃、青海等地。

【采收加工】 7～8 月采收全草，晒干。

【药材】 爪虎耳草 *Saxifragae Unguiculatae Herba* 产于甘肃、青海、四川、西藏等地。

性状 根灰黑色，有多数须根。茎纤细，中部以上有短腺毛。叶片多皱缩卷曲，基生叶多丛生，无柄，完整者展平后呈匙状倒披针形，深黄绿色，先端微钝，全缘，边缘有短睫毛；茎生叶条状披针形，边缘常有短睫毛。有的可见单歧聚伞花序，花黄棕色。气微，味苦、辛。

【药性】《甘肃中草药手册》："苦，寒。"

【功用主治】 清热解毒。主治胆囊炎，肝炎，发热，痈毒。

1.《甘肃中草药手册》："清热解毒，主治痈毒发烧，胆囊炎等症。"

2.《青藏高原药物图鉴》："清热。治胆囊炎、肝炎及胆病引起的发烧。"

【用法用量】 内服：煎汤，6～15 g；研末，1.5～3 g。

0958 分心木 fēn xīn mù (《山西中药志》)

【异名】 胡桃衣(《本草再新》)，胡桃夹(《现代实用中药》)，胡桃隔(《山东中草药手册》)，核桃隔(《山西中草药》)。

【基原】 为胡桃科胡桃属植物胡桃果核内的木质隔膜。

【原植物】 参见"胡桃仁"条。

【采收加工】 秋、冬季采收成熟核果，击开核壳，采取核仁时，收集果核内的木质隔膜，晒干。

【药材】 分心木 *Juglandis Xeloseptum* 主产于河北、山西、山东。

性状 木质隔膜呈薄片状，多弯曲，破碎而不整齐。表面淡棕色至棕褐色，或棕黑色，略有光泽。质脆，易折断。气微，味微苦。

【成分】 参见"胡桃仁"条。

【药性】 苦、涩，平。归脾、肾经。

1.《本草再新》："味苦、涩，性平，无毒。入脾、肾二经。"

2.《山西中草药》："味微苦。"

3.《新疆中草药》："凉。"

【功用主治】 涩精缩尿，止血止带，止泻痢。主治遗精滑泄，尿频遗尿，崩漏，带下，泄泻，痢疾。

1.《本草再新》："健脾固肾。"

2.《山西中药志》："利水清热。治淋病尿血，暑热泻痢等症。"

3.《陕西中药志》："治耳聋。"

4.《全国中草药汇编》："补肾涩精。主治肾虚遗精、滑精、遗尿。”

【用法用量】 内服：煎汤，3～9 g。

【选方】 治肾炎 分心木 30 g，黄酒 2 500 g。浸泡10分钟后，煮沸，去渣。每服 5～10 ml，每日 3 次。（《全国中草药新医疗法展览会资料选编》）

0959 **公鱼** gōng yú（姚可成《食物本草》）

【异名】 弓鱼、工鱼（《大理府志》）。

【基原】 为鲤科裂腹鱼属动物云南裂腹鱼的肉。

【原动物】 云南裂腹鱼 *Schizothorax yunnanensis* Norman

体狭长，稍侧扁。一般长约 15 cm，大者可至 30 cm。头呈锥形，口下位。下唇肉质，后缘游离，具左右 2 叶，无明显的中叶，唇后沟不连续，下颌内侧微角质化，但不形成锐利的边缘。须 2 对，几等长，较眼径略长或相等。吻须的末端到达鼻孔后缘的下方；颌须末端达眼球中部的下方。下咽齿 3 行，细长，顶端弯曲。鳞细小，腹部自胆峡至胸鳍末端下方裸露无鳞。背鳍Ⅲ8，不分枝鳍条的硬刺后缘有锯齿。臀鳍Ⅱ5。体背和侧面青灰色，具有多数不规则的小黑斑点，腹部银白色。

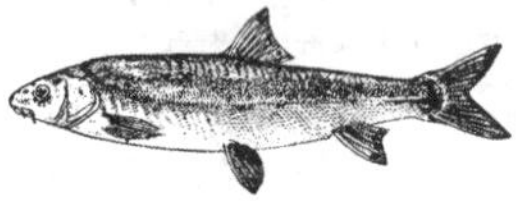

云南裂腹鱼

生活于多水草、泥底的静水中。产卵期 6～7 月。分布云南的洱海和澜沧江水系。

【采收加工】 常年均可捕捞，捕后，除去鳞片及内脏，洗净，鲜用。

【药性】 姚可成《食物本草》：“味甘，无毒。”

【功用主治】 姚可成《食物本草》：“主妇人劳损，崩漏下血；小儿痰热风痫，丹毒。”

【用法用量】 内服：煮食，50～100 g。

0960 **公鱼藤** gōng yú téng（《全国中草药新医疗法展览会资料选编》）

【异名】 铁草鞋、豆瓣绿、岩浆草（《云南中草药》）。

【基原】 为萝藦科球兰属植物琴叶球兰的叶。

【原植物】 琴叶球兰 *Hoya pandurata* Tsiang [*H. longipandurata* W. T. Wang]

半灌木。附生于树上，在树上生根；全株具乳汁；小枝圆柱形，无毛；节间长 2～4 cm。单叶对生，厚肉质；叶柄顶端具 2～4 小腺体；叶直立状开展，琴形或狭长圆形，长 4～10 cm，宽 1～2 cm，边缘内卷，先端具锐尖头，基部圆形，在弯缺处略作双耳形，全缘。伞房状聚伞花序腋生，多花着生；花萼 5 深裂，内面基部有 5 个腺体，裂片双盖覆瓦状排列；花冠黄色或红色，辐状 5 裂，外面无毛，内被长柔毛，裂片具缘毛；副花冠裂片肉质，星状展开；合蕊冠极短；花药黏合；花粉块倒披针形，先端近截形，基部楔形；花粉块柄平展，着粉腺椭圆状。花期 6～7 月。

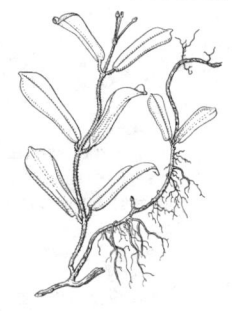

生于海拔 1 000～1 600 m 的疏林中或斜坡杂木林中。分布于云南南部。

琴叶球兰

【采收加工】 四季均可采，鲜用或晒干。

【药性】《云南中草药》：“苦、凉，有毒。”

【功用主治】《云南中草药》：“接筋骨，活血化瘀。主治跌打损伤，骨折，刀枪伤。”

【用法用量】 外用：捣敷，或研末调敷。

【选方】 治跌打损伤，骨折 鲜铁草鞋叶，捣绒拌鸡蛋清外敷患处。（《云南中草药》）

0961 **公鸡头叶** gōng jī tóu yè（《贵州草药》）

【基原】 为鳞毛蕨科贯众属植物贯众的叶。

【原植物】 参见“小贯众”条。

【采收加工】 四季均可采收，摘取叶，鲜用或晒干。

【成分】 参见“小贯众”条。

【药性】 苦，微寒。

【功用主治】 凉血止血，清热利湿。主治崩漏，白带，刀伤出血，烫火伤。

【用法用量】 内服：煎汤，9～15 g；研末，3～6 g。外用：捣绒敷；或研末调涂。

【选方】 治烫伤，火伤 公鸡头叶炕干研末，调菜油搽患处。（《贵州草药》）

0962 **月见草** yuè jiàn cǎo（《长白山植物药志》）

【异名】 山芝麻、夜来香（《长白山植物药志》）。

【基原】 为柳叶菜科月见草属植物月见草的根。

【原植物】 月见草 *Oenothera biennis* L.

二年生草本，高达 1 m。第一年进行营养生长。根粗壮，肉质。从生莲座状叶，有长柄；叶片倒披针形，密生白色伏毛；第二年抽出花茎，圆柱形，粗壮，单一或上部稍分枝，疏生白色长硬毛。下部茎生叶有柄，长0.5～2 cm，上部近无柄，叶片披针形或倒披针形，长 5～10 cm，宽 1～2.5 cm，先端渐尖，基部楔形，边缘有稀疏浅牙齿，两面生细毛。花单生于茎上部叶腋；萼筒长，先端 4 裂，花期反折，顶端有长尖状附属物，疏生白色长毛及腺毛；花瓣 4，黄色，倒卵状三角形，先端微凹；雄蕊 8，不超出花冠；子房下位，4 室，柱头 4 裂。蒴果长圆形，略呈四棱形，成熟时 4 瓣裂。种子有棱角，紫褐色。花期 6～7 月，果期 7～8 月。

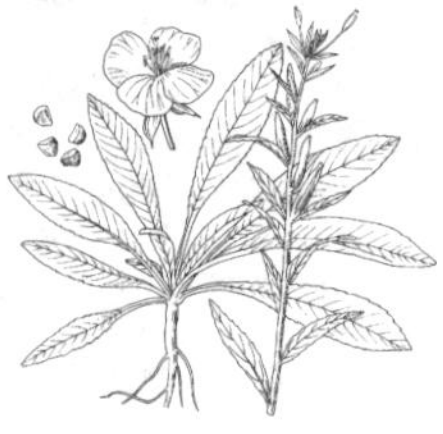

月见草

生于海拔 1 100 m 的向阳山坡、荒草地、沙质地及路旁河岸沙砾地等处。分布于东北、华北及贵州等地。公园、庭园多有栽培。原产美洲温带地区。

本植物种子的脂肪油（月见草油）亦供药用，另设专条。

【栽培】 生物学特性 适应性强，耐旱，耐寒，对土壤要求不严，在排水良好、疏松的中性，微碱或微酸性土壤中均能生长。北方为一年生植物，淮河以南为二年生植物。

繁殖方法 用种子繁殖。北方春播，淮河以南各地秋播或春播。播种后，保持土壤湿润，10～15 日即可长出幼苗。当幼苗长成莲座状时，可间苗定株或移植，按行株距 65 cm×65 cm 进行。

田间管理 幼苗在第二对真叶展开后，进行中耕除草，植株高 30 cm 时，培土。移栽或定苗后，追施粪肥或尿素 1 次，初蕾时追施第二次肥。

病虫害防治 腐烂病，罹病后，根部逐渐变色腐烂，叶片萎蔫干枯，后致全株死亡，可用 1%石灰水，或用 50%托布津 1 500 倍液，亦可用 75%百菌清 1 000 倍液浇灌。铜绿丽金龟幼虫为害幼苗，花期成虫为害花瓣，防治方法参见“人参”条。

【采收加工】 秋季将根挖出，除去泥土，晒干。

【药性】《长白山植物药志》:“甘,温。”

【功用主治】《长白山植物药志》:“强筋骨,祛风湿。治风湿症,筋骨疼痛。”

【用法用量】内服:煎汤,5～15 g。

0963 月季花 yuè jì huā (《纲目》)

【异名】四季花(《益部方物略记》),月月红、胜春、斗雪红(《纲目》),月贵花、月记(《南越笔记》),月月开(《分类草药性》),长春花(《现代实用中药》),月月花(《贵州民间方药集》),艳雪红、绸春花(《泉州本草》),月季红(《陕西中药志》),勒泡(《湖南药物志》),月光花、四香春(《闽东本草》)。

【基原】为蔷薇科蔷薇属植物月季花的花。

【原植物】月季花 *Rosa chinensis* Jacq.

矮小直立灌木,小枝有粗壮而略带钩状的皮刺或无刺。羽状复叶,小叶3～5,宽卵形或卵状长圆形,长2～6 cm,宽1～3 cm,先端渐尖,基部宽楔形或近圆形,边缘有锐锯齿;叶柄及叶轴疏生皮刺及腺毛,托叶大部附生于叶柄上,边缘有腺毛或羽裂。花单生或数朵聚生成伞房状;花梗长,散生短腺毛;萼片卵形,先端尾尖,羽裂,边缘有腺毛;花瓣红色或玫瑰色,重瓣,微香;花柱分离,子房被柔毛。蔷薇果卵圆形或梨形,红色。萼片宿存。花期4～9月,果期6～11月。

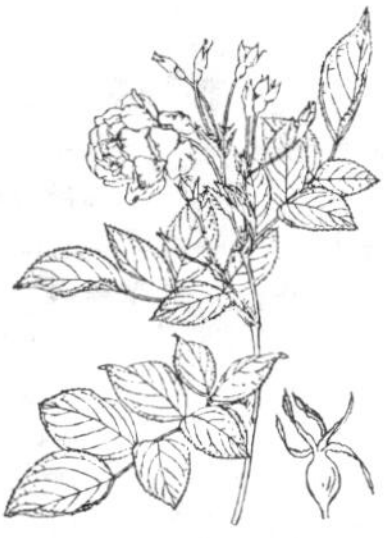
月 季 花

全国各地普遍栽培。

本植物的叶(月季花叶)、根(月季花根)亦供药用,另设专条。

【采收加工】6～9月选晴天采收半开放的花朵,及时摊开晾干,或用微火烘干。

【药材】月季花 *Rosae Chinensis Flos* 主产于江苏、湖北、山东、河北、天津、北京等地。以江苏产量大,品质佳。

性状 干燥花呈类球形,直径1.5～2.5 cm。花托长圆形,萼片5,暗绿色,先端尾尖;花瓣呈覆瓦状排列,有的散落,长圆形,紫红色或淡紫红色;雄蕊多数,黄色。体轻,质脆。气清香,味淡、微苦。

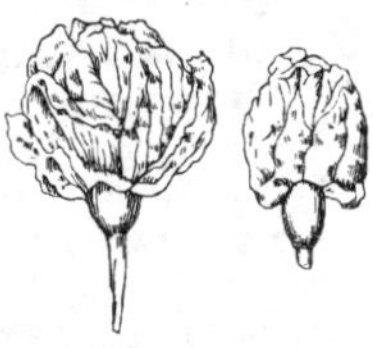
月季花(花蕾)外形

鉴别 (1) 萼片表面观:上表面密被单细胞非腺毛,壁厚且弯曲;下表面具多细胞腺毛,柄为多细胞排成多列,头部由多细胞集成扁球形;尚有少数短小非腺毛。气孔为不定式。薄壁细胞中含草酸钙簇晶及少数棱晶。

花粉粒:极面观呈类三角形,直径25～35 μm;赤道面观为椭圆形,直径20～35 μm,具三孔沟,内孔类圆形,直径为5.9 μm,外壁2层。表面具条状雕纹。

(2) 取本品粗粉2 g,加乙醚20 ml,振摇浸泡1小时,滤过。取滤液2 ml置蒸发皿中,待乙醚挥发后加数滴5%香草醛浓硫酸液,溶液即显紫褐色(检查挥发油)。

(3) 紫外色谱:取本品醇浸液,用95%乙醇配成0.05%的溶液,测定其紫外光谱,扫描范围200～400 nm,扫描速度60 nm/分钟。结果样品在208、265、293 nm波长处有3个吸收峰。

【成分】花含挥发油:牻牛儿醇(geraniol),橙花醇(nerol),香茅醇(citronellol)及其葡萄糖苷,丁香油酚(eugenol),苯乙醇(phenylethyl alcohol),苯甲醇(benzylmethanol),芳樟醇(linalool),壬醇(nonanol),壬醛(nonaylaldehyde),乙酸苯乙酯(phenylethyl acetate),β-突厥酮(β-damascone),玫瑰醚(roseoxde),玫瑰呋喃(α-naglinatene)。花瓣含黄酮类成分:山柰素-3-*O*-鼠李糖苷(kaempferide-3-*O*-rhamnoside),槲皮苷(quercitrin),槲皮素(quercetin)及山柰酚(kaempferol)。

【药理】抗真菌及抗氧化作用 在3%浓度时即对17种真菌有抗菌作用,已分离出其抗真菌的有效成分是没食子酸。不同溶剂的月季花提取物对DPPH自由基均有一定的清除作用,其清除率大小依次为95%乙醇、水、60%乙醇、乙酸乙酯提取物。随着月季花提取物浓度的增加,对猪油和亚油酸的氧化抑制作用增强,其中以95%乙醇提取物对猪油的抗氧化作用最强。

【药性】甘、微苦,温。归肝经。

1.《纲目》:“甘,温,无毒。”

2.《本草用法研究》:“味微苦,气微香,性平。入肝脾血分。”

3.《陕西中药志》:“入肝经。”

4.《湖南药物志》:“酸,平,无毒。”

【功用主治】活血调经,解毒消肿。主治月经不调,痛经,闭经,跌打损伤,瘀血肿痛,瘰疬,痈肿,烫伤。

1.《纲目》:“活血消肿,敷毒。”

2.《得宜本草》:“主治痘疮见魇变色,瘰疬未破。”

3.《药性集要》:“活血月经调。”

4.《分类草药性》:“止血。治红崩、白带。”

5.《本草用法研究》:“调经养血。”

6.《现代实用中药》:“活血调经。治月经困难,月经期拘挛性腹痛。外用捣敷肿毒,能消肿止痛。”

7.《福建药物志》:“治闭经、咳血、痢疾、高血压病、烫火伤。”

【用法用量】内服:煎汤或开水泡服,3～6 g,鲜品9～15 g。外用:鲜品捣敷患处,或干品研末调搽。

【宜忌】《浙江药用植物志》:“多服久服,可能引起便溏腹泻,脾胃虚弱者慎用。孕妇忌服。”

【选方】1. 治月经不调 鲜月季花15～21 g,开水泡服。(《泉州本草》)

2. 治肺虚咳嗽咯血 月季花合冰糖炖服。(《泉州本草》)

3. 治高血压病 月季花9～15 g,开水泡服。(《福建药物志》)

4. 治筋骨疼痛或骨折后遗疼痛 月月红花炕干研末,每次3 g,用酒吞服,服后卧床发汗。(《贵州草药》)

5. 治皮肤湿疹,疮肿 鲜月季花捣烂,加白矾少许,外敷。(《四川中药志》1979年版)

6. 治热疖肿痛 月季花、垂盆草各适量,捣烂敷患处,干则更换。(《安徽中草药》)

7. 治瘰疬未破 月季花头二钱,沉香五钱,芫花(炒)三钱。碎锉,入大鲫鱼腹中,就以鱼肠封固,酒水各一盏,煮熟食之。(《谈野翁试验方》)

8. 治烫伤 月季花焙干研粉,茶油调搽患处。(《浙江药用植物志》)

0964 月桂子 yuè guì zǐ (《本草拾遗》)

【异名】月桂实(《国药的药理学》)。

【基原】为樟科月桂属植物月桂的果实。

【原植物】月桂 *Laurus nobilis* L.

常绿乔木,高可达12 m。树皮黑褐色。小枝圆柱形,幼嫩部分略被微柔毛或近无毛。叶互生,革质;叶柄约长1 cm,紫色,略被微柔毛或近无毛;叶片长椭圆形或长圆状披针形,长6～12 cm,宽2～3.5 cm,先端渐尖,基部楔形,全缘或稍波状,反卷,上面暗绿色,下面稍淡;羽状脉,两面均隆起,侧脉每边10～12条,叶片破碎后有清香气。雌雄异株,伞形花序腋生,花小,黄色,1～3个成簇状或短总状排列;总花梗基部有4枚交互对生的总苞;花被裂片

4，宽倒卵形或近圆形，两面被贴生柔毛；雄蕊 12，排成 3 轮，花药 2 室，内向瓣裂；雌花通常有退化雄蕊 4，子房 1 室，花柱短，柱头稍增大，钝三棱形。浆果椭圆形或卵圆形，熟时暗紫色。花期 3～5 月，果期 6～9 月。

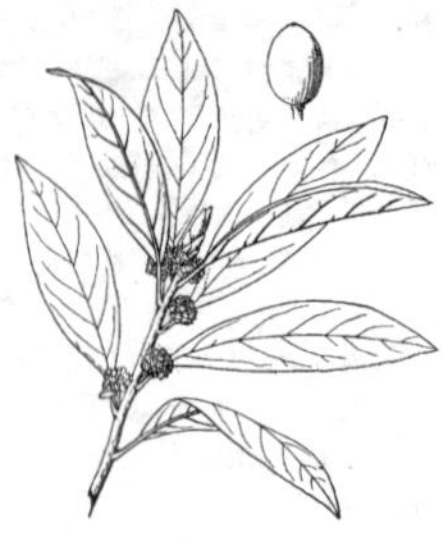

月　桂

原产于地中海一带。我国江苏、浙江、福建、四川、云南、台湾等地有引种栽培。

本植物的叶（月桂叶）亦供药用，另设专条。

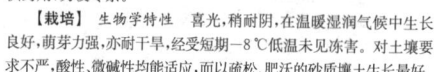

【栽培】 生物学特性　喜光，稍耐阴，在温暖湿润气候中生长良好，萌芽力强，亦耐干旱，经受短期－8 ℃低温未见冻害。对土壤要求不严，酸性、微碱性均能适应，而以疏松、肥沃的砂质壤土生长最好。

繁殖方法　用扦插繁殖为主，亦可种子繁殖。扦插繁殖：硬枝扦插在 3 月中下旬进行，选取去年秋梢作插条，长 7～8 cm，插后遮阳，成活率约 60%。软枝带叶扦插，选当年新枝，留 2 片叶子，在 6～7 月进行，插前先搭好荫棚，深插4～6 cm，充分浇水，遮阳保湿，只需早晚稍见阳光，40 日可生根，成活率 90%以上，冬季用塑料薄膜拱棚防寒。第二年分栽。播种育苗，9 月采种，带果皮阴干后沙藏，播前用50 ℃温水浸种 2 分钟，再用冷水浸种 24 小时，取出晾干，可促使种子提早发芽。春季播种，条播行距 15 cm，覆土厚度2 cm，上盖草，5 月发芽出土，及时搭棚遮阳，春季 3～4 月带土球移栽。

田间管理　移栽经几日遮阳缓苗后，转入正常田间管理，每年追肥 2～3 次，结合浇水，松土除草，促苗生长。

病虫害防治　红蜡介壳虫，喷洒马拉松 800 倍液。

【采收加工】 9 月果熟时采收，晒干。

【药材】 月桂子 *Lauri Nobilis Fructus*　产于浙江、江苏、福建等地。

性状　果实卵圆形或椭圆状球形，长达 1.5 cm，顶端略尖，有花柱残基。表面棕色或黑棕色，平滑而带光泽，具粗皱纹。果皮薄而脆，内有种子 1 粒。种皮紧贴于果皮的内壁，胚通常类棕黄色，有淡棕色子叶 2 枚。子叶气芳香，味苦；果皮香气略逊，但味较苦。

【成分】 果实含挥发油，内有月桂烯内酯（laurenobiolide），木香烯内酯（costunolide）等。又含油 38.9%，其中脂肪酸主要有：棕榈酸（palmitic acid）39.5%，十六碳烯酸（hexadecenoic acid）0.5%，硬脂酸（stearic acid）0.4%，油酸（oleic acid）31.4%，亚油酸（linoleic acid）27.5%，二十碳烯酸（eicosenoic acid）0.9%。种子含油 15.2%，脂肪酸有：癸酸（capric acid）0.6%，月桂酸（lauric acid）41.9%，肉豆蔻酸（myristic acid）0.9%，十六碳烯酸 0.2%，硬脂酸 0.6%，油酸 24.1%，亚油酸 24.4%，癸烯酸（decenoic acid）微量，十二碳烯酸（dodecenoic acid）微量，二十碳烯酸 0.4%。

【药性】《纲目》："辛，温。无毒。"

【功用主治】 祛风除湿，解毒，杀虫。主治风湿痹痛，河豚中毒，疥癣，耳后疮。

1.《本草拾遗》："小儿耳后月蚀疮，研碎敷之。"

2.《国药的药理学》："煎汁，可为误食河豚鱼的解毒药。"

3.《中国药用植物图鉴》："果实，能治偻麻质斯，疥癣；果汁可解河豚中毒。"

【用法用量】 内服：煎汤，3～9 g。外用：研末撒，或调敷。

0965 月桂叶 yuè guì yè《台湾药用植物志》

【基原】 为樟科月桂属植物月桂的叶。

【原植物】 参见"月桂子"条。

【采收加工】 秋季采收，晒干。

【药材】 月桂叶 *Lauri Nobilis Folium*　产于浙江、江苏、福建、台湾、四川等地。

性状　叶长椭圆形或披针形，先端锐尖，基部楔形，全缘或微波状，反卷，上表面灰绿色，下表面色淡，两面侧脉和网脉显著突起，无毛；叶柄无毛。革质，不易折断。气芳香，味辛凉。

【成分】 叶含芳香油：芳樟醇（linalool），丁香油酚（eugenol），牻牛儿醇（geraniol），1，8-桉叶素（1，8-cineole），乙酸松油-4-醇酯（4-terpinyl acetate），α-松油醇（α-terpineol），乙酰丁香油酚（acetyleugenol），甲基丁香油酚（methyleugenol），α-蒎烯（α-pinene），水芹烯（phellandrene）等；还含倍半萜内酯：大牻牛儿内酯（germacranolide），月桂烯内酯（laurenobiolide），木香烯内酯（costunolide），南艾蒿烯内酯（artemorin），过氧南艾蒿烯内酯（verlotorin），巴尔喀蒿烯内酯（santamarin，balchanin），瑞诺木烯内酯（reynosin），去氧木香内酯（dehydrocostus lactone），伊瑞曼碱（eremanthine），中美菊素丙（zaluzanin C），木兰属内酯（magnolialide），巴尔喀蒿烯内酯（santamarin）和绣线菊内酯（spirafolide），3-乙酰氧基桉叶-1，4(15)，11(13)-三烯-12，6-内酯〔3-acetoxyeudesma-1，4(15)，11(13)-trien-12，6-olide〕，中美菊素丁（zaluzanin D），3-氧-桉叶-1，4，11(13)-三烯-12，6-内酯〔3-oxoeudesma-1，4，11(13)-trien-12，6-olide〕，月桂诺（baynol）A、C，月桂诺 B 12-乙酸酯（baynol B 12-acetate）。

黄酮类成分：山柰酚（kaempferol）和槲皮素（quercetin）的 3-芸香糖苷、3-葡萄糖苷、3-半乳糖苷、3-鼠李糖苷、3-阿拉伯糖苷及芸香苷（rutoside）；生物碱：网叶番荔枝碱（reticuline），波尔定碱（boldine），黄肉楠碱（actinodaphnine），*N*-甲基黄肉楠碱（*N*-methylactinodaphnine），异南天竹种碱（isodomesticine），去甲异南天竹种碱（norisodomesticine），新木姜子碱（neolitsine），无根藤次碱（launobine），莲叶桐碱（nandigerine，hernangerine），芳香厚壳桂碱（cryptodorine）。

【药理】 抗病毒作用　平皿内试验表明，月桂叶油对鼻病毒 17 型、流感病毒 A3-昆军 75-五株、腺病毒 7 型接触均有杀灭作用。给人用月桂叶油鞣酸制剂滴鼻，并以鞣酸作为对照，表明该挥发油有短期的预防感冒的功效，无副作用。

【药性】 辛，微温。

【功用主治】 健胃理气。主治脘胀腹痛；外治跌扑损伤、疥癣。

《台湾药用植物志》："月桂油为(制成)软膏，涂肿毒，治肠疝痛，脱臼，挫伤，痛风及皮肤病等。"

【用法用量】 内服：煎汤，3～6 g。外用：煎汤洗浴。

0966 月见草油 yuè jiàn cǎo yóu《中草药》

【基原】 为柳叶菜科月见草属植物月见草、黄花月见草等种子的脂肪油。

【原植物】 1. 月见草 *Oenothera biennis* L.　参见"月见草"条。

2. 黄花月见草 *Oenothera glazioviana* Mich.

二年生草本，高约100 cm。茎直立，被白色柔毛。叶互生，下部叶有柄，上部叶几无柄；叶片长椭圆状或长卵状披针形，长 4～9 cm，宽 1.5～3 cm，基部楔形，边缘疏生细齿，两面被柔毛。花两性，单生于叶腋或枝顶，苞片叶状，披针形；萼筒长，延伸于子房外，先端 4 裂，反折而脱落；花瓣 4，黄色，倒卵形或倒心形；

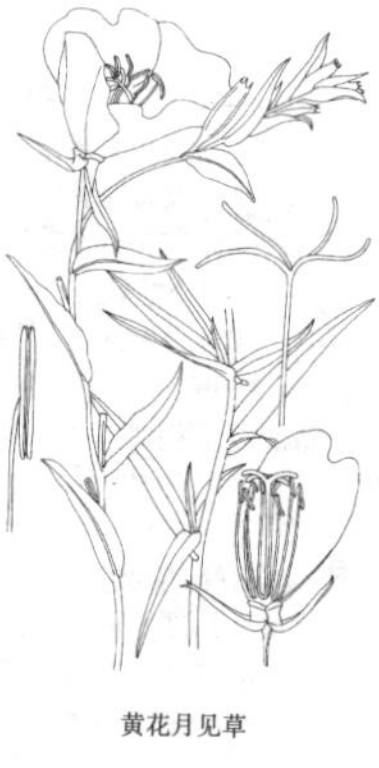

黄花月见草

雄蕊8；子房下位，4室，柱头4裂。蒴果圆柱形，室背开裂成4裂；种子无种缨，具锐棱。

多为栽培，亦有逸生。分布于东北、华北、华东、中南及西南地区。原产南美洲。

【采收加工】 7～8月果实成熟时，晒干，压碎并筛去果壳，收集种子。用CO_2超临界萃取等方法取得月见草油。

【成分】 含脂肪酸：亚油酸（linoleic acid），γ-亚麻酸（γ-linolenic acid），油酸（oleic acid），棕榈酸（palmitic acid），硬脂酸（stearic acid），顺-6，9，12-二十八碳-三烯酸（*cis*-6，9，12-octadecatrienoic acid），顺-9，12，15-二十八碳-三烯酸（*cis*-9，12，15-octadecatrienoic acid），二十碳烷酸（arachic acid），硬脂酸（stearic acid），二十一碳烷酸（heneicosanoic acid），11-二十碳烯酸（11-eicosenoic acid），18-羟基二十五碳-21-烯-1-酸（18-hydroxypentacos-21-en-1-oic acid），2-甲基-7-氧-四十三-1，5-二烯-21醇（2-methyl-7-oxo-tritetracont-1，5-dien-21-ol），5-甲基-27-氧-三十烷-4-烯-24醇（5-methyl-27-oxo-triacont-4-en-24-ol）；酚酸：马斯里酸（maslinic acid），没食子酸（gallic acid），2，7，8-三甲基并没食子酸（2，7，8-trimethylellagic acid），四甲基并没食子酸（tetramethylellagic acid），3，5-二羟基-4-戊-4′-酰基-1′-甲氧基苯甲酸（3，5-dihydroxy-4-pent-4′-enoyl-1′-oxymethylbenzoic acid），3，5-二羟基-4-戊-4′-酰基-1′-甲氧基苯甲酸（3，5-dihydroxy-4-pent-4′-enoyl-1′-oxymethylbenzoic acid，即oenostacin），原儿茶酸（protocatechuic acid），阿魏酸（ferulic acid）；又含（+）-儿茶素〔（+）-catechin〕，（−）-表儿茶素〔（−）-epicatechin〕，维生素A、B_1、B_2、E。

【药理】 1. 降血脂及抗动脉粥样硬化作用 月见草油可使高脂高胆固醇Wistar大鼠血清总胆固醇（TC）含量显著降低，高密度脂蛋白（胆固醇，HDL-C）含量显著增高，HDL-C/TC比值显著增高，动脉硬化指数（AI值）显著降低。月见草油可以通过提高机体抗氧化酶的生物合成而增加酶活力来抑制机体的脂质过氧化反应，提示月见草油具有降血脂作用。月见草油能提高兔血浆中6-酮-前列腺素$F_{1\alpha}$含量，使兔血中的血栓长度和血小板黏附率明显降低，保护血管内皮细胞及其前列环素合成酶，调节血栓烷A_2和前列腺素I_2平衡，减轻动脉粥样硬化及冠状动脉粥样硬化性心脏病的发生和发展。

2. 减肥作用 月见草油灌胃，可防止皮下注射大剂量谷氨酸钠（3 mg/g体重）造成大鼠丘脑下部型肥胖。降低动物血中三酰甘油，升高高密度脂蛋白胆固醇；并可抑制谷氨酸钠鼠脂肪细胞的增大，肠绒毛增粗，从而起到调整胃肠道吸收功能，减少体内脂肪蓄积的作用。

3. 抗脂肪肝作用 月见草油及其5%钠盐灌胃对乙硫氨酸诱发的大鼠脂肪肝，均具有良好的抗脂肪肝作用。显著降低脂肪肝中的三酰甘油含量，抑制脂肪肝的发生。

4. 抗心律失常作用 月见草油及其钠盐对乌头碱诱发大鼠心律失常，毒毛花苷G诱发豚鼠心律失常和氯化钡诱发家兔心律失常均具有显著的防治作用，尤其对氯化钡诱发的心律失常作用最为突出。

5. 抗炎作用 月见草油显著抑制多种致炎剂引起的炎症，月见草油灌胃对二甲苯所致小鼠耳肿胀，对正常大鼠及去肾上腺大鼠角叉菜胶性及组胺、前列腺素E_2（PGE_2）、热烫性、甲醛性、制霉菌素等所致足肿胀，均有明显的抑制作用。月见草油有阻止无水乙醇和冷束缚应激引起的大鼠胃黏膜损伤作用，又有促进慢性胃溃疡愈合作用。

6. 降糖作用 月见草油和多烯康均可使四氧嘧啶所致糖尿病大鼠的胰岛素抵抗好转，与未治疗组相比有显著性差异。

7. 对肾功能的影响 月见草油0.8 g/kg，每日灌胃1次，连续90日可使慢性肾功能衰竭大鼠的尿蛋白量减少，尿蛋白选择性改善，血肌酐水平上升减慢，病理变化较轻。

8. 其他作用 月见草油能抗血小板聚集，防止血栓形成，月见草油的最终浓度分别为1.80 μl/ml、2.7 μl/ml时，对用二磷酸腺苷（ADP）诱导的家兔血小板聚集的抑制率分别为41.8%±6.9%、50.0%±6.3%。月见草油乳剂具有拮抗硫酸卡那霉素内耳中毒作用。

【药性】《中草药》1983，14（10）：34："气微，味涩。"

【功用主治】 活血通络，息风平肝，消肿敛疮。主治胸痹心痛，中风偏瘫，虚风内动，小儿多动，风湿麻痛，腹痛泄泻，痛经，狐惑，疮疡，湿疹。

1.《东北药用植物》："治心肌梗死，风湿性关节炎，炎性皮肤病，神经与脉管系统炎症，红斑狼疮，节段性回肠炎，溃疡型结肠炎，肾炎，贝切特病（生殖器溃疡、口疮及眼色素层炎等综合征），家族地中海热，营养性障碍，费里德赖希共济失调，末梢神经退化，胶原病，酒精中毒，妇女痛经，小儿多动症。防治糖尿病，肥胖症及精神分裂症。"

2.《中医药信息》1989，（4）：38："防治湿疹，妇女月经周期综合征。"

【用法用量】 内服：制成胶丸、软胶囊等，每次1～2 g，每日2～3次。

【临床报道】 1. 治疗高脂血症 ① 取月见草油，每日2 g，分2次口服。共治100例，并设维生素E对照组40例。观察血清总胆固醇、三酰甘油、β-脂蛋白、高密度脂蛋白胆固醇4项指标用药前后变化，总有效率分别为64%、58%～62%、57%、62%。表明该药能明显降低血清总胆固醇、三酰甘油、β-脂蛋白，升高高密度脂蛋白，抗动脉粥样硬化。服药过程中，除个别患者服后便稀外，无其他副作用。② 口服月见草油胶囊，每次1.5 g，每日3次，3个月为1个疗程。共观察冠心病患者86例，其中心肌梗死21例，心绞痛47例，心律失常18例，合并高血压病16例，糖尿病5例。86例服药2个月后与服药前比较TC、TG、β-LP明显下降、HDL-C明显升高，与治前比较差异均显著（$P<0.001$）。其中37例服药3个月后与服药前比较，TC、TG、β-LP亦明显下降、HDL-C亦明显升高，与治前比较均有明显差异（$P<0.05$）。

2. 治疗糖尿病并发高脂血症 用月见草油乳剂治疗糖尿病90例，并发高三酰甘油血症者55例，并发高胆固醇血症者21例。口服月见草油乳（每100 ml含月见草油15 g）10 ml，每日3次，45日为1个疗程。治疗后，空腹血糖、三酰甘油、总胆固醇都显著下降，其显效率、总有效率分别为43.14%和77.76%。HDL-C显著上升。另用月见草油乳静脉制剂30 ml加入生理盐水500 ml，每日1次静脉滴注，28日为1个疗程，治疗24例糖尿病患者，经治疗后，空腹血糖下降，其显效及总有效率分别是56.52%和78.27%。

0967 月季花叶 yuè jì huā yè（《湖南药物志》）

【异名】 月季叶（《安徽中草药》）。

【基原】 为蔷薇科蔷薇属植物月季花的叶。

【原植物】 参见"月季花"条。

【采收加工】 5～9月枝叶茂盛时均可采叶，鲜用或晒干。

【药性】《安徽中草药》："性平，味苦。"

【功用主治】 活血消肿，解毒，止血。主治疮疡肿毒，瘰疬，跌打损伤，腰膝肿痛，外伤出血。

1.《全国中草药汇编》："活血散毒消肿。"

2. 南药《中草药学》："治淋巴结核。"

【用法用量】 内服：煎汤，3～9 g。外用：嫩叶捣敷。

【选方】 1. 治筋骨疼痛，腰膝肿痛，跌打损伤 月季花嫩叶，捣烂敷患处。（《湖南药物志》）

2. 治热疖肿毒 月季叶、垂盆草各适量，捣烂敷患处，干则更换。（《安徽中草药》）

0968 **月季花根** yuè jì huā gēn（《闽东本草》）

【异名】 月月开根(《分类草药性》),月月红根(《贵州草药》)。

【基原】 为蔷薇科蔷薇属植物月季花的根。

【原植物】 参见“月季花”条。

【采收加工】 四季均可采,挖根,切段晒干。

【药性】 甘、苦、微涩,温。

1.《重庆草药》:“味甘,性温。无毒。”

2.《陕西中草药》:“味涩、苦。”

【功用主治】 活血调经,涩精止带。主治月经不调,痛经,闭经,血崩,跌打损伤,瘰疬,遗精,带下。

1.《分类草药性》:“治妇人月经不调。”

2.《陕西中草药》:“活血舒筋,消肿散瘀。用于接骨。”

3.《全国中草药汇编》:“主治跌打损伤,遗精。”

【用法用量】 内服:煎汤,9～30 g。

【选方】 1. 治月经痛　月季花根 30 g,鸡冠花 30 g,益母草 9 g。煎水炖蛋吃。(江西《草药手册》)

2. 治血崩　月季花根 30 g,猪肉 250 g。炖服。(《草木便方今释》)

3. 治瘰疬未溃　月季花根,每次 15 g,炖鲫鱼吃。(《泉州本草》)

0969 **丹参** dān shēn（《本经》）

【异名】 郄蝉草(《本经》),赤参、木羊乳(《吴普本草》),逐马(《本草经集注》),奔马草(《四声本草》),山参(《日华子》),紫丹参(《现代实用中药》),红根(《中国药用植物志》),山红萝卜(《浙江中药手册》),活血根、靠山红、红参(《江苏植物药材志》),烧酒壶根、野苏子根、山苏子根(《东北药用植物志》),大红袍(《河北药材》),蜜罐头、血参根、朵朵花根(《山东中药》),蜂糖罐(《陕西中药志》)。

【基原】 为唇形科鼠尾草属植物丹参的根。

【原植物】 丹参 *Salvia miltiorrhiza* Bunge

多年生草本,高 30～100 cm。全株密被淡黄色柔毛及腺毛。茎四棱形,具槽,上部分枝。叶对生,奇数羽状复叶;叶柄长 1～7 cm;小叶通常 5,稀 3 或 7 片,顶端小叶最大,侧生小叶较小,小叶片卵圆形至宽卵圆形,长 2～7 cm,宽0.8～5 cm,先端急尖或渐尖,基部斜圆形或宽楔形,边缘具圆锯齿,两面密被白色柔毛。轮伞花序组成顶生或腋生的总状花序,每轮有花 3～10 朵,下部者疏离,上部者密集;苞片披针形,上面无毛,下面略被毛;花萼近钟状,紫色;花冠二唇形,蓝紫色,上唇直立,呈镰刀状,先端微裂,下唇较上唇短,先端 3 裂,中央裂片较两侧裂片长且大;发育雄蕊 2,着生于下唇的中部,伸出花冠外,退化雄蕊 2,线形,着生于上唇喉部的两侧,花药退化成花瓣状;花盘前方稍膨大;子房上位,4 深裂,花柱细长,柱头 2 裂,裂片不等。小坚果长圆形,熟时棕色或黑色,包于宿萼中。花期 5～9 月,果期 8～10月。

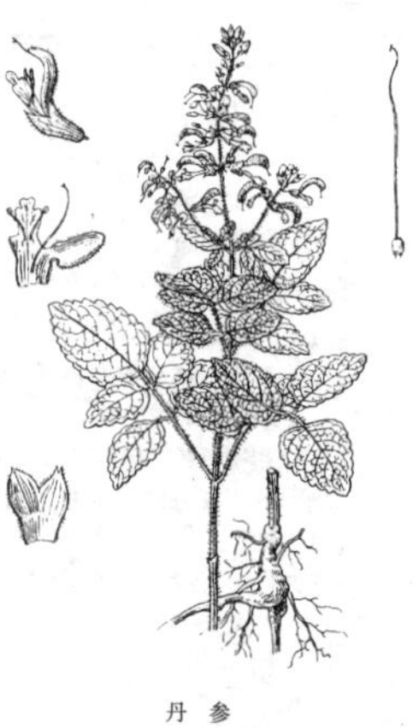

丹　参

生于海拔 120～1 300 m的山坡、林下草地或沟边。分布于河北、山西、辽宁、华东、河南、湖北、湖南、四川、贵州、陕西、甘肃、宁夏等地。

此外,同属植物甘西鼠尾草 *S. przewalskii* Maxim. 的根在某些地区亦作丹参用,俗称“甘肃丹参”。

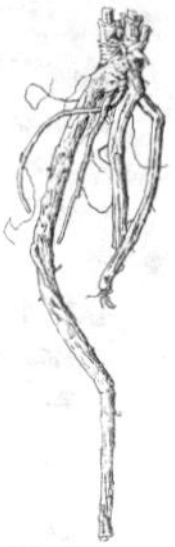

丹参(根)外形

【栽培】 生物学特性　喜温和湿润气候,耐寒,适应性强。以地势向阳,土层深厚,中等肥力,排水良好的砂质壤土栽培为宜。

繁殖方法　用种子、分根或扦插繁殖。种子繁殖:采收 6 月以后成熟的种子,陈种子不宜采用。可随采随播或秋季 9 月播种,北方多为春播,在 3～4 月条播或点播,行株距 (25～40) cm×(20～30) cm。分根繁殖:南方各地多在2～3 月,随挖随栽(华北在 3～4 月),种根应选中上段萌芽力强的部分,直径 0.7～1 cm,健壮、无病虫、皮色红的一年生根为好,不能用老根、细根作种,选好的根条掰成约5 cm节段,按行株距各 25～30 cm 开穴,深 5～7 cm,每穴放入根条 1～2 段,边掰边栽,覆土约 3 cm。

田间管理　生长期中耕除草 3 次,第一次在返青或出苗后,苗高 6 cm时进行,第二次在 6 月,第三次在 7～8 月,封垄后不再进行。追肥结合中耕除草进行 2～3 次,第一次以氮肥为主,以后配施磷钾肥。遇干旱天气要灌水,雨季及时排水,以免烂根。

病虫害防治　病害有叶斑病,要及时清除基部病叶,注意排水,冬季处理残株。根腐病,可实行轮作,选用健壮无病种苗,发病初期用 50%托布津 800～1 000 倍液浇灌。还有根结线虫病等为害。虫害有粉纹夜蛾、棉铃虫等。

【采收加工】 春栽春播于当年采收;秋栽秋播于第二年 10～11 月地上部枯萎或翌年春季萌发前将全株挖出,除去残茎叶,摊晒,使根软化,抖去泥沙(忌用水洗),运回晒至5～6 成干。把根捏拢,再晒 8～9 成干,又捏一次,把须根全部捏断晒干。

【药材】 丹参 *Salviae Miltiorrhizae Radix*　主产于四川、安徽、江苏、山西、河北等地。

性状　本品根茎短粗,顶端有时残留茎基。根数条,长圆柱形,略弯曲,有的分枝并具须状细根,长 10～20 cm,直径 0.3～1 cm。表面棕红色或暗棕红色,粗糙,具纵皱纹。老根外皮疏松,多显紫棕色,常呈鳞片状剥落。质硬而脆,断面疏松,有裂隙或略平整而致密,皮部棕红色,木部灰黄色或紫褐色,导管束黄白色,呈放射状排列。气微,味微苦涩。

栽培品较粗壮,直径 0.5～1.5 cm。表面红棕色,具纵皱,外皮紧贴不易剥落。质坚实,断面较平整,略呈角质样。

鉴别　(1) 根横切面:木栓层 3～7 列,木栓细胞长方形,切向延长,壁非木化或微木化;外侧有时可见落皮层。皮层窄,纤维单个散在或 2～6 个成群,孔沟放射状,层纹细密。韧皮部较窄,由筛管群和薄壁细胞组成。形成层明显成环。木质部宽广,4～12 束呈放射状排列,有些相邻的束在内侧合并,导管类圆形或多角形,有的略径向延长,单个散在或 2～12 个成群,径向排列或切向排列;木纤维发达,多成群分布于大导管周围;有的木质部束内有 1～2 群木化薄壁细胞;中心可见四原型初生木质部;木射线宽广,射线细胞多木化增厚。

(2) 取本品粉末 5 g,加水 50 ml,煎煮 15～20 分钟,放冷,滤过,滤液置水浴上浓缩至黏稠状,放冷后,加乙醇 3～5 ml 使溶解,滤过,取滤液数滴,点于滤纸条上,干后,置紫外光灯(365 nm)下观察,显亮蓝灰色荧光。将滤纸条悬挂在浓氨溶液瓶中(不接触液面),20 分钟后取出,置紫外光灯(365 nm)下观察,显淡亮蓝绿色荧光。

(3) 取鉴别(2)项下的滤液 0.5 ml,加三氯化铁试液 1～2 滴,显污绿色。

(4) 薄层色谱:取本品粉末 1 g,加乙醚 5 ml,置具塞试管中,振摇，放置1小时，滤过，滤液挥干，残渣加醋酸乙酯1 ml使溶解，作为供试品溶液。另取丹参酮ⅡA对照品，加醋酸乙酯制成每1 ml含2 mg的溶液，作为对照品溶液。吸取上述两种溶液各5 μl，分别点于同一硅胶G薄层板上，以苯-醋酸乙酯(19∶1)为展开剂，展开，取出，晾干。供试品色谱中，在与对照品色谱相应的位置上，显相同的暗红色斑点。

取粉末2 g，置索氏提取器中，加氯仿回流提取至无色，回收氯仿，加氯仿1 ml溶解作为供试品溶液。另取丹参酮ⅡB与隐丹参酮的氯仿液作对照品溶液。分别点于同一硅胶G薄层板上，以苯-甲醇(9∶1)展开20 cm，取出晾干。供试品色谱在与对照品色谱的相应位置，显相同颜色的斑点。

品质标志 《中华人民共和国药典》2010年版规定：照高效液相色谱法测定，本品含丹参酮$Ⅱ_A$($C_{19}H_{18}O_3$)不得少于0.20%，含丹酚酸B($C_{36}H_{30}O_{16}$)不得少于3.0%。

【成分】 丹参根含醌类化合物：丹参酮(tanshinone)Ⅰ、ⅡA、ⅡB、Ⅱ、Ⅲ、Ⅴ、Ⅵ，丹参酮基内酯(tanshinketolactone)，隐丹参酮(cryptotanshinone)，异丹参酮(isotanshinone)Ⅰ、Ⅱ、ⅡA、ⅡB，异隐丹参酮(isocryptotanshinone)，羟基丹参酮(hydroxytanshinone)ⅡA，丹参酸甲酯(methyl tanshinonate)，二氢丹参酮(dihydrotanshinone)Ⅰ，油酰新隐丹参酮(oleoyl neocryptotanshinone)和油酰丹参新醌(oleoyl danshenxinkun)A，丹参新醌(danshexinkun)A、B、C、D，二氢异丹参酮(dihydroisotanshinone)，新隐丹参酮(neocryptotanshinone)，去羟新隐丹参酮(deoxyneocryptotanshinone)，丹参邻醌，去甲丹参酮(nortanshinone)，丹参二醇(tanshindiol)A、B、C，丹参新酮(miltirone)，l-氢丹参新酮(l-dehydromiltirone)，l-氢丹参酮(l-dehydrotanshinone)ⅡA，1-氧代异隐丹参酮(1-ketoisocryptotanshinone)，3α-羟基丹参酮(3α-hydroxytanshinone)ⅡA，1，2-二氢丹参醌(1，2-dihydrotanshinquinone)，醛基丹参酮(formyltanshinone)，亚甲二氢丹参酮(methylenedihydrotanshinone)，1，2，5，6-四氢丹参酮(1，2，5，6-tetrahydrotanshinone)Ⅰ，4-亚甲丹参新酮(4-methylenemiltirone)，丹参酚醌(miltionone)Ⅰ、Ⅱ，鼠尾草呋萘嵌苯酮(salvilenone)，丹参内酯(tanshinlactone)，二氢丹参内酯(dihydrotanshinlactone)，丹参螺缩酮内酯(danshenspiroketallactone)，表丹参螺缩酮内酯(epidanshenspiroketallactone)，丹参螺缩酮内酯Ⅱ(cryptoacetalide)，表丹参螺缩酮内酯Ⅱ(epicryptoacetalide)，鼠尾草酮(salvinone)，鼠尾草酚酮(salviolone)，丹参酮二酚(miltiodiol)。丹参环庚三烯酚酮(miltipolone)，鼠尾草酮酰胺(salviamiltamide)，紫丹参甲素、乙素(prgewaquinone A、B)，丹参醇(tanshinol)Ⅰ、Ⅱ、Ⅲ，异丹参醌(isotanshinquinone)Ⅰ、Ⅱ，异隐丹参醌(isocryptotanshinquinone)，丹参醌(tanshinquinone)A、B、C，丹参醛(tanshinaldehyde)等。还含有弥罗松酚(ferruginol)，鼠尾草酚(salviol)，柳杉酚(sugiol)，腺苷(adenosine)A_1等。

水溶性的酚酸类化合物：丹参酚酸(salvianolic acid)A(又称丹参素或丹参酸A)、B、C、D、E、G，原儿茶醛(protocatechuic aldehyde)、原儿茶酸(protocatechuic acid)，迷迭香酸(rosmarinic acid)，迷迭香酸甲酯(methyl rosmarinate)，紫草酸单甲酯(monomethyllithospermate)，紫草酸二甲酯(dimethyl lithospermate)，紫草酸乙酯(ethyllithospermate)，紫草酸(lithospermic acid)A、B，咖啡酸，异阿魏酸(isoferulic acid)，四甲基丹酚酸(tetramethyl-salvianolic acid)；还有寡聚咖啡酸类化合物：原紫草酸(prolithospermic acid)，紫草酸乙镁盐(magnesium lithospermate B)，紫草酸乙氨钾盐(ammonium potassium lithospermate B)及丹酚酸戊镁盐(magnesium salvianolate E)，二甲基丹参酚酸(dimethyl salvianolic acid)B等。

脂肪酸类：亚麻酸(linolenic acid)，亚油酸(linoleic acid)，油酸(oleic acid)及棕榈酸(palmitic acid)。

此外还含有黄芩苷(baicalin)，异欧前胡内酯(isoimperatorin)，熊果酸(ursolic acid)，β-谷甾醇(β-sitosterol)，胡萝卜苷(daucosterol)，替告皂苷元(tigogenin)，豆甾醇(stigmasterol)等。

【药理】 1. 对心、脑血管系统的影响 (1) 对心脏的作用 丹参水提液5 g(生药)/kg腹腔预防注射，能防止或减少由异丙肾上腺素造成大鼠心室纤颤(VF)的发生，提高大鼠的存活率；发生VF的大鼠立即静注丹参提取液，71%能短暂地恢复窦性心律，显著延长VF动物的存活时间。丹参酮ⅡA磺酸钠具有类似维拉帕米样*L*-型钙通道阻断剂作用，其阻断作用呈非电压依赖性。

(2) 对血管和血压的作用 丹参注射液2 g/kg静注，能明显增加兔肾血流量。用丹参煎液对蟾蜍全身血管及兔耳血管灌流，均有扩张血管的作用，丹参各种剂型静脉给予麻醉犬或兔均显示不同程度的降压作用。

(3) 对冠脉流量的影响 麻醉犬或猫，静滴丹参注射液3～4 g/kg，冠脉流量明显增加，冠脉阻力明显下降，但心肌耗氧量有所增加。丹参素能明显扩张冠状动脉，使冠脉流量显著增加，而丹参酮ⅡA磺酸钠、原儿茶醛等却显著收缩离体冠脉，提示丹参的不同单体化合物对冠状动脉的效应不尽一致。

(4) 对心肌缺血和心肌梗死的作用 丹酚酸A可降低由于心肌缺血再灌注引起的室颤发生率，减少LDH从胞体中的漏出，降低缺血心肌组织中丙二醛(MDA)的含量，从而证明丹酚酸A对离体大鼠心肌缺血再灌注性损伤具有一定的保护作用。心肌梗死兔丹参酮灌胃能明显抑制嗜中性白细胞溶酶体释放，吞噬及黏附，有防治心肌梗死的作用。丹参能防止细胞外Ca^{2+}进入细胞内，对抗高浓度Ca^{2+}对心肌的损害，从而保护心肌，减轻异常电活动。根据实验结果提示丹参对心肌可能有钙通道阻滞作用。

(5) 对脑循环及脑缺血的影响 丹参注射液，在大鼠局部脑缺血再灌流损伤预防及治疗实验发现与对照组相比，无论治疗组还是预防组，梗死面积均明显缩小，个别仅有轻度缺血改变，显示出丹参对急性脑缺血有肯定的预防和治疗作用。

2. 对血脂和动脉粥样硬化的作用 丹参素具有降低细胞内胆固醇合成及抗脂蛋白电泳迁移率明显减慢的作用，氧化脂蛋白中，MDA含量明显减少以及氧化脂蛋白对细胞的毒性反应明显减弱，提示丹参素可用于动脉粥样硬化的防治。丹参能升高实验性高胆固醇血症大鼠肝及人成纤维细胞LDL受体mRNA水平，但降血清总胆固醇及LDL-C作用不明显，提示LDL受体可能存在翻译或翻译后水平的调节。

3. 抗凝及抗血栓 丹参中三种化学提取物均有抗凝作用，其中丹参酮最强，原儿茶醛次之，第三为丹参素。大鼠和小鼠静注丹参酮ⅡA磺酸钠12.5～38 mg/kg后60分钟，体外血栓形成时间延长，血栓长度缩短，血栓干重和湿重减轻，血小板黏附及聚集功能降低。

4. 耐缺氧作用 丹参素300 mg/kg和450 mg/kg腹腔注射，均能显著延长小鼠耐缺氧的生存时间，丹参酮ⅡA磺酸钠450 mg/kg腹腔注射，也有延长作用，但较丹参素为短。

5. 对免疫功能的影响 100%丹参煎剂0.5 ml/只灌胃，连续7日，能使小鼠巨噬细胞吞噬百分率和吞噬指数明显提高，溶血空斑试验结果表明，脾脏抗体生成数(PFC)/脾细胞值明显提高，说明丹参在提高体液免疫功能方面有促进作用。丹参注射液能降低小鼠腹腔巨噬细胞的吞噬百分率及吞噬指数，能使T淋巴细胞的转化率下降并抑制正常小鼠足垫的迟发型超敏反应(DTH)。丹参注射液能延长小鼠同种异体移植心肌组织的存活期，丹参组的移植心脏的心电存活数明显高于对照组，可减轻移植物的毛细血管损伤，保护心肌细胞，减轻免疫细胞浸润，丹参还可能直接对抗体液和细胞免疫的排斥反应。

6. 抗炎及抗过敏作用 丹参酮灌胃对组胺引起的大鼠血管通透性增高，对蛋清、角叉菜胶和右旋糖酐所致大鼠急性关节肿以及对大鼠渗出性甲醛腹膜炎反应均有明显抑制作用；对明胶所致小鼠的白细胞游走和亚急性甲醛性关节肿都有明显的抑制作用。丹参酮能使大鼠血中前列腺素 $F_{2\alpha}$($PGF_{2\alpha}$)和 PGE 水平降低。因此,丹参酮抗炎效应是通过显著抑制白细胞化学运动,阻止白细胞向炎症区的过度游走和聚集,防止溶酶体酶、氧化代谢产物等过多释放,减轻组织损伤,以控制炎症发展。

7. 对肝脏的作用 (1) 对肝损伤的保护作用 取肝组织制备超薄切片供电子显微镜观察并与生理盐水组进行肝细胞超微结构变化的比较,结果显示兔静注丹参 3 g/kg 能有效地推迟和减轻缺血后再灌流引起的不可逆性肝损伤。丹参防治肝损伤的机制之一可能是通过减少TNF-α的合成发挥作用。

(2) 对肝细胞再生的促进作用 实验性肝再生试验发现,大鼠使用丹参后肝再生度、核分裂相指数、甲胎蛋白(AFP)检出率均增高。同时,随着丹参使用后肝脏血液循环的改善,带来更多的胰高血糖类,尚可提高肝糖原,降低肝脂肪含量,促进 RNA、DNA 的生成,这对促进肝再生可能有一定作用。

(3) 抗肝纤维化作用 四氯化碳造成大鼠慢性肝损伤模型形成早期开始给予丹参治疗,共 6 星期,肝脏纤维增生程度明显减轻,无 1 只发生肝硬变。结果表明,丹参可以抑制纤维增生,防止实验性肝硬变的发生。在慢性肝损伤的中期给予丹参治疗,发现丹参除有抑制纤维增生外,可能还能使已形成的纤维消散和吸收。

8. 抗胃溃疡作用 丹参水溶液 15 g/kg 灌胃对利舍平诱导大鼠胃溃疡有明显保护作用,溃疡抑制率达 75%;对乙酸性慢性胃溃疡也有促进愈合作用,且水溶组与水煎组抗溃疡效果相似。丹酚酸 A 腹腔注射25 mg/kg,可显著抑制幽门结扎小鼠胃酸的分泌、减轻由浸水和约束应力导致的胃损伤,丹酚酸 A 这种抑制胃酸分泌和抗溃疡的功效是通过抑制胃 H^+, K^+-ATP 酶活性来实现的。

9. 对肿瘤的影响 用^{125}I-UdR 掺入法证明,丹参对小鼠肉瘤 S_{180} 瘤细胞有细胞毒作用。能抑制其 DNA 合成。紫丹参-醌 A120 mg/kg 或 150 mg/kg 腹腔注射,对小鼠 Lewis 肺癌、黑色素瘤 B_{16} 和肉瘤 S_{180} 的生长有抑制作用,抑制率为 35.8%~67.8%,并可使白血病 P_{388} 小鼠的生存时间明显延长。用丹参酮进行小鼠体内抑癌实验,结果表明:丹参酮有抗肝癌作用,其机制可能与抑制肿瘤细胞 DNA 合成,抗增殖细胞核抗原表达及 DNA 多聚酶 δ 活性有关。丹酚酸 A 具有抑制肿瘤细胞核苷转运活性,对癌细胞有杀伤作用。

10. 对呼吸系统的影响 (1) 对肺损伤的保护作用 于气管内注入博莱霉素前 3 日开始腹腔注射丹参 12.5 g(生药)/kg,每日 1 次,可明显减轻肺泡炎的严重程度,降低肺湿重/体重,并可抑制脂质过氧化物的产生,表明丹参可阻抑博莱霉素引起的急性肺损伤。

(2) 对肺纤维化的保护作用 给小鼠肌注丹参注射液 1 个月,发现丹参可明显抑制盐酸平阳霉素所致的肺纤维化,使肺重、肺系数明显减少,肺羟脯氨酸含量明显降低,肺纤维化病变明显受到抑制,肺组织中仅有少量炎症细胞浸润。

11. 改善肾功能 丹参浸膏 100 mg/kg 及丹参提取物腹腔内给药,对腺嘌呤诱发的肾功能不全大鼠,均能降低血尿素氮、肌酐,使肾小球滤过率(GFR)、肾血浆流量(RPE)、肾血流量(RBF)显著增加,肾脏功能明显改善,能显著增加尿中尿素、肌酐、钠和无机磷的排出。现在普遍认为丹参改善肾功能是由于其对 NO 产生及释放有强有力的抑制作用。

12. 抗氧化作用 丹参对黄嘌呤氧化酶-黄嘌呤系统产生的 $O_2^{\overline{\cdot}}$ 及 PMA 刺激白细胞所产生的 $O_2^{\overline{\cdot}}$ 的清除作用优于超氧化物歧化酶。丹参注射液 10 g/kg 能明显提高老龄小鼠红细胞、心、肝、肾中 SOD 活性,在同一老龄小鼠中也相应地显著降低血清、心、肝、肾中过氧化脂质(LPO)含量。丹参总丹酚酸可抗 Fe^{2+}-半胱氨酸诱导的肝微粒体脂质过氧化、清除黄嘌呤-黄嘌呤氧化酶体系产生的超氧阴离子和 Fe^{2+}-H_2O_2 体系产生的羟自由基,且在同等剂量下均强于维生素 E。丹参酮ⅡA 能有效地抑制细胞脂质过氧化,减少脂质—DNA 加成物产生,抑制率与 V_E 相近,但显著高于甘露醇和 SOD。说明丹参酮ⅡA 是一种新的、有效的细胞内脂质过氧化产物与 DNA 相互作用的抑制剂。用大鼠半乳糖性白内障模型证明,丹酚酸 A 通过抗氧化而抑制白内障的形成。

13. 体内过程 用^{3}H 标记的丹参酮ⅡA 磺酸钠,给大鼠静注,注后 2 小时的血和组织中放射活性均达峰值,组织中的分布以肝为最高;脾、肾、肺、肠、心、胃、脊髓和脑依次递减。此药主要从粪中排泄。

毒性 丹参水提乙醇溶解部分,小鼠一次腹腔注射的 LD_{50} 为 80.5±3.1 g(生药)/kg。小鼠每日灌胃 2%丹参酮混悬液 0.5 ml,连续 14 日,大鼠每日灌胃 2.5 ml,连续10 日,也未见毒性反应。

【炮制】 1. 丹参 取原药材,除去杂质及残茎,洗净,润透,切厚片,干燥。

2. 酒丹参 取丹参片,用黄酒拌匀,闷润至透,置锅内,用文火炒干,取出,放凉。每丹参 100 kg,用黄酒 10 kg。酒丹参用于产后瘀血腹痛。

3. 炒丹参 取丹参片置锅内,用文火炒至紫褐色,有焦斑,取出放凉。

4. 猪血丹参 取丹参片,用猪心血、黄酒拌匀并吸尽,干燥。每丹参 10 kg,用猪心血 2 kg,黄酒 1 kg。

5. 鳖血丹参 取丹参片,用鳖血、黄酒拌匀并吸尽,干燥。每丹参 10 kg,用鳖血、黄酒各 1 kg。

6. 醋丹参 取丹参片,用醋拌匀,微润,置锅内,用文火炒干,取出放凉。每丹参 100 kg,用米醋 10 kg。

7. 米丹参 先用水湿锅,将米撒入锅内,加热至冒烟时,投入丹参片,用文火炒至深紫色,取出,筛去米,放凉。每丹参 100 kg,用米 20 kg。

8. 丹参炭 取丹参片,置锅内,用武火炒至焦黑色,喷淋清水少许,灭尽火星,取出凉透。

饮片性状 丹参为类圆形的厚片,表面红黄色或黄棕色,见有散在的白色筋脉点,中心略黄。周边外皮暗红棕色。气微,味微苦、涩。酒丹参形如丹参,表面黄褐色,略具酒香气。炒丹参形如丹参,表面紫褐色,有焦斑。猪血丹参形如丹参,有猪血腥气。鳖血丹参形如丹参,有鳖血腥气。醋丹参形如丹参,具米醋酸味。米丹参形如丹参,表面深紫色。丹参炭形如丹参,呈焦黑色。

贮干燥容器内。酒丹参、醋丹参密闭,置阴凉干燥处。猪血丹参、鳖血丹参置石灰甏内。丹参炭散热防复燃。

【药性】 苦,微寒。归心、心包、肝经。

1.《本经》:"味苦,微寒。"

2.《吴普本草》:"神农、桐君、黄帝、雷公、扁鹊:苦、无毒。李氏:大寒。岐伯:咸。"

3.《本草经集注》:"性热。"

4.《药性论》:"平。"

5.《滇南本草》:"性温,味苦。"

6.《纲目》:"味苦,气平而降,阴中之阳也。入手少阴、厥阴之经。心与包络血分药也。"

7.《本草经疏》:"入手足少阴、足厥阴经。"

8.《本草正》:"微苦、微甘、微涩,性微凉。心、脾、肝、肾血分之药。"

9.《本草再新》:"入心、肺、肾三经。"

10.《本草正义》:"味苦而微辛、微温。"

【功用主治】 活血祛瘀,调经止痛,除烦安神,凉血消痈。主治妇女月经不调,痛经,经闭,产后瘀滞腹痛,心腹疼痛,癥瘕积聚,热痹肿痛,跌打损伤,热入营血,烦躁不安,心烦失眠,痈疮肿毒。

1.《本经》:"主心腹邪气,肠鸣幽幽如走水,寒热积聚,破癥除瘕,止烦满,益气。"

2.《吴普本草》:"治心腹痛。"

3.《别录》:"养血,去心腹痼疾,结气,腰脊强,脚痹,除风邪留热,久服利人。"

4.《本草经集注》:"疗风痹。"

5.《药性论》:"能治脚弱,疼痹;主中恶,治百邪鬼魅,腹痛气作,声音鸣吼;能定精。"

6.《四声本草》:"治风软脚。"

7.《日华子》:"养神定志,通利关脉。治冷热劳,骨节疼痛,四肢不遂;排脓止痛,生肌长肉,破宿血,补新生血,安生胎,落死胎,止血崩带下;调妇人经脉不匀,血邪心烦;恶疮疥癣,瘿赘肿毒,丹毒,头痛,赤眼,热温狂闷。"

8.《滇南本草》:"补心生血,养心定志,安神宁心,健忘怔忡,惊悸不寐。"

9.《品汇精要》:"主养阴血,除邪热。"

10.《纲目》:"活血,通心胞络,治疝痛。"

11.《全国中草药汇编》:"祛瘀生新,活血调经,清心除烦。主治月经不调,经闭腹痛,产后瘀血腹痛,神经衰弱失眠,心烦,心悸,肝脾肿大,关节疼痛。"

【用法用量】 内服:煎汤,5~15 g,大剂量可用至 30 g。

【宜忌】 妇女月经过多及无瘀血者禁服;孕妇慎服;反藜芦。

1.《本草经集注》:"畏碱水,反藜芦。"

2.《本草经疏》:"妊娠无故,勿服。"

3.《药品辨义》:"忌醋。"

4.《本经逢原》:"大便不实者忌之。"

5.《药性切用》:"血虚无瘀者勿用。"

6.《重庆堂随笔》:"行血宜全用,入心宜去梢用。"

【选方】 1. 治妇人经脉不调,或前或后,或多或少,产前胎不安,产后恶血不下;兼治冷热劳,腰脊痛,骨节烦疼 用丹参洗净,切,晒,为末。每服二钱,温酒调下。(《妇人良方》丹参散)

2. 治痛经 丹参 15 g,郁金 6 g。水煎,每日 1 剂,分 2 次服。(《全国中草药汇编》)

3. 治落胎身下有血 丹参十二两。以酒五升,煮取三升,温服一升,日三服。(《千金方》)

4. 治心腹诸痛属半虚半实者 丹参一两,檀香、砂仁各一钱半。水煎服。(《时方歌括》丹参饮)

5. 治寒疝,小腹及阴中相引痛,自汗出欲死 丹参半两。杵为散。每服,热酒调下一钱匕。(《肘后方》)

6. 治阴疼痛或肿胀 丹参一两,槟榔一两,青橘皮半两(汤浸,去白瓤,焙),茴香子半两。上药捣细罗为散。每于食前以温酒调下二钱。(《圣惠方》丹参散)

7. 治腹中包块 丹参、三棱、莪术各 9 g,皂角刺 3 g。水煎服。(《陕甘宁青中草药选》)

8. 治腰痛并冷痹 丹参、杜仲、牛膝、续断各三两,桂心、干姜各二两。上为末,炼蜜为丸,如梧桐子大。每服二十丸,日二夜一。(《千金方》丹参丸)

9. 治妇人卒然风狂,妄言妄动,不避亲疏,不畏羞耻 丹参八两。醋拌炒,研极细末。每早晚各服三钱,淡盐汤调灌,三日即愈。(《本草汇言》引杨石林方)

10. 治惊痫发热 丹参、雷丸各半两,猪膏二两。同煎,七上七下,滤去滓,盛之。每以摩儿身上,日三次。(《千金方》小儿摩膏)

11. 治神经衰弱 丹参 15 g,五味子 30 g。水煎服。(《陕甘宁青中草药选》)

12. 治妇人乳肿痛 丹参、赤芍各二两,白芷一两。上三味,以苦酒渍一夜,猪脂六合,微火煎三上下,膏成敷之。(《刘涓子鬼遗方》丹参膏)

13. 治热油火灼,除痛生肌 丹参八两。细锉,以水微调,取羊脂二斤,煎三上三下,以敷疮上。(《肘后方》)

14. 治小儿天火丹发遍身,赤如绛,痛痒甚 丹参、桑皮各二两,甘菊花、莽草各一两。上为粗末,每服三匙,水三碗,煎二碗,避风浴。(《幼幼新书》引张涣方丹参散)

15. 治风热皮肤生㾦瘟,苦痒成疥 丹参四两(锉),苦参四两(锉),蛇床子三合(生用)。上药以水一斗五升,煮至七升,去滓,乘热洗之。(《圣惠方》丹参汤)

16. 治风癣瘙痒 丹参三两,苦参五两,蛇床子二两,白矾二两(研细)。上药除白矾外,为散。用水三斗,煎取二斗,滤去滓,入白矾搅令匀。乘热于避风处洗浴,至水冷为度,拭干了,用藜芦末粉之,相次用之,以愈为度。(《圣惠方》丹参汤)

【临床报道】 1. 治疗冠心病 ① 冠心病患者 100 例随机分为常规治疗组(对照组)和常规治疗加复方丹参滴丸组(治疗组),疗程均为 4 星期。结果治疗组与对照组分别为 85%、70% ($P<0.05$),治疗组全血黏度、血浆黏度、全血还原黏度及血小板聚集率均明显降低 ($P<0.01$),血总胆固醇、甘油三酯及低密度脂蛋白明显下降,高密度脂蛋白升高 ($P<0.05$);观察随访半年,治疗组心血管事件发生率明显低于对照组 ($P<0.05$)。② 治疗组口服复方丹参滴丸 3 次/日,10 粒/次,30 日内为 1 个疗程;对照组口服复方丹参片,3 次/日,4 片/次,30 日内为 1 个疗程,3 个疗程统计疗效。治疗效果,治疗组总有效率 93.4%。对照组总有效率 73.7%。两组差异显著 ($P<0.01$)。③ A 组:舌下含化复方丹参滴丸 10 粒;B 组:舌下含化硝酸甘油片 0.3 mg。两组对心绞痛的缓解率相似。④ 丹参注射液(每 1 ml 含生药 1 g)20 ml 加入 5%葡萄糖 500 ml 中静脉点滴,每日 1 次,15 次为 1 个疗程,共治疗冠心病 43 例。经上述治疗,心脏排血前时间明显缩短,左心室排血时间明显延长,排血前时间/左心室排血时间之比明显缩小,等容收缩时间缩短。说明该药能够明显改善患者左心室收缩功能。

2. 治疗肺心病 应用丹参治疗慢性肺心病 54 例(丹参注射液 250 ml,每日 1 次静滴,4 星期为 1 个疗程),结果显示丹参治疗后可使肺心病患者全血细胞比容、全血黏度、血浆黏度、红细胞刚性、黏附前后血小板数、纤维蛋白原显著降低 ($P<0.001\sim0.05$),同时其显效效率及总有效率亦差异显著 ($P<0.05$)。

3. 治疗高脂血症 复方丹参滴丸 10 粒/次,每日 3 次口服,治疗高脂血症 52 例。结果:对胆固醇、三酰甘油及低密度脂蛋白均有明显的下降作用 ($P<0.01$)。

4. 治疗高血压病 复方丹参酊口服 10 ml/次,早晚各 1 次。用此酊剂治疗前,停用其他降压药 1 星期。治疗 1 个月后,50 例原发性高血压病患者中,显效 31 例,有效 17 例,总有效率 96%。治疗后血液流变学数据显著改善 ($P<0.01$);全血比、血浆比黏度及红细胞比容均显著下降 ($P<0.01$),血清胆固醇与三酰甘油均显著下降 ($P<0.01$)。用 5%葡萄糖注射液 500 ml 加丹参注射液 8 ml 静滴,1 次/日,7~10 日为 1 个疗程,治疗妊娠高血压综合征。1 个疗程后采血测定,患者血中超氧化歧化酶、丙二醛、一氧化氮、内皮素、血栓素等均有显著改善(P均<0.05),尽管治疗后母体平均动脉压及尿蛋白无显著下降,但有利于稳定病情,可达到现有西药对妊高征的治疗效果而又不出现副作用。

5. 治疗脑血管疾病 对脑出血、脑血栓形成患者比较使用丹参注射液治疗前后血小板第一、第二相凝集率。结果表明:急性脑血管病患者治疗前血小板聚集呈亢进状态,用药后则降低至正常水平。用复方丹参注射液 20 ml/次,加入 10%葡萄糖液 250 ml 内静脉点滴,15 日为 1 个疗程,治疗脑梗死 15 例。经过 1~2 个疗程的治疗,15 例患者头痛、头晕症状全部缓解,8 例语言障碍伴一侧肢体瘫痪患者中,有 7 例肢体恢复功能,1 例症状减轻,语言全部恢复,3 例肢体恢复功能,3 例双下肢无力者全部恢复正常,血液流变学得以改善。用丹参注射液治疗急性期蛛网膜下腔出血。以丹参注射液 6~20 ml 加 5%~10%葡萄糖液500 ml中静滴,每日 1 次，3 星期 1 个疗程，颅压大于或等于 23.52 kPa，加 20%甘露醇 125 ml 静滴或静推，每日 1～2 次。共治疗 42 例，痊愈 36 例，显效 4 例，无效或死亡 2 例，总有效率 95.24%。丹参注射液还可减轻颅内血肿微创清除术后灶周水肿。颅内血肿微创清除术后当日即静脉滴注丹参注射液 10 ml(含量 1.5 g/ml，稀释于 10%葡萄糖溶液 250 ml 中)，如无不良反应，自第二日起静脉滴注丹参注射液 20 ml，15 日为 1 个疗程。与单纯手术组比较，水肿带面积之差及神经功能缺损评分之差均有显著差异。

6. 治疗小儿病毒性心肌炎 ① 复方丹参注射液(每毫升含生药 1.5 g)，婴儿用 4 ml，学龄前 6 ml，8～10 岁 8 ml，大于 11 岁 10 ml，加入 10%葡萄糖内静滴，每日 1 次，10 日为 1 个疗程，疗程间隔 3～5 日。或 1 个疗程后用复方丹参片或三参汤，并配合使用维生素 C、能量合剂治疗病毒性心肌炎 112 例。结果：临床治愈 96 例，显效 11 例，好转 4 例，无效和死亡 1 例。② 用丹参注射液治疗小儿急性感染中毒性心肌炎，总疗效明显优于西药对照组，治愈病例的住院天数和心电图恢复正常时间，对照组比丹参组显著延长。

7. 治疗糖尿病 ① 0.9%氯化钠注射液 500 ml 加入复方丹参注射液 8～12 ml 静脉点滴，每日 1 次，体瘦者可加入 ATP 80 mg，辅酶 A 10 单位，体胖血脂高者加入维生素 C 2 g、维生素 B_6 100 mg 治疗糖尿病 120 例，显效 50 例，好转 55 例，无变化 15 例，总有效率为 87.6%。② 口服复方丹参滴丸每日 3 次，每次 10 小粒，2 星期为 1 个疗程，血糖用格列齐特或胰岛素控制在达标范围内，治疗糖尿病视网膜病变，与服用杞菊地黄丸组对照。结果丹参组有效率 87.5%，对照组 56.2%。

8. 治疗毛细支气管炎 复方丹参注射液(每 1 ml 相当于丹参、降香各 1 g)，每次 2 ml，稀释于 15 ml 蒸馏水中，超声雾化吸入，每次 20 分钟，每日 2～3 次，结果：40 例中，总有效率 92.5%。和对照组相比有显著差异($P < 0.05$)。

9. 治疗慢性咽炎 用板蓝根注射液和复方丹参注射液各 2 ml，分别注射于咽后壁两侧的中点，每侧 2 ml，每隔 2 日注射 1 次，5 次为 1 个疗程，全部病例经治疗 1 个疗程后痊愈 283 例，占 84.9%，2 个疗程后显效者 17 例，占 15.1%，无效 0 例。

10. 治疗小儿紫癜性肾炎 丹参片剂每日口服 3 次，每次 2 片(每片含生药 18 g)或静脉滴注丹参注射剂 9～15 g/日，每日 1 次；同时口服雷公藤多苷，每日每千克体重1 mg，分 2～3 次口服。结果治疗儿童紫癜性肾炎 131 例，尿检均转阴性。用此法治疗难治性紫癜性肾炎，疗效亦达 95%。

11. 治疗慢性肾功能衰竭 丹参注射液(2 ml 内含生药3 g) 10～40 ml 加入 10%葡萄糖 100～250 ml 内静脉滴注，每日 1 次，10～12 次为 1 个疗程，共治疗 73 例。对照组 41 例，以血管活性药物治疗和必需氨基酸辅以低蛋白并足卡热量治疗。结果：两组疗效有显著性差异。以大剂量丹参为主治疗慢性肾功能衰竭尿毒症，方法简便，费用低廉，近期疗效可靠，且无明显副作用。

12. 治疗肝纤维化 丹参注射液 20 ml/日，加入 5%葡萄糖 250 ml 静滴，共治疗肝纤维化 21 例；对照组 19 例用茵栀黄、维生素、氨基酸等。两组均治疗 3 个月，随访 6～15 个月，禁用其他抗纤维化药物。结果：两组治疗前后 ALT、AST、γ 球蛋白均显著下降，丹参组 5 例治疗后肝活检提示肝纤维化明显减轻。

13. 防治肿瘤 ① 在广西某肝癌高发区开展了口服丹参流浸膏片以预防原发性肝癌的实验流行病学研究。经过 5 年多的随访观察表明：实验组成员患肝癌的危险性低于对照组，差异有显著性。其效果指数(*EI*)1.70，保护率(*PR*)为 41%。口服丹参制剂能使已暴露于较强的肝癌危险因素的人群得到一定程度的保护。② 治疗晚期癌性疼痛。大剂量丹参注射液 20～40 ml 加 10%葡萄糖 500 ml 静脉滴注，每日 1 次，15 日为 1 个疗程，治疗晚期癌性疼痛 15 例，疼痛缓解率达 93.3%(疼痛消失 80%，疼痛减轻13.3%)，无不良反应。

14. 防治放疗后颌间挛缩 选择 36 例双耳前野常想分翻放疗病例，受照剂量为 48～80 Gy，治疗时间在 35～54 日之间。36 例随机分为 2 组。实验组在放疗开始每日复方丹参注射液 20 ml 加入 5%葡萄糖注射液 500 ml 中静滴，对照组则不应用。放疗结束后 2 年测量张口度。结果：实验组张口度 < 3 cm 的发生率为 33.3%(5/15)；< 1 cm 的为 6.7%(1/15)；对照组张口度 < 3 cm 的发生率为 57.1%(12/21)；< 1 cm 的为 9.5%(2/21)。两组间差异显著。

15. 促进股骨颈骨折愈合 复方氨基酸 250 ml、丹参液 20 ml (20 g)，加入 10%葡萄糖溶液中，使成为 0.2%浓度，静脉滴注，每日 1 次，4 日为 1 个疗程，间隔 4 日，再行下一个疗程，共 4～5 个疗程。共股骨颈骨折 62 例，痊愈 50 例，好转 6 例，无效 6 例，总有效率 90.32%。

16. 治疗新生儿硬肿症 复方丹参注射液 2 ml 加入 10%葡萄糖静脉滴注。每日 1 次，疗程 5～7 日；韭菜 250 g 加水 2 500 ml 煮沸 5 分钟后加桂林三花酒 50 g，作温水浴，每日 1～2 次，疗程 1～7 日，治疗新生儿硬肿症。另设对照组 30 例。两组均采用常规方法治疗。结果：治疗组痊愈 45 例，死亡 3 例；对照组痊愈 23 例，死亡 7 例，硬肿开始消退时间 ≤ 1 日 者治疗组 45 例，对照组 2 例；硬肿完全消退时间 ≤ 4 日 治疗组 38 例，对照组 7 例。

17. 治疗小儿秋冬季腹泻 复方丹参注射液，每次 2 ml，双侧足三里常规消毒后作穴位注射，每次 1 ml，针刺入1.5～2 cm，每日 1 次。有脱水者，根据脱水性质和程度给予口服 ORS 液或静脉补液，并辅以酵母片等。共治疗小儿秋冬季腹泻 30 例，均痊愈。

18. 治疗急性泻痢 静滴丹参注射液 16 ml(含丹参24 g)和 5%葡萄糖 500 ml，每日 1 次；治疗 91 例(其中感染性腹泻 67 例，急性菌痢 24 例)，疗程均 3 日。结果，治疗组显效 76 例，有效 8 例，无效 7 例，总有效率 92.31%。

19. 治疗老年性便秘 服蜂蜜 50 g，每日 3 次，温开水冲泡；复方丹参片，每日 3 次口服。疗程为 3～6 个月，治疗 11 例 60 岁以上的老年患者。总有效率为 90.80%。

20. 治疗宫颈糜烂 将丹参酮胶囊内粉末涂布于宫颈糜烂面上，然后在阴道内置一带线的大棉球，于 24 小时后取出，每日 1 次，7 次为 1 个疗程，下次月经干净后继续第二疗程，共 2 个疗程，共治疗 104 例，痊愈 47 例，显效 22 例，好转 27 例，无效 8 例，其中对于轻度宫颈糜烂有效率为97.37%，中度宫颈糜烂有效率为 94.12%，重度宫颈糜烂的有效率为 84.37%，三组间进行两两比较无显著差异。

21. 治疗慢性鼻炎 ① 慢性肥厚性鼻炎，用复方丹参注射液 1 ml，每毫升相当于生药 1 g，于双迎香穴向内上稍斜刺 1～1.5 cm，推药前，先将针慢慢上、下提插 3～5 次，待患者感酸胀后，回抽无回血，将药液缓慢注入 0.5 ml，结果：丹参组 160 例，显效 110 例(68.8%)，有效 43 例(26.9%)，无效 7 例(4.3%)，总有效率 95.7%，与康宁克通组总有效率(85.7%)相比有显著性差异($P < 0.01$)。② 萎缩性鼻炎，用 2%丁卡因棉片行下鼻甲黏膜表面麻醉后，用 5 号长针从下鼻甲前端黏膜穿刺，沿下鼻甲游离缘平行进针达下鼻甲中后部分，注意切勿刺穿后端黏膜(且不可注入空气)。回抽无血后，边退针边注药，每次左右侧各注射本品 1～2 ml，每星期 2 次，2 星期为 1 个疗程，治疗 2 个疗程。治疗期间除有脓痂病例作鼻腔冲洗外，停用其他药物。结果：全部鼻腔干燥，下鼻甲萎缩和头痛症状均获得改善，下鼻甲黏膜变得红润，有效率为 100%，追踪半年，病情稳定，但有中鼻甲肥大伴有脓痂多者，鼻塞症状仍然存在。

22. 治疗血管性头痛 观察组患者用复方丹参注射液作穴位注射。主穴：风池、太阳、合谷、率谷，随症加减。每次用复方丹参 2 ml，分 2～3 穴位，每日或隔日 1 次，10 次为 1 个疗程，对照组患者用麦角胺咖啡因片，每片含酒石酸麦角胺 1 mg 和咖啡因 100 mg，在头痛发作早期 1 片，必要时隔半小时或 1 小时，再服 1 片，可重复 2 次，直至头痛完全消失。每次发作服药勿超过 6 片，1 星期总量不超过 12 片，如患者服药有副作用可选用吲哚美辛(口服剂量 25 mg/次，每日 3 次)。经过 3 个疗程治疗，治疗组 78 例，痊愈 52 例(66.7%)，有效 23 例(29.5%)，无效 3 例(3.8%)，对照组 58 例，痊愈 25 例(43.1%)，有效 25 例(43.1%)，无效 8 例(13.8%)，有显著差异。

23. 治疗梅尼埃病　丹参注射液 15～30 ml 加入 5%葡萄糖注射液 500 ml 内，静脉滴注，每日 1 次，10 次为 1 个疗程。治疗期间不用其他药。治疗 39 例，总有效率为 95%。

24. 治疗痤疮　① 用复方丹参注射液 10 ml，医用尿素10 g，乳剂基质加到 100 g 配成丹参健肤霜，治疗寻常痤疮 136 例。治疗期间停用其他抗痤疮药。用法，早晚洗脸后将药物涂于面部，2 星期为 1 个疗程，共治疗 2～4 个疗程。结果：总有效率为 93.38%。② 口服丹参酮，每日 3 g，共 6 星期，治疗炎症性痤疮 19 例，总有效率为 84%。

【各家论述】 1.《本草经集注》："丹参，时人服多眼赤，故应性热，今云微寒，恐为谬矣。"

2.《纲目》："丹参色赤，味苦，气平而降，阴中之阳也，入手少阴、厥阴之经，心与包络血分药也。""按《妇人明理论》云：四物汤治妇人病，不问产前产后，经水多少，皆可通用。惟一味丹参散主治与之相同，盖丹参能破宿血，补新血，安生胎，落死胎，止崩中带下，调经脉。其功大类当归、地黄、芎、芍药故也。"

3.《本草汇言》："丹参，善治血分，去滞生新，调经顺脉之药也。主男妇吐衄、淋溺、崩漏之证，或冲任不和而胎动欠安，或产后失调而血室乖戾，或瘀血壅滞而百节攻痛，或经闭不通而小腹作痛，或肝脾郁结而寒热无时，或癥瘕积聚而胀闷痞塞，或疝气攻冲而止作无常，或脚膝痹痿而痛重难履，或心腹留气而肠鸣幽幽，或血脉外障而两目痛赤，故《明理论》以丹参一物，而有四物之功。补血生血，功过归、地，调血敛血，力堪芍药，逐血生新，惟倍芎劳，妇人诸病，不论胎前产后，皆可常用。"

4.《本草经疏》："丹参，《本经》味苦，微寒。陶云：性热，无毒。观其主心腹邪气，肠鸣幽幽如走水，寒热积聚，破癥除瘕，则似非寒药；止烦满，益气，及《别录》养血，去心腹痼疾，结气，腰脊强，脚痹，除风邪留热，久服利人，又决非热药，当是味苦平，微温。"

5.《药品化义》："丹参，原名赤参，色赤味苦，与心相合，专入心经。盖心恶热，如有邪热，则脉浊而不宁，以此清润之，使心神常清。心清则气顺，气顺则冲和，而血气皆旺也。取其微苦，故能益阴。气味轻清，故能走窍，以此通利关节，调养血脉，主治心腹邪气、寒热痼疾、骨节疼痛、四肢不遂、经水不调、胎气不安、血崩胎漏、丹毒凝聚、暴赤眼痛，此皆血热为患，用之清养其正，而邪自祛也。"

6.《药性纂要》："《妇人明理论》云：四物汤治妇人病，不问胎前产后，经水多少，皆可通用，唯一味丹参散，主治与之相同。盖丹参能去瘀血，生新血，止崩带，调经脉，安生胎，落死胎故也。东圃曰：心生血，丹参能行血中之气，入平和调理之剂，非大攻大补之药。但云有四物之功，而不若熟地、当归之汁重味厚也。"

7.《本草经解》："丹参气微寒，禀天初冬寒水之气，入手太阳寒水小肠经，味苦无毒，得地南方之火味，入手少阴心经。气味俱降，阴也。心腹者，心与小肠之区也。邪气者，湿热之邪气也。气寒则清热，味苦则燥湿，所以主之。肠，小肠也，小肠为寒水之府，水不下行，聚于肠中，则幽幽如水走声响矣。苦寒清泄，能泻小肠之水，所以主之。小肠为受盛之官，本热标寒，所以或寒或热之物，皆能积聚肠中也。其主之者，味苦能下泄也。积聚而至有形可徵谓之癥，假物成形谓之瘕，其能破除之者，味苦下泄之力也。心与小肠为表里，小肠者，心火之去路也。小肠传化失职，则心火不能下行，郁于心而烦满矣。其主之者，苦寒清泄之功也。肺属金而主气，丹参清心泻火，火不刑金，所以益气也。"

8.《医林纂要》："丹参，苦，微寒，入心，而泻心火之妄；去瘀，生新，调经脉之缓急。苦以泻心，泻心者，泻火令之过炽也。心，用血者也，而主脉，心之用血太过，则血不给于用，阴虚劳热之证作焉。且火盛则焦而血瘀，血不循于脉，而妄行则有痿痹，妄发则有疮疥，妄聚则有癥瘕，妄下则有崩带。丹参色赤入心，故能以苦泻心之邪火，火不妄则用血有节，而阴不虚，炎威不灼，而血不瘀，经脉之运行有常，而诸血之证不作，瘀血去，新血自生，足以供心之用矣。又能安生胎，坠死胎，亦以调经脉，去邪热之故。又能治目赤，及肠鸣、腹痛之属于血虚火郁者。"

9.《本草求真》："书载能入心胞络破瘀一语，已尽丹参功效矣。然有论其可以生新安胎，调经除烦，养神安志，及一切风痹、崩带、痃癖、目赤、疝病、疮疥、肿痛等症。总皆由其瘀去，以见病无不除，非真能以生新安胎，养神定志也。"

10.《重庆堂随笔》："丹参降而行血，血热而滞者宜之，故为调经产后要药。设经早或无血经停，及血少不能养胎而胎不安，与产后血已畅行者，皆不可惑于功兼四物之说，并以其有参之名而滥用之。即使功同四物，则四物汤原治血分受病之药，并非补血之方，石顽先生已辨之矣。至补心之说，亦非如枸杞、龙眼真能补心之虚者，以心藏神而主血，心火大动则神不安，丹参清血中之火，故能安神定志，神志安则心得其益矣。凡温热之邪，传入营分者则用之，亦此义也。若邪在气分而误用，则反引邪入营，不可不慎。"

11. 张秉成《本草便读》："丹参，功同四物，能祛瘀以生新，善疗风而散结，性平和而走血，须知两达乎心肝，味甘苦以调经，不过专通营分。丹参虽有参名，但补血之力不足，活血之功有余，为调理血分之首药。其所以疗风痹去结积者，亦血行风自灭，血行则积自行耳。"

12.《药物图考》："《本经》丹参主寒热，止烦满；《别录》主除风邪热。按此药味苦，系清热、破瘀、行血之剂。陶氏云：'时人服之多眼赤，故应性热，今云微寒，恐为谬矣。'按陶氏云服之眼红，或亦有之，然非性热之剂也。"

0970 风气草 fēng qì cǎo (《贵州民间药物》)

【异名】 仁皂刺、乳痈药(《广西药用植物名录》)，白龙须(《云南思茅中草药选》)，胎盘草(《云南药用植物名录》)。

【基原】 为菊科下田菊属植物下田菊的全草。

【原植物】 下田菊 *Adenostemma lavenia* (L.) O. Kuntze　又名：汗苏麻(《贵州民间药物》)。

多年生草本，高 30～100 cm。茎直立，单生，通常上部叉状分枝，具白色短柔毛，下部或中部以下光滑无毛。叶对生；叶柄有狭翼；叶基生者小，花期凋落，中部叶卵圆形或卵状椭圆形，长 4～20 cm，宽 3～12 cm，先端锐尖或圆钝，基部圆楔形或楔形，边缘有圆锯齿或大锯齿，两面疏被短毛。头状花序小；总苞半球形；总苞片 2 层，近等长，狭长椭圆形，先端圆钝，基部稍有连合；外层苞片大部合生，外面疏被白色长柔毛；管状花，上部钟形，5 齿裂；花柱分枝伸出。瘦果倒椭圆形，上部圆钝，下部狭，有腺点或细瘤；冠毛 4 枚，基部连合成环。花、果期 9～10月。

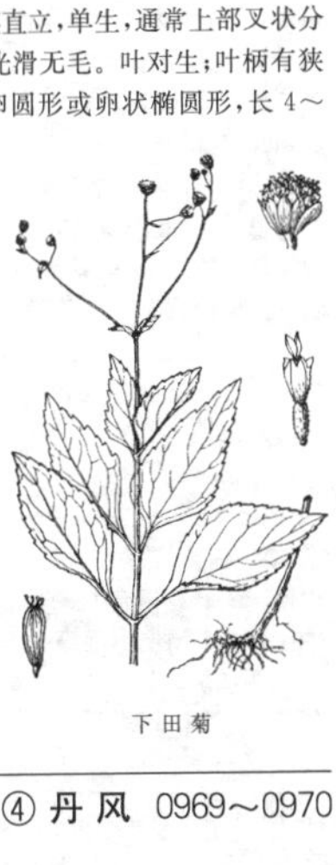

下 田 菊

生于水边、路旁、沼泽地及林下低湿处。分布于我国大部分地区。

【采收加工】 6～8月采收，鲜用或切段晒干。

【成分】 全草含多种贝壳杉烷型二萜类成分：对映-11α-羟基-15α-乙酰氧基-16-贝壳杉烯-19-酸（*ent*-11α-hydroxy-15α-acetoxykaur-16-en-19-oic acid），对映-11α，15α-二羟基-16-贝壳杉烯-19-酸（*ent*-11α，15α-dihydroxykaur-16-en-19-oic acid），(16*R*)-对映-11α-羟基-15-氧代-19-贝壳杉酸〔(16*R*)-*ent*-11α-hydroxy-15-oxokau-ran-19-oic acid〕，对映-11α-羟基-15-氧代-16-贝壳杉烯-19-酸（*ent*-11α-hydroxy-15-oxokaur-16-en-19-oic acid），下田菊酸（adenostemmoic acid）A、B、C、D、E、F、G和下田菊苷（adenos temmoside）A、B、C、D、E、F、G。

【药性】 辛、微苦，凉。

1.《贵州民间药物》："性微寒，味辛、甘。"

2.《云南中草药》："辛、微甘、苦，凉。"

【功用主治】 清热解毒，祛风除湿。主治感冒，黄疸肝炎，肺热咳嗽，咽喉肿痛，风湿热痹，乳痈，痈肿疮疖，毒蛇咬伤。

1.《贵州民间药物》："除风湿，解表。治风湿骨节疼痛，外感。"

2.《云南中草药》："外用治痈疮疖肿，无名肿毒，蛇咬伤。"

【用法用量】 内服：煎汤，10～15 g，鲜品加倍；或浸酒。外用：捣敷。

【选方】 1. 治外感　风气草、姨妈菜、生姜各9 g。水煎服。（《贵州民间药物》）

2. 治急性传染性肝炎　鲜下田菊90～120 g，或干品30～60 g。水煎服，每日1剂。如黄疸已退，小便清利时，加瘦猪肉30 g。忌酒。（《全国中草药新医疗法展览会资料选编》）

3. 治风湿骨节痛　风气草120 g，泡酒500 g。早晚各服30 g。（《贵州民间药物》）

0971 风轮菜 fēng lún cài（《救荒本草》）

【异名】 蜂窝草、节节草（《贵州民间药物》），九层塔（《广西药用植物名录》），苦地胆、熊胆草（广州空军《常用中草药手册》），九塔草、落地梅花（《浙江民间常用草药》），断血流（《中华人民共和国药典》）。

【基原】 为唇形科风轮菜属植物风轮菜的全草。

【原植物】 风轮菜 *Clinopodium chinense*（Benth.）O. Kuntze［*Calamintha chinensis* Benth.］

多年生草本，高可达1 m。茎基部匍匐生根，上部上升，多分枝，四棱形，密被短柔毛及腺毛。叶对生；叶柄密被疏柔毛；叶片卵圆形，长2～4 cm，宽1.3～2.6 cm，先端尖或钝，基部楔形，边缘具锯齿，上面密被短硬毛，下面被疏柔毛。轮伞花序多花密集，常偏向一侧，呈半球形；苞片针状，被柔毛状缘毛及柔毛；花萼狭管状，紫红色，外面被柔毛及腺柔毛，上唇3齿，先端具硬尖，下唇2齿，齿稍长，先端具芒尖；花冠紫红色，外面被微柔毛，内面喉部具毛茸，上唇先端微缺，下唇3裂，中裂片稍大；雄蕊4，前对较长，花药2室；子房4裂，花柱着生于子房底，柱头2裂。小坚果4，倒卵形，黄棕色。花期6～8月，果期7～9月。

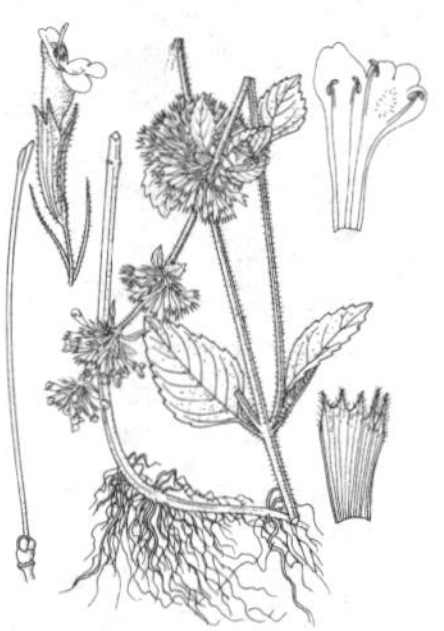

风轮菜

生于海拔1 000 m以下的山坡、草丛、路边、灌丛或林下。分布于华东及湖北、湖南、广东、广西、云南等地。

【采收加工】 7～9月采收，切段，晒干或鲜用。

【药材】 风轮菜 *Clinopodii Chinensis Herba*　产于山东、浙江、江苏、安徽、江西、福建、台湾、湖南、湖北、广东、广西等地。

性状　茎呈四方柱形，表面棕红色或棕褐色，具细纵条纹，密被柔毛，四棱处尤多。叶对生，有柄，多卷缩或破碎，完整者展平后呈卵圆形，边缘具锯齿，上面褐绿色，下面灰绿色，均被柔毛。轮伞花序具残存的花萼，外被毛茸。小坚果倒卵形，黄棕色。全体质脆，易折断与破碎，茎断面淡黄白色，中空。气微香，味微辛。

鉴别　(1) 叶横切面：上、下表皮细胞各1列，上表皮细胞明显较大，约为下表皮细胞的3倍。上、下表皮均有残存的非腺毛，下表皮有众多气孔，并具腺鳞与小腺毛。栅栏组织1列细胞，长为叶片厚度的1/2，海绵组织3～6列细胞。主脉向下凸出，上面略隆起。上、下表皮内侧均有厚角细胞2～3列；维管束1～2，外韧型，导管腔内有时可见簇针状橙皮苷结晶。

(2) 薄层色谱：参见"断血流"条。

【成分】 全草含三萜皂苷类：风轮菜皂苷（clinopodiside）A、B、C、D、E。黄酮类：香蜂草苷（didymin），橙皮苷（hesperidin），异樱花素（isosakuranelin），芹菜素（apigenin）。柚皮素-7-芸香糖苷（7-nairutin），江户樱花苷（prunin）。此外，还含有β-谷甾醇，熊果酸（ursolic acid）等。

【药理】 1. 止血作用　风轮菜药粉1 g或0.5 g，敷于创面，显著缩短出血时间，作用强于云南白药及同属植物断血流。醇提物5.4 g/kg给小鼠灌胃，连续5日，显著缩短断尾出血时间、毛细管凝血时间，减少出血量。风轮菜水浸膏、醇浸膏、粗皂苷对家兔、豚鼠离体血管条有增强收缩力作用，醇浸膏作用最强，水浸膏较弱；对子宫动脉作用最强，机制分析表明该作用是直接兴奋血管平滑肌所致。醇浸膏、水浸膏各20 mg，粗皂苷12 mg或醇浸膏配成的20%水溶液均可使离体兔耳灌流量明显减少。醇浸膏以相当于0.33 g/kg剂量给小鼠皮下注射，对磷酸组胺所致皮肤毛细血管通透性增加有明显抑制作用。0.5%风轮菜总皂苷10 μl显著增强ADP诱导的血小板聚集，4%总皂苷以280 mg/kg给小鼠灌服4日，血小板黏附率极显著升高。动物实验表明，风轮菜乙醇提取物及所含的香蜂草苷、橙皮苷均有一定的止血作用。

2. 抑菌作用　风轮菜醇提物对金黄色葡萄球菌、肺炎链球菌、大肠杆菌的最低抑菌浓度分别为1∶10、1∶20、1∶10。

毒性　风轮菜醇提物的灭菌水溶液在兔眼结膜滴眼和兔耳皮内注射试验中均未见明显刺激性。家兔组织埋藏药粉，也未见明显反应，局部吸收良好。醇提取物50%水溶液以0.4 ml/10 g给小鼠灌服，未见异常，认为小鼠灌胃 $LD_{50} > 20$ g/kg。

【药性】 辛、苦，凉。

1.《救荒本草》："叶微苦。"

2.《浙江民间常用草药》："性凉，味苦、辛。"

3.《陕甘宁青中草药选》："味苦，性寒。"

【功用主治】 疏风清热，解毒消肿，止血。主治感冒发热，中暑，咽喉肿痛，白喉，急性胆囊炎，肝炎，肠炎，痢疾，腮腺炎，乳腺炎，疔疮肿毒，过敏性皮炎，急性结膜炎，尿血，崩漏，牙龈出血，外伤出血。

1.《陕甘宁青中草药选》："清热燥湿，活血消肿。主治急性胆囊炎，肝炎，腮腺炎，痢疾，肠炎，血尿，急性结合膜炎，毒蛇咬伤，无名肿毒，乳腺炎，刀伤。"

2.《浙江民间常用草药》："疏风清热，解毒止痢。治感冒，中暑，过敏性皮炎，指头炎，痢疾。"

3.《苗族药物集》："治劳力宫（口腔溃烂），学洼先（血尿，肾炎）。"

【用法用量】 内服：煎汤，10～15 g；或捣汁。外用：捣敷，研末调敷，或煎水洗。

【选方】 1. 治感冒寒热　蜂窝草15 g，阎王刺6 g。煎水服。（《贵州民间药物》）

2. 治白喉　鲜风轮菜全草捣烂取汁，每服 10～30 ml，2～4 小时服 1 次。（《浙江药用植物志》）

3. 治乳腺炎　风轮菜 9～15 g。水煎服。（《青岛中草药手册》）

4. 治烂头疔　蜂窝草、菊花叶适量。捣绒敷。

5. 治疔疮　生蜂窝草适量嚼敷，或干品研成粉末，调菜油敷。

6. 治火眼　蜂窝草叶 1 张。揉去皮，放于眼角，数分钟后，出泪即好。

7. 治寸耳癀　蜂窝草、独脚莲、芙蓉叶各等分。研末，调醋敷。

8. 治狂犬咬伤　蜂窝草嫩头 7 个。捣绒，泡淘米水，兑白糖服。（4～8 方出自《贵州民间药物》）

9. 治毒蛇咬伤，无名肿毒　鲜风轮菜捣烂敷患处。（《青岛中草药手册》）

10. 治小儿疳病　蜂窝草 15 g。晒干研末，蒸猪肝吃。（《贵州民间药物》）

0972 风寒草 fēng hán cǎo（成都《常用草药治疗手册》）

【异名】 临时救（《植物名实图考》），过路黄（《草木便方》），小过路黄（《四川中药志》），胡氏排草（《湖南药物志》），对生黄花叶（《元江哈尼族药》），小风寒、红头绳（成都《常用草药治疗手册》）。

【基原】 为报春花科珍珠菜属植物聚花过路黄的全草。

【原植物】 聚花过路黄 *Lysimachia congestiflora* Hemsl. [*L. hui* Diels ex Hand. -Mazz.]

多年生匍匐草本。茎基部节间短，常生不定根，上部及分枝上升，长 6～50 cm，圆柱形，密被多细胞卷曲柔毛；分枝纤细，有时仅顶端具叶。叶对生，茎端的 2 对间距短，近密集；叶柄长 1.4～9 cm；叶片卵形、阔卵形以至近圆形，近等长，长(0.7～)1.4～3(～4.5) cm，宽(0.6～)1.3～2.2 (～3) cm，先端锐尖或钝，基部近圆形或截形，稀略呈心形，上面绿色，下面较淡，有时沿中肋和侧脉呈紫红色，两面多少被具节糙伏毛，稀近于无毛，近边缘有暗红色或有时变为黑色的腺点，侧脉2～4 对，在下面稍隆起，网脉纤细，不明显。花2～4朵集生茎端和枝端或近头状的总状花序，在花序下方的 1 对叶腋有时具单生的花；花萼 5 深裂，分裂近达基部，裂片披针形，背面被疏柔毛；花冠黄色，内面基部紫红色，基部合生部分长 2～3 mm，5 裂(偶有 6 裂的)，裂片卵状椭圆形至长圆形，先端锐尖或钝，散生暗红色或变黑色的腺点；雄蕊 5，花丝下部合生成筒，花药长圆形；子房被毛。蒴果球形，上半部具毛；花萼宿存。花期5～6 月，果期 7～10 月。

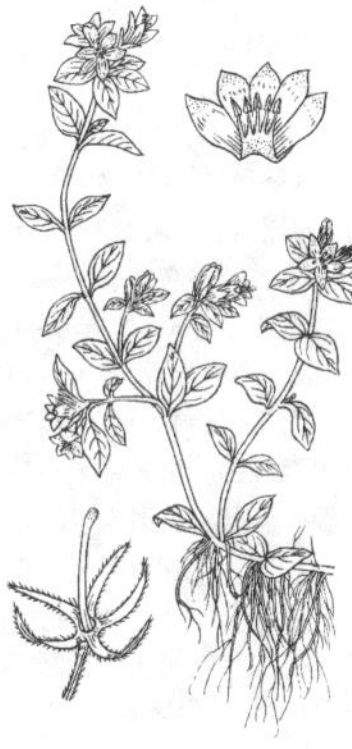

聚花过路黄

生于水沟边、田塍上和山坡林缘、草地等湿润处，垂直分布上限可达海拔 2 400 m。分布于长江以南各地以及陕西、甘肃南部和台湾。

【栽培】 生物学特性　能耐寒、耐旱和耐湿，在平坝、山区都可栽培。土壤以较肥沃、疏松、湿润的夹砂土较好。

繁殖方法　分株繁殖，在春、秋、冬季均可，但以 2～3 月较好。挖取老株，按生根情况分成单株，每株都要有根，并带点泥土。土地软细整平，按行窝距各 25 cm 开窝，深 3～4 cm，每窝栽苗 2～3 株，盖土压紧，使苗顶露出地面 2～3 节，栽后施清人畜粪水。

田间管理　栽种当年 4～5 月和冬季，中耕除草和追肥 1 次，以后每年 2～3 月、4～5 月和冬季各中耕除草和追肥 1 次。春、夏可施人畜粪水，冬季可施腐熟堆肥或火灰。平时若有杂草要及时拔去。连续收获 3 年后，因根蔸衰老，要翻蔸另栽。

【采收加工】 在栽种当年 10～11 月，可采收 1 次，以后第二、第三年的 5～6 月和 10～11 月可采收 2 次，齐地面割下，择净杂草，晒或炕干。

【药材】 风寒草 *Lysimachiae Congestiflorae Herba*　主产于四川、贵州、云南等地。

性状　全草常缠结成团。茎纤细，表面紫红色或暗红色，被柔毛，有的节上具须根。叶对生；叶片多皱缩，展平后呈卵形、广卵形或三角状卵形，先端钝尖，基部楔形或近圆形，两面疏生柔毛，对光透视可见棕红色腺点，近叶缘处多而明显。有时可见数朵花聚生于茎端。花冠黄色，5 裂，裂片先端具紫色腺点。气微，味微涩。

鉴别　粉末特征：棕绿色。非腺毛众多，长锥形或锥形，由 2～8 个细胞组成；表面有时可见小疣状或锥状突起，胞腔中有时可见棕黄色分泌物团块。淀粉粒较少，单粒呈类圆形或半圆形；复粒由 2～5 分粒组成。花粉粒易见。

【成分】 聚花过路黄含黄酮类：槲皮素（quercetin），山柰酚（kaempferol），异鼠李素（iaorhamnetin），异鼠李素-3-氧-(*α*-*D*-吡喃葡萄糖苷)〔isorhamnetin-3-*O*-(*α*-*D*-glucoside)〕，杨梅树皮素（myricetin），杨梅树皮苷（myricetrin），仙客来 *D*-3-*β*-*O*-*D*-吡喃木糖基-(1→2)-*β*-*D*-吡喃葡萄糖基-(1→4)-〔*β*-*D*-吡喃葡萄糖基-(1→2)〕-*α*-*L*-吡喃阿拉伯糖苷{cyclamiretin *D*-3-*O*-*β*-*D*-xylopyranosyl-(1→2)-*β*-*D*-glucopyranosyl-(1→4)-〔*β*-*D*-glucopyranosyl-(1→2)〕-*α*-*L*-arabinopyranoside}，珍珠菜苷（lysimachoside），槲皮素（quercetin），柽柳素（tamarixetin），3′-甲基杨梅黄酮（larycitrin），牡荆苷（vitexin），芹菜素-6-*C*-木糖苷（ceravensin）。

【药性】 辛、微苦，微温。

1.《草木便方》：“甘、辛，微热。”

2.《四川中药志》1960 年版：“性寒，味辛、甘。无毒。”

3.《全国中草药汇编》：“微苦，凉。”

4.《秦岭巴山天然药物志》：“微辛、苦，温。”

【功用主治】 祛风散寒，化痰止咳，解毒利湿，消积排石。主治风寒头痛，咳嗽痰多，咽喉肿痛，黄疸，胆道结石，尿路结石，小儿疳积，痈疽疔疮，毒蛇咬伤。

1.《植物名实图考》：“治跌损。”

2.《草木便方》：“治脐风，腹痛，痰嗽，咽喉风痹，蛇伤。”

3.《四川中药志》1960 年版：“除风清热，解蛇毒；治咳嗽痰多，咽喉肿痛，腹泻及小儿脐风。”

4.《湖南药物志》：“理脾消积，清热解毒。治小儿疳积，妇人经闭，疥疮。”

5.《全国中草药汇编》：“利尿排石，清热解毒，理脾消积。主治尿路结石，胆道结石，黄疸型传染性肝炎，狂犬病，蕈子中毒，小儿疳积，牙龈肿毒，痈肿疔疮。”

6.《秦岭巴山天然药物志》：“祛风散寒。治风寒头痛。”

【用法用量】 内服：煎汤，9～15 g；或浸酒。

【选方】 1. 治咳嗽，腹痛，腹泻　单用小过路黄泡酒服。（《四川中药志》1960 年版）

2. 治小儿惊风，咽喉肿痛，咳嗽痰多　聚花过路黄全草9～30 g。水煎服。（《浙江药用植物志》）

3. 治月经不调，痛经　风寒草同鸡肉煲服。（《广西民族药简编》）

4. 治痈肿溃疡　胡氏排草、钩藤。煎水洗。

5. 治骨疽　胡氏排草和淘米水捣汁服；并加铁马鞭捣烂外敷。（4、5 方出自《湖南药物志》）

6. 治皮肤瘙痒　对生黄花叶、蛇床子各 30 g，小荨麻15 g，苦

参50 g。煎水洗。(《元江哈尼族药》)

0973 风藤草 fēng téng cǎo (《滇南本草》)

【异名】 小木通、细木通、木通(《云南种子植物名录》)。

【基原】 为毛茛科铁线莲属植物钝萼铁线莲的藤茎和叶。

【原植物】 钝萼铁线莲 *Clematis peterae* Hand.-Mazz. [*C. gouriana* Roxb. var. *finetii* Rehd. et Wils.] 又名:范氏木通(《中国药用植物志》),疏齿铁线莲(《拉汉种子植物名称》),小果木通(《云南中药志》)。

藤本,长达5 m。茎有纵条纹。叶对生,一回羽状复叶,小叶3~7;小叶片卵形或长卵形,长2~9 cm,宽1~4.5 cm,先端渐尖或短渐尖,基部圆形或浅心形,边缘疏生1~数个锯齿状牙齿,或全缘,两面均被短柔毛。圆锥状聚伞花序腋生,多花,花梗长2~8 cm,有短柔毛,花序梗基部有1对叶状苞片;花两性,直径1.5~2 cm;萼片4,倒卵形或椭圆形,白色,开展,先端钝,两面有短柔毛,外面边缘密生短绒毛;花瓣无;雄蕊多数;心皮多数,花柱有长柔毛。瘦果,扁卵形,无毛或近花柱处稍有柔毛,宿存花柱羽毛状。花期6~8月,果期9~12月。

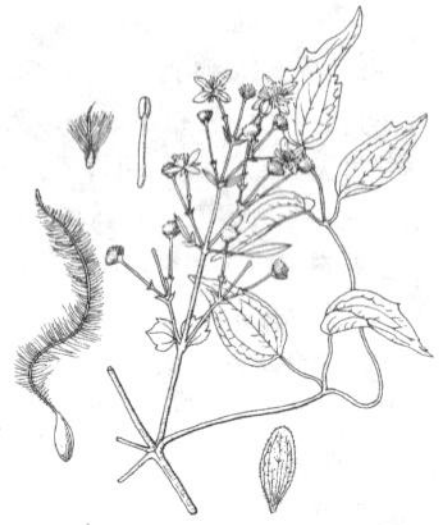

钝萼铁线莲

生于海拔340~3 400 m的山坡、沟边杂木林中。分布于河北、山西、河南、湖北、四川、贵州、云南、陕西、甘肃。

本植物的根(风藤草根)亦供药用,另设专条。

【采收加工】 8~10月采收,鲜用或晒干。

【药性】 《滇南本草》:"气味甘、苦,性平。"

【功用主治】 祛风清热,和络止痛。主治风湿痹痛,风疹瘙痒,疮疥,肿毒,目赤肿痛,及小便不利。

《滇南本草》:"主治一切风痒,筋骨疼痛,补血,和血,散血,疏风散热,一切疮疥,煎汤浴之最良。捣叶,散疮毒之肿痛。"

【用法用量】 内服:煎汤,6~12 g;或捣汁。外用:煎汤洗;或捣敷;或捣汁点目。

【选方】 1. 治火眼疼痛 风藤草尖不拘多少,用潮纸包定,于子母火内微炮,挤汁点目内,要将灰去净。

2. 治尿结,小儿(尿结)更良 风藤草尖,用新鲜者,不拘多少,捣汁去渣,点水酒服之,良效。(1、2方出自《滇南本草》)

3. 治头痛 用风藤草鲜茎捣烂,加葱、姜适量,炒热包太阳穴。(《云南中草药》)

0974 风箱树叶 fēng xiāng shù yè (江西《草药手册》)

【基原】 为茜草科风箱树属植物风箱树的叶。

【原植物】 参见"风箱树根"条。

【采收加工】 四季均可采摘,鲜用或晒干。

【成分】 主要含生物碱是吲哚生物碱:异钩藤碱(isorhynchophylline),钩藤碱(rhynchophylline),二氢柯楠因(dihydrocorynantheine),硬毛钩藤碱(hirsutine),抗异钩藤碱*N*-氧化物(anti-isorhynchophylline *N*-oxide)及钩藤碱*N*-氧化物(rhynchophylline *N*-oxide)。

【药性】 苦,凉。

1. 《生草药性备要》:"味劫性苦异,有毒。"

2. 《岭南草药志》:"味苦涩。"

【功用主治】 清热解毒,散瘀消肿。主治痢疾,泄泻,风火牙痛,疔疮肿毒,跌打骨折,外伤出血,烫伤。

1. 《全国中草药汇编》:"清热解毒。外用治跌打损伤,骨折。"

2. 《福建药物志》:"消肿解毒。治骨折肿痛,创伤出血,烫伤,疔疮痈肿。"

【用法用量】 外用:捣敷;或研末调敷。内服:煎汤,10~15 g。

【选方】 1. 治慢性痢疾 水杨梅叶15 g。捣烂,煎水1碗,和黄糖30 g服,连服1~3次。

2. 治对口疮 水杨梅叶,捣烂敷患处。

3. 治天疱疮 水杨梅叶,煅为末,加梅片少许,用生油调搽患处。

4. 治跌打,接骨 杨梅树茎或叶120 g。捣烂炖酒敷患处。(1~4方出自《岭南草药志》)

5. 治烫伤 鲜风箱树叶阴干后,烧灰存性,调茶油涂患处。(《福建药物志》)

0975 风箱树花 fēng xiāng shù huā (广州部队《常用中草药手册》)

【基原】 为茜草科风箱树属植物风箱树的花序。

【原植物】 参见"风箱树根"条。

【采收加工】 夏季或秋季(视地区不同而异)采摘,除去总花梗及杂物,阴干。

【成分】 花含生物碱,主要有异钩藤碱(isorhynchophylline)和钩藤碱(rhynchophylline)等。

【药性】 苦,凉。

1. 广州部队《常用中草药手册》:"苦,凉。"

2. 《湖南药物志》:"苦、涩,凉。"

【功用主治】 广州部队《常用中草药手册》:"清热利湿,收涩止泻。治腹泻,痢疾。"

【用法用量】 内服:煎汤,15~20 g。

0976 风箱树根 fēng xiāng shù gēn (广州部队《常用中草药手册》)

【异名】 水杨梅蕻(《本草求原》),杨梅树根(《福建中医验方》),水杨梅根(《岭南草药志》),八卦风(《湖南药物志》),黄被棒(《湖南省中药资源名录》)。

【基原】 为茜草科风箱树属植物风箱树的根。

【原植物】 风箱树 *Cephalanthus occidentalis* L. 又名:水杨梅(《生草药性备要》),马烟树、死鸡仔树(《海南植物志》)。

灌木至小乔木,高1~4 m。小枝幼时被柔毛,略扁,近四棱柱形,成长圆柱形,褐色。叶对生或3叶轮生;叶柄长5~10 mm;托叶三角形,长约4 mm,常具1黑色腺体;叶薄革质;叶片椭圆形、长圆形至椭圆状披针形,长10~15 cm,宽2~5.5 cm,先端急尖、渐尖或钝,基部圆,上面无毛或沿中脉被柔毛,下面脉上毛较密;侧脉10~12对,近边缘连接。头状花序球形,单生或总状花序式顶生或生于上部叶腋,盛开时直径3~3.5 cm;总花梗长2.5~6 cm;小苞片刚毛状或线状匙形;萼管先端4深裂,裂口处具一黑色腺体;花冠白色,花冠裂口处亦有一黑色腺体;雄蕊4;花柱长线形,外露,柱头棒槌形。蒴果倒圆锥形,先端具宿萼;种子具翅。花期秋末冬初(海南省为春末夏初)。

生于略荫蔽处或灌丛中。分布于长江以南各地和台湾省。

本植物的叶(风箱树叶)、花序(风箱树花)亦供药用,另设专条。

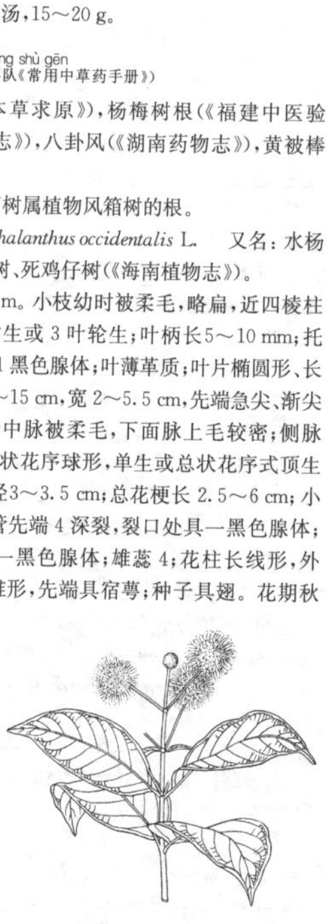

风箱树

【采收加工】 四季均可采,挖出后洗净泥土、杂物,鲜用或切片晒干。

【药材】 风箱树根 *Cephalanthi Occidentalis Radix* 主产于广东、广西、湖南、福建。

性状 根圆柱形，稍扭曲，多分枝，大小不等。表面灰黄色，有纵沟纹，栓皮易脱落。体轻，质韧，不易折断，断面纤维性，皮部黄棕色，木部棕黄色。气微，味微苦，凉。

鉴别 (1) 根横切面：木栓层为5～10列木栓细胞。皮层较窄。韧皮部发达，有单个纤维散在，尤以近形成层处为多，纤维壁厚，微木化，层纹明显。形成层明显。木质部导管多单个散在或2～4相聚，木射线多为1列细胞，偶有2列，具单纹孔。髓部细胞类圆形，壁厚，木化。

(2) 取本品粉末1 g，加乙醇10 ml，冷浸过夜，滤过。取滤液1 ml，蒸干，残渣加冰醋酸1 ml溶解，再加醋酐1 ml，浓硫酸1滴，颜色由黄变红直至污绿色(检查甾类)。

【成分】 根含糖苷和生物碱。

【药性】 苦、涩，凉。

1.《生草药性备要》："味劫性苦异，有毒。"

2.《本草求原》："苦涩。"

3. 广州部队《常用中草药手册》："苦凉。"

4.《福建药物志》："微苦，凉。"

【功用主治】 清热利湿，祛痰止咳，散瘀消肿。主治感冒发热，咳嗽，咽喉肿痛，肝炎，尿路感染，盆腔炎，睾丸炎，风湿性关节炎，痈肿，跌打损伤。

1.《生草药性备要》："洗疮癞、外痔，敷脚趾烂，治水积指伤。"

2.《本草求原》："煎水含，止牙痛，若连腮肿，为末调搽。"

3.《岭南草药志》："止血生肌，杀虫止痒，消肿拔毒。"

【用法用量】 内服：煎汤，30～60 g；或浸酒。外用：煎水含漱；研末撒或调敷。

【宜忌】 《岭南草药志》："孕妇忌服。"

【选方】 1. 治流感 风箱树鲜根、梅叶冬青各30 g。水煎服。(《福建药物志》)

2. 治急性支气管炎，咽喉肿痛 风箱树根30～60 g。水煎服。(《湖南药物志》)

3. 治肝炎 风箱树根、薏米根、虎杖根各30 g。水煎调糖服。(《福建药物志》)

4. 治盆腔炎，睾丸炎 风箱树根60 g，大血藤、十大功劳、山楂根各30 g。水煎服。

5. 治急性肾盂肾炎 风箱树全株30～60 g。水煎服。(4、5方出自《湖南药物志》)

6. 治跌打瘀积作痛 水杨梅干根60 g，浸酒500 g。外擦患处并内服。

7. 治疮 杨梅树根每120 g，浸酒250 g。以棉花浸贴，勿令干燥，未成即消，已成即溃。(6、7方出自《岭南草药志》)

8. 治风火牙痛 风箱树根白皮30 g。煮猪瘦肉，吃肉饮汤。(《湖南药物志》)

9. 治风湿性关节炎 风箱树鲜根60 g，豆腐2块。水煎服。(《福建药物志》)

10. 治甲状腺肿 杨梅树根60～120 g，荔枝干5个。清水煎服。(《福建中医验方》)

0977 风藤草根 fēng téng cǎo gēn (《滇南本草》)

【异名】 木通(《滇南本草》)。

【基原】 为毛茛科铁线莲属植物钝萼铁线莲的根。

【原植物】 参见"风藤草"条。

【采收加工】 秋季采挖，晒干。

【药性】 《滇南本草》："味淡，性平。"

【功用主治】 祛风湿，利小便，活血止痛。治风湿痹痛，小便不利，水肿，淋浊癃闭，闭经，跌打损伤。

1.《滇南本草》："泻小肠经实热，即效。清利水道，功效最良。能消水肿，通利五淋白浊，小便癃闭玉关，并治暴发火眼疼痛等证。"

2.《陕西中草药》："行气活血，祛风湿，止痛。治跌打损伤，瘀滞疼痛，风湿筋骨痛，肢体麻木。"

【用法用量】 内服：煎汤，9～12 g。外用：捣敷。

0978 乌药 wū yào (《开宝本草》)

【异名】 旁其(《开宝本草》)、天台乌药(《济生方》)，鳑魮、矮樟(《纲目》)，矮樟根(《经验方》)。

【基原】 为樟科山胡椒属植物乌药的根。

【原植物】 乌药 *Lindera aggregata* Sims. Kosterm. [*L. strychnifolia* (Sieb. et Zucc.) F.-Vill.] 又名：独脚樟。

常绿灌木，高达4～5 m。根木质，膨大粗壮，略成连珠状。树皮灰绿色。幼枝密生锈色毛，老时几无毛。叶互生，革质；叶柄长5～10 mm，有毛；叶片椭圆形或卵形，长3～7.5 cm，宽1.5～4 cm，先端长渐尖或短尾状，基部圆形或广楔形，全缘，上面有光泽，仅中脉有毛，下面生灰白色柔毛，三出脉，中脉直达叶尖。花单性，异株；伞形花序腋生，总花梗极短；花被片6，黄绿色；雄花有雄蕊9，3轮，花药2室，内向瓣裂。雌花有退化雄蕊，子房上位，球形，1室，胚珠1枚，柱头头状。核果椭圆形或圆形，熟时紫黑色。花期3～4月，果期9～10月。

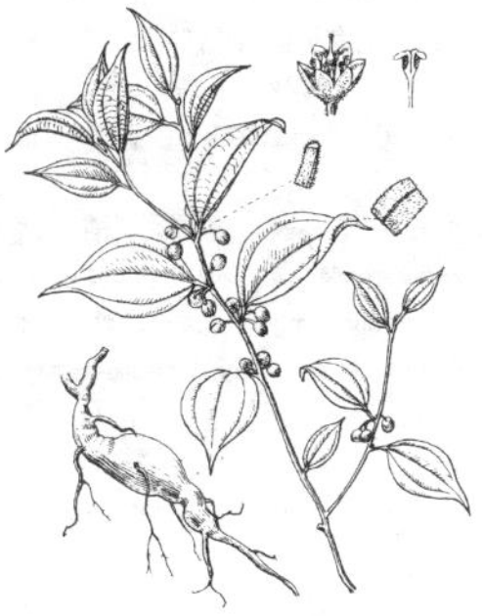

乌 药

生于向阳山坡灌木林中或林缘以及山麓、旷野等地。分布于浙江、安徽、福建、江西、湖北、湖南、广东、广西、四川、陕西、台湾等地。

本植物的果实(乌药子)、叶(乌药叶)亦供药用，另设专条。

【栽培】 生物学特性 喜亚热带气候，适应性强。以在阳光充足，土质疏松肥沃的酸性土壤栽培为宜。

繁殖方法 用种子繁殖。果实9～10月成熟，采摘后沙藏。翌春播种，幼苗生长缓慢，苗高30 cm以上移栽。

【采收加工】 冬春季采挖根，除去细根，洗净晒干，称"乌药个"。趁鲜刮去棕色外皮，切片干燥，称"乌药片"。

【药材】 乌药 *Linderae Radix* 主产于浙江、安徽、湖南、广东、广西等地。

性状 乌药个多呈纺锤状，略弯曲，有的中部收缩成连珠状，习称"乌药珠"，长6～15 cm，直径1～3 cm。表面黄棕色或黄褐色，有纵皱纹及稀疏的细根痕。质坚硬，不易折断，断面黄白色。气香，味微苦、辛，有清凉感。

乌药片为横切圆形薄片，厚0.2～2 mm，切面黄白色或淡黄棕色，射线放射状，可见年轮环纹，中心颜色较深。质脆。

质老、不呈纺锤状的直根，不可供药用。

鉴别 粉末特征：黄白色。淀粉粒甚多，单粒类球形、长圆形或卵圆形，直径4～39 μm，脐点叉状、人字状或裂缝状；复粒由2～4分粒组成。木纤维淡黄色，多成束，直径20～30 μm，壁厚约5 μm，有单纹孔，胞腔含淀粉粒。韧皮纤维近无色，长梭形，多单个散在，直径15～17 μm，壁极厚，孔沟不明显。具缘纹孔导管直径约至 68 μm，具缘纹孔排列紧密。木射线细胞壁稍增厚，纹孔较密。油细胞长圆形，含棕色分泌物。

品质标志 《中华人民共和国药典》2010 年版规定：照高效液相色谱法测定，本品含乌药醚内酯($C_{15}H_{16}O_4$)不得少于 0.030%。

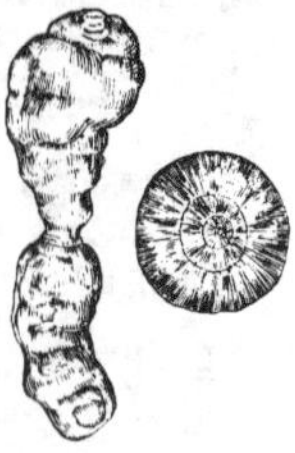

乌药(根)外形及饮片图

【成分】 根含挥发油成分：含冰片(borneol)，冰片乙酸酯(borneol acetate)，β-橄榄烯(β-maliene)，δ-杜松萜烯(δ-cadinene)，β-绿叶烯(β-patchoulene)，长叶烯(longifolene)，香树烯(aromadendrene)；柠檬烯(limonenee)，β-葎草烯(β-humulene)等。倍半萜及其内酯有：neosericenyl acetate，伪新乌药醚内酯(pseudoneolinderane)；表二氢异乌药内酯(*epi*-dihydroisolindralactone)，乌药醇(左旋龙脑)(linderol)，乌药环氧内酯(linderane)，乌药内酯(linderalactone)，异乌约内酯(isolinderalactone)，新乌药内酯(neolinderalactone)，乌药根内酯(lindestrenolide)，乌药烯醇(lindenenol)，乙酸乌药烯醇酯(lindenenyl acetate)，乌药烯酮(lindenenone)，乌药根烯(lindestrene)，乌药烯(lindenene)，氧化乌药烯(linderoxide)，异氧化乌药烯(isolinderoxide)，异呋喃大牻牛儿烯(isofuranogermacrene)，乌药酸(linderaic acid)，去氢香樟内酯(dehydraolindestrenolide)，羟基香樟内酯(hydroxylindestrenolide)，异吉马呋内酯(isogermafurenolide)，羟基异吉马呋内酯(hydroxyisogermafurenolide)，以及双香樟内酯(bilindestrenolide)等。生物碱：木姜子碱(laurolitsine)，波尔定碱(boldine)，网叶番荔枝碱(reticuline)，新木姜子碱(neolitsine)。脂肪酸类成分：癸酸(decanoic acid)，十二烷酸(dodecanoic acid)，十四烷酸(tetradecanoic acid)，顺-4-十二烯酸(*cis*-4-dodecenoic acid)，十六酸(hexadecanoic acid)，十八烷酸(octadecanoic acid)，油酸(oleic acid)，亚油酸(linoleic acid)，二十烯酸(eicosenoic acid)。

【药理】 1. 对消化系统的作用 乌药水提物、醇提物皮下注射，降低小鼠甲基橙胃残留率，增进小鼠小肠炭末推进率。提取物还能抑制家兔离体肠平滑肌蠕动，对抗乙酰胆碱、磷酸组胺、氯化钡所致肠肌痉挛。乌药水煎醇沉液能兴奋大鼠离体胃底条，该作用与 H_1 受体和 α 受体有关，与 M 受体无关。乌药水煎液可增大家兔胃电幅值，兴奋和增强胃运动节律。

2. 抗炎、镇痛及抗关节炎作用 乌药水提液、醇提物溶液灌胃，延长小鼠热板法痛阈值，抑制小鼠因酒石酸锑钾刺激引起的扭体反应，对抗混合致炎剂所致小鼠耳肿胀。乌药分离出的组分灌胃也对抗角叉菜胶致大鼠足肿胀。乌药镇痛、抗炎活性组分灌胃，对大鼠弗氏佐剂性关节炎有治疗作用，并对抗风寒湿痹证模型大鼠炎性肿胀，降低模型动物炎性组织渗出液中前列腺素 E_2 含量。

3. 抗病毒、抗菌作用 原代人胚肌皮单层细胞实验中，乌药水提取物能抑制Ⅰ型单纯疱疹病毒。乌药药液还能抑制呼吸道合胞病毒、柯萨奇 B_1、B_3、B_4 病毒。乌药对金黄色葡萄球菌、甲型溶血链球菌、铜绿假单胞菌等有抑制作用。

4. 对能量代谢的影响 乌药水提液给慢性缺氧模型小鼠灌胃，能提高肝线粒体呼吸控制率、肌酸激酶活力，降低肝细胞能荷值(EC)。乌药水提液体外降低大鼠离体骨骼肌细胞 EC。水提液灌胃，也降低小鼠大腿骨骼肌细胞 EC。

5. 其他作用 乌药醇提取物对豚鼠离体气管有抗组胺作用。体外实验证明乌药干粉能明显缩短家兔血浆再钙化时间，促进血凝。乌药中呋喃倍半萜组分对四氯化碳、乙硫氨酸引起的实验性肝损伤有防治作用。乌药中的多种化合物抑制黄杆菌中的脯氨酰基肽链内切酶(PEP)和大鼠脑的 PEP。异乌药内酯对大鼠脑的 PEP 抑制作用最强。

【炮制】 1. 乌药片 取原药材，除去杂质，大小个分开，浸泡至六七成透时，取出，润透，切薄片，干燥。

2. 炒乌药 取净乌药片，置锅内，用文火炒至深黄色，取出放凉。

3. 醋乌药 药片，加醋拌匀略闷，置锅内，用文火加热，炒至略带焦斑，取出，放凉。每乌药片 100 kg，用醋 12 kg。

4. 酒乌药 取乌药片，加黄酒喷洒拌匀，闷润，置锅内，用文火加热，炒至微干，取出放凉。每乌药片 100 kg，用黄酒 12 kg。

饮片性状 乌药片参见“药材”项。炒乌药形如乌药片，色黄，偶带焦斑。醋乌药形如乌药。酒乌药微有酒气。

贮干燥容器内，密闭，置阴凉干燥处，防蛀。

【药性】 辛，温。归脾、胃、肝、肾、膀胱经。

1.《开宝本草》：“味辛，温，无毒。”

2.《汤液本草》：“人足阳明经、少阴经。”

3.《本草要略》：“味辛而薄，性轻热而散，气胜于味也。”

4.《雷公炮制药性解》：“味苦、辛，入肺、脾二经。”

5.《本草正》：“入脾、胃、肝、肾、三焦、膀胱诸经。”

6.《药品化义》：“味辛，带微苦，性温。”

【功用主治】 行气止痛，温肾散寒。主治胸胁满闷，脘腹胀痛，头痛，寒疝疼痛，痛经及产后腹痛，尿频，遗尿。

1.《开宝本草》：“主中恶心腹痛，蛊毒，疰忤，鬼气，宿食不消，天行疫瘴，膀胱肾间冷气攻冲背膂，妇人血气，小儿腹中诸虫。”

2.《日华子》：“治一切气，除一切冷，治霍乱及反胃吐食，泻痢，痈疖疥癞，并解冷热，其功不可悉载。猫犬百病并可摩服。”

3. 王好古：“理元气。”(引自《纲目》)

4.《纲目》：“(治)中气，脚气，疝气，气厥头痛，肿胀喘急，止小便频数及白浊。”

5.《本草通玄》：“理七情郁结，气血凝停，霍乱吐泻，痰食稽留。”

6.《玉楸药解》：“破瘀泄满，止痛消胀。”

7.《医林纂要》：“泄肺逆，燥脾湿，润命火，坚肾水，去内寒。”

【用法用量】 内服：煎汤，5～10 g，或入丸、散。外用：研末调敷。

【宜忌】 气虚及内热证患者禁服；孕妇及体虚者慎服。

1.《医学入门》：“疏散宣通，甚于香附，不可多服。”

2.《本草经疏》：“辛温散气，病属气虚者忌之。妇人月事先期，小便短赤，及咳嗽内热，口渴口干舌苦，不得眠，一切阴虚内热之病皆不宜服。”

3.《本草新编》：“产妇虚而胎气不顺者，切不可用，用则胎立堕。”

4.《药性切用》：“血虚火炎者并忌。”

5.《药义明辨》：“辛温之气味，用祛寒冷最为相宜，若施于湿热气滞，阴虚火盛气滞者，则不可也，用者审之。”

【选方】 1. 治七情伤感，上气喘息，妨闷不食 人参、槟榔、沉香、天台乌药各等分。上各浓磨水，和作七分盏，煎三五沸。放温服，或下养正丹尤佳。(《严氏济生方》四磨汤)

2. 治冷气、血气、肥气、息贲气、伏梁气、奔豚气，抱心切痛，冷汗，喘息欲绝 天台乌药(小者，酒浸一夜，炒)、茴香(炒)、青橘皮(去白，炒)、良姜(炒)等分。为末。温酒，童便调下。(《卫生家宝方》)

3. 治心腹刺痛，调中快气 乌药(去心)十两，甘草一两，香附子(沙盆内断去皮、毛，焙干)二十两。上为细末。每服一钱，入盐少许，或不着盐，沸汤点服，不拘时。(《局方》小乌沉汤)

4. 治气喘 乌药末、麻黄五合，韭菜绞汁一碗，冲末药服即止，不止再服。(《心医集》)

5. 治男子气厥头痛，妇人气盛头疼及产后头痛 川芎、天台

乌药，上等分。为细末，每服二钱，腊茶清调服，或用葱茶汤调服，并食后。（《严氏济生方》）

6. 治小肠气痛不可忍　用乌药（捣碎，酒浸一宿）、良姜、舶上茴香、青皮（去白）各一两。为末。每服两钱，以发时热酒调下。（《卫生易简方》）

7. 治室女月水不调，或赤或浊，断续不定，心膈迷闷，腹脏撮痛　乌药二两，当归（切，焙）、蓬莪术（炮）各一两。为细末。每服二钱匕，以温酒调下。（《圣济总录》乌药散）

8. 治肾经虚寒，小便滑数及白浊等疾　天台乌药（细锉）、益智子（大者，去皮，炒）等分，为末。别用山药炒黄为末，打糊丸，如梧桐子大，曝干。每服五十丸，嚼茴香数十粒，盐汤或盐酒下。（《魏氏家藏方》固真丹）

9. 治男子、妇人一切风气，四肢骨节疼痛，遍身顽麻，头目旋晕及疗瘫痪，语言蹇涩，筋脉拘挛。又治脚气，步履艰难，脚膝软弱，妇人血风，老人冷气，上攻胸臆，两胁刺痛，心腹膨胀，吐泻肠鸣　麻黄（去根、节）、陈皮（去瓤）、乌药（去木）各二两，白僵蚕（去丝、嘴，炒）、川芎、枳壳（去瓤麸炒）、甘草（炒）、白芷、桔梗各一两，干姜（炮）半两。上为细末。每服三钱，水一盏，姜三片，枣一枚，煎至七分，温服。（《局方》乌药顺气散）

10. 治干湿脚气　乌药一两，莳萝一分。二味炒令黄色，上同为末。温酒下二钱。若是干脚气，用苦楝子一个，柏浆水一升，煎至五合，调下立差。（《博济方》乌药散）

11. 治泻血，血痢　乌药不以多少（炭火烧存性）。上一味捣罗为末，陈粟米饭丸，如梧桐子大。每服三十丸，米饮下。（《圣济总录》乌金丸）

12. 治声音哑　甘草、桔梗、乌梅、乌药各等分。水煎服。（《仙拈集》回音饮）

13. 治小儿慢惊，昏沉或搐　乌药磨水灌之。（《济急仙方》）

14. 治小儿疳积　天台乌药、鸡内金、五谷虫各等分，加入青黛5%。共研细末，和匀。每晨空腹用温开水送服3～9 g，连服1月。〔《浙江中医杂志》1958，25(12)：32 乌金散〕

15. 治跌打损伤（背部伤尤宜）　乌药30 g，威灵仙15 g。水煎服。（《江西草药》）

16. 治诸瘘久不瘥　乌药末二两，猪胆三枚。上二味，以胆汁和乌药末，令匀，以薄绵裹。内疮口，日三五度。（《圣济总录》乌药膏方）

【临床报道】　治疗外伤　乌药、桃树枝心、樟树枝心各1份，栀子2份。研为末，以水和50%乙醇各一半调成糊状再加适量面粉均匀，摊在塑料布上，厚约0.3 cm，敷患处。冬季2～3日换药1次，夏季1～2日换药1次，以保持湿润为宜。治疗扭伤、软组织挫伤等354例，其中以踝关节、膝关节扭伤为多。消肿时间＜48小时者占72.7%，49～72小时者占21.2%，73～96小时者占6.1%。一般敷药1次即有明显的消肿止痛效果，2次后基本治愈。仅除2例伴有关节脱位配合其他疗法外，均获痊愈，无任何副作用。

【各家论述】　1.《本草要略》："乌药，味辛而薄，性轻热而散，气胜于味也，用于风药，则能疏风；用于胀满，则能降气；用于气沮，则能发疽；且疏寒气，又治腹疼；乃疏气散寒之剂。此药味薄，无滋益人，但取辛散凝滞而已，不可多用。"

2.《本草述》："按乌药之用，耳食者本于寇氏走泄多一语，以为专于辛散而已，如海藏谓其理元气，何以忽而不一绎也？如止于辛散，安得宿食能化，血痢能止，便数能节，癥结能消，头风虚肿之可除，腹中有虫之可尽，妇人产后四逆及血海作痛之可疗，小儿积聚蛔虫及慢惊昏沉之可安？即《日华子》亦谓其功不能尽述者，是其徒以辛散为功乎？盖不等于补气之剂，亦不同于耗气之味，实有理其气之元，致其气之用者。气之元固在肾与胃，如前种种奏功，乃为致其用也，致其用，是气就理也，使止以疏散为能，而不能于密理致用。可谓能理气乎？丹溪每于补阴剂内入乌药叶，岂非灼见此味于达阳之中而有和阴之妙乎？达阳而能和阴，则不等于耗剂矣！香附血中行气，乌药气中和血，离血而行气，是谓之耗，不谓之理。盖气本出于阴中之阳，达于阳中之阴也。如谓之辛温，概以辛散尽之，岂谓其尽属阳乎？在《经》曰阳者，其精奉于上，是阳召阴以俱升也；又曰阴者，其精降于下，是阴召阳以俱降也；玩阳与阴并有精字，则可以和阴阳之气，定不孤行矣！不孤行，乃得气之就理，谓其能理元气者，正有得于阴阳合化之妙，虽气温而凑于味辛，似皆发育为用。"

3.《纲目》："乌药辛温香窜，能散诸气，故《局方》治中风、中气诸证，用乌药顺气散者，先疏其气，气顺则风散也；严用和《济生方》治七情郁结，上气喘急，用四磨汤者，降中兼升，泻中带补也。"

4.《本草汇言》："乌药，调气和血之药也。辛温香窜能散诸气，故方氏方，主风气周身顽麻瘙痒，或风寒湿热四气所侵，或身重体疼寒热交作，或风湿流注肿毒破溃，或郁结胀满，表里壅塞，或胎前产后，血气不和，或血闭不行，癥瘕积聚，用此大温之剂，自能行气中之血，则诸证自除也。"

5.《本草经疏》："乌药，地二之气以生，故味辛，气温，无毒。然尝其味亦带苦，气亦微香，气厚于味，阳也。入足阳明、少阴经。其主中恶心腹痛，疰忤鬼气，天行疫瘴者，皆足阳明受病。阳明开窍于口鼻，凡邪恶忤鬼与夫疫瘴之气侵人，悉从口鼻而入。此药辛温暖胃，辟恶散邪，故能主诸证也。胃暖则宿食自消，辛散则蛊毒亦解。又肾与膀胱为表里，虚则寒客之，而冷气攻冲背膂，辛温能散寒邪，其性又善下走，则冷气攻冲自止也。性温走泄，故复能散妇人血凝气滞。微苦而辛散，故能疗小儿腹中诸虫也。"

6.《药品化义》："乌药气雄性温，故快气宣通，疏散凝滞甚于香附，外解表而理肌，内宽中而顺气，以之散寒气，则客寒冷痛自除；驱邪气则天行疫瘴即却；开郁气，中恶腹痛，胸膈胀满，顿然可减；疏经气，中风四肢不遂，初产血气凝滞，渐次能通，皆藉其气雄之功也。"

7.《本草从新》："乌药能疏胸腹邪逆之气，一切病之属气者，皆可治，气顺则风散，故用治中气、中风及肾膀胱冷气，小便频数，反胃吐食，宿食不消，泻痢霍乱，女人血凝气滞，小儿蚘蛔。外如疮疖疥疠，皆成于血逆，理气亦可治之。"

8.《本草要略》："香附治内，内和而外自释也；乌药疏散宣通，其尤畅于香附也。"

9.《本草求真》："乌药，功与木香、香附同为一类，但木香苦温，入脾爽滞，每于食积则宜；香附辛苦，入肝胆二经，开郁散结，每于忧郁则妙；此则逆邪横胸，无处不达，故用以为胸腹逆邪要药耳。气行则风自散，若气虚内热而见胸膈不快者，非其所宜。"

0979 乌鸦 wū yā（《嘉祐本草》）

【异名】　鸒（《诗经》），鸒斯、鹎鶋（《尔雅》），鸦乌（《小尔雅》），鸦、楚乌（《说文》），鹎乌（《尔雅》郭璞注），巨喙乌（《禽经》），黑老鸦（《滇南本草》），老鸦（《痘疹》）。

【基原】　为鸦科鸦属动物大嘴乌鸦的全体或肉。

【原动物】　大嘴乌鸦 *Corvus macrorhynchus* Wagler

全体纯黑，上体除头顶、后颈及颈侧外，多少渲染有绿色亮辉；喉沾深蓝辉，翼下及尾下覆羽中有些羽尖带蓝或绿辉。虹膜黑褐色；嘴及脚、爪等均黑色。栖息于山区或平原，常见于田野、屋旁、沙滩等地活动。性好结群。鸣声粗砺而单调。杂食性，主要以昆虫为食。4月末至6月末产卵。

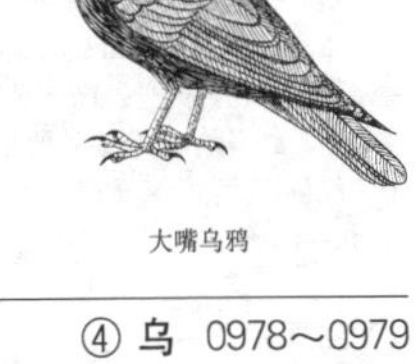

大嘴乌鸦

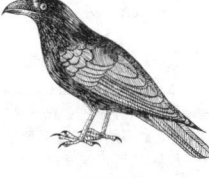

全国大部地区均有分布。

本动物的头(乌鸦头)、胆汁(乌鸦胆)、翅羽(乌鸦翅羽)亦供药用,另设专条。

【采收加工】 四季均可捕捉,捕杀后,除去羽毛及内脏,鲜用或晒干。

【成分】 肉含蛋白质(protein),肽类(peptides),氨基酸(amino acid),脂类(lipid)。

【药性】 酸、涩,平。

1.《嘉祐本草》:"平,无毒。"

2.《日用本草》:"味咸,平。"

3.《纲目》:"酸、涩。"

【功用主治】 祛风定痫,滋阴止血。主治头风眩晕,小儿风痫,肺痨咳嗽,吐血。

1.《嘉祐本草》:"治瘦,咳嗽,骨蒸劳,小儿痫及鬼魅目睛。"

2.《本草图经》:"治急风。"

3.《纲目》:"肉:治暗风痫疾及五劳七伤,吐血咳嗽,杀虫。"

4.《本草求原》:"治疝气偏坠,劳瘵。"

5.《青藏高原药物图鉴》:"治精神病。"

【用法用量】 内服:煎汤,1只;或焙研,入丸、散。外用:煅研调敷。

【选方】 1. 治风痫多惊,手足颤掉,口吐涎沫　乌鸦一只(腊月取,于藏瓶内盛,以盐泥固济,令干。用炭火煅存性,候冷取出,去肚肠,研),丹砂(研)一分,细辛(去苗叶)二两,干蝎(全者)十四枚(炒)。上四味,将二味捣末,与别研二味同罗。每服半钱匕,午前温酒调下。(《圣济总录》灵乌散)

2. 治产后中风及暗风头旋　乌鸦一只去嘴角后,从脊破开,不出肠胃,用真虎粪实筑腹中令满,缝合,上件瓷罐盛,用黄泥封裹,候干,猛火煅令通赤,取出出火毒,良久入麝香半两,细研为散,每服不计时候以暖酒调下二钱。(《圣惠方》乌鸦散)

3. 治老人头风,头晕目黑　乌鸦1只,天麻9 g,炖汤服。(《广西药用动物》)

4. 治虚劳瘵疾　乌鸦一只,绞死去毛肠,入人参片、花椒各五钱,缝合,水煮熟食,以汤下鸦骨、参、椒焙研,枣肉丸服。(《便民食疗》)

5. 治五劳七伤,吐血咳嗽　乌鸦一只,栝楼瓤一枚,白矾少许。入鸦肚中,缝孔煮熟,作四服。(《寿域神方》)

6. 治经脉不通,积血不散　乌鸦(去皮毛,炙)三分,当归(焙)、好墨各三分,延胡索(炒)、蒲黄(炒)、水蛭(以糯米炒过)各半两,芫青(糯米炒过)一分。为末。每服一钱,酒下。(《圣济总录》乌鸦散)

7. 治疝气偏坠　用浑乌鸦一个(瓶固煅研),胡桃七枚,苍耳心子七枚。为末。加入新生儿胎衣一副,煅研入之。每服一钱,空心热酒下。(《纲目》引《保幼大全》)

0980 乌梅 wū méi (《本草经集注》)

【异名】 梅实(《本经》),黑梅(《宝庆本草折衷》),熏梅、桔梅肉(《现代实用中药》)。

【基原】 为蔷薇科李属植物梅近成熟的果实经熏焙加工而成者。

【原植物】 梅 *Armeniaca mume* Sieb. [*Prunus mume* Sieb. et Zucc.]

落叶乔木,高达10 m。树皮灰棕色,小枝细长,先端刺状。单叶互生;叶柄长1.5 cm,被短柔毛;托叶早落;叶片椭圆状宽卵形。春季先叶开花,有香气,1～3朵簇生于二年生侧枝叶腋。花梗短;花萼通常红褐色,但有些品种花萼为绿色或绿紫色;花瓣5,白色或淡红色,宽倒卵形;雄蕊多数。果实近球形,黄色或绿白色,被柔毛;核椭圆形,先端有小突尖,腹面和背棱上有沟槽,表面具蜂窝状孔穴。花期冬春季,果期5～6月。

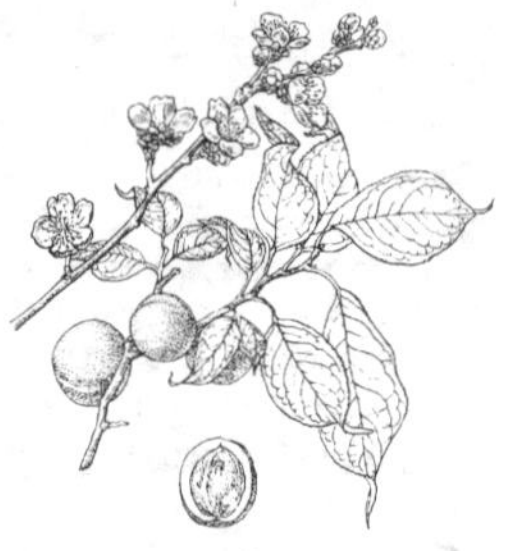

梅

我国各地多已栽培,以长江流域以南各地最多。

本植物的根(梅根)、叶(梅叶)、带叶枝条(梅梗)、花蕾(梅花)、未成熟果实(青梅)、经盐渍的果实(白梅)、种仁(梅核仁)均供药用,另设专条。

【栽培】 生物学特性　梅的适应性较强,耐寒。喜温暖湿润气候,需阳光充足,花期温度对产量影响极大,低于-6～-5 ℃或高于20 ℃对座果率有明显影响,年平均气温16～23 ℃,年平均降雨量在1 000 mm以上的地区最适宜栽培。对土壤要求不严,以疏松肥沃、土层深厚、排水良好的砂质壤土为好。怕涝,耐干旱,低畦多湿之地不宜栽植。

繁殖方法　用种子、嫁接、压条等方法繁殖。种子繁殖:于6月采果后取种子秋播。或将种子沙藏越冬,翌年2～3月春播。因种子繁殖不易保持原品种特性,所以只作砧木或育种选种用。一般以嫁接繁殖为主。嫁接:多采用枝接或芽接,砧木用杏、李、梅等实生苗。枝接宜于春季萌芽前进行,芽接应于8月下旬至9月上旬进行,选阴天为宜,切忌在雨天。嫁接成活后,翌年春季萌芽前出圃定植。田间管理定植成活后,要进行中耕除草、施肥、灌溉、排水和整枝修剪等。

田间管理　施肥量因土壤性状、树龄、生长势而异。花前肥、采果肥以速效肥为主。落叶后冬肥宜重施,以腐熟堆肥、厩肥等有机肥为主,辅以磷、钾化肥。整形修剪以疏剪、轻量剪为宜,要求枝杈分布匀称。冬季剪去徒长枝,保留短果枝。春末夏初进行抹芽、摘心,以加速树冠形成。

病虫害防治　有炭疽病,4月下旬发病,6～8月为盛发期。发病前喷1∶1∶100～150波尔多液1～2次,以保护新梢;发病后喷洒50%甲基托布津1 000倍液或50%多菌灵1 000倍液,每隔7日1次,喷2～3次。虫害有桃红颈天牛,蛀食树干,严重时主干蛀空,植株枯死。可捕杀成虫或用黑光灯诱捕成虫。另有桃粉蚜。

【采收加工】 5～6月间,当果实呈黄白或青黄色,尚未完全成熟时采摘。按大小分开,分别置炕上,用无烟火炕焙,火力不宜过大,温度保持在40 ℃左右。当梅子焙至六成干时,轻轻翻动(勿翻破表皮),使其干燥均匀。一般炕焙2～3昼夜,至果肉呈黄褐色起皱皮为度。焙后再闷2～3日,待变成黑色即成。

【药材】 乌梅 *Mume Fructus*　主产于四川、贵州、湖南、浙江、湖北、广东。以四川产量最大,浙江质量最佳。

性状　核果呈类球形或扁球形,直径1.5～3 cm。表面乌黑色或棕黑色,皱缩不平,基部有圆形果梗痕。果核坚硬,棕黄色,表面有凹点;种子扁卵形,淡黄色。气微,味极酸。

鉴别　(1) 粉末特征:果肉粉末棕黑色。非腺毛大多为单细胞,少数2～5细胞,平直或弯曲作镰刀状,浅黄棕色,壁厚,非木化或微木化,表面有时可见螺纹交错的纹理,基部稍圆或平直,胞腔常含棕色物。中果皮薄壁细胞皱缩,有时含草酸钙簇晶。纤维单个或数个成束散列于薄壁组织中,长梭形,非木化或微木化表皮细胞表面观类多角形,胞腔含黑棕色物,有时可见毛茸脱落后的瘢痕。石细胞少见,长方形、类圆形或类多角形,胞腔含红棕色物。

(2) 薄层色谱:取本品粗粉0.1 g,加蒸馏水5 ml,沸水浴中煮20分钟,滤过。滤液于水浴上蒸干,以乙醇1 ml溶解供点样。以枸橼酸和苹果酸醇溶液为对照品。分别点样于同一硅胶G薄层板上,以醋酸丁酯-甲酸-水(4∶2∶2)上层液展开,用0.1%溴甲酚绿醇溶液显色。供试品色谱中，在与对照品色谱的相应位置上，显相同的黄色斑点。

品质标志 《中华人民共和国药典》2010年版规定：照电位滴定法测定，本品含有机酸以枸橼酸（$C_6H_8O_7$）计，不得少于12.0%。

【成分】 含挥发性成分：苯甲醛（benzaldehyde），4-松油烯醇（terpinen-4-ol），苯甲醇（benzyl alcohol）和十六烷酸（hexadecanoic acid），戊酸（valeric acid），异戊酸（isovaleic acid），对异丙基甲烷（*p*-isopropyl methane），反式及顺式氧化沉香醇（*trans* and *cis*-oxoagarol），糠醛（furaldehyde），沉香醇（agarol），5-甲基-2-糠醛（5-methyl-2-furaldehyde），正己酸（*n*-caproic acid），愈创木酚（guaiacol），邻甲酚（*o*-cresol），对甲酚（*p*-cresol），丁香酚（syringol），乙酸己酯（hexyl acetate），己酸丁酯（butyl hexanoate），丁酸己酯（hexyl butyrate），γ-癸内酯（γ-decalactone），β-癸内酯（β-decalactone），正己醛（*n*-hexanal），反式-2-己烯醛（*trans*-2-hexenal），正己醇（*n*-hexanol），反式-2-己烯醇（*trans*-2-hexen-1-ol），顺式-3-己烯醇（*cis*-3-hexen-1-ol），芳樟醇（linalool），α-松油醇（α-tepineol），牻牛儿醇（geraniol），十四烷酸（tetradecanoic acid）等。

有机酸类成分：枸橼酸（citric acid），苹果酸（malic acid），草酸（oxalic acid），琥珀酸（succinic acid）和延胡索酸（fumaric acid），酒石酸（tartaric acid），半乳糖醛酸（galacturonic acid），苦味酸（picric acid），棕榈酸（palmitic acid），熊果酸（ursolic acid），3-羟基-3-羟基戊二酸二甲酯（3-hydroxy-3-carboxy-3-glutaric acid），3-羟基-3-甲酯基戊二酸（3-hydroxy-3-methoxycarbonyl glutaric acid），安息香酸（benzoic acid），乙酰丙酸（levulinic acid），齐墩果酸（oleanolic acid），绿原酸（chlorogenic acid），新绿原酸（neochlorogenic acid）。

黄酮类成分：芦丁（rutin）鼠李素-3-*O*-鼠李糖苷（rhamnetin-3-*O*-rhamnoside），鼠李柠檬素-3-*O*-鼠李糖苷（rhamnocitrrin-3-*O*-rhamnoside），山柰酚-3-*O*-鼠李糖苷（kapmpferol-3-*O*-rhamnoside），无色花色苷（leucoanthocyanins），（+）-儿茶素〔（+）-catechin〕。

甾醇类成分：菜油甾醇（campesterol），豆甾醇（stigmasterol），胆甾醇（cholesterol），5-燕麦甾醇（Δ^5-avenasterol），7-豆甾醇（Δ^7-stigmasterol），β-谷甾醇（β-sitosterol）。

此外，还含苦杏仁苷（amygdalin），茉莉内酯（jasmin lactone），野黑樱苷（prunasin），生氰配糖体（cyanogenic glycosides），南烛木树脂酚（lyoniresinol），硬脂酸酯（stearate），花生四烯酸酯（arachidate）。

【药理】 1. 对蛔虫的作用 乌梅对蛔虫具有兴奋和刺激蛔虫后退的作用。乌梅煎剂加入置有蛔虫的溶液内可见蛔虫活动增强。犬灌胃乌梅煎剂并收集的胆汁，也促使蛔虫后退。

2. 抗微生物作用 乌梅水煎液对福氏杆菌、志贺杆菌、沙门杆菌、大肠杆菌、金黄色葡萄球菌、铜绿假单胞菌、脑膜炎球菌及临床分离的多种肠球菌等有抑杀作用。乌梅醇提物还能抑制啤酒酵母突变性GL7、汉逊酵母菌、黑曲霉、青霉、克海姆原藻等。感染华支睾吸虫的家兔灌胃乌梅热水提取物，抑制虫卵产卵能力。

3. 对平滑肌的作用 低浓度乌梅水煎液抑制豚鼠离体胆囊肌条的收缩活动，高浓度水煎液则呈现先降低后增高的双向性反应。普萘洛尔、吲哚美辛等均未阻断乌梅作用，可能乌梅是直接作用于平滑肌。乌梅提取液给小鼠灌胃，抑制肠炭末推进，降低新斯的明所致肠蠕动亢进，对抗蓖麻油引起的腹泻。离体兔肠实验中提取液降低小肠平滑肌张力，对抗毛果芸香碱和氯化钡所致痉挛性收缩，协同阿托品和肾上腺素所致的肠平滑肌松弛作用。乌梅水煎剂剂量依赖性增高豚鼠离体膀胱逼尿肌肌条张力及收缩频率。高浓度的乌梅增大肌条的收缩波平均振幅。维拉帕米可部分阻断乌梅作用。该作用可能是通过逼尿肌细胞膜的钙通道实现的。腹腔注射乌梅水煎液增强未孕和早孕大鼠的子宫肌电活动，可能是通过增强了平滑肌起步细胞的电活动并使其动作电位去极化的速度加快所致。

4. 抗突变、抗肿瘤作用 在鼠伤寒杆菌TA_{100}和TA_{98}菌株的Ames试验中，乌梅提取物抑制苯并芘、黄曲霉素B_1等的致突变作用。主要有效成分是油酸、亚油酸等。乌梅水、醇提取液体外抑制人原始巨核白血病细胞和人早幼粒白血病细胞生长。乌梅大剂量水提液灌胃，使小鼠免疫器官重量减轻，体液免疫基本不受影响。乌梅提取物给摄取硝酸盐的志愿者服用，抑制致癌性*N*-亚硝胺形成。

5. 抑杀精子作用 乌梅中杀精有效成分为枸橼酸。乌梅-枸橼酸杀伤精子的主要靶结构是精子顶体、质膜等，损伤核遗传物质，使线粒体空泡变性或者溶解等。乌梅-枸橼酸能阻抑人精子穿透宫颈黏液的作用，减弱精子运动能力。

6. 其他作用 乌梅炭水煎液灌胃，缩短小鼠的凝血时间，而生乌梅无此作用。乌梅果汁浓缩提高人血液流动性。乌梅汁浓缩液抑制血管紧张素Ⅱ（AngⅡ）和H_2O_2诱导的表皮生长因子（EGF）受体转化活性。它抑制AngⅡ诱导的细胞外信号调节激酶（ERK）的活化，抑制血管平滑肌细胞中AngⅡ刺激的亮氨酸吸收。可见，乌梅有心血管保护作用。乌梅果仁中的多糖成分激活人血浆补体旁路途径、凝集反应等。多糖P-1促进C3H/HeN和C3H/HeJ脾细胞分化作用。乌梅乙醇提取物体外对酪氨酸活性、黑素生成量有激活、上调作用，提示有治疗白癜风潜力。乌梅果实水提物体外对芬顿反应产生的羟自由基有清除作用。

【炮制】 1. 乌梅 原药材，除去杂质，洗净，干燥。生品长于生津止渴，敛肺止咳。

2. 乌梅肉 取净乌梅，水淋使软或蒸软，略晾，捣破，剥取净肉。

3. 乌梅炭 取净乌梅，置锅内，用武火加热，炒至皮肉鼓起，表面呈焦黑色，喷淋少许清水，灭尽火星，取出凉透。乌梅炭长于收敛止血，常用于便血、尿血、崩漏下血等。

4. 醋乌梅 取净乌梅或乌梅肉，用米醋拌匀，隔水加热2～4小时，取出干燥。每乌梅100 kg，用米醋10 kg。醋乌梅收敛作用增强，常用于久痢、蛔厥等。

5. 蒸乌梅 取乌梅放入甑内盖紧，置开水锅中蒸至上气后，停火闷5小时，取出干燥。

饮片性状 乌梅参见“药材”项。乌梅炭形如乌梅，皮肉鼓起，质脆，表面焦黑色，味酸兼苦。醋乌梅形如乌梅或乌梅肉，乌黑色，质较柔润，微有醋气。蒸乌梅形如乌梅，乌黑色，质较柔润。

贮干燥容器内，乌梅肉、乌梅炭、醋乌梅、蒸乌梅应密闭，置阴凉干燥处。乌梅炭需散热，防复燃。

【药性】 酸，平。归肝、脾、肺、大肠经。

1.《本经》：“味酸，平。”

2.《别录》：“无毒。”

3.《日华子》：“暖，无毒。”

4.《医学启源》：“气寒，味酸。”

5.《纲目》：“酸，温，平，涩。”

6.《雷公炮制药性解》：“入肺、肾二经。”

7.《药品化义》：“入肺、胃、大肠三经。”

【功用主治】 敛肺止咳，涩肠止泻，止血，生津，安蛔。主治久咳不止，久泻久痢，尿血便血，崩漏，虚热烦渴，蛔厥腹痛，疮痈胬肉。

1.《本经》：“主下气，除热烦满，安心，肢体痛，偏枯不仁，死肌，去青黑痣，恶疾。”

2.《别录》：“止下痢，好唾，口干。”

3.《本草经集注》：“伤寒烦热，水渍饮汁。”

4.《食疗本草》：“大便不通，气奔欲死，以乌梅十颗置汤中，须臾挼去核，杵为丸如枣大，纳下部，少时即通。谨按：擘破水渍，以少蜜相和，止渴。霍乱心腹不安及痢赤、治疟方多用之。”

5.《本草拾遗》:“去痰，止疟瘴，止渴调中，除冷热痢，止吐逆。”

6.《日华子》:“除劳，治骨蒸，去烦闷，涩肠止痢，消酒毒，治偏枯皮肤麻痹，去黑点，令人得睡。”

7.《本草图经》:“主伤寒烦热及霍乱躁渴，虚劳瘦羸，产妇气痢等方中多用之。”

8.《用药心法》:“收肺气。”

9.《纲目》:“敛肺涩肠，治久嗽，泻痢，反胃噎膈，蛔厥吐利，消肿，涌痰，杀虫，解鱼毒、马汗毒、硫黄毒。”

10.《冯氏锦囊》:“蚀恶肉。”

11.《药性通考》:“收敛肝气。”

12.《医林纂要》:“和脾，泻肝火，解热毒。”

13.《本草求原》:“治溲血，下血，诸血证，自汗，口燥咽干。”

【用法用量】 内服：煎汤，3～10 g；或入丸、散。外用：烧存性研末撒，或调敷。

【宜忌】 不宜多食久食。

1.《食疗本草》:“多食损齿。”

2.《日华子》:“多啖伤骨，蚀脾胃，令人发热。”

3. 李东垣：“忌猪肉。”(引自《纲目》)

4.《本草经疏》:“不宜多食，齿痛及病当发散者咸忌之。”

5.《药品化义》:“咳嗽初起，气实喘促，胸膈痞闷，恐酸以束邪气，戒之。”

6.《得配本草》:“疟痢初起者禁用。”

【选方】 1. 治久咳不已　乌梅肉(微炒)、御米壳(去筋膜，蜜炒)。等分为末。每服二钱，睡时蜜汤调下。(《纲目》)

2. 治过敏性哮喘　乌梅、防风、银柴胡、五味子各 12 g。水煎服，每日 1 剂。〔《湖南中医杂志》1988，4(3)：43〕

3. 治时气下痢不能食　乌梅肉十枚(微炒)、黄连二两(去须，微炒)。上件药，捣罗为末，炼蜜和丸，如梧桐子大。每服不计时候，以粥饮下三十丸。(《圣惠方》)

4. 治热留肠胃，脐腹疞痛，下痢纯血，或服热药过多，毒蕴于内，渗成血痢　乌梅肉二两，黄连三两，当归二两，枳壳二两(去白)。上为末，醋糊丸，如梧桐子大。每服七十丸，米饮下。(《赤水玄珠》乌梅丸)

5. 治肠风脏毒下血　乌梅(同核烧灰存性)、香白芷、百药煎(烧灰存性)各等分。上为末，米饮糊丸，梧桐子大。每服七十丸，空心用米汤送下。(《普济方》香梅丸)

6. 治咯血　乌梅不以多少，煎汤，调百草霜。一服愈。(《朱氏集验方》)

7. 治上焦肺热，口渴少津　乌梅(不拘多少，温水洗净)取肉半斤，白砂糖半斤。上为细末，入南薄荷头末半斤，再捣成膏，丸如弹子大。每用一丸，口中噙化，行路备之，解渴极妙。(《鲁府禁方》梅苏丸)

8. 治虚躁暴渴　乌梅肉(焙)、麦门冬(去心，焙)各一两半，生干地黄(焙)三两，甘草(炙)一两。上四味，捣罗为散。每服二钱匕，温热水调下。(《圣济总录》乌梅散)

9. 治伤寒蛔厥及久痢　乌梅三百枚，细辛六两，干姜十两，黄连十六两，当归四两，附子六两(炮，去皮)，蜀椒(出汗)四两，桂枝(去皮)六两，人参六两，黄柏六两。上十味，并捣筛，合治之。以苦酒渍乌梅一宿，去核，蒸之五斗米下，饭熟捣成泥，和药令相得。内臼中，与蜜杵二千下，丸如梧桐子大。先食饮服十丸，日三服，稍加至二十丸。禁生冷、滑物、臭食等。(《伤寒论》乌梅丸)

10. 治咽喉肿痛　乌梅 30 g，双花 60 g，雄黄 12 g。为末，蜜丸，每丸 3 g。每次含化 1 丸，徐徐咽下，每日 3 次。(《全国中草药新医疗法展览会资料选编》)

11. 治诸疮水毒肿痛　乌梅、皂荚子等分。上各烧存性研匀。贴疮上，毒汁即出。(《普济方》)

12. 治鸡眼　乌梅肉、荔枝肉各等分，捣膏敷贴。(《疡医大全》)

13. 治小儿头疮，积年不瘥　乌梅肉，烧灰细研，以生油调涂之。(《圣惠方》)

14. 治疟疾屡发，发作已微，作则多痰　乌梅(蒸，去核)、常山(炒，为末)，各等分。捣作丸。每服二钱。(《医级》山梅丸)

15. 治阴脱　蛇床子五两，乌梅十四枚。煎汤，日洗五六次。(《四科简效方》)

【临床报道】 1. 治疗急性胃肠出血　乌梅炭、乌贼骨、大黄各等分。研成细末，日服 3 次，每次 10～20 g，或大黄量加 1～2 倍，开水浸泡后，吞服二乌粉，治疗 44 例，全部治愈。

2. 治妊娠剧吐　每日取乌梅 50 g，用温水泡开洗净后捣烂，去核存肉泥，拌入适量白糖，分多次冲服，3 日为 1 个疗程，不禁饮食，合并其他病症者对症治疗。服药 1 日有效者 124 例，服药 2 日有效者 55 例，服药 3 日有效者 19 例，服药 3 日仍无效者 4 例，服药 1 个疗程后有效者共 198 例，治疗总有效率 98%，且孕期未出现复发。

3. 治疗老年真菌感染　黄柏乌梅合剂由黄柏 15～60 g，乌梅 30～120 g，甘草 6 g 组成。口腔真菌感染用漱剂或擦剂，痰培养真菌感染用蒸气吸入法，大便培养真菌感染使用灌肠法，尿培养真菌感染用内服法。结果：口腔真菌感染 25 例，经治疗 3～4 日后，真菌全部消失，涂片检查阴性。肺部真菌感染 8 例，经治疗 7～8 日，痰培养真菌消失 6 例，其中 2 例因慢支并感染病情较重，配合制霉菌素治疗。肠道真菌感染 15 例，经治疗 6～8 日，大便培养真菌全部消失。泌尿道真菌感染 2 例，治疗 8～12 日，尿培养真菌消失。

4. 治疗白喉　乌梅肉 1 份，巴豆肉 2 份捣烂，加入朱砂 1 份混合搅匀，做成绿豆大小，装瓶密封备用。治疗时，在患儿头部涂少量鸡蛋清，然后取上药 1 粒置印堂穴上，胶布固定，8 小时后如出现红晕或水泡，用冷水冲洗并冷敷后，再涂蛋清并垫小棉片，另换 1 粒外贴，并适当补液和用黄连水漱口。治疗 13 例患者 3～4 日后均获痊愈。

5. 治疗复发性口腔溃疡　乌梅、生山楂、生甘草等量浸泡漱口，每日 3～4 次，配以服用二陈汤，每日 1 剂。症状轻者只漱口即可，症状重者服用汤剂。治疗 29 例，有效 17 例，显效 10 例，无效 2 例。总有效率为 93.1%。

6. 治疗鼻息肉　① 乌梅肉炭 2.5 g，人指甲炭 9 g，狗头骨灰 50 g，硼砂 6 g(用特殊工艺焙焦研成细粉)。混匀用时取药粉少许吹鼻孔内的息肉上，1～2 小时 1 次，10 日为 1 个疗程。治疗鼻息肉 85 例，痊愈 71 例，显效 7 例，有效 5 例，无效 2 例。② 乌梅、硇砂等药物制成注射液，局部注射鼻息肉内，治疗鼻息肉 732 例，鼻甲息肉样变 108 例。鼻息肉痊愈 480 例，显效 178 例；鼻甲息肉样变痊愈 98 例，显效 6 例。总有效率为 97%。

7. 治顽固性疥疮　将乌梅 250 g 加醋 1 000 g 泡 2 日后装瓶备用。涂擦患处，每日 2～3 次，4 日为 1 个疗程。治疗过程中，要注意个人卫生，2～3 日洗澡 1 次，被褥及个人用品用开水煮烫，以杀灭疥螨，如一家人均患，必须同时接受治疗。共观察 30 例，采用乌梅醋涂擦治疗后皮疹及瘙痒消失，疗程 12～25 日，治愈率 100%。

【各家论述】 1. 王好古：“(乌梅)能收肺气，治燥咳。肺欲收，急食酸以收之。”(引自《纲目》)

2.《本草经疏》:“梅实，即今之乌梅也，最酸。《经》曰：热伤气，邪气客于胸中，则气上逆而烦满，心为之不安。乌梅味酸，能敛浮热，能吸气归元，故主下气，除热烦满及安心也。下痢者，大肠虚脱也；好唾口干者，虚火上炎，津液不足也；酸能敛虚火，化津液，固肠脱，所以主之也。其主肢体痛，偏枯不仁者，盖因湿气浸于经络，则筋脉弛纵，或疼痛不仁，肝主筋，酸入肝而养筋，肝得所养，则骨正筋柔，机关通利而前证除矣。”

3.《本草新编》:"乌梅止痢断疟,每有速效,然欲速者,取快于一时,往往有复成久病而不能愈,不可不慎也。世有夏日将乌梅作汤以止渴者,腹中无暑邪者,可以敛肺而止渴,倘有暑邪未散,而结闭于肠胃之中,乃至秋天,不变为痢,必变为疟矣。"

4.《本草求真》:"乌梅,酸涩而温,入肺则收,入肠则涩,入筋与骨则软,入虫则伏,入于死肌、恶肉、恶痣则除,刺入肉中则拔,故于久泻久痢,气逆烦满,反胃骨蒸,无不用其收涩之性,而使下脱上逆皆治。且于痈毒可敷,中风牙关紧闭可开,蛔虫上攻眩仆可治,口渴可止,宁不为酸涩收敛之一验乎。"

0981 乌榄 wū lǎn(《纲目》)

【异名】 木威子(《本草拾遗》),乌橄榄(《海槎余录》)。

【基原】 为橄榄科橄榄属植物乌榄的果实。

【原植物】 乌榄 *Canarium pimela* Leenh. [*Pimela nigra* Lour.]

常绿大乔木,高 10～16 m。有胶黏性芳香的树脂。树皮灰褐色,平滑;小枝褐绿色,无毛。奇数羽状复叶互生,长 30～65 cm;小叶 15～21 枚,革质,长圆形至卵状椭圆形,长 5～15 cm,宽3.5～7 cm,先端渐尖或锐尖,基部偏斜,全缘;网脉两面均明显。花两性或单性花与两性花共存;花序腋生,为疏散的聚伞圆锥花序;萼杯状,3～5 裂,在雄花中长约2.5 mm,在雌花中长 3.5～4 mm;花瓣在雌花中长约8 mm;雄蕊 6,着生于花盘边缘,长不超过花冠;雌蕊无毛,在雄花中不存在,子房上位,通常 3 室。核果卵形至椭圆形,略呈三角形,成熟时紫黑色,表面平滑,核木质,两端钝,内有种子1～2 颗;不育室适度退化。花期 4～5 月,果期 5～11 月。

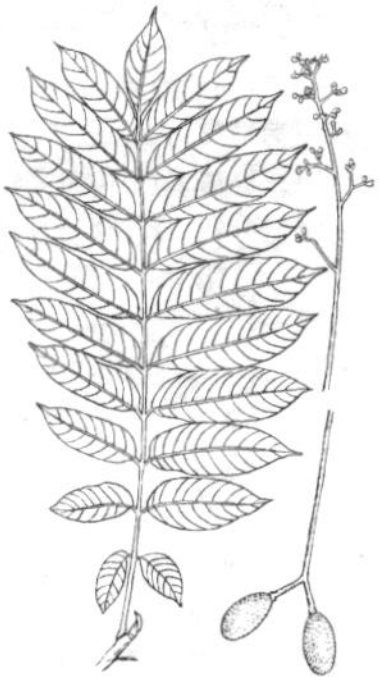

乌 榄

生于海拔 540～1 280 m的平原、丘陵、山地杂木林中,常有栽培。分布于福建、广东、广西、海南、云南、台湾等地。

本植物的种仁(乌榄仁)、果核(乌榄核)、叶(乌榄叶)、根(乌榄根)、树皮(乌榄树皮)亦供药用,另设专条。

【采收加工】 8～11 月果实成熟时采收。

【药材】 乌榄 *Canarii Pimelae Fructus* 主产于福建、广东、广西、四川、云南、台湾等地。

性状 核果呈卵状长圆形,长 26～32 mm,径 15～17 mm。表面棕褐色。果核长纺锤状腰鼓形,长 22～26 mm,径 9～10.4 mm。两端锐尖,表面浅褐色,凹凸不平,具 3 条明显的纵棱纹,细棱间又各具不甚明显的粗棱。先端具 3 个眼点,每一眼点两侧各具一弧形细纵沟,直达种子中下部,2 条细沟向相反方向弯曲。

【药理】 抗氧化作用 乌榄液体外对过硫酸铵-*N, N, N, N*-四甲基乙二胺(AP-TEMED)系统的氧自由基有较高的清除率。

【药性】 酸、涩,平。

1.《本草拾遗》:"酸,平(《纲目》作'辛')。无毒。"

2.《纲目》:"《广州记》云:苦、涩。"

3.《纲目拾遗》:"性温,味涩、甘。"

【功用主治】 止血,利水,解毒。主治内伤吐血,咳嗽痰血,水肿,乳痈,外伤出血。

1.《本草拾遗》:"主心中恶水,水气。"

2.《生草药性备要》:"止血。"

3.《本草求原》:"功近橄榄。"

4.《岭南采药录》:"火煅存性,止血化痰。以盐渍之,名榄豉,乳痈初起,以之煎水,洗之可消。"

【用法用量】 内服:煎汤,3～10 g。外用:煎水洗;或捣敷;或研末撒。

【选方】 治乳腺炎 榄角(乌榄果实用温热开水烫过,闷软去核,盐渍)60～90 g。水煎熏洗患处。(《广西本草选编》)

【各家论述】《纲目拾遗》:"白榄雄而乌榄雌,白属阳而乌属阴。阳故色白而行气,阴故色红而补血。惟乌者阴,故有仁可食,白者阳,故仁小而不成。此其别也。"

0982 乌口树 wū kǒu shù(《植物名实图考》)

【异名】 乌木(《广西药用植物名录》),麻糖风、长叶白花灯笼(《全国中草药汇编》),白秋风吹、白过冬青、密毛蒿香(《浙江药用植物志》),黑虎、白埔丢养(《福建药物志》)。

【基原】 为茜草科植物乌口树属密毛乌口树的根及叶。

【原植物】 密毛乌口树 *Tarenna mollissima* (Hook. et Arn.) Rob. [*Cupia mollissima* Hook. et Arn.] 又名:小肠风、青作树、白花苦灯笼(《海南植物志》)。

灌木或小乔木,高 1～4 m。全株密被灰色或褐色柔毛。单叶对生;叶柄长 8～16 mm;托叶外面密被紧贴的柔毛;叶片卵形至长圆形,长 8～16 cm,宽 2.5～5 cm,先端渐尖或长渐尖,基部阔楔形、钝形或略近圆形,两面密被褐灰色短柔毛,干时褐黑色;侧脉每边 4～5对。聚伞花序顶生,有对生的分枝;苞片和小苞片线形;萼筒近钟形,萼檐裂片长圆形;花冠白色,花冠筒喉部有毛,先端 4 或 5 裂,裂片先端圆,开放时外翻;雄蕊 4～5,花药线形;花柱被广展的毛。浆果球形,新鲜时光绿色,干时黑色。有种子 12～30 颗。花期 6～7 月。

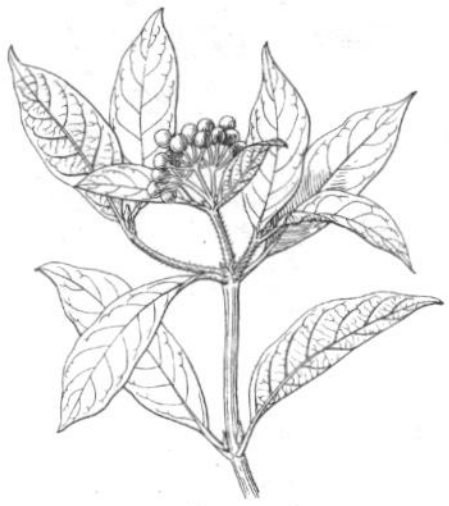

密毛乌口树

生于低海拔地区丛林中。分布于浙江、福建、江西、湖南、广东、广西、海南、贵州等地。

【采收加工】 7～9 月采收,根洗净,切碎,鲜用或晒干;叶鲜用。

【药性】《浙江药用植物志》:"微甘、苦,凉。"

【功用主治】 清热解毒,祛风利湿。主治感冒发热,咳嗽,急性扁桃体炎,头痛,风湿性关节炎,坐骨神经痛,肾炎水肿,创伤,疮疖脓肿。

1.《植物名实图考》:"通筋骨,起劳伤。"

2.《浙江药用植物志》:"清热解毒,凉血,止血。主治阴虚内热,急性热病发热,肺结核咯血,急性扁桃体炎,风湿性关节炎。"

【用法用量】 内服:根煎汤,30～60 g。外用:鲜叶捣敷。

【选方】 治急性热病发热(如流感、麻疹、流脑、乙脑等高热不退) (乌口树)根 15～30 g,毛冬青、香茶菜、大青叶、栀子、白茅根各 9～15 g。水煎服。(《浙江药用植物志》)

0983 乌木屑 wū mù xiè(《纲目》)

【基原】 为柿科柿属植物乌木的木屑。

【原植物】 乌木 *Diospyros edenum* Koen. 又名:乌文木、翳木(崔豹《古今注》),文木(《南方草木状》),乌樠木(《纲目》)。

常绿乔木,高达 7～10 m。树皮暗灰色。幼枝有细软毛。叶薄革质,平滑无毛,长椭圆形,长为5～11 cm,两面有显明网状叶脉;叶柄长约1 cm。花以 4 数合成。雄花无柄,5～6 朵丛生于短柄上,萼杯状,萼片短,先端钝,有细毛;花冠无毛,2 枚合生,有时为 3 枚合生。雌花单生；萼片长，先端尖，永存而逐渐生长。果实球形，赤黄色，宿存萼为木质杯状。

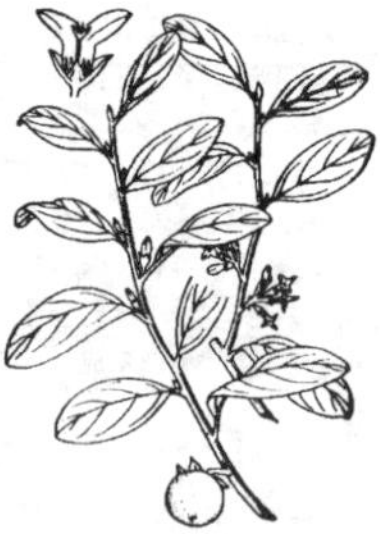

乌　木

生于荒山地及村旁，分布于广东。

【采收加工】 锯断乌木，取其木屑或碎片，研成细末，鲜用或晒干。

【药性】《纲目》："甘咸，平，无毒。"

【功用主治】《纲目》："解毒，又主霍乱吐利。取屑研末，温酒服。"

【用法用量】 内服：煎汤，适量。

0984 乌豆根 wū dòu gēn（《贵州民间药物》）

【异名】 山豆根（《贵州民间药物》），矮砣砣、打锣不响（《四川常用中草药》），野松皮、矮槐、野建芪、糙皮黄根（《云南药用植物名录》）。

【基原】 为豆科槐属植物西南苦参的根。

【原植物】 西南苦参 *Sophora prazeri* Prain var. *mairei* (Pamp.) Tsoong［*S. mairei* Pamp.］ 又名：西南槐树（《植物分类学报》）。

灌木，高1～2 m。小枝细弱，被棕色短软毛。奇数羽状复叶，小叶11～17枚，长圆形或椭圆形，被柔毛，先端急尖至微缺或具短渐尖，近革质；托叶钻形，宿存。总状花序腋外生，常与叶近于对生，长7～14 cm；萼钟状，5浅裂，密生棕色平贴绢毛；花冠蝶形，黄棕色或灰黄色，旗瓣具宽爪，翼瓣有耳，龙骨瓣稍短于旗瓣，具耳。荚果具圆锥状的喙和果颈，密生棕色柔毛。具1～3颗种子。花期5月，果期7～8月。

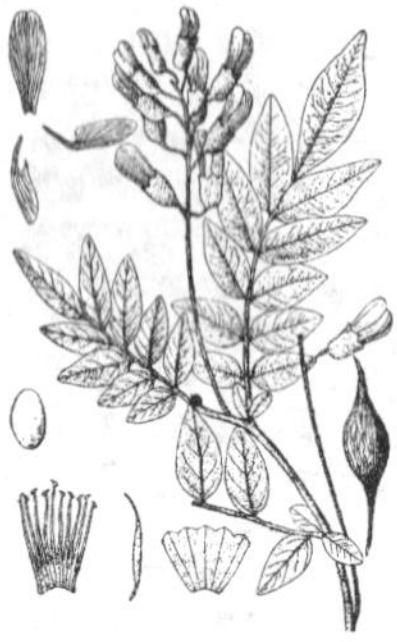

西南苦参

生于山坡林下、河谷湿润的灌丛中或石壁上。分布于广西、四川、贵州、云南等地。

【采收加工】 秋、冬季采挖，切段，晒干。

【药性】《贵州民间药物》："性凉，味苦、涩。"

【功用主治】 利湿止泻，散瘀止痛。主治水泻，风湿腰腿痛，劳伤疼痛，跌打损伤。

1.《贵州民间药物》："清热除湿。治劳伤，水泻。"

2.《四川中药志》1979年版："活血祛瘀，止痛，燥湿。用于风湿筋骨疼痛、骨折、跌打损伤、水泻等症。"

【用法用量】 内服：煎汤，15～30 g；或浸酒；或磨水。

【选方】 治跌打损伤　矮砣砣15 g，香巴戟15 g，金腰带12 g，连钱草10 g。水煎服。（《四川中药志》1979年版）

0985 乌饭子 wū fàn zǐ（《滇南本草》）

【异名】 乌饭果、米饭果、纯阳子（《滇南本草》），土千年健果（《昆明民间常用草药》），冷饭果、沙汤果（《云南中草药》），蚂蚁果、小马扎豆（《西昌中草药》）。

【基原】 为杜鹃花科越橘属（乌饭树属）植物乌鸦果的果实。

【原植物】 参见"土千年健"条。

【采收加工】 8～11月采收，晒干。

【药性】《滇南本草》："味甘、酸。"

【功用主治】《滇南本草》："怔忡睡眠不宁者，采子煎服立瘥。""久服能乌须黑发，返老还少，令人齿落重生。"

【用法用量】 内服：煎汤，9～15 g。

【选方】 1. 治久咳　（蚂蚁果）果15 g，枇杷叶（去毛）15 g，麦冬3 g。水煎服。

2. 治牙痛　（蚂蚁果）果30 g，白面风30 g。炖猪蹄服。（1、2方出自《西昌中草药》）

0986 乌鱼蛋 wū yú dàn（《药性考》）

【基原】 为乌贼科无针乌贼属动物无针乌贼和乌贼属动物金乌贼等的缠卵腺。

【原动物】 参见"海螵蛸"条。

【采收加工】 春、夏季间采捞，加工干燥即成。

【药性】《药性考》："咸。"

【功用主治】《药性考》："开胃，利水。"

【用法用量】 内服：煮食，10～30 g。

0987 乌药子 wū yào zǐ（《证类本草》）

【基原】 为樟科山胡椒属植物乌药的果实。

【原植物】 参见"乌药"条。

【采收加工】 10月采收，晒干。

【成分】 果肉挥发油含单萜、倍半萜类成分：α-蒎烯（α-pinene），β-蛇床烯（β-selinene），δ、γ-荜澄茄烯（cadinene）等。脂肪油中脂肪酸：油酸（oleic acid），亚油酸（linoleic acid），亚麻酸（linolenic acid），十六碳烯酸（hexadecenoic acid）等。

种子挥发油中含有呋喃倍半萜类化合物：香樟烯（lindestrene），乙酸乌药酯（lindenenyl acetate），乌药醇（lindenenol），α-蒎烯，δ、γ-荜澄茄烯，β-蛇床烯等，乌药根烯（lindestrene），乌药烯醇（linden-enol），乙酸乌药烯醇酯（lindenyl acetate）等。脂肪酸类成分：癸酸（capric acid），月桂酸（lauric acid），十二碳烯酸，肉豆蔻酸（myristic acid），十四碳烯酸（tetradecenoic acid），棕榈酸（palimitic acid），十六碳烯酸，硬脂酸（steric acid），油酸，亚油酸，顺式-十四碳-4-烯酸（*cis*-4-tetradecenoic acid），顺式-十二碳-4-烯酸（*cis*-4-dodecenoic acid），二十碳烯酸（eicosenoic acid）等。甾醇类：β-谷甾醇（β-sitoterol），豆甾醇（stigmasterol）及菜甾醇（carnesterol）等。

【药性】 辛，温。

【功用主治】《湖南药物志》："治吐泻，疝气，蛔虫，疮毒。"

【用法用量】 内服：煎汤，3～10 g。

【选方】 治阴毒伤寒　乌药子一合，炒令黑烟起，投于水中，煎取三五沸，服一大盏，候汗出回阳，立瘥。（《斗门方》）

0988 乌药叶 wū yào yè（《开宝本草》）

【异名】 旁箕茶（《医林纂要》）。

【基原】 为樟科山胡椒属植物乌药的叶。

【原植物】 参见"乌药"条。

【采收加工】 四季均可采收，鲜用或晒干。

【成分】 叶中含挥发油：主要为罗勒烯（ocimene），月桂烯（myrcene），聚伞花素（cymene），莰烯（camphene），龙脑（borneol），乙酸龙脑酯（bornyl acetate），依兰烯（muurolene），β-榄香烯（β-elemene），β-葎草烯（β-humulene），β-蛇床烯（β-selinene），荜澄茄烯（cadinene）等。黄酮醇及其苷类化合物：山柰酚（kaempferol），槲皮素（quercetin），槲皮素-3-*O*-吡喃鼠李糖苷（quercetin-3-*O*-rhamnoside），山柰酚-3-*O*-*L*-吡喃阿拉伯糖苷（kampferol-3-*O*-*L*-arabinopyranoside），槲皮素-3-*O*-吡喃半乳糖苷（quercetin-3-*O*-*D*-galactopyranoside），异鼠李素-3-*O*-〔*D*-葡萄糖（6→1）-鼠李糖苷〕{isorhamnetin-3-*O*-〔*D*-glucopyranosyl（6→1）-rhamnoside〕}，山柰酚-3-*O*-α-葡

萄糖醛酸(kampferol-3-*O*-*α*-glicurinoside),山柰酚-3-*O*-(6″-反式对肉桂酰基)-*β*-*D*-吡喃葡萄糖苷〔kaempferol-3-*O*-(6″-*trans*-*p*-coumaroyl)-*β*-*D*-glucopyranoside〕,香叶木素-7-*O*-*β*-*D*-葡萄糖苷(chrysoeriol-7-*O*-*β*-*D*-glucopyranoside),芦丁(rutin)。另外还有乌药醇(lindenenol),6-乙酰基椴树内酯(6-acetyl lindenanolide),去氢香樟内酯(dehydrolindestrenolide),羟基香樟内酯(hydroxylinderstrenolide),乌药内酯(linderalactone)和*β*-谷甾醇(*β*-sitosterol)。

【药性】 辛,温。

【功用主治】 温中理气,消肿止痛。主治脘腹冷痛,小便频数,风湿痹痛,跌打伤痛,烫伤。

1.《开宝本草》:"炙碾煎服,能补中益气,偏止小便滑数。"

2.《本草蒙筌》:"下气。"

3.《医林纂要》:"温中燥脾,能消食杀蛔,治腹中寒痛。"

【用法用量】 内服:煎汤,3～10 g。外用:鲜品捣敷。

【选方】 1. 治肾阴虚 侧柏、黄柏、乌药叶各二两,龟版(酒炙)五两,苦参三两,黄连半两,冬加干姜,夏加缩砂。上为末,地黄膏丸梧子大。(《丹溪心法》补阴丸)

2. 治体弱,肌肥壮,血虚脉大 龟版二两,侧柏七钱半(酒浸),生地黄一两半,白芍一两(炒),乌药叶七钱半(酒浸)。上除生地黄细切熬膏,余皆作末,同捣为丸,以白术四钱,香附一钱半,煎汤下。(《丹溪心法》)

3. 治风湿性关节炎,跌打肿痛 乌药鲜叶,捣烂,酒炒,敷患处。(《广西中药志》)

0989 乌鸦头 wū yā tóu (《证类本草》)

【异名】 鸦头(《圣惠方》)。

【基原】 为鸦科鸦属动物大嘴乌鸦等的头。

【原动物】 参见"乌鸦"条。

【采收加工】 四季均可捕捉,捕杀后,取下头颅,鲜用或烘干。或取脑鲜用。

【药性】《彝医动物药》:"性寒,味甘、苦,入肺经。"

【功用主治】 清肺,解毒,凉血。主治肺热咳喘,瘘疮,烂眼边。

1.《吉林中草药》:"治烂眼边。"

2.《彝医动物药》:"解热清肺,败毒凉血,疏风止痛。主治热病谵语,咳喘痰浓等肺疾。"

【用法用量】 内服:煎汤。外用:烧存性,研末敷。

0990 乌鸦胆 wū yā dǎn (《纲目》)

【基原】 为鸦科鸦属动物大嘴乌鸦的胆汁。

【原动物】 参见"乌鸦"条。

【采收加工】 四季均可捕捉,捕杀后,剖腹取胆,收盛胆汁,鲜用。

【功用主治】 解毒,明目。主治风眼赤烂,腹痛。

1.《纲目》:"点风眼红烂。"

2.《彝医动物药》:"经常腹痛,老鸦胆兑酒吃。"

【用法用量】 外用:点眼。

0991 乌骨鸡 wū gǔ jī (《纲目》)

【异名】 乌鸡(《普济方》),药鸡(《动物学大辞典》),武山鸡、绒毛鸡、松毛鸡、黑脚鸡、丛冠鸡、穿裤鸡(《中药志》),竹丝鸡(《陆川本草》)。

【基原】 为雉科雉属动物乌骨鸡去羽毛及内脏的全体。

【原动物】 乌骨鸡 *Gallus gallus domesticus* Brisson

体躯短矮而小(家鸡的一种)。头小,颈短,具肉冠,耳叶绿色,略呈紫蓝。遍体羽毛白色,除两翅羽毛外,全呈绒丝状;头上有一撮细毛突起,下颌上连两颊面生有较多的细短毛。翅较短,而主翼羽的羽毛呈分裂状,致飞翔力特别强。毛脚,5爪。跖毛多而密,也有无毛者。皮、肉、骨均黑色。

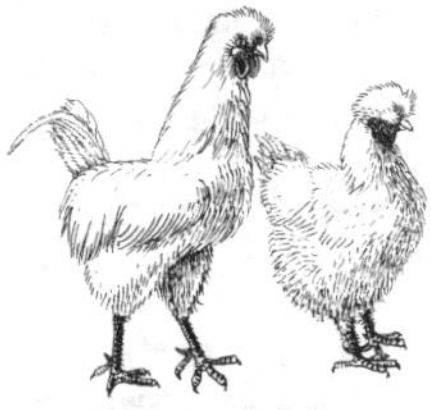

乌骨鸡

也有黑毛乌骨、肉白乌骨、斑毛乌骨等变异种。各地均有人工饲养。

乌骨鸡属于肉用型品种,与其他家鸡相比,乌骨鸡具有以下几种特征:① 形态特征和类型分化性状明显,表明它具有很久的驯养历史和很高的驯化水平。② 啄食性强,掘土习性明显,适应于集群饲养。③ 体态轻盈、灵活、好斗。④ 就巢性强,成鸡每产蛋20枚左右即出现"抱窝"行为,停止产蛋1个月左右。故每年只产蛋50～60枚。⑤ 生长发育较慢,一般幼雏到60日龄时,体重仅60 g左右,180日龄时才能性成熟,开始产蛋。⑥ 比其他鸡种更能适应潮湿气候。⑦ 营养价值及药用价值高于其他鸡种。

主要有3个类型:① 白丝羽型乌骨鸡。主产于江西泰和地区,扩散到了全国各地,以及国外。② 白扁羽型乌骨鸡。主产于浙江省江山地区,扩散到华东各地。③ 黑扁羽型乌骨鸡。主产于云南昭通地区、陕西略阳地区,数量也比较多,仅零星扩散到全国各地。

【采收加工】 宰杀后去羽毛及内脏,取肉及骨骼鲜用。亦可冻存、酒浸贮存,或烘干磨粉备用。

【成分】 含铜、锌、锰等元素,还含胡萝卜素(carotene),乌鸡黑素等。

【药理】 1. 滋补强壮、延缓衰老 乌骨鸡肉中微量元素铜、锌、硒、锗及维生素 B_1、B_2、E 含量高于 AA 肉鸡。乌骨鸡匀浆液比肉鸡能延长果蝇平均寿命,提高果蝇性活力,降低果蝇脂褐素含量。老年小鼠经饲喂泰和乌骨鸡及其黑素1个半月后,肝、肠、肾琥珀酸脱氢酶、Mg^{2+} 激活的腺苷三磷酸酶、葡萄糖-6-磷酸酶、5′-核苷酸酶活性增强,单胺氧化酶活性减弱。提示有促进机体代谢、维持内环境稳定、延缓衰老的作用。泰和乌骨鸡喂饲,对游泳劳损造成的"气虚"造模大鼠有改善黏滞的血液流变作用;对于注射甲状腺素造成的"阴虚"大鼠,泰和乌骨鸡能降低大鼠肾组织ATP酶活性,滋阴泻火。贵州赤水黑乌骨鸡粉口服,提高小鼠游泳耐力、耐高温及耐缺氧能力。乌骨鸡粉灌胃还降低大鼠血浆、脑组织过氧化脂质。

2. 抗诱变作用 乌鸡黑素抑制诱变物质 DNMP(1,4-二硝基-2-甲基吡咯)引起的大肠杆菌 WP_2B/r 的突变频率,降低诱变剂 4NQO(一氧四硝基喹啉)作用的大肠杆菌 GC_{4415} 细胞内 *β*-半乳糖苷酶的活性。

3. 其他作用 喂饲乌骨鸡粉小鼠的体重降低。乌骨鸡粉也增强小鼠网状内皮系统的吞噬功能,增强其非特异性免疫功能。泰和乌骨鸡及其黑素喂养小鼠,有提高小鼠红细胞过氧化氢酶活性的趋势。乌鸡黑素能吸收可见光和紫外光,保护体内细胞,发挥抗辐射作用。黑素尚能防止脂质过氧化物的生成。

【药性】 甘,平。归肝、肾、肺经。

1.《纲目》:"甘、平,无毒。"

2.《本草汇》:"味甘咸,平。"

3.《医林纂要》:"甘,温。"

4.《本草撮要》:"入手太阴、足厥阴、少阴经。"

【功用主治】 补肝肾,益气血,退虚热。主治虚劳羸瘦,骨蒸痨热,消渴,遗精,滑精,久泻,久痢,崩中,带下。

1.《滇南本草》:"补中止渴。"

2.《纲目》:"补虚劳羸弱,治消渴中恶,鬼击心腹痛,益产妇,治女人崩中带下,一切虚损诸病,大人小儿下痢噤口。"

3.《本草通玄》:"补阴退热。"

4.《本草再新》:"平肝去风,除烦热,益肾养阴。"

5.《本草求原》:"补肺脾以滋肝血,治遗浊,脾虚滑。"

6.《山东药用动物》:"治骨折。"

【用法用量】 内服:煮食,适量;或入丸、散。

【选方】 1. 治噤口痢因涩药太过伤胃,闻食口闭,四肢逆冷,及久痢　乌骨鸡一只,去毛、肠,用茴香、良姜、红豆、陈皮、白姜、花椒、盐,同煮熟烂。以鸡令患者嗅之,使闻香气,如欲食,令饮食汁肉,使胃气开。(《普济方》乌鸡煎)

2. 治赤白带下及遗精白浊,下元虚惫者　白果、莲肉、江米各五钱,胡椒一钱,为末。乌骨鸡一只,如常治净,装末入腹煮熟。空心食之。(《纲目》)

3. 补气养血,调经止带　乌骨鸡(去毛爪肠)640 g,鹿角胶128 g,鳖甲(制)64 g,牡蛎(煅)48 g,桑螵蛸 48 g,人参 128 g,黄芪32 g,当归 144 g,白芍 128 g,香附(醋制)128 g,天冬 64 g,甘草32 g,地黄 256 g,熟地黄 256 g,川芎 64 g,银柴胡 26 g,丹参 128 g,山药 128 g,芡实(炒)64 g,鹿角霜 48 g。每 100 g 粉末加炼蜜 90～120 g 制成大蜜丸,每丸重 9 g。口服,每次 1 丸,每日 2 次。〔乌鸡白凤丸《中成药研究》1986,(4):30〕

【临床报道】 1. 治疗虚证　口服中华乌鸡精早晚 1 支,连服1月。共观察各种虚证 251 例(气虚 22 例,血虚 8 例,气血俱虚 24例,心虚 32 例,脾虚 54 例,肾虚 28 例,心脾俱虚 36 例,心肾俱虚12 例,脾肾俱虚 31 例,其他 4 例),结果显效 203 例,有效 33 例,无效 15 例。总有效率 94.03%。全部患者服药后血色素有上升趋势,三酰甘油则有下降,其他如白细胞、胆固醇、β-脂蛋白等无明显变化,96 例患者服药前后对照检查了 ALT 无明显改变。

2. 治疗妇女气血虚证　用复方乌骨鸡口服液观察 150 例,所有病例随机分为两组,观察组 100 例,对照组 50 例。观察组不同证候的疗效比较:气虚证 39 例,显愈率71.8%;血虚证 14 例,显愈率 78.6%,气血两虚证 47 例,显愈率 59.6%。其中血虚证疗效较好,但各证型间疗效均无显著性差异($P > 0.05$)。

【各家论述】《本草经疏》:"乌骨鸡得水木之精气,其性属阴。补血益阴则虚劳羸弱可除,阴回热去,则津液自生,渴自止矣。阴平阳秘,表里固密,邪恶之气不得入。心腹和而痛自止。益阴,则冲、任、带三脉俱旺,故能除崩中带下一切虚损诸疾也。古方乌骨鸡丸治妇人百病者,以其有补虚益阴入血分之功也。"

0992 乌骨麻 wū gǔ má (《浙江民间常用草药》)

【异名】 接骨草、白龙骨、史氏赤车使者(《天目山药用植物志》),冷坑青、痱痒草、猢狲接竹、血和山、冷坑兰、赤车使者、史氏楼梯草(《浙江民间常用草药》)。

【基原】 为荨麻科楼梯草属植物庐山楼梯草的根茎及全草。

【原植物】 庐山楼梯草 *Elatostema stewardii* Merr.

多年生草本,高 30～50 cm。茎斜生,有短伏毛或无毛,常具球形或卵球形珠芽。叶互生;无柄;托叶钻状三角形;叶片斜椭圆形或斜的狭倒卵形,长 5～14 cm,宽 2.5～6 cm,先端尖,带尾状,基部在狭的一侧楔形,边缘通常在中部以上有牙齿,宽的一侧圆形,边缘在基部之上有牙齿,两面最初疏生短柔毛,钟乳体细小不明显。花单性,雌雄异株;雌雄花在叶腋簇生成球形的花序,雄花序托近圆形,有短柄;雄花花被 5 片,船形,有短角;雄蕊 5;雌花序托通常无柄,较雄花为小;苞片狭椭圆形,有纤毛。瘦果狭卵形较小。花期 5～7 月,果期 9～10 月。

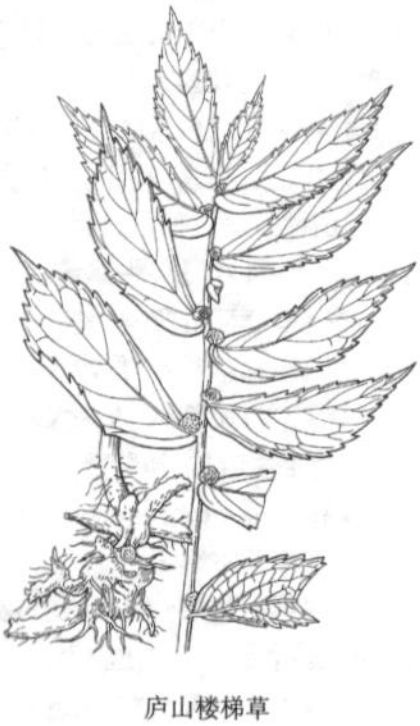

庐山楼梯草

生于阴湿的山麓林下沟边及杂草丛中。分布于江苏、浙江、安徽、江西、湖北、贵州等地。

【采收加工】 7～10 月采集,鲜用或晒干。

【药材】 乌骨麻 *Elatostematis Stewardii Rhizoma et Harba* 主产于浙江。

性状　根茎呈不规则圆柱形,多分支,长 3～10 cm。表面淡紫红色,有结节,并有多数须根痕。断面暗紫红色,具 6～7 个维管束。气微,味辛而苦,有毒。

【药性】《天目山药用植物志》:"性温,味辛、苦,有毒。"

【功用主治】《浙江民间常用草药》:"活血祛瘀,消肿解毒,止咳。治挫伤,扭伤,流行性腮腺炎,闭经,肺结核发热、咳嗽。"

【用法用量】 内服:煎汤,鲜品 30～60 g。外用:鲜品捣敷。

【选方】 1. 治骨折　鲜赤车使者根,加鲜苦参根各等量。入黄酒捣烂,裹敷伤处。外夹以杉树栓皮固定。每日换 1 次。(《天目山药用植物志》)

2. 治流行性腮腺炎　鲜赤车使者全草。捣烂,外敷患处。(《浙江民间常用草药》)

3. 治咳嗽　鲜赤车使者草茎叶约 30 g。洗净,炖猪肉服。(《天目山药用植物志》)

0993 乌桕子 wū jiù zǐ (《本草拾遗》)

【异名】 乌茶子(《天宝本草》),桕仔、琼仔、拱仔(《台湾药用植物志》)。

【基原】 为大戟科乌桕属植物乌桕的种子。

【原植物】 参见"乌桕木根皮"条。

【采收加工】 果熟时采摘,取出种子,鲜用或晒干。

【成分】 种皮含脂肪油。成熟的种子含脂类成分。

【药理】 致炎等作用　乌桕种子中佛波酯类在耳部试验中有致炎作用,激活哺乳动物脑部纯化的蛋白激酶 C,有一定的促进肿瘤发生作用。

【药性】 甘,凉,有毒。

1.《日华子》:"凉,无毒。"

2.《天宝本草》:"有大毒。"

3.《福建药物志》:"苦、微辛、甘,凉。"

【功用主治】 拔毒消肿,杀虫止痒。主治湿疹,癣疮,皮肤皲裂,水肿,便秘。

1.《日华子》:"作汤下水气。"

2.《天宝本草》:"通肠利便,走小腹,大便闭结,水肿满,寒火结胞宜早服。"

3.《福建药物志》:"杀虫止痒,拔毒散肿。治脚癣。"

【用法用量】 外用:煎水洗;或捣敷。内服:煎汤,3～6 g。

【宜忌】《安徽中草药》:"有毒,大剂量内服宜慎。中毒时可有恶心、呕吐、腹痛、腹泻、头痛、眼花、耳鸣、失眠、心慌、喉头痒,严重咳嗽、出冷汗。解救方法:洗胃、导泻,服活性炭,大量饮淡盐水。此外可对症治疗,循环衰竭时可用强心兴奋剂,民间用蜂蜜冲服解毒。"

【选方】 1. 治竹木刺入肉　乌桕种子合冷饭粒捣烂敷患处,刺即逐渐浮出。(《泉州本草》)

2. 治手足皲裂　乌桕子煎水洗。(江西《草药手册》)

0994 乌桕叶 wū jiù yè (《本草拾遗》)

【异名】 卷子叶(《分类草药性》),油子叶(《生草药手册》),虹叶(《岭南草药志》)。

【基原】 为大戟科乌桕属植物乌桕的叶。

【原植物】 参见“乌桕木根皮”条。

【采收加工】 四季均可采，鲜用或晒干。

【成分】 叶含没食子酸甲酯(methylgallate)，β-谷甾醇(β-sitosterol)，正三十二烷醇(n-dotriacontanol)，无羁醇(friedelin)，N-苯基苯胺(N-phenyl aniline)，N-苯基-1-萘胺(N-phenyl-1-naphthylamine)，正三十二烷醇(n-dotriacontanol)，十六烷酸乙酯(ethyl palmitate)，9，12，15-十八碳三烯-1-醇(9，12，15-octadecatriene-1-ol)，槲皮素(quercetin)，山柰酚(kaempferol)，没食子酸乙酯(ethyl gallate)，老鹳草鞣质(geraniin)。

【药理】 1. 降压作用 乌桕叶中的老鹳草鞣质静脉注射，降低麻醉自发性高血压大鼠动脉平均压，心率不受影响。老鹳草鞣质对正常血压大鼠也有降压作用。降压作用与抑制去甲肾上腺素的释放与或直接舒张血管有关。

2. 其他作用 乌桕叶中的没食子酸甲酯体外能抑制 2 型疱疹病毒。

【药性】 苦，微温，有毒。

1.《纲目》：“苦，微温，有毒。”

2.《江西草药》：“性凉，味苦，有小毒。”

3.《广西本草选编》：“味苦，性寒。”

【功用主治】 泻下逐水，消肿散瘀，解毒杀虫。主治水肿，腹水，大、小便不利，湿疹疥癣，痈疮肿毒，跌打损伤，毒蛇咬伤。

1.《纲目》：“主治食牛马六畜肉，生疔肿欲死者，捣自然汁一二碗，顿服，得大利，去毒即愈，未利再服。”

2.《生草药性备要》：“蘸红者，治跌打，煲酒服之。”

3.《分类草药性》：“治气痛，瘀血。”

4.《岭南采药录》：“治烂脚，疥癣，蛇伤，取叶煎水洗之。”

5.《安徽中草药》：“清热解毒。”

6. 南药《中草药学》：“清热利湿，拔毒消肿。”

7.《浙江药用植物志》：“主治肝硬化腹水，血吸虫病腹水，外伤出血。”

【用法用量】 内服：煎汤，6～12 g；大剂量可用至 30 g。外用：鲜品捣敷；或煎水洗。

【宜忌】 体虚、孕妇及溃疡病患者禁服。

1.《药性切用》：“虚人并忌之。”

2.《广西本草选编》：“孕妇忌服。”

3.《全国中草药汇编》：“本品副作用为呕吐较剧，溃疡病患者忌服。”

【选方】 1. 治水肿 鲜乌桕叶 100 g，鱼腥草一把，车前草一把，土黄芪 50 g，生地黄 9 g。水煎服。(《河南中草药手册》)

2. 治穿石痈(后臼齿连接有二三齿处红肿溃烂) 鲜乌桕嫩叶连心合糯米饭粒(加葱头或米醋更佳)捣烂敷患处。(《泉州本草》)

3. 治头部湿疹 乌桕叶、陀僧末各适量。生油调匀，煮沸候冷，搽患处。(《岭南草药志》)

4. 治疮疖肿毒，毒蛇咬伤 乌桕叶、射干各等量。捣烂敷伤口。(《陕甘宁青中草药选》)

5. 治扭挫伤 乌桕叶、韭菜根、鹅不食草捣烂外敷。效果显著，通常 2 剂消肿，3～4 剂痊愈。(《广西常用中草药新选》)

6. 治鸡眼 将乌桕叶及嫩枝煎成浸膏。患处用温水浸泡，使鸡眼软化，消毒后用刀削除鸡眼厚皮，并用针挑破患处，擦掉血迹，将浸膏涂于患处，用胶布贴固，每日换药 1 次，换药前先将黑色痂皮挑去(初用有刺激感，逐日减轻)。一般 3～6 次即愈。(《全国中草药汇编》)

【临床报道】 1. 治疗真菌性阴道炎 取鲜乌桕枝叶5 000 g，加水 10 000 g 煎到 5 000 g。每日用 500 ml 冲洗阴道 1 次，洗后用乌桕叶粉喷入阴道内，或将乌桕叶粉装入胶囊，于睡前塞入阴道内，6 次为 1 个疗程。治疗真菌性阴道炎 127 例，治愈 76 例，好转 33 例。

2. 治疗毒蛇咬伤 用乌桕叶膏外敷治疗 66 例。病程最长 7 日，最短的 2 小时；中医辨证分型：属风毒如金环蛇等咬伤 8 例；属火毒如五步蛇等咬伤 18 例；属风火毒如蝮蛇等咬伤 36 例。伤处并发溃疡面者 1 例。结果：全部治愈。单敷药膏 32 例，疗程 2～4 日；兼服解毒灵合剂 33 例，疗程 4～7 日；并用抗生素 1 例，疗程 12 日；辅助以支持疗法者 3 例。平均治疗时间为 5 日。

0995 乌梢蛇 wū shāo shé (《纲目》)

【异名】 乌蛇(《药性论》)，黑梢蛇(《开宝本草》)，剑脊乌梢(《本草衍义》)，黑花蛇(《纲目》)，乌峰蛇(陈义《动物学》)。

【基原】 为游蛇科乌梢属动物乌梢蛇除去内脏的全体。

【原动物】 乌梢蛇 *Zaocys dhumnades* (Cantor)

形体较粗大，头颈区分不明显，全长可达 2 m 以上。背面灰褐色或黑褐色，其上有 2 条黑线纵贯全身，成熟个体后段色深，黑线不明显，背脊黄褐纵线较为醒目，幼蛇背面灰绿色，其上有 4 条黑线纵贯全身。颊鳞 1，偶有 1 小鳞，位于其下，眶前鳞 2，眶后鳞 2(3)；颞鳞 2(1)＋2，上唇鳞 3-2-3 式。背鳞 16-16(14)-14，中央 2～4(6)行起棱。正脊两行棱极强，腹鳞 192～205；肛鳞 2 分，尾下鳞 95～137 对。

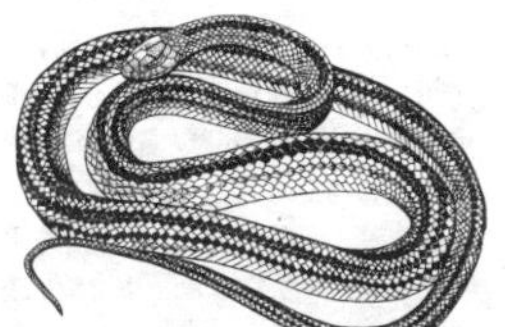

乌 梢 蛇

生活于沿海平原、丘陵及山区或田野、林下等地。行动敏捷，以鱼、蛙、蜥蜴等为食。分布于江苏、浙江、安徽、福建、江西、河南、湖北、湖南、广东、广西、四川、贵州、陕西、甘肃、台湾。

本动物的胆囊(蛇胆)、皮(乌蛇皮)、卵(乌蛇卵)、脂肪(乌蛇膏)亦供药用，另设专条。

【采收加工】 多在夏、秋季节捕捉。将捕捉后的蛇处死，剖开蛇腹或先剥去蛇皮留头尾，除去内脏，卷成盘形，置于铁丝拧成的十字架上，以柴火熏，频频翻动，至色发黑，但勿熏焦，取下，晒干透，即可。

【药材】 乌梢蛇 *Zaocys* 主产于江苏、安徽、浙江、江西、福建等地。

性状 本品呈圆盘状，盘径约 16 cm。表面黑褐色或绿黑色，密被菱形鳞片；背鳞行数成双，背中央 2～4 行鳞片强烈起棱，形成两条纵贯全体的黑线。头盘在中间，扁圆形，眼大而下凹陷，有光泽。上唇鳞 8 枚，第四、第五枚入眶，颊鳞 1 枚，眼前下鳞 1 枚，较小，眼后鳞 2 枚。脊部高耸成屋脊状。腹部剖开边缘向内卷曲，脊肌肉厚，黄白色或淡棕色，可见排列整齐的肋骨。尾部渐细而长，尾下鳞双行。剥皮者仅留头尾之皮鳞，中段较光滑。气腥，味淡。

鉴别 粉末特征：黄色或淡棕色。角质鳞片近无色或淡黄色，具折光性，表面隐约可见淡灰色细粒状物，并具纵向条纹，平直或微弯曲，有的表面具极细密的平行纹理。表皮淡黄色或黄色。表面观可见密布棕色或棕黑色色素颗粒，常连成网状、分枝状或聚集成团。横纹肌纤维较多，淡黄色或近无色，多碎断。侧面观呈条块状，较挺直，边缘平整，有细密横纹，明暗相间，横纹平直或微波状，有的不清晰，肌原纤维极细，直径 1～2 μm。骨碎片近无色或淡灰色，呈不规则碎块，骨陷窝长梭形，大多同方向排列，骨小管密而稍粗，于横纵断面均明显可见。

【成分】 乌梢蛇全体含赖氨酸，亮氨酸，天冬氨酸，谷氨酸，甘氨酸，丙氨酸，苏氨酸，丝氨酸，胱氨酸，缬氨酸，甲硫氨酸，异亮氨酸，酪氨酸，苯丙氨酸，组氨酸，精氨酸，脯氨酸等 17 种氨基酸成分。

【药理】 1. 抗关节炎作用 乌梢蛇水解液灌胃，对胶原诱导的关节炎(CIA)大鼠有预防和治疗CIA作用，降低CIA大鼠的血清抗Ⅱ型胶原抗体水平和皮肤对Ⅱ型胶原的迟发型超敏反应。乌梢蛇水解液灌胃，降低胶原诱导的关节炎(CIA)大鼠血清TNF-α水平，提高血清中IL-10水平，对IL-1β和IL-4水平无影响。

2. 抗炎镇痛作用 乌梢蛇水煎剂或醇提取液，抑制大鼠琼脂性足肿胀和二甲苯所致鼠耳肿胀。小鼠热板法和扭体法试验表明，水煎剂或醇提取液有镇痛作用。

3. 抗惊厥作用 乌梢蛇水煎剂或醇提取液能抑制小鼠电惊厥的发生，醇提取液尚能对抗小鼠戊四唑惊厥的发生。

4. 抗蛇毒作用 乌梢蛇血清腹腔或静脉注射，对给予亚致死量的五步蛇毒小鼠有保护作用。蛇血清可阻止五步蛇毒所致的凝血时间延长。乌梢蛇血清对眼镜蛇毒、银环蛇毒、蝮蛇毒、五步蛇毒、竹叶青蛇毒等有一定的对抗作用。

5. 其他作用 乌梢蛇血清灌服，升高正常小鼠白细胞数与NK细胞活性，对环磷酰胺诱发的小鼠NK细胞活性降低有恢复作用。乌梢蛇血清及主要成分牛磺胆酸、牛磺去氧胆酸灌胃，在小鼠氨水致咳实验和酚红实验中有镇咳、祛痰作用，它们对乙酰胆碱作用的离体豚鼠气管还有平喘作用。

毒性 小鼠腹腔注射，乌梢蛇水煎剂的LD_{50}为166.2 g/kg，醇提取液为20.41 g/kg。中毒症状有僵住、姿势固定和发绀等，因呼吸抑制而死亡。

【炮制】 1. 乌梢蛇 取原药材，除去杂质、头、鳞片及灰屑，切段。

2. 乌梢蛇肉 取乌梢蛇，用黄酒浸润，闷透后，取出，除去皮、骨，切段，晒干。

3. 酒乌梢蛇 一法：取乌梢蛇段，喷淋黄酒，拌匀，闷透后置锅内，用文火加热，炒至微黄色时，取出，放凉。每乌梢蛇100 kg，用黄酒20 kg。二法：取净乌梢蛇置容器内，用黄酒浸泡均匀，置笼屉内，用武火加热，蒸透后，取出切段，干燥。每乌梢蛇100 kg，用黄酒30 kg。

饮片性状 乌梢蛇呈半筒状小段，长约30 mm，表皮乌黑色，脊部具高突成屋脊状。切面黄白色或灰棕色，质坚硬，气腥，味淡。乌梢蛇肉呈小段片状，长20～30 mm，无皮、骨，黄白色或灰黑色，质韧，气腥，略有酒气。酒乌梢蛇形如乌梢蛇段，色泽加深，略有酒气。

贮干燥容器内，密闭，置阴凉干燥处。防蛀，防霉。

【药性】 甘，平。归肺、脾、肝经。

1.《药性论》："味甘，平，有小毒。"

2.《开宝本草》："无毒。"

3.《绍兴本草》："味甘，温。"

4.《品汇精要》："气厚于味，阳中之阴。臭腥。"

5.《雷公炮制药性解》："入脾、肺二经。"

6.《玉楸药解》："味咸，气平。"

【功用主治】 祛风湿，通经络，止痉。主治风湿顽痹，肌肤麻木，筋脉拘挛，肢体瘫痪，破伤风，麻风，风疹疥癣。

1.《药性论》："治热毒风，皮肤生疮，眉须脱落，㾦痒疥等。"

2.《开宝本草》："主诸风瘙隐疹，疥癣，皮肤不仁，顽痹。"

3.《本草元命苞》："医疠风病眉毛脱落，治风瘫行步艰辛。"

4.《纲目》："功与白花蛇(即'蕲蛇')同而性善无毒。"

5.《雷公炮制药性解》："专主去风，以理皮肉之症。"

6.《本草备要》："去风湿。"

7.《医林纂要》："滋阴明目。"

8.《本草求原》："入血散风。"

【用法用量】 内服：煎汤，6～12 g；研末，1.5～3 g；或入丸剂、浸酒服。外用：研末调敷。

【宜忌】 血虚生风者慎服。

《本经逢原》："忌犯铁器。"

【选方】 1. 治风痹，手足缓弱，不能伸举 乌蛇三两(酒浸，炙微黄，去皮、骨)，天南星一两(炮裂)，干蝎一两(微炒)，白附子一两(炮裂)，羌活一(二)两，白僵蚕一两(微炒)，麻黄二两(去根、节)，防风三分(去芦头)，桂心一两。上药，捣细罗为末，炼蜜和捣三二百杵，丸如梧桐子大。每服，不计时候，以热豆淋酒下十丸。(《圣惠方》乌蛇丸)

2. 治破伤风，项颈紧硬，身体强直 乌蛇、白花蛇各二寸(项后取，先酒浸，去骨，并酒炙)，蜈蚣一条(全者)。上三味，为细散。每服二钱至三钱匕，煎酒小沸调服。(《圣济总录》定命散)

3. 治婴儿撮口，不能乳者 乌梢蛇(酒浸，去皮、骨，炙)半两，麝香一分。为末，每用半分，荆芥煎汤调灌之。(《圣惠方》)

4. 治麻风 乌蛇一条(去皮、骨，酒蒸)，地骨皮(去土、骨)、山栀、白芷、草乌、白附子、胡椒各等分。为细末，入枫子油二两五钱拌匀，如无油，入枫子肉五两，和为丸。每服三四十丸，温酒送下，空心食前临卧，日进三服。(《秘传大麻风方》乌蛇丸)

5. 治一切干湿癣 乌蛇(酒浸，去皮、骨，炙)一两，干荷叶半两，枳壳(去瓤，麸炒)三分。上三味，捣罗为散。每服一钱匕，空心蜜酒调下，日、晚再服。(《圣济总录》三味乌蛇散)

6. 治虚弱儿童，颈间淋巴有小核，常易伤风咳嗽，或肺门淋巴结核 乌梢蛇肉(去头、皮)焙燥研细末，炼蜜为丸。每服3 g，每日2～3次。(《食物中药与便方》)

【临床报道】 治疗荨麻疹 用乌梢蛇研末制成止敏片，每片0.3 g，口服。治疗各型荨麻疹41例，慢性荨麻疹每次服5～8片，其他类型荨麻疹每次服5片，均日服3次。结果：基本治愈18例，显著进步8例，有效7例，无效8例，有效率80.5%。治疗时间：慢性荨麻疹基本治愈8例中，服药1月以内4例，1～2个月2例，3～4个月2例；人工荨麻疹及冷激性荨麻疹基本治愈各3例，服药时间均在20～30日。个别患者服药后有胃脘不适、恶心、呕吐等副作用。此外，止敏片用于湿疹、皮炎、皮肤瘙痒症、结节性痒疹及多形性红斑等皮肤病，也有一定效果。

【各家论述】 1.《本草述》："按李(时珍)氏谓此种(乌梢蛇)与白花蛇(即'蕲蛇')同功，但性善耳。第两种虽味俱甘，皆入血，而白花蛇独兼有咸，则入血而驱风者，乌梢蛇似难与之同，故《本草》所列主治，即有轻重之别也。但方书之用乌者，于他证或与白花蛇合用，且用乌蛇反多于白者，岂以其性善之故，于他证更有攸利欤？"

2.《本经逢原》："乌梢蛇，治诸风顽痹，皮肤不仁，风瘙瘾疹，疥癣热毒，眉须脱落，㾦痒等疮。但白花蛇主肺脏之风，为白癜风之专药。乌蛇主肾脏之风，为紫云风之专药。两者主治悬殊，而乌蛇则性善无毒耳。"

0996 乌蛇皮 wū shé pí 《纲目》

【基原】 为游蛇科乌梢属动物乌梢蛇的皮。

【原动物】 参见"乌梢蛇"条。

【采收加工】 宰杀乌梢蛇时，剥取蛇皮，鲜用或晒干。

【药性】 甘，平。

【功用主治】 祛风去翳，解毒消肿。主治目翳，唇疮，喉痹。

《纲目》："治风毒气，眼生翳，唇紧唇疮。"

【用法用量】 内服：煎汤，3～6 g。外用：烧灰存性，调敷。

【选方】 治喉痹，咽喉肿痛，上焦风热痰唾不利 乌蛇皮(烧灰)、白梅(微炒)、甘草(生锉)各一分，桂心半分。上为细散，每服以新绵裹二钱，含咽津，立通。(《普济方》)

0997 乌蛇卵 wū shé luǎn 《纲目》

【异名】 蛇蛋(《四川中药志》)。

【基原】 为游蛇科乌梢属动物乌梢蛇的卵。

【原动物】 参见“乌梢蛇”条。

【采收加工】 产卵季节收集。

【功用主治】 祛风，收涩。主治麻风，疥癣，久痢，脱肛。

《纲目》：“治大风癞疾。”

【用法用量】 内服：为丸或炖汤。外用：研末调搽。

【选方】 1. 治丸子烂疡　将蛇蛋炕焦，配麝香、冰片共研末，调麻油搽。

2. 治疟疾及痢下不止　蛇蛋、黑三棱子肉共炖汤服。（1、2方出自《四川中药志》1960年版）

【各家论述】 《纲目》：“《圣济总录》治癞风，用乌蛇卵和诸药为丸服，云与蛇肉同功。”

0998 乌蛇膏 wū shé gāo （《纲目》）

【基原】 为游蛇科乌梢属动物乌梢蛇的脂肪。

【原动物】 参见“乌梢蛇”条。

【采收加工】 宰杀乌梢蛇时，取其脂肪，鲜用。

【功用主治】 主治耳聋。

【用法用量】 外用：塞耳。

0999 乌骚风 wū sāo fēng （《分类草药性》）

【异名】 乌骨鸡、黑乌骨（《四川中药志》），柳叶过山龙、黑骨头（《贵州药用植物目录》），飞仙藤、达风藤（《云南中药资源名录》）。

【基原】 为萝藦科杠柳属植物青蛇藤的茎。

【原植物】 青蛇藤 *Periploca calophylla* (Wight) Falc. [*Streptocaulon calophyllum* Wight]　又名：铁夹藤（《中国经济植物志》），美叶杠柳（《全国中草药汇编》）。

藤状灌木。全株具乳汁。叶对生，近革质；叶柄极短，长1～2 mm；叶片椭圆状披针形，长4.5～6 cm，宽约1.5 cm，先端渐尖，基部楔形，上面深绿色，下面淡绿色；侧脉纤细，密生，叶缘具一条边脉。聚伞花序腋生，长达2 cm，着花达10朵；苞片具缘毛；花萼5裂，边缘具缘毛，内面基部有5个腺体；花冠深紫色，辐状，花冠筒长约1.5 cm，花冠裂片内面被白色柔毛；副花冠环状，着生于花冠的基部，5～10裂，其中5裂片延伸为丝状；雄蕊着生于花冠的基部，花丝离生，花药背部被长柔毛；花粉颗粒状，载粉器的柄直立，先端张大成匙形；子房为2枚离生心皮组成，柱头先端2裂。蓇葖果双生，长达12 cm，直径约5 mm。种子长圆形，黑褐色，先端具长3 cm的白色绢质种毛。花期4～5月，果期8～9月。

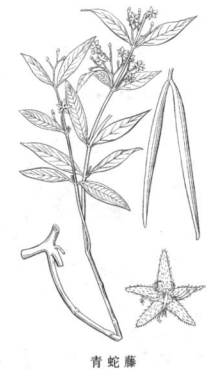

青蛇藤

生于海拔1 000 m以下的山谷杂树林中。分布于西南及湖北、湖南、广西、西藏等地。

【采收加工】 9～10月采收，切段，晒干。

【药材】 乌骚风 *Periplocae Calophyllae Caulis*　产于湖北、湖南、广西、四川等地。

性状　藤茎呈长圆柱形，长短不等。表面黑褐色，粗糙，皱缩；有多数横裂纹和圆点状棕色皮孔，并常有灰白色地衣斑块。质坚韧，不易折断，折断面不平坦，皮部较薄，露出白色长纤维，木部淡黄色，密布细小孔洞（导管），中央有小型髓部。无臭，味苦。

【成分】 细枝含多种孕甾烯衍生物：卡罗星苷（calocin），普罗星苷（plocin），普罗星苷元（plocigenin），普罗星宁苷（plocinine），罗星苷（locin）和卡罗星宁苷（calocinin）；三萜类：α-香树脂醇（α-amyrin），β-香树脂醇（β-amyrin），α-香树脂醇乙酸酯（α-amyrin acetate）和β-香树脂醇乙酸酯（β-amyrin acetate），齐墩果酸（oleanolic acid），常春藤皂苷元（hederagenin）和阿江榄仁酸（arjunolic acid），熊果酸（ursolic acid），2α-羟基熊果酸（2α-hydroxyursolic acid），羽扇豆醇乙酸酯（lupeol acetate）；酚性化合物：4-羟基-3，5-二甲氧苯甲醛（4-hydroxy-3，5-dimethoxybenzaldehyde），3-甲氧基-4-羟基苯甲酸（3-methoxy-4-hydroxybenoic acid），胡萝卜苷（daucosterol），大黄素甲醚（1，8-dihydroxy-3-methoxy-6-methy-lanthraquinone），萝藦苷元（periplogenin）。

【药理】 强心作用　乌骚风树皮制剂从腿淋巴囊注入，使在位蛙心停跳于收缩期。制剂静脉注射，对在位兔心、巴比妥钠抑制的兔心均能增强心肌收缩力，加大心跳振幅直至停止于舒张期。制剂也加强离体豚鼠心脏收缩力。制剂静脉注射，使猫心电图ST段降低，T波倒置，阵发性心室性心动过速，最后心室停搏。

毒性　酊剂静脉注射对鸽的平均致死量为31.86±1.62 mg/kg。中毒死亡前出现震颤、恶心、呕吐、排大小便、瞳孔放大及呼吸停止。

【药性】 辛、微苦，温，小毒。

1.《分类草药性》：“性热。”

2.《全国中草药汇编》：“辛、微苦，温。”

3.《四川中药志》1982年版：“辛，温，有小毒。”

【功用主治】 祛风除湿，活血止痛。主治风寒湿痹，肢体麻木，腰痛，跌打损伤。

1.《分类草药性》：“走表散寒，治腰痛，去风散血。”

2.《四川中药志》1960年版：“治腰痛，风湿麻木，跌打损伤，蛇咬伤。”

3.《全国中草药汇编》：“治月经不调。”

【用法用量】 内服：煎汤，9～12 g；或浸酒。外用：浸酒搽。

【选方】 1. 治风湿手脚麻木　乌骚风9 g，红活麻根15 g，胭脂花根30 g。炖肉服。

2. 治风湿关节疼痛　乌骚风15 g，刺五加9 g，凤仙花根9 g，红牛膝9 g。泡酒服。

3. 治跌打损伤肿痛　乌骚风12 g，石吊兰12 g，香巴戟12 g，地苏木12 g。水煎，加酒适量兑服。（1～3方出自《四川中药志》1982年版）

1000 乌榄仁 wū lǎn rén （《纲目》）

【基原】 为橄榄科橄榄属植物乌榄的种仁。

【原植物】 参见“乌榄”条。

【采收加工】 秋季果熟时摘取果实，除去果肉，击碎核壳，取出种仁。

【药性】 甘、淡，平。

1.《纲目》：“味甘美。”

2.《纲目拾遗》：“甘、淡。”

【功用主治】 《纲目拾遗》：“润肺，下气，补血，杀诸鱼毒。”

【用法用量】 内服：煎汤，3～6 g。

1001 乌榄叶 wū lǎn yè （《生草药性备要》）

【基原】 为橄榄科橄榄属植物乌榄的叶。

【原植物】 参见“乌榄”条。

【采收加工】 四季均可采收，鲜用或晒干。

【药理】 降压作用　大鼠股静脉注射乌榄叶水煎醇沉水提液，有快速明显的持久降压作用，心率无明显的变化。小鼠腹腔注射给药，最大耐药量为 43.2 g/kg，毒性低。

【药性】 微苦、涩，凉。

1.《广西本草选编》："味甘、涩，性温。"

2.《全国中草药汇编》："微苦、微涩，凉。"

【功用主治】 清热解毒，止血。主治感冒发热，肺热咳嗽，丹毒，疖肿，崩漏。

1.《生草药性备要》："洗斑毒。"

2.《广西本草选编》："主治丹毒。"

3.《全国中草药汇编》："清热解毒，消肿止痛。主治感冒，上呼吸道炎，肺炎，多发性疖肿。"

【用法用量】 内服：煎汤，6～15 g。外用：煎水洗。

【选方】 治子宫出血 乌榄叶 30 g（微炒黑），金樱蔃（炒）15 g，雄鸡肉 250 g。连鸡血共炒熟，加酒 6 g 顿服。（《陆川本草》）

1002 乌榄核 wū lǎn hé（《广西本草选编》）

【基原】 为橄榄科橄榄属植物乌榄的果核。

【原植物】 参见"乌榄"条。

【采收加工】 果实成熟后采收，除去果肉，鲜用或晒干。

【药性】《广西本草选编》："味甘涩，性温。"

【功用主治】《广西本草选编》："主治外伤出血，诸骨鲠喉。"

【用法用量】 外用：烧存性，研末敷。内服：磨汁，3～6 g。

1003 乌榄根 wū lǎn gēn（《岭南采药录》）

【基原】 为橄榄科橄榄属植物乌榄的根。

【原植物】 参见"乌榄"条。

【采收加工】 四季均可采挖，鲜用或晒干。

【药性】 淡、涩，平。

1.《广西本草选编》："味甘、涩，性温。"

2.《全国中草药汇编》："淡，平。"

【功用主治】 止血，祛风湿，舒筋络。主治内伤吐血，风湿痹痛，腰腿疼痛，手足麻木。

1.《岭南采药录》："治内伤吐血，色伤咳嗽，以之和猪精肉煎汤服之。"

2.《广西本草选编》："止血除痹。主治风湿痹痛。"

【用法用量】 内服：煎汤，15～30 g。

【选方】 治内伤吐血，风湿痹痛 （乌榄）根 30 g。同瘦猪肉炖服。（《广西本草选编》）

1004 乌蔹莓 wū liǎn méi（《新修本草》）

【异名】 拔、茏葛（《尔雅》），龙尾、虎葛（《尔雅》郭璞注），五叶莓（陶弘景），笼草、乌蔹草（《蜀本草》），五叶藤（《履巉岩本草》），五爪龙（《简便方》），五爪龙草（《医学正传》），赤葛、赤泼藤（《纲目》），五龙草（《本草述》），五爪龙藤（《文堂集验方》），母猪藤（《草木便方》），五叶茑（《现代实用中药》）。

【基原】 为葡萄科乌蔹莓属植物乌蔹莓的全草或根。

【原植物】 乌蔹莓 *Cayratia japonica* (Thunb.) Gagnep. [*Vitis japonica* Thunb.]

多年生草质藤本。茎带紫红色，有纵棱；卷须二歧分叉，与叶对生。鸟趾状复叶互生；小叶 5，膜质，椭圆形、椭圆状卵形至狭卵形，长 2.5～8 cm，宽 2～3.5 cm，先端急尖至短渐尖，有小尖头，基部楔形至宽楔形，边缘具疏锯齿，两面脉上有短柔毛或近无毛，中间小叶较大而具较长的小叶柄，侧生小叶较小；叶柄长可达 4 cm 以上。聚伞花序呈伞房状，通常腋生或假腋生，具长梗；花小，黄绿色；花萼不明显；花瓣 4，先端无小角或有极轻微小角；雄蕊 4，与花瓣对生；花盘肉质，浅杯状；子房陷于 4 裂的花盘内。浆果卵圆形，成熟时黑色。花期5～6月；果期 8～10 月。

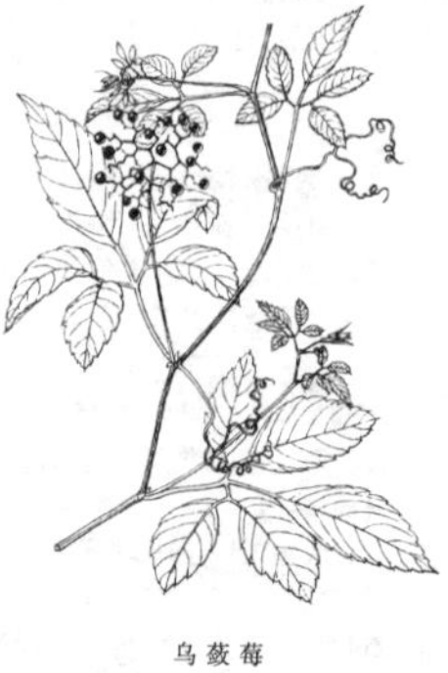

乌 蔹 莓

生于山坡、路旁灌木林中，常攀缘于它物上。分布于江苏、浙江、安徽、福建、江西、山东、河南、湖北、广东、广西、四川、陕西、甘肃、台湾等地。

本种在山东和江苏北部地区通称绞股蓝，不可与葫芦科植物绞股蓝混淆。

【栽培】 生物学特性 喜温暖湿润的气候。生长适温为 25～30 ℃，喜半荫环境。对土壤要求不严，庭院、篱旁、林缘等均可栽种。

繁殖方法 用扦插繁殖和种子繁殖。扦插繁殖：于春季选取粗壮茎蔓，截成长 12～15 cm 的小段作插穗，按行株距 15 cm×(3～4)cm 斜插入苗床，20 日左右，生根长叶时，按行株距 40 cm×40 cm 移栽。种子繁殖：于春季播种育苗。条播，行距 15 cm，将种子均匀播入沟内，覆土 2～3 cm，浇水保湿。当苗高 20～25 cm 时移栽。

此外，还可用压条和分株繁殖。田间管理当苗高 30 cm 左右时可搭架缚蔓，以利藤蔓攀缘。在 6、7 月追肥 1～2 次。

【采收加工】 夏、秋季割取藤茎或挖出根部，切段，晒干或鲜用。

【药材】 乌蔹莓 *Cayratiae Japonicae Herba seu Radix* 产于江苏、浙江、江西、湖南、贵州、四川、福建、广东、广西等地。

性状 茎圆柱形，扭曲，有纵棱，多分枝，带紫红色；卷须二歧分叉，与叶对生。叶皱缩；展平后为鸟足状复叶，小叶 5，椭圆形、椭圆状卵形至狭卵形，边缘具疏锯齿，两面中脉有毛茸或近无毛，中间小叶较大，有长柄，侧生小叶较小；叶柄长可达 4 cm 以上。浆果卵圆形，成熟时黑色。气微，味苦、涩。

鉴别 茎横切面：表皮细胞外被乳状突起的角质层，有的细胞含红棕色色素。皮层狭窄，外侧棱脊处有厚角组织，内侧纤维束断续排列成环；黏液细胞散在，内含草酸钙针晶束；有的薄壁细胞含红棕色色素。维管束外韧型，数个排列成环。髓部亦有黏液细胞，含有草酸钙针晶束。薄壁细胞含淀粉粒，有的含有红棕色色素。

【成分】 全草含挥发油：樟脑（camphor），香桧烯（sabinene），玷㺆烯（copaene），β-波旁烯（β-bourbonene），别香橙烯（alloaromadendrene），β-榄香烯（β-elemene），γ 和 δ-荜澄茄烯（cadinene），δ-荜澄茄醇（δ-cadinol），檀香萜醇（santalol），4，8-二甲基喹啉（4，8-dimethyl quinoline），棕榈酸甲酯（methylpalmitate），α-水芹烯（α-phellandrene），乙酸龙脑酯（bornyl acetate），辣薄荷酮（piperitone），α-松油醇（α-terpineol），6，10，14-三甲基-2-十五烷酮（6，10，14-trimethyl-2-pentadecanone），1-二十烷炔（1-eicosyne），十甲基环己硅氧烷（decamethy lcyclohexasi-loxane）等 30 种成分。还含三十一烷（hentriacontane），棕榈酸（palmitic acid），硬脂酸（stearic acid），无羁萜（friedelin），无羁萜-3β-醇（friedelin-3β-ol）和胡萝卜苷（daucosterin）；芹菜素（apigenin），木犀草素（luteolin），木犀草素-7-*O*-葡萄糖苷（luteolin-7-*O*-glucoside），羽扇豆醇（lupeol）。

果皮中含乌蔹色苷（cayratinin）即是飞燕草素-3-对香豆酰槐糖苷-5-单葡萄糖苷（delphinidin-3-*p*-coumaroylsophoroside-5-monoglucoside）。

【药理】 1. 抗病毒、抗菌作用 乌蔹莓注射液在鸡胚内抑制流行性感冒病毒 A_3/沪防-77-56-E_2 及京科 68-1 株等，在人胚肾组织培养中抑制腺病毒3型、副流感病毒仙台株。乌蔹莓挥发油腹腔注射对感染流感病毒A_3型小鼠有抗病毒活性，体外还抑制感染单纯疱疹病毒Ⅰ型的细胞。乌敛莓水提液体外对金黄色葡萄球菌、福氏痢疾杆菌、铜绿假单胞菌、伤寒杆菌等9种细菌有抑菌作用。

2. 抗炎解热作用　乌蔹莓水煎醇沉液、醇提取液灌胃，对二甲苯所致小鼠耳郭炎症、大鼠塑料环肉芽肿、大鼠蛋清性及角叉莱胶足肿胀均有对抗作用，抑制以渗出和肉芽组织增生为主的炎症过程。其抗炎作用与垂体-肾上腺系统无关。乌蔹莓注射液皮下注射，对肺炎链球菌和流感杆菌引起的家兔体温升高也有降低或延缓作用。

3. 对凝血和免疫功能的影响　大鼠灌服乌蔹莓醇提取液，减少血栓长度和血栓干重，降低血小板黏附率，而水煎醇沉液则无作用。乌蔹莓抑制ADP、胶原诱导的大鼠血小板聚集，抑制白陶土部分凝血活酶时间(KPTT)和凝血酶时间(TT)。小鼠灌服乌蔹莓醇提取液、水煎醇沉液，增强腹腔巨噬细胞吞噬的功能。大鼠灌服乌蔹莓醇提取液，抑制外周血T淋巴细胞，促进B淋巴细胞。醇提取液、水煎醇沉液灌胃，抑制大、小鼠胸腺重量，轻度抑制脾脏重量，增加肾上腺重量。

4. 其他作用　乌敛莓加入饲料喂饲大鼠，促进大鼠体重增长，提高血清高密度脂蛋白。

毒性　乌蔹莓水煎醇沉液小鼠腹腔注射的LD_{50}为51.12 g/kg；乌蔹莓醇提取液的LD_{50}为102.8 g/kg。

【药性】 苦、酸，寒。归心、肝、胃经。

1.《新修本草》："味酸、苦，寒，无毒。"

2.《履巉岩本草》："味甘，寒。"

3.《品汇精要》："味酸苦，性寒泄，味厚于气，阴也。"

4.《广西本草选编》："味淡，性寒。"

5. 南药《中草药学》："入心、小肠经。"

6.《福建药物志》："辛、苦，凉，有小毒。"

【功用主治】 清热利湿，解毒消肿。主治热毒痈肿，疔疮，丹毒，咽喉肿痛，蛇虫咬伤，水火烫伤，风湿痹痛，黄疸，泻痢，白浊，尿血。

1.《本草经集注》："捣敷疮肿、蛇虫咬处。"

2.《新修本草》："主风毒热肿，游丹，蛇伤，捣敷并饮汁。"

3.《履巉岩本草》："治痈疽发背，捣烂罨患处。"

4.《纲目》："凉血解毒，利小便；根擂酒服，消疖肿。"

5.《药性考》："(治)尿血喉痹，扑跌伤残。""捣敷一切肿毒恶疮，去邪热。"

6.《草木便方》："母猪藤根补益强，疮毒捣涂虚损良，清热解毒消结核，能涂九子虚气疡。"

7.《分类草药性》："去风散痰。治五种黄病、母猪风。"

8.《江苏省植物药材志》："热水泡，熏腿可止痛。"

9.《贵阳民间药草》："治风湿瘫痪。"

10.《湖南药物志》："治偏头风，痔疮。"

【用法用量】 内服：煎汤，15～30 g；浸酒或捣汁饮。外用：捣敷。

【选方】 1. 治一切肿毒、发背、乳痈、便毒、恶疮初起者　五叶藤或根一握，生姜一块。捣烂，入好酒一盏，绞汁热服，取汗，以渣敷之。用大蒜代姜亦可。(《寿域神方》)

2. 治带状疱疹　乌蔹莓根，磨烧酒与雄黄，抹患处。(《福建药物志》)

3. 治风湿瘫痪，行走不便　母猪藤45 g，大山羊30 g，大风藤30 g，泡酒500 g。每服15～30 g，日服2次，经常服用。(《贵阳民间药草》)

4. 治白浊，色白若泔浆浊，在尿后不痛者，乃湿热所致　五爪龙藤连根一两，土茯苓、牛膝各八钱。生白酒三碗，煎至一碗，空心服三次愈，并治下疳如神。(《文堂集验方》)

5. 治毒蛇咬伤，眼前发黑，视物不清　鲜乌蔹莓全草捣烂绞取汁60 g，米酒冲服。外用鲜全草捣烂敷伤处。(《江西民间草药》)

1005 乌藨连 wū piāo lián (《贵州民间药物》)

【异名】 细辛(《滇南本草》)，乌泡连、山羊臭、如意草、母犁头草(《贵州民间药物》)，鸡心七、白三百棒、红三百棒(《全国中草药汇编》)，苕叶细辛(《秦岭巴山天然药物志》)。

【基原】 为堇菜科堇菜属植物萱的全草或根茎。

【原植物】 萱 *Viola moupinensis* Franch. [*V. palustris* L. var. *moupinensis* Franch.]　又名：黄堇(《云南种子植物名录》)，筋骨七(《秦岭植物志》)。

多年生草本。无地上茎，有时具长达30 cm的匍匐枝。根茎粗大，垂直或有时斜生，节间短而密。叶基生；叶柄长4～10 cm，花后长达25 cm；托叶离生，卵形，淡褐色或上半部色较浅；叶片心形或肾状心形，花后增大呈肾形，长约9 cm，宽约10 cm，先端急尖或渐尖，基部弯缺或宽三角形，边缘有具腺体的钝锯齿。花较大，淡紫色或白色，具紫色条纹；萼片披针形或狭卵形，基部附属物短；花瓣长圆状倒卵形；距囊状，较粗；雄蕊短，5枚，下方2枚雄蕊基部具有蜜腺的附属物，伸入距内；子房无毛，柱头平截。蒴果椭圆形，有褐色腺点。花期4～6月，果期5～7月。

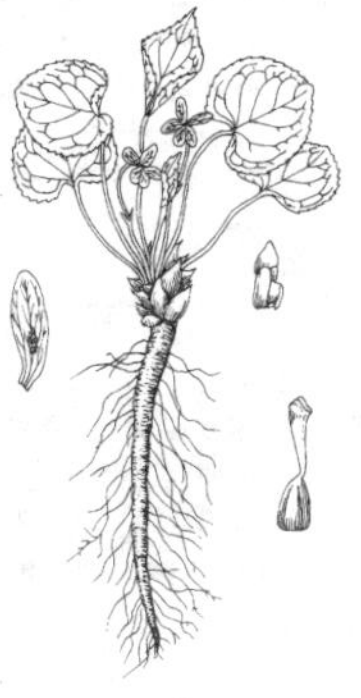

萱

生于林缘旷地或灌丛中、溪旁及草坡等处。分布于西南及江苏、浙江、安徽、福建、江西、湖北、湖南、广东、广西、陕西、甘肃等地。

【采收加工】 7～9月采收，鲜用或晒干。

【药性】 微甘、涩，寒。

1.《滇南本草》："味苦、辛，性温。阴中之阳也。"

2.《贵州民间药物》："性咸(疑为'寒')，味微甘。"

3.《秦岭巴山天然药物志》："微甘，性寒。"

【功用主治】 清热解毒，活血止痛，止血。主治疮痈肿毒，乳房硬肿，麻疹热毒，头痛牙痛，跌打损伤，开放性骨折，咳血，刀伤出血。

1.《滇南本草》："祛风明目，止头风疼，疗牙齿疼，攻痈疽毒疮。"

2.《贵州民间药物》："清热，解毒，止咳血。"

3.《全国中草药汇编》："清热解毒，温经通络，活血止血，接骨。主治跌打损伤，咳血；外用治乳腺炎，刀伤，开放性骨折，疔疮肿毒。"

4.《秦岭巴山天然药物志》："通关，利窍，止痛，散寒。"

【用法用量】 内服：煎汤，9～15 g；或泡酒。外用：捣敷。

【选方】 1. 治痈疽红肿咬痛　细辛，不拘等分，煎汤，点水酒服。有脓者溃，无脓者散。(《滇南本草》)

2. 治乳痈　乌泡连、黄瓜香及拦路虎各等分。捣烂，拌酒糟或用酒炒热，敷患处。(《贵州民间药物》)

3. 治麻疹热毒　鲜(苕叶细辛)全草和金银花各9 g。水煎服。

4. 治白带　苕叶细辛、仙鹤草、龙葵各适量。炖肉吃。(3、4方出自《秦岭巴山天然药物志》)

1006 ## 乌龙摆尾 wū lóng bǎi wěi（《湖南药物志》）

【异名】 蛇乌苞、黑乌泡、倒水莲、乌泡(《湖南药物志》),灰毛泡、红泡勒、大勒潭(《广西药用植物名录》)。

【基原】 为蔷薇科悬钩子属植物灰白毛莓的叶。

【原植物】 灰白毛莓 *Rubus tephrodes* Hance　又名：灰绿悬钩子(《拉汉种子植物名称》)。

落叶灌木,高3～4 m。小枝及老叶柄具针状刺和灰白色绒毛,杂生腺毛。单叶互生,纸质;叶柄长1.5～3 cm;托叶三角状,深条裂;叶片近圆形或广卵形,长宽各4.5～8(～11)cm,先端短尖,基部心形,边缘有浅缺刻和不整齐的细锯齿,上面主脉上具疏短毛,下面密生灰白色茸毛,侧脉3～4对。圆锥花序顶生,总花梗及花梗密被茸毛;花萼5裂;花瓣5,白色;雄蕊多数;雌蕊多数。聚合果近圆形,紫褐色。花期6～8月,果期8～10月。

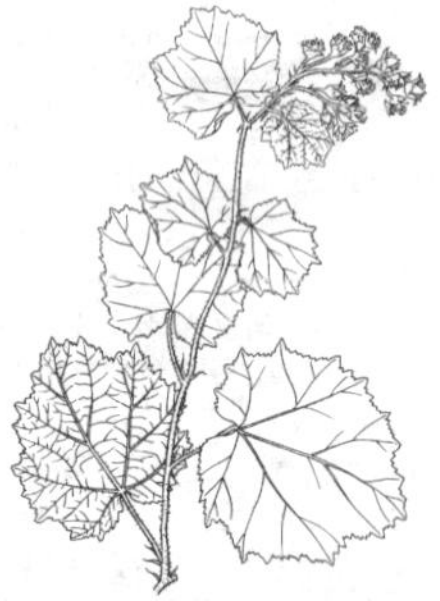

灰白毛莓

生于海拔1 500 m的山坡、路旁或灌丛中。分布于安徽、福建、江西、湖北、湖南、广东、广西、贵州、台湾等地。

本植物的叶(乌龙摆尾叶)、果实(蓬蘽)亦供药用,另设专条。

【栽培】 生物学特性　喜温暖气候和湿润环境,对土质要求不严,一般土壤均能种植,但以排水良好、疏松肥沃的壤土栽培为佳。

繁殖方法　繁殖方法,用分株繁殖法:于早春萌芽前或冬季叶落后,把老蔸连根挖起,剪去枝顶,分成单株,每株都要带根,按行株距60 cm×50 cm开穴,穴深20～25 cm,每穴栽1～2株,栽后覆土、踏实,淋水保苗。

田间管理　栽后的当年和次年,每年的2、5、10月进行除草1次,2月份结合中耕除草追施人畜粪水1次。

【采收加工】 秋、冬季挖根,除去茎干和须根,切片晒干。

【药性】 《湖南药物志》:"酸、涩,无毒。"

【功用主治】 《湖南药物志》:"活血,止血,通经络。主治咳嗽,吐血,脚痛。"

【用法用量】 内服:煎汤,10～20 g。

【选方】 治痢疾　乌龙摆尾60～90 g,金樱子根30～60 g。水煎,红痢加红糖,白痢加白糖服。(《湖南药物志》)

1007 ## 乌奴龙胆 wū nú lóng dǎn（《新华本草纲要》）

【基原】 为龙胆科龙胆属植物乌奴龙胆的全草。

【原植物】 乌奴龙胆 *Gentiana urnula* H. Smith[*Gentianodes urnula* (H. Smith) A. et D. Love]

多年生草本,高4～6 cm。具发达的匍匐茎。须根多数,略肉质,淡黄色。枝多数,稀疏丛生,节间短缩。叶密集,覆瓦状排列,基部为黑褐色残叶,中部为黄褐色枯叶,上部为绿色或带淡紫色的新鲜叶;叶柄白色膜质,光滑;叶片扇状截形,长7～13 mm,宽5～10 mm,先端截形,中央凹陷,基部渐狭,中脉软骨质,在下面成脊状突起,平滑。花单生,稀2～3朵丛生枝顶,基部包围于上部叶丛中;无花梗;花萼裂片绿色或紫红色,叶状,与叶同形,截形;花冠淡紫红色或淡蓝紫色,具深蓝灰色条纹,壶形或钟形,长2～4 cm,全缘,褶整齐,形状多变化,截形或圆形,边缘具不整齐细齿;雄蕊5,生于花冠筒中下部;子房披针形或线状椭圆形,花柱明显,柱头小,2裂,裂片外反,三角形。蒴果外露,卵状披针形,先端急尖,基部钝,果柄细瘦。种子黑褐色,长圆形,表面具蜂窝状网隙。花、果期8～10月。

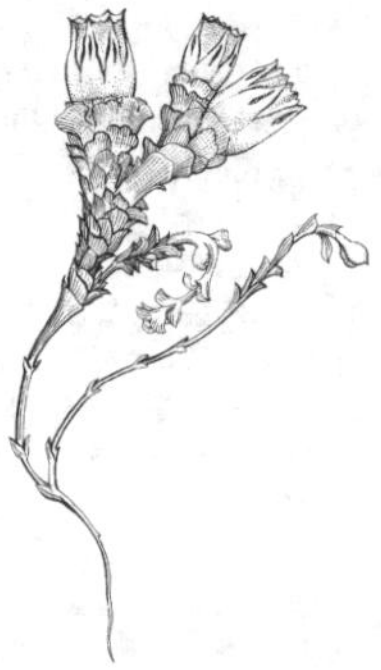

乌奴龙胆

生于海拔3 900～5 700 m的高山草甸、高山砾石带及沙石山坡。分布于西藏、青海等地。

【采收加工】 8～9月采收,晾干。

【成分】 含乌奴龙胆苷(gentiournoside)A、B、C、D、E。

【药性】 苦,寒。

1.《西藏常用中草药》:"性寒,味苦。"

2.《青藏高原药物图鉴》:"无毒。"

【功用主治】 《西藏常用中草药》:"清热解毒,止泻。主治流感发热,咽喉肿痛,黄疸,热性腹泻等症。"

【用法用量】 内服:煎汤,3～6 g。

1008 ## 乌鸦翅羽 wū yā chì yǔ（《本草图经》）

【异名】 鸦翅(《丹溪心法》)。

【基原】 为鸦科鸦属动物大嘴乌鸦的翅羽。

【原动物】 参见"乌鸦"条。

【采收加工】 捕捉后,拔取翅羽。

【功用主治】 活血祛瘀。主治跌仆瘀血,破伤风,痘疮倒陷。

1.《纲目》:"治针刺入肉。又治小儿痘疮不出复入。"

2.《东医宝鉴》:"破瘀血。"

【用法用量】 内服:烧存性研末,入丸、散。外用:焙研调敷。

【选方】 1. 治破伤风,血凝心　鸦翅烧灰存性,研细,酒调一钱。(《丹溪心法》)

2. 治痘疮复陷　取老鸦左翅,烧灰,用豮猪血和丸,芡子大。每服一丸,以豮猪尾血同温水化服。(《痘疹论》)

1009 ## 乌贼鱼肉 wū zéi yú ròu（《别录》）

【基原】 为乌贼科无针乌贼属动物无针乌贼和乌贼属动物金乌贼等乌贼的肉。

【原动物】 参见"海螵蛸"条。

【采收加工】 捕得乌贼后,剖取其内壳,即海螵蛸。肉洗净,鲜用或制成干品(称为墨鱼干)。

【药性】 咸,平。归肝、肾经。

1.《别录》:"味酸,平。"

2.《医林纂要》:"咸,平。"

3.《本草求真》:"入肝、肾。"

【功用主治】 养血滋阴。主治血虚经闭,崩漏,带下。

1.《别录》:"主益气强志。"

2.《日华子》:"通月经。"

3.《医林纂要》:"补心通脉,和血清肾,去热保精。作脍食,大能养血滋阴,明目去热。"

4.《随息居饮食谱》:"疗口咸,滋肝肾,补血脉,理奇经,愈崩淋,利胎产,调经带,疗疝瘕,最益妇人。"

【用法用量】 内服:煮食,1～2条。

【宜忌】 《食物本草》:"能动风气,不可久食。"

【选方】 1. 治腰肌劳损　乌贼干1～2条,杜仲30 g。炖熟,取肉及汤内服。

2. 治食欲不振　乌贼干 1～2 条，用童便浸透，清水洗净，加入龙芽草、夏枯草、蜈蚣草各 10 g。文火煎透，去渣取汁及肉内服。（1、2 方出自《海味营养与药用指南》）

【各家论述】《本草求真》："乌贼鱼肉按书止言气味酸平，又言其味珍美，食则动风与气，其治载能益气强志，及通妇人月经，可知其性属阴，故能入肝补血，入肾滋水强志，而使月事以时而下也。"

1010 乌榄树皮 wū lǎn shù pí（《广西民族药简编》）

【基原】为橄榄科橄榄属植物乌榄的树皮。

【原植物】参见"乌榄"条。

【采收加工】四季均可采，鲜用或晒干。

【药性】微苦、涩，凉。

【功用主治】止血。主治内伤吐血。

【用法用量】内服：煎汤，10～30 g。

1011 乌毛蕨贯众 wū máo jué guàn zhòng（南药《中草药学》）

【异名】青蕨倪、大英雄、大蕨锯草、铁蕨、黑蕨猫（《广西药用植物名录》），铁蕨黑蕨猫（《广西中草药》），黑狗脊、龙船蕨（南药《中草药学》），大凤尾草（《中药大辞典》）。

【基原】为乌毛蕨科乌毛蕨属植物乌毛蕨的根茎。

【原植物】乌毛蕨 *Blechnum orientale* L.　又名：东方乌毛蕨（《野生植物图说》）。

植株高 1～2 m。根茎直立，粗壮，木质，连同叶柄基部密被暗褐色光亮的披针形鳞片。叶簇生；叶柄棕禾秆色，坚硬，上面有纵沟，沟两侧有瘤状气囊体疏生，向上无鳞片；叶片革质，长阔披针形，长50～120 cm，宽 25～40 cm，一回羽状；羽片多数，下部数对缩短，最下部的突然缩小成耳片，中部羽片长15～25（～40）cm，宽 1～2 cm，线状披针形，基部圆或楔形，无柄，全缘；侧脉细而密，通常分叉。孢子囊群线形，沿中脉两侧着生；囊群盖同形，开向中脉。

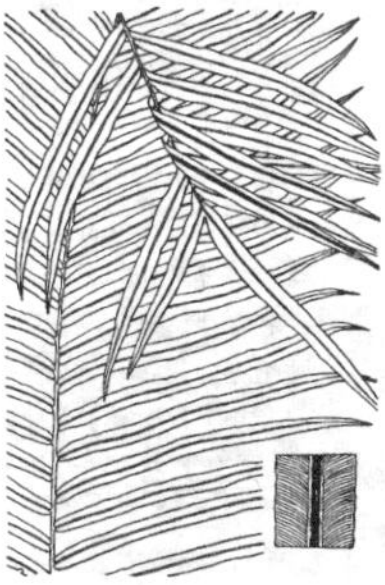

乌 毛 蕨

生于海拔 100～1 300 m的山坡灌木丛中或溪沟边。分布于西南及浙江、福建、江西、湖南、广东、广西、海南、台湾等地。

本植物的嫩叶（东方乌毛蕨叶）亦供药用，另设专条。

【采收加工】春、秋采挖根茎，削去叶柄、须根，鲜用或晒干。

【药材】乌毛蕨贯众 *Blechni orientalis Rhizoma*　主产于湖南、广东、海南、广西等地。

性状　本品根茎呈圆柱形或棱柱形，上端稍大，长 10～20 cm，直径 5～6 cm；棕褐色或黑褐色。根茎直立，粗壮，密被有空洞的叶柄残基及须根和鳞片。叶柄残基扁圆柱形，表面被黑褐色伏生的鳞片，脱落处呈小突起，粗糙；质坚硬，横断面多呈空洞状，皮部薄，有 10 余个点状维管束，环列，内面 2 个稍大。叶柄基部较粗，外侧有一瘤状突起，簇生 10 余条须根。气微弱而特异，味微涩。

鉴别　(1) 叶柄横切面：类三角形，外侧为数列厚壁细胞。基本组织中有 8～9 个类圆形、环状排列的分体中柱；周韧型维管束。

根茎横切面：形状不规则，常呈多角形，基本组织中有 8～11 个分体中柱，大小不一，大的呈长圆形、棒形、"V"形，小的类圆形，环列；周韧型维管束。

(2) 取本品横切片，滴加 1% 香草醛乙醇溶液及浓盐酸；镜检，可见细胞间隙的内生腺毛显红色。

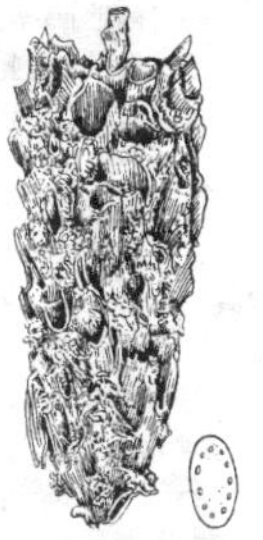

(1)　(2)

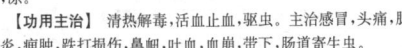

乌毛蕨贯众根茎外形
(1) 全形
(2) 叶基横断面

【成分】根茎含绿原酸（chlorogenic acid）。甾醇类：5-胆甾烯醇（cholest-5-enol），24α-乙基-5-胆甾烯醇（24α-ethylcholest-5-enol），24α-乙基-5，22-胆甾二烯醇（24α-ethylcholest-5，22-dienol），24α-及 24β-甲基-5-胆甾烯醇（24α-＆ 24β-methylcholest-5-enol），24-甲基-5，22-胆甾二烯醇（24-methylcholesta-5，22-dienol）。

【药理】抗病毒作用　体外试验乌毛蕨贯众有较强抗腺病毒活性。乌毛蕨贯众灌胃稍有缩短家兔凝血时间的作用。

【药性】《中国药用孢子植物》："微苦，凉。"

【功用主治】清热解毒，活血止血，驱虫。主治感冒，头痛，腮腺炎，痈肿，跌打损伤，鼻衄，吐血，血崩，带下，肠道寄生虫。

1.《台湾药用植物志》："嫩芽治头痛，腹痛，肿疡，外伤。"

2.《广西民族药简编》："治感冒，驱蛔虫，预防流感、流脑。"

3.《中国药用孢子植物》："清热解毒，杀虫，散瘀。治流感，流脑，乙脑，斑疹伤寒，麻疹，肠道寄生虫，衄血，吐血，血崩。"

4.《福建药物志》："活血，凉血，解毒。主治白带、鼻衄、漆过敏。"

【用法用量】内服：煎汤，6～15 g，大剂量可用至 60 g。外用：捣敷；或研末调涂。

【选方】1. 治流感、乙脑　乌毛蕨 12 g，板蓝根 15 g，大青叶 12 g。水煎服。

2. 治腮腺炎　乌毛蕨 15 g，海金沙藤 15 g，大青叶 12 g。水煎服。（1、2 方出自《中国药用孢子植物》）

3. 治无名肿毒，红热辣痛　乌毛蕨、小金衣草、救必应各60 g。水煎温服。药渣捣烂加盐少许外敷患处。（《中国民间生草药原色图谱》）

4. 治鼻衄　乌毛蕨根茎烧灰存性，研末，用消毒棉花蘸药末塞鼻内。

5. 治漆过敏　乌毛蕨根茎研末，水粉、芝麻油适量，调匀涂患处。（4、5 方出自《福建药物志》）

6. 治蛔虫病、钩虫病　乌毛蕨 15 g，使君子 9 g。水煎服。（《中国药用孢子植物》）

1012 乌龙摆尾叶 wū lóng bǎi wěi yè（《湖南药物志》）

【异名】蓬蘽叶（《药性纂要》）。

【基原】为蔷薇科悬钩子属植物灰白毛莓的叶。

【原植物】参见"乌龙摆尾"条。

【采收加工】夏季采收，鲜用或晒干。

【药性】《湖南药物志》："酸，涩，无毒。"

【功用主治】《湖南药物志》："治跌打损伤，瘰疬。"

【用法用量】内服：10～20 g，捣烂兑酒。外用：捣敷。

1013 乌头附子尖 wū tóu fù zǐ jiān（《纲目》）

【异名】川乌头尖（《养生必用方》），附子尖（《小儿卫生总微论方》），川乌尖（《澹寮方》）。

【基原】为毛茛科乌头属植物乌头的母根（乌头）或子根（附子）上的尖角。

【原植物】参见"川乌头"条。

【采收加工】6 月下旬至 8 月上旬采挖，除去地上部分茎、叶，摘下子根（附子），取母根（川乌头），去净须根、泥沙，晒干。

【药性】 辛，热，有毒。

【功用主治】 吐风痰，祛寒止痛。主治癫痫，痰厥，小儿慢惊、脐风，寒疝疼痛。

【用法用量】 内服：入丸、散；或煎汤。外用：研末调敷。

【宜忌】 虚人及阴虚阳盛者禁服。

【选方】 1. 吐风痰癫痫　乌头附子尖，为末，茶服半钱。(《纲目》)

2. 治卒中急风，眩运僵仆，痰涎壅塞，心神迷闷，牙关紧急，目睛上视，及五种痫病，涎潮搐弱　石绿(研九度飞)十两，附子尖、乌头尖、蝎梢各七十个。上将三味为末，入石绿令匀，面糊为丸，如鸡头大。每服，急用薄荷汁半盏化下一丸，更入酒半合温暖服之，须臾吐出痰涎，然后随证治之，如牙关紧急，斡开灌之。(《局方》碧霞丹)

3. 治小儿慢脾惊风，四肢厥逆　附子尖一个，硫黄枣大一个，蝎梢七个。为末，姜汁、面糊丸，黄米大。每服十丸，米饮下。亦治久泻尫羸。(《小儿卫生总微论方》)

4. 治脐风撮口　生川乌尖三个，全足蜈蚣半条(酒浸炙)，麝香少许。为末，以少许吹鼻得嚏，乃以薄荷汤灌一字。(《永类钤方》)

5. 治奔豚痛，疝气或阴囊肿大　川乌尖七个(生用)，巴豆七枚(去皮，只去九分油)。上为末，糕糊丸如梧桐子，用朱砂、麝香为衣。每服二丸，同青木香丸三十粒，空心冷盐水下。三、两日一服，不可多。(《澹寮方》青铃丸)

6. 治牙痛难忍　附子尖、天雄尖、全蝎各七个。生研为末，点之。(《永类钤方》)

7. 治陷甲割甲成疮，连年不差　川乌头尖、黄柏等分。为末，洗了贴药。(《养生必用方》)

【各家论述】 1.《纲目》："乌附用尖，亦取其锐气直达病所尔，无他义也。"

2.《本草备要》："朱丹溪治许白云，屡用瓜蒂、栀子、苦参、藜芦等剂吐之不透，后用附子尖和浆水与之，始得大吐胶痰数碗。"

3.《本草求真》："常山吐疟痰积饮在于心下，瓜蒂吐热痰在膈，木鳖子引吐热毒从痰外出，莱菔子吐气痰在膈，参芦吐虚痰，乌附尖、藜芦吐风痰。"

1014 乌苏里瓦韦 wū sū lǐ wǎ wěi (《长白山植物药志》)

【异名】 骟鸡尾、飞惊草、铁包针、小石韦(《贵州民间方药集》)，青根、大石韦、剑刀草、大金刀、青叶红、大骨牌草、七星剑(《湖南药物志》)，金星草(《全国中草药汇编》)。

【基原】 为水龙骨科瓦韦属植物乌苏里瓦韦的全草。

【原植物】 乌苏里瓦韦 *Lepisorus ussuriensis* (Regel et Maack) Ching [*Pleopeltis ussuriensis* Regel et Maack]

植株高 10～20 cm。根茎细长，横生，密被黑色或近黑色、披针形不透明的鳞片，边缘有锯齿。叶远生；叶柄长 2～4 cm；叶片厚纸质，狭披针形或线状披针形，向两端渐变狭，上端长渐尖，基部沿叶柄缓下延，中部宽 5～10 mm；中脉两面隆起，小脉不明显。孢子囊群小，圆形，背生于中脉与叶边之间各排成 1 行，彼此分离，幼时有盾状隔丝覆盖。

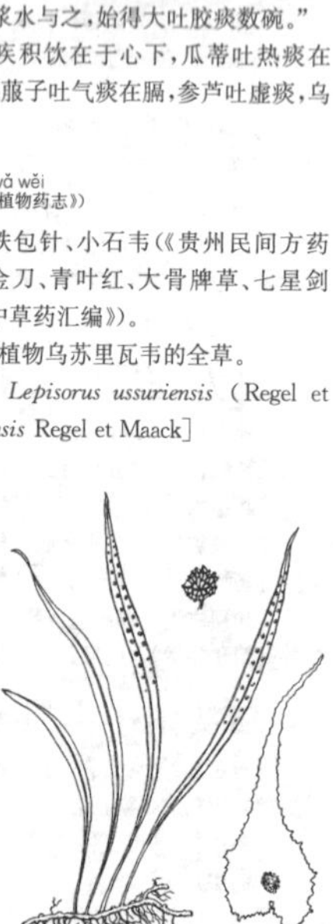

乌苏里瓦韦

生于海拔 800 m 左右的山地树干或岩石上。分布于东北及河北、山西、山东、四川等地。

【采收加工】 夏季采收，晒干。

【药性】 《湖南药物志》："苦，平。无毒。"

【功用主治】 清热解毒，利尿，止咳，止血。主治小便不利，小便淋痛，水肿，尿血，湿热痢疾，肺热咳嗽，哮喘，咽喉肿痛，疮疡肿毒，风湿疼痛，月经不调，跌打损伤，刀伤出血。

1.《贵州民间方药集》："主治精神病，惊风，又治风湿疼痛，刀伤等。"

2.《湖南药物志》："去风寒，消肺炎，活血利尿。""(治)血脉不和，月经不调。"

3.《河北中草药》："清热解毒，去风辟恶，止血利尿。适用于小便热赤，淋沥，尿道涩痛，及湿热痢疾，水肿之症。刮取本品的孢子囊群敷伤口，可治刀伤出血。"

4.《长白山植物药志》："清热，利尿，解毒，止血，消肿。治尿路感染，肾炎，肝炎，痢疾，咽喉肿痛，结膜炎，肺热咳嗽，疮疡肿毒，咯血，尿血，牙疳。"

【用法用量】 内服：煎汤，9～15 g。外用：捣敷。

【选方】 治急性泌尿系统感染　乌苏里瓦韦、金银花各 30 g，石韦 15 g。水煎服。(《河北中草药》)

1015 乌桕木根皮 wū jiù mù gēn pí (《新修本草》)

【异名】 乌桕木根白皮(《纲目》)，卷根白皮(《草木便方》)，卷子根(《分类草药性》)。

【基原】 为大戟科乌桕属植物乌桕的根皮或树皮。

【原植物】 乌桕 *Sapium sebiferum*. (L.) Roxb. [*Croton sebiferum* L.] 又名：乌桕木(《新修本草》)，鸦臼(《纲目》)，木子树(《植物名实图考》)，棕白树、卷子树、红心郎(《云南药用植物名录》)，木蜡树、木油树(《中国高等植物图鉴》)，琼树、蜡子树、桕子树、蜡树(《中药大辞典》)，桕树、木梓树、虹树、蜡烛树(《全国中草药汇编》)，红乌桕、王京子(《中国有毒植物》)。

落叶乔木，高达 15 m，具乳汁。树皮暗灰色，有纵裂纹。叶互生；叶柄长 2.5～6 cm，顶端有 2 腺体；叶片纸质，菱形至宽菱状卵形，长和宽 3～9 cm，先端微凸尖到渐尖，基部宽楔形；侧脉 5～10 对。穗状花序顶生，长 6～12 cm；花单性，雌雄同序，无花瓣及花盘；最初全为雄花，随后有 1～4 朵雌花生于花序基部；雄花小，10～15 朵簇生一苞片腋内，苞片菱状卵形，先端渐尖，近基部两侧各有 1 枚腺体；萼杯状，3 浅裂；雄蕊 2，稀 3，花丝分裂；雌花具梗，着生处两侧各有近肾形腺体 1；苞片 3，菱状卵形；花萼 3 深裂；子房光滑，3 室，花柱基部合生，柱头外卷。蒴果椭圆状球形，成熟时褐色，室背开裂为 3 瓣，每瓣有种子 1 颗；种子近球形，黑色，外被白蜡。花期 4～7 月，果期 10～12 月。

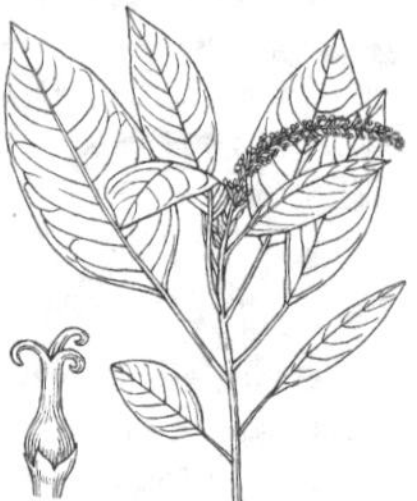

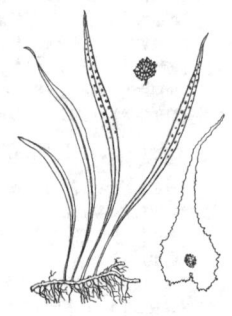

乌　桕

野生或栽培。分布于华东、中南、西南及台湾。

本植物的种子(乌桕子)及种子榨取的油(桕油)、叶(乌桕叶)亦供药用，另设专条。

【栽培】 生物学特性　喜温暖湿润气候，喜阳光。耐干旱、耐瘠薄、耐盐碱、抗风、抗病虫害能力较强，耐短期渍水。不耐严寒、不耐久荫。在黄河以南年平均气温 15 ℃以上、年降水量 700 mm 地区均可生长。以土层深厚、疏松肥沃的砂质壤土或壤土栽培为宜。

繁殖方法　用种子或嫁接繁殖。种子繁殖，育苗移栽法：11月待种子充分成熟，果壳已开裂时，从壮年树上采种，种子要经脱蜡处理，可用60～80 ℃的热水浸泡，不停地搅拌种子使除去蜡皮；或用30～40 ℃温水浸种24小时，使蜡皮软化，再搓或捣去蜡皮，淘洗干净。播种前种子用50%锌硫磷乳油500 ml加水350～400 kg喷拌。2～3月按行距30 cm开沟，沟深1.5 cm，将种子播入，覆土，4月中旬出苗，进行松土除草，5月追施硫酸铵或人粪尿。第二年按行株距(3～5)m×(3～5)m定植。嫁接繁殖：选优良品种一年生的枝条做接穗，或采种时枝条连同果穗一起剪下，用湿砂贮藏，作接穗用。嫁接方法用芽接或穗枝接法。

田间管理　幼苗期每年松土除草3～4次；追肥2～3次，5月上旬施硫酸铵或尿素或人畜尿，6～7月增施钾肥，冬季施厩肥或堆肥。整枝修剪，形成伞形树冠，冬季短截为主，结果树在采果后，剪除下垂枝、重叠枝、病虫枝。修剪原则：强树弱剪，弱树强剪，内膛强剪，外围弱剪。利用潜伏芽，可进行老树更新。

病虫害防治　病害有白粉病、褐斑病；虫害有木腐蛾、大袋蛾、褐边绿刺蛾、刺蛾、绿尾大蚕蛾、乌桕毒蛾、水青蛾、樗蚕、乌桕蚜虫、黄斑蝽、赤条蝽、天牛、华北大黑金龟子、铜绿金龟子等为害。

【采收加工】　四季均可采，将皮剥下，除去栓皮，晒干。

【成分】　根皮含花椒油素(xanthoxylin)。

树皮含莫雷亭酮(moretenone)，莫雷亭醇(moretenol)及3-表莫雷亭醇(3-epimoretenol)，3, 3′-甲基并没食子酸(3, 3′-methyl ellagic acid)。

茎皮含6, 7, 8-三甲氧基香豆素(6, 7, 8-trimethoxycoumarin)，乌桕酮(sebiferone)，β-谷甾醇(β-sitosterol)，十六烷酸乙酯(hexadecanoic acid ethyl ester)和3, 4, 3′(或3, 4, 4′)-O-三甲基鞣花酸〔3, 4, 3′(or 3, 4, 4′)-tri-O-methylellagic acid〕。

【药理】　促进肿瘤发生　乌桕乙醚提取物给小鼠接种，对甲基胆蒽和Ⅱ型单纯疱疹病毒诱发的小鼠实验性宫颈癌有促进作用。乌桕枝干乙醚提取物涂于小鼠背部皮肤，对3-甲基胆蒽诱发的背部皮肤肿瘤有促进作用。乌桕中的化合物提高在共同培养中1型人T淋巴病毒诱导的外周血淋巴细胞群体形成，有类似TPA的肿瘤促进作用。

【药性】　苦，微温，有毒。

1.《新修本草》："味苦，微温，有毒。"

2.《日华子》："凉。"

3.《纲目》："性沉而降，阴中之阴。"

4.《本草经疏》："苦温之药，入手足阳明经。"

5.《生草药性备要》："味甘、苦，性寒，无毒。"

6.《本草求原》："苦、辛，凉。"

【功用主治】　泻下逐水，消肿散结，解蛇虫毒。主治水肿，癥瘕积聚，臌胀，大小便不通，疔毒痈肿，湿疹，疥癣，毒蛇咬伤。

1.《新修本草》："主暴水，癥结，积聚。"

2.《日华子》："治头风，通大小便。"

3.《纲目》："利水通肠，功胜大戟。"

4.《生草药性备要》："治烂脚，蠄蟧，蛇伤，乳痈，酒顶，酒疯脚。治坐板癞，捣烂用盐少许坐，热又换。"

5.《本草备要》："泻热毒，疗疔疮，解砒毒。"

6.《医林纂要》："杀鱼虫毒。"

7.《分类草药性》："专治食积，消虚热，下虚气，消肿。"

8.《岭南草药志》："泻水，拔毒，杀虫，消肿定痛。"

9.《天目山药用植物志》："现代用于治疗晚期血吸虫病腹水。"

10.《福建药物志》："攻下逐水，破结消肿。治水肿，腹水，大便秘结，传染性肝炎，瘰疬，痈肿疔毒，毒蛇咬伤，砒霜中毒，跌打损伤。"

【用法用量】　内服：煎汤，9～12 g；或入丸、散。外用：煎水洗；或研末调敷。

【宜忌】　体虚、孕妇及溃疡病患者禁服。

1.《纲目》："气虚人不可用之。"

2.《本草经疏》："水肿多属脾虚不能制水，以致水气泛滥，法当补脾实土为急，此药必不可轻用。如果元气壮实者，亦须暂施一二剂，病已即去之。"

【选方】　1. 治水气，小便涩，身体虚肿　乌桕皮二两，木通一两(锉)，槟榔一两。上药，捣细罗为散，每服不计时候，以粥饮调下二钱。(《圣惠方》)

2. 治臌胀　① 乌桕树根二层皮(切碎)30～90 g，白米一撮，炒至微黄色，加北芪9 g同煎水服，或连米擂糊加糖煮服。每日1次，连服3～6日。② 乌桕木根90 g，桑树根30 g。用水5碗，煎至1碗，分3次服下。(《岭南草药志》)

3. 治盐齁痰喘　桕树皮去粗，捣汁，和飞面作饼，烙热，早晨与儿吃三四个，待吐下盐涎乃佳，如不行，热茶催之。(《摘元方》)

4. 治疔疮　乌桕根内皮捣烂(或烤干研粉)，加冰片少许，用蛋清调匀外敷。(《全国中草药汇编》)

5. 治婴儿胎毒满头　水边乌桕树根，晒研，入雄黄末少许，生油调搽。(《经验良方》)

6. 治毒蛇咬伤　乌桕树二层皮(鲜30 g，干15 g)，捣烂，米酒适量和匀，去渣，1次饮至微醉为度，将药渣敷伤口周围。(《岭南草药志》)

1016 乌贼鱼腹中墨 wū zéi yú fù zhōng mò (《本草拾遗》)

【异名】　乌贼墨(《广西药用动物》)。

【基原】　为乌贼科无针乌贼属动物无针乌贼和乌贼属动物金乌贼等乌贼墨囊中的墨汁。

【原动物】　参见"海螵蛸"条。

【采收加工】　捕得乌贼后，剖取墨囊，洗净，烘干。

【药理】　1. 抗肿瘤作用　乌贼墨喂养小鼠的血清体外对小鼠纤维母细胞L_{929}、人肝癌细胞BEL-7402和人肺腺癌细胞AGZY-83a均有杀伤作用，乌贼墨可能诱导了体内肿瘤坏死因子(TNF)的产生。乌贼墨灌胃，抑制小鼠肉瘤Meth A和肉瘤S_{180}的生长，但对移植性艾氏腹水癌的生长无抑制作用。乌贼墨诱生的小鼠血清粗提液经肿瘤局部或静脉注射，也抑制小鼠肉瘤Meth A生长。乌贼墨黏多糖可使小鼠移植的纤维系恶性肿瘤受到抑制甚或完全消失。

2. 对免疫功能的影响　乌贼墨给小鼠灌胃，能增加小鼠巨噬细胞活性，对特异性抗体的产生起到促进作用。乌贼墨灌胃，提高小鼠血液中白介素-2(IL-2)活性。腹腔注射或静脉注射乌贼墨无效。乌贼墨灌胃或腹腔注射，提高小鼠血清中TNF-α和巨噬细胞的IL-1水平。乌贼墨灌胃后小鼠血清中的IFN-γ的水平和LAK细胞活性增强。乌贼墨灌胃，提高正常小鼠和S_{180}荷瘤小鼠脾细胞NK细胞杀伤活性，减小荷瘤小鼠瘤体，瘤组织出血坏死及炎细胞浸润程度均有提高，能诱导小鼠骨髓细胞形成集落，激活正常人和肿瘤患者红细胞C_{3b}受体，增强正常人和肿瘤患者红细胞免疫黏附肿瘤细胞的能力。提示乌贼墨抗肿瘤作用与其激活红细胞的免疫黏附功能有关。给予含乌贼鱼墨汁饲料，能使小鼠因环磷酰胺致下降的外周血白细胞较快回升。

3. 促凝血作用　小鼠灌胃乌贼墨，缩短毛细血管凝血时间。给家兔灌服乌贼墨，可降低血浆纤溶酶活性，但给药前后血小板数量无影响。

【功用主治】　收敛止血。主治吐血、便血，肺痨咯血，崩漏。

1.《本草拾遗》："主血刺心痛。"

2.《中国药用海洋生物》："用于消化道出血，肺结核咯血及功能性子宫出血。"

【用法用量】　内服：烘干研粉；或醋磨，2～3 g。

【选方】 1. 治功能性子宫出血 乌贼墨粉，每次1 g，每日3次，于月经来潮第一日开始服；不规则连续性出血即时服，均连服5日。(《中国药用海洋生物》)

2. 治溃疡病、胃炎所引起的消化道出血 每日3次，每次服乌贼墨0.75 g，开水送服。(《广西药用动物》)

3. 治冠心病 乌贼鱼腹中墨囊，烘干研粉或醋磨服之，每次1～1.5 g，每日2次。(《海味营养与药用指南》)

【临床报道】 治疗功能性子宫出血 取完整新鲜乌贼鱼墨囊，烘干后研细末，装入胶囊内，每次服1 g，每日2次，一般3～5日为1个疗程。共治疗31例，近期痊愈17例，好转9例，无效5例，有效率83.9%。用于其他出血，也有一定疗效，服药后未发现明显副作用。

1017 凤仙叶 fèng xiān yè (《救荒本草》)

【异名】 小桃红、海莳、染指甲草(《救荒本草》)，旱珍珠(《纲目》)，透骨草、凤仙草(《珍异药品》)，小粉团(《分类草药性》)，满堂红(《浙江中药手册》)，水指甲(《南宁市药物志》)，指甲草(《中药材手册》)

【基原】 为凤仙花科凤仙花属植物凤仙花的叶。

【原植物】 参见"急性子"条。

【采收加工】 7～9月采收，鲜用或晒干。

【药性】 辛、苦，温。有小毒。

1.《救荒本草》："味苦微涩。"

2.《纲目》："苦甘辛，有小毒。"

3.《群芳谱》："甘，温，无毒。"

【功用主治】《分类草药性》："叶，敷一切疔疮肿毒。"

【用法用量】 外用：捣敷，或煎水熏洗。

【选方】 1. 治风气痛 凤仙叶煎汤洗之。(《岭南采药录》)

2. 治受湿后脚面肿 凤仙连根带叶，共捣细，加砂糖和匀，敷肿处。(《云南中医验方》)

1018 凤仙花 fèng xiān huā (《救荒本草》)

【异名】 金凤花(《世医得效方》)，灯盏花(《滇南本草》)，好女儿花(《纲目》)，指甲花(《草木便方》)，海莲花(《河北药材》)，指甲桃花(《山东中药》)，金童花(《江西民间草药》)，竹盏花(《药材学》)。

【基原】 为凤仙花科凤仙花属植物凤仙花的花。

【原植物】 参见"急性子"条。

【采收加工】 夏、秋季开花时采收，鲜用或阴、烘干。

【成分】 含山柰酚3-芸香糖苷(kaempterol-3-rutinoside)、甲花醌(lawsone)，1，4-萘醌。

【药理】 1. 抗过敏作用 凤仙花35%乙醇提取物预先静脉注射或灌胃对NC小鼠特异性皮肤炎引起的严重瘙痒有防治作用。其中花含的山柰酚3-芸香糖苷、甲花醌也有效。凤仙花中的其他萘醌酸类化合物经口给药，抑制化合物48/80刺激引起小鼠的搔抓行为，缓解NC小鼠反复涂抹氯化苦导致的特异性皮炎的慢性耳郭肥大、皮肤炎症，减少IgE抗体的生成量。凤仙花35%乙醇提取物中含有血小板活化因子(PAF)拮抗物质，抑制PAF诱导的过敏性低血压。凤仙花35%乙醇提取物抑制鸡卵白蛋白溶菌酶诱导的小鼠血流量降低。

2. 其他作用 凤仙花水浸液(1∶3)在试管内抑制堇色毛癣菌、许兰黄癣菌等多种致病真菌。凤仙花中的两种1，4-萘醌的钠盐有选择性环加氧酶-2(COX-2)抑制作用。

【药性】 甘、苦，微温。

1.《纲目》："甘，滑，温，无毒。"

2.《本草汇言》："味甘，气寒，有毒。"

3.《本草正》："味微苦，性微温，有小毒。"

4.《江西草药》："性凉，味微苦。"

【功用主治】 祛风除湿，活血止痛，解毒杀虫。主治风湿肢体痿废，腰胁疼痛，妇女经闭腹痛，产后瘀血未尽，跌打损伤，骨折，痈疽疮毒，毒蛇咬伤，白带，鹅掌风，灰指甲。

1.《开宝本草》："治鼻血不止。"

2.《纲目》："主治蛇伤，擂酒服即解。活血消积。"

3.《医林纂要探源》："花可洗疮解毒。"

4.《本草求原》："治偏废。"

5.《山东中草药手册》："活血通经。"

6.《安徽中草药》："活血通经，解毒利尿。"

7.《全国中草药汇编》："活血通经，祛风止痛，外用解毒。主治闭经，跌打损伤，瘀血肿痛，风湿性关节炎，痈疖疔疮，蛇咬伤，手癣。"

【用法用量】 内服：煎汤，1.5～3 g，鲜品可用至3～9 g；或研末；或浸酒。外用：鲜品研烂涂；或煎水洗。

【宜忌】 体虚及孕妇慎服。

1.《江西草药》："孕妇慎用。"

2.《安徽中草药》："体虚者及孕妇忌服。"

【选方】 1. 治腰胁引痛不可忍者 (凤仙花)研饼，晒干为末。空心每酒服三钱。(《纲目》)

2. 治腰胁扭痛 凤仙花9 g，研末。每次1.5 g，白酒送下，每日服2次。(《吉林中草药》)

3. 治经闭腹痛，产后瘀血未尽 凤仙花3～6 g。水煎服。(《山东中草药手册》)

4. 治跌打损伤肿痛 鲜凤仙花，捣如泥涂肿处，干后再上，血散肿愈。(《吉林中草药》)

5. 治痈疖疮毒 凤仙花、木芙蓉叶等量研末。醋调敷患处。(《安徽中草药》)

6. 治百日咳，呕血，咯血 (凤仙花)鲜花7～15朵。水煎服，或和冰糖少许炖服更佳。(《闽东本草》)

7. 治灰指甲 先用小刀将患指指甲刮去一层，再用凤仙花捣烂敷患处，纱布包扎，每日换2～3次。(《安徽中草药》)

8. 治蛇咬伤 (凤仙花)鲜花120～150 g。捣烂，取自然汁服，渣敷伤口周围。(《广西本草选编》)

【临床报道】 1. 治疗局限性湿疹 凤仙花煎剂热敷23例局限性湿疹，发生在头颈部5例，臀部6例，四肢腰背部12例，均为局限性湿疹，均有不同程度的发痒，6例伴有低烧。结果：本组23例，16例单用该验方治愈，最短12日，最长19日，6例伴有低热同时加抗生素(头孢氨苄胶囊2粒每日3次口服)及抗组织胺药物(氯苯那敏8 mg每日3次口服)。至体温正常3日后停药。单用该验方治疗，其中4例在18日内治愈。本组3例效果欠佳，总治愈率达87%。

2. 治疗颈椎骨质增生 用凤仙花全草治疗上千例颈椎病，鲜品时捣烂使用，干品烘干粉碎成粉末使用，酒醋各占30%调敷患处使用，每4小时或每日1次，10日为1个疗程；将凤仙花全草浸泡桐油中，尔后加热、炸枯、去渣，兑入红丹，使用时根据病变部位面积大小，摊于5夹皮纸上，即可使用。用药2个疗程一般症状消失而愈，无任何不良影响。

1019 凤仙根 fèng xiān gēn (《纲目》)

【异名】 金凤花根(《世医得效方》)。

【基原】 为凤仙花科凤仙花属植物凤仙花的根。

【原植物】 参见"急性子"条。

【采收加工】 9～10月采挖根部，鲜用或晒干。

【成分】 根含醌类：指甲花醌(lawsone)，2-甲氧基-1，4-萘醌(2-methoxy-1，4-naphthoquinone)，亚甲基-3，3′-双指甲花醌(methylene-3，3′-bilawsone)。还含东莨菪素(scopoletin)，异秦皮

定(isofraxidin),菠菜甾醇(spinasterol)。

【药性】 苦、辛,平。

1.《纲目》:"苦、甘、辛,有小毒。"

2.《岭南采药录》:"味甘,性寒。"

3.《江西草药》:"性凉,味微苦。"

【功用主治】 活血止痛,利湿消肿。主治跌扑肿痛,风湿骨痛,白带,水肿。

1.《纲目》:"治鸡、鱼骨鲠,误吞铜铁,杖扑肿痛。散血通经,软坚透骨。"

2.《分类草药性》:"治一切崩带,风湿瘫痪,筋骨疼痛。"

3.《岭南采药录》:"去红肿之毒。浸酒甚佳。"

【用法用量】 内服:煎汤,6~15 g;或研末,3~6 g;或浸酒。外用:捣敷。

【宜忌】 孕妇慎服。

《江西草药》:"孕妇慎用。"

【选方】 1. 治跌扑伤,红肿紫瘀,溃烂 凤仙根、茎捣敷。(《本草正义》)

2. 治骨鲠喉 金凤花根,嚼烂噙下,骨自下。使用温水灌漱,免损齿,鸡骨尤效。(《世医得效方》)

3. 治水肿 (凤仙)鲜根每次4~5个,炖猪肉吃。3~4次效。(《泉州本草》)

4. 治白带 凤仙花根30 g,墨鱼30 g。水煎服,每日1剂。(《江西草药》)

1020 凤尾参 fèng wěi shēn (《昆明民间常用草药》)

【基原】 为玄参科马先蒿属植物亨氏马先蒿或长茎马先蒿的根。

【原植物】 1. 亨氏马先蒿 *Pedicularis henryi* Maxim. 又名:羊肚参(《滇南本草》),江南马先蒿(《中国高等植物图鉴》),互叶凤尾参(《中药大辞典》)。

多年生草本,高16~36 cm。密被锈褐色毛。根丛生,其中有少数膨大肉质成纺锤形,具须根。茎多从基部发出3~5条,中空,多分枝,基部倾卧,上部略有棱角,弯曲上升。叶茂密,互生;具短柄,中部叶柄较长;叶片纸质;长圆状披针形至线状长圆形,长1.5~3.5 cm,宽0.5~1 cm,羽状深裂或全裂,裂片每边6~8(~12),裂片长圆形至卵形,边缘有具白色胼胝之齿,常反卷。花生于茎顶叶腋,或总状花序;花梗纤细,被短毛;花萼稍圆筒状,先端5裂,或退化成3裂,基部细,端圆形膨大,具反卷的小齿;花冠紫红色,略向右扭转,上部渐扩大,盔直立,中部向前上方弓曲成为短粗的含雄蕊的部分,前端狭缩成指向前下方的短喙,喙端2浅裂,下唇侧裂斜椭圆形,中裂圆形;雄蕊两对均被长柔毛;花柱略伸出。蒴果斜披针状卵形,从宿萼裂口伸出。种子卵形而尖,形似桃。花期5~9月,果期8~11月。

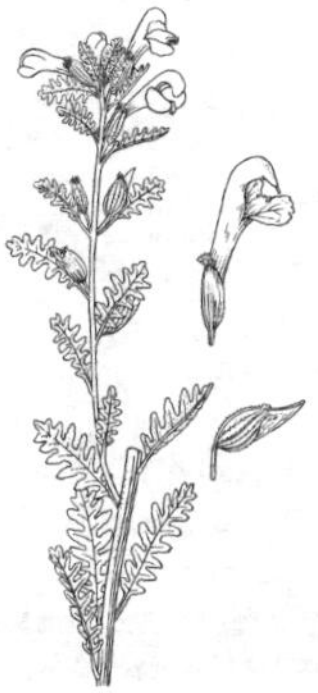

亨氏马先蒿

生于空旷处、草丛及林缘。分布于长江以南各地。

2. 长茎马先蒿 *Pedicularis longicaulis* Franch. et Maixm. 又名:对叶凤尾参《中药大辞典》。

主要特征为多年生草本,高1 m以上。根纺锤形。茎近节处略方形,有沟纹,沟中有成行的毛,枝弱而弯曲,3~4条轮生。叶对生或多3~4枚轮生;叶柄上有长毛;羽状深裂至全裂,裂片线形,每边10~14枚。花轮生于主茎及分枝的顶端,合成长穗状而间断的花序;花萼卵圆形,有长毛,齿5枚,不等长,其中1枚三角形全缘;花冠紫红色,二唇形,上唇先端突然狭缩成喙,下唇很大,长过于盔,3裂,侧裂钝头而狭,中裂披针形而长锐尖,向上反曲;花丝两对均无毛;花柱不伸出。花期9月。

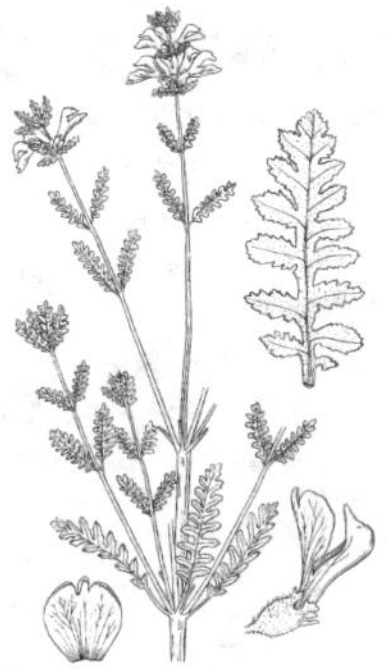

长茎马先蒿

生于山坡、草丛。分布于云南省。

【采收加工】 秋季挖根,晒干。

【药材】 凤尾参 *Pedicularidis Radix* 产于江苏、云南、江西、湖南、贵州、广西、广东等地。

性状 亨氏马先蒿 根簇生一束,少数膨大肉质成纺锤形;顶端留有残余的根茎,表面棕黑色,有纵皱纹;质柔韧。气微,味微苦。

长茎马先蒿 根纺锤形,肉质,长约8 cm;表皮黑褐色,有纵皱纹;质柔韧。气微,味甘,微苦。

【药性】 甘、微苦,微温。

1.《滇南本草》:"味苦、辛,性微温,无毒。""走足厥阴。"

2.《全国中草药汇编》:"甘、微苦,温。"

【功用主治】 补气血,强筋骨,健脾胃。主治头晕耳鸣,心慌气短,手足痿软,筋骨疼痛,支气管炎,小儿食积,营养不良。

1.《滇南本草》:"养血,补肝,强筋骨,舒筋活络。治手足痿软,半身不遂,流痰血痹,筋骨疼痛,湿气走注,历节,风痛,久服生血养血,延年益寿。"

2.《全国中草药汇编》:"补气血,通经络,止咳平喘。主治头晕耳鸣,心慌气短,筋骨疼痛,支气管炎。"

3.《湖南药物志》:"补脾益气。治小儿消化不良,营养不良。"

【用法用量】 内服:煎汤,15~30 g。

【宜忌】《滇南本草》:"木瓜为使,烧酒为引。"

【选方】 治小儿消化不良,营养不良 江南马先蒿根15 g,四叶参、淮山药各15 g,茯苓、山楂、粉条儿菜各9 g。水煎服。(《湖南药物志》)

1021 凤尾草 fèng wěi cǎo (《植物名实图考》)

【异名】 井口边草(《本草拾遗》),小金星凤尾草、铁脚鸡(《履巉岩本草》),山鸡尾、井茜(《生草药性备要》),井阑草、石长生(《植物名实图考》),凤凰草(《分类草药性》),井边茜(《岭南采药录》),旋鸡头(《中国药用植物志》),野鸡尾(《广西中兽医药用植物志》),乌脚鸡(《浙江药用植物志》),线鸡尾(《湖南药物志》),双凤尾、金鸡尾(《四川中药志》),小凤尾草、九把连环剑(《广西药用植物名录》),鸡爪莲(《福建药物志》)。

【基原】 为凤尾蕨科凤尾蕨属植物凤尾草的全草或根茎。

【原植物】 凤尾草

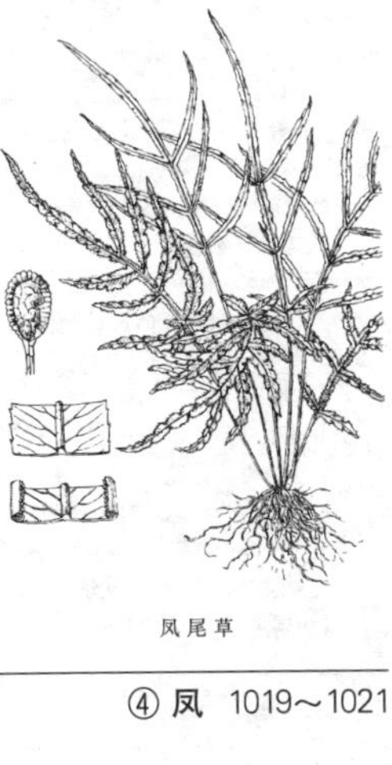

凤尾草

Pteris multifida Poir. 又名：井栏边草(《中国高等植物图鉴》)，小叶凤尾草(《广东中药》)，蜈蚣蕨(《中国药用孢子植物》)，凤尾蕨(《浙江药用植物志》)。

陆生蕨类植物，植株高 20～70 cm。根茎短，直立或斜生，顶端密被钻形棕色鳞片。叶草质，二型，簇生；不育叶柄长 4～6 cm，光滑，禾秆色，基部略带棕色；叶片椭圆形，长6～8 cm，宽 3～6 cm，先端尾状，单数一回羽状；羽片 1～4 对，对生，下部的具柄；羽片线形，长 4～5 cm，宽 4～8 mm，先端长尖，边缘具小尖齿，下部的 2～3 叉状深裂，有时二回分叉；叶轴两侧具翅；叶脉羽状，侧脉常二叉状。能育叶与不育叶相似而较大，仅在不育部分具小尖齿。孢子囊群线形，生于羽片边缘的边脉上；囊群盖线形，膜质，灰白色。

生于海拔 800 m 以下的石灰岩缝内或墙缝、井边。分布于华东、中南、西南及山西、陕西等地。

【采收加工】 四季或夏、秋两季采收，晒干。

【药材】 凤尾草 *Pteridis Multifidae Herba* 主产于浙江、江苏、福建、广东、广西、贵州、四川、江西、湖南、陕西、山西等地。

性状 商品多扎成小捆。全草长 25～70 cm。根茎短，棕褐色，下面丛生须根，上面有簇生叶，叶柄细，有棱，棕黄色或黄绿色，长 4～30 cm，易折断，叶片草质，一回羽状，灰绿色或黄绿色；不育叶羽片宽 4～8 cm，边缘有不整齐锯齿，能育叶长条形，宽 3～6 cm，边缘反卷，孢子囊群生于羽片下面边缘。气微，味淡或微涩。

鉴别 (1) 叶表面观：上下表皮细胞垂周壁波状弯曲，下表皮有气孔及少数腺毛。气孔主为不定式，副卫细胞 3～4 个。腺毛头部 2～3 细胞，细胞含棕色分泌物，无柄。

孢子囊长圆形或类圆形，直径约至 320 μm，环带纵行细胞类长方形，外壁薄，内壁及侧壁增厚；囊柄 4～6 细胞，2 列，长短不一。孢子极面观类三角形，直径 33～47 μm，近极面有三裂缝，具瘤状或颗粒状纹饰，远极面观纹饰较大，呈块状。

(2) 取本品粗粉 1 g，加甲醇 10 ml，置水浴上回流提取 10 分钟，趁热过滤。取滤液 1 ml，加盐酸 4～5 滴及镁粉少量，溶液呈橙红色(检查黄酮类)。

【成分】 地上部分含蕨素(pterosin)B、C、F、O、S，蕨素 *C*-3-*O*-葡萄糖苷(pterosin *C*-3-*O*-*β*-*D*-glucoside)；又含贝壳杉烷(烯)化合物：2*β*，15*α*-二羟基-对映-16-贝壳杉烯(2*β*，15*α*-dihydroxy-*ent*-kaur-16-ene)，2*β*，16*α*-二羟基-对映贝壳杉烷(2*β*，16*α*-dihydroxy-*ent*-kaurane)，大叶凤尾苷(creticoside)A、B；还含有黄酮类：芹菜素-7-*O*-葡萄糖苷(apigenin-7-*O*-*β*-*D*-glucoside)，木犀草素-7-*O*-葡萄糖苷(luteolin-7-*O*-*β*-*D*-glucoside)。

根茎含有贝壳杉烷(烯)化合物：*β*-谷甾醇(*β*-sitosterol)，2*β*，15*α*-二羟基-(－)-16-贝壳杉烯〔2*β*，15*α*-dihydroxy-(－)-kaur-16-ene〕，2*β*，6*β*，15*α*-三羟基-(－)-16-贝壳杉烯〔2*β*，6*β*，15*α*-trihydroxy-(－)-kaur-16-ene〕，大叶凤尾苷 B。

【药理】 1. 抗微生物作用 凤尾草提取物对金黄色葡萄球菌、枯草杆菌、黑曲霉有较强的抑菌效果，对大肠杆菌、青霉有不同程度的抑菌效果，对黄曲霉基本上没有抑制作用。

2. 抗肿瘤、抗突变作用 从凤尾草地上部分得到的两种双萜对艾氏腹水癌细胞有中等的细胞毒性。凤尾草热水提取物在沙门菌/微粒体试验中对苦酮酸诱导的突变有抗突变作用。凤尾草全草药液体外对人离体急性髓细胞性白血病细胞无特异性杀伤作用。

【药性】 淡、微苦，寒。

1.《生草药性备要》："味辛，性平。"

2.《分类草药性》："性凉，无毒。"

3.《湖南药物志》："甘、辛，寒，有小毒。一说酸涩，无毒。"

4.《安徽中草药》："性凉，味淡。"

5.《四川中药志》1979 年版："甘、微苦，寒。"

【功用主治】 清热利湿，消肿解毒，凉血止血。主治痢疾，泄泻，淋浊，带下，黄疸，疔疮肿毒，喉痹乳蛾，淋巴结核，腮腺炎，乳腺炎，高热抽搐，蛇虫咬伤，吐血，衄血，尿血，便血及外伤出血。

1.《履巉岩本草》："捣末，涂发背疮上，效。根，主生发，浸油涂头。"

2.《生草药性备要》："洗疳、疗、痔，散毒，敷疮。""治蛇虫咬诸毒，刀伤，能止血生肌，舂汁调酒服，渣敷患处；研末收贮，治气痛。"

3.《植物名实图考》："治五淋，止小便痛。"

4.《分类草药性》："治一切热毒，消肿，清火。治痈疮，乳痈，淋症，解烟毒。"

5.《岭南采药录》："晒干为末，治气痛热痛。"

6.《贵州民间方药集》："解热，利尿。治小儿惊风夜哭。"

7.《湖南药物志》："解热利水，消肿解毒，止呕，接骨生肌，止痛止血，解洒毒。主治疳积，感冒，目翳。"

8.《天目山药用植物志》："治淋浊，痢疾，瘰疬。"

9.《浙江药用植物志》："主治菌痢，肠炎，黄疸型肝炎，尿路感染，便血，尿血，胃热吐血，遗精，白带，咽喉肿痛，肺脓疡。"

10.《福建药物志》："主治鼻衄，咳血，蛔虫性肠梗阻，风火牙痛，咽喉肿痛，口腔炎，疔。"

【用法用量】 内服：煎汤，9～15 g，鲜品 30～60 g；或捣汁。外用：捣敷。

【宜忌】 虚寒泻痢及孕妇禁服。

《履巉岩本草》："老人不可多服，其性冷故也。"

【选方】 1. 治痢疾 凤尾草 30 g，地锦草 15 g。水煎。糖调服。(江西《草药手册》)

2. 治五淋白浊，赤白带下 凤尾草、海金沙、薏苡根、车前草各 12 g。水煎服。(《湖南药物志》)

3. 治内痔出血、尿血 鲜凤尾草、鲜旱莲草各 30 g，猪瘦肉 120 g。煮服。(江西《草药手册》)

4. 治尿路结石 凤尾草、白花蛇舌草各 15 g，车前草、金钱草各 30 g。煎服。(《安徽中草药》)

5. 治五毒发背 小金星凤尾和根洗净，用慢火焙干，称四两，入生甘草一钱。捣末，分作四服。每服用酒一升已来，煎三二沸后，更以冷酒三二升相和，入瓶器内，封却。时时饮服，忌生冷油腻毒物。(《履巉岩本草》)

6. 治蛇虫蜈蚣咬伤 凤尾草叶 60 g，酢浆草嫩叶 30 g。共捣烂，敷伤处。(江西《草药手册》)

7. 治咳嗽，痰中带血 凤尾草根茎(除去须根)30 g 左右，加苦参、桔梗各 12～15 g。水煎，冲入红糖，黄酒适量。每日早晚饭前各服 1 次。(《天目山药用植物志》)

【临床报道】 治疗烧伤 40 例中烧伤 15 例(其中乙醇烧伤 5 例，汽油烧伤 2 例，火药烧伤 6 例，其他烧伤 2 例，伴感染入院 10 例)，烫伤 25 例。烧伤面积 2%～15% 20 例，16%～30% 10 例，面积达 30%以上 10 例，最大烧伤面积为 40%。Ⅰ度、浅Ⅱ度烧伤 20 例，深Ⅱ度～Ⅲ度烧伤 20 例。结果：本组显效(创面痊愈，无瘢痕及色素沉着)30 例；有效(创面愈合有瘢痕成色素沉着)8 例；无效(治疗效果欠佳，创面红肿，渗出物增多且出现中毒症状及转院或自动出院)2 例。总有效率为 95%，疗程 3～15 日。

1022 凤冠草 fèng guàn cǎo《生草药性备要》

【异名】 凤凰草(《生草药性备要》)，凤尾草(《岭南采药录》)，小凤尾、翠云草(《岭南草药志》)，山凤尾、井边茜(《广东中药》)，凤尾蕨、凤凰尾(《云南药用植物名录》)，鸡脚草、半边草、白蕨、黑边草(《广西药用植物名录》)，三叉草(《广州植物志》)。

【基原】 为凤尾蕨科凤尾蕨属植物剑叶凤尾蕨的全草或根茎。

【原植物】 剑叶凤尾蕨 *Pteris ensiformis* Burm.

陆生蕨类植物，植株高 30～50 cm。根茎短，斜生或横走，疏生狭披针形鳞片。叶草质，簇生，二型；营养叶柄长 8～10 cm，禾秆色；叶片长圆状卵形或卵形，长 10～25 cm，宽 4～15 cm，先端尾状，单数二回羽状；羽片 2～5 对，下部的有柄，向上无柄；羽片长 2～3.5 cm，宽 5～8 mm；二回羽片 1～2 对，对生，无柄，长圆形或披针形，长 1～1.5 cm，宽 2～8 mm，边缘有小尖锯齿，顶生羽片狭长圆形；叶脉羽状，侧脉二叉状或不分叉；孢子叶柄长 9～15 cm；叶片与营养叶片相似而较大，孢子羽片或小羽片较狭，仅在顶部有细锯齿。孢子囊群线形，生于羽片边缘；囊群盖线形，膜质，灰白色。

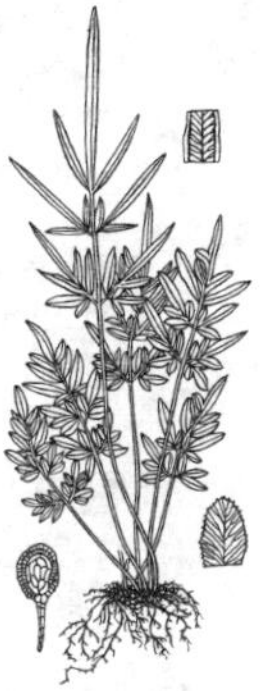
剑叶凤尾蕨

生于海拔 150～1 000 m 的溪边、草地或灌木林下。分布于西南及浙江、福建、江西、广东、广西、台湾等地。

【采收加工】 四季均可采收全草或根茎，鲜用或晒干。

【药理】 抑菌作用 凤冠草煎剂能抑制福氏及宋内痢疾杆菌，但不能杀菌。叶部的抑菌作用较根茎及叶柄为强。全草效果亦不及叶。

【药性】 苦、微涩，微寒。

1.《岭南采药录》："味苦，性微寒。小毒。"

2.《岭南草药志》："味淡、微涩，性平。"

3.《香港中草药》："味甘、苦，性寒。"

【功用主治】 清热利湿，凉血止血，解毒消肿。主治痢疾，泄泻，黄疸，淋病，白带，咽喉肿痛，痄腮，痈疽，瘰疬，疟疾，崩漏，痔疮出血，外伤出血，跌打肿痛，疥疮，湿疹。

1.《生草药性备要》："治跌打折伤，或浸疳、疥疮，亦治痢疾，又退黄气。"

2.《岭南采药录》："专解腹中邪热诸毒，杀虫。治鼻衄，诸下血，血崩，血痢，便毒肿痛。"

3.《岭南草药志》："消滞除湿而不伤阴，并有固阴壮筋骨之效。"

4.《广东中药》："清热，消食，利尿，止痢。"

5.《台湾药用植物志》："解热，治伤风，疟疾，又对赤痢、下痢及淋病有效；煎汁洗涤眼病。嫩叶液汁为收敛剂，清除小儿舌头疾患；根茎液汁治理颈部腺质肿物。"

6.《香港中草药》："清热利湿，凉血止痢。主治肠炎，菌痢，肝炎，感冒发热，咽喉肿痛，尿路感染，痔疮出血。"

【用法用量】 内服：煎汤，15～30 g，大剂量可用至 60～120 g。外用：煎水洗；或捣敷。

【选方】 1. 治痢疾 凤尾草 25～30 g 为 1 日量，加水 200～250 ml，煎至剩下药液约 100 ml 为止，再加入白糖或冰糖 5 g。分 3 次口服。

2. 治急性喉炎 凤尾草头 10 余只。捣烂，浸蜜糖备用。

3. 治淋巴结核 ① 凤尾草根 120 g。煎水冲老红酒 1 茶杯，连服 1 星期。② 凤尾草(生石壁上者)30～120 g。煮瘦猪肉 60 g，内服。

4. 治胃痛 凤尾草捣烂绞汁，冲蜜糖 15 g 服。

5. 治白带 凤尾草 180 g。煎水服。

6. 治扭伤腰骨 凤尾草为末 30～60 g。和鸡蛋煎水，以糯米酒冲服。

7. 治刀伤出血 凤尾草 120 g，白及 30 g，地榆 30 g。将上药制成粉末，外敷。(1～7 方出自《岭南草药志》)

8. 治痔疮出血 凤尾草 30 g，盐霜柏根 60 g。水煎服。

9. 治急性黄疸型传染性肝炎 凤尾草、酢浆草、连钱草各 30 g。水煎服。(8、9 方出自《香港中草药》)

1023 凤眼果 fèng yǎn guǒ (《生草药性备要》)

【异名】 罗晃子(《桂海虞衡志》)，苹婆果(《岭外代答》)，九层皮(《君子堂日询手镜》)，潘安果(《生草药性备要》)，七姐果、富贵子(《广州植物志》)，假九层皮、红皮果(《广西药用植物名录》)。

【基原】 为梧桐科苹婆属植物苹婆的种子。

【原植物】 苹婆 *Sterculia nobilis* Smith

乔木，高达 10 m。树皮黑褐色，小枝幼时略被星状毛。叶互生；叶柄长 2～3.5 cm；叶片薄革质，长圆形或椭圆形，长 8～25 cm，宽 5～15 cm，先端急尖或钝，基部圆或钝。圆锥花序顶生或腋生，披散，长达 20 cm，有短柔毛；花单性，无花冠；花萼淡红色，钟状，外面被短柔毛，5 裂，裂片条状披针形，先端渐尖且向内曲，在先端互相黏合，与钟状萼筒等长；雄花较多；雌花较少，略大，子房圆球形，有 5 条沟纹，密被毛，花柱弯曲，柱头 5 浅裂。蓇葖果鲜红色，厚革质，长圆状卵形，先端有喙，每果内有种子 1～4 颗。种子椭圆形或长圆形，黑褐色。花期 4～5 月，但少数植株在 10～11 月常可第二次开花。

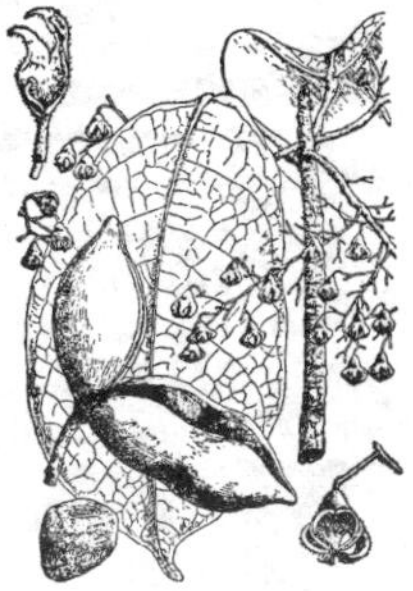
苹 婆

生于山坡林内或灌丛中，亦有栽培。分布福建、广东、广西、海南、云南、台湾等地。

本植物的果壳(凤眼果壳)、根(凤眼果根)、树皮(凤眼果树皮)亦供药用，另设专条。

【采收加工】 果实成熟时采收，剥取种子晒干备用。

【药性】 甘，平。

1.《食物本草》："甘，温。"

2.《生草药性备要》："甘，平。"

【功用主治】 和胃消食，解毒杀虫。主治翻胃吐食，虫积腹痛，疝痛，小儿烂头疡。

1.《食物本草》："治脏腑生虫及小儿食泥土，腹痛，癖块结硬。养肝胆，明目去翳，止咳退热，解利风邪，消烦降火。"

2.《生草药性备要》："治小儿生天篓究(小儿烂头疡)，(煅)存性，开油搽；消热气，煲肉食。"

3.《本草求原》："解热毒。大者，煮食，益心和脾；生食，止渴生津。"

【用法用量】 内服：煎汤，6～8 枚；或研末为散。外用：煅存性，研末调搽。

【宜忌】 脾虚便泄者禁服。

《本草求原》："泄泻者忌。"

【选方】 1. 治翻胃吐食，食下即出，或朝食暮吐，暮食朝吐 罗晃子七枚，煅存性。每日酒调下方寸匕，服完为度。

2. 治腹中蛔虫上攻，心下大痛欲死，面有白斑 罗晃子、牵牛子各七枚。水煎服。

3. 治疝痛 罗晃子七个。酒煎服。(1～3 方出自姚可成《食物本草》)

1024 凤眼草 fèng yǎn cǎo (《品汇精要》)

【异名】 椿荚(《圣济总录》)，樗荚(《纲目》)，凤眼子(《兽医常用中草药》)，樗树凸凸(《山东中药》)，樗树子(《山西中药志》)，臭椿子(《江苏药材志》)。

【基原】 为苦木科臭椿属植物臭椿的果实。

【原植物】 参见“樗白皮”条。

【采收加工】 8～9月果熟时采收，除去果柄，晒干。

【药材】 凤眼草 *Ailanthi Fructus* 全国多数地区均产。

性状 翅果为菱状长椭圆形，扁平，长3～4.5 cm，宽1～1.5 cm。表面淡黄棕色，具细密的纵脉纹，微具光泽；中央隆起呈扁球形，其上有一明显的横向脊纹通向一侧边。种子扁心形，种皮黄褐色，内有2片富油质的子叶，呈淡黄色。气微，味苦。

鉴别 (1)粉末特征：黄棕色。中果皮组织碎片众多，细胞壁大多不均匀增厚，有时呈连珠状。子叶组织碎片淡黄色，由多角形、类方形薄壁细胞组成。种皮碎片黄棕色，多角形细胞较子叶细胞为小、壁厚。内果皮石细胞小，木化。导管螺纹，细小。草酸钙簇晶与方晶细小。脂肪油滴众多。

(2)取本品粉末2 g，加无水乙醇20 ml，置水浴上回流30分钟，滤过。取滤液1～2滴，点于滤纸上，置紫外光灯(365 nm)下检视，显蓝紫色荧光；取滤液2 ml，加7%盐酸羟胺甲醇溶液2～3滴，加10%氢氧化钠溶液2～3滴，置水浴上微热，冷后用稀盐酸调节pH为3～4，加1%二氯化铁乙醇溶液1～2滴，溶液显紫红色(检查内酯类)。

【成分】 翅果含脂肪油及苦味成分。

【药理】 抗菌作用 凤眼草水煎液对铜绿假单胞菌、伤寒杆菌、大肠杆菌、金黄色葡萄球菌的抗菌作用较强。

【药性】 苦、涩，凉。

1.《宝庆本草折衷》：“味苦，温，有小毒。”

2.《品汇精要》：“无毒。味微苦，性泄。气薄味厚，阴中之阳。臭腥。”

3.《山东中草药手册》：“苦，凉。”

4.《东北常用中草药手册》：“甘，苦，平。”

5.《甘肃中草药手册》：“甘，苦，微寒。”

6.《陕西中草药》：“味苦，涩，性寒。”

【功用主治】 清热燥湿，止痢，止血。主治痢疾，白浊，带下，便血，尿血，崩漏。

1.《嘉祐本草》：“主大便下血。”

2.《东北药用植物志》：“祛风，利尿，明目。主治白淋，小儿疳痢，下血经年，产后肠脱，女子血崩。治一切风痹，活血，洗疮风疽。”

3.《北方常用中草药手册》：“涩精，助阳。治遗精阳痿。”

4.《甘肃中草药手册》：“凉血止血，疏散风热。主治皮肤风疹(荨麻疹)。”

5.《全国中草药汇编》：“清热利尿，止痛，止血。主治胃痛，便血，尿血。外用治阴道滴虫。”

6.《华山药物志》：“治慢性气管炎。”

【用法用量】 内服：煎汤，3～9 g；或研末。外用：煎水洗。

【宜忌】 脾胃虚寒便溏者慎服。

【选方】 1. 治小儿水泻痢疾 凤眼草蜜水炒，为细末。每服一钱，水煎，空心服。(《万病回春》)

2. 治男子妇人赤白痢疾 凤眼草三分，粟壳二钱，母黑豆二十丸，公枣儿三枚。上为粗末，加蜜一匙，水二盏，煎至一盏，去滓。空心温服此药后仰睡，忌冷水。白痢白粟壳，赤痢赤粟壳。(《普济方》金凤散)

3. 治误吞鱼刺 椿树子烧研，酒服二钱。(《纲目》引《生生编》)

4. 治肠风泻血 椿荚，一半生用，一半烧存性，捣罗为散。每服一钱匕，温米饮调下，不拘时候。(《圣济总录》椿荚散)

5. 治大便下血，湿热痢疾 凤眼草9 g，槐花9 g，黄柏6 g，白头翁15 g，马齿苋30 g。水煎服(《青岛中草药手册》)

6. 治白带，尿道炎 凤眼草60 g。炒黄研面。每服6 g，白开水送服。(《辽宁常用中草药手册》)

7. 治妇女经闭不通，发热劳症 凤眼草(为末)一两，红花(炒)二钱。水三钟，煎一钟，入黑糖五钱，空心服。服三五剂，见血方止。(《良朋汇集》)

8. 治高血压病 (凤眼草)果实30 g。水煎冲红糖服。(《广西本草选编》)

9. 治肺脓疡 凤眼草、大青叶各30～60 g。水煎服，每日2剂。(《浙江药用植物志》)

10. 治股癣 凤眼草15 g。水煎服，并取药汁外洗患处。(《浙江药用植物志》)

1025 凤凰衣 fèng huáng yī (《医学入门》)

【异名】 鸡卵中白皮(《别录》)，鸡子白皮(孟诜《必效方》)，凤凰退(《本草蒙筌》)，鸡蛋膜衣(《现代实用中药》)，鸡蛋衣(《浙江中药手册》)。

【基原】 为雉科雉属动物家鸡卵孵鸡后蛋壳内的卵膜。

【原动物】 参见“鸡肉”条。

【采收加工】 收集孵鸡后留下的蛋壳，取内方的卵膜备用。

【药材】 凤凰衣 *Membrana Follicularis Ovi* 全国各地均产。

性状 本品呈卷缩纹折状的薄膜，破碎，边缘不整齐，一面白色，无光泽；另一面淡黄色，微有光泽，并附有棕色线状血。质松，略有韧性，易碎。气微，味淡。

【成分】 主要成分为角蛋白，其中夹有少量黏蛋白纤维。

【药理】 对伤口愈合的作用 本品为高度胶原化的纤维结缔组织，薄而柔软，占位性强，抗原性弱，是良好的天然生物性敷料，能使创面暂时封闭，减少水分蒸发及污染和感染的机会，使自然愈合过程不受干扰，愈合后创面光滑平整，减少瘢痕形成。

【药性】 甘、淡，平。

1.《会约医镜》：“入肺。”

2.《饮片新参》：“淡，平。”

【功用主治】 养阴清肺，敛疮，消翳，接骨。主治久咳气喘，咽痛失音，淋巴结核，溃疡不敛，目生翳障，头目眩晕，创伤骨折。

1.《别录》：“主久咳结气，得麻黄、紫菀和服之。”

2.《医学入门》：“(治)小儿头身诸疮，烧灰猪脂调敷。”

3.《随息居饮食谱》：“治劳腹(复)及小便不通，暨饮停脘痛，外治痘疮入目、白秃、跡耳、下疳、囊痈均为妙品。”

4.《分类草药性》：“治小儿惊风肚痛。”

5.《饮片新参》：“清肺热，开声喑，治虚咳，生津。”

6.《四川中药志》1962年版：“能理肺气，消翳障。治久咳气急，目中生翳，失音，反胃，并涂疮毒等症。”

7.《吉林中草药》：“清心明目，平肝，杀虫。治头晕耳鸣，两目赤肿，时气热盛，黄疸，惊痫。”

8.《中国动物药》：“消口疮，疗骨折。治咽喉肿痛，淋巴结核，创伤骨折。”

【用法用量】 内服：煎汤，3～9 g；或入散剂。外用：敷贴或研末撒。

【宜忌】 脾胃虚弱，有湿滞者慎用。

【选方】 1. 治咳嗽日久 鸡子白皮(炒)十四枚，麻黄三两(焙)。为末，每服方寸匕，饮下，日二。(孟诜《必效方》)

2. 治眼风肿 鸡子白皮、枸杞白皮等分。上二味，捣罗为散，又研令极细，每日三上，吹鼻内。(《圣济总录》吹鼻散)

3. 治下疳疮、肿痛 凤凰衣(煅)、黄连各等分，轻粉、片脑各少许。为末干掺，或鸭子清调敷。(《医学入门》凤衣散)

4. 治小儿疳积 凤凰衣3～6 g。水煎服。(《广西药用动物》)

5. 治口疮口疳，并乳蛾喉癣，喉疳，喉痈肿痛闭塞 凤凰衣(微火焙黄)、人中白(煅)、橄榄核(瓦上煅存性)、孩儿茶各三钱。乳细，每药一钱，加冰片五厘，吹搽患处。(《卫生鸿宝》凤凰散)

6. 治白喉　凤凰衣五分，青果炭二钱，黄柏一钱，川贝母一钱(去心)，儿茶一钱，薄荷一钱。上药各研细末，再入乳钵内和匀，加冰片五分乳细听用。(《经验各种秘方辑要》凤凰散)

7. 治失音　凤凰衣3 g，桔梗6 g，诃子6 g。水煎服。(《内蒙古中草药》)

8. 治目翳　凤凰衣、蛇蜕、蝉蜕各等分。研极细末。点眼，每日2次。(《吉林中草药》)

9. 治肿烂诸疮疼症　凤凰衣3 g，冰片0.6 g，研细末，密封贮存。每次用少许搽患处，或用猪胆汁、麻油调敷。(《广西药用动物》)

【临床报道】 1. 治疗慢性溃疡　按创面大小剪取凤凰衣，新鲜凤凰衣可直接贴敷。用75%乙醇贮存的凤凰衣须用无菌盐水冲洗后贴敷。后将其单层平整紧敷于创面；贴紧后外敷无菌纱布，加压包扎，如贴敷成功24小时后改暴露。如1次不能愈合，可隔2～4日换贴1次。治疗慢性溃疡38例(上肢4例，下肢31例，骶部3例)，共换药245次。换贴1～3次而愈者9例，4～6次者12例，7～9次者11例，10～14次者6例。

2. 护理重度褥疮　住院患者69人，在院患者发生褥疮36例，外院带入33例。随机分为两组，两组均在抗感染、局部防止受压、增加营养、常规护理基础上进行比较。治疗组采用中西医结合治疗凤凰衣外敷28例，对照组采用传统治疗庆大霉素纱布湿敷、常规换药治疗41例。凤凰衣治疗组28例，治愈26例，显效2例，时间18～30日，有效率92.86%；对照组41例，治愈28例显效6例，无效7例，时间25～54日，有效率68.29%。对18例Ⅲ度褥疮的换药方法进行了改进，采用凤凰衣外敷，配合定时翻身及受压部位按摩等护理手段，18例Ⅲ度褥疮患者均痊愈。

3. 治疗急性皮肤创伤　临床资料400例患者，按3∶1随机分为两组，其中治疗组300例，皮肤擦伤163例，撕裂伤79例，挫裂伤58例；病程0.5～4小时，平均2.58小时。对照组100例，皮肤擦伤46例，撕裂伤33例，挫裂伤21例；病程0.5～5小时，平均2.43小时。结果：治疗组皮肤擦伤、撕裂伤、挫裂伤感染率分别为0.61%(1/163例)、2.53%(2/79例)、12.07%(7/58例)；对照组皮肤擦伤、撕裂伤、挫裂伤感染率分别为10.87%(5/46例)、15.15%(5/33例)、19.05%(4/21例)。其中擦伤及撕裂伤的感染率两组比较差异有显著性($P<0.05$)，挫裂伤感染率两组比较差异无显著性($P>0.05$)。

1026 凤尾贯众 fèng wěi guàn zhòng (《昆明民间常用草药》)

【异名】 贯众耳蕨(《中国药用孢子植物》)。

【基原】 为鳞毛蕨科耳蕨属植物刺叶耳蕨的全草。

【原植物】 刺叶耳蕨 *Polystichum acanthophyllum* (Franch.) Christ

植株高8～50 cm。根茎短而直立，连同叶柄密被深棕色、卵圆形大鳞片，先端长钻状，常扭曲，边缘有锯齿。根丛生，纤细坚韧，黑棕色。一回羽状复叶簇生；小叶菱状卵形，先端渐尖，边缘具齿，大小不一，叶上面光滑，下面被棕色、纤维状鳞毛；叶轴密被红棕色、钻形小鳞片，脱落后留有痕迹。孢子囊群每裂片有2～4个；囊群盖深棕色，边缘有不整齐的小齿，早落。

生于海拔2 000～2 800 m的山坡石上。分布于四川、云南、西藏等地。

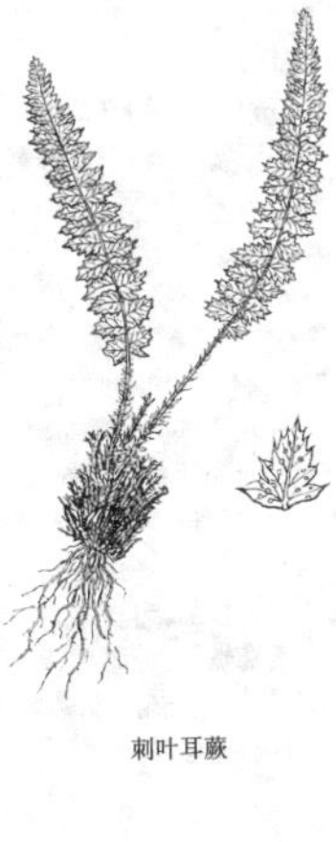

刺叶耳蕨

【采收加工】 四季均可采收。挖出后洗净，鲜用或切碎晒干。

【药性】 《中国药用孢子植物》："辛、微苦、涩，平。"

【功用主治】 《中国药用孢子植物》："用于便血、鼻衄、崩漏。放入水缸，解水毒。"

【用法用量】 内服：煎汤，10～15 g。

【选方】 1. 治便血，鼻衄　贯众耳蕨15 g。水煎服。(《昆明民间常用草药》)

2. 治崩漏　贯众耳蕨15 g，苎麻根15 g。煎服。(《中国药用孢子植物》)

1027 凤眼果壳 fèng yǎn guǒ ké (《广东中药》)

【异名】 凤眼果荚(《岭南采药录》)，苹婆壳(《广东中药》)。

【基原】 为梧桐科苹婆属植物苹婆的果壳。

【原植物】 参见"凤眼果"条。

【采收加工】 秋季采成熟的果实，剥取外壳，晒干。

【药材】 凤眼果壳 *Sterculiae Nobilis Pericarpium*　主产于广东、广西、贵州、福建、台湾、云南。

性状　果壳呈长圆状卵形，或瓢状，顶端有喙，长约5 cm，宽2～3 cm。外表暗红棕色。厚革质，气微，味淡。

【药性】 甘，平。

1.《广东中药》："平，淡。"

2.《全国中草药汇编》："甘，温。"

【功用主治】 活血行气。主治血痢，小肠疝气，痔疮，中耳炎。

1.《岭南采药录》："治血痢如神。"

2.《广东中药》："研末外敷治烂耳，煅灰冲酒饮治小肠疝气，煎水洗痔疮。"

【用法用量】 内服：煎汤，10～30 g。外用：研末敷；或煎水洗。

【选方】 治血痢　凤眼果壳和蜜枣、陈皮煎汤。(《岭南采药录》)

1028 凤眼果根 fèng yǎn guǒ gēn (《广西民族药简编》)

【基原】 为梧桐科苹婆属植物苹婆的根。

【原植物】 参见"凤眼果"条。

【采收加工】 四季均可采，挖根，切片晒干。

【功用主治】 《广西民族药简编》："治胃溃疡。"

【用法用量】 内服：煎汤，15～30 g。

1029 凤仙透骨草 fèng xiān tòu gǔ cǎo (《中药材》)

【异名】 透骨草(《本草正》)，凤仙梗、凤仙花梗(《疡医大全》)，凤仙花秸、凤仙花杆(《江苏省植物药材志》)。

【基原】 为凤仙花科凤仙花属植物凤仙花的茎。

【原植物】 参见"急性子"条。

【采收加工】 夏秋间植株生长茂盛时割取地上部分，除去叶及花果，晒干。

【药材】 凤仙透骨草 *Impatientis Balsaminae Caulis*　产于江苏、浙江、安徽、新疆、湖北、四川等地。

性状　茎长柱形，表面黄棕色至红棕色，干瘪皱缩，具明显的纵沟，节部膨大，叶痕深棕色。体轻质脆，易折断，断面中空，或有白色、膜质髓部。气微，味微酸。

鉴别　(1) 茎横切面：表皮外被薄的角质层，并有非腺毛。厚角细胞4～5列。皮层少数细胞含草酸钙针晶束。内皮层细胞有时有淀粉粒。中柱鞘由1～3列薄壁细胞组成。韧皮部狭窄，木质部导管单个散在，髓宽阔，约占茎半径的2/3，少数细胞含草酸钙针晶。

茎表面观：表皮细胞外侧平周壁微显角质纹理；无气孔。非腺毛由1～8(～20)个细胞组成，有的具短分枝，表面有角质线纹。

(2) 取本品粉末1 g，加甲醇10 ml，浸泡2小时，并时时振摇，滤过。取滤液 2 ml,加 2%铁氰化钾-2%三氯化铁试剂(两种溶液临用时等量混合)2~3 滴,显蓝色(检查酚类)。

【成分】 茎含黄酮类：山柰酚-3-葡萄糖苷(kaempferol-3-glucoside),槲皮素-3-葡萄糖苷(quercetin-3-glucoside),蹄纹天竺素-3-葡萄糖苷(pelargonidim-3-glucoside),矢车菊素-3-葡萄糖苷(cyanidin-3-glucoside)及飞燕草素-3-葡萄糖苷(delphinidin-3-glucoside)等。

地上部分含 2-甲氧基-1, 4-萘醌(2-methoxy-1, 4-naphthoquinone), impatienol。

全株还含黄酮类芹菜素-4′-*O*-*β*-*D*-呋喃木糖基(1→4)-*O*-*β*-*D*-吡喃葡萄糖苷[apigenin-4′-*O*-*β*-*D*-xylofuranosyl(1→4)-*O*-*β*-*D*-glucopyranoside],山柰酚(kaempferol),山柰酚-3-葡萄糖-鼠李糖苷(kaempferol-3-glucosyl-rhamnoside)。

【药理】 1. 抗微生物作用 凤仙草 35%乙酸冷浸液对红色毛癣菌、石膏样毛癣菌、白念珠菌有较强杀灭力能力。凤仙地上部分 95%乙醇提取物中的 2-甲氧基-1, 4-萘醌(MNQ)抑制 5 种革兰阳性菌、2 种革兰阴性菌和 8 种真菌。

2. 镇痛、抗炎作用 凤仙透骨草水煎液灌胃,抑制醋酸引起的小鼠扭体反应,提高小鼠热板法痛阈,抑制小鼠醋酸引起的腹腔毛细血管通透性升高。

3. 其他作用 凤仙花地上部分 35%乙醇提取物中的化合物抑制睾酮 5*α*-还原酶。

毒性 水煎液给小鼠灌胃的 LD_{50} 为 166±42 g/kg。

【药性】 《浙江药用植物志》:"苦、辛,温,有小毒。"

【功用主治】 祛风湿,活血止痛,解毒。主治风湿痹痛,跌打肿痛,闭经,痛经,痈肿,丹毒,鹅掌风,蛇虫咬伤。

1.《本草正》:"透骨通窍。"

2.《采药书》:"合金创,入骨补髓,兼治难产。"

3.《纲目拾遗》:"白花者,追风散气;红花者,破血堕胎。"

4. 南药《中草药学》:"祛风湿,活血,止痛。"

5.《湖北中草药志》:"用于风湿痹痛,跌打损伤,经闭痛经,痈肿疔疖,蛇虫咬伤。"

【用法用量】 内服：煎汤,3~9 g;或鲜品捣汁。外用：鲜品捣敷;或煎汤熏洗。

【宜忌】 孕妇禁服。

【选方】 1. 治风湿关节痛 透骨草、木瓜各 15 g,威灵仙 12 g,桑枝 30 g。水煎服。(《湖北中草药志》)

2. 治寒湿气袭于经络血脉之中为痛,痛于两臂两股腰背环跳之间 凤仙梗(捣汁)、老姜汁、蒜汁、葱汁、韭汁各等分。熬至此膏滴水成珠,用蓖麻子油同黄蜡收起。每以此膏烘热贴上,追出湿气水液自愈。(《疡医大全》蠲痛五汁膏)

3. 治跌打损伤 透骨草、当归、赤芍各 9 g。水煎服。如伤处未破,并可用鲜透骨草适量,捣烂敷伤处,1~2 小时后,局部皮肤起小泡时,立即除去敷药。(《浙江药用植物志》)

4. 治癣 土大黄、凤仙花梗、枯白矾(水飞)。共捣,麻布包扎,蘸醋擦之。(《疡医大全》)

5. 治鹅掌风 透骨草、一枝黄花各 60 g。蒸汤温浸患处,每次浸半小时,每日 3~5 次,连浸 7~10 日。(《浙江药用植物志》)

1030 凤庆鸡血藤 fèng qìng jī xuè téng (《中草药》)

【异名】 鸡血藤(《顺宁府志》),顺宁鸡血藤(《新华本草纲要》),云南鸡血藤(《中国民间生草药原色图谱》)。

【基原】 为五味子科内南五味子属植物内南五味子或异型南五味子的藤。

【原植物】 1. 内南五味子 *Kadsura interior* A. C. Smith. 又名：伞血香。

攀缘灌木,长 3~6 m。枝条褐色。叶互生;叶柄长 8~18 mm;叶纸质;叶片椭圆形,长 7~13 cm,宽 2.5~6.5 cm,先端尖,或短尖,基部钝,边缘近全缘或有锯齿,上面深绿色,下面绿色。花单性,雌雄异株,花被 14~18 片,淡黄白色,内面带粉红色,外轮花被 2~3,卵状椭圆形,长 5~10 mm,宽 4~7 mm,最大的椭圆状长圆形或倒卵形,长 13~19 mm,宽 8~11 mm,最内花被约长 10 mm,宽约5 mm;雄蕊群近球形,雄蕊约 60,7~8 列;雌蕊群近球形,心皮 60~75。聚合果近球形,直径达 3 cm。种子 2~5,两侧扁,近肾形。花期 5~6 月,果期 8~10 月。

生于海拔 1 200~2 500 m 的乔灌木林中,分布于云南。

2. 异型南五味子 *Kadsura heteroclita* (Roxb.) Craib. 参见"地血香"条。

【采收加工】 9~10 月采收,晒干用,或熬膏用。

【功用主治】 养血调经。主治气血虚弱,肢麻瘫痪,风湿痹痛,虚损不育,遗精白浊,月经不调,赤白带下。

《本草纲目拾遗》:"壮筋骨,益酸痛,治老人气血虚弱,手足麻木瘫痪,男子虚损,不能生育,遗精白浊,男妇胃寒痛,妇女经血不调,赤白带下,干血劳,及子宫虚冷不受胎。"

【用法用量】 内服：煎汤,15~30 g;或熬膏,每次 3~6 g,开水或酒送下,每日两次。

【选方】 1. 治疗风湿关节肿痛 云南鸡血藤 60 g,威灵仙 30,千年健 40 g,牛膝 15 g。水煎服。渣捣烂外敷,每日换药 1 次。

2. 治疗月经不调、痛经 云南鸡血藤 60 g,艾叶 30 g。水煎温服。

3. 治疗气血两虚,遗精,不孕 云南鸡血藤 30 g,鹿角10 g。水煎取汤炖鸡蛋 2 个,1 次炖服。10 日为 1 个疗程。(1~3方出自《中国民间生草药原色图谱》)

1031 凤尾猪鬃草 fèng wěi zhū zōng cǎo (《昆明民间常用草药》)

【异名】 旱明琼(《昆明民间常用草药》),小凤尾草(《云南药用植物名录》),小蕨蕨、凤尾草(《云南中草药》)。

【基原】 为铁角蕨科铁角蕨属植物云南铁角蕨的全草。

【原植物】 云南铁角蕨 *Asplenium yunnanense* Franch. [*A. exiguum* Bedd. var. *yunnanense* (Franch.) Ching] 又名：云南虎尾蕨(《云南药用植物名录》)。

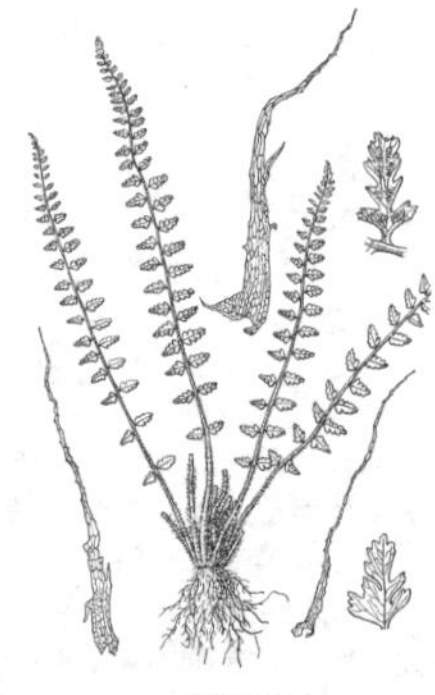

云南铁角蕨

植株高 10~20 cm。根茎短而直立,顶端密被黑褐色具粗筛孔的线状披针形鳞片。叶簇生;叶柄长 2~3 cm,栗红色;叶片线状披针形,长 5~8 cm,宽 1.5~2 cm,先端渐尖,下部渐变狭,二回羽状深裂;羽片狭长圆形,10~13 对,有短柄或无柄,常与叶轴合生,先端钝,基部楔形,不对称,裂片较整齐,羽状深裂;裂片5~6 片,基部上侧 1 片较大,先端有 3~5 个锯齿;叶脉不明显,在羽片上羽状,每裂片有小脉 1 条;叶轴上有时疏生褐棕色鳞片,有时伸长成鞭状,先端或侧生羽片先端缺刻内具 1 芽胞,着地生根。孢子囊群长圆形,每裂片基部 1 条,靠近中脉;囊群盖长圆形,膜质,开向中脉。

生于海拔 2 300 m 左右的岩石上。分布于西南及西藏、青海等地。

【采收加工】 秋季采收,晒干,切段。

【药性】 《云南中草药》:"苦,寒。"

【功用主治】 清热解毒,利尿,通乳。主治感冒发热,小儿惊风,尿路感染,乳腺炎,乳汁不通。

1.《云南中草药》:"清热消炎,利尿渗湿。主治感冒高热,小儿惊风,膀胱炎,尿道炎,痢疾,外伤出血,骨折。"

2.《中国药用孢子植物》:"用于血淋,乳腺炎,乳糜尿。"

【用法用量】 内服:煎汤,6~30 g。外用:捣敷。

【选方】 1. 治骨折 云南铁角蕨 3 g,贝母兰 90 g。捣敷。(《中国药用孢子植物》)

2. 治外伤出血 (凤尾草)研末撒患处。(《云南中草药》)

1032 凤尾搜山虎 fèng wěi sōu shān hǔ (《昆明民间常用草药》)

【异名】 地蜈蚣、爬山虎、过山龙(《昆明民间常用草药》),石连姜(《西昌中草药》),钻地风、钻地蜈蚣、毛消、毛虫、搜山虎(《云南中草药》)。

【基原】 为水龙骨科节肢蕨属植物多羽节肢蕨的根茎。

【原植物】 多羽节肢蕨 *Arthromeris mairei* (Brause) Ching 又名:梅瑞节肢蕨(《中国主要植物图说·蕨类植物门》),西南节肢蕨(《中药大辞典》)。

植株高 50~70 cm。根茎长而横生,密被淡棕色、渐尖头狭披针形鳞片,全缘。叶远生;叶柄长约18 cm,禾秆色;叶片一回羽状;侧生羽片6~12 对或更多,长达14 cm,宽 2~2.5 cm,先端长渐尖,基部圆楔形,边缘波状,有狭的软骨质边,顶生羽片常与其下侧羽片相连,无柄;末端一对羽片最大,其基部外侧有一长耳状裂片,羽片线状披针形,先端尾尖,基部微狭,无柄,叶片两面光滑;侧脉羽状,在背面隆起。孢子囊群小,圆形,棕色,在侧脉之间有 2 行,常彼此成对汇合。

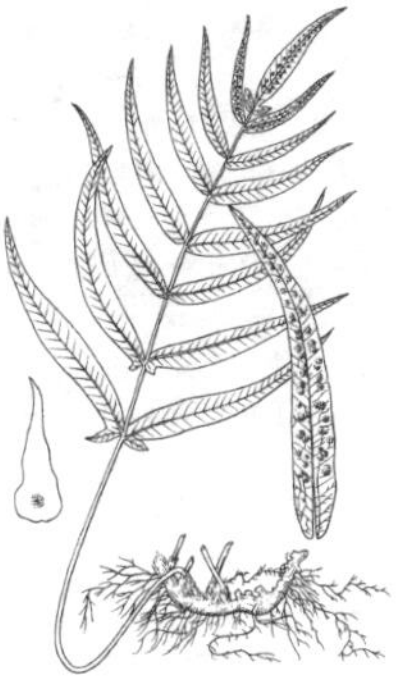

多羽节肢蕨

生于海拔 2 600 m 左右的针叶林下。分布于西南等地。

【采收加工】 秋、冬季采挖根茎,去须根,放火上燎去毛,刮去外皮,晒干,或切片晒干。

【药材】 凤尾搜山虎 *Arthromeris Mairei Rhizoma* 产于云南、四川、贵州、西藏等地。

性状 根茎呈长圆柱形,一端钻形,稍弯曲,长 6~11 cm,宽 1~1.5 cm。表面暗棕褐色,具凹陷的叶痕、残留鳞片及点状根痕。质坚。味苦涩。

【药性】 苦、微涩,微寒,小毒。

1.《云南中草药》:"微涩、苦,寒,有小毒。"

2.《全国中草药汇编》:"微寒。"

【功用主治】 祛风活络,泻火通便,利尿。主治风湿筋骨痛,坐骨神经痛,骨折,食积腹胀,便秘,目赤,牙痛,头痛,小便不利,淋浊。

1.《云南中草药》:"消食通便,利水散瘀。主治消化不良,食积便秘,尿潴留,跌打骨折。"

2.《全国中草药汇编》:"活络止痛,消积滞,通大便,降火。主治食积胃痛,腹胀便秘,风湿筋骨痛,坐骨神经痛,牙痛,头痛。"

【用法用量】 内服:煎汤,3~6 g;或泡酒;或配蜂蜜。

【宜忌】 年老、体虚及孕妇慎服。

《全国中草药汇编》:"生用性猛,熟用性缓,故须炮制。老年人、体虚及孕妇忌用。"

【选方】 1. 治风湿筋骨痛 炙过山龙 30 g,黑骨藤15 g。泡酒服。

2. 治食积腹胀 炙过山龙 15 g,苦荞头 15 g。煎服。

3. 治胃痛,目赤,火牙痛 炙过山龙、金盆各等分。共研末。每用开水送服 3 g。(1~3 方出自《西昌中草药》)

1033 凤眼果树皮 fèng yǎn guǒ shù pí (《广西民族药简编》)

【基原】 为梧桐科苹婆属植物苹婆的树皮。

【原植物】 参见"凤眼果"条。

【采收加工】 四季均可采,剥取树皮,晒干。

【功用主治】 《广西民族药简编》:"治哮喘。"

【用法用量】 内服:煎汤,15~30 g;或与猪骨煲。

1034 六月合 liù yuè hé (《新华本草纲要》)

【异名】 小水药、水惊风(《西昌中草药》),冷草(《新华本草纲要》)。

【基原】 为荨麻科楼梯草属植物长圆楼梯草的全草。

【原植物】 长圆楼梯草 *Elatostema oblongifolium* Fu ex W. T. Wang [*E. bodinieri* (Lévl.) Hand. Mazz.] 又名:无梗楼梯草(《湖北植物志》)。

多年生草本,茎高约 30 cm。全株无毛。叶有短柄或无柄;托叶狭三角形至钻形;叶片近纸质,斜狭长圆形,长6~14 cm,宽 1.4~3.5 cm,先端渐尖,基部在狭侧钝或楔形,在宽侧圆形或浅心形,边缘在上部有浅钝齿,通常无毛,钟乳体极密;叶脉羽状,侧脉每侧约 6 条。雌雄异株或同株;雄花序聚伞状,有短梗;苞片卵形;雄花无毛,花被片 5;雌花序成对腋生,有 2~3 分枝,枝端生花序托,边缘有披针形苞片,小苞片近条形。瘦果卵形,约有 8 条纵肋。花、果期夏、秋季。

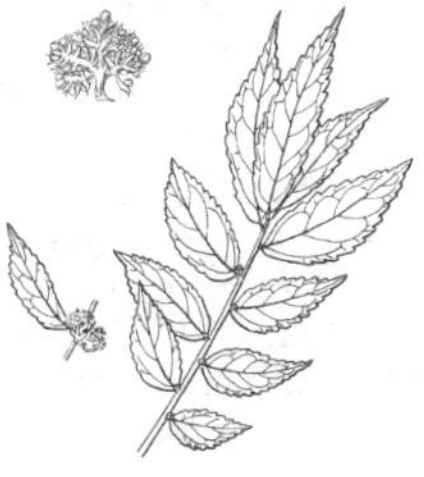

长圆楼梯草

生于海拔 350~900 m 的山地林下或沟边阴湿处。分布于湖北、四川、贵州等地。

【采收加工】 夏、秋季采收,鲜用或晒干。

【功用主治】 消肿止痛,清热解毒。主治骨折,扭伤肿痛,疮肿,风热感冒。

【用法用量】 外用:鲜品捣敷。内服:煎汤,15~30 g。

【选方】 1. 治骨折 小水药、胡豆七、刺老包根、白面风根各 30 g。捣烂外敷。

2. 治扭伤肿痛 小水药、酸酸草、透骨消各 30 g。捣烂外敷。(1、2 方出自《西昌中草药》)

1035 六月青 liù yuè qīng (《广西本草选编》)

【异名】 汗斑草(《广西本草选编》)。

【基原】 为爵床科金足草属植物细穗金足草的茎、叶。

【原植物】 细穗金足草 *Goldfussia psilostachys* (C. B. Clarke ex W. W. Smith) Bremek. [*Strobilanthes psilostachys* C. B. Clarke ex W. W. Smith]

多年生草本。下部茎卧地而生,节处生根。幼枝被白色长柔毛或白带粉红色长柔毛,茎节膨大。叶对生;叶柄长约3 cm,被毛;叶片纸质;卵形或宽卵形,长 6~9 cm,宽 4~5 cm,先端短尖或渐尖,基部近圆形,边缘有锯齿和缘毛,上面深绿色,常有小块状白斑,下面淡绿色,两面疏生白色长柔毛,脉上尤多;侧脉 4~6 对,绿色或有时带红色。穗状花序顶生或侧生;苞片卵形,被金黄色长柔毛;萼 5 裂,被金黄色长柔毛;花粉红色,花冠筒粗短,冠檐 5 裂,裂片近等大或近唇形;雄蕊 4,2 强,伸出花冠外;子房上位,2 室,每室有 2 个胚珠。蒴果下部不为柄状。有种子 4 颗。花期 8~

10月。

生于湿润的沟边或山谷草丛中。分布于广西、云南等地。

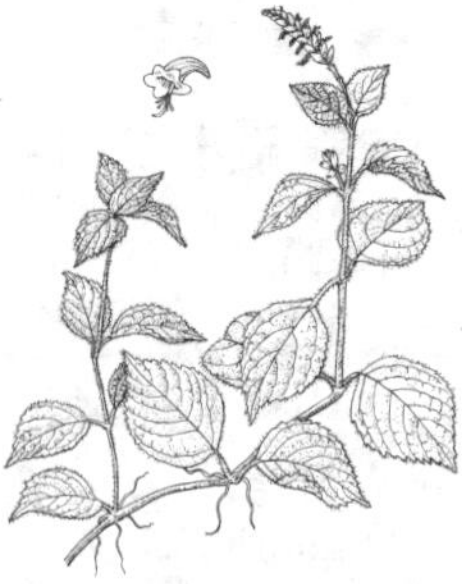
细穗金足草

【采收加工】 四季均可采收,多为鲜用。

【药性】《广西本草选编》:"味淡、微辛,性凉。"

【功用主治】《广西本草选编》:"解毒消肿,行血散瘀。治毒蛇咬伤,跌打肿痛,疮疖肿痛。"

【用法用量】 内服:煎汤,15～30 g。外用:鲜品捣敷。

【宜忌】《广西本草选编》:"孕妇慎服。"

【选方】 治毒蛇咬伤 鲜六月青茎60～120 g,捣烂取汁30～50 ml,加好白酒30～60 g,炖温,1次服完,每日服2次;并取鲜叶捣烂,与好白酒调匀,炖温,外敷前额囟门处(先将该处头发剃光),包扎固定,经常洒上少许好白酒,保持药物湿润,每日换药1次。(《广西本草选编》)

1036 六月寒 liù yuè hán (《天宝本草》)

【异名】 大风寒草、红花野芝麻(《民间常用草药汇编》),野薄荷(《四川常用中草药》),路边梢、化骨丹、野芝麻(《陕西中草药》),蜂子草(《常用草药治疗手册》),山卷莲(《甘肃常用中草药手册》),野荆芥、黄刺泡(《陕西中药名录》)。

【基原】 为马鞭草科马鞭草属植物三花莸的全草。

【原植物】 三花莸 *Caryopteris terniflora* Maxim.

直立亚灌木,高15～70 cm。常自基部分枝,枝四方形,密生灰白色向下弯曲的柔毛。单叶对生;叶柄长0.2～1.5 cm;叶片纸质,卵形至长卵形,长1.5～4 cm,宽1～3 cm,先端渐尖,基部阔楔形,边缘具规则锯齿,两面均被柔毛和腺点,背面尤密集。聚伞花序腋生,花序梗通常3花,偶为1花或5花;花柄具锥形细小苞片;花萼钟状,5裂,裂片披针形,两面均被柔毛和腺点;花冠紫红色至淡红色,先端5裂,二唇形,裂片全缘,下唇中裂片较大,圆形,外面被疏柔毛和腺点;雄蕊4,与花柱均伸出花冠管外;子房先端被柔毛。蒴果成熟后四瓣裂,果瓣倒卵状舟形,表面密被糙毛及凹凸网纹。花、果期6～9月。

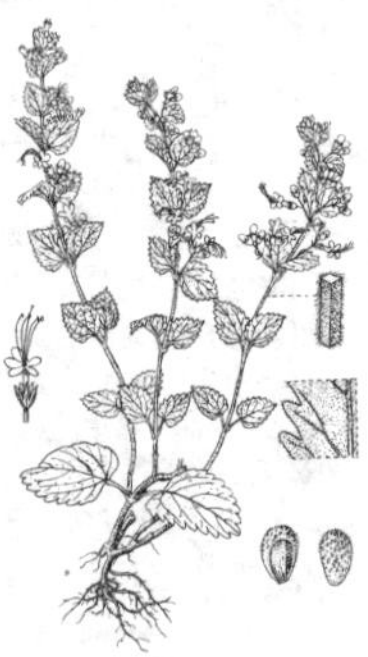
三花莸

生于海拔550～2 600 m的山坡、平地、水沟边及河边。分布于河北、山西、江西、湖北、四川、云南、陕西、甘肃等地。

【采收加工】 7～8月采收,晒干或鲜用。

【成分】 全草含有甘油酯类:棕榈酸-甘油酯(1-glyceryl hexadecanoate);三萜类:齐墩果酸(oleanolic acid);黄酮类:刺槐素鼠李糖苷(acacetin-7-rutinoside);环烯醚萜苷(agnuside);甾醇类:豆甾醇(stigmasterol),胡萝卜苷(doucosterol);脂肪醇类:三十二烷醇(dotriacontanol);脂肪酸类:三十四烷酸(tetratriacontanoic acid)。

【药性】《陕西中草药》:"味辛、微苦,性平。"

【功用主治】 疏风解表,宣肺止咳。主治感冒,咳嗽,百日咳,外障目翳,水火烫伤。

1.《天宝本草》:"散寒清火,治诸痛,外障目翳,诸般咳嗽。"

2.《陕西中草药》:"发表祛风,宣肺止咳。治咳嗽,百日咳,烫火伤,淋巴结结核。"

【用法用量】 内服:煎汤,10～15 g。外用:捣敷;或研末调敷。

【选方】 1. 治外感风寒咳嗽 六月寒15 g,五匹风、肺经草、风寒草、兔耳风各9 g。水煎服。(《万县中草药》)

2. 治已溃淋巴结结核 路边梢鲜叶适量,捣烂加白糖外敷;或干叶研粉,凡士林调敷。(《陕西中草药》)

1037 六方藤 liù fāng téng (《广西药用植物名录》)

【异名】 五俭藤、山坡瓜藤、拦河藤、散血龙(《海南植物志》),方茎宽筋藤(《全国中草药汇编》),六骨春筋藤、抽筋藤(《广西药用植物名录》),软筋美、软筋藤、复方藤(《广西民族药简编》)。

【基原】 为葡萄科白粉藤属植物翅茎白粉藤的藤茎。

【原植物】 翅茎白粉藤 *Cissus hexangularis* Thorel ex Planch.

攀缘灌木,高3～7 m。小枝粗壮,有翅状的棱6条,干时淡黄色,节上常收缩;卷须不分枝,与叶对生。单叶互生;叶柄长2～6 cm;叶片纸质,卵状三角形,长6～10 cm,宽4.5～8 cm,先端骤收狭而渐尖,基部近截平,钝形或微心形,边缘有疏离的小齿。伞形花序与叶对生,由聚伞花序组成;花梗被乳突状微毛;花萼杯状,无毛;花瓣长圆形;雄蕊4;花盘波状4浅裂;子房2室,无毛。浆果卵形。种子1颗。花期9～11月,果期10月至翌年2月。

生于山地疏林中。分布于广东、广西、海南等地。

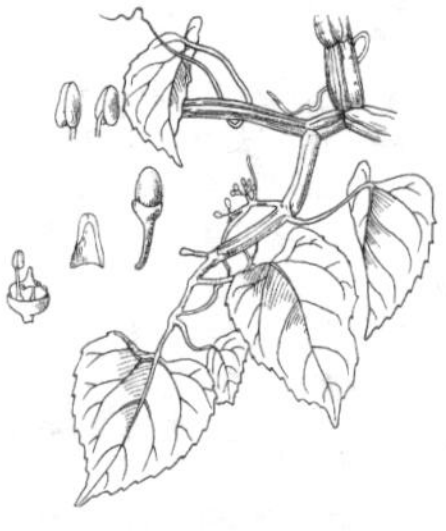
翅茎白粉藤

【栽培】 生物学特性 喜高温半荫蔽的环境,怕严寒。月平均温度在25 ℃以上时,生长迅速;月平均温低于15 ℃,绝对低温为9～4 ℃时,生长逐渐处于停滞,短期霜冻,生长亦逐渐处于停滞,因短期霜冻时,生长点和嫩叶受害而枯萎。对土壤要求不严,以肥沃、排水良好的砂质壤土栽培为好。

繁殖方法 用扦插繁殖。于春季3～4月,选择健壮二年生枝条,剪成长15 cm左右的插穗直接插于苗床上,行株距15 cm×(3～4)cm,斜插,插后压紧,浇水保湿,1个月左右,长根出叶时移植。按行株距150 cm×100 cm开穴定植,每穴栽2～3株,稍压紧,浇足定根水。

【采收加工】 秋季采收藤茎,应在离地面20 cm处割取,去掉叶片,切段,鲜用或晒干。

【药性】《全国中草药汇编》:"微苦,凉。"

【功用主治】《全国中草药汇编》:"祛风活络,散瘀活血。主治风湿关节痛,腰肌劳损,跌打损伤。"

【用法用量】 内服:煎汤,15～30 g;或浸酒。外用:捣敷,或煎水洗。

1038 六股筋 liù gǔ jīn (《陕西中草药》)

【异名】 仙人茶(《浙江药用植物志》),鱼串子(《四川中药志》)。

【基原】 为忍冬科荚蒾属植物球核荚蒾的叶或根。

【原植物】 球核荚蒾 *Viburnum propinquum* Hemsl. 又名:兴山绣球《中国树木分类学》,兴山荚蒾《拉汉种子植物名录》。

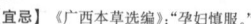

常绿灌木，高达 2 m。全株无毛。当年生小枝红褐色，具凸起的皮孔，二年生小枝变灰色。叶对生；叶柄长 1～2 cm；叶片革质，叶卵形至披针形或椭圆形至椭圆状长圆形，长 4～10 cm，宽 2.5～4.5 cm，先端渐尖，基部近圆形或阔楔形至楔形，两侧多少不对称，边缘近基部以上两侧各有 1～2 枚腺体，边缘通常疏生浅锯齿，具离基三出脉，中脉与基生脉在叶上面凹陷，下面突起。聚伞状复伞形花序；具总梗，第一级辐射枝通常 7 条；花甚小，着生于第三、第四级辐射枝上；萼筒长约0.7 mm，萼檐具 5 微齿，约与萼筒等长；花冠绿白色，辐状，直径约 4 mm，裂片与筒等长；雄蕊 5，稍长于花冠。核果卵状球形或近球形，蓝色至蓝黑色，具光泽；核有 1 条极细的浅腹沟或无沟。花期 4～5 月，果期 9～10 月。

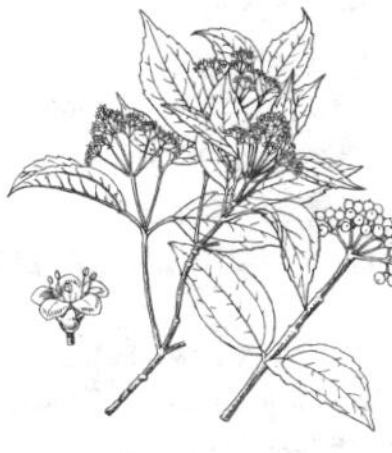

球核荚蒾

生于海拔 500～1 300 m 的山谷林中或灌丛中。分布于浙江、福建、江西、湖北、湖南、广东、广西、四川、贵州、云南、陕西、甘肃、台湾等地。

【采收加工】 叶春、夏季采，根全年均可采，均鲜用或晒干，根用时切段。

【药性】 《陕西中草药》："味苦、涩，性温。"

【功用主治】 《陕西中草药》："止血，消肿止痛，接骨续筋。治骨折，跌打损伤，外伤出血。"

【用法用量】 外用：研末撒或调敷，或鲜品捣敷。

1039 **六轴子** liù zhóu zǐ（《饮片新参》）

【异名】 土连翘(《本草从新》)，山芝麻(《百草镜》)，闹羊花子(汪连仕《草药方》)，天芝麻(《杨氏便易良方》)，羊踯躅果(《药材学》)，闹羊花头、八厘麻子(南药《中草药学》)。

【基原】 为杜鹃花科杜鹃花属植物羊踯躅 *Rhododendron molle* (Bl.) G. Don 的果实。

【原植物】 参见"闹羊花"条。

【采收加工】 9～10 月果实成熟而未开裂时采收，晒干。

【药材】 六轴子 *Rhododendri Fructus* 主产于浙江、江苏、湖北、湖南、河南等地。

性状 果实长椭圆形，略弯曲，长 2～3 cm，直径 0.5～1 cm。表面红棕色或栗褐色，微具光泽，有纵沟 5 条，顶端尖，常从纵沟开裂成 5 瓣，每瓣如船形，果皮开裂处浅棕色，薄膜质；基部有宿萼，有的有果柄。质硬脆，易折断，断面 5 室。种子多数，长扁圆形，棕褐色，边缘具膜质翅。气微、味涩、微苦，有刺舌感。

鉴别 (1) 果实横切面：呈梅花形 5 瓣状，外果皮为 1 列扁圆形细胞，内含色素；中果皮为 10 余列长圆形细胞，内含色素；其间有导管群散在；内果皮为石细胞及纤维群，石细胞 4～6 列类圆形；纤维 6～8 列，切向排列紧密，壁均木化。胎座全为薄壁组织，从中心至 5 瓣有木化细胞，壁稍增厚。胎座两侧附着多数细小种子，椭圆形，种子横切面可见种皮细胞 1 列，有齿状突起；壁厚，具圆纹孔，其内为菲薄的角质层。胚乳组织充满内含物。

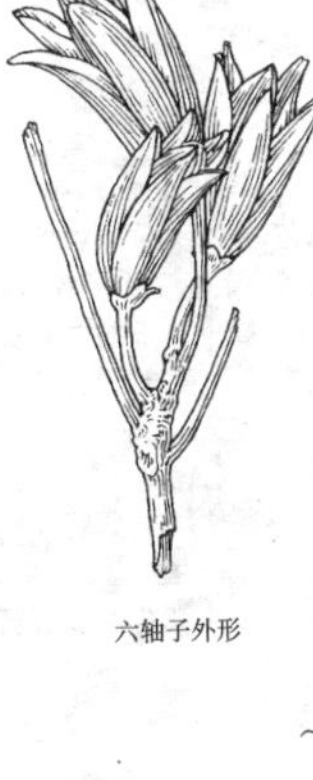

六轴子外形

(2) 取本品细粉 3 g，加丙酮 30 ml，搅拌滤过，取滤液20 ml，置试管内于水浴上蒸干，加稀硫酸 10 ml，溶解后置沸水浴上加热 10 分钟，溶液呈紫红色；继续加热，则变为橙黄色(检查八厘麻毒素)。

(3) 薄层色谱：取本品粉末 2 g，加碳酸钙 0.4 g(pH 6.5～7)、95%乙醇 20 ml，放置过夜，水浴上回流 2 小时，滤过。保留滤液，残渣再加 95%乙醇 20 ml，回流 7 小时，合并两次滤液，减压浓缩至 1 ml，加入等量蒸馏水及足够量的醋酸铅饱和水溶液，直到沉淀完全，滤过；滤液用硫酸钠饱和水溶液脱铅，滤过；滤液浓缩至 1 ml，加氯仿 1 ml，回流 3 次，每次 30 分钟，合并氯仿，用无水硫酸钠脱水，滤过；滤液在水浴上蒸干后，残留物用甲醇 0.1 ml 溶解，作为供试品溶液。以八厘麻毒素作对照品。分别点样于同一硅胶 G 薄层板上，以甲醇-乙酸乙酯-己烷(1∶4∶5)为展开剂。展距 17 cm。用 10%三氯化锑氯仿液喷雾，105 ℃烘烤，供试品与对照品在相应位置处，显相同的色斑。

【成分】 成熟果实中含日本羊踯躅素(rhodojaponin)Ⅲ，羊踯躅(rhodomollein)Ⅰ及Ⅱ。

【药理】 1. 镇痛作用 电刺激小鼠尾法实验中，六轴子粉剂镇痛作用较浸剂、酊剂强。六轴子乙醇提取物中除去闹羊花毒素类成分得到的八厘麻 A 给雌性小鼠腹腔注射，其镇痛指数与哌替啶相似。

2. 对心血管系统的作用 腹腔注射六轴子注射液，可使犬、猫心率减慢，血压下降。减慢心率作用可被阿托品对抗，降压作用可被麻黄碱取消，切断两侧迷走神经则减慢心率的作用消失。六轴子对心血管的作用主要来自八厘麻毒素。犬静注八厘麻毒素有降压和减慢心率的作用。压迫犬颈动脉所致加压反射的实验表明，八厘麻毒素具有直接抑制动脉加压反射的作用。以静注不引起降压的小剂量八厘麻毒素作脑室内注射，可引起血压下降，说明降压作用与中枢机制有关，主要与激动中枢突触后 α_2 受体有关。静注八厘麻毒素后还使血浆肾素值降低。

离体猫心乳头肌研究显示低剂量八厘麻毒素能增加猫心乳头肌的收缩性，提高自律性，但对兴奋性及不应期无影响；高剂量八厘麻毒素降低兴奋性，缩短功能性不应期，在无肾上腺素诱导或电刺激情况下，出现自动节律及心律失常。八厘麻毒素低浓度对猫左心房有正性肌力作用而高浓度则表现为负性肌力作用。高浓度八厘麻毒素能抑制肾上腺素所诱发的猫左心房的自律性，使心房的不应期延长和电兴奋性降低。含八厘麻毒素的灌注液灌注离体兔心脏或八厘麻毒素静脉注射对在体兔心脏电生理参数的影响提示八厘麻毒素能直接作用于心肌，升高心房、心室舒张期阈值，延长心房、心室不应期。

毒性 小鼠灌胃过大剂量浸剂和酊剂，出现呼吸抑制而死亡，死前偶伴有阵颤性惊厥。八厘麻毒素小鼠腹腔注射的 LD_{50} 为 0.522 mg/kg。其有效降压量的 30 倍量能使犬因室颤而死。急性和亚急性毒性实验证实，八厘麻毒素对兔各项指标无明显影响。

【药性】 苦，温，有毒。

1.《本草从新》："苦，温。"

2.《饮片新参》："温，味涩、微苦。"

3.《药材学》："剧毒。"

4. 南药《中草药学》："入肺、脾经。"

【功用主治】 祛风燥湿，散瘀止痛，定喘，止泻。主治风寒湿痹，历节肿痛，跌打损伤，喘咳，泻痢，痈疽肿毒。

1.《本草从新》："宣，行血。治风寒湿痹，历节肿胀，扑损疼痛。"

2. 汪连仕《草药方》："治跌打损伤，能活血疏风，理七十二般风气，为外科圣药。"

3.《纲目拾遗》："疽毒疔疮，用之神效。"

4.《饮片新参》："敛肺，止汗，化痰，定喘咳，治泻利遗泄。"

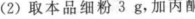

5. 南药《中草药学》："蠲痹止痛，定喘止泻。主治风寒湿痹，

喘咳，泻痢，跌打损伤。”

【用法用量】 内服：研末，0.1～0.3 g；煎汤，0.3～0.9 g；或入丸、散；或浸酒。外用：研末调敷。

【宜忌】 本品有毒，内服宜慎；孕妇及体虚者禁服。

1.《本草从新》：“大损新血，无瘀勿用。体虚有瘀，亦忌之。”

2.《百草镜》：“人药每服三分，不可多服。方术家麻药中有之。”

【选方】 1. 治风痹，跌扑，肿毒初起 草乌(去皮，姜汁拌晒，隔纸炒)、山芝麻(烧酒拌晒，炒)、雄黄(水飞)、血竭(箬叶上烘烊)、穿山甲(砂炒)各一两。为末，丸如芥子大。酒下二三分，不可多。(《纲目拾遗》引《草宝》五虎丹)

2. 治跌扑损伤，深入骨髓，或隐隐疼痛，或天阴则痛，或年迈四肢无力 闹羊花子一两(火酒浸炒三次，童便浸二次，焙干)，乳香没药不去油、血竭各三钱，为末研匀，再加麝香一分同研，磁瓶收贮封固。每服三分，壮者五六分。不必吃夜饭，须睡好方服，酒可尽量下，服后避风，有微汗出为要。忌房事、酸、寒、茶、醋等物，弱者间五日一服，壮者间三日一服。(《纲目拾遗》引《药鉴》透骨丹)

3. 治无名肿毒，疔疮发背 山芝麻三分，研极细末，以好酒煎数沸，带渣服下，盖被出汗，不可见风。(《纲目拾遗》引《吉云旅抄》一醉消)

4. 治痈疽初起，跌扑内伤，风痹疼痛 番木鳖(忌见铁器，入砂锅内，黄土拌炒焦黄为度，石臼中捣磨，用细筛筛去皮毛，捡净末)、山芝麻(去壳酒炒)各五钱，乳香末(箬叶烘出汗)五钱，穿山甲(黄土炒脆)一两。每服一钱，酒下，不可多服。服后避风，否则令人发战栗不止。如人虚弱，每服五分。(《纲目拾遗》引《救生苦海》马钱散)

5. 治金刃伤，止痛 龙骨、硼砂、血竭(酒洗)、儿茶、天芝麻各五分。为细末。每服七厘。(《纲目拾遗》引《杨氏便易良方》七厘散)

1040 六棱麻 liù léng má (《新华本草纲要》)

【异名】 野苏麻(《贵州民间药物》)，地甘(《广西药用植物名录》)。

【基原】 为唇形科香茶菜属植物细锥香茶菜的地上部分。

【原植物】 细锥香茶菜 *Rabdosia coetsa* (Buch.-Ham. ex D. Don) Hara [*Plectranthus coetsa* Buch.-Ham. ex D. Don; *Isodon coetsa* (Buch.-Ham. ex D. Don) Kudo]

多年生草本或半灌木，高 0.5～2 m。根茎木质化。茎直立，四棱形。叶对生；叶柄长 1～5.5 cm，被微柔毛；叶片宽卵形或宽三角状卵形，长 3～9 cm，宽 1.5～6 cm，先端渐尖，基部宽楔形渐狭，边缘在基部以上具圆齿，上面疏被糙伏毛及腺点，下面沿脉有短硬毛。二歧聚伞花序 3～5 花，组成顶生或腋生狭圆锥花序，长 5～15 cm；小苞片钻形；花萼钟形，外面被微柔毛及腺点，内面无毛，萼齿 5，上唇 3 齿小，下唇 2 齿稍大，果时花萼增大；花冠紫或紫蓝色，外面被微柔毛，上唇反折，先端 4 圆裂，下唇长于冠筒，内凹呈舟形；雄蕊 4，2 强，内藏；子房 4 裂，花柱内藏或微露出，柱头 2 浅裂；花盘杯状。小坚果倒卵球形，褐色。花期 10 月至翌年 2 月，果期 11 月～翌年 3 月。

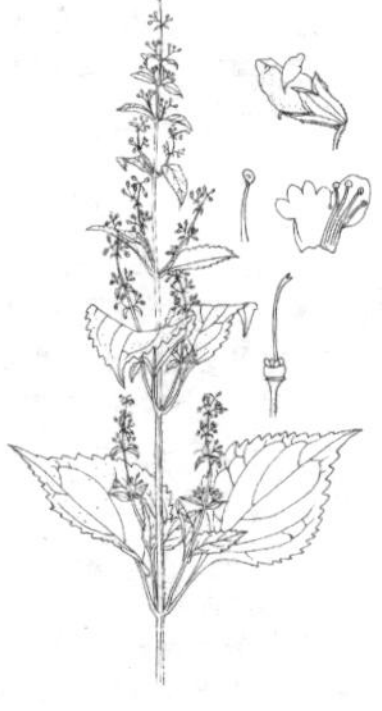
细锥香茶菜

生于海拔 650～2 700 m 的草坡、灌丛、林中旷地、路边、溪边、河岸、林缘或常绿阔叶林中。分布于湖南、广东、广西、四川、贵州、云南、西藏等地。

本植物的根(碎兰花根)亦供药用，另设专条。

【采收加工】 夏、秋季采收，鲜用或晒干。

【成分】 全草含细锥香茶菜甲素、乙素、丙素、丁素(rabdocoetsin A、B、C、D)，瘿花香茶菜甲素(rosthorin A)，4-表红茴香甲素(4-epi-henryine A)。

叶含萜类：细锥香茶菜酸(coetsanoic acid)，二氢昆明香茶菜丙素(dihydrorabdokunmin C)，昆明香茶菜丙素(rabdokunmin C)，白柔毛香茶菜甲素(albopilosin A)，大萼香茶菜丙素(macrocalyxin C)，熊果酸(ursolic acid)，2α，3β-二羟基熊果酸(2α，3β-dihydroxyursolic acid)，gesneroidin C，乌发醇(uvaol)，齐墩果酸(oleanolic acid)，2α，3β-二羟基齐墩果酸(2α，3β-dihydroxy-oleanolic acid)，白桦脂酸(betulinic acid)；脂肪酸酯：肉豆蔻酸植物醇酯(phytyl myristate)，9*Z*，12*Z*-二烯棕榈酸乙酯(ethyl 9*Z*，12*Z*-dienpalmitate)，12*Z*，15*Z*-二烯花生酸甘油酯(glycetyl 12*Z*，15*Z*-dienarachidate)；黄酮成分：5，3′-二羟基-6，7，8，4′-四甲氧基黄酮(5，3′-dihydroxy-6，7，8，4′-tetramethoxyflavone)和 5-羟基-6，7，8，3′，4′-五甲氧黄酮(5-hydroxy-6，7，8，3′，4′-pentamethoxyflavone)。

【药性】 辛、苦，微温。

【功用主治】 发表散风，和中化湿，止血。主治风寒感冒，呕吐，泄泻，风湿麻痛，湿疹瘙痒，脚气湿烂，刀伤出血。

【用法用量】 内服：煎汤，6～15 g。外用：捣敷；或煎汤洗。

1041 文竹 wén zhú (《福建民间草药》)

【基原】 为百合科天门冬属植物文竹的块根或全株。

【原植物】 文竹 *Asparagus setaceus* (Kunth) Jessop [*Asparagopsis setacea* Kunth; *A. plumosus* Bak.]

多年生攀缘藤本，茎藤长可达 4 m。根细长，稍呈肉质。茎的分枝极多。叶状枝常每 10～13 枚成簇，呈刚毛状，略具三棱；叶呈鳞片状，基部有短小的刺状距或距不明显。花两性，白色，通常每 1～3(偶有 4)朵腋生，具短花梗；花被片倒卵状披针形。浆果呈小球状，熟时紫黑色，含种子 1～3 颗。花期 9～10 月，果期冬季至翌年春季。

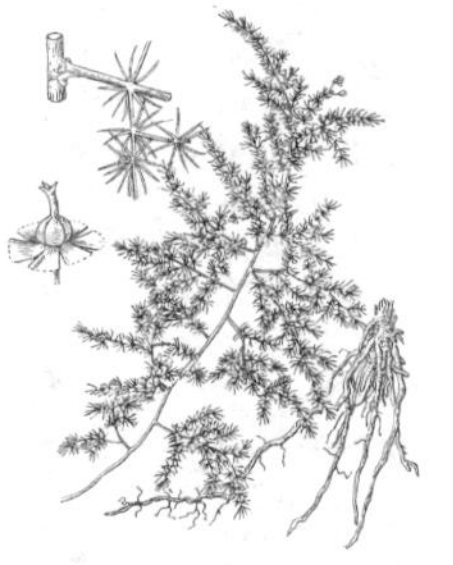
文 竹

各地常见有人工栽培。原产非洲南部。

【采收加工】 秋季割去蔓茎，挖出块根，用水煮或蒸至皮裂，剥去外皮，切段，干燥。全株四季均可采，鲜用或晒干。

【药材】 文竹 *Asparagi Setacei Radix seu Herba* 我国各地均产。

性状 根细长，稍肉质，长 15～24 cm，直径 3～4 mm。表面黄白色，有深浅不等的皱纹，并有纤细支根。质较柔韧，不易折断，断面黄白色。气微香，味苦微辛。

【成分】 根含氨基酸：天冬氨酸，苏氨酸，丝氨酸，谷氨酸，甘氨酸，丙氨酸，缬氨酸，甲硫氨酸，异亮氨酸，亮氨酸，酪氨酸，苯丙氨酸，赖氨酸，组氨酸，精氨酸，脯氨酸，半胱氨酸。微量元素：钙、锰、铁、铜、锌、铬、铅。

【药性】 甘、微苦，寒。

1.《全国中草药汇编》：“甘、微苦，平。”

2.《福建药物志》：“苦，寒。”

【功用主治】 润肺止咳,凉血通淋。主治阴虚肺燥,咳嗽,咯血,小便淋沥。

1.《全国中草药汇编》:"润肺止咳。主治肺结核咳嗽,急性支气管炎,阿米巴痢疾。"

2.《福建药物志》:"凉血,通淋。主治咳血,吐血,淋浊。"

【用法用量】 内服:煎汤,6～30 g。

【选方】 治郁热咳血、吐血 文竹全草 15～24 g。酌冲开水和冰糖炖服。(《福建民间草药》)

1042 文冠果 wén guān guǒ (《东北常用中草药手册》)

【异名】 文冠花、崖木瓜(《救荒本草》),文光果(《纲目》),文冠木(《中国民族药志》)。

【基原】 为无患子科文冠果属植物文冠果的茎或枝叶。

【原植物】 文冠果 *Xanthoceras sorbifolia* Bunge 又名:文冠树、木瓜(《中国植物志》)。

落叶灌木或小乔木,高 2～5 m。小枝粗壮,褐红色。奇数羽状复叶,互生;叶连柄长 15～30 cm;小叶 9～17,膜质或纸质,披针形或近卵形,两侧稍不对称,长 2.5～6 cm,宽 1.2～2 cm,先端渐尖,基部楔形,边缘有锐利锯齿,顶生小叶通常 3 深裂,上面无毛或中脉上有疏毛,下面嫩时被绒毛和成束的星状毛。花序先叶抽出或与叶同时抽出,花杂性,雄花和两性花同株,两性花的花序顶生,雄花序腋生,总花梗基部常有残存芽鳞;花梗长 1.2～2 cm;苞片长0.5～1 cm;萼片 5,两面被灰色绒毛;花瓣 5,白色,基部紫红色或黄色,脉纹显著,爪之两侧有须毛;花盘的角状附属体橙黄色;雄蕊 8,花丝无毛;子房 3 室,被灰色绒毛;花柱顶生,柱头乳头状。蒴果近球形或阔椭圆形,有三棱角,室背开裂为三果瓣。种子扁球状,黑色而有光泽。花期春季,果期秋初。

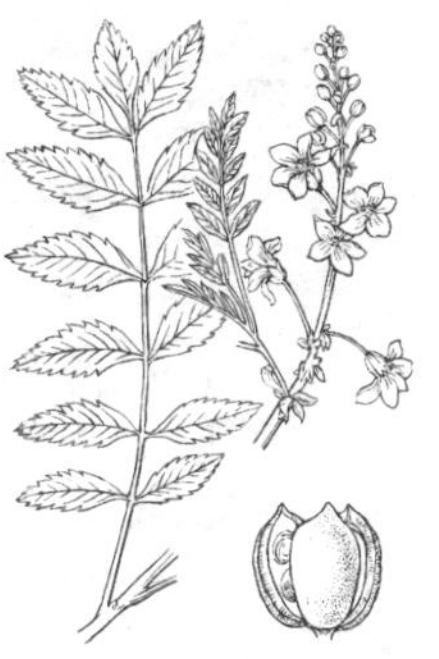

文冠果

野生于丘陵山坡等处,各地也常栽培。分布于东北和华北及安徽、河南、陕西、甘肃、宁夏等地。

【栽培】 生物学特性 喜光,耐半阴,亦耐寒,抗旱,但不耐涝。对土壤要求不严,适应性很强。

繁殖方法 用种子、嫁接、根插或分株繁殖。种子繁殖:果实成熟后,随即播种,次春发芽。若将种子沙藏,次春播种前 15 日,在室外背风向阳处,另挖斜底坑,将沙藏子移至坑内,倾斜面向太阳,罩以塑料薄膜,利用阳光进行高温催芽,当种子 20%裂嘴时播种。也可在播种前 1 星期用45 ℃温水浸种,自然冷却后 2～3 日捞出,装入筐篓或蒲包,盖上湿布,放在 20～50 ℃的温室催芽,当种子 2/3 裂嘴时播种,一般 4 月中、下旬进行,条播或点播,种脐要平放,覆土 2～3 cm。嫁接繁殖:采用带木质部的大片芽接、劈接、插接或嫩梢芽接等,以带木质部的大片芽接效果较好。根插繁殖:利用春季起苗时的残根,剪成 10～15 cm 长的根段,按行株距 30 cm×10(～15)cm 插于苗床,顶端低于土面 2～3 cm,灌透水。分株繁殖:有些灌木形植株,易生根蘖苗,可进行分株繁殖。

田间管理 幼苗出土后,浇水量要适宜。苗木生长期,追肥 2～3次,并松土除草。嫁接苗和根插苗容易产生根蘖芽,应及时抹除,以免消耗养分。接芽生长到 15 cm 时,应设支柱,以防风吹折断新梢。

【采收加工】 春、夏季采茎干,剥去外皮取木材,晒干。或取鲜枝叶,切碎熬膏。

【药材】 文冠果 *Xanthoceratis Sorbifoliae Caulis seu Folium* 主产于内蒙。

性状 茎干木部呈不规则的块状,表面红棕色或黄褐色,横断面红棕色,有同心性环纹,纵剖面有细皱纹。枝条多为细圆柱形,表面黄白色或黄绿色,断面有年轮环纹,外侧黄白色,内部红棕色。质坚硬。气微,味甘、涩、苦。

鉴别 (1) 粉末特征:茎干粉末红棕色,枝条粉末棕黄色或黄白色。木纤维多数,无色或淡黄色,胞腔明显,胞壁具斜纹孔,有的纤维束周围细胞中含草酸钙方晶,形成晶鞘纤维。木部薄壁细胞长方形或类圆形,淡黄色,壁稍薄,纹孔明显散在或数个相连。导管为具缘纹孔,偶见梯纹及网纹。草酸钙簇晶散在存在于细胞间。尚可见不规则的黄棕色或红棕色的片状物。

(2) 取本品粗粉 10 g,用乙醇回流提取,浓缩提取液至20 ml备用。取提取液 1 ml,置试管内加入镁粉少许,再缓缓滴入浓盐酸 2～3滴,溶液显紫红色(检查黄酮)。取提取液 1 ml,滴加三氯化铁乙醇溶液数滴,溶液显暗绿色(检查鞣质)。

(3) 薄层色谱:取上述提取液 15 ml,置蒸发皿中挥干溶媒,加适量水并连同不溶物一同转入分液漏斗中,用乙醚萃取,浓缩乙醚液,供点样用。以槲皮素作对照。点于硅胶 GF 板上。以苯-氯仿-乙酸乙酯-乙酸(5∶1∶4∶1)为展开剂,展距 13 cm,展开两次。置紫外光灯(254 nm)下观察均呈暗棕色斑点。供试品与对照品在相同位置处显相同的荧光斑点。

【成分】 文冠果的茎枝表皮含黄酮类成分:2, 3-双氢杨梅树皮素(2, 3-dihydromyricetin),2, 3-双氢槲皮素(2, 3-dihydroquercetin),2, 3-表儿茶素(2, 3-epicatechin),2, 3-表没食子儿茶素(2, 3-epigallocatechin),杨梅树皮素(myricetin),消旋白蔹素(ampelopsin),(－)-表儿茶素〔(－)-epicatechin〕,左旋表没食子儿茶素(epigallocatechin),槲皮素(quercetin);还有七叶树内酯(esculetin),文冠木素(xanthocerin)及 2, 5-二甲氧基对苯醌(2, 5-dimethoxy-*p*-benzoquinone),3-文冠果酸(3-xanthocerasic acid),3-氧代-7, 24-甘遂二烯-21-酸(3-oxotirucalla-7, 24-dien-21-oic acid),齐墩果酸(oleanolic acid)等。

【药性】 甘、微苦,平。

1.《救荒本草》:"叶:味苦。"

2.《北方常用中草药手册》:"甘,平,无毒。"

3.《青岛中草药手册》:"性平,味甘、淡。"

【功用主治】 祛风除湿,消肿止痛。主治风湿热痹,筋骨疼痛。

1.《青岛中草药手册》:"散风祛湿,活血,消肿。主治关节炎,筋骨疼痛。"

2.《中国民族药志》:"用于风湿性关节炎,风湿内热,皮肤风湿。"

【用法用量】 内服:煎汤,3～9 g,或熬膏,每次 3 g。外用:熬膏敷。

【选方】 治风湿热病 文冠木、诃子、川楝子、栀子各等量。研成细粉,每次 3 g,每日 1～3 次,水煎服。(《中国民族药志》)

1043 文蛤肉 wén gé ròu (《全国中草药汇编》)

【异名】 海蛤肉、蛤蜊肉(《全国中草药汇编》)。

【基原】 为帘蛤科文蛤属动物文蛤等的肉。

【原动物】 参见"蛤壳"条。

【采收加工】 捕取后,取肉,鲜用或晒干。

【药理】 1. 降血糖、降血脂作用 文蛤水解液灌胃,降低正常小鼠及四氧嘧啶诱发的高血糖小鼠的血糖,降低食物性高脂血症大鼠血清三酰甘油和胆固醇含量水平。文蛤肉水煎液灌胃,还降低正常小鼠血清三酰甘油,但对血清胆固醇含量无明显影响。

高脂血症鹌鹑口服文蛤肉水解液后，能抑制血清总胆固醇、三酰甘油的升高，提高高密度脂蛋白胆固醇含量，降低胆固醇含量。

2. 抗肿瘤作用　文蛤多糖灌胃，抑制小鼠 S_{180} 实体瘤的瘤重，延长 EAC 腹水瘤荷瘤小鼠的生存时间，对白血病 L_{1210} 小鼠存活时间无影响。

3. 对免疫功能的影响　文蛤肉冷提取物灌胃，提高小鼠血清溶血素水平，促进脾淋巴细胞增殖反应，增加腹腔巨噬细胞吞噬百分率和吞噬指数。亦有报道文蛤肉水解液给小鼠灌胃，增加胸腺重量和血清溶血素抗体，抑制网状内皮系统的吞噬功能和绵羊红细胞所致的迟发型超敏反应。说明它对免疫系统的不同环节作用不同。文蛤提取物和文蛤多糖给环磷酰胺损伤免疫功能的小鼠灌胃，可使脾脏增重，白细胞数量增多，巨噬细胞吞噬功能增强，血清溶血素水平增高，对受环磷酰胺抑制或升高的二硝基氯苯所致的迟发型超敏反应有双向调节作用。文蛤肉煎剂灌胃，对小鼠环磷酰胺及乌拉坦引起的骨髓微核率增高均有对抗作用。

4. 其他作用　文蛤肉水解液还降低正常和高脂血症鹌鹑全血黏度，并对体外 ADP 诱导的家兔血小板聚集有抑制作用。文蛤肉灌胃提高老年小鼠血清总 SOD 活力，降低老年小鼠血清丙二醛含量，还能延长小鼠游泳时间。

【功用主治】 润燥止渴，软坚消肿。主治消渴，肺结核，阴虚盗汗，瘿瘤，瘰疬。

1.《全国中草药汇编》："润五脏，止消渴，软坚散肿；为营养品，又为利尿药。且有软坚之功，治项下瘿瘤（包括淋巴腺肿、甲状腺肿等）。肺结核、阴虚盗汗，加韭菜作菜经常食。"

2.《南海海洋药用生物》："肉炒酒吃，或将新鲜的壳带肉打碎，煮水服，作用与牡蛎相同。"

【用法用量】 内服：煮食，30～60 g。

1044 文鳐鱼 wén yáo yú（《本草拾遗》）

【异名】 鳐（《吕氏春秋》），飞鱼（《本草拾遗》），燕鱼、燕儿鱼、燕鳐（《中国药用海洋生物》）。

【基原】 为飞鱼科燕鳐鱼属动物多种燕鳐鱼的肉。

【原动物】 燕鳐鱼 *Cypselurus agoo*（Temminck et Schlegel）[*Prognichthys agoo*（Temminck et Schlegel）] 又名：真燕鳐（通称）。

体略呈长梭形，背部颇宽。两侧较平，至尾部渐细，体长 30～45 cm。头较短，背平坦，两侧向内下方倾斜，腹面狭窄。吻短，眼大，侧高位，眼间隔宽。口小，上下颌约等长，牙细，两颌牙成狭带状。鳃盖条 12～14。体被大圆鳞，鳞后缘呈波状。侧线位甚低，近腹缘，侧线鳞 56～63。背鳍 12～14，位于体后部，与臀鳍相对。臀鳍 9～10，起点约在背鳍第 6 鳍条下方。胸鳍 16，特别长大，可作飞翔用，平置时可达臀鳍末端。腹鳍 6，长可达臀鳍基底末端，可作辅助滑翔用。尾鳍叉形，下叶长于上叶。头、体背面青黑色，腹部银白色，各鳍浅灰黑色。主食大型浮游动物如端足类、十足类及口足类等的幼体。春季鱼群常由外海向近岸进行生殖回游，产卵期 5～7 月。怀卵量 2.7 万～3.4 万粒，卵球形，卵膜厚，表面有丝状物，借此附着于海藻上。

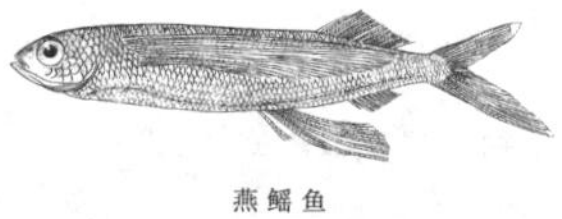

燕 鳐 鱼

分布于黄海、东海和南海。

此外，与本品功效相同的尚有：① 弓头燕鳐鱼 *Cypselurus arcticeps*（Gunther）分布于我国黄海、东海、南海；② 点鳍燕鳐鱼 *C. spilopterus*（Cuvier et Valenciennes）分布于我国南海；③ 背斑燕鳐鱼 *C. bahiensis*（Ranzani）分布于我国东海、南海；④ 少鳞燕鳐鱼 *C. oligolepis*（Bleeker）分布于我国南海；⑤ 尖头燕鳐鱼 *C. oxycephalus*（Bleeker）分布于我国东海、南海。

【采收加工】 常年均可捕捞。捕后，除去鳞片及内脏，洗净，晒干或煅炭备用。

【药性】《纲目》："甘、酸，无毒。"

【功用主治】 催产，止痛，解毒消肿。主治难产，胃痛，血痢腹痛，疝痛，乳疮，痔疮。

1.《本草拾遗》："令易产。"

2.《纲目》："已狂，已痔。"

3. 姚可成《食物本草》："（飞鱼）已痔疾血痢，开胃，化痰涎。主痔漏下血，大肠火热，去瘀血，治腹痛。"

4.《中国药用海洋生物》："用于难产，胃痛。"

5.《中国有毒鱼类和药用鱼类》："主治疝气，乳疮。"

【用法用量】 内服：烧存性研末，5～10 g。外用：烧存性研末，麻油调涂。

【选方】 1. 治难产、胃痛　飞鱼 1 条，烧存性，研末。每服 5 g。黄酒冲服。

2. 治乳疮、痔疮　飞鱼 1 条，烧存性，研末，麻油调匀，涂患处。（1、2 方出自《中国动物药》）

1045 文殊兰果 wén shū lán guǒ（《泉州本草》）

【基原】 为石蒜科文殊兰属植物文殊兰的果实。

【原植物】 参见"罗裙带"条。

【采收加工】 11～12 月果熟时采收，鲜用。

【成分】 异克劳戈苏定（isocraugsodine），朱顶红定碱（hippadine），石蒜苷（lycoriside），石蒜碱（lycorine）。

【功用主治】 活血消肿。主治跌打肿痛。

【用法用量】 外用：鲜品捣敷。

1046 方儿茶 fāng ér chá（《全国中草药汇编》）

【异名】 棕儿茶（《全国中草药汇编》）。

【基原】 为茜草科钩藤属植物儿茶钩藤带叶嫩枝煎汁浓缩而成的干浸膏。

【原植物】 儿茶钩藤 *Uncaria gambier* Roxb.　又名：干巴儿茶树（《药材学》）。

常绿藤本。树皮棕色，具对生枝。叶对生；叶柄长约 1 cm；叶卵圆形或长方椭圆形，长达 9 cm，宽达 5 cm，先端渐尖，基部圆形。花多数集成圆头状花序；总花梗长 2.5～4 cm；上部有小而轮生的总苞片 4；花淡粉红色；花萼先端 5 裂；花冠碟形，花冠筒细长，裂片 5，倒卵形；雄蕊 5，着生于花冠筒喉部；雌蕊 1，子房下位，2 室，外被短柔毛。蒴果细长，略呈菱形，棕色，先端有宿存萼片。种子线形，多数。

产印度、斯里兰卡、印度尼西亚、马来西亚等地。

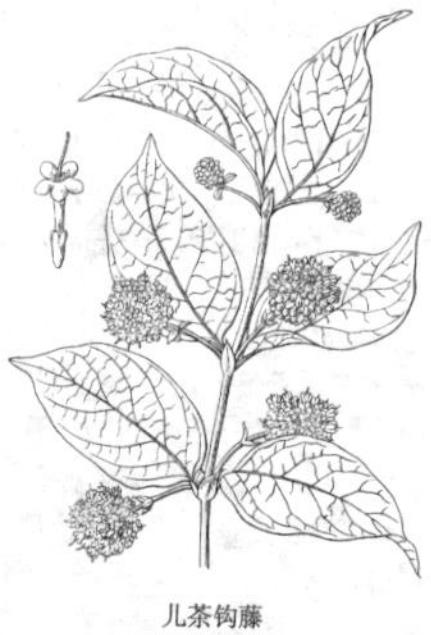

儿茶钩藤

【药材】 方儿茶 *Uncariae Gambieris Extractum*　主产于缅甸、马来西亚、印度尼西亚等地，为进口药材。

性状　本品呈方块状，每边长约 2 cm，各边均凹缩，棱角多偏斜；表面棕色或暗棕色（故又称"棕儿茶"），多平坦，无光泽，偶见裂纹。质坚实或较疏脆，断面浅棕色或浅棕红色。气微，味苦、涩。

鉴别　(1) 取本品粉末约 0.1 g，加乙醇 5 ml 溶解，滤过，滤液加氢氧化钠试液 3～5 滴，再加石油醚 5 ml，振摇，置紫外光灯

(365 nm)下观察，石油醚层显亮绿色荧光(检查儿茶荧光素)。

(2) 取本品粉末约 0.1 g，加水 10 ml 溶解，滤过。取滤液 10 ml，加饱和溴水约 5 滴，立即产生黄白色沉淀(检查鞣质)。

(3) 取本品粉末约 0.1 g，加水 10 ml 溶解，滤过。滤液加三氯化铁试液 1～2 滴，溶液呈墨绿色(检查儿茶素)。

(4) 取火柴杆一端插入本品水浸液中，使轻微着色，干后，再浸入盐酸中立即取出，置火焰附近烘之，杆上即显深红色(检查儿茶素)。

(5) 薄层色谱：取本品粉末 1 g，加甲醇 10 ml 溶解，滤过，滤液作供试品液，另以儿茶素作对照品。分别点样于0.5% CMC 硅胶 G 薄板上，以氯仿-甲醇-甲酸(8：2：0.08)展开 16 cm，喷以 1%盐酸的 0.05%对二甲氨基苯甲醛乙醇溶液，供试品色谱中在与对照品色谱相应的位置上，显相同的紫色斑点。

【成分】 叶、根浸膏含生物碱类：儿茶钩藤碱(roxburghine) A、B、C、D、E，钩藤碱(rhynchophylline)，异钩藤碱(isorhynchophylline)，圆叶帽柱木碱(rotundifoline)，二氢柯楠因碱(dihydrocorynantheine)，棕儿茶碱(gambirine)，棕儿茶定碱(gambirdine)和异棕儿茶定碱(isogambirdine)。还含鞣质类成分：右旋和消旋儿茶素(catechin)，儿茶鞣酸(catechutannic acid)，棕儿茶荧光素(gambirfluorescein)，槲皮素(quercetin)，没食子酸(gallic acid)，并没食子酸(ellagic acid)，焦性儿茶酚(catechol)，儿茶红(catechured)，表没食子儿茶素(epigallocatechin)。

【药理】 参见“孩儿茶”条。

【药性】 苦、涩，凉。

【功用主治】 收湿敛疮，止血定痛，清热化痰。主治疮疡久溃不敛，湿疮流水，牙疳，口疮，各种出血，痔疮痈肿，痰热咳嗽。

本品功用与“孩儿茶”相同，参见“孩儿茶”条。

【用法用量】 外用：研末撒或调敷。内服：煎汤(包煎)，1～3 g；或入丸、散。

1047 方解石 fāng jiě shí (《别录》)

【异名】 黄石(《别录》)。

【基原】 为碳酸盐类方解石族矿物方解石。

【原矿物】 方解石 Calcite

晶体结构属三方晶系。晶体为菱面体，也有呈柱状及板状者。常以钟乳状或致密粒状集合体产出。多为无色或乳白色，如有混入物，则成灰、黄、玫瑰、红、褐等各种色彩。具玻璃光泽，透明至不透明，有完全的解理，晶体可沿三个不同的方向劈开。断口贝壳状，硬度 3，性脆，相对密度 2.6～2.8。是内生热液矿脉及沉积的碳酸盐类岩石的重要组成部分。产于沉积岩和变质岩中，金属矿脉中也多有存在，而且晶体较好。

分布广泛，河北、江苏、浙江、安徽、江西、河南、湖北、湖南、广东、广西、四川、贵州、西藏、甘肃、青海、新疆等地均有产出。

本矿物又名“寒水石”，其细管状集合体名“鹅管石”，均供药用，另设专条。

【采收加工】 采挖出后除去表面附着泥土、水苔等杂质。

【药材】 方解石 *Calcite* 产于河南、河北、江苏、浙江、安徽、江西、四川、湖南、湖北、广东、广西、甘肃、新疆、贵州、西藏、青海。

性状 本品主为菱面体集合体，呈斜方扁块状、斜方柱状。白色，有的稍带浅黄或浅红色调。表面光滑，有棱。透明至半透明；玻璃光泽，用小刀可刻画成痕。体较重，质硬而脆，易砸碎，碎片多呈斜方形或斜长方形。无臭，无味。

鉴别 (1) 透射偏光镜下：薄片中无色透明，他形；具假吸收，突起有正有负，正突起糙面显著；负突起表面光滑。干涉色常呈类似珍珠晕彩的高级白；解理缝呈对称消光；聚片双晶常见。一轴晶，负光性。

(2) 取本品粉末约 0.2 g，加稀盐酸 5 ml，即泡沸，并产生大量气体，将此气体通入氢氧化钙试液中，即产生白色沉淀(检查碳酸盐)。

(3) 取上述反应后的溶液，滤过，滤液加甲基红指示液 2 滴，用氨试液中和，再滴加盐酸至恰呈酸性，加草酸铵试液，即生成白色沉淀；分离，沉淀不溶于醋酸，但可溶于盐酸(检查钙盐)。

(4) 取铂丝，用盐酸湿润后，蘸取粉末少许，在无色火焰中燃烧，火焰即显砖红色(检查钙盐)。

(5) 红外光谱：ν_{max}^{KBr} cm^{-1}：1420，873，708。

【成分】 主含碳酸钙，其中氧化钙 56%，二氧化碳 44%。尚含少量镁、铁、锰，以及微量的锌、锶、铅等。

【药性】 苦、辛，寒。

1.《别录》：“味苦、辛，大寒，无毒。”

2.《新修本草》：“性冷。”

3.《品汇精要》：“气薄味厚，阴中之阳。”

【功用主治】 清热泻火解毒。主治胸中烦热，口渴，黄疸。

1.《别录》：“主胸中留热结气，黄疸，通血脉，去蛊毒。”

2.《新修本草》：“疗热不减石膏也。”

【用法用量】 内服：煎汤，10～30 g；或入散剂。

【宜忌】 非实热者慎用。

《本草经集注》：“恶巴豆。”

【各家论述】 1.《新修本草》：“方解石，今人以此为石膏，疗风去热虽同，而解肌发汗，不如真者也。”

2.《本草衍义补遗》：“阎孝忠妄以方解石为石膏。石膏甘辛，本阳明经药，阳明主肌肉，其甘也能缓脾益气，止渴去火；其辛也能解肌出汗，上行至头。又入手太阴、手少阳。彼方解石止有体重质坚性寒而已，求其所谓如石膏而可为三经之主者焉在哉，医欲责效，不其难乎?”

3.《纲目》：“唐宋诸方皆以此为石膏，今人又以为寒水石，虽俱不是，而其性寒治热之功，大抵不相远，惟解肌发汗不能如硬石膏为异尔。”

4.《本草图经》：“方解石，陶隐居以为长石，一名方石，疗体相似，疑为一物。苏恭云：疗热不减石膏。若然，似可通用，但主头风不及石膏也。其肌理、形段、刚柔皆同，但以附石、不附石，岂得功力相异也?”

1048 火腿 huǒ tuǐ (《药性考》)

【异名】 熏蹄(《东阳县志》)，兰熏(《宦游笔记》)，南腿(《本草求原》)。

【基原】 为猪科猪属动物猪的腿腌制而成。

【原动物】 参见“猪胆”条。

【采收加工】 宰杀后，去毛，取腿，腌制。

【药性】 甘、咸，温。

1.《药性考》：“咸，温。”

2.《纲目拾遗》：“味咸、甘，性平。”

【功用主治】 健脾开胃，滋肾益精，补气养血。主治虚劳，怔忡，虚痢泄泻，腰脚软弱，漏疮。

1.《药性考》：“开胃宽膈，下气疗噎。”

2.《纲目拾遗》：“陈芝山云：和中益肾，养胃气，补虚劳。陆瑶云：生津，益血脉，固骨髓壮阳，止泄泻虚痢，蓐劳，怔忡，开胃安神。”

3.《随息居饮食谱》：“补脾开胃，滋肾生津，益气血，充精髓，健腰脚，愈漏疮。”

【用法用量】 内服：煮食或煎汤。

【宜忌】《随息居饮食谱》：“取脚骨上第一刀，刮垢洗净，整块置盘中，饭锅上干蒸闷透，如是七次，极烂而味全力厚，切食最补。然必上上者，始堪如此蒸食，否则非咸则硬矣。或老年齿落，或病后脾虚少运，则熬汤，撇去油，但饮其汁可也。外感未清，湿热内恋，积滞未净，胀闷未消者均忌。时病愈后，食此太早，反不生力，或致浮肿者，皆余邪未净故耳。”

【选方】 治久泻 陈火腿脚爪一个。白水煮一日，令极烂，连汤一顿食尽。（《纲目拾遗》引《救生苦海》）

1049 火头根 huǒ tóu gēn（《全国中草药汇编》）

【异名】 枕头根、黄姜（《中国药用植物志》），黄连参、地黄姜、野芋姜（《全国中草药新医疗法展览会资料选编》）。

【基原】 为薯蓣科薯蓣属植物盾叶薯蓣的根茎。

【原植物】 盾叶薯蓣 *Dioscorea zingiberensis* C. H. Wright

缠绕草质藤本。根茎横生，近圆柱形，指状或不规则分枝，新鲜时外皮棕褐色，断面黄色，干后除去须根常留有白色点状痕迹。茎左旋，有时在分枝或叶柄基部两侧微突起或有刺。单叶互生；叶柄盾状着生；叶片厚纸质，三角状卵形、心形或箭形，通常3浅裂至3深裂，中间裂片三角状卵形或披针形，两侧裂片圆耳状或长圆形，表面绿色，常有不规则斑块，干时呈灰褐色。雄花无梗，常2～3朵簇生，再排列成穗状，花序单一分枝，1个或2～3个簇生叶腋，通常每簇花仅1～2朵发育，基部常有膜质苞3～4枚；花被片6，开放时平展，紫红色，干后黑色；雄蕊6，着生于花托的边缘，花丝极短，与花药几等长。雌花序与雄花序几相似；雌花具退化雄蕊。蒴果三棱形，每棱翅状。干后蓝黑色，表面常被白粉；种子每室2颗，着生于中轴中部，四周围有白膜状翅。花期5～8月，果期9～10月。

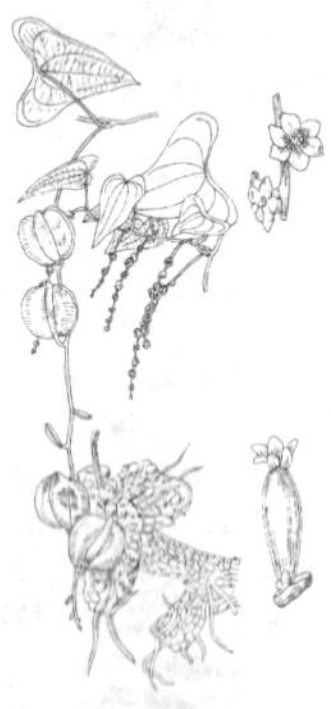

盾叶薯蓣

生于海拔100～1 500 m破坏过的杂木林间或森林、沟谷边缘的路旁，常见于腐殖质深厚的土层中，有时也见于石隙中，平地和高山都有生长。分布于河南、湖北、湖南、四川、陕西秦岭以南、甘肃。

【栽培】 生物学特性 喜温暖湿润的亚热带气候，生长的适宜温度15～25 ℃，气温低于15 ℃地上部分开始枯萎。对土壤要求较高，一般以砂质土为适宜，切忌黏土。

繁殖方法 用种子或根茎繁殖。种子繁殖：盾叶薯蓣结实率高，能收到大量种子，大田生产可采用露地育苗方法。春播，播种深度3 cm左右。由于种子轻小和具种翅，可采用拌和细沙或肥土进行撒播，播后覆盖稻草，并保持土壤湿润，25～30日后出苗，出苗后要注意浇水、除草等田间管理。根茎繁殖：其特点是操作技术简便，植株生长健壮，成苗率高，凡带芽头的根茎都能发芽，种源来源可以是田间栽培或采自野生的。选出粗细均匀，生命力强，无病虫害的根茎作种茎，根据根茎大小切成5～7 cm的小段，重15～25 g，每段根茎保留1～2个健壮芽，发芽率在90%以上。繁殖栽种时间春秋季均可，但以秋季为宜。栽种密度以20 cm×20 cm为优。

田间管理 除农业上一般抗旱保苗、除草培土外，尚有搭支架是田间管理中一个关键问题，支架材料各地因地制宜，就地取材。苗期插支架，牵引茎蔓上架，促进地上部生长。另外在施肥上采取重施底肥，早施追肥，即苗期（4月中旬）和初花期（5月下旬）分施1次猪粪水和硫酸铵，以促进藤蔓生长。

【采收加工】 无性繁殖栽培2年的根茎就可提供工厂生产。11月下旬植株完全枯萎时即可收获，将采挖的根茎上的泥沙、须根除尽，切成薄片晒干或在通风处晾干。但在去掉泥沙时，切忌用水浸泡淘洗，因溶于水的薯蓣皂苷配基会流失。

【成分】 根茎含甾体皂苷及苷元：薯蓣皂苷元（diosgenin），薯蓣皂苷元棕榈酸酯（diosgenin palmitate），纤细薯蓣皂苷（gracillin），原纤细薯蓣皂苷（protogracillin），β-谷甾醇（β-sitosterol），原盾叶薯蓣皂苷（protozingiberensis-saponin），表异菝葜皂苷元（epismilagenin），延龄草苷（trillin），薯蓣皂苷元双葡萄糖苷{3-*O*-〔β-*D*-glucopyranosyl(1→4)-β-*D*-glucopyranosyl〕diosgenin}，盾叶薯蓣根皂苷（zingiberenin）A、B，原盾叶薯蓣根皂苷（protozingiberenin）A、B。

【药理】 1. 灭螺作用 火头根（盾叶薯蓣）制剂浸泡能杀灭钉螺，抑制钉螺上爬。采用药液浸泡法，盾叶薯蓣根茎制剂对1日和5日卵龄螺卵具有良好的杀灭效果，而对20日卵龄螺卵的杀灭作用不明显。

2. 抗氧化作用 盾叶薯蓣皂苷灌胃，降低老龄小鼠血浆过氧化脂质、肝脏脂褐素的含量。

毒性 盾叶薯蓣根粉及其正丁醇提取物对青鱼、鲫鱼有中等毒性，对鳝鱼、泥鳅、虾、蝌蚪及秧苗无明显毒害。盾叶薯蓣灭螺活性成分经阳光照射能迅速降解。

【药性】 苦、微甘，凉，小毒。

1.《全国中草药汇编》：“甘、苦，凉。”

2.《湖南药物志》：“甘、苦，平。”

3.《湖北中草药志》：“苦，寒。”

【功用主治】 清肺止咳，利湿通淋，解毒消肿。主治肺热咳嗽，湿热淋痛，风湿腰痛，痈肿恶疮，跌打扭伤，蜂螫虫咬。

1.《全国中草药汇编》：“解毒消肿。主治痈疖早期未破溃，皮肤急性化脓性感染，软组织损伤，蜂螫虫咬。”

2.《湖南药物志》：“清热解毒。主治老年风湿腰痛，跌打损伤，疮疖肿毒。”

3.《湖北中草药志》：“清肺止咳。治肺热咳嗽。”

4.《四川中药志》1982年版：“利水除湿。用于热淋，小便不利。”

【用法用量】 内服：煎汤，6～15 g；或浸酒。外用：捣敷。

【宜忌】 内服宜慎，不宜过量。

【选方】 1. 治泌尿道感染 盾叶薯蓣9 g，木通9 g，滑石15 g，车前草30 g，马齿苋30 g。水煎服。（《四川中药志》1982年版）

2. 治老年风湿腰痛 盾叶薯蓣根状茎250 g，浸酒500 g。早晚服1小杯。

3. 治疮疖肿毒 鲜（盾叶薯蓣）根状茎，配菊叶、苦参捣烂敷（皮肤溃烂者忌用，脓疱已形成无效）。（2、3方出自《湖南药物志》）

4. 治跌打损伤 盾叶薯蓣30 g，红花6 g，赤芍12 g。泡酒服。（《万县中草药》）

1050 火油草 huǒ yóu cǎo（《广西本草选编》）

【异名】 走马风（《广西本草选编》）。

【基原】 为菊科艾纳香属植物千头艾纳香的叶。

【原植物】 千头艾纳香 *Blumea lanceolaria* (Roxb.) Druce [*Conyza lanceolaria* Roxb.; *C. chinensis* Lour.]

高大草本或亚灌木，高1～3 m。茎分枝，有棱条，幼枝和花序轴的毛较密。下部和中部的叶有长2～3 cm的柄；叶片倒披针形，狭长圆状披针形或椭圆形，长15～30 cm，宽5～8 cm，先端短渐尖，基部渐狭下延，或有时有

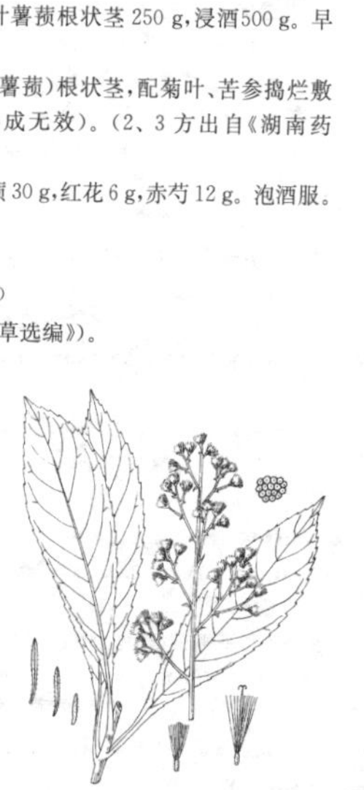

千头艾纳香

短的耳状附属物，边缘有细或粗齿，上面有泡状突起，下面无毛或被微柔毛；侧脉13～20对，网脉明显；上部叶狭披针形或线状披针形，长7～15 cm，宽1～2.5 cm，基部渐狭下延成翅状。头状花序多数，常3～4个簇生，排成顶生、塔形的大圆锥花序；总苞圆柱形或近钟形；总苞片5～6层，绿色或紫红色，弯曲，外层卵状披针形，背面被短柔毛，中层狭披针形或线状披针形，内层线形，被疏毛；花托蜂窝状，被白色密柔毛；花黄色，雌花多数，花冠檐部3齿裂；两性花少数，花冠檐部5浅裂，裂片被疏毛。瘦果圆柱形，有5条棱，被毛；冠毛黄白色至黄褐色，糙毛状。花期1～4月。

生于海拔420～1 500 m的山坡、林缘、路旁草地或溪边。分布于华南及贵州、云南、台湾等地。

【采收加工】 春、夏季采叶，鲜用或晒干。

【药性】 《广西本草选编》："味辛，气香，性平。"

【功用主治】 祛风活血，通络止痛。主治头风痛，风湿痹痛，跌打肿痛。

【用法用量】 内服：煎汤，15～30 g，鲜品加倍。外用：鲜品捣敷；或煎水洗。

【选方】 治头痛　火油草鲜叶60 g。水煎，冲酒15～30 ml服。(《全国中草药汇编》)

1051 火绒草 huǒ róng cǎo (《内蒙古中草药》)

【异名】 小矛香艾(《青海常用中草药手册》)，老头草、老头艾、薄雪草(《全国中草药汇编》)，小头矛香(《西宁中草药》)。

【基原】 为菊科火绒草属植物火绒草的地上部分。

【原植物】 火绒草 *Leontopodium leontopodioides* (Willd.) Beauv. [*Filago leontopodioides* Willd.; *Gnaphalium leontopodioides* Willd.]

多年生草本，高5～45 cm。地下茎粗壮，为短叶鞘所包裹，有多数簇生的花茎和与花茎同形的根数条，无莲座状叶丛。花茎直立，较细，被灰白色长柔毛或白色近绢状毛，不分枝或有时上部有伞房状或近总状花序枝，下部有较密、上部有较疏的叶。叶直立，条形或条状披针形，长2～4.5 cm，宽0.2～0.5 cm，无鞘，无柄，上面灰绿色，被柔毛，下面被白色或灰白色密绵毛或有时被绢毛。苞叶少数，较上部叶稍短，长圆形或条形，两面或下面被白色或灰白色厚茸毛，在雄株多少开展成苞叶群，在雌株多少直立，不排列成明显的苞叶群。头状花序大，雌株3～7个密集，稀1个或较多，在雌株常有较长的花序梗排列成伞房状；总苞半球形，被白色绵毛；总苞片约4层，常狭尖，稍露出毛茸之上；小花雌雄异株，稀同株；雄花花冠狭漏斗状，有小裂片；雌花花冠丝状；冠毛白色；雄花冠毛有锯齿或毛状齿；雌花冠毛有微齿；不育的子房无毛或有乳头状突起。瘦果长圆形，黄褐色，有乳头状突起或密粗毛。花果期7～10月。

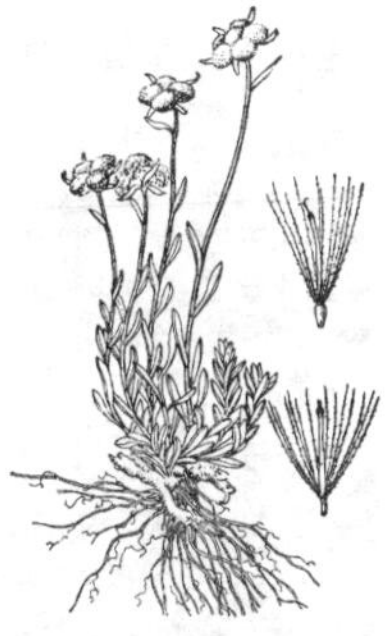
火绒草

生于海拔100～3 200 m的干旱草原、黄土坡地、石砾地、山区草地，稀生于湿润地。分布于东北、华北、西北及山东等地。

【采收加工】 夏、秋间采收，晾干。

【成分】 全草含酚酸：3，4-二羟基桂皮酸(3，4-dihydroxycinnamic acid)，香草酸(vanillic acid)，咖啡酸(caffeic acid)，原儿茶醛(protocatechualdehyde)，反式桂皮酸(*trans*-cinnamic acid)，阿魏酸(ferulic acid)等。挥发油：β-桉醇(β-eudesmol)3.26%，喇叭茶醇(ledol)7.58%，橙花叔醇(nerolidol)5.06%，二十七烷(heptaxosane)13.26%及法尼醇(farnesol)3.44%，己烷(hexane)，苯甲醛(benzaldehyde)，螺[4，5]癸烷-1-酮(spir[4，5]decane-1-one)，1，5-二甲十氢萘(1，5-dimethyl decayhydronaphthalene)，丁基化羟基甲苯(Butylated hydroxytduene)，二十三烷(tricosane)等。

【药理】 1. 对变态反应性炎症的影响　火绒草提取物腹腔注射或灌胃抑制大鼠逆转性被动Arthus(RPA)反应性足肿胀。提取物腹腔注射还抑制抗鼠血清兔血清引起的大鼠足肿胀、豚鼠RPA反应性皮肤出血、溶酶体引起的家兔皮肤出血、完整膜或破裂膜引起的家兔皮肤出血与血管通透性反应以及羧甲基纤维素钠引起的大鼠白细胞移行。此作用不依赖于肾上腺与溶酶体膜的完整存在。

2. 降血糖作用　火绒草水煎剂给小鼠灌胃，降低正常小鼠血糖，对四氧嘧啶性糖尿病小鼠有预防和治疗作用，并对抗肾上腺素或葡萄糖引起的小鼠血糖升高。

3. 其他作用　火绒草水提物、水提醇沉物及它们的分离组分体外对金黄色葡萄球菌有较好的抑菌作用，对沙门菌、溶血性大肠杆菌等作用差。提示火绒草提取物对革兰阳性球菌抑制作用较好。火绒草乙醇提取物分离出原儿茶醛，该成分为治疗肾炎的主要有效成分之一，并具有增加冠脉血流量的作用。

毒性　小鼠腹腔注射火绒草提取物的 LD_{50} 为 0.979±0.082 g/kg。中毒症状有活动减少、呼吸困难等。

【药性】 微苦，寒。

1.《东北常用中草药手册》："微苦，寒。"

2.《青藏高原药物图鉴》："淡，微寒。"

【功用主治】 疏风清热，利尿，止血。主治流行性感冒，急慢性肾炎，尿路感染，尿血，创伤出血。

1.《东北常用中草药手册》："清热凉血，益肾利尿。治急性肾炎，有尿血者效果好。"

2.《青藏高原药物图鉴》："治流行性感冒。"

3.《青岛中草药手册》："治尿路感染。"

【用法用量】 内服：煎汤，9～15 g。外用：研末敷。

【选方】 1. 治肾炎　火绒草30 g。煮水卧3个鸡蛋，连汤食之。(《黑龙江常用中草药手册》)

2. 治感冒　小矛香艾9 g，连翘12 g，薄荷3 g，牛蒡子9 g。水煎服。(《青海常用中草药手册》)

【临床报道】 治疗慢性肾炎：火绒草乙醇制剂治疗45例，其中男性29例，女性16例，年龄12～69岁。结果清除尿蛋白有效率达87%，肾功能恢复率为53%～58%，血尿恢复正常。经3年临床观察，总有效率为77.8%，显效率为17.8%。

1052 火索麻 huǒ suǒ má (广州部队《常用中草药》)

【异名】 野芝麻(《云南药用植物名录》)，麻纽赛、扭索麻(《西双版纳傣药志》)。

【基原】 为梧桐科山芝麻属植物火索麻的根。

【原植物】 火索麻 *Helicteres isora* L.　又名：扭蒴山芝麻(《中国高等植物图鉴》)，鞭龙(《云南植物志》)。

灌木，高达2 m。小枝被星状茸毛。叶互生，叶柄长8～25 mm，被柔毛；托叶条形，早落；叶片卵形，长10～12 cm，宽7～9 cm，先端短渐尖并常具小裂片，基部圆形或斜心形，边缘具锯齿，上面被星状短柔毛，下面密被星状短柔毛；基生脉5条。聚伞花序腋生，常2～3个簇

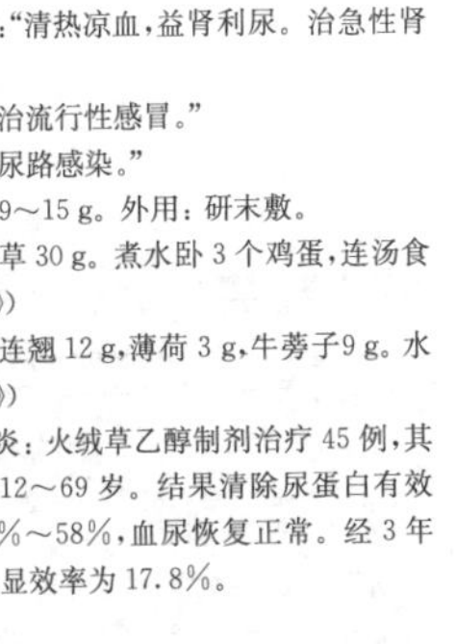
火索麻

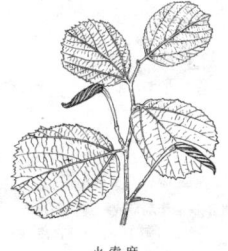

生；小苞片钻形；花红色或紫红色，直径 3.5～4 cm；萼通常 4～5 浅裂，裂片三角形且排成二唇状；花瓣 5，不等大，前面 2 枚较大，斜镰刀形；雄蕊 10，退化雄蕊 5，与花丝等长；子房略具乳头状突起，授粉后螺旋状扭曲。蒴果圆柱状，螺旋状扭曲，成熟时黑色，先端锐尖，并具长喙。种子细小，直径小于 2 mm。花期 4～10 月。

生于海拔 100～580 m 的草坡和丘陵或灌丛中。分布于海南、云南等地。

【采收加工】 四季均可采，切片晒干。

【成分】 根含葫芦苦素(cucurbitacin)B，异葫芦苦素(isocucurbitacin)B，β-谷甾醇(β-sitosterol)，白桦脂酸(betulic acid)，齐墩果酸(oleanolic acid)，胡萝卜苷(daucosterol)，火索麻素(isorin)，3β，27-二乙酰氧基-羽扇豆-20(29)-烯-28-酸甲酯〔3β, 27-diacetoxy-lup-20(29)-en-28-oic acid methyl ester〕。

【药理】 降血糖和血脂作用　火索麻根乙醇提取物给予胰岛素耐受的 C_{57}BL/KsJdb/db 糖尿病小鼠，能降低血糖、三酰甘油和胰岛素水平。在血糖正常而三酰甘油中度升高的小鼠，提取物能降低血浆三酰甘油和胰岛素而不影响血糖。在高脂喂饲的仓鼠模型中，提取物能降低血脂。

【药性】 广州部队《常用中草药手册》："淡，微苦，平。"

【功用主治】 理气止痛。主治慢性胃炎，胃溃疡，肠梗阻，腹泻。

1. 广州部队《常用中草药手册》："行气止痛。治慢性胃炎，胃溃疡。"

2.《全国中草药汇编》："解表，理气止痛。治感冒发热，慢性胃炎，胃溃疡，肠梗阻。"

3.《西双版纳傣药志》："治腹部扭痛，呕吐，腹泻。"

【用法用量】 内服：煎汤，9～15 g。

【选方】 1. 治慢性胃肠炎　火索麻、香附子各 9 g，两面针 6 g。水煎服。

2. 治胃溃疡　火索麻、土三七、石菖蒲、香附子各 9 g，陈皮 3 g。水煎服。(1、2 方出自《全国中草药汇编》)

1053 火秧竻 huǒ yāng lè (《生草药性备要》)

【异名】 纯阳草(《丹房本草》)，金刚树、千年剑(《南方主要有毒植物》)。

【基原】 为大戟科大戟属植物金刚纂的茎。

【原植物】 金刚纂 *Euphorbia antiquorum* L.

灌木，高达 1 m。含白色乳汁；分枝圆柱状或具不明显的 3～6 棱，小枝肉质，绿色，扁平或有 3～5 个肥厚的翅，翅的凹陷处有一对利刺。单叶互生；具短柄；托叶皮刺状，坚硬；叶片肉质，倒卵形、卵状长圆形至匙形，长 4～6 cm，宽 1.5～2 cm，先端钝圆有小尖头，基部渐狭，两面光滑无毛。杯状聚伞花序，每 3 枚簇生或单生，总花梗短而粗壮；总苞半球形，黄色，5 浅裂，裂片边缘撕裂；雌雄花同生于总苞内；雄花多数，有一具柄雄蕊，鳞片倒披针形，边缘撕裂，中部以下合生；腺体 4 枚，二唇形，下唇大，宽倒卵形，无花瓣状附属物；雌花无柄，生于总苞中央，仅有一个 3 室的上位子房，花柱分离，基部多少合生，先端 2 裂。蒴果球形，分果爿稍压扁。花期 4～5 月。

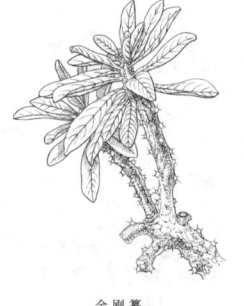

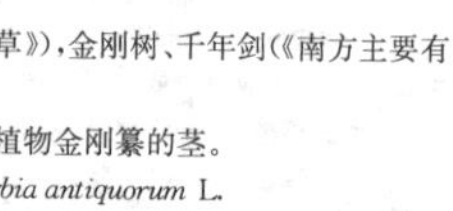

金刚纂

生于村舍附近或园地，多栽培作观赏或绿篱。分布于浙江、福建、广东、广西、海南、四川、贵州、云南、台湾等地。

本植物的叶(火秧竻叶)、花蕊(火秧竻蕊)亦供药用，另设专条。

【采收加工】 四季均可采收，去皮、刺，鲜用；或切片，晒干，炒成焦黄。

【成分】 茎含蒲公英赛醇(taraxerol)，3α-无羁萜醇(friedelan-3α-ol)，3β-无羁萜醇(friedelan-3β-ol)，蒲公英赛酮(taraxerone)，大戟二烯醇(euphadienol)，异半日花醇。

【药理】 对肿瘤的影响　小鼠背部皮肤剃毛，涂以 3-甲基胆蒽和火秧竻提取物后，背部皮肤出现数量不等的乳头样肿瘤，表明火秧竻为较弱的促癌物质。火秧竻乳浆中的大戟二烯醇、异半日花醇等对肿瘤促进剂 TPA 诱导的 EB 病毒早期抗原激活有抑制作用。

【药性】 苦，寒，有毒。

1.《滇南本草》："味苦，性寒。有小毒。"

2.《纲目拾遗》："有大毒。"

3.《本草求原》："涩，温。"

4.《岭南草药志》："加米共炒焦则性平。"

【功用主治】 利尿通便，拔毒去腐，杀虫止痒。主治水肿臌胀，泄泻痢疾，食积，痞块，疔疮痈疽，疥癣。

1.《滇南本草》："主治一切丹毒，单腹胀，水气，血肿之症。通大小便，胸中食积，消痞块。"

2.《生草药性备要》："治无名肿毒，火疮。"

3.《本草求原》："其汁胶治大小便闭。"

4.《岭南草药志》："泻水，拔毒，消肿。加米共炒焦，煎水，反能止霍乱吐泻。"

【用法用量】 内服：煎汤，1～3 g；或入丸剂。外用：剖开焙热贴；或取汁涂。

【宜忌】 本品有毒，必须同大米炒焦方可内服。孕妇禁服。其汁胶不可入目。

1.《滇南本草》："不可多服。若生用，性同大黄、芒硝之烈。欲止其毒，双手放在冷水内即解也。用者须审虚实，慎之。"

2.《本草求原》："服后二便通，即食精肉汤以解其毒。否则削肠腐骨。"

3.《广西本草选编》："皮肤与火秧竻树液接触，引起皮炎、水泡；入眼引起失明；误食少量引起剧泻，大量则刺激口腔黏膜，并有呕吐、头晕、昏迷、肌肉颤动等症状，皮肤中毒可用清水洗涤。如误食过量中毒，可给予鸡蛋清、牛奶等服，以及静脉注射葡萄糖盐水等解救。"

【选方】 1. 治臌胀　火秧竻胶(茎梗割开流出之白胶)、炒米粉、百草霜。上三味和匀为小丸，晒干，朱砂为衣。大人服 3 g，小孩服 2.1 g，用山楂、砂仁、白芍煎水送服，隔日清晨服 1 次。服后待泻 4～5 次时，可服温白粥则泻止。戒盐及盐制食品 100 日。

2. 治大便秘结　火秧竻汁，加适量番薯粉，为小丸如绿豆大，用新瓦焙干候用，每服 1 丸。(1、2 方出自《岭南草药志》)

3. 治无名肿毒，大疮　火秧竻割开两边，用火焙热贴之。(《生草药性备要》)

4. 治癣　金刚纂鲜茎去皮捣烂绞汁，或调醋，涂患处。(《福建药物志》)

5. 治足底挫伤瘀血或脓肿　火秧竻茎捣汁加入面粉调匀，煮熟外敷；或鲜茎捣烂加热外敷。(《福建中草药》)

6. 治疟疾　火秧竻心，切成黄豆大，用龙眼肉包裹，于发病前 5 小时吞服。(《岭南草药志》)

1054 火麻仁 huǒ má rén (《日用本草》)

【异名】 葩(《说文》)，麻子(《本经》)，麻子仁(《伤寒论》)，麻仁(《肘后方》)，大麻子(《本草经集注》)，大麻仁(《药性论》)，冬麻子(《食医心镜》),火麻子(《本草新编》)。

【基原】 为桑科大麻属植物大麻的种仁。

【原植物】 大麻 *Cannabis sativa* L.　又名：麻(《诗经》),枲(《尔雅》),汉麻(《事物纪原》),火麻(《日用本草》),山丝苗(《救荒本草》),黄麻(《纲目》),夥麻(《三农纪》)。

一年生草本,高 1～3 m。茎直立,表面有纵沟,密被短柔毛,皮层富纤维,基部木质化。掌状叶互生或下部对生,全裂,裂片 3～11,披针形至条状披针形,两端渐尖,边缘具粗锯齿,上面深绿色,有粗毛,下面密被灰白色毡毛;叶柄长4～15 cm,被短绵毛;托叶小,离生,披针形。花单性,雌雄异株;雄花序为疏散的圆锥花序,顶生或腋生;雄花具花被片5;雄蕊 5,花丝细长,花药大;雌花簇生于叶腋,绿黄色,每朵花外面有一卵形苞;花被小,膜质;雌蕊 1;子房圆球形,花柱呈二歧。瘦果卵圆形,质硬,灰褐色,有细网状纹,为宿存的黄褐色苞片所包裹。花期5～6月,果期 7～8 月。

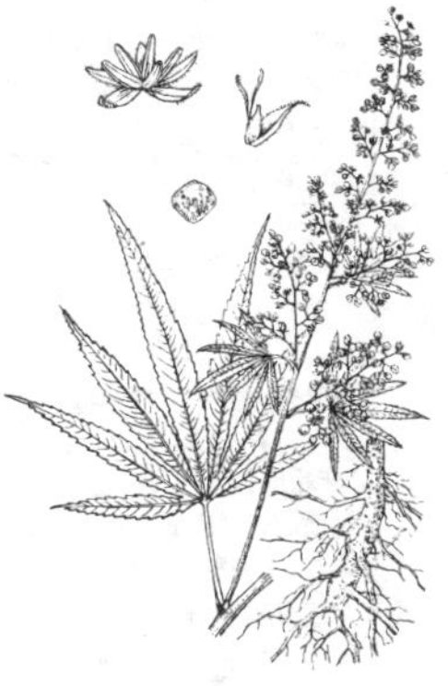
大　麻

我国各地均有栽培,也有半野生。分布于东北、华北、华东、中南等地。

本植物的根(麻根)、叶(麻叶)、茎皮部纤维(麻皮)、雄花(麻花)、雌花序及幼嫩果序(麻蒉)均供药用,另设专条。

【栽培】 生物学特性　喜温暖湿润气候,幼苗期能耐－5～－3 ℃霜冻,生长适宜温度为 19～23 ℃。对土壤要求不严,以土层深厚、疏松肥沃、排水良好的砂质壤土或黏质壤土栽培为宜。

繁殖方法　用种子繁殖。选生长健壮、结实多的雌株割下果枝,晒干,脱粒,备用。

春季 3～4 月播种。穴播:按行株距 30 cm×30 cm 开穴,每穴播种子 10 粒左右;条播:按行株距 45 cm×60 cm 开沟,将种子均匀播入,覆土,盖草木灰一层。播后 7～10 日出苗。

田间管理　苗高 6～10 cm 时需间苗、定苗。每穴留苗3～4株。生长期间松土、除草 2～3 次,幼苗期宜浅锄,后期可深锄,并结合培土。施肥可追施人粪尿或硫酸铵肥,后期增施过磷酸钙、草木灰。花序形成时要除去大部雄株。

病虫害防治　病害有菌核病,用 65%代森锌可湿性粉剂 600 倍液喷射;霜霉病用多菌灵防治;还有立枯病、斑点病等为害。

【采收加工】 10～11 月果实大部分成熟时,割取果株,晒干,脱粒,扬净。

【药材】 火麻仁 *Cannabis Fructus*　我国各地均产。

性状　果实呈卵圆形,长 4～5.5 mm,直径 2.5～4 mm。表面灰绿色或灰黄色,有微细的白色或棕色网纹,两边有棱,顶端略尖,基部有 1 圆形果梗痕。果皮薄而脆,易破碎。种皮绿色,子叶 2,乳白色,富油性。气微,味淡,嚼后稍有麻舌感。

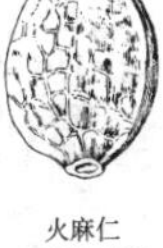
火麻仁
(果实)外形

鉴别　粉末特征:深棕色。外果皮石细胞多成片,淡黄色。表面观呈不规则多角形,垂周壁深波状弯曲,有的分枝呈星状,外平周壁稍有纹理,层纹清晰,纹孔细密,胞腔大,有的含棕黄色物。断面观呈长方形,细胞界限不明显。网状果皮细胞成片,黄棕色。细胞小,壁薄,波状弯曲。内果皮石细胞成片,黄棕色或淡黄色。顶面观呈类圆形或类多角形,胞间层细波状弯曲,垂周壁甚厚,孔沟细密,与胞间层相连,胞腔明显。断面观呈栅状,胞间层不规则弯曲,径向壁厚,近内壁渐薄,细胞界限不甚明显。草酸钙簇晶多存在于皱缩的果皮薄壁细胞中。种皮表皮细胞黄色或黄棕色,细胞界限不甚明显,壁薄,有类圆形间隙。子叶细胞无色或黄色,含脂肪油滴。

【成分】 种子含胡芦巴碱(trigonelline),*L*-右旋异亮氨酸三甲铵乙内酯〔*L*(*d*)-isoleucinebetaine〕。种子含脂肪酸及酯类:硬脂酸(stearic acid),花生酸(arachidic acid),山萮酸(docosoic acid),木蜡酸(lignoceric acid),棕榈酸(palmitic acid),棕榈油酸(palmitoleic acid),二十碳二烯酸(eicosadienoic acid),二十烯酸(eicosenoic acid)和洒剔酸(sativic acid),棕榈酸甲酯(methyl palmitate),油酸甲酯(methyl oleate),硬脂酸甲酯(methyloctadecanoate),亚麻酸甲酯(methyl linolenate)等。木脂素酰胺类(lignanamide):大麻酰胺(cannabisin)A～G,大海米酰胺(grossamide),*N*-反-咖啡酰酪胺(*N-trans*-caffeoyltyramine),*N*-反-阿魏酰酪胺(*N-trans*-feruloyltyramine),*N*-对香豆酰酪胺(*N-p*-coumaroyltyramine)。酚类化合物主要有大麻酚(cannabinnol),大麻二酚(cannabidil),四氢大麻酚(tetrahydrocannabiol)。生物碱类:大麻样木脂烷醇(cannabinoid liganol),甜菜碱(betaine),胆碱(choline)等。黄酮及苷类:有大麻黄酮甲、乙(cannflavin A、B),木犀草素(luteolin),芹菜素(apigenin),牡荆素(vitexin),荭草苷(orientoside),木犀草素-7-*O*-对-*D*-葡萄糖苷(luteolin-7-*O*-*p*-*D*-pyranoside),芹菜素-7-*O*-对-*D*-葡萄糖苷(apigenin-7-*O*-*p*-*D*-pyranoside)。蛋白质和酶类:有麻仁球蛋白,麻仁球朊酶,玉蜀黍腺嘌呤核苷(zeatin nucleoside),毒草素和胱氨酸(cystine)。其他成分还有大麻异戊烯(cannabiprene)等。

【药理】 1. 降血脂作用　火麻仁油给予高脂血症模型鹌鹑,能降低血清总胆固醇、三酰甘油、低密度脂蛋白胆固醇,升高血清高密度脂蛋白胆固醇,降低动脉硬化指标,减轻主动脉壁病变等。

2. 对消化系统的作用　十二指肠注射火麻仁醇提物,促进大鼠胆汁分泌。醇提物灌胃,抑制小鼠水浸应激性溃疡、盐酸性溃疡和吲哚美辛-乙醇性溃疡形成,抑制小鼠胃肠推进运动和番泻叶引起的大肠性腹泻,对蓖麻油引起的小肠性腹泻无明显抑制作用。

3. 镇痛、抗炎作用　醇提物灌胃,抑制小鼠二甲苯性耳肿胀、角叉菜胶性足跖肿胀和乙酸引起的腹腔毛细血管通透性增高,减少乙酸引起的小鼠扭体反应次数,对电刺激大鼠颈动脉引起的血栓形成时间或凝血时间有延长趋势。

4. 降压作用　火麻仁酊剂去乙醇做成乳剂,给麻醉猫十二指肠注入,血压下降,对呼吸、心率基本无影响。给大鼠灌服,血压也下降。

【炮制】 1. 火麻仁　取原药材,除净杂质及灰屑。

2. 炒火麻仁　取原药材,置锅内,用文火炒至微黄色,有香气,取出,放凉。

饮片性状　火麻仁参见"药材"项。炒火麻仁颜色加深,有光泽,微具焦香气。

贮干燥容器内,炒火麻仁密闭,置阴凉干燥处。

【药性】 甘,平。归脾、胃、大肠经。

1.《本经》:"味甘,平。"

2.《吴普本草》:"神农、岐伯:辛;雷公、扁鹊:无毒。"

3.《新修本草》:"寒。"

4.《汤液本草》:"入足太阴经、手阳明经。"

5.《本草求真》:"入脾、胃、大肠。"

【功用主治】 润燥滑肠,利水,活血。主治肠燥便秘,风痹,消渴,风水,脚气,热淋,痢疾,月经不调,疮癣,丹毒。

1.《本经》:"主补中益气,肥健不老。"

2.《别录》:"主中风汗出,逐水,利小便,破积血,复血脉,乳妇产后余疾;长发,可为沐药。"

3.《药性论》:"治大肠风热结涩及热淋。"

4.《新修本草》:"主五劳。"

5.《食疗本草》:"去五脏风,润肺。治关节不通、发落,通血脉。"

6.《本草拾遗》:"下气,利小便,去风痹皮顽,炒令香捣碎,小便浸取汁服;妇人倒产吞二七枚即正;麻子去风,令人心欢。"

7.《日华子》:"补虚劳,逐一切风气,长肌肉,益毛发,去皮肤顽痹,下水气及下乳,止消渴,催生,治横逆产。"

8.《纲目》:"利女人经脉,调大肠下痢;涂诸疮癞,杀虫;取汁煮粥食,止呕逆。"

9.《医林纂要》:"和脾,缓肝,润肠,去风秘。"

10.《分类草药性》:"治跌打损伤,去瘀血,生新血。"

【用法用量】 内服:煎汤,10~15 g;或入丸、散。外用:捣敷;或煎水洗。

【宜忌】 便溏、阳痿、遗精、带下者慎服。

1.《本草经集注》:"畏牡蛎、白薇,恶茯苓。"

2.《食性本草》:"不宜多食,损血脉,滑精气,痿阳气,妇人多食发带疾。"

3.《药性通考》:"脾气虚者,不可多服,产后宜戒,不宜虚证。"

4.《本草从新》:"肠滑者尤忌。"

5.《有毒中草药大辞典》:"过服火麻仁确能引起中毒。"

【选方】 1. 治伤寒趺阳脉浮而涩,浮则胃气强,涩则小便数,浮涩相搏,大便则鞕,其脾为约　麻子仁二升,芍药半斤,枳实半斤(炙),大黄一斤(去皮),厚朴一尺(炙,去皮),杏仁一升(去皮、尖,熬,别作脂)。上六味,蜜和丸,如梧桐子大。饮服十丸,日三服,渐加,以知为度。(《伤寒论》麻子仁丸)

2. 治产后去血过多,津液枯竭,不能转送,大便闭涩　火麻仁(研如泥)、枳壳(面炒)、人参各一两,大黄半两。上为末,炼蜜丸,如桐子大。每服二十丸,空心温酒、米饮任下。未通,渐加丸数,不可太过。(《济阴纲目》麻仁丸)

3. 治老人大肠燥结　火麻油、紫苏子、松子肉、杏仁(炒,去皮、尖)、芝麻(炒,研如泥)。共研作丸,如弹子大。每服 1 丸,蜜水化下。(《鲟溪单方选》)

4. 治偏风手足不随,口眼㖞斜　麻子仁二合(炒),黑豆二合(紧小者,炒),鸽粪二合(炒),垂柳枝二握(锉半寸长)。上四味,先以酒七升,煮柳枝及五升;炒鸽粪、麻子仁、黑豆等令黄,乘热便投于柳枝酒内,须臾去滓令净。每服旋取,温服二合至三合,空心、临卧各一服。(《圣济总录》麻子仁酒)

5. 治骨髓风毒疼痛,不可运动者　火麻仁(水中浸,取沉者)一大升。暴干,炒,待香熟,即入木臼捣极细如白粉,平分为十帖。每用一帖,取无灰酒一碗研麻粉,旋滤取白酒,直令麻粉尽,余壳即去之,都合酒一处,煎取一半,待冷热得所。空腹顿服,日服一帖。(《箧中方》大麻仁酒)

6. 治大渴,日饮数斗,小便赤涩　麻子一升,水三升,煮三四沸,取汁饮之。(《肘后方》)

7. 治脚气浮肿,心腹胀满,大小便不通　冬麻子半升(炒,捣研,水滤取汁),米二合。以麻汁煮作粥,空心食之。(《食医心镜》)

8. 治五淋,小便赤少,茎中疼痛　冬麻子一升(杵,研,滤取汁二升),和米三合。煮粥,着葱、椒及熟煮,空心服之。(《普济方》)

9. 治白痢(《纲目》作"血痢不止")　以麻子汁煮绿豆,空腹食,极效。(《外台》引《必效方》)

10. 治月经不通,或两三月,或半年、一年　麻子仁二升,桃仁二两。研匀,熟酒一升,浸一夜。日服一升。(《普济方》)

11. 治产后瘀血不尽　麻子仁一合。研,水二盏,煎六分,去滓服。(《圣惠方》)

12. 治风狂百病　麻仁四升。水八升,猛火煮令芽生,去滓,煎取七升。旦空心服。或发或不发,或多言语,勿怪之,但令人摩手足须定,凡进三服。(《外台》)

13. 治呕逆不止　麻仁三两。杵,熬,以水研取汁。着少盐吃,立效。(《千金方》)

14. 治腹中虫病　大麻子仁(末)三升,东行茱萸根(锉)八升。水渍。平旦服二升,至夜虫下。(《食疗方》)

15. 治小儿面疮　麻子五升。为末,以水和,绞取汁,与蜜和敷之。(《华佗神医秘传》)

16. 治赤游丹毒　麻仁捣末,水和傅之。(《千金方》)

17. 治发落不生　麻子一升。熬黑,压油敷头,则发渐长。(《卫生易简方》)

18. 治头风痒多白屑　麻子仁三升(研),秦椒二升,柏叶三升(切)。上药置于泔汁中浸一宿,明旦温之,去滓,用以沐发。(《医心方》)

19. 治聤耳,脓水不止　麻子一合,花胭脂一分。上药都研为末,满耳塞药,以绵轻拥,三二上愈。(《圣惠方》)

【临床报道】 治疗神经性皮炎　将火麻仁配制成 3%的火麻仁馏油涂膜剂。每日早晚两次外涂皮损处,7 日为 1 个疗程。治疗组 116 例,其中局限型 82 例,泛发型 34 例,最短 1 个疗程痊愈,最长 4 个疗程痊愈,平均 17.5 日。另有对照组 60 例,局限型与泛发型各 30 例,使用 0.025%肤轻松霜,方法与火麻仁馏油相同。治疗组局限型有效率为80.5%,泛发型有效率为 73.5%,对照组局限型有效率为 76.7%,泛发型有效率为 76.7%,两组比较无显著性差异($P>0.05$)。对治疗组治愈的 58 例患者 3 个月后进行随访,复发 5 例,再次用药仍有较好疗效,一般于 1~3 个疗程治愈。对照组治愈的 28 例中复发 6 例,继续外用肤轻松霜疗效不佳。

【各家论述】 1.《汤液本草》:"麻仁,入足太阴、手阳明。汗多、胃热、便难三者皆燥湿而亡津液,故曰脾约。约者,约束之义。《内经》谓燥者润之,故仲景以麻仁润足太阴之燥及通肠也。"

2.《本草汇言》:"大麻仁,润大肠风热、燥结之药也。刘氏(元素)曰:麻,木谷也,而治风去燥,同气相求也。如《伤寒论》阳明病,汗多胃热便难者,属火燥两结也。仲景方用此以通润之。如老人气闭血燥,脾胃弱而大便难者,妇人产后血涩气结,营卫凝泣而大便难者,属血燥而结也,《证治》方用此以润养之,他如疠风癞疾,皮枯肢废,津衰毛落,而营卫之气不通者,属风燥而结也。陈士良用此以转运风机,《圣惠方》用此酿酒,以通机窍之风结耳。"

3.《本草经疏》:"麻子,性最滑利,甘能补中,中得补则气自益;甘能益血,血脉复则积血破,乳妇产后余疾皆除矣。风并于卫,则卫实而荣虚,荣者血也、阴也。《经》曰:阴弱者汗自出。麻仁益血补阴,使荣卫调和,风邪去而汗自止也。逐水利小便者,滑利下行,引水气从小便而出也。"

4.《本草述》:"麻子仁,非血药而有化血之液,不益气而有行气之用,故于大肠之风燥最宜。麻仁之所以疗风者,然属血中之风,非漫治风也,而其所以疗风者,以其脂润而除燥,盖由于至阳而宜至阴之化,非泛泛以脂润为功也。"

1055 火焰子 huǒ yàn zǐ (《陕西中草药》)

【异名】 蔓乌药、羊角七(《陕西中草药》),草乌(《宁夏中草药手册》),金牛七、千锤打(陕西)。

【基原】 为毛茛科乌头属植物松潘乌头的根。

【原植物】 松潘乌头 *Aconitum sungpanense* Hand. -Mazz.

多年生草本。块根长圆形,长约 3.5 cm。茎缠绕,长达 2.5 m,有分枝。叶互生;茎中部叶有稍长柄;叶片五角形,长5.8~10 cm,宽 8~12 cm,3 全裂,中央全裂片卵状菱形或近菱形,下部 3 裂,两面被疏短柔毛。总状花序有 5~9 朵花;花序轴和花梗无毛或疏被反曲短柔毛；下部苞片3裂，上部苞片线形；花梗长2～4 cm，多少弧状弯曲；小苞片生花梗中部至上部，线状钻形；花两性，两侧对称；萼片5，花瓣状，淡蓝紫色，上萼片高盔形，稍凹，外缘近直或中部稍缢缩，与下缘形成短喙，侧萼片长1.3～1.5 cm；花瓣2，唇微凹，距向后弯曲；雄蕊多数；心皮5，无毛或疏被短毛。蓇葖果，无毛或疏被短柔毛。种子多数，三棱形，沿棱生狭翅，只在一面密生横膜翅。花期8～9月，果期9～10月。

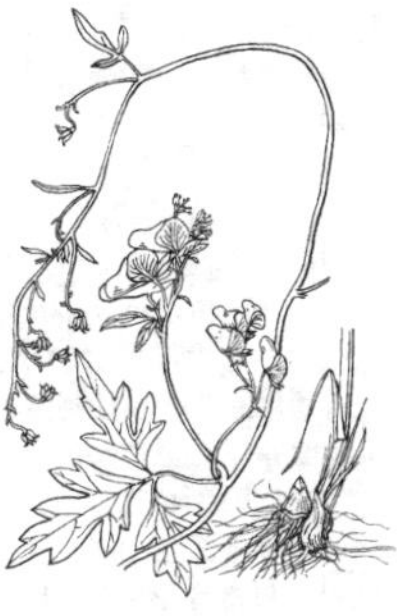
松潘乌头

生于海拔1 400～3 000 m的山地林中、林边或灌木丛中。分布于山西南部、四川北部、陕西南部、甘肃南部、青海东部、宁夏南部。

【采收加工】 秋季采挖，除去残茎及泥土，晒干。用时甘草水浸泡，小火炒干。

【药材】 火焰子 *Aconiti Sungpanensis Radix* 产于甘肃、青海、四川、陕西、宁夏、山西。

性状 根圆锥形，母根顶端常带茎残基，长4～6 cm，直径1.5～2 cm。表面棕褐色，母根极为皱缩不平，具多数须根及须根痕；子根稍平滑。质坚硬，不易折断，断面灰白色，有多角形浅棕色的环纹。气微，味辛、苦。

鉴别 根横切面：后生皮层为2～5列棕色细胞；皮层细胞6～8列，长条状，切向排列；近内皮层处有石细胞成群或呈带状排列，内皮层较明显。形成层形状母根与子根相同，上段略呈长圆形，中段为多角形，下段类多边形。木质部导管束单列或略呈V字、八字形排列。中央为髓部。

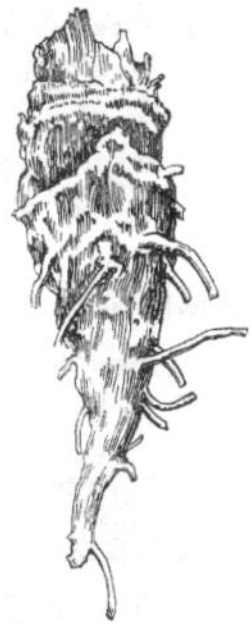
火焰子(根)外形

薄层色谱：取本品粉末约1 g，加10%氨溶液1 ml、乙醚10 ml，冷浸24小时，滤过。滤液挥干，残渣用二氯甲烷洗入1 ml容量瓶中定容，作为供试品溶液。另取滇乌碱、塔拉乌头胺制成各1 mg/1 ml的二氯甲烷混合溶液，作为对照品溶液。分别点样于同一高效硅胶GF_{254}薄层板上，以环己烷-乙酸乙酯-二乙胺(8∶1∶1)展开，取出晾干，喷以碘化铋钾、碘化钾碘溶液等容混合液显色。供试品色谱在与对照品色谱相应位置显相同颜色斑点。

【成分】 松潘乌头根含生物碱：塔拉胺(talatisamine)，展花乌头宁(chasmanine)，黄草乌碱甲、丙(vilmorrianine A、C)，13，15-双去氧乌头碱(13，15-dideoxyaconitine)，8-乙酰-14-苯甲酰展花乌头宁(8-acetyl-14-benzoylchasmanine)，乌头碱(aconitine)，滇乌碱(yunaconitine)，粗茎乌头碱甲(crassicauline A)，松潘乌头碱(sungpanconitine)，8-去乙酰滇乌碱(8-decetylyonaconitine)。挥发油中主要成分为乙酸(acetic acid)，糠醛(furfural)，2-甲氧基苯酚(2-methoxyphenol)，2，3-二氢苯并呋喃(2，3-dihydrobenzofuran)，癸酸-2，3-二羟基丙酯(decanoic acid-2，3-dihydroxypropyl ester)，8-炔-硬脂酸甲酯(8-yn-stearic acid methyl ester)，2-戊基呋喃(2-pentylfuran)，9，15-二烯硬脂酸甲酯(9，15-diene-stearic acid methyl ester)，十一酸-2，3-二羟基丙酯(undecanoic acid-2，3-dihydroxypropyl ester)等。

【药理】 抗炎、解热作用 火焰子中的松潘乌头总碱腹腔注射，对小鼠二甲苯性耳壳肿和大鼠蛋清性、甲醛性足肿胀以及大鼠琼脂肉芽肿增生均有抑制作用，还使正常和发热家兔体温降低。

【药性】 辛、苦，热，大毒。

1.《宁夏中草药手册》："辛，热，剧毒。"

2.《甘肃中草药手册》："辛，微苦，温，有大毒。"

【功用主治】 祛风胜湿，散寒止痛，散瘀消肿。主治风寒湿痹，肢节疼痛，牙痛，跌打损伤，痈疮肿毒，神经痛。

1.《宁夏中草药手册》："祛风湿，散寒，止痛。"

2.《甘肃中草药手册》："活血散瘀，消肿止痛，祛风湿，解毒。"

【用法用量】 内服：煎汤，0.09～0.15 g；或入散剂；或浸酒。外用：以水、酒或醋磨汁涂搽；或研粉调敷。

【宜忌】 本品有大毒，内服宜慎，并须炮制。孕妇禁服。

《甘肃中草药手册》："服药后忌烟、酒及辛热饮食2小时，高热患者及孕妇忌服。"

【选方】 1. 治风湿关节痛 制草乌3 g，麻黄6 g，威灵仙、地龙各9 g，牛膝12 g。水煎服。

2. 治牙痛 制草乌、打碗花、细辛各3 g。水煎含漱，勿吞咽。

3. 治神经痛 制草乌3 g，元胡9 g，当归12 g，赤芍9 g，黄芪12 g。水煎服。(1～3方出自《宁夏中草药手册》)

4. 治无名肿毒、关节肿及疔毒等症 金牛七、铁棒锤、蚯蚓适量。捣烂敷患处。

5. 治颈部蜂窝状疮(发际疮) 金牛七、铁棒锤、独角莲、荞麦面等量和为浆。敷贴患处。(4、5方出自《陕西草药》)

1056 火焰草 huǒ yàn cǎo (《四川中药志》)

【异名】 红瓦松(《四川中药志》)，狗牙风(《陕西中药名录》)。

【基原】 为景天科景天属植物火焰草的全草。

【原植物】 火焰草 *Sedum stellariifolium* Franch. [*S. drymarioides* Hance var. *stellariifolium* (Franch.) Hance] 又名：繁缕叶景天(《东北植物检索表》)，卧儿菜(《北京植物志》)。

一年生或二年生草本，高10～15 cm。全株被腺毛。茎直立，较纤细，有多数斜上分枝，基部略木质化。叶互生；叶柄长4～8 mm；叶片正三角形或三角状卵形，长10～20 mm，宽5～10 mm，先端钝或急尖，基部宽楔形至截形，全缘。总状聚伞花序，顶生，疏分枝，花多数；花萼片5，披针形至长圆形；花瓣5，黄色，披针状长圆形；雄蕊10，2轮，较花瓣短，花药肾形，黑紫色；鳞片5，宽匙形至宽楔形，先端有微凹；心皮5，近直立，长圆形，先端突狭成短花柱。蓇葖果上部略叉开，基部合生。种子长圆状卵形，有纵纹，淡褐色。花期6～8月，果期8～9月。

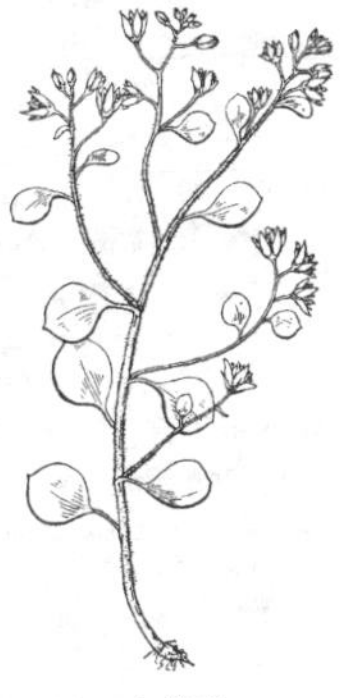
火焰草

生于山坡或山谷石缝中。分布于河北、山西、辽宁、山东、河南、湖北、湖南、四川、贵州、云南、陕西、甘肃、台湾等地。

【采收加工】 7～8月采收，晒干。

【功用主治】 《四川中药志》1982年版："清热解毒，凉血止血。治咽喉肿痛，热毒疮肿，丹毒及血热吐血、咯血、鼻衄。"

【用法用量】 内服：煎汤，10～30 g，鲜品50～100 g；或捣汁。外用：捣敷。

【选方】 1. 治热疖疮肿，咽喉肿痛 火焰草12 g，火炭母草15 g，野菊花12 g，土大黄9 g。水煎服，或研末以水调敷。

2. 治热证吐血、衄血 火焰草15 g，土大黄9 g，生地12 g，白芍9 g。水煎服。(1、2方出自《四川中药志》1982年)

1057 火炭母草 huǒ tàn mǔ cǎo 《本草图经》

【异名】 火炭毛(《生草药性备要》),乌炭子(《植物名实图考》),运药(《分类草药性》),火炭母、山荞麦草(《福建民间草药》)。

【基原】 为蓼科蓼属植物火炭母草的地上部分。

【原植物】 火炭母草 *Polygonum chinense* L.

多年生草本,长达 1 m。茎近直立或蜿蜒,无毛。叶互生,有柄,叶柄基部两侧常各有一耳垂形的小裂片,垂片通常早落;托叶鞘通常膜质,斜截形;叶片卵形或长圆状卵形,长 5～10 cm,宽 3～6 cm,先端渐尖,基部截形,全缘。头状花序排成伞房花序或圆锥花序;花序轴密生腺毛;苞片膜质,卵形;花白色或淡红色;花被 5 裂,裂片时果增大;雄蕊 8;花柱 3。瘦果卵形,有 3 棱,黑色,光亮。花期 7～9 月,果期8～10月。

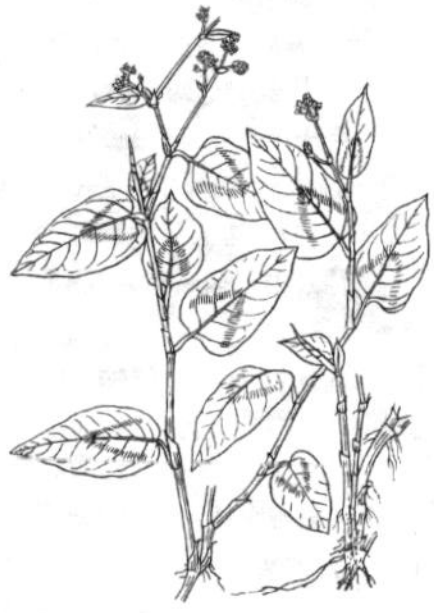

火炭母草

生于山谷、水边、湿地。分布于浙江、福建、江西、湖北、湖南、广东、广西、海南、四川、贵州、云南、西藏、台湾等地。

本植物的根(火炭母草根)亦供药用,另设专条。

【采收加工】 7～8月采收,鲜用或晒干。

【药材】 火炭母草 *Polygoni Chinensis Herba* 产于福建、广东、广西、贵州、四川、云南、江西、浙江等地。

性状 茎扁圆柱形,有分枝,节稍膨大,下部节上有须根;表面淡绿色或紫褐色,无毛,有细棱;质脆,易折断,断面灰黄色,多中空。叶互生,多卷缩、破碎,叶片展平后呈卵状长圆形,先端短尖,基部截形或稍圆,全缘,上表面暗绿色,下表面色较浅,两面近无毛;托叶鞘筒状,膜质,先端偏斜。气微,味酸、微涩。

鉴别 取本品粗粉约 5 g,加乙醇 50 ml,置水浴上回流 30 分钟,稍冷,加活性炭少量,滤过,滤液浓缩至约 5 ml。取滤液 2 ml,加镁粉少量与盐酸 5 滴,置水浴中加热 3 分钟,显橙色或橙红色;取上述滤液点于滤纸上,干后,置紫外光下观察,显黄色荧光,再喷以 1%三氯化铝的乙醇溶液,荧光加强(检查黄酮)。

【成分】 叶中含酚性成分:山柰酚(kaempferol),槲皮素(quercetin),并没食子酸(ellagic acid),没食子酸(gallic acid),3-*O*-甲基并没食子酸(3-*O*-methylellagicacid),山柰酚-7-*O*-葡萄糖苷(kaempferol-7-*O*-glucoside),山柰酚-3-*O*-葡萄糖醛酸苷(kaempferol-3-*O*-glucuronide)。

【药理】 1. 抗菌作用 煎剂在试管内对金黄色葡萄球菌、大肠杆菌、乙型链球菌、铜绿假单胞菌等均有较强的抗菌作用。醇提取液或水提取液对肺炎杆菌和痢疾杆菌等也有较强抗菌作用。

2. 抗乙型肝炎病毒作用 煎剂体外抑制乙型肝炎病毒(HBV)DNA 多聚酶并降解 HBV DNA。

3. 对平滑肌和骨骼肌的作用 煎剂抑制离体大鼠子宫。水提取物对离体豚鼠回肠有收缩作用,对离体兔十二指肠可轻度增强其张力。

4. 降压作用 煎剂给麻醉犬静脉注射,有降血压作用。

5. 中枢抑制作用 给小鼠腹腔注射水提取物有中枢抑制作用,表现为运动失调,并能延长环己巴比妥钠的催眠时间。

毒性 水提取物 5 g(鲜生药)/kg 静脉注射,使小鼠中枢抑制,运动失调,呼吸加深加快,头部轻度震颤,24 小时后 5 只中有 1 只死亡。腹腔注射煎剂 1 g(生药)/只,24 小时内小鼠全部死亡。

【药性】 辛、苦,凉,有毒。

1.《本草图经》:"味酸,平。无毒。"

2.《品汇精要》:"味酸、甘。""味厚于气,阴中之阳。"

3.《纲目》:"有毒。"

4.《生草药性备要》:"味酸,性寒。"

5. 南药《中草药学》:"微酸,凉。入肺、大肠经。"

6.《四川中药志》1982 年版:"苦、微酸,凉。"

【功用主治】 清热利湿,凉血解毒,活血舒筋。主治痢疾泄泻,咽喉肿痛,白喉,肺热咳嗽,百日咳,肝炎,带下,痈肿,湿疹,中耳炎,眩晕耳鸣,角膜云翳,跌打损伤。

1.《本草图经》:"去皮肤风热,流注骨节,痈肿疼痛。"

2.《植物名实图考》:"用以洗毒,消肿。"

3.《生草药性备要》:"炒蜜食,能止痢症。敷疮、敷跌打、贴烂脚,拔毒,干水、敛口。"

4.《药性考》:"(治)骨节酸疼,去热舒筋;治痈疽恶疮。"

5.《岭南采药录》:"治小儿身热惊搐,臌胀。"

【用法用量】 内服:煎汤,9～15 g,鲜品 30～60 g。外用:捣敷;或煎水洗;或捣汁滴耳。

【选方】 1. 治赤白痢 火炭母草和海金沙捣烂取汁,冲沸水,加糖少许服之。(《岭南采药录》)

2. 治扁桃体炎 鲜火炭母 30～60 g,鲜苦蕺 30 g。水煎服。(《福建药物志》)

3. 治湿热黄疸 火炭母 30 g,鸡骨草 30 g。水煎服。(《广西中草药》)

4. 治妇女带下 鲜火炭母 60～90 g,白鸡冠花 3～5 朵。酌加水煎成半碗,饭后服,每日 2 次。(《福建民间草药》)

5. 治皮肤风热,流注关节,痈肿疼痛 用火炭母草叶,捣烂于糯器中,以盐酒炒,敷肿处,经宿一易。(《普济方》)

6. 治荨麻疹 火炭母鲜叶 60 g,醋 30 g。水煎服(干品加醋无效),另用鲜草水煎熏洗患处。(《福建药物志》)

7. 防中暑 火炭母 2 份,海金沙藤、地胆草各 1 份,甘草适量。成人每次总量 30 g,水煎,代茶饮。(《全国中草药汇编》)

【临床报道】 1. 治疗急性肠炎 用火炭母 30 g,古羊藤(*Streptocaulon griffithii* Hook. f.)15 g,水煎,每日 1 剂,分 2 次服。试用 1 584 例,有效率约 90%。

2. 治疗白喉 将火炭母鲜叶捣烂,取汁 30 ml,加蜂蜜适量,每日分 6 次服,病重者少量多次灌服。临床观察 63 例,全部治愈。疗程一般 2～4 日。

3. 治疗小儿脓疱疮 取火炭母全草 90～150 g,切碎,加适量水煮沸 15～20 分钟,过滤,滤液浸洗局部,每日数次。有全身感染者另服中药。治疗 25 例,均获治愈。

4. 治疗多种眼疾 用火炭母、十大功劳叶各 30 g,加水 2 000 ml,煎 4～5 小时,去渣后浓缩至 150 ml,过滤,取澄清液即可滴眼。滴眼时必须无异物感。加入十大功劳叶的目的在于矫正溶液的酸碱度。溶液需新鲜配制。每隔 1～2 小时滴眼 1 次,连续 1～2个月。适用于角膜云翳、斑翳、非中心性角膜白斑,外眼疾患如急性结膜炎、结膜疱疹、浅角巩膜炎、电光性眼炎、角膜化学伤。临床试治 200 例,效果良好者:角膜云翳 36 例,斑翳 45 例,白斑 17 例。

1058 火炮草果 huǒ pào cǎo guǒ 《云南中草药》

【基原】 为锦葵科锦葵属植物箭叶秋葵的果实。

【原植物】 参见"五指山参"条。

【采收加工】 秋、冬季采摘,鲜用或晒干。

【药性】 《云南中草药》:"甘、淡,平。"

【功用主治】 《云南中草药》:"滋肾柔肝。主治耳聋,胃痛,小儿疳积，少年发白。”

【用法用量】 内服：煎汤，9～15 g。

1059 火秧竻叶 huǒ yāng lè yè（《生草药性备要》）

【基原】 为大戟科大戟属植物金刚纂的叶。

【原植物】 参见“火秧竻”条。

【采收加工】 随用随采。

【药性】 苦、辛、微酸，寒，有毒。

1.《滇南本草》：“味苦，性寒，有小毒。”

2.《福建药物志》：“辛、微酸，寒，有毒。”

【功用主治】 泻热导滞，活血解毒。主治热滞泄泻，痢疾，痧秽吐泻转筋，跌打瘀肿，乳痈，疔疮。

1.《滇南本草》：“主治一切丹毒，单腹胀，水气，血肿之症，通大小便，胸中食积，消痞块。”

2.《生草药性备要》：“能去毒，治热滞泻。”

3.《本草求原》：“解毒，洗骨痛，焙热贴无名肿毒。”

4.《岭南采药录》：“治泄泻。跌打积瘀而大小便不通。”

5.《福建药物志》：“消肿拔脓，杀虫止痒。”

【用法用量】 内服：去净乳汁，加米共炒焦，煎汤，3～6 g。外用：鲜品，捣烂加热敷，或调敷。

【宜忌】 参见“火秧竻”条。

【选方】 1. 治急性胃肠炎，吐泻腹痛，抽筋　火秧竻鲜叶 7 片，去头尾流净乳汁，加米 15 g 共炒至焦黄色，水 2 碗煎服。（《广东中草药》）

2. 治霍乱　火秧竻叶，开水洗净，嚼烂咽下，以食至舌头有难过时即止。（《岭南草药志》）

3. 治蛇头疔　火秧竻叶捣碎，用冷开水洗去汁，取渣加蜂蜜或红糖捣匀外敷。（《福建中草药》）

1060 火秧竻蕊 huǒ yāng lè ruǐ（《生草药性备要》）

【基原】 为大戟科大戟属植物金刚纂的花蕊。

【原植物】 参见“火秧竻”条。

【采收加工】 4～5 月采摘，鲜用。

【功用主治】《生草药性备要》：“解毒消肿。治中蛊胀。”

【用法用量】 内服：煎鸡蛋包。

【选方】 治虚蛊　煎鸡蛋包好（火秧竻蕊），用八角茶送吞。（《本草求原》）

1061 火炭母草根 huǒ tàn mǔ cǎo gēn（《重庆草药》）

【基原】 为蓼科蓼属植物火炭母草的根。

【原植物】 参见“火炭母草”条。

【采收加工】 夏、秋季采挖，鲜用或晒干。

【成分】 火炭母草根中含 *L*-肌醇（*L*-inositol），*D*-半乳糖醛酸（*D*-galacturonic acid）；糖类：*D*-半乳糖（*D*-galactose），麦芽糖（maltose），*L*-鼠李糖（*L*-rhamnose）；脂肪酸类：棕榈酸（palmitic acid），硬脂酸（stearic acid），油酸（oleic acid），亚麻酸（linolenic acid）。还含β-谷甾醇（β-sitosterol）和多种氨基酸。

【药性】 辛、甘，平。

1.《分类草药性》：“性甘，平，无毒。”

2.《重庆草药》：“味甘、酸，性温、平。”

【功用主治】 补益脾肾，清热解毒，活血消肿。主治体虚乏力，耳鸣耳聋，头目眩晕，白带，乳痈，肺痈，跌打损伤。

1.《分类草药性》：“治气虚耳聋，妇人白带。”

2.《重庆草药》：“益气，行血，祛风，解热。治虚弱，风热，头昏。”

【用法用量】 内服：煎汤，9～15 g；鲜品可用至 60 g。外用：研末调敷。

【选方】 1. 治风热头昏，虚火上冲（高血压病）或气血虚弱，头晕耳鸣　火炭母草根 500 g。炖黑皮鸡服。（《重庆草药》）

2. 治跌打伤　鲜火炭母根 60 g，合猪肉炖熟，加酒再炖 10 分钟，服。（《泉州本草》）

1062 心胆草 xīn dǎn cǎo（《贵州民间药物》）

【异名】 日本柳叶菜、水朝阳花（《贵州民间药物》），小对经草（《陕西草药》），针线筒（《全国中草药汇编》），枪钻棉、银棉麻、麻子草（《浙江药用植物志》）。

【基原】 为柳叶菜科柳叶菜属植物长籽柳叶菜的全草。

【原植物】 长籽柳叶菜 *Epilobium pyrricholophum* Franch. et Sav.

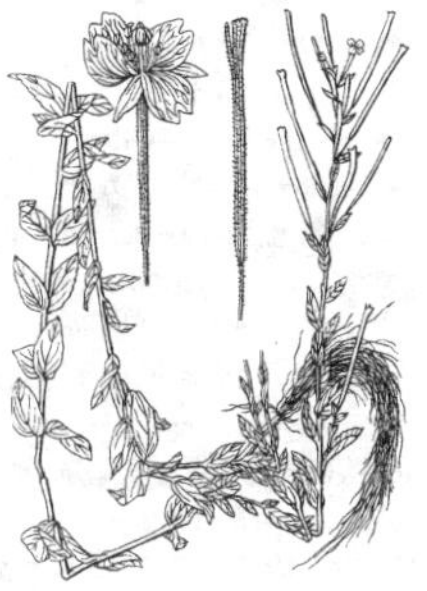

长籽柳叶菜

多年生草本，高 20～70 cm。茎被短腺毛，幼枝较密，茎基匍匐，节处生根，上部直立。叶下部对生，上部互生；近无柄；叶片卵形或卵状披针形，长3～5 cm，宽 1～2 cm，先端钝或短尖，基部近圆形，边缘具不规则疏齿，脉上被短腺毛，绿色后渐转为紫红色。花两性，单生于叶腋，淡红紫色；花萼裂片 4，外被腺毛；花瓣 4，宽倒卵形，先端凹缺；雄蕊 8，4 长 4 短；子房下位，柱头棒状，四深裂。蒴果圆柱形，被短腺毛；种子长椭圆形，密被小乳突，棕褐色，先端具一簇浅黄褐色种缨。花期 8 月，果期 9～10 月。

生于林下沟边湿处及沼泽地。分布于河北、山西、江苏、浙江、安徽、福建、江西、湖北、湖南、广东、广西、四川、贵州、陕西、甘肃、台湾等地。

【采收加工】 8～9 月采收，晒干或鲜用。

【药性】 苦、辛，凉。

1.《贵州民间药物》：“性凉，味涩。”

2.《浙江药用植物志》：“淡，凉。”

【功用主治】 清热利湿，止血，解毒。主治痢疾，吐血，咳血，便血，月经过多，胎动不安，痈疮疖肿，烫伤，跌打伤肿，外伤出血。

1.《贵州民间药物》：“除湿，驱虫，止血。治误食蚂蟥后腹胀，痢疾，刀伤出血。”

2.《浙江药用植物志》：“清热利湿，消肿止痛，去腐生肌。治久痢，月经不调，跌打损伤，疮疡痈肿，烫伤。”

【用法用量】 内服：煎汤，6～15 g。外用：捣敷；或研粉调敷；或取种子冠毛敷。

【选方】 治痢疾　心胆草 30 g。煎水。红痢加红糖服，白痢加白糖服。（《贵州民间药物》）

1063 心叶荆芥 xīn yè jīng jiè（《全国中草药汇编》）

【异名】 假荆芥、假苏、山藿香（《中草药土方土法战备专辑》），小荆芥、西藏土荆芥（《全国中草药汇编》），樟脑草（《拉汉种子植物名称》），荆芥（《中国植物志》）。

【基原】 为唇形科荆芥属植物心叶荆芥的全草。

【原植物】 心叶荆芥 *Nepeta cataria* L.

多年生草本，高 40～150 cm。茎直立，四棱形，基部木质化，被白色短柔毛。叶对生；叶柄长 0.7～3 cm；叶片卵状或三角状心形，长 2.5～7 cm，宽 2.1～4.7 cm，先端钝或锐尖，基部心形或截形，边缘具粗圆齿，两面被短柔毛。聚伞花序二歧状分枝；小苞片短于花萼；花萼筒状，外面被白色短毛，萼齿 5，后齿较长，果时花萼增大；花冠白色，下唇有紫点，上唇短，先端浅凹，下唇3裂，中裂片近圆形，边缘具粗牙齿，侧裂片圆裂片状；雄蕊4，后对较长，内藏；子房4裂，无毛，柱头2裂；花盘杯状，4浅裂。小坚果卵形，灰褐色。花期7～9月，果期8～10月。

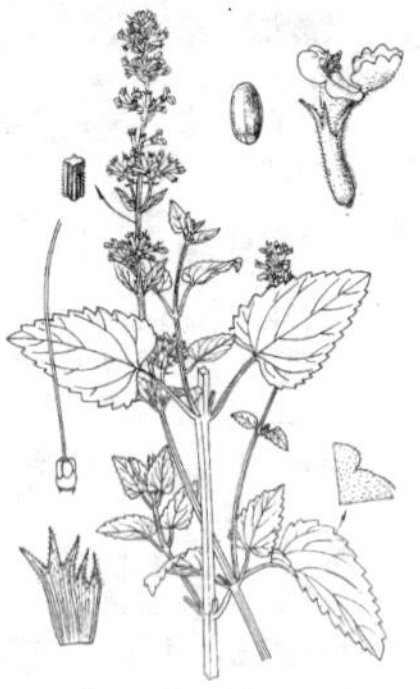

心叶荆芥

生于海拔2 500 m以下的宅旁或灌丛中，亦有栽培。分布于西南及河北、山西、山东、河南、湖北、西藏、陕西、甘肃、新疆等地。

【采收加工】 7～9月割取地上部分，阴干或鲜用。

【成分】 全草挥发油含多种成分：假荆芥酸(nepetalic acid)，假荆芥内酯(nepetalactone)，β-丁香烯(β-caryophyllene)，假荆芥酐(nepetalic anhydride)，9-表假荆芥内酯(9-epinepetalactone)，二氢假荆芥内酯(dihydronepetalactone)，异二氢假荆芥内酯(isodihydronepetalactone)，假荆芥酮酸甲酯(methylnepetonate)，异假荆芥内酯(isonepetalactone)，丁香油酚(eugenol)，5，9-去氢假荆芥内酯(5，9-dehydronepetalactone)，4*α*S，7S，7*α*R-假荆芥酰胺(4*α*S，7S，7*α*R-nepetalactam)，4*α*S，7S，7*α*R-2-(3R，4R，4*α*R，7S，7*α*R-八氢-4，7-二甲基-1-氧代环戊烷[C]吡喃-3-基)假荆芥酰胺〔4*α*S，7S，7*α*R-2-(3R，4R，4*α*R，7S，7*α*R-octahydro-4，7-dimethyl-1-oxocyclopenta[C]pyran-3-yl) nepetalactam〕和假荆芥酸苷(nepetariaside)。

叶含咖啡酰丙醇二酸(caffeoyltartronic acid)，假荆芥内酯苷(nepetaside)，猕猴桃碱(actinidine)，1，5，9-表去氧马钱子苷酸(1，5，9-epideoxyloganic acid)。

【药理】 对微生物的作用　心叶荆芥二乙醚提取物抑制真菌和革兰阳性菌，提取物对多种金黄色葡萄球菌有抑制作用。

毒性　心叶荆芥给小鼠短期和长期喂饲，均增加小鼠在开阔场地的转动、移动频率。急性喂饲增加癫痫发作的刻板行为和易感性，减少戊巴比妥钠的睡眠时间。长期喂饲引起刻板行为的耐受，僵住症，睡眠，增加印防己毒素和番木鳖碱引起的癫痫发作的易感性，作用类似于苯丙胺。心叶荆芥油和其中的假荆芥酸对小鼠的LD_{50}分别为1 300 mg/kg、1 050 mg/kg。心叶荆芥油和假荆芥酸增加小鼠环已烯巴比妥睡眠时间。腹腔注射心叶荆芥油和假荆芥酸降低经Sidman趋避计划训练大鼠的表现。

【药性】 辛，凉。

1.《西藏常用中草药》："辛，温。"

2.《全国中草药汇编》："淡，凉。"

【功用主治】 疏风清热，活血止血。主治外感风热，头痛咽痛，麻疹透发不畅，吐血，衄血，外伤出血，跌打肿痛，疮痈肿痛，毒蛇咬伤。

1.《西藏常用中草药》："祛风发汗，解热，透疹，止血。治伤风感冒，头痛，发热怕冷，咽喉肿痛，结膜炎，麻疹不透。炒炭后用于吐血，衄血，便血。"

2.《全国中草药汇编》："散瘀消肿，止血止痛。主治跌打损伤，吐血，衄血，外伤出血，毒蛇咬伤，疔疮疖肿。"

【用法用量】 内服：煎汤，9～15 g。外用：鲜品捣敷。

1064 心叶风毛菊 xīn yè fēng máo jú (《贵州中草药名录》)

【异名】 山芍药(《植物名实图考》)，马蹄细辛、水葫芦(《贵州民间药物》)，山牛蒡(《贵州药用植物目录》)。

【基原】 为菊科风毛菊属植物心叶风毛菊的根。

【原植物】 心叶风毛菊 *Saussurea cordifolia* Hemsl.

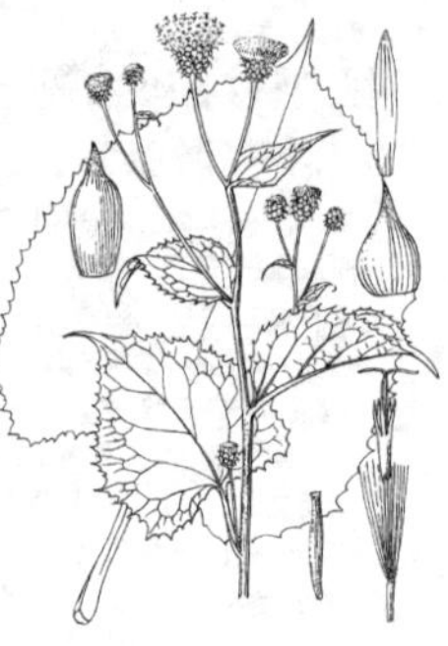

心叶风毛菊

多年生草本，高70～100 cm。根状茎木质；地上茎光滑。基生叶在花期常枯萎；茎生叶互生，叶柄长达15 cm，基部扩大抱茎；下部叶大，圆心形，长宽各10～18 cm，先端渐尖，基部深心形，边缘有粗锯齿，上面被粗柔毛，下面无毛；上部叶渐小，卵形，无柄。头状花序，排成伞房状；总苞宽钟状，总苞片先端常反折，边缘具睫毛；管状小花粉紫色。瘦果圆柱状。冠毛白色，外层糙毛状，易落，内层羽毛状。花果期8～9月。

生于林缘或山坡草地。分布于湖北、湖南、四川、贵州、陕西等地。

【采收加工】 8～10月采收，晾干。

【药性】 《贵州民间药物》："性温，味辛。"

【功用主治】 《贵州民间药物》："散寒，镇痛。治关节痛，劳伤，恶寒头痛"。

【用法用量】 内服：煎汤，6～15 g；或泡酒。

【选方】 治关节痛　马蹄细辛9 g，红牛膝12 g，骨碎补15 g。泡酒或煎水服。(《贵州民间药物》)

1065 心叶黄花仔 xīn yè huáng huā zǎi (《闽南民间草药》)

【异名】 吸血草《闽南民间草药》，圆叶金、午时花、圆叶咳血草、黄花少四味、倒地麻《台湾药用植物志》。

【基原】 为锦葵科黄花稔属植物心叶黄花稔的全草。

【原植物】 心叶黄花稔 *Sida cordifolia* L.

直立亚灌木，高约1 m。小枝、叶柄、花梗均密被星状柔毛并混生长柔毛。叶互生；叶柄长1～2.5 cm；托叶线形，密被星状柔毛；叶卵形，长1.5～5 cm，宽1～4 cm，先端钝或圆，基部微心形或圆，边缘具钝齿，两面均密被星状柔毛，下面脉上混生长柔毛。花单生或簇生于叶腋或枝端，花梗上端具节；萼杯状，裂片5，三角形；花黄色，花瓣长圆形；雄蕊柱被长硬毛。蒴果，分果爿10，先端具2长芒，突出萼外，被倒生刚毛。种子长卵形，先端具短毛。花期全年。

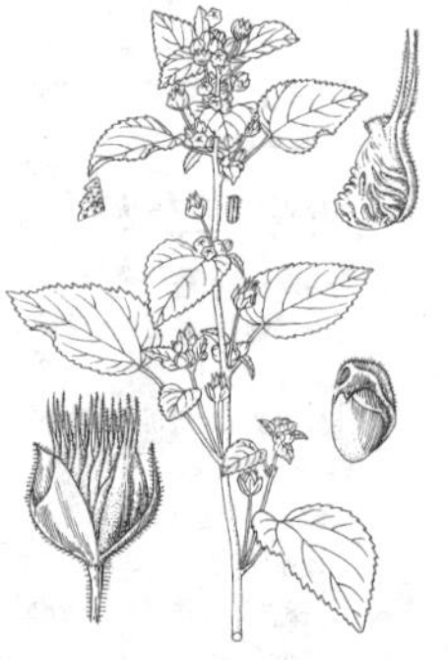

心叶黄花稔

生于山坡灌丛间或路旁草丛中。分布于福建、广东、广西、海南、四川、云南、台湾等地。

【栽培】 生物学特性　喜温暖湿润的气候，需要充足的阳光，较耐旱，怕积水，对土壤要求不严，一般土壤和荒山坡地均可种植。

繁殖方法　用种子繁殖。春播于3～4月初，直播按行距30 cm，开深1～2 cm的浅沟，将种子均匀撒入沟内，覆盖薄土后，稍加镇压，浇水，10～15日出苗。

田间管理　苗高 4～5 cm 时，间苗，苗高 10 cm 左右，按株距 15～20 cm 定苗。要浅松土，勤拔草，每年中耕除草3～4 次。

【采收加工】 夏、秋季采收，切碎，鲜用或晒干。

【成分】 根含生物碱类：麻黄碱（ephedrine），ψ-麻黄碱（ψ-ephedrine），下箴刺酮碱（hypaphorine），鸭嘴花碱（vasicine），鸭嘴花酮碱（vasicinone），鸭嘴花酚碱（vasicinol）。地上部分含生物碱类有胆碱（choline）及甜菜碱（betaine）。脂肪酸类：棕榈酸（palmitic acid），硬脂酸（stearic acid），二十六烷酸（hexacosanic acid）。

种子油脂肪酸组成主要为亚油酸（linoleic acid），锦葵酸（malvalic acid），苹婆酸（sterculic acid）等脂肪酸。

【药理】 1. 抗炎、镇痛作用　心叶黄花仔水提物灌胃，抑制大鼠角叉菜胶引起的足肿胀，对花生四烯酸引起的水肿无效。水提物灌胃，提高小鼠热板法痛阈，抑制醋酸扭体反应。水提物对小鼠急性毒性较低。乙酸乙酯提取物能抑制吲哚美辛引起的炎症，作用强于根甲醇提取物。根和地上部分的乙酸乙酯提取物有中枢和周围神经镇痛作用。

2. 其他作用　心叶黄花仔乙醇提取物在 ABTS 试验中显示出较强的抗氧化能力，水浸液对大鼠脑脂质过氧化也有抑制作用。根甲醇提取物有降低血糖作用。

【药性】《四川常用中草药》："性平，味微辛。"

【功用主治】《四川常用中草药》："散寒，止咳。治小儿风寒，发热咳嗽，气喘。"

【用法用量】 内服：煎汤，10～15 g；鲜根 30～60 g；或研末。外用：鲜叶捣烂敷。

【选方】 1. 治坐马痈　鲜吸血草叶适量，活蜗牛带壳6～7 个。共捣烂敷患处，每日换 1～2 次。

2. 治脓肿不易出脓作痛　鲜吸血草叶适量，洗净，捣烂敷。如疮较大者，可加三黄末或叶下红和捣涂患处。（1、2 方出自《闽南民间草药》）

1066 巴豆 bā dòu（《本经》）

【异名】 巴菽（《本经》），刚子（《雷公炮炙论》），江子（《瑞竹堂经验方》），老阳子（《纲目》），双眼龙（《岭南采药录》），猛子仁（《中国药用植物志》），巴果（《中药形性经验鉴别法》）。

【基原】 为大戟科巴豆属植物巴豆的种子。

【原植物】 巴豆 *Croton tiglium* L.　又名：大叶双眼龙（广州部队《常用中草药手册》），虫蛊草（《岭南草药志》），猛子树（《全国中草药汇编》）。

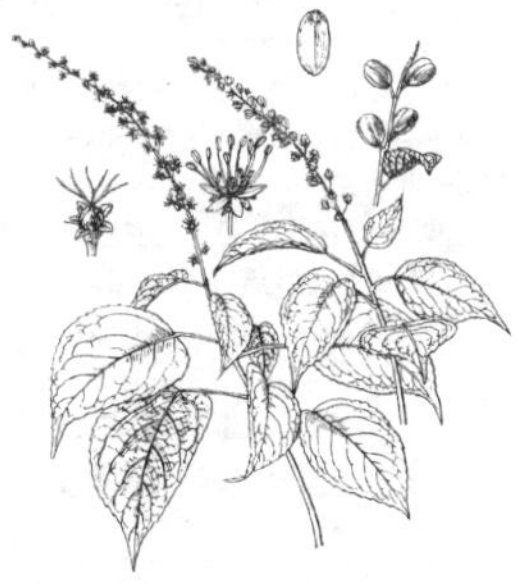

巴　豆

灌木或小乔木，高 2～10 m。幼枝绿色，被稀疏星状毛，老枝无毛。单叶互生；叶柄长 2～6 cm；托叶线形，早落；叶膜质卵形至长圆状卵形，长 5～15 cm，宽 2.5～8 cm，先端渐尖或长渐尖，基部圆形或阔楔形，近叶柄处有 2 枚无柄的杯状腺体，叶缘有疏浅锯齿，齿尖常具小腺体，幼时两面均有稀疏星状毛，后变无毛或在下面被极少数星状毛，干时呈淡黄色。总状花序顶生，长 5～14 cm，有时达20 cm，上部着生雄花，下部着生雌花，也有全为雄花而无雌花的；苞片钻状；雄花花梗细而短，有星状毛；雄花绿色，较小；花萼 5 深裂，先端疏生星状毛，裂片卵形；花瓣 5，长圆形，与花萼几等大，反卷，内面和边缘生细绵毛；雄蕊 15～20，着生花盘边缘，花丝上部被柔毛，花药干时呈黑色；花盘盘状，边缘有浅缺刻；无退化子房；雌花花梗较粗；花萼 5 深裂，裂片长圆形；无花瓣；子房倒卵形，密被粗短的星状毛，3 室，每室 1 胚珠；花柱 3，每个 2 深裂。蒴果倒卵形至长圆形，有 3 钝角。种子 3 颗，长卵形，背面稍凸，淡黄褐色。花期 3～10 月，果期 7～11 月。

生于山野、丘陵地，房屋附近常见栽培。分布于西南及福建、湖北、湖南、广东、广西等地。

本植物的叶（巴豆叶）、种皮（巴豆壳）、种仁的脂肪油（巴豆油）、根（巴豆树根）亦供药用，另设专条。

【栽培】 生物学特性　喜温暖湿润气候，不耐寒，怕霜冻。喜阳光，在气温 17～19 ℃、年雨量 1 000 mm、全年日照 1 000 小时、无霜期 300 日以上的地区适宜栽培，当温度低于 3 ℃时幼苗叶全部枯死。以阳光充足、土层深厚、疏松肥沃、排水良好的砂质壤土栽培为宜。

繁殖方法　用种子繁殖，直播或育苗移栽。直播：一般8～9 月采收伏子留种。高温地区随采随播，低温地区在翌年 2 月播种。播前剥去果壳，按行株距 3 m×3 m 开穴，穴深 3 cm，每穴播 4～5 粒，覆土 3～4 cm。育苗移栽法：按行距 25 cm 开沟，沟深 3 cm，播种后覆土，浇水。苗期需松土除草 2～3 次，遇旱浇水，苗高 15～20 cm时施稀人畜粪水。霜降前包草防冻，苗高 60～100 cm，3～4 月移栽，按行株距 3 m×3 m 开穴，穴径 30 cm，深 30 cm，每穴栽种 1 株，覆土压实，浇水。

田间管理　植株在封行前可与小麦、甘薯、蔬菜间作，封行后可在行间栽种阴性植物。生长期要经常浇水，保持土壤湿润，并注意除草，春、夏季各追肥 1 次。

病虫害防治　尺蠖可用 90%晶体敌百虫 800 倍液喷杀。

【采收加工】 栽种 5～6 年始结果，8～11 月果实成熟，可分批采收，除去残枝落叶，摊放 2～3 日，晒干或烘干，去果壳，将种子扬净。

【药材】 巴豆 *Crotonis Fructus* 主产于四川、云南、广西、贵州、湖北等地，以四川产量最大。

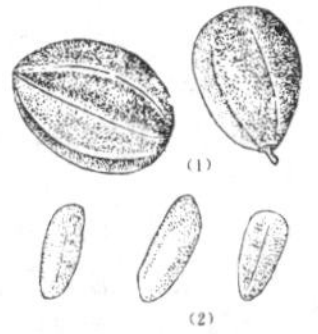

巴豆外形
(1) 果实　(2) 种子

性状　本品呈卵圆形，一般具 3 棱，长 1.8～2.2 cm，直径 1.4～2 cm。表面灰黄色或稍深，粗糙，有纵线 6 条，顶端平截，基部有果梗痕。剖开果壳，可见 3 室，每室含种子 1 粒。种子椭圆形，略扁，长 1.2～1.5 cm，直径 7～9 mm，表面棕色或灰棕色，一端有小点状的种脐及种阜的瘢痕，另端有微凹的合点，其间有隆起的种脊；外种皮薄而脆，内种皮呈白色薄膜；种仁黄白色，油质。无臭，味辛辣。

鉴别　(1) 果实及种子横切面：外果皮 1 列表皮细胞，有气孔及厚壁性多细胞的星状毛；中果皮外侧为 10 余列薄壁细胞，石细胞单个散在或成群，维管束周围细胞有时含草酸钙方晶或簇晶，中部有 4～6 列纤维状石细胞，呈带状环列，内侧有 6～8 列径向延长的长圆形薄壁细胞，壁孔少；内果皮为 3～5 层纤维状厚壁细胞交叠排列。种皮表皮细胞为 1 列径向延长的长方形细胞，径向壁呈不规则锯齿状弯曲；其下为 1 列厚壁性栅状细胞，胞腔线形，外端略膨大；向内为数层切向延长的不规则形薄壁细胞，其间散有螺纹导管；内表皮细胞颓废状。胚乳细胞类圆形，充满糊粉粒和脂肪油滴，另含草酸钙簇晶。子叶细胞多角形。

(2) 取本品粉末 0.5 g，加乙醚 10 ml，浸泡 2 小时，并时时振摇，滤过。滤液置试管中挥干后，加盐酸羟胺饱和的甲醇溶液 0.5 ml及麝香草酚酞指示液 1 滴，再加氢氧化钾饱和的甲醇溶液至显蓝色后，再多加 4 滴，加热至沸腾，冷却，加稀盐酸调节 pH 至 2～3，加三氯化铁试液 3 滴及氯仿 1 ml，振摇，下层溶液显紫红色（检查脂类）。

【成分】 种子含巴豆油 34%～57%，蛋白质约 18%。巴豆油中含脂肪酸酯类：巴豆油酸(crotonic acid)，巴豆酸(tiglic acid)，由棕榈酸(palmitic acid)，硬脂酸(stearic acid)，油酸(oleic acid)，巴豆油酸(crotonic acid)，巴豆酸(tiglic acid)，亚麻酸(linolenic acid)，肉豆蔻酸(myristic acid)，花生酸(arachidic acid)，月桂酸(lauric acid)等组成的甘油酯，巴豆醇(phorbol)及 16 种巴豆醇双酯化合物和 4-去氧-4α-巴豆醇(4-deoxy-4α-phorbol)的三酯化合物；12-*O*-乙酰巴豆醇-13-癸酸酯(12-*O*-acetylphorbol-13-decanoate)，12-*O*-癸酰巴豆醇-13-(2-甲基丁酸酯)〔12-*O*-decanoylphorbol-13-(2-methylbutyrate)〕，12-*O*-十四烷酰巴豆醇-13-乙酸酯(12-*O*-tetradecanoylphorbol-13-acetate)等。种仁还含蛋白类成分：巴豆毒素(crotin)，巴豆毒素Ⅰ、Ⅱ。又含巴豆苷(crotonoside)，巴豆生物碱异鸟嘌呤(isoguanine)，异鸟苷(isoguanosine)，β-谷甾醇(β-sitosterol)等。

【药理】 1. 致泻作用 巴豆霜给小鼠灌胃，增强胃肠推进运动，促进肠套叠的还纳作用。在离体兔回肠试验中，增加回肠的收缩幅度。巴豆提取物灌胃，诱导小鼠小肠组织中蛋白质差异表达，从而使小鼠胃肠运动增强。巴豆油经胃管向犬胃内注入后，诱发类正常消化间期综合肌电Ⅲ相。此与α、β受体无关。但迷走神经起一定的调节作用。等量巴豆油或巴豆霜给小鼠灌胃，巴豆油对小鼠肠推进促进作用强于巴豆霜，毒性小于巴豆霜。巴豆与大黄合用的泻下作用，结论不一致。

2. 抗肿瘤作用 巴豆提取物对小鼠肉瘤 S_{180} 实体型和腹水型、小鼠宫颈癌 U_{14} 实体型和腹水型以及艾氏腹水癌均有抑制作用。巴豆注射液在试管内有杀瘤细胞作用。巴豆水提液诱导白血病 HL-60 细胞向正常方向分化。巴豆油乳剂给大鼠移植性皮肤癌瘤内注射，能引起瘤体退化，并延缓皮肤癌的发展。巴豆生物碱针剂使红细胞膜和牛血清白蛋白α螺旋量增加，改变膜蛋白二级结构，其抗肿瘤作用可能与之相关。巴豆总生物碱给接种腹水型肝癌小鼠灌胃，抽取腹水，发现总生物碱可使腹水型肝癌细胞质膜刀豆球蛋白(ConA)受体侧向扩散速度增加，ConA 受体流动性增加，胞质基质结构程度有所改变，这可能与总生物碱破坏癌细胞微管有关。

3. 促肿瘤发生作用 巴豆油有弱致癌性，并能增强某些致癌物质的致癌作用。巴豆油接种于小鼠宫颈部，对人巨细胞病毒接种诱发小鼠宫颈癌作用有促进效果。大鼠腹腔注射巴豆油，肝 α_1-抑制因子 3 水平下降，并诱导癌基因 *ODC* 和 c-*fos* RNA 增加。巴豆提取物体外高剂量可使正常人肠上皮细胞株生长延缓或死亡，长期使用递增剂量巴豆提取物可诱导细胞增殖加快，异倍体 DNA 含量增加，促使细胞发生恶性转化。巴豆油中促癌的主要活性成分为 12-*O*-十四烷酰巴豆醇-13-醋酸酯。

4. 致炎作用 各种炮制品巴豆油均对小鼠耳郭有明显致炎作用，其强度依次为炒巴豆油＞高压蒸巴豆油、常压蒸巴豆油＞生巴豆油＞煮巴豆油。巴豆油溶液涂擦声带，对家兔声带组织有致炎作用。

5. 抗炎及对免疫功能的影响 巴豆霜灌胃，对小鼠耳郭肿胀、腹腔毛细血管通透性及大鼠白细胞游走、对热疼痛反应均有抑制作用；能减少小鼠胸腺和脾指数及腹腔巨噬细胞的吞噬功能。巴豆霜给小鼠灌服，可抑制小鼠腹腔巨噬细胞的吞噬活性，还降低小鼠碳廓清率及胸腺重量。

6. 对胆囊的影响 水煎剂增加豚鼠离体胆囊肌条张力，加快收缩频率，减小收缩波平均振幅。其作用与组胺 H_1 受体、肾上腺素能α受体、胆碱能 *N* 受体及前列腺素合成酶有关。家兔消化道给予巴豆粉煎出液，可增强奥狄括约肌峰电活动频率，减小峰电位电压，改变峰电节律。严重巴豆中毒时，其电活动几乎消失。阿托品可对抗巴豆对奥狄括约肌的电活动。

7. 抗病原微生物 煎剂体外对金黄色葡萄球菌、流感杆菌、白喉杆菌、铜绿假单胞菌等均有一定的抑菌作用。皮下注射巴豆油，可降低流行性乙型脑炎病毒感染的小鼠的死亡率，延长生存时间。巴豆种子的水提物、甲醇提取物可以显著抑制 HIV-1(人类免疫缺陷病毒)传染性和 HIV-1 诱导的 MT-4 细胞(一种被 HIV-1 感染的携带有 HIV-1 的人辅助性 T_4 细胞系)的细胞病理学改变。巴豆浸出液可杀灭钉螺，以仁最强，内壳次之，外壳无效。

8. 其他作用 巴豆油中的活性成分巴豆醇-十四烷酸酯-乙酸酯，可使血小板中 cGMP 浓度增加，导致血小板聚集。巴豆油涂抹于大鼠皮肤可引起局部组胺释放。生巴豆渣、冷冻生巴豆渣和生榨霜均有溶血作用，而经炒、煮、常压蒸、高压蒸等加热处理过的各种巴豆制品的残渣或霜均未显示有溶血作用。巴豆水煎剂对豚鼠离体膀胱逼尿肌肌条张力有增强作用，部分经由平滑肌细胞膜 Ca^{2+} 通道作用。给小鼠灌胃巴豆霜与牵牛子粉，巴豆的泻下、降低理化刺激反应性、降低免疫功能与损伤胃黏膜作用会增强。但合用后，巴豆的抗炎作用会降低，小鼠体重减轻，出现死亡。

毒性 巴豆油毒性较大，内服巴豆油一滴立即出现中毒症状。20 滴巴豆油可致死。巴豆油主要含有毒性球蛋白，能溶解红细胞，使局部细胞坏死。内服使消化道腐蚀出血，并损坏肾脏，出现尿血。外用过量能引起急性皮炎。10%巴豆霜给小鼠灌胃，其 LD_{50} 为 1 535 mg/kg；40%巴豆霜的 LD_{50} 是 540 mg/kg，巴豆油的 LD_{50} 是 506 mg/kg。巴豆油及巴豆霜的大剂量组动物在给药后立即出现活动减少，躺卧不起，约半小时出现死亡。个别动物死前痉跳。较小剂量组动物均出现倦怠，毛蓬松，有的出现腹泻，未死动物可恢复正常。

巴豆水提液灌胃，诱发的胚胎小鼠肝细胞微核率高于成年小鼠骨髓细胞微核率。巴豆能通过胎盘屏障，其致遗传物质损伤作用对胚胎小鼠更明显。

【炮制】 1. 巴豆 去皮取净仁。

2. 巴豆霜 取净巴豆仁，碾烂或捣烂如泥，用多层吸油纸包裹，加热微烘，压榨去油，反复数次，至松散成粉不再粘结成饼为度，取出碾细。制霜可降低毒性，缓和泻下作用。

巴豆是有毒的泻下药，有毒成分主要是脂肪油，含 40%～60%。口服半滴至 1 滴即能产生严重口腔刺激症状及胃肠炎。此外，巴豆毒素能溶解红细胞，使局部细胞坏死。但遇热则毒性减低，故为了用药安全，巴豆常以加热法除去大部分油质制霜入药。实验结果证明，经过煮、常压蒸或高压蒸过的巴豆油比炒巴豆油的致炎作用明显降低。经过加热处理的各种巴豆渣或霜均无溶血作用，说明用蒸、煮的巴豆仁炮制巴豆霜，对降低其毒副作用有意义。

饮片性状 巴豆为略扁的椭圆形，长 10～15 mm，直径 6～8 mm。黄白色，油质。无臭，味辛辣。巴豆霜为松散状粉末，黄色，无臭，味辛辣。

贮干燥容器内，巴豆、巴豆霜密闭，置阴凉干燥处。

【药性】 辛，热，大毒。归胃、大肠、肺经。

1.《本经》："味辛，温。"

2.《吴普本草》："神农、岐伯、桐君：辛，有毒。黄帝：甘。"

3.《别录》："生温，熟寒，有大毒。"

4.《医学启源》："性热，味苦。"

5.《雷公炮制药性解》："入脾、胃、大肠三经。"

6.《医林纂要》："辛，咸。"

【功用主治】 泻下寒积，逐水消肿，祛痰利咽，蚀疮杀虫。主治寒邪食积所致的胸腹胀满急痛，大便不通，泄泻痢疾，水肿腹大，痰饮喘满，喉风喉痹，癥瘕，痈疽，恶疮疥癣。

1.《本经》："主伤寒温疟寒热，破癥瘕结聚坚积，留饮痰癖，大腹水胀。荡练五脏六腑，并通闭塞，利水谷道，去恶肉，除鬼毒疰邪物，杀虫鱼。"

2.《药性论》："杀斑猫、蛇虺毒，主破心腹积聚结气，治十种水肿,痿痹大腹,能落胎。”

3.《本草拾遗》:“主癥癖痃气,痞满,腹内积聚,冷气血块,宿食不消,痰饮吐水。”

4.《日华子》:“通宣一切病,泄壅滞,除风补劳,健脾开胃,消痰破血,排脓消肿毒,杀腹藏虫。治恶疮息肉及疥癞疔肿。”

5.《医学启源》:“导气消积,去脏腑停寒,消化寒凉及生冷硬物所伤,去胃中寒积。”

6.《汤液本草》:“可以通肠,可以止泄。”

7.《纲目》:“治泻痢,惊痫,心腹痛,疝气,风喎,耳聋,喉痹,牙痛,通利关窍。”

8.《珍珠囊补遗药性赋》:“治咳逆,喉鸣痰唾,腰腹心痛。”

9.《本草汇言》:“追逐一切有形留着久顽不逊之疾,如死血、败脓、蛊毒、飞尸、鬼疰、休息结痢、寒痰哮喘及一切生冷鱼面油腻水果积聚,虫积,或寒疝,死胎,痞结。”

【用法用量】 内服:巴豆霜入丸、散,0.1~0.3 g。外用:捣膏涂;或以纱布包擦。

【宜忌】 无寒实积滞、体虚者及孕妇禁用。服巴豆后,不宜食热粥、饮开水等热物,以免加剧泻下。

巴豆内服中毒能产生口腔、咽部及胃部的灼热感,刺痛,流涎,恶心,呕吐,上腹剧痛,剧烈腹泻,大便呈米泔样,尿中可出现蛋白、红细胞、白细胞、管型,并可引起急性肾功能衰竭而致少尿、尿闭。中毒甚者出现谵语,发绀,脉细弱,体温和血压下降,呼吸困难,终致呼吸、循环衰竭而死亡。外用可使皮肤黏膜发赤起泡,形成炎症,乃至局部组织坏死。服巴豆后若泻下不止,可以黄连、黄柏或绿豆煎汤冷服,或食冷粥,饮大豆汁以缓解。

1.《本草经集注》:“芫花为之使。”

2.《得宜本草》:“得杏仁治飞尸鬼疰,得乱发灰治舌上出血,得白矾疗飞丝入咽。”

3.《药性集要便读》:“水蛊杏仁同,缠喉急痹郁金雄,合大黄姜备急攻。治五脏积块硬者,巴豆同破积药用之;与大黄峻下热结。”

4.《本草经集注》:“恶蘘草。畏大黄、黄连、藜芦。”

5. 徐之才:“畏芦笋、菰笋、酱、豉、冷水。与牵牛相反。中其毒者,用冷水黄连汁、大豆汁解之。”(引自《纲目》)

6.《药性论》:“能落胎。”

7.《宝庆本草折衷》:“畏家菖蒲汤。”(用本品攻积)“以通泄为效。或既通而泻不止,转加痛刺者,则以家菖蒲煎汤解之。”

8.《本草衍义补遗》:“无寒积者忌之。”

9.《医学入门》:“惟伤寒热闭忌用。”

10.《证治准绳》:“敷治巴豆之药,患处作痛,肌肉溃烂,以生黄连为末,水调敷之。若毒入内,吐泻等证,更以水调服一二钱。”

【选方】 1. 治心腹诸卒暴百病,或中恶客忤,心腹胀满,卒痛如锥刺,气急口噤,停尸卒死者 大黄一两,干姜一两,巴豆一两(去皮心,熬,外研如脂)。先捣大黄、干姜为末,研巴豆内中,合治一千杵,用为散,蜜和丸亦佳。以暖水若酒服大豆许三四丸,或不下,捧头起,灌令下咽,须臾当瘥;如未瘥,更与三丸,当腹中鸣,即吐下便瘥,若口噤,亦须折齿灌之。(《金匮要略》三物备急丸)

2. 治寒癖宿食,久饮不消,大便秘 巴豆仁一升,清酒五升。煮三日三夜,研,令大熟,合酒微火煎之,丸如胡豆大,每服一丸,水下,欲吐者服二丸。(《千金方》)

3. 治伏暑伤冷,冷热不调,霍乱吐利,口干烦渴 巴豆大者二十五枚(去皮膜,研取油尽,如粉),黄丹(炒,研,罗过)取一两一分。上同研匀,用黄蜡熔作汁,为丸如梧桐子大,每服五丸,以水浸少顷,别以新汲水吞下,不拘时候。(《局方》水浸丹)

4. 治水泻不止 巴豆(去皮心膜,不出油)一枚,杏仁(去双仁、皮、尖,炒)七枚,铛墨一钱。上三味,同研极细,以糯米粥和丸,如秫米大。每服一丸,冷水下立止,甚者再服一丸。(《圣济总录》黑神丸)

5. 治小儿惊痫水泻 巴豆(火炮,去油)二个,皮硝,黄蜡。上三味,各等分,捣成膏,摊在纸上,贴额颅上囟门下是也。有小泡起,即止其泄。(《鲁府禁方》)

6. 治痢 巴豆一两和壳烂捣,绿豆一升烂煮同捣丸,丸如绿豆大。每服八九丸,小儿量减。红痢甘草;白痢干姜;红白姜、草煎汤下。(《卫生易简方》)

7. 治腹大动摇水声,皮肤黑,名曰水蛊 巴豆九十枚(去心皮,熬令黄),杏仁六十枚(去皮、尖,熬令黄)。二味捣,丸如小豆大,水下一丸,以利为度,勿饮酒。(《外台》引《张文仲方》)

8. 治喉痹 白矾二两(捣碎),巴豆半两(略捶破)。同于铫器内炒,候矾枯,去巴豆不用,碾矾为细末,遇病以水调灌,或干吹入咽喉中。(《百一选方》)

9. 治咽喉闭塞,不通甚者 巴豆(去大皮)一枚,上钻中心,绵裹,令有出气处。内于鼻中,随时左右,时时吸气令入喉中,立效。(《圣惠方》)

10. 治寒实结胸,无热症者 桔梗三分,巴豆一分(去心皮,熬黑,研如脂),贝母三分。三味为散,以白饮和服,强人半钱匕,羸者减之。病在膈上必吐,在膈下必利。不利,进热粥一杯,利过不止,进冷粥一杯。(《伤寒论》三物白散)

11. 治小儿痰喘 巴豆一粒,杵烂,绵裹塞鼻,痰即自下。(《古今医鉴》)

12. 治痰饮,两胁满胀,羸瘦不能饮食,食不消化,喜唾干呕,大小便或涩或利,或赤或白,腹内有热,唇口干焦,好饮冷水,卒起头眩欲倒,胁下疼痛 巴豆(去皮心,研,纸裹压去油)十枚,杏仁(汤洗去皮尖、双仁,麸炒微黄)二十枚,皂角(去皮,酥炙令焦黄,去子)三分。上为末,研入煎药末,二味令匀,炼蜜和丸如小豆大,每服以粥饮下二丸,日二服,以利为度。(《普济方》)

13. 治痞结癥瘕 巴豆肉五粒(纸裹打去油),红曲三两(炒),小麦麸皮一两(炒)。俱研为细末,总和为丸,如黍米大,每空心服十丸,白汤下。(《海上方》)

14. 治妇人血刺痛不可忍者 三棱、莪术并细锉,巴豆(去壳)各一两。上三味,并醋膏置罐中,煅黑,为末。炒生姜,酒调一钱服。(《妇人良方》不换金散)

15. 治寒疝亦治阴疝 巴豆二枚(去皮心膜,炒),杏仁二枚(去皮尖双仁,炒)。上二味,取绵裹,槌令极碎,投热汤二合,绞取白汁服之,未瘥更一服。(《圣济总录》走马汤)

16. 治牙疼 用巴豆一粒,煨至黄熟,去壳;用蒜一瓣,切一头作盖,剜去中心,可安巴豆在内,以盖子合之,用绵裹,随患处左右塞耳中。(《圣惠方》)

17. 治耳聋,塞耳 巴豆(去皮心,炒)十粒,松脂半两。上二味,捣烂,捻如枣核,塞耳中,汁出,即愈。(《圣济总录》巴豆丸)

18. 治鼻痔 巴豆(去壳)十二粒,阳起石一钱,石莲心三十枚。上为末,每用半字许,搐入鼻中,又用棉块子蘸药塞入鼻中,其痔肉化烂自出。(《医学纲目》)

19. 治瘰疬结核 巴豆(去皮心)一枚,艾叶一鸡子大。上件药相和,烂捣擘碎曝干,燃作炷,灸疬子上三壮即止。(《圣惠方》)

20. 治一切疮毒及腐化瘀肉 巴豆去壳,炒焦,研膏,点肿处则解毒,涂瘀肉则自腐化。(《痈疽神秘验方》乌金膏)

【临床报道】 1. 治疗肠梗阻 用巴豆霜装胶囊,成人每次服150~300 mg,小儿酌减。必要时可隔3~4小时重复应用。治疗50例,治愈40例,梗阻缓解最快1小时,最慢48小时,24小时内缓解37例,无效者10例,改行手术。

2. 预防术后粘连性肠梗阻 将200例腹腔术后的患者随机分成吸“巴豆皮”烟组(以下简称吸烟组)和对照组各100例进行了临床观察。将干燥后碾成碎屑的巴豆皮3 g与烟丝共同卷成烟卷,吸烟组于术后8小时及12小时各吸“巴豆皮”烟1支,如果效果不显著，可再加吸1支。对照组不予任何肠蠕动剂，观察并记录肠音恢复时间及肛门排气时间。两组间存在显著性差异（$P<0.05$），显示吸烟组比对照组术后肠蠕动的恢复时间及肛门排气时间明显提前。

3. 治疗白喉　巴豆（生，去壳，研末）、朱砂各0.5～0.8 g，混合，撒普通牛皮纸膏药上，贴于患者眉间上方，敷后觉轻度灼热，并出现红肿、充血及起米粒大小水泡后即揭去，共治206例，无1例死亡，全部痊愈出院。体温恢复正常时间1～2日者154例；3～4日者49例；4日以上者3例。伪膜全部脱落时间1～2日者80例；3～4日者92例；5～6日者34例。他如咽喉疼痛、咳嗽、流涎，扁桃体、颈及颌下淋巴肿大，细菌转阴平均在1～4日内消失或恢复。206例患者中除5例出现轻度心脏中毒外，余均未见其他合并症。

4. 治小儿鹅口疮　巴豆仁1 g，西瓜子仁0.5 g，共研碎出油，加少许香油调匀，揉成团贴于印堂穴，过15秒取下，每日敷1次，连用2日，第三日口疮即可消退。重症口疮可连用3次，每次敷药时间20秒。共治190例，痊愈171例，好转15例，无效4例。敷药时间过久会致穴位处皮肤发红脱屑。

5. 治疗小儿脾疳　小儿脾疳患者32例，将一粒去壳生巴豆籽3/4嵌于一粒大枣内，1/4露出大枣外。露出大枣外的巴豆面外贴于足三里（男左女右），用胶布固定，待局部有轻度烧灼感去掉即可（一般为30～60分钟）。生巴豆对局部皮肤刺激性大，可出现红色丘疹或水疱，一般不需处理。若水疱严重者可按无菌操作，沿水疱下线推出液体。一般治疗2～3次，间隔时间为3日（以丘疹、水疱消失为宜）。治疗后痊愈26例，好转5例，无效1例。

6. 治疗乳癖　用巴蜡丸（巴豆仁120 g，加入熔化的120 g黄蜡液中，以文火炸6～7分钟，至巴豆仁变为深黄色，滤出并弃去黄蜡液，将巴豆仁摊开，待其上的黄蜡凝后即得）每次温开水冲服5粒，每日3次，1个月为1个疗程。一般1个疗程后停药10日，再服第二个疗程，以愈为度。共治疗458例，其中男性7例，女性451例；经过2～4个疗程，除3例癌变外，其余乳癖肿块完全消失，或基本消失而仅剩枣核大，甚至葡萄粒大的结节，随访2年无增大现象。服药时应将巴豆仁囫囵冲下，不可咬破，宜用温开水冲服，不可过热，否则易致腹泻。个别患者初服后有肠鸣、轻度腹泻及肛门灼热感，继服数日后可消失。若仍有反应，可酌情减量。

7. 治疗急性阑尾炎　巴豆、朱砂各0.5～1.5 g研细混匀，置6 cm×6 cm大小的膏药或胶布上，贴于阑尾穴，外用绷带固定。24～36小时检查所贴部位，皮肤应发红或起小水泡，若无此现象，可重新更换新药。共治疗99例，其中急性单纯性阑尾炎17例，伴有不同程度并发症者82例。最多的贴3次，最少的贴1次。结果：治愈85例，无效14例（仍用手术治疗）。

【各家论述】 1.《汤液本草》："巴豆，若急治为水谷道路之剂，去皮心膜油，生用；若缓治为消坚磨积之剂，炒去烟令紫黑，研用。可以通肠，可以止泄，世所不知也。"

2.《纲目》："巴豆，生猛熟缓，能吐能下，能止能行，是可升可降药也。盖此物不去膜则伤胃，不去心则呕，以沉香水浸则能升能降，与大黄同用泻人反缓，为其性相畏也。""巴豆，峻用则有劫病之功，微用亦有调中之妙。王海藏言其可以通肠，可以止泻，此发千古之秘也。一老妇年六十余，病溏泄已五年，肉食油物生冷，犯之即作痛，服调脾、升提、止涩诸药，入腹则泄反甚。延余诊之，脉沉而滑，此乃脾胃久伤，冷积凝滞所致。王太仆所谓大寒凝内，久利溏泄，愈而复发，绵历年岁者，法当以热下之，则寒去利止。遂用蜡匮巴豆丸药五十丸与服，二日大便不通，亦不利，其泄遂愈。自是每用治泄痢积滞诸病，皆不泻而病愈者近百人，妙在配合得宜，药病相对耳。苟用所不当用，则犯轻用损阴之戒矣。"

3.《本草经疏》："其主破癥瘕结聚坚积、留饮痰癖、大腹水肿、鬼毒蛊疰邪物、女人月闭者，皆肠胃所治之位中有实邪留滞，致生诸病，故肠胃有病则五脏六腑闭塞不通。此药禀火性之急速，兼辛温之走散，入肠胃而能荡涤一切有形积滞之物，则闭塞开，水谷道利，月事通而鬼毒疰邪物悉为之驱逐矣。温疟者，亦暑湿之气入于肠胃也。肠胃既清，则温疟自止。""性热有大毒，则必有损于阴，故不利丈夫阴。《本经》义主伤寒寒热及《别录》炼饵之法，悉非所宜，岂有辛热大毒之物而能治伤寒寒热及益血脉、好颜色之理哉。""元素曰，巴豆乃斩关夺门之将，不可轻用。世以之治酒病膈气，以其辛热能开通肠胃郁结耳。第郁结虽开而血液随亡，真阴亏损。从正曰：伤寒、风温、小儿痘疮、妇人产后用之下膈，不死亦危。奈何庸人畏大黄而不畏巴豆，以其性热而剂小耳。岂知蜡匮之犹能下后使人津液枯竭，胸热口燥，耗却天真，留毒不去，他病转生。观二公之言，则巴豆之为害昭昭之矣。然而更有未尽者，巴豆禀火烈之气，沾人肌肉，无有不灼烂者。试以少许轻擦完好之肤，须臾即发出一泡。况肠胃柔脆之质，下咽则徐徐而走，且无论下后耗损真阴，而腑脏被其熏灼，能免无溃烂之患耶？凡一概汤、散、丸剂，切勿轻投，即有不得已急证，欲借其开通道路之力，亦须炒熟，压令油极净，入少许即止，不得多用。"

4.《本草通玄》："巴豆、大黄，同为攻下之剂，但大黄性冷，腑病多热者宜之；巴豆性热，脏病多寒者宜之。故仲景治伤寒传里恶热者，多用大黄，东垣治五积属脏者，多用巴豆，世欲未明此义，往往以大黄为王道之药，以巴豆为劫霸之剂，不亦谬乎？"

5.《本草崇原》："巴豆，主治伤寒温疟寒热者，辛以散之，从经脉而外出于肌表也。破癥瘕结聚坚积、留饮痰癖大腹者，温以行之，从中土而下泄于肠胃也。其性悍，故去恶肉。气合阳明，故除鬼毒蛊疰邪物，杀虫鱼。《经》云，两火合并是为阳明。巴豆味极辛性大温，具两火之性，气合阳明，故主治如此。愚按凡服巴霜，即从胸胁大热，达于四肢，出于皮毛，然后复从肠胃而出。"

6.《本经逢原》："巴豆，能荡练五脏六腑，不特破癥瘕结聚之坚积，并可治伤寒湿疟之寒热，如仲景治寒实结胸用白散，深得《本经》之旨。世本作温疟，当是湿疟，亥豕之谬也。其性峻利，有破血排脓、攻痰逐水之力，宜随证轻重而施。""生用则峻攻，熟用则温利，去油用霜，则推陈致新，随证之缓急，而施反正之治。"

1067 巴豆叶 bā dòu yè

（《南宁市药物志》）

【异名】 双眼龙叶（《岭南采药录》），大叶双眼龙叶（《岭南草药志》）。

【基原】 为大戟科巴豆属植物巴豆的叶。

【原植物】 参见"巴豆"条。

【采收加工】 随采随用，或采后晒干用。

【药材】 巴豆叶 *Crotonis Tiglii Folium*　主产于浙江、福建、台湾、湖北、湖南、广西、广东、四川、贵州及云南等地。

性状　单叶，具柄；叶片卵形或椭圆状卵形，长7～17 cm，宽3～7 cm，先端长尖，基部阔楔形，边缘有浅疏锯齿；上面深绿色，下面较淡，幼叶两面疏被星状毛，基部具3脉，近柄两侧各具1腺体。气微，味苦涩。

【药性】 《全国中草药汇编》："辛，温，有毒。"

【功用主治】 祛风活血，杀虫解毒。主治疟疾，痹证，跌打损伤，缠腰火丹，疮癣，蛇伤。

1.《岭南采药录》："治恶疮，痰核，疮癣，疥癞等疾。"

2.《广西本草选编》："祛风消肿，杀虫解毒。治风湿痹痛，跌打肿痛，带状疱疹，毒蛇咬伤。"

3.《全国中草药汇编》："温中散寒，祛风活络。外用治冻疮。"

【用法用量】 内服：研末酒冲；或装胶囊，0.03～0.15 g。外用：煎水洗；或鲜品捣敷；或浸酒搽。

【选方】 1. 治疟疾　大叶双眼龙叶（研细末）0.03 g，胶囊装，开水送服。（《岭南草药志》）

2. 治风湿痹痛，跌打肿痛　巴豆树叶1.5～3 g，浸酒250 ml，外搽和按摩患处。

3. 治带状疱疹　巴豆树鲜叶5～7枚，捣烂，调洗米水外涂。(2、3方出自《广西本草选编》)

4. 治寒湿下坠，下肢浮肿　大叶双眼龙叶24 g。煎水熏洗。(《岭南草药志》)

1068 巴豆壳 bā dòu ké (《纲目》)

【异名】 巴豆皮(《宣明论方》)。

【基原】 为大戟科巴豆属植物巴豆的种皮。

【原植物】 参见"巴豆"条。

【采收加工】 8～9月采收种子时，剥取种皮，鲜用或晒干用。

【功用主治】 温中消积，解毒杀虫。主治泄泻，痢疾，腹部胀痛，瘰疬痰核。

1.《纲目》："消积滞，止泻痢。"

2.《本草再新》："杀虫，败毒，破瘰疬痰核。"

【用法用量】 内服：烧灰存性，入丸、散。外用：捣敷。

【选方】 1. 治一切泄痢不已，胃脉浮滑，赤白疼痛不已者　巴豆皮、楮实叶同烧存性等分，为末，熔蜡丸，如绿豆大。每服三四十丸，米饮下。(《宣明论》胜金膏)

2. 治痢频脱肛，黑色生壳　巴豆壳烧灰，芭蕉自然汁煮，入朴硝少许，洗软，用真清油点三滴，放三角，白矾煅过研烂，真龙骨少许同研，掺肛头，用芭蕉叶托上，勿令便去。(《世医得效方》)

3. 治腹胀、腹痛　巴豆壳1～2粒，研碎，香烟1支。先拿掉半支烟丝，将巴豆壳填充进去，再填入烟丝，燃火抽吸。(《福建药物志》)

1069 巴豆油 bā dòu yóu (《纲目》)

【基原】 为大戟科巴豆属植物巴豆种仁的脂肪油。

【原植物】 参见"巴豆"条。

【采收加工】 取巴豆种仁，研烂，压取油。

【功用主治】 通关开窍，峻下寒积。主治厥证，喉痹，寒积腹痛。

1.《纲目》："主治中风痰厥，气厥，中恶，喉痹。"

2.《现代实用中药》："作强烈的泻下剂用。"

【用法用量】 外用：纸包巴豆压取油作纸捻搐鼻；或点燃巴豆油纸后吹灭，以油烟熏。

【宜忌】 本品药性峻猛，且有毒，内服宜慎。一般多作外用。体弱者及孕妇禁服。若服后泻下不止，可食粥汤、牛乳及大麦水以止之。

1.《本草再新》："巴豆油能大泻，用一二厘足矣，勿多！"

2.《化学实验新本草》："若泻太过，可食粥水、牛乳、大麦水等以止之。"

【选方】 治中风痰厥，气厥，中恶，喉痹，一切急病，咽喉不通，牙关紧闭　以研烂巴豆绵纸包，压取油作捻，点灯吹灭，熏鼻中，或用热烟刺入喉内，即时出涎或恶血便苏。又舌上无故出血，以熏舌之上下，自止。(《纲目》)

1070 巴戟天 bā jǐ tiān (《本经》)

【异名】 巴戟(《本草图经》)，巴吉天、戟天、巴戟肉(《药材学》)，鸡肠风、猫肠筋、兔儿肠(《中药志》)。

【基原】 为茜草科巴戟天属植物巴戟天的根。

【原植物】 巴戟天 *Morinda officinalis* How　又名：鸡眼藤、黑藤钻、糠藤、三角藤。

藤状灌木。根肉质肥厚，圆柱形，不规则地断续膨大，呈念珠状。茎有细纵条棱，幼时被褐色粗毛。叶对生；叶柄长4～8 mm，有褐色粗毛；叶片长椭圆形，长3～13 cm，宽1.5～5 cm，先端短渐尖，基部钝或圆形，全缘，上面深绿色，嫩时常带紫色，并有稀疏短粗毛；老时光滑无毛，下面沿中脉上被短粗毛，叶缘有短睫毛；侧脉6～7对；托叶膜质，鞘状。花序头状，有花2～10朵，生于小枝的顶端或排成伞形花序；总花梗被污黄色短粗毛；花萼倒圆锥状，先端有不规则的齿裂；花冠白色，肉质，花冠管的喉部收缩，内面密生短粗毛，多数3深裂，较少4裂；雄蕊与花裂片同数，生于花冠管的近基部，花丝短；子房下位，4室，花柱纤细，2深裂，藏于花冠内。核果近球形，熟时红色。小核内有种子4颗，近卵形或倒卵形，背部隆起，侧面平坦，被白色短柔毛。花期4～7月，果期6～11月。

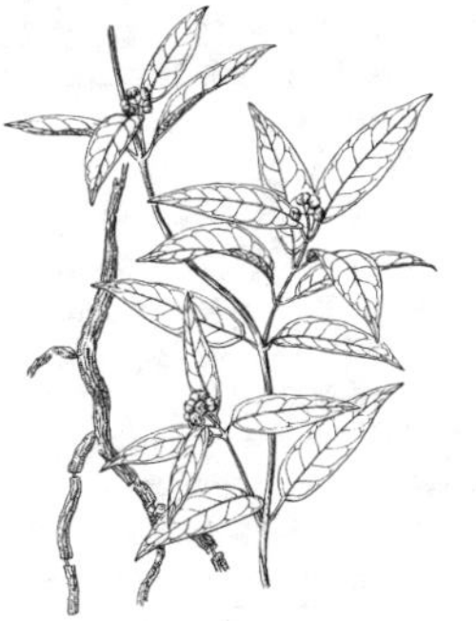

巴戟天

生于山谷、溪边、山地疏林下或栽培。分布于福建、江西、广东、广西、海南等地。

【栽培】 生物学特性　喜温和湿润气候，年平均温度在21 ℃以上，月平均温度20～25 ℃生长最适宜。低于15 ℃或超过27 ℃生长缓慢。年降雨量在1 200 mm以上。不耐霜冻，但较耐旱。忌积水。以土层深厚、肥沃、疏松、排水良好的酸性砂质壤土或壤土栽培为宜。对光照的适应较强，在栽培中荫蔽度以30%至全光照对根系生长均较好。

繁殖方法　用种子和扦插繁殖。种子繁殖：于10月果实成熟，由黄转红时采收，搓去果皮，阴干后即可播种或用湿砂与种子混合贮藏于竹箩中，置通风处，待翌年3～4月播种。整地作畦，施土杂肥，与土拌匀，撒播或穴播，穴播行株距17 cm×10 cm，覆土1～1.7 cm。在畦面搭1 m高的荫棚。经常浇水保持畦面湿润。苗期结合除草后施稀薄人粪尿2～3次，3个月后拆除荫棚，增加光照，使苗健壮。一般经150日左右移栽。扦插繁殖(生产上常用)：宜在天气暖和，雨水均匀的季节，产区多在3～6月进行。选2～3年生的粗壮无病虫的藤蔓从母株剪下，每段留2～3个节作插条，只留顶芽一片叶，其余叶片剪去。选阴天或晴天傍晚，于畦面按行株距20 cm×5 cm斜插入土2/3。插后压实浇水，经常保持畦面湿润。畦面盖草，并搭荫棚。培育5～6个月移栽。如用萘乙酸15×10^{-5}浸插条2小时，可促使早生根。移栽一般在3月下旬至4月上旬，选阴雨天，将上部嫩苗剪去一部分，留长20 cm左右，保持3～4个节，以减少水分蒸发。起苗时不宜过多伤根，按行距70～80 cm，株距40～50 cm开穴，每穴种1～2苗，深种浅露，压实泥土，上盖一层松土，并淋定根水。

田间管理　定植后前3年生长缓慢，每年春秋两季，宜进行除草、培土和地面覆盖。结合中耕除草，追肥1～2次，并进行翻蔓，避免不定根生长。

病虫害防治　病害有茎基腐病，防治方法：可与禾本科植物轮作；选微酸性至中性沙壤土种植，适当遮阳，避免强日光；增施钾肥；发病初期用等量的草木灰和石灰混合粉或50%多菌灵1 000倍液浇灌病区，10日1次，连续数次。根结线虫，防治方法：可与禾本科作物轮作3～5年，忌连作。

【采收加工】 栽种6～7年即可采收。在秋冬季采挖，挖出后，摘下肉质根，在阳光下晒至五六成干，用木棒轻轻打扁，再晒至全干即成。

【药材】 巴戟天 *Morindae Officinalis Radix*　主产于广东、广西等地。

性状　根为扁圆柱形，略弯曲，长短不等，直径0.5～2 cm。

表面灰黄色或暗灰色，具纵纹及横裂纹，有的皮部横向断离露出木部；质韧，断面皮部厚，紫色或淡紫色，易与木部剥离；木部坚硬，黄棕色或黄白色，直径 1～5 mm。无臭，味甘而微涩。

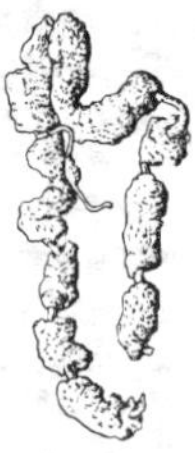
巴戟天(根)外形

鉴别　根横切面：木栓层为数列细胞。皮层外侧石细胞单个或数个成群，断续排列成环；薄壁细胞含有草酸钙针晶束，切向排列。韧皮部宽广，内侧薄壁细胞含草酸钙针晶束，轴向排列。形成层明显。木质部导管单个散在或 2～3 相聚，呈放射状排列，直径至105 μm；木纤维较发达；木射线宽 1～3 列细胞；偶见非木化的木薄壁细胞群。

品质标志　《中华人民共和国药典》2010 年版规定：照高效液相色谱法测定，本品按干燥品计算，含耐斯糖($C_{24}H_{12}O_{21}$)不得少于 2.0%。

【成分】　根含蒽醌类成分：甲基异茜草素(rubiadin)，甲基异茜草素-1-甲醚(rubiadin-1-methylether)，大黄素甲醚(physcion)，2 羟基-3-羟甲基蒽醌(2-hydroxy-3-hydroxymethylanthraquinone)，1-羟基蒽醌(1-hydroxyanthraquinone)，1-羟基-2-甲基蒽醌(1-hydroxy-2-methyl anthraquinone)，1，6-二羟基-2，4-二甲氧基蒽醌(1，6-dihydroxy-2，4-dimethoxyanthraquinone)，1，6-二羟基-2-甲氧基蒽醌(1，6-dihydroxy-2-methoxyanthraquinone)，2-甲基蒽醌(2-methylanthraquinone)；环烯醚萜成分：水晶兰苷(monotropein)，四乙酰车叶草苷(asperuloside tetraacetate)；低聚糖类：耐斯糖，1F-果呋喃糖基耐斯糖以及菊淀粉〔即(2→1)果呋喃糖基蔗糖〕系列的六聚糖和七聚糖，均为菊淀粉型低聚糖(亦称寡糖)，还含 *O-β-D*-呋喃果糖基-〔(2→1)-*O-β-D*-呋喃果糖基〕4-*D*-吡喃葡萄糖苷(菊淀粉型六聚糖苷){*O-β-D*-fructofuranosyl-〔(2→1)-*O-β-D*-fructofuranosyl〕4-*D*-glucopyranoside(inulin-type hexasaccharide)}。

【药理】　1. 强壮、抗疲劳作用　小鼠灌胃水煎剂，体重增加。给甲硫氧嘧啶所致甲状腺功能低下的小鼠灌服，增加耗氧量，使脑中升高的 M 受体最大结合容量恢复正常。小鼠灌胃提取液，延长游泳时间，提高吊网运动能力，增加耐缺氧时间。

2. 对性功能、性器官的影响　水煎液灌胃，降低小鼠附睾尾部精子畸形率。醇提物灌胃，增加衰老大鼠附睾精子总数、活精子率，提高心、肾、脑及睾丸组织中超氧化物歧化酶(SOD)活性。腹腔注射巴戟天寡糖 MW-97，提高慢性应激大鼠睾丸重量和阴茎勃起次数。水煎剂增加雌性大鼠垂体前叶、卵巢和子宫的重量。

3. 对免疫系统的作用　健康老人服用巴戟天，能促进刀豆蛋白 A 活化的淋巴细胞的增殖。巴戟天体外提高小鼠肿瘤坏死因子水平。小鼠灌胃水提液促进白介素-2 及γ干扰素的产生。小鼠灌胃水提液，升高环磷酰胺(CTX)降低的白细胞，促进单核吞噬系统和巨噬细胞吞噬能力。巴戟多糖灌胃，增加幼年小鼠胸腺重量，增加脾脏玫瑰花结形成率。灌胃煎剂，增加^{60}钴照射小鼠血中白细胞。

4. 抗抑郁作用　大、小鼠强迫性游泳和大鼠低速率差式强化程序实验中，灌胃或腹腔注射巴戟天醇提物有抗抑郁作用。MW-97 可防止皮质酮所致的 PC_{12} 神经细胞损伤。菊淀粉型低聚糖类四种单体成分给小鼠腹腔注射，兴奋 5-羟色胺能神经系统，对多巴胺系统也有一定影响。

5. 对缺血、缺氧性脑损伤的保护作用　巴戟素(一种糖类单体)保护大鼠离体海马脑片缺氧性损伤，增强脑记忆功能。巴戟素腹腔注射，提高急性脑缺血衰老大鼠脑组织 SOD 和谷胱甘肽过氧化酶活性，增加老龄小鼠脑组织葡萄糖含量。

6. 抗突变、抗肿瘤作用　水煎液灌胃，抑制 CTX 所致小鼠骨髓微核率增高。水提液灌胃，抑制小鼠肝癌实体瘤，并可协同 CTX 抗肝癌作用。蒽醌化合物对白血病 L_{1210} 小鼠的生长有抑制活性。

7. 其他作用　大鼠灌服或腹腔注射温浸剂，抑制塑料环肉芽肿。水提液灌胃，拮抗 CTX 对小鼠造血功能的抑制作用。给予链脲佐菌素诱导的糖尿病大鼠，降低禁食血糖水平。乙醇提取物缩短小鼠戊巴比妥钠的睡眠时间。

【炮制】　1. 巴戟天　取原药材，除去杂质，洗净，泡至三四成透后，置适宜的蒸器内蒸透，趁热除去木心，切段，干燥。生品偏于强筋骨，祛风湿。

2. 盐巴戟天　取净巴戟天，用盐水拌匀，闷至盐水被吸尽，置适宜的蒸器内蒸透，趁热除去木心，切段，干燥。每巴戟天 100 kg，用食盐 2 kg。盐制多用于补肾助阳，强筋健骨。

3. 制巴戟天　取甘草捣碎，煎汤，去渣，加入净巴戟天拌匀，置锅内，用文火煮透，取出，趁热除去木心，切段，干燥。每巴戟天 100 kg，用甘草 6 kg。甘草水制，增强其补益作用。

4. 酒巴戟天　取巴戟天段，加黄酒拌匀，闷润至吸尽，置热锅内，用文火炒至表面呈黄色为度，取出，放凉。每巴戟天 100 kg，用黄酒 12 kg。酒制增强温肾壮阳，强筋骨，祛风湿作用。

巴戟天盐制前后，紫外光谱发生了明显的变化，薄层色谱和无机元素含量也发生了一些改变。用薄层色谱和紫外光谱比较巴戟天根皮与木心和成分，两者存在很大差异。无机元素含量比较表明，根皮中有毒元素铅较木心中含量低，而铁、锌、锰等 16 种微量元素含量较木心中高。

饮片性状　巴戟天为扁圆形小段或呈不规则粒状，长约 10 mm，直径 6～12 mm，切面皮部紫色或淡紫色，周边灰黄色，质坚肉厚，味甘，微涩。盐巴戟天形如巴戟天，味微咸。制巴戟天形如巴戟天，表面黄色，味甜。酒巴戟天形如巴戟天，微具酒气。

贮干燥容器内，盐巴戟天、制巴戟天、酒巴戟天密闭，置阴凉干燥处。防蛀，防霉。

【药性】　辛、甘，微温。归肝、肾经。

1.《本经》："味辛，微温。"

2.《别录》："甘，无毒。"

3.《日华子》："味苦。"

4.《品汇精要》："味辛甘，性微温，缓，气之厚者，阳也。"

5.《雷公炮制药性解》："入脾、肾二经。"

6.《本草经解》："入足厥阴肝经、足阳明胃经。"

【功用主治】　补肾助阳，强筋壮骨，祛风除湿。主治肾虚阳痿，遗精早泄，少腹冷痛，小便不禁，宫冷不孕，风寒湿痹，腰膝酸软，风湿脚气。

1.《本经》："主大风邪气，阴痿不起，强筋骨，安五脏，补中增志益气。"

2.《别录》："疗头面游风，小腹及阴中相引痛，下气，补五劳，益精利男子。"

3.《药性论》："治男子夜梦鬼交泄精，强阴，除头面中风，主下气，大风血癞，病人虚损，加而用之。"

4.《日华子》："安五脏，定心气，除一切风，治邪气，疗水肿。"

5.《纲目》："治脚气，去风疾，补血海。"

6.《本草备要》："强阴益精，治五劳七伤；辛温散风湿，治风气，脚气，水肿。"

7.《得宜本草》："功专温补元阳。"

8.《本草述钩元》："治中风，劳倦，虚劳肾气虚而恶寒眩晕，及虚逆咳喘(元阳虚者)，腰痛，积聚，痹痿，不能食，消瘅，泄泻，溲血，淋浊，小便不禁，疝，并治目疾，耳聋。"

9.《本草求原》："化痰，消水肿，治酒人脚气，嗽喘。"

【用法用量】　内服：煎汤，6～15 g；或入丸、散；亦可浸酒或熬膏。

【宜忌】　阴虚火旺及有湿热之证禁服。

1.《本草经集注》："覆盆子为之使。"

2.《本草经疏》："得熟大黄，治饮酒人脚弱。"

3.《本草汇》："其性多热，同黄柏、知母则强阴，同苁蓉、锁阳则助阳。"

4.《得宜本草》："得纯阴药有既济之功。"

5.《得配本草》："助阳，杞子煎汁浸蒸；去风湿，好酒拌炒；摄精，金樱子拌炒；理肾气，菊花同煮。"

6.《本草经集注》："恶朝生、雷丸、丹参。"

7.《本草经疏》："凡病相火炽盛，思欲不得，便赤口苦，目昏目痛，烦躁口渴，大便燥闭，法减忌之。"

8.《得配本草》："火旺泄精，阴虚水乏，小便不利，口舌干燥，四者禁用。"

【选方】 1. 治虚羸阳道不举，五劳七伤百病，能食，下气　巴戟天、生牛膝各三斤。以酒五斗浸之，去滓温服，常令酒气相及，勿至醉吐。(《千金方》)

2. 治妇人子宫久冷，月脉不调，或多或少，赤白带下　巴戟三两，良姜六两，紫金藤十六两，青盐二两，肉桂(去粗皮)、吴茱萸各四两。上为末，酒糊为丸。每服二十丸，暖盐酒送下，盐汤亦得，日午、夜卧各一服。(《局方》巴戟丸)

3. 治阳衰气弱，精髓空虚，形神憔悴，腰膝痿痹，或女人血海干虚，经脉断续，子嗣难成　巴戟天八两，当归、枸杞子各四两，广陈皮、川黄柏各一两。俱用酒拌炒，共为末，炼蜜丸，梧桐子大。每早晚各服三钱，白汤下，男妇皆可用。(《本草汇言》)

4. 治小便不禁　益智仁、巴戟天(去心，二味以青盐、酒煮)，桑螵蛸、菟丝子(酒蒸)各等分。为细末，酒煮糊为丸，如梧桐子大。每服二十丸，食前用盐酒或盐汤送下。(《奇效良方》)

5. 治饮酒人脚气甚危　巴戟半两(糯米同炒，米微转色，不用米)，大黄一两(锉，炒)。同为末，熟蜜丸。温水服五七十丸。仍禁酒。(《本草衍义》)

6. 治肾脏久虚，体瘦骨痿，腰脚酸疼，脐腹冷痛，饮食无味，行坐少力，夜多梦泄，耳内蝉鸣　巴戟天(去心)、补骨脂(炒)、茴香子(炒)各半两，附子(去皮、脐，锉，盐炒)一两。上四味，捣罗为末，用酒熬一半成膏，留一半拌和丸，如梧桐子大。每服二十丸，空心食前盐汤下。(《圣济总录》巴戟天丸)

7. 治元脏虚冷，上攻口疮　巴戟天(去心)一两，白芷半两，高良姜(为末)一钱匕。上三味，捣为细散，用猪腰子二只，去筋膜，每一只，入药散一钱匕，用湿纸裹煨熟，乘热去纸。以口吸热气，有涎即吐，候冷，细嚼服之。(《圣济总录》巴戟散)

8. 治偏坠　巴戟(去心)、川楝(炒)、茴香(炒)等分，为末。每服二钱，温酒调下。(《卫生易简方》)

【临床报道】 治疗小儿呼吸道病毒感染　将32例毛细支气管炎和哮喘性支气管炎患儿随机分成2组，西药组常规西药治疗，中药组加用喘可治(中药淫羊藿和巴戟天为主要成分的中药注射制剂)肌内注射，每日2 ml，连续5日后，改隔日肌内注射2 ml。均治疗2星期，结果中药组临床评分明显低于西药组($P<0.05$)，提示喘可治对小儿毛细支气管炎和哮喘性支气管炎有明显的加快病情缓解的作用。

【各家论述】 1.《本草经疏》："巴戟天，主大风邪气，及头面游风者，风为阳邪，势多走上。《经》曰，邪之所凑，其气必虚。巴戟天性能补助元阳，而兼散邪，况真元得补，邪安所留，此所以愈大风邪气也。"

2.《本草新编》："夫命门火衰，则脾胃寒虚，即不能大进饮食，用附子、肉桂以温命门，未免过于太热，何如用巴戟天之甘温，补其火而又不烁其水之为妙耶。""夫巴戟天虽入心肾，而不入脾胃，然入心则必生脾胃之气，故脾胃受其益，汤剂用之，其效易速，心开胃气，多能加餐，及至多餐，而脾乃善消，又固肾气之补，熏蒸脾胃之气也。""夫巴戟天补水火之不足，盖心肾之有余，实补药之翘楚也。用之补气之中，可以健脾以开胃气；用之补血之中，可以润肝以养肺阴。"

3.《本草求真》："巴戟天，据书称为补肾要剂，能治五劳七伤，强阴益精，以其体润故耳。然气味辛温，又能祛风除湿，故凡腰膝疼痛，风气脚气水肿等症，服之更为有益。观守真地黄饮子，用此以治风邪，义实基此，未可专作补阴论也。"

4.《国药诠证》："《本经》主治大风邪气，可知其有驱风逐气之强力。阴痿不起，由于气阳所致，故以治风气之药治之；其强筋骨，安五脏，补中增志益气，皆为去大风邪气之效。如无大风邪气者，服之非但不能补益，反受伤气之害矣。"

1071 巴掌草 bā zhǎng cǎo (《广西民族药简编》)

【异名】 红草鞋、老虎脷(《广西植物名录》)，狮子利(《广西本草选编》)。

【基原】 为兰科兜兰属植物同色兜兰的全草。

【原植物】 同色兜兰 *Paphiopedilum concolor* (Parish ex Batem.) Pfitz. [*Cypripedium concolor* Parish et Batem.] 又名：黄花兜兰(《中国中药资源志要》)。

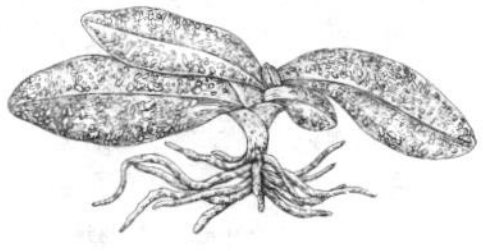

同色兜兰

多年生附生草本。须根粗长，被灰褐色茸毛。叶基生，贴地平展，叶鞘互相套叠；叶片椭圆形或椭圆状披针形，长6～16 cm，宽2.5～4 cm，幼时被棕色茸毛，老时毛渐变稀少，上面绿色，具白斑，背面有紫红色斑点。花葶1～2条，从叶丛中抽出，密被棕褐色毛，着花1～3朵；花淡黄色，密布紫褐色斑点；唇瓣卵状兜形。花期4～6月。

生于海拔1 430 m左右的低山沟谷林中、林下及石山阴湿处。分布于广西、云南。

【采收加工】 7～9月采收，鲜用或晒干。

【药性】 《广西本草选编》："味苦、酸，性平。"

【功用主治】 《广西本草选编》："消肿，解毒。主治跌打肿痛，疗疮肿毒，毒蛇咬伤。"

【用法用量】 内服：煎汤，6～15 g；或鲜品30～60 g，绞汁。外用：鲜品捣敷。

【选方】 治毒蛇咬伤　狮子利鲜全草30～60 g。捣烂，加好白酒30～60 g调匀，取汁内服，渣敷伤口周围。(《广西本草选编》)

1072 巴旦杏仁 bā dàn xìng rén (《纲目》)

【异名】 八担杏(《饮膳正要》)，巴达杏仁(《本草通玄》)，叭哒杏仁(《要药分剂》)。

【基原】 为蔷薇科李属植物扁桃的种子。

【原植物】 扁桃 *Amygdalus communis* L. [*Prunus amygdalus* Batsch.; *P. communis* Fritsch] 又名：偏桃、婆淡树(《酉阳杂俎》)，偏核桃、匾桃(《纲目》)，京杏。

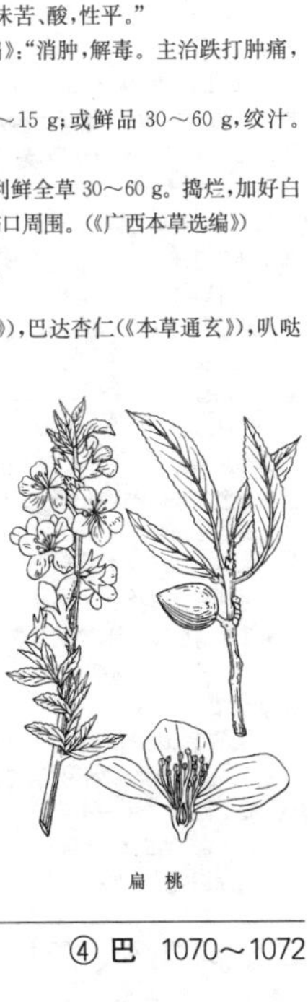

扁　桃

落叶乔木或灌木，高2～8 m。枝直立或平展，具多数短枝，一年生枝浅褐色，多年生枝灰褐色至灰黑色。一年生枝上的叶互生，短枝上的叶常簇生；叶柄长1～2.5 cm，在叶片基部及叶柄上常具

2～4腺体；叶片披针形或椭圆状披针形，长3～9 cm，宽1～2.5 cm，先端急尖至短渐尖，基部宽楔形至圆形，边缘具浅钝锯齿。花单生，先于叶开放；萼筒圆筒形；萼片5，宽长圆形至宽披针形，边缘具柔毛；花瓣5，长圆形，先端圆钝或微凹，基部渐狭成爪，白色至粉红色。雄蕊多数，长短不等；花柱长于雄蕊；子房密被绒毛状毛。果实斜卵形或长圆卵形，扁平，外面密被短柔毛；果肉薄，成熟时开裂；核卵形、宽椭圆形，两侧不对称，表面具蜂窝状孔穴。花期3～4月，果期7～8月。

生于低至中海拔山区的多石砾的干旱坡地。陕西、甘肃、新疆等地有少量栽培。

【采收加工】 7～8月果实成熟时采收，除去果肉及核壳，取种仁，晒干。

【药材】 巴旦杏仁 *Amygdali Communis Semen* 产于新疆、甘肃、陕西等地。

性状 苦巴旦杏仁 呈扁长卵形，长1.5～2.8 cm，宽约1.3 cm，厚7～8 mm。种皮薄，棕色，种子顶端稍尖，底端较圆，侧面一边较薄，而另一边厚圆，在圆边处的顶端处有线形种脐，合点及脊均明显，以水浸之去皮后可见白色子叶2枚。味苦。

甜巴旦杏仁 种仁较前者稍大，长2.2～3.5 cm，宽约1.5 cm，厚约8 mm，种皮红棕色，顶端有线形脐点，底部有合点，由合点分出多数维管束，向尖端分布，形成暗色纹理；气微，味微甘。

鉴别 粉末特征：淡黄色。石细胞黄色，多为长椭圆形，腔大，具圆孔纹。子叶细胞类圆形或多角形，内含众多蛋白质粒和油滴。胚孔细胞长方形或多角形，壁稍厚，内含油滴和粒状蛋白质粒。

【成分】 扁桃种子含苦杏仁苷(amygdalin)。杏仁中还含脂肪酸：油酸(oleic acid)，亚油酸(linoleic acid)，肉豆蔻酸(myristic acid)，棕榈酸(palmitic acid)，硬脂酸(stearic acid)。苦味扁桃种子和甜味扁桃种子所含的成分和扁桃种子的成分基本相同。苦味扁桃种子含苦杏仁苷2.4%，其含油量35.5%～62.5%(平均为51.5%)；而甜味扁桃种子仅含0.1%，甚至不含苦杏仁苷，而含油量达45%～67%(平均为59%)。表皮含儿茶素(catechin)，原儿茶酸(protocotechuic acid)。

【药理】 1. 促进免疫功能 巴旦杏仁浸出液灌胃，提高小鼠血清抗绵羊红细胞(SRBC)抗体水平，增强SRBC诱发的小鼠迟发型变态反应，促进刀豆蛋白A(ConA)刺激的淋巴细胞增殖，并对抗环磷酰胺对小鼠的免疫抑制作用。小鼠喂饲巴旦杏仁，提高巨噬细胞移动指数、血凝抗体滴度和平板计数细胞形成，促进细胞免疫和体液免疫。

2. 抗氧化作用 巴旦杏仁浸提液灌胃，降低小鼠肝、脑组织中脂质过氧化物，而使肝、脑组织中超氧化物歧化酶(SOD)活性升高。巴旦杏仁表皮中的儿茶素、原儿茶酸在DPPH自由基清除试验中作用较强。

3. 其他作用 喂饲巴旦杏仁水浸物的果蝇成虫能提高平均寿命和最高寿命。正常血脂家兔给予巴旦杏仁，减少血清总胆固醇、三酰甘油、低密度和极低密度脂蛋白胆固醇，增加磷脂、粪便甾醇和高密度脂蛋白胆固醇含量。

毒性 动物急性毒性实验中巴旦杏仁未显示出毒性。在3个月的慢性毒性实验中，动物体重增加，白细胞降低，附睾和输精管中精子运动性和含量增加，且无精子毒性。

【炮制】 拣净硬壳杂质，置沸水中微煮，捞出，浸入凉水中，除去种皮，晒干。

【药性】 甜巴旦杏仁，甘，平；苦巴旦杏仁，苦，平。归肺经。

1.《饮膳正要》："味甘，无毒。"

2.《纲目》："甘，平，温。"

3.《本草再新》："入肺经。"

【功用主治】 润肺化痰，下气止咳。主治虚劳咳嗽，心腹满闷。甜巴旦杏仁偏于润肺化痰，苦巴旦杏仁偏于化痰下气。

1.《饮膳正要》："止咳下气，消心腹逆闷。"

2.《本草通玄》："润肠。"

3.《药性切用》："为劳嗽无热之专药。"

4.《本草再新》："消闷，生津。"

5.《本草省常》："润燥，化痰。"

6.《随息居饮食谱》："补肺润燥，养胃化痰。"

7.《维吾尔药志》："甜巴旦杏仁：安神，益肾，生津润肠，用于心悸喘咳，肾气不足，腰膝酸软，阳痿尿涩。苦巴旦杏仁：消痞散结，止咳平喘，润肺，用于咳嗽气喘，脾胃积滞。"

【用法用量】 内服：煎汤，4～10 g。

【宜忌】 寒湿痰饮咳嗽，脾虚泄泻者禁服。

1.《本草从新》："有湿痰者勿服。"

2.《随息居饮食谱》："寒湿痰饮，脾虚肠滑者忌食。"

1073 巴豆树根 bā dòu shù gēn (《纲目》)

【异名】 大叶双眼龙根、挡蛇剑、独行千里(《岭南草药志》)。

【基原】 为大戟科巴豆属植物巴豆的根。

【原植物】 参见"巴豆"条。

【采收加工】 四季均可采，洗净，切片，晒干。

【药性】 广州部队《常用中草药手册》："辛，温，有毒。"

【功用主治】 温中散寒，祛风镇痛，杀虫解毒。主治胃痛，寒湿痹痛，牙痛，外伤肿痛，痈疽疔疮，毒蛇咬伤。

1.《杨诚经验方》："治痈疽，发背，脑疽，鬓疽大患。"(引自《纲目》)

2.《全国中草药汇编》："温中散寒，祛风活络。治风湿性关节炎，跌打肿痛，毒蛇咬伤。"

【用法用量】 内服：煎汤，3～6 g。外用：捣敷；煎水熏洗，酒浸或研末调敷。

【宜忌】 体弱者及孕妇禁服。

【选方】 1. 治牙痛 大叶双眼龙树根研末，取少许塞入龋齿内，其痛即止。

2. 治蛇头缠指 大叶双眼龙树根，煎水浸患指。(1、2方出自《岭南草药志》)

3. 治痈疽发背，脑疽，鬓疽 掘取巴豆树根，洗，捣敷患处，留头。(《纲目》引《杨诚经验方》)

4. 治毒蛇咬伤 巴豆树鲜根捣烂，外敷伤口周围。(《广西本草选编》)

1074 双参 shuāng shēn (《云南中草药选》)

【异名】 山苦参、子母参、合合参(《云南中草药选》)，童子参、萝卜参、羊蹄参(《云南中草药》)，青阳参(《中国高等植物图鉴》)，合包参(《云南中药资源名录》)。

【基原】 为川续断科双参属植物大花双参的根。

【原植物】 大花双参 *Triplostegia grandiflora* Gagnep. [*T. delavayi* Franch. ex Diels] 又名：大花囊苞花(《中国植物志》)。

多年生草本，高达40 cm。主根红棕色，常二歧，稍肥厚，略呈纺锤形，外皮淡褐色，内面白色，干时变蓝色。基生叶无柄；叶倒披针形或窄倒卵形，长3～8 cm，先端圆，基部渐狭，2～3对羽状深裂或浅裂，中裂片最大，宽椭圆形，两侧裂片依次渐小，或呈齿状，上面浓绿色，下面苍白色，糙而厚，两面被长柔毛；茎生叶与基生叶同形，向上渐小成苞片状。花成疏大顶生聚伞圆锥花序，第一、第二回分枝细长，密被白色平展毛和腺毛，分枝处各有1对苞片，苞片条形，有齿或全缘；花具短梗；花萼细小，具8条肋，檐部具5齿；花冠白色带粉红，细筒状漏斗形，外面被长毛，裂片5，长为花冠的1/3；雄蕊4，稍伸出；子房下位，包围于狭长圆形囊状小总苞内。果时囊苞4裂，裂片先端直尖，无钩曲。花、果期7～10月。

生于海拔2 000～3 000 m的山谷林下、林缘、草坡等处。分布于四川、云南。

【采收加工】 9～10月采挖，鲜用或晒干。

【药材】 双参 *Triplostegiae Grandiflorae Radix* 主产于云南。

性状 根呈棒状，肉质，常两个双生，外皮淡褐色，内面白色，干后变蓝色。

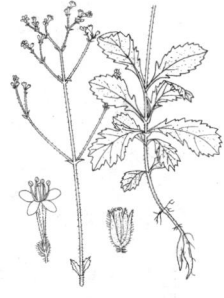

大花双参

【成分】 根含环烯醚萜苷：大花双参苷(triplostoside)A，甲基马钱子苷(methylloganin)，马钱子苷酸(loganic acid)，当药苷(sweroside)；三萜皂苷：大花双参皂苷(triploside)A～G。

【药性】《云南中草药》："苦、微甘，平。"

【功用主治】《云南中草药》："调经活血，益肾。主治闭经，月经不调，肾虚腰痛，遗精，阳痿，不孕症。"

【用法用量】 内服：煎汤，15～30 g。

【选方】 治肝炎(双参)30 g，与猪肝蒸服。(《云南中草药》)

1075 双肾子 shuāng shèn zǐ (《云南思茅中草药选》)

【异名】 天鹅抱蛋、玉凤花根(《江西草药》)，双黄参、双肾参(《云南药用植物名录》)，腰子七(《中国中药资源志要》)。

【基原】 为兰科玉凤花属植物鹅毛玉凤花的块茎。

【原植物】 鹅毛玉凤花 *Habenaria dentata* (Sw.) Schltr. [*Orchis dentate* Sw.; *Platanthera dentate* (Sw.) Lindl.] 又名：齿瓣玉凤花(《西昌中草药》)，齿片鹭兰(《广西植物名录》)，玉凤花。

多年生草本，高30～80 cm。块茎常2枚并生，卵形或长圆形，肉质。叶3～5枚，互生，无柄，抱茎；叶片狭卵形，长6～12 cm，宽2～3 cm，先端渐尖，基部楔形，两面无毛。总状花序具3～17朵花；花白色；萼片近卵形，边缘有睫毛，中萼片直立，和花瓣靠合成兜，侧萼片斜卵形，反折；花瓣不裂，狭披针形，边缘具睫毛；唇瓣长，几为萼片的2倍，3裂，侧裂片宽，外侧边缘之前有细裂齿，中裂片条形，全缘，近等长；距口有胼胝体，上半部白色，下半部绿色，弯曲，向先端逐渐膨大，较子房长；柱头2裂，突起物平行，具沟，子房具喙。花期秋季。

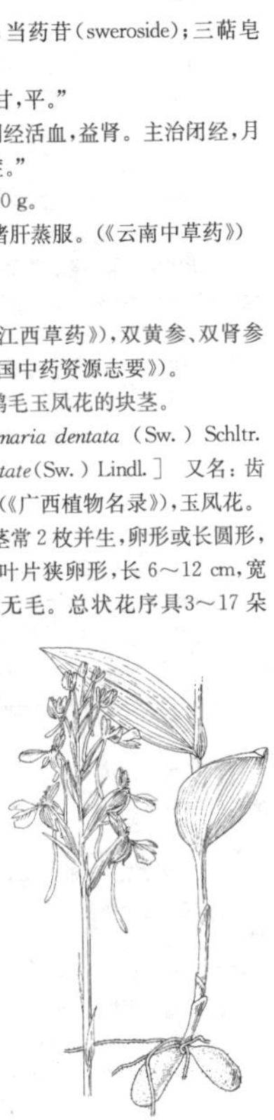

鹅毛玉凤花

生于海拔190～1 000 m的山坡、林下、路边或沟边草丛中。分布于长江流域以南和西藏、台湾等地。

本植物的茎叶(白花草)亦供药用，另设专条。

【采收加工】 秋季采收，晒干或鲜用。

【药性】 甘、微苦，平。

1.《贵州草药》："性平，味甘。"

2.《云南中草药》："甘、微苦，平。"

【功用主治】 补肾益肺，利湿，解毒。主治肾虚腰痛，阳痿，肺痨咳嗽，水肿，白带过多，疝气，痈肿疔毒，蛇虫咬伤。

1.《江西草药》："散气，解毒。"

2.《贵州草药》："润肺止咳，补虚益损。"

3.《云南中草药》："补肺肾，利小便，消炎肿。主治肾虚腰痛，病后体虚，肾虚阳痿，疝气痛，胃痛，肺痨咳嗽，睾丸炎。"

4.《福建药物志》："益肾，利湿，解毒。主治头晕，白带，白浊，蜈蚣咬伤。"

【用法用量】 内服：煎汤，9～30 g；或磨汁；或浸酒。外用：鲜品捣敷。

【选方】 1. 治肾虚腰痛，病后体虚 双肾子30 g。炖猪肾或肉吃。(《云南中草药》)

2. 治疝气 玉凤花根15～30 g。水煎服；亦可加小猪睾丸2个，煎服。

3. 治痈疽疔毒 鲜玉凤花根适量。甜酒糟少许，捣烂外敷。(2、3方出自《江西草药》)

1076 双肾藤 shuāng shèn téng (《四川中药志》)

【异名】 夜关门(《贵阳民间药草》)，羊蹄甲、马蹄(《甘肃中草药手册》)。

【基原】 为豆科羊蹄甲属植物鄂羊蹄甲的根或茎叶。

【原植物】 鄂羊蹄甲 *Bauhinia glauca* (Wall. ex Benth.) Benth. subsp. *hupehana* (Craib) T. Chen [*B. hupehana* Craib; *B. hupehana* Craib var. *grandis* Craib] 又名：湖北羊蹄甲(《中国高等植物图鉴》)，拟粉叶羊蹄甲、田螺虎树(《湖南药物志》)。

木质藤本，被稀疏红棕色柔毛。茎纤细，四棱。卷须1个或2个对生。单叶互生；叶柄长3.5～4.5 cm；叶片肾形或圆形，长3～8 cm，宽4～9 cm，先端分裂，裂片顶端圆形，全缘，基部心形至截平，两面疏生红褐色柔毛，后上面无毛；叶脉掌状，7～9条。伞房花序顶生，花序轴、花梗密被红棕色柔毛；苞片和小苞片丝状；萼管状，有红棕色毛，筒部裂片2个；花冠粉红色，花瓣5，匙形，两面除边缘外，均被红棕色长柔毛，边缘皱波状，基部楔形；能育雄蕊仅3枚，花药瓣裂；雌蕊单一，子房长柱形，具长柄，无毛；柱头头状。荚果条形，扁平，无毛，有明显的网脉。种子多数。花期4～6月，果期8～9月。

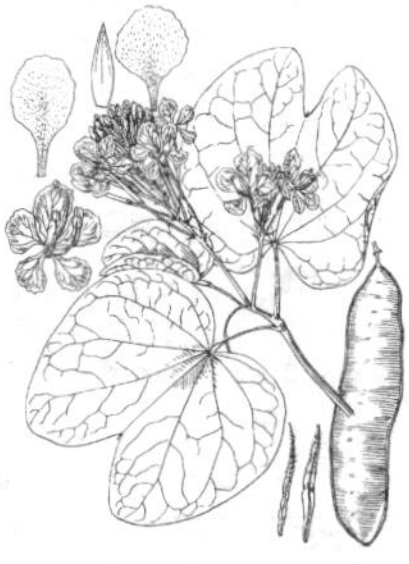

鄂羊蹄甲

生于海拔400～2 200 m灌木丛中、林中及山坡石缝中。分布于福建、江西、湖北、湖南、广东、四川、贵州、云南、甘肃。

【栽培】 生物学特性 喜温暖气候，不耐严寒。对土壤选择不严，砂质壤土、黏壤土均可栽培。

繁殖方法 用种子繁殖：春季育苗，开沟条播，行距20～33 cm，播种后保持土壤湿润。

田间管理 出苗后，加强松土除草等管理工作，8～9月可施追肥1次，第二年春季或秋季移栽。

【采收加工】 野生的秋季挖根，栽培的于栽培3～4年后，秋季挖根，晒干；茎叶夏秋采收，鲜用或晒干。

【药材】 双肾藤 *Bauhiniae Glaucae Radix* 产于江西、福建、湖南、湖北、广东、广西、四川、云南、贵州等地。

性状 根圆柱形，稍扁，大小长短不一，直径1～3.5 cm。表面褐色，有细纵皱纹及横长皮孔，并有少数细须根或残留须根痕，有的成凹沟。质坚硬，断面皮部褐棕色，木部色稍淡，密布细小孔洞(导管)。无臭，味涩微苦。

【成分】 根含香橙素(aromadendrin)，二氢槲皮素(dihydroquercetin)，5, 7-二羟基色酮(5, 7-dihydroxychromone)等。

【药性】 苦、涩，平。

1.《贵阳民间药草》："涩、平，无毒。"

2.《四川中药志》1979年版："根：苦、涩，平。藤：微辛，凉。"

【功用主治】 收敛固涩，解毒除湿。主治咳嗽咯血，吐血，便血，遗尿，尿频，白带，子宫脱垂，痢疾，痹痛，疝气，睾丸肿痛，湿疹，疮疖肿痛。

1.《贵阳民间药草》："收敛止血，治咳嗽遗尿，咯血，为止血要药。"

2.《甘肃中草药手册》："根：清热燥湿，止痢。"

3.《四川中药志》1979年版："行气，止痛，收敛，止血。用于疝痛，睾丸肿痛，吐血，遗尿，子宫脱垂，防治菌痢。""藤：祛风，活血，解毒。用于风湿疼痛，风疹瘙痒，阴囊湿疹。"

【用法用量】 内服：煎汤，10～30 g，大剂量可用至60 g；或浸酒。外用：煎水洗，或捣敷。

【选方】 1. 治咳嗽咯血，吐血　夜关门30～60 g。炖猪肺或煎水吃。(《贵阳民间药草》)

2. 治崩漏　双肾藤30 g，苎麻根30 g。水煎服。(《四川中药志》1979年版)

3. 治遗尿或夜间尿多　夜关门30 g。先以烧酒浸透，晒干，再用醋炒，然后炖猪肉250 g，或炖猪尿脬吃，每3日1剂，连服3剂。

4. 治子宫脱垂　夜关门、螺蛳肉。烘干研末，洗、服并用(内服量，夜关门15 g)。(3、4方出自《贵阳民间药草》)

5. 治疝气腹痛，睾丸肿痛　双肾藤根30 g。炖猪小肚(膀胱)服。(《四川中药志》1979年版)

6. 治疮疖肿毒　(湖北羊蹄甲)叶研粉，二次淘米水调敷。痛甚者，敷药前后并以叶煎水洗。(《湖南药物志》)

1077 双色龙胆 shuāng sè lóng dǎn (《西藏常用中草药》)

【基原】 为龙胆科龙胆属植物蓝玉簪龙胆的带根全草。

【原植物】 蓝玉簪龙胆 *Gentiana veitchiorum* Hemsl.　又名：丛生龙胆(《新华本草纲要》)。

多年生小草本，高5～10 cm。基生叶莲座状，线状披针形，长3～5.5 cm，宽2～5 mm；茎生叶对生；无柄；上部叶较大，下部叶较小，叶片狭椭圆形或椭圆状披针形，长7～13 mm，宽3～4.5 mm。花枝多数，丛生，铺散，斜升，花单生于枝顶，具叶状苞片，无花梗；花萼筒状，常带紫红色；花上部深蓝色，下部黄绿色，具深蓝色条纹和斑点，稀淡黄色至白色，漏斗形或狭漏斗形，裂片5，卵状三角形，褶整齐，宽卵形，先端全缘或截形，边缘啮蚀状；雄蕊5，着生于花冠筒中下部，花丝钻形，基部连合成短筒包围子房，花药狭长圆形；子房线状椭圆形，花柱线形，柱头2裂，裂片线形。蒴果内藏，椭圆形或卵状椭圆形。种子长圆形，黄褐色，有光泽，表面具蜂窝状网隙。花、果期6～10月。

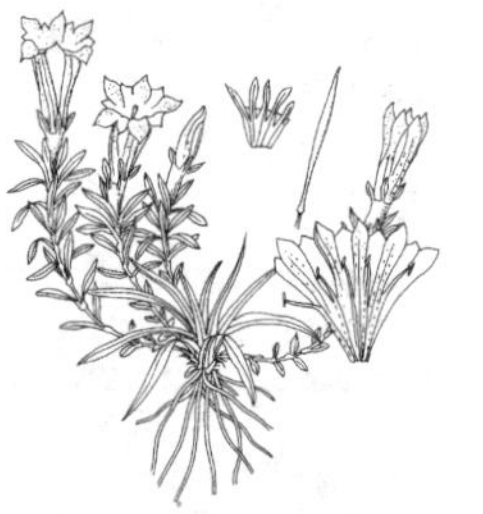

蓝玉簪龙胆

生于海拔2 500～4 800 m的高山坡草地、河滩、草甸灌丛及林下。分布于四川、云南、西藏、甘肃、青海等地。

此外，同属植物大花龙胆 *Gentiana szechenyii* Kanitz [*Gentianodes szechenyii* (Kanitz) A. et D. Love]亦入药，功效与双色龙胆相似。分布于青海、四川、云南、西藏等地。

【采收加工】 8～9月采收，晒干。

【药性】 苦，寒。

《甘肃中草药手册》："苦，温。"

【功用主治】《甘肃中草药手册》："清热解毒。主治高热神昏，目赤头痛，咽喉肿痛，湿热黄疸，小便淋浊等症。"

【用法用量】 内服：煎汤，9～15 g。

【选方】 1. 治目赤肿痛　双色龙胆、薄荷各9 g。水煎服。

2. 治黄疸　双色龙胆9 g，茵陈15 g。水煎服。(1、2方出自《甘肃中草药手册》)

1078 孔公孽 kǒng gōng niè (《本经》)

【异名】 通石(《别录》)，孔公石(《纲目》)。

【基原】 为碳酸盐类方解石族矿物方解石的钟乳状集合体钟乳石中间稍细部分或有中空者。

【原矿物】 参见"钟乳石"条。

【成分】 主含碳酸钙，其中氧化钙占49.53%。含微量元素铁、铜、钾、锌、锰、镉，其他尚有镁、磷、钴、镍、铅、银、铬等。

【药性】 甘、辛，温。

1.《本经》："味辛，温。"

2.《吴普本草》："岐伯：咸；扁鹊：酸，无毒。"

3.《药性论》："味甘，有小毒。"

4.《品汇精要》："气之厚者，阳也。"

【功用主治】 通阳散寒，化瘀散结，解毒。主治腰膝冷痛，癥瘕结聚，饮食不化，恶疮，痔瘘，乳汁不通。

1.《本经》："主伤食不化，邪结气，恶疮疽瘘痔，利九窍，下乳汁。"

2.《别录》："主男子阴疮，女子阴蚀，及伤食病常欲眠睡。"

3.《本草经集注》："疗脚弱。"

4.《药性论》："主治腰冷膝痹，毒风，男女阴蚀疮，治人常欲多睡，能使喉声圆朗。"

5.《日华子》："治癥结。"

6.《青霞子》："轻身充肌。"

【用法用量】 内服：煎汤，9～15 g，打碎先煎；研末1.5～3 g；或入丸、散。外用：研末调敷。

【宜忌】 阴虚火旺，肺热盛者及孕妇禁服。

1.《本草经集注》："木兰为之使。"

2.《本草经集注》："恶细辛。"

3.《药性论》："忌羊血。"

【选方】 治风气脚弱　孔公孽二斤，石斛五两。酒二斗，浸服之。(《肘后方》)

1079 孔雀尾 kǒng què wěi (《湖南药物志》)

【异名】 凤尾蕨(《浙江中药资源名录》)，细叶野鸡尾、细叶路鸡、地侧柏、小凤尾草、退血草、碎叶金花(《湖南药物志》)。

【基原】 为铁角蕨科铁角蕨属植物华中铁角蕨的根茎或全草。

【原植物】 华中铁角蕨 *Asplenium sarelii* Hook.

植株高10～20 cm。根茎短而直立，顶部及叶柄基部密被黑褐色、边缘有锯齿的披针形鳞片。叶簇生；叶柄长4～8 cm，基部淡褐色，向上为绿色，光滑；叶片草质，两面无毛，长圆状披针形，长6～12 cm，宽3～4 cm，顶部渐尖并为羽裂，基部不缩狭，三回羽状；羽片约10对，互生，斜向上，卵状长圆形，基部1对不缩短或最大，长1.5～3 cm，宽1～2 cm，其余向上羽片渐小；末回小羽片或裂片倒

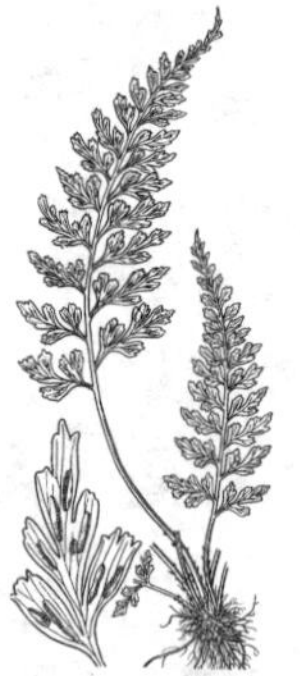

华中铁角蕨

卵形，边缘浅裂或深裂，先端有粗齿；叶脉羽状，侧脉二叉，每裂片有小脉1条，不达齿尖。孢子囊群长圆形，背生于小脉中部，每小羽片有1～2个；囊群盖灰白色，长圆形，膜质，全缘。

生于海拔300～3 200 m的林下溪边或岩石上。分布于江苏、浙江、福建、江西、湖北、湖南、广西、四川、贵州、陕西等地。

【采收加工】 四季均可采收，去须根，鲜用或晒干。

【药性】 苦、微甘，凉。

1.《湖南药物志》："苦，寒，无毒。"

2.《全国中草药汇编》："苦、微甘，凉。"

【功用主治】 清热解毒，止血生肌。主治流行性感冒，目赤肿痛，扁桃体炎，咳嗽，黄疸，肠炎，痢疾，肠胃出血，跌打损伤，疮肿疔毒，烧烫伤。

1.《湖南药物志》："止血生肌，消炎解毒。治黄疸，肠胃出血，干咳无痰，高血压病，疮疡或汤火伤。"

2.《全国中草药汇编》："清热解毒，止咳利咽，利湿消肿，止血止痛。主治流行性感冒，感冒，扁桃体炎，腮腺炎，目赤肿痛，肠炎，痢疾，乳汁不下；外用治疮肿疔毒，跌打损伤，湿疹，烧烫伤，刀伤出血。"

3.《浙江药用植物志》："治挫伤血肿。"

【用法用量】 内服：煎汤，15～30 g。外用：煎水洗；或捣敷。

【选方】 1. 治目赤 (华中铁角蕨)鲜根茎30 g。水煎，冲白糖，早晚饭前各服1次；忌酸辣。(《天目山药用植物志》)

2. 治乳汁不足 孔雀尾30 g。水煎，冲黄酒服。(《秦岭巴山天然药物志》)

3. 治刀创出血 新鲜孔雀尾叶(适量)。焙研极细粉末，撒创口上，纱布包好，不需换药。亦可用鲜叶捣取自然汁(加安息香酸适量防腐)，以消毒棉花蘸汁贴创口。〔《广东中医》1958，3(5)：26〕

1080 孔雀草 kǒng què cǎo (《贵州草药》)

【异名】 黄菊花(《贵州草药》)，孔雀菊(《福建药物志》)，小万寿菊、红黄草(《全国中草药汇编》)。

【基原】 为菊科万寿菊属植物孔雀草的全草。

【原植物】 孔雀草 *Tagetes patula* L. 又名：藤菊、西番菊(《中药大辞典》)。

一年生草本，高30～100 cm。茎直立，通常近基部分枝，分枝斜开展。叶羽状分裂，长2～9 cm，宽1.5～3 cm，裂片线状披针形，边缘有锯齿，齿端常有长细芒，齿的基部通常有一腺体。头状花序单生，径3.5～4 cm；花序梗先端稍增粗；总苞长椭圆形，上端具锐齿，有腺点；舌状花金黄色或橙色，带有红色斑；舌片近圆形，先端微凹；管状花花冠黄色，与冠毛等长，具5齿裂。瘦果线形，基部缩小，黑色，被短柔毛；冠毛鳞片状，其中1～2个长芒状，2～3个短而钝。花期5～10月。

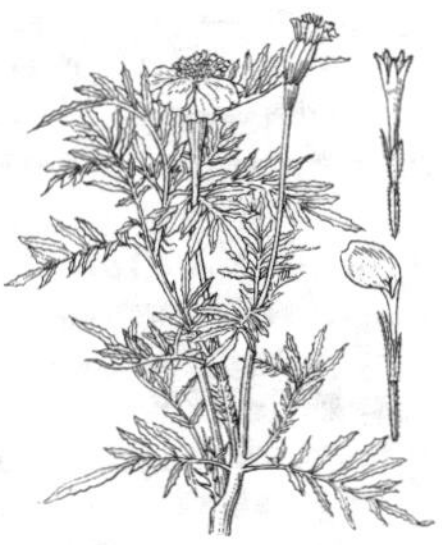

孔 雀 草

生于海拔750～1 600 m的山坡草地、林中，或在庭园栽培。分布于四川、贵州、云南等地。

【采收加工】 7～9月采收，鲜用或晒干。

【成分】 全草含黄酮类：万寿菊素(patuletin)，isorhamnetin-7-*O*-*β*-*D*-galactoside，槲皮万寿菊素(quercetagetin)，万寿菊苷(patulitrin)，槲皮万寿菊苷(quercetagitrin)。挥发性成分：*α*-三联噻吩(*α*-terthienyl)，*Z*-罗勒烯酮(*Z*-ocimenone)，*E*-罗勒烯酮(*E*-ocimenone)，柠檬烯(limonene)，*β*-丁香烯(*β*-caryophyllene)，万寿菊酮(tagetone)，辣薄荷酮(piperitone)，辣薄荷烯酮(piperitenone)，异松油烯(terpinolene)，hydroxytremetone，*β*-松油醇(*β*-terpineol)，胡椒烯酮(pipertenone)，胡椒酮(pipertone)，桃金娘醛(myrtenal)，*α*-松油醇(*α*-terpineol)，1，8-桉叶素(1，8-cineole)，*α*-乙基苯乙醇(*α*-ethylphenylethanol)等。

花中含叶黄素及其酯类：叶黄素二肉豆蔻酸酯(lutein dimyristate)，叶黄素肉豆蔻酸酯棕榈酸酯(lutein myristate palmitate)，叶黄素二棕榈酸酯(lutein dipalmitate)，叶黄素棕榈酸酯硬脂酸酯(lutein palmitate stearate)，万寿菊素及其苷和槲皮万寿菊素，土木香脑(helenine)，堆心菊素(helenien)，玉红色素(rubichrome)，堇黄质(violaxanthin)等色素及别万寿菊素(allopatuletin)，还有2-甲基-6-亚甲基-2，7-辛二烯-1-*O*-*β*-*D*-吡喃葡萄糖苷(2-methyl-6-methylene-2，7-octadiene-1-*O*-*β*-*D*-glucopyranoside)。

须根含5-(4-乙酰氧基-1-丁炔基)-2，2′-联噻吩〔5-(4-acetoxy-1-butynyl)-2，2′-bithiophene〕，5-(1-丁烯基)-2，2′-联噻吩〔5-(1-buten-1-yl)-2，2′-bithiophene〕，异兰草素(isoeuparin)。

【药理】 1. 抗炎作用 孔雀草花甲醇提取物灌胃，抑制角叉菜胶诱导的小鼠足肿胀。提取物还抑制急性致炎物如组胺、血清素、缓激肽和前列腺素 E_1 诱导的足肿胀以及醋酸致血管通透性的增加，可见其作用主要在炎症的渗出阶段。提取物对棉球肉芽肿的慢性炎增生无效，但抑制大鼠佐剂型关节炎发展。

2. 其他作用 孔雀草对固定、噪声等引起的神经性溃疡有防治作用。孔雀草还可治疗人大踇趾外翻和大踇趾内侧炎症。

【药性】 《贵州草药》："性平，味苦。"

【功用主治】 《全国中草药汇编》："清热利湿，止咳，止痛。主治上呼吸道感染，痢疾，咳嗽，百日咳，牙痛，风火眼痛，外用治腮腺炎，乳腺炎。"

【用法用量】 内服：煎汤，9～15 g；或研末。外用：研末醋调敷；或鲜品捣敷。

【选方】 1. 治热咳 孔雀草花，熬水，兑入蜜糖和米汤泡沫服。

2. 治腮腺肿痛，女人乳房生疮 孔雀草花加麻补(独角莲)。舂烂，捣绒敷。

3. 治头昏晕 孔雀草花蒸鸡蛋吃；或蒸猪、牛、羊的脑花(脑髓)吃。

4. 治蛇咬伤 孔雀草根加野荞叶根，煨服；骨碎补舂烂外敷。(1～4方出自《彝医植物志》)

1081 书带蕨 shū dài jué (《天目山药用植物志》)

【异名】 木莲金(《天目山药用植物志》)，九根索、马尾七、卷槽还阳(《湖北中草药志》)。

【基原】 为书带蕨科书带蕨属植物书带蕨的全草。

【原植物】 书带蕨 *Vittaria flexuosa* Fe [*V. japonica* Miq.]

植株高20～40 cm。根茎稍短，横生，连同叶柄基部密被黑褐色、粗筛孔状有虹光的钻状披针形鳞片，顶部纤维状，边缘有小齿。叶近生；叶柄极短或近无柄；叶片革质，无毛，线形，长30～40 cm，宽4～8 mm，先端渐尖，基部渐缩狭而下延几达叶柄基部，全缘；中脉上面略下陷，下面稍隆起，侧脉稀疏，不明显，斜上和并行于中脉的边脉相连，组成斜长网眼。孢子囊群生于叶边内的浅沟中，远离中脉而露出叶肉，沟的内缘有1条隆起的棱脊，幼时为反卷的叶边覆盖，成熟时露出。

附生于海拔500～2 300 m的林中树干或密林下的岩石上。分布于华东、华南、西南及湖南等地。

【采收加工】 四季或夏、秋季采收，鲜用或晒干。

【药性】 苦、涩，凉。

1.《湖南药物志》："苦、涩，无毒。"

2.《中国药用孢子植物》："凉。"

【功用主治】 清热熄风，止痛，止血。主治小儿惊风，目翳，跌打损伤，风湿痹痛，妇女干血痨，咯血，吐血，小儿疳积。

1.《天目山药用植物志》："治小儿急惊风，妇女干血痨，并退目翳。"

2.《湖南药物志》："清热熄风。治小儿疳积，瘫痪，小儿惊风弄舌，培补气血。"

3.《湖北中草药志》："活血止痛，健脾止血。用于风湿性关节炎，筋骨疼痛，食欲减退，咯血，吐血，腰痛，痨伤，跌打损伤等。"

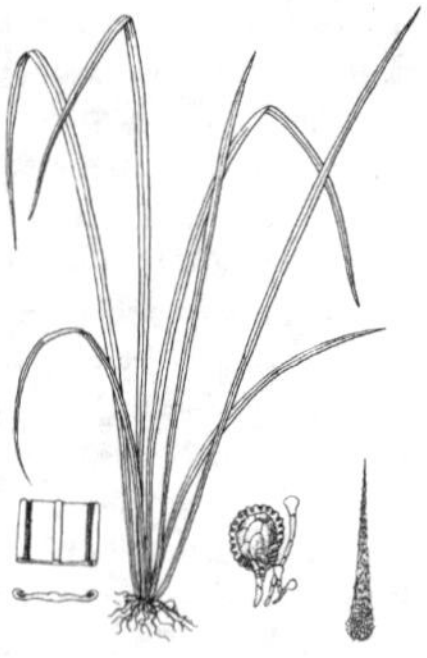

书带蕨

【用法用量】 内服：煎汤，9～30 g，鲜品可用至 60～90 g；研末；或泡酒。

【选方】 1. 治小儿急惊风 （书带蕨）全草 30～90 g。加红糖，水煎。空腹服。忌酸辣、芥菜、萝卜等。（《天目山药用植物志》）

2. 治小儿惊风弄舌 书带蕨 9 g，三皮风 3 g，雄黄 0.9 g。水煎服。每日服 3 次。（《湖南药物志》）

1082 **水芹** shuǐ qín
（《本草经集注》）

【异名】 楚葵（《尔雅》），水靳、水英（《本经》），芹菜（《尔雅》郭璞注），水芹菜（《滇南本草》）。

【基原】 为伞形科水芹属植物水芹的全草。

【原植物】 水芹 *Oenanthe javanica* （Bl.）DC. ［*Sium javanicum* Bl.；*O. decumbens* K.-Pol.；*O. stolonifera* （Roxb.）Wall. ex DC.］

多年生草本，高 15～80 cm。茎直立或基部匍匐，节上生根。基生叶叶柄长达 10 cm，基部有叶鞘；叶片轮廓三角形或三角状卵形，一至二回羽状分裂，末回裂片卵形或菱状披针形，长 2～5 cm，宽1～2 cm，边缘有不整齐的尖齿或圆齿；茎上部叶无柄，叶较小。复伞形花序顶生；花序梗长达16 cm；无总苞；伞辐 6～16；小总苞片 2～8，线形；小伞形花序有花 10～25；萼齿线状披针形；花瓣白色，倒卵形；花柱基圆锥，花柱直立或叉开。双悬果椭圆形或近圆锥形，侧棱较背棱和中棱隆起，木栓质，分生果横剖面近五边状半圆形，每棱槽内有油管 1，合生面油管 2。花期 6～7 月，果期 8～9 月。

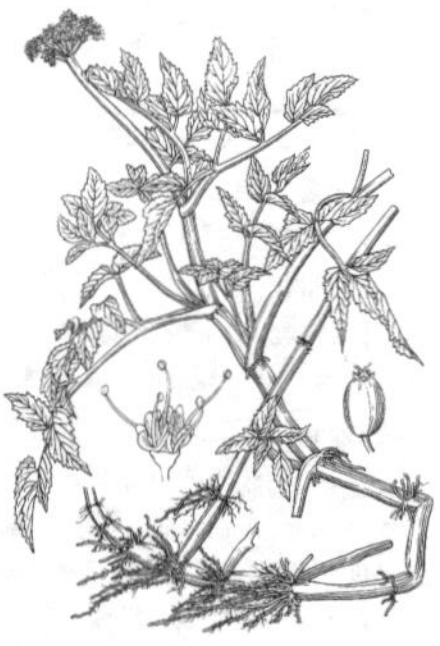

水 芹

生于浅水低洼湿地或池沼、水沟中，常栽培作蔬菜食用。分布几遍全国。

本植物的花（芹花）亦供药用，另设专条。

【采收加工】 9～10 月采割地上部分，鲜用或晒干。

【成分】 全草含有挥发油成分：β-水芹烯（β-phellandrene），石竹烯（caryophyllene），α-蒎烯（α-pinene），莳萝油脑（dillapiol），β-蒎烯（β-pinene），月桂烯（myrcene），异松油烯（terpinolene），苄醇（benzylalcohol），柠檬烯（limonene），胡薄荷脑（pulgeone），牻牛儿烯（germacene），香芹酚（carvacrol），丁香酚（eugenol）脂肪酸：以亚麻酸（linolenic acid），亚油酸（linoleic acid），肉豆蔻酸（myristic acid）和棕榈酸（palmitic acid）为主。黄酮成分：异鼠李黄素（isorhamnetin），金丝桃苷（hyperin）。

地上部分及全草含甾醇类：豆甾醇（stigmasterol），β-谷甾醇（β-sitosterol）及其葡萄糖苷。

叶中含缬氨酸，丙氨酸，异亮氨酸，1-二十醇，1-二十二醇，1-二十四醇和 C_{15}～C_{29} 饱和碳氢化合物。

花含黄酮成分：蓼黄素（persicarin）及其 7-甲醚，异蓼黄素（isorhamnetin），槲皮素（quercetin）。

根含香豆素：伞形花内酯（umbelliferone）；脂肪酸：二十二烷酸（behenic acid），二十四烷酸（lignoceric acid），二十六烷酸（cerotic acid），二十九烷酸（montanic acid），蜂花酸（melissic acid），虫漆蜡酸，三十二烷酸（lacceroic acid），硬脂酸（stearic acid），花生酸（arachic acid），二十六烷酸（cerotic acid），油酸（oleic acid），亚油酸（linoleic acid），十六烷酸（palmitic acid）。

【药理】 1. 保肝作用 水芹粗提物抑制鸭乙型肝炎病毒（DHBV）逆转录酶和 DNA 聚合酶。水提物保护 DHBV 感染鸭的原代肝细胞，抑制 DHBV-DNA。提取物对乙型肝炎病毒基因转染的人肝癌细胞系 2215 细胞分泌表面抗原和 e 抗原有抑制作用。酸碱提取物灌胃降低四氯化碳（CCl_4）致肝损伤小鼠血清丙氨酸氨基转移酶、天冬氨酸氨基转移酶及总胆红素含量。水芹注射液皮下注射对 CCl_4 所致大鼠急性肝损伤有保肝降酶作用，腹腔注射对 α-萘异硫氰酸酯所致大鼠肝炎有退黄作用，减轻肝细胞和胆管上皮变性坏死。甲醇提取物和蓼黄素能降低溴苯引起的大鼠肝脏脂质过氧化。蓼黄素提高溴苯降低的环氧化物水解酶活性。

2. 对心血管系统的影响 水芹正丁醇提取物静脉注射，增加引起大鼠室性心律失常的乌头碱用量，减少氯化钡所致的双相性室性心律失常的动物数，推迟心律失常的出现时间，增加引起豚鼠室性心律失常的哇巴因用量。煎剂减慢离体蟾蜍心脏的心率，减弱收缩力，减少输出量。水芹注射液静脉注射，降低正常及自发性高血压大鼠血压。煎剂还使正常家兔血压降低。水芹甲醇提取物给大鼠静注，对抗心肌缺血和缺血再灌注引起的心律失常，缩小心肌梗死面积。甲醇提取物降低血浆丙二醛的含量，保护超氧化物歧化酶的活性。

3. 降血脂、降血糖作用 家兔喂饲水芹和浸汁降低 β-脂蛋白、三酰甘油。水提物或水芹黄酮灌胃，降低正常小鼠和四氧嘧啶性高血糖小鼠的血糖。水芹水提物不能对抗肾上腺素引起的血糖升高。水芹黄酮灌胃，还促进正常小鼠和四氧嘧啶性糖尿病小鼠的胰岛素释放，降低糖尿病小鼠血浆三酰甘油，提高降低的胰淀粉酶，对胰岛损伤有轻度改善作用。

4. 其他作用 全草水醇提取液降低卵蛋白致敏的肠管收缩幅度，缓解组胺及乙酰胆碱所致的肠管收缩增强。水芹还抑制 2,4-二硝基氯苯所致小鼠迟发型超敏反应。水芹精油体外可抗菌。

毒性 小鼠腹腔注射水芹注射液的 LD_{50} 为 28 g/kg。

【药性】 辛、甘，凉。归肺、肝、膀胱经。

1.《本经》："味甘，平。"

2.《别录》："无毒。"

3.《本草拾遗》："茎、叶、根：寒；子：温，辛。"

4.《滇南本草》："味辛、苦，性微寒。"

5.《品汇精要》："气之薄者，阳中之阴，香。"

6.《本草汇言》："沉也，降也。"

7.《本草求真》："入肺、胃、肝经。"

8.《本草再新》："入心、肺二经。"

【功用主治】 清热解毒，利尿，止血。主治感冒，烦渴，浮肿，小便不利，淋痛，尿血便血，吐血衄血，崩漏，目赤，咽痛，口疮牙疳，乳痈，瘰疬，痄腮，带状疱疹，麻疹不透，痔疮，跌打伤肿。

1.《本经》:“主女子赤沃,止血,养精,保血脉,益气,令人肥健嗜食。”

2.《千金方》:“益筋力,去伏热。治五种黄病,生捣绞汁,冷服一升,日二。”

3. 崔禹锡《食经》:“利小便,除水胀。”

4.《食疗本草》:“养神益力。杀石药毒。”

5.《本草拾遗》:“茎叶捣绞取汁,去小儿暴热,大人酒后热毒、鼻塞、身热,利大小肠,利人口齿,去头中风热。和醋食之,亦能滋人。”

6.《日华子》:“治烦渴,疗崩中。”

7.《履巉岩本草》:“伏硫黄,善死水银。”

8.《本草汇言》:“解烟火煤火之毒。”

9.《医林纂要》:“补心,去瘀,续伤。”

10.《本草再新》:“除烦解热,化痰下气。治血分,消瘰疬结核。”

【用法用量】 内服:煎汤,30～60 g;或捣汁。外用:捣敷;或捣汁涂。

【宜忌】 脾胃虚寒者,慎绞汁服。

1.《食疗本草》:“和醋食之损齿。”

2.《本草拾遗》:“患鳖瘕不可食。”

3.《滇南本草》:“损目。”

4.《本草汇言》:“脾胃虚弱,中气寒者禁食之。”

5.《医林纂要》:“多食亦发疮。”

【选方】 1. 治感冒发热,咳嗽,神经痛,高血压病　鲜水芹菜15～30 g。煎服或捣汁服。(《红河中草药》)

2. 治小儿霍乱吐痢　芹叶细切,煮熟汁饮。(《子母秘录》)

3. 治尿血　捣水芹汁,服六七合,日一服。(《普济方》)

4. 治血崩　水芹全草 12 g,景天 6 g。水煎服。(《庐山中草药》)

5. 治带状疱疹　鲜水芹全草捣汁,和鸡蛋白拌匀搽患处。(《浙江民间常用草药》)

6. 治痔疮　鲜水芹 30 g,猪肠 250 g。水炖服。(《福建药物志》)

1083 水苏 shuǐ sū (《本经》)

【异名】 鸡苏、劳祖、芥葙(《吴普本草》),龙脑薄荷、香苏(《补缺肘后方》),芥苴(《别录》)。

【基原】 为唇形科水苏属植物水苏、华水苏或毛水苏的全草或根。

【原植物】 1. 水苏 *Stachys japonica* Miq.

多年生草本。具横走根茎。茎高 20～80 cm,节上具小刚毛。叶对生;叶柄长 3～17 mm,近茎基部者最长,向上渐短;叶片长圆状宽披针形,长 5～10 cm,宽 1～2.3 cm,先端微急尖,基部圆形至微心形,边缘具圆齿状锯齿,两面无毛。轮伞花序 6～8 花,下部者远离,上部稍密集排列成长 5～13 cm的假穗状花序;小苞片刺状,微小;花萼钟状,外被具腺微柔毛,稀毛贴生或近于无毛,10 脉,齿 5,三角状披针形,具刺尖头;花冠粉红色或淡红紫色,筒内具毛环,檐部二唇形,上唇直立,下唇 3 裂,中裂片近圆形;雄蕊 4,均延伸至上唇片之下;花柱丝状,先端相等 2 浅裂,子房无毛。小坚果卵球形。花期 7～9 月。

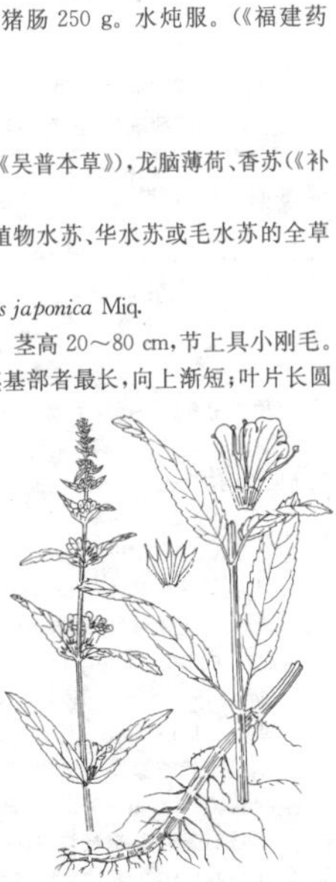
水 苏

生于水沟边或河岸湿地。分布于河北、内蒙古、辽宁、江苏、浙江、安徽、福建、江西、山东等地。

2. 华水苏 *Stachys chinensis* Bunge ex Benth.

多年生直立草本。茎高约 60 cm,单一不分枝,或于基部分枝,四棱形,在棱及节上疏生倒向柔毛状刚毛,其余部分无毛。叶对生;叶柄极短,长 2～5 mm,或近无柄;叶片长圆状披针形,长 5.5～8.5 cm,宽 1～1.5 cm,先端钝,基部近圆形,两面几无毛。轮伞花序通常 6 花,远离而排列成长假穗状花序;苞片披针形,边缘具刚毛,小苞片微小;花萼钟状,外面沿肋及齿缘被柔毛状刚毛,10 脉,齿 5,披针形;花冠紫色,花冠筒内具不明显的毛环,檐部二唇形,上唇直立,下唇 3 裂,中裂片近圆形。小坚果卵圆状三棱形,无毛。花期 6～8 月。

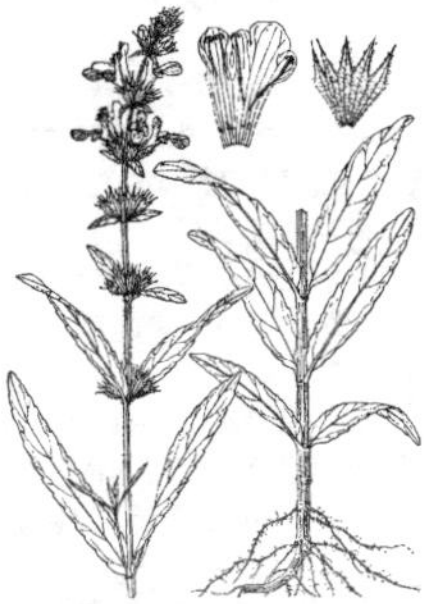
华水苏

生于水沟边及沙地上。分布于东北及河北、山西、内蒙古、陕西、甘肃。

3. 毛水苏 *Stachys. baicalensis* Fisch. ex Benth.　又名:水苏草《中国高等植物图鉴》。

多年生直立草本。茎高 50～100 cm,单一或在上部具分枝,细棱形,在棱及节上密被倒向至平伸的刚毛。叶对生;叶柄长 1～2 mm,或近于无柄;叶片长圆状条形,长 4～11 cm,宽 0.7～1.5 cm,两面疏生刚毛。轮伞花序通常 6 花,多数于茎上部排列成假穗状花序;小苞片条形,刺尖,具刚毛;花萼钟状,外面沿肋上及齿缘密被柔毛状具节刚毛,10 脉,齿 5,披针状三角形,具刺尖;花冠淡紫色至紫色,花冠筒内具毛环,檐部二唇形,上唇直立,下唇 3 裂,中裂近圆形。小坚果卵球形。花期夏季。

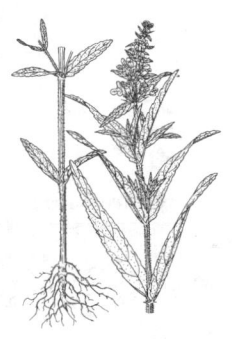
毛水苏

生于湿草地及河岸上。分布于河北、山西、内蒙古、辽宁、吉林、黑龙江、山东、陕西等地。

【采收加工】 7～8 月采收,鲜用或晒干。

【药材】 华水苏 *Stachydis Chinensis Herba*　产于东北及内蒙古、河北、山西、陕西、甘肃等地。

性状　茎四棱形,表面黄绿色至绿褐色;较粗糙,棱及节上疏生倒向柔毛状刚毛。叶对生,叶柄长 1～5 mm,叶展平后呈矩圆状披针形,边缘锯齿明显。花通常 6 朵排列成轮伞花序,着生于茎枝上部叶腋内,花萼钟形,具 5 齿,齿端锐尖,表面具腺毛。小坚果卵圆状三棱形,黑色,较光滑。气微,味淡。

鉴别　茎横切面:表皮被扁球形腺鳞和非腺毛,四棱脊处为厚角组织,绿皮层无石细胞。中柱鞘纤维单个或 2～4 个成群,分布于四棱脊处韧皮部外侧。髓部薄壁细胞内含众多的草酸钙小针晶、小柱晶或小棱晶。

叶横切面：表皮细胞1列，外被腺鳞和非腺毛。栅栏细胞类方形，1列，叶肉组织含草酸钙小针晶或小柱晶。主脉维管束外韧型，导管2～3个排列成行。

【药性】 辛，凉。归肺、胃经。

1.《本经》："味辛，微温。"

2.《别录》："无毒。"

3.《本草求真》："专入肠、胃。"

4.《本草再新》："入肺经。"

5.《浙江药用植物志》："甘、凉。"

【功用主治】 清热解毒，止咳利咽，止血消肿。主治感冒，痧症，肺痿肺痈，头风目眩，咽痛失音，吐咯衄血，崩漏，痢疾，淋证，跌打肿痛。

1.《本经》："辟口臭，去毒，辟恶气。久服通神明，轻身，耐老。"

2.《别录》："主下气，杀谷，除饮食。主吐血，衄血，血崩。"

3.《食疗本草》："熟捣生叶绵裹塞耳疗聋。又头风目眩者，以清酒煮汁一升服，产后中风服之弥佳，可烧作灰汁及以煮汁洗头令发香，白屑不生。"

4.《日华子》："治肺痿，崩中，带下，血痢。"

5.《本草图经》："主诸气疾及脚肿。"

6.《草药新纂》："治肺虚失音，咯血旁损。"

【用法用量】 内服：煎汤，9～15 g，鲜品可用至30 g；或捣汁。外用：煎汤洗；或研末撒；或捣敷。

【宜忌】 体虚者慎用。

1.《本草求真》："表疏汗出，其切忌焉。"

2.《本草从新》："辛烈之物，走散真气，虚者宜慎。"

【选方】 1. 治风热头痛，热结上焦，致生风，痰厥头痛 水苏叶五两，皂荚（炙，去皮、子）三两，芫花（醋炒焦）一两。为末，炼蜜丸梧子大。每服二十丸，食后荆芥汤下。（《圣惠方》）

2. 治百日咳 （水苏）全草30 g，水煎服（婴儿减半）。（《浙南本草新编》）

3. 治吐血及下血，并妇人漏下 鸡苏茎叶煎取汁，饮之。

4. 治鼻衄 生水苏5合，香豉2合。合杵研，搓如枣核大，纳鼻中。（3、4方出自《梅师集验方》）

5. 治跌打损伤 鲜（水苏）茎叶30 g，捣绞取汁，甜酒煮沸，冲服。（江西《草药手册》）

6. 治蛇虺螫伤 水苏叶研末，酒服并涂之。（《易简方》）

7. 治暑月目昏多眵泪 生龙脑薄荷叶捣烂，生绢绞汁点之。（《圣济总录》）

8. 治带状疱疹 （水苏）根茎捣汁，涂敷患处。（《浙南本草新编》）

【各家论述】 1.《纲目》："鸡苏之功，专于理血，下气，清肺，辟恶，消谷。故《太平和剂局方》治吐血、衄血、唾血、咳血、下血、血淋、口臭、口苦、口甜、喉腥、邪热诸病，有龙脑薄丸方，药多不录，用治血病，果有殊效也。"

2.《本草述》："先哲治血证，如龙脑鸡苏丸，衄血生料鸡苏散，吐血鸡苏散，咳唾血大阿胶丸内大用鸡苏，又治虚热嗽血衄血，有鸡苏丸，如斯者不能尽举，然大都逆上之血，用之得宜，确有殊效，先哲岂欺我哉?! 似施于下行之血不宜，在方书中治下血者亦少也。"

3.《本经逢原》："水苏，即苏之野生色青者。其气芳香，故《本经》所主，一皆胃病，专取芳香正气之义。《局方》用治血病者，取以解散血中之气也，气散则血亦散矣。"

4.《本草求真》："（水苏），功有类于苏、薄，但苏、薄其性稍凉，水苏其性稍温，苏、薄其性主升，水苏其性主降，苏、薄多于气分疏散，水苏多于血分温利。故凡肺气上逆而见头风目眩与血瘀血热而见肺痿血痢，吐衄崩淋，喉腥口臭，邪热等病者，皆常用此宣泄，俾热除血止，而病自可以愈矣。"

1084 水茄 shuǐ qié（《广西药植名录》）

【异名】 天茄子、洋毛辣、刺蔷茄（《贵州草药》），金钮扣、山颠茄、刺茄、鸭卡（《全国中草药汇编》），野茄子、茄木（《云南药用植物名录》），狗辣子（《云南中药资源名录》）。

【基原】 为茄科茄属植物水茄的根及老茎。

【原植物】 水茄 *Solanum torvum* Sw.

灌木，高1～3 m。小枝、叶下面、叶柄及花序柄均被尘土色星状柔毛。茎直立，分枝，粗壮，枝和叶柄散生短刺。叶单生或双生；叶柄长2～4 cm；叶片卵形至椭圆形，长6～12 cm，宽4～9 cm，先端尖，基部心脏形或楔形，两边不相等，全缘或浅裂。伞房花序腋外生，花序长约4 cm；总花梗长1～1.5 cm，具1细直刺或无；萼杯状，外面被星状毛及腺毛，先端5裂，裂片卵状长圆形；花冠辐形，白色，5裂，裂片卵状披针形；雄蕊5，着生于花冠喉部，花药长约7 mm；子房2室，柱头截形。浆果圆球形，黄色，光滑无毛。种子盘状。全年均开花、结果。

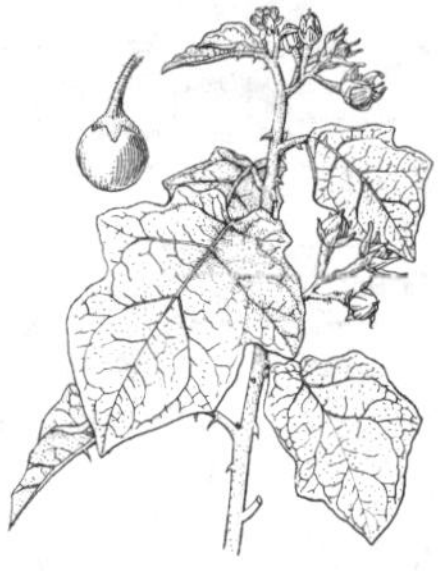

水 茄

生长于热带地方的路旁、荒地、沟谷及村庄附近等潮湿地方。分布于广东、广西、云南、台湾。

【采收加工】 四季均可采，切片，鲜用或晒干。

【成分】 根含新绿莲皂苷元（neochlorogenin），圆椎茄碱（jurubine）。

茎含澳洲茄胺（solasodine），澳洲茄-3，5-二烯（3，5-solasodiene）。

【药性】 辛，平，小毒。

1. 广州部队《常用中草药手册》："淡，微凉，有小毒。"

2.《贵州草药》："性平，味辛。"

【功用主治】 活血消肿止痛。主治胃痛，痧症，闭经，跌打瘀痛，腰肌劳损，痈肿疔疮。

1. 广州部队《常用中草药手册》："散瘀，消肿，止痛。主治跌打瘀痛，腰肌劳损，胃痛。"

2.《贵州草药》："清暑，止咳，补虚。治痧症，痨弱虚损，久咳。"

3.《全国中草药汇编》："通经。治无名肿毒。"

【用法用量】 内服：煎汤，9～15 g。外用：捣敷。

【宜忌】《全国中草药汇编》："青光眼病人忌内服，以免增加眼压而使病情恶化。"

1085 水松 shuǐ sōng（《本草经集注》）

【异名】 软软菜（《福建药物志》）。

【基原】 为松藻科海松属植物刺松藻及长松藻的藻体。

【原植物】 1. 刺松藻 *Codium fragile* (Sur.) Heriot [*Acanthocodium fragile* Sur.] 又名：刺海松（《拉汉孢子植物名称补遗》），海松（《浙江海藻原色图谱》）。

藻体暗绿色或深绿色，海绵质，富汁液，幼体被白色绒毛，高10～30 cm，粗1.5～3(～5)mm。自基部向上叉状分枝，渐分渐多，达同一高度时呈扇状，分枝圆柱状，上粗下细，先端钝圆。体内有许多无色的管状丝体，疏松地交织成髓部，侧生于髓部周围的棒状囊胞，排列成可行光合作用的栅状皮层，囊胞直径为215～350 μm；长为 900～1 025 μm，顶端较厚，尖突，其上有毛。叶绿体小盘形，不含淀粉核，多数分布在囊胞的顶部。藻体基部由假根组成的固着器，呈盘状或皮壳状。

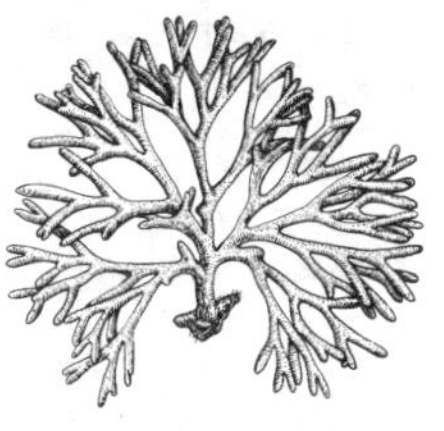
刺松藻

生于中、低潮带向阳的岩石上或石沼中，常集群生成。我国黄海、渤海沿岸分布较多；东南沿海较少。

2. 长松藻 *Codium cylindricum* Holm. 又名：柱松藻《中国药用海洋生物》。

藻体亮黄绿色，海绵质，一般长约 60 cm，有时可极大延长，这与海绵质盘状固着器大小有关。体圆柱形，疏叉状二歧分枝，上部渐细长，先端钝圆，分枝处节间呈楔形或宽三角形。囊胞顶端薄，其上无毛。藻体成熟时，产生配子囊的囊胞很大，一般直径为 400～550 μm，长 1.5～2.5 mm，突出于藻体，呈颗粒状，肉眼即能见到。

生于低潮带或低潮线下岩石上和泥沙滩的石砾上。我国东、南沿海均有分布，福建、广东沿海较多。

【采收加工】 夏、秋季采收，晒干。

【成分】 藻体含多糖类：硫酸多糖（sulfated polysaccharide），甘露聚糖（mannan）、淀粉型多糖（starchtype polysaccharide）和水溶性的硫酸阿拉伯半乳聚糖（sulfated arabogalactan）。又含水溶性砷化 1-甘油磷酰基-2-羟基-3-〔5′-去氧-5′-（二甲基胂基）-β-呋喃核糖氧基〕丙烷｛1-glycerophosphoryl-2-hydroxy-3-〔5′-deoxy-5′-（dimethylarsinoyl）-β-ribofuranosyloxy〕propane｝，1′-（1，2-二羟基丙基）-5′-去氧-5′-（二甲基胂基）-β-呋喃核糖苷〔1′-（1，2-dihydroxypropyl）-5′-deoxy-5′-（dimethylarsinoyl）-β-ribofuranoside〕，二甲基次胂酸（dimethylarsinic acid）。甾醇类物质：赪桐甾醇（clerosterol），松藻甾醇（codisterol），胆甾醇（cholesterol）。挥发性成分：甲硫醚（dimethyl sulfide），α-甲基糠醛（α-methylfurfural），糠醛（furfural），糠醇（furfurylalcohol），1，8-桉叶素（cineole），芳樟醇（linalool），异松油烯（terpinolene），牻牛儿醇（geraniol），丁香油酚（eugenol），对甲苯酚（p-cresol），甲酸（formic acid），丙酸（propionc acid），丁酸（butyric acid），异戊酸（isovaleic acid），己酸（caproic acid），辛酸（caprylic acid），棕榈酸（palmitic acid）。此外，还含有管藻黄质（siphonaxanthin），管藻素（siphonein），新黄质（neoxanthin）等多种色素；又含植物血细胞凝集素（lectin），较高量的牛磺酸（taurine），以及有强烈抑菌作用的丙烯酸（acrylic acid）。

【药理】 1. 对微生物的作用　水松浸出液能驱虫。水松所含成分丙烯酸有抑菌作用。刺松藻中的凝集素能与链球菌细胞壁多糖反应而黏附链球菌。凝集素也可黏附 7 种鼠伤寒沙门菌。凝集素还有黏附小球隐孢子虫芽囊的作用。

2. 其他作用　在离体大鼠和仓鼠脂肪细胞实验中，刺松藻的凝集素有产生脂肪作用，但不能抗脂肪分解。从长松藻中分离的抗凝剂在正常人血浆部分凝血活酶时间、凝血酶原时间和凝血酶时间实验中，抗凝作用与肝素相似而较弱。

【药性】 《纲目》："甘、咸，寒。无毒。"

【功用主治】 清暑解毒，利水，驱虫。主治中暑，水肿，小便不利，蛔虫病。

1.《本草经集注》："疗溪毒。"

2.《本草拾遗》："主水肿，催生。"

3.《中国药用海洋生物》："清热解毒，消肿利水，驱虫。用于水肿，小便不利，驱蛔虫和作消暑饮料。"

【用法用量】 内服：煎汤，15～30 g；或研末。

【宜忌】 孕妇慎服。

【选方】 治水肿，小便不利　刺松藻 15～30 g，车前、玉米须各 15 g。煎服。（《中国药用海洋生物》）

1086 水黾 shuǐ mǐng（《本草拾遗》）

【异名】 水马（《本草拾遗》），水爬虫（《纲目》），婆子（《东医宝鉴》），水和尚、水油豆（蔡邦华《昆虫分类学》）。

【基原】 为水黾科水黾属昆虫水黾的全虫。

【原动物】 水黾 *Hydrotrechus remigator* Hor.

体形细长，黑褐色，长约 1 cm。头部为三角形，稍长。复眼 1 对，位于两侧；单眼退化；口吻稍长，分为 3 节，第二节最长；触角丝状，4 节，突出于头的前方。前胸延长，背部黑褐色，前翅革质，无膜质部；足 3 对，前足较短，中、后足很长，跗节 2 节。腹面灰色，体的下面被有绢样的细毛。

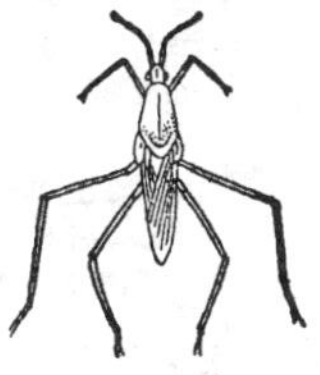
水　黾

栖于水上，能跳跃，捕食其他小虫。卵产于水草上，常以丝状物包蔽。分布各地淡水池塘中。

【采收加工】 用钓竿系绳，绳头穿一蝇，掷水面诱之即来，以四足抱蝇。悬挂阴干。

【药性】 《本草拾遗》："有毒。"

【功用主治】 《本草拾遗》："治痔。"

【选方】 治一切痔婆子三十个，用三个纸包，每包十个，于背阴处悬挂阴干。每包作一服，研烂，空心温酒调下，良久乃吃饭。三日连三服。久痔脓血者，二三十服。（《东医宝鉴》水马散）

【用法用量】 内服：研末，每次 10 只，每日 1 次。

1087 水栀 shuǐ zhī（《福建民间草药》）

【异名】 伏尸栀子（《雷公炮炙论》），水栀子（《八闽通志》）。

【基原】 为茜草科栀子属植物大花栀子的果实。

【原植物】 大花栀子 *Gardenia jasminoides* Ellis var. *grandiflora* Nakai　又名：水鸡花（《质问本草》），栀子花（《中国树木分类学》）。

常绿灌木。枝绿色，幼枝具垢状毛。叶对生或 3 叶轮生；具短柄；托叶膜质，基部合生成鞘；叶片革质，长圆状披针形或卵状披针形，长 7～14 cm，宽 2～5 cm，先端渐尖或短尖，全缘，两面光滑。花大，单生于枝顶或叶腋，花白色，极香；花萼裂片 6，线状；花冠裂片广倒披针形；雄蕊 6，花药线形；子房下位，1 室，花柱厚，柱头棒状。果实倒卵形或长椭圆形，黄色，纵棱较高，果皮厚，具宿存花萼。花期 5～7 月，果期 8～11 月。

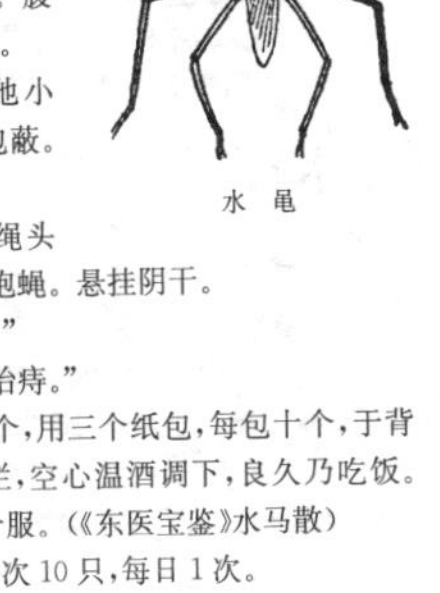
大花栀子

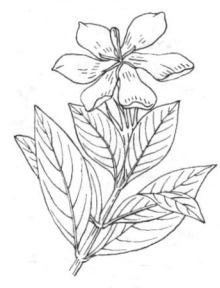

我国中部及南部各地有栽培。

本植物的叶（水栀叶）、根（水栀根）亦供药用，另设专条。

【采收加工】 8～11 月果实成熟时采收，晒干或烘干。

【药材】 水栀 *Gardeniae Grandiflorae Fructus*　产于湖北、江西、云南等地。

性状　果实较大，长圆形，长 3～7 cm。表面棕红色或黄棕色，微有光泽，有翅状纵棱 5～8 条，较高。顶端有宿萼，具 5～8 个长形裂片，多碎断，基部有果柄痕；果皮薄而脆，种子多数。气微，味酸苦。

【药理】 1. 对中枢神经的作用　水栀水提物腹腔注射，减少小鼠自发活动。水栀水提取物或醇提取物灌胃，均可延长小鼠戊巴比妥钠睡眠时间。醇提取物腹腔注射，对二甲弗林、士的宁所致小鼠惊厥有抗惊厥作用。水提取物或醇提取物腹腔注射，能降低家兔正常体温，抑制小鼠巴豆油致耳肿胀。

2. 抑菌作用　水提取物或醇提取物体外试管法抑制金黄色葡萄球菌、大肠杆菌、铜绿假单胞菌及副伤寒杆菌。醇提物腹腔注射，降低麻醉猫血压。水提取物或醇提取物对小鼠、大鼠均无保肝利胆作用。

毒性　水提取物或醇提取物给小鼠腹腔注射的 LD_{50} 分别为 24.3 g/kg、37.94 g/kg。

【药性】 苦，寒。

【功用主治】 清热解毒，消肿止痛。主治热毒，黄疸，鼻衄，肾炎水肿，挫伤扭伤。《中国药用植物志》："能散热毒。"

【用法用量】 内服：煎汤，10～15 g。外用：捣敷。

【选方】 治扭伤　水栀 6～7 粒，面粉 30 g，黄酒 60 g，生姜 15 g。共捣烂，敷于伤部。（《福建民间草药》）

1088 水黄 shuǐ huáng（《新华本草纲要》）

【异名】 葛叶大黄、大黄（《云南药用植物名录》）。

【基原】 为蓼科大黄属植物苞叶大黄的根。

【原植物】 苞叶大黄 *Rheum alexandrae* Batal.

多年生草本。植株较矮，高 40～80 cm。根较粗壮。茎生叶及苞叶卵形至长卵形。圆锥花序；花被 6 片；雄蕊 9 枚；雌蕊 1 枚，柱头 3。果实菱状椭圆形至菱状长椭圆形。

分布于四川、云南、西藏东部等地。

【采收加工】 8～9 月采挖根，去泥土、须根，切片，晒干。

【药理】 抑制血小板聚集作用　水提取物抑制胶原诱导的人血小板聚集。本品含蒽醌类成分大黄素、大黄素甲醚和大黄酚，其药理作用参见"大黄"条。

【药性】 苦，寒。

【功用主治】 清热解毒，泻下，化瘀，止血。主治湿热黄疸，热结便秘，经闭，痛经，痢疾，外伤出血。

【用法用量】 内服：煎汤，6～10 g。外用：研末撒敷。

1089 水蛇 shuǐ shé（《纲目》）

【异名】 公蛎蛇（陶弘景），水游蛇、水火链、半纹蛇（《中国动物图谱》）。

【基原】 为游蛇科游蛇属动物水赤链游蛇去内脏的全体。

【原动物】 水赤链游蛇 *Natrix annularis* Hallowell

体全长 62～72 cm。背面灰褐色，体侧有二鳞宽、五鳞高的黑色横斑，各黑斑间相隔 2～3 鳞；这些黑斑向下延伸至腹鳞中间而上，呈左右交互排列。两黑斑间之间隙呈美丽的橙黄色。眼前鳞 1，眼后鳞 3，偶或 4～6；上唇鳞绝大多数为 9，多为 4-1-4 式。体鳞 17～19 行，肛前偶有 16 行者，鳞片起棱。腹鳞 135～161；尾下鳞 39～78。

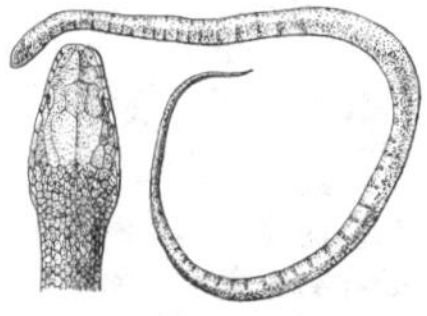

水赤链游蛇

喜在山涧附近田野及平原田野池沼中生活。多以鳝鱼、泥鳅等为食，也吃蛙类蝌蚪。分布于江苏、浙江、安徽、福建、江西、台湾等地。

本动物的皮（水蛇皮）亦供药用，另设专条。

【采收加工】 春至秋季均可捕捉，捕后剖腹除去内脏，鲜用或烘干。

【药性】 《纲目》："甘，咸，寒，无毒。"

【功用主治】 滋阴清热，凉血止痢。主治消渴，烦热，口干，毒痢。

《纲目》："主治消渴烦热，毒痢。"

【用法用量】 内服：煮食；或入丸、散。

【选方】 治消渴，四肢烦热，口干心躁　水蛇一条（活者，剥皮炙黄捣末），蜗牛不限多少（水浸五日，取涎，入腻粉一分煎令稠），麝香一分（细研）。上药，用粟饭和丸，如绿豆大，每服，不计时候，以生姜汤下十丸。（《圣惠方》水蛇丸）

1090 水银 shuǐ yín（《本经》）

【异名】 白澒（《淮南子》），姹女（《周易参同契》），澒（《广雅》），汞（《别录》），铅精、神胶、元水、流珠、元珠、赤汞、砂汞（《石药尔雅》），灵液（《纲目》）。

【基原】 为自然元素类液态矿物自然汞；主要从辰砂矿经加工提炼制成。

【原矿物】 1. 辰砂 Cinnabar　参见"朱砂"条。

2. 自然汞 Mercury or Quicksilver

常温下为液体，－38.87 ℃以下为三方晶系晶体。晶体汞为菱面体状。液体呈小珠分散，或呈薄膜依附于辰砂等共存矿物表面及裂隙中，亦呈小水滴状集中于岩石裂隙。银白或锡白色，具金属光泽，不透明。晶体汞相对密度14.26～14.4；液体汞相对密度13.546（20 ℃）。气化点 356.58 ℃，蒸气有剧毒；常温下在空气中稳定为液态，受热易挥发。

自然汞大多在火山地区或与温泉形成的辰砂相伴产出。常含银，还可能含铜、铁、铅、锑、锡等杂质。自然汞数量远少于共存的辰砂，且难采集。近年曾有自然汞产出于陕西（略阳）、湖南（省溪、新晃）、云南（蒙自）等地汞矿中。主要分布于湖北、湖南、广西、四川、贵州、云南，其他省区亦有产出。

【药材】 水银 *Hydrargyrum*　主产贵州、湖南、湖北、四川、广西、云南等地。

性状　本品在常温下为质重液体。银白色；不透明；具金属光泽。易流动或分裂成小球。遇热易挥发，357 ℃成气体；在－39 ℃时凝固成锡样固体。不溶于水、乙醇、盐酸；能溶于硝酸、热硫酸中，形成汞盐。无臭。

鉴别　取本品约 1 g，加硝酸与蒸馏水的等容混合液20 ml，使其溶解。取溶液加氢氧化钠试液，即生成黄色沉淀；取溶液加氢氧化钠试液调至中性，加碘化钾试液，即生成猩红色沉淀，能在过量的碘化钾试液中溶解，再以氢氧化钠试液碱化，加铵盐即生成红棕色的沉淀（检查汞盐）。

品质标志　据《贵州省中药材质量标准》1988 年版规定：本品含汞（Hg）不得少于 99.90%。

【成分】 为单体金属元素汞，并含有微量的银。

【药理】 毒性　水银（汞）对小鼠的肝脏、肾脏、卵巢有毒性作用，氯化汞可以影响卵母细胞的成熟，损伤或降低小鼠的生殖能力。小鼠口服二价汞，体内的汞绝大部分蓄积在肾脏内，染毒小鼠出现少尿甚至无尿、阴茎红肿脱出的中毒症状。小鼠皮下接种水银致急性肾损害，运动负荷对此影响不大。汞也有较强的神经毒性，对脑发育、神经递质等有一定影响。汞污染还促进细菌抗药性。

汞在机体内易与含巯基的蛋白质及酶类结合，导致体内数十种酶失活或膜功能紊乱，从而造成细胞损伤，这是汞毒性作用的基础。汞还有致突变作用，可以引起染色体畸变。汞也可引起氧化脂质的堆积。

【炮制】 1. 水银　原药应用。

2. 铅制水银　取纯铅置容器内，加热熔化，用铁铲拨去上层黑渣，倒入水银，搅匀后倒出，放凉，研成细粉。每水银 100 kg，用铅 40 kg。

3. 硫黄制水银　将水银与硫黄同研成末。

4. 杏仁或桃仁制水银　将水银与杏仁或桃仁等有油性药物同研成末。

饮片性状　水银参见"药材"项。铅制水银为银灰色细粉，质酥松。硫黄制水银为浅黄色粉末或淡黄绿色，微具特殊臭气，味淡。杏仁或桃仁制水银为具油性的类白色粉末，味微苦。

贮干燥容器内，密闭，置干燥处，专柜保管。

【药性】 辛，寒，有毒。归心、肝、肾经。

1.《本经》："味辛，寒。"

2.《别录》："有毒。"

3.《玉楸药解》："入手少阴心、足少阴肾经。"

4.《本草再新》："入肝、肾二经。"

【功用主治】 杀虫，攻毒。主治疥癣，梅毒，恶疮，痔瘘。

1.《本经》："主疥、瘘、痂、疡、白秃，杀皮肤中虱，堕胎，除热，杀金、银、铜、锡毒。"

2.《本草拾遗》："利水道，去热毒。"

3.《日华子》："治天行热疾，催生，下死胎，治恶疮，除风，安神，镇心。"

4.《本草衍义》："治小儿惊热，涎潮。"

5.《纲目》："镇坠痰逆、呕吐反胃。"

6.《本草汇言》："点搽杨梅恶疮。"

7.《本草蒙筌》："和大枫子研末，则杀疮虫；佐黄芩为丸，则绝胎孕。"

8.《纲目》："同黑铅结砂，则镇坠痰涎；同硫黄结砂，则拯救危病。"

【用法用量】 外用：涂擦。

【宜忌】 本品大毒，不宜内服，孕妇禁用。外用亦不可过量或久用，用于溃疡创面时，尤需注意，以免吸收中毒。

1.《本草经集注》："畏磁石。"

2.《药对》："畏砒霜。"

3.《本草拾遗》："人耳，能食人脑至尽；人肉，令百节挛缩，倒阴绝阳。人患疮疥，多以水银涂之，性滑重，直入肉，宜慎之。"

4. 土宿真君："荷叶、松叶、松脂、谷精草、萱草、金星草、瓦松、夏枯草、忍冬、莨菪子、雁来红、马蹄香、独脚莲、水慈菇，皆能制汞。"（引自《纲目》）

5.《本草经疏》："头疮切不可用，恐入筋络，必缓筋骨，惟宜外敷，不宜内服。"

6.《本经逢原》："水银，阴毒重着，不可入人腹。"

7.《得配本草》："畏慈石、砒石、黑铅、硫黄、大枣、蜀椒、紫河车。"

【选方】 1. 治湿癣痒不可忍　水银二两，黄连二两（去芦，捣末），胡粉二两（研）。上用炼过腊月猪脂半斤，都研候水银星尽。以温浆水洗疮，然后涂之。（《普济方》水银膏）

2. 治痔，谷道中虫痒不止　水银、枣膏各二两。同研相和，捻如枣形状，薄绵片裹，纳下部，明日虫出。若痛者，加粉三大分作丸。（《梅师集验方》）

3. 治腋下狐臭　水银、胡粉。上以面脂研和涂之。（《千金方》）

4. 治面上皰子　水银一分，腊月猪脂一两。上相和熟研，令水银星尽。向夜涂之，平明拭净，三四度即瘥。（《圣惠方》）

【各家论述】 《纲目》："水银，乃至阴之精，禀沉着之性，得凡火煅炼，则飞腾灵变，得人气熏蒸，则入骨钻筋，绝阳蚀脑，阴毒之物，无似之者。而《大明》言其无毒，《本经》言其久服神仙，甄权言其还丹元母，《抱朴子》以为长生之药，六朝以下，贪生者服食，致成废笃而丧厥躯，不知若干人矣。方士固不足道，本草其可妄言哉？水银但不可服食尔，而其治病之功不可掩也。同黑铅结砂，则镇坠痰涎；同硫黄结砂，则拯救危病。此乃应变之兵，在用者能得肯綮而执其枢机焉。"

1091 水麻 shuǐ má（《广西民族药简编》）

【异名】 沟边木、假密蒙（《广西药用植物名录》），折骨藤（广西），水细麻（云南），水玄麻（四川）。

【基原】 为荨麻科苎麻属植物大叶苎麻的全草。

【原植物】 大叶苎麻 *Boehmeria penduliflora* Wedd.［*B. macrophylla* D. Don］　又名：长叶苎麻（《中国经济植物志》）。

灌木或小乔木，高 1.5～3 m。枝条粗壮，四棱形，疏生短糙伏毛。叶对生；叶柄长1～3 cm；托叶披针形；叶片近革质，披针形，长 12～24 cm，宽 2～4.8 cm，先端长渐尖，基部圆形，常稍不对称，边缘密生小牙齿；有明显的 3 条基生脉，上面脉下陷形成泡状隆起，下面疏生短糙毛。花单性，由团伞状花序组成穗状花序；雄花序腋生；雄花数朵簇生；雌花序下垂，雌花簇球形，密集，有多数花。瘦果狭倒卵形。花、果期7～9 月。

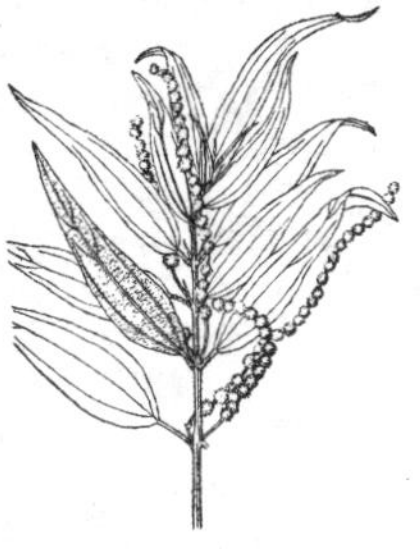

大叶苎麻

生于海拔 700～1 600 m 的山坡溪边。分布于广西、四川、贵州、云南、西藏等地。

【采收加工】 7～9 月采收，鲜用或晒干。

【成分】 枝叶的乙醇提取物含黄酮苷类化合物：表儿茶素（epicatechin），槲皮素-3-*O*-*β*-吡喃半乳糖苷（quercetin-3-*O*-*β*-galactopyranoside），山柰酚-3-*O*-*β*-*D*-吡喃半乳糖苷（kaempferol-3-*O*-*β*-*D*-galactopyranoside），槲皮素-7-*O*-*β*-*D*-吡喃葡萄糖苷（quercetin-7-*O*-*β*-*D*-glucopyranoside），芹菜素-7-*O*-*β*-*D*-吡喃葡萄糖苷（apigenin-7-*O*-*β*-*D*-glucopyranoside）。挥发油主要成分为丁基化羟基甲苯（butyl hydroxytoluene），十五烷（pentadecane），邻苯二甲酸二丁酯（dibutyl phthalate），2，6-二甲基萘（2，6-dimethylnaphthalene），癸酸乙酯（caprate acetate），十八烷（octacosane），3，7-二甲基-1，6-辛二烯-3-酮（3，7-dimethyl-1，6-octadiene-3-one）等。

【功用主治】 消积，解毒。主治小儿疳积，小儿头疮，中耳炎。

《广西民族药简编》："全草水煎服，治小儿疳积。"

【用法用量】 内服：煎汤，9～15 g。外用：捣敷；或煎水洗。

1092 水绵 shuǐ mián（《纲目》）

【异名】 薻、石衣（《尔雅》），水衣（《说文》），水苔（《尔雅》郭璞注），石发（《广雅》），陟厘（《别录》），侧梨（《药对》），水青苔（《滇南本草》）。

【基原】 为双星藻科水绵属植物光洁水绵、扭曲水绵和异形水绵等的藻体。

【原植物】 1. 光洁水绵 *Spirogyra nitida*（Dillw.）Link　又名：光亮水绵。

营养细胞阔 70～84 μm，长 93～300 μm。横壁平直；色素体 3～5 条，呈 1～5 圈螺旋；接合管由雌雄两配子囊形成，呈梯形接合。接合孢子囊圆柱形。接合孢子椭圆形，两端尖，长 105～189 μm，宽 55～90 μm，黄色。

生于水稻田、水池、水沟和藕塘中，夏、秋季为盛。分布于西南及河北、江苏、湖北、湖南、广东、宁夏等地。

2. 扭曲水绵 *S. intorta* Jao　又名：脆水绵（《全国中草药汇编》）。

营养细胞宽 25～29 μm，长 60～183 μm。横壁平直；色素体 1 条，呈 2～8 圈螺旋；藻丝常不规则弯曲或螺旋状扭曲；多梯形接合。接合孢子囊圆柱形，有时略胀大。接合孢子椭圆形，两端较尖，长 41～68 μm，宽 22～23 μm，成熟后褐色。

生于稻田和灌溉水渠中。春、夏两季常见。分布于湖北、四川等地。

3. 异形水绵 *S. varians* (Hassall) Kütz.

营养细胞阔 30～42 μm，长 30～135 μm。横壁平直，色素体 1 条，呈 1～9 圈螺旋，梯形接合及侧面接合。接合孢子囊多数向接合管一侧显著膨大。阔达 55 μm，不育细胞多膨大，宽 43 μm，接合孢子椭圆形，长 40～80 μm，宽 33～40 μm，成熟后黄褐色。

生于水沟、池塘、藕田及水渠中。四季均可生长。分布于华北、东北、华东、中南、西南、西北等地。

【采收加工】 5～6 月采收，洗净，晒干。

【药材】 水绵 *Alga Spirogyrae* 光洁水绵产于河北、宁夏、江苏、浙江、湖北、湖南、广东等地；扭曲水绵产于重庆和湖北等地；异形水绵产于北京、天津、山西、内蒙古、甘肃、宁夏等地。

性状 干品呈不规则片状，草绿至墨绿色，大小厚薄不一，表面可见细丝。质绵软，易碎裂，断裂处呈毛茸状。鲜品聚集成团状，黄绿色，有多数小气泡，藻丝可见，摸之有滑腻感。质柔软，易扯断。气腥，味咸。

【成分】 异形水绵含五没食子酰葡萄糖（pentagalloylglucose），即 3-*O*-双没食子酰-1，2，6-三没食子酰葡萄糖（3-*O*-digalloyl-1，2，6-trigalloylglucose）。

【药理】 酶抑制及抑菌作用 异形水绵甲醇提取物具有 α-葡萄糖苷酶抑制剂活性，且为竞争性抑制作用，还有一定 α-淀粉酶抑制活性。该提取物还对金黄色葡萄球菌、产气杆菌、黄色微球菌、普通变形菌、铜绿假单胞菌等均有抑制作用。该提取物对 Vero 细胞有一定细胞毒活性。异形水绵中的五没食子酰葡萄糖也有 α-葡萄糖苷酶抑制活性和抗菌活性。

【药性】 甘，平。

1.《别录》："味甘，大温，无毒。"

2.《开宝本草》："甘，温。"

3.《滇南本草》："甘，平，性热。"

【功用主治】 清热解毒，利湿。主治丹毒，痈肿，漆疮，烫伤，泄泻。

1.《别录》："主心腹大寒，温中消谷，强胃气，止泄痢。"

2.《日华子》："捣汁服，治天行病心闷。"

3.《本草衍义》："治渴疾。"

4.《纲目》："捣涂丹毒赤游。"

5.《滇南本草》："主治大小便虚冷，水泻，阴寒亦解，暖脐甚佳。采取煅之为末，可搽疔疮、黄水疮，痘疹顶陷亦有效。"

6.《全国中草药汇编》："清热解毒。主治丹毒，赤游，漆疮，烫火伤。"

【用法用量】 内服：煎汤，3～10 g。外用：鲜品洗净，捣敷。

【宜忌】《本草衍义》："治渴疾，仍须禁食盐。"

1093 水葱 shuǐ cōng （《救荒本草》）

【异名】 莞、苻蓠（《尔雅》），蒲蒻（《急就篇》），莞蒲（《汉书·东方朔传》），蔖、夫蓠（《说文》），葱蒲（《穆天子传》郭璞注），莞草（《众经音义》），蒲苹（《尔雅义疏》），水丈葱（《药材学》），冲天草、翠管草（《全国中草药汇编》），管子草（江苏），席子草（俗称）。

【基原】 为莎草科水葱属植物水葱的地上部分。

【原植物】 水葱 *Schoenoplectus tabernaemontani* （C. C. Gmel.）Palla［*Scirpus tabernaemontani* C. C. Gmel.；*S. validus* Vahl］ 又名：水葱蔗草。

多年生草本，高 1～2 m。匍匐根茎粗壮，有许多须根。秆高大，圆柱形，基部有叶鞘 3～4，仅顶生叶鞘有叶片。叶片线形，长 1.5～2 cm。苞片 1，为秆的延长，钻状，常短于花序。聚伞花序简单或复出，假侧生；小穗单生或 2～3 个簇生，长圆状卵形，先端急尖或钝圆，密生多数花；鳞片椭圆形或宽卵形，褐色，有 1 脉，边缘有缘毛，先端微凹；下位刚毛 6，有倒刺；雄蕊 3，花药线形；柱头 2，长于花柱。小坚果倒卵形，双凸状，平滑。花、果期6～9月。

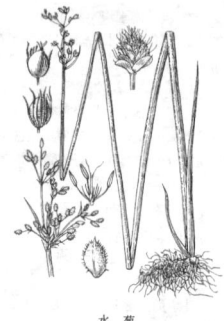

水 葱

生水边、浅水塘、沼泽地或湿地草丛中。分布几遍全国。

【采收加工】 7～9 月采收，切段，晒干。

【药材】 水葱 *Schoenoplecti Tabernaemontani Herba* 全国大部分地区均产。

性状 干燥茎呈扁圆柱形或扁平长条形，长 60～100 cm，直径 4～9 mm，或更粗。表面淡黄棕色或枯绿色，有光泽，具纵沟纹，节少，稍隆起，可见膜质叶鞘。质轻而韧，不易折断，切断面类白色，有许多细孔，似海绵状。有的可见淡黄色的花序。气微，味淡。

【炮制】 取原药材，除去杂质，洗净，闷润，切中段。干燥。筛去灰屑。

饮片性状 呈不规则的段。茎圆形或扁圆形。外表面灰绿色或黄绿色，有光泽，具纵直纹理，隐约可见横环纹；节少，稍隆起。质轻而韧，不易折断，切面类白色，有众多小孔似海绵状。气微，味淡。

贮干燥容器内，置通风干燥处。

【药性】 甘、淡，平。

《全国中草药汇编》："淡，平。"

【功用主治】 利水消肿。主治水肿胀满，小便不利。

1.《南京民间药草》："通利小便。"

2.《全国中草药汇编》："主治水肿胀满，小便不利。"

【用法用量】 内服：煎汤，5～10 g。

【选方】 治小便不利 水葱 12 g，蟋蟀 2 个（焙干研末）。煎汤服。（《宁夏中草药手册》）

1094 水蛭 shuǐ zhì （《本经》）

【异名】 蛭蝚、至掌、虮（《尔雅》），蚑（《别录》），马蜞（《本草经集注》），马蛭（《新修本草》），蜞、马蟥（《本草图经》），马鳖（《本草衍义》），红蛭（《济生方》），水蜞（《片玉心书》），蚂蝗蜞（《医林纂要》），黄蜞（《本草求原》），水麻贴（《河北药材》），沙塔干、肉钻子（《中药材手册》）。

【基原】 为医蛭科蚂蟥属动物蚂蟥、柳叶蚂蟥和医蛭属动物水蛭的全体。

【原动物】 1. 蚂蟥 *Whitmania pigra* (Whitman) 又名：水蚂蟥、宽线金蛭。

体大型，体长 60～120 mm，宽 13～14 mm。背面暗绿色，有 5 条纵纹，纵纹由黑色和淡黄色两种斑纹间杂排列组成。腹面两侧各有 1 条淡黄色纵纹，其余部分为灰白色，杂有茶褐色斑点。体环数 107，前吸盘小。腭齿不发达，不吸血。雄、雌生殖孔分别位于第三十三至第三十四、第三十八至第三十九环沟间。

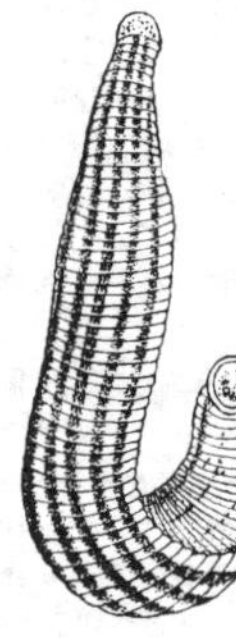

蚂 蟥

生活于水田湖沼中，吸食浮游生物、

小型昆虫、软体动物及腐殖质,冬季蛰伏土中。分布于东北及河北、江苏、浙江、安徽、江西、山东、湖北、湖南等地。

2. 柳叶蚂蟥 *W. acranulata* (Whitman)

体长25～28 mm,最宽处5～6 mm。体呈柳叶形,扁平,背微凹,棕绿色,有细密的绿黑色斑点,由此构成5条纵线。腹面浅黄色,甚平坦,散布着不规则的暗绿色斑。体节由5环组成,各环宽度相等。雌、雄生殖孔相距4环,均开口于环与环之间。眼10个,排列成马蹄形。前吸盘不显著,后吸盘圆大,吸附力强。肛门开口于背面末端。消化道末端两侧各有1个盲囊。

生活于溪流近岸处,不喜强光,有时吸附在水草的基部或阴影下的流水中或泥面上。以水中浮游生物和腐殖质为营养,一般不吸食动物血液。7～8月为产卵期。分布于河北、江苏、安徽、福建、湖北等地。

3. 水蛭 *Hirudo nipponica* (Whitman)　又名:医用蛭(《中药志》),线蚂蟥(通称)。

体长30～50 mm,宽4～6 mm。背面呈黄绿色或黄褐色,有5条黄白色的纵纹,但背部和纵纹的色泽变化很大。背中线的一条纵纹延伸至后吸盘上。腹面暗灰色,无斑纹。体环数103。雄、雌生殖孔分别位于第三十一至第三十二、第三十六至第三十七环沟,两孔相间5环。阴茎露出时呈细线状。眼5对,排列成马蹄形。口内有3个腭,腭背上有1列细齿,后吸盘呈碗状,朝向腹面。

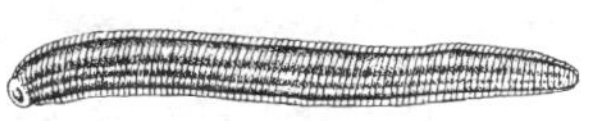
水　蛭

栖息于水田、沟渠中,吸人、畜血液。分布很广,我国南、北方均有。

【养殖】 *生活习性*　水蛭对水质和环境要求不严。水温一般在15～30 ℃时生长良好。10 ℃以下停止摄食,35 ℃以上影响生长。繁殖快,再生力强。雌雄同体,异体受精,由生殖带分泌物形成卵茧,受精卵直接在卵茧内发育。

养殖技术　池塘、沟渠、水田均可放养,也可建造饲养池。饲养池四周埂高1.8 m,水深0.8～1 m,大小据饲养量而定。可鱼蛭混养,但限于鲢鱼类。开始养殖时,捕捉野生水蛭作种苗。放养时各种品种分池饲养。投放饵料不宜过多,以防池水供氧不足和与水蛭争夺空间。池中还可适当投放一些萍类或水草植物,既可作螺、贝、草虾的饲料,又可为水蛭提供活动或栖息的场所。如见多数水蛭在水中游动不止,说明池内饵料不足,可用各种动物的血拌些草粉投放下去。

4月下旬至6月中旬为产卵期,每条水蛭一次产出卵茧4个左右,经16～25日,每个卵茧孵出幼蛭13～35条。如饵料丰富,饲养密度适合,水质环境较好,到9～10月即可长成成蛭。饲养管理水质应保持清洁新鲜。7月中旬至8月下旬气温高,应适当换水。北方冬季池水要深一些,以防冻死。新开池要投放一些牲畜粪,以培养浮游生物、调节水质和提高底面腐殖质。

为便于水蛭栖息和产卵,池底可放一些不规则石块和树枝,水池中间应建高出水面20 cm的土平台5～8个,每个平台约12 m²。池梗要设防逃沟,用砖砌成,沟宽12 cm,高8 cm,一半镶入土中,下雨时用密网拦住或在沟内撒些石灰,可防止水蛭随流水逃走。严禁水蛭天敌如乌鱼、鳝鱼、水鸟等进入。

【采收加工】 9～10月捕捉。可用一个丝瓜络或扎一把草束,浸上动物血,晾干后放入水中诱捕,2～3小时后提出,抖下水蛭,拣大去小,反复多次即可将池中大部分成蛭捕尽。捕后将水蛭洗净,用石灰或白酒将其闷死,或用沸水烫死,晒干或低温干燥。

【药材】 水蛭 *Hirudo*　全国大部分地区的湖泊、池塘以及水田中均有生产。

性状　蚂蟥　呈扁平纺锤形,有多数环节组成,长4～10 cm,宽0.5～2 cm。背部黑褐色或黑棕色,稍隆起,用水浸后可见黑色斑点排成5条纵纹;腹面平坦,橘黄色,两侧棕黄色,前端略尖,后端钝圆,两端各具1吸盘,前吸盘不显著,后吸盘较大。质脆,易折断,断面胶质状。气微腥,味咸。

柳叶蚂蟥　狭长而扁,长5～12 cm,宽0.1～0.5 cm。

水蛭　扁长圆柱形,体多弯曲扭转,长2～5 cm,宽0.2～0.3 cm。

鉴别　粉末特征:表皮层细胞略呈五边形,排列紧密,色泽黄,不甚透明。纤维长短不一,成束或单个存在,透明。纵肌纤维断面成群或单个存在,中空,外层增厚,可见增厚纹理。

品质标志　《中华人民共和国药典》2010年版规定:本品每1 g含抗凝血酶活性水蛭应不低于16.0 U,蚂蟥、柳叶蚂蟥应不低于3.0 U。

【成分】 水蛭和蚂蟥含17种氨基酸,其中人体必需氨基酸7种,占总氨基酸含量39%以上,以谷氨酸、天冬氨酸、亮氨酸、赖氨酸和缬氨酸含量较高。氨基酸总含量约占水蛭干重的49%以上。水蛭含有溶血甘油磷脂类:1-*O*-十六烷基-、1-*O*-十八碳基-、1-*O*-十四烷基-、1-*O*-9-*cis*-十六烷基-、1-*O*-十六酰-磷酰胆碱(1-*O*-hexadecanoyl-phosphocholine),三半乳糖基神经酰胺(trigalactosyl-ceramide)。此外,水蛭主要含蛋白质、肝素(heparin)、抗凝血酶(antithrombin),新鲜水蛭唾液中含有一种抗凝血物质名水蛭素(hirudin)。水蛭还富含有人体必需常量元素钠、钾、钙、镁等,铁、锰、锌、硅、铝等共28种微量元素。

【药理】 1. 对凝血系统的抑制作用　从鲜活水蛭头部分离的水蛭素是迄今最强的凝血酶特异性抑制剂,有抑制凝血酶、刺激成纤维细胞增生和平滑肌细胞收缩等作用。现已有人工重组水蛭素生产。水蛭鲜品抗凝活性大于干品,头部活性大于全体和尾部。水蛭正己烷提取物体外延长大鼠凝血时间的作用最强。水蛭和蚂蟥的水煎提取物均抑制家兔血小板聚集。蚂蟥超声提取物却能促进血小板聚集。蚂蟥水煎液的醇溶和非醇溶部分分别含抗凝和纤溶物质。去头蚂蟥醇提取物腹腔注射,抑制小鼠体内血栓和大鼠动-静脉旁路血栓形成。醇提取物体外提高兔红细胞膜和血小板膜流动性。水蛭水提取物灌胃,延长高分子葡聚糖所致血瘀模型大鼠的凝血时间,活化纤溶系统。

2. 影响血液流变学指标　蚂蟥水提取液、醇提取液、水煎醇沉液灌胃,降低正常大鼠全血黏度等。水煎醇沉液灌胃,降低寒冷血瘀模型大鼠血细胞比容、全血及血浆黏度。蚂蟥水煎醇提取液灌胃,减少血管内皮损伤血瘀模型大鼠的血管内皮细胞数,改善全血黏度等。

3. 抗动脉粥样硬化　水蛭粉饲喂,降低食饵性高胆固醇家兔血清中总胆固醇、三酰甘油及低密度脂蛋白水平,提高高密度脂蛋白,抑制脂质沉积,减少主动脉斑块面积等。浸膏饲喂动脉硬化模型家兔,拮抗内皮素mRNA在主动脉内膜的内皮细胞等的过度表达。水蛭粉饲喂,抑制动脉硬化后进行腔内血管成形术模型家兔的血管平滑肌细胞增生,降低再狭窄发生率。粗提取物灌胃抑制大鼠实验性动脉内膜增生。

4. 抑制脑血管疾病　水蛭粉灌胃,降低脑内注射全血或凝血酶的脑血肿模型大鼠的脑水肿及Na^+、Ca^{2+}含量,升高K^+含量。蚂蟥水煎醇沉液静脉注射,升高正常及缺血后犬脑血流量,降低血压。粗提取液喂饲脑出血大鼠,加快神经功能障碍的恢复,改善脑出血后下丘脑-垂体-靶腺轴功能紊乱,促进毛细血管和胶质细胞的增生。水煎醇提取液腹腔注射,降低大鼠脑缺血再灌注后脑细胞凋亡率。

5. 防治肾脏病变　水蛭粉饲喂,降低系膜增殖性肾小球肾炎模型家兔循环免疫复合物水平。水蛭液灌胃,预防肌注甘油所致大鼠初发期急性肾小管坏死。大鼠灌服煎剂,降低因双肾大部分切除致慢性肾功能不全而升高的血尿素氮和血肌酐。

6. 减轻糖尿病并发症　将水蛭混入普通饲料给药,减轻链脲佐菌素糖尿病模型大鼠肾脏和视网膜微血管病变,改善模型血液高凝、高黏现象，增强纤溶活性，提高血浆一氧化氮、全血谷胱甘肽过氧化物酶水平等。

7. 抗妊娠作用　蚂蟥煎剂灌胃，抑制小鼠怀孕。蚂蟥水煎剂成分(蛋白质)腹腔注射，对受孕小鼠有抗早孕作用。

8. 其他作用　水煎醇提取液腹腔注射，降低大鼠肺缺血再灌注后细胞凋亡率。水浸液灌胃或水蛭素静脉注射，改善垂体后叶素所致家兔心电图异常。提取液灌胃，诱导荷瘤小鼠白血病 L_{1210} 肿瘤细胞凋亡，提高荷瘤小鼠细胞免疫功能。颗粒饲喂微小血管吻合术后家兔模型，能抑制吻合口血栓形成，提高远期通畅率。蚂蟥水煎醇沉液灌胃，抑制小鼠巴豆油性耳肿胀、大鼠角叉菜胶性足跖肿胀等急、慢性炎症。水蛭可溶性抗原可用于检测慢性日本血吸虫病。水蛭素注入玻璃体，抑制兔外伤性增生性玻璃体视网膜病变细胞增殖和细胞外基质形成、分泌。

毒性　水蛭煎剂对雄性小鼠皮下注射的 LD_{50} 为15.28 g/kg。妊娠小鼠灌服煎剂，有致畸、堕胎作用。

【炮制】 1. 水蛭　取原药材，洗净，闷软，切段，干燥。

2. 制水蛭　取滑石粉或净砂子置锅内，用文火加热，加入净水蛭，拌炒至微鼓，取出，筛去滑石粉或砂子，放凉。

3. 米制水蛭　取净水蛭和米，倒入烧热的锅中，用文火加热，炒至米呈黄色时，取出，筛去米，晾凉。每 100 kg 水蛭，用米50 kg。

4. 油制水蛭　取净水蛭置锅内，用猪油炸至焦黄色，取出，沥去油，干燥。

饮片性状　水蛭参见"药材"项。制水蛭，形如水蛭，略鼓起，质酥脆，易粉碎。米制水蛭，形如制水蛭。油制水蛭，形如制水蛭，色焦黄，带油性。

贮干燥容器内，密闭，置通风干燥处，防蛀。

【药性】 咸、苦，平，有毒。归肝经。

1.《本经》："味咸，平。"

2.《别录》："苦，微寒，有毒。"

3.《品汇精要》："味厚于气，阴也。臭腥。"

4.《纲目》："肝经血分药。"

5.《要药分剂》："入肝、膀胱二经。"

6.《本草再新》："入肝、脾二经。"

【功用主治】 破血逐瘀，通经消癥。主治血瘀经闭，癥瘕痞块，跌打损伤。

1.《本经》："主逐恶血、瘀血、月闭，破血瘕积聚，无子，利水道。"

2.《别录》："堕胎。"

3.《药性论》："主破女子月候不通，欲成血劳、癥块。能治血积聚。"

4.《本草拾遗》："人患赤白游瘮及痈肿毒肿，取十余枚令啖病处，取皮皱肉白，无不差也。"

5.《本草衍义》："治伤折。"

6.《本草述》："治痛风血结。"

【用法用量】 内服：煎汤，3～9 g；或入丸、散，每次 0.5～1.5 g，大剂量每次 3 g。

【宜忌】 体弱血虚、孕妇、妇女月经期及有出血倾向者禁服。

1.《日华子》："畏石灰。"

2.《本草衍义》："畏盐。"

3.《品汇精要》："妊娠不可服。"

【选方】 1. 治妇人经水不利下，亦治男子膀胱满急有瘀血者　水蛭三十个(熬)，虻虫三十个(去翅、足，熬)，桃仁二十个(去皮、尖)，大黄三两(酒浸)。上四味为末，以水五升，煮取三升，去滓，温服一升。(《金匮要略》抵当汤)

2. 治月经不行，或产后恶露，脐腹作痛　熟地黄三两，虻虫(去头、足、翅，炒)，水蛭(用糯米同炒黄，去糯米)，桃仁(制)各五十个。上为细末，炼蜜丸梧桐子大。空心温酒下五丸。未知，加至七丸。(《妇人良方》地黄通经丸)

3. 治妇女经闭不行或产后恶露不尽，结为癥瘕，以致阴虚作热，阳虚作冷，食少劳嗽，虚证沓来　水蛭一两(不用炙)，生黄芪一两半，生三棱五钱，生莪术五钱，当归六钱，知母六钱，生桃仁六钱(带皮、尖)。上药七味，共为细末，炼蜜丸如桐子大。开水送服二钱，早、晚各一次。(《衷中参西录》理冲丸)

4. 治漏下去血不止　水蛭治下筛，酒服一钱许，日二，恶血消即愈。(《千金方》)

5. 治折伤　水蛭，新瓦上焙干，为细末，热酒调下一钱。食顷，痛可，更一服，痛止。便将折骨药封，以物夹定之。(《经验方》)

6. 治金疮，打损及高坠下、木石所压，内损瘀血，心腹疼痛，大小便不通，气绝欲死　红蛭(用石灰慢火炒令焦黄色)半两，大黄二两，黑牵牛二两。上各为细末。每服三钱，用热酒调下，如人行四五里，再用热酒调牵牛末二钱催之，须脏腑转下恶血成块或成片，恶血尽即愈。(《济生方》夺命散)

7. 治伤骨损折疼痛　水蛭(糯米炒黄，去米)、白绵(烧灰)、没药(另研)、乳香(另研)各等分，血余(童子小发)十五团(烧灰)。上为末。五十(岁)以上服一钱，二十(岁)以下服半钱，小儿服半字，温酒调下。(《普济方》接骨如神散)

8. 治男妇走注疼痛，麻木困弱　水蛭半两(糯米内炒熟)，麝香二钱半(另研)。上为细末。每服一钱，以温酒调下，不拘时，日进二服。(《证治准绳》)

9. 治发背，初作赤肿　取(活)水蛭置肿上，令饮血。(水蛭吸血后腹)胀自落，以新水养之即活。(《百一选方》)

10. 治小儿丹毒　用水蜞数条，放于红肿处，令吃出毒血。(《片玉心书》蜞针法)

【临床报道】 1. 治疗高脂血症　水蛭胶囊(每粒含生药 0.3 g)，每晚睡前用温开水送服 4～6 粒。30 日为 1 个疗程，连用 1～3 个疗程。治疗期间，停服其他降脂药物，控制高脂饮食，每日参加体育锻炼 0.5～1 小时。治疗 56 例患者，其中控制 26 例，显效 23 例，有效 4 例，无效 3 例，总有效率为 94.64%。三酰甘油增高型疗效优于胆固醇增高型，血瘀证疗效优于痰瘀证和痰浊证，但均无显著性差异($P>0.05$)。

2. 治疗脑梗塞　治疗组 50 例，明确诊断后第二日口服水蛭抗栓片(每片含水蛭 0.3 g、大黄 0.2 g)，每日 3 次，每次 10 片，饭后服用，15 日为 1 个疗程；对照组 28 例，明确诊断后第二日加用盐酸陪他啶氯化钠液静滴(含盐酸陪他啶 20 mg)，每日 500 ml，15 日为 1 个疗程。疗效结果：治疗组 50 例，基本治愈 12 例，占 24%；显效 19 例，占 38%；有效 16 例，占 32%；无效 3 例，占 6%，总有效率 94%。对照组 28 例，基本治愈 0 例；显效 0 例；有效 16 例，占 56%；无效 12 例，占 44%，总有效率 56%。治疗组总有效率均显著高于对照组($P<0.01$)。

3. 治疗脑出血　治疗组 35 例，在西医常规疗法基础上同期应用水蛭注射液 4 ml(含生药 1 g/ml)加入 5%葡萄糖溶液 250 ml 中静脉滴注，每日 1 次，连用 4 星期；对照Ⅰ组 31 例，在西医常规疗法治疗 3 日后，加用水蛭注射液 4 ml 加入 5%葡萄糖溶液 250 ml中静脉滴注，每日 1 次，连用 4 星期；另设对照Ⅱ组，单用西医常规疗法治疗 27 例作对照观察。3 组均于治疗 30 日后作疗效评定。治疗结果显示，治疗组总有效率 94.28%，对照Ⅰ组总有效率 77.41%，对照组总有效率 66.67%。治疗组与对照Ⅰ、Ⅱ组比较，$P<0.01$，有显著性差异。CT 复查脑血肿吸收情况表明，早期应用水蛭注射液治疗脑出血较后期应用和单纯西医常规疗法为优。经 CT 复查大部分病例，治疗组脑血肿完全吸收率较其他两组为高($P<0.05$)，临床疗效总有效率亦优于其他两组($P<0.01$)。对血液流变学亦有一定的影响，但与其他两组比较无统计学意义($P>0.05$)。说明早期应用水蛭注射液对促进脑血肿吸收、促进神经功能恢复具有显著的作用。

4. 治疗冠心病心绞痛　① 40 例患者均服用水蛭胶囊(0.25 g/粒)，每日 3 次，每次 4 粒，连服 6 星期，通过一般临床症状、心绞痛症状、全血黏度、心功能、心电图的观察，治疗总有效率分别为 82%、75%、81%、85%、53%。② 以水蛭注射液、黄芪注射液联合治疗气虚血瘀型冠心病心绞痛病例 50 例，并设对照组进行观察，治疗组以水蛭注射液 4～6 ml(含生药 1 g/ml)皮试阴性后加入 5%葡萄糖注射液250 ml，静脉滴注，每日 1 次；黄芪注射液 100 ml(含生药0.5 g/ml)，静脉滴注，每日 1 次。连用 2 星期为 1 个疗程，必要时休息 5 日再进行第二个疗程。治疗结果在症状缓解、心电图改善各方面，治疗组有效率优于对照组($P<0.01$)。

5. 治疗急性心肌梗死　水蛭组、常规治疗组各 21 例，均按 AMI 常规治疗，水蛭组另用水蛭注射液(皮试阴性)6～10 ml 加入 5%葡萄糖氧化钠溶液 100 ml 中静滴，1 小时内滴完。于第二至第十四日减量至 2～4 ml/日。结果：水蛭组冠脉再通率为 38.10%，显著高于常规治疗组(9.52%，$P<0.05$)。溶栓 6 小时内水蛭组无一例死亡；6～12 小时溶栓病死率水蛭组为 10.00%，显著低于常规治疗组(28.57%，$P<0.05$)，且水蛭组无一例发生出血倾向或发热等过敏反应。提示早期应用水蛭注射液溶栓治疗 AMI 可明显提高冠脉再通率，降低病死率，有较好的溶栓效果。

6. 治疗肺心病　用常规方法(抗炎、解痉、祛痰、补液)治疗 130 例肺心病急性发作期患者，其中 63 例加用水蛭粉，每次 1 g，每日 3 次，为观察组；67 例不加用水蛭粉。治疗 2 星期后观察结果如下：有效率，观察组为 90.5%，对照组 77.6%；死亡率，观察组为 9.5%，对照组 22.4%；症状改善，观察组在胸闷、气促、紫绀等方面有较明显好转；其他如血气分析、血黏度、甲皱与球结膜微循环等检查，观察组与对照组相比均有显著差别($P<0.05$)。

7. 治疗前列腺肥大　每次用水蛭粉 1 g，每日 3 次，装胶囊服。20 日为 1 个疗程，停用 1 星期后行第二个疗程，总疗程需 3～9 个不等。同时让患者不要憋尿，保持大便通畅。治疗 21 例，显效 16 例，有效 5 例。据观察，本品对 50 多岁患者效果较好，而年龄大、病程长者，取效较慢。未发现任何毒副作用。

【各家论述】 1.《汤液本草》："水蛭，苦走血，咸胜血，仲景抵当汤用虻虫、水蛭，咸苦以泄畜血，故《经》云有故无殒也。"

2.《本草经疏》："水蛭，味咸苦气平，有大毒，其用与虻虫相似，故仲景方中往往与之并施。咸入血走血，苦泄结，咸苦并行，故治妇人恶血、瘀血、月闭、血瘕积聚，因而无子者。血畜膀胱，则水道不通，血散而膀胱得气化之职，水道不求其利而自利矣。堕胎者，以其有毒善破血也。"

3.《本草汇言》："水蛭，逐恶血、瘀血之药也。方龙潭曰：按《药性论》言，此药行畜血、血癥、积聚，善治女子月闭无子而成干血痨者，此皆血留而滞，任脉不通，月事不以时下而无子。月事不以时下，而为壅为瘀，渐成为热、为咳、为黄、为瘦，斯干血痨病成矣。调其冲任，辟而成娠，血通而痨去矣。故仲景方入大黄蟅虫丸而治干血、骨蒸、皮肤甲错、咳嗽成劳者；入鳖甲煎丸而治久疟疟母、寒热面黄、腹胀而似劳者；入抵当汤、丸而治伤寒小腹鞕满、小便自利、发狂而属畜血证者。"

4.《本草经百种录》："凡人身瘀血方阻，尚有生气者易治，阻之久，则无生气而难治。盖血既离经，与正气全不相属，投之轻药，则拒而不纳，药过峻，又反能伤未败之血，故治之极难。水蛭最喜食人之血，而性又迟缓善入，迟缓则生血不伤，善入则坚积易破，借其力以攻积久之滞，自有利而无害也。"

5.《衷中参西录》："凡破血之药，多伤气分，惟水蛭味咸专入血分，于气分丝毫无损。且服后腹不疼，并不觉开破，而瘀血默消于无形，真良药也。愚治妇女月闭癥瘕之证，其脉不虚弱者，恒用水蛭轧细，开水送服一钱，日两次，虽数年瘀血坚结，一月可以尽消。"

6.《衷中参西录》："水蛭最宜生用，甚忌火炙。近世方书，多谓水蛭必须炙透方可用，不然则在人腹中，能生殖若干水蛭害人，诚属无稽之谈。曾治一妇人，经血调和，竟不产育。细询之，少腹有癥瘕一块。遂单用水蛭一两，香油炙透为末。每服五分，日两次，服完无效。后改用生者，如前服法，一两犹未服完，癥瘕尽消，逾年即生男矣。惟气血亏损者，宜用补助气血之药佐之。"

1095 水蕨 shuǐ jué 《纲目》

【异名】 荁(《吕氏春秋》)，龙须菜(《植物名实图考》)，水柏(《浙江药用植物志》)，水芹菜(《台湾药用植物志》)，水扁柏、水柏枝、水铁树、水松草(《广西药用植物名录》)。

【基原】 为水蕨科水蕨属植物水蕨的全草。

【原植物】 水蕨 *Ceratopteris thalictroides* (L.) Brongn. [*Acrostichum thalictroides* L.; *C. siliquosa* (L.) Copel.]

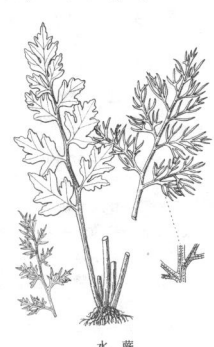

水　蕨

植株高 30～80 cm。绿色，多汁。根茎短而直立，以须根固着于泥土中。叶簇生，二型；叶柄长 10～40 cm，营养叶直立或幼时漂浮；叶片软纸质，无毛，长圆形，长 10～30 cm，宽 5～20 cm，二至四回羽裂；末回裂片线状披针形或披针形，长约 20 cm，宽约 6 mm，顶端圆钝，基部沿小羽轴下延成阔翅，全缘；孢子叶较大，叶片长圆形或卵状三角形，长 15～40 cm，宽 10～20 cm，二至三回深羽裂；末回裂片线形，角果状，长 1.5～4.5 cm，宽约 2 mm，先端渐尖，边缘薄而透明，强度反卷至中脉，状如假囊群盖；叶脉网状，网眼狭五角形，无内藏小脉。孢子囊群沿孢子叶裂片的网脉疏生，幼时为反卷的叶边覆盖，成熟后多少张开。

生于池塘浅水处、水田或浅水沟中，有时漂浮于深水面上。分布于华东、中南及四川、云南、台湾等地。

【采收加工】 7～9 月采收，洗净泥土，晒干或鲜用。

【药性】 苦，寒。

1.《纲目》："甘、苦，寒，无毒。"

2.《全国中草药汇编》："甘、淡，凉。"

【功用主治】 消积，散瘀，解毒，止血。主治腹中痞块，痢疾，小儿胎毒，疮疖，跌打损伤，外伤出血。

1.《纲目》："腹中痞积，淡煮食，一二日即下恶物。"

2.《全国中草药汇编》："散瘀拔毒，镇咳，化痰，止痢，止血。主治胎毒，痰积，跌打，咳嗽，痢疾，淋浊。外用治外伤出血。"

3.《浙江药用植物志》："消积，散瘀，解毒。治跌打损伤，疮疖。"

4.《台湾药用植物志》："叶敷皮肤病。"

【用法用量】 内服：煎汤，15～30 g。外用：捣敷。

【宜忌】 《纲目》："(痞积下后)忌杂食一月余乃佳。"

【选方】 1. 治痢疾　水蕨 15 g，酢浆草 15 g。煎服。

2. 治跌打损伤　水蕨 15 g。煎服，并取适量捣敷。(1、2 方出自《中国药用孢子植物》)

1096 水蓼 shuǐ liǎo 《新修本草》

【异名】 蓼、蔷、蔷虞(《说文》)，虞蓼(《尔雅》)，泽蓼(《尔雅》郭璞注)，辣蓼草(《本草求原》)，柳蓼、川蓼(《植物学大辞典》)，药蓼子草、红蓼子草(《重庆草药》)，白辣蓼(《中国药用植物图鉴》)，胡辣蓼(《东北植物药图志》)，辣蓼、辣柳草、辣子草、水红花(《云南中草药》)，红辣蓼(《常用中草药彩色图谱》)，水辣蓼(《浙江民间常用草药》)。

【基原】 为蓼科蓼属植物水蓼的地上部分。

【原植物】 水蓼 *Polygonum hydropiper* L.[*Persicaria hydropiper* (L.) Spach]

一年生草本,高 20~60 cm。茎直立或斜升,不分枝或基部分枝,无毛,基部节上有不定根。单叶互生;有短叶柄;托叶鞘筒形,长约1 cm,褐色,膜质,疏生短伏毛,先端截形,有短睫毛;叶片披针形,长 4~8 cm,宽 0.8~2 cm,先端渐尖,基部楔形,两面有黑色腺点,叶缘具缘毛。穗状花序顶生或腋生,细长,上部弯曲,下垂,长 4~10 cm,苞片漏斗状,有褐色腺点;花被4~5 深裂,裂片淡绿色或淡红色,密被褐色腺点;雄蕊 6;花柱 2~3,基部合生,柱头头状。瘦果卵形,侧扁,暗褐色,具粗点。花、果期 6~10 月。

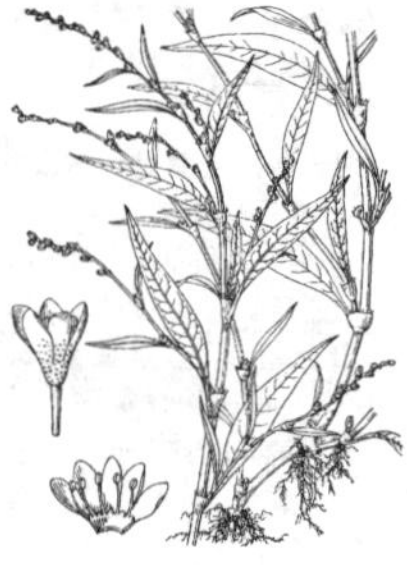
水 蓼

生于湿地、水边或水中。全国大部分地区有分布。

本植物的根(水蓼根)、果实(蓼实)亦供药用,另设专条。

【栽培】 生物学特性 生长于低山和平坝半阴的潮湿处或浅水中。在肥沃的黏土和砂土里生长较好。

繁殖方法 用种子繁殖:8~10 月采割成熟果序,晒干脱粒,贮藏备用。3~4 月播种。开宽 1.3 m 畦,按行窝距各约 25 cm 开窝,将种子与火灰、人畜粪水拌匀,撒播窝里。

田间管理 苗高 10~15 cm时匀苗、补苗,每窝留苗 5~6 株,并除草、松土、追肥 1 次,苗高 20~25 cm时再进行 1 次,施肥量要较前稍多。

【采收加工】 在播种当年 7~8 月花期,割起地上部分,铺地晒干或鲜用。

【药材】 水蓼 *Polygoni Hydropiperis Herba* 主产于湖北、湖南、广东、广西、四川、贵州等地。

性状 茎圆柱形,有分枝,表面灰绿色或棕红色,有细棱线,节膨大;质脆,易折断,断面浅黄色,中空。叶互生,有柄;叶片皱缩或破碎,完整者展平后呈披针形或卵状披针形,先端渐尖,基部楔形,全缘,上表面棕褐色,下表面褐绿色,两面有棕黑色斑点及细小的腺点;托叶鞘筒状,紫褐色,缘毛长 1~3 mm。总状穗状花序长4~10 cm,花簇稀疏间断;花被淡绿色,5 裂,密被腺点。气微,味辛辣。

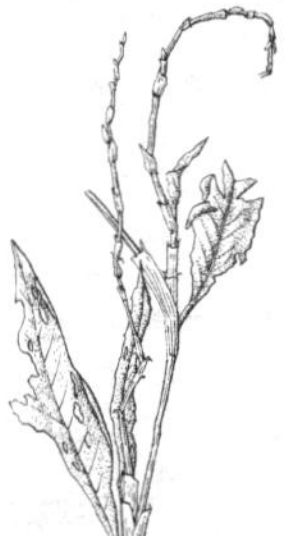
水蓼(地上部分)外形

鉴别 (1) 茎横切面:表皮为 1 列长方形细胞,外被角质层。下皮层为 2~3 列厚角细胞。皮层为数列薄壁细胞,含草酸钙簇晶。中柱鞘纤维断续排列成环,壁木化。韧皮部较窄。形成层成环。木质部导管单个或数个相聚,呈放射状排列。射线宽 6~13 列细胞。髓部薄壁细胞大,含草酸钙簇晶及淀粉粒;中心部分常成空隙。

(2) 取本品粉末 1 g,加乙醇 10 ml,加热回流 10 分钟,滤过。取滤液 2 ml,加镁粉少量与盐酸 3 滴,水浴上加热,显樱红色(检查黄酮)。

(3) 薄层色谱:取样品粉末 1 g,加乙醇 15 ml,热回流2 小时,滤过。滤液浓缩成稠膏状,加乙醇 0.5 ml 溶解,作供试品溶液。以槲皮素乙醇溶液为对照品。分别点于同一聚酰胺薄层板上,用乙醇-水(7:3)展开,展距 7.5 cm,取出晾干,喷 5%三氯化铝乙醇试液,置紫外灯(365 nm)下观察。供试品色谱在与对照品色谱的相应位置,显相同颜色的荧光斑点。

【成分】 全草含水蓼二醛(polygodial, tadeonal),异水蓼二醛(isopolygodial, isotadeonal),密叶辛木素(confertifolin),水蓼酮(polygonone),水蓼素-7-甲醚(persicarin-7-methylether),水蓼素(persicarin),(6*S*, 9*S*)-长春花苷〔(6*S*, 9*S*)-roseoside〕。黄酮类成分:槲皮素(quercetin),槲皮苷(quercitrin),槲皮黄苷(quercimeritrin),金丝桃苷(hyperoside);酚酸类:顺及反-阿魏酸(ferulic acid),顺及反-芥子酸(sinapic acid),香草酸(vanillic acid),丁香酸(syringic acid),草木犀酸(melilotic acid),顺及反-对香豆酸(*p*-coumaric acid),对羟基苯甲酸(*p*-hydroxybenzoic acid),龙胆酸(gentisic acid),顺及反-咖啡酸(caffeic acid),原儿茶酸(protocatechuic acid),没食子酸(gallic acid),对羟基苯乙酸(*p*-hydroxyphenyl acetic acid),绿原酸(chlorogenic acid),水杨酸(salicylic acid),并没食子酸(ellagic acid)。另含精油成分 53 种,主要为 1-水芹烯(1-phellandrene),1-异丙烯基-甲基苯(1-isopropenyl-methyl-benzene),姜烯(zingiberene),α-侧柏烯(α-thujene),β-丁香烯(β-caryophyllene),α-蒎烯(α-pinene),γ-松油烯(γ-terpinene),反-α-佛手柑油烯(*trans*-α-bergamotene),α-葎草烯(α-humulene),顺-α-艾叶甜没药烯(*cis-alpha*-bisabolene),姜黄烯(curcumene),β-榄香烯(β-elemene),(*Z*)-β-金合欢烯〔(*Z*)-β-farnesene〕。

地上部分还含聚胡椒酸(polypiperic acid),酰基葡萄糖基甾醇(acylglucosyl sterol)。

叶中含异水蓼醇醛(isopolygonal),水蓼醛酸(polygonic acid),11-乙氧基桂皮内酯(11-ethoxycinnamolide),水蓼二醛缩二甲醇(polygodial acetal),11-羟基密叶辛木素(valdiviolide),7, 11-二羟基密叶辛木素(fuegin),八氢三甲基萘醇二醛(warburganal),八氢三甲基萘甲醇(drimenol),异十氢三甲基萘并呋喃醇(isodrimeninol),花白苷(leucoanthocyanin)。另含黄酮生物成分:槲皮素-3-硫酸酯(quercetin-3-sulphate),异鼠李素-3, 7-二硫酸酯(isorhamnetin-3, 7-disulphate),柽柳素-3-葡萄糖苷-7-硫酸酯(tamarixetin-3-glucoside-7-sulphate),7, 4′-二甲基槲皮素(7, 4′-dimethylquercetin),3′-甲基槲皮素(3′-methylquercetin),异槲皮苷(isoquercitrin),没食子酰槲皮苷(galloylquercitrin)。

【药理】 1. 抗炎、镇痛作用 水蓼对巴豆油所致大鼠肉芽肿急性炎症有抗炎作用,降低毛细血管和细胞的通透性,减少炎症渗出,抑制结缔组织增生。水蓼己烷、乙酸乙酯和甲醇提取物对醋酸引起的小鼠扭体反应有抑制作用,其中乙酸乙酯提取物作用最强。

2. 抗肿瘤、抗突变作用 水蓼水提取物抑制苯并芘对鼠伤寒沙门菌的致突变性。粗提取物轻度抑制 EB 病毒活性,其有效成分对肿瘤促进剂 TPA 所致 EB 病毒活化有抑制作用,还抑制小鼠体内二甲基苯并蒽(DMBA)诱发的乳头瘤。

3. 抗氧化作用 水蓼叶中的 10 种黄酮类物质体外有较强的抗氧化作用,作用最强的是没食子酰槲皮苷。叶中所含槲皮素-3-硫酸酯、异鼠李素-3,7-二硫酸酯等抗氧化作用均强于生育酚。在消除黄嘌呤-黄嘌呤氧化酶诱导产生阴离子的试验中作用均强于槲皮素。

4. 抗微生物作用 水蓼二醛和八氢三甲基萘醇二醛有抗真菌作用。八氢三甲基萘醇二醛还有较强的细胞毒作用、抗微生物作用和灭螺作用。

5. 其他作用 水蓼煎剂灌胃,抑制番泻叶所致小鼠大肠性腹泻和蓖麻油所致小鼠小肠性腹泻,还抑制乙酸所致小鼠腹膜的急性炎性渗出。水蓼中黄酮类硫酸盐抑制晶状体醛糖还原酶。异鼠李素-3,7-二硫酸酯作用最强,对消旋-甘油醛和 NADPH 还有非竞争性抑制作用。水溶性成分有溶血作用。水蓼二醛有抗补体活性。水蓼能收缩离体豚鼠子宫。

【炮制】 取原药材,除去杂质,抢水洗净,切段,干燥。

饮片性状 为不规则的小段,茎、叶、花混合。茎圆形,表面灰绿色或棕红色,节膨大,切面浅黄色。叶片皱缩或破碎,上表面棕褐色,下表面褐绿色,有棕色斑点及细小半透明的腺点,托叶鞘筒状,紫褐色,具绒毛。花小,穗状花序,淡绿色或粉红色。气微,味辛辣。

贮干燥容器内,置通风干燥处。

【药性】 辛、苦,平。归脾、胃、大肠经。

1.《千金方》:"辛。"

2.《日华子》:"味辛,冷。无毒。"

3.《品汇精要》:"味辛,性冷散。气之薄者,阳中之阴。"

4.《本草药性大全》:"味辛,气凉。"

5.《纲目》:"苗叶:辛,温。"

6.《本草求原》:"苦、涩,平。"

7.《福建药物志》:"辛、苦,微温。"

8.《四川中药志》1982年版:"苦、辛,平。"

【功用主治】 行滞化湿,散瘀止血,祛风止痒,解毒。主治湿滞内阻,脘闷腹痛,泄泻,痢疾,小儿疳积,崩漏,血滞经闭,痛经,跌打损伤,风湿痹痛,便血,外伤出血,皮肤瘙痒,湿疹,风疹,足癣,痈肿,毒蛇咬伤。

1.《别录》:"归舌,除大小肠邪气,利中益志。"

2.《新修本草》:"主被蛇伤,捣敷之。绞取汁服,止蛇毒入腹心闷者。又水煮渍脚捋之,消脚气肿。"

3.《本草拾遗》:"蓼主痃癖,每日取一握煮服之。又霍乱转筋,多取煮汤及热捋脚。叶捣敷狐刺疮;亦主小儿头疮。"

4.《本草药性大全》:"去痃癖胀疼,水蛊黄肿腹膨,用蒸汗出立愈。"

5.《纲目》:"杀虫,伏砒。"

6.《本草求原》:"洗湿热瘙癞,擦癣。其汁能毒蚯蚓,杀虫之功也,故作神曲用之。"

7.《植物名实图考》:"治跌打损伤,通筋骨。"

8.《重庆草药》:"治巴骨流痰。"

9. 广州部队《常用中草药手册》:"治菌痢,肠炎,风湿痛,皮肤湿疹。"

10.《河北中草药》:"止血。用于月经过多,功能性子宫出血,便血,外伤出血。"

【用法用量】 内服:煎汤,15~30 g,鲜品 30~60 g;或捣汁。外用:煎水浸洗;或捣敷。

【宜忌】 1.《千金方》:"黄帝云:蓼食过多有毒,发心痛。和生鱼食之,令人脱气,阴核疼痛求死。妇人月事来,不用食蓼及蒜,喜为血淋、带下。二月勿食蓼,伤人肾。扁鹊云:蓼,久食令人寒热,损骨髓,杀丈夫阴气,少精。"

2.《本草拾遗》:"蓼畜食、生食,令气夺乏,令阴痿。"

【选方】 1. 治胃脘冷,不能饮食,耳目不聪明,四肢有气,冬卧脚冷 八月三日取蓼曝燥,把之如五升大六十把,水六石,煮取一石,去滓,以酿酒,如常法。随多少饮之。(《千金方》蓼酒)

2. 治小儿冷痢 蓼叶一升,捣汁服。(《千金方》)

3. 治干霍乱不吐利,四肢烦,身冷汗出 水蓼(切)、香薷(择切)各二两。上二味,以水五盏,煎取三盏,去滓,分温三服。(《圣济总录》水蓼饮)

4. 治小儿疳积 水辣蓼全草15~18 g,麦芽12 g。水煎,早、晚饭前2次分服,连服数日。(《浙江民间常用草药》)

5. 治风湿疼痛 水蓼15 g,威灵仙9 g,桂枝6 g。煎服。(《安徽中草药》)

6. 治咽喉肿痛 鲜辣蓼花序1把。捣烂取汁,兑白糖服,每次服60 g。(《河南中草药手册》)

7. 治蛇头疔 鲜水蓼、芋叶柄各20 g。捣烂加热敷患处。(《福建药物志》)

8. 治头疮久不瘥 以蓼末蜜和涂之,有虫出而愈,不作瘢。(《小儿卫生总微论方》)

9. 治水毒 取蓼捣汁一盏渐饮;兼以涂身令周匝,立瘥,用酒调。(《普济方》)

10. 治阴发背,黑凹而不知痛者 鲜蓼草十斤(晒干烧存性,淋灰汁熬膏子半碗听用),风化窑脑一两(即石灰)。二味调匀入磁罐收贮封固。如遇阴毒,将笔蘸点在患处,不二次退透知痛,出黑水血尽,将膏药贴之自愈。(《外科启玄》)

11. 治丝虫性淋巴管炎 水蓼煎水,熏洗患处;另取水蓼15 g,黄柏9 g,车前子12 g(布包),煎服。(《安徽中草药》)

12. 治蛇咬 用水蓼捣汁饮,滓敷伤处。(《卫生易简方》)

【临床报道】 1. 治疗细菌性痢疾、肠炎 用水蓼鲜全草加工成干浸膏粉,装胶囊,每粒含0.25 g。成人0.5~0.75 g,每日服4次,小孩依年龄酌减。重症可用干草60~90 g(鲜草加倍)煎,分2次服,每日4次,总量120~180 g,直至症状消失后再服1剂。治疗细菌性痢疾、肠炎182例,有效率约95%,疗程1~3日。有报道用30%水蓼煎剂每次100 ml,每日服2次,小儿酌减,治疗细菌性痢疾108例,痊愈105例,3例配合其他药物治愈。疗程2~5日。

2. 治疗子宫出血 采用水蓼开花时的地上部分,切碎。取1 000 g置玻璃容器内,以30%乙醇2 000 ml浸没,常温静置48小时(每日搅拌3次),然后过滤,得滤液约2 000 ml,密闭贮存。每服20 ml,每2小时服1次。共治疗子宫出血20例,疗程1~4日,全部治愈。

【各家论述】 《本草经疏》:"水蓼味辛性冷而无毒。阴中微阳,冷而辛,所以解蛇毒入内心闷,及水煮渍捋脚,消气肿也。"

1097 水鳖 shuǐ biē 《庚辛玉册》

【异名】 水白、水苏(《别录》),芣菜(《本草拾遗》),马尿花、水旋覆(《滇南本草》),油灼灼(《野菜赞》),白苹(《滇南本草》整理本)。

【基原】 为水鳖科水鳖属植物水鳖的全草。

【原植物】 水鳖 *Hydrocharis dubia* (Bl.) Backer [*Pontederia dubia* Bl.; *H. asiatica* Miq.]

浮水草本,须根长可达30 cm。匍匐茎发达,节间长3~15 cm,先端产生越冬芽。叶簇生;叶柄长1~8 cm;叶片圆形或心形,长4.5~5 cm,宽5~5.5 cm,全缘,叶背面有蜂窝状贮气组织,并具气孔。花单性,雌雄同株,生于叶腋;雄花序腋生,花序梗长0.5~3.5 cm,叶状佛焰苞2,具红紫色条纹,苞内雄花5~6朵,花梗长5~6.5 cm,萼片3,具红色斑点,花瓣3,黄色,雄蕊12枚;雌花白色,单生于佛焰苞内,花被和雄花同数,具成对的6枚退化雄蕊,子房下位,卵形,6室,柱头6,线形,先端2裂。果实浆果状,倒卵形,内具种子多枚。花、果期8~10月。

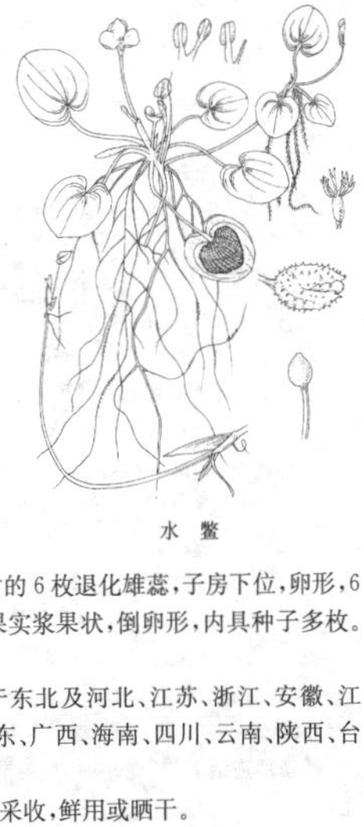

水 鳖

生于静水池沼间。分布于东北及河北、江苏、浙江、安徽、江西、山东、河南、湖北、湖南、广东、广西、海南、四川、云南、陕西、台湾等地。

【采收加工】 7~10月季采收,鲜用或晒干。

【药性】 苦，寒。

《滇南本草》："味苦、微咸，性微寒。"

【功用主治】 清热利湿。主治湿热带下。

1.《别录》："下气，以淋浴生毛发。"

2.《滇南本草》："治妇人赤白带。"

3.《福建药物志》："治白带。"

【用法用量】 内服：研末，2～4 g。

1098 水八角 shuǐ bā jiǎo（《分类草药性》）

【异名】 花鸡公、一口血、枫香细辛（《四川中药志》），蜈蚣七、血蜈蚣（《湖北中草药志》），虎爪龙、水黄连、水蜈蚣、风吹不动（《江西草药》），酸猴儿（《全国中草药汇编》）。

【基原】 为秋海棠科秋海棠属植物掌裂叶秋海棠的根茎。

【原植物】 掌裂叶秋海棠 *Begonia pedatifida* Lévl.

多年生肉质草本，高 35～40 cm。无茎，根状茎粗而横走。通常有 1～2 叶；叶柄超过叶片长近 2 倍，疏被褐色长柔毛；叶片近圆形，长、宽各 12～15 cm，掌状深裂达基部不远处，基部心形，近对称；裂片 5～6，长圆状披针形，先端长渐尖，基部两侧 1 片较短，中部的最长，再分裂，边缘有疏锯齿。2 歧聚伞花序有 5～6 花，总花梗从根茎生出，长 25～34 cm，无毛；花淡红色，直径 3～4 cm，雄花花被片 4，二大二小；雌花花被片 5，四大一小；子房 2 室。蒴果有 3 翅，其中有一翅特别大。果期 9～10 月。

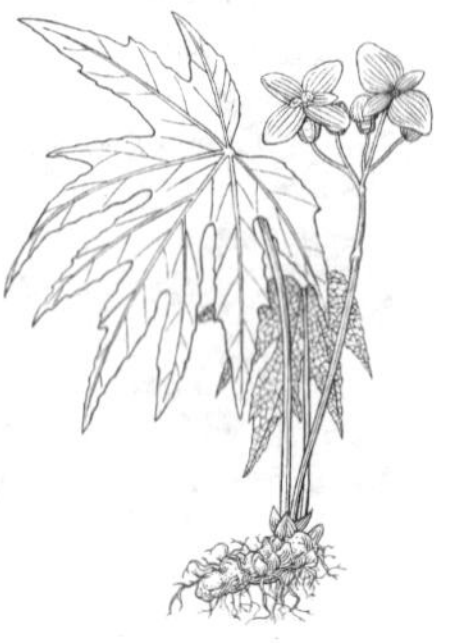

掌裂叶秋海棠

生于林下的阴湿处。分布于西南及江西、湖北、湖南、广东、广西等地。

【栽培】 生物学特性 喜温暖、潮湿、凉爽的环境。怕烈日直射，耐湿，忌干旱。以含腐殖质丰富而疏松肥沃的砂质壤土栽培为宜。

繁殖方法 用种子繁殖。秋季采收成熟饱满的种子，晒干后即播种。种子与草木灰或细土拌均匀撒播于苗床上，覆细土 0.5 cm，盖草，浇水保湿。出苗揭去盖草，待苗高 10 cm 左右，按行株距 30 cm×30 cm 开穴，每穴栽 2～3 株，紧压，浇足定根水。

田间管理 幼苗出土后，及时中耕除草，生长至封行时，不再中耕除草，每年春夏间和秋冬间各追施草木灰、厩肥或堆肥 1 次，种植地要经常保持半荫蔽和潮湿的生长环境。

【采收加工】 9～10 月采挖，切片，晒干或鲜用。

【药材】 水八角 *Begoniae Pedatifidae Rhizoma* 主产于江西、湖南、湖北、四川、贵州、云南、广西、广东等地。

性状 根茎粗而横走，呈不规则长块状，长 2～6 cm，直径 0.5～1 cm。表面红棕色或棕褐色，密生须根，并有鳞片及芽。质硬，不易折断，断面纤维性，显浅黄色，略带褐色。气微，味酸。

【成分】 含有芦丁（rutin），槲皮素（quercetin）。

【药性】 酸，凉。

1.《分类草药性》："味甘，无毒。"

2.《四川中药志》1960 年版："性平，味酸。"

3.《江西草药》："性寒，味酸。"

4.《四川中药志》1979 年版："酸，凉。"

5.《湖北中草药志》："淡，涩，平。"

【功用主治】 活血止血，利湿消肿，止痛，解毒。主治吐血，尿血，崩漏，外伤出血，水肿，胃痛，风湿痹痛，跌打损伤，疮痈肿毒，蛇咬伤。

1.《分类草药性》："治黄肿。"

2.《江西草药》："祛风活血，利水消肿。"

3.《全国中草药汇编》："散瘀，止血消肿，止痛。主治吐血，子宫出血，胃痛，风湿性关节炎；外用治跌打损伤肿痛，毒蛇咬伤。"

4.《四川中药志》1979 年版："活血，止血，解毒，疗疮。用于吐血，血崩，外伤出血，虫蛇咬伤，疮疖肿痛。"

5.《湖北中草药志》："用于血虚，血栓性静脉炎。"

【用法用量】 内服：煎汤，9～15 g，鲜品 30～60 g；或研末，6～9 g。外用：鲜品捣敷；或研末撒。

【选方】 1. 治全身浮肿，尿血 裂叶秋海棠根 18 g，乌韭根 15 g，车前 9 g。水煎服。（《江西草药》）

2. 治外伤出血 蜈蚣七、天南星各等量。共研细末，撒敷伤口。（《湖北中草药志》）

3. 治胃痛 裂叶秋海棠 12～16 g，甜酒适量。水煎。酌加糖调服。（江西《草药手册》）

4. 治急性关节炎 裂叶秋海棠根 15 g。水酒煎服；若关节痛甚，用裂叶秋海棠鲜根适量，酒糟少许，捣烂外敷。

5. 治跌打损伤 裂叶秋海棠根适量，晒干研末，每服 6 g，开水送服；另用鲜根适量，甜酒糟少许，捣烂外敷。（5、6 方出自《江西草药》）

6. 治无名肿毒，穿盘疽 裂叶秋海棠根适量捣敷。（江西《草药手册》）

7. 治血栓性静脉炎 蜈蚣七 30 g，瓜子金根、香血藤各 15 g。水、酒各半煎服。（《湖北中草药志》）

8. 治五步蛇、银环蛇咬伤 裂叶秋海棠根 30 g，大青叶 15 g，万年青叶三片（均鲜）。水煎服，药渣捣烂外敷。（《江西草药》）

9. 治麻风 裂叶秋海棠鲜根 90 g。煎水服。（江西《草药手册》）

1099 水飞蓟 shuǐ fēi jì（《全国中草药汇编》）

【异名】 水飞雉、奶蓟、老鼠簕（《全国中草药汇编》）。

【基原】 为菊科水飞蓟属植物水飞蓟的瘦果。

【原植物】 水飞蓟 *Silybum marianum*（L.）Gaertn.［*Carduus marianus* L.］

一年生或二年生草本，高 30～120 cm。茎直立，多分枝，有棱条。基生叶大，莲座状，具柄，叶片长椭圆状披针形，长 15～40 cm，宽 6～14 cm，羽状深裂，缘齿有硬刺尖，叶上面具光泽，有很多乳白色斑纹，下面被短毛，脉上被长糙毛，中脉于叶背显著凸出；茎生叶较小，基部抱茎。头状花序，直径 4～6 cm，顶生或腋生，弯垂；总苞宽，近球形；总苞片多层，质硬，具长刺，或外层的先端突尖；花托肉质，具硬托毛；花全为管状花，两性；淡紫色或紫红色，亦有白色。瘦果，椭圆形，长约 7 mm，宽约 3 mm，棕色或深棕色，表面有纵纹，腺体突起；冠毛白色，刚毛状。花、果期 5～10 月。

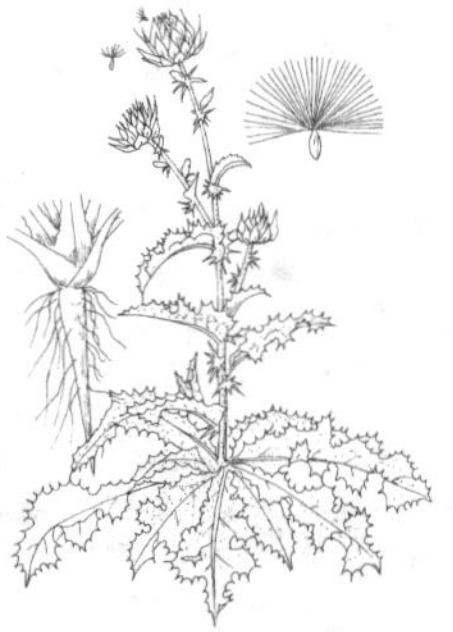

水 飞 蓟

生于通风、凉爽、干燥和阳光充足的荒滩地、盐碱地等处。现华北、西北地区有引种栽培。原产南欧至北非。

【采收加工】 7～9 月采收，晒干。

【成分】 果中含黄酮类成分：槲皮素（quercetin），二氢山柰酚

(dihydrokaempferol),水飞蓟素(silybin,SB),3-羟基水飞蓟莫林(silydianin),次水飞蓟素(silychristin),水飞蓟莫林(silymonin),水飞蓟兰君(silandrin),异次水飞蓟素(isosilychristin),去氧水飞蓟宁(silymonin),水飞蓟宁(silydianin),3,5,7-三羟基色酮(3,5,7-trihydroxy chrome-4-one),(2*S*,3*S*)-(−)-毒叶素〔(2*S*,3*S*)-(−)-taxifolin〕和水飞蓟亭(silychristin),水飞蓟马林(silymarin),2,3-脱氢水飞蓟素(2,3-dehydrosilybin)。脂肪酸:亚麻酸(linolenic acid),亚油酸(linoleic acid),油酸(oleic acid),棕榈酸(palmitic acid),硬脂酸(stearic acid),花生四烯酸(arachidic acid),山嵛酸(behenic acid)。

种子中含黄酮:水飞蓟醇(silybonol);花旗松素,去氢水飞蓟素(dehydrosilybin),次水飞蓟素,水飞蓟素,3-羟基水飞蓟莫林,2,3-去氢水飞蓟马林(2,3-dehydrosilymarin),2,3-去氢次水飞蓟素(2,3-dehydrosilychristin);盐酸甜菜碱(betaine hydrochloride)。氨基酸:半胱氨酸,甘氨酸,谷氨酸,2-氨基丁酸,亮氨酸,酪胺;脂肪酸主要为 $C_{16:0}$(9.4%)、$C_{18:1}$(27.1%)、$C_{18:2}$(55.3%);甾醇类:胆甾醇(cholesterol),菜油甾醇(campesterol),豆甾醇(stigmasterol),谷甾醇(sitosterol),4-甲基-24-亚乙基-7-胆甾烯醇(24-ethylidenelophenol)。种子还含有 silycristine(SCN),维生素 E,α-生育酚。

另含有黄酮木脂素:silibinin,silicristin;黄烷酮木脂素类:silidianin;*N*-脂酰基植物鞘氨醇(*N*-acylphytosphingosine),神经酰胺(ceramide),灰绿曲霉酰胺(asperglaucide),silipide。

【药理】 1. 保肝作用　水飞蓟有效部位(silymarin,SM)是水飞蓟素等多种化合物的混合物,其中的黄酮对丙烯醇、四氯化碳引起的人肝细胞毒性有保护作用,但对对乙酰氨基酚和 *D*-氨基半乳糖的肝毒性无效。SB 胶囊灌胃,对抗异烟肼和利福平合用对小鼠的肝损伤。SB 抑制小鼠刀豆蛋白 A(ConA)诱导的 T 细胞依赖性肝炎。SM 腹腔注射,对脂多糖诱导的痤疮丙酸杆菌致敏的小鼠肝脏炎症损伤有保护作用。SB 抑制血清、血小板源生长因子或转化生长因子 β_1 等诱导的大鼠肝贮脂细胞增殖和胶原合成。肝脏切除手术后大鼠灌胃 SM 混悬液,促进肝脏再生能力。SB 降低大鼠肝枯否(kupffer)细胞的氧自由基形成、5-脂加氧酶途径活性,选择性抑制白三烯(LT)形成。

2. 降血脂、抗动脉粥样硬化　SM 灌胃降低高胆固醇饮食大鼠的血清胆固醇,对正常饮食大鼠能轻度增加高密度脂蛋白,注射给药无效。水飞蓟油对喂饲胆固醇的家兔能显著降低其血清总胆固醇,并对动脉粥样硬化斑块的形成有抑制作用。

3. 对心、脑血管系统的作用　静注 SM 减少冠状动脉前降支结扎造成大鼠急性心肌梗死范围,预防再灌注心律失常的发生。SB 喂饲,抑制髂动脉球囊血管损伤兔模型的血管内膜增生及重构。静注 SM 抑制猫心脏收缩力,降低收缩压、舒张压。SB 能阻滞大鼠心肌细胞膜钙通道。SM 抑制大鼠心脏微粒体和线粒体阿霉素-铁诱导的脂质过氧化。

腹腔注射 SM,降低脑缺血再灌注的沙土鼠的血中丙二醛等含量,升高超氧化物歧化酶含量。

4. 保护肾脏　大鼠灌胃 SB 预防顺铂所致大鼠肾毒性。SB 和次水飞蓟素促进非洲绿猿肾细胞增殖率及乳酸脱氢酶的活性。SB 减轻对乙酰氨基酚、顺铂等对肾细胞等损害。

5. 防治糖尿病　SM 灌胃,对高脂饮食胰岛素耐受大鼠模型能改善胰岛素敏感性,增加组织糖原含量。糖尿病大鼠灌胃 SM,红细胞、晶体及坐骨神经山梨醇含量降低,抑制醛糖还原酶活性。SM 灌胃,减少主动脉组织脂质过氧化物、糖基化终产物和中间产物等。SM 灌胃,防止糖尿病大鼠颈上交感神经节的超微结构病变。

6. 抗肿瘤作用　SB 和 SM 体外对大鼠前列腺癌细胞株有抑制生长、促进凋亡的作用。SM 给大鼠喂饲,抑制 4-NQO 诱导的舌鳞状细胞癌和氧化偶氮甲烷引起的结肠癌。

7. 其他作用　静注水飞蓟总黄酮或 SM,降低大鼠血小板的最大聚集率和黏附率。水飞蓟提取物提高神经生长因子诱导的 PC-12 神经细胞神经突发展,保护大鼠海马趾神经元拮抗过氧化引起的细胞死亡。小鼠皮肤局部应用 SM,防治二硝基氟苯引起的接触性过敏反应中紫外线诱导的免疫抑制反应和过氧化反应。小鼠腹腔注射 SM,低剂量抑制 T 淋巴细胞功能,高剂量促进炎症过程。SM 抑制木瓜乳液诱导的大鼠炎症和分枝杆菌佐剂引起的大鼠关节炎。SM 预先给予缺血再灌注致胃损伤的大鼠,减轻胃黏膜损伤,降低胃黏膜中嗜中性粒细胞数目。SM 喂饲大鼠,保护动物免受高空低氧的影响。SB 提高兔眼氧化损伤的透明晶状体抗氧化能力。SB 对革兰阳性菌有抗菌作用。

毒性　小鼠静注 SM 的 LD_{50} 为 519 mg/kg。

【药性】《全国中草药汇编》:“苦,凉。”

【功用主治】《全国中草药汇编》:“清热解毒,保肝,利胆,保脑,抗 X 射线。对急慢性肝炎、肝硬化、脂肪肝、代谢中毒性肝损伤、胆石症、胆管炎及肝、胆管周围炎等肝、胆炎病均有良好疗效,可使肝脏病患者自觉症状和某些生化指数如血清胆红素、白朊及球朊系数、凝血酶原、丙氨酸氨基转移酶(ALT)等迅速改善。”

【用法用量】 内服:煎汤,6～15 g;或制成冲剂、胶囊、丸剂。

【临床报道】 1. 治疗慢性肝炎　① 复方水飞蓟蜜丸(每丸含水飞蓟生药 10 g 及等量五味子)口服,每次 1 丸,每日 3 次,饭后服。3 个月为 1 个疗程,服药期间停用其他保肝药物。共治疗慢性肝炎 128 例,其中慢迁肝 108 例,慢活肝 20 例。另设对照组 52 例,只用一般保肝药物。结果,治疗组肝区痛、乏力、腹胀、食欲差等症状的消失率分别为52.0%、73.4%、79.3%、85.7%,与对照组基本相同。在降低转氨酶方面,治疗组显效(转氨酶连续检查 2 次均为正常值)93 例,占 72.6%;好转(转氨酶值下降原来的一半以上)26 例,占 20.3%;无效(转氨酶未降或忽高忽低)9 例,占 7.1%;其中慢迁肝显效率为 74.1%,慢活肝显效率为 65%,两者无明显差异。对照组显效 15 例,仅占28.8%,效果明显不及治疗组。② 治疗组、对照组慢性乙型病毒性肝炎患者各 32 例,治疗组给予 SM(口服糖衣片),140 mg/次,3 次/日,口服;对照组给予肝勃宁(国产 SM 和齐墩果酸组成的复方中药制剂,每粒 0.3 g),1.2 g/次,3 次/日,口服。疗程视病情均为连续用药 2～3 个月。临床观察结果表明,两组均能明显改善临床症状,均能明显降 ALT、r-GT,SM 组除肝区疼痛外,其他症状疗效明显较好,降 ALT、r-GT 作用明显高于肝勃宁组($P<0.001 \sim 0.05$);此外,SM 组血清白蛋白均值明显上升、对黄疸的消退有明显疗效(P 均<0.05),肝勃宁组则无明显变化。结果说明,两组虽均有改善临床症状、降酶、退黄等疗效,但 SM 在退黄和降酶的速度以及幅度上均明显优于肝勃宁。

2. 预防和治疗抗结核药引起的肝损害　预防组 106 人,治疗方案为链霉素 0.75 g,每日 1 次,肌内注射;异烟肼0.4 g,每日 1 次,口服;水飞蓟散 6～8 g,每日 2 次,口服。对照组 128 人,治疗方案除水飞蓟散外,其他同预防组。观察时间为 3 个月,每月做一次肝功能检验。结果,预防组 106 人,每月肝功检验及出院前肝功检验均正常。对照组 128 人,出院前肝功检验,有 13 人转氨酶升高(>30 u)达10.15%,两组均没出观黄疸病例。

3. 治疗酒精性脂肪肝　观察组 40 例,给予 SB 胶囊(商品名:水林佳)口服,每日 3 次,每次 2 片;对照组 20 例,给予护肝片,每日 3 次,每次 4 片;脂必妥片每日 3 次,每次 3 片,均口服。疗程 3 个月。观察组在降 ALT、AST 作用明显优于对照组($P<0.01$),治疗酒精性脂肪肝综合疗效也优于对照组($P<0.05$)。表明 SB 胶囊在治疗酒精性脂肪肝有良好疗效。

4. 治疗糖尿病神经病变　糖尿病组 28 例,入院后经治疗使血糖基本稳定后,给予 SB 115.5 mg,每日 3 次口服,4 星期后停药。健康对照组30例。结果表明治疗前后症状、体征有明显改善，治疗前血糖和红细胞山梨醇明显高于健康组($P<0.01$)，治疗后，糖尿病组血糖与治疗前无显著差异($P>0.05$)，红细胞山梨醇明显降低($P<0.001$)。红细胞山梨醇水平恢复正常，间接说明其神经组织内山梨醇也恢复了正常。

5. 治疗单纯性高脂血症　治疗组30例患者口服SM片(2片，每日3次)，对照组30例患者口服降脂平片(1片，每日3次)，4星期后，两组血清总胆固醇均显著下降(P均<0.001)，停药2个月后复查均未反弹；治疗组血清三酰甘油显著下降($P<0.005$)，但停药2个月后反弹。对照组三酰甘油无明显变化。结果表明，SM在降低胆固醇方面和降脂平相当，而降低三酰甘油作用优于降脂平。

1100 水马桑 shuǐ mǎ sāng (《全国中草药汇编》)

【异名】 白马桑(《全国中草药汇编》)，水吞骨(《浙江药用植物志》)。

【基原】 为忍冬科锦带花属植物半边月的根。

【原植物】 半边月 *Weigela japonica* Thunb. var. *sinica* (Rehd.) Bailey [*Diervilla japonica* (Thunb.) DC. var. *sinica* Rehd.] 又名：杨栌木、空疏(《新修本草》)，杨庐木(《本草拾遗》)，木绣球(《中国树木分类学》)，粗糠树(《全国中草药汇编》)，铃钟花(《浙江药用植物志》)。

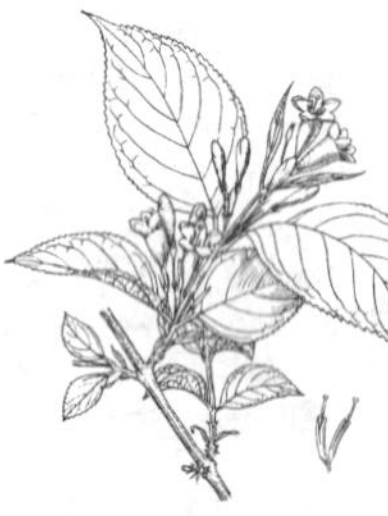

半边月

落叶灌木，高达6 m。叶对生；叶柄长0.5～1.5 cm，有毛；叶长卵形至卵状椭圆形，长5～15 cm，宽3～8 cm，先端渐尖至长渐尖，基部宽楔形至圆形，边缘具锯齿，上面深绿色，疏生短柔毛，下面浅绿色，密被短柔毛。单花或具3朵花的聚伞花序，生于短枝的叶腋或顶端；萼筒长10～12 mm，裂片5，被柔毛；花冠白色或淡红色，花开后逐渐变红色，漏斗状钟形，长2.5～3.5 cm，通常有毛，裂片5；雄蕊5，着生近花冠中部，花丝白色，花药黄褐色；花柱细长，柱头盘形，伸出花冠外。蒴果长圆柱形，先端有短柄状喙。种子具狭翅。花期4～6月，果期6～7月。

生于海拔450～1 800 m的山坡林下、山顶灌丛和沟边等地。分布于浙江、安徽、福建、江西、湖北、湖南、广东、广西、四川、贵州等地。

【采收加工】 9～10月采挖，切片，晒干。

【功用主治】 《全国中草药汇编》："补虚弱。"

【用法用量】 内服：煎汤，9～15 g；或炖鸡蛋或猪肉。

1101 水牛角 shuǐ niú jiǎo (《别录》)

【异名】 沙牛角(《海上集验方》)。

【基原】 为牛科水牛属动物水牛的角。

【原动物】 参见"牛肉"条。

【采收加工】 四季均可采收。取角后，水煮，除去角塞，干燥。

【药材】 水牛角 *Bubali Cornu* 长江以南各地均产。

性状　本品呈稍扁平而弯曲的锥形，长短不一。表面棕黑色或灰黑色，一侧有数条横向的沟槽，另一侧有密集的横向凹陷条纹。上部渐尖，有纵纹，基部略呈三角形，中空。角质，坚硬。气微腥，味淡。

鉴别　粉末特征：灰褐色。不规则碎块淡灰白色、淡灰黄色或灰褐色。纵断面观可见细长梭形纹理，有纵长裂缝，布有微细灰棕色色素颗粒；横断面观梭形纹理平行排列，呈弧状弯曲，似波峰样，有众多黄棕色色素颗粒。有的碎块表面较平整，色素颗粒及裂隙均小，难于察见。

【成分】 水牛角含胆甾醇(cholesterol)，强心成分，肽类，角纤维；以及丝氨酸，甘氨酸，丙氨酸(alanine)，赖氨酸，组氨酸，天冬氨酸，精氨酸(arginine)，苏氨酸，谷氨酸，脯氨酸，胱氨酸，甲硫氨酸，异亮氨酸，亮氨酸，酪氨酸，苯丙氨酸等多种氨基酸。

【药理】 1. 对心血管系统的作用　水牛角水煎剂或提取物对正常或缺钙的离体蟾蜍心脏或兔心都有强心作用，剂量过大则会使心脏活动停止于收缩期。静脉注射水牛角提取物，减慢家兔心率。牛角煎剂对猫作静脉注射，绝大多数动物血压先略升高而后下降，最后恢复正常。

2. 抗内毒素中毒作用　水牛角浓缩粉水煎液灌胃，降低大肠杆菌内毒素所致小鼠死亡率；缩短内毒素致弥散性血管内凝血模型大鼠白陶土部分凝血活酶时间、凝血酶原时间、凝血酶时间，升高血小板数。

3. 镇静、抗惊厥作用　水牛角浓缩粉水煎液灌胃协同戊巴比妥钠延长小鼠睡眠时间；不能对抗小鼠戊四唑或咖啡因所致惊厥。给小鼠灌服煎剂，能降低士的宁引起的动物惊厥发生率、延长惊厥潜伏期和动物生存期。

4. 镇痛、抗炎作用　水牛角煎剂灌胃，提高热板法和电刺激致痛法小鼠的痛阈，抑制小鼠醋酸扭体反应，抑制小鼠巴豆油致耳肿胀和鸡蛋清致足肿胀。

5. 对免疫系统的作用　煎剂灌胃，使环磷酰胺所致免疫功能低下的小鼠白细胞数升高及胸腺重量增加，降低正常小鼠脾指数。

6. 在骨移植中的应用　用水牛角植入到山羊股骨缺损处，山羊机体能产生一定强度的免疫反应。脱抗原水牛角胎移植到日本白兔骨缺损处，可见脱抗原会降低角胎抗原性，组织相容性良好，是较好的骨移植材料。

7. 其他作用　大鼠灌服水牛角粉，能升高高密度脂蛋白胆固醇/总胆固醇。煎剂灌胃，缩短小鼠毛细管法凝血时间，并有一定降低小鼠体温的作用。

【炮制】 1. 水牛角　《卫济宝书》："切成片。"现行，取原药材，洗净，用温水浸泡，捞出，镑片。

2. 水牛角粉　取原药材，洗净，干燥后锉成粗粉。

饮片性状　水牛角为不规则的极薄片，多卷曲，有的边缘呈波状。表面灰黑色，有细顺纹，偶见有断续灰白相间的环纹。角质，坚硬。气微腥，味淡。水牛角粉为灰褐色粉末，气微腥，味淡。

贮干燥容器内，密闭，置通风干燥处，防霉。

【药性】 苦、咸，寒。

1.《药总诀》："味苦，冷，无毒。"

2. 徐之才《药对》："平。"

3.《纲目》："苦，寒，无毒。"

4.《陆川本草》："辛、咸，性寒。"

【功用主治】 清热，解毒，凉血，定惊。主治热病头痛，高热神昏；发斑发疹，吐血，衄血，瘀热发黄，小儿惊风及咽喉肿痛，口舌生疮。

1.《别录》："疗时气寒热头痛。"

2. 徐之才《药对》："主温病。"

3.《日华子》："煎，治热毒风并壮热。"

4.《纲目》："治淋，破血。"

5.《四川中药志》1960年版："治风热头痛，喉头红肿，小儿惊风及吐血。"

6.《全国中草药汇编》："清热镇惊，凉血止血。主治热病惊厥，高热，神昏，谵语，吐血，衄血，斑疹，血小板减少性紫癜，精神分裂症，小儿夏季热。"

【用法用量】 内服：煎汤，15～30 g，大剂量 60～120 g，先煎 3 小时以上；研末，每次 3～9 g；水牛角浓缩粉，每次1.5～3 g。外用：研末掺或调敷。

【宜忌】 中虚胃寒者慎服。大量服用，常有上腹部不适、恶心、腹胀、食欲不振等反应。

【选方】 1. 治流行性乙型脑炎，高热惊厥　水牛角片，3 岁以内每日 30 g，3 岁以上每日 60 g。水煎 2 小时，每日 2～3 次分服。一般用药 1 星期以上，或用到患者完全清醒为止。(《食物中药与便方》)

2. 治血上逆心，烦闷刺痛　水牛角，烧末，酒服方寸匕。(《子母秘录》)

3. 治喉痹肿塞欲死者　沙牛角，烧，刮取灰，细筛，和酒服枣许大，水调亦得。又小儿饮乳不快觉似喉痹者，亦取此灰涂乳上，咽下。(《海上集验方》)

4. 治出血　牛、羊角及蹄甲，洗净后，放入密闭容器里焚烧炭化，研成细粉过筛。内出血，每日 3 次，每次 2 g，口服；外出血，撒于患处。(内蒙古《中草药新医疗法资料选编》)

5. 治石淋，破血　牛角烧灰，酒服方寸匕，日五服。(《圣济总录》)

6. 治赤秃发落　牛角、羊角(烧灰)等分。猪脂调涂。(《圣惠方》)

7. 治牛程蹇，肿痛，肿高突起，支脚难行，久则破裂，脓水相流　牛角尖(烧灰)、水龙骨、松香、轻粉各等分。共为末。牛骨髓调搽，虚弱者兼服十全大补汤。(《外科正宗》牛角散)

8. 治蜂螫人　牛角烧灰，苦酒和，涂之。(《肘后方》)

【临床报道】 1. 治疗原发性血小板减少性紫癜等　用水牛角片(每片含量 0.25 g)每次 1～2 g，每日 3 次，饭后服，3 个月为 1 个疗程，可继续几个疗程。治疗 30 例，痊愈 5 例，显效 5 例，好转 11 例，无效 9 例，总有效率 70%。服药后除少数患者有饱胀不适感外，无其他明显的副作用。

2. 治疗难治性特发性血小板减少性紫癜　治疗组 146 例，将水牛角粉碎成如小米粒大小的颗粒状，每次 20 g，每日 2 次，水煎服，待疗效巩固后停药；对照组 74 例，口服达那唑，每日 800～1 000 g，分 2 次口服，一直服用待疗效巩固后停药。两组总疗程 2～4 个月，均不并用其他药物。治疗组临床治愈 125 例，对照组临床治愈 53 例，治疗组临床治愈率显著高于对照组($P<0.05$)。治疗组 5 例有轻度恶心；对照组 16 例 ALT 增高至 51～120 u/L(正常<40 u/L)，经用保肝药物治疗后，13 例在 1 个月内恢复正常。本结果表明，水牛角粉治疗难治性 ITP 效果显著，不易复发，且安全，无毒副作用。

3. 治疗精神分裂症　取水牛角的尖端实心部分，刨片、烘干、研末，装入胶囊，每日服 3 次，症状缓解后日服 2 次或 1 次；每日最大量 21 g，最小量 5 g，平均 15 g，1 个月为 1 个疗程，最长治疗时间 4 个月。治疗 23 例。治疗分两组：单用水牛角粉组 13 例，痊愈及显著进步各 2 例，进步 5 例，无效 4 例。水牛角粉合并抗精神病药物组 10 例，显著进步 6 例，进步 3 例，无效 1 例。据观察，水牛角粉对中医辨证为血热型者治疗是有效的。全部病例在服药期间均有不同程度的食欲不振或恶心，其中 1 例出现大便秘结，1 例呕吐，其余反应较轻，未作任何处理。

1102 水牛尾 shuǐ niú wěi (《证类本草》)

【基原】 牛科水牛属动物水牛的尾部。

【原动物】 参见“牛肉”条。

【采收加工】 宰牛时割下尾部，刮皮洗净，鲜用或烘干备用。

【药性】 咸，平。

【功用主治】 利水消肿。主治水肿尿少。

【用法用量】 内服：煮食，适量；或烧灰研末冲，每次1.5～3 g。

【选方】 1. 治水气，大腹浮肿，小便涩少　水牛尾洗，去毛，细切作腊腊极熟吃之，煮食亦佳。(《食医心镜》)

2. 治卒淋　取牛尾烧灰，水服半钱，差。(《姚和众方》)

1103 水毛射 shuǐ máo shè (《惠阳地区中草药》)

【异名】 毛水珍珠草、毛射草、蛇尾草(《广西本草选编》)，牛触臭、狐狸尾、狗仔尾(《全国中草药汇编》)，水凉粉草(《广西药用植物名录》)，毛鼠尾、老鼠癀(《福建药物志》)。

【基原】 为唇形科刺蕊草属植物水珍珠菜的全草。

【原植物】 水珍珠菜 *Pogostemon auricularius* (L.) Hassk. [*Mentha auricularis* L.; *Dysophylla auricularis* (L.) Bl.]　又名：毛水珍珠菜。(《广州植物志》)

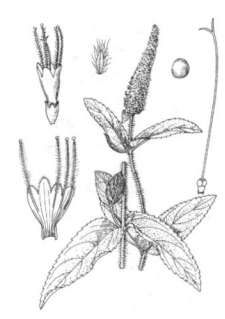

水珍珠菜

一年生草本，高0.4～2 m。茎基部平卧，节上生根，上部上升，四棱形，密被黄色平展长硬毛。叶对生；叶柄短，密被黄色糙硬毛；叶片长圆形或卵状长圆形，长 2.5～7 cm，宽 1.5～2.5 cm，先端钝或急尖，基部圆或浅心形，边缘具锯齿，两面被黄色糙硬毛，下面具腺点。轮伞花序多花，通常在茎或枝顶组成紧密而连续的假穗状花序，长6～18 cm；苞片卵状披针形，边缘具糙硬毛；花萼钟状，仅萼齿边缘具疏柔毛，其余部分具小腺点，萼齿 5；花冠淡紫或白色，无毛，上唇 3 裂，下唇全缘，裂片边缘具柔毛；雄蕊 4，长长地伸出，伸出部分具髯毛；子房 4 裂，花柱比雄蕊短，柱头 2 裂；花盘杯状。小坚果近球形，褐色。花期 4～11 月，果期 5～12 月。

生于海拔 300～1 700 m 的疏林下湿润处或溪边近水潮湿处。分布于福建、江西、广东、广西、云南、台湾等地。

【采收加工】 7～10 月采收，洗净，鲜用或晒干。

【成分】 全草含耳草酸(auricularic acid)，7-羟基闭花木-13，15-二烯-18-羧酸(7-hydroxycleistanth-13, 15-dien-18-oic acid)，7-乙酰氧基闭花木-13，15-二烯-18-羧酸(7-acetoxycleistanth-13, 15-dien-18-oic acid)。地上部分含 7-(3-甲基丁酰氧基)闭花木-13，15-二烯-18-羧酸〔7-(3-methylbutyroxy) cleistanth-13, 15-dien-18-oic acid〕，7-千里光酰氧基闭花木-13，15-二烯-18-羧酸(7-senecioxy-cleistanth-13, 15-dien-18-oic acid)。

【药性】 微苦、辛，凉。

1.《广西本草选编》：“味淡，性平。”

2.《全国中草药汇编》：“辛、微苦，平。”

【功用主治】 散风清热，祛湿解毒，消肿止痛。主治感冒发热，惊风，风湿痛，肠伤寒，疝气，疮肿湿烂，湿疹，小儿胎毒，毒蛇咬伤。

1.《广西本草选编》：“清热化湿。治感冒发热，湿疹。”

2.《福建药物志》：“清热祛湿，解毒消肿。主治感冒，水肿，小儿胎毒，毒蛇咬伤。”

【用法用量】 内服：煎汤，10～30 g。外用：捣敷；或取汁涂；或煎水洗。

【选方】 1. 治感冒高热　水毛射、岗稔根各 30 g。水煎服。

2. 治石硬　水毛射嫩叶适量，擂烂外敷患处。(1、2 方出自《惠阳地区中草药》)

3. 治湿疹　鲜蛇尾草捣烂取汁外涂；或用全草适量，水煎外洗。(《广西本草选编》)

4. 治小儿胎毒　水珍珠菜捣汁，浸小儿内衣，晾干后连穿 3 日。

5. 治毒蛇咬伤　水珍珠菜 2 份，小果倒地铃 1 份。捣烂取汁加酒少许服。（4、5 方出自《福建药物志》）

1104 水凤仙 shuǐ fèng xiān（《全国中草药汇编》）

【异名】 华凤仙、水指甲花、象鼻花（《广西中草药》），水边指甲花、入冬雪（《全国中草药汇编》），中华凤仙花（《云南药用植物名录》），水仙花（《湖南药物志》）。

【基原】 为凤仙花科凤仙花属植物华凤仙花的全草。

【原植物】 华凤仙花 *Impatiens chinensis* L.

一年生草本，高 30～60 cm。茎下部平卧，生不定根。叶对生；无柄；叶片线形或线状长圆形至倒卵形，长 2～10 cm，宽 0.5～1 cm，先端急尖或钝，基部圆形或近心形，边缘疏生小锯齿，上面无毛或有微糙毛，下面粉绿色。花梗在叶腋单生；花较大，粉红色或白色；萼片 2，线形；旗瓣圆形，背面中肋有狭龙骨状突起，先端小突尖，翼瓣无柄，2 裂，基部裂片长圆形，上部裂片大，宽斧形，背面有小耳，唇瓣舟状，基部延长成内弯或旋卷的长距；雄蕊 5，花药钝。蒴果椭圆形，中部膨大。花期夏季。

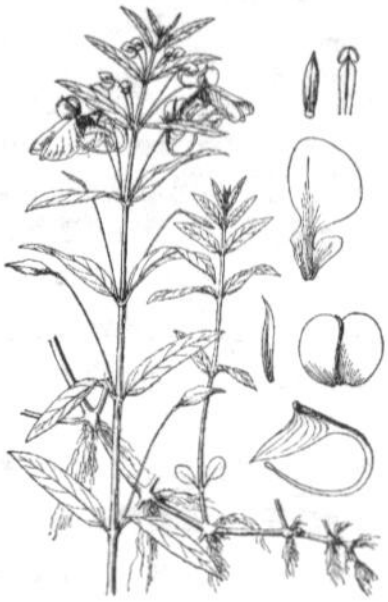

华凤仙花

喜生于田边、水沟旁和沼泽地上。分布于浙江、福建、江西、湖南、广东、广西、云南等地。

【栽培】 生物学特性　喜温暖潮湿的气候。以肥沃疏松的砂质壤土或腐殖质土壤栽培为好。忌干旱。

繁殖方法　用种子繁殖：春播。选择近水边而潮湿疏松的肥沃土地作苗床。种子拌以草木灰均匀撒播，苗床要经常保持潮湿。按行株距 15 cm×15 cm，苗高 8～10 cm 即可移植。

田间管理　定植后，中耕、除草、追施肥 3 次，以促进地上茎叶生长。并注意灌溉保湿。

【采收加工】 7～9 月采集全草，洗净泥沙，除去杂质，鲜用或晒干。

【药性】 苦、辛，平。

1.《广西中草药》："味微苦、辛，性平。"

2.《全国中草药汇编》："苦、辛，平。"

3.《湖南药物志》："酸、微辛，凉。"

【功用主治】 清热解毒，活血散瘀，拔脓消痈。主治小儿肺炎，咽喉肿痛，热痢，蛇头疔，痈疮肿毒，肺结核。

1.《广西中草药》："清热解毒，活血散瘀，消肿拔脓。"

2.《全国中草药汇编》："清热解毒，活血散瘀，消肿拔脓。主治肺结核，颜面及喉头肿痛，热痢。外用治蛇头指疔，痈疮肿毒。"

3.《广西民族药简编》："治肺结核，小儿肺炎。"

【用法用量】 内服：煎汤，15～30 g。外用：鲜品捣敷。

【宜忌】 《广西中草药》："孕妇慎服。"

【选方】 1. 治肺结核　（华凤仙）鲜草 30～60 g。同瘦猪肉或猪骨炖服。

2. 治蛇头指疮，痈疮肿毒　（华凤仙）鲜草捣烂，敷患处。（1、2 方出自《广西中草药》）

1105 水甘草 shuǐ gān cǎo（《本草图经》）

【基原】 为夹竹桃科水甘草属植物水甘草的全草。

【原植物】 水甘草 *Amsonia sinensis* Tsiang et P. T. Li

一年生草本，高 30 cm。全株无毛；茎草灰色。叶互生，膜质；叶片狭披针形，先端渐尖，长 2.2～4.8 cm，宽 5～8 mm。聚伞花序顶生；花萼 5 深裂，萼片卵圆形，基部内面具 5 个小腺体；花冠高脚碟状，花冠筒圆筒形，向喉部渐宽大，内面被长柔毛，花冠裂片 5 枚，长圆状披针形，雄蕊着生于花冠筒近喉部，花药长圆形，钝头；子房由 2 枚离生心皮组成，无毛，花柱丝状，柱头棍棒状，基部环状；每心皮有胚珠 10 颗。花期 6 月。

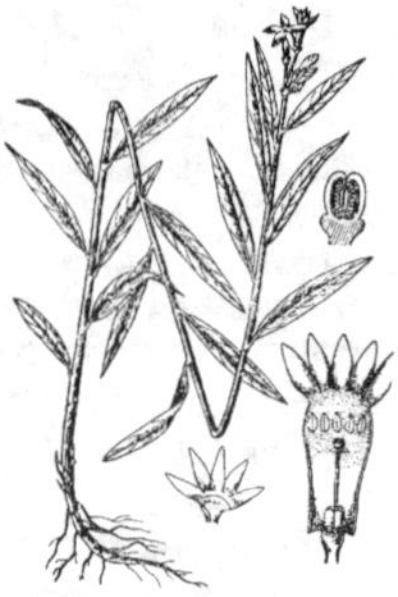

水甘草

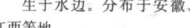

生于水边。分布于安徽、江西等地。

【采收加工】 6～9 月采收，洗净，晒干或鲜用。

【成分】 全草含吲哚生物碱，水甘草碱（amsosinine）。还含 rhazidigenine，水甘草酸（amsonic acid），反式芥子酸甲酯（*trans*-sinapic acid methyl ester）。

【药性】 苦，凉。

1.《本草图经》："味甘，无毒。"

2.《纲目》："甘，寒。"

3.《全国中草药汇编》："甘，凉。"

【功用主治】 《本草图经》："治小儿风热，丹毒，疮。与甘草同煎，饮服。"

【用法用量】 内服：煎汤，10～15 g。外用：捣敷。

1106 水龙骨 shuǐ lóng gǔ（《植物名实图考》）

【异名】 草石蚕（《纲目拾遗》），石蚕、跌打粗（《中国药用植物志》），石豇豆、青石莲（《天目山药用植物志》），骟鸡尾、青竹标、岩鸡尾、青豆梗（《贵州草药》），青石蚕（《浙江民间常用草药》），绿脚代骨丹（《江西草药》），石龙、拐枣金钗（《陕西中草药》），爬岩姜、青筋（《贵州中草药名录》）。

【基原】 为水龙骨科水龙骨属植物水龙骨的根茎。

【原植物】 水龙骨 *Polypodiodes nipponica*（Mett.）Ching［*Polypodium nipponicum* Mett.］　又名：金星凤尾、宝剑草（王安卿《采药志》），日本多足蕨（《中国药用孢子植物》）。

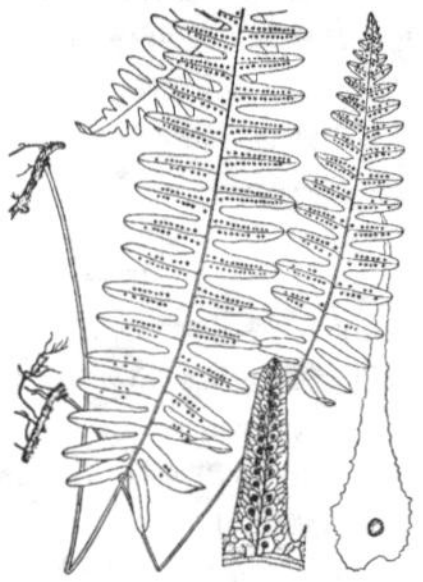

水龙骨

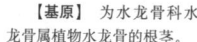

植株高 10～40 cm。根茎长而横生，分叉，通常光秃而有白粉，顶端被卵圆状披针形鳞片，长渐尖，边缘有细锯齿，盾状着生。叶远生；叶柄长 5～20 cm，以关节着生于根茎；叶片薄纸质，长圆状披针形，长 8～20 cm，宽 4～8 cm，向顶部渐狭，常有短尾头，两面密被灰白色短柔毛，羽状深裂几达叶轴；裂片全缘，钝头或短尖头，基部 1 对裂片斜向下；叶脉网状，沿中脉两侧各有 1 行网眼。孢子囊群圆形，生于内藏小脉先端，在中脉两侧各成 1 行。无囊群盖。

附生于海拔 150～2 300 m 的疏林中湿石或岩壁上。分布于华东（除山东外）、中南、西南及陕西、甘肃、台湾等地。

【采收加工】 四季均可采挖，洗净，鲜用或晒干。

【成分】 水龙骨根茎中含多种类型的三萜化合物，其中属何帕烷型：22(29)-何帕烯〔hop-22(29)-ene〕，21-何帕烯（hop-21-

ene)，17(21)-何帕烯〔hop-17(21)-ene〕，17β, 21β-环氧何帕烷(17β, 21β-*epoxyhopane*)，东北贯众醇(*dryocrassol*)，东北贯众醇乙酸酯(*dryocrassyl acetate*)，何帕-22-醇(22-*hydroxyhopane*)，13(18)-新何帕烯〔neohop-13(18)-ene〕，8-羊齿烯(fern-8-ene)，7-羊齿烯(fern-7-ene)，7, 9(11)-羊齿二烯〔ferna-7, 9(11)-diene〕，17α-*H*-三去甲何帕-21-酮(17α-*H*-trisnorhopan-21-one)；属齐墩果烷型：18-齐墩果烯(olean-18-ene)，12-齐墩果烯(olean-12-ene)，11，13(18)-齐墩果二烯〔oleana-11, 13(18)-diene〕，11, 13(18)-齐墩果二烯-3β-醇-乙酸酯〔oleana-11, 13(18)-dien-3β-yl acetate〕。其他三萜：计曼尼醇乙酸酯(germanicyl acetate)，β-香树酯醇乙酸酯(β-amyrin acetate)，9(11)-多花独尾草烯〔multiflor-9(11)-ene〕，8-多花独尾草烯(multiflor-8-ene)，7-多花独尾草烯(multiflor-7-ene)，7-多花独尾草烯-3β-醇-乙酸酯(multiflor-7-en-3β-ylacetate)，3-无羁萜烯(friedel-3-ene)；属蒲公英甾烷型：14-蒲公英赛烯(taraxer-14-ene)，16-氧代-14-蒲公英赛烯(16-oxo-taraxer-14-ene)，7α-羟基-14-蒲公英赛烯(7α-hydroxytaraxer-14-ene)，4-蒲公英甾烯(4-taraxastene)；属环菠萝烷型(cycloartane)的有：(24*R*)-环鸦片甾烯醇乙酸酯〔(24*R*)-cyclolaudenyl acetate〕，(24*R*)-环水龙膏甾烯醇乙酸酯〔(24*R*)-cyclomargenyl acetate〕，(24*R*)24-乙基-9, 19-环羊毛甾-25-烯-3-醇-乙酸酯〔(24*R*) 24-ethyl-9, 19-cyclolanost-25-en-3-ol acetate〕，环木菠萝烷醇乙酸酯(cycloartanyl acetate)，24-亚甲基环木菠萝烷醇乙酸酯(24-methylenecycloartanyl acetate)，24, 24-二甲基-25-环木菠萝烯醇乙酸酯(24, 24-dimethylcycloart-25-enyl-acetate)，31-去甲基环鸦片甾烯醇乙酸酯(31-norcyclolaudenyl acetate)，31-去甲基环木菠萝烷醇乙酸酯(31-norcycloartanyl acetate)，环桉烯醇乙酸酯(cycloeucaleny lacetate)；属达玛烷型(dammarane)：奥内那-3, 21-二烯(aonena-3, 21-diene)；属岭南臭椿烷：水龙骨-7,17,21-三烯(podioda-7, 17, 21-triene)，水龙骨-8,17,21-三烯(podioda-8, 17, 21-triene)；还含有甾醇化合物：(24*R*)-4α, 24-二甲基-7, 25-胆甾二烯-3β-醇-乙酸酯〔(24*R*)-4α, 24-dimethylcholesta-7, 25-dien-3β-yl acetate〕，(24*R*)-4α-甲基-24-乙基-7, 25-胆甾二烯-3β-醇-乙酸酯〔(24*R*)-4α-methyl-24-ethylcholesta-7, 25-dien-3β-yl acetate〕。

【药性】 苦，凉。

1.《贵州民间药物》："凉，微苦。"

2.《江西草药》："性凉，味甘苦。"

3.《陕西中草药》："味涩、苦，性平。"

【功用主治】 清热利湿，活血通络。主治小便淋浊，泄泻，痢疾，风湿痹痛，跌打损伤。

1. 王安卿《采药志》："解硫黄毒、蛇毒。治发背，痈疽，结核等症，竹、木、鱼刺，黄疸，热淋，洗眼疾，阴湿疮。"

2.《纲目拾遗》："治虎伤收口用之。""(治)风痹，羊毛痧。"

3.《植物名实图考》："治腰痛，酒煎服。"

4.《中国药用植物志》："止泻。"

5.《贵州民间药物》："舒经活络，止痛，止咳。"

6.《陕西中草药》："行气活血，消肿散瘀。主治跌打损伤，劳伤，腰腿痛，半身不遂，秃疮。"

7.《浙江药用植物志》："清热解毒，祛风活络。主治风湿痹痛，尿路感染，小儿高热惊风；外治无名肿痛。"

【用法用量】 内服：煎汤，15～30 g。外用：煎水洗；或鲜品捣敷。

【选方】 1. 治风湿痹痛，肩关节周围炎 (水龙骨)根茎125 g，水煎，加糖少许调服；或鲜根茎 60 g，钩藤、威灵仙、伸筋草各 9 g，水煎服；或鲜根茎 90 g，赤车 30 g，水煎服。(《浙江药用植物志》)

2. 治劳伤 石龙、石泽兰各 15 g。水煎服。(《陕西中草药》)

3. 治手指疮毒 (水龙骨)根 30 g，(水煎)冲黄酒服，并将渣滓(未出头的加食盐，已出头的加白糖)捣烂敷患处。

4. 治风火眼红肿疼痛 (水龙骨)根 60 g，加冰糖，水煎，每日晚饭前各服 1 次。(3、4 方出自《天目山药用植物志》)

5. 治荨麻疹 鲜(水龙骨)根茎 60～120 g，红枣 10 个。水煎服。另取全草 500 g 煎水，趁热搽洗。

6. 治小儿高热惊风 鲜(水龙骨)根茎 30 g，一枝黄花15 g。水煎服。

7. 治尿路感染 (水龙骨)根茎 60 g，苎麻根 30 g。水煎服。

8. 治牙痛 鲜(水龙骨)根茎 9 g，金银花 15 g，中华常春藤 9 g。水煎服。(5～8 方出自《浙江民间常用草药》)

1107 水田七 shuǐ tián qī (《南宁市药物志》)

【异名】 水三七、土三七〔《贵州卫生》1959，(4)：19〕，屈头鸡、水鸡头(《南宁市药物志》)，水鸡仔(《广西中药志》)，囫头鸡、水虾公(广州空军《常用中草药手册》)，山大黄(《云南思茅中草药选》)，田螺七、马老头、小田螺七(《湖南药物志》)，水狗仔、水槟榔(《全国中草药汇编》)。

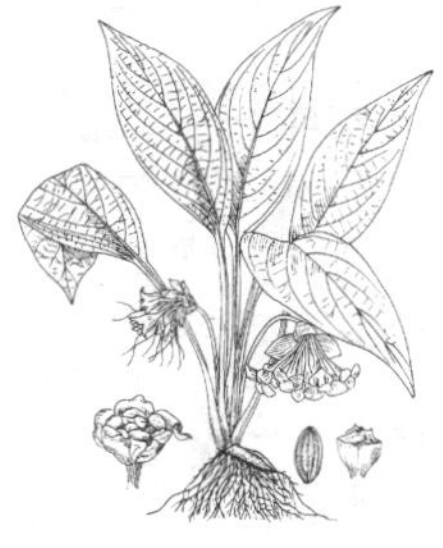
裂果薯

【基原】 为蒟蒻薯科裂果薯属植物裂果薯的块茎。

【原植物】 裂果薯 *Schizocapsa plantaginea* Hance [*Tacca plantaginea* (Hance) Drenth]

多年生草本。茎肥大，常弯曲，具多数须根。叶基生；叶柄长7～11 cm；叶片椭圆状披针形，长 10～22 cm，宽 3～7 cm，先端渐尖，基部下延，全缘。花茎自叶丛中抽出，长6～13 cm；伞形花序顶生，有花 8～15 朵；总苞 4 枚，卵形或三角状卵形；苞片线形，长达7 cm；花被钟状，外面淡绿色，内面淡紫色，裂片 6，2 轮，外轮 3，长三角形，内轮 3，宽卵形；雄蕊 6，与裂片对生，花丝扁宽，基部扩大，上部呈倒生的袋状，花药淡紫色；子房下位，1 室，柱头 3 裂，每裂又 2 浅裂，花瓣状。蒴果 3 瓣裂；种子多数，椭圆形，表面有 10 余条纵棱。花期 5～6 月，果期 7～8 月。

生于溪边、田边等潮湿地。分布于江西、湖南、广东、广西、贵州、云南等地。

【采收加工】 5～7 月采挖，鲜用或切片晒干。

【药材】 水田七 *Schizocapsae Plantagineae Rhizoma* 主产于广西。

性状 块茎呈球形或长圆形，有时略带连珠状，长 2～4 cm，直径约 1.5 cm。先端下陷，叶着生处常倒曲，有残存的膜质叶基，表面浅灰棕色，有粗皱纹，须根痕多数。质稍硬，折断面较平，颗粒性，横切面暗褐黄色，微有蜡样光泽，散布有点状纤维管束，内皮层环明显。

【成分】 根茎含甾体苦味成分箭根薯酮内酯(taccalonolide) A、B、C、D、E、F、L、M，另含裂果薯皂苷(lieguonin) A、B，豆甾醇 3-*O*-β-*D*-吡喃葡萄糖苷(stigmasterol-3-*O*-β-*D*-glucopyranoside)。

【炮制】 取原药材，除去杂质，洗净，闷润，切中段。干燥。筛去灰屑。

饮片性状 呈不规则的段。茎圆形或扁圆形。外表面灰绿色或黄绿色，有光泽，具纵直纹理，隐约可见横环纹；节少，稍隆起。质轻而韧，不易折断，切面类白色，有众多小孔似海绵状。气微，味淡。

贮干燥容器内，置通风干燥处。

【药性】 苦、微甘，凉，小毒。

1.《贵州卫生》1959,(4):19:"无臭,无毒,味苦。"

2.《广西中药志》:"味苦,性寒。"

3. 广州部队《常用中草药手册》:"苦,微寒,有小毒。"

4.《贵州草药》:"性温,味甘、微苦。"

【功用主治】 清热解毒,止咳祛痰,理气止痛,散瘀止血。主治感冒发热,痰热咳嗽,百日咳,脘腹胀痛,泻痢腹痛,消化不良,小儿疳积,肝炎,咽喉肿痛,牙痛,痄腮,瘰疬,疮肿,烫、烧伤,带状疱疹,跌打损伤,外伤出血。

1.《贵州卫生》1959,(4):19:"镇咳,祛痰,解热,止痛,消炎。治流行性感冒,伤风,支气管炎,百日咳,肺炎。外用治疖肿,外伤。"

2.《广西中药志》:"民间用作止血,止咳化痰,各种痛症及调经药。"

3. 广州部队《常用中草药手册》:"理气止痛,祛瘀生新。主治胃、十二指肠溃疡,慢性胃炎,咽喉肿痛,跌打损伤,疮疡疗毒。"

4.《江西草药》:"祛风活血。治产后风(头晕,腰痛,腹痛),风湿性关节炎。"

5.《贵州草药》:"行气止咳,止血解毒。治臌胀,百日咳,刀伤出血及伤口溃烂,巴骨癀,初期肺结核,刀伤出血及伤口溃烂。"

6.《广西民族药简编》:"磨酸醋服,治肚胀(仫佬);捣烂调酸醋搽患处,治带状疱疹(壮);研粉浸乙醇搽患处,治皮癣(壮)。"

【用法用量】 内服:煎汤,9～15 g;或研末,每次 1～2 g。外用:捣敷;或研粉调敷。

【宜忌】 孕妇禁服。本品有毒,服用过量易致吐泻,严重者会引起大量出血。

【选方】 1. 治流行性感冒,伤风　水三七根(保留其须子,洗净,切片)500 g,加水 2 000 ml,煎至 1 000 ml 后过滤。每日口服 2～3次,每次 5 岁以下 1～3 ml,5～10 岁 4～6 ml,10～15 岁 6～8 ml,15 岁以上 10 ml。亦可酌加白糖或蜂蜜。〔《贵州卫生》1959,(4):19〕

2. 治百日咳　水三七 9～15 g。煎水加蜂蜜或冰糖冲服,每日 3 次,连服数日。(《贵州草药》)

3. 治胃、十二指肠溃疡　水田七 9 份,两面针(或花椒根)2 份,独脚莲 3 份,白及 1 份。共研细粉,每服 15 g,日 3 次。(贵州《中草药资料》)

4. 治疟疾　水田七 3～6 g,胡椒作引,水煎服。每日 1 剂。忌酸、冷、鱼、鸡蛋类、豆类及牛羊肉,孕妇忌服。(《全国中草药汇编》)

5. 治臌胀　水三七、车前子各 9～15 g。水煎服。(《贵州草药》)

6. 治风湿性关节炎　鲜水鸡仔根适量,甜酒糟少许。捣烂敷。(《江西草药》)

7. 治宫颈癌　水田七和独脚莲共为末吞服,从 0.3 g 渐增到 3 g,日服 2 次,再用水田七水提取后乙醇沉淀物与独脚莲各半为末,以棉球蘸药 3 g,纳入阴道子宫颈处。(贵州《中草药资料》)

8. 治巴骨癀　水三七捣烂,加酒少许和匀外敷,每日 1 次。(《贵州草药》)

1108 **水禾麻** shuǐ hé má (《贵州民间药物》)

【异名】 山苎(《植物名实图考》),大水麻(《贵州民间药物》),野苎麻(《贵州中草药名录》)

【基原】 为荨麻科苎麻属植物长叶苎麻的根或全草。

【原植物】 长叶苎麻 *Boehmeria longispica* Steud.[*B. grandifolia* Wedd.] 又名:山麻(《中国种子植物分类学》),大叶苎麻(《中国高等植物图鉴》)。

多年生草本,茎高1～1.5 m。基部圆形,上部四棱形,被白色短伏毛。叶对生;叶柄长 3～8.5 cm;叶片坚纸质,宽卵形或近圆形,长 7～16 cm,宽 5～12 cm,先端长渐尖或不明显三骤尖,基部圆形或近截形,边缘生粗锯齿,上部的齿常重出,上面粗糙,生短糙伏毛,下面沿网脉生短柔毛。穗状花序腋生,雄花序位于雌花序之下;雌花序长 20 cm,雌花簇密集。瘦果狭倒卵形,被白色细毛。花期 6 月,果期9月。

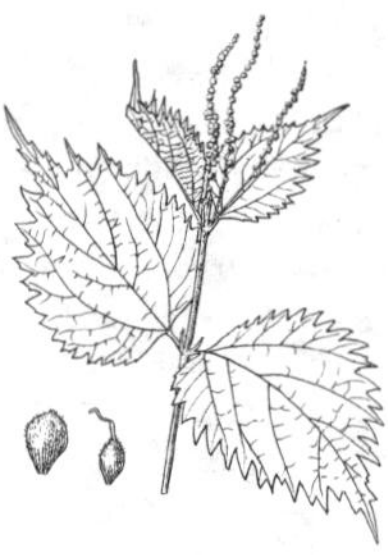

长叶苎麻

生于山坡、沟边或林缘。分布于华东及河南、湖北、湖南、广东、广西、四川、贵州、云南、陕西、甘肃、台湾等地。

【采收加工】 7～9 月采收,鲜用或晒干。

【成分】 根中含大黄素(emodin),β-谷甾醇(β-sitosterol),β-谷甾醇-β-D-葡萄糖苷(β-sitosteryl-β-D-glucoside),熊果酸(ursolic acid),19α-羟基熊果酸(19α-hydroxyursolic acid),具 16～22 个碳原子的长链饱和脂肪酸,1 种羟基脂肪酸酯及 2 种不饱和脂肪醇。

瘦果中含以亚油酸(linoleic acid)为主的脂肪酸。

【药性】 《贵州民间药物》:"性温,味淡。"

【功用主治】 《贵州民间药物》:"祛风除湿,接骨,解表寒。"

【用法用量】 内服:煎汤,6～15 g。外用:捣敷;或煎汤洗。

【宜忌】 《贵州民间药物》:"忌生冷食物。"

【选方】 1. 治风湿骨痛　水禾麻根 60 g,山豆根、八爪金龙各 21 g,追风伞 45 g。泡好酒 500 g。每日早、晚各服1 次。

2. 治骨折　鲜水禾麻根、鲜泽兰根、鲜家麻根各 1 束。捣绒兑烧酒,炒热包患处。(1、2 方出自《贵州民间药物》)

1109 **水仙花** shuǐ xiān huā (《本草会编》)

【异名】 金盏银台(《洛阳花木记》),俪兰、女星(《三余帖》),女史花、姚女花(《内观日疏》)。

【基原】 为石蒜科水仙属植物水仙的花。

【原植物】 水仙 *Narcissus tazetta* L var. *chinensis* Roem.　又名:雅蒜(《长物志》),天葱(《南阳诗注》)。

多年生草本。鳞茎卵球形。叶基生,直立而扁平,宽线形,长 20～40 cm,宽 8～15 mm,先端钝,全缘,粉绿色。花茎中空,扁平,几与叶等长;伞房花序有花 4～8 朵,花轴平伸或下垂;总苞片佛焰苞状,膜质;花芳香;花梗突出苞外;花被管细,近三棱形,长约 2 cm,灰绿色;花被裂片 6,卵圆形至阔椭圆形,先端具短尖头,扩展而外反,白色,副花冠浅杯状,淡黄色,不皱缩,短于花被;雄蕊 6,着生于花被管内,花药基着;子房 3 室,每室有胚珠多数,花柱细长,柱头 3 裂。蒴果室背开裂。花期春季,果期 4～5 月。

多栽培于花圃中或盆栽。分布于江苏、浙江、福建、广东、四川、贵州等地。

本植物的鳞茎(水仙根)亦供药用,另设专条。

【栽培】 生物学特性　喜温暖湿润和阳光充足的环境,尤宜冬无严寒、夏无酷暑、春秋多雨之地。喜水、耐肥,在富含有机质、水分充足又排水良好的冲积砂壤土上种植为最宜。有夏季休眠习性,鳞茎内花芽分化在叶初枯后进行,花芽分化适温为 17～20 ℃,25 ℃以上将受到抑制。

繁殖方法　用鳞茎繁殖。栽种时间一般在 10 月。一年生小鳞茎用撒播法,播种后泼施腐熟人粪尿 1 层,再覆土 3 cm厚。二年生和三年生小鳞茎用开沟条植法,二年生的行株距(20～30)cm×(10～15)cm,三年生行株距 40 cm×(15～20)cm。栽植时要注意芽向,栽后覆土 5～6 cm 厚,畦面盖稻草 1 层,引水灌溉,保持经常湿润。三年生鳞茎经"阉割"栽培 1 年后,即形成可供水养开花的商品鳞茎。

田间管理　肥料以基肥为主，按种植球的大小，分别每7～15日追肥1次，初期施人粪尿加少许尿素，后期适当增施磷肥。生长期需充足的水分，茎叶生长期需较大的大气相对湿度，一般灌溉中水深保持3～15 cm。三年生球要采用串灌。

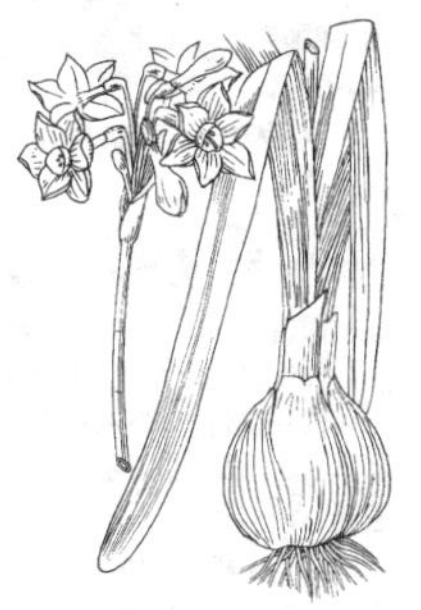

水　仙

【采收加工】 花期采摘花，鲜用或晒干。

【药材】 水仙花 *Narcissi Flos*　产浙江、福建，各地有栽培。

性状　花皱缩成小团块。展开后，花被管细，先端裂片6，卵圆形，淡黄色，其内可见黄棕色环状副花冠，有的花被呈重瓣状。雄蕊6，雌蕊花柱细长，柱头3裂。气芳香，味微苦。

【成分】 花含脂肪酸：硬脂酸(stearic acid)，亚麻酸(linolenic acid)，亚油酸(linoleic acid)。精油主要成分为丁香油酚(eugenol)，苯甲醛(benzaldehyde)，苄醇(benzyl alcohol)，桂皮醇(cinnamic alcohol)，反-β-罗勒烯(*trans*-β-ocimene)，1，8-桉叶油素(1，8-cineole)，芳樟醇(linalool)，乙酸苄酯(benzylacetate)，吲哚(indole)，3，5-二甲氧基甲苯(dimethoxytoluene)，苯胺(phenylamine)，苯甲醇(benzylmethanol)，3，7-二甲基-1，6-辛二烯-3-醇(3，7-dimethyl-1，6-octadiene-3-ol)，2，2，4-三甲基-3-环己烯-1-甲醇(2，2，4-trimethyl-3-cyclohexene-1-methanol)，乙酸-2-苯乙酯(2-phenylethyl acetate)，4，5-二甲基-1，3-苯二酚(4，5-dimethyl-1，3-benzenediol)，1*H*-吲哚(1*H*-indole)，3-(1，1-二甲基乙基)酚〔3-(1，1-dimethylethyl)phenol〕，3-甲氧基苯乙醇(3-methoxy phenethylalcohol)，乙酸-邻-甲氧基苄酯(*o*-methoxy benzyl acetate)，1，8-对薄二烯-4-乙酸酯(*p*-mentha-1，8-diene-4-yl acetate)，2，6-双(1，1-二甲基乙基)-4-甲基酚〔2，6-bis(1，1-dimethylethyl)-4-methylphenol〕，苄酸苄酯(benzyl benzoate)，2，6，10，14-四甲基-十六烷(2，6，10，14-tetramethy-hexadecane)，二十一烷(heneicosane)，*N*-苯基-1-萘胺(*N*-phenyl-1-naphthylamine)，二十五烷(pentacosane)。生物碱类：水仙素(narcisine)，伪石蒜碱(pseudolycorine)，雪花莲胺碱(galanthamine)，网球花胺(haemanthamine)，多花水仙碱(tazettine)，漳州水仙碱(pretazettine)，9-*O*-去甲基高石蒜碱(9-*O*-demethylhomolycorine)。另含水仙苷(narcissin)，芸香苷(rutin)。

【药理】 1. 抗肿瘤作用　水仙总碱腹腔注射对大鼠Jensen肉瘤、小鼠Croker肉瘤及艾氏腹水癌均有抑制作用。

2. 其他作用　水仙花挥发油主要成分丁香油酚体外对金黄色葡萄球菌、肺炎链球菌、大肠杆菌、变形杆菌及致病性真菌有抑制作用，乳剂可增加胃黏液分泌。家兔静脉注射可产生麻醉、降压与抗惊厥等作用。

毒性　水仙总碱小鼠腹腔注射的LD_{50}为182 mg/kg。1、4和16 mg/kg可使犬外周血中的白细胞总数增加，注射初能出现呕吐，但很快即可耐受。

【药性】 辛，凉。

【功用主治】 清心悦神，理气调经，解毒辟秽。主治神疲头昏，月经不调，痢疾，疮肿。

1.《纲目》："作香泽涂身，理发，去风气，又疗妇人五心发热。"

2.《药性考》："除嘈杂。"

3.《现代实用中药》："治妇人子宫病，月经不调。"

【用法用量】 内服：煎汤，9～15 g；或研末。外用：捣敷或研末调涂。

【选方】 1. 治妇人五心发热　水仙花、干荷叶、赤芍药等分。为末，白汤每服二钱。(《卫生易简方》)

2. 治痢疾　水仙花12 g，白糖15 g。开水煎服。连服3～4日。〔《大众中医药》1990，(1)：38〕

1110 水仙根 shuǐ xiān gēn (《纲目》)

【异名】 水仙球根(《本草钩沉》)，水仙头〔《大众中医药》1990，(1)：38〕。

【基原】 为石蒜科水仙属植物水仙的鳞茎。

【原植物】 参见"水仙花"条。

【采收加工】 春、秋季采挖鳞茎，洗去泥沙，用开水烫后，切片晒干或鲜用。

【药材】 水仙根 *Narcissi Bulbus*　主产福建，其他各地均有栽培。

性状　鳞茎类球形，单一或数个伴生。表面被1～2层棕褐色外皮，除去后为白色肥厚的鳞叶，层层包合，割破后遇水，有黏液渗出。鳞片内有数个叶芽和花芽。鳞茎盘下有数十条细长圆柱形根。气微，味微苦。

【成分】 鳞茎含水仙葡配甘露聚糖(narcissus-*T*-glucomannan)，石蒜碱(lycorine)，多花水仙碱(tsazettine)，淀粉(starch)，磷及蛋白质。

【药性】 苦、微辛，寒，有毒。归心、肺经。

1.《纲目》："苦、微辛，滑寒，无毒。"

2.《本草再新》："味甘、苦，性寒，有毒。入心、肺二经。"

3.《四川中药志》1960年版："性寒，味苦、辛，有小毒。"

【功用主治】 清热解毒，散结消肿。主治痈疽肿毒，乳痈，瘰疬，痄腮，鱼骨梗喉。

1.《纲目》："治痈肿及鱼骨鲠。"

2.《药性切用》："泻热解毒。"

3.《本草再新》："以毒攻毒，排脓消肿，去风，疗百虫伤。"

4.《岭南采药录》："取头部捣烂，敷治乳痈。又治一切毒痈疽，捣烂敷之，能散毒。"

5.《四川中药志》1960年版："消肿散结。治温毒耳前后肿，颊肿。"

6.《重庆草药》："治冷毒痈肿，内服催吐。"

7.《福建药物志》："治淋巴腺炎，腮腺炎。"

【用法用量】 外用：捣敷或绞汁涂。

【宜忌】 阴疽及痈疮已溃禁用。本品有毒，不宜内服。

1.《现代实用中药》："不可内服，误食之，必腹痛暴泻。"

2.《四川中药志》1960年版："阴疽及已溃痈疮不用。"

【选方】 1. 治痈毒初起　水仙鳞茎、红糖各适量。捣绒外敷。(《万县中草药》)

2. 治鼠疫结核　鲜水仙(鳞茎)60 g，雄黄(研粉)15 g。共杵，敷核处。(福州台江《民间实用草药》)

3. 治腮腺炎　水仙鳞茎、马勃各适量。捣绒外敷。(《万县中草药》)

4. 治乳癌初起，坚硬如鸡蛋大　水仙根适量。捣烂敷于患处。(《常见抗癌草药》)

5. 治齿龈肿痛　水仙球根同面粉捣敷颊部。

6. 治外伤眼目疼痛和一切眼病　将水仙球根用沸水烫洗后，捣绞汁，频频点眼。

7. 治跌打伤痛　鲜水仙球根切碎，捣烂加面粉适量，米醋调如糊，贴患部。

8. 治小儿惊风发热　鲜水仙捣烂贴足底。能解热定惊。(5～8方出自《本草钩沉》)

9. 治小便不通，少腹急胀　水仙头1个，蓖麻子30粒(去壳)。共捣烂，贴足心涌泉穴，一夜换贴2～3次。〔《大众中医药》1990，(1)：38〕

1111 水白蜡 shuǐ bái là 《陕西中草药》

【异名】 崂山茶、对节子茶(《青岛中草药手册》)。

【基原】 为木犀科女贞属植物小叶女贞的叶。

【原植物】 小叶女贞 *Ligustrum quihoui* Carr. 又名:小蜡树、小白蜡条(《云南中草药》),白蜡条(《新华本草纲要》)。

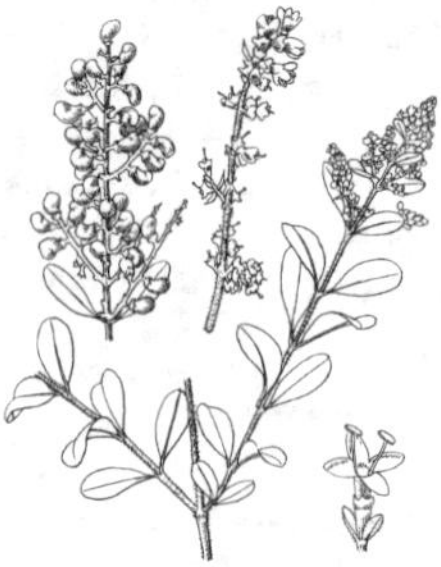

小叶女贞

落叶灌木,高 1～3 m。小枝淡棕色,圆柱形,密被微柔毛,后脱落。单叶,对生;叶片薄革质,形状和大小变异较大,披针形、长圆状椭圆形、椭圆形、倒卵状长圆形至倒披针形或倒卵形,长 1～4 cm,宽 0.5～2 cm,先端锐尖、钝或微凹,基部狭楔形至楔形,叶缘反卷,下面常具腺点。圆锥花序顶生,近圆柱形,分枝处常有 1 对叶状苞片;小苞片卵形,具睫毛;花萼无毛,萼齿宽卵形或钝三角形;花冠长 4～5 mm,裂片卵形或椭圆形;雄蕊伸出裂片外。果倒卵形、宽椭圆形或近球形,呈紫黑色。花期 5～7 月,果期 8～11 月。

生于山坡或河边灌丛中。分布于西南及江苏、安徽、江西、山东、河南、湖北、陕西。

【采收加工】 7～10 月采收,鲜用或晒干。

【成分】 叶和枝含有 β-谷甾醇(β-sitosterol),齐墩果酸(oleanolic acid),熊果酸(ursolic acid)及甘露醇(mannitol)。

【药理】 止咳、平喘作用 小叶女贞中的有效成分 M_2 腹腔注射,减少哮喘模型豚鼠血浆、肺组织及支气管肺泡灌洗液(BALF)中的脂质过氧化物含量,减少 BALF 中上皮细胞的数量。M_2 静脉注射,降低慢性喘息性支气管炎急性期患者外周血中性粒细胞(PMN)升高的预激活水平,使 PMN 吞噬发光增强,同时血浆 cAMP 和超氧化物歧化酶水平回升,cGMP 水平下降。M_2 静脉注射,对慢性阻塞性肺疾患患者也可快速止咳和平喘,改善患者肺活量和用力呼气中段流速,有快速降低小气道阻力的作用。

【药性】 苦,凉。

1.《陕西中草药》:"味苦,性凉。"

2.《青岛中草药手册》:"性寒,味苦。"

【功用主治】 清热祛暑,解毒消肿。主治伤暑发热,风火牙痛,咽喉肿痛,口舌生疮,痈肿疮毒,水火烫伤。

1.《陕西中草药》:"清热解毒。主治烫火伤,外伤。"

2.《云南中草药》:"主治小儿口腔炎,黄水疮。"

3.《青岛中草药手册》:"解热祛暑,消炎利尿。主治感冒发热,中暑,咽喉炎,水肿。"

【用法用量】 内服:煎汤,9～15 g;或代茶饮。外用:捣敷或绞汁涂;煎水洗或研末撒。

【选方】 1. 治中暑发热 崂山茶 9 g。水冲代茶饮。

2. 治咽喉炎 崂山茶 15 g,大青叶、金银花各 30 g。水煎服。(1、2 方出自《青岛中草药手册》)

3. 治小儿口腔炎 小白蜡条叶 9～18 g。煎服,同时用鲜叶取汁搽患处。(《云南中草药》)

4. 治走马牙疳 水白蜡叶碾末搽于患处。(陕西省镇坪县《草药汇集》)

5. 治黄水疮 小白蜡条叶研末敷患处。(《云南中草药》)

6. 治火烫伤 ① 水白蜡叶或白皮配马桑叶或内白皮等量,共研末酒调外涂。(陕西省镇坪县《草药汇集》) ② 水白蜡叶适量,或加迎春花叶各等量,共研细粉,香油调敷患处。(《陕西中草药》)

7. 治外伤 水白蜡叶、侧柏叶、松叶各等量,煎水洗患处。(《陕西中草药》)

1112 水半夏 shuǐ bàn xià 《广西本草选编》

【异名】 山慈姑、土田七(《广西药用植物名录》)。

【基原】 为天南星科犁头尖属植物鞭檐犁头尖的块茎。

【原植物】 鞭檐犁头尖 *Typhonium flagelliforme* (Lodd.) Bl. [*Arum flagelliforme* Lodd.] 又名:戟叶半夏(《广西本草选编》)。

多年生草本。块茎近圆形,直径 1～2 cm,上部周围密生长 2～4 cm 的肉质根。叶 3～4,叶柄长 15～30 cm,中部以下具宽鞘,基部鞘宽达 1.5～2 cm;叶片戟状长圆形,基部心形或下延,前裂片长 5～14 cm,宽 2～4 cm,长圆形或长圆状披针形,侧裂片向外水平伸展或下倾,长三角形,长4～5 cm,宽 3～5 mm;侧脉4～5 对,其中 1 对基出,均上举,集合脉 2 条,外圈靠近边缘,内圈与边缘相距3～5 mm。花序柄细,长 5～15 cm;佛焰苞管部绿色,卵圆形,长1.5～2.5 cm,直径 1.2～2 cm,檐部绿色至绿白色,披针形,常伸长卷曲为长鞭状,长 7.5～25 cm,下部展平宽 5～8 cm;肉穗花序;雌花序卵形,长 1.5～1.8 cm;中性花序长1.7 cm;雄花序长 5～6 mm,黄色;附属器淡黄绿色,具柄,长16～17 cm;雌花子房倒卵形或近球形,柱头小;中性花中部以下为棒状,黄色,先端紫色,上部的锥形,淡黄色;雄花的雄蕊 2,药室近圆球形。浆果卵圆形。花期 4～5 月,果期 6～8 月。

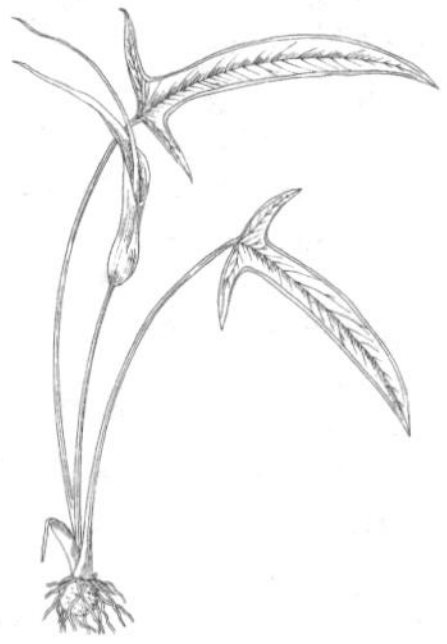

鞭檐犁头尖

生于山溪浅水中、水田或田边以及其他湿地。分布于广东、广西、云南等地。

【栽培】 生物学特性 喜温暖湿润气候,喜肥。宜选择土层深厚、肥沃的砂壤土水田栽种,不宜在过酸过碱或冷水田种植。

繁殖方法 用块茎繁殖。在 11 月收获时,选留小的、无病虫害的块茎作种,晾干表皮后与稍湿润的细沙混合贮藏待播。翌年 3～4 月,在苗床上均匀撒播,上覆土 1～2 cm。培育 1 个月后,苗高 10～15 cm,按行株距 10 cm×5 cm 扦栽,入土深度 1～3 cm。

田间管理 定植后保持水深 2～3 cm;经常拔除杂草,避免草荒;生长期追施肥料 5～6 次,早期追肥以氮肥为主,后期追肥以磷、钾肥为主。

【采收加工】 11 月采收,用石灰水浸泡 24 小时,用木棍搅拌去皮后,晒干或烘干或鲜用。

【药材】 水半夏 *Typhonii Flagelliformis Rhizoma* 主产于广西等地。

性状 块茎略呈椭圆形、圆锥形或半圆形,直径 0.5～1.5 cm,高 0.8～3 cm。表面类白色或淡黄色,不平滑,有多数隐约可见的点状根痕。上端类圆形,有常呈偏斜而凸起的叶痕或芽痕,呈黄棕色。有的下端略尖。质坚实,断面白色,粉性。气微,味辛辣,麻舌而刺喉。

鉴别 (1) 块茎横切面:木栓层多已除去,近木栓层处有大形黏液细胞,黏液细胞类圆形,内含草酸钙针晶束。维管束多为周木型,也有外韧型,导管排列稀疏。基本组织细胞含淀粉粒,单粒圆形、半圆形或多角形，脐点隐约可见，点状、裂缝状或"人"字状，复粒以2～4分粒的为多见。

(2) 薄层色谱：方法参见"半夏"条。在β-谷甾醇的相应位置有2个斑点。

【药理】 1. 止咳、祛痰、平喘作用　水半夏水提取物、醇提取物和酯提取物灌胃，抑制小鼠氨水引起的咳嗽次数，增加气管酚红排出量。水提取物、醇提物灌胃，延长豚鼠喷雾致哮喘的潜伏期。

2. 抗炎、抗过敏作用　水提取物和醇提取物灌胃，减轻小鼠棉球肉芽组织重量，抑制醋酸引起的毛细血管通透性升高，对组胺所致局部皮肤三重反应、2, 4-二硝基氯苯所致小鼠耳郭皮肤迟发型超敏反应和小鼠被动皮肤过敏反应均有抑制作用。

3. 镇静、镇痛作用　水提取物、醇提取物和酯提取物灌胃，抑制小鼠醋酸扭体反应，减少小鼠自发活动次数。

4. 对呕吐、泻下的影响　水半夏生品煎剂灌胃，减少鸽子因硫酸铜刺激诱发的呕吐次数。炮制品则作用较弱。亦有报道生品混悬液给家鸽灌胃有催吐作用。生药煎剂能使家鸽发生泻下作用。炮制品未见催吐作用。

5. 其他作用　煎剂灌胃，对抗大鼠氯化钡诱发的室性心律失常。煎剂灌胃，抑制毛果芸香碱所致家兔的唾液分泌，还能减轻流泪现象及缩瞳程度，可能有类似阿托品作用。水半夏己烷和氯仿提取物体外对小鼠白血病 P_{388} 细胞有弱的细胞毒性。醇提取物抑制亚油酸自动氧化。

毒性　水半夏生品40%混悬液给家兔滴眼，刺激眼睑结膜，甚至出现水肿。矾制品的刺激作用降低。生品还有催吐和泻下作用。

【炮制】 1. 水半夏　取原药材，除去杂质，洗净，干燥，筛去灰屑。用时捣碎。

2. 清水半夏、姜水半夏、法水半夏　炮制方法参见"半夏"条。

饮片性状　水半夏，呈尖圆锥形或椭圆形。表面类白色或淡黄色，具细皱纹和隐约可见的须根痕。一端类圆形，常有偏斜而凸起的叶痕和芽痕，另一端略尖。质坚实，断面白色，粉性。气微，味辛辣，麻舌刺喉。清水半夏，为白色类圆形厚片，味微辣而酸涩。姜水半夏，为淡黄色棕色薄片，角质样，味辛辣。法水半夏，形同法半夏，粉性，口尝微有麻舌感。

贮干燥容器内，置通风干燥处，防虫蛀。

【药性】 《广西本草选编》："味辛，性温，有毒。"

【功用主治】 燥湿化痰，解毒消肿，止血。主治咳嗽痰多，痈疮疖肿，无名肿毒，毒虫螫伤，外伤出血。

1.《广西本草选编》："解毒消肿，止血。主治痈疮疖肿，无名肿毒，毒虫咬伤，外伤出血。"

2.《全国中草药汇编》："燥湿化痰，止咳。主治咳嗽痰多，支气管炎。"

【用法用量】 内服：煎汤，3～9 g；或入丸、散。外用：捣敷；或研末调敷。

【宜忌】 阴虚燥咳及孕妇慎用。

1113 水老虎 shuǐ lǎo hǔ（《全国中草药汇编》）

【异名】 野香芹、水芙蓉、方茎水芙蓉（《全国中草药汇编》）。

【基原】 为唇形科水蜡烛属植物水虎尾的全草。

【原植物】 水虎尾 *Dysophylla stellata*（Lour.）Benth.［*Mentha stellata* Lour; *D. benthamiana* Hance］　又名：边氏水珍珠菜（《广州植物志》）。

一年生草本，高15～40 cm。茎直立，无毛，有时节上有灰色柔毛。叶4～8枚轮生；近无柄；叶片条形，长2～7 cm，宽1.5～4 mm，先端急尖，基部渐狭，边缘具疏齿，两面均无毛。轮伞花序多花，在茎和枝顶组成紧密的假穗状花序，长0.5～4.5 cm；苞片披针形；花萼钟形，密被灰色绒毛，果时增大，长达1.8 mm，萼具5短齿；花冠紫红色，冠檐4裂，裂片近相等；雄蕊4，伸出，花丝被髯毛，花药1室；花柱2浅裂，花盘平顶。小坚果倒卵形，极小，棕褐色，光滑。花、果期全年。

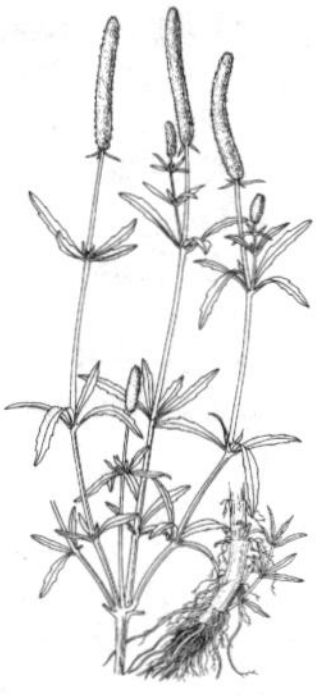
水虎尾

生于海拔至1 550 m的水边或稻田中。分布于浙江、安徽、福建、江西、湖南、云南、台湾等地。

【采收加工】 四季均可采，鲜用或切段晒干。

【药性】 辛，平，小毒。

【功用主治】 解毒消肿，活血止痛。主治疮疡肿痛，湿疹，毒蛇咬伤，跌打伤痛。

《全国中草药汇编》："行气止痛，散瘀消肿。主治毒蛇咬伤，疮痈肿毒，湿疹，跌打瘀肿。"

【用法用量】 内服：煎汤，10～15 g；或捣汁。外用：鲜品捣敷；或煎水洗。

【选方】 1. 治疮痈肿毒，湿疹　(水老虎)全草适量。捣烂敷，或水煎外洗。

2. 治毒蛇咬伤　(水老虎)鲜全草15～30 g。捣烂炒热，加酒适量，取汁内服少许，外搽伤口周围。

3. 治跌打瘀肿　(水老虎)鲜全草适量。捣烂，加酒适量，内服少许，外搽患处。(1～3方出自《全国中草药汇编》)

1114 水亚木 shuǐ yà mù（《天目山药用植物志》）

【异名】 白花莲、土常山、绿竹杆（江西《草药手册》），圆锥绣球花（《台湾药用植物志》），液洣柴、鼻洣柴（《湖南药物志》），驳骨木、银花树（《广西药用植物名录》）。

【基原】 为虎耳草科绣球属植物圆锥绣球的叶及根。

【原植物】 圆锥绣球 *Hydrangea paniculata* Sieb.　又名：糊溲疏（《中国树木分类学》）。

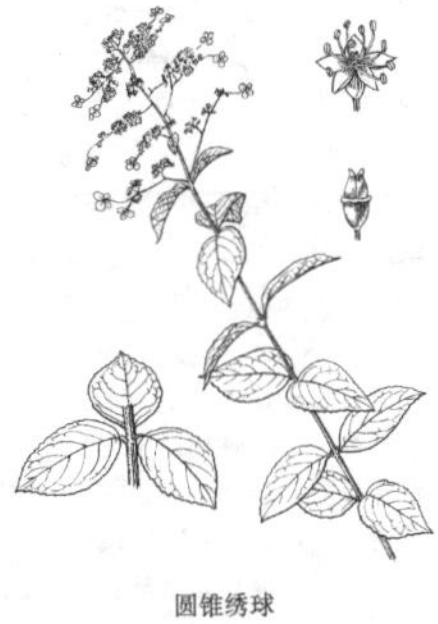
圆锥绣球

落叶灌木或小乔木，高达3 m以上。树皮灰褐色，小枝赤褐色，皮孔明显，疏生白色短柔毛。叶对生，偶有3片轮生；叶柄长1～1.5 cm；叶片椭圆形或卵形，长5～12 cm，宽2～4.5 cm，先端渐尖或急尖，基部圆形或楔形，边缘具锯齿。圆锥花序顶生，长15～25 cm，径8～12 cm；不育花径1～5 cm，萼片3～5片，通常为4片，宽卵形或椭圆形，全缘，白色后变紫色；能育花萼筒杯状，先端5齿裂；花瓣5，长椭圆形，白色；雄蕊10，花丝细长；花柱2。短蒴果卵圆形，顶端叉开。种子先端有薄翅。花期5～6月，果期9～10月。

生于山谷溪边及林缘灌丛中，或郊野路旁、水沟边。分布于浙江、安徽、福建、江西、湖北、湖南、广西、贵州、云南、台湾等地。

【采收加工】 7～10月采收，鲜用或晒干。

【成分】 树皮内层含黏多糖：圆锥绣球多糖(paniculatan)和新绣球花苷(neohydrangin)。

【药理】 抗补体作用　水亚木(圆锥绣球)内层树皮中的圆锥绣球多糖在绵羊红细胞试验中表现出抗补体活性。

【药性】 《湖南药物志》："苦、微酸，平。"

【功用主治】 截疟，解毒，散瘀止血。主治疟疾，咽喉疼痛，皮肤溃烂，跌打损伤，外伤出血。

《湖南药物志》："清热解毒，止血生肌。"

【用法用量】 内服：煎汤，根 15～30 g，叶 30～60 g。外用：鲜品捣敷。

【选方】 1. 治疟疾 （圆锥绣球）根 15～30 g（或叶 30～60 g）。水煎，发作前 2 小时服。

2. 治皮肤溃烂 （圆锥绣球）鲜叶与鹅掌金星捣烂，同糯米浆（冷开水泡透糯米，捣烂取汁）混匀，搽患处。（1、2 方出自《湖南药物志》）

1115 水百合 shuǐ bǎi hé （《贵州民间药物》）

【异名】 八仙贺寿草（《植物名实图考》），山丹草（《植物名汇》），山丹、荞麦叶贝母（《贵州民间药物》），心叶百合、大叶百合（《全国中草药汇编》），洋兜铃、土兜铃、山南芋、山芋艿（《浙江药用植物志》）。

【基原】 为百合科大百合属植物荞麦叶大百合及大百合的鳞茎。

【原植物】 1. 荞麦叶大百合 *Cardiocrinum cathayanum* (Wils.) Stearn [*Lilium cathayanum* Wils.]

为多年生草本，高 50～100 cm。鳞茎呈卵形，鳞片肥厚，白色。茎直立，中空，光滑。基生叶 2～3 片，大型，具长柄，肥厚；叶片呈卵状心形，先端尖，基部心形，两耳圆钝；茎生叶互生，有柄。花 3～5 朵，顶生，总状排列，侧向开放；花大型，绿白色；花被片 6，呈漏斗状；雄蕊 6，比花被短；子房圆筒状，3 室，柱头 3 裂。蒴果短圆形，棕黄色。种子扁平，阔肾形，具膜质狭翅。花期 5 月，果期 9 月。

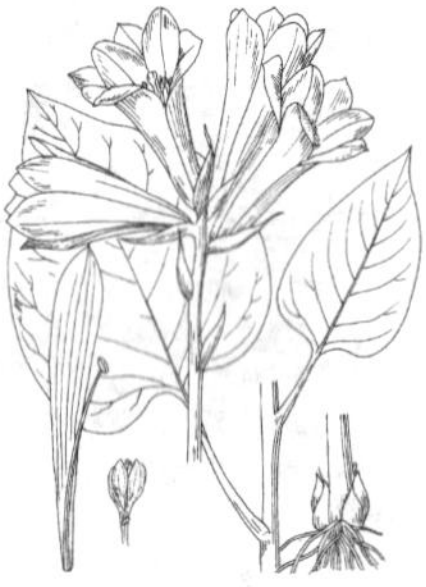

荞麦叶大百合

生于海拔 200～1 050 m 的较阴湿的山谷中、水沟旁或树林中。分布于江苏、浙江、安徽、江西、湖北、湖南等地。

2. 大百合 *C. giganteum* (Wall.) Makino [*Lilium giganteum* Wall.] 又名：山菠萝根、山芋头（《云南中草药》）。

本种与上种的区别为：植株粗壮，高 1～2 m，直径 2～3 cm。总状花序具花 10～16 朵，花不具苞片；花丝长约为花被片的 1/2 或稍长。花期 6～7 月，果期 9～10 月。

生于山坡林间草丛中。分布于西南及湖南、广西、西藏、陕西等地。

【采收加工】 5～7 月采挖，鲜用或晒干。

【药性】 苦、微甘，凉。

1.《贵州民间药物》："性寒，味苦、微甘。"

2.《云南中草药》："淡，平。"

3.《全国中草药汇编》："甘，淡，凉。"

【功用主治】 清肺止咳，解毒消肿。主治感冒，肺热咳嗽，咯血，鼻渊，聤耳，乳痈，无名肿毒。

1.《贵州民间药物》："消肿，去毒。"

2.《云南中草药》："清热止咳。治肺结核咯血，小儿高热。"

3.《全国中草药汇编》："清热止咳，解毒。主治肺结核咯血，鼻窦炎，中耳炎。"

4.《浙江药用植物志》："主治感冒。"

5.《湖北中草药志》："散瘀解毒，止咳，止呕。用于百日咳，呕吐，乳痈，无名肿痛。"

【用法用量】 内服：煎汤，6～15 g。外用：捣烂绞汁，滴鼻、耳；或捣敷。

【选方】 1. 治感冒 （水百合）鳞茎、芫荽各 30 g。水煎服。（《浙江药用植物志》）

2. 治鼻渊 山丹适量，捣烂包头顶部；另用山丹 15 g，天麻、刺梨花各 9 g。水煎服。

3. 治灌耳心 山丹 15 g，捣烂包耳后；或用山丹汁与螺蛳水滴入耳内。（2、3 方出自《贵州民间药物》）

1116 水团花 shuǐ tuán huā （《纲目拾遗》）

【异名】 水黄凿（《陆川本草》），青龙珠（《广西中兽医药用植物》），穿鱼柳、假杨梅（广州部队《常用中草药手册》），水加櫵、溪棉条（《福建中草药》），满山香、球花水杨梅（江西《草药手册》），水里斜、水晶树（《浙江药用植物志》）。

【基原】 为茜草科水团花属植物水团花的枝叶或花、果。

【原植物】 水团花 *Adina pilulifera* (Lam.) Franch. ex Drake [*Cephalanthus pilulifera* Lam.] 又名：水杨梅（《中国高等植物图鉴》）。

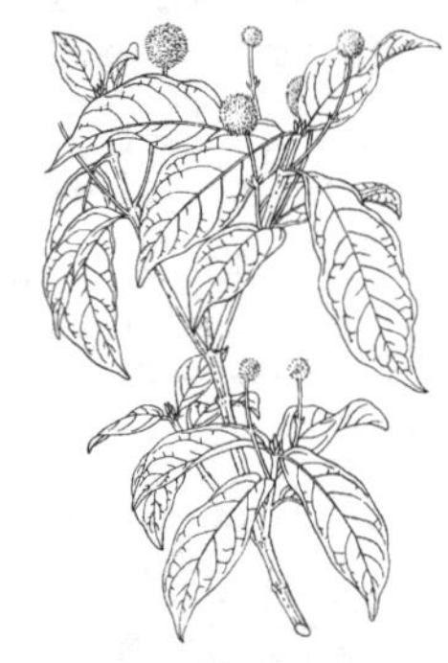

水 团 花

常绿灌木或小乔木，高 2 m左右，可达 5 m。树皮灰黄白色；枝柔弱，有不整齐的近椭圆形皮孔，红棕色。叶对生；叶柄长 3～10 mm；托叶 2 裂，早落；叶纸质，叶片长椭圆形至长圆状披针形或倒披针形，长 3～12 cm，宽 1～3 cm，先端长尖而钝，基部楔形，全缘，上面深绿色，两面中脉均突起。头状花序球形，盛开时直径 1.5～2 cm，单生于叶腋；总花梗长 2.5～4.5 cm，中下部轮生 5 枚苞片；花萼 5 裂，裂片线状长圆形；花冠白色，长漏斗状，5 裂，裂片卵状长圆形，被柔毛；雄蕊 5；花盘杯状；子房下位，花柱丝状，伸出花冠管外。蒴果楔形。种子多数，长圆形，两端有狭翅。花期 7～8 月，果期 8～9 月。

生于海拔 200～350 m 的山谷疏林下或旷野路旁、溪涧水畔。分布于长江以南各地。

【采收加工】 枝、叶四季均可采，切碎；花、果 7～9 月采摘，鲜用或晒干。

【成分】 茎、叶含三萜及其苷：奎诺酸（quinovic acid），模绕醇酸（morolic acid），金鸡纳酸（cincholic acid），白桦脂酸（betulinic acid），奎诺酸-3*β*-*O*-葡萄糖苷（quinovic acid-3*β*-*O*-glucoside），奎诺酸-3*β*-*O*-鼠李糖苷（quinovic acid-3*β*-*O*-rhamnoside），奎诺酸-3*β*-*O*-葡萄糖基-(1→4)-*α*-鼠李糖苷〔quinovic acid-3*β*-*O*-glucosyl-(1→4)-*α*-rhamnoside〕，奎诺酸-3*β*-*O* 葡萄糖基-(1→3)-*D*-呋糖苷〔quinovic acid-3*β*-*O*-glucosyl-(1→3)-*D*-furancoside〕，3-氧代乌苏-12-烯-27，28-二酸（3-oxo-urs-12-ene-27，28-dioic acid）。黄酮类：白杨素（chrysin），棉花皮素（gossypetin），7，4′-二甲氧基-6-甲基双氢黄酮（7，4′-dimethyl-6-methoxyflavanone），柚皮素-5-氧-新橙皮苷（naringenin-5-*O*-neohesperidoside），5，7-二羧基-3，3′，4′，5′四甲氧基黄酮（5，7-bicarboxy-3，3′，4′，5′-tetramethoxyflavone），7，4′-二甲氧基-5-羟基双氢黄酮（7，4′-dimethoxy-5-hydroxyflavanone），5，7-二甲氧基-4′-羧基双氢黄酮（5，7-dimethoxy-4′-hydroxyflavanone），3-羟基-5，7，4-三甲氧基-8-甲基二氢黄烷酮（3-hydroxy-5，7，4-trimethoxy-8-methylflavanone），槲皮素-3，4-二

甲氧基-8-*C*-鼠李糖苷(qucertin-3, 4-dimethoxy-8-*C*-rhamnoside),芫花素-8-*C*-鼠李糖苷(genkwanin-8-*C*-rhamnoside),槲皮素-3-*O*-半乳糖苷(qucertin-3-*O*-galactoside),柚皮素-7-甲氧基-4′-*O*-鼠李糖苷(naringenin-7-methoxy-4′-*O*-rhamnoside),5, 7-二羟基-2-甲基色酮(5, 7-dihydroxy-2-methylchromone)及其7-氧-葡萄糖苷。

【药性】 广州部队《常用中草药手册》:"苦涩,凉。"

【功用主治】 清热祛湿,散瘀止痛,止血敛疮。主治痢疾,肠炎,浮肿,痈肿疮毒,湿疹,溃疡不敛,创伤出血。

1.《李氏草秘》:"治金刃伤,年久烂脚疮,捣皮、叶,罨上一宿即痂。"(引自《纲目拾遗》)

2. 广州部队《常用中草药手册》:"清热解毒,散瘀止痛。主治痢疾,急性胃肠炎(用花果);跌打损伤,骨折(用叶)。"

3.《湖南药物志》:"清热祛湿,散瘀止痛。"

【用法用量】 内服:煎汤,花、果10~15 g,枝叶15~30 g。外用:枝、叶煎水洗;或捣敷。

【选方】 1. 治菌痢 水团花花球10 g。水煎服(沸后10分钟即可),每日3次。(江西《草药手册》)

2. 治湿热浮肿 水团花鲜茎或叶、茵陈各30 g。水煎调糖服。(《福建中草药》)

3. 治风火牙痛 水团花鲜花球60 g。水煎,每日含漱数次。(江西《草药手册》)

4. 治痈、无名肿毒 水团花鲜叶加食盐、饭粒捣烂外敷。(《福建中草药》)

5. 治湿疹 (水团花)叶配杠板归,煎水洗。(《湖南药物志》)

6. 治创伤出血 取适量的(水团花)叶或花,以冷开水洗净,捣烂包敷于创口。(《福建民间草药》)

7. 治跌打扭伤 (水团花)鲜叶(量不拘),捣敷患处。(广州部队《常用中草药手册》)

1117 水竹叶 shuǐ zhú yè (《本草拾遗》)

【异名】 鸡舌草、鸡舌癀(《泉州本草》),小叶挂蓝青、小叶鸦雀草、鸭脚草、水金钗、断节草、分节草(《浙江药用植物志》),水叶草、水竹叶菜(《贵州中草药名录》)。

【基原】 为鸭跖草科水竹叶属植物水竹叶的全草。

【原植物】 水竹叶 *Murdannia triquetra* (Wall.) Bruckn. [*Aneilema triquetum* Wall.] 又名:竹叶党《贵州植物志》。

一年生草本,高10~30 cm。茎圆柱形,下部伏卧而分枝,无毛或一侧有细绒毛,匍匐茎节上生根。叶互生,无柄;叶片狭长披针形或线状披针形,长4~7 cm,宽4~8 mm,先端钝尖,基部呈鞘状,边缘疏生白毛,叶脉平行。花顶生或腋生,有花1~5朵;花梗长1.5~3 cm,通常有1条形的苞片;萼片3,草质,绿色;花瓣3,淡红色,卵形;雄蕊及退化雄蕊各3,花丝基部有毛,花药长椭圆形;子房上位,2~3室。蒴果2室,每室有种子2至数颗。花期9~10月。

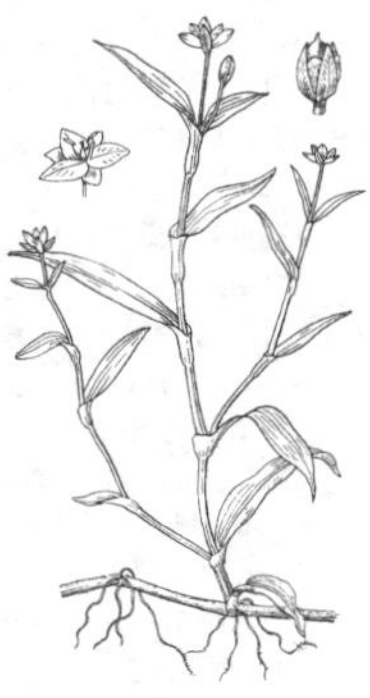

水竹叶

生于阴湿地区或水边、稻田中。分布于华东、中南、西南等地。

【采收加工】 7~9月采收,鲜用或晒干。

【成分】 全株含β-蜕皮素(β-ecdysone),α-脱氧-β-蜕皮素(α-deoxy-β-ecdysone),水龙骨素(polypodine)B。

【药性】 《浙江药用植物志》:"甘,寒,有微毒。"

【功用主治】 《浙江药用植物志》:"清热凉血,利尿,解毒。主治肺炎,咳血,热淋,无名肿毒。"

【用法用量】 内服:煎汤,9~15 g,鲜品30~60 g。外用:捣敷。

【选方】 1. 治肺炎高热喘咳 鲜水竹叶15~24 g。酌加水煎,蜜调服,每日2次。(《泉州本草》)

2. 治咳血 鲜(水竹叶)全草45 g。同豆腐炖服。(《浙江药用植物志》)

3. 治小便不利 鲜水竹叶30~60 g。酌加水煎,调冰糖内服,每日2次。

4. 治肠热下痢赤白 鲜水竹叶30 g。洗净,煎汤,调乌糖少许内服。(3、4方出自《泉州本草》)

5. 治白带 鲜(水竹叶)全草60~125 g,淡菜30 g。水煎服。(《浙江药用植物志》)

6. 治口疮舌烂 鲜水竹叶60 g。捣汁,开水1杯,漱口,5~6分钟,每日数次。

7. 治疮疖 鲜水竹叶90 g,冰糖15 g。炖服,并将药渣敷患处。(6、7方出自福州台江区《验方汇集》)

8. 治指头炎未成脓者 鲜水竹叶茎叶一握。醋糟少许,共捣烂外敷。(《福建民间草药》)

9. 治鸡眼 鲜水竹叶和冬蜜捣烂敷患处,每日换2~3次。(福州台江区《验方汇集》)

1118 水红袍 shuǐ hóng páo (《陕西中草药》)

【异名】 对叶红线草、见缝合(《陕西中草药》),大散血、苋菜三七、沙红七(《湖南药物志》)。

【基原】 为报春花科珍珠菜属植物露珠珍珠菜的带根全草。

【原植物】 露珠珍珠菜 *Lysimachia circaeoides* Hemsl.

多年生草本。全株无毛。茎直立,粗壮,高45~70 cm,四棱形,上部分枝,绿色或红色。叶对生,在茎上部有时互生,近茎基部的1~2对较小;叶柄长5~15 mm,具狭翅;叶片椭圆形或倒卵形,茎上部叶长圆状披针形至披针形,长5~10 cm,宽1.5~3 cm,先端锐尖,基部楔形,下延,上面深绿色,下面较淡,有极细密的红色小腺点,近边缘有稀疏暗紫色或黑色粗腺点和腺条。总状花序生于茎端和枝端,最下方的苞片披针形,比花梗长,向上渐次缩小为钻形;花梗长5~7 mm;花萼5裂,裂片卵状披针形,先端锐尖,边缘具缘毛,背面有2~4 胼胝状粗腺条;花冠白色,阔钟状,裂片菱状卵形,先端锐尖,具褐色腺条,裂片间的弯缺成锐角;雄蕊内藏5枚,花丝贴生于花冠裂片的基部;花药卵形,药隔先端有红色粗腺体;子房长约2 mm。蒴果球形。花期5~6月,果期7~8月。

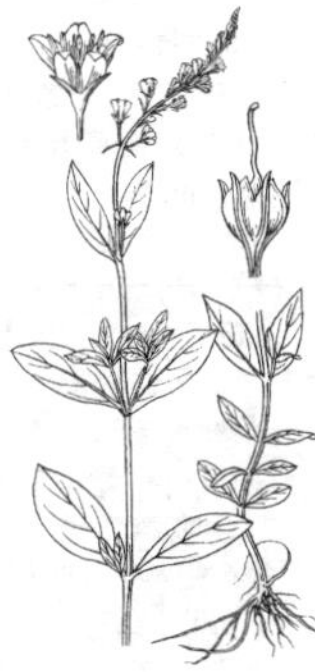

露珠珍珠菜

生于海拔600~1 200 m的山谷湿润处。分布于江西、湖北、湖南、四川、贵州、云南、陕西等地。

【采收加工】 花期拔取带根全草,晒干或鲜用。

【药性】 辛、苦,寒。

1.《陕西中草药》:"味辛、苦,性寒。"

2.《湖南药物志》:"苦、涩,凉。"

【功用主治】 清热解毒,散瘀止血。主治咽喉肿痛,咯血,痈肿疮疖,跌打损伤,骨折,外伤出血,烫火伤,蛇咬伤,目翳。

1.《陕西中草药》:"活血散瘀,消肿止痛,凉血止血,消炎生肌。主治骨折，跌打损伤，外伤出血，烫火伤，疮疖，乳痈，咽喉痛，蛇咬伤。”

2.《湖南药物志》：“止血，去翳。用于肺结核咯血，目生星翳。”

【用法用量】 内服：煎汤，3～9 g；或捣汁。外用：鲜品捣敷。

【选方】 1. 治跌打损伤 露珠珍珠菜鲜草捣烂取汁兑酒服，渣外敷。

2. 治肺结核咯血 露珠珍珠菜全草 30 g。水煎服。

3. 治目生星翳 露珠珍珠菜鲜草配白花蛇舌草、艾蒿尖、满天星等量。捣烂，人乳调敷眼皮上。（1～3 方出自《湖南药物志》）

1119 水芙蓉 shuǐ fú róng 广州部队《常用中草药手册》

【异名】 水薄荷、软骨倒水莲（《广东中草药》），水管筒、三叉草（广州部队《常用中草药手册》），水管草、通关草（《全国中草药汇编》），马上消（《广西药用植物名录》），麻雀草、马下消、止咳草（《新华本草纲要》）。

【基原】 为玄参科石龙尾属植物紫苏草的全草。

【原植物】 紫苏草 *Limnophila aromatica* (Lam.) Merr. 又名：香石龙尾（《全国中草药汇编》）。

一年生或多年生草本，高 30～70 cm。茎基部匍匐状，节上生根，茎中空，圆柱形，浅绿色，肉质，全株有香味。叶对生或三叶轮生；无柄；叶片卵状披针形至披针状椭圆形，长 1～5 cm，宽 0.3～1.5 cm，先端短尖，基部抱茎，边缘有小锯齿，有小腺点。总状花序顶生或腋生；花梗长 5～20 mm，无毛或被腺点；小苞片条形至条状披针形；萼片披针形，通常短于花梗；花冠白色、蓝紫色或粉红色，外面疏被细腺点；花柱先端扩大，柱头 2 裂，片状。蒴果卵圆形。花、果期3～10月。

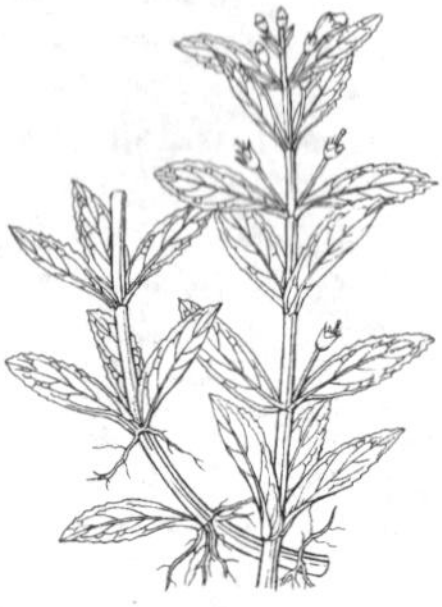
紫苏草

生于旷野、塘边水湿处。分布于福建、江西、广东、海南、台湾。

【采收加工】 四季均可采收，鲜用或晒干。

【药理】 抗菌作用 水芙蓉煎剂在试管内对金黄色葡萄球菌、炭疽杆菌、白喉杆菌和乙型链球菌有不同程度的抑制作用。

【药性】 广州部队《常用中草药手册》：“辛、凉，气香。”

【功用主治】 清肺止咳，消肿解毒。主治感冒咳嗽，百日咳，毒蛇咬伤，疮痈肿毒，癣疥，皮肤瘙痒。

1. 广州部队《常用中草药手册》：“清热解毒，消肿止痒。治毒蛇咬伤，疮痈肿毒，癣，皮肤瘙痒。”

2.《全国中草药汇编》：“清肺止咳，解毒消肿。主治感冒，咳嗽，百日咳，毒蛇咬伤，痈疮肿毒。”

【用法用量】 内服：煎汤，9～15 g，鲜品 15～30 g；或浸酒。外用：鲜品捣敷；或绞汁涂；或煎水洗。

【宜忌】 孕妇禁服。

【选方】 1. 治毒蛇咬伤 水芙蓉 15 g，穿心莲 24 g。捣烂冲米酒适量，取药液内服，渣搽伤口周围。（《广东中草药》）

2. 治癣疥 鲜水芙蓉绞汁涂，或煎水洗。（广州部队《常用中草药手册》）

1120 水苋菜 shuǐ xiàn cài 《湖南药物志》

【异名】 仙桃草、结筋草（《湖南药物志》），水灵丹、节节花（《广西药用植物名录》）。

【基原】 为千屈菜科水苋菜属植物水苋菜的全草。

【原植物】 水苋菜 *Ammannia baccifera* L. 又名：细叶水苋（《广州植物志》），浆果水苋（《中国种子植物分类学》）。

一年生草本，无毛，高 10～50 cm。茎直立，多分枝，带淡紫色，稍呈 4 棱，有狭翅。叶近于无柄；生于下部的对生，生于上部或侧枝上的略成互生；叶片长椭圆形，披针形或倒披针形，生于茎上部的长达 7 cm，生于侧枝上的较小，长 6～15 mm，宽 3～5 mm，先端短尖或钝形，基部渐狭。聚伞花序腋生，花较密集，花极小，绿色或淡紫色；花萼蕾期钟形，萼齿 4，正三角形，果期半球形，包围蒴果下半部；通常无花瓣；雄蕊通常 4，贴生于萼筒中部；子房球形，花柱极短。蒴果球形，紫红色，中部以上不规则周裂。种子多数，极小，近三角形，黑色。花期 8～10 月，果期 9～12 月。

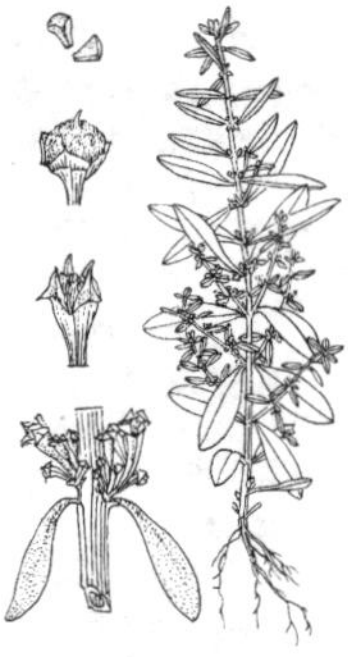
水苋菜

生于潮湿地及水田中。分布于河北、江苏、浙江、安徽、福建、江西、湖北、湖南、广东、广西、云南、陕西、台湾等地。

【栽培】 生物学特性 喜温暖湿润的气候。怕干旱。以向阳、土壤肥沃的潮湿畲田种植为宜。

繁殖方法 用种子繁殖。春播于 3 月进行，直播，按行距 20 cm开沟，深 3～4 cm，把种子均匀地播于沟内，覆盖细土 1 cm，浇水，10 日左右幼苗出土。

田间管理 幼苗高 3～4 cm时间苗，隔 5 cm 留苗 1 株。间苗后浅锄表土后追施稀薄人粪尿。以后于 6、7、8 月各施人粪尿或复合肥 1 次。每次追肥前中耕除草，追肥后进行培土。

【采收加工】 6～7 月采收全草，切碎，鲜用或晒干。

【成分】 果实含三十一烷（hentriacontane），三十二烷醇（dotriacontanol），1, 30-三十烷二醇（1, 30-triacontanediol）和 β-谷甾醇-β-*D*-葡萄糖苷（β-sitosterol-β-*D*-glucoside）。

叶中除含上述 3 种成分外，还含并没食子酸（ellagic acid）和槲皮素（quercetin）。

根中含白桦脂酸（betulinic acid）和羽扇豆醇（lupeol）。

【药理】 抗结石作用 水苋菜乙醇提取物灌胃，抑制尿路结石模型大鼠的结石形成，促进结石溶解，减少尿中的钙、镁排泄。

【药性】《湖南药物志》：“苦、涩，微寒。”

【功用主治】 散瘀止血，除湿解毒。主治跌打损伤，内外伤出血，骨折，风湿痹痛，蛇咬伤，痈疮肿毒，疥癣。

1.《湖南药物志》：“消瘀，止血，接骨。”

2.《台湾药用植物志》：“叶为剧烈引赤发泡药，外用以治偻麻质期痛、发热等，亦治疱疹性溃疡。”

【用法用量】 内服：煎汤，3～9 g；或浸酒；或研末。外用：捣敷；或研末撒。

【选方】 1. 治跌打损伤 （水苋菜）全草捣烂，兑烧酒服。

2. 治用力过度，劳伤疼痛 ①（水苋菜）全草 90 g，酒500 g。浸泡。早、晚服 1 小杯。②（水苋菜）全草 6 g，研末，开水冲服。

3. 治外伤出血 ① 水苋菜（焙）30 g，冰片 0.9 g。研末撒伤处。② 水苋菜、鹅不食草。捣烂敷伤处。

4. 治内伤吐血 水苋菜 6 g，瓜子莲 9 g。水煎服，每日服 3 次。

5. 接骨 （水苋菜）全草。捣烂敷。

6. 治蛇咬伤　水苋菜全草3 g，蛇不过4.5 g，大蒜1瓣。捣烂敷。(1～6方出自《湖南药物志》)

1121 水苎麻 shuǐ zhù má《广西民族药简编》

【基原】 为荨麻科苎麻属植物水苎麻的全草或根。

【原植物】 水苎麻 *Boehmeria macrophylla* Hornem. [*B. platyphylla* D. Don]

半灌木，高达4 m。小枝生短伏毛。叶通常对生；叶柄长1～10 cm；叶片卵形或宽卵形，长5～13 cm，宽4～9 cm，先端渐尖或长渐尖，基部圆形，边缘密生牙齿，两面疏生短伏毛；基生脉3条。雌雄同株或异株；花序腋生，长约10 cm，稍分枝或不分枝；雄花花被片4，雄蕊4；雌花簇球形，雌花被管状，生短毛，柱头丝形。花期8～10月，果期10～12月。

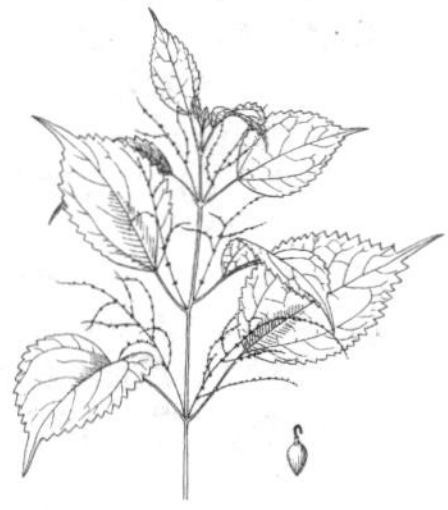

水苎麻

生于海拔800 m左右的山地林下或沟边。分布于广东、广西、海南、贵州、云南、西藏等地。

【采收加工】 7～9月采收，鲜用或晒干。

【成分】 水苎麻中含生物碱：3，4-二甲氧基-ω-(2′-哌啶基)苯乙酮〔3，4-dimethoxy-ω-(2′-piperidyl)acetophenone〕，小穗苎麻素(cryptopleurine)。

叶和细枝中含5α-豆甾烷-3，6-二酮(5α-stigmastane-3，6-dione)，19α-羟基熊果酸(19α-hydroxy-ursolic acid)即坡模醇酸(pomolic acid)，齐墩果酸(oleanolic acid)，羽扇豆醇(lupeol)和β-谷甾醇(β-sitosterol)等。

【药性】 微苦、辛，温。

【功用主治】 祛风除湿，通络止痛。主治风湿痹痛，跌打损伤。

1.《广西民族药简编》："治跌打内伤。"

2.《中草药》1987，18(7)：320："治风湿关节炎。"

【用法用量】 内服：煎汤，10～30 g。外用：煎汤洗；或捣敷。

【选方】 治跌打内伤　水苎麻根或叶60 g。水煎服。(《广西民族药简编》)

1122 水杨根 shuǐ yáng gēn《纲目》

【基原】 为杨柳科柳属植物红皮柳的根。

【原植物】 红皮柳 *Salix sinopurpurea* C. Wang et Ch. Y. Yang.　又名：蒲柳(《尔雅》)，蒲杨(崔豹《古今注》)，水杨(《水经注》)，杞柳(《本草图经》)，青杨、萑苻(《纲目》)。

灌木。当年枝初有短绒毛，后无毛。叶对生或斜对生，披针形，长5～10 cm，宽1～1.2 cm，先端短渐尖，基部楔形，边缘有腺锯齿，幼时有短绒毛，脉上尤密，成叶两面无毛；托叶卵状披针形或斜卵形。花先叶开放，葇荑花序常弯曲，雌花序长2～3 cm，对生或互生，无花序梗，基部具2～3枚下面密被长毛的椭圆形鳞片；苞片卵形，黑色，两面具长柔毛；腺体1，腹生；雄花序长1.5～2.5 cm，雄蕊2，花丝合生，无毛，花药4室；子房密被灰绒毛，柱头头状。花期4月，果期5月。

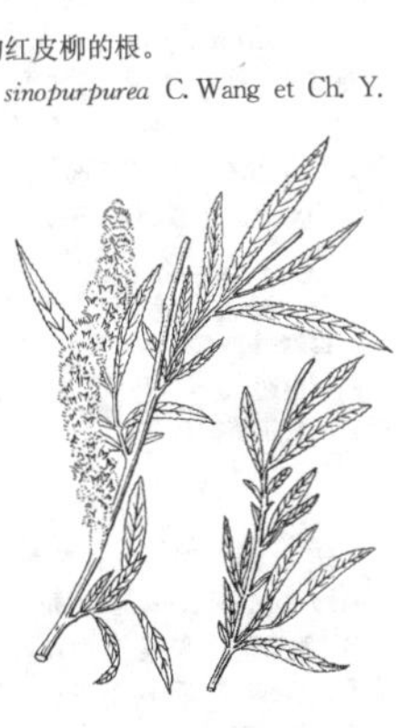

红皮柳

生于海拔1 000～1 600 m的山坡灌木丛中，或沿河生长。分布于河北、山西、河南、湖北、陕西、甘肃等地。

【采收加工】 四季均可采挖，切片，鲜用或晒干。

【药性】 苦，平。

【功用主治】 解毒，消肿定痛。主治乳痈，金疮。

【用法用量】 外用：捣敷。

【选方】 治乳痈　(水杨根)一根，生擂贴疮，其热如火，再贴遂平。(《纲目》引《永类钤方》)

1123 水杨梅 shuǐ yáng méi《纲目》

【异名】 水杨柳(《植物名实图考》)，水毕鸡、串鱼木(《广西中兽医药用植物》)，鱼串鳃、沙金子、绣球柳〔《中医杂志》1966，(6)：32〕，水石榴(《广西中草药》)，水金铃(《浙江民间常用草药》)，白消木(《全国中草药汇编》)。

【基原】 为茜草科水团花属植物细叶水团花的地上部分。

【原植物】 细叶水团花 *Adina rubella* Hance

落叶小灌木，高1～1.5 m。小枝细长，红褐色，被柔毛；老枝无毛。叶互生；叶柄极短或无；托叶2，与叶对生，三角形；叶纸质；叶片卵状披针形或卵状椭圆形，长3～4 cm，宽1～2.5 cm，先端渐尖，基部宽楔形，全缘，上面深绿色，无毛，下面淡绿色，侧脉稍有白柔毛。头状花序球形，顶生或腋生，盛开时直径1.5～2 cm；总花梗长2～3 cm，被柔毛；花萼筒短，先端5裂；花冠管状，紫红色或白色，先端5裂，裂片上部有黑色点；雄蕊5，花丝短；子房下位，2室，花柱细长，超出花冠1倍以上。蒴果楔形，成熟时带紫红色，集生成球状。种子多数，细小，长椭圆形，两端有翅。花期6～8月，果期9～10月。

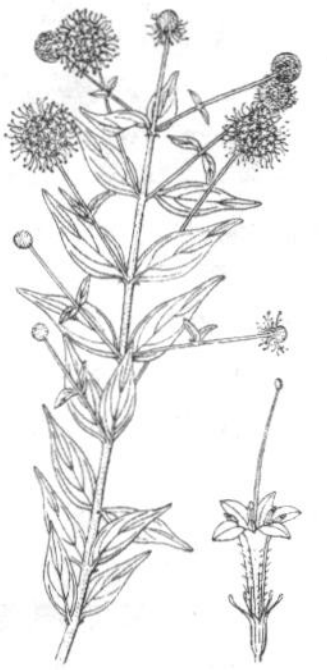

细叶水团花

生于低海拔疏林中或旷野。分布于江苏、浙江、安徽、福建、江西、湖北、湖南、广东、广西、四川、贵州、云南、台湾等地。

【采收加工】 春、秋季采收茎叶，鲜用或晒干。8～11月果实未成熟时采摘花果序，鲜用或晒干。

【药材】 水杨梅 *Adinae Rubellae Herba*　主产于浙江、江西、湖北、湖南、广东和广西等地。

性状　茎呈圆柱形，有分枝。表面灰褐色，有细纵皱纹及灰黄色类圆形皮孔。质硬，不易折断，断面皮部成片状，木部呈纤维状，黄白色。气微，味微苦。

果序由众多小蒴果密集成头状，呈圆球形，直径3～10 mm，棕黄色，粗糙触手，搓揉后小蒴果很易脱落，露出果序轴。小蒴果倒圆锥形，长3～4 mm，淡黄色，先端有5裂的宿萼，内有4～8枚种子。种子棕色，外被毛，长椭圆形，两端并有狭窄的薄翅。气微，味略苦涩。

鉴别　(1) 果实横切面：外表皮细胞长圆形，大小不一，外被非腺毛，非腺毛1～5细胞，角质层具纵皱纹理。表皮内方为薄壁组织，可见数个小型维管束分布其中，少数薄壁细胞含草酸钙簇晶；最内为2～4列石细胞，壁厚。种子横切面呈三角形或半圆形，外被单细胞非腺毛，先端2叉或偶有3叉，并向外反卷，种皮细胞壁略增厚，微木化；胚乳及子叶薄壁细胞含众多糊粉粒。

(2) 取果序5 g，加乙醇20 ml，置水浴上回流10分钟，滤过。

取滤液 1 ml，置蒸发皿中，水浴蒸去乙醇，残渣加醋酐数滴使溶解，再加硫酸 1 滴，先显桃红色，继转紫红色，最后呈污绿色；置紫外线灯下观察，显黄绿色荧光(检查甾类)。取滤液 1 ml，加 1%三氯化铁溶液 1 滴，显墨绿色(检查酚性化合物)。

【成分】 从水杨梅根含三萜和皂苷类成分：3*β*，23，24-三羟基-12-齐墩果烯-28-酸(3*β*，23，24-trihydroxyolean-12-en-28-oic acid)，3*β*，6*β*，24-三羟基-12-齐墩果烯-28-酸(3*β*，6*β*，24-trihydroxyolean-12-en-28-oic acid)，3*β*，6*β*，19*α*，24-四羟基-12-齐墩果烯-28-酸(3*β*，6*β*，19*α*，24-tetrahydroxyurs-12-en-28-oic acid)，金鸡纳酸 3*β*-*O*-*β*-*D*-吡喃岩藻糖苷(cincholic acid 3*β*-*O*-*β*-*D*-fucopyranoside)，焦性金鸡纳酸 3*β*-*O*-*β*-*D*-吡喃岩藻糖苷(pyrocincholic acid 3*β*-*O*-*β*-*D*-fucopyranoside)，焦性金鸡纳酸 3*β*-*O*-*α*-*L*-吡喃鼠李糖苷(pyrocincholic acid 3*β*-*O*-*α*-*L*-rhamnopyranoside)，奎诺酸(quinovic acid)，3-环氧-12-乌苏烯-27，28-二酸(3-oxo-urs-12-ene-27，28-dioic acid)，27-羟基熊果酸 3-*O*-〔*α*-*L*-吡喃鼠李糖基(1→2)-*β*-*D*-吡喃葡萄糖基(1→2)-*β*-*D*-吡喃葡萄糖醛酸苷-6-*O*-甲酯〕-28-*O*-*β*-*D*-吡喃葡萄糖苷{27-hydroxyursolic acid 3-*O*-〔*α*-*L*-rhamnopyranosyl(1→2)-*β*-*D*-glucopyranosyl(1→2)-*β*-*D*-glucuronopyranoside-6-*O*-methyl ester〕-28-*O*-*β*-*D*-glucopyranoside}，奎诺酸-3*β*-*O*-*β*-*D*-吡喃葡萄糖苷(qinovic acid-3*β*-*O*-*β*-*D*-glucopyranoside)，奎诺酸-3*β*-*O*-*β*-*D*-吡喃鼠李糖苷(quinovic acid-3*β*-*O*-*α*-*L*-rhamnopyranoside)，奎诺酸-3*β*-*O*-(3′，4′-亚异丙基)-*β*-*D*-吡喃岩藻糖苷〔quinovic-3*β*-*O*-(3′，4′-isopropylidene)-*β*-*D*-fucopyranoside〕，奎诺酸-3*β*-*O*-(2′，3″-*O*-亚异丙基)-*α*-*L*-吡喃鼠李糖苷〔quinovic acid-3*β*-*O*-(2′，3″-*O*-isopropylidene)-*α*-*L*-rhamnopyranoside〕，奎诺酸-3*β*-*O*-*β*-*D*-吡喃岩藻糖苷(quinovic acid-3*β*-*O*-*β*-*D*-fucopyranoside)，奎诺酸-3*β*-*O*-*β*-*D*-吡喃葡萄糖基-(28→1)-*β*-*D*-吡喃葡萄糖酯〔quinovic acid-3*β*-*O*-*β*-*D*-glucopyranosyL-(28→1)-*β*-*D*-glucopyranosyl ester〕，奎诺酸 3-*O*-*β*-*D*-吡喃岩藻糖基-(28→1)-*β*-*D*-吡喃葡萄糖酯〔quinovic acid 3-*O*-*β*-*D*-fucopyranosyl-(28→1)-*β*-*D*-glucopyranosyl ester〕，奎诺酸 3-*O*-*α*-*L*-吡喃鼠李糖基-(28→1)-*β*-*D*-吡喃葡萄糖酯〔quinovic acid 3-*O*-*α*-*L*-rhamnopyranosyl-(28→1)-*β*-*D*-glucopyranosyl ester〕，奎诺酸 3-*O*-*β*-*D*-吡喃葡萄糖基-(1→2)-*β*-*D*-吡喃葡萄糖苷〔quinovic acid 3-*O*-*β*-*D*-glucopyranosly (1→2)-*β*-*D*-glucopyranoside〕，2，4，6-三甲氧基-菲诺醇-1-*O*-*β*-*D*-呋喃芹菜糖基(1→6)-*β*-*D*-吡喃葡萄糖苷〔2，4，6-trimethoxy-phynol-1-*O*-*β*-*D*-apiofuranosyl(1→6)-*β*-*D*-glucopyranoside〕，strictosidinic acid，herman-3-carboxylic acid，水团花酸 3-*O*-〔*α*-*L*-吡喃鼠李糖基(1→2)-*β*-*D*-吡喃葡萄糖基(1→2)-*β*-*D*-吡喃葡萄糖醛酸苷-6-*O*-甲酯〕-28-*O*-*β*-*D*-吡喃葡萄糖苷{adinaic acid 3-*O*-〔*α*-*L*-rhamnopyranosyl(1→2)-*β*-*D*-glucopyranosyl(1→2)-*β*-*D*-glucuronopyranoside-6-*O*-Me ester〕-28-*O*-*β*-*D*-glucopyranoside}，水团花酸 3-*O*-〔*α*-*L*-吡喃鼠李糖基(1→2)-*β*-*D*-吡喃葡萄糖基(1→2)-*β*-*D*-吡喃葡萄糖醛酸苷-6-*O*-丁酯〕-28-*O*-*β*-*D*-吡喃葡萄糖苷{adinaic acid 3-*O*-〔*α*-*L*-rhamnopyranosyl(1→2)-*β*-*D*-glucopyranosyl(1→2)-*β*-*D*-glucuronopyranoside-6-*O*-Bu ester〕-28-*O*-*β*-*D*-glucopyranoside}，水团花酸 3-*O*-〔*β*-*D*-吡喃葡萄糖基(1→2)-*β*-*D*-吡喃葡萄糖基〕-(28→1)-*β*-*D*-吡喃葡萄糖基(1→6)-*β*-*D*-吡喃葡萄糖酯{adinaic acid 3-*O*-〔*β*-*D*-glucopyranosyl(1→2)-*β*-*D*-glucopyranosyl〕-(28→1)-*β*-*D*-glucopyranosyl(1→6)-*β*-*D*-glucopyranosyl ester}，细叶水团花诺苷(rubenorside)A、B、C，细叶水团花苷(rubelloside)A、B、C、D。还含去甲丁香色原酮(noreugenin)，7-*O*-*β*-*D*-葡萄糖基-去甲丁香色原酮(7-*O*-*β*-*D*-glucosyl-noreugenin)，东莨菪素(scopoletin)，胡萝卜苷(daucosterin)，5-羟基-2-甲基色酮 7-*O*-*β*-*D*-吡喃木糖基(1→6)-*β*-*D*-吡喃葡萄糖苷〔5-hydroxy-2-methylchromone 7-*O*-*β*-*D*-xylopyranosyl(1→6)-*β*-*D*-glucopyranoside〕，5-羟基-2-甲基色酮 7-*O*-*β*-*D*-呋喃芹菜糖基(1→6)-*β*-*D*-吡喃葡萄糖苷〔5-hydroxy-2-methylchromone 7-*O*-*β*-*D*-apiofuranosyl(1→6)-*β*-*D*-glucopyranoside〕，马钱子苷(loganin)。

【药理】 1. 抗腹泻作用　水杨梅口服，抑制蓖麻油引起的大鼠腹泻，减轻蓖麻油所致回肠肠壁的变性、坏死等。

2. 抗菌作用　水浸剂及煎剂用试管稀释法对金黄色葡萄球菌、溶血性链球菌、阴道滴虫等均有抑制作用。

3. 其他作用　水杨梅抑制离体兔十二指肠的自主节律运动，使平滑肌舒张，并对抗组胺、乙酰胆碱或氯化钡引起的离体小肠挛缩。水杨梅煎剂体外能抗乙肝病毒表面抗原。水杨梅对宫颈癌细胞有抑制作用。

【药性】 苦、涩，凉。

1.《纲目》："辛，温，无毒。"

2.《广西中草药》："味淡，性平，无毒。"

3.《湖南药物志》："苦、涩，无毒。"

4.《福建药物志》："微苦，平。"

【功用主治】 清利湿热，解毒消肿。主治湿热泄泻，痢疾，湿疹，疮疖肿毒，风火牙痛，跌打损伤，外伤出血。

1.《纲目》："主治疔疮肿毒。""伏三黄、白矾，制丹砂。"

2.《广西中草药》："清热解毒。治风火牙痛，痢疾，皮肤湿疹。"

3.《湖南药物志》："治暑热水泻，疳积，牙根肿，疮疱。"

4.《全国中草药汇编》："花、果：治细菌性痢疾，急性胃肠炎，阴道滴虫病。叶、茎皮：治跌打损伤，骨折，疖肿，创伤出血，皮肤湿疹。"

5.《福建药物志》："治扭伤骨折，痈疽肿毒，脚部烂疮。"

【用法用量】 内服：煎汤，15～30 g。外用：捣敷；或煎水含漱。

【选方】 1. 治菌痢、肠炎　水杨梅花果序 15 g。水煎(或滚开水冲泡 15 分钟，去渣)，每日服 3 次。(《全国中草药新医疗法展览会技术资料选编》)

2. 治疳积　(水杨梅)花果序 15 g。水煎服。

3. 治牙根肿　(水杨梅)花叶捣烂敷。(2、3 方出自《湖南药物志》)

4. 治外伤出血　鲜水杨梅叶或花，捣烂外敷。(《浙江民间常用草药》)

5. 治阴道滴虫　水杨梅花果序制成 20%流浸膏涂阴道。或用水杨梅浸膏片 3 g 塞于阴道内。(《全国中草药汇编》)

6. 治背花疮　鲜水杨梅果或叶、鲜半边莲、青木香各等分。捣烂敷患处。(《河南中草药手册》)

【临床报道】 治疗菌痢及肠炎　取水杨梅全草 30 g，水煎，当茶饮；或用花果序(干鲜均可)，干品 15 g，煎沸或用沸水泡 15 分钟后去渣饮用；或用片剂，成人 1.5～2 g，每日 3～4 次。对某些口服困难或慢性病例，可用全草 60 g 的煎剂加 200 ml 温水行保留灌肠，每日 1～2 次。据 666 例急性患者疗效观察，治愈率达 89.2%，绝大部分病例于 3 日内见效，平均服药 6.5 日。对使用其他抗菌药物不敏感的病例，本药亦具疗效。

1124 水豆瓣 shuǐ dòu bàn (《云南思茅中草药选》)

【异名】 水苋菜(《草木便方》)，水泉(《陆川本草》)，水指甲(《四川中药志》)，水马桑、肉矮陀陀(《贵州民间药物》)，红格草(《云南药用植物名录》)，田马齿苋、水红莲草、引水草(《福建药物志》)。

【基原】 为千屈菜科节节菜属植物圆叶节节菜的全草。

【原植物】 圆叶节节菜 *Rotala rotundifolia* (Buch. -Ham. ex Roxb.) Koehne〔*Ammannia rotundifolia* Buch. -Ham. ex Roxb.〕又名：假桑子、禾虾菜(广东)，水酸草、猪肥菜(海南)，过塘蛇、水瓜子、上天梯(广西)，水松叶(江苏)。

一年生草本，高 5～30 cm。全株无毛。茎直立，纤细，通常带紫色。叶对生；无柄或有短柄；叶片近圆形，阔倒卵形或阔椭圆形，长 5～12 mm，宽 3.5～10 mm，先端圆形，基部钝或有时近心形。花单生于苞片内，组成顶生稠密的穗状花序，长 1～4 cm，每株 1～3 个，有时 5～7 个；花极小，几无梗；苞片叶状，小苞片 2 枚，披针形或钻形；萼筒阔钟形，膜质，半透明，裂片 4，三角形，裂片间无附属物；花瓣 4，倒卵形，淡紫红色；雄蕊 4；子房近梨形，柱头盘状。花、果期 12 月至翌年 6 月。

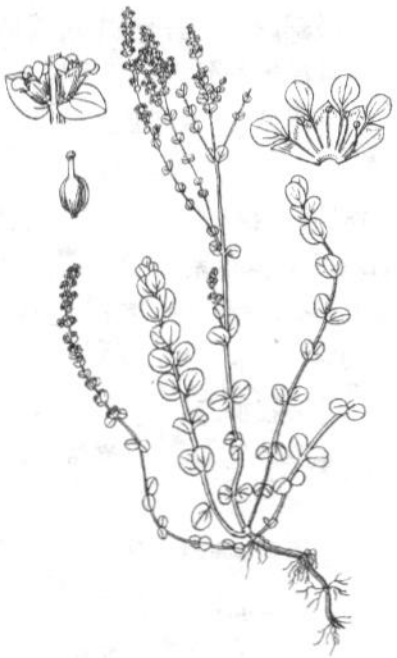
圆叶节节菜

生于水田边及潮湿处。分布于长江以南及台湾各地。

【栽培】 生物学特性　喜温暖潮湿的气候。对土壤要求不严，但以肥沃疏松的砂质壤土或腐殖质土壤栽培为好。忌干旱。

繁殖方法　用分株繁殖和扦插繁殖。分株繁殖：于 3～4 月，将母株挖出进行分株，直接种于大田。扦插繁殖：截取其茎 5～7 cm 长，按行株距 25 cm×25 cm 开穴，每穴插 3～4 株。此外，引种时多用种子繁殖。

田间管理　定植成活后到封行前，除草追肥 2～3 次。以人粪尿或化肥等氮肥为主，整修生长期应保持土壤潮湿。

【采收加工】 7～9 月采收全草，鲜用或晒干或烘干。

【药性】 甘、淡，凉。

1.《草木便方》："凉。"

2.《贵阳民间药草》："甘、淡，寒。"

3.《四川中药志》1960 年版："性凉，味涩，无毒。"

4.《贵州民间药物》："性温，味辛、甘、涩。"

5.《广西本草选编》："味淡、微涩，性凉。"

6.《云南中草药》："甘、涩，凉。"

7.《全国中草药汇编》："甘、淡，凉。"

8.《湖南药物志》："苦、涩，凉。"

9.《四川中药志》1979 年版："淡，寒。"

10.《浙江药用植物志》："涩，寒。"

【功用主治】 清热利湿，消肿解毒。主治痢疾，淋病，水臌，急性肝炎，痈肿疮毒，牙龈肿痛，痔肿，乳痈，急性脑膜炎，急性咽喉炎，月经不调，痛经，烫火伤。

1.《草木便方》："解热毒，一切火毒，止痛，利湿清热，消痈肿，（治）淋、痢，涂汤火、痔肿。"

2.《四川中药志》1960 年版："清热解毒，通便消肿。治牙龈肿痛，痈毒，痔疮及火淋热痢。"

3.《贵州草药》："清热解毒，止咳，利湿。主治咳嗽，水毒疮，淋病，毒蛇伤。"

4. 江西《草药手册》："治狗咬伤。"

5.《云南中草药》："活血通经。主治月经不调，闭经，痛经，鼻衄。"

6.《全国中草药汇编》："主治黄疸型肝炎，尿路感染。"

7.《广西民族药简编》："治小儿疳积，腹泻，痢疾。"

8.《浙江药用植物志》："清热解毒，健脾消积。主治牙龈肿痛，乳痈，疮毒，痢疾，疳积。"

9.《福建药物志》："清热，利水，解毒。主治流行性脑脊髓膜炎，风火牙痛，肝炎，急性咽喉炎，疔疖，痈。"

【用法用量】 内服：煎汤，15～30 g；或鲜品绞汁。外用：鲜品捣敷；或研末撒；或煎水。

【选方】 1. 治水臌病　水马桑 30 g，石菖蒲 15 g。煎水服。（《贵阳民间药草》）

2. 治急性咽喉炎　鲜圆叶节节菜 60～120 g。用第二次洗米水洗净，捣烂绞汁，加米醋，内服并漱咽。（《福建药物志》）

3. 治乳痈　水苋菜、侧耳根、鲜薄荷。捣绒外敷。（《四川中药志》1960 年版）

4. 治牙龈肿痛　水苋菜 30 g，煮石膏豆腐（用点的豆腐）250 g。喝汤。（《四川中药志》1979 年版）

5. 治风火牙痛　圆叶节节菜 15 g，鸭蛋 1 个。同炖服。（《福建药物志》）

6. 治疳积　（圆叶节节菜）全草适量，蒸猪肝食。（《浙江药用植物志》）

1125 水苦荬 shuǐ kǔ mài（《南京民间药草》）

【异名】 接骨仙桃、夺命丹、活血丹、蟠桃草（《纲目拾遗》），大仙桃草（《南京民间药草》），水仙桃草（《贵州民间方药集》），仙桃草、鸭儿草、虫虫草（《四川中药志》），水对叶莲、水泽兰（《贵州草药》），蛇子草、接骨桃、二代草（《陕西中草药》）。

【基原】 为玄参科婆婆纳属植物北水苦荬及水苦荬的带虫瘿果实的全草。

【原植物】 1. 北水苦荬 *Veronica anagallis-aquatica* L.　又名：无风自动草（《滇南本草》），仙人对座草（《中国药用植物图鉴》）。

多年生草本，高 10～100 cm。通常无毛，有的在花序轴、花梗、花萼、蒴果上有疏腺毛。根茎斜走。茎直立，中空，富肉质。叶对生；无柄，上部的叶半抱茎；叶片多为卵圆形或长卵形，少为卵状长圆形，长 2～10 cm，宽 1～3.5 cm，先端钝圆或锐尖，全缘或具波状齿。总状花序腋生，长于叶，多花；花梗与苞片近等长，上升与花序轴成锐角；花萼 4 深裂，裂片卵状披针形，急尖；花冠浅蓝色、淡紫色或白色，筒部极短，裂片宽卵形；雄蕊 2，短于花冠；子房上位，柱头头状。蒴果近圆形，先端微凹，常有小虫寄生，寄生后果实膨大成圆球形。种子细小，长圆形，扁平，无毛。花期 4～9 月。

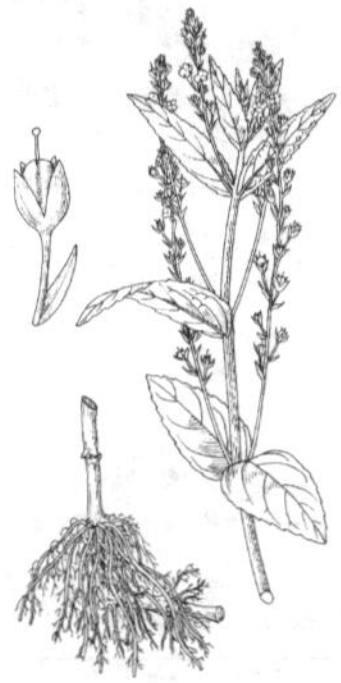
北水苦荬

生于水边及沼泽地。分布于长江以北及西南各地。

2. 水苦荬　*V. undulata* Wall.　又名：水莴苣、水菠菜（《救荒本草》），芒种草（《全国中草药汇编》）。

本种与上种在体态上极相似，惟植株稍矮。叶片有时为条状披针形，通常叶缘有尖锯齿；茎、花序轴、花梗、花萼和蒴果上多少有大头针状腺毛，花梗在果期挺直，横叉开与花序轴几乎成直角，因而花序宽，可达 1.5 cm；花柱也较短。

生于水边及沼泽。分布于除内蒙古、西藏、青海、宁夏外的各地。

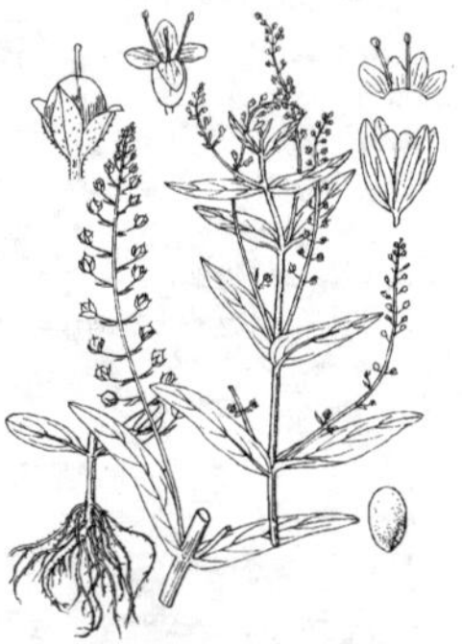
水苦荬

【采收加工】 夏季果实中红虫未逸出前采收有虫瘿的全草，切碎，鲜用或晒干。

【成分】 北水苦荬全草含酚酸类：苯甲酸(benzoic acid)，原儿茶酸(protocatechuic acid)，咖啡酸(caffeic acid)，对羟基苯甲酸(*p*-hydroxybenzoic acid)，香草酸(vanillic acid)，对香豆酸(*p*-coumaric acid)，阿魏酸(ferulic acid)，异阿魏酸(isoferulic acid)；环烯醚萜类：桃叶珊瑚苷(aucuboside)，梓醇(catalpol)；黄酮类：木犀草素-7-葡萄糖苷(luteolin-7-glucoside)，4′-甲氧基高山黄芩素-7-*O*-*D*-葡萄糖苷(4′-methoxys-cutellarein-7-*O*-*D*-glucoside)，6-羟基木犀草素-7-*O*-*D*-葡萄糖苷(6-hydroxyluteolin-7-*O*-*D*-glucoside)，6-羟基木犀草素-7-*O*-二葡萄糖苷(6-hydroxyluteolin-7-*O*-diglucoside)，大波斯菊苷(cosmosiin)和木犀草素-7-*O*-吡喃葡萄糖苷(cynaroside)。

【药性】 苦，凉。归肺、肝、肾经。

1.《救荒本草》："味微苦，性寒。"

2.《纲目拾遗》："性温，味甘、淡。"

3.《滇南本草》："味咸、酸，性温，无毒。"

4.《四川中药志》1960年版："性寒，味苦，无毒。"

5.《贵州民间药物》："性平，味甘。"

6.《云南中草药》："辛、甘，微温。"

7.《陕西中草药》："味苦，性凉。"

8.《全国中草药汇编》："苦，平。"

【功用主治】 清热解毒，活血止血。主治感冒，咽痛，劳伤咯血，痢疾，血淋，月经不调，疮肿，跌打损伤。

1.《食物考》："治风热上壅，咽喉肿痛，及项上风疬，以酒摩服。"

2.《中国药用植物图鉴》："全草解热，利尿，用于风热上壅，咽喉肿痛；果实治腰痛，肾虚。"

3.《四川中药志》1960年版："治跌打损伤，痨伤咳血，咳嗽虚弱及疝气。"

4.《贵州草药》："和血，止痛，通经止血。治吐血，经闭，跌打红肿。"

5.《云南中草药》："壮阳补肾，接骨止血。治阳痿，月经不调，崩漏，白带，胎动不安，血小板减少性紫癜，跌打损伤，骨折。"

6.《陕西中草药》："止血，止痛，活血，消肿，清热利尿，降血压。治咯血，风湿痛，胃痛，跌打损伤，骨折，疖痈，无名肿毒，痛经，月经不调，咽喉肿痛，高血压病。"

【用法用量】 内服：煎汤，10～30 g；或研末。外用：鲜品捣敷。

【选方】 1. 治妇女产后感冒　水苦荬煎水，加红糖服。(《南京民间药草》)

2. 治吐血　用新鲜接骨仙桃草(适量)捣汁，加人乳和服。(《百草镜》)

3. 治月经不调，痛经　水苦荬15 g，益母草12 g，当归9 g。水煎服。(《全国中草药汇编》)

4. 治闭经　水仙桃草30 g，血巴木根30 g。泡酒温服。(《贵州草药》)

5. 治跌打损伤　水苦荬适量。研末，每服4.5 g，每日2～3次，兑黄酒和服。(《内蒙古中草药》)

6. 治痈肿，无名肿毒　鲜水苦荬、鲜蒲公英各适量。共捣烂外敷。(《陕西中草药》)

7. 治肝气，胃气，小肠疝症　用仙桃草有虫者、金橘核、福橘核、荜澄茄各等分。为末，砂糖调丸绿豆大，每晚服一钱许。至重者，二服断根。(《纲目拾遗》)

8. 治男子精寒，妇人血虚而子宫久冷，不能受胎　以附子一分，此草(无风自动草)一分。共为细末，研泥为丸，入于子宫，可受孕也。男子一服而精暖也。(《滇南本草》)

1126 **水松叶** shuǐ sōng yè (《岭南采药录》)

【异名】 水松须(《生草药性备要》)。

【基原】 为杉科水松属植物水松的叶。

【原植物】 参见"水松皮"条。

【成分】 水松叶含黄酮类化合物：槲皮素(quercetin)，槲皮素-3-*O*-β-*D*-半乳吡喃糖苷(quercetin-3-*O*-β-*D*-galactopyranoside)，槲皮素-3-*O*-α-*L*-阿拉伯吡喃糖苷(quercetin-3-*O*-α-*L*-arabinopyranoside)，槲皮素-3-*O*-α-*L*-阿拉伯呋喃糖苷(quercetin-3-*O*-α-*L*-arabinofuranoside)，槲皮素-3-*O*-β-*D*-木糖吡喃糖苷(quercetin-3-*O*-β-*D*-xylopyranoside)。

【采收加工】 7～9月采收，鲜用或晒干。

【药性】 1.《生草药性备要》："性寒，味苦。"

2.《本草求原》："苦，温。"

【功用主治】 1.《生草药性备要》："与山松须同。治周身骨节痛，擂粉煎饼服之，酒送下。有又能止痒杀蚍。"

2.《广西药植名录》："治对口疮。"

【选方】 1. 治风湿性关节炎，高血压病　水松枝叶五钱至一两。水煎服。

2. 治皮炎　鲜水松叶，煎水外洗。(1、2方出自广州空军《常用中草药手册》)

1127 **水松皮** shuǐ sōng pí (《本草求原》)

【异名】 水松树皮(广州空军《常用中草药手册》)。

【基原】 为杉科水松属植物水松的树皮。

【原植物】 水松 *Glyptostrobus pensilis* (Staunt.) Koch [*Thuja pensilis* Staunt.] 又名：水杉(《南越笔记》)，凤凰树、勒柏(《湖南药物志》)，孔雀松(《云南中药资源名录》)。

半常绿性乔木，高8～10 m，稀达25 m。树干有扭纹，树皮褐色，纵裂成不规则的长条片。叶多型，鳞形叶较厚，螺旋状着生于多年生或当年生的主枝上，长约2 mm，有白色气孔点，冬季宿存；条形叶两侧扁平，薄，常成2列，长1～3 cm，宽1.5～4 mm，背面中脉两侧有气孔带；条状钻形叶两侧扁，长4～11 mm。雌雄同株，球花单生枝顶；雌球花卵状椭圆形，有20～22枚苞鳞；苞鳞与种鳞合生，仅先端分离。球果倒卵圆形，长2～2.5 cm，径1.3～1.5 cm；种鳞木质；种子长5～7 mm，宽3～4 mm，基部有向下的长翅。花期1～2月，球果秋后成熟。

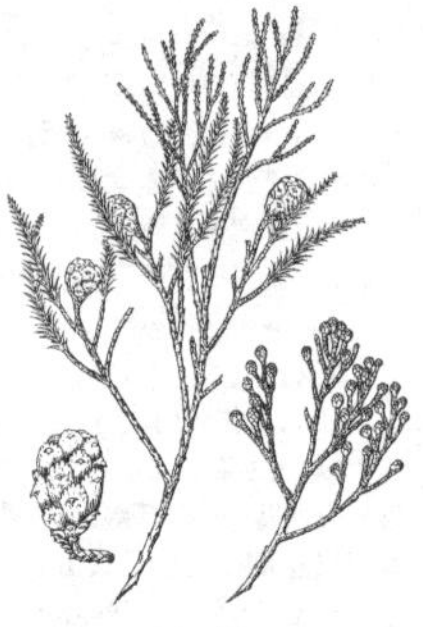

水　松

生于海拔1 000 m以下的河畔及近水区。分布于福建、江西、湖南、广东、广西、四川、云南等地，南京、武汉、上海、杭州等地有栽培。

【采收加工】 四季均可采剥，鲜用或晒干。

【药性】 苦，平。

【功用主治】 杀虫止痒，去火毒。主治水泡疮，水火烫伤。

1.《本草求原》："杀癍止痒。"

2.《岭南采药录》："其皮之二层，能去火毒。治皮肤水泡疮。捣敷之。"

【用法用量】 外用：煎水洗；或煅炭研末调敷。

【选方】 治烫伤　水松树皮煅成炭，研末，调油敷。(广州空军《常用中草药手册》)

1128 **水金凤** shuǐ jīn fèng (《天目山药用植物志》)

【异名】 野凤仙(《内蒙古中草药》)，白辣草、水凤仙(《湖南药物志》)。

【基原】 为凤仙花科凤仙花属植物水金凤的根或全草。

【原植物】 水金凤 *Impatiens noli-tangere* L. 又名：辉菜花(《天目山药用植物志》)。

一年生草本，高40～100 cm。茎粗壮，直立，分枝。叶互生；叶柄长2～3 cm；叶片卵形或椭圆形，长5～10 cm，宽2～5 cm，先端钝或短渐尖，下部叶基部楔形，上部叶基部近圆形，近无柄。总花梗腋生，花2～3朵，花梗纤细，下垂，中部有披针形苞片；花大，黄色，喉部常有红色斑点；萼片2，宽卵形，先端急尖；旗瓣圆形，背面中肋有龙骨状突起，先端有小喙，翼瓣无柄，2裂，基部裂片长圆形，上部裂片大，宽斧形，带红色斑点，唇瓣宽漏斗状，具橙红色斑点，基部延长成内弯的长距；雄蕊5，花药尖。蒴果线状长圆形。

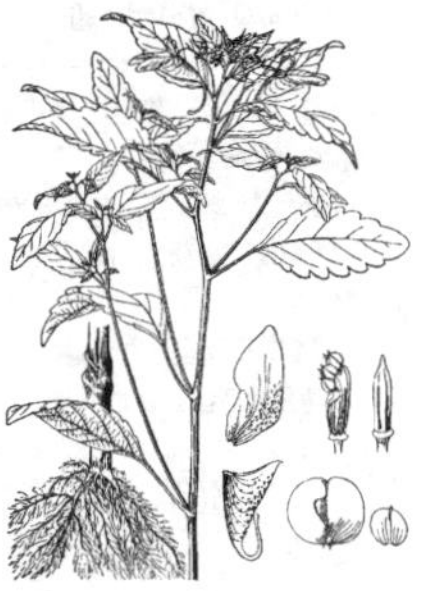

水金凤

生于山坡林下、林缘草地和水沟边。分布于华北、东北及浙江、安徽、江西、山东、河南、湖南、陕西等地。

【采收加工】 7～9月采收，鲜用或晒干。

【成分】 花含类胡萝卜素类：新黄质(neoxanthin)和蒲公英黄质(taraxanthin)，蝴蝶梅黄质(violaxanthin)，毛茛黄质(flavoxanthin)，菊黄质(chrysanthemaxanthin)和黄体呋喃素(luteoxanthin)。

【药性】 甘，温。

1.《天目山药用植物志》："性温，味甘。"

2.《青岛中草药手册》："性寒，味甘、辛。"

【功用主治】 活血调经，祛风除湿。主治月经不调，痛经，经闭，跌打损伤，风湿痹痛，脚气肿痛，阴囊湿疹，癣疮，癞疮。

1.《天目山药用植物志》："理气和血，舒筋活络。治妇女气血不和，经行腹痛。"

2.《内蒙古中草药》："理气活血，舒筋活络。治月经不调，行经腹痛，创伤。"

3.《青岛中草药手册》："清热解毒，理气和血，祛湿，舒筋活络。主治筋骨痛，癣疮，癞疮，脚气痛肿。"

4.《全国中草药汇编》："活血调经，舒筋活络。主治月经不调，痛经，跌打损伤，风湿疼痛，阴囊湿疹。"

【用法用量】 内服：煎汤，9～15 g。外用：煎汤洗；或鲜品捣敷。

【选方】 1. 治月经不调 鲜水金凤30～60 g，益母草15 g。水煎服。

2. 治跌打损伤 水金凤、当归、赤芍各9 g。水煎服。(1、2方出自《内蒙古中草药》)

3. 治阴囊湿疹 用鲜(水金凤)捣烂，取汁外搽。(《全国中草药汇编》)

4. 治脚气 取鲜水金凤捣烂敷患处或煎水洗。(《青岛中草药手册》)

1129 水泽兰 shuǐ zé lán (《天宝本草》)

【异名】 水泽蓝(《天宝本草》)，水杨柳(《贵州民间药物》)，赶黄草(《四川中药志》)，红柳信、流痰草、红曲草、水桃草、双线草、水苋菜(《湖南药物志》)。

【基原】 为虎耳草科扯根菜属植物扯根菜的全草。

【原植物】 扯根菜 *Penthorum chinense* Pursh.

多年生草本，高15～80 cm。主根呈紫红色。茎直立，圆柱形，紫红色。叶互生；无柄；叶片披针形或狭披针形，长3～12 cm，宽约1 cm，先端渐尖，基部渐窄，边缘具尖锐细锯齿，齿尖有腺点，两面均无毛。聚伞花序2～4分枝，花序轴上疏生短腺毛；花两性，黄色，多数，常排列一侧，向下旋卷；苞片小，卵形或钻形；花梗短；花萼宽钟形，黄绿色，5深裂，裂片三角状卵圆形，先端锐尖；无花瓣，或偶有一白色线形或条状匙形的花瓣；雄蕊10，着生于萼筒上，排列成2轮，花药淡黄色，椭圆形；心皮5，下部合生，上部分离，花柱5，粗短，柱头淡红色，扁球形。蒴果扁平，5裂，有5喙，由心皮的分离部开裂，红紫色。种子细小，多数，椭圆形，粗糙。花期7～8月，果期9～10月。

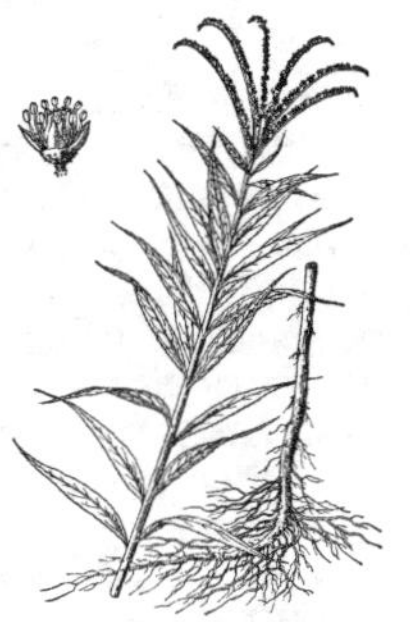

扯根菜

生于海拔1 700 m以下的较阴湿的草丛中或水沟边。分布于华北、华东、中南及四川、贵州、陕西等地。

【采收加工】 6～7月采收，扎把晒干。

【成分】 含黄酮类：槲皮素(quercetin)，槲皮素-3-*α*-*L*-吡喃鼠李糖苷(quercetin-3-*α*-*L*-rhamnopyranoside)，生松黄烷酮-7-*β*-*O*-*D*-吡喃葡萄糖苷(pinocembirn-7-*O*-*β*-*D*-glucopyranoside)；还含没食子酸(gullic acid)，2，6二羟基苯乙酮-4-*O*-*β*-*D*-吡喃葡萄糖苷(2，6-dihydroxyacetophenon-4-*O*-*β*-*D*- glucopyranoside)，*β*-谷甾醇(*β*-sitosterol)。

【药理】 1. 保肝作用 扯根菜水提取物和直接水提取物体外抑制乙型肝炎病毒DNA转染细胞系2215细胞分泌乙型肝炎病毒e抗原。以扯根菜单味药为原料提取而成的肝苏颗粒对大鼠、小鼠四氯化碳肝损伤有降低血清丙氨酸氨基转移酶(ALT)作用。肝苏颗粒口服治疗重庆麻鸭乙型肝炎模型，能使血清中鸭乙型肝炎DNA滴度和表面抗原水平降低。

2. 利胆作用 肝苏颗粒十二指肠给药，增加大鼠胆汁的分泌量。

【药性】 苦、微辛，寒。

1.《救荒本草》："味甘。"

2.《贵州民间药物》："味甘，性微温，无毒。"

3.《全国中草药汇编》："甘，温。"

4.《四川中药志》1979年版："苦、微辛，平。"

5.《湖南药物志》："微苦，寒。"

【功用主治】 利水除湿，活血散瘀，止血，解毒。主治水肿，小便不利，黄疸，带下，痢疾，闭经，跌打损伤，尿血，崩漏，疮痈肿毒，毒蛇咬伤。

1.《天宝本草》："破气滞，代治劳伤。""通经活血。(治)跌打损伤，妇女崩带，风火瘰疬。"

2.《贵州民间药物》："消肿，利水，祛瘀，行气。"

3.《天目山药用植物志》："治水肿，气肿。"

4.《四川中药志》1979年版："除湿退黄。"

5.《湖南药物志》："清热解毒，止血止痢。治菌痢，骨结核，急性乳腺炎，毒蛇咬伤。"

6.《福建药物志》："治闭经。"

【用法用量】 内服：煎汤，15～30 g。外用：捣敷。

【选方】 1. 治跌打伤肿痛 水泽兰适量，捣绒敷患处；另用水泽兰15 g，煎酒服。(《贵州民间药物》)

2. 治急性乳腺炎，毒蛇咬伤 (扯根菜)鲜草加臭牡丹等量，捣烂敷。

3. 治骨髓炎　(扯根菜)鲜草 30 g,蛇含草、香附各 15 g。捣烂,醋调敷。并以芫花根皮消毒后作引条引流。

4. 治深部脓肿　(扯根菜)全草 30 g,银花 30 g,甘草 9 g。煎水当茶饮,第一次用甜酒兑服。外以全草配柑子树叶(或橘叶),捣烂敷。(2～4 方出自《湖南药物志》)

【临床报道】 治疗急性黄疸型肝炎　用赶黄草片剂(四川省中药研究所制,每片含赶黄草 0.3 g)口服,成人每次 1.5 g,每日 3 次,儿童每次 0.6～0.9 g,每日 3 次。另设对照组,用复方灵芝干糖浆冲剂(天津中药六厂生产),成人 5 g/次,儿童 2.5 g/次,每日 2 次,作对照组。两组疗程均为 30 日,其他用药严格控制,进食少者只能静滴 10%葡萄糖液,每日不超过 1 000 ml。共观察 175 例,服药后临床症状、体征消失时间及肝功能恢复时间治疗组均比对照组短;ALT 阴转率治疗组为 92%,对照组为 80%,用概率计算法(双侧检验)统计,$P > 0.05$,无显著差异;ALT 阴转时间(d) $\bar{x} \pm s$,治疗组 17.26 ± 6.17,对照组 25.00 ± 6.42,$t = 3.21$、$P < 0.01$,有非常显著的差异;SB 及 1′SB 降低程度两组阴转率分别为 84.62%和 72.73%,但全面评定经秩和检验 $H = 2.12 < 3.84$,$P > 0.05$,无统计学意义;SB、1′SB 阴转时间对比:$t = 0.14$,$P > 0.05$,无显著差异。综合疗效分为临床治愈和未治愈,治疗组临床治愈率为76.92%,对照组临床治愈率为 54.55%,两组均没有无效病例。用概率法检验两组临床治愈率,$P > 0.05$,无显著差异。

1130 水细辛 shuǐ xì xīn (《全国中草药汇编》)

【异名】 土癞蜘蛛香(《贵州草药》),毛细辛(《陕西中草药》),石南七细辛(《四川常用中草药》),南坪细辛、苔叶细辛(《中药志》)。

【基原】 为马兜铃科细辛属植物单叶细辛的全草。

【原植物】 单叶细辛 *Asarum himalaicum* Hook. f. et Thoms. ex Klotzsch.

多年生草本。根茎细长,节间长 2～3 cm。叶互生,疏离;叶柄长 10～25 cm,有毛;叶片心形或圆心形,长 4～8 cm,宽 6.5～11 cm,先端渐尖或短渐尖,基部心形,两面散生柔毛,下面和叶缘的毛较长。花被在子房以上有短管,裂片长圆卵形,上部外折,外折部分三角形,深紫色;雄蕊与花柱等长或稍长,花丝比花药长约 2 倍,药隔伸出,短锥形;子房半下位,花柱先端辐射状 6 裂,柱头顶生。蒴果近球形,直径约 1.2 cm。花期 4～6 月。

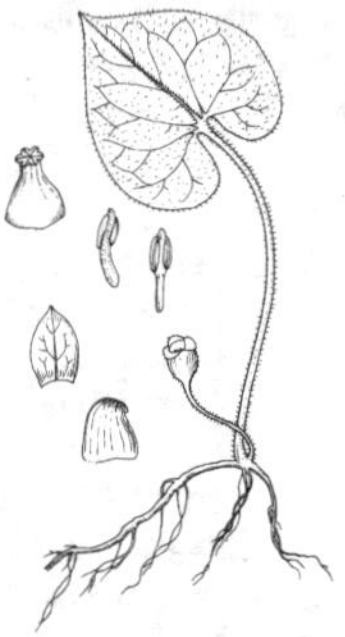

单叶细辛

生于海拔 1 300～3 100 m 的溪边林下阴湿地。分布于陕西、甘肃、湖北、四川、贵州、云南、西藏。

【采收加工】 7～9 月连根采挖,洗净,阴干。

【药材】 水细辛　*Asari Himalaici Herba*　主产于湖北、陕西、甘肃、四川、贵州、云南、西藏。

性状　根茎黄棕色,节上有多数细长根。叶片心形或圆形,两面散生柔毛;叶柄有毛。气芳香,味辛辣,略有麻舌感。

鉴别　根横切面:皮层细胞 6～10 列,薄壁细胞含有淀粉粒。细根中初生木质部二原型,粗根为三原型。油细胞少。

根茎横切面:皮层外侧厚角组织 2～3 列。维管束 4～12 个。髓部油细胞较多,薄壁细胞含众多淀粉粒。皮层偶见草酸钙小方晶。

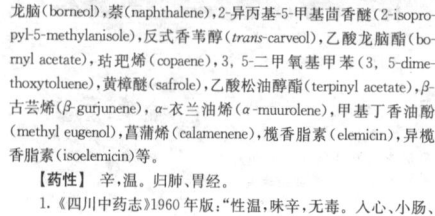

【成分】 全草(干品)含挥发油,成分有:α-水芹烯(α-phellandrene),芳樟醇氧化物(linalool oxide),芳樟醇(linalool),龙脑(borneol),萘(naphthalene),2-异丙基-5-甲基茴香醚(2-isopropyl-5-methylanisole),反式香芹醇(*trans*-carveol),乙酸龙脑酯(bornyl acetate),玷把烯(copaene),3, 5-二甲氧基甲苯(3, 5-dimethoxytoluene),黄樟醚(safrole),乙酸松油醇酯(terpinyl acetate),β-古芸烯(β-gurjunene),α-衣兰油烯(α-muurolene),甲基丁香油酚(methyl eugenol),菖蒲烯(calamenene),榄香脂素(elemicin),异榄香脂素(isoelemicin)等。

【药性】 辛,温。归肺、胃经。

1.《四川中药志》1960 年版:"性温,味辛,无毒。入心、小肠、肺、肾四经。"

2.《贵州草药》:"辛,温。"

【功用主治】 发散风寒,温肺化饮,理气止痛。主治风寒头痛,齿痛,风湿痹痛,痰饮喘咳,脘腹气滞胀痛。

1.《四川中药志》1960 年版:"发表散寒,镇咳止痛,祛痰。治风寒湿痛,外感头痛,齿痛目痛,痰饮咳逆上气,风湿痹痛及肢节拘挛身痛。"

2.《贵州草药》:"调气,止痛。"

3.《西藏常用中草药》:"发散风寒,温经止痛,祛痰,利水,宣通肺窍。"

4.《迪庆藏药》:"治感冒头痛,风湿痛,牙痛。"

【用法用量】 内服:煎汤,1～3 g;或研末。

【宜忌】 气虚多汗,阴虚头痛患者及孕妇禁服。

《西藏常用中草药》:"急性热症、炎症,心力衰弱,血压亢进者慎用。本品反藜芦。"

【选方】 1. 治胃气痛　土癞蜘蛛香 3 g,青藤香 6 g,煨水,分 2 次服。

2. 治劳伤　土癞蜘蛛香 3 g,研末,蒸鸡蛋吃。(1、2 方出自《贵州草药》)

1131 水茴香 shuǐ huí xiāng (《分类草药性》)

【异名】 田根草(《分类草药性》),水薄荷(《民间常用草药汇编》),水八角(《陆川本草》),水荆芥(《四川常用中草药》),水波香、皱叶石龙尾(《全国中草药汇编》)。

【基原】 为玄参科石龙尾属植物大叶石龙尾的全草。

【原植物】 大叶石龙尾 *Limnophila rugosa* (Roth) Merr.

一年生草本,高 10～50 cm。全株无毛或疏被毛,具芳香。根茎横走,多须根。茎直立,分枝,略呈四方形。叶对生;叶片卵形、菱状卵形或椭圆形,长 3～9 cm,宽 1～5 cm,先端钝至急尖,基部楔形,边缘有浅锯齿,背面有腺点;叶柄长 1～2 cm,具狭翅。花无梗,无小苞片,通常聚集成头状;总花梗长 2～30 mm;苞片近于匙状长圆形;花萼长约 7 mm,萼齿 5,狭披针形,后方一枚最大;花冠紫红色或蓝色,长达 1.6 cm,上唇先端凹缺,下唇 3 裂;药室略分离;花柱纤细,先端圆柱状而被柔毛。蒴果椭圆形,浅褐色。种子扁平,不规则卷叠,具网纹。花、果期 8～11 月。

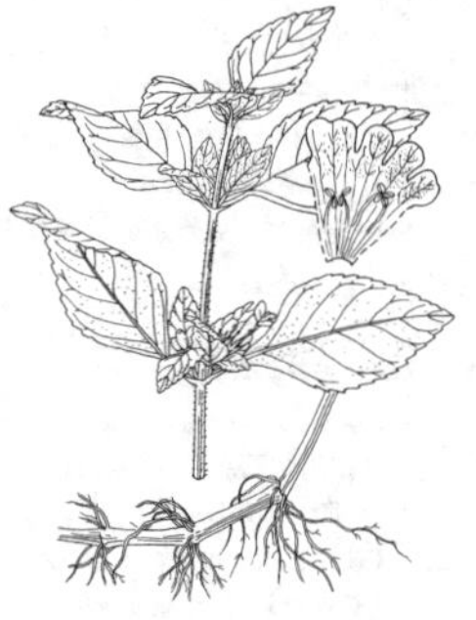

大叶石龙尾

生于水旁、山谷、草地。分布于福建、湖南、广东、广西、四川、云南、台湾等地。

【采收加工】 7～9 月采收,鲜用或晒干。

【药材】 水茴香 *Limnophilae Rugosae Herba* 产于广西、四川等地。

性状 干燥全草长10～50 cm。茎黄棕色，略呈四方形，节膨大，质脆，易折断，断面中央有髓。叶多脱落或皱缩卷曲，灰棕色，对光视之有多数透明腺点，揉之具八角茴香气。气香，味微甘。

【成分】 茎和叶精油的主要成分为芳樟醇(linalool)，爰草脑(estragole)，顺式及反式茴香脑(anethole)，茴香醛(anisaldehyde)，茴香丙酮(anisal acetone)，丁香烯(caryophyllene)，蛇麻烯(humulene)，异愈创木烯(isoguaiene)及倍半萜醇类成分。

花和茎的精油中含胡椒酚甲醚(methylchavicol)，茴香醛及其他5种成分。

地上部分及根含5-羟基-7，8，2′，4′-四甲氧基黄酮(5-hydroxy-7，8，2′，4′-tetramethoxyflavone)，三十一烷醇(*n*-hentriacontanol)，熊果酸(ursolic acid)，白桦脂醇(betulin)，白桦脂酸(betulinic acid)，石吊兰素(nevadensin)，去甲氧基苏打基亭(demethoxysudachitin)。

【药性】 辛、甘，温。

1.《分类草药性》："味甘，性平。"

2.《四川常用中草药》："微温，味甘、辛香。"

3.《全国中草药汇编》："辛，平。"

4.《四川中药志》1982年版："辛、甘，温。"

【功用主治】 健脾利湿，理气化痰。主治水肿，胃痛，胸腹胀满，咳嗽气喘，小儿乳积，疮疖。

1.《分类草药性》："治水肿，行周身血气。"

2.《民间常用草药汇编》："宽肠理气，利尿消肿。治蓄水膨胀。"

3.《四川常用中草药》："健胃，顺气，解郁，利尿。治风湿热邪头痛，水肿，虚肿，胃气痛，胸腹胀满等症。"

4.《全国中草药汇编》："清热解表，祛风除湿，止咳止痛。主治感冒，咽喉肿痛，肺热咳嗽，支气管炎，胃痛；外用治天疱疮。"

【用法用量】 内服：煎汤，10～15 g。外用：捣敷；或煎水洗。

1132 水胡满 shuǐ hú mǎn (《生草药性备要》)

【异名】 虎狼草(《生草药性备要》)，臭苦蔺(《岭南采药录》)，缸瓦稀(《广东中药》)，苦蔺树(《广西本草选编》)，假茉莉、见水生(《广西药用植物名录》)。

【基原】 为马鞭草科大青属植物苦郎树的枝、叶。

【原植物】 苦郎树 *Clerodendrum inerme* (L.) Gaertn. [*Volkameria inermis* L.] 又名：苦蓝盘(《中国树木分类学》)，许树(《海南植物志》)，海常山(广西)。

攀缘状灌木，高可达2 m。直立或平卧；根、茎、叶具苦味。嫩枝灰黄色，被短柔毛。单叶对生；叶柄长约1 cm；叶片薄革质，椭圆形、卵形或椭圆状披针形，长3～7 cm，宽1.5～4.5 cm，先端钝尖，基部宽楔形或楔形，全缘，常略反卷，两面均被黄色细小腺点。花极香，聚伞花序，生于叶腋或枝顶叶腋，有花3～7朵，花序梗长2～4 cm；苞片极小，线形；花萼钟状，先端微5裂；花冠白色，先端5裂，裂片长椭圆形；雄蕊4，偶为6，花丝紫红色，与花柱同伸出花冠；柱头2裂。核果倒卵形，花萼宿存。花、果期3～12月。

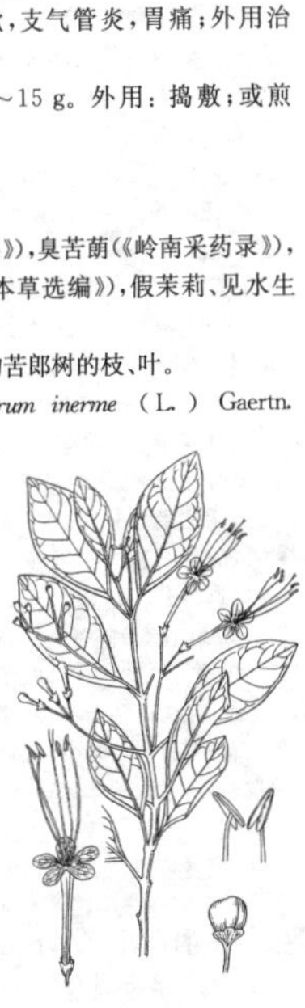

苦郎树

生于海岸、河滩和潮汐所到之处。分布于福建、广东、广西、海南、台湾等地。

【采收加工】 全年均可采，切段，晒干或鲜用。

【成分】 水胡满叶含黄酮类：芹菜素(apigenin)，5-羟基-7，4′-二甲氧基黄酮(5-hydroxy-7，4′-dimethoxyflavone)，三裂鼠尾草素(salvigenin)，刺槐素(acacetin)。4′-甲基高山黄芩素(4′-methylscutellarein)，3-表叉枝莸素(3-epicaryopt-in)，柳穿鱼素(pectolinarigenin)。醌类：总状土木香醌(royleanone)，去氢总状土木香醌(dehydroroyleanone)。萜类：β-香树脂醇(β-amyrin)，α-谷甾醇(α-sitosterol)，α-香树脂醇(α-amyrin)，白桦脂醇(betulin)，海州常山二萜酸(clerodermicacid)，无羁萜(friedelin)。甾体类：(24*S*)-乙基-5，22，25-胆甾三烯-3-醇[(24*S*)-ethylcholesta-5，22，25-triene-3-ol]，4，24，24-三甲基-5-胆甾-7，25-二烯-3-醇(4，24，24-trimethyl-5-cholesta-7，25-dien-3-ol)。

【药性】 苦、微辛，寒，有毒。

《生草药性备要》："味苦，性寒，有大毒。"

【功用主治】 祛瘀止血，燥湿杀虫。主治跌打损伤，血瘀肿痛，内伤吐血，外伤出血，疮癣疥癞，湿疹瘙痒。

1.《生草药性备要》："洗蠟癞，热毒。"

2.《岭南采药录》："理跌打，能消肿，祛瘀生新，捣汁冲酒服，以渣外敷。"

3.《中国药用植物志》："治疟疾。"

4.《广东中药》："治跌伤内脏。"

【用法用量】 外用：水煎熏洗；或捣敷；或研末撒。内服：捣汁饮。

【宜忌】 本品有毒，慎内服。

1.《广东中药》："服后微泻。"

2. 广州部队《常用中草药手册》："有毒，不宜内服。"

【选方】 1. 治跌打瘀肿，腰扭伤 水胡满叶适量捣烂，加酒适量，煮后温敷患处。(《广东中草药》)

2. 治苏痨伤，内伤吐血，撞红 水胡满叶、旱莲草、苦勒蔥叶(白簕叶)，各鲜叶45 g。捣烂取汁，加适量蜂蜜内服。(《广东中药》)

3. 治外伤出血 水胡满叶晒干为末，撒伤口。(《广东中草药》)

4. 治疮疥癣癞 水胡满叶浓煎，浸洗患处。(《广东中药》)

5. 治湿疹 苦蔺树叶捣烂，调酒外搽，或水煎洗。

6. 治真菌性阴道炎 苦蔺树鲜叶250 g。加水2 000 ml，煎沸30分钟，将药液倾于盆内，熏洗患处，每日2次，每次10分钟左右。(5、6方出自《广西本草选编》)

1133 水柏枝 shuǐ bǎi zhī (《青海常用中草药手册》)

【异名】 砂柳(《青海常用中草药手册》)，臭红柳(《陕甘宁青中草药选》)。

【基原】 为柽柳科水柏枝属植物三春水柏枝的嫩枝。

【原植物】 三春水柏枝 *Myricaria paniculata* P. Y. Zhang et Y. J. Zhang

灌木，高1～3 m。老枝深棕色、红褐色或灰褐色，具条纹；当年生枝灰绿色或红褐色。叶卵状披针形或长圆形，长2～4(～6) mm，宽0.5～1 mm，叶腋常生绿色小枝，枝上着生稠密的小叶。1年开2次花；春季，总状花序侧生于去年生枝上，基部被多数膜质鳞片；秋季，生于当年生枝顶端的大型圆锥花序；苞片卵状披针形或狭卵形；花梗长1～2 mm；萼片5，卵状披针形或卵状长圆形，具宽膜质边；花瓣5，粉红色或淡紫红色，倒卵形或倒卵状披针形，花后宿存；雄蕊10，花丝合生1/2～2/3；子房长3～4 mm。蒴果狭圆锥形，3瓣裂。种子狭长圆形,先端的芒柱被白色长柔毛。花期 3～9 月,果期 5～10 月。

生于海拔 1 000～2 800 m 的山地河谷河滩、河床沙地、河漫滩及河谷山坡。分布于山西、河南、四川、云南、西藏、陕西、甘肃、青海、宁夏等地。

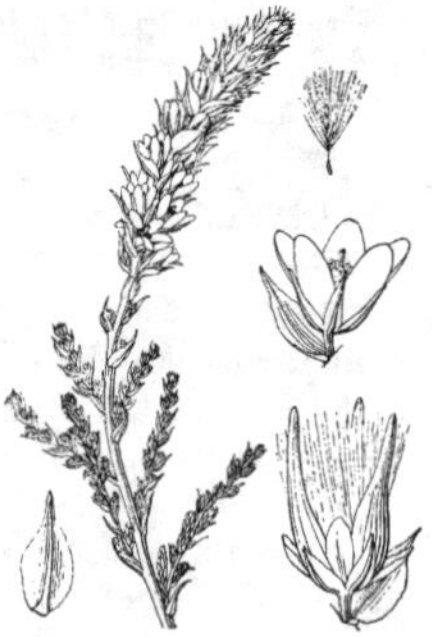
三春水柏枝

【采收加工】 5～7 月剪取嫩枝晒干。

【药性】 《青海常用中草药手册》:"辛、甘,温。"

【功用主治】 《青海常用中草药手册》:"发表透疹。应用于麻疹透发不出。"

【用法用量】 内服:煎汤,3～9 g。外用:煎水洗。

【选方】 治麻疹透发不出 ① 水柏枝 6 g,牛蒡子 3 g,薄荷 2.4 g,升麻 2.4 g。水煎服。② 水柏枝 15 g,芫荽 30 g。煎汤外洗。(《青海常用中草药手册》)

1134 水栀叶 shuǐ zhī yè (《中国药用植物志》)

【基原】 为茜草科栀子属植物大花栀子的叶。

【原植物】 参见"水栀"条。

【采收加工】 5～7 月采收,鲜用或晒干。

【成分】 含一种醛类杀菌剂(fungicide),栀子苷(gardenoside),都桷子苷(geniposide)。

【药性】 涩,平。

【功用主治】 消肿止痛。主治跌打损伤。

【用法用量】 外用:捣敷。

1135 水栀根 shuǐ zhī gēn (《福建民间草药》)

【基原】 为茜草科栀子属植物大花栀子的根。

【原植物】 参见"水栀"条。

【采收加工】 四季可采,切片晒干。

【药性】 甘,平。

【功用主治】 清热除湿,祛风止痛。主治湿热黄疸,风湿关节痛,风火牙痛。

【用法用量】 内服:煎汤,10～30 g。

【选方】 1. 治黄肿,黄疸 水栀根 60～120 g。切碎,水煎服。

2. 治关节炎 水栀根 60～120 g,猪蹄 250 g,黄酒 60 g。水煎服。

3. 治牙痛 水栀根 30 g,切碎。水煎内服或含服。(1～3 方出自《福建民间草药》)

1136 水虾草 shuǐ xiā cǎo (《万县中草药》)

【异名】 野合香、山芝麻(《新华本草纲要》),棒棒草(《湖南省中药资源名录》)。

【基原】 为柳叶菜科柳叶菜属植物小花柳叶菜的全草。

【原植物】 小花柳叶菜 *Epilobium parviflorum* Schreb.

多年生草本,高 50～100 cm。茎红褐色,密被曲柔毛。叶下部对生,上部互生,无柄;叶片长椭圆状披针形,长 2.5～7 cm,宽 1.1～1.8 cm,基部圆形,边缘具稀疏细齿,两面被曲柔毛。花两性,单生于叶腋,淡红色或紫色,长 5～7 mm;花萼裂片 4,阔卵形,外面被密生曲毛;花瓣 4,宽倒卵形,先端凹缺;雄蕊 8,4 长 4 短;子房下位,柱头 4 裂。蒴果圆柱形,长 4～6 cm,疏被短腺毛。种子倒卵状椭圆形,密生小乳突,先端具一簇白色种缨。

生于海拔1 500 m左右的沼泽地或阴湿处。分布于山西、河南、湖北、湖南、四川、贵州、陕西、甘肃、新疆等地。

本植物的根(水虾草根)亦供药用,另设专条。

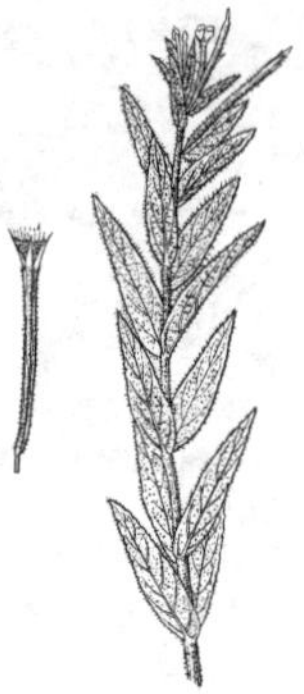
小花柳叶菜

【采收加工】 8～9 月采收地上部分,鲜用或晒干。

【成分】 脂肪酸类:地上部分含棕榈酸,棕榈油酸,硬脂酸,油酸,花生四烯酸,亚油酸,亚麻酸。黄酮类:山柰酚(kaempferol),杨梅树皮素(myricetin),槲皮素葡萄糖苷(quecetin glucoside),槲皮素-3-鼠李糖基半乳糖苷(quercetin-3-rhamnogalactoside)。谷甾醇类:鞣质(tannins)。另外,还含谷甾醇(sitosterol),谷甾醇-*β*-*D*-葡萄糖苷(sitosteryl-*β*-*D*-glucoside),谷甾醇-6-酰基-*β*-*D*-葡萄糖苷(sitosteryl-6-acyl-*β*-*D*-glucoside),谷甾醇棕榈酸酯(sitosteryl palmitate),谷甾醇癸酸酯(sitosterylcaprate),谷甾醇辛酸酯(sitosterylcaprylate),谷甾醇己酸酯(sitosterylcaproate)和谷甾醇丙酸酯(itosterylpropionate)。

【功用主治】 主治暑热泄泻,疔疮。

【用法用量】 内服:煎汤,10～30 g。外用:捣敷。

1137 水鬼蕉 shuǐ guǐ jiāo (《福建中草药》)

【异名】 引水蕉、郁蕉(《福建中草药》)。

【基原】 为石蒜科蜘蛛兰属植物蜘蛛兰的叶。

【原植物】 蜘蛛兰 *Hymenocallis littoralis* (Jacq.) Salisb. [*Pancratium littoralis* Jacq.; *H. americana* Roem.]

多年生草本。鳞茎球形。叶 10～12 枚,无柄;叶片剑形,长 45～75 cm,宽 2.5～6 cm,先端急尖,基部渐狭,深绿色,多脉。花茎扁平,实心,高 30～80 cm;佛焰苞状总苞片长5～8 cm,基部极阔;花茎顶端生花 3～8 朵;花白色,无柄;花被管圆柱形,纤细,长短不等,长者可达 10 cm 以上;花被裂片线形;雄蕊着生于花被管喉部,花丝基部合生成杯形体(雄蕊杯),长约 2.5 cm,有齿,花丝分离部分长 3～5 cm,花药丁字形着生;子房下位,3 室,花柱约与雄蕊等长或更长。蒴果肉质。花期夏末、秋初。

我国福建、广东、广西、云南等地区引种栽培。原产热带美洲。

【采收加工】 四季可采,鲜用或晒干。

【药性】 《全国中草药汇编》:"辛,温。"

【功用主治】 《全国中草药汇编》:"舒筋活血。主治风湿关节痛,跌打损伤,扭伤肿痛。"

【用法用量】 外用:捣敷;或烤热缠裹。

【选方】 1. 治关节风湿痛 (水鬼蕉)鲜叶和面粉捣烂外敷。

2. 治跌打肿痛 (水鬼蕉)鲜叶捣烂,加酒少许,炒热敷患处;或取鲜水鬼蕉叶,用针刺数小孔,放热米汤内烫软,缠裹患处。

3. 治痈肿初期 (水鬼蕉)鲜叶捣烂,调红糖炒热敷患处。(1～3 方出自《福建中草药》)

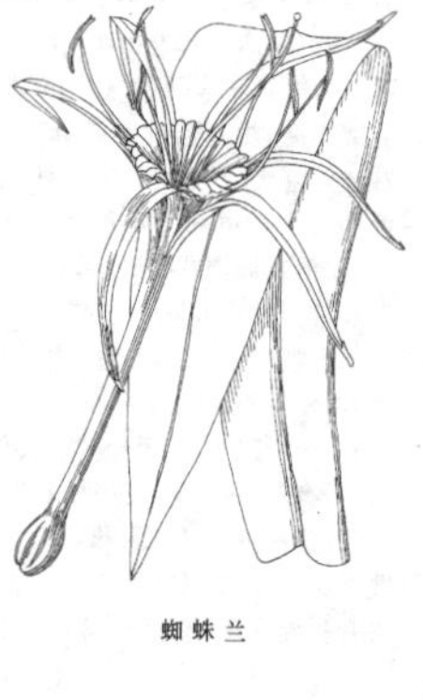
蜘蛛兰

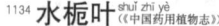

1138 ## 水珠草 shuǐ zhū cǎo（《中国中药资源志要》）

【异名】 散积血（《万县中草药》）。

【基原】 为柳叶菜科露珠草属植物水珠草的全草。

【原植物】 水珠草 *Circaea quadrisulcata*（Maxim.）Franch. et Sav.［*C. lutetiana* L. f. *quadrisulcata* Maxim.］ 又名：虱子草（《广西植物名录》）。

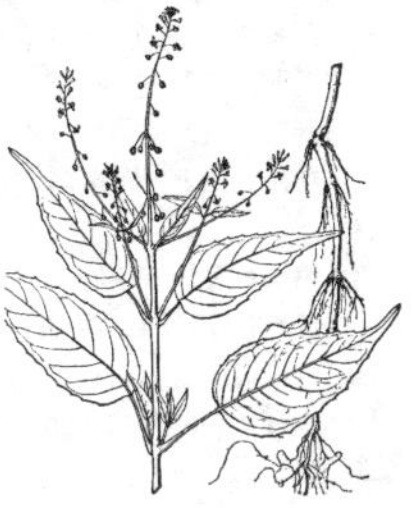

水珠草

多年生草本，高40～70 cm。茎直立，光滑，节间略膨大。叶对生；叶柄长2～3.5 cm；叶片卵状披针形或卵形，长6～8 cm，宽2.5～4 cm，先端短尖或渐尖，基部近圆形，边缘具疏齿，除边缘外近无毛。总状花序顶生或腋生，花序轴被短腺毛；花两性；萼筒卵状圆形，裂片2，红紫色；花瓣2，白色，倒卵形，先端2裂；雄蕊2，外伸；子房下位，2室，花柱细弱，外伸，柱头头状。果实坚果状，倒卵状球形，具4纵沟，外被钩状毛；果柄通常下垂。花期6～7月。

生于海拔800～1 200 m的山坡灌木丛或林下。分布于东北及江苏、浙江、安徽、山东、河南、广西、四川、贵州等地。

与本品功效相同者尚有谷蓼 *Circaea erubescens* Franch. et Sav. 又名：台湾露珠草（《台湾植物志》），分布于西南及浙江、福建、江西、湖北、湖南、广东、广西、台湾等地。

【采收加工】 7～8月采收全草，鲜用或晒干。

【药性】 辛、苦，平。

【功用主治】 宣肺止咳，理气活血，利尿解毒。主治外感咳嗽，脘腹胀痛，痛经，月经不调，经闭，泄泻，水肿，淋痛，疮肿，瘰疽，癣痒，湿疣。

《长白山植物药志》："治脓肿，瘰疽，黄癣，湿疣。"

【用法用量】 内服：煎汤，6～15 g。外用：捣敷或捣汁涂。

【选方】 1. 治风寒咳嗽 散积血15 g，生姜6 g。水煎服。

2. 治月经不调 散积血15 g，益母草、对月草、鸡冠花、香附子各9 g。水煎服。（1、2方出自《万县中草药》）

1139 ## 水翁叶 shuǐ wēng yè（《岭南采药录》）

【基原】 为桃金娘科水翁属植物水翁的叶。

【原植物】 参见"水翁花"条。

【采收加工】 全年均可采，鲜用或晒干。

【药材】 水翁叶 *Cleistocalycis Operculati Folium* 产广东、广西及云南。

性状 叶片薄革质，长圆形至椭圆形，长11～17 cm，宽4.5～7 cm，先端急尖或渐尖，基部阔楔形或略圆，全缘或稍有波状弯曲，两面多透明腺点。叶柄长1～2 cm。干后叶呈枯绿色，皱缩或有破碎。气微，味苦。

【成分】 叶、花芽和花的油中主要含有β-月桂烯（β-myrcene），(*Z*)-罗勒烯〔(*Z*)-ocimene〕，β-丁香烯（β-caryophyllene），(*E*)-β-罗勒烯〔(*E*)-β-ocimene〕，桂皮酸（cinnamic acid），β-丁香烯（β-caryophyllene），(*E*)-β-罗勒烯〔(*E*)-β-ocimene〕。黄酮类：7-羟基-5-甲氧基-6，8-二甲基黄烷酮（7-hydroxy-5-methoxy-6，8-dimethylflavanone），2，4-二羟基-6-甲氧基-3，5-二甲基查耳酮（2，4-dihydroxy-6-methoxy-3，5-dimethylchalcone），5，7-二羟基-6，8-二甲基黄烷酮（5，7-dihydroxy-6，8-dimethylflavanone）。还含齐墩果酸（oleanic acid），β-谷甾醇（β-sitosterol）。

【药性】 苦，寒，小毒。

1.《岭南采药录》："味苦、涩。"

2.《岭南草药志》："味苦，性寒。"

3.《广西本草选编》："有小毒。"

【功用主治】 清热消滞，解毒杀虫，燥湿止痒。主治湿热泻痢，食积腹胀，乳痈，湿疮，脚气，疥癞，皮肤瘙痒，刀、枪伤。

1.《岭南采药录》："洗疥癞、杀虫、行气。捣烂敷乳疮。"

2.《岭南草药志》："清暑解热，消滞。"

3.《北海民间常用中草药》："治胃肠炎，小儿食滞，消化不良，年久烂疮。"

4.《广西本草选编》："清热解毒。治乳腺炎，枪伤，刀伤。"

【用法用量】 内服：煎汤，6～15 g。外用：捣敷或煎汤洗。

【选方】 1. 治肠胃炎，小儿食滞 干水榕叶15～30 g，水煎服。小儿减半。

2. 治乳痈 鲜水榕叶120 g，捣烂用酒煮热敷患处。

3. 治年久烂疮 水榕叶、马樱丹叶各适量，水煎外洗患处，连洗至愈。（1～3方出自《北海民间常用中草药手册》）

4. 治枪伤，刀伤 鲜水翁嫩叶适量，捣烂敷伤处。（《广西本草选编》）

1140 ## 水翁皮 shuǐ wēng pí（《生草药性备要》）

【异名】 水翁树皮（《本草求原》）。

【基原】 为桃金娘科水翁属植物水翁的树皮。

【原植物】 参见"水翁花"条。

【采收加工】 夏、秋季剥取树皮，晒干。

【成分】 树皮含阿江榄仁酸（arjunolic acid），萜类成分。

【药性】 苦、辛，凉。

1.《生草药性备要》："味微酸，性温。"

2.《本草求原》："酸，平。"

【功用主治】 清热解毒，燥湿，杀虫。主治脚气湿烂，湿疹，疥癣，痔疮，肾囊痈，烧烫伤。

1.《生草药性备要》："洗螆癞，杀虫。"

2.《本草求原》："洗癣癞，烂脚，浸痔疮。"

3.《岭南采药录》："洗疥癞，能行气。"

4.《岭南草药志》："止痒。治麻风病人的实质水肿，肾囊痈。"

5. 广州部队《常用中草药手册》："清热去湿。"

6.《海南岛常用中草药手册》："杀螆止痒。治疥癣，香港脚，绣球风，也用于火烫伤。"

【用法用量】 外用：捣敷；煎汤熏洗；或煎汁涂。

【选方】 1. 治麻风患者的实质水肿 用水翁皮约500 g，洗净置锅煎数沸，倒在盆内待水适合皮肤感受温度时，便可洗患部。（《岭南草药志》）

2. 治麻风，阴囊瘙痒，脚癣 用干水翁树皮适量，煎水外洗。（广州空军《常用中草药手册》）

3. 治肾囊痈 水翁皮之二层皮，煎水洗十余次；如痈已穿，加甘草节五钱同煎。（《岭南采药录》）

4. 治湿疹、癣、皮肤瘙痒 用水翁树皮水煎外洗。（《广西本草选编》）

5. 治烧伤 水翁树皮适量，在水中搓20～30分钟，使皮汁充分挤出，过滤，取汁液澄清，去掉上层清液，取底层浓液，消毒后备用。用鸭毛或棉花蘸浓液涂患处，每日涂4～5次。（《全国中草药汇编》）

1141 ## 水翁花 shuǐ wēng huā（《岭南采药录》）

【异名】 水雍花（《广东中药》），大蛇药（《广西药用植物名录》）。

【基原】 为桃金娘科水翁属植物水翁的花蕾。

【原植物】 水翁 *Cleistocalyx operculatus*（Roxb.）Merr.

et Perry [*Eugenia operculata* Roxb.] 又名：水香、酒翁（《全国中草药汇编》），水榕（广东）。

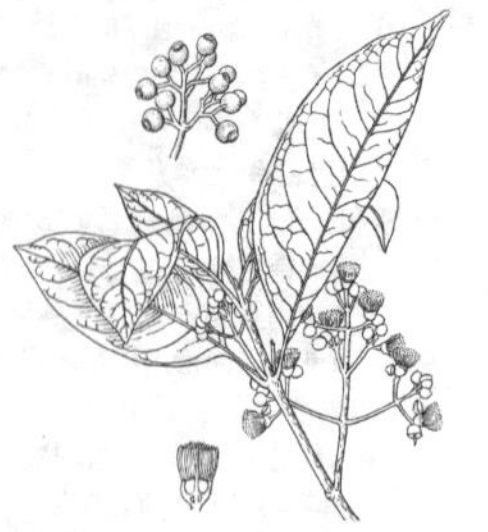

水 翁

乔木，高15 m。树皮灰褐色，颇厚，嫩枝压扁，有沟。叶对生；叶柄长 1～2 cm；叶片薄革质，长圆形至椭圆形，长 11～17 cm，宽 4.5～7 cm，先端急尖或渐尖，基部阔楔形或略圆，两面多透明腺点。圆锥花序生于无叶的老枝上，花无梗，2～3 朵簇生；花蕾卵形，长约5 mm，宽约 3.5 mm；萼管半球形，萼片连成帽状体，先端有短喙；花瓣 4，常附于帽状萼上，花开时一并脱落；雄蕊多数，分离，花药卵形；子房下位，2 室。浆果阔卵圆形，成熟时紫黑色。花期 5～6 月。

生于水边。分布于广东、广西、海南、云南等地。

本植物的叶（水翁叶）、树皮（水翁皮）、根（水翁根）亦供药用，另设专条。

【采收加工】 5 月底至 6 月初，采摘带有花蕾的花枝，用水淋湿，堆叠 3～5 日，使花蕾自然脱落，晒至三成干。

【药材】 水翁花 *Cleistocalycis Operculati Flos* 产广东、广西及云南。

性状 本品呈卵形或球形，两端尖，长 4～7 mm，直径2～4 mm。萼筒倒钟形或杯形，4 条以上纵向棱突起，除去帽状体，见重叠的雄蕊，花丝棕黑色，中央有一锥形花柱。质干硬。气微香，味苦。

【成分】 花蕾有机酸：没食子酸乙酯（ethyl gallate），没食子酸（gallic acid），熊果酸（ursolic acid），桂皮酸（cinnamic acid），β-谷甾醇（β-sitosterol）。还含黄酮类：5，7-二羟基-6，8-二甲基黄烷酮（5，7-dihydroxy-6，8-dimethylflavanone）即去甲氧基荚果蕨醇（desmethoxymatteucinol），7-羟基-5-甲氧基-6，8-二甲基黄烷酮（7-hydroxy-5-methoxy-6，8-dimethylflavanone）和 2′，4′-二羟基-6′-甲氧基-3′，5′-二甲基查耳酮（2′，4′-dihydroxy-6′-methoxy-3′，5′-dimethylchalcone）。

【药理】 强心作用 水翁花水提取物增加离体大鼠心脏收缩力，减少收缩频率，抑制大鼠心肌膜 Na^+，K^+-ATP 酶、纯化的猪大脑皮质 Na^+，K^+-ATP 酶以及小鼠心脏匀浆和心脏肌浆网的 Ca^{2+}-ATP 酶。

【药性】 苦、微甘，凉。归肺、脾、胃经。

《岭南采药录》："味苦，性寒。"

【功用主治】 清热解毒，祛暑生津，消滞利湿。主治外感发热头痛，暑热烦渴，热毒泻痢，积滞腹胀。

1.《岭南采药录》："清热，散毒，消食滞。"

2.《广东中药》："主治外感发热头痛，感暑恶寒发热。"

3.《海南岛常用中草药手册》："解表清热，生津止渴。治湿热下痢。"

4.《全国中草药汇编》："清暑解表，去湿消滞。主治感冒发热，细菌性痢疾，急性胃肠炎，消化不良。"

【用法用量】 内服：煎汤，15～30 g；泡水代茶；或煮粥。

【选方】 1. 治感冒发热，细菌性痢疾，急性胃肠炎，消化不良 水翁花 15～30 g。水煎服。（广州空军《常用中草药手册》）

2. 治瘢痧发热 干水翁花 15 g，狗肝菜 15 g。煎服。（《惠州地区中草药》）

3. 治痢疾，肠炎 水翁花 6～9 g。水煎服。（《广西本草选编》）

4. 治食滞腹泻 干水翁花 15 g，或加布渣叶 15 g。水煎服。（《惠阳地区中草药》）

5. 治消化不良，腹部闷胀 干水翁花 30 g。水煎服，亦可作凉茶。（广州部队《常用中草药手册》）

1142 水翁根 shuǐ wēng gēn （《惠阳地区中草药》）

【基原】 为桃金娘科植物水翁的根。

【原植物】 参见"水翁花"条。

【采收加工】 全年可采挖，洗净，切片，晒干。

【药性】 苦，凉。

【功用主治】 清热利湿，行气止痛。主治湿热黄疸，疝气腹痛。

【用法用量】 内服：煎汤，6～15 g；或研末。

【选方】 治黄疸型传染性肝炎 水翁花根适量，洗净切片，水煎 3 次，浓缩成膏状，低温干燥成固体，研成粉末，每 1 g 含生药 50 g。每服 0.5 g，加白糖适量冲服。每日 3 次。（《全国中草药汇编》）

1143 水菖蒲 shuǐ chāng pǔ （《别录》）

【异名】 泥昌（《雷公炮炙论》），水昌、水宿、茎蒲、白昌（《别录》），溪荪、兰荪（《本草经集注》），昌蒲、昌阳（《本草拾遗》），泥菖蒲（《纲目》），蒲剑（《草木便方》），水八角草、家菖蒲（《广西中兽医药用植物》），臭蒲（《江苏药用植物志》），大叶菖蒲、土菖蒲（《四川中药志》），藏菖蒲（《中华本草・蒙药卷》）。

【基原】 为天南星科菖蒲属植物菖蒲的根茎。

【原植物】 菖蒲 *Acorus calamus* L.

多年生草本。根茎横走，稍扁，分枝，直径 5～10 mm，外皮黄褐色，芳香，肉质根多数，长 5～6 cm，具毛发状须根。叶基生，基部两侧膜质，叶鞘宽 4～5 mm，向上渐狭；叶片剑状线形，长90～150 cm，中部宽 1～3 cm，基部宽，对折，中部以上渐狭，草质，绿色，光亮，中脉在两面均明显隆起，侧脉 3～5 对，平行，纤细，大多伸延至叶尖。花序柄三棱形，长 15～50 cm；叶状佛焰苞剑状线形，长 30～40 cm；肉穗花序斜向上或近直立，狭锥状圆柱形，长 4.5～8 cm，直径 6～12 mm；花黄绿色。浆果长圆形，红色。花期 2～9 月。

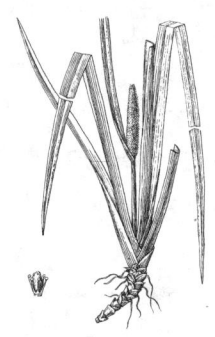

菖 蒲

生于海拔 2 600 m 以下的水边、沼泽湿地或湖泊浮岛上，也有栽培。分布于全国各地。

【采收加工】 栽种 2 年后即可采收。全年均可采收，但以8～9 月采挖者良。挖取根茎后，晒干。

【药材】 水菖蒲 *Acori Calami Rhizoma* 主产于辽宁、湖北、湖南、四川。

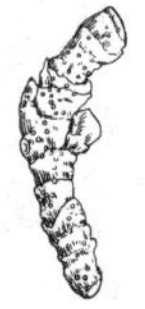

水菖蒲（根茎）外形

性状 根茎扁圆柱形，少有分枝；长 10～24 cm，直径 1～1.5 cm。表面类白色至棕红色，有细纵纹；节间长 0.2～1.5 cm，上侧有较大的类三角形叶痕，下侧有凹陷的圆点状根痕，节上残留棕色毛须。质硬，折断面海绵样，类白色或淡棕色；横切面内皮层环明显，有多数小空洞及维管束小点；气较浓烈而特异，味苦辛。

鉴别 (1) 根茎横切面：参见"石菖蒲"条。其主要区别为：薄壁细胞作圈链状排列，有大形细胞间隙，为海绵状的通气组织，每一圈链的连接处有一较大的圆形油细胞；维管束鞘纤维不发达；中柱无纤维束；纤维束及维管束周围的 1 圈细胞通常不含方晶。

(2) 薄层色谱：取本品粗粉 20 g，置挥发油测定器中水蒸气蒸馏，所得挥发油用乙醚提取，无水硫酸钠脱水，回收乙醚，所得挥发油溶于乙醚供点样用。用 α-细辛醚为对照品。分别点样于同一硅胶 G-CMC 薄层板上，石油醚-乙酸乙酯(85：15)展开，晾干，置紫外线灯(254 nm)下观察，供试品色谱中在与对照品色谱相应位置处，显相同的蓝紫色斑点。

【成分】 根茎含多种成分，包括挥发油，单萜，倍半萜，苯丙烷，黄酮，醌，生物碱，胆碱和氨基酸等。

鲜根茎的挥发油中主成分为：顺式甲基异丁香油酚(*cis*-methylisoeugenol)，菖蒲大牻牛儿酮(acoragermacrone)，异菖蒲烯二醇(isocalamendiol)，菖蒲醌烯(calamene)；还含少量的芳樟醇(linalool)，樟脑(camphor)，龙脑(borneol)，α-松油醇(α-terpineol)，玷㶲烯(copaene)，β-榄香烯(β-elemene)，甲基丁香油酚(methyleugenol)，β-古芸烯(β-gurjunene)，β-荜澄茄油烯(β-cubebene)，白菖烯(calarene)，水菖蒲酮(shyobunone)，异水菖蒲酮(isoshyobunone)，表水菖蒲酮(epishyobunone)，反式甲基异丁香油酚(*trans*-methylisoeugenol)，β-愈创木烯(β-guaiene)，荜澄茄烯(cadinene)，菖蒲新酮(acolamone)，异菖蒲新酮(isoacolamone)，去二氢菖蒲烯(calacorene)，榄香醇(elemol)，α-细辛脑(α-asarone)，δ-荜澄茄醇(δ-cadinol)，卡拉达三烯(calada-1, 4, 9-triene)，α-细辛脑，β-细辛脑(β-asarone)，菖蒲烯二醇(calamendiol)，菖蒲螺酮烯(acoronene)，菖蒲螺酮(acorone)，菖蒲螺烯酮(acorenone)，菖蒲醇酮(calamenone)，前异菖蒲烯二醇(preisocalamendiol)，三甲氧基烯丙基苯(calamol)，白菖酮(calac one)，环氧异菖蒲大牻牛儿酮(epoxyisoacoragermacrone)，γ-细辛脑(γ-asarone)，菖蒲酮(acoramone)，细辛醛(asarylaldehyde)，菖蒲定(acoradin)，高良姜素(galangin)，2, 5-二甲氧基苯醌(2, 5-dimethoxybenzoquinone)，顺式的 3-(2, 4, 5-三甲氧基苯基)-2-丙烯醛〔*z*-3-(2, 4, 5-trimethoxyphenyl)-2-propenal〕，2, 3-二氢-4, 5, 7-三甲氧基-1-乙基-2-甲基-3-(2, 4, 5-三甲氧基苯基)茚〔2, 3-dihydro-4, 5, 7-trimethoxy-1-ethyl-2-methyl-3-(2, 4, 5-trimethoxyphenyl)indene〕，姜黄素(curcumin)等。三萜皂苷：1β, 2α, 3β, 19α-四羟基-12-乌苏烯-28-酸-28-*O*-〔β-*D*-吡喃葡萄糖基(1→2)〕-β-*D*-吡喃半乳糖苷{1β, 2α, 3β, 19α-tetrahydroxyurs-12-en-28-oic acid-28-*O*-〔β-*D*-glucopyranosyl(1→2)〕-β-*D*-galactopyranoside}，3, 22, 24, 29-四羟基齐墩果-12-烯-3-*O*-〔β-*D*-阿拉伯糖基(1→3)〕-β-*D*-吡喃阿拉伯糖苷{3, 22, 24, 29-tetrahydroxyolean-12-en-3-*O*-〔β-*D*-arabinosyl(1→3)〕-β-*D*-arabinopyranoside}；呫吨酮苷(xanthone glycoside)：4, 5, 8-三甲氧基-呫吨酮-2-*O*-β-*D*-吡喃葡萄糖基(1→2)-*O*-β-*D*-吡喃半乳糖苷〔4, 5, 8-trimethoxy-xanthone-2-*O*-β-*D*-glucopyranosyl(1→2)-*O*-β-*D*-galactopyranoside〕；新的异丙苯类：1-(对羟基苯酚)-1-(*O*-乙基)-2-丙烯〔1-(*p*-hydroxyphenol)-1-(*O*-acetyl)prop-2-ene〕，tatarines A、B、C；脂肪酸：肉豆蔻酸(myristic acid)，棕榈酸(palmitic acid)，棕榈油酸(palmitoleic acid)，硬脂酸(stearic acid)，油酸(oleic acid)，亚油酸(linoleic acid)，花生酸(arachidic acid)。又含色氨酸(tryptophan)等 13 种氨基酸及木犀草素-6, 8-*C*-二葡萄糖苷(luteolin-6, 8-*C*-diglucoside)。

【药理】 1. 对中枢神经系统的作用　大鼠腹腔注射水菖蒲醇提取物延长戊巴比妥钠引起的睡眠时间和乙醇、乙醚引起的翻正反射消失时间，抑制大鼠条件性逃避反应，降低大鼠体温，减少隔离诱发的小鼠攻击行为。小鼠腹腔注射醇提取物对戊四唑引起的惊厥和死亡均有保护作用。醇提取物作用基本类似于活性物质 α-细辛脑，但在隔离诱发攻击行为等实验中作用不同。提取物腹腔注射，抑制小鼠自发活动与安非他命引起的过度活动。丙烯酰胺中毒大鼠给予提取物，能增加大鼠纹状体中谷胱甘肽含量和谷胱甘肽-*S*-转移酶活性，减少多巴胺受体，降低瘫痪发生率，改善行为能力。

2. 对心血管系统的作用　静注水菖蒲挥发油(AC-E)，抑制犬因乙酰胆碱、乌头碱引起的心房颤动，促使伤害性刺激产生的心房扑动转变为正常窦性节律，减少冠脉两期结扎引起的室性异位心率等。静注煎剂对抗氯化钡引起的兔、猫或犬心律失常，对毒毛花苷 G 引起的豚鼠心律失常或乌头碱引起的大鼠心律失常也有对抗作用。麻醉猫静注 AC-E 可延长心电图 Q-T 和 P-Q 间期，减少窦房结冲动形成。AC-E 对正常犬有降低血压作用，减慢犬和蛙的心率。

3. 平喘、镇咳和祛痰作用　AC-E 对喷雾致豚鼠哮喘发作有平喘作用，抑制二氧化硫引起的小鼠咳嗽，对大鼠及兔有祛痰作用(毛细管法)。腹腔注射 α 和 β-细辛脑也有效。

4. 对平滑肌的作用　AC-E 能松弛离体肠管、子宫和气管平滑肌，拮抗乙酰胆碱和组胺产生的痉挛，还具有扩张气管作用。水煎液增高大鼠离体胃底和胃体纵、环行肌条的张力，兴奋作用部分由胆碱能 *M*、*N* 受体介导，但水煎液对胃窦和幽门环行肌有抑制作用。

5. 抗微生物作用　AC-E 体外抑制金黄色葡萄球菌、肺炎链球菌、大肠杆菌、伤寒杆菌等。水浸剂能抑制堇色毛癣菌、星形奴卡菌等。细辛脑体外抑制犬蛔虫第二阶段幼虫。

6. 其他作用　乙醇提取物抑制 PHA 和抗原诱导的人外周血单核细胞增殖，使人外周血单核细胞标志 CD25 表达下调。其还抑制小鼠和人多种细胞生长。大鼠给予 50% 乙醇提取物或提取物中皂苷，有降血脂作用。水提取物大剂量才有降脂作用。甲醇提取物对小鼠蓖麻油引起的腹泻抑制作用强于水提取物。乙酸乙酯提取物在 DPPH 自由基试验中有抗氧化作用。

毒性　大鼠腹腔注射 AC-E 的 LD_{50} 为 221 mg/kg，小鼠腹腔注射 α-细辛脑的 LD_{50} 为 332.5 mg/kg。含 β-细辛脑为主的水菖蒲挥发油可引起大鼠十二指肠恶性肿瘤。

【炮制】 取原药材，除去杂质，洗净，用清水浸泡 2～4 小时，捞出闷润至透，切片，晒干或烘干，筛去灰屑。

饮片性状　为类圆形或椭圆形片状，周边淡黄棕色或暗棕褐色。切面类白色或淡棕色，呈海绵状，有一明显环纹，具筋脉点和小孔。气香特异，味微辛。

贮干燥容器内，置阴凉干燥处。

【药性】 辛、苦，温。归心、肝、胃经。

1.《别录》："味甘。无毒。"

2.《药性考》："辛、苦，温。"

3.《北方常用中草药手册》："有小毒。"

4.《四川常用中草药》："入心经。"

5.《青岛中草药手册》："入心、肝经。"

【功用主治】 化痰开窍，除湿健胃，杀虫止痒。主治痰厥昏迷，中风，癫痫，惊悸健忘，耳鸣耳聋，食积腹痛，痢疾泄泻，风湿疼痛，湿疹，疥疮。

1.《别录》："主食诸虫。"

2. 陶弘景："主风湿咳逆，去虫，断蚤虱。"(引自《纲目》)

3.《本草图经》："捣末，油调涂疥瘙。"

4.《药性考》："去湿，疗风，除疥，大能杀虫。汁制雄黄、雌黄、砒石毒。"

5.《草药新纂》："根为行气药，能健胃。"

6.《广西民族药简编》："根茎水煎服治遗精，白浊，白带；浸酒服治脾脏肿大。"

【用法用量】 内服：煎汤，3～6 g；或入丸、散。外用：煎水洗或研末调敷。

【宜忌】 阴虚阳亢，汗多、精滑者慎服。

《青岛中草药手册》:“阴血不足,汗多,遗精者忌用。”

【选方】 1. 治癫痫　菖蒲30～60 g。捣烂取汁内服。(景德镇《草药手册》)

2. 治中风不语,口眼歪斜　鲜(菖蒲)根茎15 g,冰糖15 g。开水炖服。(江西《草药手册》)

3. 治痰阻心窍,神志不清　菖蒲、远志、天竺黄各9 g。水煎服。(《宁夏中草药手册》)

4. 治中风,痰涎壅盛　菖蒲、韭菜、生萝卜共捣烂取汁,加白矾少许水调灌入。(《内蒙古中草药》)

5. 治暴聋　鲜白菖蒲9～15 g,路路通12 g。煎水,服时冲白糖适量。(《安徽中草药》)

6. 治胃痛　鲜(菖蒲)根茎6～9 g。煎水冲白糖服。(江西《草药手册》)

7. 治慢性气管炎　菖蒲根茎粉装入胶囊,每粒0.3 g。每次2粒,温开水送服,每日2～3次,连服10日为1疗程。(《浙江药用植物志》)

8. 治痢疾　① 水菖蒲根3 g。切细,冷开水吞服,1次服用,连用2剂。(《贵州民间方药集》)② 水菖蒲粉,每次1 g,每日3次。(《西宁中草药》)

9. 治风寒湿痹　水菖蒲9 g,桂枝6 g,防风9 g。水煎服。(《西宁中草药》)

10. 治风疹瘙痒,阴部湿疹　水菖蒲适量。煎汤熏洗。(《山西中草药》)

11. 治水肿　鲜菖蒲根茎6～9 g,黄豆60 g。水煮服。(江西《草药手册》)

12. 治乳痈　菖蒲适量和葱白少许共捣烂敷患处。(景德镇《草药手册》)

13. 治过敏性皮炎　白菖蒲粉,醋调外搽。(《安徽中草药》)

14. 治疥癞　水菖蒲根,研末,调菜油,搽患处。(《草木便方今释》)

【临床报道】 1. 治疗慢性气管炎　用臭蒲制剂(胶囊:每粒含生药0.3 g,每次2粒,日服2～3次;注射液:每1 ml含生药1 g,每日1次2 ml肌内注射)10日为1个疗程,观察150余例,有效率在90%左右,显效率达45%～50%。对咳、喘、痰、炎均有一定疗效。

2. 治疗化脓性角膜炎　取干臭蒲根60 g,加水300 ml,文火煎至100 ml,去渣过滤,调整pH呈中性;或用臭蒲根150 g,经水煎、过滤及乙醇反复处理,调整pH至7.0均经高压灭菌。用于点眼,每日3次,每次2～3滴;或行眼浴,每日1次,每次10分钟。共治角膜溃疡、树枝状角膜炎、角膜灼伤等27例,治愈24例,无效1例,未观察2例。多数在2～6日内治愈。实践证明,本品对促进组织新生、加速溃疡面的愈合作用较明显。

3. 治疗菌痢、肠炎　取(菖蒲)鲜根切片晒干,研成细末,装入胶囊,每粒0.3 g,每次3粒(小儿减半),每日3次,温开水送服。治疗420例,效果显著。

1144 水蛇皮 shuǐ shé pí (《纲目》)

【基原】 为游蛇科游蛇属动物水赤链游蛇的皮。

【原动物】 参见“水蛇”条。

【采收加工】 杀水蛇时,剥取皮,烘干。

【功用主治】 解疮毒。主治小儿骨疽脓血不止,蛇头疔。

《纲目》:“烧灰油调,敷小儿骨疽脓血不止,又治手指天蛇毒疮。”

【用法用量】 外用:包敷;或烧灰油调敷。

【选方】 1. 治小儿骨痛,出血流脓　水蛇皮一个,烧灰,油抹敷疼边。(《纲目》引《海上方》)

2. 治天蛇毒疮　用水蛇一条,去头尾,取中截,如手指长,剖去骨肉,以蛇皮包手指,自然束紧,以纸外裹之。(《纲目》引《刘松篁经验方》)

1145 水葫芦 shuǐ hú lú (《广西本草选编》)

【异名】 大水萍、水浮莲、洋水仙(《广州植物志》),凤眼蓝、浮水莲(《广西药用植物名录》),水莲花、水鸭婆(《云南中药资源名录》)。

【基原】 为雨久花科凤眼莲属植物凤眼莲的根或全草。

【原植物】 凤眼莲 *Eichhornia crassipes* (Mart.) Solms [*Pontederia crassipes Mart.*]

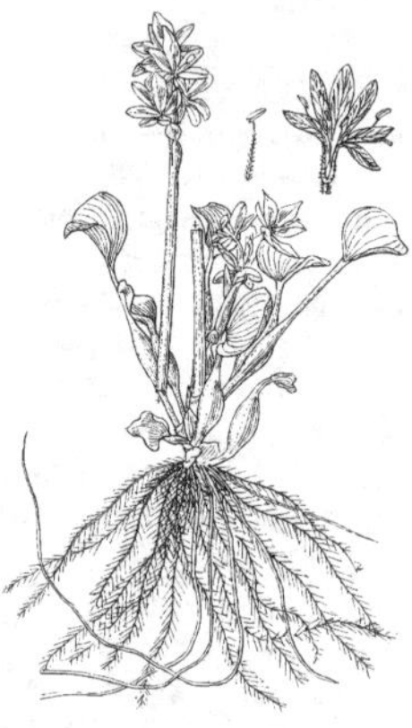

凤眼莲

多年生浮水或生于泥沼中的草本。须根发达。叶丛生于缩短茎的基部,叶柄长或短,中下部有膨大如葫芦状的气囊,基部有鞘状苞片;叶片卵形或圆形,大小不等,宽2.5～12 cm。花茎单生,高13～30 cm,中上部有鞘状苞片;穗状花序有花6～12朵;花被6裂,长约5 cm,青紫色,管弯曲,外面靠近基部处有腺毛;上面1枚较大,蓝色,中央有黄色斑点;另外5枚近相等;雄蕊3长2短;长的伸出花外;子房无柄,花柱线形。蒴果包藏于凋萎的花被管内。种子多数,卵形,有纵棱。花期夏、秋季。

生于水塘中。分布于广东、广西等地。长江以南地区广泛栽培。

【采收加工】 4～6月采集,晒干或鲜用。

【成分】 根含赤霉素类成分,以及*N*-苯基-2-萘胺(*N*-phenyl-2-naphthylamine),亚油酸(linoleic acid),亚油酸甘油酯〔glycerol-1,9-12(*Z*, *Z*)-octadecadienoic acid〕,4, 9-dimethoxy-7-phenyl-2, 3-dihydrophenalen-1-ol-*O*-methyl, 4, 9-dimethoxy-7-4′-methoxy-phenyl-2, 3-dihydrophenalen-1-ol-methyl ether, 4, 5-dimethoxy-9-phenyl-2, 3-dihydrophenalen-1-ol- methyl ether, 2, 6-dimethoxy-9-phenylphenalenone Ⅰ、Ⅱ、Ⅲ。

根的分泌物含*N*-苯基-1-萘胺(*N*-phenyl-1-naphthylamine)和*N*-苯基-2-萘胺;还含多种氨基酸组分:甲硫氨酸、γ-氨基丁酸、甘氨酸、丙氨酸、缬氨酸、亮氨酸、天冬氨酸、丝氨酸、谷氨酸、赖氨酸、苏氨酸、半胱氨酸、精氨酸、酪氨酸、组氨酸、脯氨酸、天冬酰胺、谷氨酰胺、异亮氨酸和苯丙氨酸。

花含花色苷,主要为〔6-(飞燕草素-3-龙胆二糖基)〕〔6″-芹菜素7-葡萄糖基〕丙二酸酯{〔6-(delphinidin-3-gentiobiosyl)〕〔6″-apigenin 7-glucosyl〕malonate},飞燕草素-3-龙胆二糖苷(delphinidin 3-gentiobioside)。

全草含甾醇类化合物4α-甲基-24-亚甲基胆甾-8, 14-二烯-3β, 4β-二醇(4α-methyl-24-methylene cholesta-8, 14-dien-3β, 4β-diol), 4α-甲基-24-亚甲基胆甾-8-烯-3β, 4β-二醇(4α-methyl-24-methylene cholest-8-en-3β, 4β-diol), 4α-甲基-24-亚甲基胆甾-7-烯-3β, 4β-二醇(4α-methyl-24-methylenecholest-7-en-3β, 4β-diol), 6α-羟基豆甾-4, 22-二烯-3-酮(6α-hydroxysti-gmasta-4, 22-dien-3-one)。另含苯并二氢茚酮(benzoindenone)。

种子含氨基酸:亮氨酸,赖氨酸,苏氨酸,缬氨酸。

根、茎、叶均含腐殖酸(humic acids)。

【药理】 抑制蚊蝇 水葫芦提取物抑制尖音库蚊幼虫和虫蛹及成虫。提取物作用于幼虫中肠、外皮、脂肪和肌肉。水葫芦在家蝇、蚊虫实验中有保幼激素类似物的活性。

【药性】《广西本草选编》:“味淡,性凉。”

【功用主治】 疏散风热,利水通淋,清热解毒。主治风热感冒,水肿,热淋,尿路结石,风疹,湿疮,疖肿。

1.《广西本草选编》:“疏风清热,利尿解毒。主治感冒发热,小便赤痛,风疹,疮疖红肿。”

2.《全国中草药汇编》:“清热解暑,利尿消肿。主治中暑烦渴,肾炎水肿,小便不利。”

3.《广西民族药简编》:“水煎服治尿路结石(仫佬)。”

4.《四川中药志》1982年版:“用于热淋,小便不利,湿疹。”

【用法用量】 内服:煎汤,15~30 g。外用:捣敷。

【宜忌】 孕妇慎服。

《广西本草选编》:“孕妇忌服。”

【选方】 1. 治肝硬化腹水 水葫芦 60 g,虫笋 30 g。水煎服。

2. 治癞疝 水葫芦 60 g,猪小肚 1 个,加水炖服。(1、2 方出自《万县中草药》)

3. 治疮疖红肿 水葫芦鲜全草加食盐少许,捣烂外敷。(《广西本草选编》)

1146 水晶花 shuǐ jīn huā (《植物名实图考》)

【异名】 黑细辛、四大天王、土细辛、四大金刚(《云南中草药选》),四块瓦(《昆明民间常用草药》),平头细辛、红线草(《云南种子植物名录》),对叶四块瓦、四叶金(《中国植物志》)。

【基原】 为金粟兰科金粟兰属植物全缘金粟兰的根茎及根或叶。

【原植物】 全缘金粟兰 *Chloranthus holostegius* (Hand.-Mazz.) Pei et Shan

多年生草本,高 25~55 cm。根茎横走,生多数须根,有特异气味。茎直立,一般不分枝,下部节上对生 2 片鳞状叶。叶对生,通常 4 片生于茎顶,呈假轮生;叶柄长 0.5~1.5 cm;托叶微小;叶片坚纸质,宽椭圆形或倒卵形,长8~15 cm,宽 4~10 cm,先端渐尖,基部宽楔形,边缘有锯齿,齿端有一腺体,两面无毛。穗状花序顶生和腋生,通常 1~5 聚生,连总花梗长 5~12 cm;苞片宽卵形或近半圆形,不分裂;花白色;雄蕊 3,药隔基部连合,着生于子房顶部柱头外侧;子房卵形。核果倒卵形。花期 5~6 月,果期 7~8 月。

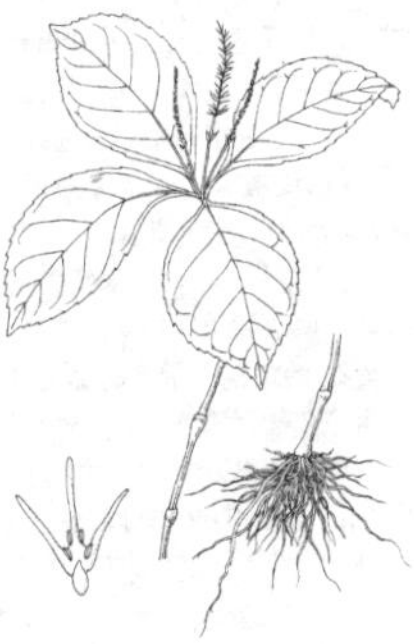

全缘金粟兰

生于山谷林下或灌丛中。分布于广西、四川、贵州、云南。

【采收加工】 7~9 月采收根茎及根、叶,洗净晒干。叶亦鲜用。

【药材】 水晶花 *Chloranthi Holostegii Herba seu Radix* 主产于四川、云南等地。

性状 根茎粗短,外表灰黄色,着生多数须状根。须根长 4~15 cm,直径 2~4 mm,表面暗灰色。质脆,易折断,断面皮部灰白色,木部淡黄色。气微香,味微辛、苦,略有麻舌感。

【药性】《昆明民间常用草药》:“性温,味微苦、涩。”

【功用主治】 祛风除湿,散瘀消肿,止痛。主治风寒感冒,风湿痹痛,跌打骨折,瘰疬,疮疖肿痛。

1.《昆明民间常用草药》:“祛风除湿,舒经活络,止痛。”

2.《云南中草药》:“祛瘀消肿,接骨,止血,截疟。主治风寒感冒,跌打损伤,骨折,风湿疼痛,肺结核咯血,淋巴腺炎,神经衰弱,疟疾。”

3.《广西民族药简编》:“主治胃痛,腹痛,腹泻,痢疾,牙痛,关节痛,感冒发热。”

4.《云南中药志》:“外用于疮痈。”

【用法用量】 内服:煎汤,6~9 g;或入丸、散。外用:捣敷。

【宜忌】《云南中草药》:“忌酸,冷,辣,豆类。”

【选方】 1. 治肝风上乘之头痛 四块瓦配天麻、夏枯草研末或做蜜丸服用。(《昆明民间常用草药》)

2. 治疮痈 用(四块瓦)鲜叶捣烂加胡椒粉外敷。(《云南中草药》)

3. 治肺结核 四块瓦 9 g,黑料豆 30 g。煮食。(《红河中草药》)

4. 治跌打损伤,风湿骨痛 (水晶花)配歪叶子兰根泡酒,3 日后,每早、晚各服 10 ml。(《云南思茅中草药选》)

1147 水蓑衣 shuǐ suō yī (《救荒本草》)

【异名】 大青草(《苏州本产药材》),青泽兰、化痰清(《民间常用草药汇编》),方箭草、水骨节、水箭草、锁药(《广西药用植物名录》),窜心蛇(《广东省惠阳地区中草药》),九节花、接骨草(《贵州草药》),节节同、节上花(《广西本草选编》),穿心蛇(《全国中草药汇编》)。

【基原】 为爵床科水蓑衣属植物水蓑衣的全草。

【原植物】 水蓑衣 *Hygrophila salicifolia* (Vahl) Nees [*Ruellia salicifolia* Vahl]

一年生至二年生草本,高 30~60 cm。根状茎圆柱形,暗棕色,无毛或被短柔毛。叶对生;具短柄;叶片通常为披针形或长圆状披针形,长 3~14 cm,宽 8~20 mm,先端尖至渐尖,基部楔形,全缘或微波状,两面有线条状钟乳体。花 3~7 朵簇生叶腋;苞片卵形或椭圆形;小苞片披针形或条形;花萼被短糙毛,5 裂达中部,裂片三角状披针形;花冠淡红紫色,冠檐二唇形,上唇 2 浅裂,下唇 3 裂,裂片圆形;雄蕊 4,2 强;子房无毛,具长花柱,柱头钩曲。蒴果条形。种子细小,四方状圆形而扁,淡褐色,浸水即现白色密绒毛。花期 9~10 月。

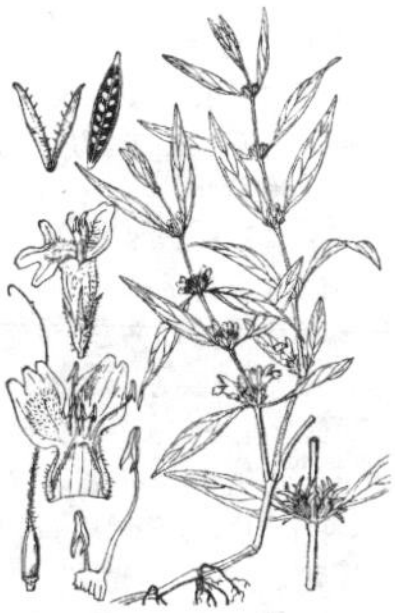

水蓑衣

生于溪沟边或阴湿地的草丛中。分布于西南及江苏、浙江、江西、湖北、湖南、广东、广西、海南等地。

本植物的种子(南天仙子)亦供药用,另设专条。

【采收加工】 7~9 月采收,鲜用或晒干。

【药性】 甘、微苦,凉。

1.《救荒本草》:“味苦。”

2.《贵州草药》:“性温,味辛、甘、苦。”

3.《广西本草选编》:“微甘、微苦,性凉。”

4.《浙江药用植物志》:“微咸,温。”

【功用主治】 清热解毒,散瘀消肿。主治时行热毒,丹毒,黄疸,口疮,咽喉肿痛,乳痈,吐衄,跌打伤痛,骨折,毒蛇咬伤。

1.《民间常用草药汇编》:“化痰,止咳,止吐血。”

2.《贵州草药》:“化瘀止痛,舒筋壮骨。治骨折,劳伤,跌打疼痛。”

3.《广西本草选编》:“健胃消食,消肿解毒。主治食欲不振,呕吐,破伤风,咽喉肿痛,乳腺炎,无名肿毒,毒蛇咬伤。”

4.《全国中草药汇编》:“清热解毒,化瘀止痛。治咽喉炎,乳腺炎,吐血,衄血,百日咳。外用治骨折,跌打损伤,毒蛇咬伤。”

5.《广西民族药简编》:“全草水煎服,治关节炎(侗族)。”

6.《浙江药用植物志》:“活血通络,理气祛瘀。”

【用法用量】 内服:煎汤,6~30 g;或泡酒;或绞汁饮。外用:捣敷。

【宜忌】 胃寒者慎服。

【选方】 1. 治百日咳 窜心蛇、葫芦茶各 30 g,鹅不食草3 g。水煎服。(《广东省惠阳地区中草药》)

2. 治劳伤,跌打疼痛 九节花 60 g,石菖蒲 6 g。泡酒服。

3. 治骨折 先正骨,再用九节花适量捣绒,加酒炒热外敷;并捣绒取汁半茶杯内服,每日 1 次。(2、3 方出自《贵州草药》)

4. 治外伤吐血 鲜水蓑衣叶 60 g,捣烂绞汁,冲黄酒服。(《浙江药用植物志》)

1148 水蜈蚣 shuǐ wú gōng (《植物名实图考》)

【异名】 球子草、疟疾草、三荚草、金牛草(《岭南采药录》),寒气草(《民间常用草药汇编》),金钮草(《福建民间草药》),夜摩草(《广西药用植物图志》),十字草(《江西民间草药》),姜虫草、露水草、水牛草、三步跳(《贵州民间药物》),散寒草、姜芽草、寒筋草(《四川中药志》),水香附、燕含珠(《重庆草药》),发汗草(《中国药用植物图鉴》),山蜈蚣、无头香附、龙吐珠(《泉州本草》),三夹草〔《广东中医》1960,(5):221〕,水香草(《湖南药物志》),一粒雪、三角草、落地杨梅、三箭草(《闽东本草》),球头草(广州部队《常用中草药手册》),雷公草、地杨梅(《江西草药》),寒热头草、一粒珠、九头香、水竹钵(《浙江民间常用草药》),一粒关、狗公草、千打锤、落地蚂蟥(《广西药用植物名录》),三棱环、一粒子草、黄古头草(《上海常用中草药》),水金钗(《陕西中草药》),水土香(《福建中草药》),连根草、草含珠(《贵州中草药名录》)。

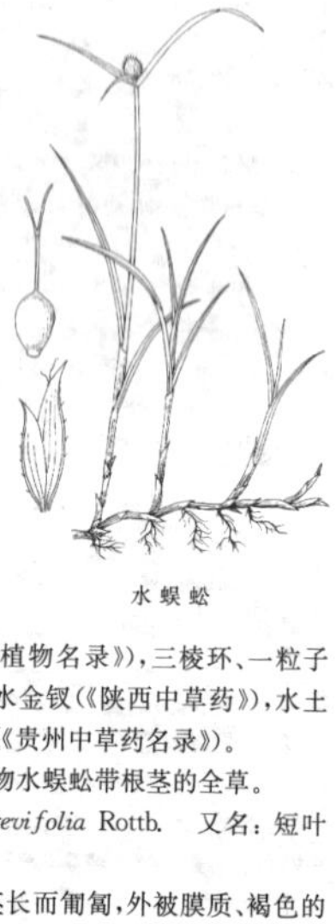

水蜈蚣

【基原】 为莎草科水蜈蚣属植物水蜈蚣带根茎的全草。

【原植物】 水蜈蚣 *Kyllinga brevifolia* Rottb. 又名:短叶水蜈蚣(《中国植物志》)。

多年生草本,高 7~20 cm。根茎长而匍匐,外被膜质、褐色的鳞片,具多数节间,节间长约 1.5 cm,每节上生一秆。秆散生,扁三棱形,平滑,具 4~5 个圆筒状叶鞘,叶鞘顶端具叶片。叶与秆近等长,柔弱,宽 2~4 mm,平张,上部边缘和背部中肋具细刺。叶状苞片 3,极展开,其中 1 片极短。穗状花序单生,球形或卵球形,长 5~11 mm,宽 4.5~10 mm,具密生的小穗;小穗披针形或长圆状披针形,压扁,有 1 花;鳞片膜质,阔卵形,白色,有锈斑,背面龙骨状突起绿色,具刺,顶端延伸成外弯的短尖,脉 5~7 条;雄蕊 3,花药线形;花柱细长,柱头 2。小坚果倒卵状长圆形,扁双凸状,淡黄色,表面密具细点。花、果期 5~10 月。

生于山坡、溪旁、荒地、路边草丛中及海边沙滩上。分布于中南、西南及江苏、浙江、安徽、福建、江西等地。

【采收加工】 7~9 月采收,鲜用或晒干。

【药材】 水蜈蚣 *Kyllingae Brevifoliae Herba* 产于江苏、浙江、安徽、江西、福建等地。

性状 多皱缩交织成团。根茎细圆柱形,表面红棕色或紫褐色,节明显,具膜质鳞片,节上有细茎,断面粉白色。茎细具棱,深绿色或枯绿色。叶线形,基部鞘状,紫褐色,有的可见球形穗状花序,黄绿色。果实卵状长圆形,绿色,具细点。气微。

【成分】 全草含挥发油,牡荆素(vitexin)等黄酮类(flavonoids)。另含 β-谷甾烯酮(β-sitostenone),麦角甾醇过氧化物(ergosterol peroxide),β-谷甾醇(β-sitosterol),β-谷甾醇-3-*O*-β-*D*-吡喃葡萄糖苷(β-sitosterol-3-*O*-β-*D*-glucopyranoside)等甾体化合物。

【药理】 1. 对中枢神经的作用 小鼠灌胃根茎水-醇粗提取物,减少自发活动,出现竖毛反应、眼睑下垂、紧张症和铅管样动作,还减少呼吸频率,延长戊巴比妥的睡眠时间。

2. 其他作用 小鼠灌胃根茎水-醇粗提取物,促进胃肠运动。水蜈蚣中的化合物有中等的抗病毒活性。

毒性 小鼠腹腔注射根茎水-醇粗提取物的 LD_{50} 为 575 mg/kg。小鼠口服剂量达到 3.0 g/kg 未见毒性反应。

【炮制】 取原药材除去杂质。抢水洗净,稍润,切段。干燥。筛去灰屑。

饮片性状 根、茎、叶、花混合的段状。根茎表面红棕色或紫褐色,断面类白色,粉性。茎细三棱形。叶质软,线形,叶鞘呈紫褐色。穗状花序,单生,球形,绿色。气微,味淡。

贮干燥容器内,置通风干燥处。

【药性】 辛、微苦、甘,平。

1.《贵州民间药物》:“性微温,味辛、甘。”

2.《陕甘宁青中草药选》:“味辛,性平。”

3.《云南中草药》:“辛、微苦、涩,微温。”

4.《安徽中草药》:“性平,味辛、微甘。”

5.《福建药物志》:“微辛,平。”

6.《苗族药物集》:“性热,味辣。”

【功用主治】 疏风解表,清热利湿,活血解毒。主治感冒发热头痛,急性支气管炎,百日咳,疟疾,黄疸,痢疾,乳糜尿,疮疡肿毒,皮肤瘙痒,毒蛇咬伤,风湿性关节炎,跌打损伤。

1.《中国药用植物图鉴》:“杀虫,败毒,解热,利尿。主治赤白痢。作发汗解热剂,治疟疾及感冒。鲜根水煎治咳血。”

2.《贵州民间药物》:“治伤风、跌打损伤、刀伤骨折,除寒湿。”

3.《陕甘宁青中草药选》:“疏风解表,祛瘀解毒,活血止痛。”

【用法用量】 内服:煎汤,15~30 g,鲜品 30~60 g;或捣汁;或浸酒。外用:捣敷。

【选方】 1. 治感冒发热,咽喉肿痛 水蜈蚣 30 g。水煎温服取汗。(《陕甘宁青中草药选》)

2. 治疟疾 ① 鲜水蜈蚣 1 把,生姜 3 片。水煎。(《贵州民间药物》) ② 水蜈蚣 30 g,马鞭草 30 g。水煎,于发作前2 小时服。(《四川中药志》1982 年)

3. 治黄疸(传染性肝炎) 水蜈蚣全草 30 g,茅莓根30 g,臭牡丹根 30 g。水煎,糖调服。(江西《草药手册》)

4. 治乳糜尿 水蜈蚣(干根茎)、桂圆或黑枣各 60 g。水煎服,每日 1 剂,连服 15 日。(《浙南本草新编》)

5. 治疮疡肿毒 水蜈蚣全草、芭蕉根各适量。捣烂敷患处。(江西《草药手册》)

6. 治颈部多发性疖肿 鲜水蜈蚣适量,大蒜 3 瓣。共捣烂,敷脐中央,外用绷带包扎,1 小时后去药。(《浙南本草新编》)

7. 治小儿口腔炎 水蜈蚣根茎 30 g。水煎,冲蜂蜜服。(《浙江民间常用草药》)

8. 治蛇咬伤 水蜈蚣全草、雄黄、大蒜子各适量。共捣烂,敷患处。(江西《草药手册》)

9. 治跌打损伤 ① 鲜水蜈蚣 30 g,酒 90~150 g,将药泡入酒中。早晚各服 1 次,每次 15 g。(《贵州民间药物》) ② 水蜈蚣全

草 30 g。酒、水各半煎服，药渣捣烂外敷。（江西《草药手册》）

10. 治创伤出血　水蜈蚣鲜全草适量。捣烂敷伤处。（江西《草药手册》）

11. 治盲症　水蜈蚣 9 g。炖猪胰或鸡肝、羊肝吃。（《云南中草药》）

12. 治牙痛　水蜈蚣 30 g。水煎服。（《安徽中草药》）

【临床报道】 1. 治疗乳糜尿　口服水蜈蚣冲剂，每次30 g，每日 2～3 次，大致 1 星期服药量为 500 g，部分患者因疗效不著，曾加量 1/3，服药时间最短 2 个星期，最长 10 个星期，平均为 6 个星期。共治疗 22 例，结果症状均有改善，其中痊愈者 9 例。

2. 治疗慢性气管炎　取地杨梅(水蜈蚣)500 g，香叶树〔别名：山苍树 *Litsea cubeba* (Lour.) Pers.〕根、叶各250 g，加水 1 000 ml 蒸馏，取中段蒸馏液 500 ml，每日服 3 次，每次 20 ml，10 日为 1 个疗程。治疗 92 例，近期控制 11 例，显效 12 例，好转 41 例，有效率 69.4%。本药具有一定的镇咳、平喘、祛痰作用，疗效多在服药后 2～4 日出现，副作用轻微。但远期疗效欠佳，停药后易复发。

1149 水锦树 shuǐ jǐn shù 《广西药用植物名录》

【异名】 猪血木、饭汤木(《广西本草选编》)，红水柴、牛伴木、双耳蛇、大虫耳、沙牛木(《广西药用植物名录》)。

【基原】 为茜草科水锦树属植物水锦树的根、叶。

【原植物】 水锦树 *Wendlandia uvariifolia* Hance　又名：黄廉芽(《海南植物志》)，滇黔水锦树(《云南中药资源名录》)。

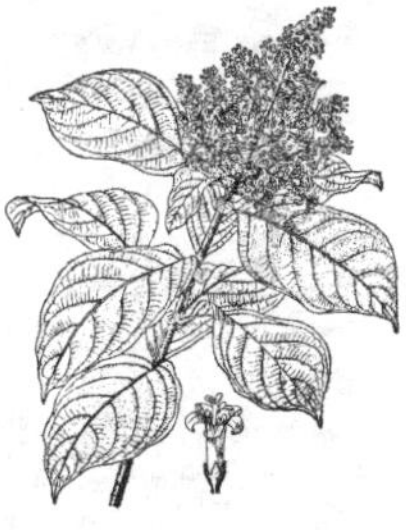

水锦树

灌木至乔木，高 5～12 m。小枝被锈色硬毛。叶对生；叶柄粗壮，长10～15 mm，密被锈色毛；托叶大，基部宽，中部收缩，上部扩大成肾形，宽而反折；叶片纸质，宽卵形至宽椭圆形，长 12～18 cm，宽 5～8 cm，先端短渐尖，基部楔形，上面散生短硬毛，下面被柔毛，脉上毛很密。圆锥花序式排列的聚伞花序顶生，被绒毛；花无梗；小苞片线状披针形，被毛；花小，白色；花萼被绒毛，深 5 裂；花冠筒状漏斗形，喉部有白色硬毛；花药稍突出；柱头 2 裂。蒴果球形，被短柔毛。花期 1～2 月。

生于林下或溪边。分布于广东、广西、海南、云南等地。

【采收加工】 全年均可采，根切片晒干；叶晒干或鲜用。

【药性】 《广西本草选编》："味微苦，性凉。"

【功用主治】 《广西本草选编》："散瘀消肿，止血生肌。"

【用法用量】 内服：煎汤，10～15 g。外用：鲜叶捣敷；或煎水洗。

【选方】 1. 治风湿性关节炎，跌打损伤　(水锦树)根 12～15 g。水、酒各半煎服。

2. 治疮疡溃烂久不收口　(水锦树)鲜叶捣烂外敷，并水煎外洗。(1、2 方出自《广西本草选编》)

1150 水蔓青 shuǐ màn qīng 《中药志》

【异名】 狼尾拉花、气管炎草、一枝香(《中药大辞典》)，斩龙剑、追风草、勒马回(《全国中草药汇编》)，哮喘草(《广西药用植物名录》)。

【基原】 为玄参科婆婆纳属植物水蔓青的全草。

【原植物】 水蔓青 *Veronica linariifolia* Pall. ex Link subsp. *dilatata* (Nakai et Kitag.) Hong

多年生草本，高 50～90 cm。根状茎短。茎直立，常不分枝，通常被白色柔毛。下部的叶常对生，上部的叶多互生；叶片宽条形至卵圆形，长 2～ 6 cm，宽 0.5～2 cm，先端钝或急尖，基部楔形，渐窄成短柄或无柄，边缘具单锯齿。总状花序顶生，细长，单生或复出，长穗状；花梗被柔毛；花萼 4 深裂，裂片卵圆形或楔形，长 2～3 mm，有睫毛；花冠蓝色或紫色，少白色，裂片后 1 枚卵圆形，其余 3 枚卵形；花丝伸出花冠；子房上位，2 室，柱头头状。蒴果卵球形，稍扁。花期 6～9 月。

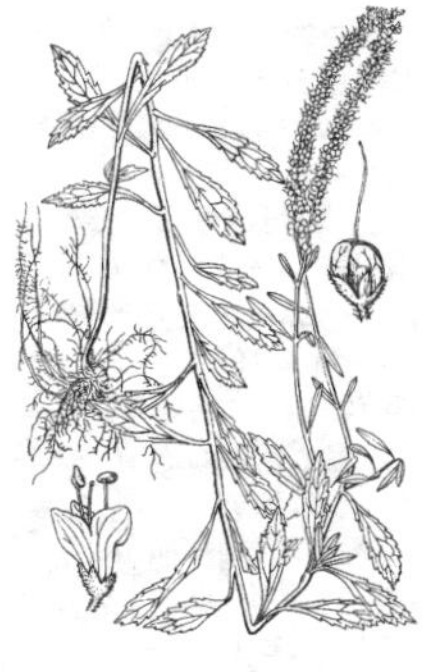

水 蔓 青

生于草甸、草地、灌丛及疏林下。广布于云南至甘肃以东，河北、山西、陕西以南各地。

【采收加工】 7～9 月茎叶繁茂时采收，切段，晒干或鲜用。

【药材】 水蔓青 *Veronicae Linariifoliae Herba*　产于河北、山西、江苏、山东、陕西等地。

性状　干燥带花穗的全草，棕色，长 20～100 cm。根呈须状，主根不明显，浅灰褐色。茎单一，圆柱形，质脆，易折断，断面中空。叶对生或互生，叶片多卷缩破碎，完整者展平后呈狭卵形或宽披针形，黄绿色或暗绿色，基部渐狭，边缘有锯齿。穗状花序顶生，穗长 10～15 cm。蒴果扁圆形，种子细小。气微，味苦。

鉴别　茎横切面：表皮细胞 1 列类方形，排列整齐，外壁略呈角质状，非腺毛多数；皮层细胞 6～8 列，类圆形、长圆形，有内含物；内皮层细胞长方形，较大，切向延长排列整齐。韧皮部狭窄，细胞较小，韧皮纤维散列；木质部较宽，由导管、纤维、木薄壁细胞组成，细胞成行，排列紧密，均木化。髓部为薄壁细胞，中央往往已成空洞。

茎表面观：表皮细胞呈长方形或长条形；气孔多数，不定式，气孔轴与茎的长轴平行；非腺毛多数，由 2～6 个细胞组成，壁具细小疣状突起；腺毛随处可见，腺头 2 个细胞。

【成分】 全草含环烯醚萜苷：梓果苷(catalposide)，3′-羟基梓果苷(verproside)，药用水蔓青苷(verminoside)，胡黄连苦苷(picroside)，地黄素(rehmaglutin)D，焦地黄呋喃(jiofuran)，黄酮类：木犀草素-7-*O*-6-*O*-乙酰基-*β*-*D*-葡萄糖基-(1→2)-*β*-*D*-葡萄糖苷〔luteolin-7-*O*-6-*O*-acetyl-*β*-*D*-glucosyl-(1→2)-*β*-*D*-glucoside〕，木犀草素-7-*O*-*β*-*D*-葡萄糖基(1→2)-*β*-*D*-葡萄糖苷〔luteolin-7-*O*-*β*-*D*-glucosyl(1→2)-*β*-*D*-glucoside〕，芹菜素-7-*O*-*α*-鼠李糖苷(apigenin-7-*O*-*α*-rhamnoside)，木犀草素(luteolin)，芹菜素(apigenin)。

【药性】 《全国中草药汇编》："苦，寒。"

【功用主治】 《全国中草药汇编》："清热，化痰，止咳，解毒。主治慢性气管炎，肺化脓症，咳吐脓血；外用治痔疮，皮肤湿疹，风疹瘙痒，疖痈疮疡。"

【用法用量】 内服：煎汤，10～15 g。外用：煎水洗。

【临床报道】 治老年慢性气管炎　81 例患者，分口服、肌内注射、穴位注射 3 组，口服组 57 人，每人每日用水蔓青干品 6～9 g，煎服；肌内注射组 11 人，每人每日用水蔓青针剂 2 支(每支 2 ml，含生药 2 g)；穴位注射组 13 人，取定喘、尺泽、丰隆，双侧穴位隔日交替注射，每日 1 次，每次用水蔓青针剂 2 支(每支 2 ml，含生药 1 g)。结果：口服组有效率为 96.49%，肌内注射组有效率为 72.7%，穴位注射组有效率为 61.54%。少数患者有不同程度胸闷、口干、轻度腹泻，一般 3～4 日自行消失。

1151 水稻清 shuǐ dào qīng 《云南中草药》

【异名】 狭叶榕(《云南中草药》)，水边柳、百了草、假槟榔、细叶水榕树(《常用中草药彩色图谱》),小号牛奶仔、小号铁牛入石(《福建药物志》),牛奶泡(《湖南药物志》)。

【基原】 为桑科无花果属植物竹叶榕的全株。

【原植物】 竹叶榕 *Ficus stenophylla* Hemsl. 又名:条叶榕(《中国高等植物图鉴》)。

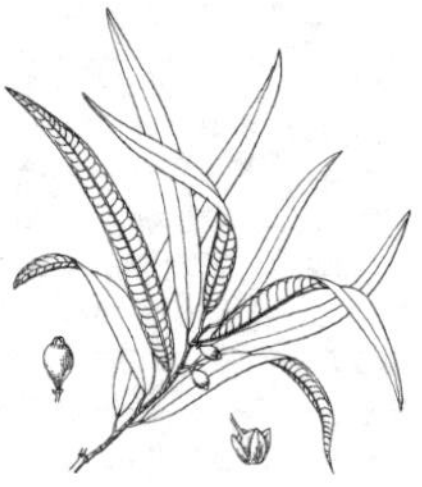

竹叶榕

直立小灌木,高 1～3 m。小枝初时被毛,干后呈红褐色,粗糙,节间短。叶互生;叶柄长 3～7 mm,被毛;托叶披针形,红色;叶片纸质,线状披针形,长 5～13 cm,宽 8～16 mm,先端渐尖,基部渐狭或圆形,上面略有光泽,下面有小凸点,干后通常红褐色,全缘。花序托卵球形,表面稍具棱纹,直径 7～8 mm,成熟时呈深红色,顶部脐状突起,基生苞片三角形,宿存;雄花和瘿花着生于同一花序托内壁,雄花着生近口部,花被片 3～4,雄蕊 2;瘿花花被片3～4,子房退化,花柱极短,侧生;雌花生于另一植株花序托中,花被片 4,条形,先端钝,子房倒卵形,花柱侧生。瘦果近球形,先端具棱。花期 4～7 月。

生于溪旁潮湿处或山坡路边。分布于西南及浙江、福建、江西、湖北、湖南、广东、广西、海南等地。

【采收加工】 5～7 月间采收,切片,晾干。叶亦鲜用。

【药性】 苦,温。

1.《云南中草药》:"涩、苦,温。"

2.《全国中草药汇编》:"甘、苦,温。"

3.《湖南药物志》:"微甘,微凉。"

【功用主治】 祛痰止咳,祛风除湿,活血消肿,安胎,通乳。主治咳嗽胸痛,风湿骨痛,胎动不安,肾炎,乳痈,疮疖肿毒,跌打损伤。

1.《云南中草药》:"补肾安胎。"

2.《全国中草药汇编》:"祛痰止咳,行气活血,祛风除湿。主治咳嗽,胸痛,跌打肿痛,肾炎,风湿骨痛,乳少。"

3.《湖南药物志》:"润肺止咳,清热解毒。"

【用法用量】 内服:煎汤,15～30 g。外用:捣敷;或煎水洗。

【选方】 1. 治乳汁稀少 竹叶榕根 30～60 g,猪脚酌量。同炖服。(《福建药物志》)

2. 治妊娠斑久不退 水稻清 6 g,何首乌 15 g。煮米汤服。(《云南中草药》)

3. 治跌打肿痛,咳嗽胸痛,产后缺乳 竹叶榕根 15～30 g。水煎服。(《湖南药物志》)

1152 水蓼根 shuǐ liáo gēn (《贵州民间药物》)

【基原】 为蓼科蓼属植物水蓼的根。

【原植物】 参见"水蓼"条。

【采收加工】 7～9 月开花时采挖,洗净,鲜用或晒干。

【成分】 水蓼根含水蓼内酯(polygonolide),氢化胡椒苷(hydropiperoside)。还含酚性成分:并没食子酸-3, 3′-二-*O*-甲醚(ellagic acid-3, 3′-di-*O*-methyl ether),没食子酸(gallic acid),槲皮素-3-葡萄糖苷(quercetin-3-*O*-glucoside),槲皮素-3-鼠李糖苷(quercetin-3-*O*-rhamnoside)等。

【药理】 1. 抗炎作用 水蓼根甲醇提取物中分离的水蓼内酯灌胃给药抑制大鼠 Arthus 型足跖肿胀。

2. 避孕作用 水蓼根乙醇提取物灌胃,对雌性小鼠有抗生育作用。水蓼根石油醚提取物能抑制家兔铜诱发的排卵。甲醇提取物中所含的一种芳香内酯也有抗生育作用。

【药性】 《贵州民间药物》:"性温,味辛。"

【功用主治】 活血调经,健脾利湿,解毒消肿。主治月经不调,小儿疳积,痢疾,肠炎,疟疾,跌打肿痛,蛇虫咬伤。

1.《日华子》:"蛇咬捣敷,根茎并用。"

2.《贵州民间药物》:"调经,生血行血。"

3.《贵州草药》:"调经镇痛,健脾利湿。"

【用法用量】 内服:煎汤,15～20 g;或泡酒。外用:鲜品,捣敷;或煎水洗。

【选方】 1. 治月经不调 水蓼根 30 g,当归 15 g。泡酒服。(《贵州民间药物》)

2. 治小儿疳积 水蓼草根、麦芽各 15 g。煎水服,每日服 3 次。(《贵州草药》)

3. 治肠炎痢疾 水蓼鲜根 60 g(干根 30 g)或全草 60 g。水煎服,连服 3 日。(《浙江民间常用草药》)

4. 治跌打肿痛 红辣蓼根 30 g,韭菜头 30 g,食盐 9 g。共捣烂,敷患处。

5. 治毒蛇、蜈蚣、黄蜂咬伤(咬伤未超过 4 小时者) 红辣蓼 1 握,捣烂,从伤口周围向伤口揉搓,至伤口出血为止,再用红辣蓼尖十数个捣烂,敷患处。另用红辣蓼根 30 g,乌桕根 30 g。水煎服。每日 1 剂,连服 3 剂。(4、5 方出自《湖南农村常用中草药手册》)

6. 治疟疾 水蓼根、石荠苎根各 30 g,生姜 3 片。水煎,于发作前 3 小时服。(《福建药物志》)

1153 水藿香 shuǐ huò xiāng (《四川中药志》)

【异名】 野藿香(《植物名汇》),毛秀才(《贵州草药》)。

【基原】 为唇形科香科科属植物穗花香科科的全草。

【原植物】 穗花香科科 *Teucrium japonicum* Willd. 又名:石蚕(《植物大辞典》)。

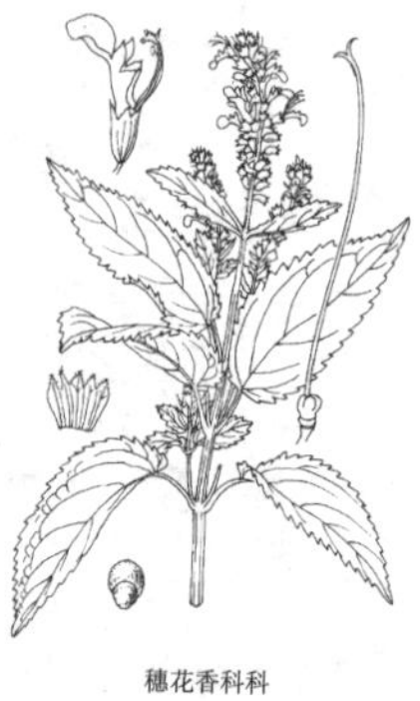

穗花香科科

多年生直立草本。茎高 50～80 cm,近无毛。叶柄长为叶片长的 1/5 以下;叶片卵状长圆形,长 5～10 cm,宽 1.5～4.5 cm,两面近无毛。假穗状花序生茎及上部分枝的顶端,茎顶者常分枝呈圆锥状,无毛;苞片条状披针形;花长 1.1～1.5 cm;花萼筒状,5 齿近相等;花冠白色或淡红色,筒长为花冠的 1/4,檐部单唇形,中裂片最大,倒卵形;雄蕊伸出;花盘盘状,边缘微波状;花柱先端 2 裂。小坚果倒卵形,合生面超过果长之半。花期 7～9 月。

生于山坡及原野。分布于江苏、浙江、江西、湖南、广东、四川、贵州。

【采收加工】 7～10 月采收,晒干。

【成分】 地上部分含山藿香素(teucvin),穗花香科素(teucjaponin)A、B,穗花石蚕素(teuponin)及刺槐素(acacetin),滨蓟黄素(cirsimaritin)。

【药性】 苦、辛,温。

1.《贵州草药》:"性温,味辛、微苦。"

2.《四川常用中草药》:"性凉,味苦、辛。"

3.《四川中药志》1982 年版:"辛,温。"

【功用主治】 发表散寒,利湿除痹。主治外感风寒,头痛,身痛,风寒湿痹。

1.《贵州草药》:"发表散寒。治外感风寒。"

2.《四川常用中草药》:"能清暑热,和胃气。治呕吐,心腹绞痛等症。"

3.《四川中药志》1982年版："发散风寒。用于感冒风寒，头痛，身痛。"

【用法用量】 内服：煎汤，9～15 g。

【选方】 1. 治感冒风寒、头痛、身痛　水藿香 12 g，香巴茅 12 g，生姜 12 g。水煎服。

2. 治风寒湿痹　水藿香 15 g，香通 15 g，地苏木 15 g。水煎服。(1、2方出自《四川中药志》1982年版)

1154 水八角莲 shuǐ bā jiǎo lián （《中华本草》）

【基原】 为小檗科八角莲属植物水八角莲的全草。

【原植物】 参见"包袱七"条。

【采收加工】 4～7月采收，晒干。

【功用主治】 《中国民族药志》："主治角膜炎、喉头炎、鼻腔炎。"

【用法用量】 内服：煎汤，6～12 g。

1155 水石油菜 shuǐ shí yóu cài （《广西药用植物名录》）

【异名】 虎牙草(《广西药用植物名录》)，地油仔、蚯蚓草(《福建药物志》)，矮冷水花、苔水花、透明草(《浙江药用植物志》)。

【基原】 为荨麻科冷水花属植物齿叶矮冷水花的全草。

【原植物】 齿叶矮冷水花 *Pilea peploides* (Gaud.) Hook et Arn. var. *major* Wedd.　又名：矮冷水麻(《台湾植物志》)。

小草本，高达 15 cm。茎肉质，有分枝，全株无毛。叶对生；叶柄长 5～15 mm，纤细；叶片菱状卵形或近扁形，长4～15 mm，宽 5～16 mm，先端圆形或钝，基部楔形或近圆形，边缘中部以上有浅牙齿，上面密生短杆状钟乳体，下面有暗紫腺点；基出脉 3 条，网脉不明显。花雌雄同株；二歧聚伞花序或伞房状，近无总花梗；雄花少数，花被片 4，雄蕊 4；雌花花被片 3，中间 1 枚较长。瘦果卵形，扁，褐色，表面具刺状突起。花期 3～4 月，果期 4～5 月。

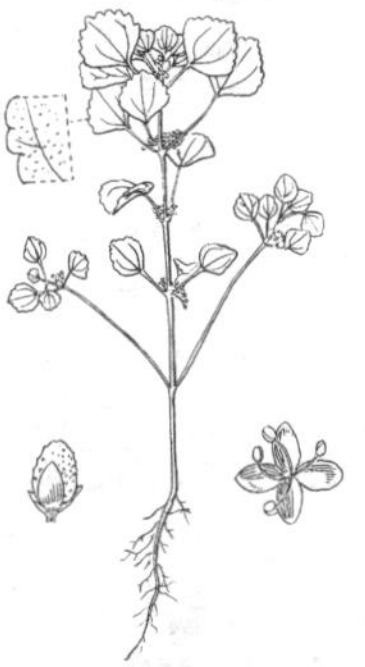

齿叶矮冷水花

生于海拔 500～1 600 m的阔叶林下、沟边湿地或岩石上。分布于浙江、福建、江西、湖南、广东、广西、贵州、云南、台湾等地。

作水石油菜入药的同属植物尚有矮冷水花 *P. peploides* (Gaud.) Hook. et Arn. [*Dubreuilia peploides* Gaud.]　分布于河北、内蒙古、辽宁、吉林、浙江、安徽、福建、江西、河南、湖南、广东、广西、贵州、台湾等地。

【采收加工】 全年均可采收，鲜用或晒干。

【药性】 淡、微辛，微寒。

1.《全国中草药汇编》："辛，微寒。"

2.《福建药物志》："淡，平。"

3.《湖南药物志》："微辛、凉。"

【功用主治】 清热解毒，化痰止咳，祛风除湿，祛瘀止痛。主治咳嗽，哮喘，风湿痹痛，水肿，跌打损伤，骨折，痈疖肿毒，皮肤瘙痒，毒蛇咬伤。

1.《全国中草药汇编》："清热解毒，祛瘀止痛。主治跌打损伤，骨折，痈疖肿毒。"

2.《福建药物志》："消肿解毒。主治毒蛇咬伤，痈肿，疮疖，异物刺伤。"

3.《湖南药物志》："清热解毒，祛瘀止痛，利水消肿。"

【用法用量】 内服：煎汤，6～9 g，鲜品可用至 30～60 g；或浸酒。外用：鲜全草捣敷；或浸酒涂。

【选方】 1. 治急性肾炎　矮冷水花 30～60 g。水煎服。(《湖南药物志》)

2. 治毒蛇咬伤　矮冷水花 5～6 株(如伤口起泡加徐长卿 2～3 株)，酒 2 汤匙，浸数分钟。取药酒服，药渣贴于囟门(剪掉头发，并用三棱针划破表皮，使之出血少许)，每日换药 1 次。若伤口疼痛，可取浸出液涂患处周围。(《福建药物志》)

3. 治外伤出血　矮冷水花鲜草嚼敷或捣烂敷。(《湖南药物志》)

4. 治跌打损伤，骨折　矮冷水花鲜全草捣烂，用酒炒热后，包敷患处。(《浙江药用植物志》)

1156 水龙胆草 shuǐ lóng dǎn cǎo （《贵州民间药名录》）

【异名】 水龙胆(《贵州中草药名录》)。

【基原】 为唇形科香茶菜属植物腺花香茶菜的茎叶。

【原植物】 腺花香茶菜 *Rabdosia adenantha* (Diels) Hara [*Plectranthus adenanthus* Diels; *Isodon adenanthus* (Diels) Kudo]

多年生半木质草本，高 15～40 cm。根茎肥大，常呈不规则结节状，直径可达3 cm。茎斜向上升，多自根茎生出，四棱形，被倒向微柔毛。叶对生；叶柄长 0.2～1 cm；叶片菱状卵圆形或卵状披针形，长 1.5～6.5 cm，宽 1～2.5 cm，先端钝，基部宽楔形下延，边缘除基部全缘外为圆齿状粗锯齿，上面被具节柔毛及腺点，下面被微柔毛及腺点。二歧聚伞花序 3～5 花，组成顶生疏离的总状花序，花梗及序轴均密被微柔毛；小苞片线形；花萼钟状，长 2～3 mm，常呈紫色，外面被疏柔毛及腺点，萼齿5，卵状披针形，先端具小尖头，上唇 3 齿，下唇 2 齿较大；花冠蓝、紫、淡红或白色，外面密被微柔毛及腺点，上唇外反，先端 4 圆裂，下唇内凹呈舟形；雄蕊 4，2 强，内藏；子房 4 裂，柱头 2 浅裂；花盘杯状，前方呈指状膨大。小坚果卵圆形，棕褐色。花期 6～8 月，果期 7～9 月。

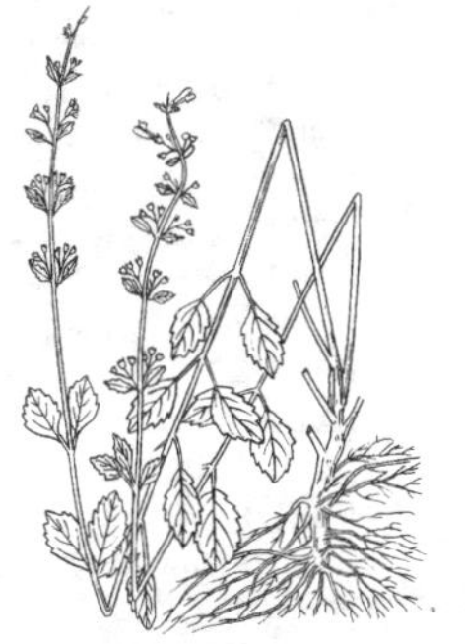

腺花香茶菜

生于海拔 1 150～3 400 m的松林、松栎林、竹林下或林缘草地上。分布于四川、贵州、云南。

本植物的根(水龙胆草根)亦供药用，另设专条。

【采收加工】 7～9 月采收，鲜用或扎把晒干。

【成分】 地上部分含腺花香茶菜素(adenanthin)，维西香茶菜甲素(weisiensin)A，白桦脂醇(betulin)，β-谷甾醇，胡萝卜苷(daucosterol)，二十八烷酸(octacosanoic acid)。

全草含灰岩香茶菜甲素(calcicolin)A，熊果酸(ursolic acid)，2α-羟基熊果酸(2α-hydroxyl-ursolic acid)，2α，24-二羟基熊果酸(2α，24-dihydroxyl-ursolic acid)。

【药性】 《贵州民间药物》："性寒，味苦、微甘。"

【功用主治】 《贵州民间药物》："清热，解毒。治无名肿毒。"

【用法用量】 内服：煎汤，9～15 g。外用：捣敷。

1157 水田七叶 shuǐ tián qī yè （《广西中药志》）

【基原】 为蒟蒻薯科裂果薯属植物裂果薯的叶。

【原植物】 参见"水田七"条。

【采收加工】 4～7 月采收，鲜用。

【功用主治】 主治无名肿毒。

【用法用量】 外用：鲜品捣敷。

1158 **水冬瓜叶** shuǐ dōng guā yè（《贵州草药》）

【异名】 接骨丹叶（《万县中草药》）。

【基原】 为山茱萸科鞘柄木属植物角叶鞘柄木的叶。

【原植物】 参见"水冬瓜根"条。

【采收加工】 4～7月采收，晒干。

【药性】《贵州草药》："性平，味甘。"

【功用主治】 清热利湿，解毒消肿。主治喉蛾，热淋，跌打损伤。

1.《贵州草药》："解热。治蛾子（扁桃体炎）。"

2.《四川常用中草药》："利水，渗湿。治湿热，小便黄作痛，跌打损伤。"

【用法用量】 内服：煎汤，9～15 g。外用：研末吹喉。

【选方】 1. 治扁桃体炎 水冬瓜叶研末，加冰片少许，吹入喉头。（《贵州草药》）

2. 治尿路感染 接骨丹叶、萹蓄、石韦、金钱草各 9 g。水煎服。（《万县中草药》）

1159 **水冬瓜花** shuǐ dōng guā huā（《贵州草药》）

【异名】 接骨丹花（《万县中草药》）。

【基原】 为山茱萸科鞘柄木属植物角叶鞘柄木的花。

【原植物】 参见"水冬瓜根"条。

【采收加工】 春季花开时采收，阴干。

【药性】《贵州草药》："性平，味甘。"

【功用主治】《贵州草药》："调血，补虚，平喘。"

【用法用量】 内服：煎汤，6～15 g。

【宜忌】 孕妇慎服。

【选方】 1. 治妇女干血痨 水冬瓜花 15 g。蒸瘦肉吃。（《贵州草药》）

2. 治血瘀经闭 接骨丹花、小血藤各 15 g。水煎服。（《万县中草药》）

1160 **水冬瓜根** shuǐ dōng guā gēn（《贵州民间方药集》）

【异名】 接骨丹根（《万县中草药》）。

【基原】 为山茱萸科鞘柄木属植物角叶鞘柄木的根或根皮。

【原植物】 角叶鞘柄木 *Toricellia angulata* Oliv.

落叶灌木或小乔木，高 2.5～8 m。树皮灰色；老枝黄灰色，有长椭圆形皮孔及半环形的叶痕，髓部宽，白色。叶互生；叶柄长 2.5～8 cm，基部扩大成鞘包于枝上；叶片膜质或纸质，阔卵形或近于圆形，长 6～15 cm，宽 5.5～15.5 cm，有裂片 5～7，近基部的裂片较小，掌状叶脉 5～7 条，达于叶缘，在两面均凸起。总状圆锥花序顶生，下垂，雄花序长 5～30 cm，密被短柔毛；雄花的花萼管倒圆锥形，裂片 5，齿状；花瓣 5，长圆状披针形，长 1.8 mm，先端钩状内弯；雄蕊 5，与花瓣互生，花丝短，无毛，花药长圆形，2 室；花盘垫状，圆形，中间有 3 枚退化花柱；花梗纤细，被疏生短柔毛，近基部有 2 枚长披针形的小苞片；雌花序较长，常达 35 cm，但花较稀疏；花萼管状钟形，裂片 5，披针形，不整齐，长 0.8～1.2 mm，先端有疏生纤毛；无花瓣及雄蕊；子房倒卵形，3 室，与花萼管合生，长 1.2 mm，柱头微曲，下延；花梗细圆柱形，有小苞片 3，大小不整齐。果实核果状，卵形，花柱宿存。花期 4 月，果期6 月。

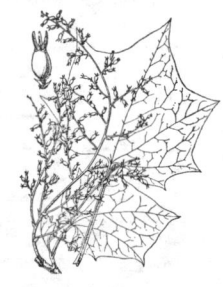

角叶鞘柄木

生于海拔 900～2 000 m 的林缘或溪边。分布于湖北、四川、西藏等地。

本植物的叶（水冬瓜叶）、花（水冬瓜花）亦供药用，另设专条。

【采收加工】 秋后采收，鲜用或切片晒干。

【药性】《贵州草药》："性平，味甘。"

【功用主治】 祛风除湿，活血接骨。主治风湿痹痛，跌打瘀肿，骨折，闭经。

1.《贵州民间方药集》："根，捣烂外敷，消伤肿，接骨；浸酒内服，可舒筋活血。"

2.《贵州草药》："调血，接骨。"

【用法用量】 内服：煎汤，6～15 g；或泡酒。外用：捣敷。

【宜忌】 孕妇慎服。

【选方】 1. 治类风湿关节炎 接骨丹根皮 60 g。煎水，煮猪肉 125 g 服。食后盖被取微汗。（《万县中草药》）

2. 治骨折 水冬瓜根皮 30 g，刺楸（茨老包）根 30 g，捣绒外包患处。另用水冬瓜根 15 g，炖酒服。（《贵州草药》）

1161 **水团花根** shuǐ tuán huā gēn（《泉州本草》）

【基原】 为茜草科水团花属植物水团花的根或根皮。

【原植物】 参见"水团花"条。

【采收加工】 全年均可采挖，鲜用或晒干。

【药性】 广州部队《常用中草药手册》："苦涩，凉。"

【功用主治】 清热利湿，解毒。主治感冒发热，肺热咳嗽，肝炎，痄腮。

1. 广州部队《常用中草药手册》："清热解毒。主治感冒发热，上呼吸道炎，腮腺炎。"

2.《湖南药物志》："清热祛湿。"

【用法用量】 内服：煎汤，15～30 g，鲜品 30～60 g。外用：捣敷。

【选方】 1. 治肺热咳嗽 水团花鲜根、鲜鱼腥草各30 g。水煎服。（《湖南药物志》）

2. 治肝炎 水团花鲜根、薏米鲜根、虎杖鲜根各 30 g。水煎调糖服。

3. 治跌打损伤 水团花鲜根皮和胡椒少许，同捣烂外敷。（2、3 方出自《福建中草药》）

1162 **水红木叶** shuǐ hóng mù yè（《贵州民间药物》）

【异名】 吊白叶（《贵州民间药物》），粉帕叶、炒面叶（《昆明民间常用草药》），揉白叶（《云南中草药选》），粉桐叶（《云南思茅中草药选》），灰叶子、野灰靛叶、摸翻脸（《红河中草药》），翻脸叶、马番莲（《云南中草药》），抽刀红、捏面樟（《四川常用中草药》）。

【基原】 为忍冬科荚蒾属植物水红木的叶或树皮。

【原植物】 水红木 *Viburnum cylindricum* Buch.-Ham. ex D. Don 又名：羊脆骨、睡眠果（《昆明民间常用草药》），大路通、山女贞、灰包木（《广西本草选编》），四季青（《云南植物志》）。

常绿灌木或小乔木，高达 8 m。幼枝被微毛，老枝红褐色，变无毛，疏生皮孔。叶对生；叶柄长 1～3.5 cm；叶革质，叶片椭圆形至长圆形或卵状长圆形，长 6～16 cm，宽3～5 cm，粗壮枝上的叶较薄较大，长达 17～24 cm，宽10 cm，先端渐尖至急渐尖，基部狭窄至宽楔形，全缘或在中、上部常具少数不整齐疏齿，上面暗绿色，下面灰绿色，疏被红色或黄色微小腺点，近基部两侧有 1 至数个腺体，侧脉弧形；革质。聚伞花序伞形式，直径 4～10 cm，被微毛至仅有微小腺点；总梗长 1～6 cm，第一级辐射枝通常 7 条；花通常着生于第三级辐射枝上；萼筒长约1.5 mm，具细小腺点，萼齿极小；花冠白色或有红晕，钟状，长 4～6 mm，裂片 5，圆卵形；雄蕊 5，高出花冠约 3 mm。核果卵状球形,先红后紫黑;核卵圆形,扁,有 1 条浅腹沟和 2 条浅背沟。花期 6～7 月,果期 8～10 月。

生于海拔 500～3 300 m 的阳坡、疏林或灌丛中。分布于湖北、湖南、广东、广西、四川、贵州、云南、西藏、甘肃等地。

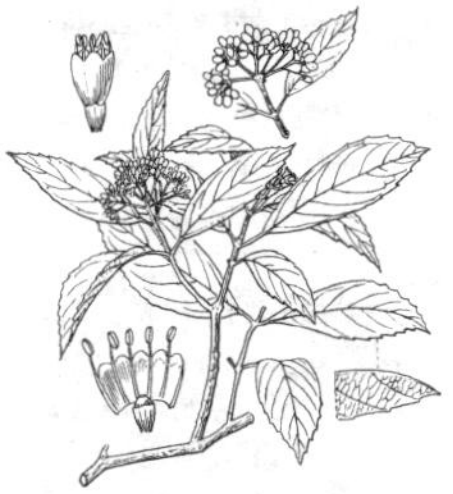

水 红 木

本植物的花(水红木花)、根(水红木根)亦供药用,另设专条。

【采收加工】 叶全年可采,树皮春、夏季剥取,均鲜用,或晒干(树皮晒前切段)。

【成分】 叶含黄酮类:穗花杉双黄酮(amentoflavone),芹菜素(apigenin)。

【药性】 苦、涩,凉。

1.《贵州民间药物》:"性温,味辛、涩。"

2.《四川常用中草药》:"性平,味涩、苦。"

3.《云南中草药》:"苦、微涩,凉。"

【功用主治】 利湿解毒,活血。主治痢疾,泄泻,疝气,痛经,跌打损伤,淋证,痈肿疮毒,皮癣,口舌生疮,烧伤。

1.《四川常用中草药》:"活血,解毒。治痢疾,膀胱疝气,跌打损伤。"

2.《云南中草药》:"清热解毒,拔脓消肿。主治白口疮,舌炎,口腔炎(全草)。食积胃痛,腹胀,烧伤,烫伤,皮癣,痈疖,疮毒,跌打损伤(叶)。"

3.《广西本草选编》:"生肌止痒。主治痈疮溃烂,皮肤干燥瘙痒。"

4.《全国中草药汇编》:"主治痢疾,急性胃肠炎,口腔炎,尿路感染;外用治烧烫伤,疮疡肿毒,皮肤瘙痒。"

5.《四川中药志》1982 年版:"主治痛经。"

【用法用量】 内服:煎汤,15～30 g;或捣汁含服。外用:鲜品捣敷;或干品研末调敷;或煎水洗。

【选方】 1. 治跌打损伤,痛经 抽刀红 30 g。水煎或泡酒服。

2. 治烫火伤 抽刀红皮、叶适量。研末,菜油调搽患处。(1、2 方出自《四川中药志》1982 年版)

3. 治疮疡肿毒 羊脆骨叶(适量)捣烂外敷。(《昆明民间常用草药》)

4. 治癣 吊白叶、构皮各等量。研末,用菜油煎后搽。(《贵州民间药物》)

5. 治白口疮、舌炎、口腔炎 灰叶子(鲜品)适量嚼服或捣汁含服。(《红河中草药》)

1163 水红木花 shuǐ hóng mù huā (《昆明民间常用中草药》)

【基原】 为忍冬科荚蒾属植物水红木的花。

【原植物】 参见"水红木叶"条。

【采收加工】 夏季采摘,阴干。

【药性】 苦,凉。

【功用主治】 润肺止咳。主治肺燥咳嗽。

【用法用量】 内服:煎汤,9～15 g;或泡酒。

1164 水红木根 shuǐ hóng mù gēn (《昆明民间常用中草药》)

【基原】 为忍冬科荚蒾属植物水红木的根。

【原植物】 参见"水红木叶"条。

【采收加工】 全年可采挖,洗净,鲜用或切段晒干。

【药性】 1.《云南中草药》:"苦、微涩,凉。"

2.《全国中草药汇编》:"苦,凉。"

【功用主治】 《云南中草药》:"清热解毒,活络止痛。主治咳嗽,支气管炎,肺结核,小儿肺炎,尿路感染,肝炎,胃痛,风湿骨痛,跌打损伤。"

【用法用量】 内服:煎汤,15～30 g;或泡酒。

1165 水红花子 shuǐ hóng huā zǐ (《滇南本草》)

【异名】 水荭子(《本草衍义》),荭草实(《纲目》),河蓼子(《山东中药》),川蓼子、水红子(《上海常用中草药》),爆花子(《广西药用植物名录》),水泻花(《贵州中草药名录》)。

【基原】 为蓼科蓼属植物荭蓼的果实。

【原植物】 参见"荭草"条。

此外,山东、内蒙古有以酸模叶蓼 *P. lapathifolium* L.、江苏有以柳叶蓼 *P. lapathifolium* L. var. *salicifolium* Sibth. 的果实作水荭花子入药者。前者果实扁圆形,直径 1～1.5 mm,厚不及 1 mm,暗棕色或红棕色。淀粉粒直径2～11 μm,脐点点状或裂缝状;栅状细胞长 60～110 μm,直径 17～25 μm,壁厚 5～9 μm。后者果实扁圆形或扁长圆形,直径 1.5～2.0 mm,厚约 0.5 mm,残存花柱较长。淀粉粒直径 2～10 μm,脐点点状;栅状细胞顶观细胞壁不甚明显。

【采收加工】 8～10 月果实成熟时,采收果穗,晒干,打下果实。

【药材】 水红花子 *Polygoni Orientalis Fructus* 产于东北及河北、山西、内蒙古、江苏、浙江、安徽、山东、四川、贵州、云南、甘肃等地。

性状 瘦果呈扁圆形,直径 2～3.5 mm,厚 1～1.5 mm。表面棕黑色,有的红棕色,有光泽,两面微凹,中部略有纵向隆起。顶端有突起的柱基,基部有浅棕色略突起的果梗痕,有的有膜质花被残留。质硬。种子 1 粒,呈扁圆形,外被浅棕色膜质种皮,先端有浅棕色突起的珠孔,基部有一圆形种脐,胚乳白色,粉质,胚细小,弯曲,位于胚乳的周围。气微,味淡。

鉴别 粉末特征:灰棕色。淀粉粒类圆形,偶见多角形,直径 2～25 μm,脐点点状,隐约可见;复粒由数十至数百单粒聚合成团块状。外果皮栅状细胞 1 列,外壁及侧壁不规则增厚;顶面观呈多角形,棕色。种皮内表皮角质层碎片长条形或不规则形,边缘多反卷,常带有壁呈波形或不规则长方形的种皮细胞。此外,可见脂肪油滴、具有六角形雕纹的花粉粒及草酸钙簇晶。

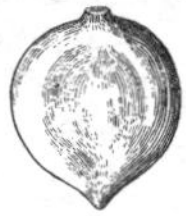

水红花子
(果实)外形

【成分】 黄酮类:水红花子含槲皮素(quercetin),花旗松素(taxifolin),花旗松素-3-*O*-*β*-*D*-葡萄糖苷(taxifolin-3-*O*-*β*-*D*-glucoside),山柰素-3-*O*-*α*-*L*-鼠李糖苷(kaempferol-3-*O*-*α*-*L*-rhamnoside)和柯伊利素-7-*O*-*β*-*D*-葡萄糖苷(chrysoeriol-7-*O*-*β*-*D*-glucoside)。

【炮制】 1. 水红花子 取原药材,除去杂质及灰屑,用时捣碎。

2. 炒水红花子 取净水红花子置锅内,文火加热,炒至大部爆花,有香气逸出时,取出放凉。

饮片性状 水红花子参见"药材"项。炒水红花子形如水红花子,质地疏松,大部爆裂成白花,具香气。

贮干燥容器内,置通风干燥处。

【药性】 咸,微寒。归肝、脾经。

1.《别录》:"味咸,微寒,无毒。"

2.《滇南本草》:"性寒、平,味苦。"

3.《本草汇言》:"味咸、苦,寒。"

4.《青岛中草药手册》:"性寒,微辛。入肝、脾、肺经。"

【功用主治】 活血消积,清热利湿。主治癥积,水臌,胃痛,腹胀,消渴,目赤,疮肿,瘰疬。

1.《别录》:"主消渴,去热,明目,益气。"

2.《本草衍义》:"治瘰疬。"

3.《滇南本草》:"破血,治小儿痞块积聚,消年深日久坚积,疗妇人石瘕症。"

4.《品汇精要》:"明眼目,消疮毒。"

5.《本草汇言》:"消血积,化癖散疬之药也。善消磨,能入血分,逐留滞,去痹气,清血障,明目疾。"

6.《青岛中草药手册》:"主治急性结膜炎。"

7. 南药《中草药学》:"化痞散结,清热止痛。主治痞块腹胀,消渴,胃痛,疝气,产后腹痛。"

【用法用量】 内服:煎汤,3~10 g;研末、熬膏或浸酒。外用:熬膏;或捣烂外敷。

【宜忌】 《本草汇言》:"如血分中无所留滞,脾虚胃寒者禁用。"

【选方】 1. 治腹中痞积 水红花或子一碗,以水三碗。用文武火熬成膏,量痞大小摊贴,仍以酒调膏服。忌荤腥油腻。(《保寿堂经验方》)

2. 治脾肿大,肚子胀 水红花子 1 000 g,水煎熬膏。每次 1 汤匙,每日 2 次,黄酒或开水送服。并用水红花子膏摊布上,外贴患部,每日换药 1 次。

3. 治慢性肝炎、肝硬化腹水 水红花子 15 g,大腹皮12 g,黑丑 9 g。水煎服。(2、3 方出自《新疆中草药手册》)

4. 治结膜炎 水红花子 9 g,黄芩 9 g,菊花 12 g,龙胆草 6 g。水煎服。(《青岛中草药手册》)

5. 治瘰疬,破者亦治 水红花子不以多少,微炒一半,余一半生用,同为末,好酒调二钱,日三服,食后夜卧各一服。(《本草衍义》)

1166 水杨枝叶 shuǐ yáng zhī yè (《纲目》)

【基原】 为杨柳科柳属植物红皮柳的枝叶。

【原植物】 参见"水杨根"条。

【采收加工】 4~5 月采收嫩枝条、叶,鲜用或晒干。

【药性】 《新修本草》:"味苦,平,无毒。"

【功能主治】 清热解毒。主治久痢,黄疸,痈肿疮毒。

1.《新修本草》:"主久痢赤白。"(引自《纲目》)

2.《纲目》:"主痈肿,痘毒。"

3.《医林纂要》:"泻火毒,宣毒气。饮汁可治黄疸。"

【用法用量】 内服:煎汤,3~9 g;或捣汁。外用:煎水熏洗。

【各家论述】 《纲目》:"水杨根治痈肿,故近人用枝叶治痘疮。魏直《博爱心鉴》云:痘疮数日陷顶,浆滞不行,或风寒所阻者,宜用水杨枝叶(无叶用枝)五斤,流水一大釜,煎汤温浴之。如冷添汤,良久照见累起有晕丝者,浆行也。如不满,再浴之。力弱者,只洗头、面、手、足。如屡浴不起者,气血败矣,不可再浴。始出及痒塌者皆不可浴。痘不行浆,乃气涩血滞,腠理固密,或风寒外阻而然。浴令暖气透达,和畅郁蒸,气血通彻,每随暖气而发,行浆贯满,功非浅也。若内服助气血药,借此升之,其效更速,风寒亦不得而阻之矣。"

1167 水杨梅根 shuǐ yáng méi gēn (《贵州草药》)

【异名】 头晕药根(《贵阳民间药草》)。

【基原】 为茜草科水团花属植物细叶水团花的根。

【原植物】 参见"水杨梅"条。

【采收加工】 夏、秋季采挖多年老植株的根,切片鲜用或晒干。

【成分】 根含 Rubelloside B。

【药理】 水杨梅根醇浸膏灌胃或腹腔注射,抑制小鼠白血病 L_{615}。水杨梅根中的 Rubelloside B 有促进免疫的作用。

【药性】 苦、辛,凉。

1.《广西中草药》:"味淡,性平。"

2.《河南中草药手册》:"性凉,味辛、苦、涩。"

【功用主治】 解表清热,活血解毒。主治感冒发热,咽喉肿痛,痄腮,咳嗽,黄疸,风湿痹痛,漆疮。

1.《广西中草药》:"治肺热咳嗽。"

2.《浙江民间常用草药》:"抗菌消炎,散瘀活血。"

3.《全国中草药汇编》:"治感冒发热,腮腺炎,咽喉肿痛,风湿疼痛。"

4.《福建药物志》:"治肝炎,感冒,流感,关节痛,痢疾,疝气。"

【用法用量】 内服:煎汤,15~30 g。外用:捣敷。

【选方】 1. 治流感 水杨梅根、贯众各 30 g,生姜 15 g。水煎服。(《福建药物志》)

2. 治肺热咳嗽 水杨梅根 10 g,鱼腥草 30 g。水煎服。(《广西中草药》)

3. 治肝炎 水杨梅、薏米、虎杖各用鲜根 30 g。水煎服。(《福建药物志》)

4. 治疖肿,下肢溃疡 鲜水杨梅根皮,或加鲜筋骨草,加白糖捣烂敷患处。同时,水杨梅根 15~30 g,水煎服。

5. 治跌打损伤 鲜水杨梅根 60 g。水煎冲红糖、黄酒服。(4、5 方出自《浙江民间常用草药》)

6. 治漆疮 水杨梅根 120 g。煎水洗。(《湖南药物志》)

1168 水虾子草 shuǐ xiā zǐ cǎo (《四川中药志》)

【异名】 田素馨(《泉州本草》),紫熊胆、水辣椒(《广西药用植物名录》),定经草(《全国中草药汇编》),羊角草、飞凰草(《福建药物志》),米碎草、白芽江、蟹叉草(《新华本草纲要》)。

【基原】 为玄参科母草属植物泥花草的全草。

【原植物】 泥花草 *Lindernia antipoda* (L.) Alston [*Ruellia antipoda* L.; *Ilysanthes antipoda* (L.) Merr.] 又名:鸭脷草(《广州植物志》)。

一年生草本,高 10~25 cm。根须状成丛。茎幼时稍直立,长大后多分枝,基部匍匐,下部节上生根,茎枝有沟纹,无毛。叶对生;无柄或基部渐狭为抱茎的短柄;叶片长圆形、长圆状披针形,长 1~3 cm,宽 0.5~1 cm,先端渐尖或钝,边缘具疏钝齿,两面无毛。花多在枝端成总状着生,花序长达 15 cm;苞片钻形;花梗有条纹,先端变粗;花萼钟状,5 深裂,裂片条状披针形,具短硬毛;花冠紫色、紫白色或白色,长约 1 cm,上唇 2 裂,下唇 3 裂;雄蕊 4,2 枚能育而不突出,花药互贴,2 枚退化;子房上位,花柱细,柱头扁平,片状。蒴果圆柱形,先端渐尖,长为宿萼的 2 倍或更多。种子为不规则三棱状卵形,褐色,有网状孔纹。花、果期春季至 8~9 月。

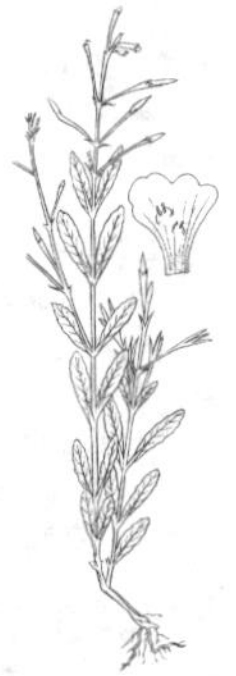

泥花草

生于水田边及潮湿的草地中。分布于江苏、浙江、安徽、福建、江西、湖北、湖南、广东、广西、四川、贵州、云南、台湾等地。

【采收加工】 春季至秋季采收,晒干。

【药性】 甘、微苦,寒。

1.《四川中药志》1960 年版:"性寒,味淡,无毒。"

2.《全国中草药汇编》:"甘、微苦,平。"

【功用主治】 清热解毒,利尿通淋,活血消肿。主治肺热咳嗽,咽喉肿痛,泄泻,热淋,目赤肿痛,痈疽疔毒,跌打损伤,毒蛇咬伤。

1.《四川中药志》1960年版："治跌伤，扭伤和折伤。"

2.《全国中草药汇编》："清热解毒，消肿。治肺热咳嗽，喉炎，蛇咬伤，扭伤。"

3.《福建药物志》："清热解毒，凉血化瘀。主治急性胃肠炎，急性喉炎，扁桃体炎，口腔炎，结膜炎，脑震荡。"

【用法用量】 内服：煎汤，10～15 g，鲜品 30～60 g；或捣汁；或泡酒。外用：鲜品捣敷。

【选方】 1. 治喉炎　水虾子草、九龙吐珠、蟛蜞菊、马勃各等量。研末，每用 9 g，开水冲服。(《全国中草药汇编》)

2. 治急性胃肠炎　鲜泥花草、地耳草各 30 g。水煎服。(《福建药物志》)

3. 治痈疽疔疖，无名肿毒　鲜水虾子草合酸饭粒、食盐各少许，捣敷患处。

4. 治疯狗、毒蛇咬伤　鲜水虾子草，捣绞汁泡酒温服；渣敷患处。(3、4 方出自《泉州本草》)

5. 治蛇咬伤　鲜水虾子草 60 g，鲜毛大丁草、鲜徐长卿、鲜绶草各 30 g。洗净，捣烂绞汁，用等量黄酒冲服；药渣敷患处。(《全国中草药汇编》)

6. 治破伤风抽搐　鲜水虾子草 90 g。捣绞汁泡酒服。(《泉州本草》)

7. 治脑震荡　鲜泥花草 30 g。捣烂绞汁开水冲服。(《福建药物志》)

1169 水虾草根 shuǐ xiā cǎo gēn (《万县中草药》)

【异名】 地母怀胎草根(《元江哈尼族药》)。

【基原】 为柳叶菜科柳叶菜属植物小花柳叶菜的根。

【原植物】 参见"水虾草"条。

【采收加工】 8～9 月采挖，洗净，切片，晒干或鲜用。

【成分】 根含月见草鞣质(oenothein)B。

【药性】 辛、苦，平。

【功用主治】 祛风除湿，活血舒筋。主治风湿痹痛，劳伤腰痛，跌打骨折，妇人带下。

【用法用量】 内服：煎汤，6～15 g；或泡酒。外用：捣敷。

【选方】 1. 治劳伤腰痛　水虾草根 30 g，红马蹄草、滴血珠各 9 g。水煎服。(《万县中草药》)

2. 治外伤骨折　地母怀胎草根、鱼子兰各等量。捣烂外敷。

3. 治妇女带下　地母怀胎草根 30 g，加红糖适量，水煎。甜白酒为引服。(2、3 方出自《元江哈尼族药》)

1170 水黄杨木 shuǐ huáng yáng mù (《贵州草药》)

【异名】 乌棒子、倒莲花、三岔子、土八爪(《万县中草药》)。

【基原】 为远志科远志属植物尾叶远志的根。

【原植物】 尾叶远志 *Polygala caudate* Rehd. et Wils.

灌木，高 1～3 m。多分枝，小枝圆柱形，具纵槽及棱，幼枝顶端被金黄色短柔毛，不久即脱落。单叶互生；叶柄长 5～10 mm，上面具槽；叶近革质，大部分螺旋状紧密排于枝端，长圆形至倒披针形，长3～12 cm，宽 1～3 cm，先端尾状渐尖或细尖，基部渐狭至楔形，全缘，稍反卷，波状，上面深绿色，下面淡绿色。花两性，总状花序顶生，多数密集成聚伞花序状或圆锥花序，长2.5～7 cm，被紧贴短柔毛；花长 5～8 mm，花梗无毛，具小苞片 3 枚，早落；萼片 5，果时早落，外面 3 枚小，卵形，具缘毛，里面 2 枚大，花瓣状，无缘毛；花瓣 3 枚，白色、黄色至紫色，侧生花瓣与龙骨瓣于 3/4 以下合生，龙骨瓣先端背部具一盾状鸡冠状附属物；雄蕊 8 枚，花丝 3/4 以下连合成鞘，花药卵形；子房压扁，倒卵形，基部具杯状花盘，花柱由上向下逐渐增粗，并弯曲，柱头生于下裂片内。蒴果长圆状倒卵形，长达8 mm，先端微凹，基部渐狭，具杯状环，边缘具狭翅。种子广椭圆形，棕黑色，长约 1.5 mm，密被红褐色长毛，靠种脐端具 1 棕黑色突起。花期 11 月至翌年 5 月，果期 5～11 月。

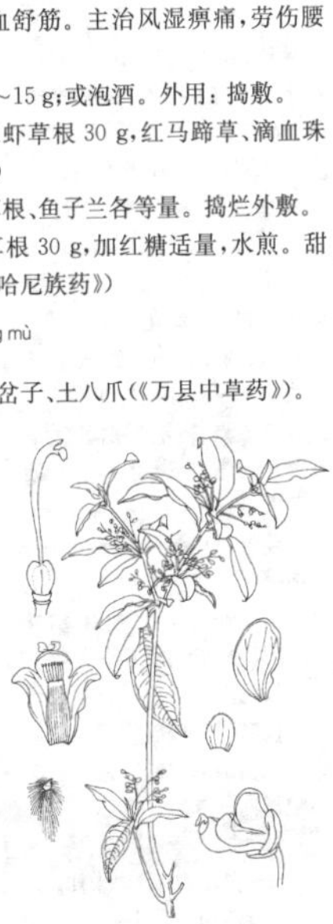

尾叶远志

生长于海拔 1 000～2 100 m 的山林下、浅山沟、溪边阴湿处。分布于西南及湖北、广东、广西等地。

【采收加工】 秋、冬季采收，切片晒干。

【药材】 水黄杨木 *Polygalae Caudatae Radix*　产于广东、广西、四川、云南、西藏等地。

性状　根圆柱形，略弯曲。表面黄褐色，有纵皱纹。质硬，断面黄白色。气微，味甘。

【成分】 根皮、茎皮含乌棒子苷(wubangziside)A、B、C，优呫吨酮(euxanthone)，豆甾醇葡萄糖苷(stigmasteryl-*β*-*D*-glucoside)，杧果苷(mangiferin)，1，3，6，7-四羟基呫酮-2-*C*-*β*-*D*-(2″-苯甲酰基)-吡喃葡萄糖苷〔1，3，6，7-tetrahydroxyxanthone-2-*C*-*β*-*D*-(2″-benzoyl)-glucopyranoside〕。

【药理】 1. 抑制肿瘤作用　水黄杨木中的化合物优呫吨酮抑制小鼠神经母细胞瘤 Neuro 2A (BU-1)生长。高浓度可见形态学分化和神经突生长诱导。BU-1 细胞增生率降低。优呫吨酮处理后，上调 BU-1 细胞蛋白激酶 C 的 *α*、*β*、*δ* 等几种亚型表达等。

2. 抗菌作用　水黄杨木煎剂体外对金黄色和白色葡萄球菌、卡他球菌、甲型和乙型链球菌皆有抑制作用。

【药性】 《贵州草药》："甘，平。"

【功用主治】 清热利湿，化痰止咳。主治咽喉肿痛，湿热黄疸，支气管炎。

《贵州草药》："清热利湿，通淋。治黄疸肝炎，血尿。"

【用法用量】 内服：煎汤，15～30 g。

【选方】 治咽喉肿痛　乌棒子、牛蒡子、土山豆根、麦冬各 15 g。水煎服。(《万县中草药》)

【临床报道】 治疗慢性支气管炎　用乌棒子、大血藤、淫羊藿三者分别制成片剂同时服用。乌棒子片系用水和醇提取物分别制成，简称水煮片和醇浸片。水煮片每片 0.1 g，相当于生药 9.9 g；醇片每片 0.2 g，相当于生药 12 g。大血藤、淫羊藿片皆由浸膏制成，每片 0.5 g，相当于生药大血藤 3.9 g，淫羊藿 1.8 g。按不同剂型分为两组：第一组乌棒子水煮片，每日 6～9 片或 15 片，大血藤、淫羊藿各 9 片；第二组乌棒子醇浸片、大血藤及淫羊藿片各 9 片。均以 10 日为 1 个疗程，或连服 20～30 日。据 2 个疗程的疗效观察，第一组 67 例，近期控制 19 例，显效 12 例；第二组 49 例，近期控制 9 例，显效 10 例。乌棒子水煮片组疗效优于醇浸片组。乌棒子复方具有较好的止咳、祛痰和一定的消炎作用，平喘作用较差。少数患者服用上方浓煎液(1∶1)后，有胃部不适、恶心、腹痛、饱胀、口麻涩，皮肤瘙痒等反应，偶有头昏、心悸，于停药后很快消失。片剂特别是水煮片的副作用较少。

1171 水韩信草 shuǐ hán xìn cǎo (《南宁市药物志》)

【异名】 蓝花草、水远志(《南宁市药物志》)，倒胆草、老蛇药(《贵州药用植物目录》)。

【基原】 为玄参科蝴蝶草属植物光叶蝴蝶草的全草。

【原植物】 光叶蝴蝶草 *Torenia glabra* Osbeck　又名：光蝴蝶草(《海南植物志》)，光叶翼萼(《中国高等植物图鉴》)，光叶蓝猪草(《中国药用植物简编》)。

多年生草本，匍匐或披散。全株近无毛或被短硬毛。茎柔弱，四棱形，近基部节上生根，多分枝。叶对生；叶柄长1 cm；叶片卵状三角形至卵形，长1.5～3 cm，先端锐尖，基部宽楔形，边缘具钝齿。花单朵假腋生或1～4朵在枝端集成伞形花序；花梗粗壮长于叶，结果时长于叶2倍；苞片丝状；萼筒状，稍向前弯曲，花期长1～1.5 cm，果期延长，具不等的5翅；花冠紫色，少蓝色，长约2 cm，上唇2裂，全缘或微凹，下唇3裂；雄蕊4，前面2枚雄蕊的花丝近基部有短的盲肠状附属物。蒴果内藏于宿萼中。种子有格状饰纹，黄色。花期5～8月。

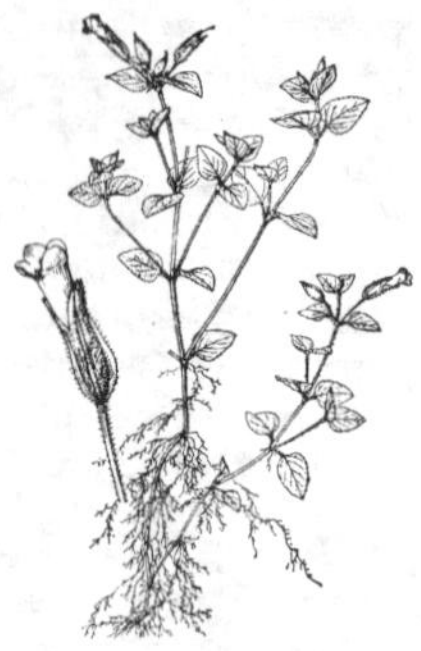

光叶蝴蝶草

生于山谷，路旁及潮湿草地上。分布于浙江、福建、江西、湖北、湖南、广东、广西、四川、贵州、云南、西藏等地。

【采收加工】 夏、秋季采收，鲜用或晒干。

【功用主治】 《四川中药志》1982年版：“清热解毒，利湿，活血。用于疔疮肿毒，蛇咬伤，热咳，黄疸，血淋，跌打损伤。”

【用法用量】 内服：煎汤，15～30 g。外用：鲜品捣敷。

【选方】 1. 治风热咳嗽　水韩信草30 g，兔耳风15 g。水煎服。

2. 治黄疸　水韩信草60 g，栀子12 g。水煎服。

3. 治血淋　水韩信草30 g，车前草30 g。水煎服。

4. 治疔毒、蛇咬伤　水韩信草适量。捣敷患处。(1～4方出自《四川中药志》1982年版)

1172 水朝阳花 shuǐ cháo yáng huā (《云南中草药》)

【异名】 旋覆花(《滇南本草》)，水旋复、水葵花、金佛花(《云南中草药》)。

【基原】 为菊科旋覆花属植物水朝阳的花。

【原植物】 参见“水朝阳草”条。

【采收加工】 7～9月采摘，晒干。

【药材】 水朝阳花 *Inula Helianthi-aquatilis Flos*　主产于云南。

性状　头状花序呈扁球形，直径1～2 cm。总苞半球形；总苞片多层，外层条形，长约9 mm，被短柔毛，内层条状披针形，长6～6.5 mm，边缘宽膜质，有缘毛。舌状花较总苞长2～3倍，舌片黄色，条形，长约1.5 cm；管状花黄色，花冠长约3 mm，冠毛污白色，较管状花稍短，有10个或稍多的微糙毛。微具菊花的香气，味微苦。

【成分】 花含内酯类成分：水朝阳内酯及麦角内酯(ergolide)。

【药理】 1. 抗癌作用　水朝阳花水提取液体外对人肺腺癌细胞有抑制作用。石油醚提取物抑癌作用强于水提取物。水、石油醚提取物灌胃对实体型小鼠宫颈癌 U_{14} 有效。提取物腹腔注射，对小鼠艾氏腹水癌有效。注射液肌内注射，对小鼠胰腺癌有效。花注射液对人鼻咽鳞癌KB、人宫颈癌HeLa细胞、胃腺癌细胞BG、白血病 K_{562} 等多种恶性肿瘤细胞有毒性作用，对人牙龈正常细胞小剂量时无明显影响。水朝阳内酯对人肺、胃、肠、鼻咽、膀胱、宫颈癌及白血病细胞均有杀伤作用及生长抑制作用，对正常细胞无损伤作用。动物体内实验表明腹腔注射、灌胃、肌注对艾氏腹水瘤、肺癌、肝癌、肉瘤、宫颈癌、胰腺癌等多种肿瘤均有疗效。

2. 镇咳、抗炎作用　小鼠腹腔注射水朝阳水煎剂，在二氧化硫引咳法中有镇咳作用，还抑制巴豆油涂擦所致小鼠耳部炎症。灌胃无效。

毒性　水朝阳内酯静脉注射的 LD_{50} 为270 mg/kg，口服为400 mg/kg。

【药性】 《滇南本草》：“苦、咸，性微温，有小毒。”

【功用主治】 祛风明目，化痰软坚，利水。主治风寒头痛，牙痛，目赤羞明，咳喘，鼓胀，乳岩，乳痈。

1.《滇南本草》：“祛头目诸风寒邪，止太阳、阳明头疼，行阳明之经络。(治)乳汁不通，乳岩，乳痈红肿疼痛，暴赤火眼，目疾疼痛，祛风明目，隐涩羞明怕日，伤风寒热咳嗽，老痰如胶，走经络，止面寒腹痛，利小便，单腹胀，治风火牙根肿痛。”

2.《云南中草药》：“止咳平喘，软坚消痰，散结止呕。”

【用法用量】 内服：煎汤3～12 g，包煎。

【选方】 1. 治单腹胀　旋覆花、鲤鱼。将鱼肠去净，药入鱼内，煎服。小便利，肿胀即消。

2. 治风火牙疼　二三月采旋覆花为末，搽牙根上，良久，去其痰涎，疼立止。

3. 治乳岩，乳痈，吹乳肿疼　旋覆花一钱，蒲公英一钱，甘草节八分，白芷一钱，青皮一钱。水酒为引，水煎服。(1～3方出自《滇南本草》)

1173 水朝阳草 shuǐ cháo yáng cǎo (《滇南本草》)

【异名】 金沸草(《四川中药志》)。

【基原】 为菊科旋覆花属植物水朝阳的全草。

【原植物】 水朝阳 *Inula helianthus-aquatica* C. Y. Wu ex Ling [*I. serrata* Bur. et Franch.；*I. yunnanensis* Franch.]　又名：水朝阳旋覆花(《中国植物志》)。

多年生草本。根状茎长，常有具鳞片状叶和顶芽的细匍枝，茎下部也常有不定根。茎直立，高30～80 cm，上端分枝，绿色而染以紫斑。单叶互生；叶片卵圆状披针形或披针形，长4～10 cm，宽1.4～4 cm，下部叶渐狭成柄状，花期枯萎；中部以上叶无柄，基部圆形或楔形，半抱茎，上面无毛，下面有黄色腺点，脉上具短柔毛。头状花序生于茎端或枝端，径2.5～4.5 cm；总苞半球形；总苞片多层，外层线形，内层线状披针形；舌状花舌片黄色，线形，长约1.5 cm；管状花花冠长约3 mm，有披针形裂片，裂片有腺点；冠毛污白色。瘦果圆柱形，有10条深沟，无毛。花期6～10月，果期9～10月。

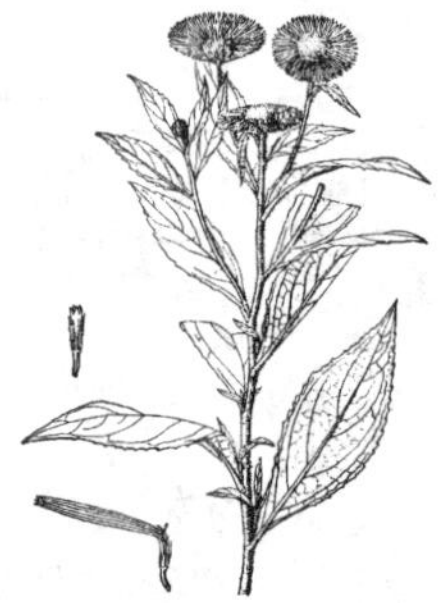

水朝阳

生于低山湿润坡地、林中溪岸、稻田或河流旁。分布于四川、贵州、云南、甘肃等地。

本植物的花(水朝阳花)、根(水朝阳根)亦供药用，另设专条。

【采收加工】 夏季采收，洗净，晒干或鲜用。

【成分】 叶含二氢锦菊素(ergolide)，锦菊素(bigelovin)。

【药理】 抗癌作用　水朝阳草水提液体外抑制人肺腺癌细胞。水朝阳草中的二氢锦菊素、锦菊素对人肺癌、鼻腔表皮癌等有细胞毒性。

【药性】 辛、甘，温。

1.《滇南本草》：“味甘、辛，无毒。”

2.《四川中药志》1982年版：“咸，温，小毒。”

【功用主治】 《四川中药志》1982年版：“祛风湿，续筋骨，止血，解毒。用于风湿疼痛，骨折，外伤出血，疔疮肿毒。”

【用法用量】 内服：煎汤，6～15 g。外用：捣敷。

【选方】 1. 治风湿骨痛 金沸草 15 g，络石藤 15 g。水煎服。

2. 治外伤出血，疔疮肿毒 金沸草叶适量。捣绒敷患处。(1、2方出自《四川中药志》1982年版)

1174 水朝阳根 shuǐ cháo yáng gēn (《滇南本草》)

【异名】 旋覆花根(《滇南本草》)，金沸草根(《四川中药志》)。

【基原】 为菊科旋覆花属植物水朝阳的根。

【原植物】 参见“水朝阳草”条。

【采收加工】 7～9月采收，洗净，鲜用或晒干。

【功用主治】 消肿止痛。主治牙龈肿痛，口腔溃烂，骨折。

【用法用量】 内服：煎汤，3～6 g。外用：捣敷。

【选方】 1. 治面寒疼 旋覆花根、水牛肉。水酒为引，煎服。(《滇南本草》)

2. 治外伤骨折 金沸草根、虎杖、连钱草各适量。捣绒兑甜酒，焙热外敷患处。(《四川中药志》1982年版)

3. 治牙龈、口腔糜烂 用旋覆花鲜根捣烂，贴太阳穴。(《云南中草药》)

1175 水马桑枝叶 shuǐ mǎ sāng zhī yè (《浙江药用植物志》)

【异名】 杨栌木叶(《新修本草》)。

【基原】 为忍冬科锦带花属植物半边月的枝叶。

【原植物】 参见“水马桑”条。

【采收加工】 5～7月采收，切段晒干。

【功用主治】 《新修本草》：“治疽瘘恶疮，杨栌叶适量，水煮汁洗之。”

【用法用量】 外用：煎水洗。

1176 水龙胆草根 shuǐ lóng dǎn cǎo gēn (《贵州草药》)

【异名】 食疙瘩(《贵州草药》)。

【基原】 为唇形科香茶菜属植物腺花香茶菜的根。

【原植物】 参见“水龙胆草”条。

【采收加工】 7～9月采挖，洗净，切片，晒干。

【药性】 1.《贵州草药》：“性温，味涩。”

2.《全国中草药汇编》：“辛、涩。”

【功用主治】 《贵州草药》：“健脾利湿，镇吐理气。治上吐下泻，食积饱胀，痢疾，大头瘟。”

【用法用量】 内服：煎汤，6～15 g；或研末。

【选方】 1. 治上吐下泻 食疙瘩 15 g，吴萸子 3 g。煨水服。

2. 治食积饱胀 食疙瘩 3 g。研末，开水吞服，日2次。

3. 治痢疾 食疙瘩 15 g，麦子 9 g(炒焦)。煨水服。(1～3方出自《贵州草药》)

1177 水杨木白皮 shuǐ yáng mù bái pí (《纲目》)

【基原】 为杨柳科柳属植物红皮柳树干的内皮。

【原植物】 参见“水杨根”条。

【采收加工】 秋、冬季或早春采剥树皮，趁鲜刮去粗皮，鲜用或晒干。

【功用主治】 《纲目》：“主治金疮痛楚，乳痈诸肿，痘疮。”

【用法用量】 内服：研末，2～6 g。外用：研末敷。

【选方】 治金疮苦痛 杨木白皮熬令燥，末之，服方寸匕，日三。又末敷疮中。(《千金方》)

1178 水湿柳叶菜 shuǐ shī liǔ yè cài (《高原中草药手册》)

【基原】 为柳叶菜科柳叶菜属植物水湿柳叶菜的全草。

【原植物】 水湿柳叶菜 *Epilobium palustre* L. 又名：沼生柳叶菜《中国高等植物图鉴》。

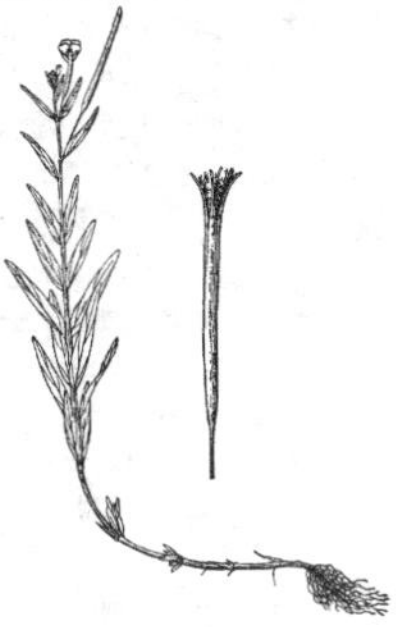

水湿柳叶菜

多年生草本，高 20～50 cm。茎上部被曲柔毛。叶上部互生，下部对生；近无柄；叶条状披针形至近条形，长 2～4 cm，宽 4～10 mm，通常全缘，无毛。花两性，单生于上部叶腋，粉红色，长 4～7 mm；花萼裂片 4，外被短柔毛；花瓣 4，倒卵形，先端凹缺；雄蕊 8，4 长 4 短；子房下位，柱头短棍棒状。蒴果圆柱形，长 4～6 cm，被曲柔毛，具长 1～2 cm的果柄；种子近倒披针形，先端有一簇白色种缨。花期 7～8月。

生于沼泽及山坡湿润处。分布于华北、东北、西南、西北及河南、湖北、西藏等地。

【采收加工】 8～9月采收，晒干。

【药性】 苦，寒。

1.《甘肃中草药手册》：“苦，寒。”

2.《西宁中草药》：“苦、涩，寒。”

3.《长白山植物药志》：“苦，平。”

【功用主治】 疏风清热，解毒，利湿。主治风热感冒，音哑，咽喉肿痛，肺热咳嗽，水肿，淋痛，湿热泻痢，风湿热痹，疮痈，毒虫咬伤。

1.《甘肃中草药手册》：“止痛，止痢，调经。治胃痛阵作，热痢，月经不调，经闭。”

2.《西宁中草药》：“清热解毒。治风湿性关节炎，腹泻。”

【用法用量】 内服：煎汤，6～20 g；或捣汁。外用：捣敷；或煎汤洗。

五　画

1179 **玉**yù（《别录》）

【异名】 玉英(《山海经》)，白玉(《吴普本草》)，玄真(《抱朴子》)，纯阳玉、赤玉、天妇、延妇(《石药尔雅》)。

【基原】 为硅酸盐类角闪石族矿物透闪石的隐晶质亚种软玉，或蛇纹石族矿物蛇纹石的隐晶质亚种岫玉。

【原矿物】 1. 软玉 Nephrite

为粒径在0.01～0.001 mm或更小的针状、纤维状、毛发状个体交织排列呈毛毡状结构。纯镁质者块体白色，或带绿色调(含FeO≤1%)；条痕白色。近透明到半透明，玻璃状至脂肪状光泽。肉眼见不到解理，断口不平坦。硬度6～6.5。相对密度2.90～3.02或3.0～3.2(随色调及共存矿物不同而稍有变化)。韧性强，不易打碎。玉的产状主要有矿坑中的山料(多无外皮；即所谓"玉英")、溪谷中的"山流水"(这一玉料名称类似于药学名称"玉泉"，多呈棱角状)，及经过反复冲刷、搬运磨蚀的籽料(多无棱角而包有外皮；即"璞")。今产新疆三山两河产玉区(即古于阗国)和葱岭蓝田产区；白玉主产和田-于田地区者，又名和田玉。台湾花莲也产白玉(色偏黄绿)。常见共存矿物有柱晶透闪石、方解石、蛇纹石或金云母等。

2. 岫玉 Soap stone

为蛇纹石的隐晶质致密体块状集合体。一般呈绿色，淡绿色，也有呈白色、淡黄色。油脂光泽或蜡状光泽。硬度2.5～3.5，相对密度2.2～2.6。产吉林、辽宁等地。

【采收加工】 采挖后，除去附着的沙土及杂质。

【药材】 软玉 *Nephritum* 主产新疆、甘肃、青海、西藏等地；岫玉 *Sapo Lapis* 主产辽宁、吉林等地。

性状　软玉　为不规则致密块状。白色、淡灰白色，有的微带淡绿色调；条痕白色。蜡状光泽，有的具丝绢光泽。体较重，质细腻坚硬，用小刀不易刻划成痕，砸碎后，断面呈刺状小片。气无，味无。

岫玉　为不规则块状。淡绿色；条痕白色。半透明；油脂光泽，手触之具有滑腻感。硬度较低，用小刀可刻划成痕。

鉴别　(1)透射偏光镜观察：软玉　无色透明，中正突起。干涉色可达Ⅱ级绿色；近平行消光；正延性符号。横切面呈菱形，其上有两组解理缝；解理角56°与124°；对称消光。二轴晶；负光性；光轴角相当大，近90°。

岫玉　无色或微带绿色，纤维状；低正突起至低负突起。干涉色Ⅰ级灰；波浪状消光；正延性符号。二轴晶；负光性；光轴角＝30°～50°。

(2) X射线衍射分析曲线：软玉的组分以透闪石为主，尚有少量微斜长石。

(3)差热分析曲线：软玉吸热：796 ℃(大)，919 ℃(小)。670 ℃始失重至850 ℃终结失尽结晶水。

【成分】 1. 软玉　主要化学组分为$Ca_2Mg_5(Si_4O_{11})_2(OH)_2$，还有少量铝(Al)。

2. 岫玉　主要化学组分为$Mg_6(SiO_{10})(OH)_8$，同时杂有透闪石、方解石等，故有少量的钙混入。

【药性】 甘，平。归肺、胃、心经。

1.《别录》："味甘，平，无毒。"

2.《海药本草》："味咸，寒。无毒。"

3.《雷公炮制药性解》："入肺经。"

4.《本经逢原》："平，淡，无毒。"

5.《药性考》："性甘寒。"

【功用主治】 润肺清胃，除烦止渴，镇心，明目。主治喘息烦满，消渴，惊悸，目翳，丹毒。

1.《别录》："除胃中热，喘息烦满，止渴。屑如麻豆服之，久服轻身，长年。"

2.《海药本草》："主消渴，滋养五脏，止烦躁。宜共金、银、麦门冬等同煎服之，甚有所益。"

3.《日华子》："润心肺，明目，滋毛发，助声喉。"

4.《王莽书》："美玉可以灭瘢。"

5.《天宝遗事》："含玉咽津以解肺咳。"

6.《马鸣先生金丹诀》："玉屑常服令人精神不乱。"

7.《本经逢原》："研细水飞，去目翳。"

8.《医林纂要》："镇心安神，平补五脏，清明耳目，润泽肌肤。"

【用法用量】 内服：煎汤，30～150 g；或入丸剂。外用：研末调敷；或点目。

【宜忌】 脾胃虚弱者慎服；不可久服，不宜研末服。

1.《本草经集注》："恶鹿角。"

2.《本草图经》："屑如麻豆服之，取其精润藏府，滓秽当完出者；若为粉服之，即使人淋壅。"

3.《纲目》："畏蟾肪。"

4.《雷公炮制药性解》："畏款冬花。"

【选方】 1. 治痃癖　往来疼痛及心下不可忍者，不拘大人小儿　白玉、赤玉等分。为末，糊丸梧子大。每服三十丸，姜汤下。(《圣惠方》)

2. 治赤游丹毒肿　白玉、寒水石各一两。上为末，米醋调敷患处。或肿至外肾有破肌，用水调扫。(《普济方》)

3. 治伤寒　热毒发豌豆疮，瘥后满面瘢痕　玉屑、密陀僧、附子(生，去皮脐捣细罗为末)、珊瑚各二两。上件药研令细。每度，以药末二钱，用真牛酥调匀，夜卧时，涂面，来日以温浆水洗之。(《圣惠方》玉屑膏)

4. 治面上瘢痕　取真玉平处一面，磨瘢痕。久则无痕。(《圣济总录》真玉磨方)

【各家论述】 1.《雷公炮制药性解》："玉屑色白性润，宜入肺部，肺得其养，则烦渴诸证何自而生。又主灭瘢云云者，所以肺主皮毛，功效之所必及也。"

2.《医林纂要》："玉分五色，苍养肝，赤养心，黄养脾，白养肺，元养肾。皆能镇心安神。屑为末，傅身面，能悦泽肌肤，涂灭瘢痕。口含玉屑，则能生津止渴。盖其气恒润而体恒温。"

1180 **玉竹**yù zhú（《吴普本草》）

【异名】 荧、委萎(《尔雅》)，女萎(《本经》)，萎蕤(《说文》)，葳蕤、王马、节地、虫蝉、乌萎(《吴普本草》)，青粘、地节(《三国志》)，萎蕤、马熏(《别录》)，葳参、玉术(《滇南本草》)，萎香(《纲目》)，山玉竹(《铁岭县志》)，笔管子(《尔雅义疏》)，十样错、竹七根、竹节黄、黄脚鸡、百解药(《贵州民间方药集》)，山姜、黄蔓菁(《山东中药》)，尾参(《湖南药物志》)，连竹、西竹(《广东中药》)。

【基原】 为百合科黄精属植物玉竹的根茎。

【原植物】 玉竹 *Polygonatum odoratum* (Mill.) Druce [*P. officinale* All.] 又名：女草、娃草、丽草(《酉阳杂俎》)，小笔管菜(《盛京通志》)，地管子、铃铛菜、毛管菜(《中药志》)，白豆子、靠山

竹(《中药材品种论述》)。

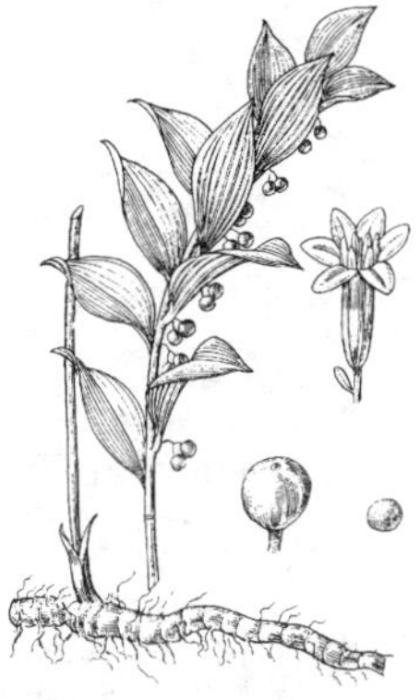

玉 竹

多年生草本。根茎横走,肉质,黄白色,密生多数须根。茎单一,高 20～60 cm。具 7～12 叶。叶互生,无柄;叶片椭圆形至卵状长圆形,长 5～12 cm,宽 2～3 cm,先端尖,基部楔形,上面绿色,下面灰白色;叶脉隆起,平滑或具乳头状突起。花腋生,通常 1～3 朵簇生,总花梗长 1～1.5 cm,无苞片或有线状披针形苞片;花被筒状,全长 13～20 mm,黄绿色至白色,先端 6 裂,裂片卵圆形,常带绿色;雄蕊 6,着生于花被筒的中部,花丝丝状,近平滑至具乳头状突起;子房长 3～4 mm,花柱长 10～14 mm。浆果球形,熟时蓝黑色。花期 4～6 月,果期 7～9 月。

生于林下及山坡阴湿处。分布于华北、东北、华东及河南、湖北、湖南、广东、陕西、甘肃、青海、台湾等地。

【栽培】 生物学特性 宜温暖湿润气候,喜阴湿环境,较耐寒,在山区和平坝都可栽培。宜选土层深厚、肥沃、排水良好、微酸性砂质壤土栽培。不宜在黏土、湿度过大的地方种植。忌连作。

繁殖方法 用根茎繁殖。8～9 月收获时,选肥壮、黄白色、个重 15 g 以上有芽的根茎作种。随挖随栽。于畦上开横沟,行株距 30 cm×(13～17)cm,沟深 17～20 cm。栽种方法有两种:一种是双排并栽法,将根茎在沟内摆成"八"字形,其芽头一行向右,一行向左;另一种是单排密植法,即将根茎在沟中顺排摆成单行,芽头一左一右,栽后盖上腐熟干肥,再盖一层细土与畦面齐平。

田间管理 栽种后翌年春季出苗,要及时除草,须浅锄。栽种 2～3 年的玉竹地,早春苗未出土前可喷除草剂草甘膦,效果较好。一般每年追肥 2 次,第一次在春季苗高约 7 cm 时,施人粪水;第二次在冬季倒苗后,撒施经堆沤腐熟的堆肥、厩肥或土杂肥加过磷酸钙、油饼,施后培土。

病虫害防治 病害有灰斑病,为害叶片,用 1∶1.5∶300 的波尔多液或 3%井岗霉素 5×10^{-5} 液喷治。锈病,为害叶片,可喷 25%粉锈宁 1 000 倍液。虫害有蛴螬,咬食根茎,用 90%晶体敌百虫 1 000～1 500 倍液浇灌根部周围土壤。

【采收加工】 栽种 3～4 年后于 8～9 月收获,割去茎叶,挖取根茎,抖去泥沙,晒或炕到发软时,边搓揉边晒,反复数次,至柔软光滑、无硬心、色黄白时,晒干。有的产区则将鲜玉竹蒸透,边晒边搓,揉至软而透明时,晒干或鲜用。

【药材】 玉竹 *Polygonati Odorati Rhizoma* 主产于浙江、湖南、广东、江苏、河南等地,以湖南、浙江、广东产者质量为佳。

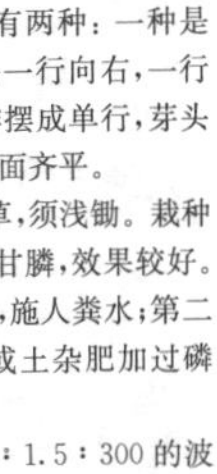

玉竹(根茎)外形

性状 根茎呈长圆柱形,略扁,少有分枝,长 4～18 cm,直径 0.3～1.6 cm。表面黄白色或淡黄棕色,半透明,具纵皱纹及微隆起的环节,有白色圆点状的须根痕和圆盘状茎痕。质硬而脆或稍软,易折断,断面角质样或显颗粒性。气微,味甘,嚼之发黏。

鉴别 (1) 根茎横切面:表皮细胞扁圆形或扁长方形,外壁稍厚,角质化。薄壁组织中散有多数黏液细胞,直径 80～140 μm,内含草酸钙针晶束。维管束外韧型,稀有周木型,散列。

(2) 取样品粗粉约 1 g,加水 10 ml,水浴温热约 30 分钟,滤过。取滤液 2 ml 置试管中,加 α-萘酚 1～2 滴,摇匀,沿管壁加硫酸 1 ml,两液面交界处显红色;取滤液 2 ml,加混合的 Fehling 试液 3 ml,水浴加热片刻,有砖红色沉淀产生(糖类反应)。

(3) 纸色谱:取本品粉末 3 g,加甲醇 50 ml,回流 4 小时,弃去甲醇液,药渣加水适量煎 2 小时,滤过,得滤液约 20 ml,加乙醇使成含醇量为 65%的溶液,得白色絮状沉淀,冷藏过夜,滤过。沉淀加 1 mol/L 硫酸 1 ml,置沸水浴中加热 2 小时,成透明溶液,加水少量,用碳酸钡调至 pH 6～7,滤过。滤液中加氢型强酸型阳离子树脂 1 小勺,放置过夜,滤去树脂,滤液浓缩作供试液。另以半乳糖醛酸、甘露糖、葡萄糖为对照品。分别点样于同一 Whatman NO∶1 滤纸上,用苯酚-水-浓氨水(40 g∶10 ml∶5 滴)下行展开,以邻苯二甲酸-苯胺(1.66 g∶0.93 ml 溶于水饱和的正丁醇 100 ml)喷雾后 105 ℃烤 20 分钟。供试品色谱在与对照品色谱的相应位置上,显相同的色斑。

品质标志 《中华人民共和国药典》2010 年版规定:照分光光度法测定,本品含玉竹多糖以葡萄糖($C_6H_{12}O_6$)计,不得少于 6.0%。

【成分】 ① 多糖类:根茎含玉竹黏多糖(odoratan),玉竹果聚糖(polygonatum-fructan) A、B、C、D,寡多糖(oligosaccharide)。② 甾族化合物:黄精螺甾醇(polyspiro-stanol)PO_a,黄精螺甾醇苷(poly-spirostanoside)PO_b、PO_c、PO_1、PO_2、PO_3、PO_4、PO_5,黄精呋甾醇苷 (polyfuroside)PO_c、PO_d、PO_6、PO_7、PO_8 及 PO_9 等和虎杖苷(polygonin Ⅳ)。③ 糖苷类:*β*-谷甾醇-3-*O*-*β*-*D*-吡喃葡萄糖苷(*β*-sitosterol-3-*O*-*β*-*D*-glucopyranoside),25(*R*, *S*)螺甾-5-烯-3*β*-醇-3-*O*-*β*-*D*-吡喃葡萄糖基-(1→2)-*β*-*D*-吡喃木糖基-(1→3)-*β*-*D*-吡喃葡萄糖基(1→4)-*β*-*D*-吡喃半乳糖苷(POD-Ⅰ),25(*R*)螺甾-5-烯-3*β*, 14*α*-二醇-3-*O*-*β*-*D*-吡喃葡萄糖基-(1→2)-*β*-*D*-吡喃木糖基-(1→3)-*β*-*D*-吡喃葡萄糖基-(1→4)-*β*-*D*-吡喃半乳糖苷(POD-Ⅱ),25(*R*, *S*)螺甾-5-烯-3*β*,14*α*-二醇-3-*O*-*β*-*D*-吡喃葡萄糖基-(1→2)-*β*-*D*- 吡喃葡萄糖基-(1→3)-*β*-*D*-吡喃葡萄糖基-(1→4)-*β*-*D*-吡喃半乳糖苷(POD-Ⅲ)和 25(*R*, *S*)螺甾-5-烯-3*β*-醇-3-*O*-*β*-*D*-吡喃葡萄糖基-(1→2)-*β*-*D*-吡喃葡萄糖基-(1→3)-*β*-*D*-吡喃葡萄糖基-(1→4)-*β*-*D*-吡喃半乳糖苷(POD-Ⅳ),铃兰苦苷(convallamarin),铃兰苷(convallarin),山柰酚苷(kaempferol glycoside),槲皮素苷(quercetin glycoside)。

另含氮杂环丁烷-2-羧酸(azetidine-2-carboxylic acid)。

【药理】 1. 降血糖、降血脂作用 玉竹甲醇提取物腹腔注射,降低正常小鼠、链脲佐菌素诱导的糖尿病小鼠和非胰岛素依赖性糖尿病模型小鼠 KK-Ay 的血糖。玉竹中的甾类糖苷(SG-100)给高血糖大鼠喂饲,降低大鼠血糖,胰岛 *β* 细胞分泌胰岛素不受影响,机体糖代谢率提高。SG-100 提高胰岛切除大鼠比目鱼肌中肝糖原含量和糖原合成酶活性。水煎剂灌胃,降低实验性高脂血症家兔三酰甘油、胆固醇及 *β*-脂蛋白。

2. 抗肿瘤、抗突变作用 玉竹提取物 B 体外抑制人 T 淋巴细胞白血病细胞株 CEM 增殖,促进 CEM 表面分子 HLA-1 分子、CD2 和 CD3 的表达,提高 CEM 的分化程度。提取物 B 腹腔注射,抑制 S_{180} 移植小鼠足垫所形成的移植瘤,延长 S_{180} 腹腔移植的荷瘤小鼠的存活期。玉竹提取物 B 处理后的荷瘤小鼠产生 IL-2、IL-1 和 TNFα 的能力均有所增强。玉竹提取物 B 诱导人结肠癌 CL_{187} 细胞凋亡,G_0/G_1 期细胞减少,S 期细胞减少,G_2/M 期细胞增多。水煎剂灌胃,抑制环磷酰胺引起的小鼠骨髓微核率的升高。

3. 对免疫功能的影响 玉竹醇提取物灌胃,可使烧伤小鼠的溶血素量、巨噬细胞吞噬功能和脾淋巴细胞增殖能力恢复至正常水平。醇提取物腹腔注射后小鼠血清集落刺激因子水平提高,同时也诱生集落抑制因子。提取物腹腔注射,抑制小鼠淋巴细胞转化和 E 花结的形成率。

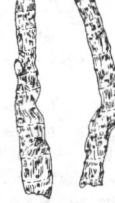

4. 其他作用　醇提水溶性提取物提高酪氨酸酶的活性。乙醇提取物对酪氨酸酶同时有抑制和激活作用。玉竹中的低聚糖Poos、S-poos体外抗单纯疱疹病毒2型(HsV-2)的活性，对非洲绿猴肾细胞(Vero)无细胞毒性。经硫酸酯衍生后的S-poos能抑制HSV-2引起的细胞病变。

毒性　小鼠静注玉竹注射液的LD_{50}为112.5 g/kg。

【炮制】 1. 玉竹　取原药材，除去杂质，洗净，润透，切厚片，干燥。

2. 炙玉竹　取炼蜜置锅内，加适量开水稀释后，投入净玉竹片，用文火炒拌均匀，不粘手为度，取出放凉。每玉竹片100 kg，用炼蜜12 kg。蜜炙可增强补益止咳作用。

3. 蒸玉竹　取原药材，除去杂质，洗净，置适宜容器内蒸至外黑内呈棕褐色，切段，干燥。

4. 酒玉竹　取净玉竹片加黄酒拌匀，闷润，置笼屉内蒸透，取出，摊晾。每玉竹片100 kg，用黄酒25 kg。

饮片性状　玉竹参见"药材"项。炙玉竹形如玉竹片，表面棕黄色，味微甜。蒸玉竹形如玉竹段，表面黑色，内部棕褐色。酒玉竹形如玉竹片，色泽加深，略具酒气。气微，味甜。

贮干燥容器内，置于阴凉通风干燥处，防霉，防斑。炙玉竹、酒玉竹、蒸玉竹密闭。

【药性】 甘，平。归肺、胃经。

1.《本经》："味甘，平。"

2.《吴普本草》："神农：苦；桐君、雷公、扁鹊：甘，无毒；黄帝：辛。"

3.《滇南本草》："味甘、微苦，性平、微温，入脾。"

4.《本草通玄》："柔润入肾。"

5.《本草经解》："入手太阴肺、足太阴脾经，气降味和，阴也。"

6.《萃金裘本草述录》："入足阳明、足太阴，兼入足厥阴经。"

【功用主治】 滋阴润肺，养胃生津。主治燥咳，劳嗽，热病阴伤，咽干口渴，消渴，阴虚外感，头昏眩晕，筋脉挛痛。

1.《本经》："主中风暴热，不能动摇，跌筋结肉，诸不足。久服去面黑䵟，好颜色，润泽，轻身不老。"

2.《别录》："主心腹结气，虚热，湿毒腰痛，茎中寒，及目痛眦烂，泪出。"

3.《药性论》："主时疾寒热，内补不足，去虚劳客热。头痛不安，加而用之良。"

4.《本草拾遗》："主聪明，调血气，令人强壮。"

5.《四声本草》："补中益气。"

6.《日华子》："除烦闷，止渴，润心肺，补五劳七伤，虚损，腰脚疼痛，天行热狂。"

7. 李东垣："润肺清热。"(引自《汤液本草》)"(主)风淫四肢不用。"(引自《珍珠囊补遗药性赋》)

8.《滇南本草》："补气血，补中健脾。""治男妇虚证，肢体酸软，自汗盗汗。"

9.《纲目》："主风温自汗灼热，及劳疟寒热，脾胃虚乏，男子小便频数，失精，一切虚损。"

10.《冯氏锦囊》："润肺而止嗽痰，补脾而祛湿热，养肝而理目伤泪出，益肾而除腰痛茎寒。"

11.《长沙药解》："清肺金而润燥，滋肝木而清风。清金利水。"

12.《医林纂要》："补脾，缓肝，和阴阳，润肌肉。"

13.《广西中药志》："治阴虚，多汗，燥咳，肺痿。"

14.《青藏高原药物图鉴》："祛寒，补精髓。治局部浮肿，寒湿腰痛，瘙痒性和渗出性皮肤疾病及精髓内亏，衰弱无力。"

【用法用量】 内服：煎汤，6～12 g；熬膏、浸酒或入丸、散。外用：鲜品捣敷；或熬膏涂。

阴虚有热宜生用，阴虚而热不甚者宜制用，酒制以增强祛风作用。

【宜忌】 痰湿气滞者禁服，脾虚便溏者慎服。

1.《本草经集注》："畏卤碱。"

2.《本草崇原》："阴病内寒，此为大忌。"

3.《药性纂要》："脾气寒滑，胃有痰湿者不宜用。"

4.《会约医镜》："大便溏泻，更为忌之。"

【选方】 1. 治虚咳　玉竹12 g，百合9 g。水煎服。(《内蒙古中草药》)

2. 治肺结核咳血　玉竹9 g，大黄炭3 g，地骨皮炭、白及各12 g。煎服。(《安徽中草药》)

3. 治发热口干，小便涩　萎蕤五两。煮汁饮之。(《外台》)

4. 治秋燥伤胃阴　玉竹三钱，麦冬三钱，沙参二钱，生甘草一钱。水五杯，煮取二杯，分二次服。(《温病条辨》玉竹麦门冬汤)

5. 治糖尿病　玉竹、生地、枸杞各500 g。加水7.5 kg，熬成膏。每服1匙，日3次。(《北方常用中草药手册》)

6. 治阴虚之体感冒风温，及冬温咳嗽，咽干痰结　生葳蕤二至三钱，生葱白二至三枚，桔梗一钱至钱半，东白薇五分至一钱，淡豆豉三至四钱，苏薄荷一钱至钱半，炙草五分，红枣两枚。煎服。(《通俗伤寒论》加减葳蕤汤)

7. 治男妇虚证，肢体酸软，自汗盗汗　葳参五钱，丹参二钱五分。不用引，水煎服。(《滇南本草》)

8. 治梦遗，滑精　玉竹、莲须、金樱子各9 g，五味子6 g。煎服。(《安徽中草药》)

9. 治卒小便淋涩痛　芭蕉根四两(切)，萎蕤一两(锉)。上药以水二大盏，煎至一盏三分，去滓，入滑石末三钱，搅令匀。食前分为三次服之。(《圣惠方》)

10. 治白喉性心肌炎及末梢神经麻痹　玉竹、麦冬、百合、石斛各9 g。水煎服。(《山西中草药》)

11. 治湿温伤人，久久不已，发热身痛　萎蕤一两，茯苓三钱。煎服。(《易简方论》萎蕤汤)

12. 治嗜睡　玉竹25 g，木通10 g。水煎服。〔《吉林中医药》1987，(1)：5〕

13. 治眼见黑花，赤痛昏暗　萎蕤(焙)四两。为粗末，每服二钱匕，水一盏，入薄荷二叶，生姜一片，蜜少许，同煎至七分，去滓，食后临卧服。(《圣济总录》甘露汤)

14. 治赤眼涩痛　萎蕤、当归、赤芍药、黄连等分。煎汤熏洗。(《卫生家宝方》)

15. 治跌打损伤　玉竹根15 g。泡酒服。(《湖南药物志》)

【临床报道】 1. 治疗心动过速　以玉竹10～15 g配生脉散，每日1剂，煎服。共治15例，其中心衰10例，发热造成心动过速4例，不明原因心动过速1例。一般服6～10剂后，基本上控制心衰，心律一般减慢10～30次/分钟。

2. 治疗小儿麻痹证　玉竹、白术、黄芪等。每日1剂，水煎服。因小儿服药不方便，采取少量多次给药，每日3～6次。共治34例，痊愈25例，显效7例，有效2例。

【各家论述】 1.《滇南本草》："葳参，补中气，健脾胃，气血双补，脾经多血多气故也。盖脾胃为人身之总统，后天根本，灌溉经络，长养百骸，脾胃充盛，人赖以生。"

2.《纲目》："萎蕤，性平，味甘，柔润可食。故朱肱《南阳活人书》治风温自汗身重，语言难出，用萎蕤汤以之为君药。予每用治虚劳寒热，痁疟及一切不足之症，用代参、芪，不寒不燥，大有殊功。不止于去风热湿毒而已，此昔人所未阐者也。"

3.《本草经疏》："(萎蕤)性本醇良，气味和缓，故可长资其利，用而不穷。正如斯药之能补益五脏，滋养气血，根本既治，余疾自除。夫血为阴而主驻颜，气为阳而主轻身。阴精不足，则发虚热；肾气不固，则见骨痿及腰脚痛；虚而火炎，则头痛不安，目痛眦烂泪出；虚而热壅，则烦闷消渴；上盛下虚，则茎中寒，甚则五劳七伤，精髓日枯，而成虚损之证矣。以一药而所主多途，为效良伙，非由滋益阴精，增长阳气，其能若是乎？其主中风暴热，不能动摇，跌筋结肉，湿毒等证，皆是女萎之用，以《本经》二物混同一条故耳。”

4.《本草新编》：“人参、葳蕤焉可同日而论。人参有近功，更有后力，岂葳蕤之可比。惟是葳蕤功缓，久服实有奇效。中风痿证，人参为调理之药，殊有益耳。”又“葳蕤补阴，必得人参补阳，则阴阳有既济之妙，而所收之功用实奇。故中风之症，葳蕤与人参并服，必无痿废之忧；惊狂之病，葳蕤与人参同饮，断少死亡之痛。盖人参得葳蕤而益力，葳蕤得人参而鼓勇也。”

5.《本草备要》：“萎蕤，温润甘平，中和之品，若蜜制作丸，服之数斤，自有殊功，与服何首乌、地黄者，同一理也。若仅加数分于煎剂，以为可代参、芪，则失之远矣。大抵此药性缓，久服方能见功，而所主者多风湿虚劳之缓证，故仙以之服食，南阳用治风温，《千金》、《外台》亦间用之，未尝恃之为重剂也。若急虚之证，必须参、芪方能复脉回阳，斯时即用萎蕤斤许，亦不能敌参、芪数分也。(若)因李时珍有可代参、芪之语，凡遇虚证，辄加用之，曾何益于病者之分毫哉。”

6.《本草便读》：“萎蕤，质润之品，培养脾肺之阴，是其所长，而搜风散热诸治，似非质润味甘之物可取效也。如风热风温之属虚者，亦可用之，考玉竹之性味、功用，与黄精相似，自能推想。以风温风热之证，最易伤阴，而养阴之药，又易碍邪，唯玉竹甘平滋润，虽补而不碍邪，故古人立方有取乎此也。”

7.《脏腑药式补正》：“玉竹，甘寒润泽，谓能滋养脾胃，正以甘能滋阴，润能养液耳。本非气药，而洁古偏列于气分队中者，唐兰陵居士萧炳《四声本草》有补中益气一言误之也。”“玉竹柔润，以治风燥可说也。乃曰治风湿，恐粗知药性者必不敢谓然，岂传写之失其真耶。”

8.《本草正义》：“玉竹，味甘多脂，为清热滋润之品。本草虽不言其寒，然所治皆燥热之病，其寒何如？古人以治风热，盖柔润能息风耳。阴寒之质，非能治外来之风邪，凡热邪燔灼、火盛生风之病最宜。今惟以治肺胃燥热、津液枯涸、口渴嗌干等证，而胃火炽盛、燥渴消谷、多食易饥者，尤有捷效。《千金》及朱肱以为治风温主药，正以风温之病，内热蒸腾，由热生风，本非外感，而热势最盛，津液易伤，故以玉竹为之主药。甄权谓头不安者，加用此物，亦指肝火猖狂，风阳上扰之头痛。甘寒柔润，正为息风清火之妙用，岂谓其能通治一切头痛耶。”“《本经》‘诸不足’三字，是总结上文暴热诸句，隐庵之言甚是。乃昔人误以为泛指诸虚不足而言。故甄权则曰内补不足；萧炳则曰补中益气；日华则曰补五劳七伤虚损；濒湖则曰主脾胃虚乏，男子小便频数失精，一切虚损，且谓治虚劳寒热，及一切不足之症，用代参、芪，不寒不燥，大有奇功，几以此为劳瘵起死回生之神剂。不知阴柔之性，纯阴用事，已足以戕伐生生之机，况虚劳之病，阴阳并亏，纵使虚火鸱张，亦无寒凉直折之法，又岂有阴寒腻滞之质，而能补中益气之理，诸家之说，皆误读《本草经》‘诸不足’三字。”

1181 玉柏 yù bǎi （《别录》）

【异名】 玉遂(《别录》)，千年柏、万年松(《纲目》)，狗尾舒筋草、伸筋草、舒筋草(四川)。

【基原】 为石松科石松属植物玉柏石松的全草。

【原植物】 玉柏石松 *Lycopodium obscurum* L. 又名：树状石松(《西藏植物志》)。

多年生草本，根茎细弱，蔓生。地上茎直立，高 10～25 cm。上部分枝繁多，多回羽状分叉，形成扇形向两侧开展，绿色，基部木质化。叶革质，螺旋状排列，较稠密，线状披针形，长 3～5 mm，基部贴生于枝上，先端渐尖，全缘。孢子囊穗圆柱形，长 3～5 cm，单生于小枝顶端；孢子叶宽卵形，长约 4 mm，先端长渐尖，边缘近全缘或有不规则的钝齿，膜质。孢子囊生于孢子叶腋，圆肾形，长、阔各为 1 mm，黄绿色。

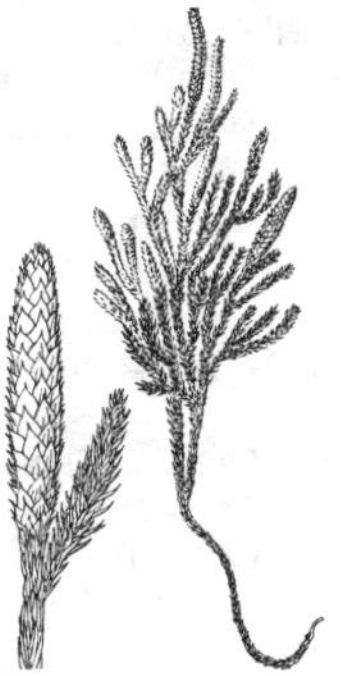
玉柏石松

生于海拔 1 000～3 000 m 的山坡草地、灌木林或竹丛边。分布于西南及辽宁、吉林、湖北等地。

本植物的果实(石松子)亦供药用，另设专条。

【采收加工】 夏、秋季采收，晒干。

【成分】 玉柏石松含生物碱：α-玉柏碱(α-obscurine)，β-玉柏碱，玉柏宁碱(obscurinine)，石松碱(lycopodine)，石松定碱(lycodine)，棒石松宁碱(clavolonine)，二氢石松碱(dihydrolycopodine)，*O*-乙酰基二氢石松碱(*O*-acetyldihy-drolycopodine)，扇石松碱(flabelliformine)即棒石松碱(clavatine)，β-洛叶碱(β-lofoline)，石松叶碱(lycofoline)，去-*N*-甲基-α-玉柏碱(des-*N*-methyl-α-obscurine)，去-*N*-甲基-β-玉柏碱(des-*N*-methyl-β-obscurine)，尖叶石松醇碱(acrifolinol)，羟丙基石松定碱(hydroxypropyllycodine)，石松诺亭醇碱(lyconnotinol)，玉柏石松醇碱(lobscurinol)，表玉柏石松醇碱(epilobscurinol)及乙酰玉柏石松醇碱(acetyllobscurinol)等。

萜类化合物：α-芒柄花醇(α-onocerin)，21-表千层塔烯二醇(21-episerratenediol)，千层塔烯二醇(serratenediol)，26-去甲-8-氧代-α-芒柄花醇(26-nor-8-oxo-α-onocerin)，26，27-双去甲-8，14-二氧代-α-芒柄花醇(26，27-bisnor-8，14-dioxo-α-onocerin)等。

甾体类化合物：3β，7α-二羟-豆甾-5-烯(ikshusterol)，3β，7β-二羟-豆甾-5-烯(epiikshusterol)，3β，6β-二羟-豆甾-4-烯(3β，6β-dihydroxystigmast-4-ene)，3β，5α，6β-三羟豆甾烷(3β，5α，6β-trihydroxystigmastane)，β-谷甾醇(β-sitosterol)，豆甾醇(stigmasterol)，菜油甾醇(campesterol)及它们的葡萄糖苷。

蒽醌类化合物：大黄素甲醚(physcion)，大黄素(emodin)，大黄素甲醚-8-β-*D*-葡萄糖苷(physcion-8-β-*D*-glucoside)及大黄素-8-β-*D*-葡萄糖苷(emodin-8-β-*D*-glucoside)。

香豆酸衍生物：16-氧代-石松五醇-30-对香豆酸酯(16-oxo-lyclanitin-30-yl-*p*-coumarate)，16-氧代-二表石松稳四醇-30-对香豆酸酯(16-oxo-diepilycocryptol-30-yl-*p*-coumarate)，二表石松稳四醇-30-对香豆酸酯(diepilycocryptol-30-yl-*p*-coumarate)。

【药性】 酸、微辛，温。

1.《别录》：“酸，温，无毒。”

2.《甘肃中草药手册》：“辛，微温。”

3.《四川中药志》1982 年版：“苦、辛，温。”

【功用主治】 蠲痹，活血，通络。主治风湿痹痛，肢体麻木，皮肤瘙痒，跌打损伤，小儿麻痹后遗症。

1.《别录》：“轻身，益气，止渴。”

2.《本草拾遗》：“取根茎浸酒，去风血，除风瘙，宜老。”

3.《甘肃中草药手册》：“祛风通络。主治风湿疼痛，肢体麻木，跌打扭伤及鸡爪风等症。”

【用法用量】 内服：煎汤，6～15 g；或浸酒。

【选方】 治关节痛 玉柏 30 g，丝瓜络 15 g。酒水各半煎服。(《中国药用孢子植物》)

1182 玉簪 yù zān （《纲目》）

【基原】 为百合科玉簪属植物玉簪的叶或全草。

【原植物】 参见“玉簪花”条。

【采收加工】 8～9 月采收，洗净，鲜用或晾干。

【药理】 抗病毒作用 玉簪水提物体外有抗Ⅱ型疱疹病毒

的作用。

【药性】《纲目》："甘、辛，寒，有毒。"

【功用主治】 清热解毒，散结消肿。主治乳痈，痈肿疮疡，瘰疬，毒蛇咬伤。

1.《纲目》："蛇虺螫伤，捣汁和酒服，以渣敷之。"

2.《药性纂要》："用醋蒸，频贴，可消瘰疬。"

3.《纲目拾遗》："叶，干之，熏壁虱绝迹。"

4.《中国药用植物图鉴》："全草外敷，治乳痈疔疮，顽固性溃疡。"

【用法用量】 内服：煎汤，鲜品 15～30 g；或捣汁和酒。外用：捣敷；或捣汁涂。

【选方】 1. 治乳腺炎　玉簪全草 30 g，菠菜 60 g。煎服。(江西《草药手册》)

2. 治耳内流脓　玉簪鲜草洗净，捣汁滴耳。(《上海常用中草药》)

3. 治顽固性溃疡　鲜玉簪叶，洗净后用米汤或开水泡软，贴患处，日换 2～3 次。(《福建民间草药》)

4. 治诸骨鲠喉　玉簪叶加些食盐捣烂捻成丸，含口中。(《福建药物志》)

1183 玉龙鞭 yù lóng biān (《广西民间常用草药手册》)

【异名】 玉郎鞭(《广西民间常用草药手册》)，大兰草(广州部队《常用中草药手册》)，万能草(《全国中草药汇编》)。

【基原】 为马鞭草科假马鞭属植物假马鞭的全草及根。

【原植物】 假马鞭 *Stachytarpheta jamaicensis* (L.) Vahl 又名：假败酱(《海南植物志》，大种马鞭草、假马鞭草(广州部队《常用中草药手册》)。

多年生粗壮草本或亚灌木，植株高 0.6～2 m。茎、枝近四棱形。单叶对生；叶柄翅状，长 1～3 cm；叶片厚纸质，椭圆形至卵状椭圆形，长 4～6 cm，宽 2～3 cm，基部楔形，边缘具粗锯齿，先端短锐尖，两面均散生短毛。穗状花序顶生，长 11～29 cm，花单生于苞腋内，一半嵌生于花序轴的凹穴中，呈螺旋状着生；苞片边缘膜质，具纤毛，先端呈芒尖；花萼膜质，管状，长约 6 mm；花冠深蓝紫色，管微弯，长 0.7～1.2 cm，内面上部有毛，先端 5 裂，裂片外展；雄蕊 2，花丝短。果内藏于膜质的花萼内，成熟时裂成 2 分果。花期 6～8 月，果期 10～12 月。

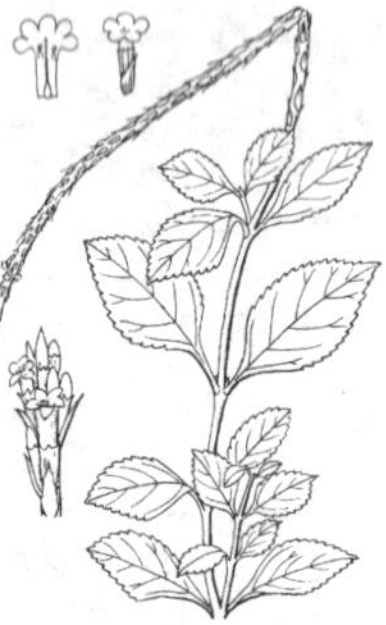

假马鞭

生于海拔 300～580 m 的山谷阴湿处草丛中。分布于福建、广东、广西、云南。

【采收加工】 四季均可采，鲜用，或全草切段，根切片晒干。

【药材】 玉龙鞭 *Herba Stachytarphetae Jamaicensis* 　产于广东、广西、福建、云南等地。

性状　全草长 50～100(～200) cm。根粗，灰白色。茎圆柱形，稍扁，基部木质化，表面淡棕色至棕褐色，有细密纵沟纹。叶对生，皱缩，易破碎，完整者展平后呈椭圆形或卵状椭圆形，先端短尖或稍钝，基部楔形，边缘齿状，暗绿色或暗褐色。茎端每有穗状花序，似鞭状，小花脱落后留有坑形凹穴。气微，味甘、苦。

【成分】 全草含烷烃：正二十九烷(*n*-nonacosane)，正三十烷(*n*-triacontane)，正三十一烷(*n*-hentriacontane)，正三十二烷(*n*-dotriacontane)，正三十三烷(*n*-tritriacontane)，正三十四烷(*n*-tetratriacontane)，正三十五烷(*n*-pentatriacontane)等。还含 α-菠菜甾醇(α-spinasterol)，饱和脂肪羧酸和不饱和羟基羧酸。

叶含绿原酸(chlorogenic acid)，儿茶鞣质(catechuic tannin)及 6-羟基木犀草醇-7-葡萄糖醛酸苷(6-hydroxyluteolol-7-glucuronide)和木犀草醇-7-葡萄糖醛酸苷(luteolol-7-glucuronide)等黄酮类化合物。

根含黄酮类：木犀草素(luteolin)，粗毛豚草素(hispidulin)，珍珠梅属苷(scutellarein)；三萜类：熊果酸(ursolic acid)和环烯醚萜化合物 6-羟基野芝麻酰胺(6-hydroxyipolamide)。

【药理】 1. 对中枢系统的作用　玉龙鞭叶提取物给大鼠腹腔注射，减少自发活动和警戒反应，有镇静、致运动失调、痛觉缺失、麻醉、眼睑下垂、竖毛反应、头部震颤等作用，还降低体温，使呼吸加深而频率降低。

2. 抗微生物作用　玉龙鞭提取物体外对埃及库蚊有毒性。提取物对粪类圆线虫幼虫也有失活作用。

【药性】 甘、微苦，寒。

1.《广西民间常用草药手册》："甘，寒，无毒。"

2. 广州部队《常用中草药手册》："微苦，寒。"

【功用主治】 清热利湿，解毒消肿。主治热淋，石淋，白浊，白带，风湿骨痛，急性结膜炎，咽喉炎，牙龈炎，胆囊炎，痈疖，痔疮，跌打肿痛。

1.《广西民间常用草药手册》："治眼热痛，跌打肿痛，大疮肿痛。"

2. 广州部队《常用中草药手册》："清热解毒，利水通淋。治尿路结石，尿路感染，风湿筋骨痛，喉炎，急性结膜炎，痈疖肿痛。"

3.《福建药物志》："清热除湿，消肿解毒。主治胆囊炎，高血压病，糖尿病，咽喉炎，风火牙痛，甲沟炎，结膜炎，跌打肿痛，疔，疖，痔疮发炎，乳腺炎，无名肿毒，银环蛇咬伤。"

【用法用量】 内服：煎汤，15～30 g，鲜品加倍。外用：捣敷。

【选方】 1. 治眼热红肿　玉龙鞭叶、假芥蓝各 30 g，玉带藤 15 g，正冰片少许。共捣烂，敷患处。(《广西民间常用草药手册》)

2. 治喉炎　玉龙鞭鲜品捣烂加糖含服。(广州部队《常用中草药手册》)

3. 治大疮肿痛　玉龙鞭 90 g，土牛膝、雾水葛各 60 g。共捣烂，敷患处。已溃破流脓者，加红糖少许调敷。

4. 治跌打肿痛　玉龙鞭、白花草、石仙桃各适量。共捣烂敷患处。(3、4 方出自《广西民间常用草药手册》)

1184 玉米花 yù mǐ huā (《福建药物志》)

【异名】 玉蜀黍花(《福建药物志》)。

【基原】 为禾本科玉蜀黍属植物玉蜀黍的雄花穗。

【原植物】 参见"玉蜀黍"条。

【采收加工】 夏、秋季采收，晒干。

【药理】 1. 抑制高脂血症和动脉粥样硬化　玉米花粉皮下注射或灌胃降低 Triton WR-1339(一种升脂药品)或高胆固醇引起的小鼠血清总胆固醇(TC)、三酰甘油(TG)的升高。花粉喂饲抑制高胆固醇引起的家鸡的高脂血症和动脉粥样硬化。花粉黄酮类物质灌胃降低高脂血症模型大鼠 TC、TG。花粉喂饲使高脂血症家兔的凝血和纤溶功能恢复正常，抑制脂质过氧化物和丙二醛(MDA)的产生，调节 6-酮-前列腺素 $F_{1\alpha}$ 和血栓烷 B_2 的平衡，抑制血小板聚集和活化，减轻和缩小主动脉粥样斑块。

2. 抗氧化、延缓衰老　玉米花粉黄酮类物质能清除羟自由基和氧自由基。花粉喂饲，降低正常大鼠血清、肝脏中 MDA 及心肌脂褐质，提高红细胞、肝脏中超氧化物歧化酶(SOD)、硒谷胱甘肽过氧化酶及还原型谷胱甘肽含量，还提高红细胞膜 Na^+，K^+-ATP 酶、Ca^{2+}，Mg^{2+}-ATP 酶活性，增加膜巯基和唾液酸含量，降低膜 MDA 含量。花粉有延长家蝇寿命的趋势，提高脑内 SOD 活性及蛋白质含量。喂饲玉米花粉，在 Y 型迷路电击和迷宫穿行实验中能增强小鼠记忆力。老人和青年口服玉米花粉，均提高记忆力。老人口服玉米花粉改善脑部血液循环。

3. 抗心肌缺血、改善微循环　花粉上清液腹腔注射，对抗垂体后叶素引起的大鼠心肌缺血。上清液增加豚鼠心耳收缩幅度，加快心率。花粉上清液腹腔注射减轻高分子右旋糖酐引起的地鼠血流阻滞和微血栓的形成，改善红细胞聚集性，抑制高分子右旋糖酐升高大鼠全血比黏度的作用。

4. 对免疫功能的影响　花粉多糖能提高体外培养的大鼠肺泡和人胸腔脏胞内乳酸脱氢酶和酸性磷酸酶的活性，诱导巨噬细胞表达肿瘤坏死子因子 α 和白介素-6，激活巨噬细胞。

5. 其他作用　花粉上清液腹腔注射或花粉匀浆灌胃增加阈下剂量戊巴比妥钠引起翻正反射消失的小鼠数。匀浆灌胃延长小鼠的游泳时间。花粉口服缩短清醒豚鼠回肠、结肠肌电不活动相，延长不规则峰电活动相。上清液增加豚鼠离体回肠、结肠的张力及活动。静脉注射花粉多糖，抑制小鼠皮下 S_{180} 移植型肿瘤。

【功用主治】 清热利湿。治胆囊炎，肝炎。

【用法用量】 内服：煎汤，9～15 g。

1185 玉米油 yù mǐ yóu

【基原】 为禾本科玉蜀黍属植物玉蜀黍的种子经榨取而得的脂肪油。

【原植物】 参见“玉蜀黍”条。

【采收加工】 种子成熟时采集，晒干，榨取油。

【成分】 玉米油含多种脂肪酸的甘油酯，其脂肪酸组成因品种不同而差异较大，通常的组成为：棕榈酸 8%～12%，硬脂酸 2%～5%，油酸 19%～49%，亚油酸 36%～64%。油中非皂化部分含β-谷甾醇，豆甾醇，菜油甾醇(campesterol)，去氢菜油甾醇(dehydrocampesterol)。还含阿魏酸二氢-β-谷甾醇酯(dihydro-β-sitosteryl ferulate)。

【药理】 1. 对血脂、血小板、生物膜及脂质过氧化的影响　大鼠饲以富含多不饱和脂肪酸的玉米油，与喂饲猪油组比较，血清总胆固醇(TC)、三酰甘油、低密度脂蛋白胆固醇(LDL-C)、TC/HDL-C 均较低，血浆 6-酮-前列腺素 $F_{1\alpha}$/血栓烷 B_2 比值较高，血小板聚集率较低，膜磷脂中多不饱和脂肪酸含量较多，膜流动性较大，心、肝、脑组织中丙二醛含量较高，肝超氧化物歧化酶活性较低，易于脂质过氧化。

2. 对免疫功能的影响　小鼠饲以玉米油，脾脏自然杀伤细胞(NK)的活性高于喂饲鱼油组，低于喂饲茶油组。玉米油组的小鼠迟发型超敏反应强于鱼油组。玉米油组的小鼠腹腔巨噬细胞活性最强。

3. 其他作用　饲以玉米油组大鼠肝脏重量比基础饲料组增加。

【功用主治】 降压，降血脂。主治高血压病，高血脂，动脉硬化，冠心病。

【用法用量】 内服：9～15 g。

1186 玉米轴 yù mǐ zhóu (《民间常用草药汇编》)

【异名】 罐泰子(《民间常用草药汇编》)，包谷心(《重庆草药》)，玉米芯(《甘肃中草药手册》)。

【基原】 为禾本科玉蜀黍属植物玉蜀黍的穗轴。

【原植物】 参见“玉蜀黍”条。

【采收加工】 8～9 月果实成熟时采收，脱去种子后收集，晒干。

【成分】 含有能抗小鼠艾氏腹水瘤和小鼠肉瘤 S_{180} 的多糖，水解可得木糖、阿拉伯糖和半乳糖。

【药性】 甘，平。

【功用主治】 健脾利湿。主治泻痢，小便不利，水肿，脚气，小儿夏季热，消化不良，口舌糜烂。

1.《岭南采药录》：“利小便。”

2.《民间常用草药汇编》：“散乳核，治水痢。”

3.《福建药物志》：“清热利尿。”

【用法用量】 内服：煎汤，9～12 g；或煅存性，研末冲。外用：烧灰调敷。

【选方】 1. 治小儿消化不良　玉米芯，烧炭，研细面，每次服 1.5 g。(《甘肃中草药手册》)

2. 治肠炎痢疾　玉米芯煅存性 90 g，黄柏粉 60 g。共研细末，温开水冲服，每服 3 g，每日 3 次。(《食物中药与便方》)

3. 治水肿，脚气　包谷心 60 g，枫香果 30 g。煎水服。(《贵州草药》)

4. 治尿急，尿频，尿道灼痛　玉米芯、玉米根各 60 g。水煎去渣加适量白糖，每日 2 次分服。(《食物中药与便方》)

5. 治婴儿血风疮　红包谷心烧灰调麻油敷。(《重庆草药》)

1187 玉米须 yù mǐ xū (《四川中药志》)

【异名】 玉麦须(《滇南本草》)，玉蜀黍蕊(《现代实用中药》)，棒子毛(《河北药材》)。

【基原】 为禾本科玉蜀黍属植物玉蜀黍的花柱和柱头。

【原植物】 参见“玉蜀黍”条。

【采收加工】 于玉米成熟时采收，摘取花柱，晒干。

【药材】 玉米须 *Maydis Stigma*　主产北方各地。

性状　本品常集结成疏松团簇，花柱线状或须状，淡绿色、黄绿色至棕红色，有光泽，略透明，柱头 2 裂，叉开，长至 3 mm，质柔软。气微，味淡。

鉴别　(1) 粉末特征：乳白色。薄壁细胞长方形，壁略厚。导管主为螺纹和环纹，导管常伴有微黄色的薄壁纤维。

(2) 取本品 2 g，加乙醇 50 ml，水浴上加热提取 30 分钟，滤过。取滤液 1 ml，蒸干，残渣溶于 1 ml 醋酐中，加入硫酸 1 滴，醋酐层呈绿色(检查皂苷、甾体或三萜)。将滤液滴于硅胶 G-CMC 薄层板上，滴加 4%磷钼酸乙醇液，加热至 110 ℃，显蓝色(检查油脂、甾醇或三萜)。将滤液滴于硅胶 G-CMC 薄层板上，滴加 1%香草醛硫酸液，显红色(检查挥发油、甾体)。

【成分】 含脂肪油，挥发油，树胶样物质，树脂，苦味糖苷，皂苷，生物碱。还含隐黄质(cryptoxanthin)，维生素 C，泛酸，肌醇，谷甾醇，脂肪酸类，苹果酸(malic acid)，枸橼酸(citric acid)，酒石酸(tartaric acid)，草酸(oxalic acid)等；又含大量硝酸钾(KNO_3)，α-生育醌(α-tocopheryl quinone)。挥发油的主要化学成分有：二十一烷(heneicosane)，二十九烷(nonacosane)，三十六烷(hexatriacontane)，亚油酸乙酯(ethyllinoleate)，豆甾-5-烯-3-醇(stigmast-5-en-3-ol)，β-豆甾醇，豆甾-7-烯-6-醇(stigmast-7-en-6-ol)。另含多种氨基酸类成分，如天冬氨酸、苏氨酸、丝氨酸、谷氨酸、脯氨酸。

【药理】 1. 对泌尿系统的作用　玉米须水煎剂灌胃，增加清醒家兔的尿量，作用比呋塞米弱但持久。给予玉米须提取液，能抑制实验性高草酸尿症小鼠肾脏草酸钙结晶的形成。

2. 降压作用　煎剂给麻醉犬静注或灌胃能降低血压，并对抗肾上腺素的升压效应。玉米须沸水透析液给麻醉犬静注，也产生剂量依赖性降压作用，同时伴有心率降低。

3. 降血糖作用　水煎剂灌胃，对四氧嘧啶所致的小鼠糖尿病有治疗作用，对葡萄糖、肾上腺素引起的小鼠高血糖也有降血糖作用。玉米须水提取物腹膜内给药，降低正常小鼠和链脲佐菌素诱导的糖尿病小鼠血糖，对正常小鼠血浆胰岛素水平无影响。

4. 其他作用　玉米须水煎剂灌胃，降低高胆固醇血症小鼠的血清胆固醇含量。玉米须水煎剂可加速血液凝固，降低动物血红蛋白、中性粒细胞、胆固醇、丙氨酸氨基转移酶、酸性磷酸酶和钙含量等，增加血红蛋白、碱性磷酸酶和肌酐等含量。玉米须乙醇提取物降低人白血病细胞 K_{562} 及胃癌细胞 SGC 的体外存活率。玉米须乙醇提取物体外抑制金黄色葡萄球菌、大肠杆菌、枯草芽胞杆菌、普通变形菌等。玉米须提取物中分离出的糖蛋白抑制小鼠被动皮肤过敏性反应。

【药性】 甘、淡，平。归肾、胃、肝、胆经。

1.《滇南本草》："味甜，性微温。入阳明胃经。"

2.《现代实用中药》："甘，平。"

3. 南药《中草药学》："入肝、肾经。"

4.《四川中药志》1982 年版："甘、淡，平。"

【功用主治】 利尿消肿，清肝利胆。主治水肿，淋证，白浊，消渴，黄疸，胆囊炎，胆石症，高血压病，乳痈，乳汁不通。

1.《滇南本草》："宽肠下气。治妇人乳结红肿，乳汁不通，红肿疼痛，怕冷发热，头痛体困。"

2.《岭南采药录》："和猪肉煎汤治糖尿病。又治小便淋沥砂石，若痛不可忍，煎汤频服。"

3.《现代实用中药》："为利尿药，对肾脏病、浮肿性疾患、糖尿病等有效。又为胆囊炎、胆石、肝炎性黄疸等的有效药。"

4.《民间常用草药汇编》："能降低血压，利尿消肿。治鼻血，红崩。"

5.《全国中草药汇编》："利尿消肿，平肝利胆。治急、慢性肾炎，水肿，急、慢性肝炎，高血压，糖尿病，慢性鼻窦炎，尿路结石，胆结石，并预防习惯性流产。"

6.《福建药物志》："治糖尿病，高血压，肺结核，百日咳，肾炎，泌尿道感染，乳糜尿，白带。"

【用法用量】 内服：煎汤，15～30 g；大剂量 60～90 g；或烧存性研末。外用：烧烟吸入。

【选方】 1. 治血吸虫病肝硬化腹水　玉米须 30～60 g，冬瓜子 15 g，赤豆 30 g。水煎服，每日 1 剂，15 剂为 1 个疗程。（《食物中药与便方》）

2. 治尿路感染　玉米须 15 g，金钱草 45 g，萆薢 30 g。水煎服。（《湖北中草药志》）

3. 治肾脏炎、初期肾结石　玉蜀黍须，分量不拘。煎浓汤，频服。（《贵阳市秘方验方》）

4. 治尿血　玉米须 30 g，荠菜花 15 g，白茅根 18 g。水煎去渣，每日 2 次分服。

5. 治高血压病，伴鼻衄、吐血　玉米须、香蕉皮各 30 g，黄栀子 9 g。水煎，冷却后服。（4、5 方出自《食物中药与便方》）

6. 治急、慢性肝炎　玉米须、太子参各 30 g。水煎服，每日 1 剂，早、晚分服。有黄疸者加茵陈同煮服；慢性者加锦鸡儿根（或虎杖根）30 g 同煎服。

7. 治胆石症（肝胆管及总胆管泥沙状结石，或胆道较小的结石在静止期者）　玉米须、芦根各 30 g，茵陈 15 g。水煎服，每日 1 剂。（6、7 方出自《全国中草药汇编》）

8. 治糖尿病　玉米须 60 g，薏苡、绿豆各 30 g。水煎服。（《福建药物志》）

9. 治慢性鼻窦炎　玉米须晒干、切丝，与当归尾干粉混合，入烟斗燃点吸烟，每日 5～7 次，每次 1～2 烟斗。

10. 预防习惯性流产　在怀孕以后，每日取 1 个玉米的玉米须煎汤代饮，至上次流产的怀孕月份，加倍用量，服至足月时为止。（9、10 方出自《全国中草药汇编》）

1188 玉芙蓉 yù fú róng（《植物名实图考》）

【基原】 为仙人掌科仙人掌属植物仙人掌及绿仙人掌的肉质茎中流出的浆液凝结物。

【原植物】 参见"仙人掌"条。

【采收加工】 4～8 月，当仙人掌汁液充盈时，选择生长茂盛的仙人掌，割破外皮，使其浆液外溢，待凝结后收集。捏成团块，风干或晒干。

【药材】 玉芙蓉 *Opuntiae Concretio*　主产于四川。

性状　凝结物呈圆形或不规则的圆形团块，质坚硬而微润泽，似生松香或桃胶，色泽黄白或乳白，偶带棕黄色，碎断后微透明，常有渣质夹杂，无特殊气味。火烤之则质地变柔，但不易熔化。

【化学成分】 仙人掌块茎含 2-(4-羟基苄基)-苹果酸-4-甲酯(methyl-eucomate)，2-(4-羟基-苄基)苹果酸(eucomic acid)，蒲公英萜醇-3-乙酸酯(3-acetyl-taraxerol)，软木三萜酮(friedelin)，羽扇烯酮(lupenone)，亚油酸甲酯(methyl linoleate)和油酸甲酯(methyl oleate)。

肉质茎含黄酮类 3-*O*-甲基槲皮素(3-*O*-methyl quercetin)，山柰酚(kaemferol)，山柰甲黄素(kaempferide)，槲皮素(quercetin)，异鼠李黄素(isorhmnetin)。

【药性】 甘，寒。

1.《植物名实图考》："味微甘，无毒。"

2.《四川中药志》1960 年版："性寒，味淡。入心、肝、胆三经。"

【功用主治】 清热凉血，养心安神。主治痔血，便血，疔疮，烫伤，怔忡，小儿急惊风。

1.《植物名实图考》："治肠痔泻血。"

2.《分类草药性》："固心，补气。"

3.《民间常用草药汇编》："补中气，治怔忡。"

4.《四川中药志》1960 年版："解热镇静。治喉痛，疔肿，烫伤，便血，脱肛，耳心溃脓及小儿急惊风。"

【用法用量】 内服：煎汤，3～9 g；或入丸、散。外用：捣敷。

【宜忌】《四川中药志》1960 年版："阳虚、寒证及小儿慢惊均忌用。"

【选方】 1. 治小儿急惊风　玉芙蓉捣绒，敷脐部。

2. 治妇女干血痨病　玉芙蓉、一点血、鹿衔草、蓝布政各30 g。蒸鸡子服。（1、2 方出自《四川中药志》1960 年版）

1189 玉铃花 yù líng huā（《新华本草纲要》）

【异名】 老开皮（《新华本草纲要》），山榛子（山东）。

【基原】 为安息香科野茉莉属植物玉铃花的果实。

【原植物】 玉铃花 *Styrax obassia* Sieb. et Zucc.　又名：白云木（《中国树木分类学》）。

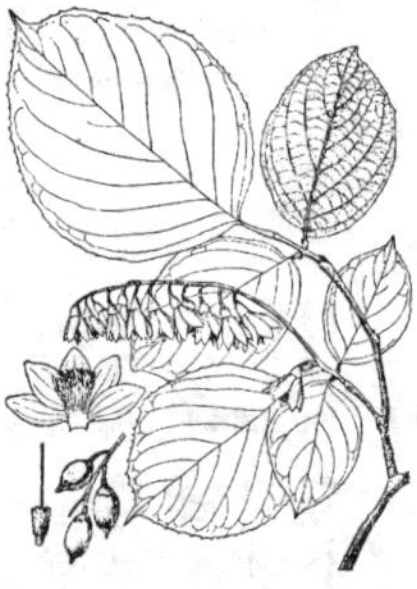

玉铃花

灌木或小乔木，高 4～10 m。树皮灰褐色。叶上部互生，下部近对生；叶柄短，基部膨大成鞘状并包着冬芽；叶片椭圆形至宽倒卵形，长 10～14 cm，宽 8～10 cm，先端骤尖，基部近圆形，上面近无毛，下面有灰白色星状毛，边缘上部有锯齿。花单生上部叶腋或成顶生总状花序，有花 10 余朵，花序长约 10 cm，花梗密被灰黄色星状短绒毛；小苞片线形，早落；花萼微 5 齿裂，宿存；花白色或略带粉红色，芳香，长约 2 cm，花瓣裂片 5，花蕾时作覆瓦状排列，无毛；雄蕊 10，花丝基部合生；子房上位，3 室，花柱细长，柱头头状。核果卵形至球状卵形，长 14～18 mm，先端有突尖，基部萼宿存。种子表面近光滑。花期 5～6 月，果期 7～8 月。

生于山地灌木林中。分布于辽宁东南部、浙江、安徽、江西、山东、湖北等地。

【采收加工】 7～8月果熟时采收，晒干。

【成分】 种子含有依哥醇乙酸酯(egonol acetate)及苯并呋喃衍生物如5-〔3-(2-甲基丁酰氧基)丙基〕-7-甲氧基-2-(3′,4′-亚甲二氧苯基)苯并呋喃{5-〔3-(2-methylbutanoyloxy) propyl〕-7-methoxy-2-(3′, 4′-methylenedioxyphenyl) benzofuran}，5-〔3-(2-甲基丁酰氧基)丙基〕-2-(3′, 4′-亚甲二氧苯基)苯并呋喃{5-〔3-(2-methylbutanoxyloxy) propyl〕-2-(3′, 4′-methylenedioxyphenyl) benzofuran}，5-〔3-(β-D-吡喃葡萄糖氧基)丙基〕-7-甲氧基-2-(3′, 4′-亚甲二氧苯基)苯并呋喃{5-〔3-(β-D-glucopyranosyloxy) propyl〕-7-methoxy-2-(3′, 4′-methylenedioxyphenyl) benzofuran}及5-(3-羟基丙基)-2-(3′, 4′-亚甲二氧苯基)苯并呋喃〔5-(3-hydroxypropyl)-2-(3′, 4′-methylenedioxyphenyl) benzofuran〕，5-(3-羟基丙基)-2-(3′, 4′-亚甲二氧苯基)苯并呋喃〔5-(3-hydroxypropyl)-2-(3′, 4′-methylenedioxyphenyl) benzofuran〕。未成熟种子含依哥醇樱草糖苷(egonol primeveroside)。

【药性】 辛，微温。

【功用主治】 驱虫，主治蛲虫病。

【用法用量】 内服：煎汤，3～10 g。

1190 玉蜀黍 yù shǔ shǔ (《滇南本草图说》)

【异名】 玉高粱(《纲目》)，番麦、御麦(《留青日札》)，西番麦(《学圃杂疏》)，玉米、玉麦、玉蜀秫(《农政全书》)，戎菽(《广群芳谱》)，红须麦(《蒙化府志》)，薏米苞(《医林纂要》)，珍珠芦粟、苞芦、鹿角黍、御米(《双溪物产疏》)，包谷、陆谷、玉黍(《齐民要术》)，西天麦(《平凉县志》)，玉露秫秫(《植物名实图考》)，纡粟(《随息居饮食谱》)，珍珠米(《尔雅谷名考》)，粟米、苞粟(《岭南采药录》)，苞麦米(《中国药用植物志》)，苞米(《广西中兽医药用植物》)。

【基原】 为禾本科玉蜀黍属植物玉蜀黍的种子。

【原植物】 玉蜀黍 *Zea mays* L.

高大的一年生栽培植物。秆粗壮，直立，高1～4 m，通常不分枝，基部节处常有气生根。叶片宽大，线状披针形，边缘呈波状皱折，具强壮之中脉。在秆顶着生雄性开展的圆锥花序；雄花序的分枝三棱状，每节有2雄小穗，1无柄，1有短柄；每1雄小穗含2小花；颖片膜质，先端尖；外稃及内稃均透明膜质；在叶腋内抽出圆柱状的雌花序，雌花序外包有多数鞘状苞片，雌小穗密集成纵行排列于粗壮的穗轴上，颖片宽阔，先端圆形或微凹，外稃膜质透明。花、果期7～9月。

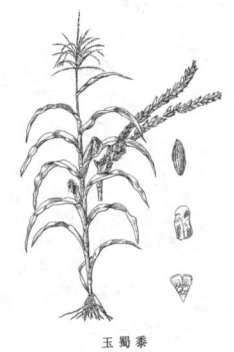

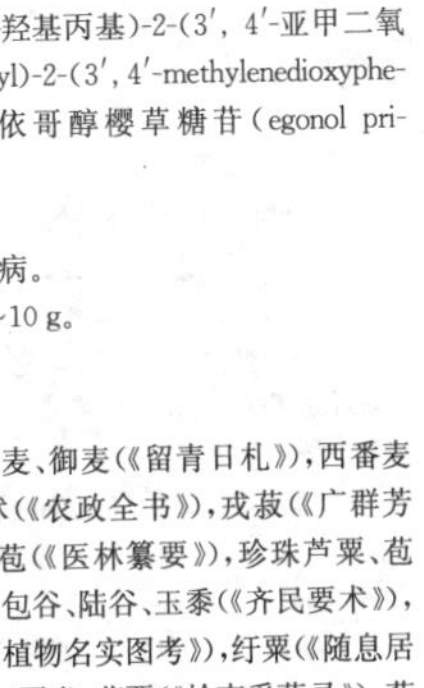

玉 蜀 黍

全国各地广泛栽培。

本植物的根(玉蜀黍根)、叶(玉蜀黍叶)、花柱(玉米须)、穗轴(玉米轴)、种子榨取的脂肪油(玉米油)、鞘状苞片(玉蜀黍苞片)、雄花穗(玉米花)均供药用，另设专条。

【采收加工】 于成熟时采收玉米棒，脱下种子，晒干。

【成分】 种子含淀粉达61.2%，脂肪油4.2%～4.75%，生物碱类；尚有维生素B_1、B_2、B_6，烟酸(nicotinic acid)，泛酸(pantothenic acid)，生物素(biotin)等B族维生素；玉蜀黍黄质(zeaxanthin)等类胡萝卜素；槲皮素(quercetin)，异槲皮苷(isoquercitrin)等黄酮类。还含玉蜀黍嘌呤(zeatin)，吲哚-3-乙酸(indole-3-acetic acid)，3-羟基-24-甲基-9，19-环羊毛甾-23-烯(3-hydroxy-24-methyl-9, 19-cycolanost-23-ene)，2，7-二羟基-2H-1-氧杂-4-氮杂萘-3-酮-2-β-D-葡萄糖苷(2，7-dihydroxy-2H-1-oxa-4-azanaphthalen-3-one-2-β-D-glucoside)等。

【药理】 1. 抗氧化、延缓衰老作用 玉米胚加入饲料长期喂养高脂饲料致衰老模型的大、小鼠，可降低大、小鼠体重和心肌病变率，提高平均存活率。玉米胚还提高衰老模型小鼠红细胞超氧化物歧化酶和血清谷胱甘肽过氧化物酶活性，降低血清过氧化脂质。雄性模型小鼠高密度脂蛋白胆固醇和皮肤羟脯氨酸含量升高，尿酸含量降低。

2. 降血糖、降血脂作用 玉米胚芽精制粉状物(YF)饲喂，可在短期内抑制实验性高血脂大、小鼠血清总胆固醇的升高，升高小鼠高密度脂蛋白胆固醇含量。高血脂患者食用YF也有降脂作用，并使血浆卵磷脂酰基转移酶相对活性升高。糖尿病患者进食玉米粉，血糖值、血糖曲线增值面积和胰升血糖素值均比进食面粉降低。

3. 其他作用 玉米肽灌胃，抑制四氯化碳和硫代乙酰胺引起的实验性肝损伤小鼠血清中丙氨酸氨基转移酶的升高，降低丙二醛含量，并增加肝糖原。玉米肽还降低乙硫氨酸引起的脂肪肝小鼠肝组织中三酰甘油含量，抑制丙氨酸氨基转移酶活性。玉米肽给小鼠灌胃，延长负重游泳时间，降低运动后血中乳酸和尿素含量，增加肝糖原含量。玉米低聚糖体外增加蛋白胨葡萄糖酵母液中的双歧杆菌数。玉米低聚糖喂养小鼠，也增加小鼠粪便中双歧杆菌数。

【药性】 甘，平。归胃、大肠经。

1.《滇南本草图说》："甘，平，无毒。"

2.《医林纂要》："甘、淡，微寒。"

3.《本草撮要》："入手、足阳明经。"

【功用主治】 开胃，利尿。主治食欲不振，小便不利，水肿，消渴，尿路结石。

1.《滇南本草图说》："调胃和中，祛湿，散火清热。"

2.《医林纂要》："益肺宁心。"

3.《食物考》："开胃调中，滑肠消暑。"

4.《本草推陈》："为健胃剂。煎服亦有利尿之功。"

5.《广西民族药简编》："捣碎冲开水服，治木薯中毒或食物中毒昏迷。"

【用法用量】 内服：煎汤，30～60 g；煮食或磨成细粉作饼。

【宜忌】《药性切用》："久食则助湿损胃。鲜者助湿生虫，尤不宜多食。"

【选方】 1. 治小便不利，水肿 玉米粉90 g，山药60 g。加水煮粥。(《食疗粥谱》)

2. 治糖尿病 玉蜀黍500 g。分4次煎服。(江西《锦方实验录》)

1191 玉蝉花 yù chán huā (《四川中药志》)

【异名】 土知母(《四川中药志》)。

【基原】 为鸢尾科鸢尾属植物玉蝉花的根茎。

【原植物】 玉蝉花 *Iris ensata* Thunb. [*I. ensata* Thunb. var. *spontaenea* (Makino) Nakai; *I. kaempferi* Sieb. et Lem.] 又名：紫花鸢尾(《东北植物检索表》)，花菖蒲(《中国高等植物图鉴》)，东北鸢尾(《庐山植物园栽培植物手册》)。

多年生草本，高40～50 cm。基部有黄褐色叶鞘残留的纤维。根茎粗壮斜伸；须根绳索状，灰白色，有皱缩的横纹。叶片条形，长20～80 cm，宽5～12 mm，先端急尖，全缘，基部鞘状。花葶高40～100 cm，有1～3枚茎生叶；苞片3枚，内含2朵花；花梗长1.5～3.5 cm；花被裂片6，深紫色，直径9～10 cm，花被管长1.5～2.5 cm；外轮裂片3，中脉上有黄白色辐射状斑纹，无附属物，内花被裂片小，直立；雄蕊3，花药蓝紫色，较花丝长；子房下位，圆柱状，长1.6～2.3 cm，花柱分枝扁平，拱形弯曲，长3～4 cm，先端2裂，裂片三角形，有疏牙齿。蒴果长圆柱状，长4.5～5.5 cm。种子扁平，半圆形，边缘呈翅状。花期6～7月，果期8～9月。

生于沼泽地或河岸的水湿地。分布于东北及浙江、山东等地。

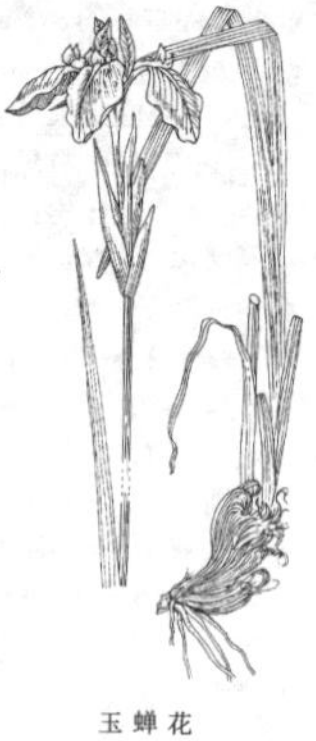
玉蝉花

【采收加工】 秋后采收，切片晒干。

【成分】 根茎含野鸢尾苷元(irigenin)；脂肪酸：月桂酸(lauric acid)，羊蜡酸(capric acid)。

【药性】 《四川中药志》1960年版："性温，味辛、苦，有小毒。入肺、脾二经。"

【功用主治】 《四川中药志》1960年版："清热消食，开胸消胀。治食积饱胀，胃痛及气胀，水肿。"

【用法用量】 内服：煎汤，3～9 g；或泡酒。

【宜忌】 1.《四川中药志》1960年版："无食积者忌用。"

2.《重庆常用草药手册》："孕妇忌用。"

【选方】 1. 治食积胀满 土知母春绒作丸如绿豆大，每次服7丸，温开水送下。(《四川中药志》1960年版)

2. 治食积见脚肿、腹肿者 土知母18 g(去皮)，切碎熬水，加化猪油炖服。服后现泻，每日只能服1次。食积饱胀肿病等消除后，应继续服益气健脾剂。(《重庆常用草药手册》)

1192 玉簪花 yù zān huā (《品汇精要》)

【异名】 内消花(《海上方》)，白鹤花(《品汇精要》)，白鹤仙(《纲目》)，白萼(《群芳谱》)。

【基原】 为百合科玉簪属植物玉簪的花。

【原植物】 玉簪 *Hosta plantaginea* (Lam.) Ascherson [*Hemerocallis plantaginea* Lam.; *Funkia subcordata* Spreng.] 又名：白玉簪、小芭蕉(《分类草药性》)，金销草(《上海常用中草药》)，化骨莲(江西《草药手册》)，棒玉簪(《中国高等植物图鉴》)。

多年生草本。具粗根茎。叶基生；叶柄长20～40 cm；叶片卵形至心状卵形，长15～25 cm，宽9～15.5 cm。花葶于夏、秋两季从叶丛中抽出，具1枚膜质的苞片状叶，长4～6 cm，宽1.5～2 cm；总状花序，花梗长1.2～2 cm，基部具苞片，苞片长2～3 cm，宽1～1.2 cm；花白色，芳香，花被筒下部细小，长5～6 cm，花被裂片6，长椭圆形，长3.5～4 cm，宽约1.2 cm；雄蕊下部与花被筒贴生，与花被等长；子房长约1.2 cm；花柱常伸出花被外。蒴果圆柱形，长6 cm。花期7～8月，果期8～9月。

生于阴湿地区。全国各地均有栽培。

本植物的根(玉簪花根)、叶及全草(玉簪)亦供药用，另设专条。

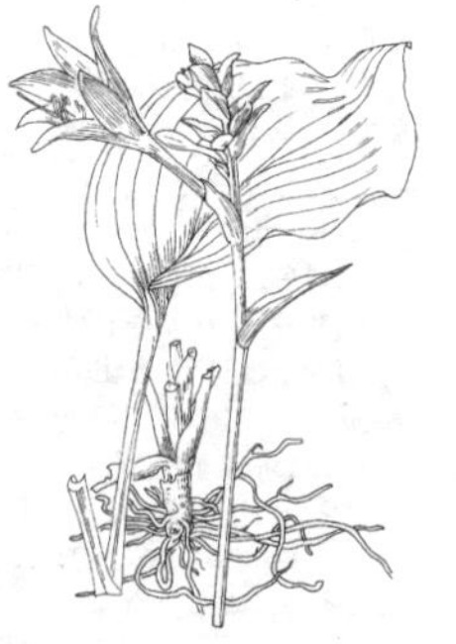
玉 簪

【栽培】 生物学特性 喜阴湿，耐寒，耐旱，怕阳光直晒，如受强光叶片即变黄，严重时整株叶片干枯。对土壤要求不甚严，以肥沃湿润的砂壤土为宜，可连作10年以上不影响生长。

繁殖方法 用种子和分株繁殖。种子繁殖：条播，按行距约10 cm开沟，沟深约1 cm，将种子均匀撒入沟内，覆土后稍加镇压，浇水，保持土壤湿度，气温20～25 ℃时，25日左右可出苗。幼苗长出2～3片叶时，按行株距45 cm×30 cm移栽。分株繁殖：春、秋两季均可进行，以8～9月份根为宜，将2～3年以上生的老株挖出，把根蔸分开，以2～3个芽为一丛，进行移栽。

田间管理 用种子繁殖的幼苗生长较慢，需经常注意松土锄草。玉簪喜肥，应多施一些磷、钾肥或饼肥，以利植株生长。每年3月底在植株周围施腐熟的肥料，然后浇水促进萌发。生长季节，可施2～3次追肥，这样叶色深绿，花大洁白。幼苗期或移栽后如无遮阳之物，需搭棚。

【采收加工】 在7～8月花似开非开时采摘，晒干。

【成分】 花含黄酮类：矢车菊素(cyanidin)，飞燕草素(delphinidin)。

【药理】 抗肿瘤作用 玉簪醇浸膏口服或腹腔注射，对小鼠白血病L_{615}有抑制作用。

【药性】 苦、甘，凉，小毒。

1.《纲目拾遗》："微毒。"

2.《岭南采药录》："味甘，性凉。"

3.《重庆草药》："甘、微苦，性温平。"

【功用主治】 清热解毒，利水，通经。主治咽喉肿痛，疮痈肿痛，小便不利，经闭。

1.《纲目拾遗》："治小便不通。"

2.《分类草药性》："治遗精，失红，吐血，气肿，并白带，咽喉红肿。"

3.《岭南采药录》："润肺，止咳血。又和水捣烂，饮之能解斑蝥毒。"

4.《重庆草药》："调气，活血，补益。治红崩，白带。"

5.《青岛中草药手册》："解毒消肿，拔毒生肌，祛风利尿。主治咽喉肿痛，乳腺炎，疮疖，水肿，小便不利等症。"

6.《全国中草药汇编》："外用治烧伤。"

【用法用量】 内服：煎汤，3～6 g。外用：捣敷。

【选方】 1. 治咽喉肿痛 玉簪花3 g，板蓝根、玄参各15 g。水煎服。(《山东中草药手册》)

2. 治牙痛、咽喉痛 玉簪花适量。水煎含漱。(《青岛中草药手册》)

3. 治雀斑 鲜玉簪花和紫茉莉种仁粉同蒸，去花，取粉涂患处。(《福建药物志》)

4. 治小便不通 玉簪花、蛇蜕各6 g，丁香3 g。共为末，每服3 g，酒调送下。(《纲目拾遗》引《医学指南》玉龙散)

5. 治尿路感染 玉簪花3 g，萹蓄12 g，野菊花30 g，车前草30 g。水煎服。(《青岛中草药手册》)

6. 治一切经闭 玉簪花并叶、急性子、乳香、没药等分。上为末，以烧酒为丸，每服二钱，空心热酒下。(《丹台玉案》通经奇方)

1193 玉簪根 yù zān gēn (《本草正义》)

【异名】 玉簪花根(《品汇精要》)。

【基原】 为百合科玉簪属植物玉簪的根茎。

【原植物】 参见"玉簪花"条。

【采收加工】 8～9月采挖，除去茎叶、须根，洗净，鲜用或切片晾干。

【药理】 抗肿瘤作用 玉簪根水提取物经整体动物试验表明对艾氏腹水癌细胞具有抗肿瘤活性，抗肿瘤的活性成分为高分子化合物。

【药性】 苦、辛，寒，有毒。

1.《品汇精要》："味微苦，性寒，有小毒。"

2.《纲目》："甘、辛，寒，有毒。"

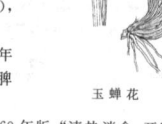

3.《玉楸药解》:"入足少阴肾经。"

4.《本草再新》:"入心、肝二经。"

5.《本草求原》:"苦,温平。"

【功用主治】 清热解毒,下骨鲠。主治痈肿疮疡,乳痈,瘰疬,咽喉肿痛,骨鲠。

1.《品汇精要》:"根捣汁,疗诸骨鲠。"

2.《纲目》:"捣汁服,解一切毒;涂痈肿。"

3.《药性纂要》:"并断产。"

4.《药性考》:"涂乳痈肿,刮骨取牙。"

5.《本草再新》:"破血消肿,排脓散风。"

6.《分类草药性》:"治崩症,牙痛。"

7.《岭南采药录》:"患喉蛾,取根捣汁含漱。"

8.《四川中药志》1960年版:"治吐血,咽喉红肿,敷痈疽,瘰疬。"

9.《青岛中草药手册》:"主治淋巴结核,中耳炎,疖肿,解斑蝥毒等。"

10.《全国中草药汇编》:"外用治烧烫伤。"

11.《福建药物志》:"主治下肢溃疡,毒蛇咬伤,外伤出血,雀斑,龋齿。"

【用法用量】 内服:煎汤,9～15 g;鲜品倍量,捣汁。外用,捣敷。

【宜忌】 1.《品汇精要》:"凡服勿犯牙齿。"

2.《药性切用》:"最能损齿去牙。"

【选方】 1. 治乳痈初起　玉簪花根擂酒服,以渣敷之。(《海上方》)

2. 下鱼骨鲠　玉簪花根、山里红果根。同捣自然汁,以竹筒灌入喉中,其骨自下,不可着牙齿。(《乾坤生意》)

3. 治诸骨鲠　用(玉簪花)根取汁,用好醋调汁灌吸,不可犯牙,犯之即落。(《寿世保元》)

【各家论述】 1.《本草汇言》:"玉簪花根,能解痈毒,化骨鲠之药也。其性捷利,推荡甚速,非可常服屡服之剂。善用者惟取其随证权用而已。""玉簪花根叶捷利推荡,力能化骨落牙,下胎断产,此猛利之物,除此数事外不可轻用。"

2.《本草正义》:"玉簪根性质,据濒湖《纲目》下骨鲠,涂痈肿,取齿牙,颇与急性子约略相近。颐尝采鲜根捣自然汁,晒干作小丸,治牙痛欲落者,以一丸嵌痛处,听其自化。一丸不落,再嵌二三次,无不自落,而无痛苦,确验。又吾乡有齿痛甚剧者,闻人言玉簪根汁点牙自落,乃捣汁漱口,不一月而全口之齿无一存者,此是实事,可证此物透骨之猛,且其人年仅三十余也。"

1194 玉珊瑚根 yù shān hú gēn (《贵州民间药物》)

【基原】 为茄科茄属植物珊瑚樱的根。

【原植物】 珊瑚樱 *Solanum pseudo-capsicum* L.　又名:玉簇(《花镜》),冬珊瑚、玉珊瑚、红珊瑚(《全国中草药汇编》),吉杏(《广西药用植物名录》)。

直立分枝小灌木,高达2 m。全株光滑无毛。单叶互生;叶片狭长圆形至倒披针形,长1～6 cm,先端钝或短尖,基部渐狭成短柄,全缘或多少波形,两面光滑。花多单生,很少成蝎尾状花序;无总花梗;花梗光滑,花小,白色;萼绿色,5裂;花冠裂片5,卵形;雄蕊5;子房上位,2室,花柱短,柱头截形。浆果球形,

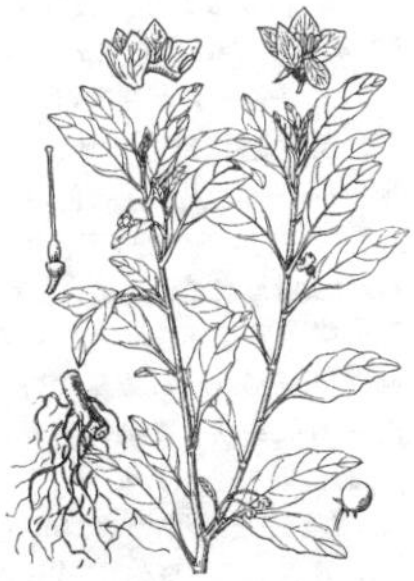

珊瑚樱

橙红色,直径1～1.5 cm,经久不落;种子盘状,扁平。花期5～8月,果期6～12月。

多栽培种植,亦有逸生于路边、沟边和空旷地者。安徽、江西、广东、广西、云南均有栽培或野生。原产南美洲。

【采收加工】 秋季采挖,晒干。

【成分】 根含黄酮苷:槲皮醇-3-二鼠李糖葡萄糖苷(quercitol-3-dirhamnoglucoside),槲皮醇-3-鼠李糖葡萄糖苷(quercitol-3-rhamnoglucoside),槲皮醇-3-单葡萄糖苷(quercitol-3-monoglucoside),山柰酚-3-二鼠李糖葡萄糖苷(kaempferol-3-dirhamnoglucoside),山柰酚-3-鼠李糖葡萄糖苷(kaempferol-3-rhamnoglucoside),山柰酚-3-单葡萄糖苷(kaempferol-3-monoglucoside);毛叶冬珊瑚碱(solanocapsine);生物碱:珊瑚樱根碱(solacasine)。

【药性】 1.《贵州民间药物》:"性温,味咸、微苦。"

2.《全国中草药汇编》:"有毒。"

【功用主治】 主治劳伤腰痛。

【用法用量】 内服:浸酒,1.5～3 g。

【宜忌】《全国中草药汇编》:"本品全株有毒,叶比果毒性更大。中毒症状为头晕,恶心,思睡,剧烈腹痛,瞳孔散大。"

1195 玉蜀黍叶 yù shǔ shǔ yè (《纲目》)

【基原】 为禾本科玉蜀黍属植物玉蜀黍的叶。

【原植物】 参见"玉蜀黍"条。

【采收加工】 夏、秋季采收,晒干。

【化学成分】 叶含多肽MBP-1及抗癌多糖。

【功用主治】 1.《纲目》:"治淋沥沙石,痛不可忍,煎汤频饮。"

2.《河北中草药》:"调中开胃,通淋除湿。治食欲减少,尿路结石,小便淋漓灼痛。"

【用法用量】 内服:煎汤,9～15 g。

1196 玉蜀黍根 yù shǔ shǔ gēn (《纲目》)

【异名】 抓地虎(《贵州民间方药集》),玉米根(《食物中药与便方》)。

【基原】 为禾本科玉蜀黍属植物玉蜀黍的根。

【原植物】 参见"玉蜀黍"条。

【药性】《食物中药与便方》:"甘,平,无毒。"

【功用主治】 清热利尿,祛瘀止血。主治小便不利,臌胀,砂淋,胃痛,吐血。

1.《纲目》:"主治小便淋沥沙石,痛不可忍,煎汤频饮。"

2.《草药新纂》:"利小便。"

3.《贵州民间方药集》:"解热毒,去瘀。"

4.《民间常用草药汇编》:"治吐血。"

【用法用量】 内服:煎汤,30～60 g。

【选方】 1. 治腹水　玉米根60 g,砂仁6 g。开水炖服。

2. 治胃痛吐酸　鲜玉米根60 g,黄酒适量。水炖服。(1、2方出自《福建药物志》)

1197 玉蜀黍苞片 yù shǔ shǔ bāo piàn (《福建药物志》)

【基原】 为禾本科玉蜀黍属植物玉蜀黍的鞘状苞片。

【原植物】 参见"玉蜀黍"条。

【采收加工】 秋季采收种子时收集,晒干。

【药理】 降血脂、抗动脉粥样硬化作用　饲饮玉米苞叶煎剂,降低高脂饲料复制高血脂和动脉粥样硬化(AS)模型家兔和鹌鹑血清总胆固醇(TC)、三酰甘油(TG),升高高密度脂蛋白胆固醇(HDL),改善主动脉内膜AS病变。玉米苞叶煎剂升高模型家兔血清内皮素和6-酮-前列腺素 $F_{1\alpha}$,降低内皮素与前列环素比值,降低模型家兔血管平滑肌细胞的凋亡率,使 *p*53 和 *Fas* 蛋白表达

下调。

【药性】 甘，平。

【功用主治】 清热利尿。治肾及膀胱结石，胃炎，胃痛吐酸，腹水。

【用法用量】 内服：煎汤，9～15 g。

【选方】 治腹水　玉米总苞片 90 g，红枣、红糖各 30 g。水煎服。

1198 巧妇鸟 qiǎo fù niǎo 《本草拾遗》

【异名】 桃虫(《诗经》)，蒙鸠(《荀子》)，鹪(《尔雅》)，女匠、工爵(《方言》)，鹪鹩(《说文》)，家鹩儿(《普济方》)，黄脰雀(《纲目》)。

【基原】 为鹪鹩科鹪鹩属动物鹪鹩的肉。

【原动物】 鹪鹩 *Troglodytes troglodytes* (Linnaeus)

小型鸟类。雌雄相似。全身长 11 cm。上体棕褐色，下背至尾以及两翼均杂以黑褐色横斑；眉纹淡棕白色，头侧浅褐色，而杂以棕白色细纹。下体棕褐色较上体为淡，自胸以下亦杂以黑褐色横斑，有时还缀以白色。眼暗褐色，虹膜暗褐色；嘴、脚及趾等均褐色。

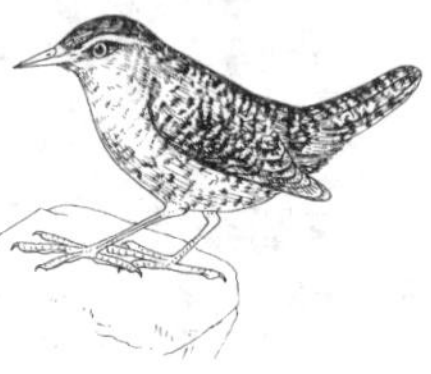

鹪鹩

夏季居高山上的密灌丛或丛林中；冬季则移居平原或丘陵的矮灌丛中。性活泼而羞怯。栖止时常将尾巴高翘。以昆虫为食。分布于全国各地区。

【采收加工】 四季均可捕捉，捕杀后，除去羽毛及内脏，鲜用或烘干。

【药性】 甘，温。

【功用主治】 补肺，健脾，益智。主治咳喘，噎嗝，反胃，泄泻，智力减退。

1. 汪颖《食物本草》："炙食甚美，令人聪明。"

2. 《纲目》："治膈气噎疾。"

3. 《随息居饮食谱》："暖胃。"

4. 《中国药用动物》："止咳平喘，强精益智。主治咳嗽喘息，智力衰弱。"

【用法用量】 内服：炙食，5～10 g；或煮食，适量。

【选方】 1. 治智力衰弱　鹪鹩肉煮极熟，食肉饮汁，量不限。(《中国药用动物》)

2. 气噎疾　以巧妇鸟一枚，烧灰酒服；或一服三钱。(《卫生易简方》)

3. 治翻胃　家鹩儿一个，口中入硫黄令满，以新瓷罐合盛，用黄泥固济，火煅令存性，碾为末，用冷热水调服。(《普济方》)

1199 功劳子 gōng láo zǐ 《饮片新参》

【基原】 为小檗科十大功劳属植物阔叶十大功劳和细叶十大功劳等的果实。

【原植物】 参见"功劳木"条。

【采收加工】 6月采果实，晒干，去净杂质，晒至足干为度。

【药材】 功劳子 *Mahoniae Fructus*　主产于浙江。

性状　浆果椭圆形，直径 5～8 mm。表面暗蓝色至蓝黑色，被蜡状白粉，皱缩，基部有圆形果柄痕。剥去果皮可见褐色种子 2 枚。气无，味苦。

【成分】 华南十大功劳果实含生物碱异粉防己碱(isotetrandrine)和小檗胺(berbamine)。

【药性】 南药《中草药学》："苦，凉。"

【功用主治】 补肺，益肾，清虚热。主治肺痨，骨蒸潮热，咯血，腰膝酸软，头晕耳鸣，崩漏，带下，淋浊。

1. 《饮片新参》："固涩下焦。治久崩带，淋浊，泄泻。"

2. 《现代实用中药》："用于结核性潮热骨蒸，腰酸膝软，头晕，耳鸣等症。多服久服有效。"

3. 南药《中草药学》："补肺气，退潮热，益肝肾。"

【用法用量】 内服：煎汤，6～9 g；或泡茶。

1200 功劳木 gōng láo mù 《饮片新参》

【异名】 土黄柏、黄柏、黄天竹、鼠不爬、山黄柏、大叶黄连(江西《草药手册》)，十大功劳、伞把黄连、大老鼠黄、老鼠黄、老鼠刺、刺黄连、黄杨木、羊角莲、土黄芩、羊角黄连、八角羊、土黄连(《湖南药物志》)。

【基原】 为小檗科十大功劳属植物阔叶十大功劳、细叶十大功劳的茎或茎皮。

【原植物】 1. 阔叶十大功劳 *Mahonia bealei* (Fort.) Carr.

常绿灌木，高 1～4 m。茎表面土黄色或褐色，粗糙，断面黄色。叶互生，厚革质；具柄，基部扩大抱茎；奇数羽状复叶，长 25～40 cm，小叶 7～15 片，侧生小叶无柄，阔卵形，大小不等，长 4～12 cm，宽 2.5～4.5 cm，顶生小叶较大，有柄，先端渐尖，基部阔楔形或近圆形，边缘反卷，每边有 2～8 枚大的刺状锯齿，上面深绿色，有光泽，下面黄绿色。总状花序生于茎顶，直立，长 5～10 cm，6～9 个簇生，小苞片 1；萼片 9，排成 3 轮；花黄褐色，花瓣 6，长圆形，先端 2 浅裂，基部有 2 个蜜腺；雄蕊 6；雌蕊 1。浆果卵圆形，成熟时蓝黑色，被白粉。花期8～10月，果期10～12月。

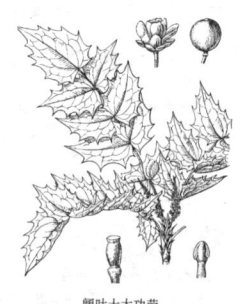

阔叶十大功劳

生于向阳山坡的灌丛中，也有栽培。分布于浙江、安徽、福建、江西、河南、湖北、湖南、四川、陕西等地。

2. 细叶十大功劳 *M. fortunei* (Lindl.) Fedde　又名：西风竹、猫儿头、狭叶十大功劳、小黄檗(江西)，竹叶黄连、木黄连(广东)。

常绿灌木，高 1～2 m。茎直立，树皮灰色，多分枝。叶互生；奇数羽状复叶；叶柄基部膨大；叶革质，小叶 5～13 片，狭披针形至披针形，长 6～12 cm，宽 0.7～1.5 cm，先端长尖而具锐刺，基部楔形，边缘每边有刺状锯齿 6～13 个，上面深绿色，有光泽，叶脉不明显，下面黄绿色；叶脉自基部 3 出。总状花序自枝顶芽鳞腋间抽出，长 3～6 cm，花梗基部具总苞，苞片卵状三角形；萼片 9，花瓣状；花瓣 6，黄色，长圆形，全缘；雄蕊 6，花丝线形，花药瓣裂；子房卵圆形，无花柱，柱头头状。浆果卵圆形，成熟时蓝黑色，外被白粉。花期 7～8月，果期 8～10月。

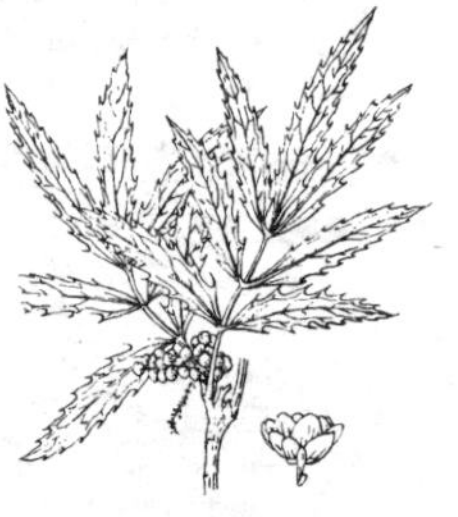

细叶十大功劳

生于山坡灌丛、路边。也有栽培于庭园。分布于江苏、浙江、福建、江西、湖北、湖南、广东等地。

上述两种植物的果实(功劳子)、根(十大功劳根)、阔叶十大功劳的叶(十大功劳叶)亦供药用,另设专条。

【栽培】 生物学特性　喜凉爽,不耐寒,适宜阴湿、疏松肥沃的砂质壤土或冲积土。

繁殖方法　种子繁殖,育苗移栽法,也可扦插繁殖。种子繁殖:播期4月上旬,整地,作1.3 m宽的畦,按行距25 cm开沟,深7 cm,撒入种子,施猪粪水,盖3 cm厚细土。每亩需种子20～50 kg,培育2～3年,当苗高30 cm左右即可移栽。于3～4月在整好的地上作1.3 cm宽的畦,按行株距各30 cm开穴,每穴1株,盖土压紧,再盖土与畦面齐平,浇水。扦插繁殖:2～3月选择硬枝,或6～7月用嫩枝扦插,分株在早春2～3月。

田间管理　苗期每年5、7、9月中耕除草追肥2次,移栽后每年中耕除草2～3次,追肥1次,肥料以猪粪水为宜。

病虫害防治　介壳虫为害。

【采收加工】 四季均可采,鲜用或晒干;亦可先将茎外层粗皮刮掉,然后剥取茎皮,鲜用或晒干。

【药材】 功劳木 *Mahoniae Caulis*　主产于浙江等地。

性状　本品为不规则的块片,大小不等。外表面灰黄色至棕褐色,有明显的纵沟纹及横向细裂纹,有的外皮较光滑,有光泽,或有叶柄残基。切面皮部薄,棕褐色,木部黄色,可见数个同心性环纹及排列紧密的放射状纹理,髓部色较深,质硬。无臭,味苦。

鉴别　(1)茎横切面:阔叶十大功劳　表皮细胞1列,外被角质层。皮层分布众多纤维束。中柱鞘部位纤维束呈环状排列,木化。维管束外韧型,韧皮部约占1/3;形成层成环;射线细胞1～3列。髓部大,约占直径的1/2;细胞壁木化。薄壁细胞含众多淀粉粒,有的含草酸钙方晶。

细叶十大功劳　皮层纤维束较少;中柱鞘部位纤维束排列成断续环状;草酸钙方晶偶见。

(2)取本品粗粉1 g,加1%盐酸溶液10 ml,加热回流30分钟,滤过。取滤液1 ml,加碘化铋钾试液1～2滴,生成红棕色沉淀;另取滤液5 ml,加10%氢氧化钠溶液1 ml,用乙醚5 ml振摇提取,分取醚液,蒸干,残渣加乙醇0.5 ml使溶解,加盐酸1 ml与含氯石灰水0.1 g,显樱红色。

(3)薄层色谱:取本品粉末0.3 g,加甲醇5 ml,超声处理15分钟,滤过,滤液加甲醇至5 ml,作为供试品溶液。另取盐酸小檗碱、盐酸巴马汀、盐酸药根碱对照品,加甲醇制成每1 ml各含0.5 mg的混合溶液,作为对照品溶液。吸取上述两种溶液各1 μl,分别点于同一硅胶G薄层板上,以苯-醋酸乙酯-甲醇-异丙醇-浓氨试液(6∶3∶1.5∶1.5∶0.5)为展开剂,置氨蒸气饱和的展开缸内,展开,取出,晾干,置紫外线灯(365 nm)下检视。供试品色谱中,在与对照品色谱相应的位置上,显三个相同的黄色荧光斑点。

品质标志　《中华人民共和国药典》2010年版规定:照高效液相色谱法测定,本品含盐酸小檗碱($C_{20}H_{17}NO_4 \cdot HCl$)和盐酸巴马汀($C_{21}H_{21}NO_4 \cdot HCl$)的总量不得少于0.80%。

【成分】 1. 细叶十大功劳　茎含生物碱:尖刺碱(oxyacanthine),药根碱(jatrorhizinc),小檗碱(berberine),小檗胺(berbamine),掌叶防己碱(palmatine)及木兰花碱(magnoflorine)。

2. 华南十大功劳　茎含生物碱:异粉防己碱(isotetrandrine),小檗碱,掌叶防己碱,药根碱,小檗胺及木兰花碱,黄连碱(coptisine),非洲防己碱(columbamine)。

【药理】 1. 抗肿瘤作用　功劳木乙醇提取物体外对肿瘤细胞KBV_{200}多药耐药性具有逆转活性。

2. 抗病毒作用　鸡胚试验中,阔叶十大功劳根中生物碱成分对甲1型流感有抑制作用。

【药性】 苦,寒。

1.《饮片新参》:"苦,平。"

2.《广西中药志》:"味苦,性寒。""入心、肝两经。"

【功用主治】 清热,燥湿,解毒。主治肺热咳嗽,黄疸,泄泻,痢疾,目赤肿痛,疮疡,湿疹,烫伤。

1.《饮片新参》:"清肺,止痨嗽,杀虫,通大便。"

2.《广西中药志》:"清心胃火,解毒。治阳黄,热痢,赤眼;外治枪炮伤,烫火伤。"

3.《浙江药用植物志》:"清热,利湿,解毒。主治肠炎,痢疾,肝炎,肺炎,肺结核,支气管炎,咽喉肿痛;外治眼结膜炎,湿疹,疮毒,烫伤。"

【用法用量】 内服:煎汤,5～10 g。外用:煎水洗;或研末调敷。

【宜忌】 《广西中药志》:"体质虚寒者忌用。"

【选方】 1. 治肠炎,痢疾　阔叶十大功劳茎15 g,桃金娘根30 g,石榴叶(或凤尾草)15 g。水煎服。(《浙江药用植物志》)

2. 治痔疮　阔叶十大功劳茎15 g,猪脚爪2只。煮熟去渣,食猪爪。(《湖南药物志》)

3. 治目赤肿痛　十大功劳茎、野菊花各15 g。水煎服。

4. 治湿疹,疮毒,烫火伤　十大功劳(鲜茎、叶)、苦参各60 g,煎水洗患处。并用茎、叶60 g,焙干为末,用麻油或凡士林调成20%油膏外搽,或摊纱布上敷患处。(3、4方出自江西《草药手册》)

5. 治皮肤烂痒　阔叶十大功劳树皮,晒干研粉,擦伤处。

6. 治火牙　阔叶十大功劳茎60 g。煎水,频频含嗽。(5、6方出自《湖南药物志》)

7. 治中耳炎　阔叶十大功劳茎皮、苦参、枯矾各等量,加茶油过药面浸一夜,后以文火煮到阔叶十大功劳变焦色为度,去渣,过滤,入冰片少许。患耳用过氧化氢溶液洗净后,取药油滴耳。(《福建药物志》)

1201 功劳叶 gōng láo yè (《中药志》)

【异名】 枸骨叶(《本草拾遗》),猫儿刺(《纲目》),枸骨刺(《本草汇言》),八角茶(《本草从新》),老鼠刺、十大功劳叶(《纲目拾遗》),老虎刺(《江苏省植物药材志》),狗古艻(《江西中药》),散血丹(《广西中药志》)。

【基原】 为冬青科冬青属植物枸骨的叶。

【原植物】 枸骨 *Ilex cornuta* Lindl. ex Paxt.　又名:角刺杀(《纲目拾遗》)。

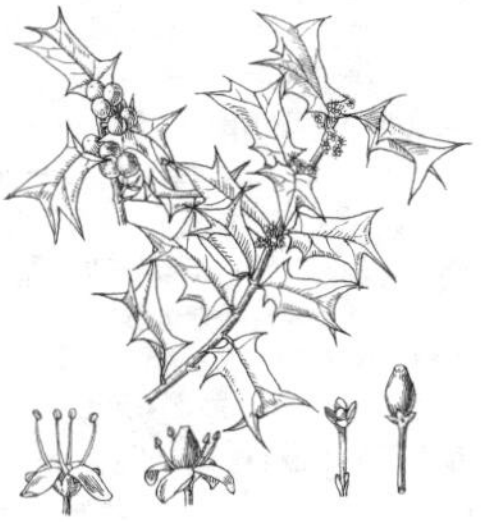
枸　骨

常绿小乔木或灌木,高3～8 m。树皮灰白色,平滑。叶硬革质,长椭圆状四方形,长4～8 cm,宽2～4 cm,先端具有3枚坚硬刺齿,中央刺齿反曲,基部平截,两侧各有1～2个刺齿,先端短尖,基部圆形,表面深绿色,有光泽,背面黄绿色,两面无毛。雌雄异株或偶为杂性花,簇生于二年生枝的叶腋;花黄绿色,4数;萼杯状,细小;花瓣向外展开,倒卵形至长圆形,长约2.5 mm,基部合生;雄蕊4枚;子房4室,花柱极短。核果浆果状,球形,熟时鲜红色;分核4颗,骨质。花期4～5月,果期9～10月。

生于山坡、谷地、溪边杂木林或灌丛中。分布于江苏、浙江、安徽、江西、河南、湖北、湖南、广东、广西、四川、陕西、甘肃等地。

本植物的嫩叶(苦丁茶)、树皮(枸骨树皮)、果实(枸骨子)、根(功劳根)亦供药用,另设专条。

【栽培】 生物学特性　喜阳光充足,也能耐阴,抗寒性差。在气候温暖及排水良好的酸性、中性肥沃土壤中生长良好。生长缓慢，萌发力强，耐修剪，抗有害气体。

繁殖方法　种子繁殖或扦插繁殖，但以扦插繁殖为主。种子繁殖：10月采收种子，除去果皮，种子经低温层积沙藏，翌年3月条播，覆土1.5 cm，出苗前宜遮阳保湿。扦插繁殖：于6月采长约1.5 cm的嫩枝，带2～3片叶，插后需遮阳保湿，生根后逐渐去棚见光。以春季移栽成活率高，因其须根少，需带土球。

【采收加工】　8～10月采叶，拣去细枝，晒干。

【药材】　功劳叶 *Ilicis Cornutae Folium*　主产于江苏、河南等地。

性状　叶类长方形或长椭圆状方形，偶有长卵圆形，长3～8 cm，宽1～3 cm。先端有3个较大的硬刺齿，顶端1枚常反曲，基部平截或宽楔形，两侧有时各有刺齿1～3枚，边缘稍反卷；长卵圆形叶常无刺齿。上表面黄绿色或绿褐色，有光泽，下表面灰黄色或灰绿色。叶脉羽状，叶柄较短。革质，硬而厚。气微，味微苦。

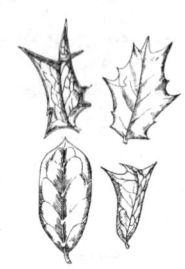

功劳叶

鉴别　叶片横切面：表皮细胞类方形，外被角质层。栅栏组织约3列细胞，海绵组织有草酸钙簇晶。中脉维管束的木质部呈新月形，木质部上方的凹下处与韧皮部外侧有纤维束。

【成分】　叶中含咖啡碱(caffeine)；三萜类：羽扇豆醇(lupeol)，熊果酸(ursolic acid)；糖苷类：胡萝卜苷(daucosterol)，地榆糖苷(ziguglucoside)Ⅰ和Ⅱ，苦丁茶苷(cornutaside)A、B、C、D，枸骨叶皂苷Ⅰ甲酯(ilexside Ⅰ methyl ester)，枸骨叶皂苷(ilexside)Ⅱ，29-羟基齐墩果酸-3*β*-*O*-*α*-*L*-吡喃阿拉伯糖基-28-*O*-*β*-*D*-吡喃葡萄糖苷(29-hydroxyoleanolic acid-3*β*-*O*-*α*-*L*-arabinopyranosyl-28-*O*-*β*-*D*-glucopyranoside)，坡模醇酸-3-*O*-*α*-*L*-2-乙酰氧基吡喃阿拉伯糖基-28-*O*-*β*-*D*-吡喃葡萄糖苷(pomolic acid-3*β*-*O*-*α*-*L*-2-acetoxyarabinopyranosyl-28-*O*-*β*-*D*-glucopyranoside)，枸骨苷(gouguside)1～7；酚酸类：2，4-二羟基苯甲酸(2，4-dihydroxybenzoic acid)，3，4-二羟基桂皮酸(3，4-dihyroxycinnamunic acid)。3，4-二咖啡酰奎宁酸(3，4-dicaffeoylquinic acid)。还含苦丁茶糖脂(cornutaglycolipide)A和B，新木脂体即2-(3-甲氧基-4-羟苯基)-3-羟甲基-7-甲氧基苯并呋喃-5-丙烯酸甲酯〔2-(3-methoxy-4-hydroxyphenyl)-3-hydroxymethyl-7-methoxybenzofuran-5-propenoic acid methyl ester〕。

【药理】　1. 增加冠脉流量与强心作用　枸骨注射液对离体豚鼠心脏灌流有增加冠脉流量与加强心肌收缩力的作用。

2. 避孕及抗生育作用　枸骨叶丙酮提取物皮下注射对小鼠有终止中孕作用；腹腔注射对小鼠有终止早、中、晚孕作用；灌胃给药，对小鼠早孕、中孕则无明显作用；对大鼠腹腔注射也有抗早孕作用。枸骨抗生育作用可能是由于直接作用的结果。

3. 其他作用　3，4-二咖啡酰奎宁酸促进前列腺环素释放。

【药性】　苦，凉。归肝、肾经。

1.《纲目》："微苦，凉，无毒。"

2.《本草经疏》："气味俱阴，入肝、入肾之药也。"

3.《本草从新》："甘、微苦，凉。"

4.《本草求真》："气味苦平。"

【功用主治】　清虚热，益肝肾，祛风湿。主治阴虚劳热，咳嗽咯血，头晕目眩，腰膝酸软，风湿痹痛，白癜风。

1.《本草拾遗》："枝叶烧灰，淋取汁，涂白癜风。亦可作稠煎敷之。"

2.《本经逢原》："治劳伤失血痿软，以其能调养血气。"

3.《本草从新》："生津止渴，祛风。"

4.《药性切用》："入肝肾而益阴祛风。"

5.《广西中药志》："治跌打，祛风湿。"

【用法用量】　内服：煎汤，9～15 g。外用：捣汁或熬膏涂敷。

【宜忌】　脾胃虚寒及肾阳不足者慎服。

【选方】　1. 治劳伤失血痿弱　每用枸骨叶数斤，去刺，入红枣二三斤，熬膏蜜收。(《本经逢原》)

2. 治肺痨　枸骨嫩叶30 g，烘干，开水泡，当茶饮。(《湖南药物志》)

3. 治肝肾阴虚，头晕，耳鸣，腰膝酸痛　枸骨叶、枸杞子、女贞子、旱莲草各9～15 g。水煎服。(《浙江药用植物志》)

4. 治腰肌劳损、腰骶疼痛　枸骨叶15 g，桑寄生15 g，猪腰子1对。水炖去药渣，兑黄酒适量，食肉喝汤。

5. 治风湿性关节炎　鲜枸骨嫩枝叶120 g(捣烂)，加白酒360 g，浸1日。每晚睡前温服15～30 g。

6. 治痈疖疮毒　鲜枸骨叶切碎，加酒糟捣烂外敷，干则换。(4～6方出自《安徽中草药》)

1202 功劳根 gōng láo gēn (《浙江民间草药》)

【异名】　枸骨根(《福建民间草药》)。

【基原】　为冬青科冬青属植物枸骨的根。

【原植物】　参见"功劳叶"条。

【采收加工】　全年均可采，洗净，切片，晒干。

【药性】　《浙江民间草药》："味微苦带酸，性平，无毒。"

【功用主治】　补肝肾，凉血，祛风，止痛。主治腰膝痿弱，关节疼痛，流火，瘰疬，头风，赤眼，牙痛，瘾疹。

1.《广西中药志》："去痰疬。"

2.《江西草药》："祛风通络，补肾健骨。"

3.《广西本草选编》："疏风清热，凉血解毒。主治淋巴管炎，荨麻疹。"

4.《全国中草药汇编》："祛风止痛。主治风湿关节酸痛，腰肌劳损，头痛，牙痛，黄疸型肝炎。"

【用法用量】　内服：煎汤，6～15 g，鲜品15～60 g。外用：煎水洗。

【选方】　1. 治陈旧腰痛　枸骨根60 g，猪腰子2个，冬酒适量。水炖，服汤食肉，每日1剂。(《江西中草药》)

2. 治关节炎痛　枸骨根30～60 g，猪蹄1只。酌加酒、水各半，炖3小时服。(《福建民间草药》)

3. 治赤眼　功劳根15 g，车前草15～30 g。煎服。(《浙江民间草药》)

4. 治牙痛　枸骨根30 g。水煎去渣，以汤冲鸡蛋服。

5. 治瘰疬　枸骨根(鲜)150 g，乌梅120 g，白酒500 g，浸泡半月。每服药酒15 g，早、晚饭后各1次。(4、5方出自《江西草药》)

6. 治痄腮　枸骨根(七蒸七晒)，每次30 g。水煎服。(《湖南药物志》)

7. 治疝　枸骨根250 g，三叶木通根90 g，鸡蛋1个。水煎去渣，服汤食蛋，睡前服。(《江西草药》)

8. 治臁疮溃烂　枸骨根120 g。煎汤洗涤，每日1～2次。(《福建民间草药》)

9. 治丝虫病大脚疯流火　鲜枸骨树根60 g(干用42 g)，鲜红茎土牛膝15 g。黄酒适量(按患者酒量大小酌加)煎服。〔《浙江中医杂志》1959，(8)：37〕

1203 甘土 gān tǔ (《本草拾遗》)

【异名】　白单、白墡(《石药尔雅》)，膨润土(《黑龙江中药》)

【基原】　为硅酸盐类矿物蒙脱土、漂白土或混合物。

【原矿物】　1. 蒙脱土 Montmorillonite

呈土状。白色、灰绿色或粉红色。有滑腻感。吸水性强，体积能随吸水而胀大，但在加热后又可失去所吸的水分，系凝灰岩或其他火山岩在碱性水作用下蚀变而成。

2. 漂白土 Fullers earth

呈分散状，具油腻感。颜色由浅灰、绿灰至近黑色。入水中即成粉末。

【药材】 甘土 *Bentonitum* 主产河北、新疆、浙江等地。

性状 本品为土块状，白色或灰色，有的因含杂质而染成浅粉红色。不透明；土状光泽。硬度低，指甲可刻划成痕。具强吸水性，舐之有吸力。置水中即膨胀，继而崩散成细粒或粉。具滑腻感。微有土腥气，味淡。

鉴别 透射偏光镜下：薄片中无色、微带浅绿色。微晶质、隐晶质蒙脱石往往均匀分布着微粒状其他黏土质矿物，如石英、岩屑粉等矿物，粒径一般在 0.001 mm 以下。微晶质蒙脱石往往似叶脉状、网状分布于岩石中，局部尚见到斑块状、鳞片状；鳞片状粒径在 0.002 mm。

【药性】 《本草拾遗》："无毒。"

【功用主治】 《本草拾遗》"主草叶诸菌毒。热汤末和服之。"

1204 甘松 gān sōng（《纲目》）

【基原】 为败酱科甘松属植物甘松、宽叶甘松的根和根茎。

【原植物】 1. 甘松 *Nardostachys chinensis* Batal.

多年生草本，高 20～35 cm。全株有强烈松脂样香气。基生叶较少而疏生，通常每丛 6～9 片，叶片窄线状倒披针形或倒长披针形，长 6～20 cm，宽 4～10 mm，先端钝圆，中部以下渐窄略成叶柄状，基部稍扩展成鞘，全缘，上面绿色，下面淡绿色；主脉三出。聚伞花序呈紧密圆头状；总苞 2 片，长卵形；小苞片 2，甚小；花萼 5 裂，齿极小；花粉红色；花冠筒状，先端 5 裂，基部偏突；雄蕊 4，伸出花冠；子房下位，花柱细长，伸出花冠外，柱头漏斗状。瘦果倒卵形，萼宿存。花期 8 月。

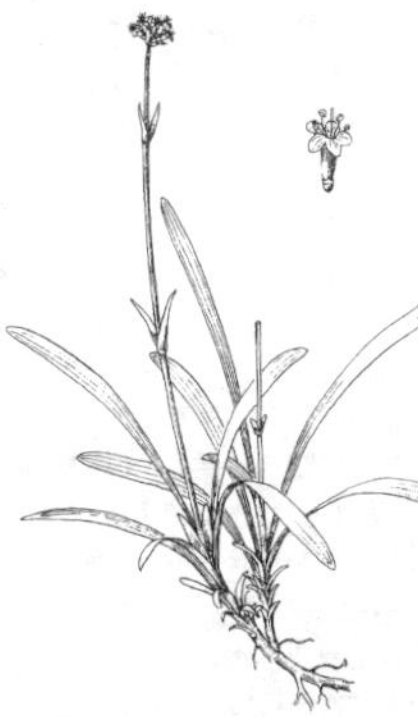

甘 松

生于海拔 3 500～4 500 m 的高山草原地带。分布于四川、云南、甘肃、青海西北部。

2. 宽叶甘松 *N. jatamansi* (D. Don) DC. [*Patrinia jatamansi* D. Don; *N. grandiflora* DC.] 又名：匙叶甘松（《中国高等植物图鉴》）。

本种与甘松的区别在于：根茎密被叶鞘纤维；丛生叶长匙形或线状倒披针形，长达 25 cm，宽达 2.5 cm，基部渐窄而为叶柄。茎生叶下部的椭圆形至倒卵形，基部下延成叶柄，上部的叶无柄。花后花序主轴和侧轴多数不明显伸长。果实被毛。花期 6～8 月。

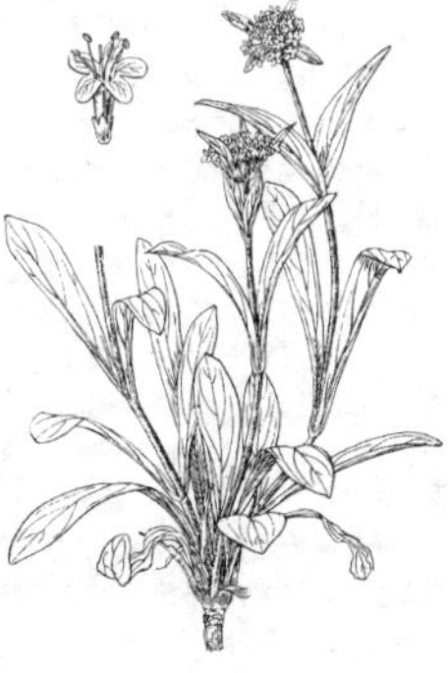

宽叶甘松

生于 3 000 m 以上的高山草原地带或疏林中。分布于四川、云南、西藏等地。

【采收加工】 春、秋两季采收，以 8～9 月采者为佳。采挖后去净泥沙，不可用水洗，以免损失香气。除去残茎及细根，晒干或阴干。

【药材】 甘松 *Nardostachyos Radix et Rhizoma* 主产于四川阿坝藏族自治州。

性状 本品略呈圆锥形，多弯曲，长 5～18 cm。根茎短小，上端有茎、叶残基，呈狭长的膜质片状或纤维状。外层黑棕色，内层棕色或黄色。根单一或数条交结、分枝或并列，直径 0.3～1 cm。表面棕褐色，皱缩，有细根及须根。质松脆，易折断，断面粗糙，皮部深棕色，常成裂片状，木部黄白色。气特异，味苦而辛，有清凉感。

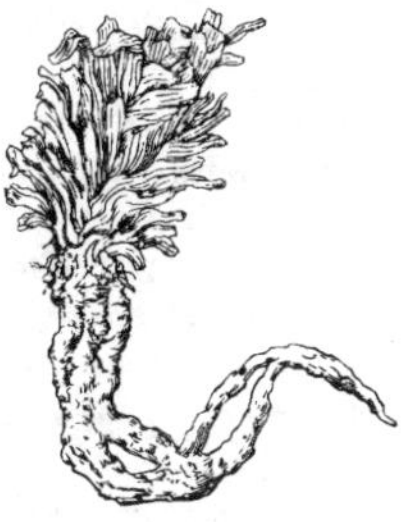

甘松（根茎及根）外形

鉴别 (1) 粉末特征：暗棕色。石细胞类圆形或不规则多角形，偶见长条形，单个或成群，直径 33～64 μm，长可至 200 μm 或更长，壁甚厚，无色，胞腔狭小。梯纹或网纹导管，直径 4～40 μm，小型梯纹导管成束，其旁有时可见细长的木纤维。木栓细胞多为不规则多角形，壁暗棕色，较薄，内含黄色至棕黄色挥发油。基生叶残基碎片较多，细胞呈长方形或长多角形，淡黄色至棕色，直径 20～31 μm，长 50～90 μm，壁呈念珠状增厚。另一种碎片细胞呈长条形，长可达 200 μm，壁有时呈念珠状增厚。

根横切面：外周为数个同心性的木栓组织环，常脱落，仅剩下最内一圈。中柱维管束系统常有数个木栓组织环分割成 2～6 束，每束由数个同心性的木栓组织环包围部分韧皮部和木质部。根的较老部分，由于束间组织死亡裂开而互相脱离，形成若干个独立的束。木栓细胞含黄色或棕黄色挥发油。

根茎横切面：维管束成不连续的环状排列；髓部中心有石细胞群，石细胞类圆形；石细胞群周围有木栓组织环绕。

(2) 取本品粗粉 0.5 g，加石油醚 5 ml，振摇，放置过夜，滤过。滤液置蒸发皿中蒸干，残渣加浓硫酸数滴，显红棕色。

(3) 取本品粉末 50 g，提取挥发油。取挥发油 0.1 ml 加乙醇 2.4 ml 稀释，再加 2，4-二硝基苯肼试剂 0.5 ml 振摇后放置，析出橘红色沉淀。

品质标志 《中华人民共和国药典》2010 年版规定：本品含挥发油不得少于 2.0%(ml/g)。

【成分】 1. 甘松 根和根茎含多种倍半萜类成分：缬草萜酮(valeranone)，甘松新酮 (nardosinone)，1(10)-马兜铃烯〔1(10)-aristolene〕，9-马兜铃烯，1(10)-马兜铃烯-2-酮〔1(10)-aristolen-2-one〕，1，8，9，10-四去氢马兜铃烷-2-酮(1,8,9,10- tetradehydroaristolan-2-one)又名甘松酮(nardostachone)，9-马兜铃烯醇(9-aristolen-1-ol)又名甘松醇(nardostachnol)，1，2，9，10-四去氢马兜铃烷(1，2，9，10-tetradehydroaristolane)，青木香酮(debilone)，广藿香醇(patchouli alcohol)，β-广藿香烯(β-patchoulene)，甘松香醇(narchinol) A，β-橄榄烯(β-maaliene)，甘松环氧化物(nardonoxide)，甘松香酮(kanshone) A、B、C、D、E、F、G，异甘松新酮(isonardosinone)，甘松新酮二醇(nardosinonediol)，甘松呋喃(nardofuran)，去氧甘松香醇(deoxonarchinol) A，甘松根酮(gansongone)，甘松根醇(gansongol)即是 1(10)-马兜铃烯-9β-醇〔1(10)-aristolen-9β-ol〕，9β-马兜铃烷醇(aristolaln-9β-ol)，11-桉叶烯-2，4α-二醇 (eudesm-11-en-2，4α-diol)等；愈创木烷类成分(guaianoids)：甘松愈创木酮

(nardoguaianone)A、B、C、D、E、F、G、H、I、J、K,甘松醛(nardosaldehyde),环内桥接过氧化物(endoperoxides),甘松过氧化物(nardoperoxide),异甘松过氧化物(isonardoperoxide),以及环烯醚萜化合物甘松二酯(nardostachin);三萜成分:齐墩果酸(oleanolic acid),熊果酸(ursolic acid)。挥发油成分:α,α-二甲基-苯丙酸乙烯酯(α,α-dimethyl benzenepropanoic acid ethenyl ester),α,α-二甲基苄基异丙醚(α,α-dimethyl benzyl isopropyl ether),1-(4-羟基苯基)-2-丁烯-1-酮〔1-(4-hydroxy phenyl)-2-buten-1-ene〕,4-甲基-1,2-苯二胺(4-methyl-1,2- benzenediamine);1,2,3,4-四甲基-4-(1-甲基乙烯基)苯〔1,2,3,4-tetrammethyl-4-(1-methylethenyl)-benzene〕;2-甲基-5-(1,5二甲基-4-己烯基)酚〔2-methyl-5-(1,5-dimethyl-4-hexenyl)phenol〕;5,8-二羟基-2,3,7-三甲基-1,4-萘二酮〔5,8-dihydroxy-2,3,7-trimethyl-1,4-naphchalene dione〕,卡拉烯(calarene),1(10)-土青木香烯酮-2〔1(10)-aristolenone-2〕;还有橄榄烯(maaliene),土青木香烯(aristolene),1a,2,3,4,4a,5,6,7b-辛氢-1,1,4,7-四甲基-1H-丙烷甘菊环烃〔1H-cycloprop[e]amlene,1a,2,3,4,4a,5,6,7b-octabydro 1,1,4,7- tetramethyl〕,4-(2,6,6-三甲基-1-环己烷烯-1)-3-丁烯酮〔3-buten-2-one-4-(2,6,6-trimethyl-1-cuclohexen-1-yl)〕,芹菜二烯-3,7(selina-3,7-diene),桉萜醇(globulol),石竹烯(caryophyllen),土青木香柔酮(debilone),正十九烷(*n*-onadecane)。

2. 宽叶甘松　根和根茎含多种倍半萜类成分:宽叶甘松酸(jatamansic acid),白菖烯(calarene),缬草萜酮又名宽叶甘松酮(jatamansone),甘松薁醇(nardol),β-桉叶醇(β-eudesmol),榄香醇(elemol),白菖烯醇(calarenol),甘松酮,西车烯(seychellene),西车烷(seychellane),去甲西车酮(norseychelanone),α和β-广藿香烯(patchoulene),广藿香醇(patchouli alcohol),9-马兜铃烯醇,1(10)-马兜铃烯-2-酮,马兜铃烯(aristolene),β-橄榄烯等;呋喃香豆素类成分:白芷素(angelicin),宽叶甘松醇(jatamansinol),山芹醇(oroselol),宽叶甘松素(jatamansin)即当归酸宽叶甘松醇酯(jatamansinyl angelate);单萜成分:α和β-蒎烯(pinene),3-蒈烯(Δ^3-carene);生物碱成分:猕猴桃碱(actinidine);其他成分:异戊酸(isovaleric acid),正二十六烷(*n*-hexacosane),正二十六醇(*n*-hexacosanol),花生酸正二十六醇酯(*n*-hexacosanylarachidate),异戊酸正二十六醇酯(*n*-hexacosanyl isovalerate),β-谷甾醇,倍半萜成分 valeranone。

【药理】 1. 对中枢系统的影响　甘松提取物灌胃,减少小鼠自发活动,抑制小鼠最大电休克发作,抑制安钠咖或硝酸士的宁导致的小鼠惊厥发生。宽叶甘松乙醇提取物给大鼠灌胃,能增加大鼠脑5-羟色胺(5-HT)、5-羟基吲哚乙酸(5-HIAA)水平。给药一段时间,增加大鼠中枢去甲肾上腺素、多巴胺、5-HT、5-HIAA和γ-氨基丁酸含量。宽叶甘松中的化合物能延长动物巴比妥睡眠时间,抗电惊厥,增强蛇根碱的降低体温作用。甘松中分离的甘松新酮能提高PC12D细胞中的神经生长因子介导的神经突生长。

2. 对心血管系统的作用　静脉注射甘松醇提取物,拮抗氯化钡诱发的大鼠心律失常及氯仿-肾上腺素诱发的家兔心律失常,延长家兔离体心房的不应期。静脉注射甘松水提醇沉液,减少神经性缺血型心律失常家兔的室性早搏。家兔静脉注射甘松,减慢心率,对静脉注射垂体后叶素所致的急性心肌缺血有保护作用,增强小鼠常压耐缺氧能力。

3. 解痉作用　甘松能降低家兔离体十二指肠平滑肌张力,缓解氯化钡或乙酰胆碱所致肠平滑肌痉挛。宽叶甘松可使喷射组胺的豚鼠的支气管扩张。

4. 抗微生物作用　甘松在试管内对结核杆菌有抑制作用。宽叶甘松中的精油抑制伤寒沙门菌、野油菜黄单胞菌、炭疽芽胞杆菌和刺盘孢属菌等。宽叶甘松的精油对黄曲霉素、毛曲菌属等还有选择性抑杀作用。甘松中的甘松过氧化物和异甘松过氧化物对恶性疟原虫有抗疟活性。

5. 其他作用　灌胃宽叶甘松,能减轻大鼠大脑中动脉闭塞引起的脑缺血模型的各种病理变化,提高谷胱甘肽、巯基、Na^+,K^+-ATP酶和过氧化氢酶水平等。大鼠灌胃宽叶甘松乙醇提取物,减轻硫代乙酰胺引起的肝脏毒性,降低血清氨基转移酶和碱性磷酸酶活性。甘松中的倍半萜类物质对小鼠白血病P_{388}细胞有细胞毒性。甘松过氧化物对FM3A细胞、异甘松过氧化物对KB细胞也有细胞毒活性。

【药性】 辛、甘,温。归脾、胃经。

1.《开宝本草》:"甘,温,无毒。"

2.《汤液本草》:"气平。"

3.《本草汇言》:"入足太阴、阳明经。"

4.《本草从新》:"辛、甘,温。"

5.《本草再新》:"入心、脾二经。"

【功用主治】 理气止痛,醒脾健胃。主治脘腹胀痛,不思饮食,牙痛,脚气。

1.《本草拾遗》:"主黑皮䵟黯,风疳齿䘌,野鸡痔。"

2.《日华子》:"治心腹胀,下气。作汤浴,令人身香。"

3.《开宝本草》:"主恶气,卒心腹痛满。"

4. 王好古:"理元气,去气郁。"(引自《纲目》)

5.《纲目》:"治脚气膝浮。"

6.《现代实用中药》:"适用于头痛、腹痛及精神抑郁等症,并能驱蛔。凡因蛔虫而发惊痫者,用此有效。"

【用法用量】 内服:煎汤,3～6 g;或入丸、散。外用:研末敷;或泡水含漱;或煎汤外洗。

【宜忌】《本草从新》:"辛香伐气,挟虚者忌之。"

【选方】 1. 治神经性胃痛　甘松3 g,香附6 g,沉香3 g。共研细粉,每服1～2 g,温水送服,每日3次。(《现代实用中药》)

2. 治肾虚齿痛　甘松、硫黄等分为末,泡汤漱之。(《经效济世方》)

3. 治痰眩　半夏曲、天南星各二两,甘松一两,陈橘皮一两半。上为细末,水煮面糊为丸,如梧桐子大,每服二十丸,生姜汤下,食后。(《鸡峰普济方》松香丸)

4. 治癔病,神经衰弱,肠胃痉挛等　甘松18 g,广皮4.5 g。水500 ml,浸于沸水内3小时。(每30分钟煮沸1次)。分12次服,日服6次。(江西《中草药学》)

5. 治疗　甘松、山柰各五钱,雄黄(研细)一钱,麝香一分。酒、水各半,先煎甘松、山柰,煎好滤清,调雄黄、麝香服。(《疡医大全》)

【临床报道】 1. 治疗室性早搏　甘松15 g,大青叶12 g,枳壳12 g,玄参10 g。水煎,每日1剂,分2次服,连服2星期为1个疗程,可随证加味。病程长者,连服2～3个疗程,显效后隔日1剂,维持治疗1个月。治疗35例,心电图检查均符合频发室性早搏诊断标准,其中合并心肌病7例,冠状动脉硬化性心脏病者13例,高血压性心脏病者10例,风湿性心脏病者3例,肺源性心脏病者2例。结果:临床控制10例,好转21例,无效4例。

2. 治疗高脂血症　甘松12 g,青皮10 g,党参10 g,生甘草5 g。水煎,每日1剂,分2次服,1个月为1个疗程。服药时间最长2年,最短6个月,平均服药时间4个月。共治38例,(单纯三酰甘油增高的13例,伴胆固醇、高密度脂蛋白增高的25例,有脂浊试验轻、中度乳浊的20例,严重乳浊的9例),结果:痊愈26例,显效5例,有效5例,无效2例,总有效率94.%。

【各家论述】 1.《本草汇言》:"甘松,醒脾畅胃之药也。《开宝》方主心腹卒痛,散满下气,皆取温香行散之意,其气芳香,入脾胃药中,大有扶脾顺气、开胃消食之功。入八珍散、三合粉中,治老人脾虚不食,久泻虚脱。温而不热,香而不燥,甘而不滞,至和至美，脾之阳分用药也。”

2.《本草求真》：“此虽有类山柰，但山柰气多辛窜，此则甘多于辛，故书载能入脾开郁也。”

3.《本草正义》：“甘松，近东瀛医家谓此药善通经络，专治转筋，为霍乱转筋必需之药。颐自定霍乱药酒方，用伊打和酒精，浸取浓汁，合姜、附、萸、连诸味，治真寒霍乱、转筋入腹危急重症，极有捷效，知此物温运，活络通经，无出其右。此固向来治药物学者之所未知者也。”

1205 甘草 gān cǎo（《本经》）

【异名】 美草、蜜甘(《本经》)，蜜草、黑根草(《别录》)，国老(《本草经集注》)，灵通(《记事珠》)，粉草(《群芳谱》)，甜草(《中国药用植物志》)，甜根子(《中药志》)，棒草(《黑龙江中药》)。

【基原】 为豆科甘草属植物甘草、光果甘草、胀果甘草的根及根茎。

【原植物】 1. 甘草 *Glycyrrhiza uralensis* Fisch.

多年生草本，高 30～100 cm。根及根茎粗壮，皮红棕色。茎直立，带木质，有白色短毛和刺毛状腺体。奇数羽状复叶长 8～20 cm；小叶 7～17，卵形或宽卵形，长 2～5 cm，宽 1～3 cm，先端急尖或钝，基部圆，两面均被短毛和腺体；托叶阔披针形，被白色纤毛。总状花序腋生，花密集；花萼钟状，萼齿 5，披针形，外面有短毛和刺毛状腺体；花冠蓝紫色，长 1.4～5 cm，无毛，旗瓣大，卵圆形，有爪，龙骨瓣直，较翼瓣短，均有长爪；雄蕊二体(9+1)。荚果条形，呈镰刀状或环状弯曲，外面密被刺毛状腺体。种子 4～8，肾形。花期 7～8 月，果期 8～9 月。

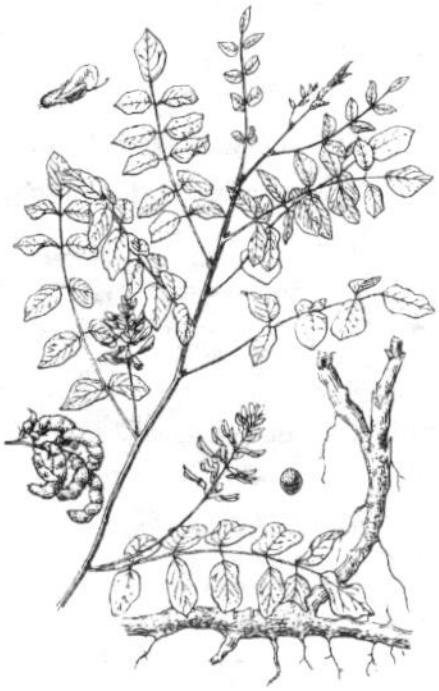

甘 草

生于向阳干燥的钙质草原、河岸砂质土等地。分布于华北、东北、西北等地。

本植物的根或根茎内充填有棕黑色、树脂状物质的部分(甘草节)、根茎上端的芦头部分(甘草头)、根的末梢部分或细根(甘草梢)均作药用，另设专条。

2. 光果甘草 *G. glabra* L. 又名：洋甘草(《中国主要植物图说·豆科》)。

本种与上种形态相似，其特点是：茎和枝均被鳞片状腺体和白色短柔毛。小叶 9～17，卵圆形或长椭圆形，先端常微缺，上面有短柔毛，下面密生鳞片状腺体。花淡紫色，排列成腋生的穗状花序；旗瓣和翼瓣爪不明显。荚果扁，狭长卵形，稍弯曲，长 20～30 mm，宽 4～7 mm，无毛，有时具少许不明显的腺瘤。种子 3～4颗。

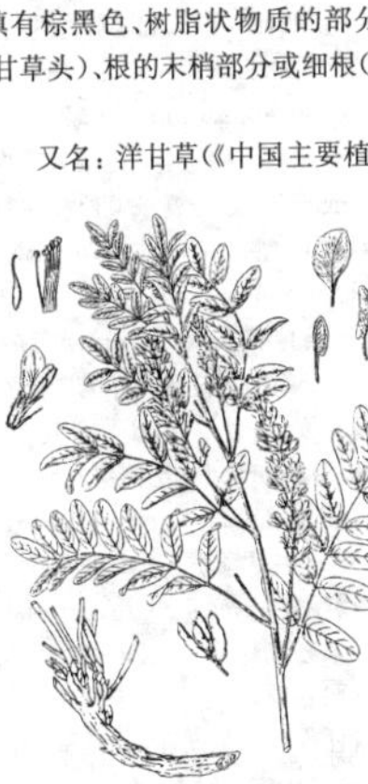

光果甘草

本种原产于欧洲地中海区域，北非、中亚细亚和西伯利亚亦有生长，我国新疆亦有分布，且可生于干旱的盐碱性荒地。

3. 胀果甘草 *G. inflata* Batal.

本种与上两种形态相似，其特点是：有时根茎粗壮而为木质。茎直立，常局部被密集连接成片的淡黄褐色鳞片腺体，无腺毛而有疏柔毛，或几无毛。奇数羽状复叶长 3～16 cm；小叶 3～7 枚，卵形、狭长卵形、长圆形至椭圆形，先端急尖或钝，基部圆形，边缘微反卷，常明显为波卷状，上面暗绿色，具黄褐色腺点，下面亮绿色，具淡黄绿色腺点，幼时如涂胶状，有光泽，两面无毛或几无毛。总状花序；花小，紫红色，排列疏松。荚果长圆形，短小，长 0.8～2 cm，膨胀，无或略有凹窝，被微柔毛与少许不显明的腺瘤。种子小，1～7 颗。

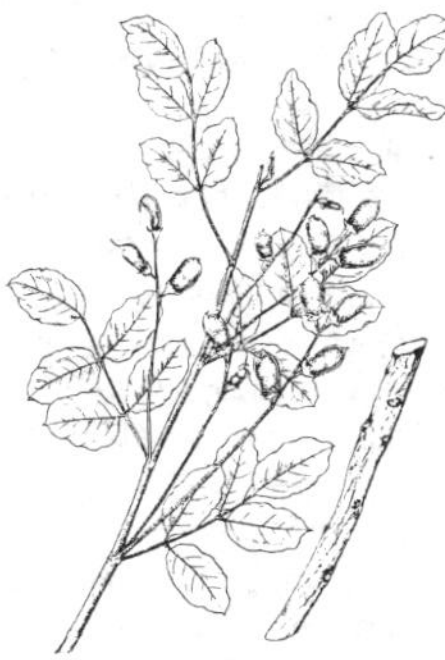

胀果甘草

生于砂质土中。分布于甘肃、新疆等地。

【栽培】 生物学特性　甘草地上部分每年秋末死亡，根及根茎在土中越冬，翌年春 3～4 月从根茎上长出新芽，长枝发叶，5～6 月枝叶繁茂，6～7 月开花结果，9 月荚果成熟。抗寒、抗旱和喜光，是钙质土的指示植物。宜选土层深厚，排水良好，地下水位较低的砂质壤土栽种，涝洼和地下水位高的地区不宜种植。土壤酸碱度以中性或微碱性为好，在酸性土壤中生长不良。

繁殖方法　用种子和根状茎繁殖，以根状茎繁殖生长快。种子繁殖：播前应在头年 8～9 月进行土地深翻 0.8～1 m，施入厩肥作基肥，施用量每亩用量 2 500 kg，翻后耙平、作畦，畦宽 1 m、高 17 cm，按行距 30～40 cm 开沟条播，沟深 6 cm，点播株行距 15 cm×30 cm，每穴点 5～6 颗，覆土后镇压。播种量每亩用 2～3 kg。甘草种皮质硬而厚，透气透水性差，播前最好将种皮磨破或用温水浸泡后用湿沙藏 1～2 个月播种。根茎繁殖：于早春、晚秋采挖甘草时，选择细小的根状茎，截成 12～20 cm 的小段，每段须有 1～3 芽，按行距 30 cm 开沟，沟深 10 cm，株距 15 cm，将根状茎平摆沟内，最后覆土耙平，镇压，浇水。

田间管理　出苗前后经常保持土壤湿润以利出苗和幼苗生长，在 2～3 片真叶时，按株距 10～15 cm 定苗，每年须除草、松土、培土 2～3 次，追肥 1～2 次，施用量每亩 2 000～2 500 kg，以腐熟的人粪尿、厩肥和磷肥为主。

病虫害防治　病害有白粉病、锈病、褐斑病，主要危害叶部，5～8月发生，初期喷波美 0.3～0.4 度石硫合剂。虫害有蚜虫、甘草种子小蜂，防治方法主要是进行清园，减少虫源，发生期用化学药剂防治。

【采收加工】 8～9 月采挖，除去芦头，茎基、须根，截成适当长短的段，晒至半干，打成小捆，再晒至全干。

【药材】 甘草 *Glycyrrhizae Radix et Rhizoma*　主产于内蒙古、甘肃、新疆、宁夏等地，以内蒙古、甘肃、宁夏的质量最佳，新疆产量最大；光果甘草产于新疆；胀果甘草产于新疆、甘肃。

商品规格　商品分皮草和粉草两大类。皮草按产地分有西草和东草，产于内蒙古西部及陕西、甘肃、青海、新疆等地的称西草；产于河北、内蒙古东部、辽宁、吉林、黑龙江、山西等地的称东草。目前主要以品质区分，而不受地区限制。

西草　圆柱形，斩头去尾，皮细色红，质实体重。粉性足。分有：大草(统货)，长 25～50 cm，顶端直径 2.5～4 cm，黑心节不超过总重量的 5%。条草，长 25～50 cm，顶端直径 1.5 cm 以上者为一等；1 cm以上者为二等；0.7 cm以上者为三等；以上均可间有黑心。毛草(统货)，圆柱形弯曲的小草，不分长短，顶端直径0.5 cm以上。疙瘩头(统货)，为加工条草砍下的根头，长短不分，间有黑心。

东草　圆柱形，上粗下细，不斩头尾，皮粗，质松体轻。分有：条草，长60 cm以上，芦下3 cm处直径1.5 cm以上的为一等；长50 cm以上，芦下3 cm处直径1 cm以上的为二等；长40 cm以上，芦下3 cm处直径0.5 cm以上的为三等；以上均可间有5%20 cm以上的草头。毛草(统货)，圆柱形弯曲的小草，长短不分，芦下直径0.5 cm以上，间有疙瘩头。

性状　甘草　根呈圆柱形，长25～100 cm，直径0.6～3.5 cm。外皮松紧不一。表面红棕色或灰棕色，具显著的纵皱纹、沟纹、皮孔及稀疏的细根痕。质坚实，断面略呈纤维性，黄白色，粉性，形成层环明显，射线放射状，有的有裂隙。根茎呈圆柱形，表面有芽痕，断面中部有髓。气微，味甜而特殊。

光果甘草　根及根茎质地较坚实，有的分枝，外皮不粗糙，多灰棕色，皮孔细而不明显。

胀果甘草　根及根茎木质粗壮，有的分枝，外皮粗糙，多灰棕色或灰褐色。质坚硬，木质纤维多，粉性小。根茎不定芽多而粗大。

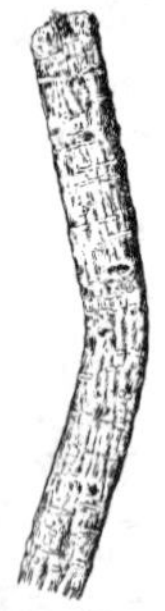
甘草(根)外形

鉴别　(1) 根横切面：木栓层为数列棕色细胞。皮层较窄。韧皮部射线宽广，多弯曲，常现裂隙；纤维多成束，非木化或微木化，周围薄壁细胞常含草酸钙方晶；筛管群常因压缩而变形。束内形成层明显。木质部射线宽3～5列细胞；导管较多，直径约至160 μm；木纤维成束，周围薄壁细胞亦含草酸钙方晶。根中心无髓；根茎中心有髓。

粉末特征：淡棕黄色。纤维成束，壁厚，微木化，周围薄壁细胞含草酸钙方晶，形成晶纤维。草酸钙方晶多见。具缘孔导管较大，稀有网纹导管。木栓细胞红棕色，多角形，微木化。

(2) 薄层色谱：取本品粉末1 g，加乙醚40 ml，加热回流1小时，滤过，药渣加甲醇30 ml，加热回流1小时，滤过，滤液蒸干，残渣加水40 ml使溶解，用正丁醇提取3次，每次20 ml，合并正丁醇液，用水洗涤3次，蒸干，残渣加甲醇5 ml使溶解，作为供试品溶液。另取甘草酸铵对照品，加甲醇制成每1 ml含2 mg的溶液，作为对照品溶液。吸取上述两种溶液各1～2 μl，分别点于同一用1%氢氧化钠溶液制备的硅胶G薄层板上，以醋酸乙酯-甲酸-冰醋酸-水(15∶1∶1∶2)为展开剂，展开，取出，晾干，喷以10%硫酸乙醇溶液，在105 ℃加热至斑点显色清晰，置紫外线灯(365 nm)下检视。供试品色谱中，在与对照品色谱相应的位置上，显相同的橙黄色荧光斑点。

品质标志　《中华人民共和国药典》2010年版规定：照高效液相色谱法测定，本品含甘草酸($C_{42}H_{62}O_{16}$)不得少于2.0%；含甘草苷($C_{21}H_{22}O_9$)不得少于0.50%。

【化学成分】 1. 甘草　根和根茎主含三萜皂苷，其中主要为甘草甜素(glycyrrhizin)；其他的三萜皂苷有：乌拉尔甘草皂苷(uralsaponin) A、B，甘草皂苷(licoricesaponin) A_3、B_2、C_2、D_3、E_2、F_3、G_2、H_2、J_2、K_2，3-*O*-〔*β*-*D*-葡萄糖醛酸甲酯-(1→2)-*β*-*D*-葡萄糖醛酸〕-24-羟基甘草内酯{3-*O*-〔*β*-*D*-(6-methyl)glucuronopyranosyl-(1→2)-*β*-*D*-glucuronopyranosyl〕-24-hydroxyglabrolide}。6″-*O*-乙酰基甘草苷(6″-*O*-acetylliquiritin)，3-甲酰基光果甘草内酯(3-formylglabrolide)，22-乙酰光果甘草酸(22-acetylglabric acid)，2,3-二氢异甘草素(2,3-dihydroisoliquiritigenin)，3-氧化甘草次酸(3-oxoglycyrrhetic acid)，3*β*-乙酰甘草次酸(3*β*-acetylglycyrrhetic acid)；黄酮类化合物：甘草苷元(liquiritigenin)，甘草苷(liquiritin)，异甘草苷(isoliquiritin)，异甘草苷元(isoliquiritigenin)，新甘草苷(neoliquiritin)，新异甘草苷(neoisoliquiritin)，甘草西定(licoricidin)，甘草利酮(licoricone)，刺芒柄花素(formononetin)，5-*O*-甲基甘草西定(5-*O*-methyllicoricidin)，甘草苷元-4′-芹糖葡萄糖苷〔liquiritigenin-4′-apiofuranosyl(1→2) glucopyranoside，apioliquiritin〕，甘草苷元-7，4′-二葡萄糖苷(liquiritigenin-7，4′-diglucoside)，新西兰牡荆苷(vicenin)Ⅱ即是6，8-二-*C*-葡萄糖基芹菜素，芒柄花苷(ononin)，异甘草黄酮醇(isolicoflavonol)，异甘草苷元-4′-芹糖葡萄糖苷〔isoliquiritigenin-4′-apiofuranosyl(1→2) glucopyranoside，licurazid，apioisoliquiritin〕，异芒柄花苷(isoononin)即异芒柄花素-4-葡萄糖苷(isoformononetin-4-glucoside)，甘草苷元-7，4′-二葡萄糖苷(liquiritigenin-7，4′-diglucoside)，kanzonols F～J，刺毛甘草查耳酮(echinatin)，虎儿草苷(saxifragin)，光果甘草宁(glabranin)，生松黄烷酮(pinocembrin)，高良姜素(galangin)，甘草素-4′-*O*-〔*β*-*D*-(3-*O*-乙酰基)-呋喃芹菜糖基-(1→2)〕-*β*-*D*-吡喃葡萄糖苷{liquiritigenin-4′-*O*-〔*β*-*D*-(3-*O*-acetyl)-apiofuranosyl-(1→2)〕-*β*-*D*-glucopyranoside}，甘草查耳酮(licochalcone) A。香豆素类化合物：甘草香豆素(glycycoumarin)，甘草酚(glycyrol)，异甘草酚(isoglycyrol)，甘草香豆素-7-甲醚(glycyrin)，新甘草酚(neoglycyrol)，甘草吡喃香豆素(licopyranocoumarin)，甘草香豆酮(licocoumarone)等。生物碱类：5，6，7，8-四氢-4-甲基喹啉(5，6，7，8-tetrahydro-4-methylquinoline)，5，6，7，8-四氢-2，4-二甲基喹啉(5，6，7，8-tetrahydro-2，4-dimethylquinoline)，3-甲基-6，7，8-三氢吡咯并[1，2-a]嘧啶-3-酮〔3-methyl-6，7，8-trihydropyrrolo[1，2-a] pyrimidin-3-one〕，喹啉(quinoline)类，异喹啉(isoquinoline)类。多糖：甘草葡聚糖(glucan) GBW，甘草多糖(glycyrrigan)UA、UB、UC，多糖(polysaccharide)GR-2Ⅱa、GR-2Ⅱb、GR-2Ⅱc和GPS，西北甘草根多糖(glycyrrhizan)UB、UA和*β*-*D*-葡聚糖(*β*-*D*-glucan)。皂苷和皂醇：甘草皂苷(licorice-saponin)D_3、E_2、F_3、G_2、H_2、J_2、K_2、L_3，异甘草苷芹菜苷(isoliquiritin apioside)。其他成分：甘草苯并呋喃(licobenzofuran)即甘草新木脂素(liconeolignan)，*β*-谷甾醇，正二十三烷(*n*-tricosane)，正二十六烷(*n*-hexacosane)，正二十七烷(*n*-heptacosane)等。

2. 光果甘草　根及根茎含三萜类：甘草酸(glycyrrhizic acid)，甘草甜素(glycyrrhizin)，18-甘草次酸(18-glycyrrhetinic acid)，18-羟基甘草次酸(18-hydroxyglycyrrhetic acid)，24-羟基甘草次酸(24-hydroxyglycyrrhetic acid)，24-羟基-11-去氧甘草次酸(24-hydroxy-11-deoxyglycyrrhetic acid)，11-去氧甘草次酸(11-deoxyglycyrrhetic acid)，3*β*-羟基齐墩果-11，13(18)-二烯-30-酸〔3*β*-hydroxyolean-11，13(18)-dien-30-oic acid〕，异甘草次酸(liguiritic acid)，甘草萜醇(glycyrrhetol)。内酯类：光果甘草内酯(glabrolide)，异光果甘草内酯(isoglabrolide)，去氧光果甘草内酯(deoxyglabrolide)，21*α*-羟基异光果甘草内酯(21*α*-hydroxyisoglabro lide)及甘草环氧酸(liquoric acid)，khalcorin，liquiriton。黄酮类：光果甘草苷(liquiritoside)即甘草苷，光果甘草苷元(liquiritogenin)即甘草苷元，异光果甘草苷(isoliquiritoside)即是异甘草苷，异光果甘草苷元(isoliquiritogenin)即甘草苷元，新甘草苷，新异甘草苷，异甘草苷元-4′-芹糖葡萄糖苷(licuraside，licurazid)，异甘草苷元-4-芹糖葡萄糖苷〔neolicuraside，isoliquiritigenin-4-apiofuranosyl(1→2) glucopyranoside〕，glabroside licurazid，光果甘草香豆酮(glabrocoumarone) A、B，8-异戊烯基-菜豆素异黄酮(8-prenyl-phaseollinisoflavan)，光果甘草定(glabridin)，4-*O*-甲基光果甘草定(4-*O*-methylglabridin)，西班牙光果甘草定(hispaglabridins) A、B，3-甲氧基光果甘草定(3-methoxyglabridin)，葡萄糖甘草苷芹菜糖苷(glucoliquiritin apioside)，异戊烯基甘草黄酮(prenyllicoflavone) A，shinflavanone，shinpterocarpin，1-甲氧基香豆素(1-methoxyphaseollin)，kanzonol T，光果甘草宁(glabranin)，光果甘草醇(glabrol)，光果甘草酮(glabrone)，光果甘草素(glabrene)，7，2′-二羟基-3′，4′-亚甲二氧基异黄酮(glyzaglabrin)，7-乙

酰氧基-2-甲基异黄酮(glazarin),7-甲氧基-2-甲基异黄酮(7-methoxy-2-methylisoflavone),7-羟基-2-甲基异黄酮(7-hydroxy-2-methylisoflavone),生松黄烷酮(pinocembrin),樱黄素(prunetin),刺芒柄花素等。其他成分:光果甘草香豆素(liqcoumarin),果胶(pectin),大豆皂苷(soyasaponins)。还原糖,多糖9.7%:其中水溶性多糖1.6%,糖醛酸(uronic acid),脂类成分以及生物碱:喹啉(quinoline),异喹啉(isoquinoline)。

毛状根培养物含黄酮成分:licoagrodin, licoagrochalcones B、C、D, licoagroaurone,甘草查耳酮(licochalcone) C, kanzonol Y,胀果甘草宁(glyinflanin) B,胀果甘草二酮(glycyrdione) A, licoagroside A, licoagroside B, licoagrodione,异戊烯基化的二橙酮成分(prenylated biaurone):licoagrone, kanzonol D,阿佛洛莫生(afrormosin),飞机草素(odoratin),菜豆醇(phaseol),刺毛甘草查耳酮(echinatin)。

3. 胀果甘草　根含三萜类:甘草甜素,甘草次酸-3-芹糖葡萄糖醛酸苷(apioglycyrrhizin),甘草次酸-3-阿拉伯糖葡萄糖醛酸苷(araboglycyrrhizin), liccorice-sapnins A_3、G_2、H_2,甘草酸(glycyrrhizic acid),18β-甘草次酸,11-去氧甘草次酸,乌拉尔甘草皂苷B。黄酮类:甘草苷元,甘草苷,异甘草苷元,异甘草苷,芒柄花苷,4′,7-二羟基黄酮(4′, 7-dihydroxyflavone),甘草黄酮(licoflavone) A,甘草苷元-4′-芹糖葡萄糖苷,异甘草苷元-4′-芹糖葡萄糖苷,甘草查耳酮(licochalcone)A、B、C、D,刺毛甘草查耳酮(echinatin),光果甘草酮,胀果皂苷(inflasaponin)Ⅱ、Ⅵ、Ⅰ、Ⅳ、Ⅲ、Ⅴ,甘草黄酮B、C,4′,5,7-三羟基-8-异戊烯基黄酮(4′, 5, 7-trihydroxy-8-prenylflavone),芒柄花素(formononetin),甘草查尔酮甲(licochalcone A),异芒柄花苷(isoononin)。还含二芳基丙二酮类成分:5′-异戊烯基甘草二酮(5′-prenyllicodione),胀果甘草二酮(glycyrdione)A、B、C及胀果甘草宁(glyinflanin)B、C、D、E、F、G、H、I、J、K。另含蔗糖(sucrose),胡萝卜苷(daucosterol),β-谷甾醇(β-sitosterol),胀果香豆素甲(inflacoumarin A)。

【药理】 1. 抗微生物作用　甘草浸出液体外抑制大肠杆菌、金黄色葡萄球菌、铜绿假单胞菌、乙型链球菌等。光果甘草的光果甘草定和光果甘草素、胀果甘草的甘草查耳酮A、甘草的甘草西定和甘草异耳酮B抑制普通及抗药性幽门杆菌。

甘草多糖体外抑制水疱性口炎病毒、Ⅰ型单纯性疱疹病毒和牛痘病毒等。甘草酸抗柯萨奇病毒、腺病毒、合胞病毒能力较强。甘草酸单胺能灭活艾滋病病毒。甘草热水提取物对华支睾吸虫有杀虫作用。

2. 肾上腺皮质激素样作用　甘草制剂有肾上腺皮质激素样作用,主要活性成分甘草酸与甘草次酸可能抑制肾脏11β-羟甾脱氢酶而起效。大鼠灌胃光果甘草冷冻干燥水提取物,抑制肾上腺-脑垂体轴功能,并促进肾脏肾素产生。给大鼠灌胃过大剂量甘草甜素,减少尿量和钠排泄率。腹腔注射甘草次酸,对阿霉素性肾病大鼠有拮抗外源性皮质激素所致的肾上腺皮质反馈抑制现象。

3. 对心血管系统的作用　甘草黄酮静脉注射,对抗乌头碱、氯化钡、结扎左冠状动脉前降支诱发的大鼠室性心律失常以及氯化钙与乙酰胆碱混合液诱发的小鼠心房纤颤或扑动,对大鼠有负性频率与负性传导的作用。甘草次酸具有血管紧张素ⅡAT_1受体的激动剂样作用。甘草次酸钠肌内注射减少结扎冠状动脉引起的兔急性心肌梗死的范围。大鼠饮用甘草甜素,反应性引起血压升高。光果甘草给予高胆固醇大鼠,降低大鼠血清、肝脏等胆固醇和血脂,提高磷脂含量。甘草甜素延长血浆复钙时间等,抑制血小板聚集。

4. 对消化系统的作用　(1) 对胃肠、胰腺功能的影响　灌胃生甘草乙醇提取物,抑制小鼠蓖麻油性腹泻、水浸应激性溃疡和盐酸性溃疡,增加大鼠胆汁流量。十二指肠给甘草提取物FM100(含甘草甜素较少的甲醇浸膏精制组分)可提高血中分泌素浓度及胰腺HCO_3^-的排出。水煎剂灌胃,抑制氨甲酰甲胆碱引起的大鼠十二指肠和空肠收缩反应。

(2) 保肝作用　甘草提取物灌胃,对五氯硝基苯造成的大鼠肝损伤有保护作用。提取液预防豚鼠氟烷性肝炎。腹腔注射甘草甜素,抑制大鼠四氯化碳(CCl_4)与乙醇诱导的肝脏脂肪变性和肝纤维化。大鼠离体肝细胞膜上有与甘草次酸、甘草酸相结合的位点,以甘草次酸更显著。

5. 抗炎、镇咳、祛痰作用　甘草次酸钠外涂抑制小鼠巴豆油耳肿胀,腹腔注射或肌内注射抑制大鼠棉球肉芽肿、足跖蛋清性炎症、组胺致皮肤毛细血管通透性的升高,还对抗组胺或乙酰胆碱引起的离体豚鼠气管收缩等;腹腔注射减少氨水法致小鼠咳嗽次数;肌内注射降低呼吸道酚红分泌量。甘草酸铵灌胃,抑制角叉菜胶所致大鼠胸膜炎症渗出、炎症细胞浸润及过敏性哮喘的豚鼠支气管肺泡灌洗液中嗜酸性粒细胞的趋化和浸润。

6. 对免疫系统功能的影响　甘草及其成分对机体免疫功能作用复杂。甘草多糖灌胃或腹腔注射,提高小鼠网状内皮系统单核功能。无菌条件下生长的光果甘草和甘草中的粗多糖成分体外能诱导小鼠腹腔巨噬细胞的一氧化氮产生。甘草甜素增强刀豆球蛋白A(ConA)诱导淋巴细胞分泌IL-2的能力。口服和静脉注射甘草酸二铵提高小鼠血清α-INF水平。甘草次酸钠灌胃升高正常小鼠T淋巴细胞比率,但降低佐剂性关节炎大鼠异常升高的T淋巴细胞比率。甘草粗提物-LX(除去甘草甜素以外的热稳定成分)能抑制致敏大鼠抗体生成,防治青霉素类过敏性休克。甘草甜素抑制卵清蛋白致敏大鼠腹腔肥大细胞释放组胺,还抑制抗IgE、ConA、化合物48/80诱导的肥大细胞释放组胺。β-甘草次酸是人补体经典途径抑制剂。

7. 抗肿瘤、抗突变　甘草提取物体外选择性诱导人胃癌MGC-803、肝癌$HepG_2$、肺癌NSCLC与人宫颈癌传代HeLa细胞等凋亡,原癌基因*c-fos*、*c-jun*与*c-myc*蛋白表达上调。异甘草苷元能抑制DU_{145}和LNCaP前列腺癌细胞的增殖。光果甘草提取物抑制X射线、*N*-甲基亚硝脲等的诱变作用及大鼠、小鼠骨髓细胞染色体的老化。

8. 解毒、影响药物代谢　甘草煎液与马钱子煎液的混合煎沸液给小鼠腹腔注射,能降低马钱子毒性。甘草类黄酮与异甘草素腹腔注射拮抗附子中的乌头碱诱发的大、小鼠心脏毒性,甘草甜素无效。皮下注射甘草甜素对大鼠镉中毒性肝损伤有防护作用。甘草甜素灌胃,提高环磷酰胺和长春新碱的抗癌活性,降低环磷酰胺毒副作用。甘草水提取物和甘草次酸灌胃,选择性增加小鼠肝脏细胞色素P450及亚型CYP1A1、CYP2B1和CYP2C11,也增加芳基烃羟化酶等。

9. 对脑、肾功能的影响　甘草总黄酮对大鼠大脑中动脉局灶性脑缺血再灌注损害有保护作用。甘草酸静脉滴注,提高完全性缺血再灌注犬脑线粒体ATP酶、脑组织乳酸脱氢酶活性,减轻脑水肿。甘草酸腹腔注射,减轻夹闭双侧肾蒂造成大鼠急性缺血再灌注模型的肾损伤。

10. 对生殖系统的作用　甘草提取液拮抗去甲肾上腺素、乙酰胆碱、组胺引起的大鼠离体输精管的收缩。水煎液十二指肠给药,抑制家兔在体子宫活动和由15-甲基前列腺素$F_{2\alpha}$所致的子宫收缩。水煎液灌胃,对催产素等诱发的大鼠痛经有镇痛作用。甘草酸单铵促进苯酚性输卵管炎模型大鼠免疫功能。

11. 抗氧化作用　光果甘草中的光果甘草定和西班牙光果甘草定A、B等对肝脏线粒体过氧化损伤有保护作用。甘草中的黄酮可对抗血卟啉衍生物的光溶血。胀果香豆素A清除超氧阴离子自由基作用较强。光(果)甘草酮和甘草查尔酮A抑制过氧化氢溶血作用较强。

12. 其他作用　甘草提取物口服降低糖尿病大鼠红细胞山梨醇。甘草甜素增加小鼠黑素瘤细胞的酪氨酸酶活性和黑素含量等。甘草酸灌胃，对 CCl_4 致肝纤维化小鼠骨丢失有防治作用。甘草次酸肌注，可提高豚鼠内耳听觉功能。甘草次酸结膜下注射，抑制大鼠角膜新生血管模型进行穿透性移植术后 T 淋巴细胞和巨噬细胞的增殖，延长角膜移植物的存活时间。

毒性 甘草毒性甚小。甘草水提取物对小鼠腹腔注射的 LD_{50} 为 2.52 g/kg，皮下注射为 LD_{100} 为 3.6 g/kg；甲醇提取物腹腔注射 LD_{50} 为 1.33 g/kg；FM100 腹腔注射的 LD_{50} 为 760 mg/kg；甘草甜素小鼠灌服 LD_{50} 为 3 g/kg，静注为 683 mg/kg。甘草及其制剂临床应用有时能发生高血压、低血钾症、低血钾性肌病等假醛固酮增多症。

【炮制】 1. 甘草 取原药材，除去芦头及杂质，大小条分开，浸泡至三四成透时，捞起润软，切厚片，干燥。生甘草常用于泻火解毒。

2. 炒甘草 取甘草片置锅内，用文火炒至表面深黄色，取出放凉。

3. 蜜甘草(炙甘草) 取炼蜜用适量开水稀释后，加入甘草片拌匀，闷润片刻，置热锅内，用文火炒至表面显深黄色，不粘手为度，取出放凉。每甘草片 100 kg，用炼蜜 25 kg。蜜甘草用于补中益气，缓急止痛。蜜甘草在对抗氯化钡诱发大鼠心律失常方面优于生甘草。

饮片性状 甘草参见"药材"项。炒甘草形如甘草，色泽加深，无黏性。蜜甘草形如甘草，表面深黄色，微有光泽，略带黏性，味甜。

贮干燥容器内，蜜甘草密闭，置阴凉干燥处，防霉，防蛀。

【药性】 甘，平。归脾、胃、心、肺经。

1.《本经》："味甘，平。"

2.《别录》："无毒。"

3.《本草衍义》："微凉。"

4.《医学启源》："气味甘，生大凉，火炙之则温。"

5.《汤液本草》："入足厥阴、太阴、少阴经。"

6.《纲目》："通入手足十二经。"

7.《雷公炮制药性解》："入心、脾二经。"

8.《本草通玄》："入脾、胃。"

【功用主治】 和中缓急，润肺，解毒，调和诸药。炙用治脾胃虚弱，倦怠食少，腹痛便溏，四肢挛急疼痛，心悸，脏躁，肺痿咳嗽；生用治咽喉肿痛，痈疮肿毒，小儿胎毒，及药物、食物中毒。

1.《本经》："主五脏六腑寒热邪气，坚筋骨，长肌肉，倍力，金疮肿，解毒。"

2.《别录》："温中下气，烦满短气，伤脏咳嗽，止渴，通经脉，利血气，解百药毒。"

3.《药性论》："主腹中冷痛，治惊痫，除腹胀满；补益五脏；制诸药毒；养肾气内伤，令人阴(不)痿，主妇人血沥腰痛，虚而多热，加而用之。"

4.《日华子》："安魂定魄，补五劳七伤，一切虚损，惊悸，烦闷，健忘。通九窍，利百脉，益精养气，壮筋骨，解冷热。入药炙用。"

5.《医学启源》："能补三焦元气，调和诸药相协，共为力而不争，性缓，善解诸急。《主治秘要》云：其用有五：和中一也；补阳气二也；调诸药三也；能解其太过四也；去寒邪五也。又云，养血，补胃。"

6.《用药心法》："热药用之缓其热，寒药用之缓其寒。""炙之散表寒，除邪热，去咽痛，除热，缓正气，缓阴血，润肺。"(引自《汤液本草》)

7.《汤液本草》："治肺痿之脓血，而作吐剂；消五发之疮疽，与黄耆同功。"

8.《心印绀珠经》："生则分身梢而泻火，炙则健脾胃而和中。解百毒而有效，协诸药而无争。"

9.《纲目》："解小儿胎毒、惊痫，降火止痛。"

10.《本经逢原》：能和冲脉之逆，缓带脉之急。

11.《药笼小品》："炙黑能治吐血。"

12.《药性集要》："缓正气，和肝，止痛，生肌肉，养阴血，悸安。"

13.《衷中参西录》："生服，转能通利二便，消胀除满。"

【用法用量】 内服：煎汤，2～6 g，调和诸药用量宜小，作为主药用量宜稍大，可用 10 g 左右；中毒抢救可用 30～60 g。外用：煎水洗、渍，或研末敷。

【宜忌】 湿浊中阻而脘腹胀满、呕吐及水肿者禁服。长期大量服用可引起脘闷、纳呆、水肿等，并可产生假醛固酮症。反大戟、芫花、甘遂、海藻。

1.《本草经集注》："术、干漆、苦参为之使。恶远志。反大戟、芫花、甘遂、海藻四物。"

2.《圣济总录》："忌菘菜。"

3.《用药心法》："中满禁用。"

4.《药性纂要》："惟中满、鼓胀、黄疸、呕吐忌用。"

5.《药品化义》："味厚而太甜，补药中不宜多用，恐恋膈不思食也。"

【选方】 1. 治伤寒脉结代，心动悸 甘草(炙)四两，生姜(切)三两，人参二两，生地黄一斤，桂枝(去皮)三两，阿胶二两，麦门冬(去心)半斤，麻仁半升，大枣(擘)三十枚。上九味，以清酒七升，水八升，先煮八味，取三升，去滓，内胶烊消尽，温服一升，日三服。(《伤寒论》炙甘草汤)

2. 治伤寒中风，医反下之，以致胃气虚弱，其人下利日数十行，完谷不化，腹中雷鸣，心下痞硬而满，干呕，心烦不得安 甘草(炙)四两，黄芩三两，干姜三两，半夏(洗)半升，大枣(擘)十二枚，黄连一两。上六味，以水一斗，煮取六升，去滓，再煎取三升，温服一升，日三服。(《伤寒论》甘草泻心汤)

3. 治腿脚挛急，或腹中疼痛 白芍药、炙甘草各四两。水煎去渣，分两次服。(《伤寒论》芍药甘草汤)

4. 治妇人脏躁，喜悲伤欲哭，数欠伸 甘草三两，小麦一升，大枣十枚。上三味，以水六升，煮取三升，温分三服。亦补脾气。(《金匮要略》甘草小麦大枣汤)

5. 治肺痿，吐涎沫而不咳者 甘草(炙)四两，干姜二两。以水三升，煮取一升五合，去滓，分温再服。(《金匮要略》甘草干姜汤)

6. 治热嗽 甘草二两，猪胆汁浸五宿，漉出炙香，捣罗为末，炼蜜和丸，如绿豆大，食后薄荷汤下十五丸。(《圣济总录》凉膈丸)

7. 治皮水一身面目悉肿 甘草(炙)二两，麻黄(去节)四两。上二味，以五升水先煮麻黄再沸，去上沫，乃内甘草煮得一升，绞去滓，适寒温，先服一升，重覆之，日移二丈所当汗出。汗出勿复服，不汗乃复服。当慎护风寒，数日乃出入。忌海藻、菘菜。(《外台》甘草麻黄汤)

8. 治食便吐出，不得安注 甘草二两(炙)，大黄三两(别渍)，黄芩二两。上三味切，以水三升，煮三两沸，去滓分服，以利为度。(《外台》引《小品方》甘草饮)

9. 治毒气冲心，呕吐 炙甘草、朱砂(飞)各一钱，绿豆粉(炒)二钱。为细末，作一贴，白汤调下。(《赤水玄珠》护心散，又名不二散)

10. 治胃痈，痰气上壅 甘草、桔梗、麦门冬各一两，水煎服。(《疡医大全》甘桔汤)

11. 治留饮方 甘草(炙)二分，瓜蒂一分。上二物治下筛，蜜丸如梧子。欲下病服三丸，日一。三丸不下，增之，以吐为度。(《医心方》引《效验方》甘草丸)

12. 治少阴病，二三日咽痛 甘草二两。以水三升，煮取一升半，去滓，温服七合，日二服。(《伤寒论》甘草汤)

13. 治肺热喉痛，有痰热者 甘草(炒)二两，桔梗一两(米泔

浸一夜)。每服五钱,水一钟半,入阿胶半片煎服。(《小儿药证直诀》)

14. 治婴孩小儿砂石淋　甘草一寸(生),黑豆百二十粒。上用新水煮,乘热入滑石末煎,食前服。(《幼科证治大全》)

15. 治小儿尿血　以甘草二两,炙黄为细末,炼蜜和丸绿豆大。每服五七丸,温水下,日二;或生锉,以水六合,去滓服。(《小儿卫生总微论方》)

16. 治蛔虫为病,令人吐涎,心痛发作有时　甘草二两,(铅)粉一两,蜜四两。以水三升,先煮甘草取二升,去滓,内粉、蜜,搅令和,煎如薄粥,温服一升,瘥即止。(《金匮要略》甘草粉蜜汤)

17. 治一切痈疽发背,疮肿,治便毒最验　大甘草半两(为粗末),没药一分(研)、大瓜蒌一个(去皮,切)。上三物用无灰酒三升,熬至一升,放温顿服之,如一服不尽,分三服,连进,屡有神效。(《百一选方》)

18. 治诸疮痛不可忍者　用粉草末,入口嚼烂,搽之甚效。或以粉草煎汁,熬膏搽之尤妙。(《幼科指南》)

19. 治谷道前后生痈,初发如松子大,渐如莲子,数十日后始觉,赤肿如桃李　好粉甘草一两,四寸截断,以溪涧长流水一碗,文武火慢慢蘸水炙,约自早炙至午后,炙水令尽,不可急性,擘甘草心觉水润,然后为透,细锉,却用无灰酒二小青碗,入上件甘草,煎至一碗,温服之。一二服便可保无虞。(《百一选方》)

20. 治食诸菜蕈菌中毒　甘草(炙,锉)、贝子、胡粉各一两。上三味,捣罗为散,每服二钱匕,水调下。(《圣济总录》)

【临床报道】 1. 治疗婴儿肠绞痛　甘草、芍药等量,按1 g/kg体重水煎服,随症不同,可略加味。治疗68例,男性36例,女性32例;年龄最大6个月,最小7日;病程最长5个月,最短1星期。用药后24小时至1星期内观察疗效:痊愈32例,好转35例,无效1例。总有效率98.52%。

2. 治疗房室传导阻滞　炙甘草20 g,党参12 g,生地12 g,桂枝15 g,麦冬15 g。加水800 ml,低度白酒50 ml,煮沸后文火煮30分钟取汁。再煎如前法,两次煎液混合后分早、晚2次服,每日1剂。治疗62例,其中有心肌炎病史6例,心下壁梗死史3例,心前壁梗死史8例,冠心病史33例,心肌硬化史1例,心脏手术史3例,先心病史4例,糖尿病史4例。Ⅰ度房室传导阻滞5例,Ⅱ度房室传导阻滞46例,Ⅲ度房室传导阻滞11例。结果:显效38例,有效16例,无效8例。总有效率为87.1%。

【各家论述】 1.《本草要略》:"生用性寒,能泻胃火,解热毒,诸痈疽疮疡,红肿而未溃者宜用;其已溃与不红肿者不可生用。炙用性太缓,能和诸药,性能解百药毒,宜少用,多用则泥膈而不思饮食,抑恐缓药力而少效。大抵脾胃气有余,如心下满及肿胀,痢疾初作,皆不可用,下焦药中亦宜少用,恐太缓不能自达也。"

2.《纲目》:"甘草与藻、戟、遂、芫四物相反,而胡洽居士治痰澼,以十枣汤加甘草、大黄,乃是痰在膈上,欲令通泄,以拔去病根也。东垣李杲治项下结核,消肿溃坚汤加海藻。丹溪朱震亨治痨瘵,莲心饮用芫花。二方俱有甘草,皆本胡居士之意也。故陶弘景言古方亦有相恶、相反者,乃不为害。非妙达精微者,不知此理。"

3.《药性微蕴》:"阳不足者,补之以甘,甘温能除大热,故生用则气平,补脾胃不足,而大泻心火。炙之则气温,补三焦元气而散表寒,除邪热,去咽痛,缓正气,养阴血。凡心火乘脾,腹中急痛,腹皮急缩者,宜倍用之。其性能缓急而又协和诸药,使之不争,故热药得之缓其热,寒药得之缓其寒,寒热相杂者用之得其平。王好古曰:五味之用,苦泻、辛散、酸收、咸软、甘上行而发,而本草言甘草下气,何也?盖甘味主中,有升降浮沉,可上可下,可内可外,有和有缓,有补有泻,居中之道尽矣!仲景附子理中汤用甘草恐其僭上也,调胃承气汤用甘草恐其速下也,皆缓之之意。小柴胡汤有柴胡、黄芩之寒,人参、半夏之温,而用甘草者,则有调和之意,建中汤用甘草以补中而缓脾急也,凤髓丹用甘草以缓肾急而生元气也,乃补之意。又曰甘者令人中满,中满者勿食甘,甘缓而壅气,非中满所宜也。凡不满而用炙甘草为之补,若中满而用生甘草为之泻,能引诸药直至满所。甘味入脾归其所,喜此升降浮沉之理也。《经》云'以苦补之、以甘泻之、以甘缓之'是矣!"

4.《本草通玄》:"甘草,甘平之品,独入脾胃,稼穑作甘,土之正味,故甘草为中宫补剂。《别录》云,下气除满,甄权云,除腹胀满,盖脾得补则善于健运也。若脾土太过者,误服则转加胀满,故曰脾病人毋多食甘,甘能满中,此为土实者言也。世俗不辨虚实,每见胀满,便禁甘草,何不思之甚耶?"

5.《本草新编》:"夫甘草,国老也。其味甘,甘宜于脾胃,然脾胃过受其甘,则宽缓之性生,水谷入之,必不迅予传导,而或至于停积瘀滞,夫水谷宜速化者也,宜速化而不速化,则传于各脏腑,未免少失其精华,而各脏腑因之而不受其益者有之,世人皆谓甘草有益而无损,谁知其益多,而损亦有之乎,知其益而防其损可矣。""甘草泻火,用之于急症者,可以多用,用之于缓症者,难以重加,盖缓症多是虚症,虚则胃气必弱,而甘草性过于甘,多用难以分消,未免有饱胀之虞,不若少用之,则甘温自能退大热耳,若阴虚之症,正胃弱也,如何可多用乎?""甘草解毒,当分上中下三法,上法治上焦之毒,宜引而吐之,中法治中焦之毒,宜和而解之。下法治下焦之毒,当逐而泻之。"

6.《医医病书》:"甘草纯正,不兼他味,故独擅甘草之名,其性守而不走。甘属土,土主信也,为其守也,故中满腹胀者忌之,宣通脉络者避之。今人则一概率用之,不问何方,必加甘草,以为能和百药,此动必用甘草之误也。至于当用甘草之方,如炙甘草汤之类,汤名甘草,以之为君也。治伤寒脉结代,紧防其脱,全赖甘草坐镇不移之力,而用量只一钱,或八分、五分,不尽其力,乌行有功?此不敢用甘草之误也。"

7.《本经疏证》:"《伤寒论》、《金匮要略》两书中,凡为方二百五十,用甘草者,百二十方。非甘草之主病多,乃诸方必合甘草,始能曲当病情也。凡药之散者,外而不内(如麻黄、桂枝、青龙、柴胡、葛根等汤);攻者,下而不上(如调胃承气、桃仁承气、大黄甘草等汤);温者,燥而不濡(四逆、吴萸等汤);清者,冽而不和(白虎、竹叶石膏等汤);杂者,众而不群(诸泻心汤、乌梅丸等);毒者,暴而无制(乌梅汤、大黄䗪虫丸等),若无甘草调剂其间,遂其往而不返,以为行险侥幸之计,不异于破釜沉舟,可胜而不可不胜,讵诚决胜之道耶?"

1206 甘遂 gān suí (《本经》)

【异名】 主田(《本经》),重泽、甘藁、陵藁、甘泽、苦泽、白泽、鬼丑(《吴普本草》),陵泽(《广雅》),肿手花根(《药材资料汇编》),九头狮子草(《河南中草药手册》),化骨丹、肿手花、萱根子(《全国中草药汇编》),头痛花(《北方常用中草药手册》),猫儿眼(《中药材品种论述》)。

【基原】 为大戟科大戟属植物甘遂的块根。

【原植物】 甘遂 *Euphorbia kan-sui* T. N. Liou ex T. P. Wang

多年生草本,高25～40 cm。全株含白色乳汁。根细长,弯曲,中段及末端常有串珠状、指状或长椭圆状块根,外表棕褐色。茎常从基部分枝,下部带紫红色,上部淡绿

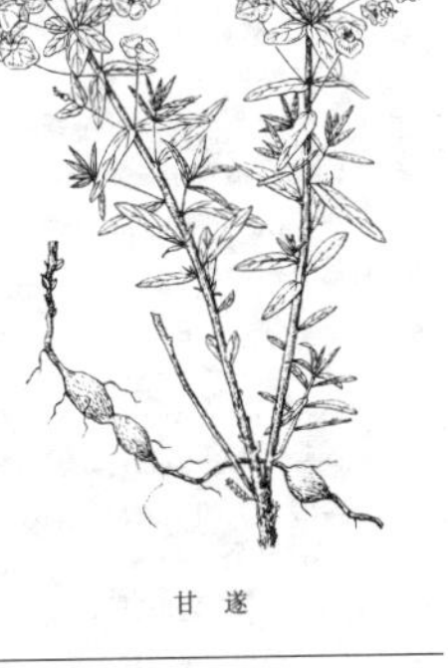

甘　遂

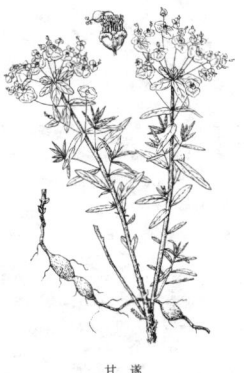

色。叶互生;无柄;叶片线状披针形及狭披针形,长 2～9 cm,宽 4～10 mm,先端钝,基部楔形,全缘。杯状聚伞花序顶生,伞梗 5～9,基部轮生叶长圆形或狭卵形,长 1.5～2 cm,宽 8～9 mm;每伞梗常再次分叉,细弱,长 2～4 cm;苞叶 1 对,三角状卵形,全缘。总苞陀螺形,先端 4 裂,裂片卵状三角形,边缘具白毛,腺体 4,新月形,黄色,两端有角,生于裂片之间的外缘;雄花 8～13,每花具雄蕊 1;雌花 1,位于雄花中央,花柱 3,分离,柱头 2 裂。蒴果近球形,无毛,灰褐色。花期 4～6 月,果期 6～8 月。

多生于草坡、农田地埂、路旁等处。分布于河北、山西、河南、四川、陕西、甘肃等地。

【栽培】 生物学特性　喜凉爽气候,耐寒。对土壤要求不严,以土层深厚、疏松肥沃、排水良好、富含腐殖质的砂质壤土或黏质壤土栽培为宜。

繁殖方法　用种子、分根繁殖。种子繁殖:7 月中、下旬播种,播前种子用冷水浸泡 2～3 日,拌以草木灰,穴播,按行株距 25 cm×15 cm开穴,播种。条播,按行距 20 cm 开沟,将种子均匀播入沟内,覆土、浇水。分根繁殖:3 月前或 8～9 月枯苗后结合收获,将大者入药,细小者作种用,根部一定要带有根茎的才能成活。按行株距 25 cm×15 cm 开穴栽种。栽种时要将茎露出土面,覆土后浇水。

田间管理　每年松土除草 2～3 次,松土时要注意切勿损伤根部;遇雨季要排除积水,干旱时浇水保持土壤湿润。追肥 2～3 次,前期施人粪尿,后期施过磷酸钙。待苗枯萎后施厩肥或堆肥。开花时摘除花蕾。

【采收加工】 春季开花前或 8～9 月枯苗后挖掘根部,除去泥土,将根放入竹筐内,置流水河渠内,筐内放些碎瓦块或煤渣,用木棒搅拌,洗净外皮,晒干。

【药材】 甘遂 *Kansui Radix*　主产于陕西、河南、山西、宁夏等地。

性状　根椭圆形、长圆柱形或连珠形,长 1～5 cm,直径 0.5～2.5 cm。除去栓皮者表面类白色或黄白色,凹陷处有棕色栓皮残留;未去棕红色栓皮者,有明显纵槽纹和少数横长皮孔。质脆,易折断,断面粉性,皮部类白色,木部淡黄色,有放射状纹理;长圆柱状者纤维性较强。气微,味微甘、辛,有刺激性。

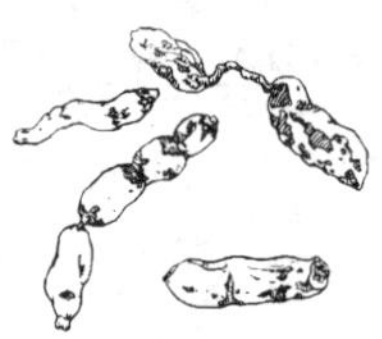

甘遂(块根)外形

鉴别　(1) 粉末特征:类白色。淀粉粒甚多,单粒球形或半球形,直径 5～34 μm,脐点点状、裂缝状或星状;复粒由 2～8 分粒组成。无节乳管含淡黄色微细颗粒状物。厚壁细胞长方形、梭形、类三角形或多角形,壁微木化或非木化。具缘孔导管多见,常伴有纤维束。

(2) 取本品粉末 1 g,加乙醇 10 ml,冷浸 24 小时,滤过。取滤液 2 ml,置蒸发皿中,在水浴上蒸干,加醋酐 1 ml 溶解,将溶液置试管中,沿管壁加浓硫酸 1 ml,两液界面出现紫红色环(检查甾醇)。

【成分】 根含 γ-大戟醇(γ-euphorbol, euphol)即大戟二烯醇(euphadienol, α-euphol), α-大戟醇(α-euphorbol, euphorbadienol, euphorbol),甘遂醇(tirucallol, kanzuiol)又名 20-表大戟二烯醇(20-epieuphol),大戟因子 E1 即 3-*O*-(2*E*, 4*Z*)-癸二烯巨大戟萜醇〔3-*O*-(2*E*,4*Z*-decadienoyl) ingenol〕,20-去氧巨大戟萜醇-3-苯甲酸酯(20-deoxyingenol-3-benzoate),20-去氧巨大戟萜醇-5-苯甲酸酯(20-deoxyingenol-5-benzoate),巨大戟萜醇(ingenol),巨大戟萜醇-3-(2, 4-癸二烯酸酯)-20-乙酸酯〔ingenol-3-(2, 4-decadienoate)-20-acetate〕,13-氧化巨大戟萜醇(13-oxyingenol),13-氧化巨大戟萜醇-13-十二酸酯-20-己酸酯(13-oxyingenol-13-dodecanoate-20-hexanoate),甘遂萜酯(kansuinine)A、B,甘遂大戟萜酯(kansuiphorin)A、B、C、D,巨大戟萜醇-3-2′*E*, 4′*Z* 癸二烯酯-20-乙酸酯〔3-*O*-(2′*E*, 4′*Z*-decadienoyl)-20-*O*-acetylingenol〕(Ⅰ)和甘遂大戟萜酯(kansuiphorin)C(Ⅱ)。β-香树脂醇乙酸酯(β-amyrin acetate),β-谷甾醇(sitosterol),β-谷甾醇葡萄糖苷(sitosterol glucoside),24-亚甲基环木菠萝烷醇(24-methylenecycloartanol),1, 1-双(2, 6-二羟基-3-乙酰基-4-甲氧基苯基)甲烷〔1, 1-bis(2, 6-dihydroxy-3-acetyl-4-metho xyphenyl)methane〕和甲基(2, 4-二羟基-3-醛基-6-甲氧基)苯基甲酮〔methyl(2, 4-dihydroxy-3-formyl-6-methoxy) phenylketone〕。尚含棕榈酸、枸橼酸、维生素 B_1 等。

【药理】 1. 抗生育作用　妊娠小鼠肌注甘遂注射液或妊娠家兔静注乙醇提取剂,均增加动物死胎数,给药组动物胎盘组织间质水肿,滋养叶细胞坏死。中期妊娠小鼠宫内注射大戟二烯醇,也终止妊娠。甘遂中的二萜类物质体外抑制胞胚阶段的瓜蟾细胞分裂。甘遂中期引产妇女血浆 13, 14-双氢-15-酮-前列腺素 $F_{2\alpha}$ 和羊水中 6-酮-前列腺素 $F_{1\alpha}$ 含量在流产前最高,产后下降。

2. 泻下作用　小鼠口服生甘遂或炙甘遂的乙醇浸膏,约有半数发生泻下现象。泻下成分为不溶于水而溶于乙醇的物质。生品醇提取物灌胃,对小鼠有致泻、利尿作用。醋制、甘草制均减弱峻泻作用,醋制减弱利尿作用。

3. 治疗胰腺炎　给急性出血坏死性胰腺炎(AHNP)模型犬经胃管注入甘遂粉末,能抑制 AHNP 早期即存在的细菌、内毒素易位,通过降低血中肿瘤坏死因子、磷脂酶 A_2 等改变 AHNP 的病理生理过程。重症急性胰腺炎患者从胃管给予生甘遂,改善胃肠动力,减少胰腺、胰周感染的机会。

4. 对肿瘤的影响　生品、醚提取物体外能诱导 EB 病毒早期抗原在 Raji 细胞表达。生品醇提取物涂于小鼠耳部有皮肤刺激作用,外涂促进阈下剂量的 3-甲基胆蒽致小鼠皮肤肿瘤发生。生品醋制、甘草制后减弱以上作用。γ-大戟醇等局部外用抑制肿瘤促进剂 TPA 引起的小鼠耳部炎症。γ-大戟醇局部用药还抑制小鼠由 DMBA 和 TPA 诱导的皮肤肿瘤发生。甘遂提取物抑制小鼠白血病 P_{388} 淋巴细胞,有效成分包括甘遂大戟萜酯 A、B。

5. 对免疫功能的影响　粗制剂腹腔注射,减轻小鼠胸腺重量,抑制小鼠绵羊红细胞(SRBC)抗体产生,抑制体外 PHA、ConA 和 LPS 诱导脾细胞中淋巴细胞转化。腹腔或静注粗制剂,还抑制 SRBC 诱导的迟发型超敏反应。巨大戟萜醇体外促进免疫复合物结合到巨噬细胞上。

6. 抗微生物作用　流感病毒小鼠肺炎适应株造模的小鼠灌胃醇提取物初步分离组分,发现抗病毒有效部位主要集中在组分 5 和极性较大的组分 8～15。乙醚、乙醇提取液对致倦库蚊、白纹伊蚊敏感株Ⅲ龄末至Ⅳ龄初幼虫有杀伤作用。

7. 其他作用　生甘遂小剂量使离体蛙心收缩力增强,大剂量则出现抑制。

毒性　雌性小鼠腹腔注射注射液的 LD_{50} 为 88 mg/kg。小鼠皮下注射甘遂乙醇提取物的 LD_{50} 为 6.95 ml/kg。

小鼠骨髓细胞染色体畸变分析和鼠伤寒沙门菌回变试验均显示甘遂无致突变性。引产对小鼠再次受孕率无影响。注射液腹腔注射在 5 mg/kg 和 1 mg/kg 剂量时对大鼠有胚胎毒性,但对存活胎仔无致畸作用。中期妊娠应用甘遂引产妇女的外周血淋巴细胞姊妹染色单体交换率不受影响。

【炮制】 1. 甘遂　取原药材,除去杂质,洗净,晒干,筛去灰屑。生品常用于小便不通,痈肿疮毒。

2. 醋甘遂　取净甘遂,用米醋拌匀,闷透,置锅内,用文火炒至微干,取出晾干。每甘遂 100 kg,用醋 30 kg。或取净甘遂置锅中,加米醋与适量水浸没,煮至醋液被吸尽,切开无白心时,取出,干燥。每甘遂 100 kg,用米醋 40 kg。醋甘遂常用于悬饮,腹水肿满,癫痫。

3. 甘草制甘遂　取甘草片置锅内，加水（1∶5）煎煮2次，去渣，趁热加入净甘遂拌匀，稍润，俟汁吸尽后，蒸至透心，取出，晾凉，切片晒干。每甘遂100 kg，用甘草20 kg。用甘草制甘遂可以降低毒性。

甘遂经醋炒和甘草制后，毒性都降低，降低程度相仿；甘遂中所含毒性成分，对皮肤、黏膜有刺激性，经以上两种炮制法，刺激性下降6倍。

饮片性状　甘遂参见"药材"项。醋甘遂形如甘遂，表面黄色，粉性不明显，有醋气。甘草制甘遂形如甘遂，色泽加深，略具甘草甜味。

贮干燥容器内。醋甘遂、甘草制甘遂密闭，置阴凉干燥处。

【药性】　苦，寒，有毒。归肺、肾、大肠经。

1.《本经》："味苦，寒。"

2.《吴普本草》："神农、桐君：苦，有毒。岐伯、雷公：甘，有毒。"

3.《别录》："甘，大寒，有毒。"

4.《本草新编》："入胃、脾、膀胱、大小肠五经。"

5.《本草求真》："专入脾、胃、肺、肾、膀胱。"

【功用主治】　泻水逐饮，破积通便。主治水肿，腹水，留饮，结胸，癥瘕积聚，癫痫，喘咳，大小便不通。

1.《本经》："主大腹疝瘕，腹满，面目浮肿，留饮宿食，破癥坚积聚，利水谷道。"

2.《别录》："下五水，散膀胱留热，皮中痞，热气肿满。"

3.《药性论》："能泻十二种水疾，能治心腹坚满，下水，去痰水，主皮肌浮肿。"

4.《品汇精要》："解蛇毒。"

5.《纲目》："泻肾经及隧道水湿，脚气，阴囊肿坠，痰迷癫痫，噎膈痞塞。"

【用法用量】　内服：入丸、散，0.5～1 g。外用：研末调敷。内服宜用炮制品。

【宜忌】　气虚阴亏、脾胃虚弱及孕妇禁服；中病即止，不可过剂；反甘草。

1.《本草经集注》："恶远志，反甘草。"

2.《纲目》："不可过服，但中病则可止也。"

3.《医林纂要》："脾虚者忌。"

4.《得配本草》："妄用大损元气，腹胀而死。"

5.《药性切用》："非大水大实，不可轻用。"

【选方】　1. 治水肿腹满　甘遂（炒）二钱二分，黑牵牛一两半。为末，水煎，时时呷之。（《普济方》）

2. 治卒肿满，身面皆洪大　甘遂一钱（为末）。猪肾一枚，分作七片，入甘遂末炙熟。每日一食，食至四、五片，当觉腹肠鸣，小便利。（《肘后方》）

3. 治膜外水气　甘遂、大麦麸各五钱。为末，和作饼烧熟食之。如不利，热汤催之；利不止，冷水洗手足、头面即止。小儿减之。（《婴童类萃》甘遂饼）

4. 治留饮　甘遂（大者）三枚，半夏十二枚（以水一升，煮取半升，去滓），芍药五枚，甘草（如指大）一枚（炙）。以水二升，煮取半升，去滓，以蜜半升，和药汁，煎取八合。顿服之。（《金匮要略》甘遂半夏汤）

5. 治酒积面黄、黑色，腹胀不消　甘遂末一钱，槽头精猪肉一两。上将猪肉细切如泥，甘遂末和肉匀一处，通作一丸，用纸包作一重，文武火烧香熟。取出细嚼，酒送下，临卧服。（《普济方》）

6. 治胸膈伏热停食，气结胀满　用甘遂（煨）、大黄（炒）、青皮（去白）、黄芩各等分。每服二钱，水半盏煎服，以利为度。（《卫生易简方》）

7. 治膈食、膈气及梅核气　甘遂五钱（面裹炒），木香一钱。上为细末。壮者一钱，弱者五分，不拘时温酒调下。（《简便良方》）

8. 治膀胱气实、腰胯间疼痛不可忍者　甘遂半两（炒令微黄），杜仲半两（去粗皮，炙微黄，锉），青橘皮半两（汤浸，去白瓤，焙）。上为细末。每用羊肾一只，去脂膜，入药一钱，湿纸裹，煨令熟，空心食之，然后吃暖酒一中盏。服后良久，即便通利，如未快，即再服。（《普济方》）

9. 治风痰迷心，癫痫及妇人心风血邪　甘遂二钱，为末，以猪心取三管血，和药，入猪心内缚定，纸裹煨熟，取末，入辰砂末一钱，分作四丸。每服一丸，将心煎汤调下，大便下恶物为效，不下再服。（《济生方》遂心丹）

10. 治伤寒过经，心胸痞满，烦躁狂言，积热毒气，及妇人血风血气，经候不调，寒热有积　甘遂（连珠者）、威灵仙（去土）、五灵脂各一两。上为散，每服一钱，如伤寒日数多，有积热者，用鸡子清、蜜水调下；如妇人见前件病者，灰酒调下，寻常热气，蜜水调下，冷即用葱汤调下。（《普济方》万应散）

11. 治小便不通，诸药不效，闷乱欲死者　甘遂五钱为细末，用凉水调如膏，敷脐下丹田穴，再以甘草节五钱煎汤，垂服汁至脐下，即通矣，此急救之良诀也。（《医便》）

12. 治妊娠子淋，大小便不利，气急，已服猪苓散不瘥　太山赤皮甘遂二两。上一味捣筛，以白蜜二合和。服如大豆粒，多觉心下烦，得微下者，日一服之。（《外台》引《小品方》甘遂散）

13. 治小儿脾积腹胀，吐逆不止　用甘遂一两（炒），轻粉一钱，丁香四十九枚，硇砂二钱。为末，熟枣肉丸如大豆，捻作饼子。每服一饼，枣一枚（去核）包药在内，麻缠之，水一盏，煮半盏，去麻研为膏服。（《卫生易简方》）

14. 治坠堕闪挫，腰痛不能屈伸　甘遂为末三钱，以猿猪腰子劈开，用盐椒腌去水，掺药三钱于内，荷叶包，文火烧熟，细嚼酒送下。（《古今医统》子和益肾丸）

15. 治耳暴聋　甘遂末吹左耳，甘草末吹右耳，立效。或用甘遂末绵裹，插耳内，口中嚼甘草亦好。（《仁术便览》）

16. 治小肠疝气，偏坠疼痛　甘遂二钱（炒），石燕子（雌雄）各一个，斑蝥三个（去翅足，炒）。上件为细末，酒煮面糊为丸，如绿豆大。每服三丸，麝香温酒送下，空心食前临卧服。忌热物一时，忌甘草一日。（《普济方》导气丸）

【临床报道】　1. 治疗重症急性胰腺炎　甘遂组在对照组常规治疗〔禁食，全胃肠道外营养支持预防性应用广谱抗生素生长抑素（善宁或施他宁）抑制胰腺外分泌〕的基础上加用甘遂粉1 g/次，生理盐水配成20～50 ml混悬液后，胃管内注入后夹闭胃管30～60分钟，每日2次。大黄组治疗方法类似甘遂组。共观察59例，结果：甘遂组患者腹部症状、体征的缓解时间和血、尿淀粉酶恢复时间及平均住院日较对照组和大黄组疗效显著（$P<0.01$，$P<0.05$）；治疗1星期后血清TNF-α浓度及胰腺和胰周感染的发生率甘遂组与大黄组无明显差异。结果表明甘遂是治疗重症急性胰腺炎有效而可靠的辅助性治疗用药，且其疗效明显优于单纯西药及大黄辅助治疗。

2. 治疗术后粘连性肠梗阻　将生甘遂末1.5 g溶于4 ml温水中经胃管注入。再用4 ml温水将胃管内的残留药物冲入胃内，然后关闭胃管。严密观察病情，如果6小时后没有出现腹痛加重及排气排便，可追加1.5 g，继续观察。共治疗320例，结果灌入甘遂后2小时肠管蠕动开始增强，频率加快。梗阻解除后，每日用0.75 g维持5～7日，肠道即可恢复正常。用药后腹痛频繁，6～8小时排气，排大量稀便，腹痛腹胀缓解，呕吐停止。

3. 治疗癫狂症　用甘遂末10 g，辰砂末12 g，代赭石末12 g，连血猪心1个。猪心剖开，将甘遂末、代赭石末和猪心血拌匀，纳入猪心内，线缚好，外用牛皮纸湿裹，慢火煨熟，勿焦为度，而后将药取出与朱砂和匀分作8丸。服法：每日清晨空腹服1丸，开水送服，重症者每日早、晚各服1丸。共治疗68例，显效39例，有效25例，无效4例。

【各家论述】 1.《本草经疏》:“甘遂,禀天地阴寒之气以生,故其味苦,其气寒而有毒,亦阴草也。水属阴,各从其类,故善逐水。其主大腹者,即世所谓水蛊也。又主疝瘕腹满、面目浮肿及留饮,利水道谷道,下五水,散膀胱留热,皮中痞气肿满者,谓诸病皆从水湿所生,水去饮消湿除,是拔其本也。”“甘遂性阴毒,虽善下水除湿,然能耗损真气,亏竭津液。元气虚人,除伤寒水结胸不得不用外,其余水肿、臌胀类,多脾阴不足,土虚不能制水,以致水气泛滥,即刘河间云诸湿肿满属脾土,法应补脾实土兼利小便。不此之图,反用甘遂下之,是重虚其虚也,水既暂去,复肿必死矣。必察病属湿热有饮有水,而元气尚壮之人,乃可一施耳。不然祸不旋踵矣。”

2.《本草汇言》:“甘遂行水气,逐留饮,散大腹蛊毒之药也。洁古谓味苦、气寒,苦能泄寒胜热,此药直达水气所结之处,乃泄水之圣药,然水结胸,非此不除。”

3.《本草崇原》:“土气不和则大腹,隧道不利则疝瘕。大腹则腹满,由于土不胜水,外则面目浮肿,内则留饮宿食,甘遂治之,泄土气也。为疝为瘕则癥坚积聚,甘遂破之,行隧道也。水道利则水气散,谷道利则宿积除,甘遂行水气而通宿积,故利水谷道。”

4.《本经逢原》:“甘遂色白味苦,先升后降,乃泻水之峻药。《本经》治大腹疝瘕,面目浮肿,留饮宿食等病,取其苦寒迅利,疏通十二经,攻坚破经,直达水气所结之处。”

5.《本草求真》:“(甘遂)其性纯阴,故书皆载能于肾经及或隧道水气所结之处奔涌直决,使之尽从谷道而出,为下水湿第一要药。故凡因实邪,元气壮实而致隧道阻塞,见为水肿蛊胀,疝瘕腹痛,无不仗此迅利以为开决水道之首。”

6.《本草正义》:“甘遂苦寒,攻水破血,力量颇与大戟相类。故《本经》、《别录》主治腹满浮肿,下水,留饮,破癥坚积聚,亦与大戟主治大同小异。但兼能消食,通利谷道,稍与大戟不同,攻坚之力殆尤为过之。所主疝瘕,盖以湿热壅结者言之,而寒气凝滞之症非其所宜。《别录》又申之以热气肿满一句,则此之能泄水肿,皆以湿热实证言,而脾肾虚寒以致水道不利诸症,误用此药,实为鸩毒,从可知也。”

1207 甘蓝 gān lán (《本草拾遗》)

【异名】 蓝菜(《千金方》),西土蓝(《本草拾遗》)。

【基原】 为十字花科芸薹属植物甘蓝的叶。

【原植物】 甘蓝 *Brassica oleracea* L. var. *capitata* L. 又名:葵花白菜(《植物名实图考》),包心菜、洋白菜(《中国蔬菜栽培学》),卷心菜(《中国高等植物图鉴》),莲花白(云南),包菜(江苏)。

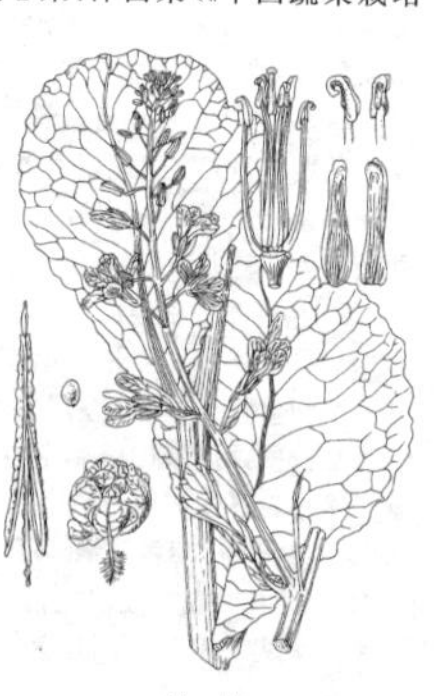

甘 蓝

二年生草本。一年生茎肉质,无分枝;基生叶多数,纸质而柔嫩,叶片长圆状倒卵形或近圆形,层层包裹,成球状体、心状体或扁圆形,重可达2～2.5 kg,外层叶片淡蓝绿色,被白粉,内层叶片乳白色,长和宽达30 cm,基部骤窄。二年生茎有分枝,具茎生叶,基生叶蓝绿色,具白粉,质厚,叶片宽椭圆形或长椭圆形,全缘或边缘具浅锯齿,基部具浅耳;茎上部叶有明显锯齿,基部抱茎;最上部叶线形。总状花序顶生或腋生,花大;萼片4,黄绿色,光滑无毛,基部成囊状;花瓣4,乳黄色,瓣片为宽椭圆状卵形或长椭圆形,先端钝圆,基部具细长爪;雄蕊6,4长2短;雌蕊1,子房圆柱形,花柱略细,柱头膨大,具喙。长角果圆柱形,长6～9 cm,具短喙。种子圆球形。花期4～5月,果期5～6月。

各地均有栽培,作为主要的蔬菜和饲料。

【采收加工】 多于7～9月采收,鲜用。

【药材】 甘蓝 *Brassicae Oleraceae Folium* 全国各地均产。

性状 茎肉质且短,扁平圆形或圆锥形,直径10～40 cm,被层层叶片包被。叶片自外层向内渐小,鲜时圆形、倒卵形或阔肾形,主脉较宽;外层叶片绿色或蓝绿色,内层叶片乳白色,全缘或边缘具浅钝齿,质厚;干燥叶片淡黄棕色,质薄。气微,味淡。

【成分】 叶含花色素苷类,共约有15种,均系由矢车菊色素酰化多个葡萄糖基及对羟基苯甲酰(*p*-coumaryl),阿魏酰(feruyl)和芥子酰(sinapyl)等而成。

全株含有11种葡萄糖异硫氰酸酯类(glucosinalates),其水解产物中有异硫氰酸烯丙酯(allylisothiocyanate),异硫氰酸-3-甲亚硫酰基丙酯(3-methylsulfinylpropylisothiocyanate),异硫氰酸-4-甲亚硫酰基丁酯(4-methylsulfinylbutylisothiocyanate),告伊春(goitrin)等。还含菜子甾醇(brassicasterol),22-去氢菜油甾醇(22-dehydrocampesterol)。

【药理】 1. 抗肿瘤作用 甘蓝汁提取物给艾氏腹水癌小鼠腹腔注射,促进肿瘤消失或发生退行性变化。预先腹腔注射提取物,可抑制小鼠移植性艾氏腹水癌和实体瘤发生。给雌性小鼠饲喂甘蓝芽,能使7,12-二甲苯蒽诱发的肿瘤退化。

2. 抗诱变作用 新鲜原汁抑制3-氨基-1-甲基-5氢-吡啶[4,3-b]吲哚(Trp-p-2)所诱发的鼠伤寒沙门菌TA98的回复突变作用。加热煮沸的菜汁抑制作用降低。采用SOS抗突变和致突变同步快速试验,发现甘蓝菜条与菜汁无论加与不加大鼠肝脏微粒体酶(S_9),系统均有抗突变性。卷心菜汁灌胃,使环磷酰胺诱发的小鼠骨髓多染红细胞微核细胞数降低,还抑制环磷酰胺对外周血细胞染色体的损伤。大鼠饮用甘蓝汁,肝脏谷胱甘肽-*S*-转移酶活性、还原型谷胱甘肽和细胞色素P450含量增加。

3. 其他作用 卷心菜(甘蓝)汁给环磷酰胺致免疫低下的小鼠灌胃,抑制脾脏抗体形成细胞的溶血能力,提高小鼠巨噬细胞溶菌酶的含量,抑制脾脏重量的减轻。甘蓝(叶)粉水提取物可降低阿司匹林诱发的大鼠消化道溃疡数,增加己糖胺水平。甘蓝饲养雄性幼鼠可降低胸腺重量。

【药性】 甘,平。归肝、胃经。

1.《千金方》:“甘,平。无毒。”

2.《食物考》:“甘,辛。”

【功用主治】 清利湿热,止痛,益肾通络。主治黄疸,胃脘胀痛,关节不利。

1.《千金方》:“久食大益肾,填髓脑,利五脏,调六腑。”

2.《本草拾遗》:“补骨髓,利五脏六腑,利关节,通经络中结气,明耳目,健人,少睡,益心力,壮筋骨。治黄毒者,煮作菹,经宿渍,色黄,和盐食之,去心下结伏气。”

3.《本草正义》:“清利热结之品,故治发黄。”

4.《中国药用植物志》:“有益肾、利五脏、止痛及促进伤口愈合的功能。主治消化道溃疡及疼痛。”

【用法用量】 内服:绞汁饮,200～300 ml;或适量拌食、煮食。

【选方】 1. 治上腹胀气隐痛 卷心菜500 g,加盐少许,清水煮熟,每日分2次服用。(《家庭食疗药膳手册》)

2. 治胃及十二指肠溃疡 甘蓝鲜叶捣烂取汁200～300 ml,略加温。饭前饮服,每日2次,连服10日为1个疗程。(《福建药物志》)

3. 治甲状腺肿大,甲亢 生卷心菜拌食,不拘数量,长期服用。(《家庭食疗药膳手册》)

1208 甘蔗 gān zhè (《别录》)

【异名】 蔗(《说文》),藷蔗(《南都赋》),干蔗(《南方草木状》)，接肠草(《重庆堂随笔》)，竿蔗(《随息居饮食谱》)，糖梗(《国药的药理学》)。

【基原】 为禾本科甘蔗属植物甘蔗的茎秆。

【原植物】 甘蔗 *Saccharum sinensis* Roxb.

多年生草本。秆高约 3 m，粗 2～5 cm，绿色或棕红色，秆在花序以下有白色丝状毛。叶鞘长于节间，仅鞘口有毛；叶舌膜质；叶片扁平，两面无毛，具白色肥厚的主脉，长 40～80 cm，宽 20～60 mm。花序大型，长达 60 cm，主轴具白色丝状毛；穗轴节间长 7～12 mm，边缘疏生长纤毛；无柄小穗披针形，长 4.5～5 mm，基盘有长于小穗 2～3 倍的丝状毛；颖的上部膜质，边缘有小纤毛，第一颖先端稍钝，具 2 脊，4 脉，第二颖舟形，具 3 脉，先端锐尖；第一外稃长圆状披针形，有 1 脉，先端尖，第二外稃狭窄成线形，第二内稃披针形。有柄小穗和无柄小穗相似；小穗柄长 3～4 mm。

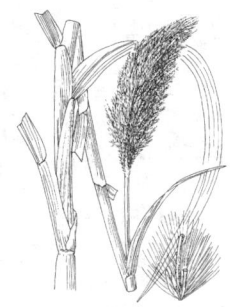

甘 蔗

花、果期 8～9 月。为我国南方各地常见的栽培植物。

本植物节上所生出的嫩芽(蔗鸡)、茎中液汁经精制而成的赤色及乳白色结晶体(赤砂糖、白砂糖)、白砂糖煎炼而成的冰块状结晶(冰糖)均供药用，另设专条。

【采收加工】 秋、冬季采收，除去叶、根，鲜用。

【成分】 蔗汁含氨基酸：天冬酰胺，天冬氨酸，谷氨酸，丝氨酸，丙氨酸，缬氨酸，亮氨酸，正亮氨酸即 α-氨基己酸，赖氨酸，苏氨酸，谷氨酰胺，脯氨酸，酪氨酸，胱氨酸，γ-氨基丁酸及苯丙氨酸。有机酸类：甲基延胡索酸(mesaconic acid)，延胡索酸(fumaric acid)，琥珀酸(succinic acid)，乌头酸(aconitic acid)，甘醇酸(glycolic acid)，苹果酸(malic acid)，枸橼酸(citric acid)和草酸(oxalic acid)。

茎含维生素 B_1、B_2、B_6 和 C，蔗糖，果糖和葡萄糖。

【药理】 毒性 食用霉变甘蔗可引起中毒，主要毒性物质是节菱孢霉菌产生的 3-硝基丙酸。大鼠实验表明，3-硝基丙酸具有经胃肠道吸收快，组织分布广泛，转化、消失较快的特点。灌胃后不同脑区内均可检出 3-硝基丙酸，其中纹状体、海马的含量高于大脑皮质。霉变甘蔗中毒性脑病后遗症期患者神经元固缩，胶质细胞变性、坏死、血管结构破坏，髓鞘损伤突出。神经组织以破坏性变化为主，同时也伴存慢性反应性的病理变化。

【药性】 甘，凉。归肺、脾、胃经。

1.《别录》："甘，平，无毒。"

2.《千金方》："味甘、平、涩。"

3.《日华子》："冷。"

4.《滇南本草》："味甘、酸。"

5.《滇南本草图说》："气味甘，性微寒。"

6.《纲目》："甘、涩，平。"

7.《本草经疏》："入手足太阴、足阳明经。"

8.《本草新编》："入脾、肺、大小肠。"

9.《本草再新》："入肝、脾二经。"

【功用主治】 清热生津，润燥和中，解毒。主治烦热，消渴，呕哕反胃，干咳，大便燥结，痈疽疮肿。

1.《别录》："主下气和中，助脾胃，利大肠。"

2.《千金方》："止渴去烦，解酒毒。"

3.《食疗本草》："主补气，兼下气。"

4.《日华子》："利大小肠，下气痢，补脾，消痰止渴，除心烦热。"

5.《日用本草》："止虚热烦渴。"

6.《滇南本草》："治一切百毒诸疮，痈疽发背，捣烂敷之。汁：治心中恍惚，神魂不定，中风失音，头发黑晕，冲开水下。又熬饧食，和胃更佳。"

7.《滇南本草图说》："治呕吐反胃。同姜汁服之，可解河豚毒。"

8.《药性切用》："清热润燥。生嚼可以发越热邪，捣汁能止火逆呕哕。"

9.《本草再新》："和中清火，平肝健脾，生津止痛。治吐泻、疟、痢，解疮火诸毒。"

10.《随息居饮食谱》："清热和胃，润肠，杀蛔，化痰，充液。治瘴疟，暑痢，止热嗽，虚呕，利咽喉，强筋骨，息风，养血，大补脾阴。"

11.《萃金裘本草述录》："清肺泻热除烦。治胃热噎膈。"

【用法用量】 内服：煎汤，30～90 g；或榨汁饮。外用：捣敷。

【宜忌】 脾胃虚寒者慎服。

1.《食疗本草》："不可共酒食，发痰。"

2.《日用本草》："多食发虚热，动衄血。"

3.《本草元命苞》："汁多食消肌肉，损齿，发疳䘌。竹笋同食成癥瘕，鲫鱼共饵作疳虫。"

4.《本草经疏》："胃寒呕吐、中满、滑泄者忌之。"

5.《本草汇言》："多食久食，善发湿火，为病痰、胀、呕、嗽之疾。"

6.《药性切用》："若阴虚火炎，气分无热者非宜。"

【选方】 1. 治发热口干，小便涩 甘蔗，去皮尽令吃之，咽汁。若口痛，捣取汁服之。(《外台》)

2. 治胃反，朝食暮吐，暮食朝吐，旋旋吐者 甘蔗汁七升，生姜汁一升。二味相和，分为三服。(《梅师集验方》)

3. 治卒干呕不息 蔗汁，温令热，服一升，日三。(《肘后方》)

4. 治虚热咳嗽，口干涕唾 甘蔗汁一升半，青粱米四合。煮粥，日食二次，极润心肺。(《纲目》)

5. 治小儿暴赤眼涩痛 甘蔗汁三合，黄连米半两。上放铜器中，以慢火熬煎，令汁减半。用棉滤，每日三四度，点之。(《普济方》)

6. 治气淋 甘蔗上青梢一两。陈温煮服。(《吉人集验方》)

7. 治恶酒，嗔怒不醒 捣甘蔗取汁，每服一小盏。(《圣惠方》)

【各家论述】 1.《纲目》："蔗，脾之果也，其浆甘寒，能泻火热。煎炼成糖，则甘温而助湿热，所谓积温成热也。蔗浆消渴解酒，自古称之，而孟诜乃谓共酒食发痰者，岂不知其有解酒除热之功耶。《日华子》又谓砂糖能解酒毒，则不知既经煎炼，便能助酒为热，与生浆之性异矣。"

2.《本草经疏》："甘蔗，为稼穑之化，其味先入脾，故能助脾气，脾主中州，故能和中。甘寒除热润燥，故主下气利大肠也。《大明》谓其消痰止渴，除心胸烦热，解酒毒。今人用以治噎膈，反胃呕吐、大便燥结，皆取其除热、生津、润燥之功耳。"

3.《玉楸药解》："蔗浆，解酒清肺……土燥者最宜。阳衰湿旺者服之，亦能寒中下利。《本草》谓其下气止呕，则虽属甘缓，亦颇疏利不壅，与白砂糖性平功用相仿。"

4.《纲目拾遗》："黄海若云，凡痘疹不出，及闷痘不发，毒盛胀满者，此痘属急症，宜青皮甘蔗榨汁与食，不时频进，则痘立起，其寒散、解毒之功，过于蚯蚓、白鸽，惜人不知其功用。"

1209 **甘薯** gān shǔ (《纲目》)

【异名】 甘藷(《南方草木状》)，山薯(《农政全书》)，甜薯(云南)。

【基原】 为薯蓣科薯蓣属植物甘薯的块茎。

【原植物】 甘薯 *Dioscorea esculenta* (Lour.) Burkill [*Oncus esculentus* Lour.]

缠绕草质藤本。地下块茎顶端通常有 4～10 个分枝，各分枝末端膨大成卵球形的块茎，外皮淡黄色，光滑。茎左旋，基部有刺，被丁字形柔毛。单叶互生；叶柄长 5～8 cm，基部有刺；叶片阔心形，最大的叶片长达 15 cm，宽 17 cm，一般的长和宽不超过 10 cm，先端急尖，基部心形，基出脉 9～13，被丁字形长柔毛。雄花序为穗状花序，单生，长约 15 cm；雄花无梗，通常单生，排列于花序轴上；苞片卵形，先端渐尖；花被浅杯状，被短柔毛，外轮花被片阔披针形，内轮稍短；发育雄蕊 6，着生于花被管口部，较裂片稍短；雌穗状花序单生于上部叶腋，长达 40 cm，下垂。蒴果较少成熟，三棱形，先端微凹，基部截形，每棱翅状，长约 3 cm，宽约1.2 cm；种子圆形，具翅。花期初夏。

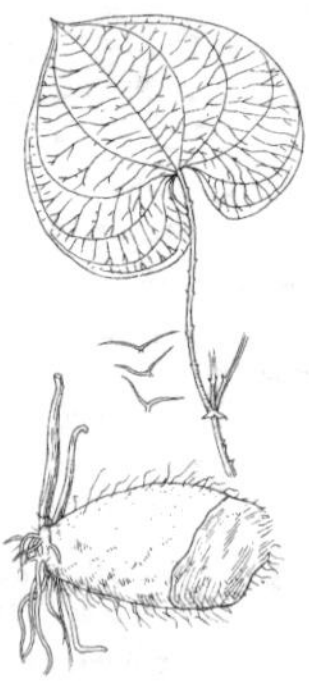

甘　薯

生于海拔 600 m 以下的山坡稀疏灌丛或路边岩石缝中。分布于湖南、广东、广西、海南、云南。

【采收加工】 7～9 月采收，洗净，切片晒干或鲜用。

【药性】 《纲目》："甘，平，无毒。"

【功用主治】 《纲目》："补虚乏，益气力，健脾胃，强肾阴，功同薯蓣。"

【用法用量】 内服：适量，作食品。

【选方】 治应激性溃疡出血（急性浅表性胃、十二指肠黏膜糜烂或溃疡引起） 取上等甘薯粉 60 g，加 3 倍生理盐水搅拌后，再以双层消毒纱布过滤备用。用时先插入鼻饲管，抽空胃内容物，再抽取该悬混液由鼻饲管注入。每日 3～4 次。每次用量：小于 3 岁者为 40 ml，4～7 岁为 60～80 ml，8～12 岁为 80～100 ml，大于 12 岁者为 100～120 ml。一般连用 1～2 日。〔《福建中医药》1986，(5)：41〕

1210 甘木通 gān mù tōng（《全国中草药汇编》）

【异名】 眼蛇药（广东）。

【基原】 为毛茛科铁线莲属植物丝铁线莲的叶。

【原植物】 丝铁线莲 *Clematis filamentosa* Dunn

多年生常绿木质藤本。茎圆柱形，无毛，有纵沟。叶对生，三出复叶，无毛；叶柄长 7～13 cm，基部上面有沟槽；小叶片纸质或薄革质，卵圆形、宽卵圆形或披针形，长 7～11 cm，宽 4～8 cm，先端钝圆，基部宽楔形、圆形或近心形，全缘，基出掌状脉 5 条；小叶柄圆柱形，长 2～5 cm。腋生圆锥花序或总状花序，通常有 7～12 朵花；花两性，花梗长3～4 cm，基部具线状披针形苞片；萼片 4，窄卵形或卵状披针形，长 1.6～2 cm，白色，开展，先端钝圆，外面有锈褐色或淡褐色绒毛，内面无毛；花瓣无；雄蕊多数，退化雄蕊宽线形，能育雄蕊的花药椭圆形，药隔伸长，花丝线形，无毛；心皮多数，有白色绵毛，花柱有短柔毛。瘦果狭卵形，常偏斜，棕色，长约 1 cm，宿存花柱羽毛状，长 3～5 cm。花期 11～12 月，果期 1～2 月。

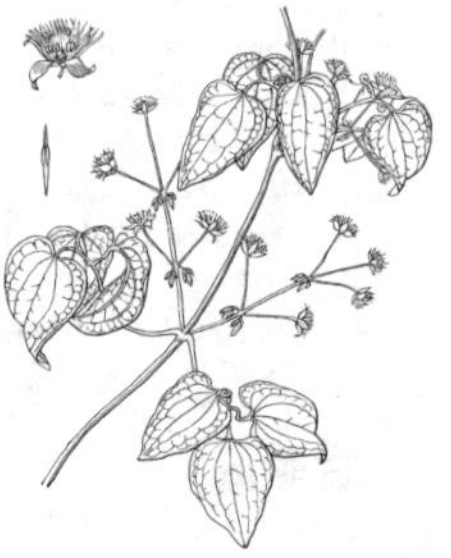

丝铁线莲

生于海拔 500～1 600 m 的溪边、山谷的灌木丛中或密林中。分布于广东、广西、海南、云南东部。

本植物的根（甘木通根）亦供药用，另设专条。

【栽培】 生物学特性　喜亚热带高温多湿气候。适应性较强，有一定的抗寒能力，能经受短期轻微霜冻。5～7 月相对湿度为 80%以上时生长迅速，不耐阴（幼苗稍耐阴），喜阳光，光照不足会使枝蔓生长缓慢、纤弱。对土壤要求不甚严格，以土层深厚、疏松、排水良好、富含腐殖质、pH 6.0～6.5 的砂质壤土最适宜栽培。

繁殖方法　用种子或扦插繁殖。种子繁殖：3～4 月种子成熟时采种，选地坡度不超过 10°～15°，随采随播，穴播，用过筛腐殖质土薄层覆盖，表面加盖一层松针，以保持土壤湿润。搭简易棚遮阳，种子发芽率可达 70%。定植，幼苗具叶 4～6 片，高 10～15 cm 时，选阴雨天或晴天下午 3～4 时起苗，按行株距（40～50 cm）×（35～40 cm），开穴栽种。扦插繁殖：剪取每段长 6～8 cm 的茎蔓作插条，按行株距8 cm×8 cm，斜插于基质中，入土深度为插条长度的 2/3，经常保持插条湿润，以夏初至秋末为扦插适期。

田间管理　幼苗高 20 cm，搭支架扶蔓，支架可用竹枝、树枝搭篱笆支架，亦可利用自然攀缘物，使其缠绕生长。采收枝叶后，可行修剪，主蔓长剪，侧蔓短剪，促使叶芽生长。并结合追施速效肥料，增加收获量，入冬前增施磷、钾肥，增强抗寒能力。经常浅锄除草、培土。现蕾开花时，除留种地以外，要全部摘除花枝。

病虫害防治　病害有白绢病，可用 1∶50 倍甲醛溶液进行苗床消毒，或用代森铵 1 000 倍液或 500～800 倍液浇幼苗或成年树的基部。

【采收加工】 7～9 月采叶，晒干或鲜用。

【药材】 甘木通 *Clematidis Filamentosae Folium*　主产于广东、广西、云南等地。

性状　叶多皱缩破碎。完整的叶片展平后为三出复叶，小叶宽卵形至披针形，长 6～10 cm，宽 3～7 cm；先端钝圆，基部宽楔形或浅心形，全缘；上表面灰褐色，下表面稍浅，基出脉 5～7 条，向背面突起，侧脉网状；叶柄扭曲。气微，味甘淡。

鉴别　(1) 叶片横切面：上表皮细胞长方形，较大。下表皮细胞类圆形或长方形，具气孔。栅栏组织 2～4 列细胞，海绵组织 5～6 列细胞，并含较多的草酸钙簇晶。主脉维管束外韧型，导管排列不整齐，维管束上、下方有纤维，上、下表皮内侧有厚角细胞。

(2) 取粗粉 2 g，加乙醇 20 ml，回流 10 分钟，滤过。取滤液少量，点于滤纸上，挥干，滴加饱和硼酸丙酮溶液及 10%枸橼酸丙酮溶液各 1 滴，置紫外线灯下观察，显黄色荧光；取滤液 1 ml，加 1%三氯化铁试液 1～2 滴，显污绿色。

【药理】 对循环系统的影响　甘木通叶煎剂给麻醉犬腹腔注射，血压开始下降再缓慢上升。叶煎剂能增加离体兔心冠脉流量。叶煎剂腹腔给药，提高小鼠减压缺氧耐力。

【药性】 《全国中草药汇编》："甘，微凉。"

【功用主治】 《全国中草药汇编》："（叶）镇静，镇痛，降压。主治红眼病，头痛，高血压病。"

【用法用量】 内服：煎汤，9～15 g。外用：鲜品，捣敷。

1211 甘草节 gān cǎo jié（《本草蒙筌》）

【异名】 粉草节（《外科精要》）。

【基原】 为豆科甘草属植物甘草的根或根茎内充填有棕黑色、树脂状物质的部分。

【原植物】 参见"甘草"条。

【采收加工】 采收甘草时，取出根或根茎中充填有树脂状物的部分，晾干。

【功用主治】 解毒，利咽，和中。主治痈疽疮毒，咽喉肿痛，脾胃虚弱。

1.《本草蒙筌》："消痈疽焮肿。"

2.《医学入门》："生用，消肿导毒，治咽痛；炙则性温，能健脾胃和中。"

3.《本草求真》："除胸中热。"

【用法用量】 内服：煎汤，3～6 g；或研末。

【选方】 治小痈疖发热　用粉草节，晒干为末。热酒服一二钱，连进数服，痛热皆止。（《外科精要》）

1212 甘草头 gān cǎo tóu （《纲目》）

【异名】 疙瘩草（《甘肃中药手册》）。

【基原】 为豆科甘草属植物甘草根茎上端的芦头部分。

【原植物】 参见"甘草"条。

【采收加工】 采收甘草时，切取芦头，晒干。

【功用主治】 活血解毒，缩尿止遗。主治上部痈肿，小儿遗尿。

1. 朱丹溪："生用，能行足厥阴、阳明二经污浊之血，消肿导毒。"（引自《纲目》）

2.《纲目》："主痈肿，宜入吐药。"

3.《本草从新》："宣，涌吐，消肿导毒。在上部者效。"

【用法用量】 内服：煎汤，3～6 g。

【选方】 治小儿遗尿　大甘草头煎汤，夜夜服之。（《世医得效方》）

1213 甘草梢 gān cǎo shāo （《珍珠囊》）

【基原】 为豆科甘草属植物甘草根的末梢部分或细根。

【原植物】 参见"甘草"条。

【采收加工】 采收甘草时，切取支根，晒干。

【药性】 《医学入门》："性寒。"

【功用主治】 泻火解毒。主治阴茎中疼痛，淋浊。

1.《医学启源》："去肾茎之痛，胸中积热。"

2.《医学入门》："生用，能泻胃火，解热毒。"

3.《本草备要》："淋浊证用之。"

4.《药性考》："利小便。"

【用法用量】 内服：煎汤，1.5～4.5 g。

1214 甘蔗皮 gān zhē pí （《纲目》）

【基原】 为禾本科甘蔗属植物甘蔗的茎皮。

【原植物】 参见"甘蔗"条。

【采收加工】 取甘蔗削下茎皮，晒干。

【功用主治】 清热解毒。治小儿口疳，秃疮，坐板疮，钩虫性皮炎。

【用法用量】 外用：煅存性研末撒或调敷。

【选方】 1. 治小儿口疳　甘蔗皮烧灰，研末，加冰片一字掺之。（《重楼玉钥》紫花散）

2. 治坐板疮　甘蔗皮烧存性，香油调涂。（《周益生家宝方》）

3. 治胎癞　紫甘蔗皮，炙灰存性，研末，加铜绿少许，白糖一撮，麻油调搽。（《绛囊撮要》）

4. 治粪毒（钩虫性皮炎）　甘蔗皮煎水洗患处，每日 2 次，连用 2～3 日。（《食物中药与便方》）

1215 甘蔗滓 gān zhē zǐ （《纲目》）

【基原】 为禾本科甘蔗属植物甘蔗经榨去糖汁的渣滓。

【原植物】 参见"甘蔗"条。

【采收加工】 秋、冬季采收甘蔗，除去叶、根，榨去糖汁，晒干。

【功用主治】 主治秃疮，痈疽，疔疮。

【选方】 1. 治小儿头疮白秃　甘蔗滓烧存性，研末，乌桕油调，频涂取瘥。（《纲目》）

2. 治背疽恶疮，收口长肉　甘蔗滓，晒燥，煅存性，研极细，筛药填满疮孔内，膏药盖住。（《救生苦海》）

3. 治疔疮　甘蔗滓晒干，真香油点灯烧成灰，以津液调匀，银簪挑破，点上。加珍珠油、胭脂调涂更效。（《纲目拾遗》）

1216 甘木通根 gān mù tōng gēn （《广西民族药简编》）

【基原】 为毛茛科铁线莲属植物丝铁线莲的根。

【原植物】 参见"甘木通"条。

【采收加工】 冬季采根，切片，晒干。

【功用主治】 祛风湿，止痛。主治风湿痹痛，牙痛。

【用法用量】 内服：煎汤，9～15 g；或浸酒。外用：捣敷。

1217 甘菊花露 gān jú huā lù （《纲目拾遗》）

【基原】 为菊科菊属植物菊头状花序的蒸馏液。

【原植物】 参见"菊花"条。

【药性】 《中国医学大词典》："甘苦，微寒，无毒。"

【功用主治】 1.《纲目拾遗》："清心明目，去头风眩晕。"

2.《中国医学大词典》："祛头风，除目翳，久服消痰、宽胸。"

【用法用量】 内服：隔水炖温，30～90 g。

1218 甘青铁线莲 gān qīng tiě xiàn lián （《甘肃中草药手册》）

【异名】 木通（《新疆中草药手册》），亦蒙（藏族名）。

【基原】 为毛茛科铁线莲属植物甘青铁线莲的全株或茎叶。

【原植物】 甘青铁线莲 *Clematis tangutica*（Maxim.）Korsh. [*C. orientalis* L. var. *tangutica* Maxim.]

落叶藤本。主根粗壮，木质。茎具棱。叶对生，一回羽状复叶；叶柄长 2～7.5 cm；小叶 5～7，叶片浅裂、深裂或全裂，中央裂片较大，侧裂片小，卵状长圆形、狭长圆形或披针形，长 3～4 cm，宽 0.5～1.5 cm，先端钝，有短尖头，基部楔形，边缘有不整齐缺刻状锯齿，下面有疏长毛。花单生，有时为单聚伞花序，有 3 朵花，腋生；花序梗粗壮，长 4.5～20 cm，有毛；花两性；萼片 4，狭卵形、椭圆状长圆形，长 1.5～3.5 cm，黄色外面带紫色，斜上展，先端渐尖或急尖，外面边缘被短绒毛，中间被柔毛；花瓣无；雄蕊多数，花丝下面稍扁平，被开展的柔毛，花药无毛；心皮多数，密生柔毛。瘦果倒卵形，长约 4 mm，有长柔毛，宿存花柱羽毛状，长达 4 cm。花期 6～9 月，果期 7～10 月。

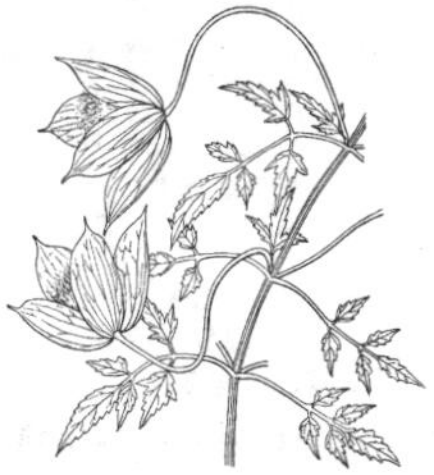
甘青铁线莲

生于海拔 1 300～4 900 m 的高原草地或灌木丛中。分布于四川、西藏、陕西、甘肃、青海、新疆。

【采收加工】 春末至秋季降霜前均可割取，去净泥土、杂质，切段，晒干或阴干。

【药理】 抗真菌作用　甘青铁线莲地上部分乙醇提取物中分离的两种皂苷体外抑制酿酒酵母菌、光滑念珠菌等真菌。

【药性】 辛、微苦，平。

1.《青藏高原药物图鉴》："微苦、辛，温。"

2.《甘肃中草药手册》："辛、微甘，平。"

【功用主治】 健胃消积，解毒化湿。主治食积痞满，胃痛，黄水疮。

1.《青藏高原药物图鉴》："健胃、消食。治消化不良，恶心，排脓，除疮，消痞块。"

2.《甘肃中草药手册》："暖胃止痛。"

【用法用量】 内服：煎汤 6～15 g。外用：研末敷。

【宜忌】 《甘肃中草药手册》："本品不可多服，否则可出现黄疸。"

【选方】 1. 治寒结胃痛　制甘青铁线莲适量。研末内服，每次 3～6 g，每日 2～3 次，开水送下。

2. 治黄水疮　甘青铁线莲适量。研末外敷。(1、2 方出自《甘肃中草药手册》)

1219 艾叶 ài yè（《别录》）

【基原】 为菊科蒿属植物艾的叶。

【原植物】 艾 *Artemisia argyi* Lévl. et Vant. [*A. argyi* Lévl. et Vant. var. *incana* Pamp.] 又名：冰台(《尔雅》)，艾蒿(《尔雅》郭璞注)，医草(《别录》)，灸草(《埤雅》)，蕲艾(《蕲艾传》)，北艾(《直指方》)，黄草(《纲目》)，家艾(《医林纂要》)，甜艾(《本草求原》)，阿及艾(《江苏南部种子植物手册》)，五月艾(《常用中药名辨》)，草蓬、艾蓬、狼尾蒿子、香艾、野莲头。

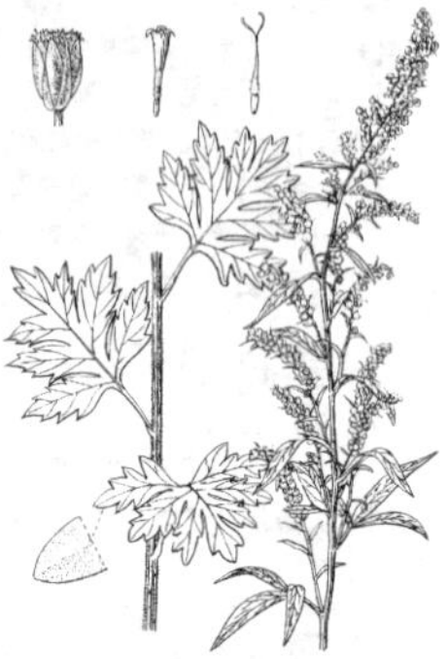

艾

多年生草本，高 50～120 cm。全株密被白色茸毛，中部以上或仅上部有开展及斜升的花序枝。叶互生，下部叶在花期枯萎；中部叶卵状三角形或椭圆形，长 6～9 cm，宽 4～8 cm，基部急狭或渐狭成短或稍长的柄，或稍扩大而成托叶状；叶片羽状或浅裂，侧裂片约 2 对，常楔形，中裂片又常 3 裂，裂片边缘有齿，上面被蛛丝状毛，有白色密或疏腺点，下面被白色或灰色密茸毛；上部叶渐小，3 裂或不分裂，无柄。头状花序多数，排列成复总状，花后下倾；总苞卵形；总苞片 4～5 层，边缘膜质，背面被绵毛；花带红色，多数，外层雌性，内层两性。瘦果长几达 1 mm，无毛。花期 7～10 月。

生于荒地林缘。分布于全国大部分地区。

本植物的果实(艾实)亦供药用，另设专条。

【栽培】 生物学特性　喜温暖湿润气候，耐旱、耐荫。以疏松肥沃、富含腐殖质的壤土栽培为宜。

繁殖方法　用分株繁殖。3～4 月挖掘株丛，分株栽种，按行株距 33 cm×33 cm 开穴，每穴栽 3～4 株，填土压实，浇水。

田间管理　每年中耕除草、施肥 2～3 次，可结合收获后进行，一般在 5、7、9 月，施肥以人畜粪肥为主。栽培 3～4 年后，老株要重新栽种。

【采收加工】 培育当年 9 月、第二年 6 月花未开时割取地上部分，摘取叶片嫩梢，晒干。

【药材】 艾叶 *Artemisiae argyi Folium*　主产于安徽、山东。

性状　叶多皱缩，破碎，有短柄。完整叶片展平后呈卵状椭圆形，羽状深裂，裂片椭圆状披针形，边缘有不规则粗锯齿；上表面灰绿色或深黄绿色，有稀疏的柔毛及腺点；下表面密生灰白色绒毛。质柔软。气清香，味苦。

鉴别　粉末特征：绿褐色。非腺毛有两种：一种为 T 字形毛，顶端细胞长而弯曲，两臂不等长，柄 2～4 细胞；另一种为单列性非腺毛，3～5 细胞，顶端细胞特长而扭曲，常断落。腺毛表面观呈鞋底形，由 4 或 6 细胞相对叠合而成，无柄。草酸钙簇晶直径 3～7 μm，存在于叶肉细胞中。

品质标志　《中华人民共和国药典》2010 年版规定：照高效液相色谱法测定，本品干燥品含桉油精($C_{10}H_8O$)不得少于 0.050%。

【成分】 艾叶含挥发油，从中鉴定出：2-甲基丁醇(2-methyl-butanol)，2-已烯醛(2-hexenal)，顺式-3-已烯-1-醇(*cis*-3-hexene-1-ol)，三环烯(tricyclene)，α-侧柏烯(α-thujene)，α-蒎烯(α-pinene)，莰烯(camphene)，香桧烯(sabinene)，β-蒎烯(β-pinene)，1-辛烯-3-醇(1-octen-3-ol)，2，4(8)-对盖二烯〔2，4(8)-*p*-menthadiene〕，对聚伞花素(*p*-cymene)，1，8-桉叶素(1，8-cineole)，γ-松油烯(γ-terpinene)，蒿属醇(artemisia alcohol)，α-松油烯(α-terpinene)，二甲基苏合香烯(dimethylstyrene)，樟脑，龙脑，异龙脑，4-松油烯醇(4-terpinenol)，对聚伞花-α-醇(*p*-cymenol)，α-松油醇(α-terpineol)，顺式辣薄荷醇(*cis*-piperitol)，马鞭草烯酮(verbenone)，桃金娘醇(myrtenol)，反式辣薄荷醇(*trans*-piperitol)，反式香芹醇(*trans*-carveol)，顺式香芹醇(*cis*-carveol)，乙酸顺式-3-已烯醇酯(*cis*-3-hexenyl acetate)，对异丙基苯甲醛(*p*-isopropylbenzaldehyde)，葛缕酮(carvone)，香芹烯酮(carvenone)，紫苏醛(perillaldehyde)，乙酸龙脑酯(bornyl acetate)，紫苏醇(perilla-alcohol)，香荆芥酚(carvacrol)，丁香油酚(eugenol)，玷𤣸烯(copaene)，β-波旁烯(β-bourbonene)，β-榄香烯(β-elemene)，甲基丁香油酚(methyleugenol)，反式丁香烯(*trans*-caryophyllene)，β-荜澄茄烯(β-cubebene)，顺式-β-金合欢烯(*cis*-β-farnesene)，葎草烯(humulene)，β-橄榄烯(β-maaliene)，反式-β-金合欢烯(*trans*-β-farnescene)，β-芹子烯(β-selinene)，β-衣兰油烯(β-muurolene)，γ-榄香烯(γ-elemene)，α-衣兰油烯(α-muurolene)，丙酸橙花醇酯(neryl propionate)，δ-荜澄茄烯(δ-cadinene)，丁香烯氧化物(caryophylleneoxide)，喇叭醇(ledol)，十五烷醛(pentadecanal)，六氢金合欢烯基丙酮(hexahydrofarnesylacetone)，邻苯二甲酸二丁酯(*o*-dibutylphthalate)。对桉叶素(*p*-cineole)，异蒿属酮(isoartemisia ketone)，荜澄茄油烯(cubebene)。叶的精油中还含桉树脑(eucalyptole)，3-蒈烯(3-carene)，斯巴醇(spathalenol)，十六酸(hexadecaonic acid)，7-乙基-1，4-二甲基甘菊环(7-ethyl 1，4-dimethyl-azulene)等成分。

野生艾叶含挥发油，从中鉴定出 34 种成分，其中含量较高者：柠檬烯(limonene)，香桧烯，α 及 β-蒎烯，乙酸龙脑酯，顺式-β-金合欢烯，α-侧柏酮，α-水芹烯(α-phellandrene)，1，8-桉叶素，α-松油烯，异戊基环已烯(isopentylcyclohexene)，龙脑，4-松油烯醇，顺式辣薄荷醇(*cis*-piperitol)，香茅醇(citronellol)，α-金合欢烯等。还有侧柏酮，丁香酚，喇叭醇，反-胡椒烯，萜品烯醇-4，萜烯-3-醇-1 等；另有桉树脑(eucalyptole)，斯巴醇，十六酸(hexadecanoic acid)等，11，8-桉叶素(11，8-cineole)，左旋龙脑(borneol)，异蒿属(甲)酮(isoastermisia ketone)，2-莰酮(2-camphor)，2-莰醇(2-camphol)，石竹烯(caryophyllene)，α-荜澄茄烯(α-cubebene)，桉叶素(cineole)等。

叶还含黄酮类成分：5，7-二羟基-6，3′，4′-三甲氧基黄酮(eupatilin)，5-羟基-6，7，3′，4′-四甲氧基黄酮(5-hydroxy-6，7，3′，4′-tetramethoxyflavone)，槲皮素(quercetin)，柚皮素(naringenin)；桉叶烷类(eudesmane)成分：柳杉二醇(cryptomeridiol)，魁蒿内酯(yomogin)，1-氧代-4β-乙酰氧基桉叶-2，11(13)-二烯-12，8β-内酯〔1-oxo-4β-acetoxyeudesma-2，11(13)-dien-12，8β-olide〕，1-氧代-4β-乙酰氧基桉叶-2，11(13)-二烯-12，8β-内酯〔1-oxo-4β-acetoxyeudesma-2，11(13)-dien-12，8β-olide〕；三萜类成分：α 及 β-香树脂醇(amyrin)，无羁萜(friedelin)，α 及 β-香树脂醇的乙酸酯(amyrin acetate)，羽扇烯酮(lupenone)，黏霉烯酮(glutinone)，羊齿烯酮(fernenone)，24-亚甲基环木菠萝烷酮(24-methylenecycloartanone)，西米杜鹃醇(simiarenol)，3β-甲氧基-9β，19-环羊毛甾-23(*E*)烯-25，26-二醇〔3β-methoxy-9β，19-cyclolanost-23(*E*)-en-25，26-diol〕；其他成分：β-谷甾醇，豆甾醇，棕榈酸乙酯，油酸乙酯，亚油酸乙酯，反式的苯亚甲基丁二酸(phenylitaconic acid)，倍半萜内酯(sesquiterpene lactone)A、B、C，倍半萜酮类：艾叶酮(moxartenone)，艾叶酮内酯(moxartenolide)；桉叶内酯类(eudesmanolid)：quercelin，桉叶烷衍生物等，以及镍、钴、铝、铬、硒、铜、锌、铁、锰、钙、镁等元素。

【药理】 1. 抗病原微生物　艾叶油对肺炎链球菌、金黄色和白色葡萄球菌、伤寒杆菌和福氏痢疾杆菌等均有抑制作用。4-松油烯醇抑制敏感及耐青霉素菌株的金黄色葡萄球菌。艾叶水煎液体外对脑膜炎球菌有中等抑制作用。艾叶烟熏后，抑制各致病性真菌如许兰毛癣菌、絮状表皮癣菌、趾间毛癣菌等在培养基上的接种或接种后的发育，但对白念珠菌无效。

2. 抗凝、止血　艾叶醇提取物水溶部分体外抑制 ADP 诱导的家兔血小板聚集。从艾叶中分离的β-谷甾醇和5，7-二羟基-6，3′，4′-三甲氧基黄酮也抑制血小板聚集。艾叶几种烘品和炒炭品水煎液灌胃，在小鼠毛细血管凝血时间和剪尾出血时间实验中均有止血作用，但生品水煎液无效。

3. 抗哮喘、抗过敏、镇咳、祛痰　艾叶油灌胃或气雾吸入，对组胺和乙酰胆碱引起的豚鼠哮喘具有保护作用，抑制枸橼酸引起的豚鼠咳嗽反应，促进小鼠气道酚红排泄。艾叶油抑制致敏豚鼠气管 Schultz-Dale 反应，降低组胺或氨甲酰胆碱引起的豚鼠气管收缩，抑制豚鼠肺组织释放慢反应物质 A(SRS-A)，拮抗 SRS-A 对豚鼠回肠的收缩。艾叶油灌胃还抑制大鼠被动皮肤过敏和5-羟色胺引起的大鼠皮肤毛细血管通透性增强反应，显示抗呼吸道变应性反应作用。从艾叶油中提取的萜品烯醇-4和反式葛缕醇喷雾或灌胃给药，也在豚鼠实验中显示气管扩张和抗变态性反应作用。

4. 抗炎及对免疫功能的影响　艾叶油体内给药抑制角叉菜胶、巴豆油、醋酸所造成的多种动物模型炎症。艾叶油灌胃，抑制小鼠脾和胸腺生长，抑制溶血素生成及单核吞噬功能。艾叶体外能抑制化合物48/80、钙离子载体金霉素、抗原马血清诱发的大鼠腹腔肥大细胞脱颗粒，还抑制大鼠腹腔肥大细胞膜上的 Ca^{2+}，Mg^{2+}-ATP 酶和 Mg^{2+}-ATP 酶的活力，抑制 Ca^{2+} 的转运。艾叶热水提取物具有强抗补体活性成分。

5. 抗诱变、抗肿瘤　艾叶甲醇提取物在鼠伤寒沙门菌 TA98 实验中抑制诱变剂 Trp-P-2 的诱变活性。提取物中分离出有抗诱变活性的5，7-二羟基-6，3′，4′-三甲氧基黄酮、5，7，4′-三羟基-6，3′-二甲基黄酮、芹菜素、金圣草(黄)素。艾叶乙醇提取物体外能逆转肿瘤细胞 KBV200 多药耐药活性。艾叶中的5，6-二羟基-7，3′，4′-三甲氧基黄酮、5，6，4′-三羟基-7，3′-二甲氧基黄酮可抑制裸鼠结肠肿瘤 SW_{620} 的生长，但不减轻裸鼠体重。后者还抑制多种肿瘤细胞增殖，抑制小鸡尿囊绒膜新生血管形成。

6. 其他作用　艾叶油混悬液十二指肠注射，增加正常大鼠胆汁流量，对小鼠也有利胆作用，对四氯化碳中毒大鼠利胆作用较弱。艾叶煎剂兴奋未孕家兔离体子宫，可引起强直性收缩。家兔腹腔注射艾叶油，活动减少。小鼠灌胃能延长戊巴比妥钠睡眠时间。从艾叶中分离的艾叶酮内酯能抑制大鼠离体主动脉条由高钾或去甲肾上腺素、血清素引起的收缩。

毒性　小鼠的 LD_{50}：艾叶煎剂腹腔注射为 23 g/kg。艾叶油灌胃为 2.47 ml/kg 和 1.82 g/kg，腹腔注射为 1.12 ml/kg。4-松油烯醇灌胃为 1.237 g/kg 和 1.242 g/kg。丁香烯口服为 3.355 g/kg。家兔腹腔注射艾叶油 2 ml/kg，10 分钟后由镇静转入翻正反射消失，呼吸减慢，最后呼吸抑制致死。

【炮制】 1. 取原药材，除去杂质及梗，筛去灰屑。生艾叶功擅逐冷除湿，适用于寒湿之证。

2. 艾叶炭　取净艾叶，置锅内，用中火炒至外表焦黑色，喷淋清水少许，灭尽火星，略炒，取出凉透。艾叶炒炭后辛散之性大减，增强止血功效。

3. 醋艾叶　取净艾叶，加米醋拌匀，闷润至透，置锅内，用文火炒干，取出放凉。每艾叶 100 kg，用米醋 15 kg。醋艾叶温而不燥，能增强逐寒止痛作用，适用于虚寒之证。

4. 醋艾叶炭　取醋艾叶，置锅内，用武火炒至焦黑色，喷淋清水少许，灭尽火星，炒干，取出凉透。每艾叶 100 kg，用米醋 15 kg。醋艾叶炭温经止血，用于虚寒性出血证。

饮片性状　艾叶为皱缩破碎叶片，有短柄，叶面灰绿色，有稀疏的短绵毛及白色腺点，背面密生灰白色绒毛，质柔软。气清香，味苦。艾叶炭为焦黑色细末，有细条状叶柄。醋艾叶形如艾叶，略有醋气。醋艾叶炭形如艾叶炭，略具醋气。

贮干燥容器内，醋艾叶、醋艾叶炭密闭，置阴凉干燥处。艾叶炭、醋艾叶炭散热防复燃。

【药性】 辛、苦，温。归肝、脾、肾经。

1.《别录》："味苦，微温，无毒。"

2.《新修本草》："生寒，熟热。"

3.《纲目》："苦而辛，生温熟热，可升可降，阳也。入足太阴、厥阴、少阴经。"

4.《本草正》："能通行十二经，而尤为肝、脾、肾之药。"

5.《本草新编》："入脾、肾、肺三经。"

6.《得宜本草》："入奇经。"

7.《本草再新》："入心、肾二经。"

【功用主治】 温经止血，安胎，逐寒湿，理气血。主治吐衄，下血，崩漏，月经不调，痛经，带下，胎动不安，心腹冷痛，泄泻久痢，霍乱转筋，疮疡，疥癣。

1.《别录》："主灸百病。可作煎，止下痢，吐血，下部䘌疮，妇人漏血。利阴气，生肌肉，辟风寒，使人有子。"

2.《本草经集注》："捣叶以灸百病，亦止伤血。汁又杀蛔虫。苦酒煎叶疗癣。"

3.《药性论》："止崩血，安胎，止腹痛。止赤白痢及五藏痔泻血。""长服止冷痢。又心腹恶气，取叶捣汁饮。"

4.《新修本草》："主下血，衄血，脓血痢，水煮及丸散任用。"

5.《食疗本草》："(疗)金疮，崩中，霍乱，止胎漏。"

6.《日华子》："止霍乱转筋，治心痛，鼻洪，并带下。"

7.《珍珠囊》："温胃。"

8.《履巉岩本草》："治咽喉闭痛热壅，饮食有妨者，捣汁灌漱。"

9. 王好古："治带脉为病，腹胀满，腰溶溶如坐水中。"(引自《纲目》)

10.《纲目》："温中，逐冷，除湿。"

11.《本草正》："辟风寒、寒湿、瘴疟。"

12.《长沙药解》："治发背、痈痈、疔毒、疳疮、臁疮、风癞、疥癣诸疮，除咽喉、牙齿、眼目、心腹诸痛，灭鼾黯，落赘疣，调胎孕，扫虫䘌。"

13.《医林纂要》："坚肾固命门，养阳逐阴。燥脾土，养胃气，温中去寒。安正辟邪。"

14.《本草再新》："调经开郁，理气行血。治产后惊风，小儿脐疮。"

【用法用量】 内服：煎汤，3～10 g；或入丸、散；或捣汁。外用：捣绒作炷或制成艾条熏灸；或捣敷；或煎水熏洗；或炒热温熨。

【宜忌】 阴虚血热者慎服。

1.《本草备要》："血热为病者禁用。"

2.《本经逢原》："阴虚火旺，血燥生热，及宿有失血病者为禁。"

3.《得配本草》："多服久服，热气上冲，并发内毒。"

【选方】 1. 治妇人经行后，余血未尽，腹痛　熟艾(揉极细作饼，焙)四两，香附(醋酒同煎，捣)六两。以上二味，同姜汁和神曲为丸，砂仁汤服。(《陈素庵妇科补解》艾附丸)

2. 治妊娠卒下血不止，胎上逼心，手足逆冷欲死　生艾叶(捣，绞取汁)一盏，阿胶(炙令燥)半两，蜜一合。上三味，取艾叶汁一盏，入阿胶及蜜一合，煎取一盏，去滓。分为二服，温温服之。(《圣济总录》艾叶汤)

3. 治产后泻血不止　干艾叶半两(炙熟)，老生姜半两。浓煎

汤，一服便止。(《食疗本草》)

4. 治伤寒衄血及吐血，连日不绝，欲死　艾叶半两(细锉，炒微黄)，生干地黄半两，阿胶一分(杵碎，炒令黄燥为末)。上件药，都和令匀，分为二服。每服以水一中盏，煎至五分，去滓，下赤马通汁一合半。搅令匀，不计时候，放温顿服，以差为度。(《圣惠方》艾叶汤)

5. 治妊娠卒胎动不安，或但腰痛，或胎转抢心，或下血不止　艾叶一鸡子大，以酒四升，煮取二升，分为二服。(《肘后方》)

6. 治妊娠心气痛　艾叶、茴香、川楝子(俱炒)等分。醋煎服。(《卫生易简方》)

7. 治冷痢　干姜(末)、熟艾。上二味等分，作面馄饨，如酸枣大，煮熟，服四五十枚，日二服。腹胀者，炙厚朴煮汁服药。(《外台》引《张文仲方》姜艾馄饨子)

8. 治转筋吐泻　艾叶、木瓜各半两，盐二钱。水盅半，煎一盅，待冷饮。(《卫生易简方》)

9. 治妇人白带淋沥　艾叶(杵如棉，扬去尘末并梗，酒煮一周时)六两，白术、苍术各三两(俱米泔水浸，晒干炒)，当归身(酒炒)二两，砂仁一两。共为末，每早服三钱，白汤调下。(《本草汇言》)

10. 治湿气两腿作痛　艾叶二两，葱头一根(捣烂)，生姜一两五钱(捣烂)。上用布共为一包，蘸极热烧酒擦患处，以痛止为度。(《万病回春》立患丹)

11. 治膝风　陈艾、菊花。二味作护膝内，久自除患。(《万病回春》)

12. 治偏头痛　蕲艾四两，白菊花四两。小袋盛，放枕内，睡久不发。(《续回生集》)

13. 治咽喉不利，肿塞，气道不通　以生艾叶捣烂，敷肿上，随手即消。冬月以熟艾，和水捣汁敷之亦佳。(《圣惠方》)

14. 治眼赤肿痛　艾灰、黄连各半两。捣匀，煎汤一盏，入龙脑少许温洗。(《卫生易简方》)

15. 治癣　醋煎艾涂之。(《千金方》)

16. 治白癞　干艾叶浓煮，以渍曲作酒如常法，饮之令熏熏。(《外台》引《张文仲方》)

17. 治黄水疮　蕲艾一两。烧灰存性，为末，痒加枯矾五分，掺上即愈。(《外科启玄》)

18. 治痈疽不合，疮口冷滞　以北艾煎汤洗白，白胶熏之。(《直指方》)

19. 治漏疮　艾叶、五倍子、白胶香、苦楝根。上件各等分为末，作香柱放在长桶内坐熏疮处。(《杏苑生春》艾叶散)

20. 治寻常疣、扁平疣　采新鲜艾叶，揉至出汗，在疣表面摩擦至皮肤微热或微红(但不要擦破皮肤)，每日2次。〔《山东中医杂志》1983，(6)：38〕

【临床报道】 1. 治疗白癜风　以陈艾叶(越陈越好)浸泡于95%乙醇中，以漫没艾叶为准，浸泡1星期，同时将陈艾叶制成艾条备用。每日用浸泡液涂擦病损处4次，并坚持每日用艾条熏病损处15～30分钟，以病损处皮肤发红、不破损为宜。治疗4例患者，经3～4个月治疗后脱色斑颜色加深，病灶局限，继续治疗2个月后皮肤颜色逐渐正常，随诊2年未发现新的病损，原发病灶已接近正常肤色。

2. 保胎　将艾叶6 g，鸡蛋1个，加水煮30分钟后。将鸡蛋去皮再煮5分钟，鸡蛋即成褐色。将煮好之热蛋作药服。孕3月内，每次2个；症状严重每日2次，症状好转每日1次。孕4月以上，症状严重可每次3个，每日2次；症状好转可每次2个，每日1次维持。在保胎的50人中，自然流产史者13人，人流史者6人，其中习惯性流产3人。B超检查合并子宫肌瘤者2人，低置胎盘者3人。结果除1例用药后妊囊不随孕月长大行人流术外，其余49例经B超检查均正常，有效率达98%。

3. 治疗婴幼儿腹泻　用艾叶、白胡椒、猪苓、透骨草各15 g组成艾叶洗足方。每日1剂，水煎15 min，待水温至42 ℃时将双足浸入盆中液内，以擦拭器蘸液反复擦洗膝关节以下部位，并按摩足三里、三阴交、止泻穴(外踝垂线与足蹠皮肤相交处)、涌泉穴等，每次15～20分钟，每日3次。伴脱水者同时予口服液盐补液，疗程5日。共治300例，结果痊愈248例，好转40例，无效12例，总有效率96%。有效病例多在用药次日起症状改善，便次渐减少，3～5日痊愈。

4. 治疗痛经　当归30 g，生艾叶15 g，红糖60 g。每日1剂，水煎2次取汁600 ml，分3次温服。每经行前3日始服，连续服6剂后停服，到下次月经来期前照上法再服6剂，连续3个月共服18剂。治疗组78例，治愈71例，有效5例，无效2例，总有效率为97.4%。

5. 防治会阴部伤口感染　取艾叶100 g，加水300 ml煎沸5分钟。于产妇会阴切开缝合术2小时并下床排空膀胱后，用艾叶煎洗液熏洗会阴伤口部1次，次日再熏洗2次。低危产妇组经上法熏洗后，不必使用抗生素，即可允许产妇出院。出院后仍需艾叶煎液熏洗，2～3次/日；高危产妇组在使用艾叶煎洗治疗的同时，加用抗生素治疗，并留院观察3日方可出院。上法用于分娩行会阴切开术的初产妇2 745例，其中高危组612例，低危组2 133例。结果均为甲级愈合，未出现伤口感染现象。

【各家论述】 1.《本草蒙筌》："艾叶，揉碎入四物汤，安胎漏腹痛；捣汁搀四生饮，止吐衄唾红；艾附丸(同香附、米醋糊丸)开郁结，调月经，温暖子宫，使孕早结；姜艾丸(同干姜末、蜜丸)驱冷气，去恶气，逐鬼邪气，免证久缠；和研细雄黄，熏下部䘌疰湿痹及疥癣神效；和蜡片、诃子熏痢后寒热急痛并带漏殊功。煎服宜新鲜，气则上达；灸火宜陈久，气乃下行。"

2.《纲目》："艾叶，生则微苦太辛，熟则微辛太苦，生温熟热，纯阳也。可以取太阳真火，可以回垂绝元阳。服之则走三阴而逐一切寒湿，转肃杀之气为融和；灸之则透诸经而治百种病邪，起沉疴之人为康泰，其功亦大矣。苏恭言其生寒，苏颂言其有毒，一则见其能止诸血，一则见其热气上冲，遂谓其性寒、有毒，误矣。盖不知血随气而行，气行则血散，热因久服，致火上冲之故尔。夫药以治病，中病则止。若素有虚寒痼冷，妇人湿郁滞漏之人，以艾和归、附诸药治其病，夫何不可？！而乃妄意求嗣，服艾不辍，助以辛热，药性久偏，致使火燥，是谁之咎欤？于艾何尤！"

3.《本草汇言》："艾叶烧则热气内行，通筋入骨，走脉流经，故灸百病，开关窍，醒一切沉涸伏匿内闭诸疾。若气血痰饮积聚为病，哮喘逆气、骨蒸痞结、瘫痪痈疽、瘰疬结核等疾，灸之立起沉疴。若入服食丸散汤饮中，温中除湿，调经脉，壮子宫，故妇人方中多用之。"

4.《本草正义》："古人灸法，本无一症不可治，艾之大用，惟此最多，故《别录》以冠主治之前，其作煎以下，则汤液之治疗也。止吐血者宜生用，取其辛开以疏经络之壅，然温升之性，必与上溢之症不合，古人有四生丸之制，以柏叶、荷叶、生地之清肃下降者为主，而反佐以艾叶之辛温，欲其同气相求，易于桴应，非艾之一味可以止上升之吐衄也。妇人下血，则中气虚寒，下焦无摄纳之权，以致血行失道，无故妄下，《金匮》胶艾汤温经升举，固阴和阳，是其正治，非血热妄行之下血也。生肌肉者，虚羸之人，血少形癯，得此以温养之，则气血旺而肌自丰；亦有溃疡气血两虚，阳和不运，则新肌不长，艾能温煦以和脉络，而肌肉易长，若热多烁液者，非其治也。"

1220 艾实 ài shí (《药性论》)

【异名】 艾子(《食疗本草》)。

【基原】 为菊科蒿属植物艾的果实。

【原植物】 参见"艾叶"条。

【采收加工】 9～10月，果实成熟后采收。

【药性】 《纲目》："苦、辛，暖，无毒。"

【功用主治】 1.《药性论》:"主明目。"

2.《日华子》:"壮阳,助水藏,(利)腰、膝及暖子宫。"

【用法用量】 内服:研末,1.5～4.5 g;或为丸。

【选方】 治一切冷气 艾实与干姜为末,蜜丸如梧子大,每服三十丸。(《孟诜方》)

1221 艾纳香 ài nà xiāng (《开宝本草》)

【异名】 大风艾、牛耳艾(《生草药性备要》),再风艾(《岭南采药录》),大骨风(《南宁市药物志》),大黄草(《中药志》),冰片艾(广州部队《常用中草药手册》),冰片叶、真金草(《云南思茅中草药选》),土冰片、艾粉(《贵州中草药名录》),叶下香(福建),山大艾(广西)。

【基原】 为菊科艾纳香属植物艾纳香的全草。

【原植物】 艾纳香 *Blumea balsamifera* (L.) DC. [*Conyza balsamifera* L.; *Pluchea balsamifera* (L.) Less.]

多年生草本或亚灌木,高 1～3 m。茎粗壮,茎皮灰褐色,有纵条棱,木质部松软,白色,有髓部,节间长 2～6 cm,被黄褐色密柔毛。下部叶宽椭圆形或长圆状披针形,长 22～25 cm,宽 8～10 cm,先端短尖或锐,基部渐狭,具柄,柄两侧有 3～5 对狭线形的附属物,边缘有细锯齿,上面被柔毛,下面被淡褐色或黄白色密绢状绵毛;上部叶长圆状披针形或卵状披针形,长 7～12 cm,宽 1.5～3.5 cm,先端渐尖,基部略尖,无柄或有短柄,柄的两侧常有 1～3 对狭线形的附属物,全缘或具细锯齿及羽状齿裂。头状花序多数,排成开展具叶的大圆锥花序;花序梗被黄色密柔毛;总苞钟形;总苞片约 6 层,外层长圆形,背面被密柔毛,中层线形,内层长于外层 4 倍;花托蜂窝状。花黄色;雌花多数,花冠檐部 2～4 齿裂;两性花花冠檐部 5 齿裂,被短柔毛。瘦果圆柱形,具棱 5 条,被密柔毛;冠毛红褐色,糙毛状。花期几乎全年。

生于海拔 600～1 000 m 的林下、林缘、河谷地或草地上。分布于华南及福建、贵州、云南、台湾等地。

本植物的根(艾纳香根)亦供药用,另设专条。

【采收加工】 于 12 月采收,先把落叶集中,再把带叶的地上茎割下,鲜用或晒干;或运到加工厂用蒸馏法蒸得艾粉。

【药材】 艾纳香 *Blumeae Balsamiferae Herba* 主产于广西、广东、贵州、云南等地。

性状 本品茎呈圆柱形,大小不等。表面灰褐色或棕褐色,有纵条棱,节间明显,分枝,密生黄褐色柔毛。木质部松软,黄白色,中央有白色的髓。干燥叶略皱缩或破碎,边缘具细锯齿,上表面灰绿色或黄绿色,略粗糙,被短毛,下表面密被白色长绒毛,嫩叶两面均密被银白色绒毛,叶脉带黄色,下表面突出较明显。叶柄短,呈半圆形,两侧有 2～4 对狭线形的小裂片,密被短毛。叶质脆,易碎。气清凉,香,味辛。

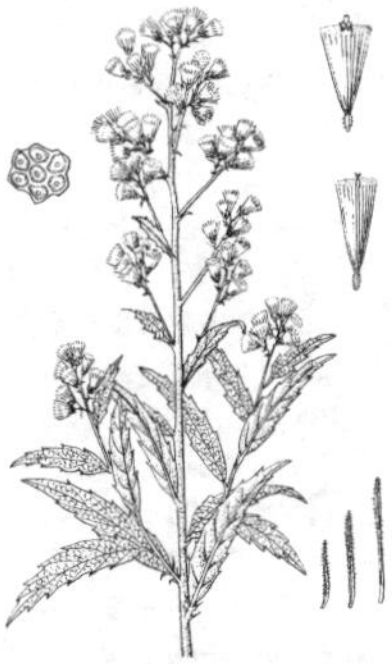

艾 纳 香

【成分】 叶含黄酮类成分:(2*R*, 3*R*)-二氢槲皮素-4′-甲基醚[(2*R*, 3*R*)-dihydroquercetin-4′-methylether],(2*R*, 3*R*)-二氢槲皮素-4′, 7-二甲基醚[(2*R*, 3*R*)-dihydroquercetin-4′, 7-dimethylether],艾纳香内酯(blumealactone) A、B、C,艾纳香素(blumeatin)即 5, 3′, 5′-三羟基-7-甲氧基二氢黄酮(5, 3′, 5′-trihydroxy-7-methoxy dihydroflavone),(2*R*, 3*R*)-7, 5′-二甲氧基-3, 5, 2′-三羟基黄烷酮[(2*R*, 3*R*)-7, 5′-dimethoxy-3, 5, 2′-trihydroxyflavanone],(2*R*, 3*R*)-5′-甲氧基-3, 5, 7, 2′-四羟基黄烷酮[(2*R*, 3*R*)-5′-methoxy-3, 5, 7, 2′-tetrahydroxyflavanone],(2*S*)-5, 7, 2′, 5′-四羟基黄烷酮[(2*S*)-5, 7, 2′, 5′-tetrahydroxyflavanone],挥发油化学成分主要有:1-龙脑,α-古芸烯(α-gurjunene),β-石竹烯(caryophylene),樟脑,γ-桉叶醇(γ-eudesmol),1-辛烯-3-醇(1-octen-3-ol),反-罗勒烯(*trans*-ocimene),1, 3, 4, 5, 6, 7-六氢-2, 5, 5-三甲基 2, 4a-亚乙基萘(1, 3, 4, 5, 6, 7-6*H*-hexahydro-2, 5, 5-trimerehyl-2, 4a-ethanonaphthalene),古芸烯(gurjunene),芳樟醇(linalool),愈创木醇(guaiol)等。其他:柳杉二醇(cryptomeridiol)。

【药理】 1. 保肝作用 艾纳香素腹腔注射,可降低四氯化碳(CCl_4)肝中毒大鼠血清丙氨酸氨基转移酶(ALT)和肝中三酰甘油,增加血清三酰甘油、β-脂蛋白和肝糖原,减少肝组织病理损伤。艾纳香素腹腔注射,降低硫代乙酰胺中毒小鼠血清 ALT 和肝中三酰甘油,缩短 CCl_4 中毒小鼠戊巴比妥钠睡眠时间。艾纳香素体外对 CCl_4 或 $FeSO_4$-半胱氨酸致损伤的恒河猴原代培养肝细胞有抑制脂质过氧化及保护肝细胞、亚细胞结构作用。

2. 其他作用 艾纳香叶水或热甲醇提取物抑制化合物 48/80 诱导的大鼠肥大细胞释放组胺。艾纳香叶中分离出的艾纳香内酯 A、B、C 可抑制 Yoshida 肉瘤细胞生长。艾纳香素体外抑制大鼠组织匀浆自氧化,清除黄嘌呤/黄嘌呤氧化酶系统产生的超氧阴离子自由基及抗坏血酸/硫酸铜自由基系统产生的羟自由基。

【药性】 辛、苦,温。

1.《海药本草》:"温,平。"

2.《开宝本草》:"味甘,温,无毒。"

3.《生草药性备要》:"味苦、辛。"

4.《岭南采药录》:"味苦,性温。"

5.《广西本草选编》:"味辛、苦,性温,有小毒。"

【功用主治】 辟秽,温中,杀虫,祛风除湿。主治瘟疫,疟疾,感冒,寸白虫病,毒蛇咬伤,癣疮,寒湿泻痢,头风头痛,风湿痹痛,跌打伤痛。

1.《本草拾遗》:"主癣辟蛇。"

2.《海药本草》:"主伤寒五泄,主心腹注气,下寸白,止肠鸣,烧之辟瘟疫。"

3.《开宝本草》:"去恶气,杀虫,主腹冷泄痢。"

4.《生草药性备要》:"祛风消肿,活血除湿。治跌打,敷酒风脚。"

5.《岭南采药录》:"能除湿,疗四肢骨痛。"

6.《海南岛常用中草药手册》:"祛风解表。治感冒发热,疟疾。"

【用法用量】 内服:煎汤,10～15 g,鲜品加倍。外用:煎水洗;或捣敷。

【选方】 1. 治头风痛 大风艾鲜叶 30 g,鸡蛋 2 个。加酒、盐同煎服。(《广西本草选编》)

2. 治肿胀,风湿关节炎 大风艾、蓖麻叶、石菖蒲煮水洗。(《广东中药》)

3. 治跌打损伤,疮疖痈肿,皮肤瘙痒 大风艾鲜叶捣烂外敷,或煎水洗患处。(广州部队《常用中草药手册》)

4. 治蛇伤口不合 大风艾同六耳翎敷。(《本草求原》)

1222 艾纳香根 ài nà xiāng gēn (广州部队《常用中草药手册》)

【异名】 大风艾根(《全国中草药汇编》)。

【基原】 为菊科艾纳香属植物艾纳香的根。

【原植物】 参见"艾纳香"条。

【采收加工】 8～9 月采挖,切片晒干。

【功用主治】 祛风活血,利水消肿。主治风湿痹痛,食积腹胀,感寒腹痛,泄泻,水肿,痛经,跌打肿痛。

1. 广州部队《常用中草药手册》:"祛风消肿,活血散瘀。治风湿痛，跌打瘀痛，产后骨痛，受凉腹痛，腹泻。”

2.《广西本草选编》：“祛风通络，活血调经。”

3.《海南岛常用中草药手册》：“治肝硬化水肿。”

【用法用量】 内服：煎汤，10～30 g；或浸酒。

【选方】 1. 治风湿关节炎　大风艾根、鸡血藤各 30 g，两面针 6 g。水煎或浸酒服。（《全国中草药汇编》）

2. 治消化不良，腹胀　艾纳香根 15～30 g。煎服。（《西双版纳傣药志》）

3. 治痛经　大风艾根 9～12 g，益母草 15 g。水煎服。（《广西民间常用中草药手册》）

1223 古山龙 gǔ shān lóng（广州部队《常用中草药手册》）

【异名】 黄连藤（广州部队《常用中草药手册》），黄肚木通、黄胆榄（《海南岛常用中草药手册》），大黄藤（《云南中草药》），黄藤（《全国中草药汇编》），钩影、黄丁课、问更梅（《中国民族药志》）。

【基原】 为防己科古山龙属植物古山龙的根茎或藤茎。

【原植物】 古山龙 *Arcangelisia gushanlung* H. S. Lo

木质大藤本。老株藤茎表面褐色，具纵条纹，断面鲜黄色。单叶互生；叶柄长 3～8 cm，基部膝状，先端稍膨大；叶长近革质，阔卵形、卵形至椭圆形，长 8～12 cm，宽 6～10 cm，先端骤尖，基部近截平，基出脉 3～5 条，全缘，两面无毛。花单性，圆锥花序常在老干上生出；雄花序纤弱，长约 3 cm，分枝穗状，几无柄；雄花花被片 9，外面 3 枚较小，内面 3 枚花瓣状；雄蕊 9～12，花丝合生，花药顶生，横裂；雌花序长 30～50 cm；雌花花被片 6；退化雄蕊微小，鳞片状；心皮 3，柱头阔，具乳头状凸起。核果 1～3 个，长圆形，后变黄色。花期 6～8 月，果期 8～10 月。

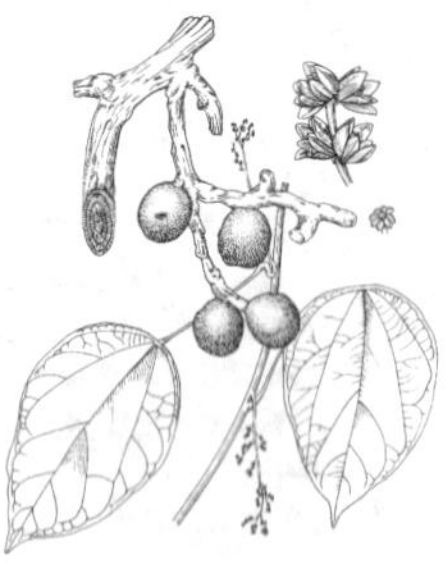

古山龙

生于林中较阴湿处或山腰密林中。分布于广东、海南、云南等地。

【采收加工】 全年均可采，以 8～9 月采为好，除去杂质，洗净，切片，晒干。

【药材】 古山龙 *Rhizoma seu Caulis Arcangelisiae* 主产于广东、广西、海南等地。

性状　茎圆柱形，直径可达 6 cm。表面灰棕色至棕色，有浅纵沟，节处隆起。质坚硬，断面木部灰黄色至黄绿色，散布多数小孔，呈数个同心性环纹及放射状纹理，中心有髓。气微，味苦。

鉴别　(1) 茎横切面：木栓层由多列细胞组成，内侧有石细胞环带。皮层有厚壁细胞散在。中柱鞘为石细胞环带。维管束异型，排成 2～4 轮同心环，第二轮韧皮部外侧为纤维与石细胞相间组成的环带。木射线细胞含草酸钙方晶。髓部有石细胞散在。

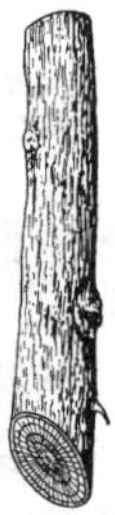

古山龙（茎）外形

(2) 取本品粗粉 1 g，加乙醇 10 ml，回流 10 分钟，放冷，滤过。取滤液 5 滴，加稀盐酸 1 ml 与漂白粉少量，即显樱红色；另取滤液 5 滴，加 5% 没食子酸的乙醇溶液 2～3 滴，置水浴上蒸干，趁热加硫酸数滴，即显深绿色（检查生物碱）。

【成分】 茎含生物碱掌叶防己碱（palmatine），小檗碱（berberine）以及药根碱（jatrorrhizine）。根含小檗碱及药根碱。

【药性】 广州部队《常用中草药手册》：“苦，寒。有小毒。”

【功用主治】 清热利湿，解毒杀虫。主治泄泻，痢疾，黄疸，疟疾，疖肿，湿疹，阴道炎，支气管炎，肺痨，百日咳，乳蛾，目赤肿痛。

1. 广州部队《常用中草药手册》：“清热解毒。治肠炎，菌痢，扁桃体炎，支气管炎，疖肿，疟疾，皮炎，湿疹，脓疱疮，脚癣感染。”

2.《海南岛常用中草药手册》：“清热泻火，杀菌解毒，消炎止痛。主治胃痛，黄疸，高血压，各种炎症，神经性头痛，多发性疖肿。外洗皮肤湿疹及结膜炎。”

3.《中国民族药志》：“治肺结核。”

【用法用量】 内服：煎汤，10～20 g。外用：煎水洗；或研末敷。

【选方】 1. 治细菌性痢疾　古山龙 30 g，鲜刺苋、鲜火炭母各 60 g。水煎，分 2 次服，每日 1 剂。

2. 治疟疾　古山龙、过江龙各 60 g。水煎，2 次分服，发作前 2～3 小时各服 1 次。

3. 治滴虫性阴道炎　古山龙 30～90 g，百部 30～60 g。水煎，坐浴或作阴道冲洗，每日 1 次；阴道炎、外阴瘙痒：10% 古山龙液，坐浴，每日 1 次，每次 20～30 分钟。

4. 治上呼吸道感染　古山龙、裸花紫珠、黑面叶、车前草各 15 g。水煎，浓缩成 30 ml，分 3 次服。

5. 治百日咳　古山龙 15 g，细叶百部块根 12 g，杏仁 3 g，甘草 6 g。水煎 2 次，浓缩至 30 ml，分 2 次服。（1～5 方出自《全国中草药汇编》）

6. 治外伤出血，痈肿　古山龙研末，外敷。（《云南中草药》）

1224 古羊藤 gǔ yáng téng（《广西药用植物图志》）

【异名】 老鸦嘴、毛青才（《南宁市药物志》），鱼藤、苦参（《广西药用植物名录》），南苦参（广州部队《常用中草药手册》），奶藤、马达、红马连鞍、虎阴藤（《南方主要有毒植物》），有毛老鸦嘴（《广西中草药》），小暗消（《红河中草药》）。

【基原】 为萝藦科马连鞍属植物马连鞍的根。

【原植物】 马连鞍 *Streptocaulon griffithii* Hook. f.

木质藤本。具乳汁，茎褐色，有皮孔；枝条、叶、花梗、果实均密被棕黄色绒毛。根圆柱状，弯曲，根皮暗棕色，有瘤状突起和纵皱纹。叶对生，厚纸质；叶柄长 3～7 mm；叶片倒卵形至阔椭圆形，长 7～15 cm，宽 3～7 cm，中部以上较宽，先端急尖或钝，基部浅心形，干后灰褐色；侧脉羽状平行。聚伞花序腋生，三歧，阔圆锥状；花序梗和花梗有许多苞片和小苞片；外面密被绒毛；花小，花冠外面黄绿色，内面黄红色，辐状，花冠裂片向右覆盖；副花冠裂片丝状；花粉器内藏有许多四合花粉；子房被柔毛，由 2 枚离生心皮组成。蓇葖果叉生，张开成直线，圆柱状，长 7～12 cm；种子先端具长达 3 cm 的白色或淡黄色绢质种毛。花期 6～10 月，果期 8 月至翌年 3 月。

生于山野坡地、山谷疏林中或路旁灌木丛中。分布于广西、云南、贵州等地。

【采收加工】 四季均可采，洗净，切片，晒干或鲜用。

【药材】 古羊藤 *Streptocauli Griffithii Radix* 产于广西、云南、贵州等地。

性状　根长圆柱形，略弯，上部稍粗，下部渐细，商品多已切成扁椭圆形片状，直径 0.5～2 cm，厚 2～5 mm；较细的根切成长短不一的段。外皮棕色至暗棕色，有小瘤状凸起和不规则的纵皱纹。质

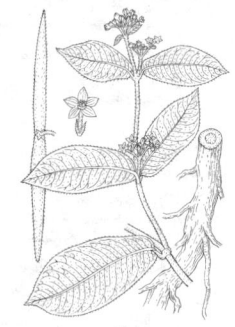

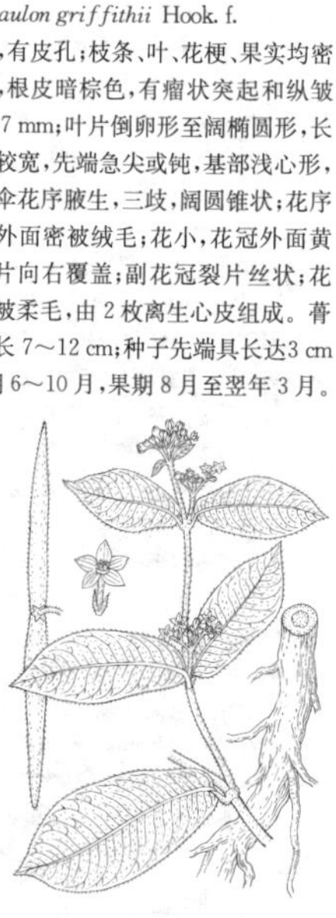

马连鞍

硬，不易折断，断面不平整，皮部类白色，稍带粉性，可与木部剥离，木部微黄色，具放射状纹理，导管显著，小孔状。气微，味苦。

【药性】 广州部队《常用中草药手册》："甘、苦，凉。"

【功用主治】 1. 广州部队《常用中草药手册》："清热解毒。治感冒发热，跌打瘀积肿痛，腰腿酸痛，慢性肾炎。"

2.《全国中草药汇编》："清热解毒，散瘀止痛。治肠炎，痢疾，胃痛，毒蛇咬伤。"

【用法用量】 内服：煎汤，3～6 g；或研末，1.5～3 g。外用：鲜品捣敷。

【选方】 1. 治急、慢性肠炎，心胃气痛，外感寒热　古羊藤根，晒干研末。每服 1.5～3 g，开水送下，日服 2 次。

2. 治红白痢疾　古羊藤根 30 g。煎汤冲蜜糖 15 g，每日 2 次分服。（1、2 方出自《广西药用植物图志》）

3. 治溃疡病　古羊藤、山暗册等量。晒干研粉，每次 1 g，每日 3～4 次，内服。疗程 1 个月。（广西《中草药新医疗法处方集》）

1225 古钩藤 gǔ gōu téng（《广西药用植物名录》）

【异名】 白叶藤〔《药学学报》1963，10(9)：561〕，白马连鞍、牛角藤（《广西药用植物名录》），半架牛、白都宗、大暗消、白浆藤（《云南中草药》），大奶浆藤（《贵州中草药名录》），海上霸王（广西）。

【基原】 为萝藦科白叶藤属植物古钩藤的根。

【原植物】 古钩藤 *Cryptolepis buchananii* Roem. et Schult. [*Trachelospermum cavaleriei* Lévl.] 又名：大叶白叶藤（《广东植物志》）。

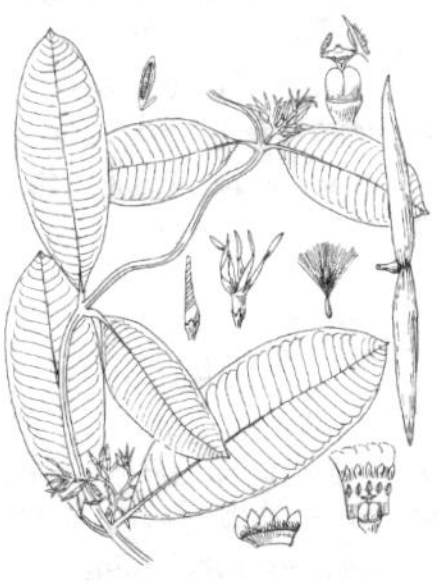

古钩藤

木质藤本。全株具乳汁。茎皮红褐色，有斑点，小枝无毛。叶对生；叶片纸质，长圆形或椭圆形，长 10～18 cm，宽 4.5～7.5 cm，先端圆形具小尖头，基部阔楔形，表面绿色，背面苍白色，两面均无毛；侧脉近水平横出，每边约 30 条。聚伞花序腋生，花蕾长圆形，先端尾状渐尖，长约1 cm，旋转；花萼 5 裂，裂片阔卵形，内面基部具 10 个腺体；花冠黄白色，裂片披针形，向右覆盖；副花冠裂片 5，先端钝，着生于花冠筒喉部之下；雄蕊离生，着生于花冠筒的中部，背部具长硬毛，腹部粘生在柱头基部；花粉器匙形，四合花粉藏在载粉器内；子房由 2 枚离生心皮组成，花柱极短，柱头盘状五棱，先端突尖 2 裂。蓇葖 2，叉开成直线，长达 8 cm，外果皮具纵条纹。种子卵圆形，先端具白色绢质种毛，种毛长约 3.5 cm。花期 3～8 月，果期 6～12 月。

生于海拔 500～1 500 m 的山地疏林中或密林中。分布于广东、广西、贵州、云南等地。

【采收加工】 7～9 月采挖，洗净，切片，晒干或鲜用。

【成分】 根含白叶藤苷(cryptolepisin)。

【药理】 强心作用　古钩藤所含白叶藤苷具有洋地黄样强心作用。白叶藤苷由蛙腿淋巴囊注入后，蛙心停止于收缩状态。白叶藤苷还使在位兔心和离体豚鼠的心脏收缩力加强，心率减慢，中毒时出现心律不齐，最后停止于收缩状态。豚鼠心电图表现为典型的强心苷作用。

毒性　白叶藤苷对鸽的最小致死量为 2.914±0.037 mg/kg。

【药性】 微苦，寒，有毒。

1.《云南中草药》："淡，平，有毒。"

2.《全国中草药汇编》："苦，寒，有毒。"

【功用主治】 活血，消肿，镇痛。主治跌打骨折，腰痛，腹痛，水肿，痈疮，癣。

1.《云南中草药》："舒筋活络，消肿镇痛。主治跌打损伤，骨折，腰痛，腹痛。"

2.《药学学报》1963，10(9)：561："治水肿。"

3.《全国中草药汇编》："解毒。治痈疮，癣。"

【用法用量】 内服：研末，0.3 g；或浸酒。外用：鲜品捣敷；或干品研末敷。

【选方】 治跌打损伤，骨折，腰痛，腹痛　半架牛研末，每服 0.3 g；或每用 6 g，泡酒 1 000 ml，每次 5 ml，日服 3 次。（《云南中草药》）

1226 古钮菜 gǔ niǔ cài（《南宁市药物志》）

【异名】 七粒扣、五地茄、乌疔草、耳坠仔（《福建中草药》），衣钮扣（《海南植物志》），公炮草、五宅茄（《福建药物志》）。

【基原】 为茄科茄属植物少花龙葵的全草。

【原植物】 少花龙葵 *Solanum photeinocarpum* Nakamura et Odashima [*S. nigrum* L. var. *pauciflorum* Liou] 又名：白花菜（《广州植物志》）。

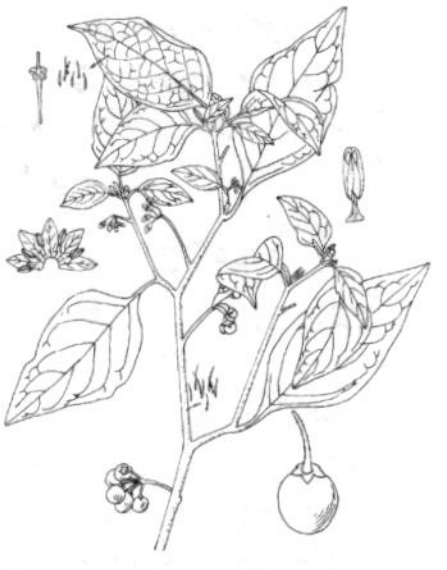

少花龙葵

一年生直立草本，高约 1 m。茎无毛。单叶互生；叶柄纤细，长 1～2 cm；具疏柔毛；叶片薄，卵形至卵状长圆形，长 4～8 cm，宽 2～4 cm，先端渐尖，基部楔形下延至叶柄而成翅，边缘微波状或具不规则波状粗齿，两面均具疏柔毛。花序近伞形，腋外生，纤细，着生花 1～6 朵；总花梗长 1～2 cm；花小；直径约 7 mm；萼绿色，5 裂，裂片卵形，具缘毛；花冠白色，筒部隐于萼内，5 裂，裂片卵状披针形；雄蕊 5，着生于花冠喉上，花丝极短，花药粘合成一圆锥体，顶裂；子房 2 室，胚珠多数。浆果球状，幼时绿色，成熟后黑色；种子近卵形，两侧压扁。几全年开花结果。

喜生长于溪边、密林阴湿处或林边荒地。分布于我国南方各地。

【采收加工】 7～9 月采挖，洗净，切片，晒干或鲜用。

【成分】 水溶性成分中含有成盐羧基的多糖类。果中含钾、钠、钙、镁、铜、铁、锰、锌、铬、钼、硒、碘、磷和硅等矿物质及维生素 C、维生素 B_1、维生素 B_2 和维生素 A 等。

【药性】《福建中草药》："微苦，寒。"

【功用主治】 清热解毒，利湿消肿。主治高血压病，痢疾，淋浊，目赤，咽喉肿痛，疔疮疖肿。

1.《南宁市药物志》："治眼红肿痛及痢疾。"

2.《福建药物志》："清热利湿，消肿解毒。主治高血压，痢疾，黄疸，糖尿病，膀胱炎，淋浊，白带，急性盆腔炎，乳腺炎，咽喉炎，背痈，疔疮疖肿，带状疱疹。"

【用法用量】 内服：煎汤，10～30 g。外用：捣敷；或绞汁涂。

【宜忌】 脾虚便溏者慎服。

【选方】 1. 治高血压病　少花龙葵 95 g，一见喜 6 g，萱草 30 g。水煎，分 3 次服。

2. 治膀胱炎，尿道炎　少花龙葵、韩信草各 60 g。水煎，分 2 次服，连服 2～4 日。

3. 治疔疮疖肿　少花龙葵 4 份，紫花地丁 1 份。捣烂，敷患处。（1～3 方出自《福建药物志》）

4. 治咽喉肿痛　（少花龙葵）鲜全草120～180 g。调第二次米泔水捣烂绞汁，再加食盐或米醋少许，每次1汤匙，每日服3～4次。（《福建中草药》）

1227 节瓜 jié guā （《纲目拾遗》）

【基原】　为葫芦科冬瓜属植物节瓜的果实。

【原植物】　节瓜 *Benincasa hispida*（Thunb.）Cogn. var. *chiehqua* How

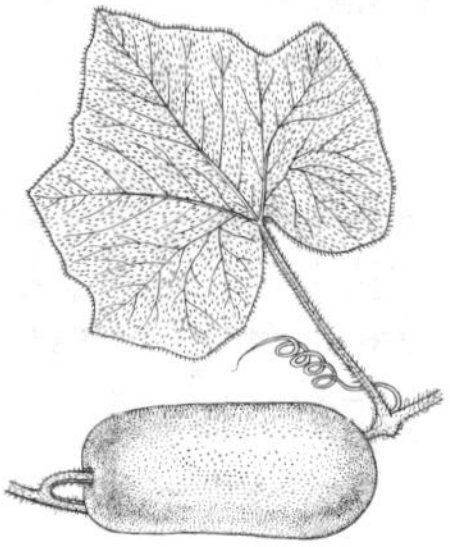

节　瓜

一年生攀缘草本。茎略呈方形，被黄褐色毛，卷须分枝。单叶互生；叶柄长5～20 cm；叶片阔卵形或肾状卵形，5～7浅裂，先端尖，基部心形，边缘有小锯齿。花单性，雌雄同株，单生于叶腋，雄花花柄长达10余cm；花萼管状，5裂，裂片三角状卵形，边缘有锯齿；花冠黄色，5裂至基部；雄蕊3，花药分离；雌花柄短，子房下位，长椭圆形，子房活体时被污浊色或黄色糙毛，柱头3，略扭曲。瓠果长柱形，远较冬瓜为小，长15～25 cm，直径4～10 cm；老熟后仍被有疏粗毛，表面无白色蜡质粉末。种子多数，长卵形。花期5～6月，果期6～8月。

【采收加工】　夏季果实成熟时采收。

【成分】　果实含多糖（polysaccharide），半乳糖醛酸（galacturonic acid），中性糖主要是半乳糖（galactose），阿拉伯糖（arabinose）和葡萄糖（glucose），β-谷甾醇乙酸酯（β-sitosterol acetate），羽扇豆醇（lupeol），β-谷甾醇（β-sitoserol）。

【药性】　《本草求原》："甘，淡。"

【功用主治】　1.《纲目拾遗》："止渴生津，驱暑，健脾，利大小肠。"

2.《本草求原》："功同冬瓜，而无冷利之患，甘淡益胃，长于下气消水。"

【用法用量】　内服：煎汤，30～60 g；或煮食。

1228 节节花 jié jié huā （《生草药性备要》）

【异名】　耐惊菜、蓬子草（《救荒本草》），虾蠊菜（《生草药性备要》），满天星（《植物名实图考》），虾钳菜、白花仔（《广州常见经济植物》），白花节节草、曲节草、蛇痫（《福建民间草药》），水牛膝、一包针（《民间常用草药汇编》），猪屎草（《闽南民间草药》），水金铃（《四川中药志》），地扭子、飞疗草（《贵州草药》），蟛蜞菊、耐惊花（江西《草药手册》），鲎脚菜（《全国中草药汇编》）。

【基原】　为苋科莲子草属植物莲子草的全草。

【原植物】　莲子草 *Alternanthera sessilis*（L.）DC.［*Illecebrum sessile* L.］

多年生草本，高10～45 cm。茎上升或匍匐，多分枝，具纵沟，沟内有柔毛，在节处有一行横生柔毛。单叶对生；无柄；叶片条状披针形、倒卵状长圆形、长圆形、倒卵形，长1～8 cm，宽0.2～2 cm，先端渐尖，基部渐窄，全缘或具不明显锯齿。头状花序1～4个腋生，球形或长圆形，无总梗；花密生，花轴密生白色柔毛；苞片、小苞片和花被片均白色，宿存；雄蕊3枚，花丝基部连合成环状，花药长圆形，退化雄蕊三角状钻形，全缘；子房1室，有胚珠1枚，柱头短裂。胞果倒心形，边缘常具翅，包于宿存花被片内。种子卵球形。花期5～7月，果期7～9月。

生于旷野路边、水边、田边诸潮湿处。分布于华东、中南和西南等地。

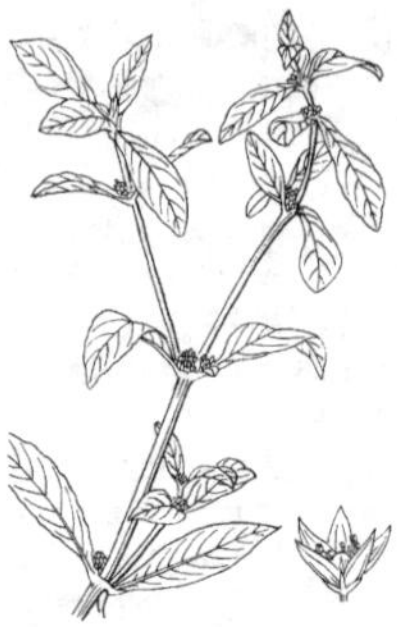

莲子草

【采收加工】　7～9月采收，鲜用或晒干。

【药材】　节节花 *Alternantherae Sessilis Herba*　产于浙江、福建、湖南等地。

性状　参见"空心苋"条。唯茎有明显的条纹及纵沟，沟内有柔毛，在节处有1行横生柔毛。叶缘有时具不明显锯齿。头状花序1～4个，腋生，无总花梗；花白色。雄蕊3。

鉴别　参见"空心苋"条。唯叶片上短蚕形非腺毛为4～5细胞，顶端细胞显著狭形而略延长。

【成分】　全草含24-亚甲基环木菠萝烷醇（24-methylenecycloartanol），环桉烯醇（cycloeucalenol），豆甾醇，β-谷甾醇，菜油甾醇（campesterol），α-菠菜甾醇（α-spinasterol），5-α-豆甾烷-7-烯醇（5-α-stigmasta-7-enol），二十九烷（nonacosane），16-三十一烷酮（16-hentriacontanone），汉地醇（handianol）。

叶中分得3β-*O*-β-*D*-吡喃葡萄糖基熊果酸酯（3β-*O*-β-*D*-glucopyranosyluronic acid），28-*O*-β-*D*-吡喃葡萄糖齐墩果酸酯（28-*O*-β-*D*-glucopyranosyl oleanolic acid）。

叶含类酯化合物类，如葡萄糖类酯类（glucolipids），磷酸类酯类（phospholipids），脂肪酸类（fatty acids），生育酚类（tocopherols），黄酮苷（flavone glycoside）：洋槐黄素-7-*O*-β-*D*-吡喃葡萄糖苷（robinitin-7-*O*-β-*D*-glucopyranoside）及以齐墩果酸为苷元，葡萄糖和鼠李糖为糖部分的皂苷。

根含羽扇豆醇（lupeol）。

【药理】　1. 抑菌作用　本品煎剂在试管内抑制金黄色葡萄球菌、炭疽杆菌和白喉杆菌。本品石油醚和苯提取物抑制人致病细菌生长。节节花干叶氯仿提取物成分对铜绿假单胞菌和须癣毛癣菌有较弱的抑制作用。

2. 抗溃疡作用　本品提取物对肾上腺切除大鼠的应激性溃疡有抗溃疡作用，有效成分在醚溶非极性部分中。

【药性】　甘，寒。

1.《广西本草选编》："味淡，性凉。"

2.《全国中草药汇编》："微甘、淡，凉。"

3.《湖南药物志》："微苦，寒。"

【功用主治】　凉血散瘀，清热解毒，除湿通淋。主治咳血，吐血，便血，湿热黄疸，痢疾，泄泻，牙龈肿痛，咽喉肿痛，肠痈，乳痈，痄腮，痈疽肿毒，湿疹，淋证，跌打损伤，毒蛇咬伤。

1.《生草药性备要》："散瘀，消毒，敷疮甚妙。"

2.《植物名实图考》："洗无名肿毒。"

3.《广西本草选编》："清热解毒，利尿通便，止血止痒。主治痢疾，便秘，便血，牙痛，疖肿，蛇伤，湿疹，皮炎，癣疥。"

4.《全国中草药汇编》："清热凉血，利水消肿，外用拔毒止痒。主治鼻衄，咯血，尿道炎，咽炎，乳腺炎，小便不利。"

5.《台湾药用植物志》："煎服治肾脏病，痢疾，忧郁症及吐血。"

6.《福建药物志》："治黄疸，肺结核，胃溃疡出血，喉炎，跌打损伤，蛇伤。"

7.《浙江药用植物志》："治肺热咳血，急性阑尾炎，背疽。"

【用法用量】　内服：煎汤，10～15 g（鲜品30～60 g）；或捣汁炖服。外用：捣敷；或煎水洗。

【选方】　1. 治肺热咳血　鲜虾钳菜60～90 g。捣烂取汁，加

食盐少许，炖温服。(《福建中草药》)

2. 治黄疸　鲜莲子草 30 g，金钱草 15 g。水煎服。加红糖少量服，连服 7 日。(《福建药物志》)

3. 治痢疾　水牛膝 15 g，翻白草根 30 g，马齿苋 60 g。煎水服。(江西《草药手册》)

4. 治牙痛　鲜莲子草 9 g，两面针根 15 g。水煎服。(《福建药物志》)

5. 治喉炎　鲜虾钳菜全草 60～120 g。捣烂绞汁，炖温服。(《福建中草药》)

6. 治乳痈　鲜虾钳菜全草 60～90 g，酒、水煎服。渣或另用鲜全草捣烂外敷。

7. 治背疽　鲜虾钳菜全草捣烂，酒炒热敷患处。

8. 治节螺(蛀节疔)　鲜虾钳菜叶和蜗牛捣烂，米酒调敷患处。(6～8 方出自《福建中草药》)

9. 治湿疹、皮炎、癣疥　用虾钳菜全草适量，水煎外洗。(《广西本草选编》)

10. 治寻常疣　莲子草花序鲜品适量，揉软，在疣上擦拭，至局部充血为度，每日 2～3 次。(《四川中药志》1979 年版)

1229 术苗 zhú miáo (《本草经集注》)

【基原】 为菊科苍术属植物白术的苗叶。

【原植物】 参见"白术"条。

【采收加工】 冬季采收。

【功用主治】 1.《本草经集注》："去水。"

2.《纲目》："止自汗。"

【用法用量】 内服，煎汤代茶饮。

1230 石韦 shí wéi (《本经》)

【异名】 石韀(《本经》)，石皮(《别录》)，石苇(《滇南本草》务本)，金星草、石兰(《纲目》)，生扯拢(《分类草药性》)，石剑、虹霓剑草(《福建民间草药》)，金汤匙(《中药材手册》)，肺心草、会全草(广州军区空军《常用中草药手册》)，石耳朵(《四川中草药治疗手册》)，蛇舌风(《广西药用植物名录》)，小叶下红(《贵州中草药名录》)。

【基原】 为水龙骨科石韦属植物庐山石韦、石韦或有柄石韦的全草。

【原植物】 1. 庐山石韦 *Pyrrosia sheareri* (Bak.) Ching [*Polypodium sheareri* Bak.] 又名：大石韦(《广西药用植物名录》)，叶下红、大金刀(《贵州中草药名录》)，大叶石韦(浙江)，金石韦(江西)。

植株高 20～60 cm。根状茎横生，密被披针形鳞片，边缘有锯齿。叶簇生；叶柄粗壮，长 10～30 cm，以关节着生于根状茎上；叶片坚革质，阔披针形，长 20～40 cm，宽 3～5 cm，向顶部渐狭，锐尖头，基部稍变宽，为不等圆耳形或心形，不下延；侧脉两面略下凹。孢子囊群小，在侧脉间排成多行；无囊群盖。

生于海拔 500～2 200 m 的林中树干或石上。分布于西南及浙江、安徽、福建、江西、湖北、湖南、广东、广西、台湾。

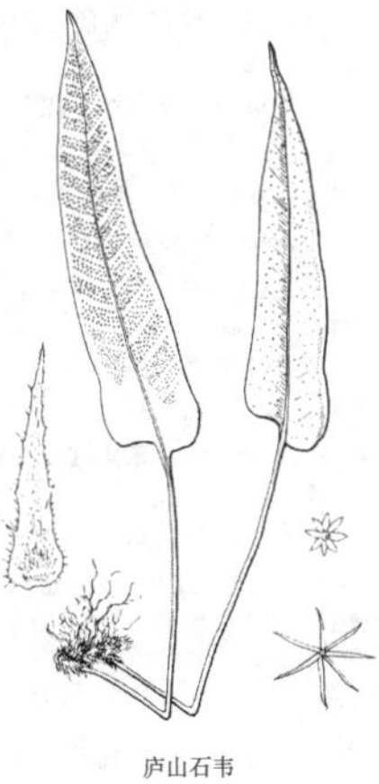

庐山石韦

2. 石韦 *P. lingua* (Thunb.) Farw. [*Acrostichum lingua* Thunb.] 又名：飞刀剑(《植物名实图考》)，蜈蚣七、七星剑、一枝剑。

植株高 10～30 cm。根状茎细长，横生，与叶柄密被棕色披针形鳞片，顶端渐尖，盾状着生，中央深褐色，边缘淡棕色，有睫毛。叶远生，近二型；叶柄长 3～10 cm，深棕色，有浅沟，幼时被星芒状毛，以关节着生于根状茎上；叶片革质，披针形至长圆状披针形，长 6～20 cm，宽 2～5 cm，先端渐尖，基部渐狭并下延于叶柄，全缘；上面绿色，偶有星状毛和凹点，下面密被灰棕色的星芒状毛；不育叶和能育叶同型或略短而阔；中脉上面稍凹，下面隆起，侧脉多少可见，小脉网状。孢子囊群满布于叶背面或上部，幼时密被星芒状毛，成熟时露出；无囊群盖。

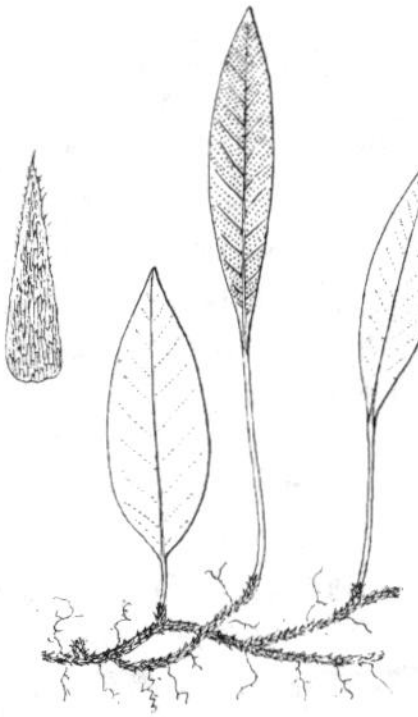

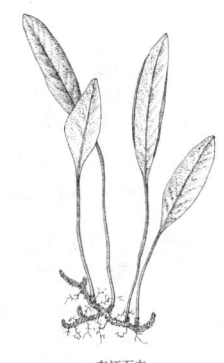

石　韦

附生于海拔 100～1 800 m 的林中树干或溪边石上。分布于华东、中南、西南地区。

3. 有柄石韦 *P. petiolosa* (Christ) Ching [*Polypodium petiolosum* Christ] 又名：金瓢羹(《四川中药志》)，独叶草(南药《中草药学》)，石英草(《广西药用植物名录》)，长柄石韦(《贵州中草药名录》)，打不死、猫耳朵(四川)。

植株高 5～20 cm。根状茎长而横生，密被褐棕色的卵状披针形鳞片，边缘有锯齿。叶远生，二型，厚革质，上面无毛，有排列整齐的小凹点，下面密被灰棕色星状毛；孢子叶柄远长于叶片，长 3～12 cm，营养叶柄与叶等长；叶片长圆形或卵状长圆形，先端锐尖或钝头，基部略下延，孢子叶干后通常内卷，几成筒状；叶脉不明显。孢子囊群成熟时满布叶片背面；孢子囊呈圆的两面形，无盖，隐没于星状毛中。

有柄石韦

生于海拔 200～2 200 m 的山地干旱岩石上。分布于西南及河北、辽宁、吉林、江苏、安徽、山东、河南、湖北、广西、陕西。

此外，西南石韦 *P. gralla* (Gies.) Ching(分布于湖北、四川、云南)、华北石韦 *P. davidii* (Bak.) Ching(分布于华北、东北及山东、湖北、湖南、四川、陕西、甘肃、宁夏)等多种同属植物的全草亦作石韦药用。

上述植物的叶上毛茸(石韦毛)、根茎(石韦根)亦供药用，另设专条。

【栽培】 生物学特性　喜阴凉干燥的气候，生于岩石上。

繁殖方法　多分株繁殖：3 月栽种，连根挖起老株，每 3～4 节剪成 1 段，放水中浸一昼夜，吸足水分后栽种。选树下有苔藓植物的岩石处易栽活。按行株距 23 cm×27 cm，把苔藓植物刨开，放入 1～2 段根茎，用湿润的腐殖质土压紧。亦可利用石坎壁栽种，将种苗放在缝隙里，用湿润的腐殖质土塞稳。

田间管理　栽后每年冬季撒1次腐殖质土，厚约1 cm。干旱时应浇水。

【采收加工】　8～11月采收，晒干。

【药材】　石韦 *Pyrrosiae Folium*　庐山石韦主产于安徽、浙江、湖南、湖北、贵州、四川、广西等地；石韦主产于河南、浙江、安徽、湖北、云南、广东、广西等地；有柄石韦全国大部分地区均产。

性状　庐山石韦　叶片略皱缩，展平后呈披针形，长10～25 cm，宽3～5 cm。先端渐尖，基部耳状偏斜，全缘，边缘常向内卷曲；上表面黄绿色或灰绿色，散布有黑色圆形小凹点；下表面密生红棕色星状毛，有的侧脉间布满棕色圆点状的孢子囊群。叶柄具四棱，长10～20 cm，直径1.5～3 mm，略扭曲，有纵槽。叶片革质。气微，味微涩苦。

石韦　叶片披针形或长圆披针形，长8～12 cm，宽1～3 cm。基部楔形，对称。孢子囊群在侧脉间，排列紧密而整齐。叶柄长5～10 cm，直径约1.5 mm。

有柄石韦　叶片多卷曲呈筒状，展平后呈长圆形或卵状长圆形，长3～8 cm，宽1～2.5 cm。基部楔形，对称。下表面侧脉不明显，布满孢子囊群。叶柄长3～12 cm，直径约1 mm。

鉴别　(1) 粉末特征：黄棕色。星状毛体部6～12细胞，作辐射状排列成上、下两轮，有的表面光滑，有的有纵向或不规则网状纹理；柄部1～9细胞。孢子极面观椭圆形，赤道面观肾形，外壁具疣状突起。孢子囊环带细胞，表面观扁长方形。叶下表皮细胞多角形，垂周壁连珠状增厚，气孔类圆形。纤维长梭形，胞腔内充满红棕色或棕色块状物。

(2) 薄层色谱：取样品粉末5 g，置索氏提取器中，用石油醚(沸程60～90℃)-氯仿(3∶1)适量提取，至提取液近无色，浓缩提取液至2.5 ml作为供试品溶液。以里白烯为对照品，分别点样于同一硅胶G(青岛)薄层板上，以正己烷上行展开，取出晾干，喷5%磷钼酸乙醇溶液，120 ℃烘10分钟，供试品层析色谱中，在与对照品色谱相同位置上，显相同的色斑。以β-谷甾醇为对照品，用正己烷-丙酮(5∶1)展开，喷5%浓硫酸的乙醇溶液，于120 ℃烘10分钟，供试品色谱中，在与对照品色谱相同位置上，显相同的色斑。

品质标志　《中华人民共和国药典》2010年版规定：照高效液相色谱法测定，本品按干燥品计算，含绿原酸($C_{16}H_{18}O_8$)不得少于0.20%。

【成分】　1. 石韦　全草含里白烯(diploptene)，杧果苷(mangiferin)，异杧果苷(isomangiferin)，绿原酸，β-谷甾醇。

叶中含黄酮及其苷类：山柰酚(kaempferol)，槲皮素(quercetin)，异槲皮苷(isoquercitrin)，三叶豆苷(trifolin)，紫云英苷(astragalin)和甘草苷即甘草根亭(liquiritin)；达玛烷型三萜类：达玛辛烷(octanordammarane)，(18S)-18-羟基达玛-21-烯〔(18S)-18-hydroxydammar-21-ene〕，(18S)石韦内酯〔(18S)-pyrrosialactone〕，(18S)-石韦内半缩醛〔(18S)-pyrrosialactol〕，3-去氧奥寇梯木醇(3-deoxyocotillol)，达玛-18(28)，21-二烯〔dammara-18(28)，21-diene〕。

2. 庐山石韦　全草含里白烯，杧果苷，香草酸(vanillic acid)，原儿茶酸(protocatechuic acid)，延胡索酸(fumaric acid)，咖啡酸(caffeic acid)，β-谷甾醇，蔗糖，异杧果苷，绿原酸。

3. 有柄石韦　全草含绿原酸。北京产者还含杧果苷，而四川产者不含杧果苷。另含有α-生育酚(α-tocopherol)，里白烯(diploptene)，24-methylene-9，19-cyclolanost-3β-yl acetate，cycloeucalenol，β-谷甾醇，胡萝卜苷，香草酸，原儿茶醛(protocatechualdehude)，3，4-二羟基苯丙酸〔3-(3，4-dihydroxyphenyl) propionic acid〕，咖啡酸，木犀草素(luteolin)，棉皮素(gossypetin)，山柰酚，蔗糖。

4. 西南石韦　含豆甾醇(stigmasterol)，熊果酸(ursolic acid)，杧果苷。

5. 华北石韦　全草含绿原酸。地上部分含有β-谷甾醇，胡萝卜苷(daucosterol)，熊果酸。

【药理】　1. 镇咳、祛痰作用　庐山石韦煎剂及煎剂提取物或异杧果苷给小鼠灌服，均有镇咳作用。煎剂提取物、异杧果苷腹腔注射、口服给药，对小鼠均有祛痰作用。煎剂提取物灌胃对二氧化硫刺激大鼠产生的慢性气管炎，能缩小气管腺泡的体积，减少杯状细胞数量。有柄石韦的水煎醇提取物有镇咳作用。

2. 抗菌、抗病毒作用　庐山石韦悬液对痢疾杆菌、肠伤寒杆菌、副伤寒杆菌有抑制作用。石韦对金黄色葡萄球菌、溶血性链球菌、炭疽杆菌、白喉杆菌、大肠杆菌有抑制作用及抗甲型流感病毒、抗钩端螺旋体(黄疸出血型)作用。从庐山石韦中提取的异杧果苷有抗单纯疱疹病毒作用。

3. 其他作用　对于化学疗法及放射线疗法引起的白细胞下降，石韦有使其升高作用。石韦煎液可增强机体吞噬细胞能力。石韦提取物抑制前列腺素生物合成。

毒性　小鼠灌服庐山石韦水煎剂、煎剂提取物、异杧果苷的LD_{50}分别为90 g/kg、48 g/kg和4.65 g/kg。

【药性】　苦、甘，寒。归肺、肾、膀胱经。

1.《本经》："味苦，平。"

2.《别录》："甘，无毒。"

3.《药性论》："微寒。"

4.《滇南本草》："入小肠经。"

5.《本草汇言》："味苦，气温，足太阳膀胱经药也。"

6.《得配本草》："兼入手太阴经。"

7.《药性考》："辛、甘。"

8.《萃金裘本草述录》："入足少阴经。"

【功用主治】　利水通淋，清肺化痰，凉血止血。主治淋证，水肿，小便不利，痰热咳喘，咯血，吐血，衄血，崩漏及外伤出血。

1.《本经》："主劳热邪气，五癃闭不通，利小便水道。"

2.《别录》："止烦下气，通膀胱满，补五劳，安五脏，去恶风，益精气。"

3.《日华子》："治淋沥遗溺。"

4.《滇南本草》："止玉茎痛。"

5.《本草蒙筌》："疗痈疽发背。"

6.《纲目》："主崩漏，金疮，清肺气。"

7.《本草从新》："清肺金以资化源，通膀胱而利水道。"

8.《医林纂要》："清肺降气，能生肾水，坚肾，缓肝，以利水道。"

9.《闽东本草》："治痢疾。"

【用法用量】　内服：煎汤，9～15 g；或研末。外用：研末涂敷。

【宜忌】　1.《本草从新》："无湿热者勿用。"

2.《得配本草》："真阴虚者禁用。"

【选方】　1. 治诸淋病　① 热淋，小便不利　石韦、车前子等分。上为粗末，每服五钱，去渣温服。(《全生指迷方》石韦汤)　② 石淋　石韦(去毛)、滑石各等分，上二味捣筛为散，用米饭或蜜调服一刀圭，日二服。(《外台》引《古今录验方》石韦散)　③ 血淋　石韦、当归、蒲黄、芍药为末，酒下。(《千金方》石韦散)　④ 气淋，小腹胀满闷　石韦一两(去毛)，鸡肠草一两。上件药捣碎，以水二大盏，煎取一盏半，去滓，食前分为三服。(《圣惠方》)

2. 治咳嗽　石韦(去毛)、槟榔(锉)等分。上二味，捣罗为细散，生姜汤调下二钱匕。(《圣济总录》石韦散)

3. 治崩漏，崩中血凝经　用石韦为末，每服三钱，酒调服。(《卫生易简方》)

4. 治发背　石韦于二、七月采叶，阴干炒末，冷酒调服。(《本草图经》)

5. 治玉枕疮，生枕骨上如痈，破后如筋头　石韦、原蚕蛾

(炒)，上二味等分。捣罗为散，干贴取差。(《圣济总录》石韦散)

6. 治烫火伤　将(石韦)孢子囊群刮下，调青油或蜡烛油涂敷伤处。(《天目山药用植物志》)

7. 治放疗和化疗引起的白细胞下降　石韦 30 g，红枣 15 g，甘草 3 g。水煎服。(《全国中草药汇编》)

【临床报道】 1. 治疗急、慢性肾炎及肾盂肾炎　取有柄石韦叶 20 片左右(相当于 2～3 g)，加水 500～1 000 ml，每日 1 剂，水煎分 2 次服。亦可用开水浸泡当茶饮；或制成片剂，每片含生药 0.5 g，每次 2～3 片，日服 3 次。共治疗 102 例，有效率为 93%，治愈率为 54.9%。其中急性肾小球肾炎 39 例，36 例有效；肾盂肾炎 20 例，17 例有效。一般于服药后 2～3 日尿量增加，浮肿逐渐消退。

2. 治疗尿路结石　用石韦 30～60 g，车前草 30～60 g，生栀子 30 g，甘草 9～15 g。将上药用大锅子，加水 3～3.5 kg，煎 40 分钟左右，滤过后灌入热水瓶或其他盛具内，当茶饮。治泌尿系结石 81 例，结果 33 例排出结石，2 例手术，46 例症状均有缓解，血尿减少或消失。疗程最短 3 日，最长者47 日，一般在 3～21 日内排石，排石最大直径为 1.7 cm。

3. 治疗慢性气管炎　用石韦 30 g，冰糖 30 g。先煎石韦 3 次，每次 1 小时，约 1 500 ml 水煎至 500 ml，再兑进冰糖，即成石韦糖浆剂。此为 1 日量，分 2 次服，病重者可增加 1 倍。观察 500 多例患者，有效率 98%。对重症有气喘者、合并肺气肿者，甚至有支气管感染者，均有较好效果。

4. 治疗扁平疣　取新鲜石韦 500 g 切碎，放入 75% 乙醇 1 000 ml内浸泡 1 星期，用棉棒蘸药水后反复在疣体上进行螺旋式涂搽，3 次/日，连续 10 日为 1 个疗程。治疗 60 例，患者经 1 个疗程痊愈者 16 例，2 个疗程治愈者 30 例，3 个疗程治愈者 14 例。

【各家论述】 1.《本草求原》："(石韦)苦寒滑利，故治劳力伤津之热气，癃闭不通之邪热，利小便水道。"

2.《本经逢原》："石韦，其性寒利，故《本经》治劳热邪气，指劳力伤津，癃闭不通之热邪而言，非虚劳之谓。"

3.《本草崇原》："石韦助肺肾之精气，上下相交，水津上濡，则上窍外窍皆通，肺气下化，则水道行而小便利矣。"

1231 石耳 shí ěr (《日用本草》)

【异名】 灵芝(《灵苑方》)，石木耳(《饮片新参》)，岩菇(《江西省防治慢性气管炎资料汇编》)，脐衣、石壁花、地耳(《中国药用孢子植物》)。

【基原】 为石耳科石耳属植物石耳的地衣体。

【原植物】 石耳 *Umbilicaria esculenta* (Miyoshi) Minks [*Gyrophora esculenta* Miyoshi]　又名：美味石耳。

地衣体单片型，幼小时正圆形，长大后为椭圆形或稍不规则，直径 12 cm左右，大者可达 18 cm，革质。裂片边缘浅撕裂状；上表面褐色，近光滑，局部粗糙无光泽，或局部斑点状脱落而露出白色髓层；下表面棕黑色至黑色，具细颗粒状突起，密生黑色粗短而具分叉的假根，中央脐部青灰色至黑色，直径 5～12 mm，有时自脐部向四周放射的脉络明显而突出。子囊盘少见。

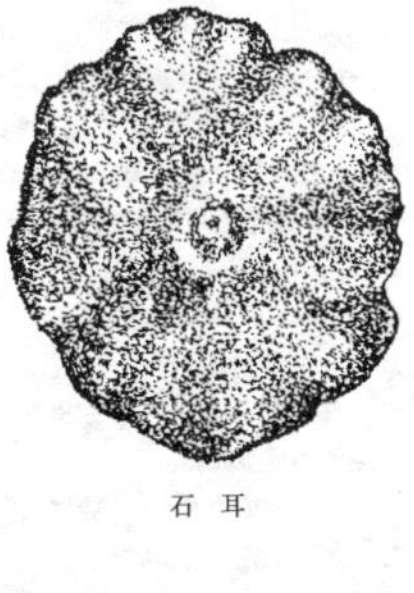

石　耳

生于裸露的岩石上，尤喜生在硅质岩上。分布于吉林、黑龙江、浙江、安徽、江西、湖北、西藏等地。

【采收加工】 5～7 月采收，晒干。

【药材】 石耳 *Umbilicariae Esculentae Lichen*　产于浙江、安徽、江西等地。

性状　地衣体多干裂皱缩，呈片状，平展后完整者呈不规则圆形，直径 12 cm 左右，边缘有时碎裂，小穿孔较大。脐背突起。上表面灰棕色较光滑；下表面棕黑色至灰黑色，较粗糙，有由多数珊瑚状黑色假根组成的瓶毡层。干时质脆，易碎。折断面可见明显的黑、白两层。气微，味淡。

【成分】 地衣体含石茸酸(gyrophoric acid)，红粉苔酸(lecanoric acid)，苔色酸甲酯(methyl orsellinate)，苔色酸乙酯(ethyl orsellinate)，苔色酸(orsellinic acid)，苔黑酚(地衣酚，orcinol)，瘤网地衣素(lecanorin)。多糖类：杂多糖(heterpolysaccharide)，*β-D*-葡萄聚糖(*β-D*-glucan)等。

【药理】 1. 抗实验性胃溃疡作用　石耳提取物给大鼠灌胃后，抑制吲哚美辛型、幽门结扎及应激型胃溃疡的形成；能治愈慢性醋酸型胃溃疡；对组胺所致胃酸增多也有一定的抑制作用。

2. 降压作用　石耳乙醇提取液，给麻醉动物静注或清醒正常动物灌胃、腹腔注射，都有降压作用。石耳乙醇提取液腹腔注射延长大鼠心电图的 R-R 间期，减慢心率。石耳乙醇提取液增加离体兔耳血管灌流液流出量，可能石耳降压机制主要是减慢心率以及扩张外周血管所致。

3. 中枢镇静作用　小鼠腹腔注射石耳乙醇提取液，可协同戊巴比妥钠引起的睡眠作用，影响小鼠被动活动。腹腔注射或灌胃提取液，抑制小鼠自发活动。腹腔注射提取液，对小鼠电休克有一定的保护作用。

4. 抗肿瘤作用　石耳中的多糖对小鼠肉瘤 S_{180} 有抑制作用。

5. 其他作用　石耳粗提取物抑制大鼠小肠麦芽糖酶和蔗糖酶。小鼠麦芽和蔗糖负荷实验中，石耳减少血糖升高。石耳中的多糖的硫酸盐 GE-3-S 抑制人免疫缺陷病毒(HIV)的致细胞病变作用，在 MT4 细胞实验中抑制 HIV 抗原表达和被 HIV 感染的 MT4 细胞的巨细胞形成。

毒性　石耳乙醇提取液小鼠灌胃的 LD_{50} 为 146±12.18 g/kg。

【药性】 甘，凉。

1.《酉阳杂俎》："性热。"

2.《七卷食经》："性冷。"(引自《医心方》)

3.《日用本草》："性寒，味甘，无毒。"(引自《东医宝鉴》)

4.《纲目》："甘、平，无毒。"

5.《医林纂要》："咸、苦，寒。"

【功用主治】 养阴润肺，凉血止血，美容延年。主治肺虚劳咳，吐血，衄血，崩漏，肠风下血，痔漏，脱肛。

1.《日用本草》："久食益色，至老不改，令人不饥，大小便少。"(引自《纲目》)"清心，养胃，止血，延年，益颜色。"(引自《东医宝鉴》)

2.《纲目》："明目，益精。"

3.《医林纂要》："补心，清胃。治肠风痔瘘，行水，解热毒。"

4.《食物考》："泻血脱肛，灰服愈矣。"

5.《本草求原》："利二便。"

6.《岭南采药录》："泻火，止泄。"

7.《饮片新参》："清肺养阴，治劳咳吐血。"

8.《全国中草药汇编》："清热止血，止咳化痰。主治吐血，衄血，崩漏，膀胱炎，肠炎，痢疾，支气管炎。外用治毒蛇咬伤，烧烫伤。"

9.《湖南药物志》："健脾，利水。"

10.《福建药物志》："主治肺脓疡，高血压，荨麻疹，外伤出血。"

【用法用量】 内服：煎汤，9～15 g；或入丸、散。外用：研末调敷。

【选方】 1. 治慢性气管炎　岩菇 25 g(首剂 50 g)，瘦猪肉 150 g，加盐少许。隔水蒸服。(《江西省防治慢性气管炎资料汇编》)

2. 治鼻出血　石耳 15 g，鸭蛋 2 个。煮食，连服 3 剂。

3. 治吐血红崩　石耳、红茶花、杜鹃花。研成粉兑水服或煮酒糟服。

4. 治痢疾　鲜石耳洗净，嚼服 15～30 g。

5. 治急性肠炎　石耳 9 g，沙参 15 g。水煎服。（2～5 方出自江西《草药手册》）

6. 治脾胃虚弱　石耳 30 g，热水洗净。炖鸡或猪瘦肉吃。

7. 治小便不通、胀痛　石耳 30 g，冷水洗净。水煎服。（6、7 方出自《湖南药物志》）

8. 治脱肛泻血不止　石耳五两（微炒），白矾一两（烧灰），密陀僧一两（细研）。上药捣罗为末，以水浸蒸饼和丸，如梧桐子大。每于食前，以粥饮下二十丸。（《圣惠方》）

9. 治荨麻疹　石耳 30 g，糯米 120 g，冰糖适量。水煎服。（《福建药物志》）

10. 治蛇咬伤　石耳研粉，用龙胆草煎浓汁做成丸子，用时冷开水化开敷伤口。

11. 避孕　石耳 15 g，于月经净后 3 日，冰糖为引，水煎服，连服 3 日，共用 3 个经期。（10、11 方出自江西《草药手册》）

1232 石灰 shí huī（《本经》）

【异名】 垩灰（《本经》），希灰（《别录》），石垩（《本草经集注》），五味、染灰、散灰、白灰、味灰（《石药尔雅》），锻石（《日华子》），石锻（《本草图经》），矿灰、白虎（《纲目》）。

【基原】 为石灰岩经加热煅烧而成的生石灰，及其水化产物熟石灰，即羟钙石，或两者的混合物。

【原矿物】 1. 石灰岩 Limestone

主要由方解石组成，为致密块状体。白色或灰白色，由于所含杂质成分差异，颜色变化甚大，如含铁质则呈褐色，含有机质时呈灰至黑色。土状光泽，透明度较差。非常致密时多呈贝状断口。

2. 石灰 Lime

晶体结构属等轴晶系。为粒状致密块体，罕见有立方体或八面体状单晶。白色，或带灰白、灰黄等色调。土状光泽。硬度 3.5。相对密度 3.3。

3. 羟钙石 Portlandite　又名：氢氧钙石、熟石灰、消石灰。

晶体结构属三方晶系。粉末状疏松块体，极罕见其细鳞片状晶体。白色或灰白色。土状光泽。硬度 2。相对密度 2.23。易溶于热盐酸。在水中的溶解度与温度有关。

石灰，尤其熟石灰，在长期存放中，若与空气中二氧化碳接触，可形成方解石，并与熟石灰共存。故陈年石灰中含细分散的碳酸钙。

【药材】 石灰 *Calx*　全国各地均产。

性状　生石灰　主要为不规则块状，大小不一，表面有微细裂缝，多孔。白色或灰色；条痕白色。不透明。土状光泽。体较轻，质硬，易砸碎，断面粉状。

熟石灰　为粉末状或为疏松块体，白色或淡灰白色，土状光泽。

鉴别　(1) 取生石灰 1 块，加入水，生成氢氧化钙并放出大量热量（检查钙盐）。

(2) 取本品粉末约 0.2 g，加入稀盐酸 5 ml，使其溶解，滤过。取铂丝，用盐酸湿润后，蘸取滤液，在无色火焰中燃烧，火焰即显砖红色；取滤液 1 ml，加甲基红指示液 2 滴，用氨试液中和，再滴加盐酸至恰呈酸性，加草酸铵试液，即生成白色沉淀（检查钙盐）。

【成分】 生石灰为氧化钙（CaO），熟石灰为氢氧化钙〔$Ca(OH)_2$〕。生石灰或熟石灰露于大气中，不断吸收大气中的二氧化碳而成碳酸钙（$CaCO_3$）。

【炮制】 将石灰岩置窑中，密封，上留气道，用大火煅烧，取出即为生石灰。经风化或水解后成熟石灰。

【药性】 辛、苦、涩，温，有毒。归肝、脾经。

1.《本经》："味辛，温。"

2.《本草经集注》："性至烈。"

3.《蜀本草》："有毒。"

4.《日华子》："味甘，无毒。"

5.《本草求真》："专入肝、脾。"

【功用主治】 解毒蚀腐，敛疮止血，杀虫止痒。主治痈疽疔疮，丹毒，瘰疬痰核，赘疣，外伤出血，水火烫伤，下肢溃疡，久痢脱肛，疥癣，湿疹，痱子。

1.《本经》："主疽疡疥瘙，热气恶疮，癞疾死肌堕眉，杀痔虫，去黑子息肉。"

2.《别录》："疗髓骨疽。"

3.《本草经集注》："疗金疮。"

4.《药性论》："治病疥，蚀恶肉。"

5.《蜀本草》："堕胎。"

6.《日华子》："生肌长肉，止血，并主白癜、疬疡、瘢疵等，疗冷气，妇人粉刺，痔瘘疽疮，瘿瘤疣子，又治产后阴不能合，浓煎汁熏洗。治酒毒，暖水脏。"

7. 独孤滔："伏雄黄、硫黄、硇砂，去锡晕。"（引自《纲目》）

8.《纲目》："散血定痛，止水泻血痢，白带白淫，收脱肛阴挺，消积聚结核，贴口㖞，黑须发。"

9.《医林纂要》："泻心坚肾，破瘀攻积，敛肺清金，杀虫解毒。"

【用法用量】 外用：研末调敷；或取水溶液涂搽。内服：1～3 g，入丸、散；或加水溶解取澄清液服。作腐蚀剂，用生石灰；敛疮止血，用熟石灰。

【宜忌】 内服不入汤剂。疮口红肿禁用；孕妇慎用；外用腐蚀，只局限于病变部位，不得波及周围健康皮肤。

1.《药性论》："不入汤服。"

2.《纲目》："石灰止血神品也，不可着水，着水即烂肉。"

【选方】 1. 治一切肿毒，痈疽溃脓未破者　新石灰、木柴灰各六两，牡蛎灰一两（无亦可）。用井花水三四碗共滚数沸，以纸二层放罩篱内滤去渣，澄清，又熬，将剩一盏，以硇砂一钱，倾入锅内合之，待干用刀头棚起，以瓷器盛之。量疮大小用。待脓水出尽，以生肌药收口。（《卫生易简方》）

2. 治疔肿　石灰三分，马齿苋二分。上二味捣，以鸡子白和敷之。（《千金方》）

3. 治夏月痱子及热疮　石灰一两（微炒），葛粉一两，甘草二两（生用，为末）。上药相合，研令匀，以绵蘸扑之。（《圣惠方》）

4. 治瘰疬　用石灰一块（自晨晒至午，将沥青在石上槌细后），剥皮尖杏仁四十粒，蓖麻子十四粒。同捣为膏，依前摊贴。（《卫生易简方》）

5. 去痣　石灰一两，斑蝥七个。蘸麻油少许捣和令匀，入酽醋少许搅和。先用刀剔破痣头，入药子内涂之。（《普济方》神手膏）

6. 治金疮出血不止　石灰半升，同大黄一两五钱切片同炒，石灰变红色为度，去大黄，筛细掺损上，纸盖绢扎；止血后用葱汤洗净，换搽玉红膏长肌收敛，并戒口味、房事。（《外科正宗》桃红散）

7. 治痢血数十年　石灰三大升，炒令黄。上一味，以水二斗搅，令澄清。一服一升，三服止。（《外台》引崔氏方）

8. 治痔疾，肛门边肿硬，痒痛不可忍　风化石灰三两，芫花三两，灶突内黑煤二两。上药捣罗为末，分作两分，于铫子内点醋炒，候稍热，以帛裹熨之，冷则换之。（《圣惠方》）

9. 治产后阴肿，下脱肉出，玉门不闭　石灰一升，炒令色黄，以水二升投入灰中，停令澄清。重烧以浸玉门，斯须平复如故。（《经效产宝》）

10. 治妇女白带白淫及水泻不止　风化石灰一两，白茯苓三两。为末，糊丸桐子大。每服二三十丸，空心米饮下。（《集玄方》）

11. 治腹胁积块　风化石灰半斤，瓦器炒极热，入大黄末一两，炒红取起，入（肉）桂末半两，略烧，入米醋和成膏。摊绢上贴之。（《丹溪心法》）

12. 治偏坠气痛　陈石灰(炒)、五倍子、山栀子各等分。为末。面和醋调敷之。(《医方摘要》)

13. 治暴心痛危笃者　石灰风化者一钱,干姜一钱。上二味,捣罗为末,滴水为丸,如豌豆大。每服七丸,取葱白一寸刺开,入开口椒七颗,湿纸裹煨熟,细嚼,醋汤下。(《圣济总录》神应丸)

14. 治中偏风,口面㖞斜　石灰半升。上一味,炒,乘热以醋调似泥。涂于一边缓处,才正急用温水洗去。(《圣济总录》)

15. 治大人小儿暴嗽　石灰一两,蛤粉四钱。上为细末,汤浸蒸饼和丸,如豌豆大,焙干。每服三十丸,温韭汁下;小儿七至十丸,早、晚食后临卧服。(《圣济总录》太白丸)

16. 治冷嗽　用陈石灰为末,以小饭为丸如桐子大。每服三十丸,姜汤下。(《卫生易简方》)

17. 治噎膈　新石灰三钱,大黄一钱。上用黄酒一钟煎,去滓服酒。(《万病回春》)

18. 治头发落不止　石灰三升,绢袋贮之,以酒三斗渍三宿。初服半合,日三四,夜二,稍加至一合,甚神验。(《千金方》石灰酒)

【临床报道】 1. 治疗带状疱疹　生白石灰 500 g,以水泼成末,与大黄片 100 g 同炒,以石灰变为桃红色为度,去大黄,将石灰过细筛封存备用。将炒过的大黄与粉碎过细筛封存的石灰用芝麻油调膏。治疗水疱性损害 87 例,经 1 次治疗,次日均干缩结痂,以后渐脱痂而愈,有新疱出现者,再治一次也愈;糜烂性损害 31 例,3 日痊愈 15 例,5 日痊愈 10 例,7 日痊愈 6 例;溃疡性损害 3 例,7 日痊愈 1 例,14 日痊愈 2 例。

2. 治疗扁平疣　全部病例停用其他一切中西药物,单用风化的石灰治疗。先将患部用温热水浸洗,疣体局部乙醇消毒后,用刀片刮去母疣表面角质层,止血后将风化石灰粉适量掺于疣上,外用纱布胶布固定,1 星期后拆开揭下。共治 84 例,痊愈 71 例,好转 11 例,未愈 2 例,有效率 97.6%。治疗期间未发现不良反应和药物过敏现象。

【各家论述】 1.《本草经疏》:"石灰,《本经》不言其毒,观所主皆不入汤,其为毒可知矣。火气未散,性能灼物,故主去黑子息肉及堕眉也。其主疽疡疥瘙,热气恶疮,癞疾死肌,髓骨疽者,皆风热毒气浸淫于骨肉皮肤之间,辛温能散风热毒气,且能蚀去恶肉而生新肌,故为诸疮肿要药也。"

2.《本草求真》:"石灰,专入肝脾,禀壮火之烈,性非温柔,味非甘缓,其治亦属肌肤骨髓疮疡恶毒,时行热气,刀刃金伤,痄腮肿毒等症,其药止属外敷,而内竟不用及,则知性气之烈,无是过也。故书言能去黑子息肉、堕眉者,以其火气未散,性能灼物故也。书言能主痈疽疥癣、热气恶疮、癞疾死肌、附骨疽者,以其风热毒气,浸淫于骨肉皮肤之间,得此辛温以散之也。书言能蚀恶肉而生新肉者,以其燥能化湿,而肉自克生新之意也。书言能治金疮者,以其性能坚物,使不腐坏,且血见灰即止之意也。"

1233 石帆 shí fān (《本草拾遗》)

【异名】 海团扇(《动物学大词典》)。

【基原】 为矶花科柳珊瑚属动物柳珊瑚的石灰质骨骼。

【原动物】 柳珊瑚 *Gorgonia flabellum* L.

全体呈树状,分枝颇多,常扩展而成一平面,不向四方分披。其间具无数小螅体;各螅体有触手 8。其骨骼为石灰质,黑色,质脆。高 10～12 cm。

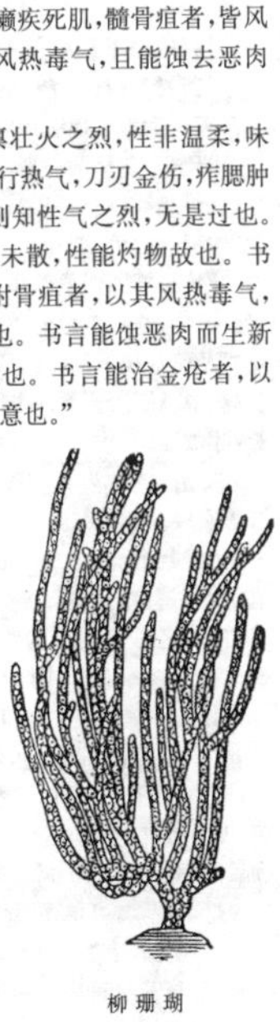

柳 珊 瑚

着生于暖海的岩礁间,分布于我国南部沿海。

【药性】 1.《日华子本草》:"平,无毒。"

2.《纲目》:"甜咸,平,无毒。"

【功用主治】 1.《本草经集注》:"疗石淋。"

2.《本草拾遗》:"煮汁服,主妇人血结月闭,石淋。"

1234 石血 shí xiě (《新修本草》)

【异名】 对叶肾、红对叶肾、拉屙肾(《浙南本草新编》),爬墙虎、鹿角草、石龙藤(《药材学》)。

【基原】 为夹竹桃科络石属植物石血的带叶藤茎。

【原植物】 石血 *Trachelospermum jasminoides* (Lindl.) Lem. var. *heterophyllum* Tsiang

常绿木质藤本。全株具乳汁;茎皮褐色,嫩枝被黄色柔毛;茎和枝条以气根攀缘树木、岩石或墙壁上。叶对生,具短柄;异型叶,通常披针形,长 4～8 cm,宽 0.5～3 cm,叶面无毛,叶背被疏短柔毛;侧脉两面扁平。萼片长圆形,外面被疏柔毛;花冠白色,高脚碟状,花冠筒中部膨大,内面被柔毛;花药内藏;花盘比子房短;子房由 2 枚离生心皮组成。蓇葖果双生,线状披针形,长达 17 cm,宽约 8 mm;种子线状披针形,先端具白色绢质种毛,种毛长约 4 cm。花期夏季,果期 8～9 月。

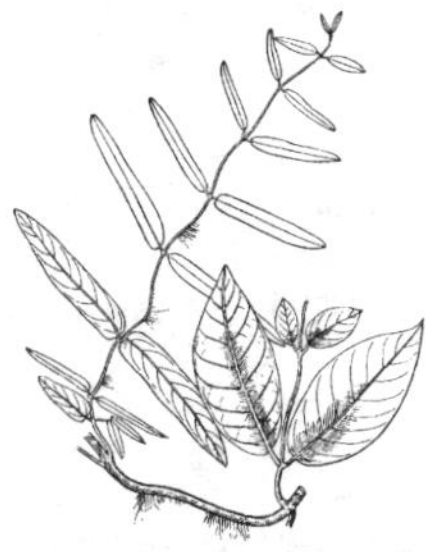

石 血

生于山野岩石上或攀伏在墙壁或树上。分布于华东、中南及河北、陕西、甘肃、宁夏、四川、贵州、台湾等地。

【采收加工】 7～11 月采收,切段,晒干。

【药材】 石血 *Caulis Trachelospermi Heterophylli*　全国大部分地区均产。

性状　藤茎缠绕或切成段,长短不一,直径 2～5 mm,表面褐色,嫩枝被毛,有灰白色纤细的气生根。叶对生,二型,一种呈狭披针形,一种卵圆形,先端长尖。质较厚,不易破碎。气微,味微苦涩。

【成分】 全草含牛蒡酚-4′-*O*-β-龙胆二糖苷(arctigenin-4′-*O*-β-gentiobioside),络石苷(tracheloside),β-络石苷(β-tracheloside)A 其异构体 B。木脂素类:牛蒡苷元(arctigenin),络石苷元(trachelogenin)。叶和茎含:罗汉松脂酚(matairesinol),降络石苷元(nortrachelogenin)。

【药性】 1.《全国中草药汇编》:"苦、微涩,温。"

2.《广西民族药简编》:"有小毒。"

【功用主治】 祛风湿,强筋骨,补肾止泻。主治风湿久痹,腰膝酸痛,跌打损伤,肾虚泄泻。

1.《全国中草药汇编》:"祛风止痛,通经络,利关节。主治风湿骨痛,腰膝酸痛,肾虚腹泻,跌打损伤。"

2.《浙江药用植物志》:"补肾止泻,祛风通络。主治肾虚腹泻,腰肌劳损,风湿性关节炎。"

【用法用量】 内服:煎汤,6～15 g;鲜品 12～24 g。

【选方】 1. 治腰肌劳损　石血、扶芳藤各 30 g。水煎服。

2. 治五更泄泻　石血 60 g(小儿酌减),红枣 10 枚,水煎服。亦适用于一般慢性腹泻。(1、2 方出自《浙南本草新编》)

3. 治慢性咽喉炎,白喉　石血 4.5～6 g。水煎服。(《广西民族药简编》)

1235 石花 shí huā (《东北药用植物志》)

【异名】 乳花(《北方常用中草药手册》),地衣(《吉林中草药》),梅衣(《中国药用孢子植物》)。

【基原】 为梅衣科梅衣属植物石梅衣的地衣体。

【原植物】 石梅衣 *Parmelia saxatilis* (L.) Ach. [*Lichen saxatilis* L.] 又名：藻纹梅花衣。

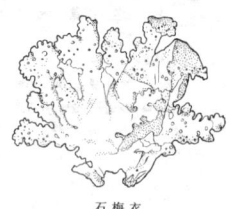

石梅衣

地衣体叶状，直径5～8 cm或更大，裂瓣深裂，末端截形或锐尖；上表面灰绿色至灰褐色，裂片边缘具网状白色假杯点，裂片中央部多有颗粒状的粉芽堆，有时堆呈短柱状。叶缘光滑，从叶缘至叶片的上表面微有光泽。下表面黑褐色至黑色，假根单一，不分枝，直布至叶片边缘。

生树干上或岩石表面的腐殖质上。分布于东北及山西、浙江、江西、山东、湖南、四川、云南、西藏、陕西等地。

【采收加工】 7～10月采收，铲下后除净杂质，晒干。

【药材】 石花 *Parmeliae Saxatilis Lichen* 产于陕西、吉林、黑龙江、山东、山西、浙江、云南、四川等地。

性状 地衣体叶状，近圆形或不整齐伸展，直径可达15 cm以上，裂片深裂，狭长，长0.5～4 cm，宽1～5 mm，边缘有光泽，呈截形或凹入；上表面灰色至灰褐色，中央部分暗色，具圆形或线形白斑及鼓起的网纹，裂芽多集中于中央；下表面黑色，密生不分枝的黑色假根。

鉴别 髓层加5%～10%氢氧化钾试液，呈黄色，迅速成红色。

【成分】 地衣体含有藻纹苔酸(salazinic acid)。

【药理】 抗菌作用 从石花中分离的藻纹苔酸体外对一种类似结核杆菌的非致病性的分支杆菌有较弱的抑制作用。

【药性】 甘，平。

1.《山东中草药手册》："甘，温。"

2.《全国中草药汇编》："甘，平。"

3.《福建药物志》："甘，寒。"

【功用主治】 补肝益肾，明目，止血，利湿解毒。主治视物模糊，腰膝疼痛，吐血，崩漏，黄疸，疮癣。

1.《东北药用植物志》："壮筋骨，助阳道，主腰脚风冷等症。"

2.《山西中药志》："清膈热，利小便，化痰消瘿，补血明目，益神增髓。"

3.《北方常用中草药手册》："治视物模糊，腰腿痛，腹中包块，肝炎。"

4.《吉林中草药》："补中益气，祛湿利尿，清热化痰。治膀胱湿热，黄疸，金疮，腰腿风冷，血崩。"

5.《全国中草药汇编》："外用治皮肤瘙痒，脚癣，小儿口疮，白癜风。"

6.《福建药物志》："主治吐血，腰膝痛，小便热痛，白带，白浊，烫火伤。"

【用法用量】 内服：煎汤，9～15 g；研末，或浸酒。外用：研末调敷；或撒敷。

【选方】 1. 治风湿腰疼 石花120 g，白酒1 000 g。浸7 d后，饮酒，每晚2盅。(《吉林中草药》)

2. 治肾虚牙痛 石花15 g，猪肉120 g。共煮食。(《山东中草药手册》)

3. 治血崩 石花、细茶各等分。焙干研末。每服3 g，日服2次，温酒送下。(《吉林中草药》)

4. 治黄疸 梅衣15 g，茵陈15 g，虎杖9 g。煎服。(《中国药用孢子植物》)

5. 治小儿口疮 石花适量，研末撒敷。(《全国中草药汇编》)

1236 **石南** shí nán (《本经》)

【异名】 风药(《纲目》)，栾茶(《纲目拾遗》)。

【基原】 为蔷薇科石楠属植物石楠的叶或带叶嫩枝。

【原植物】 石楠 *Photinia serrulata* Lindl. 又名：凿木(《中国种子植物科属辞典》)，千年红、扇骨木(南京)，将军梨、石楠柴(浙江)，石纲(福建)，凿角(广东)，山官木(广西)。

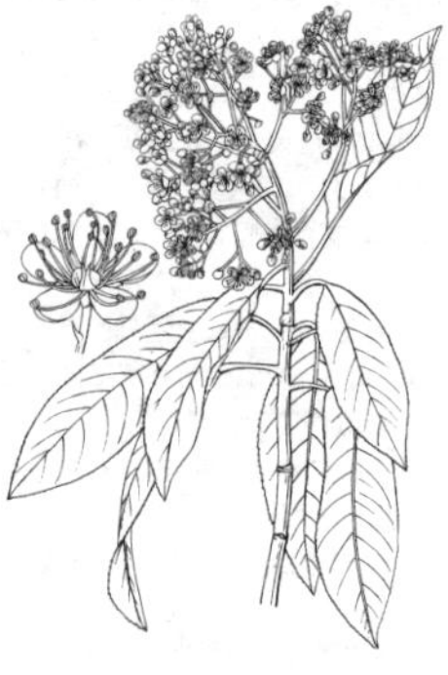

石楠

常绿灌木或小乔木，高4～6 m，有时可达12 m。小枝褐灰色，无毛。叶互生；叶柄粗壮，长2～4 cm，老时无毛；叶片革质，长椭圆形、长倒卵形或倒卵状椭圆形，长9～22 cm，宽3～6.5 cm，先端尾尖，基部圆形或宽楔形，边缘有疏生具腺细锯齿，近基部全缘，上面光亮，幼时中脉有绒毛，成熟后两面皆无毛。本种叶片形变异较大，幼苗期锯齿有针刺。花两性；复伞房花序顶生，总花梗和花梗无毛；花密生，直径6～8 mm；萼筒杯状，萼片5，阔三角形，先端急尖；花瓣5，白色，近圆形；雄蕊20，花药带紫色；花柱2，有时为3，基部合生，柱头头状，子房先端有柔毛。梨果球形，直径5～6 mm，红色，鲜艳著目，后成褐紫色。种子1颗，卵形，棕色，平滑。花期4～5月，果期10月。

生于海拔1 000～2 500 m以下的杂木林中。各地庭园均见栽培。分布于华东、中南及四川、贵州、云南、陕西、甘肃、台湾等地。

本植物的根或根皮(石楠根)、果实(石南实)亦供药用，另设专条。

【采收加工】 7～11月采收，晒干。

【药材】 石南 *Photiniae Serrulatae Folium et Cacumen* 主产于江苏。大部分地区用叶，江苏苏州等地或用带叶嫩茎枝。

性状 茎呈圆柱形，直径0.4～0.8 cm，有分枝；表面暗灰棕色，有纵皱纹，皮孔呈细点状；质坚脆，易折断，断面皮部薄，暗棕色，木部黄白色，裂片状。叶互生，具柄，长1～4 cm，上面有一纵槽；叶片长椭圆形或倒卵状椭圆形，长8～15 cm，宽2～6 cm；先端尖或突尖，基部近圆形或楔形，边缘具细密的锯齿，齿端棕色，但在幼时及萌芽枝上的叶缘具芒状锯齿；上面棕色或棕绿色，无毛，羽状脉，中脉凹入。下面中脉明显突出。叶片革质而脆。气微，茎微苦，叶微涩。

鉴别 (1) 叶横切面：上、下表皮均为1列近方形细胞，外侧被角质层。栅状细胞3～4列，不通过主脉，海绵组织疏松，中脉向下突出，上、下表皮内侧各有3～4列厚角细胞，壁角质化；维管束呈"U"字形，中柱鞘纤维与含黄色物质的薄壁细胞相间排列成断续的半球形。中脉部的厚角细胞、薄壁细胞、韧皮部和叶肉组织细胞中含草酸钙棱晶和簇晶。含黄色物质的细脉散在于海绵组织及中脉的薄壁组织中，尤其中脉维管束的周围为多。

(2) 取本品粗粉1 g，加甲醇10 ml，在水浴上回流提取1小时，滤过。取滤液1 ml，加镁粉少许，加浓盐酸4～5滴，在水浴上加热，即显橙红色；取滤液1 ml，置蒸发皿中，在水浴上蒸干，加饱和硼酸丙酮溶液和10%枸橼酸溶液各1 ml，继续蒸干，将残渣在紫外线灯下观察，可见强烈的黄绿色荧光(检查黄酮)。

(3) 取本品粉末0.5 g，置试管中，加水少许，使之湿润。试管加塞，塞与管壁间悬挂一条用苦味酸盐溶液湿润过的滤纸，将试管置 60～70 ℃水浴中加热约 15 分钟，试纸显砖红色(检查氰苷)。

(4) 取本品粉末 1 g，加乙醇 10 ml，温浸 30 分钟，滤过，取滤液 2 滴，点于滤纸上，滴加三氯醋酸试剂 1～2 滴，加热至 100 ℃始显浅红色，渐变为淡紫色(检查皂苷)。

【成分】 叶含叶绿素 a、b 及类胡萝卜素，鞣质，樱花苷(sakuranin)，山梨醇，齐墩果酸，熊果酸，正烷烃(*n*-alkane)，氢氰酸及苯甲醛等。

【药理】 1. 对心血管的作用　煎剂对离体蛙心、煎剂经淋巴囊给药对在体蛙心或煎剂静脉注射对在体兔心均有兴奋作用。叶乙醇浸出液能抑制离体蛙心，收缩离体兔耳血管，降低麻醉犬血压。

2. 其他作用　叶浸剂在试管内可杀死日本血吸虫尾蚴，也能杀灭钉螺。

毒性　叶乙醇浸出液对大鼠毒性较小，60 或100 mg/kg 分别服药 1 个月，对生长无影响，肝及脂质代谢亦无改变。

【炮制】 取原药材，除枝梗及杂质，抢水洗净，稍润，切丝或切片，干燥，筛去灰屑。贮干燥容器内，置通风干燥处。

【药性】 辛、苦，平，小毒。归肝、肾经。

1.《本经》："味辛、苦。"

2.《别录》："平，有毒。"

3.《药性论》："无毒。"

4.《本草经疏》："有小毒。可升可降，阴中阳也。入足厥阴、足少阴经。"

5.《医林纂要》："辛、苦，温。"

6.《本草再新》："入肺、肾二经。"

【功用主治】 祛风湿，止痒，强筋骨，益肝肾。主治风湿痹痛，头风头痛，风疹，脚膝痿弱，肾虚腰痛，阳痿，遗精。

1.《本经》："主养肾气、内伤阴衰，利筋骨皮毛。"

2.《别录》："疗脚弱，五脏邪气，除热。"

3.《药性论》："主除热，能添肾气。治软脚烦闷疼，杀虫，能逐诸风。"

4. 姚可成《食物本草》："浸酒饮，治头风。"

5.《医林纂要》："润肺补肝，壮命门火。"

6.《药性切用》："祛风坚肾，通利关节。"

7.《草药新纂》："作强壮药，补肾兴阳。"

8.《现代实用中药》："治阳痿，滑精，女子腰冷不孕，月经不调。"

9.《青岛中草药手册》："祛风寒，壮筋骨，利尿，解热，镇痛。主治腰膝酸痛。"

10.《安徽中草药》："化痰止咳。"

【用法用量】 内服：煎汤，3～10 g；或入丸、散。外用：研末撒或吹鼻。

【宜忌】《药性论》："恶小蓟。"

【选方】 1. 治头风头痛　石楠叶、川芎、白芷各 4.5 g。水煎服。(《浙江药用植物志》)

2. 治小儿风瘙瘾疹，皮肤瘙痒　石楠叶二两，川椒半两。以水一大盏，煎至五分，去滓，入消石末半两，白矾末半两搅匀。以绵浸涂肿处，干即更涂之。(《圣惠方》)

3. 治鼠瘘　石南、生地黄、茯苓、黄连、雌黄各二两。为散。敷疮上，日再。(《肘后方》)

4. 治咳嗽痰喘　石楠叶研末，装烟斗内燃着当烟吸。(《安徽中草药》)

【各家论述】 1.《药性论》："石南虽能养肾，亦令人阴痿。"

2.《纲目》："古方为治风痹肾弱要药，今人绝不知用，识者亦少，盖由甄氏《药性论》有令阴痿之说也。殊不知服此药者，能令肾强。嗜欲之人藉此放恣，以致痿弱，归咎于药，良可慨也。"

3.《本草从新》："祛风通利，是其所长，补肾之说，未可信也。"

4.《本草求真》："石南叶味辛而苦。按辛则有发散之能，苦则具有坚肾之力。若使辛苦而热，则云妇人久服思男，其理或可信矣。然此止属辛苦而性不热，则治止可以言祛风，而补阴之说，亦止因苦坚肾，而肾不泄；因辛散风，而阴不受其蹂躏也。若竟以为补阴滋水，则理已属有碍，而尚可云补火以思男者乎？若果有之，则几类于此者，何莫不为思男之品。而附、桂之雄，又将置于何等地矣。"

1237 石蚕 shí cán (《本经》)

【异名】 沙虱(《本经》)，石蠹虫(《别录》)，石下新妇(《本草拾遗》)。

【基原】 为石蛾科石蛾属昆虫石蛾或近缘昆虫的幼虫。

【原动物】 石蛾 *Phryganea japonica* Ml.

体形如蛾，黄褐色，长约 2 cm，展翅阔 6 cm。头部略呈卵形，黄色，头顶密被黄色及白色刚毛。复眼 1 对，单眼 3 个。口器退化，小颚与下唇形成短吻管，适于啜吸。触角 1 对，基节及末端均黄色，其中央则呈黑色。前胸短小，前胸背密生黄色及白色刚毛。中胸背大，两侧各有一黑褐纹。翅 2 对，密生短毛，不透明，后翅大于前翅；前翅的前缘黄褐色，散布有小形的褐纹，中央有一黑色大纵条，内缘及后缘皆灰褐色，有褐色棱纹，后翅深黄色，外缘暗黑色。足 3 对，黄色，尾端有突出的长刺 2 条。幼虫略似蚕，有胸足 3 对，腹部有原足 1 对，并有腮。

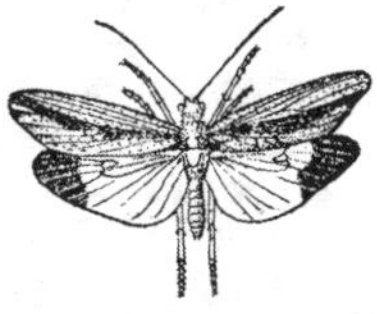

石　蛾

成虫多出现于水边的草木上。卵产于水边的石上或草根上，幼虫孵化后入水中，用丝腺的分泌物缀合叶片、木片、砂石等造成各种管状的栖管而藏身其中，露出头、胸及足匍行于水底，食水草或小虫，渐次化蛹而为成虫。

【药性】 咸，寒。

1.《本经》："味咸，寒。"

2.《吴晋本草》："雷公：咸，无毒。"

3. 李当之《药录》："味咸微辛。"

4.《别录》："有毒。"

【功用主治】 1.《本经》："主五癃，破石淋，堕胎。内解结气，利水道，除热。"

2.《别录》："主石癃，小便不利。"

1238 石莲 shí lián (《彝药志》)

【异名】 石蚌腿、石蚌接骨丹(《云南思茅中草药选》)，石楞腿、石上仙桃(《彝药志》)。

【基原】 为兰科石仙桃属植物节茎石仙桃的全草。

【原植物】 节茎石仙桃 *Pholidota articulata* Lindl.

附生草本。无根状茎。假鳞茎首、尾相连成茎状，圆柱形，肉质，长 3.5～12 cm，粗 0.5～1.5 cm，顶生 2 叶。叶椭圆形至长圆形，基部收狭成柄。花葶从假鳞茎顶端抽出，多花排成总状花序，花序轴呈明显的之字形曲折；小苞片菱状卵形，舟状抱花，花凋时脱落；花较大，白色或淡红色；萼

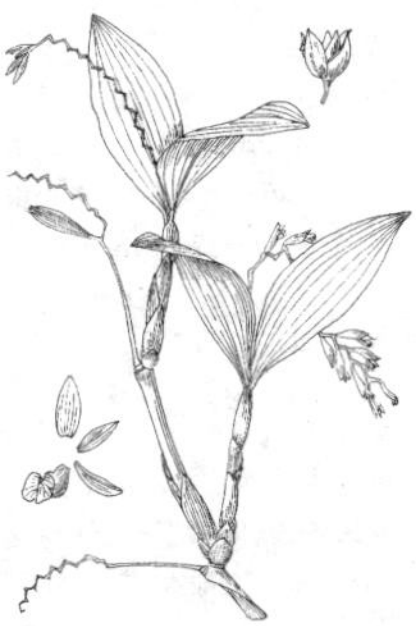

节茎石仙桃

片卵形，舟状，背面具脊，长约 8 mm；花瓣卵形，比萼片稍短；唇瓣与萼片近等长，后部凹陷成囊状，前部椭圆形，先端稍凹缺。

附生于海拔 800～2 700 m 的山坡常绿阔叶林中树上或沟谷岩石上。分布于云南、西藏等地。

【采收加工】 7～10 月采收，鲜用或切段晒干。

【成分】 含黄菲素（flavidin），异黄菲灵（isoflavidinin），异氧代黄菲灵（isooxoflavidinin），*D*-葡萄糖，鼠李糖，*D*-木糖，果糖，*L*-阿拉伯糖，棉子糖。

【药性】 《彝药志》："性平，味甘。"

【功用主治】 《彝药志》："养阴清肺，利湿消瘀。主治眩晕头痛，吐血，遗精，白带，骨髓炎，月经不调，子宫脱垂，肺虚咳嗽。"

【用法用量】 内服：煎汤，30～50 g。外用：捣敷。

1239 石莼 shí chún（《本草拾遗》）

【异名】 石蓴（《本草拾遗》），石被（《连江县志》），纸菜（《广东新语》），海莴苣（《中国植物图鉴》），海白菜（《中药志》）。

【基原】 为石莼科石莼属植物石莼、孔石莼、裂片石莼的藻体。

【原植物】 1. 石莼 *Ulva lactuca* L.　又名：岩头青、海青菜（《浙江海藻原色图谱》），菜石莼。

藻体淡黄绿色，高 10～40 cm。体膜质，由两层细胞组成，近似卵形，边缘常略有波状皱褶，或呈宽广的叶片状，中部厚45 μm 左右，近基部厚 120～140 μm。细胞不规则排列，直径 10～20 μm，切面为亚方形，每个细胞有一杯状叶绿体和 1～3 个淀粉核。

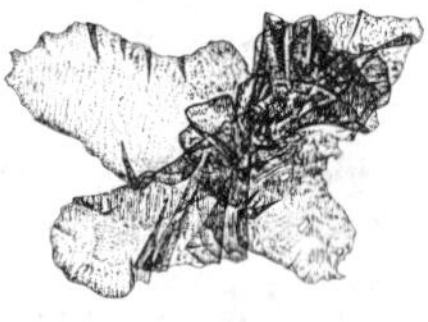

石　莼

生长在海湾内，中、低潮带的岩石上或石沼中。分布于浙江至广东、海南沿岸；黄海、渤海沿岸较少。

2. 孔石莼 *U. pertusa* Kjellm.　又名：大本青苔菜（台湾），海菠菜（山东），海条（浙江）。

幼藻黄绿色，逐渐长成蓝色，片状，高 10～40 cm。单生或 2～3 株丛生，藻体变异较大，有卵形、椭圆形、披针形及圆形等，边缘皱褶稍呈波状，膜质。两层细胞，厚约 70 μm，近基部厚 130～180 μm，甚至可达 500 μm。藻体上有大小不等的孔，随着藻体生长，几个小孔可成为较大的孔，最后形成不规则的裂片。细胞横切面可见垂直延伸，长为宽的 2～3 倍。固着器盘状，无柄。

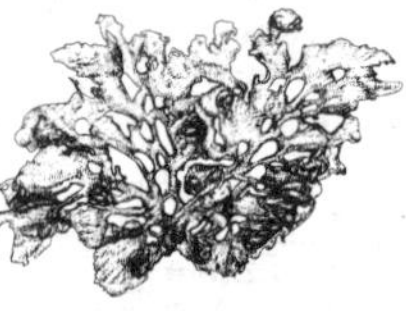

孔 石 莼

生长在中、低潮线附近的岩石上或石沼中。我国沿海均有分布，辽宁、山东较多，但由北向南逐渐稀少。

3. 裂片石莼 *U. fasciata* Delile

藻体暗绿色，一般高 10～12 cm，也可达 60 cm。不规则二叉分裂。裂片似舌状或线状，边缘不规则波状或钝齿状。膜质，厚 70～80 μm。

生长在风浪较小的中潮带岩石上或低潮带石沼中。分布于福建南部、广东沿海及台湾。

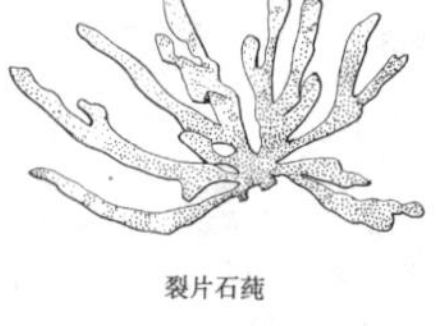

裂片石莼

【采收加工】 冬、春两季采收，晒干。

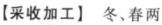

【药材】 石莼 *Ulvae Alga*　石莼主产于浙江、广东、海南等地沿海；孔石莼主产于辽宁、河北、山东、江苏等地沿海；裂片石莼主产于福建、台湾、广东等地沿海。

性状　石莼　藻体淡绿色或绿色，呈不规则的团块状。水浸展平后，叶状体近卵形，边缘常略有波状皱褶。表面稍有白霜。质极松软，膜质，极易破碎。气微，味淡。

孔石莼　叶状体卵形、披针形或近圆形，有多数大小不等的孔，或不规则的裂片，边缘皱缩，略呈波状。

裂片石莼　叶状体不规则二叉分裂形成或多或少的舌状或线状裂片，边缘平滑或具不规则的齿状突起，有时亦呈波状。

鉴别　叶状体横切面：由两层细胞组成；细胞表面观，长径 21～24 μm，短径 12～15 μm，横切面为近方形，长径 21～24 μm，短径 9～20 μm。每个细胞含有细胞核、杯状叶绿体及 1～3 个淀粉核。

【成分】 1. 石莼　藻体含杂多糖，糖蛋白，甘露糖，半乳糖，葡聚糖，糖醛酸，三糖，还含 28-异岩藻甾醇（28-isofucosterol），环木菠萝烯醇（cycloartenol），24-亚甲基环木菠萝烷醇（24-methylene cycloartanol），5-燕麦甾烯醇（5-avenasterol），麦角甾醇（ergosterol），二甲基-*β*-丙酸噻亭（dimethyl-*β*-propiothetin），11-甲基-1，5-二烯-3，7，10-三羰基-2，4，8，9-四氮杂环十一烷二烯（11-methyl-1，5-diene-3，7，10-tricarbonyl-2，4，8，9-tetraazacycloundecandiene），胆甾-28-甲基-23，24-环丙烷-5-4-酮-3-醇（cholesta-28-methyl-23，24-cyclopropane-5-4-one-3-ol），3-*O*-*β*-*D*-吡喃葡萄糖基-5，25 豆甾二烯（3-*O*-*β*-*D* glucopyranosyl-stigmasta-5，25-dien），甲醛（formaldehyde）。酚类化合物：2，4，6-三溴苯酚（2，4，6-tribromophenol），4-羟基苯甲酸（4-hydroxybenzoic acid），4-羟基苯乙酸（4-hydroxyphenylacetic acid），4-羟基苯基乳酸（4-hydroxyphenyllactic acid），4-羟基苯甲醛（4-hydroxybenzaldehyde），3，5-二溴-4-羟苯甲酸（3，5-dibromo-4-hydroxybenzoic acid），游离的 *L*-酪氨酸和 *L*-苯丙氨酸。

2. 孔石莼　藻体含糖类：硫酸多糖（sulfated polysaccharide），戊聚糖（pentosan），氨基酸。有机酸：乙酸，丙酸，丁酸，缬草酸（valeric acid）。挥发性成分：葛缕酮（carvone），糠醛（furfural），苯甲醛，丙醛（propanal），柠檬醛（citral），茴香醛（anisaldehyde），香草醛（vanillin），异香草醛（isovanillin），桂皮醛（cinnamic aldehyde），香茅醛（citronellol），异松油烯（terpinolene），*α*-蒎烯（*α*-pinene），柠檬烯（limonene），黄樟醚（safrole），对聚伞花素（*p*-cymene），桉叶素（cineole），丁香油酚（eugenol），芳樟醇（linalool），*α*-松油醇（*α*-terpineol），十五醛（pentadecanol），8，11，14-十七碳三烯醛（8，11，14-heptadecatrienal），8-十七碳烯醛（8-heptadecenal），7，10，13-十六碳三烯醛（7，10，13-hexadecatrienal），（*Z*，*Z*）-8，11-十七碳二烯醛〔（*Z*，*Z*）-8，11-heptadecadienal〕。双甲硫化物（dimesulfide），*β*-紫罗兰酮（*β*-ionone），7-十七碳烯（7-heptadecene）。甾醇类：28-异岩藻甾醇（28-isofucosterol），顺-7-十七碳烯（*cis*-7-heptadecene），胆甾醇（cholesterol），24-亚甲基胆甾醇（24-methylenecholesterol），植醇（phytol）。另含脂肪酸类：肉豆蔻酸（myristic acid），棕榈酸（palmitic acid），亚麻酸（linolenic acid），（2*R*）-羟基十六碳酸〔（2*R*）-hydroxyhexadecanoic acid〕，2-氧代-六碳酸（2-oxo-hexadecanoic acid），十六碳酸（hexadecanoic acid），十六碳四烯酸（hydroxyhexadecatetrienoic acid），十八碳烯酸（octadecenoic acid），十八碳三烯酸（octadecatrienoic acid），十八碳四烯酸（octadecatetraenoic acid）和邻苯二甲酸二异丁酯（diisobutyl phthalate）。（*R*）-2-氢过氧酸〔（*R*）-2-hydroperoxy acid〕（＞99％），十六碳四烯酸（hexadecatetraenoic acid），二十二碳六烯酸（docosahexaenoic acid）。多醇类：1′-*O*-棕榈酰基-3′-*O*-（6-*O*-*α*-*D*-半乳糖基-*β*-*D*-半乳糖基）甘油〔1′-*O*-palmitoyl-3′-*O*-（6-*O*-*α*-*D*-galactopyranosyl-*β*-*D*-galactopyranosyl）glycerol〕，1′-*O*-棕榈酰基-3′-*O*-（6-磺基-*O*-*α*-*D*-吡喃异鼠李糖基）甘油〔1′-*O*-palmitoyl-3′-

O-(6-sulfo-*O*-*α*-*D*-quinovopyranosyl) glycerol〕，1，2-二脂酰甘油基-4′-*O*-(*N*，*N*，*N*-三甲基)高丝氨酸〔1，2-diacylglyceryl-4′-*O*-(*N*，*N*，*N*-trimethyl) homoserine〕，二半乳糖基二脂酰基甘油(digalactosyldiacylglycerol)。此外还有细胞激肽素(cytokinin)，异戊烯基腺苷(isopentenyl adenosine)，反-玉蜀黍嘌呤(*trans*-zeatin)，反-玉蜀黍嘌呤核苷(*trans*-zeatin riboside)。

3. 裂片石莼　藻体含甾醇类：异岩藻甾醇，*β*-谷甾醇(*β*-sitosterol)，大褐马尾藻甾醇(saringosterol)，*β*-谷甾醇-*β*-*D*-葡萄糖苷(*β*-sitosterol-*β*-*D*-glucoside)。脂肪酸类：肉豆蔻酸，硬脂酸(stearic acid)，棕榈酸，油酸(oleic acid)，二十二烷酸(behenic acid)，十七烷酸(heptadecanoic acid)和十五烷酸(pentadecanoic acid)。氨基酸类：甘氨酸，亮氨酸，赖氨酸，鸟氨酸，磺基丙氨酸(cysteic acid)，胱氨酸，甲硫氨酸，苯丙氨酸，酪氨酸(tyrosine)，组氨酸，羟基脯氨酸(hydroxyproline)，脯氨酸，色氨酸，*α*，*β*-丙氨酸。另外还含有齐墩果酸(oleanolic acid)，多胺(polyamine)，游离腐胺(free putrescine)，精脒(spermidine)，精胺(spermine)，植物凝集素(lectin)。

【药理】 1. 降血糖、降血脂　石莼水提液灌胃，降低四氧嘧啶糖尿病性小鼠的血糖，对正常小鼠血糖无影响。石莼多糖灌胃，降低四氧嘧啶性糖尿病大鼠的血糖。低剂量石莼多糖灌胃，降低高血脂模型大鼠血清三酰甘油和胆固醇水平。高剂量石莼多糖无效。

2. 抗菌、抗病毒　孔石莼水相萃取部分体外抑制金黄色葡萄球菌，乙酸乙酯萃取部分抑制大肠杆菌。石莼中的一种多糖在体外对一系列人类和禽流感病毒表现出选择性的抗病毒活性。人子宫颈癌 HeLa 细胞与被人 T 淋巴病毒感染的 T 细胞株共同培育，加入裂片石莼提取物，就可抑制病毒诱生的合胞体形成。

3. 其他作用　石莼中提取的 ulvans(一种膳食纤维)在常规培养条件下，能改变正常结肠细胞和未分化的 HT-29 细胞的附着和增殖相状态。硫酸化的 ulvans 能抑制癌性结肠上皮细胞 Caco-2 的增殖和分化，但不影响正常的结肠细胞。石莼提取物对番木瓜酶处理的人红细胞有凝集作用。这可被 *L*-岩藻糖和乙二胺四乙酸(EDTA)所抑制。这种凝集作用有 H 血型特异性，对 O 型凝集作用最强。孔石莼的提取物在离体豚鼠心房肌实验中有负性肌力作用。腺苷是其有效成分。从孔石莼中提取的两种不饱和多脂肪酸抑制小鼠肥大细胞产生白三烯 B_4(LTB_4)、白三烯 C_4(LTC_4)和 5-羟基廿碳四烯酸。石莼多糖体外抑制 ADP 诱导的血小板聚集。石莼中的 3-*O*-*β*-*D*-吡喃葡萄糖基-5，25-豆甾二烯在小鼠耳肿胀实验中有局部抗炎作用。

【药性】 甘、咸，寒。

1.《本草拾遗》："味甘，平，无毒。"

2.《食物考》："咸，平。"

3.《中国药用海洋生物》："甘、咸，寒。"

【功用主治】 软坚散结，利水解毒。主治瘿瘤，瘰疬，水肿，小便不利，疮疖，喉痛。

1.《本草拾遗》："下水，利小便。"

2.《海药本草》："主风秘不通，五膈气，并小便不利，脐下结气。""用治疳疾。"("疳"原作"耳"，据《纲目》改)。

3.《中国药用海洋生物》："软坚散结，清热祛痰，利水解毒。用于喉炎，颈淋巴结肿，水肿，疮疖及瘿瘤等。"

【用法用量】 内服：煎汤，15～30 g。外用：捣敷。

【宜忌】 孕妇及脾胃虚寒，内有湿滞者慎服。

【选方】 1. 治水肿、小便不利　石莼、蛎菜、车前子各 15 g。煎服。

2. 治喉炎、颈淋巴结肿　石莼、铁钉菜、大青叶各 15 g。煎服。

3. 治疮疖、瘿瘤　石莼、铜藻各 15～30 g，煎服。外用：将等量的石莼和铜藻捣碎敷患处。

4. 治高血压病，高脂血症　孔石莼、海蒿子、决明子各 15 g，炒山楂 9 g，玉米须 30 g。煎服。(1～4 方出自《中国药用海洋生物》)

1240 石斛 shí hú《本经》

【异名】 林兰(《本经》)，禁生、杜兰、石蓫(《别录》)，悬竹、千年竹(《植物名实图考》)。

【基原】 为兰科石斛属植物金钗石斛、环草石斛、铁皮石斛、黄草石斛、马鞭石斛的茎。

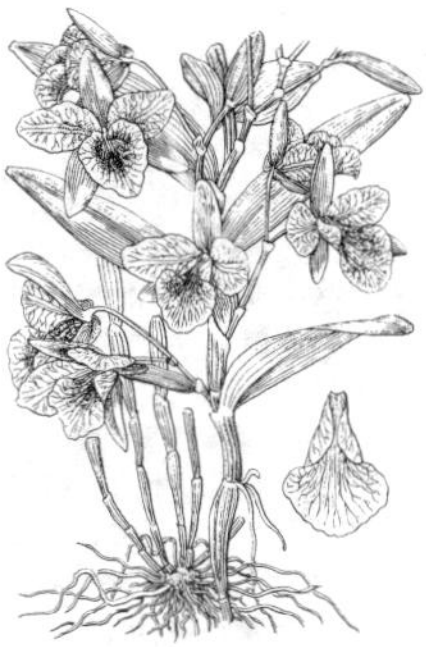

金钗石斛

【原植物】 1. 金钗石斛 *Dendrobium nobile* Lindl.　又名：金钗花、千年润(《纲目》)。

多年生附生草本。茎丛生，直立，高 30～50 cm，具槽纹，节间长 2.5～3 cm。叶近革质，矩圆形，长 6～12 cm，宽 1.5～2.5 cm，叶鞘抱茎。总状花序生于上部节上，有花 1～4 朵，下垂，白色，先端淡红紫色，唇瓣边缘微波状，有紫色条纹，近基部中央有一深紫色斑块。蒴果。花期 5～6 月。

附生于高山岩石上或林中树干上。分布于湖北、广东、广西、四川、贵州、云南、台湾等地。

2. 环草石斛 *D. loddigesii* Rolfe　又名：美花石斛(《中国高等植物图鉴》)。

茎细圆柱状，表面金黄色至淡黄褐色，高 10～45 cm。叶长圆状披针形或舌形，近肉质。花期具叶，花多单生，粉红色，唇瓣近圆形，黄色，有多而细的粉红色线纹。花期 4～5 月。

附生于树上或林下岩石上。分布于广东、广西、贵州、云南等地。

环草石斛

铁皮石斛

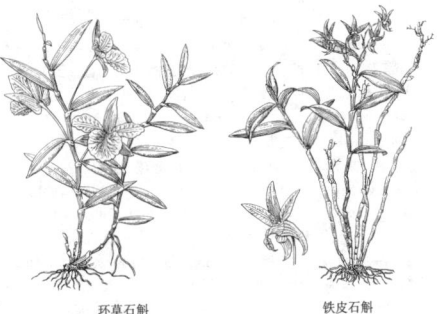

3. 铁皮石斛 *D. candidum* Wall. ex Lindl. ［*D. officinalis* Kimura et Migo］　又名：黑节草(贵州、云南)。

茎丛生，圆柱形，高 5～60 cm，上部茎节上有时生根，长出新植株，干后青灰色。叶片矩圆状披针形，稍带肉质；叶鞘灰白色，具紫斑，鞘口张开。总状花序常生于茎的中上部，有花 2～5 朵，淡黄绿色，稍有香气；唇瓣卵状披针形，近上部中间有圆形紫色斑块，近中部有黄色胼胝体。花期 4～6 月。

附生于树上或岩石上。分布于广西、贵州、云南等地。

4. 黄草石斛 *D. chrysanthum* Wall. ex Lindl.　又名：束花石斛。

茎圆柱形，高 50～200 cm，粗 5～15 mm。叶鞘膜质，干后常具鳞秕状斑点。花期无叶，伞形花序，具花 2～6 朵，黄色，唇瓣上表面具 2 个血紫色圆形斑块。花期 5～9 月。

附生于树上和岩石上。分布于广西、贵州、云南、西藏等地。

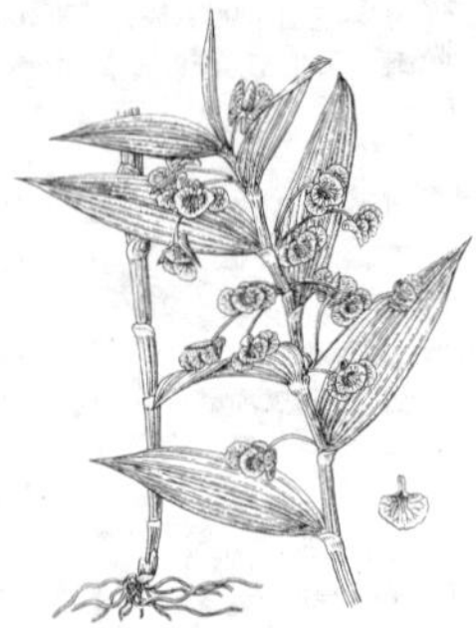

黄草石斛

5. 马鞭石斛 *D. fimbriatum* Hook. var. *oculatum* Hook. 又名：流苏石斛（《中国高等植物图鉴》）。

茎直立，圆柱形或纺锤形，灰黄色，高 37～150 cm。叶椭圆形，先端急尖。花期无叶。总状花序侧生于茎顶，花橘黄色，唇瓣边缘分裂成复流苏状，有紫红色条纹及斑块。花期 4～5 月。

附生于树上或山谷岩石上。分布于广西、云南等地。

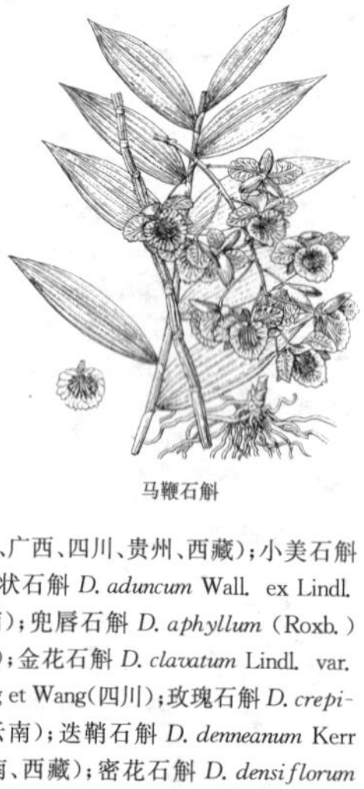

马鞭石斛

此外，同属植物中：细茎石斛 *Dendrobium moniliforme* (L.) Sw.（长江流域及其以南各地）；罗河石斛 *D. lohonense* Tang et Wang（广东、广西、四川、贵州、云南）；霍山石斛 *D. huoshanense* C. Z. Tang et S. J. Cheng（安徽）；黄花石斛 *D. tosaense* Makino（浙江、安徽、福建、江西、湖北、贵州、云南、台湾）；广东石斛 *D. wilsonii* Rolfe（广东、广西、四川、贵州、西藏）；小美石斛 *D. bellatulum* Rolfe（云南）；钩状石斛 *D. aduncum* Wall. ex Lindl.（湖南、广东、广西、贵州、云南）；兜唇石斛 *D. aphyllum* (Roxb.) C. E. Fisch.（广西、贵州、云南）；金花石斛 *D. clavatum* Lindl. var. *aurantiacum* (Reichb. f.) Tang et Wang（四川）；玫瑰石斛 *D. crepidatum* Lindl. et Paxt.（贵州、云南）；迭鞘石斛 *D. denneanum* Kerr（台湾、广西、四川、贵州、云南、西藏）；密花石斛 *D. densiflorum* Lindl. ex Wall.（广东、广西、海南、云南、西藏）；齿瓣石斛 *D. devonianum* Paxt.（广西、贵州、云南）；细叶石斛 *D. hancockii* Rolfe（湖北、广西、四川、贵州、云南、陕西、甘肃）；疏花石斛 *D. henryi* Schltr.（广西、云南）；重唇石斛 *D. hercoglossum* Reichb. f.（江西、湖南、广东、广西、贵州、云南）；长爪石斛 *D. linawianum* Reichb. f.（广西、台湾）；长角石斛 *D. longicornum* Lindl.（广西、云南）等。在上述地区也作石斛入药。

【栽培】 生物学特性　喜温暖湿润气候和半阴半阳的环境，不耐寒。

繁殖方法　用无性繁殖或培养试管苗繁殖。无性繁殖以分株繁殖为主，多用贴树栽种或岩石栽种法。于 3 月下旬至 4 月上旬石斛发芽前，选生长健壮、根系发达、萌蘖多的一年或二年生植株作种，连根挖出，稍修剪后分为若干丛，将株丛根部用竹钉或竹篾固定在树干的平凹处，再用牛粪泥浆涂抹根部及周围树皮皱纹中，不可涂在石斛茎基部；或选阴湿树林中生有苔藓的砂页岩，种在凹处或石缝里。培养试管苗繁殖，可用种子或茎节进行无菌培养。将种子或茎节经表面灭菌后，播种或接种到 1/2 MS 努森培养基中，置 26±1 ℃，加光培养。当幼苗长出 4～5 片真叶、3～4 条长 1～2 cm 的根时，拣苗移栽。

田间管理　栽种后保持湿润。从第二年起于 4 月和 11 月各追肥 1 次，用牛粪、肥泥和磷肥调匀，薄薄地敷在石斛根际周围。种植于岩石上者，应注意拔除杂草；种于树上者，要修去过密的树枝，使透光度适当。

病虫害防治　初夏时在嫩叶上发生叶斑病，可用 1∶1∶50 波尔多液或 50%多菌灵 1 000 倍液喷雾。虫害主要是蜗牛类，包括东风螺及小蜗牛。

【采收加工】 栽种 2～3 年后采收，生长年限愈长，茎数愈多，单产愈高。四季均可收割。鲜用者另行保存。干用者，去根洗净，搓去薄膜状叶鞘，干燥或略烫后干燥，即为干石斛。此外，还可取铁皮石斛等少数品种长约 8 cm 的嫩茎，洗净晾干，用文火均匀烤至柔软，搓去叶鞘，趁热将茎扭成螺旋状或弹簧状，反复数次，最后干燥，商品称耳环石斛，又名枫斗。

【药材】 石斛 *Dendrobii Herba*　金钗石斛主产于广西、云南、贵州；环草石斛主产于广西、贵州、云南、四川；铁皮石斛主产于广西、云南、贵州、湖北；黄草石斛主产于广西、贵州、云南、四川；马鞭石斛主产于广西、贵州、云南、四川。以上各种石斛的鲜品称为“鲜石斛”。铁皮石斛加工成螺旋形或弹簧状，习称“耳环石斛”。

性状　鲜石斛　茎呈圆柱形或扁圆柱形，长约 30 cm，直径 0.4～1.2 cm。表面黄绿色，光滑或有纵纹，节明显，色较深，节上有膜质叶鞘。肉质，多汁，易折断。气微，味微苦而回甜，嚼之有黏性。

金钗石斛　茎呈扁圆柱形，长 20～40 cm，直径 0.4～0.6 cm，节间长 2.5～3 cm。表面金黄色或黄中带绿色，有深纵沟。质硬而脆，断面较平坦。味苦。

环草石斛　茎呈细长圆柱形，常弯曲或盘绕成团，长 15～35 cm，直径 0.1～0.3 cm，节间长 1～2 cm。表面金黄色，有光泽，具细纵纹。质柔软而实，断面较平坦。无臭，味淡。

黄草石斛　茎长 30～80 cm，直径 0.3～0.5 cm，节间长 2～3.5 cm。表面金黄色至淡黄褐色，具纵沟。体轻，质实，易折断，断面略呈纤维性。嚼之有黏性。

马鞭石斛　茎呈长圆锥形，长 40～120 cm，直径 0.5～0.8 cm，节间长 3～4.5 cm。表面黄色至暗黄色，有深纵槽。质疏松，断面呈纤维性。味微苦。

耳环石斛　茎呈螺旋形或簧状，一盘为 2～4 个旋纹，茎拉直后长 3.5～8 cm，直径 0.2～0.3 cm。表面黄绿色，有细纵皱纹，一端可见茎基部留下的短须根。质坚实，易折断，断面平坦。嚼之有黏性。

鉴别　(1) 茎横切面：金钗石斛　基本薄壁组织细胞大小较悬殊。维管束；略排成 7～8 圈。

环草石斛、黄草石斛　表皮细胞 1 列，扁平，外被鲜黄色角质层。基本薄壁组织细胞大小近似，有壁孔，散在多数外韧型维管束，略排成 3～4 圈。维管束外侧纤维群新月形或半圆形，其外缘薄壁细胞，有的含类圆形硅质块，木质部有 1～3 个导管较大。含草酸钙针晶细胞多见于维管束旁。

马鞭石斛　表皮细胞扁圆形，外壁及侧壁增厚，木化，有层纹。

耳环石斛　木质部导管大小近似。含草酸钙针晶束细胞多见于近表皮处。

(2) 薄层色谱：取本品粗粉置于三角瓶中，加少量浓氨水润湿，加氯仿提取，提取液浓缩后作供试品溶液，以石斛碱为对照品，分别点于同一硅胶 G 薄板上，以氯仿-甲醇（10∶0.8）展开（氨蒸气饱和），用改良碘化铋钾显色，供试品色谱在与对照品色谱相对应位置处，显相同的橘红色斑点。

【成分】 1. 金钗石斛　茎含生物碱类：石斛碱（dendrobine），石斛酮碱（nobilonine），6-羟基石斛碱（6-hydroxydendrobine）又名

石斛胺(dendramine),石斛醚碱(dendroxine),6-羟基石斛醚碱(6-hydroxydendroxine),4-羟基石斛醚碱(4-hydroxydendroxine),石斛酯碱(dendrine),3-羟基-2-氧-石斛碱(3-hydroxy-2-oxydendrobine),*N*-甲基石斛季铵碱(*N*-methyldendrobinium),*N*-异戊烯基石斛季铵碱(*N*-isopente-nyldendrobinium),石斛碱*N*-氧化物(dendrobine *N*-oxide),*N*-异戊烯基石斛醚季铵碱(*N*-isopentenyldendroxinium),*N*-异戊烯基-6-羟基石斛醚季铵碱(*N*-isopentenyl-6-hydroxydendroxinium)。还含亚甲基金钗石斛素(nobilomethylene),金钗石斛菲醌(denbinobin),*β*-谷甾醇(*β*-sitosterol),胡萝卜苷(daucosterol)。联苄成分:moscatilin。精油中主要含有:叔花叔醇(nerolidol),2, 5-环已二烯-1, 4-二酮-2, 3, 5-三甲基-6-(3-甲基-2-丁烯基)〔2, 5-cyclohexadiene-1, 4-dione-2, 3, 5-trimethyl-6-(3-methy-2-butenyl)〕,十五烷酸(pentadecanoic acid),泪柏醇(manool),棕榈酸(palmitic acid),9, 12, 15-三烯-十八碳三烯酸甲酯(9, 12, 15-trieneoctadecatrienoic acid methyl ester),二十三烷(tricosane)。还含有 dendroside A, derdronobilosides A、B。

2. 环草石斛　茎含生物碱类:石斛宁碱(shihunine),石斛宁定碱(shihunidin),石斛酚(dendrophenol)等。另含有 moscatilin 和 moscatin,石斛宁定(shihunidine),石斛宁(shihunine)和石斛酚(dendrophenol)。

3. 铁皮石斛　含有多糖,其单糖组分由 *D*-木糖,*L*-阿拉伯糖和 *D*-葡萄糖组成,多糖含量达 22.7%。

4. 黄草石斛　含生物碱类:古豆碱(hygrine),顺式和反式的束花石斛碱(dendrochrysine)等。

5. 马鞭石斛　茎含对羟基顺式桂皮酸(*cis-p*-hydroxycinnamic acid)的和对羟基反式桂皮酸(*trans-p*-hydroxycinnamic acid)的二十四醇酯、二十五醇酯、二十六醇酯、二十七醇酯、二十八醇酯、二十九醇酯、三十醇酯、三十一醇酯、三十二醇酯、三十三醇酯、三十四醇酯及三十烷基酯,以及豆甾醇类和 *β*-谷甾醇类成分,马鞭石斛皂苷元(denfigenin),薯蓣皂苷元(diosgenin),大黄酚(chrysophanol),正三十二烷酸(*n*-dotriacontanoic acid),*β*-谷甾醇(*β*-sitosterol),鼓槌联苄(chrysotobibenzyl),大黄素(emodin),芦荟大黄素(aloe-emodin),鼓槌石斛素(chrysotoxine),moscatilin,胡萝卜苷(daucosterol),(－)-莽草酸〔(－)-shikimic acid〕,海胆灵(echinulin)。

【药理】 1. 对胃肠功能的影响　金钗石斛增加豚鼠离体肠管收缩幅度;铁皮石斛、流苏石斛可使肠管抑制,几分钟后恢复;黄草石斛则降低肠管的自发活动,使节律消失,肠管麻痹,并拮抗乙酰胆碱对肠管的作用。金钗石斛还降低小鼠的胃肠推进活动。慢性浅表性胃炎患者经胃管注入石斛煎剂,胃酸及血清胃泌素浓度升高。金钗石斛煎剂给正常志愿者口服,对胃排空、胃电活动及血浆胃动素水平无明显影响。

2. 对心血管的作用　金钗石斛流浸膏对离体蟾蜍心脏有抑制作用。金钗石斛煎剂体外拮抗苯肾上腺素的收缩大鼠肠系膜血管的作用。

3. 延缓衰老　石斛水煎液给家兔灌胃,可提高超氧化物氧化酶(SOD)活性,降低过氧化脂质(LPO)和单胺氧化酶(MAO)水平,对血中的游离的羟脯氨酸有一定的升高作用。水煎剂还增加家兔体重。

4. 对机体免疫功能的影响　小鼠灌服金钗石斛水煎液,促进腹腔巨噬细胞功能,但不能改善大剂量氢化可的松所造成的巨噬细胞功能低下。金钗石斛茎中提取的 dendroside A 和 dendronobilosides A 体外促进小鼠 T、B 淋巴细胞增殖,而 dendronobilosides B 却有抑制作用。

5. 抗白内障　金钗石斛煎剂灌胃,延缓大鼠半乳糖性白内障发生,并有一定的治疗作用。金钗石斛抑制白内障晶状体醛糖还原酶活性的升高,使多元醇脱氢酶、己糖激酶、6-磷酸葡萄糖脱氢酶及过氧化氢酶的活性基本恢复到正常。

6. 对血液系统的作用　石斛醇提物静脉注射,降低家兔全血黏度、血浆黏度及血浆纤维蛋白原,抑制 ADP 诱导的血小板聚集,并延长凝血酶原时间、白陶土凝血活酶时间等。石斛乙醇提取物灌胃,降低大鼠血小板聚集率。乙醇、水提物增加组织型纤溶酶原激活物活性。石油醚提物降低组织型纤溶酶原激活抑制物活性。环草石斛茎甲醇提取物抑制花生四烯酸和胶原诱导的兔血小板聚集,有效物质为 moscatilin 和 moscatin。

7. 抗突变、抗肿瘤　铁皮石斛和新鲜铁皮石斛水提液在小鼠微核试验中对 CP 有较强抗诱变性。金钗石斛中的 moscatilin 在鼠伤寒沙门菌 TA1535/pSK1002 实验中,抑制诱变剂 furylfuramide 的 *umu* 基因表达,还抑制 4NQO、MNNG、Trp-P-1、B[a]P、黄曲霉素 B_1(AFB_1)及紫外辐射的诱变活性。moscatilin 能抑制 AFB_1 诱导的 SOS 反应。在鼠伤寒沙门菌 TA100 试验中,moscatilin 抑制 Trp-P-1 的诱变活性。从金钗石斛地上部分提取的成分和金钗石斛菲醌对人肺癌 A_{549} 细胞、人卵巢腺癌 SK-OV-3 细胞、人白血病 HL-60 细胞有细胞毒性。该成分还能延长腹腔种植小鼠肉瘤 S_{180} 的 ICR 小鼠的存活期。

8. 其他作用　金钗石斛体外促进成骨样细胞 UMR_{106} 的增殖。活性部位在 60%、90%的醇层。铁皮石斛浸膏给甲亢型阴虚小鼠灌胃,提高模型小鼠的体重,改善虚弱状态。浸膏灌胃对抗阿托品对家兔唾液分泌的抑制作用。金钗石斛中的石斛碱在蛙离体脊髓实验中,可增大背根电位等,引起背根和腹根超极化。它降低 *β*-丙氨酸和牛磺酸引起的初级传入终端的去极化,但对 *γ*-氨基丁酸和氨基乙酸诱导的去极化无效。它还可逆性阻滞腹根逆相调节引起的突触前抑制,作用类似番木鳖碱,但不同于印防己毒素。

毒性　金钗石斛的羧甲基纤维素钠溶液对大鼠、小鼠经口 LD_{50} 均大于 20.0 g/kg(体重)。铁皮石斛水煎剂对大鼠、小鼠经口 LD_{50} 均大于 20.0 g/kg。在小鼠微核试验、Ames 试验和精子畸形试验中两者均未见致突变作用。

【炮制】 1. 鲜石斛　除去须根,洗净,拭去表皮上薄膜,切段。用于热病津伤者。

2. 干石斛　取干燥的石斛,用水泡约至八成透,焖润,除去残根及黑枝,切段,撞去薄膜,晒干。用于胃虚夹热伤阴者。

3. 酒炙石斛　取药材饮片加黄酒拌匀,闷透,至热锅内,用火炒至微焦取出,放凉。每 100 g 药材,取 10 ml 黄酒。酒炙可使石斛中多糖和石斛碱含量增多。

饮片性状　参见"药材"项。

贮干燥容器内,置通风干燥处,防潮。鲜石斛置阴凉湿沙中,防冻。

【药性】 甘,微寒。归胃、肺、肾经。

1.《本经》:"味甘,平。"

2.《吴普本草》:"扁鹊:酸。李当之:寒。"

3.《别录》:"无毒。"

4.《纲目》:"气平,味甘、淡、微咸。"

5.《本草经疏》:"入足阳明、足少阴,亦入手少阴。"

6.《药品化义》:"味苦,性凉。"

【功用主治】 生津益胃,养阴清热。主治热病伤津,烦渴,阴虚胃痛,病后虚热,阴伤目暗。

1.《本经》:"主伤中,除痹,下气,补五脏虚劳羸瘦,强阴,久服厚肠胃,轻身延年。"

2.《别录》:"益精,补内绝不足,平胃气,长肌肉,逐皮肤邪热痱气,脚膝疼冷痹弱,定志除惊。"

3. 深师:"囊湿精少,小便余沥者,宜加之。"(引自《纲目》)

4.《药性论》:"益气除热。主治男子腰脚软弱,健阳,逐皮肌风痹,骨中久冷,虚损,补肾积精,腰痛,养肾气,益力。"

5.《日华子》："治虚损劣弱，壮筋骨，暖水脏，轻身益智，平胃气，逐虚邪。"

6.《本草衍义》："治胃中虚热。"

7.《纲目》："治发热自汗，痈疽排脓内塞。"

8.《本草备要》："疗梦遗滑精。"

9.《本草再新》："理胃气，清胃火，除心中之烦渴，疗肾经之虚热，安神定惊，解盗汗，能散暑。"

【用法用量】 内服：煎汤，6～15 g，鲜品加倍，或入丸、散；或熬膏。

【宜忌】 1.《本草经集注》："陆英为之使。恶凝水石、巴豆。畏僵蚕、雷丸。"

2.《百草镜》："惟胃肾有虚热者宜之，虚而无火者忌用。"

【选方】 1. 治胃火上冲，心中烦闷，怔忡惊悸，久则成痿，两足无力，不能步履　石斛一两，玄参二钱。水煎服。（《辨证录》石斛玄参汤）

2. 治病后虚热口渴　鲜石斛（铁皮石斛）、麦冬、五味子各9 g。水煎代茶饮。（《浙江药用植物志》）

3. 治眼昼视精明，夜暮昏暗不见物，名曰雀目　石斛（去根）、仙灵脾（锉）各一两，苍术（米泔浸，切，焙）半两。为细末。每服三钱匕，食前以米饮调下，日二服。（《圣济总录》石斛散）

4. 治神水宽大渐散，昏如雾露中行，渐睹空中有黑花，渐睹物成二体，外则光不收，及内障神水不淡绿色、淡白色者　天门冬（焙）、人参、茯苓各二两，五味（炒）半两，菟丝子（酒浸）七钱，干菊花七钱，麦门冬一两，熟地黄一两，杏仁七钱半，干山药、枸杞各七钱，牛膝七钱半，生地黄一两，蒺藜、石斛、苁蓉、川芎、炙草、枳壳（麸炒）、青葙子、防风、黄连各五钱，草决明八钱，乌犀角半两，羚羊角半两。为细末，炼蜜为丸，桐子大。每服三、五十丸，温酒、盐汤任下。（《原机启微》石斛夜光丸）

【各家论述】 1.《本草通玄》："石斛，甘可悦脾，咸能益肾，故多功于水土二脏。但气性宽缓，无捷奏之功，古人以此代茶，甚清膈上。"

2.《本草正》："石斛惟是扁大而松，形如钗股者颇有苦味，用除脾胃之火，去杂位饥及营中蕴热，其性轻清和缓，有从容分解之妙，故能退火，养阴除烦，清肺下气，亦止消渴热汗。"

3.《药性切用》："石斛平胃气而除虚热，益肾阴而安神志，为胃虚夹热伤阴专药。"

4. 徐究仁："石斛功能清胃生津，胃肾虚热者最宜。按《苏沈良方》石斛夜光丸，专治目光不敛，神水散大，《张氏医通》石斛清胃汤，用治麻后热壅，呕吐不食，王孟英之挽脱汤，用石斛以救胃气垂绝之证。盖石斛专滋肺胃之气液，气液充旺，肾水自生，故以上诸证，皆主之也。""夫肺胃为温邪必犯之地，热郁灼津，胃液本易被劫。如欲清胃救津，自非用石斛之甘滋轻灵不为功。然有不可徒恃石斛为治者，若温邪延久，伤及下焦，劫灼真阴，则鞠通吴氏有三甲复脉、大小定风珠等法，原为挽救真阴而设，石斛未免嫌其轻浮耳。盖真阴非气液之谓，救真阴者宜浓厚，救气液者宜清淡，苟以浓厚救气液，则转滋转燥，而固邪愈深，以清淡救真阴，则杯水车薪，势必不济。抑有不可滥用石斛者，如湿温尚未化燥，每见口燥欲漱，苔腻皮干，理宜辛淡之法，若误用石斛，则舌苔立转黑燥，湿遏热蒸，渐入昏谵者有之，是又可不谛审者也。"（引自《中国药学大辞典》）

1241 石蒜 shí suàn（《本草图经》）

【异名】 老鸦蒜（《世医得效方》），乌蒜（《纲目》），银锁匙（《纲目拾遗》），独蒜（《贵州民间方药集》），红花石蒜（《广西药用植物名录》），龙爪草头（《上海常用中草药》），野蒜《吉水草药汇编》，山乌毒（《中国高等植物图鉴》）。

【基原】 为石蒜科石蒜属植物石蒜或中国石蒜的鳞茎。

【原植物】 1. 石蒜 *Lycoris radiata*（L'Herit.）Herb.［*Amaryllis radiata* L'Herit.］ 又名：水麻（《本草图经》），一枝箭（《圣惠方》），酸头草（《世医得效方》），蒜头草、婆婆酸（《纲目》），蟑螂花（《纲目拾遗》）。

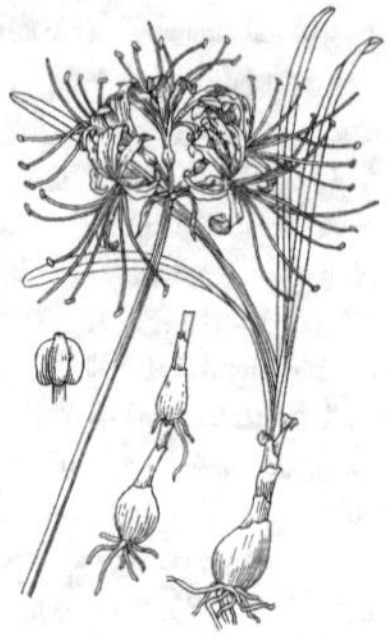

石　蒜

多年生草本。鳞茎宽椭圆形或近球形，直径 2～4 cm，外皮紫褐色。秋季出叶，叶片狭带状，长 15～40 cm，宽 0.4～1 cm，先端钝，全缘；中脉明显，深绿色，被粉。花葶在叶前抽出，实心，高25～60 cm；总苞片 2，披针形，干膜质；伞形花序，有花 4～7 朵；花被裂片 6，红色，狭倒披针形，广展而强度反卷，边缘皱波状；花被管绿色；雌雄蕊显著伸出于花被外；雄蕊 6，子房下位，3 室，花柱纤弱，柱头极小。花期 8～10 月。

生长于山地阴湿处或林缘、溪边、路旁，庭园亦栽培。分布于华东、中南、西南及陕西等地。

2. 中国石蒜　*L. chinensis* Traub

本种与石蒜的主要区别为：春季出叶，叶带状，绿色，长达 35 cm，宽约 2 cm。雄蕊与花被近等长或略伸出于花被外；花黄色，花被裂片无红色条纹。花期 7～8 月，果期 9 月。

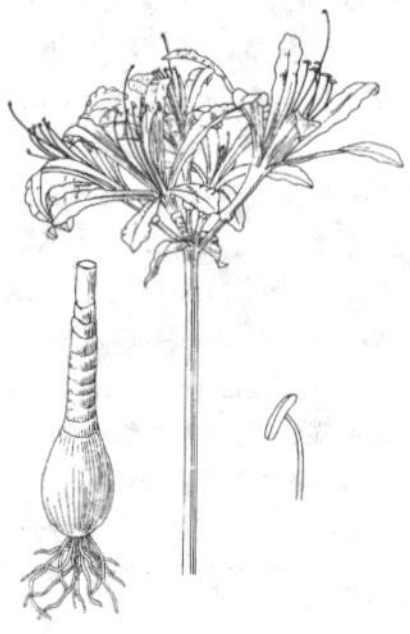

中国石蒜

生于山坡阴湿处。分布于江苏、浙江、河南等地。

【栽培】 生物学特性　耐寒，喜阴湿。宜排水良好、肥沃的砂质壤土。

繁殖方法　用鳞茎繁殖。2 月下旬至 3 月上旬或 11 月上、中旬栽种。开浅沟，将鳞茎相隔 10～15 cm 排于沟中，覆土 3～5 cm，稍镇压。

田间管理　早春注意浇水，土壤干旱易致提前回苗。出苗后每亩施过磷酸钙 15 kg，硫酸钙 8 kg。

【采收加工】 9～10 月将鳞茎挖出，选大者洗净，晒干入药，小者做种。野生者四季均可采挖，鲜用或晒干。

【药材】 石蒜 *Lycoridis Bulbus*　石蒜产于长江以南各省区；中国石蒜产于江苏、浙江、河南。

性状　石蒜　鳞茎呈广椭圆形、类球形或卵球形，长 4～5 cm，直径 2.5～4 cm，顶端残留叶基，长约 3 cm，基部生多数白色须根。表面有 2～3 层暗棕色干枯膜质鳞片包被，内有 10～20 层白色富黏性的肉质鳞片，生于短缩的鳞茎盘上，中央有黄白色的芽。气特异而微带刺激性，味极苦。

中国石蒜　鳞茎卵球形，直径为 4 cm。

鉴别　(1) 鳞片横切面：表皮为 1 列细小的薄壁细胞。叶肉组织由薄壁细胞组成，细胞内充满淀粉粒，呈类圆形或多角形，脐点裂缝状或星状；并有黏液细胞，内含草酸钙针晶束。维管束为有限外韧型，散列于叶肉的内侧。

(2) 薄层色谱：取粗粉 10 g，用乙醇 50 ml 加热回流 1 小时，放冷过滤，滤液减压浓缩至 10 ml，加乙醇 10 ml 使淀粉沉淀，过滤，滤液减压浓缩至干，取少量浓缩物加乙醇溶解，作供试品溶液，以石蒜碱、伪石蒜碱为对照品。分别点样于同一硅胶 G 薄层板上，以氯仿-丙酮-甲醇（80∶10∶10）为展开剂，展距 6 cm。用碘蒸气显色。供试品色谱中在与对照品色谱相应位置处，显相同颜色的斑点。

【成分】 1. 石蒜　鳞茎含糖类：果糖，葡萄糖，蔗糖。生物碱类：伪石蒜碱(pseudolycorine)，石蒜碱(lycorine)，高石蒜碱(homolycorine)，石蒜伦碱(lycorenine)，多花水仙碱(tazettine)，石蒜胺碱(lycoramine)，雪花莲胺碱(galanthamine)，雨石蒜碱(pluviine)，去甲雨石蒜碱(norpluviine)，去甲高石蒜碱(demethyl homolycorine)，小星蒜碱(hippeastrine)，表雪花莲胺碱(2-epigalanthamine)，条纹碱(vittatine)，网球花定碱(haemanthidine)，石蒜西定醇(lycoricidinol)，石蒜西定(lycoricidine)。又含对羟基苯乙酸(*p*-hydroxyphenylacetic acid)，*O*-去甲基石蒜胺(*O*-demethyllycoramine)即*O*-去甲基二氢雪花莲胺碱(*O*-demethyldihydrogalanthamine)，前多花水仙碱(pretazettine)。糖苷类：*O*-*β*-*D*-呋喃果糖基-(2→1)-*O*-*β*-*D*-呋喃果糖基-*α*-*D*-呋喃葡萄糖苷〔*O*-*β*-*D*-fructofuranosyl-(2→1)-*O*-*β*-*D*-fructofuranosyl-*α*-*D*-glucopyranoside〕，*O*-*β*-*D*-呋喃果糖基-〔(2→1)-*O*-*β*-*D*-呋喃果糖基〕2-*α*-*D*-吡喃葡萄糖苷{*O*-*β*-*D*-fructofuranosyl-〔(2→1)-*O*-*β*-*D*-fructofuranosyl〕2-*α*-*D*-glucopyranoside}，*O*-*β*-*D*-呋喃果糖基-〔(2→1)-*O*-*β*-*D*-呋喃果糖基〕3-*α*-*D*-吡喃葡萄糖苷{*O*-*β*-*D*-fructofuranosyl-〔(2→1)-*O*-*β*-*D*-frutofuranosyl〕3-*α*-*D*-glucopyranoside}，*O*-*β*-*D*-呋喃果糖基-〔(2→1)-*O*-*β*-呋喃果糖基〕4-*α*-*D*-吡喃葡萄糖苷{*O*-*β*-*D*-frutofuranosyl-〔(2→1)-*O*-*β*-*D*-fructofuranosyl〕4-*α*-*D*-glucopyranosi-de}，石蒜-*R*-葡萄甘露聚糖(lycoris-*R*-glucomannan)。

2. 中国石蒜　鳞茎含抗肿瘤化合物水仙克拉辛(narciclasine)，石蒜碱，雪花莲胺碱，石蒜胺，表石蒜胺(epilycoramine)，高石蒜碱，文殊兰碱(crinine)，网球花定碱，小星蒜碱，雨石蒜碱及石蒜伦碱。

【药理】 1. 镇静、解热、镇痛作用　小鼠腹腔注射石蒜碱或家兔肌内注射，均可出现镇静作用。大鼠皮下或静脉注射石蒜碱，降低体温，并与氨基比林有协同作用。小鼠腹腔注射石蒜碱，增强吗啡或延胡索的镇痛作用。

2. 抗胆碱酯酶作用　体外试验证明，雪花莲胺碱和石蒜胺对兔全血、肌肉和脑匀浆中胆碱酯酶的活性均有抑制作用。

3. 对骨骼肌、平滑肌的作用　石蒜胺或雪花莲胺碱静脉注射，加强电刺激猫坐骨神经引起的胫前肌收缩，并出现全身震颤、呼吸兴奋和排尿；也加强电刺激大鼠坐骨神经所致的腓肠肌收缩。石蒜煎剂及石蒜碱对豚鼠及兔离体子宫均有兴奋作用，此作用不被苯海拉明对抗。石蒜煎剂对离体兔十二指肠平滑肌有兴奋作用。小鼠灌胃石蒜煎剂可引起腹泻，兔静脉注射石蒜碱可出现剧烈的肠蠕动。

4. 抗炎作用　石蒜碱静脉注射或皮下注射，抑制兔甲醛性及大鼠蛋清性足肿胀，抗炎作用与兴奋垂体-肾上腺皮质有关。

5. 抗病毒作用　石蒜碱抑制脊髓灰白质炎病毒。伪石蒜碱对EMC、JBE和ICM病毒、嗜神经组织RNA病毒感染的小鼠，具有对抗活性，抑制逆转录酶活性。

6. 其他作用　石蒜鳞茎醇提取液可使水负荷兔的眼压下降。石蒜碱体外有抗毛滴虫作用。鸽灌胃石蒜煎剂可呕吐。石蒜碱大鼠腹腔注射，增加尿酸排出量。雪花莲胺碱对大鼠腹水肝癌及吉田肉瘤均有抑制作用。

毒性　石蒜碱小鼠腹腔注射、灌胃、皮下注射的LD_{50}分别为112.2、344和145 mg/kg。家兔灌胃或皮下注射石蒜碱可引起不同程度的腹泻和衰竭，最后死亡。雪花莲胺碱小鼠皮下注射和灌胃的LD_{50}分别为14±2和17±3 mg/kg。石蒜胺小鼠皮下注射、灌胃和腹腔注射的LD_{50}分别为112±10、131±14和103±13 mg/kg。

【药性】 辛、甘，温，有毒。

1.《本草图经》："味辛，温，有小毒。"

2.《纲目》："辛、甘，温。"

【功用主治】 祛痰催吐，解毒散结。主治喉风，乳蛾，痰喘，食物中毒，胸腹积水，疔疮肿毒，痰核瘰疬。

1.《纲目》："治疔疮恶核，河水煎服，取汗，及捣敷之；又中溪毒者，酒煮半升服，取吐。"

2.《纲目拾遗》："治喉风，痰核，白火丹，肺痈，煎酒服，单双蛾，痰火气急，对口初起，洗痔漏。"

3.《草木便方》："治汤火热毒。"

4.《中国药用植物图鉴》："催吐祛痰。治肋膜炎、腹膜炎，蓄水症。"

5.《上海常用中草药》："消肿，解毒。治疔疮肿毒，食物中毒，痰涎壅塞。"

6.《湖南药物志》："杀虫。治肺结核，心气痛。"

7.《陕西中草药》："治骨髓炎，蛇咬伤。"

8.《广西本草选编》："治无名肿毒，跌打肿痛。"

【用法用量】 内服：煎汤，1.5～3 g；或捣汁。外用：捣敷；或绞汁涂；或煎水熏洗。

【宜忌】 1.《南京民间药草》："破皮后不能敷。"

2.《浙江民间常用草药》："小孩忌用。"

【选方】 1. 治双单蛾　老鸦蒜捣汁，生白酒调服。呕吐而愈。(《纲目拾遗》引《神医十全镜》)

2. 治痰火气急　蟑螂花根，洗，焙干为末，糖调，酒下一钱。(《纲目拾遗》)

3. 治食物中毒，痰涎壅塞　鲜石蒜1.5～3 g。煎服催吐。(《上海常用中草药》)

4. 治水肿　鲜石蒜8个，蓖麻子(去皮)80粒。共捣烂罨涌泉穴1昼夜，如未愈再罨1次。(《浙江民间常用草药》)

5. 治黄疸　鲜石蒜鳞茎1个，蓖麻子7个(去皮)。捣烂敷足心，每日1次。(《南京地区常用中草药》)

6. 治腹中痞块　老鸦蒜15 g，切片，蒸瘦肉60 g，吃肉不吃蒜。(《贵州草药》)

7. 治感寒身痛　鲜野蒜60 g，捣烂加鸡蛋白1个，调匀，敷于双脚涌泉穴，每日换药1次。(《吉水草药汇编》)

8. 治产肠脱下　老鸦蒜一把。以水三碗，煎一碗半，去滓熏洗。(《世医得效方》)

9. 治便毒诸疮　一支箭捣烂涂之。若毒太盛，以生白酒煎服。得微汗愈。(《圣惠方》)

10. 治风湿性关节痛　石蒜、生姜、葱各适量。共捣烂敷患处。(《全国中草药汇编》)

11. 治对口疮初起　老鸦蒜捣烂，隔纸贴之，干则频换。(《纲目拾遗》引《周益方家宝方》)

12. 治指头疔　鲜独蒜、半边梳各适量。共捣烂，加醋少许，调匀敷患处。

13. 治阴癣　鲜独蒜30 g。捣烂，加醋60 g，浸泡半日，搽患处。(13、14方出自《梧州地区中草药》)

14. 瘰疬　先用针尖浅刺瘰疬表皮数十孔，再将鲜石蒜切片如铜钱厚放瘰疬上，以艾条或香条灸之，至患者感灼热难忍，即换新蒜片再灸。每次更换3片为度，翌日如法再灸，连续1星期。灸后患处如起泡，无妨。其病患年久或程度严重者，加麝香少许放药片上灸，效果更佳。(《泉州本草》)

15. 治腮腺炎　石蒜适量。捣烂敷患处。(《广东省惠阳地区中草药》)

16. 治痔漏　老鸦蒜、鬼莲蓬，捣碎，不拘多少。好酒煎，置瓶内先熏，待半日汤温，倾出洗之，3次。(《纲目拾遗》)

17. 治毒蛇咬伤　鲜石蒜鳞茎60 g，山葡萄根皮30 g，盐少许。共捣烂敷患处，中间留1孔出毒液。(《浙江药用植物志》)

1242 石蜐 shí jié (《本草纲目》)

【异名】 紫砝(《荀子》)，龟脚(《纲目》)，佛手蚶(《闽中海错疏》)，龟脚蛏(《本草纲目拾遗》)，观音掌(《药材资料汇编》)，龟足(《辞海》)。

【基原】 为铠茗荷科龟足属动物石蜐的肉。

【原动物】 石蜐 *Mitella mitella* (Linnaeus) [*Pollicipes mitella* Linnaeus]

雌雄异体。为大型的有柄蔓足类。体分为头状部和柄部。一般个体头部宽约 33 mm，高 22 mm，呈淡黄绿色，由 8 块大的主要壳板组成：包括最短小的吻板 1 块，其次为基部宽大，呈斜三角形的楯板 2 块，其后为最高的背板 2 块，位于体两侧有狭长等腰三角形的上侧板 2 块，最后为单个的峰板 1 块，以及基部一排具有约 24 片小型壳板组成。每壳板的表面均有明显的生长线，小壳板片数可随个体而增减。柄部长、宽各约 30 mm，黄褐色，肉质柔软可食，外表被有排列紧密的细小石灰质鳞片。全体以腹面向上，头部形成外套以包体部，触角退化，口器有大颚 1 对，小颚 2 对，并具能卷曲的蔓状双肢型胸肢 6 对。

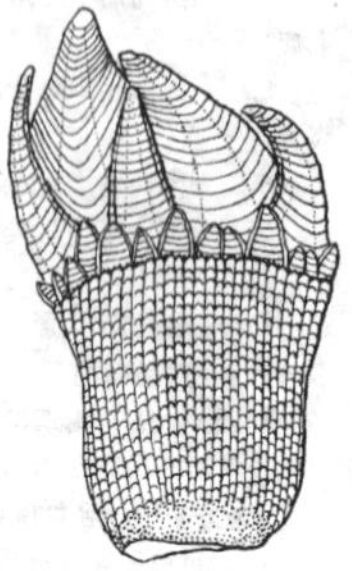

石 蜐

密集成群，以柄部固着于中、高潮地带、海水澄清的岩石隙缝中，柄部有伸缩性，时以蔓足伸出壳外，摄食小动物，一遇触动即紧缩入石缝中，我国分布于东海、南海沿岸。

【采收加工】 全年均可采，取肉，鲜用。

【药理】 1. 抗心肌缺血的作用 100%水煎醇沉液或 100%水煎液、100%酶解液、100%酸解液腹腔注射能显著提高小鼠心肌缺氧耐受力，使负压缺氧环境中小鼠存活率显著提高。预先给予大剂量异丙肾上腺素再减压，其保护作用仍很明显。家兔自身对照表明，对垂体后叶素所致心电图缺血性改变，注射石蜐提取液有一定的改善作用。它能收缩兔耳血管，但对离体兔心冠脉血流量几无影响。水煎液给小鼠灌胃，作用略差。

2. 对平滑肌的作用 石蜐提取液能使离体兔肠的节律性收缩加强，但对乙酰胆碱和氯化钡所致肠段强直性收缩有解痉作用，浓度增高时能完全对抗，使张力降低至基本线水平，收缩曲线恢复，振幅加大。提取液亦能部分对抗药物引起的豚鼠离体子宫强直性收缩。

3. 其他作用 石蜐提取液对中枢神经系统有一定的抑制作用，能提高小鼠对热、电刺激的疼痛反应阈值(以反应时间为痛阈指标)，并使自发性活动减少。提取液亦有明显的利尿作用，给药后家兔尿量增至 3 倍以上。

毒性 毒性较低，小鼠腹腔注射提取液的 LD_{50} 为 375±14.3 g/kg(湿重)。

【药性】《纲目》："甘、咸，平，无毒。"

【功用主治】 利小便，消痞积。主治小便不利，癖积，水肿，胀满。

1.《纲目》："利小便。"

2.《纲目拾遗》："《海南语解》：利小便，下寒澼，消积痞湿肿胀，虚损人以米酒煮食，最补益。"

3.《中国药用动物志》："有滋补，利小便的功能。主治癖积，肿胀。"

【用法用量】 内服：煮食：120～200 g。

1243 石碱 shí jiǎn (《本草衍义补遗》)

【异名】 花碱(《圣济总录》)，碱(《本草衍义补遗》)，灰碱(《纲目》)，水碱(《本经逢原》)，枧砂、干饼药(《疡科全书》)。

【基原】 为从蒿、蓼等草灰中提取之碱汁，和以面粉，经加工而成的固体。

【成分】 传统的石碱主要含碳酸钾(K_2CO_3)、碳酸钠(Na_2CO_3)等无机物质，以及淀粉和蛋白质等。

【药性】 辛、苦、涩，温。

1.《纲目》："辛、苦，温，微毒。"

2.《本草经疏》："味辛、苦、涩，气温。"

【功用主治】 消积，软坚，化痰，去翳。主治积聚，噎膈，反胃，疣赘，痈疽，瘰疬，目翳。

1. 朱丹溪："去湿热，止心痛，消痰，磨积块，去食滞，洗涤垢腻。"(引自《纲目》)

2.《医林纂要》："降胸膈痰涎，除肠胃积垢。"

3.《纲目》："杀齿虫，去目翳，治噎膈反胃。同石灰烂肌肉、溃痈疽瘰疬，去瘀血，点痣疣赘痔核。"

【用法用量】 内服：入丸、散。外用：研末点；或水醋调点涂。

【宜忌】 脾胃虚弱者慎服。

1. 朱丹溪："量虚实用，过服损人。"(引自《纲目》)

2.《本草经疏》："作泄，胃薄者忌之。"

3.《本经逢原》："病人食之，多发浮肿。"

【选方】 1. 治痣、疣赘 花碱、矿灰。以小麦秆灰汁煎二味令干，等分为末。以针刺破，水调点之，三日三上，即去。须新合乃效。(《圣济总录》)

2. 治拳毛倒睫 用刀微划动，以药泥眼胞上，睫自起也。石碱一钱，石灰一钱。醋调涂之。(出自《纲目》引《摘玄方》)

3. 治虫牙疼痛 花碱填孔内，立止。(《儒门事亲》)

【各家论述】 1.《本草经疏》："碱乃软坚消积之物，食之使人泄泻，以其阴湿之性润下，软坚透肉，故于肠胃非宜。"

2.《医林纂要》："碱治反胃噎膈，化火之余，能除郁火，且辛润苦降也。然敛涩肠胃，反致停食。"

1244 石膏 shí gāo (《本经》)

【异名】 细石、细理石(《别录》)，软石膏(《本草衍义补遗》)，寒水石(《纲目》)，白虎(《药品化义》)。

【基原】 为硫酸盐类石膏族矿物石膏。

【原矿物】 石膏 Gypsum

晶体结构属单斜晶系。完好晶体呈板块状、柱状，并常呈燕尾状双晶。集合体块状、片状、纤维状或粉末状。无色透明、白色半透明，或因含杂质而染成灰白、浅红、浅黄色等。玻璃光泽，解理面呈珍珠光泽，纤维状集合体呈绢丝光泽。硬度 1.5～2，用指甲即可得到划痕。相对密度 2.3～2.37。解理薄片具挠性。纤维状集合体石膏称纤维石膏，此种石膏在目前多选作药用石膏。无色透明的晶体习称透明石膏，雪白色细晶粒状块体者习称雪花石膏。

石膏主要由化学沉积作用形成，如在气候干燥地区的内海或湖盆地，由于水分大量蒸发，卤水浓度较高，最先从溶液中沉淀出硬石膏，随着卤水浓度继续增加(或超过 42 ℃时)再沉淀出石膏，而后沉淀盐岩等，故石膏常与硬石膏、盐岩等矿物共生。也可由硬石膏水化而成，硬石膏层在近地表部分，由于外部压力减低，受地表水作用，而转变为石膏。

全国多数地区都有石膏矿藏分布，如山西、内蒙古、安徽、山东、河南、湖北、四川、贵州、云南、西藏、陕西、甘肃、青海、宁夏、新疆等地。

本矿物的一种背状半透明晶体又名玄精石，另设专条。

【采收加工】 一般于冬季采挖，去净泥土及杂石。

【药材】 石膏 *Gypsum Fibrosum* 主产于湖北、河南、西藏、安徽等地。

性状 本品为纤维状集合体，呈长块状、板块状或不规则块状。白色、灰白色或淡黄色;条痕白色;有的半透明。体重,质软,指甲可刻划成痕。纵面通常呈纵向纤维状纹理,具绢丝样光泽。气微,味淡。

鉴别 (1) 透射偏光镜下:薄片中无色透明,晶形为纤维状或柱状;低负突起,具不显著的糙面;一组解理完全或清楚。干涉色为Ⅰ级白色至黄白色;多为斜消光〔平行(010)面上〕,有时为平行消光〔垂直(010)面上〕。二轴晶;正光性;光轴角 58°。折光率:$Np=1.521$, $Nm=1.523$, $Ng=1.530$。

(2) 取本品一小块(约 2 g),置具有小孔软木塞的试管内,灼烧,管壁有水生成,小块变为不透明体(检查结晶水)。

(3) 取本品粉末约 0.2 g,加稀盐酸 10 ml,加热使溶解。取溶液约 2 ml,加甲基红指示液 2 滴,用氨试液中和,再滴加盐酸至恰呈酸性,加草酸铵试液,即生成白色沉淀;分离,沉淀不溶于醋酸,但可溶于盐酸(检查钙盐)。取溶液约 2 ml,加氯化钡试液,即生成白色沉淀;分离,沉淀在盐酸或硝酸中均不溶解(检查硫酸盐)。

品质标志 《中华人民共和国药典》2010 年版规定:本品含含水硫酸钙($CaSO_4 \cdot 2H_2O$)不得少于 95.0%。

【成分】 石膏主要成分为含水硫酸钙($CaSO_4 \cdot 2H_2O$),其中 Ca 32.57%,SO_3 46.50%,H_2O 20.93%,尚夹有砂粒,黏土,有机物,硫化物等杂质。除硫酸钙外,尚夹杂有微量的 Fe^{2+} 及 Mg^{2+}。煅石膏为无水硫酸钙($CaSO_4$)。

【药理】 1. 对发热的影响 生石膏煎剂灌胃对伤寒、副伤寒杆菌疫苗或大肠杆菌内毒素致发热家兔有解热作用,对正常家兔体温无影响。钙是否为退热的主要成分有分歧。石膏水煎液腹腔注射,对啤酒酵母菌致热家兔也有退热作用,但硫酸钙无退热作用。石膏煎剂灌胃,对白细胞致热原引起的发热家兔有退热效应,并降低脑脊液中 cAMP 含量。也有报道认为石膏煎剂对实验性发热兔或大鼠并无解热作用。

2. 解渴作用 采用禁水、皮下注射利尿药或服高渗盐水使大鼠口渴,再给其饮用石膏上清液,发现石膏可减轻其口渴状态。

3. 消炎、镇痛 生石膏注射液腹腔注射,抑制醋酸致小鼠毛细血管通透性的增高、琼脂致大鼠足跖肿胀及大鼠棉球肉芽肿形成。石膏腹腔注射,在小鼠热板法和醋酸扭体法实验中有镇痛作用。猫静脉注射石膏,抑制电刺激隐神经 C 类纤维传入冲动引起的大脑皮层体感区诱发电位引起的疼痛反应。石膏的中枢镇痛作用可能与钙离子有关,通过促进内阿片肽释放而镇痛。

4. 治疗烧伤 生石膏提取液灌胃,辅以煅石膏外敷创面,能促进烧伤模型大鼠创面修复,血中降低的 T 淋巴细胞数目和功能及巨噬细胞功能都得到增高。石膏还降低烧伤大鼠血浆、脾组织和巨噬细胞中 cAMP 含量以及血浆前列腺素 E_2 的含量;同时,血浆、脾组织及巨噬细胞中 cAMP/cGMP 比值亦出现相应的变化。

5. 其他作用 石膏能加强离体兔肺泡巨噬细胞对白色葡萄球菌及胶体金的吞噬能力,并能促进吞噬细胞成熟。石膏上清液代替水给大鼠自由饮用 1 个月,可使垂体、肾上腺、颌下腺、前列腺、胰腺、睾丸等器官钙含量比对照组减少,而脾脏和胸腺的钙含量则增加。麻醉兔、猫静注大剂量石膏上清液后呼吸抑制,血压下降。石膏上清液灌流,使兔耳郭、后肢和肠系膜血管扩张。对兔离体小肠和子宫,小量上清液使振幅加大,大剂量则紧张性降低,振幅减少。上清液还抑制小鼠肠内容物输送。静注上清液,轻度缩短兔血液凝固时间,还抑制大鼠胆汁排泄。石膏粉尘体外拮抗石英尘对小鼠腹腔巨噬细胞的毒作用,使细胞浆内乳酸脱氢酶和酸性磷酸酶漏出量降低,巨噬细胞成活率提高。

毒性 生石膏煎液静脉注射 LD_{50} 为 14.70 g/kg。

【炮制】 1. 生石膏 取原药材,洗净,除去杂石,晒干,砸成小块或碾成粗粉。生用清热泻火,除烦止渴。

2. 煅石膏 取净石膏块或粗粉,置无烟炉火或适宜的耐火容器中,用武火加热,煅烧至红透,酥脆时取出,凉后碾细。煅石膏收敛生肌。

饮片性状 生石膏参见"药材"项。煅石膏为粉末状,白色或灰白色,无光泽,体松而脆,无臭,味淡。

贮干燥容器内,置通风干燥处,防尘。

【药性】 辛、甘,寒。归胃、肺经。

1.《本经》:"味辛,微寒。""味辛、寒。"

2.《别录》:"甘,大寒。无毒。"

3.《医学启原》:"气寒,味辛、甘。《主治秘要》云:性寒,味淡,气味俱薄,体重而沉降,阴也。乃阳明经大寒药。"

4.《汤液本草》:"入手太阴经、少阳经、足阳明经。"

5.《药品化义》:"味淡带微辛,性凉,能沉能升,性气薄而味浊。"

【功用主治】 清热泻火,除烦止渴。主治热病高热,烦渴,神昏谵语,发狂,发斑,肺热喘咳,中暑,胃火头痛、牙痛,口舌生疮。煅则生肌敛疮,治痈疽疮疡溃不收口,烧伤。

1.《别录》:"除时气,头痛身热,三焦大热,皮肤热,肠胃中膈气,解肌发汗,止消渴烦逆,腹胀暴气喘息,咽热。"

2.《日华子》:"治天行热狂,下乳,头风旋,心烦躁,揩齿益齿。"

3.《医学启源》:"治足阳明经中热,发热,恶热,躁热,日晡潮热,自汗,小便浊赤,大渴引饮,身体肌肉壮热,苦头痛之药。"

4.《珍珠囊》:"止阳明头痛,止消渴,中暑,潮热。"

5.《用药心法》:"润肺除热,发散阴邪,缓脾益气。"

6.《本草衍义补遗》:"研为末,醋研丸如绿豆大,以泻胃火、痰火、食积。"

7. 杨士瀛:"煅过最能收疮晕,不至烂肌。"(引自《纲目》)

8.《长沙药解》:"治热狂,火嗽,收热汗,诸热痰,住鼻衄,调口疮,理咽痛,通乳汁,平乳痈,解火灼,疗金疮。"

9.《药笼小品》:"凡疟疾寒轻热甚多汗者用之最胜。"

10.《本草再新》:"治头痛发热,目昏长翳,牙痛,杀虫,利小便。"

【用法用量】 内服:煎汤,15~60 g,打碎先煎;或入丸、散。外用:多煅过用,研末撒;或调敷。

【宜忌】 凡阳虚寒证,脾胃虚弱及血虚、阴虚发热者慎服。

1.《本草经集注》:"恶莽草、马目毒公。""恶麻黄。""鸡子为之使。""滑石为之使。"

2.《药性论》:"恶巴豆,畏铁。"

3.《医学启原》:"《主治秘要》云,能寒胃,令人不食,非腹有极热者不可轻用。"

4.《本草汇言》:"虚则为人参使;实则为大黄使。"

5.《本草正》:"胃虚弱者忌服,阴虚热者禁尝。若误服用之则败阳作泻,必反害人。"

6.《药品化义》:"无汗而渴及小便不利,并腹痛呕泻饱闷皆宜禁之。"

【选方】 1. 治三阳合病,腹满身重,难以转侧,口不仁,面垢,谵语,遗尿,发汗则谵语,下之则额上生汗,手足厥冷,若自汗出者 知母六两,石膏一斤(碎),甘草(炙)二两,粳米六合。上四味,以水一升,煮米熟,汤成去滓。温服一升,日三服。(《伤寒论》白虎汤)

2. 治温病初得,其脉浮而有力,身体壮热,并治感冒初起,身不恶寒而心中发热者 生石膏二两(轧细),生粳米二两半。上二味,用水三大碗,煎至米烂熟,约可得清汁两大碗。乘热尽量饮之,使周身皆汗出,病无不愈者。若阳明腑热已实,不必乘热顿饮之,徐徐温饮下,以消其热可也。(《衷中参西录》石膏粳米汤)

3. 治伤寒发热,涎潮上厥,伏留阳经,头疼眩晕,不可忍者 石膏(煅,研细),每服葱白点茶调下二钱。小儿量大小,加减与之。(《三因方》玉屑散)

4. 治阳明内热，烦渴，头痛，二便闭结，温疫斑黄，及热痰喘嗽等证　石膏六两(生用)，粉甘草一两。上为极细末。每服一二三钱，新汲水或热汤，或人参汤调下。此方加朱砂三钱亦妙。(《景岳全书》玉泉散)

5. 治小儿喘嗽　用石膏火内飞过为末，蜜调半钱服。(《卫生易简方》)

6. 治骨蒸，唇干口燥，欲得饮水　大乌梅二十枚，石膏六两(碎，绵裹)。上二味，以水七升，煮取四升，去滓。以蜜三合，稍稍饮之。(《外台》引张文仲方)

7. 治小儿伤热吐泻黄色　石膏、寒水石各半两，甘草(生)一钱。上同为末。每服一字或半钱。食后温汤调下。(《小儿药证直诀》玉露散)

8. 治胃热龈浮，肾热齿蛀，肿胀疼痛　石膏两许，细辛三钱。煎汤含漱，其痛自瘥。(《医级》二辛煎)

9. 治头痛　川芎、石膏、白芷各等分。上为细末。每服四钱，热茶清调下。(《赤水玄珠》石膏散)

10. 牙齿疼痛，口舌糜烂，牙龈出血　石膏 60g，冰片 3g。以上二味，分别粉碎成细粉，配研均匀，过筛，即得。外用，取药粉少许，敷患处。(《北京市药品标准》1983年冰石散)

11. 治热毒丹肿，游走不定　石膏、寒水石并生用各四两，黄柏、甘草各一两。上为细末。以新汲水调扫之，或纸花子小贴尤妙，凉水润之。(《证治准绳》拔毒散)

12. 治疗疮溃破，能搜脓清热生肌　石膏(煅)九钱，黄灵药一钱。共研极细末，瓷瓶收贮。每用少许，撒于患处。(《医宗金鉴》九一丹)

13. 治杨梅疮，溃烂成片，脓秽多而疼甚者宜用　石膏(煅)、轻粉、黄柏(炒)各等分。研为极细末。干掺烂上，即可生疤，再烂再掺，毒尽乃愈。此解毒止痛收干之效药也。(《外科正宗》鹅黄散)

14. 治金刃所伤，止血收口，定痛护风　上白石膏一斤(煅)，净板松香一斤(水滤过)，珍珠五钱。豆腐煮上三味，共研细末，和为一处，瓷瓶收贮备用。(《伤科汇纂》刀枪药)

15. 治流行性腮腺炎　生石膏、黄柏各等量。研粉，用水或醋调成糊状，摊于纱布上，厚约 0.5 cm。敷于患处，每日 1～2 次。〔《陕西新医药》1977，(5)：35〕

16. 治雀盲　石膏末一钱，猪肝薄切一片，拌匀，蒸熟食之。不效再服。(《疑难急症简方》引《医学指南》)

【临床报道】 1. 治疗小儿暑热泄泻　用生石膏、寒水石、滑石各 30 g，加水至 2 000 ml，煎煮，取两次煎液，混合，分数次饮服。轻者 24 小时服 1 剂，重者 24 小时服 2～3 剂。治疗 175 例，结果痊愈 155 例，占 89%；好转 7 例，占 4%；无效 13 例，占 7%。总有效率为 93%。

2. 治疗慢性溃疡性结肠炎　以生石膏粉 100 g，云南白药 2 g，2%普鲁卡因 20 ml，加温开水 250 ml，搅拌混合。溃疡性直肠炎、乙状结肠炎者，取左侧卧位；病变在乙状结肠以上者取右侧卧位。用 25～28 号肛管插入肛门，深度 15～30 cm，以低压缓慢灌入，灌肠后臀部垫高，俯、仰卧位交替 1～2 次，至少 30 分钟。7～10 日为 1 个疗程。2 个疗程间停药 4 日。治疗 100 例，结果显效 59 例，良好 28 例，尚可 10 例，无效 3 例。有效率占 97%。

3. 治疗烧伤　清创后先用 2%～4%普鲁卡因溶液涂布创面，然后将炒过的石膏粉装入纱布袋内，均匀地撒布创面上。经 1～2 小时后石膏粉干固，如创面分泌物较多，可继续撒布。一般在12～24 小时后形成石膏痂片。一般Ⅱ度烧伤经 3～7 日痂片即可脱落。如痂片过硬且感痛痒时，可涂 2%普鲁卡因油或青霉素软膏(先作过敏试验)。如痂下感染，应除去痂片，洗干净后再撒上石膏粉，同时涂上青霉素软膏。观察 36 例，其中Ⅰ度 25 例；Ⅱ度、Ⅲ度混合烫伤 11 例；烧伤面积 10%以下 17 例，11%～20% 12 例，21%～30% 4 例，31%～40% 2 例，90% 1 例。结果除 1 例因合并小儿麻疹肺炎，1 例 90%大面积烫伤入院时即有严重中毒现象而死亡外，其余均获治愈。

4. 治疗大骨节病　用天然石膏研粉或压片，12 岁以下儿童每日 3 g，12 岁以上每日 4～5 g，分两次内服，连服 3 月。共观察 2 663例，结果临床治愈 1 143 例，占 42.58%；基本治愈 576 例，占 21.25%；进步 686 例，占 26%；无效 258 例，占 10.17%。总有效率达 89.83%。无效或疗效差者，大多未能坚持服药。副作用主要为口干及反跳痛，少数可见食欲减退或腹泻。

5. 用于充填骨缺损腔　术前以抗生素控制感染，术中彻底清除炎性或结核病灶，凿成新鲜骨面，尽量保存骨膜及软组织，以混有青霉素及链霉素之淀粉石膏充填，致密地缝合创口，术后患肢以石膏固定。治疗骨髓炎、骨结核所致的骨缺损 14 例，其中 12 例经 2～17 个月的观察，均获痊愈。在观察 5 个月以上的 7 例中，无 1 例复发。X 线检查骨缺损均愈合。有的已形成新的骨髓腔。对急性骨髓炎已有脓肿形成及病灶太大，皮肤不完整，皮下组织较少，术后无法致密缝合者不适用。

6. 治疗流行性腮腺炎　石膏 500 g，加适量的桐油搅拌成糊剂，敷患处，药面超过炎症浸润范围。根据病情轻重，每日换药 1～3次。共治疗 105 例，结果痊愈 54 例，占 51.43%；好转 7 例，占 6.67%；无效 44 例，占 41.9%。疗效最短者 4 日，最长者 15 日，平均 9.7 日。

7. 治疗抗精神病药物氯氮平所产生的流涎副作用　生石膏 30～60 g，炒麦芽 60～120 g，水煎服，每日 1 剂。30～60 剂为 1 个疗程。治疗 110 例，其中重度 60 例，中度 30 例，轻度 20 例。结果流涎消失 91 例(重度 49 例，中度 29 例，轻度 13 例)，占 82.7%；流涎减少者 12 例(重度 9 例，中度 1 例，轻度 2 例)，占 10.9%；无效 7 例(重度 2 例，轻度 5 例)，占 4.4%。

【各家论述】 1.《医学入门》："(石膏)以味甘，能缓脾生津止渴；以味辛，能解肌热出汗，上行至头；以气寒，能清肺润肺制火，除三焦大热。凡伤风、伤寒、时行，头目昏眩，寒热，气逆喘急，腹痛，及中暍壮热烦躁，日晡潮盛，小便卒数如淋。惟胃虚寒人禁服。"

2.《药品化义》："(石膏)体重性凉而主降，能清内蓄之热，味淡带辛而主散，能祛肌表之热。因内外兼施，故专入阳明经，为退热祛邪之神剂。"

3.《本草备要》："(石膏)色赤如锦纹者为斑，隐隐见红点者为疹，斑重而疹轻，率由胃热。然亦有阴阳二证，阳证宜用石膏。又有内伤阴证见斑疹者，微红而稀少，此胃气极虚，逼其无根之火游行于外，当补益气血，使中有主，则气不外游，血不外散；若作热治，死生反掌，医者宜审。"

4.《重庆堂随笔》："石膏，余师愚以为治疫主药，而吴又可专用大黄，谓石膏不可用，何也？盖师愚所谓者，暑热为病，暑为天气，即仲圣所谓清邪，中上之疫也；又可所论者，湿温为病，湿为地气，即仲圣所云浊邪，中下之疫也。清邪乃无形之燥火，故宜清而不宜下；浊邪乃有形之湿秽，故宜下而不宜清。二公皆卓识，可为治疫两大法门。"

5.《衷中参西录》："《神农本草经》谓石膏治金疮，是外用以止其血也。愚尝用煅石膏细末，敷金疮出血者甚效。盖多年壁上石灰，善止金疮出血，石膏经煅与石灰相近，益见煅石膏之不可内服也。""石膏，医者多误认为大寒而煅用之，则宣散之性变为收敛，以治外感有实热者，竟将其痰火敛住，凝结不散，用至一两即足伤人，是变金丹为鸩毒也。迨至误用煅石膏偾事，流俗之见，不知其咎在煅，不在石膏，转谓石膏煅用之其猛烈犹足伤人，而不煅者更可知矣，于是一倡百和，遂视用石膏为畏途。即有放胆用者，亦不过七八钱而止。夫石膏之质甚重，七八钱不过一大撮耳，以微寒之药，欲用一大撮扑灭寒温燎原之热，又何能有大效。是以愚用生石膏以治外感实热，轻证亦必至两许，若实热炽盛，又恒重用至四五两，或七八两。或单用，或与他药同用，必煎汤三四茶杯，分四五次徐徐温饮下，热退不必尽剂。”

1245 石蕊 shí ruǐ （《本草拾遗》）

【异名】 石濡、石芥（《别录》），云茶、蒙顶茶（《纲目》），石蕊花（《朱蕴斋医集》），石云茶（《本草汇言》），云芝茶、蒙山茶（《宦游笔记》），酶苔（《国药的药理学》），石花、刀伤药（《贵州草药》）。

【基原】 为石蕊科石蕊属植物鹿蕊的枝状体。

【原植物】 鹿蕊 *Cladonia rangiferina*（L.）Web.［*Lichen rangiferinus* L.］ 又名：鹿石蕊（贵州）。

初生地衣体早期即消失。果柄（子器柄）主轴明显，为不等长多叉假轴型分枝，枝腋间有近圆形小穿孔，枝顶端呈茶褐色，常向同一方向倾斜或下垂；分枝圆柱状，粗壮，中空，高 3～12 cm 或过之，粗 1～3 mm，表面呈灰白色或深灰绿色，生长在光照强处，常变成污黑色，无光泽。果柄无皮层；外髓层粗糙，其间分散有藻细胞；内髓层软骨质；果柄近基部呈污黑色，具颗粒状疣突。子囊盘呈褐色，小型，顶生于果柄上。

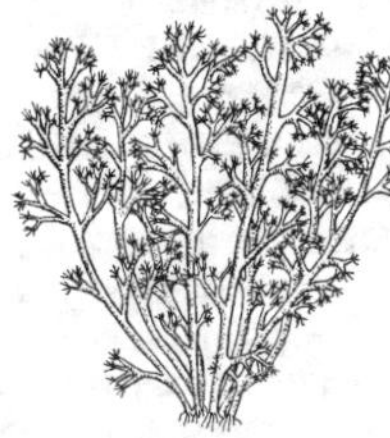

鹿 蕊

多生于岩石表面的细土层上，且多在高山带。分布于东北、西南及内蒙古、福建、湖北、陕西、台湾等地。

此外，作为同等入药者有：① 粉杆红石蕊 *Cladonia bacillaris*（Ach.）Nyl. 分布于吉林、黑龙江、福建、湖北、湖南、四川、云南、西藏、陕西等地。② 红头石蕊 *C. floerkeana*（Fr.）Flk. 分布于吉林、黑龙江、湖北、台湾等地。③ 瘦柄红石蕊 *C. macilenta* Hoffm. f. *squamigera* Vain. 分布于内蒙古、吉林、陕西、新疆等地。④ 粉杯红石蕊 *C. pleurota*（Flk.）Schaer. 分布于内蒙古、浙江、安徽、福建、贵州、云南、西藏等地。

【采收加工】 全年均可采收，晒干。

【成分】 地衣枝状体含黑茶渍素（atranorin），反丁烯二酸原冰岛衣酸酯（fumarprotocetraric acid）。左旋和右旋松萝酸（usnic acid），原地衣硬酸（protolichesterinic acid），环萝酸（diffractaic acid），甲硫氨酸乙酸（*L*-methionincethy），珠光酸（perlatolic acid）和 4 个相应的单芳环衍生物：赤星衣酸（haematommica acid），赤星衣酸乙酯（uthylnaematommate），2-羟基-4-甲氧基-6-正戊基苯甲酸（2-hydroxy-4-methoxy-6-*n*-pentylbenzoic acid），2，4-二羟基-6-正戊基苯甲酸（2，4-dihydroxy-6-*n*-Pentylbenzoic）。

【药性】 甘、涩，凉。

1.《本草拾遗》：“性冷。”

2.《纲目》：“甘、涩，凉。”

【功用主治】 清热，润燥，凉血。主治烦热不安，咽燥痰结，咳血，吐血，目昏翳障，热淋，黄疸。

1.《别录》：“主明目，益精气，令人不饥渴，轻身长年。”

2.《纲目》：“生津润咽，解热化痰。”

3.《蕴斋本草》：“去心热，烦闷不安；肝热，眼障失明；脾热，唇口疮发；肺热，咽燥痰结；肾热，小便淋闭。凡诸虚火郁之证，咸宜用之。”（引自《本草汇言》）

4.《纲目拾遗》：“治胃热，消积滞。”

【用法用量】 内服：沸水泡，9～15 g。

【宜忌】《纲目》：“不可煎饮，只宜咀嚼及浸汤啜，清凉有味。”

【选方】 1. 治心热烦闷　用石蕊花五钱，以莲子十五粒。煎汤泡服。

2. 治肝热眼目昏障　用石蕊花三钱，以木贼、薄荷各二钱。煎汤泡服。

3. 治脾热口疮　用石蕊花三钱，以川黄连六分。煎汤泡服。

4. 治肺热咽燥有痰　用石蕊花，以麦冬（去心）、黄芩各三钱。煎汤泡服。

5. 治肾热小便淋闭，及湿热五疸诸疾　用石蕊花五钱，车前子、木通各三钱。煎汤泡服。（1～5 方出自《本草汇言》引《朱蕴斋医集》）

6. 治咳血，吐血　石花 30～60 g，煨水服。

7. 治风湿痛　石花 30 g，煨水服。

8. 治刀伤　石花研末，外敷伤处。（6～8 方出自《贵州草药》）

1246 石鲫 shí jì （姚可成《食物本草》）

【异名】 山鲫鱼、老母猪鱼（《黑龙江流域鱼类》），花石鲫、花鱼（《中国经济动物志·淡水鱼类》），鳈、山鲤子（《中国药用动物志》）。

【基原】 为鲤科鳈属动物华鳈的肉。

【原动物】 华鳈 *Sarcocheilichthys sinensis* Bleeker

体长而侧扁。头背部隆起，腹圆无腹棱。头短，吻圆钝，微突出。口下位，略呈马蹄形。下咽齿 1 行，齿端呈钩状，外侧 1 个呈圆柱形。鳃耙外侧 8～9。唇稍厚，唇后沟中断，间隔较宽。口角有 1 对短须。鳞中等大，侧线鳞 40。背鳍 3，7，不分支鳍条基部较硬，起点在腹鳍之前。臀鳍 3，6，较短。尾鳍分叉较浅。体背灰黑色，体侧灰色，腹部灰白色。体侧有 4 条宽而垂直的黑色斑点。各鳍黑色，其边缘为白色。

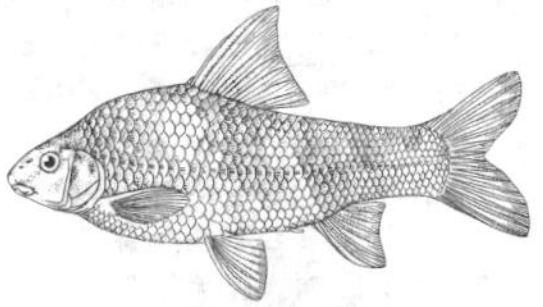

石鲫（华鳈）

生活于水体的中下层，常栖息于水质澄清、底层多泥沙的流动或静止水域之中。为杂食性鱼类。分布于长江和黑龙江的干支流，以及各附属的湖泊和河流。

【采收加工】 常年均可捕捞，捕后，除去鳞片及内脏，鲜用。

【成分】 全鱼含蛋白质，肽类，氨基酸，脂肪。皮及鳃含类胡萝卜素（carotenoid），如玉蜀黍黄质（zeaxanthin），叶黄素（lutein），梳黄质（cynthiaxanthin），隐黄质（cryptoxanthin），硅藻黄质（diatoxanthin），胡萝卜二醇（tunaxanthin），喇蛄素（astacene）。

【药性】 姚可成《食物本草》：“甘，平，无毒。”

【功用主治】 健脾胃，利尿，解毒。主治脾胃虚弱，食后饱胀，水肿，黄疸，痈疮肿毒。

1. 姚可成《食物本草》：“安胃和中，利小便，解热毒。”

2.《中国动物药》：“强健脾胃，通利小便，清热解毒。治脾胃虚弱，食后胀饱，消化不良，小便不利，痈疮肿毒。”

3.《中国药用动物志》：“主治水肿胀满，黄疸。”

【用法用量】 内服：煮食，50～100 g。

【选方】 1. 治消化不良　山鲫鱼 1 条（去脏），鸡内金、神曲各 15 g（研细置鱼腹中）。久煎。食肉饮汁，每日 2 次。

2. 治肾炎浮肿、小便不利　山鲫鱼 1 条，陈皮 5 g，茶叶适量。久煎。食肉饮汁，每日服 2 次。（1、2 方出自《中国动物药》）

1247 石燕 shí yàn （《新修本草》）

【异名】 石燕子（《简要济众方》），大石燕（《历代中药炮制资料辑要》），燕子石（《全国中草药汇编》）。

【基原】 为古生代腕足类石燕子科石燕属动物石燕 *Spirifer* sp. 及弓石燕属动物中华弓石燕 *Cyrtiospirifer sinensis*（Graban）

[*Sinospirifer sinensis*]、弓石燕 *C.* sp. 等多种近缘动物的化石。

【采收加工】 挖出后，去净表面泥土。

【药材】 石燕 *Spiriferis Fossilia* 主产于湖南、广西、四川、山西、江西等地。

性状 本品似完整的瓦楞子状。长 2～4 cm，宽 1.5～3.5 cm，厚 1.5～2 cm。青灰色至土棕色。两面均有从后端至前缘的放射状纹理，其中一面凸度低于另一面，中部有似三角形隆起；另一面有与隆起相应形状的凹槽，槽的纹理较细密，槽的前端向下略弯曲，呈半圆弧形突出。质坚硬，可砸碎，断面较粗糙，土黄色或青白色，对光照之具闪星样光泽。气微，味淡。

鉴别 (1) 取本品粉末约 1 g，滴加稀盐酸 5 ml，即泡沸，产生二氧化碳气；将此气体通入氢氧化钙试液中，即产生白色沉淀(检查碳酸盐)。

(2) 取上述反应后的液体，滴加氢氧化钠试液中和后，滤过，滤液加草酸铵试液，即发生白色沉淀(检查钙盐)。

【成分】 主要为碳酸钙($CaCO_3$)，尚含有少量磷及二氧化硅(SiO_2)等。

【炮制】 1. 石燕 取原药材，洗净，晒干，捣碎。

2. 煅石燕 取净石燕，捣碎，置适宜的耐火容器内，用无烟武火加热，煅至红透，取出，放冷，研成细粉或水飞为极细粉。

3. 醋淬石燕 取净石燕，置适宜的耐火容器内，用无烟武火加热，煅至红透，取出后立即投入醋中，捞出，干燥研细。每石燕 100 kg，用醋 30 kg。据研究，石燕的主要成分为碳酸钙。经火煅醋淬后，煎液中 Ca^{2+} 的浓度是生品的 25 倍，人体非必需的钛(Ti)、铝(Al)明显高于水淬或姜汁淬。

饮片性状 石燕参见"药材"项。煅石燕为青灰色或灰棕色细粉。醋石燕为灰褐色细粉，质酥松，具醋气。

贮干燥容器内，置干燥处，防尘。

【药性】 甘、咸，凉。归肾、膀胱经。

1.《品汇精要》："味淡，性凉。"

2.《纲目》："甘，凉，无毒。"

3.《玉楸药解》："入足少阴肾、足太阳膀胱经。"

4.《医林纂要》："咸、辛，寒。"

【功用主治】 除湿热，利小便，退翳。主治消渴，淋证，小便不通，尿血，带下，眼目障翳。

1.《本草拾遗》："主消渴。"

2.《本草图经》："催生。"

3.《本草衍义》："溃虚积药中多用。"

4.《医学入门》："治年久肠风痔漏。"

5.《雷公炮制药性解》："主五淋，小便不利。"

6.《玉楸药解》："利水通淋，止带。泻膀胱湿热，治淋沥热涩，溺血便血，消渴，带下，痔漏，障翳，齿动牙疼，卷毛倒睫。"

7.《医林纂要》："能祛风去瘀。"

【用法用量】 内服：煎汤，3～9 g；或磨汁，1.5～3 g。外用：水磨点眼；或研末搽。

【宜忌】 体虚、无湿热及孕妇慎服。

【选方】 1. 治伤寒小腹胀满，小便不通 石燕捣罗为末。不计时候，葱白汤调半钱，得通为度。(《圣惠方》)

2. 治小便淋痛 石燕子七个(捣如黍米粒大)，新桑根白皮三两(锉如豆粒)。同拌令匀，分作七帖。用水一盏，煎一帖，取七分，去滓。每服空心、午前各一服。(《简要济众方》)

3. 治小儿疳积丁奚，骨瘦如柴，目闭溺赤或腹中疼痛，或溺如米泔 大石燕(一雌一雄，每个重二两者佳，倾入银罐中，上下用炭火煅红，淬入好醋中，如此九次)，明朱砂三钱(另研，水飞)，红曲(洗净)二两。共为极细末，和匀。周岁者每服三分，糖拌，不拘时服。(《医宗说约》红燕丹)

4. 治拳毛倒睫 石燕子一对。磨水点搽眼。先以镊子摘去拳毛，乃点药，后以黄连水洗之。(《纲目》引《乾坤秘韫》)

5. 治赤白带下，多年不止 石燕一枚，磨水服。(《纲目》引《徐氏家传方》)

6. 治久患肠风痔瘘，一二十年不瘥，面色虚黄，饮食无味，及患脏腑伤损，多患泄泻，暑月常泻不止，及诸般淋沥，久患消渴，妇人月候湛浊，赤白带下，多年不瘥，应是脏腑诸疾，皆主之 用石燕净洗，刷去泥土收之。上每日空心取一枚，于坚硬无油瓷器内，以温水磨服之，如弹丸大者，一个分三服，大小以此为准，晚食更一服。若欲作散，须先杵罗为末，以磁石积去杵头铁屑后，更入坚瓷钵内，以硬乳槌研细，水飞过，取白汁如泔乳者，澄去水曝干，每服半钱至一钱，清饭饮调下，温水亦得。须常服，勿令歇服，至及一月，诸疾皆愈。(《灵苑方》)

7. 治乳癖 石燕子(煅)、半夏各等分。为末。用蒜一头杵烂，摊在旧绯绢帛子上，比儿患处大小，剪作膈子，掺药上，贴患处，候病儿口鼻中蒜气时，揭去帛子。作效，更不得吃药。(《小儿卫生总微论方》蒜贴膏)

8. 治麻风眉毛脱落 石燕一对(火煅，醋淬三四次)，黄丹二钱。共研末，姜汁调搽二眉根上，眉自复生。(《疯门全书》画眉丹)

【各家论述】《纲目》："石燕性凉，乃利窍行湿热之物。宋人修《本草》，以食钟乳禽石燕，混收入此石燕下，故世俗误传此石能助阳，不知其正相反也。"

1248 石蟹 shí xiè (《日华子》)

【异名】 蟹化石(《药材学》)，大石蟹(《历代中药炮制资料辑要》)，石螃蟹(《全国中草药汇编》)，灵石蟹(《矿物药浅说》)

【基原】 为古生代节肢动物弓蟹科大眼蟹属动物石蟹 *Macrophtalmus latreilli* Edw. 及其近缘动物的化石。

【采收加工】 挖出后，去尽表面附着泥土。

【药材】 石蟹 *Brachyurae Fossilia* 主产台湾、四川、广东。

性状 本品全形似蟹，扁椭圆形或近六边椭圆形，极少数为梭形，长 3.5～8 cm，宽 3～6 cm，厚 1～2 cm，灰色或浅灰棕色至浅棕褐色。背部稍隆起，有的较光滑，有光泽，有的留有蟹背上的纹理，有的尚附着其他生物残壳；腹部多略低凹，表面有时已破坏；节状足大多数残缺不全；全体凹陷处及足断处常填满泥岩。体较重，质坚硬；可砸碎，断面蟹壳部分呈薄层状，灰棕色，中间似石灰岩，灰色，较粗糙。气微，味淡。

鉴别 (1) 透射偏光镜下：薄片中为方解石晶粒。光性特征参见"方解石"条。

(2) 理化鉴别 参见"石燕"条。

【成分】 主要为碳酸钙($CaCO_3$)；还含锰、铝、钛等 20 余种微量元素。

【炮制】 1. 石蟹 取原药材，除去杂质，洗净，干燥，捣碎或碾成粉末。

2. 煅石蟹 取净石蟹置适宜的容器内，用武火加热，煅至红透，取出放凉。

3. 醋淬石蟹 取净石蟹，置适宜的容器内，用武火加热，煅至红透后趁热投入米醋中淬酥，取出晾干，捣碎或碾成粉末。每石蟹 100 kg，用醋 20 kg。

饮片性状 石蟹参见"药材"项。煅石蟹形如石蟹，质酥松。醋石蟹为不规则细粒或粗粉，瓦灰色或灰棕色，质酥松。

贮干燥容器内，置干燥处，防尘。

【药性】 咸，寒。归肝、胆、肾经。

1.《日华子》："凉。"

2.《开宝本草》："咸，寒，无毒。"

3.《得宜本草》："入足厥阴经。"

4.《玉楸药解》："味苦、咸，性寒。入手少阴心、足少阳胆经。"

5.《中国矿物药图鉴》："归肝、胃、肾、膀胱经。"

【功用主治】 清热利湿，消肿解毒，明目。主治湿热淋浊，带下，喉痹，痈肿，漆疮，青盲，目赤，翳膜遮睛。

1.《日华子》："解一切药毒并蛊毒，催生落胎，疗血运，消痈，治天行热疾等。并熟水磨服。"

2.《开宝本草》："主青盲目淫肤翳及丁翳漆疮。"

3.《本草图经》："醋磨，敷痈肿，亦解金石毒。"

4.《本草汇言》："主丹毒、喉痹。"

5.《玉楸药解》："清心泄热，明目磨翳。"

6.《本草求原》："能磨肾积。"

7.《全国中草药汇编》："清热利湿。"

【用法用量】 内服：用水磨汁，6～9 g；或入丸、散。外用：研细点眼；或以醋磨涂。

【宜忌】《品汇精要》："妊娠不可服。"

【选方】 1. 治小儿小便外肾作肿　石蟹一枚，以醋磨之，频搽即消。（《良朋汇集》）

2. 治喉痹，水浆不入　石蟹，冷水磨饮之，兼涂喉上。（《圣济总录》）

1249 ## 石鳖 shí biē（《纲目》）

【基原】 为石鳖科石鳖属动物石鳖 *Chiton* sp. 的化石。

【药性】 甘，凉，无毒。

【功用主治】 治淋疾血病，磨水服。

1250 ## 石刁柏 shí diāo bǎi

【异名】 露笋（《新华本草纲要》），龙须菜、芦笋（通称）。

【基原】 为百合科天门冬属植物石刁柏的嫩茎。

【原植物】 石刁柏 *Asparagus officinalis* L.

多年生草本，高可达 1 m。块根肉质。茎上部在后期常俯垂，分枝较柔弱，无毛。叶状枝每 3～6 枚成簇，近圆柱形，纤细，稍压扁，多少弧曲，长 0.5～3 cm。叶鳞片状，基部具刺状短距或近无距。花 1～4 朵腋生，单性，雌雄异株，绿黄色；雄花花被片 6，花丝中部以下贴生于花被片上，花药长圆形；雌花较小，子房有三棱，具 6 枚退化雄蕊。浆果球形，成熟时红色，具种子 2～3 颗。花期 5 月，果期 7 月。

我国新疆北部塔城地区有野生，其他地区多为栽培，少数地区也有变为野生的。

本植物的块根（小百部）亦供药用，另设专条。

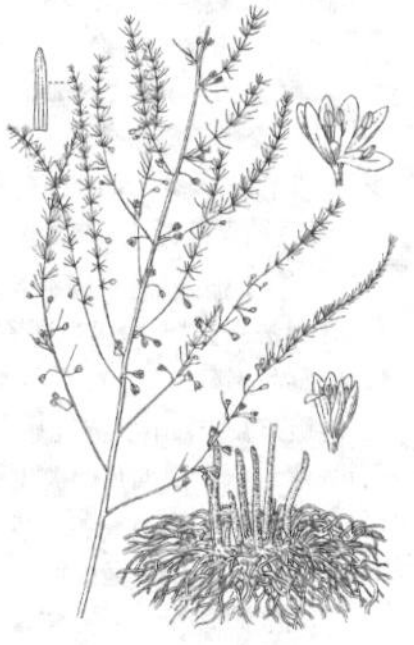

石刁柏

【栽培】 生物学特性　对气候、温度、土壤要求不严，最适宜在富含有机质、表土深厚并常保持湿润的黏质壤土上栽培，亦可在壤土及砂质壤土上栽培，黏土及重黏土不宜种植。

繁殖方法　用种子繁殖。9 月果实成熟转红色时，采收果实，放置数日，使果肉腐烂，取出种子，用湿砂层积贮藏。播种期 3 月下旬至 4 月下旬。条播，按行距15 cm开浅沟，粒距1.5 cm，浅覆土，盖草保温保湿，播后 2 星期即可发芽。发芽后，除去畦面覆盖物。苗高 12～15 cm 时疏苗，株距保持 6～9 cm。秋末苗高60～90 cm 时即可按行株距为 105 cm×54 cm 定植。

田间管理　定植后第一年宜勤除草，施追肥，天旱时畦间灌水，促进植株发育良好，至秋末茎叶凋萎后及时清除枯枝落叶。在有风害的地方，宜在 7 月上旬在畦上每距 4 m 打木桩高约 3.1 m，将植株用草绳缚于桩上，以防止倒伏。

病虫害防治　病害主要有根腐病和立枯病，危害茎基及根。虫害主要有蛴螬、蝼蛄等。

【采收加工】 4～5 月间采收嫩茎，随即采取保鲜措施，防止日晒、脱水。

【成分】 含皂苷类：3-*O*-{〔*β*-*D*-吡喃葡萄糖基（1→2）〕〔*β*-*D*-吡喃木糖基（1→4）-*β*-*D*-吡喃葡萄糖基〕}-25*S*-5*β*-螺甾烷-3*β*-醇{3-*O*-〔*β*-*D*-glucopyranosyl（1→2）〕〔*β*-*D*-xylopyranosyl（1→4）-*β*-*D*-glucopyranosyl〕-25*S*-5*β*-spirostan-3*β*-ol}，芦笋皂苷（asparagoside）C、D。黄酮类：槲皮素（quercetin），山柰酚（kaempferol），异鼠李素（isorhamnetin）等。单糖及其衍生物：果糖，葡萄糖，果糖吡咯烷酮酸（fructose pyrrolidonic acid），果糖谷氨酸的环合物（cyclization of fructoseglutamic acid），果糖谷氨酰胺（fructose glutamine）等；三糖类：蔗果三糖（kestose），新蔗果三糖（neokestose）等；多糖：芦笋多糖（asparagosin），多糖 B。还含咖啡酸（caffeic acid），维生素 B_1、B_2、B_6、C 和类胡萝卜素（carotenoid）。蜀葵氨酸（altheine），2，3-丁烷二酮（2，3-butanedione），3-甲基硫丙醛（3-methylthiopropanal），alkylpyrazines。炔类：4-〔5-（4-甲氧基苯氧基）-3-戊烯-1-炔基〕酚{4-〔5-（4-methoxyphenoxy）-3-penten-1-ynyl〕phenol}，4-〔5-（4-甲氧基苯氧基）-3-戊烯-1-炔基〕苯{4-〔5-（4-methoxyphenoxy）-3-penten-1-ynyl〕benzene}。

【药理】 1. 抗肿瘤作用　芦笋（石刁柏）煎煮浓缩制成的芦笋饮料给小鼠灌服或腹腔注射，对肉瘤 S_{180} 均有明显抑瘤作用，对艾氏腹水癌小鼠可明显延长存活日数。在体外，对人肝癌细胞株、人胃癌细胞株 MGC_{803}、人白血病细胞株（巨噬细胞型）U_{937} 均有一定抑制作用，对人鼻咽癌细胞株作用不明显。用芦笋饮料 40 mg（生药）/ml 处理人胃癌、肝癌细胞 24 小时，接种于用 ^{60}Co 照射的免疫抑制小鼠皮下，对肿瘤生长有明显抑制作用。未出土的白芦笋尖和白芦笋茎提取液和芦笋尖提取液的乙醇提取物，给小鼠隔日灌服 1 次，共 4 次，均使 S_{180} 的重量显著减小，抑瘤率达 71%～74%。破土见光生长后采摘的绿芦笋原汁或绿芦笋乙醇提取物灌服，隔日 1 次，共 4 次，对皮下接种的 S_{180} 和艾氏腹水癌的重量均可明显减小。从芦笋中分离的芦笋皂苷（asparagoside）C 和 D 可抑制小鼠乳腺癌、胰癌和子宫颈癌的生长。芦笋提取物能抑制人宫颈癌 JTC_{26} 细胞生长，对小鼠白血病 P_{388} 细胞有细胞毒作用。芦笋具有明显的对抗亚硝胺中毒的作用。其作用机制则可能是其提高机体 SOD 水平，对抗自由基的损伤作用，也可能直接阻断亚硝胺在体内的合成。在体外，芦笋提取物可抑制 S_{180} 的 DNA 和 RNA 的合成。荷瘤（S_{180}）小鼠灌服芦笋尖提取液，可使血浆 cGMP 水平明显降低。这可能是其抑瘤作用的原因之一。小鼠灌服芦笋口服液，对肠道致癌物二甲基肼（DMH）腹腔注射所致结肠隐窝上皮细胞出现微核和凋亡的细胞数降低有明显拮抗作用，且有量效关系，说明芦笋中存在着有效的抗癌成分。

2. 对免疫功能的影响　正常 6 周龄小鼠喂饲芦笋尖和芦笋汁 1 个月，可使胸腺指数明显高于对照组，而对脾脏重量无明显影响。小鼠口服芦笋原汁、芦笋多糖或苷类提取物，连续 6 日，均可提高腹腔巨噬细胞吞噬鸡红细胞的能力，多糖和苷类提取物的作用强于原汁。芦笋匀浆给小鼠灌胃或皮下注射亦有相似作用。老年人血清中循环免疫复合物（CIC）平均水平显著高于健康青壮年，每日早晚空腹服芦笋罐头固体物 100 g 共 4 星期，血清 CIC 显著下降。

3. 降血脂作用　小鼠每日喂饲芦笋和芦笋汁 15 日，可使高脂饲料引起的血清总胆固醇（TC）、三酰甘油（TG）和 *β*-脂蛋白（*β*-LP）升高均有明显的抑制作用。芦笋皮对血清 TG 与 *β*-LP 的上升也有抑制作用，但对血清 TC 的升高无效。芦笋茎尖的降脂效果显著，尤其降低血清 TC 可达 81.3%，*β*-LP 下降 65.1%，TG 只下降 17.7%。单喂芦笋汁可使 TC 降低 46.9%，但对 *β*-LP 没有作用。先制备小鼠高脂血症模型，再给芦笋及芦笋汁治疗亦有明显降脂效果。老年高血脂患者每日早晚服芦笋罐头固体 100 g，4 星期后，血清 TC 和 TG 均显著下降。

4. 其他作用　用不同浓度的芦笋汁给小鼠灌胃，发现芦笋汁有明显抗肝组织损伤作用，肝脏中 MDA 生成降低，SOD 活性升高。提示芦笋对四氯化碳损伤小鼠肝脏有明显保护作用。6 周龄和 16 周龄小鼠饲喂芦笋尖和芦笋汁 1 个月，红细胞及肝组织中 SOD 活性均显著高于对照组，6 周龄小鼠心、肝、肾组织的脂质过氧化物（LPO）水平显著低于对照组，16 周龄小鼠也有降低趋势。从芦笋分离的粗皂苷在体外对某些真菌如念珠菌属、隐球菌属、发癣菌属、小孢菌属和表皮癣菌属有一定的抑制作用。从中分离得一种新皂苷 3-O-{〔β-D-吡喃葡萄糖基(1→2)〕〔β-D-吡喃木糖基(1→4)〕-β-D-吡喃葡萄糖基}-25S-5β-螺甾烷-3β-醇，对上述真菌最小抑菌浓度（MIC）为 0.5～8 μg/ml。

【药性】 《福建药物志》："微甘，平。"

【功用主治】 《福建药物志》："清热利湿。主治银屑病、肝炎。"

【用法用量】 内服：煎汤，15～30 g。

【选方】 治乳房小叶增生，乳痈等症　用石刁柏粉制成糖衣片，每片含 0.16 g 或 0.32 g。口服，每次 1.6～2.4 g，每日 2 次。(《全国医药产品大全》芦笋片)

【临床报道】 1. 治疗银屑病　用生产石刁柏罐头时的下脚料 2 kg，每次加水至药平面，重复煮沸 3 次，将 3 次煎液混合再浓缩至 500 ml，每次服 20 ml，每日 3 次，连服 1 个月为 1 个疗程。共治疗泛发性银屑病 80 例，结果近期总有效率达 90%，其中 13 例痊愈，16 例显效，47 例有效，无效 4 例。大部分病例在治疗 14 日内迅速见效，13 例痊愈者中 6 例于 2 星期内治愈。13 例痊愈者经 2 月至 1 年余随访，8 例复发，但皮损较局限。复发病例再给药仍有效。本药无明显副作用。

2. 治疗白细胞减少症　取生产芦笋罐头时的下脚料 8 kg，蔗糖 0.2 kg，防腐剂适量，制成 1 000 ml 石刁柏液。每日 3 次，每次 15 ml，30 日为 1 个疗程，共服 3 个疗程。共治 30 例，结果所有治疗病例经 3 个月治疗后自觉症状均有不同程度的改善或消失，治疗前后总体白细胞增加均值具有统计学意义。有 3 例出现恶心感。

1251 石上柏 shí shàng bǎi（《全国中草药汇编》）

【异名】 大叶菜、梭罗草、地梭罗(《贵州民间药物》)，金龙草、龙鳞草、地侧柏(《全国中草药汇编》)。

【基原】 为卷柏科卷柏属植物深绿卷柏的全草。

【原植物】 深绿卷柏 *Selaginella doederleinii* Hieron.

多年生草本，高 15～35 cm。主茎具棱，禾秆色，常在分枝处生出支撑根（根托），多回叉状分枝。叶二型，侧叶和中叶各 2 行；侧叶在小枝上呈覆瓦状排列，向枝的两侧紧靠斜展，卵状长圆形，钝头，基部心形；中叶 2 行，彼此以覆瓦状交互排列直向枝端，卵状长圆形，先端渐尖具短刺头，中脉龙骨状向上隆起，前后中叶的中脉相接成狭脊状。孢子囊穗常为 2 个并生于小枝顶端，四棱形；孢子叶 4 列，交互覆瓦状排列，卵状三角形。孢子囊近球形，大孢子囊生于囊穗下部，小孢子囊生于中部以上，或有的囊穗全为小孢子囊。

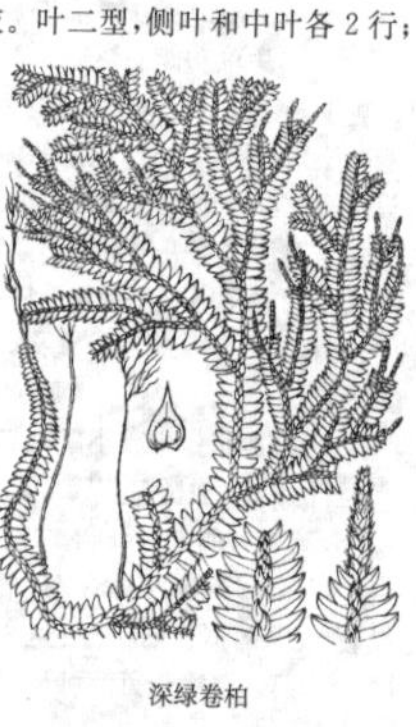

深绿卷柏

生于海拔 200～1 000 m 的林下湿地、溪边或石上。分布于西南及浙江、安徽、福建 、江西、湖南、广东、广西、台湾等地。

【采收加工】 7～11 月采收，鲜用或晒干。

【成分】 含生物碱类：大麦芽碱（hordenine），大麦芽碱-O-α-L-吡喃鼠李糖苷（hordenine-O-α-L-rhamnopyranoside），N-甲基酪胺-O-α-L-吡喃鼠李糖苷（N-methyltyramine-O-α-L-rhamnopyranoside），(E)-大麦芽碱-(6-O-肉桂酰-β-D-吡喃葡萄糖基)-(1→3)-α-L-吡喃鼠李糖苷〔(E)-hordenine-(6-O-cinnamoyl-β-D-glucopyranosyl)-(1→3)-α-L-rha-mnopyranoside〕，(E)-大麦芽碱-〔6-O-(4-羟基肉桂酰)-β-D-吡喃葡萄糖基〕-(1→3)-α-L-吡喃鼠李糖苷{(E)-hordenine-〔6-O-(4-hydroxycinnamoyl)-β-D-glucopyranosyl〕-(1→3)-α-L-rhamnopyranoside}。黄酮类：双黄酮化合物穗花杉双黄酮（amentoflavone），橡胶树双黄酮（heveaflavone）和 7，4′，7″，4‴-四-O-甲基-穗花杉双黄酮（7，4′，7″，4‴-tetra-O-methyl-amentoflavone）。另含深绿卷柏酸（doederleinic acid），芹菜素（apigenin）。还含异茴芹（香豆）素（isopimpinellin），β-谷甾醇（β-sitosterol），硬脂酸（stearic acid）。

【药理】 抗癌作用　本品所含生物碱对小鼠肉瘤 S_{180} 有较好的抑制作用。将石上柏制剂给实验性肝癌小鼠灌胃，连续给药 12 日，对肿瘤虽无抑制作用，但能明显延长动物的生存日数。解剖后发现，用药组动物肾上腺皮质囊状带肥大，脑、心、肺和肾组织正常。石上柏水提取物对小鼠的逆病毒反转录酶和人 DNA 聚合酶有抑制作用，对反转录酶的 50% 抑制浓度（IC_{50}）为 10 μg/ml，对 DNA 聚合酶的 50% 抑制浓度（IC_{50}）为 9.0 μg/ml。另有实验证明，从石上柏中提取的一种酸性物质具有细胞毒活性。促癌物正丁酸巴豆油作用能激活 EB 病毒 VCA、EA 抗原的表达，浓度为 1 mg/ml 时石上柏可阻断 Ragi 细胞表达 EA 抗原，阻断率为 51.98%；阻断 B95-8 细胞 VCA 抗原表达，最高达 72.04%。此外，石上柏醇提物对蛋白激酶 C 有强烈的抑制作用，IC_{50} 为 2.2 μg/ml。

【药性】 甘、微苦、涩，凉。

1.《广西本草选编》："味苦，性寒。"

2.《全国中草药汇编》："甘，平。"

3.《湖南药物志》："苦、涩、甘，凉。"

【功用主治】 清热，除湿，解毒。主治咽喉肿痛，目赤肿痛，肺热咳嗽，湿热黄疸，风湿痹痛。

1.《贵州民间药物》："祛风，散寒，消肿，止咳。"

2.《贵州草药》："除湿。"

3.《全国中草药汇编》："清热解毒，抗癌，止血。主治癌症，肺炎，急性扁桃体炎，眼结膜炎，乳腺炎。"

4.《湖南药物志》："清热利尿，解毒抗癌，消肿，止咳。"

5.《四川中药志》1979 年版："治刀伤出血。"

【用法用量】 内服：煎汤，10～30 g，鲜品倍量。外用：研末敷；或鲜品捣敷。

【选方】 1. 治目赤肿痛　石上柏 30 g，千里光 30 g，蒲公英 15 g。水煎服。(《四川中药志》1979 年版)

2. 治肺炎，急性扁桃体炎，眼结膜炎　石上柏 30 g，加猪瘦肉 30 g。水煎服。(《全国中草药汇编》)

3. 治慢性肝炎　深绿卷柏、白花蛇舌草各 30 g。水煎服。(《福建药物志》)

4. 治风湿　大叶菜、五皮风等量。煎水熏洗。(《贵州民间药物》)

5. 治绒毛膜上皮癌、肺癌、咽喉癌及消化道癌症　石上柏 300 g。上药洗净，加水煎煮 2 次，每次各 3 小时，合并煎液，过滤，浓缩，加乙醇至含醇量为 80%，静置 24 小时，过滤除去沉淀物，滤液回收乙醇，再浓缩成膏状，加入适量淀粉使成软材，制粒，干燥，压片。制得 1 000 片，每片含原生药 0.3 g。口服，成人每次 2.1 g，每日 3 次。(《四川中药志》1979 年版石上柏片)

【临床报道】 治疗多种感染性炎症　用石上柏注射液肌内注射，每次 2 ml(相当于生药 3 g)，每日 2～3 次；或用糖浆口服，每次 10 ml(相当于生药 30 g)，每日 3～4 次。据 243 例统计，有效率达 94.2%，治愈率为 54%。特别对上呼吸道炎、急性扁桃体炎、肺炎等效果显著，可部分代替抗生素；对急、慢性肝炎及肝硬化也有一定的效果。急性炎症平均 2～3 日体温下降至正常，对慢性炎症疗效较差。用于急性肝炎，退黄迅速，肝功能恢复快。

1252 石韦毛 shí wéi máo (《医林纂要》)

【基原】 为水龙骨科石韦属植物石韦及多种同属植物叶上的毛茸。

【原植物】 参见"石韦"条。

【功用主治】 《医林纂要》："敷烫火伤。"

1253 石韦根 shí wéi gēn (《滇南本草》)

【基原】 为水龙骨科石韦属植物石韦及多种同属植物的根茎。

【原植物】 参见"石韦"条。

【功用主治】 通淋，消胀，除劳热，止血。主治淋证，胸膈气胀，虚劳蒸热，吐血，外伤出血。

1.《滇南本草》："消胸膈横气作胀，退蒸热。"

2.《分类草药性》："治五痨七伤，五淋，止吐血，刀砍斧伤。"

【用法用量】 内服，煎汤，4.5～9 g。外用，研末撒。

【选方】 1. 治手颤作摇：石韦根茎煎汤，当茶水顿服。(《滇南本草》)

2. 治刀伤出血：石韦根阴干研末，撒伤口。(《贵州草药》)

1254 石见穿 shí jiàn chuān (《纲目》)

【异名】 紫参、五凤花(《紫参歌序》)，小丹参(《植物名实图考》)，石打穿、石大川(《全国中草药新医疗法展览会资料选编》)。

【基原】 为唇形科鼠尾草属植物华鼠尾草的全草。

【原植物】 华鼠尾草 *Salvia chinensis* Benth.

一年生草本，高 20～70 cm。根多分枝，直根不明显，黄褐色。全株被倒生的短柔毛或长柔毛。茎单一或分枝，四棱形。叶对生；下部叶为三出复叶，顶端小叶较大，两侧小叶较小，卵形或披针形；上部叶为单叶，卵形至披针形，长 1.5～8 cm，宽 0.8～4.5 cm，先端钝或急尖，基部近心形或楔形，边缘具圆锯齿或全缘，两面均被有短柔毛。轮伞花序，每轮有花 6，组成总状花序或总状圆锥花序，顶生或腋生；花萼钟状，有 11 条脉纹，外面脉上和喉部均有长柔毛；花冠紫色或蓝紫色，冠檐二唇形，上唇倒心形，先端凹，下唇 3 裂；雄蕊藏于花冠之内。小坚果椭圆状卵形，褐色，光滑，包被于宿萼之内。花期 8～10 月。

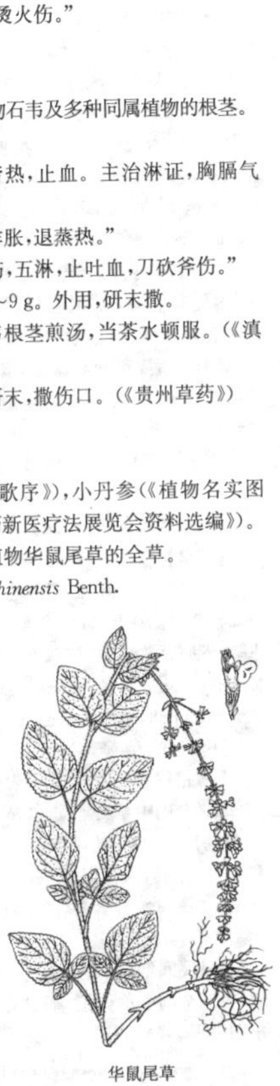

华鼠尾草

生于山坡、路旁及田野草丛中。分布于江苏、安徽、江西、河南、湖北、湖南、广东、广西、海南、四川、云南等地。

【栽培】 生物学特性　喜温暖或凉爽的气候，北方可在暖季栽培。

繁殖方法　用种子繁殖。3～4 月播种，开浅沟条播，行距 33 cm，覆土 0.7～1 cm，播后浇水保持土壤湿润，约 15 日出苗。

田间管理　齐苗后，过密处间苗，生长后期应注意松土、除草，雨季注意排涝。

【采收加工】 7～8 月采割全草，鲜用或晒干。

【药材】 石见穿 *Salviae Chinensis Herba*　主产于江苏等地。

性状　茎方柱形，单一或分枝；表面灰绿色或暗紫色，有白色长柔毛，以茎的上部及节处为多；质脆，易折断，折断面髓部白色或褐黄色。叶多卷曲，破碎，有时复叶脱落，仅见单叶，两面被白色柔毛，下面及叶脉上较明显。轮伞花序多轮，集成假总状，花冠二唇形，蓝紫色，多已脱落，宿萼筒外面脉上有毛，筒内喉部有长柔毛。小坚果椭圆形，褐色。气微，味微苦、涩。

鉴别　(1) 叶横切面：上表皮细胞长方形，下表皮细胞较小，外被角质层，有气孔及毛茸。栅栏组织 1～2 列细胞，海绵组织 4～5 列细胞。主脉维管束外韧型，上下表皮内方均有厚角组织，维管束上下两侧可见纤维。

(2) 取本品粉末 1 g，加乙醇 10 ml，水浴加热 5～10 分钟，滤过，取滤液 2 ml 于蒸发皿中，蒸干，冷后加 1%三氯化铁-冰乙酸试剂 1 ml 溶解，移至干燥小试管中，沿管壁加硫酸 1 ml，两液面交界处呈现棕红色环，上层现绿色至蓝绿色(检查甾醇类)。

【成分】 全草含酚酸类：异丹参酚酸(isosalvianolic acid)C，丹参酚酸(salvianolic acid)B、D、I，紫草酚酸(lithospermic acid)，迷迭香酸(rosmarinic acid)，咖啡酸(caffeic acid)，原儿茶醛(protocatechualdehyde)，*R*-(+)-*β*-(3，4-二羟基苯基)乳酸〔*R*-(+)-*β*-(3，4-dihydroxyphenyl) lactic acid〕，齐墩果酸(oleanolic acid)。木脂素类：(−)-鹅掌楸树脂酚〔(−)-lirioresinol〕A、B，(+)-南荛酚〔(+)-wikstromol〕，(−)去甲络石苷〔(−) nortracheloside〕，(+)-罗汉松脂酚〔(+)-matairesinol〕。苯丙酮类：3-羟基-1-(3-甲氧基-4-羟苯基)-丙-1-酮〔3-hydroxy-1-(3-meyhoxy-4-hydroxyphenyl)-propan-1-one〕，3-羟基-1-(3，5-二甲氧基-4-羟苯基)-丙-1-酮〔3-hydroxy-1-(3，5-dimethoxy-4-hydroxyphenyl)-propan-1-one〕。黄酮类：主要为双黄酮(biflavonoids)：穗花杉双黄酮(amentoflavone)，7，7″-二-*O*-甲基穗花杉双黄酮(7，7″-di-*O*-methylamento flavone)，7，4′，7″，4‴-四-*O*-甲基穗花杉双黄酮(7，4′，7″，4‴-tetra-*O*-methylamento flavone)，橡胶树双黄酮(heveaflavone)。此外还含甾醇，三萜成分，氨基酸，由鼠李糖，阿拉伯糖，半乳糖和半乳糖醛酸组成的酸性杂多糖，单-阿魏酰基-*R*，*R*-(+)-酒石酸〔mono-feruloyl-*R*，*R*-(+)-tartaric acid〕。

根含水苏糖(stachyose)。

【药性】 辛、苦，微寒。

1.《安徽中草药》："性平，味苦、辛。"

2.《四川中药志》1982 年版："微苦，凉。"

【功用主治】 化瘀散结，清热利湿。主治噎膈，痰喘，瘰疬，痈肿，痛经，经闭，湿热黄疸，痢疾，带下。

1.《纲目》："主骨痛，大风，痈肿。"

2.《浙江民间常用草药》："活血化瘀，止血，解毒，消肿。"

3.《苏州本产药材》："治噎膈，痰饮气喘。"

4.《浙江药用植物志》："主治黄疸型肝炎，湿热带下，菌痢，痛经；外治面神经麻痹，乳腺炎，疖肿，跌打损伤。"

5.《四川中药志》1982 年版："用于早期肝硬化，淋巴结核，肿痛。"

【用法用量】 内服：煎汤，6～15 g；或绞汁。外用：捣敷。

【选方】 1. 治月经不调　紫参 30～60 g，水煎，冲黄酒服；或加龙芽草、益母草各 30 g，水煎，冲红糖、黄酒服。(《浙江民间常用草药》)

2. 治痛经　紫参 60～120 g，红糖适量，煎服；或紫参 15 g，生姜 2 片，红糖适量，煎服。(《庐山中草药》)

3. 治子宫出血，肠出血　紫参 30 g。水煎服。(《浙江民间常用草药》)

4. 治肝炎　紫参 60～120 g，茵陈 60 g，糯稻根 60 g。水煎，分

两次服。(《庐山中草药》)

5. 治菌痢 石见穿、陈皮各 30 g,甘草 3~6 g。水煎服。(《浙江药用植物志》)

6. 治淋巴结结核 紫参根 9~12 g,羊乳块根 30 g。水煎服,连服 1~2 星期。(《浙江民间常用草药》)

7. 治带状疱疹 紫参鲜叶捣汁,加烧酒外搽。(《浙江民间常用草药》)

8. 治面神经麻痹、乳腺炎、疖肿 石见穿鲜根 30 g,加红糖和米饭适量同捣烂,敷患处;另取石见穿、六月雪各 15 g,水煎服。(《浙江药用植物志》)

1255 石长生 shí cháng shēng (《本经》)

【异名】 丹草(《本经》),长生草(《益部方物略记》)。

【基原】 为铁线蕨科铁线蕨属植物单盖铁线蕨的全草。

【原植物】 单盖铁线蕨 *Adiantum monochlamys* Eaton [*A. venustum* Don var. *monochlamys* Keys]

植株高 16~30 cm。根茎横生,连同叶柄基部被紫棕色、线状披针形鳞片。叶近生,或散生;叶柄长 8~12 cm,腹面略扁平,深棕色至紫棕色,有光泽;叶片薄革质,无毛,狭卵形,先端渐尖,基部圆楔形,顶端一回羽状,其下为三回羽状;羽片 6~8 对,互生,斜展,有柄,基部一对最大;一回小羽片 2~3 对,各对具末回小羽片 3~5 对;末回小羽片狭长倒三角形,排列稀疏,先端圆形,边缘有尖锯齿,基部楔形;叶脉为多回二叉分枝,直达小羽片的锯齿尖端,两面均明显。孢子囊群近圆形,横生于末回小羽片先端凹缺内,每小羽片 1 个;囊群盖近圆形或长圆形,红褐色,全缘或呈波状,宿存。

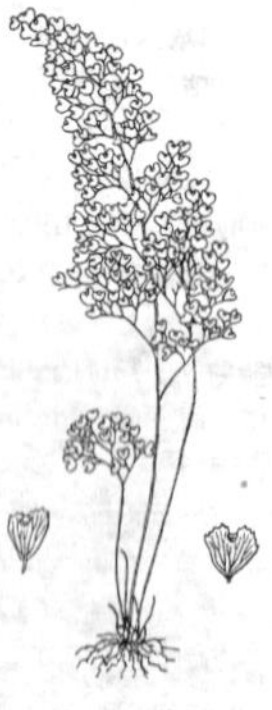

单盖铁线蕨

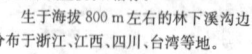

生于海拔 800 m 左右的林下溪沟边。分布于浙江、江西、四川、台湾等地。

【采收加工】 9~11 月采收,晒干或鲜用。

【成分】 全草含铁线蕨烯(adianene),5-铁线蕨烯臭氧化物(adian-5-ene-ozonide),7-羊齿烯(7-fernene),雁齿烯(filicene),羟基铁线蕨酮(hydroxyadiantone),铁线蕨酮(adiantone),金丝桃苷(hyperin),紫云英苷(astragalin),洋李苷(prunin)。

叶含三萜类成分:雁齿烯醇(filicenol) A、B,异铁线蕨醇(isoadiantol)B,哈可烷二醇(hakonanediol),表哈可烷二醇(epihakonanediol)。

【药性】 咸,微寒,小毒。

1.《本经》:"味咸,微寒。"

2.《吴普本草》:"神农:苦。雷公:辛。桐君:甘。"

3.《别录》:"苦,有毒。"

4.《药性论》:"味酸,有小毒。"

【功用主治】 清热化痰,解毒杀虫。主治肺热咳嗽,肺劳吐血,痈疽,疔疮,疥癣。

1.《本经》:"主寒热,恶疮,大热。"

2.《别录》:"下三虫。"

3.《药性论》:"治疥癣,逐诸风。"

4.《台湾药用植物志》:"全草为祛痰药及妇人病药,又有利尿,通经之效。用于胎前产后及痰饮俱有效。叶入药可宽胸豁痰,缓解冒寒之咳嗽,喘满,咽喉痛,伤冷诸症;或排除胸胀,对胸肺诸症有效,子宫冲逆,心悸,抽掣,研为细末,淡麦酒送下有效。"

5.《中国药用孢子植物》:"清热解毒,消炎化痰。用于肺热咳嗽、感冒、肺结核吐血、疥癣、痈肿疔毒、恶疮、高热、淋浊、痢疾等。"

【用法用量】 内服:煎汤,9~15 g。外用:捣敷。

【选方】 1. 治肺热咳嗽,感冒 石长生 15 g,大青叶 9 g,鱼腥草 15 g。煎服。

2. 治肺结核吐血 石长生 15 g,苎麻根 15 g。煎服。(1、2 方出自《中国药用孢子植物》)

1256 石风丹 shí fēng dān (《植物名实图考》)

【异名】 石风丹(《民间常用草药汇编》)。

【基原】 为兰科斑叶兰属植物高斑叶兰的全草。

【原植物】 高斑叶兰 *Goodyera procera* (Ker-Gawl.) Hook. [*Neottia procera* Ker-Gawl.] 又名:高大斑叶兰(《云南药用植物名录》)。

多年生草本,高 25~80 cm。根茎短。茎直立,无毛。叶大而厚,长圆形或狭椭圆形,先端渐尖,基部渐狭成柄。总状花序似穗状,长 7~15 cm,花稠密;苞片膜质,约与花等长;花小,白色而带淡绿,直径约 3 mm,芳香;萼片卵形,长约 2 mm;花瓣较狭,匙形;唇瓣囊状,内面有柔毛,先端钝,外反,内有 2 枚胼胝体;合蕊柱短而阔,蕊喙 2 裂,和蕊柱等长,花药卵状三角形;子房无毛。蒴果纺锤形。花期春、夏。

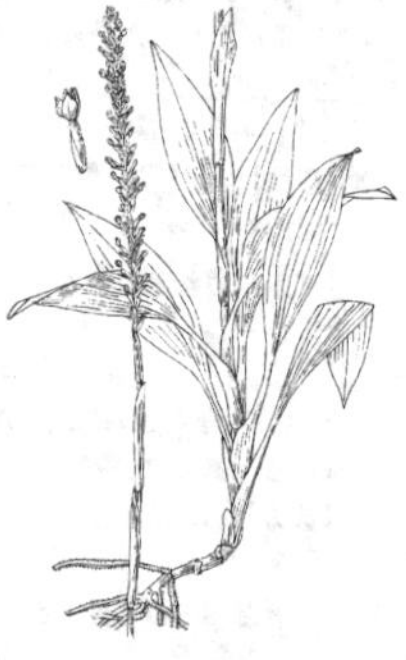

高斑叶兰

生于山野溪涧湿地,或附生于石壁上。分布于广东、海南、广西、四川、云南等地。

【采收加工】 10~12 月采收,晒干。

【药材】 石风丹 *Goodyerae Procerae Herba* 主产于福建、广东、广西、四川、云南、西藏等地。

性状 全株长 15~80 cm。根茎短,有数条根。根弯曲而相互纠结,表面有黄柔毛,质较韧。茎圆柱形,黄绿色,无毛。叶多皱缩,棕黄色或带绿色,展平后呈宽披针形或矩圆形,先端渐尖,基部渐狭而成叶柄,基部鞘状抱茎,全缘,具平行脉。气微,味辣。

【药性】 苦、辛,温。

1.《植物名实图考》:"性温,味苦。"

2.《全国中草药汇编》:"辛,温。"

【功用主治】 祛风除湿,止咳平喘。主治风寒湿痹,半身不遂,咳喘,水肿,跌打损伤。

1.《植物名实图考》:"养血,舒肝,益气,滋肾。入筋祛风,入骨除湿。"

2.《民间常用草药汇编》:"治关节疼痛,风湿麻痹。"

3.《全国中草药汇编》:"止咳平喘。主治风湿骨痛,跌打损伤,气管炎,哮喘。"

4.《福建药物志》:"燥湿,行气活血。主治胃痛,对口疮。"

【用法用量】 内服:煎汤,9~15 g;或浸酒。

【宜忌】《成都中草药》:"孕妇忌用。"

【选方】 1. 治半身不遂 石风丹,红活麻,红牛膝。炖牛肉服。(《成都中草药》)

2. 治关节痛 高斑叶兰 24 g,猪脚 1 只。水炖服。

3. 治跌打损伤 高斑叶兰 9 g。水煎,加酒适量服。

4. 治对口疮 高斑叶兰 9~15 g,鸡蛋 1 枚。水炖服。(2~4 方出自《福建药物志》)

1257 石龙子 shí lóng zǐ (《本经》)

【异名】 蜥易、易蜴(杨雄《方言》),蜥蜴(《本经》),山龙子、守宫、石蜴(《别录》),猪蛇婆(《纲目》),四脚蛇(《方言笺疏》),五寸棍(《陆川本草》)。

【基原】 为石龙子科石龙子属动物石龙子或蓝尾石龙子除去内脏的全体。

【原动物】 1. 石龙子 *Eumeces chinensis* (Gray)

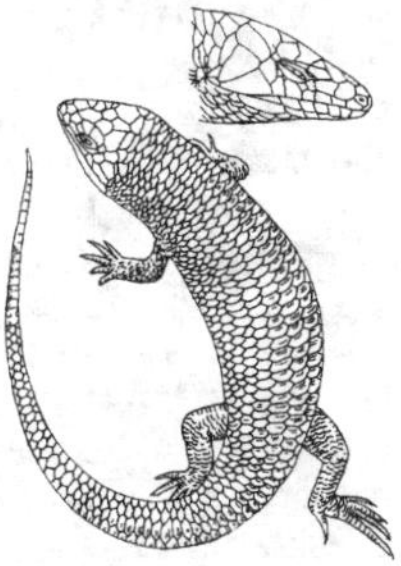

石 龙 子

头体长103～125 mm,尾长144～189 mm。眶上鳞第二枚显著大于第一枚;额顶鳞发达,彼此相切,有上鼻鳞;无后鼻鳞;第二列下颞鳞楔形,后颏鳞前、后2枚。耳孔前缘有2～3个瓣突,鼓膜深陷。体较粗壮,环体中段鳞22～24行;肛前具1对大鳞;尾下正中1行鳞扩大。前、后肢贴体相向时不相遇,指、趾侧扁,掌足跖部粒鳞大、小不一。背面灰橄榄色;头部棕色;颈侧及体侧红棕色,雄性更为显著,体侧有分散的黑斑点;腹面白色。幼体背面黑灰色,有3条浅黄色纵纹向后直达尾部,随个体成长而消失或隐约可见。雄性颞部显著隆肿。

生活于海拔200～1 000 m的山区、平原耕作区、开阔地、住宅、路旁杂草乱石堆中。捕食昆虫。分布于江苏、浙江、安徽、福建、江西、湖北、湖南、广东、广西、海南、四川、贵州、云南、台湾。

2. 蓝尾石龙子 *E. elegans* Boulenger 又名:蓝尾四脚蛇。

头体长70～90 mm,尾长130～160 mm,吻端钝圆;上鼻鳞1对,左右相切,无后鼻鳞,前额鳞1对,不相切;额鼻鳞与额鳞相接,左右顶鳞为间顶鳞所隔开,颊鳞2,眶上鳞4,耳孔前缘有2～3枚锥状鳞,上唇鳞7,后颏鳞1枚,体鳞平滑,环体中段鳞26～28行;肛前鳞2,股后缘有1簇大鳞,雄性肛侧各有1棱鳞。背面深黑色,有5条黄色纵纹,正中1条在顶鳞分叉向前达吻部,其余分别在眼上方和眼下方向后沿体侧达尾部,在尾后端浅纵纹消失。尾部为蓝色,腹面色浅。

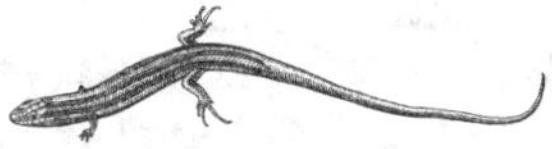

蓝尾石龙子

生活于海拔600～1 500 m左右山间路旁杂草间。捕食昆虫。分布于华东、华中及四川、贵州、云南、台湾。

【采收加工】 7～10月捕捉,除内脏,置通风处干燥。

【药性】 咸,寒,小毒。

1.《本经》:"味咸,寒。"

2.《本经逢原》:"咸,温,小毒。"

【功用主治】 行水,破结,解毒。主治癃闭,石淋,小便不利,恶疮,臁疮,瘰疬。

1.《本经》:"主五癃邪结气,破石淋,下血,利小便水道。"

2.《品汇精要》:"破诸淋,消结气。"

3.《纲目》:"消水饮阴㿉,滑窍破血。"

4.《本草求原》:"偏助壮火,阳事不振者宜之。"

5.《四川中药志》1962年版:"治九子烂疡,乳癌,肺痈,风湿,皮肤发痒及疮毒。"

【用法用量】 内服:烧存性研末,1.5～3 g;或入丸、散。外用:熬膏涂;或研末调敷。

【宜忌】 1.《本草经集注》:"恶硫黄、斑猫、芫荑。"

2.《纲目》:"娠妇忌用。"

【选方】 1. 治小儿癫 蜥蜴一枚,烧灰,末,以酒服之。(《备急方》)

2. 治诸瘘不愈 蜥蜴(炙)三枚,地胆(炒)三十枚,斑蝥(炒)四十枚。为末,蜜丸小豆大。每服二丸,白汤下。(《刘涓子鬼遗方》)

【临床报道】 治疗蛇头疔 于野外捕捉石龙子,将其头自颈部剪下,自其一侧口角处剪开,包贴于病患处,3小时后再更换新鲜的石龙子头贴敷,直至治愈。共治43例,结果治愈42例,1例贴敷4日后红肿基本消退,疼痛明显减轻,加服红霉素治疗2日而愈。治疗时间最短者6小时肿消痛止,最长者4日治愈,平均3.2日。治愈率97.7%,有效率100%。43例中应用此法没有无效者。

【各家论述】 《纲目》:"其功长于利水,故《千金》治癥结水肿,尸疰留饮,有蜥蜴丸。《外台》治小儿阴㿉用之,皆取其利水也。刘涓子用同斑蝥、地胆治瘘疾,取其利小便,解二物之毒也。"

1258 石龙刍 shí lóng chú (《本经》)

【异名】 龙须、草续断、龙珠(《本经》),龙刍、龙鬓、龙木、草毒、龙华、悬莞(《吴普本草》),龙须草、缙云草(崔豹《古今注》),龙修(《山海经》郭璞注),悬莞、方宾(《别录》),席草(《本经逢原》),野席草(《纲目拾遗》),草龙刍(汪连仕《采药书》),野灯芯(《广西药用植物名录》),水灯心(《四川中药志》)。

【基原】 为灯心草科灯心草属植物野灯心草的全草。

【原植物】 野灯心草 *Juncus setchuensis* Buchen. [*J. setchuensis* Buchen. var. *effusoides* Buchen.] 又名:拟灯心草(《秦岭植物志》)。

多年生草本,高30～50 cm。根茎多短缩,须根较坚硬。茎细弱,灰绿色,有纵条纹。叶多基生;叶鞘红褐色至棕褐色,长2～5 cm,上部有膜质边缘;叶片退化为芒刺状。花序假侧生,聚伞花序,多花或仅有数朵;与茎贯连的苞片直或弯曲,长10～15 cm;花被片6,卵状披针形,淡绿色,近等长,边缘膜质,排列为二轮;雄蕊3,短于花被;子房上位,花柱极短,柱头3。蒴果近球形,成熟时棕褐色。种子偏斜倒卵形。花、果期5～6月。

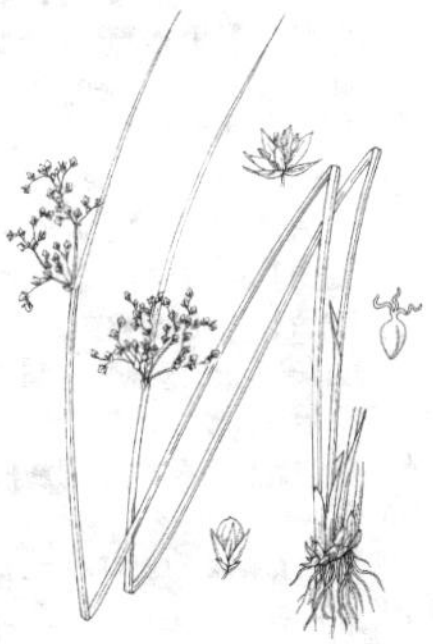

野灯心草

生于山沟、道旁的浅水处。分布于长江中、下游及四川、云南、陕西等地。

本植物的根(石龙刍根)亦供药用,另设专条。

【栽培】 生物学特性 适应性较强,可利用溪沟边、塘边水浅处和低洼地的潮湿处栽培。

繁殖方法 用分株繁殖法。12月或1月栽种。耕翻土地,施土杂肥。先将老蔸挖起,分成小蔸,按行、株距各约30 cm栽种。

田间管理 每年在3月、5月各除草1次,除草后,各施人畜粪水1次。至9～10月收获后,再除草1次,施以土杂肥过冬,并保持湿润或浅水。

【采收加工】 7～10月采收,去根,切段,鲜用或晒干。

【药材】 石龙刍 *Junci Setchuensis Herba* 产于河南、长江流域中下游各地及西南地区。

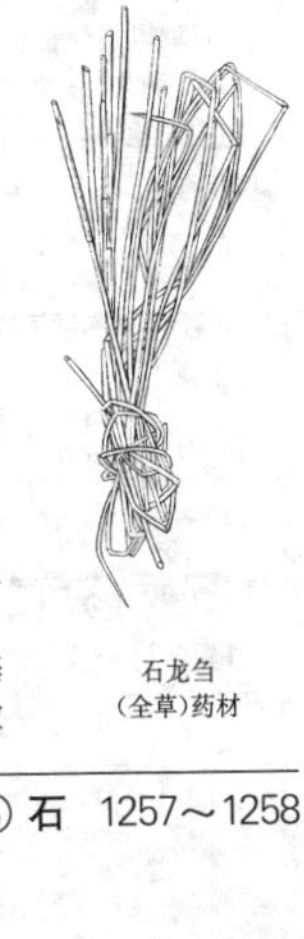

石龙刍
(全草)药材

性状 茎细长圆柱形,上部渐细尖,基部稍粗,表面淡黄绿色,光滑,具细纵直纹理。质坚韧，断面黄白色，中央有髓，白色而疏松。茎上部无叶，侧生淡紫色花序或果穗，基部叶鞘红褐色至棕褐色。气微，味淡。

鉴别　茎横切面：表皮细胞1列，外被角质层，下皮纤维位于棱角处，非木化或微木化。维管束有限外韧型，有维管束鞘纤维；木质部呈"V"字形。髓部大，薄壁细胞5～7分枝，相连成网状，细胞间隙大。

【药理】　石龙刍有抗氧化和抗微生物活性。乙酸乙酯提取物抗氧化作用最强。抗微生物活性次序为：乙酸乙酯提取物＞丙酮提取物＞乙醇提取物。

【药性】　苦，凉。归心、小肠经。

1.《本经》："味苦，微寒。"

2.《吴普本草》："雷公：苦，无毒。扁鹊：辛，无毒。"

3.《别录》："微温。"

4.《得配本草》："入手少阴、太阳经气分。"

5.《药性考》："甘。"

6.《饮片新参》："淡，平。"

【功用主治】　利水通淋，凉血解毒。主治热淋，水肿，心热烦躁，口舌生疮，咽痛，齿痛，目赤肿痛，衄血，咯血，尿血。

1.《本经》："主心腹邪气，小便不利，淋闭，风湿，久服补虚羸，轻身，耳目聪明，延年。"

2.《别录》："补内虚不足，痞满，身无润泽，出汗，除茎中热痛。又主疗蛔虫及不消食。"

3. 汪连仕《采药书》："散风火，大理湿热。"(引自《纲目拾遗》)

4.《药性考》："止盗汗，消满，进饮食。"

5.《四川常用中草药》："止血。治流鼻血，牙龈肿痛出血，淋症尿血，小便短赤，痔疮肿痛。"

6.《四川中药志》1982年版："凉血止血。用于心热烦躁，口舌生疮，风湿热痹，咯血，目赤肿痛。"

【用法用量】　内服：煎汤，9～15 g；或烧存性研末。

【宜忌】　《饮片新参》："溲多者勿用。"

【选方】　1. 治尿路感染、肾炎水肿　野灯心草、车前草各30 g，土茯苓9 g。水煎服。(《浙江民间草药》)

2. 治热结膀胱，小便不利，心热烦躁，口舌生疮，衄血，尿血　水灯心60 g，白茅根30 g，刺黄柏9 g。水煎服。(《四川中药志》1982年版)

3. 治乳糜尿　(野灯心草)鲜全草30～60 g。水煎服。(《浙江药用植物志》)

4. 治糖尿病　拟灯心草60 g，鹿茸草30 g。水煎服。

5. 治失眠、神经衰弱　拟灯心草鲜全草60 g，夜交藤30 g，丹参15 g。水煎服。

6. 治小儿夜啼　石龙刍(干草)，烧灰涂乳上饲小儿。(4～6方出自《浙江民间草药》)

7. 治胃热牙痛　水灯心60 g，地骨皮30 g。水煎代茶饮。(《四川中药志》1982年版)

【各家论述】　1.《开宝本草》："别本注云：《别录》云微温，今之服用能除热，盖不温也。"

2.《本草崇原》："石龙刍，气味苦寒，生于水石间，得少阴水精之气。主治心腹邪气者，少阴水精之气上交于心，则心腹之邪气可治也。小便不利淋闭者，热邪下注而病淋，浊气不下化而仍闭结，皆为小便不利。龙刍能启水精之气，上交于心，上下相交，则小便自利矣。又少阴神气外浮，则能去风湿；少阴神气内藏，则能除鬼疰也。又曰恶毒者，言鬼疰之病，皆恶毒所为，非痈毒也。久服则水火相济，故能补虚羸而轻身，精神充足，故耳目聪明而延年。"

1259 石龙芮 shí lóng ruì (《本经》)

【异名】　水堇、姜苔、水姜苔(《吴普本草》)，彭根(《别录》)，堇菜(《食疗本草》)，鹘孙头草(《履巉岩本草》)，胡椒菜(《救荒本草》)，鬼见愁(《植物名实图考长编》)，野堇菜、黄花菜(《广西中药志》)。

【基原】　为毛茛科毛茛属植物石龙芮的全草。

【原植物】　石龙芮 *Ranunculus sceleratus* L.

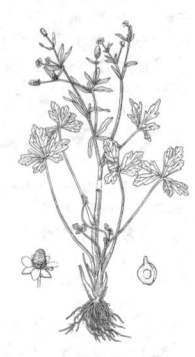

石龙芮

一年生或二年生草本，高10～50 cm。须根簇生。茎直立，上部多分枝，无毛或疏生柔毛。基生叶有长柄，长3～15 cm；叶片轮廓肾状圆形，基部心形，3深裂，有时裂达基部，中央深裂片菱状倒卵形或倒卵状楔形，3浅裂，全缘或有疏圆齿；侧生裂片不等2～3裂，无毛；茎上部叶较小，3全裂，裂片披针形或线形，无毛，基部扩大成膜质宽鞘，抱茎。聚伞花序有多数花；花两性；萼片5，椭圆形；花瓣5，倒卵形，淡黄色，基部有短爪，蜜槽呈棱状袋穴；雄蕊多数，花药卵形；花托在果期伸长增大呈圆柱形；心皮多数，花柱短。瘦果极多，有近百枚，紧密排列在花托上。花期4～6月，果期5～8月。

生于平原湿地或河沟边。分布于全国各地。

【采收加工】　在开花末期5月份左右采收全草，洗净鲜用或阴干备用。

【成分】　全草含原白头翁素(protoanemonin)，毛茛苷(ranunculin)，5-羟色胺(serotonin)，白头翁素(anemonin)，还含胆碱(choline)，不饱和甾醇类，没食子酚型鞣质及黄酮类化合物。

【药理】　1. 抗微生物作用　原白头翁素29 μg/ml可抑制铜绿假单胞菌、金黄色葡萄球菌、大肠杆菌和普通变形杆菌的生长；3.6 μg/ml即可抑制白念珠菌的生长。其水溶液(pH 5～6)在4 ℃贮存1年后，仍可完全保持其生物活性。

2. 对平滑肌的作用　1%原白头翁素在豚鼠离体支气管灌流实验中能对抗0.01%组胺的支气管痉挛作用；在用药1～2小时内可完全防止致痉量组胺对支气管的痉挛作用，喷雾吸入1%原白头翁素可降低组胺所致的豚鼠支气管痉挛窒息的死亡率并可使静注最小致死量组胺的小鼠免于死亡。此外，1%原白头翁素还可对抗组胺对豚鼠离体回肠平滑肌的收缩作用，作用仍可维持达1小时。

3. 局部刺激作用　原白头翁素对眼、鼻和喉黏膜有强烈刺激作用，高浓度接触过久，可使皮肤发红、发泡。

【药性】　苦、辛，寒，有毒。

1.《纲目》："甘，寒，无毒。"

2. 姚可成《食物本草》："有小毒。"

3.《本草从新》："甘，微辛、苦、涩，寒。"

【功用主治】　解毒，散结，止痛，截疟。主治痈疖肿毒，毒蛇咬伤，痰核，瘰疬，风湿痹痛，牙痛，疟疾。

1.《别录》："主毒肿痈疖疮，蛔虫，齿龋。"

2.《新修本草》："捣汁，洗马毒疮，并服之，又涂蛇蝎毒及痈肿。"

3.《食疗本草》："久食除心下烦热，主寒热鼠瘘，瘰疬生疮，结核聚气，下瘀血，止霍乱。又生捣汁半升服，能杀鬼毒，即吐出。"

4.《草药新纂》："为引炎药，作发泡剂。"

5.《内蒙古中草药》："清热解毒，活血消肿。主治疔疮肿毒，面神经麻痹，淋巴结结核，肾虚腰痛，急性黄疸型肝炎。"

6.《四川中药志》1979年版："消肿，止痛，解毒，散结，截疟。用于风寒湿痹，关节肿痛，牙痛，痰核瘰疬，疟疾，疮痈肿毒，毒蛇咬伤及慢性下肢溃疡。"

【用法用量】 外用：捣敷，或煎膏涂患处及穴位。内服：煎汤，干品 3～9 g，亦可炒研为散，每次 1～1.5 g。

【宜忌】《南方主要有毒植物》："石龙芮，全株有毒。中毒症状：人误食后，口腔灼热，随后肿胀，咀嚼困难，剧烈腹泻，排出黑色腐臭粪便，有时带血，脉搏缓慢，呼吸困难，瞳孔散大，严重者十余小时内死亡。解救方法：早期可用 0.2% 高锰酸钾溶液洗胃；服鸡蛋清或面糊及活性炭；静脉滴注葡萄糖盐水；腹剧痛时可用阿托品等对症治疗。"

【选方】 1. 治腱鞘炎　鲜石龙芮捣烂敷于最痛处，敷后有灼热感，6 小时后将药取下，局部出现水疱，将疱刺破，涂上龙胆紫，外用纱布包扎。(《安徽中草药》)

2. 治结核气　堇菜日干为末，油煎成膏摩之，日三五度便瘥。(《食疗本草》)

3. 治乳腺癌、食管癌　鲜石龙芮 30～60 g。水煎服。(《云南中草药选》)

4. 治血疝初起　胡椒菜叶挼按揉之。(《濒湖集简方》)

5. 治风寒湿痹，关节肿痛　石龙芮 60 g，石楠藤 30 g，八角枫根 30 g。煎水熏洗。

6. 治牙痛　石龙芮捣烂，加食盐少许，包敷中指指甲下沿，左痛包右，右痛包左。(5、6 方出自《四川中药志》1979 年版)

1260 石龙胆 shí lóng dǎn (《本草汇言》)

【异名】 蓝花地丁、紫花地丁(《民间常用草药汇编》)，鬼点灯、绿花草、六月绿花草、龙胆地丁(《四川中药志》)。

【基原】 为龙胆科龙胆属植物鳞叶龙胆的全草。

【原植物】 鳞叶龙胆 *Gentiana squarrosa* Ledeb.　又名：岩龙胆(《种子植物名称》)。

一年生细弱小草本，高 3～8 cm。茎黄绿色或紫红色，分枝多，铺散，斜升，全株被腺毛。基生叶呈莲座状，在花期枯萎；茎生叶小，外反，对生，无柄，叶片倒卵形至圆形，先端急尖带短尖头，基部渐狭，两面均被白色细柔毛。花多数单生于分枝的顶端；花萼钟形，先端 5 裂，裂片卵圆形，先端尖锐，裂齿间收缩；花冠钟形，淡蓝色或白色，5 裂，褶全缘或 2 裂，较花冠裂片短；雄蕊着生于花冠筒中部；子房宽椭圆形，花柱短，柱头 2 裂，外反。蒴果倒卵形，果先端有齿状翅，两侧边缘有狭翅。种子黑褐色，表面具白色光亮的细网纹。花期 4～7 月，果期 8～9 月。

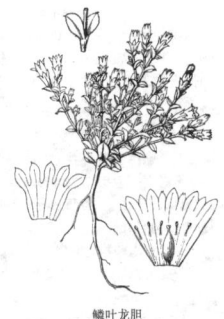
鳞叶龙胆

生于海拔 110～4 200 m 的向阳山坡干草原、河滩、路边灌丛及高山草甸。分布于华北、东北、华东、西南、西北(除西藏自治区外)等地。

【采收加工】 6～7 月采收开花的全草，晒干或鲜用。

【成分】 含有花色素：矢车菊素(cyanidin)，飞燕草素(delphinidin)。

【药性】《四川常用中草药》："性寒，味苦、辛。入心、肝二经。"

【功用主治】 解毒消痈，清热利湿。主治疔疮疖肿，瘰疬，无名肿毒，蛇咬伤，肠痈，湿热黄疸，带下。

1.《民间常用草药汇编》："清凉解毒。治一切恶疮，疔肿，瘰疬，无名肿毒及火眼。"

2.《内蒙古中草药》："治蛇咬伤。"

3.《四川中药志》1979 年版："解毒消痈，清热利湿。用于疔疖痈肿，肠痈，目赤肿痛，湿热黄疸，白带。"

【用量用法】 内服：煎汤，10～15 g；鲜品 15～30 g。外用：鲜品捣敷；或干品研末调敷。

【选方】 1. 治疔疖痈肿　龙胆地丁 15 g，野菊花 15 g，甘草 10 g。水煎服。

2. 治阑尾炎　龙胆地丁 15 g，草红藤 15 g，鬼针草 30 g。水煎服。

3. 治急性黄疸型肝炎　龙胆地丁 15 g，地耳草 30 g。水煎服。

4. 治湿热带下　龙胆地丁 15 g，苍术 10 g，黄柏 10 g。水煎服。(1～4 方出自《四川中药志》1979 年版)

5. 治蛇咬伤　石龙胆 9 g，青木香 6 g，凉开水送服；或全草加半边莲适量捣烂外敷。(江西《草药手册》)

6. 治脑膜炎，肺炎，感冒，小儿高热　石龙胆 3～6 g。捣烂，擦头部，另留部分以开水冲服。(《湖南药物志》)

1261 石仙桃 shí xiān táo (《生草药性备要》)

【异名】 石山莲、石橄榄(广州部队《常用中草药手册》)，果上叶、千年矮、麦斛、小扣子兰(《文山中草药》)。

【基原】 为兰科石仙桃属植物石仙桃的全草或假鳞茎。

【原植物】 石仙桃 *Pholidota chinensis* Lindl.　又名：双叶石橄榄、薄叶石橄榄(《广东药用植物简编》)。

多年生草本。根茎粗壮，匍匐。假鳞茎卵形、圆柱形或狭圆锥形，肉质，顶生 2 叶。叶椭圆形或倒披针形，先端渐尖，基部收狭成柄，具明显的纵脉。花葶从被鳞片包住的幼小假鳞茎顶端抽出，长 10～15 cm；总状花序直立或下垂，有 8～20 朵花；花白色、绿白色或带黄色；苞叶狭卵形，2 列；萼片卵形，近等大，长约 1 cm；花瓣线形；唇瓣基部凹陷成囊状，3 裂。蒴果倒卵形，种子粉末状。花期春、夏季。

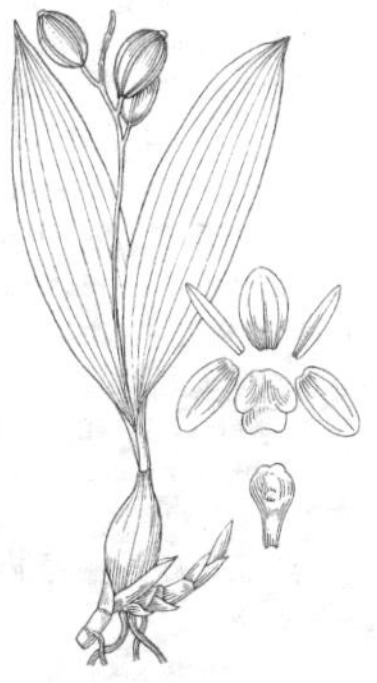
石仙桃

附生于海拔 1 000～1 200 m 的阔叶林树上、林下或沟边石上。分布于华东、华南和西南大部分地区。

【采收加工】 9～10 月采收，鲜用，或用开水烫过晒干。

【药材】 石仙桃 *Pholidotae Chinensis Herba et Pseudobulbus* 产于广东、广西、浙江、江西、福建、台湾、海南、云南等地。

性状　本品根茎粗壮，直径 5～10 mm。下侧生灰黑色须根，节明显。节上有干枯的膜质鳞叶，每隔 0.5～1.5 cm 生 1 枚假鳞茎，肉质肥厚呈瓶状，卵形或长圆形。表面碧绿色或黄绿色，具 5～7 条纵棱或光滑，基部收缩呈柄状，有的被鞘状鳞叶。顶端生叶 2 枚，多脱落而留有呈内外套叠的"V"形叶痕。叶片革质，较厚，椭圆形或披针形。先端渐尖，基部楔形，收缩成柄状。具数条平行叶脉，其中 3 条明显而突出于下表面。花序顶生。多已干枯。气微，味甘、淡。

鉴别　假鳞茎横切面：表皮细胞类长方形、类方形，多切向延长，壁较厚，具纹孔，外被角质层，外围基本组织中散有黏液细胞，内含草酸钙针晶束，薄壁细胞具较大纹孔。维管束散在，外韧型，韧皮外侧具纤维束。周围细胞内含硅质块。

【成分】 含环石仙桃萜醇(cyclopholidonol)，环石仙桃萜酮(cyclopholidone)。

【药理】 1. 麻醉作用　石仙桃的水提取液具有局麻作用。阻断蟾蜍神经干动作电位的作用与普鲁卡因相似，与地卡因相似的是对兔角膜表面的麻醉作用；豚鼠皮内注射100%石仙桃水提取液0.2 ml，有浸润麻醉作用；在家兔第七腰椎间隙注入0.2 mg/kg后，家兔的后肢截瘫，15分钟后，药物作用消除，恢复正常。

2. 镇痛作用　采用热板法、醋酸扭体法、电刺激致痛法观察药物的镇痛作用。发现石仙桃提取液明显抑制冰醋酸引起的小鼠扭体反应；显著提高热板法和电刺激致痛小鼠的痛阈；并呈剂量依赖性。

【药性】 甘、微苦，凉。归肺、肾经。

1.《广西中药志》："味甘、苦，性平。无毒。入肺、肾、膀胱经。"

2.《四川常用中草药》："性平、凉，味微苦。"

3.《云南中草药》："甘、微涩，凉。"

4.《福建药物志》："苦、微酸，凉。"

【功用主治】 养阴，清热，利湿，散瘀。主治肺热咳嗽，吐血，眩晕，头痛，梦遗，咽喉肿痛，风湿疼痛，湿热浮肿，痢疾，白带，疳积，跌打损伤。

1.《生草药性备要》："治内伤，化痰止咳。"

2.《岭南采药录》："治内伤吐血，哮喘咳嗽，心气痛，风湿骨痛，赤白痢，风火牙痛。"

3.《广西中药志》："清肺，止咳，利尿。治肺热咳嗽，湿热浮肿，小儿疳积。"

4. 广州部队《常用中草药手册》："滋阴，清热，凉血，润肺。主治肺结核咳血，慢性咳嗽，急性胃肠炎及慢性胃炎，跌打损伤。"

5.《云南中草药》："清热消肿。主治感冒，咽喉肿痛，肺炎，消化不良，肝炎，骨折，外伤出血。"

6.《福建药物志》："敛阴降火，平肝熄风。主治头晕，头痛，神经衰弱，风湿关节痛，尿道炎，梦遗，颈淋巴结核，乳腺炎。"

【用法用量】 内服：煎汤，15～30 g，鲜品加倍。外用：鲜品捣敷。

【选方】 1. 治梦遗　石仙桃鲜假鳞茎30 g，金丝草鲜全草15 g。水煎服。（《福建中草药》）

2. 治急性扁桃体炎　鲜石仙桃30 g，鲜杠板归60 g，鲜一枝黄花15 g。水煎服。（《香港中草药》）

3. 治风火牙痛　石仙桃30 g，野木瓜3 g。水煎服。（《福建药物志》）

4. 治疳积　石仙桃30 g，独脚柑15 g。煲猪肉食。（《广西中药志》）

5. 治外伤出血　果上叶干粉外敷；或鲜品适量捣烂外包创面。（《文山中草药》）

6. 治胃及十二指肠溃疡　石仙桃全草15～30 g。水煎服。（《湖南药物志》）

7. 治水肿病　石仙桃60 g，千层纸根12 g。煲猪脚服。（《广西中药志》）

8. 治头晕，头痛，脑震荡后遗症　石仙桃15 g，白芷9 g，鸡蛋1个。水煎服。（《福建药物志》）

9. 治慢性骨髓炎　鲜石仙桃全草，捣烂外敷患处，或用干品，用淡米酒浸软捣汁，调温开水外搽患处。（《全国中草药汇编》）

10. 治神经衰弱　石仙桃、夜交藤各30 g。水煎服。（《福建药物志》）

1262 石地钱 shí dì qián
（《中国药用孢子植物》）

【异名】 石蛤蟆（贵州）。

【基原】 为瘤冠苔科（石地钱科）石地钱属植物石地钱的叶状体。

【原植物】 石地钱 *Reboulia hemisphaerica*（L.）Raddi［*Marchantia hemisphaerica* L.］

叶状体扁平，二歧分叉的带片状，长1～4 cm，宽3～7 mm，先端心形，背面深绿色，边与腹面呈紫红色，沿中肋沟处生多数假根。气孔单一型，凸出，孔边细胞6～9个，4～5列。气室数层，无营养丝。鳞片覆瓦状排列，两侧各1列，紫红色，半月形。雌雄同株。雄托圆盘状，无柄，生于叶状体中部。雌托生于叶状体先端，柄长1～2 cm，托顶半球形，绿色，4瓣裂，每瓣腹面有总苞片2枚。孢蒴球形，黑色；孢子黄褐色，表面具网纹，直径60～90 μm。弹丝长约400 μm。

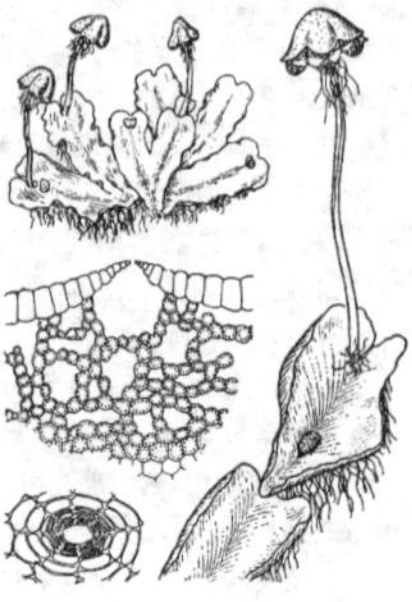
石地钱

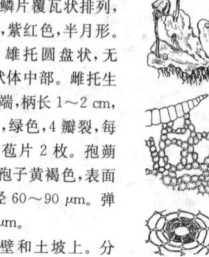

生于石壁和土坡上。分布于华北、东北、华东、中南、西南及西北等地区。

【采收加工】 7～11月采收，洗净，鲜用或晒干。

【成分】 含倍半萜类成分：(*R*)-(－)-8，11-二氢-α-花侧柏酮〔(*R*)-(－)-8，11-dihydro-α-cuparenone〕，右旋-8(12)-全萼苔烯-9-醇〔gymnomitr-8(12)-en-9-ol〕，(*R*)-(－)-α-花侧柏酮〔(*R*)-(－)-α-cuparenone〕，6α，22-何帕二醇（6α，22-hopanediol），8-羟基-9-全萼苔酮（8-hydroxygymnomitrian-9-one），8(12)-全萼苔烯-9-酮〔gymnomitr-8(12)-en-9-one〕，豆甾醇（stigmasterol），芹菜素-7，4′-二甲基醚（apigenin-7，4′-dimethylether）。8(12)-全萼苔烯-4-酮〔gymnomitr-8(12)-en-4-one〕，对映-9-马兜铃烯-8-醇（*ent*-arist-9-en-8-ol），6，10-环氧侧柏萜-3-烯（6，10-epoxycupar-3-ene），3(15)-罗汉柏烯-10-烯〔3(15)-thujopsen-10-ol〕，(－)-全萼苔-3(15)，4-二烯〔(－)-gymnomitra-3(15)，4-diene〕，全萼苔酮（gymnomitrone），地钱素（marchantin）C、M、N、O；四环三萜类：(＋)-cyclomyltaylan-5-ol (I)，地钱素醌（marchantinquinone）。

【药性】 淡、涩，凉。

1.《湖南药物志》："淡，凉。"

2.《中国药用孢子植物》："微涩。"

【功用主治】 清热解毒，消肿止血。主治疮疖肿毒，烧伤，跌打肿痛，外伤出血。

1.《湖南药物志》："清热解毒。主治疮疖肿毒，烧烫伤。"

2.《中国药用孢子植物》："消肿止血。治外伤出血，跌打肿痛。"

【用法用量】 内服：煎汤，12～15 g。外用：研粉敷；或捣敷。

【选方】 1. 治疮疖肿毒　（石地钱）鲜品配苎麻根或南瓜瓤，捣烂敷。

2. 治烧烫伤　（石地钱）鲜品研粉（烂），加三黄散（中药成方）等分，鸡蛋清调敷。或鲜品加南瓜瓤，捣匀敷。（1、2方出自《湖南药物志》）

3. 治跌打肿痛　石地钱9 g。煎服。并取鲜品适量捣敷患处。

4. 治外伤出血　石地钱晒干，研末外敷。（3、4方出自《中国药用孢子植物》）

1263 石吊兰 shí diào lán
（《植物名实图考》）

【异名】 黑乌骨（《植物名实图考》），石豇豆（《草木便方》），石泽兰、小泽兰（《分类草药性》），岩泽兰（《贵阳民间药草》），岩豇豆、岩茶（《贵州民间药物》）。

【基原】 为苦苣苔科吊石苣苔属植物石吊兰的全草。

【原植物】 石吊兰 *Lysionotus pauciflorus* Maxim.　又名：石

吊苣苔、紫背金盘(《海南植物志》),吊石苣苔(《中国植物志》)。

常绿小灌木。茎长7～30 cm,有匍匐茎,常攀附于岩石上,幼枝常具短毛。叶对生或3～5叶轮生;有短柄,长1～5 mm;叶片革质,形状变化较大,线形、线状披针形、狭长圆形或倒卵状长圆形,先端急尖或钝,基部钝,宽楔形或近圆形,近全缘,两面无毛,侧脉不显。花单生或2～4朵集生成聚伞花序状,顶生或腋生;花萼5深裂,裂片线状三角形;花冠白色或淡红色或带淡紫色条纹,长3.5～4.8 cm,檐部二唇形,上唇2裂,下唇3裂;能育雄蕊2,花药相连,退化雄蕊2;花盘杯状,4裂;雌蕊内藏;子房线形,花柱短,柱头弯。蒴果线形。种子纺锤形,先端具长毛。花期7～10月,果期9～11月。

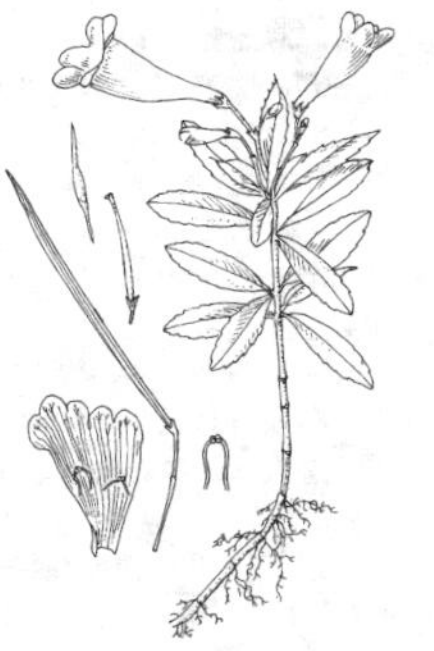
石吊兰

生于海拔300～2 000 m的丘陵、山地林中或阴处石岩上或树上。分布于华东、华中及四川、贵州、台湾等地。

【采收加工】 8～9月采收,鲜用或晒干。

【药材】 石吊兰 *Lysionoti Pauciflori Herba* 产于贵州、四川、广东、广西、江苏、浙江、安徽、江西、福建、台湾、湖北、湖南等地。

性状 茎呈圆柱形,长短不一,表面灰褐色或灰黄色,有粗皱纹,节略膨大,节间长短不一,有叶痕及不定根,质脆易折,断面不整齐,黄绿色。叶轮生或对生,多已脱落,完整叶片展平后呈长圆形至条形,先端钝或尖,叶上半部有疏锯齿,边缘反卷,厚革质;叶面草绿色,叶背黄绿色,主脉下陷,背面凸起。气微,味苦。

鉴别 (1) 茎横切面:木栓层由数层木栓细胞组成。木栓形成层明显。皮层由10数列细胞组成,靠近木栓形成层处有断续排列的纤维环,间有石细胞分布,其层纹及孔沟明显,胞腔狭小,有的胞腔内含有棕色物质。内皮层明显。韧皮部连成环状;木质部导管类圆形或多角形,大小不等,单个散在或数个排成单列。髓部较宽广,细胞类圆形,壁薄。薄壁细胞中充满圆形、卵形和椭圆形的淀粉粒。

(2) 取本品粗粉3 g,加水50 ml,煮沸30分钟,趁热滤过,滤液蒸干,残渣加乙醇2 ml使溶解,滤过,滤液加镁粉少量与盐酸5～6滴,溶液显深红色(检查黄酮类)。

(3) 薄层色谱:取本品粗粉3 g,加乙醇15 ml,回流15分钟,趁热滤过,滤液浓缩至约10 ml作为供试品溶液。取石吊兰素10 mg,加乙醇10 ml溶解作为对照品溶液。分别点于同一硅胶G板上,以氯仿-丙酮(15∶1)展开。日光下供试品在与对照品同一位置上显同样色斑。喷三氯化铝后,颜色加深;在紫外光下照射10～15分钟,显紫红色荧光。

【成分】 全草含石吊兰素,即内华达素(nevadensin)。

地上部分含苯丙素类:马鞭草新苷(verbascoside)即α-(3,4-二羟基苯基)乙基-(2′-*O*-α-*L*-吡喃鼠李糖基-3′-*O*-β-*D*-呋喃芹菜糖基-4′-*O*-*E*-咖啡酰)-β-*D*-吡喃葡萄糖苷〔α-(3,4-dihydroxyphenyl) ethyl-(2′-*O*-α-*L*-rhamnopyranosyl-3′-*O*-β-*D*-apiofuranosyl-4′-*O*-*E*-caffeoyl)-*b*-*D*-glucopyranoside〕;石吊兰素糖苷类:石吊兰素7-*O*-β-*D*-葡萄糖苷(nevadensin 7-*O*-β-*D*-glucoside),石吊兰素7-*O*-〔α-*L*-鼠李糖基(1→6)〕-β-*D*-葡萄糖苷{nevadensin 7-*O*-〔α-*L*-rhamnosyl(1→6)〕-β-*D*-glucoside},石吊兰苷(paucifloside),石吊兰素5-*O*-β-*D*-葡萄糖苷(nevadensin 5-*O*-β-*D*-glucoside),石吊兰素5-*O*-β-*D*-葡萄糖基(1→6)-β-*D*-葡萄糖苷〔nevadensin 5-*O*-β-*D*-glucosyl(1→6)-β-*D*-glucoside〕。

【药理】 1. 抗炎作用 石吊兰中的有效成分石吊兰素对琼脂、5-羟色胺、甲醛、高岭土所致大鼠实验性关节炎有明显抑制作用。石吊兰素50 mg/kg灌胃给药,每日1次,连续5日,对大鼠棉球肉芽肿也有非常显著的抑制作用,并可促进已形成的肉芽吸收。石吊兰素50 mg/kg、100 mg/kg灌胃给药,每日1次,连续3日,可促使幼小鼠胸腺萎缩,对大鼠肾上腺、维生素C含量无影响。在大鼠甲醛性关节炎实验中,石吊兰素对正常及去肾上腺大鼠均有同样的抗炎作用。因此,其抗炎作用可能并不依赖肾上腺皮质的存在。

2. 抗结核作用 石吊兰素体外试验,200 μg/ml即有显著的抗结核杆菌作用,体内试验亦有一定的保护作用,临床用于淋巴结核的治疗效果明显。石吊兰素为非水溶性化合物,其钠盐虽能溶于水,但临床使用针剂时患者疼痛难忍。现在临床使用的石吊兰素甲胺基葡萄糖盐可以克服以上缺点,且疗效更显著。为寻找疗效更高或结构简单的同类抗结核药物,曾研制了石吊兰素类似物Ⅵ1～Ⅵ16,其中化合物Ⅵ2～Ⅵ8对淋巴结核分支杆菌有不同程度的抑制作用(100～500 μg/ml),但对其余人型分支杆菌均未见有明显抑菌作用,这种专一性的作用与石吊兰素的临床情况相符。

3. 降压作用 给麻醉犬、猫肌内注射或静脉注射石吊兰素均可使血压明显降低,降压值为4.7 kPa左右,并可维持2～4小时以上,降压期间对心率及呼吸无明显影响。麻醉犬静脉注射石吊兰素2 mg/kg的降压作用较利舍平1.5 mg/kg和六烃季铵2 mg/kg的作用为强,与萝芙木总碱1 mg/kg相当。石吊兰素2.5 mg/kg静注使麻醉猫血管舒张,血压下降,心率减慢,心排血量降低。依据猫椎动脉注射石吊兰素及对脊髓猫血压影响等实验,其降压作用主要通过中枢,但也有外周因素参与。

4. 对心脏的作用 石吊兰素对豚鼠、家兔和蟾蜍的心脏停搏以及用氯化钾致心脏停搏均有使心脏复搏的作用,但不能增强心肌收缩力,推测石吊兰素可能对窦房结具有兴奋作用。实验表明,离体家兔心脏停搏后,心内注入2%的石吊兰素0.2～0.4 ml,有肾上腺素样的起搏作用,作用比肾上腺素稍快,心肌收缩力也较肾上腺素强。氯化钾心内注射致蟾蜍心脏停搏后5～15分钟,给予石吊兰素1 mg,能使心脏复搏并恢复至用药前频率。

5. 药代动力学 石吊兰素混悬剂大鼠肠襻注入或灌胃给药吸收甚差。溶液剂直接肠襻内注入比灌胃给药吸收快而完全,这种差异可能是因为石吊兰素为弱碱性化合物,灌胃后酸性胃内容物使其发生沉淀的结果。石吊兰素静脉注射后5分钟以肝脏、血浆含量最高,淋巴、肺、心、脑、肾、脾次之。按平衡透析法测得本品血浆蛋白结合率为51.3±2.2%。石吊兰素脂溶性较高,易在脂肪中蓄积,并能通过血脑屏障和胎盘屏障。石吊兰素体内代谢旺盛,可经尿、粪和胆汁排泄,肝脏是主要的代谢器官。尿中除含有石吊兰素的葡萄糖醛酸结合物及硫酸结合物外,尚有一种极性较大的石吊兰素代谢产物。

【药性】 苦、辛,平。

1.《分类草药性》:"味苦,有毒。"

2.《贵阳民间药草》:"甘、苦,平。无毒。"

3.《广西本草选编》:"味苦、涩。"

【功能主治】 除湿化痰,祛瘀通经。主治风湿痹痛,咳喘痰多,月经不调,痛经,跌打损伤。

1.《植物名实图考》:"通肢节,跌打,酒病。"

2.《草木便方》:"消痰,追毒,化食,养阴血。治风湿气肿,头闷眼花,诸虚。"

3.《分类草药性》:"治吐血,腰膝痛,去风除湿,跌打损伤。"

4.《民间常用草药汇编》:"清肺止咳,凉血止血。"

5.《四川中药志》1960年版:"治妇女崩带,风湿痹痛,小儿疳积及内伤咳喘。”

6.《广西本草选编》:“清热解毒,散瘀通经。主治钩端螺旋体病,闭经,产后腹痛,痢疾,跌打肿痛,骨折,外伤出血。”

7.《全国中草药汇编》:“清热利湿,祛痰止咳,活血调经。主治咳嗽,支气管炎,月经不调,白带。”

【用法用量】 内服:煎汤,9～15 g;或浸酒。外用:捣敷;或煎水外洗。

【宜忌】《广西本草选编》:“孕妇忌服。”

【选方】 1. 治腰痛、四肢痛　石吊兰、杜仲各 9 g。水煎服。(《湖南药物志》)

2. 治风寒咳嗽　石吊兰 15 g,前胡 6 g,生姜 3 片。煎服。(《安徽中草药》)

3. 治热咳　岩豇豆(石吊兰)、青鱼胆草、岩白菜各 15 g。水煎服。(《贵阳民间药草》)

4. 治肺脓疡　石吊兰 30 g,天花粉、野豇豆根各 15 g,七叶一枝花 9 g。米泔水煎服。(《浙南本草新编》)

5. 治跌打损伤　石吊兰 15 g。水煎,兑酒服。外用,捣烂敷伤处。(《湖南药物志》)

6. 治乳腺炎　石吊兰 30 g(鲜草 60 g 更好),与酒糟同捣烂外敷。另用石吊兰 30 g,紫地丁 60 g,酒水各半煎服。(《浙南本草新编》)

7. 治钩端螺旋体病　石吊兰 60 g,金钱草 15 g。水煎服。(《全国中草药汇编》)

8. 治神经性头痛　石吊兰、水龙骨各 30 g。水煎,冲黄酒服。(《浙江民间常用草药》)

9. 治淋巴结核　石吊兰适量。加水煎煮,取滤液浓缩至相对密度 1.4(热测),按得膏量加入 8%淀粉,搅拌均匀,干燥,制粒,压片,每片相当于原生药 4 g,包糖衣。口服,每次 16 g,每日 3 次。(《上海市药品标准》1980 年版石吊兰片)

【临床报道】 治疗淋巴结核　用石吊兰制成糖浆,每 100 ml 含石吊兰 30 g,每次口服 50 ml,每日 2 次,连服 30 日为 1 个疗程。治疗 92 例,有 4 例曾短期合并使用卡那霉素,其余采用单味石吊兰治疗(其中有部分配合局部针刺抽液排脓,或切开排脓)。其中服 1 个疗程的 22 例,2 个疗程的 27 例,3 个疗程的 20 例,4 个疗程的 23 例。治疗后 70 例临床治愈,15 例显效,5 例好转,2 例无效,总有效率达 97.8%。

1264 石决明 shí jué míng (《别录》)

【异名】 鳆鱼甲(《本草经集注》),千里光(《纲目》),真海决、海决明、海南决、关海决、鲍鱼壳、九孔石决明(《药材学》)。

【基原】 为鲍科鲍属动物杂色鲍、皱纹盘鲍、羊鲍、澳洲鲍、耳鲍、白鲍等的贝壳。

【原动物】 1. 杂色鲍 *Haliotis diversicolor* Reeve　又名:九孔螺(《日华子》),九孔鲍(《全国中草药汇编》),鲍鱼(俗名)。

贝壳小型,卵圆形,质坚硬,约 3 个螺层,螺旋部极小,体螺层极宽大,几占贝壳全部,边缘有一行排列整齐的逐渐增大的突起和小孔,其中靠近边缘有 7～9 个开孔。壳表面深绿色,生有不甚规则的螺旋肋和细密生长线。壳内面银白色,具珍珠光泽。

多栖息于盐度高、水质清和海藻丛生的水深约 10 m 左右的岩礁海底。分布于东海和南海。

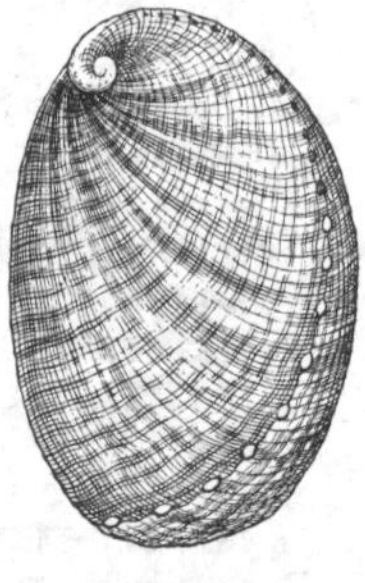

杂色鲍

2. 皱纹盘鲍 *H. discus hannai* Ino [*H. gigantea discus* Reeve] 又名:虾夷盘鲍(《贝类学概论》),盘大鲍(《我国的海产贝类及其采集》)。

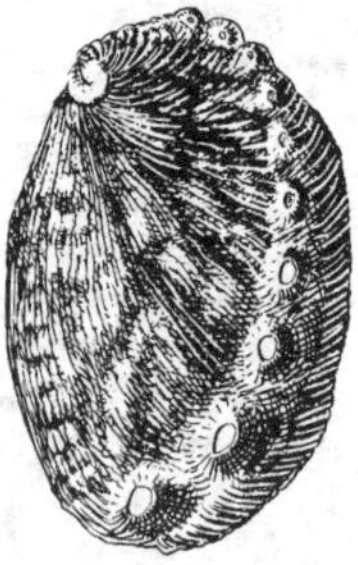

皱纹盘鲍

贝壳较大,呈长卵圆形,极坚厚。有 3 个螺层,螺旋部极小,体螺层极宽大,几占贝壳全部。壳顶钝,略高于体螺层的表面。壳表面深褐色,粗糙有不规则的突起,其边缘的 1 列突起极高,末端有 4～5 个,稀 3 个开口。壳内面银白色,有绿、紫及珍珠样彩色光泽;边缘薄呈刀刃状。

生活于海水较深而海藻茂盛的岩石上。分布于黄海和渤海。

3. 羊鲍 *H. ovina* Gmelin　又名:台湾石决明。

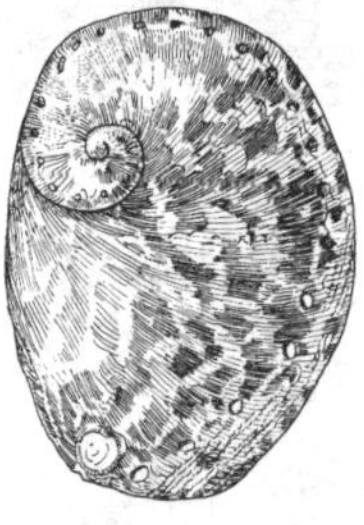

羊　鲍

贝壳呈扁平卵圆形,极坚厚,有 3 个螺层,螺旋部小,体螺层极宽大,几占贝壳全部。壳顶钝,略高于体螺层的壳面,位于贝壳前端中心处;体螺层的中部开始至边缘有 1 列突起,4～6 个开口与外界相通。壳表面粗糙,生长纹明显。壳内面有彩色光泽;外缘薄,呈刀刃状。

生活于潮下带岩石、珊瑚礁及藻类较多的海底。分布与耳鲍相同,但产量不多。

4. 澳洲鲍 *H. ruber* (Leach)

贝壳大型,极坚厚,呈卵圆形。螺旋部小,体螺部极宽大,由壳顶向下,自第二螺层中部开始,至体螺层边缘,有 30 个一列突起的小孔。靠近壳顶突起极小,渐至增大,末端 7～9 个特别大且开口。体螺层被螺肋区分成上下两部,上部宽大,下部特窄小,中间有明显隆起,壳面棕色,生长纹明显,有粗大的波状隆起。壳内银白色,呈美丽光泽。

分布于澳洲、新西兰。

5. 耳鲍 *H. asinina* Linnaeus

贝壳较小而扁,呈耳状,壳宽小于壳长的 1/2,壳高约相当于壳宽的 1/3。壳薄,略扭曲,从第二螺层的中部开始至主体螺层边缘为呼吸孔列,有 30 个左右的突起,末端最大的 4～7 个开孔,以 6 个开孔较多见,从第二螺层至贝壳边缘有 4～5 条明显的螺肋。壳面生长线明显,壳表颇为光滑美丽,常呈翠绿色或黄褐色,并布有紫褐色和土黄色三角形斑纹。壳内面银白色,有淡绿色闪光及珍珠光泽。

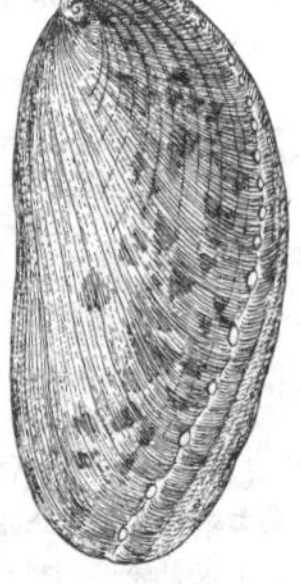

耳　鲍

生活于暖海低潮线以下的岩石、珊瑚礁及藻类丛生的海底。分布于海南岛和西沙、东沙群岛及台湾海峡。

6. 白鲍 *H. laevigata* (Donovan)

贝壳大而扁,卵形。螺层 3 个,由壳顶向下,自第二螺层中部开始至体螺层边缘,有 1 列疣状突起约 30 多个,构成一条旋转的螺肋,末端 7～9 个大且开口,孔口与壳平;壳表面橘红与白色相间,较平滑,壳内面白色,光亮美丽,表面内缘向壳内弯曲,形成一个较宽的片状遮缘。

本动物的肉(鳆鱼)亦供药用,另设专条。

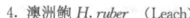

【养殖】 生活习性 鲍在自然界海区栖息于海水透明度大、盐度高、水流通畅、海藻丛生的岩礁地带，夜间四处觅食。雌雄异体，体外受精。繁殖期因地区和种类而异，一般在6～9月。幼鲍生长发育较慢。

养殖技术 人工养殖时，首先要作亲鲍选择，杂色鲍要求体长6 cm，皱纹盘鲍要求8 cm以上。性腺外观丰满。产卵池要保持水质清洁，使亲鲍自然产卵或用紫外线照射法、变温刺激法等催产。受精卵比重大于海水，可反复洗涤除去死卵及多余精液以使胚胎良好发育。当胚胎发育至担轮幼虫或面盘幼虫初期，移入育苗池中，再投放附有饵料（硅藻）的附着板于水深10～20 cm处，多数幼体即结束游浮生活、降落于附着板面上转为匍匐生活。

饲养管理 成鲍饲养有自然放养、筏式吊养和池式工厂化集约饲养等方式。一般要在2～3年之后，成鲍壳长达5 cm以上即可收获。采用立体多层浅水槽流水饲养，投以人工配合饵料，可使产量大幅度提高。

【采收加工】 一般在夏、秋季进行采捕，将捕捉的鲜鲍除肉，取贝洗净，晒干。

【药材】 石决明 *Haliotidis Concha* 主产广东、福建、台湾、辽宁、山东等地。

性状 杂色鲍 呈长卵圆形，内面部略呈耳形，长7～9 cm，宽5～6 cm，高约2 cm。表面暗红色，有多数不规则的螺肋和细密生长线，螺旋部小，体螺部大，从螺部顶处开始向右排列有20余个疣状突起，末端6～9个开孔，孔口与壳面平。内面光滑，具珍珠样彩色光泽。壳较厚，质坚硬，不易破碎。无臭，味微咸。

皱纹盘鲍 呈长椭圆形，长8～12 cm，宽6～8 cm，高2～3 cm。表面灰棕色，有多数粗糙而不规则的皱纹，生长线明显，常有苔藓或石灰虫等附着物，末端4～5个开孔，孔口突出壳面，壳较薄。

羊鲍 近圆形，长4～8 cm，宽2.5～6 cm，高0.8～2 cm。壳顶位于近中部而高于壳面，螺旋部与体螺部各占1/2，从螺旋部边缘有2行整齐的突起，尤以上部较为明显，末端4～5个开孔，呈管状。

澳洲鲍 呈扁平卵圆形，长13～17 cm，宽11～14 cm，高3.5～6 cm。表面砖红色，螺旋部约为壳面的1/2，螺肋和生长线呈波状隆起，疣状突起30余个，末端7～9个开孔，孔口突出壳面。

耳鲍 狭长，略扭曲，呈耳状，长5～8 cm，宽2.5～3.5 cm，高约1 cm。表面光滑，具翠绿色、紫色及褐色等多种颜色形成的斑纹，螺旋部小，体螺部大，末端5～7个开孔，孔口与壳平，多为椭圆形，壳薄，质较脆。

白鲍 呈卵圆形，长11～14 cm，宽8.5～11 cm，高3～6.5 cm。表面砖红色，光滑，壳顶高于壳面，生长线颇为明显，螺旋部约为壳面的1/3，疣状突起30余个，末端9个开孔，孔口与壳平。

鉴别 (1) 显微特征：杂色鲍 珍珠层结构的文石小板紧密排列，柱纤结构的不规则方圆形组织直径10～100 μm。粉末可见雪白色与朱红色相间的多数微粒组成珊瑚状块粒，夹暗黄色、橘黄色、黑紫色微粒。

皱纹盘鲍 珍珠层结构的文石小板紧密排列，柱纤结构的不规则方圆形组织直径10～30 μm。粉末白色与落英粉色相间的多数微粒组成珊瑚状块粒，夹紫红色、黑紫色微粒。

耳鲍 珍珠层结构的文石小板呈不规则的多边形和椭圆形，短径5～15 μm，紧密平行排列，其外层显棱柱结构，横断面呈不规则的多边形，直径7.5～82.5 μm，纵断面可见柱体较规则排列。粉末微粒常聚成边缘不整齐具有突起的微粒，并有边缘整齐呈四边形、棱形、五角形等五彩珍珠质的透明块粒。

(2) 取本品粉末500 mg，加蒸馏水10 ml，振匀后取出1 ml，加醋酸锌乙醇饱和液2～3滴，观察反应和荧光。杂色鲍显草绿色荧光，耳鲍显浅黄绿色荧光，皱纹盘鲍显浅黄绿色荧光；生石决明显浅绿色荧光，煅石决明显浅黄绿色荧光。

(3) 取本品粉末于紫外光灯下观察，杂色鲍呈苔绿色荧光，皱纹盘鲍呈橙皮黄色荧光，耳鲍呈雪白色荧光。

【成分】 1. 杂色鲍 贝壳主含碳酸钙，并含壳角质(conchiolin)及无机元素钠、钙、钛、锰、铁、磷、铬、镁、锌、铜等。贝壳的内层具珍珠样光泽的壳角质，经盐酸水解得16种氨基酸，有甘氨酸，天冬氨酸，丙氨酸，丝氨酸，谷氨酸等。贝壳（广东产）酸不溶性灰分为0.46%。含有丰富的牛磺酸(taurine)、丙氨酸、甘氨酸以及少量的苯丙氨酸、酪氨酸。

2. 皱纹盘鲍 贝壳含碳酸钙90%以上，有机质约3.67%。无机元素有钠、镁、铝、硅、钾、铁、磷、钛、锰、铜、镍、锶、锌、氯、硫和碘，其中有磷酸根、硅酸根、硫酸根离子存在。并含胆素，壳角质。

3. 羊鲍 贝壳含碳酸钙90%以上，含少量的镁、钠、锶、铁、硅、铝，微量的钛、锰、钡、铜、铬、磷、钒、锌等18种元素。水解液含17种氨基酸，有天冬氨酸，苏氨酸，丝氨酸，谷氨酸等。另含壳角质。贝壳的主要成分为$CaCO_3$（文石），此外还含铯、锌、铬、铜、铁、镁等元素。

4. 耳鲍 贝壳含碳酸钙、壳角质及胆素。

【药理】 1. 保肝作用 杂色鲍贝壳内层水解液经小鼠抗四氯化碳急性中毒实验表明，可使给药组丙氨酸氨基转移酶较对照组明显下降。病理切片观察给药组肝细胞几乎没有变性。

2. 对循环系统的作用 杂色鲍贝壳提取液对小鼠常压下缺氧试验表明有明显耐缺氧作用。还可使离体小鼠肺的灌流量增加，扩张气管、支气管平滑肌，扩张率达17%。

3. 中和胃酸作用 1 g石决明能中和浓度为0.1 mol/L盐酸溶液167.2 ml，按照日服3次，每次3 g，几乎能中和人体内1日分泌的全部胃酸。说明石决明是一种有效的中和胃酸的天然药物。

【炮制】 1. 石决明 取原药材，除去杂质，洗净，干燥，捣碎。

2. 煅石决明 取净石决明置适宜容器内，于无烟的炉火中，用武火加热，煅至酥脆时取出放凉，碾碎。

3. 盐石决明 取净石决明，置适宜容器内，于无烟的炉火上，用武火加热，煅至酥脆时取出，喷淋盐水，干燥碾碎。每石决明100 kg，用食盐2 kg。

4. 烘焙石决明 取生品置铁丝网上，离无烟炉火焰3～5 cm加热烘焙，使之受热均匀，至表面显棕色，刚有蛋白质焦糊味时离火（约3分钟），放凉打碎。此法可使石决明中氨基酸破坏减少，增加煎出率。

饮片性状 石决明呈不规则碎块状，灰白色，有珍珠样彩色光泽，质重。无臭，味微咸。煅石决明呈不规则小碎块或细粉状，灰白色或青灰色，无光泽，质酥。盐石决明形如煅石决明，无臭，味咸。烘焙石决明，外表面浅棕色，内表面失去部分光泽，质脆，易折断，断面不分层，有多处小裂隙，有光泽。

贮干燥容器内，置通风干燥处。

【药性】 咸，寒。归肝、肾经。

1.《别录》："味咸，平，无毒。"

2.《蜀本草》："寒。"

3.《本草通玄》："入足厥阴、少阴经。"

4. 沈文彬《药论》："入肺、肝。"

【功用主治】 平肝潜阳，明目去翳。主治头痛，眩晕，目赤翳障，视物昏花，青盲雀目。

1.《别录》："主目障翳痛，青盲。久服益精轻身。"

2.《海药本草》："主青盲内障，肝肺风热，骨蒸劳极。"

3.《本草求原》："软坚，滋肾，除肝风肺热，为磨翳障要药。""五淋，痔漏。""解酒酸、骨蒸劳热。"

4. 沈文彬《药论》："消赤眼、白膜，收目泪而除风热头痛，贴脑心而止鼻红。"

【用法用量】 内服：煎汤，10～30 g，打碎先煎；或入丸、散。外用：研末水飞点眼。平肝潜阳宜生用，眼疾外点宜煅用。

【宜忌】 脾胃虚寒者慎服，消化不良、胃酸缺乏者禁服。

1.《雷公炮炙论》："服之，永不得食山桃，令人丧目也。"

2.《本草经疏》："畏旋覆花。"

3.《眼科全书》："反鱼。"

4.《本经逢原》："反云母。不宜久服，令人寒中。"

5.《萃金裘本草述录》："虚寒内障忌服。"

【选方】 1. 治高血压病 生石决明 30 g，生牡蛎 30 g，生地黄 15 g，菊花 9 g。水煎服。（《青岛中草药手册》）

2. 治眩晕 石决明 24 g，菊花 12 g，枸杞子 12 g，桑叶 12 g。水煎服。（《青岛中草药手册》）

3. 治目暴肿疼痛 石决明半两，车前子、黄连（去须）各二两。上三味，捣罗为末，炼蜜丸如梧桐子大。每服十五丸，米饮下，食后，日二服。（《圣济总录》决明丸）

4. 治一切眼时见黑花，经年不愈，羞明 石决明、黄连（去须）、密蒙花各一两。上三味，捣罗为散。每服二钱匕，食后，临卧，熟水调下。（《圣济总录》神效散）

5. 治青盲雀目 石决明一两（烧过存性），苍术三两（去皮）。为末。每服三钱，以猪肝披开，入药末在内扎定，砂罐煮熟，以气熏目，待冷食肝饮汁。（《眼科龙木论》）

6. 治小肠五淋 石决明去粗皮，捣研细。上件药，如有软硬物淋，即添朽木细末，熟水调下二钱匕。（《胜金方》）

7. 治锁喉风 石决明火烧醋炙三次，研细末，用米醋调，鹅羽蘸擦喉内，吐痰效。（《本草汇言》）

【各家论述】 1.《本草经疏》："石决明，乃足厥阴经药也。足厥阴开窍于目，目得血而能视，血虚有热，则青盲赤痛障翳生焉。咸寒入血除热，所以能主诸目疾也。"

2.《衷中参西录》："石决明味微咸，性微凉，为凉肝镇肝之要药。肝开窍于目，是以其性善明目。研细水飞作敷药，能治目外障；作丸、散内服，能消目内障。为其能凉肝兼能镇肝，故善治脑中充血作疼作眩晕，因此证多系肝气、肝火挟血上冲也。""石决明，其性又善利小便，通五淋。盖肝主疏泄，为肾行气，用决明以凉之镇之，俾肝气肝火不妄动自能下行，肾气不失疏泄之常，则小便之难者自利，五淋之涩者自通矣。"

1265 石防风 shí fáng fēng（《本草图经》）

【异名】 珊瑚菜（《纲目》），山葵（《山东通志》），前胡（《陕甘宁青中草药选》）。

【基原】 为伞形科前胡属植物石防风的根。

【原植物】 石防风 *Peucedanum terebinthaceum*（Fisch.）Fisch. ex Turcz.［*Selinum terebinthaceum* Fisch. ex Trevir.］ 又名：射香草（《陕甘宁青中草药选》）。

多年生草本，高 40～120 cm。根颈稍粗，残存棕褐色叶鞘纤维；根长圆锥形，径 0.5～1.2 cm，表皮灰褐色。茎直立，具纵条纹，下部光滑无毛。基生叶叶柄长 8～20 cm；叶片轮廓椭圆形至三角状卵形，二回羽状全裂，末回裂片披针形或卵状披针形，基部楔形，边缘浅裂或具 2～3 锯齿；茎生叶无叶柄，仅有抱茎的宽阔叶鞘。复伞形花序顶生和侧生；花序梗长 3～15 cm；伞辐 8～20；总苞片 0～2，线状披针形；小总苞片 6～10，线形；花白色；萼齿细长锥形；花瓣倒心形；花柱基圆锥形，花柱向下弯曲。分生果卵状椭圆形，背棱和中棱线形突起，侧棱翅状；每棱槽内有油管 1，合生面有油管 2。花期 7～9 月，果期9～10 月。

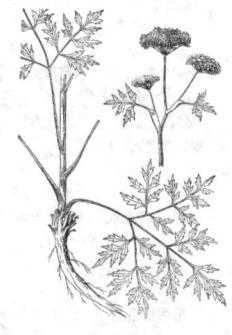

石防风

生于山坡草地、林下、林缘及山地草丛中。分布于东北及河北、内蒙古、山东等地。

【采收加工】 9～12 月挖根，洗净晒干。

【药材】 石防风 *Peucedani Terebinthacei Radix* 产东北、河北、山东等地。

性状 根呈圆柱状或类纺锤形，有的分枝。外表灰黄色或黑褐色，接近根头部有环状横纹，以下具纵纹及横裂皮孔；顶部有茎基残留。断面类白色，纤维性强，有放射状的轮层。气味微香。

【成分】 根中含异环氧布特雷辛（isoepoxybuterixin）。

【药性】 苦、辛，微寒。

1.《纲目》："辛，甘而香。"

2.《甘肃中草药手册》："苦、辛，微寒。"

【功用主治】 疏风清热，降逆祛痰。主治感冒，咳嗽，痰喘，头风眩痛。

1.《本草图经》："疗头风眩痛。"

2.《甘肃中草药手册》："降气下痰，宣散风热。治风热咳嗽，痰稠喘满，呕逆。"

3.《陕西中草药》："治感冒，咳嗽，支气管炎，胸胁胀满，喘息。"

4.《秦岭巴山天然药物志》："利尿。治上呼吸道感染。"

【用法用量】 内服：煎汤，3～9 g；或研末。

【选方】 1. 治感冒，咳嗽，气喘 石防风、苦杏仁各 9 g，紫苏子、桔梗各 6 g。水煎服。（《河北中草药手册》）

2. 治小儿伤风 前胡 1.5 g。研末调服。

3. 治肺结核 紫菀、百合、百部、前胡各 15 g。水煎服。（2、3 方出自《陕甘宁青中草药选》）

1266 石花菜 shí huā cài（《中国药用海洋生物》）

【异名】 牛毛石花（《纲目拾遗》）。

【基原】 为石花菜科石花菜属植物石花菜、细毛石花菜、大石花菜等的藻体。

【原植物】 1. 石花菜 *Gelidium amansii* Lamx. 又名：沙根子（山东）。

藻体红带紫色，软骨质，丛生，高 10～20（～30）cm，主枝亚圆柱形、侧扁，羽状分枝 4～5 次，互生或对生，各分枝末端急尖，宽约 0.5～2 mm。髓部为无色丝状细胞组成，皮层细胞产生许多根状丝，细胞内充满胶质。藻体成熟时在末枝上生有多数四分孢子囊，十字形分裂，配子体的精子囊和囊果均在末枝上生成，囊果两面突出，果孢子为棍棒状。藻体固着器假根状。

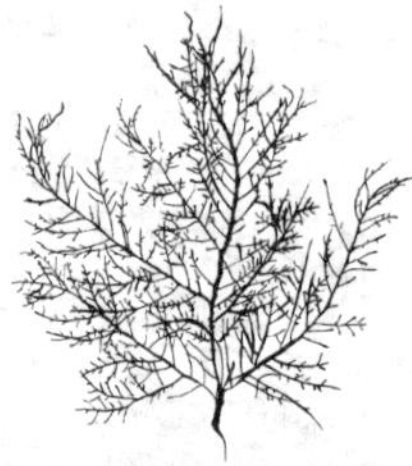

石花菜

生于低潮带的石沼中或水深 6～10 m 的海底岩石上。分布于辽宁、江苏、浙江、福建、山东、台湾等沿海；黄海、渤海较多，东海较少。

2. 细毛石花菜 *G. crinale*（Turn.）Lamx. 又名：岩衣《浙江海藻原色图谱》。

藻体暗紫色，软骨质；丛

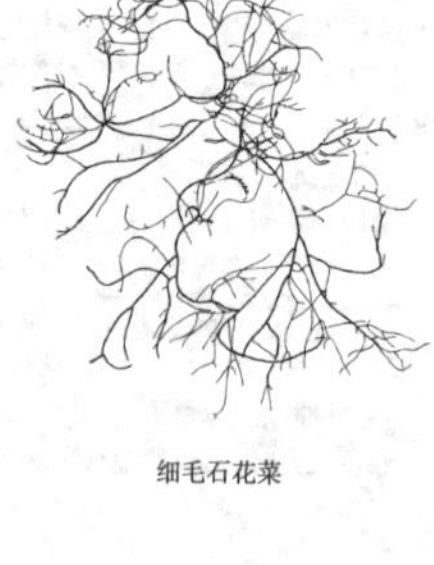

细毛石花菜

生，高 2～4（～6）cm，初生枝匍匐卧生，自上长出次生枝，直立，圆柱状，线形，不规则羽状分枝，互生或对生，有时在同一节上生出2～3个以上的小分枝，枝端尖锐。四分孢子囊十字形分裂，生在枝端膨大处。固着器盘状。

生于中潮带盖有沙的岩石上，我国沿海均有分布。

3. 大石花菜 *G. pacificum* Okam.　又名：鸡毛菜（《浙江海藻原色图谱》）。

藻体红带紫色，软骨质，大而粗壮，高 10～20 cm，也可达 30 cm，羽状分枝 3～4 次，互生或对生，分枝线形，两侧略扁，较长而略向左右弯曲伸展，其上密生羽状小枝。髓部丝状体稀疏，下皮层丝状体密集。四分孢子囊生于小枝或小羽枝上，形成略膨起的圆形囊群。囊果生于小枝顶端下方，单条或分枝，中间膨起。固着器假根状。

生于低潮带石上或外海岛屿干潮线以下数米深的岩礁上。分布于浙江、福建等沿海。

此外，同等入药的同属植物还有：中肋石花菜 *G. japonicum* (Harv.) Okam. 分布于福建、台湾；匍匐石花菜 *G. pusillum* (Stackh.) Le Jol. 分布于全国沿海；异形石花菜 *G. vagum* Okam. 分布于我国黄海沿岸。

【养殖】 生物学特性　适宜在 8～28 ℃温度条件下生长，其成熟期在夏季经历 20～27～20 ℃范围的温度变化。生长缓慢，1 年长 10～15 cm。

养殖技术　目前采用筏式养殖方法。选择附着生物少、生长点完整、枝粗壮、色泽鲜艳的天然石花菜为苗种，把每株苗种分劈为 2～4 小枝，每隔 2.5 cm 夹于苗绳上，将苗绳绑于筏架上，在海水中养殖。1 年可养二茬，春茬养殖期为 4 月下旬至 7 月初，秋茬 9 月底至 12 月初。

【采收加工】 春养者于 7～8 月、秋养者于 12 月采收。采后除净杂质，鲜用或晒干。春茬产量高于秋茬。

【成分】 1. 石花菜　含琼脂糖，琼脂胶，牛磺酸（taurine），*N*，*N*-二甲基牛磺酸（*N*，*N*-dimethyl taurine），24-亚甲基胆甾醇（24-methylenecholesterol，chalinasterol），胆碱（choline），维生素 B_2 及抗病毒多糖（antiviral polysaccharide），脱镁叶绿二酸（pheophorbide）A。

2. 细毛石花菜　含胱硫醚（cystathionine）。

【药理】 抗病毒、抗氧化作用　石花菜所含半乳糖聚合体的硫酸化多糖化合物，对 B 型流感病毒与腮腺炎病毒有抑制作用。抗病毒多糖可用于治疗病毒感染如艾滋病，对病毒逆转录酶活性有抑制作用。在自由基清除实验中，石花菜作用较强。

【药性】 《中国药用海洋生物》："甘、咸，寒，滑。"

【功用主治】 清热，软坚，驱蛔。主治湿热泄泻，肾盂肾炎，瘿瘤，肿瘤，痔疮出血，便秘，蛔虫症。

1.《中国药用海洋生物》："清热解毒。用于肠炎，肛门周围肿瘤，肾盂肾炎；亦有用于试治乳腺癌、子宫癌。"

2.《全国中草药汇编》："驱蛔，缓下，并可去上焦风热。"

3.《福建药物志》："软坚，养阴，清热。主治咳嗽，瘿瘤，痔疮出血。"

【用法用量】 内服：煎汤，15～30 g。

【选方】 1. 治肠炎，肛门周围肿瘤　石花菜 15 g，白头翁、秦皮各 9 g。煎服。

2. 治肾盂肾炎　石花菜 15～30 g。水煎加糖适量，内服。或水煮成冻内服。

3. 试治乳腺癌，子宫癌　石花菜、海带、海蒿子各 15 g。煎服。（1～3 方出自《中国药用海洋生物》）

1267 石枣子 shí zǎo zǐ（《全国中草药汇编》）

【异名】 乱角莲、六棱椎（《文山中草药》），果上叶、鸦雀还阳、岩火炮（《全国中草药汇编》）。

【基原】 为兰科石仙桃属植物云南石仙桃的假鳞茎或全草。

【原植物】 云南石仙桃 *Pholidota yunnanensis* Rolfe　又名：滇石仙桃（《文山中草药》）。

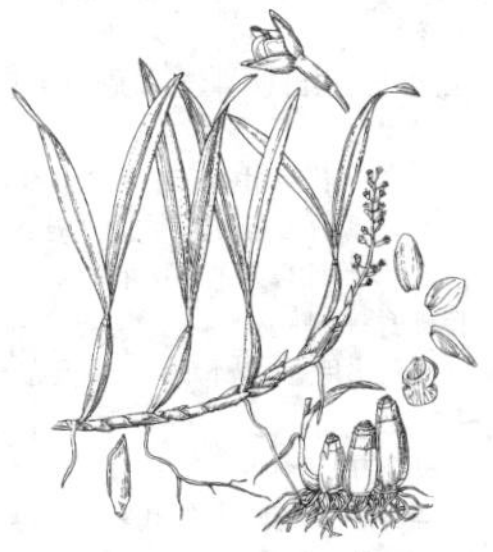

云南石仙桃

附生植物。根茎粗壮。假鳞茎肉质，疏生，长圆形或卵状长圆形，顶生 2 枚叶。叶片披针形，革质，先端近钝尖，基部收狭成短柄。花葶从被鳞片包着的幼小假鳞茎顶伸出。总状花序具 12～18 朵花；花苞片椭圆状长圆形，先端近钝尖，拳卷状凹陷；花小，先于叶，白色或稍带粉红色；萼片近等大，宽卵状长圆形，先端钝，舟状，侧萼片背面具脊，长 4 mm；花瓣和萼片近相似，唇瓣下垂，倒卵形，长 5 mm，基部具球状的囊，囊长约 2 mm，先端钝；合蕊柱先端平截。

附生于海拔 310～2 400 m 的林中树上或林下及沟旁石山上。分布于湖北、湖南、广西、四川、贵州、云南等地。

【采收加工】 9～10 月采收，鲜用或切片晒干。

【成分】 含总生物碱和多糖（total alkaloids and polysaccharides）。

【药性】 甘、淡，凉。

1.《全国中草药汇编》："微苦，凉。"

2.《湖南药物志》："甘，淡，平。"

【功用主治】 润肺清热，散结消肿。主治肺痨咯血，肺热咳嗽，瘰疬痰核，胃痛，胁痛，疮疡肿毒。

1.《全国中草药汇编》："养阴润肺。主治肺热咳嗽，痰中带血。"

2.《湖南药物志》："清热，止咳。治肺结核，急、慢性气管炎，疮疖肿毒。"

3.《湖北中草药志》："润肺止咳，活血止痛。主治肺结核咯血，胸胁痛，胃及十二指肠溃疡，小儿疳积，月经过多，淋巴结结核，慢性骨髓炎，跌打损伤。"

【用法用量】 内服：煎汤，15～30 g。外用：鲜品捣敷。

【宜忌】 《湖北中草药志》："孕妇忌服。"

【选方】 1. 治肺结核　云南石仙桃全草 500 g，夏枯草 1 000 g。水煎 2 次，浓缩为流浸膏，加红糖 180 g。每次服15 ml，每日 2 次。

2. 治疮疖肿毒　云南石仙桃鲜假鳞茎捣烂敷。（1、2 方出自《湖南药物志》）

1268 石松子 shí sōng zǐ（《现代实用中药》）

【基原】 为石松科石松属植物石松、玉柏石松、单穗石松及扁枝石松属植物高山扁枝石松的孢子。

【原植物】 分别参见"玉柏"、"高山扁枝石松"、"杉蔓石松"条。

【采收加工】 8～9 月当孢子囊尚未完全成熟或未裂开时，剪下孢子囊穗，在防水布上晒干，击震，使孢子脱落，过筛后应用。

【药材】 石松子 *Lycopodii seu Diphasiastri Spora*　石松产于湖北、浙江、贵州、四川、江苏、山东、福建等地；玉柏石松产于四川、贵州、云南、广西、东北、河北等地；高山扁枝石松产于东北、内蒙古、河北等地；杉蔓石松产于东北及西南各省。

性状　干燥孢子微细而疏松，呈粉末状。淡黄色，质轻，无吸湿性。于器皿中稍加振摇即易滑动。相对密度 1.062，入水时浮悬于水面，煮沸则下沉。能浮在氯仿表面，但在松节油及纯乙醇中则下沉，吹入火焰中燃烧，有闪光，并闻作响，无臭无味。

鉴别　孢子为三棱形的锥体，表面有细小六角形的蜂窝状网膜。

【功用主治】　收湿，敛疮，止咳。主治皮肤湿烂，小儿夏季汗疹，咳嗽。

1.《现代实用中药》："为撒布剂，治皮肤糜烂。"

2.《天目山药用植物志》："浸酒可作强壮剂；与甘草同服，能止咳。又作外科撒布剂及丸剂的包衣，和滑石粉研匀，作小儿夏季汗疹的扑粉。"

【用法用量】　外用：研末撒布。内服：入丸、散，3～9 g；或浸酒。

【选方】　治小儿夏季汗疹及皮肤湿烂　石松子粉、滑石粉等分。混合研匀，扑。(《现代实用中药》)

1269 石枫药 shí fēng yào (《云南药用植物名录》)

【异名】　虾子草、红虾子草(《四川中药志》)。

【基原】　为茜草科耳草属植物纤花耳草的全草。

【原植物】　纤花耳草 *Hedyotis tenelliflora* Bl. [*Oldenlandia tenelliflora* (Bl.) O. Kuntze]　又名：弱花耳草(《中国药用植物简编》)。

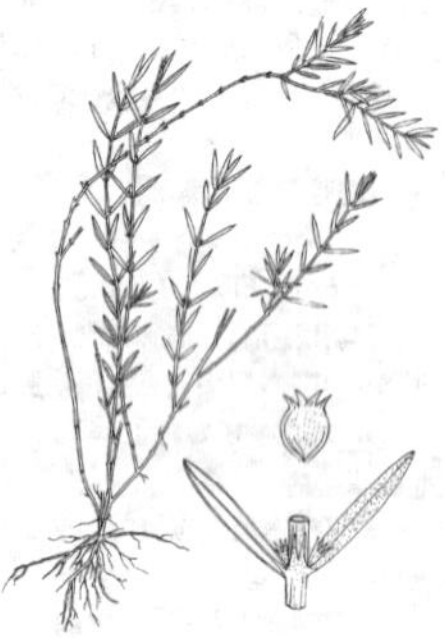

纤花耳草

一年生纤弱、披散草本，高 15～40 cm。茎多分枝，小枝上部四棱形。叶对生，无柄，托叶顶部分裂成数条刚毛状刺；叶片薄革质，条形或条状披针形，先端急尖或渐尖，基部圆形，上面深绿色，下面浅绿色，全缘。花1～3朵簇生于叶腋；无花梗，小苞片针刺状，长约 1 mm，萼筒倒卵形，裂片条状披针形，边缘有缘毛；花冠白色，漏斗状，裂片长圆形；雄蕊 4，着生于花冠筒喉部；花柱丝状，柱头略膨大。蒴果卵形，先端开裂。种子多数，微小。花期 7～9 月，果期 10～11 月。

生于田边、路旁或旷野草丛中。分布于我国东南和西南各地。

【采收加工】　8～12 月采收，鲜用或晒干。

【药材】　石枫药 *Hedyotidis Tenelliflorae Herba*　产于我国南方各地。

性状　全草多缠绕成团状，黑色。茎多分枝，上部锐四棱形。叶对生，条形至条状披针形，先端渐尖，上面黑褐色，下面较淡；托叶顶部分裂成数条刚毛状刺。花 4 数，无花梗，2～3 朵簇生于叶腋，有 2 苞片，萼筒倒卵形，花冠白色，漏斗状，裂片长圆形，雄蕊着生于花冠筒喉部。蒴果卵形，长约 2.5 mm，先端开裂，具宿萼。气微，味淡。

【药性】　《四川中药志》1960 年版："性寒，味微苦，无毒。"

【功用主治】　清热解毒，活血止痛。主治肺热咳嗽，慢性肝炎，臌胀，肠痈，痢疾，风火牙痛，小儿疝气，跌打损伤，蛇咬伤。

1.《四川中药志》1960 年版："治跌打损伤，疝气，风火牙痛及妇女干病。"

2.《全国中草药汇编》："清热解毒，消肿止痛。主治癌症，阑尾炎，痢疾，外用治跌打损伤，蛇咬伤。"

3.《浙江药用植物志》："主治肺热咳嗽，指头炎。"

4.《福建药物志》："行气活血，祛风利湿。主治慢性肝炎，肝硬化腹水，风湿关节痛，鼻衄。"

【用法用量】　内服：煎汤，15～30 g。外用：捣烂敷。

【选方】　1. 治肺热咳嗽　纤花耳草全草 30 g，贝母 9 g。水煎服。(《浙江药用植物志》)

2. 治慢性肝炎　纤花耳草 9～15 g。水煎冲白糖服。

3. 治肝硬化腹水　纤花耳草 480 g，琥珀 12 g。共研成细末，每日 1 次，每次 6 g，水炖，调冰糖服。(2、3 方出自《福建药物志》)

4. 治跌打损伤　红虾子草、尖刀牛膝、红酸浆草各 120 g(捣烂)，苎麻 120 g(烧灰)。煨酒服。

5. 治妇女干病，虚火旺者　虾子草、酱耳木根各 30 g，石竹根 60 g，黄脚鸡 15 g，大地棕根 120 g。炖肉服。如有外感风寒应先除去。(4、5 方出自《重庆草药》)

1270 石油菜 shí yóu cài (《广西中药志》)

【异名】　肥奴奴草、石西洋菜、石花菜(《广西中药志》)，石苋菜、打不死(《广西中草药》)。

【基原】　为荨麻科冷水花属植物石油菜的全草。

【原植物】　石油菜 *Pilea cavaleriei* Lévl. subsp. *valida* C. J. Chen

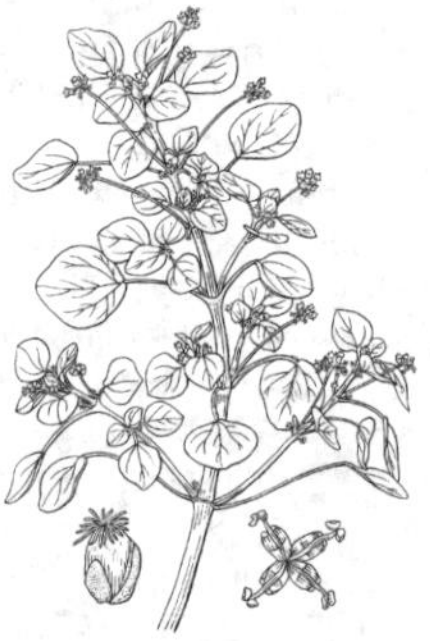

石 油 菜

多年生披散草本。茎肉质粗壮，高达40 cm。叶对生；叶片宽卵形或近圆形，先端钝或近圆形，基部宽楔形或圆形，全缘或稍呈波状，钟乳体密生；基生脉 3 条，上面略下陷，下面平坦。雌雄同株；雄花序的总花梗长达 1.8 cm，雄花密集，直径约 2 mm，花被片 4，雄蕊 4，与花被裂片对生；雌花序无柄或柄极短，花被片约 3，1 枚较大，柱头画笔头状，白色，透明。瘦果卵形，扁，光滑。花期 3～4 月，果期 4～6 月。

生于海拔 300～1 300 m 的石灰岩上或荫地岩石上。分布于湖南、广西等地。

此外，作石油菜入药的同属植物波缘冷水花 *P. cavaleriei* Lévl.　又名：岩油菜(《贵州中草药名录》)，肉质冷水花(《湖北植物志》)。分布于浙江、福建、江西、中南及四川、贵州。

【采收加工】　5～7 月采收，鲜用或晒干。

【药性】　甘、淡，凉。归肺经。

1.《广西中药志》："味淡，性平，无毒。入肺经。"

2.《全国中草药汇编》："甘、淡，凉。"

【功用主治】　清肺，利尿，解毒。主治肺热咳嗽，肺痨，水肿，烧伤，跌打损伤，疮疖肿毒。

1.《广西中药志》："清热解毒，化痰止咳。治肺痨咳嗽，外治热毒恶疮。"

2.《广西中草药》："清热解毒，润肺止咳，消肿。治肺热咳嗽，肺结核，跌打损伤，汤火伤，疮疖红肿。"

3.《湖南药物志》："清热利尿。"

【用法用量】　内服：煎汤，15～30 g，鲜品加倍。外用：捣敷。

【宜忌】　《广西中药志》："痰饮咳嗽及寒证忌用。"

【选方】　1. 治肺结核，肾炎水肿　用鲜石油菜 30～60 g，炖猪骨服。(《广西本草选编》)

2. 治急性肾炎　鲜石油菜 30～60 g，海金沙、金钱草、苡米各 15 g。水煎服。

3. 治小儿疳积　石油菜 15 g，鹅不食草、饿蚂蝗、玉竹、莲肉、淮山药各 9 g。水煎或炖猪瘦肉服。(2、3 方出自《湖南药物志》)

4. 治跌打损伤,烫火伤,疮疖红肿　鲜石油菜适量,捣敷患处。(《广西中草药》)

1271 石刷把 shí shuā bǎ (《民间常用草药汇编》)

【异名】 松叶兰(《植物名汇》),铁刷把(《四川中药志》),石寄生(《泉州本草》),铁石松(《民间常用草药汇编》),羊须、岩松(《广西药用植物名录》),石龙须、铁扫帚(《全国中草药汇编》),岩扫帚(《浙江药用植物志》)。

【基原】 为松叶蕨科松叶蕨属植物松叶蕨的全草。

【原植物】 松叶蕨 *Psilotum nudum*(L.) Eriseb.[*Lycopodium nudum* L.]

附生纤细草本,高 15～80 cm。根茎细长,匍匐,下生多数假根;茎直立,下部不分枝,上部多回二叉分枝,小枝有 3 棱,绿色,密生椭圆形极细小的白色点状皮孔。叶退化,细小鳞片状,革质,疏生于枝条角棱上,卵状披针形或卵形,2～3 裂。孢子叶宽卵形,有 2 个深而尖锐的裂齿。孢子囊腋生,球形,直径约 4 mm,三室纵裂;孢子多数,同型,近肾形,黄褐色。

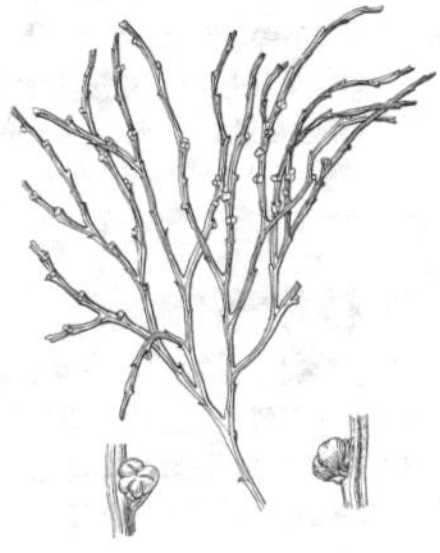

松叶蕨

生于山上岩石裂隙处或附生于树干上。分布于西南、华南及江苏、安徽、福建、湖南、陕西、台湾等地。

【采收加工】 7～10 月采收,晒干或鲜用。

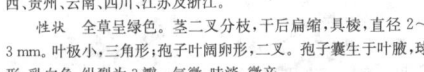

【药材】 石刷把 *Psiloti Herba* 产于台湾、广东、广西、贵州、云南、四川、江苏及浙江。

性状　全草呈绿色。茎二叉分枝,干后扁缩,具棱,直径 2～3 mm。叶极小,三角形;孢子叶阔卵形,二叉。孢子囊生于叶腋,球形,乳白色,纵裂为 3 瓣。气微,味淡、微辛。

鉴别　茎横切面:表皮细胞类长圆形,外被角质层。皮层宽广。中柱为星状中柱。

孢子特征:极面观长椭圆形,赤道面观椭圆形,(32.5～41)39 μm×62.4(59.8～72.8)μm,具细长单裂缝,外壁厚 3.9～6.5 μm,具不规则穴状纹饰,周壁为一薄膜。

【成分】 全草含黄酮类:穗花杉双黄酮(amentoflavone),芹菜素-7-*O*-鼠李葡萄糖苷(apigenin-7-*O*-rhamnoglucoside),芹菜素苷(apigenin-*C*-glycoside),穗花杉双黄酮-7,4′,4-三-*O*-*β*-*D*-吡喃葡萄糖苷(amentoflavone-7,4′,4-tri-*O*-*β*-*D*-glucopyranoside),穗花杉双黄酮-4,4′-二-*O*-*β*-*D*-吡喃葡萄糖苷(amentoflavone-4,4′-di-*O*-*β*-*D*-glucopyranoside),6,8-二-*C*-葡萄糖基芹菜素(vicenin-Ⅱ)。还含赤霉素(gibberellin)A_{36},松叶蕨苷(psilotin),3′-羟基松叶蕨苷(3′-hydroxypsilotin),松叶蕨酸(psilotic acid),24-甲基胆甾醇(24-methylcholesterol),*β*-谷甾醇(sitosterol),24*β*-methyl-25-gehydrolophenol。

【药性】 辛,温。

1.《全国中草药汇编》:"甘、辛,微温。"

2.《四川中药志》1982 年版:"辛、涩,温。"

【功用主治】 祛风湿,活血止血。主治风湿痹痛,经闭,吐血,跌打损伤。

1.《全国中草药汇编》:"祛风湿,利关节,活血通经。主治跌打损伤,风湿关节痛,坐骨神经痛,经闭。"

2.《浙江药用植物志》:"治外伤出血,吐血,风湿痹痛。"

【用法用量】 内服:煎汤,9～15 g;或研末;或泡酒。外用:捣敷;或煎水洗。

【选方】 1. 治风湿性关节痛,坐骨神经痛　松叶蕨 9～15 g。水煎或浸酒服。(《全国中草药汇编》)

2. 治闭经　松叶兰为末,调酒服,每次 3 g。(《泉州本草》)

3. 治风寒咳嗽,吐血　石刷把 15 g,白及 12 g,岩白菜 12 g。共研细末。每服 6 g,加白糖送服。

4. 治风疹瘙痒　石刷把、红活麻各适量。煎水洗。(3、4 方出自《四川中药志》1982 年版)

1272 石荠苎 shí qí níng (《本草拾遗》)

【异名】 鬼香油(《纲目拾遗》),小鱼仙草(《植物名实图考》),香茹草、痱子草、野荆芥(《分类草药性》)。

【基原】 为唇形科石荠苎属植物石荠苎的全草。

【原植物】 石荠苎 *Mosla scabra*(Thunb.) C. Y. Wu et H. W. Li[*Orthodon scabra*(Thunb.) Hand.-Mazz.;*M. punctata*(Thunb.) Maxim.]　又名:斑点荠苎(《种子植物名称》),狭叶荠苎(《成都中草药》)。

一年生草本,高 20～100 cm。茎直立,四棱形,密被短柔毛。叶对生;叶柄长 3～16 mm,被短柔毛;叶片卵形或卵状披针形,先端急尖或钝,基部宽楔形,边缘具锯齿,近基部全缘,上面被柔毛,下面被疏短柔毛,密布凹陷腺点。轮伞花序 2 花,在主茎及侧枝上组成顶生的假总状花序,长 2.5～15 cm;苞片卵形,先端尾状渐尖;花萼钟形,外面被疏柔毛,上唇 3 齿,卵状披针形,下唇 2 齿,线形;花冠粉红色,长 4～5 mm,外面被微柔毛,上唇先端微缺,下唇 3 裂,边缘具齿;雄蕊 4,后对能育,花药 2 室,叉开;子房 4 裂,花柱基生,柱头 2 浅裂。小坚果黄褐色,球形,具突起的皱纹。花期 5～10 月,果期 6～11 月。

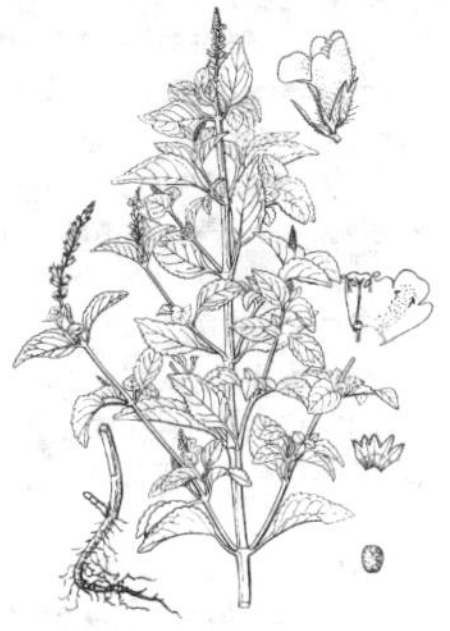

石荠苎

生于海拔 50～1 150 m 的山坡、路旁、灌丛或沟边潮湿地。分布于中南及辽宁、江苏、浙江、安徽、福建、江西、四川、陕西、甘肃和台湾。

【采收加工】 7～8 月采收全草,晒干或鲜用。

【药材】 石荠苎 *Moslae Scabrae Herba*　全国大部分地区均产。

性状　茎呈方柱形,多分枝,长 20～60 cm,表面有下曲的柔毛。叶多皱缩,展平后呈卵形或长椭圆形,边缘有浅锯齿,叶面近无毛而具黄褐色腺点。可见轮伞花序组成的顶生的假总状花序,花多脱落,花萼宿存。小坚果类球形,表面黄褐色,有网状凸起的皱纹。气清香浓郁,味辛、凉。

鉴别　(1) 茎表面观:表皮细胞类长方形,稍现层纹,有 1～3(～5)细胞的非腺毛,长 80～148(～300)μm,基部直径 16～32 μm,壁上有疣状突起;尚有少数单细胞头的小腺毛。

(2) 叶表面观:上表皮细胞垂周壁平直,有角质层纹理;单细胞非腺毛长 24～28 μm,短圆锥形。上、下表面叶脉上约有 1～4 细胞的非腺毛,外壁有疣状突起;另有单细胞头小腺毛及多细胞头腺鳞,下表面腺鳞很多。

【成分】 全草含挥发油,主要有荠苎烯(orthodene),*β*-蒎烯(*β*-pinene),桉叶素(cineole),*α*-侧柏醇(*α*-thujyl alcohol),芳樟醇(linalool),牻牛儿醇(geraniol),柠檬醛(citral),乙酸牻牛儿酯(geranyl acetate),榄香脂素(elemicin),*α*-丁香烯(*α*-caryophyllene)和*β*-丁香烯,*α*-侧柏烯(*α*-thujene),莰烯(camphene),月桂烯(myrcene),

3-蒈烯(3-carene),α-水芹烯(α-phellandrene),对聚伞花素(*p*-cymene),β-罗勒烯(β-ocimene),γ-松油烯(γ-terpinene),异松油烯(terpinolene),龙脑(borneol),4-松油烯醇(4-terpinenol),爱草脑(estragole),对异丙基苯甲酸(*p*-isopropylbenzoic acid),对丙基苯甲酸(*p*-propylbenzoic acid),α-葛缕酮(α-carvone),百里香酚(thymol),香荆芥酚(carvacrol),α-荜澄茄油烯(α-cubebene),香芹醇乙酸酯(carved acetate),α-玷玾烯(α-copaene),甲基丁香油酚(methyleugenol),β-愈创木烯(β-guaiene),顺式和反式-α-香柑油烯(α-bergamotene),α-葎草烯(α-humulene),α和γ-衣兰油烯(muurolene),δ-榄香烯(δ-elemene),(*Z*)-β-金合欢烯〔(*Z*)-β-farnesene〕,β-甜没药烯(β-bisabolene),肉豆蔻醚(myristicin),(*E*)-橙花叔醇〔(*E*)-nerolidol〕,匙叶桉油烯醇(spathulenol),荜澄茄烯醇(cadinenol),(*E*)-异肉豆蔻醚〔(*E*)-isomyristicin〕,δ和α-荜澄茄醇(cadinol)等。

地上部分的挥发油含α-蒎烯,β-蒎烯,芳樟醇,莰烯,香桧烯(sabinene),月桂烯,柠檬烯(limonene),β-水芹烯,桉叶素,聚伞花素,1-辛烯-3-醇(1-octen-3-ol),苯乙酮(phenylethanone),萘(naphthalene),α-香柑油烯,反式丁香烯,葎草烯,β-甜没药烯,α-荜澄茄烯(α-cadinene),乙酸百里香酚酯(thymol acetate),百里香酚,香荆芥酚,丁香烯氧化物(caryophyllene oxide),肉豆蔻醚和2, 4, 5-三甲氧基-1-丙烯基苯(2, 4, 5-trimethoxy-1-propenylbenzene)等,侧柏酮(thujone),异胡薄荷酮(isopulegone)13.50%,甲基丁香油酚(methyl eugenol)8.43%。

【药性】 辛、苦,凉。

1.《本草拾遗》:"辛,温,无毒。"

2.《广西中药志》:"味辛,性凉散,无毒。入肝、胆、胃三经。"

3.《陕西中草药》:"味辛、微苦,性微温。"

【功用主治】 祛风利湿,清暑解毒。主治感冒头痛,咳嗽,暑热,热痱,风疹,湿疹,脚癣,肠炎,痢疾,蛇虫咬伤,痔血,血崩。

1.《本草拾遗》:"主风血冷气,疮疥,痔漏下血。"

2. 汪连仕《草药方》:"润肌肤,滋颜色,败疮毒,止蛇咬,蜂螫,截毛伤。"

3.《李氏草秘》:"治诸疖肿毒,冬瓜痈,附骨疽。"

4.《分类草药性》:"治痧症,霍乱;解毒,去暑热。"

5.《广西中药志》:"祛风邪,散瘀血,破结气,消疮毒。治伤寒头痛,中风口噤,血衄,肠风,崩中,血痢,痈肿,跌打。"

6.《浙江药用植物志》:"清热,止血,抗疟,解毒。治中暑高热,慢性气管炎,外伤出血,疟疾,痱子,无名肿毒,蜈蚣咬伤。"

【用法用量】 内服:煎汤,4.5～15 g。外用:煎水洗;或捣敷;或烧存性,研末调敷。

【宜忌】《广西中药志》:"表虚者忌用。"

【选方】 1. 治感冒　石荠苧全草9～15 g,白菊花9～15朵。酌冲开水炖服。(《福建民间草药》)

2. 治暑热　石荠苧60 g,黄花蒿30 g,竹叶心15 g,白糖适量。水煎服。(南京部队《常用中草药》)

3. 治痢疾里急后重　石荠苧45 g。捣绞汁,调乌糖服。(《泉州本草》)

4. 治鼻出血　狭叶荠苧鲜叶,揉烂,塞鼻孔。(《成都中草药》)

5. 治痔瘘下血　鲜石荠苧45～60 g。捣绞汁,调开水服。(《泉州本草》)

6. 治湿疹,脚癣　石荠苧全草一握。煎汤浴洗。(《福建民间草药》)

7. 治痱子　石荠苧全草,煎水洗,或嫩叶搓烂,揉擦患处。(南京部队《常用中草药》)

8. 治毒蛇咬伤　石荠苧干品60 g。泡酒500 ml,每次服10～15 ml,每日2～3次。外用鲜品捣敷。(《红河中草药》)

9. 治蜈蚣咬伤　石荠苧鲜叶擦患处,或烧存性研末加麻油调敷。(《浙江民间常用草药》)

1273 石南实 shí nán shí (《本经》)

【异名】 鬼目(《本经》),南实(《本草衍义》),石南果(《安徽中草药》)。

【基原】 为蔷薇科石楠属植物石楠的果实。

【原植物】 参见"石南"条。

【采收加工】 9～11月果实成熟时采收,晾干。

【药材】 石南实 *Photiniae Serrulatae Fructus*　产于陕西及长江以南各地。

性状　果实小球形,直径4～6 mm,表面红色或紫褐色,较光滑。顶端有凹陷的宿萼,果肉较薄。种子1枚,卵形,长约2 mm,棕色。气微,味涩。

【药性】《安徽中草药》:"性平,味辛、苦,有小毒。"

【功用主治】 祛风湿,消积聚。主治风痹,积聚。

1.《本经》:"杀蛊毒,破积聚,逐风痹。"

2.《安徽中草药》:"祛风除湿。土治风湿性关节炎。"

【用法用量】 内服:煎汤,6～9 g;或浸酒。

【选方】 治风湿性关节炎　石楠果、海桐皮、茄根各30 g,白酒500 g。浸泡7日,每日早晚各服1酒杯。(《安徽中草药》)

1274 石柑子 shí gān zǐ (《四川中药志》)

【异名】 石气柑、柑子菌芋(《分类草药性》),岩香、青蒲芦茶、石葫芦(《广西中药志》),伸筋草、青竹标、铁斑鸠、小毛铜钱菜(《贵州中草药名录》),爬岩香、爬山蜈蚣(《广西本草选编》)。

【基原】 为天南星科石柑属植物石柑子、紫苞石柑的全草。

【原植物】 1. 石柑子 *Pothos chinensis*(Raf.) Merr.[*Tapanava chinensis* Raf.]　又名:石蒲藤(《中国高等植物图鉴》)。

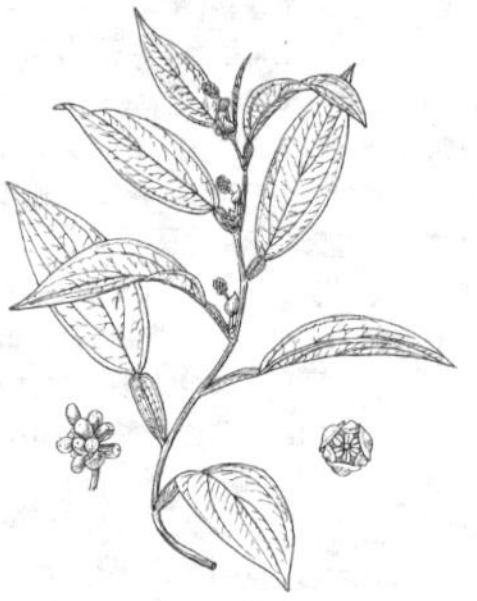

石 柑 子

附生藤本,长0.4～6 m。茎亚木质,淡褐色,近圆柱形,具纵条纹,粗约2 cm,节间长1～4 cm,节上常束生长1～3 cm的气生根,分枝下部常具鳞叶1枚;鳞叶线形,长4～8 cm,锐尖,具多数平行纵脉。叶柄倒卵状长圆形或楔形;叶片纸质,披针状卵形至披针状长圆形,先端渐尖至长渐尖,常有芒状尖头,基部钝,鲜时表面深绿色,背面淡绿色;侧脉4对,最下1对基出,弧形上升,细脉多数,近平行。花序腋生,基部具苞片4～5枚;花序柄长0.8～1.8 cm;佛焰苞卵形,绿色,长约8 mm,展开宽约12 mm,锐尖;肉穗花序短,椭圆形至近圆球形,淡绿色或淡黄色,长7～8 mm;花两性;花被片6枚;雄蕊6;子房3室,每室胚珠1。浆果黄绿色至红色。花、果期全年。

生于海拔2 400 m以下的阴湿密林中,常匍匐于岩石上或附生于树干上。分布于湖北、广东、广西、四川、贵州、云南、台湾等地。

2. 紫苞石柑 *P. cathcartii* Schott

本种与石柑子的区别是:叶柄与叶片近等长;佛焰苞紫褐色。附生于海拔500～1 600 m的密林中树干上。分布于云南。

【采收加工】 6～8月采收,鲜用或切段晒干。

【成分】 从石柑子全草中分得琥珀酸(succinic acid),香草酸(vanillic acid)。

【药理】 抗蛇毒作用　给小鼠皮下注射100%致死量的眼镜

蛇毒后，立即灌服60%石柑子醇提取液75 g/kg，在24小时内小鼠存活率为68.3%，与对照组比较有非常明显的差异。

【药性】 辛、苦，平，小毒。

1.《广西中药志》："味甘、淡、涩，性凉，无毒。入肝经。"

2.《广西本草选编》："味淡，性平，有小毒。"

3.《四川中药志》1982年版："辛、苦，温。"

【功用主治】 行气消积，祛风除湿。主治气滞胃痛，疝气，小儿疳积，食积，癥瘕，风湿痹痛，脚气，跌打损伤，鼻渊，中耳炎。

1.《分类草药性》："消食，治风湿麻木。"

2.《民间常用草药汇编》："治心胃气痛，疝气，除脚气。"

3.《全国中草药汇编》："祛风除湿，活血散瘀，消积，止咳。主治跌打损伤，晚期血吸虫病肝脾肿大，风湿性关节炎，小儿疳积，咳嗽，骨折，中耳炎，鼻窦炎。"

【用法用量】 内服：煎汤，3～15 g；或浸酒。外用：浸酒搽，或鲜品捣敷。

【宜忌】 1.《广西中药志》："虚寒者忌用。"

2.《广西本草选编》："孕妇忌服。"

【选方】 1. 治小儿疳积　石柑子全株3～6 g，蒸猪肝食；或水煎当茶饮。(《广西本草选编》)

2. 治饮食停滞，脘腹胀满　石柑子15 g，鸡屎藤30 g，香通12 g。水煎服。

3. 治风湿疼痛　石柑子15 g，见血飞15 g，大血藤15 g，常春藤15 g。水煎服。(2、3方出自《四川中药志》1982年版)

4. 治晚期血吸虫病肝脾肿大　石柑子30 g。水煎服，每日1剂，10剂为1个疗程。(《全国中草药汇编》)

1275 石胆草 shí dǎn cǎo (《滇南本草》)

【异名】 石荷叶、石蝴蝶(《云南中草药选》)，石莲花(《昆明民间常用草药》)，生扯拢、石花、岩指甲、镇心草(《云南中草药》)。

【基原】 为苦苣苔科珊瑚苣苔属植物石胆草的全草。

【原植物】 石胆草 *Corallodiscus flabellatus* (Craib) Burtt [*Didissandra flabellata* Craib]

多年生草本。叶全部基生，呈莲座状；外部的叶有柄，内部的叶无柄；叶片革质，菱状宽倒卵形或扇状菱形，先端圆形，基部楔形，边缘具细圆齿，上面密被白色长柔毛，下面密被灰白色或淡褐色绵毛。花葶2～4条，高7～12 cm，有锈色柔毛；聚伞花序具5～12花；花萼钟状，5裂至近基部，裂片长圆形至长圆状披针形，先端钝，外面被淡褐色长柔毛，具3(～4)脉；花冠筒状，蓝色、紫蓝色，长约10 mm，上唇2裂，下唇3裂，内面下唇一侧具髯毛和斑纹；雄蕊4，花丝呈弧状，有时卷曲，药室汇合，基部极叉开，退化雄蕊1；子房长圆形，花柱与子房等长或稍长于子房，柱头头状，微凹。蒴果近长圆形，长1～2 cm。花期6～7月，果期8月。

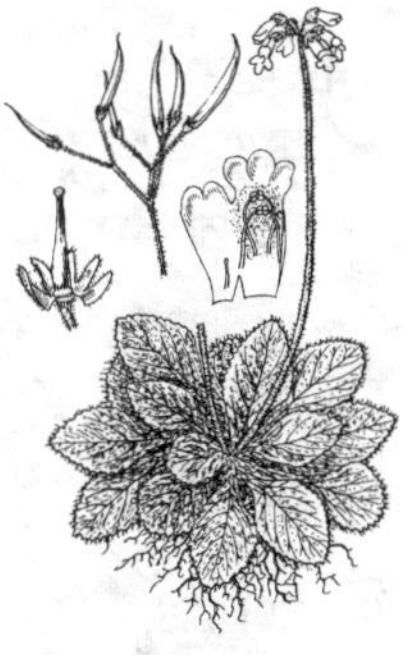

石 胆 草

生于海拔1 400～3 600 m的山坡林缘岩石上及石缝中。分布于四川、云南、西藏。

【采收加工】 7～11月采收，鲜用或晒干。

【成分】 含黄酮类：3, 4-二羟基苯乙醇-8-*O*-〔*β*-*D*-芹糖基(1→2)〕-*β*-*D*-葡萄糖苷，3, 4-二羟基苯乙醇-8-*O*-〔(5-*O*-香草酰基)-*β*-*D*-芹糖基(1→2)〕-*β*-*D*-葡萄糖苷。1′-*O*-*β*-*D*-(3, 4-二羟基苯乙基)-4′-*O*-咖啡酰基葡萄糖苷(calceolarioside A)，1′-*O*-*β*-*D*-(3, 4-二羟基苯乙基)-6′-*O*-咖啡酰基葡萄糖苷(calceolarioside B)，1′-*O*-*β*-*D*-(3, 4-二羟基苯乙基)-6′-*O*-咖啡酰基-*β*-*D*-芹菜糖(1→3′)-葡萄糖苷(nuomioside A)，1′-*O*-*β*-*D*-(3, 4-二羟基苯乙基)-4′-*O*-咖啡酰基-*β*-*D*-芹菜糖(1→3′)-葡萄糖苷(isonuomioside A)，1′-*O*-*β*-*D*-(3, 4-二羟基苯乙基)-4′-*O*-咖啡酰基-*β*-*D*-葡萄糖(1→6′)-葡萄糖苷(lugrandoside)，1′-*O*-*β*-*D*-(3, 4二羟基苯乙基)-3′-*O*-咖啡酰基-*β*-*D*-葡萄糖(1→6′)-葡萄糖苷(isolugrandoside)。酚酸类：异类叶升麻苷(isoacteoside)，香草酸(vanillic acid)，丁香酸(syringic acid)，咖啡酸(caffeic acid)，阿魏酸(ferulic acid)。

【药性】 1.《滇南本草》："味甘，无毒。"

2.《全国中草药汇编》："苦、辛，寒，有小毒。"

【功用主治】 清化湿热，消肿生肌。主治热痹，疮疡，咽喉肿痛，赤白带下，外伤出血。

1.《云南中草药》："活血解毒，消肿止痛。主治月经不调，赤白带下，心悸，跌打损伤，刀伤，疮痈，顽癣。"

2.《全国中草药汇编》："祛湿，止血生肌。主治白带过多，心口痛，湿热痹症，小儿疳积。外用治外伤出血，疖肿。"

【用法用量】 内服：煎汤，9～15 g。外用：捣敷，研末撒；或吹喉。

【选方】 1. 治咽喉肿痛　石花研末吹喉，每用0.3 g；或加冻青叶外敷。(《昆明民间常用草药》)

2. 治小儿疳积　石胆草3 g，鸡屎藤9 g。研末，蒸鸡蛋黄服。(《全国中草药汇编》)

1276 石首鱼 shí shǒu yú (《食性本草》)

【异名】 黄花鱼(《临海异物志》)，石头鱼(《岭表录异》)，鯼(《医心方》)，江鱼(《浙志》)，黄鱼(《本草述》)，海鱼、黄瓜鱼(《医林纂要》)。

【基原】 为石首鱼科黄鱼属动物大黄鱼和小黄鱼的肉。

【原动物】 1. 大黄鱼 *Pseudosciaena crocea* (Richardson)　又名：大黄花鱼(《黄渤海鱼类调查报告》)。

体侧扁，一般体长为40～50 cm，大者长达75 cm。头较大，具发达黏液腔。吻钝尖，有4个吻孔。眼中大，侧上位，眼间隔圆凸。口前位，宽阔而斜，下颌稍突出，牙细尖，上颌牙多行，外行牙稍扩大；下颌牙2行，内行牙较大。颏部具4个不明显小孔。前鳃盖骨边缘有细锯齿，鳃盖骨后端有一扁棘，鳃孔大，鳃耙(8～9)+(16～18)，细长。头部和体的前部被圆鳞；后部被栉鳞。侧线鳞56～58 $\frac{8\sim9}{8}$。背鳍鳍条部及臀鳍鳍膜上被小圆鳞。体侧下部各鳞片均有一金黄色皮腺体。背鳍Ⅷ～Ⅸ，Ⅰ-31～34，连续，起点在胸鳍基部上方。臀鳍Ⅱ-8，第二鳍棘较长。胸鳍15～17。尾鳍楔形。鳔大，前端圆形，两侧具侧枝31～33对，每一侧枝最后分出的前后两小支等长，且互相平行。耳石梨形。体背面和上侧面黄褐色，唇橘红色。各鳍黄色或灰黄色。腹面金黄色。

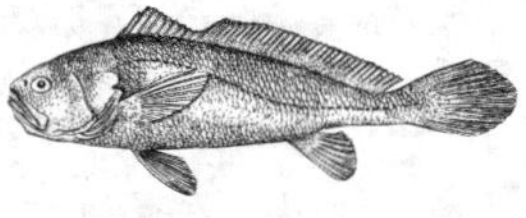

大 黄 鱼

为暖温性回游鱼类。栖息于60 m以内近海的中下层。喜集群，食性广，主要摄食小型鱼类、节肢类等动物。能发声，生殖期更盛。一生能多次产卵，产卵场均在河口附近或岛屿、内湾近岸浅水区。产卵期分春秋二季。秋冬季随水温下降。鱼群向南回游越冬。我国分布于黄海、东海和南海。

2. 小黄鱼 *P. polyactis* Bleeker　又名：花鱼、大眼、黄花鱼、古鱼(《黄渤海鱼类调查报告》)。

体侧扁，一般体长23～26 cm，大者可长达50 cm。外形与大黄鱼近似。主要差别如：鳃耙 10＋（8～20）。侧线鳞 50～62 $\frac{5\sim6}{8}$，

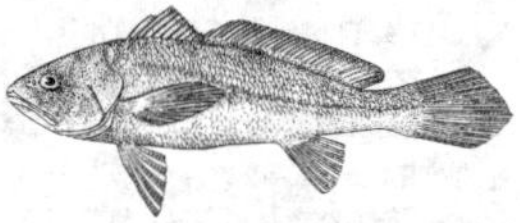
小黄鱼

背鳍Ⅸ～Ⅹ，Ⅰ-31～36。臀鳍Ⅱ-9～10。鳔大，前部圆，两侧具侧枝 26～32 对。每一侧枝最后分出的前、后两小支不等长；后小支短，前小枝细长。耳石梨形，较小。体黄褐色，唇橘色，各鳍灰黄色，腹面金黄色。

为温水性底层鱼类。喜栖息于软泥或泥沙质海底。食性广。能发声，在生殖期常发出"咯咯"、"沙沙"声。生殖期在北方海区于4～5月间产卵。秋末冬初，鱼群南下作适温回游。我国分布于渤海、黄海和东海。

本动物的头部（石首鱼头）、头骨中的耳石（鱼脑石）、鳔（鱼鳔）、胆囊（石首鱼胆）、干制品（石首鱼鲞）亦供药用，另设专条。

【采收加工】 在鱼汛期捕捞，鲜用或冷藏。

【成分】 食用部分含蛋白质，脂肪，灰分，钙，磷，铁，硫胺素（thiamine），核黄素（riboflavin），烟酸（nicotinic acid），碘等。

【药性】 甘、咸，平。归胃、肝、肾经。

1.《崔氏食经》："味甘，温，无毒。"

2.《医林纂要》："甘，咸，平。"

3.《本草撮要》："人足阳明、少阴经。"

【功用主治】 益气养胃，补肾，明目。主治病后、产后体虚，乳汁不足，肾虚腰痛，水肿，视物昏花。

1.《崔氏食经》："主下利，明目，安心神。"

2.《开宝本草》："开胃益气。"

3.《随息居饮食谱》："填精。"

【用法用量】 内服：煮食或炖食，100～250 g。

【宜忌】 患风疾、痰疾及疮疡者慎服。

1.《宝庆本草折衷》："疮疖人不可食，为其行血发脓之故。"

2.《本草汇言》："动风发气，起痰助毒。"

3.《药性纂要》："鲜者多食发胀，患病人忌食，生疮者食之难痊。"

【选方】 1. 治产后、病后体弱　大黄鱼加黄酒炖服。

2. 治乳汁不足　大黄鱼 1 条，通草 30 g。水炖，吃鱼及汁。

3. 治腰肌劳损　鲜大黄鱼 1 条或干鱼尾鳍 30 g，加米酒炖服。（1～3 方出自《海味营养与药用指南》）

4. 治头痛　小黄鱼 1 条（去内脏洗净），茶叶 3 g，杏仁 3 g。煮熟食用。

5. 治胃痛　小黄鱼 1 条（除去内脏洗净），生葱 4 支，生姜 4 片。共炖熟食用。（4、5 方出自《常见药用动物》）

1277 石莽草 shí mǎng cǎo （《广西中药志》）

【异名】 省订草、红岩花叶、雷公须、火眼丹（《贵州草药》），水绣球、草石椒（《昆明民间常用草药》），满地红、四季红、火溜草（《文山中草药》），红花地丁、绣球草、惊风草、小红草、小铜草（《云南中草药选》），太阳草（《云南中草药》），省丁草（《贵州中草药名录》）。

【基原】 为蓼科蓼属植物头花蓼的全草。

【原植物】 头花蓼 *Polygonum capitatum* Buch.-Ham. ex D. Don

多年生草本，长 15～25 cm。枝由根状茎丛出，匍匐或斜升，分枝紫红色，节上有柔毛或近于无毛。单叶互生；叶柄短或近无柄，柄基耳状抱茎；托叶膜质，鞘状，被长柔毛；叶片卵形或椭圆形，先端急尖，基部楔形，全缘，有缘毛，边缘叶脉常带红色。花序头状，单生或 2 个着生于枝的顶端，花序梗具腺毛；花小，淡红色，花被 5 深裂，裂片椭圆形，先端略钝；雄蕊 8 个，基部有黄绿色腺体；子房上位，花柱上部 3 深裂，柱头球形。瘦果卵形，有 3 棱，包于宿存花被内；黑色，光泽。花期 6～9 月，果期 9～11 月。

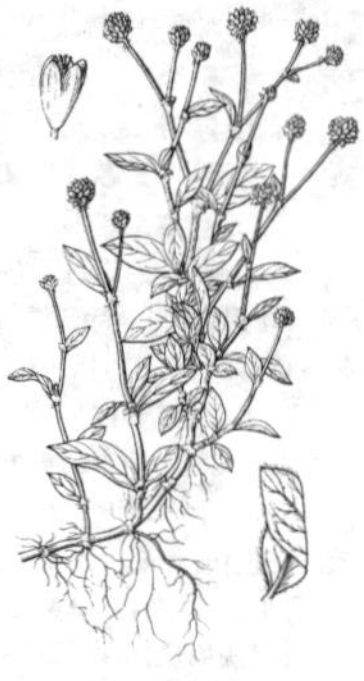
头花蓼

生于山坡、沟边、田边阴湿处及岩石缝中。分布于江西、湖北、湖南、广西、西南等地。

【采收加工】 9～10 月采收，晒干或鲜用。

【成分】 头花蓼全草含苯甲醛，乙酸，24-羟基-3-二十四烷酮（24-hydroxytetracosanone-3），29-羟基-3-二十九烷酮（29-hydroxynonacosanone-3），β-谷甾醇（β-sitosterol）。黄酮类：槲皮素（quercetin），槲皮苷（quercitrin），hirsutrin（Ⅲ），槲皮素-3-鼠李糖苷-2″-没食子酸酯（quercetin 3-rhamnoside 2″-gallate），3′，4′-亚甲二氧基-3，5，6，7，8，5′-六甲氧基黄酮（3′，4′-methylenedioxy-3，5，6，7，8，5′-hexamethoxyflavone）。还含没食子酸（gallic acid）。

【药理】 1. 抗感染作用　本品醚提取部分对金黄色葡萄球菌，醇提取部分对金黄色葡萄球菌、大肠杆菌和铜绿假单胞菌等均有抑制作用。本品水提取物 0.9 g/kg 和0.6 g/kg灌胃，连续 7 日，能明显降低大肠杆菌所致大鼠肾盂肾炎模型尿中的白细胞和红细胞，3.6 和 1.8 g/kg 灌胃，每日 3 次，连续 3 日，能明显降低大肠杆菌感染小鼠的死亡率，0.9、0.6 和 0.3 g/kg，灌胃 1 次，其药后大鼠尿液在试管内对大肠杆菌的生长有明显抑制作用。

2. 解热作用　本品水提取物 0.45 g/kg 灌胃，不能降低正常家兔体温，但能明显降低静注伤寒、副伤寒杆菌所致发热家兔的体温。

【药性】 苦、辛，凉。

1.《贵州草药》："性平，味酸、微苦。"

2.《广西中草药》："味苦、辛，性平。无毒。"

3.《云南中草药》："酸，凉。"

【功用主治】 清热利湿，活血解毒。主治痢疾，热淋，血淋，石淋，风湿痛，跌打损伤，疮疡，湿疹。

1.《广西中药志》："祛风湿，散瘀止痛。治风湿，跌打。"

2.《广西中草药》："解毒消炎。治痢疾，皮肤溃疡，无名肿毒。"

3.《全国中草药汇编》："清热凉血。主治泌尿系感染，腹泻，血尿。"

【用法用量】 内服：煎汤，15～30 g。外用：捣敷；或煎水洗；或熬膏涂。

【宜忌】《广西中药志》："孕妇及无实热者忌用。"

【选方】 1. 治痢疾　石莽草 60 g，水煎。每日分 2 次服。（《广西中草药》）

2. 治血尿，膀胱炎　鲜太阳草 30 g，水煎服。若血止仍尿痛则加背蛇粉 4.5 g，水煎服。（《云南中草药》）

3. 治肾盂肾炎，尿道结石，跌打损伤　头花蓼 15～30 g。煎服。（《云南中草药选》）

4. 治跌打瘀肿　石莽草打烂，酒炒外敷。

5. 治风湿痛　石莽草煎水熏洗。（4、5 方出自《广西中药志》）

6. 治疮疡，麻风溃烂　石莽草 500 g，九里明 150 g，爬山虎 150 g，桉树叶 150 g。水煎成膏，加梅片 6 g 搅匀，涂患处，每日 1 次。（《广西中草药》）

7. 治尿布湿疹、黄水疮　鲜太阳草煎水，洗患处。（《文山中

草药》)

8. 治蛔虫病　省丁草根 6 g,蒸瘦肉吃。(《贵州草药》)

1278 石莲子 shí lián zǐ (《食疗本草》)

【异名】 甜石莲、壳莲子、带皮莲子(《全国中草药汇编》)。

【基原】 为睡莲科莲属植物莲老熟的果实。

【原植物】 参见"莲子"条。

【采收加工】 10月间当莲子成熟时割下莲蓬,取出果实晒干。

【药材】 石莲子 *Nelumbinis Nuciferae Fructus*　主产于湖南、湖北、福建、江苏、浙江、安徽、江西等地。

性状　果实卵圆状椭圆形,两端略尖,长 1.5～2 cm,直径 0.8～1.3 cm。表面灰棕色至黑棕色,平滑,有白色霜粉,先端有圆孔状柱迹或有残留柱基,基部有果柄痕。质坚硬,不易破开,破开后内有 1 颗种子,卵形,种皮黄棕或红棕色,不易剥离,子叶 2 枚,淡黄白色,粉性,中心有一暗绿色的莲子心。气微,味微甘,胚芽苦。

【炮制】 1. 石莲子　取原药材,除去杂质,洗净,干燥。

2. 石莲肉　取净石莲子,砸开,去壳及心,取净肉。

饮片性状　参见"药材"项。

贮干燥容器内,密闭,置通风干燥处,防蛀。

【药性】 甘、涩、微苦,寒。归脾、胃、心经。

1.《纲目》:"性温。"

2.《药品化义》:"味大苦带涩,性寒。入心、胞络、肺、胃四经。"

3.《药性考》:"甘、微苦,性涩。"

【功能主治】 清热利湿,开胃进食,除烦,涩精。主治噤口痢,反胃,心烦失眠,遗精,淋浊,带下。

1.《本草拾遗》:"食之令发黑不老。"

2.《日华子》:"益气止渴,助心止痢。治腰痛,治泄精,安心多食,令人喜。"

3.《本草从新》:"清心除烦,开胃进食,去湿热,专治噤口痢、淋浊诸症。"

4.《药性考》:"止吐呕恶,热渴咳逆,白浊遗精,便数可节,清心宁神,强志益肾。"

【用法用量】 内服:煎汤,9～12 g。清湿热生用,清心宁神连心用。

【宜忌】《本草从新》:"无湿热而虚寒者勿服。"

【选方】 1. 治噤口痢　石莲肉不以多少,不炒去壳,将肉并心碾为细末,每服一钱,陈米饮调下,便觉思食。(《妇人良方》)

2. 治心经虚热,小便赤浊　石莲肉(连心)六两,炙甘草一两。为细末,每二钱,灯心煎汤调下。(《直指方》莲子六一汤)

3. 治男子嗜欲太过,精气不固　莲花蕊十两、石莲子十两,鸡头实十两。捣末,上以金樱子三斤,以水煎如稀饧,入前药末和丸桐子大。每服三十丸,空心盐汤下。(《直指方》金锁思仙丹)

4. 治翻胃　石莲肉,为末,入些豆蔻末,米汤乘热调服。(《直指方》莲子散)

【各家论述】 1.《药品化义》:"(石莲肉)味苦清火,带涩敛热下行,善解忧愁抑郁,心火上炎而克肺金。主治口苦咽干,五心烦热及心虚生热,痢疾口噤,便浊遗精。上能清养心肺,下能收摄肾水,心肾不交用为良剂。若昼则发热,夜则安静,是热在气分,以此同参、芪为清心莲子饮,退热甚效。"

2.《本经逢原》:"石莲子为热毒噤口痢之专药。取水土之余气,补助脾阴,而涤除热毒。然必兼人参之大力,开提胃气,方始克应。若痢久胃气虚寒,口噤不食,则为戈戟也。"

1279 石豇豆 shí jiāng dòu (《陕西中草药》)

【异名】 石小豆。

【基原】 为水龙骨科瓦韦属植物高山瓦韦的全草。

【原植物】 高山瓦韦 *Lepisorus eilophyllus* (Diels) Ching [*Polypodium eilophyllum* Diels]

植株高 20～30 cm。根茎横生,密被黑色、卵状披针形鳞片。叶近生;叶柄长 1～2 cm,或几无柄,近光滑;叶片革质,长线形,尖头,基部向下延伸几达叶柄底端,边缘强度反卷,几达中脉;中脉两侧细脉网状;叶上面光滑,下面略被鳞片。孢子囊群卵圆形或长圆形,着生于细脉交接处,位于中脉与叶边之间,常被反卷的叶边覆盖一半,两侧常呈连珠状突起。

附生于海拔 2 000～3 000 m 的高山林下枯树干上或岩石缝中。分布于湖北、四川、云南、陕西、甘肃等地。

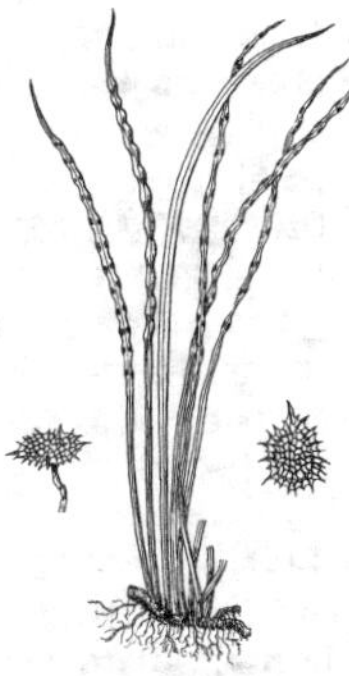

高山瓦韦

【采收加工】 7～11 月采收,阴干。

【药性】 淡、微涩,平。

【功用主治】 除风湿,利尿,调经,通淋,健脾。主治风湿痹痛,淋证,小儿疳积,崩漏,带下。

【用法用量】 内服:煎汤,10～30 g;或浸酒。

【选方】 治小儿疳积　石豇豆 30 g。研粉,加面 500 g,蒸馍食。

1280 石栗子 shí lì zǐ (《广东中药》)

【异名】 海胡桃(《桂海虞衡志》),黑桐油(《广西药用植物名录》)。

【基原】 为大戟科石栗属植物石栗的成熟种子。

【原植物】 石栗 *Aleurites moluccana* (L.) Willd. [*Jatropha moluccana* L.]　又名:烛果树。

常绿乔木,高达13 m。幼枝和花序均被褐色星状短柔毛。单叶互生;叶柄长 6～12 cm,顶端有 2 枚小腺体;叶片卵形至阔披针形,先端渐尖,基部钝或截平,全缘或 3～5 裂,幼时两面被褐色星状短柔毛。花单性,雌雄同株,白色。圆锥花序顶生,雄花花萼阔卵形,长约 3 mm,通常 2 深裂,镊合状,外面密被星状短柔毛;花瓣 5,长圆形或倒卵状披针形,长约 6 mm,先端钝,基部被毛;雄蕊 15～20,花丝短,基部被星状短柔毛,花药卵形,向内;雌花花被与雄花无异;子房球形,密被星状短柔毛,二室,花柱 2 裂。核果肉质,近球形或阔卵形,直径 5～6 cm,具纵棱,有种子 1～2 颗。花期 4～7 月,果期 9～11 月。

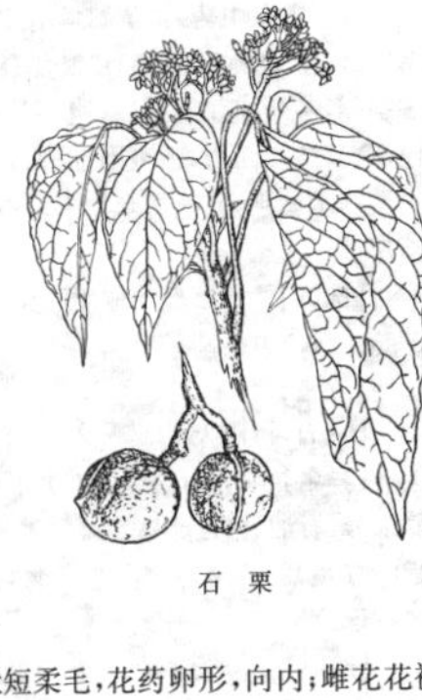

石　栗

野生或栽培于村旁及疏林中。分布于福建、广东、广西、海南、云南、台湾等地。

本植物的叶(石栗叶)亦供药用,另设专条。

【采收加工】 秋季果熟时采收,取出种子,晒干。

【成分】 种子含巴豆醇二酯(phorbol diester);13-*O*-肉豆蔻基-20-*O*-乙酰基-12-脱氧巴豆醇(13-*O*-myristyl-20-*O*-acetyl-12-

deoxyphorbol)；此外还有三十一烷(hentriacontane)，6，7-二甲氧基香豆素(6，7-dimethoxycoumarin)，5，6，7-三甲氧基香豆素(5，6，7-trimethoxycoumarin)，谷甾烯酮(sitostenone)。种子油含脂肪酸：棕榈酸(palmitic acid)，硬脂酸(stearic acid)，油酸(oleic acid)，亚麻酸(linolenic acid)，甘油(glycerin)。

【药理】 致泻作用 石栗种子含油率达54.77%，油中的辛辣树脂有致泻作用。

【药性】《广东中药》："味甘，性寒。有小毒。"

【功用主治】 活血，润肠。主治闭经，肠燥便秘。

1.《广东中药》："通经，清瘀热，治经闭。"

2.《台湾药用植物志》："种子油涂擦坐骨神经痛，种仁敷头痛、发烧、溃疡及关节肿大。此外，种子常用为缓泻剂。"

【用法用量】 内服：煎汤，3～6 g；或烧灰存性。外用：捣敷。

【宜忌】《广东中药》："生吃能令人呕，孕妇禁服。"

1281 石栗叶 shí lì yè (《岭南采药录》)

【基原】 为大戟科石栗属植物石栗的叶。

【原植物】 参见"石栗子"条。

【采收加工】 夏、秋季采收，鲜用或晒干。

【成分】 叶中含黄酮碳苷：当药素(swertisin)，2′-*O*-鼠李糖基当药素(2′-*O*-rhamnosylswertisin)；另含正三十一烷(*n*-hentriacontane)，*α*-香树脂醇(*α*-amyrin)，*β*-香树脂醇(*β*-amyrin)，豆甾醇(stigmasterol)，*β*-谷甾醇(*β*-sitosterol)，菜油甾醇(campesterol)。

【药性】 微苦，寒，小毒。

1.《广东中药》："味微苦，性寒。"

2.《广西本草选编》："有小毒。"

【功用主治】 活血通经，止血。主治闭经，金疮出血。

1.《岭南采药录》："治闭经，亦能下胎。"

2.《广东中药》："通经，清瘀热，治白浊。"

3.《广西本草选编》："治刀伤出血。"

【用法用量】 内服：煎汤，15～30 g。外用：鲜品捣敷；或干品研粉敷。

【宜忌】 本品能堕胎，孕妇禁服。

1.《广东中药》："孕妇忌用。"

2.《广西本草选编》："误食石栗叶后约30 min到4小时内出现胸闷，头晕，呕吐，腹痛，腹泻等中毒症状，严重者出汗，血性大便，全身酸痛无力，呼吸困难，抽搐等危重症状。中毒早期应即给大量盐水饮服，或吃糯米糖粥；或用甘草30～60 g水煎服及对症治疗。"

【选方】 治闭经 取生石栗叶四两，和猪腰煎汤服之。亦能下胎。(《岭南采药录》)

1282 石脑油 shí nǎo yóu (《嘉祐本草》)

【异名】 石漆(《博物志》)，石脂水(《酉阳杂俎》)，猛火油(《昨梦录》)，石油、鄜延脂(《梦溪笔谈》)，雄黄油、硫黄油(《纲目》)，地脂(《方镇编年录》)，泥油(《纲目拾遗》)，石烛、火井油、火油(《石雅》)。

【基原】 为低等动、植物埋藏地下，经地质作用形成的液态可燃性有机岩。

【原矿物】 石油 Petroleum 又名：石油原油。

非晶质液态，不定形，易流动，或浓稠如胶、如漆、如沥青、如凝脂。色黑、褐至黄褐，或先为黄色，久贮变黑。光泽呈油状或似含水的油状，透明至微透明。相对密度0.6～0.9，或趋近于水，达1.0；浅色原油质轻，深色原油质较重。有特具的油臭。极易燃烧，发黑色浓烟；常有不燃残渣。可分馏或制成一系列石油产品。

通常贮存在地下深处岩石裂隙及矿物颗粒间微孔隙中；亦可出露于地表，浸漫于沙粒、泥土粒间(泥油、石油苗)或随水漂浮(石油泉、石油河)。我国除著名油田外，各大区亦均有产出。

【药材】 石脑油 *Crude Petroli* 主产陕西、甘肃、黑龙江、辽宁、新疆、山东、江苏、四川、贵州。

性状 本品为液体，有的稠浓如胶。褐绿色至黑色。微透明至透明。具特别之油臭。可燃灯。

【成分】 主要含有链烷烃，环烷烃，芳烃，此外还有含氮、硫及氧的杂环化合物。石油中含有许多致癌成分。

【药性】《纲目》："辛，苦，有毒。"

【功用主治】 解毒杀虫。主治疮疖，顽癣恶疥，蛲虫。

1.《嘉祐本草》："主小儿惊风，化涎，可和诸药作丸服。"

2.《纲目》："涂疮癣虫癞，治针、箭入肉药中用之。"

3.《纲目拾遗》："治白秃堆灰，以此油涂上。又治顽癣风癞恶疥。"

【用法用量】 外用：涂敷。一般不作内服。

【临床报道】 治疗蛲虫病 用消毒棉球蘸煤油或汽油于晚上9时后涂擦肛门。先擦肛门周围，继将棉球缓缓推入肛门内，小儿放入约10分钟取出，成人可不必取出。每晚1次，一般1～3次即愈。治愈38例，未见复发。

【各家论述】《纲目》："石油气味与雄、硫同，故杀虫治疮。其性走窜，诸器皆渗，惟瓷器、琉璃不漏，故钱乙治小儿惊热膈实，呕吐痰涎，银液丸中用和水银、轻粉、龙脑、蝎尾、白附子诸药为丸，不但取其化痰，亦取其能透经络、走关窍也。"

1283 石菖蒲 shí chāng pú (《本草图经》)

【异名】 昌本(《周礼》)，菖蒲、昌阳(《本经》)，茚、茚茆(《说文》)，昌草(《淮南子》)，尧时薤、尧韭(《吴普本草》)，卬(《广雅》)，荪(《玉篇》)，九节菖蒲(《医学正传》)，木蜡、阳春雪、望见消(《外科集验方》)，水剑草(《纲目》)，苦菖蒲(《生草药性备要》)，粉菖(《中药材手册》)。

【基原】 为天南星科菖蒲属植物石菖蒲的根茎。

【原植物】 石菖蒲 *Acorus tatarinowii* Schott 又名：细叶菖蒲(《鲟溪单方选》)。

多年生草本。根茎横卧，芳香，粗5～8 mm，外皮黄褐色，节间长3～5 mm，根肉质，具多数须根，根茎上部分枝甚密，因而植株成丛生状，分枝常被纤维状宿存叶基。叶片薄，线形，基部对折，中部以上平展，宽7～13 mm，先端渐狭，基部两侧膜质，叶鞘宽可达5 mm，上延几达叶片中部，暗绿色，无中脉，平行脉多数，稍隆起。花序柄腋生，长4～15 cm，三棱形。叶状佛焰苞长13～25 cm，肉穗花序圆柱状，长2.5～8.5 cm，粗4～7 mm，上部渐尖。花白色。成熟果穗长7～8 cm，黄绿色或黄白色。花、果期2～6月。

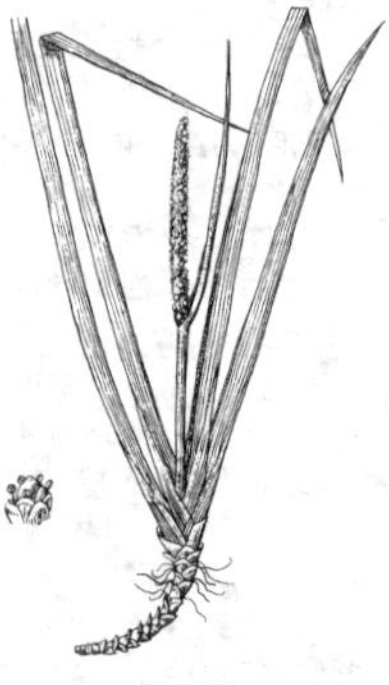

石菖蒲

生于海拔20～2 600 m的密林下湿地或溪涧旁石上。分布于黄河流域以南各地。

此外，石菖蒲同等入药的金钱蒲 *A. gramineus* Soland.［*A. gramineus* var. *pusillus* (Sieb.) Engl.；*A. pusillus* Sieb.］ 又名：大节菖蒲(《滇南本草》)，钱蒲(《纲目》)，建葛蒲、小石菖蒲、随手香(四川)。叶片质地厚，较窄小，芳香，手触摸之后香气长时不散，因谓"随手香"，一般用鲜品，亦称鲜菖蒲。生于海拔1 800 m以下的水旁湿地或石上，常见栽培。分布于西南及浙江、江西、湖北、湖南、广东、广西、陕西、甘肃等地。

本植物的叶(菖蒲叶)、花(石菖蒲花)亦供药用,另设专条。

【栽培】 生物学特性 喜冷凉湿润气候,阴湿环境,耐寒,忌干旱。以选沼泽湿地或灌水方便的砂质壤土、富含腐殖质壤土栽培为宜。

繁殖方法 用根茎繁殖,春季挖出根茎,选带有须根和叶片的小根茎作种,按行株距 30 cm×15 cm 穴栽,每穴栽 2~3 株,栽后盖土压紧。

田间管理 栽后生长期注意拔除根部杂草,松土和浇水,切忌干旱。并追施人粪尿 2 次。以氮肥为主,适当增加磷钾肥。在每次收获后,对保留的一小部分植株,稍加管理,2~3 年后又可收获。

病虫害防治 虫害有稻蝗,为害叶片,可用 90%晶体敌百虫 1 000 倍液防治。

【采收加工】 栽后 3~4 年收获。早春或冬末挖出根茎,剪去叶片和须根,洗净晒干,撞去毛须即成。

【药材】 石菖蒲 *Acori Tatarinowii Rhizoma* 主产于四川、浙江、江苏。

性状 根茎呈扁圆柱形,多弯曲,常有分枝,长 3~20 cm,直径 0.3~1 cm。表面棕褐色或灰棕色,粗糙,有疏密不匀的环节,节间长 0.2~0.8 cm,具细纵纹,一面残留须根或圆点状根痕;叶痕呈三角形,左右交互排列,有的其上有毛鳞状的叶基残余。质硬,断面纤维性,类白色或微红色,内皮层环明显,可见多数维管束小点及棕色油细胞。气芳香,味苦、微辛。

鉴别 (1) 根茎横切面:表皮细胞外壁增厚,棕色,有的含红棕色物。皮层宽广,散有纤维束及叶迹维管束;叶迹维管束外韧型,维管束鞘纤维成环,木化;内皮层明显。中柱维管束周木型及外韧型,维管束鞘纤维较少。纤维束及维管束鞘纤维周围细胞中含草酸钙方晶,形成晶纤维。薄壁组织中散有类圆形油细胞;并含淀粉粒。

(2) 薄层色谱:取样品粗粉 20 g,置挥发油提取器中,以水蒸气蒸馏,所得挥发油用乙醚提取,无水硫酸钠脱水,回收乙醚,所得挥发油溶于乙醚供点样。以 α-细辛醚及甲基丁香酚为对照品。分别于硅胶 G-0.8% CMC-Na 板上点样,以石油醚-乙酸乙酯(85∶15)展开。紫外光灯(254 nm)下观察。α-细辛醚为蓝紫色,甲基丁香酚为棕色。

品志标志 《中华人民共和国药典》2010 年版规定,照挥发油测定法测定,本品含挥发油不得少于 1.0%(ml/g)。

【成分】 石菖蒲根茎含挥发油,内有 α, β 及 γ-细辛脑(asarone),欧细辛脑(euasarone),顺式甲基异丁香油酚(*cis*-methylisoeugenol),榄香脂素(elemicin),细辛醛(asarylaldehyde),δ-荜澄茄烯(δ-cadinene),百里香酚(thymol),肉豆蔻酸(myristic acid)。顺-细辛酮(*cis*-asarone),反-细辛酮(*trans*-asarone),β-丁香烯(β-caryophyllene),葎草烯(humulene),甲基丁香油酚(methyl eugenol),榄香脂素(elemicine),顺式罗勒烯(*cis*-ocimene),β-细辛酮(β-asarone)等。根中另含苯丙烷类异菖蒲酮(phenylpropanes isoacoramone):顺式环氧细辛酮〔epoxyasarone〕,(苏型)1′, 2′-二羟基细辛酮〔(threo) 1′, 2′-dihydroxyasarone〕,(赤型)1′, 2′-二羟基细辛酮〔(erythro) 1′, 2′-dihydroxyasarone〕。

金钱蒲根茎含挥发油,其中有:α 和 β-细辛脑,欧细辛脑,顺式-4-丙烯基藜芦醚(*cis*-4-propenyl veratrole)即是顺式甲基异丁香油酚,反式-4-丙烯基藜芦醚(*trans*-4-propenyl veratrole)即是反式甲基异丁香油酚(*trans*-methylisoeugenol),4-烯丙基藜芦醚(4-allylveratrole)即是甲基丁香油酚(methyleugenol),榄香脂素,细辛醛,二聚细辛醚(bisasaricin),α 和 β-毕澄茄油烯(cubebene),丁香烯(caryophyllene),β-古芸烯(β-gurjunene),佛术烯(eremophilene),橙花叔醇(nerolidol),愈创木醇(guaiol),金钱蒲烯酮(gramenone),1, 2-二甲氧基-4-(*E*-3′-甲基环氧乙烷基)苯〔1, 2-dimethoxy-4-(*E*-3′-methyloxiranyl) benzene〕,1, 2, 4-三甲氧基-5-(*E*-3′-甲基环氧乙烷基)苯〔1, 2, 4-trimethoxy-5-(*E*-3′-methyloxiranyl) benzene〕等。胡椒酚甲醚(methyl chavicol),(+)-3, 8-二甲基-5-(1-异丙烯基)-1, 2, 3, 4, 5, 6, 7, 8-八氢薁-6-酮〔(+)-3, 8-dimethyl-5-(1-methylethylidene)-1, 2, 3, 4, 5, 6, 7, 8-octahydroazulene-6-one〕。

【药理】 1. 对中枢神经系统的作用 (1) 镇静作用 石菖蒲水煎剂 1~10 g/kg 及去油水煎剂 5~30 g/kg 腹腔注射使小鼠自主活动明显降低,与阈下催眠剂量的戊巴比妥钠有显著的协同作用。提取物 β-细辛醚(β-细辛脑)对正常、缺血或再灌注损伤动物脑电都有抑制作用,其主要功效为镇静安神。

(2) 抗惊厥作用 石菖蒲挥发油 50 mg/kg 显著延长大鼠戊四唑急性惊厥潜伏期及降低最大电休克惊厥发作率,降低戊四唑慢性点燃大鼠的发作级别,说明石菖蒲萃取挥发油具有良好的抗癫痫作用。石菖蒲挥发油中的 α-细辛脑可能是其抗惊厥的有效成分。90~150 mg/kg 的 α-细辛脑腹腔注射能对抗小鼠的电惊厥,140 mg/kg 则能完全对抗戊四唑引起的惊厥和侧脑室注射乙酰胆碱引起的惊厥大发作。反式-4-丙烯基藜芦醚给家兔静注 50 mg/kg可使翻正反射、痛反射和听反射消失。

(3) 对动物学习记忆的作用 石菖蒲水提醇沉液 0.1 g(生药)/10 g、0.2 g(生药)/10 g 灌服,对正常小鼠学习记忆有促进作用;对东莨菪碱造成的小鼠记忆获得障碍、亚硝酸钠造成的记忆巩固不良及乙醇引起的记忆再现缺失均有明显改善作用。石菖蒲对学习记忆作用的主要有效部位是总挥发油,其中 α-细辛醚(α-细辛脑)是其主要有效成分。

2. 抑制气管收缩 石菖蒲总挥发油中浓度(26.5 μg/ml)、β-细辛醚中浓度(18.5 μg/ml)、α-细辛醚高浓度(24.0 μg/ml)能非常显著地抑制豚鼠气管痉挛性收缩,且具有明显的量效关系。

3. 抗心律失常的作用 腹腔注射 5%石菖蒲挥发油3 ml/kg,对大鼠由乌头碱诱发的心律失常有一定的治疗作用;能对抗家兔由肾上腺素和氯化钡诱发的心律失常,还有减慢心率的作用。

4. 其他作用 α-细辛脑能对抗垂体后叶素的宫缩作用。体外培养,1∶2 石菖蒲煎剂能杀死蛔虫,对猪蛔虫的麻痹和致死作用较强。煎剂在体外能杀死腹水癌细胞。

毒性 石菖蒲水煎剂小鼠腹腔注射的 LD_{50} 为 53±2.5 g/kg。其挥发油小鼠皮下注射的 LD_{50} 为 0.157 ml/kg;腹腔注射的 LD_{50} 为 0.23±0.023 ml/kg。α-细辛脑大鼠灌胃的 LD_{50} 为 926 mg/kg。α-细辛脑能引起鼠伤寒沙门菌突变种 TA100、TA98 的致突变作用。

【炮制】 1. 鲜石菖蒲 取新采鲜药,剪去叶及须根,洗净,用时剪或切成段。

2. 石菖蒲 取原药材,除去杂质,洗净,润透,切薄片,干燥,筛去灰屑。

3. 姜制石菖蒲 取净石菖蒲片,加姜汁拌匀,置锅内用中火炒干,取出,放凉。每石菖蒲 100 kg,用生姜 12.5 kg。

4. 麸炒石菖蒲 取麸皮撒于锅内,待麸皮冒烟时,倒入净石菖蒲片,用文火炒至黄色,取出,筛去麸皮,放凉。每石菖蒲 100 kg,用麸皮 12.5 kg。

饮片性状 鲜石菖蒲、石菖蒲参见"药材"项。姜制石菖蒲形如石菖蒲,微有姜辣味。麸炒石菖蒲形如石菖蒲,表面黄色。

贮干燥容器内,防潮,麸炒石菖蒲、姜制石菖蒲,密闭,鲜石菖蒲栽于砂土中,防干。

【药性】 辛、苦,微温。归心、肝、脾经。

1.《本经》:"辛,温。"

2.《药性论》:"味苦、辛。无毒。"

3.《纲目》:"手少阴、足厥阴之药。"

4.《雷公炮制药性解》:"入心、脾、膀胱三经。"

5.《本草汇言》:"通透五脏六腑、十二经、十五络。"

6.《本草经解》:"人足厥阴肝经、手太阴肺经。"

7.《本草求原》:"辛香入肝,苦温入心包,辛胜于苦。"

【功用主治】 豁痰开窍,化湿和胃,宁心益志。主治热病神昏,痰厥,健忘,失眠,耳鸣,耳聋,噤口痢,风湿痹痛。

1.《本经》:"主风寒湿痹,咳逆上气,开心孔,补五脏,通九窍,明耳目,出音声。久服轻身,不忘不迷惑,延年。"

2.《别录》:"主耳聋,痈疮,温肠胃,止小便利,四肢湿痹、不得屈伸,小儿温疟,身积热不解,可作浴汤。聪耳目,益心智,高志不老。"

3.《药性论》:"治风湿顽痹,耳鸣,头风,泪下,杀诸虫,治恶疮疥瘙。"

4.《日华子》:"除风下气,除烦闷,止心腹痛,霍乱转筋。治客风疮疥,涩小便,杀腹藏虫。耳痛,作末、炒,承热裹窨,甚验。"

5. 王好古:"治心积伏梁。"(引自《纲目》)

6.《滇南本草》:"治九种胃气,止疼痛。"

7.《纲目》:"治中恶卒死,客忤癫痫,下血崩中,安胎漏,散痈肿。捣汁服,解巴豆、大戟毒。"

8.《本草备要》:"补肝益心,去湿逐风,除痰消积,开胃宽中。疗噤口毒痢,风痹惊痫。"

9.《得宜本草》:"功专开发心阳。"

10.《本草再新》:"止鼻血,散牙痈。"

【用法用量】 内服:煎汤,3～6 g,鲜品加倍;或入丸、散。外用:煎水洗;或研末调敷。

【宜忌】 阴虚阳亢,汗多、精滑者慎服。

1.《本草经集注》:"恶地胆、麻黄。""秦艽、秦皮为之使。"

2.《千金方》:"忌饴糖及羊肉。"

3.《日华子》:"勿犯铁器,令人吐逆。"

4.《医学入门》:"辛芳太甚,心孔昏塞,若心劳神耗者禁用。"

5.《本草汇言》:"阴虚火炎,吐血咳嗽之人,切勿与也。"

6.《医宗必读》:"菖蒲香燥而散,血少、汗多忌用。"

7.《药性纂要》:"滑精忌。"

8.《药性通考》:"乃尅伐之药,气虚体弱之人慎用。"

9. 沈文彬《药论》:"既害津枯,又妨赤目。"

【选方】 1. 治癫痫 九节菖蒲(去毛焙干),以木臼杵为细末,不可犯铁器,以黑猿猪心以竹刀批开,砂罐煮汤送下,每日空心服二三钱。(《医学正传》)

2. 治中热喝不省 取生菖蒲不拘多少,捣绞取汁,微温一盏,灌之。(《圣济总录》)

3. 治痰迷心窍 石菖蒲、生姜。共捣汁灌下。(《梅氏验方新编》)

4. 治卒死尸厥 捣干菖蒲。以一枣核大,着其舌下。(《肘后方》)

5. 治哑惊风 细叶菖蒲捣汁,和雪梨汁同饮。(《鲟溪单方选》)

6. 治诸食积、气积、血积、鼓胀之类 石菖蒲八两(锉),斑蝥四两(去翅足,二味同炒焦黄色,拣去斑蝥不用)。上用粗布袋盛起,两人牵掣去尽蝥毒屑了,却将菖蒲为细末,(丸)如梧桐子大,每服三五十丸,温酒或白汤送下。(《奇效良方》)

7. 治妇人脾血积气及心腹疼 菖蒲(九节者)六两,吴茱萸(炮)、香附子(炒,去毛)各四两。上三味并锉细,以酽醋五升煮干为度,焙干为细末,以好神曲打糊为丸如梧桐子大,空心,食前以淡姜汤送下四五十丸,日三服。(《妇人良方》菖蒲丸)

8. 治水谷痢及冷气,腹肚虚鸣 菖蒲三两,干姜一两半(炮裂,锉)。上药捣罗为末,用粳米饭和丸,如梧桐子大,每于食前以粥饮下三十丸。(《圣惠方》菖蒲丸)

9. 治耳聋 菖蒲根一寸,巴豆一粒(去皮心)。二物合捣,筛,分作七丸,绵裹,卧即塞,夜易之。(《肘后方》菖蒲根丸)

10. 治喉痹肿痛 菖蒲根捣汁,烧铁秤锤淬酒一杯饮之。(《圣济总录》)

11. 治小便一日一夜数十行 菖蒲、黄连,二物等分。治筛,酒服方寸匕。(《范汪方》)

12. 治赤白带下 石菖蒲、破故纸等分。炒为末,每服二钱,更以菖蒲浸酒调服,日一服。(《妇人良方》)

13. 治痈肿发背 生菖蒲捣贴,若疮干,捣末,以水调涂之。(《经验方》)

14. 治阴汗湿痒 石菖蒲、蛇床子等分。为末。日搽二三次。(《济急仙方》)

15. 解大戟毒 菖蒲一两。上一味,捣罗为散。每服二钱匕,温汤调下。

16. 治诸般赤眼,攀睛云翳 菖蒲自然汁,文武火熬作膏,日点之。(15、16方出自《圣济总录》)

17. 治凡手足不得伸屈,乃寒湿瘀滞所致 用九节菖蒲根,煎水熏洗,并作汤浴。(《吉人集验方》)

18. 治风虫牙痛 以菖蒲抵牙痛处咬定,或塞缝亦可。(《古今医统》)

19. 治产后下血不止 菖蒲五两(锉)。上一味,以清酒五升,煮取二升,分二服。(《千金方》)

【临床报道】 1. 治疗癫痫大发作 自制石菖蒲煎剂,每30 ml含有石菖蒲干品 9 g,每次服 10 ml,每日 3 次,以 30 日为 1 个疗程,可连续服用。如连续 2 年未再有癫痫大发作者,可停药观察。治疗 60 例,显效 17 例,有效 28 例,无效 15 例,有效率 75%。

2. 治疗肺性脑病 采用石菖蒲注射液(0.5%总挥发油溶液),用量随病情轻重增减。轻型患者一般用 10 ml 加入 25%葡萄糖溶液 20 ml 中作缓慢推注,每日 2 次;中型者除上述用法外,另用石菖蒲注射液 10 ml 加入 5%葡萄糖溶液 250～500 ml 中静脉缓滴,每日 1 次;重型肺脑者同中型者用法,但静脉滴注石菖蒲注射液量增加到 20 ml。一般以治疗 5～7 日为 1 个疗程。共治疗肺性脑病 279 例,显效 128 例次,好转 81 例次,无效 37 例,死亡 33 例,总有效率74.9%。治疗后症状与体征的改善,以意识障碍、精神神经症状减轻和消失为明显,其次为咳喘和紫绀之改善。未见明显的副作用。

3. 治疗眩晕 取鲜石菖蒲全株 1 kg,切成约 5 cm 长的节段,煎水去渣取汁 500 ml,每日 1 剂,以此药剂代茶,15 日为 1 个疗程。共治 39 例。结果:痊愈 26 例,显效 10 例,有效 3 例,总有效率达 100%。其中疗程最长者 3 个疗程,最短仅服药 5 日,平均 20.5 日。病程较长者比病程短者疗效明显。

【各家论述】 1.《直指方》:"下痢噤口不食,虽是脾虚,盖亦热气闭膈心胸所致也。俗用木香则失之温,用山药则失之闭,惟真料参苓白术散加石菖蒲末,以粳米饮乘热调下;或用人参、茯苓、石莲子肉入些菖蒲与之,胸闭一开,自然思食。"

2.《本草经疏》:"其味苦辛,其气大温。阳气开发,外充百骸;辛通四达,以散邪结,此通利心脾二经之要药也。盖苦可燥湿,温能辟寒,辛可散结,风寒湿三者合而成痹,去此三邪,痹自愈矣。阳气开发,芬芳轻扬,气重于味,辛兼横走,故能下气开心。咳逆者气逆之候也,下气则咳逆上气可去。五脏之壅遏既彻,则气窍应之而通,故聪明耳目出音声、主耳聋。辛以散之,故治痈疮。气味辛温,气厚发热,故温肠胃。膀胱虚寒则小便不禁,肠胃既温,则膀胱与焉,故止小便。脾主四肢,脾湿既清则四肢湿痹不得屈伸自利。山岚瘴气最能使小儿发疟,寒湿之甚莫过山岚,既散其邪,则病本已拔,病焉得而不已焉?"

3.《本草新编》:"石菖蒲,止可为佐使,而不可为君药。开心窍必须佐以人参;通气必须君以苍术;遗尿欲止,非加参、芪不能取效;胎动欲安,非多加白术不能成功;除烦闷,治善忘,非以人参为君,亦不能两有奇验也。"

4.《本草正义》:“昌蒲芳香清冽,以气用事,故能振动清阳,而辟除四时不正之气。”

1284 石椒草 shí jiāo cǎo (《滇南本草》)

【异名】 石交(《植物名实图考》),岩椒草(《四川中药志》),石胡椒(《昆明药用植物调查报告》),羊不吃、九牛二虎草、铁帚把、千里马、羊膻草、铜脚地枝蒿(《云南中草药》),小狼毒、丑草(《新华本草纲要》)。

【基原】 为芸香科石椒草属植物石椒草的全草。

【原植物】 石椒草 *Boenninghausenia sessilicarpa* Lévl.

多年生草本。根圆柱形,略扭曲,有纵纹及黑色圆形小突起。二或三回三出复叶互生,纸质;总叶柄长 2～16 mm,小叶几无柄。小叶片倒卵形至长圆形,长 3～5 mm,宽 2～4 mm,先端钝圆或微凹,基部宽楔形,全缘,有透明腺点。顶生聚伞花序;花具花梗;花萼深 4 裂,中部以下合生;花瓣 4,白色,卵圆形,长约 2 mm,薄膜质,有透明腺点;雄蕊 8,长短相间;子房上位,心皮 4,基部分离。蒴果,卵形,成熟时从顶部起沿腹缝线开裂,4 瓣,果无柄。花期 4 月。

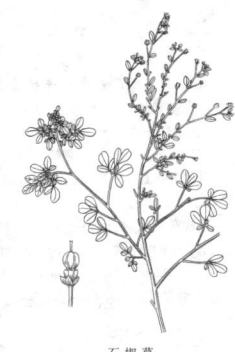

石 椒 草

生长于山野林边。分布于四川、云南等地。

【采收加工】 5～7 月采收,晒干。

【成分】 全草含黄酮苷:芸香苷(rutin);香豆素类化合物:香柑内酯(bergapten),异茴芹内酯(isopimpinellin),芸香呋喃香豆醇乙酸酯(rutamarin),伞形花内酯(umbelliferone),东莨菪素(scopoletin),7, 7′-二甲氧基-6, 8′-双香豆素(matsubaze lactone),5, 8-二甲氧基-2′, 2′-二甲基吡喃并[5′, 6′-f]香豆素(racemosin),石椒草内酯(shijiacaolactone)A。生物碱类:石椒草碱(seboehausine)和加锡弥罗果碱(edulinine)。挥发油:4-松油烯醇(4-terpinenol),对聚伞花素(*p*-cymene),丁香烯氧化物(caryophyllene oxide),桃金娘醛(myrtenal),*α*-松油醇(*α*-terpineol),*β*-水芹烯(*β*-phellandrene),香桧烯(sabinene),*β*-蒎烯(*β*-pinene),1, 8-桉叶油素(1, 8-cineole),乙酸癸酯(decyl acetate),*γ*-荜澄茄烯(*γ*-cadinene),癸醛(decanal)。

【药性】 辛、苦,凉,小毒。

1.《滇南本草》:“味苦、辣,性温,有小毒。”

2.《全国中草药汇编》:“苦、辛,凉,有小毒。”

【功用主治】 清热解毒,行气活血。主治感冒,乳蛾,痄腮,肺热咳喘,脘腹胀痛,肾盂肾炎,脱疽,腰痛,跌打损伤。

1.《滇南本草》:“走经络,止胸膈气痛,冷寒攻心,腹胀疼,胃气疼痛或臌胀可消,发散疮毒,已成未成,服之神效。”

2.《全国中草药汇编》:“清热解毒,活血止痛。主治感冒,扁桃腺炎,腮腺炎,支气管炎,胃痛,腹胀,血栓闭塞性脉管炎,腰痛,跌打损伤。”

【用法用量】 内服:煎汤,9～15 g;或研末,3～4.5 g。外用:鲜品捣敷。

【选方】 1. 治感冒或流感　石椒草 9 g,杏叶防风 6 g,生姜 3 片。水煎服。(《云南中草药》)

2. 治咽喉肿痛,肺热咳喘　石椒草 12 g,朱砂根 12 g,三匹风 30 g。水煎服。(《四川中药志》1979 年版)

3. 治腮腺炎　石椒草、黄芩、黄柏各 9 g,水煎服。(《云南中草药》)

4. 治冷寒胃气疼痛　石椒草不拘多少,连根叶俱可为末,每服一钱五分,热烧酒服。(《滇南本草》)

5. 治战外伤骨折　五爪金龙、大狼毒、石椒草各等量。捣绒用酒调匀敷患处。每 2 日换药 1 次。(《云南中草药》)

1285 石斑鱼 shí bān yú (《中国动物药志》)

【基原】 为鮨科石斑鱼属动物鲑点石斑鱼、青石斑鱼等的肉。

【原动物】 1. 鲑点石斑鱼 *Epinephelus fario* (Thunberg) 又名:大斑,过鱼。

体长椭圆形,侧扁,一般体长 12～24 cm。头稍长,眼中等大,上侧位,近前端。口中等大,稍倾斜。两颌牙细尖,呈不规则条行,前端各具 1 对小圆锥牙。犁骨与腭骨牙细小呈窄齿带。前鳃盖骨边缘具细锯齿,鳃盖骨具扁平棘 2～3 个,鳃耙 9＋14。体被细栉鳞,侧线与体背平行。侧线鳞(有孔)$49\frac{15}{29}$。背鳍Ⅺ-16,起点在胸鳍上方,连续,无缺刻。臀鳍Ⅲ-8,与背鳍鳍条部相对。胸鳍 16,较大,边缘圆形。腹鳍Ⅰ-5,胸位。尾鳍圆形。体浅褐色,头部和体侧均布有橘黄色小斑点。各鳍布满橘红色小斑点。背鳍边缘黄色;鳍棘末部、鳍条中部基底及尾柄上,各有 1 个褐色斑。胸鳍红褐色,臀鳍和尾鳍暗褐色,边缘色较深。

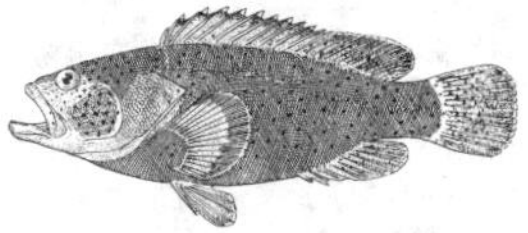

鲑点石斑鱼

暖水性近海中下层鱼类。常栖息于岩礁底质的海区,喜吞食鱼类和虾类。夏季产量较多。肉质鲜美。我国分布于东海南部和南海。

2. 青石斑鱼 *E. awoara* (Temminck et Schlegel)　又名:青斑、青鮨、腊鲙、土鲙(福建)。

形态与上种相似。背鳍Ⅺ-15,臀鳍Ⅲ-8,胸鳍 16,腹鳍Ⅰ-5,侧线鳞 $90\frac{14}{29}$。鳃耙 8＋14。体背部褐色。头部和体侧均散有黄色小斑点。体侧并有 5 条暗褐色横带。腹侧浅褐色。各鳍灰褐带绿色;背鳍鳍条部边缘和尾鳍后缘黄色。

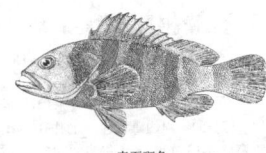

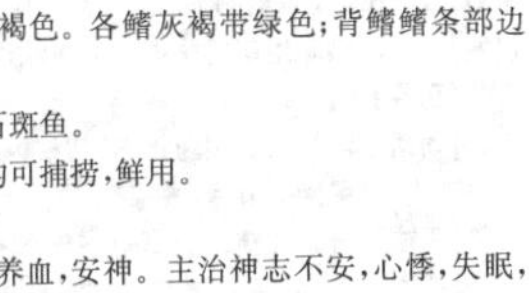

青石斑鱼

生态和分布同鲑点石斑鱼。

【采收加工】 常年均可捕捞,鲜用。

【药性】 甘,温。

【功用主治】 潜阳,养血,安神。主治神志不安,心悸,失眠,健忘,头晕。

【用法用量】 内服:炖食,50～150 g。

1286 石筋草 shí jīn cǎo (《滇南本草》)

【异名】 石芹草(《滇南本草》),石稔草、石头花(《广西药用植物名录》),狗骨节、软枝三股筋、草本三股筋(《昆明民间常用草药》),六月冷(湖北),三钱草、拔毒草(广西),血桐子草(四川),霸王鞭、蛇踝节(云南)。

【基原】 为荨麻科冷水花属植物石筋草的全草或根。

【原植物】 石筋草 *Pilea plataniflora* C. H. Wright　又名:恒春冷水麻、歪叶冷水麻(《台湾植物志》),西南冷水花(《中国高等植物图鉴》),全缘冷水花(《海南植物志》)。

多年生草本，高 15～30 cm。无毛，茎肉质，基部匍匐，节上生根，上部被白粉。叶对生，不等大；叶柄长 1.5～4 cm；托叶三角形，纸质；叶片狭卵形或卵形，先端渐尖或长渐尖，基部圆形，稍斜，全缘，上面深绿色，下面淡绿色，钟乳体密生，狭条形；基出脉 3 条。雌雄异株；聚伞花序腋生，有细梗，长约 2.5 cm；雄花花被片 4，狭倒卵形，雄蕊 4，与花被片对生；雌花花被片 3，不等大，柱头画笔头状。瘦果卵形，两侧压扁，淡棕色，有小瘤体。花期 5～9 月，果期 7～10 月。

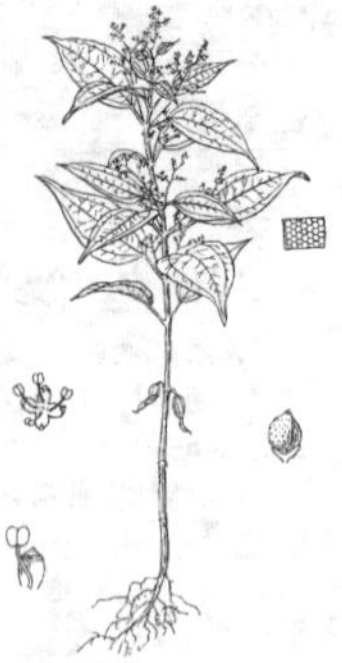

石筋草

生于山地林下石上。分布于湖北、海南、广西、四川、贵州、云南、陕西、甘肃、台湾等地。

【采收加工】 7～9 月采收全草，鲜用或晒干。10～12 月挖根，晒干。

【药性】 《滇南本草》："味微辛、酸，性微温。"

【功用主治】 舒筋活络，利尿。主治风寒湿痹，痿证，水肿，癃闭，肝炎，痢疾。

1.《滇南本草》："主治风寒湿痹，筋骨疼痛，痰火痿软，手足麻木。此药舒筋活络。"

2.《全国中草药汇编》："治肾炎水肿，尿闭。"

【用法用量】 内服：煎汤，6～15 g；或浸酒。外用：捣敷。

【选方】 1. 治风寒湿痹，筋骨疼痛，手足麻木　石筋草、羊肚参、木瓜、牛膝、寄生草各等分。烧酒泡服。（《滇南本草》）

2. 治肝炎　狗骨节 9～15 g。水煎服。（《昆明民间常用草药》）

1287 石楠根 shí nán gēn （江西《草药手册》）

【基原】 为蔷薇科石楠属植物石楠的根或根皮。

【原植物】 参见"石楠"条。

【采收加工】 秋末或早春采挖，切碎晒干或鲜用。

【药理】 对内毒素血症的作用　在诱发急性出血性坏死性胰腺炎后 10 分钟，给大鼠腹腔注射 1% 石楠藤提取物 5 ml/kg，术后 12 小时血清淀粉酶下降，血小板活化因子(PAF)降低，术后 6 小时、12 小时效果更明显，术后 6 小时、12 小时血浆内毒素含量也明显下降，胰腺组织的病理性损害较模型组明显减轻。

【药性】 《福建药物志》："辛、苦，平，有小毒。"

【功用主治】 《福建药物志》："祛风除湿，舒筋通络。治类风湿关节炎，风湿性关节痛，乳腺炎。"

【用法用量】 内服：煎汤，6～9 g。外用：捣敷。

【选方】 1. 治跌打损伤　鲜石楠根皮、鲜苎麻根各等分，加甜酒适量。同捣烂外敷，干则更换。（《安徽中草药》）

2. 治伤风咳嗽、发热　石楠鲜根 30～45 g，绵毛旋覆花根 30～60 g。煎服。（江西《草药手册》）

1288 石蜈蚣 shí wú gōng （《吉安草药》）

【异名】 红蚂蟥七（《广西药用植物名录》）。

【基原】 为苦苣苔科唇柱苣苔属植物蚂蟥七的根茎或全草。

【原植物】 蚂蟥七 *Chirita fimbrisepala* Hand. -Mazz.

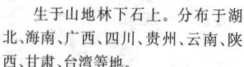

多年生草本。根茎粗长，扁圆柱形，有横纹，似蚂蟥状，下侧生多数须根。叶均基生；叶柄长 2～8.5 cm，有疏柔毛；叶片革质，卵形、宽卵形或近圆形，先端急尖或微钝，基部歪斜或宽楔形至截形，或一侧心形，两侧不对称，边缘有锯齿，两面疏被长伏毛。聚伞花序 1～4(～7) 支，有 1～5 花；花序梗长 6～28 cm，被柔毛；苞片狭卵形至三角形，被柔毛；花梗长 5～30 mm；花萼长约 10 mm，5 裂至基部，裂片线状披针形，边缘上部有齿；花冠淡紫色或紫色，长 4～6.5 cm，外面疏被短柔毛，在内面上唇有 2 条纵毛，花冠筒细漏斗状，长 2.5～3.8 cm，上唇 2 裂，下唇 3 裂；雄蕊 2，花丝基部被疏柔毛，花药相连，有髯毛；退化雄蕊 2，无毛；花盘环状；子房及花柱密被短腺毛，柱状 2 裂。蒴果长 6～8 cm，密生短腺毛。种子纺锤形，长 6～8 mm。花期 3～4 月。

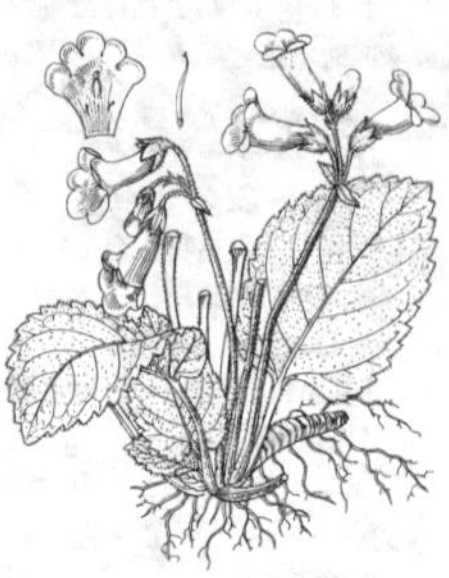

蚂蟥七

生于海拔 400～1 000 m 的山地林中石上或岩石上、山谷溪边。分布于福建、江西、湖南、广东、广西及贵州等地。

【采收加工】 7～9 月采收全草，10～11 月采挖根茎，鲜用或晒干。

【成分】 含黄酮类化合物：粗毛豚草素(hispidulin)，山柰酚(kaempferol) 和 1 个甾醇苷 daucosteral(Ⅳ)，蚂蟥七苷(mahuangchiside) 即粗毛豚草素-7-*O*-*β*-*D*-木糖基-(1→2)-*β*-*D*-吡喃木糖苷〔hispidulin-7-*O*-*β*-*D*-xylopyranosyl-(1→2)-*β*-*D*-xylopyranoside〕。

【药理】 抗菌作用　本品煎剂在试管内对金黄色葡萄球菌、炭疽杆菌、乙型链球菌、白喉杆菌、伤寒杆菌、铜绿假单胞菌和痢疾杆菌等有不同程度的抑制作用。

【药性】 甘、苦，凉。

1.《广西本草选编》："味甘、苦，性凉。"

2.《湖南药物志》："微甘，凉。有小毒。"

【功用主治】 清热利湿，消积，活血，消肿。主治痢疾，肝炎，小儿疳积，胃痛，咯血，外伤出血，跌打损伤，痈肿疮毒。

1.《广西本草选编》："清热解毒，消积。主治痢疾，肺结核咳血，胃痛，小儿疳积，刀伤出血，无名肿毒，跌打损伤。"

2.《全国中草药汇编》："健脾消食，清热利湿，活血止痛。主治肝炎。"

3.《湖南药物志》："凉血解毒，消肿。主治腮腺炎，疮疖肿毒。"

【用法用量】 内服：煎汤，9～15 g。外用：捣敷，或研末调敷。

1289 石鲅鱼 shí bì yú （《本草拾遗》）

【异名】 桃花鱼（《脊椎动物分类学》），双尾鱼、红翅子、七色鱼（《中国经济动物·淡水鱼类》），鱲鱼（《中国药用动物志》）。

【基原】 为鲤科鱲属动物宽鳍鱲的肉。

【原动物】 宽鳍鱲 *Zacco platypus* (Temminck. et Schlegel)

体长而侧扁，腹部圆，体长约 18 cm。头短，吻钝，口斜端位，下颌稍短于上颌。唇厚，无须。眼较小，下咽齿 3 行，顶端尖，略弯。鳞片较大，略呈长方形，腹鳍基部有一延长的腋鳞。侧线在腹鳍处向下弯曲，侧线鳞 $41\frac{8}{3-\text{v}}50$。背鳍 2，7，起点与腹鳍起点相对。胸鳍 1，13～15，长而末端接近或达腹鳍起点。腹鳍 1，8。臀鳍 3，8～9。尾鳍分叉较深，下

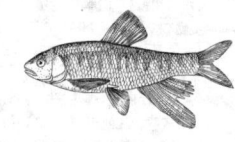

宽鳍鱲

叶稍长于上叶，背部黑灰色，腹部银白色，体两侧各有 12～13 条垂直的黑色条纹，条纹间有不规则的粉红色斑点。腹鳍淡红色。胸鳍有许多黑色斑点。背鳍、尾鳍灰色，尾鳍后缘呈黑色。

生活于水流较急、底质为砂石的浅滩。主要以浮游动物为食。生殖季节 4～6 月。分布于长江中下游、黑龙江、珠江流域及台湾。

【采收加工】 全年均可捕捉，取肉，鲜用或烘焙干燥。

【药性】 《本草拾遗》："味甘，平，有小毒。"

【功用主治】 1.《本草拾遗》："主治疮疥癣。"

2.《中国药用动物志》："解毒，杀虫。"

【用法用量】 内服：煮食，100～200 g。外用：鲜品捣敷；或焙研撒敷。

1290 石榴叶 shí liú yè（《本草拾遗》）

【基原】 为石榴科石榴属植物石榴的叶。

【原植物】 参见"石榴皮"条。

【采收加工】 7～9 月采收，鲜用或晒干。

【成分】 叶含酚类化合物：短叶老鹳草素-1-羧酸（brevifolin carboxylic acid），短叶老鹳草素（brevifolin），鞣（料）云实精（corilagin），1，2，6-三-*O*-没食子酰基-β-4C_1-吡喃葡萄糖（1，2，6-tri-*O*-galloyl-β-4C_1-glucopyranose），1，4，6-三-*O*-没食子酰基-β-4C_1-吡喃葡萄糖（1，4，6-tri-*O*-galloyl-β-4C_1-glucopyranose），并没食子酸（ellagic acid），3，4，8，9，10-戊羟基二苯并［b，d］吡喃-6-酮〔3，4，8，9，10-pentahydroxydibenzo［b，d］pyran-6-one〕，石榴皮苦素-B（granatin-B），石榴叶鞣质（punicafolin），*N*-（2′，5′-二羟基苯基）吡啶正离子氯化物〔*N*-（2′，5′-dihydroxyphenyl）pyridinium chloride〕，芹菜素-4′-*O*-β-吡喃葡萄糖苷（apigenin 4′-*O*-β-glucopyranoside），木犀草素-4′-*O*-β-吡喃葡萄糖苷（luteolin 4′-*O*-β-glucopyranoside），木犀草素-3′-*O*-β-吡喃葡萄糖苷（luteolin 3′-*O*-β-glucopyranoside），木犀草素-3′-*O*-β-吡喃木糖苷（luteolin 3′-*O*-β-xylopyranoside）。另含熊果酸（ursolic acid），白桦脂酸（betulic acid），β-谷甾醇（β-sitosterol），甘露醇（*D*-mannitol）。

【药理】 1. 调脂和抗氧化作用 石榴叶可显著降低高脂血症大鼠血清总胆固醇和三酰甘油含量，升高高密度脂蛋白含量及加强对氧自由基的清除作用。

2. 促进微循环 静脉注射石榴叶后，可显著提高大鼠脑微循环血流量，5 分钟达峰值，效应持续 30 分钟。

3. 对消化系统的作用 口服石榴叶水浸剂能显著增强大鼠胃蛋白酶活性，促进胆汁分泌，加强小鼠小肠蠕动。

【功用主治】 收敛止泻，解毒杀虫。主治泄泻，痘风疮，癞疮，跌打损伤。

1.《滇南本草》："治跌打损伤，敷患处。"

2.《滇南本草图说》："煎洗痘风疮及一切风癞最良。"

3.《全国中草药汇编》："治急性肠炎。"

【用法用量】 内服：煎汤，15～30 g。外用：煎水洗；或捣敷。

【选方】 治急性肠炎，水泻不止 石榴树叶 60 g，生姜 15 g，食盐 30 g，炒黑。煎汤代茶，频频饮服。另用葱白、大粒食盐各适量，放锅内炒热，布包敷于腹部。（《全国中草药汇编》）

1291 石榴皮 shí liú pí（《雷公炮炙论》）

【异名】 石榴壳（《雷公炮炙论》），安石榴酸实壳（《别录》），酸石榴皮（《肘后方》），酸榴皮（《纲目》），西榴皮（《闽东本草》）。

【基原】 为石榴科石榴属植物石榴的果皮。

【原植物】 石榴 *Punica granatum* L. 又名：楉榴（《广雅》），安石榴（《博物志》），丹若（《酉阳杂俎》），金罂（《纲目》），金庞（《群芳谱》），若榴木（《中国植物志》）。

落叶灌木或乔木，高通常 3～5 m，稀达 10 m。枝顶常成尖长刺，幼枝有棱角，无毛，老枝近圆柱形。叶对生或簇生；叶柄短；叶片长圆状披针形，纸质，先端尖或微凹，基部渐狭，全缘，上面光亮。花 1～5 朵生枝顶；花径约 3 cm；萼筒钟状，长 2～3 cm，通常红色或淡黄色，6 裂，裂片略外展，卵状三角形，外面近顶端有一黄绿色腺体，边缘有小乳突；花瓣 6，红色、黄色或白色，与萼片互生，倒卵形，先端圆钝；雄蕊多数，着生于萼管中部，花药球形，花丝细短；雌蕊 1，子房下位或半下位，柱头头状。浆果近球形，直径 5～12 cm，通常淡黄褐色、淡黄绿色或带红色，果皮肥厚，先端有宿存花萼裂片。种子多数，钝角形，红色至乳白色。花期 5～6 月。果期 7～8 月。

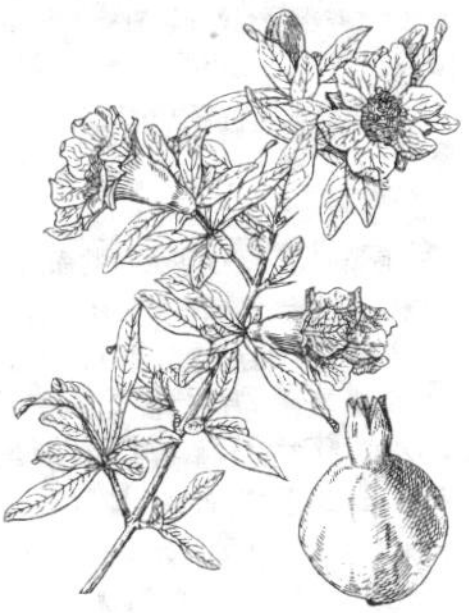

石 榴

生于向阳山坡或栽培于庭园等处。我国大部分地区均有分布。

本植物的叶（石榴叶）、花（石榴花）、果实（甜石榴、酸石榴）、根（石榴根）亦供药用，另设专条。

【栽培】 生物学特性 喜温暖向阳的环境，耐旱、耐寒，也耐瘠薄，不耐涝和荫蔽。对土壤要求不严，但以排水良好的夹沙土栽培为宜。

繁殖方法 用扦插、压条或分株繁殖。扦插繁殖，育苗移栽：在冬季进行，选取直径 1 cm 左右粗的、健壮的枝条，剪成 6～7 节长的插条。然后在 1.3 m 宽的苗床上，按行距 33 cm 开横沟，深约 16 cm，每隔 10～13 cm 扦插 1 根，露出地面约 1/4，盖土压紧。培育 1～2 年，在冬季落叶后至早春发芽前移栽，行、株距各 3 m 左右。压条繁殖：4 月芽萌动前压条的，夏季才能生根，7～8 月可分割，次春移植；7～8 月压条的，当年可生根，次春同时分割和移植。分株繁殖：在冬季至早春发芽前，把树脚萌发的小苗连根挖起栽种。

田间管理 扦插萌芽后，要注意培养主干，只留 1～2 芽生长，其余除去。中耕除草、追肥 3 次，在 4、6、8 月进行，可施人畜粪水。移栽后，每年中耕除草 3 次，在 4、7、9 月进行；追肥 2 次，在 3 月及 11 月用人畜粪水、厩肥等，在树周开沟施用。冬季要修剪 1 次，使树冠枝条稀疏均匀。分株繁殖的管理，与育苗移栽相同。

病虫害防治 虫害有介壳虫。

【采收加工】 秋季果实成熟，顶端开裂时采摘，除去种子及隔瓤，切瓣晒干，或微火烘干。

【药材】 石榴皮 *Granati Pericarpium* 主产于江苏、湖南、山东、四川、湖北、云南等地。

性状 呈不规则的片状或瓢状，大小不一，厚 1.5～3 mm。外表面红棕色、棕黄色或暗棕色，略有光泽，粗糙，有多数疣状突起，有的有突起的筒状宿萼及粗短果梗或果梗痕。内表面黄色或红棕色，有隆起呈网状的果蒂残痕。质硬而脆，断面黄色，略显颗粒状。无臭，味苦涩。

鉴别 （1）果皮横切面：外果皮为一列表皮细胞，排列较紧密，外被角质层。中果皮较厚，薄壁细胞内含淀粉粒及草酸钙簇晶或方晶；石细胞单个散在，类圆形、长方形或不规则形，少数呈分枝状，壁较厚；维管束散在。内果皮薄壁细胞较小，亦含淀粉粒及草酸钙晶体，石细胞较小。

粉末特征：红棕色。石细胞类圆形，长方形或不规则形，少数分枝状，直径 27～102 μm，壁较厚，胞腔大，有的含棕色物。表皮细胞类方形或长方形，壁略厚。草酸钙簇晶直径 10～25 μm，稀有方晶。螺纹及网纹导管直径 12～18 μm。淀粉粒类圆形，直径 2～10 μm。

（2）取本品粉末 1 g，加水 10 ml，置 60 ℃水浴中加热10 分钟，趁热滤过。取滤液 1 ml，加 1%三氯化铁乙醇溶液 1 滴，即显墨绿色（检查鞣质）。

品质标志　《中华人民共和国药典》2010 年版规定：照鞣质含量测定法测定，本品含鞣质不得少于 10.0%。

【成分】 果皮含鞣质 10.4%，蜡 0.8%，树脂 4.5%，甘露醇 1.8%，黏液质 0.6%，没食子酸 4.0%，苹果酸，果胶和草酸钙 4.0%，树胶 3.2%，菊糖 1.0%，非结晶糖 2.7%。鞣质：石榴皮苦素（granatin）A、B，石榴皮鞣质（punicalin），2，3-*O*-连二没食子酰石榴皮鞣质（punicalagin）。果皮还含黄酮类糖苷：槲皮素-3，4′-二甲基醚-7-*O*-α-*L*-呋喃阿拉伯糖基（1→6）-β-*D*-吡喃葡萄糖苷〔quercetin-3，4′-dimethyl ether-7-*O*-α-*L*-arabinofuranosyl（1→6）-β-*D*-glucopyranoside〕，槲皮素（quercetin），蹄纹天竺素-3，5-二葡萄糖苷（pelargonidine-3，5-diglucoside），并没食子酸（ellagic acid），柚皮素 4′-甲基醚-7-*O*-α-*L*-呋喃阿拉伯糖基（1→6）-β-*D*-吡喃葡萄糖苷〔naringenin 4′-methyl ether-7-*O*-α-*L*-arabinofuranosyl（1→6）-β-*D*-glucopyranoside〕，圣草素-7-*O*-α-*L*-呋喃阿拉伯糖基（1→6）-β-*D*-吡喃葡萄糖苷〔eriodictyol-7-*O*-α-*L*-arabinofuranosyl（1→6）-β-*D*-glucopyranoside〕，异槲皮苷（isoquercetrin），矢车菊素-3-葡萄糖苷（cyanidin-3-glucoside），矢车菊素-3，5-二葡萄糖（cyanidin-3，5-diglucoside），蹄纹天竺素-3-葡萄糖苷（pelargonidin-3-glucoside）。还含反油酸（elaidic acid），四聚没食子酸（tetrameric gallic acid）。水溶性多糖（WSPSs）。果皮、茎皮、树皮均含生物碱：石榴皮碱（pelletierine，punicine），异石榴皮碱（isopelletierine），伪石榴皮碱（pseudopelletierine），*N*-甲基异石榴皮碱（*N*-methylisopelletierine）等。

【药理】 1. 抗菌作用　石榴皮煎剂在试管内对志贺、施氏、福氏和宋内 4 种痢疾杆菌均有抗菌作用，对志贺作用最强，施氏、福氏次之，对宋内痢疾杆菌作用较差。比较多种中药对于伤寒杆菌、霍乱弧菌、葡萄球菌等的试管内杀菌力，证明石榴皮抑制伤寒杆菌的作用最强。琼脂扩散法测得石榴皮对铜绿假单胞菌抑菌圈直径在 20 mm 以上。

2. 抗病毒作用　体外石榴皮提取液具有多环节的抗Ⅱ型生殖器疱疹病毒（HSV-2）活性，尤以直接灭活和阻碍 HSV-2 吸附效果明显。小剂量石榴皮栓剂（50 mg）可减轻临床损害，阴道内病毒分泌减少，血清抗体滴度降低。大剂量石榴皮栓剂（100 mg）则能完全抑制 HSV-2 感染，且 PCR 检测未发现潜伏 HSV-2 DNA 存在。体外试验发现石榴皮水提液使乙肝病毒形态出现团聚集、外壳缺失、核壳破裂，并剂量依赖地抑制病毒 DNA 聚合酶活性。

3. 驱虫作用　石榴皮煎剂有驱肠虫作用。其机制系作用于寄生虫的肌肉，使其陷于持续收缩，而具驱虫之效。

4. 其他作用　从石榴皮甲醇提取物中分得一种化合物，对牛红细胞的碳酸酐酶活性有强的抑制作用，1 μg/ml 时抑制率为 80.2%，10 μg/ml 时为 83.3%。石榴皮水煎去渣给兔灌胃，每日 2 次，可治疗兔子由消化功能紊乱失去生理平衡所致的腹泻。

毒性　石榴皮含鞣质较多，对胃肠黏膜有刺激作用。石榴皮总碱毒性约为石榴皮毒性的 25 倍。对蛙、小鼠、豚鼠、兔及猫的毒性是致运动障碍及呼吸麻痹。石榴皮总碱对心脏有暂时性兴奋作用，使心搏减慢；对自主神经有烟碱样作用，1 g/kg 引起脉搏变慢及血压上升，大剂量使脉搏显著加快；对骨骼肌有藜芦碱样作用。

【炮制】 1. 石榴皮　取原药材，除去杂质，去净残留的内瓤及种子，洗净，切块，干燥。

2. 炒石榴皮　取净石榴皮块，置热锅内，用文火加热炒至色略深，筛去灰渣。

3. 石榴皮炭　取石榴皮块，置热锅内，用武火加热，炒至表面焦黑色，内部棕褐色。喷水适量，灭尽火星，取出凉透。

饮片性状　石榴皮参见“药材”项。炒石榴皮形如石榴皮，色略深。炒石榴皮炭形如石榴皮，表面焦黑色，内部焦褐色。

贮干燥容器内，置通风干燥处，防潮。石榴皮炭防止复燃。

【药性】 酸、涩，温，小毒。归大肠经。

1.《药性论》：“味酸，无毒。”

2.《滇南本草》：“味酸，性寒。”

3.《纲目》：“酸、涩，温，无毒。”

4.《雷公炮制药性解》：“入大肠、肾二经。”

5.《冯氏锦囊》：“入肝、脾、肾三经。”

6.《本草撮要》：“入手太阴、足少阴经。”

【功用主治】 涩肠，止血，驱虫。主治泄泻，痢疾，肠风下血，崩漏，带下，虫积，痈疮，疥癣，烫伤。

1.《别录》：“疗下痢，止漏精。”

2.《药性论》：“治筋骨风，腰脚不遂，行步挛急疼痛。主涩肠，止赤白下痢，取汁止目泪下，治漏精。”

3.《本草拾遗》：“主蛔虫。”

4.《本草蒙筌》：“染皓发，理虫牙。”

5.《纲目》：“止泻痢，下血，脱肛，崩中带下。”

6.《生草药性备要》：“治瘤子疮，止泻痢，洗疝痛。”

7.《本草求原》：“洗癍疥癣。”

8.《草药新纂》：“治久泄，盗汗，喉症。”

9.《科学的民间草药》：“驱除钩、绦虫。”

【用法用量】 内服：煎汤，3～10 g；或入丸、散。外用：适量，煎水熏洗，研末撒或调敷。

【宜忌】 本品有一定毒性，用量不宜过大。

1.《雷公炮炙论》：“勿令犯铁。”

2.《本草从新》：“能恋膈成痰，痢积未尽者，服之太早，反为害也。”

3. 张秉成《本草便读》：“涩人气血，枯人肠胃，不可多服。”

【选方】 1. 治暴泻不止及痢赤白　酸石榴皮，烧存性，不以多少，干为末。空心，米饮调下二钱。（《袖珍方》引《经验方》）

2. 治虚寒客于下焦，肠滑洞泄，困极欲死　酸石榴皮（微炒）、干姜（炮）各一两，黄柏（去粗皮，炙）、阿胶（炙令燥）各三分。上四味，粗捣筛。每服四钱匕，用水二盏，煎至四分，去渣，空心温服。或无黄柏，用黄连亦得。（《圣济总录》石榴皮汤）

3. 治积年肠风下血不止　酸石榴皮二两（慢火焙令黄），侧柏叶二两（慢火煨令黄）。上件药，捣细罗为散。每于食前以木贼汤调下二钱。（《圣惠方》）

4. 治痔疮肿痛出水　石榴皮一两，黄柏五钱。煎汤洗过，以冰片一二厘，纳入痔疮破烂处，立效。（《本草汇言》）

5. 治脱肛　石榴皮、陈壁土，加白矾少许浓煎熏洗，再加五倍子炒研，敷托上之。（《医钞类编》）

6. 治虚劳尿精　石榴皮、桑白皮（切）各五合。上二味，以酒五升，煮取三升，分三服。（《千金方》）

7. 治蛔去心痛，腹中㽲刺，痛不可忍，往往吐酸水　酸石榴皮三分，槟榔（炮，锉）一分，桃符一两半（碎锉，分为五度用），胡粉一分（微炒，别研）。上四味，先粗捣筛前二味，后以胡粉拌匀，分为五服煎。每服，水一盏，入一分，酒半盏，同煎至七分，去渣，空心温服，至晚再服。（《圣惠方》石榴皮散）

8. 治寸白虫　紫槟榔十个，向阳石榴皮十七片。上水煎，露一宿（服），以下虫为度。（《直指方》）

9. 治丁肿恶毒　以针刺四畔，用榴末着疮上，以面围四畔灸之，以痛为度，仍用榴末敷上，急裹。经宿，连根自出也。（《肘后方》）

10. 治臁疮　石榴皮煎取浓汁，稍冷拂疮上，冷如冰雪即成痂。（《世医得效方》）

11. 治冻疮久烂不愈　石榴皮、冬瓜皮、甘蔗皮三味，烧灰存性，研末敷。（《本草汇言》）

12. 治霉疮　石榴皮、香附子各十钱，甘草二分。上三味，以水一升，煮取五合，去渣温服。（《霉疠新书》石榴皮汤）

13. 治牛皮癣　石榴皮（炒炭），研细末 1 份，麻油 2 份，调成糊状。用时将药油摇匀，以毛笔蘸药匀涂患处，每日 2 次。（《全国中草药新医疗法展览会技术资料选编》）

14. 治烫火伤　石榴皮研末，加冰片、麻油调匀外敷。（《陕甘宁青中草药选》）

【临床报道】 1. 治疗细菌性痢疾　每日用石榴皮汤（石榴皮 30 g）或石榴皮汤Ⅱ号（石榴皮、木香各 30 g；加服 TMP0.1，每日 2 次）浓煎分 3 次服。共治疗菌痢 204 例，总有效率分别为 97.66％和 100％，平均治愈时间分别为3.81 日和2.18 日。

2. 治疗阿米巴痢疾　用 60％石榴皮煎液每服 20 ml，每日 3 次，饭后服，连服 6 日为 1 个疗程。如无效可再服 1～2 个疗程，2 个疗程之间停药 3 日。40 例患者 1 个疗程后随访半年，均无任何症状，其中 36 例连续粪检 3 次均为阴性。服药期间偶有恶心、耳鸣，能自行消失。

3. 治疗化脓性中耳炎　用石榴皮 30 g（烤焦，放凉，捣碎），冰片 2 g。共研细粉，瓶贮密封备用。先用过氧化氢溶液洗净患耳，用棉签擦干，然后取药粉少许吹入耳内，每日或隔日 1 次，一般 10～20 次即可痊愈。治疗 36 例，治愈 28 例，好转 5 例，无效 3 例，总有效率 91.5％。

【各家论述】 1.《绍兴本草》："安石榴采皮为用，惟酸实壳以醋熬之，断泄痢颇验，盖取收涩之性多矣。"

2.《本草汇言》："石榴皮，涩肠止痢之药也。能治久痢虚滑不禁，并妇人血崩、带下诸疾，又安蛔虫。盖取酸涩收敛下脱之意，与诃子肉、罂粟壳同义。"

1292 石榴花 shí liú huā（《本草拾遗》）

【异名】 榴花（《海上集验方》），酸石榴花（《圣济总录》）。

【基原】 为石榴科石榴属植物石榴的花。

【原植物】 参见"石榴皮"条。

【采收加工】 5 月开花时采收，鲜用或烘干。

【药性】《得配本草》："酸、涩，平。"

【功用主治】 凉血，止血。主治衄血，吐血，外伤出血，月经不调，崩漏，带下，中耳炎。

1.《本草拾遗》："花、叶干之，为末，和铁丹服之，一年变毛发色黑如漆。"

2.《本草图经》："其花百叶者，主心热吐血及衄血。"

3.《分类草药性》："治吐血，月经不调，红崩白带。汤火伤，研末，香油调涂。"

【用法用量】 内服：煎汤，3～6 g；或入散剂。外用：研末撒或调敷。

【选方】 1. 治鼻衄不止　酸石榴花一分，黄蜀葵花一钱。上二味，捣罗为散，每服一钱匕，水一盏，煎至六分，不拘时候温服。（《圣济总录》二花散）

2. 治九窍出血　石榴花，揉塞之。（《纲目》）

3. 治金疮刀斧伤破血流　石灰一升，石榴花半斤。捣末，取少许敷上。（《海上集验方》）

4. 治中耳炎　石榴花，瓦上焙干，加冰片少许，研细，吹耳内。（江西《草药手册》）

1293 石榴根 shí liú gēn（《本草经集注》）

【异名】 石榴根皮（《摘玄方》），醋石榴根（《海上集验方》），酸榴根（《纲目》），石榴树根（苏医《中草药手册》）。

【基原】 为石榴科石榴属植物石榴的根或根皮。

【原植物】 参见"石榴皮"条。

【采收加工】 10～12 月挖取根部，切片；或剥取根皮切片，鲜用或晒干。

【药材】 石榴根 *Punicae Granati Radix seu Cortex*　全国大部分地区有栽种。

性状　根圆柱形，根皮呈不规则的卷曲状或扁平的块状。外表面土黄色，粗糙，具深棕色鳞片状木栓，脱落后留有斑窝；皮内表面暗棕色。折断面栓内层不明显。气微，味涩。

【成分】 根皮含生物碱：石榴皮碱（pelletirerine），异石榴皮碱（isopelletierine），甲基石榴皮碱（methylpelletierine），甲基异石榴皮碱（methylisopelletierine），伪石榴皮碱（pseudopelletierine）。β-谷甾醇（β-sitosterol），D-甘露醇（D-manitol），还含并没食子鞣质酸（ellagitannic acid），没食子酸（gallic acid）。

【药理】 1. 驱虫作用　石榴皮碱对绦虫的杀灭作用很强，1∶10 000的盐酸石榴皮碱于 5～10 分钟能杀灭绦虫，但 1∶50 000 时对绦虫反有兴奋作用。现已证明此有效成分为异石榴皮碱，由于毒性大，现已不用。

2. 其他作用　家兔灌服根皮水浸液可促进血液凝固。

毒性　足量石榴皮碱由于其箭毒样作用可引起完全麻痹，对自主神经节有烟碱样作用，1 mg/kg 引起脉搏变慢及血压上升，大量使脉搏显著加快。石榴皮总碱的毒理参见"石榴皮"条。

【药性】 1.《纲目》："酸，温，涩，无毒。"

2.《广西中药志》："味苦、涩，性温，有毒。"

【功用主治】 驱虫，涩肠，止带。主治蛔虫，绦虫，久泻，久痢，赤白带下。

1.《别录》："疗蛔虫、寸白。"

2.《纲目》："止涩泻痢、带下。"

3.《上海常用中草药》："驱虫，收敛。治蛔虫、绦虫、肾结石、糖尿病、乳糜尿。"

4.《广西中草药》："主治绦虫病，蛔虫病，蛲虫病，腹痛腹泻，痢疾，便血，脱肛。"

【用法用量】 内服：煎汤，6～12 g。

【选方】 1. 治寸白虫　以醋石榴东引根一握，净洗，细锉，用水三升，煎取半碗以下，去滓，五更初温服尽，至明取下虫一大团，永绝根。（《十全方》）

2. 治蛔虫病，绦虫病　石榴根皮、苦楝根皮、槟榔各 15 g。煎服。（《安徽中草药》）

3. 治女子血脉不通，妇人赤白带下　用安石榴根东生者，取一握，炙干，浓煎一大盏服之。（《斗门方》）

4. 治肾结石　石榴树根、金钱草各 30 g。煎服。（苏医《中草药手册》）

5. 治牙疳，鼻疳，衄血　石榴根皮 6 g。水煎服。（江西《草药手册》）

【临床报道】 驱除绦虫　用干燥石榴根皮的内皮 25 g，加水 300 ml 浸泡 1 日后，用文火煎至 100 ml，于上午 9 时顿服。服药前日不进晚餐。服药当日早晨及服药后 2 小时各服硫酸镁 20～25 g。如绦虫头部未排出，隔 3～4 星期再行第二次治疗。绦虫排出后应进软食，暂时禁食油脂类食物。观察 9 例（猪肉绦虫 5 例，牛肉绦虫 4 例），除 1 例因服药后立即引起呕吐而未生效外，其余均 1 次治愈。有胃炎者不宜用。

1294 石蝉草 shí chán cǎo（《广西药用植物名录》）

【异名】 胡椒草、火伤叶、石瓜子、三叶稔（《广西药用植物名录》），散血丹、红豆瓣、豆瓣绿（《云南思茅中草药选》），散血胆、豆瓣七、石马菜（《云南中草药选》）。

【基原】 为胡椒科豆瓣绿属植物石蝉草的全草。

【原植物】 石蝉草 *Peperomia dindygulensis* Miq.

一年生肉质草本，高10～45 cm。茎直立或基部匍匐状，分枝，被短柔毛，下部节上常生不定根。叶对生或3～4片轮生；叶柄长6～18 mm，被毛；叶椭圆形、倒卵形或倒卵状菱形，下部有时近圆形，先端圆或钝，基部渐狭或楔形，两面被短柔毛；叶脉5条，基出；膜质或薄纸质。穗状花序腋生或顶生，单生或2～3丛生，长5～8 cm；总花梗被疏柔毛，长5～15 mm；花疏离；苞片圆形，盾状，有腺点；雄蕊与苞片同着生于子房基部，花药长椭圆形，有短花丝；子房倒卵形，先端钝，柱头顶生，被短柔毛。浆果球形。花期4～7月及10～12月。

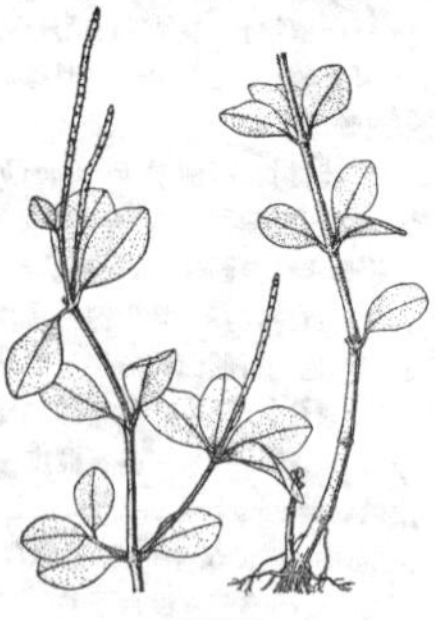

石蝉草

生于山谷、溪边或林下石缝内、湿润岩石上。分布于福建、广东、广西、海南、贵州、云南、台湾等地。

【采收加工】 夏、秋季采收，晒干。

【药性】 辛，凉。

1.《云南思茅中草药选》："性凉，味淡。"

2.《云南中草药选》："辛、淡，平。"

3.《广西本草选编》："味微辛，性平。"

【功用主治】 清热解毒，化瘀散结，利水。主治肺热咳喘，麻疹，疮毒，恶性肿瘤，烧伤，跌打损伤，肾炎水肿。

1.《云南思茅中草药选》："清热解毒，消肿散瘀，止痛，利水。治跌打损伤，烫烧伤，痈肿疮疖，肾炎水肿，肺结核，哮喘，气管、支气管炎，肺热咳嗽。"

2.《云南中草药选》："祛瘀散结，抗癌。治胃癌，食道癌，肝癌，乳腺癌，肺癌。"

3.《福建药物志》："清热消肿。治咳嗽头痛，麻疹，牙痛。"

【用法用量】 内服：煎汤，10～30 g，鲜品加倍；或浸酒。外用：鲜品捣敷或捣烂绞汁涂。

【选方】 1. 治支气管炎、肺热咳嗽 散血丹、石仙桃各15 g，白及9 g。水煎服。(《云南思茅中草药选》)

2. 治麻疹盛发期 鲜石蝉草30 g。水煎，调蜜服。(《福建药物志》)

3. 治烧烫伤 鲜石蝉草全草。捣烂绞汁，外涂。

4. 治跌打肿痛 鲜石蝉草全草。捣烂，加酒调外敷。

5. 治外伤出血 鲜石蝉草全草。捣烂，外敷。(3～5方出自《广西本草选编》)

1295 石蝴蝶 shí hú dié (《天目山药用植物志》)

【异名】 省头草(《植物名实图考》)，蟑螂头、红叶脚趾草、岩竹(《浙江民间常用草药》)，紫花景天、猫舌草、丁字草、丁拔、尖叶脚疔草(《浙江药用植物志》)。

【基原】 为景天科八宝属植物紫花八宝的全草。

【原植物】 紫花八宝 *Hylotelephium mingjinianum* (S. H. Fu) H. Ohba [*Sedum mingjinianum* S. H. Fu]。

多年生草本，高20～50 cm。全株无毛。茎直立，不分枝，节处稍呈之字形弯曲。叶互生，质厚，中下部叶椭圆状倒卵形，先端急尖，基部渐狭，边缘有不整齐的波状锯齿，茎上部叶条形或狭卵形。伞房状花序，顶生或腋生；花两性，密集；萼片5，长圆状披针形；花瓣5，淡红紫色，倒卵状长圆形；雄蕊10，2轮，花丝与花瓣同长或略超出；鳞片5，匙状长方形；心皮5，离生，略短于花瓣。蓇葖果，披针形，直立。种子小，条形，褐色。花期9～10月，果期10月。

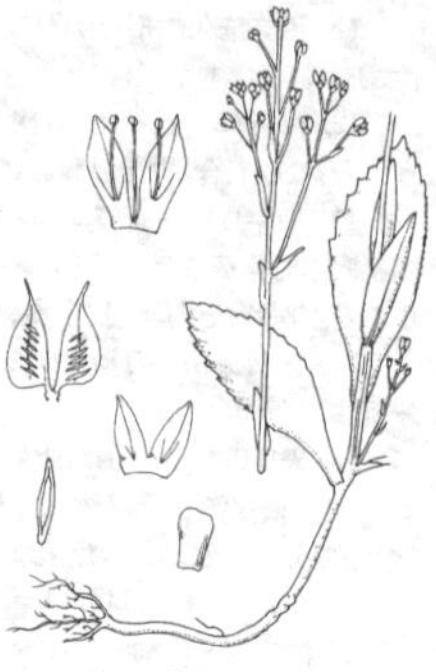

紫花八宝

生于山间溪边阴湿处或岩石缝中。分布于浙江、安徽、湖北、湖南、广西等地。

【采收加工】 8～10月采收，鲜用；或用沸水撩过，晒干。

【成分】 全草含黄酮类：紫花八宝苷甲(mingjinianuronide A)，紫花八宝苷乙(mingjinianuronide B)，槲皮素(quercetin)，槲皮素-3-*O*-α-*L*-鼠李糖苷(quercetin-3-*O*-α-*L*-rhamnopyranoside)，槲皮素-3-*O*-β-*D*-葡萄糖苷(quercetin-3-*O*-β-*D*-glucopyranoside)和山柰酚-7-*O*-α-*L*-鼠李糖苷(kaempferol-7-*O*-α-*L*-rhamnopyranoside)。还含正三十三烷(tritriacontane)，木栓酮(friedelin)，β-谷甾醇(β-sitosterol)，胡萝卜苷(daucosterol)，原儿茶酸(protocatechuic acid)，没食子酸(gallic acid)。

【功能主治】《浙江民间常用草药》："活血生肌，止血解毒。治挫伤，吐血，小儿惊风，胸膜炎，毒蛇咬伤，腰肌劳损，烫伤，带状疱疹。"

【用法用量】 内服：煎汤，10～15 g，鲜品30～90 g。外用：捣敷；或研末调敷。

【选方】 1. 治挫伤 石蝴蝶鲜全草适量，加白糖捣烂外敷。

2. 治腰肌劳损 石蝴蝶鲜叶2～3片，洗净切碎。用黄酒吞服，每日2次，连服2～3日。

3. 治小儿惊风，胸膜炎 石蝴蝶鲜全草15～30 g。水煎服。(1～3方出自《浙江民间常用草药》)

4. 治吐血 石蝴蝶鲜全草30～90 g，仙鹤草(鲜品)等量。水煎，冲黄酒，红糖服。

5. 治食积不化 石蝴蝶18～21 g，山楂根30 g，仙鹤草12～18 g。水煎，早晚饭前各服1次。(4、5方出自《天目山药用植物志》)

1296 石壁莲 shí bì lián (《广西药用植物名录》)

【异名】 取一包针、五指草、石上莲(《广西药用植物名录》)，野鸡脚(《中国民间生草药原色图谱》)。

【基原】 为水龙骨科线蕨属植物掌叶线蕨的叶。

【原植物】 掌叶线蕨 *Colysis digitata* (Bak.) Ching [*Gymnogramme digitata* Bak.]

植株高30～50 cm。根茎长而横生，密被黑褐色有光泽的披针形鳞片，长渐尖头，基部盾状着生，边缘有疏小齿。叶远生，近二型；营养叶与孢子叶同形，但孢子叶叶柄较短而有翅，裂片较宽；营养叶的叶柄长20～30 cm，圆柱形，淡禾秆色，基部有关节并被鳞片；叶片通常为掌状深裂，有时为2～3裂或单叶，长与宽各10～18 cm，基部截形或多少下延；裂片披针形，先端渐尖，基部略变狭，边缘呈浅波状；侧脉斜向上，每对侧脉之间有2行伸长的网眼，偶有单一的钩状

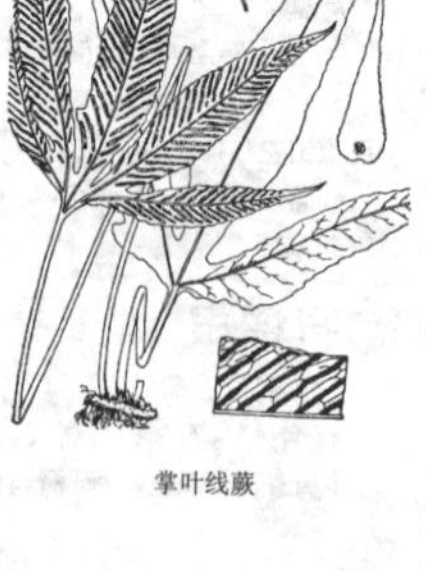

掌叶线蕨

内藏小脉。孢子囊群线形，沿侧脉斜出，每侧脉之间有 1 条；无囊群盖。

生于海拔 100～1 700 m 的林下或山谷溪边潮湿地或岩石上。分布于海南、广西、贵州等地。

【采收加工】 7～9 月采收，晒干或鲜用。

【药性】 《中国药用孢子植物》："微苦、涩，凉。"

【功用主治】 活血散瘀，解毒，利尿。主治跌打损伤，风湿病，毒蛇咬伤，泄泻，石淋。

1.《广西民族药简编》："与鸡蛋蒸服治不孕症。"

2.《中国药用孢子植物》："活血祛瘀，治跌打损伤。"

【用法用量】 内服：煎汤，10～30 g。外用：捣敷。

【选方】 1. 治跌打损伤　掌叶线蕨 15～30 g。煎服，并用适量外敷。（《中国药用孢子植物》）

2. 治风湿骨痛　掌叶线蕨、小毛蒟、虾钳草各 15 g。水煎服。

3. 治毒蛇咬伤肿痛　掌叶线蕨、瓜子金、七叶一枝花各 30 g。水煎服，渣捣烂外敷。

4. 治小便不利，腹泻　掌叶线蕨、番石榴叶各 30 g。水煎服。

5. 治尿路结石　掌叶线蕨、广金钱草各 30 g，砂牛虫（炒干）30 只。水煎，空腹服。（2～5 方出自《中国民间生草药原色图谱》）

1297 石上开花 shí shàng kāi huā 《贵州民间药物》

【异名】 岩松（《陕西中药名录》），红花岩松、岩莲花（《贵州草药》）。

【基原】 为景天科石莲属植物石莲的全草。

【原植物】 石莲 *Sinocrassula indica* (Decne.) Berger [*Crassula indica* Dence.]

二年生草本。花茎高 15～60 cm，直立，带红色，全株无毛，有时被微乳头状突起。根须状，肉质。基生叶莲座状，匙状长圆形，长 3.5～6 cm，宽 1～1.5 cm，先端渐尖；茎生叶互生，宽披针状线形至近倒卵形，长 2.5～3 cm，宽 4～10 mm。圆锥状或近伞房状花序，总花梗长 5～6 cm，叶状苞片小而条形；萼片 5，宽三角形；花瓣 5，红色，披针形至卵形，先端常反折；雄蕊 5，较花瓣短；鳞片 5，正方形，先端有微缺；心皮 5，卵形，基部合生，先端急狭。蓇葖果，具喙，喙反曲。种子细小，平滑。花期 7～10 月，果期 9～11 月。

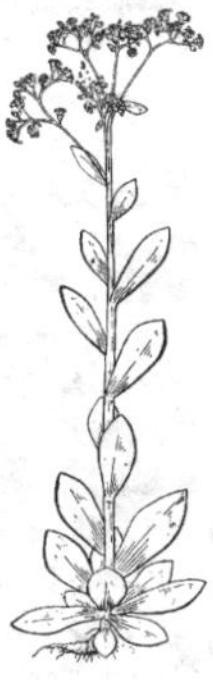

石　莲

生于海拔 800～2 400 m 山坡岩石上。分布于湖北、湖南、西南、陕西、甘肃等地。

【采收加工】 8～9 月采集，晒干。

【药性】 《贵州民间药物》："味淡，性平。"

【功用主治】 清热凉血，收敛生肌。主治热毒疮疡，咽喉肿痛，烫伤，痢疾，热淋，血热出血，肺热咳嗽。

1.《贵州草药》："清热，凉血，补虚。"

2.《全国中草药汇编》："清热解毒，止血，止痢。治咽喉肿痛，痢疾，崩漏，便血。外用治疮疡久不收口，烧烫伤。"

【用法用量】 内服：煎汤，3～9 g；或蒸酒。外用：捣敷。

【选方】 1. 治慢性溃疡，疮口不敛　石莲适量。捣烂外敷患处。

2. 治泌尿系感染　石莲 3 g。煎水兑醪糟服。（1、2 方引自《万县中草药》）

3. 治痔疮出血　鲜红花岩松 10 g。蒸酒服。（《贵州草药》）

4. 治烫火伤　石莲、西瓜皮各适量。烧炭存性，研细，麻油调敷。（《万县中草药》）

5. 治虚弱、妇女不育　鲜石上开花 15 g。炖肉吃。（《贵州民间药物》）

1298 石龙刍根 shí lóng chú gēn 《浙江民间草药》

【异名】 秧草根（《滇南本草》），野席草根（《仁惠方》），拟灯心草根、马棕根（《浙江民间常用草药》）。

【基原】 为灯心草科灯心草属植物野灯心草的根茎。

【原植物】 参见"石龙刍"条。

【采收加工】 9～10 月采挖，除去茎部，晒干。

【药性】 甘、涩，微寒。

1.《滇南本草》："味甘、涩，性微寒。入肝、脾二经。"

2.《浙江民间常用草药》："味淡。"

【功用主治】 清热利湿，凉血止血。主治淋浊，心烦失眠，鹤膝风，目赤肿痛，齿痛，鼻衄，便血，崩漏，白带。

1.《滇南本草》："凉血止血。治大肠下血，妇人红崩白带，散经连绵。利小便。治五淋白浊。消血肿。"

2.《草药鉴》："止血崩，风气疼痛，鹤膝风，梦遗，酒煎服。汤煎洗，出汗。"

3.《百草镜》："利湿热，治癃淋精浊，崩中，湿痹，鼻衄，痄腮，明目，疣痛，口咽诸毒，火症，鹤膝风。"

4. 王用予："治瘰疬痰核。"（2～4 方引自《纲目拾遗》）

5.《浙江民间常用草药》："利尿通淋，清热安神。"

【用法用量】 内服：煎汤，9～15 g，大剂量可用至 30～60 g。

【选方】 1. 治尿路感染，肾炎水肿　野灯心草根丛 60 g，马鞭草 15 g，小蓟 30 g。水煎服。（《浙江药用植物志》）

2. 治失眠，神经衰弱　拟灯心草根丛 60 g，麦冬 15 g。水煎冲白糖服。

3. 治赤眼肿痛　拟灯心草根丛、谷精草各 30 g。水煎服。（2、3 方出自《浙江民间常用草药》）

4. 治齿牙疼痛，动摇欲落　野席草根煎汤代茶服。（《纲目拾遗》引《仁惠方》）

5. 治妇人红崩下血，散经连绵，日久不止　秧草根二钱，贯众一钱。水煨，点水酒服。（《滇南本草》）

1299 石首鱼头 shí shǒu yú tóu 《丹溪治法心要》

【基原】 为石首鱼科黄鱼属动物大黄鱼和小黄鱼的头部。

【原动物】 参见"石首鱼"条。

【采收加工】 捕后割取头部，鲜用或晒干。

【功用主治】 主治头晕，腰痛。

1.《丹溪治法心要》："治蕈毒。"

2.《海洋药物》1982，(3)：44："主治头晕，色风腰痛。"

【用法用量】 内服：煎汤；或研末。

1300 石首鱼胆 shí shǒu yú dǎn 《中国药用海洋生物》

【基原】 为石首鱼科黄鱼属动物大黄鱼和小黄鱼的胆囊。

【原动物】 参见"石首鱼"条。

【采收加工】 捕后取出胆囊，鲜用或晾干。

【药性】 《中国药用海洋生物》："苦，寒。"

【功用主治】 1.《中国药用海洋生物》："清热解毒，平肝降脂。主治支气管哮喘，高脂血症。"

2.《中国有毒鱼类和药用鱼类》："主治支气管炎。"

【用法用量】 内服：煎汤，6～9 g。

【选方】 治支气管炎，哮喘，高脂血症　鱼胆 1 个（6～9 g），虎耳草 15 g，山楂根、茶树根各 30 g，大枣 5 个。煎服，每日 1 剂，分 2 次服。（《中国有毒鱼类和药用鱼类》）

1301 石首鱼鲞 shí shǒu yú xiǎng 《食疗本草》

【异名】 白鲞（《尔雅翼》），鲞鱼（《纲目》）。

【基原】 为石首鱼科黄鱼属动物大黄鱼和小黄鱼的干制品。

【原动物】 参见"石首鱼"条。

【采收加工】 在鱼汛期捕捞，捕后，除去内脏，洗净，晒干。

【药性】《本草汇言》："味甘，气平，无毒。入手、足太阴经。"

【功用主治】 健脾，消食，止痢。主治病后体虚，食欲不振，食积腹胀，泄泻痢疾。

1.《食疗本草》："消宿食，主中恶。"

2.《开宝本草》："炙食之，主消瓜成水，亦主卒腹胀，食不消，暴下痢。"

3.《随息居饮食谱》："开胃醒脾，补虚活血，为患者产后食养之珍。"

4.《中国药用动物志》："主治食欲不振，泄泻。"

【用法用量】 内服：煮食，100～200 g。

【各家论述】 1.《纲目》："陆文量《菽园杂记》云，痢疾最忌油腻生冷，惟白鲞宜食，此说与《本草》主下痢相合。盖鲞饮咸水而性不热，且无脂不腻，故无热中之患，而消食理肠胃也。"

2.《本草汇言》："石首鱼鲞，健养肠胃、清理积痢、消化瓜菜之药也。陈五占曰，石首鱼，有养脾理肺之功，故《开宝》方治久病胃虚食减，不能进厚味者。以此鲞白水煮烂食之，其性不热不寒，不克不腻，能消故滞，能补新清，健利肠胃。为肠虚胃弱之人，必须用之。诚药食中之良品也。"

1302 石菖蒲花 shí chāng pú huā（《岭南采药录》）

【基原】 为天南星科菖蒲属植物石菖蒲的花。

【原植物】 参见"石菖蒲"条。

【采收加工】 2～5月花开放时采收，晒干。

【功用主治】《岭南采药录》："调经行血。"

【用法用量】 内服：煎汤，1.5～3 g。

1303 石斑木叶 shí bān mù yè（《天目山药用植物志》）

【基原】 为蔷薇科石斑木属植物石斑木的叶。

【原植物】 参见"石斑木根"条。

【采收加工】 6～8月采收，鲜用或晒干研粉。

【成分】 叶含山梨糖醇-6-磷酸盐脱氢酶（sorbitol-6-phosphate dehydrogenase）。

【药性】《福建药物志》："微苦，凉。"

【功用主治】 1.《福建药物志》："消肿解毒。治无名肿毒，创伤出血，烫伤，毒蛇咬伤。"

2.《浙江药用植物志》："活血止痛。主治跌打损伤，骨髓炎。"

【用法用量】 外用：煎水洗；或鲜品捣敷；或干品研末外敷。

1304 石斑木根 shí bān mù gēn（《天目山药用植物志》）

【异名】 春花木（《陆川本草》），铁里木、石桂（《天目山药用植物志》），和尚子樵、哥子凿凿（《福建药物志》），细叶萝木（《浙江药用植物志》）。

【基原】 为蔷薇科石斑木属植物石斑木的根。

【原植物】 石斑木 *Raphiolepis indica*（L.）Lindl.［*Crataegus indica* L.］ 又名：车轮梅（《植物学大辞典》），雷公树（福建），白杏花（台湾）。

常绿灌木，高达4 m。叶互生；叶柄长5～18 mm；托叶钻形，脱落；叶片集生于枝顶，卵形、长圆形，长2～8 cm，宽1.5～4 cm，先端圆钝，急尖、渐尖或长尾尖，基部渐狭连于叶柄，边缘具细锯齿，上面光亮，无毛，下面色淡。花两性；顶生圆锥花序或总状花序，总花梗和花梗被锈色绒毛；苞片和小苞片狭披针形；花直径1～1.3 cm；萼筒筒状，萼片5，三角披针形至线形；花瓣5，白色或淡红色，倒卵形或披针形，先端圆钝，基部具柔毛；雄蕊15；花柱2～3，基部合生。果实球形，紫黑色。花期4月，果期7～8月。

生于山坡、路边或溪边灌木丛中。分布于浙江、安徽、福建、江西、湖南、广东、广西、海南、贵州、云南、台湾等地。

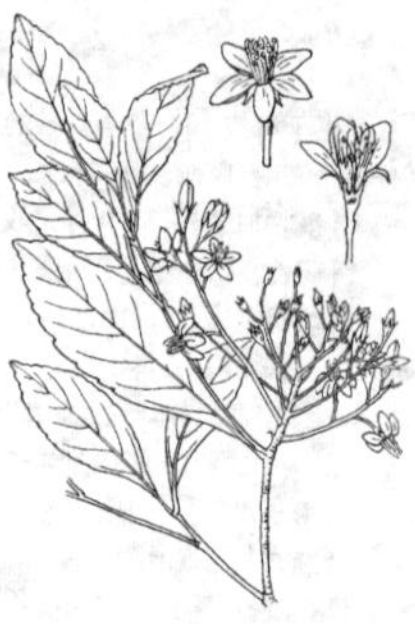

石斑木

本植物的叶（石斑木叶）亦供药用，另设专条。

【采收加工】 9～11月采挖，切片，晒干。

【成分】 树皮含鞣质。

【药性】《福建药物志》："味苦，凉。"

【功能主治】 活血消肿，解毒。主治跌打损伤，骨髓炎，水肿，痹证。

1.《天目山药用植物志》："治跌打损伤。"

2.《福建药物志》："消肿解毒。主治水肿，关节炎。"

3.《浙江药用植物志》："主治骨髓炎。"

【用法用量】 内服：煎汤，15～30 g，或浸酒。

【选方】 治足踝关节陈伤作痛 石斑木干根1.5 kg，切片，川牛膝120 g，用烧酒5 kg，浸1月后淀渣取酒，每日早晚饭前按酒量服。忌食酸、辣、芥菜、萝卜菜。（《天目山药用植物志》）

1305 石棒绣线菊 shí bàng xiù xiàn jú（《长白山植物药志》）

【异名】 石棒子（河南）。

【基原】 为蔷薇科绣线菊属植物欧亚绣线菊的种子、叶和根。

【原植物】 欧亚绣线菊 *Spiraea media* Schmidt

灌木，高0.5～2 m。小枝细，近圆柱形，灰褐色，嫩时带红褐色，无毛或近无毛。冬芽卵形，先端急尖，棕褐色，有数枚覆瓦状鳞片。单叶互生；叶柄长1～2 mm，无毛；叶片椭圆形至披针形，长1～2.5 cm，宽0.5～1.5 cm，先端急尖，基部楔形，全缘或先端有2～5锯齿，两面无毛或下面脉腋间微被短柔毛。伞形总状花序，常具9～15朵花；花梗长1～1.5 cm，无毛；苞片披针形，无毛；花直径0.7～1 cm；萼筒宽钟状，外面无毛，内面被短柔毛，萼片卵状三角形，先端急尖或圆钝；花瓣近圆形，先端钝，长与宽各为3～4.5 mm，白色；雄蕊约45，长于花瓣；花盘呈波状圆环形或具不规则的裂片；子房具短柔毛，花柱短于雄蕊。蓇葖果较直立，外被短柔毛，具反折萼片。花期5～6月，果期6～8月。

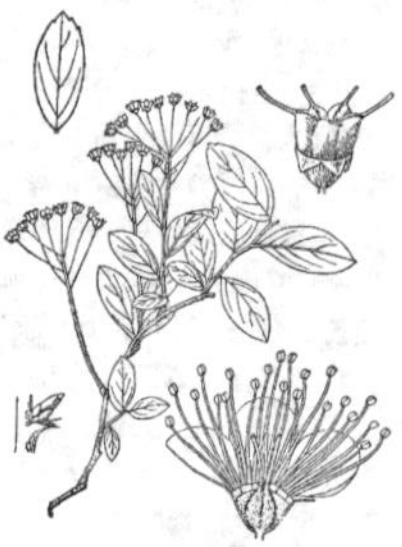

欧亚绣线菊

生于海拔750～1 600 m的多石山地、山坡草原或疏密杂木林内。分布于东北及内蒙古、新疆等地。

【栽培】 生物学特性 耐荫、耐寒、耐瘠薄，一般土壤均能种植。

繁殖方法 用种子和扦插繁殖法。种子育苗移栽：3月底，将经过催芽的种子均匀撒播于湿润的苗床上，覆土0.5～1 cm，盖草保湿。齐苗后除去稻草。翌年春，将培养1年的苗植于苗圃，再培养2～3年，苗高约80 cm即可出圃定植。扦插法：6～7月，将嫩枝带叶剪下，截成12～15 cm长，按行株距25 cm×10 cm扦插，浇透水，约20日生根，次年春移植于苗圃培育2～3年，苗高约80 cm时出圃定植。定植时按行株距40 cm×30 cm开穴，每株施5～10 kg的堆肥作基肥，每穴植1株，栽后盖土、踏实、淋水。

田间管理 每年中耕除草1～2次。

【采收加工】 8月采收种子，晒干。夏季采叶，晒干。10～11月挖根，切片晒干。

【药理】 1. 对心血管系统的影响　石棒绣线菊水提物对去神经兔耳血管有双重效应，小剂量(0.1 g/耳)扩张血管，大剂量(1.0 g/耳)收缩血管，说明该药可调节外周血管；能降低麻醉犬的血压，以静脉给药(0.3 g/kg)作用显著，猫、兔口服给药也有降压作用且持续较久，降压作用与受体无关；可使离体蛙心脏收缩力增强，心率减慢，心输出量及冠脉血流量减少，水煎剂 15 g(生药)/kg 灌胃，对异丙肾上腺素所致的小鼠心肌耗氧量增加有一定的对抗作用。

2. 抗动脉粥样硬化及抗胆固醇血症　石棒绣线菊水煎剂21 g(生药)/kg 灌服，连续 6 星期，对实验性家鸽动脉粥样硬化斑块的形成有良好的对抗作用；对家鸽、鹌鹑、大鼠、乳幼大鼠等动物的高胆固醇血症，能使血清中胆固醇含量下降，而对正常小鼠血清胆固醇含量影响不明显。

3. 对中枢神经系统的作用　石棒绣线菊水煎剂 7.5、15 g(生药)/kg 灌胃，可明显减少小鼠自发活动次数，与戊巴比妥钠有较好的协同作用；对回苏灵引起的动物惊厥有一定的对抗作用；对酒石酸锑钾及热板法引起的疼痛有较强的抑制作用。

毒性　水煎剂 3 g(生药)/kg 静注，可使麻醉犬因血压骤降而死亡。

【功用主治】《长白山植物药志》："治疗胃肠疾病和妇科疾病。本品尚有驱虫和抗风湿作用。"

【用法用量】 内服：煎汤，6～9 g。

1306 布朗耳蕨 bù lǎng ěr jué (《高原中草药治疗手册》)

【异名】 贯众(《山西中草药》)，耳蕨贯众(《中国药用孢子植物》)。

【基原】 为鳞毛蕨科耳蕨属植物布朗耳蕨的根茎。

【原植物】 布朗耳蕨 *Polystichum braubnii* (Spenn.) Fée[*Aspidium braubnii* Spenn.]

植株高 30～50 cm。根茎短而直立，与叶柄基部、叶轴密被棕色、狭披针形鳞片。叶簇生；叶柄长 4～8 cm，禾秆色；叶片坚革质，倒披针形，长 25～40 cm，宽 10～15 cm，下部渐缩狭，两面被纤维状鳞片，二回羽状；羽片 18～25 对，平展，披针形，中部的较大，长 5～7 cm，宽 2～3 cm，一回羽裂；小羽片近对生，镰状长圆形，基部上侧 1 片大，其余向上各片渐小，钝头有芒刺状小尖，边缘有芒刺，基部不对称，上缘截形与羽轴平行，下缘楔形下延成羽轴翅；中部以下羽片逐渐缩短，最下 1 对长约 2 cm；叶脉羽状，侧脉分叉达叶边。孢子囊群圆形，着生于小脉先端，每小羽片有 2～4 对；囊群盖棕色，边缘有不整齐的锯齿。

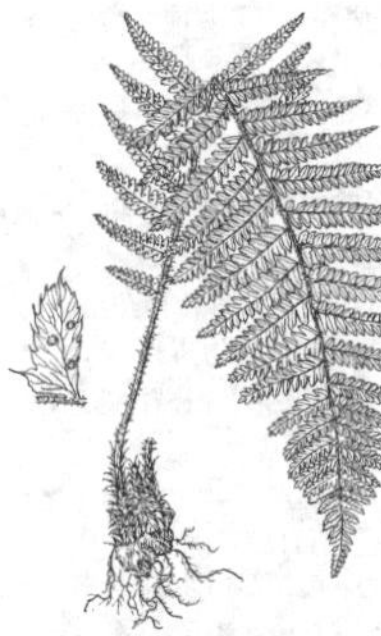

布朗耳蕨

生于海拔 1 400～2 000 m 的林下阴湿处。分布于东北、华北、西北及四川等地。

【采收加工】 8～9 月采挖，切段，晒干。

【药性】《中国药用孢子植物》："微苦，凉。"

【功用主治】 清热解毒，止血，杀虫。主治鼻衄，崩漏，蛲虫病，头疮白秃。预防流感，乙脑，痄腮。

1.《山西中草药》："杀虫，止血，清热解毒。主治鼻衄，轻粉中毒，头疮白秃，蛲虫病肛门痒，预防流感、乙脑、流行性腮腺炎。"

2.《中国药用孢子植物》："用于功能性子宫出血。"

【用法用量】 内服：煎汤，10～15 g；研末，3 g。外用：研末调搽。

【选方】 1. 治流感　布朗耳蕨 15 g，板蓝根 15 g。煎服。

2. 治功能性子宫出血　布朗耳蕨 15 g，檵木叶 15 g，鸡冠花 12 g。煎服。(1、2 方出自《中国药用孢子植物》)

3. 治鼻衄　贯众末 3 g。水送服。

4. 治轻粉中毒　贯众、黄连各 15 g。水煎，加冰片少许，漱口。

5. 治蛲虫病肛门痒　贯众 30 g。水煎，睡前洗肛门。

6. 治头疮白秃　贯众烧末，油调涂。(3～6 方出自《山西中草药》)

1307 龙角 lóng jiǎo (《别录》)

【基原】 为古代大型哺乳动物的角骨化石。

【采收加工】 挖出后，除去泥土。

【药性】 甘，平。

1.《药对》："平。"

2.《纲目》："甘，平，无毒。"

【功用主治】 1.《别录》："主惊痫瘛疭，身热如火，腹中坚及热泄。"

2.《药性论》："主小儿大热。"

【用法用量】 内服：煎汤，9～15 g，或研末为丸。

【宜忌】《本草经集注》："畏干漆、蜀椒、理石。"

1308 龙齿 lóng chǐ (《本经》)

【基原】 为古代哺乳动物如象类、犀牛类、三趾马等的牙齿化石。

【原矿物】 矿物组分主要为磷灰石、纤磷石。

主含磷灰石 Apatite　又名：磷钙石。

晶体结构属六方晶系。单晶体呈六方柱状或厚板状，隐晶质为依动物牙齿形态之集合体。表面白色、青灰色。粗糙白垩质或稍显珐琅质光泽，或有灰白、灰、黄褐、褐黄色环带，似油脂状、珐琅状光泽。断口不平坦，显示出纤维状个体时硬度稍低，一般硬度大于或近于小刀。齿化石内部呈灰白色瓷状光泽，断口平坦或次贝壳状，硬度大于指甲，小于小刀，在 5 以下。原矿物具珐琅质和丘状脊形齿冠，不同于龙骨。

分布于山西、内蒙古、河南、四川、陕西、甘肃、青海等地。

【采收加工】 挖出后，除去泥土。

【药材】 龙齿 *Draconis Dens*　主产于山西、河南、陕西三省交界黄河两岸地区，以山西产量多。

性状　龙齿呈齿状或破碎成不规则的块状。完整者可分为犬齿及臼齿。犬齿呈圆锥形，先端较细或稍弯曲；长约 7 cm，直径 0.8～3.5 cm，先端断面常中空。臼齿呈圆柱形或方柱形，略弯曲，一端较细，长 2～20 cm，直径 1～9 cm，有深浅不同的沟棱。表面为青灰色或暗棕色者，习称"青龙齿"；为白色或黄白色者，习称"白龙齿"。具棕黄色条纹及斑点，有的表面呈有光泽的珐琅质(年限浅)。质坚硬，断面常分为两层，层间有空隙，有时间有石化的牙髓，有吸湿力。无臭，无味。

齿墩(俗称牙床) 为不规则方形，长约 7 cm。表面灰白色，粗糙或光滑，在龙齿脱落处有明显痕迹。质坚硬，断面粗糙，亦有吸湿力。

鉴别　(1) 透射偏光镜下：无色透明。齿化石表皮部位粒度极细；中正突起。干涉色Ⅰ级灰。内部粒径近 0.02 mm，一轴晶；负光性。个别样品的表层部位可见到磷灰石纤维状微晶，亦为无色透明；其光性特征与内部磷灰石晶粒一致、光性方位或不相平行，为再结晶产物。纤晶与晶粒间分布少量碳酸矿物(方解石)。

(2) 取本品粉末约 1 g，加盐酸约 4 ml，即泡沸，待泡沸停止后，滤过。取滤液 1 ml，加硫酸即生成白色沉淀(检查钙盐)。取滤液 1 ml，用碱中和调至中性后，滤过，滤液加硝酸银试液，即生成浅黄色沉淀；分离，沉淀在氨试液中均溶解(检查磷酸盐)。

【成分】 主要含有碳酸钙($CaCO_3$)，磷酸钙〔$Ca_3(PO_4)_2$〕。尚含少量的铁、钾、钠、硫酸根等。

【药理】 中枢镇静作用　龙齿能降低小鼠脑组织中多巴胺和高香草酸水平，使中枢神经镇静。

【炮制】 1. 龙齿　取原药材，除去杂质及泥沙，打碎。生品多用于惊痫，癫狂，心悸，怔忡等。

2. 煅龙齿　取净龙齿，置适宜容器内，用武火加热煅红透，取出，放凉。用时碾碎。煅后易于粉碎，多用于失眠多梦等。

3. 盐淬龙齿　取净龙齿，置适宜容器内，用武火加热煅红透，取出，立即喷洒食盐水，冷后研碎。每净龙齿 100 kg，用食盐 12.5 kg。

饮片性状　龙齿参见"药材"项。煅龙齿形如龙齿，表面灰白色或青灰色，质疏松无光泽，粘舌性强。盐淬龙齿形如龙齿，微有咸味。

贮干燥容器内，置干燥处，盐淬龙齿，密闭，防潮。

【药性】 甘、涩，凉。归心、肝经。

1.《吴普本草》："神农、李氏：大寒。"

2.《本草经集注》："平。"

3.《日华子》："涩，凉。"

4.《纲目》："无毒。"

5.《本草经疏》："入肝、心。"

6.《全国中草药汇编》："甘，涩，凉。"

【功用主治】 镇惊安神，清热除烦。主治惊痫，癫狂，心悸怔忡，失眠多梦，身热心烦。

1.《本经》："主小儿大人惊痫，癫疾狂走，心下结气，不能喘息，诸痉。杀精物，久服轻身，通神明，延年。"

2.《别录》："小儿五惊十二痫，身热不可近，大人骨间寒热。又杀虫毒。"

3.《药性论》："镇心安魂魄，主小儿大热。"

4.《本草蒙筌》："男妇邪梦纷纭者急服。"

5.《纲目》："主肝病。"

6.《本草用法研究》："治怔忡不眠。"

【用法用量】 内服：煎汤，10～15 g，打碎先煎；或入丸、散。外用：研末撒或调敷。

【宜忌】 1.《本草经集注》："畏石膏。""得人参、牛黄良。"

2.《雷公炮制药性解》："畏干漆、蜀椒、理石。"

【选方】 1. 治小儿惊热如火，亦治温壮　龙齿为末。调服。(《小儿卫生总微论方》龙齿散)

2. 治因惊成痫，狂言妄语　龙齿(研)、铁粉(研)、凝水石(研)各一两，茯神(去木)一两半。上四味，捣研罗为末，炼蜜丸如梧子大。每服二十丸，温米饮下。(《圣济总录》龙齿丸)

3. 小儿百日以来，痰实壮热兼惊　龙齿、大黄(锉，炒)各一分，枳壳(大者)一枚(去瓤，麸炒黄)，朴硝、甘草(炙，锉)各一分。上为粗末。每服一钱匕，水半盏，煎至三分，去滓，食前温服，一日二次。(《圣济总录》龙齿汤)

4. 伤寒阳痉，通体大热，心神烦悸　龙齿一两，前胡(去芦头)一两，犀角屑半两，牛黄(别研)半分，麦门冬(去心，焙)二两。上为细散，入牛黄同研均匀。每服二钱，以竹沥调下，不拘时候温服。

5. 治牙齿根宣露挺出，烂肉，黑血不止，疼痛摇动，臭气，欲脱落　龙齿、黄矾、白石脂各二两，桂心一分，芎䓖，皂荚刺一两(锉，微炒)。上为末，不津器中盛之。每食后，用少许贴之。有津勿咽。(4、5 方选自《圣惠方》龙齿散)

1309 龙虱 lóng shī (《纲目拾遗》)

【异名】 水鳖虫(《江苏中药名实考》)，射尿龟、尿缸贼(《陆川本草》)，水龟子(《中药志》)。

【基原】 为龙虱科龙虱属动物三星龙虱与黄边大龙虱的全虫。

【原动物】 1. 三星龙虱 *Cybister tripunctatus orientalis* Gschwendtner　又名：东方潜龙虱。

体长圆形，前狭后宽。背面黑绿色，腹面黑色或黑红色，有时部分棕黄色，体翅周边有黄带。头部近扁平，中央微隆起，两侧有浅凹陷及小刻点。触角黄褐色。复眼突出，黑色。前胸背板横阔，有细纵沟。鞘翅有 3 行不明显的点线。腹下第三至第五节两侧各有横斑 1 个。足黄褐色，生有金色长毛，后足胫节短阔，胫端两侧生刺。雄虫前足跗节基部 3 节膨大成吸盘。

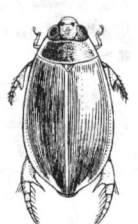

三星龙虱

生于池沼、水田、河湖或水泽多水草处。除西北地区外，几乎遍布全国。

2. 黄边大龙虱 *C. japonicus* Sharp

形态与三星龙虱近似，但体较大，长 3.5～4 cm。前胸及鞘翅两侧黄条斑中间夹有一条黑色斑纹。雌虫鞘翅上密布沟纹或皱纹，仅端部及中缝处无纹。

生态与地理分布同三星龙虱。

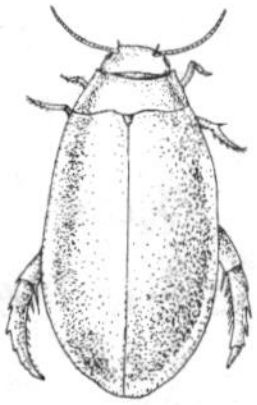

黄边大龙虱

【采收加工】 全年均可捕捉，捕得后，用沸水烫死，晒干。

【药材】 龙虱 *Cybister*　主产于江苏、福建、浙江、广东等地。

性状　三星龙虱　虫体呈长卵形，长 1.5～2.8 cm，全体有光泽，背面黑色。鞘翅 1 对，边缘有棕黄色狭边，除去鞘翅，可见浅色的膜质翅 1 对。腹面红褐色至黑褐色，腹部有横纹。质轻脆。气腥，味微咸。

黄边大龙虱　个体较大，长 3.5～4 cm，背面黑棕色，鞘翅上密布沟纹。

【药理】 抗疲劳作用　龙虱可延长小鼠游泳时间，有良好的抗疲劳功能。

【药性】 1.《广西药用动物》："性寒，味咸。入膀胱经。"

2.《中国动物药》："甘，平。"

【功用主治】 补肾，缩尿，活血。主治小儿遗尿，老人尿频，面部褐斑。

1.《物理小识》："除面上黗䵟，赤气，食之良，兼美男女颜色，活血。"(引自《纲目拾遗》)

2.《广西药用动物》："治小儿夜尿和老人夜尿频繁。"

3.《中国动物药》："滋补强壮，活血祛瘀，固肾缩尿。治小儿疳积，老人夜溺，跌打瘀痛。"

【用法用量】 内服：煮熟、炒香，3～5 g，或 8～12 只；或焙干研末入丸、散。

【选方】 1. 治小儿遗尿　龙虱 5 只。用油炒香，或先用水煮熟，再用油炒香。每晚睡前口嚼服，连服 3 晚。(《广西药用动物》)

2. 治老人尿频　将龙虱盐渍，蒸熟作菜吃。

3. 治小儿疳积　将龙虱穿成串，浇上酱油，烧熟食之。每次 5 个，日服 2 次。(2、3 方出自《中国动物药》)

1310 龙虾 lóng xiā (《中国药用海洋生物》)

【异名】 鰕(《尔雅》)，大红虾(《本草拾遗》)，海虾、红虾(《纲目》)。

【基原】 为龙虾科龙虾属动物中国龙虾、锦绣龙虾等多种龙虾的全体。

【原动物】 1. 中国龙虾 *Panulirus stimpsoni* Holthuis

体长 200～350 mm，头胸甲宽 42～50 mm，个别更长大，头胸甲呈半圆柱形，散布有许多大小棘刺，每个小刺的基部周围列生刚毛。无额角。眼大，无眼眶，有 1 对粗大而尖的眼上刺。触角缘具有 3 刺，中间一个较大。第一触角柄的第二节几达第二触角柄的末端；第二触角鞭部很长，柄部具粗刺。第一步足粗短，其余 4 对稍细长，各步足指节的腹侧列生刚毛，雌体第五步足的指节基部内侧生 1 个齿突成亚钳状。第二至第四腹节背面左、右各有一较宽的横向凹陷，密生短绒毛。各腹节两侧末端有一向后弯曲的大棘，棘基部后缘生有细小锯齿。尾节呈长方形，长于内外肢，形成宽大的尾扇，其前半部背面有多数小刺和短刚毛。背甲紫褐色或橄绿色，上部有许多很小的白色斑点。

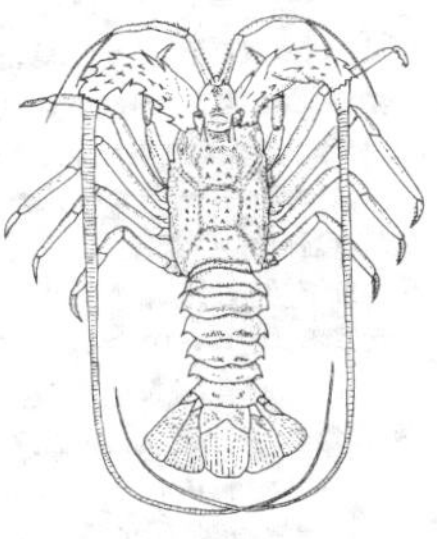
中国龙虾

栖息于 5～40 m 深的浅海岩礁间，或在泥沙质的浅海间活动。分布于浙江、福建、广东、海南及西沙群岛等沿海。

2. 锦绣龙虾 *P. ornatus* (Fabricius)

体长 395～550 mm，头胸甲宽 95～132 mm，头胸甲呈圆筒形，中部较宽，刺少且短小，无毛。无眼眶，眼上刺粗大，触角板上有 2 对大棘，中间还有 1 对小棘，腹面前缘有 3 刺。第一触角鞭长于其柄部，第二触角基部离得较开，鞭部很长，头胸甲后缘有一横沟，其中部较宽。腹部第二至第六节背面光滑平坦，无任何横沟或凹陷。头胸甲背具美丽的五彩花纹，步足呈棕紫色，上有黄白色圆斑，腹部有棕色斑。最大个体可达 5 kg 以上。

栖息于水深 8～15 m 的岩礁间或泥沙质的浅海底。夏秋季产卵 50 万～100 万粒，卵形小，孵出幼体头胸部宽大，腹部短小需经数次蜕皮后，经历一游泳阶段，才长成。分布于浙江舟山群岛以南，东海、南海。

此外，龙虾属有多种龙虾，均可药用，常见还有① 杂色龙虾 *P. versicolous*（Aatreille）头胸甲上有棕紫色大花斑。② 密毛龙虾 *P. penicillatus*（Olivier）腹部第二至第六节背甲上的横沟较深而宽，前缘直。③ 波纹龙虾 *P. homarus*（Linnaeus）腹部第二至第六节背甲上各有一横沟，沟的前缘呈波纹状。④ 日本龙虾 *P. japonicus* de Hann 均生活于暖海区，适于海底爬行，行动缓慢，昼伏夜出，寻找食物。龙虾体大多肉多，鲜美，既可药用，又是名贵水产品。

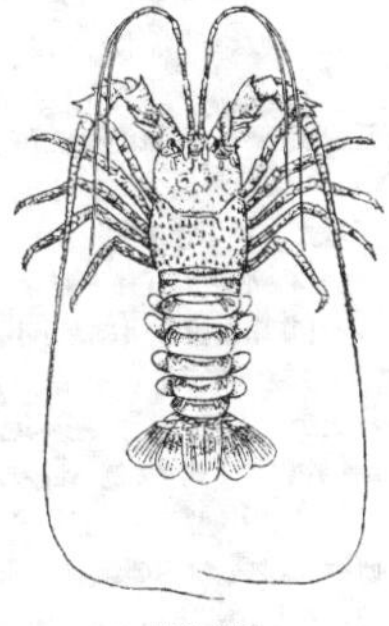
锦绣龙虾

【采收加工】 春季捕捞，鲜用或加工成龙虾仁。

【成分】 波纹龙虾含原苯酚（prephenol），硫酸软骨素（chondroitin sulfate），黏多糖，镉。

日本龙虾含骨胶原蛋白酶（collagenolytic proteinase）P-a 及 P-b，裂解 E-a 酶为亮氨酸-谷氨酸（Leu-Gly）或谷氨酸-甘氨酸（Glu-Gly），甘氨酸-异亮氨酸（Gly-Ile），异亮氨酸-丙氨酸（Ile-Ala）及丙氨酸-甘氨酸（Ala-Gly），六聚体血清蛋白（hexameric hemocyanin），由 3 个主要亚基（subunit）（Ⅰb，Ⅱ及Ⅲ）以及 1 个次亚基（Ⅰa）组成。消化腺含胰蛋白酶（trypsin），骨胶原酶（collagenase），亮氨酸氨基肽酶（leucine aminopeptidase）及羧肽酶（carboxy-peptidases）A、B。腹肌含糖原（collagen）。卵含胡萝卜类色素（carotenoid pigments）即 β-胡萝卜素（β-carotene），海胆烯酮（echinenone），4-酮基玉蜀黍黄质（4-ketozeaxanthin），虾黄质（astaxanthin），鸡油菌黄质（canthaxanthin），深红黄色素（phoenicoxanthin），未酯化胡萝卜素类（unesterified carotenoids），叶黄素（lutein），玉蜀黍黄质（zeaxanthin），梳黄质（cyathiaxanthin）。

【药性】 甘、咸，温。

1.《本草拾遗》："味甘，平，小毒。"

2.《中国药用海洋生物》："甘、咸，温。"

【功用主治】 补肾壮阳，滋阴，安神。主治阳痿，筋骨疼痛，手足搐搦，神经衰弱，皮肤瘙痒，头疮，疥癣。

1.《本草拾遗》："大红虾鲊，主蛔虫，口中疳䘌，风瘙身痒，头疮龋齿，去疥癣。"

2.《中国药用海洋生物》："肉和全体：补肾壮阳，滋阴，健胃；壳：镇静。"

3.《南海海洋药用生物》："治阳痿，扁桃体炎，过敏症。"

4.《中国药用动物志》："有补肾壮阳，滋阴，镇静功能。主治阳痿，筋骨疼痛，手足搐搦，神经衰弱，皮肤瘙痒等症。"

【用法用量】 内服：煎汤，25～50 g；或酒烫服；或炒食。外用：捣烂敷。

【选方】 1. 治阳痿　龙虾肉 50 g，胡桃肉 15 g，仙茅 15 g，淫羊藿 15 g。水煎，日服 2 次，连续服用。

2. 治扁桃体炎　龙虾壳（煅烧），加冰片少许研末，吹喉。（1、2 方出自《中国动物药》）

1311 龙骨 lóng gǔ（《本经》）

【基原】 为古代哺乳动物象类、犀类、三趾马、牛类、鹿类等的骨骼化石。

【原矿物】 由磷灰石、方解石以及少量黏土矿物组成。

1. 磷灰石 Apatite　又名：磷钙石。

六方晶系隐晶质，依古代生物骨骼产出。疏松集合体中或有呈晶形小棒状的磷灰石，灰白色。略带油脂状，土状光泽或瓷状光泽。硬度大于指甲，小于小刀。

2. 方解石 Calcite　参见"方解石"条。

产于山西、内蒙古、河北、河南、湖北、四川、陕西、甘肃等地。

【采收加工】 挖出后，除去泥土及杂质。五花龙骨质酥脆，出土后，露置空气中极易破碎，常用毛边纸粘贴。

【药材】 龙骨 *Draconis Os*　主产于河南、河北、山西、陕西、内蒙古等地。现商品中有龙骨（又名土龙骨）、五花龙骨两类。

性状　龙骨　呈骨骼状或不规则块状。表面白色、灰白色或黄白色至淡棕色，多较平滑，有的具纵纹裂隙或具棕色条纹与斑点。质硬，砸碎后，断面不平坦，色白或黄白，有的中空。关节处膨大，断面有蜂窝状小孔。吸湿力强，舐之吸舌。无臭，无味。

五花龙骨　呈圆筒状或不规则块状。直径 5～25 cm。淡灰白色、淡黄白色或淡黄棕色，夹有蓝灰色及红棕色深浅粗细不同的花纹，偶有不具花纹者。一般表面平滑，有时外层成片剥落，不平坦，有裂隙。质较酥脆，破碎后，断面粗糙，可见宽窄不一的同心环纹。吸湿力强，舐之吸舌。无臭，无味。

鉴别　(1) 透射偏光镜下：为纤维状或粒状个体，依生物结构呈中心有空洞的同心环带状分布。粒径近 0.1 mm 的个别晶体无色透明；中正突起。干涉色Ⅰ级；平行消光；负延性。方解石呈粒状，具明显双折射。干涉色高级白。与皱晶磷灰石一起填充在骨骼的中空部位。含量约 1%。

(2) 取本品粉末约 2 g，滴加稀盐酸 10 ml，即泡沸，发生二氧化碳气；将此气体通入氢氧化钙试液中，即产生白色沉淀(检查碳酸盐)。

(3) 取上述泡沸停止后的液体，滴加氢氧化钠中和后，滤过。取滤液 1 ml，加草酸铵试液，即发生白色沉淀；分离，所得沉淀不溶于醋酸，但溶于盐酸(检查钙盐)。取滤液 1 ml，加硝酸银试液，即发生浅黄色沉淀；分离，沉淀在氨试液或稀硝酸中均易溶解(检查磷酸盐)。取滤液 1 ml，加钼酸铵试液与硝酸后，加热即发生黄色沉淀；分离，沉淀能在氨试液中溶解(检查磷酸盐)。

(4) X 射线衍射分析曲线：磷灰石 3.45(3)，2.80(8)，2.23(3)；方解石 3.84(1)，3.33(3)，3.02(10)。由此表明龙骨主要由磷灰石、方解石组成。

【成分】 龙骨主要含有碳酸钙($CaCO_3$)及磷酸钙[$Ca_3(PO4)_2$]，尚含有铁、钾、钠、氯、硫酸根等。

【药理】 1. 增强免疫和促进损伤组织修复作用　采用免疫器官重量法、单核细胞吞噬功能测定法及坐骨神经损伤法测得龙骨水煎液可明显增加小鼠胸腺和脾脏的相对重量，增强小鼠单核巨噬细胞对血清碳粒的吞噬能力，减少小鼠坐骨神经损伤后爬网的漏脚率。

2. 镇静作用　应用 20%龙骨混悬液给小鼠灌胃，0.2 ml/1 kg，每日 1 次，连续 7 日，能显著增加戊巴比妥钠催眠率，表明其具有一定的镇静作用。

毒性　龙骨煎液静脉注射小鼠 LD_{50} 为 21.50 g/kg。

【炮制】 1. 龙骨　取原药材，去净杂质，刷去泥土及灰屑，打碎。生用以潜阳镇惊，安神为主。

2. 煅龙骨　取净龙骨，置无烟炉火上或适宜的容器内，用无烟武火加热，煅至红透，取出放凉，捣碎或碾成粉末。煅后增强收敛涩精，生肌的功能。

饮片性状　龙骨参见"药材"项。煅龙骨为不规则的碎块或粉末状，表面灰白色或浅粉色，质较酥脆，有微吸湿性，气无，味淡。

贮干燥容器内，置干燥处，防潮。

【药性】 涩、甘，平。归心、肝、肾、大肠经。

1.《本经》："甘，平。"

2.《别录》："微寒，无毒。"

3.《药性论》："有小毒。"

4.《绍兴本草》："味苦、涩，平。无毒。"

5.《纲目》："人手足少阴、厥阴经。"

6.《本草经疏》："入足厥阴、少阳、少阴，兼入手少阴、阳明经。"

【功用主治】 镇心安神，平肝潜阳，收敛固涩。主治心悸，怔忡，失眠，健忘，惊痫，癫狂，眩晕，自汗盗汗，遗精遗尿，崩漏带下，久泻久痢，溃疡久不收口及湿疮。

1.《本经》："主心腹鬼疰，精物老魅，咳逆，泄痢脓血，女子漏下，癥瘕坚结，小儿热气惊痫。"

2.《别录》："疗心腹烦满，四肢痿枯，汗出，夜卧自惊，恚怒，伏气在心下不得喘息，肠痈内疽，阴蚀，止汗，缩小便溺血，养精神，定魂魄，安五脏。""白龙骨疗梦寐泄精，小便泄精。"

3.《药性论》："逐邪气，安心神，止冷痢及下脓血，女子崩中带下，止梦泄精，夜梦鬼交，治尿血，虚而多梦纷纭加而用之。"

4.《日华子》："健脾，涩肠胃，止泻痢，渴疾，怀孕漏胎，肠风下血，鼻洪，吐血。"

5.《纲目》："益肾镇惊，止阴疟，收湿气，脱肛，生肌敛疮。"

6.《医林纂要》："补心益肺，敛散泻肝，固精宁神。解毒辟邪。"

7.《衷中参西录》："善利痰，治肺中痰饮咳嗽，咳逆上气。"

【用法用量】 内服：煎汤，10～15 g，打碎先煎；或入丸、散。外用：研末撒；或调敷。安神、平肝宜生用，收涩、敛疮宜煅用。

【宜忌】 湿热积滞者慎服。

1.《本草经集注》："畏石膏。""得人参、牛黄良。"

2.《药性论》："忌鱼。"

3.《本草元命苞》："畏蜀椒、干漆。"

4.《品汇精要》："畏理石。"

5.《本草经疏》："龙骨，味涩而主收敛，凡泄痢肠澼及女子漏下崩中、溺血等证，皆血热积滞为患，法当通利疏泄，不可便用止涩之剂，恐积滞瘀血在内反能为害也。惟久病虚脱者不在所忌。"

【选方】 1. 治好忘　龙骨、虎骨、远志各等分。上三味治下筛。食后服方寸匕，日二。久服聪明益智。(《千金方》)

2. 治产后虚汗不止　龙骨一两，麻黄根一两。上件药捣细罗为散。不计时候，以粥饮调下二钱。(《圣惠方》)

3. 治遗精白浊及滑泄、盗汗　龙骨生用一两，牡蛎(火煅)一两，鹿角霜二两。上为细末酒煮面糊为丸，如梧子大，每服四十丸，空心食前盐水汤送下。(《济生续方》三白丸)

4. 治遗溺淋沥　白龙骨、桑螵蛸等分为末，每盐汤服二钱。(《纲目》引《梅师集验方》)

5. 治赤白带下　龙骨一两，当归(锉微炒)一两，白矾(烧汁尽)一两。上件药捣细罗为散。每于食前以艾汤调下二钱。(《圣惠方》)

6. 治泄泻不止　龙骨、赭石脂各等分，俱火煅，研极细末，饭丸梧子大。大人用二钱，小儿用五分。用木瓜汤送下。亦治休息痢。(《方脉正宗》)

7. 治热病后，下痢脓血不止，不能食　龙骨、黄连等分。上二味，捣罗为散。每服二钱，食前温米饮调下，日再。(《圣济总录》龙骨散)

8. 治白滞痢　龙骨一两半，干姜(炮)半两，附子(炮制去皮、脐)一两半。上三味，捣罗为末，醋煮面糊，丸如梧桐子大。食前米饮下十五丸。(《圣济总录》龙骨丸)

9. 治诸疮口脓水不干　白龙骨二分，寒水石三分，虢丹(水飞)一分。上为细末，干掺疮口，一料，以六分为率。(《瑞竹堂经验方》)

10. 治脐疮　龙骨烧灰为末，敷之。(《圣惠方》)

11. 治金疮出血　龙骨一两，诃子一两，白石脂半两，苎麻叶半两。上为细末，水调服之。(《普济方》神仙止血方)

12. 治目卒生珠管　龙骨一两。上一味捣罗为散。每点少许珠管上，日三五次。(《圣济总录》)

13. 治鼻衄　龙骨(捣碎)一两，以水一大盏，煎至半盏。温温尽服之。(《圣惠方》)

14. 治阴囊汗痒　龙骨、牡蛎粉扑之。(《医宗三法》)

【临床报道】 1. 治疗小儿遗尿　五味子 10～20 g，龙骨 30～60 g，加水 600 ml，煎煮 40 分钟，取汁 200～300 ml，每日 1 剂，分 2 次服用，7 日为 1 个疗程。共治 56 例，用药 1 个疗程治愈者 34 例，2 个疗程治愈者 17 例，3 个疗程以上治愈者 5 例。

2. 治小儿汗证　五倍子 35 g，黄芪 15 g，煅龙骨 20 g 等。共研细末，取适量用醋调成一药饼，置脐部，用胶布封贴，每晚睡前用，日间剥去，连用 7 日。共治 212 例，治愈 182 例，好转 12 例，复发者 18 例，总有效率为 94%。

3. 治疗骨梗　成人 1 次用生龙骨 30 g，温开水 50～60 ml 冲服。小儿 1 次 15 g，用温开水 30～40 ml 冲服。共治疗 83 例，其中鱼骨梗 68 例，鸡骨梗 12 例，猪骨梗 3 例。梗于咽部 72 例，梗于食管 11 例。未愈者可立即重服 1 剂。结果：服药 1 次治愈 71 例，2 次治愈 12 例。总治愈率 100%。

【各家论述】 1.《本草经疏》："咳逆者，阳虚而气不归元也，气得敛摄而归元，则咳逆自止。其性涩以止脱，故能止泄痢脓血因于大肠虚而久不得止及女子漏下也。小儿心肝二脏虚则发热，热则发惊痫，惊气入腹则心腹烦满，敛摄二经之神气而平之以清其热，则热气散而惊痫及心腹烦满皆自除也。肝气贼脾，脾主四肢，故四肢痿枯，肝宁则热退而脾亦获安，故主之也。汗者，心之液也，心气不收则汗出，肝、心、肾三经虚则神魂不安而自惊，收敛三经之神气则神魂自安，气得归元，升降利而喘息自平，汗自止也。肝主怒，肝气独盛则善恚怒，魂返乎肝则恚怒自除。小肠为心之腑，膀胱为肾之腑，二经之气虚脱则小便多而不禁，脏气敛则腑亦随之，故能缩小便及止梦寐泄精，小便泄精兼主溺血也。其主养精神，定魂魄，安五脏者，乃收摄神魂、闭涩精气之极功也。又主瘕坚结，肠痈内疽，阴蚀者，以其能引所治之药粘着于所患之处也。"

2.《本草经百种录》："龙骨最黏涩，能收敛正气，凡心神耗散，肠胃滑脱之疾，皆能已之，且敛正气而不敛邪气，所以仲景于伤寒之邪气未尽者亦用之。"

3.《本草经读》："惊痫颠痉，皆肝气上逆，挟痰而归进入心，龙骨能敛火安神，逐痰降逆，故为惊痫颠痉之圣药。""痰，水也，随火而生，龙骨能引逆上之火，泛滥之水，而归其宅，君与牡蛎同用，为治痰之神品，今人只知其涩以止脱，何其浅也。"

1312 龙胆 lóng dǎn《本经》

【异名】 陵游（《本经》），草龙胆（姚僧坦《集验方》），龙胆草（《履巉岩本草》），苦龙胆草、地胆草（《普济方》），胆草（《药品化义》）。

【基原】 为龙胆科龙胆属植物龙胆、条叶龙胆、三花龙胆和滇龙胆的根和根茎。

【原植物】 1. 龙胆 *Gentiana scabra* Bunge

多年生草本，高30～60 cm。根茎短，根细长，簇生，味苦。茎单1，直立。叶对生，无柄，中部以下的叶卵形或卵状披针形，长2.5～7 cm，宽0.7～3 cm，叶缘及主脉粗糙，主脉3条。花数朵簇生于茎顶和上部叶腋；花萼钟形，先端5裂；花冠深蓝色至蓝色，5裂，裂片间有褶状三角形副冠片；雄蕊5，花丝基部具宽翅；子房上位，1室，柱头2裂。蒴果长圆形，种子边缘有翅。花期8～9月，果期9～10月。

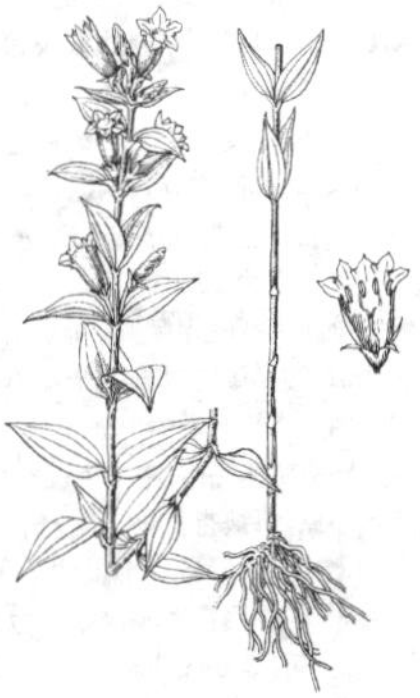

龙　胆

生于海拔200～1 700 m的山坡草地、路边、河滩灌丛中以及林下草甸。分布于东北、华东、中南、河北、内蒙古、陕西、新疆等地。

2. 条叶龙胆 *G. manshurica* Kitag.

本种与龙胆不同点在于：叶厚，近革质，无柄，上部叶线状披针形至线形，基部钝，边缘微外卷。花1～2朵；花萼裂片线状披针形，长于或等长于萼筒；花冠裂片先端渐尖。

生于海拔110～1 100 m的山坡草地或潮湿地区。分布于东北及河北、山西、江苏、浙江、安徽、山东、湖北、湖南、广东、广西、陕西等地。

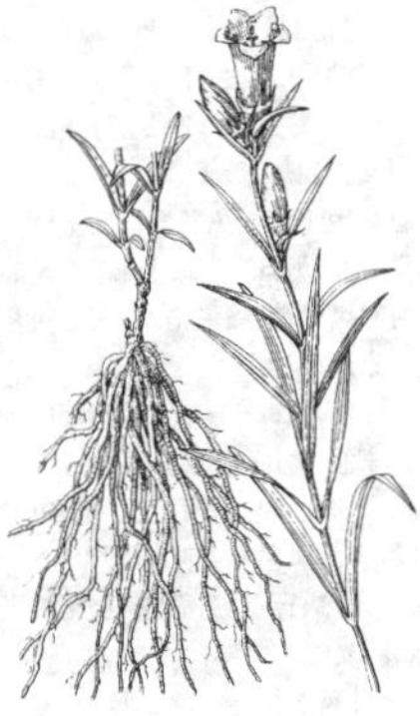

条叶龙胆

3. 三花龙胆 *G. triflora* Pall.

本种与上2种不同点在于：中上部叶近革质，线状披针形至线形，基部圆形。花3朵，稀5朵；花萼裂片狭三角形，短于萼筒；花冠裂片先端钝圆。

生于海拔440～950 m的草地、林间空地、灌丛中。分布于东北及内蒙古、河北。

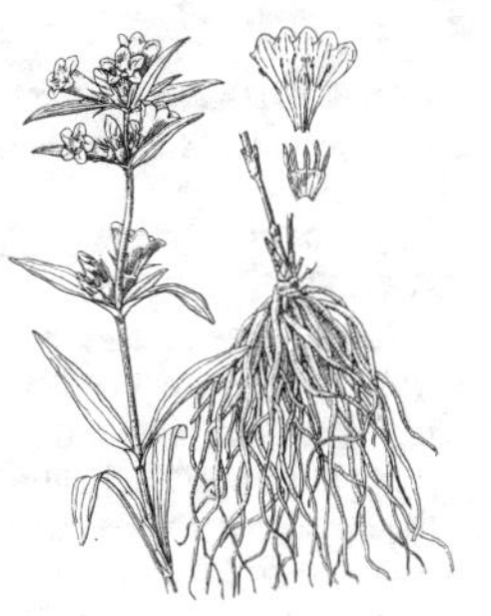

三花龙胆

4. 滇龙胆 *G. rigescens* Franch. ex Hemsl. [*G. rigescens* Franch. ex Hemsl. var. *stictantha* Marq.]

与前3种不同点在于：无莲座叶丛，茎生叶多对，二型，下部叶2～4对，鳞片状，中上部叶片卵状长圆形、倒卵形或卵形，基部楔形，边缘略外卷。花多数，簇生枝顶呈头状，稀腋生，被包围于最上部苞叶状的叶丛中；萼裂片不整齐，2枚大，倒卵状长圆形，基部狭缩成爪；雄蕊着生于冠筒下部。种子黄褐色。

生于海拔1 100～3 000 m的山坡草地灌丛中、林下及山谷。分布于湖南、广西、四川、贵州、云南等地。

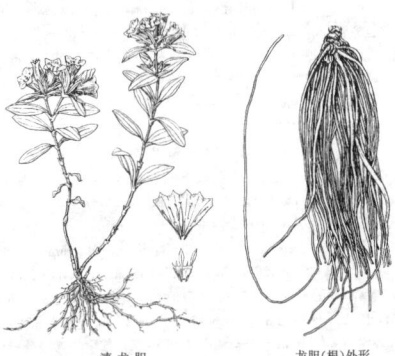

滇 龙 胆

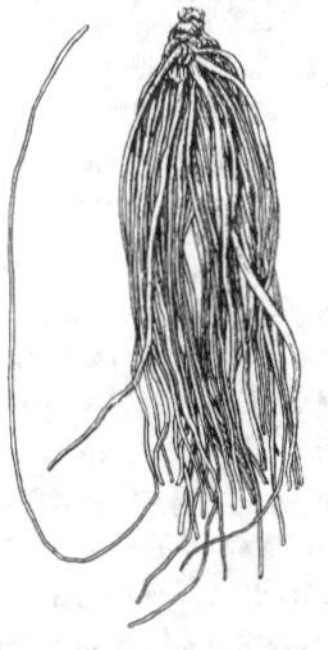

龙胆(根)外形

【采收加工】 9～10月采收，切段，晒干。

【药材】 龙胆 *Gentianae Radix et Rhizoma* 龙胆(龙胆、条叶龙胆和三花龙胆)主产于黑龙江、吉林、辽宁、内蒙古，产量大，品质优；坚龙胆(滇龙胆)主产于云南、四川、贵州。

性状　龙胆　根茎呈不规则的块状，长1～3 cm，直径0.3～1 cm；表面暗灰棕色或深棕色，上端有茎痕或残留茎基，周围和下端着生多数细长的根。根圆柱形，略扭曲，长10～20 cm，直径0.2～0.5 cm；表面淡黄色或黄棕色，上部多有显著的横皱纹，下部较细，有纵皱纹及支根痕。质脆，易折断，断面略平坦，皮部黄白色或淡黄棕色，木部色较浅，呈点状环列。气微，味甚苦。

坚龙胆　表面无横皱纹，外皮膜质，易脱落，木部黄白色，易与皮部分离。

鉴别　(1) 根横切面：龙胆　表皮细胞有时残存，外壁较厚，皮层窄；外皮层细胞类方形，壁稍厚，木栓化；内皮层细胞切向延长，每一细胞由纵向壁分隔成数个类方形小细胞。韧皮部宽广，有裂隙。形成层不甚明显。木质部导管3～10个群束。髓部明显。薄壁细胞含细小草酸钙针晶。

坚龙胆　内皮层以外组织多已脱落。木质部导管发达，均匀密布。无髓部。

粉末特征：淡黄棕色。

龙胆　外皮层细胞表面观类纺锤形，每一细胞由横壁分隔成数个扁方形的小细胞。内皮层细胞表面观类长方形，甚大，平周壁观纤细的横向纹理，每一细胞由纵隔壁分隔成数个栅状小细胞，纵隔壁大多连珠状增厚。薄壁细胞含细小草酸钙针晶。网纹及梯纹导管直径约至45 μm。

坚龙胆　无外皮层细胞。内皮层细胞类方形或类长方形，平周壁的横向纹理较粗而密，有的粗达3 μm，每一细胞分隔成多数栅状小细胞，隔壁稍增厚或呈连珠状。

(2) 取本品粉末0.5 g，加甲醇5 ml，浸渍4～5小时，滤过，滤液浓缩至2 ml。取滤液适量，加稀酸稀释后，滴加碘化铋钾试液，有橘红色沉淀产生(检查生物碱)。

(3) 薄层色谱：取上述甲醇液作为供试品溶液。另取龙胆苦苷对照品，加甲醇制成每1 ml含2 mg的溶液，作为对照品溶液。吸取上述两种溶液各5 μl，分别点于同一以羧甲基纤维素钠为黏合剂的硅胶GF_{254}薄层板上，以醋酸乙酯-甲醇-水(20∶2∶1)为展开剂，展开2次，取出，晾干，置紫外光灯(254 nm)下检视。供试品色谱中，在与对照品色谱相应的位置上，显相同颜色的斑点。

品质标志　《中华人民共和国药典》2010年版规定：照高效液相色谱法测定，龙胆含龙胆苦苷($C_{16}H_{20}O_9$)不得少于3.0%，坚龙胆不得少于1.5%。

【成分】 1. 龙胆　根含裂环烯醚萜苷类苦味成分：龙胆苦苷(gentiopicroside)，当药苦苷(swertiamarin)，当药苷(sweroside)，苦龙胆酯苷(amarogentin)，痕量苦当药酯苷(amaroswerin)，4′-*O*-*β*-*D*-吡喃葡萄糖基龙胆苦苷(4′-*O*-*β*-*D*-glucopyranosylgentiopicroside)，6′-*O*-*β*-*D*-吡喃葡萄糖基龙胆苦苷(6′-*O*-*β*-*D*-glucopyranosylgentiopicroside)，olivieroside，1-*O*-*β*-*D*-glucopyranosylamplexine，苄醇*O*-*α*-*L*-吡喃阿拉伯糖基-(1→6)-*β*-*D*-吡喃葡萄糖苷，卵花苷scabroside。生物碱：龙胆碱即秦艽碱甲(gentianine)0.05%，龙胆黄碱(gentioflavine)。三萜类：(20*S*)-达玛-13(17)，24-二烯-3-酮〔(20*S*)-dammara-13(17)，24-dien-3-one〕，(20*R*)-达玛-13(17)，24-二烯-3-酮〔(20*R*)-da mmara-13(17)，24-dien-3-one〕，16-当药烯-3-酮(chirat-16-en-3-one)，17(22)-当药烯-3-酮〔chirat-17(22)-en-3-one〕，17，21-环氧何帕-3-酮(17，21-epoxyhopan-3-one)，另有当药烯醇(chiratenol)，17(21)-何帕烯3-酮〔hop-17(21)-en-3-one〕，17(21)-何帕烯3-醇〔hop-17(21)-en-3-ol〕，羽扇豆醇(lupeol)，香树脂醇(amyrin)。还含2-羟基-3-甲氧基苯甲酸葡萄糖酯(2-hydroxy-3-methoxybenzoic acid glucose ester)。

2. 条叶龙胆　根含裂环烯醚萜苷类苦味成分：龙胆苦苷，当药苦苷，当药苷，苦龙胆酯苷，痕量苦当药酯苷；苦苷总含量可达4.35%，而龙胆苦苷含量为4.15%。

3. 三花龙胆　根含裂环烯醚萜类成分：龙胆苦苷，当药苦苷，当药苷，痕量苦当药酯苷；苦苷总含量为3.95%，而龙胆苦苷含量为3.66%。还含三花龙胆苷(trifloroside)，飞燕草素-3，5-二葡萄糖苷(delphinidin 3，5-diglucoside)。

4. 滇龙胆　根含裂环烯醚萜苷类苦味成分：龙胆苦苷，当药苦苷，当药苷，痕量苦龙胆酯苷，痕量苦当药酯苷；苦苷总含量5.10%，龙胆苦苷含量5.01%。

【药理】 1. 保肝作用　龙胆注射液30 mg/kg腹腔注射，能减轻四氯化碳(CCl_4)所致小鼠肝损伤的细胞变性和组织坏死，提高其肝糖原含量。采用改良Miller灌流仪灌流大鼠肝脏，在灌流液中加入龙胆苦苷和CCl_4，1小时内，以灌流量、灌流液、丙氨酸氨基转移酶(ALT)和肝组织病理观察为指标，龙胆苦苷加CCl_4组与CCl_4组比较，有显著差异。同时，以CCl_4致大鼠新鲜分离肝细胞损伤为病理模型，在细胞培养液中加入龙胆苦苷，以培养液ALT值及分离肝细胞之DNA、糖原、脂肪染色和电镜观察为检测指标，发现龙胆苦苷保护肝细胞作用，在一定范围内与剂量成正比。龙胆苦苷对CCl_4所致肝脏脂质过氧化升高有明显的降低作用。当药苷(獐牙菜苷)对CCl_4或GALN所致小鼠或大鼠急性肝损伤也有显著保护效果，可使升高的血清ALT和天冬氨酸氨基转移酶(AST)及碱性磷酸酶(ALP)降低。龙胆粉针剂亦能抗四氯化碳所致化学性肝损伤并对免疫性肝损伤有较好的保护作用。龙胆粗提物对鸭乙型肝炎病毒逆转酶(DHBV-RT)和DNA聚合酶(DHBV-DNAP)有抑制作用。

2. 利胆作用　龙胆注射液4.5 g/kg静注于犬，可显著增加其胆汁流量，龙胆注射液50 g/kg于十二指肠给药，对健康或肝损伤大鼠也有显著利胆效果。龙胆苦苷能增加大鼠胆汁分泌，促进胆囊收缩。

3. 健胃作用　龙胆苦苷经胃瘘直接灌入犬胃，可见胃液及游离酸分泌均增加，而舌下涂抹或静注则无效，认为是对胃的直接作用所致。

4. 抗炎、抗过敏作用　龙胆苦苷对角叉菜胶引起的大鼠足跖水肿有抑制作用。腹腔注射龙胆碱对大鼠蛋清性、甲醛性脚肿均有显著抑制作用，抗炎机制与其能兴奋神经-垂体-肾上腺皮质系统有关。龙胆碱对豚鼠的组胺性休克及大鼠的蛋清性过敏性休克有显著保护作用，还能明显降低大鼠毛细血管的渗透性。龙胆水提取物于致敏前及攻击前后给药，与皮质激素相似，均明显地抑制苦基氯所致小鼠迟发型超敏反应。

5. 对中枢神经系统功能的影响　龙胆碱能显著减少实验动物自发活性，增强巴比妥类药物及水合氯醛的中枢麻醉效果，但其抗士的宁性惊厥作用较强，对戊四氮性惊厥没有作用，并反而加重烟碱性惊厥。当药苦苷腹腔注射也能抑制小鼠自发活动，延长硫喷妥钠麻醉时间，小鼠热板法和扭体法均证明腹腔注射当药苦苷有明显镇痛作用，其600 mg/kg的镇痛强度相当于吗啡10 mg/kg。

6. 体内过程　大鼠静注龙胆苦苷后，药物在肾脏含量较多，血、肝、肺、脾次之，心、脑、肌肉、睾丸及脂肪均未检出龙胆苦苷，表明龙胆苦苷在体内分布不广，消除快，不易蓄积。药物与大鼠血浆蛋白结合率为43.5%，生物利用度为9.37%。口服龙胆苦苷后的组织分布以肝脏含量最高，血中浓度很低，其余脏器基本同静脉给药相似。大鼠口服龙胆苦苷800 mg/kg后，72小时自尿、胆汁及粪中分别排出给药量的11.22%、0.50%和15.46%。当药苦苷易被人类肠道菌丛代谢，主要生成红白金花内酯(erythrocentaurin)及其醛基还原体；被杏仁*β*-葡萄糖苷酶水解则生成gentiopicral。

毒性　龙胆碱对小鼠的LD_{50}(mg/kg)：灌服为460，腹腔注射为350，皮下注射500，静注为250～300。另报道龙胆碱小鼠灌服LD_{50}为1 300mg/kg。秦艽碱乙小鼠灌服LD_{50}为1.25 g/kg。小鼠灌服当药苦苷10 g/kg，或腹腔注射8 g/kg，自发活动减少，5日内未有死亡，静注2.5或5 g/kg，亦未发生死亡。

【炮制】 1. 龙胆　取原药材，除去杂质及残茎，洗净，闷润至透，切厚片或段，干燥。生品常用于清热燥湿。

2. 酒龙胆　取龙胆片或段，喷淋黄酒拌匀，稍闷后，置锅内，用文火加热，炒干，取出放凉。每龙胆100 kg，用黄酒10 kg。酒龙胆常用于清上焦及肝胆实火。

3. 龙胆炭　取龙胆段，置锅内，用武火加热，炒至表面黑色，内部黑褐色，喷淋清水，灭尽火星，取出凉透。龙胆炭主要取其清肝凉血之功。

饮片性状　龙胆为不规则的圆形厚片或段，表面黄白色或淡黄棕色，切面中心有隐现的筋脉点，有裂隙。气微，味甚苦。酒龙胆形如龙胆片或段，色泽加深，微有酒气。龙胆炭形如龙胆片或段，表面黑色，内部黑褐色。

干燥容器内，酒龙胆、龙胆炭密闭，置阴凉干燥处。龙胆炭散热防复燃。

【药性】 苦，寒。归肝、胆经。

1.《本经》："味苦，寒。"

2.《别录》:"大寒,无毒。"

3.《医学启原》:"气寒,味大苦。《主治秘要》云:性寒,味苦辛。"

4.《雷公炮制药性解》:"入肝、胆、肾、膀胱四经。"

5.《本草经疏》:"足厥阴、足少阴、足阳明三经药。"

【功用主治】 清肝胆实火,泻下焦湿热。主治头胀头痛,目赤肿痛,耳聋耳肿,口苦胁痛;湿热黄疸,小便淋痛,阴肿阴痒,带下;热病惊风抽搐。

1.《本经》:"主骨间寒热,惊痫邪气,续绝伤,定五脏,杀蛊毒。久服益智不忘,轻身耐劳。"

2.《别录》:"除胃中伏热,时气温热,热泄下痢,去肠中小虫,益肝胆气,止惊惕。"

3.《药性论》:"主小儿惊痫入心,壮热骨热,痈肿,治时疾热黄,口疮。"

4.《日华子》:"治客忤疳气,热病狂语及疮疥,明目,止烦,益智,治健忘。"

5.《医学启原》:"治两目赤肿睛胀,瘀肉高起,痛不可忍。《主治秘要》云:其用有四,除下部风湿,一也;除湿热,二也;脐以下至足肿痛,三也;寒湿脚气,四也。"

6.《履巉岩本草》:"治酒毒便血,肠风下血。"

7.《医学入门》:"治卒心痛,虫攻心痛,四肢疼痛。"

8.《纲目》:"疗咽喉痛,风热盗汗。"

9.《药品化义》:"专泻肝胆之火,治目痛,颈痛,两胁疼痛,小儿疳积。善清下焦湿热。亦能平蛔虫。"

10.《衷中参西录》:"凡目疾、吐血、衄血、二便下血、惊痫、眩晕,因肝胆有热而致病者,皆能愈之。"

【用法用量】 内服:煎汤,3～6 g;或入丸、散。外用:煎水洗;或研末调搽。

【宜忌】 脾胃虚弱及无湿热实火者忌服。

1.《雷公炮炙论》:"勿空腹饵之,令人溺不禁。"

2.《本草经集注》:"恶防葵、地黄。"

3.《品汇精要》:"小豆、柴胡、贯众为之使。"

4.《本草经疏》:"胃虚血少之人不可轻试,凡病脾胃两虚,因而作泄者,忌之。凡病虚而有热者勿用。"

5.《本经逢原》:"凡胃气虚人服之必呕,脾气虚人服之必泻。虽有湿热,慎勿轻用。"

【选方】 1. 治阴黄 龙胆、秦艽(去苗土)各一两半,升麻一两。上三味,粗捣筛。每服五钱匕,以水一盏半,浸药一宿,平旦煎至八分,入黄牛乳五合,再煎至一盏,去滓。空心分温二服,日再,以利为度。(《圣济总录》龙胆汤)

2. 治卒然尿血,茎中痛 龙胆草一把,水煎服。

3. 治阴囊发痒,搔之湿润不干,渐至囊皮干涩,愈痒愈搔 龙胆草二两,五倍子五钱,刘寄奴一两。用水一瓮,煎将滚,滤出渣,加樟脑末五分,俟汤通手浸洗。(2、3方出自《本草汇言》)

4. 治血灌瞳神及暴赤目疼痛或生翳膜 龙胆草、细辛、防风各二两。用砂糖一小块同煎服。(《证治准绳》)

5. 治阳毒伤寒,毒气在脏,狂言妄语,欲走起者 龙胆一两(去芦头),铁粉二两。上杵药,捣细罗为散。每服不计时候,以磨刀水调下一钱。(《普济方》)

6. 治小儿惊热不退,变而为痫 龙胆(去芦头)、龙齿各三分,牛黄一分(细研)。捣罗为末,研入麝香二钱,炼蜜为丸,如黄米大。不计时候,荆芥汤下五丸。(《圣惠方》)

7. 治疳病发热 龙胆草(去芦)、黄连(去须,微炒)、青皮(去白)、使君子(去皮,炒)。上等分为细末,猪胆汁和为丸,如萝卜子大。每服二十粒,以意加减,临卧热水下。(《局方》龙胆丸)

8. 治咽喉肿痛及缠喉风,粥饮难下者 龙胆一两,胆矾(研)、乳香(研)各一分。上三味,捣研令匀,炼砂糖和丸,如豌豆大。每服一丸,绵裹,含化咽津,未差再服。(《圣济总录》龙胆膏)

9. 治项下生瘰疬,不问新久、有热 龙胆拣净。上一味,捣罗为散。每服一钱匕,酒或米饮调下,食后、临卧服。天阴日,住服。(《圣济总录》清凉散)

10. 治小儿夜间通身多汗 龙胆草不拘多少,或加防风,为末,醋糊丸绿豆大。每服五七丸,米饮下。(《幼科类萃》通神丸)

11. 治蛔虫攻心如刺,吐清水 龙胆一两(去头,锉)。水二盏,煮取一盏,去滓。隔宿不食,平旦一顿服。(《圣惠方》)

12. 治产后乳不流行,下奶 地胆草、栝楼根、莴苣子各等分,为末。每服二钱,温葱调酒下,日三四服。(《普济方》)

【临床报道】 治疗急性眼结膜炎 用龙胆草 15 g,加水 250 ml,煎煮成 150 ml,加微量食盐,冷后洗眼。每日 3～4 次,每次 5～10 分钟。共治疗急性眼结膜炎 94 例,结果痊愈 85 例,一般用药 2～3 日痊愈,显效 5 例,无效 4 例。

【各家论述】 1.《本草新编》:"龙胆草,其功专于利水,消湿,除黄疸,其余治目、止痢、退肿、退热,皆推广之言也。但此种过于分利,未免耗气败血,水去而血亦去,湿消而气亦消。初起之水湿黄疸,用之不得不亟,久病之水湿黄疸,用之不可不缓,正未可全恃之为利水神丹,消湿除瘅之灵药也。或谓龙胆草治湿热,最利瘅病,正湿热之病也,然用龙胆草以治黄疸,多有不效者,何也?黄疸实不止湿热之一种也,有不热而亦成黄疸者,非龙胆草所能治也。龙胆草泻湿中之热,不能泻不热之湿。"

2.《国药诠证》:"龙胆治湿已化热之病奏效甚捷,惟燥而不润,故血热者须与润药同用,以燥血可以伤气而助热也。元素谓其有下行之功,除下部风湿,治寒湿脚气,不知龙胆为治脏湿化热之专药,不若防已、牛膝之能除下部湿热,且寒湿未化而遽用清燥,燥湿不足而助湿有余,以湿遇温则化,遇寒则滞,故以龙胆之苦寒,绝不可用以治寒湿也。"

3.《衷中参西录》:"龙胆草,味苦微酸,色黄属土,为胃家正药。其苦也,能降胃气,坚胃质;其酸也,能补益胃中酸汁,消化饮食。凡胃热气逆,胃汁短少,不能食者,服之可以开胃进食,西人浑以健胃药称之,似欠精细。"

1313 龙珠 lóng zhū (《药性论》)

【异名】 赤珠(《药性论》),龙珠根、红珠草(《福建民间草药》),灯笼珠草、野靛青(《浙江药用植物志》)。

【基原】 为茄科龙珠属植物龙珠的全草或根、果实。

【原植物】 龙珠 *Tubocapsicum anomalum* (Franch. et Sav.) Makino [*Capsicum anomalum* Franch. et Sav.; *Solanum anodontum* Lévl. et Vant.]

多年生草本,高达 1.5 m。全株无毛。茎粗壮,分枝,绿色。单叶互生或成对;叶柄长不足 1 cm;叶片薄纸质,卵形,椭圆形或卵状披针形,先端渐尖,基部歪斜楔形,全缘,或有不明显的粗波状齿。花 2～6 朵簇生于叶腋或枝腋,俯垂;花梗细弱,长 1～2 cm,结果时上端肥厚;花萼皿状,5 裂,果时稍增大而宿存;花冠淡黄色,钟状,直径 6～8 mm,裂片卵状三角形,先端尖锐,向外反卷,有短缘毛;雄蕊 5,稍伸出花冠,花药黄色,2 室,花丝细长;雌蕊 1,花柱近等长于雄蕊,柱头头状。浆果球形,直径 7～10 mm,熟后红色;种子淡黄色。花、

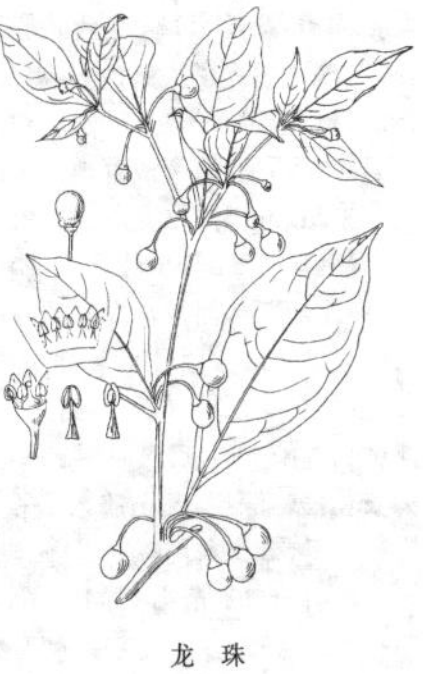

龙 珠

果期8～10月。

生长于山谷、山旁或山坡密林中。分布于江苏、浙江、福建、江西、广东、广西、贵州、云南和台湾等地。

【采收加工】 7～8月采收全草;10～11月挖取根部、摘取果实,鲜用或晒干。

【成分】 从新鲜果实中分得龙珠苷(tubocaposide)A、B。

【药性】《本草拾遗》:"味苦,寒,无毒。"

【功用主治】《本草拾遗》:"子,主丁肿。叶,变白发,令人不睡。《李邕方》云:主诸热毒,石气发动,调中解烦。"

【用法用量】 内服:煎汤,30～60 g。外用:捣敷。

【宜忌】《药性论》:"不与葱、薤同啖。"

【选方】 1. 治小便淋痛　龙珠全草30～60 g。洗净,酌加水煎,每日3次。

2. 治疔疮炎肿　龙珠叶1握(果实亦可)。和冬蜜捣烂涂患处,每日擦2次。(1、2方出自《福建民间草药》)

3. 治烦热　龙珠茎叶9～15 g。水煎服。(《浙江药用植物志》)

4. 治痢疾　龙珠根30 g。洗净,酌加水煎,赤痢调白糖,白痢调红糖,饭前服,每日2次。(《福建民间草药》)

1314 龙葵 lóng kuí《药性论》

【异名】 苦菜(《新修本草》),苦葵、老鸦眼睛草、天茄子(《本草图经》),天茄苗儿(《救荒本草》),天天茄、救儿草、后红子(《滇南本草》),水茄、天泡草、老鸦酸浆草(《纲目》),天泡果(《植物名实图考》)。

【基原】 为茄科茄属植物龙葵的全草。

【原植物】 龙葵 *Solanum nigrum* L.　又名:酸溜子棵、龙槐(《江苏植物志》)。

一年生草本,高为25～100 cm。茎直立,有棱角,近无毛。叶互生;叶柄长1～2 cm;叶片卵形,先端短尖,基部楔形或宽楔形并下延至叶柄,通常长2.5～10 cm,宽1.5～5.5 cm,全缘或具不规则波状粗锯齿,光滑或两面均被稀疏短柔毛。蝎尾状聚伞花序腋外生,由3～6(～10)朵花组成;花梗长1～2.5 cm;花萼小,浅杯状,外疏被细毛,5浅裂;花冠白色,辐状,5深裂,裂片卵圆形,长约2 mm;雄蕊5,着生花冠筒口,花丝分离,花药黄色,顶孔向内;雌蕊1,球形,子房2室,花柱下半部密生白色柔毛,柱头圆形。浆果球形,有光泽,直径约8 mm,成熟时黑色;种子多数扁圆形。花、果期9～10月。

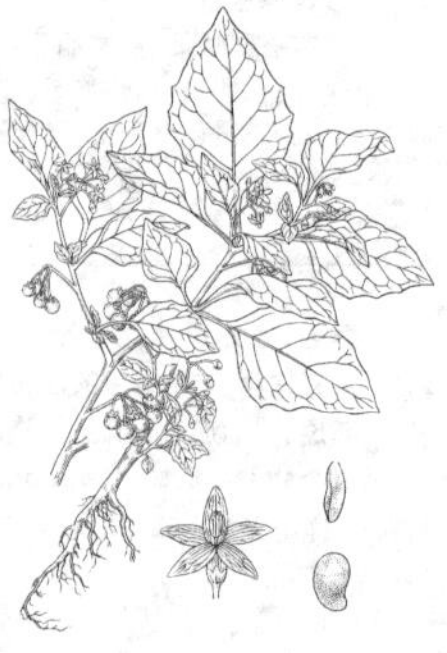

龙　葵

生于田边、路旁或荒地。全国均有分布。

本植物的种子(龙葵子)、根(龙葵根)亦供药用,另设专条。

【栽培】 生物学特性　喜温暖湿润的气候。对土壤要求不严,以比较肥沃而排水良好的砂质壤土较好。

繁殖方法　用种子繁殖。9～10月,采摘成熟果实,堆放在阴湿处,让果皮自然沤烂,至第二年春季取出,搓去果皮,洗净。4月播种。翻挖土地,敲细整平,开1.3 m宽的畦,按行株距33 cm×33 cm开穴,深约3 cm,施入人畜粪水,与草木灰及人畜粪水拌匀撒播穴里,盖草木灰一把。浇透水。

田间管理　苗高7～10 cm时匀苗、补苗,每穴留苗3～4株,随后中耕除草,并施人畜粪水1次。6～7月再中除和施人畜粪水1次。

【采收加工】 8～10月采收,鲜用或晒干。

【药材】 龙葵 *Solani Nigri Herba*　全国各地均产。

性状　茎圆柱形,多分枝,长30～70 cm,直径2～10 mm,表面黄绿色,具纵皱纹。质硬而脆,断面黄白色,中空。叶皱缩或破碎,完整者呈卵形或椭圆形,先端锐尖或钝,全缘或有不规则波状锯齿,暗绿色,两面光滑或疏被短柔毛;叶柄长0.3～2.2 cm。花、果少见,聚伞花序蝎尾状,腋外生,花4～6朵,花萼棕褐色,花冠棕黄色。浆果球形,黑色或绿色,皱缩。种子多数,棕色。气微,味淡。

鉴别　叶表面观:上、下表皮细胞垂周壁波状弯曲,有气孔、非腺毛及少数腺毛。非腺毛1～5个细胞,以3～4个细胞多见,有的有1～2个细胞缢缩,壁稍厚,具疣状突起。腺毛头部1～3个细胞,类圆形,柄单细胞。气孔不等式或不定式,副卫细胞3～5个。

【成分】 龙葵地上部分含生物碱类:澳洲茄碱(solasonine),澳洲茄边碱(solamargine),*β*-澳洲茄边碱(*β*-solamargine)。

橙色果实中含*α*-胡萝卜素(*α*-carotene),果实中还含有植物凝集素(lectin),又含生物碱类:澳洲茄胺(solasodine),*N*-甲基澳洲茄胺(*N*-methylsolasodine),12*β*-羟基澳洲茄胺(12*β*-hydroxysolasodine),番茄烯胺(tomatidenol),毛叶冬珊瑚碱(solanocapsine),SN-a即澳洲茄胺,SN-b即澳洲茄醇胺(solanaviol),SN-c即12*β*, 27-二羟基澳洲茄胺(12*β*, 27-dihydroxysolasodine),SN-d即12*β*-羟基-26-去甲澳洲茄胺-26-羧酸(12*β*-hydroxy-26-norsolasodine-26-carboxylic acid),SN-e即澳洲茄醇胺-3-*β*-茄三糖苷(solanaviol-3-*β*-solatrioside),SN-f即12*β*, 27-二羟基澳洲茄胺-3-*β*-马铃薯三糖苷(12*β*, 27-dihydroxysolasodine-3-*β*-chacotrioside)。*α*-澳洲茄边碱(*α*-solamargine),*α*-澳洲茄碱(*α*-solasonine),乙酰胆碱(acetylcholine)。皂苷类:26-*O*-(*β*-*D*-吡喃葡萄糖基)-22-甲氧基-25*D*, 5*α*-呋甾烷-3*β*, 26-二醇-3-*O*-*β*-石蒜四糖苷〔26-*O*-(*β*-*D*-glucopyranosyl-22-methoxy-25*D*, 5*α*-furostan-3*β*, 26-diol-3-*O*-*β*-lycotetraoside)〕,去半乳糖替告皂苷(desgalactotigonin),替告皂苷元四糖苷SN-4(tigogenin tetraoside SN-4)。

全草另含甾体皂苷:龙葵素(nigrumnin)Ⅰ和Ⅱ。还含:去半乳糖替告皂苷(degalactotigonin),(2, 3, 5, 22*R*)-2, 3, 5, 14, 20, 22, 25-庚羟基胆甾-7-烯-6-酮〔(2, 3, 5, 22*R*)-2, 3, 5, 14, 20, 22, 25-heptahydroxycholest-7-en-6-one〕。

种子油中含有胆甾醇(cholesterol)。

根茎含龙葵皂苷(uttroside)A、B,龙葵螺苷(uttronin)A、B。

叶中含黄酮苷类:槲皮素-3-*O*-(2半乳糖-*α*-鼠李糖基)-*β*-葡萄糖基(1→6)-*β*-半乳糖苷〔quercetin-3-*O*-(2 gal-*α*-rhamnosyl)-*β*-glucosyl(1→6)-*β*-galactoside〕,槲皮素-3-*O*-*α*-鼠李糖基(1→2)-*β*-半乳糖苷〔quercetin-3-*O*-*α*-rhamnosyl(1→2)-*β*-galactoside〕,槲皮素-3-*β*-葡萄糖基(1→6)-*β*-半乳糖苷〔quercetin-3-*β*-glucosyl(1→6)-*β*-galactoside〕,槲皮素-3-龙胆二糖苷(quercetin-3-gentiobioside),槲皮素-3-半乳糖苷(quercetin-3-galactoside),槲皮素-3-葡萄糖苷(quercetin-3-glucoside)。

此外,还含有水溶性多糖SNL-1、SNL-2、SNL-3、SNL-4,23-*O*-乙酰基-12*β*-羟基澳洲茄胺(23-*O*-acetyl-12*β*-hydroxysolasodine)。

【药理】 1. 对血糖的影响　龙葵含有的澳洲茄碱50～100 mg/kg给大鼠腹腔注射,可升高正常大鼠血糖(苷元无此作用),而对四氧嘧啶所致糖尿病大鼠无升高血糖作用。切除肾上腺大鼠,腹腔注射澳洲茄碱50 mg/kg,3～4小时可引起死亡,并观察到大鼠有血糖降低、乳酸增加现象;反复给予葡萄糖灌胃,可以延长大鼠存活时间。

2. 降压作用　龙葵煎剂500 mg/kg给正常麻醉犬静脉注射,血压立即显著下降,60分钟后恢复至原血压水平;而静注龙葵醇提液1 000 mg/kg,降压作用不明显。清醒肾型高血压犬3只,每日口服龙葵煎剂15 g/kg,共10日,血压迅速下降,停药后又迅速恢复；心率明显减慢，停药 10 日未能复原；心率血压乘积指数也明显减少。减压机制分析中，龙葵煎剂 500 mg/kg 静注显著减弱阻断颈总动脉引起的加压反应，对肾上腺素所致加压反应没有影响，对切断双侧迷走神经后电刺激中枢端及外周端引起的压力变化也没有影响。

3. 抗炎作用 龙葵提取物对动物有抗炎作用。澳洲茄碱有可的松样作用，能降低血管通透性及透明质酸酶的活性；对动物的过敏性、烧伤性、组胺性休克有某些保护作用，还能增加小鼠胰岛素休克的存活率，并能促进抗体的形成。

4. 抗氧化作用 龙葵乙醇提取液 0.1 g/kg 或 0.2 g/kg 给小鼠灌胃，可显著降低小鼠肝脏、心肌与脑组织过氧化脂质含量，同时提高该组织的超氧化物歧化酶的活性。

5. 其他作用 龙葵果有镇咳、祛痰作用，亦有报告龙葵有阿托品样作用。澳洲茄胺 0.5 mg/kg 给予大鼠或家兔可兴奋大脑皮层，改善条件反射活动。连续给药 5～10 日或 1 次给予 5 mg/kg，反而有抑制作用；大剂量还能降低痛觉的敏感性。龙葵提取出的化合物 GMD 1630 在裸小鼠移植性宫颈癌 A431 培养的子宫肿瘤细胞 CE 试验中表现出抗癌活性。较低浓度（0.05～0.10 g/kg）龙葵水煎剂对哺乳动物的遗传物质无明显的损伤作用，而对诱变剂有一定的抑制作用。龙葵提取物 0.125 ml/kg 给大鼠口服 11 个星期，可增加大鼠肝线粒体琥珀酸脱氢酶、细胞色素氧化酶 C、ATP 酶的活力。

毒性 龙葵煎剂给小鼠 1 次腹腔注射的 LD_{50} 为 56.8 ± 0.02 g/kg，口服的 LD_{50} 为 144.2 ± 0.02 g/kg。给大鼠喂饲含 32% 龙葵种子的头 3 日内，可见大鼠体重增加减慢，进食减少。澳洲茄碱作用类似茄碱亦能溶血，毒性较大。

【药性】 苦，寒。

1.《新修本草》："味苦、寒，无毒。"

2.《纲目》："味微甘，滑，寒。"

3.《全国中草药汇编》："有小毒。"

【功用主治】 清热解毒，活血消肿。主治疔疮，痈肿，丹毒，跌打扭伤，咳嗽，水肿。

1.《药性论》："能明目轻身。"

2.《新修本草》："食之解劳少睡，去虚热肿。"

3.《食疗本草》："主丁肿，患火丹疮，和土杵，敷之。"

4.《本草图经》："叶：入醋细研，治小儿火焰丹，消赤肿。"

5.《救荒本草》："敷贴肿毒、金疮，拔毒。"

6.《滇南本草》："治小儿风热，攻疮毒，洗疥癞痒痛，祛皮肤风热。"

7.《纲目》："苗：清热散血，压丹石毒。"

8.《现代实用中药》："利尿消炎。"

9.《浙江药用植物志》："清热解毒，平喘，止痒。主治疔疮肿毒，皮疹瘙痒，急性盆腔炎，慢性气管炎。"

【用法用量】 内服：煎汤，15～30 g。外用：捣敷或煎水洗。

【选方】 1. 治疗肿 老鸦眼睛草，擂碎，酒服。（《普济方》）

2. 治一切发背痈疽恶疮 用虾蟆一个，同老鸦眼睛藤叶捣敷。（《纲目》引《袖珍方》）

3. 治天疱湿疮 龙葵苗叶捣敷之。（《纲目》）

4. 治毒蛇咬伤 龙葵、六月雪鲜叶各 30 g。捣烂取汁内服，药渣外敷，连用 2 日。（《全国中草药汇编》）

5. 治跌打扭筋肿痛 鲜龙葵叶 1 握，连须葱白 7 个。切碎，加酒酿糟适量，同捣烂敷患处，每日换 1～2 次。（《江西民间草药》）

6. 治急性肾炎，浮肿，小便少 鲜龙葵、鲜芫花各 15 g，木通 6 g。水煎服。（《河北中药手册》）

7. 治吐血不止 人参一分，天茄子苗半两。上二味，捣罗为散。每服二钱匕，新水调下，不拘时。（《圣济总录》人参散）

8. 治白细胞减少症 龙葵茎叶、女贞子各 60 g。煎服。（《安徽中草药》）

9. 治痢疾 龙葵叶 24～30 g（鲜者用加倍量），白糖24 g。水煎服。（《江西民间草药》）

10. 治癌症胸腹水 鲜龙葵 500 g（或干品 120 g）。水煎服，每日 1 剂。（《全国中草药汇编》）

【临床报道】 1. 治疗妇女湿热带下 霜后龙葵全秧洗净切寸段，用 150～250 g。白带色黄者加国槐鲜枝叶 50～100 g。白带色红夹出血者加凤眼草 50～100 g。上药加凉水 1 500～2 000 ml，煮沸 20 分钟。先熏局部，待温后再洗。每日 1 剂，熏洗 2 次。共治妇女湿热白带、黄带、赤白带等 156 例，治愈 133 例，好转 13 例，无效 10 例，总有效率93.6%。

2. 治疗慢性腹泻 用鲜龙葵一小把（30～50 g），热性腹泻加白糖，寒性腹泻加红糖，寒热并存者加红白糖，煎服。共治疗 48 例，除 2 例断治疗外，其余全部治愈。

1315 龙爪菜 lóng zhǎo cài（《昆明民间常用草药》）

【异名】 蕨菜（《滇南本草》），锯菜（《昆明民间常用草药》），饭蕨（《全国中草药汇编》）。

【基原】 为蕨科蕨属植物毛轴蕨的根茎。

【原植物】 毛轴蕨 *Pteridium revolutum*（Bl.）Nakai［*Pteris revoluta* Bl.］ 又名：毛蕨（《中国高等植物图鉴》），密毛蕨（《海南植物志》）。

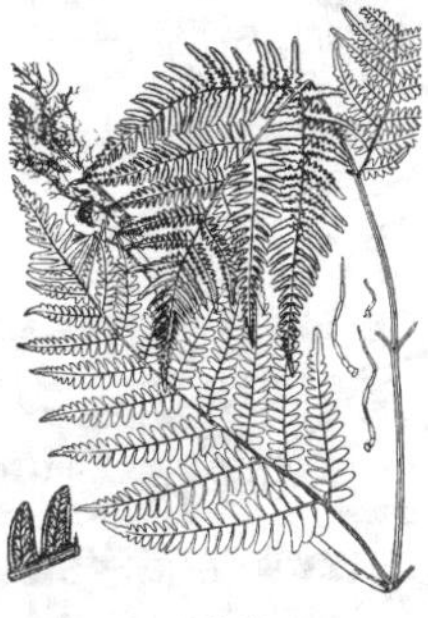
毛 轴 蕨

陆生蕨类，植株高达 1 m 以上。根茎长而横走，粗壮，有锈色卷曲的节状毛。叶远生；叶柄长 24～40 cm，禾秆色，基部深棕色，在基部及叶轴、羽轴均被锈色卷曲的节状毛；叶片薄革质，阔三角形或卵状三角形，长 30～80 cm，宽 30～50 cm，三回羽状裂；羽片 4～6 对，有柄，狭卵形，第一对最大，长 20～35 cm，宽 12～20 cm，二回羽片 12～16 对，几无柄，线状披针形，先端长渐尖，下部的较大，长 8～12 cm，宽 2～3 cm；末回羽片 8～18 对，互生，线状披针形或狭三角形，微弯呈镰状，背面密生黄色卷曲的节状毛；叶脉羽状，侧脉分叉。孢子囊群沿羽片边缘着生于边脉上成长的汇生囊群；囊群盖线形，2 层，为叶缘变质而反折的假盖，外层膜质，边缘有齿，内层薄膜质，边缘撕裂状。

生于海拔 570～3 000 m 的山坡向阳处或山谷疏林中的林间空地。分布于西南及江西、湖北、湖南、广东、广西、海南、西藏、陕西、台湾等地。

【采收加工】 7～9 月采挖，鲜用或晒干。

【成分】 根茎含蕨根苷（ptaquiloside）。

【药性】 甘、微涩，凉。

1.《滇南本草》："味甘、滑，性冷。"

2.《昆明民间常用草药》："微涩，平。"

3.《中国药用孢子植物》："涩，凉。"

【功用主治】 解毒，利尿，蠲痹，驱虫。主治热毒疮疡，烫伤，脱肛，风湿痹痛，淋证，蛔虫症。

1.《滇南本草》："去暴热，利水；兼令气下降。"

2.《昆明民间常用草药》："解疮毒。"

3.《中国药用孢子植物》："驱风湿，利尿解热，驱虫。用于脱肛，风湿关节炎，尿路感染，虫症。"

【用法用量】 内服：煎汤，6～15 g；或泡酒。外用：捣敷；或研末调敷。

【选方】 1. 治烫伤 蕨菜晒干研末，调茶油外涂。

2. 治风湿关节炎 饭蕨 15 g。煎服或泡酒服。

3. 治尿路感染 饭蕨 15 g，海金沙 9 g。煎服。

4. 治虫症 饭蕨 15 g，使君子 9 g。煎服。（1～4 方出自《中国药用孢子植物》）

1316 龙舌兰 lóng shé lán（《浙江药用植物志》）

【异名】 剑兰（《青岛常用中草药》），剑麻（《浙江药用植物志》）。

【基原】 为龙舌兰科龙舌兰属植物龙舌兰的叶。

【原植物】 龙舌兰 *Agave americana* L.

多年生大型草本。茎短。叶常 30 余片呈莲座状着生茎上；叶片肥厚，匙状倒披针形，灰绿色，具白粉，叶宽视植株年龄而异，长可达 1.8 m，宽 15～20 cm，花葶上的叶，向上渐小，叶先端渐尖，末端具褐色、长 1.5～2.5 cm的硬尖刺，边缘有波状锯齿，齿端下弯曲呈钩状。生长 10 余年，抽出高数米的花葶，上端具多分枝的狭长圆锥花序；花淡黄绿色，近漏斗状，花被管长约 1.2 cm，裂片 6，长 2.5～3 cm；雄蕊 6，着生于花被管喉部，花丝长约为花被片的 2 倍，丁字着药；子房下位，3 室，每室具多个胚珠，柱头 3 裂。蒴果长圆形，长约 5 cm，径约 3 cm。一花序上可产生 1 500～3 000 个珠芽。花期 6～8 月。

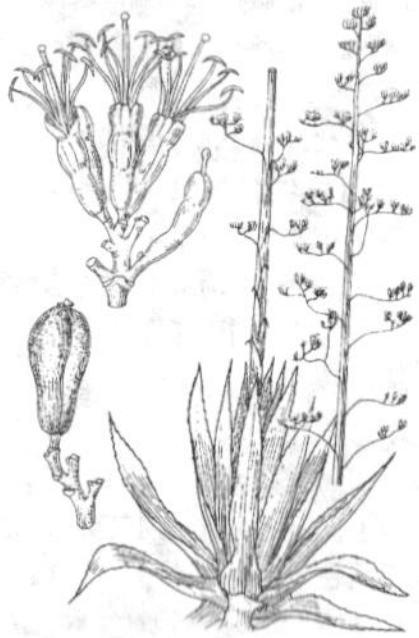

龙 舌 兰

华南及西南各省区常引种栽培。在云南已逸生多年。原产热带美洲。

【采收加工】 花开时采摘，鲜用或晒干。

【药材】 龙舌兰 *Agaves Americanae Folium* 主产广东。

性状 叶片皱缩卷曲，展平后完整者呈匙状披针形，长 30～65 cm，宽 1.7～6.2 cm。两面黄绿色或暗绿色，具密集的纵直纹理和折断痕，有的断痕处可见黄棕色颗粒状物；先端尖刺状，基部渐窄，两侧边缘微显浅波状，在突起处均具棕色硬刺。质坚韧，难折断。气微臭，味酸、涩。

【成分】 叶含皂苷类：龙舌兰皂苷(agavoside) A、B、C、C′、D、E、F、G、H，(25*R*)-3，6-二羟基-5-螺甾烷-12-酮-3，6-二-*O*-*β*-*D*-吡喃葡萄糖苷〔(25*R*)-3，6-dihydroxy-5-spirostan-12-one-3，6-di-*O*-*β*-*D*-glucopyranoside〕，海柯皂苷元四糖苷(hecogenin tetraglycoside)；又含皂苷元：海柯皂苷元(hecogenin)，9-去氢海柯皂苷元(9-dehydrophecogenin)，替告皂苷元(tigogenin)，洛柯皂苷元(rockogenin)，12-表洛柯皂苷元(12-epirockogenin)，芰脱皂苷元(gitogenin)，绿莲皂苷元(chlorogenin)，曼诺皂苷元(manogenin)，海柯皂苷元(hecogenin)，9(11)-去氢海柯皂苷元〔9(11)-dehydrohecogenin〕，曼诺皂苷元(manogenin)，红光皂苷元(hongguanggenin)，红光皂苷元基皂苷：棱瓜皂草苷-1(cantalasaponin-1)和 agameroside-1。还含番石榴酸(piscidic acid)。

地上部分含龙舌兰黄烷酮(agamanone)，三十四烷醇(tetratriacontanol)，十六烷酸三十四烷醇酯(tetratriacontylhexadecanoate)，5-羟基-7-甲氧基-2-三十三烷基-4(H)-苯并吡喃-4-酮〔5-hydroxy-7-methoxy-2-tritriacontyl-4(H)-benzopyran-4-one〕，胆甾醇(cholesterol)，菜油甾醇(campesterol)，豆甾醇(stigmasterol)，*β*-谷甾醇(*β*-sitosterol)。

【药理】 抗炎作用 龙舌兰水提取液(3.0 g/kg)对大鼠棉球肉芽增生、醋酸引起小鼠毛细血管通透性增高及醋酸引起小鼠躯体疼痛均有显著的抑制作用。

【药性】 苦、酸，温。

1.《青岛中草药手册》："性温、平，味酸、涩。"

2.《浙江药用植物志》："辛、苦，温，有毒。"

【功用主治】 解毒拔脓，杀虫，止血。主治痈疽疮疡，疥癣，盆腔炎，子宫出血。

1.《青岛中草药手册》："止血消炎，抑制真菌生长。治子宫出血，盆腔炎，疥癣。"

2.《浙江药用植物志》："拔脓，解毒，杀虫。外治顽固性溃疡，足底脓肿。"

【用法用量】 外用：捣敷。内服：煎汤，10～15 g。

【选方】 1. 治久年溃疡 鲜龙舌兰嫩叶 45 g，冬蜜30 g。捣烂敷患处。（福州台江《民间实用草药》）

2. 治足底脓肿 鲜龙舌兰叶适量，加雄黄少许。捣烂敷患处。（《浙江药用植物志》）

3. 治皮肤疥癣 鲜龙舌兰叶搓擦患处，或水煎熏洗。（《青岛中草药手册》）

1317 龙舌草 lóng shé cǎo（《纲目》）

【异名】 龙舌（《纲目》），水白菜、水莴苣、龙爪草（《贵州民间方药集》），瓢羹菜、山窝鸡（《贵州草药》）。

【基原】 为水鳖科水车前属植物龙舌草的全草。

【原植物】 龙舌草 *Ottelia alismoides* (L.) Pers. [*Statiotes alismoides* L.] 又名：水车前（《中国高等植物图鉴》），水带菜、牛耳朵草、水芥菜（《中国水生高等植物图鉴》）。

沉水草本。茎极短，具须根。叶基生，膜质；叶柄长短随水体的深浅而异，多变化于 2～40 cm 之间；叶卵状椭圆形、披针形或心形，先端圆钝至急尖，基部楔形、圆钝至心形，多全缘。花序柄长；佛焰苞椭圆形至卵形，先端 2～3 浅裂，有 3～6 条纵翅；花两性，无柄，单生；萼片 3，长圆状披针形；花瓣 3，白色、淡紫色或浅蓝色，倒卵形，长约 2.5 cm，基部有小形附属物；雄蕊 3～9(～12)，花药黄色；子房下位，近球形，心皮 3～9(～10)。果长圆形。种子多数，纺锤形，细小。花期 4～10 月。

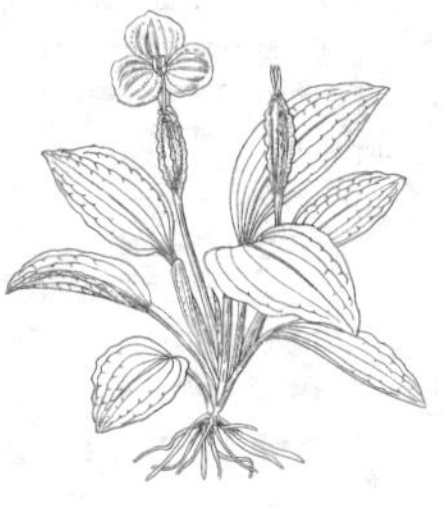

龙 舌 草

生于浅水边及池沼中。分布于东北、华东、中南及河北、四川、贵州、云南、台湾等地。

【采收加工】 夏、秋季采收，鲜用或晒干。

【成分】 含环己烯酮：4-亚甲基环己烯酮(4-methylene-2-cyclohexenone)，otteliones A 和 B。

【药理】 抑菌杀菌作用 龙舌草的水煎浸膏对人体病灶分离培养的结核杆菌有较强的抑制或杀灭作用。抑杀作用的强弱与药物浓度成正比，在含药量为 1∶10 至 1∶10 000 之间都有效。

【药性】 甘、淡，微寒。

1.《纲目》："甘咸，寒，无毒。"

2.《贵阳民间药草》："甘淡，微寒。"

3.《贵州草药》："性凉，味辛。"

【功用主治】 清肺，利尿，解毒。主治肺热咳喘，水肿，小便不利，肝炎，痈肿，烧伤。

1.《纲目》："治痈疽，汤火灼伤，捣涂之。"

2.《中国药用植物图鉴》："内服可以除湿，化痰解热，利尿，用治水肿、哮喘、肺结核、热咳等症。"

3.《福建药物志》："治小儿发热，淋病，疔，疖，腋下痈，湿疹。"

【用法用量】 内服：煎汤，15～30 g。外用：捣敷；或研末，调敷。

【选方】 1. 治哮喘　龙舌草、水高粱、倒触伞各 15 g。水煎服。

2. 治肺结核　龙舌草 30 g，子母莲 15 g。炖肉吃。

3. 治热咳浮肿　龙舌草 15 g，百部 12 g。煎水服。

4. 治水肿　龙舌草、石菖蒲、通花根各 15 g。水煎服。（1～4 方出自《贵阳民间药草》）

5. 治肝炎　水车前 36 g，鸡蛋 1 个。水煎服。（江西《草药手册》）

6. 治乳痈肿毒　龙舌草、忍冬藤，研烂，蜜和敷之。（《多能鄙事》）

7. 治子宫脱出　瓢羹菜捣绒，调菜油敷患处。（《贵州草药》）

8. 治烫火伤　龙舌草 9 g，冰片 3 g。研末，加麻油调和，外搽伤处。（《贵阳民间药草》）

1318 龙利叶 lóng lì yè（《岭南采药录》）

【异名】 龙舌叶、龙味叶（广州空军《常用中草药手册》），牛耳叶（《全国中草药汇编》），龙脷叶（《广西药用植物名录》）。

【基原】 为大戟科守宫木属植物龙利叶的叶。

【原植物】 龙利叶 *Sauropus rostratus* Miq. [*S. changianus* S. Y. Hu; *S. spatuifolius* Beille]

常绿小灌木，高达 40 cm。小枝梢有"之"字状折曲，有不明显的小柔毛。单叶互生；常聚生于小枝顶端；具短柄；托叶三角形，老时草黄色；叶片卵状披针形至倒卵状披针形，最下部的或近于卵形，长 5～8 cm，宽 2.5～3.5 cm，先端圆钝稍内凹而有小凸尖，基部窄或近圆形，全缘，上面暗绿色，下面浅绿色。花丛生于叶腋内或排成一极短的总状花序；花单性，雌雄同序，暗紫色；花梗短；雄花花萼较小而稍厚，与雌花花萼同形，花药椭圆形，稍厚，略突出；雌花花柱细，2 叉。蒴果具短柄，状如豌豆，外围宿萼与果近等长。

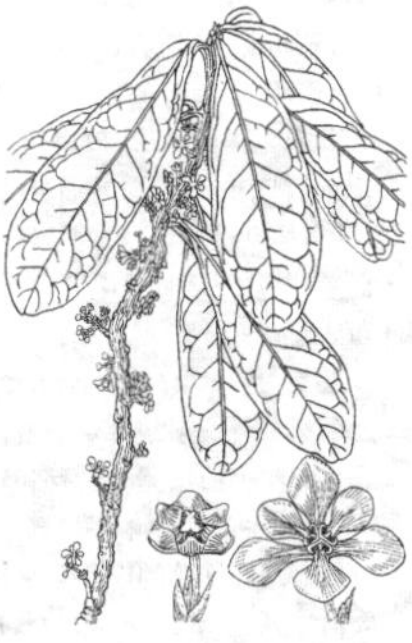

龙 利 叶

多为栽培或生于山谷、山坡湿润肥沃的丛林中。分布于广东、广西等地。

本植物的花（龙利叶花）亦供药用，另设专条。

【栽培】 生物学特性　喜温暖湿润的气候。以排水良好的砂质壤土或黏质壤土栽培为佳。

繁殖方法　用扦插繁殖：先将地深耕细耙，作成宽70 cm、高 30 cm 的畦，沟距约 30 cm。或作成宽约 2.5 m 的双畦，中央开宽约 40 cm 的沟，以利管理。南方于 1～2 月进行扦插，一般在多雨高温季节成活率高。按行距 15 cm 开条沟，选取根茎长 3～5 cm、具 3～4 个芽的为插条，斜插于沟中，覆以薄土，压紧，浇水。至翌年 3 月下旬至 4 月上旬移栽，行距 18～20 cm，株距 15 cm。

田间管理　扦插后浇水保湿，经常清除杂草，成活后每月施稀薄人粪尿 2 次。

病虫害防治　田螺危害，可以石灰粉撒于畦面防治。

【采收加工】 5～6 月开始，摘取青绿色老叶，晒干。通常每株每次可采叶 4～5 片，每隔 15 日左右采 1 次。

【药性】 甘，平。

1.《广西本草选编》："味甘，性平。"

2.《全国中草药汇编》："甘、淡，平。"

【功用主治】 清热润肺，化痰止咳。主治肺热咳喘，肺痨咯血，便秘。

1.《岭南采药录》："痰火咳嗽。"

2.《广西本草选编》："润肺止咳，化痰定喘。主治支气管炎，支气管哮喘，肺结核咳嗽。"

3.《全国中草药汇编》："清热化痰，润肺通便。主治肺结核咳嗽，咯血，大便秘结。"

【用法用量】 内服：煎汤，6～15 g。

【选方】 1. 治痰火咳嗽　以龙利叶和猪肉煎汤服之。（《岭南采药录》）

2. 治急性支气管炎、上呼吸道炎、支气管哮喘　龙舌叶 6～12 g（鲜者 9～30 g）。水煎服。（广州空军《常用中草药手册》）

1319 龙角草 lóng jiǎo cǎo（《广西药用植物名录》）

【异名】 鹿角草、光棍草（《广西药用植物名录》），长隔距兰、吊兰（《广西本草选编》），树葱、木石草（《新华本草纲要》）。

【基原】 为兰科隔距兰属植物马尾吊兰的全草。

【原植物】 马尾吊兰 *Cleisostoma williamsonii* (Reichb. f.) Garay [*Sarcanthus williamsonii* Reichb. f.; *C. hongkongense* (Rolfe.) Garay]　又名：圆叶吊兰、滇缅隔距兰（《云南中草药资源名录》），红花隔距兰（《中国高等植物图鉴》）。

多年生附生草本。茎类圆柱形，长 20～35 cm。叶圆柱形，伸直或略弧曲，长 6～8 cm，直径 2～3 mm，先端钝。花茎纤细，具分枝，密生多数小花；苞片卵状披针形，花紫红色；萼片和花瓣椭圆形，中萼片长约 2 mm，侧萼片稍长，花瓣与中萼片等长而稍窄；唇瓣 3 裂，中裂片卵状三角形，侧裂片长圆状三角形；距球形，与萼片近等长，距内壁上方具 1 个三裂的胼胝体，隔膜远离胼胝体；花粉块 2 个，蕊喙柄短而宽，黏盘马鞍形。蒴果椭圆形，长约 1 cm。花期春季，果期夏季。

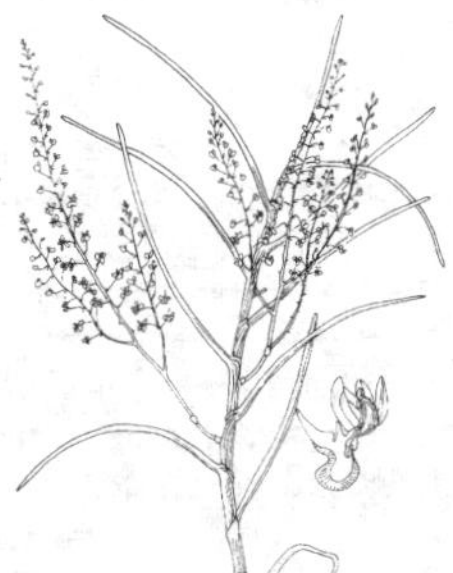

马尾吊兰

附生于树上。分布于广东、广西、海南、云南等地。

此外，同等入药的同属植物尚有长叶隔距兰 *C. fuerstenbergianum* Kranzl. [*C. flagelliforme* (Rolfe ex Downie) Garay]　又名：鞭叶隔距兰（《海南植物志》）。分布于海南、云南。

【采收加工】 7～9 月采收，晒干。

【功用主治】 《广西本草选编》："舒筋活络，祛痰止咳。主治乙脑，小儿麻痹后遗症，中风瘫痪，肺结核，小儿疳积。"

【用法用量】 内服：煎汤，9～15 g。

【选方】 治乙脑，小儿麻痹后遗症，中风瘫痪　长隔距兰全草 9～15 g，两面针根皮 9 g，炖瘦猪肉服；或水煎服。（《广西本草选编》）

1320 龙骨风 lóng gǔ fēng（《广西实用中草药新选》）

【异名】 飞天蠄蟧（《岭南采药录》），大贯众（《广西实用中草

药新选》)

【基原】 为桫椤科桫椤属植物桫椤的茎。

【原植物】 桫椤 *Alsophila spinulosa*(Wall. ex Hook.) Tryon [*Cyathea spinulosa* Wall. ex Hook.] 又名树蕨、人头蕨(广西)。

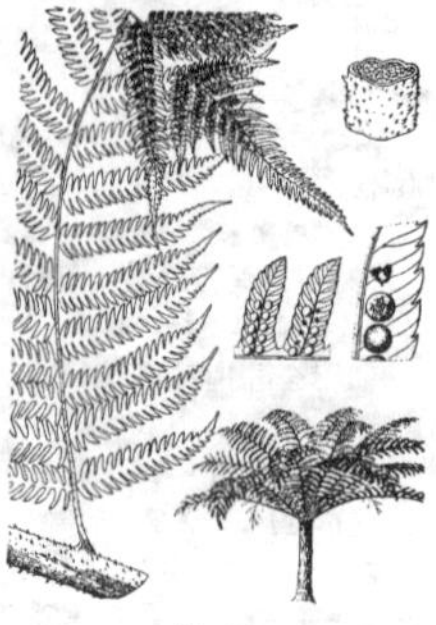

桫椤

大型树状蕨类,主干高达3～5 m。深褐色或浅黑色,外皮坚硬,有老叶脱落后留下的痕迹。叶顶生呈树冠状;叶柄粗壮,长50～70 cm,禾秆色至棕色,连同叶轴下密生短刺,基部密生棕色线状披针形鳞片;叶片大,纸质,椭圆形,长1.3～3 m,宽60～70 cm,三回羽状分裂;羽片12～16对,互生,有柄;狭椭圆形,中部的长30～36 cm,宽14～16 cm;二回羽片16～18对,互生,近无柄,线状披针形,长7～10 cm,宽1～1.4 cm;末回裂片15～20对,互生,披针形,边缘有钝齿,背面有小鳞片;叶脉羽状,侧脉分叉。孢子囊群圆球形,生于侧脉分叉处凸起的囊托上,囊群盖圆球形,膜质,顶端开裂。

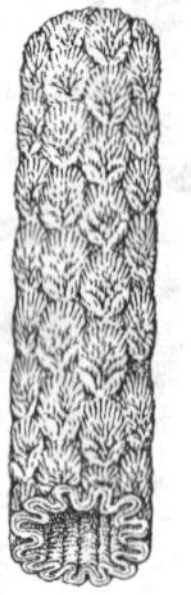

龙骨风(茎)外形

生于海拔100～1 000 m的溪边林下草丛中或阔叶林下。分布于西南及福建、台湾、广东、广西、西藏等地。

【采收加工】 全年均可采收,削去坚硬的外皮,晒干。

【药材】 龙骨风 *Alsophilae Caulis* 产于福建、台湾、广东、广西、贵州、四川等地。

性状 茎圆柱形或扁圆柱形,直径6～12 cm。表面棕褐色或黑褐色,常附有密集的不定根断痕和大型叶柄痕,每一叶柄痕近圆形或椭圆形,直径约4 cm,下方有凹陷,边缘有多数排列紧密的叶迹维管束,中间亦有叶迹维管束散在。质坚硬,断面常中空,周围的维管束排成折叠状,形成隆起的脊和纵沟。气微,味苦、涩。

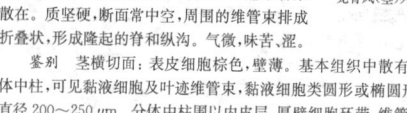

鉴别 茎横切面:表皮细胞棕色,壁薄。基本组织中散有分体中柱,可见黏液细胞及叶迹维管束,黏液细胞类圆形或椭圆形,直径200～250 μm。分体中柱围以内皮层,厚壁细胞环带,维管束周韧型。薄壁细胞含少数淀粉粒。

【药性】 1.《全国中草药汇编》:"微苦,平。"

2.《中国药用孢子植物》:"苦、涩,凉,有小毒。"

【功能主治】 益肾蠲痹,止咳,杀虫。主治风湿痹痛,肾虚腰痛,跌打损伤,咳嗽,哮喘,癣症,蛔虫病,蛲虫病。

1.《岭南采药录》:"治哮喘咳嗽,内伤吐血,骨痛,腹痛,风火牙痛,小肠气痛。"

2.《全国中草药汇编》:"祛风利湿,活血祛瘀,清热止咳。主治风湿关节痛,跌打损伤,慢性支气管炎,肺热咳嗽,肾炎水肿,预防流行性感冒;茎内液汁外搽治癣症。"

3.《中国药用孢子植物》:"强筋骨。"

【用法用量】 内服:煎汤,15～30 g;或炖肉。外用:煎水洗,或取鲜汁涂搽。

【选方】 1. 治骨痛,腹痛,风火牙痛 龙骨风15 g。水煎冲酒服。

2. 治小肠气痛 龙骨风15 g,猪小肚1个。煎汤服。

3. 治哮喘咳嗽 龙骨风15 g,陈皮9 g,猪肉适量。煎汤服。

4. 治内伤吐血 龙骨风15 g,猪瘦肉适量。煎汤服。(1～4方出自《中国药用孢子植物》)

5. 治癣 龙骨风鲜汁。搽患部。(《广西实用中草药新选》)

1321 龙须藤 lóng xū téng (《全国中草药汇编》)

【异名】 轮环藤、牵藤暗消。

【基原】 为防己科轮环藤属植物铁藤的根或叶。

【原植物】 铁藤 *Cyclea polypetala* Dunn [*C. hainanensis* Merr.] 又名:海南轮环藤(《海南植物志》)。

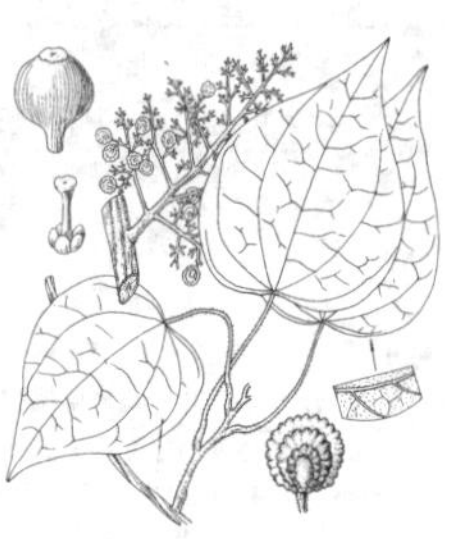

铁藤

木质大藤本,长达10 m以上。小枝有纵纹,被短硬毛。叶螺旋状着生;叶柄长3～6 cm,被毛;叶片阔心形或三角状阔卵形,长6～18 cm,宽5.5～15 cm,先端渐尖或短渐尖,基部心形或近截平,全缘,上面光亮无毛,下面被柔毛或硬毛,掌状脉5～7条,连同网脉在背面凸起。花极小,单性异株;雄花花萼合生成坛状,花瓣4,分离,长圆形,聚药雄蕊盾状;雌花萼片2,深兜状,花瓣2,微小。核果,近球形,内果皮骨质,背部2侧各具3行小瘤状凸起。

生于林中,常攀缘于乔木上。分布于广西南部、海南及云南西南部至东南部。

【采收加工】 9～11月采根,除去须根,切段,鲜用或晒干。6～8月采叶,鲜用或晒干。

【药材】 龙须藤 *Cycleae Polypetalae Radix seu Folium* 产于海南、广西、云南等地。

性状 根圆柱形,稍扭曲,直径0.6～1.5 cm。表面浅棕色,有纵向纹理和支根痕,弯曲处有横裂纹。质稍硬,断面灰黄色。气微,味苦。叶破碎,完整的叶阔心形,先端渐尖,基部浅心形,全缘。表面黄绿色,下表面被毛茸,掌状脉5～7条较明显。质脆。气微,味苦。

鉴别 (1) 根横切面:木栓层为近10列木栓细胞。中柱鞘石细胞断续成环。射线有单个或成群的石细胞。导管单个或2～3个相连。本品石细胞、薄壁细胞含草酸钙小针晶或棒状结晶。

(2) 参见"密花轮环藤"条。

【成分】 铁藤的根含生物碱:异谷树碱(isochondrodendrine),左旋箭毒碱(curine),小檗胺(berbamine),轮环藤酚碱(cyclanoline)及木兰花碱(magnoflorine)。

【药理】 肌松作用 该药中分离得到的左旋、右旋和消旋箭毒碱,经化学半合成制备成季铵盐后,兔垂头试验证明均有明显肌松作用,其中以R构型最强。实验证明氯甲消旋箭毒碱和右旋箭毒碱的肌松作用属于非去极化型,是作用于神经肌肉接头突触膜的乙酰胆碱受体,与乙酰胆碱产生竞争性拮抗作用。肌松剂量的氯甲消旋箭毒碱或右旋箭毒碱对猫颈交感神经节无影响,对猫的降压作用也较弱。氯甲右旋箭毒碱对猫和犬的肌松作用比左旋箭毒碱和筒箭毒碱强。氯甲消旋箭毒碱或右旋箭毒碱有很弱的阿托品样作用。

毒性 腹腔注射氯甲消旋箭毒或右旋箭毒小鼠的 LD_{50} 分别为1.08 mg/kg和1.9 mg/kg,大鼠的 LD_{50} 分别为0.69 mg/kg和1.21 mg/kg。治疗指数分别为2.8和3.2(小鼠),1.9和4.3(大鼠)。家兔静脉累积给药未见心电图异常及心、肺、肝、肾的病理变化。怀孕大鼠大剂量给药可出现呼吸抑制,胎仔重量明显减轻,但对胎仔数及胎仔骨骼成形均无影响。

【药性】 苦,寒。

【功用主治】 清热解毒,利尿止痛。主治咽喉炎,白喉,扁桃体炎,尿路感染及结石,牙痛,胃痛,风湿骨痛。外治痈疮,无名肿毒,毒蛇咬伤。

【用法用量】 内服:煎汤,9~15 g。外用:捣敷。

1322 龙涎香 lóng xián xiāng (《纲目拾遗》)

【异名】 龙漦(《酉阳杂俎》),龙涎(《纲目》),龙泄(《纲目拾遗》),龙腹香(《药材学》),鲸涎香(《全国中草药汇编》)。

【基原】 为抹香鲸科抹香鲸属动物抹香鲸的肠内异物如乌贼口器和其他食物残渣等刺激肠道而成的分泌物。

【原动物】 抹香鲸 *Physeter catodon* Linnaeus [*P. macrocephalus* Linnaeus] 又名:真甲鲸、巨头鲸。

为齿鲸中最大的一种,一般雌性体长 12~17 m;雄体长达 20~23 m,重 30 000~40 000 kg。头大,箱形,可占体长的 1/4~1/3,前端截形。吻向前突出于下颌 1.5 m。额部巨大,内有特殊脂肪体,或称鲸蜡器官。外鼻孔 1 个,位于头顶左侧前缘,俗称喷水孔。眼小,位于口角后上方。外耳孔极小。上颌具无功能性的痕迹齿;下颌狭窄,每侧具 20~25 枚圆锥形的功能齿。鳍肢短圆形,成年鲸的鳍肢长约 1 m。无背鳍,仅在体后 1/3 的背部有 1 列驼峰状突起。尾鳍近三角形,后缘有缺刻,宽可达 4 m 以上。体背暗黑稍带红(宛如供佛的抹香颜色)及蓝灰色或瓦灰色,体侧略淡。口角处近淡白色,体最前端有旋涡状密布的白斑。皮肤裸露,有的于体侧及喉胸部具褶皱或浅沟。皮下脂肪厚。鳍肢及尾鳍全黑色。腹面银灰色或白色。

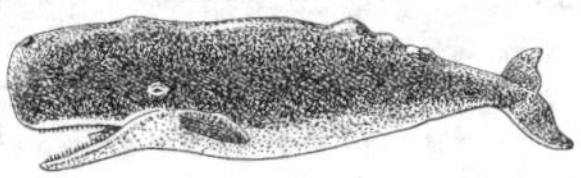

抹香鲸

生活于世界各大洋中,喜活动于热带、亚热带的温暖海洋中。主食深海大乌贼、鱿鱼、章鱼及鳕鱼等。繁殖属一雄多雌型,生殖群为 50~150 头,每年 1~7 月间交配,孕期 16 个月,1 胎 1 仔。我国分布于黄海、东海、南海,尤以台湾海域为最多。

抹香鲸为国家二级保护动物。数量稀少,禁止滥捕。

【采收加工】 捕杀后,收集肠内分泌物,经干燥后即成蜡状的硬块。刚从动物体内取出时有恶臭,但到一定时间却发出一种特殊的土香气。其肠中分泌物也能排出体外,漂浮于海面,可从海面上捞取。

【药材】 龙涎香 *Ambergris* 主产于东海、南海、台湾海峡。

性状 本品呈不规则块状,大小不一。表面灰褐色、棕褐色或黑棕色,常附着白色点状有颜色深浅相间的不规则的弧形层纹和白色点状或片状斑。少数呈灰褐色的可见墨鱼嘴样角质物嵌于其中。遇热软化,加温熔融成黑色黏性油膏状,微具特殊的香气,微腥,味带甘酸。

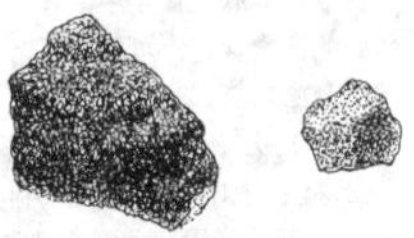

龙涎香

鉴别 (1) 粉末特征:粉末水合氯醛装片观察,部分样品溶解为类圆形黄色体,直径 0.3~0.9 μm。余为不规则红色块状物。粉末水装片观察,具黑色的不规则块状物,并可见不规则多角形透明体,粒径 0.7~16 μm。

(2) 取本品颗粒,投入水中,不溶解而浮于水面(相对密度 0.7~0.9)。焚之清香,燃烧时有浅蓝色火焰产生。银簪烧极热,钻入其中,乘热抽出,其涎引丝不断。

(3) 取本品粉末少许行微量升华,升华物镜下观察,呈类圆形白色半透明体。直径 0.9~9 μm。

(4) 取本品石油醚提取液浓缩至 1 ml,加磷钼酸数滴,试液显绿色环。

【成分】 抹香鲸的分泌物约含 25%的龙涎香醇(ambrein)以及二氢-γ-紫罗兰酮(dihydro-γ-ionone),α-龙涎香八氢萘醇(α-ambrinol),龙涎香醛(ambra-aldehyde),γ-环高香叶氯代物(γ-homocyclogeranyl chloride),降龙涎醚〔(—)-ambrox〕,8,13-环氧-14,15,16-三去甲半日花烷-13-醇(8,13-epoxy-14,15,16-trinorlabdan-13-ol),8,13-环氧-12,13-二去氢-14,15,16-三去甲半日花烷(8,13-epoxy-12,13-didehydro-14,15,16-trinorlabdane)等。还含粪甾醇(coprosterol),表粪甾醇(epicoprosterol),胆甾醇(cholesterol)。另含砷化合物:肌肉、肝、肾、肺等组织中有二甲基次胂酸盐(dimethylarsinate)和含砷的甜菜碱(arsenic-containing betaine),三甲基胂丙酸酯(trimethylarsoniopropionate),肝、肾、肺中含有砷胆碱(arsenocholine)和钙、镁、磷、铜、镓、锌、铝、锰、锶、铌、铬、镧、镍、钛、钨等。

【药性】 甘、酸、涩,温。

1.《药性考》:"味甘,气腥,性涩。"

2.《纲目拾遗》:"味微酸、咸,无毒。"

【功用主治】 止咳化痰,消积,利水。主治喘咳,胸闷,癥瘕积聚,心腹疼痛,神昏,淋证。

1.《纲目拾遗》:"《台湾府志》云:止心痛,助精气。""活血,益精髓,助阳道,通利血脉。廖永言验方云:利水通淋,散癥结,消气结,逐劳虫。""周曲大云:能生口中津液,凡口患干燥者,含之能津流盈颊。"

2.《中国药用海洋生物》:"化痰,散结,利气,活血。用于喘咳气逆,气结癥积,心腹疼痛,神昏胸闷。"

【用法用量】 内服:研末,0.3~1 g。

1323 龙眼叶 lóng yǎn yè (《滇南本草图说》)

【基原】 为无患子科龙眼属植物龙眼的叶或嫩芽。

【原植物】 参见"龙眼肉"条。

【采收加工】 老叶全年均可采收,3~4 月采收嫩芽,鲜用或晒干。

【成分】 叶含槲皮素(quercetin),槲皮苷(quercitrin),鞣酸(tannic acid),无羁萜(friedlin),表无羁萜醇(epifriedelanol),16-三十一烷醇(16-hentriacontanol),β-谷甾醇(β-sitosterol),豆甾醇(stigmasterol)及其 β-D-葡萄糖苷(stigmasteryl-β-D-glucoside)。

【药性】 甘、淡,平。

1.《生草药性备要》:"味香甜,性温。"

2. 广州部队《常用中草药手册》:"淡,平。"

3.《广西本草选编》:"味微苦,性凉。"

【功用主治】 发表清热,利湿解毒。主治感冒发热,疟疾,疔疮,湿疹。

1.《滇南本草图说》:"叶晒干为末,敷搽小儿七星处,出痘疮时只出数点,而又解胎毒。"

2.《生草药性备要》:"治痈疔,杀虫,作茶饮明目,嫩叶蒸水,加冰片搽眼眩烂。"

3.《本草求原》:"洗疔、痔、痈疮、烂脚。"

4.《广西本草选编》:"清热凉血。治感冒发热,阴虚发热,尿道炎。"

5.《全国中草药汇编》:"清热解毒,解表利湿。预防流行性感冒,流行性脑脊髓膜炎,感冒,肠炎;外用治阴囊湿疹。"

6.《广西民族药简编》:"治经闭,感冒,黄疸型肝炎。"

【用法用量】 内服:煎汤,9~15 g。外用:研末调敷。

【选方】 1. 预防流感,感冒 龙眼叶 9~15 g。煎水代茶饮。(广州部队《常用中草药手册》)

2. 治疟疾 龙眼叶七叶,合芝麻一酒盏,清水二杯煎一杯。

在疟疾发作前2小时内服1～2次。

3. 治孕娠胎动腹痛　龙眼叶十多叶，生米一盏，食盐少许合煎汤内服。(2、3方出自《泉州本草》)

4. 治头疮　龙眼叶研末，和鲜鸡蛋清或茶油调匀，涂患处。

5. 治牙疳　龙眼叶烧灰研末，撒牙龈上。(4、5方出自《福建药物志》)

1324 龙眼肉 lóng yǎn ròu (《开宝本草》)

【异名】 龙眼、益智(《本经》)，比目(《吴普本草》)，木弹、骊珠、燕卵、鲛泪、圆眼、蜜脾(《纲目》)，桂圆(《药品化义》)，元眼肉(《本草再新》)，龙眼干(《泉州本草》)。

【基原】 为无患子科龙眼属植物龙眼的假种皮。

【原植物】 龙眼 *Dimocarpus longan* Lour.［*Euphoria longan* (Lour.) Steud.］ 又名：荔枝奴(《南方草木状》)，亚荔枝(《开宝本草》)，海珠丛(《群芳谱》)，羊眼果树(《中国植物志》)。

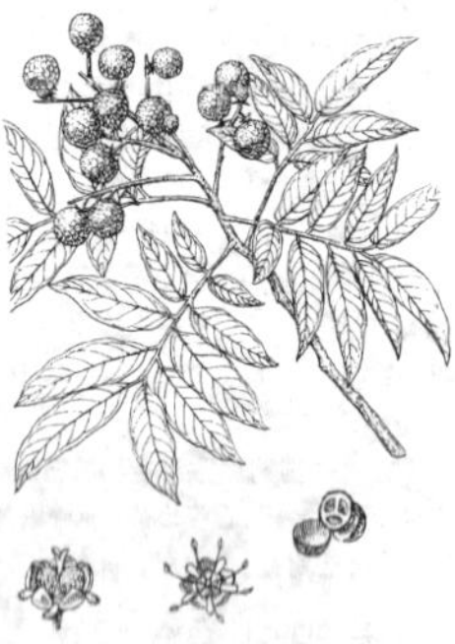

龙　眼

常绿乔木，高达10 m以上。具板根。小枝粗壮，被微柔毛，散生苍白色皮孔。偶数羽状复叶，互生；叶连柄长15～30 cm，或更长；小叶4～5对，小叶柄长通常不超过5 mm；叶片薄革质，长圆状椭圆形至长圆状披针形，长6～15 cm，宽2.5～5 cm，先端渐尖，有时稍钝头，上面深绿色，有光泽，下面粉绿色，两面无毛。花序大型，多分枝，顶生和近枝腋生，密被星状毛；花梗短；萼片近革质，三角状卵形，长约2.5 mm，两面均被黄褐色绒毛和成束的星状毛；萼片、花瓣各5，花瓣乳白色，披针形，与萼片近等长，仅外面被微柔毛；雄蕊8，花丝被短硬毛。果近球形，核果状，不开裂，直径1.2～2.5 cm，通常黄褐色或有时灰黄色，外面稍粗糙，或少有微凸的小瘤体；种子茶褐色，光亮，全部被肉质的假种皮包裹。花期3～4月，果期7～9月。

我国西南部至东南部栽培很广，以福建、台湾最盛，广东次之，多栽培于堤岸和园圃，广东、广西南部及云南亦见野生或半野生于疏林中。

本植物的根或根皮(龙眼根)、树皮(龙眼树皮)、叶或嫩芽(龙眼叶)、花(龙眼花)、果皮(龙眼壳)、种子(龙眼核)亦供药用，另设专条。

【栽培】 生物学特性　龙眼是亚热带果树，喜高温多湿，温度是影响其生长、结实的主要因素，一般年平均温度超过20 ℃的地方，均能使龙眼生长发育良好。耐旱、耐酸、耐瘠、忌浸，在红壤丘陵地、旱平地生长良好。

繁殖方法　先培育砧木苗，然后嫁接繁殖。7～8月龙眼成熟时，选取适应性强，粗生易长，病虫害少的母树采种。采种后，立即播种可提高种子发芽率。点播或条播，按行距20 cm开沟播种。播种后要经常保持土壤湿润，当幼苗高度超过25 cm时，进行摘顶，促进主干增粗，随时剪除基部分枝，保持主干离地面10～17 cm光滑直立，利用嫁接的操作，经过1～2年培育的砧木苗可进行嫁接。春季嫁接4～6月，秋季嫁接以9～10月份较适宜。接穗应从经过鉴定的优良母树上选取。嫁接方法用芽片贴接法或舌接法。春、秋两季均可定植，多采用长方形或正方形栽植。定植行株距一般4 m。

田间管理　幼年树的管理应注重间作与覆盖、扩穴改土、及时施肥、合理整形修剪，形成良好的树形，培养强壮的骨干枝。成年树则着重增施肥料、培土、耕作、排灌和修剪。

【采收加工】 果实应在充分成熟后采收。晴天倒于晒席上，晒至半干后再用焙灶焙干，到七八成干时剥取假种皮，继续晒干或烘干，干燥适度为宜。或将果实放开水中煮10分钟，捞出摊放，使水分散失，再火烤一昼夜，剥取假种皮，晒干。

【药材】 龙眼肉 *Longan Arillus*　主产于福建、广西等地。以福建产的品质最好，药用以广西产的为多。

性状　假种皮为纵向破裂的不规则块片，常黏结成团，长1～1.5 cm，宽2～4 cm，厚约0.1 cm。褐棕色，半透明。外表面(近果皮的一面)皱缩不平；内表面(黏附种子的一面)光亮，有细纵皱纹。质柔润。气微香，味甜。

鉴别　(1) 假种皮横切面：外表皮细胞一列，呈类方形。内表皮细胞一列，壁较厚，外被较厚的角质层。内外表皮间为多列大型条状薄壁细胞，直径约148 μm。有的细胞中含淡黄色团块及脂肪油滴。

假种皮表面观：外表皮细胞形状不一，垂周壁有时可见细小念珠状增厚。内表皮细胞垂周壁念珠状增厚较明显，平周壁有时有大的圆纹孔。内外表皮细胞可见少数杆状、棒状、针状、菱形或不规则形的草酸钙结晶，长5～17 μm，直径1～3 μm。

(2) 薄层色谱：取本品0.1 g，加70%乙醇1 ml振摇，浸泡20分钟，放置，取上清液作供试液，另取葡萄糖、蔗糖为对照品。分别点样于硅胶G-1%CMC薄层板上，用正丁醇-冰醋酸-水(4∶1∶5)上层液展开10 cm，重复1次。喷以邻苯二甲酸苯胺溶液，加热后葡萄糖显棕色；喷以α-萘酚硫酸液，加热后蔗糖显蓝紫色。

品质标志　《中华人民共和国药典》2010年版规定：照水溶性浸出物测定法热浸法测定，本品含水溶性浸出物不得少于70.0%。

【成分】 干果肉含可溶性部分79.77%，不溶性物质19.39%，灰分3.36%。其可溶性部分含葡萄糖26.91%，蔗糖0.22%，酸类(以酒石酸计)1.26%，腺嘌呤(adenine)和胆碱(choline)等含氮物质6.309%等。此外，尚含蛋白质5.6%和脂肪0.5%。另含挥发油成分：反式罗勒烯(*trans*-ocimene)，反-丁香烯(*trans*-caryophyllene)，乙基乙酸酯(ethyl acetate)(66.2%)，(*E*)-β-罗勒烯〔(*E*)-β-ocimene〕(26.7%)等61个。还含二氢菜豆酸-4′-*O*-β-葡萄糖苷(dihydrophaseic acid-4′-*O*-β-glucoside)，维生素B_1、B_2、P、C。

【药理】 1. 对内分泌的影响　雌性大鼠腹腔注射龙眼肉乙醇提取物能降低血浆中催乳素、雌二醇、睾丸酮含量，提高孕酮、促卵胞刺激素含量。可见龙眼肉乙醇提取物影响大鼠垂体-性腺轴的内分泌功能。

2. 抗突变作用　在大肠杆菌实验中，龙眼肉水溶液未发现致突变毒性，并对丝裂霉素C引起的致突变作用有拮抗效应。

3. 其他作用　龙眼肉提取液体外抑制小鼠肝匀浆过氧化脂质生成。小鼠灌胃提取液可升高血中谷胱甘肽过氧化物酶活力及胸腺、淋巴组织中T细胞检出率。小鼠皮下注射龙眼提取物可抗焦虑，在翻正实验中显示镇痛作用。其有效成分均是腺苷。

【药性】 甘，温。归心、脾经。

1.《本经》："味甘，平。"

2.《别录》："无毒。"

3.《新修本草》："味甘、酸。"

4.《雷公炮制药性解》："味甘，性温。入心、脾二经。"

5.《药品化义》："入肝、心、脾三经。"

6.《本草再新》："入心、肾二经。"

【功用主治】 补心脾，益气血，安神。主治虚劳，惊悸，怔忡，失眠，健忘，血虚萎黄，月经不调，崩漏。

1.《本经》:“主五脏邪气,安志厌食,久服强魂魄,聪明,轻身不老,通神明。”

2.《别录》:“除虫,去毒。”

3.《开宝本草》:“归脾而能益智。”

4.《日用本草》:“益智宁心。”

5.《滇南本草图说》:“养血安神,长智敛汗,开胃益脾。”

6.《本草药性大全》:“养肌肉,美颜色,除健忘,却怔忡。”

7.《本经逢原》:“补血益肝。”

8.《随息居饮食谱》:“补心气,安志定神;益脾阴,滋营充液。”

9.《衷中参西录》:“治心虚怔忡,夜不成寐,或脾虚泄泻,或脾虚不能统血,致二便下血,肺虚劳嗽,痰中带血。”

【用法用量】 内服:煎汤,10～15 g,大剂量 30～60 g;或熬膏;或浸酒;或入丸、散。

【宜忌】 内有痰火及湿滞停饮者忌服。

1.《本草汇言》:“甘温而润,恐有滞气,如胃热有痰有火者,肺受风热,咳嗽有痰有血者,又非所宜。”

2.《药品化义》:“甘甜助火,亦能作痛,若心肺火盛,中满呕吐及气膈郁结者,皆宜忌用。”

3.《冯氏锦囊》:“肠滑中满者忌之。”

【选方】 1. 治思虑过度,劳伤心脾,健忘,怔忡　白术、茯神(去木)、黄芪(去芦)、龙眼肉、酸枣仁(炒去壳)各一两,人参、木香(不见火)各半两,甘草(炙)二钱半。上㕮咀。每服四钱,水一盏半,生姜五片,枣二枚,煎七分,去滓温服,不拘时。(《济生方》归脾汤)

2. 大补气血　自剥好龙眼,盛竹筒式瓷碗内,每肉一两,入白洋糖一钱,素体多火者,再入西洋参片,如糖之数。碗口幂以丝绵一层,日日于饭锅上蒸之,蒸到百次。凡衰羸老弱,别无痰火便滑之病者,每以开水瀹服一匙,大补气血,力胜参、芪,产妇临盆,服之尤妙。(《随息居饮食谱》玉灵膏)

3. 温补脾胃,助精神,壮颜色　龙眼肉不拘多少,上好烧酒内浸百日,常饮数杯。(《万氏家抄方》)

4. 治妇人产后浮肿　龙眼干、生姜、大枣。水煎服。

5. 治脾虚泄泻　龙眼干十四粒,生姜三片。水煎服。(4、5方出自《泉州本草》)

【临床报道】 治疗乳糜尿　龙眼肉 20 g,山茱萸 10 g,大米 50 g,盐适量。先用水煮米粥,将熟,放入龙眼肉、山茱萸煮熟,加少许盐作早餐,下午加泡龙眼肉 20 g 当茶喝。忌食油。连续服食 1～3 个月。共治疗乳糜尿 16 例,结果复查乳糜尿定性均阴性,全部痊愈。

【各家论述】 1.《本草求真》:“龙眼气味甘温,多有似于大枣,但此甘味更重,润气尤多,于补气之中,又更存有补血之力,故书载能益脾长智,养心保血,为心脾要药,是以心思劳伤而见健忘、怔忡、惊悸,暨肠风下血,俱可用此为治。盖血虽属心生,而亦赖脾以统,思虑而气既耗,则非甘者不能以补,思虑而神更损,则非润者不能以补。龙眼甘润兼有,既能补脾固气,复能保血不耗,则神气自尔长养,而无惊悸健忘之病矣。按古归脾汤有用龙眼肉以治心脾伤损,义实基此。非若大枣力专补脾,气味虽甘,其性稍燥,而无甘润和柔,以至于极之妙也。”

2.《理虚元鉴》:“龙眼大补心血,功并人参,然究为湿热之品,故肺有郁火,火亢而血络伤者,服之必剧。世医但知其补,而昧于清温之别,凡遇虚劳,心血衰少,夜卧不宁之类,辄投之。殊不知肺火既清之后,以此大补心脾,信有补血安神之效,若肺有郁伏之火,服之则反助其火;若正当血热上冲之时,投此甘温大补之味,则血势必涌溢加冲,不可慎也。”

1325 龙眼壳 lóng yǎn ké (《滇南本草图说》)

【异名】 圆眼壳(《纲目拾遗》)。

【基原】 为无患子科龙眼属植物龙眼的果皮。

【原植物】 参见“龙眼肉”条。

【采收加工】 7～8 月果实成熟时,剥取果皮,晒干备用。

【药性】 《本草再新》:“味甘,性温,无毒。入肺经。”

【功用主治】 祛风,解毒,敛疮,生肌。主治眩晕耳聋,痈疽久溃不敛,烫伤。

1.《滇南本草图说》:“作刀伤药,收口最速。”

2.《重庆堂随笔》:“壳研细,治汤火伤亦佳,若焚之可辟蛇。”

3.《本草再新》:“治心虚头晕,散邪祛风,聪耳明目。”

4.《本草求原》:“补心熄风。”

【用法用量】 内服:煎汤,6～9 g。外用:研末撒;或调敷。

【选方】 1. 治汤泡伤　用圆眼壳煅存性为末,桐油调涂患处,即止痛,愈后无瘢痕。(《纲目拾遗》引《行箧检秘》)

2. 治痈疽久溃不愈合　龙眼壳烧灰研细,调茶油敷。(《泉州本草》)

1326 龙眼花 lóng yǎn huā (《泉州本草》)

【基原】 为无患子科龙眼属植物龙眼的花。

【原植物】 参见“龙眼肉”条。

【采收加工】 春季花开时采摘,晾干备用。

【成分】 花含鞣质:1-*O*-没食子酰-3,6(*R*)-HHDP-4-*O*-短叶老鹳草羧基-*β*-*D*-吡喃葡萄糖〔1-*O*-galloyl-3,6(*R*)-HHDP-4-*O*-brevifolincarboxyl-*β*-*D*-glucopyranose〕,鞣(料)云实精(corilagin),石岩枫酸(repandusinic acid)A,叶下珠鞣质(phyllanthusiin)C,(福罗新)夫罗星鞣质(furosin),老鹳草鞣质(geraniin)。酚酸类:短叶老鹳草羧酸(brevifolincarboxylic acid),对香豆酸(*p*-coumaric acid)。黄酮类化合物:木犀草素(luteolin),山柰酚(kaempferol),金圣草(黄)素(chrysoeriol),槲皮素(quercetin),金丝桃苷(hyperin)。另外含有挥发油成分:反式罗勒烯(*trans*-*β*-ocimene),芳樟醇(linalool),反式芳樟醇氧化物(*trans*-linalool oxide),顺式芳樟醇氧化物(*cis*-linalool oxide),乙基邻苯二甲酸酯(ethyl phthalate),丁基邻苯二甲酸酯(butyl phthalate),壬醛(nonanal),3,7-二甲基-1,5,7-辛三烯-3-醇(3,7-dimethy-1,5,7-octatrien-3-ol),反式丁香烯(*trans*-caryophyllene),环氧芳樟醇(epoxylinalool),香榧醇(torreyol),*α*-萜品油(*α*-terpineol),甲基邻氨基苯甲酸(methyl anthranilate)和绿花白千层醇(viridiflorol)。

【药性】 《福建药物志》:“微苦、甘,平。”

【功用主治】 《福建药物志》:“清热利水。主治乳糜尿、糖尿病、血丝虫病、白带。”

【用法用量】 内服:煎汤,9～15 g。

【选方】 1. 治白带,小便浑浊　龙眼花、一枝黄花、金丝草、丁香蓼各 30 g。水煎服。(《福建药物志》)

2. 治下消,小便如豆腐　龙眼花 30 g,合猪赤肉炖食。(《泉州本草》)

1327 龙眼核 lóng yǎn hé (《滇南本草图说》)

【异名】 圆眼核、桂圆核仁(《纲目拾遗》)。

【基原】 为无患子科龙眼属植物龙眼的种子。

【原植物】 参见“龙眼肉”条。

【采收加工】 7～8 月果实成熟后,剥除果皮、假种皮,留取种仁,鲜用或晒干备用。

【成分】 种子含 3 种氨基炔酸:2-氨基-4-甲基-5-己炔酸(2-amino-4-methyl hex-5-ynoic acid),2-氨基-4-羟甲基-5-己炔酸(2-amino-4-hydroxymethyl hex-5-ynoic acid)和 2-氨基-4-羟基-6-庚炔酸(2-amino-4-hydroxy hept-6-ynoic acid)。鞣质:叶下珠素(phyllanthusiin)D;丙酮老鹳草鞣质(acetonylgeraniin)A、B,鞣云实精(corilagin),诃黎勒鞣花酸(chebulagic acid)。种子油中含二氢苹婆酸(dihydrosterculic acid)。

【药性】《全国中草药汇编》:"微苦、涩,平。"

【功用主治】 行气散结,止血,化湿。主治疝气,瘰疬,创伤出血,腋臭,疥癣,湿疮。

1.《滇南本草图说》:"治瘿疾。"

2.《纲目》:"主治狐臭。"

3.《本草再新》:"治瘰疬,消肿排脓拔毒。并治目疾。"

4.《岭南采药录》:"可擦狐臭,熏脑漏,疗疝气,敷疮癣,又止金疮出血。"

【用法用量】 外用:煅存性研末撒;或调敷。内服:煎汤,3～9 g;或研末。

【选方】 1. 治疝气偏坠,小肠气痛 荔枝核(炒)、龙眼核(炒)、小茴香(炒)各等分。为细末。空心服一钱,用升麻一钱,水酒煮,送下。(《纲目拾遗》引《经验广集》)

2. 治一切疮疥 龙眼核煅存性,麻油调敷。(《纲目拾遗》引高占元《传世方》)

3. 治癣 龙眼核,去外黑壳,用内核,米醋磨搽。(《医方集解》)

4. 治腋气 龙眼核六枚,胡椒十四粒。共研匀,频擦之。(《四科简效方》)

5. 治腿面臁疮 桂圆核或荔枝核,去净核外之皮,研细用麻油调敷。(《吉人集验方》)

6. 治手足指痒烂 桂圆核烧灰掺之。(《纲目拾遗》引《药镜》)

7. 治小便不通 龙眼核,去外黑皮,打碎,水煎服。如通后欲脱者,以圆肉汤饮之。(《纲目拾遗》)

8. 治心气怔忡,谵语神昏 桂圆核一斤,去黑皮,用长流水煮极烂,加大黑枣一斤,去核打烂如泥,丸如梧子大。每晨淡盐汤下三钱。(《吉人集验方》)

9. 治脑漏 用广东圆眼核,入铜炉内烧烟起;将筒熏入患鼻孔内,数次即愈。(《纲目拾遗》引黄氏《医抄》)

1328 龙眼根 lóng yǎn gēn (《泉州本草》)

【基原】 为无患子科龙眼属植物龙眼的根或根皮。

【原植物】 参见"龙眼肉"条。

【采收加工】 10～11月采挖,鲜用或切片晒干。

【药性】《福建药物志》:"微苦、涩,平。"

【功用主治】 清利湿热,化浊蠲痹。主治乳糜尿,带下病,消渴,流火,湿热痹痛。

1.《全国中草药汇编》:"利湿,通络。主治乳糜尿,白带,风湿关节痛。"

2.《台湾药用植物志》:"主治遗精,下消,颜面神经麻痹,牙痛,风湿病。"

3.《福建药物志》:"清热利湿。治糖尿病,血丝虫病。"

【用法用量】 内服:煎汤,30～60 g;或熬膏。

【选方】 1. 治脾肾虚,小便如米泔,冷则凝结如豆腐浆 取龙眼树根二重皮,每次 60 g 焙干喷酒,连续制 2 次合苡仁 30 g 煎服,第二、第三次加茯苓 9 g 再煎服,3 次效。

2. 治妇女白带 龙眼根二重皮(粗皮须刮去)焙焦喷酒,再焙再喷,连续 3 次,每次 60 g 合猪半赤白肉炖服。(1、2 方出自《泉州本草》)

3. 治丝虫病淋巴管炎、乳糜尿 龙眼根 15 g,土牛膝鲜全草 30 g。水煎服。(《福建药物志》)

【临床报道】 1. 治疗带下病 用龙眼根二重皮 30 g 炒盐,牛肉 250 g,加水炖服,每日 2 次,连服 2～4 次见效。治疗 40 例患者,均获满意疗效。

2. 治疗丝虫病 用新鲜而细的龙眼根,切成薄片,加糖或甘草同煮,每 50 kg 药加水 125 kg,煎 8～10 分钟,去渣过滤,浓缩至 6 kg 即得。每服 30 ml,每日 2 次,连服 2 日。共治丝虫病 195 例,药后 3 日复查血片,有 191 人转阴。

1329 龙船花 lóng chuán huā (《生草药性备要》)

【异名】 卖子木(《新修本草》),红绣球、山丹(《学圃杂疏》),买子木(《嘉祐本草》),五月花(《生草药性备要》),牛兰、珠桐、番海棠(《岭南采药录》),大将军(《广西中药志》),罗伞木(《广西药用植物名录》),红樱花(广州部队《常用中草药手册》),土红花(《福建药物志》),百日红(《广西药用植物名录》),仙丹花(《云南中药资源名录》)。

【基原】 为茜草科龙船花属植物龙船花的花。

【原植物】 龙船花 *Ixora chinensis* Lam. [*Paveta chinensis* Roem.]

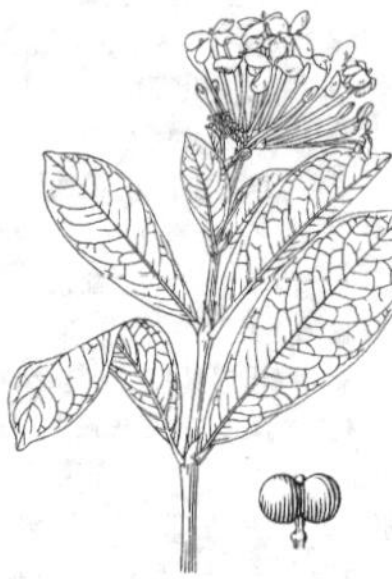

龙船花

常绿小灌木,高 0.5～2 m。小枝深棕色。叶对生;托叶绿色,抱茎,顶端具软刺状突起;叶片薄革质,椭圆形或倒卵形,长 7.5～13 cm,宽 3～3.5 cm,先端急尖,基部楔形,全缘。聚伞花序顶生,密集成伞房状;花序柄深红色;苞片极小,红色,齿状;花萼深红色,光滑无毛,4 浅裂,裂片钝齿状;花冠略肉质,红色,花冠筒长 3～3.5 cm,4 裂,裂片近圆形,顶端圆,开放时直径约 1 cm;雄蕊 4,花丝极短;雌蕊 1,红色,子房下位,2 室,柱头 2 裂,略张开。浆果近球形,熟时紫红色。花期 4～8 月。

散生于疏林下、灌丛中或旷野路旁。分布于福建、台湾、广东、广西。

本植物的茎叶(龙船花茎叶)亦供药用,另设专条。

【采收加工】 7～10 月花开放后采摘,鲜用或晒干。

【药材】 龙船花 *Ixorae Chinensis Flos* 产于福建、台湾、广东、广西等地。

性状 花序卷曲成团,展平后呈伞房花序。花序具短梗,有红色的分枝。花径 1～5 mm,具极短花梗;萼 4 裂,萼齿远较萼筒短;花冠 4 浅裂,裂片近圆形,红褐色,肉质;花冠筒扭曲,红褐色,长 3～3.5 cm;雄蕊与花冠裂片同数,着生于花冠筒喉部。气微,味微苦。

【药性】 甘、淡,凉。

1.《本草求原》:"淡、辛,平。"

2. 广州部队《常用中草药手册》:"甘、淡,凉。"

3.《全国中草药汇编》:"苦、微涩,凉。"

【功能主治】 清热凉血,散瘀止痛。主治高血压病,月经不调,闭经,跌打损伤,疮疡疖肿。

1.《生草药性备要》:"消疮,咄脓,祛风止痛,理痰火内伤。"

2. 广州部队《常用中草药手册》:"清肝降压,活血散瘀。主治月经不调,闭经,高血压。"

【用法用量】 内服:煎汤,10～15 g。外用:捣敷。

【宜忌】《全国中草药汇编》:"孕妇忌服。"

1330 龙葵子 lóng kuí zǐ (《药性论》)

【基原】 为茄科茄属植物龙葵的种子。

【原植物】 参见"龙葵"条。

【采收加工】 秋季果实成熟时采收,鲜用或晒干。

【药性】《本草图经》:"味甘,性温,无毒。"

【功用主治】 清热解毒，化痰止咳。主治咽喉肿痛，疔疮，咳嗽痰喘。

1.《药性论》："明目。"

2.《新修本草》："疗疔疮。"

3.《本草图经》："治风，益男子元气，妇人散血。"

4.《本经逢原》："善能续筋，消疔肿。"

【用法用量】 外用：煎水含漱或捣敷。内服：煎汤，6～9 g；或浸酒。

【选方】 1. 治急性扁桃体炎　龙葵子 9 g，煎汤含漱，吐出。(《河北中药手册》)

2. 治咳嗽痰喘　龙葵果实 9 g，煎水，加冰糖适量溶化服。(《安徽中草药》)

【临床报道】 治疗复发性口疮　取新鲜龙葵果 50 g，洗净，用干净纱布包后压轧取汁置于干净砂锅内；另取白矾 30 g 倒入上药汁内搅拌均匀，置文火上焙干后将药块置乳钵内研成细末，装瓶，密封。外敷于溃疡处，每个溃疡面每次 0.1～1.0 g（视溃疡面大小而定），每日 3～5 次。共治疗 64 例。结果痊愈 48 例，显效 14 例，好转 1 例，无效 1 例。治愈时间平均 3.8。

1331 龙葵根 lóng kuí gēn（《本草图经》）

【基原】 茄科茄属植物龙葵的根。

【原植物】 参见"龙葵"条。

【采收加工】 10 月采挖，鲜用或晒干。

【药性】《纲目》："苦、微甘，寒，无毒。"

【功用主治】 清热利湿，活血解毒。主治痢疾，淋浊，尿路结石，白带，牙痛，跌打损伤，痈疽肿毒。

1.《本草图经》："龙葵根与木通、胡荽煎汤服，通利小便。"

2.《纲目》："疗痈疽肿毒，跌扑伤损，消肿散血。"

【用法用量】 内服：煎汤，9～15 g，鲜品加倍。外用：捣敷或研末调敷。

【宜忌】 凡虚寒而无实热者禁服。

【选方】 1. 治痢疾，妇女白带，男子淋浊　鲜龙葵根 24～30 g（干的 15～24 g）。和水煎成半小碗，饭前服，每日服 2 次。(《福建民间草药》)

2. 治泌尿系结石　每用龙葵根 9～15 g，加胡椒 7 粒（打碎）。煮沸 20～30 分钟后内服。(《云南中草药选》)

3. 治睾丸炎　龙葵鲜根、灯笼草各 30 g，青皮鸭蛋 2 枚。加水同煮熟，服汤食蛋。(《泉州本草》)

4. 治发背痈疽成疮者　龙葵根一两，麝香一分（研）。先捣龙葵根，罗为末，入麝香研令匀，涂于疮上。(《本草图经》)

1332 龙芽草根 lóng yá cǎo gēn（《本草图经》）

【异名】 地冻风《中药志》，仙鹤草根(《贵州草药》)。

【基原】 为蔷薇科龙芽草属植物仙鹤草的根。

【原植物】 参见"仙鹤草"条。

【采收加工】 11 月采收，除去地上部分，晒干。

【成分】 根含仙鹤草内酯(agrimonolide)，花旗松素(taxifolin)即双氢槲皮素，香草酸(vanillic acid)，并没食子酸(ellagic acid)，三萜类，植物甾醇和仙鹤草酚(agrimonol)。并含鞣质约 8.9%。

【药理】 对癌细胞的作用　仙鹤草（全草、根、芽）中的醇溶性成分，能使癌细胞核分裂减少，退变坏死严重，胞质呈网状或空泡状，严重者可致核破裂和核固缩、多聚核蛋白体解聚。

【药性】《本草图经》："辛、涩，温，无毒。"

【功用主治】 主治痢疾，肿毒，疟疾，绦虫病，闭经。

1.《履巉岩本草》："治肿毒。"

2.《北方常用中草药手册》："根研粉内服，可驱绦虫。"

3.《广西民族药简编》："治胃出血，牙痛，急性肠胃炎，黄蜂螫伤。"

【用法用量】 内服：煎汤，9～15 g；或研末。外用：捣烂敷。

【选方】 1. 治赤白痢　龙芽草根洗净拣择，去芦头，焙干，不计分两，捣罗为末。用米饮调服一钱匕。(《本草图经》)

2. 治小儿疳积及眼目翳障　龙芽草根及茎（去粗皮）15 g，猪肝 60 g。同煮熟，食肝及汤。

3. 治偏头痛，头昏，头痛　龙牙草根 30 g，鸡、鸭各 1 个。煮服。（2、3 方出自江西《草药手册》）

4. 治风火牙痛　仙鹤草根少许，塞牙痛处。(《贵州草药》)

5. 治暑热腹痛，妇人经闭　龙芽草根 9～15 g。水煎服，或捣烂外敷。(《湖南药物志》)

6. 治失眠或夜惊　仙鹤草根 30 g，萱草根 15 g。炖子鸡 1 只吃。(《贵州草药》)

7. 治疟疾　鲜仙鹤草根 30 g。于发作前 2～3 小时煎服。(《安徽中草药》)

1333 龙利叶花 lóng lì yè huā（《南宁市药物志》）

【基原】 为大戟科守宫木属植物龙利叶的花。

【原植物】 参见"龙利叶"条。

【采收加工】 花盛开时采收，鲜用或晒干。

【药性】《香港中草药》："味甘、淡，性平。"

【功能主治】《香港中草药》："治咯血，龙脷叶花 9～15 g。开水冲服，或煲瘦肉服食。"

1334 龙胆地丁 lóng dǎn dì dīng（《全国中草药汇编》）

【异名】 紫花地丁、地丁(《广西药用植物名录》)，广地丁（广州空军《常用中草药手册》），海地丁(《实用中草药彩色图集》)，小金瓜管、土地莲、一见莲(《福建药物志》)，蓝花草、土地丁(《香港中草药》)。

【基原】 为龙胆科龙胆属植物华南龙胆的带根全草。

【原植物】 华南龙胆 *Gentiana loureirii* (G. Don) Griseb. [*Ericala loureirii* G. Don] 多年生矮小草本，高 3～8 cm。根略肉质，粗壮，根皮易剥落。茎直立，紫红色，密被乳突，有少数分枝。基生叶呈莲座状；叶片狭披针形，长 1.5～3 cm，宽 3～5 mm，全缘。茎生叶对生，无柄；叶片椭圆形或长圆状披针形，长 1～1.5 cm，宽 3～5 mm，先端锐尖，全缘。花数朵单生于小枝顶端，花梗紫红色；花萼钟形，先端 5 裂，裂片披针形或线状披针形；花紫色，漏斗形，长 1.2～1.5 cm，裂片 5，卵状披针形，其间有 5 褶，褶较短，约为裂片的 1/3，先端截形；雄蕊 5，着生于花冠中下部；子房椭圆形，花柱线形，柱头 2 裂。蒴果倒卵形，先端圆钝，有宽翅，两侧边缘有狭翅。种子多数，细小。花、果期 7～9 月。

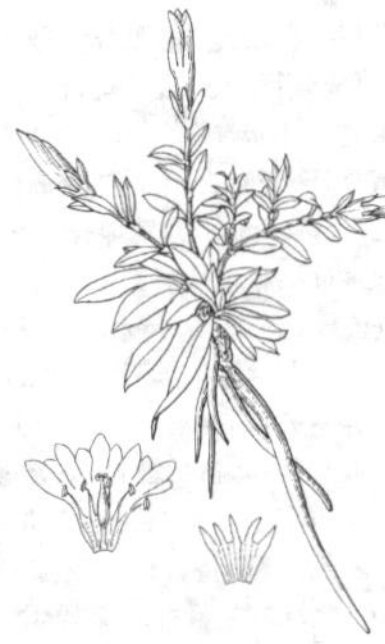

华南龙胆

生于海拔 300～2 300 m 的山坡路旁或河沟草地上。分布于浙江、福建、江西、湖南、广东、广西、台湾等地。

【采收加工】 6～7 月花初开时采收，晒干。

【药材】 龙胆地丁 *Gentianae Loureirii Herba*　主产于广东、广西。又称华南地丁。

性状　全草多皱缩成不规则团块状，根部土黄色。用热水浸软摊开观察，茎自基部丛生，紫红色，枝端有淡紫色或淡土黄绿色的钟状花。叶对生，完整者长圆形或长椭圆形，叶柄短或无；近基部的叶密集，较大，上部的叶稀疏，较小。质较脆，易碎。有青草气，味稍苦。

【药性】《全国中草药汇编》："苦，辛，寒。"

【功用主治】解毒消肿，清热利湿。主治疮疡肿毒，瘰疬痰核，咽喉肿痛，肠痈，肝炎，痢疾，白带，血尿。

1.《广西本草选编》："清热解毒，利尿。主治痈疮，无名肿毒，痢疾，肝炎。"

2.《全国中草药汇编》："清热利湿，解毒消痈。主治咽喉肿痛，阑尾炎，白带，尿血；外用治疮疡肿毒，淋巴结核。"

3.《福建药物志》："清热，通淋，镇痛。主治胃痛，淋病，小儿发热，对口疮。"

【用法用量】内服：煎汤，9～15 g。外用：鲜品捣敷。

【选方】1. 治痈疮，无名肿毒　紫花地丁全草6～9 g。水煎服，并用鲜全草捣烂外敷。(《广西本草选编》)

2. 治胃痛　鲜华南龙胆9 g，蛋1个。水煎，于早、晚饭前服。(《福建药物志》)

1335 龙脑香子 lóng nǎo xiāng zǐ (《新修本草》)

【基原】为龙脑香科龙脑香属植物龙脑香的种子。

【原植物】参见"梅花冰片"条。

【采收加工】9～10月果实成熟时采收，阴干。

【药性】辛，温。

1.《新修本草》："味辛。"

2.《纲目》："辛，温，气似龙脑。"

【功用主治】《新修本草》："下恶气，消食，散胀满，香人口。"

【用法用量】内服：入丸、散，0.15～0.3 g。

1336 龙脑膏香 lóng nǎo gāo xiāng (《新修本草》)

【基原】为龙脑香科龙脑香属植物龙脑香的油树脂。

【原植物】参见"梅花冰片"条。

【采收加工】参见"梅花冰片"条。

【成分】龙脑香的树脂和挥发油中含有多种萜类成分。主含右旋龙脑(borneol)，还含左旋龙脑，左旋异龙脑(isoborneol)，龙脑乙酸酯(bornyl acetate)，左旋α-松油醇(α-terpineol)，顺式及反式β-松油醇(β-terpineol)，莰烯(camphene)，α及β-蒎烯(pinene)，左旋柠檬烯(limonene)，对聚伞花素(p-cymene)等单萜和葎草烯(humulene)，丁香烯(caryophylene)，β-榄香烯(β-elemene)等倍半萜成分。还含常春藤皂苷元(hederagenin)，龙脑香醇酮(dipterocarpol)即是羟基达玛烯酮(hydroxydammarenone)Ⅱ，龙脑香二醇酮(dryobalanone)，古柯二醇(erythrodiol)，达玛烯二醇(dammarenediol)Ⅱ，奥寇梯木醇(ocotillol)Ⅱ，龙脑香环氧醇酮(kapurone)，龙脑香环氧二醇(kapurol)，奥寇梯木酮(ocotillone)，龙脑香三醇(dryobalanol)，龙脑香环氧烯酮(futabanone)。三萜类：齐墩果酸(oleanolic acid)，齐墩果酮酸(oleanonic acid)，马斯里酸(maslinic acid)，阿江榄仁酸(arjunolic acid)，积雪草酸(asiatic acid)，麦珠子酸(alphitolic acid)，齐墩果酸乙酸酯(oleanolic acid acetate)，常春藤次酮酸(hederagonic acid)，龙脑香醇酮酸(dryobalanoloic acid)，11-氧积雪草酸甲酯(methyl 11-oxoasiatate)，龙脑香内酯(dryobalanolide)等。

【药性】苦，温。

1.《新修本草》："味辛、苦，微寒。一云温，平，无毒。"

2.《南海药谱》："性温，味苦。"

【功用主治】1.《新修本草》："主耳聋。"

2.《南海药谱》："摩一切风。"

1337 龙眼树皮 lóng yǎn shù pí (《岭南采药录》)

【基原】为无患子科龙眼属植物龙眼树皮的韧皮部。

【原植物】参见"龙眼肉"条。

【采收加工】5～6月剥取树皮，晒干。

【功用主治】《岭南采药录》："能杀虫，可洗疳疮。"

【用法用量】内服：煎汤，9～15 g。外用：煎水洗；或煅存性研末撒。

【选方】治睾丸炎　龙眼树皮(去外层粗皮，用二层皮)刮如竹茹状。每次12～15 g，煎水去滓，临服时冲白酒半杯饮下，每日2次。〔《江西中医药》，1958，(8)：49〕

【临床报道】治疗头癣　用新鲜或干龙眼树皮500 g，加清水3 L浸泡30分钟，煮沸后用文火煎半小时(每剂煎3次)，药液倾入脸盆待用，用肥皂水清洗头皮后，取温热药液浸头皮(温度以患者可耐受为度)，每次浸洗20分钟，隔3～5日浸洗1次，3～5次为1个疗程，共2星期。共治疗18例，痊愈17例，显效1例。

1338 龙船乌泡 lóng chuán wū pào (《湖南药物志》)

【异名】乌泡天、八月泡、狗屎泡、羊乌树、过江龙、乌泡、乌莓。

【基原】为蔷薇科悬钩子属植物炮烙莓的全株。

【原植物】炮烙莓 *Rubus sieboldi* Bl.

常绿灌木。茎末端着地能生根发新苗，茎枝及叶柄上疏生微曲的硬刺并密被红褐色硬粗毛。叶革质，互生；叶柄长2～6 cm；托叶早落；叶片卵圆形，长7～15 cm，宽6～13 cm，基部心形，边缘有浅缺刻及锯齿，裂片先端尖或钝，上面初有绵毛，后脱落，下面密生灰白色柔毛，主脉及侧脉上生红褐色硬粗毛及稀疏的硬刺。夏初，叶腋单生1花或簇生数花，白色，直径约3 cm；花萼5裂，两面有赤褐色密毛；花瓣5，广椭圆形，边缘波状。聚合果球形，成熟时为红色。

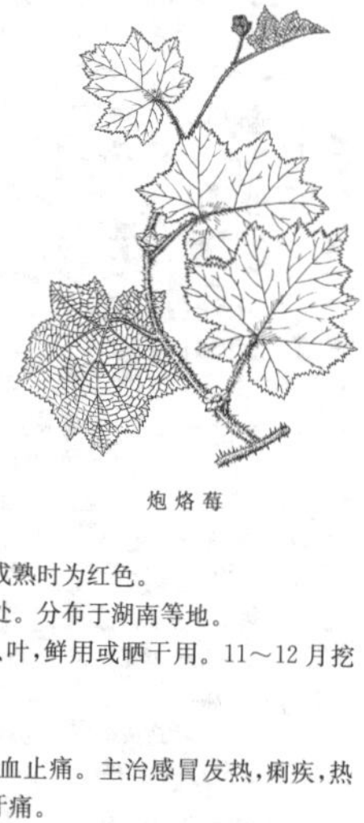

炮烙莓

生于温暖的山坡及山脚等处。分布于湖南等地。

【采收加工】7～9月采茎、叶，鲜用或晒干用。11～12月挖根，切片，晒干。

【药性】味涩；果，甘。

【功用主治】清热利湿，活血止痛。主治感冒发热，痢疾，热淋，口疮，劳伤吐血，跌打肿痛，牙痛。

【用法用量】内服：煎汤，15～30 g。外用：研末调敷；果，捣汁涂；嫩芽捣敷。

【选方】1. 治流感　炮烙莓全草60 g。水煎当茶饮。

2. 治痢疾　炮烙莓根30 g，算盘子根30 g，地榆9 g。水煎服。

3. 治淋病　炮烙莓15 g，海金砂30 g，过山龙、杉树脂各15 g。水煎，冲酒服。

4. 治小儿口糜　炮烙莓果，马桑果。捣汁，调清水涂口。

5. 治跌打损伤，刀斧伤　炮烙莓全草研末，酒调敷。

6. 治虫牙痛　炮烙莓嫩芽、蓖麻油、马蹄香，捣烂敷牙。

1339 龙牙楤木叶 lóng yá sōng mù yè (《黑龙江中药》)

【异名】刺老鸦叶(《吉林中草药》)。

【基原】为五加科楤木属植物辽东楤木的嫩叶及芽。

【原植物】参见"刺龙牙"条。

【采收加工】3～5月采收，鲜用。

【成分】干燥叶中含三萜皂苷：齐墩果酸-3-β-D-吡喃葡萄糖

基(1→3)-α-L-吡喃鼠李糖基(1→2)-α-L-吡喃阿拉伯糖基-28-O-β-D-吡喃葡萄糖基(1→6)-β-D-吡喃葡萄糖苷〔oleanolic acid-3-β-D-glucopyranosyl(1→3)-α-L-rhamnopyranosyl(1→2)-α-L-arabinopyranosyl-28-O-β-D-glucopyranosyl(1→6)-β-D-glucopyranoside〕,常春藤皂苷元-3-α-L-吡喃鼠李糖基(1→2)-α-L-吡喃阿拉伯糖基-28-O-β-D-吡喃鼠李糖基(1→4)-β-D-吡喃葡萄糖基(1→6)-β-D-吡喃葡萄糖苷〔hederagenin-3-α-L-rhamnopyranosyl(1→2)-α-L-arabinopyranosyl-28-O-β-D-rhamnopyranosyl(1→4)-β-D-glucopyranosyl(1→6)-β-D-glucopyranoside〕,齐墩果酸-3-O-α-L-吡喃鼠李糖基(1→2)-α-L-吡喃阿拉伯糖基-28-O-β-D-吡喃葡萄糖基(1→6)-β-D-吡喃葡萄糖苷〔oleanolic acid-3-O-α-L-rhamnopyranosyl(1→2)-α-L-arabinopyranosyl-28-O-β-D-glucopyranosyl(1→6)-β-D-glucopyranoside〕,常春藤皂苷元-3-O-β-D-吡喃葡萄糖基(1→3)-α-L-吡喃鼠李糖基(1→2)-α-L-吡喃阿拉伯糖基-28-O-β-D-吡喃鼠李糖基(1→4)-β-D-吡喃葡萄糖基(1→6)-β-D-吡喃葡萄糖苷〔hederagenin-3-O-β-D-glucopyranosyl(1→3)-α-L-rhamnopyranosyl (1→2)-α-L-arabinopyranosyl-28-O-β-D-rhamnopyranosyl(1→4)-β-D-glucopyranosyl(1→6)-β-D-glucopyranoside〕,常春藤皂苷元-3-O-α-L-吡喃阿拉伯糖基(1→2)-α-L-吡喃鼠李糖基-28-O-β-D-吡喃葡萄糖基(1→6)-β-D-吡喃木糖苷〔hederagenin-3-O-α-L-xylopyanoside〕,齐墩果酸-3-O-α-L-吡喃阿拉伯糖基(1→2)-α-L-吡喃鼠李糖基-28-O-β-D-吡喃葡萄糖基(1→6)-β-D-吡喃木糖苷〔oleanolic acid-3-O-α-L-arabinopyranosyl(1→2)-α-L-rhamnopyranosyl-28-O-β-D-glucopyranosyl(1→6)-β-D-xylopyranoside〕,常春藤皂苷元-3-O-α-L-吡喃阿拉伯糖基(1→2)-α-L-吡喃鼠李糖基(1→3)-β-D-吡喃葡萄糖基-28-O-β-D-吡喃葡萄糖基(1→6)-β-D-吡喃葡萄糖苷〔hederagenin-3-O-α-L-arabinopyranosyl(1→2)-α-L-rhamnopyranosyl(1→3) glucopyranosyl-28-O-β-D-glucopyranosyl(1→6)-β-D-glucopyranoside〕,常春藤皂苷元-3-O-α-L-吡喃阿拉伯糖基(1→2)-α-L-吡喃阿拉伯糖基(1→2)-α-L-吡喃鼠李糖苷〔hederagenin-3-O-α-L-arabinopyranosyl(1→2)-α-L-rhamnopyranoside〕,5-去羟基槲皮素-3-吡喃鼠李糖苷〔5-dehydroxyquercetin-3-rhamnopyranoside〕,5-去羟基山柰酚-3-吡喃鼠李糖苷〔5-dehydroxykampferol-3-rhamnopyranoside〕,矢车菊素-3-O-β-D-吡喃木糖基(1→2)-β-D-吡喃半乳糖苷〔cyanidin-3-O-β-D-xylopyranosyl(1→2)-β-D-galactopyranoside〕,常春藤皂苷元-3-O-β-D-吡喃葡萄糖基-(1→3)-β-D-吡喃半乳糖苷〔hederagenin-3-O-β-D-glucopyranosyl-(1→3)-β-D-galactopyranoside〕,常春藤皂苷元-3-O-β-D-吡喃葡萄糖苷酯(hederagenin-3-O-β-D-glucopyranoside ester),齐墩果酸-3-O-β-D-吡喃葡萄糖基-28-O-β-D-吡喃葡萄糖苷酯(oleanolic acid-3-O-β-D-glucopyranosyl-28-O-β-D-glucopyranoside ester),槲皮素-3-O-β-L-吡喃鼠李糖苷(quercetin-3-O-β-L-rhamnopyranoside),齐墩果酸-3-O-β-D-吡喃葡萄糖基-(1→3)-β-D-吡喃葡萄糖苷〔oleanolic acid-3-O-β-D-glucopyranosyl-(1→3)-β-D-glucopyranoside〕。幼芽含三萜皂苷辽东楤木皂苷(elatosides)G、H、J、K。

【功用主治】 清热利湿。主治湿热泄泻,痢疾,水肿。

【用法用量】 内服:适量,作菜食。

【选方】 治水肿 刺老鸦嫩叶适量。炖肉,任意食用。(《吉林中草药》)

1340 龙牙楤木果 lóng yá sōng mù guǒ《东北药用植物》

【基原】 为五加科楤木属植物辽东楤木的果实。

【原植物】 参见"刺龙牙"条。

【采收加工】 9~10月果实成熟时采收,鲜用或晒干。

【功用主治】 行气活血,清热解毒。主治胃气痛,腹痛泄泻,痛经,关节痛,跌打损伤,毒蛇咬伤,热毒疮疡。

【用法用量】 内服:煎汤,9~15 g。

【选方】 治乳汁不足 龙芽楤木果实适量。煎水,加煮红皮鸡蛋数个,一并服下。

1341 龙船花茎叶 lóng chuán huā jīng yè《本草图经》

【异名】 卖子木茎(《本草图经》)。

【基原】 为茜草科龙船花属植物龙船花的茎叶。

【原植物】 参见"龙船花"条。

【采收加工】 7~10月采收,切碎晒干。

【药性】 《新修本草》:"味甘微咸,平(一作'微温,咸平'),无毒。"

【功用主治】 散瘀止痛,解毒止血。主治跌打伤痛,风湿骨痛,疮疡肿毒。

1.《新修本草》:"主折伤血内溜,续绝,补骨髓,止痛,安胎。"

2.《广西中药志》:"散瘀,续筋,接骨,止痛,治折伤。"

3. 广州部队《常用中草药手册》:"活血散瘀,清热解毒,行气止痛。主治跌打损伤,瘀血疼痛,疮疖痈肿。"

4.《全国中草药汇编》:"散瘀止血。主治肺结核咯血,胃痛,风湿关节痛,跌打损伤。"

【用法用量】 内服:煎汤,15~30 g。外用:捣敷。

【选方】 1. 治跌打损伤,瘀血肿痛,疮疖痈肿 鲜(龙船花)茎、叶,捣烂,或全株晒干研粉,用水调敷患处。(广州部队《常用中草药手册》)

2. 治诸毒疮及湿疥,去死肉,生新肉 龙船花叶二三十块做一叠,用银簪刺数十孔,好醋一钵,将叶放醋内同煮。俟冷后,取一叶贴毒上,将干即换。(《岭南采药录》)

1342 平贝母 píng bèi mǔ《中药志》

【异名】 坪贝(《药材学》),贝母、平贝(《东北药用植物志》)。

【基原】 为百合科贝母属植物平贝母的鳞茎。

【原植物】 平贝母 *Fritillaria ussuriensis* Maxim.

草本,高40~60 cm。鳞茎粗1~1.4 cm,由2枚肥厚的鳞瓣组成,周围还有少数小鳞茎。茎基部以上具叶,叶轮生或对生,中部以上兼有少数散生;叶条形,长9~15 cm,宽2~6 mm,先端不卷曲或稍卷曲。花1~3朵,顶生,俯垂,紫色而具黄色小方格;顶端的花具4~6枚叶状苞片,苞片先端极卷曲;花被钟状;花被片6,长圆状倒卵形,钝头,基部上方有蜜腺;雄蕊6,长约为花被片的3/5;花柱具乳头状突起;柱头3深裂。蒴果宽倒卵形,具圆棱。花期5~6月。

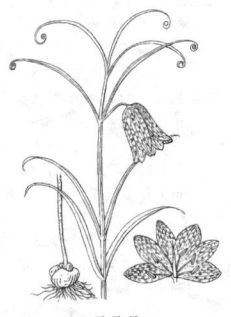

平贝母

生于林中肥沃土壤上。分布于我国东北地区。

【栽培】 生物学特性 喜冷凉湿润气候,耐寒,怕干旱、炎热,能耐-37 ℃的低温,当气温28 ℃时,地上植株枯萎。从幼苗到枯萎,生长期60日左右。以土层深厚、疏松、湿润和富含腐殖质的砂质壤土栽培为最好。

繁殖方法 用鳞茎和种子繁殖。以鳞茎繁殖为主:在6月份收获鳞茎时,大的加土入药,中、小者作种栽。中等的种栽按行距5~10 cm,株距5 cm,小的种栽按行株距5 cm×3 cm,栽后覆土5~6 cm,浇水,然后在畦上撒2~3 cm厚的土粪,以保持土壤水分。种子繁殖:春、秋播均可,6月份果实成熟,种子采下稍干,立即播种。条播,在畦面上按行距10 cm,深度0.5~1 cm开浅沟,将种子播入沟内，覆盖薄薄一层细土，稍加镇压后浇水，保持土壤湿润。

田间管理　出苗后要松土除草，并进行第一次追肥，第二次于秋季在畦面上盖2～3 cm的厩肥，6月初地上部枯萎，鳞茎进入休眠期，宜种植遮荫作物。

病虫害防治　锈病，为害茎叶。黑腐病，为害鳞茎，拔除病株，撒石灰消毒病穴，用50%多菌灵1 000倍液灌根。

【采收加工】　鳞茎繁殖1～2年收获，种子繁殖5～6年收获。5月下旬或6月上旬采收，将鳞茎挖出，除去泥土及须根，晒干或烘干。

【药材】　平贝母 *Fritillariae Ussuriensis Bulbus*　产于黑龙江、吉林、辽宁等地。

性状　鳞茎呈扁球形，高0.5～1 cm，直径0.6～2 cm。表面乳白色或淡黄白色，外层鳞叶2瓣，肥厚，大小相近或一片稍大抱合，顶端略平或微凹入，常稍开裂；中央鳞片小。质坚实而脆，断面粉性。气微，味苦。

鉴别　(1) 粉末特征：类白色。淀粉粒单粒多为圆三角形、卵形、圆贝壳形、三角状卵形、长茧形，直径6～58 (74)μm，长约至67 μm，脐点裂缝状、点状或人字状，多位于较小端，层纹细密；半复粒稀少，脐点2个；多脐点单粒可见，脐点2～4个。气孔类圆形或扁圆形，直径40～48(50)μm，副卫细胞4～6个。

(2) 取本品粉末5 g，加0.5%盐酸乙醇溶液35 ml，加热回流10分钟，趁热滤过，取滤液15 ml，加5%氨溶液使成中性，蒸干，残渣加5%硫酸溶液3 ml使溶解，滤过。滤液分置三支试管中：一管加硅钨酸试液2滴，生成灰白色沉淀；一管加碘化铋钾试液2滴，生成红棕色沉淀；另一管加碘化汞钾试液2滴，生成类白色沉淀。

(3) 薄层色谱：取本品粉末10 g，加浓氨试液10 ml、氯仿30 ml，超声处理30分钟，滤过，滤液蒸干，残渣加甲醇0.5 ml使溶解，作为供试品溶液。另取平贝碱甲对照品，加甲醇制成每1 ml含1 mg的溶液，作为对照品溶液。吸取供试品溶液12 μl、对照品溶液5 μl，分别点于同一硅胶G薄层板上，以醋酸乙酯-甲醇-浓氨试液(6：1：0.5)为展开剂，展开，取出，晾干，依次喷以稀碘化铋钾试液和5%亚硝酸钠试液。供试品色谱中，在与对照品色谱相应的位置上，显相同颜色的斑点。

(4) 取本品粉末2 g，加水20 ml，置60 ℃水浴中浸渍10分钟，立即滤过。取滤液2 ml，置试管中用力振摇1分钟，产生多量蜂窝状泡沫，在10分钟内不得消失。

品质标志　《中华人民共和国药典》2010年版规定，本品含总生物碱以贝母素乙($C_{27}H_{43}NO_3$)计，不得少于0.050%。

【成分】　鳞茎含生物碱：西贝母碱-3-*β*-*D*-葡萄糖苷(sipeimine-3-*β*-*D*-glucoside)，贝母辛碱(peimisine)，西贝母碱(sipeimine)，平贝碱甲(pingbeimine A)，平贝碱乙(pingbeimine B)，平贝碱丙(pingbeimine C)及平贝碱苷(pingbeimine glucoside)。

【药理】　1. 抗溃疡作用　平贝母总碱3 mg/100 g、1.5 mg/100 g大鼠皮下注射对幽门结扎型溃疡、腹腔注射对吲哚美辛型溃疡及应激性溃疡均有一定的抑制作用，这些作用可能与其抑制胃蛋白酶活性有关。

2. 镇咳、祛痰和平喘作用　4.0 g/kg平贝母粉能降低小鼠咳嗽反应率，增加呼吸道腺体的分泌，具有一定的祛痰、平喘作用。平贝母总生物碱、平贝碱甲均有明显的祛痰和降血压作用。

毒性　平贝母总碱给小鼠静注的LD_{50}为84.2 mg/kg；腹腔注射的LD_{50}为148.4 mg/kg。亚急性毒性试验表明，每只小鼠分别皮下注射平贝母总碱0.3 mg、0.15 mg，每日1次，连续3星期，对血象、肝功能、肾功能以及心、肝、脾、肾均无影响。

【药性】《长白山植物药志》："辛、苦，平。"

【功用主治】《长白山植物药志》："止咳化痰，润肺，散结。主治支气管炎，肺结核，肺炎，百日咳等咳嗽、痰喘，溃疡病，淋巴结结核，乳腺炎，痈疮等。"

【用法用量】　内服：煎汤，3～9 g；研粉，1～2 g。

【宜忌】　反乌头。

【选方】　1. 治结核咳嗽，痰中带血　平贝母35 g，白及50 g，白糖25 g。共研细末，每服10 g，每日2次。

2. 治阴虚发热，咳嗽痰少　平贝母10 g，知母10 g，甘草5 g。水煎服。

3. 治淋巴结结核　平贝母15 g，玄参20 g，牡蛎25 g。为细末，蜜丸，重10 g。每服1丸，每日2次。(1～3方出自《长白山植物药志》)

1343 平地木 píng dì mù (《李氏草秘》)

【异名】　叶下红(《李氏草秘》)，叶底红、矮脚樟(《杨春涯经验方》)，雪里珠、矮脚草、地茶(《植物名实图考长编》)，小青、矮茶、短脚三郎(《植物名实图考》)，矮茶荷、矮茶风(《草木便方》)，矮茶子(《天宝本草》)，地青杠(《分类草药性》)，老勿大(《草药新纂》)，金牛草、千年不大(《中国药用植物志》)，叶下珍珠(《江西民间草药》)，老不大(《浙江民间草药》)，铺地凉伞(《广西药用植物名录》)，阴山红、野枇杷叶(《上海常用中草药》)，矮地茶、不出林(《湖南药物志》)。

【基原】　为紫金牛科紫金牛属植物平地木的全株。

【原植物】　平地木 *Ardisia japonica* (Thunb.) Bl. [*Bladhia japonica* Thunb.]　又名：紫金牛(《中国药用植物志》)，凉伞盖珍珠(《中国植物志》)。

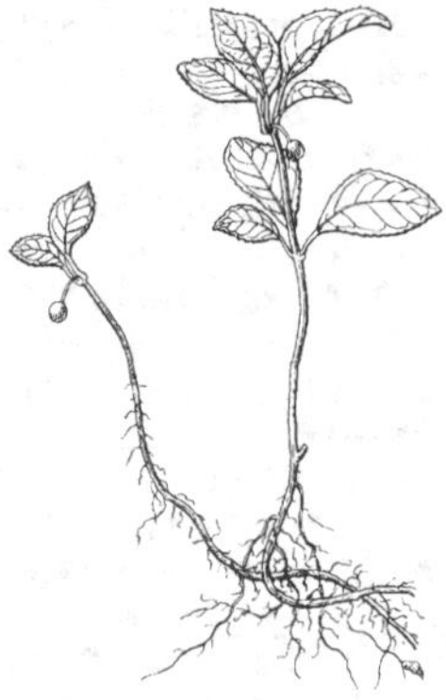

平 地 木

常绿半灌木，直立茎高可达40 cm。具匍匐根茎；近蔓生，不分枝，幼时被细微柔毛。叶对生或近轮生；叶柄长6～10 mm，被微柔毛；叶片坚纸质或近革质，椭圆形至椭圆状倒卵形，长4～7 cm，宽1.5～4 cm，先端急尖，基部楔形，边缘具细锯齿，两面具腺点。亚伞形花序，腋生或生于近茎顶端的叶腋，有花3～5朵；花梗长7～10 mm，常弯曲；花5数，有时6数；萼片卵形，具缘毛，有时具腺点；花瓣粉红色或白色，宽卵形，长4～5 mm；雄蕊较花瓣略短，花药披针状卵形或卵形，背部具腺点；雌蕊与花瓣等长，胚珠15枚，3轮。果球形，鲜红色，多少具腺点。花期5～6月，果期11～12月。

生于海拔1 200 m以下的低山林或竹林下。分布陕西及长江流域以南各地。

【栽培】　生物学特性　对气候要求不严，高山、平坝都能生长，喜阴湿，一般在林下栽培，土壤以疏松、肥沃而较湿润的腐殖土或砂质壤土较好。

繁殖方法　多以分株繁殖。早春或冬季进行，也可结合收获，挖起后，选带有须根的植株剪下做种苗。先整地开1.3 m的畦，按行窝距各25 cm开窝，每窝栽苗3株，填土踩紧，盖土与地面齐平，最后淋定根水。

田间管理　栽后在新叶发出时，松土1次，以后在7～10月再中耕除草3次。每次中除后，都要追肥。第一、第二次用人畜粪水，第三次用堆肥撒在畦上，3年后，植株布满地面，以后每年只扯草、追肥1～2次。

【采收加工】　栽后3～4年在8～9月采收，宜用挖密留稀的办法，或每隔 25 cm 留苗 2～3 株不挖，过 2～3 年又可收获。挖后晒干。

【药材】 平地木 *Ardisiae Japonicae Herba* 产于长江以南各地。

性状 全株长 15～25 cm。往往附有匍匐根茎。茎圆柱形或稍扁，直径 2～5 mm，表面暗红棕色，具细纵纹及突起的叶痕，基部疏生须状不定根；顶端有时可见花梗或暗红色皱缩的球形小果。质脆易折断，断面淡红棕色，中央有白色髓。叶常 3～5 枚集生于茎顶，叶片稍卷曲或破碎，展平后呈椭圆形，表面灰绿色至棕褐色，嫩叶附生腺毛，边缘具细锯齿，网脉明显。气微，味微涩。

鉴别 (1) 茎横切面：表皮外被角质层和腺毛。老茎有木栓层。外皮层细胞 1 列，内侧有数列厚角细胞。皮层有分泌腔散在，内皮层凯氏带明显。韧皮部外侧有少数微木化的纤维束；木质部细胞木化。髓部明显。薄壁细胞含草酸钙方晶、淀粉粒或棕色物质。

叶表面观：上下表面均有两种腺毛：一种腺头、柄均为单细胞，腺头长圆形；另一种腺头、柄均为 2 个细胞，腺头 2 个细胞并列。腺鳞头部扁球形，8～10 个细胞，直径 42～48 μm，柄为单细胞。下表面气孔不等式，副卫细胞垂周壁波状弯曲。

(2) 取本品粗粉 2 g，加水 20 ml，浸泡过夜，置水浴加热回流 30 分钟，滤过。滤液蒸干，残渣加甲醇 5 ml 溶解，滤过。取滤液 1 ml，加 3%三氯化铝溶液 3～4 滴，置紫外光灯(254 nm)下观察，显绿黄色荧光(检查黄酮类)。

(3) 薄层色谱：取本品粗粉 1 g，加甲醇 10 ml，浸泡过夜，滤过。取滤液 5 ml，于水浴上蒸干，残渣用甲醇 0.5 ml 溶解，作供试品液。另取岩白菜素制成对照品液。分别点于同一硅胶 G 板上，用氯仿-乙酸乙酯-甲酸(5∶4∶2)展开 19 cm。取出晾干，用 2%铁氰化钾-2%三氯化铁(用时 1∶1 等体积混合)喷雾，供试品色谱中，在与对照品色谱相应的位置上，显相同的蓝色斑点。

【成分】 全草含挥发油 0.1%～2%。挥发油由龙脑(borneol)、β-桉叶油醇(β-eudesmol)和 4-松油烯醇(4-terpinenol)等 61 个成分组成。去油后可得岩白菜素(bergenin)。全草还含有紫金牛酚(ardisinol)Ⅰ及Ⅱ，2-甲基腰果二酚(2-methylcardol)等，2-羟基-5-甲氧基-3-十五烯基苯醌(2-hydroxy-5-methoxy-3-pentadecaenyl benzoquinone)，冬青醇(ilexol)，摁贝素(embelin)，槲皮素(quercetin)，杨梅苷(myricitrin)，槲皮苷(quercitrin)等。

【药理】 1. 对呼吸系统的作用 平地木有镇咳、祛痰、平喘等作用，其煎剂及岩白菜素对电刺激猫喉上神经所引起的咳嗽及氨水喷雾引起的小鼠咳嗽都有明显的止咳作用。岩白菜素为其主要止咳成分，止咳作用强度按剂量计算相当于可待因的 1/4～1/7，连续给猫用药 23 日也无耐受性。酚红法祛痰试验表明，给小鼠口服平地木煎剂有明显的祛痰作用，其作用强度与等剂量桔梗相当，腹腔注射的作用更强。家兔眼结膜刺激试验表明，本品无明显刺激性，因此其祛痰作用可能通过吸收作用产生。岩白菜素无祛痰作用，亦无明显的平喘作用(豚鼠组胺喷雾法)。平地木祛痰的有效成分可能是黄酮(杨梅苷、槲皮素)，肌注或腹腔注射均有对抗组胺引致豚鼠哮喘的作用，平喘的有效成分为其挥发油。平地木有降低大鼠气管-肺组织耗氧量的作用。每日吸入二氧化硫造成慢性气管炎的大鼠模型实验表明，内服岩白菜素有一定的预防和治疗慢性气管炎的作用，表现为杯状细胞减少，炎细胞浸润，肺气肿及肺萎陷等病理性改变程度减轻。

2. 抗菌与抗病毒作用 平地木水煎剂对金黄色葡萄球菌、肺炎链球菌有抑制作用，并对接种于鸡胚的流感病毒有一定的抑制作用。除去鞣质后即失去抗菌作用，挥发油及黄酮苷虽有抑制作用，但体内难以达到有效浓度。紫金牛酚Ⅰ和紫金牛酚Ⅱ是两种抑制结核杆菌效力较强的酚性成分，抑菌效价分别是 12.5 μg/ml 和25～50 μg/ml。

3. 体内过程 犬与人口服岩白菜素后，吸收快，但不完全，排泄亦快，口服后 1 小时尿中即出现原形药物。犬一次大剂量肌注后，1～4 小时血浓度呈现高峰，2～7 小时尿浓度呈现高峰。岩白菜素在体内可能大部分被生物转化，以原形从尿中排出的药物占给药量的 0.8%～4.2%，人则不足服药量的 1%，因此临床上其作用快而短。

毒性 岩白菜素的毒性低，小鼠腹腔注射的最小致死量为 10 g/kg。粗黄酮小鼠腹腔注射的 LD_{50} 为 1.31 g/kg，纯黄酮苷为 0.84 g/kg。大鼠长期毒性试验表明，口服给予相当于临床用量的 60～330 倍的药物连续 60 日，平地木及岩白菜素对动物的生长发育和各主要脏器有一定毒性反应。

【药性】 辛、微苦，平。归肺、肝经。

1.《植物名实图考长编》："温，无毒。"

2.《现代实用中药》："苦，平。"

3.《浙江民间草药》："味辛，性平。"

【功用主治】 化痰止咳，利湿，活血。主治新久咳嗽，黄疸，水肿，淋证，白带，经闭，痛经，风湿痹痛，跌打损伤，咯血，吐血。

1.《李氏草秘》："捣汁冲酒服，治偏坠疝气。"(引自《纲目拾遗》)

2.《植物名实图考长编》："治男妇吐血，牙痛，通筋骨，和血。研汁服，解蛇毒。"

3.《植物名实图考》："治肿毒、血痢，解蛇毒，救中暑。""又治跌打损伤，风痛。"

4.《草木便方》："治风湿顽痹，肺痿久嗽，涂寒毒肿痛。"

5.《天宝本草》："消风散寒。治诸般咳嗽，安魂定魄，利心肺。"

6.《草药新纂》："为强壮药，治虚劳盗汗，咯血。"

7.《四川中药志》1960 年版："治寒湿腰痛，冷气腹痛。"

8.《上海常用中草药》："活血止痛，利尿，健胃，止血。治湿热黄疸，肝炎，急性肾炎，膀胱炎，肺结核盗汗、咯血，脱力劳伤，筋骨酸痛，月经不调，副鼻窦炎。"

【用法用量】 内服：煎汤，6～15 g；或鲜品捣汁。外用：捣敷或煎水洗。

【宜忌】 1.《植物名实图考》："孕妇忌服。"

2.《浙江民间草药》："有老胃气痛者忌服。"

【选方】 1. 治支气管炎 矮地茶 20 g，六月雪、肺经草各 10 g。每日 1 剂，水煎分 2 次服。(《中国民族药志》)

2. 治小儿肺炎 紫金牛 30 g，枇杷叶 7 片，陈皮 15 g；如有咯血或痰中带血者，加旱莲草 15 g。每日 1 剂，水煎分 2 次服。(《全国中草药汇编》)

3. 治吐血劳伤，怯症垂危，久嗽成劳 平地木叶干者三钱，猪肺连心一具，水洗净血，用白汤焯过，以瓦片挑开肺管，将叶包裹，麻线缚好，再入水煮熟，先吃肺汤，然后去药食肺，若嫌味淡，以清酱蘸食，食一肺后，病势自减，食三肺，无不愈者。(《纲目拾遗》)

4. 治肺痈 紫金牛 30 g，鱼腥草 30 g。水煎，2 次分服。(《江西民间草药》)

5. 治急性黄疸型肝炎 紫金牛、阴行草、车前草各 30 g，白茅根 15 g。水煎服。

6. 治肾炎浮肿，尿血尿少 紫金牛、车前草、葎草、鬼针草各 9 g。水煎服。

7. 治白带 平地木 30 g，白扁豆、椿根白皮各 12 g。煎服。(5～7 方出自《安徽中草药》)

8. 治风湿筋骨疼痛，跌打损伤疼痛 矮茶风 12 g，威灵仙 12 g，八角枫须根(白龙须)3 g，鸡血藤 20 g。水煎，加酒少许服。(《四川中药志》1960 年版)

9. 治睾丸肿胀 平地木、栀子根各 15 g，黄药子、苦楝子各 9 g。水煎去渣，加鸭蛋(去壳)2 个同煮，食蛋喝汤。(《安徽中草药》)

10. 治阴毒初起　紫金牛 2 000～2 500 g。水煎去渣，浓缩到 250 g，涂患处。(《安徽中草药》)

【临床报道】 1. 治疗慢性支气管炎　用单味矮地茶煎剂、浸膏和醇提片先后治疗 567 例，每日服药 30～60 g，连服 10 日，有效率为 61.6%～75.6%。配合其他中草药组成复方，其疗效又有所提高。用矮地茶提取物矮茶素(即岩白菜素)治疗 50 岁以上慢性气管炎患者 325 例，每日口服 375 mg，其中 274 例服药 10 日，有效率为 72.3%，显效者 27.0%；59 例连续服药 20 日，有效率为 81.3%，显效率为 47.4%。另有 51 例每日口服量加大至 600 mg，治疗 10 日的有效率 60.8%，显效率 23.9%，疗效并不比 375 mg 组高。其止咳、祛痰和平喘的有效率分别为 70.1%、67.3%和 33.3%。有效病例在服药 3 日内好转者占 60.7%，90%的患者在 5 日内起效。服药过程中有 15.8%的患者出现头晕、腹痛、腹胀，少数有腹泻、恶心、口渴及头痛等副作用，均较轻微且短暂，继续服药绝大多数可自行缓解。抽检 61 例患者服药前后的心电图、肝功能、尿常规、血常规，除 1 例在日服 375 mg 20 日后血清丙氨酸氨基转移酶升至 196 u 外，其余病例均未见异常改变。

2. 治疗肺结核　78 例患者单用紫金牛注射液(每 1 ml 含岩白菜素 30 mg)肌内注射，4～8 ml/日；22 例患者除上述注射用量外，每日加服紫金牛片 300～400 mg，疗程一般 3 个月，少数为 6 个月。100 例中，初治 49 例，复治 51 例。治疗结果：100 例患者病灶吸收总有效率 71%，恶化率 13%(其中渗出性者有效率优于干酪性者)；51 例空洞总有效率 49%，总恶化率 15.7%。据观察，初次治疗效果比重复治疗效好，初治有效率 83.6%，复治为 58.8%；初治空洞有效率 75%，复治为 32.3%。少数病例有头昏、失眠、皮疹、身痒和肌注局部疼痛，但均较轻，无需处理。

3. 治疗溃疡病出血　每日口服 50%紫金牛煎液 100～200 ml，呕吐重者以 200%紫金牛注射液 60～100 ml 加入 10%葡萄糖液或 5%葡萄糖盐水中静滴，呕吐好转后仍改为口服给药。观察 50 例胃、十二指肠溃疡病出血，平均 3.6 日控制呕血和黑便；平均 8 日大便潜血转阴。

1344 打米花 dǎ mǐ huā (《贵州民间药物》)

【异名】 马郎花、白花藤(《贵州民间药物》)，小元宝(《广西药用植物名录》)，消食藤、翼萼藤(《浙江药用植物志》)。

【基原】 为旋花科飞蛾藤属植物飞蛾藤的全草或根。

【原植物】 飞蛾藤 *Porana racemosa* Roxb.

攀缘灌木，长可达 10 m。茎缠绕，草质，圆柱形，幼时或多或少被黄色硬毛，后具小瘤或无毛。单叶互生；叶柄长 5～11 cm，被疏毛至无毛；叶片卵形，长 6～11 cm，宽 5～10 cm，先端渐尖或尾状，具钝或锐尖的尖头，基部深心形，两面疏被紧贴的柔毛；掌状脉基出，7～9 条。圆锥花序腋生；苞片叶状，抱茎，小苞片钻形；花柄长 3～6 mm；萼片 5，线状披针形，通常被柔毛，果时全部增大，呈长圆状匙形；花冠漏斗形，白色，管部带黄色，无毛，5 裂至中部，裂片开展，长圆形；雄蕊 5，内藏，花丝短于花药；子房无毛，花柱 1，柱头棒状，2 裂。蒴果卵形，长 7～8 mm，具小短尖头。种子 1 颗，卵形，长约 6 mm，暗褐色或黑色，平滑。花期 9 月。

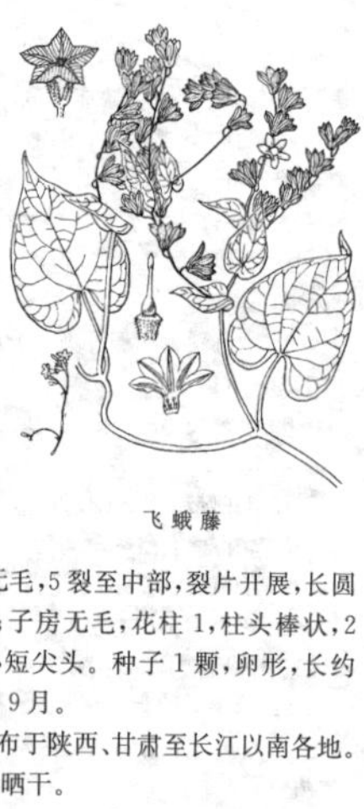

飞蛾藤

生于石灰岩山地灌丛中。分布于陕西、甘肃至长江以南各地。

【采收加工】 8～10 月采收，晒干。

【药性】 《贵州民间药物》："性温，味辛。"

【功用主治】 行气，活血，解毒。主治食积，劳伤，无名肿毒。

【用法用量】 内服：煎汤，9～15 g。外用：捣敷。

【选方】 1. 治食积不消　翼萼藤 15 g，山楂、六月雪各 12 g。水煎服。(《浙江药用植物志》)

2. 治高烧　打米花全草 30 g。煎水服。

3. 治痨伤疼痛　打米花根 30 g。泡酒服。

4. 治无名肿毒　打米花根 30 g。煎水洗患处。(2～4 方出自《贵州民间药物》)

1345 打破碗花花 dǎ pò wǎn huā huā (《四川常用中草药》)

【异名】 湖北秋牡丹(《经济植物手册》)，大头翁(《陕西中草药》)。

【基原】 为毛茛科银莲花属植物打破碗花花的根或全草。

【原植物】 打破碗花花 *Anemone hupehensis* Lem.　又名：山棉花、秋芍药、野棉花。

多年生草本，高 20～120 cm。根长约 10 cm，直径 4～7 mm。基生叶 3～5；叶柄长 3～36 cm，被柔毛，基部有短鞘；三出复叶，有时 1～2 或全部为单叶，中央小叶较大，柄长 1～6.5 cm，小叶片卵形或宽卵形，长 4～11 cm，宽 3～10 cm，不分裂或 3～5 浅裂，边缘有粗锯齿，两面被疏糙毛，侧生小叶较小，斜卵形。花葶直立，疏被柔毛；聚伞花序，二至三回分枝，有较多的花，偶不分枝，有 3 朵花；苞片 3，轮生，叶状，柄长 0.5～6 cm；花梗长 3～10 cm，被柔毛；花两性；萼片 5，花瓣状，紫红色，倒卵形，长 2～3 cm，宽 1.3～3 cm，外面被短柔毛；花瓣无；雄蕊多数，长约为萼片长的 1/4，花药黄色；心皮甚多，生于球形花托上，有长柄，被短柔毛。聚合果球形，直径约 1.5 cm；瘦果密被绵毛。花期 7～9 月，果期 9～11 月。

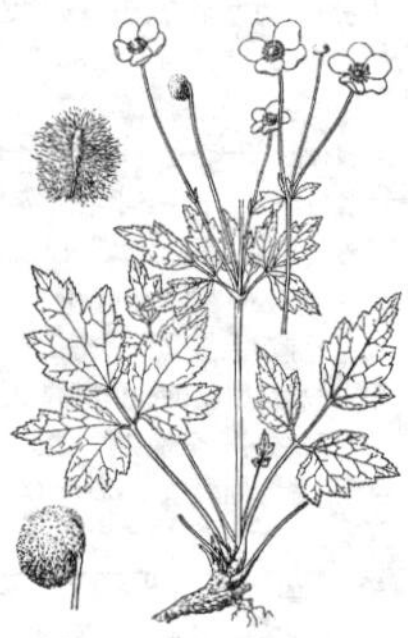

打破碗花花

生于海拔 400～1 800 m 的低山、丘陵草坡或沟边。分布于陕西、甘肃、浙江、江西、湖北、湖南、广东、广西、四川、贵州、云南。

【栽培】 生物学特性　喜凉爽温暖气候。耐寒，喜潮湿。以含腐殖质丰富的砂质壤土最好，其次是石灰质壤土和黏壤土，而贫瘠和过于干旱的地区，则不宜于栽种。

繁殖方法　用种子或分根繁殖。种子繁殖：早春 3 月进行苗床育苗。条播，行距 9 cm，开浅沟播入，覆薄土一层，以盖没种子为度。当苗出齐后，可间苗 1 次，至 5 月上旬，即可移植于大田。分根繁殖：早春植株未萌芽以前，挖掘母根旁所生之幼株，按行株距 30 cm×24 cm 穴栽，栽后浇水。

【采收加工】 栽培 2～3 年后，6～8 月花未开放前挖取根部，除去茎叶、须根及泥土，晒干。茎叶切段，晒干或鲜用。

【药材】 打破碗花花 *Anemones Hupehensis Herba seu Radix*

主产于四川、陕西、甘肃等地。

性状　全草长可达 1 m。根呈长圆柱形，平直或弯曲，直径 0.5～2 cm，长 5～15 cm；表面灰棕色；质坚硬，不易折断。根头部有 1 至数个茎基，基生叶为三出复叶或单叶，小叶卵形或狭卵形。茎纤细，下部较粗，表面密生短柔毛。茎生叶多为单叶；少有三出复叶，上表面深绿色，下表面灰绿色，均被细毛茸，边缘有锯齿。聚伞花序顶生，二至三回分枝或成单花。

鉴别　(1) 茎横切面：表皮细胞 1 列，皮层细胞 4～5 列，类圆形或类方形。中柱鞘纤维连成环状。外韧型维管束排成 2 轮，外轮较小，20～25个，周围有纤维束环列，其外方与中柱鞘纤维相连；内轮维管束稍大，6～8个，周围亦有纤维束环列。髓部大。

根横切面：后生皮层5～6列细胞，皮层1～2列细胞，内皮层细胞壁薄，凯氏带木化。韧皮部散有纤维束，有的纤维束包围筛管群。木质部呈放射状排列，长短不一，由导管、纤维及薄壁细胞组成。

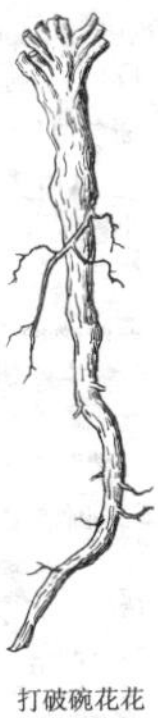

打破碗花花（根）外形

(2) 取本品甲醇提取液1 ml，挥干甲醇，加入醋酐1 ml，沿管壁缓缓滴加浓硫酸2 ml，则两液交界处呈现红色环（检查三萜皂苷）。

(3) 取本品的水蒸馏液，用氯仿提取。取少量氯仿提取液，挥干后加入2% 3，5-二硝基苯甲酸乙醇液与1 mol/L氢氧化钠的50%乙醇液，溶液显紫色（检查白头翁素）。

【成分】 含三萜皂苷：打破碗花花皂苷（hupehensis saponin）A、B、C、D、E，威灵仙二糖皂苷（prosapogenin）-CP_4（S_1）和威灵仙二糖（prosapogenin）-CP_6（S_2）。

根茎含三萜及其皂苷：齐墩果酸（oleanolic acid），齐墩果酸-3-*O*-*β*-*D*-吡喃核糖基-（1→3）-*α*-*L*-吡喃鼠李糖基（1→2）-*α*-*L*-吡喃阿拉伯糖苷[oleanolic acid-3-*O*-*β*-*D*-ribopyranosyl-（1→3）-*α*-*L*-rhamnopyranosyl（1→2）-*α*-*L*-arabinopyranosid]，齐墩果酸-3-*O*-*β*-*D*-吡喃核糖基（1→3）-*α*-*L*-吡喃鼠李糖基-（1→2）-*β*-*D*-吡喃木糖苷〔oleanolic acid-3-*O*-*β*-*D*-ribopyranosyl-（1→3）-*α*-*L*-rhamnopyranosyl（1→2）-*β*-*D*-xylopyranoside〕。

【药理】 抑菌作用　打破碗花花鲜汁体外抑菌试验，对金黄色葡萄球菌、铜绿假单胞菌有抑制作用。

【药性】 苦，辛，凉，有毒。

1.《陕西中草药》："苦，凉，有小毒。"

2.《四川常用中草药》："苦、辛，温。入肺、脾二经。"

3.《甘肃中草药手册》："苦，寒。"

【功能主治】 利湿，解毒，杀虫，消肿。主治痢疾，泄泻，黄疸，疟疾，蛔虫病，疮疖痈肿，瘰疬，跌打损伤。

1.《民间常用草药汇编》："治牙痛。"

2.《陕西中草药》："清热解毒，排脓生肌，消肿散瘀，消食化积，截疟，杀虫。治顽癣，秃疮，疔疮痈肿，无名肿毒，疟疾，痢疾，小儿疳积，消化不良，跌打损伤。"

3.《四川常用中草药》："治瘰疬疮毒。"

4.《贵州民间方药集》："治水泻，腰痛，腹痛，脚转筋。"

5.《福建药物志》："主治蜂螫伤，癣。"

6.《湖北中草药志》："用于火眼，虫牙疼痛，肺结核，急性黄疸型肝炎，蛔虫病，钩虫病，蛇咬伤。"

7.《秦岭巴山天然药物志》："主治子宫炎、胃炎。"

【用法用量】 内服：煎汤，3～9 g；或研末；或泡酒。外用：煎水洗；或捣敷；或鲜叶捣汁涂。

【宜忌】 1.《民间常用草药汇编》："有小毒，孕妇忌服。"

2.《云南中药志》："本品刺激性强，内服可引起恶心，呕吐和下泻，还可刺激肾脏产生血尿、蛋白尿等副作用。"

【选方】 1. 治腹中虫作痛　打破碗花花根加苦楝根皮，熬水服。

2. 治漆疮　打破碗花花根或叶，趁鲜春烂，取汁液敷患处。

3. 治冻疮　打破碗花花絮，春烂，外敷溃烂处。（1～3方出自《彝族植物药》）

4. 治瘰疬，疮痈　打破碗花花根、紫玉簪根（去皮）各适量。捣绒外敷。（《四川中药志》1982年版）

5. 治秃疮　野棉花30 g（研粉），青胡桃皮120 g。共捣烂外敷。（《陕西中草药》）

6. 治跌打损伤、腰痛　打破碗花花3～9 g。泡酒服。

7. 治风火、虫牙痛　打破碗花花鲜根30 g。浓煎取汁，加白糖30 g，每日服2次（6、7方出自《湖北中草药志》）

8. 治子宫内膜炎　打破碗花花根9 g，白英9 g，小茴香9 g，菊叶三七9 g。水煎服。（《四川中药志》1982年版）

1346 东风草 dōng fēng cǎo（《全国中草药汇编》）

【异名】 九里明、九里光、千里光（《海南岛常用中草药手册》），毛千里光（《万县中草药》），黄花地胆草（《惠阳中草药》），大头艾纳香（《全国中草药汇编》）。

【基原】 为菊科艾纳香属植物东风草的全草。

【原植物】 东风草 *Blumea megacephala*（Randeria）Chang et Tseng[*B. riparia*（Bl.）DC. var. *megacephala* Randeria]

攀缘状草质藤本或基部木质，长1～3 m或更长。茎圆柱形，多分枝，有明显沟纹，具疏毛或后脱落，节间长6～12 cm，小枝节间长2～4 cm。叶片卵形、卵状长圆形或长圆形，长7～10 cm，宽2.5～4 cm，先端短尖，基部圆形，边缘有疏细齿或点状齿，上面被疏毛或后脱落，有光泽，干后常变淡黑色，下面无毛或多少被疏毛。小枝上部的叶较小，椭圆形或卵状长圆形，长2～5 cm，宽1～1.5 cm，具短柄，边缘有细齿。头状花序疏散，通常1～7个腋生在小枝顶端排成总状或近伞房状花序，再排成大型具叶的圆锥花序，花序柄长1～3 cm；总苞半球形；总苞片5～6层，外层基部常弯曲，背面被密毛，中层先端稍尖，背面脊处被毛，有缘毛，内层长于最外层的3倍；花托平，密被白色长柔毛；花黄色，雌花多数，细管状，檐部2～4齿裂；两性花花冠管状，被白色多细胞节毛，檐部5齿裂。瘦果圆柱形，有10条棱，被疏毛；冠毛白色，糙毛状。花期8～12月。

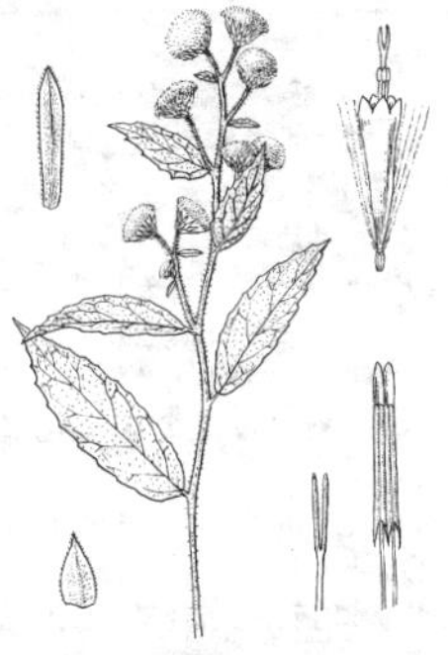

东风草

生于林缘、灌丛、山坡、丘陵等处。分布于西南及江西、福建、台湾、湖南、广东、海南、广西等地。

【采收加工】 7～10月采收，鲜用或切段晒干。

【药性】《海南岛常用中草药手册》："苦，凉。"

【功用主治】《海南岛常用中草药手册》："清热解毒，退翳明目。治痈肿疮疖，湿疹皮炎，痔核，眼红肿痛。"

【用法用量】 内服：煎汤，10～15 g。外用：煎水洗；或捣敷。

【选方】 1. 治风疹　毛千里光、夜交藤各9 g，十大功劳叶12 g。水煎服。

2. 治疥疮　毛千里光、五匹风、白地黄瓜各9 g。水煎服。（1、2方出自《万县中草药》）

1347 东风菜 dōng fēng cài（《开宝本草》）

【异名】 仙白草、山蛤蒿（《中国药用植物志》），盘龙草、白云草（《湖南药物志》），尖叶苦荬、山白菜、小叶青（《浙江民间常用草药》），菊花暗消（《云南药用植物名录》），山蛤芦、雌雄剑、冷水丹（《浙江药用植物志》），蔻菜、野芋头（《福建药物志》），钻山狗、疙瘩药、草三七（《中国植物志》）。

【基原】 为菊科东风菜属植物东风菜和短冠东风菜的根茎及全草。

【原植物】 1. 东风菜 *Doellingeria scaber*（Thunb.）Nees

[*Aster scaber* Thunb.]

多年生草本，高1～1.5 m。根茎粗短，横卧，棕褐色，旁生多数须根。茎直立，中部有时略带红色，有糙毛。叶互生；叶柄长5～15 cm，具翅；叶片心形，长9～15 cm，宽6～15 cm，上面绿色，下面灰白色，两面有糙毛，边缘具小尖头的齿，基部急狭成窄翼长10～15 cm的柄；中部以上的叶片卵状三角形，先端急尖，两面有毛。头状花序直径1.8～2.4 cm，排列成圆锥伞房状；总苞片约3层，不等长，边缘膜质；外围1层雌花约10个，舌状，舌片白色，条状长圆形；中央有多数黄色两性花，花冠筒状，上部5齿裂。瘦果倒卵圆形或椭圆形，有5条厚肋；冠毛污黄色。花期6～10月，果期8～10月。

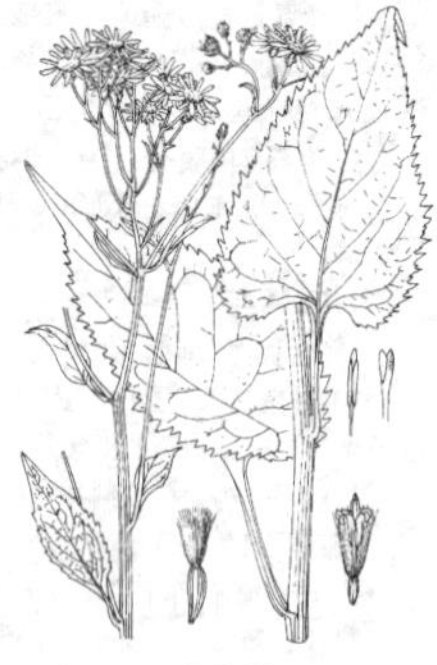
东风菜

生于山地林缘及溪谷旁草丛中。分布于我国北部、东部、中部至南部各地区。

2. 短冠东风菜 *D. marchandii* (Lévl.) Ling

本种与东风菜的区别在于：叶片心形，长宽均7～10 cm，叶柄长达17 cm以上，中部叶柄不具翅。头状花序直径2.5～4 cm；总苞片3层近等长，仅内层总苞片的边缘膜质。瘦果被粗伏毛；冠毛褐色。

生于山谷、水边、田间、路旁。分布于浙江、江西、湖北、广东、广西、四川、贵州及云南等地。

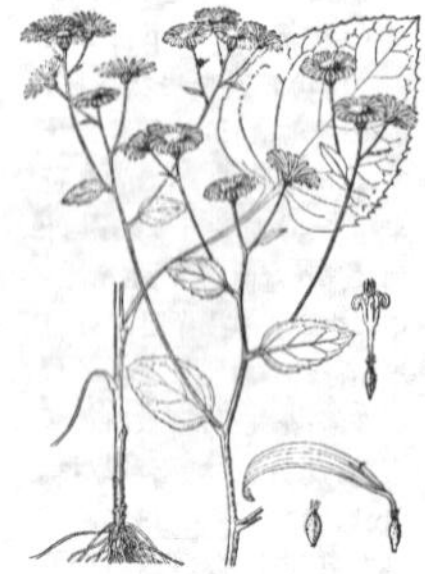
短冠东风菜

【采收加工】 8～10月采挖根茎，6～10月采收全草，鲜用或晒干。

【成分】 东风菜根含皂苷类成分：东风菜皂苷(scaberoside) A3、B5，foetidissimoside。刺囊酸-3，28-*O*-双链苷(echinocystic acid-3，28-*O*-bisdesmoside)；东风菜苷(scaberoside) A1、A2、A3、A4；齐墩果酸苷(oleanolate glycoside)；东风菜苷B1、B2、B3、B4、B5、B6、B7、B8、B9；刺囊酸糖苷(echinocystic acid glycosides)；东风菜苷(scaberoside) Ha、Hb1、Hb2、Hc1、Hc2、Hd、Hf、Hg、Hh、Hi。紫菀皂苷(aster saponin) Ha、Hb，恶臭味苷(foetidissimoside)A；紫菀刺囊酸双链苷东风菜苷(aster echinocystic bisdesmoside scaberoside)。

地上部分含酚酸类：咖啡酰奎宁酸(caffeoyl quinic acid)，3，5-二咖啡酰奎宁酸(3，5-dicaffeoyl-quinic acid)，(—)3，5-二咖啡酰奎宁酸〔(—)3，5-dicaffeoyl quinic acid〕，(—)4，5-二咖啡酰粘奎宁酸〔(—) 4，5-dicaffeoyl quinic acid〕，(—)5-咖啡酰奎宁酸〔(—)5-caffeoyl quinic acid〕。又含(3*S*)-3-*O*-(3′，4′-二当归酰-*β*-*D*-吡喃葡萄糖氧基)-7-氢过氧基-3，7-二甲基-1，5-辛二烯〔(3*S*)-3-*O*-(3′，4′-diangeloyl-*β*-*D*-glucopyranosyloxy)-7-hydroperoxy-3，7-dimethylocta-1，5-diene〕，(3*S*)-3-*O*-(3′，4′-二当归酰-*β*-*D*-吡喃葡萄糖氧基)-6-氢过氧基-3，7-二甲基-1，7-辛二烯〔(3*S*)-3-*O*-(3′，4′-diangeloyl-*β*-*D*-glucopyranosyloxy)-6-hydroperoxy-3，7-dimethylocta-1，7-diene〕，菠菜甾醇(spinasterol)，4(15)，5，10(14)-大牻牛儿三烯-1-醇〔germacra-4(15)，5，10(14)-triene-1-ol〕，7-methoxy-4(15)-oppositen-1-ol，6-甲氧基-4(15)-桉叶烷-1-醇〔6-methoxy-4(15)-eudesmane-1-ol〕，菠菜甾醇对凹顶藻烯-1-醇-3-*O*-*β*-*D*-吡喃葡萄糖苷(spinasterol 3-*O*-*β*-*D*-glucopyranoside)。

【药理】 1. 免疫调节　分离鉴定的东风菜皂苷可显著促进小鼠脾淋巴细胞产生IL-2；在体外能明显增强ConA对淋巴细胞的刺激作用，对免疫细胞有调节作用；并能促进脾空斑形成细胞的反应，对抗体形成细胞有刺激作用。

2. 免疫增强及抗肿瘤作用　对东风菜根部的总皂苷进行荷瘤小鼠炭粒廓清、T淋巴细胞及其亚群的免疫研究，结果证明，小鼠按3.0 mg/kg口服给药，可增加炭粒廓清速率、吞噬活性和T淋巴细胞总数及其亚群的百分率。抑瘤实验证明，小鼠按150 mg/kg、300 mg/kg、600 mg/kg口服给药，对小鼠肉瘤 S_{180} 和HAc实体瘤有明显的抑制作用，对肝癌腹水型荷瘤小鼠的生命延长率有明显的增加作用。认为东风菜根总皂苷具有一定的增加机体免疫功能及抗肿瘤的生物活性。

【药性】 辛、甘，寒。

1.《开宝本草》："甘，寒，无毒。"

2.《浙江药用植物志》："苦，寒。"

3.《福建药物志》："辛、甘，寒。"

【功用主治】 散风热，清头目。主治风热头痛，眩晕，目赤，咽痛，蛇咬伤。

1.《开宝本草》："主风毒壅热，头疼目眩，肝热眼赤。"

2.《本草省常》："清热，明目。"

3.《湖南药物志》："疏风，祛湿，行气，健脾，消食。主治骨节疼痛，寒痧腹痛。"

4. 广州部队《常用中草药手册》："祛风热，疗蛇伤。治毒蛇咬伤，目赤肿痛，咽喉肿痛，肠炎腹痛。"

5.《贵州草药》："活血调气，止血生肌，消食积。"

6.《广西民族药简编》："根与鸡蛋或鸡肉共煎服治急慢性支气管炎(壮)，水煎服治咳嗽、不孕症(瑶)，磨第二次洗米水含咽，兼用叶捣烂隔布敷咽喉，治鹅喉(瑶)。"

7.《浙江药用植物志》："主治中暑腹痛，急性肾炎，淋巴管炎，阴囊湿疹。"

【用法用量】 内服：煎汤，15～30 g。外用：鲜品捣敷。

【选方】 1. 治急性肾炎　东风菜鲜根状茎60 g。捣烂，放酒杯内扣于脐上，用布包扎。每日换1次。

2. 治肺病吐血　东风菜根状茎、万年青根、黄独各9 g。水煎服。(1、2方出自《浙江药用植物志》)

3. 治蕲蛇咬伤　鲜东风菜全草适量捣烂，取汁一小杯，内服；渣外敷伤口周围。(《全国中草药汇编》)

【临床报道】 治疗慢性支气管炎　用东风菜根100 g，加水200 ml，红糖适量，煎成100 ml糖浆。每日3次，每次服30 ml，10日为1个疗程，用3～5个疗程。治疗慢性支气管炎105例。临床控制12例，显效43例，好转46例，无效4例，总有效率96.2%。

1348 东风橘 dōng fēng jú (《岭南采药录》)

【异名】 砚壳刺、狗吉、乌柑仔、山柑子、黄根(《台湾药用植物志》)。

【基原】 为芸香科酒饼簕属植物酒饼簕的根及叶。

【原植物】 酒饼簕 *Atalantia buxifolia* (Poir.) Oliv. [*Citrus buxifolia* Poir.；*A. hainanensis* Merr. et Chun]　又名：半天钓、假花椒(《岭南采药录》)，狗桔、狗骨簕、酒饼药(《新华本草纲要》)。

灌木或小乔木。分枝甚多，刺生于叶腋，坚硬。单叶互生；叶狭长椭圆形、倒卵状椭圆形或卵形，长2～7 cm，宽1.5～4 cm，先端圆，明显微凹，基部圆至楔形，边缘全缘，革质；侧脉在叶缘处连接成明显的缘脉。花两性，单生或有花3～8朵聚生于叶腋内；花萼不规则5深裂，裂片不等大，卵形；花瓣5，白色，倒卵状椭圆形或倒卵形，长 3～4 mm；雄蕊10，分离，长短不相等，长的与花瓣等长，短的有时无花药；子房2～3室，花柱比子房稍长，柱头略增粗；花盘略升起。浆果球形或扁圆形，直径 6～10 mm，紫黑色，具宿存萼片。种子 1～2 颗，种皮白色。花期 4～6 月，果期8～10 月。

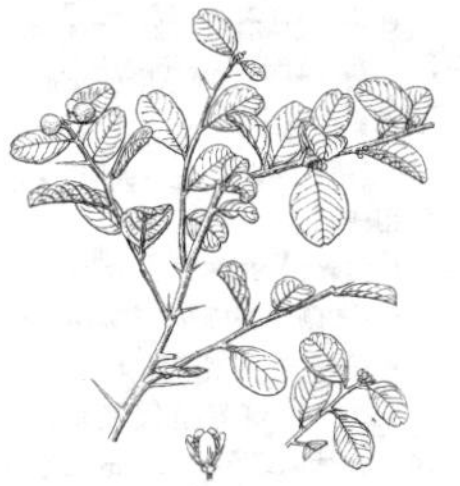

酒饼簕

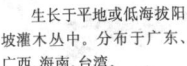

生长于平地或低海拔阳坡灌木丛中。分布于广东、广西、海南、台湾。

【采收加工】 全年均可采，根切片晒干，叶阴干。

【成分】 干燥的根和茎中含有 6-去氧-6a-乙酰氧基酒饼簕素乙酯(6-deoxy-6a-acetoxyatalantin acetate)。

【药性】《广西本草选编》："味微苦、辛，气香，性温。"

【功用主治】 化痰止咳，行气止痛。主治咳嗽，胃痛，疝气，风湿痹痛，跌打肿痛。

1.《岭南采药录》："理跌打肿痛。又能止痛，祛风痰，瘫痪用之有效。苏劳伤，理咳嗽，除小肠气痛。"

2.《广西本草选编》："疏风散寒，行气止痛，接骨。"

3.《全国中草药汇编》："祛风解表，化痰止咳，理气止痛。主治感冒，头痛，咳嗽，支气管炎，疟疾，胃痛，风湿性关节炎，腰腿痛。"

4.《台湾药用植物志》："根煎水服，治疟疾，祛痰，利尿；亦治痧症及毒蛇咬伤。"

【用法用量】 内服：煎汤，根 10～30 g，叶 9～15 g；或浸酒。外用：鲜叶捣敷；或研末酒炒敷。

【选方】 1. 治咳嗽，支气管炎　东风橘叶、布渣叶、华泽兰根、车前草各 15 g。水煎服。(《全国中草药汇编》)

2. 治疟疾　东风橘根 30～60 g。水煎，发作前 4 小时顿服，连服 3～5 日。(《全国中草药汇编》)

3. 治风寒咳嗽，胃溃疡，风湿痹痛　东风橘根 15～30 g。水煎服。(《广西本草选编》)

4. 治气滞胃脘痛，腹痛　东风橘根 30 g，陈皮 6 g，香附、豆豉姜各 9 g。水煎服(《香港中草药》)

1349 东当归 dōng dāng guī (《东北常用中草药手册》)

【异名】 当归、延边当归、朝鲜当归、大和当归(《吉林中草药》)。

【基原】 为伞形科当归属植物东当归的根。

【原植物】 东当归 *Angelica acutiloba* (Sieb. et Zucc.) Kitag. [*Ligusticum acutilobum* Sieb. et Zucc.]

多年生草本，高 30～100 cm。全株无毛，有细纵沟纹。根圆柱状，长 10～25 cm，粗 1～2.5 cm，有多数支根，表面黄褐色至棕褐色，有浓香气。叶互生，叶柄长 10～30 cm，基部膨大成管状叶鞘，茎顶部叶简化成长圆形叶鞘；叶一回至二回三出羽状分裂；叶片膜质，表面亮绿色，背面绿白色，末回裂片披针形至卵状披针形，3 裂，长 2～9 cm，宽 1～3 cm，先端渐尖至急尖，基部楔形，边缘有尖锐锯齿。复伞形花序顶生或侧生，花序梗、伞辐、花柄无毛或有疏毛；花序梗长 5～20 cm；总苞片 1 至数枚，线状披针形；伞辐17～30；小总苞片 5～8，线形；小伞形花序有花约 30 朵；花白色；萼齿不明显；花瓣倒卵形至长圆形；花柱长为花柱基的 3 倍。双悬果狭长圆形，略扁压，长 4～5 mm，宽 1～1.5 mm，背棱线形，尖锐，侧棱狭翅状，棱槽内有油管 3～4，合生面有油管 4～8。花期 7～8 月，果期 8～9 月。

日本和朝鲜以本种作当归，栽培入药。我国吉林省延边朝鲜族自治州的延吉、珲春、和龙等地有栽培。

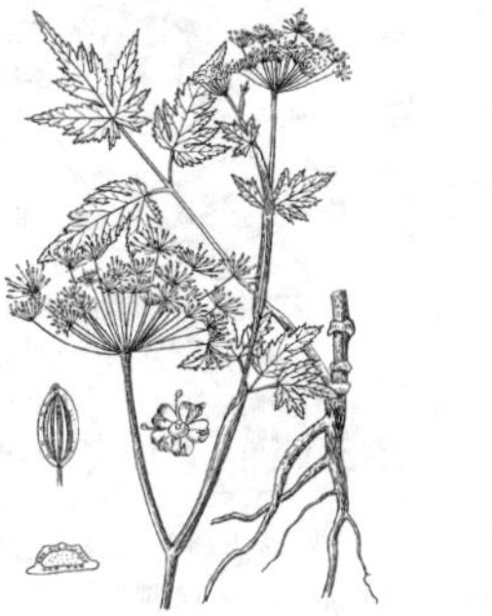

东当归

【采收加工】 9～10 月采挖，置室内先用微火熏，然后晾干。

【药材】 东当归 *Angelicae Acutilobae Radix*　产于吉林等地。

性状　根肥大，长 10～18 cm。根头及主根粗短，略呈圆柱形，主根下端分出侧根 5～10 余条，外形弯曲，长短不一。表面黄棕色或棕褐色，有不规则的纵皱纹及横向椭圆形皮孔。主根顶端平截，中央为凹陷的茎痕，表面有横纹。质脆易折断，断面平坦，皮部白色或黄白色，有多数油室及裂隙，形成层环棕色，木部黄白色或黄棕色，射线密集。具特殊芳香。味甜而后微苦、辛。

鉴别　(1) 根横切面：木栓层由 2～4 列扁平木栓细胞组成。皮层狭窄，有裂隙，有时可见少数小型分泌腔。韧皮部较宽广，油室类圆形，近形成层处的较小，射线宽至 10 多列细胞。形成层环状。木质部导管单个或 2～3 个成束，放射状排列，木射线宽至 10 多列细胞。中央为初生木质部。

(2) 取药材粗颗粒 0.2 g，于试管中加入 70%的乙醇液 2 ml，立即振摇，每隔 10 分钟振摇 1 次，浸渍 1 小时，取上清液，点于滤纸上，干后于紫外灯 254 nm 下观察，显蓝色荧光。

【成分】 根含多糖东当归果胶(angelica-pectin)A，根的挥发油主要含藁本内酯(ligustilide)，亚丁基苯酞(*n*-butylidenephthalide)，川芎内酯(cnidilide)，异川芎内酯(isocnidilide)，瑟丹交酯(sedanolide)，叶酸(folic acid)，对聚伞花素(*p*-cymene)，β-谷甾醇(β-sitosterol)。又含香柑内酯(bergapten)，花椒毒素(xanthotoxin)，异茴芹香豆素(isopimpinellin)，十二烷基乙酸酯(dodecyl acetate)，1，2-苯羧酸(1，2-benzenedicaboxylic acid)，丁基-2-甲基丙基醚(butyl-2-methylpropyl ester)；10，13-十八碳二烯酸甲酯(10，13-octadecadienoic acid methl ester)，9，12-十八碳二烯酸(9，12-octadecadienoic acid)。

【药理】 1. 兴奋子宫平滑肌　东当归煎剂(100%)可引起动情前期的未孕大鼠离体子宫平滑肌兴奋，使收缩幅度明显加大，并呈明显的量效关系。对孕早期大鼠离体子宫可明显增加平滑肌收缩的频率，但对收缩幅度的影响不明显。东当归 3.3～66.7 mg/ml 可对抗垂体后叶素引起的大鼠离体子宫平滑肌收缩作用，并呈明显的量效关系。

2. 保肝作用　37.5%、75.0%和 150.0%东当归水提物在体内显著抑制四氯化碳及乙醇所致小鼠 ALT 值和/或 AST 值升高。东当归水提取物对小鼠四氯化碳及乙醇性肝损伤具有保护作用。

【炮制】 1. 东当归　取原药材，置净水中稍浸，闷透，切片。

2. 酒炒东当归　东当归片用黄酒拌匀，置锅中，炒至微黄，取出晾凉。每 10 kg 东当归用黄酒 1 kg。

贮干燥容器内，密闭，置阴凉干燥处，防潮、防蛀。

【药性】《东北常用中草药手册》："甘、辛，温。"

【功用主治】 补血活血，调经止痛，润燥滑肠。主治血虚证，月经不调，痛经，经闭，产后腹痛，肠燥便秘。

1.《吉林中草药》："补血和血，调经止痛，润燥滑肠。治月经不调，痛经，血虚经闭，腹痛，便秘。"

2.《东北常用中草药手册》："主治经来腹痛，腰痛，崩漏，痢疾腹痛。"

3.《台湾药用植物志》："为温性净血、镇静、强壮药，用于贫血症及妇科，乃通经镇静之要药。""可代当归之用，惟药性较差。"

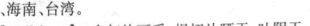

【用法用量】 内服：煎汤，10～30 g。

【选方】 1. 治月经不调，血瘀经闭，痛经 当归 15 g，川芎 6 g。水煎，每日服 2 次。

2. 治产后血滞腹痛 当归 15 g，丹参 9 g。共研细末。每次 6 g，每日服 2 次。（1、2 方出自《吉林中草药》）

1350 东廧子 dōng qiáng zǐ（《本草拾遗》）

【异名】 沙蓬米（《康熙几暇格物编》），沙米、登相子（《保德州志》），登粟（《辽史》），吉刺儿（《沙漠地区药用植物》）。

【基原】 为藜科沙蓬属植物沙蓬的种子。

【原植物】 沙蓬 *Agriophyllum squarrosum*（L.）Moq.［*A. arenarium* Bieb.］ 又名：东廧（《本草拾遗》），东墙（《齐民要术》），登厢草（《辽史》），黍喇棘（《延绥镇志》），鸡爪芽（《救荒本草》）。

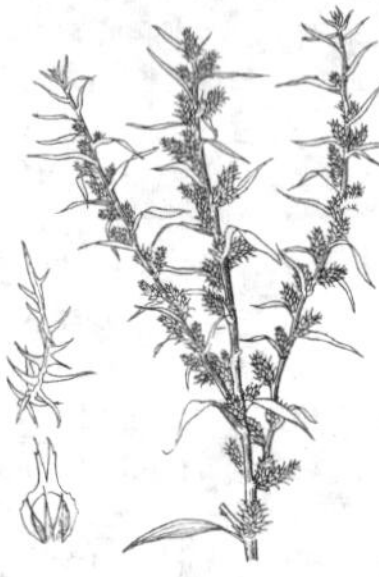
沙 蓬

一年生草本，高 20～60 cm。茎由基部分枝，最下部的一层分枝常对生或轮生，平卧，上部枝条互生，斜展，多曲折，坚硬，具条纹状角棱，幼时密被散射状分枝毛，后渐光滑，草绿色。叶互生；无柄；叶片披针形至线形，长 2～7 cm，宽 1～10 mm，先端具尖刺，基部渐狭，全缘，具散射状分枝毛，叶脉凸出，平行。穗状花序紧密，卵圆状或椭圆状，无梗，1～3 个腋生；苞片宽卵形，先端具小尖头；花被片 1～3，膜质；雄蕊 2～3，花丝锥形，膜质，花药卵圆形；子房上位，花柱短，柱头 2，丝状。胞果圆形或椭圆形，两面扁平，具膜质翅，先端果喙分成两个小喙。种子扁平，圆形，光滑，有时具浅褐色斑点。花期 8 月，果期 9～10 月。

生于沙丘及沙地。分布于华北、东北、西北及西藏等地。

【采收加工】 秋季果实成熟后打下种子，晒干。

【药性】 甘，平。归肺、脾、胃经。

1.《本草拾遗》："味甘，平。无毒。"

2.《纲目拾遗》："味甘，性温。"

3.《本草撮要》："入手足太阴、厥阴经。"

4.《沙漠地区药用植物》："味甘，性凉。"

【功用主治】 健脾消食。主治食积，噎膈，反胃。

1.《本草拾遗》："益气轻身，久服不饥，坚筋骨，能步行。"

2.《康熙几暇格物编》："性暖，益脾胃，易于消化，好吐者，多食有益。"（引自《植物名实图考》）

3.《食物考》："清热消风。"

4.《纲目拾遗》："通利大肠，消宿食，治噎膈反胃。"

5.《沙漠地区药用植物》："发表解热。治感冒发烧，肾炎。"

【用法用量】 内服：煎汤，9～15 g；或煮食。

1351 东方狗脊 dōng fāng gǒu jǐ（《中国药用植物图鉴》）

【异名】 大叶狗脊、镰叶狗脊（《中国药用植物图鉴》），贯众、老龙骨、狗脊（《湖南药物志》），大叶路基（《福建药物志》）。

【基原】 为乌毛蕨科狗脊蕨属植物东方狗脊蕨的根茎。

【原植物】 东方狗脊蕨 *Woodwardia orientalis* Sw.

多年生常绿草本，高 1～2 m。根茎粗壮、横走，密被棕色卵状披针形鳞片。叶丛生；叶柄长而粗硬，基部密被鳞片；叶片为三角状长椭圆形，二回羽状分裂，革质，羽片广披针形，先端锐尖，基部不对称，有羽状深裂，裂片镰形或线形，边缘上部有细锯齿或全缘，长 2～3 cm，常有无性芽着生；主脉两侧各有网眼 2～3 行。孢子囊群矩圆状线形，着生于靠近主脉两侧的一行网脉上；囊群盖褐色，硬膜性，成熟时向中肋一侧分裂。

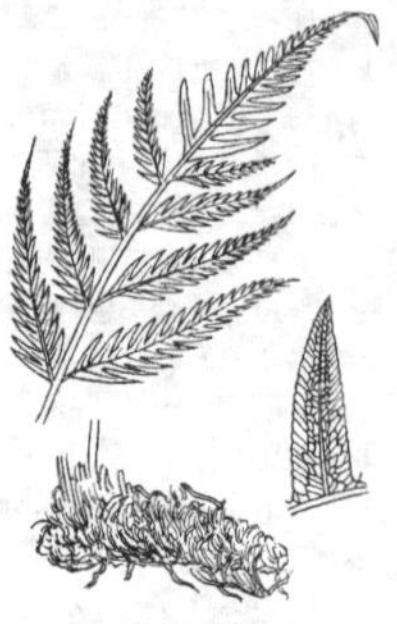
东方狗脊蕨

生于林下或灌丛中。分布于我国东南地区。

【采收加工】 7～9 月采挖，鲜用或晒干。

【药材】 东方狗脊 *Woodwardiae Orientalis Rhizoma* 产于浙江、福建、江西、湖南等地。

性状 根茎呈圆柱形，长 10～30 cm，直径 3～10 cm。表面密被棕色鳞毛、叶柄残基和须状根。质坚硬，不易折断，断面红棕色或棕褐色，有 3～5 个大小不等的黄白色维管束小点，排列成环，其中 2 个较大，呈"八"字形排列。气微，味微苦。

鉴别 根茎横切面：表皮为 1 列棕褐色长圆形细胞，外被棕色披针形鳞片毛；鳞片毛由多细胞组成，基底层细胞约 9 个，越往上越少，每层 5～1 个，约有 11 层。下皮为 5～10 余列黄棕色多角形厚壁细胞，胞腔内具淀粉粒。周韧型维管束 3～5 个，环列；韧皮薄壁细胞壁微波曲，其外有 2 列中柱鞘细胞，内皮层细胞可见凯氏点，周围细胞内有油滴状物。基本组织中常成片散布红棕色树脂块，薄壁细胞较大，类圆形，细胞内充满淀粉粒；淀粉粒单粒或 2～4 个复粒，呈类圆形、肾形、长圆形、梨形等。

【成分】 根茎含甾醇类：*β*-谷甾醇，*β*-谷甾醇棕榈酸酯，*β*-谷甾醇-*β*-*D*-葡萄糖苷，菜油甾醇（campesterol）和狗脊酸（woodwardic acid），棕榈酸菜油甾醇酯（campesteryl palmitate），菜油甾醇-*D*-葡萄糖苷（campesteryl-*D*-glucoside），*β*-谷甾醇-*D*-葡萄糖苷-6′-棕榈酸酯（*β*-sitosteryl-*D*-glucoside-6′-palmitate），菜油甾醇-*D*-葡萄糖苷-6′-棕榈酸酯（campesteryl-*D*-glucoside-6′-palmitate），尖叶土杉甾酮（ponasterone）A，牛膝甾酮（inokosterone），东方狗脊蕨苷（woodorien）。又含 3-*O*-*β*-*D*-吡喃葡萄糖基原儿茶酸甲酯（methyl 3-*O*-*β*-*D*-glucopyranosyl-protocatechuate）。

【药性】 甘，微温。

1.《湖南药物志》："甘，微温，无毒。"

2.《福建药物志》："苦、甘，凉，有小毒。"

【功用主治】 祛风湿，壮腰膝。主治风寒湿痹，腰腿痛，崩漏，带下。

1.《湖南药物志》："补肝肾，强腰膝，祛风湿。"

2.《福建药物志》："活血行瘀，解毒杀虫。主治崩漏、白带、鼻衄、外伤出血、小儿疳积。"

【用法用量】 内服：煎汤，4.5～9 g；或入丸、散。外用：磨汁或炒黑，研末涂敷。

【宜忌】 孕妇禁服。

【选方】 1. 治风寒湿痹 （东方狗脊）根 9～15 g。水煎或浸酒服。

2. 治腰痛 （东方狗脊）根 15 g。水煎服。（1、2 方出自《湖南药物志》）

3. 治崩漏，白带 东方狗脊根茎烧灰（或炒黑），研末，每次 9 g，开水或酒冲服。

4. 治小儿疳积 东方狗脊根茎 3 g，猪肉适量。水煎服。

5. 治瘰疬 东方狗脊鲜根茎 60 g，羊肉 250 g，黄酒 200 ml。水炖服。

6. 治皮肤瘙痒 东方狗脊根茎研末，加大黄末适量，调麻油涂患处。（3～6 方出自《福建药物志》）

1352 东北卫矛 dōng běi wèi máo（《新华本草纲要》）

【异名】 毛腺卫矛（《全国中草药汇编》），鬼箭羽、卫矛、四棱树(《东北植物药图志》),毛叶卫矛(《新华本草纲要》)。

【基原】 为卫矛科卫矛属植物毛脉卫矛的带翅茎枝或根。

【原植物】 毛脉卫矛 *Euonymus alatus* (Thunb.) Sieb. var. *pubescens* Maxim.

落叶灌木,植株高可达 3 m。小枝略呈四棱形,绿色,通常具 2～4 木栓翅。单叶对生;具短柄;叶片近革质或厚纸质,倒卵形、菱状倒卵形至椭圆形,长 3～7 cm,宽 1.5～3.5 cm,先端渐尖,基部楔形,边缘有细锯齿,叶背面脉上密生短柔毛。聚伞花序,腋生,有花 1～3 朵,花绿白色,径约 6 mm,萼片 4;花瓣 4,圆形,花盘 4 浅裂;雄蕊 4,较短,着生于花盘顶部的边缘;子房上位,4 室,着生于花盘内。蒴果,熟时 4 深裂,有橘红色假种皮。花期 5 月,果期 6～7 月。

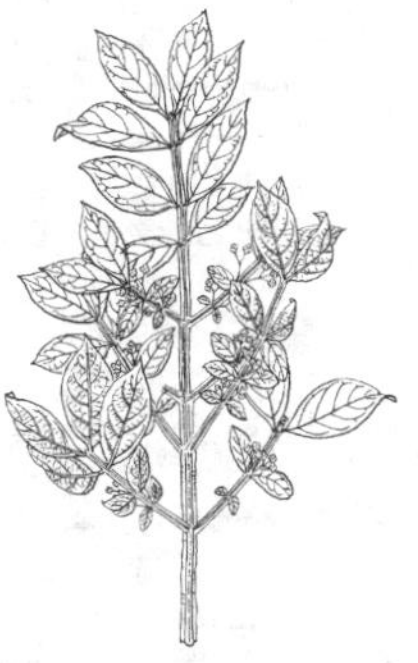
毛脉卫矛

生于山坡杂木林中或林缘。分布于长白山及华北。

【采收加工】 6～7 月取其嫩枝,晒干。或秋后采根切片,晒干。

【成分】 全株含无羁萜(酮)(friedelin),β-谷甾醇(β-sitosterol),卫矛醇(dulcitol),槲皮素(quercetin),金丝桃苷(hyperin),槲皮素-3-半乳糖基木糖苷(quercetin-3-galactosylxyloside)。

【药性】 1.《东北常用中草药手册》:"苦,寒。"

2.《河北中草药》:"入肝经。"

【功用主治】 活血,通经,止痛。主治血瘀经闭,痛经,月经不调,产后瘀阻腹痛,跌打损伤,关节肿痛。

1.《吉林中草药》:"破血通经,止痛杀虫。治产后血晕,心腹绞痛,血崩。"

2.《东北常用中草药手册》:"治经闭。"

3.《内蒙古中草药》:"治月经不调。"

【用法用量】 内服:煎汤,6～15 g;或浸酒;或入丸、散。外用:煎汤洗。

【宜忌】《河北中草药手册》:"孕妇忌用。"

【选方】 1. 治月经不调 卫矛、当归各 15 g,益母草 20 g。水煎服。(《东北药用植物》)

2. 治产后血瘀,腹部坚硬胀痛 鬼箭羽 15 g,当归 15 g,红花 15 g。水煎,温酒为引,每日服 2 次。

3. 治血崩 鬼箭羽 6 g,当归 6 g,甘草 6 g。水煎,每日服 2 次。(2、3 方出自《吉林中草药》)

4. 治关节炎 卫矛根 90 g,牛膝 15 g。用白酒 500 g 浸 1 星期。每日早晚各 1 次,每次服 10～30 ml。(《北方常用中草药》)

1353 东北堇菜 dōng běi jǐn cài (《全国中草药汇编》)

【异名】 堇堇菜(《台湾药用植物志》),紫花地丁(东北)。

【基原】 为堇菜科堇菜属植物东北堇菜的全草。

【原植物】 东北堇菜 *Viola mandshurica* W. Bckr. [*V. taiwaniana* Nakai; *V. mandshurica* W. Beck. var. *ciliata* Nakai]

多年生草本,无地上茎,高 6～18 cm。根茎短,节密生,常自一处发出数条较粗壮的褐色长根。基生叶少数至多数;叶片长圆形、舌形、卵状披针形,长 2～6 cm,宽 0.5～1.5 cm,花期后叶片渐增大,呈长三角形、椭圆状披针形,长可达 10 余 cm,宽达 5 cm,先端钝或圆,基部截形或宽楔形,下延于叶柄,边缘疏生波状浅圆齿;叶柄长 2.5～8 cm,上部具狭翅,花期后翅明显增宽;托叶膜质,下部者鳞片状,褐色,上部者淡褐色、淡紫色或苍白色,与叶柄合生,线状披针形,边缘疏生细齿或近全缘。花较大,紫堇色或淡紫色;花梗细长,常超出于叶;萼片 5,卵状披针形或披针形,基部有宽而短的附属物;花瓣 5,距粗管状;雄蕊的药隔先端有附属物;子房卵球形,花柱棍棒状,柱头上短喙先端具柱头孔。蒴果长圆形,长 1～1.5 cm,无毛,先端尖。种子卵球形,淡红棕色。花、果期 4 月至 9 月。

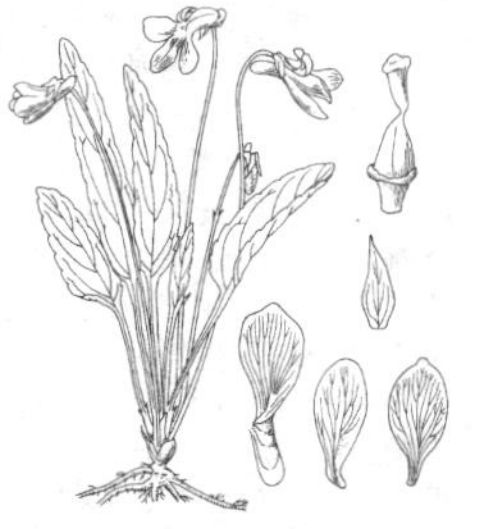
东北堇菜

生于草地、草坡、灌丛、林缘、疏林下、田野荒地及河岸沙地等处。分布于华北、东北及山东、陕西、甘肃、台湾等地。

【采收加工】 7～10 月采收,鲜用或晒干。

【药材】 东北堇菜 *Violae Mandshuricae Herba* 产于东北及河北、山东、河南、陕西等地。

性状 多皱缩成团。湿润展开后,根细长,深褐色或灰白色。基生叶卵状披针形或条形,顶端钝圆,边缘波状,基部下延至叶柄。质脆易碎。气微,味微苦。

鉴别 根横切面:木栓层细胞 2～5 列,长方形或多角形,切向延长,壁栓化并微木化。皮层和韧皮部薄壁细胞含淀粉粒、草酸钙方棱晶和簇晶。维管束外韧型,木质部占大部分,导管为单纹孔和网纹增厚,壁木化;管胞为单纹孔,木化。皮层薄壁细胞中可见棕黄色树脂样物质。

【药性】《全国中草药汇编》:"微苦,寒。"

【功用主治】 清热解毒,消肿排脓。主治痈疽疔疮,目赤肿痛,咽痛,乳痈,黄疸。

1.《全国中草药汇编》:"清热解毒,凉血消肿。主治痈疖,丹毒,乳腺炎,目赤肿痛,咽炎,黄疸型肝炎,肠炎,毒蛇咬伤。"

2.《台湾药用植物志》:"根为催眠药。治香港脚,以叶揉盐后涂患处;治肿毒,以叶捣敷患处。紫花地丁根为催吐、泻下药。"

【用法用量】 内服:煎汤,15～30 g。外用:鲜品捣敷。

【选方】 1. 治化脓性感染 紫花地丁、蒲公英、半边莲各 15 g。水煎服,药渣外敷。

2. 治眼结膜炎,咽炎 鲜紫花地丁 60～90 g,水煎服。(1、2 方出自《全国中草药汇编》)

1354 东北延胡索 dōng běi yán hú suǒ (《长白山植物药志》)

【异名】 延胡索、蓝花菜、蓝花豆(《吉林中草药》)。

【基原】 为罂粟科紫堇属植物东北延胡索或全叶延胡索的块茎。

【原植物】 1. 东北延胡索 *Corydalis ambigua* Cham. et Schlecht. [*C. ambigua* Cham. et Schlecht. var. *amurensis* Maxim.] 又名:白元胡(东北)。

多年生草本,无毛,高 15～25 cm。块茎球状,直径 8～15 mm,断面白色至淡黄色。茎软弱,单一,近基部具鳞片 1 枚;自鳞片腋常 3～4 分枝。叶具细柄,叶片灰绿色二回 3 出全裂,一回裂片有明显的柄,末回裂片长椭

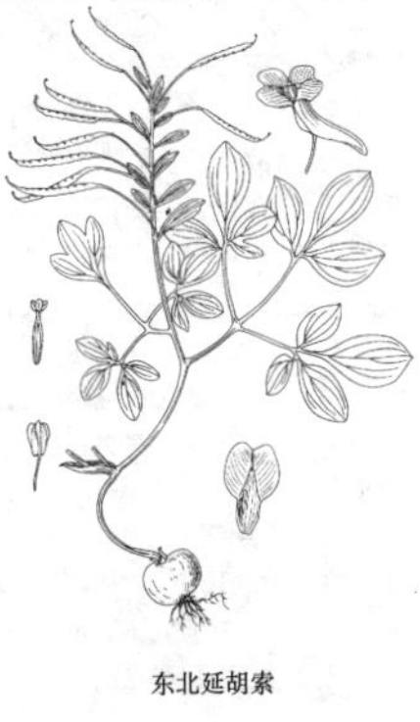
东北延胡索

圆形至倒卵形，长 1～3 cm，有时分裂，先端钝圆。总状花序顶生，疏生花 8～20 朵；苞片披针形至椭圆形，全缘或下部者略有栉齿状分裂；花梗长 15～20 mm；萼片不明显；花冠长 15～35 mm，淡蓝色至蓝紫色，外轮花瓣片全缘，无突尖，距粗而直，蜜腺体贯穿距长的 1/2。蒴果条形，长 18～25 mm，干后略呈串珠状。种子多数，卵形至椭圆形，深褐色。花期 4～5 月，果期 4～6 月。

生于杂木疏林下、林缘、阴湿沟边。分布于东北地区，以东部较多。

本种有 3 个变型，分布、用途均与原种基本相同：① 线裂东北延胡索 *C. ambigua* Cham. et Schlecht. f. *lineariloba*（Maxim.）C. Y. Wu et Z. Y. Su 叶末回裂片条形或条状长圆形。② 圆裂东北延胡索 *C. ambigua* Cham. et Schlecht. f. *rotundiloba*（Maxim.）Kitag. 叶末回裂片具短柄，近圆形，先端具栉齿或全缘。③ 栉裂东北延胡索 *C. ambigua* Cham. et Schlecht. f. *pectinata*（Kom.）Kitag. 叶末回裂片楔形，栉齿状分裂。

2. 全叶延胡索 *C. repens* Mandl. et Mühld. [*Pistolochia repens*（Mandl. et Mühld.）Sojak]

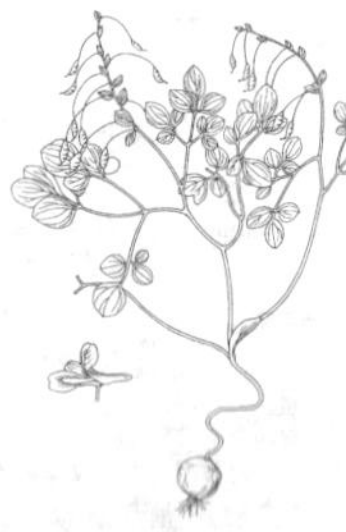

全叶延胡索

多年生草本，无毛，高 8～22 cm。块茎球形至倒圆锥形，直径 10～30 mm，有时瓣裂为 3～6 枚，外被枯萎栓皮若干层，断面白色至浅黄色。茎斜卧，自下部 1 枚鳞片起作 2～5 分枝。叶具柄；叶片三回三出全裂，末回裂片椭圆形或倒卵形，长 6～25 mm，宽 5～6 mm，全缘。总状花序顶生，疏生花 4～10 朵；苞片披针形至卵形，中、下部者常中裂，上部者全缘；花梗纤细，长约 20 mm；花瓣浅蓝色至紫红色，外轮花瓣长 12～19 mm，瓣片先端 2 浅裂，无短尖，全缘，距较瓣片略长；柱头具 4 乳突。蒴果卵形至长卵形，长 10～15 mm，熟时下垂。种子 2 列，扁肾圆形，黑色。花期 4 月，果期 5 月。

生于海拔 700～1 000 m 的杂木疏林下或林缘。分布于东北及河北、江苏、浙江、安徽、山东、河南等地。

【采收加工】 5～6 月挖取块茎，去外皮，用开水煮至内部变黄，晒干。

【药材】 东北延胡索 *Corydalis Ambiguae Rhizoma* 主产于东北及河北；全叶延胡索 *Corydalis Repentis Rhizoma* 主产于吉林、辽宁、山东、江苏等地，江苏称土元胡。

性状 块茎球形、扁球形或长球形，直径 5～10 mm。表面黄色或黄棕色，无明显皱纹；上端微凹处有茎痕，底部可见不定根痕。质较硬，断面白色或黄白色。气微，味较苦。

鉴别 (1) 粉末特征：黄白色或淡黄色。淀粉粒以复粒为多，分粒易散离。单粒类圆形，直径 5～22 μm，脐点明显，大多点状、星状、短缝状，大粒层纹明显；复粒由 2～7 分粒组成。下皮厚壁细胞成片，黄绿色，长条形或类长方形，一端边缘不平整，木化，纹孔短缝状，大多横向分布，孔沟细或不甚明显。皮层厚壁细胞多单个散在，黄绿色或黄棕色，类长方形或类方形或不规则形，木化，有的层纹明显，纹孔点状或短缝状。有的有石细胞，黄绿色，类圆形或类多角形，有的一边较薄，木化，纹孔点状，较密，孔沟明显。

(2) 薄层色谱：取本品粗粉约 1.0 g，甲醇回流提取 2 分钟，回收甲醇，残渣用甲醇定容至 1 ml 作供试品液，以延胡索乙素甲醇溶液（1 mg/ml）为对照品液。分别点样于同一硅胶 G 薄层板上，以正己烷-氯仿-甲醇-二乙胺（5∶3∶0.5∶1）展开 15 cm，取出，晾干，喷改良碘化铋钾试液，供试品色谱在与对照品色谱相应的位置上，应显相同橘红色斑点。

【成分】 1. 东北延胡索 块茎含生物碱类：左旋紫堇碱（corydaline），紫堇达明碱（corydalmine），消旋四氢掌叶防己碱（tetrahydropalmatine），原阿片碱（protopine），去氢紫堇碱，左旋四氢非洲防己碱（tetrahydrocolumbanime），消旋四氢黄连碱（tetrahydycoptisine），左旋四氢黄连碱，黄连碱（cophsine），去氢紫堇达明碱，卡文定碱（cavidine），α-别隐品碱（α-allocryptopine），消旋甲基紫堇杷灵（methylcorypalline），去氢岩黄连碱（dehydrothalictrifoline）及白元胡碱（ambinine）等生物碱。

2. 全叶延胡索 块茎含生物碱类：原阿片碱，比枯枯灵碱（bicuculline），左旋金罂粟碱（stylopine），左旋斯氏紫堇碱（scoulerine），华紫堇碱（cheilanthifolin），紫堇碱，黄连碱，海罂粟碱（glaucine），掌叶防己碱（palmatine）等生物碱。

【药理】 抗溃疡作用 东北延胡索全碱对幽门结扎性溃疡、应激性溃疡、阿司匹林性溃疡、ACTH 性溃疡的抑制率分别为 60%、40.7%、43.3%、51.5%，能非常显著地抑制胃液分泌，非常显著地降低胃液游离酸度，对胃蛋白酶活性也有降低趋势。

毒性 东北延胡索毒性很小，小鼠口服未能检得 LD_{50}。

【功用主治】《吉林中草药》："活血散瘀，利气镇痛，调经。治心腹脘胁腰膝诸痛，瘀血作痛，跌打损伤，癥瘕，崩漏，月经不调。"

【用法用量】 内服：煎汤，3～9 g；或研末入丸、散。

【宜忌】 孕妇禁服。

【选方】 1. 治胃痛 延胡索 15 g，川楝子 12 g。研细末，每次 6 g，日服 2 次，白酒送下。

2. 治胃痛吐酸，饮食不化 延胡索 15 g，公丁香 6 g，砂仁 9 g。研细末，每服 6 g，日服 2 次。

3. 治胃痉挛 延胡索 45 g，血竭 9 g。研细末，每次 9 g，日服 2 次。（1～3 方出自《吉林中草药》）

1355 东北雷公藤 dōng běi léi gōng téng （《吉林中草药》）

【基原】 为卫矛科雷公藤属植物东北雷公藤的根或全株。

【原植物】 东北雷公藤 *Tripterygium regelii* Sprague et Takeda 又名：黑蔓（《中国树木分类学》）。

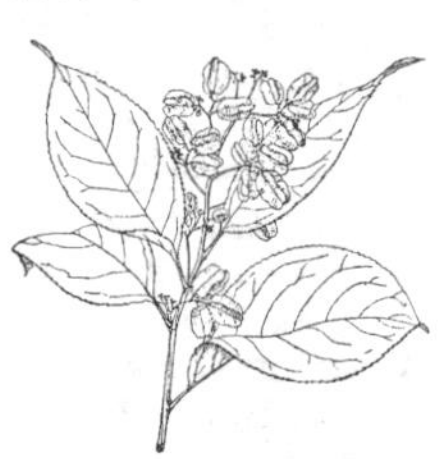

东北雷公藤

藤状灌木，高约 2 m。枝褐色，小枝淡红褐色，常呈六棱状，无毛，有小疣状皮孔。叶互生；叶柄长 1～4 cm；叶片长圆形至倒卵形，长 5～20 cm，宽 3～12 cm，先端尾状尖或渐尖，边缘有不整齐钝锯齿，基部圆形。顶生聚伞圆锥花序，长 10～30 cm，花杂性，白绿色，径约 5 mm；花萼 5；花瓣 5；雄蕊 5，着生于浅杯状花盘的边缘靠外部；两性花的子房有 3 棱。蒴果具 3 薄膜质翅，长 2～1.5 cm，边缘微波状。种子长柱形，暗红色。花期 7～8 月，果期 8～9 月。

生于山地林边、路旁、针叶或针阔叶混交林缘或林中。分布于东北。

【采收加工】 7～9 月采收全株，9～10 月采根。根切片或剥皮晒干，藤切段晒干。

【药材】 东北雷公藤 *Tripterygii Regelii Radix Seu Herba* 产于东北。

性状 茎枝呈圆柱状，直径 2～6 mm。老枝灰褐色或褐色，节间长 4～9 cm；表面具突起的圆点状或纵向的长圆点状皮孔，有 5～6 条纵向的棱线，叶痕隆起，互生，半圆形或近肾形，叶腋常有芽,卵状三角形,或为分枝;当年枝棕色或棕红色,有时可见灰绿色叶,常破损,完整者展平后长圆形、卵形或倒卵形,基部广楔形或圆形,先端急尖或长尾状;叶柄长1～2 cm。茎质硬,较难折断,断面皮部薄,淡褐色,木部宽厚,黄白色;髓宽大,淡褐色或近白色。气微,味淡。

鉴别　茎横切面:一年生　表皮细胞1列,外被角质层,壁淡棕色或棕色,外壁常外凸;非腺毛短而直。外侧的数列皮层细胞壁淡棕色或棕色,角隅处常略加厚,为不甚典型的厚角组织;各棱角处均有1纤维束,纤维细胞壁厚。木栓组织发生于皮层内部,细胞壁薄,淡棕色或棕色。维管组织连续成环。韧皮部外侧可见纤维束,几乎连续成环,纤维细胞壁厚,非木化。次生木质部纤维众多。髓宽大;其外方为髓鞘组织,细胞较小,壁稍增厚,常木化,内含淀粉粒。本品薄壁细胞内有草酸钙簇晶。

二年生　表皮及外侧皮层组织常径向断离,断离处内侧的部分木栓组织形成1个厚壁细胞带层。木质部可见年轮。

【成分】 根含黑蔓醇酯(regelinol),黑蔓内酯(regelide),黑蔓酮酯(regelin)A、C、D,黑蔓二醇酯(regelinoliol)A、B,黑蔓定碱(regelidine),雷公藤内酯(wilforlide)A、B,3-羟基-11,13(18)-齐墩果二烯〔3-hydroxyolean-11,13(18)-diene〕,直楔草酸(orthosphenic acid),大子五层龙酸(salaspermic acid),3-羟基齐墩果-12-烯-29-羧酸(3-epikatonic acid),变叶美登木酸(maytenfolic acid),3-乙酰基-齐墩果酸(3-acetyl-oleanolic acid),南蛇藤醇(celastrol)。此外,还含二萜醌类(diterpenequinones)。雷公藤醌酸(triptoquinonic acid)A、B,terpene,雷公藤醌醇(triptoquinonol),雷公藤醌二醇(triptoquinondiol)。

茎皮含黑蔓碱(tripterregeline)A、B、C。茎木质部含雷公藤内酯,β-谷甾醇(β-sitosterol),卫矛醇(dulcitol)。

全株含多糖(polysaccharide),由D-葡萄糖,阿拉伯糖A、B,半乳糖组成。该植物还含山海棠素(hypoline)和雷公藤丙素(tripterolide)。生物碱类:① 大环酯类生物碱:雷公藤晋碱(wilforgine),雷公藤定碱(wilfordine),雷公藤灵碱(wilforine),雷公藤春碱(wilforiine),雷公藤增碱(wilforzine),雷公藤碱戊(wilforidine);② 精脒生物碱:苯乙烯南蛇碱(celacinnine),呋喃南蛇碱(celafurine),苯代南蛇碱(celabenzine)。南蛇藤别肉桂酰胺碱(celallocinnine)。二萜类化合物:① 环氧二萜类:雷公藤甲素(triptolide),雷公藤素(triptonide),雷公藤酮(triptonide),雷公藤丙素(tripterolide),雷醇内酯(triptolidenol);② 山海棠素型二萜类:山海棠素(hypoline),雷酚酮内酯(triptohenlide),雷酚内酯甲醚(triptoohenolidemethyl ether),山海棠素甲醚(hypolide methylethyl ether)。雷酚新内酯(neotriptohenolide),异雷酚新内酯(isonetriptophenolide);③ 雷酚萜类:雷酚萜(triptonoterpene),雷酚萜甲醚(triptonoterpene methyl ether),雷酚萜醇(triptonoterpenol),14-羟基松香-8,11,13-三烯-3-酮(14-hydroxyabieta-8,11,13-trinn-3-one);11-羟基-14-甲氧基松香-8,11,13-三烯-3-酮(11-hydroxy-14-methoxy-abieta-8,11,13-trien-3-one);④ 三萜类化合物:三萜类化合物主要属于五环三萜中的齐墩果烷型,木栓烷型和乌素烷型。如雷公藤内酯(wilforlide)A、B,雷藤三萜内酯甲(tritotriterpenoidal lactone A),雷藤三萜酸甲(triptotriterpenic acid A),3,24-二氧代木栓烷-29-羧酸(3,24-dioxofridelen-29-oic acid);3-epikatonic acid,selaspermic acid,雷公藤红素即南蛇藤醇(tripterine i.e. celastrol);卫矛醇(dulicitol)等。

【药理】 1. 免疫抑制　小鼠皮下注射东北雷公藤煎剂5～8日,可使胸腺萎缩,白介素1(IL-1)引起的胸腺细胞增殖受抑制,脾细胞对刀豆球蛋白A(ConA)诱导的T细胞增殖反应减弱,脾细胞产生IL-2能力降低,脾脏中T细胞百分率明显减少。表明对细胞免疫功能有明显抑制作用。小鼠皮下注射东北雷公藤煎剂对胸腺依赖性抗原诱导的定量溶血分光光度测定(QHS)反应和溶血空斑形成细胞(PFC)反应均有抑制作用,但对非胸腺依赖性抗原诱导的QHS反应、PFC反应和大肠杆菌脂多糖(LPS)诱导的B细胞增殖反应不发生明显的影响。结合其对小鼠脾细胞产生IL-2功能的抑制作用,说明东北雷公藤对B细胞功能没有明显的直接抑制效应。其对体液免疫的抑制作用是通过抑制TH细胞产生的。

2. 减轻关节炎病损程度　对于用胎儿软骨提取的Ⅱ型胶原诱导的大鼠实验性关节炎模型,皮下注射东北雷公藤煎剂,可减轻关节炎病损程度,推迟发病时间,降低模型动物IgM浓度;在体外,抑制ConA诱导的大鼠血单核细胞增殖反应,抑制单核细胞产生IL-2的活性,但对LPS诱导的大鼠血单核细胞增殖反应无明显抑制作用。

3. 肾炎治疗作用　东北雷公藤具有降低肾炎大鼠尿蛋白及肾组织中PAI-1的作用。东北雷公藤降低蛋白尿的作用,可能通过阻止或修复肾小球滤过膜涎蛋白的破坏作用,从而维持其电荷屏障的完整性,减少了尿蛋白的滤出,也可能通过抑制免疫及炎症反应,降低了肾小球滤过膜的通透性,从而减少了尿蛋白的滤出。

【药性】 《长白山植物药志》:"苦、辛,凉,有小毒。"

【功用主治】 《吉林中草药》:"消积利水,活血解毒。治臌胀水肿,痞积,黄疸,疮毒,瘰疬,跌打损伤,毒蛇咬伤。"

【用法用量】 内服:煎汤,1～6 g。外用:研末调敷;或捣敷;或捣汁涂。

【宜忌】 《长白山植物药志》:"内服宜慎。"

【选方】 1. 治风湿性关节炎　东北雷公藤根、茎叶,捣烂外敷。30分钟后即去掉,免得起泡。

2. 治头癣　东北雷公藤根皮,晒干,磨成细粉,调适量凡士林或醋,涂患处,每日1～2次。用药前,须将患处洗净,去掉痂皮。

3. 治皮肤发痒　东北雷公藤叶,捣烂,搽敷。(1～3方出自《东北药用植物》)

4. 治疮疖　东北雷公藤9 g,乌贼骨15 g。共研细末涂之。疮干者以香油调敷。

5. 治毒蛇咬伤　东北雷公藤适量,捣汁,酒调服。每次3汤匙,每日服3次。渣敷伤口。(4、5方出自《吉林中草药》)

【临床报道】 治疗类风湿关节炎　用东北雷公藤研末装入胶囊,服用,每次用量相当于生药4.5 g,30日为1个疗程。治疗3个疗程后复查。共治疗38例,临床缓解11例,显效16例,有效8例,无效3例。总有效率92.1%。另设34例作为对照组,用法用量与东北雷公藤相同,疗效相近,无显著性差异,且毒副作用较雷公藤为轻。

1356 东方乌毛蕨叶 dōng fāng wū máo jué yè (《野生药用植物图说》)

【基原】 为乌毛蕨科乌毛蕨属植物乌毛蕨的嫩叶。

【原植物】 参见"乌毛蕨贯众"条。

【采收加工】 6～7月采摘,晒干。

【功用主治】 《中国药用孢子植物》:"消肿,拔毒,生肌。"

【用法用量】 外用:鲜品捣敷。

1357 卡密 kǎ mì (《沙漠地区药用植物》)

【异名】 西伯利亚白刺果、酸胖、哈莫儿(《内蒙古中草药》)。

【基原】 为蒺藜科白刺属植物小果白刺和齿叶白刺的果实。

【原植物】 1. 小果白刺 *Nitraria sibirica* Pall.

灌木,高50～100 cm。具刺针,多分枝,弯曲或直立,有时横卧。树皮及小枝灰白色,小枝具贴生白绢毛,尖端刺状。托叶早落;叶在嫩枝上多为4～6片簇生,肉质,倒卵状长圆形,长2～3 cm,宽3～6 mm,先端钝圆,具小突尖,基部窄楔形,全缘,两面灰绿色,无毛或嫩时被绢毛。蝎尾状花序顶生,花黄绿色,较小;萼片

5，三角形，覆瓦状排列；花瓣5，长圆形，弯曲；雄蕊10～15；子房3室，每室有胚珠1个，柱头3，短。核果浆果状，锥状卵形，长8～10 mm，成熟时深紫红色；果核卵形，先端尖，长4～5 mm。花期5～6月，果期7～8月。

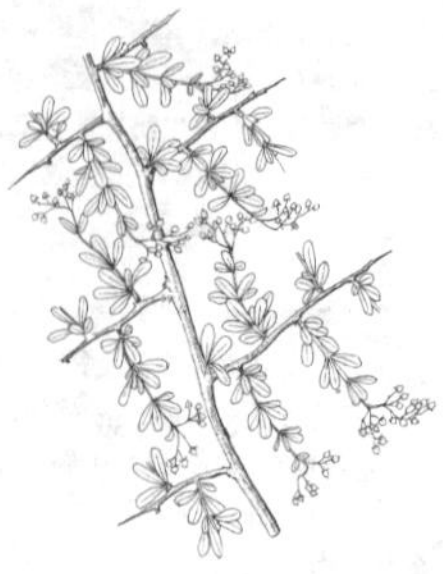
小果白刺

喜生于盐渍化的低沙地、湖盆边缘的沙地，常在沙碱地、轻度盐渍化低地、干河床边形成群落。分布于东北、西北以及河北、内蒙古等地。

2. 齿叶白刺 *N. roborowskii* Kom. 又名：大白刺(《内蒙古中草药》)。

本种与小果白刺的区别为：叶2～3片簇生，叶片长圆状匙形或窄倒卵形，长2.5～4 cm，宽0.7～2 cm，全缘或先端具不规则2～3齿裂。花稀少。核果卵形；长12～18 mm，直径8～15 mm；果核长8～10 mm。

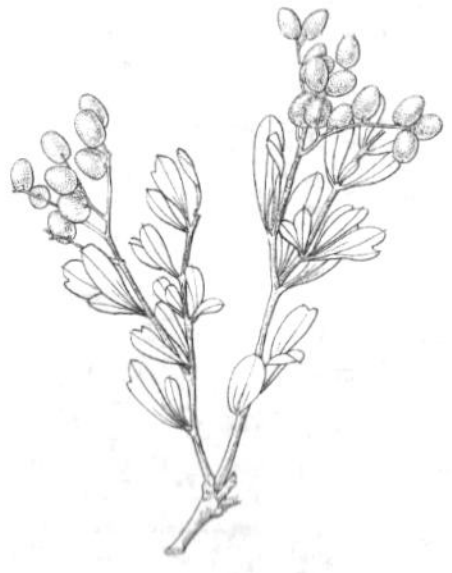
齿叶白刺

生于湖盆及荒漠边缘沙地。分布于内蒙古及西北等地。

【采收加工】 9～10月果实成熟时采收，晒干。

【成分】 小果白刺全草含生物碱：白刺喹嗪胺(nitraramine)，*L*-鸭嘴花酮碱(*L*-vasicinone)，白刺喹啉胺(nitramine)，异白刺喹啉胺(isonitramine)，白刺咪唑碱(nitrabirine)和小果白刺碱(sibirine)。

【药性】 《内蒙古中草药》："味甘、酸、微咸，性温。"

【功用主治】 《内蒙古中草药》："健脾胃，滋补强壮，调经活血。主治身体瘦弱，气血两亏，脾胃不和，消化不良，月经不调，腰腹疼痛。"

【用法用量】 内服：煎汤，9～15 g；或入丸、散。

【附方】 1. 治脾胃虚寒，消化不良 西伯利亚白刺果30 g，石榴15 g，肉桂、干姜各9 g。共研细面。每服3 g，每日2次。

2. 治身体虚弱 西伯利亚白刺果30 g，红糖6 g。水煎服。或研末为丸，每服9 g。

3. 治月经不调，虚寒腰痛 西伯利亚白刺果30 g，益母草、石榴各15 g，肉桂、红花各9 g。共研细面，蜜丸6 g重。每服1丸，每日2次。(1～3方出自《内蒙古中草药》)

1358 北风草 běi fēng cǎo (《云南中草药》)

【异名】 毛绣球防风(《广西药用植物名录》)，银针七、灯笼草、楼台夏枯草(《云南中草药》)，白风轮菜(《全国中草药汇编》)，白花仔、白菜匙、糖鸡草(《福建药物志》)，野芝麻、猫耳朵草(《四川中药志》)。

【基原】 为唇形科绣球防风属植物白绒草的全草。

【原植物】 白绒草 *Leucas mollissima* Wall.

一年生草本，茎直立，高50～100 cm。茎纤细，多分枝，四棱形，有沟槽，被柔毛。叶对生；叶柄短，密被绒毛；叶片卵圆形，长1.5～4 cm，宽1～2.3 cm，先端渐尖，基部宽楔形至心形，边缘具圆齿状锯齿，纸质，两面均密被柔毛状绒毛。轮伞花序腋生，球状，多花密集，苞片密被长柔毛；花萼管状，萼口平截，呈10齿裂，齿极短小；花冠白色、淡黄色至粉红色，冠檐二唇形，上唇直伸，盔状，下唇开张，比上唇长1.5倍，呈三裂状，中裂片最大，倒心形；雄蕊4，后对较短，花丝丝状，花药卵圆形，2室；花柱与雄蕊略等长，先端不等2裂。小坚果卵圆状三棱形，黑褐色。花期5～10月，果期6～11月。

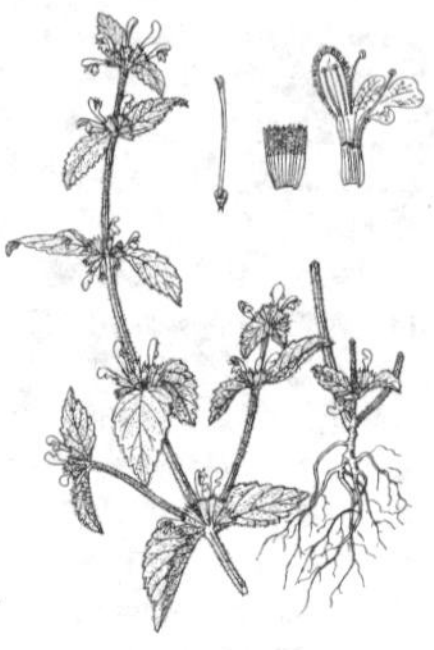

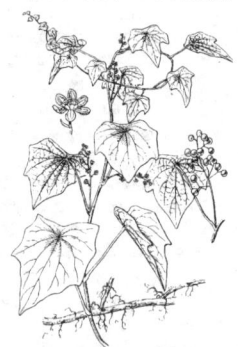
白绒草

生于海拔750～2 000 m的向阳灌丛、路旁、草地及溪边等润湿地。分布于广西、贵州、云南等地。

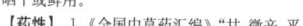

【采收加工】 7～9月采收，晒干或鲜用。

【药性】 1.《全国中草药汇编》："甘、微辛，平。"

2.《四川中药志》1982年版："苦、微辛，平。"

【功用主治】 清肺，明目，解毒。主治肺热咳嗽，咽喉肿痛，目赤青盲，乳痈，湿疹，跌打损伤。

1.《云南中草药》："清肺止咳。主治感冒发热、百日咳、肺炎、支气管炎、咳嗽、小儿疳积、骨折、跌打损伤。"

2.《全国中草药汇编》："外用治疖肿，乳腺炎。"

3.《四川中药志》1982年版："祛风明目，解疮毒。用于风热目赤肿痛，青盲，疮肿，皮肤痒疹。"

4.《福建药物志》："清热解毒，利咽止咳。主治咽喉肿痛，慢性肾盂肾炎，关节痛，痢疾，遗精，前列腺炎，乳腺炎，白带，蛀牙痛，痔疮，稻田性皮炎，痈疽。"

【用法用量】 内服：煎汤，15～30 g，大剂量可用至60 g。外用：鲜品捣敷。

【附方】 1. 治皮肤湿疹 北风草60 g，排风藤60 g。煎水外洗。(《四川中药志》1982年)

2. 治慢性肾盂肾炎 白绒草20 g，银杏20粒。水煎服。

3. 治白带 白绒草、鲜白扁豆根各20 g，银杏20粒。水煎服。

4. 治痈疽，乳腺炎 白绒草、一枝黄花各30 g，酒水各半，炖服；另取鲜白绒草、一枝黄花各适量，捣烂加热，敷患处。(2～4方出自《福建药物志》)

1359 北豆根 běi dòu gēn (《中华人民共和国药典》)

【异名】 蝙蝠葛根、北山豆根(南药《药材学》)，马串铃、狗骨头(《陕西中草药》)，野豆根(《河北中草药》)，山豆根、黄根、黄条香(《长白山植物药志》)。

【基原】 为防己科蝙蝠葛属植物蝙蝠葛的根茎。

【原植物】 蝙蝠葛 *Menispermum dahuricum* DC. 又名：土常山(《秦岭植物志》)，防己葛(《山西中草药》)。

多年生缠绕藤本，长达10 m以上。根茎细长、横走，黄棕色或黑褐色，有分枝。小枝绿色，有细纵纹。叶互生；圆肾形或卵圆形，

蝙蝠葛

边缘 3～7 浅裂，裂片近三角形，长、宽各 5～15 cm，先端尖，基部心形或截形，上面绿色，下面苍白色，掌状脉 5～7 条；叶柄盾状着生，长 6～15 cm。腋生短圆锥花序，总花梗长 3～7 cm；花小，黄绿色，有小苞片；单性异株；雄花萼片 6 或 8，倒卵形；花瓣 6～9，小于萼片；雄蕊 10～20；雌花心皮 3，分离。核果扁球形，直径 8～10 mm，熟时黑紫色，内果皮坚硬，肾状扁圆形，有环状突起的雕纹。花期 5～6 月，果期 7～9 月。

生于山坡林缘、灌丛中、田边、路旁及石砾滩地，或攀缘于岩石上。分布于华北、东北、华东及陕西、宁夏、甘肃等地。

本植物的叶（蝙蝠葛叶）、藤茎（蝙蝠藤）亦供药用，另设专条。

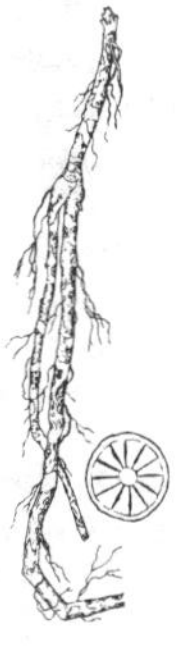

北豆根
（根茎）外形

【采收加工】 10～11 月采挖，晒干。

【药材】 北豆根 *Menispermi Rhizoma* 主产于吉林、辽宁、河北、河南、陕西、甘肃、山东等地。

性状 根茎呈细长圆柱形，弯曲，有分枝，长可达 50 cm，直径 0.3～0.8 cm。表面黄棕色至暗棕色，多有弯曲的细根，并可见突起的根痕及纵皱纹，外皮易剥落。质韧，不易折断，断面不整齐，纤维细，木部淡黄色，呈放射状排列，中心有髓。气微，味苦。

鉴别 (1) 根茎横切面：表皮细胞一列，外被棕黄色角质层，木栓层为数列细胞。皮层较宽，老的根茎有石细胞散在。中柱鞘纤维排列成新月形。维管束外韧型，环列。束间形成层不明显。木质部由导管、管胞、木纤维及木薄壁细胞组成，均木化。中央有髓。薄壁细胞含淀粉粒及细小草酸钙结晶。

粉末特征：淡棕黄色。石细胞单个散在，淡黄色，分枝状或不规则形，直径 43～147 μm(200 μm)，胞腔较大。中柱鞘纤维多成束，淡黄色，直径 18～34 μm，常具分隔。木纤维成束，直径 10～26 μm，壁具斜纹孔或交叉纹孔。具缘纹孔导管。草酸钙结晶细小。淀粉粒直径约 1 μm。

(2) 取本品粉末约 5 g，加氨试液 5 ml，拌匀，放置 20 分钟，加氯仿 50 ml，振摇，放置 1 小时，滤过，滤液置分液漏斗中，加稀盐酸 5 ml，振摇提取。分取酸液，置 2 支试管中：一管加碘化铋钾试液，生成橙红色沉淀；另一管加碘试液，生成棕色沉淀（检查生物碱）。

(3) 薄层色谱：取本品粗粉 2 g，加氨试液 1.5 ml 及苯 15 ml，浸泡过夜，滤过。滤液用 0.5% 硫酸 16 ml 分 4 次提取。酸液合并，用浓氨水碱化，再以氯仿 20 ml 分 4 次提取。氯仿液合并，加无水硫酸钠少许脱水，放置 1 小时，滤过，浓缩至约 0.8 ml，作供试品溶液，另取山豆根碱加氯仿制成对照品溶液，分别吸取两溶液点于同一硅胶 H-CMC 薄层板上，用氯仿-甲醇(80：20)（每 10 ml 混合液中加 6 滴氨水）展开后，喷改良碘化铋钾试剂显色。供试品色谱中在与对照品色谱相应位置显相同颜色斑点。

【成分】 根茎含生物碱：山豆根碱(dauricine)，6-去甲山豆根碱(daurinoline)，6′-去甲山豆根碱(dauricinoline)，木兰花碱(magnoflorine)，青藤碱(sinomenine)，蝙蝠葛任碱(menisperine)，6′-二去甲山豆根碱(dauricoline)，粉防己碱(acutumine)，*N*-去甲粉防己碱(*N*-acutumidine)，蝙蝠葛辛(bianfugecine)，蝙蝠葛定(bianfugedine)，蝙蝠葛宁(bianfugenine)，碎叶紫堇碱(cheilanthifoline)，光千金藤碱(stepharine)，光千金藤定碱(stepholidine)，蝙蝠葛波芬碱(menisporphine)，7′-去甲山豆根碱(daurisoline)，7，7′-二去甲山豆根碱(dauriciline)，山豆根波芬诺灵碱(dauriporphinoline)。蝙蝠葛苏林碱(daurisoline)，2，3-dihydromjenisporphine，粉防己碱(tetrandrine)和阿克吐明宁(acutuminine)，二青藤碱(disinomenine)，一种腈苷(menisdaurin)，5 个异喹啉酮化合物：northalifoline、thalifoline、corydaldine、*N*-methylcorydaldine、doryphornine，华月碱(sinomenine)，二华月碱(disinomenine)，千金藤灵(stepharine)。

【药理】 1. 抗心律失常作用 山豆根碱具有广泛的抗心律失常作用，8 mg/kg 静注，对氯仿—肾上腺素、毒毛花苷 G 和乌头碱诱发的心律失常均有对抗作用，并提高电刺激诱发的心室纤颤阈值。山豆根碱使猫冠状动脉结扎和复灌后室颤的发生率和死亡率明显降低。山豆根碱 32 μg 能显著抑制兔离体心房和猫心乳头肌的收缩性、自律性、兴奋性，延长不应期，说明山豆根碱的抗心律失常作用与其降低心肌兴奋性、自律性、延长不应期有关，其抗心律失常机制不仅具有钙拮抗作用，而且还有"奎尼丁样"抑制 Na^+ 内流作用。麻醉犬实验中，山豆根碱使 PR 间期延长，QRS 增宽，作用与剂量呈正相关，本品对功能正常的窦房结无明显影响。离体豚鼠实验，山豆根碱具有负性肌力，减小动作电位零相上升幅度和最大速率，静息电位及超射亦明显减小，动作电位时程延长，提示山豆根碱应归属于Ⅰ类抗心律失常药。

2. 降压作用 麻醉猫静注山豆根碱 3、5 和 8.33 mg/kg 后，血压最大下降百分数分别为 19.14±4.98，42.4±4.34 和 56.89±3.61。降压机制主要是直接扩张血管平滑肌。

3. 对血小板聚集和血栓形成的影响 体外试验山豆根碱对二磷酸腺苷(ADP)和胶原诱导的大鼠血小板聚集，50%抑制浓度(IC_{50})均为 0.06 mg/ml，对花生四烯酸(AA)诱导血小板的 IC_{50} 为 0.05 mg/ml。山豆根碱也抑制 ADP、AA 及肾上腺素(Adr)诱导的人血小板聚集。由于山豆根碱对多种促聚集剂的抑制作用无明显选择性，提示其作用机制也与 Ca^{2+} 拮抗作用有关。山豆根碱具有抗实验性动脉血栓形成的作用，20 mg/kg 静注，能明显抑制大鼠血小板血栓和电刺激诱发动脉血栓的形成，而对静脉血栓形成无影响。

4. 抗炎、镇痛作用 山豆根碱 40 mg/kg 腹腔注射，对小鼠巴豆油性耳郭水肿有明显抑制作用，20 mg/kg 腹腔注射，对角叉菜胶所致大鼠足跖水肿的作用与 1.25 mg/kg 地塞米松相似。局部用药能抑制羧甲基纤维素(CMC)所致大鼠白细胞游走反应，对 5-羟色胺(5-HT)、前列腺素 E_2(PGE_2)所致的皮肤毛细血管渗透性增高，对大鼠佐剂性关节炎以及巴豆油性肉芽囊肿的肉芽增生均有明显抑制作用。北豆根粗总碱和多酚羟基碱对炎性渗出、囊壁增生均有抑制作用，其强度与山豆根碱相似。山豆根碱对醋酸所致小鼠扭体反应有抑制作用，其半数抑制量(ID_{50})为 54±6 mg/kg。

5. 肌肉松弛作用 7′-去甲山豆根碱和山豆根碱均有肌松作用。家兔静注给药，7′-去甲山豆根碱平均垂头量为 1.70±0.07 mg/kg，山豆根碱为 2.36±0.47 mg/kg。7′-去甲山豆根碱属去极化型肌松剂。

6. 抑菌作用 山豆根总碱、多酚羟基碱和蝙蝠葛任碱以固体法和液体定量药物抑菌法对各种呼吸道细菌均有抑菌作用，其中以蝙蝠葛任碱作用最强，抑菌率 83.33%，呼吸道细菌以肺炎链球菌最为敏感，稀释到 0.09 mg/ml 仍有抑菌作用，而对肠道细菌抑菌率仅 11.11%。

7. 镇咳祛痰作用 山豆根总碱给小鼠 20 mg/kg 腹腔注射，对氨雾和二氧化硫(SO_2)刺激均有显著镇咳作用，家兔 8 mg/kg 灌胃可促进酚红由呼吸道排出，提示有一定祛痰作用。

8. 局麻作用 山豆根碱和粉防己碱具有局麻作用，局麻的 ED_{50} 分别为 3.05 和 8.56 mmol，山豆根碱的局部麻醉活性与奎尼丁相近，粉防己碱则较弱。

9. 体内过程 山豆根碱给大鼠以 150 mg/kg 灌胃 1 小时后，胃肠吸收 52.5%，肝、脾、肾含药量较高，其中以肝脏最高，脑组织较少。大鼠静注山豆根碱后，血药浓度-时间曲线符合二室开放模型，血浆半衰期为 6.506 小时。本品主要经肾和胆道排出，72 小时尿粪总排药量只是给药量的19.0%。

毒性 北豆根粗总碱以及从中分得的多酚羟基碱、非酚性总碱小鼠灌胃的 LD_{50} 分别为 2 410±260、1 080±140、2 640±

370 mg/kg。小鼠腹腔注射的 LD_{50} 依次为 170±26、115±18 和 144±20 mg/kg。山豆根碱小鼠腹腔注射的 LD_{50} 为 207±25 mg/kg，大鼠为 185±25 mg/kg。7′-去甲山豆根碱小鼠静注的 LD_{50} 为 1.25±0.16 mg/kg。兔静注本品 4 mg/kg，注毕立即伏地，渐出现呼吸困难，约 3 分钟呼吸停止，其后心跳停止而死亡，尸检主要脏器病理检查未见异常。大鼠亚急性毒性试验表明山豆根碱对肝脏有轻度损害。山豆根碱无致畸、致突变作用。北豆根片具有一定的毒性，但毒性是可逆的。

【药性】 《中华人民共和国药典》2005 年版："苦，寒，有小毒。归肺、胃、大肠经。"

【功用主治】 清热利咽，祛风除湿，解毒杀虫。主治咽喉肿痛，咳嗽，湿热泻痢，黄疸，风湿痹痛，水肿，脚气，痄腮，蛇虫咬伤。

1. 南药《药材学》："清热解毒，消肿止痛，杀虫。一治喉痛喉风，外敷蛇咬、蜘蛛伤及痔疮肿毒。二为消炎药，治咽喉肿痛，发热，咳嗽，热痢，胃肠炎等。"

2.《东北常用中草药》："治咽喉肿痛，肺炎，支气管炎咳嗽，肠炎痢疾，绦虫。"

3.《内蒙古中草药》："抗癌。主治食管癌、胃癌等。"

4.《长白山植物药志》："清热解毒，利咽消肿，通便杀虫。主治扁桃体炎，喉炎，咽喉肿痛，腮腺炎，黄疸，支气管炎，肺炎，肠炎，痢疾，肾盂肾炎。外用治蛇虫咬伤，宫颈炎，口腔炎，痔疾肿痛。"

【用法用量】 内服：煎服，3～9 g。治咽喉肿痛宜含于口中缓缓咽下。外用：研末调敷或煎水泡洗。

【宜忌】 脾虚便溏者禁服。过量服用（超过 15 g）可引起呕吐。

【选方】 1. 治咽喉肿痛　北豆根、射干各 3 g。共研细末，吹入咽喉。或用北豆根 9 g，桔梗 3 g，酸浆 8 个。水煎，日服 2 次。（《吉林中草药》）

2. 治慢性扁桃体炎　北豆根 9 g，金莲花 3 g，生甘草 6 g。水煎服。（《河北中草药》）

3. 治肺热咳嗽　北豆根、前胡、牛蒡子、枇杷叶各 9 g。水煎服。（《陕甘宁青中草药选》）

4. 治痢疾、肠炎　北豆根 9 g，徐长卿 9 g。水煎服。（《浙江药用植物志》）

5. 治湿热黄疸　北豆根 9 g，茵陈 15 g，生大黄 6 g，栀子 9 g。水煎服。（《陕甘宁青中草药选》）

6. 治牙痛　北豆根 9 g，玄参、地骨皮各 6 g，甘草 3 g，水煎服。（《全国中草药汇编》）

7. 治腰痛　北豆根 30 g，白酒 50 ml，浸 7 日，每日 2 次，每次饮 1 杯。

8. 治秃疮　北豆根 30 g，白糖适量，共研末，用鸡蛋捣成膏，敷患处。（7、8 方出自《吉林中草药》）

9. 治绦虫病、蛲虫病、胃痛腹胀　（北豆根）根状茎 6～9 g，水煎服。（《浙江药用植物志》）

10. 治食管癌　北豆根 15 g，水煎分 3 次服；同时用硇砂、冰片各等分，研细面，每次 1.5 g，含咽，每日服 4 次。（《内蒙古中草药》）

【临床报道】 1. 治疗心律失常　用由蝙蝠葛根茎提取的蝙蝠葛碱（即山豆根碱）制片（每片含 50 mg）服用，每次 6 片，每日 3 次，病情控制后减为每日 3～12 片。观察 346 例，对各种类型的心律失常总有效率约 90%，其中显效率 82%，对早搏有效率达 96%，尤以对室性早搏最佳，对房颤、房扑疗效较低。副作用一般有食欲减退和嗜睡；少数有腹胀，腹痛，大便次数增加；个别有便秘；21 例 ALT 增高，停药或减量 1 星期后恢复正常；肾功能未见改变；10 例 P-R 间期延长；2 例心动过缓；1 例室性停搏；2 例发生室上性心动过速，经处理后均未发生意外。年高、病重、心肌受损者应慎用，原有肝病者不宜用。用药期间应定期检查肝功能。

2. 治疗肿瘤　北豆根注射液 1∶1 浓度，每支 2 ml，肌内注射，每日 2 次；静脉注射，每日 1 次，每次 5 ml，与 25%葡萄糖 20 ml 混合；或用冲剂，每次 2 g，每日 3 次。20 日为 1 个疗程，间隔 4～5 日，共用 5、6 个疗程，再辅用其他药物。治疗中、晚期食管（贲门）癌 47 例，总有效率 55.3%，其中显效者 5 例。

1360 北沙参 běi shā shēn 《本草汇言》

【异名】 真北沙参《卫生易简方》，海沙参、银条参、莱阳参（《江苏植物药材志》），辽沙参（《中药志》），野香菜根（《中药材手册》）。

【基原】 为伞形科珊瑚菜属植物北沙参的根。

【原植物】 北沙参 *Glehnia littoralis* F. Schmidt ex Miq.　又名：珊瑚菜（《江淮杂记》）。

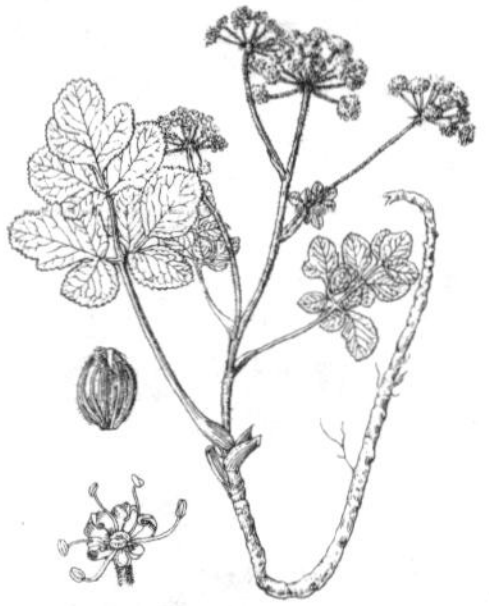

北 沙 参

多年生草本，高 5～20 cm。全株被白色柔毛。主根细长，圆柱形，长达 30 cm，粗 0.5～1.5 cm，很少分枝。茎露于地上部分较短，地下部分伸长。基生叶质厚，有长柄；叶柄长 5～15 cm，基部宽鞘状，边缘膜质；叶片轮廓呈圆卵形至三角状卵形，三出式分裂或三出式二回羽状分裂，末回裂片倒卵形至卵圆形，长 1～6 cm，宽 1～4 cm，顶端圆至渐尖，基部楔形至截形，边缘有缺刻状锯齿，齿缘白色软骨质；叶柄和叶脉有细微硬毛；茎生叶形状与基生叶相似，叶柄基部渐膨大成鞘状。复伞形花序顶生，密被灰褐色长柔毛，径 3～6 cm，花序梗长 2～6 cm；伞辐 8～16，不等长；无总苞片；小总苞片数片，线状披针形，边缘及背部密被柔毛；小伞形花序有花 15～20；萼齿 5，窄三角状披针形，疏生粗毛；花瓣白色；花柱基短圆锥状。双悬果圆球形或椭圆形，长 6～13 mm，密被棕色长柔毛及绒毛，果棱有木栓质翅，分生果横剖面扁椭圆形，有 5 个棱角，合生面平坦，油管较多，连成一圈，胚乳腹面略凹陷。花期 5～7 月，果期 6～8 月。

生于海岸沙地、沙滩，或栽培于肥沃疏松的砂质壤土。分布于河北、辽宁、山东、江苏、浙江、福建、广东、台湾等地。

【栽培】 生物学特性　喜温暖湿润气候，能抗寒，可耐受－30 ℃的低温。耐干旱，忌水涝，忌连作和花生茬。适宜在海边沙滩生长，以土层深厚、疏松肥沃、排水良好的油砂土，砂壤土和冲积砂土栽种，不宜在黏土和低洼积水地种植。种子有胚后熟休眠特性，寿命短，隔年种子不可作种用。

繁殖方法　用当年种子繁殖，秋季和春季均可播种。秋播在 10 月上旬，播前 20 多日湿润种子，常翻动检查，至种仁发软。春播在早春开冻后，但必须在秋末将湿润的种子放在室外潮湿处，埋于土中经受低温冷冻处理，使种胚发育成熟。如春播干种子，当年不能出苗。播种分宽幅条播和窄幅条播。宽幅条播：播幅宽 15 cm左右，行距 25 cm 开沟，深 4 cm 左右，种子与种子相隔 4～5 cm，开第二沟时溢土覆盖前沟，覆土约 3 cm。窄幅条播：播幅宽 6 cm，行距 15 cm 左右，方法与宽幅条播相同。

田间管理　小苗有 2～3 片真叶时间苗，三角形留苗，株距约 3 cm，在间苗时，需进行除草。苗高约 10 cm 时定苗，株距 6～10 cm。由于是密植作物，且茎叶脆嫩易断，不宜中耕除草，草多可拔除。春季如遇干旱需酌情浇水，保持地面湿润。生长后期地面积水应及时排水，及时摘蕾。生长后期可追施磷、钾肥。

病虫害防治　根结线虫病，5 月份开始发生，忌连作和花生茬，选用无病地。北沙参病毒病，彻底防治蚜虫、红蜘蛛等病毒传播者，选无病株留种。锈病，用25%粉锈宁可湿性粉1 000倍液喷雾，每10日1次，连续数次。大灰象甲(象鼻虫)，清晨或傍晚进行人工捕杀或诱杀。钻心虫，在卵期及幼虫初孵未钻入前用90%敌百虫喷杀。

【采收加工】 以第二年9月收获的秋参为好，刨出根，去须根，用开水烫后，剥去外皮，及时干燥。

【药材】 北沙参 *Glehniae Radix* 主产于山东、江苏、河北、辽宁。山东莱阳胡城村产品质最佳，以河北秦皇岛及辽宁大连产量大，品质亦佳。

商品规格 商品有3个等级。一等：条长34 cm以上，上中部直径3～6 mm，无芦头、细尾须、油条。二等：条长23 cm以上，上中部直径3～6 mm，余同一等。三等：条长22 cm以下，粗细不分，间有破碎，无芦头、细尾须。

性状 根呈细长圆柱形，偶有分枝，长15～45 cm，直径0.4～1.2 cm。表面淡黄白色，略粗糙，偶有残存外皮，不去外皮的表面黄棕色。全体有细纵皱纹及纵沟，并有棕黄色点状细根痕；顶端常留有黄棕色根茎残基；上端稍细，中部略粗，下部渐细。质脆，易折断，断面皮部浅黄白色，木部黄色。气特异，味微甘。

鉴别 根横切面：皮层为数列薄壁细胞，有扁圆形分泌道散在，有的2个分泌道并列或中间融合成一体。不去外皮的可见木栓层。韧皮部宽广，射线明显；外侧筛群管颓废作条状；分泌道散列，直径20～65 μm，内含黄棕色分泌物，周围分泌细胞5～8个。形成层成环。木质部射线宽2～5列细胞；导管大多成"V"形排列；薄壁细胞含糊化淀粉粒。

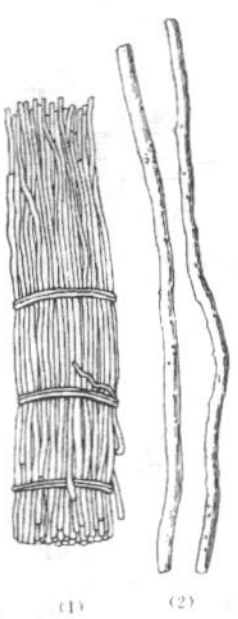

北沙参根外形
(1) 成扎商品 (2) 单枝

【成分】 根、根茎含多种香豆素类化合物：补骨脂素(psoralen)，香柑内酯(bergapten)，花椒毒素(xanthotoxin)，异欧前胡内酯(isoimperatorin)，欧前胡内酯(imperatorin)，香柑素(bergaptin)，9-牻牛儿醇基补骨脂素(9-geranyloxypsoralen)，9-甲氧基异欧前胡内酯(cnidilin)，花椒毒酚(xanthotoxol)，别异欧前胡内酯(alloisoimperatorin)，9-(1，1-二甲基烯丙基)-4-羟基补骨脂素〔9-(1，1-dimethylallyl)-4-hydroxypsoralen〕，印度素(marmesin)，东莨菪素(scopoletin)，7-*O*-(3，3-二甲基烯丙基)-东莨菪素〔7-*O*-(3，3-dimethylallyl)- scopoletin〕及欧芹酚-7-*O*-*β*-龙胆二糖苷(ostheol-7-*O*-*β*-gentiobioside)。(*S*)-白花前胡醇〔(*S*)-peucedanol〕，(*S*)-7-*O*-甲基白花前胡醇〔(*S*)-7-*O*-methylpeucedanol〕，印度榅桲素(marmesin)和羟基欧前胡内酯(hydroxyimperatorin)等糖苷；去甲基软木花椒素(demethylsuberosin)。单萜苷：(+)和(－)-5-外羟基龙脑-2-*O*-*β*-*D*-吡喃葡萄糖苷〔(+)and(－)-angelicoidenol 2-*O*-*β*-*D*-glucopyranoside〕，(－)-5-外羟基龙脑-2-*O*-*β*-*D*-呋喃芹菜糖基-(1→6)-*β*-*D*-吡喃葡萄糖苷〔(－)-angelicoidenol 2-*O*-*β*-*D*-apiofuranosyl-(1→6)-*β*-*D*-glucopyranoside〕，(2*R*，6*S*)-莰烷-2，6-二醇2-*O*-*β*-*D*-呋喃芹菜糖基-(1→6)-*β*-*D*-吡喃葡萄糖苷〔(2*R*，6*S*)-bornane-2，6-diol 2-*O*-*β*-*D*-apiofuranosyl-(1→6)-*β*-*D*-glucopyranoside〕，(2*R*)-莰烷-2，9-二醇2-*O*-*β*-*D*-呋喃芹菜糖基-(1→6)-*β*-*D*-吡喃葡萄糖苷〔(2*R*)-bornane-2，9-diol 2-*O*-*β*-*D*-apiofuranosyl-(1→6)-*β*-*D*-glucopyranoside〕，(4*R*)和(4*S*)-对-1-盂烯-7，8-二醇8-*O*-*β*-*D*-呋喃芹菜糖基-(1→6)-*β*-*D*-吡喃葡萄糖苷〔(4*R*)- and (4*S*)-*p*-menth-1-ene-7，8-diol 8-*O*-*β*-*D*-apiofuranosyl-(1→6)-*β*-*D*-glucopyranoside〕。根还含有炔类成分(polyyne)：(9*Z*)-1，9-十七烷二烯-4，6-二炔-3，8，11-三醇〔(9*Z*)-1，9-heptadecadiene-4，6-diyne-3，8，11-triol〕，(10*E*)-1，10-十七烷二烯-4，6-二炔-3，8，9-三醇〔(10*E*)-1，10- heptadecadiene-4，6-diyne-3，8，9-triol〕，人参炔醇(panaxynol)，8*E*-十七烷-1，8-二烯-4，6-二炔-3，10-二醇(8*E*-heptadeca-1，8-dien-4，6-diyn-3，10-diol)。还含北沙参多糖(GLP)，磷脂(phospholipid)，其中卵磷脂(lecithin)约占51%，脑磷脂(cephalin)约占18%，镰叶芹二醇(falcarindiol)，(8*E*)十七碳-1，8-二烯-4，6-二炔-3，10-二醇〔(8*E*)-1，8-heptadecadiene-4，6-diyne-3，10-diol〕，水杨酸(salicylic acid)，香草酸(vanillic acid)，阿魏酸(ferulic acid)。

根和地上部分含精油成分：主要有蒎烯(pinene)，柠檬烯(limonene)，匙叶桉油烯醇(spathulenol)，日本刺参萜酮(oplopenone)，人参炔醇(panaxynol)，proctanoate，十六烷酸(hexadecanoic acid)，亚油酸(linoleic acid)。

【药理】 1. 免疫抑制作用 北沙参多糖腹腔注射对绵羊红细胞(SRBC)致敏、小鼠脾脏溶血空斑形成细胞(PFC)有显著抑制作用。在体外，北沙参多糖对植物血凝素(PHA)诱导的正常人血淋巴细胞的增生有抑制作用，对刀豆蛋白A(Con A)和美洲商陆有丝分裂原(PWM)激活的人淋巴细胞转化均有抑制作用；对二硝基氯苯(DNCB)所致小鼠耳迟发型超敏反应有显著抑制作用；对小鼠同种植皮排斥反应有显著抑制作用；对小鼠免疫器官脾与胸腺重量无影响。如在致敏后给药，对PFC抑制作用减弱，对SRBC致敏小鼠血清凝集素抗体生成有明显抑制作用，致敏后给药，抑制作用也减弱；北沙参多糖在致敏后用药，其免疫抑制作用减弱，说明可能作用于免疫应答感应阶段T细胞识别抗原的早期；北沙参多糖对免疫器官影响不大，停药后，其免疫功能的恢复可能较快。

2. 解热镇痛作用 北沙参根的乙醇提取物可使正常家兔体温轻度下降，对伤寒疫苗引起发热的家兔也有解热作用。此外，应用家兔牙髓电刺激法还证明有镇痛作用。叶的乙醇提取物作用较次，根的挥发油更次之。

3. 抑制肿瘤细胞的增殖 运用流式细胞仪发现对肿瘤细胞增殖抑制率在20%以上。

【炮制】 1. 北沙参 取原药材，除去杂质及残茎，抢水洗净，稍润，取出，切短段，干燥。

2. 炒北沙参 取净北沙参段置锅内，文火炒至黄色或焦黄色，取出放凉。

3. 蜜北沙参 取炼蜜置锅内，加热煮沸，倒入净北沙参段，用文火炒至黄色，不黏手为度，取出放凉。每北沙参段100 kg，用炼蜜15 kg。

4. 米炒北沙参 取净沙参段，将锅内先洒上水再撒米，米借水力黏在锅上，加热至冒烟时，加入沙参段，轻轻翻动，炒至表面变黄色，取出放凉。每北沙参100 kg，用米10 kg。

饮片性状 北沙参参见"药材"项。炒北沙参、米炒北沙参形如北沙参段，表面黄色或焦黄色。蜜北沙参表面黄色，略黏手，有滋润感，味甜。

贮干燥容器内，蜜北沙参密闭，置通风干燥处，防蛀。

【药性】 甘，凉。归肺、胃经。

1.《本经逢原》："甘淡，性寒，无毒。"

2.《得宜本草》："入手、足太阴经。"

3.《本草从新》："甘、苦，微寒，味淡。"

4. 南药《中草药学》："入肺、胃经。"

【功用主治】 养阴清肺，益胃生津。主治肺燥干咳，虚劳嗽血，胃阴不足，津伤口干。

1.《得宜本草》："功专止嗽除疝。"

2.《本草从新》："专补肺阴，清肺火。治久咳肺痿。"

3.《得配本草》："补阴以制阳，清金以滋水，治久咳肺痿，皮热瘙痒，惊烦，嘈杂，多眠，疝痛，长肌肉，消痈肿。"

4.《药义明辨》："清肺热，益肺气。"

5.《饮片新参》："养肺胃阴，治劳咳痰血。"

6.《东北药用植物志》："治慢性支气管炎，肺结核，肺膨胀不全，肺脓疡等。”

7.《全国中草药汇编》：“润肺止咳，养胃生津。主治肺虚有热，干咳少痰，热病后口干。”

【用法用量】 内服：煎汤，5～10 g；或入丸、散、膏剂。

【宜忌】 风寒作嗽及肺胃虚寒者禁服；痰热咳嗽者慎服。

1.《本草从新》：“寒客肺中作嗽者勿服。恶防己，反藜芦。”

2.《得配本草》：“肺气寒，虚气上浮者禁用。”

3.《药笼小品》：“治肺虚咳嗽。若肺中有邪不可漫施。”

4.《青岛中草药手册》：“阴不伤而有痰湿者不宜用。”

【选方】 1. 治肺结核咳嗽 北沙参 9 g，麦冬 6 g，甘草 3 g。开水冲泡，代茶饮服。

2. 治急慢性支气管炎 北沙参、车前子各 10 g，生甘草 5 g。水煎，每日 2～3 次分服。（1、2 方出自《食物中药与便方》）

【临床报道】 治疗小儿迁延性肺炎 每日取北沙参、生山药各 15 g，煎服，治疗 24 例，其中支气管肺炎 17 例，喘憋性肺炎 4 例，腺病毒肺炎 3 例，病程在 1～3 个月之间。结果：痊愈 12 例；有效 9 例，无效 3 例。或用北沙参 25 g，甘草 15 g，拳参 10 g，紫草茸10 g，水煎服，治疗小儿迁延性肺炎 24 例，全部治愈。

【各家论述】 1.《本经逢原》：“沙参，有南北二种，北者质坚性寒，南者体虚力微。”

2.《药性切用》：“北沙参，甘淡性凉，补虚退热，益五脏之阴。肺虚劳热者最宜之，伤寒温疫，肺虚挟热者亦可暂用。”

3.《药义明辨》：“北沙参，味甘微苦，气微寒。清肺热，益肺气，金受火克者宜之。用者类以为肺剂，而不知其性专于脾之气化而上达也。”

4.《药笼小品》：“北沙参，肺经轻清淡补之品，予治肺虚咳嗽，每用党参、元参、北沙参，或加降气消痰，名三参饮，获效甚多。”

5.《本草便读》：“清养之功，北逊于南，润降之性，南不及北。”

1361 北方点地梅 běi fāng diǎn dì méi （《新疆中草药》）

【异名】 雪山点地梅（《中国高等植物图鉴》），喉咙草（《新疆中草药》）。

【基原】 为报春花科点地梅属植物北点地梅的带根全草。

【原植物】 北点地梅 *Androsace septentrionalis* L.

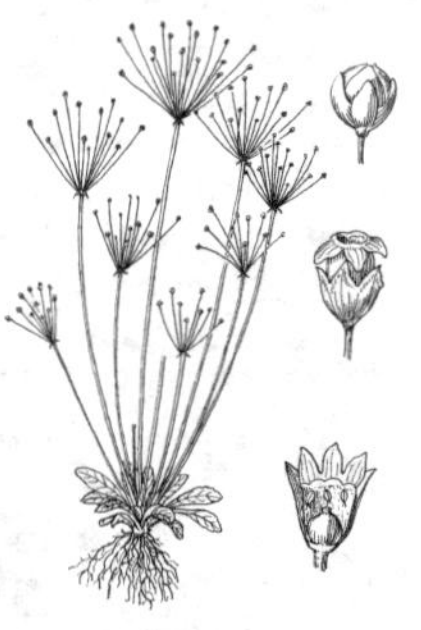

北点地梅

一年生草本。直根系，主根细长，支根较少。莲座状叶丛单生，直径 1～6 cm；无柄或下延呈宽翅状柄；叶片倒披针形或长圆状披针形，长 5～30 mm，宽 2～6 mm，先端钝或稍锐尖，通常中部以上叶缘具稀疏锯齿，上面及边缘被短毛及 2～4 分叉毛，下面近无毛。花葶一至多数，直立，高 7～25 cm，黄绿色，下部略呈紫红色。花葶与花梗都被2～4分叉毛和短腺毛；伞形花序有多数花，苞片多数，条状披针形；花梗细不等长，果期伸长达 2～6（～10）cm，被短腺毛；花萼钟形或陀螺状，长约 2.5 mm，明显具 5 棱，5 浅裂；花冠白色，高脚碟状，5 裂，裂片倒卵状长圆形，长约 1.2 mm，宽 0.6 mm，先端近全缘；子房倒圆锥形，柱头头状。蒴果倒卵状球形，先端 5 瓣裂。种子多数，多面体形，长约 0.6 mm，棕褐色，具蜂窝状凹眼。花期 6 月，果期 7 月。

生于草原、山地阳坡和沟谷中。分布于河北、黑龙江、内蒙古、甘肃、青海、新疆、西藏等地。

【采收加工】 7～9 月采收，晒干。

【药材】 北方点地梅 *Androsaces Septentrionalis Herba* 主产于内蒙古东部、河北北部和新疆北部。

性状 主根直径 0.5～2 mm，表面黄棕色或灰棕色，有支根或支根痕；质稍硬而脆，易折断，断面黄白色或淡黄色。叶莲座状丛生，多破碎，完整者呈倒披针形、长圆状披针形或狭菱形，先端钝或稍锐尖，下部渐狭，中部以上边缘具稀疏锯齿，上面有极短的毛，叶面黄绿色；质脆，易碎。花葶长短不一，黄绿色或下部暗紫色，具分叉毛；伞形花序多花；花冠白色。有时可见先端 5 瓣裂的蒴果，浅橙黄色，内有多数种子。气微，味淡。

【成分】 含三萜皂苷：点地梅苷（androseptosides）A、B、C、C_1、D、D_1、E、F、G、H、I、K、L 等。

地上部分含黄酮类：槲皮素（quercetin），山柰酚（kaempferol），芸香苷（rutin）。又含咖啡酸（caffeic acid）等。

【药性】 《新疆中草药》：“苦、辛，寒。”

【功用主治】 《新疆中草药》：“清热解毒，消肿止痛。治风火赤眼，急、慢性咽喉肿痛。”

【用法用量】 内服：煎汤，9～30 g；或代茶饮。

1362 甲香 jiǎ xiāng （《新修本草》）

【异名】 水云母、催生子（《中药志》）。

【基原】 为蝾螺科蝾螺属动物蝾螺及其近缘动物的厣。

【原动物】 蝾螺 *Turbo cornutus* Solander 又名：流螺（《南州异物志》）。

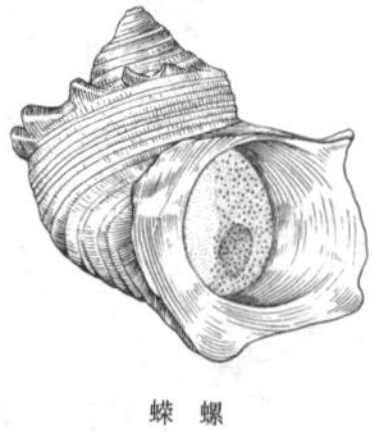

蝾 螺

贝壳呈拳状，质坚实，高约 90 mm，宽约 80 mm。螺层 5～6 层，缝合线明显，螺旋部低，体螺层极膨大，各层宽度均匀。壳面螺肋发达，肋间尚有细肋。生长纹密、粗糙，呈鳞片状。体螺层上常有强大的半管状棘，一般具 2 列，每列 10～11 个，整个壳表面灰青色，壳基部膨胀，壳口大，圆形，内具珍珠样光泽，外唇简单；内唇往下扩展并加厚。无脐，厣石灰质，厚重，外表灰绿色或灰黄色，具密集小粒状突起，中央偏内下方有一旋涡状刻纹，内面稍平，有旋纹 4 条。体柔软，触手细长，足发达。

生活于低潮线附近至水深 10 m 左右的岩石质海底。我国分布于东海及南海。

同属动物厣供药用的还有：① 夜光蝾螺 *T. marmoratus* Linnaeus 分布于台湾及海南岛南部。② 节蝾螺 *T. articulatus* Reeve 分布于广东、海南、广西沿海，为南海常见种类。③ 金口蝾螺 *T. chryostomus* Linnaeus 分布于南海。④ 带蝾螺 *T. petholatus* Linnaeus 分布于南海西沙群岛。⑤ 银口蝾螺 *T. argyrostomus* Linnaeus 西沙群岛为习见种。

【采收加工】 四季均可采捕，捕得后将厣取下，晒干。

【药材】 甲香 *Turbinis Operculum* 主产于广东、福建等地沿海。

性状 厣呈类扁圆球形，直径 1～4 cm，一侧较厚，一侧较薄。一面隆起，表面淡白色、浅棕色或浅绿色，有颗粒状突起，且有螺旋状的隆起。另一面平坦，有螺旋状纹理，附有棕色薄膜状物。质厚，坚韧，不易折断，破碎面类白色，不平坦。气微腥，味咸。

【成分】 夜光蝾螺含蝾螺毒素（turbotoxin）A 和 B。

【药性】 《新修本草》：“味咸，平，无毒。”

【功用主治】 清湿热，去痰火，解疮毒。主治脘腹满痛，痢疾，淋证，高血压病，头痛，痔瘘，头疮，疥癣。

1.《新修本草》：“主心腹满痛，气急，止痢，下淋。”

2.《本草拾遗》：“主甲疽，瘘疮，蛇蝎蜂螫，疥癣，头疮，馋疮。”

3.《海药本草》:"和气清神。主肠风瘘痔。"

4.《南海海洋药用生物》:"可作催产药,止阴火,治高血压,头痛,清凉,去痰火。"

5.《中国药用动物志》:"清湿热,解疮毒,止泻痢。主治肠风痔疾,头疮,小便淋漓、涩痛等。"

【用法用量】 内服:煎汤,5~15 g;磨水冲服,3~9 g。外用:煅研末撒或调敷。

【选方】 1. 治高血压病,头痛　甲香 15 g,石决明 15 g,夏枯草 10 g,菊花 10 g。水煎服,每日服 2 次。(《中国动物药》)

2. 治腹痛,阿米巴痢疾　甲香磨水冲服,每次用量 3~9 g,每日 3 次。(《海味营养与药用指南》)

3. 治痔疮,疥癣　煅甲香适量,研细末,撒布疮面。(《中国动物药》)

1363 叶下花 yè xià huā (《昆明药用植物调查报告》)

【异名】 追风箭(《云南中草药选》),兔耳风、地黄连(《云南思茅中草药选》)。

【基原】 为菊科兔儿风属植物白背兔耳风的全草或根。

【原植物】 白背兔耳风 *Ainsliaea pertyoides* Franch. var. *albotomentosa* Beauverd.

多年生草本,高约60 cm。根茎粗短,密生纤维状须根。茎直立或斜升平展,稍木质,黄绿色,具棕色绒毛。单叶互生;叶有柄,极短;叶片卵形或卵状披针形,长 3~6 cm,宽 1.5~3 cm,先端渐尖,基部心形,上面沿脉上及边缘有棕色绒毛,下面密被白绒毛,主脉 3 条。头状花序几个排成腋生短总状花序;总苞长圆形;总苞片数层,边缘膜质,外层先端常有绒毛;花白色,长约 2 cm;花轴自叶腋扭向叶背面,悬垂于叶下。瘦果具羽毛状冠毛,污白色。花期秋季。

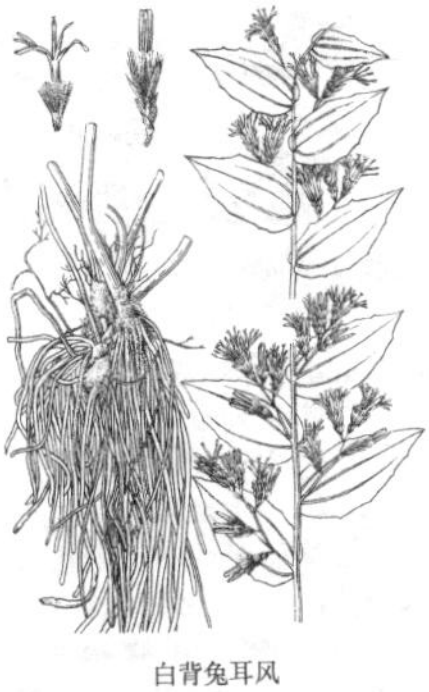

白背兔耳风

生于灌木丛或疏林下阴湿处。分布于四川、云南等地。

另云南、四川尚产有叶下花(正种)*A. pertyoides* Franch. 亦可同等入药。

【采收加工】 5~7 月采收,鲜用或切段晒干。

【成分】 全草含 1*α*-*H*-愈创木-4(15)-烯-6*α*-12-内酯-10*α*-*O*-*β*-*D*-吡喃葡萄糖苷〔1*α*-*H*-guai-4(15)-en-6*α*-12-olide-10*α*-*O*-*β*-*D*-glucopyranoside〕。

【药性】 《云南中草药》:"苦,温,小毒。"

【功用主治】 祛风除湿,散瘀止血,消肿散结。主治风湿痹痛,血瘀经闭,跌打损伤,骨折肿痛,外伤出血,瘰疬结核,风寒喘咳。

1.《云南中草药》:"行气活血,除湿止痛,接筋骨。治风湿关节痛,跌打损伤,骨折,闭经,过敏性皮炎。"

2.《四川中药志》1979 年版:"用于风寒喘咳。"

【用法用量】 内服:煎汤,10~15 g;或浸酒。外用:捣敷;或研末撒。

【宜忌】 《全国中草药汇编》:"孕妇忌服。"

【选方】 1. 治风湿跌打,筋骨疼痛　叶下花 9~15 g。水煎服或泡酒服。

2. 治月经不调,大肠下血　叶下花 9~15 g。水煎服。(1、2 方出自《昆明民间常用草药》)

3. 治外伤出血　叶下花药末撒伤口。(《云南中草药选》)

4. 治淋巴结核,淋巴结炎　叶下花根 9~15 g。水煎服。外用鲜叶捣敷。(《云南思茅中草药选》)

5. 治风寒咳嗽　叶下花根 30 g。加红糖少许煎服。(《四川中药志》1979 年版)

1364 叶下珠 yè xià zhū (《植物名实图考》)

【异名】 日开夜闭、珍珠草(《生草药性备要》),阴阳草、假油柑(《临证指南》),真珠草(《纲目拾遗》),鲫鱼草、胡羞羞(《广州植物志》),老鸦珠(《福建民间草药》),夜合珍珠(《民间常用草药汇编》),落地油柑、小利柑(《陆川本草》),鲋草(《南宁市药物志》),夜合草(《江西民间草药》),山皂角(《贵州民间药物》),叶后珠(《四川中药志》),油柑草(《福建中草药》),珠仔草、红骨崎层珠子草(《台湾药用植物志》),粟杨梅、杨梅珠草(《浙江药用植物志》),疳积草(浙江),夜盲草(福建)。

【基原】 为大戟科叶下珠属植物叶下珠的带根全草。

【原植物】 叶下珠 *Phyllanthus urinaria* L.

一年生草本,高 10~60 cm。茎直立,分枝侧卧而后上升,通常带紫红色,具翅状纵棱。单叶互生,排成 2 列;几无柄;托叶小,披针形或刚毛状;叶片长椭圆形,长 5~15 mm,宽 2~5 mm,先端斜或有小凸尖,基部偏斜或圆形,下面灰绿色,两面无毛;下面叶缘处有 1~3 列粗短毛。花小,单性,雌雄同株;无花瓣;雄花 2~3 朵簇生于叶腋,通常仅上面一朵开花;萼片 6,雄蕊 3,花丝合生成柱状,花盘腺体 6,分离,与萼片互生,无退化子房;雌花单生于叶腋,萼片 6,卵状披针形,结果后中部紫红色,花盘圆盘状,子房近球形,花柱顶端 2 裂。蒴果无柄,扁圆形,径约 3 mm,赤褐色,表面有鳞状凸起物;种子三角状卵形,淡褐色,有横纹。花期 5~10 月,果期 7~11 月。

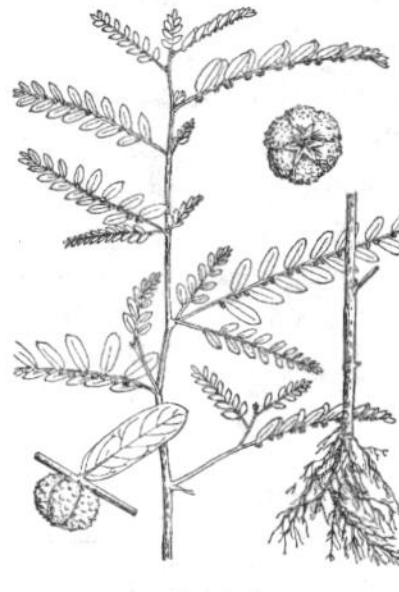

叶 下 珠

生于山坡、路旁、田边。分布于江苏南部、浙江、安徽、福建、江西、湖北、湖南、广东、广西、海南、四川、贵州、云南、台湾等地。

【栽培】 生物学特性　喜温暖向阳,以深厚、排水良好的黄色夹砂土为好。

繁殖方法　用种子繁殖。于 3~4 月播种。在畦上开横沟,深约 7 cm,播幅约 100 cm。拌成种子灰,匀撒于沟里,上盖草木灰厚约 1 cm。

田间管理　出苗后中耕除草、追肥 2 次,第一次在苗高 7~10 cm时,并行匀苗、补苗;第二次在 6~7 月间,以人畜粪水为主,也可施用氮素化肥。

【采收加工】 7~9 月采收,鲜用或晒干。

【药材】 叶下珠 *Phyllanthi Urinariae Herba*　主产长江流域至南部各省。

性状　本品长短不一,根茎外表浅棕色,主根不发达,须根多数,浅灰棕色。茎粗 2~3 mm,老茎基部灰褐色。茎枝有纵皱,灰棕色、灰褐色或棕红色,质脆易断,断面中空。分枝有纵皱及不甚明显的膜翅状脊线。叶片薄而小,长椭圆形,尖端有短突尖,基部圆形或偏斜,边缘有白色短毛,灰绿色,皱缩,易脱落。花细小,腋生于叶背之下,多已干缩。有的带有三棱状扁球形黄棕色果实,其表面有鳞状凸起,常 6 纵裂。气微香,味微苦。

【成分】 全草含酚酸类:并没食子酸(ellagic acid),3,3′,4-三-*O*-甲基并没食子酸(3,3′,4-tri-*O*-methylellagic acid),琥珀酸

(succinic acid)，阿魏酸(ferulic acid)，没食子酸(gallic acid)，咖啡酸(caffeic acid)，短叶苏木酚酸(brevifolincarboxylic acid)，20(29)-羽扇烯-3β-醇〔lup-20(29)-en-3β-ol〕。三萜类：羽扇豆醇酯(lupeol aletate)，β-香树脂醇(β-amyrin)，酚类：叶下珠新苷(phyllanthusiin) F、U，isostrictinin；短叶苏木酚酸甲脂(methyl brevifolincarboxylate)，去氢诃子次酸三甲脂(trimethyl dehydrochebulic acid)，山柰酚(kaempferol)，槲皮素(quercetin)，甲氧基鞣花酸(methoxy ellagic acid)，胡萝卜苷(daucosterol)，柯里拉京(corilagin)，去氢诃子次酸(dehydrochebulic acid)，鞣料云实素，短叶苏木酸乙酯(ethyl brevifolincarboxylate)，老鹤草素(geraniin)，异小木麻黄素(isostrictinin)等。短叶老鹳草酸乙酯(ethyl brevifolin carboxylate)，短叶老鹳草素(brevifolin)，柯里拉京(corilagin)，原儿茶酸(protocatechuic acid)，酞酸双(2,5-甲基已基)酯〔phthalic acid bis(2,5-dimethylhexyl) ester〕，褐煤酸甲酯(montanic acid methyl ester)，叶下珠利素(phyllurine)，叶下珠利内酯(phyllanthurinolactone)。

【药理】 1. 保护肝脏的作用 广西产叶下珠和云南产叶下珠各以每日 10 g/kg 给感染鸭乙肝病毒(DHBV)的重庆麻鸭灌服，连续 1 月，在用药第二星期后即使鸭血清中 DHBV 脱氧核糖核酸(DNA)滴度明显下降。叶下珠对鸭乙肝病毒逆转录酶有抑制作用，可降低血清中 DHBV DNA 和 DNA 多聚酶。其对四氯化碳(CCl_4)和 D-半乳糖胺引起的小鼠肝损伤也有明显防治作用，丙氨酸氨基转移酶(ALT)活性显著下降。叶下珠制剂可使CCl_4所致肝损伤小鼠 ALT 显著下降，光镜检查发现给药组小鼠浊肿变性、坏死和炎细胞浸润的肝细胞损害现象均大为减轻。对人肝癌细胞株 PLC/PRF/5 细胞株细胞外 HBsAg 含量有明显的抑制作用，主要影响 HBsAg 在该细胞内的合成。叶下珠与阿糖腺苷联合有一定的协同作用。叶下珠能明显减轻CCl_4引起的小鼠肝脏病理损害。能抑制CCl_4、和 D-半乳糖所致的 ALT 升高和肝细胞坏死。能明显抑制CCl_4引起的小鼠肝脏 MDA(丙二醛)的生成，阻止CCl_4引起的大鼠肝细胞膜流动性的降低，抑制肝细胞〔Ca^{2+}〕的升高，提示叶下珠的抗 CCl_4 肝损伤作用机制与其抑制脂质过氧化反应和阻止 Ca^{2+} 升高有关。

2. 抗菌作用 叶下珠煎剂对金黄色葡萄球菌、大肠杆菌及铜绿假单胞菌均有抑制作用，对福氏痢疾杆菌、溶血性链球菌、伤寒杆菌也有一定抑制作用。

【药性】 微苦，凉。

1.《生草药性备要》："味劫，性温。"

2.《植物名实图考》："性凉。"

3.《贵州民间药物》："性平，味淡。"

4. 广州部队《常用中草药手册》："微苦、甘，凉。"

5.《四川常用中草药》："性寒，味微苦。"

【功用主治】 清热，利尿，明目，消积。主治痢疾，泄泻，黄疸，水肿，热淋，石淋，目赤，夜盲，疳积，痈肿，毒蛇咬伤。

1.《生草药性备要》："治小儿疳眼、疳积，煲肉食，或煎水洗；又治亡乳汁，治主米疳者最效。"

2.《植物名实图考》："除瘴气。"

3. 广州部队《常用中草药手册》："清肝明目，渗湿利水。治肾炎水肿，尿路感染，尿路结石，肠炎腹泻。"

4.《浙江民间常用草药》："消食。"

5.《贵州草药》："清热，利水除湿，清肺。"

6.《四川常用中草药》："清暑热，止痢疾。治红白痢疾，目赤肿痛，眼起云雾，眼生翳。"

7.《湖北中草药志》："清热利尿，明目，消积。用于眼结膜炎，夜盲症，肾炎水肿，泌尿系感染，结石，黄疸型肝炎，喉炎，肺炎，消化不良，肠炎，痢疾，小儿疳积，无名肿毒，蛇咬伤等症。"

【用法用量】 内服：煎汤，15～30 g。外用：捣敷。

【选方】 1. 治痢疾，肠炎腹泻 叶下珠、铁苋菜各 30 g。煎汤，加糖适量冲服，或配老鹳草水煎服。(南药《中草药学》)

2. 治黄疸 鲜叶下珠 60 g，鲜马鞭草 90 g，鲜半边莲 60 g。水煎服。(江西《草药手册》)

3. 治肝炎 鲜叶下珠、鲜黄胆草各 60 g，母螺 7 粒，鸭肝 1 个，冰糖 60 g。水炖服。(《福建药物志》)

4. 治夜盲症 鲜叶下珠 30～60 g，动物肝脏 120 g，苍术 9 g。水炖服。

5. 治小儿疳积 叶下珠鲜根、老鼠耳鲜根各 15 g，猪肝或猪瘦肉酌量。水炖服。(4、5 方出自《福建药物志》)

6. 治小儿呛水咳嗽 鲜山皂角 15 g，枇杷树皮 4.5 g，白金条 3 g。煎水服。(《贵州草药》)

7. 治青竹蛇咬伤 叶下珠鲜叶洗净捣烂敷伤处。(江西《草药手册》)

8. 治痈疖初起 鲜叶下珠捣烂外敷，干则更换。(《安徽中草药》)

1365 叶上珠 yè shàng zhū (《民间常用草药汇编》)

【异名】 阴证药、大部参(《植物名实图考》)，叶上花(《峨眉山药用植物研究》)，叶上果(《中国药用植物图鉴》)，大叶通草、转竺、小录果(《台湾药用植物志》)。

【基原】 为山茱萸科青荚叶属植物青荚叶、西域青荚叶或中华青荚叶的叶或果实。

【原植物】 1. 青荚叶 *Helwingia japonica* (Thunb.) Dietr. [*Osyris japonica* Thunb.; *H. rusciflora* Willd.]

落叶灌木，高 1～2 m。嫩枝绿色或紫绿色，叶痕显著。叶互生；叶柄长 1～5 cm；托叶线状分裂；叶片卵形、卵状椭圆形，长 3～13 cm，宽 1.5～9 cm，先端渐尖，基部近圆形或宽楔形，边缘有细锯齿，近基部有刺状齿。花雌雄异株；雄花约 5～12 朵形成密聚伞花序；雌花具梗，单生或 2～3 朵簇生于叶上面中脉的中部或近基部；花瓣 3～5，三角状卵形；雄花具雄蕊 3～5，生于花盘内侧；雌花子房下位，3～5 室，花柱 3～5裂。核果近球形，成熟后黑色，具 3～5 棱。花期 4～5 月，果期 8～9 月。

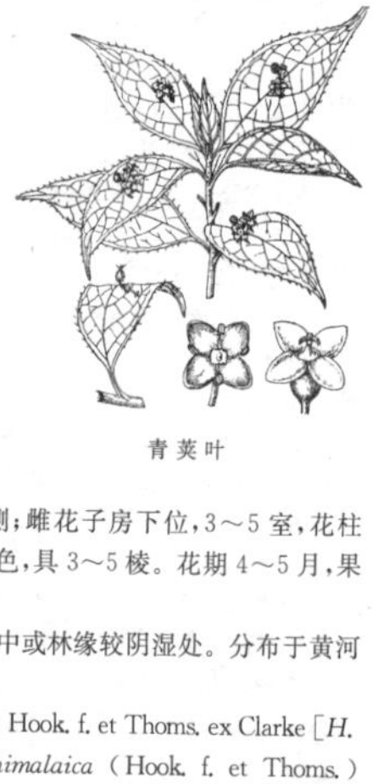

青荚叶

生于海拔 3 300 m 以下的林中或林缘较阴湿处。分布于黄河流域以南及台湾等地。

2. 西域青荚叶 *H. himalaica* Hook. f. et Thoms. ex Clarke [*H. japonica* (Thunb.) Dietr. var. *himalaica* (Hook. f. et Thoms.) Franch.] 又名：西藏青荚叶(《中国高等植物图鉴》)，喜马拉雅青荚叶(《中国树木分类学》)。

本种与青荚叶的区别为：叶厚纸质，长椭圆形或长圆状披针形，长 5～18 cm，宽 2.5～5 cm，先端尾状渐尖；托叶常 2～3 裂，稀不裂。花期 4～5 月，果期 8～10 月。

生于海拔 1 700～3 300 m 的林中或林缘。分布于西南及湖北、湖南、广西、西藏等地。

3. 中华青荚叶 *H. chinensis* Batal. 又名：叶长花(《中国树木分类学》)，花蛇草(《陕西草药》)，叶藏花(《新华本草纲要》)。

本种与前两种的区别为：叶革质或近于革质，稀纸质，叶柄长 3～4 cm；托叶纤细；叶片线状披针形或披针形，长 4～15 cm，宽 0.4～2 cm，边缘具稀疏线状细齿。

生于海拔 1 000～2 000 m 的中山林下。分布于陕西、甘肃、湖北、湖南、四川、云南等地。

上述植物的茎髓(青荚叶茎髓)、根(叶上珠根)亦供药用,另设专条。

【栽培】 生物学特性 喜阴凉湿润的气候,怕强光和干旱。以疏松肥沃的腐殖质壤土栽培为宜。

繁殖方法 (1)青荚叶 用种子繁殖。8月果实由红色变为黑色时采收。去掉果皮,种子晾干后,即可播种,也可在第二年春季3月进行。条播,按行距25 cm开沟,沟深6 cm,把种子均匀播于沟内,覆细土2 cm,浇水保湿。当苗高15~20 cm时,按行株距60 cm×60 cm开穴定植,每穴栽苗1株。

(2)西域青荚叶 用种子繁殖。夏季果实成熟时采收,晾干种子,忌烈日曝晒,否则易降低发芽率。撒播,用草木灰或细土盖过种子为度,播后浇水保湿。幼苗要注意强光和干旱的影响。当幼苗高达25~30 cm即可定植。按行株距60 cm×60 cm开穴,每穴栽苗1株。

田间管理 定植后,幼苗期每年春、夏季中耕除草后各施1次农家肥或化肥,秋、冬季落叶时施1次堆肥或草木灰。每次施肥后进行培土,冬季落叶后适当修剪侧枝。生长期如缺乏荫蔽条件时,应搭棚遮阳,一般荫蔽度要求在60%~70%。

病虫害防治 褐斑病,使叶片上出现褐斑点。发现时,即可用1:1:150的波尔多液或65%代森锌500倍液防治。虫害有介壳虫,为害嫩茎和叶片。

【采收加工】 8月叶片未枯黄前,将果实连叶采摘,晒干或鲜用。

【药性】 苦、辛,平。

1.《植物名实图考》:"微涩。"

2.《四川中药志》1960年版:"性凉,味苦。无毒。"

3.《贵州草药》:"性平,味辛,微甘。"

【功用主治】 祛风除湿,活血解毒。主治感冒咳嗽,风湿痹痛,胃痛,痢疾,便血,月经不调,跌打瘀肿,骨折,痈疖疮毒,毒蛇咬伤。

1.《植物名实图考》:"治阴寒病。"

2.《民间常用草药汇编》:"散陈寒,补虚弱。"

3.《四川中药志》1960年版:"清热除湿。治痢疾,粪后便血及落胎。"

4.《陕西中草药》:"清热解毒,消肿止痛。治烫火伤,疮疖痈肿,无名肿毒,刀伤,蛇咬伤,胃痛。"

5.《广西本草选编》:"治外伤骨折。"

【用法用量】 内服:煎汤,9~15 g。外用:鲜品捣敷。

【选方】 1. 治痢疾,便血,胃痛 青荚叶9~15 g。水煎服。(《广西本草选编》)

2. 治跌打损伤,骨折 鲜叶上花叶,叶下花根、千斤拔根各适量,捣敷。另用干叶上花根15 g,煎服。(《红河中草药》)

3. 治无名肿毒,蛇咬伤 叶上花、紫花地丁、马齿苋各1把,蜈蚣1条。共捣烂外敷,每日换药1次。(《陕西中草药》)

1366 叶底红 yè dǐ hóng (《浙江药用植物志》)

【异名】 调经草、叶下红(《浙江药用植物志》),野海棠、红娘子(《福建药物志》),江南野海棠、大毛蛇、血还魂、还魂红、沙崩草(广西),假紫苏(广东),红背野海棠(江西)。

【基原】 为野牡丹科锦香草属植物叶底红的全株。

【原植物】 叶底红 *Phyllagathis fordii* (Hance) C. Chen [*Bredia fordii* (Hance) Diels; *Otanthera fordii* Hance]

小灌木、半灌木或近草本,高可达1 m。茎幼时四棱形,不分枝或极少分枝,茎上部与叶柄、叶片、花序、花梗及花萼均密被柔毛及长腺毛。叶对生;叶柄长2.5~5 cm;叶片坚纸质,心形、椭圆状心形至卵状心形,长4.5~13.5 cm,宽3~10 cm,先端短渐尖或钝急尖,基部圆形至心形,边缘具细重齿牙及缘毛,下面通常带紫红色,基出脉7~9。伞形花序、聚伞花序或圆锥花序顶生;花梗长0.8~2 cm;花4数,花萼钟状漏斗形,管长5~7 mm,裂片线状披针形至狭三角形,长4~5 mm;花瓣紫色或紫红色,卵形至广卵形,先端渐尖,微偏斜,长10~14 mm;雄蕊8,长1.6~1.8 cm,花药披针形,通常作近90°的膝曲,药隔膨大,下延,前后连成盘状;子房下位,卵形,先端具膜质冠。蒴果杯形,为宿存萼所包,宿存萼先端平截,冠以宿存萼片,被刺毛,直径8~12 mm。花期6~8月,果期8~10月。

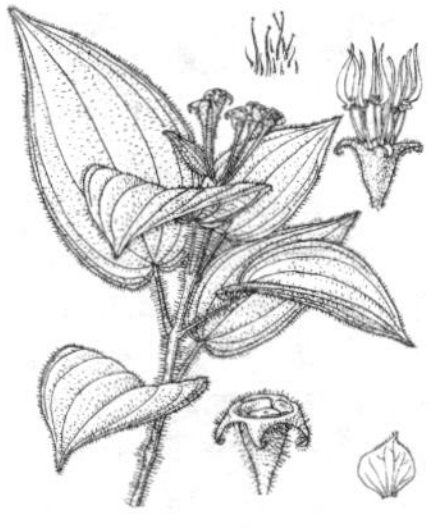

叶底红

生于海拔100~1 350 m的山间疏、密林下,溪边、水旁和路边。分布于浙江、江西、福建、广东、广西、贵州等地。

【采收加工】 7~9月采收,鲜用或晒干。

【药性】 《浙江药用植物志》:"甘、酸,温。"

【功用主治】 1.《浙江药用植物志》:"调经,活血,补血。主治月经不调,虚损性经闭,贫血,带下。"

2.《福建药物志》:"益肾调经。"

【用法用量】 内服:煎汤,15~30 g。外用:捣敷;或煎汤洗。

【选方】 1. 治贫血 野海棠30 g,朝天罐15 g,鸡或瘦猪肉120 g。水炖服。(《福建药物志》)

2. 治病后虚损,月经不调 野海棠全草60 g,酒水各半,煎服。(《浙江药用植物志》)

3. 治闭经,白带 野海棠30 g,梵天花根、柳叶牛膝根各15 g,水煎服。或野海棠30 g,鸡蛋2个,同煮,饭前煎汤吃蛋。(《福建药物志》)

1367 叶上果根 yè shàng guǒ gēn (《贵州草药》)

【异名】 叶上花根(《云南中草药》)。

【基原】 为山茱萸科青荚叶属植物青荚叶、西域青荚叶、中华青荚叶的根。

【原植物】 参见"叶上珠"条。

【采收加工】 9~10月采挖,切片,晒干。

【药性】 《贵州草药》:"性平,味辛、微甘。"

【功用主治】 止咳平喘,活血通络。主治久咳虚喘,劳伤腰痛,风湿痹痛,跌打肿痛,胃痛,月经不调,产后腹痛。

1.《贵州草药》:"补虚止咳,止痛,固脱。治久咳喘,劳伤,妇人不育,子宫脱出。"

2.《云南中草药》:"活血祛瘀,接骨,截疟。治骨折,月经不调,疟疾。"

3.《广西民族药简编》:"根,水煎服,治神经衰弱;与猪骨煲服,治胃痛。根、叶水煎服,治产后腹痛。"

【用量用法】 内服:煎汤,6~15 g;或泡酒。外用:鲜品捣敷。

1368 田麻 tián má (《全国中草药汇编》)

【异名】 黄花喉草、白喉草(《福建药物志》),野络麻(《浙江药用植物志》)。

【基原】 为椴树科田麻属植物田麻的全草。

【原植物】 田麻 *Corchoropsis tomentosa* (Thunb.) Makino [*Corchorus tomentosus* Thunb.] 又名:毛果田麻(《江苏植物志》)。

一年生草本,高40~60 cm。分枝有星状短柔毛。单叶互生;

叶柄长 0.2～2.3 cm；托叶钻形，长 2～4 mm，脱落；叶片卵形或狭卵形，长 2.5～6 cm，宽 1～3 cm，边缘有钝牙齿，两面均密生星状短柔毛；基出脉 3 条。花有细柄，单生于叶腋，直径 1.5～2 cm；萼片 5，狭窄披针形；花瓣 5 片，黄色，倒卵形；发育雄蕊 15，每 3 枚成一束，退化雄蕊 5，与萼片对生，匙状条形；子房被短茸毛。蒴果角状圆筒形，长 1.7～3 cm，有星状柔毛。果期秋季。

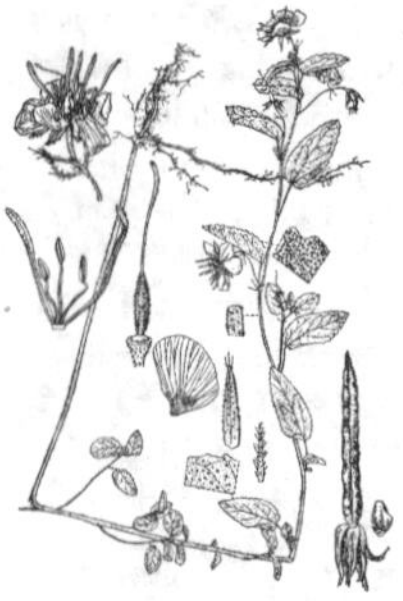
田 麻

生于丘陵或低山干山坡或多石处。分布于东北、华北、华东、中南及西南等地。

【采收加工】 8～10 月采收，切段，鲜用或晒干。

【药性】 苦，凉。

【功用主治】 利湿，解毒，止血。主治痈疖肿毒，咽喉肿痛，白喉，疥疮，小儿疳积，白带过多，外伤出血。

1.《天目山药用植物志》："治痈疖肿毒。"

2.《全国中草药汇编》："平肝利湿，解毒，止血。主治小儿疳积，白带过多，痈疖肿毒，外伤出血。"

3.《福建药物志》："清热解毒。主治扁桃体炎，白喉。"

【用法用量】 内服：煎汤，9～15 g；大剂量可用至 30～60 g。外用：鲜品捣敷。

【选方】 1. 治疳积，痈疖肿毒　毛果田麻叶或全草 9～15 g。水煎服。

2. 治外伤出血　毛果田麻鲜全草适量，捣烂外敷。（1、2 方出自《浙江药用植物志》）

1369 田葱 tián cōng（《岭南采药录》）

【异名】 中葱（《生草药性备要》），剪刀铰、水铰剪（《广西药用植物名录》），扇合草（《中国高等植物图鉴》），水芦荟、水葱、白根子草（《福建药物志》）。

【基原】 为田葱科田葱属植物田葱的全草。

【原植物】 田葱 *Philydrum lanuginosum* Banks.

多年生草本，茎高 30～140 cm。基生叶 2 列，剑形，长 30～60 cm，宽 2～3 cm，先端渐尖；茎生叶条状披针形，长 5～16 cm，宽 6～10 mm；海绵质。穗状花序顶生，长 30～60 cm，密被白色绵毛；花无梗，单生或很少 2 朵聚生于每一苞片内；苞片卵形，先端尾状渐尖；花被片黄色，外轮 2 片近卵形，长 8～10 mm，宽 5～7 mm，内轮 2 片较小；雄蕊 1，花药 2 室，旋卷；子房上位，密被白色绵毛。蒴果长圆形，长 8～10 mm，被绵毛。种子多数，狭卵形，种皮上有螺旋状花纹。

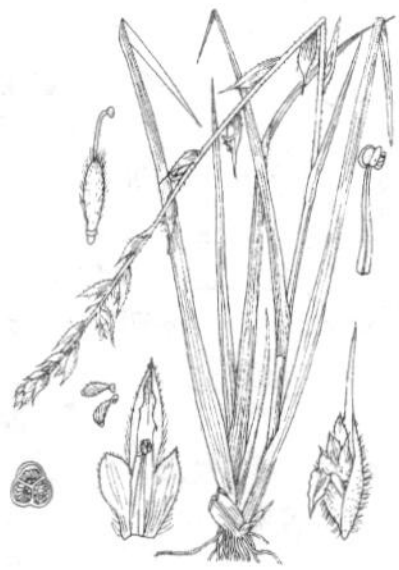
田 葱

生于池塘、水田或湿地上。分布于福建、台湾、广东、海南、广西等地。

【栽培】 生物学特性　喜温暖湿润气候，忌干旱。宜选择水田栽培。

繁殖方法　用种子繁殖，直播。秋、冬季采收成熟种子，晒干贮藏待播。春季，将耙过的水田放干水，按行距 30 cm 条播。

田间管理　播后保持田土湿润，出苗后适当间苗，保持浅水灌溉；生长期中耕除草 2～3 次，追肥 1～2 次。

【采收加工】 7～9 月采收，鲜用或晒干。

【成分】 全草含酚酸类：丁香亭-3-*O*-*β*-*D*-吡喃半乳糖苷（syringetin-3-*O*-*β*-*D*-galactopyranoside），山柰酚-3-*O*-二糖苷（kaempferol-3-*O*-bioside），异鼠李素-3-*O*-葡萄糖苷（isorhamnetin-3-*O*-glucoside），异鼠李素-3-*O*-半乳糖苷（isorhamnetin-3-*O*-galactoside），槲皮素-3-*O*-葡萄糖苷（quercetin-3-*O*-glucoside），槲皮素-3-*O*-半乳糖苷（quercetin-3-*O*-galactoside），槲皮素-3-*O*-芸香糖苷（quercetin-3-*O*-rutinoside），丁香亭-3-*O*-二糖苷（syringetin-3-*O*-bioside）。

【药性】《福建药物志》："微咸，平。"

【功用主治】 1.《生草药性备要》："洗烂脚，搽癣；同铁锡粉炒，治蚶。"

2.《福建药物志》："清热利湿。主治水肿，热痹，多发性脓肿。"

【用法用量】 内服：煎汤，15～30 g。外用：捣敷；或煎水洗。

【选方】 治多发性脓肿　田葱 12 g，岩白菜、射干、鼠曲草各 15 g。水煎服。（《福建药物志》）

1370 田螺 tián luó（《药性论》）

【异名】 田中螺（《别录》），黄螺（《医林纂要》）。

【基原】 为田螺科圆田螺属动物中国圆田螺和中华圆田螺的全体。

【原动物】 1. 中国圆田螺 *Cipangopaludina chinensis*（Gray）又名：大田螺。

贝壳大，外形呈圆锥形，壳质薄而坚固。壳高 60 mm，宽 40 mm。有 6～7 个螺层，各螺层高、宽度增长迅速，壳面凸。缝合线极明显。螺旋部高起呈圆锥形，其高度大于壳口高度。壳顶尖。体螺层膨大。贝壳表面光滑无肋，具有细密而明显的生长线，有时在体螺层上形成褶襞。壳面黄褐色或绿褐色。壳口呈卵圆形，上方有一锐角，周缘具有黑色框边，外唇简单，内唇上方贴覆于体螺层上，部分或全部遮盖脐孔。脐孔呈缝状。厣角质，为一黄褐色卵圆形薄片，具有明显的同心圆的生长纹，厣核位于内唇中央处。

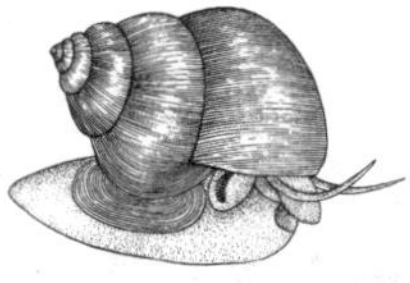
中国圆田螺

生活于水草茂盛的湖泊、水库、河沟、池塘及水田内，常以宽大的足部在水库及水草上爬行。以多汁的水生植物的叶及藻类为主要食料。本种广泛分布于全国各地。

2. 中华圆田螺 *C. cathayensis*（Heude）

形态与上种相似，其特点是：外形呈卵圆形。壳高 50 mm，宽 40 mm。各螺层表面膨大，螺层在宽度上增长迅速，螺旋部较短而宽；体螺层特别膨大；壳顶尖锐，缝合线深。内唇肥厚，遮盖脐孔。

生活于池塘、湖泊、水田及缓流的小溪内。分布于河北、山西、江苏、安徽、浙江、江西、山东、湖北、湖南、陕西等地。

上述动物的壳（田螺壳）、厣（田螺厣）亦供药用，另设专条。

【采收加工】 春季至秋季捕捉，鲜用。

【成分】 本品含蛋白质，脂肪，碳水化合物，钙，磷，铁，硫胺素（thiamine），核黄素（riboflaivine），烟酸（nicotinic acid），维生素 A 等。

【药性】 甘、咸，寒。归肝、脾、膀胱经。

1.《别录》："大寒。"

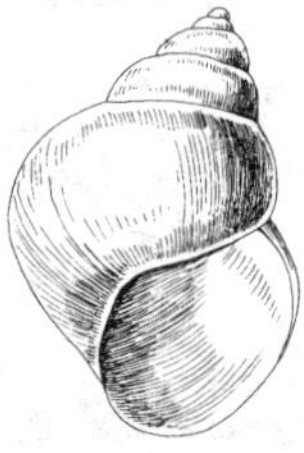
中华圆田螺

2. 崔禹锡《食经》:"味咸,小冷,无毒。"
3.《品汇精要》:"味甘,性寒。"
4.《本草求真》:"入膀胱、肠、胃。"
5.《本草再新》:"入肝、脾二经。"

【功用主治】 清热,利水,止渴,解毒。主治小便赤涩,目赤肿痛,黄疸,脚气,浮肿,消渴,痔疮,疔疮肿毒。

1.《别录》:"主目热赤痛,止渴。"
2.《本草经集注》:"煮汁,亦疗热,醒酒,止渴。"
3.《本草拾遗》:"煮食之,利大小便,去腹中结热,目下黄,脚气冲上,小腹急硬,小便赤涩,脚手浮肿;生浸取汁饮之,止消渴;碎其肉敷热疮。"
4.《纲目》:"利湿热,治黄疸;捣烂贴脐,引热下行,止噤口痢,下水气淋闭;取水搽痔疮胡臭,烧研治瘰疬癣疮。"
5.《外科全生集》:"捣烂涂结硬痰核。"
6.《中国动物药》:"清热,利水,止渴。治小便赤涩,痔疮,浮肿等症。"

【用法用量】 内服:煎汤,取涎;或煅存性研末。外用:取涎涂或捣敷。

【宜忌】 1.《本草经疏》:"目病非关风热者不宜用。"
2.《本草汇言》:"病非关火闭气结者,勿用。"
3.《本经逢原》:"过食,令人腹痛泄泻,急磨木香酒解之。"

【选方】 1. 治小便不通,腹胀如鼓 田螺二枚,盐半匙。生捣敷脐下一寸三分。(《医钞类编》)

2. 治眼痛 真珠并黄连纳田螺中,良久汁出,取以注目中。(《本草经集注》)

3. 治烂弦风眼 田螺一个,以水养数日,去尽泥沙,候靥开,以铜绿一豆许入在内,即化成水。以鹅毛蘸水刷眼弦上,数次即愈。(《百一选方》)

4. 治黄疸病 田螺肉 100 g,茵陈 20 g,萆薢 15 g。炖汤服。(《常见药用动物》)

5. 治水气浮肿 田螺、大蒜、车前草。研为膏,作大饼覆脐上,水从便旋而出。(《纲目》引《稗史》)

6. 治蛊肿 田螺不拘多少,水漂,加油一盏于水内,其涎自然吐出,取其涎,晒干为末。每服不过三分,酒调下,水自小便下,气自大便出,肿即消,再服养脾胃药。(《寿世保元》)

7. 治酒毒肠风下血 大田螺五个,洗净,仰顿火上烧,以壳白肉干为度,碾为细末,只作一服,热酒调下。(《百一选方》)

8. 治噤口痢 封脐引热下行。田螺肉捣碎,入麝香少许,盦脐内。(《丹溪心法》)

9. 治消渴饮水日夜不止,口干 田中螺五升,以水一斗浸经宿,每取一大盏,入米一合,煮作粥食,如渴即饮其水。甚效。(《圣惠方》)

10. 治内痔、外痔肿痛 大田螺一个,以冰片掺靥中,仰放盏内,少顷水流出,取搽痔疮上。(《外科十法》田螺水)

11. 治大肠脱肛,脱下三五寸者 大田螺二三枚,将井水养三四日,去泥,用鸡爪黄连研细末,入靥内,待化成水。以浓茶洗净肛门,将鸡翎蘸扫之,以软帛托上。(《德生堂经验方》)

12. 治枯血痔 田螺三枚,冰片五分,白砒五分,硇砂一钱。捣和米糊为捻子,能化腐去瘀肉。(《血证论》田螺捻子)

13. 治一切疔肿 田螺一个,以好冰脑二片放在螺内化为水,点疮上。(《普济方》)

14. 治瘰疬溃破 田螺连肉烧存性,香油调搽。(《医林集要》)

15. 治耳心痛 用冰片少许放入鲜螺体内,化成汁后,取汁,滴耳。(《广西药用动物》冰螺散)

16. 治妒精疮 用大田螺两个,和壳煅过存性,为末,入轻粉搽所患处。(《世医得效方》)

17. 治子宫下垂 大田螺 7 个,用水漂净,去盖,将明矾和红糖(适量)塞入,待螺体化水。取其液加冰片外擦。(《全国中草药汇编》)

18. 治腋臭 用田螺一个,水养之,候开,即以针穿巴豆于其中,取螺拭干,仰倾酒盏内,夏月一宿,冬月五七宿,即自成水。取以搽腋下。(《普济方》)

【临床报道】 治疗宫颈癌放疗后坏死 取食用田螺数只,洗净,除去螺盖,倒伏于清洁容器内一夜,即可得浅绿色水液,加冰片细末调成稀糊状备用。待阴道冲洗、拭去宫颈局部坏死组织后,即将冰片田螺糊剂涂敷于坏死面,再用带线棉球塞于阴道内。每日 1 次,10 次 1 个疗程,一般需 3 个疗程以上。治疗 14 例,基本痊愈 4 例,好转 8 例,无效 2 例。

【各家论述】《本草汇言》:"田螺肉,去腹中结热、利大小肠之药也……故诸家本草,统治一切热疾。如目痛肿赤,大便结闭,小便不通,噤口痢疾,黄疸湿热,水气浮肿,消渴热中,丹石毒发,痔疮痈胀等证。或内服食,或外掩贴,一用即平。"

1371 田基黄 tián jī huáng (《生草药性备要》)

【异名】 地耳草、斑鸠窝、雀舌草(《植物名实图考》),蛇喳口(《草木便方》),合掌草、跌水草(《分类草药性》),七寸金、一条香(《福建民间草药》),金锁匙、红孩儿、寸金草、田边菊(《江西民间草药》),痧子草、光明草、荞壳草、小王不留行、细叶黄、观音莲(《湖南药物志》),降龙草(广州部队《常用中草药手册》),七层塔、土防风、小元宝草(《浙江民间常用草药》),黄花仔、禾霞气(《广东中草药》),耳挖草、小田基黄(《广西实用中草药新选》),小还魂(台湾),小蚁药、小对叶草(四川),八金刚草、蛇细草(云南),对叶草(江苏)。

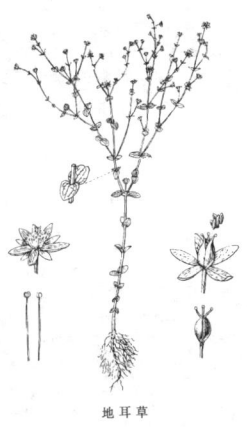

地耳草

【基原】 为藤黄科金丝桃属植物地耳草的全草。

【原植物】 地耳草 *Hypericum japonicum* Thunb. ex Murray

一年生小草本,高 10～40 cm。全株无毛。根多须状。茎丛生,直立或斜上,有 4 棱,基部近节处生细根。单叶对生;无叶柄;叶片卵形或广卵形,长 3～15 mm,宽 1.5～8 mm,先端钝,基部抱茎,斜上,全缘,上面有微细透明油点。聚伞花序顶生而成叉状分歧;花小,径约 6 mm;花梗线状;萼片 5,披针形或椭圆形,先端急尖,上部有腺点;花瓣 5,黄色,卵状长椭圆形;雄蕊 5～30 枚,基部连合成 3 束;子房上位,1 室,卵形至椭圆形,花柱 3,丝状。蒴果椭圆形,长约 4 mm,成熟时开裂为 3 果瓣,外围宿萼。种子多数。花期 5～6 月,果期 9～10 月。

生于田野较湿润处。广布于长江流域及其以南各地。

【采收加工】 6～7 月开花时采收全草,晒干或鲜用。

【药材】 田基黄 *Hyperici Japonici Herba* 主产于江西、福建、湖南、广东、广西、四川、贵州等地。

性状 全草长 10～40 cm。根须状,黄褐色。茎单一或基部分枝,光滑,具 4 棱,表面黄绿色或黄棕色;质脆,易折断,断面中空。叶对生,无柄;完整叶片卵形或卵圆形,全缘,具细小透明腺点,基出脉 3～5 条。聚伞花序顶生,花小,橙黄色。气无,味微苦。

鉴别　(1) 茎横切面：表皮细胞1列，紧贴表皮有2～3列下皮细胞，多充满棕色内含物；偶见小的分泌腔。皮层窄，由3～4列排列疏松的薄壁细胞组成；内皮层明显。维管束成环状排列；韧皮部窄，细胞多皱缩；木质部宽，由导管及木纤维组成；射线宽1列细胞。中央髓部大多中空。

叶表面观：上、下表皮细胞垂周壁均波状弯曲，均有不等式气孔，下表皮气孔常2个连接。

(2) 取本品粉末1 g，用甲醇回流提取5小时，浓缩甲醇提取液近干，加入聚酰胺粉1 g，拌和后干燥，移置装有1.5 g粗聚酰胺小柱中，用氯仿洗脱除去杂质后，以甲醇洗脱并浓缩甲醇液至5 ml。取上述提取液1 ml，加入少量镁粉及4～5滴浓盐酸，在沸水浴中加热，溶液显淡红色(检查黄酮)。

【成分】 全草含黄酮类：槲皮苷(quercitrin)，异槲皮苷(isoquercitrin)，槲皮素-7-鼠李糖苷(quercetin-7-rhamnoside)，3，5，7，3′，4′-五羟基黄酮-7-鼠李糖苷(3，5，7，3′，4′-pentahydroxy-flavone-7-rhamnoside)，田基黄灵素(sarothralin)，田基黄棱素(sarothralen)A、B，湿生金丝桃素(uliginosin)B，绵马酸(filixic acid)BBB，田基黄绵马素(saroaspidin)A、B、C，白绵马素(albaspidin)iBiB，田基黄灵素G，地耳草素(japonicine)A、B、C、D，槲皮素(quercetin)，白前苷(vincetoxicoside)B，异巴西红厚壳素(isojacareubin)，田基黄棱黄酮醇(sarothranol)；间苯三酚类衍生物：地耳草素(japonicins)A、B、C、D，田基黄内酯(sarolactone)，田基黄棱素(sarothralen) C和D，2，6-二羟基-3，5-二甲基-1-异丁酰苯基-4-*O*-*β*-*D*-葡萄糖苷(2，6-dihydroxy-3，5-dimethyl-1-isobutyrylbenzene-4-*O*-*β*-*D*-glucoside)，2，6-二羟基-3，5-二甲基-1-(2-甲基丁酰基)苯-4-*O*-*β*-*D*-葡萄糖苷〔2，6-dihydroxy-3，5-dimethyl-1-(2-methylbutyryl) benzene-4-*O*-*β*-*D*-glucoside〕。另含二肽类：田基黄肽(saropeptate)，*N*-苯基-*L*-苯丙氨酰-*L*-苯丙氨醇乙酯(*N*-benzoyl-*L*-phenylalanyl-*L*-phenylalaninol acetate)，吡喃酮衍生物：田基黄吡喃酮(saropyrone)。还含2，4-二甲基庚烷(2，4-dimethylheptane)，壬烷(nonane)，石竹烯(caryophyllene)，顺，顺，顺-1，1，4，8-四甲基-4，7，10-环十一碳三烯(*trans*，*trans*，*trans*-1，1，4，8- tetramethyl-4，7，10-cocloundecatrien)，2，5，5-三甲基-1，3，4，5，6，7-六氢化-2H-2，4*α*-桥亚乙基萘，1*S*-(1a，4p，5a)-1，8-二甲基-1-异丙烯基-螺环-7-葵烯，*S*(*Z*)-3，7，11-三甲基-1，6，10-十二碳三烯-3-醇，反-3，7，11-三甲基-1，6，10-十二碳三烯-4-醇，反-3，7，11-三甲基-1，6，10-十二碳三烯-3-醇，防风根醇。

地上部分含色酮苷类：5，7-二羟基-2-(1-甲基丙基)色酮-8-*β*-*D*-葡萄糖苷〔5，7-dihydroxy-2-(1-methylpropyl) chromone-8-*β*-*D*-glucoside〕，5，7-二羟基-2-异丙基色酮-8-*β*-*D*-葡萄糖苷(5，7-dihydroxy-2-isopropylchromone-8-*β*-*D*-glucoside)；黄酮类：7，8-(2″，2″-二甲基吡喃)-5，3′，4′-三羟基-3-甲氧基黄酮〔7，8-(2″，2″-dimethylpyrano)-5，3′，4′-trihydroxy-3-methoxyflavone〕，(2*R*，3*R*)-二氢槲皮素-3，7-*O*-*α*-*L*-二鼠李糖苷〔(2*R*，3*R*)-dihydroquercetin-3，7-*O*-*α*-*L*-dirhamnoside〕；酚酸类：地耳草酸(japonica acid)，3，4-环氧-5-羟基-1-环己烯羧酸(3，4-epoxy-5-hydroxy-1-cyclohexenecarboxylic acid)，5-*O*-香豆素基奎宁酸甲酯(5-*O*-coumaroylquinic acid methyl ester)；呫吨酮苷：1，5-二羟基呫吨酮-6-*O*-*β*-*D*-葡萄糖苷(1，5-dihydroxyxanthone-6-*O*-*β*-*D*-glucoside)。呫吨酮类：双地耳草呫吨酮(bijaponicaxanthone)，1，3，5，6-四羟基-4-异戊二烯呫吨酮(1，3，5，6-tetrahydroxy-4-prenylxanthone)，1，5，6-三羟基呫吨酮(1，5，6-trihydroxyxanthone)，6-去氧异巴西红厚壳素(6-deoxyisojacareubin)，4′，5′-二氢-1，5，6-三羟基-4′，4′，5′-三甲基呋喃[2′，3′-e]呫吨酮〔4′，5′-dihydro-1，5，6-trihydroxy-4′，4′，5′-trimethylfurano[2′，3′-e]xanthone〕。

【药理】 1. 抗菌作用　本品对伤寒杆菌的最低抑菌浓度为2.5%～20%，在试管内对牛型结核杆菌有较强抗菌作用，对肺炎链球菌、金黄色葡萄球菌、猪霍乱杆菌、铜绿假单胞菌、白喉杆菌、福氏痢疾杆菌和施密斯痢疾杆菌也有不同程度抑制作用。近年由本植物中提取出多种有抗菌作用的间苯三酚衍生物及其他抗菌成分，其中抗菌作用较强的有田基黄灵素和田基黄灵素G。田基黄灵素G和田基黄棱素A与B对金黄色葡萄球菌、蜡样芽胞杆菌及加得诺卡菌等革兰阳性细菌有明显抗菌作用，抗菌活性成分尚有田基黄绵马素A、B、C等。

2. 抗疟作用　地耳草素A和B，对鼠疟原虫有显著抑制作用。

3. 免疫功能　田基黄能提高大鼠全身的特异性和非特异性细胞免疫功能；对呼吸道局部免疫功能也有一定影响。田基黄能明显提高外周血中性粒细胞(PMN)及T淋巴细胞吞噬率百分率，提高支气管肺泡灌洗液，对外周血白细胞移行抑制指数(MI)及肺泡巨噬细胞(AM)吞噬率无明显影响。

4. 保肝作用　田基黄注射液对CCl_4所致肝损伤有明显保护作用，能抗脂质过氧化，保护肝细胞超微粒结构及细胞色素P450系统。对醋氨酚肝中毒，田基黄注射液也有保护作用，能提高肝细胞GSH的含量和保护微粒体GSH的活性，使生成的醋氨酚亲电子活性代谢产物与GSH结合而排出，从而抑制醋氨酚致使的肝脏损害。

5. 抑制肿瘤作用　田基黄对$HepG_2$和HeLa癌细胞株有抑制作用，其抑制及杀伤作用有药物浓度和作用时间的依赖性，与线粒体超微结构严重受损有关。对子宫颈癌细胞株JTG-26也有抑制作用。对口腔鳞癌有较好的治疗作用，对人舌癌细胞株TsCCa的生长有明显的抑制作用，其抑制率随浓度的增加而提高，电镜下见田基黄对癌细胞内线粒体和粗面内质网有损伤作用。

6. 其他作用　田基黄对在体和离体蟾蜍心脏有先兴奋后抑制的作用，剂量过大可致心脏纤颤，而使心跳停止；对麻醉犬有一定降压作用；能加强离体兔肠收缩，浓度过高可致痉挛，与乙酰胆碱有协同作用。

毒性　给小鼠每日灌胃10～100 g/kg，连续25日，在低剂量组可见闭目、安静等中枢抑制作用。100 g/kg连用16日也未见明显毒性反应。

【药性】 甘、微苦，凉。

1.《生草药性备要》："味苦、甜，性平。"

2.《福建民间草药》："苦、辛，平。"

3.《湖南药物志》："甘，寒，无毒。"

4.《广东中草药》："甘、苦，微寒。"

【功用主治】 清热利湿，解毒消肿。主治湿热黄疸，泄泻，痢疾，肠痈，肺痈，痈疖肿毒，乳蛾，口疮，目赤肿痛，毒蛇咬伤，跌打损伤。

1.《生草药性备要》："治酒病，消肿胀，解蛊毒，敷大恶疮，理疳疮肿。"

2.《质问本草》："涂火毒，消阳证结疽。"

3.《分类草药性》："解一切蛇虫毒，清火，止泄泻，刀伤用良。"

4.《岭南采药录》："去硝、黄火毒，敷虾箝疮，理跌打、蛇伤。"

5.《福建民间草药》："活血破瘀，消肿解毒。"

6.《南宁市药物志》："清内热，治眼疾。"

7.《广东中药》："功能解毒散瘀，消肿，清血热。主治肝炎，肝硬化，肺痈，乳痈，丹毒，流注，毒蛇咬伤，恶疮毒肿。"

8.《广东中草药》："治阑尾炎，乙型脑炎，小儿麻痹症前期，皮肤病，扁桃体炎，带状疱疹。"

9.《广西本草选编》："治伤寒和副伤寒。"

10.《福建药物志》："治肾炎，小儿惊风，闭经。"

【用法用量】 内服：煎汤，15～30 g，鲜品30～60 g，大剂可用至90～120 g；或捣汁。外用：捣烂外敷，或煎水洗。

【选方】 1. 治肝炎　鲜地耳草、凤尾草各30 g，红枣6枚。

水煎服，每日2次。(《福建药物志》)

2. 治肠炎　鲜地耳草45 g，鲜凤尾草30 g。水、酒各半煎服。(《浙江药用植物志》)

3. 治急性肾炎　鲜地耳草60 g，红枣10枚，水煎服；或地耳草3～9 g，研末，炒鸡蛋服。(《福建药物志》)

4. 治蛇头疔　鲜地耳草捣烂，取汁1杯，麻油半杯，调匀炖温，抹患处；或鲜地耳草捣烂取汁60～90 ml，加酒少许炖服。(《福建药物志》)

5. 治湿疹，溃疡　地耳草适量，煎水外洗。(《安徽中草药》)

6. 治口腔炎　鲜地耳草30 g，捣烂取汁，以纱布浸汁洗涤口腔，每日1～2次，成人可含漱。(南药《中草药学》)

7. 治疹后牙疳　地耳草15～20 g，捣取汁，和人乳搽患处。(《湖南药物志》)

8. 治急性结膜炎　地耳草30～60 g。煎水熏洗患眼，每日3次。(《全国中草药汇编》)

9. 治毒蛇咬伤　地耳草、瓜子金、一支箭各等量。研末，撒布患处。

10. 治跌打损伤肿痛　地耳草30 g，接骨木30 g。水煎，加酒少许兑服。(9、10方出自《四川中药志》1979年版)

【临床报道】 治疗急、慢性肝炎　将田基黄提炼制成针剂(每支2 ml，相当于原生药2 g)，试用于370余例患者，证明对急性黄疸型和非黄疸型肝炎疗效较好，对迁延性、慢性肝炎也有一定疗效，特别对降低丙氨酸氨基转移酶效果较显著。在急性肝炎病例(儿童病例占大多数)中，显效89.7%，有效7.1%，总有效率达96.8%。在迁延性、慢性肝炎病例中，显效为41.7%，有效为32.4%，总有效率为74.1%。急性肝炎平均用药日数为17.4日，迁延性、慢性肝炎用药2星期后复查1次，平均4星期为1个疗程。常用量为每次2 ml，肌内注射，每日1～2次。对传染性肝炎临床观察，内科组70例治疗黄疸型效果较为显著，退黄时间平均为6～8日，肝功能恢复平均日数为12.3日，无1例恶化或死亡。小儿科组21例治疗与内科组疗效相似，但肝功能恢复时间较晚(往往延至3星期)。

1372 田旋花 tián xuán huā (《宁夏中草药手册》)

【异名】 拉拉菀、野牵牛(《宁夏中草药手册》)，车子蔓、曲节藤(《沙漠地区药用植物》)，扶田秧、扶秧苗(江苏)，白花藤、面根藤(四川)，三齿草藤(甘肃)，燕子草(山东)，田福花(新疆)。

【基原】 为旋花科旋花属植物田旋花的全草或花。

【原植物】 田旋花 *Convolvulus arvensis* L.

多年生草本。根茎横走；茎平卧或缠绕，有纵纹及棱角，无毛或上部被疏柔毛。单叶互生；叶柄长1～2 cm；叶片卵状长圆形至披针形，长2.8～7 cm，宽1～3 cm，先端钝或具小尖头，基部大多戟形，或为箭形及心形，全缘或3裂，侧裂片展开，微尖，中裂片卵状椭圆形、狭三角形或披针状长圆形，微尖或近圆；基部叶脉掌状。花1至多朵生于叶腋；总花梗长3～8 cm；苞片2，线形；花萼5，有毛，稍不等，内萼片边缘膜质；花冠漏斗形，白色或粉红色，或白色具粉红或红色的瓣中带，或粉红色具红色或白色的瓣中带，5浅裂；雄蕊5，稍不等长，花丝基部扩大，有小鳞毛；雌蕊较雄蕊稍长，子房有毛，2室，柱头2，线形。蒴果卵状球形，或圆锥形，无毛。种子4颗，卵圆形，暗褐色或黑色。花期6～8月。

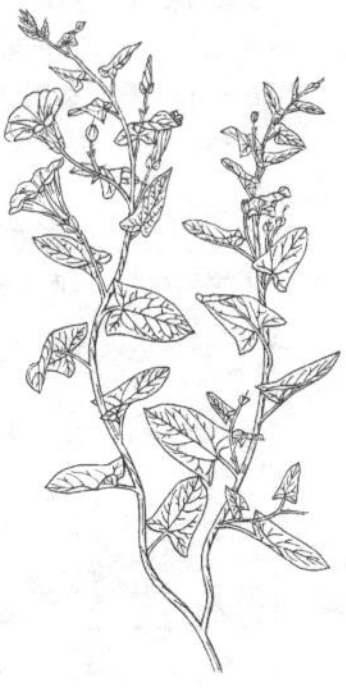

田旋花

生于耕地及荒坡草地、村边路旁。分布于华北、东北、西北及江苏、山东、河南、四川、西藏。

【采收加工】 7～9月采收全草，鲜用或切段晒干。6～8月开花时摘取花，鲜用或晾干。

【成分】 全草含β-甲基马栗树皮素(β-methylaesculetin)。托品烷生物碱类：托品碱(tropine)，伪托品碱(pseudotropine)，托品酮(tropinone)；吡咯烷生物碱类：古豆碱(hygrine)。香豆素类：伞形花内酯(umbelliferone)，东莨菪素(scopoletin)。

地上部分含黄酮：槲皮素(quercetin)，山柰酚(kaempferol)。又含正烷烃(*n*-alkanes)，正烷醇(*n*-alkanols)，α-香树脂醇(α-amyrin)，菜油甾醇(campesterol)，豆甾醇(stigmasterol)及β-谷甾醇(β-sitosterol)。

地下部分含咖啡酸(caffeic acid)，红古豆碱(cuscohygrine)。

【药理】 1. 心血管作用　为向肌性降压作用，能扩张离体兔耳血管，减慢心率。对垂体后叶素引起的高血压家兔，静脉注射醇浸膏，可使血压恢复正常。采用冠状窦法，给麻醉猫静脉注射，可增加冠脉流量。从其中提取的总生物碱，同样具有降压作用，但对冠脉流量无影响。黄酮部分对心血管无明显作用。

2. 其他作用　田旋花能对抗大鼠的电惊厥，但不能对抗戊四唑及士的宁引起的惊厥。

【药性】 《沙漠地区药用植物》："味微咸，性温，有毒。"

【功用主治】 祛风，止痛，止痒。主治风湿痹痛，牙痛，神经性皮炎。

【用法用量】 内服：煎汤，6～10 g。外用：酒浸涂。

【选方】 1. 治牙痛　田旋花鲜花3份，胡椒1份。共研末混匀，塞蛀孔，或置病牙上咬紧，勿咽下。

2. 治神经性皮炎　田旋花鲜草适量。用70%乙醇浸24小时，每日涂2次。(1、2方出自《沙漠地区药用植物》)

1373 田紫草 tián zǐ cǎo (《沙漠地区药用植物》)

【异名】 羊蹄牙、毛女子菜、地仙桃、大紫草(《沙漠地区药用植物》)。

【基原】 为紫草科紫草属植物田紫草的果实。

【原植物】 田紫草 *Lithospermum arvense* L. [*Rhytispermum arvense* (L.) Link; *Buglossoides arvensis* (L.) Johnst.]

一年生草本，高15～40 cm。根和茎的下部稍含紫色物质。茎直立，基部倾斜，常有分枝，全株被白色短糙伏毛。叶互生；无柄；叶片倒披针形至线形，长2～4 cm，宽3～7 mm，先端钝或急尖，基部狭楔形，全缘。花单生于茎上部叶腋，或成聚伞花序，生于枝上部，长10 cm；花较稀疏；苞片线状披针形，长1.5 cm；花萼5深裂近基部，裂片线形，长4～5.5 mm，果期长达11 mm；花冠漏斗状，白色，有时淡蓝色或蓝色，长6～7 mm，高脚碟状，5裂，裂片卵形或长圆形，喉部无附属物，但有5条延伸到筒部的毛带；雄蕊5，内藏，着生于花冠筒中部以下；子房4裂，柱头近球形，头状。小坚果4，三角状卵球形，灰褐色，具轻微的疣状突起。花期4～5月，果期6～8月。

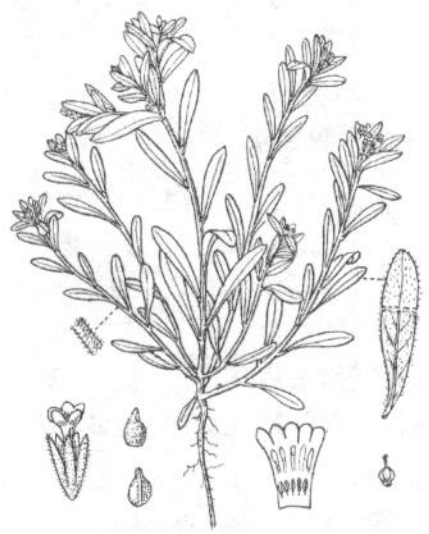

田紫草

生于丘陵山坡、荒野草地或田边潮湿的地方。分布于东北及河北、山西、江苏、浙江、安徽、山东、河南、湖北、四川、云南、陕西、甘肃、新疆等地。

【采收加工】 6～8月果熟时采收，晒干。

【成分】 全草含油酸(oleic acid)，亚油酸(linoleic acid)，亚麻酸(linolenic acid)，棕榈酸(palmitic acid)，延胡索酸(fumaric acid)，咖啡酸(caffeic acid)，肉豆蔻酸(myristic acid)及月桂酸(lauric acid)等脂肪酸；还含槲皮素(quercetin)，槲皮素-3-葡萄糖苷即异槲皮苷(quercetin-3-glucoside，isoquercitrin)，山柰酚-3-葡萄糖即紫云英苷(kaempferol-3-glucoside，astragalin)，槲皮素葡萄糖鼠李糖苷即芸香苷(quercetinglucorh amnoside，rutoside)等黄酮类成分。

【药材】 田紫草 *Lithospermi Arvensis Fructus* 产于东北及河北、山东、山西、江苏、浙江、安徽、湖北、陕西、甘肃及新疆。

性状 果实卵形或三角状卵球形，长约3 mm，先端略尖，一侧有棱，基部有瘢痕。表面灰褐色，有疣状突起。质坚硬，破碎后可见种子，种皮与果壳愈合，棕黑色，种仁灰白色而略黄。富油脂。

【药性】 甘，辛，温。

【功用主治】 健胃，镇痛，强筋骨。主治胃寒胀痛，吐酸，跌打肿痛，骨折。

【用法用量】 内服：煎汤，3～6 g；或研末。外用：捣敷。

【选方】 1. 治胃痛，胃胀 田紫草3～6 g。研末，生姜水或温水冲服。

2. 治骨折 田紫草15 g，桑白皮30 g，白杨树皮、柳树皮各30～60 g。共捣烂，用酒炒后，敷贴患处。

1374 田螺壳 tián luó ké (《别录》)

【基原】 为田螺科圆田螺属动物中国圆田螺和中华圆田螺的壳。

【原动物】 参见“田螺”条。

【采收加工】 田螺除去肉，将壳晒干。

【成分】 含有三唑(triazole)。

【炮制】 1. 田螺壳 取原药材，除去杂质，洗净，干燥。

2. 煅田螺壳 取净田螺壳置适宜容器内，于无烟的炉火中，用武火加热，煅至酥脆时取出，放凉，碾碎。

饮片性状 田螺壳呈长圆锥形或卵圆形，质薄而坚实，螺层6～7层。表面黄褐色或绿褐色，壳口卵圆形，周缘有黑色框边。煅田螺壳呈不规则碎块或粉状，灰白色。

贮干燥容器内，置通风干燥处。

【药性】 《纲目》：“甘，平，无毒。”

【功用主治】 和胃，收敛。主治反胃，胃脘痛，泄泻，便血，疮疡脓水淋漓，子宫脱垂。

1.《别录》：“疗心腹痛，又主失精。水渍饮汁，止泻。”

2.《本草拾遗》：“烂壳烧为灰，末服，主反胃、胃冷，去卒心痛。”

3.《纲目》：“烂壳研细末服之，止下血，小儿惊风有痰，疮疡脓水。”

【用法用量】 内服：煅研为末，3～6 g。外用：研末调敷。

【选方】 1. 治反胃吐食 田螺壳、黄蚬壳(皆取久在泥中者)各等分，炒成白灰。每二两入白梅肉四个，捣和为丸，再入砂合子内盖定泥固，煅存性，研细末。每服二钱，用人参缩砂汤调下，用陈米饮调服亦可。(《本草述》)

2. 治心脾痛不止者 田螺壳，溪间者亦可，以松柴片层层叠上，烧过火，吹去松灰，取壳研末。以乌沉汤、宽中散之类调服二钱。(《医林集要》水甲散)

3. 治瘑疮 螺壳二七枚(烂者)，乱发(烧灰)、龙胆末各等分。上三味研如粉，以三年油淀和敷之，加腻粉炒。(《删繁方》)

4. 治头疮不瘥，汗出不止 田螺壳，烧灰存性，清油调涂，湿掺末在疮上。(《普济方》)

5. 治婴儿湿疹 煅田螺壳15 g，冰片1.5 g。共研细末，撒患处。(《广西药用动物》)

6. 治子宫脱垂 田螺壳(煅存性)，研粉调植物油，涂于纱布，敷于外阴。(《广西民族药简编》)

7. 治急惊风 远年螺壳(白者)，烧灰，加麝香少许，水调灌之。(《普济方》)

8. 治风湿性关节炎 大田螺壳7个，韭菜根7根，茵陈30 g。水煎，加烧酒少许冲服。每日1剂，服后盖被令出汗。(《单方验方调查资料选编》)

1375 田螺厣 tián luó yǎn (《本草求原》)

【基原】 为田螺科圆田螺属动物中国圆田螺和中华圆田螺的厣。

【原动物】 参见“田螺”条。

【采收加工】 田螺放沸水中烫死，取厣晒干。

【药材】 四螺厣 *Cipangopaludinae Operculum* 全国大部分地区均产。

性状 厣为卵圆形薄片，表面黄褐色，有环纹，角质，坚韧，不易折断。气微，味甘、咸。

【药性】 甘，平。

【功用主治】 《本草求原》：“煅存性，去目翳。”

【用法用量】 外用：煅存性，研极细末，点眼。

1376 叩头虫 kòu tóu chóng (《纲目》)

【异名】 跳百丈(《纲目拾遗》)，跳搏虫、膈膊虫(《中国医学大辞典》)，跳米虫、蛈(《动物学大辞典》)，剥剥跳(《系统动物学》)。

【基原】 为叩头虫科沟叩头虫属动物有沟叩头虫等的全虫。

【原动物】 有沟叩头虫 *Pleonomus canaliculatus* Faldermann 体细长而略扁平，长约18 mm，浓栗色，有光泽，密被金黄色短毛。头扁平，头顶有三角凹洼。复眼1对。触角雄虫11节，雌虫12节。鞘翅上有纵沟。足黄褐色。腹部5节，各节能活动自如。如按其后部，则胸部活动如叩头状。如仰放则能运动其前胸和中胸的关节而向上跳跃。

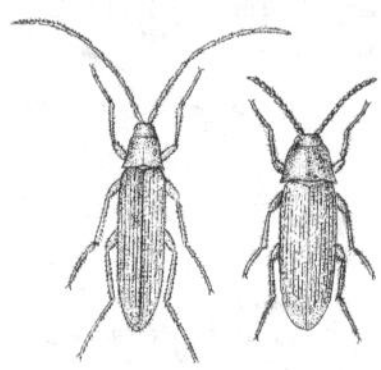

有沟叩头虫

成虫多栖于山地草丛、林缘灌木丛中。全国大部分地区均有分布。

此外，叩头虫属动物细胸叩头虫 *Agriotes fusicollis* Miwa 和梳爪叩头虫属动物褐纹叩头虫 *Melanotus caudex* Lewis 亦供药用，功用与本品相同。

【采收加工】 春季至秋季捕得后，入沸水中烫死，晒干。

【药性】 味辛，微温。

【功用主治】 强壮筋骨，截疟。主治手足痿软无力，小儿行迟，疟疾。

《纲目拾遗》：“治腰脚无力，与山蚂蚁并入壮药用。”

【用法用量】 内服：炖熟，10～15只；或研末。外用：贴敷。

【选方】 1. 治四肢痿痹，行动不便 叩头虫酒炙为末，泡酒服。(《泉州本草》)

2. 治小儿行迟 叩头虫14只，涧蛙1只。同炖服。(《中国动物药》)

3. 绝疟 叩头虫1个。安眉心，膏药盖住。(《百草镜》)

1377 凹朴皮 āo pó pí (《天目山药用植物志》)

【异名】 马挂木皮(《全国中草药汇编》)。

【基原】 为木兰科鹅掌楸属植物鹅掌楸和北美鹅掌楸的

树皮。

【原植物】 1. 鹅掌楸 *Liriodendron chinensis* (Hemsl.) Sarg. 又名：马褂木(《中国高等植物图鉴》)，遮阳树(《云南种子植物手册》)，双飘树(贵州)。

落叶乔木，高达 40 m。树皮黑褐色，纵裂。叶互生；叶柄长 4～8 cm；托叶和叶柄分离；叶片呈马褂形，长 4～18 cm，宽 2.5～20 cm，先端平截或微凹，基部圆形或浅心形，近基部具 1 对侧裂片。花单生于枝顶，杯状，花被 9 片，近相等，外轮 3 片绿色，萼片状，外展，内两轮 6 片，直立，外面绿色具黄色纵条纹；雄蕊多数，密叠于一纺锤状中柱上。聚合果卵状圆锥形，小坚果先端延伸成翅，连翅长 2～3 cm。种子 1～2。花期 5 月，果期 9～10 月。

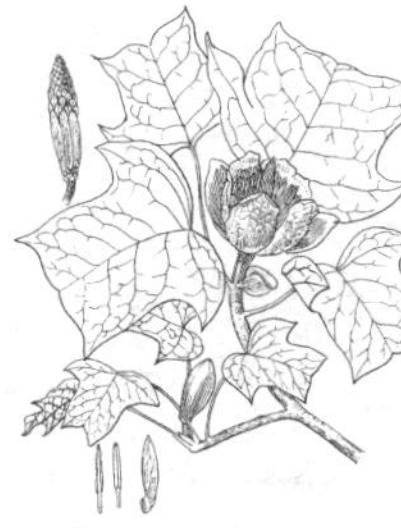

鹅 掌 楸

生于山地林中，或成小片丛林。分布于江苏、浙江、安徽、福建、江西、湖南、湖北、广西、四川、贵州、云南、台湾等地。南部一些城市常栽培供观赏。

2. 北美鹅掌楸 *L. tulipifera* L.

本种与上种形态相似，其特点是：小枝褐色或紫褐色，常具白粉。叶片马褂状，先端 2 浅裂，近基部 2～3 侧裂，幼叶下面被白色细毛，后脱落。内轮花被片内面中部以下有一橙黄色蜜腺。聚合果纺锤形，长约 7 cm；小坚果有长而窄的翅，果连翅长约 8 mm。

我国南部各大城市有引种栽培，供观赏。原产北美东南部。

以上植物的根(鹅掌楸根)亦供药用，另设专条。

【采收加工】 7～8 月采收，晒干。

【药材】 凹朴皮 *Liriodendri Cortex* 产于浙江、四川等地。

性状 本品槽状或半卷筒状，厚 3～5 mm。老树皮外表黄棕色，极粗糙，鳞片状脱落；幼树皮外表灰褐色，具纵裂纹。内表面黄棕色或黄白色，具细纵纹。质脆，易折断，断面外层颗粒状，内层纤维性。气微，味微辛。

【成分】 皮含生物碱，大部分为阿朴啡型生物碱，另有少数原阿朴啡型生物碱及四氢小檗碱型生物碱：鹅掌楸苷(liriodendrin)，鹅掌楸碱(liriodenine)，海罂粟碱(glaucine)，去氢海罂粟碱(dehydroglaucine)，巴婆碱(asimilobine)，*N*-乙酰基原荷叶碱(*N*-acetylnornuciferine)，去甲黄心树宁碱(norushinsunine)，*N*-乙酰巴婆碱(*N*-acetylasimilobine)，*O*-甲基阿塞洛林(*O*-methylatheroline)，芒籽定(atherospermidine)。还含 *β*-谷甾醇(*β*-sitosterol)，胡萝卜苷(daucosterol)，表美鹅掌楸内酯(epitulipinolide)，(1*S*)-1，4-二-*O*-甲基肌醇(4-di-*O*-methylmyoinositol)和丁香苷(syringin)。

【药理】 抗菌作用 心材乙醇提取物具有抗菌作用，对金黄色葡萄球菌、包皮垢分枝杆菌、白念珠菌及黑曲霉等有效，进一步证明抗菌有效成分为去氢海罂粟碱。

【药性】 《全国中草药汇编》："辛，温。"

【功用主治】 祛风除湿，散寒止咳。主治风湿痹痛，风寒咳嗽。

1.《天目山药用植物志》："治因受水湿风寒引起的咳嗽、气急、口渴、四肢微浮。"

2.《全国中草药汇编》："祛风除湿，止咳。主治风湿关节痛，风寒咳嗽。"

【用法用量】 内服：煎汤，9～15 g。

【选方】 治水湿风寒所致咳嗽、气急、口渴、四肢微浮 鹅掌楸干树皮 30 g，加芫荽、山油麻各 15～18 g，老姜 3 片，甘草 9 g。水煎，冲红糖，早、晚饭前各服 1 次。(《天目山药用植物志》)

1378 **四方麻** sì fāng má (《植物名实图考》)

【异名】 山练草、四角草(《广西中兽医药用植物》)，青鱼胆、四方青、四棱草(《湖南药物志》)，狼尾拉花(《新华本草纲要》)，四方消(湖北)。

【基原】 为玄参科腹水草属植物四方麻的全草。

【原植物】 四方麻 *Veronicastrum cauloptera* (Hance) Yamazaki [*Calorhabdos cauloptera* Hance]

多年生草本，高达 1 m。全株无毛。茎直立，上部分枝，有宽达 1 mm 的 4 条翅，由叶柄下延而成。叶互生；几无柄；叶片长圆形、卵形至披针形，长 3～10 cm，宽 1.2～4 cm，边缘具锐尖的锯齿。穗状花序顶生，长可达 20 cm，花密集；有短梗；苞片披针形；花萼 5 深裂，裂片钻状披针形；花冠钟状，血红色、紫红色或暗红色，长约 4 mm，4 裂，裂片近三角形，宽度不等，后面 1 枚宽 1 倍，筒部内面的上端有 1 圈毛；雄蕊 2 枚，伸出；花柱伸出。蒴果卵状或卵圆状，长 2～3.5 mm。花期 8～11 月。

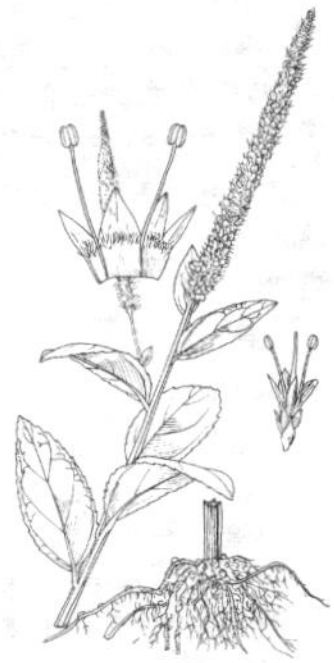

四 方 麻

生于山谷草地、沟边及疏林下。分布于江西、湖北、湖南、广东、广西、贵州、云南。

【采收加工】 9～10 月采收，鲜用或晒干。

【药理】 抗菌作用 四方麻煎剂在试管内对金黄色葡萄球菌、大肠杆菌、炭疽杆菌、乙型链球菌、白喉杆菌、伤寒杆菌、痢疾杆菌和铜绿假单胞菌等有不同程度的抗菌作用。

【药性】 《湖南药物志》："苦，寒，无毒。"

【功用主治】 清热解毒，消肿止痛。主治痄腮，咽喉肿痛，泄泻，痢疾，瘰疬，痈疽肿毒，湿疹，烫伤，跌打损伤。

1.《湖南药物志》："清热，解毒，驱风，消肿，止痛，生肌长肉。主治红白痢，喉痛，目赤，黄肿，淋病，下疳，刀伤，痈疽，背花。"

2.《全国中草药汇编》："清热解毒，消肿止痛。治流行性腮腺炎，咽喉炎，肠炎，痢疾，淋巴结结核；外用治皮肤湿疹，烧烫伤，痈疖疔疮，跌打损伤。"

【用法用量】 内服：煎汤，10～15 g。外用：研末调敷；或鲜品捣敷、捣汁涂。

【选方】 1. 治痢疾，黄疸，口疮，尿血，痄腮，瘰疬 四方麻全草 15 g。水煎服。

2. 治火眼 四方麻全草捣汁，加冰片和匀点眼。

3. 治疔毒 四方麻叶捣烂，敷患处；或水煎内服。

4. 治蛇咬伤 四方麻、石荠苎、文殊蓝、八角莲，捣敷患处。

5. 治烫伤 四方麻全草研末，用麻油或桐油调敷。(1～5 方出自《湖南药物志》)

1379 **四方藤** sì fāng téng (《广西中药志》)

【异名】 宽筋藤、红宽筋藤、春根藤、伸筋藤(《陆川本草》)，方根藤(《广西中药志》)，蚂蝗藤、软筋藤、风藤(《广西药用植物名录》)，方藤、红四方藤(《广西中草药》)，翼枝白粉藤(《广西本草选编》)，山老鸹藤(云南)。

【基原】 为葡萄科白粉藤属植物戟叶白粉藤的藤茎。

【原植物】 戟叶白粉藤 *Cissus hastata* (Miq.) Planch. [*Vitis hastata* Miq.; *C. pteroclada* Hayata]

常绿草质藤本。茎粗壮，下部木质；上部草质，绿色或紫红色；枝苍白色或粉白色，有 4 狭翅，干时节上不收缩；卷须二叉状，与叶对生。单叶互生；叶柄长 2～5 cm；叶片心状戟形，长 6～12 cm，宽 4～8 cm，先端急渐尖，有短尾状尖头，基部心形，近全缘或有疏离的小锯齿，两面无毛。聚伞花序通常组成与叶对生、与叶柄等长或较长的伞形花序，在最顶部的有时呈短小的圆锥花序式排列；花萼杯状，先端截平，无毛；花瓣紫红色，卵状长圆形；雄蕊 4；花盘浅波状；子房无毛。浆果椭圆状，成熟时紫黑色。花期 6～7 月，果期 11～12 月。

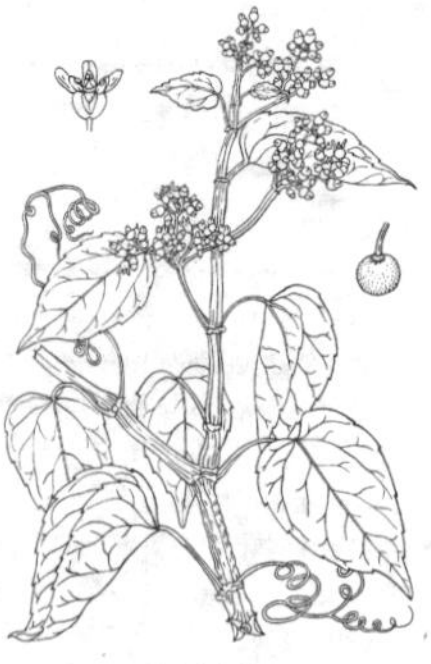

戟叶白粉藤

生于山谷林中。分布于广东、广西、海南、云南、台湾等地。

【采收加工】 9～10 月采收，切段，晒干。

【药材】 四方藤 *Cissi Hastatae Caulis* 产于台湾、广东、海南、广西、云南等地。

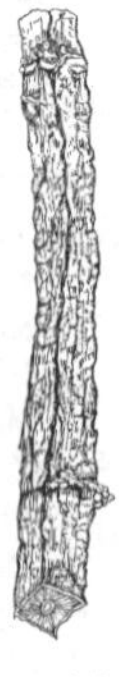

四方藤
（茎）外形

性状 本品呈四角形条状，长 50～70 cm，直径 0.5～1.8 cm，稍扭曲，节上有托叶和卷须的残基，节间长 7～20 cm，棱上略有翅，表面灰棕色至黑褐色，粗糙，具皮孔、皱纹。质坚韧。断面不整齐，皮部薄，木质部稍带红黄色，密具导管，木部射线极狭，髓部带紫色。

【药性】 微苦、微酸，平。

1.《广西中药志》："味微苦，性平，入肝经。"

2.《广西中草药》："味微酸、涩，性平。"

【功用主治】 祛风除湿，活血通络。主治风湿痹痛，腰肌劳损，肢体麻痹，跌打损伤。

1.《广西中药志》："舒筋活络，去瘀生新。治跌打内伤，筋络拘挛。"

2.《广西中草药》："祛风湿，舒筋活络，活血消肿。主治风湿性关节炎，跌打内伤，筋络拘挛。"

3.《全国中草药汇编》："主治腰肌劳损。"

4.《广西民族药简编》："治痢疾，风湿骨痛，四肢麻木。"

【用法用量】 内服：煎汤，10～30 g；或浸酒。外用：捣烂敷；或泡酒搽。

【宜忌】《广西中药志》："虚寒无瘀者勿服。"

【选方】 1. 治风湿痹痛，关节胀痛，筋络拘急 四方藤 15～30 g，水煎服；或浸酒内服外搽。（《广西本草选编》）

2. 治筋骨损伤 四方藤适量，捣烂敷患处。

3. 治产妇分娩无力 四方藤 10～30 g，水煎冲鸡蛋服。（2、3 方出自《广西民族药简编》）

1380 四叶草 sì yè cǎo （《江西草药》）

【异名】 苯拉拉藤（《广西药用植物名录》），冷水丹、风车草、四方草（《江西草药》），地胡椒、四倍叶、娘饭团（《浙江药用植物志》），小锯子草、四棱香草（《抗癌中草药》）。

【基原】 为茜草科拉拉藤属植物四叶葎的全草。

【原植物】 四叶葎 *Galium bungei* Steud. 又名：四叶拉拉藤（《广西植物名录》）。

多年生丛生近直立草本，高 30～50 cm。根红色。茎细长，有四棱，通常无毛或节上被微毛。叶 4 片轮生；近无柄；叶片卵状长圆形或披针状长圆形，长 0.8～2.5 cm，宽 3～6 mm，先端尖或钝尖，基部楔形，全缘，两面中脉及边缘疏生短刺状毛。花小，十数朵组成聚伞花序顶生或腋生；花黄绿色；花萼 4 裂；花冠辐状，径 1～2 mm；雄蕊 4，外伸；子房下位，2 室，花柱 2 枚，基部连合，柱头头状。双悬果扁球形，直径 2 mm，具鳞片状短毛；种子 1 颗。花、果期 5～7 月。

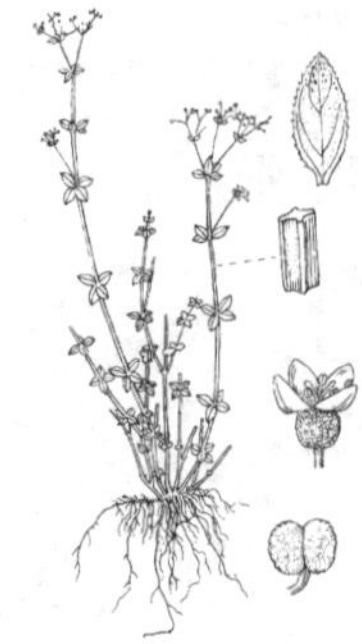

四叶葎

生于郊野路边、旱地旁、水沟边及林下阴湿处。我国广布，以长江流域中下游和华北地区较常见。

【采收加工】 7 月花期采收，鲜用或晒干。

【药性】 甘、苦，平。

1.《江西草药》："性平，味甘。"

2.《四川常用中草药》："性温，味苦。"

3.《福建药物志》："苦、微辛，凉。"

【功用主治】 清热解毒，利尿消肿。主治热淋，痢疾，咳血，赤白带下，小儿疳积，痈肿疔毒，跌打损伤，毒蛇咬伤。

1.《江西草药》："清热解毒，消肿止痛，通利小便。主治痢疾，热淋，赤白带，咳血，跌打损伤，蛇头疔。"

2.《四川常用中草药》："舒筋，活血。治跌打损伤，骨折，红肿疼痛，劳伤吐血等症。"

3.《安徽中草药》："利湿消肿，止血。主痈肿疔疖，尿路感染，咯血。"

4.《福建药物志》："消肿解毒。主治肺炎，食管炎，尿道炎，毒蛇咬伤。"

【用法用量】 内服：煎汤，15～30 g。外用：鲜品捣敷。

【选方】 1. 治痢疾 四叶葎 15～30 g。水煎服，红糖为引，每日 1 剂。

2. 治咳血 鲜四叶葎 6 g。洗净捣烂，冷开水送服。（1、2 方出自《江西草药》）

3. 治食管炎 四叶葎、狭叶韩信草、积雪草、酢浆草各 15 g。水煎服。（《福建药物志》）

4. 治小儿疳积 四叶葎根 30 g，研成细粉，分成 6 包。取上药粉 1 包盛于碗内，用烧开的甜酒冲兑，加盖，候稍冷，连药粉于早晨空腹时服下，连服 5 包，第六包药粉用猪肝 30 g 蒸服。一般服 1 个疗程而愈。（《全国中草药汇编》）

5. 治痈肿疔疖 鲜四叶葎适量。加白酒少许，捣烂外敷。（《安徽中草药》）

6. 治跌打损伤 四叶葎根 30 g。水煎，水酒兑服，每日 1 剂。

7. 治蛇头疔 鲜四叶葎适量。捣烂外敷。（6、7 方出自《江西草药》）

1381 四块瓦 sì kuài wǎ （《草木便方》）

【异名】 四大天王（《草木便方》），四儿风（《分类草药性》），四匹瓦（《民间常用草药汇编》），大四块瓦（《四川中药志》），四片瓦（《湖南药物志》），红四块瓦（《湖北中草药志》），四叶黄（四川）。

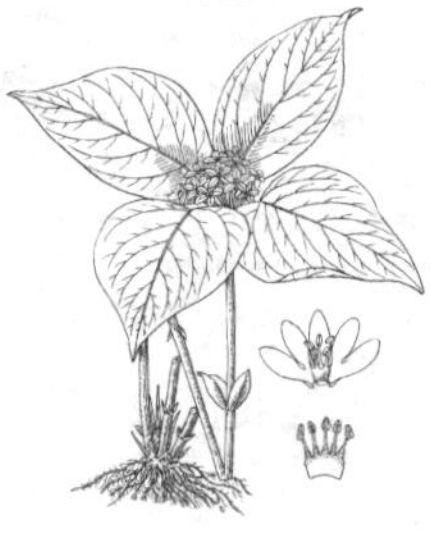

落地梅

【基原】 为报春花科珍珠菜属植物落地梅的全草。

【原植物】 落地梅 *Lysimachia paridiformis* Franch. 又名：重楼排草（《拉汉种子植物名称》）。

多年生草本。根茎粗短或成块状；根簇生，纤维状，密被黄褐色绒毛。茎通常2至数条簇生,直立,高10～45 cm,不分枝,节部稍膨大。叶4～6片在茎端轮生,下部叶退化呈鳞片状;无柄;叶片倒卵形以至椭圆形,长5～17 cm,宽3～10 cm,先端短渐尖,基部楔形,全缘,稍呈皱波状,上面光绿色,下面淡绿色,无毛,两面散生黑色腺条,有时腺条颜色不显现,仅见条状隆起,叶干时坚纸质。花集生茎端成伞形花序,有时亦有少数花生于近茎端的1对鳞片状叶腋;花萼长8～12 mm,5深裂近达基部,裂片披针形,有时具稀疏黑腺条;花冠黄色,长12～14 mm,基部合生,5裂片狭长圆形;雄蕊5,花丝基部合生成筒,裂片狭长圆形,花药椭圆形,长约1.5 mm;雌蕊1,子房上位,无毛,1室。蒴果球形,直径3.5～4 mm,淡黄褐色。花期5～6月,果期7～9月。

生于山谷林下湿润处。分布于湖北、湖南、四川、贵州等地。

【采收加工】 6～7月采收,晒干。

【成分】 含有重楼排草苷(paridiformoside),苷元为仙客来苷元(cyclamiretin) D。

【药理】 兴奋子宫平滑肌的作用　从本品中提取的重排总素(为混合物),对家兔、豚鼠、大鼠和小鼠的离体子宫,家兔在位子宫和子宫瘘子宫均有兴奋作用,其作用机制可能与兴奋子宫 H_1 受体和 α 受体有关。又提得一种皂苷名重楼排草苷,以3.3～12 μg/ml浓度对小鼠、大鼠、豚鼠及家兔离体子宫均具有兴奋作用;以0.4 mg/kg静脉注射于成年雌性家兔,可见在位子宫肌的收缩频率和收缩振幅明显增加,以0.8 mg/kg静脉注射可见子宫张力和频率明显增加,并呈强直性收缩,具有作用剂量依赖关系。而对未成年家兔,上述剂量对子宫肌均无明显作用。

毒性　本品浸膏相当于原生药150 g/kg给小鼠灌服,观察3日,无死亡。重排总素小鼠腹腔注射的 LD_{50} 为109.2 mg/kg。以重排总素2 mg/kg(为人用量的2倍)给小鼠每日灌服1次,连续喂药6日,停1日,共喂药19日。第二十二日处死,未见重排总素对小鼠心、肝、脾、肺、肾和脑等重要器官有明显影响。在急性和亚急性实验过程中,未见小鼠出现惊厥、抽搐、肢体软瘫或步态不稳等症状,也未见厌食、大小便不正常,竖毛、呼吸缓慢或呼吸困难等症状。

【药性】 辛、苦,温。

1.《草木便方》:"温。"

2.《湖南药物志》:"酸,温。一说苦,平,无毒。"

3.《四川中药志》1979年版:"辛、苦,温。"

【功用主治】 祛风除湿,活血消肿,止咳。主治风湿疼痛,脘腹疼痛,咳嗽,跌打损伤,疖肿疔疮,毒蛇咬伤。

1.《草木便方》:"能疗血,调经活血消痰咳,跌打损伤血能散,祛风除湿清毒热。"

2.《分类草药性》:"治跌打损伤,风湿麻木,筋骨疼痛。"

3.《湖南药物志》:"宽胸利膈,止血和中,镇咳。民间应用于泄泻,肺痨,风湿腰痛,小儿久咳不止,胃痛,血崩,产后腹痛,孕妇腹痛,产后伤风,小儿胎毒,打伤,枪伤,蛇咬伤,疔疮。"

4.《湖北中草药志》:"主治消化道出血,血淋,小儿疳积,产后大出血。"

【用法用量】 内服:煎汤,15～30 g。外用:煎水洗;或捣敷。

【选方】 1. 治风湿疼痛　红四块瓦45 g,徐长卿、虎杖各9 g。共研细末,日服2、3次,每次1～2 g。温开水送服。(《湖北中草药志》)

2. 治胃脘寒痛　大四块瓦15 g,高良姜、香附子各10 g。水煎服。(《四川中药志》1979年版)

3. 治跌打损伤　红四块瓦12 g,白酒500 ml,浸泡1日,每日早、晚各服1次,每次5～10 ml。(《湖北中草药志》)

4. 治小儿胎毒　四片瓦30 g,茜草15 g。煎水洗。(《湖南药物志》)

1382 四时青 sì shí qīng (《分类草药性》)

【异名】 云实叶(《中国民族药志》)。

【基原】 为豆科云实属植物云实的叶。

【原植物】 参见"云实"条。

【采收加工】 7～9月采收,鲜用或晒干。

【功用主治】 除湿解毒,活血消肿。主治皮肤瘙痒,口疮,痢疾,跌打损伤,产后恶露不尽。

1.《草木便方》:"烂疮收口用。"

2.《分类草药性》:"消肿,治牙痛,跌打损伤。"

【用法用量】 内服:煎汤,10～30 g。外用:煎水洗;或研末搽。

【选方】 1. 治皮肤瘙痒,疮疖　云实枝叶,水煎,外洗患部。(《四川中药志》1979年版)

2. 治痢疾　鲜云实叶3～5 g,嚼烂用冷开水吞服。(《中国民族药志》)

3. 治小儿白口疮　四时青,研末搽上。(《贵州省中医验方秘方》)

4. 治产后恶露不尽　云实(叶、茎、果实)120 g。水煎,兑酒服。(《湖南药物志》)

1383 四季青 sì jì qīng (《中华人民共和国药典》)

【异名】 冬青叶(《本草拾遗》),一口血(《广西药用植物名录》),四季青叶(俗称)。

【基原】 为冬青科冬青属植物冬青的叶。

【原植物】 冬青 *Ilex purpurea* Hassk. [*I. chinensis* Sims]　又名:冻青、冻生(《本草拾遗》),冬青木(《本草图经》),万年枝(《群芳谱》),大叶冬青(《医林纂要》),紫柄冬青(《贵州中草药名录》)。

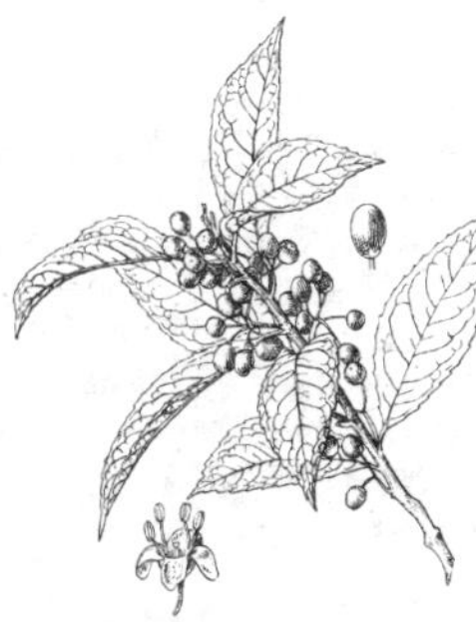

冬　青

常绿乔木,高可达12 m。树皮灰色或淡灰色,无毛。叶互生;叶柄长5～15 cm;叶片革质,通常狭长椭圆形,长6～10 cm,宽2～3.5 cm,先端渐尖,基部楔形,很少圆形,边缘疏生浅锯齿,上面深绿色而有光泽,冬季变紫红色,中脉在下面隆起。花单性,雌雄异株,聚伞花序着生于叶腋外或叶腋内;花萼4裂;花瓣4,淡紫色;雄蕊4;子房上位。核果椭圆形,长6～10 mm,熟时红色,内含核4颗。花期5月,果熟期10月。

常生长于疏林中。分布于我国长江以南各地。

本植物的果实(冬青子)、树皮及根皮(冬青皮)亦供药用,另设专条。

【栽培】 生物学特性　属暖温带树种,耐寒性强。宜在湿润肥沃、排水良好的壤质土壤栽种。耐修剪,抗有害气体。

繁殖方法　用播种或扦插繁殖。播种:11月采成熟果实后,搓去果皮,洗净,将种子用湿砂低温层积,于翌年3月前播种。扦插:选一年生雌株枝条做插条。

【采收加工】 10～11月采摘,鲜用或晒干。

【成分】 四季青叶含三萜类:冬青三萜苷(ilexoside)A,冬青三萜苷B甲酯(ilexoside B methyl ester)。此外,还含原儿茶酸(protocatechuic acid),原儿茶醛(protocatechuicaldehyde),熊果酸

(ursolic acid)，鞣质(tannin)，咖啡酸(caffeic acid)，丁香苷(syringin)，救必应酸(rotundic acid)，长梗冬青苷(pedunculoside)，环己酮长梗冬青苷基-3, 23-O-乙缩醛(cyclohexanone pedunculosyl-3, 23-O-acetal)，龙胆酸(gentisic acid)，异香草酸(vanillic acid)。

【药理】 1. 抗菌作用　四季青相当于生药 0.012 5 g/ml 的稀释水溶液对铜绿假单胞菌、大肠杆菌、伤寒杆菌、福氏痢疾杆菌、产碱杆菌、枯草杆菌、金黄色葡萄球菌均有抑制作用。当水溶液稀释至相当于生药 0.003 1 g/ml 时，对金葡球菌仍有抑制作用。其抗菌成分主要为原儿茶酸，对大肠杆菌、铜绿假单胞菌、变形杆菌和金葡球菌 4 个菌种全部抑制的最低浓度为 1.5 mg/ml，可能还含其他抗菌有效成分。四季青制剂，无论口服或肌内注射，在用药后的第一、第二日，家兔浓缩尿中所含四季青成分均达有效抗菌浓度，表明此药稳定，吸收完全，经过体内代谢后，在尿中仍能发挥治疗作用。

2. 治疗实验性烫伤作用　四季青药水(含鞣质量1.6%)给予大鼠Ⅱ度实验性烫伤创面涂布后，即与创面的渗液结成较牢固的保护性痂膜。3 日后给药组大鼠肢体肿胀完全或大部分消退，消肿速度明显比对照组为快。

3. 对心血管系统的影响　四季青所含成分原儿茶醛 22 mg/kg，静脉注射对猫扩张冠脉作用较强；原儿茶酸 50 mg/kg 静脉注射，对猫主要表现在心肌耗氧量降低；而总黄酮苷 10、5、2.5 mg/kg 与鞣质 20 mg/kg，分别静脉注射对心血管系统影响不大。

4. 抗炎作用　四季青所含原儿茶酸对小鼠甲醛性足肿有明显的抑制作用，效果强于水杨酸而接近阿司匹林。对大鼠甲醛性足肿也有暂时抑制效果，尿中 17-羟类固醇排出量可暂时增加，且对切除肾上腺的大鼠也同样有效，说明其抗炎作用与肾上腺类固醇激素关系不大。四季青水提液和 95%乙醇提取液对小鼠耳二甲苯致炎有明显的抑制作用，乙醇提取液作用较强。

5. 抗肿瘤作用　四季青及原儿茶酸对小鼠实验性 HF 肉瘤及肉瘤 S_{180} 有轻度抑制作用。

6. 体内过程　四季青煎剂口服后易从胃肠道吸收，作用快而完全。原儿茶酸注射液静注后迅速分布于体内各脏器组织中，并能透过血脑屏障，含量以肾脏为最高，脑、肝、心等次之，但 2 小时后含量已甚低微。大鼠口服、腹腔注射，家兔口服原儿茶酸后，可以原形、脱羧形成儿茶酚、甲基化形成香草酸(vanillic acid)从尿排出。四季青煎剂 1 次大量口服，兔浓缩尿中药物抑菌作用可保持 2 日，证明排泄较慢，其成分静注后，绝大部分均在给药后 4 小时内排出。

毒性　四季青煎剂小鼠灌服的 LD_{50} 为 233.2±11.56 g(生药)/kg，相当于成人 1 日量〔1.2 g(生药)/kg〕的 194 倍，表明该药的急性毒性较小。四季青煎剂每日 10 g(生药)/kg，给家兔灌服 14 日后，对家兔肝功能有一定损害，即停药 2 星期后 ALT 比给药前增高，病检见肝组织有损害，但较轻微，对肾功能无明显影响。

【药性】 苦、涩，凉。

1.《江西草药》："苦、涩，寒。"

2.《青岛中草药手册》："性凉，味苦。"

【功用主治】 清热解毒，生肌敛疮，活血止血。主治肺热咳嗽，咽喉肿痛，痢疾，腹泻，胆道感染，尿路感染，冠心病心绞痛，烧烫伤，热毒痈肿，下肢溃疡，麻风溃疡，湿疹，冻疮，皲裂，血栓闭塞性脉管炎，外伤出血。

1.《本草图经》："烧灰，面膏涂之，治瘅(《大观本草》'瘅'作'皲')瘃殊效，兼灭瘢疵。"

2.《全国中草药汇编》："清热解毒，活血止血。主治上呼吸道感染，慢性气管炎，细菌性痢疾；外用治烧烫伤，下肢溃疡，麻风溃疡，创伤出血，冻伤，乳腺炎，皮肤皲裂。"

3. 南药《中草药学》："治小儿肺炎，气管炎，化脓性扁桃体炎，泌尿系感染。"

4.《浙江药用植物志》："治感冒发热，肺热咳嗽，咽喉肿痛，小便淋沥涩痛，腹泻；外治热疖痈肿初起。"

【用法用量】 内服：煎汤，15～30 g。外用：鲜品捣敷；或水煎洗、涂。

【选方】 1. 治感冒，扁桃体炎，急慢性支气管炎　四季青、三脉叶、马兰各 30 g，制成煎液 90 ml，每日 3 次分服。〔《新医药资料》1972，(1)：37〕

2. 治乳腺炎　四季青 60 g，夏枯草、木芙蓉各 45 g。捣烂如泥敷患处，干后加水调湿再敷。(《全国中草药汇编》)

3. 治烫伤　冬青叶水煎浓缩成 1∶1 药液。伤面清创后，用棉球蘸药液反复涂搽，如痂膜下有分泌物出现，可去痂后再行涂布，直至痊愈。(《浙江药用植物志》)

4. 治皮肤皲裂，瘢痕　冬青叶适量烧灰加凡士林、面粉各适量，调成软膏外涂，每日 3～5 次。(《青岛中草药手册》)

5. 治妇人阴肿　冬青叶、小麦、甘草各等分。煎水洗之。(《古今医统》冬青叶煎)

6. 治外伤出血　鲜冬青叶适量，嚼烂外敷。(《江西草药》)

【临床报道】 1. 治疗各种感染性疾病　使用四季青的不同制剂防治感染性疾病的有效率可达 86.85%。其中对急慢性支气管炎、肺炎、急性肠炎和菌痢、急性胰腺炎、胆囊炎、急性肾盂肾炎和慢性肾盂肾炎急性发作，以及伤寒、副伤寒、骨髓炎、宫颈炎、尿道炎的疗效最好。用四季青 60 g，大青叶 90 g，水煎浓缩至 90 ml，为成人 1 日量，分 3 次口服。治疗急慢性支气管炎 470 例，有效率 90%。口服四季青糖浆治疗急性肠炎及菌痢 60 例，20～30 ml/次，每日 3 次，或糖衣片每次 4～6 片，每日 3 次，加肌注四季青注射液每次 4 ml，每日 2 次，痊愈 50 例，好转 4 例，无效 6 例，有效率 90%，有效病例平均 2.2 日退热，3.6 日大便恢复正常，6.1 日大便培养转阴。用四季青注射液肌注或口服糖浆或糖衣片治疗泌尿系统感染(包括急性肾盂肾炎、慢性肾盂肾炎急性发作、多囊肾感染)，7～14 日为 1 个疗程，共治疗 46 例，治愈 37 例，好转 4 例，有效率 89.1%，5 例无效者均为慢性肾盂肾炎。临床发现长期应用四季青制剂治疗肾盂肾炎可产生耐药性，应与其他药物交替使用。将四季青用水提醇沉法和水提醇沉结合 pH 处理法制成两种葡萄糖液(两者含量均为每 500 ml 含四季青生药 80 g，葡萄糖 25 g，但后者将醇液的 pH 调至 8.5～9.0，生药的大部分鞣质被提取)，用于治疗慢性胆囊炎(或伴胆石)急性发作及胆道蛔虫症伴感染患者 52 例，其中用前液静滴 500 ml，每日 1 次者 12 例，每日 2 次者 3 例，静滴 1 000 ml，每日 1 次者 5 例。用后液每日 1 次静滴 1 500 ml 者 9 例，2 000 ml 者 12 例。滴速为每分钟 8～10 ml。分别治疗 2～15 日(绝大多数为 3～7 日)。有效 37 例，无效 15 例。在有效病例中，体温分别在 1～7 日降至正常，腹痛常伴随体温下降而逐渐缓解，尿三胆多在 7～10 日转阴，白细胞部分病例每日 1 次静滴1 500～2 000 ml，在 3 日左右下降至 4 000～5 000，但均未低于 4 000，且为一时性，停药后迅即回升。两种制剂的疗效以水提醇沉法结合 pH 处理制剂大剂量静滴为优，极少数病例突然出现面色苍白及胸闷，停药后症状即消失。四季青制剂的副作用较少，内服时可有轻度恶心和食欲减退，肌注时局部有轻度疼痛，但无局部浸润和硬结发生。静滴时如药液浓度过高，可发生静脉炎及局部疼痛。

2. 治疗烧伤　用四季青分别制成水剂(每 1 ml 含生药 1.0 g)、Ⅰ号乳剂(每 500 ml 含生药 1 050 g、900 g)、Ⅱ号乳剂(每 500 ml 含生药 150 g)、注射剂(每 1 ml 含生药4 g)、糖浆(每 1 ml 含生药 2.0 g)。治疗方法及效果：① 浅Ⅱ度烧伤：使用四季青水剂涂布或喷雾，亦可用Ⅰ号乳剂加压包扎于创面，在 2～3 小时内迅速结成褐色痂膜，1 星期左右痂下开始表皮新生，随着痂膜逐步脱落，创面痊愈。即使少数患者痂膜下出现稀薄脓性分泌物时，如及时除去痂膜进行引流,并反复涂布或喷雾药物,一般也能在1~2星期内表皮新生,创面愈合。② 深Ⅱ度烧伤:用四季青水剂涂布后暴露,一般在2小时后形成痂膜。也可用四季青Ⅰ号乳剂纱布包扎,2日后去除包扎时已形成黑色痂膜,改为暴露治疗,一般于14~21日内脱痂,可获痂下一期愈合。③ 混合度烧伤(深Ⅱ度合并Ⅲ度的烧伤创面):早期用四季青Ⅰ号乳剂包扎,若已形成黑色痂膜,改用暴露治疗。创面应保持干燥,不使受压,于烧伤后3星期左右,痂膜一般能自行脱落,获痂下愈合。3星期不能脱落者,可采用扩创去除焦痂,这时可见深Ⅱ度的创面已自行愈合,而Ⅲ度创面呈新鲜的肉芽,可采用小皮片植皮消灭创面。同时口服四季青糖浆、肌内或静脉注射四季青注射液以预防和控制全身感染。以上水剂和乳剂不宜用于磷烧伤的早期创面。据对163例均为Ⅱ~Ⅲ度烧伤患者系统观察,治愈率为87%,死亡率为13%,创面愈合平均日数:Ⅱ度(深浅度)平均14.5日,Ⅲ度平均36日。四季青治疗烧伤的作用原理主要是能保护创面,控制金黄色葡萄球菌、大肠杆菌、铜绿假单胞菌感染。在烧伤创面的不同阶段,必须采用不同剂型的药物,才能有效地促使创面愈合,提高治愈率。应用四季青治疗烧伤存在的问题有:① 四季青水剂或Ⅰ号乳剂应用于烧伤早期创面,有一过性的刺激性疼痛,持续5~10分钟。② 四季青外用后,所结成的痂膜为棕黑色或黑色,如果用药前对烧伤深度未能很好判断,则结痂后再判断就有困难,从而影响进一步观察处理。

3. 治疗下肢溃疡　先以1∶1 000苯扎溴铵(新洁尔灭)溶液冲洗创面,再以四季青乳剂(每1 ml含生药2.4 g)涂敷,外加消毒纱布包扎,每日1次,直至痊愈,如创面较小、较浅表的溃疡单用四季青乳剂(Ⅰ法)即可。在经过四季青乳剂处理后,创面清洁,但表皮新生速度不快,或创面有坏死组织,即换用"东方一号"药膏外用,每日1次,直至痊愈(Ⅱ法);原来创面肉芽新鲜,经用四季青乳剂治疗1星期左右,创面清洁,但由于溃疡面积较大,争取早期植皮,创面多一期愈合而达痊愈(Ⅲ法);溃疡面积大而深,表面有坏死组织或溃疡肉芽增生,甚至合并骨髓炎等情况,在使用四季青乳剂后,待创面组织清洁,即换用"东方一号"药膏外敷一段时间,以除去坏死组织及促进表皮新生,在创面完全清洁后,即行植皮,加速愈合(Ⅳ法)。用上法共治疗804例,其中痊愈445例,占55.3%,有359例患者因未能坚持治疗,难以确定疗效。

4. 治疗麻风溃疡　以1∶1 000苯扎溴铵溶液冲洗创面后,用四季青乳剂(每1 ml含生药2.4 g)涂敷,外加消毒纱布包扎,每日换药1次。一般5~10日后创面清洁,肉芽新鲜,即进行邮票状植皮。经过3个月的治疗随访,共观察84例,完全治愈76例,占90%,其中单用四季青7例,四季青乳剂加植皮疗法69例;大部分治愈者3例,占4%;总有效率达94%。

1384 四念癀 sì niàn huáng (福建)

【异名】 海绿、龙吐珠、九龙吐珠(福建)。

【基原】 为报春花科琉璃繁缕属植物琉璃繁缕的全草。

【原植物】 琉璃繁缕 *Anagallis arvensis* L.

一年生或二年生草本,无毛。茎丛生,分枝,有四棱,高10~30 cm,稍淡绿白色。单叶对生;无柄,抱茎;叶片卵圆形至狭卵形,长1~2.5 cm,宽5~15 mm,先端尖或稍钝,基部浑圆,全缘,纸质。花单生叶腋;花梗长2~3 cm,无苞片;花萼裂片5枚,线状披针形,长4~6 mm,锐尖;花冠辐状,长4~6 mm,淡红色,裂片倒卵形,全缘或先端具啮蚀状小齿,具腺状小缘毛;雄蕊5,花丝有毛;子房上位,无毛,花柱丝状。蒴果球形。种子暗棕色,密生瘤状突起。花期3~5月。

生于原野、田边、湿地。分布于浙江、福建、广东、台湾等地。

【采收加工】 6~7月采收,鲜用或晒干。

【成分】 地上部分含有正二十六烷(*n*-hexacosane),β-谷甾醇(β-sitosterol),豆甾醇(stigmasterol),β-香树脂醇(β-amyrin),虫漆蜡酸(lacceric acid),芸香苷(rutin),海绿苷元(anagalligenin)。还含海绿星苷(anagallisin)A、B、D、E。

根含皂苷,苷元为三萜化合物:海绿灵(anagalline),海绿苷元(anagalligenin)B。

叶含甾醇:α-菠菜甾醇(α-spinasterol),7-燕麦甾烯醇(7-avenasterol),二氢菠菜甾醇(dihydrospinasterol),β-谷甾醇,豆甾醇;脂肪酸:棕榈酸(palmitic acid),硬脂酸(stearic acid),油酸(oleic acid),亚油酸(linoleic acid)和亚麻酸(linolenic acid)。

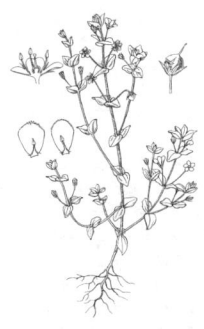

琉璃繁缕

花含甾醇类:豆甾醇,β-谷甾醇,α-菠菜甾醇-3-葡萄糖苷(α-spinasterol-3-glucoside);黄酮类:山柰酚(kaempferol),槲皮素(quercetin)和芸香苷(rutin)。

种子还含脂肪酸:肉豆蔻酸(myristic acid),棕榈酸,油酸,亚油酸,亚麻酸和顺二十碳-9-烯酸(gadoleic acid)。含豆甾醇和谷甾醇。

该植物还含海绿甾苷(arvenin)Ⅰ、Ⅱ、Ⅲ、Ⅳ,海绿苷(anagalloside)A、B、C和去葡萄糖海绿苷(deglucoanagalloside)A、B。

【药理】 1. 抗病毒　含四念癀皂苷的软膏剂7 mg/g对感染了单纯疱疹性角膜炎病毒的家兔有明显的疗效,其作用较慢,作用强度弱于5-碘去氧尿苷(idoxuridine),只是从第六至第十一日治疗期间,作用开始强于5-碘去氧尿苷。但是,皂苷毒性限制了它们的应用,20 mg/g浓度可引起严重的眼睛发红、角膜炎和眼睑水肿。四念癀中的三萜皂苷在体外可抑制单纯1型疱疹病毒和乙型脊髓灰质炎病毒的复制,抑制细胞病变。这种活性不是杀病毒作用,但可能涉及抑制病毒与宿主细胞的结合,及疱疹病毒复制早期和晚期。

2. 溶血作用　四念癀中的皂苷有溶血作用。

【药性】 《全国中草药汇编》:"苦、酸,温。"

【功用主治】 《全国中草药汇编》:"祛风通络,化腐生肌。治疮疡阴症,鹤膝风。"

【用法用量】 内服:煎汤,9~15 g,鲜品15~30 g;或捣汁。外用:鲜品捣敷。

【选方】 治鹤膝风　鲜四念癀30 g,青壳鸡蛋1枚。酒水各半炖服。(《全国中草药汇编》)

1385 四棱杆 sì léng gǎn (《新华本草纲要》)

【异名】 香茶菜(《宁夏中草药手册》),山苏子、猛一撒(河南)。

【基原】 为唇形科香茶菜属植物毛叶香茶菜的叶。

【原植物】 毛叶香茶菜 *Rabdosia japonica* (Burm. f.) Hara [*Plectranthus glaucocalyx* Maxim. var. *japonicus* (Burm. f.) Maxim.; *P. japonicus* (Burm. f.) Koidz.; *Isodon japonicus* (Burm. f.) Hara]

多年生草本,高0.4~1.5 m。根茎木质,粗大,向下有细长的侧根。茎直立,钝四棱形,具四槽及细条纹,下部木质,上部被柔毛及腺点,多分枝。茎叶对生;叶柄长1~3.5 cm,上部有狭而斜向上宽展的翅,腹凹背凸,被微柔毛;叶片卵形或阔卵形,长6.5~13 cm,宽3~7 cm,基部阔楔形,边缘有粗大具硬尖头的钝锯齿。圆锥花序在茎及枝上顶生,疏松而开展,花梗与总梗及序轴均被微柔毛及腺点;下部一对苞叶卵形,叶状;小苞片微小,线形;花萼开花时钟形，长 1.5～2 mm，萼齿 5，三角形，锐尖，下唇 2 齿稍长而宽，上唇 3 齿，中齿略小；花冠淡紫、紫蓝至蓝色，上唇具深色斑点，长 5 mm，外被短柔毛，冠檐二唇形，上唇反折，先端具 4 圆裂，下唇阔卵形，内凹；雄蕊 4，伸出，花丝扁平，中部以下具髯毛；花柱伸出，先 2 浅裂；花盘环状。成熟小坚果卵状三棱形，黄褐色，无毛，先端具疣状凸起。花期 7～8 月，果期 9～10 月。

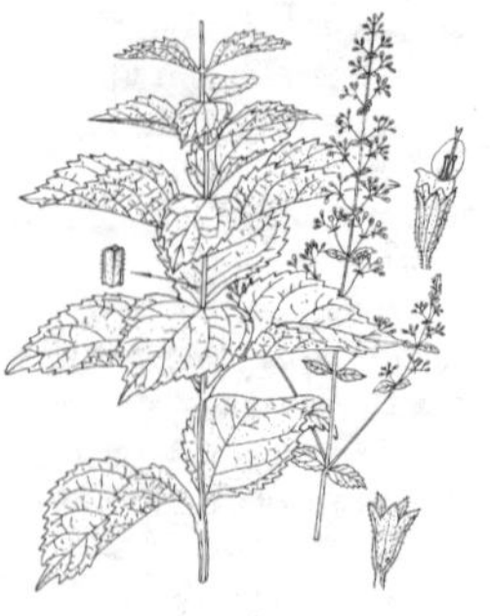
毛叶香茶菜

生于山坡、路旁。分布于山西、江苏、河南、四川、陕西、甘肃等地。

【采收加工】 9～10 月采收，扎把晒干。

【成分】 叶主含萜类成分：毛叶香茶菜素（rabdosin）A、B、C，延命草醇（enmenol），表毛叶香茶菜醇（epinodosinol），表诺多星（epinodosin），毛果香茶菜贝壳松素（lasiokaurin），冬凌草甲素（oridonin），毛果香茶菜贝壳松醇（lasiokaurinol），毛叶酯（rabdosinate），毛叶醇（rabdosinatol），毛果香茶菜醛（trichorabdal）H，大叶香茶菜素（macrophyllin）B，希柯勘宁（shikokianin），毛叶香茶菜素（maoyerabdosin），香茶菜属醛（isodonal），香茶菜属醇（isodonoiol），齐墩果酸（oleanolic acid），诺多星（nodosin）。多种对映贝壳杉烯（烷）型二萜化合物：毛叶香茶菜丙素，毛叶香茶菜丁素，毛叶香茶菜戊素；对映松香烷类化合物：毛叶香茶菜庚素，毛叶香茶菜辛素，蓝萼素（glaucocalyxin）E，蓝萼甲素（glaucocalyxin A），蓝萼乙素（glaucocalyxin B）和蓝萼丁素（glaucocalyxin D）；二萜类：香茶菜酮（rabdosianone）Ⅰ和Ⅱ；贝壳杉烷二萜类（kaurane diterpenes）：kamebanin，kamebacetal A，kamebakaurin，excisanin A。另含黄酮类：芸香苷（rutin），槲皮素（quercetin），槲皮苷（quercetrin），白前苷（vincetoxicoside）B，田基黄棱黄酮醇（sarothranol），异巴西红厚壳素（isojacareubin），花旗松素-7-*O*-鼠李糖苷（taxiflin-7-*O*-*α*-*L*-rhamnoside）。间苯三酚类衍生物：地耳草素（japonicins）A、B、C、D 和田基黄内酯（sarolactone）。还含 1*α*-*O*-*β*-*D*-glucopyranoyl-emnenol，jiuhuanin，isodocarpin，rabdoepigibberellolide，wikstroemioidin，lushanrubescensin J。

【药理】 1. 抗肿瘤作用　分离出的苦味成分延命草素有抗肿瘤和抑菌作用。动物移植性肿瘤试验中，粗提物对小鼠肉瘤 S_{180}、艾氏腹水癌有显著抗肿瘤作用。四棱杆水提液、醇提液、总二萜在一定浓度下，对体外培养的艾氏腹水瘤细胞有细胞毒作用，总二萜作用最强，醇提液作用次之。腹腔注射，可使艾氏腹水癌小鼠生存时间延长 80%，对网织细胞肉瘤、S_{180} 实体瘤抑瘤率分别为 39%、46.6%，对肝癌腹水也有一定效果。总二萜腹腔注射，可显著延长艾氏腹水癌小鼠生存期；对网织细胞肉瘤也有一定作用，但对肉瘤 S_{37}、白血病 L_{615} 均无作用。水提液抗肿瘤作用较差。干叶中分离出的二萜化合物毛叶香茶菜素 A、B、C、毛果香茶菜贝壳松素，10 μg/ml 浓度可使艾氏腹水癌细胞（EAC）蓝染率分别达 100%、100%、100%、98%。毛叶香茶菜素 B 对白血病（L_{1210}）小鼠生命延长率为 122%。

2. 对免疫系统的影响　四棱杆水提液、醇提液对溶血素反应稍有抑制。

3. 抗菌作用　醇提物对金黄色葡萄球菌、甲型链球菌、乙型链球菌、肺炎链球菌均有明显抑菌作用，对流感杆菌有一定作用，对其他杆菌几无作用。水提液对球菌或杆菌均有一定抑制作用，其中以对金黄色葡萄球菌、变形杆菌、痢疾杆菌作用明显。

4. 其他作用　日本从四棱杆中分离出两种抑制胃液分泌成分，是包含酸性糖原和酸性蛋白或酸性多肽的糖蛋白。

【药性】 《宁夏中草药手册》："苦，凉。"

【功用主治】 《宁夏中草药手册》："清热解毒，活血。治胃炎，肝炎初起，经闭，跌打损伤，乳腺炎，关节痛，蛇虫咬伤。"

【用法用量】 内服：煎汤，9～15 g。外用：捣敷。

1386 四楞通 sì léng tōng （《红河中草药》）

【异名】 钩藤、双钩藤、大通气、倒挂金钩、越南钩藤（《红河中草药》），四棱通（《全国中草药汇编》）。

【基原】 为茜草科钩藤属植物北越钩藤的根。

【原植物】 北越钩藤 *Uncaria homomalla* Miq.［*U. tonkinensis* Havil.］　又名：印支钩藤（《云南种子植物名录》）。

攀缘灌木。茎四棱形，棕色，被短毛，变态枝（花序柄）钩状，对生于叶腋，顶端尖而下弯，基部宽大，具纵槽。单叶对生；叶柄长约 1 cm；叶片阔卵形，先端渐尖，基部浑圆，边缘波状或全缘，两面疏被白色短毛。头状花序球形，生于叶腋，小花绿白色。蒴果倒卵状，椭圆形。

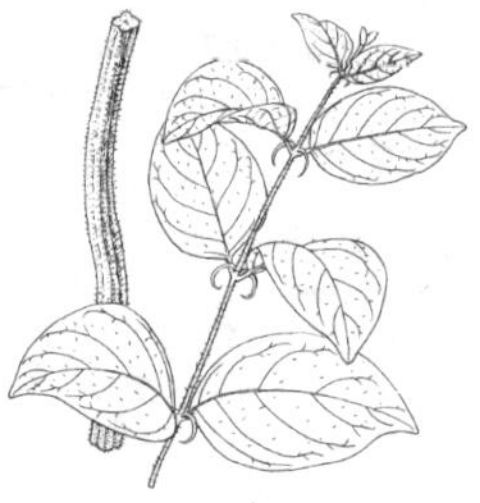
北越钩藤

生于热带的丛林溪边阴湿处。分布于云南。

【采收加工】 10～11 月采挖，切段，晒干或鲜用。

【功用主治】 祛风通络，平肝熄风。主治风湿痹证，坐骨神经痛，跌打损伤，骨折，外伤出血，高血压病，偏头痛，小儿惊风，脱肛。

【用法用量】 内服：煎汤，10～15 g；或泡酒。外用：捣敷。

【选方】 1. 治风湿关节炎，跌打损伤，坐骨神经痛，骨折　四楞通干根 9～15 g。煎服，酒为引或配方泡酒服。外用鲜根捣敷。

2. 治小儿脱肛　山螺丝 1 个，焙黄研末，取钩藤 9 g 煎水送服。（1、2 方出自《红河中草药》）

1387 四照花 sì zhào huā （《万县中草药》）

【基原】 为山茱萸科四照花属植物四照花的叶、花。

【原植物】 四照花 *Dendrobenthamia japonica*（DC.）Fang var. *chinensis*（Osborn）Fang［*Cornus kousa* Harms ex Diels；*C. kousa* Hance var. *chinensis* Osborn］　又名：山荔枝（《中国高等植物图鉴》），野荔枝（《华山药物志》）。

落叶小乔木，高 3～5 m。树皮灰白色；小枝暗绿色，嫩枝被柔毛。叶对生于短侧枝梢端；叶柄长 5～10 mm，疏生棕色柔毛；叶片纸质或厚纸质，卵形或卵状椭圆形，长 5.5～12 cm，宽 3.5～7 cm，先端渐尖，基部宽楔形或圆形，上面绿色，下面粉绿色，两面均疏被白色柔毛。头状花序球形，由 40～50 朵花聚集而成；总花梗长 4.5～7.5 cm；总苞片 4，白色，两面近于无毛；花萼管状，上部 4 裂，花萼内

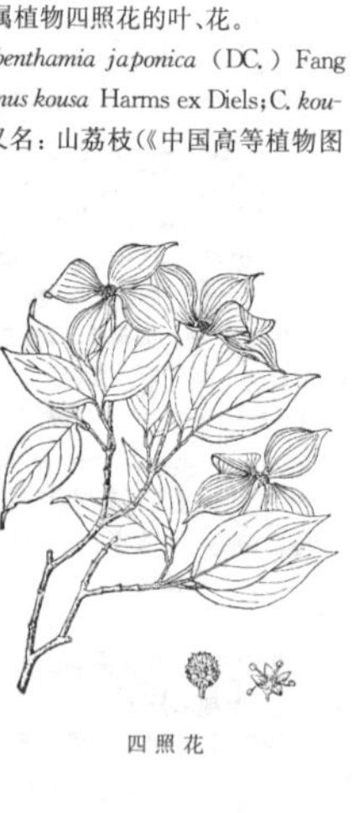
四 照 花

侧有1圈褐色短柔毛；花瓣4，黄色；雄蕊4，与花瓣互生；子房下位，2室，花柱1，从垫状花盘中伸出，被白色柔毛。果序球形，成熟时暗红色，直径1.5～2.5 cm；总果梗纤细，长5.5～9 cm，近于无毛。花期6～7月，果期9～10月。

生于海拔600～2 200 m的森林中。分布于西南及山西、内蒙古、江苏、浙江、安徽、福建、江西、河南、湖北、湖南、陕西、甘肃、台湾等地。

本植物的树皮及根皮（四照花皮）、果实（四照花果）亦供药用，另设专条。

【采收加工】 7～9月采摘，鲜用或晒干。

【成分】 含多酚类：β-葡萄糖没食子鞣苷（β-glucogallin），（+）-儿茶素〔（+）-catechin〕，（+）-没食子儿茶素〔（+）-gallocatechin〕，原矢车菊素（procyanidin）B-3。

【药性】 《浙江药用植物志》："叶性凉，味苦、涩。"

【功用主治】 《浙江药用植物志》："（叶）清热解毒，止血。可治烫伤，外伤出血，肝炎等症。"

【用法用量】 内服：煎汤，9～15 g。外用：捣敷；研末撒或调敷。

【选方】 1. 治痢疾　野荔枝花9～15 g。水煎服。（《华山药物志》）

2. 治烧伤　野荔枝叶适量。研细，调鸡蛋清外敷。（《万县中草药》）

3. 治外伤出血　鲜野荔枝叶捣敷，或干叶及花研末外敷。

4. 治骨折　鲜野荔枝花、叶，杜仲，大接骨丹，捣烂外敷。（3、4方出自《华山药物志》）

5. 治蛔虫病　野荔枝叶适量。研细，每次6 g，蒸蛋服。（《万县中草药》）

1388 四大天王 sì dà tiān wáng（《植物名实图考》）

【异名】 大叶及己（《浙江药用植物志》），四叶对、四大金刚（《中国植物志》），四块瓦（《四川中药志》）。

【基原】 为金粟兰科金粟兰属植物宽叶金粟兰的全草或根。

【原植物】 宽叶金粟兰 *Chloranthus henryi* Hemsl.

多年生草本，高40～65 cm。根茎粗壮，黑褐色；具多数须根。茎直立，单生或数个丛生，有6～7个明显的节，下部节上生一对鳞状叶。叶对生，一般4片生于茎上部；叶柄长0.5～1.2 cm；鳞状叶卵状三角形；托叶小，钻形；叶片纸质，宽椭圆形至倒卵形，长9～18 cm，宽5～9 cm，先端渐尖，基部楔形至宽楔形，边缘具锯齿，齿端有一腺体，背面中脉、侧脉有鳞屑状毛。穗状花序顶生，通常两歧或总状分枝，连总花梗长10～16 cm；苞片通常宽卵状三角形或近半圆形；花白色；雄蕊3，基部几分离，中央药隔长3 mm，有1个2室的花药，两侧药隔各有1个1室的花药，药室在药隔的基部；子房卵形，无花柱，柱头头状。核果球形。花期4～6月，果期7～8月。

生于山坡林下阴湿地和灌丛中。分布于浙江、安徽、福建、江西、湖北、湖南、广东、广西、四川、贵州、陕西、甘肃。

【采收加工】 7～9月采收，分别晒干。

【药材】 四大天王 *Chloranthi Henryi Herba seu Radix*　主产于浙江、江西、湖南、湖北、四川等地。

性状　根茎粗短，不规则短圆柱形，顶端有多数圆形凹窝状茎痕或残留茎基；表面黑

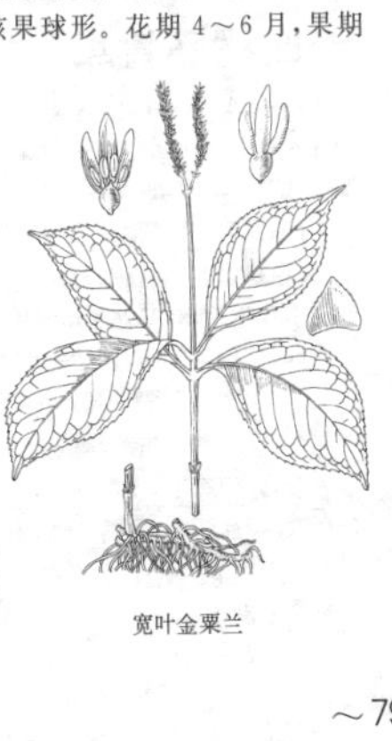

宽叶金粟兰

褐色，四周密生长而弯曲的细根。根直径约1 mm；表面灰褐色或灰黄色。质脆，易折断，断面可抽出黄白色木质心。气微，味微辛。

【成分】 全草含硝酸钾（KNO_3），具有收缩离体子宫的作用。

【药性】 《四川中药志》1979年版："苦、辛，温，有毒。"

【功用主治】 祛风除湿，活血，解毒。主治风湿痹痛，肢体麻木，风寒咳嗽，跌打损伤，疮肿及毒蛇咬伤。

1.《植物名实图考》："俚医以治风损跌打，无名肿毒。"

2.《四川中药志》1979年版："祛风除湿，活血止痛，解毒。用于风湿痹痛，跌打损伤，瘀滞疼痛，疮肿及毒蛇咬伤。"

【用法用量】 内服：煎汤，3～10 g；或浸酒。外用：捣敷。

【宜忌】 孕妇慎服。

【选方】 治疮肿，毒蛇咬伤，马蜂刺伤　四大天王根10 g，七叶一枝花15 g，水煎服，并外用适量，捣烂敷局部。敷治毒蛇咬伤时，伤口要暴露，不能封口。（《四川中药志》1979年版）

1389 四川山矾 sì chuān shān fán（《全国中草药汇编》）

【异名】 黄夹柴（《浙江药用植物志》），灰灰树（《贵州中草药名录》）。

【基原】 为山矾科山矾属植物四川山矾的根、茎及叶。

【原植物】 四川山矾 *Symplocos setchuensis* Brand［*S. sinuate* Brand；*S. lucida*（Thunb.）Sieb. et Zucc.］　又名：波缘山矾、波叶灰木（《中国高等植物图鉴》）。

小乔木。小枝略有棱，无毛。叶互生；叶柄长5～10 mm；叶片薄革质，长圆形或狭椭圆形，长7～13 cm，宽2～5 cm，先端渐尖或长渐尖，基部楔形，边缘具尖锯齿；中脉在叶面凸起。穗状花序呈团伞状；苞片阔倒卵形，苞片、花萼背面及花盘有白色长柔毛或柔毛；花萼长约3 mm，裂片长圆形；花冠长3～4 mm，5深裂几达基部；雄蕊30～40，花丝长短不一，伸出花冠外，花丝基部稍联合成明显的5体雄蕊；子房3室。核果卵圆形或长圆形，长5～8 mm，先端具直立的宿萼裂片，基部有宿存的苞片；核骨质，分开成3分核。花期3～4月，果期5～6月。

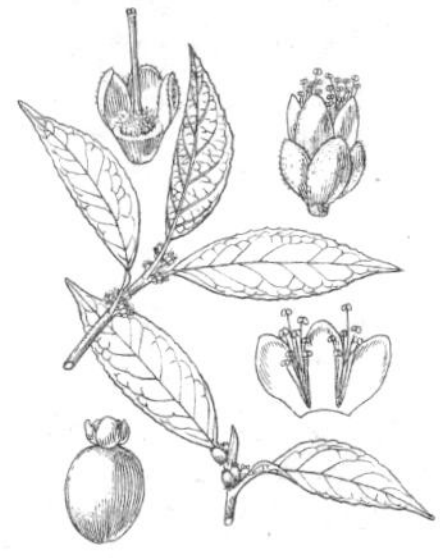

四川山矾

生于海拔1 800 m以下的山坡杂木林中。分布于西南及江苏、浙江、安徽、福建、江西、湖南、广西、台湾等地。

【采收加工】 7～9月采收，切片或段，晒干。

【功用主治】 《全国中草药汇编》："行水，定喘。主治水湿胀满，咳嗽喘逆。"

【用法用量】 内服：煎汤，9～15 g。

【选方】 1. 治水湿胀满　四川山矾根或茎适量。切断，火中烧红后，淬于1碗开水内，盖闷片刻，去渣服汁。

2. 治咳嗽，喘逆　四川山矾叶500 g。水煎2次，浓缩至1 000 ml。日服2次，每次25 ml，10日为1个疗程，连服3个疗程。（1、2方出自《全国中草药汇编》）

1390 四照花皮 sì zhào huā pí（《万县中草药》）

【基原】 为山茱萸科四照花属植物四照花的树皮及根皮。

【原植物】 参见"四照花"条。

【采收加工】 10～11月采挖，切片，晒干。

【功用主治】 清热解毒。主治痢疾，肺热咳嗽。

【用法用量】 内服：煎汤，9～15 g，大剂量30～60 g。

【选方】 1. 治红白痢疾　野荔枝根皮、翻白草叶各30 g。水

煎服。

2. 治大叶性肺炎　野荔枝根皮、果各 9 g，栽秧泡根 15 g。水煎服。（1、2 方出自《万县中草药》）

3. 治劳伤乏力，肺病咯血　四照花根或根皮 30～60 g。水煎服。（《浙江药用植物志》）

1391 四照花果 sì zhào huā guǒ （《万县中草药》）

【异名】 癞头果（《万县中草药》），梅株果（《浙江药用植物志》）。

【基原】 为山茱萸科四照花属植物四照花的果实。

【原植物】 参见“四照花”条。

【采收加工】 9～10 月采摘，晒干。

【药性】 《浙江药用植物志》：“性温，味甘、苦。”

【功用主治】 《浙江药用植物志》：“可驱除蛔虫。”

【用法用量】 内服：煎汤，6～15 g。

【选方】 治胎盘滞留　野荔枝果 9 g。水煎服。（《万县中草药》）

1392 四川苦丁茶 sì chuān kǔ dīng chá （《新华本草纲要》）

【异名】 苦丁茶（《四川中药材标准》）。

【基原】 为木犀科女贞属植物总梗女贞、粗壮女贞或丽叶女贞的叶。

【原植物】 1. 总梗女贞 *Ligustrum pricei* Hayata [*L. pedunculare* Rehd.; *L. seisuiense* Shimizu et Kao]　又名：阿里山女贞、清水女贞（《中国植物志》）。

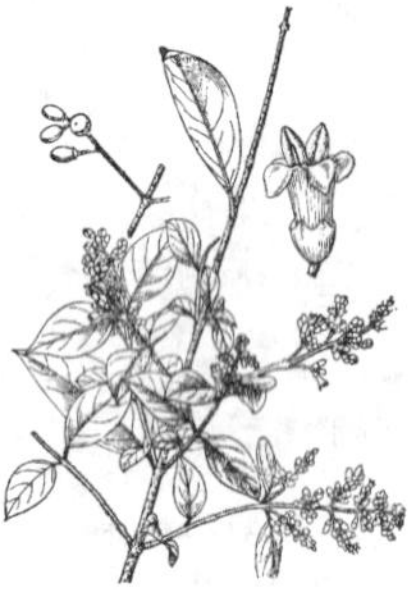
总梗女贞

灌木或小乔木，高 1～7 m。树皮灰褐色；当年生，枝黑灰色或褐色，圆柱形，被圆形皮孔，密被短柔毛。单叶，对生；叶柄长 2～8 mm，具槽；叶片革质，长圆状披针形或近菱形，先端渐尖至长渐尖，或锐尖，基部楔形，有时近圆形，叶缘平坦或稍反卷。圆锥花序顶生或腋生；花序轴和分枝轴圆柱形，纤细，果时具棱，密被短柔毛，花序最下面分枝长 0.5～1.5 mm，有花 3～7 朵，上部花单生或簇生；苞片线形或披针形；花萼长 1.5～2.5 mm，先端具宽三角形齿或近截形；花冠长 0.7～1.1 cm，花冠管长 5～7 mm，裂片卵形，先端尖，盔状；花丝长 0.5～2 mm，花药长圆形，与花冠裂片近等长；花柱长 2～4 mm，达花冠管的 1/2 处。果椭圆形或卵状椭圆形，长 7～10 mm，呈黑色。花期 5～7 月，果期 8～12 月。

生于山坡灌丛或沟谷林中。分布于湖北、湖南、四川、贵州、陕西、台湾。

2. 粗壮女贞 *L. robustum* (Roxb.) Bl. [*L. purpuascens* Y. C. Yang]　又名：变紫女贞（《四川中药材标准》），虫蜡树、向阳柳、水白蜡、紫金条（《中国植物志》）。

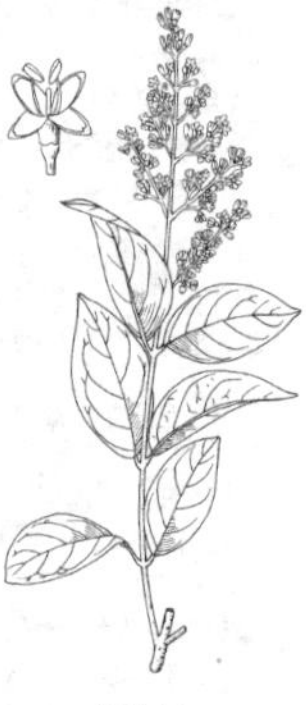
粗壮女贞

本种形态与上种相似，其特点是：高 1～10 m。小枝圆柱形，紫色，密被长圆形皮孔，疏被微柔毛，后渐脱落。叶片纸质，椭圆状披针形或披针形，先端长渐尖，基部宽楔形或近圆形，有时沿上面中脉疏被微柔毛。圆锥花序顶生；花序轴及分枝轴稍扁或近圆形，果时具棱，紫色，密被白色皮孔，具短柔毛或腺毛；小苞片卵形或披针形，具纤毛；花萼被疏硬毛或近无毛，长约 1 mm，先端近截形或具不明显齿；花冠长 4～5 mm，花冠管长 1.5～2.5 mm，裂片反折；花丝长 2.5～3 mm，花药长圆形；花柱细长，稍长于花冠管，柱头头状。果倒卵状长圆形或肾形，长 7～10 mm，弯曲。花期 6～7 月，果期 7～12 月。

生于山坡灌丛或疏林中。分布于安徽、福建、江西、湖北、湖南、广东、广西、四川、贵州、云南。

3. 丽叶女贞 *L. henryi* Hemsl.　又名：兴山蜡树（《中国树木分类学》），乔皮子（《中国植物志》）。

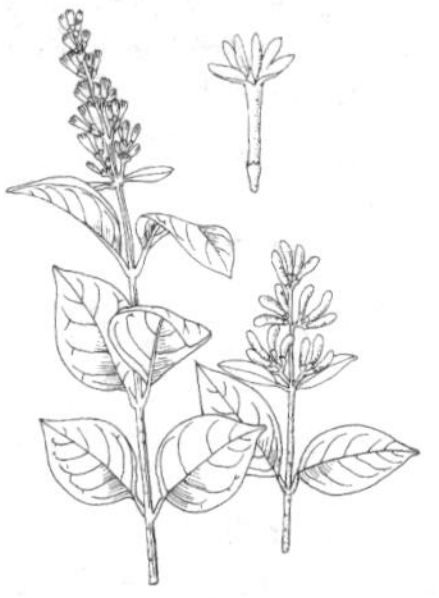
丽叶女贞

本种形态与上两种相似，其特点是：灌木，高0.2～4 m。小枝紫红色或褐色，密被锈色或灰色短柔毛，有时具短硬毛。叶片薄革质，宽卵形、椭圆形或近圆形，有时为长圆状椭圆形，先端锐尖至渐尖，基部圆形、宽楔形或浅心形，叶缘平或微反卷，上面光亮，除中脉常被极短微柔毛外，其余光滑无毛。圆锥花序圆柱形，顶生，长 3～8 cm，花序轴长达 2 cm；花序基部苞片有时呈小叶状，小苞片细小；花萼无毛，长约 1 mm；花冠长 6～9 mm，花冠管长 4～6 mm，裂片长 1.5～3 mm；花丝稍短于裂片，花药与裂片近等长；花柱内藏，柱头微 2 裂。果近肾形，长 6～10 mm，弯曲，呈黑色或紫色。花期 5～6 月，果期 7～10 月。

生于山坡灌丛或峡谷林中。分布于湖北、湖南、广西、四川、贵州、云南、陕西、甘肃。

【采收加工】 5～6 月采收，晒或烘干。

【成分】 粗壮女贞　叶含单萜类糖苷：粗壮女贞苷（ligurobustoside）A、B、C、D、E、F、G、H、I、J、K、L，还含芹菜素（apigenin），cosmosiin，rhoifolin，阿克苷（arteoside），齐墩果酸（oleanolic acid），十六烷（Hexadecane），α-石竹烯（α-caryophyllene）。

【药性】 《四川常用中草药》：“性微寒，味苦、甘。入肝、胆、胃三经。”

【功用主治】 《四川常用中草药》：“清热散风，除烦解渴。治头痛，齿痛，耳鸣，目赤红肿等症。”

【用法用量】 内服：煎汤，3～9 g；或泡茶饮。

1393 四楞筋骨草 sì lèng jīn gǔ cǎo （《四川中药志》）

【异名】 箭羽筋骨草、箭羽草、舒筋箭羽草（《四川中药志》），筋骨草（《贵州草药》），四棱筋骨草、假马鞭草（《全国中草药汇编》），四棱草（《广西药用植物名录》）。

【基原】 为唇形科四楞草属植物四楞筋骨草的全草。

【原植物】 四楞筋骨草 *Schnabelia oligophylla* Hand.-Mazz.

多年生草本，高达 1 m。具短且膨大的根茎，逐节生根。茎方形，具明显细束的节，四角有膜质翅，分枝多。叶对生；叶柄长 3～9 mm；叶片纸质，卵形或三角状卵形，长 1～2.5 cm，宽 4～30 mm，上部叶渐小，两面被疏糙伏毛。花单生叶腋，淡紫色或紫红色；花萼钟形，外面有毛，先端 5 裂；花冠外面有毛，管细长，先端唇形，上唇 2 裂，裂片圆形，下唇 3 裂；雄蕊 4，伸出花冠外，前对稍长；子房 4 裂，花柱先端 2 裂。小坚果倒卵形，橄榄色，被短柔毛，背面具不甚明显的网纹。花期 4～5 月，果期 5～6 月。

生于海拔约700 m的山谷溪旁，石灰岩上。分布于福建、江西、湖南、广东、广西、四川。

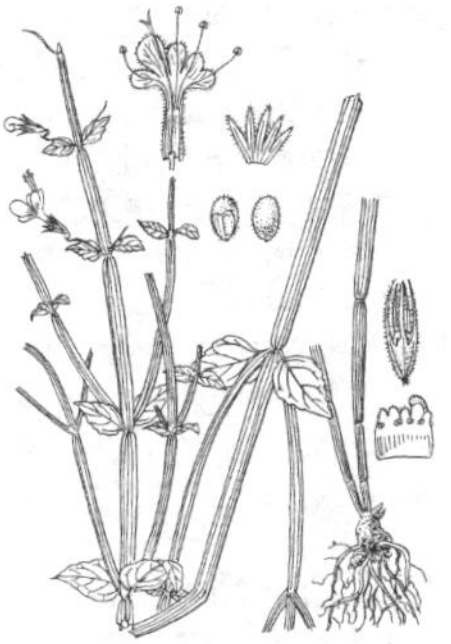

四棱筋骨草

【栽培】 生物学特性　喜阴湿环境，以肥沃、排水良好的富含腐殖质的砂质壤土为好。

繁殖方法　扦插繁殖。在4～5月间，选择健壮的老枝，剪成12 cm长的短插条，每插条一般有节2～3个，剪去顶端嫩梢。在常绿而阴湿的林下，翻土深16～20 cm，耙细整平，开1 m宽的高厢，按穴行距各20～25 cm开穴、深6～10 cm扦插，插入后盖土1.5～2 cm厚，浇水。成活后追施淡猪粪水2～3次，秋季移栽。

田间管理　在第二年3～4月，用猪粪水追肥1次，以后注意除草，在冬季撒盖腐殖质土或细碎的枯枝落叶1次，第三年春再施猪粪水1次。

【采收加工】 5月采收，鲜用或晒干。

【药性】 辛、苦，平。归肝、肾经。

1.《重庆草药》："性平，无毒。"

2.《四川中药志》1962年版："性温，味酸、微辛，无毒。入肝、肾二经。"

3.《贵州草药》："性微凉，味苦。"

【功用主治】 祛风除湿，活血通络。主治风湿痹痛，四肢麻木，关节肿痛，腰膝酸痛，跌打损伤。

1.《重庆草药》："行气，通经络，去风湿，镇痛。"

2.《四川中药志》1962年版："能除风湿，行血活络。治风湿筋骨疼痛，腰痛，跌损骨节肿痛和四肢麻木。"

【用法用量】 内服：煎汤，9～15 g；或浸酒。外用：捣敷。

【宜忌】《四川中药志》1962年版："孕妇忌服。"

【选方】 1. 治风湿筋骨关节酸痛　四棱筋骨草60 g，泡酒服；风湿重至倒床瘫痪，身体十分瘦弱者，用本药500 g煎水炖鸡服。(《重庆草药》)

2. 治风湿　筋骨草30 g，生姜15 g。捣绒，加酒炒热，包患处。(《贵州草药》)

1394 生姜 shēng jiāng 《别录》

【基原】 为姜科姜属植物姜的新鲜根茎。

【原植物】 姜 *Zingiber officinale* Rosc.

多年生草本，高50～80 cm。根茎肥厚，断面黄白色，有浓厚的辛辣气味。叶互生，排成2列，无柄，有长鞘，抱茎；叶片披针形至线状披针形，长15～30 cm，宽1.5～2.2 cm，先端渐尖，基部狭。花葶自根茎中抽出，长15～25 cm；穗状花序椭圆形，长4～5 cm；苞片卵形，淡绿色，边缘淡黄色，先端有小尖头；花萼管有3短尖齿；花冠黄绿色，裂片3，披针形，唇瓣的中间裂片长圆状倒卵形，较花冠裂片短，有紫色条纹和淡黄色斑点，两侧裂片卵形，黄绿色，具紫色边缘；雄蕊1，暗紫色，药隔附属体包裹住花柱；子房无毛，3室，花柱1，柱头近球形。蒴果3瓣裂，种子黑色。花期7～8月。

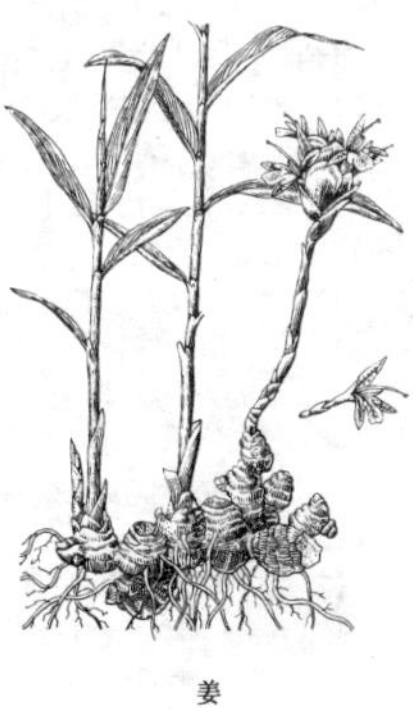

姜

我国中部、东南部至西南部各省有栽培。

本植物的茎叶(姜叶)、根茎外皮(生姜皮)、鲜根茎的蒸馏液(姜露)、干燥根茎(干姜)、干燥根茎的炮制品(炮姜、姜炭)亦供药用，另设专条。

【栽培】 生物学特性　喜温暖湿润的气候，不耐寒，怕潮湿，怕强光直射。忌连作。宜选择坡地和稍阴的地块栽培。以土层深厚、疏松、肥沃、排水良好的砂壤土至重壤土为宜。

繁殖方法　根茎(种姜)繁殖，穴栽或条栽。秋季采挖生姜时，选择肥厚、色浅黄、有光泽、无病虫伤疤的根茎作种姜，下窖贮藏或在室内与细沙分层堆放贮藏备用。南方于1～4月，北方于5月，取出种姜，用生姜宝等农药200倍液浸种10分钟，晾干后上炕在22～25 ℃下催芽，温度前高后低，20日左右待姜芽生长至0.5～1 cm时，把种姜切成小块，每块保留1～2个壮芽。穴栽：按行株距40 cm×30 cm开穴，深13～17 cm，每穴平放种姜1块，覆盖细堆肥与土。条栽：按行距40 cm开沟，施入基肥后，按株距27 cm下种，上覆土与地面平。播种深(挖穴30 cm左右)，并不断培土而成菜姜，为生姜来源；播种浅(挖穴5～10 cm)而成药姜，为干姜来源。

田间管理　出苗达50%时及时进行姜田遮阴，补苗。全年中耕除草3～4次，追肥4次，轻施提苗肥，重施合枝肥，补施秋肥。生长期间对水分要求比较严格，不能缺水，出现干旱要及时浇水保湿，收获前10日停止浇水。

病虫害防治　病害有腐败病，俗称姜瘟，高温多雨季节易发病。用波尔多液、姜瘟散等浸种10分钟，发病时拔除病株，用石灰撒病穴消毒。虫害有亚洲玉米螟、姜弄蝶、生姜螟虫、甜菜夜蛾、生姜蓟马等。

【采收加工】 10～12月茎叶枯黄时采挖，晒干。

【药材】 生姜 *Zingiberis Recens Rhizoma*　全国大部分地区均产。

性状　根茎呈不规则块状，略扁，具指状分枝，长4～18 cm，厚1～3 cm。表面黄褐色或灰棕色，有环节，分枝顶端有茎痕或芽。质脆，易折断，断面浅黄色，内皮层环纹明显，维管束散在。气香特异，味辛辣。

鉴别　参见"干姜"条。

【成分】 生姜油含挥发性成分：α-姜烯(α-zingiberene)，β-檀香萜醇(β-santalol)，β-水芹烯(β-phellandrene)，β-甜没药烯(β-bisabolene)，α-姜黄烯(α-curcumene)，姜醇(zingiberol)，紫苏醛(perillaldehyde)，橙花醛(neral)，牻牛儿醛(geranial)，2-蒈醇(2-caraneol)，3-蒈醇，莰烯(camphene)，β-罗勒烯(β-ocimene)，α-香柑油烯(α-bergamotene)，β-金合欢烯(β-farnesene)，月桂烯(myrcene)，β-蒎烯(β-pinene)，2-龙脑(2-borneol)，柠檬醛(citral)，7-萜烯〔7-menthene〕，异小茴香醇(isofenchyl alcohol)，α-金合欢烯，1，3，3-三甲基三环[2.2.1.$0^{2,6}$]-庚烷〔1，3，3-trimethyltricyclo[2.2.1.$0^{2,6}$]heptane〕，2，6-二甲基-6-(4-甲基-3-戊烯基)-二环[3.1.1]-2-庚烯〔2，6-dimethyl-6-(4-methyl-3-pentenyl)-bicyclo[3.1.1]-2-heptene〕，1，3，3-三甲基-2-氧杂二环[2.2.2]辛烷〔1，3，3-trimethyl-2-oxabicyclo[2.2.2]octane〕，1-(1，5-二甲基-4-己烯基)-4-甲基苯〔1-(1，5-dimethyl-4-hexenyl)-4-methylbenzene〕及高良姜萜内酯(galanolactone)等数十种；辛辣成分：6-姜辣醇(6-gingerol)，3-姜辣醇，4-姜辣醇，5-姜辣醇，8-姜辣醇，10-姜辣醇，12-姜辣醇，6-姜辣二醇(6-gingediol)，4-姜辣二醇，8-姜辣二醇，10-姜辣二醇，6-甲基姜辣二醇(6-methylgingediol)，4-姜辣二醇双乙酸酯(4-gingediacetate)，6-姜辣二醇双乙酸酯，6-甲基姜辣二醇双乙酸酯(6-methylgingediacetate)，6-姜辣二酮(6-gingerdione)，10-姜辣二

酮，6-去氢姜辣二酮(6-dehydrogingerdione)，10-去氢姜辣二酮，6-乙酰姜辣醇(6-acetylgingerol)，6-姜辣烯酮(6-shogaol)等。生姜还含呋喃大牻牛儿酮(furanogermenone)，2-哌啶酸(pipecolic acid)及天冬氨酸，谷氨酸，丝氨酸等多种氨基酸。

【药理】 1. 对消化系统的影响 (1) 对胃肠道消化功能的影响 生姜乙醇提取物(EZE)静脉注射，可暂降家兔在体胃运动幅度，对离体大鼠胃底条则先兴奋后抑制，对离体豚鼠回肠有收缩效应，且对其乙酰胆碱或组胺性量效关系呈非竞争性拮抗作用。6-姜辣烯酮和6-姜辣醇对在体胃，姜辣酮对在体家兔肠管，姜辣醇和姜辣烯酮对肠管平滑肌皆有松弛作用。6-姜辣烯酮或6-姜辣醇静脉注射，前者抑制而后者促进炭末在小肠的推进，6-姜辣烯酮灌胃则促进炭末推进。生姜的丙酮提取物，6-姜辣烯酮或6、8、10-姜辣醇灌胃，均能促进炭末推进。10%生姜煎剂2 ml灌胃，可促进幽门结扎大鼠的胃液分泌，胃液总酸度及其排出量显著增加。25%生姜煎剂200 ml灌胃，使巴甫洛夫小胃犬的胃液分泌兴奋24小时。空腹服用生姜，可使巴甫洛夫小胃犬的胃液分泌量及游离酸分泌量增加。生姜可弱化胃蛋白酶作用而强化脂肪分解酶的作用，对胰酶则显著抑制，明显降低对淀粉和脂肪的消化功能。

(2) 保护胃黏膜作用 生姜煎剂0.1和0.2 g/kg灌胃，显著抑制大鼠盐酸和应激性胃黏膜损伤；该作用可能与促进胃黏膜合成和释放内源性PG有关。生姜煎剂对无水乙醇和吲哚美辛所致大鼠胃黏膜损伤，生姜的丙酮提取物、丙酮提取物组分Ⅲ、姜烯、6-姜辣醇对盐酸-乙醇所致胃黏膜损伤均有显著抑制作用。生姜提取物呋喃大牻牛儿酮500 mg/kg灌胃，有预防小鼠应激性溃疡作用。

(3) 止吐和抗运动病作用 生姜浸膏、姜辣酮和姜辣烯酮的混合物皆能拮抗硫酸铜的催吐作用。生姜粉940 mg口服，可显著减轻电动转椅旋转试验者呕吐症状，亦能减轻热刺激前庭系统所致眩晕和恶心症状，对海上受试者可减轻呕吐和出汗。

(4) 保肝利胆作用 生姜油对大鼠、小鼠四氯化碳性肝损害有治疗和预防作用。姜辣醇和姜辣烯酮对四氯化碳及半乳糖胺所致的肝损伤也有抑制作用。生姜丙酮提取物500 mg/kg，6-姜辣醇或8-姜辣醇100 mg/kg十二指肠给药，对大鼠均有显著利胆作用。

2. 对心血管的影响 6、8和10-姜辣醇均为强心药。姜辣烯酮3.6 μmol/L初用时使大鼠离体心房收缩力加强，频率加快，反复使用则作用相反，0.1～0.5 mg/kg静脉注射，使大鼠心率减慢，还可产生一过性降压、明显升压和持续性降压的三相性作用；1～10 μg/kg脑池或脑室内用药，可见血压上升；后肢血管灌流，灌流量增加，也使全身血压上升。其升压作用可能与末梢血管收缩和交感神经兴奋相关，而降压作用则与迷走神经兴奋和心脏抑制相关。

3. 镇静和抗惊厥作用 生姜油、姜辣醇和姜辣烯酮均可减少小鼠的自发活动，延长戊巴比妥钠或环己巴比妥的睡眠时间。生姜油、姜辣烯酮能显著对抗戊四氮惊厥，姜辣醇可对抗去氧麻黄碱的中枢兴奋作用；延长小鼠士的宁、戊四氮惊厥的死亡时间。

4. 抗氧化作用 鲜姜提取物可清除超氧阴离子自由基，抑制鼠肝匀浆脂质过氧化反应，清除羟自由基；有效成分可能为姜辣醇、姜辣酮和姜辣烯酮等。其中的化合物能显著抑制H_2O_2致人红细胞溶血作用，抑制小鼠肝组织MDA产生；抑制受辐射质粒超螺旋构象百分率的下降。生姜提取物抗氧化能力的大小依次为甲醇、二氯甲烷、乙醇、己烷、石油醚、丙酮、乙醚提取物。

5. 抗微生物作用 生姜提取物对常见皮肤癣菌如红色毛癣菌、须癣毛癣菌、犬小孢子菌、絮状表皮癣菌等有明显抑杀作用，*MIC*为0.062 5%～0.125%，*MFC*为0.125%～0.250%。60%醇提取物对金黄色葡萄球菌、白色葡萄球菌、伤寒杆菌、宋内痢疾杆菌和铜绿假单胞菌均有显著抑制作用，尚能拮抗乙型肝炎病毒表面抗原(HBsAg)。生姜水浸剂对伤寒杆菌、霍乱弧菌、沙门菌、葡萄球菌、链球菌和肺炎链球菌也有显著抑制作用。2.5%～25%的生姜水浸剂在试管内有杀灭阴道滴虫作用。

6. 抗血小板聚集作用 生姜经有机溶媒和水的提取物对花生四烯酸(AA)、肾上腺素、ADP和胶原诱导的血小板聚集均有明显抑制作用，其机制在于生姜能影响血小板内花生四烯酸代谢，抑制其血栓烷B_2(TXB_2)及PG_S的合成，减少6-酮$PGF_{1_α}$、TXB_2和前列腺素(PGI_2)的合成。

7. 抗5-羟色胺(5-HT)作用 6、8和10-姜辣醇能抑制5-HT所致离体豚鼠回肠的收缩。丙酮提取物100 mg/kg，姜辣烯酮10 mg/kg灌胃，能拮抗5-HT所致小鼠体温下降，丙酮提取物、姜辣烯酮、6-去氢姜辣二酮、8和10-姜辣醇可抑制5-HT引起的小鼠腹泻。高良姜萜内酯能拮抗5-HT所致离体豚鼠回肠、大鼠胃底和兔胸主动脉的收缩反应，是一种选择性$5\text{-}HT_3$拮抗剂，与生姜的止呕作用有关。

8. 解热、镇痛和抗炎作用 对注射酵母引起发热的大鼠给予生姜油、姜辣醇或姜辣烯酮均明显解热。鲜姜注射液、生姜油、姜辣醇或姜辣烯酮均能显著提高热板法小鼠的痛阈，抑制小鼠醋酸扭体反应。对炎症早期、晚期反应均有明显抑制作用。

9. 其他作用 姜辣酮能促进肾上腺髓质释放儿茶酚胺。姜提取物能显著降低高胆固醇血症大鼠血清和肝脏胆固醇含量，并增加胆固醇由粪排出量。EZE可以延长急性缺氧小鼠的标准耐受时间，且随剂量增大作用增强。生姜对亚硝化反应有明显阻断作用。生姜醇提取物40 g/kg或10 g/kg给荷瘤鼠灌胃药，能明显改善荷瘤鼠免疫功能，升高脏器指数，提高荷瘤鼠巨噬细胞吞噬率。姜辣醇与姜辣烯酮有致突变作用，6-姜辣醇在700 μmol/L浓度时的致突变性为6-姜辣烯酮的104倍，而姜油酮能抑制二者的致突变作用。

10. 药代动力学 大鼠静脉注射6-姜辣醇3 mg/kg，其血浆药-时曲线符合二室开放模型。6-姜辣醇迅速从血浆中清除，其终末半衰期为7.23分钟，总体清除率为每分钟16.8 ml/kg；其血清蛋白结合率为92.4%。

11. 相恶配伍 大鼠黄芩生姜合剂十二指肠给药，黄芩降压作用减弱；而生姜兴奋肠肌的作用消失。

毒性 鲜姜注射液小鼠静脉注射的安全系数为临床用量(每次肌注2 ml)的625倍以上，且无局部刺激性和溶血作用。生姜油小鼠灌胃的LD_{50}为3.45 ml/kg，腹腔注射为1.23 ml/kg。6、8和10-姜辣醇小鼠腹腔注射的LD_{50}均大于100 mg/kg。姜辣烯酮小鼠静脉注射的LD_{50}为50.9 mg/kg，腹腔注射为109 mg/kg，灌胃为687 mg/kg；姜辣醇静脉注射的LD_{50}为25.5 mg/kg，腹腔注射为58.1 mg/kg，灌胃为250 mg/kg。给雄小鼠每日服生姜95%乙醇提取物100 mg/kg，连服3个月，动物的外观形态、内脏、血象和体重等均未见明显毒性反应。

【炮制】 1. 生姜 取鲜姜，除去杂质，洗净，用时切片。

2. 煨姜 取生姜块，置无烟炉火上，烤至半熟，或用草纸包裹生姜数层，浸湿后置炉台上或热火灰中，煨至纸变焦黄、姜半熟时取出，除去纸，切薄片。煨后解表作用减弱，主要有温中止呕作用，治疗腹痛泄泻。

饮片性状 生姜为不规则的长椭圆形薄片，大小不一。片面浅黄色，内皮层环纹明显，维管束散在。质脆，易折断。气香特异，味辛辣。煨姜为不规则薄片，姜皮偶见焦斑，表面显油黄色。辛辣气味减弱，微苦。

生姜，置阴凉潮湿处，或埋入湿沙内。煨姜，贮容器内，置通风干燥处。

【药性】 辛，温。归肺、胃、脾经。

1.《别录》："味辛，微温。"

2.《医学启源》："性温，味甘、辛。气味俱厚，清浮而生升，阳也。"

3.《日用本草》:"性纯阳,带皮用则凉,去皮用则热。"

4.《雷公炮制药性解》:"入肺、心、脾、胃四经。"

5.《本草经解》:"入胆、肝、肺经。"

6.《医林纂要》:"煨姜,辛、苦、大热。"

7.《随息居饮食谱》:"辛,热。"

【功用主治】 散寒解表,降逆止呕,化痰止咳,解诸毒。主治风寒感冒,恶寒发热,头痛鼻塞,呕吐,反胃,痰饮喘咳,泄泻,鱼蟹、菌蕈等食物中毒。

1.《本经》:"久服去臭气,通神明。"

2.《别录》:"主伤寒头痛鼻塞,咳逆上气。"

3.《本草经集注》:"杀半夏、莨菪毒。去痰下气,止呕吐,除风邪寒热。"

4.《药性论》:"主痰水气满,下气;生与干并治嗽,疗时疾,止呕逆不下食。"

5.《千金方》:"通汗,去膈上臭气。"

6.《本草拾遗》:"汁,解毒药,破血调中,去冷除痰,开胃。"

7.《本草衍义》:"治暴逆气,嚼生姜三二皂子大,下咽定,屡服屡定。初得寒热痰嗽,烧一块,含咬之终日间,嗽自愈;暴赤眼无疮者,以古铜钱刮净姜上,取汁于钱唇点目,热泪出,今日点,来日愈。"

8.《医学启源》:"温中去湿。制厚朴毒。"

9.《日用本草》:"治伤寒伤风头痛,九窍不利,去腹中寒气,解臭秽,解菌蕈诸物毒。"

10.《雷公炮制药性解》:"除泄泻,散郁结。"

11.《本草经疏》:"疏肝导滞。"

12.《随息居饮食谱》:"定痛,杀鳞介毒。"

【用法用量】 内服:煎汤,3~10 g;或捣汁冲。外用:捣敷;或炒热熨;或绞汁调搽。

【宜忌】 阴虚内热及实热证禁服。

1.《本草经集注》:"恶黄芩、黄连、天鼠矢。"

2.《纲目》:"食姜久,积热患目。凡病痔人多食兼酒,立发甚速。痈疮人多食,则生恶肉。"

3.《本草经疏》:"久服损阴伤目。阴虚内热,阴虚咳嗽吐血,表虚有热汗出,自汗盗汗,脏毒下血,因热呕恶,火热腹痛,法并忌之。"

4.《药性纂要》:"患瘰疬者忌食。"

5.《医林纂要》:"多食耗气生热,与酒同食尤不宜。"

【选方】 1. 治感冒风寒　生姜五片,紫苏叶一两。水煎服。(《本草汇言》)

2. 治病人胸中似喘不喘,似呕不呕,似哕不哕,彻心中愦愦然无奈者　半夏半斤,生姜汁一升。上二味,以水三升,煮半夏取三升,内生姜汁,煮取一升半,小冷。分四服,日三,夜一服,止,停后服。(《金匮要略》生姜半夏汤)

3. 治胃反,朝食暮吐,暮食朝吐,旋旋吐者　甘蔗汁七升,生姜汁一升。二味相合,分为三服。(《梅师集验方》)

4. 治老人上气,咳嗽喘急,烦热,不下食,食即吐逆,腹胀满　生姜汁五合,砂糖四两。上相和,微火温之,一二十沸即止。每度含半匙,渐渐不计。(《安老怀幼书》姜糖煎)

5. 治晨泄　生姜(切如豆大)四两,黄连(锉)二两。上一处淹一宿,慢火炒姜紫色,去姜不用。将黄连末每服二钱,用腊茶清调,一剂而愈。又用米饮、酒调治白痢尤妙。(《证治准绳》香姜散)

6. 治老人大小便不通　生姜四两,盐一捻,豉三十粒,葱一茎和根叶洗用。上四味,捣烂,安脐中,良久便通。(《简易普济良方》匀气散)

7. 治腰痛　生姜一斤,捣汁四两,水胶一两,同煎成膏。厚纸摊贴腰眼甚效。(《串雅内编》贴腰膏)

8. 治头痛　生姜一片,破开,入雄黄于内,湿纸包煨。乘热贴太阳穴。(《沈氏经验方》头痛奇方)

9. 治食诸蕈并菌中毒　生姜(切细)四两,豆浆四两,麻油二两半。上和研匀,楪盛,甑上蒸,一炊许时取出。不拘时候,时时服之,诸毒立解。(《普济方》)

【临床报道】 1. 治疗感冒　取鲜姜 90 g,捣成泥状,炒热至皮肤能忍受为宜,摊贴于大椎穴,下加热袋保温仰卧,服热粥一碗,单布罩头、面部,微汗即可去罩布,继续热敷 40 分钟即可,避风 2 小时。共治疗 50 例,全部治愈,其中 1 次治愈者 47 例,2 次治愈者 3 例。

2. 治疗脊柱压缩骨折后腹胀　取生姜(鲜姜)15~20 g,捣碎或切成姜末,填充脐部,填满为止。将伤湿止痛膏或胶布剪成 5~6 cm 大小的方块覆盖固定,如对胶布过敏者,可用塑料纸覆盖后以绷带加以固定。然后给予隔姜灸 20~30 分钟,也可用热水袋热敷,并配合按摩。生姜一般 12 小时更换 1 次,腹胀明显者可 6 小时更换 1 次。共治疗 80 例,全部治愈。多数患者敷脐 20 分钟后,腹胀减轻,听诊肠鸣音活跃。35 分钟后有气体排出,60 分钟后腹胀明显减轻,并排便。治疗 1 次痊愈 6 例,2 次 31 例,3 次 30 例,4 次 13 例。

3. 治疗妊娠恶阻　用生姜(带皮切片)60 g,伏龙肝 60 g(煎取澄清液备用),童鸡(雌雄均可)1 只。将童鸡处死,去毛洗净,剖去内脏,纳生姜于腹中,置瓷钵内,然后加入伏龙肝澄清液适量,食盐少许,盖密炖烂,取汤徐饮之,鸡肉也可与食。每日或隔日服 1 剂。共治 205 例(初孕者 73 例,第二孕次者 60 例,第三孕次者 72 例)。服药 1~2 剂 87 例,3~4 剂 112 例。4 剂后未见效者 6 例。有效率为 97%。

4. 治疗胆道蛔虫症　用生姜 150~200 g,生蜂蜜 60~100 g。取生姜去皮洗净,取汁最佳(或捣碎亦可),置入蜂蜜内,搅拌均匀,1 次顿服,小儿酌减,如 1 剂不瘥,可再服,每日可服 2~3 次,无副作用。共治 102 例患者,有效 98 例,无效 4 例,总有效率 96.1%,其中服 1 剂有效者 95 例,服 2 剂有效者 2 例,服 3 剂有效者 1 例。

5. 治疗急性附睾炎　取肥大的老生姜洗净切成约 0.2 cm 厚的薄片,每次用 6~10 片外敷患侧阴囊,盖上纱布,兜起阴囊,每日更换 1 次,直至痊愈。共治疗 28 例,均痊愈。一般于敷药第二日自觉坠胀疼痛及触痛减轻,3~5 日痊愈。平均治愈日数为 3.7 日。

6. 治疗水烫伤　将生姜洗净捣烂取汁,敷于患处,能立即止痛。已起泡红肿者,能消炎退肿,消去水泡;水泡已破者,敷之亦无刺激。由于生姜能灭菌,破口者亦不致溃烂或感染。灼热轻者敷药 1 次即可;严重者可时时注入姜汁,保持湿润 36 小时停药。共治 400 余例,均有效。

【各家论述】 1. 李东垣:"或问曰,人云夜间勿食生姜,食则令人闭气,何也?曰,生姜辛温,主开发,夜则气本收敛,反食之开发其气,则违天道,是以不宜食,此以平人论之可也,若有病则不然。"(引自《汤液本草》)

2.《本草要略》:"生姜,性温味辛微带甘,辛本属肺,心之柔也。心惟得其所胜,则气通而宣畅,故能通神明。神明通是心气胜,而一身之气皆为吾所使而亦胜矣。一身之气胜,则邪气不能容矣,故能去秽恶。"

3.《纲目》:"姜辛而不荤,去邪辟恶,生啖熟食,醋、酱、糟、盐,蜜煎调和,无不宜之。可蔬可和,可果可药,其利溥矣。凡早行山行,宜含一块,不犯雾露清湿之气,及山岚不正之邪。"

4. 邵起寰:"姜,生用发散,干则温中。生姜性散,能驱肌表之风寒;干姜性守,能攻肠胃之寒湿。生姜止呕,而治泄泻自利;干姜止痛,而治脐腹攻痛。生姜佐大枣而厚肠胃;干姜君黄连而泻阴火。生姜配二陈,而治痰尤捷;干姜配归茱,而治疝最良。"(引自《本草汇言》)

5.《本草汇言》:"生姜、干姜,统治百病,不拘寒热虚实,并外感内伤,及不内外因诸证。寒则为桂枝使,热则为芩、连使,虚则为参、芪、归、芍使,实则为枳、朴、槟、陈使;从芒硝、大黄,则攻下而行;从熟地、石斛,则凝敛而止;从燥药则燥;从润药则润;应外用者,或捣汁涂,或捣渣熨,治病万种,应变无方。"

6.《本草经疏》:"生姜所禀与干姜性气无殊,第消痰、止呕、出汗、散风、祛寒、疏肝、导滞,则功优于干姜。"

7.《药品化义》:"生姜,辛温通窍,专主发散。凡一切表邪之证,大能发汗逐邪,疏通关节。盖风寒湿之气,感于皮肤经络之间,而未深入脏腑之内,宜速去之,开发毛窍,放邪气出去,则营卫通畅。"

8.《本草新编》:"生姜性散,能散风邪,伤风小恙,何必用桂枝。用生姜三钱捣碎,加薄荷二钱,滚水冲服,邪即时解散。或问生姜发汗,不宜常服,有之乎?曰,生姜四时皆可服,但不宜多服,多服散气,岂特发汗哉!然而多服则正气受伤,少服则正气无害,又不可过于避忌坐视,而不收其功也。至于偶受阴寒,如手足厥逆,腹痛绕脐而不可止,不妨多用生姜,捣碎炒热,熨于心腹之外,以祛其内寒也。"

9.《本草从新》:"煨姜和中止呕,用生姜惧其散,用干姜惧其燥,惟此略不燥散。凡和中止呕,及与大枣并用,取其和脾胃之津液,而和营卫,最为平安。"

10.《本草求真》:"生姜,专入肺,气味辛窜,走而不守。其曰伤寒头痛、伤风鼻塞可用者,以其主有宣散通肺之力也。咳逆呕哕而必用者,以其具有开提散郁之义也。水气、湿泻、血痹而必用者,以其具有逐阴行阳、除湿开导之力也。他如冻耳可擦,狐臭可疗,诸毒可解,亦何莫不由宣发之力以为辟除。"

11.《本草便读》:"生姜煨熟则暖而性降,治中焦腹痛之虚寒。蜜炙则润以兼疏,散肺部风痰之咳嗽。姜汁豁痰通络,体用颇殊。姜皮散水和脾,温凉稍异。"

12.《本草思辨录》:"干姜得秋气多,功兼收敛。生姜得夏气多,功主横散。干姜温太阴之阴,生姜宣阳明之阳。生姜泻心汤有生姜又有干姜,以生姜治干噫食臭,干姜治腹鸣下利也。以干姜止利通脉,生姜散寒治呕也。"

1395 生漆 shēng qī(《本经》)

【异名】 大漆(四川、贵州)。

【基原】 为漆树科漆树属植物漆树的树脂。

【原植物】 漆树 *Toxicodendron vernicifluum* (Stokes) F. A. Barkl. [*Rhus verniciflua* Stokes] 又名:大木漆、山漆(《中国高等植物图鉴》),楂苗(《中国树木分类学》),小木漆(湖北),瞎妮子(山东)。

落叶乔木,高达 20 m。树皮灰白色,粗糙,有不规则纵裂,小枝粗壮,被棕色柔毛。奇数羽状复叶,互生,长 22~75 cm;叶柄长 7~14 cm,近基部膨大,半圆形;小叶 4~6 对,小叶柄长 4~7 mm,小叶片卵形、卵状椭圆形或长圆形,长 6~13 cm,宽 3~6 cm,先端渐尖或急尖,基部偏斜,圆形或阔楔形,全缘,上面无毛或中脉被微毛,下面初有细毛,老时沿脉密被淡褐色柔毛;膜质至薄纸质。圆锥花序长 15~30 cm,被灰黄色微柔毛;花杂性或雌雄异株,花黄绿色;雄花花萼 5,长卵形,花瓣 5,长圆形,开花外卷,雄蕊 5,着生于花盘边缘,花丝线形,花药长圆形;雌花雄蕊较小,子房球形,1 室,花柱 3。果序稍下垂,核果肾形或椭圆形,外果皮黄色。花期 5~6 月,果期7~10 月。

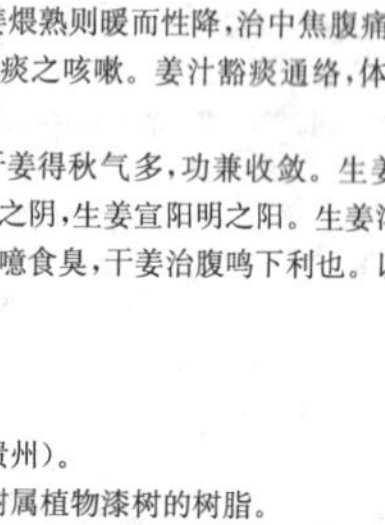

漆 树

生于海拔 800~2 800(~3 800)m 的向阳山坡林内,亦有栽培。全国除内蒙古、吉林、黑龙江、新疆以外,各地均有分布。

本植物的根(漆树根)、树皮或根皮(漆树皮)、心材(漆树木心)、叶(漆叶)、种子(漆子)、树脂经加工后的干燥品(干漆)均供药用,另设专条。

【栽培】 生物学特性 喜温暖湿润的气候,喜光,不耐寒,不耐庇荫,不耐干旱,以背风向阳沟槽或山坡中下部、土层厚、湿润、肥沃、透水良好的砂壤土为宜,一般海拔高度在 1 200 m 以下。

繁殖方法 种子繁殖或插根繁殖。种子繁殖:于 9 月下旬至 10 月上旬种子成熟后,在 12~15 龄优树上采种。种子经脱蜡、浸种、催芽,待三分之一种子露嘴时即可播种。3 月上旬至 4 月上旬播种,条播,行距 35~40 cm,播幅 5~10 cm,覆土厚 1~2 cm。插根繁殖:于"惊蛰"前后,从 6~13 年生良种母树树干基部 1 m 以外处挖出的根系上剪取或从良种苗根上剪取漆根,经催芽、埋根后出苗移栽。春秋两季均可栽植,以秋季落叶后栽植较好。造林密度不宜太大,株行距以 3.3 m 为宜。

田间管理 幼林期进行间作,以耕代抚。造林后每年应进行 1~2 次松土除草施肥。防止牛羊等啃食嫩皮、幼芽。

病虫害防治 病害有毛毡病、炭疽病、叶霉病、褐斑病等。虫害有金花虫、蚜虫、蛴螬等。

【采收加工】 4~5 月采收,划破树皮,收取溢出的脂液,贮存。

【成分】 生漆含粗漆酚(urushiol)约 80%,少量氢化漆酚(hydrourushiol),还含虫胶酶(laccase),树胶及少量甘露醇(mannitol)。

【药理】 1. 抗肿瘤作用 生漆多糖 5 mg/ml 对人体肝癌细胞有一定的杀灭作用;体内试验表明生漆多糖每日 200 mg/kg 灌胃,连续 13 日对肉瘤 S_{180} 和艾氏腹水癌荷瘤小鼠抑瘤率达 60%,生漆多糖与 5-氟尿嘧啶(5-Fu)伍用,能提高荷瘤小鼠抑瘤率,对 5-Fu所致的荷瘤小鼠胸腺、脾脏重量萎缩有明显的保护作用,对 5-Fu引起的骨髓抑制、中性粒细胞减少、体重减轻均有不同程度的拮抗作用。

2. 其他作用 生漆多糖可以延长小鼠的凝血时间,升高白细胞数、脾脏指数和胸腺指数,增加免疫器官的重量;降低血清溶血素,对体液免疫有一定的抑制作用,对人淋巴细胞染色体分裂指数无影响,未见人淋巴细胞染色体畸形。

毒性 对生漆敏感者 0.001 mg 漆酚即可引起漆性皮炎。漆树酸钠对家兔致死量为 6.67 mg/kg。

【药性】《本草经集注》:"毒烈。"

【功用主治】 杀虫。主治虫积,水蛊。

1.《本经》:"去长虫,久服轻身耐老。"

2.《本经逢原》:"用真漆涂鲮鲤甲煅入药,破血最捷。"

【用法用量】 内服:生用和丸,或熬干研末入丸、散。外用:适量,涂抹。

【宜忌】 体虚无瘀滞及漆过敏者禁用。

【选方】 治水蛊 真生漆一斤(锅内溶化,麻布绞去渣,复入锅内熬干),雄黄一斤。为末,醋糊丸梧子大。每服四分,大麦芽煎汤下。(《医学入门》漆雄丸)

1396 生藤 shēng téng(《云南思茅中草药选》)

【异名】 冷水发汗、水逼药(《云南思茅中草药选》),羊角藤(《云南中草药》),大花藤(《全国中草药汇编》),香根藤(《新华本草纲要》)。

【基原】 为萝藦科须药藤属植物须药藤的茎藤。

【原植物】 须药藤 *Stelmatocrypton khasianum* (Benth.) H.

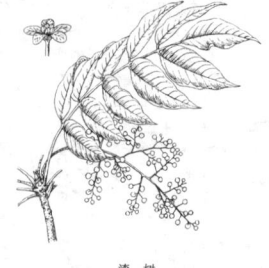

Baill. [*Periploca khasiana* Benth.]

缠绕木质藤本。有乳汁；茎浅棕色，具有突起的皮孔，嫩枝有短柔毛，茎与根有香气。叶对生，近革质；叶柄长约 5 mm；叶片椭圆形或长椭圆形，先端渐尖，基部楔形，两面无毛；侧脉约 7 对。花小，黄绿色，4～5 朵排列成具短梗的腋生聚伞花序；花萼 5 裂；花冠近钟形，花冠筒短，裂片 5，卵圆形，向右覆盖；副花冠裂片 5，与花丝同着生于花冠的基部，并与花丝合生；雄蕊 5，花药先端具长毛，伸出花冠喉部之外；子房由 2 枚离生心皮组成，无毛，柱头盘状五角形，先端 2 裂。蓇葖果木质，长椭圆形，呈平行展开，先端有弯钩，熟时开裂。种子先端有白色绢质绒毛。

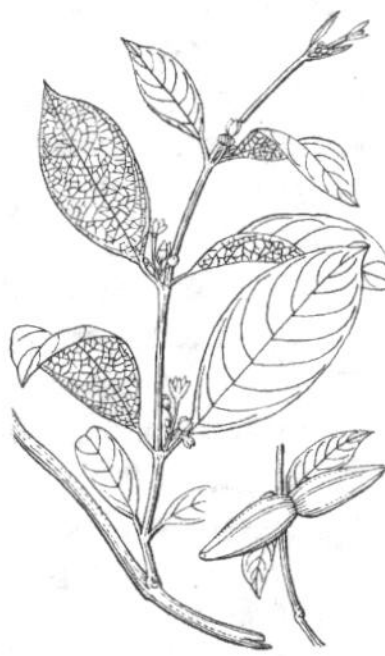

须 药 藤

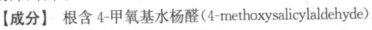

生于山坡、山谷杂木林中或路旁灌木丛中。分布于广西、贵州、云南等地。

【采收加工】 7～10 月采集，切片，晒干。

【成分】 根含 4-甲氧基水杨醛(4-methoxysalicylaldehyde)。

【药性】《云南中草药》："甘，温。"

【功用主治】 祛风散寒，行气通络。主治感冒，咳嗽，脘腹胀痛，风寒湿痹。

1.《云南中草药》："发散风寒，舒筋活络，温胃止痛。治风寒感冒，胃寒疼痛，风湿。"

2.《全国中草药汇编》："祛风通络，行气止痛。治支气管炎，风湿关节疼痛。"

【用法用量】 内服：煎汤，6～15 g；或研粉。

【选方】 治感冒 生藤 9～15 g，水煎服。或生藤 9 g，鸭脚木(鹅掌柴)、石椒草各 3 g。每日 1 剂，3 次煎服。(《全国中草药汇编》)

1397 生姜皮 shēng jiāng pí (《食疗本草》)

【异名】 姜皮(《本草图经》)，生姜衣(《江苏省植物药材志》)。

【基原】 为姜科姜属植物姜的根茎外皮。

【原植物】 参见"生姜"条。

【采收加工】 10～12 月挖出根茎，用竹刀刮取外层栓皮，晒干。

【药材】 生姜皮 *Zingiberis Officinalis Cutis* 主产于四川、贵州、浙江、山东、安徽等地。

性状 呈卷缩不整齐的碎片，灰黄色，有细皱纹，有的具波状环节痕迹，内表面可见黄色油点。质软。有特殊香气，味辣。

【药性】 辛，凉。归脾、肺经。

1.《纲目》："辛，凉。无毒。"

2.《本草再新》："入脾、肺二经。"

【功用主治】 行水消肿。主治水肿初起，小便不利。

1.《食疗本草》："治偏风。"

2.《纲目》："消浮肿腹胀痞满，和脾胃，去翳。"

3.《医林纂要》："达于皮毛，行水驱风，止汗。"

4.《本草汇言》："去表寒，消浮肿，化痞满腹胀之药。"

5.《本草再新》："和脾降肺，行水消肿，治膈噎胀满。"

【用法用量】 内服：煎汤，2～6 g。

【选方】 1. 治头面浮肿，四肢肿满，心腹膨胀，上气促急，腹胁如鼓，绕脐胀闷，有妨饮食，上攻下注，来去不定，举动喘乏 五加皮、地骨皮、生姜皮、大腹皮、茯苓皮各等分。上为粗末。每服三钱，水一盏半，煎至八分，去滓，稍热服之，不拘时候。切忌生冷油腻坚硬等物。(《局方》五皮散)

2. 治发落 生姜皮(焙干)一两，人参一两。上为细末。每用生姜一块，切断，蘸药末，于发落处擦之，二日一次用。(《瑞竹堂方》)

【各家论述】《医林纂要》："姜皮辛寒，凡皮多反本性，故寒。以皮达皮，辛则能行，故治水浮肿，去皮肤之风热。姜发汗，则姜皮止汗，且微寒也。"

1398 禾虫 hé chóng (《纲目拾遗》)

【基原】 为沙蚕科疣吻沙蚕属动物疣吻沙蚕的全体。

【原动物】 疣吻沙蚕 *Tylorrhynchus heterochaeta* Quatrefages

体细长稍扁，长 40～80 mm，宽约 5 mm，全体有 60 多个体节。前端背面到口腔基部绿褐色，后面稍带红色，背中央浅红色。头略呈六角形，有大眼 2 对。头部腹面中央有口，有触须 4 对，触角和触手各 2 个。吻分前后两部，每部又分 3 小区，吻无小齿，而有软突起；背面前部的中区(Ⅰ区)有 1 个；Ⅱ区小突起不显。腹面前部中区(Ⅲ、Ⅳ区)有柱状小突起约 20 个。背面后部的中区(Ⅴ、Ⅵ区)有 4 个大突起。腹面后部的中区(Ⅶ、Ⅷ区)有 10 多个排列不整齐的大突起。躯干由许多结构完全相同的体节组成，每节两侧的疣足结构较复杂。本种疣足的主要特征是背中仅具一个下舌(腹舌)；无上舌(背舌)。疣足的基部具有 1 个背须和 1 个腹须。躯干区具分布的复型刚毛。肛门有小肛须 1 对。

栖于沿海、河口或稻田中。分布上海、福建、广东等地。

【采收加工】 5～10 月采捕，置沸水中烫死，晒干或鲜用。

【成分】 全体含蛋白质，如无脊血红蛋白(erythrocruorine)，由相对分子质量分别为 12 000、22 000、23 500、54 000 亚单位组成，总相对分子质量约 3.636×10^6，另含肽类、氨基酸、色素、脂类。

【药性】《本草求原》："甘，温，无毒。"

【功用主治】 补脾暖胃。

1.《纲目拾遗》："补脾胃，生血，利湿，行小便。"

2.《本草求原》："暖胃，补气，少加醋良。"

【宜忌】 1.《纲目拾遗》："疮疡勿食，能作脓。"

2.《本草求原》："发疮疥。有湿食之则腹滞痛。喘咳人忌。"

1399 禾叶风毛菊 hé yè fēng máo jú (《中国民族药志》)

【基原】 为菊科风毛菊属植物禾叶风毛菊的全草。

【原植物】 禾叶风毛菊 *Saussurea graminea* Dunn [*S. poophylla* Diels ex Limpr.] 又名：线叶风毛菊(《阿坝中草药手册》)。

多年生草本，高 10～25 cm。根状茎分枝，颈部被褐色纤维状残叶鞘，并生出花茎和营养枝；茎上密被白色绢状绒毛。基生叶长 8～15 cm，宽 1.5～2 mm，先端渐尖，基部呈鞘状抱茎，全缘，边缘内卷，上面疏被绢状毛或脱落，下面密被白色绒毛；茎生叶互生，数片，较短。头状花序，单生茎顶；总苞钟状，总苞片具密或疏的绢状长柔毛，外层先端外折，内层紫色；管状小花，紫色。瘦果圆柱状，冠毛淡褐色，外层短，糙毛状，内层羽毛状。花期 7～8 月，果期 8～9 月。

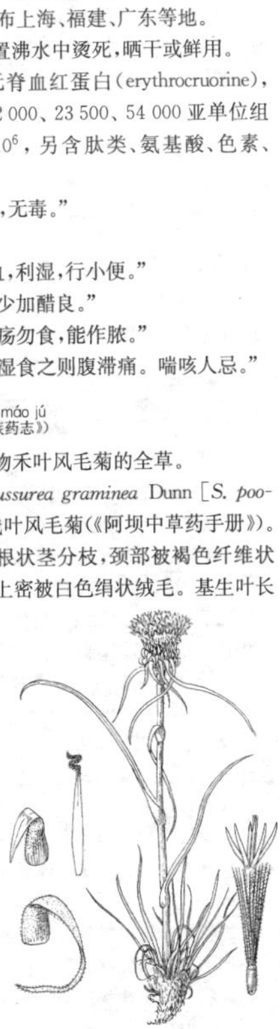

禾叶风毛菊

生于海拔 3 000～4 200 m 的高山草地和草坡。分布于四川、云南、西藏、甘肃等地。

【采收加工】 7～8月开花时采收，切段，揉搓出气味，阴干。

【药材】 禾叶风毛菊 *Saussureae Gramineae Herba* 产于四川、云南、西藏、甘肃等地。为藏医常用药。

性状 本品长短不等。茎圆柱形，中空，红棕色至黄褐色，直径2～4 mm，有纵沟，被密或稀疏的白色绒毛，有的带棕黄色鞘状残叶柄。叶绿色，条形，边缘向背面反卷，叶背中脉明显突起，密被白色绒毛。头状花序，直径0.8～1.2 cm，总苞数层，花两性，紫红色，花冠长约15 mm，先端5裂，基部联合成管状。瘦果圆柱形，棕褐色，具纵棱，先端有冠毛一撮，羽毛状。气清香，味苦。

鉴别 茎横切面：类圆形，边缘波状。表皮细胞1列，外壁较厚，长方形、方形，切向延长，有的可见细长的非腺毛或其残基，非腺毛有的弯曲。表皮外被角质层。表皮下为厚角组织，由1～2层厚角细胞组成，较小，呈多角形或类圆形。皮层由薄壁细胞数列至10数列组成，类圆形，有的棱角处有厚角细胞数层。内皮层不甚明显，为1列类长方形、多角形或不规则形的细胞，切向延长，有的含黄棕色物质，凯氏点有的可见。维管束外韧型，15～23个，断续排列成环，外侧有发达的中柱鞘纤维束，木化，韧皮部有筛管群和韧皮薄壁细胞。形成层不甚明显，有的有1～2层薄壁细胞。木质部导管径向排列成数行至10数行或不规则排列，木化。靠近髓部有维管束鞘纤维束，髓细胞类圆形，木化，有的有壁孔。中央有较大的髓腔。

粉末特征：浅灰绿色。花粉粒众多，球形，直径35～52 μm，萌发孔3，萌发沟3，外壁较厚，表面有小刺状突起，膜孔有的呈泡沫状突起。瘦果冠毛多见，主轴由多细胞组成，有较多分枝，每分枝为1个单细胞毛，基部胞腔大。茎表皮细胞表面观类长方形。花总苞片表皮可见不等式气孔，副卫细胞4～6个。导管多为螺纹或梯纹，偶见网纹。花瓣表皮细胞表面观长方形，壁波状弯曲。

【药性】《全国中草药汇编》："微苦，凉。"

【功用主治】 清热利湿，凉血止血。主治感冒发热，湿热黄疸，呕吐，泄泻，吐血，便血。

1.《全国中草药汇编》："清热凉血。主治肝胆发炎，胃肠炎，内脏出血。"

2.《中国民族药志》："用于黄疸，感冒发热。"

【用法用量】 内服：煎汤，9～15 g。

1400 代赭石 dài zhě shí (《本经》)

【异名】 须丸(《本经》)，赤土(《说文》)，血师(《别录》)，丁头代赭(《本草图经》)，紫朱、赭石(《普济方》)，土朱(《直指方》)，铁朱(《纲目》)，赤赭石(《四川中药志》)。

【基原】 为氧化物类刚玉族矿物赤铁矿矿石。

【原矿物】 赤铁矿 Haematite

三方晶系。晶体呈薄板状、菱面体状，但完整晶形较少见，常呈致密隐晶块状、鳞片状、鲕状、豆状、肾状及粉末状、土状集合体。其中由球形、椭圆形球状、颗粒状赤铁矿胶结成的致密赤铁矿集合体为鲕状赤铁矿，其鲕粒内部常有同心层状构造；鲕粒直径大于2 mm的赤铁矿集合体称豆状赤铁矿；若呈半球状并彼此黏结的致密赤铁矿集合体为肾状赤铁矿，其肾状内部亦常有同心层状或放射状构造。此三者为供药用较优质的代赭石。结晶质赤铁矿呈钢灰色至铁黑色，常带浅蓝色锖色。隐晶质的鲕状、豆状、肾状赤铁矿集合体则呈暗红色至鲜红色。条痕樱红色。金属光泽至半金属光泽或暗淡无光泽。硬度5.5～6.0。性脆，无解理。相对密度5.0～5.3。

赤铁矿是自然界分布很广的铁矿物之一，可以形成于各种地质作用中，但以热液作用，沉积作用或区域变质作用为主。作为药用的鲕状、豆状、肾状集合体赤铁矿系沉积作用的产物。主产于河北、山西，山东、河南、湖南、广东、四川等地亦产。目前供药用的代赭石常为鲕状含石英碎屑赤铁矿矿石或为含石英、长石碎屑的赤铁矿矿石，含铁量为53.63%～65.42%。

本矿物冶炼而成的灰黑色金属(铁)及炼铁炉中的灰烬(铁精)亦供药用，另设专条。

【采收加工】 全年可采。选取表面有"钉头"的部分，除去泥土、杂石。

【药材】 代赭石 *Haematitum* 主产于山西、河北。

性状 本品为鲕状、豆状、肾状集合体，多呈不规则扁平块状。暗棕红色或灰黑色。条痕樱红色或棕红色，有的有金属光泽。一面多有圆形的突起，习称"钉头"；另一面与突起相对应处有同样大小的凹窝。体重，质硬，砸碎后断面显层叠状。气微，味淡。

鉴别 (1) 反射偏光镜下，反射色呈灰白色微蓝，反射率25%，双反射微弱。透射偏光镜下，极薄的薄片或边缘可见到血红色或橙红色，具微弱多色性，*No*为浅褐红色，*Ne*为浅黄红色。折射率*No*＝20 988，*Ne*＝20 579。一轴晶，负光性。

(2) 取本品粉末0.1 g，置试管中，加盐酸2 ml，振摇，静置。取上清液2滴，加硫氰酸铵试液2滴，溶液即显血红色；另取上清液2滴，加亚铁氰化钾试液1～2滴，即生成蓝色沉淀，再加25%氢氧化钠溶液5～6滴，沉淀变成棕色(检查铁盐)。

(3) X射线衍射分析：钉头赭石：赤铁矿：3.67(3)、2.70(10)、1.84(3)、1.69(4)；石英：3.34(4)、2.51(6)、2.25(2)。无丁头赭石：赤铁矿-水针铁矿：3.33(3)、2.69(2)、1.78(2)；方解石：3.02(10)、2.48(2)、2.28(2)、2.08(2)、1.90(2)；石英：2.51(2)、1.60(1)。

品质标志 《中华人民共和国药典》2010年版规定：本品含铁(Fe)不得少于45.0%。

【成分】 主要含有三氧化二铁(Fe_2O_3)，其中铁70%，氧30%，并含有硅、铝、钛、镁、锰、钙、铅、砷等杂质。

【药理】 促消化、升白细胞作用 代赭石煎剂对大鼠胃底条收缩张力有增强作用。生、炙赭石混悬液给小鼠灌胃均可升高白细胞数，生品作用强。

毒性 给大鼠气管注入赭石(Fe_2O_3)颗粒，支气管肺泡灌洗液中MDA水平增加，血清中Clara细胞蛋白浓度增加，还诱生白介素-6，使大鼠呼吸道蛋白酶和抗蛋白酶系统失衡。流行病学调查显示代赭石粉末易使呼吸系统发生肿瘤等疾病。小鼠静脉注射代赭石煎剂的LD_{50}为12.90 g/kg，煅赭石的LD_{50}也相似。赭石给药后小鼠肺叶及肝脏有损害。

【炮制】 1. 生赭石 除去杂质，砸成碎块或碾成粉末。生用以重镇潜阳为主。

2. 醋赭石 取净代赭石碎块，置无烟炉火上或适宜的容器中，用无烟武火加热煅至红透后，取出立即倒入醋内淬酥。如此反复煅淬数次，直至酥脆，取出干燥，碾成细粉。每代赭石100 kg，用醋30 kg。经醋淬后质地酥脆，易于粉碎和煎出。以平肝止血为主。

本品经煅赤醋淬后，可使高价铁变为低价铁，水煎液中亚铁离子增加，利于吸收；煅赭石由于砷遇热挥发，砷的含量大大减少，毒性降低，锰、铁、铝、钙、镁、硅等元素的溶出量有较大的增加，尤其钙的溶出量增加是生品的30倍。

饮片性状 生赭石参见"药材"项。醋赭石为粉末状，暗褐色或暗红棕色，体重，质疏松，略有醋气。

贮干燥容器内，置干燥处，防尘。

【药性】 苦、甘，微寒。归肝、胃、心经。

1.《本经》："味苦、甘，寒。"

2.《别录》："味甘，无毒。"

3.《药性论》："味甘，平。"

4.《汤液本草》："入手少阴、足厥阴经。"

5.《纲目》："肝与包络二经血分药。"

6.《长沙药解》："入足阳明胃经。"

7.《本草求原》:“味辛且苦,寒。”

【功用主治】 潜阳,镇逆,止血。主治头痛,眩晕,心悸,癫狂,惊痫,呕吐,噫气,呃逆,噎膈,咳喘,吐血,鼻衄,崩漏,便血,尿血。

1.《本经》:“主鬼疰贼风蛊毒,杀精物恶鬼,腹中毒邪气,女子赤沃漏下。”

2.《别录》:“主带下百病,产难,胞衣不出,坠胎,养血气,除五脏血脉中热,血痹血瘀,大人小儿惊气入腹及阴痿不起。”

3.《药性论》:“主治女子崩中,淋沥不止,疗生子不落。”

4.《日华子》:“止吐血,鼻衄,肠风,痔瘘,月经不止,小儿惊痫,疳疾,反胃,止泻痢脱精,尿血遗溺,金疮长肉,安胎,健脾,又治夜多小便。”

5.《本草正》:“能下气降痰,清火。”

6.《长沙药解》:“驱浊下冲,降摄肺胃之逆气,除哕噫而泄郁烦,止反胃呕吐,疗惊悸,哮喘。”

7.《药性切用》:“镇肝和血,降逆除嗳。”

8.《本草再新》:“平肝降火,治血分去瘀生新,消肿化痰,治五淋崩带,安产坠胎。”

【用法用量】 内服:煎汤,15～30 g,打碎,先煎;研末,每次3 g;或入丸、散。外用:研末撒或调敷。一般生用,止血煅用。

【宜忌】 虚寒证及孕妇慎服。

1.《本草经集注》:“畏天雄。”

2.《药性论》:“干姜为使。”

3.《日华子》:“畏附子。”

4.《本草蒙筌》:“孕妇忌服,恐坠胎元。”

5.《本草经疏》:“下部虚寒者不宜用;阳虚阴痿者忌之。”

6.《慎疾刍言》:“醋煅赭石,能伤肺,令人声哑而死。”

7.《得配本草》:“气不足,津液燥者,禁用。”

【选方】 1. 治内耳眩晕症 赭石 750 g,夏枯草 300 g,法半夏 300 g,车前草 300 g。以上四味,赭石粉碎,水煮 2 小时,再加入夏枯草、车前草煎煮 2 次,合并煎液滤过,法半夏水煮 2 次,合并煎液滤过,与上述滤液合并,浓缩至相对密度为 1.28～1.30(60～65 ℃)的清膏。取清膏 1 份,加蔗糖 5 份,混匀制粒,干燥分装。开水冲服,每次 10 g,每日 3 次。〔卫生部《药品标准·中药成方制剂》(第二册)1990 年晕可平冲剂〕

2. 治五痫 代赭石一两,明矾二两。为末,糊丸如梧桐子大。每服三十丸,水下。(《古今医统》)

3. 治急慢惊风,吊眼撮口,搐搦不定,壮热困身 以代赭石火煅醋淬十次,为细末,水飞过,日中晒干。每服半钱或一钱,煎真金汤调下,量大小与之,连进三服,服无时。(《小儿卫生总微论方》)

4. 治伤寒发汗,若吐,若下,解后心下痞硬,噫气不除 旋覆花三两,代赭石一两,人参二两,生姜五两,甘草三两(炙),半夏半升(洗),大枣十二枚(擘)。上七味,以水一斗,煮取六升,去滓,再煎取三升。温服二升,日三服。(《伤寒论》旋覆代赭汤)

5. 治产后肿胀,胸中有物状,是噎气不调降 代赭石、桃仁(各)三钱(炒去皮尖),大黄五钱。上为末,薄荷水为丸,如桐子大。每服三五十丸,温水下五十丸,无时。(《普济方》)

6. 治宿食结于肠间,不能下行,大便多日不通 生赭石二两(轧细),朴硝五钱,干姜二钱,甘遂一钱半(轧细,药汁冲服)。热多者去干姜,寒多者酌加干姜数钱。呕多者,可先用赭石一两,干姜半钱煎服,以止其呕吐。呕吐止后再按原方煎汤,送甘遂末服之。(《衷中参西录》赭遂攻结汤)

7. 治喘息 代赭石(煅赤)一两,牡蛎(粉)一两,皂角(去皮尖)一两,贝母半两。上为末。每服二钱,齑水入麻油一二点调下。(《普济方》引《鲍氏方》)

8. 治诸哮呷有声,卧睡不得 土珠(朱)不拘多少,为极细末。米醋调,时时进一二服。(《普济方》)

9. 治肠风下血,吐血,衄血 血师一两(火煅,米醋淬,尽醋一升),捣罗为面。每服一钱,白汤下。(《纲目》引《斗门方》)

10. 治赤眼肿闭 土朱二分,石膏一分。为末,新汲水调,敷眼头尾及太阳穴。(《直指方》)

11. 治喉痹肿痛 紫朱煮汁饮。(《普济方》)

12. 治牙宣 赤土、荆芥。同为细末,揩齿上,以荆芥汤漱。(《百一选方》)

13. 治胃火牙龈作痛 生赭石一两(轧细),怀牛膝一两,滑石六钱,甘草一钱。煎汤服。(《衷中参西录》)

14. 治风瘾胗久不差,每发或先心腹痛,痰哕麻痹,筋脉不仁 成块赤土(有砂石者不可用),当归(切,焙)。上二味等分,捣罗为散。冷酒调下二钱匕。(《圣济总录》小朱散)

15. 治一切疮疖 土朱、虢丹、牛皮胶等分。为末。好酒一碗冲之,澄清服。以渣敷之,干再上。(《朱氏集验方》)

16. 治丹热诸毒 土朱、青黛各一分,软滑石、荆芥各半分。为末。每服一钱半,蜜水调下;兼以扑身。(《直指方》朱黛散)

17. 治下元虚惫,子宫寒冷,月信不调,脐腹连腰疼痛,面黄肌瘦,泄泻,滑精,一切虚损之证 代赭石、赤石脂、禹余粮(三药均烧红醋淬七次)各五两。共研细末,入阳城罐,泥盐封固一寸厚,阴干,大火煅三炷香,冷定,再研极细末,醋糊丸,芡实大。每服十丸,酒送下。(《扁鹊心书》紫金丹)

【临床报道】 1. 治疗腹部术后顽固性呃逆 用代赭石 30～60 g 研细末,水煎取浓汁 100 ml,每次 30 ml,每日 3 次。插胃管者经胃管注入,夹管 30 分钟后放开,能进食者直接口服。服药时间不超过 3 日。共治疗 108 例,其中胃肠穿孔并发腹膜炎 35 例,胆囊切除术后 26 例,胃、十二指肠溃疡切除术后 45 例,肠切除术后 27 例,呃逆出现时间为术后 1～10 日。治愈 75 例,显效 30 例,无效 3 例,总有效率 97.2%。

2. 治疗顽固性呕吐 用生晒参 15 g,水煎取汁 150 ml,送服代赭石粉 30 g,分 3 次服,日 1 剂。共治疗 58 例,其中胆汁返流性胃炎致呕者 29 例,溃疡病合并幽门梗阻 18 例,神经性呕吐 7 例,胃恶性肿瘤致呕者 4 例。经治后呕吐消失者 49 例,显效 6 例,无效 3 例。一般服用 3 剂后呕吐止。

【各家论述】 1.《本草经疏》:“代赭石,其主五脏血脉中热,血痹、血瘀、贼风及女子赤沃漏下,带下百病,皆肝、心二经血热所致,甘寒能凉血,故主如上诸证也。甘寒又能解毒,故主腹中毒也。《经》曰:‘壮火食气,少火生气。’火气太盛,则阴痿反不能起,苦寒泄有余之火,所以能起阴痿也。重而下坠,故又主产难胞衣不出及坠胎也。”

2.《衷中参西录》:“治吐衄之证,当以降胃为主,而降胃之药,实以赭石为最效。然胃之所以不降,有因热者,宜降之以赭石,而以蒌仁、白芍诸药佐之;其热而兼虚者,可兼佐以人参;有因凉者,宜降以赭石,而以干姜、白芍诸药佐之;其凉而兼虚者,可兼佐以白术;有因下焦虚损,冲气不摄上冲,胃气不降者,宜降以赭石,而以生山药、生芡实诸药佐之;有因胃气不降,致胃中血管破裂,其证久不愈者,宜降以赭石,而以龙骨、牡蛎、三七诸药佐之;无论吐衄之证,种种病因不同,疏方皆以赭石为主,而随证制宜,佐以相当之药品,吐衄未有不愈者。”

1401 仙茅 xiān máo (《雷公炮炙论》)

【异名】 独茅根、茅爪子、婆罗门参(《开宝本草》),独脚仙茅、蟠龙草(《生草药性备要》),风苔草、冷饭草(《质问本草》),小地棕根(《草木便方》),地棕根(《分类草药性》),黄茅参、独脚黄茅(《广西中药志》),独足绿茅根(《四川中药志》),独脚丝茅(《江西中药》),仙茅参(《中药志》),千年棕(《全国中草药汇编》),山棕皮、尖刀草(《新华本草纲要》)。

【基原】 为仙茅科仙茅属植物仙茅的根茎。

【原植物】 仙茅 *Curculigo orchioides* Gaertn. [*C. orchioides*

Gaertn. var. *minor* Benth.] 又名：地棕（四川、贵州），独茅（四川），山党参（福建），海南参（海南）。

多年生草本。根茎直生近圆柱状，直径约 1 cm，长可达 30 cm，外皮褐色；须根常丛生，肉质，具环状横纹，长可达6 cm。地上茎不明显。叶基生；叶片线形，线状披针形或披针形，长10～45 cm，宽 5～25 mm，先端长渐尖，基部下延成柄；叶脉明显。花茎甚短，长 6～7 cm，大部分隐藏于鞘状叶柄基部之内，亦被毛；苞片披针形，膜质，具缘毛；总状花序多少呈伞房状，通常具4～6朵花；花黄色，下部花筒线形，上部 6 裂，裂片披针形；雄蕊 6，长约为花被裂片的1/2；柱头 3 裂，分裂部分较花柱为长，子房狭长，先端具长喙，被疏毛。浆果近纺锤状，先端有长喙。种子亮黑色，表面具纵凸纹，有喙。花果期 4～9 月。

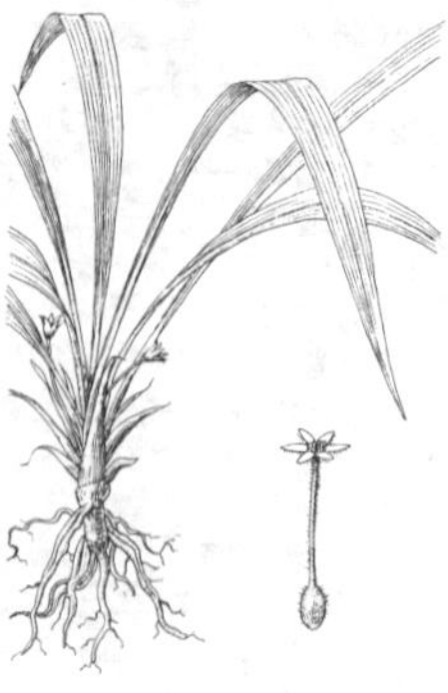

仙　茅

生于海拔 1 600 m 以下的林下草地或荒坡上。分布于江苏、浙江、福建、江西、湖南、广东、广西、四川、贵州、云南、台湾等地。

【栽培】 生物学特性　喜温暖气候。稍耐干旱和荫蔽。宜选低山坡或平地，土层深厚、疏松肥沃的砂质壤土栽培。不宜在低洼地栽种。

繁殖方法　种子和根茎繁殖。种子繁殖，育苗移栽法：9～10 月，选当年已开花的母株，刨开四周泥土，从叶鞘内采下果实，搓出种子，洗净后，混在稍湿润的细沙里贮藏备用。3～4 月育苗，在苗床上按行距 30 cm 开沟条播，用细土覆盖，厚约 1 cm。幼苗出土后，及时除草、排水，定期追肥。培育 2 年后，在春季末出苗前按行株距 25 cm×20 cm 开穴栽种，每穴栽苗 3～4 株。根茎繁殖：把根茎切成 2 cm 长的小段，在苗床栽插时不宜倒植。培育 1～2 年即可移栽。

田间管理　出苗后及时追施淡人畜粪水或少量氮肥，以后中耕除草 3～4 次。越冬前中耕除草后，追肥 1 次。第二年春、夏季需中耕除草及追肥。

【采收加工】 仙茅移栽后生长 2 年，在 10 月倒苗后至春季末发芽前采挖，晒干。

【药材】 仙茅 *Curculiginis Rhizoma*　主产于四川。

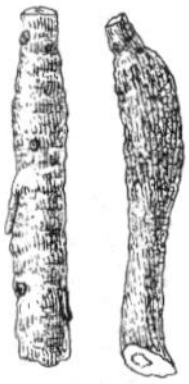

仙茅（根茎）外形

性状　根茎呈圆柱形，略弯曲，长 3～10 cm，直径 4～8 mm。表面黑褐色或棕褐色，粗糙，有细孔状的须根痕及纵横皱纹。质硬脆，易折断，断面不平坦，略呈角质状，淡褐色或棕褐色，近中心处色较深，并有一深色环。气微香，味微苦、辛。

鉴别　(1) 根茎横切面：木栓细胞 3～6 列。皮层宽广，偶见根迹维管束，皮层外缘有的细胞含草酸钙方晶。内皮层明显。中柱维管束周木型及外韧型，散列。薄壁组织中散有多数黏液细胞，类圆形，直径 60～200 μm，内含草酸钙针晶束，长 50～180 μm。薄壁细胞充满淀粉粒。

(2) 薄层色谱：取本品粉末 2 g，加乙醇 20 ml，加热回流 30 分钟，滤过，滤液蒸干，残渣加醋酸乙酯 1 ml 使溶解，取上清液作为供试品溶液。另取仙茅苷对照品，加醋酸乙酯制成每 1 ml 含 0.1 mg 的溶液，作为对照品溶液。吸取上述两种溶液各 2 μl，分别点于同一硅胶 G 薄层板上，以醋酸乙酯-甲醇-甲酸（10∶1∶0.1）为展开剂，展开，取出，晾干，喷以 2%铁氰化钾溶液、2%三氯化铁溶液（1∶1）。供试品色谱中，在与对照品色谱相应的位置上，显相同的蓝色斑点。

(3) 取本品粉末 5 g，加氯仿 10 ml，室温浸泡 24 小时，滤过。滤液浓缩至 3 ml，取浓缩液 1 滴，滴在滤纸上，干后在荧光灯下显淡蓝色荧光。将剩余浓缩液蒸干，加乙醇 2 ml 溶解，取上清液于试管中，加入等体积 3%碳酸钠水溶液，于水浴上煮沸 3～5 分钟，放冷，加入重氮化试剂 0.5 ml，显红色（检查内酯和香豆素）。

品质标志　《中华人民共和国药典》2010 年版规定：照高效液相色谱法测定，本品（干燥品）含仙茅苷（$C_{22}H_{25}O_{11}$）不得少于 0.10%。

【成分】 根茎含三萜化合物：仙茅苷（curculigoside）A、B，31-methyl-3-oxo-20-ursen-28-oic-acid，仙茅皂苷（curculigosaponin）A～M，2，6-二甲氧基苯甲酸（2，6-dimethoxy benzoic acid），(24*S*)-3*β*，11*α*，16*β*-24-四羟基环阿尔亭醇-3-*O*-*α*-*L*-吡喃鼠李糖基（1-2）-*β*-*D*-吡喃葡萄糖苷〔(24*S*)-3*β*，11*α*，16*β*-24-tetrahydroxycycloartnol-3-*O*-*α*-*L*-rhamnopyranosyl（1-2）-*β*-*D*-glucopyranoside〕，(24*S*)-3*β*，11*α*，16*β*-24-四羟基环阿尔亭醇-3-*O*-*β*-*D*-吡喃葡萄糖基（1-2）-*β*-*D*-吡喃葡萄糖苷〔(24*S*)-3*β*，11*α*，16*β*-24-tetrahydroxycycloartnol-3-*O*-*β*-*D*-glucopyranosyl（1-2）-*β*-*D*-glucopyranoside〕，daucosterol。地衣二醇葡萄糖苷（orcinolglucoside），地衣二醇-3-木糖葡萄糖苷（corchioside）A，仙茅素（curculigine）A、B、C，仙茅皂苷元（curculigenin）A、B、C，仙茅萜醇（curculigol），丝兰苷元（yuccagenin），5，7-二甲氧基杨梅树皮素-3-*O*-*α*-*L*-吡喃木糖基（4→1）-*O*-*β*-*D*-吡喃葡萄糖苷〔5，7-dimethoxymyricetin-3-*O*-*α*-*L*-xylopyranosyl（4→1）-*O*-*β*-*D*-glucopyranoside〕。生物碱类化合物：石蒜碱（lycorine），*N*-乙酰基-*N*-羟基-2-氨基甲酸甲酯（*N*-acetyl-*N*-hydroxy-2-carbamic acid methylester），3-乙酰基-5-甲酯基-2*H*-3，4，5，6-四氢-1-氧杂-2，3，5，6-四嗪（3-acetyl-5-carbomethoxy-2*H*-3，4，5，6-tetrahydro-1-oxa-2，3，5，6-tetrazine），*N*，*N*，*N*′，*N*′-四甲基琥珀酰胺（*N*，*N*，*N*′，*N*′-tetramethylsuccinamide）。又含甾醇类：环木菠萝烯醇（cycloartenol），*β*-谷甾醇（*β*-sitosterol），豆甾醇（stigmasterol），以及多种长链脂肪族化合物：三十一烷醇（hentriacontanol），3-甲氧基-5-乙酰基-31-三十三碳烯（3-methoxy-5-acetyl-31-tritriacontene），21-羟基四十烷-20-酮（21-hydroxy tetracontan-20-one），4-甲基十七烷酸（4-methylheptadecanoic acid），27-羟基-三十烷-6-酮（27-hydroxy-triacontan-6-one），23-羟基三十烷-6-酮（23-hydroxytriacontan-6-one），4-乙酰基-2-甲氧基-5-甲基三十烷（4-acetyl-2-methoxy-5-methyltriacontane），25-羟基-33-甲基三十五烷-6-酮（25-hydroxy-33-methylpentatriacontan-6-one）。

【药理】 1. 对免疫功能的影响　小鼠分别灌服仙茅醇浸剂每日 10 g（生药）/kg 和每日 20 g（生药）/kg，连续 7 日，可明显增加其腹腔巨噬细胞（MΦ）吞噬鸡红细胞的吞噬百分率与吞噬指数。对正常小鼠 T 淋巴细胞百分率无作用，但对环磷酰胺所致免疫功能受抑制的小鼠 T 淋巴细胞百分率有显著的升高作用。仙茅苷能促进 MΦ 的增殖能力和吞噬作用。仙茅多糖体外可单独诱导脾淋巴细胞增殖，对胸腺细胞无作用。仙茅多糖 1.5 mg/ml，0.38 mg/ml腹腔注射对氢化可的松（HC）体外抑制 ConA 诱导小鼠脾 T 细胞增殖均有对抗作用。仙茅多糖 1.25 mg/ml 对 BALB/c 裸鼠脾 B 淋巴细胞有一定的刺激增殖作用；大剂量（120 mg/kg）腹腔注射，可使 HC 免疫抑制模型小鼠胸腺指数、脾指数显著提高，胸腺细胞、脾 T 细胞、脾 B 细胞^{3}H-TdR 掺入增加，可明显对抗 HC 所致免疫抑制作用。

2. 对生殖功能的影响　(1)对下丘脑-垂体-性腺轴功能的作用　仙茅煎剂灌胃，每日 2 次，连续 5 日，能使大鼠垂体前叶、卵巢和子宫重量均明显增加，但血浆中黄体生成素（LH）水平未见改变；卵巢 hCG/LH 受体特异结合率有明显提高。给去卵巢大鼠服用仙茅煎液后，对注射黄体生成素释放激素（LRH）后分泌反应有明显增强作用，说明提高了垂体对LRH的反应性。

（2）雄性激素样作用 取去势雄性大鼠，术后第七日开始灌胃给予仙茅醇浸剂每日10 g/kg，连续21日，可使精囊腺明显增重，提示有雄性激素样作用。

（3）提高精子运动能力 仙茅10 g水煎剂，分别配成50%、25%、12.5%、6.25%浓度，与精子营养液比较，可使精子运动速度分别提高4.9%、5.7%、17.0%、12.3%。

3. 适应原样作用 给小鼠灌服仙茅醇浸剂40 g（生药）/kg，可明显延长小鼠耐缺氧存活时间。小鼠腹腔注射仙茅醇浸剂10 g（生药）/kg，使置于45±1℃的恒温箱内的小鼠死亡率比对照组明显降低，说明仙茅有抗高温作用。

4. 其他作用 仙茅的丙酮提取物对小鼠艾氏腹水癌实体型瘤有抑制作用，醇提取物具有降血糖和抗癌活性。仙茅醇浸剂10 g/kg腹腔注射对巴豆油所致小鼠耳肿胀有明显抑制。100%仙茅煎剂用平板挖沟法，对史氏、福氏、宋内痢疾杆菌有抑制作用。小鼠灌服仙茅水煎液6 g/kg，每日1次，连续10日，可升高红细胞膜Na^+，K^+-ATP酶的活性。小鼠腹腔注射仙茅醇浸剂10 g/kg，能明显延长戊巴比妥钠引起的睡眠时间；也能明显延缓印防己毒素引起的小鼠阵挛性惊厥出现时间。

毒性 给小鼠1次灌胃最大容量的仙茅醇浸剂150 g（生药）/kg，7日内无一死亡，说明仙茅的毒性很低。

【炮制】 1. 仙茅 取原药材，除去杂质。洗净，稍润，切段，干燥。

2. 酒仙茅 取净仙茅段，喷淋黄酒拌匀，稍闷，置锅内，用文火炒干，取出放凉。或取净仙茅段用黄酒拌匀，闷润，置笼屉内蒸1～2小时，取出，晒干。

3. 米仙茅 取鲜仙茅，洗净泥土，刮去皮，用糯米混合蒸透心，断面无白点，取出晒干。

4. 米泔制仙茅 取鲜仙茅，洗净泥沙，刮去皮，用淘米水浸3小时，捞出，稍晾，蒸透心，取出，晒干。

饮片性状 仙茅参见"药材"项，气微香，味微苦、辛。酒仙茅形如仙茅，色泽加深，略具酒气。米仙茅形如仙茅，表面色泽加深，内无白心。米泔制仙茅形如仙茅，色泽加深。

贮干燥容器内，酒仙茅、米仙茅、米泔制仙茅密闭，置阴凉干燥处，防潮，防蛀。

【药性】 味辛，性温，小毒。归肾、肝经。

1.《海药本草》："味甘，微温，有小毒。""味辛、平，无大毒，有小热，有小毒。"

2.《滇南本草》："味辛、微咸，性温。入肾、肝二经。"

3.《本草经疏》："气味俱厚，可升可降，阴中阳也，入手、足厥阴经。"

4.《本草再新》："入肺、肾二经。"

【功用主治】 温肾壮阳，祛寒除湿。主治阳痿精冷，小便失禁，脘腹冷痛，腰膝酸痛，筋骨软弱，下肢拘挛。

1.《海药本草》："主风，补暖腰脚，清安五脏，强筋骨，消食，久服轻身，益颜色。""宣而复补，主丈夫七伤，明耳目，益筋力，填骨髓，益阳不倦。"

2.《日华子》："治一切风气，延年益寿，补五劳七伤，开胃下气，益房事。"

3.《开宝本草》："主心腹冷气不能食，腰脚风冷挛痹不能行，丈夫虚劳，老人失溺，无子，益阳道。久服通神强记，助筋骨，益肌肤，长精神，明目。"

4.《滇南本草》："治妇人红崩下血，攻痈疽，排脓。"

5.《本草正》："开胃消食，温利五脏。"

6.《玉楸药解》："治皮肤风癞。"

7.《本草再新》："温中下湿，理腰脚气，兼治鼻血。"

【用法用量】 内服：煎汤，3～10 g；或入丸、散；或浸酒。外用：捣敷。

【宜忌】 阴虚火旺者禁服。

1.《本草图经》："禁食牛乳及黑牛肉，大减药力也。"

2.《广西民族药简编》："孕妇忌服。"

【选方】 1. 治男子虚损，阳痿不举 仙茅四两（米泔浸去赤水，晒干），淫羊藿四两（洗净），五加皮四两。用绢袋装入，酒内浸入一月取饮。（《万氏家抄方》仙茅酒）

2. 治老年遗尿 仙茅30 g。泡酒服。（《贵州草药》）

3. 治妇人红崩下血，以成漏症 仙茅三钱（为末），全秦归、蛇果草各等分。以后二味煎汤点水酒，将仙茅末送下。（《滇南本草》）

4. 治痈疽火毒，漫肿无头，色青黑者 仙茅不拘多少（连根须）煎，点水酒服；或以新鲜者捣烂敷之。有脓者溃，无脓者消。（《滇南本草》）

【各家论述】 1.《纲目》："仙茅，性热。补三焦、命门之药也。惟阳弱精寒，禀赋素怯者宜之。若体壮相火炽盛者，服之反能动火。"

2.《本草经疏》："凡味之毒者必辛，气之毒者必热。仙茅味辛，气大热，其为毒也可知矣。虽能补命门，益阳道，助筋骨，除风痹，然而病因不同，寒热迥别，施之一误，祸如反掌。况世之人，火旺致病者十居八九，火衰成疾者百无二三，辛温大热之药，其可常御乎。凡一概阴虚发热，咳嗽，吐血，衄血，齿血，溺血，血淋，遗精，白浊，梦与鬼交，肾虚腰痛，脚膝无力，虚火上炎，口干，咽痛，失志阳痿，水涸精竭，不能孕育，老人孤阳无阴，遗溺失精，血虚不能养筋，以致偏枯痿痹，胃家邪热，不能杀谷，胃家虚火，嘈杂易饥，三消，五疸，阴虚内热，外寒阳厥，火极似水等证，法并禁用。"

3.《本草新编》："此种药（仙茅）近人最喜用之，以《本草》载其能助阳也。然而全然不能兴阳。盖仙茅气温，而又入肾，且能除阴寒之气，以止老人之失溺，苟非助阳，乌能如此。而予独谓全不兴阳者，以仙茅之性，与附子、肉桂迥异。仙茅虽温，而无发扬之气，长于闭精，而短于动火，闭精则精不易泄，止溺则气不外走，无子者自然有子。予辨明其故，使世之欲闭其精者，用之固守其精，而元阳衰惫痿弱而不举者，不可惑于助阳之说，错用仙茅，归咎于药之不灵也。"

4.《本草求真》："仙茅专入命门。辛热微毒。据书皆载，功专补火助阳暖精。凡下元虚弱，阳衰精冷，失溺无子，并腹冷不食，冷痹不行，靡不服之有效。以其精为火宅，火衰则精与血皆衰，而精自尔厥逆不温，溺亦自尔失候不禁矣。此与附、桂、硫黄、胡巴、破故纸、淫羊藿、蛇床子、远志同为一例，但附子则能以除火衰寒厥；肉桂则能以通血分寒滞，胡巴则能以除火衰寒疝；淫羊藿则能以除火衰风冷；蛇床子则能以祛火衰寒湿；硫黄则能以除火衰寒结；破故纸则能以理火衰肾泻；远志则能以除火衰怔忡。虽其所补则同，而效各有攸建，未可云其补火，而不分其主治于其中也。故凡火衰病见，用之不离附桂，余则视证酌增，然亦须视禀赋素怯则宜，若相火炽盛，服之反能动火，为害叵测。"

5.《本草正义》："仙茅是补阳温肾之专药，亦兼能祛除寒痹，与巴戟天、仙灵脾相类，而猛烈又过之，惟禀性阴寒者，可以为回阳之用，而必不可以为补益之品。《开宝》又称其主丈夫虚劳，则古人之所谓虚劳，本属虚寒之病，《金匮》用建中等方，而《千金》、《外台》皆用温药，其旨可见，正与今人阴虚火动之虚劳病相反。而又谓其助筋骨，长精神云云，李纂又称其明耳目，填骨髓，皆因其助阳而故甚言之，不可为训也。"

1402 **仙人杖** xiān rén zhàng （《本草拾遗》）

【异名】 退秧竹（《岭南采药录》），瘪竹（《药材资料汇编》）。

【基原】 为禾本科毛竹属植物淡竹及苦竹等枯死的幼竹

茎秆。

【原植物】 参见"竹茹"及"苦竹叶"条。

【采收加工】 全年均可采收，切段，晒干。

【药性】 咸，平。

1.《本草拾遗》："味咸，平。"

2.《日华子》："冷。"

【功用主治】 和胃，利湿，截疟。主治呕逆反胃，小儿吐乳，水肿脚气，疟疾，痔疮。

1.《本草拾遗》："哕气呕逆，小儿吐乳，大人吐食反胃，辟痁(疟)，并水煮服之。"

2.《日华子》："主痔病，烧为末，水服方寸匕。"

3.《纲目》："煮汁服，下鱼骨哽。"

4.《岭南采药录》："治肌肤水肿。"

【用法用量】 内服：煎汤，15～30 g；或烧灰研末。外用：煎水熏洗。

【选方】 治脚气 退竹秧和赤小豆煎水，先熏后洗。(《岭南采药录》)

1403 **仙人球** xiān rén qiú (《福建民间草药》)

【异名】 番鬼杨桃(《陆川本草》)，莿球、翅翅球、雪球(《福建民间草药》)，仙人头、棒棒锤(《青岛中草药手册》)，天鹅蛋、薄荷包掌(《全国中草药汇编》)，仙人拳(《广西药用植物名录》)。

【基原】 为仙人掌科薄荷包掌属植物仙人球的茎。

【原植物】 仙人球 *Echinopsis multiplex* (Pfeiff.) Zucc.

多年生常绿肉质草本，高约 15 cm。茎球形，椭圆形或倒卵形，绿色，肉质，有纵棱 12～14 条，棱上有丛生的针刺，通常每丛 6～10 枚，少数达 15 枚，长 2～4 cm，硬直，黄色或黄褐色，长短不一，辐射状，刺丛内着生密集的白绒毛。叶细小，生于刺丛内，早落。花大形，侧生，着生于刺丛中，粉红色，夜间开放，长喇叭状，长 15～20 cm，花筒外被鳞片，鳞片腋部具长绵毛。浆果球形或卵形，无刺。种子细小，多数。花期 5～6 月。

生于阳光充足的砂质壤土，耐干旱，不耐寒。全国各地均有零星栽培，南方多栽于庭园、假山或花盆中，北方多栽培于温室。

【采收加工】 全年可采，去皮、刺，鲜用。

【药理】 抗肿瘤作用 仙人球水煎剂对小鼠肉瘤 S_{180}、小鼠艾氏腹水瘤(EAC)肿瘤细胞体外作用发现可显著减少两种肿瘤活细胞数。1∶0 及 1∶3 浓度含药血清可显著减少肿瘤活细胞数。水煎剂均可使小鼠肉瘤 S_{180} 瘤重及 EAC 瘤重显著减轻，抑瘤率 30% 以上；与环磷酰胺组比较，白细胞数显著升高，接近生理盐水组；可使 S_{180} 和 EAC 腹水癌小鼠平均生存天数明显延长，生命延长率在 30% 以上。

【药性】 甘，平。归肺、胃经。

1.《湖南药物志》："淡，平。"

2.《青岛中草药手册》："性平，味甘。"

3.《福建药物志》："微甘，凉。"

【功用主治】 清热凉血，解毒消肿。主治肺热咳嗽，痰中带血，衄血，吐血，胃溃疡，痈肿，烫伤，蛇虫咬伤。

1.《湖南药物志》："消肿止痛，行气活血，祛湿退热，生肌。"

2.《青岛中草药手册》："治蛇虫咬伤，烫伤，咽喉炎，胃及十二指肠溃疡等。"

3.《全国中草药汇编》："清热解毒。治肺热咳嗽，痔疮。"

4.《浙江药用植物志》："治疮毒。"

5.《福建药物志》："清热凉血。主治鼻衄、吐血。"

【用法用量】 内服：煎汤，9～30 g。外用：鲜品捣敷，或捣汁涂搽。

【选方】 1. 治鼻衄 仙人球 30 g，猪瘦肉 60 g。同煮服。(《福建药物志》)

2. 治胃溃疡 (天鹅蛋)全草去棘 120 g，猪肉 250 g。炖服，或炖鸡服。(《西昌中草药》)

1404 **仙人掌** xiān rén zhǎng (《花镜》)

【异名】 凤尾笏(《广东新语》)，龙舌(《桂平县志》)，平虑草、老鸦舌(《南安府志》)，神仙掌、霸王(《本草求原》)，观音掌(《贵州民间方药集》)，仙巴掌、火焰、火掌(《全国中草药汇编》)。

【基原】 为仙人掌科仙人掌属植物仙人掌及绿仙人掌的根及茎。

【原植物】 1. 仙人掌 *Opuntia dillenii* (Ker-Gaw.) Haw. [*Cactus dillenii* Ker-Gaw.]

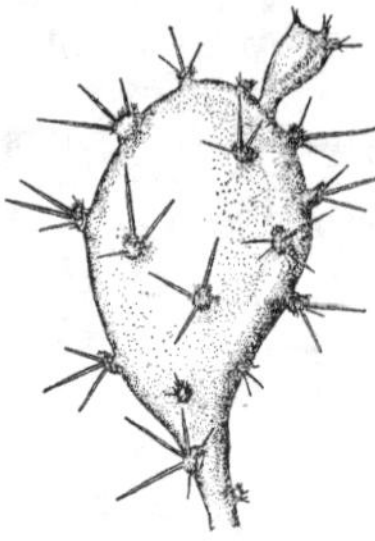

仙人掌

多年生肉质植物，常丛生，灌木状，高 0.5～3 m。茎下部稍木质，近圆柱形，上部有分枝，具节；茎节扁平，倒卵形至长圆形，长 7～40 cm，幼时鲜绿色，老时变蓝绿色，有时被白粉，其上散生小瘤体，每一瘤体上簇生数条针刺和多数倒生短刺毛；针刺黄色，杂以黄褐色斑纹。叶退化成钻状，早落。花单生或数朵聚生于茎节顶部边缘，鲜黄色，直径 2～9 cm；花被片多数，外部的带绿色，向内渐变为花瓣状，广倒卵形；雄蕊多数，排成数轮，花药 2 室；子房下位，1 室，花柱粗壮，柱头 6～8 裂，白色。浆果多汁，倒卵形或梨形，紫红色。种子多数。花期 5～6 月。

生于沿海沙滩的空旷处，向阳干燥的山坡、石上、路旁或村庄。分布于西南、华南及浙江、福建、江西等地。

2. 绿仙人掌 *O. vulgaris* Mill. [*O. monacantha* Haw.]

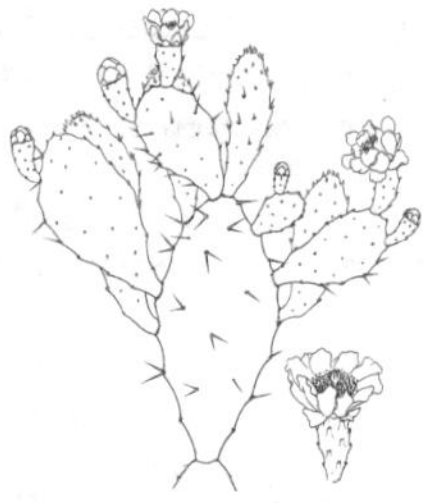

绿仙人掌

乔木或灌木状，高 1.5～4 m。老株有明显的圆柱形主干，自近基部分枝，分枝多而茂密。茎节倒卵形或长圆形，基部渐狭，长 10～30 cm，较厚，嫩茎节薄，常波皱状，鲜绿色，散生小瘤体；小瘤体具均匀短绒毛、黄褐色刺毛和 1～2 枚针刺；刺长 1～4 cm，幼时黄色，先端红褐色，老刺变灰色先端暗褐色；老茎干上的小窠内针刺多达 10 根。叶钻状，长 2～3 mm，早落。花 1～5 朵，着生于嫩茎节的顶部或边缘，鲜黄色，外方花被片背面具紫红晕，内方花被片呈花瓣状展开，倒卵状长圆形；雄蕊多数，花丝浅绿色；花柱白色，柱头裂片 6，白色。果肉质，倒卵球形，熟时紫红色，无刺，具多数种子。

生于河谷地区，常栽培于村庄、园边。分布于广西、四川、贵州、云南等地。

上述植物的肉质茎中流出的浆液凝结物(玉芙蓉)、花(神仙掌花)、果实(仙掌子)亦供药用，另设专条。

【栽培】 生物学特性 宜温暖、向阳、干燥、避风处栽培。土壤以富含钙质和腐殖质，pH 中性至微酸性，排水条件良好的较高燥的夹砂土为好。

繁殖方法 用扦插繁殖。在春、夏雨季，把顶部扁化茎枝从节处割下，割下的茎枝，放通风处，经过 2～3 日，断面干燥后，再行扦插。在整好的地上或盆钵内，每隔 60 cm 左右或每钵扦插 1 片，掌片二分之一入土，按紧，然后淋水1次，成活后，顶部发出新枝时，可追施人畜粪水1次。露地栽培的每年要清除株旁杂草。盆栽的要插支柱捆好，并在霜降前搬入室内防冻，春季再搬到室外的向阳处，并追肥1次。扦插时，茎片宜迎着阳光照射，使两面上下午都能得到充足光照。

【采收加工】 栽培1年后，即可随用随采。

【成分】 绿仙人掌生药浆含果胶多糖和胶渗出物。全草含无羁萜酮(friedelin)，无羁萜-3α-醇(friedelan-3α-ol)，蒲公英赛酮(taraxerone)和蒲公英赛醇(taraxerol)，甜菜苷(betanin)，3-O-甲基槲皮素(3-O-methyl-quercetin)，山柰素(kaempferide)，山柰酚(kaempferol)。

【药理】 1. 降血糖作用　喂饲仙人掌粉2.5、5.0和10 g/kg，对正常大鼠血糖无明显影响，但能显著降低四氧嘧啶诱发糖尿病大鼠的血糖，而且其降糖作用与给药剂量有关。仙人掌粉高剂量还能显著降低糖尿病大鼠24小时尿量。饮用仙人掌汁液的糖尿病大鼠葡萄糖耐量及血清胰岛素水平恢复正常。

2. 对免疫功能的影响　小鼠灌胃仙人掌粗多糖能使正常小鼠胸腺及脾脏重量增加，提高网状内皮系统的吞噬能力，同时具有抗机体疲劳及抗炎作用。仙人掌提取物可提高末梢血白细胞总数，并主要提高单核细胞数量，进而使组织中的巨噬细胞数增加，同时，使单核细胞、巨噬细胞的吞噬功能增强，还能明显拮抗环磷酰胺所致的WBC减少。但大剂量有一定的免疫抑制作用。

3. 降血脂、减肥作用　由仙人掌中提取的果胶按1%含量加入到含0.25%胆固醇的饲料中喂饲豚鼠，可降低血中低密度脂蛋白(LDL)及肝中游离和结合的胆固醇水平。其降低固醇水平的机制可能是增加胆汁酸排泄，并阻断肠肝循环。仙人掌干粉乙酸乙酯粗提取物、乙醇粗提取物、酸性乙醇粗提取物、新鲜仙人掌水提取物均可提高离体豚鼠、雄性大鼠脂肪组织游离脂肪酸的释放量，调节脂肪代谢，促进脂肪在肝脏和组织中的分解，抑制脂肪在肝脏内的合成。

4. 抗病原微生物作用　仙人掌提取物对金黄色葡萄球菌有显著的抑制作用，对抗青霉素的金黄色葡萄球菌也呈现高度的抑制作用。仙人掌乙醇提取物、乙酸乙酯提取物对巨大芽胞杆菌、金黄色葡萄球菌、大肠杆菌、青霉菌、枯草芽胞杆菌的抑制效果比较好。

5. 抗胃溃疡作用　仙人掌煎剂100% 2.0 ml/次对大鼠幽门结扎型胃溃疡有明显抑制作用，显著降低溃疡指数。仙人掌提取物对利舍平致小鼠胃溃疡模型具有抑制胃酸分泌，降低胃液酸度，减少胃蛋白酶活性的作用；同时又具有保持PGE_2的分泌平衡，促进溃疡面愈合的作用。仙人掌乙醇提取物对乙醇、牛磺胆酸钠所致大鼠实验性胃黏膜损伤亦有明显的保护作用。

6. 抗炎、镇痛作用　新鲜仙人掌水煎剂每日100 g/kg灌胃或腹腔注射，连续6～8日，对二甲苯所致小鼠耳郭肿胀，醋酸所致腹腔毛细血管通透性增高及小鼠棉球肉芽肿均有显著抑制作用；50 g/kg灌胃，对大鼠琼脂性足肿也有明显抑制作用。仙人掌提取物对扭体法致痛的小鼠具有显著的镇痛作用，还能延长温浴法痛阈潜伏期。

7. 抗应激作用　仙人掌能提高老年小鼠的抗应激能力。水煎液40 g/kg和80 g/kg灌胃，能显著延长老龄小鼠游泳时间和耐高温时间，提高老龄小鼠在常压缺氧条件下的生存时间，降低小鼠在低温环境下死亡率。仙人掌水煎液提高小鼠在高温及低温等不同的应激状态下机体的适应能力，延长生存时间，具有显著的抗应激作用。

8. 延缓衰老　仙人掌茎粗多糖按100 mg/kg、200 mg/kg给老年大鼠连续灌胃30日，能明显降低老年大鼠血清MDA含量及脑和肝组织脂褐质含量，明显提高血清SOD、CAT、GSH-Px活性。仙人掌能降低D-半乳糖衰老模型小鼠肝、脑组织MDA含量，提高全血、脑GSH-Px及血清、脑中SOD活力，并阻抗小鼠体重及胸腺指数下降。

9. 其他作用　仙人掌提取液对唾液淀粉酶和胰淀粉酶均有激活作用。100%仙人掌汁外用，对豚鼠变应性接触性皮炎有显著的抑制作用，能减轻炎症反应强度，减少有核细胞浸润的程度。仙人掌水煎液1.25或2.5 g/kg小鼠灌胃对诱变剂环磷酰胺所致的诱变效应有一定抑制作用，对环磷酰胺所致的染色体损伤也有一定的保护和修复功能。仙人掌提取物灌胃，对性功能有一定的促进作用。仙人掌多糖能明显抑制荷S_{180}肉瘤小鼠肿瘤细胞膜上Ca^{2+}-ATP酶的活性，促进肿瘤细胞凋亡。0.3 g/kg仙人掌粉拌入饲料，家兔出血时间、凝血时间及凝血酶原时间均明显降低，全血浆凝块溶解时间延长，血小板数呈现先降后升的变化过程。表明仙人掌有促凝血作用。

毒性　仙人掌醇提取物对小鼠灌胃的LD_{50}为3 981 mg/kg，相当于生药19.9 g/kg。连续用药7日，小鼠血常规、肝肾功能化验结果未见显著差异，13种脏器做病理解剖学及病理组织学检查均未见病理学改变，提示仙人掌醇提取物具有良好的安全性。仙人掌亦无致突变作用。

【药性】 苦，寒。

1.《药性考》："苦，性涩。"

2.《本草求原》："寒，滑。"

3.《安徽中草药》："微甘。"

4. 南药《中草药学》："有小毒。"

【功用主治】 行气活血，凉血止血，解毒消肿。主治胃痛，痞块，痢疾，喉痛，肺热咳嗽，肺痨咯血，吐血，痔血，疮疡疔疖，乳痈，痄腮，癣疾，蛇虫咬伤，烫伤，冻伤。

1.《药性考》："痔血宜服。焙末油调，能瘳白秃。"

2.《本草求原》："消诸疮初起，洗痔妙。"

3.《草木便方》："虫疮疥癞洗安然。"

4.《分类草药性》："专治气痛，消肿毒、恶疮。"

5.《民间常用草药汇编》："为解热镇静剂。治喉痛，疔疗毒及烫伤，又治精神失常。外用治小儿急惊风。"

6.《湖南药物志》："消肿止痛，行气活血，祛湿退热，生肌。"

7.《广西本草选编》："消肿解毒，清热利湿。主治腮腺炎，乳腺炎，结膜炎，用鲜茎去刺，捣烂或切片外敷；痢疾，肠炎腹泻，胃痛，水煎服。"

8.《福建药物志》："清热凉血，散瘀消肿。治头痛，胃痛，吐血，颈淋巴结核，鹅掌风，脚底深部脓肿。"

【用法用量】 内服：煎汤，10～30 g；或焙干研末，3～6 g；或捣汁。外用：鲜品捣敷。

【宜忌】 虚寒证及孕妇慎用。

1.《岭南杂记》："其汁入目，使人失明。"

2.《广西本草选编》："孕妇慎服。"

3.《闽东本草》："虚寒者忌用。并忌铁器。"

【选方】 1. 治头痛　仙人掌去刺，剖成两爿，剖面撒食盐，合拢，湿草纸包，细铁线绑扎固定，火煨八成熟。将剖面贴额颞部，胶布固定，每次贴4小时，可连续使用。(《福建药物志》)

2. 治肺热咳嗽　鲜仙人掌60 g。捣烂绞汁，加蜂蜜1食匙，早晚各1次，开水冲服。(《安徽中草药》)

3. 治痔疮出血　仙人掌30 g，炖牛肉250 g，顿服。(《草木便方今释》)

4. 治颈淋巴结核　仙人掌茎剖开两爿，剖面撒上煅牡蛎粉，合紧烤热后，取含牡蛎粉剖面敷患处，胶布固定。

5. 治鹅掌风　仙人掌绞汁涂擦手掌，擦至发烫为度，每日3～5次。

6. 治小儿头上秃疮　仙人掌焙干为末，有汗干掺，无汗油调。(《普济方》)

7. 治毒蛇咬伤　鲜仙人掌60 g,捣烂绞汁,甜米酒15 g调服;另用药渣加雄黄粉适量,捣匀敷伤口周围。(《安徽中草药》)

【临床报道】 1. 治急性乳腺炎　将仙人掌450 g捣碎,加入50～55 ℃热水,用毛巾热敷硬块处,同时在乳房四周轻轻按摩,加压疏通,使郁积的乳汁排出(不要用力挤或按压),直至乳汁排空。每日3次,每次40分钟。共治疗12例。结果:治疗后体温均降至正常,乳房肿块及胀痛消失。2日治愈者7例,3日治愈者3例,7日治愈者2例。

2. 治腮腺炎　共观察238例,随机分为治疗组128例,对照组110例。对照组采用输液、抗病毒治疗。治疗组在对照组治疗基础上取鲜仙人掌1～2块,去外皮及刺后捣烂如泥,外敷于颜面肿痛处,并用纱布覆盖后胶布固定。每日1次,3日为1个疗程,连用1～3个疗程。结果:治疗组治愈98例,好转24例,无效6例,总有效率95.31%;对照组治愈73例,好转21例,无效16例,总有效率85.45%。两组疗效比较有明显差异($P<0.01$)。

3. 治无菌性炎症　取仙人掌鲜品去刺,捣烂外敷肿痛部位,每日1～2次。皮肤破溃处勿敷。3日为1个疗程,1个疗程结束后仍有肿痛者可行第二疗程治疗。共治疗60例,结果:痊愈26例,显效18例,有效14例,无效2例。总有效率96.7%。

1405 仙半夏 xiān bàn xià (《纲目拾遗》)

【基原】 为半夏浸渍甘草等药汁后的制成品。

【制法】 取粒大的生半夏1 kg洗净,加清水浸泡3日,每日换水2～3次。捞起,洗净,先倒入石灰、皮硝澄清液中浸泡(生石灰1 kg,加水7～8 kg搅拌,取澄清液,然后再加入皮硝1 kg搅和溶解),7日后取出洗净,再用清水浸泡3日,每日换水2～3次,取出切0.3 cm厚片,日晒夜露3～4日,晒干,倒入药汁中拌匀(每漂净半夏片1 kg,用甘草240 g,五味子、陈皮、枳壳、青皮各30 g,川芎、枳实各18 g,前七味煎浓汁;薄荷240 g,丁香、砂仁各30 g,木香、蔻仁、肉桂各18 g,沉香2 g,后七味研成细末,然后与上述煎汁混合成药汁),待药汁吸尽,置密封的容器内加热至80 ℃左右,烘1小时,待干取出即得。

【药性】 《饮片新参》:"苦、辛,温。"

【功用主治】 理气化痰,和胃止呕。治痰饮,呕吐。

1.《纲目拾遗》:"清痰开郁,行气理痹。痰疾中风不语,研七八粒,同井华水服下,以手摩运腹上。"

2.《饮片新参》:"化湿痰,开胃止呕。"

【用法用量】 内服:煎汤,5～9 g;或入丸散。

【宜忌】 《饮片新参》:"热痰烦渴者忌用。"

1406 仙桃草 xiān táo cǎo (《本草再新》)

【异名】 水蓑衣(《救荒本草》),英桃草(《本草求原》),小头红(《江苏省植物药材志》),蟠桃草、接骨仙桃、无风自动草(《贵阳民间药草》),小伤力草、小虫草(《安徽中草药》),地胡椒、病疳草(《浙江药用植物志》)。

【基原】 为玄参科婆婆纳属植物蚊母草带虫瘿的全草。

【原植物】 蚊母草 *Veronica peregrina* L.

一年生草本,高10～25 cm。根须状,细而卷曲,主根不明显。茎通常自基部多分枝,主茎直立,侧枝披散,全株无毛或疏生柔毛。叶片长1～2 cm,宽2～6 mm,先端钝或稍尖锐,基部圆钝,全缘或中上端有三角状锯齿。总状花序顶生或单花生于苞腋;苞片条状,倒披针形,比叶略小;花萼4深裂,裂片狭披针形;花冠白色或浅蓝色,4裂;雄蕊2,短于花冠;雌蕊1,子房上位,花柱粗短,柱头头状。蒴果倒心形,侧扁,宽度大于长度,边缘有短腺毛,花柱宿存。果内常被虫瘿寄生,熟时肉质,微红色,膨大成桃形。种子长圆形,扁平。花期4～5月,果期5～6月。

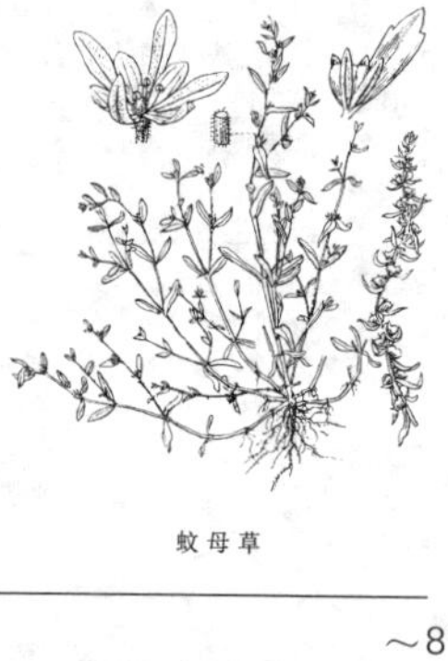

蚊母草

生于潮湿的荒地、田野、路边。分布于东北、华东、华中、西南各地。在西南各地可达海拔3 000 m处。

【栽培】 生物学特性　喜温暖、向阳环境,在潮湿的河边湿地、水稻田旁易生长。以疏松、肥沃的夹砂土栽培为宜。

繁殖方法　种子繁殖。9～10月播种,在整好的地上,开1.3 m左右宽的畦,按行株距26 cm×26 cm开穴,深约3 cm,每亩用种子0.25 kg混到拌有人畜粪水的草木灰中,使成种子灰,匀播穴里,上盖1 cm厚的草木灰。

田间管理　苗出齐后,施清淡人畜粪水1次,苗高4～7 cm时要及时匀苗、补苗,使每穴有苗5～6株,并结合浅薅,追肥。当年12月及翌年3月再各进行1次。肥料以人畜粪水为主,亦可使用氮素化肥。

病虫害防治　虫害有蟋蟀,可用毒饵诱杀。但开花前,切勿使用农药防治病虫害,因本植物果实兼有虫瘿的才好,要注意保护。

【采收加工】 5～6月采集果未开裂的全草(以带虫瘿者为佳),剪去根,晒干或用文火烘干。

【药材】 仙桃草 *Veronicae Peregrinae Herba*　产于江苏、浙江、江西、安徽等地。

性状　须根丛生,细而卷曲,表面棕灰色至棕色,折断面白色。茎圆柱形,表面枯黄色或棕色,老茎微带紫色,有纵纹;质柔软,折断面中空。叶大多脱落,残留的叶片淡棕色或棕黑色,皱缩卷曲。蒴果棕色,有多数细小而扁的种子。种子淡棕色,有虫瘿的果实膨大为肉质桃形。气微,味淡。

鉴别　(1) 茎横切面:表皮细胞1列。皮层为2～3列通气组织,细胞间隙较大;内皮层凯氏点明显。韧皮部狭窄。木质部导管和纤维紧密排列成环。髓部为薄壁组织,中央为大形空洞。

(2) 取本品粉末2 g,加甲醇15 ml,置水浴上回流10分钟,滤过。取滤液2 ml,加镁粉少量与浓盐酸0.5 ml。置水浴上加热数分钟,显红色(检查黄酮)。

(3) 取上述溶液1 ml,加3%碳酸钠1 ml,置水浴中加热3分钟,在冰水中冷却后,加新制的重氮化对硝基苯胺试液(0.7%对硝基苯胺10%盐酸溶液,0.5%亚硝酸钠水溶液1:1混合)2滴,显红色(检查原儿茶酸)。

【成分】 全草含黄酮类成分:木犀草素(luteolin),金圣草素(chrysoeriol),原儿茶酸(protocatechuic acid)。还含香草酸(vanillic acid),甘露醇(mannitol)。

【药理】 1. 抗病毒作用　仙桃草中所含木犀草素在0.30～9.75 μg/ml浓度范围内,能显著降低柯萨奇B_3(CoxB_3)病毒的滴度,有显著的抑制细胞病变作用。

2. 促凝血作用　运用瓷板针挑法、试管法测定仙桃草对凝血时间的影响,结果发现其主要有效成分木犀草素凝血时间比空白对照组缩短46.5%,显示有较好的体外促凝血作用,是仙桃草止血的有效成分。

【药性】 甘、微辛,平。归肝、胃、肺经。

1.《本草再新》:"味辛,性凉,无毒。入肺经。"

2.《贵阳民间药草》:"甘,温。"

3.《湖南药物志》:"苦,温。"

【功用主治】 化瘀止血,清热消肿。主治跌打损伤,咳血,吐血,衄血,便血,痛经,咽喉肿痛,痈疽疮疡。

1.《本草再新》:"降肺气,清肺热,止咳嗽、吐血。"

2.《本草求原》:"活血散瘀。"

3.《江苏省植物药材志》:"全草治风热上壅，咽肿痛。带有寄生虫的果实，用于跌打伤及吐血。"

4.《贵阳民间药草》:"止血，活血，续伤接骨，补血调经。"

5.《中国药用植物图鉴》:"用于咯血，伤后慢性吐血，下血，便后见血。"

【用法用量】 内服：煎汤。10～30 g；或研末；或捣汁。外用：鲜品，捣敷，或煎水洗。

【宜忌】《贵阳民间药草》:"孕妇忌服。"

【选方】 1. 治跌打坠伤及伤后咳嗽吐血，肺痨咳嗽吐血 连虫鲜(仙)桃草，烈日晒干后，用童便浸1日，再浸再晒，研成极细末。每用3～4.5 g，热甜酒送服。咳嗽吐血者，温开水送服，每日1次。

2. 治咳血、吐血、呕血、鼻中出血 接骨仙桃6～12 g，猪瘦肉60 g。隔水煮熟，食肉及汤。(1、2方出自《江西民间草药》)

3. 补血 仙桃草末9 g，蒸鸡肝或猪肝吃。(《贵阳民间药草》)

1407 仙掌子 xiān zhǎng zǐ (《纲目拾遗》)

【异名】 千岁子、凤栗(《广东新语》)。

【基原】 为仙人掌科仙人掌属植物仙人掌及绿仙人掌的果实。

【原植物】 参见"仙人掌"条。

【采收加工】 果实熟时采收，鲜用。

【成分】 仙人掌果汁的红色素含甜菜花青素(betacyanin)和甜菜黄素(betaxanithins)。甜菜花青素的主要成分是甜菜苷(betanin)。另含糖、有机酸和蛋白质。新鲜的荚中含阿拉伯半乳聚糖，*D*-半乳糖和*D*-阿拉伯糖的比例为3∶1。

【药性】《纲目拾遗》:"味甘，性平。"

【功用主治】《纲目拾遗》:"补脾健胃，益脚力，除久泻。"

【用法用量】 内服：煎汤，15～30 g；或生食。

1408 仙鹤草 xiān hè cǎo (《伪药条辨》)

【异名】 狼牙草(《肘后方》)，龙牙草(《本草图经》)，瓜香草(《救荒本草》)，石打穿(《药镜·拾遗赋》)，铁胡蜂、地蜈蚣(《葛祖方》)，金顶龙芽(《纲目拾遗》)，子母草、毛脚茵(《植物名实图考》)，乌脚鸡(《草木便方》)，龙头草、寸八节(《分类草药性》)，脱力草(《滇南本草图谱》)，刀口药、大毛药(《贵州民间方药集》)，毛将军、鸡爪沙、路边黄、五蹄风、牛头草(《湖南药物志》)，泻痢草、黄花仔(《闽东本草》)，子不离母、父子草、毛鸡草(《江西民间草药验方》)。

【基原】 为蔷薇科龙芽草属植物龙芽草的地上部分。

【原植物】 龙芽草 *Agrimonia pilosa* Ledeb.

多年生草本，高30～120 cm。根茎短，基部常有1或数个地下芽。茎被疏柔毛及短柔毛。奇数羽状复叶互生；托叶镰形；小叶有大小2种，相间生于叶轴上，倒卵形至倒卵状披针形，长1.5～5 cm，宽1～2.5 cm，先端急尖至圆钝，稀渐尖，基部楔形，边缘有急尖到圆钝锯齿，上面绿色，被疏柔毛，下面淡绿色。总状花序单一或2～3个生于茎顶，花序轴和花梗被柔毛；苞片通常3深裂；花萼片5，三角卵形；花瓣5，长圆形，黄色；雄蕊5～15；花柱2，丝状，柱头头状。瘦果倒卵圆锥形，外面有10条肋，被疏柔毛，先端有数层钩刺，幼时直立，成熟时向内靠合。花、果期5～12月。

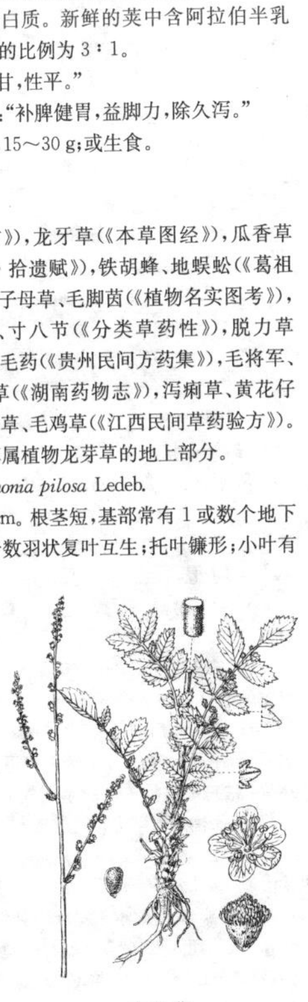

龙 芽 草

生于溪边、路旁、草地、灌丛、林缘及疏林下。我国南北各地均有分布。

本植物的根(龙芽草根)、带短小根茎的冬芽(鹤草芽)亦供药用，另设专条。

【栽培】 生物学特性 对气候的适应性较强，能耐严寒。一般土壤都可种植，在比较肥沃的砂质壤土上种植可提高产量。多雨，高温的7～8月份生长较快。

繁殖方法 种子或分根繁殖。种子繁殖：3月下旬～4月中、下旬或9月下旬至11月上旬地冻前。种子用常温活水浸泡7～10小时，催芽2～3日。在整好的地上作1.3 m平畦，条播按行距30～40 cm开1～2 cm深的沟，将种子均匀撒入沟内，覆薄土，稍镇压、浇水，保持畦土湿润，盖草保温。播后10～15日出苗，苗高8～12 cm时，可带土移栽定植。分根繁殖：春、秋两季均可进行，将根挖出劈开，每根带2～3个根芽，及时栽种。栽时将芽露地面，栽后浇水，出苗率可达95%以上。

田间管理 苗高3～5 cm时间苗、补苗，拔去过密的弱苗，苗高15 cm时按株距15 cm定苗。结合松土进行锄草，苗封垅后不再松土，有草及时拔掉。为增加产量定苗期可施氮肥、人粪尿，适当增施磷、钾肥，以促进根的生长。

病虫害防治 长期阴雨条件下病害主要有立枯病、锈病等，可用50%多菌灵800倍液喷治。虫害主要有苗期蚜虫。

【采收加工】 栽种当年或第二年开花前枝叶茂盛时采收，割取地上部分切段，晒干或鲜用。

【药材】 仙鹤草 *Agrimoniae Herba* 主产于湖北、浙江、江苏。

性状 本品长50～100 cm，全体褐白色柔毛。茎下部圆柱形，直径4～6 mm，红棕色，上部方柱形，四面略凹陷，绿褐色，有纵沟及棱线，有节；体轻，质硬，易折断，断面中空。单数羽状复叶互生，暗绿色，皱缩卷曲；质脆，易碎；叶片有大小2种，相间生于叶轴上，顶端小叶较大，完整小叶片展平后呈卵形或长椭圆形，先端尖，基部楔形，边缘有锯齿；托叶2，抱茎，斜卵形。总状花序细长，花萼下部呈筒状，萼筒上部有钩刺，先端5裂，花瓣黄色。气微，味微苦。

鉴别 (1) 粉末特征：暗绿色。上表皮细胞多角形；下表皮细胞壁波状弯曲，气孔不定式或不等式。非腺毛单细胞，长短不一，壁厚，木化，具疣状突起，少数有螺旋纹理。小腺毛头部1～4细胞，卵圆形，柄1～2细胞；另有少数腺鳞，头部单细胞，直径约至68 μm，含油滴，柄单细胞，草酸钙簇晶甚多，直径9～50 μm。

(2) 取本品粉末20 g，用70%乙醇100 ml回流提取1小时，回收乙醇至少量，作供试液。取供试液2 ml，加5%香草醛浓硫酸溶液2 ml，界面呈红褐色环(检查酚类)；取供试液2 ml，加3%三氯化铁试液1 ml，则呈污绿色(检查鞣质)；取供试液2 ml，加5%明胶溶液2 ml，产生白色沉淀(检查鞣质)；取供试液2 ml，加镁粉少许与浓盐酸3～5滴，显樱红色(检查黄酮)。

(3) 薄层色谱：取本品粉末10 g，用50 ml石油醚(沸程60～90 ℃)回流提取90分钟，滤过。滤液挥尽石油醚，用氯仿5 ml溶解，作供试品溶液。另取鹤草酚少许，用氯仿溶解后作为对照品溶液。取上述两种溶液，分别点样于同一硅胶G薄层板上，用正己烷-乙酸乙酯-冰醋酸(20∶25∶0.7)展开，展距约15 cm。取出，晾干，喷以浓硫酸后加热。供试品色谱中在与对照品色谱相应位置上，显相同颜色的斑点。

【成分】 龙芽草地上部分含黄酮类成分：木犀草素-7-葡萄糖苷(leuteolin-7-glucoside)，芹菜素-7-葡萄糖苷(apigenin-7-glucoside)，槲皮素(quercetin)；芸香苷(rutin)，山柰酚-7-鼠李糖苷(kaempferol-7-rhamnoside)，(2*S*, 3*S*)-(－)-花旗松素-3-葡萄糖苷〔(2*S*, 3*S*)-(－)-taxifolin 3-glucoside〕，(2R, 3R)-(＋)-花旗松素-

3-葡萄糖苷〔(2*R*, 3*R*)-(+)-taxifolin 3-glucoside〕。并没食子酸(ellagic acid)，咖啡酸(caffeic acid)，没食子酸(gallic acid)及赛仙鹤草酚(agrimol)A、B、C、D、E、F、G。

【药理】 1. 对血液系统的影响　仙鹤草水提取物腹腔注射2～7日，能明显延长大鼠出血时间、血浆凝血酶原时间、部分凝血活酶时间，对胶原、ADP或AA诱导的体外血小板聚集均有抑制作用。仙鹤草水提取物500 mg/kg给小鼠灌胃，至少12小时内可使其尾出血时间延长，并能有效地防止ADP诱导的小鼠急性肺血栓栓塞死亡。仙鹤草水煎醇沉液当血药浓度在33.33～93.33 mg(生药)/ml(血液)范围时，对家兔体外血栓形成有良好的拮抗作用，其半数抑制有效量为52.99 mg(生药)/ml(血液)。

2. 抗肿瘤作用　仙鹤草体外对人体宫颈癌(JTC-26)抑制率在90%以上；体内对小鼠肉瘤S_{180}抑制率为25%～50%。仙鹤草水煎剂20 g/kg给肉瘤S_{180}腹水型小鼠灌胃，能显著增强脾IL-2及NK细胞活性，增加协同肿瘤红细胞花环试验(ATER)、促肿瘤红细胞花环试验(ETER)、直向肿瘤红细胞花环试验(DTER)的阳性率及红细胞C3b受体花环促进率，提高血清红细胞免疫黏附促进因子活性，降低抑制因子活性，通过免疫途径抑制癌细胞增长，可能是其抗肿瘤活性机制之一。仙鹤草水-醇提取物10 mg/L对MGC-803、SPC-A-1和HeLa人癌细胞均有显著抑制作用；100及200 mg/kg对MGC-803裸鼠移植瘤瘤重抑制率分别为34.6%和48.5%，SPC-A-1为39.6%和49.3%，HeLa为20.6%和42.6%。仙鹤草煎剂0.2 g/只给小鼠腹腔注射治疗艾氏腹水瘤(EAC)，可抑制癌细胞繁殖，延长存活时间，提高生命延长率。体外水煎剂25 mg/ml对小鼠艾氏腹水瘤细胞生长抑制率为73.9%，10 mg/ml对H_{22}肝癌腹水瘤细胞生长抑制率为67.9%。仙鹤草鞣酸体外对增殖期人宫颈癌HeLa、人肺腺癌细胞、人乳腺癌MCF_7作用48小时，均有显著抑制作用，IC_{50}分别为6.2、12.4、49.2 μg/ml，杀伤作用与药物浓度成正比，并呈时间依赖性。

3. 抗寄生虫作用　仙鹤草嫩茎叶煎剂局部外用，对阴道滴虫有良好杀灭作用。仙鹤草水煎剂高浓度(1∶1)时体外2小时即可全部杀死滴虫。滴虫的死亡率与药物浓度和作用时间成正相关。

4. 降血糖作用　仙鹤草水煎剂每日20 g/kg灌胃10日可使正常小鼠及四氧嘧啶所致高血糖小鼠血糖降低。水煎剂每日2 g/kg给四氧嘧啶致糖尿病家兔灌胃10日，可使血糖显著下降。对链脲霉素和肾上腺素致糖尿病小鼠模型，仙鹤草颗粒每日0.4、0.8 g/kg灌胃8日和12日可明显降低血糖水平，对抗肾上腺升高血糖作用，并能显著增加动物肝糖原含量，降低正常小鼠口服糖负荷后血糖的峰值，并加快升高血糖水平回落的速度。

5. 其他作用　仙鹤草水提取物和醇提取物0.75、1.5和3.0 g/kg给家兔静脉注射，小剂量水提物降压作用不明显，但使心率加快，中、高剂量则使血压下降；3个剂量的醇提物均见血压下降，且中、高剂量组可见心率减慢。仙鹤草煎剂0.2 g/只小鼠腹腔注射，可抑制醋酸所致扭体反应，提高热板法小鼠痛阈。仙鹤草水煎剂0.2 g/只灌胃对卵黄免疫组的小鼠的抗体产生有促进作用，可提高体液免疫功能。

【炮制】 1. 仙鹤草：取原药材，除去残根及杂质，洗净，稍润，切段，干燥。

2. 仙鹤草炭：取仙鹤草段，置锅内，用武火加热，炒至外表黑色，洒少许清水熄灭火星，立即取出，摊开，至凉透。

饮片性状　仙鹤草参见“药材”项。仙鹤草炭形如仙鹤草，呈黑色，有少许炭末。

贮干燥容器内，密闭，置通风干燥处。仙鹤草炭需散热，以防复燃。

【药性】 苦、涩，平。归肺、肝、脾经。

1.《履巉岩本草》：“味辛、涩，温，无毒。”

2.《生草药性备要》：“味甜，性平。”

3.《广西中药志》：“味微苦、甘涩。”

4.《四川中药志》1960年版：“性凉。入肝、脾、肺三经。”

【功用主治】 收敛止血，消积止痢，解毒消肿。主治咯血，吐血，衄血，尿血，便血，崩漏及外伤出血，腹泻，痢疾，脱力劳伤，疟疾，疔疮痈肿，滴虫性阴道炎。

1.《宝庆本草折衷》：“茎叶，治金疮，止血，熟捣傅贴之。”

2.《生草药性备要》：“理跌打伤，止血，散疮毒。”

3.《百草镜》：“下气活血，理百病，散痞满，跌扑吐血，崩痢，肠风下血。”

4.《纲目拾遗》：“葛祖方：消宿食，散中满，下气。疗吐血各病，翻胃噎膈，疟疾，喉痹，闪挫，肠风下血，崩痢，食积，黄白疸，疔肿痈疽，肺痈，乳痈，痔肿。”

5.《本草求原》：“叶蒸醋，贴烂疮，最去腐、消肿，洗风湿烂脚。”

6.《伪药条辨》：“治瘰疬。”

7.《湖南药物志》：“祛风散寒，清暑解热，祛湿止血，治肠胃出血，子宫出血，乳痈，疟疾，疳积，眼痛，呕吐。”

8.《广西民族药简编》：“治感冒，痢疾，腹泻，大小便出血，产后流血不止，黄疸型肝炎，小儿盗汗，月经过多，贫血，鼻衄，胃出血，痧病，吐血，跌打内伤，外伤出血，脓疱疮。”

【用法用量】 内服：煎汤，10～15 g，大剂量可用30～60 g；或入散剂。外用：捣敷；或熬膏涂敷。

【宜忌】《四川中药志》1960年版：“外感初起，泄泻发热者忌用。”

【选方】 1. 治虚损，唾血，咯血　龙芽草六钱，红枣五枚。水煎服。(《文堂集验方》)

2. 治鼻衄，齿龈出血　仙鹤草、白茅根各15 g，焦山栀9 g。水煎服。(《陕甘宁青中草药选》)

3. 治尿血　仙鹤草、大蓟、木通各9 g，茅根30 g。水煎服。(《宁夏中草药》)

4. 治便血　金粟狼牙草(焙干、入蚌粉炒)、槐花、百药煎，为末。每服三钱，米泔调，空心服。(《卫生易简方》)

5. 治赤白痢及咯血、吐血　龙芽草三钱至六钱。水煎服。(《岭南采药录》)

6. 治脱力劳伤　仙鹤草30 g，猪瘦肉250 g。水炖，食肉喝汤。(《安徽中草药》)

7. 治小儿疳积　龙芽草(去根及茎上粗皮)15 g，猪肝120 g。水煎，服汤食肝。(《江西草药》)

8. 治疟疾，每日发作，胸腹饱胀　仙鹤草9 g，研成细末。于疟发前用烧酒吞服，连用3剂。(《贵州民间方药集》)

9. 治乳痈，初起者消，成脓者溃，且能令脓出不多　龙芽草一两，白酒半壶，煎至半碗。饱后服。(《百草镜》)

10. 治金疮　狼牙草茎叶熟捣，敷贴之。兼止血。(《外台》引《肘后方》)

【临床报道】 1. 治疗小儿菌痢　据病情轻重及小儿体重，取新鲜仙鹤草根和茎30～50 g，用文火煎成80 ml左右，加入适量红糖，分次频服。后取仙鹤草饮片10 g，焙干研粉调成糊状。于每次大便后，用温水清洗肛门，将药糊适量涂抹于肛周。共治疗15例，结果：治愈13例，显效1例，无效1例。平均治疗日数为2～5日，病程越长，治疗时间也相对较长。

2. 治疗乳糜尿　每日用仙鹤草60 g，水煎服，每日1剂。连续治疗10日为1个疗程。偏重于湿热下注者，加车前子20 g(包煎)，土茯苓30 g；偏重于脾肾两虚者，加熟地20 g，山药15 g，芡实20 g。服药期间，勿劳累，禁食高脂肪及辛辣刺激食品。共治疗31例，经3个疗程治疗后，痊愈20例，好转7例，无效4例，总有效率为87.4%。

3. 治疗滴虫性阴道炎　把狼牙草茎叶制成200%的浓缩液。先以苯扎溴铵棉球擦洗阴道壁，再将蘸满狼牙草液的棉球均匀地涂擦整个阴道，然后塞入蘸满狼牙草液的特制带线棉球，放置3～4小时后，令患者自行取出。每日1次，7次为1个疗程。共治疗40例，经3个疗程治疗后，37例治愈，其中有22例于第一个疗程即达到治愈标准，3例好转。

4. 治疗梅尼埃病　将仙鹤草制成口服液，每瓶200 ml（相当200 g生药）。每次口服20 ml，每日3次；对照组用眩晕宁，每次5片，每日3次，均以7日为1个疗程。结果：治疗组66例，治愈38例，显效20例，有效5例，无效3例，总有效率95.3%；对照组50例，治愈28例，显效15例，有效3例，无效4例，总有效率92%，两组疗效比较无显著性差异（$P > 0.05$）。而一年半后未复发人数，治疗组62.5，对照组19.5，两组比较差异显著（$P < 0.01$）。

1409 白及 bái jí（《本经》）

【异名】 甘根、连及草（《本经》），白根（《吴普本草》），白给（《别录》），冰球子（《贵州民间方药集》），白鸟儿头（《江苏省植物药材志》），地螺丝、羊角七、千年棕、君求子、一兜棕、白鸡儿、皲口药、利知子（《湖南药物志》）。

【基原】 为兰科白及属植物白及的根茎。

【原植物】 白及 *Bletilla striata*（Thunb.）Reichb. f.

多年生草本，高15～70 cm。块茎肉质，肥厚，富黏性，三角状扁球形或不规则菱形，常数个相连。茎直立。叶片3～5，披针形或宽披针形，长8～30 cm，宽1.5～4 cm，先端渐尖，基部下延成长鞘状，全缘。总状花序顶生，有花3～8朵，花序轴长4～12 cm；苞片披针形，早落；花紫色或淡红色，直径3～4 cm；萼片和花瓣近等长，狭长圆形，长2.8～3 cm；唇瓣倒卵形，白色或具紫纹；雄蕊与雌蕊合为蕊柱，两侧有窄翅，柱头先端着生1雄蕊，花粉块4对，扁而长；子房下位，圆柱形，扭曲。蒴果圆柱形，两端稍尖，具6纵肋。花期4～5月，果期7～9月。

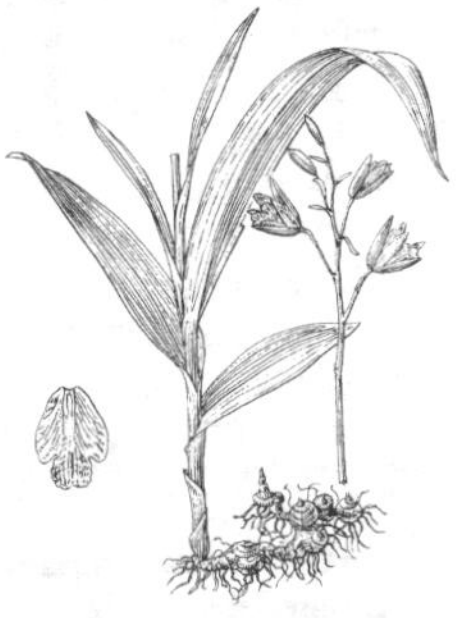

白　及

生于山野、山谷较潮湿处。分布于华东、中南、西南及河北、山西、陕西、甘肃、台湾等地。

【栽培】 生物学特性　喜温暖湿润气候，不耐寒。宜选疏松、肥沃、排水良好而又较为阴湿的砂壤土、夹砂土和腐殖土栽培，不宜在排水不良、黏性重的土壤栽种。

繁殖方法　根茎繁殖。9～10月收获时，选当年生具有嫩芽的块茎及其与先年的老鳞茎毗连接生处切下，按行株距各33 cm开穴，深10～13 cm，每穴栽种3个。栽后施猪粪水，并盖拌有猪粪水的草木灰或腐熟堆肥。

田间管理　中耕除草每年进行4次，第一次3～4月苗出齐后，第二次5～6月生长旺盛期，第三次8～9月，第四次冬季倒苗后。每年追肥3次，前2次在中耕除草后进行，以猪粪水最好，第三次8～9月，可用过磷酸钙与堆肥堆沤之后，撒在畦上，结合中耕，混入土中。现蕾时摘除花蕾。遇旱及时灌水。

【采收加工】 栽种3～4年后于9～10月采挖，将块茎浸水中约1小时，经蒸煮至内面无白心时取出，晒或炕至表面干硬不黏结时，用硫黄熏1夜后，晒干或炕干，然后撞去残须，使表面成光洁淡黄白色，筛去杂质。

【药材】 白及 *Bletillae Rhizoma*　主产于贵州、四川、湖南、湖北、安徽、河南、浙江、陕西。以贵州产量最大，质量较好。

性状　根茎呈不规则扁圆形，多有2～3个爪状分枝，长1.5～5 cm，厚0.5～1.5 cm。表面灰白色或黄白色，有数圈同心环节和棕色点状须根痕，上面有凸起的茎痕，下面有连接另一块茎的痕迹。质坚硬，不易折断，断面类白色，半透明，角质样。粗粉遇水即膨胀，有显著黏滑感，水浸液呈胶质样。无臭，味苦，嚼之有黏性。

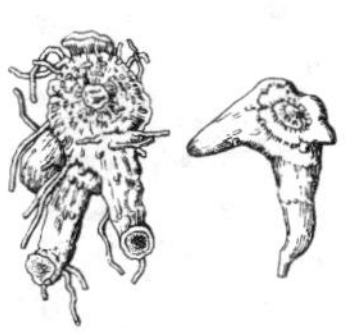

白及（根茎）外形

鉴别　(1) 粉末特征：淡黄白色。表皮细胞表面观垂周壁波状弯曲，略增厚，木化，孔沟明显。草酸钙针晶束存在于大的类圆形黏液细胞中，或随处散在，针晶长18～88 μm。纤维成束，直径11～30 μm，壁木化，具人字形或椭圆形纹孔。梯纹、具缘纹孔及螺纹导管直径10～32 μm。糊化淀粉粒团块无色。

(2) 取本品约2 g，加水20 ml，在沸水中热浸30分钟，滤过，滤液作为供试液。取供试液1 ml，加入新配制的碱性酒石酸铜试剂5～6滴，在沸水浴中加热5分钟，产生棕红色氧化亚铜沉淀；取供试液1 ml，加5% α-萘酚乙醇溶液3滴，摇匀，沿试管壁缓缓加入浓硫酸0.5 ml，在试液界面处形成紫红色环（检查糖类）。

【成分】 块茎含联苄类化合物：3，3′-二羟基-2′，6′-双（对羟苄基）-5-甲氧基联苄［3，3′-dihydroxy-2′，6′-bis（*p*-hydroxybenzyl）-5-methoxy bibenzyl］，2，6-双（对羟苄基）-3′，5-二甲氧基-3-羟基联苄［2，6-bis(*p*-hydroxybenzyl)-5-dimethoxy -3-hydroxybibenzyl］，3，3′-二羟基-5-甲氧基-2，5′，6-三（对羟苄基）联苄［3，3′-dihydroxy-5-methoxy-2，5′，6-tris（*p*-hydroxybenzyl）bibenzyl］，3，3′，5-三甲氧基联苄（3，3′，5-trimethoxybibenzyl），3，5-二甲氧基联苄（3，5-dimethoxy bibenzyl）；二氢菲类化合物：4，7-二羟基-1-对羟苄基-2-甲氧基-9，10-二氢菲（4，7-dihydroxy-1-*p*-hydroxybenzyl-2-methoxy-9，10-dihydrophenanthrene），4，7-二羟基-2-甲氧基-9，10-二氢菲（4，7-dihydroxy-2-methoxy-9，10-dihydro phenanthrene），3-（对羟苄基）-4-甲氧基-9，10-二氢菲-2，7-二醇［3-（*p*-hydroxy benzyl)-4-methoxy-9，10-dihy-drophenanthrene-2，7-diol］，1，6-双（对羟苄基）-4-甲氧基-9，10-二氢菲-2，7-二醇［1，6-bis(*p*-hydroxybenzyl)-4-methoxy-9，10-dihydrophenanthrene -2，7-diol］，2，4，7-三甲氧基-9，10-二氢菲（2，4，7-trimethoxy-9，10-dihydro phenanthrene）；联菲类化合物：白及联菲（blestriarene）A、B、C，白及联菲醇（blestrianol）A、B、C；双菲醚类化合物：白及双菲醚（blestrin）A、B、C、D；二氢菲并吡喃类化合物：白及二氢菲并吡喃酚（bletlol）A、B、C；具螺内酯的菲类衍生物：白及菲螺醇（blespirol）；菲类糖苷化合物：2，7-二羟基-4-甲氧基菲-2-*O*-葡萄糖苷（2，7-dihydroxy-4-methoxy phenanthrene-2-*O*-glucoside），2，7-二羟基-4-甲氧基菲-2，7-*O*-二葡萄糖苷（2，7-dihydroxy-4-methoxyphenanthrene-2，7-*O*-diglucoside），3，7-二羟基-2，4-二甲氧基菲-3-*O*-葡萄糖苷（3，7-dihydroxy-2，4-dimethoxy phenanthrene -3- *O* -glucoside），2，7-二羟基-1-(4′-羟苄基)-9，10-二氢菲-4-*O*-葡萄糖苷［2，7-dihydroxy-1-(4′-hydroxybenzyl)-9，10-dihydro phenanthrene -4-glucoside］；其他菲类化合物1-对羟苄基-4-甲氧基菲-2，7-二醇（1-*p*-hydroxybenzyl-4-methoxyphenanthrene-2，7-diol），1，8-双（对羟苄基）-4-甲氧基菲-2，7-二醇［1，8-bis（*p*-hydroxybenzyl)-4-methoxyphenanthrene-2，7-diol］，2，4，7-三甲氧基菲（2，4，7-trimethoxyphenanthrene），2，3，4，7-四甲氧基菲（2，3，4，7-tetramethoxyphenanthrene）；苄类化合物：山药素（batatasin）Ⅲ，3′-*O*-甲基山药素（3′-*O*-methylbatatasin）Ⅲ；蒽类化合物：大黄素甲醚（physcion）。又含酚酸类成分：对羟基苯甲酸（*p*-hydroxybenzoic acid），

原儿茶酸(protocatechuic acid),桂皮酸(cinnamic acid);醛类成分:对羟基苯甲醛(p-hydroxybenzalde-hyde)。新鲜块茎另含白及甘露聚糖(bletillamannan),是由 4 份甘露糖(mannose)和 1 份葡萄糖组成的葡配甘露聚糖。甾类成分:β谷甾醇棕榈酸酯(β-sitosterol palmitate),豆甾醇棕榈酸(stigmasterol palmitate),24-亚甲基环菠萝烷醇棕榈酸酯(24-methylene cycloartanol palmitate),环巴拉甾酮(cyclobalanone),环新木姜子醇 cycloneolitsol,环水龙骨甾烯酮(cyclomargenone),环水龙骨甾烯醇(cyclomargenol)。

【药理】 1. 止血作用 白及块根浸出液制成膜,用于犬和兔的实验性创面出血,膜可自行紧密黏着于创面,出血立即停止。1%白及液 0.5 ml 注入蛙下腔静脉,可使血细胞凝集,形成人工血栓。家兔用试管法及毛细血管均证明静脉注射 2%白及液 1.5 ml/kg,可显著缩短凝血时间及凝血酶原时间,并加速红细胞沉降率。白及对健康人血也有促凝作用,且浓度增加则作用增强。其促凝机制可能与抑制纤溶及轻度增强血小板因子Ⅲ的活性有关。

2. 对黏膜的保护作用 1%白及煎剂 1.5 ml/只,大鼠灌胃给药,能明显减轻由盐酸引起的大鼠胃黏膜损伤,用胃内源性前列腺素(PG)合成阻断剂吲哚美辛(消炎痛),可翻转白及对胃黏膜的保护作用,因此白及的作用机制不是通过抑制胃酸分泌,而可能是通过刺激胃黏膜合成和释放内源性 PG 实现的。

3. 抗肿瘤作用 白及葡萄糖注射液对大鼠肝癌有明显的抑制作用。其抗癌的有效成分为块茎中含量较多的黏液质。白及粉粒具有强大的永久性、中心性血管栓塞作用,是一种较理想的肝癌血管栓塞剂。

4. 抗菌作用 白及在试管内能抑制革兰阳性菌,且对人型结核杆菌有显著的抑制作用。亦能抑制奥杜盎小芽胞癣菌。联苄类化合物 3, 3′-二羟基-2′, 6′-双(对羟苄基)-5-甲氧基联苄和 3, 3′-二羟基-5-甲氧基-2, 5′, 6-三(对羟苄基)联苄在体外对革兰阳性菌金黄色葡萄球菌、枯草杆菌、蜡样芽胞杆菌和加得那诺卡菌有很强的抑制作用,对真菌如白念珠菌和须发癣菌也有较弱的抑制作用。二氢菲类化合物 4, 7-二羟基-1-对羟苄基-2-甲氧基-9, 10-二氢菲和 4, 7-二羟基-2-甲氧基-9, 10-二氢菲也与上述联苄类有相似作用,但较弱。另一个联苄类化合物 2, 6-双(对羟苄基)-3′, 5-二甲氧基-3-羟基联苄作用更弱。白及联菲 A、B、C 对革兰阳性菌金黄色葡萄球菌以及与龋齿形成有关的突变链球菌有抑制作用,B 的作用最强;山药素Ⅲ和 3′-O-甲基山药素Ⅲ对突变链球菌的某些株也有较弱的抑制作用。

5. 配伍 白及和川乌配伍研究表明,白及与生川乌配伍毒性相加,白及与制川乌配伍毒性为拮抗;两药配伍应用,不影响各自的药效。

毒性 小鼠尾静脉注射白及甘露聚糖的 LD_{50} 为 595 mg/kg;小鼠腹腔注射的 LD_{50} 为 804 mg/kg。

【炮制】 1. 白及 取原药材除去杂质,大小分档,洗净,闷润至透,切薄片,干燥。

2. 白及粉 原药材洗净,晒干,研成细粉。

饮片性状 白及为不规则的薄片,表面类白色,角质样,半透明,微显筋脉小点,具黏性,质脆。气微,味淡而微苦,嚼之有黏性。白及粉淡黄白色,无臭,味苦,用水湿润有黏性。

贮干燥容器内,置通风干燥处。白及粉,密闭,防潮。

【药性】 苦、甘、涩,微寒。归肺、肾经。

1.《本经》:"味苦,平。"

2.《别录》:"味辛,微寒。"

3.《宝庆本草折衷》:"苦、辛、甘,平,微寒。"

4.《滇南本草》:"味辛、平,性微温。"

5.《医林纂要》:"苦、涩、辛,寒。"

6.《本草再新》:"入肺、肾二经。"

【功用主治】 收敛止血,消肿生肌。主治咯血,吐血,衄血,便血,外伤出血,痈疮肿毒,烫灼伤,手足皲裂,肛裂。

1.《本经》:"主痈肿恶疮败疽,伤阴死肌,胃中邪气,贼风鬼击,痱缓不收。"

2.《别录》:"除白癣疥虫。"

3.《药性论》:"治结热不消,主阴下痿,治面上皯疱,令人肌滑。"

4.《新修本草》:"手足皲拆,嚼以涂之。"

5.《日华子》:"止惊邪,血邪,痫疾,赤眼,癥结,发背,瘰疬,肠风,痔瘘,刀箭疮,扑损,温热疟疾,血痢,汤火疮,生肌止痛,风痹。"

6.《滇南本草》:"治痨伤肺气,补肺虚,止咳嗽,消肺痨咳血,收敛肺气。"

7.《医林纂要》:"敛肺散瘀,降逆气。"

8.《福建药物志》:"补肺生肌,化瘀止血。主治咳血,支气管扩张咯血,肺脓疡,胃及十二指肠溃疡,吐血,便血,烧伤,乳头及手足皲裂,痈,疔,鸡眼。"

【用法用量】 内服:煎汤,3~10 g;研末,每次 1.5~3 g。外用:研末撒或调涂。

【宜忌】 反乌头。

1.《本草经集注》:"恶理石。畏李核、杏仁。"

2.《蜀本草》:"反乌头。"

3.《本草经疏》:"痈疽已溃,不宜同苦寒药服。"

【选方】 1. 治咯血 白及一两,枇杷叶(去毛,蜜炙)、藕节各五钱。上为细末,另以阿胶五钱,锉如豆大,蛤粉炒成珠,生地黄自然汁调之,火上炖化,入前药为丸,如龙眼大。每服一丸,噙化。(《证治准绳》白及枇杷丸)

2. 治肺叶痿败,喘咳夹红者 嫩白及四钱研末,陈阿胶二钱。冲汤调服。(《医醇賸义》白胶汤)

3. 治肠胃出血 白及、地榆各等量。炒焦,研末。每服 3 g,温开水送服,每日 2~3 次。(《浙江民间常用草药》)

4. 治一切疮疖痈疽 白及、芙蓉叶、大黄、黄柏、五倍子。上为末,用水调搽四周。(《保婴撮要》铁箍散)

5. 治跌打骨折 酒调白及末二钱服。(《永类钤方》)

6. 治鼻渊 白及,末,酒糊丸。每服三钱,黄酒下,半月愈。(《外科大成》白及丸)

7. 治产后伤脬,小便淋数不止 白及、凤凰衣、桑螵蛸等分。入猪脬内煮烂食之。(《梅氏验方新编》)

【临床报道】 1. 治疗上消化道出血 每日以白及 50~100 g 煎成胶冻状溶液 500~1 000 ml,频服或分 3 次服,至大便潜血阴性后停药。共治流行性出血热消化道出血 70 例,结果除 1 例因频繁呕吐无法服药,于入院后 24 小时死亡外,其余均在 1~3 日停止呕血。大便潜血转阴则需 3~5 日。

2. 治疗肺结核 白及研粉,每日吞服 6 g,用药 3 个月。治疗用抗痨药无效或疗效缓慢的各型肺结核患者 60 例,取得较好效果。42 例临床治愈,13 例显著进步,其余无改变。

3. 治疗矽肺 每次服白及片 5 片(每片含生药 0.3 g),每日 3 次。观察 44 例(主要为单纯矽肺患者),用药 3 个月至 1 年后,症状及肺功能多见改善,但 X 线改变不显著。

4. 治疗肛裂 白及粉加凡士林调成 40%~50%软膏,便后用生理盐水或 1∶1 000 高锰酸钾液清洗肛门,拭干,将裂口轻轻牵开,取少量白及软膏涂于裂口上,外加消毒敷料胶布固定,每日 1 次。观察 100 例,结果全部治愈。疗程最短 3~15 日。适用于早期肛裂,陈旧性者疗效不佳。

5. 治疗手足皲裂 将白及粉与凡士林调成 10%或 20%软膏外用,早晚各涂药 1 次。治疗 285 例,其中 84 人用 10%软膏,结果:显效率占 79.76%,总有效率 98.81%;201 人用 20%软膏,显效率仅为 36.31%,总有效率 99%。推测后者显效率显著低于前者,可能与20%浓度的粉质过多有关。

6. 治疗鼻衄　白及研细末,过160目筛,撒布于凡士林纱条或纱球上,每次用白及粉4~5 g,以之塞鼻,保留72小时。观察30例。对照组30例,仅用凡士林纱条填塞。结果白及组第一次填塞后止血27例,对照组仅20例,两者疗效有显著差异($P<0.01$)。

7. 治疗口腔黏膜病　以40%白及粉加60%白糖混匀,先用3%过氧化氢溶液洗,再用盐水洗净患处,然后取适量配好之白及粉涂患处,并以棉球压迫15~30分钟。共治复发性口疮、慢性唇炎、过敏性口腔炎60例,结果:痊愈(唇及口腔黏膜恢复正常1年以上未复发)10例,显效(唇及口腔黏膜恢复正常半年不复发者)49例,无效1例。

8. 治疗干槽症　白及98 g,冰片2 g,分别研细末后混匀。取适量用蒸馏水调成面团。先用刮匙把拔牙窝内异物刮净,再用3%过氧化氢棉球反复擦洗,吸净水分,立即把白及糊送填拔牙窝里,使糊剂充满根窝,最后用糊剂将牙窝上部填满。观察100例,结果:1次痊愈者89例,2次者7例,3次者4例。一般很快止痛,4小时后即可见新生岛状肉芽组织,3日后拔芽窝表面充满新生的牙龈黏膜。

9. 治疗体癣　将白及微火烘烤,研为细粉,加适量白醋调成糊状,用消毒刀片将病灶上的鳞屑轻轻刮去,涂上药糊,每日早晚各1次,5日为1个疗程。有感染者可酌情加服抗生素。共治疗410例,结果:显效250例,有效120例,无效40例,总有效率90.24%。

【各家论述】 1.《本草汇言》:"白及,敛气、渗痰、止血、消痈之药也。此药质极黏腻,性极收涩,味苦气寒,善入肺经。凡肺叶破损,因热壅血瘀而成疾者,以此研末日服,能坚敛肺藏,封填破损,痈肿可消,溃败可托,死肌可去,脓血可洁,有托旧生新之妙用也。"

2.《本草求真》:"白及,方书既载功能入肺止血,又载能治跌扑折骨,汤火灼伤,恶疮痈肿,败疽死肌,得非似收不收,似涩不涩,似止不止乎?不知书言功能止血者,是因性涩之谓也;书言能治痈疽损伤者,是因味辛能散之谓也。此药涩中有散,补中有破,故书又载去腐、逐瘀、生新。"

3.《重庆堂随笔》:"白及最黏,大能补肺,可为上损善后之药。如火热未清者不可早用,以其性涩,恐留邪也。惟味太苦,宜用甘味为佐,甘则能恋膈。又宜噙化,使其徐徐润入喉下,则功效更敏。"

4.《本草便读》:"白及,必虚而有热者,乃为相宜耳。虽禀收敛之性,而仍具苦泄辛散之意,与白蔹相近,故每相须而用。"

5.《本草正义》:"白及味苦气寒,能内清肺胃邪热,而外以凉血止痛。且黏腻之质,脂液富有,既可敷痈疡未成而消热退肿,亦可掺既溃而去腐生肌。""白及治肺痈,世每畏其腻滞而不敢用,然苦寒本清肺胃,又能补伤,苟非火焰极盛之时,而臭痰腥秽之气已渐退舍,即可用以兼补兼清,不致助痰留患,与二冬、玉竹等比也。"

1410 白贝 bái bèi (《日华子》)

【异名】 贝子(《本经》),贝齿(《雷公炮炙论》),白海肥(《简便单方》),海肥(《纲目》),白贝齿(《药材资料汇编》)。

【基原】 为宝贝科货贝属动物货贝、环纹货贝等的壳。

【原动物】 1. 货贝 *Monetaria moneta* (Linnaeus)

贝壳略呈卵圆形,质坚固,一般壳长24~28 mm,宽20 mm左右,高10~14 mm。壳背部中央隆起,两侧坚厚而低平,在壳后方相当于壳长1/3处,两侧突然扩张,形成瘤状突起。壳表被光泽的珐琅质,呈淡黄色、鲜黄色或稍带灰绿色,两侧绿色较淡,背部有2~3条灰绿色横带及不太明显的橘黄色细环纹。螺层完全被珐琅质所遮盖,无任何肋纹。壳基部平,黄白色。壳口狭长,附近白色。两唇缘的齿各12~13枚,较疏,白色。无厣。壳内面紫色,体柔软,可全部缩入壳内。外套膜自两侧伸展向背面卷转包住贝壳,上有许多分枝触手。头宽,吻短,触角长而尖,眼突出,位于触角的外侧,足部发达。

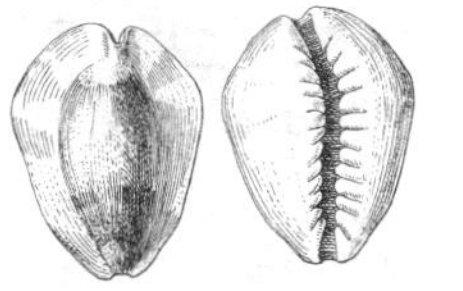

货　贝

生活于潮间带中、低潮区的珊瑚礁及岩石下。肉食性,雌雄异体,春、夏季产卵,卵囊黄色。我国分布于南海。

2. 环纹货贝 *M. annulus* (Linnaeus)

贝壳卵圆形,质坚固,一般壳长25~28 mm,宽19 mm左右,高13 mm左右。壳背部中央隆起,周围比较低平。壳背部周围有一明显的橘黄色的环纹,环纹内通常为淡灰蓝色或淡褐色;环纹外常为灰白色或略灰褐色;基部白色。壳口狭长,几与壳等长;壳内面紫色。前端稍宽,前、后沟短,两唇缘的齿粗壮,稀疏,延伸到基部,齿数各12枚左右。

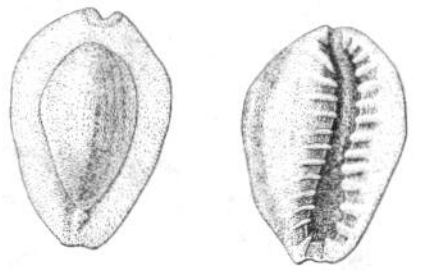

环纹货贝

生活于潮间带中区的珊瑚礁及岩石间。我国分布于南海。

【采收加工】 6~8月捕捉,晒干。

【药材】 白贝 *Monetariae Concha*　主产于台湾、海南及西沙群岛。

性状　贝壳略呈扁圆形,表面光滑,灰黄色或黄白色,背部蓝灰色,有白色细纹,多数具橙红色细纹,有的背部灰绿色或蓝灰色,少数有3条不明显的深色带,并有棕色斑点。气微,味咸。

鉴别　(1) 贝壳磨薄片,置放大镜下观察,环纹货贝呈鱼肚白色,有枯矾样微粒堆积,边缘有钝圆形碎粒。货贝呈鱼肚白色,有枯矾样颗粒堆积,边缘散布棕红、黑色微粒。

(2) 取贝壳粉100 g(过40目筛)置试管中,加入蒸馏水15 ml,观察其沉降系数及悬浮物多少。环纹货贝的沉降时间为2~12分钟,悬浮物极少;货贝的沉降时间为15分钟,悬浮物极少。

【成分】 环纹货贝外壳含高含量的酸性氨基酸。全体含碳酸钙,常量元素钠、钾、镁、铝、铁等,微量元素锶、磷、钛、铅、锌等,并含14种左右氨基酸,其中含量较大的有天冬氨酸、谷氨酸。

【炮制】 1. 白贝　取原药材,除去杂质,洗净泥土,干燥,碾成碎块,过筛。

2. 煅白贝　取净白贝,置无烟的炉火或适宜容器内,用武火加热,煅红,取出,放凉,捣碎。

饮片性状　白贝参见"药材"项。质坚硬,断面粗糙。味淡。煅白贝呈灰白色碎块或粉块,壳内面呈紫白色。

贮干燥容燥内,置通风干燥处。

【药性】 咸,凉。归膀胱、肝经。

1.《本经》:"味咸,平。"

2.《别录》:"有毒。"

3.《日华子》:"凉。"

【功用主治】 清热利尿,明目退翳。主治水气浮肿,淋痛尿血,小便不通,眼生翳障,鼻渊脓血,下疳阴疮。

1.《本经》:"主目翳,鬼疰蛊毒,腹痛下血,五癃,利水道。"

2.《别录》:"除寒热温疰,解肌,散结热。"

3.《海药本草》:"主水气浮肿及孩子疳蚀吐乳。"

4.《纲目》:"治鼻渊出脓血,下痢,男子阴疮,解漏脯面臛诸毒,射罔毒,药箭毒。"

【用法用量】 内服:煎汤(宜先煎),5~15 g;或研末,3~6 g。外用:研末撒。

【选方】 1. 治妇人热结成淋,小便引痛,或时溺血,或如小豆

汁　贝齿一(二)两,葵子三两,石燕二两,滑石二两。上药捣细罗为散,研过。食前以葱白汤调下一钱。(《圣惠方》贝齿散)

2. 治二便关格不通,闷胀　贝齿三枚,甘遂三铢。为末,浆水和服。(《肘后方》)

3. 治目风热赤,生肤翳　贝齿七枚(烧为末,细研),真珠一分(捣罗末,细研),龙脑(研)半钱。上三味合研如粉,每点如黍米大于翳膜上,日三度。(《圣济总录》贝齿散)

【各家论述】《本经逢原》:"贝子,味咸软坚,故《本经》专主目翳。其治五癃等病,取咸润走血之力。"

1411 白术 bái zhú(《本草经集注》)

【异名】 山蓟、杨枹蓟(《尔雅》),术(《本经》),山芥、天蓟(《吴普本草》),山姜(《广雅》),山连(《别录》),山精(《神农药经》),乞力伽(《南方草木状》),冬白术(《得配本草》)。

【基原】 为菊科苍术属植物白术的根茎。

【原植物】 白术 *Atractylodes macrocephala* Koidz.[*Atractylis macrocephala*(Koidz.) Hand. -Mazz.]　又名:于术(《杭州府志》),浙术、种术、冬术(《中药志》)。

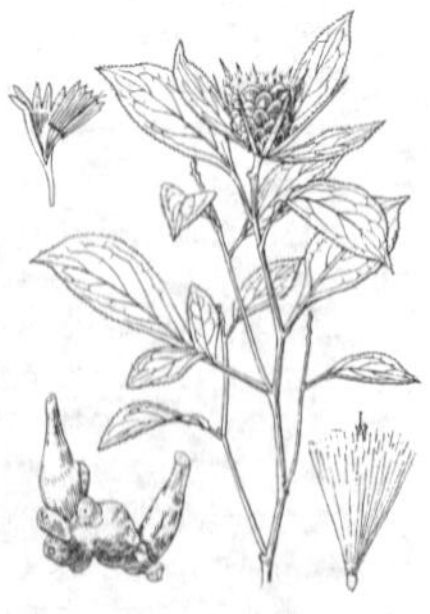

白　术

多年生草本。根茎肥厚,块状。茎高 50～80 cm,上部分枝,基部木质化。茎下部叶有长柄,叶片 3 裂或羽状 5 深裂,裂片卵状披针形至披针形,长 5～8 cm,宽 1.5～3 cm;茎上部叶柄渐短,狭披针形,分裂或不分裂,长 4～10 cm,宽 1.5～4 cm。头状花序单生于枝顶,长约 2.5 cm,宽约 3.5 cm,基部苞片叶状,长 3～5 cm,羽状裂片刺状;总苞片 5～8 层,膜质,覆瓦状排列,外层短,卵形,先端钝,最内层多列,先端钝,伸长;花多数,全为管状花,花冠紫红色,长约 1.5 cm,雄蕊 5,花柱细长。瘦果长圆状椭圆形,密被黄白色绒毛,稍扁;冠毛羽状,污白色,基部联合。花期 9～10 月,果期 10～12 月。

原野生于山区、丘陵地带,野生种在原产地已绝迹。现各地多有栽培,以浙江栽培的数量最大。

本植物的苗叶(术苗)亦供药用,另设专条。

【栽培】 生物学特性　喜凉爽气候,耐寒,怕湿热、怕干旱。根茎生长最适温度 26～28 ℃。以选地势高燥稍有倾斜的坡地,土层深厚,疏松肥沃,排水良好的砂质壤土栽培为宜,忌连作,最好在新垦地上栽种。种过的地,须隔 5 年以上才能再作,否则易发病。前作以禾本科作物为好,不能与易发生白绢病的十字花科、茄科等作物轮作。

繁殖方法　种子繁殖,育苗移栽。选优良的品种,每株留 5～6 个成熟一致的花蕾。11 月上、中旬待植株下部枯萎、部分头状花序上部开裂出现白色冠毛时,选择晴天、露水干后,采摘果序,摊晾几日,果序全部开裂出现白色冠毛时,晒干、脱粒、扬净备用。育苗于 3 月下旬至 4 月上旬为适宜。选用种子饱满、色泽新鲜、子叶完整、无病虫害的作种。播前可用 50%甲基托布津 1 000 倍液浸种 3～5 分钟,取出晾干后播种;亦可用 40 ℃温水浸泡 12 小时,捞出种子,用湿布或麻袋装好,置 25～30 ℃室内,每日淋温水 1 次,经 4～5 日种子萌动露白后播种。条播:按行距 15 cm 开条沟,沟深 5 cm,将种子均匀播入,覆土 2 cm,上盖稻草一层,浇水保湿。苗高 4～5 cm 时按株距 7～8 cm 进行间苗,拔除杂草,遇旱则早、晚浇水。发现抽薹应及早摘除。移栽:10 月上、中旬至 11 月上旬挖起根茎,除去茎叶、须根,先置室内通风处摊放 3～5 日,待外皮发白,置干燥处贮藏。先在平地铺 3 cm 厚河沙,上放根茎一层厚 5 cm,再铺河沙一层,再放根茎,高度不超过 40 cm,在堆放中插一把稻草,最上面盖6～7 cm 河沙。于 12 月下旬至翌年 1 月上旬移栽,栽种时选芽头饱满,先端细长,尾圆大而且密生柔软细根和主根细短的作种。穴栽,按行株距 25 cm×20 cm 开穴,穴深 6 cm,芽头向上,覆土 3～5 cm,上盖地膜保温,待苗出齐后揭去地膜。

田间管理　出苗后要进行间苗,定苗后浅松土,勤除草,封行后只除草,不中耕。施足基肥,早施苗肥,重施摘蕾肥,增施磷、钾肥。白术返青后及时除去萌蘖,仅留一个主茎。7 月上、中旬现蕾时要分批摘蕾,切忌损伤大叶,不能动摇植株。一般不浇水,遇旱要灌溉,遇涝要开沟排水,降低田间湿度,防止水渍烂根。7 月高温季节白术生长缓慢,可在地表撒一层树叶、麦稻糠之类柴草调节地温,以利安全越夏。

病虫害防治　病害有白绢病,用 50%退菌特 1 000 倍液浸种后栽种,并在植株四周撒石灰消毒。立枯病,可用 50%多菌灵 1 000 倍液浇灌。铁叶病,6～8 月发病,喷 50%甲基托布津或多菌灵 1 000 倍液。锈病,可喷 25%粉锈宁 1 000 倍液。根腐病用 50%多菌灵 500 倍液或 50%甲基托布津 100 倍液喷射。另有菌核病、根结线虫病、花叶病、菟丝子等为害。虫害有白术术籽虫、白术长管蚜以及红蜘蛛、金龟子、蛴螬、地老虎等为害。

【采收加工】 10 月下旬至 11 月上旬待地上部分枯萎后,选晴天,挖掘根部,剪去茎秆,将根茎烘干,烘温开始用 100 ℃,待表皮发热时,温度减至 60～70 ℃,4～6 小时上、下翻动一遍,半干时搓去须根,再烘至八成干,取出,堆放 5～6 日,使表皮变软,再烘至全干。亦可晒干,需用 15～20 日,晒至全干,此法较少用。

【药材】 白术 *Atractylodis Macrocephalae Rhizoma*　主产于浙江、安徽,以浙江产量最大。

商品规格　商品按个数大小分四个等级。一等,每 1 kg 40 只以内;二等,每1 kg 100 只以内;三等,每 1 kg 200 只以内;四等,体形不计,但需全体是肉,每 1 kg 200 只以上,间有程度不严重的碎块、油个、焦枯、炕泡。

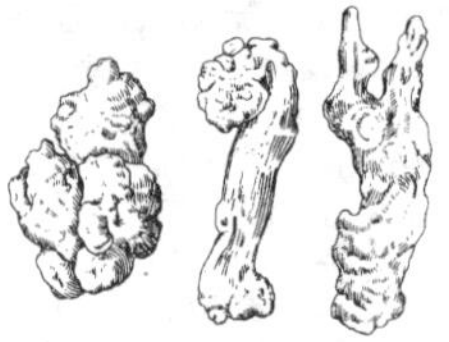

白术(根茎)外形

性状　根茎呈不规则的肥厚团块,长 3～13 cm,直径 1.5～7 cm。表面灰黄色或灰棕色,有瘤状突起及断续的纵皱和沟纹,并有须根痕,顶端有残留茎基和芽痕。质坚硬不易折断,断面不平坦,黄白色至淡棕色,有棕黄色的点状油室散在;烘干者断面角质样,色较深或有裂隙。气清香,味甘、微辛,嚼之略带黏性。

鉴别　(1) 根茎横切面:木栓层为 1～5 列木栓细胞,其间夹有 1～2 列断续的石细胞带。皮层、韧皮部及射线中散有油室,长径 180～370 μm,短径 135～200 μm。形成层环明显。木质部外侧的导管 1～3 列径向排列,基旁无木纤维束,内侧的导管周围有较发达的木纤维束。薄壁细胞中含草酸钙针晶和菊糖。

粉末特征:淡黄棕色。草酸钙针晶细小,长 10～32 μm,不规则地聚集于薄壁细胞中,少数针晶直径至 4 μm。纤维黄色,大多成束,长梭形,直径约至 40 μm,壁甚厚,木化,孔沟明显。石细胞淡黄色,类圆形、多角形、长方形或少数纺锤形,直径 37～64 μm。薄壁细胞含菊糖,表面显放射状纹理。导管分子短小,为网纹及具缘纹孔,直径至 48 μm。

(2) 取本品粉末 2 g,置具塞锥形瓶中,加乙醚 20 ml,振摇 10 分钟,滤过。取滤液 10 ml 挥干,加 10%香草醛硫酸溶液,显紫色;另取滤液 1 滴,点于滤纸上,挥干,喷洒 1%香草醛硫酸溶液,显桃红色。

(3) 取本品粉末 1 g，加乙醚 5 ml，振摇浸出 15 分钟，滤过。取滤液 2 ml，置蒸发皿中，待乙醚挥散后，加含 5%对二甲氨基苯甲醛的 10%硫酸溶液 1 ml，则显玫瑰红色；再于 100 ℃烘 5 分钟，即变成紫色(检查苍术酮)。

(4) 薄层色谱：取本品粉末 0.5 g，加正己烷 2 ml，超声处理 15 分钟，滤过，滤液作为供试品溶液。另取苍术酮作对照品，同法制成对照品溶液。吸取上述新制备的两种溶液各 10 μl，分别点于同一硅胶 G 薄层板上，以石油醚(60～90 ℃)-醋酸乙酯(50∶1)为展开剂，展开，取出，晾干，喷以 5%香草醛硫酸溶液，加热至斑点显色清晰。供试品色谱中，在与对照品色谱相应的位置上，显相同的桃红色斑点。

【成分】 根茎含挥发油，内有 α 及 β-葎草烯(humulene)，β-榄香醇(β-elemol)，α-姜黄烯(α-curcumene)，苍术酮(atractylone)，3β-乙酰氧基苍术酮(3β-acetoxyatractylone)，芹子二烯酮〔selina-4(14)，7(11)-diene-8-one〕，桉叶醇(eudesmol)，棕榈酸(palmitic acid)，茅术醇(hinesol)，β-芹子烯(β-selinene)等。还含倍半萜内酯化合物：苍术内酯(atractylenolide)-Ⅰ、Ⅱ、Ⅲ、Ⅳ，8β-乙氧基苍术内酯-Ⅱ(8β-ethoxyatractylenolide-Ⅱ)，双白术内酯(biatractylolide)，白术内酰胺(atractylenolactam)，8-β-甲氧基苍术内酯(8-β-methoxy-atractylenolide)Ⅰ，beishulenolide A，peroxyatractylenolide Ⅲ，双表白术内酯(biepiasterolide)。又含多炔醇类化合物：14-乙酰基-12-千里光酰基-8-顺式白术三醇(14-acetyl-12-senecioyl-2*E*，8*Z*，10*E*-atractylentriol)，14-乙酰基-12-千里光酰基-8-反式白术三醇(14-acetyl-12-senecioyl-2*E*，8*E*，10*E*-atractylentriol)，12-千里光酰基-8-顺式白术三醇(12-senecioyl-2*E*，8*Z*，10*E*-atractylentriol)，12-千里光酰基-8-反式白术三醇(12-senecioyl-2*E*，8*E*，10*E*-atractylentriol)，12α-甲基丁酰基-14-乙酰基-8-顺式白术三醇(12α-methyl butyryl-14-acetyl-2*E*，8*Z*，10*E*-atractylentriol)，12α-甲基丁酰基-14-乙酰基-8-反式白术三醇(12α-methylbutyryl-14-acetyl-2*E*，8*E*，10*E*-atractylentriol)，14α-甲基丁酰基-8-顺式白术三醇(14α-methyl butyryl-2*E*，8*Z*，10*E*-atractylentriol)，14α-甲基丁酰基-8-反式白术三醇(14α-methyl butyryl-2*E*，8*E*，10E-atractylentriol)。另含东莨菪素(scopoletin)，具免疫活性的甘露聚糖 AM-3，以及天冬氨酸，丝氨酸，谷氨酸，丙氨酸，甘氨酸，缬氨酸，异亮氨酸，亮氨酸，酪氨酸，苯丙氨酸，赖氨酸，组氨酸，精氨酸，脯氨酸等氨基酸。

【药理】 1. 对消化系统的影响 (1)对胃肠运动的影响 白术对胃底肌条有较强的兴奋作用，大剂量可促进胃肠推进运动。白术水煎剂 2.5 g/kg 给大鼠灌胃，可显著促进胃排空及肠推进，进一步发现，白术能明显增加胃窦、空肠肌间神经丛中乙酰胆碱酯酶阳性神经及胃窦肌间神经丛、空肠黏膜下和肌间神经丛中 P 物质阳性神经的含量，这可能在白术的促动力效应中起一定作用。白术水提液对大鼠胃肌电紊乱具有一定调节作用，其机制可能与胃窦肌间神经丛 P 物质的增加及血管活性肠肽、一氧化氮合酶的减少有一定关系。

(2) 对小肠功能的影响 体外实验表明，白术提取物 B_1 部位 125～2 000 mg/L，B_4 62.5～2 000 mg/L，B_9、B_{11} 250～2 000 mg/L 均能明显促进正常大鼠小肠隐窝细胞株细胞增殖；B_4、B_9、B_{13} 可促进小肠上皮细胞(IEC-6)移行，从而在小肠黏膜损伤修复过程中发挥作用。白术提取物还能促进 IEC-6 分化。

(3) 对胃溃疡及慢性胃病的防治作用 白术丙酮提取物 300 mg/kg 十二指肠给药对大鼠幽门结扎性胃溃疡有预防和治疗作用；500 mg/kg 灌胃，对盐酸、乙醇所致大鼠胃黏膜损伤有预防作用。另外，白术可显著抑制动物水浸束缚应激性溃疡。0.5%和 1%白术体外能促进胃黏膜细胞增殖，刺激胃蛋白酶分泌，可能是其治疗慢性胃病的机制之一。

(4) 保肝作用 白术煎剂、己烷提取物和甲醇提取物以及苍术酮对 CCl_4 肝损害呈明显的保护作用。

(5) 利胆作用 白术乙酸乙酯提取物经大鼠十二指肠给药，可明显增加胆汁分泌。

2. 对免疫系统的影响 100%白术水浸出液给小鼠灌胃，能显著增强小鼠抗体产生能力、淋巴细胞转化率以及 MΦ 的吞噬功能，可促进小鼠骨髓细胞增殖反应和 IL-1 和 IL-2 的分泌，提高外周血 WBC 数量、增加脾脏及胸腺重量，对 T 淋巴细胞功能也有增强作用。白术多糖(PAM)每日 10 mg/kg、20 mg/kg、40 mg/kg、60mg/kg 能单独激活或协同 ConA/PHA 促进正常小鼠淋巴细胞转化并能明显提高 IL-2 分泌的水平，对氢化可的松造成的免疫抑制小鼠淋巴细胞的增殖功能有恢复作用，体外 PAM 在 5 mg/L 和 10 mg/L 浓度时能显著提高小鼠脾淋巴细胞分泌 IL-2 的能力，在 5～20 mg/L 浓度范围内能明显对抗异丙肾上腺素对淋巴细胞的抑制作用，促进脾淋巴细胞的增殖。小鼠每日灌服白术挥发油 15 g/kg，连续 7 日，可提高巨噬细胞的活性，增强机体非特异性免疫功能，抑制癌细胞的生长。

3. 对心肌及心血管系统的影响 白术可扩张血管，对心脏呈抑制作用，使麻醉犬血压下降。双白术内酯(终浓度为 1.19×10^{-5} mol/L)对豚鼠离体心房肌有负性肌力和负性频率作用，能明显降低豚鼠离体右心房肌的收缩力，同时减慢其心率；可使豚鼠离体左心房肌的正性阶梯作用降低。

4. 抗氧化、延缓衰老作用 白术煎剂给小鼠灌胃每日 0.5 g/只，连续 10 日，能有效降低 LPO 含量。白术能提高 12 月龄以上小鼠红细胞 SOD 及 GSH-Px 活性，抑制小鼠脑单胺氧化酶 B 的活性，降低红细胞中 MDA 含量，对抗红细胞自氧化溶血，并具有清除活性氧自由基作用。白术及 PAM 均能提高小鼠学习记忆和抗氧化能力 PAM 是白术抗氧化作用的主要成分。

5. 抗肿瘤作用 白术挥发油对小鼠肉瘤 S_{180}、小鼠艾氏腹水癌及淋巴肉瘤腹水型均有抑制作用，尚能增强癌细胞的抗原性抗体的特异性主动免疫。白术的抑瘤作用体现在降低瘤细胞的增殖率和瘤组织的侵袭性、提高机体抗肿瘤反应能力及对瘤细胞的细胞毒作用等方面。

6. 降血糖作用 白术糖复合物 100 mg/kg 和 200 mg/kg 灌胃，能显著降低四氧嘧啶糖尿病大鼠血糖水平，能减少糖尿病大鼠的饮水量和耗食量，对胰岛损伤有一定的恢复作用，抑制胸腺、胰腺萎缩，对正常大鼠血糖无影响。

7. 利尿及抗腹水作用 白术煎剂和流浸膏对大鼠、兔、犬均能产生明显而持久的利尿作用，可能是抑制肾小管重吸收所致。60 g 以上剂量白术对肝性腹水患者有明显利尿作用，且与剂量呈正相关。腹腔注射小鼠，可使腹膜孔平均孔径及开放密度显著增大，对腹膜孔具有较强的调控作用，可能是其治疗腹水的机制之一。

8. 其他作用 白术挥发油小量有镇静作用。白术醇提取物与石油醚提取物对未孕小鼠离体子宫的自发性收缩及兴奋性收缩均呈显著抑制作用。白术醇提取物还能完全拮抗催产素对豚鼠在体怀孕子宫的紧张性收缩。小鼠灌服白术内酯 300 mg/kg 对乙酸产生的血管通透性增加有显著抑制作用。水浸剂对絮状表皮癣菌、星形奴卡菌、金黄色葡萄球菌、溶血性链球菌、脑膜炎双球菌、枯草杆菌等有抑制作用。白术具有抗凝血作用。白术能在基因转录水平下调豚鼠皮肤酪氨酸酶 Q74 表达，抑制酶蛋白的生物合成，可能是其对酪氨酸酶活性和皮肤黑素生成均具有显著抑制作用的机制之一。

毒性 白术煎剂小鼠腹腔注射的 LD_{50} 为 13.3 g/kg，多数动物于给药后呈暂时兴奋，后遂安静，但对外界刺激仍然敏感，此作用持续数小时。煎剂每日 0.5 g/kg 给大鼠灌胃，连续 14 日，出现白细胞中度减少，主要是淋巴细胞减少，这与临床观察颇不一致。给药 2 个月，出现轻度贫血，有些动物肾小管上皮细胞颗粒变性，但脑、心、肝组织无异常。

【炮制】 1. 白术　取原药材，除去杂质，大小分开，洗净，闷润透，切厚片，晒干或低温干燥，过筛。

2. 炒白术　取白术片，置锅内，用武火加热，炒至表面焦黄色，取出放凉。

3. 麸炒白术　取麸皮，撒入热锅内，用中火加热，待麸皮冒烟时，倒入白术片，拌炒至表面深黄色，有香气逸出时，取出，筛去麸皮，放凉。麸炒白术偏于祛湿利水。

4. 土炒白术　取灶心土粉置热锅内，用中火炒热，倒入白术片，拌炒至表面挂土色、有香气逸出时，取出，筛去土粉，放凉。

5. 泔制白术　将白术片用米泔水拌匀，浸泡至透，捞出，晒干。

6. 米白术　先将米撒于锅内，待冒烟时，倒入白术片，用文火炒至米成黑色，白术呈焦黄色为度，取出，筛去焦米，放凉。

7. 盐白术　先将白术片用文火炒至外皮焦黑色时，喷入盐水，炒干，取出放凉。

8. 蒸白术　取白术片蒸 8 小时，趁热倒出，晒 1 小时，或文火烘干，加入蒸出的白术汁适量与白术片拌匀后，再蒸再拌；第三次蒸 4 小时，至外黑如漆、内呈酱色为度，趁热取出，摊开，晒干或文火烘干。

9. 白术炭　取白术片置锅内，用武火炒至外呈黑色，内呈黑褐色为度，喷淋清水少许，灭尽火星，取出，凉透。

饮片性状　白术参见"药材"项。炒白术形如白术，焦黄色，略具焦香气，味微苦。麸炒白术形如白术，深黄色，有焦麸香气。土炒白术形如白术，土黄色，表面附有细土粉。泔制白术形如白术。米白术形如白术，焦黄色，具焦香气。盐白术形如白术，焦黑色，具咸味。蒸白术形如白术，外黑如漆，内呈酱色。白术炭形如白术，外表呈黑色，内部黑褐色。

贮干燥容器内，置阴凉干燥处，防蛀；白术炭散热防复燃。

【药性】 苦、甘，温。归脾、胃经。

1.《本经》："味苦，温。"

2.《药性论》："味甘、辛。"

3.《汤液本草》："味厚气薄，阴中阳也。入手太阳、少阴经，足阳明、太阴、少阴、厥阴四经。"

4.《珍珠囊补遗药性赋》："味甘，性温，无毒。可升可降，阳也。"

5.《本草蒙筌》："入心、脾、胃、三焦四经。"

6.《药性微蕴》："性温，质厚，味甘平，气微香。"

【功用主治】 健脾益气，燥湿利水，止汗，安胎。主治脾气虚弱之乏力，食少腹胀，泄泻，便秘，水饮内停之小便不利，水肿，痰饮眩晕，寒湿痹，身痛，气虚自汗，胎动不安。

1.《本经》："主风寒湿痹，死肌，痉，疸，止汗，除热，消食。作煎饵久服，轻身延年不饥。"

2.《别录》："主大风在身面，风眩头痛，目泪出。消痰水，逐皮间风水结肿，除心下急满及霍乱吐下不止。利腰脐间血，益津液，暖胃，消谷，嗜食。"

3.《药性论》："能主大风顽痹，多年气痢，心腹胀痛。破消宿食，开胃，去痰涎，除寒热，止下泄。主面光悦，驻颜，去皯，治水肿胀满。止呕逆、腹内冷痛、吐泻不住及胃气虚冷痢。"

4.《新修本草》："利小便，及用苦酒渍之，用拭面䵟黯，极效。"

5.《日华子》："治一切风疾，五劳七伤，冷气腹胀。补腰膝，消痰，治水气，利小便，止反胃呕逆，及筋骨弱软，痃癖气块，妇人冷癥瘕，温疾，山岚瘴气，除烦长肌。"

6.《医学启源》："除湿益燥，和中益气。其用有九：温中一也；去脾胃中湿二也；除胃热三也；强脾胃，进饮食四也；和胃，生津液五也；主肌热六也；治四肢困倦，目不欲开，怠惰嗜卧，不思饮食七也；止渴八也；安胎九也。"

7.《汤液本草》："治皮间风，止汗消痞，补胃和中，利腰脐间血，通水道，上而皮毛，中而心胃，下而利脐，在气主气，在血主血。"

8.《本草衍义补遗》："除湿之功为胜。又有汗则止，无汗则发。味亦有辛，能消虚痰。"

【用法用量】 内服：煎汤，3～15 g；或熬膏；或入丸、散。

利水消肿，固表止汗，除湿治痹宜生用；健脾和胃宜炒用；健脾止泻宜炒焦用。

【宜忌】 阴虚津亏者慎服。

1.《药性论》："忌桃、李、雀肉、菘菜、青鱼。"

2.《本草蒙筌》："哮喘勿服，壅窒难当。"

3.《本草经疏》："凡病属阴虚血少，精不足，内热骨蒸，口干唇燥，咳嗽吐痰，吐血，鼻衄，齿衄，咽塞，便秘滞下者，法咸忌之。术燥肾而闭气，肝肾有动气者勿服。刘涓子痈疽论云：溃疡忌白术，以其燥肾而闭气，故反生脓作痛也。"

4.《药品化义》："凡郁结气滞，胀闷积聚，吼喘壅塞，胃痛由火，痈疽多脓，黑瘦人气实作胀，皆宜忌用。"

【选方】 1. 治脾虚胀满　白术二两，橘皮四两。为末，酒糊丸，梧子大。每食前木香汤送下三十丸。(《全生指迷方》宽中丸)

2. 脾虚泄泻　白术一两，芍药半两(冬月不用芍药，加肉豆蔻，泄者炒)。上为末，粥丸。(《丹溪心法》白术丸)

3. 治嘈杂　白术四两(土炒)，黄连二两(姜汁炒)。上为末，神曲糊丸，黍米大。每服百余丸，姜汤下。(《景岳全书》术连丸)

4. 治心下坚，大如盘，边如旋盘，水饮所作　枳实七枚，白术二两。上二味，以水五升，煮取三升，分温三服。(《金匮要略》枳术汤)

5. 治伤寒八九日，风湿相搏，身体疼烦，不能自转侧，不呕不渴，脉浮虚而涩，大便坚，小便自利者　白术二两，附子一枚半(炮，去皮)，甘草一两(炙)，生姜一两半(切)，大枣六枚。上五味，以水三升，煮取一升去滓。分温三服，一服觉身痹，半日许，再服，三服都尽，其人如冒状，勿怪，即是术、附并走皮中，逐水气未得除故耳。(《金匮要略》白术附子汤)

6. 肘臂痛　片子姜黄四两，白术二两(炒)，羌活一两，甘草一两。上为粗末。每服三钱，水一盏半，煎至七分，食后服。(《澹寮》白术姜黄汤)

7. 治自汗不止　白术末，饮服方寸匕，日二服。(《千金方》)

8. 治妊娠七八月后，两脚肿甚者　白术、白茯苓各二两，防己、木瓜各三两。上为细末。每服一钱，食前沸汤调下，日三服，肿消止药。(《广嗣记要》白术茯苓散)

【临床报道】 1. 治疗妇产科手术后便秘　生白术 60 g，生地 30 g，升麻 3 g，每日 1 剂，水煎服。治 50 例，一般服 1～4 剂。其中有 36 例于服药 1～2 剂后开始肠鸣矢气，随后排便。据临床观察，服药后开始排便的第一日 1～3 次，7 例无效。多数患者随后保持每日或隔日排便 1 次。

2. 预防急性心肌梗死后便秘　治疗组 30 例用白术 60～120 g，舌质红、苔少、脉细数者加生地 30 g，舌质淡、苔薄、脉细弱者加当归 30 g，舌苔黄腻、脉滑者加瓜蒌 30 g，腹胀痛者加白芍 20 g，炙甘草 10 g，水煎服，每日 1 剂。对照组 30 例口服复方芦荟胶囊 2 粒，每日 2 次。两组患者均采用急性心肌梗死西医常规治疗措施。7 日为 1 个疗程，1 个疗程后停药观察患者是否发生便秘。结果：治疗组发生便秘者 4 例(13.3%)，对照组发生便秘者 14 例(46.7%)。便秘发生率治疗组明显少于对照组($P < 0.05$)。

3. 治疗慢性腰腿痛　白术 30 g，炙山甲 6 g 同置容器内，加入 20～30 度白酒 100 ml(以浸没药材为度)，加盖，加热使沸后，文火煎 30 分钟，将煎液倾出，药渣照上法重煎，两次煎液合并，混匀后分早晚 2 次服，每日 1 剂，连服 2～3 日。治疗 24 例(其中姿势不良引起的腰肌劳损 22 例，腰椎间盘突出 2 例)，均获良效。一般服用 2 剂后，腰肌活动自如，疼痛缓解，甚至消失。

4. 治疗复发性口疮　用白术醋液：白术 50 g，加食用白醋

100 ml,浸泡 1 星期后取液备用。用时以白术醋液外涂患处,每日 3 次。共治疗 32 例,结果:治愈 15 例,有效 14 例,无效 3 例。

【各家论述】 1.《本草会编》:“脾恶湿,湿胜则气不得施化,津何由生? 故曰膀胱者,津液之府,气化则能出焉。用白术以除其湿,则气得周流而津液生矣。”

2.《本草汇言》:“白术,乃扶植脾胃,散湿除痹,消食除痞之要药也。脾虚不健,术能补之;胃虚不纳,术能助之。是故劳力内伤。四肢困倦,饮食不纳,此中气不足之证也;痼冷虚寒,泄泻下痢,滑脱不禁,此脾阳乘陷之证也;或久疟经年不愈,或久痢累月不除,此胃虚失治,脾虚下脱之证也;或痰涎呕吐,眩晕昏痫,或腹满肢肿,面色萎黄,此胃虚不运,脾虚蕴湿之证也。以上诸疾,用白术总能治之。”

3.《本草经疏》:“术,其气芳烈,其味甘浓,其性纯阳,为除风痹之上药,安脾胃之神品。”“止汗、除热、消食者,湿热盛则自汗,湿邪寒则发热,湿去而脾胃燥,燥则食自消,汗自止,热自除也。又主大风在身面者,术气芳烈而悍,纯阳之物也,风为阳邪,发于阳部,故主之也。风眩头痛目泪出者,阳虚则风客之而眩,痰厥则头痛,风热壅则目泪出也。消痰水,逐皮间风水、结肿,除心下急痛,及霍乱吐下不止者,湿客于胃则滞而生痰,客于脾则生水,脾虚湿胜,则为水肿,湿客中焦则心下急满,脾胃俱虚,则中焦不治,而湿邪客之,则为霍乱吐下不止也。利腰脐间血者,血属阴,湿为阴邪,下流客之,使腰脐血滞而不得通利,湿去则诸证无不愈矣。益津液,暖胃消谷嗜食者,湿去则胃强,而津液自生,寒湿散则胃自暖,邪去而脾胃健,则消谷而嗜食矣。”

4.《本草通玄》:“白术,补脾胃之药,更无出其右者。土旺则能健运,故不能食者,食停滞者,有痞积者,皆用之也。土旺则清气善升,而精微上奉,浊气善降,而糟粕下输,故吐泻者,不可阙也。《别录》以为利腰脐间血者,因脾胃统摄一身之血,而腰脐乃其分野,借其养正之功,而瘀血不敢稽留矣。张元素谓其生津止渴者,湿去而气得周流,而津液生矣。谓其消痰者,脾无湿则痰自不生也。安胎者,除胃中热也。”

5.《本草崇原》:“凡欲补脾,则用白术;凡欲运脾,则用苍术;欲补运相兼,则相兼而用;如补多运少,则白术多而苍术少;运多补少,则苍术多而白术少。品虽有二,实则一也。”

6.《得配本草》:“脾本阴脏,固恶湿,又恶燥。太润未免泥泞,太燥反成顽土。如不审其燥湿,动以白术为补脾开胃之品而妄用之,脾阴虚乏,津液益耗,且令中气愈滞,胃口愈闭,肺金绝其元,肾水增其燥,阴受其害,不可胜数。若脾气虚乏,或阴虚不能制湿者,用之乃为得当。”

7.《本经疏证》:“风寒湿痹、死肌、痉、疸,不得尽谓脾病,而以术为主剂者,则以湿为脾所主,湿能为患,固属脾气不治,一也;脾主肌肉,介在皮毛筋骨中,痹与痉,病在肌肉内,死肌及疸,病在肌肉外,旁病则当取中,二也;筋骨皮毛,均非驻湿之所,惟肌肉间为可驻湿,三也。知此,则凡痹、死肌、痉、疸之系乎风寒湿者,皆术主之矣。”

8.《衷中参西录》:“白术,善健脾胃,消痰水,止泄泻。治脾虚作胀,脾湿作渴,脾弱四肢运动无力,甚或作疼。与凉润药同用,又善补肺;与升散药同用,又善调肝;与镇安药同用,又善养心;与滋阴药同用,又善补肾。为后天滋生之要药,故能于肺、肝、肾、心四脏皆能有所补益也。”

9.《本草正义》:“白术、苍术在古不分,而今已各别,则凡古人所称燥湿逐水之用,今必以茅山苍术当之;其补益脾胃,则宜用白术。白术补中,虽以气胜,不可谓其发汗;惟苍术则辛烈开腠,能发湿家之汗耳。”

10.《国药诠证》:“白术性味中和,燥而不烈,为用极广,效力显著,故为治湿所必用,但中病即止,不可多服,以湿混杂气血之中,与生俱来,至死乃已。苟不过甚,尚无大害,迨其势既张,病象已显,然后治之,并不为迟,病去而止,即可相安。如欲断绝根枝,用为常服,则气血俱燥,必生他变,欲求却病而反以促寿者,殊不乏人,皆由不明药效之故也。”

1412 白芍 bái sháo (《药品化义》)

【异名】 白芍药(《本草经集注》),金芍药(《安期生服炼法》)。

【基原】 为芍药科芍药属植物芍药(栽培品)及毛果芍药的根。

【原植物】 1. 芍药 *Paeonia lactiflora* Pall. [*P. albiflora* Pall.] 又名:离草(《韩诗》内传),余容、其积、解仓(《吴普本草》),可离(崔豹《古今注》),没骨花(《清异录》),将离(《纲目》)。

多年生草本,高 40～70 cm。根肥大,纺锤形或圆柱形,黑褐色。茎直立,上部分枝,基部有数枚鞘状膜质鳞片。叶互生;叶柄长达 9 cm;茎下部叶为二回三出复叶,上部叶为三出复叶;小叶狭卵形、椭圆形或披针形,长 7.5～12 cm,宽 2～4 cm,先端渐尖,基部楔形或偏斜,边缘具白色软骨质细齿,两面无毛,下面沿叶脉疏生短柔毛,近革质。花两性,数朵生茎顶和叶腋,直径 7～12 cm;苞片 4～5,披针形,大小不等;萼片 4,宽卵形或近圆形,绿色,宿存;花瓣 9～13,倒卵形,白色,有时基部具深紫色斑块或粉红色,栽培品花瓣各色并具重瓣;雄蕊多数,花药黄色;花盘浅杯状,包裹心皮基部,先端裂片钝圆;心皮 2～5,离生,无毛。蓇葖果 3～5 枚,卵形或卵圆形,先端具喙。花期 5～6 月,果期 6～8 月。

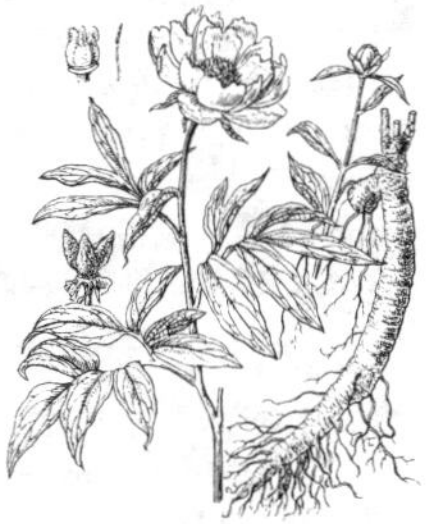

芍 药

生于山坡草地和林下。分布于华北、东北、陕西及甘肃。各城市和村镇多有栽培。

2. 毛果芍药 *P. lactiflora* Pall. var. *trichocarpa* (Bunge) Stern [*P. albiflora* Pall. var. *trichocarpa* Bunge] 又名:毛蕊芍药(《东北药用植物志》)。

植物形态特征与芍药的主要区别是心皮和幼果密生柔毛,成熟的蓇葖果疏被柔毛。

生于山地灌木丛中。分布于东北及河北、山西、内蒙古等地,各地多有栽培。

【栽培】 生物学特性 喜温暖湿润气候,耐严寒、耐旱、怕涝。宜选阳光充足、土层深厚、排水良好、肥沃、疏松、含腐殖质的壤土或砂质壤土栽培。盐碱地和涝洼地不宜栽种。忌连作,可与红花、菊花、豆科作物轮作,前茬以玉米、小麦、豆类、甘薯等作物较好。

繁殖方法 用种子繁殖或分根繁殖。种子繁殖:8 月上、中旬种子成熟,于果实微裂时及时采摘,随采随播,或用湿砂混拌贮藏至 9 月中、下旬播种,在整好的畦上开沟条播,沟深 3 cm,将种子均匀撒入沟内,覆土 6～10 cm,镇压。翌年 4 月去掉部分盖土,约半月后即可出苗。苗株生长 2～3 年后进行定植。分根繁殖:将芍药芽头从根部割下,选形状粗大,不空心,无病虫害的芽盘,按大小和芽的多少,顺其自然生长形状切成数块,每块芽 2～4 个,芽下留 2 cm 长的头,按行株距 50 cm×30 cm,穴栽,每穴 1～2 株,覆土埋严,浇水培土越冬。为提高产量,适当施农家肥。

田间管理 栽后翌年春解冻,松土保墒,雨后松土,每年中耕除草 4～6 次,中耕宜浅。10 月下旬地冻前,在离地面 7～10 cm 处剪去枝叶,根际培土约 15 cm 以利越冬。第二年起每年追肥 3 次,第一次 3 月下旬至 4 月上旬,施清淡人粪尿;第二次 4 月,每亩施人粪尿 500 kg;第三次 10～11 月间以圈肥为主,每亩施 1 500～

2 000 kg。第四年收获前追肥 2 次。每次施肥，宜在植株两侧开穴施入。除留种田外，及时摘除花蕾。芍药喜旱怕涝，一般不需灌溉。严重干旱时，宜在傍晚灌溉 1 次透水。多雨季节及时排水，以减少根病。

病虫害防治　褐斑病、立枯病、根腐病、灰霉病、锈病等，栽植前可用多菌灵或托布津浸泡后下种；病害发生初期可喷多菌灵、波尔多液、代森锌等或挖掘全株烧毁。虫害有红蜘蛛、蚜虫、蛴螬、金针虫、地老虎等。

【采收加工】　8 月采挖栽培 3～4 年生的根，除去地上茎及泥土，放入开水中煮 5～15 分钟至无硬心，迅速捞起放入冷水里浸泡，随即取出用竹刀刮去外皮，晒干或切片晒干。不宜曝晒，干燥过程中忌堆置。

【药材】　白芍 *Paeoniae Alba Radix*　主产于安徽亳州(习称"亳白芍")、浙江杭州(习称"杭白芍")和山东菏泽，主要为栽培品。

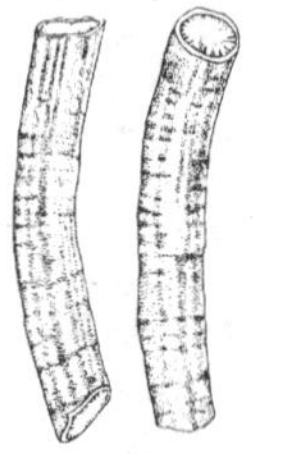
白芍(根)外形

商品规格　亳白芍分四等，杭白芍分 7 个等级。其他地区的白芍均按 4 个等级分等。

性状　根呈圆柱形，平直或稍弯曲，两端平截，长 5～18 cm，直径 1～2.5 cm。表面类白色(亳白芍)或淡红棕色(杭白芍)，光洁或有纵皱纹及细根痕，偶有残存的棕褐色外皮。质坚实，不易折断，断面较平坦，类白色或微带棕红色，形成层环明显，射线放射状。气微，味微苦、酸。

鉴别　(1) 根横切面：参见"赤芍"条。惟木栓层多已除去，薄壁细胞内淀粉粒多已糊化。

粉末特征：黄白色。糊化淀粉团块甚多。草酸钙簇晶直径 11～35 μm，存在于薄壁细胞中，常排列成行，或一个细胞中含数个簇晶。具缘纹孔及网纹导管直径 20～65 μm。纤维长梭形，直径 15～40 μm，壁厚，微木化，具大的圆形纹孔。

(2) 取本品粉末 5 g，加乙醚 50 ml，加热回流 10 分钟，蒸干，加醋酐 1 ml 与硫酸 4～5 滴，先显黄色，渐变成红色、紫色，最后呈绿色。

(3) 薄层色谱：取本品粉末 0.5 g，加乙醇 10 ml，振摇 5 分钟，滤过，滤液蒸干，残渣加乙醇 1 ml 使溶解，作为供试品溶液。另取芍药苷对照品，加乙醇制成每 1 ml 含 1 mg 溶液，作为对照品溶液。吸取上述两种溶液各 10 μl，分别点于同一硅胶 G 薄层板上，以氯仿-醋酸乙酯-甲醇-甲酸 (40：5：10：0.2) 为展开剂，展开，取出，晾干，喷以 5%香草醛硫酸溶液，加热至斑点显色清晰。供试品色谱中，在与对照品色谱相应的位置上，显相同的蓝紫色斑点。

品质标志　《中华人民共和国药典》2010 年版规定：照高效液相色谱法测定，本品含芍药苷($C_{23}H_{28}O_{11}$)不得少于 1.6%。

【成分】　根含环烯醚萜苷类：芍药苷(paeoniflorin)，氧化芍药苷(oxypaeoniflorin)，苯甲酰芍药苷(benzoylpaeoniflorin)，白芍苷(albiflorin)，芍药苷元酮(paeoniflorigenone)，没食子酰芍药苷(galloylpaeoniflorin)，β-蒎-10-烯基-β-巢菜苷(*Z*-1*S*, 5*R*-β-pinen-10-yl-β-vicianoside)，芍药新苷(lactoflorin)，芍药内酯(paeonilactone) A、B、C；甾醇类：β-谷甾醇(β-sitosterol)，胡萝卜苷(daucosterol)。鞣质：1, 2, 3, 6-四没食子酰基葡萄糖(1, 2, 3, 6-tetra-*O*-galloyl-β-*D*-glucose)，1, 2, 3, 4, 6-五没食子酰基葡萄糖(1, 2, 3, 4, 6-penta-*O*-galloyl-β-*D*-glucose)；六没食子酰基葡萄糖和七没食子酰基葡萄糖，没食子酸(gallic acid)，右旋儿茶素(catechin)。挥发油主要含苯甲酸(benzoic acid)，牡丹酚(paeonol)及其他醇类和酚类成分共 33 个。

【药理】　1. 抗炎、镇痛作用　芍药中所含牡丹酚、苯甲酰芍药苷及氧化芍药苷均有抗炎作用。白芍总苷(TGP)对大鼠实验性佐剂性关节炎(AA)有明显抑制作用，不仅抑制足肿胀，而且降低 MDA、NO 和 TNF 水平，增强 SOD 和 GSHPx 活性。TGP 的抗关节炎作用与其抗氧化和脂质过氧化以及调节腹腔 MΦ 分泌功能有关。在 0.01～100 mg/L 浓度范围内，TGP 可使 AA 大鼠腹腔 MΦ 分泌的 PGE_2 呈浓度依赖性变化，有低浓度促进和高浓度抑制的特点。白芍有明显镇痛作用，水煎剂 0.4 g/10 g 灌胃能显著抑制小鼠醋酸扭体反应。TGP 5～40 mg/kg，肌内或腹腔注射，呈剂量依赖性地抑制小鼠扭体、嘶叫和热板反应，并在 50～125 mg/kg腹腔注射时抑制大鼠热板反应。

2. 对免疫功能的影响　白芍体内和体外均能促进 MΦ 的吞噬功能。白芍煎剂对细胞免疫和体液免疫均有增强作用。TGP 对 AA 大鼠有抗炎和功能依赖性免疫调节作用，每日 50 mg/kg 灌胃 11 日，对 AA 明显抑制的同时，使大鼠升高了的 H_2O_2 和 IL-1 水平降低，并使 AA 大鼠低下的胸腺细胞有丝分裂原反应及脾淋巴细胞产生 IL-2 的能力恢复正常。TGP 可双向调节免疫功能，与调节 Th/Ts 的比值有关。TGP 12.5～250 mg/L 加入大鼠腹腔单核细胞的培养体系，TNFα 的活性与 TGP 浓度呈负相关，而 PGE_2 浓度与 TGP 呈正相关。另外，TGP 的免疫调节作用与松果腺有关。

3. 抗病原微生物作用　白芍的抗菌作用强，抗菌谱广，对金黄色葡萄球菌、溶血性链球菌、草绿色链球菌、肺炎链球菌、伤寒杆菌、乙型副伤寒杆菌、痢疾杆菌、大肠杆菌、铜绿假单胞菌、变形杆菌、百日咳杆菌、霍乱弧菌等有不同程度的抑制作用；对堇色毛癣菌、同心性毛癣菌、许兰黄癣菌、奥杜盎小芽胞癣菌、铁锈色小芽胞癣菌、羊毛状小芽胞癣菌、腹股沟表皮癣菌、红色表皮癣菌和星形奴卡菌等皮肤真菌也有不同程度的抑制作用。芍药中 1, 2, 3, 4, 6-五没食子酰基葡萄糖有抗病毒活性。

4. 中枢抑制作用　白芍能抑制小鼠自发活动，增强环己巴比妥钠的催眠作用及延长戊巴比妥钠的催眠时间。芍药苷可使大鼠镇静，引起睡眠和肌肉松弛。

5. 耐缺氧作用　TGP 能延长小鼠常压缺氧存活时间、减压缺氧存活时间，能减少小鼠氰化钾中毒性缺氧的死亡率。TG 可延长小鼠断颅后的喘息时间，能明显改善大鼠的脑电活动，可降低脑钙、钠、水含量。

6. 保肝和解毒作用　白芍提取物 250 mg/kg 灌胃，可缓解小鼠 T-2 毒素中毒。白芍乙醇提取液在体外对黄曲霉毒素 B_1 有一定降解作用。

7. 抗诱变与抗肿瘤作用　白芍提取物能干扰 S_9 混合液的酶活性，并抑制苯并芘的诱变作用。其中没食子酸(GA)和五没食子酰基葡萄糖(PGG)能使苯并芘的代谢物失活，PGG 能抑制 S_9 混合液的酶活性。白芍提取物能增强 MMC 的抗肿瘤作用，还能抑制 MMC 所致的白细胞减少。TGP 可增强癌周淋巴结淋巴细胞酶活性，可能是其发挥免疫调节作用机制之一。

8. 其他作用　芍药苷可预防大鼠应激性溃疡。芍药体外可抑制大鼠眼球晶体的醛糖还原酶活性，可能是其治疗糖尿病性神经病的机制之一。白芍提取物对脑啡肽受体、α-肾上腺素受体，血管紧张素Ⅱ受体，β-羟基-β-甲基戊二酸辅酶 A、补体系统、胆囊收缩素和嘌呤系统转化酶等有不同程度的抑制作用。芍药提取物可明显抑制化合物 48/80 诱导的肥大细胞组胺释放。TGP 可通过延长结肠收缩时间，增强结肠收缩幅度而调节结肠运动，是一种缓解便秘较为温和的方式。TGP 能够调节血清脂质、MDA 和 TC/LDL，高剂量的 TGP 能升高 HDL。一定剂量的 TGP 对小鼠经空肠弯曲菌 CJ-S131 和佐剂混合免疫致系统性红斑狼疮样改变具有一定的保护作用，还能抑制 ConA 及 LPS 诱导的淋巴细胞增殖反应的增强和 IL-1 生成的增多。

9. 配伍　乌芍配伍能增强各单味药尤其是川乌的抗炎作用，降低炎症过程中毛细血管通透性和 PGE2 的含量；减少川乌所致的血浆及肝组织LPO过量。抑制炎症因子和清除自由基的结果，可能是二药配伍能增强单味药尤其是川乌抗炎祛风湿的重要机制之一。乌芍配伍后对大鼠继发性佐剂关节炎的疗效显著优于单味药，表现出明显的配伍优势。以川乌与白芍配伍前后的水煎液分别给小鼠灌胃，急性毒性实验表明乌芍配伍能降低川乌的毒性，但是，腹腔注射未出现上述结果。

10. 体内过程　给犬静注芍药苷11.25 mg/kg，血药浓度曲线符合二室模型。动力学参数：分布相 $t_{1/2\alpha}$ 6.29分钟，消除相 $t_{1/2\beta}$ 133.41分钟。本品不易通过血脑屏障。

毒性　芍药苷小鼠静脉注射的 LD_{50} 为3.53 g/kg，腹腔注射为9.53 g/kg，灌胃不死。白芍总苷小鼠和大鼠腹腔注射的 LD_{50} 分别为125和301 mg/kg。另报道小鼠静脉和腹腔注射的 LD_{50} 分别为159和230 mg/kg，灌胃＞2 500 mg/kg，无明显中毒症状，也无死亡。白芍总苷50、1 000和2 000 mg/kg给大鼠灌胃，每日1次，连续90日，除血小板数升高外，未见明显异常。致突变试验：经鼠伤寒沙门菌Ames试验，中国仓鼠肺细胞染色体畸变试验和ICR小鼠骨髓微核试验表明白芍总苷无致突变活性。

【炮制】 1. 白芍：取原药材，除去杂质，分开大小条，浸至六七成透，闷润至透，切薄片，干燥。

2. 炒白芍：取白芍片置锅内，用文火加热，炒至表面微黄色，取出放凉。炒用性缓，柔肝，和脾，止泻。

3. 酒白芍：取白芍片，喷淋黄酒拌匀，稍闷后，置锅内用文火加热，炒干，取出放凉。每白芍片100 kg，用黄酒10 kg。酒制行经，止中寒腹痛。

4. 醋白芍：取白芍片，用米醋拌匀，稍闷后置锅内，用文火加热，炒干，取出放凉。每白芍片100 kg，用米醋15 kg。醋炒敛血、止血。

5. 土炒白芍：取灶心土(伏龙肝)细粉置锅内，用中火炒热，倒入白芍片，炒至表面挂土色，微显焦黄色时，取出，筛去土粉，放凉。

6. 白芍炭：取白芍片，置锅内，用武火加热，炒至焦黑色，喷淋清水少许灭尽火星，取出，晾干，凉透。制炭止血。

饮片性状　白芍参见“药材”项。周边淡棕红色或粉白色，有皱纹。质坚脆。气微，味微苦、酸。炒白芍形如白芍，表面微黄色，偶有黄斑。酒白芍形如白芍，黄色，微有酒气。醋白芍形如白芍，微有醋气。土炒白芍形如白芍，土黄色，微有焦土气。白芍炭形如白芍，表面焦黑色。

贮干燥容器内，酒白芍、醋白芍密闭，置阴凉干燥处，防蛀。

【药性】 苦、酸，微寒。归肝、脾经。

1.《本经》：“味苦。”

2.《别录》：“味酸，平，微寒，有小毒。”

3. 王好古：“为手、足太阴行经药，入肝、脾血分。”(引自《纲目》)

4.《本草正》：“味微苦、微甘、略酸，性颇寒。气薄于味，敛降多而升散少，阴也。生者更凉，酒炒微平。”

5.《药品化义》：“味微苦略酸，性生寒炒凉。”

【功用主治】 养血和营，缓急止痛，敛阴平肝。主治血虚寒热，脘腹疼痛，胁痛，肢体痉挛疼痛，痛经，月经不调，崩漏，自汗，盗汗，下痢泄泻，头痛眩晕。

1.《本经》：“主邪气腹痛，除血痹，破坚积，寒热疝瘕，止痛，利小便，益气。”

2.《别录》：“主通顺血脉，缓中，散恶血，逐贼血，去水气，利膀胱大小肠，消痈肿，时行寒热，中恶，腹痛，腰痛。”

3.《新修本草》：“益好血。”

4.《日华子》：“治风补劳，主女人一切病，并产前后诸疾，通月水，退热除烦，益气，治天行热疾，瘟瘴惊狂，妇人血运，及肠风泻血，痔瘘，发背，疮疥，头痛，明目，目赤，胬肉。”“白者治血。”

5. 张元素：“泻肝，安脾肺，收胃气，止泻利，固腠理，和血脉，收阴气，敛逆气。”(引自《纲目》)

6.《滇南本草》：“泻脾热，止腹痛，止水泄，收肝气逆痛，调养心肝脾经血，舒肝降气，止肝气痛。”

7.《纲目》：“止下痢腹痛后重。”

8.《本草正》：“白者味甘，补性多，故入血分，补血热之虚，泻肝火之实，退虚热，缓三消诸证于因热而致者为宜。”“止血虚之腹痛，敛血虚之发热，安胎热不宁。”

【用法用量】 内服：煎汤，5～12 g，大剂量可用15～30 g；或入丸、散。外用：捣敷。平肝阳宜生用，养肝柔肝宜炒用。

【宜忌】 虚寒之证不宜单独应用。反藜芦。

1.《本草经集注》：“恶石斛、芒硝。畏消石、鳖甲、小蓟。反藜芦。”

2.《本草经疏》：“白芍药酸寒，凡中寒腹痛，中寒作泄，腹中冷痛，肠胃中觉冷等证忌之。”

3.《本草正》：“若脾气寒而痞满难化者忌用。”

4.《药品化义》：“疹子忌之。”

【选方】 1. 伤寒脉浮，自汗出，小便数，心烦微恶寒，脚挛急，足温者　芍药、甘草(炙)各四两。以水三升，煮取一升五合，去滓，分二次温服。(《伤寒论》芍药甘草汤)

2. 治妇人胁痛，凡药不进　香附子(黄子醋二碗，盐一两，煮干为度)四两，肉桂、延胡索(炒)、白芍药。上四味，每服二钱，沸汤调，无时服。(《朱氏集验方》芍药汤)

3. 发汗病不解，反恶寒，虚故也　芍药、甘草(炙)各三两，附子一枚(炮去皮，破八片)。以水八升，煮取一升五合，去滓，分三次温服。(《伤寒论》芍药甘草附子汤)

4. 治泄痢腹痛　黄芩、白芍药各一两，甘草五钱。为粗末，每服五钱，水煎。(《保命集》黄芩芍药汤)

5. 治血崩腹痛　白芍(酒炒黄)一两，侧柏叶(炒黑)六两。二味共为末，酒调服。(《一盘珠》六一散)

6. 脏毒，先血而后便　白芍药、黄柏、当归各等分，上为细末，滴水为丸，如梧桐子大。每服五七十丸，煎甘草汤送下。(《医林方》芍药柏皮丸)

7. 产后虚热头痛，亦治腹中拘急痛者　白芍药、干地黄、牡蛎各五两，桂心三两。上㕮咀。以水一斗，煮取二升半，去滓，分三服，一日三次。(《千金方》芍药汤)

8. 治产后血晕绝，不识人　芍药半两为末，乱发一两烧灰，上相和研令匀。每服二钱，以热酒调服之。须臾再服之，立效也。(《普济方》芍药汤)

【临床报道】 1. 治疗牙痛、头痛、痉挛性腹痛　用白芍30 g，细辛3 g，甘草10 g，每日1剂，水煎服。共治疗38例，其中牙痛26例，头痛8例，痉挛性腹痛4例，结果：全部获效。一般用药1～3剂可获效，最多用药达6剂。

2. 治疗不安腿综合征　用白芍、甘草各15 g，以水3杯，煮取1杯去滓，分2次温服。于日暮时服1次，2小时后再服1次。共治疗54例，结果：服2～9剂后，48例痊愈，6例显效。但有复发。

3. 治疗三叉神经痛　用芍药甘草汤治疗42例，服药7～25剂，疼痛全部缓解。随访1年未复发者30例，半年后复发，但次数减少、疼痛明显减轻者12例。

4. 治疗习惯性便秘　用生白芍24～40 g，生甘草10～15 g，水煎服。共治疗60例，结果：一般2～4剂即可畅排软便。对燥热、气滞、阴血虚之肠燥便秘尤宜。

【各家论述】 1.《开宝本草》：“别本注云，此(芍药)有两种：赤者利小便，下气；白者止痛，散血。”

2.《注解伤寒论》：“芍药白补而赤泻，白收而赤散。”“芍药之酸收，敛津液而益荣。”“酸，收也，泄也；芍药之酸，收阴气而泄邪气。”

3. 李东垣："或言古人以酸涩为收，《本经》何以言利小便？曰：芍药能益阴滋湿而停津液，故小便自行，非因通利也。曰：又言缓中何也？曰：损其肝者缓其中，即调血也，故四物汤用芍药。大抵酸涩者为收敛停湿之剂，故主手足太阴经收敛之体，又能治血海而入于九地之下，后至厥阴经。白者色在西方，故补；赤者色在南方，故泻。"(引自《纲目》)

4. 朱丹溪："芍药泻脾火，性味酸寒，冬月必以酒炒。凡腹痛多是血脉凝涩，亦必酒炒用。然止能治血虚腹痛，余并不治。为其酸寒收敛，无温散之功也。"(引自《纲目》)

5.《纲目》："白芍药益脾，能于土中泻木。赤芍药散邪，能行血中之滞。《日华子》言赤补气，白治血，欠审矣。"

6.《本草崇原》："芍药，气味苦平。风木之邪，伤其中土，致脾络不能从经脉而外行，则腹痛；芍药疏通经脉，则邪气在腹而痛者可治也。心主血，肝藏血；芍药禀木气而治肝，禀火气而治心，故除血痹。除血痹则坚积亦破矣。血痹为病，则身发寒热；坚积为病，则或疝或瘕；芍药能调血中之气，故皆治之。止痛者，止疝瘕之痛也。肝主疏泄，故利小便。益气者，益血中之气也。益气则血亦行矣。芍药气味苦平，后人妄改圣经而曰微酸，元、明诸家相沿为酸寒收敛之品，凡里虚下利者多用之以收敛；夫性功可以强辨，气味不可讹传。试将芍药咀嚼，酸味何在？又谓新产妇人，忌用芍药，恐酸敛耳。夫《本经》主治邪气腹痛，且除血痹寒热，破坚积疝瘕，则新产恶露未尽，正宜用之；若里虚下痢反不当用也。"

7.《药品化义》："白芍药微苦能补阴，略酸能收敛。因酸走肝，暂用之生肝。肝性欲散恶敛，又取酸以抑肝。故谓白芍能补复能泻，专行血海，女人调经胎产，男子一切肝病，悉宜用之调和血气。其味苦酸性寒，本非脾经药，炒用制去其性，脾气散能收之，胃气热能敛之。主平热呕，止泄泻，除脾虚腹痛，肠胃湿热。以此泻肝之邪，而缓中焦脾气，《难经》所谓损其肝者缓其中。同炙甘草为酸甘相合，成甲乙化土之义，调补脾阴神妙良法。""若久嗽者藉此以收肺。又治痢疾腹痛，为肺金之气，郁在大肠，酸以收缓，苦以去垢，故丹溪治痢，每剂用至三四钱，大有功效。若纯下血痢，又非其所宜也。其力不能通行渗泄，然主利水道者取其酸敛能收诸湿而溢津液，使血脉顺而小便自行，利水必用益阴也。若痘疮血不归附者，用以敛血归根。"

8.《药义明辨》："白芍药味酸，气微寒，主收脾之阴气，泄肝之阳邪。方书云，能补血，是究其功之所及，非指其体之所存也。大凡阴能育乎阳而阳郁者，以升阳为主，此味在所忌；若阴不能育乎阳而阳亢者，以收阴为主，此味不可少。丹溪言其酸寒伐生生之气，无乃已甚乎，惟脾气寒而痞满难化者忌之。"

9.《本草正义》："《本经》芍药，虽未分别赤白，二者各有所主。然寻绎其主治诸病，一为补血养肝脾真阴，而收摄脾气之散乱，肝气之恣横，则白芍也；一为逐血导瘀，破积泄降，则赤芍也。""仲圣之法，实即秦、汉以前历圣相传之法。说者每谓酸痛是肝木凌脾，芍能助脾土而克肝木，故为腹痛之主药。要知肝秉刚强之性，非藉阴液以涵濡之，则暴戾恣睢，一发而不可制，当其冲者，实惟脾土先蒙其害，凡心胃痛、腹满痛、胸胁刺痛、支撑胀闷，无一非刚木凌脾之病。宋、元以来，治此者多尚香燥气药，以刚济刚，气行而通则不痛。非不暂图目前之效，然愈燥而阴愈耗，肝愈横，频发加剧，卒至肝脾之阴两竭，而燥药且不可复施，此行气伐肝，适以变本加厉，非徒无益，而又害之矣。仲圣以芍药治腹痛，一以益脾阴而摄纳至阴耗散之气，一以养肝阴而柔刚木桀骜之威，与行气之药，直折肝家悍气者，截然两途。此泻肝与柔肝之辨。而芍药所以能治腹痛胀满、心胃刺痛、胸胁胀痛者，其全体大用，即此是法，必不可与伐肝之剂作一例观也。"

1413 白苣 bái jù (《千金方》)

【异名】 石苣(《纲目》)，千层剥(《植物名实图考》)。

【基原】 为菊科莴苣属植物生菜的茎、叶。

【原植物】 参见"莴苣"条。

为莴苣之变种，与莴苣不同之处为：叶淡绿色，茎皮淡绿白色。

【采收加工】 4～6月采收，切片或切碎，鲜用。

【成分】 地上部分中含有三萜类：(24*S*)-24 甲基-3*β*-乙酸酯-20,25-二烯-达玛烷〔(24*S*)-24-methydammara-20, 25-dien-3*β*-ylacetate〕，白桦酯醇(betulin)，白桦酯醛(betulinic aldehyde)；还含2-3 癸酮(2-tridecanone)；香豆素类：细辛素(asarinin)，欧前胡内酯(imperatorin)，羽扇豆醇(lupeol)；黄酮类：橙皮苷(hesperidin)，messagenin。

【药性】 苦、甘，寒。归胃经。

1.《千金方》："味苦，平，无毒。"

2.《嘉祐本草》："味苦，寒。"

3.《本草求真》："入肠、胃。"

【功用主治】 清热解毒，止渴。主治热毒疮肿，口渴。

1.《千金方》："益筋力。"

2.《食疗本草》："补筋骨，利五脏，开胸膈壅气，通经脉，止脾气。令人齿白，聪明少睡。"

3.《日用本草》："解热毒，消酒毒，止渴，利大小肠。"

【用法用量】 内服：煎汤，30～60 g。外用：捣汁滴涂。

【宜忌】 《四声本草》："患冷气人食之即腹冷。产后不可食，令人寒中，小肠痛。"

【选方】 治小儿慢惊风 白苣、薄荷、荆芥，上各等分。捣，滴汁数点于口，滓系于脐中。(《普济方》)

1414 白芷 bái zhǐ (《本经》)

【异名】 虈、芷(《楚辞》)，芳香(《本经》)，苻蓠、泽芬、葋(《吴普本草》)，白茝(《别录》)，香白芷(《夷坚志》)。

【基原】 为伞形科当归属植物白芷和杭白芷的根。

【原植物】 1. 白芷 *Angelica dahurica* (Fisch. ex Hoffm.) Benth. et Hook. f.［*A. dahurica* (Fisch. ex Hoffm.) Benth. et Hook. f. ex Franch. et Sav. cv. *Qibaizhi*］ 又名：祁白芷(河北)，禹白芷(河南)。

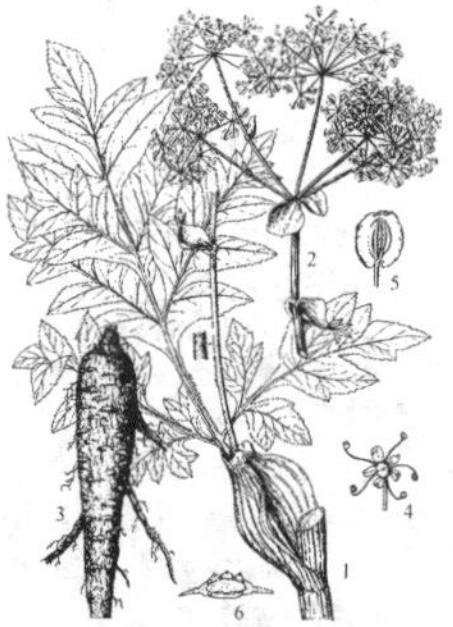

白 芷

多年生草本，高 1～2.5 m。根圆柱形，有分枝，表面黄褐色。皮孔样的横向突起散生，断面灰白色，粉性略差，油性较大。茎粗2～5 cm，有时达 7～8 cm，常带紫色，有纵沟纹。茎下部叶羽状分裂，有长柄；茎中部叶二至三回羽状分裂，叶柄下部成囊状膨大的膜质鞘，无毛，稀被毛；末回裂片长圆形、卵形或线状披针形，多无柄，边缘有不规则的白色软骨质粗锯齿，基部沿叶轴下延成翅状；茎上部叶有显著膨大的囊状鞘。复伞形花序，花序梗长 5～20 cm，伞幅18～40～70，总苞片通常缺，或有1～2，长卵形，膨大成鞘状，小总苞片 5～10 或更多；花小，无萼齿，花瓣 5，白色，先端内凹。双悬果长圆形至卵圆形，黄棕色，有时带紫色，长 4～7 mm，宽 4～6 mm，无毛，背棱扁、厚、钝圆、松而充实，远较棱槽为宽，侧棱翅状，较果体狭，棱槽中有油管 1，合生面有 2。花期 7～9 月，果期9～10月。

栽培于河北、河南、山西、东北等地。

2. 杭白芷 *Angelica dahurica* (Fisch ex Hoffm.) Benth. et Hook. f. var. *formosana* (Boiss.) Shan et Yuan[*Angelica dahurica* (Fisch ex Hoffm.) Benth. et Hook. f. ex Franch. et Sav. cv. *Hangbaizhi*] 又名：川白芷(四川)。

本种与白芷的植物形态基本一致，区别点在于：植株高 1～1.5 m。茎及叶鞘多为黄绿色。根长圆锥形，上部近方形，表面灰棕色，有多数较大的皮孔样横向突起，略排列成数纵行，质硬，较重，断面白色，粉性大。

栽培于江苏、浙江、安徽、江西、湖北、湖南、四川等地。

本植物的叶(白芷叶)亦供药用，另设专条。

【栽培】 生物学特性 喜温暖湿润气候，耐寒。宜在阳光充足，土层深厚，疏松肥沃，排水良好的砂质壤土栽培。种子在恒温下发芽率低，在变温下发芽较好，以 10～30 ℃变温为佳。

繁殖方法 用种子繁殖，一般采用直播，不宜移栽。6 月果实外皮呈绿色时，选侧枝上结的果实，分批采收，挂通风处干燥。春播于 3、4 月进行，但产量和质量较差，通常采用秋播，适宜播种期因地而异。穴播，按行株距 35 cm × (15～20)cm 开穴，深 5～10 cm。条播按行距 35 cm 开浅沟，将种子均匀撒入沟内，盖薄层细土，压实，浇水，用种量是穴播的一倍。播后 15～20 日出苗。

田间管理 苗高 5 cm 左右开始间苗，结合中耕除草，苗高 15 cm左右定苗，条播每隔 12～15 cm 留苗 1 株；穴播，每穴留苗 1～3株。一般在间苗、定苗后和封垄前各追肥 1 次，用人粪尿、腐熟饼肥或尿素等，也可结合浇水。

病虫害防治 病害有斑枯病，主要为害叶部，用 1∶1∶100 倍的波尔多液或多抗霉素 100～200 u喷雾。还有紫纹羽病，根结线虫病为害。虫害有黄凤蝶，幼虫为害叶片，幼龄期用青虫菌(每 1 g 菌粉含孢子 100 亿)500 倍液或 Bt 乳剂 200～300 倍液喷雾。还有胡萝卜微管蚜、黄翅茴香螟、红蜘蛛为害。

【采收加工】 春播在当年 10 月中、下旬，秋播于翌年 8 月下旬叶枯萎时采收，抖去泥土，晒干或烘干。

【药材】 白芷 *Angelica dahuricae Radix* 目前商品白芷主要有禹白芷、祁白芷、杭白芷和川白芷四类。禹白芷主产于河南长葛、禹县；祁白芷主产于河北安国；杭白芷主产于浙江杭州、余姚、临海等地；川白芷主产于四川遂宁、达县、内江和重庆等地。

商品规格 一等：呈圆锥形。表面灰白色或黄白色，具粉性。有香气，味辛微苦。每 1 kg 36 支以内。无空心、黑心、芦头、油条、虫蛀、霉变。二等：每 1 kg 60 支以内，余同一等。三等：每 1 kg 60 支以上，顶端直径不得小于 0.7 cm。间有白芷尾、黑心、异状、油条，但总数不得超过 20%。

性状 根呈长圆锥形，长 10～25 cm，直径 1.5～2.5 cm。表面灰棕色或黄棕色，根头部钝四棱形或近圆形，具纵皱纹、支根痕及皮孔样的横向突起，有的排列成四纵行。顶端有凹陷的茎痕。质坚实，断面白色或灰白色，粉性，形成层环棕色，近方形或近圆形。皮部散有多数棕色油点。气芳香，味辛、微苦。

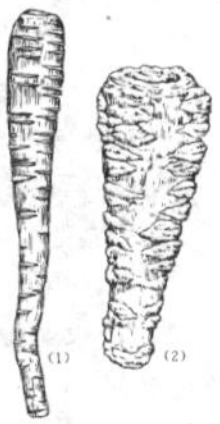

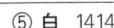

白芷(根)外形
(1) 白芷
(2) 杭白芷

鉴别 (1) 根横切面：木栓层为 5～10 余列木栓细胞。皮层中有油管分布。韧皮部宽广，筛管群常挤压，稀疏地径向排列，油管较多，射线宽 2～3 列细胞。形成层呈圆环状或略呈方形。木质部占根的 1/3 或 1/2，导管呈放射状排列或稀疏散列。本品薄壁细胞含淀粉粒。

(2) 取本品粉末 0.5 g，加乙醚3 ml，振摇 5 分钟后，静置 20 分钟，取上清液 1 ml，加 7%盐酸羟胺甲醇溶液与 20%氢氧化钾溶液各 2～3 滴，摇匀，置水浴上微热，冷却后，加稀盐酸调至 pH3～4，加 1%三氯化铁乙醇溶液 1～2 滴，显紫红色。取本品粉末 0.5 g，加水3 ml，振摇，滤过。取滤液 2 滴，点于滤纸上，置紫外光灯(365 nm)下观察，显蓝色荧光(检查香豆素)。

(3) 薄层色谱：取本品粉末 0.5 g，加乙醚 10 ml，浸泡 1 小时，时时振摇，滤过，滤液挥干乙醚，残渣加醋酸乙酯 1 ml 使溶解，作为供试品溶液。另取欧前胡素、异欧前胡素对照品，加醋酸乙酯制成每 1 ml 各含 1 mg 的混合溶液，作为对照品溶液。吸取上述两种溶液各 4 μl，分别点样于同一硅胶 G 薄层板上，以石油醚(30～60 ℃)-乙醚(3∶2)为展开剂，在 25 ℃以下展开，取出，晾干，置紫外光灯(365 nm)下检视。供试品色谱中，在与对照品色谱相应的位置上，显相同颜色的荧光斑点。

品质标志 《中华人民共和国药典》2010 年版规定：照高效液相色谱法测定，本品含欧前胡素($C_{16}H_{14}O_4$)不得少于 0.080%。

【成分】 1. 祁白芷 根含香豆素类：欧前胡内酯(Imperatorin)，异欧前胡内酯(isoimperatorin)，氧化前胡内酯，水合氧化前胡内酯；珊瑚菜素(phellopter)，白当归素及叔-*O*-甲基白当归素(*tert-O*-methylbyakangelicin)等。香豆素葡萄糖苷类：紫花前胡苷(nodakenin)，3′-羟基印度榅苷(3′-hydroxymarmesinin)，白当归素-叔-*O*-*β*-*D*-吡喃葡萄糖苷(*tert*-*O*-*β*-*D*-glucopyranosyl byakangelicin)，白当归素-仲-*O*-*β*-*D*-吡喃葡萄糖苷(*sec*-*O*-*β*-*D*-glucopyranosyl byakangelicin)，东莨菪苷(scopolin)；茵芋苷(skimmin)，花椒毒酚-8-*O*-*β*-*D*-吡喃葡萄糖苷(8-*O*-*β*-*D*-glucopyranosyl xanthotoxol)，独活属醇-叔-*O*-*β*-*D*-吡喃葡萄糖苷(*tert*-*O*-*β*-*D*-glucopyranosyl heraclenol)等。另含腺苷(adenosine)。

2. 杭白芷 根含多种香豆素类成分：欧前胡内酯，异欧前胡内酯，别异欧前胡内酯(alloisoimperatorin)，别欧前胡内酯(alloimperatorin)，氧化前胡素(oxypeucedanin)，异氧化前胡素(isooxypeucedanin)，水合氧化前胡素(oxypeucedanin hydrate)，白当归素(byakangelicin)，白当归脑(byakangelicol)，新白当归脑(neobyakangelicol)，珊瑚菜素，花椒毒酚(xanthotoxol)，香柑内酯(bergapten)，5-甲氧基-8-羟基补骨脂素(5-methoxy-8-hydroxypsoralen)，8-甲氧基-4-氧-(3-甲基-2-丁烯基)补骨脂素(cnidilin)，栓翅芹烯醇(pabulenol)等。还含谷甾醇(sitosterol)，棕榈酸(palmitic acid)。

另外在白芷中还含有正三十烷(heptatriacontane)；5，8-二(2，3-二羟基-3-丁氧基)补骨脂素〔5，8-di(2，3-dihydroxy-3-methylbutoxy)-psoralene〕；东莨菪素(scopoletin)；*α*，*β*-水芹烯(*α*，*β*-phellandrene)；当归内酯(angelica lactone)；*γ*-壬内酯(*γ*-nonalactone)和 *γ*-癸内酯(*γ*-decalactone)；2-羟基-3，4-二甲基-2-丁烯-4-交酯(2-hydroxy-3，4-dimethyl-2-buten-4-olide)。

【药理】 1. 镇痛、镇静作用 白芷挥发油灌胃在小鼠扭体法、热板法、辐射热刺激法及大鼠甩尾法实验中，显示镇痛作用，并抑制小鼠自主活动。挥发油在小鼠跳跃反应实验、小鼠竖尾反应实验中未显示身体依赖性。珊瑚菜素是中枢苯二氮䓬受体的部分激动剂，体外可抑制[^{3}H]地西泮等结合到大鼠脑 *γ*-氨基丁酸受体的苯二氮䓬位点。

2. 解热、抗炎作用 白芷煎剂、醚提取物灌胃，对蛋白胨致发热的家兔有解热作用。煎剂、水提取物、醚提取物灌胃能抑制二甲苯所致小鼠耳部炎症。白当归脑能抑制人肺上皮细胞中白介素-1*β*诱导的前列腺素 2 的释放。这是通过抑制环加氧酶-2 的表达和活性实现的。

3. 光敏作用 白芷酊外用加小剂量长波紫外线(UVA)照射，抑制豚鼠二硝基氯苯(DNCB)变应性接触性皮炎，表明白芷可加强紫外线对皮肤的作用，这可能涉及表皮免疫细胞、淋巴细胞、巨噬细胞及真皮组织等复杂的作用机制。白芷加黑光疗法常用于治疗银屑病。

4. 对皮肤、毛发的影响 白芷煎液抑制鼠黑素瘤细胞$B_{16}F_{10}$黑素形成。醇提取液对酪氨酸酶活性有抑制作用，提示有增白作用。乙醇提取物抑制中性粒细胞趋化作用，其抗痤疮作用与此有关。白芷煎液体外对小鼠触须毛囊有促生长作用。

5. 抑制肿瘤作用　白芷抑制肿瘤促进剂 TPA 促进的^{32}Pi 掺入培养的 HeLa 细胞磷脂作用。欧前胡内酯能诱导白血病细胞 HL-60 凋亡。这与细胞色素 C 从线粒体中释放等有关。

6. 抗微生物作用　白芷所含香豆素有抗菌作用。白芷体外对泌尿生殖道人型支原体有较高敏感性。白芷提取物抑制克氏锥虫(*Trypanosoma cruzi*)短膜虫期。

7. 对肝药酶的影响　白芷提取物抑制大鼠肝微粒体细胞色素 P450。口服提取物抑制雄性荷尔蒙的 2α、16α、6β-羟化酶活性。提取物可抑制细胞色素 P450 的多种亚型。

8. 其他作用　白芷醚溶性成分和水溶性成分抑制家兔离体小肠正常活动，拮抗毒扁豆碱等致肠平滑肌强直性收缩。杭白芷提取物对钙通道阻滞剂受体和β-羟基-β-甲基戊二酸辅酶 A 还原酶有抑制作用。白芷甲醇提取物抑制乙酰胆碱酯酶。欧前胡内酯、白当归素、异欧前胡内酯等对他可林致肝细胞 $HepG_2$ 细胞毒性有保肝作用。

毒性　白芷煎剂和醚提取物小鼠灌胃的 LD_{50} 分别为 53.82(生药)g/kg 和 42.88(生药)g/kg。在亚急性毒性试验中，犬口服过大剂量白芷光敏胶囊加用黑光照射会引起食欲不振，呕吐，体重减轻，在脱毛部皮肤产生红斑、水肿、糜烂等，也会引起角膜混浊。银屑病患者内服光敏胶囊(杭白芷提取物)加照射 UVA，有潜在致癌危险。

【炮制】 取原药材，除去杂质，大小个分开，浸泡至六七成透，晾润至透，切厚片，干燥。

【药性】 辛，温。归肺、脾、胃经。

1.《本经》:"味辛，温。"

2.《别录》:"无毒。"

3.《珍珠囊》:"通足阳明胃、手阳明大肠、手太阴肺经。"

4.《雷公炮制药性解》:"入肺、脾、胃三经。"

5.《本草经解》:"入足厥阴肝经、足阳明胃经、手阳明大肠经。"

6.《药物图考》:"有小毒，臭香，味辛。"

【功用主治】 祛风除湿，通窍止痛，消肿排脓。主治感冒头痛，眉棱骨痛，牙痛，鼻塞，鼻渊，湿胜久泻，赤白带下，痈疽疮疡。

1.《本经》:"主女人漏下赤白，血闭阴肿，寒热，风头(头风)侵目泪出，长肌肤，润泽，可作面脂。"

2.《别录》:"疗风邪久渴('久渴'或疑为'久泻')，吐呕，两胁满，风痛头眩，目痒。"

3.《药性论》:"治心腹血刺痛，除风邪，主女人血崩及呕逆，明目，止泪出，疗妇人沥血腰痛；能蚀脓。"

4.《日华子》:"治目赤胬肉，及补胎漏滑落，破宿血，补新血，乳痈，发背，瘰疬，肠风，痔瘘，排脓，疮痍，疥癣，止痛生肌，去面皯瘢。"

5.《纲目》:"治鼻渊，鼻衄，齿痛，眉棱骨痛，大肠风秘，小便出血，妇人血风眩运，翻胃吐食，解砒毒，蛇伤，刀箭金疮。"

6.《得配本草》:"通窍发汗，除湿散风，退热止痛，排脓生肌。"

【用法用量】 内服：煎汤，3～10 g；或入丸、散。外用：研末撒或调敷。

【宜忌】 血虚有热及阴虚阳亢头痛者禁服。

1.《本草经集注》:"当归为之使，恶旋覆花。"

2.《雷公炮制药性解》:"能伤气血，不宜多用。"

3.《本草经疏》:"呕吐因于火者禁用。漏下赤白，阴虚火炽血热所致者勿用。痈疽已溃，宜渐减去。"

4.《得配本草》:"其性燥烈而发散，血虚、气虚者禁用。"

【选方】 1. 治头痛不可忍，不问偏、正头痛及治赤眼、牙痛　干姜、香白芷各半两，蒿角子一钱。上为细末。每日用半钱许，作三次，细细搐之入鼻内，揉动两太阳穴，其痛立止。(《鸡峰普济方》通顶散)

2. 治睛疼难忍　白芷、赤芍、防风、细辛各等分。上为末。每服三钱，水一盏，砂糖二钱，同煎七分，去滓温服，不拘时候。(《续本事方》)

3. 治眉框痛属风热与痰　黄芩(酒浸，炒)，白芷。上为末，茶清调二钱。(《丹溪心法》)

4. 治鼻渊　辛夷、防风、白芷各八分，苍耳子一钱二分，川芎五分，北细辛七分，甘草三分。白水煎，连服四剂，忌牛肉。(《疡医大全》)

5. 治鼻流清涕不止　白芷为细末，以葱白捣烂为丸，小豆大。每服二十丸，茶水送下。(《证治准绳》白芷丸)

6. 治带下，肠有败脓，淋露不已，腥秽殊甚，脐腹冷痛，须此排脓　白芷一两，单叶红蜀葵根二两，芍药根(白者)、白矾各半两(矾烧枯，别研)。为末，同以醋丸如梧子大。空肚及饭前，米饮下十丸或十五丸。候脓尽，仍别以他药补之。(《本草衍义》)

7. 治崩漏不止　香白芷一两半，龙骨一两，荆芥叶半两。上件为细末。每服二钱，温酒调下，米饮汤调亦得，食前。(《杨氏家藏方》芳香散)

8. 治风秘，大便秘涩　香白芷，焙干，为细末。每服二钱，蜜少许，温米饮调下，连进二服即通，食前。(《杨氏家藏方》通秘散)

9. 治肿毒热痛　醋调白芷末敷之。(《卫生易简方》)

10. 治痈疽赤肿　白芷、大黄各等分。为末，米饮服二钱。(《经验方》)

11. 治鹤膝风　取新鲜白芷，用酒煎至成膏，收贮瓷瓶。每日取膏二钱，陈酒送服；再取二三钱涂患处，至消乃止。(《外科全生集》)

12. 治乳痈，乳头腐烂，延及周围　白芷二钱，牡蛎粉五钱，冰片二分。为细末，搽患处。(《外科真诠》白芷散)

13. 治毒蛇伤　香白芷，为末。麦门冬水调饮，仓卒时，新汲水亦得。(《洪氏集验方》)

14. 治诸鱼骨鲠　半夏五两(洗)，白芷五两。上二物，捣筛。服方寸匕，则呕出。忌羊肉、饧。(《外台》)

【临床报道】 1. 治疗血管神经性头痛　川芎、白芷、细辛等量，冰片 1/3 量，研末装胶囊，每粒含药量 0.2 g。每日服 3 次，每次 2 粒，服药 2 星期为 1 个疗程。本方亦可作汤剂。共治 42 例，近期治愈 16 例，显效 15 例，有效 8 例，无效 3 例，总有效率 92%。服药期间均无不良反应，一般在服药 3～4 日后头痛明显减轻，1 星期后头痛基本消失。

2. 治疗消化性溃疡　枳实与白芷等分，共研细末，每次 9 g，每日 2 次，饭前半小时温开水冲服。1 个月为 1 个疗程。治疗消化性溃疡 86 例，治愈率 44.2%，总有效率达到 93.06%。

3. 治疗风湿性关节炎和关节软组织损伤　取白芷、独活按 3:1 共研细粉，用煤油调成糊状敷患处，10～20 分钟后敷处有烧灼感时将药取下，再过 2～4 小时敷药处出现小水泡，再敷以消毒纱布，用绷带扎好，以免水泡擦破。一般 1 次为 1 个疗程。约半月或 20 日，病痛无好转者，可重敷 1 次，重者最多 3 次即可。治疗风湿性关节炎 34 例，总有效率 88.2%；关节软组织损伤 46 例，总有效率 84.8%。大多 1 次治愈，经半年随访，复发率较低。

4. 治疗乳头皲裂　白芷 10 g，川芎 10 g，共研细末，香油适量，调匀外敷。敷药前先用温开水将乳头洗净擦干，敷后用消毒纱布包扎，每日用药 2～3 次。治疗 62 例均有效，轻者敷药 1～2 次即愈，较重者 2～3 日，严重者 4～5 日痊愈。

5. 治疗肌注硬结　白芷 20 g，食醋 25～30 ml，将白芷加入食醋中调成糊状，以不流液为准，直接涂于硬结部位 20～30 分钟，每日 2～3 次，根据患者皮肤反应的程度决定时间长短和次数多少。共治 76 例，用药 1 星期硬结消失者 48 例，占 63%，2 星期硬结消失者 24 例，占 31%，总有效率 94%。

6. 治疗白癜风　取杭白芷制成 0.5%、1%酊剂或软膏剂备用。每日中午外用酊剂或软膏后，立即或隔10～20分钟加日光照射，初次照射时间为5分钟，如无反应，逐次长至20～30分钟为止。如发现局部有丘疹、红肿、水泡者暂停应用，待反应缓解或消退后继续治疗。3个月治疗无效者停用，有效者继续治疗。共治疗321例，治愈率3.42%，显效率20.87%，好转率36.76%，总有效率61.05%。据观察，软膏剂的疗效较酊剂高。病灶小、分布在暴露部位、病程短者疗效较好，反之则较差。

【各家论述】 1.《本草汇言》："白芷，上行头目，下抵肠胃，中达肢体，遍通肌肤以至毛窍，而利泄邪气。如头风头痛，目眩目昏；如四肢麻痛，脚弱痿痹；如疮溃糜烂，排脓长肉；如两目作障，痛痒赤涩；如女人血闭，阴肿漏带；如小儿痘疮，行浆作痒，白芷皆能治之。第性味辛散，如头痛、麻痹、眼目、漏带、痈疡诸症，不因于风湿寒邪，而因于阴虚气弱及阴虚火炽者，俱禁用之。"

2.《本草经百种录》："凡驱风之药，未有不枯耗精液者，白芷极香，能驱风燥湿，其质又极滑润，能和利血脉，而不枯耗，用之则有利而无害者也。"

3.《本草求真》："白芷，气温力厚，通窍行表，为足阳明经祛风散湿主药。故能治阳明一切头面诸疾，如头目昏痛，眉棱骨痛，暨牙龈骨痛，面黑瘢疵者是也。且其风热乘肺，上烁于脑，渗为渊涕；移于大肠，变为血崩血闭，肠风痔漏痈疽；风与湿热，发于皮肤，变疮疡燥痒，皆能温散解托，而使腠理之风悉去，留结之痈肿潜消，诚祛风上达散湿之要剂也。"

4.《本草正义》："白芷辛温，芳香燥烈，疏风散寒，上行头目清窍，亦能燥湿升阳，外达肌肤，内提清气，功用正与川芎、藁本近似。《本经》治女人漏下赤白，血闭阴肿，皆其清阳下陷，寒湿伤于中下之症，温升燥湿始为合宜。""头风目泪，亦惟阳气素虚而风寒风热乘之者，庶能合辙。""长肌肤，作面脂，皆与藁本同。《别录》疗风邪，即以风寒外侵言之。久渴，仲醇谓当作久泻，甚是。燥湿升清，振动阳明之气，固治久泻之良剂，必非渴症所宜。其治呕吐者，胃阳不振，食入反出者宜之。""胁满乃木郁土中，过抑少阳之气，不得条达者宜之。""治风痛头眩，亦惟阳和之气，不司布护，而外风袭之者，始为合辙。"

1415 白苋 bái xiàn（《本草经集注》）

【异名】 细苋（《别录》），糠苋（《本草经集注》），野苋、猪苋（《本草图经》）。

【基原】 为苋科苋属植物皱果苋的全草或根。

【原植物】 皱果苋 *Amaranthus viridis* L. 又名：假苋菜（《广州植物志》），绿苋（《拉汉种子植物名称》）。

一年生或二年生直立草本，高40～80 cm。根白色，较茎稍粗。茎少分枝，有条纹，细弱，淡绿色或绿紫色。单叶互生；叶柄长3～6 cm；叶片卵形或卵状长圆形，长2～9 cm，宽2.5～6 cm，先端钝尖而微缺，基部宽楔形或近截形，两面光滑，叶脉下面明显。花淡黄绿色，单性或杂性，为腋生穗状花序，或集成大型稀疏的顶生圆锥花丛；花被3片，膜质；雄蕊3个，比花被片短。胞果圆形，扁平，不开裂，极皱缩，超出花被片。种子近球形，黑色有光泽，具环状边缘。花期6～8月，果期8～10月。

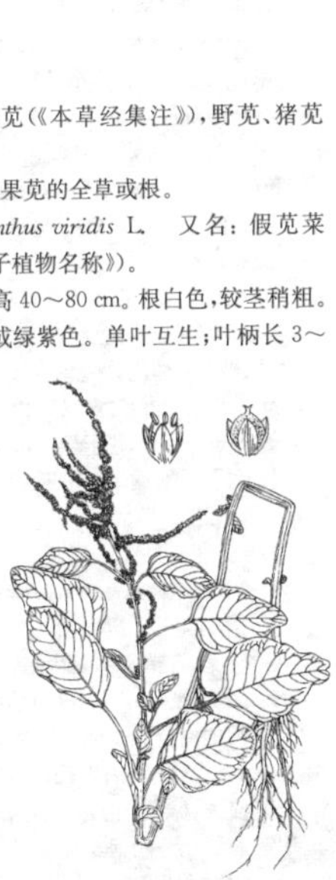

皱果苋

多生于庭园、路边及开垦后被废弃的沙荒地。分布于华北、东北、华东、中南及贵州、云南、陕西等地。

【采收加工】 4～11月均可采收全株或根，鲜用或晒干。

【药材】 白苋 *Amaranthi Viridis Herba seu Radix* 全国各地均产。

性状 主根圆锥形。全体紫红色或棕红色。茎长40～80 cm，分枝较少。叶互生，叶片皱缩，展平后呈卵形至卵状矩圆形，长2～9 cm，宽2.5～6 cm，先端圆钝而微凹，具小芒尖，基部近楔形；叶柄长3～6 cm。穗状花序腋生。胞果扁球形，不裂，极皱缩，超出宿存花被片。种子细小，褐色或黑色，略有光泽。气微，味淡。

【成分】 全草含甾体化合物：24-乙基-5α-胆甾烷-7，反式-22-二烯-3β-醇(24-ethyl-5-cholesta-7, *trans*-22-dien-3β-ol)，菠菜甾醇(spinasterol)，24-甲基-7-胆甾烯醇(24-methyllathosterol)，24-甲基-22-去氢-7-胆甾烯醇(24-methyl-22-dehydrolathosterol)，24-乙基-7-胆甾烯醇(24-ethyllathosterol)，24-乙基胆甾醇(24-ethylcholesterol)，24-乙基-22-去氢胆甾醇(24-ethyl-22-dehydrocholesterol)；β-胡萝卜素(β-carotene)。维生素A，甲基-*N*-丙酰基-*N*-(4-氯-2-氟-5-甲酰基甲巯基苯)-3，4，5，6-四氢邻氨甲酰苯甲酸甲酯〔methyl-*N*-propionyl-*N*-(4-chloro-2-fluoro-5-methoxycarbonylmethythiophenyl)-3，4，5，6-tetrahydrophthalamate〕。

叶中含类胡萝卜素类：堇黄质(violaxanthin)，新黄质(neoxanthin)，β-胡萝卜素，α-隐黄质(α-cryptoxanthin)，叶黄素(lutein)，根中含苋菜甾醇(amasterol)。

【药性】 甘、淡，寒。

1.《本草图经》："大寒。"

2.《河北中草药》："甘、淡，微寒。"

3.《福建药物志》："甘，凉。"

【功用主治】 清热，利湿，解毒。主治痢疾，泄泻，小便赤涩，疮痈，蛇虫咬伤，牙疳。

1.《纲目》："利大小肠。治初痢，滑胎。"

2.《河北中草药》："清热祛湿，收敛止泻。内服治急性菌痢，急性胃肠炎；外用治蛇虫螫伤，疮肿。"

3.《福建药物志》："治痔疮肿痛，蛇头疔，乳痈。"

【用法用量】 内服：煎汤，15～30 g，鲜品倍量，捣汁。外用：捣敷，或煅研外擦或煎汤熏洗。

【选方】 1. 治痔疮肿痛或便血 鲜野苋、鲜旱莲草各30 g。水煎服。另取鲜野苋水煎熏洗患处，每日1～2次。(《福建药物志》)

2. 治走马牙疳 野苋根煅存性，加冰片少许，研匀擦牙龈。(江西《草药手册》)

1416 白芥 bái jiè（《新修本草》）

【基原】 为十字花科白芥属植物白芥的嫩茎叶。

【原植物】 白芥 *Sinapis alba* L.

一年或二年生草本，高40～120 cm。茎直立，有纵棱，上部多分枝，被散生白色硬毛。叶互生，质薄，有柄；茎基部叶片大头羽状裂或近全裂，宽椭圆形或卵圆形，长6～15 cm，宽2～3 cm，顶裂片大，有侧裂片1～3对，边缘具疏齿；茎生叶较小，有短柄，向上裂片数渐少。总状花序顶生或腋生；萼片4，绿色，直立，披针形或长圆形，基部具爪；雄蕊6，4长2短；雌蕊2心皮，子房长柱形，密被白色长刺毛。长角果圆柱形，果瓣在种

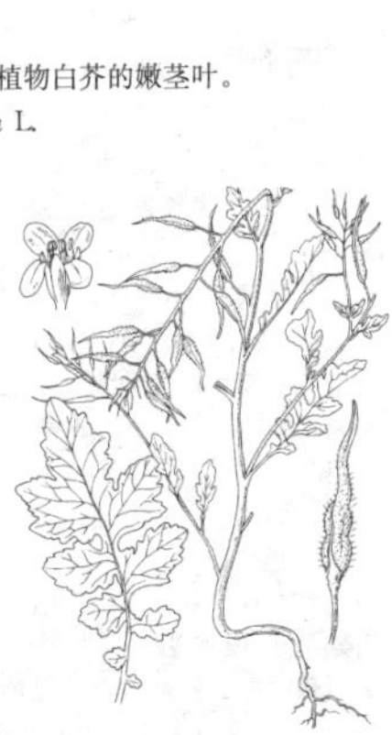

白 芥

子间缢缩成念珠状，果先端具扁平剑形的喙。种子近球形，淡黄色。花期4～6月，果期5～7月。

原产于欧洲。我国山西、辽宁、山东、四川、云南、新疆多有栽培。

本植物的种子(白芥子)亦供药用，另设专条。

【栽培】 生物学特性　喜温暖湿润气候，较耐干旱，喜阳光，适宜在肥沃湿润的砂质壤土栽培，忌瘠薄或低洼、积水地。

繁殖方法　用种子繁殖，春播或秋播。播种前，先将种子放在15%食盐水中浸泡20分钟，或在30℃温水中浸泡2～4小时，取出，稍晾干，掺倍量细土，进行条播，覆土10 cm，稍加镇压，浇水。播后10～15日出苗，苗高15 cm左右间苗，株距10～15 cm，定苗后，追肥1次，并进行浇水，浇水次数视土壤干湿程度而定。生长期间忌施过量氮肥，以防枝叶徒长，影响产量。

病虫害防治　病害有油菜炭疽病，发病初期可喷代森锰锌或多菌灵。油菜菌核病，发病期间可喷40%纹枯利可湿性粉剂1 000～2 000倍液或3%纹枯利粉剂。

【采收加工】 3～5月采摘嫩茎叶，鲜用，或晒干。

【药材】 白芥 *Sinapis Albae Herba*　产于山西、山东、安徽、新疆、四川、云南等地。

性状　叶片多皱缩破碎，完整叶倒卵形，长3～10 cm，大头羽裂或近全缘，顶端裂片较大，两侧裂片1～3对，边缘波状或具疏齿。表面墨绿色、黄绿色或枯黄色，稍粗糙，有类白色粗毛。质脆易碎，受潮变软，气微，搓之有辛辣气。

【成分】 含白芥子苷(sinalbin)，芥子碱(sinapine)。

【药性】 辛，温。归胃、肺经。

1.《开宝本草》："味辛，温，无毒。"

2.《本草经疏》："入肺。"

3.《药性切用》："辛，热。"

【功用主治】 温中散寒，利气化痰。主治脘腹冷痛，咳嗽痰喘。

1.《本草拾遗》："主冷气。"

2.《医学入门》："能发汗，散腹中冷气作痛。"

3.《本草经疏》："温中除冷，发汗辟邪，豁痰利气。"

4.《本草从新》："辛热而散，能通肺开胃，利气豁痰。"

【用法用量】 内服：适量，煮食。

【宜忌】 热证慎用。

1.《纲目》："《肘后方》言热病人不可食胡芥，为其性暖也。"

2.《本草从新》："茎叶动风动气，有疮疡、痔疾、便血者俱忌。""久食则积温成热，辛散太甚，耗人真元，昏目发疮。"

1417 白矾 bái fán (《雷公炮炙论》)

【异名】 矾石、羽涅(《本经》)，羽泽(《吴普本草》)，理石(《药性论》)，白君、明矾、雪矾、云母矾、生矾(《纲目》)。

【基原】 为硫酸盐类明矾石族矿物明矾石经加工提炼而成的结晶。

【原矿物】 明矾石 Alunite

属三方晶系晶体结构。晶体呈细小的菱面体或板状，通常为致密块状、细粒状、土状等。无色或白色，常夹带浅黄及粉红等色。条痕白色。玻璃状光泽，解理平行面上有时微带珍珠光泽，块状者光泽暗淡或微带蜡状光泽。断口呈贝壳状；块体者呈多片状、参差状。硬度3.5～4。相对密度2.6～2.9。性脆。

常为碱性长石受低温硫酸盐溶液的作用变质而成。多产于火山岩中，有些多金属矿石中也有产出。分布于河北、山西、浙江、安徽、福建、湖北、甘肃等地。

【采收加工】 全年均可采挖，将采得的原矿物，打碎，加水溶解，过滤，滤液加热蒸发浓缩，放冷后析出的结晶体即为本品。

【药材】 白矾 *Alumen*　主产于浙江、安徽、福建等地。

性状　本品呈不规则的块状或粒状。无色或淡黄白色，透明或半透明。表面略平滑或凹凸不平，具细密纵棱，有玻璃样光泽。质硬而脆。气微，味酸、微甘而极涩。

鉴别　(1) 透射偏光镜下：无色透明。负突起；折射率$N=1.4564$。均质体。

(2) 取本品约0.5 g，加水5 ml，使其溶解，滤过。取滤液1 ml，加氢氧化钠试液，即生成白色胶状沉淀，分离，沉淀能在过量的氢氧化钠中溶解；取滤液1 ml，加氨试液至生成白色胶状沉淀，滴加茜素磺酸钠指示液数滴，沉淀即显樱红色(检查铝盐)。取滤液1 ml，加氯化钡试液，即生成白色沉淀，分离，沉淀在盐酸或硝酸中均不溶解；取滤液1 ml，加醋酸铅试液，即生成白色沉淀，分离，沉淀在醋酸铵试液或氢氧化钠试液中溶解(检查硫酸盐)。

(3) 取铂丝，用盐酸湿润后，蘸取本品粉末，在无色火焰中燃烧，火焰即显紫色(隔蓝色玻璃透视)(检查钾盐)。

品质标志　《中华人民共和国药典》2010年版规定：本品含含水硫酸铝钾[$KAl(SO_4)_2 \cdot 12H_2O$]不得少于99.0%。

【成分】 明矾石为碱性硫酸铝钾[$KAl_3(SO_4)_2(OH)_6$]，其中氧化钾(K_2O)11.4%，氧化铝(Al_2O_3)37.0%，三氧化硫(SO_3)38.6%，水(H_2O)13.0%。白矾为含水硫酸铝钾[$KAl(SO_4)_2 \cdot 12H_2O$]。

【药理】 1. 抗菌作用　体外试验证明明矾对金黄色葡萄球菌、溶血性链球菌、肺炎链球菌、变形杆菌、大肠杆菌、铜绿假单胞菌、福氏及志贺痢疾杆菌、伤寒杆菌、甲型副伤寒杆菌、白喉杆菌、炭疽杆菌等均有抑制作用；对牛型布氏杆菌、百日咳杆菌及脑膜炎球菌作用次之；高浓度时对人型及牛型结核杆菌也有抑制作用。对变异链球菌、产黑素类杆菌、核酸杆菌、产气荚膜杆菌及其他口腔杂菌等厌氧菌亦有明显抑制作用，对破伤风杆菌和兼性厌氧菌淋球菌则有中度抑制作用；对羊毛状小孢子菌和红色毛癣菌、白念珠菌都有明显的抑制作用。

2. 收敛作用　明矾水在体外能使血清立即沉淀，表明有强力凝固蛋白质的作用。

毒性　用白矾0.25和1 g/kg两个剂量喂饲小鼠15日、2个月和3个月，小鼠肠道菌群发生紊乱，表现在肠道中与机体生理活动关系密切的生理性细菌双歧杆菌和乳杆菌菌量明显下降，致病菌大肠杆菌数量显著上升，而且服用白矾时间越长，对肠道微生态平衡影响越大。停药恢复5星期，紊乱的菌群状态和细菌对小鼠肠道的黏附率均可自行恢复至正常。

【炮制】 1. 白矾：取原药材，除去杂质。用时捣碎。生用以解毒祛痰为主。

2. 枯矾：取净白矾小块或粗粉，置锅内，用武火加热至熔化，继续煅至膨胀松脆，完全干燥，停火，取出放凉，碾成细粉。煅后增强收敛、燥湿的作用。

饮片性状　参见"药材"项。

贮干燥容器内，置干燥处，防尘。

【药性】 涩、酸，寒，小毒。归肺、脾、肝、大肠经。

1.《本经》："味酸，寒。"

2.《药性论》："有小毒。"

3.《雷公炮制药性解》："入肺、肝二经。"

4.《本经逢原》："酸、涩，微寒。"

5.《长沙药解》："入足太阴脾、足太阳膀胱经。"

6.《本草撮要》："入手足太阴、阳明经。"

【功用主治】 祛痰燥湿，解毒杀虫，止血止泻。主治痰饮中风，癫痫，喉痹，疥癣湿疮，痈疽肿毒，水火烫伤，口舌生疮，烂弦风眼，聤耳流脓，鼻中息肉，痔疮，崩漏，衄血，外伤出血，久泻久痢，带下阴痒，脱肛，子宫下垂。

1.《本经》："主寒热泄痢，白沃，阴蚀恶疮，目痛，坚骨齿。"

2.《别录》："除固热在骨髓，去鼻中息肉。"

3.《日华子》:“除风去劳,消痰止渴,暖水脏,治中风失音,疥癣。”

4.《本草衍义》:“其性却水,治涎药多须者,用此意尔。火枯为粉,贴嵌甲,牙缝中出血如衄者,贴之亦愈。”

5.《本草蒙筌》:“禁便泻,塞齿疼,洗脱肛涩肠,敷脓疮收水。”

6.《医学入门》:“治耳卒肿出脓,目赤,目翳,胬肉,口舌生疮,牙齿肿痛出血,历久碎坏欲尽,急喉风痹,心肺烦热,风涎壅盛,作渴泄痢。兼治蛇蝎、恶犬、壁镜、驴涎、马汗毒伤。”

7.《纲目》:“吐下痰涎饮澼,燥湿解毒追涎,止血定痛,蚀恶肉,生好肉,治痈疽疔肿恶疮,癫痫,疸疾,通大小便,口齿眼目诸病,虎犬蛇蝎百虫伤。”

8.《本草经疏》:“治女劳疸,交接劳复。其性燥急,收涩解毒,除热坠浊。”

【用法用量】 内服:研末,1～3 g;或入丸、散。外用:研末撒;或吹喉;或调敷;或化水洗漱。

生用偏于解毒杀虫,煅枯用偏于收敛生肌。

【宜忌】 本品味涩难服,内服不宜过量,易致呕吐;阴虚水亏者忌服。

1.《本草经集注》:“恶牡蛎。”

2.《药性论》:“畏麻黄。”

3.《本草衍义》:“不可多服,损心肺,却水故也。”

4.《医学入门》:“此药本除热入骨髓,多服则反伤骨;本能却水消痰,多服反伤心肺。”

5.《本草经疏》:“凡阴虚内热,火炽水涸,发为喉痹痛者,不宜含此。目痛由阴虚血热者,亦不宜用。”

6.《本草汇言》:“泄痢日久,由于脾胃气虚;妇女白沃,由于中气下陷;营血不足以致寒热者,不宜用。”

7.《本经逢原》:“凡阴虚咽痛,误认喉风;阴冷腹痛,误认臭毒,而用矾石,必殆。”

【选方】 1. 治卒中风　白矾、半夏(汤洗去滑,焙)、天南星三味等分生用。上三味,研为细散。每服以好酒一盏,药末二钱匕,生姜三片,煎七分,通温灌之,当吐涎,扶令正坐,经一复时不得令卧,如卧则涎难出,良久再依法煎药一钱,后常服只半钱。(《圣济总录》救生散)

2. 治癫狂,因忧郁而得,痰涎阻塞包络心窍者　白矾三两,川郁金七两。二药共为末,糊丸梧桐子大。每服五六十丸,温汤下。(《本事方》白金丸)

3. 治急喉痹　白矾三钱,巴豆二个(去壳,作六瓣)。上将矾于铫内,慢火熬化为水,置巴豆其内,候干,去巴豆,取矾研为末。每用少许吹入喉中。(《玉机微义》白矾散)

4. 治黄水疮　枯白矾、熟松香、黄丹,三味等分,研极细末,真芝麻油调涂患处。(《本草原始》)

5. 治痈疽,发背,瘰疬,漏疮,恶疮　黄蜡二两,通明白矾(生用)二两。上细末,黄蜡一两二钱,溶汁,就炉上入矾拌和,众手丸桐子大。每服十五丸,熟水下,或冷酒下,常常服之。(《直指方》蜡矾丸)

6. 治瘰疬疔毒,发背脑疽　明矾二两,白砒一两五钱,共为末,入小罐内,炭火煅红,青烟尽,白烟起片时,约上下通红,住火置地上,一宿取出,约有净末一两,加明雄黄二钱四分,乳香一钱二分,共为细末,厚糊调稠,搓条如线,阴干。凡遇前症,有孔者插入孔内,无孔者先用针放孔,早晚插药二次,插至三四日后,孔大者每插十余条,至七日,患孔药满足方住。以后患处四边裂开大缝,共至十四日前后,其疔核瘰疬痔漏诸管自然落下,随用对症药敷。(《外科大成》三品一条枪)

7. 治一切蛇虫恶兽所伤,重者毒气入腹则眼黑口噤,手足强直　明矾、甘草各一两,研为末,每服二钱,不拘时冷水调下,更敷患处。(《外科理例》解毒散)

8. 治牙疳　用明矾(枯)五钱,鸡肫黄(烧存性)五个,为末,擦之。(《鲁府禁方》)

9. 治鼻生息肉　矾石(熬令汁枯)四两,木通(锉)、细辛(去苗叶)各半两,丹砂(研)一分。上为末,和匀面糊为丸,如小豆大。每用一丸,绵裹纳鼻中,一日一易,取下息肉则止。(《普济方》矾石丸)

10. 治目翳及胬肉　矾石(上上白者),上为末,纳如黍米大,纳于翳上及胬肉上,即令泪出,以绵拭之,令得恶汁尽,日一。其病逐恶汁出尽,日日渐自薄,便瘥。(《千金方》矾石散)

11. 治聤耳出脓　白矾煅成灰一钱,入胭脂一字,研匀。用绵杖子缠去耳中脓及黄水尽,即别用绵杖子引药入耳中令到底掺之即干。(《本事方》红绵散)

12. 治妇人经脉不调,赤白带下　枯白矾四两,蛇床子二两。上为细末,醋糊为丸弹子大,干胭脂为衣,绵裹入阴门内,热极再换。(《普济方》如圣丹)

13. 治白浊　白矾二两,滑石(飞过)二两。上为末,早米糊为丸梧子大。每五十丸米饮空心下服之。(《鲁府禁方》清浊锁精丹)

14. 治白癜风　白矾、石硫黄各半两。上二味研为末,米醋调为膏,涂患处。(《圣济总录》玉粉膏)

15. 治粉刺　枯矾一两,生硫黄二钱,白附子二钱。上共为末,唾津调搽。临晚上药,次早洗去。(《万病回春》)

16. 治黄肿水肿　明矾二两,青矾一两,白面半斤。三味同炒令赤色,醋黄米糊丸,枣汤下三十丸。(《急救仙方》推车丸)

【临床报道】 1. 治疗口疮　将白矾 6 g,白糖 4 g 加热熔化成矾糖膏,用棉签蘸涂于患处,每日 1 次。共治顽固性口腔溃疡 95 例。结果:用药 1 次治愈者达 90%以上,一般不超过 3 次。使用后溃疡处疼痛增剧,口流涎水,3～5 分钟后即可消失。

2. 治疗中耳炎　以枯矾、五倍子各等分研细末,并加少许冰片而成倍枯散。先用 3%过氧化氢溶液滴于耳中清洗脓液,然后用消毒棉签拭干耳内分泌物,将药粉适量吹入耳中。治小儿脓耳 49 例,除 1 例改用他法治疗外,48 例均在 3 日内治愈。

3. 治疗烧烫伤　用 0.75%的枯矾混悬液(含冰片 0.25%)浸渍纱布湿敷创面,浅Ⅱ度烧伤用单层纱布湿敷,深度烧伤用 6～8 层纱布湿敷,感染创面用 10～12 层纱布湿敷,并视创面及全身情况决定采取包扎或暴露疗法。据 254 例观察,该混悬液对控制创面铜绿假单胞菌感染有明显作用,对金黄色葡萄球菌、大肠杆菌也有抑制作用。

4. 治疗脚汗症　取白矾(打碎,或用枯矾)、干葛(即葛根,打碎)各 25 g,水煎两次混合,共约 1 500 ml 放盆内。将脚浸泡在药液内,每日 3 次,每次不少于 30 分钟,6 日为 1 个疗程。共治疗脚汗症 74 例,结果:67 例痊愈,4 例好转,3 例无效。

5. 治疗颌面部深层海绵状血管瘤　取 10%明矾液,据瘤体大小,每次注入病区血管 2～6 ml,1 星期左右 1 次,小者 1～2 次即可,大者近 10 次不等。共治 95 例(局限性),结果血管瘤完全消失 66 例,血管瘤消失 90%左右 14 例,血管瘤消失 50%左右 11 例,无效 4 例,总有效率为 95.8%。

6. 治疗直肠脱垂　用复方明矾注射液(含明矾 60%,黄连素粉 0.125%,氯化铵 3%)治直肠脱垂患者 300 例,成人每次注药全量 10～15 ml,小儿酌减。按截石位在肛缘外 1.5 cm,3、9 点处进针,使药液呈扇形分布。1 次未愈者间隔 20 日可注第二次。结果:治愈(脱垂部分不再脱出肛外)286 例,其中 1 次治愈 242 例,2 次治愈 44 例,好转(症状基本消失,脱垂显著减轻)14 例。

7. 治疗宫颈炎　取白矾、白及、白芷各等分,研末即为三白粉。先充分拭净宫颈及阴道分泌物,然后将三白粉喷至宫颈糜烂处,每次用药不少于 1 g,3 日用药 1 次。治疗宫颈炎 710 例,复查 549 例,结果:痊愈 448 例,好转 101 例。愈后复发 1 例。大多喷药 1～2 次可愈,少数用药 3～4 次。喷药后 2～3 日内,阴道内可形成一层如鸡蛋衣样的假膜，3～5 日后排出。喷药后 5 日左右宫颈糜烂面可见新生鳞状上皮组织生长。个别患者喷药后数分钟至 1 日内阴道微痛或有灼热感，或有少许血性分泌物流出，不需处理，均可自行消失。

8. 治疗跖疣　取白矾 100 g，艾叶 200 g，将艾叶放入煎煮容器内加水 300 ml，煎至 200 ml 时，再加白矾溶化即成。每日 2 次，用煎液浸泡患处 30 分钟，药液温度掌握在 40 ℃左右为宜，再次浸泡时，可将原药液加热继续使用，一般每剂药液可用 3 日，连续用药 12 日。共治疗 76 例，结果：全部治愈。其中 54 例 3～8 日治愈，22 例 9～12 日治愈。一般浸泡 1 次后，即可见疣体变小，萎缩。

【各家论述】 1.《纲目》："矾石之用有四：吐利风热之痰涎，取其酸苦涌泄也；治诸血痛，脱肛，阴挺，疮疡，取其酸涩而收也；治痰饮，泄痢，崩带，风眼，取其收而燥湿也；治喉痹痈疽，中蛊，蛇虫伤螫，取其解毒也。"

2.《本草经疏》："白矾，《本经》主寒热泄痢，此盖指泄痢久不止，虚脱滑泄，因发寒热。矾性过涩，涩以止脱，故能主之。假令湿热方炽，积滞正多，误用收涩，为害不一，慎之。妇人白沃多由虚脱，故用收涩以固其标，终非探本之治。目痛不由胬肉及有外障，亦非所宜。除固热在骨髓，仅可资其引导，若谓其独用，反有损也。矾性燥急，而能劫水，故不利齿骨，齿者骨之余故也。"

3.《本草新编》："或疑矾石味酸，宜敛毒，而不宜化毒，何以痈疡之症用之毒易化耶？不知矾石之化毒，正在味酸。矾石有形之物也，人之汤药之中，则有形化无形矣，存酸之味于散中，而行散于酸内，既消毒而又不散气，此功效之所以更神也。"

4.《本经逢原》："弘景曰：《经》云坚骨齿，诚为可疑。以其性专入骨，多用则损齿，少用则坚齿，齿乃骨之余也。"

5.《长沙药解》："矾石酸涩燥烈，最收湿气而化瘀腐，善吐下老痰宿饮，缘痰涎凝结，黏滞于上下窍隧之间，牢不可动，矾石收罗而扫荡之，离根失据，藏府不容，高者自吐，低者自下，实非吐下之物也。"

6.《本草求真》："气味酸寒，则其清热收热可知。何书又言燥痰，若与寒字相悖；书言能治风痰，若与收字涩字相殊。不知书之所云能燥痰者，非其气味温热而可以燥而即化，实以收其燥湿初起，使之下坠，不使留滞而不解也；且其酸而兼咸，则收涩之中尚有追涎逐降之力，非即不燥之燥乎。所谓能治风痰者，其酸苦涌泄，兼因风邪初客，合以皂荚等味研服，则能使之上涌，岂其风热历久，深入不解，而即可以上涌乎。是以风痰泄痢崩滞用此以收即愈；诸血脱肛阴挺，崩带风眼，痰饮疮疡，用此以涩即效；喉痹痈疽，蛇伤蛊毒，用此酸寒以解即除。治虽有四，然总取其酸涩寒咸为功。"

1418 白果 bái guǒ（《日用本草》）

【异名】 鸭脚子（《绍兴本草》），灵眼（《太仓州志》），佛指甲（《浙江通志》）。

【基原】 为银杏科银杏属植物银杏的种子。

【原植物】 银杏 *Ginkgo biloba* L. 又名：鸭脚（《宛陵集》），公孙树（《汝南圃史》），鸭掌树（北京），白果树（通称）。

落叶乔木，高可达 40 m。枝有长枝与短枝，幼树树皮淡灰褐色，浅纵裂，老则灰褐色，深纵裂。叶在长枝上螺旋状散生，在短枝上 3～5（～8）簇生；

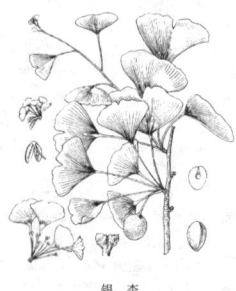

银　杏

柄长 3～10 cm；叶片扇形，淡绿色，无毛。雌雄异株，花单性，稀同株；球花生于短枝顶端的鳞片状叶的腋内；雄球花成柔荑花序状，下垂；雌球花有长梗，梗端常分 2 叉，每叉顶生一盘状珠座，每珠座生一胚珠，仅一个发育成种子。种子核果状，椭圆形至近球形；外种皮肉质，有白粉，熟时淡黄色或橙黄色；中种皮骨质，白色，具 2～3 棱；内种皮膜质；胚乳丰富。花期 3～4 月，种子成熟期 9～10 月。

生于海拔 500～1 000 m 的酸性土壤、排水良好地带的天然林中；北自沈阳，南达广州，东起华东，西南至贵州、云南都有栽培。

本植物的叶（白果叶）、根和根皮（白果根）亦供药用，另设专条。

【栽培】 生物学特性　喜温暖湿润气候，喜阳、耐寒、耐旱、忌涝。在年平均温度 10～18 ℃，年降雨量 800～1 800 mm 的气候及 pH 6.5～7.5 的土层深厚的砂质壤土中生长良好。不宜在阴坡、积水或盐分太重的土壤中栽种。

繁殖方法　种子、分株繁殖或嫁接繁殖。种子繁殖：种子秋季采收后，当年播种或翌年春播种，春播需混砂催芽，横向开沟，沟距 25～30 cm，深 4 cm，每隔 10 cm 播 1 粒种子，覆土 3～4 cm，当年苗高 25～30 cm，秋季落叶后可移栽。分株繁殖：从壮龄雌株根蘖苗中选留 4～5 株健壮苗，高 1 m 左右时移栽。嫁接繁殖：在 30 年生、长势旺盛而丰产的雌株上选 2～3 年生的枝条为接穗，砧木用种子繁殖的 2～3 年生的实生苗，采用切接或皮下枝接法嫁接。定植，一般早春定植，株行距 5～6 m 或 7～8 m，定植前应按树苗大小开穴，穴深 40～50 cm，宽 60～70 cm，起苗后如主根过长，可稍加修剪。穴栽，密度 3 m×4 m，植坑 1 m×1 m×0.8 m，每坑施腐熟厩肥 50 kg、钙镁磷肥 1.5 kg、麸肥 0.5 kg、石灰 0.5 kg，与表土拌匀填坑内，并垒高约 20 cm 的树盘。按 20∶1～25∶1 配置雄树，雄树按风向分散栽植，以利授粉。定植 1 星期内坚持挖浅沟淋水，以保证幼苗成活。

田间管理　种子发芽后，4～5 月除草 1 次，可追施人畜粪水或氮素化肥催苗。7 月和 10 月各除草 1 次，10 月除草后追施人畜粪水或土杂肥。定植后每年春季发芽前及秋季落叶后，在距主干 60～100 cm 处开环状沟，施人畜粪水各 1 次。嫁接后 4～5 年如分枝过多过密，需适当修剪，以利生长。田间持水量保持 60%～70% 为宜。

病虫害防治　苗木茎腐病，夏季应搭荫棚，插树枝或在行间盖草保墒、遮阳。叶枯病，喷布 50% 多菌灵可湿性粉 800 倍或 70% 甲基托布津可湿性粉 800 倍，间隔 15 日，共喷 2～3 次。虫害有天牛，可用人工捕杀或放天敌肿腿蜂进行生物防治。另有铜绿金龟子、黑胸散白蚁、叶螨、椿象、地老虎、毒蛾等为害。

【采收加工】 秋末种子成熟后采收，除去肉质外种皮，晒干，用时打碎取种仁。

【药材】 白果 *Ginkgo Semen*　主产于广西、四川、河南、山东、湖北、辽宁、江苏，以广西产品为佳。

性状　种子略呈椭圆形，一端稍尖，另端钝，长 1.5～2.5 cm，宽 1～2 cm。表面黄白色或淡棕黄色，平滑，具 2～3 条棱线。中种皮（壳）骨质，坚硬。内种皮膜质，种仁宽卵球形或椭圆形，一端淡棕色，另一端金黄色，横断面外层黄色，胶质样，内层淡黄色或淡绿色，粉性，中间有空隙。无臭，味甘、微苦。

鉴别　（1）粉末特征：淡黄棕色。淀粉粒单粒长圆形、圆形或卵圆形，长 5～18 μm，脐点点状、裂缝状、飞鸟状或三叉状，大粒可见层纹。石细胞类圆形、长圆形或贝壳形，壁厚，纹孔及孔沟明显，可见层纹，有的胞腔含黄棕色或红棕色物。内种皮薄壁细胞类方形、长方形或多角形。胚乳细胞类圆形或长圆形，含淀粉粒。

（2）薄层色谱：取本品粉末 10 g，加甲醇 40 ml，加热回流 1 小时，滤过，滤液蒸干，残渣加水 15 ml 使溶解，通过少量棉花滤过，滤液通过聚酰胺小柱（80～100 目，3 g，内径 10～15 mm），用水

70 ml洗脱，洗脱液用醋酸乙酯振摇提取2次，每次40 ml，合并醋酸乙酯液，蒸干，残渣加甲醇1 ml使溶解，作为供试品溶液。另取银杏内酯A、C对照品，加甲醇制成每1 ml各含0.5 g的混合溶液，作为对照品溶液。吸取上述两种溶液各10 μl，分别点于同一以含4%醋酸钠的羧甲基纤维素钠溶液为黏合剂的硅胶G薄层板上，以甲苯-醋酸乙酯-丙酮-甲醇（10∶5∶5∶0.6）为展开剂，展开，取出，晾干，喷以醋酐，在140～160 ℃加热30分钟，置紫外光煤（365 nm）下检视。供试品色谱中，在与对照品色谱相应的位置上，显相同颜色的荧光斑点。

【成分】 种子含银杏毒素（ginkgotoxin）。还含酸性成分：6-(8-十五碳烯基)-2，4-二羟基苯甲酸〔6-(pentadec-8-enyl)-2，4-dihydroxybenzoic acid〕，6-十三烷基-2，4-二羟基苯甲酸(6-tridecyl-2，4-dihydroxybenzoic acid)，腰果酸（anacardic acid）和钾、磷、镁、钙、锌、铜等25种元素。

种仁含蛋白质、脂肪、碳水化合物、糖等。

肉质外种皮含白果酸（ginkgolic acid），氢化白果酸（hydroginkgolic acid），氢化白果亚酸（hydroginkgolinic acid），银杏二酚（bilobol），白果醇（ginnol）和黄酮类化合物。

【药理】 1. 对呼吸系统的作用　白果乙醇提取物给小鼠腹腔注射，有一定的祛痰作用；灌胃给药，镇咳作用不明显。对组胺引起的离体豚鼠气管平滑肌收缩无明显作用。倍半萜类化合物以20 mg/kg、30 mg/kg的剂量给大鼠腹腔注射，可抑制肺孢子虫在肺孢子虫肺炎模型大鼠体内的生长，降低大鼠肺内的肺孢子虫负荷。

2. 对循环系统的作用　白果外种皮水提物20 mg/kg静脉注射，能显著降低麻醉犬血压及左室压力，对心率无影响，可逐渐减少灌流的大鼠离体心脏的主动脉排血量，增加冠脉流量，亦能增加离体兔耳血管灌流量。本品0.25 g/kg腹腔注射，能显著提高小鼠常压耐缺氧能力，降低异丙肾上腺素引起的心肌耗氧量增加，对氰化钾和亚硝酸钠所致的组织缺氧亦有良好的缓解作用。银杏二酚500 mg/kg对兔有短暂的降压作用。银杏二酚对大鼠有组胺释放作用，引起毛细血管通透性增加，导致水肿，此作用可被氯苯那敏对抗。

3. 免疫抑制作用　白果外种皮水溶性成分对非特异性免疫、体液免疫和细胞免疫功能均有抑制作用，能明显降低碳粒廓清速度、腹腔巨噬细胞的吞噬功能及免疫器官重量，对溶血素形成及迟发性超敏反应亦有显著的抑制作用。

4. 抗过敏作用　分别灌服白果外种皮水溶性成分100和200 mg/kg均能明显抑制小鼠被动性皮肤过敏反应(PCA)及大鼠颅骨骨膜肥大细胞脱颗粒作用，并能直接对抗由卵蛋白诱发的致敏豚鼠回肠平滑肌的收缩作用及抑制致敏豚鼠肺组织释放组胺和慢反应物质的作用。从水溶性成分中提取的一种成分有相似的作用，可能为其有效成分。

5. 抗微生物作用　白果对葡萄球菌、链球菌、白喉杆菌、炭疽杆菌、大肠杆菌、变形杆菌、伤寒杆菌、铜绿假单胞菌等多种致病菌有不同程度的抑制作用，果浆的抗菌力较果皮强。白果水浸剂或外种皮乙醇或石油醚提取物对常见致病性真菌的抑制作用相当于0.5%克霉唑。有研究认为：接有不同烃基侧链的漆树酸（即腰果酸）为白果中的主要抗菌成分。

6. 其他作用　白果提取物对大鼠实验性脑缺血症有一定的治疗作用，能增加存活率，减轻缺血症状。水提取物能抑制6-磷酸葡萄糖脱氢酶、苹果酸脱氢酶和异柠檬酸脱氢酶，此种抑酶成分可被甲醇沉淀。银杏二酚对离体兔肠有麻痹作用，收缩离体子宫。

毒性　给豚鼠服油浸白果3 g/kg，共95～113日，或白果肉粗提取物酸性成分150～200 mg/kg，共60日，或给小鼠大量饲以白果酚，均可出现食欲不振，体重减轻，程度不等的肝损害、肾小球肾炎，甚至死亡。白果外种皮浆液可引起接触性皮炎。腰果酸为皮肤接触性致敏剂，对皮肤有较强的致敏性，可能是白果的主要致敏原。银杏二酚对皮肤有强烈刺激性，可引起皮肤发红、表皮增厚、炎性浸润，但与二甲基苯并蒽同用，不促进皮肤肿瘤发生，说明银杏二酚不是皮肤肿瘤发生的促进剂。银杏毒素经皮肤吸收，通过肠与肾脏排泄，可引起肠炎、肾炎。外种皮水溶性成分小鼠腹腔注射的 LD_{50} 为5.02±0.31 g/kg（水提醇沉法提取）、3.04 g/kg（醇提水沉法提取）。

【炮制】 1. 白果　取原药材，除去杂质，用时捣碎。

2. 白果仁　取净白果，除去硬壳。用时捣碎。

3. 炒白果仁　取净白果仁，置锅内，用文火加热，炒至表面显黄色，有香气，取出，放凉。用时捣碎。

4. 煨白果　取带壳白果，放入暗炭火中，煨至外壳爆裂即取出，剥去外壳取肉即得。此外还有纸煨、面煨等。

饮片性状　白果、白果仁参见“药材”项。炒白果仁形如白果仁，色略深，微带焦斑；味甘、微苦。煨白果形如白果仁，显油润，有香气。

贮干燥容器内，炒白果仁、煨白果仁密闭，置通风干燥处，防蛀，防泛油。

【药性】 甘、苦、涩，平，小毒。归肺、肾经。

1.《绍兴本草》：“味苦、甘，平。无毒。”

2.《滇南本草》：“味甘、平，性寒。”

3.《本草药性大全》：“味甘，气温。有小毒。”

4.《药性通考》：“味甘、少涩，气微寒。入心经，通任、督之脉至于唇口。有毒。”

5.《本草再新》：“入心、肺、肾三经。”

【功用主治】 敛肺定喘，止带缩尿。主治哮喘痰嗽，白带白浊，遗精尿频，无名肿毒，癣疮。

1.《三元参赞延寿书》：“生食解酒。”

2.《品汇精要》：“煨熟食之，止小便频数。”

3.《医学入门》：“清肺胃浊气，化痰定喘，止咳。”

4.《纲目》：“熟食温肺益气，定喘嗽，缩小便，止白浊。生食降痰，消毒杀虫；嚼浆涂鼻面手足，去皶疱䵟黯，皴皱及疥癣疳䘌、阴虱。”

5.《医林纂要》：“炒食补肺，泄逆气，固肾，除邪湿。”

6.《本草再新》：“补气养心，益肾滋阴，止咳除烦，生肌长肉，排脓拔毒，消疮疥疽瘤。”

【用法用量】 内服：煎汤，3～9 g；或捣汁。外用：捣敷；或切片涂。

【宜忌】 过量可致中毒。有实邪者禁服。

1.《日用本草》：“多食壅气动风，小儿多食昏霍，发惊，引疳；同鳗鲡鱼食患软风。”

2.《纲目》：“食多则收令太过，令人气壅胪胀昏顿。”

3.《随息居饮食谱》：“多食壅气动风，小儿发惊动疳。中其毒者，昏晕如醉，白果壳或白鲞头，煎汤解之。食或太多，甚至不救，慎生者，不可不知也。”

【选方】 1. 治久年咳嗽吐痰　陈细茶四两（略焙，为细末），白果肉四两（一半去白膜，一半去红膜，擂烂），核桃肉四两（擂），家蜜半斤。上药入锅内炼成膏。不拘时候服。（《寿世保元》银杏膏）

2. 治赤白带下，下元虚惫　白果、莲肉、江米各五钱，胡椒一钱半。为末，用乌骨鸡一只，去肠盛药，瓦器煮烂，空心食之。（《濒湖集简方》）

3. 治小便频数，遗尿　陈白果5粒，蜗牛3个（焙干）。研末冲服。（《陕甘宁青中草药选》）

4. 止头风、眼疼　白果肉捣烂敷太阳穴。（《滇南本草》）

5. 治噎食反胃，白浊，冷淋　白果肉同糯米蒸，和蜜丸，与核桃捣烂服之。（《滇南本草》）

6. 头面癣疮　生白果仁，切断，频擦取效。（《纲目》引《邵氏经验方》）

【各家论述】 1.《本草新编》："有食之口吐清水而死者。曰凡物不宜多服，何独咎于白果？少用则益于任督，多用则损于包络。口吐清水者，过清其心也。包络为心之相臣，包络损，而心亦损矣。然必心气原虚，而又食白果至数十枚者，始有此祸，非食数十枚便至如此也。""或疑白果清心，多食则过于清心矣，安得不伤乎？然而心不畏清也，仍是过清包络耳。倘包络火旺者，食数百枚，正复相宜，惟包络素虚寒者，实宜戒耳。"

2.《本草求真》："白果，虽属一物，而生熟攸分，不可不辨。如生食，则能降痰、解酒，消毒、杀虫。""至其熟用，则竟不相同。如稍食则可，再食则令人气壅，多食则即令人胪胀昏闷。昔已有服此过多而竟胀闷欲死者。然究其实，则生苦未经火革，而性得肆其才而不窒；熟则经火煅制，而气因尔不伸。要皆各有至理，并非空为妄谈已也。"

3.《本草述钩元》："方书用银杏治喘，盖治喘之哮者。是证缘胸中之痰，随气上升，黏结于喉咙以及会厌悬雍，致气出入不得快利，与痰引逆相击而作声。是痰得之食味咸酸太过，因积成热，故丹溪云：治哮必薄滋味，必带表散。而治哮三方未有能舍麻黄者也。此果经霜乃熟，禀收降之气最专，故气血之凝滞而为痰为浊者，以是摧之陷之，然必合于散剂，使气能疏越，血能宣畅，而后摧之陷之者，乃得收其全功焉。"

【临床报道】 1. 治疗老年人尿频　用白果 30 g，大枣 10 枚，每日 1 剂，水煎服，3 日可见效。共治疗 10 例，全部有效。

2. 治疗痤疮　用白果 250 g 研细末，冰片 20 g，60%乙醇 400 ml，装入 500 ml 盐水瓶中浸泡 24 小时备用。用清水洗脸后，摇匀擦于面部，每日 3～4 次，7 日为 1 个疗程，擦药期间禁用一切药物及化妆品。共治疗 53 例，结果：治愈 44 例，好转 9 例，治愈率 83%，总有效率 100%。其中 1 个疗程治愈 15 例，2 疗程治愈 23 例，3 疗程治愈 6 例，治疗期无不良反应。

1419 白鱼 bái yú（《食疗本草》）

【异名】 鲌鱼、鲚鱼（《纲目》），白扁鱼（《本草求原》）。

【基原】 为鲤科红鲌属动物翘嘴红鲌及鲌属动物红鳍鲌的肉。

【原动物】 1. 翘嘴红鲌 *Erythroculter ilishaeformis* (Bleeker) 又名：翘壳、翘嘴巴、翘嘴鲌、大鲌鱼（《中国经济动物志·淡水鱼类》）。

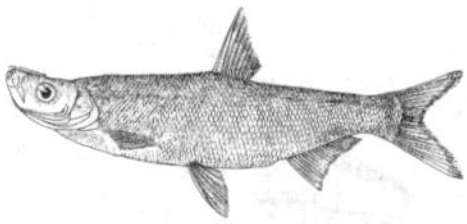

翘嘴红鲌

体延长而侧扁，头背面几乎平直，后部微隆起。体高与头长略相等，个体长 200 mm 以下的，头长比体高为大，200 mm 以上的个体则相反。6 冬龄鱼体长可达 615～648 mm，体重达 2 500～3 500 g。口上位，口裂伸至鼻孔前缘的垂直线下方。下咽齿 3 行，齿的顶端呈钩状。下颌肥厚，急剧突出而上翘。眼大，位于头的侧上方。鳃耙细长，外侧 23～30，内侧 24～31。背鳍 3、7，有强大而光滑的硬刺。臀鳍 3、21～24，基部较长。胸鳍末端接近腹鳍基部，腹鳍末端下达肛门。鳔 3 室。背部及体侧上部为灰褐色，腹部为银白色，各鳍灰色乃至灰黑色。

为生活在流水及大水体中的鱼类，行动迅速，善跳跃，性凶猛，主要以鱼类为食。为广布性鱼类之一，长江干流从金沙江到河口、黑龙江、黄河、辽河等干支流及其附属湖泊均有分布。

2. 红鳍鲌 *Culter erythropterus* Basilewsky

体稍长，侧扁，头后部明显突起，似驼背状。腹部自胸鳍基至肛门有腹棱。头中等大，口上位，口裂几垂直，下颌突出而上翘。眼中等大，位于头侧上方。下咽齿 3 行，末端呈尖钩状。鳃耙 25～29。鳞小。背鳍在腹鳍与臀鳍之间。尾鳍呈叉状。背部青灰色，侧面和腹部银白色，背鳍和尾鳍的上叶呈青灰色，腹鳍、臀鳍及尾鳍下叶呈橙红色。

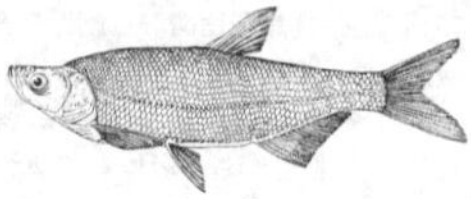

红鳍鲌

为中上层淡水鱼类，栖息于多水草的开阔水体中，主要以小型鱼类为食。全国各大江河均有分布。

【采收加工】 4～7 月捕捉，鲜用。

【成分】 翘嘴红鲌每 100 g 可食部分含水分 77 g，蛋白质 18.6 g，脂肪 4.6 g，灰分 1 g；钙 37 mg，磷 166 mg，铁 1.1 mg，核黄素(riboflavine) 0.07 mg，烟酸(nicotinic acid) 1.3 mg。

【药性】 甘，平。归脾、胃、肝经。

1.《开宝本草》："味甘，平，无毒。"

2.《随息居饮食谱》："甘，温。"

3.《本草撮要》："入手足太阴、阳明经。"

【功用主治】 开胃消食，健脾行水。主治食积不化，水肿。

1.《食疗本草》："主肝家不足气，调五藏气，理经脉。助脾气，能消食，理十二经络舒展不相及气。"

2.《日华子》："助血脉，补肝明目，灸疮不发，作脍食之良。"

3.《开宝本草》："主胃气，开胃下食，去水气，令人肥健。"

4.《中国药用动物志》："开胃健脾。主治胃气不舒，水肿。"

【用法用量】 内服：煮食，100～250 g。

【宜忌】 患疮疖者慎服。

1.《日华子》："患疮疖人不可食，甚发脓。"

2. 姚可成《食物本草》："多食热中生痰，泥(腻)人膈，发灸疮，与枣同食，患腰痛，经宿者勿食。"

【选方】 1. 治浮肿　红鳍鲌 250 g，车前子 15 g。用鱼煮汤，再用鱼汤煎车前子。每日服 2 次，连服数日。

2. 治产后抽筋　红鳍鲌 1 条，煮食，每日服 2 次，连服数日。（1、2 方出自《常见药用动物》）

1420 白垩 bái è（《本经》）

【异名】 白涂（《说文解字》），白善土（《别录》），白恶（《新修本草》），白土子（《本草衍义》），画粉（《纲目》），白土（《景岳全书》）。

【基原】 为黏土岩高岭土或膨润土，前者主含硅酸盐类高岭石族矿物高岭石，后者主含蒙脱石族矿物蒙脱石。

【原矿物】 1. 高岭土　Kaolin

隐晶质土状块体，白色，或染呈淡绿、黄等色调，土状光泽，硬度近于指甲；含残存长石、石英处硬度大于小刀。相对密度 2.5～2.7(体比重)。影响其性状的主要矿物组分有：高岭石(参见"白石脂"条)；绢云母-水云母(参见"黄石脂"条)；蒙脱石。其中高岭石是组成高岭土的主要矿物成分。其特性为不溶于水，但于水中分散；具吸附污物及阳离子交换能力。遇盐酸不起泡，仅分散或有部分组分被溶解。

各大区均有其资源，主产于河北、山西、江苏、安徽、福建、江西、湖北、湖南、广东等地。

2. 膨润土　以蒙脱石为主要组分的黏土。参见"甘土"条。

【采收加工】 挖取后，去尽其他杂质。

【药材】 白垩 *Kaolinitum and Bentonitum*　主产河北、青海、新疆、河南、江西、浙江。

性状　高岭土　呈不规则状。白色、浅灰白色。表面细腻，有滑腻感。具吸水力，舐之粘舌。体较轻，质较软，用指甲可刻划成痕。可塑性低，黏结性小。微带土腥气，味淡。

膨润土　一般呈白色、粉红色、浅灰色。具蜡状光泽。吸水后体积膨胀。具高可塑性和良好的黏结性。

【成分】 主要成分为硅酸盐,其分子式分别为$Al_4[Si_4O_{10}](OH)_8$,$KAl_2[Si_3AlO_{10}](OH)_2$,$(Na, Ca\ 1/2)0.33(Al, Mg)_2[(Si, Al)_4O_{10}](OH)_2\cdot nH_2O$。另外还含有铁、钛、钡、锶、钒、铬、铜等元素。

【药性】 苦,温。归脾、肺、肾经。

1.《本经》:“味苦,温。”

2.《别录》:“辛,无毒。”

3.《药性论》:“味甘,平。”

4.《本草再新》:“有小毒,入肺、肾二经。”“入脾经。”

【功用主治】 温中暖肾,涩肠止泻,止血,敛疮。主治反胃,泻痢,男子遗精,女子月经不调,不孕,吐血,便血,衄血,眼弦赤烂,臁疮,痱子瘙痒。

1.《本经》:“主女子寒热癥瘕,月闭积聚。”

2.《药性论》:“主女子血结,月候不通,能涩肠止痢。”

3.《日华子》:“治泻痢,痔瘘,泄精,女子子宫冷,男子水脏冷,鼻洪吐血。”

4.《本草从新》:“燥湿,温水脏。治卒暴咳嗽,风赤烂眼。”

5.《医林纂要》:“补肺生金,解渴清暑。治肺痈、痿,止赤白痢,和脾胃。治霍乱腹痛。”

【用法用量】 内服:入丸、散,4.5~9 g。外用:研末撒或调敷。

【宜忌】《别录》:“不可久服,伤五脏,令人羸瘦。”

【选方】 1. 治虚热翻胃　白垩土一斤,米醋一斤。煅土赤,入醋内,再煅再入,以醋干为度。取土二两,入炮姜一钱为末。每服一钱,米饮下,甚者二钱,须服四两。(《妇人良方》白垩散)

2. 治水泻米谷不化,昼夜不止　白垩一两(火煅过),干姜(炮)一两,楮叶二两(生,研细)。上三味捣研为末,面糊和丸,如绿豆大。空心米饮调下二十丸。(《圣济总录》白垩丸)

3. 治风赤烂眼,倒睫拳毛　白土一两,铜青一钱。为末,每以半钱泡汤洗。(《纲目》引华佗方)

4. 治暴嗽　白善粉一两,白矾一两。上为细末,每用生姜汁为丸,如梧桐子大。每服二十丸,临卧姜汤下。(《普济方》二白丸)

5. 治头痛　白垩、王瓜等分,为末。汤点二钱服。(《本草衍义》)

1421 白柳 bái liǔ (《沙漠地区药用植物》)

【基原】 为杨柳科柳属植物白柳的枝叶或芽。

【原植物】 白柳 *Salix alba* L.

乔木,高达 20 m。老树皮暗灰色,深纵裂。叶披针形、线状披针形或阔披针形,长 5~15 cm,宽 1~3.5 cm;先端渐尖,基部楔形,幼叶两面被白绢毛,后脱落;叶柄长约 1 cm,有白色绢毛;托叶披针形,边缘有腺点,早脱落。花序与叶同时开放,轴上密被白色绒毛;雄花序长 3~5 cm,雄蕊 2,花药鲜黄色;苞片卵状披针形或倒卵状长圆形,淡黄色,有缘毛;腺体 2,背生和腹生;雌花序长 3~4.5 cm,子房卵状圆锥形,花柱短,常 2 浅裂,柱头 2 裂;苞片全缘;腺体 1,腹生,稀有 1 不发达的背腺。果序长 3~5.5 cm。花期 4~5 月,果期 5 月。

多沿河生长,可以分布到海拔 3 100 m。分布于西藏、甘肃、青海、新疆等地。

【栽培】 生物学特性　喜光照,耐寒冷,耐潮湿,耐干旱,在河滩、四旁隙地、沟渠两旁均可栽插,亦可大田种植。

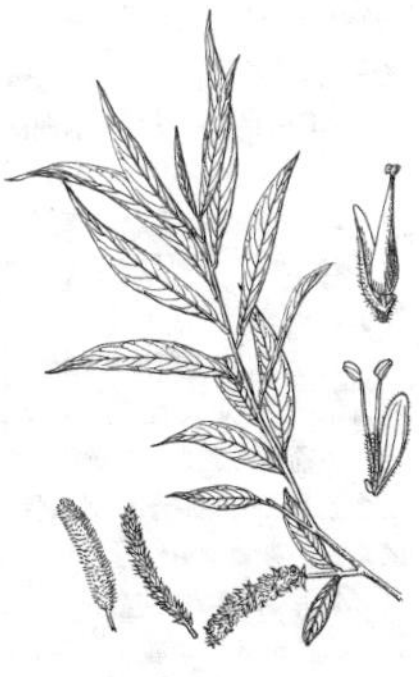

白　柳

繁殖方法　扦插繁殖。将种条贮在窖内假植,用湿沙盖好,扦插时随剪随插,四旁三沟地扦插选用条长 1.5 m、干径 0.5 cm 的种条,大田栽插,选用条长 1.5~2 m、干径 0.4 cm 的种条。株距 0.5~2.5 cm、行距 27~35 cm。以早春定植为好。剪取插条时,选腋芽饱满的健壮枝条,长度 15~17 cm,切口要光滑平整,皮不破裂,上截面距芽 1 cm,防止失水枯芽,定植时将插条直插土中,上露 1 芽,定植后踏实并及时灌水。

田间管理　一年中中耕除草 4~5 次,第一次在清明节前,第二次在谷雨前后,第三次在末伏期间,第四、第五次在秋前进行。扦插前施足底肥,施土杂肥、磷肥,待柳条长至 0.5 m 时,可施用二胺、碳酸氢铵,也可对新插的或收割后的白柳,铺一层沟河里的稀淤泥。

病虫害防治　虫害有蚜虫、卷叶虫、刺蛾、蛴螬等。

【采收加工】 3~5 月采收嫩枝叶或芽,鲜用或晒干。

【成分】 叶含黄酮类:芹菜素(apigenin),穗花杉双黄酮(amentoflavone),柏木双黄酮(cupressuflavone),还含维生素 C 和谷胱甘肽(glutathione)。

【药性】《全国中草药汇编》:“苦,寒。”

【功用主治】《全国中草药汇编》:“清湿热,祛风湿。主治急性扁桃体炎,上呼吸道感染,咽喉炎,盆腔炎,肾炎,疮疖,黄疸性肝炎,风湿性关节炎。”

【用法用量】 内服:煎汤,9~15 g;或开水冲泡。

1422 白炭 bái tàn (《纲目》)

【异名】 火炭(《千金方》),无纹炭(《圣济总录》),木炭(《普济方》),烰炭(《经验方》)。

【基原】 为木炭之坚紧无纹、烧时焰发白色者。

【功用主治】 治肠风下血,阴囊湿疹,烫伤。

《纲目》:“误吞金银铜铁在腹,白炭烧红,急为末,煎汤呷之。甚者刮末三钱,井水调服,未效再服。又解水银、轻粉毒。”

【用法用量】 内服:入丸、散。外用:煎水洗、热熨,或研末调敷。

【选方】 1. 治肠风脏毒下血　枳壳(去瓤,麸炒令黑)、无纹炭各一两。上二味捣为细散,每服一钱匙,用荆芥米饮调下。(《圣济总录》)

2. 治白癞头疮　白炭不拘多少,烧令通红。先用盆盛百沸汤,以炽炭投之,却漉令净,将此灰汤侯通手洗疮。(《百一选方》)

3. 治阴囊湿痒　烰炭、紫苏叶末扑之。(《经验方》)

4. 治诸噎　火炭末,蜜丸如弹子大,含少少咽即可。(《千金方》)

1423 白前 bái qián (《雷公炮炙论》)

【异名】 石蓝、嗽药(《新修本草》),鹅管白前、竹叶白前(浙江)。

【基原】 为萝藦科鹅绒藤属(白前属、牛皮消属)植物柳叶白前与芫花叶白前的根及根茎。

【原植物】 1. 柳叶白前 *Cynanchum stauntonii* (Decne.) Schltr. ex Lévl. [*Pentasacme stauntonii* Decne.] 又名:水杨柳(《种痘新书》)、水了刁草(广西)。

多年生直立半灌木,高 0.5~1 m。根茎横生或斜生,中空如鹅管状,根系极发

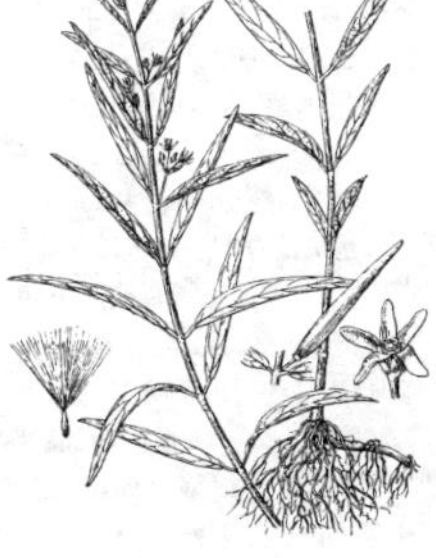

柳叶白前

达，根多而细，呈须状，黄白色或略带红棕。茎圆柱形，表面灰绿色，有细棱。叶对生，具短柄；叶片纸质，披针形或线状披针形，长3～12 cm，宽0.3～1.4 cm。伞形聚伞花序腋生，有花3～8朵；雄蕊5，与雌蕊合生成蕊柱；柱头微突，包在花药的薄膜内。蓇葖果单生，窄长披针形。种子披针形，黄棕色。花期5～8月，果期9～10月。

生于溪滩、江边砂碛处，以至半浸于水中。分布于江苏、浙江、安徽、福建、江西、湖北、湖南、广东、广西、贵州等地。

2. 芫花叶白前 *C. glauce-scens* (Deone.) Hand.-Mazz.［*Pentasachme glaucescens* Deone.］ 又名沙消(江西)，水竹消(湖南)。

本种与柳叶白前的区别点为：茎具2列柔毛。叶片长椭圆形或长圆状披针形，先端略钝，状如芫花叶，长3～5 cm，宽1～1.5 cm，近于无柄。花较大，花冠黄白色。

生境分布与柳叶白前同。

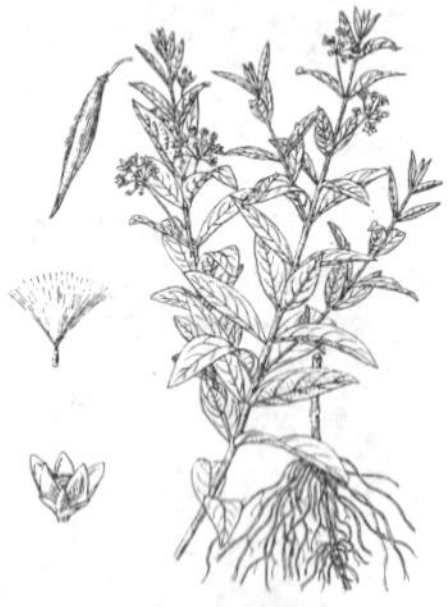
芫花叶白前

【栽培】 生物学特性 喜温暖湿润气候，耐寒，忌干燥，宜选择腐质壤土或土层深厚的砂壤土栽培，积水的黏土或重黏土不宜栽培。

繁殖方法 种子繁殖或分根繁殖。种子繁殖：秋播和春播，秋播在封冻前进行，春播3～4月进行。在整好的种植地里，按1.2 m做畦，耧平，按行距15 cm，开2 cm浅沟，将种子与3倍量的细河沙拌匀，均匀撒于沟内，覆土厚度以盖过种子为宜。秋播冬季不需管理，春旱时要及时浇水，保持土壤湿润，以利出苗。当年秋季或翌年春季苗高15 cm左右即可移栽。按行距30 cm，株距25 cm开穴，每穴栽2株，栽后及时浇水，以保证其成活率。分根繁殖：宜在3月、4月进行，每株根茎应带有芽1～2个，穴栽，每穴1株，覆土压实。

田间管理 出苗后结合锄草，按株距25 cm间苗，每墩留苗2～3株，缺苗时补苗，每年除草3～4次，保持地内无草。每年进行追肥2～3次，以人畜粪水为主。旱时浇水，雨季注意及时排水，防止烂根。

病虫害防治 虫害有蚜虫、红脊蝽等。

【采收加工】 栽后第二年秋季或第三年春季发芽前选晴天挖取全株，取根及根茎，晒干或烘干。

【药材】 白前 *Cynanchi Stauntonii Rhizoma et Radix* 产于浙江、安徽、福建、江西、湖北、湖南、广西等地。

性状 柳叶白前 根茎呈细长圆柱形，有分枝，稍弯曲，长4～15 cm，直径1.5～4 mm。表面黄白色或黄棕色，节明显，节间长1.5～4.5 cm，顶端有残茎。质脆，断面中空。节处簇生纤细弯曲的根，长可达10 cm，直径不及1 mm，有多次分枝呈毛须状，常盘曲成团。气微，味微甜。

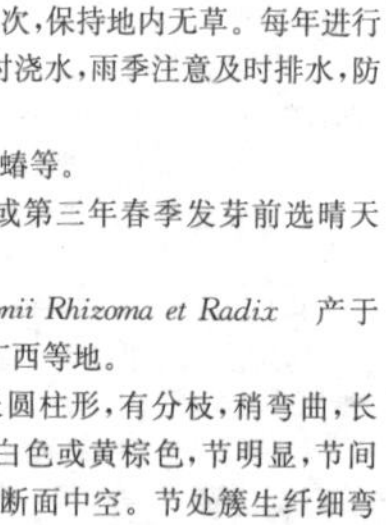
柳叶白前(根及根茎)外形

芫花叶白前 根茎较短小或略呈块状；表面灰绿色或灰黄色，节间长1～2 cm。质较硬，根稍弯曲，直径约1 mm，分枝少。

鉴别 (1) 根茎横切面：柳叶白前 表皮细胞1列，外侧壁增厚。下皮为1列较小的细胞。皮层有乳汁管。有时可见中柱鞘纤维断续排列成环，并有单个或成群的石细胞。维管束双韧型，木质部导管、木纤维及木薄壁细胞均木化。髓多成空腔。本品薄壁细胞含淀粉粒或草酸钙簇晶。

芫花叶白前 皮层无乳汁管。

(2) 取本品粗粉1 g，加70%乙醇10 ml，加热回流1小时，滤过。取滤液1 ml，蒸干，残渣加醋酐1 ml使溶解，再加硫酸1滴，柳叶白前显红紫色，放置后变为污绿色；芫花叶白前显棕红色，放置后不变色。

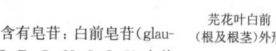

【成分】 柳叶白前根茎中含有β-谷甾醇(β-sitosterol)，高级脂肪酸和华北白前醇(hancokinol)。

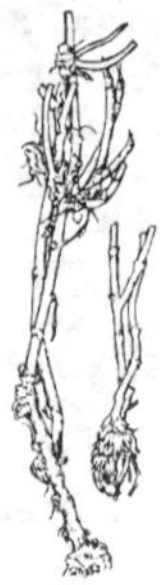
芫花叶白前
(根及根茎)外形

芫花叶白前根中含有皂苷：白前皂苷(glaucoside)A、B、C、D、E、F、G、H、I、J、K，白前新皂苷(neoglaucoside)A和B，白前皂苷元(glaucogenin)A和B，白前皂苷元C-单-*D*-黄花夹竹桃糖苷(glaucogenin C-mono-*D*-thevetoside)。

【药理】 1. 对呼吸系统的影响 (1) 镇咳作用 芫花叶白前水提取物、醇提取物及醚提取物灌胃，对浓氨水诱发的小鼠咳嗽均有明显的镇咳作用，能使咳嗽次数明显减少，潜伏期明显延长，其水提取物的镇咳作用呈现良好的量效关系。柳叶白前95%乙醇提取物和石油醚提取物灌胃，亦有明显的镇咳作用，但水提取物镇咳作用不明显。

(2) 祛痰作用(酚红排泌法) 芫花叶白前水提取物和醇提取物分别给小鼠灌胃，均有显著的祛痰作用，其水提取物的祛痰作用有一定的量效关系。醚提取物10 g/kg祛痰作用不明显。柳叶白前醇提取物和石油醚提取物给小鼠灌胃，有显著的祛痰作用。

(3) 平喘作用 芫花叶白前水提取物腹腔注射，对乙酰胆碱和组胺混合液诱发的豚鼠哮喘均有明显的预防作用，给药各组豚鼠发生抽搐跌倒的潜伏期比对照组明显延长，发生抽搐跌倒的动物数较对照组明显减少。

2. 抗炎作用 芫花叶白前水提取物、柳叶白前水提取物腹腔注射对巴豆油所致小鼠耳郭急性渗出性炎症，均有非常显著的抗炎作用。白前醇提物给小鼠灌胃，能减少由乙酸引起的扭体反应的次数，抑制二甲苯引起的耳肿、角叉菜胶引起的足跖肿胀。

3. 镇痛作用 白前醇提取物5 g/kg和15 g/kg给小鼠灌胃，能显著延长热痛刺激甩尾反应的潜伏期。

4. 抗血栓形成作用 白前醇提取物10 g/kg给大鼠灌胃，连续3日，能显著延长电刺激麻醉大鼠颈动脉的体内血栓形成时间和凝血时间。

毒性 两种白前水提取物灌胃给药对小鼠无明显毒性，最大耐受量达120 g/kg，未见小鼠有毒性反应，两种水提取物腹腔注射给药时，芫花叶白前比柳叶白前毒性小。

【炮制】 1. 白前 取原药材，除去杂质，洗净，润透，切段，干燥。生品长于宣肺解表、化痰止咳，多用于咳嗽兼见表证者。

2. 炒白前 取白前段置锅内，用文火加热，炒至老黄色，微焦，取出放凉。炒后偏于温肺散寒、化痰止咳，多用于寒痰或痰湿、咳喘。

3. 蜜白前 取炼蜜用适量开水稀释，加入白前段拌匀，闷润后置锅内，用文火加热，炒至表面深黄色，不粘手为度，取出放凉。或将白前段炒热后，加蜜拌匀，用文火炒至深黄色、不粘手为度。蜜炙后可缓和对胃的刺激性，增强润肺止咳作用，多用于肺虚咳嗽。

饮片性状 白前参见“药材”项。炒白前形如白前，表面老黄色。蜜白前表面金黄色，略带黏性，味甜。

贮干燥容器内，炒白前、蜜白前密闭，置阴凉干燥处。

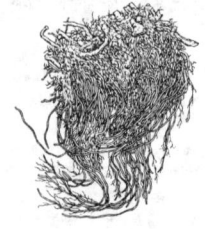

【药性】 辛、甘，微温。归肺经。

1.《别录》："味甘，微温，无毒。"

2.《药性论》："味辛。"

3.《医学入门》："味甘、辛，平。"

4.《本草乘雅半偈》："入手太阴、阳明，足阳明经。"

5.《本草再新》："入肝、肺二经。"

【功用主治】 泻肺降气，祛痰止咳。主治肺气壅实之咳嗽痰多，气逆喘促，胃脘疼痛，小儿疳积，跌打损伤。

1.《别录》："主治胸胁逆气，咳嗽上气。"

2.《日华子》："治贲豚肾气，肺气烦闷及上气。"

3.《本草衍义》："保定肺气，治嗽多用。"

4.《纲目》："降气下痰。"

5.《本草备要》："泻肺。治肺气壅实，胸膈逆满。"

6.《本草求原》："专泄肝、肺、胃、大肠气实以降痰，治久嗽唾血。"

7.《福建药物志》："行气消积，健脾祛痰。主治跌打损伤，胃痛，胸胁痛，疟母(脾肿大)，蛔虫病，小儿疳积。"

【用法用量】 内服：煎汤，5～15 g；或入丸、散。

【宜忌】 肺虚喘咳者慎用。生品用量过大，对胃有一定刺激。

1.《本草经疏》："性无补益，凡咳逆上气，咳嗽气逆，由于气虚，气不归元，而不由于肺气因邪客壅实者禁用。"

2.《得配本草》："忌猪羊肉、菘菜、饴糖。"

3.《本草求原》："凡阴虚而气不归，中虚而气失守者，均忌。"

【选方】 1. 治久患暇呷咳嗽，喉中作声，不得眠　取白前捣为末，温酒调二钱匕服。(《梅师方》)

2. 治久咳兼唾血　白前三两，桑白皮、桔梗各二两，甘草(炙)一两。上四味，切，以水二大升，煮取半大升，空腹顿服。若重者，十数剂。忌猪肉、海藻、菘菜。(《近效方》)

3. 治胃痛　白前根、威灵仙根各 15 g，肖梵天花根 24 g。水煎服。

4. 治小儿疳积　白前根、重阳木根、兖州卷柏各 9 g。水煎服。(3、4 方出自《福建药物志》)

5. 治疟母(脾肿大)　白前 15 g。水煎服。(《福建中草药》)

6. 治跌打损伤　白前根 15 g，鸡蛋 1 枚或蛏干 30 g，胁痛加香附子 9 g，青皮 3 g。水煎服。(《福建药物志》)

【各家论述】 1.《本草汇言》："白前泄肺气，定喘嗽之药也，疗喉间喘呼，为治咳之首剂；宽膈之满闷，为降气之上品。前人又主奔豚及肾气，然则性味功力，三因并施，脏腑咸入，腠里皮毛，靡不前至，盖以功力为名也。性唯走散，长于下气，功无补益，凡咳逆上气，咳嗽气逆，由于气虚不归源，而不由于寒邪客气壅闭者禁之。《深师方》中，所主久嗽上气，体肿气短，胀满不卧等证，当是有停饮水湿、湿痰之故，乃可用之。病不由此者，不得轻试。"

2.《本草正义》："白前专主肺家，为治咳嗽降气之要药。《别录》谓其微温，以其主治寒嗽，则能疏散寒邪，其性质必含温养之气也。然白前治嗽，亦不专于寒嗽一面，即痰火气壅上逆咳嗽，亦能定之，则又有似乎寒降，是以苏恭竟作微寒。然其所以能止嗽者，则在于平逆顺气，使膈下之浊气不上凌而犯肺金，斯肺气得顺其清肃之性而咳自除，此以静肃为用，必不可遽谓其温。且古今主治，恒用于火逆气升之证，无不应手，自当以苏恭微寒之说为长。且寒邪寒饮之咳，辛温开肺，别有专司，固非白前之长技，特微寒顺气，非如沙参、知母之寒凉直折，亦非如桑根皮、枇杷叶之清降遏郁，故为定喘止嗽之主药，而绝无流弊。虽不见于《本经》，而《别录》主胸胁气逆，咳嗽上气，甚至称其治呼吸欲绝，可见其清肃肺家功效卓绝。"

3.《国药诠证》："白前性味甘温，甘能和气，温能散寒。《别录》主治胸膈逆气，以其能散寒而和气也，《大明》主治一切气，以气为寒湿阻滞则不和，白前能温散寒湿而使归于和也。时珍主降气下痰，谓虚而长哽气者不可用，以其能下气也，恐下之则益虚。唯白前性味甘温并不能下气，其治上气，因气不和而上逆，和之则不上逆，非下气之效，而和气之效也。否则《别录》治呼吸欲绝，下之其有不气脱者乎。《外台》治久咳吐血，以其能和气而止血也。下药不可以治虚病，而和药则最适于治虚病，二者效用绝对不同，医家不可不审察而明辨之也。"

1424 **白梅** bái méi (《本草经集注》)

【异名】 盐梅(《尚书》)，霜梅(《世医得效方》)，白霜梅(《外科活人定本》)。

【基原】 为蔷薇科李属植物梅的果实经盐渍而成者。

【原植物】 参见"乌梅"条。

【采收加工】 采摘未成熟果实，用盐水浸渍，日晒夜渍，约经 10 日即成。

【药材】 白梅 *Armeniacae Mume Fructus*　主产四川、福建、湖南、浙江、广东。

性状　果实近球形或扁球形，直径 2～3 cm。表面绿白或黄棕色，有白霜，果肉肉质。剥开果肉可见椭圆形果核，类白色，表面可见蜂窝状小孔。气微香，味酸、咸。

【药性】 酸、涩、咸，平。

1.《宝庆本草折衷》："味酸、咸，平，暖，无毒。"

2.《药性纂要》："味酸、涩，气温、平。"

【功用主治】 利咽生津，涩肠止泻，除痰开噤，消疮止血。主治咽喉肿痛，烦渴呕恶，久泻久痢，便血，崩漏，中风惊痫，痰厥口噤，梅核气，痈疽肿毒，外伤出血。

1.《食疗本草》："刺在肉中，嚼白梅封之，刺即出。"

2.《日华子》："治刀箭(伤)，止血，研敷之。"

3.《宝庆本草折衷》："主伤寒，痰厥，头疼，折伤，下痢，肠垢。今呕逆者，服之尤验。"

4.《纲目》："治中风惊痫，喉痹，痰厥僵仆，牙关紧闭。又治泻痢烦渴，霍乱吐下，下血血崩，功同乌梅。"

5.《本草经疏》："去死肌、青黑痣、恶肉，消痰醒睡，止霍乱，解酒毒。"

6.《本草从新》："治梅核膈气。"

7.《医林纂要》："补敛心神，镇惊痫。治口疮，痈毒。"

8.《本草求原》："治喉痛，乳蛾。"

【用法用量】 内服：煎汤，6～9 g，或噙咽津液；或入丸剂。外用：擦牙；或捣敷，或煅存性研末调敷。

【宜忌】 不宜多食久食。

1.《本草药性大全》："多令损齿，又能伤骨。"

2.《药性纂要》："食梅忌猪肉。"

3.《本草从新》："多食伤筋。"

【选方】 1. 治喉痹　盐梅肉 1 个，硼砂少许研匀，捻如枣大。放口中噙化。(《卫生易简方》)

2. 治中热，五心烦躁，霍乱呕吐，口干烦渴，津液不通　白梅(研破)二十九斤，檀香十四两，甘草十三斤半，盐(炒)十五斤。上为末。每一钱，擦生姜，新汲水下。(《局方》白梅汤)

3. 治新久赤白痢疾　盐霜梅 3 个，以黄泥包，于慢火内煨干，研为细末。用米汤调下。(《古今医统》神效散)

4. 治中风或吐泻，牙关紧噤　白梅末，不拘多少。上一味，将揩牙立开。(《圣济总录》白神散)

5. 治梅核膈气　半青半黄梅子，每个用盐一两，腌一日夜，晒干，又浸又晒，至水尽乃止。用青钱三个，夹二梅，麻线缚定，通装磁罐内，封埋地下，百日取出。每用一枚，含之咽汁，入喉即消。(《龚氏经验方》)

6. 治痈疽已溃未溃　盐白梅烧存性，为末，入轻粉少许，香油调涂四围。(《易简方》)

7. 治妇人血崩　盐白梅七个，烧灰为末。米饮作一服，空心下。(《经验良方》梅饮子)

8. 治血淋　白梅烧灰存性，为末，入麝香少许，酒糊为丸如桐子大。熟水吞五十丸下。(《卫生易简方》)

9. 治雀斑　霜梅肉、樱桃枝、牙皂角、紫浮萍共捣丸，擦面。(《疡医大全》)

1425 白鹇 bái xián (《本草图经》)

【异名】 白鹤、白翰(《山海经》)，鹎雉、韓雉(《尔雅》)，白鹎、白韓、白雉(《尔雅》郭璞注)，文韓(《纲目》)，越禽(《动物学大辞典》)，银鸡(《脊椎动物分类学》)，银雉(《中国动物图谱・鸟类》)。

【基原】 为雉科鹇属动物白鹇的肉。

【原动物】 白鹇 *Lophura nycthemera* (Linnaeus)

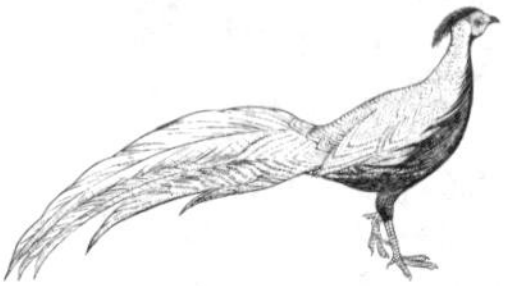

白　鹇

中型禽类。体长约110 cm。头顶有辉蓝黑色的长冠，头的裸出部分赤红色。嘴短而坚，浅绿色。雄者上体与两翼均为白色，并满布"V"字状黑纹，从后颈至翼上渐渐变粗而显著。尾长，中央尾羽纯白色，仅外翈基部杂以不连续的波状黑纹；外侧尾羽的黑纹遍布于外翈全部，且于外侧尾羽渐伸于内翈；下体全部呈辉蓝黑色。脚赤红色。4趾，爪短而钝。雌者上体及翼和尾的表面概呈橄榄棕色，羽干较淡，背羽边缘较浓，枕冠近黑；下体灰褐沾棕；除下腹中央外，羽干均白色；自下胸以次，各羽均缀以毛虫状暗褐色细斑。

多见于山地竹林中。分布于广东、广西。

白鹇为国家二级保护动物，严禁捕杀。

【成分】 肉含蛋白质，肽类，脂类。

【药性】 甘，平。

1.《纲目》："甘、平，无毒。"

2.《医林纂要》："甘、酸，平。"

【功用主治】 补气，健脾，益肺。主治脾胃虚弱，食欲不振，食后饱胀，大便溏泄，虚劳发热，咳嗽。

1. 汪颖："补中解毒。"(引自《纲目》)

2.《医林纂要》："补中益肺。"

3.《中国动物药》："补中益气。治脾胃虚弱，食欲不振，食后饱胀，消化不良。"

4.《中国药用动物志》："主治虚劳发热、咳嗽等症。"

【用法用量】 内服：水煮，50～100 g，食肉饮汁。

【选方】 1. 治脾虚泄泻、消化不良　白鹇1只，陈皮15 g，山楂100 g，麦芽50 g。后三味药纳鸡腹内，熟煮后食肉饮汁，每日2～3次。

2. 治食后胀饱　白鹇1只煮汤，以其汤合水(1∶1)煎陈皮15 g，莱菔子50 g，每日服2次。(1、2方出自《中国动物药》)

1426 白蒿 bái hāo (《本经》)

【异名】 蘩(《诗经》)，皤蒿(《毛诗传》)，由胡、莓母、旁勃(《夏小正传》)，白艾蒿(《僧深集方》)，蓬蒿(《开宝本草》)，大子蒿(《甘肃中草药手册》)，臭蒿子(《全国中草药汇编》)。

【基原】 为菊科蒿属植物大籽蒿的全草。

【原植物】 大籽蒿 *Artemisia sieversiana* Ehrhart ex Willd.〔*A. moxa* DC.；*A. koreana* Nakai；*A. chrysolepis* Kitag〕　又名：一枝蒿(北京)。

一或二年生草本，高50～150 cm。主根单一，狭纺锤形。茎下部稍木质化，纵棱明显，茎、枝被灰白色微柔毛。叶互生，叶柄长1～4 cm；下部与中部叶宽卵形或宽卵圆形，长4～8 cm，宽3～6 cm，二至三回羽状全裂，每侧有裂片2～3枚，小裂片线形或线状披针形，基部有小型羽状分裂的假托叶。头状花序，多数，半球形或近球形，具短梗，基部常有线形的小苞叶；两性花多层，80～120朵；花冠管状；花药上端附属物尖，长三角形，基部有短尖头；花柱与花冠等长，先端叉开，叉端截形，有睫毛。瘦果长圆形。花果期6～10月。

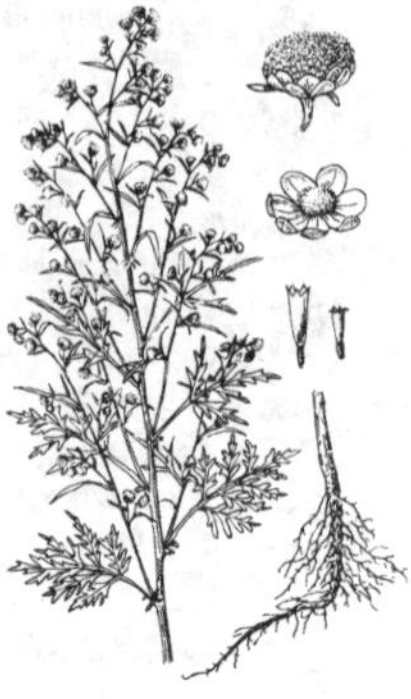

大籽蒿

生于海拔500～4 200 m的路旁、荒地、河滩、草原、干山坡或林缘等地。分布于华北、东北、西南、西北及西藏等地。江苏、山东等省有栽培。

本植物的花(白蒿花)亦供药用，另设专条。

【采收加工】 7～10月采收，鲜用或扎把晾干。

【药材】 白蒿 *Artemisiae Sieversianae Herba*　产于西藏、东北、华北、甘肃及陕西等地。

性状　茎类圆柱形，长短不一，直径可达5 mm。绿色，表面有纵棱，可见互生的枝、叶或叶基。上部有较密的柔毛。质坚脆，易折断，断面纤维性，中央有白色髓。叶皱缩或已破碎。完整叶片展平后二至三回羽状深裂，裂片线形，两面均被柔毛。头状花序较多，半球形，直径3～6 mm，总花梗细瘦，总苞叶线形，总苞片2～3列，边缘有白色宽膜片，背面被短柔毛；花托卵形；边缘为雌花，内层花两性，均为管状。成熟花序可见倒卵形的瘦果。气浓香，味微苦。

鉴别　茎横切面：多边形。表皮一列细胞，外被丁字毛，细胞多径向，较长。内皮层凯氏点明显。维管束鞘纤维壁厚木化。韧皮部较宽。形成层不明显。维管束排列成环，导管多边形，2～12个成群，排成单列。木纤维分布面积大，细胞壁厚化。射线单列，胞腔内有内含物。树脂道散生髓部。髓大，周边的细胞壁厚化。

粉末特征：灰白色。非腺毛甚多，多丁字形，长3～5 mm，无色，表面光滑，胞壁微厚。纤维多碎断，成束或单个散在，胞壁厚略弯曲，腔狭，纹孔稀少或缺。导管少见，以网纹导管为主，亦有螺纹、梯纹和具缘纹孔，直径12～35 μm。结晶甚多，单个，形状不一，大小为23～92 μm，不溶于盐酸。薄壁细胞多数，四边形、多边形或类圆形，无色，有少数纹孔。

【成分】 地上部分含一系列的倍半萜类衍生物，内有：白蒿素(sieversin)，4-羟基-8-乙酰氧基愈创木-1(2)，9(10)-二烯-6，12-内酯〔4-hydroxy-8-acetoxyguaia-1(2)，9(10)-dien-6，12-olide〕，洋艾内酯(artabsin)，洋艾素(absinthin)，白蒿宁(sieversinin)，11-表洋艾素(11-epiabsinthin)，11，10′，11′-表洋艾素，10′，11′-表洋艾素，大籽蒿素(artesiversin)，11α，13-二氢墨西哥蒿素(11α，13-dihydroestafiatin)，2β-羟基-8-去氧-11α，13-二氢岩生三裂蒿素B(2β-hydroxy-8-desoxy-11α，13-dihydrorupicolin B)，11α，13-二氢-4(2)-汉菲林〔11α，13-dihydro-4(2)-hanphyllin〕，异戊酸-(8-异戊酰氧基)橙花醇酯(8-isovaleryoxy-nerylisovalerate)，2α，3α-环氧-11α，13-二氢去氢木香内酯(2α，3α-epoxy-11α，13-dihydro dehydrocostuslactone)，牻牛儿烯(germacrene) D，右旋姜黄烯(curcumene)，异戊酸橙花醇酯(nerylisovalerate)，4-去羟亚菊素(4-dehydroxyajadin，ludartin)，安洋艾素(anabsinthin)，球花母菊素(globicin)，兰香油(chamazulene)，兰香油精(chamazulenogen)，蒿萜内酯(artemolin)，愈创木内酯(guaianolide) I，artemetin，bonanzin，eupalitin等。还含

木脂素类化合物：芝麻素（sesamin），e，a-阿斯汉亭（e，a-ashantin），e，e-蒿脂麻木质体（e，e-sesartemin），鹅掌楸树脂醇B二甲醚（yangambin；O，O-dimethyllirioresinol B），鹅掌楸树脂醇A二甲醚（epiyangambin；O，O-dimethyllirioresinol A）。黄酮类化合物：艾黄素（artemisetin），猫眼草黄素（chrysosplenetin），芸香苷（rutin），异槲皮苷（isoquercetrin），马栗树皮素（esculetin），5-羟基-3′，4′，6，7-四甲氧基黄酮（5-hydroxy-3′，4′，6，7-tetramethoxyflavone）；酚酸类：咖啡酸（caffeic acid），绿原酸（chlorogenic acid），阿魏酸（ferulic acid），对羟基苯甲酸（*p*-hydroxybenzoic acid），香草酸（vanillic acid），对桂皮酸（*p*-coumaric acid），新绿原酸（neochlorogenic acid）。

【药理】 1. 抗炎作用　白蒿扬花期前全草醇提浸膏给烫伤大鼠腹腔注射0.46 g/kg，对皮肤烫伤炎症渗出有显著抑制作用。白蒿还可显著减轻大鼠蛋清性踝关节肿。白蒿0.23 g/kg连续5日腹腔注射，也可显著抑制大鼠甲醛性关节肿。白蒿显著抑制肾上腺素诱发的小鼠肺水肿。大鼠切除双侧肾上腺后，白蒿抗炎症渗出以及抑制甲醛性、蛋清性关节肿作用消失。

2. 对下丘脑-垂体-肾上腺皮质系统的影响　以血浆皮质酮为指标，发现大鼠腹腔注射白蒿提取物0.46 g/kg，可激活肾上腺皮质，增加皮质酮分泌量，又可将其大量释放到外周血液中。灌胃3 g/kg或连续6日腹腔注射460 mg/kg均可见上述作用。去垂体大鼠该作用消失。戊巴比妥钠单用或分别与地塞米松、氯丙嗪、可的松合用均不能阻断白蒿激活垂体-肾上腺皮质功能的作用，但戊巴比妥钠与吗啡合用可阻断白蒿的作用。脑室内注射阿托品也可完全阻断其作用。利舍平耗竭脑单胺类递质对白蒿作用无影响。大鼠腹腔注射460 mg/kg白蒿后，间脑5-HT水平显著升高；脑谷氨酰胺含量明显增加，而GABA含量显著降低。去肾上腺后，对后两项指标作用相反。总之，白蒿可兴奋下丘脑-垂体-肾上腺皮质系统，其作用在于激活下丘脑乙酰胆碱、5-羟色胺，同时抑制γ-氨基丁酸系统，使促皮质激素释放因子功能增强，肾上腺皮质激素和皮质酮分泌功能增强。

3. 其他作用　小鼠腹腔注射白蒿，可显著提高急性减压耐缺氧能力。白蒿还显著拮抗肾上腺素、去甲肾上腺素和异丙肾上腺素降低小鼠减压缺氧耐受力的作用。白蒿0.25、0.50和0.80 g/kg分别给小鼠皮下注射，显著延长50 mg/kg戊巴比妥钠的睡眠时间，但白蒿协同阈下剂量戊巴比妥钠（30 mg/kg），致小鼠睡眠数目增加作用不显著。

【药性】 苦、微甘，凉。

1.《本经》："味甘，平。"

2.《千金方》："味苦、辛，平，无毒。"

3.《食疗本草》："寒。"

4.《品汇精要》："气厚于味，阳中之阴。臭香。"

5.《中国民族药志》："微甘、苦，凉。"

【功用主治】 清热利湿，凉血止血。主治肺热咳喘，咽喉肿痛，湿热黄疸，热痢，淋病，风湿痹痛，吐血咯血，外伤出血，疥癞恶疮。

1.《本经》："主五脏邪气，风寒湿痹，补中益气，长毛发令黑，疗心悬少食常饥。久服轻身，耳目聪明，不老。"

2.《食疗本草》："捣汁，去热黄及心痛。叶干为末，夏日暴水痢，以米饮和一匙，空腹服之。又烧淋灰煎，治淋沥疾。"

3.《青藏高原药物图鉴》："止血。治刀伤。"

4.《中国民族药志》："治气管炎。"

【用法用量】 内服：煎汤，10～15 g，鲜品加倍；或捣汁；或研末。

【选方】 1. 治肺部疾病，气喘咳嗽，咽喉肿痛　大籽蒿30 g，洪连25 g，蒂达25 g。共研细粉。每次3～6 g，每日3次。

2. 治衄血，咯血　大籽蒿、小檗皮各等分。研成粗粉。每服5～10 g，每日3次。（1、2方出自《中国民族药志》）

3. 治癞，身体面目有疮　白艾蒿十束如升大，煮取汁，酿米七斗，一如酿酒法，酒熟稍饮之。（《深师方》）

【临床报道】 治疗急性细菌性痢疾　取白蒿鲜草60 g或干品30 g，水煎，分2～3次服，每日1剂，5～7日为1个疗程；或制成冲剂及片剂服用。共治100例，3日内达临床治愈70例，4～7日内达临床治愈23例，治愈率为93%。据部分病例观察，服药后体温恢复正常平均1.35日，便次恢复正常2.12日，腹痛消失1.55日，里急后重消失1.68日；大便镜检恢复正常及细菌转阴平均时间分别为3.02日和5.65日。冲剂、片剂疗效似较煎剂为差。

1427 白蔹 bái liǎn 《本经》

【异名】 兔核（《本经》），白根、昆仑（《别录》），猫儿卵（《纲目》），鹅抱蛋（《植物名实图考》），见肿消（《南京民间草药》），穿山老鼠（《浙江中药手册》），白水罐、山地瓜（《东北药用植物志》），铁老鼠、母鸡带仔、老鼠瓜薯（《广西中药志》），野红薯（《全国中草药汇编》），地老鼠、野番薯（《浙江药用植物志》）。

【基原】 为葡萄科蛇葡萄属植物白蔹的块根。

【原植物】 白蔹 *Ampelopsis japonica*（Thunb.）Makino［*Paullinia japonica* Thunb.］　又名：白草（《本经》），山葡萄秧（《全国中草药汇编》），乌藤（《贵州中草药名录》）。

落叶攀缘木质藤本，长约1 m。块根粗壮，肉质，卵形、长圆形或长纺锤形，深棕褐色，数个相聚。茎多分枝，幼枝带淡紫色，光滑，有细条纹；卷须与叶对生。掌状复叶互生；叶柄长3～5 cm，微淡紫色，光滑或略具细毛；叶片长6～10 cm，宽7～12 cm；小叶3～5，羽状分裂或羽状缺刻，裂片卵形至椭圆状卵形或卵状披针形，先端渐尖，基部楔形，边缘有深锯齿或缺刻。聚伞花序小，与叶对生，花序梗长3～8 cm，细长，常缠绕；花小，黄绿色；花萼5浅裂；花瓣、雄蕊各5。浆果球形，熟时白色或蓝色，有针孔状凹点。花期5～6月，果期9～10月。

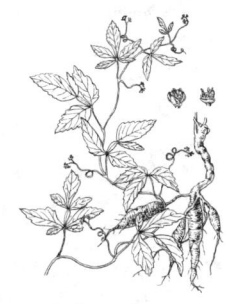
白　蔹

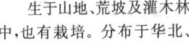

生于山地、荒坡及灌木林中，也有栽培。分布于华北、东北、华东、中南及四川、陕西、宁夏等地。

本植物的果实（白蔹子）亦供药用，另设专条。

【栽培】 生物学特性　喜凉爽湿润的气候，从亚热带到温带均能栽培，适应性强，耐寒。对土壤要求不严，砂质壤土、壤土、黏壤土均可种植。

繁殖方法　分根或扦插繁殖。分根繁殖：在春季植株未萌芽前，将植株挖出，每株分出带芽的根3～4个，按行株距40 cm×40 cm开穴栽种，每穴栽1个带芽的根，覆土，将周围压实浇水，20日左右出苗。扦插繁殖：在7月进行，截取枝条，每段插穗上留3～4个节，按行株距15 cm×15 cm斜插于土中2～3节，留1～2节于地上，浇水保湿。生根后即可移栽。

田间管理　生长期间除注意中耕除草外，应及时浇水，保持土壤湿润。苗高30 cm左右时搭架缚蔓以利于攀缘生长。每年剪去枯枝和徒长枝，每株留4～5枝即可。每年春季返青前，施堆肥、厩肥等并培土。

【采收加工】 春、秋季采挖，除去茎及细须根，多纵切成两瓣、四瓣或斜片，晒干。

【药材】 白蔹 *Ampelopsis Radix*　主产于河南、湖北、江西、安徽。

性状　本品纵瓣呈长圆形或近纺锤形，长4～10 cm，直径1～

2 cm。切面周边常向内卷曲，中部有 1 凸起的棱线；外皮红棕色或红褐色，有纵皱纹、细横纹及横长皮孔，易层层脱落，脱落处呈淡红棕色。斜片呈卵圆形，长 2.5～5 cm，宽 2～3 cm。切面类白色或浅红棕色，可见放射状纹理，周边较厚，微翘起或略弯曲。体轻，质硬脆，易折断，折断时，有粉尘飞出。气微，味甘。

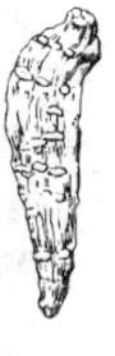
白蔹（块根）外形

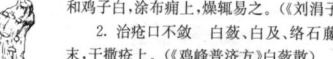

鉴别　根横切面：木栓层为 2～6 列木栓细胞，有时脱落。韧皮部射线宽广，韧皮束呈窄条状，形成层成环。木质部导管稀疏排列，周围有木纤维及木化薄壁细胞。薄壁组织中散有黏液细胞，内含草酸钙针晶束；薄壁细胞内充满淀粉粒，有的内含草酸钙簇晶。

粉末特征：淡红棕色。淀粉粒单粒棍棒形、长圆形、长卵形、肾形、扁三角形或菱形，有的两端尖，脐点、层纹不明显；复粒少数。草酸钙针晶散在或成束存在于黏液细胞中。黏液细胞类圆形或椭圆形，内含淡黄色黏液质，有的含针晶束。草酸钙簇晶直径25～78 μm，棱角宽大，有的似方晶。具缘纹孔导管，具缘纹孔排列成梯状或网状，纹孔口线形。木薄壁细胞长方形，壁稍厚，连珠状，单纹孔。另有石细胞、木纤维及木栓细胞。

【成分】 块根含 β-谷甾醇（β-sitosterol），延胡索酸（fumaric acid），胡萝卜苷（daucosterol）。

【药理】 1. 抗菌作用　白蔹水浸剂（1∶3）在试管内对同心性毛癣菌、奥杜盎小芽胞癣菌、腹股沟和红色表皮癣菌等皮肤真菌有不同程度的抑制作用。水煎剂用平板稀释法对金黄色葡萄球菌有抑制作用。用试管打孔法，浓度＞1∶40 时，对痢疾杆菌生长有显著的抑制作用。比较炮制前后白蔹的抗菌效果，纸片法表明，对金黄色葡萄球菌、铜绿假单胞菌、福氏痢疾杆菌、大肠杆菌的抑菌能力依次为：焦白蔹＞炒白蔹＞生白蔹。

2. 其他作用　白蔹煎剂本身无镇痛作用，但可显著增强黑附片和炙川乌的镇痛作用，拮抗黑附片、炙川乌和炙草乌对离体蛙心的收缩作用。

【药性】 苦、辛，微寒。归心、肝、脾经。

1.《本经》："味苦，平。"

2.《别录》："甘，微寒，无毒。"

3.《药性论》："有毒。"

4.《本草求真》："专入肝、脾。"

5.《本草再新》："味苦、辛，性寒，有小毒，入肝、肺二经。"

6.《本草撮要》："入足少阴、厥阴经。"

【功用主治】 清热解毒，散结止痛，生肌敛疮。主治疮疡肿毒，瘰疬，烫伤，湿疮，温疟，惊痫，血痢，肠风痔漏，白带，跌打损伤，外伤出血。

1.《本经》："主痈肿疽疮，散结气，止痛，除热，目中赤，小儿惊痫，温疟，女子阴中肿痛。"

2.《药性论》："治面上疱疮。"

3.《日华子》："止惊邪，发背，瘰疬，肠风，痔漏，刀箭疮，扑损。温热疟疾，血痢，汤火疮，生肌止痛。"

4.《纲目》："解狼毒毒。"

5.《植物名实图考》："炖酒（服），散寒气，能补益。"

6.《萃金裘本草述录》："清少阳上逆之火，泄厥阴亦郁之热，治虚风劳热，消败浊瘀脓，收敛疮口，解散风毒，消瘰疬，开结滞，平痔漏，清赤目，理痈脓，收带浊，止血痢，除酒齇，灭粉刺。"

【用法用量】 内服：煎汤，3～10 g。外用：研末撒或调涂；或捣敷。

【宜忌】 阴疽及痈疮已溃者慎服；孕妇慎服。反乌头。

1.《本草经集注》："反乌头。"

2.《本经逢原》："阴疽色淡不起，胃气弱者，非其所宜。"

3.《广西本草选编》："孕妇和痈疮已溃者慎服。"

【选方】 1. 治痈肿　白蔹、大黄、黄芩各等分。上三味捣筛，和鸡子白，涂布痈上，燥辄易之。（《刘涓子鬼遗方》）

2. 治疮口不敛　白蔹、白及、络石藤各半两，取干者。为细末，干撒疮上。（《鸡峰普济方》白蔹散）

3. 治冻耳成疮或痒或痛者　黄柏、白蔹各半两。为末，先以汤洗疮，后用香油调涂。（《直指方》白蔹散）

4. 治面黑生皯疱　白蔹十二铢，生矾石、白石脂各六铢，杏仁三铢。上四味研，和鸡子白，夜卧涂面上，旦用井花水洗之。（《千金方》）

5. 治鼻赤　白蔹、杏仁、白石脂等分，研末，鸡子清调涂，旦洗。（《四科简效方》）

6. 治金疮箭在肉中不出　白蔹二两，半夏三两（汤洗十遍，生姜浸一宿，熬过）。上二味为末，调水服方寸匕，日三服。（《刘涓子鬼遗方》）

7. 治吐血不止　白蔹三两，阿胶二两（炙令燥）。上二味，粗捣筛。每服二钱匕，酒水共一盏，入生地黄汁二合，同煎至七分，去滓温服。如无地黄汁，入生地黄一分同煎亦得。（《圣济总录》白蔹汤）

8. 治诸物哽咽　白蔹、白芷等分。为末，水服二钱。（《圣惠方》）

9. 治湿热白带　白蔹、苍术各 6 g。研细末，每服 3 g，每日 2 次，白糖水送下。（《全国中草药汇编》）

【临床报道】 治疗急慢性菌痢　取白蔹晒干或焙干研末，装入胶囊（每粒药末 0.3 g），每次 6 粒，日服 3 次。急性菌痢 3 日为 1 个疗程，慢性菌痢 5 日为 1 个疗程，均在症状消失后停药，症状未消失者，连用 2 个疗程总结疗效。共治疗 140 例，结果：急性菌痢 116 例，痊愈 106 例，好转 6 例，无效 4 例，总有效率 96.55％；慢性菌痢 24 例，痊愈 17 例，好转 5 例，无效 2 例，总有效率 91.66％。症状消失时间：急性菌痢平均为 3.38±0.87 日；慢性菌痢平均为 6.06±2.62 日。服药过程中，有 1 例皮肤潮红发痒，1 例轻度头晕、恶心、烦躁，停药后自行消失。

【各家论述】 1.《本草汇言》："白蔹，敛疮也，拔疔毒之药也，此药甘苦寒平，故前主痈疽疮，散结止痛，未脓可消，已脓可拔，脓尽可敛。又治女子阴中肿痛，带下赤白，总属营气不和，血分有热者咸宜用之，敷贴服食，因病制作可也。"

2.《本草经疏》："白蔹，苦则泄，辛则散，甘则缓，寒则除热，故主痈肿疽疮，散结止痛。盖以痈疽皆由荣气不从，逆于肉里所致；女子阴中肿痛，亦由血分有热之故；火毒伤肌肉，即血分有热；目中赤，亦血分为病，散结凉血除热，则上来诸苦，蔑不济矣。其治小儿惊痫、温疟及妇人下赤白，则虽云惊痫属风热，温疟由于暑，赤白淋属湿热，或可通用，然病各有因，药各有主，以类推之，或非其任矣，尚俟后哲详之。总之为疔肿痈疽要药，乃确论也。"

3.《本经逢原》："白蔹，性寒解毒，敷肿疮疡，有解毒之功，以其味辛也。《本经》治目赤、惊痫、温疟，非取其解毒之力欤？《金匮》薯蓣丸用之，专取其辛凉散结以解风气百疾之蕴蓄也。世医仅知痈疽解毒之用，陋哉。"

4.《本草正义》："白蔹苦泄，能清湿热而通壅滞，痈肿疽疮，多湿火为病，古人所谓痈疽，本外疡之通称，此疽字，非近世之所谓阴疽。结气以热结而言，苦泄宣通，则能散之，痛者亦热结之不通，《经》文以止痛与除热并言，则非泛治一切诸痛可知。目赤乃湿热之上凌，惊痫多气火之上菀，温疟本是热痰窒塞，阴中肿痛，亦湿火结于肝肾之络，总之，皆苦泄宣通之作用。"

1428 **白薇** bái wēi（《本经》）

【异名】 葞、春草（《尔雅》），芒草（《尔雅》郭璞注），白幕、薇草、骨美（《别录》），白微（《纲目》），白龙须（《植物名实图考》），山烟根子、拉瓜瓢、白马薇（《全国中草药汇编》）。

【基原】 为萝藦科白前属植物白薇或蔓生白薇的根。

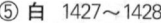

【原植物】 1. 白薇 *Cynanchum atratum* Bunge［*Vincetoxicum atratum* (Bunge) Morr. et Decne.］ 又名：直立白薇、三百根、百荡草、苦胆草、双角果、老龙角、羊奶子(《中药大辞典》)。

多年生草本，高 40～70 cm。植物体具白色乳汁。根茎短，簇生于多数细长的条状根，根长达 20 cm 以上，直径 2～3 mm，外皮土黄色。茎直立，绿色，圆柱形，通常不分枝，密被灰白色短柔毛。叶对生，具短柄；叶片卵形或卵状长圆形。花多数，在茎梢叶腋密集成伞形聚伞花序；花深紫色；花萼绿色，5 深裂；花冠幅状，5 深裂；副花冠 5 裂，裂片盾状，圆形，与合蕊柱等长；花药先端具一圆形的膜片；柱头扁平。蓇葖果单生，先端渐尖，基部钝形，中间膨大。种子多数，卵圆形，有狭翼；种毛白色。花期 5～7 月，果期 8～10 月。

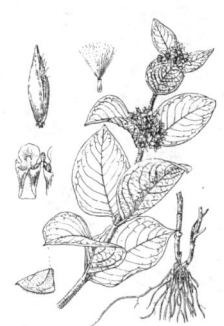

白 薇

生于山坡或树林边缘。分布于东北、中南、西南及河北、山西、江苏、安徽、福建、江西、山东、湖北、陕西等地。

2. 蔓生白薇 *C. versicolor* Bunge［*Vincetoxicum versicolor* Decne.］ 又名：蔓白薇(《中药志》)，半蔓白薇(《东北药用植物原色图志》)，白花牛皮消(《中国药用植物图鉴》)，变色白前(《东北植物检索表》)。

与白薇相似，区别在于植物体不具白色乳汁，茎上部缠绕，下部直立，叶质地较薄。花小，初黄绿色，后渐变为暗紫色，花冠裂片内面被柔毛。

生于山地灌木丛中。分布于河北、山西、辽宁、吉林、江苏、浙江、安徽、山东、河南、四川等地。

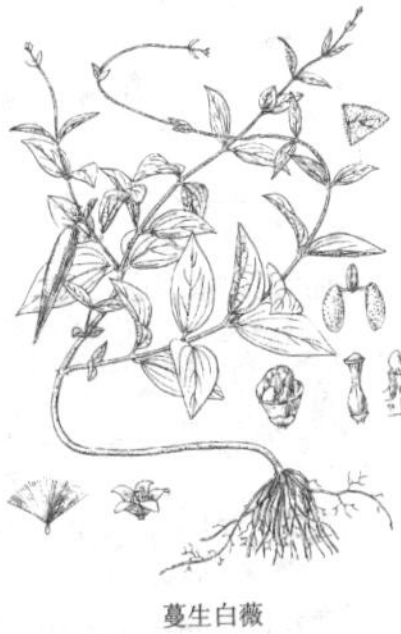

蔓生白薇

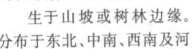

【栽培】 生物学特性 喜温和湿润环境，耐寒。选向阳、土层深厚含腐殖质多的砂质壤土栽培为宜。

繁殖方法 种子繁殖，直播或育苗移栽。直播：4～5 月，条播行距 30 cm 左右，苗高 10 cm 左右间苗，株距 20～25 cm。育苗移栽：3 月播种，苗高 10 cm 左右移栽大田。

田间管理 除留种地外应摘除花茎。

病虫害防治 虫害有蚜虫等。

【采收加工】 栽种 2～3 年后，在早春或晚秋，挖取根部，晒干。

【药材】 白薇 *Cynanchi Atrati Radix et Rhizoma* 白薇主产于安徽、湖北、辽宁等地。蔓生白薇产于河北、河南、山西、山东、安徽等地。

性状 根茎粗短，有结节，多弯曲。上面有圆形的茎痕，下面及两侧簇生多数细长的根，根长 10～25 cm，直径 0.1～0.2 cm。表面棕黄色。质脆，易折断，断面皮部黄白色，木部黄色。气微，味微苦。

鉴别 根横切面：表皮 1 列细胞。皮层宽阔，薄壁细胞含淀粉粒及草酸钙簇晶。内皮层细胞壁厚。中柱鞘为 1～2 列薄壁细胞。韧皮部狭窄，形成层明显；木质部导管、木纤维及木薄壁细胞均木化。

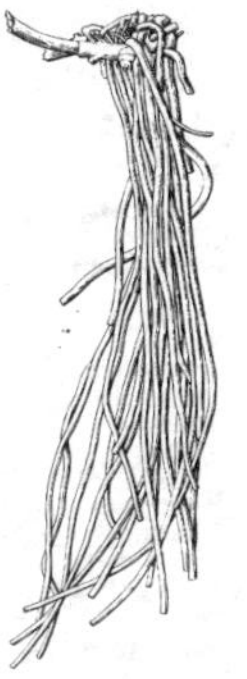

白薇(根及根茎)外形

品质标志 《中华人民共和国药典》2010 年版规定：照冷浸法测定，用 25% 乙醇作溶剂，本品含醇溶性浸出物不得少于 19.0%。

【成分】 白薇根中含 C_{21} 甾体苷：直立白薇苷(cynatratoside)A、B、C、D、E、F，白前苷(glaucoside)C、H，还含白前苷元(glaucogenin)A 和直立白薇新苷(atratoside)A、B、C、D，蔓生白薇苷(cynanversicoside)A、B、C、D、E，蔓生白薇新苷(neocynanversicoside)和白前苷(glaucoside)H。

【药理】 1. 退热作用 白薇水提取物 3.4 g/kg、4.9 g/kg 和 7.0 g/kg 分别腹腔注射，对 15% 酵母悬液诱发的大鼠发热均有明显的退热作用，其醇提取物和醚提取物对大鼠酵母致热后的退热作用不明显。

2. 抗炎作用 白薇水提取物 1.0 g/kg、2.0 g/kg 和 4.0 g/kg 腹腔注射对巴豆油致炎剂所致小鼠耳郭急性渗出性炎症均有非常显著的抗炎作用。

3. 平喘祛痰作用 腹腔注射给药有明显的平喘和抗炎作用。白薇水提取物有一定的祛痰作用，但无镇咳和平喘作用；而蔓生白薇水提取物有一定的平喘作用，但无镇咳和祛痰作用；两种白薇的醇提取物均无镇咳和祛痰作用。

毒性 白薇提取物小鼠腹腔注射的 LD_{50} 为 26.7 g/kg。

【炮制】 1. 白薇 取原药材，除去杂质，洗净，润透，切段薄片，干燥。生品用于凉血，通淋，解毒疗疮。

2. 炒白薇 取白薇片或段，置锅中，用文火加热，炒至焦黄色或挂焦斑，取出，放凉。炒白薇可缓和苦寒之性。

3. 蜜白薇 取炼蜜加适量开水稀释后，加入白薇片或段中拌匀，稍闷，置锅内，用文火加热，炒至深黄色，不黏手为度，取出放凉。蜜白薇用于滋阴清热，治产后虚热。

饮片性状 白薇为不规则片或段，表面棕黄色，质脆，易折断，切面皮部黄白色，木部黄色，气微，味微苦。炒白薇形如白薇片或段，表面焦黄色，有焦斑。蜜白薇表面深黄色，略带黏性。

贮干燥容器内，炒白薇、蜜白薇密闭，置阴凉干燥处。

【药性】 苦、咸，寒。归肺、肝、胃经。

1.《本经》："味苦，平。"

2.《别录》："咸，大寒，无毒。"

3.《本草汇言》："气温。乃阳明经药也。"

4.《本草新编》："入心、脾经。"

5.《本草求真》："专入肺。"

6.《萃金裘本草述录》："入足阳明、厥阴经。"

7.《广西民族药简编》："有小毒。"

【功用主治】 清热益阴，利尿通淋，解毒疗疮。主治温热病发热，身热斑疹，潮热骨蒸，肺热咳嗽，产后虚烦，热淋，血淋，咽喉肿痛，疮痈肿毒，毒蛇咬伤。

1.《本经》："主暴中风，身热肢满，忽忽不知人，狂惑邪气，寒热酸疼，温疟洗洗，发作有时。"

2.《别录》："疗伤中淋露，下水气，利阴气益精。久服利人。"

3.《药性论》："治忽忽睡不知人，百邪鬼魅。"

4.《纲目》："风温灼热多眠，及热淋，遗尿，金疮出血。"

5.《医林纂要》："和水火，渗邪湿，去妄热。"

6.《药性切用》："退热益阴，宜于血热。"

7.《药义明辨》："益阴清热，古人于调经种子、胎前产后诸证恒用之。"

8.《重庆堂随笔》："凉降，清血热，为女科要药，温热证邪入血分者亦宜用之。"

9.《本草正义》："凡阴虚有热者，自汗、盗汗者，久疟伤津者，病后阴液未复，余热未消者，皆为必不可少之药。而妇女血热，又为恒用之品矣。"

10.《福建药物志》："主治水肿，肺炎，肺结核，遗精，产后血晕。"

【用法用量】 内服：煎汤，3～15 g；或入丸、散。外用：研末撒敷；或用鲜品捣烂敷。

【宜忌】 血分无热、中寒便滑者慎服。

1.《本草经集注》："恶黄芪、大黄、大戟、干姜、干漆、山茱萸、大枣。"

2.《本草经疏》："凡伤寒及天行热病，或汗多亡阳过甚，或内虚不思食，食亦不消，或下后内虚，腹中觉冷，或因下过甚，泄泻不止，皆不可服。"

3.《药性集要便读》："血虚而寒者忌。"

【选方】 1. 治伤寒二日不解者　白薇十二铢，杏仁、贝母各十八铢，麻黄一两八铢。上四味，治下筛。酒服方寸匕，自覆卧，汗出即愈。（《千金方》白薇散）

2. 治肺实鼻塞，不知香臭　百部二两，白薇、贝母（去心）、款冬花各一两。上为散，每服一钱，米饮调下。（《普济方》）

3. 治虚热盗汗　白薇、地骨皮各 12 g，银柴胡、鳖甲各 9 g。水煎服。（《河北中草药》）

4. 治热淋，血淋　白薇、芍药等分。上为末。每服二钱，酒调下立效。或加槟榔。（《世医得效方》白薇散）

5. 治小便不禁　白薇一两，白蔹一两，白芍药一两。上件药捣细罗为散，每于食前以粥饮调下二钱。（《圣惠方》白薇散）

6. 治妇人白带不止　白薇（拣）一两，赤芍药、乌贼鱼骨（去甲）各半两。上三味，捣罗为末，炼醋一盏，熬成膏，丸如梧桐子大。每服二十丸，食前热水下，日再。（《圣济总录》白薇丸）

7. 治妇人乳中虚，烦乱呕逆，安中益气　生竹茹二分，石膏二分，桂枝一分，甘草七分，白薇一分。上五味末之，枣肉和丸弹子大。以饮服一丸，日三夜二服。有热者倍白薇，烦呕者加柏实一分。（《金匮要略》竹皮大丸）

8. 治瘰疬　鲜白薇、鲜天冬各等分。捣绒，敷患处。（《贵州草药》）

9. 治火眼　白薇 30 g。水煎服。（《湖南药物志》）

【各家论述】 1.《本草经疏》："妇人调经种子方中往往用之，不孕缘于血少血热。其源必起于真阴不足，真阴不足则阳胜而内热，内热则荣血日枯，是以不孕也。益阴除热，则血自生旺，故令有孕也。""凡温疟、瘅疟久而不解者，必属阴虚，除疟邪药中多加白薇主之，则易瘳。"

2.《本草新编》："白薇功用，善能杀虫，用之于补阴之中，则能杀痨瘵之虫也；用之健脾开胃之中，则能杀寸白、蛔、蛲也；以火焚之，可以避蝇而断虱；以水敷之，可以愈疥而敛疮也。"

3.《本草正义》："白薇之性，《本经》谓之平，而主治皆温热之邪，则平当作寒；《别录》乃作大寒，当有所本。考《金匮》竹皮大丸云：'有热者，倍白薇'，则白薇为寒，是其确证。凡苦寒之药多偏于燥，唯白薇则虽亦属寒而不伤阴液精血，故其主治各病，多属血分之热邪，而不及湿热诸证。盖于清热之中，已隐隐含有养阴性质。所以古方多用于妇女，而《别录》有利阴气益精之文，盖亦实有滋阴益精之效力。初非因其能清热而推广言之也。陶隐居称其治惊邪风狂，百邪鬼魅，则邪热去而阴精充，斯正气自旺，邪魅自远，亦实有其理，非荒诞之空言可比。此则白薇之寒凉，既不嫌其伤津，又不偏于浊腻，诚清热队中不可多得之品。凡阴虚有热者，自汗盗汗者，久疟伤津者，病后阴液未复而余热未清者，皆为必不可少之药，而妇女血热，又为恒用之品矣。"

1429 白檀 bái tán（《浙江中药资源名录》）

【异名】 砒霜子、蛤蟆涎（《浙江中药资源名录》），白花茶、牛筋叶、檀花青（《陕西中药名录》）。

【基原】 为山矾科山矾属植物白檀的根、叶、花或种子。

【原植物】 白檀 *Symplocos paniculata*（Thunb.）Miq. 又名：碎米子树、乌子树（《中国高等植物图鉴》）。

落叶灌木或小乔木。嫩枝有灰白色柔毛，老枝无毛。叶互生；叶柄长 3～5 mm；叶片膜质或薄纸质，阔倒卵形、椭圆状倒卵形或卵形，长 3～11 cm，宽 2～4 cm，先端急尖或渐尖，基部阔楔形或近圆形。圆锥花序长 5～8 cm，通常有柔毛；苞片通常条形，有褐色腺点，早落；花萼筒褐色；花冠白色，5 深裂几达基部；雄蕊 40～60；子房 2 室，花盘具 5 个凸起的腺点。核果熟时蓝色，卵状球形，稍扁斜，先端宿萼裂片直立。花期 5 月，果熟期 7 月。

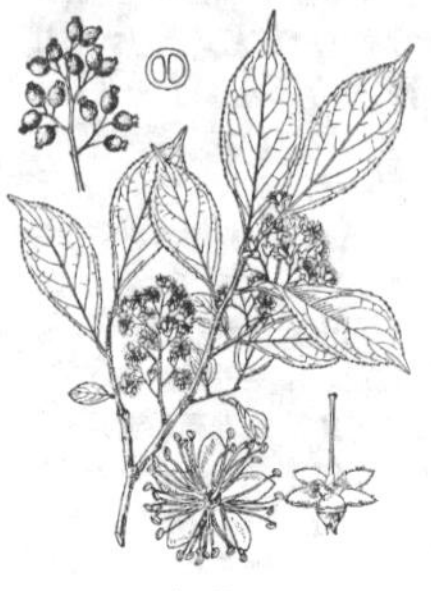

白　檀

生于海拔 760～2 500 m 的山坡、路边、疏林或密林中。分布于华北、东北、长江以南各地及台湾。

【采收加工】 9～12 月挖根，4～6 月采叶，5～7 月花果期采收花或种子，晒干。

【药性】 苦、微寒。

1.《全国中草药汇编》："苦、涩，微寒。"

2.《西双版纳傣药志》："性温，气香，味微苦。"

【功用主治】 清热解毒，调气散结，祛风止痒。主治乳腺炎，淋巴腺炎，肠痈疮疖，疝气，荨麻疹。

1.《浙江中药资源名录》："散风解毒，并治腹内肿瘤。"

2.《全国中草药汇编》："消炎软坚，调气。主治乳腺炎，淋巴腺炎，疝气，肠痈，胃癌，疮疖。"

3.《西双版纳傣药志》："治高热不语，腹部冷痛，恶心呕吐，腹泻，火烧伤。"

4.《福建药物志》："清热燥湿。主治胃炎，过敏性皮炎，荨麻疹。"

【用法用量】 内服：煎汤，9～24 g，单用根可至 30～45 g。外用：煎水洗；或研末调敷。

【选方】 1. 治乳腺炎，淋巴腺炎　白檀 9～24 g。水煎服，红糖为引。

2. 治肠痈，胃癌　白檀 9 g，茜草 6 g，鳖甲 6 g。水煎服。

3. 治疮疖　白檀 15 g，干檀香（*Osyris wightiana* Wall.）6 g。水煎服。

4. 治疝气　白檀种子 3 g，荔枝核 5 个。水煎服。（1～4 方出自《玉溪中草药》）

5. 治荨麻疹　白檀根、长叶冻绿根各 30 g，雀榕叶 15 g。水煎服。（《福建药物志》）

6. 治烧伤　白檀嫩尖叶捣粉，用芝麻油调匀外搽。（《西双版纳傣药志》）

1430 白丁香 bái dīng xiāng（《滇南本草》）

【异名】 雀苏（《雷公炮制论》），雄雀矢（《别录》），青丹（《本草拾遗》），麻雀粪（《滇南本草》），雄家雀粪（《黑龙江中药》）。

【基原】 为文鸟科麻雀属动物麻雀的粪便。

【原动物】 参见"雀"条。

【药性】 苦，温。归肝、肾经。

1.《纲目》："苦，温，微毒。"

2.《本草经疏》："辛苦，温。"

3.《本草再新》:"入肝、肾二经。"

【功用主治】 消食化积,消翳明目。治食积,疝瘕癥癖,目翳胬肉,龋齿。

1.《别录》:"疗目痛,决痈疖,女子带下,溺不利,除疝瘕。"

2. 陶弘景:"疗龋齿。"

3. 孟诜:"雀粪和天雄、干姜为丸,令阴强。"

4.《日用本草》:"去面上雀子斑,酒刺。"

5.《纲目》:"消积除胀,通咽塞口噤,女人乳肿,疮疡中风,风虫牙痛。"

【用法用量】 内服:入丸、散,1.5～2.4 g。外用:研细调敷,或和乳汁点眼。

【宜忌】《本草经疏》:"目痛非风热外邪者不宜用,女子带下,溺不利属肾虚有火者并忌之。"

【选方】 1. 治浸淫疮癣　雀屎、酱瓣和研,洗净,日涂之。(《千金方》)

2. 治目热生肤赤白膜　雀屎细直者,以人乳和敷上。(《肘后方》)

3. 治齿龋痛有孔　雄雀屎,以绵裹内齿孔中,日二易之。(《养生必用方》)

4. 治咽喉双雕及单雕　白丁香二十个,以砂糖如胡桃大一块,同滚开,分作三丸,每一丸,用薄绵子裹,令含在口内。(《普济方》白丁香丸)

【各家论述】《本草经疏》:"雀屎,性善消散,故外用疗目痛,决痈疖,内服治带下、溺不利、疝瘕也。苏恭以首生男子乳,研鹊屎成泥,点目中胬肉赤脉贯瞳子者即消,盖取其辛散拨出火毒之义也。"

1431 白马骨 bái mǎ gǔ (《本草拾遗》)

【异名】 路边金(《宁乡县志》),满天星(《阳春县志》),路边鸡(《草木便方》),六月冷、曲节草(《岭南采药录》),硬骨柴(《江西民间草药》),天星木、凉粉草、细牙家、白点秤(《广西中药志》),鸡骨头草、鸡脚骨(《浙江民间草药》),路边姜(《四川中药志》),千年矮(《贵州民间药物》),坐山虎、千年树(《湖南药物志》)。

【基原】 为茜草科六月雪属植物白马骨或六月雪的全株。

【原植物】 1. 白马骨 *Serissa serissoides* (DC.) Druce

落叶小灌木,高 30～100 cm。枝粗壮,灰色。叶对生;有短柄,常聚生于小枝上部;托叶膜质,先端有锥尖状裂片数枚,长 1.2～2.5 mm;叶片倒卵形或倒披针形,长 1.5～3 cm,宽 5～15 mm,先端短尖,基部渐狭,全缘,两面无毛或下面被疏毛。花无梗,丛生于小枝顶或叶腋;苞片 1,斜方状椭圆形,顶端针尖,白色;萼 5 裂,裂片三角状锥尖,有睫毛;花冠管状,白色,内有茸毛 1 簇,5 裂,裂片长圆状披针形;雄蕊 5;雌蕊 1,柱头分叉,子房下位,五棱,圆柱状。核果近球形,有 2 个分核。花期 4～6 月,果期 9～11 月。

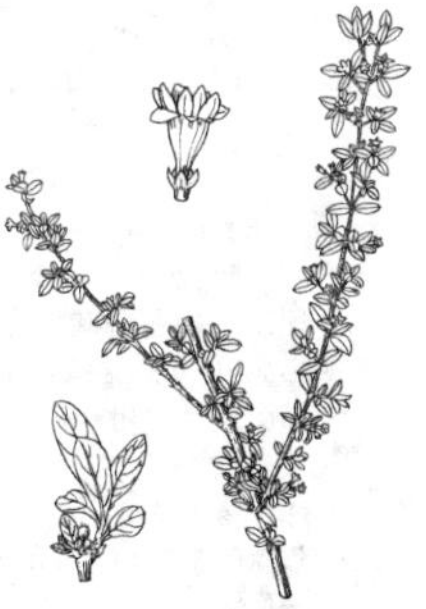

白马骨

生于山坡、路边、溪旁及灌木丛中。分布于我国中部及南部。

2. 六月雪 *S. japonica* (Thunb.) Thunb. [*Lycium japonicum* Thunb.; *Serissa foetida* (L. F.) Comm.]

本种与白马骨极相似,惟叶较小,狭椭圆形或椭圆状倒披针形;萼裂片三角形,亦较短。

生态环境及分布同白马骨。

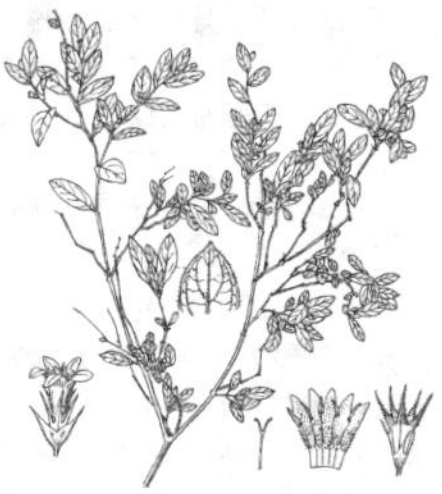

六月雪

【采收加工】 4～6 月采收茎叶,9～10 月挖根,切段,鲜用或晒干。

【药材】 白马骨 *Serissae Herba* 产于广东、广西、四川、贵州、江西、江苏、浙江、福建等地。

性状　白马骨　根细长圆柱形,有分枝,长短不一,直径 3～8 mm,表面深灰色、灰白色或黄褐色,有纵裂隙,栓皮易剥落。粗枝深灰色,表面有纵裂纹,栓皮易剥落;嫩枝浅灰色,微被毛;断面纤维性,木质,坚硬。叶对生或簇生,薄革质,黄绿色,卷缩或脱落。完整者展平后呈卵形或长圆状卵形,先端短尖或钝,基部渐狭成短柄,全缘,两面羽状网脉突出。枝端叶间有时可见黄白色花,花萼裂片几与冠筒等长;偶见近球形的核果。气微,味淡。

六月雪　叶狭椭圆形,花萼裂片长仅为冠筒之半。

鉴别　(1) 粉末特征:灰绿色。淀粉粒众多,单粒类圆形,直径 2～8 μm,层纹、脐点不明显;复粒多见。纤维散在或成束,多呈梭形,直径 6～15 μm,壁厚,木化。草酸钙针晶束散在,或成束存在于薄壁细胞中。石细胞单个或数个相连,长椭圆形,长径约 50 μm,短径约 15 μm,孔沟明显。非腺毛单细胞。气孔平轴式。叶表皮细胞具角质层纹理。

(2) 取本品粗粉 1 g,加乙醇 20 ml,回流 30 分钟,滤过。取滤液点于滤纸上,干后喷有机酸显色剂(0.1%甲基红乙醇溶液 5 ml,0.1%甲基橙水溶液 15 ml 及 0.1%石蕊水溶液 20 ml 的混合液),斑点显红色(检查有机酸);取滤液 5 ml,蒸干,残渣用醋酐 1 ml 溶解,加入 1 滴浓硫酸,显红色至紫红色,渐变成墨绿色(检查甾类);取滤液 1 ml,加 3%碳酸钠溶液,在沸水中加热 3 分钟,冷却,加入重氮化试剂 2 滴,溶液显红色(检查酚类)。

【药理】 1. 抑制关节炎作用　本品煎剂及乙醇浸剂 10 g/kg,灌胃给药,对大鼠蛋清性关节炎有显著抑制作用。煎剂及乙醇浸剂 5 g/kg,灌胃给药,每日 1 次,连续 5 日,对甲醛性关节炎也有一定抑制作用。

2. 抗乙肝病毒作用　体外实验表明,白马骨根水提取物在 12.5～100 mg/ml 的浓度范围内,对乙肝病毒 DNA 转染细胞(2.2.15 细胞)分泌 HBsAg、HBeAg 有抑制作用。

【药性】 淡、苦、微辛,凉。

1.《生草药性备要》:"味苦,性寒。"

2.《草木便方》:"凉。"

3.《广西中药志》:"味甘,性平,无毒。"

4.《湖南药物志》:"平,淡,无毒。"

5.《贵州民间药物》:"性凉,味微辛。"

【功用主治】 祛风利湿,清热解毒。主治感冒头痛,咽喉肿痛,目赤,牙痛,湿热黄疸,水肿,泄泻痢疾,腰腿疼痛,咳血,吐血,尿血,妇人白带,小儿疳积,惊风,痈疽肿毒,跌打损伤。

1.《本草拾遗》:"止水痢。"

2.《生草药性备要》:"治伤寒,中暑,发狂乱语,火症,亦退身热。"

3.《植物名实图考》:"治热证,疮痔,妇人白带。""根煮鸡子,可治齿痛。"

4.《草木便方》:"祛风毒,除风热,清利头目。治偏正头痛,牙、喉痛,胸膈虚热。"

5.《岭南采药录》:"解暑热,消积滞,止痢疾;并治伤寒,时疫,发背疮,消痈疽,拔毒。"

6.《江西民间草药》:"治湿热黄疸,小儿疳积,肚大青筋,目中起翳,咳嗽,痰中带血,妇人产后寒热,尿血,湿热脚气。"

7.《湖南药物志》:"疏风解表,解毒消肿。主治小儿惊风,腹痛,目翳,齿痛,肾炎。"

8.《贵州民间药物》:"清热解毒,舒经活络。治刀伤,瘫痪,男女弱症,飞疔。"

9. 广州部队《常用中草药手册》:"舒肝解郁,清热利湿,消肿拔毒。治急、慢性肝炎,风湿腰腿痛,痈肿恶疮,蛇伤。"

【用法用量】 内服:煎汤,10～15 g,鲜品 30～60 g。外用:烧灰淋汁涂;或煎水洗;或捣敷。

【宜忌】《广西中药志》:"阴疽忌用。"

【选方】 1. 治湿热黄疸　白马骨根 30 g,小金钱草(天胡荽)30 g。水煎,2 次分服。(《江西民间草药》)

2. 治肝炎　六月雪 15 g,茵陈 30 g,山栀子 10 g,大黄 10 g。水煎服。(《湖南药物志》)

3. 治急性角膜炎,角膜云翳　六月雪根,去粗皮,取二层皮,加奶适量,捣烂取汁,再用纱布过滤,滴眼,每日 3～5 次,每次 1～2 滴。(《全国中草药汇编》)

4. 治水痢　白马骨茎叶煮汁服。(《本草拾遗》)

5. 治关节疼痛　千年矮根 90 g,猪骨头 90 g。加水炖服。

6. 治咳血,吐血　千年矮根 30 g,猪瘦肉 120 g。加水炖服。(5、6 方出自《河南中草药手册》)

7. 治血尿　六月雪根 30 g,灯心草 10 g。水煎服。

8. 治大便下血　六月雪、炒地榆各 15 g。水煎服。(7、8 方出自《安徽中草药》)

9. 治白带　千年矮根 60 g,芡实 20 g。水煎取汁,煮鸡蛋 2 个,吃蛋喝汤。(《河南中草药手册》)

10. 治牙痛　白马骨 45 g,合乌贼鱼干炖服。(《泉州本草》)

11. 治外伤出血　鲜千年矮嫩叶捣烂,敷伤处。(《河南中草药手册》)

1432 白牛胆 bái niú dǎn (《泉州本草》)

【异名】 毛老虎(《生草药性备要》),猪耳风、大力黄(《广西野生资源植物》),大力王(《广西民间中草药》),过山香(《广西民间常用草药》),大麻香、毛柴胡、白面风、土蒙花(《湖南药物志》),羊耳茶、毛茶(《福建中草药》)。

【基原】 为菊科旋覆花属植物羊耳菊的全草。

【原植物】 羊耳菊 *Inula cappa* (Buch.-Ham.) DC.

亚灌木,高 70～200 cm。根茎粗壮,多分枝。茎直立,粗壮,全株被污白色或浅褐色绢状或棉状密茸毛。叶互生;中部叶有长约 0.5 cm 的柄,上部叶无柄;叶片长圆形或长圆状披针形,中部叶长 10～16 cm,先端钝或急尖,基部圆形或近楔形,边缘有小尖头细齿或浅齿,上面被基部疣状的密糙毛。头状花序倒卵形,多数密集于茎和枝端成聚伞圆锥状;总苞片 5 层,外层较内层短 3～4 倍,被白色或带褐色茸毛;小花黄色,外围花舌片短小或无舌片;中央筒状花狭漏斗状。瘦果长圆柱形,被白色长绢毛,冠毛褐黄色,约与筒状花等长,有 50 余条糙毛。花期 6～10 月,果期 8～12 月。

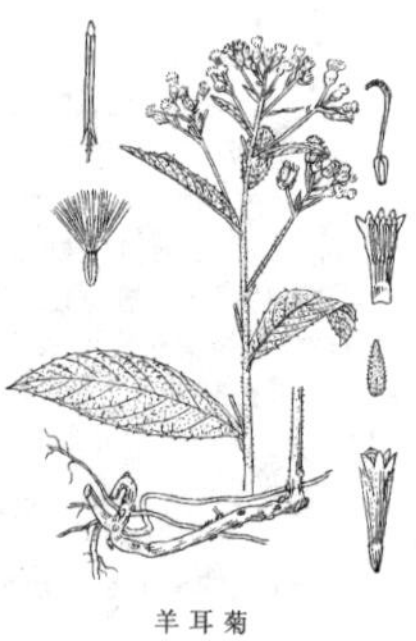

羊 耳 菊

生于海拔 500～3 200 m 的亚热带、热带低山或亚高山的湿润或干燥的丘陵地、荒地、灌丛或草地,在酸性土、砂土及黏土上常见。分布于浙江、福建、江西、湖南、广东、广西、四川、贵州、云南等地。

本植物的根(白牛胆根)亦供药用,另设专条。

【采收加工】 全年均可采,鲜用或晒干。

【药材】 白牛胆 *Inulae Cappae Herba*　主产于浙江、江西、福建、湖南、广东、广西、贵州、四川、云南等地。

性状　本品长 90～150 cm。茎圆柱形,少分枝,表面灰褐色至暗褐色,有细纵纹及凸起的椭圆形皮孔,叶痕明显,半月形,皮层易剥离。质硬,易折断,断面不平坦。叶片易脱落,常卷曲,展开后呈狭矩圆形或近倒卵形,边缘有小锯齿,先端渐尖或钝形,基部浑圆或广楔形,上表面黄绿色,具黄色粗毛,下表面黄白色,被白色绢毛。偶带有顶生或腋生的头状花序组成的伞房花丛。花小,为舌状花和管状花。瘦果具棱,有冠毛。气香,味辛微苦。

鉴别　粉末特征:灰白色。非腺毛众多,为 2～7 细胞,长 180～250～420 μm。腺毛偶见,腺头单细胞,腺柄 4～9 细胞。冠毛穗状。花粉粒呈类球形,外壁刺状,直径 22～28 μm。石细胞类圆形、椭圆形、类方形或类长方形,壁厚木化,孔沟明显。导管螺纹、孔纹。纤维两头平截或梭状。气孔不定式、不等式。

【成分】 全草含黄酮类:(2*R*, 3*R*)-5′-甲氧基-3, 5, 7, 2′-四羟基黄酮〔(2*R*, 3*R*)-5′-metho-xy-3, 5, 7, 2′-tetrahydroxyflavone〕,(2*S*)-5, 7, 2′, 5′-四羟基黄烷酮〔(2*S*)-5, 7, 2′, 5′-tetrahydroxyflavanone〕, 7, 5′-二甲氧基-3, 5, 2′-三羟基黄酮(7, 5′-dimethoxy-3, 5, 2′-trihydroxyflavone)。

地上部分含有机酸酯:*L*-肌醇-1, 2, 3, 5-四当归酸酯(L-inositol-1, 2, 3, 5-tetraangelate),*L*-肌醇-2, 3, 5, 6-四当归酸酯(*L*-inositol-2, 3, 5, 6-tetraangelate),肌醇-1, 3, 4, 6-四当归酸酯(myoinositol-1, 3, 4, 6-tetraangelate),肌醇-2, 4, 5, 6-四当归酸酯(myoinositol-2, 4, 5, 6-tetraangelate)及百里香酚(thymol),异百里香酚(isothymol),β-金合欢烯(β-farnesene),角鲨烯(squalene),1β, 10α-环氧-1, 10-二氢丁香烯(1β, 10α-epoxy-1, 10-dihydrocaryophyllene),2, 3-二羟基-9-当归氧基牻牛儿烯内酯(2, 3-dihydroxy-9-angeloxygermacra-4-en-6, 12-olide)。

皮含三萜类:羽扇豆醇(lupeol),齐墩果酸(oleanolic acid);甾体:β-谷甾醇(β-sitosterol);有机酸类:二十四烷酸(lignoceric acid),油酸(oleic acid),硬脂酸(stearic acid),癸酸(capric acid),棕榈酸(palmitic acid),肉豆蔻酸(myristic acid),月桂酸(lauric acid),辛酸(caprylic acid)。

【药性】 辛、甘、微苦,温。

1.《湖南药物志》:"辛,温,无毒。"

2.《浙江民间常用草药》:"性温,味酸、甘。"

3.《广西本草选编》:"味微苦辛甘,气香,性温。"

【功用主治】 祛风散寒,行气利湿,解毒消肿。主治风寒感冒,咳嗽,风湿痹痛,泄痢,水肿,妇人白带,痔疮,湿疹,疥癣。

1.《湖南药物志》:"疏风祛湿,行气,泻肝明目。治伤风头痛,风湿骨痛,腹泻,目痛,疟疾,痔疮,疥癣。"

2.《浙江民间常用草药》:"祛风止痛,消肿解毒。治感冒头痛,乳腺炎,肺结核。"

3.《广西本草选编》:"行气止痛,祛风消肿。治跌打损伤,感冒风寒,慢性气管炎,慢性肝炎,慢性胃炎,月经不调,痛经,下肢溃疡,毒蛇咬伤溃烂。"

4.《全国中草药汇编》:"治神经性头痛,白带,血吸虫病。"

5.《福建药物志》:"利湿。治痢疾,水肿。"

【用法用量】 内服:煎汤,15～30 g。外用:捣敷;或水煎洗。

【宜忌】《广西民族药简编》:"忌吃酸、辣食物。"

【选方】 1. 治感冒头痛　(白牛胆)全草 15 g,一枝黄花 15 g,金银花 9 g。水煎服。(《浙江民间常用草药》)

2. 治肺结核　(白牛胆)全草 45～60 g,猪排骨 120 g。煮熟,

食肉服汤。(《浙江药用植物志》)

3. 治腰腿痛　羊耳菊 30 g,胡枝子根 18 g,大风藤 9 g,当归 18 g。水煎,每日 2 次分服。(《常用中草药配方》)

4. 治黄水疮　(白牛胆)鲜全草适量,紫金皮(长柄南五味子)鲜根 60 g,明矾 6 g,猪油 60 g。水煎洗患处,每日 2 次。(《常用中草药选编》)

5. 治跌打瘀积,风湿骨痛　大力王 90 g,大叶南五味 90 g,八角王 60 g,浸酒 1.5 kg。每日服 2 次,每次服 15～30 g,并擦患处。

6. 治毒蛇咬伤后伤口溃烂　大力王、假葡萄藤、铺地粘各适量。水煎,洗患处,每日 3～5 次。(5、6 方出自《广西民间常用中草药手册》)

1433 白牛膝 bái niú xī (《滇南本草》)

【异名】 太极草、狗夺子(《滇南本草》),藤牛膝、短瓣石竹(《广西植物名录》),狗京蔓(《云南药用植物名录》),土牛膝(《广西本草选编》),抽筋草(《广西药用植物名录》)。

【基原】 为石竹科短瓣花属植物短瓣花的根或全草。

【原植物】 短瓣花 *Brachystemma calycinum* D. Don

一年生披散草本。茎攀缘在灌木上,高达2 m,常有 4 棱,偶有 6 棱,光亮,上部疏生柔毛,下部无毛。单叶对生;叶柄长 2～6 cm;叶片卵状披针形至宽披针形,长 3.5～7.5 cm,先端尖,基部圆形或渐狭成柄,全缘。聚伞花序顶生,排成圆锥状;花萼片 5,狭卵形,近膜质,半透明,有 5 脉;花瓣 5,白色,披针形,全缘;雄蕊 10,和花瓣对生的 5 枚退化,花丝基部宽且合生;子房球形,无毛,花柱 2,丝形,有长柱头。蒴果球形,比宿存萼片短,4 瓣裂,具 1 种子。种子大,肾状球形,有突起。

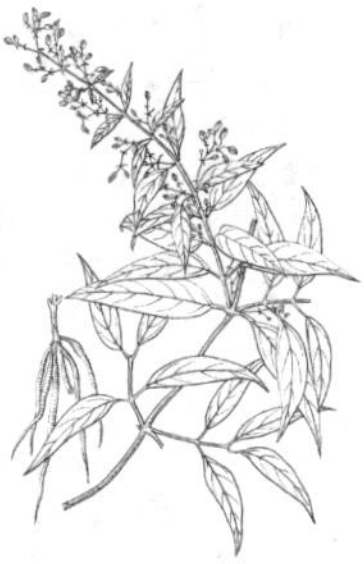

短瓣花

生于海拔 2 700 m 以下的山地林缘。分布于广西、四川、贵州、云南、西藏。

【采收加工】 7～10 月采收,晒干。

【成分】 从根中分得 brachystemin A。

【药性】 甘、苦,平。

1.《滇南本草》:"味苦、酸,性温。"

2.《广西本草选编》:"味甘,性平。"

【功用主治】 活血化瘀,通淋泄浊,解毒消肿。主治血瘀痛经、经闭、倒经,癥瘕结块,热淋,血淋,白浊,白带,痹证,经脉拘挛,跌打损伤,痈肿疮毒,乳蛾,白喉。

1.《滇南本草》:"补肝,行血,破瘀块,凉血热。治月经闭涩,腹痛,产后发热,虚烧蓐劳,室女逆经,衄、呕、吐血,红崩白带,尿急淋沥。寒湿气盛,筋骨疼痛,强筋舒筋,攻疮痈热毒红肿,痄腮乳蛾,男子血淋,赤白便浊,妇人赤白带下。"

2.《广西本草选编》:"清热解毒,舒筋活络。根:治白喉,风湿痹痛,跌打损伤,月经不调,病后虚弱;茎、叶:外用治手足痉挛,骨折。"

【用法用量】 内服:煎汤,15～30 g,大剂量可用至 60 g。外用:全草煎水洗;或捣敷。

【宜忌】 《滇南本草》:"有孕者忌服,其性能坠胎故也。"

【选方】 1. 治肝家虚热,或筋骨发热,午后怯冷,夜间作烧,四肢酸软,饮食无味,虚汗不止　白牛膝二钱,地骨皮二钱。水煎,点童便、水酒服。

2. 治妇人肝肾虚损,任督二脉亏伤,不能孕育,白带淋沥等症　白牛膝三钱,小公鸡一只(去肠)。将药入鸡内,亦可入盐,煨烂。空心服之,每月经行后服一次,即有孕矣。若不食鸡者,单用白牛膝三钱煎汤,点水酒服,亦可也。(1、2 方出自《滇南本草》)

3. 治跌打损伤　(白牛膝)全草与猪骨煎服,兼浸酒敷患处。(《广西民族药简编》)

4. 治白喉　短瓣花根 60 g。水煎服。(《广西本草选编》)

1434 白毛蛇 bái máo shé (广州空军《常用中草药手册》)

【异名】 草石蚕(《本草拾遗》),石蚕(《本草图经》),石奇蛇(《生草药性备要》),石祁蛇(《岭南采药录》),白伸筋、石伸筋(《江西民间草药》),白毛岩蚕、岩蚕(《浙江民间草药》),老鼠尾(《泉州本草》),墙蛇、石蚯蚓、飞线蜈蚣(《闽东本草》),石岩蚕、白花石蚕、毛石蚕(《浙江民间常用草药》),白毛骨碎补(《福建中草药》),阴地蕨(《贵州中草药名录》)。

【基原】 为骨碎补科阴石蕨属植物圆盖阴石蕨的根茎。

【原植物】 圆盖阴石蕨 *Humata tyermanni* Moore　又名:阴石蕨(《中国主要植物图说·蕨类植物门》)。

植株高约 20 cm。根茎粗壮,长而横生,密被棕色至灰白色、基部近圆形,向上为狭披针形鳞片,膜质,盾状着生。叶远生,无毛;叶柄基部有鳞片;叶片革质,宽卵状三角形,长、宽各 10～15 cm,二至四回深羽裂。孢子囊群生于小脉先端;囊群盖近圆形,仅基部一点着生,其余分离。

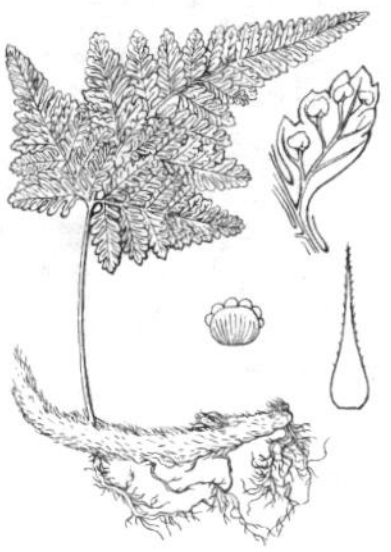

圆盖阴石蕨

生于海拔 200～1 600 m 的山地石上或林中树干上。分布于西南及江苏、浙江、安徽、福建、江西、湖南、广东、广西等地。

【采收加工】 7～10 月挖取,鲜用或晒干。

【药材】 白毛蛇 *Humatae Tyermanni Rhizoma*　产于华东和华南地区。

性状　根茎扁圆柱形,稍扭曲或有分枝,长短不一,直径 3～7 mm。表面密被膜质、线状披针形鳞片,长约 4 mm,灰白色,基部圆形,红棕色;须根多数,棕褐色,除去鳞片、须根后,表面棕黑色,有不规则纵皱纹。质稍硬,易折断,断面平坦,黄绿色,有点状维管束。气微,味淡。

鉴别　(1) 根茎横切面:表皮为 1 列小形细胞,外被角质层,表面凹陷处着生丁字形鳞片;鳞片由多细胞组成,内含红棕色物质。分体中柱 4～11 个断续排列近环状,紧靠分体中柱周围的细胞,壁增厚,并具纹孔。内皮层细胞凯氏点明显。

(2) 取本品粗粉 1 g,加乙醇 10 ml,浸泡 4 小时,滤过。取滤液 5 ml,在水浴上蒸干,残渣加冰醋酸少量溶解,再加醋酐-硫酸(19∶1)试液数滴,溶液呈紫红色,上层液逐渐变绿色(检查甾醇类)。

【药性】 微苦、甘,凉。

1.《天目山药用植物志》:"性凉,味酸、辛。"

2.《广西本草选编》:"味甘淡,性平。"

3.《云南中草药》:"微苦,平。"

【功用主治】 清热解毒,祛风除湿,活血通络。主治肺热咳嗽,咽喉肿痛,风火牙痛,疖肿,带状疱疹,湿热黄疸,淋浊带下,风湿痹痛,跌打骨折。

1.《本草拾遗》:"浸酒,除风破血;主溪毒,煮食之。"

2.《本草图经》:"主走注风,散血止痛。"

3.《岭南采药录》:"祛风湿,壮筋骨。治哮喘,气痛,肚痛,煅灰，沸水冲服。为末治蛇疮。”

4.《江西民间草药》：“治妇人黄白带，湿热黄疸，手脚拘挛骨节痛。”

5.《天目山药用植物志》：“治小儿急惊风，吐血，风痹。”

6.《浙江民间常用草药》：“祛风止痛，消炎止血。”

7.《云南中草药》：“熄风解痉，除湿利尿，接骨生肌。主治破伤风，扁桃体炎，肾炎，风湿疼痛，跌打损伤，骨折。”

8.《福建药物志》：“清热利湿。主治肺脓疡、咳血、扁桃体炎、牙痛、尿道炎、膀胱炎、尿血、风湿关节痛、白带、急性乳腺炎、带状疱疹。”

【用法用量】 内服：煎汤，10～30 g；研末，或浸酒。外用：鲜品捣敷。

【选方】 1. 治带状疱疹　鲜(阴石蕨)根茎。捣烂绞汁，调雄黄末少许，涂抹患处。(《福建中草药》)

2. 治黄疸型肝炎　阴石蕨(鲜)90 g，茵陈、生山栀各 9 g 水煎服。(南药《中草药学》)

3. 治风湿痹痛　(阴石蕨)250 g，加当归 50 g，浸酒 1 000 g，每日服 2 次，每次 1 小杯。(浙江《民间常用草药》)

4. 治腰肌劳损，关节酸痛　阴石蕨根茎 90 g(或加猪蹄 1 只共煮)。水煎服。(《浙江民间常用草药》)

1435 白毛藤 bái máo téng (《百草镜》)

【异名】 苻(《尔雅》)，縠菜(《本经》)，鬼目草(《尔雅》郭璞注)，白草(《别录》)，白幕、排风(《本草拾遗》)，排风草(《履巉岩本草》)，天灯笼、和尚头草(《纲目拾遗》)，望冬红、酸尖菜(《植物名实图考》)，排风藤(《贵阳民间药草》)，土防风、耳坠菜(《贵州民间方药集》)，金线绿毛龟草、葫芦草(《福建民间草药》)，毛风藤(《江西民间草药》)，蜀羊泉、毛相公、望风藤(《湖南药物志》)，毛千里光、毛秀才(《全国中草药汇编》)。

【基原】 为茄科茄属植物白英的全草。

【原植物】 白英 *Solanum lyratum* Thunb. [*S. dulcamara* L. var. *lyratum* (Thunb.) Sieb. et Zucc.] 又名：山甜菜、蔓茄、北风藤(《中国高等植物图鉴》)。

多年生蔓生草本，高达 5 m。基部木质化，上部草质，茎、叶和叶柄密被具节的长柔毛。叶互生；叶柄长 1～3 cm；叶片多戟形或琴形，长 3～8 cm，宽 1.5～4 cm。聚伞花序顶生或腋外侧生；花萼 5 浅裂，宿存；花冠蓝紫色或白色，5 深裂，裂片自基部向下反折；雄蕊 5，花丝极短，花药顶孔开裂；雌蕊 1，花柱细长，柱头小，头状，子房卵形，2 室。浆果球形，熟时红色。种子近盘状，扁平。花期 7～9 月，果期 10～11 月。

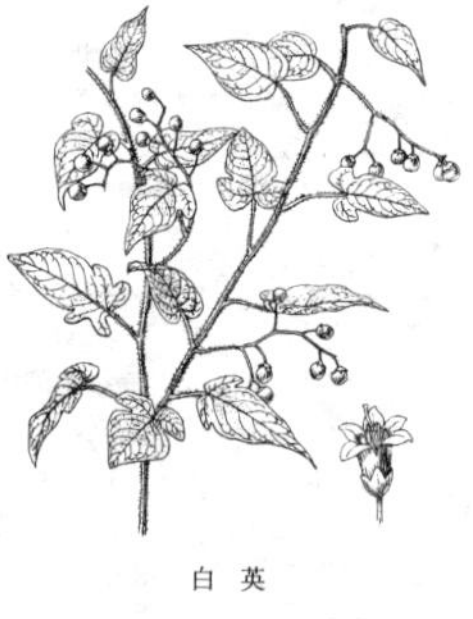

白　英

生于海拔 200～2 800 m 阴湿的路边、山坡、竹林下及灌木丛中。分布于华东、中南、西南及山西、陕西、甘肃、台湾等地。

本植物的果实(鬼目)、根(白毛藤根)亦供药用，另设专条。

【栽培】 生物学特性　喜温暖湿润气候，耐阴湿。适宜砂质壤土及黏壤土栽培。

繁殖方法　种子繁殖及分根繁殖。种子繁殖：4～5 月播种，条播，行距 40 cm，保持土壤湿润，2 星期左右出苗，苗出齐后按株距 15～20 cm 间苗。分根繁殖：宜春、秋季进行。当苗高 20 cm 左右时，要搭架缚藤，以利生长。

病虫害防治　虫害有红蜘蛛为害。

【采收加工】 7～10 月采收全草，鲜用或晒干。

【药材】 白毛藤 *Solani Lyrati Herba*　主产于浙江、江苏、安徽。

性状　茎圆柱形，有分枝，长短不等，长可达 1.2 m，直径 2～7 mm。表面黄绿色至棕绿色，密被灰白色柔毛，粗茎通常毛较少或无毛。叶互生，叶片皱缩卷曲，暗绿色，展平后戟形或琴形，被毛茸；叶柄长 1～3 cm。有时附黄绿色或暗红色的果实。茎质硬而脆，断面纤维性，髓部白色或中空；叶质脆易碎。气微，味苦。

鉴别　(1) 茎横切面：表皮外侧附腺毛和非腺毛。皮层较厚。中柱鞘纤维断续排列成环。维管束双韧型，韧皮部狭窄。髓部有的细胞含砂晶。

叶表面观：上表皮细胞垂周壁波状弯曲，密被腺毛和非腺毛；腺毛头部单细胞，圆形或长圆形，柄 1～5 细胞，有的细胞缢缩；非腺毛较少。下表皮腺毛较长；非腺毛 4～6 细胞，顶端稍钝；气孔不定式，副卫细胞 3～6 个。

(2) 取本品粉末 5 g，加乙醇 25 ml，置水浴上回流 0.5 小时，滤过。滤液分 3 等分，分别滴加碘化钾试液、碘化钾碘试液、碘化汞钾试液，均产生沉淀(检查生物碱)。

【成分】 茎含甾体糖苷 SL-a、SL-b、SL-c、SL-d，soladulcidine A、B，3，5-去氧替告皂苷元(25*R*)-螺甾二烯〔$\Delta^{3,5}$-deoxytigogenin (25*R*)-spirosta-3，5-diene〕，diosgenin (3β，25*R*)-5-螺甾-3-烯醇〔(3β，25*R*)-spirosta-5-en-3-ol〕，东莨菪素 scopoletin(7-羟基-6-甲氧基香豆素 7-hydroxy-6-methoxy coumarin)。还含蜘蛛抱蛋苷(aspidistrin)，甲基原蜘蛛抱蛋苷(methylprotoaspidistrin)，(22*R*)-3β，16β，22，26-四羟基胆甾-5-烯 3-*O*-α-*L*-吡喃鼠李糖基(1→2)-β-*D*-吡喃葡萄糖醛酸苷〔(22*R*)-3β，16β，22，26-tetrahydroxycholest-5-ene-3-*O*-α-*L*-rhamnopyranosyl(1→2)-β-*D*-glucuronopyranoside〕，26-*O*-β-*D*-吡喃葡萄糖基-(22ξ，25*R*)-3β,22,26-三羟基-呋甾-5-烯 3-*O*-α-*L*-吡喃鼠李糖基-(1→2)-〔β-*D*-吡喃葡萄糖基(1→3)〕-β-*D*-吡喃葡萄糖醛酸苷{26-*O*-β-*D*-glucopyranosyl-(22ξ，25*R*)-3β，22，26-trihydroxy-furost-5-ene-3-*O*-α-L-rhamnopyranosyl(1→2)-〔β-*D*-glucopyranosyl (1→3)〕-β-*D*-glucuronopyranoside}，26-*O*-β-*D*-吡喃葡萄糖基-(22ξ，25*R*)-3β，26-二羟基-22-甲氧基-呋甾-5-烯-3-*O*-α-*L*-吡喃鼠李糖基(1→2)-β-*D*-吡喃葡萄糖醛酸苷〔26-*O*-β-*D*-glucopyranosyl-(22ξ，25*R*)-3β，26-dihydroxy-22-methoxy-furost-5-ene-3-*O*-α-*L*-rhamnopyranosyl(1→2)-β-*D*-glucuronopyranoside〕及其(22ξ，25*S*)异构体，3-*O*-α-*L*-吡喃鼠李糖基(1→2)-β-*D*-吡喃葡萄糖醛酸基-3β-羟基-25*R*-螺甾-5-烯〔3-*O*-α-*L*-rhamnopyranosyl (1→2)-β-*D*-glucuronopyranosyl-3β-hydroxy-(25*R*)-spirost-5-ene〕及其(25*S*)-异构体。倍半萜成分：苍术内酯(atractylenolide)，dehydrocarissone。叶中含有去半乳糖替告皂苷(desgalactotigonin)，蜀羊泉次碱(soladulcidine)。

【药理】 抗肿瘤作用　白毛藤热水提取物(每 60 kg 干燥药材可得提取物 4 kg，含甾体皂苷)具有抗肿瘤作用。在体外，提取物 SL-c 和 SL-d 对人宫颈癌 JTC-26 细胞有明显抑制作用，8 μg/ml 抑制率可达 100%，SL-b 也表现抑制作用，15 μg/ml 抑制率可达 100%，而化学结构与 SL-b 相似的 SL-a 对 JTC-26 却没有抑制作用。

【药性】 甘、苦，寒，小毒。归肝、胆、肾经。

1.《本经》：“甘，寒。”

2.《别录》：“无毒。”

3. 王安卿《采药志》：“性热。”

4.《植物名实图考》：“味酸。”

5.《陕甘宁青中草药选》：“有小毒。”

6.《福建民间草药》：“微苦、涩，平。”

【功用主治】 清热利湿，解毒消肿。主治湿热黄疸，胆囊炎，胆石症，肾炎水肿，风湿关节痛，妇女湿热带下，小儿高热惊搐，痈肿瘰疬，湿疹瘙痒，带状疱疹。

1.《本经》："主寒热八疸，消渴，补中益气，久服轻身延年。"

2.《新修本草》："煮汁饮，解劳。"

3.《本草拾遗》："主烦热，风疹，丹毒，疟瘴寒热，小儿结热。"

4.《开宝本草》："别本注云：茎叶煮粥，极解热毒。"

5.《履巉岩本草》："善医诸头风，及面上游走风气等疾。每用不以多少，晒干碾为细末，每用一字搐入鼻中，自然头目清爽，去风清上。"

6.《百草镜》："藤干之浸酒，云可除骨节风湿痛。"

7.《纲目拾遗》："止血淋、疟、疝气。汁滴耳中，止脓不干。入药内，保肿毒不大。治疬痈，用煮牛肉精者食之。""清湿热，治黄疸水肿，小儿蛔结腹痛。"

8.《分类草药性》："治惊风，咳嗽。"

9.《湖南药物志》："消肿止痛，解毒杀虫。用于传染性肝炎，斑疹，风湿关节炎，偏正头痛或风痰瘰疬，红崩白带，肿痛，中耳化脓，目疾。"

10.《湖北中草药志》："清热解毒，利水消肿，抗癌止痛。用于感冒发热，黄疸型肝炎，痢疾，肾炎水肿，胆囊炎，胆石症，淋巴结核，食管癌、肠癌、子宫颈癌，子宫颈糜烂，白带，痈疖肿毒，带状疱疹，湿疹等症。"

【用法用量】 内服：煎汤，15～30 g，鲜者 30～60 g；或浸酒。外用：煎水洗，或捣敷，或捣汁涂，滴耳。

【宜忌】 本品有小毒，不宜过量服用，过服会出现咽喉灼热感及恶心、呕吐、眩晕，瞳孔散大等中毒反应。

【选方】 1. 治胆囊炎　白英 60 g，栀子 24 g，金钱草 30 g。水煎服。(《福建药物志》)

2. 治风痛　桑黄二两，白毛藤二两。切碎，用绍兴原坛酒六斤，煎三炷香。每日服一饭碗。(《杨春涯经验方》)

3. 治风湿关节痛　排风藤 30 g，忍冬 30 g，五加皮 30 g。好酒 500 g 泡服。(《贵阳民间药草》)

4. 治小儿高热惊厥　白英 9 g，蝉蜕 3 只，橄榄核 3 枚。炖服。(《福建药物志》)

5. 治皮肤瘙痒症　白英、苦楝树叶各适量，水煎汤洗患处。(《青岛中草药手册》)

6. 治疥疮　白毛藤全草 30～40 g(干品 24～36 g)，和肥猪肉 180 g，酌加水煎，分两次吃下。(《福建民间草药》)

7. 治风火赤眼　白英鲜叶捣烂，调人乳外敷眼睑。(《福建中草药》)

【临床报道】 1. 治疗传染性肝炎　取白毛藤叶或全株生药(干者亦可)，每日 60～120 g，煎汁去渣，分 2～3 次服。共治疗 36 例，结果：一般服药 4 日后，食欲不振，全身乏力，黄疸，肝肿大，肝区痛相继改善，1～2 星期后恢复正常，除 1 例因并发病无进步转院治疗外，35 例全部痊愈。治疗过程中未见不良反应及副作用。

2. 治疗白带　用干白英、全当归按 10∶3 配合，煎煮 2 次，取汁，浓缩加入白糖，配制成 15%的糖浆，每日早晚各服 1 次，每次 25 ml，10 日为 1 个疗程。共治疗 40 例，结果：37 例临床痊愈，3 例显效。治疗时间 1～6 个疗程。

3. 治疗脓耳　先用棉签蘸盐水反复洗净脓垢，再用干棉签揩干。取鲜白毛藤叶捣碎挤汁，滴数滴于耳中，头偏向健侧片刻，轻压耳屏。每日 2～3 次，1 星期为 1 个疗程。耳道口周围红肿者，用捣碎之叶敷局部。共治疗 21 例，结果：16 例治疗 1 个疗程后症状全部消失，听力恢复；3 例经 2 个疗程而愈，2 例无效。

【各家论述】《中国药学大辞典》："白毛藤，以效力而言，似亦温和性质，然采而尝之，略如青草气，不含辛辣及恶劣等味。盖蔓延走窜之性即其全体大用，不在乎气味之寒热温凉者。惟以赵(学敏)氏所治诸症，绎其大旨，类皆湿热为病居其多数，而气味颇清，盖清热理湿，而通水道，利关节，兼能消痰去瘀，理气解结者也。"

1436 白石花 bái shí huā (《全国中草药汇编》)

【异名】 石花(《草木便方》)，石衣、蛤蟆皮(《全国中草药汇编》)。

【基原】 为梅衣科梅衣属植物梅衣的地衣体。

【原植物】 梅衣 *Parmelia tinctorum* Despr.

呈大型叶状，平铺着生，由中央向周围扩散呈放射状分瓣，裂片宽大，末端呈钝圆形。上表面灰绿色或石青色。表面有时密布小瘤状至短棒状粉芽堆。边缘光滑，近全缘。下表面黑色，中央具黑色假根，边缘褐色而裸露。

生于树干上和岩石表面。分布于华东及河北、河南、广西、贵州、云南、西藏、陕西、台湾等地。

【采收加工】 四季可采，晒干。

【药材】 白石花 *Parmeliae Tinctori Lichen*　产于华东、云南及陕西等地。

性状　地衣体呈近圆形或不规则形，直径 14～29 cm，裂片宽 0.5～3 cm，边缘近圆形，全缘或稍具缺刻，波状起伏，彼此相接和重叠。上表面灰绿色、灰白色，中部密生灰褐色、短棒状裂芽；下表面黑色，周边淡栗色，有稀疏的黑色假根。

鉴别　皮层加 5%～10%氢氧化钾试液呈黄色，髓层加新制漂白粉试液显红色。

【成分】 地衣体含有黑茶渍素(atranorin)，红粉苔酸(lecanoric acid)，异红粉苔酸(isolecanoric acid)，苔黑酚(orcinol，即 3，5-二羟基甲苯)及多糖。

【药理】 1. 杀精子、抗菌作用　梅衣水煎液中分得的主要成分苔黑酚及一系列半合成苔色酯，可抑制精子活动。苔黑酚抑精子最低浓度为 4 mg/ml，低于国际计划生育联合会规定的最低浓度。苔黑酚(即 3，5-二羟基甲苯)在试管内对红色毛癣菌、絮状表皮癣菌、白色念珠菌、孢子丝菌等真菌有较好的抑菌作用。

2. 抗辐射和清除自由基作用　小鼠用 Coγ 射线一次全身照射前腹腔注射石花粗多糖水溶液 150 mg/kg，能提高小鼠存活率 22.5%～55%，是一种兼有速效和缓效特点的长效辐射防护剂，其抗辐射作用较苔黑酚强。苔黑酚体外试验有明显清除羟自由基效应，其效应分别是天然抗氧化剂维生素 C 和羟自由基清除剂甘露醇的 4.9 和 22.5 倍。

【药性】 甘，凉。

1.《草木便方》："甘，温。"

2.《全国中草药汇编》："甘，凉。"

【功用主治】 益精，明目，凉血，解毒。主治目暗不明，崩漏，外伤出血，疮毒，顽癣。

1.《草木便方》："明目，益精，化痰，解热毒，生津止渴。润咽喉，涂冻疮，烫火伤。"

2.《全国中草药汇编》："凉血解毒。主治无名肿毒。"

3.《迪庆藏药》："清热止血，治崩漏。"

4.《中国药用孢子植物》："用于外伤出血。"

【用法用量】 内服：煎汤，3～9 g。外用：水煎液涂搽；或晒干研末撒敷或调敷。

【临床报道】 1. 治疗皮肤浅表真菌病　用由白石花水煎液浓缩干燥配制而成的 4%石花酊，或从白石花中提取的 3,5-二羟基甲苯配制而成的 4%纯石花酊，外搽皮肤患部，每日 2～3 次，不合并用药。共治疗皮肤浅表真菌病 137 例，结果：治愈 53 例；好转 80 例；无效 4 例，总有效率为 97.1%。

2. 治疗真菌性阴道炎　每晚用 2%～3%苏打坐浴后，再用悬尾阴道棉塞浸透 1%石花液(约 5 ml)置阴道内，翌晨取出。共治疗 50 例。另一组在苏打坐浴后置入石花泡腾片，其中每日置 1 片者 58 例，置 2 片者 65 例。结果：石花液组有效率 54%，石花泡腾片 1 片组有效率 56.9%，石花泡腾片 2 片组有效率 86.1%。

1437 白石英 bái shí yīng （《本经》）

【基原】 为氧化物类石英族矿物石英。

【原矿物】 石英 Quartz

属三方晶系晶体结构。单晶体呈六方柱状，一端或两端出现多个三角形晶面，晶面上常有水平条纹。但多数呈晶簇状、粒状等集合体产出。无色透明，或为白色、灰白色。晶面呈玻璃光泽，断口及块状体呈油脂光泽，光泽强度不一。透明至半透明，也有不透明者。无解理，断口呈贝壳状或不平坦。硬度 7，相对密度 2.65。性脆。具焦热电性及压电性。

完整的晶体产于岩石晶洞中；块状的常产于热液矿脉中；也是花岗岩、片麻岩、砂岩等各种岩石的重要组成部分。产于江苏、广东、湖北、福建、陕西等地。

【采收加工】 采得后，挑选纯白的石英。

【药材】 白石英 *Quartz Album* 主产于江苏、山东、广东、广西、福建、湖南、贵州、浙江。

性状 本品为六方柱状或粗粒状集合体，呈不规则块状，多具棱角而锋利。白色或淡灰白色；条痕白色。表面不平坦，半透明至不透明；具脂肪样光泽。体重，质坚硬，可刻划玻璃成划痕；砸碎后，断面不平坦。气微，味淡。

鉴别 (1) 本品细碎屑白色。用水合氯醛装置，置显微镜下观察，无色透明，可见到断面以受力点为圆心的同心圆波纹，似贝壳状，或不具同心圆纹呈次贝壳状。

(2) 透射偏光镜下，薄片中无色透明。低正突起，表面光滑，无糙面现象。见不到解理。最高干涉色为Ⅰ级黄白色。波状消光。一轴晶。正光性。折光率：$No = 1.544$，$Ne = 1.533$。

(3) 取本品细粉适量，加等量无水碳酸钠，充分混合均匀，用铂金耳取小量，置火焰上灼烧，形成玻璃状透明体，有时内部含有气泡(检查二氧化硅)。

(4) X 射线衍射分析曲线：石英 4.23(8)，3.33(>10)，2.45(2)，2.23(1)。

【成分】 主含二氧化硅(SiO_2)，其中硅约占 53.3%，氧约占 46.7%，尚含微量铝、铁、钠、钾等。

【炮制】 1. 白石英 取原药材，除去杂质，洗净，干燥，研碎或捣碎。生用以宁心安神，通利小便为主。

2. 煅白石英 取净白石英，捣成小块，置适宜的容器内，用无烟武火加热，煅至红透，取出后立即倒入醋内淬酥，捞出，干燥，碾碎成粗粉。煅后以温肺止咳，益肾壮阳为主。

饮片性状 白石英参见“药材”项。煅白石英为不规则粒或细粉。灰白色或淡黄色，无光泽。质酥脆，微有醋气。

贮干燥容器内，置干燥处，防尘。

【药性】 甘、辛，微温。归肺、肾、心经。

1.《本经》：“味甘，微温。”

2.《别录》：“辛。”

3.《纲目》：“手太阴、阳明气分药也。”

4.《本草汇纂》：“性平。”

5.《本草再新》：“入肺、脾二经。”

6.《本草撮要》：“入手足少阴、阳明经。”

【功用主治】 温肺肾，安心神，利小便。主治虚寒咳喘，阳痿，消渴，心神不安，惊悸善忘，小便不利，水肿。

1.《本经》：“主消渴，阴痿不足，咳逆，胸膈间久寒，益气，除风湿痹。”

2.《别录》：“疗肺痿，下气，利小便，补五脏，通日月光，耐寒热。”

3.《药性论》：“能治肺痈吐脓，治咳逆上气，疸黄。”

4. 王好古：“实大肠。”(引自《纲目》)

5.《药性切用》：“温肺润燥，治肺痈溃久不敛，咳逆上气。”

【用法用量】 内服：煎汤，10～15 g；或入丸、散。虚寒咳喘，肾虚阳痿宜煅用。

【宜忌】 其性燥烈，不可多服、久服。

1.《本草经集注》：“恶马目毒公。”

2.《得配本草》：“久服多服，则元气下陷。”

3.《本草求真》：“忌芥菜、蔓菁、芜荑、葵、荠竘。”

【选方】 1. 治肾脏阳气衰微，津源不能上济于华池，频作渴者 白石英四两。煎汤饮。或加枸杞子二两同煎。(《本草汇言》引《青囊秘方》)

2. 治虚损劳瘦，皮燥阴痿，脚弱烦疼 白石英五两，捣碎密绢盛，以牛乳三升，酒三升，同煎至四升，去石，以瓶收之。每食前暖服三合。(《千金方》石煮牛乳法)

3. 治妇人年未五十，天癸久绝不行 白石英四两，当归身二两。煮酒饮。(《本草汇言》)

4. 治心脏不安，惊悸善忘，上膈风热化痰 白石英一两，朱砂一两。同研为散。每服半钱，食后夜卧，金、银汤调下。(《简要济众方》)

5. 治风虚冷痹，诸阳不足，及肾虚耳聋，益精保神 磁石(火煅醋淬五次)、白石英各五两。绢袋盛，浸一升酒中五六日。温服，将尽更添酒。(《千金方》)

【各家论述】 1.《本草图经》：“古人服食，惟白石英为重，紫石英但入五石散，其黄赤青黑四种，《本经》虽有名而方家都不见用者，故《乳石论》以钟乳为乳，以白石英为石。是六英之贵者惟白石也。又曰乳者阳中之阴，石者阴中之阳，故阳生十一月后甲子服乳，阴生五月后甲子服石。然而相反畏恶，动则为害不浅，故乳石之发，方治虽多，而罕有能济者，诚不可轻饵也。”

2.《本草汇言》：“白石英，养阳气，滋阴脏之药也。王氏曰：色相莹洁如华萼，故名石英，以石质可入肾，白色可入肺，中含火光，可散寒，故前古主肾气不周于胸而消渴，天癸枯竭于内而阴痿，肺气冲逆不平而咳逆，风湿留滞不行而痹结。或心阳失令，而胸膈作寒；或脾胃衰弱，而中气不运。此药体坚而气润，质重而性轻，味甘温而能补中逐冷，虽属石种，实无燥烈刚暴之性，大有资化育种之功，奈何前人以功用载之方册，而后人竟弃之不用，惜哉。”

3.《本草求真》：“白石英味甘而辛，性温无毒，按理似非润药湿药矣，而《十剂》偏指此属湿剂，谓枯则为燥，宜用白石英、紫石英之属以湿之，不几令人眩惑乎？讵知书之言湿，有以湿为湿者，有以燥为湿者；以湿为湿，人易知，以燥为湿，人难明。兹而曰湿，是以燥以温为湿矣。石英性本辛温，辛则能以化液，温则能以滋润，故虽辛若湿，是以寒燥不润之症，得此辛以畅达，而滞不致见枯，此《十剂》所以以辛以温为湿而言也。书曰服此可治咳逆胸寒，消渴阴痿，风痹溺闭，肺痿肺痈，吐脓吐血等症，是亦辛温润肺之一验矣。”

1438 白石脂 bái shí zhī （《本经》）

【异名】 白符(《吴普本草》)。

【基原】 为硅酸盐类高岭石族矿物高岭石。

【原矿物】 高岭石 Kaolinite

属三斜晶系或单斜晶系晶体结构。单晶体呈片状，罕见，且个体极小，在电子显微镜下可看到片状晶体呈六方形、三角形或切角的三角形。集合体成疏松鳞片状、土状或致密块状，偶见钟乳状。纯者白色，如被铁、锰等杂质混入可染成浅黄、浅灰、浅红、浅绿、浅褐等色。条痕白色或灰白色。致密块体无光泽或呈蜡状光泽，细薄鳞片可呈珍珠光泽。硬度 1～3，相对密度 2.61～2.68。具有滑腻感，土臭味，吸水粘舌，可塑性强，但不膨胀。

高岭石是黏土矿物中最常见的一种，是黏土质沉积物的主要矿物成分。全国各地均产。

【采收加工】 全年可采，挖出后除去泥土、杂石。

【药材】 白石脂 *Kaolinitum* 主产于山西、河南、江苏、河北、山东。

性状 本品为不规则块状。粉白色或类白色，有的带有浅红色或很浅黄色斑纹或条纹；条痕白色。体较轻，质软，用指甲可刻划成痕。断面土状光泽。吸水力强，舐之粘舌，嚼之无沙粒感；具土腥气，味微。

鉴别 (1) 透射偏光镜下，薄片中无色，正突起低。干涉色为Ⅰ级灰白色。于扫描电镜下成堆叠的假六方片状；于透射电镜下为假六方片状，厚度均匀，轮廓清楚。

(2) 取本品粉末约 1 g，置瓷蒸发皿中，加水 10 ml 与硫酸 5 ml，加热至产生白烟，冷却，缓缓加水 20 ml，煮沸 2～3 分钟，滤过，滤渣为灰色。取滤液 1 ml，加氢氧化钠试液，即发生白色胶状沉淀；分离，沉淀能在过量的氢氧化钠试液中溶解(检查铝盐)。取滤液 1 ml，加氨试液至生成白色胶状沉淀，滴加茜素磺酸钠指示液数滴，沉淀即显樱红色(检查铝盐)。

【成分】 主要成分为水化硅酸铝，其中二氧化硅(SiO_2) 46.5%，三氧化二铝(Al_2O_3)39.5%，水(H_2O)14.0%；还常含锶、钡、锰、钛、锌、铅、铜、锂等元素。

【炮制】 1. 白石脂 取原药材，除去杂质、石块，捣碎。

2. 醋白石脂 取净白石脂，碾成细粉，用醋调匀，搓条切段或制成饼，干燥。置适宜的容器内，以无烟武火加热，煅至红透，取出，放凉，碾碎或捣碎。

饮片性状 白石脂参见"药材"项。醋白石脂为不规则的段状或饼状。表面黄棕色，质坚硬而脆，手捻微感发涩，具醋气。

【药性】 甘、酸，平。归肺、大肠经。

1.《本经》："味甘，平。"

2.《别录》："味甘、酸，平。无毒。"

3.《药性论》："味甘辛。"

4.《日华子》："温。"

5.《要药分剂》："入肺、大肠二经。"

【功用主治】 涩肠止血，收湿敛疮。主治久泻久痢，崩漏带下，遗精，湿疮。

1.《本经》："主黄疸，泄痢，肠澼脓血，阴蚀，下血赤白，邪气痈肿，疽痔恶疮，头疡疥瘙。久服补髓益气，肥健不饥，轻身延年。"

2.《别录》："养肺气，厚肠，补骨髓，疗五脏惊悸不足，心下烦，止腹痛下水，小肠热溏便脓血，女子崩中漏下赤白沃。"

3.《药性论》："涩大肠。"

4.《日华子》："治泻痢，血崩带下，吐血衄血，并涩精淋沥，安心镇五脏，除烦，疗惊悸，排脓，治疮疖痔瘘，养脾气，壮筋骨，补虚损。久服悦色。"

5.《珍珠囊》："固脱。"

6.《外科精义》："(治)新生儿脐湿。"

【用法用量】 内服：煎汤，6～15 g；或入丸、散。外用：研末撒或调敷。

【宜忌】 有湿热积滞者禁服。

1.《本草经集注》："恶松脂，畏黄芩。"

2.《药性论》："恶马目毒公。"

3.《蜀本草》："畏黄连、甘草、飞廉。"

4.《日华子》："畏黄芩、大黄。(《纲目》有官桂)"

【选方】 1. 治小儿泻清水不止 白石脂一分，白龙骨一分。上为细末，滴水为丸，如芥子大。每服三四十丸至五十丸，紫苏木瓜汤下，日进三服，量儿大小，加减服之。(《百一选方》白龙丸)

2. 治脾脏虚冷泄痢，和胃气，固大肠 白石脂一两(煅赤，于地上出火毒，细研如粉)，肉豆蔻(面裹煨令焦，去壳)半两。上为末和匀，煮面糊丸梧桐子大。每服三十丸，空心米饮下。(《圣济总录》白石脂丸)

3. 治金疮中风水，久不成痂 白石脂一两，乌贼鱼骨一两，槟榔一两。上件药捣细罗为散，时掺疮中，以成痂为度。(《圣惠方》白石脂散)

4. 治小儿脐汁出不止，兼赤肿 白石脂细研，熬令微暖，以粉脐疮，日三四度。(《千金方》白石脂散)

1439 白叶藤 bái yè téng (《全国中草药汇编》)

【异名】 铁边、蜈蚣草、篱尾蛇、藤羊角扭、母乳藤、对面笑(《广西药用植物名录》)。

【基原】 为萝藦科桉叶藤属植物白叶藤的全草。

【原植物】 白叶藤 *Cryptolepis sinensis* (Lour.) Merr. [*Pergularia sinensis* Lour.]

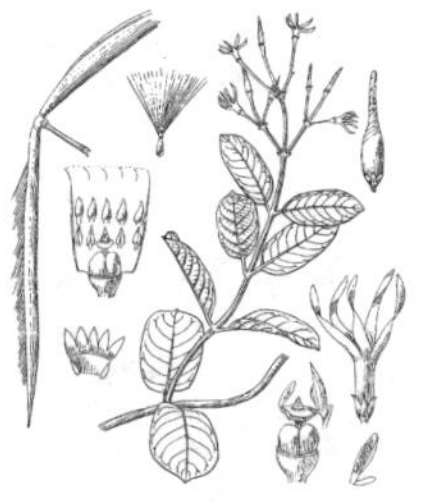
白叶藤

木质藤本。全株具乳汁；小枝通常红褐色。叶对生；叶柄长 5～7 mm；叶片长圆形，长 1.5～6 cm，宽 0.8～2.5 cm。聚伞花序顶生或腋生，比叶长；花蕾长圆形，先端尾状渐尖；花萼 5 裂，内面基部有 10 个腺体；花冠淡黄色，裂片长圆状披针形，比花冠筒长 2 倍；副花冠裂片卵圆形；雄蕊 5，着生于花冠筒内面；花粉器匙形，黏于柱头上；心皮离生，花柱短，柱头宽圆锥状。蓇葖果长披针形。种子先端具白色绢质种毛。花期 4～9 月，果期 6 月至翌年 2 月。

生于丘陵山地灌木丛中。分布于广东、广西、海南、贵州、云南、台湾等地。

【采收加工】 6～10 月采收，鲜用或晒干。

【药性】 《全国中草药汇编》："甘、淡，凉，有小毒。"

【功用主治】 《全国中草药汇编》："清热解毒，散瘀止痛，止血。主治肺结核咯血，肺热咯血，胃出血，毒蛇咬伤，疮毒溃疡，疥疮，跌打刀伤。"

【用法用量】 内服：煎汤，鲜品 9～15 g；或捣汁。外用：鲜品捣敷。

【宜忌】 《全国中草药汇编》："服本品过量，能产生腹痛等副作用。"

【选方】 治肺结核咯血，肺热咯血，胃出血 白叶藤250 g，捣烂，冲蜜糖适量，取汁内服。另取茎叶 60 g，水煎服，每日 1 剂，重症 2 剂。(《全国中草药汇编》)

1440 白仙茅 bái xiān máo (《新华本草纲要》)

【异名】 细叶刺参(《云南中草药选》)，刺参(《云南中草药》)。

【基原】 为川续断科刺续断属植物大花刺参的根。

【原植物】 大花刺参 *Morina nepalensis* D. Don var. *delavayi* (Franch.) C. H. Hsing [*M. delavayi* Franch.；*M. bulleyana* Forr. et Diels] 又名：细叶摩苓草、黄花摩苓草(《中药大辞典》)。

多年生草本，高达 60 cm。基生叶披针形或宽条形，长 5～15 cm，宽达 2.5 cm，边缘具疏刺毛，叶基下延贴茎，平行脉 3～5 条。花枝自叶丛旁抽出，叶 2～3 对，卵状披针形至窄椭圆形，基部边缘有密刺，无柄。聚伞花序顶生，头状或下有一轮轮伞花序；苞片菱状卵形，边缘有硬刺，常带紫；花萼筒状，上口斜裂；花冠紫红色，漏斗状筒形，裂片 5，长椭圆形，先端微凹；雄蕊 4，2 强，花丝均短，着生于花冠喉部一侧；花柱高出雄蕊，柱头头状，子房包于杯状小总苞内。瘦果长方倒卵形，黄白色，一面有纵沟，宿萼长大，带紫色。花期 6～8 月，果期 7～9 月。

生于海拔 3 000～4 000 m 的山坡草甸。分布于四川、云南等地。

【采收加工】 9～10月采挖，鲜用或切片晒干。

【药性】《云南中草药》：“甘、微苦，温。”

【功用主治】 益肺健脾，补肾壮阳，活血舒筋。主治肺虚咳嗽，脾虚消化不良，肾虚阳痿，带下，子宫脱垂，跌打损伤，骨折。

1.《云南中草药》：“补气血，接筋骨。主治神经官能症，贫血，肺虚咳嗽，跌打损伤，骨折。”

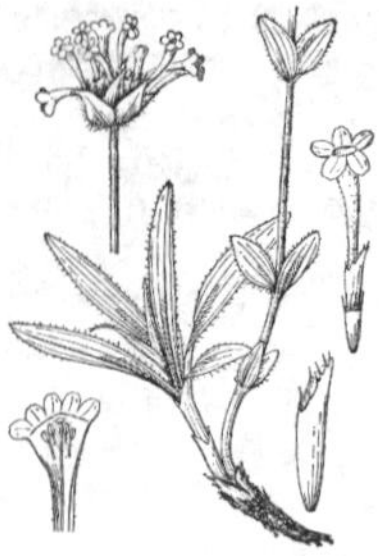

大花刺参

2.《全国中草药汇编》：“治消化不良，白带过多，子宫脱垂。”

【用法用量】 内服：煎汤，15～30 g；或研末，6～9 g。外用：捣敷。

【选方】 1. 治中气不足、贫血、肺虚咳嗽　大花刺参根60 g。炖鸡服。

2. 治消化不良　大花刺参根、糯米团根各30 g，苦荞头9 g。水煎服。（1、2方出自《全国中草药汇编》）

1441 白兰花 bái lán huā（《四川中药志》）

【异名】 白缅花（《全国中草药汇编》），白木兰（《福建药物志》）。

【基原】 为木兰科含笑属植物白兰花的花。

【原植物】 白兰花 *Michelia alba* DC.　又名：白玉兰、白兰（《广州植物志》）。

乔木，高10～20 m，在较寒冷地区常呈灌木状，高仅1～2 m。树皮灰色，幼枝密被淡黄白色柔毛，后渐脱落。叶互生；叶柄长1.5～2 cm；托叶痕为叶柄的三分之一或四分之一；叶薄革质；叶片长圆形或披针状椭圆形，长10～27 cm，宽4～9.5 cm，先端长渐尖或尾状渐尖，基部楔形，两面无毛或下面疏生微柔毛。花白色，清香，单生于叶腋；雄蕊多数，扁平，雄蕊群有柄；心皮多数，通常部分心皮不发育，形成疏生的聚合果。花期4～9月，夏季盛开，少见结实。

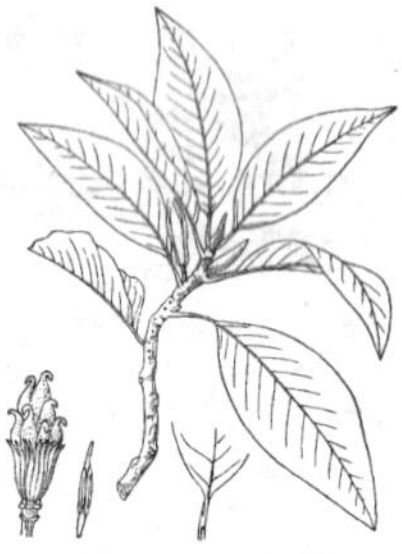

白兰花

生于温暖湿润气候和肥沃疏松土壤的环境。我国浙江、福建、湖北、湖南、广东、广西、四川、云南、台湾广为栽培。长江流域各地盆栽或温室越冬。原产印度尼西亚爪哇。

本植物的叶（白兰花叶）亦供药用，另设专条。

【采收加工】 6～7月开花时采收，鲜用或晒干用。

【药材】 白兰花 *Micheliae Albae Flos*　产于福建、浙江、广东、广西、云南、四川等地。

性状　花呈狭钟形，长2～3 cm，红棕色至棕褐色。花被片多为12片，外轮狭披针形，内轮较小；雄蕊多数，花药条形，淡黄棕色，花丝短，易脱落；心皮多数，分离，柱头褐色，外弯，花柱密被灰黄色细绒毛。花梗长2～6 mm，密被灰黄色细绒毛。质脆，易破碎。气芳香，味淡。

【成分】 花中含挥发油，主成分为*d*，*l*-*α*-甲基丁酸甲酯（methyl *d*，*l*-*α*-methyl butyrate），另含芳樟醇（linalool），*α*-甲基丁酸乙酯（ethyl-*α*-methylbutyrate），乙醛（acetaldehyde），乙酸甲酯（methylacetate），丙酸甲酯（methyl propionate），异丁酸甲酯（methyl isobutyrate），丙酸乙酯（ethyl propionate），丁酸甲酯（methyl butyrate），己酸甲酯（methyl hexanoate），戊酸丁酯（butyl pentanoate），*α*-水芹烯（*α*-phellandrene），*β*-蒎烯（*β*-pinene），月桂烯（myrcene），柠檬烯（limonene），苯甲酸甲酯（methyl benzoate），沉香醇（agarol），罗勒烯（ocimene），别罗勒烯（alloocimene），3-甲基丁酸乙酯（ethyl-3-methyl butyrate），顺式氧化芳樟醇（*cis*-linalool oxide），甲基丁香油酚（methyl eugenol），甲基异丁香酚（methyl isoeugenol）等。

【药性】《全国中草药汇编》：“苦、辛，微温。”

【功用主治】 化湿，行气，止咳。主治胸闷腹胀，中暑，咳嗽，前列腺炎，白带。

1.《全国中草药汇编》：“芳香化湿，利尿，止咳化痰。主治支气管炎，百日咳，胸闷，口渴，前列腺炎，白带。”

2.《福建药物志》：“芳香辟秽，开胸散郁，除湿止咳。治咳嗽，中暑头晕胸闷，前列腺炎，白带，狐臭。”

3.《四川中药志》1979年版：“芳香化湿，行气，通窍。用于湿阻中焦、气滞腹胀，脾虚湿盛的带下及鼻炎。”

【用法用量】 内服：煎汤，6～15 g。

【选方】 1. 治湿阻中焦，气滞腹胀　白兰花5 g，厚朴10 g，陈皮5 g。水煎服。（《四川中药志》1979年版）

2. 治中暑头晕胸闷　白兰花5～7朵，茶叶少许。开水泡服。（《福建药物志》）

3. 治脾虚湿盛的白带　白兰花10 g，苡仁30 g，白扁豆30 g，车前子5 g。煎服。（《四川中药志》1979年版）

4. 治咳嗽　玉兰花5～7朵。水煎调蜂蜜适量服，每日1剂。（《福建药物志》）

1442 白头翁 bái tóu wēng（《本经》）

【异名】 野丈人、胡王使者（《本经》），白头公（《本草经集注》）。

【基原】 为毛茛科白头翁属植物白头翁的根。

【原植物】 白头翁 *Pulsatilla chinensis*（Bge.）Regel [*Anemone chinensis* Bunge]　又名：毛姑朵花（东北），羊胡子花（陕西），老公花（山东），头痛棵（河南），老观花（江苏）。

多年生草本，高15～50 cm。主根粗壮，圆锥形。基生叶4～5，开花时长出地面，叶3全裂；叶柄长7～15 cm，被密长柔毛；叶片轮廓宽卵形。花葶1～2，花后生长，高15～35 cm；苞片3，基部合生，裂片条形；花两性，单朵，直立；萼片6，排成2轮；花瓣无；雄蕊多数，长约为萼片之半；心皮多数，被毛。瘦果，被长柔毛，顶部有羽毛状宿存花柱。花期4～5月，果期6～7月。

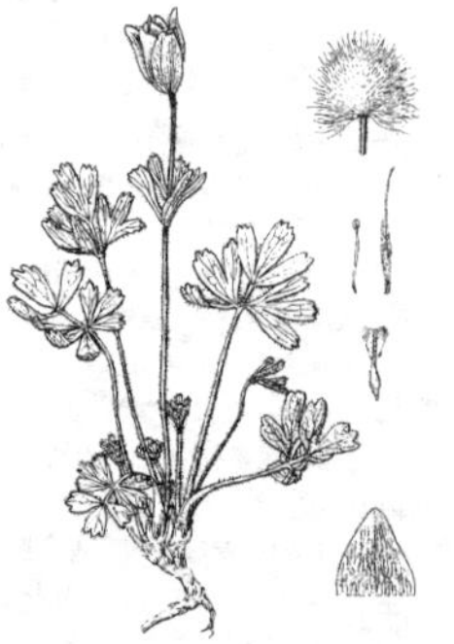

白头翁

生于平原或低山山坡草地，林缘或干旱多石的坡地。分布于华北、东北及江苏、安徽、山东、河南、湖北、四川、陕西、甘肃。

本植物的花（白头翁花）、地上部分（白头翁茎叶）亦供药用，另设专条。

【栽培】 生物学特性　喜凉爽干燥、光照充足的环境。耐寒，耐旱，不耐高温。以土层深厚、排水良好的砂质壤土生长最好，冲积土和黏壤土次之，而排水不良的低洼地、黏质土、重黏土地不宜栽种。

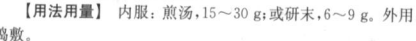

繁殖方法　种子繁殖：早春或晚秋播种。早春多在3～4月播种育苗，条播，行距3～4.5 cm，播后覆土，并在畦面覆盖稻草或草帘保湿。至第二年早春，按行株距30 cm×9 cm进行移栽。秋播宜在立冬前后，冬天不需管理。保持畦面湿润，出苗后揭去盖草。

田间管理　幼苗期要勤除草和松土，松土要浅，结合除草，松土间苗1次，天旱及时浇水，雨季注意排水。每年要追施2次人畜粪水，第一次在5月，第二次在8月，同时可追加适量草木灰或过磷酸钙，追肥后要及时浇水。抽薹时要摘除花蕾，以利根部发育。

病虫害防治　病害有根腐病，可在移栽前将种根用50%退菌特100倍液浸泡3～5分钟后再栽植，发病期用50%的托布津800倍液进行浇灌。虫害有蚜虫。

【采收加工】 种植第三、第四年的3～4月或9～10月采根，一般以早春3～4月采挖的品质较好。采挖出的根，剪去地上部分，保留根头部白色茸毛，洗去泥土，晒干。

【药材】 白头翁 *Pulsatillae Radix* 主产于吉林、黑龙江、辽宁、河北、山东、山西、陕西、江苏、河南、安徽等地。

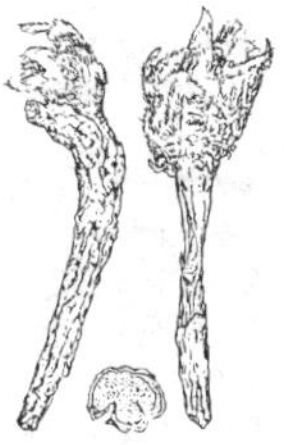
白头翁(根)外形

性状　根呈类圆柱形或圆锥形，稍扭曲，长6～20 cm，直径0.5～2 cm。表面黄棕色或棕褐色，具不规则纵皱纹或纵沟，皮部易脱落，露出黄色的木部，有的有网状裂纹或裂隙，近根头处常有朽状凹洞。根头部稍膨大，有白色绒毛，有的可见鞘状叶柄残基。质硬而脆，断面皮部黄白色或淡黄棕色，木部淡黄色。气微，味微苦涩。

鉴别　(1) 根横切面：表皮、皮层、内皮层通常已脱落。韧皮部宽广，外侧细胞棕色，壁木栓化；韧皮纤维单个散在或数个成束，直径15～35 μm，壁较厚，有的根无纤维。形成层环明显。木质部射线较宽；导管呈圆多角形，单个散在或数个成群；木纤维壁稍厚，非木化。较粗的根，中央常为薄壁细胞。

粉末特征：灰棕色。韧皮纤维梭形或纺锤形，长100～390 μm，直径16～42 μm，壁木化。非腺毛单细胞，直径13～33 μm，基部稍膨大，壁大多木化，有的可见螺状或双螺状纹理。具缘纹孔、网纹及螺纹导管，直径10～72 μm。

(2) 取本品粉末4 g，加乙醇20 ml，加热回流1小时，滤过，滤液浓缩至约6 ml，放冷，加丙酮适量，则生成沉淀，滤过，速取沉淀少量(约5 mg)，置试管中，加醋酐1 ml使溶解，沿管壁加硫酸1 ml，两液接界处显红色或红紫色环(检查皂苷)。

(3) 薄层色谱：取本品粗粉1 g，置索氏提取器中加氯仿提取4小时，取出纸筒挥干氯仿，加甲醇提取6小时，浓缩后移入5 ml容量瓶中，以甲醇定容作供试品溶液。取白头翁皂苷A、B，加甲醇制成对照品溶液。以氯仿-甲醇-水(65∶35∶10)作展开剂展开，用10%硫酸显色，100 ℃烘10分钟，供试品色谱中，在与对照品色谱相应位置处，显相同颜色的斑点。

【成分】 白头翁根含三萜化合物：白头翁皂苷(pulchinenoside) A、B、C、D，3-*O*-α-*L*-吡喃鼠李糖-(1→2)-α-*L*-吡喃阿拉伯糖-3β，23-二羟基-20(29)-羽扇豆烯-28-酸〔3-*O*-α-*L*-rhamnopyranosyl-(1→2)α-*L*-arabinopyranosyl-3β，23-dihydroxylup-$\Delta^{20(29)}$-en-28-oic acid〕，白头翁皂苷(pulchinenoside) A3、B4，皂苷(saponin) 1、2，白桦脂酸-3-*O*-α-*L*-阿拉伯吡喃糖苷(betulinic acid 3-*O*-α-*L*-arabinopyranoside)，白桦脂酸(betulinic acid)，3-氧代白桦脂酸(3-oxobetulinic acid)，白头翁素(anemonin)，原白头翁素(protoanemonin)，羽扇烯-20，23-二羟基-3β-〔*O*-α-*L*-吡喃鼠李糖基-(1→2)α-*L*-吡喃阿拉伯糖基〕-28-酸酯-28-*O*-α-*L*-吡喃鼠李糖基-(1→4)-*O*-β-*D*-吡喃葡萄糖基-(1→6)-β-*D*-吡喃葡萄糖基{20，23-dihydroxy-3β-〔*O*-α-*L*-rhamnopyranosyl-(1→2)α-*L*-arabinopyranosyl〕oxy lupan-28-oic acid 28-*O*-α-*L*-rhamnopyranosyl-(1→4)-*O*-β-*D*-glucopyranosyl-(1→6)-β-*D*-glucopyranosyl ester}，羽扇烯3β-〔*O*-α-L-吡喃鼠李糖基-(1→2)α-*L*-吡喃阿拉伯糖基〕-20(29)-烯-28-酸酯-28-*O*-α-*L*-吡喃鼠李糖基-(1→4)-*O*-β-*D*-吡喃葡萄糖基-(1→6)-β-*D*-吡喃葡萄糖基{3β-〔*O*-α-*L*-rhamnopyranosyl-(1→2)α-*L*-arabinopyranosyl〕oxy lupan-20(29)-en-28-oic acid 28-*O*-α-*L*-rhamnopyranosyl-(1→4)-*O*-β-*D*-glucopyranosyl-(1→6)-β-*D*-glucopyranosyl ester}，羽扇烯23羟基-3β-〔*O*-α-*L*-吡喃鼠李糖基-(1→2)-*O*-β-*D*-吡喃葡萄糖基-(1→4)-α-*L*-吡喃阿拉伯糖基〕-20(29)-烯-28-酸酯-28-*O*-α-*L*-吡喃鼠李糖基-(1→4)-*O*-β-*D*-吡喃葡萄糖基-(1→6)-β-*D*-吡喃葡萄糖基{23-hydroxy-3β-〔*O*-α-*L*-rhamnopyranosyl-(1→2)-*O*-β-*D*-glucopyranosyl-(1→4)-α-*L*-arabinopyranosyl〕oxy lupan-20(29)-en-28-oic acid 28-*O*-α-*L*-rhamnopyranosyl-(1→4)-*O*-β-*D*-glucopyranosyl-(1→6)-β-*D*-glucopyranosyl ester}，羽扇烯23羟基-3β-〔*O*-α-*L*-吡喃鼠李糖基-(1→2)-*O*-*O*-β-*D*-吡喃葡萄糖基-(1→4)-β-*D*-吡喃葡萄糖基(1→4)-α-*L*-吡喃阿拉伯糖基〕-20(29)-烯-28-酸酯-28-*O*-α-*L*-吡喃鼠李糖基-(1→4)-*O*-β-*D*-吡喃葡萄糖基-(1→6)-β-*D*-吡喃葡萄糖基{23-hydroxy-3β-〔*O*-α-*L*-rhamnopyranosyl-(1→2)-*O*-*O*-β-*D*-glucopyranosyl-(1→4)-β-*D*-glucopyranosyl-(1→4)-α-*L*-arabinopyranosyl〕oxy lupan-$\Delta^{20(29)}$-en-28-oic acid 28-*O*-α-*L*-rhamnopyranosyl-(1→4)-*O*-β-*D*-glucopyranosyl-(1→6)-β-*D*-glucopyranosyl ester}，齐墩果酸3-*O*-〔*O*-β-*D*-吡喃葡萄糖基-(1→4)-β-*D*-吡喃葡萄糖基-(1→3)-*O*-α-*L*-吡喃鼠李糖基-(1→2)α-*L*-吡喃阿拉伯糖苷〕{oleanolic acid 3-*O*-〔*O*-β-*D*-glucopyranosyl-(1→4)-β-*D*-glucopyranosyl-(1→3)-*O*-α-*L*-rhamnopyranosyl-(1→2)α-*L*-arabinopyranoside〕}，蹄纹天竺素-3-〔2″-(2″-反式咖啡酰-β-*D*-吡喃葡萄糖基)-β-*D*-半乳糖苷〕{pelargonidin-3-〔2″-(2″-*trans*-caffeoyl-β-*D*-glucopyranosyl)-β-*D*-galactopyranoside〕}，常春藤皂苷元3-*O*-α-*L*-吡喃鼠李糖基-(1→2)〔β-*D*-吡喃葡萄糖基(1→4)〕-α-*L*-吡喃阿拉伯糖基28-*O*-β-*D*-吡喃葡萄糖基酯{3-*O*-α-*L*-rhamnopyranosyl-(1→2)〔β-*D*-glucopyranosyl-(1→4)〕-α-*L*-arabinopyranosyl hederagenin 28-*O*-β-*D*-glucopyranosylester}，pulsatilla saponnin A，pulsatilla suponin D。

【药理】 1. 抗病原微生物作用　(1) 抗菌作用　白头翁鲜汁、白头翁水提液(PWE)，醇提取物(PAE)体外均有明显的抗菌作用，能抑制金黄色葡萄球菌、白色葡萄球菌、铜绿假单胞菌、痢疾杆菌、炭疽杆菌、甲型和乙型链球菌等的生长。抗菌有效成分为原白头翁素及白头翁素，两者对大肠杆菌、结核杆菌均有抑制作用。

(2) 抗阿米巴原虫作用　PWE 1∶60、白头翁皂苷1∶500体外能抑制阿米巴的繁殖，而PWE 1∶40、皂苷1∶200时则能完全抑制阿米巴原虫生长。每日PWE 1 g/kg或皂苷1 g/kg灌胃6日，能明显抑制大鼠体内阿米巴的生长。

(3) 抗其他病原体作用　PWE 1∶1浓度2小时，1∶2浓度4小时即可全部杀死阴道滴虫。白头翁粉杀滴虫的*MIC*为2 mg/ml。此外，白头翁对皮肤真菌、酵母菌、锥虫、白念珠菌等均有抑制作用，还对小鼠流感病毒感染有轻度抑制作用。

2. 抗肿瘤作用　PAE每日30、20和10 g/kg灌胃9日，对小鼠肉瘤S_{180}、小鼠肝癌腹水型(HepA肝癌)有抑制作用。各剂量组均能提高非特异性免疫功能。PWE和PAE体外有直接细胞毒作用。白头翁注射液抗肿瘤作用的原理是干扰肿瘤细胞核酸代谢，而对荷瘤小鼠免疫系统的作用，既能轻度抑制脾脏功能，又能加强巨噬细胞活性而发挥抗肿瘤作用。PWE分别给小鼠S_{180}、HepA肝癌、Ehrlich腹水癌和Lewis肺癌、大鼠Walker癌肉瘤(W_{256})灌胃，对5种可移植性肿瘤动物的ID_{50}分别为20.0、23.3、48.8、16.3和18.9 g/kg；体外对人红白血病细胞株K_{562}和大肠癌细胞株SW_{1116}的IC_{50}分别为28.8和27.8 mg/L，还能促进小鼠TNF的形成。PAE能显著降低二甲肼(DMH)诱发小鼠大肠癌的发生率，且能增强小鼠红细胞 SOD 和全血 GSH-Px 活性。

3. 增强免疫功能的作用　PWE 给小鼠灌胃，显著增强正常小鼠腹腔 MΦ 的吞噬率、吞噬指数为和脾指数。白头翁糖蛋白能在体外显著增强小鼠腹腔 MΦ 吞噬中性红和分泌 IL-1 的作用，并可诱导 MΦ 产生 NO。

4. 抗炎作用　白头翁可抑制大鼠腹腔 MΦ 对炎性介质 LTB_4 及 5-氢过氧化二十碳四烯酸的合成。白头翁素可抑制由 LPS 诱导的 MΦ 对 IL-6 的释放。

5. 其他作用　PAE 有镇静、镇痛作用。白头翁可对抗异烟肼和利福平引起的 ALT(丙氨酸转氨酶)升高，对抗肝细胞死亡，具有保肝作用；可使硫酸镉诱发的小鼠精子畸形率明显降低，具有抗诱变作用；可清除 H_2O_2，具有抗氧化作用，并呈量效关系。白头翁皂苷体外具有较好的杀精子作用，使精子瞬间失活的 *MIC* 为 0.73 mg/ml。

【炮制】 1. 白头翁　取原药材，除去杂质，洗净，润透，切厚片，干燥。

2. 白头翁炭　取白头翁片置锅内，用武火炒至外呈黑色，内呈黑褐色为度，喷洒凉水适量，灭尽火星，取出，放晾。

饮片性状　白头翁参见“药材”项。白头翁炭形如白头翁，外表呈黑褐色，微有焦烟气；味苦。

贮干燥容器内，密闭，置通风干燥处，防霉，白头翁炭防复燃。

【药性】 苦，寒。归胃、大肠经。

1.《本经》：“味苦，温，无毒。”

2.《别录》：“有毒。”

3.《药性论》：“味甘、苦，有小毒。”

4.《汤液本草》：“气寒，味辛、苦。”

5.《雷公炮制药性解》：“入心、肾二经。”

6.《本草经疏》：“入手足阳明经血分。”

7.《本经逢原》：“苦，微寒，无毒。”

8.《长沙药解》：“入足少阳胆，足厥阴肝经。”

9.《本草正义》：“味微苦而淡，气清质轻。”

【功用主治】 清热解毒，凉血止痢，燥湿杀虫。主治赤白痢疾，鼻衄，崩漏，血痔，寒热温疟，带下阴痒，瘰疬，湿疹痈疮，眼目赤痛。

1.《本经》：“主温疟狂易寒热，癥瘕积聚，瘿气，逐血止痛，疗金疮。”

2.《别录》：“(主)鼻衄。”

3.《药性论》：“止腹痛及赤毒痢，治齿痛，主项下瘰疬。”“主百骨节痛。”

4.《日华子》：“治一切风气及暖腰膝，明目，消赘。”

5.《伤寒蕴要》：“热毒下痢紫血鲜血者宜之。”

6.《本草汇言》：“凉血，消瘀，解湿毒。”

7.《本草备要》：“治秃疮，瘰疬，疝瘕，血痔，偏坠，明目，消疣。”

8.《纲目拾遗》：“去肠垢，消积滞。”

9.《本草汇纂》：“泻肠胃热毒。”

10.《新本草纲目》：“用于月经闭止及热性下痢。”

【用法用量】 内服：煎汤，15～30 g；或入丸、散。外用：煎水洗，或捣敷，或研末敷。

【宜忌】 虚寒泻痢患者慎服。

1.《本草经疏》：“滞下胃虚不思食，及下利完谷不化，泄泻由于虚寒寒湿而不由于湿毒者忌之。”

2.《本草从新》：“血分无热者忌。”

【选方】 1. 治热痢下重　白头翁二两，黄连、黄柏、秦皮各三两。上四味，以水七升，煮取二升，去滓。温服一升，不愈更服。(《金匮要略》白头翁汤)

2. 治冷劳泄痢，产后带下　白头翁(去芦头)半两、艾叶(微炒)二两，为末，以醋一升，入药一半先熬成煎，复入余药，为丸如梧子大。每服三十丸，空腹米饮送下。(《圣济总录》)

3. 治男子疝气，或偏坠　白头翁、荔枝核各二两，俱酒浸，炒为末，每早服三钱，白汤调下。(《本草汇言》)

4. 治不问男妇，遍身疙瘩成块如核，不红不痛，皆痰流注而成结核　白头翁一斤，去叶用根，分成四服，每服四两，用酒煎，一日三服，二日服尽而已。(《寿世保元》醉翁仙方)

5. 治气喘　白头翁二钱，水煎服。(《文堂集验方》)

【临床报道】 1. 治疗慢性溃疡性结肠炎　治疗组 37 例取白头翁 100 g，加水 1 000 ml，煎至约 150 ml，保留灌肠，每晚 1 次，共 15 日。若病久脾气亏虚者，加用黄芪、白术各 50 g。对照组 31 例用柳氮磺胺吡啶(SASP)2 g、地塞米松(Dxm)10 mg 加入生理盐水 50 ml，保留灌肠，每晚 1 次，共 15 日。结果：治疗组临床治愈 26 例，好转 9 例，无效 2 例，总有效率为 94.6%。对照组临床治愈 15 例，好转 5 例，无效 11 例，总有效率 64.5%。两组比较，治疗组总有效率显著高于对照组($P<0.05$)。对临床治愈患者信访 3～6 个月，治疗组复发 2 例，占 7.7%；对照组复发 6 例，占 40.0%。治疗组的复发率明显低于对照组($P<0.05$)。

2. 治疗消化性溃疡　将白头翁、生黄芪、蜂蜜按 6∶3∶8 的比例制成“胃痛灵”糖浆。制备时先将白头翁、生黄芪用清水漂洗，并浸泡 1 昼夜，然后用文火浓煎 2 次去滓，取上清液，另将蜂蜜煮沸去浮沫，加入药液中浓缩成糖浆。每服 20 ml，日服 3 次，饭前用热开水冲服。共治疗 147 例，其中胃溃疡 56 例，痊愈 18 例，好转 31 例，无效 7 例；十二指肠球部溃疡 78 例，痊愈 31 例，好转 44 例，无效 3 例；复合性溃疡 13 例，痊愈 2 例，好转 9 例，无效 2 例。总有效率为 91.8%。中医分型观察，本品对胃阴不足型疗效最佳，虚寒型、气虚型次之，对肝郁型疗效较差，对血瘀型、痰浊型无效。

3. 治疗流行性腮腺炎　将鲜白头翁 20 g，板蓝根 30 g，加水 500 ml，煮沸 4 次后，将 3 枚鸡蛋打入，不能搅动，再次煮沸，待鸡蛋熟后捞出。去除药渣，服鸡蛋及药汤，使患者稍出汗。若未痊愈，次日可再服 1 剂。合并脑炎及脑膜脑炎者加用降颅内压药物。共治疗 82 例，结果：全部治愈，均于服药后 10 小时腮腺肿胀明显减退。其中轻症患者 2 剂愈者 63 例，3 剂愈者 12 例，7 例重症患者服 4 剂而愈。

【各家论述】 1. 李东垣：“张仲景治热痢下重，用白头翁汤主之，盖肾欲坚，急食苦以坚之。痢则下焦虚，故以纯苦之剂坚之。男子阴疝偏坠，小儿头秃膻腥，鼻衄，无此不效，毒痢有此获功。”(引自《纲目》)

2.《本草正义》：“白头翁之气味，《本经》以为苦温，吴绶改作苦辛寒，石顽改作微寒。详《本经》主温疟狂易等证，仲景以治热痢下重，决非温性，改者是也。温疟狂易，皆属热病，惟苦能泄降，寒能胜热，是以主之。寒热、癥瘕，积聚瘿气，有由于血热瘀滞者，苦辛泄散，而入血分，则癥瘕积聚瘿气可消，故并能逐血止痛，疗金疮也。鼻衄，又血热上涌之证，苦能泄降，而寒以胜热，证治皆合。《本经》之温字，必传写之误矣。”

3.《国药诠证》：“诸家以其能治热痢而谓其苦寒，余据《本经》苦温之说，用治寒痢，亦颇有效。可知白头翁之治痢，其效在燥而不在温或寒。凡利由肠必挟湿而失其收缩之力，故不问寒热，凡湿重皆当用燥湿收缩之药。白头翁以燥肠湿见长，故为治痢之要药，寒者可与温药同用，热者可与清药同用。凡温性药之可以两用者不乏其例，明乎此则可以免寒温之惑矣。”

1443 白尼参 bái ní shēn(《中国药用海洋生物》)

【基原】 为海参科布氏参属动物蛇目白尼参及图纹白尼参(去内脏)的全体。

【原动物】 1. 蛇目白尼参 *Bohadschia argus* Jaeger　又名：蛇目布氏参(旧称)，蛇目参、虎参、豹参(商品名)，虎鱼、豹纹鱼、斑鱼(《南海海洋药用生物》)。

体长30～50 cm，背面为深灰色或灰白带黄色，有许多显著的蛇目状斑纹，各斑纹的周围颜色较浅，内有黑色圈，圈内为黄色，中央有一黑点，从点上伸出一小疣，也常排列成不规则的纵行。口偏于腹面，具触手20个。腹面平坦，呈淡灰褐色，并密生很多排列不规则的管足。背面皮内骨片主要为繁简不同的花纹样体；腹面皮内骨片为卵形颗粒体及葡萄状花纹体。

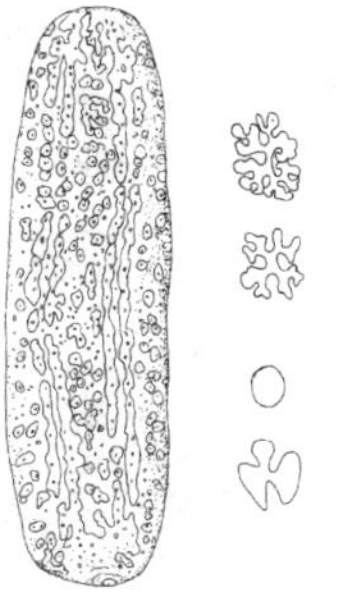

蛇目白尼参

多栖息于珊瑚礁内或潟湖内，水深6～18 m有海草的沙底。我国分布于海南及西沙、南沙群岛。

2. 图纹白尼参 *B. marmorata* Jaeger〔*B. bivittata* (Mitsukuri)；*B. koellikeri* (Semper)〕 又名：二斑布氏参、二斑白尼参、凯利白尼参、网纹白尼参、白瓜参、白乳参、白底靴。

体形肥胖，长约30 cm，宽8～10 cm，前后两端几乎一样宽。口偏于腹面，具触手20个。全身散布很多形状较小的管足，排列不规则，沿腹面中央线排列较密。背面浅黄褐色，前后有两块赤褐色大横斑或小斑。腹面色较浅为黄白色或白色。背面皮内骨片为末端分枝2～4次的X形花纹样体；腹面皮内骨片也是花纹样体，但分枝较宽而短，甚至变为卵圆形的颗粒体。

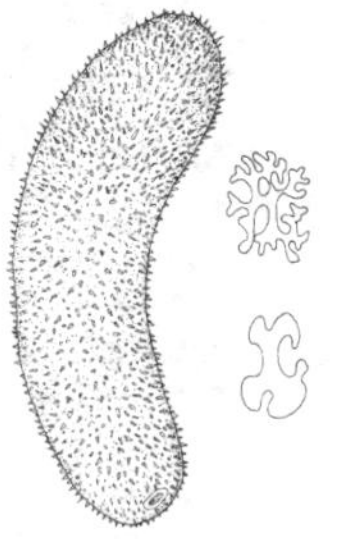

图纹白尼参

生活时体色图纹变化较大，常呈大理石花纹状或地图斑块状。多生活于珊瑚礁沙底。我国分布于海南及西沙、南沙等群岛。

【采收加工】 参见“海参”条。

【成分】 全体含三萜苷，苷元为：海参-9(11)-烯-3β, 12α-二醇〔holost-9(11)-ene-3β, 12α-diol〕，海参-9(11)-烯-3β-醇〔holost-9(11)-en-3β-ol〕；海洋苷(marine glycoside)，皂苷(saponins)，羊毛脂-9(11)-烯-3β-醇〔lanost-9(11)-en-3β-ol〕。甾体类：4α, 14α-二甲基-5α-胆甾-9(11)-烯-3β-醇〔4α, 14α-dimethyl-5α-cholest-9(11)-en-3β-ol〕，14α-甲基胆甾醇-9(11)-烯-3β-醇〔14α-methylcholest-9(11)-en-3β-ol〕，海参素A。脂肪酸类：花生四烯酸(arachidonic acid)，二十碳三烯酸(eicosatrienoic acid)，二十碳五烯酸(eicosapentaenoic acid)，另外还含有钠、钾、钙、镁、铁、锌、铜等元素。

【药理】 杀菌作用 体外试验，蛇目白尼参皂苷3～100 μg/ml时，对白念珠菌、热带假丝酵母(*Candida tropicalis*)、产朊假丝酵母(*C. utilis*)、克鲁斯假丝酵母(*C. krusei*)等均有很强的抗菌作用。

【药性】 甘，温。归肾经。

【功用主治】 《南海海洋药用生物》：“为滋补品。滋阴降火，补肾。治水肿。”

【用法用量】 内服：煮食，适量；研末，每次5～15 g。

1444 白芷叶 bái zhǐ yè （《别录》）

【异名】 蒚麻(《别录》)。

【基原】 为伞形科当归属植物白芷和杭白芷的叶。

【原植物】 参见“白芷”条。

【采收加工】 春、夏季采收，晒干。

【功用主治】 清热凉血，祛风。主治瘾疹，丹毒，小儿发热。

1.《别录》：“作浴汤，去尸虫。”

2.《千金方》：“治风瘙瘾疹，白芷根、叶煮汁洗之。”

3.《纲目》：“浴丹毒。”

【用法用量】 外用：煎汤洗；或研粉扑。

【选方】 治小儿身热 白芷根苗、苦参等分。为粗散，用清浆水煎，更入盐少许，以浴儿。浴毕，用粉粉之。(《千金方》除热汤)

1445 白花丹 bái huā dān （《生草药性备要》）

【异名】 山坡苓、假茉莉(《生草药性备要》)，千里及、乌面马(《植物名汇》)，白雪花(《广州植物志》)，野苜莉、隔布草(《福建民间草药》)，千槟榔、照药(《广西药用植物图志》)，白花皂药(《四川中药志》)，白花岩陀(《云南中草药》)，白花九股牛、余笑花、白花铁罗汉(《红河中草药》)，火灵丹、猛老虎(《全国中草药汇编》)。

【基原】 为白花丹科白花丹属植物白花丹的全草或根。

【原植物】 白花丹 *Plumbago zeylanica* L.

多年生蔓生亚灌木状草本，高2～3 m。茎细弱，基部木质，多分枝，有细棱，节上带红色，除具腺外，光滑无毛。单叶互生；叶柄基部扩大而抱茎；叶片纸质，卵圆形至卵状椭圆形，长4～10 cm，宽1.5～5 cm，先端尖，基部阔楔形，无毛，全缘。穗状花序顶生或腋生，长5～25 cm；苞片短于萼，边缘为干膜质；花萼管状，绿色；花冠白色或白而略带蓝色，高脚碟状；雄蕊5，生于喉处；子房上位，1室，柱头5裂。蒴果膜质。花期10月至翌年3月，果期2月至翌年4月。

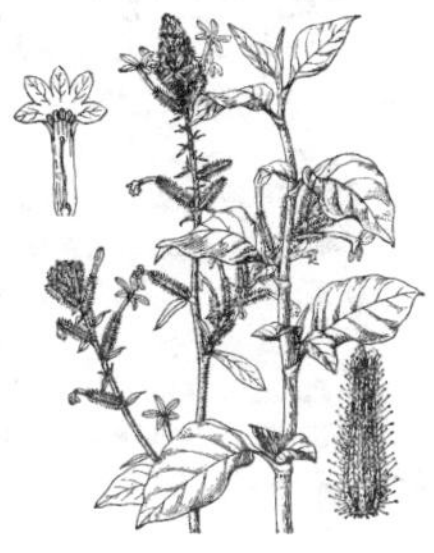

白花丹

生于气候炎热的地区，常见于阴湿的沟边或村边路旁的旷地。分布于西南及福建、广东、广西、台湾等地。

【采收加工】 全年均可采，切段晒干或鲜用。

【药材】 白花丹 *Plumbaginis Zeylanicae Radix et Herba* 产于福建、台湾、广东、广西、四川、贵州、云南等地。

性状 主根呈细长圆柱形，多分枝，长可达30 cm，直径约5 mm，略弯曲，上端着生多数细根，表面灰褐色或棕黄色。茎圆柱形，直径4～6 mm，有分枝，表面黄绿色至淡褐色，节明显，具细纵棱；质硬，易折断，断面皮部呈纤维状，淡棕黄色，中间呈颗粒状，淡黄白色，髓部白色。叶片多皱缩破碎，完整者展平后呈卵形或长圆状卵形，上面淡绿色至黄绿色，下面淡灰绿色至淡黄绿色。穗状花序顶生，萼管状，被有柄腺体，花白色至淡黄色。气微，味辛辣。

鉴别 根横切面：木栓层细胞数列，含有棕黄色物质。皮层薄壁细胞10余列，含有淀粉粒及棕黄色块状物；皮层纤维单个散在或成束。维管束外韧型。韧皮部有纤维束。形成层成环。木质部导管多单个径向排列；木射线宽1～2列细胞，木纤维壁厚，木化。

粉末特征：黄绿色。淀粉粒较多，单粒呈类圆形、卵圆形或不规则形，层纹及脐点不明显，复粒少数。气孔环式，副卫细胞3个，大小近相等。叶表面观垩腺呈类方圆形，直径30～50 μm。萼管腺毛具长柄，较大，腺头多细胞，膨大呈球形或椭圆形；腺柄多细胞，长方形，排成10余列。花粉粒圆球形或椭圆形，有3条明显的沟，外壁雕纹网状，网眼圆形，直径60～90 μm。网纹、具缘纹及螺纹导管直径10～30 μm。纤维细长，先端钝或呈梭状，胞腔及孔沟明显。

【成分】 根中含有酚性成分：白花丹素(plumbagin)，3-氯白花丹素(3-chloroplumbagin)，3, 3-双白花丹素(3, 3′-biplumbagin)，茅膏醌(droserone)，毛鱼藤酮(elliptinone)，异白花丹酮(isozeylanone)，白花丹酮(zeylanone)，3, 6′-双白花丹素(chitranone)，马

替柿醌(maritinone),2-甲基-5, 8-二羟基萘醌(2-methylnaphthazarin),亚甲基-3, 3′-双白花丹素(methylene-3, 3′-biplumbagin),白花丹醌(plumbazeylanone),异柿柰醇酮(isoshinanolone), 1, 2(3)-四氢-3, 3′-双白花丹素〔12(3)-tetrahydro-3, 3′-biplumbagin〕和谷甾醇(sitosterol)。

地上部分含酚性成分: 3, 6′-双白花丹素;三萜成分: 羽扇豆醇(lupeol),α 和 β-香树脂醇(α、β-amyrin),蒲公英甾醇(taraxasterol)及 ψ-蒲公英甾醇(ψ-taraxasterol)。

全草含有机酸及酯: 白花丹素、香草酸(vanillic acid)及白花丹酸(plumbagic acid)。1-酮基-3β, 19α-二羟基-12 乌苏烯-24, 28-二甲酯(1-keto-3β, 19α-dihydroxy urs-12-ene-24, 28-dioic acid dimethyl ester),壬醇酯(nonyl nonanoate),壬基-8-甲基-12-7-烯醇酯(nonyl-8-methyl-dodec-7-enoate),苄基-2, 5-二羟基-6-甲氧基安息香酸(benzyl 2, 5-dihydroxy-6-methoxybenzoate), 2, 2-dimethyl-5-hydroxy-6-acetyl chromene。

【药理】 1. 抗生育作用　白花丹素和根的乙醇提取物对有正常卵巢周期和生育力的年轻大鼠有抗生育作用,是糖苷或鞣酸作用的结果。白花丹根的雌激素作用可改变大鼠子宫液高分子量和低分子量蛋白质数量。对小鼠抗早孕 ED_{50} 为 83.3±14 mg/kg。茎的乙醇提取液对兔、猫、大鼠的离体子宫有兴奋作用;麻醉兔静脉注射 0.05～0.8 g/kg,对在体子宫亦有兴奋作用,可明显的加大收缩幅度,剂量过大则引起子宫痉挛,中毒剂量时可致呼吸抑制、血压下降及心搏停止。

2. 抗微生物作用　100%茎、叶、花的水或乙醇提取液对溶血性链球菌有较强的抑制作用,对金黄色葡萄球菌、伤寒杆菌、福氏痢疾杆菌也有一定的抑制作用。白花丹素1∶100 000对金黄色葡萄球菌、链球菌、肺炎链球菌,1∶10 000 对伤寒杆菌和大肠杆菌,1∶250 000对一些致病真菌均有抑制作用。白花丹素 20 μg/ml 对柠檬色葡萄球菌、白色葡萄球菌、副伤寒沙门菌、都柏林沙门菌、肺炎杆菌等有抑制作用,10 μg/ml 对黑色根霉、絮状表皮癣菌等有抑制作用。

3. 对心血管的作用　白花丹素以 1 mg/100 g 体重给大鼠口服,12～24 小时后其凝血酶原时间明显延长,可引起肝组织总蛋白、血清丙氨酸氨基转移酶(ALT)和碱性磷酸酶明显升高,而在血清内总蛋白和碱性磷酸酶无明显变化,ALT 明显降低。

4. 抗炎及致炎作用　从白花丹科植物提取、分离的蒽醌类化合物白花丹醌以 10^{-4} mol/L 的浓度作用于受到致细胞炎症的钙离子载体 A-23187 刺激的猪多形核白细胞(PMNL),可抑制 AA 的释放并完全抑制 PMNL 脂氧合酶的活性从而抑制致炎的免疫抑制物白三烯 B_4(LTB_4)和二十碳烯酸的产生,显示强烈的抗炎作用。

5. 其他作用　白花丹素以 2 mg/kg 给大鼠口服和瘤内注射,对甲基胆蒽所致肿瘤的生长抑制率分别达 60%、70%,ED_{50} 为 0.75 mg/kg。白花丹素 4 mg/kg 对小鼠淋巴白血病 P_{388} 细胞有效。

毒性　白花丹素给小鼠灌胃的 LD_{50} 为 164 mg/kg,大鼠为 65 mg/kg;亚急性毒性实验,小鼠每日 1 次给药 20～40 mg/kg,连续 14 日,处死动物,大剂量组肾组织未见明显病变,肝内汇管区周围有小灶性坏死,炎细胞浸润;小剂量组肝、肾组织变化同大剂量组。30 mg/kg 以上剂量,对豚鼠有明显毒性反应及消化道的强烈刺激作用。

【药性】 辛、苦、涩,温,有毒。

1.《生草药性备要》:"味苦,性寒,无毒。"

2.《岭南草药志》:"性微温;根茎: 味微涩、微苦;叶: 辣,有毒。"

3.《云南中草药》:"辛,温,剧毒。"

4.《福建药物志》:"味微甘。"

【功用主治】 祛风除湿,行气活血,解毒消肿。主治风湿痹痛,血瘀经闭,跌打扭伤,痈肿瘰疬,疥癣瘙痒,毒蛇咬伤。

1.《生草药性备要》:"散疮消肿,祛风。治蛇咬,痢症,去眼膜,迎风下泪;擦癣疥癞,去毒俱妙。"

2.《岭南采药录》:"其叶捣烂敷跌打伤,能去瘀。"

3.《四川中药志》1960 年版:"治痨伤吐血,虚弱带下及咳嗽心累。"

4. 广州部队《常用中草药手册》:"祛风除湿,散瘀消肿。治风湿骨痛,陈旧性关节扭伤,心胃气痛。"

5.《云南中草药》:"行气活血,祛风燥湿。"

6.《湖南药物志》:"止痛。治斑蝥中毒。"

7.《福建药物志》:"治疟疾,颈淋巴结核,血瘀经闭,小儿胎毒,眼翳。"

【用法用量】 内服: 煎汤,9～15 g;或浸酒。外用: 煎水洗;或捣敷;或研末调敷。

【宜忌】 孕妇禁服。外用时间不宜过长,以免起泡。

1. 广州部队《常用中草药手册》:"孕妇禁服。"

2.《广西民族药简编》:"内服时忌吃酸、酱、豆类、芥兰菜、蕹菜等食物。"

【选方】 1. 治血瘀经闭　白花丹干根 30 g,或加瘦猪肉60 g。水煎服。(《福建中草药》)

2. 治跌打损伤　鲜白雪花叶捣烂调黄酒加热,揉擦患处;或白雪花根 12 g,水煎冲酒服。(《福建药物志》)

3. 治瘰疬未溃　白花丹鲜根 15～30 g,酌加猪瘦肉,水炖服。(《福建中草药》)

4. 治厚皮癣　白花丹茎叶捣烂敷。(《广西药用植物图志》)

5. 治眼翳　鲜白雪花叶捣烂贴印堂,见出水泡即除去。(《福建药物志》)

6. 治脚底硬结疼痛(胼胝)　白花丹鲜叶 1 握,稀饭 1 撮,食盐少许。捣烂涂贴,日换 1 次。(《福建民间草药》)

1446 白花草 bái huā cǎo (《昆明民间常用草药》)

【基原】 为兰科玉凤花属植物鹅毛玉凤花的茎叶。

【原植物】 参见"双肾子"条。

【采收加工】 6～8 月采收,晒干。

【药性】《云南中草药》:"甘、微苦,平。"

【功用主治】《云南中草药》:"利小便,消炎肿,主治尿路感染。"

【用法用量】 内服: 煎汤,9～15 g。

1447 白花菜 bái huā cài (汪颖《食物本草》)

【异名】 羊角菜(《纲目》),屡析菜(《生草药性备要》),臭花菜(《河南中草药手册》),臭豆角、猪屎草、五梅草、白花仔草(《新华本草纲要》)。

【基原】 为白花菜科白花菜属植物白花菜的全草。

【原植物】 白花菜 *Cleome gynandra* L. [*Gynandropsis pentaphylla* (L.) DC.; *G. gynandra* (L.) Briq.] 又名: 白花草(《云南植物志》)。

一年生草本,高约 1 m。常被腺毛。叶为 3～7 小叶的掌状复叶,叶柄长 2～7 cm,小叶柄长 2～4 mm;小叶倒卵状椭圆形、倒披针形或菱形,基部楔形至渐狭延成小

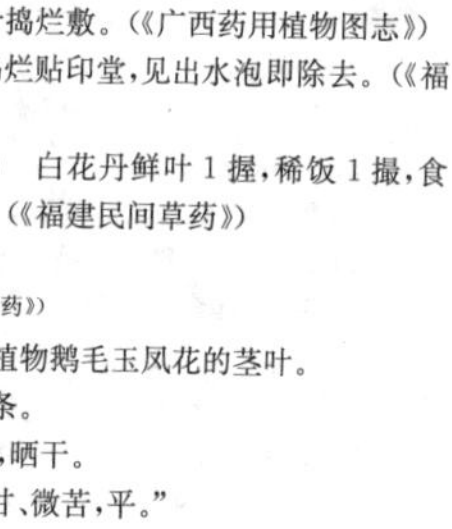

白花菜

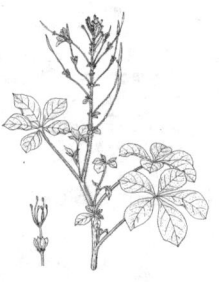

叶柄；总状花序长 15～30 cm；苞片由 3 枚小叶组成；花梗长约 1.5 cm；萼片分离，披针形，椭圆形或卵形，被腺毛；花瓣白色，少有淡黄或淡紫色；雄蕊 6，伸出花冠外；子房线杆形，花柱很短，柱头头状。果圆柱形，斜举。种子扁球形，黑褐色，表面有横向皱纹或具瘤状小凸起。花、果期在 7～10 月。

生于低海拔地区田野、荒地。分布于我国华北及其以南至广东、海南、台湾等地。

本植物的根（白花菜根）、种子（白花菜子）亦供药用，另设专条。

【栽培】 生物学特性　喜温暖湿润气候，喜肥水，幼苗期缺水影响生长发育。一般土壤都能栽种，以疏松、肥沃或微碱性、微酸性土壤生长较好。种子不耐贮藏，隔年种子发芽率显著降低。

繁殖方法　种子繁殖。4 月上旬至 6 月上旬播种，施足底肥，翻耕耙平，按行距 30～60 cm，顺畦开 3～4 cm 浅沟，将与沙混合的种子均匀撒于沟内，覆土，镇压，播后浇水。播后 2 星期出苗。

田间管理　当幼苗长出 2～3 片真叶，进行间苗，苗高 15 cm 时按株距 30 cm 定苗。为提高产量，结合松土除草，现蕾前追施氮、磷肥。

【采收加工】 6～8 月采收全草（地上部分）鲜用或晒干。

【药材】 白花菜 *Cleomes Gynandrae Herba*　产于河北、河南、安徽、江苏、广西、台湾、云南、贵州、广东等地。

性状　茎多分枝，密被黏性腺毛。掌状复叶互生，小叶 5，倒卵形或菱状倒卵形，全缘或有细齿；具长叶柄。总状花序顶生；萼片 4，花瓣 4，倒卵形，有长爪；雄蕊 6，雌蕊子房有长柄。蒴果长角状。有恶臭气。

【成分】 全草中含有达玛烷型皂苷：cleogynol。叶中含有芦丁苷（rutin），单萜类成分：芳樟醇（linalool），反式-2-甲基环戊醇（*trans*-2-methylcyclopentanol），β-环柠檬醛（β-cyclocitral），橙花醇（nerol），反式牻牛儿醇（*trans*-geraniol），β-紫罗兰酮（β-ionone），反式牻牛儿基丙酮（*trans*-geranyl acetone），橙花叔醇（nerolidol）。

【药性】 辛、甘，平。

1.《纲目》："苦辛，微毒。"

2.《生草药性备要》："味甜，性平。"

3.《随息居饮食谱》："苦、辛、甘，温。"

【功用主治】 祛风除湿，清热解毒。主治风湿痹痛，跌打损伤，淋浊白带，痔疮，痢疾，疟疾，蛇虫咬伤。

1. 汪颖《食物本草》："下气。"

2.《纲目》："煎水洗痔；捣烂敷风湿痹痛，擂酒饮止疟。"

3.《生草药性备要》："治跌打，蛇咬。"

4.《中国药用植物图鉴》："止下痢。"

5.《河南中草药手册》："祛风除湿，清热解毒。"

6.《福建药物志》："祛风行气，清热除湿。主治风湿痹痛，汗斑，痔疮发炎。"

【用法用量】 内服：煎汤，9～15 g。外用：煎水洗，或捣敷。

【宜忌】 内服不宜过量，皮肤破溃者不可外用。

1. 汪颖《食物本草》："多食动风气，滞脏腑，令人胃中闷满，伤脾。"

2.《湖北中草药志》："天寒者不宜用，多食则胃中闷满。"

3.《安徽中草药》："外敷对皮肤有刺激性，若皮肤破溃者不宜用，敷后有烧灼感时即除去。"

【选方】 1. 治淋浊，带下　白花菜鲜草 15～24 g，猪膀胱 1 个。水煎，饭前服。

2. 治疟疾　白花菜鲜叶绞汁 1 杯（5～10 ml），黄酒等量，熬热，在发作前 1 小时服。（1、2 方出自《南京地区常用中草药》）

1448 白花藤 bái huā téng（《云南中草药选》）

【异名】 大发汗、白藤、大毛豆、断肠叶（《云南中草药选》），活血大力王（《红河中草药》）。

【基原】 为豆科鸡血藤属植物滇桂崖豆藤的根和藤、叶。

【原植物】 滇桂崖豆藤 *Millettia bonatiana* Pamp.

攀缘状灌木，长达 10 m。小枝密生短茸毛。叶互生，奇数羽状复叶，长约 30 cm；小叶 11～13，叶片卵圆形，长 5～8 cm，宽 2～3 cm，先端渐尖，基部近圆形至心形。总状花序腋生，长 3～7 cm；花单生或成对生，长约 2.5 cm；花萼钟形，5 裂；花冠蝶形，淡紫色、绿白色；雄蕊 10，二体；子房线形，花柱弯曲，柱头小。荚果线形，有黄色长茸毛。种子 4 颗。花期 4～6 月，果期 6～10 月。

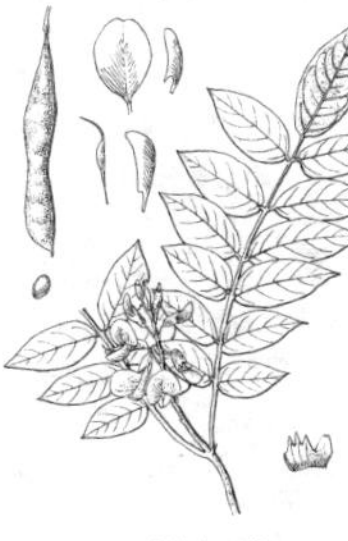

滇桂崖豆藤

生于海拔 1 500 m 上下的山坡灌木丛中或阴湿地。分布于广西、云南等地。

【采收加工】 全年均可采收，叶鲜用；根、藤，切片晒干。

【药性】 辛、苦，温，有毒。

1.《云南中草药》："苦、微咸，热，有毒。"

2.《全国中草药汇编》："苦、辛，热。"

【功用主治】 祛风除湿，活血止血。主治风寒感冒，风湿痹痛，跌打损伤，闭经，外伤出血。

1.《云南中草药》："止血接骨，发汗祛风。治跌打损伤，闭经，感冒风寒，类风湿关节炎，外伤出血。"

2.《云南中药志》："活血，止血。"

【用法用量】 内服：煎汤，0.3～0.6 g；或研末，每次 0.15～0.3 g；或浸酒。外用：叶适量，捣敷；或研末调敷。

【宜忌】《云南中草药》："孕妇忌服。忌豆、鱼腥。本品中毒，症现大汗淋漓，以致虚脱。可用盐水解。"

1449 白芥子 bái jiè zǐ（《新修本草》）

【异名】 辣菜子（《中药志》）。

【基原】 为十字花科欧白芥属植物白芥的种子。

【原植物】 参见"白芥"条。

【采收加工】 春播于 7～8 月采收，秋播于 5 月中、下旬采收，待果实大部分出现黄色时割下全株，后熟数日，选晴天晒干，脱出子粒，簸除杂质即可入药。

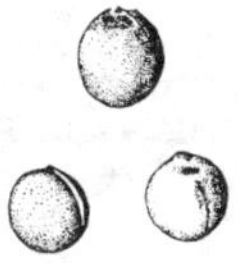

白芥子（种子）外形

【药材】 白芥子 *Sinapis Albae Semen*　主产于山西、山东、安徽、新疆、四川、云南等地。

性状　种子呈球形，直径 1.5～2.5 mm。表面灰白色至淡黄色，具细微的网纹，有明显的点状种脐。种皮薄而脆，破开后内有白色折叠的子叶，有油性。无臭，味辛辣，粉碎湿润后，有特殊的辛烈臭气。

鉴别　(1) 种子横切面：种皮表皮为黏液细胞，有黏质纹理；下皮为 2 列厚角细胞；栅状细胞 1 列，内壁及侧壁增厚，外壁菲薄。内胚乳为 1 列类方形细胞，含糊粉粒。子叶及胚根薄壁细胞含脂肪油滴和糊粉粒。

(2) 理化鉴别：参见"芥子"条。

【成分】 种子含芥子油苷（glucosinolate），内有白芥子苷（sinalbin）。还含脂肪油，芥子酶，芥子碱（sinapine）和赖氨酸、精氨酸、组氨酸等氨基酸。又含 4-羟基苯甲酰胆碱（4-hydroxy benzoylcholine），4-羟基苯甲胺（4-hydroxy benzylamine）。

【药理】 1. 对呼吸系统的作用　(1) 镇咳作用　炒白芥子

醇提取物灌胃在浓氨水致咳实验中使小鼠的咳嗽次数明显减少，咳嗽的潜伏期明显的延长，镇咳效果明显。

(2) 祛痰作用　毛细玻管法中，白芥子水提取物、炒白芥子水提取物都有明显的祛痰作用，尤以白芥子水提取物大剂量组祛痰效果明显。

(3) 平喘作用　喷雾致喘法中，炒白芥子醚提取物对4%氯乙酰胆碱诱发豚鼠哮喘有明显预防作用。

2. 抗雄激素作用　以60%乙醇提取制得的白芥子总提取物和分段提取物Ⅰ、Ⅱ以及分离得到的白芥子苷给由丙酸睾酮诱发的去势小鼠灌胃，均能显著抑制去势小鼠的前列腺增生，降低小鼠血清酸性磷酸酶活性。

3. 抗炎作用　白芥子苷能明显降低滤纸片埋藏引起的大鼠肉芽肿增生。

【炮制】 1. 白芥子　取原药材，除去杂质，筛去灰屑。用时捣碎。

2. 炒白芥子　取净白芥子置锅内，用文火加热，炒至深黄色或棕黄色，有爆裂声，香辣气逸出时，取出放凉。炒后药性缓和，擅长于温肺豁痰利气。

饮片性状　白芥子参见"药材"项。炒白芥子形如白芥子，表面深黄色或棕黄色，破裂，微有焦香气。

贮干燥容器内，密闭，置阴凉干燥处，防潮，防蛀。

【药性】 辛，温。归肺、胃经。

1.《开宝本草》："味辛，温，无毒。"

2.《雷公炮制药性解》："入肺、胃二经。"

3. 姚可成《食物本草》："辛，热。"

4.《本草新编》："入肝、脾、肺、胃、心与包络之经。"

5.《本经逢原》："微毒。"

【功用主治】 利气豁痰，散结消肿。主治咳喘痰多，胸满胁痛，肢体麻木，关节肿痛，湿痰流注，阴疽肿毒。

1.《本草经集注》："御恶气，及暴风，毒肿流四肢疼痛。"(引自《纲目》)

2.《开宝本草》："主射工及疰气上气，发汗，胸膈痰冷，面黄。"

3.《医学入门》："利胸膈痰，止翻胃吐食，痰嗽上气，中风不语，面目色黄，安五脏，止夜多小便。"

4.《纲目》："利气豁痰，除寒暖中，散肿止痛。治咳嗽反胃，痹木脚气，筋骨腰节诸痛。"

5.《本草新编》："能祛冷气，安五脏，逐膜膈之痰，消癖化疟，降食定喘，利窍明目，逐疟止疼，俱能奏效。"

6.《医林纂要》："补肝泻肺，功专行痰，去支饮，温中开胃，发汗祛寒，亦治风痹。"

7.《得配本草》："通经络，散水饮，除疟癖，治喘嗽。""炒研，蒸饼丸，治腹中冷气。生研，水调贴足心，引毒归下，令痘疹不入目。"

8. 沈文彬《药论》："皮里膜外之痰涎，非斯不达；肋下胸前之气滞，藉此而疏。"

【用法用量】 内服：煎汤，3～10 g；或入丸、散。外用：研末调敷；穴位敷贴。

【宜忌】 肺虚久咳，阴虚火旺者禁服。内服过量会引起呕吐、腹泻。白芥子油对皮肤黏膜有刺激作用，能引起充血、灼痛，甚至发泡，皮肤过敏或溃破者忌外用。

1.《本草经疏》："肺经有热，与夫阴虚火炎，咳嗽生痰者，法在所忌。"

2.《分部本草妙用》："多食昏目，动火，泄气，伤精。""老人、虚人量用之。"

3.《得配本草》："肺气虚、胃中热者禁用。"

4.《本草求真》："久服耗损真气，令人眩晕损目。"

5.《萃金裘本草述录》："痔疮便血亦忌。"

【选方】 1. 治老人痰气喘咳，胸满懒食　白芥子、紫苏子、萝卜子各洗净，微炒，击碎。看何证多，则以所主者为首，余次之，每剂不过三钱，用生绢小袋盛之，煮作汤饮。(《韩氏医通》三子养亲汤)

2. 治痰涎伏在心鬲上下，忽患胸背、手脚、颈项、腰胯隐痛不可忍，连筋骨，牵引钓痛，坐卧不宁，时时走易不定，或令人头痛不可举，或神意昏倦多睡，或饮食无味，痰唾稠黏，夜间喉中如锯声，多流睡涎，手脚重，腿冷痹，气脉不通等　甘遂(去心)，紫大戟(去皮)、白芥子(真者)各等分。上为末，煮糊丸如梧子大，晒干，食后，临卧，淡姜汤或热水下五七丸至十丸。如痰猛气实，加数丸不妨，其效如神。(《三因方》控涎丹)

3. 治胸胁痰饮　白芥子五钱，白术一两。为末，枣肉和捣为丸，梧子大，每清晨白汤下百丸。(《本草汇言》引《摘玄方》)

4. 治风湿涎痰，结成痞块　外用白芥子为末，醋调敷患上。内用白芥子为末，神曲打糊丸梧子大。每服三钱，清晨参枣汤下。(《方脉正宗》)

5. 治淋巴结核　白芥子、葱头各3 g，捣烂，敷患处，隔日1次，每次4～5小时。〔《中级医刊》1959，(8)：566〕

6. 治脚气肿痛　白芥子、白芷等分，为末，姜汁和，涂之。(《本草述钩元》)

7. 治伤寒后，肺中风冷，失音不语　白芥子五合(研碎)。用酒煮令半熟，带热包裹熨项颈周延，冷则易之。(《普济方》芥子酒熨方)

8. 治痘疹入目，风眼疫眼，及焮热之眼目　白芥子(如食料者)一两，大蒜(杵烂)一钱，醋一钱。上三味，如麦饼，如钱大，贴足心。(《眼科锦囊》)

【临床报道】 1. 治疗小儿支原体肺炎　设热敷组70例，对照组92例。对照组用抗生素等综合治疗，热敷组在对照组治疗基础上加白芥子、吴茱萸热敷。方法为：将白芥子30 g，吴茱萸6 g，食盐50 g等放入锅中热炒，2～3分钟后将药物及盐全部倒入自制的布袋中。敷贴于肺的体表投影部位，即前胸、后背等，以患侧为主。每次大约20分钟(以药冷为度)，再放入锅中热炒，可重复使用，每日热敷时间最好能达到1～2小时。小儿肌肤柔嫩，当药袋较热时，可隔衣或毛巾予以热敷，待药袋稍凉时，再直接敷于肌肤上，以免烫伤。结果：咳嗽消失时间，热敷组平均为(5.2±2.8)日，对照组平均为(8.5±10.12)日，$P<0.01$；肺部啰音消失时间：热敷组平均为(3.5±1.62)日，对照组平均为(6.21±11.30)日，$P<0.01$。

2. 治疗产后小便不通　白芥子5 g研末，纱布包裹，置神阙穴，胶布固定后热敷(50 ℃)约30分钟，每日2～3次。结果：29例患者中，25例敷药1次见效，4例患者敷药1次后小便通而不畅，配合诱导疗法或继敷2～3次，均痊愈。

3. 治疗面瘫　取白芥子100 g，捣碎，加适量白开水调匀，平摊在纱布上，待药温度接近于体温时，将药敷于患面颊部，用绷带固定，然后注意保温，2小时后取下，切不可超过时间。只用药1次。结果：58例病例，除1例因病程较长，效果不满意外，其余57例全部治愈。此法对病程在3个月之内的患者效果满意，对病程超过半年的患者疗效不佳。

4. 治疗白癜风　95例患者随机分为治疗组50例和对照组45例。治疗组用捣烂的白芥子，对照组用补骨脂酊外涂病灶，每日3次，至病灶皮肤充血、潮红、并出现水泡，连续3日为1个疗程，2个疗程后停药，3个月后判定疗效。治疗期间病灶接受日光照射。结果：治疗组在总有效率、色素恢复率、不良反应等方面均优于对照组。

【各家论述】 1.《纲目》："盖白芥子主痰，下气宽中；紫苏子主气，定喘止嗽；萝卜子主食，开痞降气。"

2.《本草正》："白芥子，消痰癖疟痞，除胀满极速，因其味厚气轻，故开导虽速，而不甚耗气，既能除胁肋皮膜之痰，则他近处者不言可知。”

3.《药品化义》:“白芥子味辣,横行甚捷,体细,通行甚锐,专开结痰,痰属热者能解,属寒者能散。痰在皮里膜外,非此不达;在四肢两胁,非此不通。若结胸证,痰涎邪热固结胸中及咳嗽失音,以此同苏子、枳实、瓜蒌、杏仁、芩连为解热下痰汤,诚利气宽胸神剂。”

4.《本草新编》:“或疑白芥子止能消膜膈之痰而不能消胃肺之痰,似乎消肺之痰必须贝母,消胃之痰必须半夏也,而谁知不然。夫膜膈之痰,经胃肺而言之也,胃肺中之膜膈,尤善藏痰者也,白芥子消膜膈之痰,是有痰之处,无不尽消,泥肺胃浅近之间,岂有反不能消之理?”

5.《医林纂要》:“(白芥子)辛能行,而生春月湿地,性尤专行湿痰。色青专肝木,行于两胁,肝气不能行水则成支饮。子专入肝经,故行胁下支饮,炒研用,非胁痰不必用。”

6.《本草求真》:“(白芥子)盖辛能入肺,温能散表。痰在胁下皮里膜外,得此辛温以为搜剔,则内外宣通而无阻隔窠囊留滞之患矣。是以咳嗽、反胃、痹木脚气、筋骨痈毒肿痛,因于痰气阻塞,法当用温用散者,无不藉此以为宣通。”

7.《药义明辨》:“(白芥子)其性降收,其用温散,故每于凝结之患而得开发,于逆上之穷而得降折,不止以利气豁痰竟其功也。”

8.《国药诠证》:“白芥子性味辛温,《别录》主发汗,以辛温能散湿而利气,因湿阻气滞而无汗者,故散湿利气可以发汗也。胸膈间有痰而为寒湿所阻,不能运化则气逆,故曰上气。以辛温散其寒湿,则痰化而气行,故能治胸膈痰冷上气也。湿阻而化热则面目黄赤,故散湿利气可以治面目黄赤。”“白芥子有散湿利气之效,治寒湿阻滞之气病,有豁痰开胃、温中止痛、散湿消肿之效。若病不在气者,不可用以主治也。”

1450 **白苏子** bái sū zǐ

【异名】 荏子(《别录》),玉竹子(《中药志》)。

【基原】 为唇形科紫苏属植物白苏的果实。

【原植物】 白苏 *Perilla frutescens* (L.) Britt. [*Ocimum frutescens* L.; *P. frutescens* (L.) Britt. var. *typica* Makino] 又名:荏(《别录》),萓(陶弘景),南苏(《滇南本草》),白紫苏、假紫苏(《生草药性备要》),家苏(《植物名实图考》),山紫苏、臭苏、犬屎苏(《中药大辞典》)。

一年生草本,高 0.5~2 m。茎直立,四棱形,具四槽,密被长柔毛。叶对生;叶柄长 3~5 cm,背腹扁平,密被长柔毛;叶片阔卵形或圆形,长 7~13 cm,宽 4.5~10 cm。轮伞花序 2 花,组成长 1.5~15 cm,密被长柔毛,偏向一侧的顶生及腋生总状花序;苞片宽卵圆形或近圆形,外被红褐色腺点,边缘膜质;花梗密被柔毛;花萼钟形,5 齿裂,二唇形;花冠通常白色,冠筒短;雄蕊 4,前对稍长,离生,插生喉部,花药 2 室;花柱先端 2 浅裂;花盘前方呈指状膨大。小坚果近球形,具网纹。花期 8~11 月,果期 8~12 月。

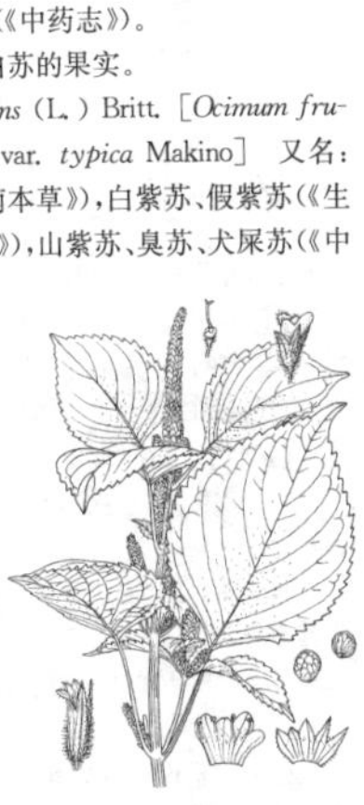

白　苏

全国多有栽培,少有逸为野生。分布于河北至长江流域以南各地。

本植物的叶(白苏叶)、茎(白苏梗)、果实压榨出的脂肪油(白苏子油)、根及近根的老茎(苏头)亦供药用,另设专条。

【采收加工】 9~12 月果实成熟时,割取地上部分,打下果实,晒干。

【药材】 白苏子 *Perillae Frutescentis Fructus* 主产于江苏、山东、湖北等地。

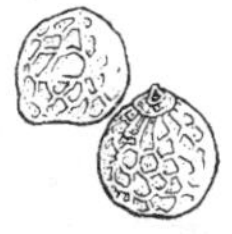

白苏子

性状　果实呈卵圆形或类球形,长径 2.5~3.5 mm,短径 2~2.5 mm。表面灰白色,有明显的微隆起的网纹。质脆。压碎后有香气。味微辛。

鉴别　粉末特征:果皮表皮细胞呈网状增厚,波状弯曲,中央呈凸起状。内果皮石细胞较大,长 96~112 μm。

【成分】 种子油含单萜类成分:左旋紫苏醛(perilaldehyde),白苏烯酮(egomaketone),松茸醇(matsutakealcohol)和左旋芳樟醇(linalool)。种子中的脂肪油,主要为甘油三亚油酸酯(linolein)和甘油三棕榈酸酯(palmitin),此外,种子中还含 α-亚麻酸(α-linolenic acid),jesmonoid glucosides,苯基戊酸(phenylvaleric acid)。

【药理】 1. 调血脂作用　白苏子脂肪油给予高脂血症小鼠灌胃,可使其血清总胆固醇(TC)下降,显著降低血清 TC 和 LDL-C(低密度脂蛋白胆固醇)含量,提高高密度脂蛋白胆固醇(HDL-C)/TC 和 HDL-C/LDL-C 比值;降低血清三酰甘油(TG)作用较弱。对 HDL-C 含量无明显影响,但可改变其亚组分比例,提高 HDL_2-C/HDL-C 和 HDL_2-C/HDL_3-C 比值。

2. 抗氧化作用　以白苏子脂肪油给小鼠灌胃,可增强小鼠肝脏内 SOD 活性,降低 LPO 含量以及抑制心、脑组织中脂褐素的生成。

3. 抗肿瘤作用　含 12% 苏子油的食物给以 *N*-甲基-*N*-亚硝基脲诱癌的大鼠喂饲,在 35 星期时观察到结肠癌发生率显著下降。含 5.0% 苏子油的食物给大鼠自断奶起喂至 7 周龄,可显著抑制静注腹水瘤细胞的肺转移,减少肺表面的转移灶数。苏子油还能明显抑制化学制癌剂 7, 12-二甲基苯并蒽(DMBA)或皮下移植瘤株所致乳腺癌的发生率,减少肿瘤重量和体积,延长肿瘤出现的时间;对结肠癌和肾脏肿瘤等均有明显抑制作用。

4. 其他作用　苏子油对过敏反应及炎症有抑制效果。苏子油喂养的大鼠视网膜反射能力增强,对亮度辨别学习试验的正确反应率明显增高。含 5% 苏子油的食物给易发脑中风的自发性高血压大鼠(SHR-SP)喂饲,苏子油组大鼠收缩压比正常食物组和红花油组均显著降低,血小板聚集也下降。

【药性】 辛,温。

1.《别录》:“味辛,温,无毒。”

2.《饮片新参》:“辛,平。”

【功用主治】 降气祛痰,润肠通便。主治咳逆痰喘,气滞便秘。

1.《食疗本草》:“生食,止渴润肺。”

2.《滇南本草》:“开胃健脾,同陈皮化痰疏风。”

3.《饮片新参》:“开肺气,止逆,治咳喘,通肠腑。”

【用法用量】 内服:煎汤,5~10 g。

【选方】 治痰饮咳嗽　白苏子 9~15 g,橘皮 9~15 g。水煎服。(《福建药物志》)

1451 **白苏叶** bái sū yè (《本草图经》)

【异名】 荏叶(《别录》)。

【基原】 为唇形科紫苏属植物白苏的叶。

【原植物】 参见“白苏子”条。

【采收加工】 6~10 月采收,置通风处阴干。或连嫩茎采收,切成小段,晾干。

【成分】 含挥发油成分:紫苏醛(perillaldehyde),紫苏酮(perillaketone),香薷酮(elsholtziaketone),左旋柠檬烯(limonene),蒎烯(pinene),肉豆蔻醚(myristicin),莳萝油脑(dillapiol),1-(3-呋喃基)-4-甲基-2-戊酮[1-(3-furyl)-4-methyl-2-pentanone],1-(3-呋

喃基)-4-甲基-2-戊酮-1-酮〔1-(3-furyl)-4-methyl-2-pentanone-1-one〕, 1-(3-呋喃基)-4-甲基-3-戊酮-1-酮〔1-(3-furyl)-4-methyl-3-pentanone-1-one〕;还含有甾体成分：豆甾醇(stigmasterol)。

【药理】 1. 对神经系统的作用 小鼠灌服白苏叶甲醇提取物 2 g/kg,可使腹腔注射环己巴比妥钠的睡眠时间延长 84%。挥发油主要有效成分系紫苏醛和豆甾醇。叶提取物中分离得到的紫苏醛,左旋柠檬烯,紫苏酮,香薷酮,肉豆蔻醚和莳萝油脑化学类型化合物,各以相当于提取物 2 g/kg 的量给小鼠口服,也有延长戊巴比妥钠睡眠时间作用,其中含莳萝油脑和肉豆蔻醚型化合物的叶提取物作用最强。

2. 轻泻作用 含紫苏酮型物质(PK)的叶提取物 1 g/kg 口服,可显著促进小鼠小肠内容物推进,0.25 g/kg 剂量即有此作用。将 PK 类物质继续分离得到的紫苏酮 19 mg/kg 促进小肠内容物推进率可达 138%,在 3.8～15 mg/kg 剂量依赖性试验中,口服 15 mg/kg时作用达峰值,口服的 ED_{50} 为 11.0 mg/kg。将 PK 15 或 60 mg/kg 注入十二指肠,也可使小肠内容物推进增加。在体外空肠纵行肌孵育液中加入 10^{-6}、10^{-5} 和 10^{-4} g/ml 的 PK,有剂量依赖性松弛作用。而 10^{-5} g/ml 的 PK 可拮抗阿托品引起的环形肌松弛。因此,PK 可以作为新的轻泻剂,它可刺激环形肌蠕动,松弛纵行肌。

3. 对免疫系统的影响 白苏叶汁给小鼠腹腔注射,可使腹腔渗出液中中性粒细胞聚积。叶汁还可使造模而升高的小鼠血清肿瘤坏死因子水平下降。白苏叶的抗过敏物质在体外有直接抑制巨噬细胞产生 TNF 的能力。白苏叶提取物还能抑制 IgE 产生。

4. 抑菌作用 白苏叶中得到的白苏油对接种和自然污染的细菌(变形杆菌)、真菌(酵母菌、黑曲霉菌和青霉菌)均有抑制作用,抑制力同于或明显优于苯甲酸、尼泊金乙酯。其含紫苏醛、蒎烯、柠檬烯成分的提取液口服可延长感染铜绿假单胞菌的小鼠存活率。

5. 其他作用 从白苏中得到的化合物有黄嘌呤氧化酶抑制作用,可治疗痛风。白苏全草热水提取物100 μg/ml对牛心磷酸二酯酶的抑制活性平均为 36.3%,其中的三氯甲烷($CHCl_3$)可溶性组分抑制活性为 62.6%,不溶于 $CHCl_3$ 组分几乎无抑制活性。

毒性 紫苏酮小鼠口服的 LD_{50} 为 78.9 mg/kg,腹腔注射的 LD_{50} 为 13.6 mg/kg。另有报道紫苏酮给小鼠腹腔注射,雄性小鼠 LD_{50} 为 6 mg/kg,雌性小鼠为 2.5 mg/kg。给母牛静脉注射约 30 mg的紫苏酮 10 小时后可引起呼吸系统症状,3 日后死亡。19 mg/kg剂量给绵羊静注,也会有呼吸系统不良反应,但 5 日后有所恢复。紫苏酮给绵羊灌服 40 mg/kg,仍可存活。小鼠腹腔注射 10 mg/kg, 24 小时内死亡,并可见广泛肺水肿和腹腔渗出物。15、20 和 25 mg/kg 的紫苏酮给在体羊肺血液灌流,可增加肺微血管渗透作用,使肺血管外分泌物增多,出现严重肺水肿。

【药性】 辛,温。归肺、脾经。

1.《滇南本草》:“味辛,性温,无毒。”

2.《本草汇言》:“味辛、苦,性温。入手足太阴经。”

【功用主治】 疏风宣肺,理气消食,解鱼蟹毒。主治感冒风寒,咳嗽气喘,脘腹胀闷,食积不化,吐泻,冷痢,中鱼蟹毒,男子阴肿。

1.《别录》:“主调中,去臭气。”

2.《食疗本草》:“治男子阴肿。”

3.《本草拾遗》:“捣敷虫咬。”

4.《日华子》:“调气,润心肺,长肌肤,益颜色,消宿食,止上气咳嗽,去狐臭,敷蛇咬。”

5.《滇南本草》:“治伤寒发热,无汗头疼,一切风寒,痰涌结而霍乱转筋,咳嗽吐痰,小儿风症,定痛止喘。”

6.《生草药性备要》:“下气,除风湿。”

7.《福建药物志》:“散寒解表,理气消胀。主治流感,感冒,腹部胀痛,咳嗽,风湿痹痛,疟疾,鱼及蟹中毒,背痈。”

【用法用量】 内服：煎汤,5～10 g;或研末。外用：和醋捣敷。

【选方】 1. 治感冒风寒 白苏 15 g。水煎,加冰糖调服后睡取微汗。(江西《草药手册》)

2. 治寒湿腹胀痛,鱼蟹中毒 干白苏全草 21 g,生姜 9 g。水煎,用炒食盐少许冲服。(《福建中草药》)

3. 治冷痢 白苏茎叶 9～15 g,红糖少许。酌加开水炖服。

4. 治蛔虫 白苏叶,研末,每次用 3 g(小儿酌减),调白糖6 g,用开水送下,每日早晚和饭前服 1 次。(3、4 方出自《福建民间草药》)

1452 白苏梗 bái sū gěng (《中药形性经验鉴别法》)

【基原】 为唇形科紫苏属植物白苏的茎。

【原植物】 参见“白苏子”条。

【采收加工】 8～10 月果实成熟时,割取老茎,除去果实及枝叶,晒干。

【药材】 白苏梗 *Perillae Furtescentis Caulis* 产于江苏、安徽、四川、云南等地。

性状 干燥的茎,叶片大多脱落,常带有果穗。茎圆角四方形,四边有槽,表面黄绿色,易折断;断面木质部黄白色,中心有白色疏松的髓。残留的叶片,皱缩、卷曲或破碎不整,黑绿色,背面较淡,两面均具白色毛。气香,味微苦辛。

【药理】 对生殖系统的作用 白苏梗注射液分别以 0.1 g(生药)/只、0.2 g(生药)/只、0.4 g(生药)/只、0.6(生药)/只给小鼠腹腔注射,连续 4 日,能激发动物子宫内膜碳酸酐酶活性增长,而且随所给剂量的增加而增加,与孕酮作用相似。

【药性】 《滇南本草》:“味辛,性温,无毒。”

【功用主治】 顺气消食,止痛,安胎。主治食滞不化,脘腹胀痛,感冒,胎动不安。

1.《滇南本草》:“治伤寒发热,无汗头痛。”“补中益气。”

2.《福建药物志》:“散寒解表,理气消胀。主治感冒,腹部胀痛。”

【用法用量】 内服：煎汤,5～10 g。

1453 白杨叶 bái yáng yè (《纲目》)

【基原】 为杨柳科杨属植物山杨的叶。

【原植物】 参见“白杨树皮”条。

【采收加工】 3～5 月采收嫩叶,鲜用或晒干。

【药性】 苦,寒。

【功用主治】 祛风止痛,解毒敛疮。主治龋齿疼痛,骨疽,臁疮。

1.《纲目》:“主治龋齿,煎水含漱;又治骨疽久发,骨从中出,频捣敷之。”

2.《长白山植物药志》:“新叶打熟软,贴臁疮腿。”

【用法用量】 外用：煎水含漱;或捣敷;或贴敷。

【选方】 治关节痛和皮下组织炎 (白杨)芽和嫩叶,包于纱布内,放入沸水中,然后取出挤干,敷于局部。(《长白山植物药志》)

1454 白杨枝 bái yáng zhī (《纲目》)

【基原】 为杨柳科杨属植物山杨的树枝。

【原植物】 参见“白杨树皮”条。

【采收加工】 9～12 月采收枝条,除去粗皮,锯成段,干燥。

【药性】 苦,寒。

【功用主治】 《纲目》:“消腹痛,治吻疮。”

【用法用量】 内服：煎汤,9～15 g;或浸酒。外用：捣敷,或烧灰研末调敷。

【选方】 治腹满癖坚如石，积年不损　白杨木东枝，去苍皮，细锉五升，熬令黄，酒五升淋讫，即以绢袋盛滓，还纳酒中，密封再宿。每服一合，日二。(《外台》引《必效方》)

1455 白豆蔻 bái dòu kòu (《开宝本草》)

【异名】 多骨(《开宝本草》)、壳蔻(《本经逢原》)、白蔻(《本草经解》)、圆豆蔻、扣米(南药《中草药学》)，豆蔻(《中华人民共和国药典》)。

【基原】 为姜科豆蔻属植物白豆蔻和爪哇白豆蔻的成熟果实。按产地不同分为"原豆蔻"和"印尼白蔻"。

【原植物】 1. 白豆蔻 *Amomum kravanh* Pierre ex Gagnep.

多年生草本，高 1.5～3 m。根茎粗壮，棕红色。叶近无柄；叶片狭椭圆形或卵状披针形，长约 60 cm，宽 5～12 cm，先端尾尖，基部楔形，两面光滑无毛；叶舌圆形，长 3～10 mm；叶鞘口及叶舌密被长粗毛。穗状花序 2～多个，自茎基处抽出，圆柱形或圆锥形；花萼管状，白色微透红；花冠管与花萼管近等长，裂片，唇瓣椭圆形，勺状，白色；雄蕊下弯，花药宽椭圆形，药隔附属体 3 裂；子房下位，被柔毛，具二枚棒状附属体。蒴果近球形，白色或淡黄色，略具钝三棱，易开裂。种子团 3 瓣，每瓣有种子 7～10 颗。花期 2～5 月，果期 7～8 月。

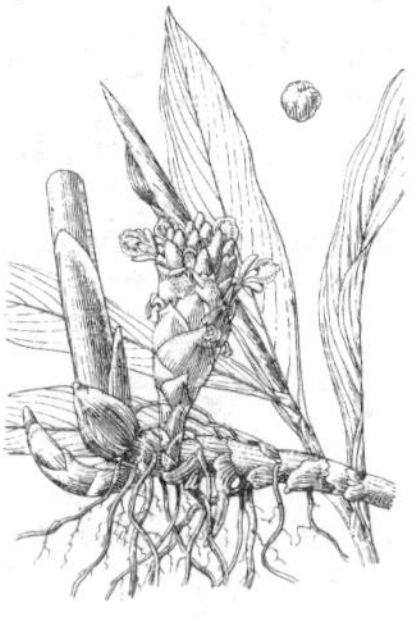

白豆蔻

生于气候温暖、潮湿、富含腐殖质的林下。我国广东、云南有栽培。原产泰国、越南、柬埔寨等国。

2. 爪哇白豆蔻 *A. compactum* Soland. ex Maton

本种与前种的主要区别点为植株较小，高 1～1.5 m。叶揉之有松节油气味，叶鞘口无毛，叶舌仅边缘疏被柔毛。苞片小，长 2～2.5 cm。

生于排水及保肥性能良好的热带林下。我国海南、云南有栽培。原产印度尼西亚(爪哇)。

本植物的花(豆蔻花)、果壳(白豆蔻壳)供药用，另设专条。

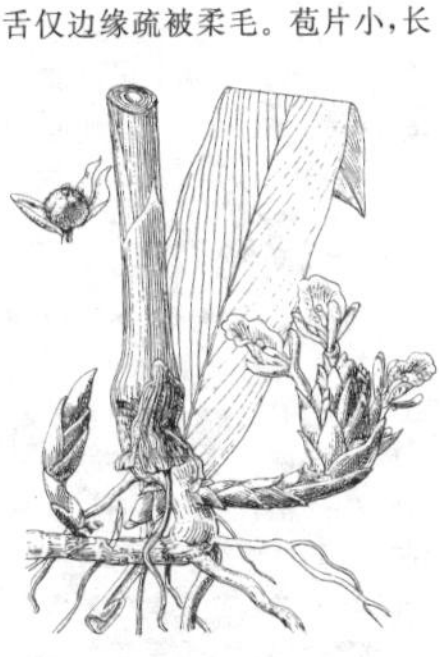

爪哇白豆蔻

【栽培】 生物学特性　喜温暖、凉爽、湿润气候，成年植株遇 0 ℃时地上部分死亡。以选向阳、富含有机质的壤土或砂质壤土栽培，不宜在黏土或砂砾土种植。

繁殖方法　种子繁殖或分株繁殖。种子繁殖：采收成熟果实，剥除果壳，搓洗净果肉，将种子摊于室内阴干，播前在露天湿沙催芽两星期。条播，行距 12 cm。实生苗长叶 2～3 片时，间苗，移于新的苗畦或营养袋中，畦栽行株距 12 cm×5 cm。经培育 1 年便可定植于大田。分株繁殖：从大田株丛中，选取茎 3～5 条相连在一起的壮实幼龄植株，用小刀将与母丛相连的根茎切断后拔出，便可直接定植。种植前先种好荫蔽树。

田间管理　定植后新株每年除草 4～5 次。至开花结果年限，开花前要清除株丛内的杂草及枯枝落叶，收果后，要剪除枯、病、残株。每年施肥 5～6 次，以施土杂肥为主。如缺少传粉昆虫，必须进行人工辅助授粉，可提高成果率。

病虫害防治　病害有猝倒病、茎枯病、叶枯病，可用多灵菌、托布津或铜氨液喷洒。

【采收加工】 7～8 月果实成熟时，剪下果穗，晒干或烤干。

【药材】 白豆蔻 *Amomi Rotundus Fructus*　白豆蔻主产于泰国，我国海南、云南有栽培。爪哇白豆蔻主产于印度尼西亚，我国海南、云南多有栽培。商品按产地不同分为"原豆蔻"和"印尼白蔻"。

性状　原豆蔻　果实呈类球形，直径 1.2～1.8 cm。表面黄白色至淡黄棕色，有 3 条较深的纵向槽纹，顶端有突起的柱基，基部有凹下的果柄痕，两端均具有浅棕色绒毛。果皮体轻，质脆，易纵向裂开，内分 3 室，每室含种子约 10 粒；种子呈不规则多面体，背面略隆起，直径 3～4 mm，表面暗棕色，有皱纹，并被有残留的假种皮。气芳香，味辛凉略似樟脑。

印尼白蔻　果实略小。表面黄白色，有的微显紫棕色。果皮较薄，种子瘦瘪。气味较弱。

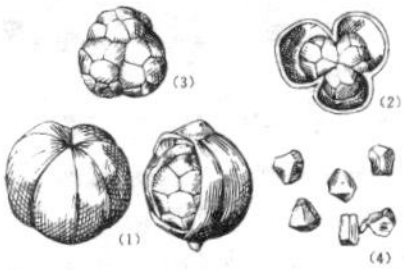

白豆蔻(果实、种子)外形
(1) 果实　(2) 果实横切面
(3) 种子团　(4) 单粒种子

鉴别　(1) 粉末特征：淡棕色或红灰色。种皮表皮细胞表面观长条形。下皮细胞长方形或多角形，常与种皮表皮细胞上下层垂直排列；胞腔内含黄棕色或红棕色色素块。油细胞切面观类方形。内种皮厚壁细胞表面观大多呈五角形或六角形，壁厚，非木化，胞腔含硅质块；切面观细胞排成栅状，外壁较薄，内壁极厚，胞腔位于上端，含硅质块。此外，有假种皮细胞、色素细胞、外胚乳细胞、内胚乳细胞及草酸钙方晶、簇晶等。

(2) 薄层色谱：取白豆蔻或爪哇白豆蔻挥发油作为供试品溶液，另取桉油精对照品溶液(必要时可分别加乙醇适量稀释)，吸取上述两种溶液各 10 μl，分别点于同一硅胶 G 薄层板上，以苯-醋酸乙酯(19∶1)为展开剂，展开，取出，晾干，喷以 5%香草醛硫酸溶液，在 105 ℃加热至斑点显色清晰，立即检视。供试品色谱中，在与对照品色谱相应的位置上，显相同颜色的斑点。

品质标志　《中华人民共和国药典》2010 年版规定：照挥发油测定法，原豆蔻仁含挥发油不得少于 5.0%(ml/g)；印尼白蔻仁不得少于 4.0% (ml/g)；照气相色谱法测定，豆蔻仁含桉油精($C_{10}H_{18}O$)不得少于 3.0%。

【成分】 1. 白豆蔻　种子含挥发油，其成分含量最高的为 1，8-桉叶素(1，8-cineole)达 66.87%，相对较高的有β-蒎烯(β-pinene) 10.93%，α-蒎烯(α-pinene)3.71%，丁香烯(caryophellene)3.01%，龙脑乙酸酯(bornyl acetate)2.04%，α-松油醇(α-terpineol)2.03%，芳樟醇(linalool)1.39%，此外还含有 4-松油烯醇(4-terpineneol)，香橙烯(aromadendrene)，γ-广藿香烯(γ-patchoulene)，α-榄香烯(α-elemene)，γ-荜澄茄油烯(γ-cubebene)，水化香桧烯(sabinene hydrate)，橙花叔醇(nerolidol)，甜没药烯(bisabolene)，莰烯(camphene)及葛缕酮(carvone)等。

2. 爪哇白豆蔻　种子含挥发油，其成分含量最高的为1，8-桉叶素，相对较高的有葛缕酮，α-松油醇，β-蒎烯，金合欢醇(farnesol)，α-蒎烯，芳樟醇，对聚伞花素，此外还含有香桧烯(sabinene)，月桂烯(myrcene)，月桂烯醇(myrcenol)，1，4-桉叶素(1，4-cineole)，柠檬烯，3-蒈烯(3-carene)，β-松油醇，樟脑(camphor)，龙脑(borneol)等。

【药理】 1. 抗结核作用　爪哇白豆蔻挥发油，对豚鼠实验性结核，能增强小剂量双氢链霉素的治疗作用。

2. 对乙醇脱氢酶活性的影响　应用瓦勒-霍赫(Valle &

Hoch)法体外测定，白豆蔻使乙醇脱氢酶活性增高，激活率为2.82%，通过激活乙醇脱氢酶活性来降低乙醇的浓度可能是解酒作用机制之一。

3. 对胃的作用　以白豆蔻煎剂10 g/kg给大鼠灌胃5日，可使动物胃黏膜血流量(GMBF)和血清胃泌素有不同程度的提高，还能使胃黏膜组织SOD活性升高，MDA含量降低。

【炮制】 1. 白豆蔻　取原药材，除去杂质，筛去灰屑。用时打碎。

2. 豆蔻仁　取净白豆蔻，除去杂质及果壳，取种仁，用时捣碎。

饮片性状　白豆蔻参见“药材”项。豆蔻仁为除去果皮的种子团，分为三瓣，有白色隔膜，每瓣种子约10颗。种子呈不规则多面形，背面略隆起，直径3～4 mm，表面暗棕色或灰棕色。质坚硬，断面白色粉质，有油性。气味芳香。

贮干燥容器内，密闭，置阴凉干燥处，防蛀。

【药性】 辛，温。归肺、脾、胃经。

1.《开宝本草》：“味辛，大温。无毒。”

2.《医学启源》：“气热，味大辛。”

3.《汤液本草》：“味薄气厚。入手太阴经。”

4.《品汇精要》：“臭香。”

5.《医学入门》：“入手太阴、太阳经。”

6.《雷公炮制药性解》：“入肺、脾、胃三经。”

7.《本草再新》：“入心、肝、脾三经。”

【功用主治】 化湿行气，温中止呕，开胃消食。主治湿阻气滞，脾胃不和，脘腹胀满，不思饮食，湿温初起，胸闷不饥，胃寒呕吐，食积不消。

1.《开宝本草》：“主积冷气，止吐逆，反胃，消谷下气。”

2.《珍珠囊》：“散肺中滞气，消谷进食。”

3.《医学启源》：“《主治秘要》云，其用有五：肺经本药，一也；散胸中滞气，二也；(治)感寒腹痛，三也；温暖脾胃，四也；赤眼暴发，白睛红者，五也。”

4.《珍珠囊补遗药性赋》：“其用有四：破肺中滞气，退口中臭气，散胸中冷气，补上焦元气。”

5. 王好古：“补肺气，益脾胃，理元气，收脱气。”(引自《纲目》)

6.《纲目》：“治噎膈，除疟疾，寒热，解酒毒。”

7.《本草备要》：“除寒燥湿，化食宽膨。”

【用法用量】 内服：煎汤，3～6 g，后下；或入丸、散。

【宜忌】 阴虚血燥者禁服。

1.《本草经疏》：“凡火升作呕，因热腹痛，法咸忌之。”

2.《本草汇言》：“凡喘嗽呕吐，不因于寒而因于火者；疟疾不因于瘴邪，而因于阴阳两虚者；目中赤脉白翳，不因于暴病寒风，而因于久眼血虚血热者，皆不可犯。”

3.《本草备要》：“肺胃火盛及气虚者禁用。”

4.《药性集要》：“津枯忌。”

【选方】 1. 治气膈脾胃，全不进食　白豆蔻仁、缩砂各二两，陈米一升(淘洗，略蒸过，铫内炒)，丁香半两(不见火)。上为细末，枣肉为丸，如小赤豆大。每服五七十丸至百丸，米饮下。(《魏氏家藏方》太仓丸)

2. 治胸膈胃脘逆气难解，疼痛，呕哕胀满，痰饮，膈噎，诸药不效者　白豆蔻仁(或砂仁亦可)、丁香等分。为末。清汤调下七分，甚者一钱，日数服不拘。若寒气作痛者，姜汤送下。(《成方切用》神香散)

3. 治胃冷久呃　沉香、白豆蔻、苏叶各一钱。上共为末。每服七分，柿蒂汤下。(《寿世秘典》)

4. 治小儿吐乳胃寒者　白豆蔻仁十四个(去壳)，生甘草二钱，炙甘草二钱，砂仁十四个。为末。常掺入儿口中。(《世医得效方》)

5. 治妊娠呕吐　白豆蔻3 g，竹茹9 g，大枣3枚。将生姜捣碎取汁，取三药煎取(50～60 ml)，过滤，冲姜汁服。〔《武汉医药卫生》1959，(3)：288〕

6. 治产后呃逆　白豆蔻、丁香各半两。研细。桃仁汤服一钱，少顷再服。(《乾坤秘韫》)

【各家论述】 1.《本草通玄》：“白豆蔻，其功全在芳香之气，一经火炒，便减功力；即入汤液，但当研细，待诸药煎好，乘沸点服尤妙。”

2.《玉楸药解》：“白豆蔻，清降肺胃，最驱肺上郁浊，极疗恶心呕哕，嚼之辛凉，清肃肺腑，郁烦应时开爽。古方谓其大热，甚不然也。”

3.《本草求真》：“白豆蔻本与缩砂蜜一类，气味既同，功亦莫别。然此另有一种清爽妙气，上入肺经气分，而为肺家散气要药。且其辛温香窜，流行三焦，温暖脾胃，而使寒湿膨胀，虚疟吐逆，反胃腹痛，并翳膜目眦红筋等证悉除。不似缩砂蜜辛温香窜兼苦，功专和胃醒脾调中，而于肺肾他部则止兼而及之也。”

4.《药义明辨》：“白豆蔻，味辛，气大温，肺之药也。益上焦而通三焦，凡因寒而滞其气者，固宜于此味之温散；即阳之过盛，用寒凉以降之，少佐此味以掣行周身，则寒凉之气不滞于中，而邪气自退，正气不损矣！”

5.《本草求原》：“此味辛温而又凉，能和寒热之气，故升阳剂中，降收剂中，与寒热互用之剂，皆可用之。佐入血药又能通润二肠，使气行血自润。不论血寒血热，俱可于寒热方中少佐之，以行其升降。”

6.《本草正义》：“白豆蔻，《开宝本草》谓辛而温，治积冷气，止吐逆反胃，消食下气。盖温胃醒脾，固亦与草豆蔻、肉豆蔻异曲同工。其同得‘豆蔻’之名，固亦以此。惟白豆蔻其气清芬，辛热视彼为尤，而无涩滞之味，则芳香之气尤善上行，开泄上焦气滞，已与草果、肉果之专治中下者不同。东垣谓散肺中滞气，海藏谓补肺气，皆以其气独胜。辛升作用，功效必在上部，所以宽胸利膈，尤其独擅胜场。而苏恭竟谓气味俱薄，专入肺经，得毋误会。况乎此物气味皆极浓厚，必不可妄谓其薄。而咀嚼久之，又有一种清澈冷冽之气，隐隐然沁入心脾，则先升后降，所以又能下气，亦与其他言辛升者绝不相同。濒湖《纲目》谓之大温，颇嫌未允，此固蔻仁、砂仁二者之特异性情，升降阴阳，各臻其妙。所以通治肺脾肝肾诸气，而为吹嘘鼓动之无上妙品，寒热虚实，无往不宜。杨仁斋谓治脾虚疟疾，呕吐寒热，仍不外燥湿开痰，温煦以助脾家健运之义。”

1456 白饭树 bái fàn shù (《生草药性备要》)

【异名】 白泡果、白火炭(《南宁市药物志》)，鱼眼木(《广西本草选编》)，鱼骨菜(湖北)。

【基原】 为大戟科叶底珠属植物白饭树的叶。

【原植物】 白饭树 *Securinega virosa* (Roxb. ex Willd.) Baill. [*Phyllanthus virosus* Roxb. ex Willd.; *Fluggea virosa* (Roxb. ex Willd.) Baill.] 又名：密花叶底珠(《台湾植物志》)，金柑藤(《种子植物名称》)，盐桑树(《云南药用植物名录》)，白鱼眼(《广西药用植物名录》)，鹊饭树(《全国中草药汇编》)。

落叶灌木，高1～4 m。茎嫩时绿色，老时红褐色；小枝具纵棱。单叶互生；叶柄长2～5 mm；托叶2，近三角形，长约2 mm；叶长圆状倒卵形至椭圆形，先端钝而有小尖头，基部宽楔形。花单性异株，极少同株；雄花多数淡黄色；萼5片，

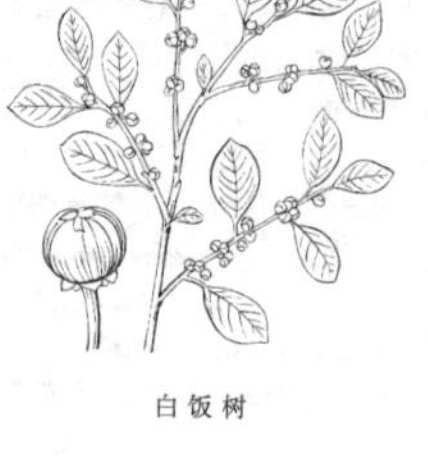

白饭树

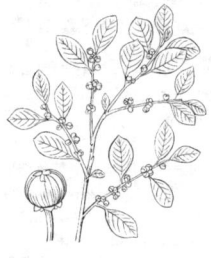

近卵形,基部连合;无花瓣;雄蕊5;退化雌蕊3;雌花单生或少数簇生于叶腋;花萼5,形似雄花花萼,宿存;花盘杯状,边缘具齿缺;子房卵形,3室,着生于花盘上,花柱3,稍扁,反曲,先端各2裂,基部合生,宿存。蒴果浆果状,近球形,全熟时果皮乳白色,肉质,状似鱼眼,有3个2裂的分果爿。种子3~6颗,具三棱和细小网纹,红褐色。花期3~8月,果期7~12月。

生于海拔100~1 200 m的疏林或灌丛中。分布于福建、湖北、湖南、广东、广西、海南、贵州、云南、台湾等地。

本植物的根(白饭树根)亦供药用,另设专条。

【采收加工】 全年均可采,多为鲜用。

【药材】 白饭树 *Securinegae Virosae Folium* 主产于台湾、湖北、广东、广西、云南等地。

性状 单叶,叶柄长3~6 mm,叶片近革质,长圆状倒卵形至椭圆形,长1~5 cm,宽1~3.5 cm,先端钝圆而有极小的凸尖,基部楔形,边缘全缘,上面绿色,下面苍白色。气微,味苦,微涩。

【成分】 叶含生物碱:毒一叶萩碱(virosecurinine),毒别一叶萩碱(viroallosecurinine);又含无羁萜(friedelin),3α-无羁萜醇(3α-friedelanol),谷甾醇(sitosterol)。

【药理】 抗肿瘤作用 白饭树叶的醇提取物有明显抗肿瘤作用,在体外,对肿瘤细胞KB、A_{549}、HCT-8、小鼠白血病P_{388}和L_{1210}等均呈现细胞毒作用,其ED_{50}均小于20 μg/ml。毒一叶萩碱和毒别一叶萩碱是两种从中分离出的具抗肿瘤活性的化合物。毒一叶萩碱对KB、P_{388}、L_{1210}、A_{549}、HCT-8肿瘤细胞的ED_{50}为5.5、2.9、8.0、5.5和4.6 μg/ml,毒别一叶萩碱对P_{388}肿瘤细胞的ED_{50}为0.9 μg/ml,对上述其余几种肿瘤细胞的ED_{50}均大于10 μg/ml。

【药性】 《广西中草药》:"味苦、微涩,性凉,有小毒。"

【功用主治】 祛风除湿,清热解毒,杀虫止痒。主治风湿痹痛,疮疖脓肿,湿疹瘙痒。

1.《本草求原》:"洗烂头疮。"

2.《广西中草药》:"祛风除湿,清热解毒,杀虫止痛,拔脓敛疮。治风湿关节疼痛,湿疹,脓疱疮,疮疖溃烂痒痛。"

3.《全国中草药汇编》:"治过敏性皮炎,烧、烫伤。"

【用法用量】 外用:鲜品捣敷;或煎水洗。

【宜忌】 本品有小毒,多作外用,不宜内服。

【临床报道】 治疗新生儿脓疱疮 观察组38例,将新鲜千里光约250 g与等量的白饭树全株洗净,放入2 500~3 000 ml水中煮沸10~15分钟,去渣,倒入盆中,水温冷却至39~42 ℃。将患儿全身仰卧浸于药液中,手托着头颈部露出水面,继续用小方巾蘸药液淋于患儿未浸着部位10~15分钟。药浴后应换干爽清洁的衣服和包裹。连用3日,每日1~2次。对照组38例,采用传统的方法,将脓疱疮表面及周围皮肤用75%的乙醇消毒(破溃处只消毒周围皮肤,否则刺激性太强),用无菌针头将未破的脓疱疮刺破,用无菌棉签吸去脓液,然后涂上龙胆紫,并遵医嘱给抗生素抗感染。结果:观察组显效25例,有效9例,无效4例,总有效率达89.47%;对照组显效10例,有效16例,无效12例,总有效率68.42%。两组总有效率比较有显著性差异($P<0.01$)。

1457 白冷草 bái lěng cǎo (《湖北中草药志》)

【异名】 痨伤药(贵州),冷水七、冷水丹(湖北),红冷草(湖南)。

【基原】 为凤仙花科凤仙花属植物细柄凤仙花的根及根茎。

【原植物】 细柄凤仙花 *Impatiens leptocaulon* Hook. f.

一年生草本,高30~50 cm。根茎横生,较粗长,具多数肉质圆柱状根。茎纤细,直立,不分枝或分枝,茎上部或节上常被黄褐色疏柔毛。叶互生;叶柄长0.5~1.5 cm;叶片卵形或卵状披针形,先端尖或渐尖,基部狭楔形,无毛;叶脉5~8对。花两性,总花梗细,有1~2朵花;花梗短,中上部有披针形苞片;花红紫色;萼片2,半卵形,不等侧,一边透明,有细齿;旗瓣圆形,中肋龙骨状突起,先端有小喙,翼瓣无柄,基部裂片小,上部裂片倒卵状长圆形,背面有钝小耳,唇瓣檐部舟状,下延长成内弯的长距;雄蕊5,花药钝。蒴果线形。花期7~8月,果期8~10月。

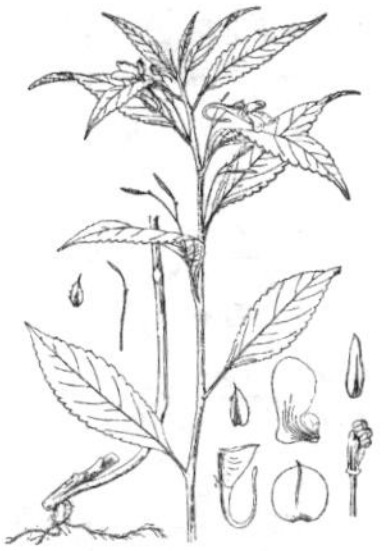

细柄凤仙花

生于山谷阴处湿地或山坡草地水边、沟边等水湿处。分布于西南及湖北、湖南等地。

【采收加工】 7~10月采挖根及根茎,鲜用或切段晒干。

【药材】 白冷草 *Impatientis Leptocauli Radix et Rhizoma* 产于湖北、湖南及西南等地。

性状 根茎疙瘩形,常连接成结节状,上部残留长短不等的茎痕,下部簇生多数圆柱形细根,弯曲,长5~10 cm,直径2~4 mm。表面灰棕色或灰褐色,皱缩,具细纵纹。质稍松泡,海绵样,易折断,断面棕红色,有亮晶小点。气微,味微咸,嚼之无渣而稍刺喉。

【药性】 《湖北中草药志》:"微咸,微温。"

【功用主治】 《湖北中草药志》:"散瘀活血。用于风湿性关节炎,跌打青肿。"

【用法用量】 内服:煎汤,9~15 g;或浸酒。外用:捣敷。

【选方】 治风湿性关节炎 冷水丹12 g,九眼独活9 g,转筋草15 g。水煎服。(《湖北中草药志》)

1458 白附子 bái fù zǐ (《中华人民共和国药典》)

【异名】 禹白附(《中华人民共和国药典》),牛奶白附(《中药志》),野半夏(《江西民间草药》),野慈菇(《泉州本草》),鸡心白附(《全国中草药汇编》),麻芋子(甘肃)。

【基原】 为天南星科独角莲属植物独角莲的块茎。

【原植物】 独角莲 *Typhonium giganteum* Engl.

多年生草本,植株常较高大。地下块茎似芋艿状,卵形至卵状椭圆形,外被暗褐色小鳞片。叶1~7(与年限有关);叶柄肥大肉质,下部常呈淡粉红色或紫色条斑,长达40 cm;叶片三角状卵形、戟状箭形或卵状宽椭圆形,长10~40 cm,宽7~30 cm。花梗自块茎抽出,绿色间有紫红色斑块;佛焰苞紫红色,管部圆筒形或长圆状卵形;肉穗花序位于佛焰苞内;雌花序和中性花序各长3 cm左右;附属器圆柱形,直立,紫色,不伸出佛焰苞外;雄花金黄色,雄蕊有2花药,药室顶孔开裂;中性花线形,下垂,淡黄色;雌花棕红色。浆果熟时红色。花期6~8月,果期7~10月。

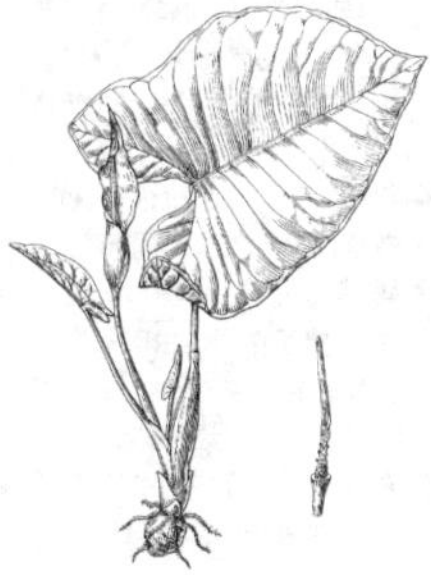

独角莲

生于阴湿的林下、山涧、水沟及庄稼地。分布于北纬42°以南、包括西藏南部在内的广大地区。此外,辽宁、吉林、江苏、湖北等地有栽培。

【栽培】 生物学特性 喜凉爽湿润气候和阴湿的环境。以选肥沃、湿润的砂壤土栽培为宜。

繁殖方法 块茎繁殖。冬季采收时,选留小块茎作种,用干细泥沙分层堆积，贮藏备用。5月在整好的地上，按行距25 cm开沟，深6～8 cm，每隔6～8 cm栽块茎1个，芽嘴朝上，施入厩肥或土杂肥后，盖一层细土。

田间管理　出苗后，及时中耕除草并追肥1次。8月上旬再中耕除草、追肥1次。天旱则及时淋水。不带根的块茎栽2年后才采挖，在冬天倒苗后，结合中耕除草，用厩肥或土杂肥培根。第二年管理同第一年。

【采收加工】　带根块茎作种的栽种当年可收获，不带根的要多种1年。冬季倒苗后，挖起块茎，小的作种，大的加工作药。将块茎堆积发酵，使外皮皱缩易脱，装在箩筐里，放在流水里踩去粗皮，晒干。亦有不去粗皮，切成2～3 mm厚的薄片，晒干。

【药材】　白附子 *Typhonii Rhizoma*　主产于河南禹县、长葛，甘肃天水、武都，湖北等地。

性状　块茎呈椭圆形或卵圆形，长2～5 cm，直径1～3 cm。表面白色至黄白色，略粗糙，有环纹及须根痕，顶端有茎痕或芽痕。质坚硬，断面白色，粉性。无臭，味淡、麻辣刺舌。

鉴别　(1) 块茎横切面：木栓细胞有时残存。内皮层不明显。薄壁组织中散有大型黏液腔，外侧较大，常环状排列，向中心渐小而少，黏液细胞随处可见，内含草酸钙针晶束。维管束散列，外韧型及周木型。薄壁细胞含众多淀粉粒。

粉末特征：类白色。淀粉粒甚多，单粒球形或类球形，直径2～29 μm，脐点点状、裂缝状或人字状；复粒由2～12分粒组成，以2～4分粒者为多见。草酸钙针晶散在或成束存在于黏液细胞中，针晶长约至97(136)μm。螺纹、环纹导管直径9～45 μm。

(2) 薄层色谱：本品粉末1 g，加石油醚(60～90 ℃)10 ml，冷浸一昼夜，吸取上清液30 μl点样，以β-谷甾醇作对照。分别点样于同一硅胶G薄板上，以氯仿-甲醇(9.5∶0.5)展开，用10%磷钼酸乙醇液喷雾，供试品色谱中在与对照品色谱相应位置处显相同色斑。

【成分】　块茎含β-谷甾醇(β-sitosterol)，β-谷甾醇-*D*-葡萄糖苷(β-sitosterol-*D*-glucoside)，内消旋肌醇(meso-inositol)，胆碱(choline)，尿嘧啶，琥珀酸，酪氨酸，缬氨酸，棕榈酸，亚油酸，油酸，三亚油酸甘油酯，二棕榈酸甘油酯。并含白附子凝集素(typhonium giganteumlectin)，天师酸(tianshic acid)，桂皮酸(cinnamic acid)。

【药理】　1. 镇静、抗惊厥及镇痛作用　水提取液腹腔注射20～40 g/kg，白附子生制品可使戊巴比妥钠阈下催眠剂量的小鼠入睡率增加，且与剂量成正相关。制白附子的作用较生品为强。白附子生、制品水浸剂30 g/kg腹腔注射，对中枢兴奋剂戊四唑、硝酸士的宁所致小鼠强直性惊厥，仅能明显或不同程度地推迟小鼠强直性惊厥出现时间和死亡时间(延长存活时间)。生、制品水浸剂30 g/kg皮下注射，能明显减少小鼠醋酸所致扭体反应次数。

2. 抗炎作用　白附子混悬液和煎剂灌胃，对大鼠蛋清性、酵母性及甲醛性关节肿，有明显或不同程度的抑制作用；对棉球肉芽肿增生也有明显的抑制作用，其抗炎作用同免疫器官胸腺、脾脏关系不大。新、老法制品与生品抗炎作用相近。

3. 抑菌作用　白附子注射液对结核杆菌(H37RV)有一定抑制作用。

4. 对免疫细胞的作用　白附子水提取物(RTE)对小鼠脾细胞和人淋巴细胞的增殖活性有很强的促进作用，并有较好的量效关系；RTE的效应细胞是T细胞；RTE增强人杀伤细胞对肿瘤细胞的特异性杀伤活性和自然杀伤细胞的非特异性杀伤活性，促进单核细胞的细胞因子(肿瘤坏死因子和白介素1)的生成，并增强单核细胞对肿瘤细胞的吞噬功能。

毒性　小鼠静注LD_{50}：生白附子为32.58±2.65 g/kg；制白附子为29.57±2.7 g/kg。煎剂小鼠灌胃，制白附子组出现呼吸困难，活动减少，个别动物死亡；生白附子组未出现异常；说明毒性并不因炮制而减弱。禹白附粉混悬液5、10和15 g/kg，上、下午各给药1次，共灌胃28日，小鼠体重增长与对照组无明显差异，红细胞、白细胞及血红蛋白计数均在正常值范围内。

【药性】　《四川中药志》1960年版："性大温，味辛、甘，有毒。入胃、肝二经。"

【功用主治】　祛风痰，通经络，解毒镇痛。主治中风痰壅，口眼歪斜，偏头痛，破伤风，毒蛇咬伤，瘰疬结核，痈肿。

1.《中国药用植物志》："治淋巴结结核。"

2.《江西民间草药》："治毒蛇咬伤。"

3.《四川中药志》1960年版："镇痉止痛，祛风痰。治面部病，中风失音，心痛血痹，偏正头痛，喉痹肿痛，破伤风。"

4.《中国药用植物图鉴》："治头面生瘢疵，湿疮。"

【用法用量】　内服：煎汤，3～6 g；研末服，0.5～1 g，宜炮制后用。外用：捣烂敷；或研末调敷。

【宜忌】　血虚生风、内热生惊及孕妇禁服。

1.《四川中药志》1960年版："阴虚非真中寒者忌用。"

2.《陕西中草药》："阴虚中风及孕妇忌服。"

【选方】　1. 治口眼歪斜　制白附子12 g，僵蚕、全蝎各9 g。共为细末，分9包。每次1包，每日3次，黄酒送下。

2. 治偏、正头痛，三叉神经痛　制白附子、白芷、猪牙皂角各30 g。共为细末，每次3 g，每日2次，开水送服。(1、2方出自《陕甘宁青中草药选》)

3. 治跌打损伤，金疮出血，破伤风　生天南星30 g；生禹白附360 g，防风30 g，白芷30 g，天麻30 g，羌活30 g，以上六味，共研细粉，过筛，混合均匀。外用调敷患处，内用1～1.5 g。孕妇忌服。(《中华人民共和国药典》1963年玉真散)

4. 治腰腿痛，关节痛　白附子45 g，鸡血藤12 g，牛膝9 g，独活9 g，五加皮12 g。水煎服。(《山东中草药手册》)

5. 治毒蛇咬伤　独角莲根、生南星等分。研末，水酒调涂。(江西《中草药学》)

1459 白茅花 bái máo huā (《日华子》)

【异名】　菅花(《新修本草》)，茅花(《本经逢原》)，茅盔花、茅针花(《江苏省植物药材志》)。

【基原】　为禾本科白茅属植物白茅的花穗。

【原植物】　参见"白茅根"条。

【采收加工】　4～5月花盛开前，摘下带茎的花穗，晒干。

【药材】　白茅花 *Imperatae Flos*　主产于江苏、浙江。

性状　干燥的花穗呈圆柱形，长5～20 cm，小穗基部和颖片密被细长丝状毛，占花穗的绝大部分，灰白色，质轻而柔软，若棉絮状。小穗黄褐色，介于细长丝状毛中，不易脱落，外颖长圆状披针形，膜质；雌蕊花柱2裂，裂片线形，裂片上着生黄棕色毛。花序柄圆柱形，青绿色。气微，味淡。

【药性】　《新修本草》："味甘，温，无毒。"

【功用主治】　止血，定痛。主治吐血，衄血，刀伤。

1.《新修本草》："主衄血，吐血，灸疮。"

2.《日华子》："署刀箭疮，止血并痛。"

3.《江苏省植物药材志》："止血，对肺病咯血及鼻衄等有效。"

【用法用量】　内服：煎汤，9～15 g。外用：罨敷或塞鼻。

【选方】　治鼻衄　白茅花15 g，猪鼻1个。同炖约1小时，饭后服，服多次，可望根治。(《泉州本草》)

【各家论述】　《本经逢原》："茅花色白轻虚，力能上升入肺，散热止衄。"

1460 白茅针 bái máo zhēn (《本草拾遗》)

【异名】　茅苗(《本经》)，茅笋、茅针(《本草拾遗》)，茅锥(刘禹锡《传信方》)，茅蜜(《医林纂要》)，茅荑、茅揠(《植物名实图考》)，茅芽(《衷中参西录》)。

【基原】 为禾本科白茅属植物白茅的初生未放花序。

【原植物】 参见"白茅根"条。

【采收加工】 4～5月采摘未开放的花序，鲜用或晒干。

【药性】 甘，平。

1.《本草拾遗》："味甘，平，无毒。"

2.《日华子》："凉。"

【功用主治】 止血，解毒。主治衄血，尿血，大便下血，外伤出血，疮痈肿毒。

1.《本经》："主下水。"

2.《药性论》："能破血，治消渴。"

3.《本草拾遗》："主恶疮肿，未溃者，煮服之。生挼敷金疮止血。煮服之，主鼻衄及暴下血。"

4.《日华子》："通小肠，痈毒软疖不作头，脓煎和酒服。"

【用法用量】 内服：煎汤，9～15 g。外用：捣敷或塞鼻。

1461 白茅根 bái máo gēn（《本草经集注》）

【异名】 茅根、兰根、茹根（《本经》），地菅、地筋、兼杜（《别录》），白茅菅（《本草经集注》），白花茅根（《日华子》），丝茅（《纲目》），万根草（《铁岭县志》），茅草根（《草木便方》），地节根（《青海药材》），坚草根、甜草根（《河北药材》），丝毛草根（《中药志》），寒草根（《闽东本草》）。

【基原】 为禾本科白茅属植物白茅的根茎。

【原植物】 白茅 *Imperata cylindrica* (L.) Beauv. var. *major* (Nees) C. E. Hubb.

多年生草本，高20～100 cm。根茎白色，匍匐横走，密被鳞片。秆丛生，直立，圆柱形，光滑无毛，基部被多数老叶及残留的叶鞘。叶线形或线状披针形；根出叶长几与植株相等；茎生叶较短；叶鞘褐色，无毛，或上部及边缘和鞘口具纤毛，具短叶舌。圆锥花序紧缩呈穗状，顶生，圆筒状，长5～20 cm，宽1～2.5 cm；雄蕊2，花药黄色；雌蕊1，具较长的花柱，柱头羽毛状。颖果椭圆形，暗褐色，成熟的果序被白色长柔毛。花期5～6月，果期6～7月。

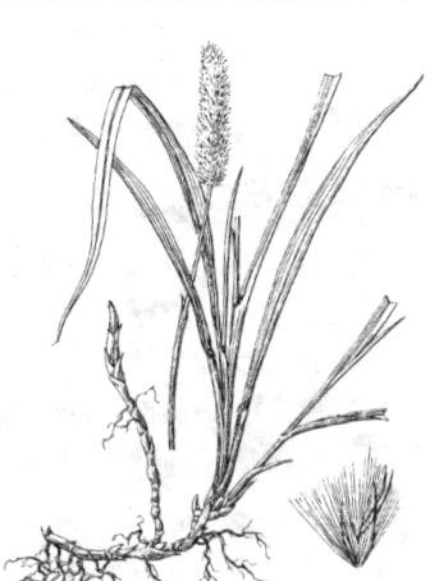

白 茅

生于路旁向阳干草地或山坡上。分布于华北、东北、华东、中南、西南及陕西、甘肃等地。

本植物的叶（茅草叶）、花穗（白茅花）、初生未放花序（白茅针）亦供药用，另设专条。

【采收加工】 春、秋季采挖，除去地上部分和鳞片状的叶鞘，鲜用或扎把晒干。

【药材】 白茅根 *Imperatae Rhizoma* 全国大部分地区均产，以华北地区产量较多。

性状 根茎呈长圆柱形，长30～60 cm，直径0.2～0.4 cm。表面黄白色或淡黄色，微有光泽，具纵皱纹，节明显，稍突起，节间长短不等，通常长1.5～3 cm。体轻，质略脆，断面皮部白色，多有裂隙，放射状排列，中柱淡黄色，易与皮部剥离。无臭，味微甜。

鉴别 (1) 根茎横切面：表皮为1列类方形小细胞，有的含硅质块。皮层较宽，最外为1～4列纤维，壁厚，木化；叶迹维管束10余个，环列，有限外韧型，具束鞘纤维，其旁常有裂隙；内皮层细胞内壁增厚，有的有硅质块。中柱内散有多数维管束，有限外韧型，近中柱鞘的维管束小而密，由纤维相连成环。中央常成空洞。

粉末特征：黄白色。表皮细胞平行排列，每纵行列多为1个长细胞与2个短细胞（1个木栓细胞及1个硅细胞）相间排列，偶见1个短细胞介于2个长细胞之间。内皮层细胞长方形，一侧壁甚薄，另一侧壁增厚，层纹及孔沟明显，壁上有硅质块。中柱鞘厚壁细胞类长方形；根茎茎节处中柱鞘细胞呈石细胞状。下皮纤维常具横隔。此外，有木纤维。

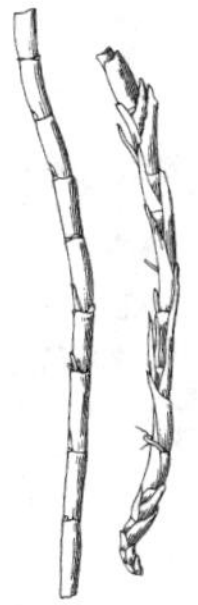

白茅根（根茎）外形

(2) 取本品粗粉5 g，加苯30 ml，加热回流1小时，滤过。取滤液5 ml，蒸干，残渣加醋酐1 ml，使溶解，再加硫酸1～2滴，即显红色，后渐变成紫红色、蓝紫色，最后变为污绿色（检查甾酮）。

【成分】 根茎含三萜化合物：芦竹素（arundoin），印白茅素（cylindrin），薏苡素（coixol），羊齿烯醇（fernenol），西米杜鹃醇（simiarenol），异山柑子萜醇（isoarborinol）；内酯类：白头翁素（anemonin）；有机酸类：cylindol A，B，cylidrene，di-methyl-4，4′-dimethoxy-5，6，5′，6′-dimethylenedioxy biphenyl-2，2′-decarboxylate，对桂皮酸（*p*-coumaric acid），棕榈酸（palmitic acid）；甾醇类：豆甾醇（stigmasterol），*β*-谷甾醇（*β*-sitosterol），菜油甾醇（camposterol）；糖类：多量蔗糖，葡萄糖及少量果糖，木糖；有机酸类：枸橼酸（citric acid），草酸（oxalic acid）及苹果酸（malic acid）。

【药理】 1. 利尿作用 白茅根煎剂和水浸剂灌胃，对正常家兔有利尿作用。煎剂灌胃对水负荷小鼠亦有明显的利尿作用。给药5～10日时，利尿作用最明显。

2. 促凝血作用 白茅根粉能显著缩短兔血浆复钙时间。但白茅根含钙较多，可能干扰实验结果。

3. 对心肌的影响 白茅根水醇提取物40 g/kg腹腔注射，小鼠心肌^{86}Rb的摄取量比生理盐水组增加47.4%。

4. 增强免疫功能 白茅根水煎剂给小鼠灌胃，能显著提高小鼠腹腔巨噬细胞的吞噬功能，明显增加吞噬率和吞噬指数、辅助性T细胞（Th）数目，并促进白介素2（IL-2）的产生。白茅根水煎剂灌胃，可提高正常及氢化可的松所致免疫功能低下小鼠外周血淋巴细胞（LC）非特异性酯酶染色（ANAE）阳性细胞百分率。对T淋巴细胞亚群细胞有一定影响，可提高$CD4^+$ T淋巴细胞百分率，提高$CD4^+/CD8^+$比值，降低$CD8^+$ T淋巴细胞百分率。

5. 其他作用 体外试验，其煎剂对福氏痢疾杆菌和宋内痢疾杆菌有轻度抑制作用，对志贺和斯密士痢疾杆菌无作用。白茅根煎剂给小鼠灌胃，对醋酸扭体反应和醋酸诱发的毛细血管通透性增高均有明显的抑制作用，且能明显抑制乙醇引起的小鼠自发活动的增加。

毒性 白茅根煎剂给小鼠灌胃的LD_{50}大于160 g/kg；静注白茅根精制水溶液小鼠的LD_{50}为21.42±1.09 g/kg。

【炮制】 1. 白茅根 取原药材，除去杂质，洗净稍润切段，干燥。

2. 茅根炭 ① 取净白茅根段，置锅内用武火炒至表面焦褐色，内部棕褐色，喷淋清水少许，灭尽火星，取出，晾干，凉透。② 取净白茅根段，置煅锅内，上面覆盖一碗，两锅接合处用黄泥封闭，上压重物，用火煅烧至贴在上锅底上的白纸显黄色，放凉，取出。

饮片性状 参见"药材"项。

贮干燥容器内，置通风干燥处；茅根炭及时散热，防止复燃。

【药性】 甘，寒。归心、肺、胃、膀胱经。

1.《本经》："味甘，寒。"

2.《别录》："无毒。"

3.《滇南本草》："入胃、小肠二经。"

4.《医学入门》："性甘，平。"

5.《本草汇》："入手太阴、少阴、太阳，足太阴、阳明经。"

6.《本草求真》:“专入胃、肝。”

7.《本草再新》:“味甘、苦,性寒。”

【功用主治】 清热生津,凉血止血,利尿通淋。主治热病烦渴,肺热喘咳,胃热呕逆,血热出血,小便淋沥涩痛,水肿,黄疸。

1.《本经》:“主劳伤虚羸,补中益气,除瘀血血闭寒热,利小便。”

2.《别录》:“下五淋,除客热在肠胃,止渴,坚筋,(治)妇人崩中。久服利人。”

3.《药性论》:“能破血,主消渴。”

4.《日华子》:“主妇人月经不匀,通血脉淋沥。”

5.《纲目》:“止吐衄诸血,伤寒哕逆,肺热喘急,水肿黄疸,解酒毒。”

6.《本草正》:“治痈疽疖毒及诸毒诸疮。”

7.《本经逢原》:“治胃反上气,五淋疼热及痘疮干紫不起。”

8.《玉楸药解》:“清金利水,敛血通经。”

9.《重庆草药》:“治红肿关节炎。炖肉服则性滋补,能解内热骨蒸,妇女经期血热骨痛。”

10.《陕西中草药》:“治牙龈出血,过敏性紫癜。”

【用法用量】 内服:煎汤,10～30 g,鲜品 30～60 g;或捣汁。外用:鲜品捣汁涂。

【宜忌】 虚寒出血、呕吐、溲多不渴者禁服。

1.《品汇精要》:“妊娠不可服。”

2.《本草蒙筌》:“忌犯铁器。”

3.《本草经疏》:“因寒发哕,中寒呕吐,湿痰停饮发热,并不得服。”

4.《本草微要》:“吐衄有因于寒,有因于虚者,非所宜也。”

【选方】 1. 治热渴,头痛,壮热,及妇人血气上冲闷不堪　茅根(切)二升。三捣取汁令尽,渴即服之。(《千金方》)

2. 治虚劳证,痰中带血　鲜茅根四两(切碎),鲜藕四两(切片),煮汁常常饮之。若大便滑者,茅根宜减半,再用生山药细末两许,调入药汁中,煮作茶汤服之。(《衷中参西录》二鲜饮)

3. 治胃反,食即吐出,上气　芦根、茅根各二两。细切,以水四升,煮取二升,顿服之,得下,良。(《千金方》)

4. 治胃火上冲,牙龈出血　鲜白茅根 60 g,生石膏 60 g,白糖 30 g。水煎,冲白糖服。(《河南中草药手册》)

5. 治阴虚不能化阳,小便不利,或有湿热壅滞,以致小便不利,积成水肿　白茅根一斤,掘取鲜者,去净皮与节间小根,细切。将茅根用水四大碗,煮一沸,移其锅置炉旁,候十数分钟,视其茅根若不沉水底,再煮一沸,移其锅置炉旁,须臾视其根皆沉水底,其汤即成。去渣,温服多半杯,日服五六次,夜服两三次,使药力相继,周十二时,小便自利。(《衷中参西录》白茅根汤)

6. 治崩中　白茅根二十斤,小蓟根十斤。捣绞取汁,煮取五升,服一升,日三四。(《医心方》引《深师方》)

7. 治过敏性紫斑　鲜白茅根 125 g,大青叶 15 g。加水 750 ml,煎至 250 ml,分 3 次,1 日服完。(《陕西中草药》)

8. 治麻疹　鲜茅根不拘量。水煎代茶服,疹未透者轻煎,疹已透煮浓煎,若热毒火盛,取鲜茅根 30～60 g,和等量荸荠皮,水煎代茶饮。(《闽东本草》)

【临床报道】 治疗肾炎　白茅根(干品)250 g,加水 500～1 000 ml,水煎至 200～400 ml,分早晚 2 次口服。共治疗肾小球肾炎 36 例,结果:水肿全消 28 例,显著消退 6 例,减轻 2 例。一般在服药 1～4 星期出现利尿作用。另外治疗 2 星期后,急性肾炎 18 例血压升高者全部恢复正常,慢性肾炎 9 例中,2 例恢复正常,7 例改善。临床观察发现,本法对急性肾炎疗效最佳,慢性则差,对肝硬化、心衰引起的水肿则无效。

【各家论述】 1. 蒋仪《药镜》:“内热则瘀,瘀则气滞,滞以津枯,性寒凉血,故补中而止吐衄。热去则血和,和则瘀消,消则闭通,性甘能益血,故扶脾而利淋便。”

2.《纲目》:“白茅根甘,能除伏热,利小便,故能止诸血、哕逆、喘急、消渴,治黄疸水肿,乃良物也。世人因微而忽之,惟事苦寒之剂,致伤冲和之气,乌足知此哉?”

3.《本草经疏》:“血热则瘀,瘀则闭,闭则寒热作矣。(茅根)寒凉血,甘益血,热去则血和,和则瘀消而闭通,通则寒热自止也。小便不利,由于内热也,热解则便自利。淋者,血分虚热所致也,凉血益血,则淋自愈,而胃肠之客热自解,津液生而渴亦止矣。肝藏血而主筋,补血凉肝,则筋坚实矣。血热则崩,凉血和血,则崩自愈矣。血热则妄行,溢出上窍为吐、为咯、为鼻衄、齿衄。凉血和血,诸证悉除。益脾补中,利小便,故亦治水肿黄疸,而兼理伤寒哕逆也。”

4.《本经逢原》:“白茅根,《本经》主治劳伤虚羸者,以甘寒能滋虚热,而无伤犯胃气之虞也。言补中益气,胃热去而中气复。是指客邪入伤中州,渐成虚羸而言,非劳伤本病所宜。”

5.《本草求真》:“茅根,清热泻火,消瘀利水,专理血病,凡一切吐血、衄血、血瘀、血淋、血崩、血闭,并哕逆、喘急、黄疸、水肿等证,因热因火而成者,服之热除而血即理,火退而气与水消矣。”“此药味甘性纯,甘不泥膈,寒不伤中,为治虚羸客热犯中州之剂。”

6.《衷中参西录》:“白茅根必用鲜者,其效方著。春前秋后刨用之味甘,至生苗盛茂时,味即不甘,用之亦有效验,远胜干者。”“若久煎,其清凉之性及其宣通之力皆减,服之即无效矣。所煮之汤,历一昼夜即变绿色,若无发酵之味,仍然可用。”

7.《本草正义》:“(白茅根)非治虚劳之本病也。按虚劳之病,本无寒凉主治之理,此以中州热邪言之,以其灼烁津液,即为虚羸之源,乃治之于劳热发轫之初,非治之于虚劳既成之后,此中分寸次序,自宜明辨;否则,中气大虚,再投寒剂,未有不剿绝微阳,速其陨灭者矣。又,茅根治哕逆呕吐,专为胃火主剂,若胃气虚寒,亦作呃逆,则丁香柿蒂之主治,证同而情异,有识之士亦万万不致误用。再,《日华子》主妇人月经不匀、血脉淋沥,此亦就血热者言之,非统治虚寒之愆期及血枯之淋沥。”

1462 白松塔 bái sōng tǎ (《山西中草药》)

【异名】 松塔、松球、松果、椁树核桃(《山西中草药》),蛇皮松果、白松果(南药《中草药学》)。

【基原】 为松科松属植物白皮松的球果。

【原植物】 白皮松 *Pinus bungeana* Zucc. ex Endl. 又名:白松(《清稗类钞》),白骨松、三针松、白果松、虎皮松、蟠龙松(《中国植物志》)。

乔木,高达 30 m,胸围可达 3 m。树皮灰绿色或淡灰褐色,不规则剥裂;一年生枝灰绿色,无毛。冬芽红褐色,卵圆形。针叶 3 针一束,粗硬,长 5～10 cm,径 1.5～2 mm,叶背及腹面两侧均有气孔线,先端尖,边缘有细锯齿;叶鞘早落。雄球花卵圆形或椭圆形,长约 1 cm,多数聚生于新枝基部成穗状,长 5～10 cm;雌花序 1 至数枚生新枝上部。球果卵圆形,通常单生,初直立,后下垂,熟时淡黄褐色,长 5～7 cm,径 4～6 cm,种鳞先端厚,鳞盾多为菱形,有横脊,鳞脐生于鳞盾的中央,有刺尖。种子灰褐色,近倒卵圆形,长约 1 cm,种翅短,赤褐色,易脱落,长约 5 mm。花期 4～5 月,果熟期翌年10～

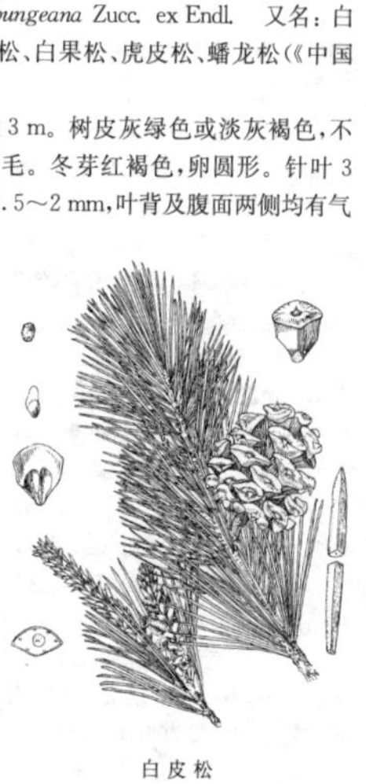
白皮松

11月。

生于海拔500～1 800 m的山地。分布于山西、河南、四川、陕西、甘肃等地。此外，北京、辽宁、江苏、浙江、江西(庐山)、山东有栽培。

【采收加工】 11～12月采收球果。

【药材】 白松塔 *Pini Bungeanae Strobilus* 产于山西、河南、陕西、甘肃、四川及湖北等地。

性状 球果卵圆形，长5～7 cm，淡黄褐色或棕褐色。种鳞先端厚，鳞盾多为菱形，有横脊，鳞脐生于鳞盾中央，具刺尖。种子倒卵圆形，长约1 cm，种皮棕褐色，胚乳白色，气香，味甜，富油质；种翅长5 mm，有关节，易脱落。

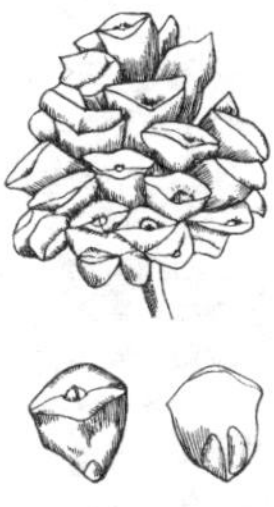
白松塔(球果)外形

【成分】 白松塔含皂苷、酚类、挥发油，挥发油中含枸橼酸(limonene)等。

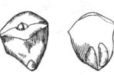

【药理】 1. 祛痰、镇咳及平喘作用 以煎剂50 g/kg或酚部分1.5 g/kg给小鼠灌服，用酚红目测比色法发现白松塔水煎液及酸、酚部分有明显的祛痰作用，且进一步证明其祛痰有效部分在酚性部分；挥发油部分亦有一定的祛痰作用，其祛痰有效部分集中在中性油Ⅱ。总挥发油2 g/kg或其中的中性部分0.7 g/kg对以氨水引咳的小鼠有止咳作用。有效成分在挥发油部分，特别是集中在中性油Ⅰ部分。其镇咳作用往往随祛痰作用同时发生。给经组胺乙酰胆碱混合液预选的豚鼠灌胃给药，共5日，发现白松塔挥发油部分对豚鼠支气管痉挛有平喘作用，其平喘有效部分主要为中性油Ⅰ。

2. 对慢性支气管炎的作用 给实验性慢性支气管炎小鼠每日灌服煎剂50 g/kg，连续10日，可促进病变组织的恢复。对烟熏所致慢性气管炎大鼠，服煎剂3星期，病变亦有明显好转，气管浆液腺与黏液腺的比值恢复到近于1∶1，各级支气管黏膜杯状细胞也较对照组减轻，细支气管炎症也大部分恢复。挥发油乳剂未见此作用。

3. 抑菌作用 体外试验中，总挥发油1.31 mg/ml对肺炎球菌有抑制作用；2.62 mg/ml对流感杆菌、甲型链球菌有抑制作用；10.5 mg/ml对卡他球菌有抑制作用。但灌服对感染肺炎球菌的小鼠无保护作用。

4. 其他 2 g煎剂给小鼠灌服，以抖笼法观察到小鼠的自发活动明显减少；同样剂量亦能减少小鼠低气压下的死亡率。2%总挥发油15 ml/kg给大鼠灌胃，可使24小时尿排泄的17-酮类固醇的量明显增加。

毒性 小鼠1次灌胃的LD_{50}，挥发油为2.29 g/kg，酚性部分为0.208 g/kg。挥发油和酚性部分的毒性表现为镇静、闭眼、厌食、竖毛、肢体肌肉松弛甚至瘫痪。大鼠灌服煎剂50 g/kg或2%挥发油乳剂15 ml/kg，每日1次，连续1.5个月，对体重和肝功能无不良影响，病理切片检查亦未发现异常。

【药性】 《山西中草药》："苦，温。"

【功用主治】 祛痰，止咳，平喘。主治哮喘，咳嗽，气短，痰多。

1.《山西中草药》："镇咳，祛痰，消炎，平喘。主治慢性气管炎，咳嗽，气短，吐白沫痰。"

2.《全国中草药汇编》："主治哮喘。"

【用法用量】 内服：煎汤，30～60 g。

【选方】 治慢性气管炎 白松塔36 g，黄芩、连翘各15 g。加水4倍，煎2次，过滤，浓缩至100 ml。分早晚饭后30分钟各服50 ml。(《全国中草药汇编》)

1463 白枪杆 bái qiāng gǎn (《科学的民间草药》)

【异名】 根根药(《科学的民间草药》)，大皮消、大树皮、毡帽老(《云南中草药》)。

【基原】 为木犀科梣属植物白枪杆的树皮。

【原植物】 白枪杆 *Fraxinus malacophylla* Hemsl. 又名：对节子树(《新华本草纲要》)。

落叶乔木，高约10 m。树皮灰白色。芽裸露，密被锈色糠秕状毛和短茸毛。幼枝稍扁，近四棱形，密被褐色茸毛，小枝灰褐色，具纵棱，疏被柔毛和短茸毛；皮孔细小，稀疏散生。叶轴上面具窄沟，均密被棕色茸毛；小叶9～15枚，革质，椭圆形至披针状椭圆形，先端急尖或钝，基部楔形至阔楔形。圆锥花序生于当年生枝端或上部叶腋；苞片线形；花梗细，与苞片均密被黄色茸毛；花萼杯状，先端截平或浅裂而成阔三角形，微被毛；花冠白色，裂片线形；两性花具雄蕊2，伸出药冠之外；雌蕊柱状棍棒状，2浅裂。翅果匙形，翅甚扁平，下延至坚果中部以下。花期6月，果期9～10月。

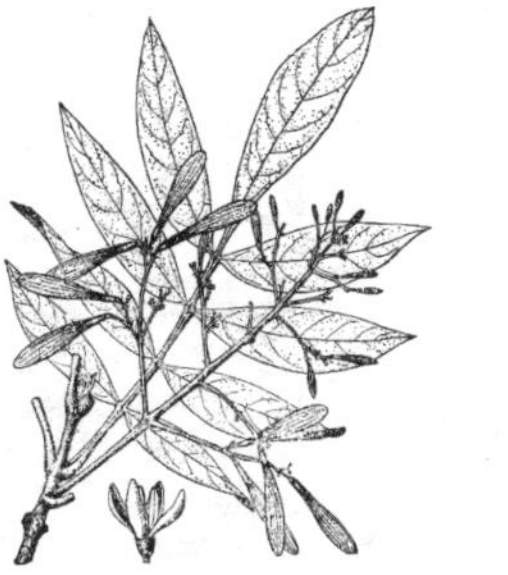
白枪杆

生于石灰岩山地次生林中。分布于广西、云南。

本植物的根(白枪杆根)亦供药用，另设专条。

【采收加工】 全年均可采，切片，晒干。

【成分】 树皮含新宁碱(sinine)。

【药性】 苦、涩，凉。

【功用主治】 《云南中草药》："消食健胃，截疟，驱虫。"

【用法用量】 内服：煎汤，15～30 g。

【选方】 1. 治间日疟、恶性疟 白枪杆树皮15～30 g。红糖引煎服。

2. 治绦虫 白枪杆树皮15～30 g。煎服。

3. 治食积腹胀 白枪杆树皮15～30 g。煎服。

4. 治风湿，跌打，骨折 白枪杆15～30 g煎服。(1～4方出自《云南中草药》)

1464 白刺花 bái cì huā (《文山中草药》)

【基原】 为豆科槐属植物白刺花的花。

【原植物】 参见"白刺花根"条。

【采收加工】 3～5月花未放足时采收，鲜用或晒干。

【药理】 1. 抗炎镇痛作用 小鼠口服白刺花总生物碱，明显减少乙酸引起的扭体反应次数，半数有效量(ED_{50})为93 mg/kg，能显著抑制乙酸提高小鼠腹腔毛细血管通透性和二甲苯引起的小鼠耳郭肿胀，也显著抑制角叉菜胶引起的足跖肿胀，但对组胺提高大鼠皮肤毛细血管通透性无抑制作用。

2. 止泄作用 小鼠口服白刺花总生物碱100和200 mg/kg，显著减少蓖麻油引起的腹泻次数，但对番泻叶引起的腹泻次数无减少作用。上述两剂量还能抑制小鼠胃肠推进运动，推测其止泻机制可能是抑制胃肠推进运动和抗炎。

毒性 其对小鼠的口服和腹腔注射LD_{50}分别为1 010±110 mg/kg和418±26 mg/kg。

【药性】 苦，凉。

【功用主治】 清热解暑。主治暑热烦渴。

【用法用量】 内服：泡茶，1～3 g。

1465 白砂糖 bái shā táng (《纲目》)

【异名】 石蜜(《新修本草》)，白糖(《子母秘录》)，糖霜(《日用本草》)，白霜糖(《本草备要》)。

【基原】 为禾本科甘蔗属植物甘蔗的茎中液汁，经精制而成的乳白色结晶体。

【原植物】 参见“甘蔗”条。

【药性】 甘，平。归脾、肺经。

1.《新修本草》：“石蜜，味甘，寒，无毒。性冷利。”

2.《本草衍义补遗》：“入脾。”

3.《本草从新》：“甘，温。”

4.《随息居饮食谱》：“甘，平。”

【功用主治】 和中缓急，生津润燥。主治中虚腹痛，口干燥渴，肺燥咳嗽。

1.《新修本草》：“主心腹热胀，口干渴。”

2.《食疗本草》：“治目中热膜，明目。”

3.《日华子》：“润心肺，杀虫，解酒毒。”

4.《纲目》：“治嗽消痰，解酒和中，和中助脾，缓肝气。”

5.《随息居饮食谱》：“润肺，和中，缓肝，生液，化痰止嗽，解渴析酲，杀鱼蟹腥，制猪肉毒，辟韭蒜臭，降浊怡神。”

【用法用量】 内服：入汤和化，10～15 g。外用：调敷。

【宜忌】《本草从新》：“中满者勿服，多食助热，损齿生虫。”

【选方】 1. 润肺气，助五脏精 石蜜和枣肉、巨胜末丸，每食后含一两丸。(《食疗本草》)

2. 治腹中紧 砂糖以酒三升煮服之，不过再服。(《子母秘录》)

3. 治中虚脘痛，食蟹不舒，啖蒜韭而口臭 以糖霜煎浓汤饮。(《随息居饮食谱》)

4. 治烫火伤 白糖 30 g，梅片 3 g。用砂锅将白糖炒黑，成块状为度，加冰片研细末，用香油调涂伤处。(《河北中医药集锦》白糖散)

【各家论述】 1.《纲目》：“石蜜、糖霜、冰糖，比之紫砂糖性稍平，功用相同，入药胜之，然不冷利。若久食则助热，损齿、生虫之害同也。”

2.《本草经疏》：“其味甘，其气寒，其用在脾，故主心腹热胀。甘寒能除热生津液，故主口干渴及咳嗽生痰也。多食亦能害脾，以其味大甘耳。”

1466 白果叶 bái guǒ yè (《品汇精要》)

【异名】 银杏叶(通称)。

【基原】 为银杏科银杏属植物银杏的叶。

【原植物】 参见“白果”条。

【采收加工】 8～10 月分期分批采摘，晒干、烘干或鲜用。

【药材】 白果叶 *Folium Ginkgo* 全国大部分地区均产。

性状 叶片多皱折或破碎，完整者呈扇形，长 4～8 cm，宽 5～10 cm，上缘有不规则波状缺刻，有的中央凹入，基部楔形，叶脉细密，为多数二叉状平行脉；叶柄长 2～7 cm。纸质，易纵向撕裂。气微，味微涩。

鉴别 (1) 叶横切面：上表皮细胞 1 列，外被角质层。叶肉细胞分化不明显，多角形或类长圆形，细胞中常含棕色物或布满油滴状物；维管束外韧型，分泌道存在于维管束间。下表皮细胞 1 列，外被角质层；有内陷气孔。较老叶维管束周围有 1～2 列厚壁细胞组成的维管束鞘；叶肉细胞含草酸钙簇晶。

(2) 取本品碎片 10 g，加水 10 ml，煮沸 15 分钟，趁热滤过。取滤液 2 ml，加镁粉少量及盐酸 3～4 滴，置水浴中加热数分钟，显棕红色；取滤液适量点于滤纸上，喷 2% 三氯化铝乙醇溶液，干后置紫外光灯(365 nm)下观察，显黄绿色荧光(检查黄酮类)。

【成分】 叶含黄酮类化合物：山柰酚(keampferol)，木犀草素(luteolin)，杨梅树皮素(myricetin)，槲皮素(quercetin)，异鼠李素(isorhamnetin)，丁香黄素(syringetin)，山柰酚-3-鼠李葡萄糖苷(kaempferol-3-rhamnoglucoside)，山柰酚-3(6‴-对香豆酰葡萄糖基-β-1，4-鼠李糖苷)〔kaempferol-3-(6‴-*p*-coumaroylglucosyl-β-1，4-rhamnoside)〕，山柰酚-3-*O*-(2″-*O*-β-*D*-吡喃葡萄糖基)-α-*L*-吡喃鼠李糖苷〔kaempferol-3-*O*-(2″-*O*-β-*D*-glucopyranosyl)-α-*L*-rhamnopyranoside〕，山柰酚-3-*O*-〔2″-*O*-6‴-*O*-[对-(7⁗-*O*-β-*D*-吡喃葡萄糖基)香豆酰基]-β-*D*-吡喃葡萄糖基〕-α-*L*-吡喃鼠李糖苷{kaempferol-3-*O*-〔2″-*O*-6‴-*O*-[*p*-(7⁗-*O*-β-*D*-glucopyranosyl)coumaroyl]-β-*D*-glucopyranosyl〕-α-*L*-rhamnopyranoside}，山柰酚-3-*O*-(2″-*O*-α-*L*-吡喃鼠李糖基-6″-*O*-α-*D*-吡喃鼠李糖基-β-*D*-吡喃葡萄糖苷)〔kaempferol-3-*O*-(2″-*O*-α-*L*-rhamnopyranosyl-6″-*O*-α-*D*-rhamnopyranosyl-β-*D*-glucopyranoside)〕，3′-*O*-甲基杨梅树皮素(3′-*O*-methylmyricetin)，槲皮素-3-*O*-(2″-*O*-β-*D*-吡喃葡萄糖基)-α-*L*-吡喃鼠李糖苷〔quercetin-3-*O*-(2″-*O*-β-*D*-glucopyranosyl)-α-*L*-rhamnopyranoside〕，槲皮素-3-*O*-〔2″-*O*-6‴-*O*-[对-(7⁗-*O*-β-*D*-吡喃葡萄糖基)香豆酰基]β-*D*-吡喃葡萄糖基〕-α-*L*-吡喃鼠李糖苷{quercetin-3-*O*-〔2″-*O*-6‴-*O*-[*p*-(7⁗-*O*-β-*D*-glucopyranosyl)coumaroyl]β-*D*-glucopyranosyl〕-α-*L*-rhamnopy ranoside}，槲皮素-3-*O*-〔2″-*O*-(6‴-*O*-对香豆酰基)β-*D*-吡喃葡萄糖基〕-α-*L*-吡喃鼠李糖基-7-*O*-β-*D*-吡喃葡萄糖苷{quercetin-3-*O*-〔2″-*O*-(6‴-*O*-*p*-coumaroyl)-β-*D*-glucopyranosyl〕-α-*L*-rhamnopyranosyl-7-*O*-β-*D*-glucopyranoside}，槲皮素-3-*O*-(2″-*O*-α-*L*-吡喃鼠李糖基-6″-*O*-α-*D*-吡喃鼠李糖基-β-*D*-吡喃葡萄糖苷)〔quercetin-3-*O*-(2″-*O*-α-*L*-rhamnopyranosyl-6″-*O*-α-*D*-rhamnopyranosyl-β-*D*-glucopyranoside)〕，槲皮素-3-*O*-α-6‴-对香豆酰葡萄糖基-β-1，4-鼠李糖苷〔quercetin-3-*O*-α-(6‴-*p*-coumaroyl-glucosyl-β-1，4-rhamnoside)〕，槲皮素-3-*O*-芸香糖苷(quercetin-3-*O*-rutinoside)，异鼠李素-3-*O*-芸香糖苷(isorhamnetin-3-*O*-rutinoside)，丁香黄素-3-芸香糖苷(syringetin-3-rutinoside)等；属于双黄酮类的成分有：穗花杉双黄酮(amentoflavone)，银杏双黄酮(bilobetin)，白果双黄酮(ginkgetin)，异白果酸黄酮(isoginkgetin)，金松双黄酮(sciadopitysin)，5′-甲氧基银杏双黄酮(5′-methoxybilobetin)；属于儿茶素类的成分有：右旋儿茶素(catechin)，左旋表儿茶素(epicatechin)，右旋没食子儿茶素(gallocatechin)，左旋表没食子儿茶素(epigallo catechin)；苦味萜类成分：白果苦内酯(ginkgolide)A、B、C、J、M 及银杏内酯(bilobalide)A；生物碱：6-羟基犬尿酸(6-hydroxykynurenic acid)；酸类及酯类成分：白果酸(ginkgolic acid)，氢化白果酸(hydroginkgolic acid)，氢化白果亚酸(hydroginkgolinic acid)，腰果酸(anacardic acid)，莽草酸(shikimic acid)，奎宁酸(quinic acid)，抗坏血酸(ascorbic acid)，6-羟基-2-十四烷基苯甲酸(6-hydroxy-2-tetradecylbenzoic acid)，亚麻酸(linolenic acid)，6-十五碳烯基水杨酸(6-pentadecenyl salicylic acid)，水杨酸-6-十七烯醇酯(6-heptadecenyl salicylic acid)；醇、酚、醛、酮类成分：白果醇(ginnol)，正二十八醇(1-octacosanol)，正二十六醇(1-hexacosanol)，红杉醇(sequoyitol)，α-己烯醛(α-hexenal)，白果酮(ginnone)，银杏酮(bilobanone)，白果酚(ginkgol)，蒎立醇(pinite)，β-谷甾醇(β-sitosterol)；聚异戊烯醇(polyprenol)化合物：(*Z*，*Z*)-1，5-二对羟苯基-1，4-戊二烯〔(*Z*，*Z*)-4，4′-(1，4-pentadiene-1，5-diyl)diphenol〕。

【药理】 1. 对脑细胞及脑循环的影响 (1) 增加脑血流量，改善脑细胞代谢 银杏叶制剂(GbE)静脉注射或口服可使犬、猫、大鼠、人的脑血流量或局部脑血流量增加，降低血管阻力，可抑制自体血清引起的家兔脑皮质血管痉挛，增加大鼠缺氧状态下脑葡萄糖转运和利用。

(2) 对脑细胞损伤的保护作用 GbE 能明显改善急性脑梗死患者肢体运动功能，显著降低血浆 TXB_2 含量，提高 $6\text{-k-PGF}_{1\alpha}$ 水平。GbE 可显著降低局灶性脑缺血大鼠脑梗死范围和脑含水量，改善行为障碍；可抑制脑缺血再灌注大鼠 PKC 活性，上调 bcl-2 蛋白表达和下调 Bax 蛋白表达，而起保护作用；还可降低由血压急剧升高或由脑缺血所致大鼠血脑屏障通透性的增加。

2. 对中枢神经系统的影响 (1) 改善学习记忆 GbE 能改

善人短期记忆。银杏叶提取物(EGb761)每日 75 或 150 mg/kg 灌胃，连续 5 日，对正常小鼠学习记忆均有明显的增强作用，并能促进小鼠的空间辨别学习能力，改善地西泮和氯胺酮引起的学习记忆障碍。

(2) 保护神经作用　GbE 对听神经、前庭感觉上皮细胞均有保护作用。EGb761 可减轻周围神经损伤后的大鼠脊神经节感觉神经元的损害；可减轻缺血再灌注损伤小鼠海马 CA-1 区神经元的损伤，改善记忆功能，其机制可能与抑制自由基生成以及抑制海马，皮层及下丘脑等各脑区组织线粒体膜蛋白结合 Ca^{2+} 的升高有关；能下调脊神经根撕脱后前角运动神经元 NOS 基因的表达，提高受损运动神经元的存活率。

(3) 改善衰老、痴呆等脑功能障碍　新生大鼠腹腔注射银杏叶提取物 25 mg/kg，可降低其脑组织 Glu、Asp、NO 含量及凋亡细胞百分数；进一步实验表明该作用与增加脑组织神经元特异性烯醇化酶、S-100 蛋白 mRNA 的表达以改变能量代谢及细胞内 Ca^{2+} 浓度有关。

3. 对心血管系统的影响　(1) 对心脏的影响　银杏叶总黄酮(TFGb)腹腔注射可明显降低心肌梗死兔心电图中 ST 段异常抬高的总幅度以及病理性 Q 波的出现数；并显著抑制心肌组织磷酸肌酸激酶释放。预防用药可缩小心肌梗死范围。银杏叶提取物注射剂能有效地抑制心肌缺血再灌注损伤家兔中性粒细胞(PMN)活化，降低 CD11/CD18 表达率和血浆 MDA、肌钙蛋白含量。

(2) 对血管的影响　GbE 能使家兔离体腔静脉条及动脉条(通过肾上腺素能系统)呈剂量依赖性收缩；低浓度则刺激内皮细胞(EC)释放 EDRF，拮抗肾上腺素引起的动脉条收缩，(EC_{50} 为 36 nmol/L)。TFGb 对血管紧张素转化酶有较强的抑制作用，可能是其舒张血管的机制之一。GbE 刺激猪主动脉平滑肌细胞葡萄糖转运和糖原合成，使血管壁营养物质增加。GbE 可减轻 EC 超微结构损害；又可增加 EDRF 释放，舒张微动脉，缩短毛细血管扩散距离，及早恢复和改善微循环水平组织灌流，减轻“无复流”发生。GbE 可抑制轻度修饰低密度脂蛋白诱导的人脐静脉内皮细胞(HUVEC)与人类单核细胞系 U_{937} 的黏附，保护 HUVEC，减少轻度修饰低密度脂蛋白对其活化，有利于延缓动脉粥样硬化早期进展。GBE 可抑制 LDL 和 oxLDL 刺激细胞因子(TNFα、IL-6、IL-8)的分泌而调控血管平滑肌细胞(VSMC)的生物学功能。

(3) 对心脏血流动力学和冠脉流量的影响　静注 EGb761 能显著增加家兔冠脉流量，降低 LVSP 和 dp/dt_{max}，延长 t-dp/dt_{max}，减慢心率及降低心肌的收缩振幅。

4. 抗凝、抗血栓作用　白果苦内酯 B(BN52021)可高度特异性阻断 PAF 受体，可浓度依赖性抑制 PAF 诱导的血小板聚集以及血小板血栓的形成。GbE 和 TFGb 可拮抗 PAF、ADP 等诱导的体内、体外血小板聚集以及血栓形成，降低血液黏性，延缓血液凝固。

5. 对平滑肌的影响　(1) 对支气管平滑肌的影响　GbE 可扩张支气管，直接松弛气管平滑肌，抑制组胺性哮喘，其机制可能是抑制气道壁内上皮细胞血红蛋白氧合酶 1 的表达。

(2) 对胃肠道平滑肌的影响　GbE 可压抑 ACh 对胃肌电活动的增强作用。EGb 可抑制离体豚鼠回肠平滑肌收缩，亦能拮抗 ACh 和 His 所介导的平滑肌强直性收缩，尚可增加小肠平滑肌张力，可能是改变或调整平滑肌细胞的某些离子通道或代谢过程的结果，也可能与影响 5-HT、ACh、NA 等肠神经系统递质的释放有关。

(3) 对阴茎海绵体平滑肌的影响　EGb 通过激活内皮源性 NOS 刺激 EC 释放 NO 而舒张阴茎海绵体平滑肌。

6. 抗胃溃疡作用　腹腔注射 EGb10 mg/kg、20 mg/kg 和 40 mg/kg，可显著拮抗应激所致大鼠胃肌电活动紊乱及血浆和胃黏膜组织 MDA 水平的异常升高，使胃黏膜溃疡指数明显降低，并具有剂量依赖性，其机制可能与抑制 PAF 有关。GbE 可减小乙酸烧灼型溃疡大鼠的溃疡体积，减轻组织病理变化；对应激和吲哚美辛诱发的急性胃黏膜病变以及束缚-冷冻应激和 L-NNA+30%乙醇致胃黏膜损伤亦有明显保护作用，可能与促进胃黏液和内源性 PGE_2 合成以及增加内源性 NO 释放有关。

7. 降血脂、降血糖及对糖尿病的治疗作用　EGb 能降低四氧嘧啶糖尿病大鼠血糖、HbAlc、BUN、NO 水平，升高血清胰岛素；改善血脂代谢，使 HDL 升高而 TG、TC、LDL 以及 MDA 显著降低，提高 SOD 和 GSH-Px 活性，抑制肾脏基底膜增厚及基质增生，减少尿蛋白。GbE 每日 0.5 g/kg、1.0 g/kg 喂服 12 星期，可显著减少高脂饮食家兔动脉粥样硬化斑块面积，可能与降血脂、抗氧化、增加 NO 的含量有关。

8. 对肺的保护作用　GbE 8 mg/kg 灌胃，对衰老大鼠急性肺损伤(ALI)有显著的保护作用，减少肺间质及肺泡中的炎性细胞；降低肺泡灌洗液中蛋白、血中乳酸、内皮素-1、MDA、NO、TNFα 含量及肺通透指数；降低 LDH 和肺组织中 MPO 活性；提高肺组织 Na^+，K^+-ATP 酶活性。

9. 护肝作用　银杏叶醇提取物 50 和 100 mg/kg 给小鼠灌胃，均可对抗异烟肼和利福平引起的 MDA、SGPT、肝微粒体 P450 的增高，以及肝细胞形态学改变；100 mg/kg 可对抗肝细胞线粒体 Ca^{2+}-ATP 酶活性的降低。银杏叶提取物(G-9312)可改善急慢性肝细胞损伤时 ALT、AST、LDH、ALb、AKP、HA、LN 和肝组织 Hyp 等肝功能指标。

10. 对肾的保护作用　银杏叶水煎液灌胃能减轻关木通及阿霉素引起的大鼠肾功能损伤。银杏叶提取物可减少慢性高尿酸血症患者尿微量蛋白的排出，抑制肾毒血清性肾炎大鼠中 PAF 水平，对肾功能具有一定的保护作用。

11. 清除自由基、抗脂质过氧化作用　GbE 有显著的清除自由基、抗脂质过氧化作用，有 SOD 活性；可抑制 NADPH-氧化酶，减慢“呼吸爆发”，减少 PMN 氧自由基的产生；抑制 TET 中毒所致大鼠脑水肿和脑中 MDA 升高；抑制环孢菌素 A 诱导的人肝微粒体脂质过氧化。EGb 能提高适量游泳和力竭游泳的小鼠肝脏 SOD、GSH-Px 活性，防止和延缓运动性疲劳的产生。

12. 抗肿瘤作用　银杏叶提取物能明显增强细胞因子诱导的杀伤细胞杀伤肿瘤细胞的活性；显著提高对 K_{562} 和 SGC-7901 的杀伤力。银杏叶多糖(GBLP)可使荷瘤小鼠的脾脏指数和胸腺指数显著增加；抑制小鼠肉瘤 S_{180} 实体瘤及腹水瘤的生长，并延长荷瘤小鼠的存活时间。银杏叶提取物聚戊烯醇可抑制移植性肝癌 HepS、小鼠肉瘤 S_{180} 及小鼠艾氏腹水瘤，分别与环磷酰胺、顺铂合用，具有明显的辅助治疗和减毒增效的作用。

13. 增强免疫作用　GBLP 可显著激活腹腔 MΦ，提高酸性磷酸酶活性；提高腹腔 MΦ 吞噬鸡血红细胞的吞噬百分率和吞噬指数。银杏液能促进红细胞免疫功能，增高红细胞免疫花环率。

14. 抗微生物作用　银杏叶水煎剂可抑制金黄色葡萄球菌、痢疾杆菌及铜绿假单胞菌。十七碳烯基水杨酸和银杏双黄酮，对 EB 病毒有很强的抑制作用。银杏叶提取物对致龋变形链球菌有较好的抗菌作用，*MIC* 为 62.5 g/L，抑制致其黏附作用的有效浓度为 5 g/L。银杏叶提取物 0.625～2 mg/ml 对柯萨奇 B 族Ⅲ型病毒呈剂量依赖性抑制。

15. 其他作用　双黄酮有润肤功效。EGb761 能加强猫前庭代偿，促进中枢神经系统的可塑性调节，能够有效延缓去神经骨骼肌萎缩。银杏叶提取物对视网膜缺血再灌注有保护作用。银杏叶提取物可显著抑制酪氨酸酶活力，可预防和治疗黑色素疾病；可抑制大鼠内毒素休克的发生发展，降低死亡率。TFGb 可影响雌性垂体激素的分泌调节，还可显著减少醋酸刺激小鼠扭体数，提高热板法痛阈。GbE 可增强家兔、大鼠红细胞膜的抵抗力。

16. 体内过程　大鼠口服[14]C-GbE后，至少有60%被吸收，约1.5小时血药浓度达高峰，在体内呈二室模型分布，腺体、神经组织、眼部分布较多，半衰期约4.5小时。给药后3小时自肺排出给药量的16%，72小时内从肺、肾排泄量分别为给药量的38%、21%。GbE无肝药酶清导作用。

毒性　水提取物和醇提取物小鼠腹腔注射的LD_{50}分别为164±55 mg/kg，360±48 mg/kg。异白果双黄酮小鼠尾静脉注射的LD_{50}为242(229.6～256.2)mg/kg。注射后，小鼠呼吸急促，匍伏不动，死于呼吸麻痹。家兔静脉注射乙醇提取物1 ml/kg或0.5 ml/kg(2 ml相当于1 g生药)，连续10日，血象、肝、肾功能(血清丙氨酸氨基转移酶和非蛋白氮测定)和主要脏器病理检查均无异常。每日静脉注射10倍或40倍于人用量的乙醇提取物，连续1星期，犬出现流涎、恶心、呕吐、腹泻、食欲减退等胃肠道症状。组织切片，可见小肠黏膜分泌亢进。黄酮类在兔、豚鼠、大鼠、小鼠亚急性实验中，对心、肝、脾、肺、肾、动脉均不引起形态学改变。Ames及小鼠骨髓微核试验阴性，提示银杏叶提取物无致突变性。

【药性】《广西本草选编》："味苦、甘、涩，性平。小毒。"

【功用主治】 活血养心，敛肺涩肠。主治胸痹心痛，喘咳痰嗽，泄泻痢疾，白带。

《全国中草药汇编》："活血止痛。主治冠状动脉硬化性心脏病，心绞痛，血清胆固醇过高症，痢疾，象皮肿。"

【用法用量】 内服：煎汤，3～9 g；或用提取物作片剂；或入丸、散。外用：捣敷或搽；或煎水洗。

【选方】 1. 治冠心病心绞痛　银杏叶水煎浓缩，制成浸膏片(每片含黄酮量约2 mg，相当于生药0.5 g)，每次舌下含服1～2片，每日3次。(《全国中草药汇编》)

2. 治高胆固醇血症　银杏叶提取主要成分黄酮，制成糖衣片，每片含黄酮1.14 mg。每次4片，每日3次。(《全国中草药汇编》)

3. 治泻痢　(银杏)叶为末，和面作饼，煨熟食之。(《品汇精要》)

4. 治小儿肠炎　银杏叶3～9 g，煎水擦洗患儿脚心、手心、心口(巨阙穴周围)，严重者擦洗头顶，每日2次。(《全国中草药汇编》)

5. 治雀斑　采白果叶，捣烂，搽，甚妙。(《滇南本草》)

6. 治灰指甲　(银杏)叶煎水洗。

7. 治鸡眼　鲜(银杏)叶10片，捣烂，包贴患处，2日后呈白腐状，用小刀将硬丁剔出。

8. 治漆疮肿痒　银杏叶、忍冬藤煎水洗，或单用银杏叶煎洗。(6～8方出自南药《中草药学》)

【临床报道】 1. 治疗急性脑梗死　治疗组用银杏叶片，每次1片，每日3次，饭前半小时服用。14日为1个疗程，连续应用2个疗程。同时静脉滴注5%葡萄糖液或生理盐水500 ml，每日1次，共14日。对照组用维脑路通1.0 g加5%葡萄糖或生理盐水500 ml，静脉滴注，每日1次，共14次。后改口服维脑路通，每次0.2 g，每日3次，连用15日。两组治疗开始时同时静脉滴注20%甘露醇125 ml，每日2次，共3～5日。两组辅助治疗和对症治疗相同，均未加用扩血管药物。结果：治疗组痊愈24例，显效13例，进步6例，无效3例，总有效率94%。对照组痊愈20例，显效15例，进步4例，无效6例，总有效率88%。两组总有效率比较无显著性差异($P>0.05$)。两组治疗前后血液流变学检验结果比较，治疗组治疗后血液流变学有显著性改变。对照组治疗前后除血细胞比容改变外，余无显著性变化。

2. 治疗肾病综合征高脂血症　采取开放对照研究。治疗组24例予银杏叶2片联合来适可20 mg，对照组26例单独予来适可40 mg。分别于治疗前、治疗后4星期、8星期、12星期检查肝功、肾功、血脂，并进行统计学处理。结果：治疗8星期后，三酰甘油下降有显著性差异($P<0.05$)，氨基转移酶水平出现高度显著性差异($P<0.01$)。治疗12星期后，三酰甘油下降出现高度显著性差异($P<0.01$)，高密度脂蛋白升高、低密度脂蛋白下降程度有显著性差异($P<0.05$)。两组总胆固醇水平无差异。治疗前后肾功能改善，两组无统计学差异。认为银杏叶联合来适可治疗肾病综合征高脂血症疗效优于单纯来适可治疗，并有利于保护肝功能。

3. 治疗抑郁症　将患者随机分成A、B两组，双盲给药，实验周期为8星期，A组(实验组20例)用舒血宁片(银杏叶提取物)+阿米替林；B组(对照组20例)单用阿米替林。第一星期采用缓慢加量法，舒血宁最大剂量240～360 mg/日，阿米替林100～300 mg/日，两组患者必要时只允许使用少量苯二氮䓬类控制失眠等症状。结果：实验组痊愈10例(50%)，有效9例(45%)，无效1例(5%)；对照组痊愈8例(40%)，有效11例(55%)，无效1例(5%)，总有效率实验组高于对照组($P<0.001$)。

4. 治疗偏头痛　头痛发作时口服尼莫地平40 mg、心脑宁(银杏叶制剂)口服液10 ml及地西泮5 mg，均每日3次，至疼痛缓解，或连服2日。间歇期改用预防治疗量：尼莫地平20 mg，早晚各1次；心脑宁口服液10 ml，每日3次，4～6个月为1个疗程。服药期间每2～3星期复查1次。共治疗36例，结果：2小时内显效(头痛基本消除，预防治疗期间头痛未发作)11例，好转(头痛减轻2/3以上，并继续减轻，预防治疗期间发作频率减少60%以上，头痛程度减轻)21例，无效4例，总有效率88.8%。副作用：发作治疗时部分患者出现一过性头晕、面红，但不影响治疗，预防治疗期间未出现明显副作用，疗程结束后按期停药未发现戒断症状。

5. 治疗突发性耳聋　将77例(101耳)突发性聋患者按就诊顺序分成实验组39例(52耳)和对照组38例(49耳)。实验组用含银杏叶提取物和双嘧达莫的银杏达莫注射液治疗；对照组用低分子右旋糖酐治疗；另外，两组同时加用地塞米松、丹参、ATP、肌苷、吸氧和B族维生素等，如有明确感冒受凉史则加用抗病毒药及干扰素。两组在治疗前和治疗后4日开始每3日用纯音电测听测试患者听力。结果：治疗后实验组中痊愈17例(25耳)，显效15例(17耳)，有效5例(7耳)，无效2例(3耳)，治愈率为48.10%，有效率为92.30%；对照组痊愈7例(9耳)，显效9例(11耳)，有效15例(19耳)，无效7例(10耳)，治愈率为18.43%，有效率为61.30%。两组经统计学处理差异有显著性($P<0.05$)。

1467 白果根 bái guǒ gēn (《重庆草药》)

【异名】 银杏根(《安徽中草药》)。

【基原】 为银杏科银杏属植物银杏的根和根皮。

【原植物】 参见"白果"条。

【采收加工】 全年可采，切片，晒干。

【药材】 白果根 *Ginkgo Radix*　全国大部分地区均产。

性状　根呈圆柱形，稍弯曲，有分枝，长可达1 m，直径0.5～3.0 cm，表面灰黄色，有纵皱纹、横向皮孔及侧根痕。质硬，断面黄白色，有菊花心，呈放射状环。皮部带纤维性。气微，味淡。

鉴别　木栓层明显，皮层较宽，散有纤维束及分泌细胞。薄壁细胞中含草酸钙簇晶。韧皮部排列成环状，木质部宽广，中心为薄壁细胞。

【药性】《重庆草药》："味甘，性温，平。无毒。"

【功用主治】《重庆草药》："益气，补虚弱。治白带、遗精。并配合用于其他虚弱、劳伤等症。"

【用法用量】 内服：煎汤，15～60 g。

【宜忌】 有实邪者禁服。

【选方】 治遗精　白果根60 g，何首乌(鲜)60 g，左转藤60 g，糯米250 g，盛猪小肚子内，加冰糖炖服。(《重庆草药》)

【临床报道】 治疗肾、输尿管、膀胱结石　用白果根120 g，冰糖 120 g。水煎服。每星期 4～5 剂，用药期间与服清热消炎药、饮水和运动相配合。共治 50 例，痊愈率 64%，总有效率 84%。2 例结石超过 1.8 cm×1.2 cm 者无效。

1468 白侧耳 bái cè ěr （《云南中草药》）

【异名】 梅花草、黄草、小白花、马蹄草、白耳菜（《贵州民间方药集》），肺心草（《云南中草药》），白折耳、水折耳（《贵州中草药名录》）。

【基原】 为虎耳草科梅花草属植物突隔梅花草的全草或根。

【原植物】 突隔梅花草 *Parnassia delavayi* Franch. 又名：芒药苍耳七（《秦岭植物志》）。

多年生草本，高 10～45 cm。有稍粗长的横走根茎。茎具棱脊，无毛。基生叶厚纸质；叶柄长达 16 cm；叶片肾形或心形，长 2.5～6 cm；茎上具一无柄叶片，圆形，先端钝，基部心形，抱茎，全缘。花茎 1～4 条，花单生顶端；萼片 5，卵形或宽倒卵形，先端钝圆；花瓣 5，白色，匙形、倒卵形、倒披针形，先端钝，边缘上部啮蚀状而中下部呈流苏状细裂，基部具长爪；雄蕊 5，与花瓣互生，药隔褐色，呈钻状，常突出于花药之上，退化雄蕊中部以上 3 深裂；子房半上位；心皮 3 个，合生，花柱稍长于子房，柱头 3 裂。蒴果椭圆形。花期 7～8 月，果期 8～9 月。

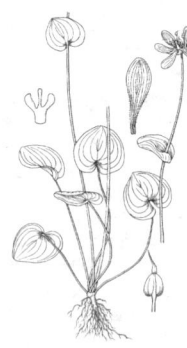

突隔梅花草

生于海拔 1 400～4 200 m 的山坡、路旁、林缘、林下和草坡上。分布于西南及河南、湖北、湖南、西藏、陕西、甘肃等地。

【采收加工】 6～8 月采收，晒干或鲜用。

【药材】 白侧耳 *Parnassiae Delavayi Herba seu Radix* 产于陕西、甘肃、河南、湖北、湖南、四川、贵州、云南等地。

性状 根茎呈不规则团块状，棕褐色，具多数不定根、鳞片及叶柄残基，顶端被毛。茎圆柱形，有纵棱，质脆，易折断。叶皱缩，基生叶完整者呈肾形或心形，厚纸质，叶柄长达 16 cm。茎生叶 1 片，圆形，基部心形，抱茎。花黄色，单生茎端。有时可见椭圆形蒴果。气微，味甘。

【药性】 甘，寒。

1.《云南中草药》："甘，寒。"

2.《滇南本草》整理本："味甘，微涩，性微温。"

【功用主治】 清热润肺，解毒消肿。主治肺结核，喉炎，腮腺炎，淋巴结炎，热毒疮肿，跌打损伤。

1.《贵州民间方药集》："镇咳，祛痰，驱风，解热，利尿。"

2.《云南中草药》："清热润肺，消肿止痛。主治肺结核，腮腺炎，淋巴腺炎，喉炎，白带，热毒疮肿，跌打损伤。"

3.《滇南本草》整理本："止咳化痰，安胎。"

【用法用量】 内服：煎汤，9～15 g。外用：捣敷。

【选方】 1. 治久咳成痨 白侧耳 6 g，鹿衔草 6 g。炖猪肺服。

2. 治铜钱癣 鲜白侧耳根 30 g，在火上稍熏烤片刻，揉搓成团，擦患处。（1、2 方出自《贵州民间方药集》）

1469 白乳菇 bái rǔ gū （刘波《中国药用真菌》）

【异名】 羊脂菌（《滇南本草图说》），辣味乳菇（刘波《中国药用真菌》），白奶浆菌、板栗菌（《中国药用真菌图鉴》），白蘑菇（《秦岭巴山天然药物志》）。

【基原】 为红菇科乳菇属真菌辣乳菇的子实体。

【原植物】 辣乳菇 *Lactarius piperatus* (L. ex Fr.) Gray [*Agaricus piperatus* L. ex Fr.]

菌盖宽 5～15 cm。中部下凹呈浅漏斗状。白色，无毛绒，无环纹。盖缘渐薄微上翘。菌肉白色，坚脆，伤后不变色。味辣。乳汁白色，不变色。菌褶白色，下延。柄短而粗，高 4～6 cm，粗 1～3 cm。孢子球形、阔椭圆形，(6～7)μm×(5～6)μm，壁具微疣。

辣乳菇

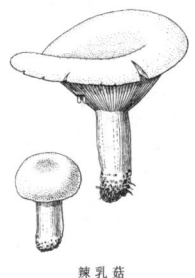

散生或群生于针、阔叶混交林下，以温带和亚热带多见。为多种树种的外生菌根菌。6～10 月常见。全国大部分地区均有分布。

【采收加工】 6～10 月采摘，晒干。

【药材】 白乳菇 *Lactarii Piperati Fructificatio* 产于云南。

性状 菌盖扁半球形，中央脐状，或呈近漏斗形，白色，稍带黄色。菌肉白色或淡黄色。菌褶密，分叉，蛋壳色或白色。菌柄短圆柱形，或向下渐细，长 2～6 cm，直径 1～3 cm，白色，内实。气微，味辣。

【成分】 本品含倍半萜类：辣乳菇二醛(piperdial)，辣乳菇醛醇(piperalol)，绒白乳菇醛(velleral)和异绒白乳菇醛(isovelleral)；甾体类：5α，6α；8α，9α-二环氧-(22*E*，24*R*)-22-麦角甾烯-3β，7α-二醇[5α，6α；8α，9α-diepoxy-(22*E*，24*R*)-ergosta-22-en-3β，7α-diol]，5α，6α-环氧-(22*E*，24*R*)-22-麦角甾烯-3β，7β-二醇[5α，6α-epoxy-(22*E*，24*R*)-ergosta-22-en-3β，7β-diol]，(22*E*，24*R*)-7，22 麦角甾二烯-3β，5α，6β，9α-四醇[(22*E*，24*R*)-ergosta-7，22dien-3β，5α，6β，9α-tetol]，(22*E*，24*R*)-7，22-麦角甾二烯 3β，5α，6β-三醇[(22*E*，24*R*)-ergosta-7，22dien-33β，5α，6β-triol]，(22*E*，24*R*)-7，22 麦角甾二烯-3β，5α，6α，9α-四醇[(22*E*，24*R*)-ergosta-7，22-dien-3β，5α，6α，9α-tetol]，3β，5α 二羟基-(22*E*，24*R*)-7，22-麦角甾二烯-6-酮[3β，5α dihydroxy-(22*E*，24*R*)-ergosta-7，22dien-6-one]，3β，5α，9α 三羟基-(22*E*，24*R*)-7，22-麦角甾二烯-6-酮[3β，5α，9α trihydroxy-(22*E*，24*R*)-ergosta-7，22dien-6-one]。

【药性】 苦、辛，温。

1.《滇南本草图说》："味甘，性寒，无毒。"

2.《全国中草药汇编》："苦，温。"

3. 刘波《中国药用真菌》："性温，味辣"。

【功用主治】 祛风散寒，舒筋活络。主治腰腿疼痛，手足麻木，筋骨不舒，四肢抽搐。

1.《滇南本草图说》："清肺胃，去内热。"

2.《全国中草药汇编》："追风，散寒，舒筋，活络。"

3.《秦岭巴山天然药物志》："主治腰腿疼痛，手足麻木，筋骨不舒，四肢抽搐。"

【用法用量】 内服：煎汤，6～9 g。

【宜忌】 《滇南本草图说》："患冷疾腹痛泄泻者忌食。"

1470 白鱼尾 bái yú wěi （《闽东本草》）

【异名】 溪桃、野桃（《闽东本草》），杨波叶、蒲羌癀、白波越子（《福建中草药》），白背枫（《全国中草药汇编》），白花醉鱼草（《浙江药用植物志》），白鸡公尾、白背叶、尖尾枫（《广西药用植物名录》）。

【基原】 为醉鱼草科醉鱼草属植物亚洲醉鱼草的根、茎叶。

【原植物】 亚洲醉鱼草 *Buddleja asiatica* Lour. 又名：狭叶醉鱼草（《拉汉种子植物名称》），驳骨丹（《中国高等植物图鉴》）。

直立小灌木，高 1～1.5 m。幼茎略呈四棱形，上部分枝，被灰白色柔毛。单叶对生；有短柄；叶片卵状披针形，长 5～12 cm，宽

1.2～4 cm,先端渐尖,基部楔形,全缘或疏生小锯齿,上面绿色,背面灰白色,密被柔毛。穗状花序顶生或近顶腋生,成圆锥花丛;花小,淡紫蓝色或白色;萼钟状,4 裂;花冠管状,先端 4 裂;雄蕊 4;柱头 2 裂;子房 2 室。蒴果椭圆形,萼宿存。种子小。花期 1～10 月,果期 3～12 月。

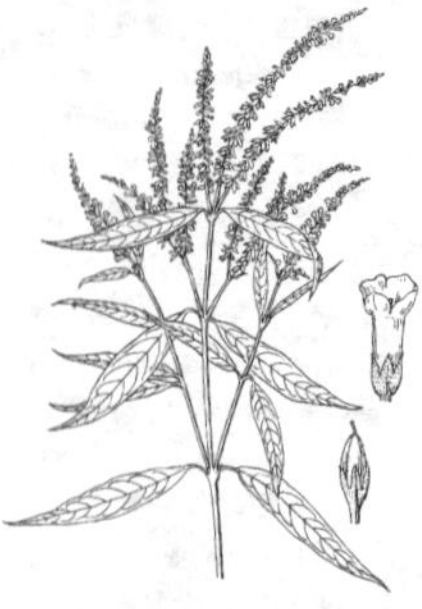

亚洲醉鱼草

生于村边、溪旁或山坡灌丛中。分布于西南及浙江、福建、湖北、湖南、广东、广西、海南、西藏、台湾等地。

本植物的果实(白鱼尾果)亦供药用,另设专条。

【采收加工】 根、茎随采随用,切片,晒干;8～9 月采叶,鲜用或晒干。

【成分】 叶中含有谷甾醇(sitosterol),豆甾醇(stigmasterol)等。还含有挥发油,油中主要成分为 β-丁香烯氧化物(β-caryophyllene oxide),香茅醇(citronellol),β-丁香烯(β-caryophyllene)等。

【药性】《全国中草药汇编》:"辛、苦,温,有小毒。"

【功用主治】 祛风化湿,行气活血。主治头痛,风湿痹痛,胃脘痛,腹胀,痢疾,跌打骨折,无名肿毒,湿疹,皮肤瘙痒。

1.《全国中草药汇编》:"祛风利湿,行气活血。主治产后头风痛,胃寒作痛,风湿关节痛,跌打损伤,骨折;外治皮肤湿痒,阴囊湿疹,无名肿毒。"

2.《福建药物志》:"驱风化湿。根治腹胀,风湿性心脏病;叶治感冒,痢疾,痈疽。"

【用法用量】 内服:煎汤,9～15 g,鲜品 30～60 g。外用:捣敷;或煎水洗。

【选方】 1. 治风湿性心脏病　驳骨丹根 60 g。炖水鸭服。

2. 治阿米巴痢疾　驳骨丹 30 g,麦芽、山楂各 9 g。水煎服。(1、2 方出自《福建药物志》)

3. 治跌打肿痛,骨折　白背枫根 12～15 g。酒水各半煎服。(《全国中草药汇编》)

1471 白屈菜 bái qū cài(《救荒本草》)

【异名】 地黄连、牛金花(《植物名汇》),土黄连(《东北药用植物志》),八步紧、断肠草(《辽宁经济植物志》),雄黄草(《陕西中药志》),山黄连(《辽宁常用中草药手册》),假黄连(《东北常用中草药手册》),小野人血草(《陕西中草药》),黄汤子(《河北中草药》),胡黄连、小黄连(山东)。

【基原】 为罂粟科白屈菜属植物白屈菜的全草。

【原植物】 白屈菜 *Chelidonium majus* L. [*C. majus* L. var. *grandiflorum* DC.]

多年生草本,高 30～100 cm,含橘黄色乳汁。主根粗壮,圆锥形,土黄色或暗褐色,密生须根。茎直立,多分枝,有白粉,具白色细长柔毛。叶互生,一至二回奇数羽状分裂;基生叶长 10～15 cm,裂片 5～8 对,裂片先端钝,边缘具不整齐缺刻;茎生叶长 5～10 cm,裂片 2～4 对。花数朵,排列成伞形聚伞花序,花梗长短不一;苞片小,卵形;萼片 2,椭圆形;花瓣 4,卵圆形或长卵状倒卵形,黄色;雄蕊多数,分离;雌蕊细圆柱形,花柱短,柱头头状,2 浅裂,密生乳头状突起。蒴果长角形,直立,灰绿色,成熟时由下向上 2 瓣。种子多数细小,卵球形,褐色,有光泽。花期 5～8 月,果期6～9 月。

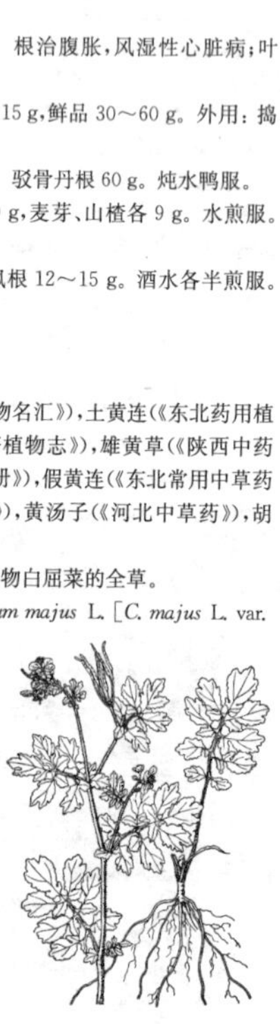

白屈菜

生于山谷湿润地、水沟边、绿林草地或草丛中、住宅附近。分布于华北、东北、西北及江苏、江西、四川等地。

本植物的根(白屈菜根)亦供药用,另设专条。

【栽培】 生物学特性　喜温暖湿润气候,耐寒。宜生长在疏松、肥沃、排水良好的砂质壤土和壤土上。

繁殖方法　种子繁殖。土地进行深翻,结合翻地施底肥,以腐熟有机肥料为佳,另可加施过磷酸钙,翻后要整平耙细。播种前 7～10 日作畦,畦面宽 1 m,畦长 20 m。一般春播。播种前 1～2 日要灌足底水,待土壤表层晾干后,将畦面耙细整平,按行距 1 m 开浅沟,将种子与倍量细沙混拌均匀,条播,覆土 5 cm,轻轻镇压,浇水。

田间管理　苗出齐后间苗,幼苗 5～6 片叶时,按株距 25～30 cm定苗。幼苗期要结合间苗和定苗及时拔除小草,以后每浇水 1 次或下 1 次雨都要松土 1 次,并除去杂草。生长期追肥,施尿素或复合肥。为保持一定的温湿度,有条件的可在畦床上架上草帘或苇帘,畦内土壤湿度保持在 50%左右,不能过湿,开花前浇水 2～3 次,调节土壤墒情。

病虫害防治　地上枝叶易出现斑枯病,用 50%多菌灵 500～600 倍液或 70%甲基托布津 800 倍液进行喷洒,每隔 7～10 日喷 1 次,连续喷 2～3 次。虫害有棉红蜘蛛,蛴螬、蝼蛄、金针虫等。

【采收加工】 5～8 月盛花期采收,割取地上部分,晒干,贮放于通风干燥处。亦可鲜用。

【药材】 白屈菜 *Chelidonii Herba*　主产于东北及华北。

性状　根圆锥状,密生须根。茎圆柱形,中空;表面黄绿色,有白粉;质轻易折断。叶互生,多皱缩破碎;叶片完整者羽状分裂,裂片先端钝,边缘具不整齐的缺刻,上面黄绿色,下面灰绿色,具白色柔毛,尤以叶脉为多。花瓣 4 片,卵圆形,黄色,常已脱落。蒴果细圆柱形,有众多细小、黑色具光泽的卵形种子。气微,味微苦。

鉴别　(1) 茎横切面:表皮细胞 1 列;外被波状角质层。皮层外侧有 2 列含叶绿体的下皮细胞,其下 3～4 列细胞壁稍厚。维管束约 10 个,环状排列。韧皮部散有细小的乳汁管,其外侧有韧皮纤维;木质部由导管及木薄壁细胞组成。髓大,多中空。

叶表面观:上表皮细胞垂周壁平直;下表皮细胞垂周壁波状弯曲;气孔不定式;裂片先端叶缘细胞壁呈乳头状突起。上下表面疏生多细胞非腺毛,以下面叶脉处较多而且长。

(2) 取本品粉末 5 g,氨水碱化,氯仿 20 ml 浸泡过夜,滤过。取氯仿液 10 ml,挥去氯仿,以 1%盐酸 2 ml 溶解,放入试管中,滴加改良碘化铋钾试液,溶液立即产生红棕色沉淀(检查生物碱)。

(3) 薄层色谱:取(2)项氯仿浸取液作供试品溶液。另取白屈菜碱、四氢黄连碱、白屈菜红碱、血根碱加氯仿制成对照品溶液。吸取二溶液点于同一碱性硅胶 G 薄层板上,用乙烷-氯仿-甲醇(6∶3∶0.3)展开,取出晾干,紫外光灯下观察,供试品色谱中,在与对照品色谱相应的位置处,分别显相同颜色的斑点。

取(2)项氯仿浸提过的药渣,充分挥发去溶剂后,再以甲醇浸泡过夜,滤过后,浓缩作供试品溶液。另取对照品小檗碱、黄连碱加甲醇制成对照品溶液。吸取二溶液点于同一碱性硅胶 G 薄层板上,用氯仿-甲醇(9∶1)为展开剂,氨蒸气饱和,展距 10 cm,取出晾干。紫外光灯下观察,供试品色谱中,在与对照品色谱相应的位置处,分别显相同颜色的斑点。

【成分】 地上部分含生物碱:白屈菜碱(chelidonine),原阿片碱(protopine),消旋金罂粟碱(stylopine),左旋金罂粟碱,别隐品碱(allocryptopine),白屈菜玉红碱(chelirubin),血根碱(sanguinarine),白屈菜红碱(chelerythrine),黄连碱(coptisine),左旋金罂粟碱 β-甲

羟化物(stylopine-β-methohydroxide),左旋金罂粟碱α-甲羟化物,小檗碱(berberine),刻叶紫堇明碱(corysamine),鹰爪豆碱(sparteine),羟基血根碱(hydroxysanguinarine),羟基白屈菜碱(hydroxychelidonine),高白屈菜碱(homochelidonine)等,还含白屈菜醇(celidoniol),异白屈菜碱(isochelidonine),二羟基血根碱(dihydrosanguinarine),二羟基白屈菜红碱(dihydrochelerythrine)。

茎叶含胆碱(choline),甲胺(methylamine),组胺(histamine),酪胺(tyramine),皂苷及游离黄酮醇。

【药理】 1. 对中枢神经系统的作用 白屈菜和白屈菜碱均具有类似吗啡的镇痛作用,明显提高痛阈,镇痛作用可维持4~48小时。白屈菜提取物有较弱的镇静及催眠作用。作为蛋白激酶C(PKC)选择性抑制剂的白屈菜红碱(CHT)以0.1~10 μmol/L的浓度预温育PC_{12}细胞,在5分钟可抑制乙酰胆碱(30 μmol/L)诱发电流峰值。

2. 利胆作用 向大鼠离体灌注肝脏模型中加入白屈菜总提取物,可使胆汁流量明显增加,停止加入则胆汁流量立即降低。

3. 对平滑肌的解痉作用 白屈菜注射液0.3或0.5 ml对豚鼠由抗原抗体反应和组胺所致的离体肠痉挛有对抗作用,能分别对抗毛果芸香碱和氯化钡所引起的家兔离体肠平滑肌的痉挛。但白屈菜总碱(白碱)能明显增强正常兔离体肠管的收缩作用,使其张力和收缩波都明显增加。而白屈菜注射液对白碱引起的离体肠痉挛性收缩也有明显的对抗作用。

4. 镇咳、平喘作用 以白屈菜总生物碱5、10、20 mg/kg给小鼠和豚鼠灌胃,均可明显地延长氨水引咳小鼠的引咳潜伏期,减少咳嗽次数;延长组胺引喘豚鼠的引喘潜伏期、减少抽搐跌倒的动物数。白屈菜碱可直接作用于咳嗽中枢。

5. 抗炎作用 白屈菜成分血根碱和白屈菜红碱均具抗炎作用,且血根碱抑制大鼠角叉菜胶足跖肿胀作用比白屈菜红碱强,皮下给药较灌胃给药作用明显。

6. 抗菌、抗病毒作用 白屈菜粗制剂在体外可抑制甲型链球菌、肺炎链球菌、流感嗜血杆菌和其他革兰阳性细菌;在体内有抑制结核杆菌的作用。白屈菜红碱和血根碱的混合物具有抗真菌作用,对犬小孢子菌、絮状表皮癣菌及烟曲霉菌等真菌有抗菌活性。白屈菜在体内、体外都能抑制流感病毒,对病毒感染的鸡胚有效,用流感病毒诱发肺炎的小鼠,用白屈菜总碱注射液,有明显治疗作用。

7. 抗肿瘤作用 白屈菜的甲醇提取物对小鼠艾氏癌和肉瘤S_{180}有明显的抑瘤作用。白屈菜碱和原阿片碱对小鼠肉瘤S_{180}和艾氏腹水癌有抑瘤作用。对体外培养的人食管癌细胞(Eca-109),白屈菜5 mg/ml作用1日,可杀死50%食管癌细胞,对食管癌细胞具有较强的细胞毒作用。

8. 其他作用 白屈菜红碱和血根碱均能抑制小鼠心脏的*L*-丙氨酸和天冬氨酸酶,而且血根碱在豚鼠体内能抑制Na^+, K^+-ATP酶。

毒性 白屈菜注射液,小鼠静脉注射给药LD_{50}为30±0.01 g/kg;静脉注射白屈菜总碱LD_{50}为0.077 55±0.000 67 mg/kg。

【药性】 苦,凉,有毒。

1.《救荒本草》:"味苦,微辣。"

2.《四川中药志》1960年版:"性微温,味苦辛,有毒。"

3.《陕甘宁青中草药选》:"味苦酸,性寒。"

4.《全国中草药汇编》:"苦,凉。"

【功用主治】 镇痛止咳,利尿解毒。主治胃痛腹痛,肠炎痢疾,久咳,黄疸,水肿腹水,疥癣疮肿,蛇虫咬伤。

1.《吉林中草药》:"利尿,疏肝,止痛。治水肿,黄疸,肝硬化。外治肿瘤及蜂螫等。"

2.《中国药用植物志》:"治胃肠疼痛及溃疡。外用为疥癣药及消肿药,以生汁涂布之。"

3.《杭州药用植物志》:"苏联民间采用其乳液除疣。"

4.《陕西中药志》:"治毒蛇咬伤,止疼消肿。"

5.《北方常用中草药手册》:"有镇痛,止咳,杀菌,利尿,解疮毒之功。治急慢性胃炎,胃溃疡,腹痛,泻痢,咳嗽,肝硬化腹水。"

6.《全国中草药汇编》:"清热解毒。"

7.《四川中药志》1982年版:"用于慢性支气管炎,百日咳,疮痈,稻田皮炎,肿瘤。"

【用法用量】 内服:煎汤,3~6 g。外用:捣敷,捣汁涂;或研粉调涂。

【宜忌】 本品有毒,用量不宜过大。中毒后会出现烦躁不安、意识障碍、谵语、血压升高等类似莨菪类药物中毒的表现。

【选方】 1. 治慢性胃炎,胃肠道痉挛性疼痛 白屈菜、橙皮。上药按2:1比例,用50%乙醇浸泡,制成酊剂(每1 ml含生药200 ml),每次5 ml,每日3次。(《全国中草药汇编》)

2. 治胃癌 白屈菜八分,蒲公英、刀豆壳各三钱。水煎服。(《文堂集验方》)

3. 治肠炎,痢疾 白屈菜12 g,叶下珠30 g。水煎服。

4. 治黄疸 白屈菜9 g,蒲公英30 g,茵陈30 g,臭草根12 g。水煎服。(3、4方出自《四川中药志》1982年版)

5. 治肝硬化腹水 蒲公英15 g、茵陈30 g、白屈菜3 g。水煎分2次服。(《陕甘宁青中草药选》)

6. 治顽癣鲜 白屈菜用50%的乙醇浸泡,擦患处。(《辽宁常用中草药手册》)

【临床报道】 1. 治疗百日咳 取白屈菜全草煎煮,浓缩至1 g/ml,加入65%的糖后再浓缩制成糖浆,小儿6个月以内每次5~8 ml,6个月至1岁每次8~10 ml,1~3岁每次10~15 ml,3~6岁每次15~20 ml,6岁以上每次20~30 ml,每日3次,饭前服。单纯型连服8日,混合型12日。治疗500例,治愈355例,好转116例,有效率为94.2%。以单纯型效果好,混合型宜合用抗菌药物。

2. 治疗慢性气管炎 用复方白屈菜片对255例不分型治疗,每次4片,每日3次,饭后服,10日为1个疗程。对626例分型治疗,除肺虚咳痰型仅服复方白屈菜片外,脾虚痰滞型加服参术片,肾虚喘促型的实喘加服氢溴酸东莨菪碱,虚喘加服枸杞片,兼有热证者加服复方磺胺甲噁唑或多西环素。结果:经4~6个疗程,不分型治疗组临床控制42例;显效97例;好转97例;无效19例;分型治疗组临床控制197例;显效238例;好转169例;无效22例。少数患者可出现胃中不适,恶心,便溏腹胀,头晕,一般较轻,不需停药,3~5日后可自行缓解。

1472 白降丹 bái jiàng dān (《药材资料汇编》)

【异名】 降丹(《串雅内编》),降药、水火丹(《矿物药与丹药》)。

【基原】 为人工炼制的氯化汞和氯化亚汞的混合结晶物。

【制法】 有两种制法。

1. 降法 取硝石、皂矾、食盐各45 g研细,加入水银30 g,共研至不见星为度,再与朱砂6 g,雄黄6 g,硼砂15 g细粉研匀。置瓦罐内用文火熔融,用竹棍轻轻搅拌,俟均匀凝结罐底后,停止搅拌,用微火烘干,以罐底朝上而不掉落为度,即谓结胎。将罐覆盖于稍大的瓷碗上,接口处用韧纸浸湿围严,再用煅石膏粉调成糊状密封。另取与磁碗口直径相等之盆,盛冷水,将碗罐置水盆上,在罐的周围罩一宽铁皮圈,罐与铁皮圈之间加入足够量的炭火,先用武火烧炼1小时,继用文火烧炼2小时,停火冷却。这一过程称为降丹,启罐,刮取白色结晶。

2. 升法 如上法结胎后,在罐上放一光底大碗,大碗口向上,罐碗接合处如上法封。碗内盛满冷水,将罐移至火上烧炼,碗内频换冷水,约烧2小时,去火待冷,启罐取丹。

【药材】 白降丹 *Hydrargyrum Chloratum Compositum* 主产

于湖南、湖北、江西等地。

性状　本品为针柱状聚集体，呈板块状。中间厚，向边缘渐薄，厚0.2～1.2 cm。白色或极淡黄白色。一面光滑，一面较粗糙，侧面可见束针状结晶，长短不一，排列不整齐。不透明，珍珠光泽。体重，质软易碎，碎粉为针柱状。相对密度5.4。无臭，味辛，有大毒。

鉴别　(1) 取碎屑少许，制成油浸薄片，于透射偏光镜下，无色透明，条柱状；正高突起。斜消光，消光角26°。正延性。

(2) 取本品约0.1 g，加水5 ml与稀硝酸1滴，使其溶解，静置。取上清液显汞盐的鉴别反应。参见“朱砂”条。取上清液，加硝酸，使成酸性后，滴加硝酸银试液，即生成白色凝乳状沉淀，分离，沉淀加氨试液即溶解，再加硝酸，沉淀复生成(检查氯化物)。

(3) X射线衍射分析：4.12(10)，3.15(＞10)，2.23(3)，1.96(4)，1.58(3)(相当于汞膏)；3.26(＜1)，2.71(＜1)，2.06(1)(相当于黄氯汞矿)。

(4) 差热分析：吸热290 ℃(小)，250 ℃始溶解。整个特点同轻粉。

【成分】　主含氯化汞($HgCl_2$)和氯化亚汞(Hg_2Cl_2)，其含量比例依生产方法而有不同。不纯品尚杂有氧化汞(HgO)，三氧化二砷(As_2O_3)。

【药性】　辛，热，有毒。

【药理】　杀菌作用　白降丹在体外对常见化脓性细菌和金黄色葡萄球菌、大肠杆菌有很强的杀菌作用，对铜绿假单胞菌也有较强的抑制作用。白降丹所含氯化亚汞即甘汞，为不溶性汞化物，可作为抗菌药用于某些皮肤霜剂。过去曾用作利尿剂或泻剂，因毒性大，已被其他高效安全药取代。氯化汞即升汞，汞离子能与细菌酶蛋白巯基结合，较高浓度可沉淀蛋白质发挥抗菌作用。

毒性　汞化合物内服有剧毒，因沉淀黏膜蛋白质使口、咽部黏膜呈灰色，引起呕吐、腹痛、腹泻、血便、肾中毒、严重休克等，可以致死。升汞曾广泛用作抗菌消毒剂，现已少用。小鼠灌服白降丹，LD_{50}为0.078 g/kg，中毒表现为蜷缩不动，反应迟钝，拒食等。每日外用0.2 mg、0.4 mg白降丹对小鼠肾脏的病理损害不明显，而用0.8 mg白降丹则可产生明显的病理损害，且小鼠肾脏中的丙二醛含量明显增加。

【功用主治】　消痈，溃脓，蚀腐，杀虫。主治痈疽发背，疔疮，瘰疬，脓成不溃，腐肉难消，风癣疥癞。

1.《医宗金鉴》：“此丹治痈疽发背，一切疔毒，用少许。疮大者用五六厘，疮小者用一二厘，水调敷疮头上。初起者立刻起疱消散，成脓者即溃，腐者即脱，消肿。”

2.《串雅内编》：“降丹乃治顽疮、恶毒、死肌之物。”

【用法用量】　外用：研末，0.09～0.15 g，撒于疮面上；或制成其他剂型用。

【宜忌】　禁内服。外用亦宜少量。

1.《疡医大全》：“初生小儿及妇女头面皮肉娇嫩，不可多用。”

2.《外科真诠》：“空处及多筋骨处，降丹宜少用。”“腹上不宜用降丹，恐伤其膜。”

3.《医门补要》：“夫降药用水银，降成其性，与砒霜相等猛烈。烂痛不可轻用。少壮者可少用。若幼孩、老人及虚体者用之生变。耳中、鼻内，并心窝、腰眼、玉茎、红筋聚处，血瘤、气瘤，总不可用。”

【选方】　1. 提脓拔毒，退管生肌　生石膏九分，白降丹一分。共研极细，用棉纸拈作药线，润以面糊，将丹拌上，插入脓管，或撒疮上，以膏贴之。(徐评《外科正宗》九一丹)

2. 治初起诸毒，痈疽疔肿，流注痰包恶毒及耳痔、耳挺　白降丹四钱，银黝二钱，寒水石二钱，人中白二钱。上四味，共为细末，以白及面打糊为锭，大小由人，不可入口。每用以陈醋研敷患处，如干再上，自能消毒。(《医宗金鉴》白锭子)

3. 治鼻痔，鼻生息肉　明矾一两，甘遂一钱(灰火煨)，白降丹一分或二分，明雄五分。共乳细，吹痔上，自愈。

【临床报道】　1. 治疗淋巴腺结核　将白降丹(含氯化汞98%)分别用生理盐水配制成0.5%与0.1%两种浓度的溶液，置入消毒纱布条，制成白降丹液纱条。用纱条充填疮口。治疗溃瘘型颈淋巴结核44例，结果：43例痊愈，治愈率达97.73%。疗程19～64日。30～50日内痊愈者36例。

2. 治疗皮脂囊肿　切开排去皮脂囊肿中黏液或豆渣样物后，用棉球饱蘸稀释的九一丹(白降丹1份，熟石膏9份)纳入囊腔，以提出脓腐、蚀去囊壁。共治疗60例，均愈。用药次数：1次34例，2次17例，3次9例；复发率：1次4例，2次2例，3次2例。认为愈后复发者，主要是切口过小过浅，药物不能深入囊腔，囊壁残留之故。

3. 治疗子宫颈糜烂　月经干净后3～7日内，在宫颈糜烂处涂白降丹药粉0.15 g。切忌将药粉涂在阴道壁上。共治79例，结果：痊愈23例，显效40例，有效15例，无效1例。

4. 治肛裂　用白降丹，以生理盐水配制成0.1%或0.5%制剂，置消毒纱条，瓶贮备用。使用方法：新鲜肛裂以0.1%纱条充填，陈旧性肛裂先以0.5%纱条充填，连续3～5次，肉芽转佳时改用0.1%纱条。充填位置以溃疡外缘至相应之肛隐窝。所有创面均盖贴凡士林纱条保护。对伴栉膜带形成，肛管紧束者，先行扩肛术。共治疗25例，结果：全部患者临床症状消失，溃疡面愈合，均获痊愈。溃疡面愈合最短6～21日，平均14日。

1473 白带草 bái dài cǎo 《上海常用中草药》

【异名】　雀儿菜(湖南)，野荠菜、米花香荠菜(浙江、江西)。

【基原】　为十字花科碎米荠属植物碎米荠及弯曲碎米荠的全草。

【原植物】　1. 碎米荠 *Cardamine hirsuta* L.　又名：硬毛碎米荠(《福建药物志》)。

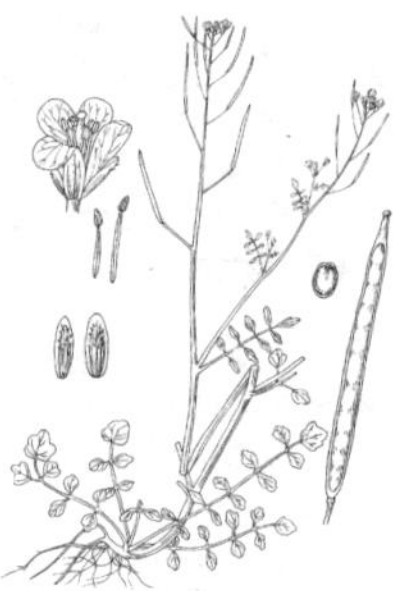

碎米荠

一年生或二年生草本，高15～35 cm。根细长，侧根多而细。茎直立或斜升，通常多分枝，下部有时带淡紫色，密被白色粗毛。奇数羽状复叶；基生叶具柄，有小叶2～5对；顶生小叶肾形或肾圆形，小叶柄明显；侧生小叶卵圆形或卵形，较顶生叶小；茎生叶具短柄，有小叶3～6对。总状花序生于枝端，花小；萼片4，有时带紫色，长椭圆形，边缘膜质，外面有疏毛；花瓣4，白色，倒卵形，基部渐狭；雄蕊6，4长2短，花丝稍扩大；雌蕊1，子房柱状，花柱极短，柱头扁球形。长角果线形而稍扁。种子椭圆形，棕色，表面具疣点。花期2～4月，果期3～5月。

生于海拔1 000 m以下的山坡、路旁、荒地和耕地的阴湿处。分布于河北、山西、辽宁、山东、陕西、甘肃和长江以南各地。

2. 弯曲碎米荠 *C. flexuosa* With.　又名：萝目草(福建)，小叶地豇豆(云南)。

与碎米荠的主要区别是：主根有时不明显而呈须根状。茎由基部分枝，斜升呈铺散状，被疏柔毛，表面有细沟棱。基生叶具柄，有小叶3～7对，顶生小叶卵形、倒卵形，先端为3齿裂，基部宽楔形。种子长圆形而扁，边缘或先端具极狭的翅，黄褐色。花期3～5月，果期4～6月。

生于田边、路旁及湿润草地。分布于河北、辽宁、河南、陕西、甘肃及长江以南各地。

【采收加工】　3～5月采集，晒干或鲜用。

【药材】 白带草 *Cardamines Herba* 产于辽宁、河北、河南、山东及长江以南各地。

性状 碎米荠 全草扭曲成团。主根细长，侧根须状，淡黄白色。茎多分枝，黄绿色，下部微带淡紫色，密被灰白色粗糙毛。奇数羽状复叶，多皱缩，小叶2～5对，顶生小叶肾圆形，边缘有3～5个波状浅裂，两面均有毛，侧生小叶较小，卵圆形，基部楔形稍不对称，叶缘有2～3圆齿，无柄。长角果线形而扁，长达3 cm，每室种子1行。种子椭圆形，棕色，有小疣点。气微清香，味微甘。

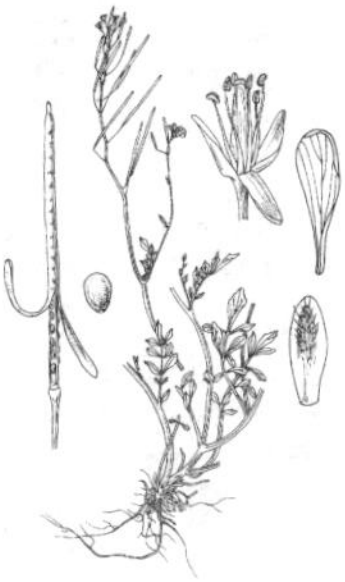
弯曲碎米荠

弯曲碎米荠 主根不明显而呈须根状。茎由基部分枝，多且近等长，表面有细沟棱。奇数羽状复叶，小叶3～7对，小叶长卵形，边缘1～3齿裂。长角果长1.2～2 cm。种子长圆形而扁，长约1 mm，边缘或先端有极狭的翅，黄褐色。气微清香，味微甘。

【药性】 甘、淡，凉。

1.《上海常用中草药》："甘，温。"

2.《云南中草药》："微苦，性平。"

3.《四川中药志》1982年版："甘、淡，凉。"

【功用主治】 清热利湿，安神，止血。主治湿热泻痢，热淋带下，心悸失眠，虚火牙痛，小儿疳积，吐血，便血，疔疮。

1.《上海常用中草药》："收敛，止带，止痢。"

2.《四川中药志》1982年版："清热利湿，明目退翳，凉血止血。用于湿热腹泻，痢疾，白带，头昏目赤，眼生翳膜，吐血便血。"

3.《福建药物志》："清热利湿，养心安神。主治痢疾，尿道炎，膀胱炎，心悸，失眠，白带。"

4.《湖南药物志》："治小儿疳积。"

5.《浙江药用植物志》："治胃痛，风湿性关节炎。"

【用法用量】 内服：煎汤，15～30 g；或捣汁。外用：捣敷。

【选方】 1. 治湿热泻痢，小便短赤 碎米荠15 g，火炭母草15 g，车前子30 g。水煎服。（《四川中药志》1982年版）

2. 治白带 鲜碎米荠、三白草各30 g。水煎服。（《秦岭巴山天然药物志》）

3. 治吐血，便血 碎米荠15 g，侧柏叶9 g，生地12 g，荆芥炭9 g。水煎服。（《四川中药志》1982年版）

1474 白草莓 bái cǎo méi （《云南中草药选》）

【异名】 白泡儿、白藨、白蒲草（《云南中草药选》），三匹风、野杨梅、草莓（《西藏常用中草药》），白地莓（通称）。

【基原】 为蔷薇科草莓属植物黄毛草莓的全草。

【原植物】 黄毛草莓 *Fragaria nilgerrensis* Schlecht. ex Gay 又名：锈毛草莓（《秦岭植物志》）。

多年生草本，粗壮，密集成丛，高5～25 cm。茎密被黄棕色柔毛。三出复叶；叶柄长4～18 cm，密被黄棕色绢状柔毛；小叶具短柄；小叶片倒卵形或椭圆形，长1～45 cm，宽0.8～3 cm。聚伞花序1～6朵；花序下部具一或三出有柄的小叶；花梗被开展的黄色绢状柔毛；花两性，直径1～2 cm；萼片卵状披针形，副萼片披针形；花瓣5，圆形，基部有短爪，白色；雄蕊20枚，不等长。聚合果圆形，白色、淡白黄色或红色，宿存萼片直立，紧贴果实；瘦果卵形、光滑。花期4～7月，果期6～8月。

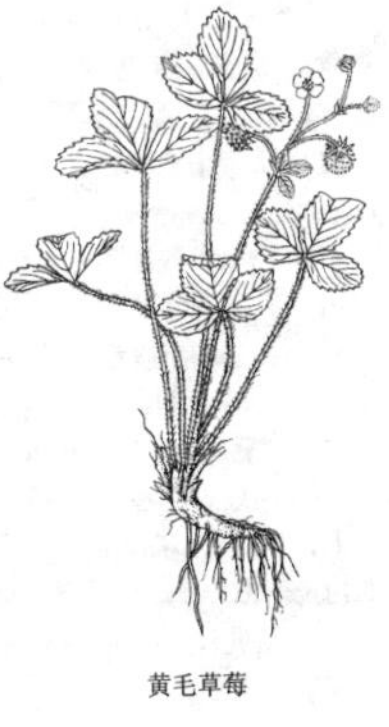
黄毛草莓

生于海拔700～3 000 m的山坡草地或沟边林下。分布于西南及湖北、湖南、西藏、陕西、台湾等地。

【采收加工】 4～8月采收，切段，阴干或鲜用。

【药材】 白草莓 *Fragariae Nilgerrensis Herba* 产于广西、云南、西藏。

性状 本品全株被柔毛。根长圆锥形，被鳞片，具多数须根。茎具黄棕色柔毛。基生叶有长柄，披散状；三出复叶，小叶片卵圆形，先端钝圆，基部宽楔形，边缘有粗锯齿。有的可见淡黄色皱缩的小花，球形聚合果黄白色或红色，小瘦果卵圆形。

【药性】 甘、苦，凉。

1.《西藏常用中草药》："性寒，味甘、苦。"

2.《云南中草药》："苦，凉。"

【功用主治】 清肺止咳，解毒消肿。主治肺热咳喘，百日咳，口舌生疮，痢疾，淋证，疮疡肿痛，烫伤，毒蛇咬伤，骨折损伤。

1.《西藏常用中草药》："祛风止咳，清热解毒。治风热咳嗽，百日咳，疔疮，蛇咬伤，烫火伤。"

2.《云南中草药》："续筋接骨。主治口腔溃疡，血尿，尿路感染，腰椎结核，骨折。"

3.《贵州民间方药集》："治发烧气喘，胸骨疼，小儿口腔炎。"

【用法用量】 内服：煎汤，15～30 g。外用：捣敷。

【选方】 1. 治腰椎结核，骨折 （白草莓）15～30 g，煎服。并用鲜品适量，捣烂外敷。（《云南中草药》）

2. 治毒蛇咬伤，疮疖 （白草莓）鲜品适量，捣烂加红糖外敷。（《云南中草药选》）

1475 白药子 bái yào zǐ （《新修本草》）

【异名】 白药（《药性论》），白药根（《本草图经》），山乌龟（《湖南药物志》）。

【基原】 为防己科千金藤属植物金线吊乌龟的块根。

【原植物】 金线吊乌龟 *Stephania cepharantha* Hayata[*S. tetrandra* S. Moore var. *glabra* Maxim.；*S. disciflora* Hand.-Mazz.] 又名：头花千金藤（《植物分类学报》），金线吊蛤蟆（浙江），独脚乌桕（广东），铁秤砣（江西）。

多年生落叶藤本。块根肥厚，椭圆形或呈不规则块状。老茎基部稍木质化，有细沟纹，略带紫色。叶互生；叶柄长4～10 cm，盾状着生；叶片圆三角形，或扁圆形，长5～9 cm，宽与长近相等或大于长度；先端钝圆，常具小突尖，基部微凹或平截，全缘或微呈波状，上面绿色，下面粉白色，掌状脉5～9条，纸质。花小，单性，雌雄异株；雄株为复头状聚伞花序，腋生，花序梗顶端有盘状花托，约有20朵花；雄花萼片6～8，排成2轮；花瓣3，淡绿色；雄蕊6，花丝合生成柱状，花药环生呈圆盘状；雌株为单头状聚伞花序，腋生，总花梗较短，顶端有盘状花托；雌花花被左右对称；花萼1～2，生于花的一侧；花瓣2～3；子房球形。核果紫红色，球形。花期6～7月，果期

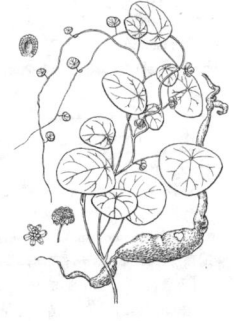
金线吊乌龟

8～9月。

生长于肥沃湿润的草丛、山坡路旁阴处或灌木林中，亦生于石灰质山上。分布于江苏、浙江、安徽、福建、江西、湖南、广东、广西、台湾。

【采收加工】 10～11月采挖，切片，晒干。

【药材】 白药子 *Stephaniae Cepharanthae Radix* 主产于湖南、浙江。

性状 块根呈不规则团块或短圆柱形，其下常有几个略短圆柱形的根相连，稍弯曲，有缢缩的横沟，根的远端有时纤细，其后膨大成椭圆形，并常数个相连成念珠状；根的顶端有根茎残基。市售品多为横切或纵切的不规则块片，表面棕色或暗褐色，有皱纹及须根痕，切面粉性足，类白色或灰白色，可见筋脉纹（三生维管束），呈点状或条纹状排列。质硬脆，易折断，断面粉性。气微，味苦。

鉴别 (1) 块根横切面：木栓层为8～10余列木栓细胞。皮层外侧有少数单个或2～4个成群的石细胞；薄壁细胞含草酸钙细小方晶、针晶或棒晶。中柱占根的大部分，为三生构造，有多数外韧型维管束，排列成1～4个同心环，中央的木质部束较大，导管旁有多数纤维束及少数管胞；中柱薄壁细胞含少数细小方晶及棒状结晶。本品薄壁细胞含多数淀粉粒。

(2) 取本品粗粉1 g，加乙醇10 ml，冷浸过夜，滤过。滤液蒸干，残渣加稀盐酸4 ml溶解，滤过。取滤液1 ml，加改良碘化铋钾试液2滴，产生大量橙色沉淀；另取滤液1 ml，加碘化汞钾试液2滴，产生大量黄白色沉淀（检查生物碱）。

(3) 药材的新鲜断面或粉末，置紫外灯下（254 nm），显淡蓝紫色荧光。

(4) 薄层色谱：取本品粉末4 g，加0.1%硫酸80 ml冷浸，放置过夜，滤过，将滤液倾入经预处理过的苯乙烯磺酸钠型树脂柱（1×22 cm），调节适度的流速，缓缓流出。样品液流完以后，将树脂倒出，用蒸馏水洗数次，滤去水分，置盘中干燥。加入适量10%氨水碱化，静置20分钟，置索氏提取器中，加氯仿回流洗脱，氯仿液用水洗至中性，加无水硫酸钠少量，滤过。滤液蒸干，加氯仿1 ml溶解，为脂溶性总生物碱部分。上述用氯仿回流过的树脂挥尽氯仿后，加乙醇回流洗脱，收集乙醇液减压蒸干，加甲醇1 ml溶解，为水溶性总生物碱部分。吸取供试液各0.6 μl，另以高阿罗莫宁碱、异粉防己碱、小檗胺、轮环藤宁碱、头花千金藤碱、木兰花碱、轮环藤酚碱为对照品，分别点样于同一碱性硅胶G薄层板上。脂溶性总生物碱部分用氯仿-甲醇（10∶1），水溶性生物碱部分用氯仿-甲醇-氨水（15∶4∶1）作展开剂，展开18 cm，在紫外光灯（254 nm）下观察斑点；另用改良碘化铋钾-碘化钾（1∶1）混合试液显色。供试品色谱中，在与对照品色谱的相应位置处，显相同颜色的斑点。

【成分】 金线吊乌龟块根含生物碱：左旋异紫堇定（isocorydine），头花千金藤碱（cepharanthine），异粉防己碱（isotetrandrine），小檗胺（berbamine），轮环藤宁碱（cycleanine），头花千金藤醇灵碱（cepharanoline），头花千金藤胺（cepharamine），高阿罗莫灵碱（homoaromoline），头花千金藤酮（cepharanone）A、B，头花千金藤二酮（cepharadione）A、B，木防己碱（trilobine），粉防己碱（tetrandrine），奎宁（quinine），罂粟碱（papaverine），可待因（codeine），吗啡（morphine），小檗碱（berberine）。种子含去氢千金藤碱（dehydrostephanine），去氢克列班宁（dehydrocrebanine），千金藤碱（stephanine），克列班宁（crebanine），异粉防己碱，原荷叶碱（onornuciferine），佐佐木千金藤碱（stesakine），小檗胺，fenfangjines F、G、H、I，阿罗莫宁碱（aromoline），cephamorphinanine，fangchinoline，轮环藤酚碱（cyclanoline）。还有多糖。

【药理】 1. 对血管的作用 头花千金藤碱（CT）1.0及3.0 mg/kg静脉给予兔，可增强兔耳微血管血液的灌注节律，这由于血管运动增强持续1小时或更长之故，CT的微血管扩张作用与全身血液动力学无直接关联。

2. 其他作用 由白药子分得的千金藤素（又名头花千金藤碱）经证实具有解蛇毒、抗结核、抗麻风、抗变态反应等作用；还具有刺激网状内皮系统、活化造血组织、促进骨髓组织增生的功能；亦能保护犬由于辐射损伤引起的白细胞减少，并显著提高小鼠急性放射病的存活率。抗变态反应作用与稳定细胞膜、刺激垂体-肾上腺功能有关。

【药性】 苦、辛，凉，小毒。归肺、胃经。

1.《药性论》："味苦。"

2.《新修本草》："味辛，温。无毒。"

3.《滇南本草》："味苦，大寒。入脾、肺、肾三经。"

4.《本草经疏》："入肺、胃。"

5.《饮片新参》："苦，温，微辛。"

6. 南药《中草药学》："苦，寒，有小毒。"

【功用主治】 清热解毒，祛风止痛，凉血止血。主治咽喉肿痛，热毒痈肿，风湿痹痛，腹痛，泻痢，吐血，衄血，外伤出血。

1.《药性论》："治喉中热塞，噎痹不通，胸中隘塞，咽中常痛肿胀。"

2.《新修本草》："主金疮、生肌。"

3.《日华子》："清痰止嗽，治渴并吐血，喉闭，消肿毒。"

4.《开宝本草》："解野葛、生金、巴豆药毒。刀斧折伤，能止血痛，干末敷之。"

5.《纲目》："散血，降火，消痰，解毒。"

6.《饮片新参》："消肿毒喉痹，散瘀血，治伤痛。"

7. 广州部队《常用中草药手册》："祛风，利水，清热，化痰。治风湿疼痛，腰肌劳损，肾炎水肿，胃痛，肺结核，无名肿毒，毒蛇咬伤。"

8.《陕西中草药》："清热解毒，散瘀止痛，养阴补肾。治吐血、淋症。"

9.《湖南药物志》："治鹤膝风，胃及十二指肠溃疡。"

10.《全国中草药汇编》："清热解毒，凉血止血，散瘀消肿。治急性肝炎，细菌性痢疾，急性阑尾炎，内出血；外用治流行性腮腺炎，淋巴结炎，神经性皮炎。"

11.《福建药物志》："主治带状疱疹。"

【用法用量】 内服：煎汤，9～15 g；或入丸、散。外用：捣敷，或研末敷。

【宜忌】 脾虚及泄泻者禁服。

1.《本草经疏》："凡病虽有血热吐衄等症，若脾胃素弱，易于作泄者勿服。"

2.《饮片新参》："阴虚内热者忌用。"

3.《浙江药用植物志》："本品能催吐，用量过大，会引起头晕、呕吐等副作用。"

【选方】 1. 治风痰上壅，咽喉不利 白药三两，黑丑五钱，同炒香，去黑丑一半为末，防风末三两，和匀。每茶服一钱。（《圣惠方》）

2. 治喉中热塞肿痛，散血消痰 白药、朴硝。上为末，以小管吹入喉。（《直指方》）

3. 治眼赤肿痛不可忍 白药子半两，黄芩一钱半。上为末。每用一字，沸汤点洗之。（《小儿卫生总微论方》博金散）

4. 治一切疳眼赤烂，目生翳膜，内外障疾，并小儿吐痢 白药子一两，甘草半两。上为末，用猪肝一叶批开，掺药五钱，水一大盏煮熟。食后服。（《宣明论方》白药子散）

5. 治妊娠伤寒 用白药子不拘多少。为末，用鸡子清调涂在纸上，可碗口大，贴之脐下胎存处，干即以温水调之。（《普济方》护胎白药子散）

6. 治乳汁少 用白药子为末，每服一钱，煎猪蹄汤调下。（《卫生易简方》）

7. 治肺虚通身汗出不止　白药二两，甘草(炙，锉)，芍药各一两。上三味，粗捣筛，每服三钱匕，水一盏，煎至七分，去滓温服。(《圣济总录》补正汤)

8. 治水肿，关节炎，蛇咬伤，疮毒痈疽　山乌龟、乌金草各15 g，毕血莲 24 g。共研细末。日服 2～3 次，每次 1.5～3 g，温开水送下。(《湖北中草药志》)

9. 治鹤膝风　山乌龟根 120 g，大蒜 1 个，葱 30 根，韭菜蔸 7个。捣烂敷患处。(《湖南药物志》)

10. 治无名肿毒，毒蛇咬伤　山乌龟鲜根，捣烂，外敷。或用米泔水磨汁外敷。(《浙江民间常用草药》)

11. 治瘰疬疮　白药子不以多少，为末，临卧，冷米饮或冷水调下一钱服。(《卫生家宝方》白药散)

12. 治骨鲠入喉　白药，锉细，用米醋煎，细细吞下。(《经验良方》)

13. 治扭挫伤　山乌龟根 30 g，连钱草 30 g，三七草 15 g。捣烂敷伤处。(《湖南药物志》)

14. 治衄血、汗血　白药二两半，生地黄汁三合，生藕汁一合，生姜汁少许。上四味，捣白药为末，先煎三物汁令沸，每以半盏入熟水一合，白药末二钱匕，搅匀，食后温饮之。(《圣济总录》白药散)

【临床报道】 治疗流行性腮腺炎、淋巴结炎及无名肿毒　取山乌龟块根同醋磨汁，涂于患处，治疗 200 余例，一般涂药数次，即可止痛消肿而痊愈。

【各家论述】 《本草经疏》："《经》云气温，《日华子》云冷，当是辛寒之药无疑，故无毒而能解毒。金疮出血过多必发热，热则作痛，不得生肌矣，凉血清热，则其痛自止，肌自生也。又《药性论》、《日华子》二条所主，皆解热散结之功，则其为寒明矣。"

1476 白栎蔀 bái lì bù (《天目山药用植物志》)

【异名】 白栎蒲(《浙江药用植物志》)。

【基原】 为壳斗科栎属植物白栎带有虫瘿的果实、总苞或根。

【原植物】 白栎 *Quercus fabri* Hance　又名：白柴蒲树(《天目山药用植物志》)，金刚栎、柞子柴、栃柴(《中国树木志》)，白反栎、青冈树(《中国高等植物图鉴》)，白青冈(《贵州植物志》)，泽子、豺狗栗、泽栗(《浙江药用植物志》)。

落叶乔木，高达 20 m，或长成灌木状。小枝有沟槽，密被灰色或灰褐色绒毛。叶互生；叶柄长 3～5 mm，被棕黄色绒毛；叶片革质，倒卵形或椭圆状倒卵形，长 7～15 cm，宽 3～8 cm，先端钝或短渐尖，基部窄楔形或窄圆形，边缘具波状齿或粗钝齿，侧脉 8～12 对。花单性，雌雄同株；花序轴被绒毛，雄花或葇荑花序，长 6～7 cm，花被片 6，被柔毛；雄蕊 6，罕 8；雌花序长 1～4 cm，单生或 2～4 朵聚生，子房 3 室，柱头 3～4。壳斗杯形，包围坚果约 1/3，小苞片卵状披针形，排列紧密，在口缘处伸出；坚果长椭圆形，果脐略隆起。花期 4 月，果期 10 月。

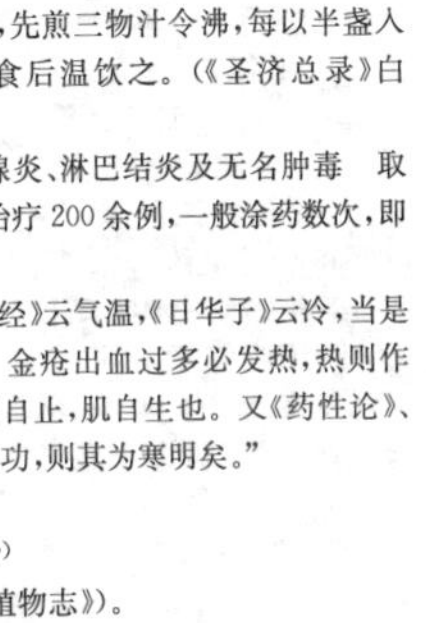

白　栎

生于海拔 1 900 m 以下的丘陵山区林中，多与麻栎、枫香等混生，有时成次生矮林。分布于淮河以南、长江流域和华南、西南各地。

【采收加工】 10 月采收带虫瘿的果实及总苞，晒干。全年均可采根，鲜用或晒干。

【药性】 《湖南药物志》："苦涩，温。"

【功用主治】 理气消积，明目解毒。主治疳积，疝气，泄泻痢疾，火眼赤痛，疮疖。

1.《湖南药物志》："止泻痢。"

2.《浙江药用植物志》："健脾消积，理气，清火，明目。主治疳积，疝气，消化不良，结膜炎，头疖。"

【用法用量】 内服：煎汤，15～21 g。外用：煅炭研敷。

【选方】 1. 治小儿疳积　白栎蔀 21～24 g，麦芽 6 g，野刚子(马钱科醉鱼草)根 12～15 g。水煎，早、晚各服 1 次。忌食酸辣、芥菜、香味食物。

2. 治大人疝气及小儿溲如米泔　白栎蔀 3～5 个。煎汤加白糖服。(1、2 方出自《天目山药用植物志》)

3. 治肠炎，痢疾　白栎根 15 g，算盘子根 18 g，青木香 6 g。水煎服。(《湖南药物志》)

1477 白背叶 bái bèi yè (《南宁市药物志》)

【异名】 白鹤叶(《岭南草药志》)，白面戟(广州部队《常用中草药手册》)，白面风、白桃叶(江西《草药手册》)。

【基原】 为大戟科野桐属植物白背叶的叶。

【原植物】 白背叶 *Mallotus apelta* (Lour.) Muell.-Arg. [*Ricinus apelta* Lour.]　又名：酒药子树(《植物名实图考》)，白叶野桐(《中国经济植物志》)，白鹤树、白帽顶、白面筒、白膜树、白泡树(《岭南草药志》)。

直立灌木或小乔木，高 1.5～3 m。小枝、叶柄和花序均被白色或微黄色星状绒毛，单叶互生；叶柄长 1～8 cm，密被白色星状毛；叶阔卵形，长 4.5～23 cm，宽 3.5～16 cm，先端渐尖，基部近截平或短截形或略呈心形。花单性异株；雄花序为不分枝或分枝的穗状花序，顶生，长 15～30 cm，被黄褐色绒毛；雄花簇生；萼 3～6 裂，裂片卵形，镊合状排列；无花瓣；雄蕊多数，花丝分离，花药 2 室；雌穗状花序不分枝，顶生或侧生；雌花单生；花萼钟状，3～5 裂，裂片卵形，外被星状绒毛；无花瓣；子房有软刺，3～4 室，花柱 3，短。果序圆柱形，长 2.5～15 cm 以上，直径 2～3 cm；蒴果近球形，种子近球形，黑色，光亮。花期 4～7 月，果期 8～11 月。

生于山坡路旁灌丛中或林缘。分布于江苏、浙江、安徽、福建、江西、河南、湖南、广东、广西、海南、贵州、云南、陕西等地。

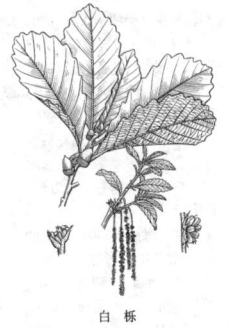

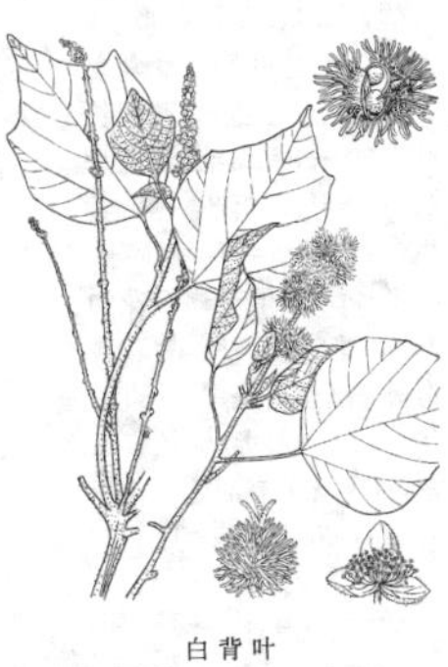

白 背 叶

本植物的根(白背叶根)亦供药用，另设专条。

【采收加工】 全年均可采收，鲜用或晒干。

【药材】 白背叶 *Malloti Apeltae Folium*　主产于安徽、浙江、江西、福建、河南、湖南、广西、广东、四川等地。

性状　单叶互生，具长柄；叶片圆卵形，先端渐尖，基部近截形或短截形，具 2 腺点，全缘或不规则 3 浅裂，上面近无毛，下面灰白色，密被星状毛，有细密棕色腺点。气微，味苦、涩。

【药理】 1. 抑制钉螺作用　0.5%～1%白背叶煎剂或浸剂，均能抑制钉螺活动。将钉螺浸于 0.5%煎剂或浸剂中 1 日，死亡率分别为 40%～66%和 34%。

2. 抑制逆转录酶和 DNA 聚合酶的作用　白背叶水提取物对小鼠逆转录酶和人Ⅲ型鼻咽癌(KBⅢ) DNA 聚合酶均有抑制作用，其 IC_{50} 分别为 0.5 和 1.4 μg/ml。这种作用可与多聚腺苷酸或寡脱氧胸苷相竞争，但与三磷酸脱氧胸苷无竞争作用。提取物还可抑制大肠杆菌的 DNA 聚合酶 I 和 RNA 聚合酶。

【药性】 广州部队《常用中草药手册》："微苦、涩，平。"

【功用主治】 清热，解毒，祛湿，止血。主治疮疖，中耳炎，鹅口疮，湿疹，跌打损伤，外伤出血。

1. 广州部队《常用中草药手册》："主治外伤出血，跌打扭伤。"

2.《全国中草药汇编》："消炎止血。外用治中耳炎，疖肿，外伤出血。"

3.《福建药物志》："解毒。主治蜂窝组织炎，湿疹。"

【用法用量】 外用：捣敷；或研末撒；或煎水洗，或滴耳。内服：煎汤，1.5～9 g。

【选方】 1. 治疮疖溃烂　白背叶 3 g，冰片 0.3 g。共研细末，撒敷患处。（《安徽中草药》）

2. 治新生儿鹅口疮　白鹤叶适量蒸水，用消毒棉卷蘸水，细心拭抹患处，随抹随清。每日 3 次，连抹 2 日。（《岭南草药志》）

3. 治外伤出血，溃疡　白泡树叶晒干，擦成棉绒样收贮。出血时取适量贴上，外加绷带扎紧固定。（《岭南草药志》）

1478 白独活 bái dú huó（《中药大辞典》）

【异名】 独活、朱噶尔（《西藏常用中草药》），法洛海（《西昌中草药》），白羌活（《丽江中草药》），藏当归（西藏），香白芷（云南曲靖）。

【基原】 为伞形科独活属植物白亮独活的根。

【原植物】 白亮独活 *Heracleum candicans* Wall. ex DC.

多年生草本，高 1～1.5 m。全株密被白色绒毛或柔毛。根圆柱形，下部分枝，棕黄色，粗大。茎直立，中空，有棱槽，上部多分枝。基生叶及茎下部叶叶柄长 10～15 cm，叶片轮廓为宽卵形至长椭圆形，长 15～30 cm，一至二回羽状分裂，末回裂片长卵形；茎上部叶有宽叶鞘。复伞形花序顶生或侧生，总花梗长 15～30 cm，有柔毛；总苞片 1～3，线形；伞辐 24～40，具白色柔毛；小总苞片少数，线形；每小伞形花序有花约 25 朵，花白色；花瓣二型；萼齿极细小；花柱基短圆锥状。果实倒卵形，侧棱有宽翅，每棱槽中有油管。花期 5～6 月，果期 9～10 月。

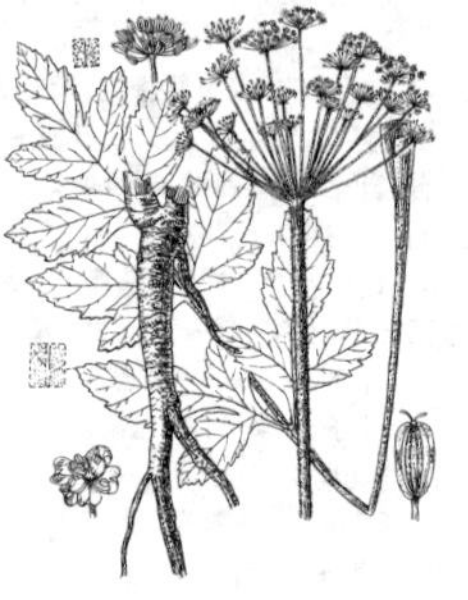

白亮独活

生于海拔 2 000～4 200 m 山坡、林下、灌丛边。分布于四川、云南及西藏等地。

【采收加工】 4～10 月采挖，晒干。

【成分】 根含香豆素类：香柑内酯（bergapten），独活内酯（heraclenin），独活属醇（heraclenol），异茴芹香豆素（isopimpinellin），花椒毒素（xanthotoxin），软木花椒素（suberosin），欧前胡内酯（imperatorin），8-牻牛儿醇基补骨脂素（8-geranyloxypsoralen），白芷素（angelicin），叔-*O*-甲基独活属醇（*tert*-*O*-methylheraclenol），异独活内酯（isoheraclenin），花椒毒酚（xanthotoxol）和牛防风素（sphondin），白独活中尚含叔-*O*-*β*-葡萄糖基独活属醇（*tert*-*O*-*β*-glucosyl heraclenol），补骨脂素（psoralence）和白亮独活素（candicanin）。

【药性】《西藏常用中草药》："性温，味辛、苦。"

【功用主治】 祛风散寒，除湿止痛。主治感冒，头痛，牙痛，脘腹痛，风湿痹痛，麻风。

1.《西藏常用中草药》："祛风胜湿，止痛。主治风寒头痛，风湿性关节炎，牙痛。"

2.《青藏高原药物图鉴》："治各种炎症，麻风，丹毒。"

【用法用量】 内服：煎汤，3～9 g；或入丸、散；或泡酒。

【选方】 1. 治风寒感冒　法洛海、坝子科各 15 g。煎水服。

2. 治胃痛　法洛海、蜘蛛香各 12 g。煎水服。（1、2 方出自《西昌中草药》）

1479 白首乌 bái shǒu wū（《山东中药》）

【异名】 隔山消（《纲目》），白何乌、白何首乌（《东医寿世保元》），隔山撬（《分类草药性》）。

【基原】 为萝藦科白前属植物牛皮消和戟叶牛皮消的块根。

【原植物】 1. 牛皮消 *Cynanchum auriculatum* Royle ex Wight 又名：飞来鹤（《植物名实图考》），耳叶牛皮消（《中国药用植物志》）。

蔓性半灌木。根肥厚，类圆柱形，表面黑褐色，断面白色，具乳汁。茎被微柔毛。叶对生；叶柄长 3～9 cm；叶片心形至卵状心形，被微毛。聚伞花序伞房状，腋生；总花梗圆柱形，长 10～15 cm，着花约 30 朵；花萼近 5 全裂，裂片卵状长圆形；花冠辐状，5 深裂；副花冠浅杯状，长于合蕊柱；雄蕊 5，花丝连成筒状，花药 2 室，附着于柱头周围，每室有黄色花粉块 1 个，长圆形，下垂；雌蕊由 2 枚离生心皮组成，柱头圆锥状，先端 2 裂。蓇葖果双生，基部较狭，中部圆柱形，上部渐尖。种子卵状椭圆形至倒楔形，边缘具狭翅，先端有一束白亮的长绒毛。花期 6～9 月，果期 7～11 月。

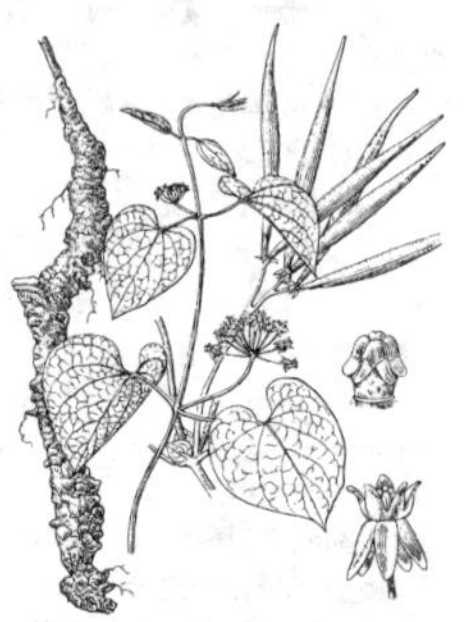

牛皮消

生于海拔 3 500 m 以下的山坡岩石缝中、灌丛中或路旁、墙边、河流及水沟边潮湿地。分布于华东、中南及河北、四川、贵州、云南、陕西、甘肃、台湾等地。江苏、山东有栽培。

2. 戟叶牛皮消 *C. bungei* Decne.　又名：泰山何首乌、山东何首乌、地葫芦、山葫芦（《中药材品种论述》），大根牛皮消（《中药大辞典》）。

攀缘性半灌木。具乳汁。块根每株一般生 3～4 个，亦可多至 5～6 个，常连接成念珠状。茎纤细而韧，被微毛。叶对生；叶片戟形，先端渐尖，基部心形，两面被糙硬毛，以叶面较密；侧脉每边约 6 条。伞形聚伞花序腋生，比叶为短；花萼裂片披针形，基部内面腺体通常没有或少数；花冠辐状，白色或黄绿毛，裂片开放后反折，内面基部被微柔毛，副花冠裂片比合蕊柱长。种子先端有多数白色长丝光毛。花期 6～7 月，果期7～10 月。

生于海拔 1 500 m 以下的山坡、灌丛或岩石缝中。分布于河北、山西、内蒙古、辽宁、山东、河南、陕西、甘肃等地。

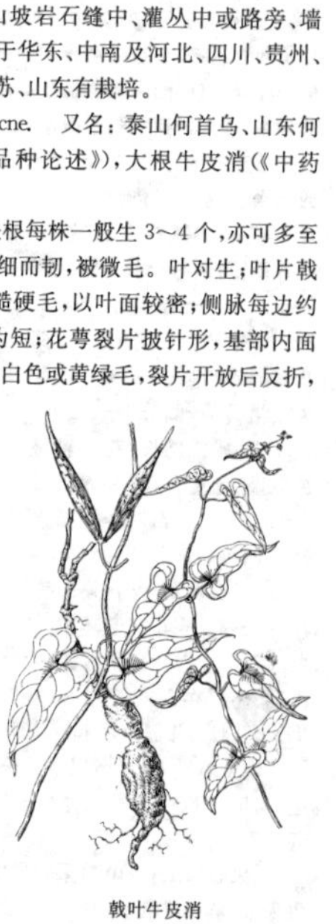

戟叶牛皮消

【栽培】 生物学特性　牛皮消适应性较强，最适宜生长温度为 25～30 ℃，喜通风和充足光照。以选疏松肥沃、排水良好的砂壤土栽培为好。

繁殖方法　分根繁殖、种子繁殖或扦插繁殖。分根繁殖：选用直径1～1.5 cm，长6 cm的为根种栽。3月下旬～4月中旬栽种，按行株距（30～40）cm×（15～20）cm开穴，施农家肥做基肥，栽种后覆土约3 cm压实。种子繁殖：育苗移栽，待苗高10～20 cm时，在5月下旬移植大田。扦插繁殖：春插在5月下旬～6月中旬，秋插在8月下旬，选择手感上呈硬棒状的藤蔓，截取枝叶无病害的侧枝条，每插条带3个腋节。做1.5 m宽的垅，垅与垅间宽40 cm，每垅插5行，每行开沟深5 cm，浇水，将准备好的插条斜端向下置于沟中，株距30 cm，培土稍加压紧。扦插时注意在地下部分有一个腋节，地上部分有两个腋节。

田间管理　苗期给以充足水分。苗高5 cm左右时，松土除草，并施第一次追肥，在搭架前再除草1次，当茎蔓生长到6～8节，有3～4个分枝时，施第二次追肥，并搭架，以利茎蔓攀援生长。8月上旬再施1次磷、钾肥。扦插繁殖的，扦插期管理时间为1个月，防曝晒，保湿度，1个月后，转入正常管理。

病虫害防治　虫害有中华萝藦叶甲为害，可实行轮作，冬前翻地及发生期用5%西维因粉喷于植株和地面。

【采收加工】 春初或秋季采挖块根，晒干，或趁鲜切片晒干。鲜品随采随用。

【药材】 牛皮消 *Cynanchi Auriculati Radix*　主产于江苏，主要为栽培品；戟叶牛皮消 *Cynanchi Bungei Radix*　主产于山东。

性状　牛皮消　根长圆柱形、长纺锤形或结节状圆柱形，稍弯曲，长7～15 cm，直径1～4 cm。表面浅棕色，有明显的纵皱纹及横长皮孔，栓皮脱落处土黄色或浅黄棕色，具网状纹理。质坚硬，断面类白色，粉性，具鲜黄色放射状纹理。气微，味微甘后苦。

戟叶牛皮消　块根呈不规则团块状或类圆形，长1.5～7 cm，直径约5 cm。表面棕色或棕褐色，凹凸不平，具纵皱纹及横长皮孔。质坚硬，断面类白色，粉性，有稀疏黄色放射状纹理。

鉴别　(1) 根横切面：牛皮消　木栓层为10余列木栓细胞。皮层有3～9列石细胞断续排列成环带；石细胞类长方形、半圆形或类多角形，纹孔及孔沟明显。韧皮部薄壁组织中散有众多乳汁管，有的与筛管伴生；韧皮射线宽3～9列细胞。形成层环明显。木质部导管3至数个相聚，木射线宽10余列细胞，木质部束导管周围可见木间韧皮部，筛管群明显可见，并伴有乳汁管。本品薄壁细胞含淀粉粒，有的含草酸钙簇晶。

戟叶牛皮消　韧皮部薄壁组织中无乳汁管，草酸钙簇晶稀少。

粉末特征：牛皮消　淡棕色。石细胞类多角形、类长方形、梭形或不规则形，直径15～75 μm，壁厚5～22 μm，孔沟较细密。无节乳管多碎断，直径约至26 μm，乳汁管中充满灰色分泌物。淀粉粒单粒类圆形、长圆形或卵圆形，脐点人字状、星状、点状或裂缝状，层纹不明显；复粒由2～3个分粒组成。草酸钙簇晶直径15～45 μm。此外，有木栓细胞、导管和木纤维。

戟叶牛皮消　土黄色。无乳汁管；草酸钙簇晶直径12～43 μm。

(2) 薄层色谱：取本品粉末5 g，以改良Folich试剂渗漉。渗漉液低温（<50 ℃）氮气减压回收溶剂。残渣以适量氯仿溶解，转至具塞离心管中，加5倍量石油醚沉淀甾苷类化合物，离心，移取上清液于蒸发皿中，残渣如法重复3次。合并上清液，真空干燥，残渣以氯仿溶解，即得总磷脂提取液。吸取总磷脂提取液适量，真空浓缩，点样于3块硅胶G薄板上，以磷脂酰胆碱（PC）、磷脂酰乙醇胺（PE）、磷脂酰甘油（PG）、双磷脂酰甘油（DPG）和磷脂酰肌醇（PI）作对照品。先用丙酮上行法展开，取出，暗处挥去丙酮，置充氮干燥器中干燥12小时；再以乙酸乙酯-异丙醇-水（10∶7∶3）与第一次同向展开，取出，挥去溶剂。3块板分别以Vaskovsky试剂、茚三酮、Dragendoff试剂显色。供试液色谱在与对照品色谱相应的位置上显相同的色斑，在原点和PC间有与Dragendoff试剂显色的磷脂酰胆碱（PC）斑点。戟叶牛皮消在DPG上方尚有一个未知磷脂组分。

【成分】 1. 牛皮消　块根中含较高的磷脂成分和C_{21}甾体酯苷。从总苷中已分离出隔山消苷（wilfoside）C3N、C1N、C1G、K1N和牛皮消苷（cynauricuoside）A、B、C，auriculosides A、B，白首乌新苷（cynanauriculosides）A、B，以及萝藦胺（gagamine），牛皮消素（caudatin），萝藦苷元（metaplexigenin），12-*O*-桂皮酰基去酰萝藦苷元（kidjolanin）等4个苷元。还含白首乌二苯酮（baishouwubenzophenone）。

2. 戟叶牛皮消　根含羟基苯乙酮为苷元的苷类成分：戟叶牛皮消苷（bungeiside）A、B、C、D；还含4-羟基苯乙酮（4-hydroxyacetophenone），2,4-二羟基苯乙酮（2,4-dihydroxyacetophenone），布卢门醇（blumenol）A，左旋的春日菊醇（leucanthemitol），7-*O*-葡萄糖基甘草苷元（7-*O*-glucosylliquiritigenin），*β*-谷甾醇葡萄糖苷（*β*-sitosterolglucoside）以及磷脂成分。

【药理】 1. 抗氧化作用　白首乌灌饲小鼠，可改善动物因吸臭氧造成的体重减轻、体温降低、体力减弱、御寒能力下降等一系列生理功能减退的变化，并降低肝、脑、肺过氧化脂质含量和脑单胺氧化酶（MAO-B）活性，升高红细胞超氧化物歧化酶（SOD）活性，使之接近对照组水平。白首乌对臭氧造成小鼠肺终末细支气管上皮脱落伴增生、肝损伤和胸腺、脾脏萎缩等类似衰老的变化皆有明显减轻作用。白首乌中C_{21}甾苷及甾苷元具有较强的清除羟自由基的能力，C_{21}甾苷元清除羟自由基的活性与母核上羟基取代的数目有关，而母核无清除作用。

2. 调节免疫功能　白首乌总磷脂200 mg/kg灌胃，连续10日，可明显提高正常小鼠末梢血外周酸性萘酯酶（ANAE）阳性淋巴细胞（即T淋巴细胞）的比值和绝对值，对因环磷酰胺引起的免疫抑制现象有一定的预防和治疗作用。白首乌总苷还能对抗*N*-乙酰苯肼引起的胸腺萎缩。白首乌总苷可使接种Lewis肺癌小鼠脾系数、外周血单核细胞百分率和总数、腹腔巨噬细胞吞噬率和吞噬指数、外周血淋巴细胞总数和ANAE阳性淋巴细胞百分率、T辅助/T抑制细胞比值均显著提高，溶血空斑形成细胞（PFC）及特异性玫瑰花结形成试验抗原结合细胞数（ABC）也明显高于对照组，白首乌总苷对环磷酰胺引起的上述指标的抑制作用均有明显对抗作用。白首乌苷体外在高浓度（50 μg/ml、25 μg/ml、12 μg/ml）时对小鼠脾脏T淋巴细胞增殖反应及产生白介素-2、肿瘤坏死因子-*γ*活性均有抑制作用，而在低浓度（1.5 μg/ml）时则有促进作用。

3. 抗肿瘤作用　白首乌甾体苷25、125和250 mg/kg腹腔注射，对小鼠艾氏腹水癌（EAC）有显著治疗作用，抑瘤率分别为34%、40%、42%。白首乌甾体苷125 mg/kg腹腔注射，可使EAC小鼠生命延长33%，该药可能对S期有阻滞作用。白首乌总苷225 mg/kg腹腔注射，对小鼠皮下移植的Lewis肺癌有一定抑制作用，抑瘤率38.68%，并能够增强环磷酰胺对Lewis肺癌的抑制效应，能使Lewis肺癌实体瘤G_1期细胞增多、S期细胞减少。白首乌总苷对体外培养的小鼠EAC和小鼠肉瘤（S_{180}）腹水瘤细胞有一定的直接细胞毒作用，并能抑制其DNA生物合成。白首乌甾体酯苷62.5、125和250 mg/kg腹腔注射，对小鼠S_{180}实体瘤也有抑制作用，抑瘤率分别为24.8%、53.1%、69.9%。用^{3}H-TdR掺入细胞DNA方法观察不同类型的瘤细胞（EAC、S_{180}）、小鼠肝癌（H-22）、人肝癌（H-7402）、人鼻咽癌（CNE-2）对白首乌甾体酯苷的敏感性，其中以H-22最为敏感。腹腔注射给药白首乌C_{21}总甾苷能够显著延长荷S_{180}肿瘤小鼠的寿命，但口服给药法只表现出延长荷瘤小鼠寿命的倾向，却没有统计学意义。

4. 对心脏的影响　含白首乌总磷脂0.1 g的任氏液在八木氏离体蛙心上呈明显的强心作用。但含白首乌C_{21}总甾苷（醇溶）的台氏液灌流20分钟，对豚鼠心室肌细胞动作电位时程APD_{90}有明显缩短作用，并可显著抑制心肌细胞收缩力，C_{21}总苷（水溶）的作用与醇溶总苷相似，但效应稍弱于醇溶总苷。白首乌C_{21}总甾苷200 mg/kg可使小鼠平均耗氧量降低33.3%，存活时间延长

54%。白首乌总甾体酯苷液可明显降低心肌细胞悬液的耗氧量，并与药物浓度呈量效关系。

5. 降血脂作用　大鼠高脂血症模型试验证明，白首乌总苷部分及原生药粉均能显著降低血清总胆固醇，总苷剂量 200 mg/kg 或原生药粉 5 g/kg 时降脂作用更明显，其降脂途径可能与调节肝细胞内 ATP 酶(ATPase)、琥珀酸脱氢酶(SDH)、6-磷酸葡萄糖酶等酶的活性有关。白首乌总苷还有一定降脂、促动脉平滑肌细胞增生的作用。

6. 促进毛发生长作用　用皮片显微投影法观察家兔耳郭外侧的毛干和毛孔，发现白首乌总磷脂外涂可促进耳毛生长，增加毛干及毛孔的直径，并使其分布曲线右移和毛孔群间距离缩小。

7. 体内过程　^{3}H-白首乌总苷在小鼠体内以肝、脾、肾上腺、肺和胆汁中含量较高，尤以肝脏为著；其对淋巴器官较敏感，并可透过血脑和血睾屏障，绝大部分经肾脏从尿液中排出体外。

毒性　白首乌煎剂 30 g/kg、生药粉 24 g/kg、精制粉 40 g/kg 分别灌胃，小鼠均未见毒性反应及死亡。总苷灌胃、腹腔注射的 LD_{50} 分别为 4.897±0.066 和 0.749±0.072 g/kg，总苷元灌胃、腹腔注射的 LD_{50} 分别为 6.878±1.366 和 0.288±0.034 g/kg，中毒症状表现为步态不稳、震颤、转圈及运动失调等，死前出现耳静脉及四爪充血、口唇及尾紫绀、心跳及呼吸减慢，可能因呼吸肌麻痹死亡，尸检仅见胃肠明显充气。Ames 试验，白首乌总苷每皿 1～1 000 μg均为阴性。白首乌原生药及总苷灌胃小鼠，均无诱发小鼠骨髓细胞核增高作用，亦无诱发小鼠精子畸变作用。表明白首乌生药及总苷无致突变作用。小鼠剂量定期递增法表明，白首乌总苷蓄积系数＞5.3，为弱蓄积作用。

【炮制】　取原药材，除去杂质，洗净，润透，切厚片，干燥。

饮片性状　白首乌为不规则的厚片，外皮褐色，易脱落，断面白色，显粉性，质坚硬。气微，味苦甘涩。

贮干燥容器内，置阴凉干燥处。

【药性】　甘、微苦，平。归肝、肾、脾、胃经。

1.《草木便方》："甘，微苦，温。"

2.《山东中药》："味苦、甘、涩，性微温，无毒。"

3.《陕西中草药》："甘，微辛，平。"

4.《青岛中草药手册》："入肝、肾经。"

5.《浙江药用植物志》："有小毒。"

【功用主治】　补肝肾，强筋骨，益精血，健脾消食，解毒疗疮。主治腰膝酸痛，阳痿遗精，头晕耳鸣，须发早白，心悸失眠，食欲不振，小儿疳积，产后乳汁稀少，疮痈肿痛，毒蛇咬伤。

1.《纲目》："主腹胀积滞。"

2.《草木便方》："醋磨涂癣。"

3.《分类草药性》："消食积，下乳，补虚弱。"

4.《山东中药》："为滋养、强壮、补血药，并能收敛精气，乌须黑发。治久病虚弱，贫血，须发早白，慢性风痹，腰膝酸软，性神经衰弱，痔疮，肠出血，阴虚久疟，溃疡久不收口。鲜者并有润肠通便的作用，适用于老人便秘。"

5.《江西草药》："清热解毒，顺气止痢。用于毒蛇咬伤，胃痛，痢疾，小儿高热。"

6.《东北常用中草药手册》："补益肝肾，强壮筋骨。主治神经衰弱，阳痿遗精，腰腿疼痛，关节不利。"

7.《陕西中草药》："治胃痛腹胀，肾虚腰痛，小儿痞块，白带，乳汁不足。"

【用法用量】　内服：煎汤，6～15 g，鲜品加倍；研末，每次 1～3 g；或浸酒。外用：鲜品捣敷。

【选方】　1. 治神经衰弱，阳痿，遗精　白首乌 15 g，酸枣仁 9 g，太子参 9 g，枸杞子 12 g。水煎服。(《山西中草药》)

2. 治小儿脾胃虚弱，消化不良，食积，腹泻　隔山撬、糯米草、鸡屎藤各等分，研末备用。每次 9 g，加米粉 18 g，蒸熟食。(《四川中药志》1982 年版)

3. 治胃痛，痢疾腹痛　白首乌、蒲公英各 9 g。水煎服。(《安徽中草药》)

4. 治乳汁不足　牛皮消根(去皮)30 g，母鸡 1 只(去内脏)。将药放入鸡腹内，炖熟，去药渣，汤肉同服。不放盐。(《湖北中草药志》)

5. 治脚气水肿　白首乌、车前子各 6 g。水煎去渣，每日分 2 次服。(《食物中药与便方》)

6. 治毒蛇咬伤　耳叶牛皮消 30 g，青木香根 30 g，杜衡 30 g，研末。每服 3～9 g，每日 3 次。另用耳叶牛皮消根、竹叶椒根、射干根(均鲜)各适量，捣烂外敷。

1480 白扁豆 bái biǎn dòu (《纲目》)

【异名】　藊豆(《别录》)，白藊豆(《宝庆本草折衷》)，南扁豆(《滇南本草》)，沿篱豆、蛾眉豆(《纲目》)，羊眼豆(《药品化义》)，膨皮豆(《广州植物志》)，茶豆(《江苏植物志》)，小刀豆、树豆(《四川中药志》)，藤豆(《中国药用植物图鉴》)，火镰扁豆、眉豆(《中药志》)。

【基原】　为豆科扁豆属植物扁豆的白色成熟种子。

【原植物】　扁豆 *Dolichos lablab* L. 之开白花者。

一年生缠绕草质藤本，长达 6 m。茎常呈淡紫色或淡绿色，无毛或疏被柔毛。三出复叶；叶柄长 4～14 cm；托叶披针形或三角状卵形，被白色柔毛。总状花序腋生；2～4 花或多花丛生于花序轴的节上；小苞片舌状，2 枚，早落；花萼宽钟状，边缘密被白色柔毛；花冠蝶形，白色或淡紫色，旗瓣广椭圆形，先端向内微凹，翼瓣斜椭圆形，近基部处一侧有耳状突起，龙骨瓣舟状，弯曲几成直角；雄蕊 10，1 枚单生，其余 9 枚的花丝部分连合成管状，将雌蕊包被；子房线形，有绢毛，基部有腺体，花柱近先端有白色髯毛，柱头头状。荚果镰形或倒卵状长椭圆形。种子2～5 颗。花期 6～8 月，果期 9 月。

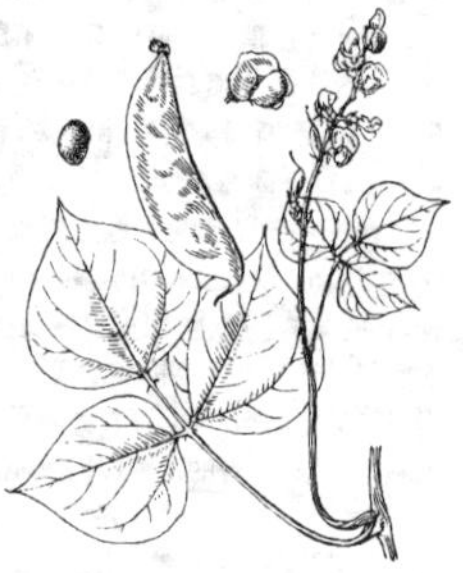

扁　豆

全国各地均有栽培。主要分布于河北、山西、辽宁、江苏、浙江、安徽、福建、江西、山东、河南、湖北、湖南、广东、广西、海南、四川、贵州、云南、陕西、台湾等地。

本植物的叶(扁豆叶)、藤茎(扁豆藤)、花(扁豆花)、种皮(扁豆衣)、根(扁豆根)亦供药用，另设专条。

【采收加工】　9～10 月种子成熟时，摘取荚果，剥出种子，晒干。

【药材】　白扁豆 *Lablab Semen Album*　主产于安徽、陕西、湖南、河南、浙江、山西等地。

性状　种子呈扁椭圆形或扁卵圆形，长 8～13 mm，宽 6～9 mm，厚约 7 mm。表面淡黄白色或淡黄色，平滑，略有光泽，一侧边缘有隆起的白色眉状种阜。质坚硬。种皮薄而脆，子叶 2，肥厚，黄白色。气微，味淡，嚼之有豆腥气。

鉴别　(1) 种子横切面：表皮为 1 列栅状细胞，种脐处 2 列，光辉带明显。支柱细胞 1 列，呈哑铃状，种脐部位为

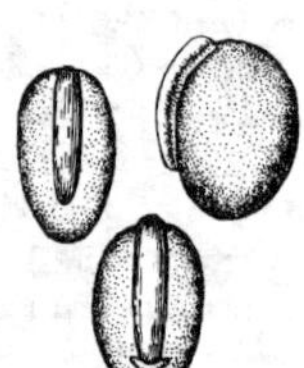

白扁豆(种子)外形

3～5列。其下为10数列薄壁细胞，内侧细胞呈颓废状。子叶细胞含众多淀粉粒。种脐部位栅状细胞的外侧有种阜，内侧有管胞岛，椭圆形，细胞壁网状增厚，其两侧为星状组织，细胞呈芒状，有大的细胞间隙，有的胞腔含棕色物。

(2) 取本品粉末1 g，加70%乙醇10 ml回流提取，滤过，取滤液蒸干，滴加醋酐2～3滴和硫酸1～2滴，显黄色，变为红色、紫红色、污绿色(检查甾类)。

【成分】 种皮中含有3-*O*-〔*α*-*L*-吡喃鼠李糖基-(1→2)-*β*-*D*-吡喃半乳糖基(1→2)-*β*-*D*-吡喃葡萄糖基(1→)〕-22-*O*-〔2, 3二氢-2, 5-二羟基-6-甲基-4*H*-吡喃-4-酮(2′→)〕-3*β*, 22*β*, 24-三羟基-12-齐墩果烯-28-醇{3-*O*-〔*α*-*L*-rhamnopyranosyl-(1→2)-*β*-*D*-galactopyranosyl (1→2)-*β*-*D*-glucopyranosyl(1→)〕-22-*O*-〔2, 3dihydro-2, 5-dihydroxy-6-methyl-4*H*-pyran-4-one(2′→)〕-3*β*, 22*β*, 24-trihydroxy olean-12-en-28-ol}。

种子含油0.62%，内有脂肪酸：棕榈酸(palmitic acid)占8.33%，亚油酸(linoleic acid)占57.95%，反油酸(elaidic acid)占15.05%，油酸(oleic acid)占5.65%，硬脂酸(stearicacid)占11.26%，花生酸(arachidic acid)占0.58%，二十二烷酸酸(behenic acid)占10.40%。又含胡芦巴碱(trigonelline)，甲硫氨酸，亮氨酸，苏氨酸，维生素B_1及C，胡萝卜素，蔗糖，葡萄糖，水苏糖，麦芽糖，棉子糖，*L*-2-哌啶酸和具有毒性的植物凝集素(phytoagglutinin)。

【药理】 1. 抗菌、抗病毒作用　100%白扁豆煎剂用平板纸片法，对痢疾杆菌有抑制作用；对食物中毒引起的呕吐、急性胃肠炎等有解毒作用。白扁豆水提物对小鼠Columbia SK病毒有抑制作用。

2. 对免疫功能的影响　20%白扁豆冷盐浸液0.3 ml，对活性*E*-玫瑰花结的形成有促进作用，即增强T淋巴细胞的活性，提高细胞的免疫功能。

毒性　白扁豆中含人的红细胞非特异性植物凝集素。不溶于水的凝集素，有抗胰蛋白酶活性，可抑制实验动物生长，故属毒性成分。另含一种酶，有非竞争性抑制胰蛋白酶的活性，加热亦降低其活性，于10 mg/kg浓度时，由于抑制了凝血酶(thrombin)，可使枸橼酸血浆的凝固时间由20秒延长至60秒。

【炮制】 1. 白扁豆　取原药材，除去杂质，洗净，干燥。用时捣碎。

2. 炒白扁豆　取净白扁豆，置锅内，用文火炒至微黄色，略具焦斑时，取出放凉。用时捣碎。炒白扁豆具健脾化湿功能，常用于脾虚泄泻、白带过多。

3. 光白扁豆　取净白扁豆，置沸水锅内，至种皮微微鼓起又松软时，迅速捞起，倒入冷水中，搓去种皮，干燥。

4. 土白扁豆　取伏龙肝细粉置锅内炒热，加入净白扁豆，炒至表面挂有土色，取出，筛去辅料，放凉。

5. 麸炒白扁豆　取麸皮撒在捣锅中，加热至冒烟时，投入净白扁豆，迅速翻炒，直至表面现黄褐色时，取出，筛去麸皮，放凉。

饮片性状　白扁豆参见"药材"项。炒白扁豆形如白扁豆，表面微黄色，略带焦斑，有香气。光白扁豆为白扁豆的二片子叶，淡黄白色，角质。土白扁豆形如白扁豆，表面挂土色。麸炒白扁豆形如白扁豆，表面黄褐色，气清香。

贮干燥容器内，置通风干燥处，防蛀。

【药性】 甘、淡，平。归脾、胃经。

1.《别录》："味甘，微温。"

2.《食疗本草》："微寒。"

3.《日华子》："平，无毒。"

4.《纲目》："入太阴气分。"

5.《药品化义》："属阳，味甘，性温，能升能降，性气与味俱清和，入脾、胃、肺三经。"

6.《医林纂要》："甘、咸，温。"

【功用主治】 健脾，化湿，消暑。主治脾虚生湿，食少便溏，白带过多，暑湿吐泻，烦渴胸闷。

1.《别录》："主和中，下气。"

2.《食疗本草》："疗霍乱吐痢不止，末，和醋服之。""主呕逆，久食头不白。"

3.《本草图经》："主行风气，女子带下，兼杀一切草木及酒毒，亦解河豚毒。"

4.《宝庆本草折衷》："《续说》云：张松谓白扁豆又治脾胃虚弱，心忪满闷，身热烦渴，伤暑伏热，口苦舌干，倦不思食。"

5.《滇南本草》："治脾胃虚弱，反胃冷吐，久泻不止，食积痞块，小儿疳积，解酒毒，调五脏。"

6.《纲目》："止泄痢，消暑，暖脾胃，除湿热，止消渴。"

7.《随息居饮食谱》："安胎。"

【用法用量】 内服：煎汤，10～15 g；或生品捣研水绞汁；或入丸、散。外用：捣敷。健脾止泻宜炒用；消暑养胃解毒宜生用。

【宜忌】 不宜多食，以免壅气伤脾。

1.《本草经集注》："患寒热病者不可食。"

2.《食疗本草》："患冷气人勿食。"

3. 柴裔《食鉴本草》："多食壅气。"

4.《随息居饮食谱》："患疟者忌之。"

【选方】 1. 治伏暑引饮，口燥咽干，或吐或泻　用白扁豆(微炒)、厚朴(去皮，姜汁炙)各二钱，香薷(去土)二钱。水一盏，入酒少许，煎七分，沉冷。不拘时服。一方加黄连姜汁炒黄色，如有抽搦，加羌活。(《卫生易简方》)

2. 治慢性肾炎，贫血　扁豆30 g，红枣20粒。水煎服。(《福建药物志》)

3. 治霍乱　扁豆一升，香薷一升。上二味，以水六升，煮取二升，分服。单用亦得。(《千金方》)

4. 治心脾肠热，口舌干燥生疮　扁豆(炒)、蒺藜子(炒)各二两。上二味，粗捣筛。每服五钱匕，水一盏半，煎至一盏，去滓，日三服，不拘时。(《圣济总录》扁豆汤)

5. 治中砒霜毒　白扁豆生研，水绞汁饮。(《永类钤方》)

6. 治疖肿　鲜扁豆适量。加冬蜜少许，同捣烂敷患处。(《福建药物志》)

【各家论述】 1.《纲目》："硬壳扁豆，其子充实，白而微黄，其气腥香，其性温平，得乎中和，脾之谷也。入太阴气分，通利三焦，能化清降浊，故专治中宫之病，消暑除湿而解毒也。其软壳及黑鹊色者，其性微凉，但可供食，亦调脾胃。"

2.《雷公炮制药性解》："按扁豆性味，皆与脾家相得，宜独入之。然此剂最为泥膈，惟入健脾药中，则能补脾，若单食多食，极能壅气伤脾。《本草》称其下气，恐非。"

3.《本草经疏》："弘景云，扁豆患寒热者不可食。盖指伤寒寒热，外邪方炽，不可用此补益之物耳，如脾胃虚及伤食劳倦发寒热者，不忌。"

4.《药品化义》："扁豆，味甘平而不甜，气清香而不窜，性温和而色微黄，与脾性最合。主治霍乱呕吐，肠鸣泄泻，炎日暑气，酒毒伤胃，为和中益气佳品。又取其色白，气味清和，用清肺气，故云清以养肺，肺清则(气)顺。下行通利大肠，能化清降浊，善疗肠红久泻，清气下陷者，此腑虚补脏之法也。"

5.《药性纂要》："凡健脾开胃之药，非香燥即辛温，独扁豆冲和而能清热健脾，与石斛相类，更多消暑之功。"

6.《本草新编》："或谓白扁豆非固胎之药，前人安胎药中往往用之，何故？盖胎之不安者，由于气之不安，白扁豆最善和中，故用之以和胎气耳，胎固和而安，即谓之能安胎也亦可。单用此味以安骤动之胎，吾从未见能安者矣。"又"功用不独安胎，尤善种子，凡妇人之不受孕者，半由于任督之伤也。白扁豆善理任督，又入脾胃二经，同人参、白术用之，引入任督之路，使三经彼此调和，而子宫胞络,自易容物。"

7.《本草求真》:"扁豆如何补脾?盖缘脾喜甘,扁豆得味之甘,故能于脾而有益也;脾得香而能舒,扁豆禀气芬芳,故能于脾而克舒也;脾苦湿而喜燥,扁豆得性之温,故能于脾而克燥也。脾土既实,则水道自通,三焦不混,而太阴暑湿之邪,自尔克消,安能复藏于脾而有渴、泻之病乎。但多食壅滞,不可不知。"

1481 白珠树 bái zhū shù (《湖南药物志》)

【异名】 老虎尿、老虎面、满山香(《湖南药物志》)。

【基原】 为杜鹃花科白珠树属植物白珠树的根或茎叶。

【原植物】 白珠树 *Gaultheria leucocarpa* Bl. var. *cumingiana* (Vidal) T. Z. Hsu [*G. cumingiana* Vidal; *G. leucocarpa* Bl. f. *cumingiana* (Vidal) Sleumer] 又名:豹骨风(《海南植物志》)。

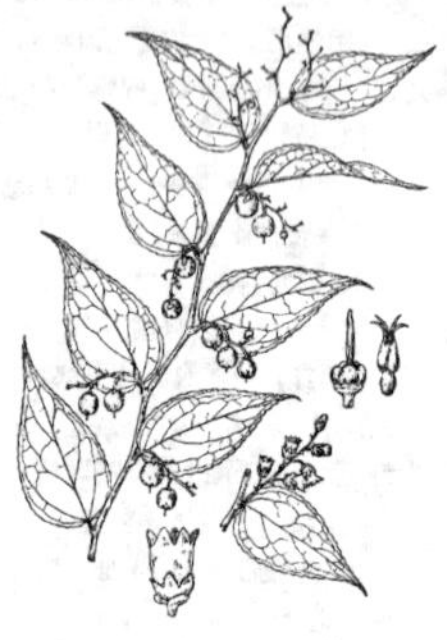

白 珠 树

常绿灌木,高 1~1.5 m。小枝细长,多弯向一侧,幼时绿色,老时紫红色,常具纵纹。单叶互生;叶柄长 3~5 mm;叶片厚纸质,卵形,或椭圆状卵形,先端尾状渐尖,基部圆形或近心形,边缘有矮钝锯齿,主脉和网脉均明显隆起。总状花序腋生,长达 5 cm,有花 1~5 朵;苞片小,卵状披针形,渐尖头;花萼 5 裂,裂片三角形,边缘稍有睫毛;花冠白色,钟状,口部 5 裂,裂片稍张开;雄蕊 10,花丝扁平,被微柔毛,药室先端伸长成 2 芒;子房扁球形,微 5 裂。浆果状蒴果扁球形,具宿存的花柱,宿萼深紫色,肉质。种子多数,细小。夏季开花。

生于向阳山坡或灌木丛中,喜砂质壤土。分布于湖南、广东、海南、台湾等地。

【采收加工】 7~10 月采收,晒干或鲜用。

【药性】 《湖南药物志》:"辛、涩,温。气芳香。"

【功用主治】 《湖南药物志》:"祛风除湿。(用于)风湿关节痛,跌打损伤。"

【用法用量】 内服:煎汤,根 30~60 g;或浸酒。外用:茎、叶煎水洗;或鲜叶捣敷。

【选方】 治风湿关节痛(白珠树)根 60 g。水煎煮瘦猪肉吃。服药后用茎、叶煎水洗。(出自《湖南药物志》)

1482 白桄子 bái guāng zǐ (《滇南本草》)

【异名】 白脬(《滇南本草》)、白泡、白草莓(《滇南本草》整理本),白糯米泡(《西昌中草药》),白酒泡、白蒲草、路线草(《云南中草药》)。

【基原】 为蔷薇科草莓属植物粉叶黄毛草莓的全草。

【原植物】 粉叶黄毛草莓 *Fragaria nilgerrensis* Schlecht. ex Gay var. *mairei* (Lévl.) Hand. -Mazz. [*F. mairei* Lévl.] 又名:白藨(云南)。

多年生草本,高 7~15 cm。根茎短,上具淡褐色细圆柱形须根。有纤细的匍匐枝。三出复叶,丛生于根茎顶端;叶柄长 1.5~4.5 cm,密被淡黄色长柔毛;托叶着生于叶柄基部,与叶柄相连。花茎自叶丛中抽出,聚伞花序有花 2~5 朵;萼片 5,卵状披针形,副萼 5,披针形,全缘或 2 裂,果时增大;花瓣 5,白色,阔倒卵形,先端微凹,基部有爪;雄蕊多数,花丝丝状,花药马蹄形;雌蕊多数,着生在圆锥形的花托上。聚合果球形,小瘦果卵圆形,淡褐色,有光泽。花期 4~7 月,果期 6~8 月。

生于海拔 800~2 700 m 的山坡草地、沟谷、灌丛及林缘。分布于西南及湖北、湖南、陕西等地。

【采收加工】 9~10 月采收,鲜用或晒干。

【药性】 苦,凉。

1.《滇南本草》:"气味甘、微酸,平。"

2.《云南中草药》:"苦,凉。"

【功用主治】 清热化痰,活血解毒。主治肺痈咳嗽,口疮,筋骨疼痛,血尿,淋证,疮疖,毒蛇咬伤,骨折,腰椎结核。

1.《滇南本草》:"清痰解热,主治肺痈咳嗽。凡血风疮及筋骨疼痛,皆能治疗。"

2.《云南中草药》:"清热解毒,续筋接骨。主治口腔炎,口腔溃疡,血尿,尿路感染,毒蛇咬伤,疮疖,腰椎结核,骨折。"

【用法用量】 内服:煎汤,9~15 g。外用:鲜品捣敷。

【选方】 1. 治毒蛇咬伤,疮疖 用(白草莓)鲜品适量,红糖汁,共捣烂敷患处。

2. 治腰椎结核,骨折 用(白草莓)15~30 g,煎服;外用鲜品适量,捣烂敷患处。(1、2 方出自《云南中草药》)

1483 白鸭肉 bái yā ròu (《别录》)

【异名】 鹜肉(《千金方》)。

【基原】 为鸭科鸭属动物家鸭的肉。

【原动物】 家鸭 *Anas domestica* Linnaeus 又名:鹜(《周礼》),舒凫(《尔雅》),鸼鸥、鸯(《广雅》),家凫(《纲目》)。

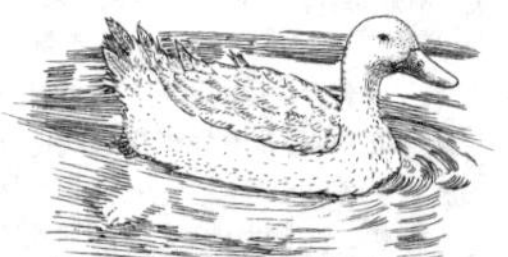

家 鸭

家禽。嘴长而扁平,颈长,体扁。翅小,覆翼羽大。腹面如舟底。尾短,公鸭尾有卷羽 4 枚。羽毛甚密,色有全白、栗壳、黑褐等不同。公鸭颈部多黑色而有金绿色光泽,且叫声嘶哑。脚矮,前 3 趾有蹼,后 1 趾略小。鸭喜合群,胆怯。无飞翔力,善游泳。主食谷类、蔬菜、鱼、虫等。

我国大部分地区饲养,定型的 3 个类型为北京鸭、金定鸭(卵用麻鸭)、高脚鸭(卵肉兼用型)。

本动物的头部(鸭头)、羽毛(鸭毛)、口涎(鸭涎)、卵(鸭卵)、脂肪油(鸭肪)、血液(鸭血)、胆囊(鸭胆)、砂囊角质内壁(鸭肫衣)均供药用,另设专条。

【采收加工】 四季均可宰杀,取肉鲜用。

【成分】 肉每 100 g 含水分 75 g,蛋白质(protein)16.5 g,脂肪(fat)7.5 g,碳水化合物(carbohydrate)0.1 g,灰分(ash)0.9 g,其中钙 11 mg,磷 1.45 mg,铁 4.1 mg,硫胺素(thiamine)0.07 mg,核黄素(riboflavin)0.15 mg,烟酸(nicotinic acid)4.7 mg。

【药性】 甘、微咸,平。归肺、脾、肾经。

1.《日华子》:"冷,微毒。"

2.《饮膳正要》:"味甘,冷,无毒。"

3.《雷公炮制药性解》:"入肺、肾二经。"

4.《本草汇》:"味甘,咸,平。"

5.《本草求真》:"入脾、胃,兼入肺、肾。"

【功用主治】 补气滋阴,利水消肿。主治虚劳骨蒸,咳嗽,水肿。

1.《别录》:"补虚除热,利脏腑,利水道。"

2.《新修本草》:"《别录》云,主小儿惊痫。"

3.《食疗本草》:"补虚,消毒热,头生疮肿。又和葱豉作汁饮之,去卒烦热。"

4.《日华子》:"解丹毒,止痢。"

5.《滇南本草》:"治风寒,水肿、气肿。解丹毒,止热痢。老鸭同猪蹄煮食,补气而肥体、健中;同鸡煮食,治血晕头痛。"

6.《本草汇言》:"补虚羸,(治)劳热骨蒸。"

7.《本草汇》:"滋阴除蒸,化虚痰,止咳嗽。"

【用法用量】 内服:适量,煨烂熟,吃肉喝汤。

【宜忌】 外感未清、脾虚便溏、肠风下血者禁食。

1.《千金方》:"六月勿食鹜肉,伤人神气。"

2.《滇南本草》:"忌同牛肉煮食,若食者,冷骨而散血。"

3.《饮食须知》:"肠风下血人不可食鸭。"

4.《随息居饮食谱》:"多食滞气,滑肠,凡为阳虚脾弱,外感未清,痞胀脚气,便泻,肠风皆忌之。"

5.《药性纂要》:"有湿痰者不宜食。"

【选方】 1. 治一切久怯,极虚惫,咳嗽,吐痰,咯血,发热　黑嘴白鸭一只,大京枣二升,参苓平胃散一升,陈煮酒一瓶。将鸭缚定脚,量患人饮酒多少,随量以酒烫温,将鸭项割开,滴血入酒,搅匀饮之,直入肺经,润补其肺。却将鸭干㨖去毛,于胁边开一孔,取去肠杂,拭干,次将枣子去核,每个中实纳参苓平胃散末,填满鸭肚中,用麻扎定,以砂瓶一个,置鸭在内,四周用火慢煨,将陈酒煮,作三次添入,煮干为度,然后食,枣子阴干,随意用参汤化下。(《十药神书》白凤膏)

2. 治十种水病　青头鸭一只(退净),草果五个。上件,用赤小豆半升,入鸭腹内煮熟,五味调,空心食。(《饮膳正要》青鸭羹)

3. 治病后浮肿　选家鹜(鸭子)之年久者三四,加厚朴蒸食之,极有效。惟体虚者勿服。(《华佗神医秘传》)

4. 治慢性肾炎、浮肿　取3年以上绿头老鸭1只,去毛,剖腹去肠杂,填入大蒜头4～5球,煮至烂熟(不加盐或略加糖),吃鸭、蒜并喝汤,可隔若干日吃1只。(《食物中药与便方》)

【各家论述】 1.《纲目》:"鸭,水禽也,治水利小便,宜用青头雄鸭。""治虚劳热毒,宜用乌骨白鸭。"

2.《本经逢原》:"鹜,温中补虚,扶阳利水,是其本性。男子阳气不振者,食之最宜,患水肿人用之最妥。黑嘴白尾者,治肠胃久虚。葛可久《十药神书》白凤膏用之,取金水相生之义。"

3.《医林纂要》:"鸭(肉)能泻肾中之积水妄热,行脉中之邪湿痰沫,故治劳热骨蒸之真阴有亏,以至邪湿之生热者,其长固在于滋阴行水也。去劳热,故治咳嗽,亦治热痢。"

1484 白脂麻 bái zhī má (《本草演义》)

【异名】 白油麻(《近效方》),白胡麻(《纲目》)。

【基原】 为胡麻科胡麻属植物脂麻的白色种子。

【原植物】 参见"黑脂麻"条。

【药性】 甘,平。

1.《嘉祐本草》:"大寒,无毒。"

2.《品汇精要》:"味甘,性大寒,无毒。"

【功用主治】 补虚,润燥,滑肠。治虚劳,肠燥便秘,小儿头疮。

1. 孟诜:"治虚劳,滑肠胃,行风气,通血脉,去头上浮风,润肌肉,食后生啖一合,终生勿辍。客热可作饮汁服之。生研敷小儿头上诸疮。"

2.《本经逢原》:"润肺除燥,下通脾约便难。"

【用法用量】 内服:煎汤,30～60 g;或研末。外用:捣敷。

【选方】 治呕逆　白油麻一大合,以清酒半升,煎取三合,看冷热得所,去油麻,以酒顿服之。(《近效方》)

1485 白狼毒 bái láng dú (《中药材品种论述》)

【异名】 蔄茹(《本经》),屈据、离娄(《别录》),白蔄茹(《肘后方》),草蔄茹(《本草经集注》),漆头蔄茹(《圣惠方》),狼毒(《中药志》),黄皮狼毒(《中药材品种论述》)。

【基原】 为大戟科大戟属植物月腺大戟和狼毒大戟的根。

【原植物】 1. 月腺大戟 *Euphorbia ebracteolata* Hayata [*Galarhoeus ebracteolatus* Hayata]　又名:九头草、红苏毛草、山大黄(《安徽中草药》),大猫眼草(《湖北中草药》)。

多年生草本,高30～60 cm。植物体具白色乳汁。根肥厚肉质,纺锤形至圆锥形,外表黄褐色。茎直立,单一,疏生白色柔毛,尤以节间较多。叶互生;近无柄;叶片披针状长圆形,长4～11 cm,宽1～3 cm,先端钝,基部楔形,全缘。杯状聚伞花序腋生或顶生;每伞梗分枝处有三角形或卵状三角形苞片;分枝先端具2枚较小苞片及1个杯状聚伞花序;杯状总苞5裂,先端有不规则浅裂,腺体4个,圆心形,总苞内有多数雄花,每花仅有1雄蕊;雌花1朵生于总苞中央,仅具1雌蕊,常伸出总苞而下垂,子房3室,花柱3,柱头2裂。蒴果三角状扁球形,光滑。种子卵圆形,棕褐色。花期4～6月,果期5～7月。

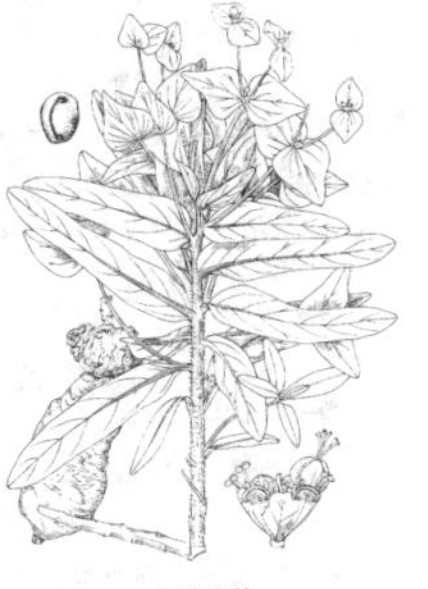

月腺大戟

生于山坡、草地或林下。分布于江苏、浙江、安徽、福建、山东、河南、湖北、湖南、四川、陕西等地。

2. 狼毒大戟 *E. pallasii* Turcz. [*E. fischeriana* Steud.]

与月腺大戟近似,主要区别在于:本种根肉质,长圆锥形,外皮红褐色或褐色。茎中部以上的叶3～5枚轮生,叶片长圆形。总花序多歧聚伞状,顶生,通常具5伞梗,每伞梗又生出3小梗或再3、4小伞梗;杯状总苞外面有柔毛,内面近无毛,边缘有睫毛,腺体肾形。蒴果密生短柔毛或无毛。花期5～6月,果期6～7月。

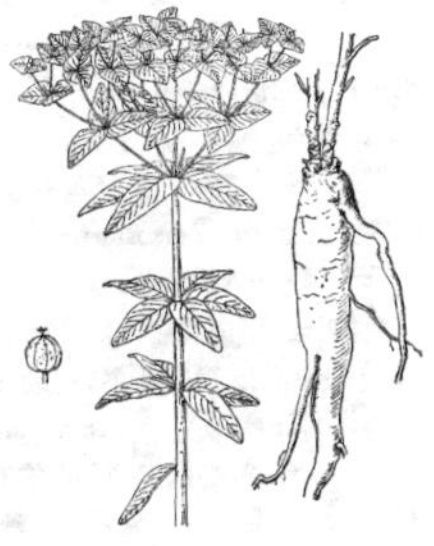

狼毒大戟

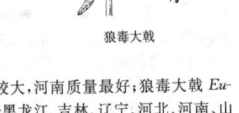

生于草甸,向阳丘陵地。分布于河北、山西、内蒙古、辽宁、吉林、黑龙江、河南等地。

【采收加工】 春、秋季采挖根,切片,晒干。

【药材】 月腺大戟 *Euphorbiae Ebracteolatae Radix* 主产于安徽、河南,安徽产量较大,河南质量最好;狼毒大戟 *Euphorbiae Pallasii Radix*　产于黑龙江、吉林、辽宁、河北、河南、山西、内蒙古等地。

性状　月腺大戟　多为横、斜或纵切片,呈类圆形、长圆形或块状,直径1.5～6 cm,厚0.5～1 cm。栓皮灰褐色,呈重叠的薄片状,易剥落而显棕黄色;切面黄白色,有异形维管束,形成黄褐色或黄色大理石样纹理或环纹,黄褐色或黄色部分常为凝聚的分泌物。质轻,折断面有粉性。气微,味甘。

狼毒大戟　栓皮灰棕色,易剥落而显棕黄色或棕红色;切面黄白色,可见异形维管束形成较明显的同心环纹。

鉴别　(1) 粉末特征:月腺大戟　淡黄白色。淀粉粒甚多,单粒呈类球形、长圆形或盔帽形,脐点星状、人字状、圆点状或三叉状,大粒层纹隐约可见;复粒由2～8分粒组成;半复粒易见。厚壁细胞长方形、类方形、卵形或长条形,壁稍厚。导管为网状具缘纹孔导管及网纹导管。乳汁管中有时可见黄色分泌物。木栓细胞淡黄色,多角形或延长,微木化。

狼毒大戟　白色。淀粉粒多为单粒;复粒由2～7分粒组成;半复粒少见。

(2) 取本品粉末1 g,加乙醇10 ml,冷浸24小时,滤过。取滤液2 ml,加三氯化铁乙醇试液2滴,月腺大戟显深蓝色,狼毒大戟显暗绿色(检查酚性物质);取滤液2 ml置蒸发皿中,在水浴上蒸干,加醋酐1 ml溶解,将溶液置试管中,沿管壁加浓硫酸1 ml,两液界面均出现紫红色环(检查植物甾醇)。

(3) 薄层色谱:取(2)项下滤液浓缩后,作供试品溶液。取大戟醇作对照品。点于同一硅胶G板上,先用苯-乙醇(40∶10)为展开剂展开,展距5 cm;再用正庚烷-苯(50∶50)为展开剂展开,展距10 cm。用醋酐-硫酸(1∶1)为显色剂喷雾显色,110 ℃烘10分钟,供试品色谱中,在与对照品色谱相对应的位置处,显相同的紫色斑点。

【成分】 1. 月腺大戟根中含双〔(5-甲酰基糠基)醚〕〔bis(5-formyl-furfuryl)-ether〕,2,4-二羟基-6-甲氧基-3-甲基苯乙酮(2,4-dihydroxy-6-methoxy-3-methyl-acetophenone),2-羟基-6-甲氧基-3-甲基苯乙酮-4-β-葡萄糖苷(2-hydroxy-6-methoxy-3-methyl-acetophenone-4-β-glucoside),月腺大戟苷(ebracteolatinoside)A,二萜内酯类化合物月腺大戟甲素,月腺大戟乙素(ebracteolatanolide)A、B,yuexiandajisu A、B。

2. 狼毒大戟根中含萜类:*O*-乙酰基-*N*-(*N*-苯甲酰-*L*-苯丙氨基)-苯基阿兰醇〔*O*-acetyl-*N*-(*N*-benzoyl-*L*-phenylalanyl)-phenylalantol〕,羽扇豆醇(lupeol),羽扇豆醇-3-乙酰化物(lupeol-3-acetate),β-谷甾醇、岩大戟内酯(jolkinolide)A、B,17-羟基岩大戟内酯(17-hydroxyjolkinolide),狼毒大戟素(fischeriana)A、B。isobauerenyl acetate,β-amyrin acetate,24-methylene-9,19-cycloartenone,octacosyl ferulate,2,4-dihydroxy-6-methoxy-3-methyl-acetophenone,langduin A,12-deoxyphorbol-13-hexadecanoate,fischeria A,langduim B,17-acetoxyjolkinolide A;甾醇类:菜油甾醇(campesterol),7-氧代菜油甾醇(7-oxocampesterol),7α,7β-羟基菜油甾醇(7α,7β-hydroxycampesterol),豆甾醇(stigmasterol),7-氧代豆甾醇(7-oxostigmasterol),7α,7β-羟基豆甾醇(7α,7β-hydroxystigmasterol),7-氧代谷甾醇(7-oxositosterol),7α,7β-羟基谷甾醇(7α,7β-hydroxysitosterol)。

【药理】 抗肿瘤作用　10%狼毒大戟注射液以10或15 ml/kg分别给小鼠静脉注射,连续8～9日,对实体型肝癌抑制率为43.8%～52.43%;10～15 ml/kg给荷瘤小鼠静注或腹腔注射,连续9～10日,对小鼠肉瘤S_{180}的抑制率分别为41.2%～45.29%和37.67%～44.0%,口服无效。狼毒大戟的这种抑瘤作用较农吉利、长春碱和去甲基斑蝥素还高。狼毒大戟的水提物、醇提物分别以每日10、15和5 g/kg给予荷瘤小鼠,连续10日,对Lewis肺癌肿瘤生长抑制率达30.56%～61.11%。但近似剂量对肝腹水瘤、肉瘤S_{180}、胃癌则无明显影响。腹腔或静脉注射给药作用较强,灌胃给药效果较差。狼毒大戟B样提取物每日1.0或2.0 mg/kg给S_{180}肉瘤小鼠腹腔注射,连续7日,显著抑制S_{180}肉瘤生长,抑瘤率达42.16%～50.42%。以同样剂量每日2.0 mg/kg给瘤体局部给药,连续7日,平均抑瘤率达62.1%,高于腹腔给药疗效。在瘤体生长接近成熟时,局部给药治疗也取得了显著而稳定的效果。B样提取物1.87 mg/kg腹腔注射,对实体艾氏腹水癌平均抑瘤率为53.6%;5.00 mg/kg腹腔注射,对大鼠Walker癌肉瘤(W_{256})平均抑瘤率达68.9%;2.5 mg/kg腹腔注射,对Lewis肺癌平均抑瘤率达31.0%;对小鼠白血病L_{1210}、P_{388}无效。分离得到有显著抗癌活性的单体有羽扇豆醇3-乙酰化产物、岩大戟内酯A、B及17-羟基岩大戟内酯等。7β-羟基菜油甾醇亦为很有效的抗肿瘤成分。

毒性　狼毒大戟B样提取物在抑瘤同时可使给药组鼠体重与对照组比较平均减轻9.7%,反映出该药物的一定毒性。局部给药毒性小于腹腔给药。狼毒水、醇提取物给小鼠腹腔注射的LD_{50}分别为275.9和171.9 g/kg。抗实验肿瘤的安全界在20以上。小鼠腹腔注射狼毒水提取物40 g/kg、醇提取物20 g/kg,每日1次,连续10日,均未见明显副作用和小鼠死亡。

【药性】 辛,寒,小毒。归脾、胃、大肠经。

1.《本经》:"辛,寒。"

2. 李当之:"大寒。"(引自《吴普本草》)

3.《吴普本草》:"岐伯:酸、咸,有毒。"

4.《安徽中草药》:"性平,味辛,有大毒。"

5.《湖北中草药志》:"甘、微苦,平。"

6.《广东中药志》:"归脾、胃、大肠经。"

【功用主治】 破积,杀虫,拔毒,祛腐,除湿,止痒。主治癥瘕,瘰疬,结核,痈疽,流痰,疥疮,顽癣,慢性咳喘。

1.《本经》:"主蚀恶肉败疮死肌,杀疥虫,排脓恶血,除大风热气,善忘不乐。"

2.《别录》:"去热痹,破癥瘕,除息肉。"

3.《安徽中草药》:"破积,镇痛,杀虫,灭鼠。治肺、皮肤、腺、骨、副睾等结核,干湿疥疮,顽癣。"

4.《全国中草药汇编》:"治牛皮癣,神经性皮炎,慢性支气管炎,阴道滴虫。"

5.《湖北中草药志》:"逐水祛痰,散结杀虫。用于咳逆上气、痰饮停结成癖块。"

6.《广东中药志》:"清热解毒,消肿散结。用于斑痧发热,绞肠痧,腹痛吐泻。"

【用法用量】 外用:研粉或制成软膏,搽、敷。内服:煎汤,炮制后用1～2.4 g;或入丸、散。

【宜忌】 本品有小毒,宜慎服,孕妇禁服。不宜与密陀僧同用。

1. 徐之才:"恶麦门冬。"(引自《纲目》)

2.《吉林中草药》:"狼毒有毒,在蒸制狼毒枣时,尽量避免接触食具,饭锅用后彻底刷净;用时要注意剂量""畏密陀僧"。

3.《安徽中草药》:"有大毒,一般多作外用,内服时要严格控制剂量。体虚慎服,孕妇忌服。中毒时可用葱汤解之。"

4.《全国中草药汇编》:"中毒后可出现恶心,呕吐,出冷汗,面苍白,抽风等,重者可致死亡。"

5.《广东中药志》:"外敷时切勿接触健康皮肤,免致红肿、发麻。""内服过量中毒,用岗梅根250 g,加水5碗,煎成2碗,分2次饮;或用醋加生姜汁少许共煮,内服或含漱,均可解其毒。"

【选方】 1. 治肺、皮肤、腺、骨、副睾等结核　狼毒500 g,红枣1 000 g。将狼毒放瓦罐或砂锅内(忌铁锅),加水适量,上放竹匾或蒸笼,将红枣放其上蒸6～8小时,第一日吃红枣4个,第二日吃5个,逐日依次增加1个,直至增到20个,以后每日保持吃20个红枣。从第一日算起,吃1个月至1个半月为1个疗程。停药1个星期,再服第二个疗程。(《安徽中草药》)

2. 治伤寒毒攻喉咽肿痛,兼主日行　真蔄茹爪甲大,内口中,以牙小嚼汁以渍喉。当微觉异为佳。(《肘后方》)

3. 治痈疽生臭恶肉　白蔄茹为散。敷之。看(恶)肉尽便停。(《肘后方》白蔄茹散)

4. 治顽癣　狼毒研细末,棉籽油或醋调搽患处。(《安徽中草药》)

5. 治牛皮癣、神经性皮炎　将白狼毒熬膏,每日隔日外搽1次。(《全国中草药汇编》)

【临床报道】 1. 治疗晚期恶性肿瘤　用大戟科狼毒干品,制成1∶1浓度注射液,每安瓿2 ml。肌内注射,每次4 ml。每3个月为1个疗程,停药1星期,继续注射,共用药4个疗程,总量1 440 ml。共治疗各种晚期恶性肿瘤170例。统计结果表明:本药对肺癌、乳腺癌有一定疗效,对食管癌、直结肠癌效果次之,能延长晚期肿瘤患者的生存时间,对胃癌无效。通过8年的临床应用,未发现其对心、肝、肾、造血系统有不良反应。

2. 治疗消化道腺癌　首先在15年临床腺癌术后患者资料中随机遴选33例术后长期服用狼毒大戟蛋煎剂患者为治疗组(A组),在治疗组患者术后可进食前后开始服用狼毒大戟蛋煎剂:当日晚间将3～6 g狼毒大戟根冲洗后,浸泡在300 ml水中,翌日清晨将浸泡后的药根和药液倒入锅中,并加入适量的水文火煎至50 ml左右时,再将1～2个鸡蛋打入药液中煮熟,冷凉后便可服用,每日1剂,空腹服用,若有胃肠道反应的患者减量服用,坚持长年服药不间断。同时随机遴选手术时期,年龄、性别及腺癌病变程度均相仿,且腺癌术后未服用狼毒大戟蛋煎剂患者33例为非治疗组(对照组,B组)。结果:总存活率A组为60%,B组为16%($P<0.05$),总死亡率A组为40%,B组为84%($P<0.05$);3年生存率A组为63.33%,B组为30%($P<0.05$);5年生存率A组为60%,B组为23.33%($P<0.05$);8年生存率A组为53.33%,B组为6.66%($P<0.05$);10年以上生存率A组为23.33%,B组为3.33%($P<0.05$);A组患者生存率均较B组患者有显著的统计学差异性。

3. 治疗耐药浸润性肺结核　每日用狼毒100 g,小火煮鸡蛋2枚,煮沸后4小时,去药,食鸡蛋2枚。对照组用2SHRZ/4HR方案抗痨治疗。结果:用药6个月后,治疗组66例临床痊愈51例,有效6例,好转6例,无效3例,总有效率95.45%;对照组40例,临床痊愈32例,有效4例,好转2例,无效2例,总有效率95.00%;两组比较无差异($P>0.05$)。但2组痊愈病例治疗时间比较有显著性差异($P<0.05$),治疗组平均治疗时间3.22个月,对照组5.69个月。2组副作用比较差异显著($P<0.05$),治疗组副作用明显低于对照组,特别是治疗组完全无听力及肝肾损害。

4. 治疗寻常型银屑病　用狼毒60 g,切成碎片,加水2L,煎40分钟,过滤除渣;取大枣500 g,置入药液中浸泡20分钟,文火煎至药液蒸发完为止。成人每次服狼枣6～7枚,每日3次,饭后服用;小儿及体弱者酌减。共治疗银屑病53例,其中治愈42例;有效6例;无效5例。总有效率为90.6%。对临床治愈的42例患者中的16例随访4年,仅1例复发。大部分患者用药后有不同程度的消化道反应,一般不影响治疗,对症处理后这些症状可减轻或消失。仅2例在服药17日后,白细胞有明显下降,于停药3星期后恢复正常。

1486 白浆藤 bái jiāng téng (《文山中草药》)

【**异名**】　南山藤(《四川中药志》),假夜来香、通光散(《文山中草药》),奶浆藤、小木通、通关散(《昆明民间常用草药》),中华假夜来香、乌骨藤、萝莫藤(《云南中草药》),隔山撬、白丝藤、刀愈药(《新华本草纲要》)。

【**基原**】　为萝藦科南山藤属植物苦绳的全株。

【**原植物**】　苦绳 *Dregea sinenses* Hemsl. [*Wattakaka sinensis* (Hemsl.) Stapf]

木质藤本。茎具皮孔,幼枝被褐色绒毛。叶对生;叶柄长1.5～4 cm,被绒毛,先端具丛生小腺体;叶片纸质,卵状心形或近圆形,先端渐尖,基部心形,上面被短柔毛,下面密被绒毛;侧脉每边约5条。伞形状聚伞花序腋生,着花多达20朵;花萼5裂,内面基部具5个腺体;花冠内面紫红色,外面白色,辐状,花冠裂片5,先端钝而有微凹,具睫毛;副花冠5裂,肉质;花药顶端具膜片,花粉块每室1个,直立;子房无毛,心皮离生,柱头基部五角形,先端2裂。蓇葖果狭披针形,外果皮具波纹,被短柔毛。种子扁平,卵状长圆形,先端具白色绢质种毛。花期4～8月,果期7～10月。

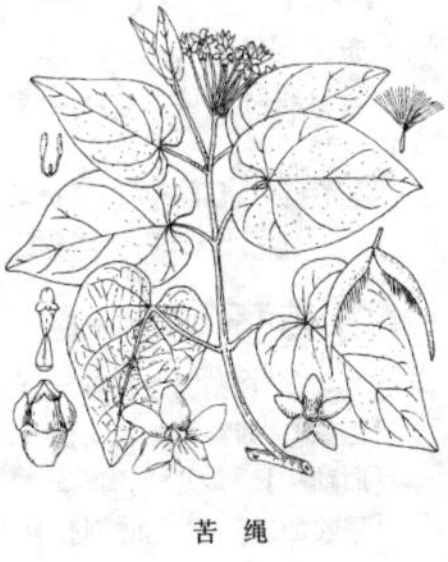

苦　绳

生于海拔500～3 000 m的山地疏林中或灌木丛中。分布于西南及江苏、浙江、湖北、广西、陕西、甘肃等地。

【**采收加工**】　7～10月采收,切段,晒干或鲜用。

【**成分**】　根含甾体类:苦绳苷元(dresigenin)A、B,苦绳双糖苷(dresibioside),苦绳三糖苷(dresitrioside),苦绳四糖苷(dresitetraoside),苦绳苷Ⅰ(dresioside Ⅰ)。

【**药性**】　《全国中草药汇编》:"微苦、涩,平。"

【**功用主治**】　祛风除湿,止咳化痰,解毒活血。主治风湿痹痛,咳嗽痰喘,跌打骨折,痈疮疖肿,乳汁不通。

1.《全国中草药汇编》:"消炎,通乳,利尿,除湿,止痛。主治乳汁不通,小便不利,虚咳,胃痛,风湿疼痛,痈疮疖肿。"

2.《四川中药志》1982年版:"止咳化痰,活血止痛。用于咳嗽痰喘,跌打损伤,骨折。"

【**用法用量**】　内服:煎汤,9～15 g;或泡酒。外用:鲜品适量,捣敷。

【**选方**】　1. 治慢性支气管炎　南山藤12 g,野靛叶12 g,哮灵草(小叶三点金)12 g,岩莴苣(亦可改用岩白菜)12 g。水煎服。

2. 治骨折　南山藤(鲜品)、乌蔹莓(鲜品)各等量,捣烂包伤处,外用夹板固定。(1、2方出自《四川中药志》1982年版)

1487 白酒草 bái jiǔ cǎo (《曲靖专区中草药手册》)

【**异名**】　刀口药(《玉溪中草药》),酒药草、小白酒草(《全国中草药汇编》),石青菜、毛青菜、毛柴胡(《宜宾中草药植物名录》)。

【**基原**】　为菊科白酒草属植物白酒草的根。

【**原植物**】　白酒草 *Conyza japonica* (Thunb.) Less. [*Erigeron japonicum* Thunb.]　又名:假蓬(《中国植物志》)。

一年或二年生草本,高30 cm左右。茎直立,少分枝,全株被长柔毛或粗毛。单叶互生;叶片披针形或卵状披针形,长3～5 cm,宽1～2 cm,先端急尖,边缘有锯齿,两面被长柔毛;基生叶具短叶柄,茎生叶无柄半抱茎。头状花序数个密集成伞房状,稀单生;总苞钟状;总苞片2～3层,边缘膜质;缘花雌性,2至多层,有小舌片或成丝状,带紫色;两性花筒状,黄色。瘦果小,扁,有2～5棱;冠毛1层,绵毛状。

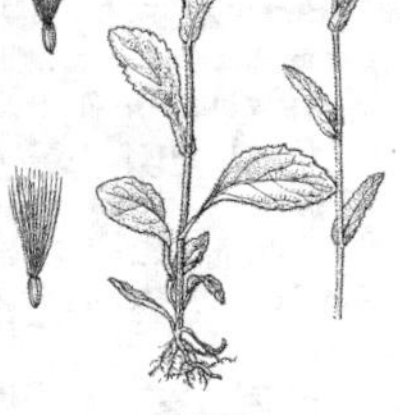

白 酒 草

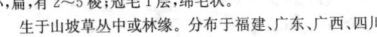

生于山坡草丛中或林缘。分布于福建、广东、广西、四川及云南、台湾等地。

【**采收加工**】　7～10月采收,切段,晒干。

【**药性**】　苦、辛,寒。

1.《云南中草药》:"辛、微苦,平。"

2.《湖南药物志》:"苦、咸,寒。"

【**功用主治**】　清热止痛,祛风化痰。主治肋膜炎,肺炎,咽喉肿痛,小儿惊风。

1.《云南中草药》:"祛风化痰,消炎止痛。"

2.《湖南药物志》:"清热,镇咳。"

3.《彝药志》:"清凉解毒,润喉止痛。主治喉炎,咽峡炎,牙周炎,扁桃体炎。"

【**用法用量**】　内服:煎汤,9～15 g。

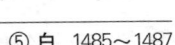

【选方】 1. 治肋膜炎　白酒草根 15 g，杏叶防风 12 g。水煎服。

2. 治小儿肺炎　白酒草须根 1.5～3 g，竹叶 5 片，红糖 1.5 g。水煎，香油 5 滴为引。

3. 治小儿惊风　白酒草 9 g，生姜 3 g，靛蓝 0.3 g。水煎服。(1～3 方出自《曲靖专区中草药手册》)

1488 白接骨 bái jiē gǔ (《浙江民间草药》)

【异名】 玉龙盘、无骨苎麻、玉梗半枝莲(《百草镜》)，玉接骨、血见愁、玉钱草、麒麟草、玉连环(《纲目拾遗》)，接骨丹、接骨草、猢狲节根、金不换(《浙江民间常用草药》)，华阿西达(《庐山中草药》)。

【基原】 为爵床科白接骨属植物白接骨的全草。

【原植物】 白接骨 *Asystasiella chinensis* (S. Moore) E. Hossain [*Asystasia chinensis* S. Moore]

多年生草本，高 25～45 cm。根茎白色，质脆，带方形，有白色黏液。茎直立，略呈四棱形，分枝，节部膨大，棱上疏被白色短毛或光滑。叶对生；叶片长卵形至椭圆状长圆形，长 6～12 cm，宽 2～4.5 cm，基部渐窄呈楔形下延至叶柄，上面深绿色，下面淡绿色。穗状花序或基部有分枝，顶生，花单生或双生，常偏于一侧；苞片微小，有腺毛；花萼 5 裂达基部，有腺毛；花冠淡紫红色，漏斗状，外疏生腺毛，花冠筒细长，长约 4 cm，檐部 5 裂，略不等；雄蕊 4，2 强，着生于花冠喉部；子房上位，每室有 2 粒胚珠。蒴果长椭圆形，上部具种子 4 颗，下部实心细长似柄。花期 7～8 月，果期 10～11 月。

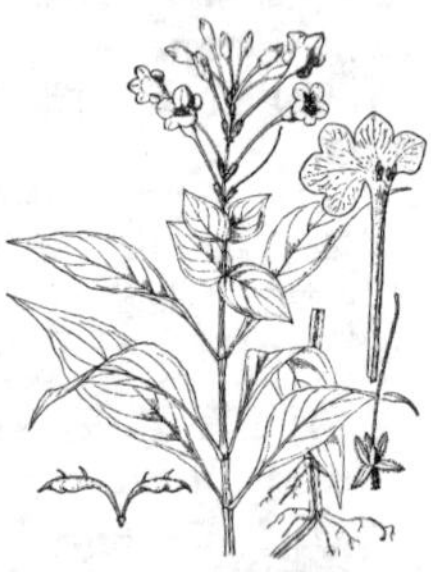
白 接 骨

生于山坡、山谷林下阴湿的石缝内和草丛中，溪边亦有。分布于江苏、浙江、江西、河南、湖北、湖南、广东、广西、四川、云南等地。

【采收加工】 7～10 月采收，晒干或鲜用。

【药材】 白接骨 *Asystasie Chinensis Herba*　全国各地均产。

性状　全草长短不一，茎略呈四方形，有分枝，全体光滑无毛。叶对生，皱缩，完整叶片卵形至椭圆状矩圆形或披针形，先端渐尖至尾状渐尖，基部楔形或近圆形，常下延至叶柄；叶缘微波状至具微齿。

【药性】 苦、淡，凉。归肺经。

1.《纲目拾遗》："性凉，味甘、淡。入肺经血分。"

2.《湖南药物志》："微苦，平。"

3.《浙江药用植物志》："甘，凉。"

【功用主治】 化瘀止血，利水消肿，清热解毒。主治吐血，便血，外伤出血，跌打瘀肿，扭伤骨折，风湿肢肿，腹水，疮疡溃烂，疖肿，咽喉肿痛。

1.《纲目拾遗》："治吐血，肠红下血，跌打损伤。"

2.《浙江民间常用草药》："清热解毒，活血止血。治外伤出血，扭伤，断指再植，疖肿，下肢溃疡，腹水，糖尿病，肺结核，咽喉肿痛。"

3.《全国中草药汇编》："清热解毒，散瘀止血，利尿。主治肺结核，咽喉肿痛，糖尿病，腹水；外用治外伤出血，扭伤，疖肿。"

【用法用量】 内服：煎汤，9～15 g，鲜品 30～60 g；或捣烂绞汁；或研末。外用：鲜品捣敷，或研末撒。

【宜忌】 孕妇及月经期慎服。

【选方】 1. 治骨折　鲜白接骨全草，捣烂，患处复位后外敷。另取蛇葡萄根内皮、兰花根等量，捣烂敷在白接骨外面，后用夹板固定。7～10 日换 1 次，至愈为止。(《浙江药用植物志》)

2. 治风湿病，肢面浮肿　(白接骨)全草 60 g，银花 30 g，木通 9 g。水煎服。(《湖南药物志》)

3. 治腹水　鲜白接骨根 30 g。水煎服。

4. 治咽喉肿痛　白接骨根茎、野玄参各 30 g。用木器捣烂，绞汁漱喉咽服，连服 2～3 次。(3、4 方出自《浙江民间常用草药》)

1489 白绿叶 bái lǜ yè (《云南中草药选》)

【异名】 羊奶果(《云南中草药选》)，羊肋树、羊奶奶、小羊奶果(《云南中草药》)。

【基原】 为胡颓子科胡颓子属植物白绿叶的叶及根皮。

【原植物】 白绿叶 *Elaeagnus viridis* Serv. var. *delavayi* Lecte.

常绿直立小灌木，高约 2 m。具刺；幼枝密被锈色鳞片，老枝鳞片脱落，灰褐色或黑色。叶互生；叶柄锈色，长 5～7 mm；叶薄革质或纸质，宽椭圆形，先端钝圆形或渐尖，基部圆形或稍窄狭，全缘，深绿色，下面淡白色，密被银白色和散生少数褐色鳞片。花白色，下垂，密被银白色和散生少数褐色鳞片，常 1～3 花簇生于叶腋短小枝上；花梗长达 10 mm；花被筒短圆筒形，裂片 4，宽卵形或卵状三角形，内面疏生白色星状短柔毛；雄蕊 4，花丝极短；花柱直立，微被星状短柔毛。果长椭圆形，被锈色鳞片，熟时淡红色。花期 10～11 月，果期翌年 4～5 月。

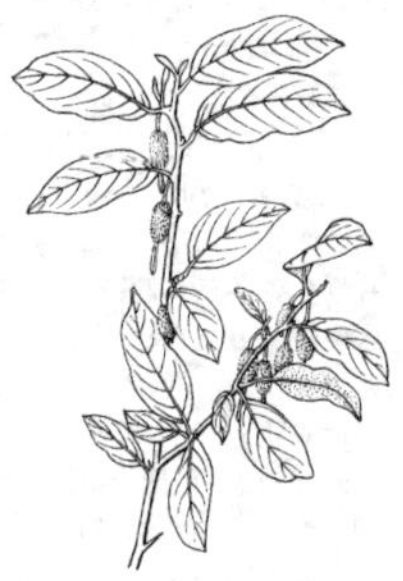
白 绿 叶

生于海拔 1 800～2 500 m 的向阳灌丛中。分布于云南省北部至西部。

本植物的果实(白绿叶果实)亦供药用，另设专条。

【采收加工】 全年均可采，晒干。

【药性】 苦、酸、淡，平。

1.《云南中草药》："苦、涩，平。"

2.《全国中草药汇编》："酸，平。"

【功用主治】 清热利湿，通淋排石，止咳平喘。主治慢性肾炎，尿路结石，尿路感染，肝炎，慢性支气管炎，哮喘。

1.《云南中草药》："清热利湿，收敛止咳。主治重感冒，尿路感染，尿路结石，支气管哮喘，咳嗽，咽喉炎，黄疸型肝炎，疮疹。"

2.《全国中草药汇编》："利尿排石，止咳定喘，行气止痛。主治慢性肾炎，胃痛，慢性支气管炎，支气管哮喘。"

【用法用量】 内服：煎汤，6～9 g。

【选方】 1. 治肾炎　萱草 30 g，茯苓皮 15 g，防己 9 g，小羊奶果叶 60 g。水煎服。

2. 治尿路感染　小羊奶果叶、小筋骨草、萹蓄各 9 g。水煎服。

3. 治黄疸型肝炎　小羊奶果根皮 9 g。水煎服或研末开水送服。(1～3 方出自《云南中草药》)

1490 白鹅膏 bái é gāo (《别录》)

【异名】 白鹅脂(《圣惠方》)。

【基原】 为鸭科雁属动物家鹅的脂肪。

【原动物】 参见"鹅肉"条。

【采收加工】 宰鹅时剖腹取脂肪，熬油。

【成分】 家鹅脂肪的脂肪酸组成，主要有：油酸(oleic acid)，棕榈酸(palmitic acid)，硬脂酸(stearic acid)。不皂化物为胆甾醇(cholesterol)，乳浆 13，14-二氢-15-酮前列腺素 F2α(plasma 13，14-dihydro-15-keto prostaglandin F2α，即 PGFM)。

【药性】 甘，凉。

1.《品汇精要》："微寒，无毒。气之薄者，阳中之阴，臭腥。"

2.《医林纂要》："甘，平。"

【功用主治】 润皮肤，解毒肿。主治皮肤皲裂，耳聋聤耳，噎膈反胃，痈肿，疥癣。

1.《别录》："主耳卒聋，以灌之。"

2.《日华子》："润皮肤。"

3.《日用本草》："疗手足皴裂。"

4.《本草从新》："祛风，润燥。"

5.《医林纂要》："治癣秃疮疥。"

6.《本草求原》："纳耳中，治聋及聤耳。"

【用法用量】 内服：煮食。外用：涂敷。

【选方】 治五脏气壅耳聋　白鹅脂二两，粳米三合。上件和煮粥，调和以五味、葱、豉，空腹食之。(《圣惠方》白鹅膏粥)

1491 白蒿花 bái hāo huā (《沙漠地区药用植物》)

【基原】 为菊科蒿属植物大籽蒿的花。

【原植物】 参见"白蒿"条。

【采收加工】 6～8 月采收，鲜用或晾干。

【药性】 苦，凉。

【功用主治】 清热解毒，收湿敛疮。主治痈肿疔毒，湿疮，湿疹。

【用法用量】 内服：煎汤，10～15 g。外用：煎水洗。

1492 白粱米 bái liáng mǐ (《别录》)

【异名】 白米(《古今医统》)。

【基原】 为禾本科狗尾草属植物粱或粟品种之一的种仁。

【原植物】 参见"粟米"条。

【采收加工】 9～10 月果实成熟时收割，打下种仁，晒干。

【成分】 种子中含有甾醇类：菜子甾醇(brassicasterol)，麦角甾二烯醇(episterol)，24 甲基胆甾-7 烯醇(24-methyllathosterol)，24-乙基胆甾 7-烯醇(24-ethyllathosterol)，燕麦甾醇(avenasterol)，24-亚甲基胆甾醇(24-methylenecholesterol)，岩藻甾醇(fucosterol)，异岩藻甾醇(isofucosterol)，24 甲基-5α-24(28)-胆甾烯-3β 醇〔24-methyl-5α-cholest-24(28)-en-3β-ol〕。

【药性】 甘，微寒。归脾、胃经。

1.《别录》："味甘，微寒，无毒。"

2.《本草衍义》："微凉。"

3.《绍兴本草》："味甘，平。"

【功用主治】 益气，和中，除烦止渴。主治胃虚呕吐，烦渴。

1.《别录》："除热，益气。"

2.《食疗本草》："除胸膈中客热，移五脏气，续筋骨。"

3.《纲目》："炊饭食之，和中，止烦渴。"

【用法用量】 内服：煎汤，30～90 g；或煮粥。

【选方】 1. 治胃虚并呕吐食及水者　(白粱)米汁二合，生姜汁一合服之。(《食疗本草》)

2. 治老人噎食，人口即塞涩不下，气壅欲吐　白米四合(研)，春头细糠米一两。煮饮熟，下糠末调之，空心服食。(《古今医统》)

3. 治霍乱吐痢，心烦不止　粱米粉五合。水一升半，和之如煮粥服。(《千金方》)

4. 治蓐劳　猪肾一具(切，去筋)，淡豆豉五合(绵裹)，白粱米三合，葱白(切)一升，人参、当归各一两。水三升，煎八合，分二服。(《普济方》粱豉汤)

1493 白蔹子 bái liǎn zǐ (《药性论》)

【基原】 为葡萄科白蔹属植物白蔹的果实。

【原植物】 参见"白蔹"条。

【采收加工】 9～10 月果实成熟时采收，鲜用或晒干。

【药性】 苦，寒。

【功用主治】《药性论》："治温疟、寒热结壅热肿。"

【用法用量】 内服：煎汤，6～10 g。外用：研末敷。

【选方】 用于止血消肿　白蔹成熟果实，去种子，留下白色毡毛或带种子研成粉末，外敷伤处。(江西《草药手册》)

1494 白鲜皮 bái xiān pí (《药性论》)

【异名】 藓皮(《药性集要》)，北鲜皮(《药材资料汇编》)，野花椒根皮、臭根皮(南药《中草药学》)。

【基原】 为芸香科白鲜属植物白鲜的根皮。

【原植物】 白鲜 *Dictamnus dasycarpus* Turcz.　又名：白羊鲜、白膻(《本草经集注》)，金雀儿椒(《日华子》)，地羊膻、金爵儿椒(《本草图经》)。

多年生草本，基部木质，高达 1 m。全株有特异的香味。根肉质，多侧根，外皮黄白至黄褐色。奇数羽状复叶互生；叶轴有狭翼，无叶柄；小叶 9～13，叶片卵形至椭圆形，长 3.5～9 cm，宽 2～4 cm，先端锐尖，基部楔形，边缘具细锯齿。总状花序顶生，长达 30 cm，花轴及花柄混生白色柔毛及黑色腺毛；花柄长 1～2.5 cm；萼片 5，卵状披针形，基部愈合；花瓣 5，淡红而有紫红色线条，倒披针形或长圆形；雄蕊 10；子房上位，5 室。蒴果，密被腺毛，成熟时 5 裂，每瓣片先端有一针尖。种子 2～3 颗，近球形，先端短尖，黑色，有光泽。花期 4～5 月，果期 6 月。

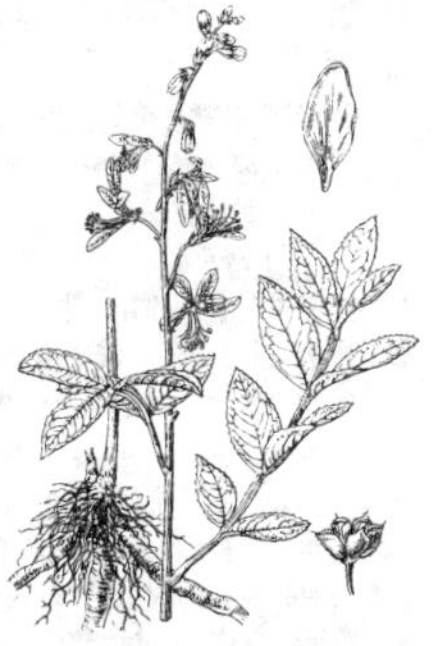

白　鲜

生于土坡及灌丛中。分布于华北、东北、华东及河南、四川、贵州、陕西、甘肃。

【采收加工】 春秋季节采挖，南方于立夏后采挖，去除须根及粗皮，趁鲜时纵向剖开，抽去木心，晒干。

【药材】 白鲜皮 *Dictamni Cortex*　主产于辽宁、河北、山东等地。以辽宁的产品质优。

性状　根皮呈卷筒状，长 5～15 cm，直径 1～2 cm，厚 0.2～0.5 cm。外表面灰白色或淡灰黄色，具细纵皱纹及细根痕，常有突起的颗粒状小点；内表面类白色，有细纵纹。质脆，折断时有粉尘飞扬，断面不平坦，略呈层片状，剥去外层，迎光可见闪烁的小亮点。有羊膻气，味微苦。

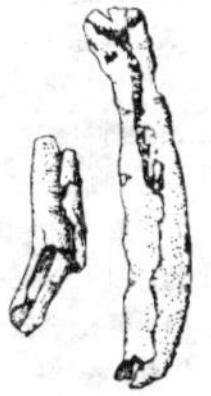

白鲜皮(根皮)外形

鉴别　(1) 根皮横切面：木栓层为 10 余列细胞。皮层狭窄，纤维多单个散在，黄色，直径 25～100 μm，壁厚，层纹明显。韧皮部宽广，射线宽 1～3 列细胞；纤维单个散在。薄壁组织中有多数草酸钙簇晶，直径 5～30 μm。

(2) 薄层色谱：取本品粉末 1 g，加氯仿 10 ml，回流提取 30 分钟，滤过，滤液浓缩至 2 ml，作为供试液，另取黄柏酮 0.5 g 溶于 1 ml 氯仿液中作对照品溶液，吸取二溶液分别点样于同一硅胶 G-0.3%CMC 薄层板上，以甲苯-氯仿-甲醇 (3∶12∶3) 展开，用碘蒸气熏至斑点显色清晰。供试品色谱中，在与对照品色谱相应的位置上，显相同的黄色斑点。

品质标志 《中华人民共和国药典》2010年版规定：照高效液相色谱法测定，本品含梣酮($C_{12}H_{14}O_3$)不得少于0.050%，黄柏酮($C_{26}H_{34}O_7$)不得少于0.15%。

【成分】 白鲜地上部分含补骨脂素(psoralen)，花椒毒素(xanthotoxin)，东莨菪素(scopoletin)，槲皮素(quercetin)，异槲皮素(isoquercetin)，根含白鲜碱(dictamnine)，γ-崖椒碱(γ-fagarine)，前茵芋碱(preskimmianine)，茵芋碱(skimmianine)，白鲜明碱(dasycarpamin)，胡芦巴碱(trigonelline)，胆碱(choline)，*O*-乙基-降-白鲜碱(*O*-ethylnordictamnine)，*O*-乙基-降-γ-崖椒碱(*O*-ethylnor-γ-fagarine)，*O*-乙基-降-茵芋碱(*O*-ethylnorskmmianine)，异斑点沸林草碱(isomaculosidine)，吴茱萸苦素(rutaevin)，白鲜醇(dictamnol)，娠烯醇酮(pregnenolone)，秦皮酮(fraxinellone)，黄柏酮(obacunone)，柠檬苦素(limonin)，β-谷甾醇(β-sitosterol)，菜油甾醇(campesterol)，皂苷等。

【药理】 1. 抗菌作用 体外试验，白鲜皮的1∶4水浸剂对多种致病真菌如堇色毛癣菌、同心性毛癣菌、许兰黄癣菌有抑制作用。其所含的白鲜碱和崖椒碱对枯草杆菌和某些真菌有显著抗菌作用。

2. 对心血管系统的作用 白鲜碱小剂量能兴奋离体蛙心，使心肌张力增加，心脏每搏排血量及每分钟排血量均增多；对离体兔耳血管有明显收缩作用。

3. 对子宫及肠平滑肌的影响 白鲜碱对家兔和豚鼠子宫平滑肌有强力的收缩作用。白鲜碱、崖椒碱对大鼠子宫的自发性收缩无影响，但对于催产素所引起的大鼠子宫收缩则可减弱之，而茵芋碱则增强之。崖椒碱及茵芋碱还能松弛奥狄括约肌。

4. 对免疫功能的影响 对半抗原2，4，6-三硝基氯苯所致的接触性皮炎及颗粒抗原羊红细胞(SRBC)所致的足趾反应，白鲜皮水提取物在各抗原攻击后给药有明显的抑制作用。白鲜皮水提取物还能明显地抑制二甲苯所致的小鼠耳壳及鸡蛋清所致的小鼠足趾炎症反应，小鼠抗SRBC抗体的产生，包括对小鼠脾脏空斑形成细胞数和血清溶血素水平均有明显的抑制作用。

5. 抗癌作用 白鲜皮非极性溶剂提取物及挥发油有体外抗癌活性，从本品乙醚提取物中分离得到秦皮酮、白鲜碱及得自挥发油的一种无色透明液体为其体外抗癌的有效成分，它们于0.5%浓度能杀死小鼠艾氏腹水癌、小鼠肉瘤S_{180}及小鼠宫颈癌U_{14}细胞，而黄柏酮、柠檬苦素及β-谷甾醇无效。

6. 保肝作用 10^{-4} g/ml白鲜皮水提物能作用于2，4，6-三硝基氯苯所致迟发型变态反应的效应相，有效地改善迟发型变态反应性肝损伤，在肝损伤12小时分离的肝非实质细胞和肝细胞共培养体系中，白鲜皮水提物预处理肝非实质细胞明显地阻断了血清中丙氨酸氨基转移酶的释放，作用呈量效关系和时效关系，而预处理肝细胞则无影响。同样，白鲜皮水提物对ConA引起的脾淋巴细胞增殖无抑制活性，诱导相给药对肝损伤亦无保护作用。

7. 止血作用 白鲜皮醇提物按5 g/kg、10 g/kg多次灌胃给药，能明显降低小鼠出血时间和出血量，缩短小鼠的凝血时间，可明显降低小鼠毛细血管通透性，对ADP所致血小板聚集则无明显影响。

毒性 对小鼠的LD_{50}，腹腔注射为150～250 mg/kg。

【药性】 苦、咸，寒。归脾、胃经。

1.《本经》："味苦，寒。"

2.《别录》："咸，无毒。"

3.《纲目》："气寒善行，味苦辛燥。足太阴、阳明经，兼入手太阴、阳明。"

4.《本草从新》："入脾、胃，兼入膀胱、小肠。"

5.《萃金裘本草述录》："入足厥阴、太阴、阳明经。"

【功用主治】 清热燥湿，祛风止痒，解毒。主治风热湿毒所致的风疹湿疹，疥癣，黄疸，风湿热痹。

1.《本经》："主头风，黄疸，咳逆，淋沥，女子阴中肿痛，湿痹死肌，不可屈伸、起止、行步。"

2.《药性论》："治一切热毒风，恶风，风疮，疥癣赤烂，眉发脱脆，皮肌急，壮热恶寒；主解热黄、酒黄、急黄、谷黄、劳黄等。"

3.《日华子》："通关节，利九窍及血脉，并一切风痹筋骨弱乏。通小肠水气，日行时疾，头痛眼疼。"

4.《药性纂要》："主风瘫手足不举。"

5.《得宜本草》："主治风湿痛痹，鼠瘘已破者，服之最效。"

6.《全国中草药汇编》："主治皮肤瘙痒，荨麻疹，湿疹，黄水疮，疥癣，急、慢性肝炎，风湿性关节炎；外用治淋巴结炎，外伤出血。"

7.《河北中草药》："适用于湿热或风热疮毒，外阴湿疹，阴囊肿痛以及湿热为患之痹痛。"

【用法用量】 内服：煎汤，6～15 g；或入丸、散。外用：煎水洗，或研末敷，或捣敷。

【宜忌】 虚寒证禁服。

1.《本草经集注》："恶螵蛸、桔梗、茯苓、萆薢。"

2.《本草经疏》："下部虚寒之人，虽有湿证勿用。"

【选方】 1. 治皮肤湿疹、皮肤瘙痒症 白鲜皮、苦参各90 g，为水丸。每服6 g，日2次，温开水送服。并可单用白鲜皮适量，煎汤，外洗，每日1～2次。(《青岛中草药手册》)

2. 治鹅掌风 用白鲜皮入口嚼烂，手搓之。(《万氏秘传外科心法》)

3. 治产后风虚 用白鲜皮、独活各三两。为粗末，酒、水各二盏，煎取二盏。分三服。或单用白鲜皮亦妙。(《卫生易简方》)

4. 治鼠瘘已有核，脓血出者 白鲜皮，煮服1升。(《肘后方》)

5. 治外伤出血 白鲜皮研细末，外敷。(《宁夏中草药手册》)

【临床报道】 治疗扁平疣 用白鲜皮60 g，加水300 ml，浸泡30分钟，煮沸后文火煎20分钟，用纱布过滤去渣，加入白矾10 g溶化调匀。治疗时用棉球或棉棒蘸药水涂擦疣体，每日涂擦5～7次，涂擦时从疣体的中心向边周递次，8～15日为1个疗程。共治疗24例，结果：全部治愈，其中经1个疗程治愈18例，2个疗程治愈6例。

【各家论述】 1.《本草原始》："白鲜皮入肺经，故能去风，入小肠经，故能去湿，夫风湿既除，则血气自活而热亦去。"

2.《本草经疏》："白鲜皮，苦能泄热，寒能除热，故主头风有火证。性寒而燥，能除湿热，故主五疸。咳逆者，实火上冲也，得寒而散，则咳逆止矣。淋沥及女子阴中肿痛，亦皆下部湿热，乘虚客肾与膀胱所致也。湿痹死肌，不可屈伸、起止、行步者，地之湿气，感则害人皮肉筋脉也，脾主四肢，恶湿而喜燥，今为湿邪所干，故四肢不安也。时行腹中大热，因而饮水、大呼、欲走者，邪热盛也。小儿惊痫，亦热则生风之候也。散温除热，蔑不济矣。"

3.《冯氏锦囊·药性》："白藓禀日地清燥阴寒之气，其味苦咸寒无毒，入足太阴、阳明，兼入手太阳。苦能泄热，寒能除热，咸能润下，故治湿热及下部诸症。"

4.《本草求真》："白鲜皮，阳明胃土，喜燥恶湿，一有邪入，则阳被郁不伸，而热生矣。有热自必有湿，湿淫则热益盛，而风更乘热至，相依为害，以致关节不通，九窍不利，见为风疮疥癣，毛脱疸黄，湿痒便结，溺闭阴肿，咳逆狂叫，饮水种种等症。治宜用此苦泄寒咸之味，以为开关通窍，俾水行热除，风息而症自克平。奈世不察，猥以此为疮疡之外用，其亦未达主治之意耳。"

1495 白辣蓼 bái là liǎo (《湖南药物志》)

【异名】 蓼子草(《陕西中药志》)，马蓼(《天目山药用植物志》)，假长尾叶蓼(《全国中草药汇编》)，山蓼(《拉汉药用植物名称和检索手册》)。

【基原】 为蓼科蓼属植物长鬃蓼的全草。

【原植物】 长鬃蓼 *Polygonum longisetum* De Bruyn [*P. caespitosum* Bl. var. *longisetum* (De Bruyn) Steward; *P. blumei* Meissn. ex Miq.]

一年生草本,高 30~50 cm。茎直立,下部常伏卧,多分枝,节部稍膨大,通常粉红色。托叶鞘圆筒形,疏被长缘毛;叶互生;叶柄极短或无;叶片披针形,长 3~5 cm,宽 1~1.5 cm,先端渐狭,钝头,基部楔形,边缘及背面中脉有伏生小刺毛。总状花序顶生或腋生,花较密,下部间断,长 3~5 cm;苞片漏斗状,红色,边缘有长缘毛,每苞具 5~6 花;花被粉红色或暗红色,5 裂,裂片覆瓦状排列;雄蕊 8;花柱 3。瘦果三棱形,黑色,有光泽,包于宿存花被内。花期 7~9 月,果期 9~11 月。

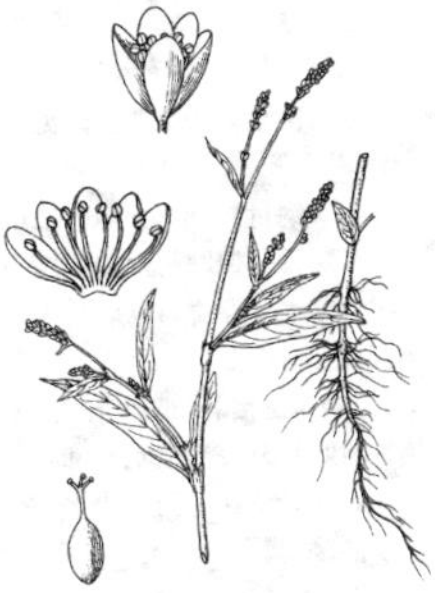

长鬃蓼

生于草地上。分布于华北、东北、华东及河南、湖北、湖南、贵州、云南、陕西等地。

【采收加工】 7~10 月采收,晾干。

【药性】 辛,温。归肝、胃经。

1.《陕西中药志》:"辛,温,无毒。入肝、胃二经。"

2.《湖南药物志》:"淡,平。"

【功用主治】 解毒,除湿。主治肠炎,菌痢,无名肿毒,瘰疬,毒蛇咬伤,风湿痹痛。

1.《陕西中药志》:"温中散寒,利尿消肿。主治脘腹冷痛,风湿寒痹,脚肿成疮,蛇毒攻心。"

2.《台湾药用植物志》:"茎叶为解毒剂及蛔虫之驱蛔剂,叶有消肿之效。日本民间治胃溃疡。"

3.《湖南药物志》:"清热解毒,利尿止泻。"

【用法用量】 内服:煎汤,9~30 g。外用:捣敷;或煎水洗。

【选方】 1. 治无名肿毒,阴疳,瘰疬 马蓼炖肉服,或捣烂外敷。(《天目山药用植物志》)

2. 治毒蛇咬伤 (长鬃蓼)鲜草捣烂取汁,每次内服 50~100 ml,每日 2 次;药渣外敷伤口周围,并超过肿胀部位(切勿封住伤口),每日换药 1~2 次。严重者可增加服药和换药次数。用药时先行捆扎,并在伤口周围放瓦针,用药水自上下左右向伤口加压排毒,后用食盐加茶水冲洗伤口,肿甚消退较慢者,可加桃树叶捣烂敷。服药期禁食鱼、虾、雄鸡、韭菜、生姜、辣椒之类;服药期及治愈后 1 个月忌房事。(《湖南药物志》)

1496 白蝶花 bái dié huā (《植物名实图考》)

【异名】 兔耳草、和气草(《昆明民间常用草药》),土玉竹、鸡卵参(《广西药用植物名录》)。

【基原】 为兰科白蝶兰属植物龙头兰的块茎。

【原植物】 龙头兰 *Pecteilis susannae* (L.) Rafin. [*Orchis susannae* L.] 又名:鹅毛白蝶花(《海南植物志》)。

一年生草本,高 45~120 cm,常具 2 个近长圆形的肉质块茎。茎直立。叶数枚,互生;下部叶卵形至长圆形,长 6~10 cm,宽 1.3~3 cm,两面稍被粗毛,基部鞘状抱茎;上部叶卵状披针形,逐渐过渡为苞片。总状花序顶生,有花 2~5 朵;花大,白色,芳香;萼片宽卵形,广展;花瓣披针形,比萼片短而窄;唇瓣 3 深裂,两侧裂片宽,外缘具几达中部的篦状丝裂,中裂片长圆状线形,基部的距为子房长的 2~3 倍。花期夏季。

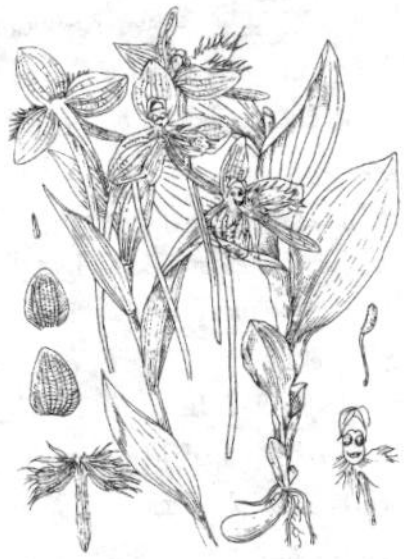

龙头兰

生于海拔 540~2 500 m 的山坡或沟边草丛中。分布于江西、广东、广西、海南、四川、贵州、云南等地。

【采收加工】 9~10 月采收,晒干。

【药性】《全国中草药汇编》:"甘,微温。"

【功用主治】《全国中草药汇编》:"补肾壮阳,健脾。主治肾虚腰痛,慢性肾炎,睾丸炎,脾胃虚弱。"

【用法用量】 内服:煎汤,9~15 g;或研末;或泡酒。

【选方】 1. 治肾虚腰痛,阳痿,遗精,滑精 兔耳草 15 g,鸡肾参 15 g,淫羊藿 6 g。共研末,加适量猪油,红糖蒸食(忌盐)。

2. 治寒疝 兔耳草 15 g,小果上叶 9 g,素珠果根 9 g。水煎服,用红糖为引,以荔枝核 7 个研末送服(先将荔枝核烧后研末)。(1、2 方出自《昆明民间常用草药》)

1497 白僵蚕 bái jiāng cán (《本经》)

【异名】 僵蚕(《千金方》),天虫(《药材资料汇编》),僵虫(《河北药材》),白僵虫(《新华本草纲要》)。

【基原】 为蚕蛾科蚕属动物家蚕蛾的幼虫感染白僵菌而僵死的全虫。

【原动物】 参见"原蚕蛾"条。

【采收加工】 近年来进行人工接种培养:在蚕 4 次蜕皮后,将白僵菌用温水或冷水调成菌液,用喷雾器均匀地喷到蚕体上,以蚕体见湿为度。接种后 15~20 分钟第一次给桑,以后每隔 5~6 小时给桑 1 次。饲养室的温度以 24~26 ℃、湿度 90% 为宜。避免通风。接种后,蚕陆续发病死亡。要及时拣出,另行摊放,保持同样温度,待其充分发僵变白后,置于通风处风干或弱光下晒干。

【药材】 白僵蚕 *Bombyx Batryticatus* 主产于江苏、浙江、四川、广东等地。

性状 本品略呈圆柱形,多弯曲皱缩。长 2~5 cm,直径 0.5~0.7 cm。表面灰黄色,被有白色粉霜状的气生菌丝和分生孢子。头部较圆,足 8 对,体节明显,尾部略呈二分歧状。质硬而脆,易折断,断面平坦,外层白色,显粉性,中间有亮棕色或亮黑色,习称"胶口镜面",内有丝腺环 4 个,呈亮圈状。气微腥,味微咸。

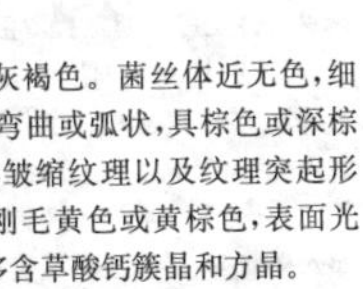

白僵蚕(幼虫)外形

鉴别 (1) 粉末特征:灰棕色或灰褐色。菌丝体近无色,细长卷曲缠结在体壁中。气管壁碎片略弯曲或弧状,具棕色或深棕色的螺旋丝。表皮组织表面具网格样皱缩纹理以及纹理突起形成的小尖突,有圆形毛窝,边缘黄色;刚毛黄色或黄棕色,表面光滑,壁稍厚。未消化的桑叶组织中大多含草酸钙簇晶和方晶。

(2) 薄层色谱:取本品粉末 1 g,加甲醇 20 ml 冷浸过夜,浸出液浓缩至 5 ml,作为供试液,另取白僵素为对照品,分别点样于同一硅胶 G-0.5%CMC 薄层板上,以氯仿-甲醇 (9∶1) 展开,用碘蒸气熏至斑点显色清晰。供试品色谱中,在与对照品色谱相应的位置上,显相同的黄色斑点。

【成分】 白僵蚕含蛋白质、草酸铵,并含赖氨酸,亮氨酸,天冬氨酸等 17 种氨基酸,镁、钙、锌等 28 种元素,以及变态活性刺激素、促脱皮甾酮和一种色素 3-羟基犬尿素(3-hydroxy kynurenine),

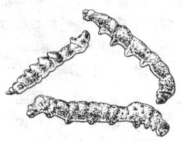

6-*N*-羟乙基腺嘌呤(6-*N*-hydroxy ethyl adenine)；多种环缩醇酸肽类(cyclodepsipeptide)成分：白僵菌环四肽(bassianolide)，白僵菌环三肽(beauverilide)A和B，白僵菌环缩醇酸肽(beauverolide)A、B、Ba、C、Ca、D、E、Ea、F、Fa、H、I、Ja、Ka；脂肪酸酰胺成分：棕榈酰胺(palmitamide)，硬脂酰胺(stearamide)，bassiatin，1*β*，13，19-trihydroxystemarane，13-hydroxystemarane-19-carboxylic acid；哌嗪-2，5-二酮(piperazine-2，5-dione)类成分：环(*L*-异亮氨酸-*L*-缬氨酸)二肽〔cyclo (*L*-Ile-*L*-Val)〕，环(*L*-异亮氨酸-*L*-异亮氨酸)二肽〔cyclo(*L*-Ile-*L*-Ile)〕，环(*L*-丙氨酸-*L*-脯氨酸)二肽〔cyclo(*L*-Ala-*L*-Pro)〕；类脂(lipid)成分，其中脂肪酸的组成主要是棕榈酸(palmitic acid)，油酸(oleic acid)，亚油酸(linoleic acid)以及少量的硬脂酸(stearic acid)，棕榈油酸(palmitoleic acid)。

【药理】 1. 抗惊厥作用　100%僵蚕水煎剂以22.5或30 g/kg给小鼠灌胃，能对抗番木鳖碱引起的小鼠强直性惊厥，降低番木鳖碱所致小鼠惊厥的死亡数。但是对电休克、戊四氮和咖啡因所致惊厥无显著对抗作用。僵蚕煎剂除去草酸铵后，即失去抗番木鳖碱惊厥的活性，因此推测其抗番木鳖碱惊厥的有效成分是草酸铵。

2. 镇静作用　僵蚕醇水浸出液给小鼠皮下注射、腹腔注射或灌胃以及给家兔静脉注射均有催眠作用。小鼠灌服0.5 g/kg或皮下注射0.25 g/kg，催眠效力约等于苯巴比妥皮下注射50 mg/kg。

3. 抗凝血作用　体外试验表明，僵蚕提取液42 mg/ml对家兔血浆凝血酶时间、凝血酶原时间和白陶土部分凝血活酶时间有延长作用，每1 g生药作用分别相当于1.08 u、13.47 u和14.50 u肝素。以去纤溶酶原兔血浆或去抗凝血酶Ⅲ兔血浆作基质血浆，僵蚕仍表现出抗凝活性。僵蚕提取液2.5 g/kg给家兔静脉注射，发现上述指标在注射后不同时间均有显著延长，而且作用较持久。白僵蚕10 mg/ml对体外由ADP诱导的血小板聚集抑制率达53.3%，使血液黏度比值降低；延长大鼠血浆复钙时间和凝血酶原时间，促进大鼠血浆凝块完全溶解，表现出较强的抗凝和促纤溶活性。0.04或0.01 g/ml的僵蚕提取液在体外可对抗牛凝血酶作用，显著延长人血纤维蛋白原凝聚时间。

4. 降血糖作用　大鼠灌服僵蚕粉剂每日5 g/kg，连续2星期，对四氧嘧啶所致实验性糖尿病大鼠的血糖有显著降低作用。停药1星期后，血糖仍维持较低水平。如果灌服10 g/kg煎剂，血糖虽有降低，但无显著性意义，提示高温可能使其有效成分破坏。

5. 其他作用　100%僵蚕水煎剂，对小鼠肉瘤S_{180}有明显的抑制作用。100%僵蚕水煎剂按3 g(生药)/kg灌胃，对家兔氯化铵中毒有促进作用，推测与其含有草酸铵有关。体外试验证明，僵蚕对金黄色葡萄球菌、大肠杆菌、铜绿假单胞菌等细菌均有较弱的抑制作用。僵蚕对酪氨酸酶活性和黑色素生成呈剂量依赖性抑制，强度与熊果苷相似。

毒性　僵蚕乙醇提取物，小鼠、大鼠腹腔注射0.5～5 g/kg，均未见毒性反应。僵蚕提取液小鼠腹腔注射的LD_{50}为35.48 g/kg。

【炮制】 1. 白僵蚕　取原药材，除去杂质及残丝。

2. 炒白僵蚕　取净白僵蚕，置锅内，用文火加热，炒至表面呈黄色，取出放凉。

3. 麸炒白僵蚕　取麸皮撒在热锅内，用武火加热，俟冒烟时，加入净僵蚕，拌炒至表面呈黄色，取出，筛去麸皮，放凉。

4. 姜制白僵蚕　取生姜加适量水捣烂榨汁。将姜汁倒入净白僵蚕内拌匀，润透，置锅内，用文火加热，炒微干，取出放凉。

5. 酒制白僵蚕　取净白僵蚕，置锅内，用文火加热，炒至黄色时，再喷入酒炒至干。取出放凉。

6. 甘草水制白僵蚕　取净白僵蚕用甘草汤洗后，晒干，再置锅内，用文火加热，炒至呈黄色，取出放凉。

饮片性状　白僵蚕参见"药材"项。炒白僵蚕形如僵蚕，表面黄色。麸炒白僵蚕形如白僵蚕，表面黄色具焦麸香气。姜制白僵蚕形如炒白僵蚕，略有生姜气味。酒制白僵蚕形如炒白僵蚕，略有酒气。甘草水制白僵蚕，形如炒白僵蚕，略有甜味。

贮干燥容器内，密闭，置阴凉干燥处，防蛀。

【药性】 辛、咸，平。归肝、肺、胃经。

1.《本经》："味咸。"

2.《别录》："辛，平，无毒。"

3.《药性论》："有小毒。"

4.《医学启源》："性微温，味微辛，气味俱薄，体轻而浮升，阳也。"

5.《纲目》："厥阴、阳明之药。"

6.《雷公炮制药性解》："入心、肝、脾、肺四经。"

7.《本草汇言》："味甘、咸、辛，气平。入足厥阴，手太阴、少阳经。"

【功用主治】 祛风止痉，化痰散结，解毒利咽。主治惊痫抽搐，中风口眼歪斜，偏正头痛，咽喉肿痛，瘰疬，痄腮，风疹，疮毒。

1.《本经》："主小儿惊痫夜啼，去三虫，灭黑皯，令人面色好，男子阴疡病。"

2.《别录》："女子崩中赤白，产后余痛，灭诸疮瘢痕。"

3.《药性论》："治口噤，发汗，主妇人崩中下血不止。"

4.《本草拾遗》："主白疹，涂之。"

5.《日华子》："治中风失音，并一切风疾，小儿客忤，男子阴痒痛，女子带下。"

6.《医学启源》："去皮肤间诸风。"

7.《纲目》："散风痰结核瘰疬，头风，风虫齿痛，皮肤风疮，丹毒作痒，痰疟癥结，妇人乳汁不通，崩中下血，小儿疳蚀鳞体，一切金疮，疔肿风痔。"

8.《本草正》："治小儿疳蚀，牙龈溃烂，重舌、木舌。"

9.《玉楸药解》："活络通经，驱风开痹。治头痛胸痹，口噤牙疼，隐疹风瘙；烧研酒服，能溃痈破顶，又治血淋崩中。"

【用法用量】 内服：煎汤，3～10 g；研末，1～3 g；或入丸、散。外用：煎水洗；研末撒或调敷。一般炙用；散风热宜生用。

【宜忌】 血虚惊风者慎服。

1.《药性论》："恶桑螵蛸、桔梗、茯苓、茯神、萆薢。"

2.《本草经疏》："凡中风口噤，小儿惊痫夜啼，由于心虚神魂不宁，血虚经络劲急所致，而无外邪为病者忌之。女子崩中，产后余痛，非风寒客入者，亦不宜用。"

3.《本草新编》："多服则小腹冷痛，令人遗溺，以其性下行而成寒也。"

4.《得配本草》："无风邪者禁用。"

【选方】 1. 治小儿惊风　白僵蚕、蝎梢等分，天雄尖、附子尖共一钱(微炮过)。为细末。每服一字或半钱，以生姜温水调灌之。(《本草衍义》)

2. 治中风口眼歪斜　白附子、白僵蚕、全蝎(去毒)各等分，并生用。上为细末。每服一钱，热酒调下，不拘时候。(《杨氏家藏方》牵正散)

3. 治破伤风身肿，牙关不开　白僵蚕(直者)不拘多少，生研为末。每用生姜自然汁调，以鸡翎于疮口上扫之，勿令干；仍以生姜汁调半钱服。(《圣济总录》白僵蚕散)

4. 治首风，每遇风时，即发头痛　白僵蚕(炒)、菊花、石膏(研)各四两。上三味，捣研为末，用葱白细研，绞取汁一大盏，同拌和，入少面糊，丸如梧桐子大。每服二十丸，荆芥茶或温酒下。(《圣济总录》白僵蚕丸)

5. 治风蛀牙痛　僵蚕、藁本、白芷各等分。上为细末。每用少许揩牙痛处，用盐水灌漱。(《普济方》僵蚕散)

6. 治重舌、木舌　僵蚕一钱，黄连(蜜炒)二钱。为末，掺之，涎出为妙。(《积德堂经验方》)

7. 治喉痹口疮，腮颊肿痛　白僵蚕(炒去丝、嘴)、牛蒡子(微

炒)各等分。为细末,炼蜜为丸,每一两作一十五丸。每服一丸,含化,食后。(《杨氏家藏方》消毒丸)

8. 治缠喉风,气息不通　白僵蚕(直者,去头)半两,枯白矾一两。上为细末。每服三钱,生姜蜜水调匀,细细服之,不拘时候。(《御药院方》开关散)

9. 治喘嗽,喉中如锯,不能睡卧　好末茶一两,白僵蚕一两。上为细末,放碗内,倾沸汤一小盏,用盏盖定,临卧,再添汤点服。(《瑞竹堂经验方》僵蚕汤)

10. 治瘰疬　白僵蚕,研末,水服五分匕,日三服。(《千金方》)

11. 治风,遍身瘾疹,疼痛成疮　白僵蚕,焙令黄色,细研为末,酒服。(《圣惠方》)

12. 治一切疥癣　白僵蚕二十四枚(炒去丝、嘴),蝎梢五枚(去毒,微炒),地龙三条。上件研令极细,分作二服,小儿作五服,温酒调下。服药了,然后澡浴。(《杨氏家藏方》三神散)

13. 治白虎风痛不可忍　白僵蚕(炒)、地龙(白色少泥者,微炒)、腊茶(炙)各一两,甘草(炙)一分。上四味,捣罗为散。每发时,空心服两钱匕,午后服一钱匕,临卧服两钱匕,并用热酒调下。(《圣济总录》白僵蚕散)

【临床报道】 1. 治疗糖尿病　取僵蚕研为细末,每次 5 g,每日 3 次,饭前用开水送服,2 个月为 1 个疗程,休息半月,再进行第二个疗程。治疗原发性成年型非胰岛素依赖性糖尿病 52 例,病程 3 个月～25 年,平均 12 年。结果: 显效 21 例;有效 29 例;无效 2 例,总有效率 98.1%。服药时间 2 个月～7 年,平均为 2 年;临床症状消失时间平均为 45 日;尿糖阴转时间平均为 3 个月;血糖降至正常时间平均为 4 个月。本方法对幼年型胰岛素依赖性糖尿病亦可作为辅助治疗。

2. 治疗高脂血症　白僵蚕末 3 g,每日服 3 次,2 个月为 1 个疗程。共治疗 21 例,结果: 服药后 1～3 个疗程均有效,血清胆固醇和三酰甘油降到正常水平以下。未见副作用。

3. 治疗痔疮　用全蝎 8 g,白僵蚕 8 g,晒干或用瓦片烘干,共研细末,平均分为 7 份,每次将 1 份装入 1 个生鸡蛋内,放入锅内蒸熟食之,每晚 1 次,7 日为 1 个疗程,1 个疗程未愈者可服用第二个疗程。共治疗 230 例,结果: 痊愈 161 例,好转 63 例,无效 6 例,总有效率 97.4%。大多数患者用药 1 个疗程后症状缓解,疼痛消失。

【各家论述】 1.《本草汇言》:"白僵蚕,驱风痰、散风毒、解疮肿之药也。善治一切风痰相火之疾,如前古之治小儿惊痫搐搦,恍惚夜啼,大人中风,痰闭闷绝,人事不省,或喉痹肿塞,水谷不通,或头痛齿痛,腮颊硬胀,或皮肤风痒,斑沙疙瘩,或日行痘疮,起发不透,或麻疹错逆,隐约不红,或痰痞瘰块,寒热并作,凡诸风、痰、气、火、风毒、热毒、浊逆结滞不清之病,投之无有不应。"

2.《本草求真》:"僵蚕,祛风散寒,燥湿化痰,温行四脉之品。故书载能入肝兼入肺胃,以治中风失音,头风齿痛,喉痹咽肿,是皆风寒入之,结而为痰。合姜汤调下以吐,假其辛热之力,以除风痰之害耳。又云能治丹毒瘙痒,亦是风与热炽,得此辛平之味,拔邪外出,则热自解。"

1498 白薯莨 bái shǔ liáng (《生草药性备要》)

【异名】 白米茹粮(《陆川本草》),山仆薯、山薯、板薯[广州部队(《常用中草药手册》)],地遍(《玉溪中草药》)。

【基原】 为薯蓣科薯蓣属植物白薯莨的块茎。

【原植物】 白薯莨 *Dioscorea hispida* Dennst.

缠绕草质藤本。块茎大小不一,卵形、卵圆形或不规则,外皮褐色,有多数细长须根,断面新鲜时白色或微带蓝色。茎粗壮,圆柱形,长达 30 m,有三角状皮刺。掌状复叶有 3 小叶;叶柄长达 30 cm,密被柔毛;顶生小叶倒卵圆形、倒卵状椭圆形。雄花序长可达 50 cm,穗状花序排列成圆锥状,密被绒毛;雄花外轮花被片小,内轮较大而厚;雄蕊 6,有时不全发育。蒴果三棱状长椭圆形,硬革质,密被柔毛;种子两两着生于每室中轴顶部,种翅向蒴果基部伸长。花期 4～5 月,果期 7～9 月。

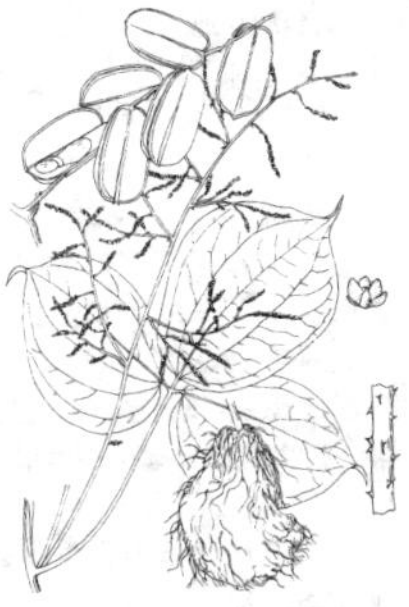
白薯莨

生于海拔 1 500 m 以下的沟谷边灌丛中或林边;野生或栽培。分布于福建、广东、广西、海南、云南、西藏等地。

【采收加工】 9～12 月采挖,切片晒干或鲜用。

【成分】 含生物碱: 薯蓣碱(dioscorine),薯蓣碱 *N*-氧化物(dioscorine *N*-oxide)。

【药性】 辛、苦,寒,有毒。

1.《生草药性备要》:"味甜,性寒。"

2.《本草求原》:"苦,寒。"

3. 广州部队《常用中草药手册》:"甘、涩,凉。"

【功用主治】 清热解毒消肿。主治痈疽肿毒,梅毒,下疳,跌打肿痛。

1.《生草药性备要》:"洗疳圣药。敷疮,散热解毒,理痈疽恶毒,大疮,消肿。"

2.《岭南采药录》:"治跌打伤肿痛,敷背痈,治下疳。"

3.《广西民族药简编》:"研粉冲开水服,治痢疾;研粉调醋搽患处,治皮癣(壮族)。"

【用法用量】 外用: 捣烂敷;或煎水洗、研末调涂、熬膏贴。

【宜忌】 禁内服。

【选方】 1. 治蛇头疔,穿骨蛇　鲜白薯莨 90 g,和蜜捣敷患处,每日换 3～4 次。

2. 治横痃便毒　鲜白薯莨 30 g,红糖 15 g,捣烂敷患处。(1、2 方出自福州台江《民间实用草药》)

3. 治湿疹　鲜地遍、垂柳叶各适量。煎水外洗。(《玉溪中草药》)

1499 白土茯苓 bái tǔ fú líng (《中药志》)

【异名】 白萆薢(《中国高等植物图鉴》),白土苓、土茯苓(《高原中草药治疗手册》)。

【基原】 为百合科肖菝葜属植物肖菝葜的块茎。

【原植物】 肖菝葜 *Heterosmilax japonica* Kunth

攀缘灌木。小枝有钝棱。叶互生;叶柄长 1～3 cm,在下部 1/3～1/4 处有卷须和狭鞘;叶纸质,卵状披针形或心形,长 6～20 cm,宽 2.5～12 cm,先端渐尖或短渐尖,有短尖头,基部多少心形;主脉 5～7 条,小脉网状。伞形花序生于叶腋,或生于褐色的苞片内;总花梗扁,长 1～3 cm;花序托球形;花梗纤细;雄花花被筒长圆形或倒卵形,顶端有 3 枚钝齿,雄蕊 3 枚;雌花花被筒卵形,具 3 枚退化雄蕊,子房卵形,柱头 3 裂。浆果卵圆形。

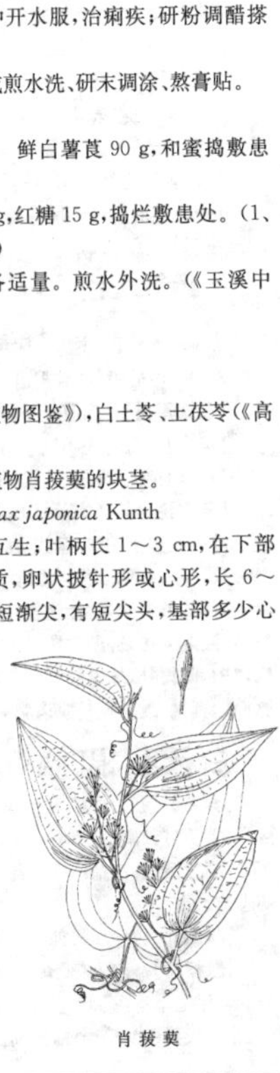
肖菝葜

生于海拔 500～1 800 m 的山坡密林中或路边杂木林下。分布于浙江、安徽、福建、江西、湖南、广东、四川、云南、陕西、甘肃、台湾等地。

【采收加工】 春、秋二季采挖，切片，晒干。

【药材】 白土茯苓 *Heterosmilacis Japonicae Rhizoma* 产于安徽、浙江、江西、福建、湖南、广东等地。

性状 根茎呈不规则块状，长 10～30 cm，直径 5～8 cm，表面黄褐色，粗糙，有坚硬的须根残基，断面周围白色，中心黄色，粉性饮片厚 1～3 cm；切面稍粗糙，亦有小亮点，质软，味淡。

鉴别 (1) 根茎横切面：表皮多脱落，下皮细胞 3～5 列，黄棕色，排列紧密，壁较厚，可见壁孔。皮层散有黏液细胞，内含针晶束。维管束散在，多为周木型，木质部有数个直径近似的导管。

(2) 参见"土茯苓"条。

【成分】 含 β-谷甾醇(β-sitosterol)，棕榈酸(palmaitic acid)和硬脂酸(stearic acid)等。

【药性】《湖南药物志》："微苦、淡、涩，平，无毒。"

【功用主治】《湖南药物志》："清热解毒。"

【用法用量】 内服：煎汤，15～30 g。

【选方】 1. 治疮疖肿毒 白土茯苓、金银花、芙蓉枝等量。水煎服。

2. 治阳痿 白土茯苓(老茎)30 g，金樱子 30 g，女贞子 15 g。水煎服。(1、2 方出自《湖南药物志》)

1500 白马阴茎 bái mǎ yīn jīng (《纲目》)

【异名】 白马茎(《本经》)。

【基原】 为马科马属动物马的雄性外生殖器。

【原植物】 参见"马宝"条。

【采收加工】 宰杀雄马后，割下外生殖器，剔除残肉及脂肪，悬挂于通风处阴干或晾干。

【药性】 甘，咸，温。归肾经。

1.《本经》："味咸，平。"

2.《别录》："甘，无毒。"

3.《本草经疏》："甘，咸，温。"

【功用主治】 补肾阳，益精气。主治肾虚阳痿，精亏不育，虚弱羸瘦。

1.《本经》："主伤中脉绝，阴不起，强志益气，长肌肉，肥健，生子。"

2.《药性论》："主男子阴痿。"

3.《药性通考》："益阳道，添精益髓。"

【用法用量】 内服：入丸剂，6～9 g。

【选方】 益丈夫阴气 白马茎(阴干者)。末，和苁蓉，蜜丸。空心酒下四十丸，日再。百日见效。(《食疗本草》)

【各家论述】《本草经疏》："马，火畜也，其阴茎又纯阳之物也。故能主男子阴痿，坚强，房中药多用之。《本经》：味咸，气平；《别录》：甘，无毒。察其功用，气平应作温。非甘温则不主伤中脉绝，以甘能补血脉，温能通经络故耳。阳衰则阴不起，而生长之道绝，咸温走下焦，补助真阳，则阴自起、精自暖，故能令人有子也。气属阳，阳得补，故能益气。肾藏志，肾气足，故能强志。甘温补血脉而助真气，故又能长肌肉肥健也。"

1501 白云花根 bái yún huā gēn (《全国中草药汇编》)

【异名】 独活(《滇南本草》)，云南独活(《植物名实图考》)，羌活骨、羌活(《云南中草药选》)，土全归、岩川、白云花(《云南中草药》)，滇独活、香白芷(《云南药用植物名录》)，鹤庆独活(《中国植物志》)。

【基原】 为伞形科独活属植物白云花的根。

【原植物】 白云花 *Heracleum rapula* Franch.

多年生草本，高 80～120 cm。主根肥厚，圆柱形，有数条分枝，外皮灰黄色至棕褐色，内面白色。茎圆筒形，有沟纹或棱，幼时疏生长硬毛。基生叶有长柄，基部扩大成鞘抱茎；茎下部叶叶片长约 30 cm，宽约 25 cm，三出式羽状分裂，裂片，宽卵形，上面疏生细刚毛，下面淡绿色，沿叶脉被较密的细刚毛，基部心形，边缘有不显著的细锯齿；茎上部叶渐简化，有短柄或仅具叶鞘。复伞形花序顶生或侧生；伞辐 20～25；小总苞片 4～6，线形；小伞形花序有花约 20；萼齿不显著；花柱基扁圆锥形；子房疏被短毛。双悬果倒卵状圆形，每棱槽内有油管 1，合生面有油管 2，棒状，胚乳腹面平直。花期 8～9月，果期 10 月。

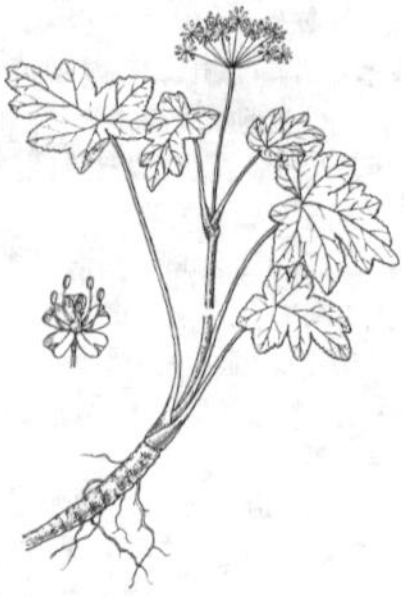

白云花

生于海拔 2 000～2 200 m 的山坡、沟边或稻田边。分布于云南、西藏等地。

【采收加工】 7～8 月未开花时采挖，切片，晒干。

【药材】 白云花根 *Heraclei Rapulae Radix* 产于云南、西藏等地。

性状 本品完整者呈长圆柱形，多数已加工捶扁，不完整，有的有分枝。长短不一。根头部膨大，顶端有残留茎基及细环形的叶鞘残痕，表面淡棕黄色或棕褐色，有细纵纹、皮孔及须根痕。质脆，易折断，断面皮部白色，有淡红色斑点，木部淡黄色。气浓香，味苦辣。

鉴别 (1) 粉末特征：淡黄色。油室类圆形或椭圆形，多破碎，内有棕黄色内含物。导管网纹及具缘纹孔，木化。淀粉粒较多，多单粒，单粒类圆形，脐点呈人字形、叉状；复粒由 2～5 分粒组成。木纤维，壁稍厚，纹孔明显，木化。

(2) 取本品粗粉 2 g，加乙醚 20 ml，密闭，浸渍 30 分钟后滤过。取滤液 1～2 ml，置白瓷皿中，在室温挥发，有油滴状物，并有特异香气，加热时油滴状物逐渐减少(检查挥发油)。

(3) 取本品粗粉 5 g，加甲醇约 30 ml，在 60～70 ℃浸渍约 1 小时，滤过。取滤液 1 ml，加 7%盐酸羟胺甲醇溶液与 10%氢氧化钾溶液各 3～4 滴，加热至微沸，放冷，再加 1%三氯化铁乙醇溶液 2～3 滴，显橙红色(检查香豆素)。

【成分】 根含香豆素类物质：欧芹酚甲醚(ostholce)，印度素(marmesin)，欧前胡内酯(imperatorin)，异茴芹香豆素(isopimpinellin)，独活属醇(heraclenol)，牻牛儿醇基补骨脂素(8-geranyloxypsoralen)，香柑内酯(bergapten)，花椒毒素(xanthotoxin)，花椒毒酚(xanthotoxol)，异独活内酯(isoheraclenin)，异栓翅芹醇(isogosferol)等。

【药理】 1. 镇痛作用 白云花根总香豆素 250 mg/kg，350 mg/kg灌胃，对小鼠热板法和化学(酒石酸锑钾)刺激引起疼痛反应有明显的镇痛作用，随剂量增加作用加强。

2. 抗炎作用 白云花根总香豆素 250 mg/kg 灌胃对大鼠蛋清急性关节炎和甲醛慢性关节炎均有明显的抗炎作用。

3. 平喘作用 白云花根浸膏 240 mg/kg、白云花香豆素 200 mg/kg及香豆素化合物欧前胡内酯 200 mg/kg 和欧芹酚甲醚 200 mg 灌胃，对组胺恒压喷雾所致豚鼠哮喘有平喘作用，其中以白云花根浸膏的平喘作用最好。

4. 其他作用 白云花根浸膏 6.6×10^{-5} g/ml 对豚鼠及家兔离体小肠正常收缩无影响，但能对抗组胺或乙酰胆碱对离体小肠的兴奋作用，对原位小肠也有相同作用。对豚鼠离体子宫正常收缩无影响，但能对抗垂体后叶素或麦角新碱对豚鼠离体子宫及家兔原位子宫的兴奋作用。白云花根浸膏 20 mg/kg 灌胃可减慢家兔心率，但心电图无异常改变。10%白云花根水浸液体外对金黄色葡萄球菌、乙型链球菌、肺炎链球菌、铜绿假单胞菌、肠炎杆菌、伤寒杆菌及白喉杆菌均有抑制作用。

毒性　白云花根浸膏小鼠灌胃的 LD_{50} 为 1 690.3±73.0 mg/kg。白云花根总香豆素小鼠灌胃的 LD_{50} 为 2 810±31 mg/kg，中毒时动物先兴奋，后惊厥，呼吸先停，心脏最后停止于舒张期。

【药性】《滇南本草》："味辛、苦，性温。阴中之阳也，行十二经。"

【功用主治】 祛风除湿，散瘀止痛，止咳平喘。主治风寒湿痹，腰痛，胃痛腹痛，牙痛，疝气疼痛，跌打瘀肿，感冒咳喘，白带，经闭腹痛。

1.《滇南本草》："疗诸风，角弓反张，表汗，除风寒湿痹，止周身筋骨疼痛，又治两胁、面寒疼痛。"

2.《云南中草药》："止咳平喘，除湿止痛，疏经活络。主治虚寒咳喘，腹痛，白带，风湿腰痛，跌打损伤。"

3.《中国民族药志》："治产后流血，子宫脱垂，疝气，乳腺炎（苗族）。"

【用法用量】 内服：煎汤，3～9 g；研末，每次 1～1.5 g。外用：煎汤洗。

【宜忌】《云南中草药》："肺热咳喘忌服。"

【选方】 1. 治跌打损伤，风湿筋骨疼痛，肺虚喘咳，溃疡脓未尽　白云花根 1.5～3 g，生嚼；或用姜汁炒后水煎服。

2. 治肾虚腰痛　鲜白云花根 30～60 g（去皮），配木香、生姜炖肉吃。（1、2 方出自《昆明民间常用草药》）

3. 治背寒、面寒胀痛，止两胁、胃气胀疼，心口痛　独活二钱。新瓦焙为末，开水点烧酒服。（《滇南本草》）

4. 治慢性支气管炎，哮喘　白云花根粉 3 g，地龙粉 1.5 g，开水送服。（《红河中草药》）

5. 治产后流血、子宫脱垂，疝气，乳腺炎　白云花根 1.5～3 g（研粉）。鸡蛋 1 个，生调为引服每服 2～3 次；也可用白酒、红糖为引服。（《中国民族药志》）

1502 白牛尾七 bái niú wěi qī（《云南药用植物名录》）

【异名】 印度大黄（《中药形性经验鉴别法》），山大黄（《中药材品种论述》），牛尾七、大岩七（《云南药用植物名录》）。

【基原】 为蓼科大黄属植物藏边大黄的根及根茎。

【原植物】 藏边大黄 *Rheum emodi* Wall.［*R. australe* D. Don］

多年生直立粗壮草本，高 70～100 cm。根粗壮，有根状茎。基生叶宽卵形，长 10～30 cm，宽 15～25 cm，先端圆钝，基部心形，纸质，具 5 条基出脉，上面无毛，下面具柔毛，边缘具弱皱波，有长叶柄；茎生叶小；托叶鞘膜质，具短柔毛。花序圆锥状，大型，具 2～3 回分枝，密生硬毛及小突起；花被片 6，成 2 轮，椭圆形，紫红色；花梗具小突起，中下部具关节；雄蕊 9；花盘不发达；子房具 3 棱，花柱 3。瘦果连翅成宽椭圆形或卵状椭圆形，顶端微凹，基部心形。

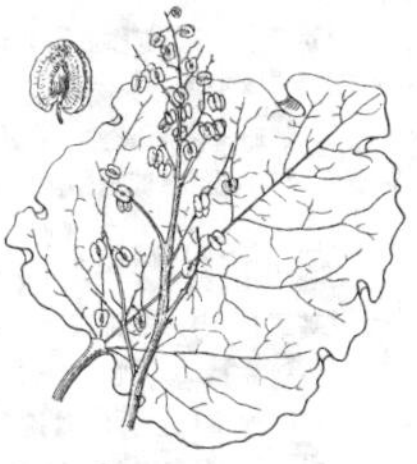
藏边大黄

生于海拔 3 200～4 300 m 的山坡灌丛。分布于四川、云南、西藏等地。

【采收加工】 8～10 月采挖根及根茎，切片，晒干。

【药材】 白牛尾七 *Rhei Emodi Radix et Rhizoma*　主产于西藏日喀则、山南、拉萨等地。

性状　根茎类圆锥形，根类圆柱形，长 4～20 cm，直径 1～5 cm。表面红棕色或灰褐色，具纵皱纹。断面形成层明显，射线密，无星点，棕红色。新断面淡蓝灰色带紫色。气微，味苦、微涩。

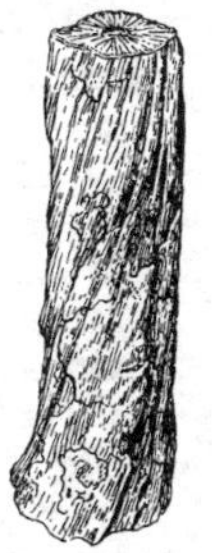
白牛尾七（根及根茎）外形

鉴别　(1) 根茎横切面与大黄不同点：无星点（异型维管束）散在，射线 2～4 列细胞。本品薄壁细胞含草酸钙簇晶和淀粉粒。

(2) 取本品粉末 0.2 g，加甲醇 2.0 ml，温浸约 10 分钟，放冷，取上清液 10 μl，点于滤纸上，以 45%乙醇展开，取出，晾干，放置 10 分钟，置紫外光灯（365 nm）下检视，显持久的亮紫色荧光；饮片显紫色荧光。

【成分】 牛尾七根及根茎含总蒽醌 5.94%，其中以大黄素（emodin），芦荟大黄素（aloe-emodin）及大黄酚（chrysophanol）为苷元的结合型蒽醌 5.66%，游离型 0.28%，还含食用大黄苷（rhapontin）及多量鞣质。

【药理】 1. 致泻作用　较早报道认为本品无致泻作用，近有报道认为本品也有较好致泻作用，其对小鼠 4 小时溏便和稀便的 ED_{50} 分别为 0.160 1 g/10 g（体重）和 0.373 2 g/10 g（体重），致泻强度显著低于正品大黄。但如以 4 小时溏便 ED_{50} 作为致泻速度的指标，则本品的致泻速度快于正品大黄（本品 80.1 分钟，正品 98～182.9 分钟）。如以同效剂量稀便率为指标进行比较，则与正品大黄无明显差异。

2. 抗菌作用　本品浸液对金黄色葡萄球菌的抑菌浓度为 0.25%，本品煎剂对金黄色葡萄球菌的最低抑菌浓度（*MIC*）为 250 mg/ml（纸片法）。

3. 抗血小板聚集作用　本品水提取物对胶原诱导的人血小板聚集有一定程度的抑制作用，其 IC_{50} 为 2.45 mg/ml。

4. 降血糖作用　四氧嘧啶造模后给提取得到的一种二苯乙烯苷 E 和给醇提物，血糖浓度均明显降低，且在实验给药的浓度下，苷 E 的降血糖作用优于醇提物。

5. 其他作用　本品水提取物有一定程度抗超氧负离子自由基活性的作用。本品也含蒽醌类成分大黄素和大黄酚，其药理作用参见"大黄"条。

【药性】《全国中草药汇编》："苦、甘，寒。"

【功用主治】《全国中草药汇编》："清热解毒，止血，生肌。主治肺热咳嗽，咽喉痛，大便下血，痈肿疮毒，外伤出血。"

【用法用量】 内服：煎汤，9～15 g；或浸酒。外用：鲜品捣敷。

1503 白牛胆根 bái niú dǎn gēn（《泉州本草》）

【异名】 山白芷、土白芷（《生草药性备要》），小茅香（《分类草药性》），寻骨风、铁杆香（《四川中药志》），白面风根（《江西草药》）。

【基原】 为菊科旋覆花属植物羊耳菊的根。

【原植物】 参见"白牛胆"条。

【采收加工】 立夏后采挖，鲜用或晒干。

【药材】 白牛胆根 *Inulae Cappae Radix*　主产于广东、浙江、江西、福建、湖南、广西、贵州、四川、云南等地。

性状　根头部常残留短小地上茎。根呈圆柱形，有分枝，长 2～5 cm，直径 0.3～1.5 cm。表面灰黑色或黑褐色，有稀疏须根或须根脱落残痕。根皮薄，刮去表皮则呈灰褐色而有油性。质坚硬，切断面木质部灰黄色，有黄色油点散在，根头部中央有髓，呈海绵状。有特殊香气，用手刮擦根部嗅之气更香。味辛、微苦。

鉴别　根横切面：木栓层细胞扁平，8～10 余列，内含黄棕色物。皮层细胞 4～8 列，散列分泌腔；石细胞单个散在或成群，与纤维束相间排列成环。韧皮部偶有石细胞，形成层明显，木质部导管排列紧密，木射线细胞 2～4 列，类长方形，径向排列，中央为初生木质部。

【药性】 辛、甘，温。

1.《生草药性备要》："味辛，性平。"

2.《分类草药性》："性热。"

3.《江西草药》："味酸、甘。"

4.《云南中草药》："苦。"

【功用主治】 祛风散寒，化痰止咳，消肿止痛。主治风寒感冒，咳嗽，头痛，牙痛，胃痛，疝气，风湿痹痛，跌打损伤。

1.《生草药性备要》："祛风痰，散热毒。治哮喘。"

2.《分类草药性》："走表散寒，治咳嗽。"

3.《海南岛常用中草药手册》："祛风行气，散寒，消肿止痛。主治感冒，偏正头痛，产后风痹，跌打肿痛。"

4.《江西草药》："主治风湿关节痛，腰痛，牙痛，胃痛，上吐下泻，小儿疳积，还可治漏，白带，黄肿，疟疾。"

5.《云南中草药》："行气活血，止血，解毒生肌。主治慢性肾炎，疝气，内脏出血，疮痈。"

6.《浙江药用植物志》："消肿，解毒。治肺结核，肾炎水肿，乳腺炎，肠炎，月经不调，湿疹疮疖，毒蛇咬伤。"

【用法用量】 内服：煎汤，15～30 g。外用：研末撒敷，或鲜品捣敷。

【宜忌】《广西民族药简编》："忌吃酸、辣食物。"

【选方】 1. 治肺结核 羊耳菊根 60 g。猪排骨或青壳鸭蛋同炖服。(《福建药物志》)

2. 治头痛，牙痛 白面风根 21～30 g。水煎去渣，加鸡蛋(去壳)2 个，同煮，服汤食蛋。

3. 治胃痛 白面风根 15 g，铁扫帚根 9 g，黄毛茸草 12 g。水煎服。

4. 治风湿关节痛，腰痛 白面风根 30 g，黑豆 60 g。酒水各半煎服。(2～4 方出自《江西草药》)

5. 治痢疾 (白牛胆)鲜根 60 g(干根 30 g)。水煎，白痢加红糖，红痢加白糖调服，日 2～3 次。(《常用青草药选编》)

6. 治妇女崩漏 白牛胆根 60 g。切片，同小母鸡肉炒熟，再水煮，去渣，取汤及鸡肉内服。(《湖南农村常用中草药手册》)

7. 治小儿疳积 白面风根 60 g，猪肝 60 g。水炖，服汤食肝。(《江西草药》)

8. 治放射性皮炎 (白牛胆)根研细粉，外撒患处，或用煮沸过的植物油调匀涂敷患处。(《浙江药用植物志》)

1504 白毛藤根 bái máo téng gēn (《福建民间草药》)

【异名】 排风藤根(《贵阳民间药草》)。

【基原】 为茄科茄属植物白英的根。

【原植物】 参见"白毛藤"根。

【采收加工】 7～10 月采挖，鲜用或晒干。

【药性】 苦、辛，平。

1.《四川中药志》1960 年版："性平，味苦辛，无毒。"

2.《重庆草药》："味甘，性平微寒。"

【功用主治】 清热解毒，消肿止痛。主治风火牙痛，头痛，瘰疬，痈肿，痔漏。

1.《分类草药性》："治瘰疬，崩带，风火牙痛。"

2.《重庆草药》："治头痛，流涕。"

【用法用量】 内服：煎汤，15～30 g。

【选方】 1. 治痔疮，漏管 (白毛藤)根，鲜的 30～45 g(干的 24～36 g)，和猪大肠(洗净)500 g。清水同煎，饭前分两次吃下。(《福建民间草药》)

2. 治乳痈 排风藤根 30 g。酒、水各半煎服，取渣加酒糟调敷患处。(《贵阳民间药草》)

1505 白石榴花 bái shí liú huā (《四川中药志》)

【基原】 为石榴科石榴属植物白石榴或重瓣白花石榴的花。

【原植物】 1. 白石榴 *Punica granatum* L. cv. *albescens* DC.

落叶灌木或小乔木，高通常 3～5 m，稀达 10 m。枝顶常成尖锐长刺，幼枝具棱角，老枝近圆柱形。叶对生或簇生于短枝上；具短叶柄；叶片纸质，长圆状披针形，长 2～9 cm，宽约 1.5 cm，先端短尖、钝尖或微凹，基部短尖至稍钝形，上面光亮，侧脉稍细密。花白色，生枝顶；萼筒长 2～3 cm，裂片卵状三角形；花瓣长 1.5～3 cm，宽 1～2 cm；雄蕊多数，花丝无毛，长达 13 mm；子房下位，多室，花柱长超过雄蕊。浆果近球形，先端有宿存花萼裂片，皮厚。种子多数，具晶莹、多汁、味酸甜的外种皮。花期 5～6 月。

公园和风景区常有栽培。分布于我国南北各地。

2. 重瓣白花石榴 *P. granatum* L. cv. *multiplex* Sweet 又名：重瓣白石榴。

形态与白石榴相似，但花为重瓣。

本植物的根(白石榴根)亦供药用，另设专条。

【采收加工】 5～6 月花盛开时采摘，置通风处晾干或晒干。

【药材】 白石榴花 *Punicae Granati Flos* 主产四川。

性状 干燥的花瓣多皱缩，呈黄色或棕黄色。完整者以温水浸泡后铺平观察，全体呈卵形，顶端钝圆，基部略窄，边缘常有破缺。自花瓣基部发出较粗大的主脉，侧脉细小，网状，均呈棕色。质柔软，薄而微透明。

【炮制】 1. 白石榴花 取原药材，除去杂质，筛去灰屑。

2. 白石榴花炭 取净白石榴花，置锅内，用文火加热，炒至表面焦黑色时，喷淋清水，再炒至水气逸尽，取出置适宜容器内，密盖，放凉。

饮片性状 白石榴花参见"药材"项。白石榴花炭，表面焦黑色，内部棕褐色。

贮干燥容器内，置阴凉干燥处，防蛀。白石榴花炭防复燃。

【药性】《四川中药志》1960 年版："性温，味酸、甘、微涩，无毒；入肺经。"

【功用主治】 涩肠止血。主治久痢，吐血，衄血，带下。

1.《四川中药志》1960 年版："能散郁结，止血；治肺痨吐血，下痢及衄血等症。"

2.《四川中药志》1979 年版："止血，止痢，止带。用于咯血、衄血、痢疾、白带。"

【用法用量】 内服：煎汤，6～9 g，鲜品 15～30 g。外用：研末吹鼻。

【选方】 1. 治鼻衄 白石榴花 5 g，青蒿 15 g，水灯心 10 g，明矾 1.5 g。水煎服。

2. 治白带多而清稀 白石榴花 10 g，白鸡冠花 15 g。水煎服。(1、2 方出自《四川中药志》1979 年版)

1506 白石榴根 bái shí liú gēn (《福建中草药》)

【基原】 为石榴科石榴属植物白石榴和重瓣白花石榴的根。

【原植物】 参见"白石榴花"条。

【采收加工】 9～12 月挖取根部，切片，鲜用或晒干。

【成分】 根皮中含生物碱：石榴皮碱(pelletierine)，*N*-甲基石榴皮碱(*N*-methylpelletierine)，伪石榴皮碱(pseudopelletierine)；黄酮类：槲皮素-3，4′-二甲醚-7-*O*-*α*-*L*-呋喃阿拉伯糖基(1→6)-*β*-*D*-吡喃葡萄糖苷〔quercetin-3，4′-dimethylether-7-*O*-*α*-*L*-arabinofuranosyl(1→6)-*β*-*D*-glucopyranoside〕，槲皮素(quercetin)，蹄纹天竺素-3，5-二葡萄糖苷(pelargonidine-3，5-diglucoside)，鞣花酸(ellagic acid)，柚皮素-7-*O*-*α*-*L*-呋喃阿拉伯糖基(1→6)-*β*-*D*-葡萄糖苷 4′-甲醚〔naringenin 4′-methyl ether-7-*O*-*α*-*L*-arabinofuranosyl(1→6)-*β*-*D*-glucopyranoside〕，圣草素-*O*-*α*-*L*-呋喃阿拉伯糖基(1→

6)-β-D-吡喃葡萄糖苷〔eriodictyol-7-O-α-L-arabinofuranosyl(1→6)-β-D-glucopyranoside〕。

【药性】 苦、涩，微温。

【功用主治】 祛风除湿，杀虫。主治风湿痹痛，蛔虫，绦虫，姜片虫病。

【用法用量】 内服：煎汤，鲜品15～30 g。

【选方】 1. 治风湿肢节疼痛　白石榴鲜根90 g，冰糖30 g。井水1大碗冲炖，分3次服。(《民间实用草药》)

2. 治前列腺炎　鲜白石榴根30 g。炖精猪肉吃。(《福建中草药》)

1507 白叶火草 bái yè huǒ cǎo (《云南思茅中草药选》)

【异名】 白背艾、火门艾、大叶艾、满山香、大白叶子火草(《云南思茅中草药选》)。

【基原】 为菊科千里光属植物白千里光的根或全草。

【原植物】 白千里光 *Senecio nagensium* C. B. Clarke [*Synotis nagensium* (C. B. Clarke) C. Jeffrey et Y. L. Chen]　又名：拿戛千里光(《广西药用植物名录》)，锯叶尾药菊(《贵州植物志》)。

亚灌木，高约1.5 m。全株被白色茸毛。茎直立，白色。叶互生；叶柄长约1 cm，有毛；叶片倒卵形或椭圆状披针形，先端渐尖，基部阔楔形，边缘有粗锯齿，下面密被白色茸毛。由头状花序组成的总状花序，腋生或顶生；舌状花，管状花均为黄色，花瓣有较多的白毛；雄蕊5；子房无毛。瘦果，圆柱形，有棱，冠毛白色，较硬。花期9～11月。

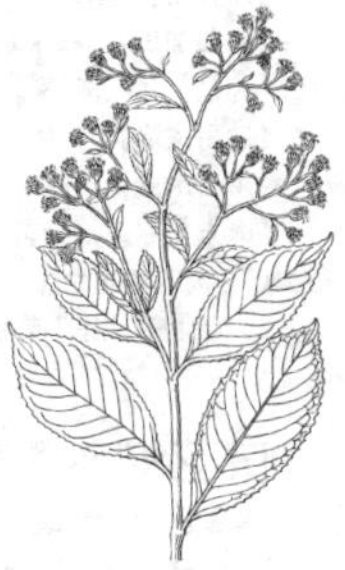

白千里光

生于山坡林沿、荒地灌木丛中。分布于广西、四川、贵州、云南等地。

【采收加工】 7～10月采收，晒干。

【药性】 《全国中草药汇编》："淡，平。"

【功用主治】 《全国中草药汇编》："清热，发表，定喘，驱虫。主治感冒高烧，尿赤尿闭，肾炎水肿，气管炎，支气管炎，哮喘。"

【用法用量】 内服：煎汤，15～30 g。

【选方】 治急性膀胱炎　白叶火草根配青蒿、木贼、猴子背巾、灯心草。水煎服。(《云南思茅中草药选》)

1508 白兰花叶 bái lán huā yè (《全国中草药汇编》)

【基原】 为木兰科含笑属植物白兰花的叶。

【原植物】 参见"白兰花"条。

【采收加工】 5～10月采摘，鲜用或晒干备用。

【药性】 苦、辛，平。

1.《全国中草药汇编》："苦、辛，微温。"

2.《福建药物志》："苦、辛，平。"

【功用主治】 清热利尿，止咳化痰。主治淋症，小便不利，咳喘。

1.《全国中草药汇编》："芳香化湿，利尿，止咳化痰。主治支气管炎，泌尿系感染，小便不利。"

2.《福建药物志》："芳香辟秽，开胸散郁，除湿止咳。主治慢性支气管炎。"

【用法用量】 内服：煎汤，9～30 g。外用：鲜品捣敷。

【选方】 治老年慢性气管炎　白兰花叶、榕树叶各30 g，地龙4.5 g。制成丸剂，分3次服，10日为1个疗程。(《全国中草药汇编》)

【临床报道】 治疗慢性气管炎　白玉兰露〔取白玉兰茎叶500 g，加水1 000 g，经2次蒸馏，取蒸馏液(浓度1∶4) 125 g〕。方法一：每日顿服玉兰露20 ml，10日为1个疗程。共治疗83例，结果：近期控制24例，显效21例，好转23例，有效率为81.9%。方法二：每日顿服白玉兰露20 ml，另用花生油0.5 ml作肺俞穴位注射，10日1次。共治疗25例，结果：有效率为88%。方法三：内服白玉兰露，配合口服了哥王片，每次3片，每日3次。治疗120例，结果：有效率为77.5%。其治疗作用以镇咳、平喘较好，祛痰稍逊，也有一定消炎作用。部分患者在停药3～6个月后复发，但内服白玉兰露加穴位注射组的复发率较低。

1509 白头翁花 bái tóu wēng huā (《纲目》)

【基原】 为毛茛科白头翁属植物白头翁的花。

【原植物】 参见"白头翁"条。

【采收加工】 播种后第二年4月中旬采收鲜花，及时晒干，防止霉变。

【药材】 白头翁花 *Pulsatillae Flos*　主产于吉林、黑龙江、辽宁、河北、山东、山西、陕西、江苏、河南、安徽等地。

性状　花直径3～4 cm，萼片6，瓣状，排列成内外2轮，带紫色，卵状长圆形，长3～4 cm，宽1～2 cm，背面密被柔毛；雄蕊多数，长约为萼片的1/2，黄色；雌蕊多数，花柱丝状，密被白色长毛；花梗长短不一，有柔毛。气微，味稍苦。

【药性】 苦，寒。

【功用主治】 《纲目》："疟疾寒热，白秃头疮。"

【用法用量】 内服：煎汤，3～6 g。外用：研末调敷。

1510 白花射干 bái huā shè gān (《植物名实图考》)

【基原】 为鸢尾科鸢尾属植物野鸢尾的根茎或全草。

【原植物】 野鸢尾 *Iris dichotoma* Pall.　又名：冷水丹(《植物名实图考》)，射干茑尾(《东北植物检索表》)，白射干(《中国高等植物图鉴》)，二歧鸢尾(《中国植物学杂志》)，搜山虎、金盏子花、歧花鸢尾、扇扇草(《内蒙古中草药》)，金盏子花、白花鸢尾(《中药大辞典》)。

多年生草本，高25～75 cm。根茎常呈不规则结节状，棕褐色或黑褐色。须根发达，粗而长，黄白色。叶基生或在花茎基部互生；叶片剑形，长20～30 cm，宽1.5～3 cm，灰绿色，先端尖，基部套褶状。花葶高40～60 cm，花序生于分枝顶端；苞片4～5枚，膜质，绿色，边缘白色，披针形，内包3～5朵花；花蓝紫色或浅蓝色，有棕褐色斑点；子房下位，花柱分枝扁平，花瓣状，先端裂片狭三角形。蒴果圆柱形。种子暗褐色，椭圆形，有小翅。花期7～9月，果期8～9月。

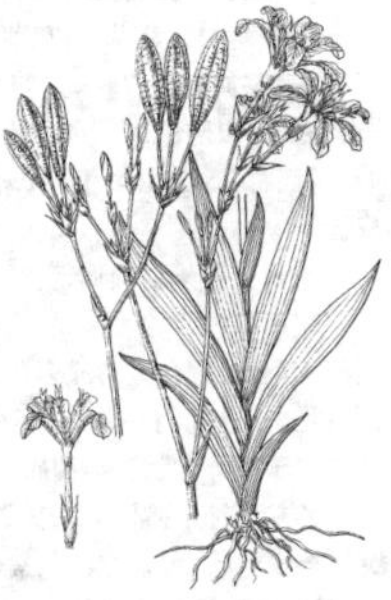

野鸢尾

生于砂质草地、山坡石隙等向阳干燥处。分布于华北、东北及江苏、安徽、江西、山东、河南、陕西、甘肃、青海、宁夏等地。

【采收加工】 4～6月采收全草，9～10月采收根茎，鲜用或切段晒干。

【药材】 白花射干 *Iris Dichotomae Rhizoma seu Herba*　产于东北、内蒙古等地。

性状　根茎呈不规则结节状。表面灰褐色，粗糙，可见圆形的茎痕或残留的茎基。须根细长弯曲，下部多已折断；表面黄棕色。有明显的纵皱纹及疏生的细根，有时可见纤细的绒毛。质软韧或硬而脆。横断面中央有小木心，木心与外皮间为空隙或黄白色皮层。臭微弱，味淡微苦。

【成分】 根茎含黄酮类：白射干素(dichotomitin)A，洋鸢尾素(irisflorentin)，汉黄芩素(wogonin)，3′-甲基鼠李素(rhamnazin)，野鸢尾苷元(irigenin)，鸢尾苷元(tectorigenin)，鸢尾苷(tectoridin)。

【药理】 1. 抗炎作用 白花射干对炎症早期和炎症晚期均有显著的抑制作用。乙醇提取物 22 g/kg 灌胃，对组胺、醋酸所致的小鼠皮肤或腹腔毛细血管通透性增高，巴豆油所致耳郭肿胀均有抑制作用。13 g/kg 灌胃，对大鼠的透明质酸酶或甲醛性足肿胀及棉球肉芽组织增生也均有明显的抑制作用。

2. 解热作用 乙醇提取物 13 g/kg 灌胃，对皮下注射 15%啤酒酵母所致的大鼠发热具有一定的解热作用。

3. 其他作用 10%的白花射干能抑制 8 个血凝单位的 A_1/京防 86-1(甲 1 型)流感病毒。

毒性 乙醇提取物小鼠灌胃的 $LD_{50}>66.78$ g/kg。

【药性】《内蒙古中草药》："味苦，性寒，有小毒。"

【功用主治】 清热解毒，活血消肿，止痛止咳。主治咽喉、牙龈肿痛，痄腮，乳痈，胃痛，肝炎，肝脾肿大，肺热咳喘，跌打损伤，水田性皮炎。

1.《植物名实图考》："行血，通关节。"

2.《内蒙古中草药》："清热解毒，活血消肿。治咽喉肿痛，扁桃体炎，牙龈肿痛，肝炎，肝肿大，胃痛，乳腺炎。"

【用法用量】 内服：煎汤，3～9 g；或入丸、散，或绞汁。外用：鲜根茎切片贴或捣敷；或煎汤洗。

【宜忌】 脾虚便溏者禁服。

【选方】 1. 治咽喉肿痛 鸢尾 9 g。水煎当茶饮。

2. 治肝炎，胃痛 鸢尾 15～30 g。水煎服。

3. 治牙龈肿痛 鲜鸢尾根茎，捣汁内服，或将根茎切片，贴痛牙处。(1～3 方出自《内蒙古中草药》)

1511 白花菜子 bái huā cài zǐ (《国药提要》)

【异名】 臭花菜籽(《河南中草药手册》)。

【基原】 为白花菜科白花菜属植物白花菜的种子。

【原植物】 参见"白花菜"条。

【采收加工】 7～9 月当角果黄白色略干，种子呈黑褐色时，分批采收，以防脱落。也可待角果全部熟后，割取全株，晒干脱粒。

【药材】 白花菜子 *Cleomes Gynandrae Semen* 主产于河北安国。

性状 种子扁圆形，直径 1～1.5 mm，厚约 1 mm，边缘有一深沟。表面棕色或棕黑色，粗糙不平，于放大镜下观察，表面有突起的细密网纹，网孔方形或多角形，排列较规则或呈同心环状。纵切面可见"U"字形弯曲的胚，胚根深棕色，子叶与胚根等长，淡棕色，胚乳包于胚外，淡黄色，油质。气无，味苦。

鉴别 种子横切面：表皮细胞壁厚，呈乳头状突起或数个乳突连接成毛状，内含棕色色素，于横切面四周呈轮齿状；表皮下为色素层，细胞呈长条形，切向延长，略呈规则波状；其下方为 1 列石细胞，长条形，栅状径向排列；种皮内表皮为 1～2 列石细胞，切向延长排列。胚乳及胚全为薄壁组织，内含脂肪油等物质。

【成分】 白花菜种子含葡萄糖屈曲花素(glucoiberine)，白花菜(glucocapparine)，新葡萄糖芸薹素(neoglucobrassicin)，葡萄糖芸薹素(glucobrassicin)，醉蝶花素(cleomin)。尚含脂肪油 17.6%～25.0%，主要脂肪酸是亚麻酸(linolenic acid)53.82%，棕榈酸(palmitic acid)18.41%，油酸(oleic acid)15.39%，硬脂酸(stearic acid)8.07%，花生酸(arachidic acid)1.96%等。

【药性】《纲目》："苦，辛，微毒。"

【功用主治】 祛风除湿，活血止痛。主治风湿关节肿痛，筋骨麻木酸痛，外伤瘀肿疼痛，骨结核，痔漏。

1.《天津中草药》："通血脉，消肿止疼。治风湿疼痛，损伤作痛，痔漏。"

2.《河北中草药》："除风散寒，活血通痹。用于风寒湿痹，筋骨麻木，腰腿酸痛，关节肿痛。并对外伤瘀血、痔漏等疾，亦有行瘀止痛的作用。"

3.《广西本草选编》："治骨结核。"

【用法用量】 内服：煎汤，9～15 g。外用：煎水熏洗，或研末调敷。

【选方】 1. 治骨结核 用白花菜种子研粉，与面粉加冷开水调成糊状，煮熟外敷。(《广西本草选编》)

2. 治跌打损伤 白花菜子 15 g，透骨草 30 g。煎水熏洗患处。

3. 治疟疾 白花菜子 0.9～1.5 g，研细末，于发作前 2～3 小时用黄酒冲服。(2～3 方出自《安徽中草药》)

4. 治消化不良 臭花菜籽 15 g，野蔷薇果 15 g。共研细面，炒鸡蛋吃。(《河南中草药手册》)

1512 白花菜根 bái huā cài gēn (《中国药用植物图鉴》)

【基原】 为白花菜科白花菜属植物白花菜的根。

【原植物】 参见"白花菜"条。

【采收加工】 7～10 月挖根，晒干。

【药性】 苦、辛，平。

【功用主治】 祛风止痛，利湿通淋。主治跌打骨折，淋证。

【用法用量】 内服：煎汤，9～15 g。

【选方】 1. 治骨折 白花菜根一条与鸡肉煎服，并以渣滓敷。(《台湾药用植物志》)

2. 治淋病 白花菜根以水、酒等量煎服。(《中国药用植物图鉴》)

1513 白花蛇头 bái huā shé tóu (《纲目》)

【基原】 为蝰科蝮属动物尖吻蝮的头部。

【原动物】 参见"蕲蛇"条。

【采收加工】 宰杀蕲蛇时，取其头部，晒干。

【药性】 甘、咸，温，有毒。

【功用主治】《纲目》："治癜风毒癞。"

【用法用量】 内服：入丸、散。外用：研末调敷。

【选方】 治紫癜风 白花蛇头二枚(酒浸，炙)，防风(去叉)、蝎梢(炒)各一两。上三味，捣罗为散。每服一钱匕，温酒调下。(《圣济总录》除风散)

1514 白苏子油 bái sū zǐ yóu (《宝庆本草折衷》)

【基原】 为唇形科紫苏属植物白苏果实压榨出的脂肪油。

【原植物】 参见"白苏子"条。

【采收加工】 9～12 月果实成熟时，割取地上部分，打下果实，晒干后压榨取油。

【成分】 紫苏苷(perilloside)E。

【药性】《宝庆本草折衷》："味辛，温，无毒。"

【功用主治】《宝庆本草折衷》："破气，补中，通血脉，填精髓。""敷发则黑润，远胜麻油。"

【用法用量】 内服：水煎，3～5 g。外用：涂抹。

【宜忌】《宝庆本草折衷》："多食发心闷。"

1515 白杨树皮 bái yáng shù pí (《新修本草》)

【异名】 白杨皮(《梅师方》)，山杨皮(《河北中草药》)。

【基原】 为杨柳科杨属植物山杨的树皮。

【原植物】 山杨 *Populus davidiana* Dode; [*P. tremela* L. var. *davidiana* (Dode) Schneid.] 又名：大叶杨(《植物名实图考》)。

乔木，高达 25 m。树皮光滑，灰绿色或灰白色，老树基部黑色粗糙；树冠圆形。小枝圆筒形，光滑，赤褐色，萌枝被柔毛。芽卵形或卵圆形，无毛，微有黏质。叶互生；叶柄侧扁，长 2～6 cm；叶三角状卵圆形或近圆形，长宽近等，长 3～6 cm。花序轴有疏毛或密毛；苞片棕褐色，掌状条裂，边缘有长毛；雄花序长 5～9 cm，雄蕊 5～12，花药紫红色；雌花序长 4～7 cm；子房圆锥形，柱头 2 深裂，带红色。蒴果卵状圆锥形，有短柄，2 瓣裂。花期 3～4 月，果期 4～5月。

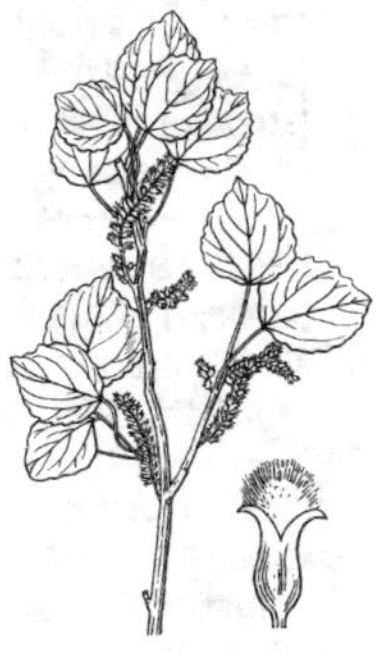
山 杨

生于海拔 1 200～3 800 m 的山坡、山脊和沟谷地带，常形成小面积纯林或与其他树种形成混交林。分布于华北、东北、中南、西南、西北及西藏等地。

本植物的叶(白杨叶)、树枝(白杨枝)、根皮(白杨树根皮)亦供药用，另设专条。

【采收加工】 全年均可采收，但多在秋、冬季结合伐木时采收，趁鲜剥皮，晒干。

【炮制】 《雷公炮炙论》："凡使，以铜刀刮粗皮，蒸，从巳至未，出，用布袋盛，于屋东挂干用。"

【药性】 苦，寒。

1.《新修本草》："味苦，无毒。"

2.《日华子》："味酸，冷。"

3.《纲目》："苦，寒。"

【功用主治】 祛风活血，清热利湿，驱虫。主治风痹，脚气，扑损瘀血，痢疾，肺热咳嗽，口疮，牙痛，小便淋沥，蛔虫病。

1.《新修本草》："主毒风脚气肿，四肢缓弱不随，毒气游易在皮肤中，痰癖。"

2.《本草拾遗》："去风痹宿血，折伤血沥在骨肉间，痛不可忍，及皮肤风瘙肿。"

3.《纲目》："煎汤日饮，止孕痢；煎醋含漱，止牙痛；煎浆水入盐含漱，治口疮；煎水酿酒，消瘿气。"

4.《草木便方》："化痰，止咳喘满，祛风散郁，除肺热，清利肠胃。"

5.《全国中草药汇编》："凉血解毒，驱虫。治高血压病，肺热咳嗽，蛔虫病，小便淋漓。外用治秃疮疥癣。"

6.《河北中草药》："清热利湿，解毒杀虫。"

【用法用量】 内服：煎汤，10～30 g；或研末；或浸酒。外用：煎水含漱；或浸洗；或研末调敷。

【选方】 1. 治脚气偏废及一切风、缓风、手足拘挛　白杨东南面皮，去地三尺以上，去苍皮，勿令见风，细切，熬令黄赤色即止，纳不津器中，以酒浸，随皮多少，每令酒浸皮二三寸，乃以泥封。冬月二七日，春夏一七日，开饮。昼二夜一，随性多少，有酒气为度。病可者，饮至一石，若重者，乃至两石，以差为度。(《外台》)

2. 治齿疼　白杨树皮一握，细辛半两，以露蜂房半两。捣筛为散。每用三钱，以水一大盏，浸一宿，煎令三五沸，去滓，热含冷吐。(《圣惠方》白杨皮散)

3. 治疥癣　山杨皮(炒黑)、枯矾各等分。共研细末，香油调敷。(《河北中草药》)

4. 治项下瘿气　秫米三斗，炊熟，取圆叶白杨皮十两。勿令见风，切，水五升，煮取二升，渍曲末五两，如常酿酒。每旦一盏，日再服。(《外台》引崔氏方)

1516 白豆蔻壳 bái dòu kòu ké (《药性切用》)

【异名】 豆蔻壳(《饮片新参》)、白蔻衣(江苏)。

【基原】 为姜科豆蔻属植物白豆蔻的果壳。

【原植物】 参见"白豆蔻"条。

【药性】 《饮片新参》："味微辛。"

【功用主治】 《饮片新参》："理气，宽胸，止呕。力轻于蔻仁。"

【用法用量】 内服：煎汤，1.5～6 g，或入丸、散。

1517 白饭树根 bái fàn shù gēn (《南宁市药物志》)

【异名】 薏米强(《岭南采药录》)，鱼眼根(《南宁市药物志》)。

【基原】 为大戟科叶底珠属植物白饭树的根。

【原植物】 参见"白饭树"条。

【采收加工】 全年可采，鲜用或晒干。

【成分】 根含生物碱：去甲一叶萩碱(norsecurinine)，大麦芽碱(hordenine)，白饭树碱(virosine)，毒一叶萩碱(virosecurinine)，白饭树碱醚(fluggeaineether)，白饭树醇碱(fluggeainol)。还含三十一烷(hentriacontane)，β-谷甾醇(β-sitosterol)，算盘子酮醇(glochidonol)。

【药性】 苦，凉。

【功用主治】 《广西民族药简编》："治白带，小儿水痘，跌打风湿。"

【用法用量】 内服：煎汤，15～30 g；或入酒剂。外用：煎水洗。

【选方】 1. 治白带、小儿水痘　白饭树根 30～60 g。水煎服。

2. 治跌打风湿　白饭树根 30～60 g，浸酒内服。(1、2 方出自《广西民族药简编》)

1518 白沙虫药 bái shā chóng yào (《贵州草药》)

【异名】 痢药(《贵州草药》)，方茎紫苏、鸡苏(《中国植物志》)，假荨麻、烂脚草、臭蒿子(《云南中药资源名录》)。

【基原】 为唇形科香茶菜属植物黄花香茶菜的全草。

【原植物】 黄花香茶菜 *Rabdosia sculponeata* (Vaniot) Hara [*Plectranthus scolponeatus* Vaniot; *Isodon sculponeatus* (Vaniot) Kudo]

多年生草本，高 0.5～2 m。茎被稀疏平展的白色糙硬毛及密的短柔毛。叶对生；叶柄长 1.5～7 cm；叶片宽卵状心形或卵状心形，长 3.5～10.5 cm，上面被白色卷曲疏柔毛，下面网脉上被白色平展长柔毛，其余部分被黄色小腺点。聚伞花序顶生，有花 9～11，稀腋生；苞片叶状；花萼钟状，果时下部囊状增大，外疏被白色糙硬毛，齿 5，三角状卵形，近相等，与萼筒等长；花冠黄色，上唇内具紫斑，筒几不超出萼，檐部二唇形；雄蕊及花柱均内藏。小坚果卵状三角形，具不明显锈色小疣。花期 8～10 月，果期 10～11 月。

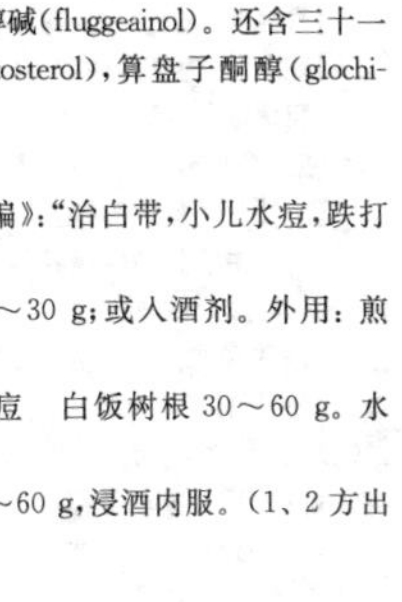
黄花香茶菜

生于草地或灌丛。分布于广西、四川、贵州、云南及陕西。

【采收加工】 7～10 月采收，鲜用或晒干。

【成分】 茎叶中含黄花香茶菜素(sculponeatin)A、B、C，延命草素(enmein)即黄花香茶菜素(sculponeatin) D 和大萼变型甲素(macrocalyxoformin)A。

【药理】 1. 抗菌作用　白沙虫药乙醇提取物中分离得到的大萼变型甲素、黄花香茶菜素 B、延命草素对金黄色葡萄球菌、弗氏痢疾杆菌、枯草杆菌有较强抑菌作用；其中黄花香茶菜素 B 作用最强，对上述细菌试管法测得最低抑菌浓度(*MIC*)为 62.5 μg/ml；大

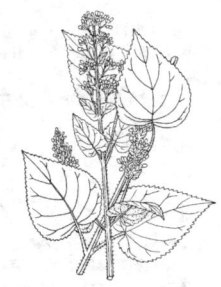

萼变型甲素的 *MIC* 为 125 μg/ml。

2. 抗癌作用　白沙虫药中的黄花香茶菜素 C 对小鼠白血病 P_{388} 有效，为抗癌活性成分。

3. 抗氧化作用　黄花香茶菜素 40、80、160 μmol/L 均可抑制铁-半胱氨酸引起的肝线粒体丙二醛形成，并呈剂量依赖关系，160 μmol/L 抑制肝线粒体膜流动性下降。

【药性】《贵州草药》："性温，味辛。"

【功用主治】《贵州草药》："理气利湿，解毒。治痢疾，烂脚丫。"

【用法用量】内服：煎汤，30～60 g。外用：研末调敷；或捣绒敷。

1519 白鸡屎藤 bái jī shǐ téng（《本草求原》）

【异名】飞龙接骨、青龙跌打(《云南思茅中草药选》)。

【基原】为葡萄科白粉藤属植物白粉藤的茎藤。

【原植物】参见"独角乌桕"条。

【采收加工】7～10 月割取茎藤，切段，晒干或鲜用。

【药性】《福建药物志》："苦、微酸，寒。"

【功用主治】清热利湿，解毒消肿。主治湿热痢疾，痈肿疔疮，湿疹瘙痒，毒蛇咬伤。

1.《本草求原》："(煎酒饮)散毒消肿，治小肠气。"

2.《广西本草选编》："拔毒消肿。主治痰火瘰疬，痈疮肿毒，毒蛇咬伤，肾炎，痢疾。"

3.《全国中草药汇编》："治小儿湿疹。"

4.《福建药物志》："清热解毒，消肿通乳。主治痢疾，久咳，肾盂肾炎，乳汁稀少。"

【用法用量】内服：煎汤，10～15 g，鲜品倍量；或绞汁饮。外用：煎水洗或捣烂敷。

【宜忌】《福建药物志》："孕妇禁服。叶不可内服。"

【选方】1. 治肾炎、痢疾　白粉藤鲜茎(去汁)9～15 g，水煎，加冰糖冲服。(《广西本草选编》)

2. 治瘰疬　白粉藤茎、白蔹各 30 g。水煎服。(《福建药物志》)

3. 治闭合性骨折　飞龙接骨、蚕豆七、绿葡萄、胡椒或酒药各适量，捣敷患部；如系开放性骨折，去后二药。(《云南思茅中草药选》)

4. 治产后乳汁稀少　白粉藤鲜藤适量，捣绞取汁，和米煮粥服。(《泉州本草》)

5. 治久咳　白粉藤茎、百合各 15 g。水煎服。(《福建药物志》)

1520 白枪杆根 bái qiāng gǎn gēn（《文山中草药》）

【基原】为木犀科梣属植物白枪杆的根。

【原植物】参见"白枪杆"条。

【采收加工】10～12 月采挖，切片，鲜用或晒干。

【药材】白枪杆根 *Fraxini Malacophyllae Radix*　主产于云南省。

性状　根多切成不规则横切片，呈椭圆形，直径 2～6 cm。外皮黄褐色或红棕色，木心黄白色。气微，味苦，微涩。

【药性】苦，寒。

【功用主治】《云南中草药》："泻下通便。治便秘。"

【用法用量】内服：煎汤，10～15 g，鲜品加倍；或研末，3～6 g。

【宜忌】《云南中草药》："久泻、气虚者忌服。"

1521 白刺花叶 bái cì huā yè（《贵州草药》）

【异名】苦刺枝叶(《四川中药志》)。

【基原】为豆科槐属植物白刺花的叶。

【原植物】参见"白刺花根"条。

【采收加工】6～10 月采收嫩叶，鲜用或晒干。

【成分】叶中含生物碱：槐根碱(sophocarpine)，槐根碱 *N*-氧化物(sophocarpine *N*-oxide)；还含香叶木苷(diosmin)。

【药性】《四川中药志》1979 年版："苦，微寒。"

【功用主治】《四川中药志》1979 年版："清热解毒，凉血止血。用于热证出血，痈肿疔毒。"

【用法用量】内服：煎汤，9～15 g。外用：捣敷，或研末调敷。

【选方】1. 治鼻衄　苦刺枝叶 15 g，白茅根 30 g。水煎服。治便血，加苦参 10 g。(《四川中药志》1979 年版)

2. 治痈疮肿毒、疥、癞　白刺花叶尖适量。捣敷患处。(《河北中草药》)

3. 治烫伤　苦刺枝叶晒干，研末，麻油调敷。(《四川中药志》1979 年版)

1522 白刺花果 bái cì huā guǒ（《河北中草药》）

【基原】为豆科槐属植物白刺花的果实。

【原植物】参见"白刺花根"条。

【采收加工】6～8 月果实成熟时采收，晒干。

【药性】《河北中草药》："苦，凉。"

【功用主治】《全国中草药汇编》："理气消积。主治消化不良，胃痛，腹痛。"

【用法用量】内服：煎汤，3～6 g；或研末。

1523 白刺花根 bái cì huā gēn（《植物名实图考》）

【基原】为豆科槐属植物白刺花的根。

【原植物】白刺花 *Sophora davidii* (Franch.) Kom. ex Pavol. [*S. viciifolia* Hance]　又名：白花刺(《贵州草药》)，苦刺花(《文山中草药》)，狼牙刺、苦刺、苦刺枝(《四川中药志》)，白刻刺、铁马胡梢(《拉汉种子植物名称》)。

灌木，高 1～2.5 m。树皮灰褐色，多疣状突起，枝条棕色，近于无毛，具锐刺。奇数羽状复叶，互生，长 4～6 cm；小叶 11～21 枚，椭圆形或长卵形，长 5～8 mm，宽 4～5 mm，先端圆，微凹而具小尖，基部近圆形，全缘，两面疏被白色平伏的短柔毛。总状花序生于小枝顶端；花疏生而下弯，约 6～12 朵，白色或蓝白色，有短花梗；萼钟状，5 浅裂，紫蓝色，密生短柔毛；花冠蝶形，旗瓣匙形，反曲，龙骨瓣 2 瓣分离，基部有锐耳；雄蕊 10，离生；心皮纤细，有毛。荚果细长，串珠状，有长喙，密生白色柔毛。种子 1～7 颗，椭圆形。花期 3～5 月，果期 6～8 月。

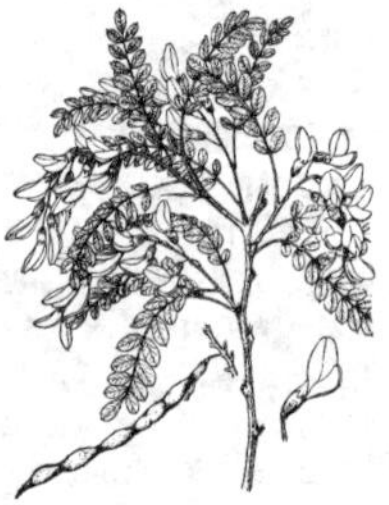

白刺花

生于山坡路旁灌木丛中或草坡。分布于西南及河北、江苏、浙江、河南、湖北、广西、陕西、甘肃等地。

本植物的花(白刺花)、叶(白刺花叶)、果实(白刺花果)亦供药用，另设专条。

【栽培】生物学特性　生态适应性广，海拔高度 850～2 500 m，耐干旱，耐贫瘠，耐火烧，耐践踏，耐割刈，根系深而强大，具固氮能力，萌蘖能力强，保持水土，改良土壤，为营造生物围栏及绿化造林的先锋树种。

繁殖方法　育苗造林。在造林的当年 3 月育苗，种子用沸开水浸泡催芽,发胀后播入营养袋中,雨季可出圃造林。

【采收加工】 7～10月挖根,切片,晒干。

【成分】 含酚类成分:davidiols A～D,勒奇黄烷醇(leachianone)A,砂生槐黄烷酮(sophoraflavanones)G、H、I,宫部苔草酚(miyabenol)C,α-葡萄素(α-viniferin),ε-葡萄素(ε-viniferin)。

【药性】 苦,凉。

1.《贵州草药》:"性平,味苦。"

2.《河北中草药》:"苦,凉。"

【功用主治】《全国中草药汇编》:"清热解毒,利湿消肿,凉血止血。主治喉炎,肺炎,痢疾,膀胱炎,水肿,衄血,血尿,便血。"

【用法用量】 内服:煎汤,9～15 g。外用:捣敷。

【选方】 1. 治便血 白刺花根、苦参各9 g。煨水服。(《贵州草药》)

2. 治喉炎 苦刺枝根15 g,夏枯草15 g,山豆根10 g。水煎服。(《四川中药志》1979年版)

1524 白鱼尾果 bái yú wěi guǒ (《闽东本草》)

【基原】 为醉鱼草科醉鱼草属植物亚洲醉鱼草的果实。

【原植物】 参见"白鱼尾"条。

【采收加工】 3～12月采收成熟的果实,鲜用或晒干。

【药性】 苦,平。

【功用主治】《福建药物志》:"治小儿疳积。"

【用法用量】 内服:煎汤,10～30 g。

【选方】 治小儿蛔疳 白鱼尾果实30 g。水煎后去渣,加米煮稀饭,连服3～4次。(《闽东本草》)

1525 白屈菜根 bái qū cài gēn (《陕西中草药》)

【异名】 小人血七(《陕西中草药》)。

【基原】 为罂粟科白屈菜属植物白屈菜的根。

【原植物】 参见"白屈菜"条。

【采收加工】 5～7月采挖,阴干。

【成分】 白屈菜根含有地上部分除左旋金罂粟碱α-甲羟化物及左旋金罂粟碱β-甲羟化物以外的所有生物碱(参见"白屈菜"),还含有木兰花碱(magnoflorine),二氢血根碱(dihydrosanguinarine),二氢白屈菜红碱(dihydrochelerythrine),二氢白屈菜玉红碱(dihydrochelirubine),二氢白屈菜黄碱(dihydrochelilutine),*N*-去甲基-9,10-二氢氧化血根碱(*N*-demethyl-9,10-dihydrooxysanguinarine),白屈菜黄碱(chelilutine),白屈菜定(chelamidine),白屈菜胺(chelamine),内消旋白屈菜默碱(meso-chelidimerine)等生物碱;甾体成分:α-菠菜甾醇(α-spinosterol),麦角甾醇(ergosterol),皂苷。

【药性】《陕西中草药》:"味苦,涩,性温。"

【功用主治】《陕西中草药》:"破瘀消肿,止血止痛。治劳伤瘀血,月经不调,痛经,消化性溃疡,蛇咬伤。"

【用法用量】 内服:煎汤,3～6 g。

【选方】 1. 治劳伤 白屈菜根3 g,嚼服,冷开水送下。

2. 治月经不调,痛经 白屈菜根3 g,甜酒煎服。(1、2方出自《陕西中草药》)

1526 白背三七 bái bèi sān qī (《云南中草药》)

【异名】 大肥牛(《广州植物志》),土生地、白仔菜药、散血姜(《广西药用植物图志》),土田七(《广西中药志》),白血皮菜、胡豆七、胖儿草(《四川常用中草药》),大绿叶、接骨丹(《云南中草药选》),鸡菜、白番苋、白红菜、疔拔(《全国中草药汇编》),叉花三七(《宜宾中草药植物名录》)。

【基原】 为菊科三七草属植物白子菜的全草。

【原植物】 白子菜 *Gynura divaricata* (L.) DC. [*G. ovalis* DC.; *G. pseudo-china* (L.) DC.]

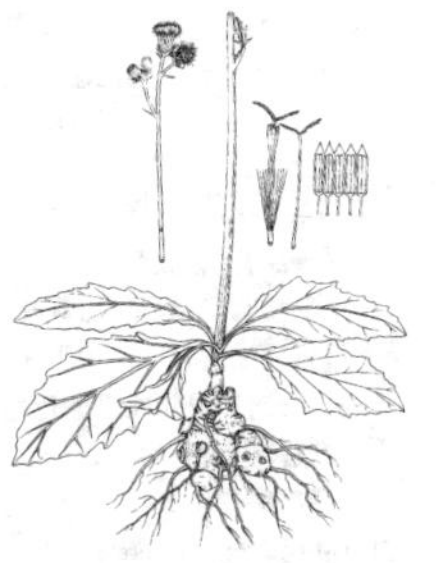

白子菜

多年生草本,高30～50 cm。根茎块状,坚实,具多数细长须根。茎圆柱形,常带紫红色,被白色柔毛。单叶互生,多聚生于茎的下部,稍厚,略带肉质;茎下部叶长圆状椭圆形或披针形、卵形,有短叶柄;茎上部叶的边缘有时作不规则的羽状分裂,无叶柄。头状花序排列成扩展的伞房花丛;总苞1列,总苞片膜质,总苞基部有数枚小苞片;小花全为管状花,冠管上部膨大,先端5齿裂;雄蕊5;花柱先端分成2条,有细长钻形附器。瘦果深褐色;冠橙黄色,花毛多数,白色。花期5～6月,果期8～11月。

生于山野疏林下或栽培于农舍附近田边地角上。分布于浙江、广东、广西、四川、贵州及云南、台湾等地。

【栽培】 生物学特性 喜冷凉,喜生于潮湿的林荫下,在华南地区冬季植株可安全越冬,以土层肥厚、排水良好的土壤为宜。

繁殖方法 育苗移栽。四季均可种植,以4～9月为佳。苗地育苗时,选择疏松、肥沃、排水良好的土壤,充分翻土晒土,并施入少量腐熟的堆肥,掺匀后起畦,平整畦面,土表层颗粒要细小,畦面龟背形。扦插育苗时,从植株茎部剪取插条,每条带2～3个节,用萘乙酸或吲哚乙酸浸后插入土中,扦插后淋足水分,晴日每日2～3次,阴日1～2次。枝条生根成活后即可移栽。双行植,株距20～30 cm,每亩植4 000～5 000株。定植后及时淋缓苗水。

田间管理 植株生长前期适当进行中耕除草,在植株封行前进行,离根远处宜深耕,近处宜浅耕,中耕时锄松沟底和畦两侧。加强追肥,定植后4～6日薄施速效性氮肥1次,植株封行前再重施肥1次,用复合肥结合培土施入行间,以后每收获1次施复合肥1次。注意勿缺水、积水。夏秋季要注意覆盖遮阳,也可与其他高大作物间套种。

【采收加工】 全年均可采收,鲜用或晒干。

【药材】 白背三七 *Gynurae Divaricatae Herba* 产于广西、广东、四川、贵州、云南等地。

性状 根茎块状,具细长须根。茎圆柱形,棕紫色,被短毛。叶互生,多皱缩,完整叶片呈长卵形至长圆状倒卵形,先端钝或短尖,基部有时有两耳,叶缘具不规则缺刻及锯齿,上下表面均具柔毛。有时可见头状花序或总苞。瘦果深褐色,冠毛白色。气微,味淡。

【药性】 辛、淡,平。

1.《广西中药志》:"味淡,性平,无毒。"

2.《云南中草药》:"咸、微辛,寒,有毒。"

3.《浙江药用植物志》:"淡、微苦,温。"

【功用主治】 清热,活血,止血。主治咳嗽,疮疡,烫火伤,跌打损伤,风湿痛,崩漏,外伤出血。

1.《云南中草药》:"清热消炎,舒筋活络。"

2.《浙江药用植物志》:"润肺,止血,活血祛瘀。主治气管炎,肺结核,血崩,风湿痹痛,外伤出血,烫伤,跌打损伤,疮疖痈肿,骨折。"

【用法用量】 内服:煎汤,6～15 g;或浸酒。外用:鲜品捣敷;或研末敷。

【选方】 1. 治百日咳 白背三七茎6～9 g。红糖为引,煮鸡蛋服。

2. 治风湿 白背三七鲜叶半斤。炒鸡蛋吃。

3. 治水火烫伤 白背三七鲜叶,捣烂加白糖适量。拌成糊状敷患处。

4. 治骨折，外伤出血　白背三七根适量，泡酒服。外用茎叶研末撒布患处。（1～4方出自《云南中草药》）

1527 白背叶根 bái bèi yè gēn （《岭南草药志》）

【基原】 为大戟科野桐属植物白背叶的根。

【原植物】 参见"白背叶"条。

【采收加工】 9～10月采挖，鲜用，或切片晒干。

【成分】 根含熊果酸乙酸酯（ursolic acid acetate），古柯二醇-3-乙酸酯（erythrodiol-3-acetate），β-谷甾醇（β-sitosterol），2β, 29-二羟基羽扇烷（2β, 29-dihydroxylupane），白背叶氰碱（malloapeltine），白背叶脑苷（mallocerebroside），白背叶酰胺（malloceramide），4, 5, 4′-三甲基并没食子酸（4, 5, 4′-trimethyl ellagic acid），白背叶素（malloapeltin），胡萝卜苷（daucosterol）。

【药理】 1. 抗菌作用　白背叶根水煎剂对金黄色葡萄球菌有抑制作用。根的乙醇提取物对志贺痢疾杆菌有抑制作用；从根中分离出的五种化合物对金黄色葡萄球菌、大肠杆菌、枯草杆菌、铜绿假单胞菌均有不同程度的抑制作用。

2. 抗肝纤维化作用　白背叶根水煎液给致肝纤维化大鼠灌胃，能显著降低大鼠血清中球蛋白、丙氨酸氨基转移酶、透明质酸、层黏蛋白和四型胶原的水平，高剂量还能减轻肝脏内炎症和胶原纤维增生程度。

3. 抗肝细胞氧化损伤　含白背叶根提取液的大鼠血清作用肝细胞后，能显著降低 H_2O_2 引起的 NO 和 MDA 水平的升高，并提高 SOD 活性，显著降低肝细胞悬液中 ALT 的浓度。

【药性】 微苦、涩，平。

1.《岭南草药志》："味微涩、微苦，性平。"

2.《湖北中草药志》："甘、淡，平。"

【功用主治】 清热，祛湿，收涩，活血。主治肝炎，肠炎，淋浊，带下，脱肛，子宫下垂，肝脾肿大，跌打扭伤。

1.《岭南草药志》："收涩固脱。"

2. 广州部队《常用中草药手册》："舒肝活血，清热去湿。主治慢性肝炎，脾脏肿大，肠炎腹泻，脱肛，子宫下垂。"

3.《广西中草药》："散瘀消肿，止血止痛。主治白带，淋浊，疝气，产后风瘫，刀伤出血，疮疖。"

4.《全国中草药汇编》："柔肝活血，健脾化湿。主治肝脾肿大，妊娠水肿。"

5.《福建药物志》："清热平肝。治肝炎，胃痛，风湿关节痛，腮腺炎，结膜炎，目翳，跌打损伤。"

6.《湖北中草药志》："益气健脾，清热利湿。用于便血，扁桃体炎，狂犬病等症。"

【用法用量】 内服：煎汤，15～30 g。外用：研末撒；或浸酒搽；或煎水洗。

【选方】 1. 治急、慢性肝炎　白背叶鲜根 30～60 g。水煎服，或加猪肝 30～60 g，同炖服。（《福建药物志》）

2. 治痢疾，肠炎　白背叶根、地锦草各 30 g，焦山楂 15 g。煎服。（《安徽中草药》）

3. 治淋浊　白膜树根 15 g，茯神 12 g，茯苓 9 g。煎水空腹服。

4. 治妇人白带　白帽顶 15 g，海螵蛸 9 g，鸡冠花 9 g。煎水冲酒服。

5. 治脱肛及便后下血　白鹤树根适量。煮大肠头食之，连服数次则愈。

6. 治脾脏肿大　白背叶根 60 g，猪胰 1 条。水煎，每日服 1 次。

7. 治跌打　白帽顶根、三桠苦根。酒浸，内服，外擦。（3～7方出自《岭南草药志》）

8. 治狂犬病　白背叶根 60～90 g，紫竹根 30 g。水煎服，每日 1 剂，连服 7 日。（《湖北中草药志》）

1528 白骨走马 bái gǔ zǒu mǎ （《广西本草选编》）

【异名】 绒果海木（《广西本草选编》）。

【基原】 为楝科鹧鸪花属植物茸果鹧鸪花的根、叶、果实。

【原植物】 茸果鹧鸪花 *Trichilia sinensis* Bentv. ［*Heynea velutina* How et T. Chen］　又名：绒果鹧鸪花（《贵州植物志》）。

灌木，高 1～3 m。幼枝被黄色柔毛，后变无毛。奇数羽状复叶互生；复叶长 13～30 cm；叶柄长 5～9 cm，叶柄及总轴均被开展的黄色柔毛；小叶通常 7 枚；叶片长椭圆形至披针形，先端长渐尖至近尾状，基部楔形，下面被长柔毛；侧脉 8～9 对，纤细。花小，两性，圆锥花序具长梗，略短于叶，被黄色柔毛；花白色；花萼杯状，5 齿裂，裂齿卵状三角形；花瓣 5，长圆形；雄蕊管略短于花瓣，10 深裂，裂片复 2 裂几至基部，管内面近口部有髯毛；子房被绒毛，柱头圆锥形，2 裂。蒴果近球形，被黄色绒毛和有极密的横线条。种子近球形，黑紫色或黑色，有光泽。花期 4～9 月。

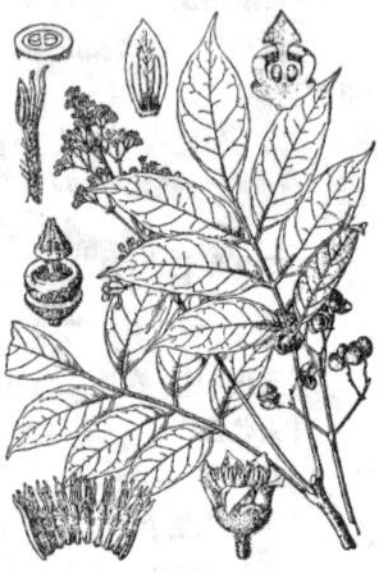

茸果鹧鸪花

生于低海拔森林或灌木林中。分布于广东、广西、海南、贵州等地。

【采收加工】 全年均可采根，切片，晒干；4～6 月采叶，鲜用或晒干；9～12 月果实将成熟时采摘，晒干。

【药性】《广西本草选编》："味苦，性寒，有小毒。"

【功用主治】《广西本草选编》："杀虫止痒，燥湿，止血。"

【用法用量】 内服：煎汤，5～10 g。外用：煎水洗；或捣烂敷；研末撒或调涂。

【宜忌】 孕妇慎服。

【选方】 1. 治蛔虫症腹痛　白骨走马根皮 9～15 g，或用果 6～9 g。水煎服。

2. 治下肢溃疡，慢性骨髓炎，疥疮湿疹　白骨走马根皮或叶，水煎外洗，或研粉调茶油外涂。

3. 治外伤出血　白骨走马鲜嫩叶捣烂外敷，或用干叶研粉撒患处。（1～3方出自《广西本草选编》）

1529 白荷花露 bái hé huā lù （《纲目拾遗》）

【异名】 白莲花露（《随息居饮食谱》）。

【基原】 为睡莲科莲属植物莲的花蕾蒸馏所得的芳香水。

【原植物】 参见"莲子"条。

【功用主治】 清暑，凉营。治中暑，烦热口渴，喘咳，痰血。

1.《金氏药帖》："治喘嗽不已，痰中有血。"

2.《广和堂帖》："止血，消瘀，消暑，安胎。"

3.《随息居饮食谱》："清心涤暑凉营。"

4.《中药成方配本》："清暑解热，治烦热口渴。"

【用法用量】 内服：炖温，饮 60～120 g。

1530 白桂木根 bái guì mù gēn （《岭南采药录》）

【异名】 将军树根（江西《草药手册》）。

【基原】 为桑科桂木属植物白桂木的根。

【原植物】 参见"桂木干"条。

【采收加工】 全年可采，切片，晒干。

【药性】《全国中草药汇编》："甘、淡，温。"

【功用主治】《全国中草药汇编》："祛风利湿，止痛。主治风湿关节痛，腰膝酸软，胃痛，黄疸。”

【用法用量】 内服：煎汤，15～30 g；或浸酒。

1531 白透骨消 bái tòu gǔ xiāo （《陕西草药》）

【异名】 透骨消、连钱草、活血丹、见肿消（《华山药物志》）。

【基原】 为唇形科活血丹属植物白透骨消的全草。

【原植物】 白透骨消 *Glechoma biondiana* (Diels) C. Y. Wu et C. Chen

多年生草本，高 15～30 cm。全株被有具节长柔毛。匍匐茎着地生根，茎四棱形。叶对生；叶柄被有长柔毛；叶片心形，长 2～4.2 cm，宽 1.9～3.8 cm，基部心形，边缘具圆锯齿。轮伞花序，常具 3 花；小苞片线形，具缘毛；花萼筒状，外面被柔毛，萼齿 5，上唇 3 齿，较长，下唇 2 齿，稍短，先端芒状，具缘毛；花冠钟形，粉红或淡紫色，上唇宽卵形，先端凹入，下唇伸长，3 裂，中裂片最大，扇形，先端微凹，两侧裂片卵形；雄蕊 4，内藏，花药 2 室；子房 4 裂，花柱与上唇等长，柱头 2 裂；花盘杯状，前方呈指状膨大。坚果小，长圆形，深褐色，有小凹点。花期 4～5 月，果期 5～6 月。

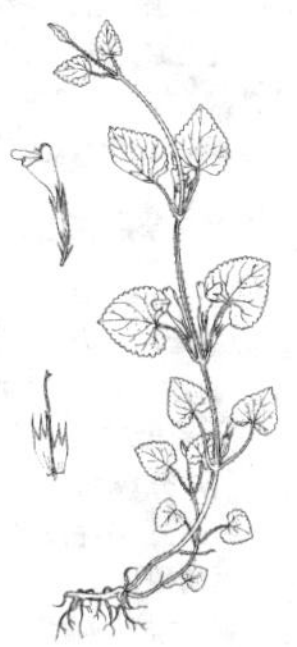

白透骨消

生于海拔 1 000～1 700 m 的溪边、林缘阴湿肥沃土上。分布于陕西南部秦岭一带。

【采收加工】 5～7 月采收，晒干。

【药性】《秦岭巴山天然药物志》：“辛，温。”

【功用主治】《秦岭巴山天然药物志》：“活血通络。主治感冒咳嗽，风湿麻木，筋骨疼痛，跌打损伤，黄疸，肺痈，寒凝内挫，腮腺炎等症。”

【用法用量】 内服：煎汤，15～60 g。

【选方】 1. 治风湿性关节炎 透骨消 15 g，酢浆草、松节、八角枫、青木香各 12 g。水煎服。

2. 治急性肝炎 透骨消、茵陈、柴胡、夏枯草各 12 g。水煎服。

3. 治急性肾炎 透骨消、海金沙藤各 30 g。水煎服。

4. 治尿道结石 透骨消、海金沙、车前草各 30 g。水煎服。（1～4 方出自《秦岭巴山天然药物志》）

1532 白猪鼻孔 bái zhū bí kǒng （《四川常用中草药》）

【异名】 白侧耳、圆叶蕺菜〔《川药校刊》1985，(2)：29〕。

【基原】 为三白草科裸蒴属植物白苞裸蒴的全草。

【原植物】 白苞裸蒴 *Gymnotheca involucrata* Pei

多年生匍匐草本，长约 70 cm。叶互生，纸质；叶片肾心形或阔卵肾形，长 4～8 cm，宽 4～10 cm，先端阔短尖，基部具 2 深耳，全缘，基出脉 5～7 条，网脉。托叶膜质，长约 2 cm。总状花序与叶对生；花下有苞片，倒卵状长圆形或倒披针形；无花被；雄蕊 6，花药呈长圆形，纵裂；子房下位，倒锥形，心皮 4，花柱线形，外弯不卷。果实含种子多数。花期 2～6 月，果期 6～8 月。

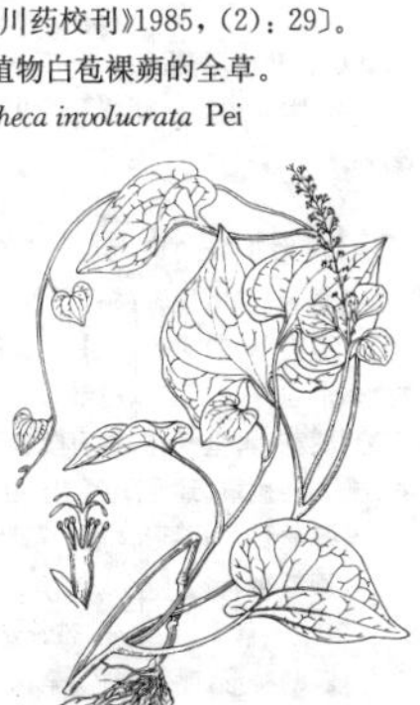

白苞裸蒴

生于山坡阴处、路旁及水沟边。分布于四川。

【采收加工】 6～8 月采集，鲜用或晒干。

【成分】 含黄酮类：山柰素-4′，7-二甲基-3-*O*-葡萄糖苷(kaempferol-4′，7-dimethyl-3-*O*-glucoside)；甾体成分：谷甾醇-3-*O*-葡萄糖苷(daucosterol)，豆甾醇(stigmasterol)。

【药性】《四川常用中草药》：“性微温，味苦、香。”

【功用主治】《四川常用中草药》：“清热，解毒，祛暑，利水。治肺痈咳嗽气喘，白带，小便胀闭等症。”

【用法用量】 内服：煎汤，鲜品 15～30 g；干品 9 g，或炖肉服。外用：捣敷。

【选方】 1. 治肺痈咳喘 白猪鼻孔 60 g，大肺经草 30 g。水煎服。

2. 治白带，白浊 白猪鼻孔、棉花子各 30 g。水煎服。

3. 治食积停滞 白猪鼻孔 60 g，白米适量，共煮粥服；或生用，同饭捣绒，作饼贴肚脐。

4. 治头发脱落 白猪鼻孔 30 g，水煎代茶饮。

5. 治疖肿疮毒 白猪鼻孔适量，捣烂外敷。（1～5 方出自《万县中草药》）

1533 白鹤灵芝 bái hè líng zhī （广州部队《常用中草药手册》）

【异名】 癣草（广州部队《常用中草药手册》），白鹤灵芝草（《海南岛常用中草药手册》），假红蓝（《广西药用植物名录》）。

【基原】 为爵床科白鹤灵芝属植物白鹤灵芝的枝、叶。

【原植物】 白鹤灵芝 *Rhinacanthus nasutus* (L.) Kurz [*Justicia nasuta* L.；*Rhinacanthus communis* Ness] 又名：灵芝草（《海南植物志》）。

灌木，高 1～1.5 m。幼枝被毛。叶对生；短柄；椭圆形，长 3～7 cm，宽 2～3 cm，基部楔形，全缘，两面均被毛，叶下面脉明显。聚伞花序紧，顶生或上部叶腋生似圆锥花序；苞片、小苞片微小；萼 5 裂，裂片线状呈披针形，两面均被腺毛；花冠白色，高脚碟状，外被短腺毛，花冠筒长约 2 cm，冠檐二唇形，上唇狭呈披针形，先端微凹，下唇深 3 裂；雄蕊 2，生于花冠喉部，花药 2 室，上下叠置，外露；子房和花柱下部生有疏柔毛。蒴果长椭圆形。种子 2～4 颗，具有种钩。

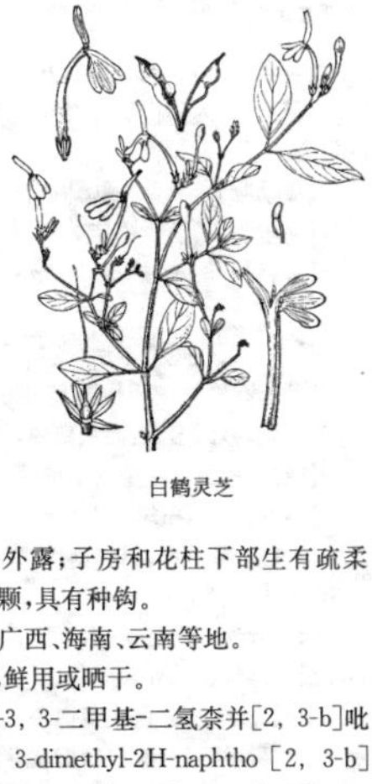

白鹤灵芝

栽培或野生。分布于广东、广西、海南、云南等地。

【采收加工】 5～6 月采收，鲜用或晒干。

【成分】 茎叶含 3，4-二氢-3，3-二甲基-二氢萘并[2，3-b]吡喃-5，10-二酮〔3，4-dihydro-3，3-dimethyl-2H-naphtho[2，3-b]pyran-5，10-dione〕，白鹤灵芝醌(hinacanthin，rhinacanthin)C、D，4-丙酮基-3，5-二甲氧基-对醌醇(4-acetonyl-3，5-dimethoxy-*p*-quinol)。

【药理】 1. 抗真菌作用 从叶和茎中提取的萘并吡喃衍生物 3，4-二氢-3，3-二甲基-二氢萘并[2，3-b]吡喃-5，10-二酮对小稻枯萎病病原体（真菌，*Pyricularia oryzae*）有强抗真菌作用，其 ED_{50} 为 0.4×10^{-6} (0.4 ppm)；对此真菌孢子萌发的抑制率，在 10×10^{-5} (100 ppm)时为 82.3%。

2. 抗病毒作用 白鹤灵芝素 E、F 均有抗病毒活性。白鹤灵芝素 E 对流感病毒 A 型（血吸收抑制测定，HAI）的 EC_{50} (μg/ml)为 1.7，IC_{50} (μg/ml)为 44，选择指数(SI，IC_{50}/EC_{50})为 26。对流感病毒 A 型（致细胞病变作用的测定，CPE）的 EC_{50} 为 7.4±2.0，

IC_{50}为102±64，SI为15。对单纯性疱疹病毒(CPE)的IC_{50}为17.2。白鹤灵芝素F对流感病毒A型(HAI)的$EC_{50}<0.94$，IC_{50}为17，$SI>18$；对流感病毒(CPE) EC_{50}为3.1，IC_{50}为21，SI为6.8。对单纯性疱疹病毒Ⅱ型(CPE)的IC_{50}为4.4。

【药性】 广州部队《常用中草药手册》："甘、淡，平。"

【功用主治】 清热润肺，杀虫止痒。主治劳嗽，疥癣，湿疹。

1. 广州部队《常用中草药手册》："润肺降火。治肺结核早期。外涂治各种体癣，湿疹。"

2.《海南岛常用中草药手册》："杀虫，灭疥。治疥癞。"

3.《全国中草药汇编》："清肺止咳，利湿止痒。"

【用法用量】 内服：煎汤，10～15 g，鲜品倍量。外用：鲜品捣敷。

【选方】 1. 治肺结核早期　鲜白鹤灵芝枝叶30 g。加冰糖水煎服。

2. 治各种体癣，湿疹　鲜白鹤灵芝叶适量。加煤油或75%乙醇，共捣烂，涂患处。(1、2方出自广州部队《常用中草药手册》)

1534 白鹤藤根 bái hè téng gēn(《本草求原》)

【异名】 白膏药根(《本草求原》)。

【基原】 为旋花科白鹤藤属植物白鹤藤的根。

【原植物】 参见"一匹绸"条。

【采收加工】 7～10月采挖，切片，晒干。

【药性】《本草求原》："涩、甘，平。"

【功用主治】《本草求原》："宽筋壮骨。"

【用法用量】 内服：适量，浸酒。

1535 白螺蛳壳 bái luó sī ké(《纲目》)

【异名】 白螺壳(《肘后方》)，鬼眼睛(《纲目》)。

【基原】 为田螺科环棱螺属动物方形环棱螺及其同属动物的贝壳。

【原动物】 参见"螺蛳"条。

【采收加工】 收集年久色白的螺壳，晾干。

【药材】 白螺蛳壳 *Bellamyae Concha*　产于全国大部分地区。

性状　贝壳呈圆锥形，高2.5～4 cm。壳顶尖，螺层6～7层，各层膨胀，有棱并有不很明显的横斜线纹，缝合线明显。外表光滑，壳口歪，卵圆形，表面灰白色，体轻，质脆。气微，味甘。

【成分】 贝壳主要含碳酸钙($CaCO_3$)。

【炮制】 1. 白螺蛳壳　洗净晾干，碾成碎块。

2. 煅白螺蛳壳　取净螺蛳壳，置坩埚内，煅至红透，取出，放凉，研末。

饮片性状　白螺蛳壳呈不规则形的碎块片，大小不一，向内卷曲或呈螺旋状。外表面灰白色或黄白色。有的可见环状棱线；内表面较光滑，灰白色或黄白色。质坚硬，断面不平坦，角质样，灰白色。气微，味淡。煅白螺蛳壳形状同白螺蛳壳，灰白色或青灰色，质松脆，断面白色。气微，味微咸。

贮干燥容器内，置通风干燥处。

【药性】 甘、淡，平。

1.《纲目》："甘，寒，无毒。"

2.《饮片新参》："淡，平。"

【功用主治】 化痰，和胃，敛疮。主治痰热咳嗽，胃痛，反胃，吐酸，瘰疬，溃疡，烫火伤，疳疮。

1. 朱丹溪："治痰积及胃脘痛。"(引自《纲目》)

2.《纲目》："治反胃膈气，痰嗽，鼻渊，脱肛，痔疾，疮疖，下疳，汤火伤。"

3.《饮片新参》："化热痰，治膈气疼痛，利水热。"

4.《现代实用中药》："治胃痛及胃酸过多。"

【用法用量】 内服：研末，3～9 g；或入丸剂。外用：研末撒或调敷。

【选方】 1. 治卒得咳嗽　白螺或白蚬壳，捣为末。酒服方寸匕。(《肘后方》)

2. 治湿痰心痛　白螺蛳壳去泥沙，火煅为细末。每服方寸匕，温酒调下。(《医学正传》)

3. 治膈气疼痛　陈白螺蛳壳烧研。每服一钱，酒下。(《纲目》白玉散)

4. 治诸疮烂湿不收　白螺蛳壳，火烧存性，敲碎，去壳内泥土，研极细掺之。(《本草汇言》)

【各家论述】《本草求原》："(白螺蛳壳)气味虽甘寒，而金气尤厚，故能燥湿运脾以开痰结，凡痰蓄肺气而为心痛、膈痛、胃脘痛，或反胃，皆宜烧存性酒下。"

1536 白簕枝叶 bái lè zhī yè(《生草药性备要》)

【异名】 白茨叶(《分类草药性》)，白勒远(《生草药性备要》)。

【基原】 为五加科五加属植物白簕的嫩枝叶。

【原植物】 参见"三加皮"条。

【采收加工】 全年可采，鲜用或晒干。

【成分】 叶中含石吊兰素(nevadensin)，蒲公英赛醇(taraxerol)，蒲公英赛醇乙酸酯(taraxerol acetic acid ester)。

【药性】 苦、辛，微寒。

1.《本草求原》："梗：苦、辛，微寒。"

2.《福建药物志》："叶：苦，寒。"

【功用主治】 清热解毒，活血消肿，除湿敛疮。主治感冒发热，咳嗽胸痛，痢疾，风湿痹痛，跌打，骨折，痈疮疔疖，口疮，湿疹，疥疮，毒虫咬伤。

1.《本草求原》："梗，治烂脚，瘙疥，消疮。"

2.《分类草药性》："叶涂刀伤，生肌。"

3. 广州部队《常用中草药手册》："治感冒高热骨痛，咳嗽胸痛，坐骨神经痛，尿路结石。"

4.《福建药物志》："消肿解毒。"

5.《广西民族药简编》："水煎服，治眼痛(毛南族)；捣烂调米酒，取汁涂患处，治黄蜂螫伤(壮族)。"

【用法用量】 内服：煎汤，9～30 g，鲜用倍量；或开水泡服。外用：捣敷；或煎汤洗。

【宜忌】 孕妇慎服。

【选方】 1. 治感冒　三加皮嫩叶9 g，葱头3个。冲开水服。(《广东省惠阳地区中草药》)

2. 治胃痛　(白簕)叶15 g。水煎服。(《湖南药物志》)

3. 治项痈　鲜(白簕花)嫩叶加些红糖，食盐，冷米饭，捣烂外敷。(《福建中草药》)

4. 治湿疹　白簕花干叶9～15 g，加冰糖炖服。(《福州中草药临床手册》)

1537 白毛夏枯草 bái máo xià kū cǎo(《纲目拾遗》)

【异名】 雪里青(《百草镜》)，见血青、白头翁(《植物名实图考》)，退血草、散血草(《分类草药性》)，白夏枯草(《苏州本产药材》)，散血丹、白毛串、白喉草(《福建民间草药》)，白调羹(《闽东本草》)，朋花、雪里开花、青石藤、天青地红、叶下红、爬爬草(《湖南药物志》)，活血草、地龙胆(《四川中药志》)，筋骨草(《福建中草药》)。

【基原】 为唇形科筋骨草属植物金疮小草的全草。

【原植物】 金疮小草 *Ajuga decumbens* Thunb.

多年生草本，高10～30 cm。茎基部倾斜或匍匐，上部直立，多分枝，四棱形，略带紫色，全株密被白色柔毛。单叶对生，具柄；叶片卵形或长椭圆形，长4～11 cm，宽1～3 cm。轮伞花序，多花，腋生或在枝顶集成间断的多轮的假穗状花序；花萼漏斗形，齿5；

花冠唇形，淡蓝色或淡紫红色，稀白色；雄蕊 4，2 强；子房上位。小坚果倒卵状三棱形，背部灰黄色，具网状皱纹。花期 3～4 月，果期 5～6 月。

生于路旁、林边、草地、村庄附近及沟边较阴湿肥沃的土壤上。分布于华东、中南及西南地区。

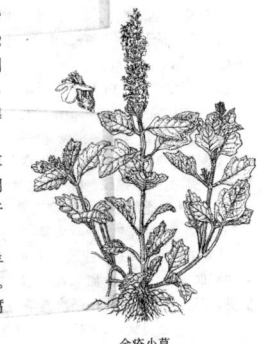

金疮小草

【栽培】 生物学特性 喜温暖湿润气候，喜阴湿。以疏松肥沃的夹沙土或腐殖质壤土栽培为宜。

繁殖方法 种子和分株繁殖。种子繁殖：用育苗移栽法。春、夏、秋季均可播种育苗，长出 3～4 片真叶时移栽，按行株距各 33 cm 开穴，每穴栽 3～4 株。分株繁殖：除在冬季中耕除草时，拣用已生根的匍匐枝栽种外，还可在第二年的 2～3 月分苗栽种。为创造其喜荫环境，可间种蚕豆、豌豆、玉米等。

田间管理 5、6 月各中耕除草、追肥 1 次。9～10 月采收后还需进行 1 次，以便继续生长。以后每年中耕除草 3 次。第一次在春季出苗后。第二次在 6 月，第三次在 9～10 月采收后。栽培 2～3 年后，应翻蔸另栽。

【采收加工】 第一年 9～10 月收获 1 次。但第二、第三年，则在 5～6 月和 9～10 月各收获 1 次。齐地割起全草，鲜用或晒干。

【药材】 白毛夏枯草 *Ajugae Herba* 主产于江苏、安徽、浙江、江西、福建、湖北、湖南、广东、广西、四川、贵州、云南等地。

性状 全草长 10～25 cm。根细小，暗黄色。地上部分灰黄色或暗绿色，密被白柔毛。茎细，具四棱，质较柔韧，不易折断。叶对生，多皱缩、破碎，完整叶片展平后呈匙形或倒卵状披针形，绿褐色，两面密被白色柔毛，边缘有波状锯齿；叶柄具狭翅。轮伞花序腋生，小花二唇形，黄褐色。气微，味苦。

鉴别 (1) 叶片表面观：表皮细胞垂周壁波状弯曲，壁薄，近毛基部的表皮细胞有的具角质层纹理。气孔多为直轴式，也有不定式。非腺毛多见，2～10(～20)细胞，平直或稍弯曲，表面有角质细条纹和壁疣。短柄腺毛头部圆形或扁圆形，1～2 细胞，含淡黄色物，柄单细胞。长柄腺毛，头部圆球形，有时顶部微凹，单细胞，柄(3～)4～13 细胞，有角质细条纹和壁疣。腺鳞扁圆形，头部 4～8(～9)细胞，含淡黄色物，柄单细胞。

(2) 取本品粗粉 1.5 g，加乙醇 15 ml，沸水浴提取 15 分钟，冷后滤过，滤液浓缩至 2 ml。取滤液 0.5 ml，加盐酸 3 滴，加镁粉少许，略加温，溶液呈红色(检查黄酮类)；取滤液 0.5 ml，置水浴上蒸干，加醋酐 5 滴及硫酸 1 滴，初呈淡紫红色，很快变为蓝绿色(检查甾体)。

(3) 取本品粗粉 0.5 g，加蒸馏水温浸 15 分钟，冷后滤过。取滤液 0.5 ml，加三氯化铁 1 滴，呈绿黑色(检查酚类)。

【成分】 全草含新克罗烷双萜类(neoclerodane diterpenes)化合物：金疮小草素(ajugacumbin) A、B、C、D、E、F、G，筋骨草素(ajugamarin)及筋骨草素 A2、B2、G1、H1、F4，ajugatakasins A、B。还含环烯醚萜类(iridoid)化合物：白毛夏枯草苷(decumbeside) A、B、C、D，雷朴妥苷(reptoside)，8-乙酰基哈帕苷(8-acetylharpagide)；甾类化合物：杯苋甾酮(cyasterone)，蜕皮甾酮(ecdysterone)，筋骨草甾酮(ajugasterone) B、C，筋骨草内酯(ajugalactone)；黄酮类化合物：木犀草素(luteolin)。

根含筋骨草多糖(kiransin)。

【药理】 1. 对呼吸系统的作用 (1) 镇咳作用 白毛夏枯草酸性乙醇提取物、黄酮苷、总生物碱、总酸酚及皂苷等给小鼠灌胃，都有一定的镇咳作用(氨雾引咳法)。其中黄酮苷镇咳效果较好，小鼠腹腔注射 2.5 mg/只的镇咳作用与可待因 0.4 mg/只相似。木犀草素 250 mg/kg 灌服或 125 mg/kg 腹腔注射对氨雾引起的小鼠咳嗽也有强而稳定的镇咳作用，并能对抗电刺激麻醉猫和去大脑猫喉上神经引起的咳嗽，证明其作用部位是在脑干部位咳嗽中枢。

(2) 祛痰作用 酸性乙醇提取物、黄酮苷、总酸酚、总生物碱及木犀草素等给小鼠灌胃均有一定祛痰作用(酚红法)。大鼠灌服木犀草素 200 mg/kg 后，可使呼吸道分泌量显著增加，具有较好的祛痰作用(毛细管法)。

(3) 平喘作用 碱性乙醚提取物及木犀草素对豚鼠离体气管平滑肌有直接扩张作用，0.5、1 和 2 mg/ml 不同浓度的木犀草素能拮抗组胺和乙酰胆碱对气管条片肌的兴奋作用，解挛作用随剂量加大而增强，并能舒张整体动物的支气管和小支气管平滑肌。

2. 抑菌、抗病毒作用 水煎液和醇-醚提取物对金黄色葡萄球菌、卡他球菌、肺炎链球菌、甲型链球菌、铜绿假单胞菌等抑制作用较明显。木犀草素 10 mg/ml 在体内对以上细菌也均有抑制作用，并可减少金黄色葡萄球菌感染引起的小鼠死亡。木犀草素对猪疱疹病毒有很强的抑制作用。木犀草素在 0.30～9.75 μg/ml 浓度范围内，能显著降低柯萨奇 B_3 ($CoxB_3$)病毒的滴度，有显著的抑制细胞病变作用。

3. 对心血管的作用 木犀草素对大鼠、猫有明显而持久的急性降压作用。大鼠 0.5 g/kg 皮下注射有增强毛细血管的作用。10 mg/kg 静注对麻醉犬具有明显增加冠脉血流量及降低冠脉血管阻力的良好作用，而对心肌耗氧量无明显影响。

4. 抗炎作用 木犀草素肌内注射对二甲苯诱发的小鼠耳部炎症有明显的抑制作用，其抗炎作用与剂量呈线性关系，ED_{50} 为 106 mg/kg，其作用发生较快，且维持较久。木犀草素肌内注射(80 和 160 mg/kg)，对分别由角叉菜胶与酵母诱发的大鼠踝关节肿胀和巴豆油诱发大鼠肉芽肿均有明显抑制作用。利用醋酸诱发大鼠急性胸膜炎模型，木犀草素肌内注射可使胸腔液体明显减少，表明其对于急性炎症反应具有明显的抗渗出作用。木犀草素腹腔注射，明显抑制大鼠植入羊毛球所致炎症过程的增殖和渗出。

5. 抗过敏及对免疫功能的影响 木犀草素能明显抑制致敏豚鼠离体回肠平滑肌过敏性收缩反应。该药对慢反应物质(SRS-A)引起的豚鼠回肠收缩有明显的抑制作用，IC_{50} 为 2.76×10^{-5} mol/L，对组胺引起的豚鼠回肠收缩亦有明显的抑制作用，亦可剂量依赖性地抑制电刺激引起的大鼠输精管收缩，是直接的解痉作用。木犀草素对由环磷酰胺造成免疫功能低下的小鼠抗体生成量以及免疫应答早期阶段均有明显的促进作用，但对正常小鼠免疫功能无明显影响。不同浓度木犀草素(10^{-9}～10^{-5} mol/L)对静止的和亚适浓度的植物血凝素(30～60 μg/ml)及刀豆球蛋白 A(ConA)(10 μg/ml)激活的小鼠脾脏 T 淋巴细胞增殖反应均有促进作用。木犀草素在不同浓度(4×10^{-7}～10^{-5} mol/L)时，对酵母多糖诱导的大鼠腹腔巨噬细胞 H_2O_2 释放呈浓度依赖性的抑制，且以木犀草素与巨噬细胞共同培养 4 小时抑制作用最明显。

6. 其他作用 木犀草素对 NK/LY 腹水癌细胞体外培养有抑制生长的作用。杯苋甾酮具有雌激素活性，未成熟大鼠口服子宫重量增加，但对卵巢重量影响不大。木犀素能抑制肝星状细胞(HSC)增殖和胶原合成，其作用具有剂量依赖关系。25 μmol/L 木犀素使Ⅰ、Ⅲ型前胶原 mRNA 的表达降低。鲜用白毛夏枯草榨汁在大鼠烫伤皮肤表面涂抹，对大鼠实验性烫伤模型有显著的治疗作用，能促进创伤愈合，缩小创伤面积。

毒性 酸性乙醇提取物灌胃小鼠的 LD_{50} 为 254～288 g(生药)/kg，腹腔注射 LD_{50} 为 39.9～42.0 g(生药)/kg。木犀草素口服最大剂量 2 500 mg/kg 尚未见小鼠中毒死亡，腹腔注射其 LD_{50}

为 180 mg/kg。豚鼠每日以木犀草素(相当于成人每日用量的 50 倍)灌胃共 20 日,未见有毒性改变。

【药性】 苦、甘,寒。归肺、肝经。

1.《本草拾遗》:"味甘、平,无毒。"

2.《纲目拾遗》:"性寒,味苦。"

3.《本草再新》:"有小毒。入肺经。"

【功用主治】 清热泻火,解毒消肿。主治咽喉肿痛,肺热咳嗽,肺痈,目赤肿痛,痢疾,痔疮,痈肿疔疮,毒蛇咬伤,跌打损伤。

1.《本草拾遗》:"主金疮止血,长肌,断鼻中衄血,取叶揉碎敷之;亦煮服,断血痢及卒下血。"

2.《纲目拾遗》:"专清肝火。"

3.《本草再新》:"清火开气。"

4.《分类草药性》:"退火散血,消肿毒。跌打损伤,泡酒服。"

5.《四川中药志》1960 年版:"治痨伤,咳嗽,吐血及妇人血气痛。"

6.《全国中草药汇编》:"清热解毒,消肿止痛,凉血平肝。主治上呼吸道感染,扁桃体炎,咽炎,支气管炎,肺炎,肺脓疡,胃肠炎,肝炎,阑尾炎,乳腺炎,急性结膜炎,高血压病;外用治跌打损伤,外伤出血,痈疖疮疡,烧烫伤,毒蛇咬伤。"

【用法用量】 内服:煎汤,10~30 g;鲜品 30~60 g;或研末,6~9 g;或捣汁。外用:捣敷;或煎水洗。

【选方】 1. 治单双蛾　木莲蓬、雪里青根叶捣汁,米醋滚过,冲入煎汁,含少许咽之,吐出即愈。

2. 治齿痛　雪里青捣汁,含痛处,再用酒和服少许。(1、2 方出自《纲目拾遗》)

3. 治黄疸　筋骨草 15~30 g,鲜萝卜根 120 g。水煎服。(《福建药物志》)

4. 治痔　雪里青汤洗之。(《纲目拾遗》)

5. 治疯狗咬伤　鲜白毛串全草 15~24 g(干者 9~15 g),和红薯烧酒 250~300 g,炖 1 小时,温服。(《福建民间草药》)

【临床报道】 1. 治疗高血压病　用筋骨草冲剂(江西国药厂试产),每次 1 包(含生药 31.25 g),每日 2 次,温开水冲服,连服 20 日。治疗高血压病 209 例,其中显效 104 例,有效 58 例,无效 47 例,总有效率为 77.51%。与用利舍平降压的对照组比较无显著性差异。

2. 治疗疮疡　用白毛夏枯草(研末,过 80~100 目筛)及石灰(经风化达 6 个月以上,取白净者)组成白石散。用量与用法:Ⅰ号白石散,白毛夏枯草 100 g,石灰 50 g;Ⅱ号白石散,白毛夏枯草 75 g,石灰 50 g。症状较重者,用Ⅰ号白石散;较轻者,用Ⅱ号白石散。患处常规消毒后,用 2%普鲁卡因局部麻醉,切开排脓,以括匙清除腐肉稠水,敷上白石散,隔日换药 1 次。共治疗 107 例,除 1 例发背因体弱而有明显脓毒血症,伴大面积组织坏死而转院,1 例门诊 1 次后未来复诊,情况不明外,其余经治 6~10 日,均获痊愈。

1538 白头翁茎叶 bái tóu wēng jīng yè (《日华子》)

【异名】 白头翁草(《圣济总录》)。

【基原】 为毛茛科白头翁属植物白头翁的地上部分。

【原植物】 参见"白头翁"条。

【采收加工】 7~10 月采收地上部分,切段,晒干。

【药材】 白头翁茎叶 *Pulsatillae Folium*　主产于吉林、黑龙江、辽宁、河北、山东、山西、陕西、江苏、河南、安徽等地。

性状　叶为三出复叶;有长柄,密被长柔毛,基部较宽或成鞘状;中央小叶有柄或近无柄,3 裂,裂片倒卵形,侧生小叶先端有 1~3 个不规则浅裂,上面绿色,疏被白色柔毛,下面淡绿色,密被白色长柔毛;老叶的裂片倒卵状披针形,先端浅裂,叶片与叶柄均近无毛。气微,味微苦涩。

【药性】 苦,寒。

【功用主治】 泻火解毒,止痛,利尿消肿。主治风火牙痛,四肢关节疼痛,秃疮,浮肿。

1.《日华子》:"(白头翁)茎叶功同(根)用。"

2.《现代实用中药》:"治浮肿及心脏病。"

【用法用量】 内服:煎汤,9~15 g。外用:熬膏涂。

【选方】 1. 治诸风痛攻四肢百节　白头翁草一握。上一味,烂研,以醇酒投之,顿服。(《圣济总录》白头翁酒)

2. 治小儿秃疮　鲜白头翁全草 1 000 g,煎水浓缩成膏(约 200 ml),外涂,每日 2 次。(《安徽中草药》)

【临床报道】 1. 治疗风火牙痛　取白头翁全草 2 000 g,用煎煮法提取 2 次。第一次加水 10 倍量,煮沸 1.5 小时;第二次加水 5 倍量,煮沸 1 小时。合并两次煮液,过滤,滤液浓缩至相对密度 1.38~1.40,取得稠膏。取稠膏 1 份,糖粉 2.5 份,糊精 1.25 份,糖精、香精适量,加乙醇适量,制成颗粒,烘干。把全部颗粒分成 100 份,装袋即成。成人每次 1~2 袋,每日 1~3 次,温开水冲服。共观察 31 例,病程 3 日至 1 年半不等。其中 25 例服药后 15~30 分钟起效,痛止,继而肿消,1~3 次即愈;5 例服 3 次后疼痛减轻。另 1 例无效。有效率 96.78%。

2. 治疗神经性皮炎　将白头翁鲜叶轻轻揉擦,使有渗出液汁,将叶展开贴皮损处,上盖两层纱布,嘱患者以手轻轻加压,5 分钟后即有灼痛,20 分钟后痒感消失,此时可将药与纱布一并除去。患者苔藓化明显的,最好用热水清洗,使苔藓部分变软。按皮肤大小敷药,一次敷贴不超过 80 cm。如果皮损波及发际,最好将局部毛发剃去。如有多处损害,在距第一次敷药 4 日后,再行第二处贴敷。如用药 48 小时后,损害处不起泡,痒感不消失,可视为无效。可按上法行第二次贴敷。共治疗 107 例,结果:痊愈 66 例,有效 21 例,无效 6 例,总有效率 94.3%。

1539 白皮锦鸡儿 bái pí jǐn jī ér (《全国中草药汇编》)

【基原】 为豆科锦鸡儿属植物白皮锦鸡儿的根或根皮。

【原植物】 白皮锦鸡儿 *Caragana leucophloea* Pojark.　又名:锦鸡儿(《新疆中草药》)。

灌木,高 1~1.5 m。树皮光泽,淡黄色;嫩枝有短柔毛。小叶 4 对,假掌状,倒披针形或条形,长 4~12 mm,宽 1~3 mm,先端尖,有短尖刺,绿白色,无毛或伏生短毛。花单生;萼筒钟状,有短柔毛,齿三角形;花冠蝶形,黄色,旗瓣倒卵形或倒心形,先端稍凹,爪短宽,翼瓣线状长圆形,长与旗瓣近相等,爪长为瓣片的 1/3,龙骨瓣稍短于旗瓣;雄蕊 10,2 体;雌蕊 1,子房无毛。荚果圆柱形。花期 5~6 月,果期 6~8 月。

生于戈壁滩、干旱山坡、山前平原、山谷。分布于内蒙古、甘肃、新疆等地。

本植物的花(白皮锦鸡儿花)亦供药用,另设专条。

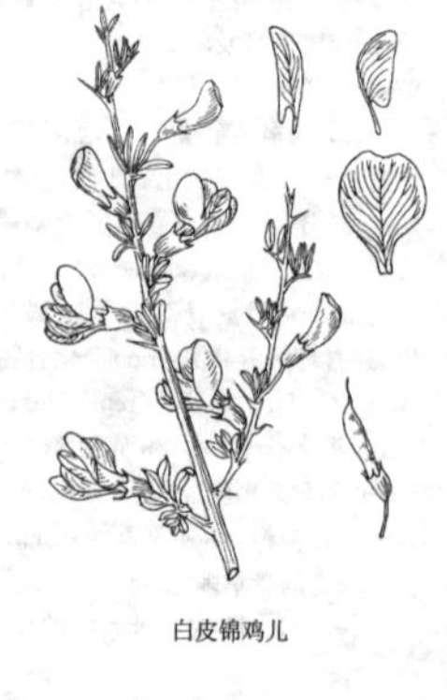

白皮锦鸡儿

【采收加工】 9~10 月采挖根部,切片或剥取根皮,鲜用或晒干。

【药性】《新疆中草药》:"甘,微温。"

【功用主治】 健脾利水,活血通络。主治脾虚水肿,乳汁不足,月经不调,带下,风湿痹痛,跌打劳伤。

《新疆中草药》:"活血,利尿,止痛,强壮。"

【用法用量】 内服:煎汤,9~15 g。外用:煎汤含漱。

【选方】 1. 治体虚无力，浮肿，乳汁不足　锦鸡儿根 60 g，猪蹄 250 g。炖服。(《新疆中草药》)

2. 治白带，月经不调　锦鸡儿根 24 g，党参 15 g。水煎服。

3. 治风湿性关节炎　锦鸡儿根 30 g，桑枝 30 g，大枣 10 个。水煎服。

4. 治口腔炎　锦鸡儿根皮 12 g。水煎漱口含咽。(2～4 方出自《新疆中草药手册》)

5. 治跌打损伤　鲜锦鸡儿根 30 g。水煎，加酒适量服。(《新疆中草药》)

1540 白对节子叶 bái duì jié zǐ yè (《万县中草药》)

【基原】 为山茱萸科梾木属植物梾木的叶。

【原植物】 参见"椋子木"条。

【采收加工】 5～7 月采收，晒干。

【药性】 苦、辛，平。

【功用主治】 祛风通络，除湿止痒。主治风湿痛，中风瘫痪，疮疡，风疹。

【用法用量】 内服：煎汤，9～15 g；或泡酒。外用：煎汤洗。

【选方】 治中风瘫痪　白对节子叶、红活麻全草各 30 g。炖猪蹄服。(《万县中草药》)

1541 白花映山红 bái huā yìng shān hóng (《四川中药志》)

【异名】 白映山红(《全国中草药汇编》)，白艳山红(《贵州民间方药集》)。

【基原】 为杜鹃花科杜鹃花属植物白花杜鹃的花、根或茎叶。

【原植物】 白花杜鹃 *Rhododendron mucronatum* (Bl.) G. Don [*R. ledifolium* G. Don]　又名：白杜鹃花(《中国树木分类学》)，白杜鹃(《广州植物志》)，照山白(《华北经济植物志要》)。

常绿或半常绿灌木，高 2～3 m。分枝多而密。花芽卵圆形，鳞片脊上有细毛和黏质。叶近轮生，二型；春叶早落，膜质，披针形至卵状披针形；夏叶宿存，半革质，椭圆形或椭圆状披针形，长 1.5～3.5 cm，宽 1～2 cm，先端钝尖。花序顶生，有花 1～3 朵，芳香；花萼大，5 裂，裂片披针形，绿色；花冠宽钟形，纯白色，有时有红色条纹；雄蕊 10，有时退化为 8，花丝细长，近基部有腺毛，花药黄白色或紫色；雌蕊 1，密被柔毛和糙伏毛，花柱细长，柱头头状。蒴果圆锥状卵形，短于萼片，被微毛。花期 3～5 月，果期 8～9 月。

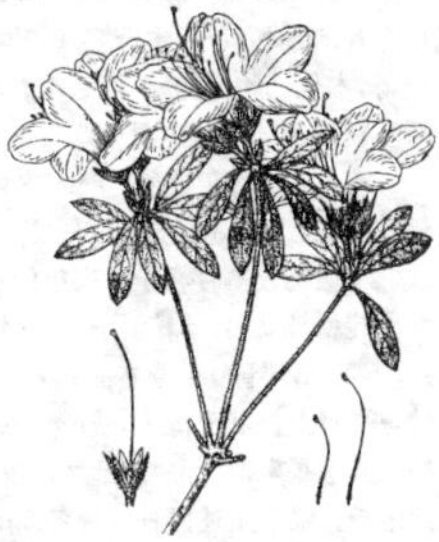

白花杜鹃

生于山野灌木丛中。分布于河北、山西、江苏、浙江、福建、江西、湖南、广东、广西、四川、贵州、陕西。

【采收加工】 4 月采花，9～10 月挖根，鲜用或晒干；茎叶全年均可采，多鲜用。

【成分】 花含黄酮类：杜鹃黄苷(azalein)、杜鹃黄素(azaleatin)。叶含黄酮类成分：槲皮素(quercetin)，棉花皮素(gossypetin)，山柰酚(kaempferol)，杨梅树皮素(myricetin)，杜鹃黄素和二氢槲皮素(dihydroquercetin)；还含杜鹃醇(rhododendrol)；酚酸类：对羟基苯甲酸(*p*-hydroxybenzoic acid)，原儿茶酸(protocatechuic acid)，香草酸(vanillic acid)和丁香酸(syringic acid)；邻焦儿茶酸(*o*-pyrocatechuic acid)。

【药性】 辛、甘，温。

1.《四川中药志》1960 年版："性温，味辛、甘，无毒。"

2.《全国中草药汇编》："辛、酸，温。"

【功用主治】 散瘀止血，清热利湿。主治吐血，便血，崩漏，月经不调，跌打损伤，痢疾，白带。

1.《贵州民间方药集》："通经散瘀，清热利湿。治白带，月经不调。"

2.《四川中药志》1960 年版："治吐血红崩，赤白痢下，肠风下血及跌打损伤。"

3.《全国中草药汇编》："止咳，固精，止带。主治咳嗽，遗精，白带。"

【用法用量】 内服：煎汤，15～30 g。外用：煎水洗。

【选方】 治咯血症　白花杜鹃干花 0.3 g。开水送服。(《浙南本草新编》)

1542 白花鬼针草 bái huā guǐ zhēn cǎo (《新华本草纲要》)

【异名】 金杯银盏(《岭南采药录》)，金盏银盆(《南宁市药物志》)，盲肠草(《西藏常用中草药》)。

【基原】 为菊科鬼针属植物白花鬼针草的全草。

【原植物】 白花鬼针草 *Bidens pilosa* L. var. *radiata* Sch.-Bip. [*B. pilosa L.* var. *albiflora* Maxim.; *B. pilosa* L. var. *minor* (Bl.) Scherff]

一年生草本，高 30～100 cm。茎钝四棱形，无毛或上部被极稀的柔毛。茎下部叶较小，3 裂或不分裂，通常在开花前枯萎；中部叶具长 1.5～5 cm 无翅的柄，三出；顶生小叶较大，长椭圆形或卵状长圆形，长 3.5～7 cm，先端渐尖，基部渐具长 1～2 cm 的柄。头状花序有长 1～6(果时长 3～10)cm 的花序梗；总苞苞片 7～8 枚，条状匙形；舌状花 5～7 朵，舌片椭圆状倒卵形，白色。瘦果黑色，条形，先端芒刺 3～4 枚，具倒刺毛。

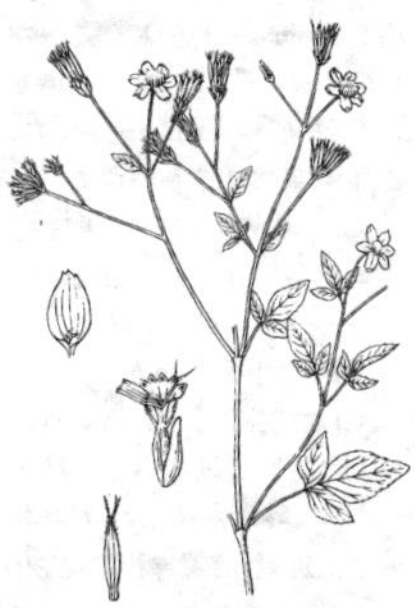

白花鬼针草

生于村旁、路边及旷野。分布华东、中南、西南及西藏等地。

【采收加工】 7～10 月采收全草，切段，晒干。

【药材】 白花鬼针草 *Bidentis Pilosae Herba*　产于广西、西藏等地。

性状　干燥品呈条状。茎钝四棱形。下部叶 3 裂或不分裂；中部叶具柄，三出，小叶 3 枚，椭圆形或卵状椭圆形，先端锐尖，基部近圆形或阔楔形，不对称，边缘具锯齿。头状花序边缘具舌状花 5～7 枚，舌片椭圆状倒卵形，黄白色，先端钝或有缺刻。气微，味微苦。

【成分】 地上部分含咖啡酰衍生物：3-*O*-咖啡酰-2-*C*-甲基-*D*-1，4 赤铜酸内酯(3-*O*-caffeoyl-2-*C*-methyl-*D*-erythrono-1，4-lactone)，2-*O*-咖啡酰-2-*C*-甲基-*D*-赤铜酸(2-*O*-caffeoyl-2-*C*-methyl-*D*-ergthronic acid)，甲基 2-*O*-咖啡酰-2-*C*-甲基-*D*-1，4-赤铜酸内酯(methyl 2-*O*-caffeoyl-2-*C*-methyl-*D*-ergthrono-1，4-lactone)，甲基-3-*O*-咖啡酰-2-*C*-甲基-*D*-1，4 赤铜酸内酯(methyl-3-*O*-caffeoyl-2-*C*-methyl-*D*-1，4 ergthronic acid lacton)；炔类衍生物：十三烷戊炔 1-烯(tridecapentyn-1-ene)，十三烷-2，12-二烯 4，6，8，10-四炔-1-醇(trideca-2，12-diene-4，6，8，10-tetrayne-1-ol)，十三烷-3，11-二烯-5，7，9-三炔-1，2 二醇(trideca-3，11-diene-5，7，9-triyne-1，2-diol)，十三烷-5-烯 7，9，11-三炔-3 醇(trideca-5-ene-7，9，11-triyne-3-ol)。*β*-*D*-吡喃葡萄糖醛酸-3-羟基-6-(*E*)-十四烯-8，10，12-三炔〔*β*-*D*-glucopyranosyloxy-3-hydroxy-6-(*E*)-tetradecen-8, 10, 12-triyne〕,2-*β*-*D*-吡喃葡萄糖基-1-羟基-5-(*E*)-十三碳烯-7, 9, 11-三炔〔2-*β*-*D*-glucopyranosyl-1-hydroxy-5-(*E*)-tridecene-7, 9, 11-triyne〕, 3-*β*-*D*-吡喃葡萄糖基-1-羟基-6-(*E*)-十三碳烯-8, 10, 12-三炔〔3-*β*-*D*-glucopyranosyl-1-hydroxy-6-(*E*)-tetradecene-8, 10, 12-triyne〕;黄酮类化合物:槲皮素 3-甲醚-3′, 4′-二羟基-*α*-*L*-吡喃鼠李糖-(1→6)-*β*-*D*-葡萄糖苷〔quercetin 3-methyl ether-3′, 4′-dihydroxy-*α*-*L*-rhamnopyranosyl-(1→6)-*β*-*D*-glucopyranoside〕, 槲皮素 3-甲醚-3′-羟基-4′-甲基-*α*-*L*-吡喃鼠李糖-(1→6)-*β*-*D*-吡喃葡萄糖苷〔quercetin 3-methyl ether 3′-hydroxy-4′methyl-*α*-*L*-rhamnopyranosyl-(1→6)-*β*-*D*-glucopyranoside〕, 槲皮素 3-甲醚 3′-羟基-4′甲基-*α*-*L*-吡喃鼠李糖-(1→2)-*α*-*L*-吡喃鼠李糖-(1→6)-*β*-*D*-吡喃葡萄糖苷〔quercetin 3-methyl ether 3′-hydroxy-4′methyl-*α*-*L*-rhamnopyranosyl-(1→2)-*α*-*L*-rhamnopyranosyl-(1→6)-*β*-*D*-glucopyranoside〕, 槲皮素 3-甲醚 3′-羟基-4′甲基-*β*-*D*-吡喃葡萄糖-(1→2)-〔*α*-*L*-吡喃鼠李糖-(1→6)〕-*β*-*D*-吡喃葡萄糖苷{quercetin 3-methyl ether 3′-hydroxy-4′methyl-*β*-*D*-glucopyranosyl-(1→2)-〔*α*-*L*-rhamnopyranosyl-(1→6)〕-*β*-*D*-glucopyranoside}, (*Z*)-6-*O*-(3″, 4″, 6″ triacetyl)-*β*-*D*-glucopyranosyl-6, 7, 3′, 4′tetrahydroxyanrone,(*Z*)-6-*O*-(2″, 4″, 6″-triacetyl)-*β*-*D*-glucopyranosyl-6, 7, 3′, 4′tetrahydroxyanrone,奥卡宁 4′-*O*-*β*-*D*-(4″, 6″-二乙酰基)-吡喃葡萄糖苷〔okanin 4′-*O*-*β*-*D*-(4″, 6″-diacetyl)-glucopyranoside〕,异奥卡宁 7-*O*-*β*-*D*-(2″, 4″, 6″-三乙酰基)-*β*-*D*-吡喃葡萄糖基〔iso-okanin 7-*O*-*β*-*D*-(2″, 4″, 6″-triacetyl)-*β*-*D*-glucopyranoside〕,槲皮素 3′, 4′-二甲氧基 7-*O*-芸香糖(7-*O*-quercetin-3′, 4′-*O*, *O*′-dimethyl-7-*O*-rutinoside),槲皮素 3, 3′-二甲氧基 7-*O*-*α*-*L*-吡喃鼠李糖-(1→6)-*β*-*D*-吡喃葡萄糖苷〔quercetin 3, 3′-dimethyl 7-*O*-*α*-*L*-rhamnopyranosyl-(1→6)-*β*-*D*-glucopyranoside〕, 5-*O*-methylhoslundin。

【药性】 甘、微苦,平。

【功用主治】 清热解毒,利湿退黄,散瘀活血。主治感冒发热,湿热黄疸,风湿痹痛,痈肿疮疖。

1.《岭南采药录》:"清热解毒,能退外感发热,以之煎服。又煎水洗疥癞,能解毒止痒,洗疳疮亦可。"

2.《西藏常用中草药》:"清热解毒,散瘀活血。治风湿疼痛,黄疸,跌打损伤,疮疖,阑尾炎,高血压病,小儿疳积。"

【用法用量】 内服:煎汤,15~30 g。

1543 白花蛇目睛 bái huā shé mù jīng(《纲目》)

【基原】 为蝰科蝮属动物尖吻蝮的眼睛。

【原动物】 参见"蕲蛇"条。

【采收加工】 宰杀蕲蛇后,取眼睛,晒干。

【药性】 甘、咸,平。

【功用主治】 主治小儿夜啼。

【用法用量】 内服:研末,每次少许冲服。

【选方】 治小儿夜啼 白花蛇目睛一只为末,竹沥调少许灌之。(《普济方》)

1544 白花蛇舌草 bái huā shé shé cǎo(《广西中药志》)

【异名】 蛇舌草、矮脚白花蛇利草(《广西中药志》),蛇舌癀(《闽南民间草药》),目目生珠草、节节结蕊草(《泉州本草》),鹩哥利、千打捶、羊须草(《广东中药》),蛇总管、鹤舌草、细叶柳子(《福建中草药》),甲猛草、蛇针草、白花十字草、尖刀草(《全国中草药汇编》),珠仔草、定经草(《台湾药草》),小叶锅巴草(《云南中药志》)。

【基原】 为茜草科耳草属植物白花蛇舌草的全草。

【原植物】 白花蛇舌草 *Hedyotis diffusa* Willd. [*Oldenlandia diffusa* (Willd.) Roxb.] 又名:二叶葎(《浙江民间常用草药》)。

一年生披散草本,高 15~50 cm。根细长,分枝,白色。茎略带方形或扁圆柱形,光滑无毛,从基部发出多分枝。叶对生;叶片线形至线状披针形,先端急尖;托叶膜质,基部合生成鞘状。花单生或成对生于叶腋;萼筒球形,4 裂,裂片长圆状披针形;花冠白色,漏斗形,雄蕊 4,着生于冠筒喉部;子房下位,2 室;柱头 2 浅裂呈半球形。蒴果扁球形。种子棕黄色,细小,具 3 个棱角。花期 7~9 月,果期 8~10 月。

生于潮湿的田边、沟边、路旁和草地。分布于我国东南至西南部各地。

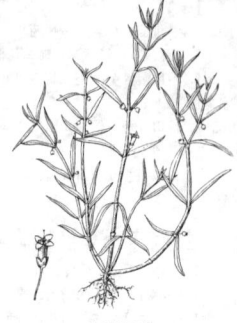

白花蛇舌草

【栽培】 生物学特性 喜温暖湿润环境,不耐干旱和积水,对土壤要求不严,但以肥沃的砂质壤土或腐殖质壤土生长较好。

繁殖方法 种子繁殖。3~4 月播种,撒播或宽垅条播,播幅 10~12 cm,浅盖土,保持土壤湿润。

田间管理 出苗后松土、除草、间苗,施追肥 1~2 次。

【采收加工】 8~10 月采收,鲜用或晒干。

【药材】 白花蛇舌草 *Hedyotidis Herba* 主产于福建、广东、广西等地。

性状 全体扭缠成团状,灰绿色至灰棕色。主根细长,粗约 2 mm,须根纤细,淡灰棕色。茎细,卷曲,质脆,易折断,中心髓部白色。叶多皱缩,破碎,易脱落;托叶长 1~2 mm。花、果单生或成对生于叶腋,花常具短而略粗的花梗。蒴果扁球形,室背开裂,宿萼顶端 4 裂,边缘具短刺毛。气微,味淡。

鉴别 (1) 茎横切面:表皮细胞 1 列,类方形或卵圆形,常有单个细胞向外突起,形成非腺毛,外被角质层。皮层窄,细胞呈类圆形;内皮层细胞 1 列。韧皮部较窄。木质部导管 2~7 个相连成单个径向排列成行;木纤维壁较厚,木化;射线窄,常 1~2 列细胞,壁薄,木化。髓部宽广,细胞较大,内含淀粉粒,髓部通常中空。皮层及髓部薄壁细胞中偶见草酸钙针晶。

粉末特征:灰黄色。叶表皮细胞多角形,垂周壁平直;气孔平轴式,长圆形。茎表皮细胞长条形,有气孔。导管主为环纹或螺纹。草酸钙簇晶存在于叶肉组织中。草酸钙针晶多见,成束或散在。淀粉粒众多,单粒类圆形,复粒由 2~3 分粒组成。

(2) 薄层色谱:取本品粉末 1 g,加乙醇 10 ml,加热回流 30 分钟,趁热滤过,滤液蒸干,残渣加乙醇 1 ml 溶解作为供试品溶液。另取齐墩果酸对照品,加乙醇制成每 1 ml 含 1 mg 的溶液,作为对照溶液。吸取上述两种溶液各 5 μl,点于同一硅胶 G 薄层板上,以石油醚-苯-醋酸乙酯-冰醋酸(20∶40∶14∶1)为展开剂,展开,取出,晾干,置碘缸中显色。供试品色谱中,在与对照品色谱相应位置上,显相同颜色的斑点。

【成分】 全草含车叶草苷(asperuloside);有机酸及其酯类:车叶草苷酸(asperulosidic acid),去乙酰基车叶草苷酸(deacetylasperulosidic acid),都桷子苷酸(geniposidic acid),鸡屎藤次苷(scandoside),鸡屎藤次苷甲酯(scandoside methyl ester), 6-*O*-对羟基桂皮酰鸡屎藤次苷甲酯(6-*O*-*p*-hydroxycinnamoyl scandoside methyl ester), 6-*O*-对甲氧基桂皮酰鸡屎藤次苷甲酯(6-*O*-*p*-methoxycinnamoyl scandoside methylester), 6-*O*-阿魏酰鸡屎藤次苷甲酯(6-*O*-feruloyl scandoside methyl ester);蒽醌类:2-甲基-3-羟基蒽醌(2-methyl-3-hydroxyanthraquinone), 2-甲基-3-甲氧基蒽醌(2-methyl-3-methoxyanthraquinone), 2-甲基-3-羟基-4-甲氧基蒽醌(2-methyl-3-hydroxy-4-methoxyanthraquinone)等;三萜类:熊果酸(ursolicacid),齐墩果酸(oleanolic acid),*β*-谷甾醇(*β*-sitosterol),豆甾醇(stigmasterol),β-谷甾醇-β-葡萄糖苷(β-sitosterol-β-D-glucoside),对-香豆酸(p-coumaric acid);黄酮类:黄酮类化合物山柰酚 3-O-〔2''-O-(E-6''-O-阿魏酰)-β-D-吡喃葡萄糖〕-β-D-吡喃半乳糖苷{kaempferol 3-O-〔2''-O-(E-6''-O-feruloyl)-β-D-glucopyranosyl〕-β-D-galactopyranoside},山柰酚 3-O-〔2-O-(6-O-E-阿魏酰)-β-D-吡喃葡萄糖〕-β-D-吡喃半乳糖苷{kaempferol 3-O-〔2-O-(6-O-E-feruloyl)-β-D-glucopyranosyl〕-β-D-galactopyranoside},槲皮素 3-O-〔2-O-(6-O-E-阿魏酰)-β-D-吡喃葡萄糖〕-β-D-吡喃半乳糖苷{quercetin 3-O-〔2-O-(6-O-E-feruloyl)-β-D-glucopyranosyl〕-β-D-galactopyranoside}。

【药理】 1. 对免疫功能的影响 小鼠灌服本品粗提取物水溶液 0.6 g(生药)/只,能增强腹腔液中白细胞吞噬白色葡萄球菌的能力。体外试验,亦能增强人血液中白细胞对金黄色葡萄球菌的吞噬功能。小鼠灌服本品煎剂 300 mg/只,能显著减少初次免疫小鼠脾细胞中花结的增生数。小鼠腹腔注射本品水提取物可明显增强刀豆蛋白 A(Con A)和细菌脂多糖(LPS)对脾细胞增殖反应;对 BALB/c 小鼠腹腔注射本品增强脾抗体分泌细胞(PFC)数目;同时增强小鼠迟发型超敏反应及细胞毒性 T 淋巴细胞(CTL)的杀伤功能。小鼠腹腔注射本品制剂 0.46(生药),能明显降低胸腺重量。

2. 抗肿瘤作用 白花蛇舌草中水溶性提取物(H_1 和 H_2),给接种小鼠肉瘤 S_{180} 的荷瘤小鼠灌服 10 日,其中 H_1 和 H_2 能显著抑制小鼠移植性 S_{180} 实体瘤的生长,而且 H_1 和 H_2 与环磷酰胺合用,可以明显改善环磷酰胺所致的免疫器官萎缩和造血系统的损伤。1∶40 倍稀释的 ODE(白花蛇舌草 1 g/100 ml 水提液)能增强小鼠和人杀伤细胞对肿瘤细胞的特异性杀伤活性,并增强单核细胞对肿瘤细胞的吞噬功能。白花蛇舌草的乙醇提取物对结肠癌、黑素瘤和乳腺癌细胞株显示一定活性,特别是对乳腺癌细胞株活性更强。白花蛇舌草通过促进细胞内储藏钙的释放和胞外钙离子的内流,显著提高宫颈癌细胞内游离钙的浓度。

3. 对胃黏膜损伤的保护作用 白花蛇舌草给吲哚美辛所致胃黏膜损伤大鼠灌胃提高吲哚美辛所致胃溃疡大鼠的血清和胃组织的 SOD 活力,降低 MDA 含量,提示其作用机制还与抗氧化作用有关。

4. 抗氧化作用 白花蛇舌草的水、乙醇、丙酮、氯仿、乙醚、石油醚提取物在花生油中,均有抗氧化作用,以丙酮提取物的抗氧化作用最强。白花蛇舌草多糖对负氧自由基有明显的清除作用,且与剂量有关,对 SOD 影响明显,与剂量关系不大。

5. 其他作用 雄性小鼠口服本品 3 星期后,间隔不同时间取睾丸活检,其精原细胞发展到初级精母细胞而停止发育,以致曲精细管成为空腔。本品煎剂对离体兔肠大剂量呈显著的抑制作用,并可对抗乙酰胆碱或肾上腺素引起的肠兴奋或抑制。

毒性 本品浸膏给小鼠腹腔注射的 LD_{50} 为 104(88~123)g(生药)/kg。

【药性】 苦、甘,寒。归心、肺、肝、大肠经。

1.《广西中药志》:"味苦、甘,性温,无毒。入心、肝、脾三经。"

2.《广东中药》:"辛,涩,寒。"

3.《福建中草药》:"微苦,凉。"

4.《安徽中草药》:"性微寒,味微甘。"

【功用主治】 清热解毒,活血消肿,利湿退黄。主治肺热喘嗽,肺痈,咽喉肿痛,肠痈,疖肿疮疡,毒蛇咬伤,热淋涩痛,水肿,痢疾肠炎,湿热黄疸,癌肿。

1.《广西中药志》:"治小儿疳积,毒蛇咬伤,癌肿;外治白泡疮,蛇癞疮,少数地区用治跌打,刀伤,痈疮。"

2. 广州部队《常用中草药手册》:"清热解毒,活血利尿。主治:① 各种感染,如尿路感染,扁桃体炎,咽喉炎,阑尾炎。② 急性黄疸型或无黄疸型肝炎。③ 恶性肿瘤,有的可以控制或改善症状。④ 疮疖痈肿,跌打瘀痛,毒蛇咬伤。"

3.《广西本草选编》:"主治癌肿,乙型脑炎,肝炎,痢疾,气管炎。"

4.《福建药物志》:"清热解毒,消肿止痛。主治急性肾盂肾炎,鼻衄,子宫炎,带状疱疹。"

【用法用量】 内服:煎汤,15~30 g,大剂量可用至 60 g;或捣汁。外用:捣敷。

【宜忌】 《广西中药志》:"孕妇慎用。"

【选方】 1. 治肺痈、肺炎 白花蛇舌草、芦根、鱼腥草各30 g。水煎服。(《湖北中草药志》)

2. 治小儿急惊风 (白花蛇舌草)鲜全草 9~15 g,开水炖服;或鲜全草捣烂绞汁 1 杯和蜜炖服。(1、2 方出自《福建中草药》)

3. 治阑尾炎 白花蛇舌草 120 g 捣烂,榨汁半茶杯,配以同等分量淘米水或同样分量的蜜糖冲服。(《广东中药》)

4. 治疗疮痈肿,疮疖肿毒 (白花蛇舌草)鲜全草 30~60 g,水煎服;另取鲜全草和冷饭捣烂,敷患处。(《福建中草药》)

5. 治泌尿系感染 (二叶葎)全草 30 g,野菊花 30 g,金银花 30 g,石韦 15 g。水煎服。(《湖南药物志》)

6. 治子宫颈糜烂 (二叶葎)全草、白英、一枝黄花各 30 g,贯众 15 g,水煎服。(《浙江民间常用草药》)

7. 治肠癌,宫颈癌及其他腹部癌放射治疗后直肠反应 白花蛇舌草全草、白茅根各 30~120 g,赤砂糖 30~150 g。水煎服。(《浙江药用植物志》)

8. 治跌打损伤 鲜白花蛇舌草 120 g。水酒各半煎,内服。(江西《草药手册》)

【临床报道】 1. 治疗感染性疾病(肺炎、胆囊炎、单纯性阑尾炎、盆腔炎) 治疗组 304 例用白花蛇舌草注射液4 ml,每日 2 次,肌注,1 星期为 1 个疗程。对照组 100 例用青霉素钠盐,80 万 u,皮试后肌注,每日 2 次,1 星期为 1 个疗程。结果:治疗组痊愈 128 例,显效 90 例,有效 64 例,无效 22 例,总有效率 92.22%;对照组痊愈 42 例,显效 30 例,有效 18 例,无效 10 例,总有效率 90.00%。两组比较无显著性差异($P > 0.05$)。

2. 治疗副睾郁积症 每日取白花蛇舌草 30 g 煎水(亦可用开水冲服),分 3 次服用,15 日为 1 个疗程,间隔 5~7 日后服用第二个疗程。治疗输精管结扎术后并发副睾郁积患者 38 例,经 2~3 个疗程后,优良 19 例,显效 12 例,有效 3 例,无效 4 例,有效率为 89.5%。

3. 治疗急性阑尾炎 鲜白花蛇舌草 30~120 g(干品减半),水煎服,病情轻者,首次剂量 60~90 g;病情重者,首次剂量可至 120 g,以后按首次剂量一半给药,第一日要服 4 剂,第二日起每日服 2~3 剂。共治 211 例(急性单纯性阑尾炎 108 例,急性化脓性阑尾炎 18 例,合并局限性腹膜炎 45 例,合并弥漫性腹膜炎 9 例,阑尾脓肿 31 例)。结果:痊愈 187 例,基本治愈 15 例,无效中转手术 9 例。中转手术病例均为毒溃型,术中发现为阑尾坏疽或穿孔引起弥散性腹膜炎,无死亡。一般平均服药 3~4 日症状可消失,服药后体温最先恢复正常,以后为血象,而触痛往往最后消失。

4. 治疗慢性结肠炎 用自拟白半汤:白花蛇舌草、半枝莲、白茅根、苡仁各 30 g。水煎服,每日 1 剂,分 3 次服,3~10 日为 1 个疗程。共治疗 48 例,结果:治愈(大便成形,全身症状消失,大便镜检无异常,病原学检查阴性)38 例,好转(大便次数及水分减少,全身症状改善,大便镜检脂肪球或红、白细胞偶见)8 例,无效 2 例,总有效率 95.3%。

5. 治疗癌症发热(体温在 39 ℃以下) 用白花蛇舌草注射液(每支 2 ml,每 1 ml 含总黄酮以芦丁计算不少于 0.25 mg),每次 4 ml肌注,每日 1 次,10 次为 1 个疗程。共治疗 60 例,结果:显效 41 例,好转 14 例,无效 5 例,总有效率为 91.2%。

6. 治疗中晚期食管癌 用白花蛇舌草注射液 12~30 支(每

支 2 ml，含生药 2 g）加入 5%葡萄糖水（有胸水、腹水者用 10%葡萄糖）250 ml（12 支）～500 ml（13 支以上）静脉滴注，药物剂量运用为：第一日 12 支，第二日 18 支，第三日 24 支，第四日 30 支，以后维持在 30 支/日，每分钟滴速为 40～60 滴，有严重心脏病的患者慎用。一般 5 日为 1 个疗程，每个疗程之间停药 2 日，每 4 个疗程之间停药 2 星期，治疗 4 个疗程之后评定疗效。共治疗 106 例，结果：完全缓解 19 例，部分缓解 43 例，稳定 27 例，进展 17 例；白花蛇舌草注射液对胸腹水、癌性疼痛及癌性发热具有一定的抑制作用，静滴用药无明显毒副作用。

1545 白花甜蜜蜜 bái huā tián mì mì（《全国中草药汇编》）

【异名】 白花夏枯草、白甜蜜蜜（《青海常用中草药手册》），蜜罐罐（《全国中草药汇编》）。

【基原】 为唇形科青兰属植物异叶青兰的全草。

【原植物】 异叶青兰 *Dracocephalum heterophyllum* Benth. 又名：戈壁青兰（《全国中草药汇编》），白花枝子花（《中国植物志》）。

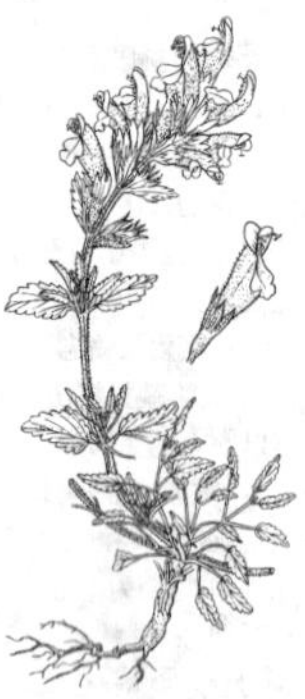
异叶青兰

多年生草本，高 10～30 cm。茎四棱，密生倒向的短毛，通常为紫红色。单叶对生；基生叶柄长 2.5～6 cm；茎生叶柄较短；叶片宽卵形至长卵形，长 1.3～4 cm，宽 8～23 mm。轮伞花序生于茎上部，具 4～8 花；苞片较萼短或为萼 1/2 长；花萼淡绿色，外面疏被短柔毛；花冠白色，唇形，外面密被白色或淡黄色白短柔毛；雄蕊 4，后一对较长，花药 2 室，叉状分开；雌蕊子房 4 裂，花柱细长，柱头 2 裂。小坚果长圆形，光滑。花期 6～8 月，果期 7～9 月。

生于海拔 1 100～5 100 m 的山地草原、半荒漠的多石干燥地带、田间路旁或河滩。分布于山西、内蒙古、四川、西藏、甘肃、青海、宁夏、新疆等地。

【采收加工】 6～7 月开花时采收，以木棒将茎砸扁，晾干。

【药理】 1. 抗缺氧作用　白花甜蜜蜜水煎液或糖衣片灌胃或注射，在大、小鼠减压缺氧、密闭缺氧、静态或动态、急性或亚急性状态时，均能显著提高机体耐缺氧能力。在代谢调节方面，显著对抗缺氧大鼠心肌、大脑中 ATP 和心肌糖原的降低作用。该药可使模拟 8 000 m 高度缺氧的大鼠组织中神经递质儿茶酚胺、5-羟色胺、组胺、乙酰胆碱等分泌接近正常；可使缺氧小鼠血清肾上腺皮质醇、皮质酮的升高更加明显，使下降的醛固酮恢复；使缺氧大鼠降低的血清三碘甲状腺原氨酸（T_3）、甲状腺素（T_4）有所回升，使缺氧小鼠降低的琥珀酸脱氢酶活力恢复至常压水平，缺氧大鼠肺中降低的超氧化物歧化酶（SOD）活力也恢复；可使缺氧小鼠大脑皮质、心脏及肺中降低的 cAMP 含量恢复至常压水平。白花甜蜜蜜对缺氧家兔血液氧分压、氧分压差及血氧饱和度有显著改善作用，但仍处于较低水平；使缺氧小鼠红细胞中 2，3-二磷酸甘油酸含量增加更加显著。白花甜蜜蜜对缺氧恒河猴行为及胃肠道反应有显著改善作用。现场人体双盲试验，该药可减少人高山反应（5 000 m 左右）如头痛、呕吐、气喘、失眠及食欲不振的发生率，并减轻高山反应症状。白花甜蜜蜜对高原实验家兔造血系统若干指标有一定改善作用，降低缺氧引起的红细胞体积增大，降低红细胞数量，从而降低血液的黏滞性，改善血循环。异叶青兰不仅可降低由低氧引起的家兔骨髓巨核细胞体积增大，而且可降低巨核细胞的数量，从而降低血液的黏滞性，改善血循环。对细胞结构的研究发现，本品能使家兔骨髓幼红细胞造血岛中心巨噬细胞内线粒体及初级溶酶体数量增加，有新生的线粒体及初级溶酶体的出现，而且该细胞内未见线粒体的峰型肿胀与溶酶体过载现象。

2. 止咳、祛痰作用　小鼠口服酸醇提取物 1.6 g/kg，在氨水喷雾引咳实验中有止咳作用；酚红法证实有祛痰作用；但在豚鼠组胺喷雾法中未见平喘作用。

毒性　以成人剂量的 10 倍量给小鼠灌胃 13 日，肝、脾、肾均未见异常。

【药性】 苦、辛，寒。归肝经。

1.《青海常用中草药手册》："苦、辛，寒。"

2.《中国民族药志》："甘、微辛，微温。"

【功用主治】 清肝泻火，理气散结。主治头痛，眼翳，黄疸，胸闷心悸，胃痛，淋巴结结核，甲状腺肿大，口腔溃疡。

1.《青海常用中草药手册》："清肝火，散郁结。"

2.《青藏高原药物图鉴》："清热。治黄疸性发烧，热性病头痛，眼翳。"

3.《全国中草药汇编》："止咳，清肝火，散郁结。主治支气管炎，高血压病，甲状腺肿大，淋巴结结核，淋巴结炎。煎水漱口，治口腔溃疡。"

4.《中国民族药志》："理气、散风、开窍、镇咳。用于心悸气短，胃肠痉痛，胸闷气郁及气管炎咳嗽。"

【用法用量】 内服：煎汤，6～12 g；或入散剂。外用：煎水漱口。

【选方】 1. 治高血压病　白花夏枯草 9 g，钩藤 12 g，生白芍 9 g，决明子 12 g。水煎服。

2. 治淋巴结结核，淋巴结炎　白花夏枯草 12 g，玄参 9 g，牡蛎 15 g，象贝母 9 g。水煎服。

3. 治甲状腺肿大　白花夏枯草 12 g，海藻 15 g，昆布 15 g，龙胆草 15 g，炒麦芽 15 g。共研细末，每服 6 g，每日 2 次，白开水送服。（1～3 方出自《青海常用中草药手册》）

1546 白花猪母菜 bái huā zhū mǔ cài（《全国中草药汇编》）

【异名】 蛇鳞菜、白线草（《全国中草药汇编》）。

【基原】 为玄参科假马齿苋属植物假马齿苋的全草。

【原植物】 假马齿苋 *Bacopa monnieri*（L.）Wettst.

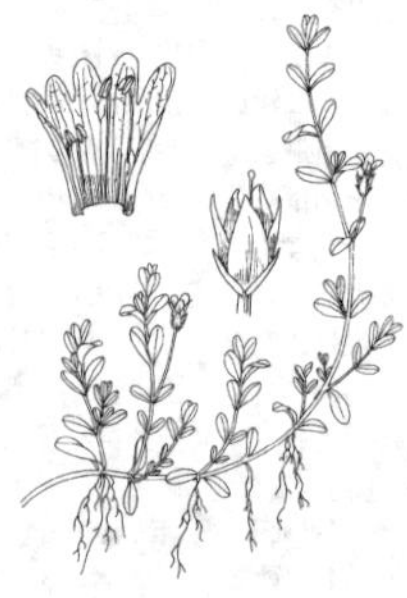
假马齿苋

匍匐草本。节上生根，多少肉质，无毛，体态极像马齿苋。叶对生；无柄；叶片长圆状倒披针形，长 8～20 mm，宽 3～6 mm，先端圆钝，极少有齿，全缘。花单生叶腋；萼下有 1 对条形小苞片；萼片 5，完全分生；花冠钟状，蓝色、紫色或白色，不明显 2 唇形；雄蕊 4，2 强，花药的药室全发育，并行而分离；柱头状。蒴果卵状锥形，短于宿存的萼，室间 2 裂。种子椭圆状锥形，1 端平截，黄棕色有光泽，表面有纵条棱。花期 5～10 月。

生于水边及沙滩湿地。分布于福建、广东、云南、台湾。

【采收加工】 7～10 月采收，切段晒干。

【成分】 全草含假马齿苋皂苷（hersaponin），白花猪母菜苷（bacoside）A 及 B。bacopasaponins A、B、C，staunoside D、E，bacoside A_3，bacosterol；甾体类：豆甾烷醇（stigmastanol），豆甾醇（stigmasterol），*β*-谷甾醇（*β*-sitosterol）；长链烷烃类：二十七烷（heptacosane），二十八烷（octacosane），二十九烷（nonacosane），三十烷（triacontane），三十一烷（hentriacontane），三十二烷（dotriacontane）。

茎叶含黄酮苷类成分：芹菜素-7-葡萄糖醛酸苷（apigenin-7-glucuronoside），木犀草素-7-葡萄糖醛酸苷（luteolin-7-glucuronoside)。

根中含有阿拉伯糖,核糖,木糖,果糖,甘露糖,葡萄糖,肌醇,蔗糖,麦芽糖。

【药理】 1. 对中枢神经系统的作用 白花猪母菜乙醇提取物给大鼠灌胃(40 mg/kg)连续3日,采用电击光辨别反应、主动性条件性逃避反应和多次性训练回避反应,观察该品对大鼠学习记忆的影响。结果表明,该品能明显促进正常大鼠的记忆获得和记忆巩固。小鼠腹腔注射假马齿苋皂苷有镇静作用,但对大鼠的电休克或小鼠戊四氮惊厥均无保护作用,也不减少戊四氮的毒性,但可抑制利舍平加强戊四氮毒性的作用,也可减少苯丙胺对小鼠的毒性。假马齿苋皂苷还可协同环己巴比妥、戊巴比妥和乙醇对小鼠的催眠作用,对小鼠有降低体温的作用。当环境温度从20 ℃升高至37 ℃时,其协同催眠药的作用明显减弱,预先用*d*-麦角酸二乙胺处理,其协同催眠的作用被部分抑制,这一作用也与利舍平相似。作者认为假马齿苋皂苷可能具有安定作用。

2. 对组织的松弛作用 植物提取物对所有离体组织均有松弛作用,并有剂量依赖性。其中对豚鼠作用最明显。提取物对血管的松弛作用未能被阿托品和普萘洛尔拮抗,但对气管标本的松弛作用能被普萘洛尔部分拮抗。吲哚美辛可拮抗植物提取物引起的所有组织的松弛,植物提取物对含内皮或不含内皮的血管的松弛作用相同。说明假马齿苋引起的松弛作用可能涉及前列环素化合物和β肾上腺素受体,此外,这种松弛作用不依赖于内皮和毒蕈碱受体的激活。

毒性 本品醇提取物给大鼠腹腔注射的LD_{50}为331 mg/kg,所含糖皂苷给大鼠腹腔注射的LD_{50}为25.1 mg/kg,此剂量可致肺出血和肝脂肪变性。

【药性】《全国中草药汇编》:"微甘、淡,寒。"

【功用主治】《全国中草药汇编》:"清热凉血,解毒消肿。主治痢疾,目赤肿痛,丹毒,痔疮肿痛;外用治象皮肿。"

【用法用量】 内服:煎汤,15~30 g。外用:煎汤洗。

1547 白花鹅掌柴 bái huā é zhǎng chái (《广西药用植物名录》)

【异名】 汉桃叶(《中华人民共和国药典》1977年版),广西鹅掌柴、七叶莲(《广西药用植物名录》)。

【基原】 为五加科鹅掌柴属植物白花鹅掌柴的根或茎、叶。

【原植物】 白花鹅掌柴 *Schefflera leucantha* Vig. [*S. kwangsiensis* Merr. ex Li] 又名:广西鸭脚木(《广西植物名录》)。

灌木,高约2 m。有时攀缘状。小枝干时有纵皱纹,无毛;节间短,长1~1.5 cm。叶有小叶5~7;叶柄长4~8 cm,幼时密生短柔毛,后变无毛;小叶片革质,长圆状披针形,稀椭圆状长圆形,长6~9 cm,宽1.5~3 cm,先端渐尖,基部楔形,边缘全缘,反卷,两面均无毛。圆锥花序顶生,长约12 cm,分枝很少,多呈伞房状;花瓣5,无毛;雄蕊5,花丝短;子房下位,5室,无花柱;花盘稍隆起。果实卵形,有5棱,黄红色。花期4月,果期5月。

生于林下或石山上。分布于广东、广西等地。

【栽培】 生物学特性 喜阴凉湿润的环境。对土壤要求不严,但以疏松、肥沃的砂质壤土种植为宜。

繁殖方法 种子繁殖或扦插繁殖。种子繁殖:5~6月果实成熟时随采随播,苗高5~7 cm时移植1次,次年即可定植。扦插繁殖:春季进行,选二年生枝条,剪成12~15 cm长段,插入土中或细沙中。

田间管理 生长期间,于春、秋季各施追农家肥1次。

【采收加工】 全年可采,鲜用或晒干。

【药材】 白花鹅掌柴 *Schefflerae kwangsiensis Caulis seu Folium* 主产于广西。

性状 茎枝呈圆柱形,常斜切成厚片或段。外表面灰白色至淡黄棕色,具纵皱纹及点状皮孔。有时可见环状叶痕,栓皮常片状脱落,体稍轻,质坚实。断面黄白色,皮部薄,木部宽广,放射状纹理明显,髓部质松或成空洞。叶多切碎,完整小叶片革质,长圆形至披针形,先端渐尖,基部楔形,全缘并稍向下反卷。上面灰绿色或灰棕色,下面色略淡。中脉及羽状侧脉于上、下面凸出。气微,味微苦、涩。

鉴别 (1) 茎枝横切面:木栓细胞10列,其外面常有表皮细胞与厚的角质层。皮层外侧有1~3列石细胞环带,内侧有众多分泌道;尚有外韧型维管束,其外侧有纤维群。中柱鞘纤维木化,排成新月形,位于韧皮部外侧。韧皮部筛管常颓废,散有分泌道。形成层环状。木质部导管直径40~50 μm,射线宽1~4细胞,木化,具壁孔。髓宽广,散有分泌道,近木质部处数列细胞木化,中心区细胞木化或非木化。薄壁细胞含草酸钙簇晶与方晶。

叶横切面:上、下表皮细胞各1列,外被角质层,上表皮下有下皮细胞1列,直径较表皮细胞大3~4倍;下表皮有气孔。中脉上、下表皮内方各有数层厚角细胞。栅栏组织通过中脉,栅栏细胞短,类长方形,2~3列;海绵组织疏松。叶肉组织中偶有分泌道。维管束外韧型,外围纤维群。分泌道散在;薄壁细胞含草酸钙簇晶和方晶。

(2) 取本品粉末0.5 g,以乙醇回流提取,滤过,滤液浓缩至1 ml。取滤液点于滤纸上,喷以高锰酸钾-碳酸钠溶液,斑点显黄色至浅棕色(检查有机酸);取滤液点于滤纸上,喷以0.2%茚三酮试液,加热后显紫红色(检查氨基酸)。

【药性】 微苦、涩,温。

【功用主治】《广西民族药简编》:"根、茎水煎服,治风湿性心脏病,经前腹痛,感冒;水煎,冲酒服,治风湿腰痛;水煎服兼洗身,治水肿;捣烂敷患处,治骨折;捣烂敷伤口周围,治毒蛇咬伤。"

【用法用量】 内服:煎汤,9~15 g;或泡酒。外用:煎汤洗;或鲜品捣敷。

【宜忌】《广西民族药简编》:"孕妇忌用或慎用。忌吃鱼肉、鹅肉、西洋鸭肉。用治胃痛时,忌吃酸、辣食物和烟、酒。"

1548 白杨树根皮 bái yáng shù gēn pí (《四川中药志》)

【基原】 为杨柳科杨属植物山杨的根皮。

【原植物】 参见"白杨树皮"条。

【采收加工】 冬、春季采挖,趁鲜剥取根皮,晒干。

【药性】 苦,平。

1.《分类草药性》:"性涩,微苦。"

2.《四川中药志》1960年版:"性平、微温,味苦、辛,无毒。"

【功用主治】 清热,止咳,利湿,驱虫。主治肺热咳喘,淋浊,白带,妊娠下痢,蛔虫病。

1.《分类草药性》:"治男子白浊,淋,虚咳,清火,白带。"

2.《四川中药志》1960年版:"祛蛔虫,止腹痛。治肺热咳喘,妊娠下痢。"

【用法用量】 内服:煎汤,9~18 g。外用:煎水洗。

【宜忌】《四川中药志》1960年版:"无湿热瘀滞者勿用。"

【选方】 1. 治肺热咳嗽 (白杨树根皮)配地麦冬、肺经草、白茅根、枇杷叶。水煎服。

2. 治白浊淋症 (白杨树根皮)60 g。泡醪糟汁服。(1、2方出自《四川中药志》1960年版)

1549 白果槲寄生 bái guǒ hú jì shēng (《新华本草纲要》)

【异名】 欧寄生(《全国中草药汇编》)。

【基原】 为桑寄生科槲寄生属植物卵叶槲寄生的带叶茎枝。

【原植物】 卵叶槲寄生 *Viscum album* L. var. *meridianum* Danser [*V. album* L. subsp. *meridianum* (Danser) Long] 又名:阔叶槲寄生、寄生草(《云南植物志》)。

灌木,高约0.5 m。茎、枝均圆柱状,二歧或多歧分枝,枝的节间长 3～7 cm，粗 2.5～6 mm。叶对生，厚革质；叶柄长约 5 mm；叶片倒卵形，长 3～5 cm，宽 1.5～2.5 cm，先端近圆形，基部楔形。雌雄异株；雄花序聚伞状，顶生；苞片三角形；雄花花蕾时近球形，萼片 4 枚，三角形；花药椭圆形；雌花序聚伞式穗状，顶生或腋生于茎叉状分枝处，总花梗具花 3～5 朵；苞片三角形；雌花花蕾时卵球形；萼片 4 枚，三角形；柱头乳头状。浆果椭圆形，宿存花柱黄色，果皮平滑。花期 11 月至翌年 3 月，果期 7～11 月。

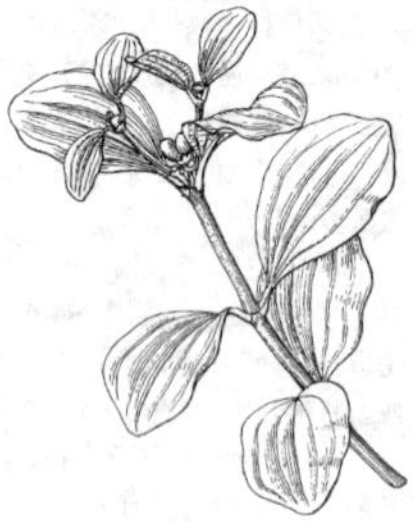
卵叶槲寄生

生于海拔 1 300～2 700 m 的山地阔叶林中，寄生于樱桃、花楸、核桃、云南鹅耳枥等植物上。分布于云南、西藏等地。

【采收加工】 全年可采，扎成束，晾干。

【药理】 1. 增强免疫功能　给小鼠腹腔注射新鲜非发酵的白果槲寄生植物汁 10 mg/kg，隔不同时间进行胶体碳清除率测定。开始时对单核吞噬细胞系统无影响，48 小时后吞噬细胞指数明显增加，于 120 小时恢复正常；注射植物汁 24 小时脾脏重量减少，48 小时增加，120 小时恢复正常。将绵羊红细胞(SRBC)和植物汁(10 mg/kg)或多糖组分(120 mg/kg)给小鼠腹腔注射，免疫 3 日后 IgM 抗体生成显著增加，在第五日和第九日脾脏内的 IgM-PFC 数量也明显增加。将 SRBC 与不同剂量的植物汁混合，给小鼠皮下注射，于 5 日后可引起迟发型超敏反应。白果槲寄生提取液还能促进特异性和非特异性免疫功能。

2. 抗肿瘤作用　白果槲寄生的主要成分蛋白质、多糖和脂类，对肿瘤细胞有直接抑制作用。体外实验表明，白果槲寄生蛋白质对恶性肿瘤细胞起着其他细胞抑制剂起不到的特殊作用。

毒性　白果槲寄生植物汁小鼠腹腔注射的 LD_{50} 约为 32 mg/kg，其多糖组分小鼠腹腔注射的一次耐受量大于 2.25 g/kg。

【药性】 甘、苦，平。

【功用主治】 祛风湿，强筋骨，催乳。主治风湿痹痛，筋骨痿弱，腰痛腿软，产后乳汁稀少。

【用法用量】 内服：煎汤，15～30 g；或炖肉服。

1550 白绿叶果实 bái lǜ yè guǒ shí (《云南中草药》)

【基原】 为胡颓子科胡颓子属植物白绿叶的果实。

【原植物】 参见“白绿叶”条。

【采收加工】 4～5 月采收成熟果实，晒干。

【药性】 《云南中草药》：“甘、酸。”

【功用主治】 《云南中草药》：“主治腹泻，小儿疳积。”

【用法用量】 内服：煎汤，15～24 g；或研末。

【选方】 治急性肾炎　小羊奶果 3 g，黄柏、黄连各 1.5 g。共研细末，温开水送服，每日 3 次。(《云南中草药》)

1551 白皮锦鸡儿花 bái pí jǐn jī ér huā (《全国中草药汇编》)

【异名】 金雀花(《新疆中草药》)，锦鸡儿花(《新疆中草药手册》)。

【基原】 为豆科锦鸡儿属植物白皮锦鸡儿的花。

【原植物】 参见“白皮锦鸡儿”条。

【采收加工】 4～5 月花将开放时采收，晒干。

【药性】 《新疆中草药》：“甘，微温。”

【功用主治】 止咳，化滞，祛风止痛。主治肺虚久咳，小儿疳积，肝阳头痛眩晕，跌打损伤。《新疆中草药》：“祛风平肝，止咳。”

【用法用量】 内服：煎汤，3～9 g；或浸酒。

【选方】 1. 治肺虚久咳，小儿疳积　锦鸡儿花 9 g。炖鸡蛋服。(《新疆中草药》)

2. 治跌打损伤　锦鸡儿花 120 g，桑枝 120 g，红花 15 g，独活 15 g，白酒 500 g。浸泡 7 日后，每日饮酒 9～15 g。(《新疆中草药手册》)

1552 瓜子金 guā zǐ jīn (《植物名实图考》)

【异名】 丁蒿、苦远志(《滇南本草》)，金锁匙、神砂草、地藤草(《植物名实图考》)，远志草(《分类草药性》)，竹叶地丁(《浙江中草药手册》)，铁线风、瓜子莲、女儿红(《湖南药物志》)，小丁香、蓝花地丁(《云南中草药选》)，金牛草(《全国中草药汇编》)，直立地丁、紫花地丁、苦草(《云南药用植物名录》)，七寸金、蚋仔草、铁钓竿(《台湾药用植物志》)，铁甲草(《福建药物志》)，紫金花(《广西药用植物名录》)。

【基原】 为远志科远志属植物瓜子金的根及全草。

【原植物】 瓜子金 *Polygala japonica* Houtt.　又名：卵叶远志(《广东植物志》)。

多年生草本，高 15～20 cm。茎绿褐色，直立或斜生。枝有纵棱，圆柱形，被有卷曲短柔毛。单叶互生；黄褐色，被短柔毛；叶纸质至近革质，卵形，绿色，先端钝，基部圆形至阔楔形，全缘，反卷；主脉在上表面凹陷，侧脉 3～5 对。花两性，总状花序与叶对生；花少，具早落披针形小苞片；萼片 5，宿存；花瓣 3，白色至紫色；雄蕊 8，花丝合生成鞘，花药卵形，顶孔开裂；子房倒卵形，具翅，花柱肥厚，弯曲，柱头 2。蒴果绿色，圆形，阔翅。种子卵形，黑色，密被白色短柔毛。花期 4～5 月，果期 5～7 月。

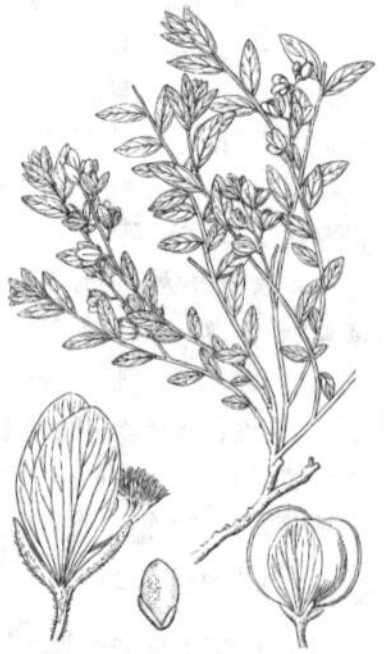
瓜子金

生长于海拔 800～2 100 m 的山坡或田埂上。分布于华北、东北、华东、中南、西南、西北和台湾等地。

【栽培】 生物学特性　喜温暖湿润的气候。是一种既喜阳而又具较耐旱的植物。对土壤要求不严，以排水良好、肥沃而疏松的砂质壤土上生长较好。重黏性土栽培生长不良。

繁殖方法　用种子或根状茎繁殖。种子繁殖：夏末秋初，种子成熟，可随采随播。将采回的鲜果，除去果皮，即可秋播。撒播，覆土 1 cm，上盖一层稻草。第二年春开始出苗时取去稻草，并注意浇水保湿，出苗 1 个半月左右，当苗高 15 cm 时，选阴雨日或每日午后移栽，行株距 30 cm×15 cm。根状茎繁殖可于春、秋进行。

【采收加工】 8～10 月采集全草，晒干。

【药材】 瓜子金 *Polygalae Japonicae Herba*　主产于安徽、浙江、江苏等地。

性状　根圆柱形，稍弯曲，表面黄褐色，有纵皱纹，质硬，断面黄白色。茎少分枝，灰绿色或灰棕色，被细柔毛。叶皱缩，展平后呈卵形或卵状披针形，侧脉明显，先端短尖，基部圆形或楔形，全缘，灰绿色；叶柄短，有柔毛。总状花序腋生，最上的花序低于茎的顶端；花多皱缩。蒴果圆而扁，具较宽翅，边缘无缘毛，萼片宿存。种子扁卵形；褐色，密被柔毛，基部有 3 长裂的种阜。气微，味微辛苦。

鉴别　(1) 叶表面观：下表皮细胞垂周壁波状弯曲，平周壁具角质纹理，气孔不定式或不等式，副卫细胞 4～6 个。上表皮细胞垂周壁稍波状弯曲，平周壁具角质纹理，气孔极少。非腺毛单细胞，少数有2细胞，常弯曲，外壁有疣状突起，顶端常具有一凸头。叶肉薄壁细胞中含草酸钙簇晶。

(2) 取本品粗粉0.5 g，置带塞试管中，加热水10 ml，用力振摇1分钟，即生成持续性泡沫，放置30分钟仍不消失(检查皂苷)。

【成分】 根含三萜皂苷，远志醇(polygalitol)及四乙酸酯(tetracetylpolygalitol)。

地上部分含皂苷瓜子金皂苷(polygalasaponin)甲、乙、丙、丁与瓜子金皂苷(polygalasaponin) Ⅰ-ⅪⅩ。

叶含山柰酚-3-*O*-6″-*O*-(3-羟基-3-甲基-戊二酰基)葡萄糖苷〔kaempferol-3-*O*-6″-*O*-(3-hydroxy-3-methylglutaryl) glucoside〕，紫云英苷(astragalin)，山柰酚-3-(6″-乙酰基)葡萄糖苷〔kaempferol 3-(6″-acetyl) glucoside〕，山柰酚-3，7-二葡萄糖苷(kaempferol-3，7-diglucoside)。

【药理】 1. 镇静催眠作用　瓜子金水煎剂0.5～1.0 g/kg腹腔注射，对小鼠的自由活动有显著的抑制作用，对巴比妥钠有协同作用，但不能延长睡眠时间，亦无对抗咖啡因的惊厥作用。

2. 溶血作用　已开花植株的根及地上部分的5%浸液均有溶血作用；根的溶血作用与远志根(全远志)的溶血作用相当。

毒性　瓜子金水煎剂给小鼠腹腔注射的LD_{50}为1.7 g/kg；口服LD_{50}为46±5.84 g/kg。给小鼠腹腔注射瓜子金煎剂1.0 g/kg时，即出现中毒症状，表现为伏地不动，活动减少，四肢无力，不能攀爬。但经24小时后仍能存活。剂量增加症状更为明显，呼吸渐弱，最后死亡。

【药性】 苦、微辛，平。归肺、肝、心经。

1.《生草药性备要》："味甘，性平。"

2.《分类草药性》："性热。"

3.《贵阳民间草药》："辛、苦，平。无毒。"

4.《江西草药》："性寒，味苦。"

【功用主治】 祛痰止咳，散瘀止血，宁心安神，解毒消肿。主治咳嗽痰多，跌打损伤，风湿痹痛，吐血便血，心悸失眠，咽喉肿痛，痈肿疮疡，毒蛇咬伤。

1.《生草药性备要》："理跌打，去瘀生新；能接骨续筋，止痛消肿，散毒。"

2.《植物名实图考》："破血，起伤，通关。"

3.《分类草药性》："走表散寒，治头风，开胃进食。"

4.《中国药用植物志》："根：镇咳祛痰，与远志同类；全草：治蛇咬。"

5.《民间常用草药汇编》："除湿健胃，治怔忡、黄疸。外用捣涂，消疮毒红肿。"

6.《四川中药志》1960年版："止血崩，治跌打损伤，肠风下血，淋病，痨伤咳嗽。"

7.《中国药用植物图鉴》："根：为镇静、祛痰剂，能益智安神，散郁化痰，消痈肿。治支气管炎，肺炎，咳嗽多痰，惊悸，健忘，痈疽疮肿，喉痹。"

8.《云南中草药》："主治流感，偏头痛，小儿高热，麻疹不透，小儿疳积，疟疾。"

9.《台湾药用植物志》："治健忘，梦遗，阳痿。"

【用法用量】 内服：煎汤，6～15 g，鲜品30～60 g；或研末；或捣汁；或浸酒。外用：捣敷，或研末调敷。

【选方】 1. 治妇女月经不调，或前或后　瓜子金7株，加白糖60 g，捣烂绞汁，经后3日服之。(《泉州本草》)

2. 治咽喉肿痛，扁桃体炎　鲜瓜子金30 g。切碎捣烂，加冷开水1碗绞汁，频频含咽。

3. 治淋巴结炎　瓜子金、百蕊草各15 g，抱石莲12 g。煎水服。

4. 治毒蛇咬伤　鲜瓜子金30～60 g。加冷开水绞汁服。另将药渣加生半夏1粒，捣烂敷伤口。(2～4方出自《安徽中草药》)

5. 治疟疾　瓜子金(鲜)18～30 g。酒煎，于疟发前2小时服。(《江西草药》)

【临床报道】 治疗失眠　取瓜子金50 g(或鲜品100 g)，煎煮2次，浓缩后加单糖浆适量，使成50 ml。临睡前顿服。治疗各精神病引起的失眠症160例次，结果：有效(服药后睡眠时间达4小时以上)146例次，其中睡眠时间达6小时以上者114例次(78.08%)。多数在服药30分钟后入睡。未见不良副作用。

1553 瓜子藤 guā zǐ téng (《福建民间草药》)

【异名】 念珠藤(《广州植物志》)，阿利藤、瓜子英、过山香、春根藤(《福建民间草药》)，瓜子金(《浙江中药资源名录》)，七里香(《福建中草药》)，香藤(《福建药物志》)，猪油藤(《浙江药用植物志》)。

【基原】 为夹竹桃科链珠藤属植物链珠藤的根及全株。

【原植物】 链珠藤 *Alyxia sinensis* Champ. ex Benth.

灌木，藤状，高约3 m。叶对生或3枚轮生；叶片圆形或卵圆形，先端圆形或微凹，边缘反卷。聚伞花序腋生或近顶生；花小；花5数；花萼裂片卵圆形，近钝头，内面无腺体；花冠先淡红色后变白色，花冠筒长2.3 mm，花冠裂片卵圆形；雄蕊长约1.5 mm；子房具长柔毛。核果卵形，2～3颗组成链珠状。花期4～9月，果期5～11月。

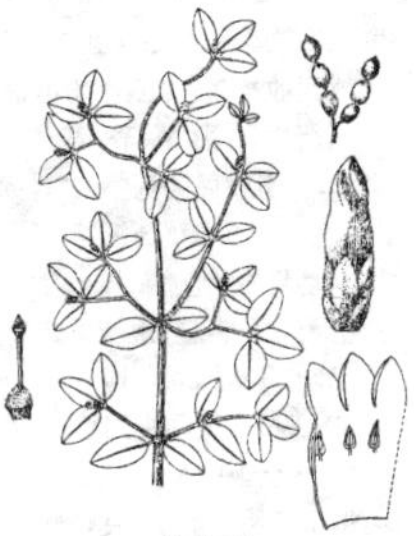

链珠藤

生于矮林或灌木丛中。分布于浙江、福建、江西、湖南、广东、广西、海南、贵州等地。

【采收加工】 7～10月采收，切段，晒干。

【药性】 辛、微苦，温，小毒。

1.《全国中草药汇编》："辛、微苦，温。"

2.《福建药物志》："有小毒。"

【功用主治】 祛风除湿，活血止痛。主治风湿痹痛，血瘀经闭，胃痛，泄泻，跌打损伤，湿脚气。

1.《福建药物志》："祛风行气，燥湿健脾，通经活络。主治风湿关节痛，腰痛，湿脚气，泄泻，闭经，产后风，跌打损伤。"

2.《浙江药用植物志》："理气止痛。主治胃寒疼痛，消化不良。"

【用法用量】 内服：煎汤，15～30 g；或浸酒。

【宜忌】 《福建药物志》："孕妇及体质阴虚者忌用。"

【选方】 1. 治风湿性关节痛　阿利藤根30～45 g，猪蹄1只。酌加酒、水各半，炖服。(《福建民间草药》)

2. 治跌打损伤，经闭　阿利藤、鸡血藤各125 g。浸米酒，早、晚各温服1次。(《福建药物志》)

3. 治胃痛，消化不良　念珠藤全草或茎藤15～30 g。水煎服。(《浙江药用植物志》)

1554 丛毛榕根 cóng máo róng gēn (《浙江民间常用草药》)

【异名】 母猪精(《贵州民间药物》)，铁牛入石、小叶钻石风(《福建中草药》)。

【基原】 为桑科无花果属植物小果榕的根。

【原植物】 小果榕 *Ficus gasparriniana* Miq. var. *viridescens* (Lévl. et Vant.) Corner [*F. comata* Hand.-Mazz.]　又名：细叶牛奶树、石榕(《全国中草药汇编》)，丛毛榕(《浙江药用植物志》)，绿叶冠毛榕(《贵州植物志》)。

落叶灌木或小乔木。分枝棕色，弯曲，嫩枝被有白色柔毛，全株具乳汁。叶互生；叶柄长 2～5 mm；托叶三角状披针形，长达 5 mm；叶片宽披针形或倒卵状椭圆形，纸质，长 4～12 cm，宽 2～2.5 cm，基部圆钝至楔形，表面具细而紧贴的毛，深绿色，背面密被白色柔毛，淡绿色；基出侧脉；网脉明显。隐头花序单生或成对腋生，球形，被有短柔毛，基部苞片 3；雄花、瘿花生于同一花序托内，雄花花被片 4，被毛，雄蕊 2；雌花生于另一花序托内，花被片 4，柱头 2 裂。瘦果光滑。花期 9 月至翌年 4 月，果期 5～9 月。

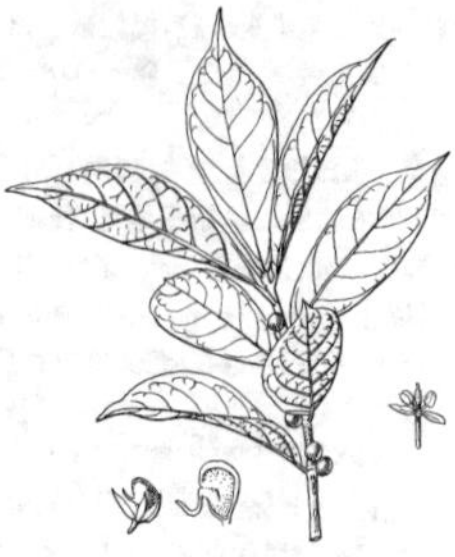

小果榕

生于海拔 500～1 700 m 的山地、丘陵、林下阴湿处或山谷、溪边、田野沟边。分布于西南及浙江、福建、湖南、广东、广西等地。

【采收加工】 全年均可采，切段或切片，晒干。

【药性】 甘、微辛，温。

1.《贵州民间药物》："性寒，味苦、辛。"

2.《全国中草药汇编》："甘、微辛，温。"

【功用主治】 祛风，健脾，利湿。主治风湿痹痛，急惊风，劳倦乏力，消化不良，脾虚带下。

1.《贵州民间药物》："镇惊，祛风。"

2.《浙江民间常用草药》："补肾亏，强筋骨。"

3.《全国中草药汇编》："祛风行气，健脾利湿。主治关节风湿痛，劳倦乏力，消化不良，胸闷，白带，痈疽，溃疡不易收口。"

【用法用量】 内服：煎汤，30～120 g。外用：煎水洗。

【选方】 1. 治关节风湿痛　丛毛榕干根 60～90 g，酒水或加猪脚同炖服。(《福建中草药》)

2. 治劳倦乏力　丛毛榕干根 30 g。水煎，或加墨鱼 1 只同炖服。

3. 治痈疽溃疡不易收口　丛毛榕干根 120 g，或加羊肉同煎服。(2、3 方出自《福建中草药》)

1555 冬瓜 dōng guā (《本草经集注》)

【异名】 白瓜、水芝(《本经》)，蓏(《广雅》)，蔬垣(《广志》)，白冬瓜(《别录》)，地芝(《神仙本草》)，濮瓜(孟诜)，蔬蓏(《群芳谱》)，东瓜(《瀛涯胜览》)，枕瓜(《中国药用植物志》)。

【基原】 为葫芦科冬瓜属植物冬瓜的果实。

【原植物】 冬瓜 *Benincasa hispida* (Thunb.) Cogn. [*B. cerifera* Savi]

一年生草本，蔓生或架生，全株被有黄褐色硬毛、长柔毛。茎有棱沟，长约 6 m。单叶互生；叶柄粗壮，长 5～20 cm；叶片肾状近圆形，宽 15～30 cm，5～7 浅裂或有时中裂，裂片宽卵形，先端急尖，边缘有小齿，基部深心形，叶脉网状。卷须生于叶腋，2～3 歧。花单性，雌雄同株；花单生于叶腋；花萼管状，裂片三角卵形，边缘有锯齿，反折；花冠黄色，5 裂至基部，外展；雄花有雄蕊 3，花丝分生，花药卵形；雌花子房长圆筒形，柱头 3，扭曲。瓠果大，肉质，长圆柱状或近球形，表面有硬毛和蜡质白粉。种子多数，卵形，白色或淡黄色，压扁。花期 5～6 月，果期 6～8 月。

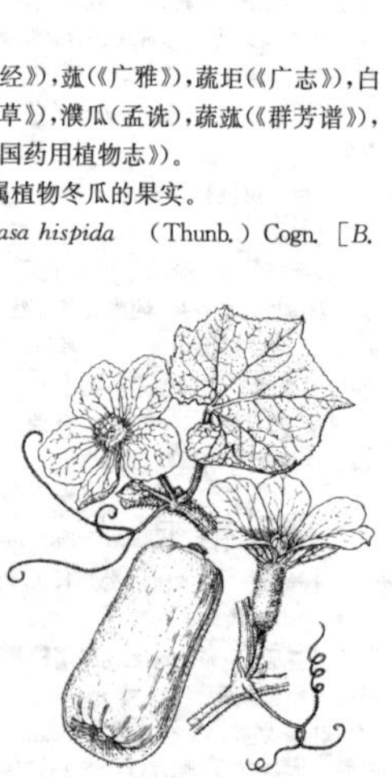

冬　瓜

全国各地均有栽培。

本植物的种子(冬瓜子)、外层果皮(冬瓜皮)、果瓤(冬瓜瓤)、叶(冬瓜叶)、藤茎(冬瓜藤)亦供药用，另设专条。

【采收加工】 7～8 月，果实成熟时采摘。

【成分】 冬瓜每 500 g 含蛋白质 1.5 g，糖 8 g，粗纤维 15 g，灰分 1.1 g，钙 72 mg，磷 45 mg，铁 1.1 mg，胡萝卜素(carotene)0.04 mg，硫胺素(thiamine)0.04 mg，核黄素(riboflavine)0.08 mg，烟酸(nicotinic acid)1.1 mg，维生素(vitamin)C 61 mg。还含有羽扇豆醇(lupeol)，乙酸羽扇豆醇酯(lupeol acetate)，β-谷甾醇(β-sitosterol)，β-谷甾醇乙酸酯(β-sitosterol acetate)。

【药性】 甘、淡，微寒。归肺、大小肠、膀胱经。

1.《别录》："味甘，微寒。"

2.《本草经集注》："性冷利。"

3.《宝庆本草折衷》："味甘，平，微寒，无毒。"

4.《滇南本草》："性平和，味甘淡，入肺、脾二经。"

5.《雷公炮制药性解》："入脾、胃、大、小肠四经。"

6.《食物本草》："味甘，温。"

7.《玉楸药解》："味酸、甘，微寒。入手太阴肺、足太阳膀胱经。"

8.《本草再新》："入心、脾二经。"

【功用主治】 利尿，清热，化痰，生津，解毒。主治水肿胀满，淋证，脚气，痰喘，暑热烦闷，消渴，痈肿痔漏；并解丹石毒、鱼毒、酒毒。

1.《别录》："主治小腹水胀，利小便，止渴。"

2.《本草经集注》："解毒，消渴，止烦闷。"

3.《食疗本草》："益气耐老，除胸心满，去头面热。"

4.《日华子》："治胸膈热，消热毒痈肿，切摩痱子。"

5.《本草衍义》："治发背及一切痈疽。削一大块置疮上，热则易之，分散热毒气。"

6.《滇南本草》："润肺，消热痰，止咳嗽，利小便。治痰吼气喘，姜汤下。又解远方瘴气，又治小儿惊风。"

7.《品汇精要》："解鱼中毒。"

8.《药性切用》："泻热消肿，利水益脾。"

9.《重庆堂随笔》："凉而润肺，甘能养胃，极清暑湿，止烦渴，利二便，消胀满，治暑湿霍乱泻痢有殊功。"

10.《本草再新》："清心火，泻脾火，利湿去风，消肿止渴，解暑化热。"

11.《随息居饮食谱》："清热，养胃，生津，涤秽，除烦，消痈，行水，解鱼、酒毒。孕妇常食，泽胎化毒，令儿无病。"

【用法用量】 内服：煎汤，60～120 g；或煨熟；或捣汁。外用：捣敷；或煎水洗。

【宜忌】 脾胃虚寒者不宜过食。

1. 孙真人："九月勿食被霜瓜，成反胃病。"

2.《食疗本草》："热者食之佳，冷者食之瘦人。煮食练五脏，为其下气故也。欲得体瘦轻健者可长食之，欲得肥则勿食也。"

3.《本草经疏》："若虚寒肾冷、久病滑泄者不得食。"

4.《随息居饮食谱》："冷食则滑肠耳。"

5. 费伯雄《食鉴本草》："多食动胃火，令人牙龈齿痛。"

【选方】 1. 治十种水气，浮肿喘满　用冬瓜一枚，先于头边切一盖子，取去中间瓤不用，以赤小豆水淘净，倾满冬瓜中，再用盖子合了，用竹签签定，以麻线系，纸筋、黄泥固济，窨干，用糯糠两大箩，埋冬瓜在内，以火着糠内煨之，候火尽取出，去泥刮冬瓜令净，薄切作片子，并豆一处焙干。上为细末，水煮面糊为丸，如梧桐子

大。每服五十丸，煎冬瓜子汤送下，不拘时候，小便利为验。(《杨氏家藏方》冬瓜丸)

2. 治下肢虚肿　冬瓜肉 150 g，黑鱼 1 条约 500 g(去除内脏及腮，洗去血渍)，加水 1 000 ml 及适量姜、葱白、盐，加热至沸后改文火煮 1 小时，冬瓜、鱼、汤一起服用，隔日 1 剂。〔中国民间疗法，2003，(4)：57〕

3. 治热淋，小便涩痛，壮热，腹内气壅　冬瓜一斤，葱白一握，去须细切，冬麻子半升。上捣麻子，以水二大盏绞取汁，煮冬瓜、葱白作羹，空腹食之。(《圣惠方》冬瓜羹)

4. 治老人消渴烦热，心神狂乱，躁闷不安　冬瓜半斤去皮，豉心二合绵包，葱白半握。上以和煮作羹，下五味调和，空心食之，常作粥佳。(《养老奉亲书》冬瓜羹)

5. 治消渴能饮水，小便甜，有如脂麸片，日夜六七十起　冬瓜一枚，黄连十两。上截瓜头去瓤，入黄连末，火中煨之，候黄连熟，布绞取汁，一服一大盏，日再服，但服二三枚瓜，以差为度。一方云以瓜汁和黄连末，和如梧桐子大，以瓜汁空肚下三十丸，日再服，不瘥，增丸数。忌猪肉、冷水。(《外台》引《近效方》)

6. 治哮喘　未脱花蒂的小冬瓜一个，剖开填入适量冰糖，入蒸笼内蒸取水，饮服三四个即效。(《中医秘验方汇编》)

7. 面黑令白　冬瓜一个。竹刀去皮切片，酒一升半，水一升，煮烂滤去滓，熬成膏，瓶收。每夜涂之。(《圣济总录》)

【各家论述】 1.《本草发挥》："丹溪云：冬瓜性急而走，久病与阴虚者忌之，衍义以其分散痈疽毒气，有从于走而性急也。"

2.《本草经疏》："冬瓜内禀阴土之气，外受霜露之侵，故其味甘，气微寒而性冷利，无毒。水属阴，瓜性亦属阴，气类相从，故能利小便，除小腹水胀也。甘寒解胃中之热，故又能止渴也。"

3.《本草备要》："冬瓜，日食常物，于诸瓜中尤觉宜人，且其味甘而不辛，何以见其性急而走也乎？"

4.《本草述钩元》："苦瓠与冬瓜皆行水，而苦瓠宣阳，冬瓜达阴，何则？冬瓜以三月生苗，直至六七月开黄花结实，是其气所结者，在三阴进气之土，故有甘味也。已结实矣，又直待金气尽而水气盛，被霜始采，以成其味之甘及寒之微焉，岂非水得土以为主，土得水以为用，而致阴气之通利，故能除水胀，利小便，下气止渴消热毒，以成其走而性急之冷利也乎？"

1556 **冬菇** dōng gū
(刘波《中国药用真菌》)

【异名】 构菌、金钱菌、毛脚金钱菌、冻菌(刘波《中国药用真菌》)，朴菰(《中国药用真菌图鉴》)，冬蘑(《东北药用植物》)，金针菇(《云南中药资源名录》)。

【基原】 为白蘑科小火焰菌属真菌冬菇的子实体。

【原植物】 冬菇 *Flammulina velutipes* (Curt. ex Fr.) Sing. [*Agaricus velutipes* Curt.; *Collybia velutipes* (Curt. ex Fr.) Quél.] 又名：毛柄金钱菌(《真菌名词及名称》)。

菌盖宽 2～7 cm，扁半球形，肉质，淡黄褐色或黄褐色，中部深肉桂色，边缘乳黄色；盖缘初时内卷，后波状或上翘。菌肉厚，白色或略黄色，味美。菌褶弯生，密至稍稀，幅宽，不等长，白色至乳白色或稍带黄色。菌柄长 5～8 cm，粗 5～8 mm，圆柱形，韧，表皮骨质，脆，内部纤维质，顶部黄色，向下有黄褐色至深黑褐色短绒毛。孢子印白色。囊状体少，散生，梭形至棒状，(40～55) μm×(10～12)μm。

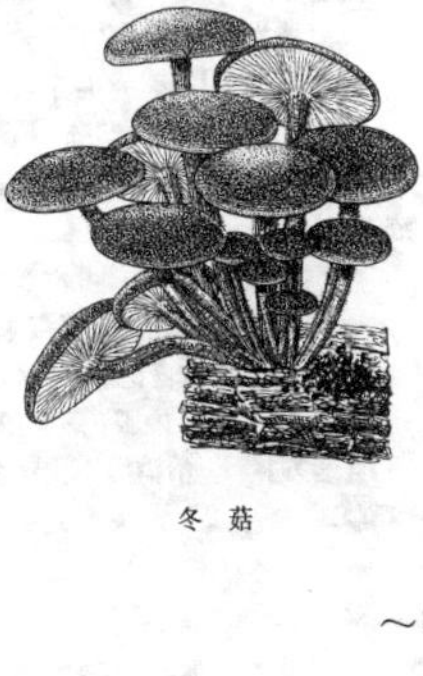
冬　菇

生于阔叶树枯干、倒木和伐桩上。分布于华北、东北、西北及浙江、福建、江西、河南、广西、四川、云南、西藏等地。

【采收加工】 当菌柄长度达 13～15 cm、菌盖直径 0.5～1.5 cm 时即可采收，采收后晒干备用。

【药材】 冬菇 *Flammulinae Velutipis Fructificatio*　产于吉林、河北、山西、内蒙古、江苏、湖南、广西、陕西、甘肃、青海、四川、云南、西藏等地。

性状　菌盖肉质，半球形或扁平状，中央下凹，黄褐色或栗壳色，有光泽。菌肉类白色或淡棕色。菌褶较疏，长短不一，白色或象牙色。菌柄圆柱形，稍弯曲，上部黄褐色，下部密生黑褐色绒毛，脆骨质，内部松软。气微，味淡。

【药理】 1. 抗肿瘤作用　金针菇(冬菇)多糖对小鼠移植性肉瘤 S_{180}、肝癌 H_{22} 和 Lewis 肺癌均有明显的抗肿瘤活性，其作用强度与云芝多糖相近，它可抑制肿瘤生长，使肿瘤坏死程度增加，糖原含量减少，并使肿瘤组织酸性非特异性酯酶活力下降。小鼠每日腹腔注射金针菇多糖 5 mg/kg，连续 10 日，能明显抑制皮下接种的小鼠肉瘤 S_{180} 实体瘤在昆明种小鼠体内的生长，抑瘤率为 39.5%～40%。从金针菇中分离得到多糖 PA3DE(相对分子质量 54 万)和 PA5DE(相对分子质量 47.1 万)对小鼠肉瘤 S_{180} 的抑制率分别为 50.2%和 46.7%。此外，对金针菇多糖进行分离和纯化，还得到 EA_3、EA_5、EA_6 和 EA_7 四个组分，其中 EA_3 和 EA_5 对小鼠肉瘤 S_{180} 的抑制率分别为 82%和 84%。EA_6 可增强小鼠白血病 L_{1210} 疫苗对小鼠的抗肿瘤免疫，延长再接种 1 000 个小鼠白血病 L_{1210} 细胞小鼠的寿命。口服 EA_6 可增强荷瘤 S_{180} 小鼠脾细胞抗绵羊红细胞(SRBC)抗体 IgM 的产生和迟发性过敏反应，当与肿瘤冷冻疗法同用时，此种增强体液和细胞免疫的作用更为显著，可增强冷冻疗法的作用。另从金针菇菌丝体中分离得到一种弱酸性含 90%以上蛋白质，相对分子质量约为 1.3 万的糖蛋白(proflamin)有显著的抗癌活性，它对 B_{16} 黑色素瘤和腺癌 755 有明显作用，但不具细胞毒作用，小鼠口服该蛋白未见任何明显毒副作用。金针菇子实体柄中含有一种蛋白多糖，在每日 10 mg/kg，连续 10 日剂量下，其对小鼠肉瘤 S_{180} 的抑制率为 62.3%。

2. 对免疫功能的影响　金针菇多糖 0.5～10 μg/ml 能显著促进刀豆素 A(Con A)诱导的正常大鼠脾淋巴细胞增殖及白介素-2(IL-2)的产生，但大剂量(50 μg/ml)对 IL-2 的产生有抑制作用，金针菇多糖也能对抗免疫抑制剂氢化可的松对 IL-2 产生的抑制作用，使受抑淋巴细胞产生 IL-2 的能力部分恢复。

3. 抗疲劳作用　服用金针菇一定时间的小鼠，其乳酸脱氢酶活力、肌糖原、肝糖原含量均显著增加，游泳运动后血乳酸水平及血清尿素氮含量明显降低，运动后恢复期血乳酸清除率显著升高，表明金针菇有增强机体运动负荷的适应性、抵抗疲劳产生和加速疲劳消除的作用。

4. 对血液系统的影响　从金针菇中分离到一种蛋白酶，在体内外具有抑制大鼠血浆凝集和促进纤溶的作用，其作用呈浓度和剂量依赖性。但在体内给药时，可有短暂的促凝作用。

5. 抗炎作用　金针菇菌丝体、子实体中提取的多糖对小鼠耳郭炎症模型有抗炎作用，其抗炎活性随相对分子质量的增加而增强，且子实体多糖抗炎活性高于菌丝体多糖。

6. 其他作用　金针菇可阻抑动物因喂饲高胆固醇饲料而引起的血脂升高，金针菇还能促进大鼠血红蛋白的合成。

毒性　金针菇毒性极小，大鼠和小鼠的口服 LD_{50} 均大于 20 g/kg，连续喂食 7 日，未见任何毒性反应，Ames 试验对 TA_{97}、TA_{98}、TA_{100} 和 TA_{102} 四个菌株试验结果均为阴性，细胞遗传学检测未发现对人体外周血淋巴细胞诱发染色体畸变作用，姐妹染色体单体互换频率为阴性，剂量 15 g/kg 对大鼠骨髓细胞染色体畸变为阴性，剂量 5 g/kg 对小鼠睾丸的初级精母细胞无诱发染色体畸变作用。大鼠灌服金针菇粉 0.01、0.1、1、10、20 和 30 g/kg 六个剂量组，连续喂养 50 日，体重无明显增长，心、肝、脾、肺、肾系数均无明显差异，各脏器经病理切片观察和对照组相比均无明显病理改变。

【药性】 刘波《中国药用真菌》："性寒，味稍咸，后微苦。"

【功用主治】 刘波《中国药用真菌》："利肝脏，益肠胃，抗癌。经常食用可以预防和治疗肝脏系统及肠胃道溃疡、学龄儿童可以有效地增加身高和体重。"

【用法用量】 内服：煎汤，30～50 g。

1557 冬瓜子 dōng guā zǐ（《新修本草》）

【异名】 白瓜子（《本经》），瓜子、瓜瓣（《金匮要略》），冬瓜仁（《别录》），瓜犀（《荆楚岁时记》）。

【基原】 为葫芦科冬瓜属植物冬瓜的种子。

【原植物】 参见"冬瓜"条。

【采收加工】 食用冬瓜时，收集成熟种子，晒干。

【药材】 冬瓜子 *Benincasae Semen* 主产于河北、河南、安徽、江苏、浙江和四川等地。商品有双边和单边两种。

性状 种子长椭圆形或卵圆形，扁平，长1～1.5 cm，宽0.5～1 cm，厚约0.2 cm。表面黄白色，略粗糙，边缘光滑（单边冬瓜子）或两面外缘各有1环纹（双边冬瓜子）。一端稍尖，有2个小突起，较大的突起上有珠孔，较小的为种脐，另一端圆钝。种皮稍硬而脆，剥去种皮，可见子叶2枚，白色，肥厚，胚根短小。体轻，富油性。气无，味微甜。

鉴别 （1）种子横切面：种皮外表皮细胞1列，近栅状，壁稍厚，微木化；下皮层10余列薄壁细胞，壁微木化，具纹孔；内侧为2～3列石细胞；通气薄壁组织1列细胞，紧靠石细胞，细胞间隙较大；两端有维管束；内表皮1列细胞。珠心表皮1列细胞，外被角质层，内侧为残存的珠心及胚乳。中央有2枚子叶，细胞含脂肪油及糊粉粒。

（2）取本品粗粉1 g，加水20 ml，煮沸10分钟，放冷，滤过。取滤液，置带塞的试管中，用力振摇，产生持久性泡沫（检查皂苷）。

【成分】 冬瓜子含油14%，其中三酰甘油（triglyceride）的含量为72%～96%，所含主要脂肪酸为亚油酸（linoleic acid），油酸（oleic acid），硬脂酸（stearic acid），棕榈酸（palmitic acid），以及十八碳二烯酸（octadecadienoic acid），十八碳三烯酸（octadecatrienoic acid）等。又含脂类（lipid）。内有磷脂酰胆碱（phosphatidylcholine），磷脂酰乙醇胺（phosphatidyl ethanolamine），磷脂酰丝氨酸（phosphatidylserine），磷脂酰肌（phosphatityl inositol），神经鞘磷脂（sphingomyelin），脑苷脂（cerebroside）。还含甾醇类化合物：β-谷甾醇（β-sitosterol），菜油甾醇（campesterol），豆甾醇（stigmasterol），24-乙基胆甾-7，25-二烯醇（24-ethylcholesta-7，25-dienol），24-乙基胆甾-7，22，25-三烯醇（24-ethylcholesta-7，22，25-trienol），24-乙基胆甾-7-烯醇（24-ethylcholesta-7-enol），24-乙基胆甾-7，22-二烯醇（24-ethylcholesta-7，22-dienol），24-乙基-5-胆甾-8，22-二烯醇（24-ethyl-5-cholesta-8，22-dienol），24α-乙基-5α-胆甾-8，22-二烯醇（24α-ethyl-5α-cholesta-8，22-dienol），24β-乙基-5α-胆甾-5，25(27)-二烯醇〔24β-ethyl-5α-cholesta-8，25(27)-dienol〕，24β-乙基-5α-胆甾-8，22，25(27)-三烯醇〔24β-ethyl-5α-cholesta-8，22，25(27)-trienol〕。又含三萜类化合物：黏霉烯醇（glutinol），西米杜鹃醇（simiarenol），5，24-葫芦二烯醇（cucurbita-5，24-dienol）。去脂肪后的种子中含蛋白质25%，内有多种氨基酸。另含4个具有抑制胰蛋白酶活力的组分以及硒、铬等无机元素。

【药理】 免疫促进作用 冬瓜子热水提取后，经透析得透析内液，此液对小鼠淋巴细胞的致丝裂活性呈浓度依赖性促进作用。透析内液为B细胞致丝裂剂，有PBA（无性系B细胞激活剂）活性及佐剂活性，使PFC（空斑形成细胞）数显著增高，呈现免疫促进作用。

【炮制】 1. 冬瓜子 取原药材，簸去杂质、软子及空壳，洗净，或再切碎，晒干。

2. 冬瓜仁 取净冬瓜子，剥去果壳，取种仁，用时捣碎。

3. 炒冬瓜子 取冬瓜子，微火炒带黄色或微有香味。

饮片性状 冬瓜子参见"药材"项。炒冬瓜子形如冬瓜子，表面微黄，略具香气。

贮密闭容器中，置通风干燥处，防虫蛀及鼠咬。

【药性】 甘，微寒。归肺、大肠经。

1.《本经》："味甘，平。"

2.《别录》："寒，无毒。"

3.《长沙药解》："入手太阴肺，手阳明大肠经。"

4.《得配本草》："入足厥阴经。"

5.《本草省常》："生性平，炒性温。"

6.《本草用法研究》："甘，淡，微凉。"

7.《陕西中药志》："入脾、胃、大、小肠四经。"

【功用主治】 清肺化痰，消痈排脓，利湿。主治痰热咳嗽，肺痈，肠痈，带下，水肿，淋证。

1.《本经》："主令人悦泽，好颜色，益气不饥，久服轻身耐老。"

2.《食疗本草》："除心胸气满，消痰止烦。"

3. 崔禹锡《食经》："利水道，去淡水。"

4.《日华子》："去皮肤风，剥黑䵟，润肌肤。"

5.《滇南本草图说》："治肠痈。"

6.《本草经疏》："开胃醒脾，治热痢后重。"

7.《长沙药解》："清肺润肠，排脓决瘀。"

8.《本草省常》："生性平，清肺生津；炒性温，润肠和中。"

9.《本草撮要》："疟疾寒热，肠胃内壅，最为要药。"

10.《山西中药志》："治消渴，外治热毒痈肿。"

11.《中国药用植物图鉴》："治痔疮肿痛。"

【用法用量】 内服：煎汤，10～15 g；或研末服。外用：研膏涂敷。

【宜忌】 脾胃虚寒者慎服。

1.《得配本草》："中寒者禁用。"

2.《陕西中药志》："虚寒肾冷，久病滑泻者忌用。"

【选方】 1. 治肺痈，吐如脓 锉苇一升，薏苡仁半升，桃仁五十个（去皮尖两仁者），瓜瓣半升。上㕮咀。以水一斗，先煮苇令得五升，去滓，悉纳诸药，煮取二升，分二次服。（《古今录验》苇茎汤）

2. 治消渴不止，小便多 干冬瓜子、麦门冬、黄连各二两。水煎饮之。（《摘玄方》）

3. 治白带 冬瓜子100 g，金银花80 g，土茯苓80 g。碎成细粉，过筛，混匀，备用。每日2～3次，每次3～5 g，水煎服。（《实用蒙药学》）

4. 治男子五劳七伤，明目 白瓜子七升，绢袋盛，搅沸汤中三遍，暴干；以酢五升浸一宿，暴干；治下筛。酒服方寸匕，日三服之。（《千金方》）

1558 冬瓜叶 dōng guā yè（《日华子》）

【基原】 为葫芦科冬瓜属植物冬瓜的叶。

【原植物】 参见"冬瓜"条。

【采收加工】 6～8月采收，阴干或鲜用。

【药性】 苦，凉。归肺、大肠经。

【功用主治】 清热，利湿，解毒。主治消渴，暑湿泻痢，疟疾，疮毒，蜂螫。

1.《本草元命苞》："叶洗黑䵟。"

2.《纲目》："主消渴，疟疾寒热，又焙研，敷多年恶疮。"

3.《随息居饮食谱》："清暑，治疟、痢、泄泻，止渴。"

【用法用量】 内服：煎汤，9～15 g。外用，研敷。

【选方】 1. 治消渴不止 冬瓜苗嫩叶水煎代茶饮。（《泉州本草》）

2. 治积热泻痢　冬瓜叶嫩心，拖面煎饼食之。（《海上名方》）

3. 治多年恶疮　用冬瓜叶阴干，瓦上焙，研细，掺疮湿处。（《急救良方》）

1559 **冬瓜皮** dōng guā pí（《开宝本草》）

【异名】 白瓜皮、白东瓜皮（《全国中草药汇编》）。

【基原】 为葫芦科冬瓜属植物冬瓜的外层果皮。

【原植物】 参见"冬瓜"条。

【采收加工】 食用冬瓜时，收集削下的外果皮，晒干。

【药材】 冬瓜皮 *Benincasae Exocarpium*　主产于河北、河南、安徽、江苏、浙江和四川等地。

性状　果皮为不规则的碎片，常向内卷曲，大小不一。外表面灰绿色或黄白色，被有白霜，有的较光滑不被白霜；内表面较粗糙，有的可见筋脉状维管束。体轻，质脆。无臭，味淡。

鉴别　粉末特征：淡棕黄色至黄绿色。果皮表皮细胞表面观类多角形，垂周壁平直；气孔不定式，副卫细胞5～7个。石细胞大多成群，呈类圆形或多角形，直径10～56 μm，纹孔及孔沟明显。螺纹导管多见，直径16～54 μm。

【成分】 冬瓜皮含挥发性成分：*E*-2-己烯醛（*E*-2-hexenal），正己烯醛（*n*-hexenal），甲酸正己醇酯（*n*-hexyl formate），2，5-二甲基吡嗪（2，5-dimethylpyrazine），2，6-二甲基吡嗪（2，6-dimethylpyrazine），2，3，5-三甲基吡嗪（2，3，5-trimethylpyrazine），2-甲基吡嗪（2-methylpyrazine），2-乙基-5-甲基吡嗪（2-ethyl-5-methylpyrazine）。又含三萜类化合物：乙酸异多花独尾草烯醇酯（isomultiflorenyl acetate），黏霉烯醇（glutinol），西米杜鹃（simiarenol），5，24-葫芦二烯醇（cucurbita-5，24-dienol）；胆甾醇衍生物：24-乙基胆甾-7，25-二烯醇（24-ethylcholesta-7，25-dienol），24-乙基胆甾-7，22，25-三烯醇（24-ethylcholesta-7，22，25-trienol），24-乙基胆甾-7-烯醇（24-ethylcholesta-7-enol），24-乙基胆甾-7，22-二烯醇（24-ethylcholesta-7，22-dienol）。另含维生素 B_1、B_2、C，烟酸（niacin），胡萝卜素（carotene），葡萄糖，果糖，蔗糖，有机酸，淀粉，以及钠、钾、钙、铁、锰、锌等无机元素。

【药性】 甘，微寒。归肺、脾、小肠经。

1.《滇南本草》："味甘、淡，平，性微寒（务本）。入脾、肺二经。入胃、脾、肺三经（丛本）。"

2.《本草再新》："味甘，性凉，无毒。"

3.《本草用法研究》："味微苦而淡，性平。"

4.《四川中药志》1960年版："入胃、小肠、膀胱三经。"

【功用主治】 清热利水，消肿。主治水肿，小便不利，泄泻，疮肿。

1.《滇南本草》："止渴，消痰，利小便，治中风皆效（务本）。熬水洗痔，良（范本）。"

2.《药性切用》："行皮间水湿，善消肤肿。"

3.《重庆堂随笔》："解风热，消浮肿。"

4.《本草再新》："走皮肤，去湿追风，补脾泻火。"

5.《本草害利》："益脾，以皮行皮，故通二便，泻热毒，止消渴。"

6.《现代实用中药》："利湿，消暑，和脾。"

7.《福建药物志》："治乳糜尿、鱼蟹中毒、小便不利。"

【用法用量】 内服：煎汤，15～30 g。外用：煎水洗。

【宜忌】《四川中药志》1960年版："因营养不良而致之虚肿慎用。"

【选方】 1. 治水肿　冬瓜皮30 g，五加皮9 g，姜皮12 g。水煎服。（《湖南药物志》）

2. 治体虚浮肿　冬瓜皮30 g，杜赤豆60 g，红糖适量。煮烂，食豆服汤。（《浙江药用植物志》）

3. 治咳嗽　冬瓜皮（经霜者）五钱，蜂蜜少许。水煎服。（《滇南本草》）

4. 治夏日暑热口渴，小便短赤　冬瓜皮、西瓜皮等量，煎水代茶饮。（《四川中药志》1960年版）

5. 治消渴不止，小便多　冬瓜皮、麦冬各30～60 g，黄连10 g。水煎，每日2～3次分服。（《食物中药与便方》）

6. 治妇人乳痈毒气不散　冬瓜皮研取汁，当归半两研细。上以冬瓜汁调涂之，以愈为度。（《普济方》）

7. 治手足冻疮　冬瓜皮、干茄根二味煎汤热洗，不过三次即效。（《医便》）

【临床报道】 治疗糖尿病　用冬瓜皮（一般包括外果皮及中果皮）1 000 g，加水2 000 g，沸后煎30分钟，滤液浓缩至500 ml静置冷却。另取麝香1.5 g，与适量95%乙醇共研磨成浆，兑入上述浓液中，搅匀后置冰箱或阴凉处备用。每次口服15～20 ml，每日3次，10日为1个疗程。治疗糖尿病21例，经3～6个月观察，三多症状有不同程度的改善或消失，其中烦渴改善者15例，尿量减少者14例，饥饿感减轻或消失者15例，症状改善大多数出现在1个疗程左右。

1560 **冬瓜藤** dōng guā téng（《日华子》）

【基原】 为葫芦科冬瓜属植物冬瓜的藤茎。

【原植物】 参见"冬瓜"条。

【采收加工】 7～10月采收，鲜用或晒干。

【药性】《本草再新》："味苦，性寒。无毒。"

【功用主治】 清肺化痰，通经活络。主治肺热咳痰，关节不利，脱肛，疮疥。

1.《日华子》："烧灰可洗黑鼾，疮疥。"

2.《纲目》："捣汁服，解木耳毒；煎水，洗脱肛；烧灰，伏砒石。"

3.《本草再新》："活络通经，利关节，和血气，去湿追风。"

4.《本草求原》："清肝、肺、脾。"

5.《随息居饮食谱》："治肺热，痰火，内痈诸证。"

【用法用量】 内服：煎汤或捣汁，9～15 g，鲜品加倍。外用：煎水或烧灰洗。

1561 **冬瓜瓤** dōng guā ráng（《本草图经》）

【异名】 冬瓜练（《药性论》）。

【基原】 为葫芦科冬瓜属植物冬瓜的果瓤。

【原植物】 参见"冬瓜"条。

【采收加工】 食用冬瓜时，收集瓜瓤，鲜用。

【药性】 甘，平。

1.《药性论》："味甘，平。"

2.《药性考》："甘，凉。"

【功用主治】 清热止渴，利水消肿。主治热病烦渴，消渴，淋证，水肿，痈肿。

1.《药性论》："压丹石毒，止热渴，利小肠，除消渴，差五淋。"

2. 崔禹锡《食经》："补中，除肠胃中风。杀三虫，止眩冒。"

3.《纲目》："洗面澡身，去鼾黵，令人悦泽白皙。"

4.《广西中药志》："敷火药伤。"

【用法用量】 内服：煎汤，30～60 g；或绞汁。外用：煎水洗。

【选方】 治水肿烦渴，小便赤涩　冬瓜白瓤，不限多少。上以水煮令熟，和汁淡食之。（《圣惠方》）

1562 **冬里麻** dōng lǐ má（《峨眉山药用植物研究》）

【异名】 红烟、柳梅、水麻根（《广西药用植物名录》），水麻柳、水苏麻（《贵州药用植物名录》），大水麻（四川），水麻秧（云南）。

【基原】 为荨麻科水麻属植物水麻的枝叶。

【原植物】 水麻 *Debregeasia orientalis* C. J. Chen［*D. edulis* auct. non (Sieb. et Zucc.) Wedd.］　又名：水马桑《秦岭植物志》，尖

麻、水冬瓜《湖北植物志》。

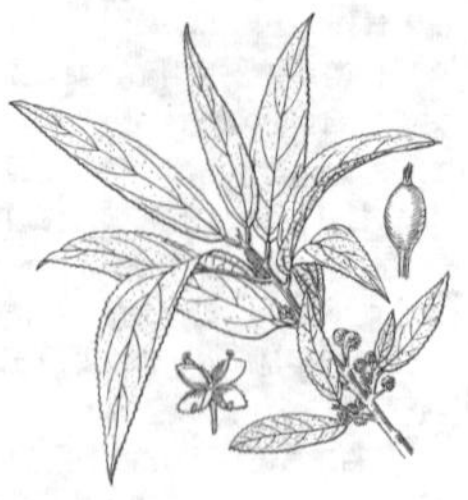

水 麻

落叶灌木，高 1～3 m。枝细，被密短伏毛。叶互生；叶片披针形，长 4～16 cm，宽 1～3 cm，先端渐尖，基部圆形或钝，边缘生有小牙齿，上面粗糙，下面密被白色短绒毛；基生脉 3 条，侧脉 5～6 对。雌雄异株；花序通常生叶痕腋部，常两叉分枝，每枝顶端各生一球形花簇；雄花花被片 4；雄蕊 4；雌花簇直径约 2 mm。果序球形；瘦果小，肉质。花期 4～7月，果期 6～8 月。

生于丘陵或低山溪边或林边。分布于西南及湖北、湖南、广西、陕西、甘肃等地。

本植物的根或根皮(冬里麻根)亦供药用，另设专条。

【采收加工】 6～10 月采收，鲜用或晒干。

【药材】 冬里麻 *Debregeasiae Orientalis Cacumen* 产于四川、贵州。

性状 嫩茎枝短细，顶端常有小芽，灰褐色，密生短毛。叶皱缩，展平后披针形或狭披针形，长 3～16 cm，宽 1～3 cm，先端渐尖，基部楔形或圆形，边缘有细锯齿，上面粗糙，下面密被白色毛，侧脉 5～6 对；叶柄长 0.3～1 cm，有短毛；托叶卵状披针形。气微，味微甜。

【药性】 辛、微苦，凉。

1.《贵州民间药物》："性平，味酸、涩。"

2.《四川常用中草药》："性凉，味甘。"

3.《全国中草药汇编》："辛、微苦，平。"

【功用主治】 疏风止咳，清热透疹，化瘀止血。主治外感咳嗽，咳血，小儿急惊风，麻疹不透，跌打损伤，妇女腹中包块。

1.《贵州民间药物》："解热，利湿，止血，治痢。"

2.《四川常用中草药》："祛风散寒。治跌打损伤，麻疹未透及妇女腹中包块。"

【用法用量】 内服：煎汤，15～30 g；或捣汁。外用：研末调敷；或鲜品捣敷；或煎水洗。

【选方】 1. 治咳血 水麻柳嫩尖 30 g。捶绒取汁，兑白糖服。

2. 治风湿性关节炎 水麻柳、红禾麻根各 30 g。水煎服，并洗患处。(1、2 方出自《贵州民间药物》)

1563 冬青子 dōng qīng zǐ (《本草拾遗》)

【异名】 冬青实(《本草图经》)，冻青树子(《濒湖集简方》)。

【基原】 为冬青科冬青属植物冬青的果实。

【原植物】 参见"四季青"条。

【采收加工】 10～12 月果实成熟时采摘，晒干。

【药性】 甘、苦，凉。归肝、肾经。

1.《纲目》："甘、苦，凉，无毒。"

2.《本草求真》："入肝、肾。"

【功用主治】 补肝肾，祛风湿，止血敛疮。主治须发早白，风湿痹痛，吐血，痔疮，溃疡不敛。

1.《本草图经》："浸酒，去风补血。"

2.《本草求真》："补肝强筋，补肾健骨。"

【用法用量】 内服：煎汤，4.5～9 g；或浸酒。

【选方】 1. 清心明目，乌须黑发，延年益寿，却百病，消痰火 冬至日采冬青子一斗五升，糯米三斗，拌匀蒸熟，以酒曲造成酒，去渣煮熟，随意饮五七杯，不拘时。(《医便》冬青子酒)

2. 治溃疡病出血 四季青子、白及各等量，研细末。每次 3～4.5 g，每日 2 次，温开水冲服。(《安徽中草药》)

3. 治痔疮 冬至日取冻青树子，盐、酒浸一夜，九蒸九晒，瓶收。每日空心酒吞七十粒，卧时再服。(《濒湖集简方》)

1564 冬青皮 dōng qīng pí (《日华子》)

【基原】 为冬青科冬青属植物冬青的树皮及根皮。

【原植物】 参见"四季青"条。

【采收加工】 全年均可采，晒干或鲜用。

【药性】 《纲目》："甘、苦，凉，无毒。"

【功用主治】 凉血解毒，止血止带。主治烫伤，月经过多，白带。

【用法用量】 内服：煎汤，15～30 g。外用：捣敷。

【选方】 治烫火伤 冬青根皮(鲜)适量。捣烂，再加井水少许擂汁，放置半小时，上面即凝起一层胶状物，取此胶外搽。(《江西草药》)

1565 冬凌草 dōng líng cǎo (《中华人民共和国药典》)

【异名】 山香草(《贵州草药》)，破血丹(《中国植物志》)，雪花草、野藿香(《贵州中草药名录》)。

【基原】 为唇形科香茶菜属植物碎米桠的全草。

【原植物】 碎米桠 *Rabdosia rubescens* (Hemsl.) Hara [*Plectranthus rubescens* Hemsl.] 又名：冰凌花。

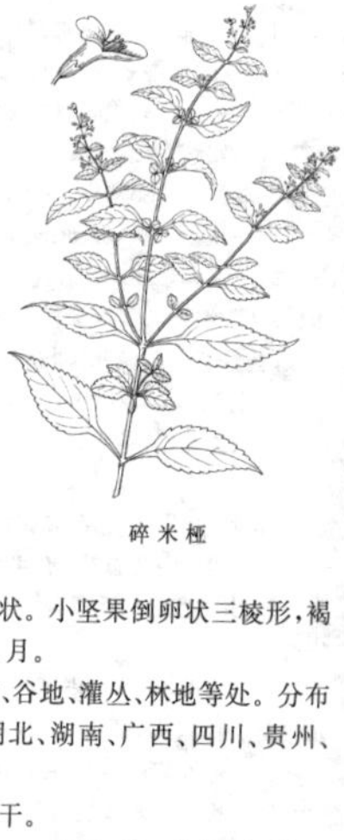

碎米桠

小灌木，高 30～100 cm。根状茎木质。茎直立，四棱形，嫩枝密被绒毛。叶对生，近菱形，基部常下延成假翅，上面被柔毛及腺点，下面被灰白色短柔毛，边缘具粗齿。聚伞花序 3～7 花，在枝顶组成窄圆锥花序；花萼开花时钟形，带紫红色，外面密被灰色微柔毛及腺点，上唇 3 齿，下唇 2 齿，果时多少增大；花冠淡蓝色或淡紫红色，二唇形，上唇外翻，先端具 4 圆裂，下唇全缘，通常较上唇长，常呈舟状，花冠基部上方常呈浅囊状；雄蕊 4，2 强，伸出花冠外；花柱先端相等 2 浅裂，花盘杯状。小坚果倒卵状三棱形，褐色无毛。花期 8～10 月，果期 9～11 月。

生于海拔 100～1 000 m 的山坡、谷地、灌丛、林地等处。分布于河北、山西、浙江、安徽、河南、湖北、湖南、广西、四川、贵州、甘肃。

【采收加工】 9～10 月采收，晒干。

【药材】 冬凌草 *Rabdosiae Rubescentis Herba* 主产于河南以及黄河流域以南地区。

性状 茎基部近圆形，上部方柱形，长 30～70 cm。下部表面灰棕色或灰褐色，外皮纵向剥落；上部表皮红紫色，有柔毛。质硬脆，断面淡黄色。叶对生，叶片皱缩，展平后呈卵形或菱状卵形，先端锐尖或渐尖，基部宽楔形，并骤然渐狭下延成假翅，边缘具粗锯齿，齿尖具胼胝体，上面棕绿色，有腺点，下面淡绿色，沿脉有疏柔毛；具叶柄。聚伞状圆锥花序顶生，总梗与小花梗及花序轴密被柔毛；花小；花萼钟形，萼齿 5，二唇形，花冠二唇形，雄蕊 4。小坚果倒卵状三棱形，淡褐色，无毛。气微香，味苦、甘。

鉴别 (1) 叶表面观：上表皮细胞垂周壁波状弯曲；腺鳞、腺毛较多，腺鳞头部扁球形，4 细胞，柄短，单细胞；腺毛头部 1～2 细胞，柄单细胞；非腺毛较少，1～3 细胞，类圆锥形；叶缘及脉上非腺毛较多，2细胞，呈弯钩状。下表皮与上表皮相似，有直轴式气孔。

(2) 薄层色谱：取本品粉末1 g，用乙醚20 ml冷浸4小时，浓缩后作供试品溶液，另取冬凌草甲素作对照品。分别点样于同一硅胶G薄板上，以乙烷-丙酮(6∶4)展开11 cm，以碘蒸气显色。供试品色谱中，在与对照品色谱的相应位置上，显相同的黄色斑点。

【成分】 茎叶含挥发油0.05%，主要为α-蒎烯(α-pinene)，β-蒎烯(β-pinene)，柠檬烯(limonene)，1, 8-桉叶素(1, 8-cineole)，对聚伞花素(*p*-cymene)，壬醛(nonaldehyde)，癸醛(decanal)，β-榄香烯(β-elemene)，棕榈酸(palmiticacid)等。

叶含萜类：冬凌草甲素(rubescensin A, oridonin)，冬凌草乙素(rubescensin B, ponicidin)，冬凌草丙素(rubescensin C)，冬凌草丁素(rubescensin D)，冬凌草戊素(rubescensin E)，冬凌草辛素(rubescensin H)，碎米桠甲素(suimiyain A)，卢氏冬凌草甲素(ludongnin A)，鲁山冬凌草甲素(lushanrubescensin A)，信阳冬凌草甲、乙素(xindongnin A、B)，鲁山冬凌草乙、丙、丁素(lushanrubescensin B、C、D)，贵州冬凌草素(guidongnin)，太白冬凌草甲、乙素(taibairubescensin A、B)。还含对映贝壳杉烯酸*β-D*-葡萄糖苷(*ent*-kaurene *β-D*-glucoside)，α-香树脂醇(α-amyrin)，熊果酸(ursolic acid)，2α-羟基熊果酸(2α-hydroxyursolicacid)，线蓟素(circiliol)。还含甾醇类：β-谷甾醇(β-sitosterol)，β-谷甾醇-*D*-葡萄糖苷(β-sitosterol-*D*-glucoside)。

【药理】 1. 抗肿瘤作用　冬凌草甲素、冬凌草乙素对人肝癌BEL-7402细胞株、人食管癌109细胞和短期培养的离体食管癌组织均有一定的杀伤作用，即时作用强。高浓度还可阻止细胞进入S期或杀伤S期细胞。冬凌草甲素腹腔注射10 mg/kg，对ECA、肝癌、肉瘤S_{180}腹水型等均有显著抗肿瘤作用，部分动物可长期存活；亦可延缓S_{180}、L_{1210}两种带瘤小鼠瘤株的S期细胞向M期过渡，M期细胞呈现典型"秋水仙碱样改变"(染色体紊乱、短粗、畸形、单一分布)，中期细胞堆积。体外CaEs-17和胃腺癌MGC-803对冬凌草甲素最敏感，该药能诱导HL-60细胞凋亡，并与其细胞杀伤活性相互平行，提示其抗癌活性与诱导肿瘤细胞凋亡相关；还可诱导K_{562}/A_{02}及敏感株K_{562}/S细胞凋亡，可显著逆转K_{562}/A_{02}细胞对柔红霉素(DNR)、高三尖杉酯碱(HHT)的耐药性，提高该细胞内柔红霉素(DNR)的浓度。冬凌草乙素10 mg/kg和20 mg/kg腹腔注射对ECA、肝癌、肉瘤S_{180}、L_1腹水型及网织细胞肉瘤(ARS)、L_{615}白血病均有一定疗效。冬凌草甲素(10～4 g/L及10～3 g/L)可抑制诱变剂诱导的大鼠肺及肝原代细胞非程序DNA合成(UDS)水平，尤其是对盐酸氮芥诱导肝原代细胞UDS的抑制作用更为明显，抑制率达73.8%。该药在未加S_9条件下，对TA_{98}及TA_{100}回复突变具有明显的抑制作用；也可拮抗由环磷酰胺诱导的小鼠骨髓PCE微核发生率。

2. 对心血管系统的作用　冬凌草甲素是一个较弱的β受体拮抗剂，可抑制肾上腺素对腺苷酸环化酶(AC)的激活作用；对心血管作用强度与剂量呈依赖关系，与其阻断心肌β受体有关。

3. 对免疫功能的影响　冬凌草乙素10及20 mg/kg对小鼠溶血素形成有轻度兴奋作用；在移植物抗宿主反应中，脾指数也升高，提示其对细胞免疫有一定兴奋作用。

4. 抗菌作用　冬凌草总二萜对金黄色葡萄球菌、白色葡萄球菌的*MIC*为1∶12 800；冬凌草甲素对乙型、甲型溶血性链球菌及肺炎链球菌的*MIC*为1∶25 600；冬凌草乙素对白色葡萄球菌的*MIC*为1∶51 200。它们对伤寒杆菌、痢疾杆菌、变形杆菌作用也较强。

5. 体内过程　^3H-冬凌草甲素腹腔注射在带瘤小鼠体内很快吸收，广泛分布于全身各器官组织，以胆囊、肠道、肝脏、肾中浓度最高，在肝脏、胰腺中维持较久，食管于给药后4小时有所提高。其24小时总排泄率为53.3%，从尿中排出占28.2%，粪便中为25.1%，主要在给药后8小时排出。静脉注射^3H-冬凌草甲素后，血中放射性强度很快下降，6小时后维持在一个低水平。药代动力学过程符合二室开放模型。荷瘤小鼠灌服或尾静脉注射^3H-冬凌草乙素，亦可很快吸收并广泛分布，其中以肺、胆囊、肝脏中放射性最高，其次为肠、胃、胰腺等。静脉注射^3H-冬凌草乙素3.7×10^7 Bq(1.23 mg)/kg，24小时粪和尿中放射性总排泄率为给药总量的58.3%。

毒性　冬凌草甲素小鼠腹腔注射的LD_{50}为55.8±5.7 mg/kg。大鼠每日腹腔注射冬凌草甲素5或10 mg/kg，连续10日，未见明显影响；犬每日静注2及4 mg/kg，连续15日，骨髓、肝、肾功能均正常。冬凌草乙素小鼠腹腔注射的LD_{50}为4.51±6.7 mg/kg；大鼠每日腹腔注射10或20 mg/kg，连续10日，除肝、肾有轻度瘀血外，其他脏器均未有明显影响。

【药性】 《贵州草药》："性温，味辛。"

【功用主治】 清热解毒，活血止痛。主治咽喉肿痛，感冒头痛，气管炎，慢性肝炎，风湿痹痛，蛇虫咬伤。

1.《贵州草药》："驱风除湿，舒筋活络。"

2.《全国中草药汇编》："本品全株粗制剂临床疗效观察，对食管癌、贲门癌、肝癌、乳腺癌、直肠癌有一定缓解作用。且防治放射治疗的副作用，急、慢性咽炎，扁桃体炎，腮腺炎，气管炎，慢性迁延性肝炎等。"

【用法用量】 内服：煎汤，30～60 g；或泡酒。外用：煎汤洗。

【临床报道】 1. 治疗感染性疾病　用冬凌草注射液16～32 ml，加入1 000 ml等渗葡萄糖或葡萄糖盐水中，静滴，每日1次。治疗呼吸道感染、支气管炎、急性化脓性扁桃体炎、肺炎、伤寒、丹毒等体温超过38.5 ℃以上者75例。结果：24小时内体温降至正常者44例，48小时内体温降至正常者20例；临床症状随着体温降至正常而消失。另有报道，用冬凌草制成片剂，成人每日3次，每次2片，开水化开，口服；儿童减半。治疗53例急性扁桃体炎患者，结果：显效39例；有效12例；无效2例。

2. 治疗食管癌、贲门癌　用冬凌草片剂口服，每日3次，每次5片；或流浸膏每日3次，每次10～30 ml；或冲剂每日1包，分2次服；或注射剂每日1次，每次4 ml，肌注；部分患者用水煎剂，每日生药30～90 g。治疗食管癌43例，有效15例；贲门癌25例，有效10例。另用冬凌草糖浆20～40 ml，每日3次，并用冬凌草片每次3片，每日3次，口服。治疗食管癌30例，显效3例，有效9例，稳定14例，无效4例。

1566 冬葵子 dōng kuí zǐ (《本经》)

【异名】 葵子(《金匮要略》)，葵菜子(《妇人良方》)。

【基原】 为锦葵科锦葵属植物冬葵的果实或种子。

【原植物】 冬葵 *Malva verticillata* L. [*M. pulchella* Bernh.] 又名：葵(《诗经》)，莃葵(《尔雅》)，葵菜(《说文解字》)，葿(《广雅》)，露葵(《尔雅翼》)，冬葵菜(《救荒本草》)，滑菜、鸭脚葵(《纲目》)，卫足(《群芳谱》)，马蹄菜、蕲菜(《医林纂要》)，滑肠菜(《宁都州志》)，金钱葵、金钱紫花葵(《研经室集》)，冬寒菜(《植物名实图考》)，冬苋菜(《分类草药性》)。

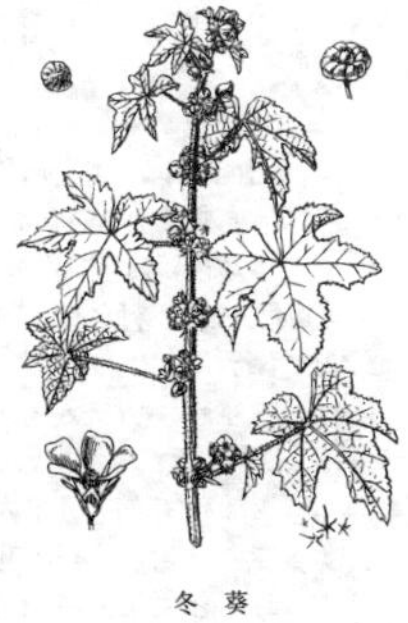

冬　葵

二年生草本，高40～90 cm。茎直立，圆柱形，多分枝，被星状长毛或近无毛。叶互生，叶柄长2～7 cm；托叶被星状柔毛；叶肾形或近圆形，掌状5～7浅裂，长5～7 cm，裂片卵状三角形，基部心形，边缘有钝牙齿，两面疏被糙伏毛或近无毛，掌状脉5～7条。花小，常簇生于叶腋；小苞片3，被细毛；花萼杯状，萼齿5，广三角形，副萼3裂；花瓣5，倒卵形，淡红色或白色，先端凹入；雄蕊多数，合生成花丝管；子房10～12室，每室有1胚珠。蒴果扁球形，生于宿萼内，由10～12心皮组成，成熟时心皮彼此分离，并与中轴脱离形成分果，淡棕色。种子小，近肾形，黑色。花期4～5月，果期7月。

生于平原旷地、村落附近、路旁、田埂、山脚或山坡向阳较湿润处。分布几遍全国各地。

本植物的嫩苗或叶（冬葵叶）与根（冬葵根）亦供药用，另设专条。

【采收加工】 7～11月采收，晒干。

【药材】 冬葵子 *Malvae Fructus* 全国各地均产。

性状 果实呈扁球状盘形，直径4～7 mm。外被膜质宿萼，宿萼钟状，黄绿色或黄棕色，有的微带紫色，先端5齿裂，裂片内卷，其外有条状披针形的小苞片3片。果梗细短。果实由分果瓣10～12枚组成，在圆锥形中轴周围排成1轮，分果类扁圆形，直径1.4～2.5 mm。表面黄白色或黄棕色，具隆起的环向细脉纹。种子肾形，棕黄色或黑褐色。气微，味涩。

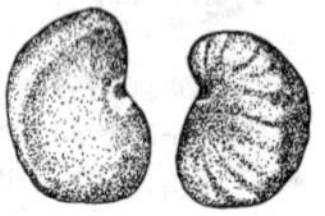

冬葵子（示种子）外形

鉴别 (1) 宿萼表面观：下表皮星状毛由2～8个（多由4～8个）细胞组成，单个细胞长50～1 140 μm，直径约75 μm，壁稍厚；腺毛头部椭圆形，5～7个细胞，直径25～38 μm。上表皮单细胞非腺毛细长，弯曲或平直，长约至1 190 μm，壁薄或稍厚。上下表皮气孔均为不等式。叶肉薄壁细胞含草酸钙簇晶，直径6～25 μm，棱角较尖。

果皮横切面：外果皮为一层长方形表皮细胞，壁稍厚，外被角质层。中果皮由2～3层类圆形薄壁细胞和一层含草酸钙棱晶的细胞组成，薄壁组织中有大型黏液细胞散在。含晶细胞类圆形，壁厚且木化。中果皮与内果皮间有10余纤维束，呈环状排列。内果皮为一列径向延长的石细胞，呈栅栏状，侧壁及内壁甚厚，木化。

(2) 取本品粉末2 g，加水20 ml，振摇15分钟，滤过，滤液加活性炭1 g，置水浴上加热15分钟，滤过，取滤液2 ml，加碱性酒石酸铜试液4滴，置水浴上加热5分钟，生成棕红色沉淀；另取滤液2 ml，加10% α-萘酚乙醇溶液3滴，摇匀，沿管壁加硫酸0.5 ml，两液接界处显紫红色环。

【成分】 种子含中性多糖：MVS-Ⅰ，MVS-ⅡA、MVS-ⅡG；酸性多糖：MVS-ⅢA，MVS-ⅣA，MVS-Ⅵ及肽聚糖：MVS-Ⅴ。

【药性】 甘，寒。归大肠、小肠、膀胱经。

1.《本经》："味甘、寒。"

2.《别录》："无毒。"

3.《药性论》："滑，平。"

4.《品汇精要》："味甘，性寒，缓，气之薄者，阳中之阴。臭朽。"

5.《雷公炮制药性解》："人小肠、膀胱经。"

6.《得配本草》："甘、淡，寒，滑。入足太阴经气分。"

7.《本草求真》："入胃、大、小肠经。"

8.《本草再新》："味甘、苦，性微寒。入肝、肺二经。"

【功用主治】 利水通淋，滑肠通便。主治淋病，水肿，大便不通，乳汁不行。

1.《本经》："主五脏六腑寒热羸瘦，五癃，利小便。久服坚骨长肌肉，轻身延年。"

2.《别录》："疗妇人乳难内闭。"

3.《本草经集注》："至滑利，能下石。""葵子汁，解蜀椒毒。"

4.《药性论》："治五淋，主奶肿，能下乳汁。"

5.《食疗本草》："主患肿未得头破者，三日后取葵子一百粒吞之，当日疮头开。又凡有难产若生未得者，取一合捣破，以水二升，煮取一升，去滓，顿服之，则小便与儿便出。""女子产时煮一顿食，令儿易生。"

6.《本草衍义》："患痈疖毒热内攻，未出脓者，水吞三五枚，遂作窍，脓出。"

7.《纲目》："通大便，消水气，滑胎，治痢。"

8.《本草通玄》："达诸窍。"

9.《本草汇》："下胞衣。"

10.《本草备要》："润燥，利窍，通营卫，滋气脉，行津液，利二便，消水肿，通关格。"

【用法用量】 内服：煎汤，6～15 g；或入散剂。

【宜忌】 《得配本草》："气虚下陷，脾虚肠滑，二者禁用。"

【选方】 1. 治妊娠子淋、小便涩痛　冬葵子、滑石、木通各等分。上为末，每服四钱，水一盏，葱白七寸，煎至六分，去滓服。（《妇人大全良方》）

2. 治产后淋沥不通　葵子一合，朴消八分。水二升，煎八合，下消服之。（《姚僧坦集验方》）

3. 治小儿小便不通　冬葵子一升，以水二升，煮取一升，分服，入滑石末六铢。（《千金方》）

4. 治妊娠有水气，身重，小便不利，洒淅恶寒，起即头眩　葵子一斤，茯苓三两。上二味，杵为散，饮服方寸匕，日三服，小便利则愈。（《金匮要略》葵子茯苓散）

5. 治卒关格，大小便不通，支满欲死　葵子二升，水四升，煮取一升，顿服。内猪脂如鸡子一丸则弥佳。（《肘后方》）

6. 治大便不通十日至一月者　葵子末入乳汁等分，和服。（《圣惠方》）

7. 治胎死腹中，若母病欲下　牛膝三两，葵子一升。上二味，以水七升，煮取三升，分三服。（《千金方》）

8. 治血痢、产痢　冬葵子为末，每服二钱，入腊茶一钱，沸汤调服，日三。（《圣惠方》）

9. 治面皯疱令光白　冬葵子炒研，柏子仁别研，白茯苓去黑皮，各三两。上三味，捣研为散。每服二钱匕，温酒调下，食后临卧。（《圣济总录》冬葵子散）

【各家论述】 1.《纲目》："葵，气味俱薄，淡滑为阳，故能利窍通乳，消肿滑胎也，其根叶与子，功用相同。"

2.《本草求原》："甘寒益精，淡滑润燥利窍，通营卫经络，能使塞者开。"

3.《本草崇原集说》："葵性寒滑，似非孕妇所宜，何以《金匮》治妊娠水气，用葵子茯苓散？修园曰：有病则病当之也。《千金》以参、术等味驾驭其间，愈觉平妥。"

1567 冬葵叶 dōng kuí yè （《别录》）

【异名】 冬葵苗叶（《本草图经》），蓍葵叶（《滇南本草》），冬苋菜（《重庆草药》），芪菜巴巴叶（《云南中草药》）。

【基原】 为锦葵科锦葵属植物冬葵的嫩苗或叶。

【原植物】 参见"冬葵子"条。

【采收加工】 6～10月采收，鲜用。

【成分】 含黏液质（mucilage）。

【药性】 甘，寒。归肺、大肠、小肠经。

1.《本草经集注》："冷利。"

2.《千金方》："甘，寒，滑，无毒。"

3.《医林纂要》："甘，咸，寒。"

【功用主治】 清热，利湿，滑肠，通乳。主治肺热咳嗽，咽喉肿痛，热毒下痢，湿热黄疸，二便不通，乳汁不下，疮疖痈肿，丹毒，汤火伤，蛇蝎螫。

1.《药性论》："叶烧灰及捣干叶末，治金疮。煮汁，能滑小肠，单煮汁，主治时行黄病。”

2. 崔禹锡《食经》：“食之补肝胆气，明目。主治内热消渴，酒客热不解。”

3.《本草图经》：“孕妇临产煮叶食之，则胎滑易产。”

4. 汪颖《食物本草》：“除客热，治恶疮，散脓血，女人带下，小儿热毒下痢，丹毒，并宜食之。”

5.《医林纂要》：“益心，泻肾，滑肠，去结行水，通乳。”

6.《重庆草药》：“治肺火咳嗽，肺痨，虚咳盗汗。”

7.《福建药物志》：“治急性黄疸型肝炎，疮疖、创伤出血。”

【用法用量】 内服：煎汤，10～30 g，鲜品可用至 60 g，或捣汁。外用：捣敷；或研末调敷；或煎水含漱。

【宜忌】 脾虚肠滑者禁服，孕妇慎服。

1.《别录》：“其心伤人。”

2.《千金方》：“食生葵菜，令人饮食不化，发宿病。”

3.《本草衍义》：“冬葵苗，性滑利，不益人。”

4.《本草汇言》：“里虚胃寒人，并风疾、宿疾，咸忌之。”

【选方】 1. 治时行黄病　用葵叶煮汁饮之。(《卫生易简方》)

2. 治诸淋小便赤涩，茎中疼痛　葵菜(择取叶并嫩心)三斤(细切)，粟米三合(净淘)，葱白(去须叶)一握(细切)。上以水五升，先煮葵菜至三升，绞去葵菜，取汁下米并葱白，更入浓煎豉汁五合，同煮为粥，空心顿食之，不尽，分为两度，一日取尽。(《普济方》葵菜粥方)

3. 治诸瘘　先以泔清温洗，以棉拭水，取葵叶微火暖贴疮，引脓，不过二三百叶，脓尽即肉生。忌诸杂鱼、蒜、房室等。(《必效方》)

4. 治小儿发斑，散恶毒气　用葵菜叶绞取汁，少少与服之。(《普济方》)

【各家论述】《儒门事亲》：“夫老人久病，大便涩滞不通者，可服神功丸、麻仁丸、四生丸则愈矣。时复服葵菜、菠菜、猪羊血，自然通利也。《内经》云以滑养窍是也。”

1568 冬葵根 dōng kuí gēn (《本草经集注》)

【异名】 葵根(《本草经集注》)，土黄耆(《滇南本草》)。

【基原】 为锦葵科锦葵属植物冬葵的根。

【原植物】 参见“冬葵子”条。

【采收加工】 7～10 月采挖，鲜用或晒干。

【药性】 甘，寒。

1.《别录》：“味甘，寒，无毒。”

2.《滇南本草》：“味辛，微甘，性温。”

【功用主治】 清热利水，解毒。主治水肿，热淋，带下，乳痈，乳汁少，疳疮，蛇虫咬伤，小儿蓐疮，消中。

1.《别录》：“主恶疮，疗淋，利小便，解蜀椒毒。”

2.《本草经集注》：“葵根汁解防葵毒。”

3.《药性论》：“治恶疮。小儿吞钱不出，煮饮之。”

4.《食疗本草》：“主疳疮生身面上，汁黄者，取根作灰，和猪脂涂之。”

5.《滇南本草》：“生福建、四川者，主于补气。土生者，主于破结气，下中气，止气疼，散瘀血，祛痰，消瘿瘤。”

6.《纲目》：“利窍滑胎，止消渴，散恶毒气。”

7.《分类草药性》：“治妇人白带，虚咳，盗汗。”

8.《云南中草药》：“止血接骨，补气敛汗，排脓生肌。”

9.《福建药物志》：“治慢性肾炎。”

【用法用量】 内服：煎汤，15～30 g；或捣汁。外用：研末调敷，或烧末敷。

【宜忌】《本草正义》：“脾阳不振者忌用。”

【选方】 1. 治血淋　葵子根、胡荽、淡竹叶各一握，滑石末二钱。上将前三味锉细末，分作三分，每服水一盏半，滑石末一钱匕，煎八分，温服。(《普济方》葵根汤)

2. 治妊娠小便不通，脐下满痛　冬葵根一握，车前子、木通各三两，阿胶二两。上粗捣筛。每服五钱匕，水一盏半，煎至八分去滓，食前温服。(《普济方》四味葵根汤)

3. 治二便不通胀急者　生冬葵根二斤(捣汁三合)，生姜四两(取汁一合)。和匀，分二服，连用即通。(《圣惠方》)

4. 治漏疳口疮　葵根(切)、赤小豆、土瓜根各一两，麝香研，一分。上四味，捣罗为散。每用一字贴疮。(《圣济总录》葵根散方)

5. 治生瘿瘤于项，咽喉内气粗喘促，喉内有痰声，响而不止　土黄芪一两(蜜炒)，皮硝三钱，猪眼子五钱。新瓦焙，去油，共为细末，蜜丸，每服三钱，滚水送下。吃至三日后人面消瘦，至七日后痊愈。(《滇南本草》)

1569 冬虫夏草 dōng chóng xià cǎo (《本草从新》)

【异名】 夏草冬虫(《黔囊》)，虫草(《本草问答》)。

【基原】 为麦角菌科虫草属真菌冬虫夏草菌的子座及其寄主蝙蝠蛾科昆虫蝙蝠蛾等幼虫体(菌核)的复合体。

【原植物】 冬虫夏草 *Cordyceps sinensis* (Berk.) Sacc. [*Sphaeria sinensis* Berk.]

子囊菌的子实体从寄主幼虫的头部生出，通常单一，偶有2～3个者，呈细长棒球棍状，全长 4～11 cm，下面不育柄部分长 3～8 cm，上面膨大部分为子座，近圆筒形，表面灰棕色，长 1.5～3.5 cm，直径 2～4 mm，幼时内部中间充实，成熟后中空。

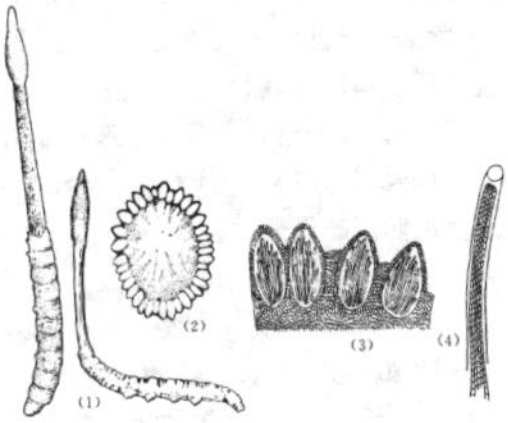

冬虫夏草
(1) 全形，上部为子座，下部为已毙幼虫
(2) 子座横切面，示子囊壳
(3) 子囊壳放大，示子囊
(4) 子囊放大，示子囊孢子

寄生于海拔 3 000～4 200 m 高山草甸地带鳞翅目蝙蝠蛾 *Hepialus armoricanus* Oberthur 等的幼虫体上。分布于山西、浙江、湖北、四川、贵州、云南、西藏、甘肃、青海等地。

在四川康定的虫草产地，对当地大批的新鲜虫草进行了多次分离，得到的菌丝通过反接长出子实体，经鉴定为新种中华被毛孢 *Hirsutella sinensis* Liu, Guo, Yu et Zeng，首次确定冬虫夏草 *Cordyceps sinensis* 的无性世代即是中华被毛孢。以前曾报道中国拟青霉 *Paecilomyces sinensis* Chen, Xiao et Shi 及其他多种真菌可能是冬虫夏草菌的无性阶段，但均未见培养出含子囊孢子子座，因而未能定论。

【栽培】 生物学特性　冬虫夏草为兼性腐生菌，以鳞翅目蝙蝠蛾科虫草蝙蝠蛾的幼虫为寄主，染菌致病幼虫冬季潜入土中，死亡后虫体上形成菌核，翌年春季在较温暖、潮湿的环境下，虫体头部生长出有柄棒状棕色的子实体。多产在海拔 3 000 m 左右的高山灌丛中或山坡草地上。菌丝体的生长适温为 25～28 ℃，菌丝在虫体内生长以相对湿度 60%～70%为好，子座的形成及出土要求 90%左右的相对湿度。

培育技术　(1) 菌种分离　采新鲜虫草菌核，在无菌条件下，进行表面消毒后用无菌水冲洗，后用解剖刀分成小块，接种于斜面培养基上，培养基成分为蛋白胨 10 g，葡萄糖 40 g，磷酸二氢钾 1 g，硫酸镁 0.5 g，鸡蛋黄 1 g，维生素 B_1 溶液 20 ml，琼脂 20 g，水 1 000 ml，pH 自然。置于 24～26 ℃ 温度条件下，约 15 日可发出形似青霉的虫草菌。

(2) 蝙蝠蛾幼虫的饲养与接菌　蝙蝠蛾幼虫喜食含淀粉较丰富的山高粱及珠芽蓼，首先应用该种饲料大量饲养蝙蝠蛾幼虫，在 28～30 ℃条件下幼虫化蛹变为成虫，在幼虫变蛹之前，向虫体喷洒虫草菌,染病幼虫死亡后,再继续培养即可生长出虫草。

除人工培养虫草外,现还有采用液体深层培养的方法,获得菌体入药。斜面菌种培养基用玉米粉、蔗糖、琼脂各 20 g,加入水 1 000 ml, pH 自然,在 25 ℃下约 7 日即可转接一级摇瓶。摇瓶和发酵罐培养基配方为玉米粉 2%(煮沸 30 分钟,用纱布过滤取汁),蔗糖 2%,蛋白胨 1%,酵母粉 0.5%,磷酸二氢钾 0.1%,硫酸镁 0.05%。摇瓶培养用 500 ml 三角瓶装培养基 100~150 ml,接入斜面菌种,在摇床培养,150 r/分钟,于 25 ℃下振荡 4 日即可长好,可继续用 1 000 ml 或 5 000 ml 三角瓶扩大培养至需用液量,即可转入发酵罐培养。用 500 L 发酵罐,投料 300 L,接种量 10%,温度 24~26 ℃,罐压 29.4~49.1 kPa(0.3~0.5 kg/cm^2),搅拌速度 180 r/分钟,用菜子油消泡,培养 90~120 小时,菌丝浓度不再增加,即可终止发酵。冬虫夏草菌体发酵液,置于浓缩罐内,其真空浓度为 77.14~79.8 kPa(580~600 mmHg),蒸发量为 300 kg/小时,温度 60~62 ℃,真空减压浓缩至原液体积的 1/5 左右,浓缩完毕,将提取物制成膏或胶囊入药。

【采收加工】 野生虫草于夏至前后,当积雪尚未融化,子座多露于雪面时,挖出虫体及子座,采收不宜过晚。在虫体潮湿未干时,除去外层的泥土及膜皮,烘干或晒干;或将采收的虫草用清水洗净后喷黄酒使其软化,整理平直后,每 7~10 根用细绳扎成小捆,晒干。人工培养虫草待子座长成后采收,晾干即成。

【药材】 冬虫夏草 *Cordyceps* 主产于四川、青海、西藏、云南。以四川产量最大。

性状 本品由虫体与从虫头部长出的真菌子座相连而成。虫体似蚕,长 3~5 cm,直径 0.3~0.8 cm;表面深黄色至黄棕色,有环纹 20~30 个,近头部的环纹较细;头部红棕色,足 8 对,中部 4 对较明显;质脆,易折断,断面略平坦,淡黄白色。子座单生,细长圆柱形,长 4~7 cm,直径约 0.3 cm;表面深棕色至棕褐色,有细纵皱纹,上部稍膨大;质柔韧,断面类白色。气微腥,味微苦。

鉴别 子座头部横切面:子囊壳大部陷入子座内,先端突出于子座之外,大小(250~280)μm×(90~150)μm,每一个子囊壳内有多数线形的子囊,大小(120~160)μm×(2.5~4)μm,子囊内有数个具有横隔膜的子囊孢子。

品质标志 《中华人民共和国药典》2010 年版规定:照高效液相色谱法测定,本品含腺苷($C_{10}H_{13}N_5O_4$)不得少于 0.010%。

【成分】 冬虫夏草含粗蛋白 25.32%,脂肪 8.4%,其中含饱和脂肪酸(硬脂酸)13.0%,不饱和脂肪酸(油酸占 31.69%, β-亚油酸占 68.13%)82.2%。又含虫草酸(cordycepic acid)即 *D*-甘露醇(*D*-mannitol),维生素 A、C、B_{12},烟酸(nicotinic acid),烟酰胺(nicotinic amide),麦角甾醇(ergosterol),尿嘧啶(uracil),腺嘌呤(adenine),腺嘌呤核苷(adenine nucleoside),麦角甾醇过氧化物(ergosterolperoxide),胆甾醇棕榈酸酯(cholesteryl palmitate)及水溶性多糖。还含多种微量元素,以磷的含量最高,其次是钠、钾、钙、镁、铝、锰、铁、铜、锌、硼、镍等。子座含次黄嘌呤核苷(hypoxanthine nucleoside),胸腺嘧啶(thymine),尿嘧啶,鸟嘌呤(guanine)的次黄嘌呤(hypoxanthine)混合物。

【药理】 1. 调节免疫作用 虫草对免疫功能具有增强或减弱的双相调节作用。

(1) 增强免疫作用 冬虫夏草可显著增强小鼠的非特异性免疫功能和体液免疫功能,水煎剂每日 2.0 g/kg 灌胃,连续 3 日,可明显拮抗环磷酰胺(Cy)引起的碳廓清率的下降。每日 4.0 g/kg 灌胃,连续 7 日,可提高正常小鼠的抗体形成细胞数和血清溶血素 IgM 水平,对抗 Cy 所引起的体液免疫功能的降低。在体外, 0.25~8.0 g/L 呈剂量依赖性增强腹腔 MΦ 吞噬中性红的能力。虫草水煎醇提液 1~3 g/kg 或其结晶 50~160 mg/kg 给小鼠腹腔注射,能提高免疫及造血功能,使其外周血及脾脏淋巴细胞增殖,特别是 T 辅助细胞增殖较明显,Th/Ts 比例升高,提高 NK 细胞活性,促进血细胞增殖,提高脾结节生成单位产率,减少免疫抑制剂及细胞毒剂对免疫及造血的损害。虫草菌或虫草多糖可增加小鼠血清 IgG 及 IgM 的水平,水提液可剂量依赖性促进小鼠抗红细胞抗体的产生。虫草能提高老年小鼠 RBC-C_{3b}R 花环率,降低 RBC-Ⅰc 花环率,增加 IL-1、IL-2 的含量,可明显增高化疗后 H_{22} 肝癌小鼠 NK 细胞活性及 IL-2 水平,增高淋巴细胞转化指数,可对抗或恢复化疗药导致的免疫抑制或免疫缺损。

(2) 抑制免疫作用 虫草能显著抑制小鼠脾细胞对刀豆蛋白(ConA)刺激产生的淋巴细胞转化,还能抑制 2,4-二硝基氯苯所致的小鼠迟发性超敏反应。水提液 0.2 g/kg 腹腔注射可降低兔心脏血 T 淋巴细胞转化率,提高鸡供兔穿透性异种角膜移植的植片透明率,改善 Descemet 膜内皮细胞的存活状态,并能强化激素的效果。虫草菌粉也可减轻同种异体皮肤移植导致的排斥反应。水煎剂 0.5、1、5 和 10 g/kg 灌胃能明显抑制小鼠脾细胞对ConA、脂多糖(LPS)的增殖反应、抑制小鼠单向混合淋巴细胞反应以及 IL-1 和 IL-2 的合成,但对小鼠 NK 细胞的活性却显示显著的增强作用。从虫草分离出结构与鞘氨醇非常相似的活性物质(ISP-1),能抑制 IL-2 与其受体结合后的信息传递,从而抑制了免疫活性细胞的增殖,发挥免疫抑制作用。

2. 抗癌作用 (1) 直接抑癌作用 虫草水提物对喉癌细胞的增殖性生长有直接抑制作用。醇或水提取物腹腔注射或灌服对小鼠肉瘤 S_{180}、Lewis 肺癌、小鼠乳腺癌 MA-757 均有明显抑制作用。虫草及虫草菌水提取物腹腔注射可有效抑制小鼠实验性 Lewis 肺癌;也可抑制小鼠肉瘤 S_{180},两者均可增强环磷酰胺的抗癌作用,但只有虫草水提取物能增强 6-巯基嘌呤的抗癌作用。其菌丝体提取物在 10 g/L 剂量下能有效抑制 K_{562}、Jurkat、WM-1341、HL-60 和 RPMI-8226 肿瘤细胞系。其水提取物对 Lewis 肺癌和 B_{16} 结肠癌细胞有强烈的细胞毒性。虫草甲醇提取物中 CS-36~39 和 CS-48~51 组分能显著抑制 K_{562}、Vero、Wish、Calu-1 和 Raji 肿瘤细胞的生长,阻断肿瘤细胞对^{3}H-胸腺嘧啶的摄取,抑制 DNA 合成。其提取物中分得的两个甾体化合物,对 K_{562}、WM_{1314}、Jurkat、HL-60 和 RPMI-8226 肿瘤细胞增殖均有明显的抑制作用。虫草素与腺苷竞争核苷磷酸酶,阻止 mRNA 的生成而影响蛋白质合成,其对 L_{5178} 细胞增殖的 IC_{50} 为 0.27 μmol/L。虫草素还可引起白血病细胞凋亡和细胞有丝分裂 S 和 G_2 期延长。

(2) 间接抑癌作用 从虫草发酵菌丝中分离出的 *L*-甘-*L*-脯环二肽等具有抗癌(KB 细胞)和增强免疫作用的药理活性。从培养的冬虫夏草 IY_{909} 得到的蛋白多糖 C_{909} 具有抗癌和免疫促进活性。冬虫夏草提取物可提高肿瘤细胞表面Ⅱ型 MHC 的表达,使宿主免疫可对Ⅱ型 MHC 抗原表达下调的肿瘤细胞发挥有效的免疫监视作用。

3. 对心血管系统的影响 (1) 保护心肌作用 虫草水提物 10、100 和 1 000 μg/ml 可明显减轻缺氧再给氧时心肌细胞内脂质过氧化作用,抑制 MDA 增加,提高 SOD 活性,增强细胞膜脂质流动性,呈量效关系。醇提物还能改善心肌的能量代谢,提高心肌腺嘌呤核苷酸含量,以减少缺血再灌注损伤。虫草可减轻阿霉素对心肌的损伤作用,醇提取物 15 mg/L 给大鼠预灌注,可使冠脉流出液中 LDH 漏出量与心肌组织中羟自由基的产生量均显著降低。同时,心脏功能明显改善,表现为阿霉素引起的心率进行性下降幅度明显减慢,心缩力增强。预先给予虫草提取液腹腔注射的大鼠可改善超强度运动后缺血缺氧心肌的超微结构。虫草菌丝体醇提物还能减轻哇巴因所致豚鼠心脏毒性。本品保护心肌细胞的机制可能为:① 减轻胞内液体损伤,稳定溶酶体膜,延缓或减少溶酶体破裂;② 保护细胞膜上 Na^+, K^+-ATP 酶活性。

(2) 降压作用 麻醉犬静注浸剂(1∶1)0.5~1 ml/kg,降压明显,呼吸反射性兴奋。但腹腔或肌内注射无效。水煎剂 1 g/kg 灌胃,能明显降低肾性高血压大鼠的血压,并能逆转肾性高血压时所发生的心肌肥大。

(3) 抗心律失常作用　醇提取物可明显对抗乌头碱和氯化钡诱发的大鼠心律失常，也能对抗毒毛花苷G(哇巴因)所致豚鼠心律失常。虫草菌丝体石油醚提取物100和200 mg/kg静脉注射均可显著提高哇巴因所致豚鼠室速室颤及死亡所用剂量。

(4) 对心脏的其他作用　冬虫夏草醇提取物对急性病毒性心肌炎小鼠具有保护作用，可使实验性病毒性心肌炎小鼠的血清IFN-γ明显升高，$CD3^+$、$CD8^+$升高，$CD4^+/CD8^+$降低。黄芪和冬虫夏草合用，能改善冠心病、高心病患者左室舒张功能和血脂。

4. 对肾脏的影响　冬虫夏草可治疗肾脏疾病，主要通过调整机体免疫功能，抗脂质过氧化，保护Na^+，K^+-ATP酶活性，促进骨髓造血对代谢的影响，减轻肾脏的病理改变，促进肾组织的修复。

(1) 对急性肾损伤及急性肾衰的保护作用　虫草煎剂灌服可减轻庆大霉素所致大鼠急性肾损伤，延迟蛋白尿的出现，降低尿中溶菌酶及NAG酶以及血尿素氮上升幅度。本品对钳夹肾蒂所致大鼠缺血性急性肾衰竭具有保护作用，可抑制血肌酐的增加，减少尿中NAG酶及溶菌酶含量。本品对环孢素A致急性肾毒性大鼠的肾功能、尿钠、钾排出量、肾组织促上皮生长因子及对肾皮质线粒体酶功能具有保护作用，且部分作用优于维拉帕米。本品可防治氨基糖苷致急性肾衰，降低大鼠尿NAG酶及血肌酐水平，增强肾小球滤过和保钠功能，可提高离体肾灌注代谢率，增加肾小球滤过，保护肾小管正常运行，还可减轻体外培养的肾小管细胞对庆大霉素损伤的易感性。其机制可能是通过增加肾组织表皮生长因子(EGF)前体mRNA表达，促进肾内EGF合成，增加肾皮质EGF含量，从而加速肾小管再生修复和急性肾衰的恢复。

(2) 对慢性肾功能不全以及慢性肾衰的保护作用　3.5 g/kg虫草煎剂灌胃，可降低5/6肾切除所致慢性肾功能不全大鼠的血尿素氮及肌酐水平，阻抑肾小球肥大，并明显减轻肾脏病理改变。本品延缓慢性肾衰竭进展的机制可能与其降低中分子物质、纠正脂质代谢紊乱、改善贫血有关。

(3) 抑制系膜细胞增生　冬虫夏草100、200、300、400 μg/ml对低密度脂蛋白引起的系膜细胞增殖有明显的抑制作用，可能对肾小球硬化的防治具有一定的作用。其机制可能是抑制了系膜细胞DNA和mRNA的合成。含虫草菌丝血清可抑制体外培养的大鼠系膜细胞(MsC)的增殖。

(4) 抑制免疫复合物的形成　50%虫草醇提取液灌胃，每只0.5 ml，可使尾静脉注射葡萄球菌肠毒素和口服免疫法所致IgA肾病小鼠腹腔巨噬细胞吞噬功能增强，降低免疫复合物沉积量和肾小球IgA荧光强度。冬虫夏草能抑制Heymann肾炎(PHN)大鼠肾小球上皮免疫复合物的形成，维护肾小球基膜阴电荷屏障，使蛋白尿明显降低。

(5) 对肾脏的其他作用　冬虫夏草水、醇提取液对体外培养的大鼠肾小管上皮细胞增殖有明显促进作用，其机制可能与诱导肾小管细胞持续高水平地表达*c-myc*原癌基因mRNA有关。本品对促使单纯性血尿转阴有显著效果。虫草能明显影响冷缺血大鼠肾脏血流动力学，改善肾组织能量代谢，减轻细胞的损伤。虫草对离体灌注肾的作用与其浓度有密切关系：0.5 g/L能增加肾的菊糖清除率，降低其血管阻力；同时钠钾离子转运量明显增加；1.0 g/L对菊糖清除率影响不明显，而血管阻力呈降低趋势。虫草还可降低乳酸脱氢酶释放率，提高葡萄糖异生能力，减少肾皮质匀浆中MDA含量。

5. 保肝作用　(1) 对实验性肝损伤的保护作用　虫草多糖脂质体(CPL)水剂对CCl_4及D-Gal所致肝损伤均有保护作用。CPL对于D-Gal肝损伤的保护作用较优，这可能是由于虫草多糖，特别是脂质体对肝脏网状内皮系统的免疫刺激所致。冬虫夏草多糖可抗肝脏脂质过氧化，降低MDA含量，升高SOD活力。其中地顶孢霉菌株来源的冬虫夏草多糖尚可显著降低血清氨基转移酶活力和肝脾脏器指数，并改善肝坏死程度，具有较好的抗小鼠免疫性肝损伤作用。冬虫夏草(CS)每日1.0 g/kg灌胃，连续10日可使卡介苗和脂多糖共同诱导的免疫性肝损伤小鼠血清ALT，AST活性降低，血清与肝组织中LPO含量降低，并减轻其增大的肝、脾重量指数，降低血清中的TNF水平。

(2) 对肝纤维化的防治作用　冬虫夏草1.0 g/只灌胃，可使CCl_4诱导的肝纤维化大鼠其肝细胞肿浊变性、炎细胞浸润、纤维增生的程度降低，且最终无假小叶形成，肝组织中结蛋白阳性细胞数明显减少，肝狄氏间隙Ⅰ、Ⅲ、Ⅳ型胶原沉积减轻。同时抑制肝储脂细胞(FSC)增殖以及向肌纤维细胞和成纤维细胞转化，从而减弱FSC合成胶原的能力。冬虫夏草多糖脂质体通过增加肝组织胶原酶mRMA的表达，促使Ⅰ、Ⅲ型胶原降解，可能是其抗纤维化的主要机制之一。亦能明显抑制体外培养的人成纤维细胞所表达的细胞间黏附分子ICAM-1等，可能是其抗肝纤维化机制之一。

6. 对肺的影响　虫草菌粉水溶液5 g/kg给慢性阻塞性肺疾病(COPD)大鼠灌胃，可使支气管肺泡灌洗液(BALF)中IL-2水平提高，肺组织病理形态学、肺功能改善，BALF炎细胞数量下降。虫草菌丝体0.5 g/kg和1.0 g/kg灌胃，能降低浓氨水致咳小鼠的咳嗽次数，延长咳嗽潜伏期，1.0 g/kg还能提高酚红排泌量，有祛痰作用。虫草和虫草菌水提取液腹腔注射可抑制ACh所致豚鼠哮喘。

7. 对内分泌系统的影响　虫草或虫草菌丝体煎剂给去势雄性大鼠灌胃6日，可明显增加其精囊腺重量，表明两者均有雄性激素样作用。小鼠灌服虫草煎剂，对正常雄性小鼠的生育力未见明显影响，但对已摘除睾丸后的小鼠精液囊有增重作用，还能拮抗己烯雌酚使幼鼠子宫增重的作用。表明虫草有雄激素样作用和抗雌激素样作用，有调节性功能紊乱恢复到正常的作用。于常规饲料中混入冬虫夏草子实体细粉每日1.5 g/kg体重，连服28日，可提高腺嘌呤所致"肾阳虚"模型小鼠的生殖功能，并可改善睾丸的形态等指标。

8. 对平滑肌的影响　虫草和虫草菌煎剂对离体豚鼠支气管平滑肌均有明显扩张作用；浸剂对兔离体回肠呈抑制作用，对豚鼠离体肠管抑制作用较弱，对未孕离体豚鼠子宫也有抑制作用。还能扩张豚鼠气管平滑肌和兔耳血管。

9. 对物质代谢的影响　虫草或虫草菌水提取液可使雄性小鼠空腹血糖升高，但对饱食小鼠或雌性小鼠血糖无明显影响；水提取液灌胃可明显降低小鼠血清TC，醇提取物皮下注射能显著降低高脂血症小鼠血清TC和TG含量，对正常小鼠血清TC和β脂蛋白也有降低作用，但皮下注射水提取液无效；水提取物在体外能促进大鼠红细胞糖酵解途径生成ATP；促进大鼠肝细胞腺苷酸激酶(ADK)活性，催化ADP转化为ATP和AMP；激活小鼠肌肉胞质CPK活性，使ADP接受CP能量生成ATP。虫草发酵液浸膏可使正常大鼠血清TC、TG下降，HDL-c增加，LDL-c及VLDL-c减少，其可能机制为：① 抑制肝脏胆固醇合成；② 增强体内脂蛋白酯酶活性，使TG分解增加，血清TG降低。

10. 抗自由基、延缓衰老作用　虫草及虫草菌丝体对O_2^-和$OH^\cdot$均有清除作用；虫草素和*D*-甘露醇是虫草中对自由基具有清除作用的有效组分之一。此外，还可抑制自由基反应诱导的线粒体肿胀和脂质过氧化反应，呈明显量效依赖关系。发酵培育冬虫夏草营养液体内外均可抑制肝脏LPO生成，并使红细胞SOD活力增高。虫草菌尚能提高GSH-Px的含量。虫草菌粉在体外对大鼠、小鼠脑内MAO-B活性呈显著抑制作用。上述结果提示本品有延缓衰老作用。

11. 抗疲劳作用　虫草配制液可延长小鼠负重游泳时间，降低游泳后血乳酸和血清尿素氮含量，增强机体对运动耐力的适应性，具有抗疲劳作用。还可延长小鼠常压耐缺氧时间，增高 LDH 活力，增加糖原贮备，降低肌红蛋白和 MDA。

12. 抗炎作用　虫草和虫草菌煎剂腹腔注射对大鼠甲醛性和蛋清性足跖肿胀以及二甲苯和巴豆油所致小鼠耳部炎症有抑制作用。水提取液皮下注射对小鼠棉球肉芽肿增生有明显抑制作用。发酵虫草菌粉、水提取液和醇沉液灌服，能明显抑制大鼠角叉莱胶性足跖肿胀。

13. 镇静、抗惊厥作用　虫草和虫草菌煎剂腹腔注射均能明显减少小鼠自发活动，虫草菌的作用强于虫草，两者均能明显延长小鼠戊巴比妥钠睡眠时间。虫草菌醇提取物皮下注射可对抗烟碱引起的小鼠强直性惊厥，减少死亡率，可延长番木鳖碱致惊厥发生的潜伏期。

14. 抗菌抗病毒作用　虫草煎剂对须疮癣菌、絮状表皮癣菌、石膏样小芽胞癣菌、羊毛状小芽胞癣菌等真菌均有抑制作用。虫草多糖脂质体对小鼠感染巨细胞病毒有一定的抑制或消除作用。

15. 抗辐射作用　冬虫夏草发酵菌丝（DCXD 水溶性棕色粉剂）可提高受辐射后小鼠骨髓干细胞及小肠隐窝干细胞的存活数。虫草及虫草菌水提取物不论肌注或灌服，对^{60}Co γ线照射所致小鼠血小板减少及脾脏萎缩有明显保护作用。

16. 其他作用　虫草醇提取液 10 mg/kg 可提高缺血再灌注损伤骨骼肌 ATP、ADP、AMP 含量，增强 ATP 酶活性，改善骨骼肌能量代谢。水提液对剧烈运动后红细胞变形能力下降有明显改善作用，随浓度增加，作用增强；还能改善和预防在乳酸模拟试验中红细胞变形能力的下降，对运动后膜脂质过氧化物有较强的清除作用。虫草菌还有抗突变作用。

17. 毒性　腹腔注射虫草菌水提取液 LD_{50} 为 17.9 g/kg，皮下注射则为 17.1 g/kg。虫草菌醇提物给小鼠静注 LD_{50} 为 24.5 g/kg，腹腔注射为 35.2 g/kg。中毒症状是先抑制后兴奋，随即因痉挛和呼吸抑制而死亡。小鼠灌服虫草或虫草菌耐受量均在 45 g/kg 以上。家兔灌服虫草菌水提取液 10 g/kg，连续 3 个月，对外周血象，肝、肾功能及各重要脏器均无明显毒性反应，对淋巴细胞微核率、染色体畸变率、姐妹染色单体互换率均无明显影响，提示对机体无明显致突变作用。虫草 1.0、2.0、4.0 g/kg 给大鼠喂服 30 日，对主要脏器/体重、血生化、总食物利用率、血液学各项指标均未见明显毒性反应，其最大无作用剂量为 4.0 g/kg 体重。虫草菌粉 1.25～5 g/kg 给孕大鼠灌服，对其受孕、着床、吸收、活胎数与对照组无差别，胎鼠全部成活，胎鼠体重、体长和尾长与对照组亦无明显差异。

【药性】　甘，温。归肺、肾经。

1.《本草从新》："甘，平。"

2.《药性考》："味甘，性温。"

3.《本草再新》："有小毒。入肺、肾二经。"

4.《现代实用中药》："味甘、酸，性平。气香。"

5. 刘波《中国药用真菌》："性温，味甘，后微辛。"

【功用主治】　补肺固表，补肾益精。主治肺虚咳喘，劳嗽痰血，自汗盗汗，肾亏阳痿、遗精，腰膝酸痛。

1.《本草从新》："保肺益肾，止血化痰，已劳嗽。"

2.《药性考》："秘精益气，专补命门。"

3.《柑园小识》："以酒浸数枚啖之，治腰膝间痛楚，有益肾之功。"

4.《纲目拾遗》："潘友新云治膈证，周兼士云治蛊胀。"

5.《现代实用中药》："适用于肺结核、老人衰弱之慢性咳嗽气喘、吐血、盗汗、自汗等；又用于贫血虚弱遗精，老人畏寒，涕多泪出等症。"

【用法用量】　内服：煎汤，5～10 g；或入丸、散；或与鸡、鸭炖服。

【宜忌】　有表邪者慎用。

【选方】　1. 治肺结核咳嗽、咯血，老年虚喘　冬虫夏草 30 g，贝母 15 g，百合 12 g。水煎服。

2. 治肾虚腰痛　冬虫夏草 30 g，枸杞子 30 g。黄酒 1 kg，浸泡 1 星期。每次 1 小盅，日服 2 次。

3. 治贫血，病后虚弱，阳痿，遗精　黄芪 30 g，冬虫夏草 15 g。水煎服。（1～3 方出自《河北中草药》）

4. 治病后虚损　夏草冬虫三五枚，老雄鸭一只，去肚杂，将鸭头劈开，纳药于中，仍以线扎好，酱油、酒如常蒸烂食之。（《纲目拾遗》）

【临床报道】　1. 治疗慢性肝炎　口服冬虫夏草菌丝胶丸，每丸 0.25 g，每日服 3 次，每次 5 丸，连服 3 个月为全疗程。治疗慢性活动性肝炎 8 例，结果对 TTT 及 ALT 的有效率达 75%，且具有抑制 γ 球蛋白，提高血清蛋白的作用。

2. 治疗慢性肾衰竭　口服人工虫草菌每日 6 g，分 2 次服，30 日为 1 个疗程。共治 18 例，结果肾功能好转率为 44.4%～50%，贫血改善率为 33.3%～38.9%，细胞免疫功能提高者占 50%～80%。

3. 治疗高血压病　将人工虫草菌丝体制成胶囊，每次 4 粒（每粒 250 mg），每日 3 次口服，连服 30 日，观察 16 例高血压患者，其中原发性高血压病 4 例，继发性高血压病 12 例。结果显效 4 例，有效 6 例，无效 6 例，总有效率为 62.5%。观察表明：本品降压作用无论对原发性高血压病还是继发性高血压病均有效，其降压疗效受高血压病程的长短、肾功能受损的程度及合并症的影响。

4. 治疗变态反应性鼻炎　虫草菌丝冲剂，每日 3 次，每次 6 g，饭后开水冲服，4 星期为 1 个疗程。儿童或个别阴虚患者酌减。共治疗 43 例，其中肺气虚型 23 例，阴阳两虚 17 例。结果：显效 26 例，有效 14 例，总有效率 93.0%。对照组 50 例用气管炎菌苗皮下注射，每星期 2 次，首次 0.3 ml，以后每次递增 0.1 ml，至 1 ml 即为维持量。结果：显效 24 例，有效 22 例，总有效率 92.0%。两组总有效率相比，无显著性差异，$Pt = 0.183$，$P > 0.50$。两组显效率相比亦无显著差异，$\chi^2 = 1.445$，$P > 0.1$。虫草菌冲剂对鼻黏膜水肿与苍白的疗效较好，治疗后 23/29 例患者自觉精神好转，体质增强。30 例易上感者中 27 例有不同程度好转。说明本药确有提高机体抗病能力，强壮滋补作用。副作用小，部分患者有口干，偶有胃肠不适。

【各家论述】　1.《重庆堂随笔》："冬虫夏草，具温和平补之性，为虚疟、虚痞、虚胀、虚痛之圣药，功胜九香虫。凡阴虚阳亢而为喘逆痰嗽者，投之悉效，不但调经种子有专能也。"

2.《本草正义》："冬虫夏草，始见于吴氏《本草从新》，称其甘平，保肺，益肾，补精髓，止血化痰，已劳嗽。近人恒喜用之，皆治阴虚劳怯，咳嗽失血之证，皆用吴氏说也，然却未见其果有功效。《四川通志》明谓之温暖，其说甚是。又称其补精益髓，则盛言其功效耳，不尽可凭也。此物补肾，乃兴阳之作用，宜于真寒，而不宜于虚热。赵氏又引《文房肆考》，称孔裕堂之弟患怯而汗大泄，盛夏密室犹畏风寒，以此和作肴馔，食之而愈，则此之怯症，洵是真寒之证，大汗亡阳，而常畏寒，本是当用参、附者，乃冬虫夏草能愈之，其温补又可知。此种虚劳，恰与阴虚劳怯咳嗽痰红之相火上凌者相反，乃吴氏竟谓其止血化痰已劳嗽，遂使今人如法施治，而相火愈肆，甚至咳愈甚而血愈多，不于釜中注水，而但于釜底添薪，苟其阴血未枯，则泛溢沸腾，不尽不止；若果津液已竭，惟有燔灼成灰而已。"

1570 冬里麻根 dōng lǐ má gēn （《峨眉山药用植物研究》）

【异名】　水麻柳根（云南、贵州）。

【基原】　为荨麻科水麻属植物水麻的根或根皮。

【原植物】　参见"冬里麻"条。

【采收加工】 7～11月采收,鲜用或晒干。

【药性】 微苦、辛,平。

【功用主治】 祛风除湿,活血消肿。主治风湿痹痛,跌打骨折,外伤出血,疮痈肿毒。

《贵州民间药物》:"治无名毒疮。"

【用法用量】 内服:煎汤,9～15 g;或浸酒。外用:研末撒敷;或鲜品捣敷。

【选方】 治无名肿毒 水麻柳根 30 g,家麻根 15 g。捣绒敷患处。(《贵州民间药物》)

1571 鸟不企 niǎo bù qǐ (《广东中草药》)

【异名】 鸟不服、红心茨江亩、老鸦拍、楤木、鹰不拍、大叶鸟不企(《广东中草药》),刺老苞根、雀不站(南川《常用中草药手册》),大鹰不扑(《全国中草药汇编》),刺楤、鹊不踏、细号刺葱、刺葱树、刺葱(《台湾药用植物志》)。

【基原】 为五加科楤木属植物黄毛楤木的根。

【原植物】 黄毛楤木 *Aralia decaisneana* Hance

灌木,高 1～5 m。有稀少的刺和黄褐色绒毛。叶大,为二回羽状复叶,叶轴和羽片轴基部有 1 对小叶,每羽片有小叶 7～11 片,革质;小叶无柄,叶片卵形至长圆状卵形,长 8～15 cm,宽 4～8 cm,先端渐尖,基部圆形至近心形,边缘具细锯齿,上面被黄褐色绒毛,下面毛密。花由多数伞形花序组成的大型顶生圆锥花序,长 50～80 cm,密被黄色绒毛,分枝长 15～40 cm;伞形花序有花30～50 朵,直径约 3 cm;花梗长3～4 cm,被长绒毛;苞片、小花梗均被长绒毛;花淡绿白色,直径约 3 mm;花萼 5 齿裂,无毛;花瓣 5,三角状卵形,无毛;雄蕊 5;子房 5 室,花柱 5,上部分离,基部合生。核果球形,浆果状,有 5 棱。花期 8～9 月,果期 10～11 月。

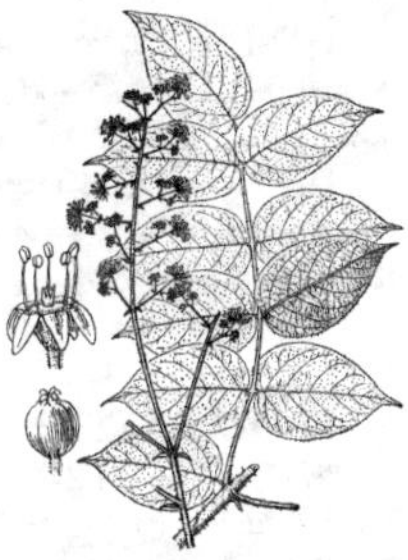

黄毛楤木

生于海拔 400～1 200 m 的杂木林中。分布于江西、福建、广东、广西、贵州、云南、台湾等地。

本植物的叶(鸟不企叶)亦供药用,另设专条。

【采收加工】 10～11 月采收,鲜用或切片晒干。

【成分】 根含三萜皂苷:楤木皂苷(araloside) A,aradecoside A, araliasaponins Ⅰ～Ⅸ。根皮中含 3-*O*-〔*β*-*D*-吡喃半乳糖基-(1→4)-*β*-*D*-吡喃半乳糖基-(1→3)-*β*-*D*-吡喃葡萄糖醛酸基〕齐墩果酸{3-*O*-〔*β*-*D*-galactopyranosyl-(1→4)-*β*-*D*-galactopyranosyl-(1→3)-*β*-*D*-glucuronopyranosyl〕-oleanolic acid},竹节人参皂苷$Ⅳ_a$ (chikusetsusaponin $Ⅳ_a$),去葡萄糖竹节人参皂苷$Ⅳ_a$ (deglucose chikusetsusaponin $Ⅳ_a$)。还含棕榈酸(palmitic acid),*β*-谷甾醇(*β*-sitosterol),齐墩果酸(oleanolic acid)。

【药理】 1. 降血糖作用 鸟不企中的黄毛楤木皂苷 50～150 mg/kg灌胃给药 5～7 日,对正常小鼠、肾上腺素性高血糖小鼠及四氧嘧啶性糖尿病小鼠,可产生明显的降血糖作用。对葡萄糖性高血糖小鼠,其降血糖作用不明显。对四氧嘧啶性糖尿病大鼠的葡萄糖耐量无明显影响。

2. 其他作用 黄毛楤木皂苷 70 mg/kg 灌胃,可提高正常小鼠耐缺氧能力,使正常和氢化可的松所致"阳虚"小鼠耐低温能力显著提高。黄毛楤木皂苷 20 mg/kg 腹腔注射对大鼠脑垂体后叶素引起的急性心肌缺血有保护作用,使大鼠离体心脏心率减慢,从而有利于增强机体对不良环境的适应能力和改善心肌缺血状况。

毒性 黄毛楤木皂苷小鼠灌胃的 LD_{50} 为 820.5 mg/kg。

【药性】 苦、辛,平。

【功用主治】 祛风除湿,活血,解毒。主治风热感冒头痛,咳嗽,风湿痹痛,湿热黄疸,水肿,淋浊,带下,闭经,产后风痛,跌打肿痛,胃脘痛,胃溃疡,咽喉肿痛,牙龈肿痛,无名肿毒。

1.《广西民族药简编》:"水煎服,治痢疾(瑶族)、白带(壮族);与猪脚煲服,治头昏、乳汁不足(瑶族)。"

2.《福建药物志》:"祛风除湿。"

3.《台湾药用植物志》:"可治肺病。"

【用法用量】 内服:煎汤,6～15 g;或泡酒。外用:捣敷。

【宜忌】 孕妇禁服。

【选方】 1. 治风湿 鹰不泊 30 g,牛大力 30 g,千斤拔 30 g,石南藤 24 g,猪瘦肉。水煎服。(《新会草药》)

2. 治闭经 鲜楤木根 90 g(切碎),鸡蛋 2 个(去壳)。水煎分 2 次服。

3. 治产后风痛 干楤木根 60 g,黄鳝藤(奇氏勾儿茶)干根 60 g。水炖服。(2、3 方出自《常用青草药选编》)

4. 治糖尿病 雀不站根 30 g,草决明 30 g。水煎服。(蓬溪《常用中草药手册》)

5. 治牙龈炎 鲜楤木根皮适量,茶油饼少许。擂烂,外敷患侧面颊部,每日换药 2 次。(《常用青草药选编》)

1572 鸟不企叶 niǎo bù qǐ yè (《广西民族药简编》)

【基原】 为五加科楤木属植物黄毛楤木的叶。

【原植物】 参见"鸟不企"条。

【采收加工】 全年均可采收,晒干。

【药性】 甘,平。

【功用主治】 嫩叶水煎冲鸡蛋服,治头晕(壮族)。

【用法用量】 内服:煎汤,9～15 g。外用:捣敷。

1573 包袱七 bāo fú qī (《全国中草药汇编》)

【异名】 半碗水、铁骨散(《全国中草药汇编》),包袱莲、一块砖(《新华本草纲要》),荷叶莲(湖南)。

【基原】 为小檗科八角莲属植物水八角莲的根和根茎。

【原植物】 水八角莲 *Dysosma difformis* (Hemsl. et Wils.) T. H. Wang[*Podophyllum difformis* Hemsl. et Wils.] 又名:小八角莲(《中国高等植物图鉴》)。

多年生草本。茎直立,细弱,无毛,基部有黄棕色薄纸质的鳞叶包被。根茎横走,细小,节间有近圆形的碗状小凹,生多数侧根,表面黄棕色,被白色或淡黄色毛。叶互生,薄纸质;叶柄着生于叶片的中部,长 5～10 cm;叶片通常 2,稀 3,叶不等大,形状多种,常呈偏心形,长 5～11 cm,宽 8～18 cm,先端为宽楔形,基部多为圆形,上面有时带紫红色,下面绿色或灰绿色,边缘不裂或有时具不明显的 4～8 浅裂,有稀疏的腺状锯齿。伞形花序有花2～5 朵,生于叶柄近顶处,花梗下弯,有长柔毛;萼片早落;花瓣 6,深红色,线状长圆形;雄蕊 6,内弯,药隔先端延长成细尖。子房上位,一室。浆果小,球形。种子多数。花期 4～6 月,果期 6～9 月。

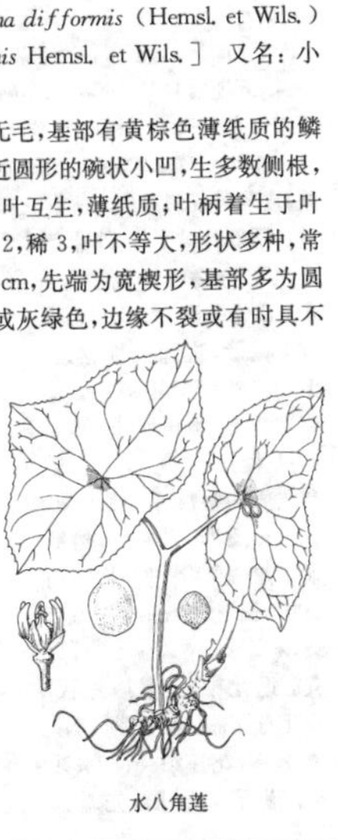

水八角莲

生于海拔 800～1 800 m 的山坡林下。分布于湖北、湖南、广西、四川、贵州、云南等地。

本植物的全草(水八角莲)亦供药用,另设专条。

【采收加工】 4～10月采收,晒干或鲜用。

【药材】 包袱七 *Dysosmae Difformis Radix et Rhizoma* 主产于湖北、湖南、四川、贵州。

性状 根茎不规则条块状,表面红棕色,环节不甚明显,有众多须状根。根表面棕红色,有纵行细纹理,须根痕圆点状,黄色。质硬,根茎折断面平坦,皮部狭窄,木部黄色,环列,凸出,髓部圆形,黄白色;根折断面平坦,黄色,中柱点状,色稍深。气微,味苦。

鉴别 (1)根茎横切面:表皮细胞1列。皮层薄壁细胞有的壁木化,具纹孔,近维管束处散列数个成群的纤维及石细胞。维管束外韧型,韧皮部压缩状;木质部内侧有石细胞群,石细胞多椭圆形,孔沟明显。髓大,由薄壁细胞组成。薄壁细胞中含草酸钙簇晶及淀粉粒。

根横切面:表皮细胞1列。皮层宽广,内皮层明显。初生木质部4～5原型,中央全部为纤维,纤维多角形,壁厚,强木化,孔沟明显,胞腔小孔状。

(2)取本品粗粉1g,加乙醇10ml,回流提取20分钟,滤过。取滤液1ml,加3%碳酸钠溶液1ml在沸水浴中加热3分钟,冷却,加新配制的重氮化试剂2滴,显红色;另取滤液1ml,加盐酸4～5滴及少量镁粉,在沸水浴中加热3分钟,显红色。

【药性】《中国民族药志》:"(苗族)苦、辛,有小毒。"

【功用主治】 清热解毒,化痰,消肿。主治咽喉肿痛,痈肿疔疮,肺炎,腮腺炎,毒蛇咬伤,瘰疬,跌打损伤。

1.《全国中草药汇编》:"散风祛痰,解毒。"

2.《中国民族药志》:"(苗族)清热解毒,活血散瘀,消肿止痛,化痰消瘿。"

【用法用量】 内服:煎汤,3～12g;磨汁,或入丸、散。外用:磨汁或浸酒涂,捣烂敷,或研末调敷。

【选方】 避孕,治虚汗、盗汗 荷叶莲3～12g,煎服,每日2次。(《中国民族药志》)

1574 玄参 xuán shēn (《本经》)

【异名】 重台(《本经》),正马、玄台、鹿肠、鬼藏、端(《吴普本草》),咸(《别录》),逐马(《药性论》),馥草(《开宝本草》),黑参(《御药院方》),野脂麻(《纲目》),元参(《本草通玄》),山当归(《湖南药物志》)。

【基原】 为玄参科玄参属植物玄参及北玄参的根。

【原植物】 1.玄参 *Scrophularia ningpoensis* Hemsl. 又名:浙玄参(《拉汉种子植物名称》)。

多年生草本,高60～120cm。根肥大,近圆柱形,下部常分枝,皮灰黄或灰褐色。茎直立,四棱形,有沟纹,光滑或有腺状柔毛。下部叶对生,上部叶有时互生,均具柄;叶片卵形或卵状椭圆形,长7～20cm,宽3.5～12cm,先端渐尖,基部圆形或近截形,边缘具细锯齿,无毛或背面脉上有毛。聚伞花序疏散开展,呈圆锥形;花梗长1～3cm,花序轴和花梗均被腺毛;萼5裂,裂片卵圆形,先端钝,边缘膜质;花冠暗紫色,管部斜壶状,长约8mm,先端5裂,不等大;雄蕊4,2强,另有一退化雄蕊,呈鳞片状,贴生于花冠管上;子房上位,2室,花柱细长,柱头短裂。蒴果卵圆形,先端短尖,长约8mm,深绿色或暗绿色,萼宿存。花期7～8月,果期8～9月。

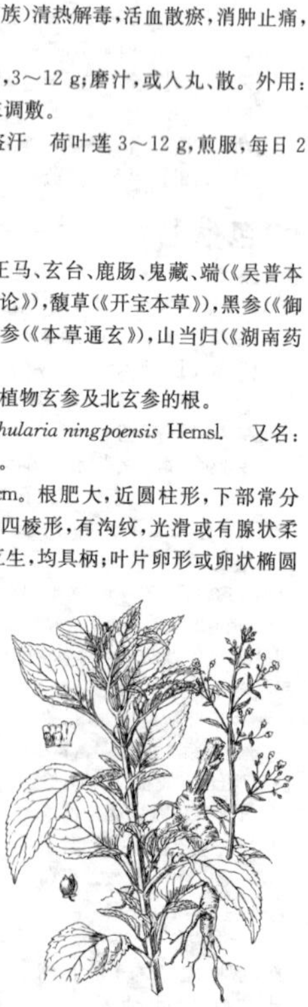

玄 参

生于山坡林下。分布于河北、山西、陕西、江苏、安徽、浙江、江西、福建、河南、湖北、湖南、广东、四川、贵州。南方各地均有栽培。

2.北玄参 *S. buergeriana* Miq. [*S. oldhami* Oliv.]

本种与上种极相似,其主要区别:根呈圆柱形,有纵皱纹,表面灰褐色,有细根及细根痕。叶较小,叶片卵形至长卵形,长5～12cm,宽2～5cm。聚伞花序紧缩成穗状,小聚伞花序无总花梗,或有长达5mm的短梗,常互生而不成轮,花梗长约5mm;萼裂片卵形,花冠黄绿色。蒴果卵形,长约6mm。

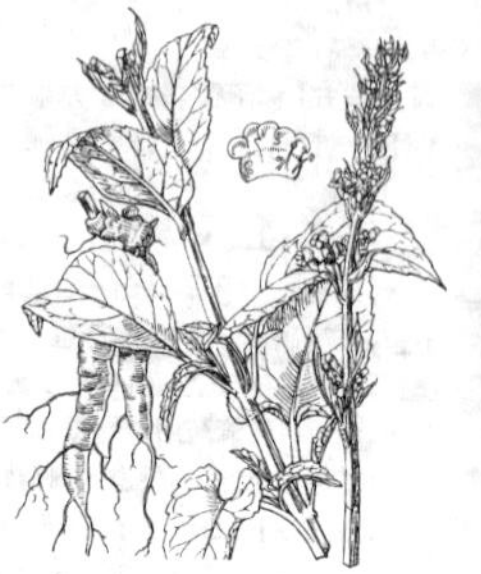

北玄参

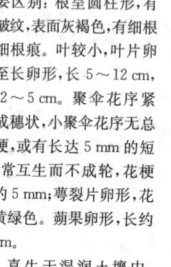

喜生于湿润土壤中。分布于东北、华北及山东、江苏、河南。

【栽培】 生物学特性 对环境条件要求不严,喜温暖湿润气候,耐寒、耐旱、怕涝。在平原、丘陵及低山坡均可栽培,对土壤要求不严,但以土层深厚、疏松、肥沃、排水良好的砂质壤土栽培为宜。忌连作。可与禾本科植物轮作。

繁殖方法 子芽繁殖。在玄参收获时,选择无病、健壮、白色、长3～4cm的子芽,从芦头上掰下留作繁殖材料。南方采用冬种,于12月中、下旬至翌年1月上、中旬栽种。按行距40～50cm,株距35～40cm开穴,穴深8～10cm,每穴放子芽1个,芽向上。北方以春种为主,于2月下旬至4月上旬栽种,方法与冬种相同。

田间管理 生长期中,4～6月进行中耕除草3～4次。除施足基肥外,在6月中旬再追肥、培土,防止倒伏。干旱时须灌溉,多次少浇,使土壤湿润;多雨积水时应及时排水。南方在开花期要将顶部花序摘除,促进根部膨大。

病虫害防治 病害有斑枯病、叶斑病,可清洁田地,实行轮作,增施磷钾肥,发病初期用1∶1∶100波尔多液喷洒3～4次,进行防治。白绢病,可实行轮作,拔除病株、病穴用石灰水消毒,选用抗病和无病子芽,用哈茨木霜进行生物防治;虫害有棉红蜘蛛,在发病初期喷波美0.2～0.3度石硫合剂防治。还有蜗牛可人工捕杀,或喷洒1%石灰水。

【采收加工】 栽种当年10～11月当茎叶枯萎时收获。挖起全株,摘下块根晒或炕到半干时,堆积盖草压实,经反复堆晒待块根内部变黑、再晒(炕)至全干。

【药材】 玄参 *Scrophulariae Radix* 主产于浙江东阳、杭州、临海、义乌、临安、富阳、桐庐等地。产量大,质量优。

商品规格 有细皮玄参和粗皮玄参两种,各分为三等。一等:每kg 36支以内,支头均匀,无芦头、空泡;二等:每kg 72支以内;三等:每kg 72支以外,个头最小在5g以上,间有破块。

性状 根呈类圆柱形,中间略粗或上粗下细,有的微弯曲似羊角状,长6～20cm,直径1～3cm。表面灰黄色或灰褐色,有不规则的纵沟、横向皮孔及稀疏的横裂纹和须根痕。质坚实,不易折断,断面黑色,微有光泽。气特异似焦糖,味甘、微

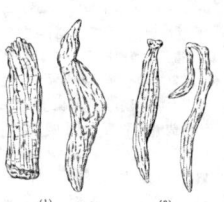

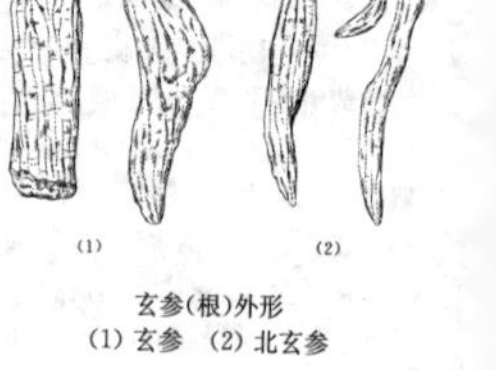

玄参(根)外形

(1)玄参 (2)北玄参

苦。以水浸泡，水呈墨黑色。

鉴别 (1) 根横切面：皮层较宽，石细胞单个散在或2～5个成群，多角形、类圆形或类方形，壁较厚，层纹明显；韧皮射线多裂隙。形成层成环。木质部射线宽广，亦多裂隙；导管少数，类多角形，直径约至113 μm，伴有木纤维。薄壁细胞含核状物。

(2) 取本品粉末50 g(40目)，加甲醇索氏提取3小时，回收甲醇，残留提取物加蒸馏水100 ml溶解，用正丁醇提取3次，每次50 ml，减压回收正丁醇，提取物用乙醚洗涤3次，每次5 ml，残留物用丙酮溶解，通过活性炭柱色谱，用丙酮洗脱，洗脱液加Godin试剂(1%香草醛的乙醇溶液和3%高氯酸水溶液，临用时等量混合)呈红紫色。或取间苯三酚试剂和盐酸各1滴，置蒸发皿中，加上述丙酮溶液1滴，呈蓝绿色(检查环烯醚萜苷)。

品质标志 《中华人民共和国药典》2010年版规定：照高效液相色谱法测定，本品(干燥品)含哈巴俄苷($C_{24}H_{30}O_{11}$)不得少于0.045%。

【成分】 1. 玄参 根含环烯醚萜类化合物：哈帕苷(harpagide)，玄参苷(harpagoside)，桃叶珊瑚苷(aucubin)，6-*O*-甲基梓醇(6-*O*-methylcatalpol)，3, 4′-二甲基安哥拉苷A(3, 4′-dimethylangoroside A)，玄参环醚。玄参种苷元(ningpogenin)，玄参种苷(ningpogoside)A及B。

2. 北玄参 根含玄参苷，甲氧基玄参苷〔8-(*O*-methyl-*p*-coumaroyl)harpagide〕，对甲氧基桂皮酸(*p*-methoxycinnamic acid)，芍药苷(paeoniflorin)。

【药理】 1. 解热作用 北玄参乙醇提取物及所含的对甲氧基肉桂酸对注射伤寒疫苗所致的家兔发热，有良好的退热作用。

2. 抗菌作用 玄参对金黄色葡萄球菌、白喉杆菌、伤寒杆菌、铜绿假单胞菌、乙型链球菌、大肠埃希菌、福氏痢疾杆菌有显著的抗菌作用，但不及黄连。北玄参水浸剂在体外对须疮癣菌、絮状表皮癣菌和羊毛状小芽胞癣菌有一定的抑制作用。玄参浸剂对奥杜盎小芽胞癣菌有效。

3. 对心血管系统的影响 玄参乙醇提取物能明显增加离体兔心冠脉流量；小鼠腹腔注射可增加心肌^{86}Rb摄取量；家兔腹腔注射，对垂体后叶素所致实验性心肌缺血有保护作用；能增强小鼠耐缺氧能力；静脉注射对麻醉猫有一定降压作用，但不能对抗肾上腺素引起的升压作用，对阻断颈动脉血流所致的升压反射亦无明显影响。玄参乙醇提取物能增加离体兔耳血管灌流量，对氯化钾和肾上腺素所致兔主动脉血管痉挛有一定缓解作用。口服玄参煎剂2 g/kg，每日2次，对肾性高血压犬的降压作用较健康犬更明显。

4. 抗炎、抗氧化作用 用玄参提取液每日100 g/kg连续给大鼠灌胃7日，可明显抑制角叉菜胶及眼镜蛇毒致大鼠脚趾肿胀，苯丙素苷类成分安格洛苷C(XS-8)，阿格托苷(XS-10)在0.5 mmol/L时对白三烯B_4(LTB_4)产生较强抑制作用；环烯醚萜苷类成分哈帕酯苷(XS-6)和哈帕苷(XS-7)在相同条件下作用较弱。苯丙素苷和环烯醚萜苷在0.5 mmol/L时，对体外诱导的血小板聚集都有不同程度的抑制作用，但苯丙素苷的作用强于环烯醚萜苷。在体外，40 μmol/L XS-8、XS-10、XS-6和XS-7均能显著抑制Fe^{2+}/半胱氨酸诱导的肝微粒体脂质过氧化，抑制AAPH诱导的红细胞氧化性溶血，苯丙素苷类成分较环烯醚萜苷类成分作用强。

5. 保肝作用 玄参中苯丙素苷10 mg/kg腹腔注射，可保护*D*-氨基半乳糖所致小鼠肝细胞损伤，抑制丙氨酸氨基转移酶(ALT)和天冬氨酸氨基转移酶(AST)的升高，在体外，50、100、200 μmol/L均能提高*D*-氨基半乳糖致损伤的肝原代培养细胞的存活率，200 μmol/L能降低LDH水平。

6. 降血糖作用 家兔皮下注射玄参流浸膏5 g/kg，可引起血糖轻度降低，但效果不及地黄。

【炮制】 1. 玄参 取原药材，除去残留芦头及杂质，大小个分开，洗净，润透或蒸透，切薄片，干燥。

2. 盐玄参 将玄参片与盐水拌匀，闷润至盐水尽时，置锅内用文火微炒干，取出，放凉。每玄参片100 kg，用食盐2 kg，加水适量，化开澄清。或取净玄参，加盐水煮至黑透，至盐水全部渗入，晒半干，闷透，去芦，切片。每玄参100 kg，用食盐2 kg，水适量。或取净玄参与盐水拌匀，闷润至盐水吸尽时，置笼内蒸约12小时，至内呈漆黑润泽明亮为度，取出晾至半干，切顶刀片或顺片1～1.2 mm厚，干燥。每玄参100 kg，用食盐12 kg，加水适量，化开澄清。

3. 豆盐制玄参 取净玄参，加黑豆盐水煮后，晾干，去芦切片。每玄参10 kg，用黑豆1 kg，盐0.1 kg，水适量。

4. 油蜜制玄参 取麻油、蜂蜜各等分，置容器内混合搅拌至发白沫，然后倒入净玄参拌匀，闷润，置笼内蒸至内外漆黑发亮为度，取出，切斜片1～1.2 mm厚。每玄参100 kg，用麻油、蜂蜜各6 kg，水适量。

饮片性状 玄参为类圆形或不规则薄片，直径10～30 mm。切面乌黑色，或黑褐色，油润微有光泽，可见浅棕色放射状短线纹。质韧，周边皱缩，灰黄或灰褐色。气特异似焦糖，味微甘稍苦。盐玄参形如玄参，色泽加深，味微咸。黑豆盐水制玄参形如玄参，漆黑润泽明亮，味微咸。油蜜制玄参形如玄参，具香气，味微甜。

贮干燥容器内，盐玄参、制玄参密闭，置通风干燥处，防霉，防蛀。

【药性】 甘、苦、咸，微寒。归肺、胃、肾经。

1.《本经》："味苦，微寒。"

2.《吴普本草》："神农、桐君、黄帝、雷公、扁鹊：苦，无毒。岐伯：咸。李氏：寒。"

3.《药类法象》："足少阴肾之君药也，治本经须用。"

4.《品汇精要》："气薄味厚，阴也。臭，香。"

5.《雷公炮制药性解》："入心、肺、肾三经。"

6.《本草正》："味苦、甘，微咸，气寒。"

7.《药品化义》："味微苦，微咸，略甘，性凉。"

8.《本草新编》："入肺、肾、胃三经。"

【功用主治】 凉血，滋阴降火，解毒。主治温热病热入营血，身热，烦渴，舌绛，发斑，骨蒸劳嗽，虚烦不寐，津伤便秘，目涩昏花，咽喉肿痛，瘰疬痰核，痈疽疮毒。

1.《本经》："主腹中寒热积聚，女子产乳余疾，补肾气，令人目明。"

2.《别录》："主暴中风，伤寒，身热支满，狂邪，忽忽不知人，温疟洒洒，血瘕，下寒血，除胸中气，下水，止烦渴，散颈下核、痈肿、心腹痛、坚癥，定五藏。久服补虚明目，强阴益精。"

3.《药性论》："能治暴结热，主热风头痛，伤寒劳复，散瘤瘿、瘰疬。"

4.《日华子》："治头风、热毒游风，补虚劳损，心惊烦躁，劣乏骨蒸，传尸邪气，止健忘，消肿毒。"

5.《医学启源》："治心中懊侬，烦而不能眠，心神颠倒欲绝，血滞小便不利。"

6.《品汇精要》："清咽喉之肿，泻无根之火。"

7.《纲目》："滋阴降火，解斑毒，利咽喉，通小便血滞。"

8.《玉楸药解》："清金补水。凡疮疡热痛，胸膈燥渴，溲便红涩，膀胱癃闭之证俱善。"

9.《陕西中药志》："滋阴降火，清热凉血，生津液，利咽喉，醒头目，润大肠。适用于热性病后余热未清，热病初起发热，牙床肿痛，喉痛，目痛，烦渴，便秘等症；亦可用于丹毒，瘰疬，痈肿。"

10.《广西本草选编》："治血栓闭塞性脉管炎，高血压。"

【用法用量】 内服：煎汤，9～15 g；或入丸、散。外用：捣敷或研末调敷。

【宜忌】 脾虚便溏或有湿者禁服。

1.《雷公炮炙论》："使用时勿令犯铜，饵之噎人喉，丧人目。"

2.《本草经集注》:"恶黄芪、干姜、大枣、山茱萸。反藜芦。"

3.《本草经疏》:"血少目昏,停饮寒热,支满,血虚腹痛,脾虚泄泻,并不宜服。"

4.《医林纂要》:"虚寒则忌。"

5.《药笼小品》:"时人每有咽痛,辄用元参、麦冬,不知风温与寒郁为患,二味并不能治,而反滞邪,岂可浪用。"

【选方】 1. 治伤寒发汗吐下后,毒气不散,表虚里实,热发于外,故身斑如锦纹,甚则烦躁谵语,兼治喉闭肿痛 玄参、升麻、甘草(炙)各半两。上锉如麻豆大,每服炒五钱匕,以水一盏半,煎至七分,去滓服。(《类证活人书》玄参升麻汤)

2. 治三焦积热 玄参、黄连、大黄各一两。为末,炼蜜丸梧子大。每服三四十丸,白汤下。小儿丸粟米大。(《丹溪心法》)

3. 治阳明温病,无上焦证,数日不大便,当下之,若其人阴素虚,不可行承气者 玄参一两,麦冬(连心)八钱,生地黄八钱。水八杯,煮取三杯,口干则与饮令尽。不便,再作服。(《温病条辨》增液汤)

4. 治急喉痹风,不拘大人、小儿 玄参、鼠粘子(半生半炒)各一两。为末,新汲水服一盏。(《圣惠方》)

5. 治口舌生疮,久不愈 玄参、天门冬(去心、焙)、麦门冬(去心、焙)各一两。捣罗为末,炼蜜和丸,如弹子大。每以绵裹一丸,含化咽津。(《圣济总录》玄参丸)

6. 治气虚血壅,小便赤浊,似血非血,似溺非溺,溺管疼痛 玄参、车前子各一两。水煎服。(《辨证录》玄车丹)

7. 治因阴阳偏,火有余而水不足,遇事或多言则心烦,常感胸中扰攘,纷纭而嘈杂 玄参、麦冬各二两。水煎服。(《辨证录》玄冬汤)

8. 治夜卧口渴喉干 用黑元参二片含口中,即生津液。(《吉人集验方》)

9. 治瘰疬初起 元参(蒸)、牡蛎(醋煅,研)、贝母(去心,蒸)各四两。共为末,炼蜜为丸。每服三钱,开水下,日二服。(《医学心悟》消瘰丸)

10. 解诸热,消疮毒 玄参、生地黄各一两,大黄(煨)五钱。上为末,炼蜜丸,灯心、淡竹叶汤下,或入砂糖少许亦可。(《补要袖珍小儿方论》)

11. 治赤脉贯瞳 玄参为末,以米泔煮猪肝,日日蘸食之。(《济急仙方》)

12. 治针眼暴赤成疮,疼痛羞明,熁眼 玄参一两,黄芩一两,黄连(去须)一两。上件药捣细罗为散,以猪胆汁和令稠,剪帛子可眼大小,匀摊药,贴睑上,干即易之。(《圣惠方》)

13. 治鼻中生疮 用玄参,水渍软,塞鼻中,或为末涂之。(《卫生易简方》)

14. 治肉瘤 黑玄参七钱,赤茯苓一两,车前子八钱,甘草三钱。煎服。如小儿不肯服,将为末,早米粉糊为丸,如梧实大,每用甘草汤或米汤或茶下一钱。外用芫花一钱,滚水泡浓汁,将极细棉线浸透取出,将线系于肉瘤根上,不时用新笔蘸芫花水涂线上,令其常湿,庶药气透也。二三日,其肉子焦枯,脱下无血,仅存一白点耳,久之无迹。(《穷乡便方》)

【各家论述】 1. 张元素:"玄参,乃枢机之(剂),管领诸气上下,肃清而不浊,风药中多用之。故《活人书》治伤寒毒玄参升麻汤,治汗下吐后毒不散,则知为肃清枢机之剂。以此论之,治空中氤氲之气,无根之火,以玄参为圣药。"

2.《纲目》:"肾水受伤,真阴失守,孤阳无根,发为火病,法宜壮水以制火,故玄参与地黄同功。"

3.《本草正》:"此物味苦而甘,苦能清火,甘能滋阴,以其味甘,故降性亦缓。《本草》言其性入肾经,而不知其尤走肺脏,故能退无根浮游之火,散周身痰结热痈。"

4.《药品化义》:"戴人谓肾本寒,虚则热。如纵欲耗精,真阴亏损,致虚火上炎,以玄参滋阴抑火。凡头疼、热毒、耳鸣、咽痛、喉风、瘰疬、伤寒阳毒、心下懊侬,皆无根浮游之火为患,此有清上澈下之功。凡治肾虚,大有分别,肾之经虚则寒而湿,宜温补之;肾之脏虚则热而燥,宜凉补之;独此凉润滋肾,功胜知、柏,特为肾脏君药。"

5.《本草求真》:"玄参,书虽载能壮水,以制浮游无根之火,攻于咽喉,谓其肾水受伤,真阴失守,孤阳无根,发为火病,得此色黑性润微寒以为节制,则阳得阴归,而咽喉不致肿痛而莫已也。然此只可暂治以熄其火,非若地黄性禀纯阴,力能温(疑为'滋'字之误)肾壮水,以制阳光,即书有言服此玄参,可以益精明目,消痰除嗽,及治一切骨蒸传尸发斑、懊侬烦渴、瘰疬、痈疽等症,皆是从其浮游火熄起见而言,病无不治,非真真阴亏损,必藉此以为之壮。若使病非火起,则服此寒滑之味,不更使病转剧乎?是以书载脾虚泄泻,服此黑参为大忌耳。"

1575 玄明粉 xuán míng fěn (《药性论》)

【异名】 白龙粉(《御药院方》),风化消(《纲目》),元明粉(《现代实用中药》)。

【基原】 为硫酸盐类芒硝族矿物无水芒硝或芒硝经风化的干燥品。

【原矿物】 无水芒硝 Thenardite

晶体结构属斜方晶系。晶体呈双锥状、柱状、板状或粒状,集合体为散粒状、粉末状或块状。无色透明,或呈灰白、黄、黄褐等色,透明度亦降低。玻璃状或油脂状光泽。解理多组,完全、中等、不完全。硬度2.5～3。相对密度2.66～2.68。易溶于水,在潮湿空气中易水化,逐渐变成粉末状的芒硝。味微咸。

天然无水芒硝产于含硫酸钠卤水的盐湖中,与芒硝、泻利盐、白钠镁矾、钙芒硝、石膏、泡碱、石盐等共生。其分布区见"芒硝"条。

【制法】 于冬季干冷天气,取提净的芒硝放在竹匾内或用纸包裹,露置通风干燥处,令其风化,使水分消失,成为白色粉末即得。风化时气温不宜高于32℃,否则会溶于本身结晶水中,使芒硝液化而得不到玄明粉。此法所得玄明粉,常因风化不完全而残留一部分水分。又法:将芒硝放入瓷盆(忌用铁锅)内,再将盆放在水锅上加热,使结晶熔化,然后水分逐渐散失,而留存白色粉末。水分消失较上法彻底。

【药材】 玄明粉 *Natrii Sulfas Exsiccatus* 产地参见"芒硝"条。

性状 本品为白色细粉末。无光泽,不透明。质疏松。无臭,味咸。有引湿性。

鉴别 本品的水溶液显钠盐与硫酸盐的各种反应。参见"芒硝"条。

品质标志 《中华人民共和国药典》2010年版规定:本品含硫酸钠(Na_2SO_4)不得少于99.0%。

【成分】 主含无水硫酸钠(Na_2SO_4)。由于产地及提炼方法不同,所含杂质及含量亦不同,常见的有硫酸钙($CaSO_4$),硫酸铁(Fe_2SO_4),硫酸钾(K_2SO_4)。

【药理】 抗促癌作用 用0.75%玄明粉掺入大鼠饲料,观察对0.3%胆盐食谱同时接受二甲肼(DMH)皮下注射之大鼠诱发肠癌的影响,实验结果证明,玄明粉具有明显抑制胆盐促癌作用,其机制可能为酸化肠内环境,抑制肠道细菌7α-脱羧酶活性,减少脱氧胆酸(DCA)及游离型DNA含量,降低肠上皮细胞DNA合成,减少S期细胞,降低对DMH的敏感性。

【药性】 辛、咸,寒。归胃、大肠经。

1.《药性论》:"味辛、甘,性冷,无毒。"

2.《心印绀珠经》:"味辛、甘、酸,性微温,沉也,阴也。"

3.《本草原始》:"味甘,大寒。"

4.《本草经疏》："辛咸，沉而降，阴也。入手少阴，足厥阴、阳明经。"

5.《玉楸药解》："入手少阴心、手太阴肺经。"

6.《要药分剂》："入胃、大肠、三焦三经。"

7.《青岛中草药手册》："味苦、咸、辛。"

【功用主治】 泻热通便，润燥软坚，消肿散结。主治实热积滞，大便秘结或热结旁流，脘腹胀痛，目赤肿痛，口疮咽肿，痈疽肿毒。

1.《药性论》："治心热烦躁，并五脏宿滞结。"

2.《日华子》："明目，退膈上虚热，消肿毒。"

3.《太阴号》："治一切热毒风，搜冷痃癖气胀满，五劳七伤，骨蒸传尸，头痛烦热，搜除恶疾，五脏秘涩，大小肠不通，三焦热淋，疰忤疾，咳嗽，呕逆，口苦干涩，咽喉闭塞，心、肝、脾、肺脏、胃积热，惊悸健忘，荣卫不调，中酒、中脍，饮食过度，腰膝冷痛，手脚酸，久冷久热，四肢壅塞，背膊拘急，眼昏目眩，久视无力，肠风痔病，血癖不调，妇人产后，小儿疳气，阴毒伤寒，表里疫疠等疾。"(引自《证类本草》)

4. 李东垣："去胃中之实热，荡肠中之宿垢。"(引自《纲目》)

5.《医学入门》："治一切痰热毒，风毒风疮肿痛。"

6.《纲目》："主治上焦风热，小儿惊热膈痰，清肺解暑。以人乳和涂，去眼睑赤肿，及头面暴热肿痛。煎黄连，点赤目。"

7.《本草汇言》："治胃热牙痛，齿根浮胀。"

8.《本草正》："降心火，祛胃热，消痰涎，平伤寒实热狂躁，去胸膈脏腑宿滞癥，通大便秘结，阴火疼痛，亦消痈疽肿毒。"

9.《本草备要》："润燥破结，消肿明目。"

10.《本草求原》："治鼻衄。"

【用法用量】 内服：溶入汤剂，10～15 g；或入丸、散。外用：化水涂洗；或研细吹喉。

【宜忌】 脾胃虚寒及孕妇禁服。

1.《玄明粉传》："忌食苦参。"

2.《汤液本草》："非伏阳不可用。若止用此除阴毒，杀人甚速。"

3.《品汇精要》："痼冷寒多者勿服。"

4.《纲目》："若脾胃虚冷，及阴虚火动者服之，是速其咎矣。"

5.《药性切用》："性力虽稍缓，无实热燥结者，均为大忌。"

6.《中国药学大辞典》："孕妇禁用。畏三棱、恶麦句姜。"

【选方】 1. 治大便不通　玄明粉半两。每服二钱匕，将冷茶磨木香入药，顿服。(《圣济总录》玄明粉散)

2. 治血热便秘等症　玄明粉三钱，当归尾五钱。煎汤调服。(《易简方论》玄明粉散)

3. 治伤寒发狂　玄明粉二钱，朱砂一钱。末之，冷水服。(《伤寒蕴要》)

4. 治胃脘痛，素性有热，遇感即发　玄明粉五钱，空心用白砂糖调汤服。(《穷乡便方》)

5. 治咽喉口齿新久肿痛，及久嗽痰火咽哑作痛　冰片五分，朱砂六分，玄明粉、硼砂各五钱。共研极细末。吹搽患上，甚者日搽五六次。(《外科正宗》冰硼散)

6. 治缠风、锁闭诸症，痰涎壅塞　用玄明粉一钱，和好淡醋一杯，灌入喉中，以翎毛搅，探吐出稠涎，即愈。如喉间破烂者忌用。(《喉症全科》元明醋)

7. 治牙疼　风化牙硝或单芒硝研末，随左右鼻内吹之。(《普济方》)

8. 治眼暴赤疼痛　玄明粉(生用风化朴飞便是)、炉甘石(烧通赤为度)各等分。上同研极细。每用药一粟米粒大，用新水一匙调药，点无时。(《御药院方》神应散)

9. 治产经数日不下，或胎死腹中　用玄明粉四钱，以清油、蜂蜜各一两，温热调下，须臾即产。(《卫生易简方》)

10. 治臂痛不能举，或左右时复转移，由伏痰在内，脉沉细者　茯苓一两，枳壳(麸炒)半两，半夏二两，风化硝一分。上四味为细末，生姜自然汁煮和为丸，如梧桐子大，每服三十丸，生姜汤下。(《全生指迷方》茯苓丸)

11. 治瘰疬经年久不瘥者　以玄明粉末敷之，日二次。(《医垒元戎》)

12. 治小儿强中证，即阴茎无故坚硬勃起，久久不萎　玄明粉10 g。纱布包扎，每晚睡前外敷两手心，连用1星期。〔《中医杂志》1987，(10)：8 玄明粉散〕

13. 治新生儿腹胀　玄明粉 10～20 g，小茴香 1～3 g。研末同拌，布敷脐上。〔《江苏中医杂志》1982，(3)：33 玄香散〕

【临床报道】 1. 治疗角膜翳　取玄明粉 50 g，食用(白)醋 500 g，瓦罐闷浸。搅拌，文火熬干。乳钵研末，过筛(200目)，瓶装密封待用。用时撒少许于结膜囊下，每日 2～3 次，20 日为 1 个疗程。共治 37 例 46 只眼，其中角膜云翳 19 只，有效率 94.23%；角膜斑翳 20 只，有效率 85%；角膜白斑 7 只，有效率 28.57%。总效率 80.43%。治疗时间 1～5 个疗程，平均 4.1 个疗程。

2. 防治切口脂肪液化　选住院手术患者 95 例，随机分为治疗组 50 例，其中剖宫产 29 例；妇科手术(子宫肌瘤、卵巢囊肿、宫外孕等)21 例。下腹部皮下脂肪厚度 4 cm。对照组 45 例，其中剖宫产 27 例；妇科手术 18 例，下腹部分皮下脂肪厚度 4 cm 8 例。术前均为无感染的择期手术。方法：治疗组手术后第二日用大黄 150 g，玄明粉 150 g 碾碎后加适量 95%乙醇拌匀，拌至药粉全部湿透，但又无乙醇滴出为宜。用双层纱布包好，外敷在盖有 2 块消毒纱布的切口上，每日敷 2～4 小时，连敷 2～3 日。伤口干燥、无红、肿可不敷，如伤口有红、肿仍可敷，直到红、肿消退。结果：治疗组治愈 49 例，无效 1 例，总有效率 98%；对照组治愈 32 例，无效 13 例，有效率 71.1%。两组比较，$P<0.01$，有非常显著性差异，表明治疗组的疗效优于对照组。

3. 治疗急性胰腺炎　用生大黄 10 g，玄明粉 10 g，开水泡服，视病情轻重每日 1～2 剂。结果：35 例患者全部治愈。上腹部疼痛大多 2～4 日内消失，唯 2 例妊娠合并胰腺炎者 10 日后腹痛才消失。平均退热时间 3 日。

4. 治疗甲状腺囊肿　取适量玄明粉装入纱布袋，约成 1 cm 厚度。于晚间睡眠前敷于患处，以清水喷洒湿润纱布袋表面，并加以热敷，留置过夜，晨起去药。每日 1 次，7 日为 1 个疗程。最多 3 个疗程。治疗 12 例，其中男 7 例，女 5 例；年龄最大 41 岁，最小 18 岁；病程最长 1.5 年，最短 7 日。所有病例都经 B 超检查证实。囊肿最大 45 mm×41 mm，最小 12 mm×9 mm。治疗结果：治疗 1～3 个疗程后，经 B 超检查痊愈 8 例；好转 2 例；无效 2 例；总有效率是 83.33%。

【各家论述】 1.《本草发挥》："《本草》注云，(玄明粉)治骨蒸五劳，惊悸热毒风等。正《经》云，味辛甘性冷，则治热病明矣。兼味辛又咸，此能润燥而软坚也。非大便燥结，脉滑有力而洪大者不宜服。却言(玄明粉)暖水脏，女子服之补益血脉，有失用药寒热之本意。《经》云咸能胜血，岂能补血哉?"

2.《本草蒙筌》："风化消轻而不降，乃膏粱家易化顽痰捷方。"

3.《纲目》："《神农本草》言，朴消炼饵服之，轻身神仙，盖方士窜入之言。后人因此制为玄明粉，煅炼多遍，佐以甘草，去其咸寒之毒。""风化消，甘缓轻浮，故治上焦心肺痰热而不泄利。"

4.《本草备要》："泻痢不止，用大黄、玄明粉以推荡之，而泻痢反止。盖宿垢不净，疾终不除，《经》所谓通因通用也。"

5.《本经逢原》："风化消，治经络之痰湿，但重着而非酸痛者，用之有效，指迷茯苓丸治痰湿流于肩背之阳位，而隐隐作痛，最为合剂。然惟体肥气实者为宜。"

1576 玄精石 xuán jīng shí (《纲目》)

【异名】 太阴玄精(《开宝本草》)，太阴玄精石(《本草衍义》)，太乙玄精石、阴精石、玄英石(《纲目》),龟背玄精石(《全国中草药汇编》)。

【基原】 为硫酸盐类石膏族矿物石膏的晶体。

【原矿物】 参见“石膏”条。

【采收加工】 全年均可采挖,去净泥土、杂石即可。

【药材】 玄精石 *Selenitum* 又名透石膏质玄精石。主产于陕西、甘肃、青海、内蒙古、四川、云南。

性状 本品呈六边状椭圆形或长椭圆形,边薄中厚,即习称“龟背状”。长0.3~3.5 cm,宽0.25~1.5 cm。灰白色、灰绿色或淡黄白色。对光观察半透明,通常中间包裹着青黑色或土黄色砂粒。光泽暗淡,质较硬而脆,易纵裂开,呈条状,裂开面具玻璃样光泽。气微,味微咸。火中烧之能解体,层层剥落为片状,呈瓷白色,有的杂有黑白小点。

鉴别 (1) 透射偏光镜下:薄片无色透明;折射率 $Np=1.521$;$Nm=1.528$;$Ng=1.530$;低负突起;常见到一组解理。干涉色为Ⅰ级灰至黄白色;负延长符号;二轴晶;正光性;光轴角58°。有的含砂粒,成分主要是石英、长石、岩屑等,粒径一般为0.05~0.1 mm;呈稀疏状散布在其中。

(2) 取本品粉末0.2 g,加稀盐酸10 ml,加热使溶解,滤过,滤液显钙盐及硫酸盐各种反应。参见“石膏”条。

(3) X射线衍射分析:石膏:7.83(>10),4.32(4),3.83(10),3.09(6),2.88(2),2.69(2)。

(4) 差热分析:吸热178 ℃(小~中),215 ℃(小),120 ℃起始失重至250 ℃中止。

【成分】 主要为含水硫酸钙($CaSO_4 \cdot 2H_2O$),还夹杂铁、钠等离子以及少量硅酸盐。

【炮制】 1. 玄精石 取原药材,除去杂质,洗净,干燥。砸成碎块或碾成粉末。

2. 煅玄精石 取净玄精石,装入铁罐中,置武火上煅烧至红透,取出,晾冷,研细过筛。

3. 醋淬玄精石 取净玄精石装入瓦缸,置炭火中,煅至红透倒出,用醋喷匀,研细。每玄精石100 kg,用醋10 kg。

饮片性状 玄精石为不规则的碎块或粉末。参见“药材”项。煅玄精石形如玄精石,易碎。醋淬玄精石形如煅玄精石,具醋气。

贮干燥容器内,密闭,置阴凉干燥处。

【药性】 咸,寒。归肾经。

1.《开宝本草》:“味咸,温,无毒。”

2.《纲目》:“甘、咸,寒。”

3.《本草经疏》:“咸、辛,寒。”

4.《本草再新》:“入肾经。”

5.《本草撮要》:“入手足太阴、阳明经。”

【功用主治】 清热,明目,消痰。主治阳盛阴虚,壮热烦渴,头风脑痛,目赤涩痛,翳障遮睛,重舌木舌,咽喉肿痛,肺胃蕴热生痰,风痫,头疮,水火烫伤。

1.《开宝本草》:“主除风冷邪气湿痹,益精气,妇人痼冷漏下,心腹积聚冷气,止头疼,解肌。”

2.《本草衍义》:“合他药,涂大风疾。别有法,阴证伤寒,指甲面色青黑,六脉沉细而疾,心下胀满结硬,躁渴,虚汗不止,或时狂言,四肢逆冷,咽喉不利,腹疼,亦须佐他药兼之。”

3.《纲目》:“独孤滔曰:制硫黄、丹砂。”

4.《本草述》:“治上盛下虚,疗痰结、目障翳、木舌、咽喉疮。”

5.《医林纂要》:“补心消暑,去邪热,功用略同朴硝。”

6.《得配本草》:“治暑火热泻,疗伤寒壮热,汤火伤。”

【用法用量】 内服:煎汤,10~15 g;或入丸、散。外用:研末掺;或调敷。

【宜忌】 脾胃虚寒者慎服。

1.《本草经疏》:“伤寒阴证不宜服,咸能走血,用以引经入肾则可,多则反泻肾伤血矣。血病无多食咸,戒之。”

2.《本草汇言》:“倘属阳虚胃寒之疾,自当回避。”

【选方】 1. 治伤寒头痛 石膏、太阴玄精石各一两,麻黄二两,甘草半两。上为粗末。每服四钱,水一盏,加竹叶二七片,煎七分,去滓温服,不拘时候。(《伤寒总病论》玄精石方)

2. 治伤寒三日,头痛壮热,四肢不利 太阴玄精石二两,消石二两,硫黄二两,硇砂一两。上都细研入瓷瓶子中,固济,以火于瓶子周一寸熁之,约近半日,候药青紫色,住火,待冷即出,用腊月雪水,拌令匀湿,入瓷罐中,堂屋后北阴下,阴干,又入地埋二七日,取出细研,以面糊为丸,如鸡头实大。先用热水浴后,以艾汤研下一丸,以衣盖汗出为度。(《圣惠方》正阳丸)

3. 治营卫不交养,心肾不升降,上实下虚,气闭痰厥,心腹冷痛,脏腑虚滑 硝石一两(同硫黄并为细末,入定锅内,以微火微炒,用柳篦子不住手搅,令阴阳气相入,不可火太过,恐伤药力,再研极细,名二气末),太阴玄精石(研飞)、五灵脂(水澄去沙石,日干)、陈橘皮(去白)、青皮(去白)各二两,舶上硫黄(用透明不夹砂石者)一两。上用五灵脂、二橘皮为细末,次入玄精石及前二药末拌匀,以好滴醋打糊为丸,如豌豆大。每服三十粒,空心粥饮下,甚者五十粒,小儿三五粒,新生婴儿一粒。小儿慢惊风或吐利不止,变成虚风搐搦者,非风也,胃气欲绝故也,用五粒研碎,米饮送下。老人伏暑迷闷,紫苏汤下。妇人产后血逆上抢闷绝,并恶露不止及赤白带下,并用醋汤下。(《局方》来复丹)

4. 治小儿夹风蕴热 太阴玄精石一两,石膏三分,龙脑半钱。上为细末。每服半钱,新汲水下。(《普济方》珍珠散)

5. 治头风脑痛 玄精石末,入羊胆中阴干。水调一字,吹鼻中。(《千金方》)

6. 治冷热霍乱,分利阴阳 玄精石、半夏各一两,硫黄三钱。为末,面糊丸梧子大。每服三十丸,米饮下。(《史载之方》)

7. 治小儿眼生赤脉 玄精石一两,甘草半两。上为细末。每服半钱,竹叶汤调下。(《小儿卫生总微论方》玄精石散)

8. 治眼涩赤 玄精石半两(研如粉),黄柏(去粗皮,炙,捣末)一两。上研令极细。点两眦头。(《圣济总录》玄精石散)

9. 治重舌,口中涎出,水浆不收 太阴玄精石二两,牛黄、龙脑、朱砂各一分。同研细散。每用半钱,先于舌上以披针披破出血,用盐汤漱口,然后掺药于舌上,咽津。(《圣惠方》牛黄散)

【各家论述】 1.《纲目》:“(玄精石)与盐同性,其气寒而不温,其味甘咸而降,同硫黄、消石治上盛下虚,救阴助阳,有扶危拯逆之功,故铁瓮申先生来复丹用之,正取其寒,以配消、硫之热也。《开宝本草》言其性温,误矣。”

2.《本草汇言》:“玄精石,成氏之消热痰,《开宝》之化积聚,《普济》之去目翳,《千金》止头风头痛者,皆本于结热为病之取用焉,倘属阳虚胃寒之疾,自当回避。如寇氏方之治阴证,四肢逆冷,狂言烦渴者,此指热邪传阴之证也。设属直中,安敢言此乎!”

3.《本草经疏》:“《本经》味咸,气温,无毒。然详其所主,味应带辛气,应作寒。《本经》误认为温,故有妇人痼冷漏下,冷气之治皆非所宜也。”

1577 兰花 lán huā (《植物名实图考》)

【异名】 幽兰(《离骚》),蕙(《别录》),兰蕙(《本草拾遗》)。

【基原】 为兰科兰属植物建兰、春兰、蕙兰等的花。

【原植物】 1. 建兰 *Cymbidium ensifolium* (L.) Sw. [*Epidendrum ensifolium* L.] 又名:建兰花(《纲目拾遗》),秋兰(《本草衍义》),八月兰(《分类草药性》),官兰花(《泉州本草》)。

陆生植物。叶2~6枚丛生,薄革质,带形,较柔软,弯曲而下垂,长30~50 cm,宽1~1.7 cm,略有光泽,先端渐尖,边缘有不甚明显的钝齿。花葶直立，高 20～35 cm，较叶为短。通常有 4～7 花，最多达 13 朵花；花苞片在花序轴中上部者长不及 1 cm，最下 1 枚达 1.5 cm；花浅黄绿色，有清香气；萼片狭长圆状披针形，长 3 cm左右，宽 5～7 mm，浅绿色，先端较绿，基部较淡，具 5 条较深色的脉；花瓣较短，互相靠拢，色浅而有紫色斑纹；唇瓣不明显 3 裂，侧裂片浅黄褐色，唇盘中央具 2 条半月形褶片，白色，中裂片反卷，浅黄色带紫红色斑点。花期 7～10月。

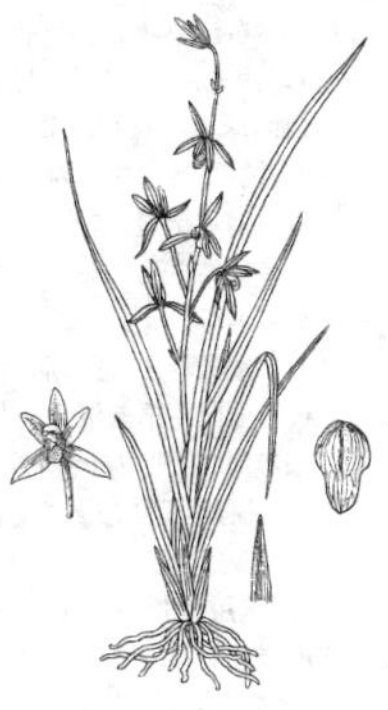

建 兰

生于山坡林下。分布于华东、中南、西南。各地有栽培，变种、变型及栽培品种很多。

2. 春兰 *C. goeringii*（Reichb. f.）Reichb. f.［*C. virescens* Lindl.；*Maxillaria goeringii* Reichb. f.］ 又名：朵朵香(《植物名实图考》)，山兰(《全国中草药汇编》)。

陆生植物。假鳞茎集生成丛。叶 4～6 枚丛生，狭带形，长 20～40 cm，宽 6～11 mm，先端渐尖，边缘具细锯齿。花葶直立，远比叶短，被 4～5 枚长鞘；花苞片长而宽，比子房连花梗长；花单生，少为 2 朵，直径 4～5 cm，浅黄绿色，有清香气；萼片近相等，狭长圆形，长 3.5 cm 左右，通常宽 6～8 mm，先端急尖，中脉基部具紫褐色条纹；花瓣卵状披针形，比萼片略短；唇瓣不明显 3 裂，比花瓣短，浅黄色带紫褐色斑点，先端反卷，唇盘中央从基部至中部具 2 条褶片。花期 2～3月。

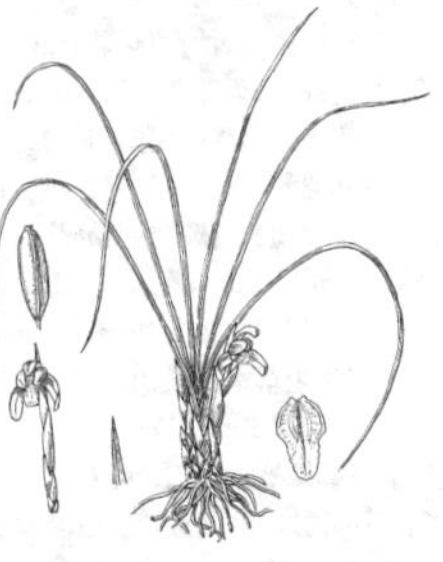

春 兰

生于山坡林下或溪边。分布于华东、中南、西南及甘肃、陕西。各地有栽培，变型及栽培品种很多。

3. 蕙兰 *C. faberi* Rolfe 又名：兰花草(《滇南本草》)，九节兰(《纲目拾遗》)，夏蕙、火烧兰(《植物名实图考》)，二月兰、夏兰(《四川中药志》)，九子兰(《中国高等植物图鉴》)，线兰(《陕西中草药》)。

陆生植物。叶 7～9 枚丛生，直立性强，长 25～80 cm，宽约 1 cm，中下部常对褶，先端渐尖，基部关节不明显，边缘有细锯齿；具明显透明的脉。花葶直立，高 30～80 cm，绿白色或紫褐色，被数枚长鞘；总状花序具 6～12 余朵花；花萼片常比子房连花梗短，最下面 1 枚较长，长达 3 cm；花浅黄绿色；萼片近相等，狭披针形，长 3～4 cm，宽 6～8 mm，先端锐尖；花瓣略小于萼片；唇瓣不明显 3 裂，短于萼片，侧裂片直立，有紫色斑点，中裂片椭圆形，上面具透明乳突状毛，边缘具缘毛，有白色带紫红色斑点，唇盘从基部至中部有 2 条稍弧曲的褶片。花期 4～5月。

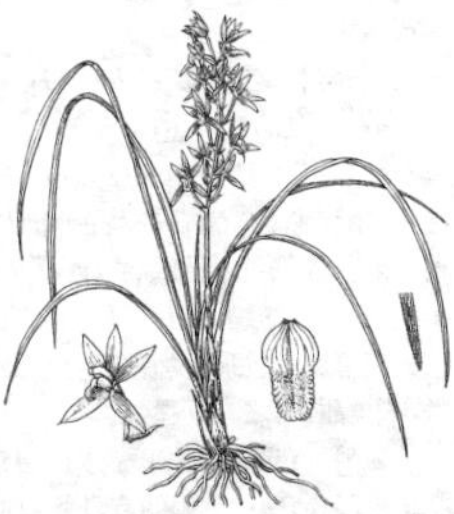

蕙 兰

生于林下阴湿处。分布于华东、中南、西南及陕西。各地有栽培，变种、变型及栽培品种较多。

此外同属植物① 寒兰 *C. kanran* Makino 分布于华东、华南及云南。各地有栽培，变种及栽培品种较多。② 多花兰 *C. floribundum* Lindl. 分布于华东、中南、西南及西藏。各地有栽培。变种、变型及栽培品种较多。③ 台兰 *C. floribundum* Lindl. var. *pumilum* (Rolfe) Y. S. Wu et S. C. Chen 分布于浙江、福建、广东、广西、湖北、湖南、江西、四川、云南、贵州、台湾等地等的花、根、叶亦供药用。

本植物的叶(兰花叶)、根(兰花根)、蕙兰的果实(蕙实)、根皮(化气兰)、多花兰的假鳞茎或全草(牛角三七)亦供药用，另设专条。

【栽培】 生物学特性 喜温暖湿润气候，忌阳光直晒。种兰的基质按地方习惯而有不同，现代种兰则运用通气及排水良好的陶粒、碎砖、木炭粒和水苔为基质，易于兰根生长。

繁殖方法 分株繁殖和组织培养。分株又称分蔸繁殖，即分割丛生的假鳞茎，独立栽种，这种方法简便，开花也快，又能保持品种固有特性，故作为传统繁殖方法广泛采用。一般品种 2～3 年分株 1 次，分株时间多在新芽未露之前，即早春分株，按植兰常规上盆操作程序和标准进行。组织培养，应用兰花茎尖、侧芽培养和无菌播种技术，通过原球茎成苗途径，以获得大量优质的兰花组培苗，这一生物技术的应用，可有效地提高繁殖系数，并脱除病毒。

田间管理 栽培地点要求通风好，具遮阳设备，生长季节要注意遮阳，切忌日光直射或曝晒。盆土不能过干过湿，浇水次数不宜过多。夏秋阳光猛烈，蒸发量大，可 2～3 日浇水 1 次，冬季少浇，也可喷雾，增加空气湿度。在春、夏、秋三季晴天的生长期间均可施肥，阴雨天和夏季气温高于 30 ℃ 以上时不宜施肥，施腐熟的饼肥水，浓度宜淡；冬季不施肥，注意通风，以防病害发生。

病虫害防治 炭疽病，为害兰叶，用甲基托布津 800 倍液喷洒，每 10～15 日 1 次，连续 2、3 次；软腐病，为害芽心，用代森锌 600 倍液喷洒，每 10～15 日 1 次，连喷 3 次。虫害有介壳虫和蚜虫为害。

【采收加工】 花将开放时采收，鲜用或晒干。

【成分】 1. 春兰花含酸性磷酸酶(acidic phosphatase)，酯化酶(esterase)，天冬氨酸氨基转移酶同工酶(aspartate aminotransferase isoenzymes)。

2. 蕙兰花含挥发油 茉莉酮酸甲酯(methyl jasmonate)，表茉莉酮酸甲酯(methylepi jasmonate)等 33 个化合物组成。

【药性】 姚可成《食物本草》："味辛，平，无毒。"

【功用主治】 调气和中，止咳，明目。主治胸闷，腹泻，久咳，青盲内障。

1. 姚可成《食物本草》："主利水道，杀蛊毒。久服益气，除胸中痰癖，生血，调气养荣，可入面脂。"

2.《纲目拾遗》："素心建兰花干之可催生，除宿气，解郁。蜜渍青兰花点茶饮，调和气血，宽中醒酒。""黄花者名蜜兰，可以止泻。花色黑者名墨兰，干之可治瞽目，生瞳神，治青盲最效。"

3.《分类草药性》："明目。"

【用法用量】 内服：泡茶或水炖，3～9 g。

【选方】 治久嗽 建兰蜜花 14 朵。水炖服。(厦门《新疗法与中草药选编》)

1578 兰石草 lán shí cǎo (《西藏常用中草药》)

【基原】 为玄参科肉果草属植物肉果草的全草。

【原植物】 肉果草 *Lancea tibetica* Hook. f. et Thoms.

多年生草本，高 3～7 cm，最高不超过 15 cm。除叶柄有毛外其余无毛。根状茎细长，节上有1对鳞片。叶对生，成莲座状，通常6～10片；叶片近革质；倒卵状长圆形至倒卵形或匙形，长2～7 cm，先端钝，常有小凸尖，基部渐狭成有翅的短柄，全缘或有不明显的锯齿。花3～5朵簇生或伸长成总状花序；苞片钻状披针形；萼钟状，革质，长约1 cm，5裂，裂片钻状三角形；花冠深蓝色或紫色，喉部稍带黄色或紫色斑点，长1.5～2.5 cm，上唇直立，2深裂，下唇开展，3裂，中裂片全缘；雄蕊着生近花冠筒中部，花丝无毛；柱头扇状。果实卵状球形，长约1 cm，肉质，红色至深紫色，包于宿存的花萼内。种子多数，长圆形，棕黄色。花期5～7月，果期7～9月。

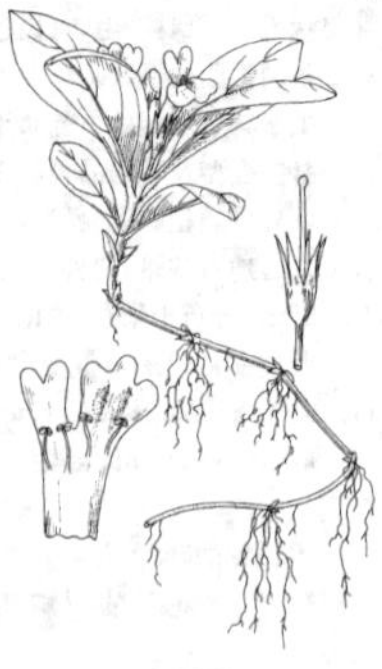

肉果草

生于海拔2 000～4 500 m的草地、疏林中或沟谷旁。分布于四川、云南、西藏、甘肃、青海。

本植物的果实（兰实草果）亦供药用，另设专条。

【采收加工】 7～10月采收，切段，晒干。

【药材】 兰石草 *Lanceae Tibeticae Herba* 产于西藏、甘肃、青海、四川、云南等地。

性状 根茎为细长的类圆柱形，长短不一，表面褐色至黄褐色，有纵沟棱，节上有须根，质脆，易折断，断面平整，淡黄色或黄褐色。叶皱缩卷曲，大部分破碎，淡绿色，完整叶片倒卵形或椭圆形或匙形，顶端钝尖或稍圆，具短突尖，基部楔形或成有翅的短柄，微被短柔毛，背面有明显突起的3～5对侧脉。花皱缩卷曲，萼绿色，钟状，萼齿5，狭三角形；花冠二唇形，上唇2深裂，下唇3裂，喉部被白色短柔毛；雄蕊4，着生于花冠喉部下方。果实长卵圆形或近球形，紫红色或深紫色，被宿存萼苞被部分淡黄色。种子多数，细小，卵圆形，棕色。气微，味淡。

鉴别 根茎横切面：木栓细胞3列。皮层宽，多裂隙。内皮层凯氏点明显。中柱鞘纤维排列成断续的环，韧皮部较宽，形成层不明显。木质部连接成环，导管径向排列，壁微厚化。髓薄壁组织多裂隙。

叶片横切面：叶脉上表皮内凹，下表皮凸起，表皮细胞1列，多气孔。栅栏细胞3列，密集排列。海绵组织中具气室。维管束位于海绵组织中，中脉维管束为掌状。

【成分】 全草含熊果酸(ursolic aicd)，芝麻素(sesamin)，tibeticoside A。

【药性】 《西藏常用中草药》："性寒，味甘、苦。"

【功用主治】 清肺，排脓，解毒，消肿。主治肺热咳嗽，肺痈，流感，痢疾，咽喉肿痛。

1.《西藏常用中草药》："清肺热，解毒，祛痰。治肺脓疡，肺炎，咳嗽。"

2.《中国民族药志》："养肺排脓，清热止咳。治肺炎，肺脓肿，哮喘，咯血，咳嗽失音，痈肿疮疡。"

【用法用量】 内服：煎汤，3～9 g。

1579 兰花叶 lán huā yè（《纲目拾遗》）

【异名】 兰叶（《本草汇》）。

【基原】 为兰科兰属植物建兰等的叶。

【原植物】 参见"兰花"条。

【采收加工】 四季均可采，将叶齐根剪下，切段，鲜用或晒干。

【药性】 辛，微寒。归心、脾、肺经。

1.《本草正义》："辛而散，微有清芬。"

2.《重庆草药》："辛，平，无毒。"

【功用主治】 清肺止咳，凉血止血。主治肺痈，肺痨，咳嗽，咯血，吐血，尿血，白浊，白带，淋证，疮毒疔肿。

1.姚可成《食物本草》："散久积陈郁之气。"

2.《纲目拾遗》："通舒经络，宣泄风邪。"

3.《分类草药性》："涂诸疮疔肿。"

4.《本草正义》："清利湿热，快脾醒胃，宣通肺气而调水道。"

5.《重庆草药》："除邪，调气。治白浊，白带，疳病。"

6.《全国中草药汇编》："滋阴清肺，化痰止咳。主治百日咳，肺结核咳嗽，咯血，神经衰弱，头晕腰痛，尿路感染。"

7.《福建药物志》："清肺解毒，凉血止血。主治尿血，蛇头疔。"

【用法用量】 内服：煎汤，9～15 g；鲜者15～30 g；或研末，每次4 g。外用：捣汁涂。

【选方】 治劳力咳嗽 干建兰花叶30 g，红鹿衔草（即鹿衔草已结有孢子囊者）15 g。共火上焙赤（勿过焦）研末。每用6 g，开水泡糖服。（《泉州本草》）

1580 兰花参 lán huā shēn（《滇南本草》）

【异名】 土参（《滇南本草》），细叶沙参、金线吊葫芦（《质问本草》），娃儿草、乳浆草（《植物名汇》），拐棍参（《滇南本草》整理本），罐罐草、蛇须草、沙参草、破石珠（《四川中药志》），鼓捶草（《重庆草药》），金线草、天蓬草、葫芦草、寒草（《闽东本草》），霸王草、一窝鸡、小绿细辛（《贵州民间药物》）。

【基原】 为桔梗科兰花参属植物蓝花参的根或全草。

【原植物】 蓝花参 *Wahlenbergia marginata*（Thunb.）A. DC. [*Campanula marginata* Thanb.] 又名：蓝花草（《滇南本草图谱》），牛奶草、娃儿菜、拐棒参、毛鸡腿（《中国植物志》）。

多年生草本。长10～40 cm，有白色乳汁。根细长，外面白色，直径可达4 mm，长约10 cm。茎自基部多分枝，直立或上升，无毛或下部疏被长硬毛。叶互生；无柄或具短柄；叶片常在茎下部密集，下部的匙形、倒披针形或椭圆形，上部的条状披针形或椭圆形，长1～3 cm，宽2～8 mm，边缘波状或具疏锯齿，或全缘，无毛或疏被长硬毛。花梗极长，细而伸直，长可达15 cm；萼筒部倒卵状圆锥形，裂片三角状钻形；花冠钟状，蓝色，长5～8 mm，分裂达2/3，裂片倒卵状长圆形。蒴果倒圆锥状或倒卵状圆锥形，有10条不明显的肋。种子长圆形，黄棕色，光滑。花、果期2～5月。

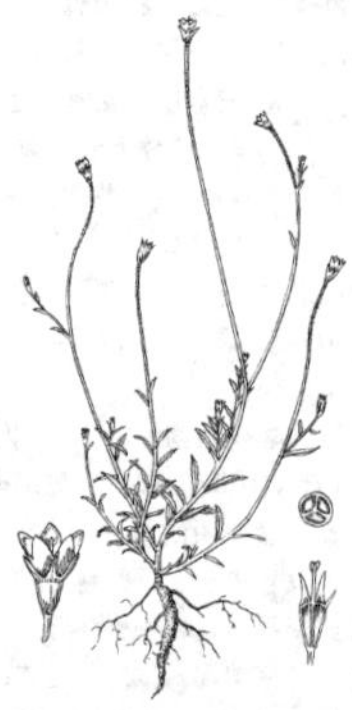

蓝花参

生于低海拔的田边、路边和荒地中，有时生于山坡或沟边。分布于长江流域以南各地。

【采收加工】 7～10月采收，鲜用或晒干。

【药材】 兰花参 *Wahlenbergiae Marginatae Herba* 主产于云南。

性状 本品长10～30 cm。根细长，稍扭曲，有的有分枝；表面棕褐色或淡棕黄色，具细纵纹，断面黄白色。茎丛生，纤细。叶互生；无柄；叶片多皱缩，展开后呈条形或倒披针状匙形；灰绿色或棕绿色。花单生于枝顶，浅蓝紫色。蒴果圆锥形。种子多数，细小。气微，味微甜，嚼之有豆腥气。

鉴别 (1)根横切面：木栓层棕色，由6～12余列木栓细胞组成。皮层狭，薄壁细胞间有乳管成群散在，周围可见黄色分泌物；皮层薄壁细胞中，可见较多的圆形团块状细胞内含物，内皮层不明显。韧皮部狭窄,韧皮射线2～8列细胞,韧皮部亦散有乳管群。形成层不明显。木质部发达,由木纤维、导管、管胞组成;木射线、韧皮射线中亦见圆形细胞内含物,导管放射状排列。

(2) 取粉末1 g,加甲醇15 ml,振摇10分钟,滤过。滤液置蒸发皿中于水浴上蒸干,加冰醋酸2 ml,倾出上清液于干燥的试管中,再沿管壁加入醋酸-浓硫酸(1∶1)3滴,接界面呈棕色环,上层由蓝色变为污绿色(检查甾醇类)。

【成分】 蓝花参根含三萜类:羽扇烯酮(lupenone)。又含甾醇类:β-谷甾醇(β-sitosterol),β-谷甾醇苷(β-sitosterol glucoside),甲基-9, 12-十八碳二烯酸酯(methyl-9, 12-octadecadienoate)。

全草含 wahlenosides A、B,兰花参苷(wahlenbergioside)。

【药性】 甘、微苦,平。归脾、肺经。

1.《滇南本草》:"味甘、微苦,性平,入心脾二经。"

2.《湖南药物志》:"微寒。"

3.《福建药物志》:"微温。"

4.《浙江药用植物志》:"甘,凉。"

【功用主治】 益气健脾,止咳祛痰。主治虚损劳伤,自汗盗汗,小儿疳积,小儿惊风,妇女白带,感冒咳嗽,间日疟,瘰疬,衄血,痢疾初起,跌打损伤。

1.《滇南本草》:"补虚损,止自汗、盗汗。除虚热,止妇人白带。"

2.《质问本草》:"治感冒风寒湿气,发散之品。"

3.《湖南药物志》:"补脾胃,益肺肾,祛痰杀虫,止血。"

4.《贵州民间药物》:"治刀伤,接骨。""治胃寒痛。"

5.《四川中药志》1979年版:"补脾益气,化痰止咳。用于脾虚气弱,体倦少食,白带,肺热咳嗽;近用于疟疾,高血压病。"

6.《福建药物志》:"祛风解毒,宣肺化痰。主治感冒,慢性气管炎,腹泻,痢疾,百日咳,劳倦乏力,颈淋巴结核,急性结膜炎。"

7.《浙江药用植物志》:"养阴清肺,止咳,止血。治肺燥咳血,跌打损伤。"

8.《湖北中草药志》:"用于咳血,衄血,疳积,跌打损伤,创伤。"

【用法用量】 内服:煎汤,15～30 g,鲜品30～60 g。外用:捣敷。

【选方】 1. 治产后失血过多,虚损劳伤,烦热,自汗,盗汗,妇人白带　兰花参五钱,笋鸡一只,去肠,将药入鸡腹内煮。共合一处,煮烂食之。(《滇南本草》)

2. 治气虚脾虚白带　兰花参60 g,阳雀花根30 g,三白草15 g。水煎服。或加海螵蛸粉12 g,分3次吞服。(《四川中药志》1979年版)

3. 治肺燥咳血　(兰花参)根、百部各500 g。水煎去渣后,加入蜂蜜500 g熬制成膏。每日早、晚各服15～20 g。(《浙江药用植物志》)

4. 治百日咳　蓝花参30 g,石胡荽6 g,百合15 g。水煎服。(《福建药物志》)

5. 治颈淋巴结核　兰花参、忍冬藤、山芝麻各15 g。与瘦猪肉同煮服。(《福建药物志》)

【各家论述】 《滇南本草》:"盖烦劳则心家虚热生(焉)。以参之甘益元气,而虚热自除也。夜多不寐,睡卧不宁。心生血,脾统血,心脾血虚,神不敛志,所以自汗、盗汗也。(能生血,使脾健而统血。心神散乱者,服之最良。)(妇人服此,白带自止,阴血渐旺,久服延年。)"

1581 兰花根 lán huā gēn (《纲目拾遗》)

【异名】 土续断(《续古今考》),兰根(《五杂俎》),幽兰根、山兰(《医林纂要》),香花草、兰花草(《湖南药物志》)。

【基原】 为兰科兰属植物建兰等的根。

【原植物】 参见"兰花"条。

【采收加工】 全年均可采挖,鲜用或晒干。

【药性】 辛,微寒。

1.《医林纂要》:"苦、甘,温。"

2.《植物名实图考》:"有毒。"

3.《分类草药性》:"温,平,无毒。"

4.《四川中药志》1960年版:"性平,味辛。"

5.《湖南药物志》:"微甘,凉。"

【功用主治】 润肺止咳,利湿,止血,杀虫。主治肺结核咯血,百日咳,阴虚潮热、盗汗,急性胃肠炎,热淋,血淋,带下,白浊,妇女疳病,手足心发热,月经不调,崩漏,便血,跌打损伤,疮疖肿毒,痔疮,蛔虫腹痛,狂犬咬伤。

1.《医林纂要》:"治肠风,涂痈肿。"

2.《纲目拾遗》:"治跌打,和血,痰嗽后吐血。"

3.《天宝本草》:"消肿胀与淋症。"

4.《分类草药性》:"治月经不调,红崩,白带。兼能顺气。"

5.《全国中草药汇编》:"滋阴清肺,化痰止咳。主治百日咳,肺结核咳嗽,咯血,神经衰弱,头晕腰痛,尿路感染。"

6.《贵州民间方药集》:"镇静安眠。治精神失常,蛔积或消化不良,潮热盗汗。"

7.《福建药物志》:"凉血止血,主治尿血,蛇头疔。"

【用法用量】 内服:煎汤,鲜品15～30 g;或捣汁。外用:捣汁涂。

【选方】 1. 治肺劳咳嗽溢血　建兰根捣绞汁,调冰糖炖服。每次15～24 g。(《泉州本草》)

2. 治神经衰弱,头晕,腰痛　兰花根、羊九根各30 g。炖肉吃。(《贵州草药》)

3. 治急性胃肠炎　寒兰根、过路黄各18 g。煎水;另以燕子窝泥30 g,火里烧红放碗中,倒入药汁,上以碗覆盖,浸渍后滤出药液。每次服1～2匙,每日服3、4次,至愈为止。(《湖南药物志》)

4. 治蛔虫腹痛　寒兰根15 g,棕树根、尿珠子根各15 g。水煎服。(《湖南药物志》)

5. 治疯狗咬　取(草兰)根四两,水净,入黄酒二碗,煎成一碗服完,其毒即从大小便化血而出。(《纲目拾遗》引《行箧检秘》)

1582 兰香草 lán xiāng cǎo (《植物名实图考》)

【异名】 石将军、紫罗毬(《纲目拾遗》),婆绒花(《植物名实图考》),石母草(《岭南采药录》),九层楼、野薄荷(《南宁市药物志》),茵陈草、节节花(《广西药用植物名录》),山薄荷、独脚球(广州部队《常用中草药手册》),紫罗球、野仙草、避蛇虫、石仙草(《浙江民间常用草药》),血汗草(《陕西草药》),小六月寒(《陕西中草药》),九层塔(《福建中草药》)。

【基原】 为马鞭草科莸属植物兰香草的全草。

【原植物】 兰香草 *Caryopteris incana* (Thunb.) Miq. [*Nepeta incana* Thunb. ex Houtt.]　又名:卵叶莸(《江苏植物名录》),莸(《福建中草药》),马蒿(《中国高等植物图鉴》)。

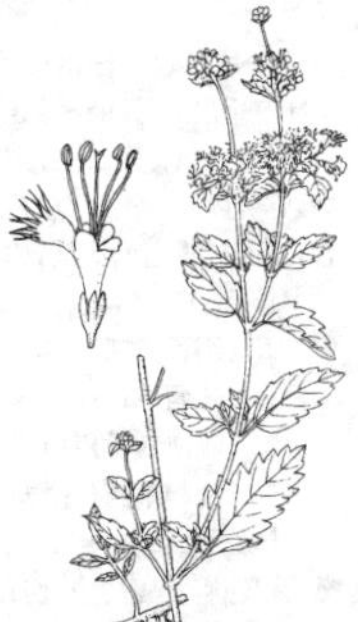

兰香草

小灌木,高25～60 cm。枝圆柱形,幼时略带紫色,被灰色柔毛。单叶对生,具短柄,长3～17 mm;叶片厚纸质,长圆形、披针形或卵形,长2～9 cm,宽1～4 cm,先端钝或尖,基部楔形、近圆形或平截,边缘具粗齿,被短毛,两面均有黄色腺点。聚伞花序腋生及顶生，花密集；花萼5裂，杯状，宿存，结果时长4～5 mm；花冠紫色或淡蓝色，二唇形，外面具短毛，花冠管喉部有毛环，花冠5裂，下唇中裂片较大，边缘流苏状；雄蕊4，开花时与花柱均伸出花冠管外；子房先端被短毛。蒴果被粗毛，倒卵状球形，果瓣具宽翅。花果期6～10月。

生于较干旱的山坡、林边或路旁。分布于江苏、安徽、浙江、江西、福建、湖北、湖南、广东、广西等地。

【采收加工】 7～10月采收，切段晒干或鲜用。

【药材】 兰香草 *Caryopteridis Incanae Herba* 主产于广东、广西、湖南、浙江等地。

性状 根呈圆柱形，表面黄棕色，粗糙不平，有纵向裂纹和皱纹。枝略呈钝方形，表面灰褐色或棕紫色，密被毛茸。叶对生，多皱缩，完整者展平后呈卵形或卵状披针形，先端钝，基部圆，边缘具粗锯齿，上面灰褐色至黑褐色，下面灰黄色并有黄色腺点，两面密生短柔毛；纸质，易碎。有时可见皱缩成团的花序或球形蒴果。有特异香气，味苦。

【成分】 全草含挥发油烯烃化合物，包括：α-侧柏烯（α-thujene），α-蒎烯（α-pinene），β-蒎烯，莰烯（camphene），对聚伞花素（*p*-cymene），β-罗勒烯（β-ocimene），α-柏木烯（α-cedrene），β-甜没药烯（β-bisabolene），δ-荜澄茄烯（δ-cadinene），γ-荜澄茄烯（γ-cadinene），香桧烯（sabinene），β-月桂烯（β-myrcene），α-松油烯（α-terpinene），柠檬烯（limonene），β-水芹烯（β-phellandrene），α-异松油烯（α-terpinolene），α-荜澄茄油烯（α-cubebene），α-玷𤥆烯（α-copaene），β-丁香烯（β-caryophyllene），左旋香橙烯（*l*-aromadendrene）及α-葎草烯（α-humulene）等。还含重排松香酯（incanone），柳杉酚（sugiol），incanoside A、B、C、D、E。

叶和幼茎中含酚酸：邻羟基桂皮酸（*o*-coumaric acid），对羟基桂皮酸（*p*-coumaric acid），阿魏酸（ferulic acid），咖啡酸（caffeic acid），绿原酸（chlorogenic acid），没食子酸（gallic acid），并没食子酸（ellagic acid）。

【药理】 1. 抗菌作用 兰香草素钠体外试验，对金黄色葡萄球菌和白喉杆菌有明显的抑菌作用，对伤寒、甲型和乙型副伤寒、铜绿假单胞、大肠、痢疾（福氏）等杆菌以及溶血性链球菌也有一定的抑制作用；高浓度为杀菌，低浓度为抑菌。体内试验对金黄色葡萄球菌感染的小鼠有良好的治疗作用，可使大多数动物免于死亡。

2. 止咳作用 灌胃给予小鼠兰香草煎剂20 g/kg，对氨水刺激引起的慢性气管炎咳嗽有止咳作用。

3. 其他作用 兰香草粉末、提取物及涂膜剂能明显缩短猪、犬等动物的切口出血时间。涂膜剂对猪、犬、兔、鸡切口损伤有治疗作用。全草中分离出的苯乙素苷类成分兰香草苷C、D、E具有较强的二苯基苦味酰肼自由基清除活性和亚油酸氧化抑制活性。

毒性 30只小鼠皮下注射兰香草素钠4.0、4.5和5.0 g/kg，3日内死亡1只，余者无异常表现；静注2.5、2.25、2.0和1.75 g/kg，每组5只，死亡率分别为4/5、3/5、3/5及0/5，中毒症状为无力，呼吸困难，死于呼吸麻痹。家兔静注1.0或0.5 g/kg未见异常，给药后排出的尿液，体外试验有抗菌作用。

【药性】 辛，温。

1.《纲目拾遗》："味淡，性平。"

2.《陕西中草药》："味苦、微辛，性平。"

3.《海南岛常用中草药手册》："辛，温，气香。"

4.《食物中药与便方》："辛，甘，微温，无毒。"

【功用主治】 解表祛寒，除湿散瘀。主治风寒感冒头痛，咳嗽，百日咳，脘腹冷痛，伤食吐泻，寒瘀痛经，产后瘀滞腹痛，风寒湿痹，跌打瘀肿，阴疽不消，湿疹，蛇伤，钩蚴皮炎。

1.《纲目拾遗》："活血疏风，散瘀消肿。治一切跌打损伤，血瘀不散，捣汁服之，或以水、酒同煎；如风寒闭塞或痈疽初起，服之俱效。"

2.《岭南采药录》："祛风散瘀，凡产后昏迷或瘀血作痛，以之煎服。"

3.《浙江中药资源名录》："治伤风咳嗽。"

4.《湖南药物志》："根：治腰痛，伤食腹泻。"

5.《广东中药》："治月经不调腹痛，理跌打。"

【用法用量】 内服：煎汤，10～15 g；或浸酒。外用：捣烂敷；或绞汁涂；或煎水熏洗。

【选方】 1. 治上感，支气管炎 兰香草全草12～18 g，车前草12 g，甘草6 g。水煎服。（《食物中药与便方》）

2. 治慢性气管炎 兰香草全草40%，石韦40%，百部20%。共研细粉，炼蜜为丸。每服18～27 g，每日3次，10日为1个疗程。（《全国中草药汇编》）

3. 治胃肠炎 兰香草全草30 g，地榆9 g。水煎服。（《食物中药与便方》）

4. 治阴疽 鲜兰香草、两面针、算盘子各30 g。水、酒各半炖服。（《福建药物志》）

5. 治湿疹，荨麻疹 兰香草30 g炖猪肉服；另取兰香草适量熏洗；再取其鲜品绞汁加雄黄外涂。（《福建药物志》）

【临床报道】 治疗急、慢性肝炎 兰香草糖浆（每100 ml含生药63 g）每次20 ml，每日服3次，14日为1个疗程，连服1、2个疗程，肝功能恢复正常后再服1个疗程。共治疗285例，其中急性黄疸型肝炎174例，慢性迁延性肝炎106例，毛细胆管型肝炎5例。结果：急性黄疸型肝炎显效125例，好转20例，无效29例；慢性迁延型肝炎显效34例，好转37例，无效35例；毛细胆管型肝炎显效3例，无效2例。临床有效率分别为83.5%、67.0%和60.0%。125例疗效显著的急性黄疸型肝炎患者，治疗前丙氨酸氨基转移酶平均为254.5 u，最高者达400 u以上，经2～4个星期治疗后均降至40 u以下。其黄疸消退时间7～15日，平均9.5日。结果表明，本品对急性黄疸型肝炎降酶速度快，退黄时间短；对慢性迁延性肝炎也有一定疗效。

1583 兰石草果 lán shí cǎo guǒ（《西藏常用中草药》）

【基原】 为玄参科肉果草属植物肉果草的果实。

【原植物】 参见“兰石草”条。

【采收加工】 9～10月果实成熟时采收，晒干。

【药性】《西藏常用中草药》："性寒，味甘、苦。"

【功用主治】 行气活血，调经止痛。主治月经不调，腹痛，便秘。

1.《西藏常用中草药》："治月经不调，下腹疼痛，便秘等症。"

2.《中国民族药志》："花、果治心脏病，血性肿瘤（血癌），肠绞痛，肠粘连，妇女癥瘕积聚。"

【用法用量】 内服：煎汤，3～9 g。

1584 兰花石参 lán huā shí shēn（《云南中草药》）

【异名】 岩兰花、鸡肉参（《云南中草药》），土沙参、紫花参（《西昌中草药》），小石参、土桔梗（《全国中草药汇编》），山鹅儿肠、土人参（《贵州中草药名录》）。

【基原】 为桔梗科风铃草属植物西南风铃草的根。

【原植物】 西南风铃草 *Campanula colorata* Wall. [*C. pallida* Wall.; *C. colorata* Wall. var. *tibetica* Hook. f. et Thoms.]

多年生草本，高达60 cm。根胡萝卜状。茎单生，少分支，被开展的硬毛。茎下部的叶有带翅的柄，上部的无柄；叶片椭圆形、菱状椭圆形或长圆形，长1～4 cm，宽0.5～1.5 cm，先端急尖或钝，边缘有疏锯齿或近全缘，上面被贴生伏刚毛，下面仅叶脉具刚毛或密被硬毛。花下垂，顶生于主茎及分枝上，有时组成聚伞花序；花萼筒部圆锥状，被粗刚毛，裂片三角形至三角状钻形；花冠紫色或蓝紫色或蓝色，管状钟形，长8～15 mm，分裂达1/3～1/2；花柱长不及花冠长的2/3，内藏冠筒内。蒴果倒圆锥状。种子长圆形，稍扁。花期5～9月。

生于海拔1 000～4 000 m的山坡草地和疏林下。分布于四川、贵州、云南及西藏等地。

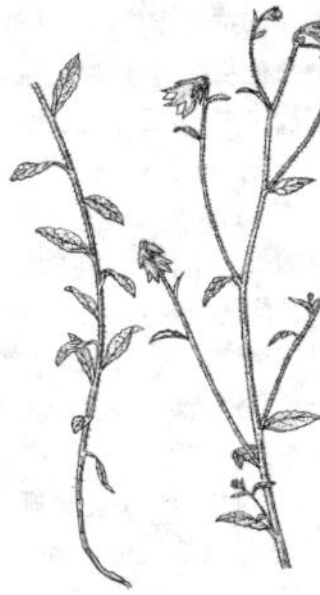

西南风铃草

【采收加工】 7～10月采挖，鲜用或晒干。

【药性】《云南中草药》：“香、甘，温。”

【功用主治】 祛风除湿，补虚止血。主治风湿痹痛、瘫痪，破伤风，虚劳咳血，病后体虚。

1.《云南中草药》：“养血除风，利湿。主治风湿瘫痪，破伤风，虚痨咳血。”

2.《全国中草药汇编》：“止血。治肺结核咯血。”

【用法用量】 内服：煎汤，15～30 g；或炖肉或炖鸡。

【宜忌】《云南中草药》：“忌酸冷、豆类。”

【选方】 1. 治风湿（痹痛） 土沙参30 g，土牛膝、独活各9 g。煎水服。

2. 治虚劳咳嗽 土沙参30 g，松毛参、百合各15 g。煎水服。（1、2方出自《西昌中草药》）

1585 兰花双叶草 lán huā shuāng yè cǎo（《滇南本草》）

【异名】 花叶两块瓦（《昆明民间常用草药》），蚌壳草、翻天印（《新华本草纲要》）。

【基原】 为兰科杓兰属植物斑叶杓兰的全草。

【原植物】 斑叶杓兰 *Cypripedium margaritaceum* Franch. [*C. ebracteatum* Rolfe]

陆生植物，高约10 cm。茎很短，具2枚叶。叶近对生；叶片宽卵形、宽椭圆形或近圆形，长10～15 cm，上面暗绿色具紫色斑块，背面色较浅。花单生，近悬垂，不具苞片，紫红色而具暗红色斑点；中萼片宽卵状椭圆形或近圆形，长4 cm或过之，背面脉上被短柔毛，边缘具缘毛；合萼片略较小，舟状，有类似短柔毛及缘毛；花瓣狭卵形，几与中萼片等长，宽为长的1/2，基部斜歪并具一披针形的耳，背面近边缘处被棕色长柔毛，具紫色斑点；唇瓣浅杓状，略短于合萼片，具膜质的基侧片，表面有疣点，口部狭长；退化雄蕊近于圆形或方形，基部具方形耳；子房短椭圆形，与花茎垂直，无毛。花期4～5月。

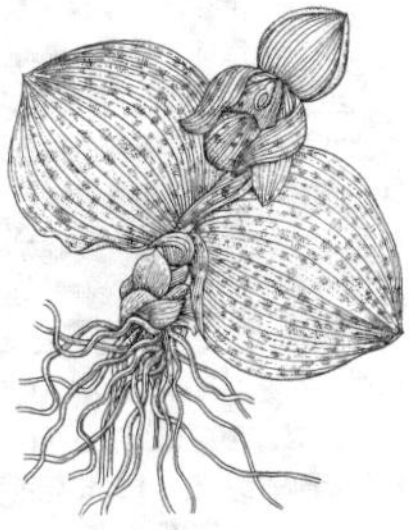

斑叶杓兰

生于海拔2 000～3 000 m的林下或草坡。分布于湖北、四川、云南等地。

【采收加工】 四季均可采，鲜用或晒干。

【药性】《滇南本草》：“味甘，性微温。有微毒。”

【功用主治】 补肝明目，活血调经。主治云翳遮睛，目昏，夜盲，风湿麻木，月经不调。

1.《滇南本草》：“治一切眼目云翳遮睛。又能救一切水肿，气肿，血肿。”

2.《全国中草药汇编》：“补肝肾，明目，利水。”

【用法用量】 内服：煎汤，9～15 g。

1586 半夏 bàn xià（《本经》）

【异名】 水玉、地文（《本经》），和姑（《吴普本草》），守田、示姑（《别录》），羊眼半夏（《新修本草》），地珠半夏（《昆明药用植物调查报告》），麻芋果（《贵州民间方药集》），三步跳、泛石子（《湖南野生植物》），老和尚头、老鸹头（《江苏省植物药材志》），地巴豆（《河北药材》），无心菜根、老鸹眼（《山东中药》），地雷公、狗芋头（《中药志》）。

【基原】 为天南星科半夏属植物半夏的块茎。

【原植物】 半夏 *Pinellia ternata*（Thunb.）Breit.（*P. tuberifera* Teno） 又名：三叶半夏（《全国中草药汇编》）。

多年生草本，高15～30 cm。块茎圆球形，直径1～2 cm。叶常1、2；叶柄长10～20 cm，于叶柄下部及叶片基部各生一白色或紫色珠芽；幼苗常为单叶，卵状心形，长2～3 cm，宽2～2.5 cm；2～3年后老叶为3全裂，裂片长椭圆形至披针形，中间裂片较大，长3～10 cm，宽2～4 cm，两侧裂片较短，先端锐尖，基部楔形，全缘或有不明显的浅波状圆齿。花单性同株，肉穗花序，柄长于叶柄，佛焰苞绿色或绿白色，管部圆柱状，长6～7 cm；肉穗花序顶端的附属器青紫色，长6～10 cm，稍呈“之”字形弯曲，伸出佛焰苞之外；雄花着生于肉穗花序上部，雌花着生于肉穗花序的基部，两者相距5～8 mm。浆果卵状椭圆形或卵圆形，绿色，花柱明显。花期5～7月，果期8～9月。

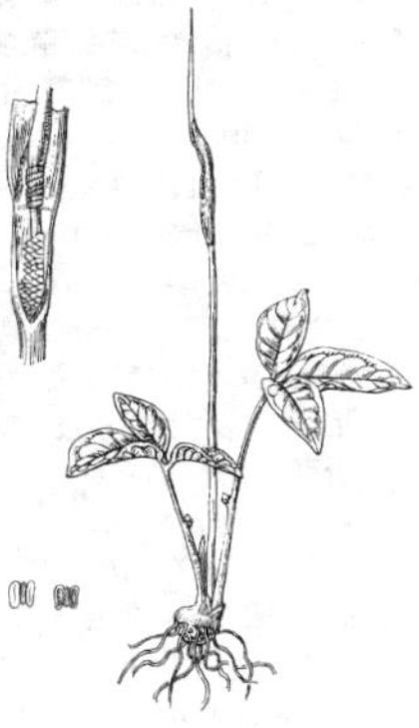

半　夏

生于山坡草地、荒地、包谷地、田边、河边及疏林下。除内蒙古、新疆、西藏外，全国均有分布。

本植物块基研粉加面粉、姜汁等制成的曲剂（半夏曲）亦供药用，另设专条。

【栽培】 生物学特性 喜温和湿润气候，要求荫蔽度50%左右、半阴半阳的环境，不耐干旱及强光照射，较耐寒。宜选疏松肥沃、排水良好的中性砂质壤土栽培。忌连作，可与果树、农作物间作、套作。

繁殖方法 块茎、种子和珠芽繁殖，因块茎繁殖增重快，当年就可收获，一般多用此法。秋季收获时，选直径1～1.5 cm、生长健壮、无病虫害的块茎作种栽。秋栽或春栽，行株距为20 cm×5 cm。珠芽繁殖：在5～6月，选叶柄下成熟的珠芽进行繁殖，开沟栽种，行株距为15 cm×3 cm。

田间管理 半夏植株矮小，在生长期间要经常松土除草，宜浅锄勤锄。除施足基肥外，还要及时进行追肥培土，6月上旬，将圈肥与尿素拌匀，沟施结合培土。如不留种，应及时摘去半夏的花序，可提高块茎产量。6月下旬以后，高温季节，注意浇水保持土壤湿润，雨季及时排水，防止积水，以防烂根。在无荫蔽的地方栽培，最好与其他作物间作，以防夏季烈日照射为害。

病虫害防治 病害有叶斑病，可喷1∶1∶150波尔多液或65%代森锌500倍液防治；块茎腐烂病可用50%多菌灵1 000倍液喷射。虫害有红天蛾，为害叶，可人工捕杀或用90%晶体敌百虫800～1 000倍液喷雾；另有金针虫、蛴螬等为害。

【采收加工】 种子繁殖3～4年，块茎繁殖和珠芽繁殖在当年或第二年收获。于9月下旬挖取块茎，过早产量低，过晚难以脱皮，按大、中、小分开，放筐内于流水下用棍棒捣脱皮，也可放麻袋内脚踩或用半夏脱皮机去皮，晒干或烘干。

【药材】 半夏 *Pinelliae Rhizoma* 主产于四川、湖北、河南、安徽、山东等地。以湖北、河南、山东所产质较佳。

商品规格 商品分一等、二等、三等、统货四个等级。一等：每 1 kg 800 粒以内；二等：每 1 kg 1 200 粒以内；三等：每 1 kg 3 000 粒以内；统货：大小不分，颗粒不得小于 0.5 cm。

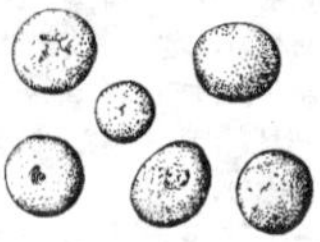
半夏(块茎)外形

性状 块茎呈类球形，有的稍偏斜，直径 1～1.5 cm。表面白色或浅黄色，顶端中心有凹陷的茎痕，周围密布棕色凹点状的根痕；下端钝圆，较光滑。质坚实，断面洁白，富粉性。气微，味辛辣、麻舌而刺喉。

鉴别 (1) 粉末特征：类白色。淀粉粒甚多，单粒类圆形、半圆形或圆多角形，直径 2～20 μm，脐点裂缝状、人字状或星状；复粒由 2～6 分粒组成。草酸钙针晶束存在于椭圆形黏液细胞中，或随处散在，针晶长 20～110 μm。螺纹导管直径 10～24 μm。

(2) 薄层色谱：取本品粉末 1 g，加甲醇 10 ml，加热回流 30 分钟，滤过，滤液挥至约 0.5 ml，作为供试品溶液。另取精氨酸、丙氨酸、缬氨酸、亮氨酸对照品，加 70%甲醇制成每 1 ml 各含 1 mg 的混合溶液，作为对照品溶液。吸取供试品溶液 5 μl，对照品溶液 1 μl，分别点于同一以羧甲基纤维素钠为黏合剂的硅胶 G 薄层板上，以正丁醇-冰醋酸-水(8∶3∶1)为展开剂，展开，晾干，喷以茚三酮试液，在 105 ℃ 加热至斑点显色清晰。供试品色谱中，在与对照品色谱相应的位置上，显相同颜色的斑点。

品质标志 《中华人民共和国药典》2010 年版规定：按干燥品计算，含总酸以琥珀酸($C_4H_6O_4$)计，不得少于 0.25%。

【成分】 块茎含挥发油：3-乙酰氨基-5-甲基异恶唑(3-acetoamino-5-methylisooxazole)，丁基乙烯基醚(butyl-ethylene ether)，3-甲基二十烷(3-methyleicosane)，十六碳烯二酸(hexadecylendioic acid)，2-氯丙烯酸甲酯(methyl-2-chloropropenoate)，茴香脑(anethole)，苯甲醛(benzaldehyde)，1，5-戊二醇(1，5-pentadiol)，2-甲基吡嗪(2-methylpyrazine)，柠檬醛(citral)，1-辛烯(1-octene)，β-榄香烯(β-elemene)，2-十一烷酮(2-undecanone)，9-十七烷醇(9-heptadecanol)，棕榈酸乙酯(ethyl palmitate)，戊醛肟(pentaldehyde oxime)，姜辣烯酮(shogaol)，姜辣醇(gingerol)等 60 多种成分。还含左旋麻黄碱(ephedrine)，胆碱(choline)，β-谷甾醇(β-sitosterol)，胡萝卜苷(daucosterol)，尿黑酸(homogentisic acid)，原儿茶醛(protocatechualdehyde)，黄芩苷(baicaline)，黄芩苷元(baicalein)，1，2，3，4，6-五-*O*-没食子酰葡萄糖(1，2，3，4，6-penta-*O*-galloylglucose)，12，13-环氧-9-羟基十九碳-7，10-二烯酸(12，13-epoxy-9-hydroxynonadeca-7，10-dienoic acid)及其衍生物等。又含以 α 及 β-氨基丁酸(aminobutyric acid)，天冬氨酸(aspartic acid)为主成分的氨基酸和以钙、钾、钠、铁、铝、镁、锰、铊、磷等为主的无机元素。另含多糖，半夏蛋白(系一种植物凝集素)和胰蛋白酶抑制剂。

【药理】 1. 镇吐和催吐作用 犬、猫、鸽等动物实验均证明，制半夏有镇吐作用，生半夏则有催吐作用，但是半夏粉在 120 ℃焙 2～3 小时，即可除去催吐成分，而不影响其镇吐作用。说明半夏催吐和镇吐分别属于两种不同成分所致。

2. 镇咳和祛痰作用 口服半夏煎剂 0.6 g/kg 对 1%碘溶液注入猫右胸膜腔或电刺激喉上神经所致的咳嗽有明显的镇咳作用，且可维持 5 小时以上。半夏生品、新老法制品粉末混悬液灌胃，对小鼠氨熏所致的咳嗽有不同程度的抑制作用。

3. 抗癌作用 半夏的稀醇或水浸出液对动物实验性肿瘤小鼠肝癌 HCA、小鼠肉瘤 S_{180} 和宫颈癌 HeLa 细胞都具有明显的抑制作用。同时，实验表明半夏多糖组分具有多形核白细胞(PMN)活化作用和抗肿瘤作用。体外培养肿瘤细胞实验也表明，半夏各炮制品总生物碱对慢性髓性白血病细胞(K_{562})的生长均有抑制作用。姜浸半夏、姜煮半夏、矾半夏、姜矾半夏的总生物碱的 IC_{50} 皆小于 100 μg/ml，而以矾半夏抗 K_{562} 肿瘤细胞生长作用最强。

4. 抗生育和抗早孕 半夏蛋白 30 mg/kg 皮下注射，对小鼠有明显的抗早孕作用，抗早孕率可达 100%。半夏蛋白可抑制卵巢黄体孕酮的分泌，使血浆孕酮水平明显下降，子宫内膜变薄，使蜕膜反应逐渐消失，胚胎失去蜕膜支持而流产。半夏蛋白还有很强的抗兔胚泡着床作用，子宫内注射 500 μg，抗着床率为 100%。

5. 抗心律失常作用 10%半夏水浸剂(2.0～3.0 ml/kg)给犬静注，能使氯化钡性室性早搏迅速消失，有效率为 97.5%，且未复发；尚能使肾上腺素性心动过速转为窦性心律，有效率为 96%。静注半夏浸剂至室性早搏完全消失的时间为 30.10 秒；至室速完全转变的时间为 27.50 秒。

6. 抗实验性胃溃疡作用 200%半夏水煎醇沉液大鼠灌胃给药组灌服 5 或 10 ml/kg，肌注组注射 2.5 ml/kg 或 5 ml/kg，对吲哚美辛(消炎痛)型、幽门结扎型、慢性醋酸型胃溃疡有显著的预防或治疗作用，对水浸应激性溃疡也有一定的抑制作用，并有显著减少胃液量，降低游离酸和总酸酸度，抑制胃蛋白酶活性的作用，对急性损伤有保护和促进黏膜修复作用。

7. 其他作用 姜半夏制剂腹腔或肌内注射，对大鼠实验性矽肺的发展有抑制作用，肺干重或湿重较低，全肺胶原蛋白量减少，病理改变较轻。预防给药效果最好，发病后给药也有一定疗效，但肺组织中的二氧化硅的含量无明显变化。半夏蛋白也是一种植物凝集素，它与兔红细胞有专一的血凝活力，浓度低至每毫升 2 μg 仍有凝集作用。其凝集作用不仅具有动物种属专一性，并存在细胞类别专一性。半夏蛋白的促细胞分裂作用也有动物种属专一性，它促进兔外周血淋巴细胞转化，但不促使人外周血淋巴细胞分裂。半夏还具有显著的降血脂作用，阻止或延缓高脂血症的形成，并对高脂血症有一定的治疗作用。从半夏中提取到的多糖具有较强的网状内皮系统激活活性。

毒性 半夏浸膏小鼠 1 次腹腔注射 LD_{50} 为 325 mg(生药)/kg。每只兔每日 0.5 g 灌胃，连续 40 日，一般情况良好，体重增加，但剂量加倍时则引起腹泻，有半数死亡，病检见其肠壁颜色较深。生半夏和姜半夏注射剂分别给小鼠腹腔注射 10 g(生药)/kg，连续用药 10 日，采用骨髓细胞染色体分析技术，实验结果表明，两种半夏注射剂诱发突变频率明显高于空白组，与致突变剂丝裂霉素 C 相近，提示两种炮制半夏对小鼠遗传物质具有损害作用。

【炮制】 1. 生半夏 取原药材，除去杂质，洗净，干燥，用时捣碎。有毒，多外用，以消肿止痛为主。

2. 清半夏 ① 矾泡：取净半夏，大小分开，用 8%的矾溶液浸泡，至内无干心，口尝微有麻舌感，取出，洗净，切厚片，干燥。每半夏 100 kg，用白矾 20 kg。② 矾煮：取拣净的半夏，用凉水浸漂，避免日晒，根据其产地、质量及大小斟酌调整浸泡日数，泡至 10 日后，如起白沫时，每半夏 100 kg，加白矾 2 kg，泡 1 日后再进行换水，至口尝无麻辣感后，加白矾与水共煮透，取出，晾至六成干，闷润后切片，晾干。每半夏 100 kg，用白矾 12.5 kg(夏季用 14.5 kg)。③ 矾腌：取净生半夏，大小分开，分别倒入容器内，放入清水浸泡，水量以淹过半夏的 15 cm 为宜，春秋每日翻倒，换水 2 次，夏季每日 3 次，浸泡 3 日，待腌。取净白矾粉末，取少量泡好半夏铺于容器内，上面撒一层白矾面，再铺一层半夏，如此，半夏与白矾面层层铺匀，然后加入清水淹没，淹至 3 日，再将白矾水撒掉，换清水浸泡 1 日，取出置沸水锅中，用武火煮沸后，再用文火缓煮，随时翻动，煮至 2～3 小时后切开，口尝微有麻辣感时，捞出。干燥。用时粉碎成颗粒状。每净半夏 100 kg，用白矾 10 kg。与白矾共煮后，消除其辛辣刺喉的副作用，降低了毒性，以燥湿化痰为主。

3. 姜半夏 ① 姜矾煮制：取净半夏，大小分开，用水浸泡至内无干心时，另取生姜切片煎汤，加白矾与半夏共煮透，取出，晾至半干，切薄片，干燥。每半夏 100 kg，用生姜 25 kg，白矾 12.5 kg。② 姜矾腌制：取净半夏，大小分开，用水浸泡，至内无白心时取出，滤干，切厚片，加姜汁拌至吸尽，再加白矾粗粉，反复搅拌使匀透，置缸内腌 48 小时，然后沿缸边加入清水至超过半夏平面约 10 cm，注意不使白矾粉冲沉缸底，继续腌 2～4 日，至口嚼无麻辣感时取出，洗去白矾粉，干燥。每半夏 100 kg，用生姜 18 kg，白矾 20 kg。③ 姜矾蒸制：每取生半夏 5 kg，大小分开，加水浸泡至内无白心，稍晾。另取生姜 1.25 kg，捣绒煎汤，加明矾 0.62 kg，溶化后，与半夏拌匀，待汁吸尽后，与半夏蒸至透心，取出，切片，干燥。④ 姜炒：取鲜姜切片熬水去渣，拌入半夏片内，晾七成干后，用微火炒至稍变黄。每半夏片 0.5 kg，用鲜姜 0.06 kg。姜炙后以温中化痰，降逆止呕为主。

4. 法半夏　石灰甘草制：取净半夏，大小分开，用水浸泡至内无干心，去水，加入甘草石灰液（取甘草加适量水煎 2 次，合并煎液，倒入加适量水制成的石灰液中）浸泡，每日搅拌 1、2 次，并保持 pH 12 以上，至口尝微有麻舌感，切面黄色均匀为度，取出，洗净，阴干或烘干。每半夏 100 kg，用甘草 15 kg，生石灰 10 kg。法半夏以治寒痰、湿痰为主，同时具有调脾和胃的作用。

饮片性状　生半夏参见“药材”项。清半夏为类圆形或肾形厚片，直径 6～18 mm，表面乳白色，周边黄棕色，中间隐显黄白色筋脉点。气微辣涩。姜半夏形如清半夏，薄片，表面有光泽，透明，片面灰黄色或淡黄色，角质样，质脆。微有辣味，微具姜气。法半夏形如生半夏，内外皆呈黄色或淡黄白色，粉性足，质松脆，气微，味淡。

贮干燥容器内，置通风干燥处，防蛀。

【药性】 辛，温，有毒。归脾、胃、肺经。

1.《本经》：“味辛，平。”

2.《别录》：“生微寒，熟温，有毒。”

3.《药性论》：“有大毒。”

4.《珍珠囊》：“苦、辛。”

5.《医学启源》：“气微寒，味辛、平。《主治秘要》云：性温，味辛、苦，气味俱薄，沉而降，阴中阳也。”

6.《汤液本草》：“入足阳明经，太阴经，少阳经。”

7.《雷公炮制药性解》：“入肺、脾、胃三经。”

8.《本草汇言》：“有小毒，入手阳明、太阴、少阴三经。”

9.《本草再新》：“入肝、脾、肺三经。”

【功用主治】 燥湿化痰，降逆止呕，消痞散结。主治咳喘痰多，呕吐反胃，胸脘痞满，头痛眩晕，夜卧不安，瘿瘤痰核，痈疽肿毒。

1.《本经》：“主伤寒寒热，心下坚，下气，咽喉肿痛，头眩，胸胀，咳逆肠鸣，止汗。”

2.《别录》：“消心腹胸膈痰热满结，咳逆上气，心下急痛坚痞，时气呕逆，消痈肿，堕胎，疗痿黄，悦泽面目。生，令人吐，熟，令人下。”

3.《药性论》：“能消痰涎，开胃健脾，止呕吐，去胸中痰满，下肺气，主咳结。新生者摩涂痈肿不消，能除瘤瘿。气虚而有痰气，加而用之。”

4.《日华子》：“治吐食反胃，霍乱转筋，肠腹冷，痰疟。”

5.《本草图经》：“主胃冷呕哕，方药之最要。”

6.《珍珠囊》：“除痰涎，胸中寒痰，治太阳痰厥头痛。”

7. 朱丹溪：“治眉棱骨痛。”（引自《纲目》）

8. 王好古：“补肝风虚。”（引自《纲目》）

9.《本草蒙筌》：“截痰厥头痛，止痰饮胁痛，散逆气，除呕恶，开结气，发音声，脾泻兼驱，心汗且敛。”

10.《纲目》：“除腹胀，目不得瞑，白浊，梦遗，带下。”

【用法用量】 内服：煎汤，3～9 g；或入丸、散。外用：生品研末，水调敷，或用酒、醋调敷。

【宜忌】 阴虚燥咳、津伤口渴、血证及燥痰者禁服，孕妇慎服。半夏使用不当可引起中毒，表现为口舌咽喉痒痛麻木，声音嘶哑，言语不清，流涎，味觉消失，恶心呕吐，胸闷，腹痛腹泻，严重者可出现喉头痉挛，呼吸困难，四肢麻痹，血压下降，肝肾功能损害等，最后可因呼吸中枢麻痹而死亡。

1.《本草经集注》：“恶皂荚，畏雄黄、生姜、干姜、秦皮、龟甲，反乌头。”

2.《药性论》：“忌羊血、海藻、饴糖。”

3.《珍珠囊》：“与乌羊血、鳖甲、皂荚、雄黄相反。”

4.《医学启源》：“渴则忌之。”

5.《品汇精要》：“妊娠不可服。”

6.《本草经疏》：“古人立三禁，谓血家、渴家、汗家也。故凡一切吐血、衄血、咯血、齿衄、舌上出血、金疮、产后失血过多、尿血、便血，肾水真阴不足发渴、中暑发渴；阳虚自汗、阴虚盗汗、内热烦躁出汗诸证，皆所当禁者也。”

7.《本草求真》：“肺病咳嗽，痨瘵吐痰，阴虚血少，痰因火动，孕妇并禁用。”

8.《药义明辨》：“凡病有干于阴气之不足者，皆宜慎之，岂独为血家、渴家、汗家之禁药已哉！”

9.《药性集要便读》：“生半夏有毒，误服失音不语，多饮生姜汁即响矣。”

【选方】 1. 治肺气不调，咳嗽喘满，痰涎壅塞，心下坚满，短气烦闷，及风壅痰实，头目昏眩，咽隔不利，呕吐恶心，神思昏愦，心忪而热，涕唾稠黏　白矾（枯过）十五两，半夏（汤洗去滑，姜汁罨一宿）三斤。上捣为细末，生姜自然汁为丸，如梧桐子大。每服二十丸，加至三十丸，食后、临卧时生姜汤下。（《局方》半夏丸）

2. 治湿痰，咳嗽，脉缓，面黄，肢体沉重，嗜卧不收，腹胀而食不消化　南星、半夏（俱汤洗）各一两，白术一两半。上为细末，糊为丸，如梧子大。每服五七十丸，生姜汤下。（《保命集》白术丸）

3. 治湿痰喘急，止心痛　半夏不拘多少，香油炒，为末，粥丸梧子大。每服三五十丸，姜汤下。（《丹溪心法》）

4. 治诸呕吐，谷不得下者　半夏一升，生姜半斤。上二味，以水七升，煮取一升半，分温再服。（《金匮要略》小半夏汤）

5. 治卒呕吐，心下痞，膈间有水，眩悸者　半夏一升，生姜半斤，茯苓三两。上三味，以水七升，煮取一升五合，分温再服。（《金匮要略》小半夏加茯苓汤）

6. 治胃反呕吐者　半夏二升（洗完用），人参三两，白蜜一升。上三味，以水一斗二升，和蜜扬之二百四十遍，煮药，取二升半，温服一升，余分再服。（《金匮要略》大半夏汤）

7. 治胃口有热，呕吐，咳逆，虚烦不安　用人参一钱，半夏二钱，竹茹一团，姜七片。煎温服。一方，加橘皮二钱。（《卫生易简方》）

8. 治妊娠呕吐不止　干姜、人参各一两，半夏二两。上三味，末之，以生姜汁糊为丸，如梧子大。饮服十丸，日三服。（《金匮要略》干姜人参半夏丸）

9. 治喜怒悲忧恐惊之气结成痰涎，状如破絮，或如梅核，在咽喉之间，咯不出，咽不下，此七气所为也；或中脘痞满，气不舒快；或痰涎壅盛，上气喘急；或因痰饮中结，呕逆恶心，并宜服之　半夏五两，茯苓四两，厚朴三两，紫苏叶二两。上㕮咀，每服四钱。水一盏半，姜七片，枣一个，煎至六分，去滓热服，不以时候。（《易简方》四七汤）

10. 除积冷，暖元藏，温脾胃，进饮食，治心腹一切痃癖冷气及年高风秘、冷秘或泄泻　半夏（汤浸七次，焙干，为细末）、硫黄（明净好者，研令极细）。上等分，以生姜自然汁同熬，入干蒸饼末搅和匀，入臼内杵数百下，丸如梧桐子大。每服空心温酒或生姜汤下十五丸至二十丸，妇人醋汤下。（《局方》半硫丸）

11. 治痰厥　半夏八两，防风四两，甘草二两。同为细末，分作四十服，每服用水一大盏半，姜二十片，煎至七分，去滓温服，不计时候。（《卫生家宝方》省风汤）

12. 治头痛　半夏（汤洗七遍）、白僵蚕各半两，全蝎一个。上同为细末，以绿豆粉调贴于太阳（穴）上，干即易之。（《叶氏录验方》抽风膏）

13. 主少阴病，咽中生疮，不能语言，声不出者　半夏（洗，破如枣核）十四枚，鸡子一枚（去黄，内上苦酒，着鸡子壳中）。上二味，内半夏，着苦酒中，以鸡子壳置刀环中，安火上，令三沸，去滓，少少含咽之。不差，更作三剂。（《伤寒论》苦酒汤）

14. 治少阴病，咽中痛　半夏（洗）、桂枝（去皮）、甘草（炙）。上三味等分，各别捣筛已，合治之，白饮和，服方寸匕，日三服。若不能服散者，以水一升，煎七沸，纳散两方寸匕，更煮三沸，下火令小冷，少少咽之。（《伤寒论》半夏散及半夏汤）

15. 治目不瞑，不卧　以流水千里已外者八升，扬之万遍，取其清五升煮之，炊以苇薪火，沸，置秫米一升，治半夏五合，徐炊令竭，为一升半，去其滓，饮汁一小杯，日三，稍益，以知为度。（《灵枢》半夏汤）

16. 治阴黄，小便色不变，欲自利，腹满而喘者必哕　半夏（汤洗七遍，去滑，焙）一两，人参二两，葛根二两。上三味，锉如麻豆，每服四钱匕，以水一盏，入生姜（切）半分，煎取七分。去滓不计时候，温服。（《圣济总录》半夏汤）

17. 治蝎螫毒　用生半夏、白矾等分为末，以醋和，敷伤处。（《景岳全书》）

18. 治不拘金石木器，及骡马咬伤见血　生半夏、松香（或煮，或压去油）等分。为末，敷上即封口止痛。（《愿体医话良方》）

【临床报道】 1. 治疗冠心病　用生半夏、生南星等分制成水丸，每次服用 3.5 g，每日 3 次，治疗 50 例，结果：心绞痛显效率为 38.7%，总有效率为 71%；心电图改善率为 30.8%。显效者以痰阻型最多。对心律失常也有一定疗效。副作用主要为胃肠道反应，以食欲减退、上腹不适为多，少数有恶心、舌麻、上腹隐痛、腹胀、轻度腹泻或稀便、大便隐血试验阳性、白细胞或血小板计数下降，但均在治疗结束后恢复。全部患者治疗前后的肝、肾功能均无异常。

2. 治疗失眠症　以半夏、夏枯草各 15 g，每日 1 剂水煎分 2 次服。服药期间停用其他中西药。治疗 113 例失眠患者，年龄 16～75 岁，平均 36 岁，病程 1 个月～2 年。每日睡眠时间 2.5 小时。单纯性失眠者 81 例，由疾病引起者 32 例。结果：治愈 78 例，显效 28 例，好转 5 例，无效 2 例。

3. 治疗食管、贲门癌梗阻　用新鲜半夏，剥去外皮，捣成糊状制丸，每次用 2 g，置于舌根部咽下，日服 3、4 次，若能使梗阻缓解，可继续用药。如食管黏膜有炎症反应者，用 10%链霉素液口服；食管、贲门痉挛者，用 1%～2%普鲁卡因液口服。治疗食管癌 25 例，贲门癌 5 例。结果：食管癌患者中，有效 12 例，显效 9 例，无效 4 例。贲门癌患者中，有效 3 例，显效 2 例。

4. 治疗妊娠恶阻　取制半夏 15 g，清水浸泡，每 10 分钟换水 1 次，直至口尝无异味，加竹茹 10 g 及水 300 ml 煎煮，得煎液 200 ml；第二、第三煎分别加水 250 ml，煎出 200 ml。将 3 次所得煎液混合加面粉 50 g，烧成稀糊，多次少量分服，每日服 1 剂。待恶心呕吐减轻后，减为每隔日服 1 剂，直至痊愈。治疗中最好不要让患者知道所用的粥内有药物。共治疗 88 例患者，年龄 23～38 岁。结果：痊愈 56 例，好转 29 例，无效 3 例，总有效率为 97%。多数患者食糊后 3～5 日恶心呕吐明显减轻，7～20 日痊愈。

5. 治疗宫颈糜烂　用带线棉球蘸生半夏粉适量，对准宫颈糜烂处置入并紧贴糜烂面，线头露于体外，1 日后令患者取出。每星期上药 1、2 次，8 次为 1 个疗程。治疗 1 347 例，痊愈 603 例，显效 384 例，好转 322 例，无效 38 例，总有效率为 97.18%。同时发现生半夏的有效成分可能存在于氯仿提取物中；生半夏及其有效成分并非由于直接抑菌作用发挥疗效。此外还发现，生半夏有刺激性，上药时应避免撒在阴道壁上，如不慎撒上，应立即用生理盐水棉球擦去，否则产生烧灼感，甚至引起水泡。并认为生半夏中刺激作用较强的成分可能是无效成分。

6. 治疗寻常疣　将疣用温水泡洗 10～20 分钟，以刀片轻轻刮去表面角化层，取鲜半夏洗净，去皮，在寻常疣局部涂擦 1～2 分钟，每日 3、4 次，一般只涂擦初发疣即可，若继发疣较大较多时，逐个进行涂擦效果更好。治疗 215 例，结果：15～30 日共治愈 208 例，无效 7 例，治愈率 96.74%。经研究，寻常疣为乳头状瘤空泡病毒（属双链 DNA 病毒），鲜半夏可杀死疣体中病毒，使疣消退。局部涂擦，无毒副作用。

7. 治疗急性乳腺炎　取新鲜半夏洗净，去外皮，削成适当大小，塞入患侧或对侧鼻孔，1～2 小时后取出，每日或间隔 7～8 小时再塞 1 次，连续 3 次无效，则改用他法治疗。共治 40 例，其中产妇 39 例，非产妇 1 例，结果治愈 36 例，占 90%，4 例无效。

【各家论述】 1. 成无已："辛者散也，半夏之辛以散逆气，以除烦呕，辛入肺而散气，辛以散结气，辛以发声音。"

2.《本草会编》："俗以半夏性燥有毒，多以贝母代之，贝母乃太阴肺经之药，半夏乃太阴脾经、阳明胃经之药，何可代也。夫咳嗽吐痰，虚劳吐血，或痰中见血，诸郁咽痛喉痹，肺痈、肺痿，痈疽，妇人乳难，此皆贝母为向导，半夏乃禁用之药。若涎者脾之液，美味膏粱炙煿，皆能生脾胃湿热，故涎化为痰，久则痰火上攻，令人昏愦口噤，偏废僵仆，謇涩不语，生死旦夕，自非半夏、南星曷可治乎？若以贝母代之，则翘首待毙矣。"

3.《纲目》："脾无留湿不生痰，故脾为生痰之源，肺为贮痰之器。半夏能主痰饮及腹胀者，为其体滑而味辛性温也，涎滑能润，辛温能散亦能润，故行湿而通大便，利窍而泄小便，所谓辛走气能化液，辛以润之是矣。洁古张氏云：半夏、南星治其痰，而咳嗽自愈。丹溪朱氏云：二陈汤能使大便润而小便长。聊摄成氏云：半夏辛而散，行水气而润肾燥。世俗皆以南星、半夏为性燥，误矣。湿去则土燥，痰涎不生，非二物之性燥也。古方治咽痛喉痹，吐血下血，多用二物，非禁剂也。惟阴虚劳损，则非湿热之邪，而用利窍行湿之药，是乃重竭其津液，医之罪也，岂药之咎哉。"

4.《本草新编》："或曰，半夏既治各痰，何以能入脾以化痰，而不能入肾以消痰耶？不知人身原无痰也，饮食入胃，该化精而不化痰。惟肾中真火虚，则火沸为痰；亦肾中真水虚，则水泛为痰矣，火沸为痰，与水泛为痰，虽出于肾，而痰仍留于脾也，半夏既能化痰，岂难消化，况痰已入于脾中，安在不能消之，然而终不能消者，以其能消已入脾中之痰，而不能断其将入脾中之痰也。盖肾中之痰，必须肾气丸始能逐之，非半夏所能祛也。半夏治痰之标，不能治痰之本，诚见到之语，惜启其机，而不竞其说。半夏性沉而降，似乎能入至阴之中，然阳多于阴，止可浅入脾阴，而不能深入肾阴。况半夏泄阴而不补阴，而肾经又可补而不可泄，半夏即欲入于肾，而肾所不受也，半夏既不能入于肾之内，又何以化肾中之痰哉，可见痰在脾为标，痰在肾为本，以脾之痰出于肾也，消脾之痰，而不能消肾之痰，不可以见标本之异哉。"

5.《药征》："余尝读《本草纲目》半夏条曰，孕妇忌半夏，为其燥津液也。不思之甚矣。古语有之曰，有故无殒，此证而用此药，夫何忌之有？妊娠呕吐不止者，仲景氏用干姜人参半夏丸，余亦尝治孕妇留饮掣痛者，与十枣汤数剂，及期而娩，母子无害也。"

1587 半边苏 bàn biān sū（《贵州民间药物》）

【异名】 野鱼香、野苏、火胡麻（《贵州药用植物目录》）。

【基原】 为唇形科绵穗苏属植物绵穗苏的全草。

【原植物】 绵穗苏 *Comanthosphace ningpoensis* (Hemsl.) Hand. -Mazz.

多年生草本，高 60～100 cm。具木质根茎；茎直立，近无毛。叶对生；叶柄长 0.5～1 cm，无毛；叶片卵状长圆形，长 7～20 cm，宽 4～9.5 cm，先端渐尖，基部阔楔形渐狭，边缘在基部以上具锯齿，幼时上面多少被小刚毛，下面被疏星状毛，老时两面近无毛。轮伞花序 6～10 花，排列于主茎及侧枝上成顶生假穗状花序，长 8～18(～40) cm；苞片叶状，明显从叶状过渡到鳞片状；小苞片微小，早落；花梗与序轴均被白色星状绒毛；花萼钟形，长 4 mm，外面被星状绒毛，萼齿 5，短三角形，微尖；花冠淡红色或紫色，长 7 mm，外面密被白色星状绒毛，内面近中部有一密集毛环，上唇先端 2 浅裂，下唇 3 裂，中裂片较大，内凹成浅囊状；雄蕊 4，均伸出超过花冠长约 1 倍，花丝无毛，花药卵珠形，1 室；子房具腺点，花柱稍长于雄蕊，柱头 2 浅裂；花盘平顶。花期 8～10 月。

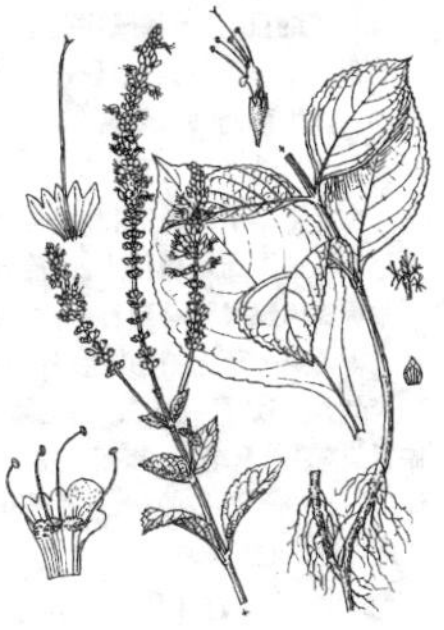

绵穗苏

生于海拔 1 220 m 的山坡草丛及溪旁。分布于浙江、江西、湖南、贵州等地。

【采收加工】 7～10 月采收，切段，晒干或鲜用。

【药性】《贵州民间药物》："性温，味辛、微苦。"

【功用主治】 祛风发表，止血消肿。主治感冒头痛，瘫痪，劳伤吐血，崩漏，月经不调，痛经，疮痈肿毒。

1.《贵州民间药物》："驱风，发汗，疗疮毒。治瘫痪，感冒，疮毒，月家病，痨伤吐血。"

2.《贵州草药》："清热止血解毒。"

【用法用量】 内服：煎汤，10～30 g。外用：捣敷。

【选方】 1. 治感冒(畏寒头痛)　半边苏 12 g，白芷、川芎各 9 g。煎水服。

2. 治月家病　半边苏、土牛舌片、益母草、辣子草各 15 g。煎水服。(1、2 方出自《贵州民间药物》)

1588 半边莲 bàn biān lián (《滇南本草》)

【异名】 急解索(《纲目》)，蛇利草(《岭南采药录》)，细米草(《中国药用植物志》)，蛇舌草(《福建民间草药》)，鱼尾花(《江西中药》)，半边菊、半边旗(《广西中药志》)，奶儿草、半边花(《浙江民间草药》)，箭豆草(《四川中药志》)，顺风旗、单片芽(《岭南草药志》)，肺经草、小莲花草、绵蜂草、吹血草、腹水草、疳积草、白腊滑草、金菊草(《湖南药物志》)，金鸡舌(《闽东本草》)，片花莲、偏莲、瓜仁草(《江西民间草药验方》)，蛇啄草(《上海常用中草药》)。

【基原】 为桔梗科半边莲属植物半边莲的带根全草。

【原植物】 半边莲 *Lobelia chinensis* Lour. [*L. radicans* Thunb.]

多年生矮小草本，高仅达 10 cm，有乳汁。茎细长，多匍匐地面，匍匐茎于节部生细根。叶互生；无柄；叶片狭小，披针形，叶缘具疏浅锯齿。花小，单生，花萼绿色，上端 5 裂，下部成筒状，花冠浅红紫色，基部全成管状，5 裂片向一边开裂，中央 3 裂片较浅，两侧裂片深裂至基部；雄蕊 5，聚药，花药位于下方的 2 个有毛，上方的 3 个无毛，花丝下半部分离；雌蕊 1；子房下位，中轴胎座，2 室，胚珠多数。蒴果顶端二瓣开裂，花期 5～8 月，果期 8～10 月。

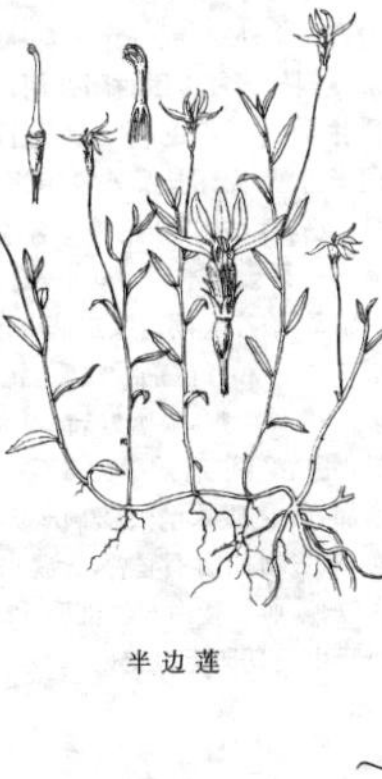

半边莲

生于水田边、路沟旁及潮湿的阴坡，荒地。

分布于江苏、浙江、安徽、四川、湖南、湖北、江西、福建、台湾、广东、广西等地。

【栽培】 生物学特性　喜温暖湿润气候，怕旱，耐寒，耐涝。以疏松肥沃的潮湿地黏壤土栽培为宜。

繁殖方法　分株繁殖：4～5 月挖掘老株丛，分成小株，按行株距 15 cm×8 cm 开穴栽种。亦可扦插繁殖：将茎枝剪下，扦插于苗床，床土经常保持湿润，经 10 日左右即能生根。翌年春季移栽。

田间管理　幼苗期注意松土除草。栽种后施 1 次稀人粪尿；夏季收获后追施 1 次人畜粪或硫酸铵、尿素等；冬季施腐熟肥或堆肥。遇干旱季节要灌水，经常保持土壤湿润，以利生长。

【采收加工】 可连年收获多年。7～9 月生长茂盛时，选晴天，带根拔起，鲜用，随采随用。

【药材】 半边莲 *Lobeliae Chinensis Herba*　主产于江苏、浙江、安徽。以安徽安庆地区产量最大。

性状　本品常缠结成团。根茎直径 1～2 mm。表面淡棕黄色，平滑或有细纵纹。根细小，黄色，侧生纤细须根。茎细长，有分枝，灰绿色，节明显，有的可见附生的细根。叶互生，无柄，叶片多皱缩，绿褐色，展平后叶片呈狭披针形，长 1～2.5 cm，宽 0.2～0.5 cm，边缘具疏而浅的齿。花梗细长，花小，单生于叶腋，花冠基部筒状，上部 5 裂，偏向一边，浅紫红色，花冠筒内有白色茸毛。气微特异，味微甘而辛。

鉴别　根茎横切面：表皮为 1 列细胞；外被角质层呈细波状弯曲。皮层宽广，细胞内含菊糖及少数草酸钙簇晶；内皮层明显。中柱小，韧皮部散有乳汁细胞；木质部导管束略呈径向排列。有髓。

叶表面观：上下表皮细胞垂周壁微波状，气孔稍突出，不定式，副卫细胞 3～7 个。

品质标志　《中华人民共和国药典》2010 年版规定：照热浸法测定，本品醇溶性浸出物不得少于 12.0%。

【成分】 全草含生物碱，主要为 *L*-山梗菜碱(*L*-lobeline)，山梗菜酮碱(lobelanine)，山梗菜醇碱(lobelanidine)，异山梗菜酮碱(isolobelanine)即去甲山梗菜酮碱。又含皂苷，氨基酸，菊糖(inulin)，对羟基苯甲酸(*p*-hydroxybenzoicacid)，延胡索酸(fumaric acid)和琥珀酸(succinic acid)。

根茎含半边莲果聚糖(lobelinin)。须根含花青素 3-*O*-葡萄糖苷(cyanidin 3-*O*-glucosidi)，花青素 3-*O*-芸香糖苷(cyanidin 3-*O*-rutinoside)。

【药理】 1. 利尿作用　麻醉犬静注半边莲浸剂 0.1 g/kg 或半边莲总生物碱 6.6 mg/kg，正常大鼠灌服浸剂 1 g/kg，以及正常人口服半边莲粉剂或煎剂，均有显著而持久的利尿作用。山梗菜碱肌内注射，对正常人亦有利尿作用，但副作用较多。从半边莲中分离出的菊糖给大鼠口服或腹腔注射，则可抑制利尿。

2. 对神经系统的作用　山梗菜碱对神经系统的作用与烟碱相似，但强度小，对自主神经节、肾上腺髓质、延脑各中枢(尤其是呕吐中枢)、神经肌肉接头，以及颈动脉体的化学感受器都有先兴奋、后抑制的作用。

3. 呼吸兴奋作用　半边莲煎剂及其生物碱制剂静注，对麻醉犬有呼吸兴奋作用，剂量过大时则引起呼吸麻痹而死亡。其机制主要是通过刺激颈动脉体化学感受器，反射性地兴奋呼吸中枢。吸入山梗菜碱溶液，可扩张支气管，对抗毛果芸香碱和乙酰胆碱引起的气管收缩。

4. 对心血管系统的作用　半边莲浸剂静注，对麻醉犬有显著而持久的降压作用。半边莲的利尿成分和降压成分并非同一物质，乙醚提取其碱性溶液可将之分开，且降压成分口服不易吸收。半边莲生物碱对离体兔心和蛙心有兴奋作用，使收缩力加强，振幅增大；高浓度时则出现暂时的兴奋，继之抑制，最后发生传导阻滞和停搏。山梗菜碱肌注，在呼吸兴奋的同时，心率减慢，血压升高。大剂量时则心率加快，血压明显下降，终至心脏麻痹。半边莲水提液可以部分拮抗内皮素引起的小鼠猝死，延长存活时间，并显著抑制内皮素致大鼠血压升高；半边莲对抗内皮素所致大鼠离体主动脉环收缩是非内皮依赖的舒张作用。

5. 对血管内皮细胞的作用　5%半边莲组分 B001 水溶液 4 mg/kg 给高脂血症大鼠灌胃 60 日，使内皮素合成及释放减少，并可促进内源性一氧化氮合酶的合成，从而缓解高脂血症对血管内皮的持续损伤。

6. 利胆作用　犬静注半边莲水煎醇沉制剂 1 g/kg，胆汁流量增加，且胆汁中固形物、胆酸盐和胆红素的浓度都有所降低。半边莲注射剂 1 g/kg 给健康犬静脉注射，可明显增加胆汁流量，有显著的抗胆汁黏滞作用，对胆汁成分及奥狄括约肌的影响不明显。

7. 抗蛇毒作用　半边莲煎剂，以及从中分离出的琥珀酸钠、延胡索酸钠、对羟基苯甲酸钠分别于注射蛇毒前半小时灌胃，或于注射时皮下注射，或用琥珀酸钠、延胡索酸钠和醋酸钠组成复方于注射蛇毒前 0.5～4 小时灌胃，对于注射最小全致死量眼镜蛇毒的小鼠均有较高的保护作用。但若于注射蛇毒后 25 分钟再给药，则无保护作用。

8. 抗肿瘤作用　终浓度为 0.075 g/ml 的半边莲对 HeLa 细胞增殖的抑制作用不明显，但可通过促进细胞内储藏钙的释放和细胞外钙离子的内流，显著提高细胞内游离钙的浓度，可能与之诱导癌细胞凋亡有关。

9. 催吐作用　猫和犬肌注山梗菜碱可致呕吐。其机制似既与延脑催吐化学感受区有关，亦有周围机制参与。去氢山梗菜碱和氢化山梗菜碱可能并非主要催吐成分。山梗菜碱虽有催吐作用，但安全性差，不宜作催吐药。

10. 其他作用　山梗菜碱对离体兔肠张力和蠕动，小量时有一过性增强作用，随后则抑制之。大量时则有麻痹作用。体外试验，半边莲煎剂对常见致病性真菌有明显的抑制作用，稀释度为 1∶8 的半边莲药液则可完全抑制金黄色葡萄球菌及大肠杆菌的生长。

毒性　半边莲煎剂小鼠静注的 LD_{50} 为 6.10±0.26 g（生药）/kg。死前有呼吸兴奋、狂躁不安等现象，继之发生抽搐，一般在 5 分钟内死亡。浸剂大鼠灌胃的 LD_{50} 为 75.1±13.1 g/kg。大鼠每日腹腔注射浸剂 0.1、0.3 和 1.0 g/kg，连续 3 个月，体重、尿沉渣及尿蛋白检查均无异常发现。病理检查，除部分大鼠肾脏有轻度浊肿外，未见显著器质性变化。

【药性】 甘，平。归心、肺、小肠经。

1.《滇南本草》："气味苦、甘、淡，性平，无毒。"

2.《纲目》："辛，平。"

3.《本草汇言》："味辛、苦。"

4.《药性考》："人肺。"

5.《安徽中草药》："性微寒，味甘、苦、辛。"

6. 南药《中草药学》："入肝、肺、小肠经。"

7.《广西民族药简编》："有小毒。"

【功用主治】 清热解毒，利水消肿。主治毒蛇咬伤，多种癌症，痈肿疔疮，扁桃体炎，漆疮，湿热黄疸，臌胀水肿，湿疹足癣，跌打扭伤肿痛。

1.《滇南本草》："主治血痔、牡痔、牝痔、羊乳痔、鸡冠痔、翻花痔及一切疮毒最良；枝叶熬水，洗诸毒疮、癣，其效如神。"

2.《纲目》："治蛇虺伤。又治寒齁气喘，及疟疾寒热。"

3.《本草汇言》："治蚖蝮及诸虫所伤。"

4.《生草药性备要》："敷疮，消肿毒。"

5.《药性考》："行痰。"

6.《本草求原》："消肿散毒，治恶疮、蛇伤。"

7.《中国药用植物志》："治血吸虫病腹水。"

8.《福建民间草药》："清热解毒，利尿消肿。"

9.《中国药用植物图鉴》："治风湿性神经痛，头晕。"

10.《福建药物志》："主治阑尾炎，肝炎，肝硬化腹水，肾炎，肾盂肾炎，泌尿系结石，肺痈，扁桃体炎，肠炎，小儿高热，乳腺炎，闭经，跌打伤痛，毒蛇咬伤，外伤出血，蛇头疔，带状疱疹，漆过敏，鹅口疮，化脓性感染。"

【用法用量】 内服：煎汤，15～30 g，或捣汁。外用：捣敷，或捣汁调涂，或滴耳。

【宜忌】《广西中药志》："脾胃虚寒者慎用。"

【选方】 1. 治毒蛇伤　半边莲 15 g，鸡冠花蕊 30 g。用米酒适量捣烂过滤，将药汁内服，药渣外敷伤口。(《岭南草药志》)

2. 治肝癌　半边莲、半枝莲、黄毛耳草、薏苡仁各 30 g，天胡荽 60 g。水煎服。也作肌内注射(每 1 ml 含生药 3 g)，每日 1、2 次，每次 3、4 ml。(《中医方剂手册新编》)

3. 治鼻腔癌　半边莲 60 g，鲜老鹳草 60 g。水煎服。(《武汉草医展览汇编》)

4. 治喉蛾　鲜半边莲如鸡蛋大一团，放在瓷碗内，加好烧酒 90 g，同擂极烂，绞取药汁，分 3 次口含，每次含 10～20 分钟吐出。

5. 治时行赤眼或起星翳　鲜半边莲，洗净，揉碎作一小丸，塞入鼻腔，患左眼塞右鼻，患右眼塞左鼻。3～4 小时换1 次。

6. 治黄疸，水肿，小便不利　半边莲 30 g，白茅根 30 g。水煎，分 2 次用白糖调服。(4～6 方出自《江西民间草药验方》)

7. 治肾炎　半边莲 60 g，六月雪根、虎刺根、乌豆各 30 g。水煎服，忌盐，每日 1 剂。(《江西草药》)

8. 治湿疹(包括香港脚)　半边莲、蛇总管、蛇退步、秋苦瓜各等分。共研细末，用茶油或白醋调搽患处。(《岭南草药志》)

9. 治呕泻　半边莲 15 g，水杨柳 12 g，车前草 30 g，萝卜 12 g。捣烂，开水冲服。(《湖南药物志》)

10. 治偏头痛　半边莲、五爪风、梨头草各 9 g。水煎兑酒服。(《湖南药物志》)

11. 治喘　用半边莲草、雄黄各二钱。二味捣为泥，放铜器内，用碗覆之，待其青色，饭糊为丸，如梧桐子大，每服九丸，空心盐汤送下。(《医方类聚》引《寿域神方》)

12. 治百日咳　半边莲 30 g。煎汤，煮猪肺 1 个，吃汤和肺。(《浙江民间常用草药》)

【临床报道】 1. 治疗蛇咬伤　将半边莲制成浓缩浸膏(每 1 ml含生药 0.5 g)，每日 60～90 ml，分 3 次内服，同时用捣碎的半边莲泥浆外敷，或外涂浓缩浸膏，每日 2 次更换。共治疗 14 例，其中 6 例与普鲁卡因封闭并用。经治疗全身症状 1～2 日消失，局部浮肿 3～5 日消退，平均治愈日数为 5.4 日。另设对照组 14 例，不用半边莲，而用盐酸普鲁卡因封闭疗法、过锰酸钾或铝糖溶液冷敷、支持疗法、兴奋剂等综合治疗，平均治愈日数为 8.6 日，少数肢体坏死行截肢术者时间更长。

2. 治疗晚期血吸虫病肝硬变腹水　半边莲每日 6～48 g，制成 10%～20%煎剂或浸膏，每日分 4 次口服。共观察 100 例，经 11～75 日治疗，显著好转 69 例，好转 20 例，无变化 7 例，恶化 2 例，死亡 2 例，有效率为 89%。在治疗过程中，有 84 例患者尿量增加，69 例腹水消失，20 例腹水减少，但当腹水消失或接近消失时，尿量增加则不显著，无脱水之虞；30%肝功能和门静脉循环有所改善，血红蛋白与红细胞 43.8%～55.6%有所增加。半边莲对血吸虫及其卵无直接影响，不是治疗病原的药物。

3. 治疗隐翅虫皮炎　半边莲干品 60～100 g,加水 1 000 ml,煎煮 0.5 小时浸洗患处或用以调敷,病损范围小者,用半边莲加花生油适量调成糊状外涂,每日 2、3 次,严重者两法兼用。共观察 35 例,治愈 34 例,无效 1 例。治愈时间一般为 2、3 日,严重者 4～7 日,平均 3.4 日。

4. 治疗带状疱疹　鲜半边莲,用量视病变范围大小而定,捣烂如泥,敷于患处,上盖纱布,胶布固定,药干用冷开水湿润之。每日换药 1、2 次。亦可将鲜品捣烂绞汁,不时外搽患处。共治疗 23 例,治疗后先是疼痛减轻或不痛,继之水疱结痂、脱屑,轻者 2、3 日,重者 7 日痊愈。

5. 治疗急性肾小球肾炎　鲜半边莲全草水煎服,3～12 岁每日量 50～150 g;12 岁以上每日量 100～250 g,水煎加白糖适量,不拘时服。全部患者均不使用其他药物。150 例患者中,3～12 岁 96 例,12～25 岁 33 例,25 岁以上 21 例。服药 3～15 日后,治愈 97 例,好转 27 例,无效 26 例,总有效率为 83%。

【各家论述】《本草求原》:"谚云:识得半边莲,不怕共蛇眠。白花者良。"

1589 半边钱 bàn biān qián (《南宁市药物志》)

【异名】 罗藟草(《中国主要植物图说》),钱凿草(《南宁市药物志》),土豆草、纱帽草(《泉州本草》),蝴蝶草(《广西药用植物名录》),马蹄金、马蹄香(《福建中草药》)。

【基原】 为豆科蝙蝠草属植物铺地蝙蝠草的全草。

【原植物】 铺地蝙蝠草　*Christia obcordata* (Poir.) Bahn. f. [*Hedysarum obcordatum* Poir.; *Lourea obcordata* Desv.]

一年生草本。茎平卧,长 15～45 cm,被短柔毛。叶互生,有柄;托叶锥形;小叶通常 3 片,间有 1 片,顶生小叶片肾形或倒三角形,长 7～15 mm,宽 1～2.5 cm,先端微凹或平截,基部近圆形或截形,侧生小叶较小,卵形或倒卵形,两面被毛。总状花序顶生或腋生,长 4～15 cm;花梗有短柔毛;花疏生;花萼钟形,膜质,萼片 5,卵形,上面 2 片稍合生,具明显的网脉;花冠蓝紫色或玫瑰红色,蝶形。荚果小,藏于膨胀之萼内,有 2～5 荚节,彼此重叠,卵形,长约 2 mm,宽约 1.5 mm,有网脉,每节有 1 颗种子。花期 8 月。

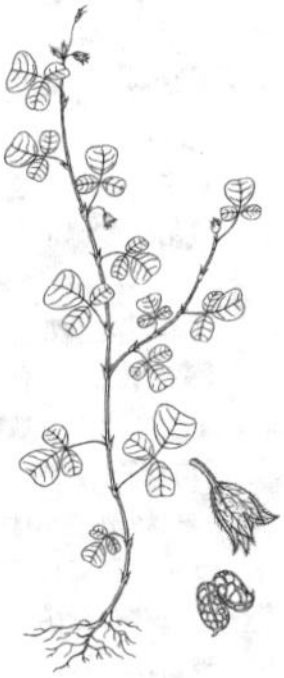
铺地蝙蝠草

生于空旷向阳的草地上。分布于福建、广东、广西、海南等地。

【采收加工】 7～10 月采收,鲜用或晒干。

【药性】 苦、辛,寒。

1.《广西本草选编》:"味微苦,性凉。"

2.《福建药物志》:"苦,平。"

【功用主治】 清热利湿,止血,解毒。主治小便不利,石淋,水肿,白带,跌打损伤,吐血,咯血,血崩,目赤痛,乳痈,毒蛇咬伤。

1.《广西本草选编》:"清热利尿。主治结膜炎,膀胱炎,尿道炎,乳腺炎。"

2.《福建药物志》:"清热除湿。治肾盂肾炎,吐血,咯血,血崩,急性胃肠炎。"

【用法用量】 内服:煎汤,10～30 g。外用:捣敷;或煎水洗。

【宜忌】 孕妇慎服。

【选方】 1. 治小便不通　鲜半边钱 60～90 g(小儿减半)。清水煎,代茶服。(《泉州本草》)

2. 治慢性肾炎　罗藟草鲜根 30～60 g。水煎服。(《福建中草药》)

3. 治肾盂肾炎　罗藟草研末。每次 3 g,鸡蛋 1 个,白糖适量,用麻油或茶油烤煎成饼,早晚各服 1 次。(《福建药物志》)

4. 治吐血,咯血　罗藟草鲜根 45 g。水煎服。(《福建中草药》)

5. 治疥癣　鲜半边钱适量。水煎外洗。(《全国中草药汇编》)

1590 半边旗 bàn biān qí (《岭南采药录》)

【异名】 半边莲、半边蕨(《广西药用植物图志》),半凤尾草(《南宁市药物志》),半边风药(《贵州民间药物》),凤凰尾巴草(《天目山药用植物志》),单边旗、半边梳(广州部队《常用中草药手册》)。

【基原】 为凤尾蕨科凤尾蕨属植物半边旗的全草或根茎。

【原植物】 半边旗　*Pteris semipinnata* L.　又名:甘草蕨(《广州植物志》),甘草凤尾蕨(《中国主要植物图说》)。

陆生多年生蕨类植物,植株高 30～100 cm。根茎粗短,横走,顶端及叶柄基部有棕色钻形鳞片。叶草质,簇生,近一型;叶柄长 40～70 cm,棕色或黑棕色,光滑,叶轴及羽轴腹面纵沟的两侧有小齿;孢子叶长圆形至长圆状披针形,长 20～40 cm,宽 15～28 cm;二回半边羽裂,羽片半三角形至三角形,先端长尾状,上侧全缘,下侧羽裂几达羽轴,基部的裂片最长,向上渐短,仅营养叶的顶部边缘有尖锯齿,孢子叶裂片仅先端有 1 尖刺或具 2～3 个尖锯齿;叶脉羽状,侧脉分叉并伸至齿下。孢子囊群线形,生于裂片边缘的边脉上,囊群盖同形,黄棕色,膜质,全缘。

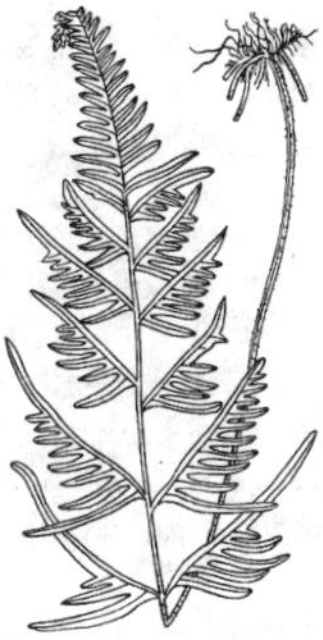
半边旗

生于海拔 850 m 以下的林下或石上。分布于华南、西南及浙江、江西、福建、湖南、台湾等地。

【采收加工】 四季均可采收。全草鲜用或晒干。根茎采挖后,趁鲜切片,干燥。

【成分】 地上部分含萜类:3-羟基-6-羟甲基-2, 5, 7-三甲基-1-茚满酮(3-hydroxy-6-hydroxymethyl-2, 5, 7-trimethyl-indan-1-one),对映-11α-羟基-15-氧代-16-贝壳杉烯-19-羧酸(*ent*-11α-hydroxy-15-oxo-kaur-16-ene-19-carboxylic acid),对映-11α-羟基-15-氧代-16(*S*)-贝壳杉烷-19-羧酸[*ent*-11α-hydroxy-15-oxo-16(*S*)-kauran-19-carboxylic acid],对映-11α-羟基-15-氧代-16(*R*)-贝壳杉烷-19-羧酸[*ent*-11α-hydroxy-15-oxo-16(*R*)-kauran-19-carboxylic acid],对映-7α, 9-二羟基-15-氧代-16(*S*)-贝壳杉烷-19, 6-内酯[*ent*-7α, 9-dihydroxy-15-oxo-16(*S*)-kauran-19, 6-olide], 7α, 11α-二羟基-15-氧代-16-亚甲基-对映-贝壳杉烯-19, 6β-内酯(7α, 11α-dihydroxy-15-oxo-16-methylene-*ent*-kaurane-19, 6β-lactone), 7α, 9α-二羟基-15-氧代-16-亚甲基-对映贝壳杉烯-19, 6β-内酯(7α, 9α-dihydroxy-15-oxo-16-methylene-*ent*-kaurane-19, 6β-lactone)。

【药理】 1. 抗癌作用　半边旗水提取液(PWE)和醇提取液(PAE)对体外培养的人白血病细胞株 HL-60 和 K_{562} 有明显抑制细胞增殖的作用,呈浓度依赖性;并明显降低 HL-60 细胞的分裂指数,半边旗 5 g/kg 对体内移植性肿瘤小鼠肉瘤 S_{180} 和小鼠 HepA 肝癌也有明显的抑瘤作用。半边旗多糖可能通过影响细胞周期时相分布、诱导凋亡以及下调端粒酶 hTERTmRNA 表达,降低端粒酶活性而抑制人肺腺癌细胞株(SPC-A1)细胞增殖,具明显的时间和剂量效应。从半边旗醇提物中分离纯化后得到二萜类化合物 5F、6F、A 及 PSE 对 5 种人癌细胞、人胃腺癌细胞(MGC-803)、人低分化鼻咽癌细胞(CNE-2Z)、人肺腺癌细胞(SPC-A1)、人肝癌细胞(BEL-7402)、人肝癌细胞($HepG_2$)均有不同程度的杀伤作用,且呈明显的剂量依赖关系。其中6F的活性最强,其次是A、5F。6F对HL-60细胞生长有强烈的抑制作用,抑制细胞DNA、RNA,特别是蛋白质的生物合成可能是6F抗肿瘤作用的机制之一。DNA拓扑异构酶是化合物6F和A抑制细胞生长的靶点之一,化合物A对酪氨酸蛋白激酶(TPK)活性有一定的抑制作用,对*c-myc*基因的蛋白表达有抑制作用。异常激活和表达的丝裂原活化蛋白激酶是化合物5F抗肿瘤的机制之一。

2. 对病理性成纤维细胞的作用　半边旗的乙醇抽提物5F在体外能明显抑制病理性瘢痕成纤维细胞胶原的合成,可减少成纤维细胞^{3}H-脯氨酸掺入量、细胞上清液胶原蛋白总量及Ⅲ型前胶原的含量,使细胞核内增殖核抗原(PCNA)的表达明显减弱。在体外具直接或间接抑制人翼状胬肉成纤维细胞的作用,与Ki 67(细胞周期调控因子)阳性表达降低有关。

毒性　5F注射液的急性毒性主要表现在中枢神经系统的过度兴奋或抑制以及出凝血系统毒性。该药腹腔注射的LD_{50}为414.4 mg/kg,其有效剂量为50 mg/kg,表明该药毒性较小,安全范围大,作用缓和。

【药性】 苦、辛,凉。归肝、大肠经。

1.《贵州民间药物》:"性平、微温,味甘、苦。"

2.《安徽中草药》:"味微苦。"

3. 南药《中草药学》:"苦、辛、涩,凉。"

4.《福建药物志》:"微辛。"

【功用主治】 清热利湿,凉血止血,解毒消肿。主治泄泻痢疾,黄疸,目赤肿痛,牙痛,吐血,痔疮出血,外伤出血,跌打损伤,疔疮疖肿,乳痈,皮肤瘙痒,毒蛇咬伤。

1.《岭南采药录》:"凡毒蛇咬伤,可将叶捣烂,和片糖敷;治疮疖,煎水洗。"

2.《天目山药用植物志》:"治目赤肿痛。"

3.《安徽中草药》:"清热解毒,止血消肿,利湿止泻。"

4.《全国中草药汇编》:"治细菌性痢疾,急性肠炎,黄疸型肝炎,结膜炎;外用治跌打肿痛,外伤出血,疮疡疖肿,湿疹,毒蛇咬伤。"

5.《福建药物志》:"治牙痛、痔疮出血。"

【用法用量】 内服:煎汤,9～15 g;捣汁。外用:捣敷;研末撒;或煎水熏洗。

【选方】 1. 治急性细菌性痢疾　鲜半边旗60 g,鲜鱼腥草、鲜凤尾草各30 g。水煎服。(《福建药物志》)

2. 治虫牙痛(龋齿)　半边旗根、拦路蛇根各适量,生盐少许。共捣烂,敷患处。(《广西民间常用中草药手册》)

3. 治毒蛇咬伤　半边旗、天胡荽、鸭跖草各30 g,煎水当茶饮;另用上药鲜品各适量,捣烂敷伤口周围及肿处。(《安徽中草药》)

1591 半枝莲 bàn zhī lián (《江苏省植物药材志》)

【异名】 狭叶韩信草(《广州植物志》),通经草、紫连草、并头草(《南京民间药草》),牙刷草(《江苏省植物药材志》),水韩信(《广西药用植物图志》),溪边黄芩、金挖耳(《江西民间草药验方》),野夏枯草、方草儿、半向花、偏头草、四方草(《浙江民间常用草药》),耳挖草(《广西中草药》),小号向天盏(《福建中草药》),狭叶向天盏(福建《新医疗法资料选编》)

【基原】 为唇形科黄芩属植物半枝莲的全草。

【原植物】 半支莲(半枝莲)*Scutellaria barbata* D. Don (*S. rivularis* Wall.)

多年生直立草本,高可达50 cm。茎四棱形,分枝多,下部略呈紫色,无毛。叶交互对生,有短柄,叶片三角状长卵形至披针形,长1.5～2.5 cm,宽0.7～1.5 cm,顶端略钝,边缘具疏钝齿,基部截形,叶上面深绿色,被稀柔毛,下面淡绿色,仅叶脉及边缘有稀柔毛。花顶生于茎及分枝的上部,每轮有花两朵,并生,集成偏一侧的总状花序;花萼紫色,萼筒外面密被短柔毛,上唇背部附有盾片,果期增大;花冠蓝紫色,长约1.3 cm,外面密被长柔毛,冠筒基部前方囊状,下唇中间裂片呈盔状;雄蕊4,2强;花柱着生于子房基部,柱头2裂。果实成熟时上萼筒开裂而脱落,下萼筒宿存,露出4个扁球形小坚果,表面有小瘤状突起。花期5～10月,果期6～11月。

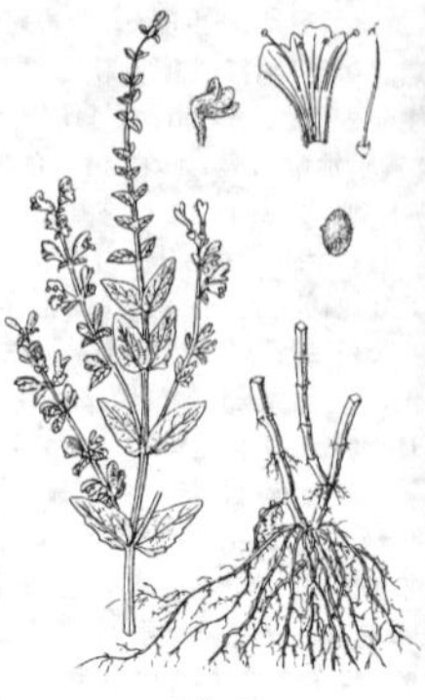
半枝莲

生于溪滩边、田岸及林区路旁。分布于河北、山西、江苏、浙江、安徽、福建、江西、河南、湖北、四川、云南、贵州、陕西、台湾等地。

【栽培】 生物学特性　喜温暖湿润气候,耐寒和耐旱性差。生育期较长,达352日。宜选疏松肥沃、排水良好、富含腐殖质的壤土或砂质壤土栽培。

繁殖方法　种子繁殖或分株繁殖,以种子繁殖为主。种子繁殖:多采用直播,北方以3～4月、南方以10月上旬播种为好。条播或穴播,条播者按行距25 cm开条沟,沟内先浇透水,将种子与草木灰拌成种子灰均匀播入,薄覆细土0.7～1 cm;穴播者按行株距25 cm×25 cm开穴,播种。

田间管理　苗高5～7 cm时进行匀苗补苗,补苗需带土移栽,以利成活。施肥可结合中耕进行,可施用清淡人畜粪水。从第二年起,分别在3月和5、7、9月收获后各追肥1次,可施人畜尿或硫酸铵等。久旱要浇水,多雨季节要清理墒沟。

【采收加工】 种子繁殖的,从第二年起,每年的5、7、9月都可收获1次。用刀齐地割取全株,捆成小把,晒干或阴干。

【药材】 半枝莲 *Scutellariae Barbatae Herba*　产于华北、中南、华东、华南、西南地区。

性状　全草长15～35 cm,无毛或花轴上疏被毛。根纤细。茎丛生,较细,方柱形;表面暗紫色或棕绿色。叶对生,有短柄;叶片多皱缩,展平后呈三角状卵形或披针形,长1.5～3 cm,宽0.5～1 cm;先端钝,基部宽楔形,全缘或有少数不明显的钝齿;上表面暗绿色,下表面灰绿色。花单生于茎枝上部叶腋,花萼裂片钝或较圆;花冠二唇形,棕黄色或浅蓝紫色,长约1.2 cm,被毛。果实扁球形,浅棕色。气微,味微苦。

鉴别　(1) 叶表面观:表皮细胞长多角形,垂周壁波状弯曲,上表皮细胞较大,有的细胞含橙皮苷结晶,以气孔周围为多见;气孔直轴式。非腺毛1～4细胞,壁具疣状突起,基部细胞有放射状纹理。腺鳞较多,头部类圆形,4～10余细胞,形大者类圆形或椭圆形,有的边缘凹凸,由数十个细胞组成。另有小腺毛,头部类圆形,1～2细胞,柄短,单细胞。

(2) 取本品粉末10 g,加80%乙醇50 ml,置水浴上回流0.5小时,趁热滤过。取滤液1 ml,加镁粉少许及浓盐酸数滴,渐显绯红色(检查黄酮类);取滤液1 ml,加1%三氯化铁试液1～2滴,溶液显墨绿色(检查酚类);取滤液4 ml,置水浴上蒸干,残渣加5%盐酸5 ml,搅拌溶解,滤过。滤液分置3支试管内分别加碘化铋钾试液、碘化汞钾试液、硅钨酸试液各1～2滴,各试管均产生沉淀(检查生物碱)。

品质标志　《中华人民共和国药典》2010年版规定:照分光光

度法测定，本品含总黄酮以野黄芩苷($C_{21}H_{18}O_{12}$)不得少于1.50%；照高效液相色谱法测定，本品含野黄芩苷($C_{21}H_{18}O_{12}$)不得少于0.20%。

【成分】 全草含黄酮类：红花素(carthamidin)，异红花素(isocarthamidin)，高山黄芩素(scutellarein)，高山黄芩苷(scutel-larin)，又含β-谷甾醇(β-sitosterol)，硬脂酸(stearic acid)，生物碱，多糖等。

地上部分含黄酮类：汉黄芩素(wogonin)，半枝莲素(scutevulin)，半枝莲种素(rivularin)，柚皮素(naringenin)，芹菜素(apigenin)，粗毛豚草素(hispidulin)，圣草素(eriodictyol)，木犀草素(luteolin)，5，7，4′-三羟基-8-甲氧基黄烷酮(5，7，4′-trihydroxy-8-methoxyflavanone)，5，7，4′-三羟基-6-甲氧基黄烷酮(5，7，4′-trihydroxy-6-methoxyflavanone)，4′-羟基汉黄芩素(4′-hydroxywogonin)，7-羟基-5，8-二甲氧基黄酮(7-hydroxy-5，8-dimethoxyflavone)。又含对-羟基苯甲醛(*p*-hydroxybenzaldehyde)，对羟基苄基丙酮(*p*-hydroxybenzylacetone)，对香豆酸(*p*-coumaric acid)，原儿茶酸(protocatechuicacid)，熊果酸(ursolic acid)，植物甾醇(phytosterol)，植物甾醇-*β*-*D*-葡萄糖苷(phytosteryl-*β*-*D*-glucoside)等。

【药理】 1. 抗癌作用　半枝莲对急性粒细胞型白血病(AML)血细胞有抑制作用。以半枝莲为主药的复方半枝莲(1、0.5 g/kg 滴管喂服)能有效地抑制实验性舌黏膜癌前病变大鼠上皮异常增生，降低增殖细胞核抗原(PCNA)阳性率，对癌前病变细胞异常增殖有抑制性作用。复方半枝莲10 g/kg灌胃，能预防二乙基亚硝胺(DEN)诱发大鼠肝癌，抑制癌前病变，延缓肝癌的形成，降低肝癌发病率。复方半枝莲乙醇提取液对人肝癌细胞SMMC-7221有明显的抑制作用，且抑制率随作用剂量增高和作用时间的延长而增高。

2. 抗突变作用　半枝莲具有抗MMC诱发遗传物质损伤的作用。125 g/L的半枝莲能拮抗香烟焦油的致突变作用，保护淋巴细胞的DNA。

3. 免疫调节作用　半枝莲多糖在体外可促进刀豆球蛋白A(Con A)诱导的小鼠脾细胞淋巴细胞转化。皮下注射给药1星期后可明显提高小鼠外周血淋巴细胞中酯酶阳性细胞的百分率，促进二硝基氯苯(DNCB)诱导的迟发型变态反应，但大剂量注射(200 mg/kg)可抑制小鼠胸腺指数，对脾指数无影响。

4. 抑菌作用　50%半枝莲煎剂用平板挖沟法，对金黄色葡萄球菌、福氏痢疾杆菌、伤寒杆菌、铜绿假单胞菌、大肠杆菌有抑制作用。

5. 其他作用　半枝莲多糖具有抗脂质过氧化作用，能清除氧负自由基以及提高SOD活力，在延缓衰老方面有一定的作用。红花素有较强的对抗由组胺引起的平滑肌收缩作用，并有很好的祛痰作用。半枝莲水煎剂10、5和2.5 g/kg灌胃，对正常大鼠的体温无影响，对皮下注射干酵母混悬液致发热大鼠有明显的解热作用，并有明显的剂量关系。

【药性】 辛、苦，寒。归肺、肝、肾经。

1.《广西药用植物图志》："味辛微腥，性平，无毒。"

2.《南宁市药物志》："甘，平，无毒。"

3.《江西草药》："性寒，味苦。"

4. 广州部队《常用中草药手册》："微苦，凉。"

【功用主治】 清热解毒，止血，消肿。主治热毒痈肿，咽喉疼痛，肺痈肠痈，瘰疬，毒蛇咬伤，跌打损伤，各种出血，水肿，腹水及癌症。

1.《南京民间药草》："破血通经。"

2.《广西药用植物图志》："消炎，散瘀，止血。治跌打伤，血痢。"

3.《南宁市药物志》："消肿，止痛。治跌打，刀伤，疮疡。"

4.《江西草药》："清热解毒，消肿止痛。"

5.《全国中草药汇编》："治肿瘤，阑尾炎，肝炎，肝硬化腹水，肺脓疡。"

6.《福建药物志》："主治痢疾，吐血，血淋，肝炎，肺结核，淋巴腺炎，癌肿，胃痛，风湿关节痛，小儿高烧，白带，乳腺炎，蛇头疔，颈淋巴结核，角膜炎，疮疡肿毒，跌打损伤，狂犬及毒蛇咬伤。"

7.《浙江药用植物志》："治咽喉肿痛。"

【用法用量】 内服：煎汤，15～30 g，鲜品加倍；或入丸、散。外用：鲜品捣敷，捣汁涂，或点眼。

【宜忌】 体虚及孕妇慎服。

【选方】 1. 咽喉肿痛　鲜狭叶韩信草20 g，鲜马鞭草24 g，食盐少许。水煎服。(《福建中草药》)

2. 治背痈　鲜半枝莲根捣烂外敷。要留出白头，每日敷2次。另取全草30 g，水煎服，服4、5次即可排脓。排脓后，用根捣汁滴入孔内，并用纱布包扎，每日换2次。(《浙江民间常用草药》)

3. 治痈疽疔毒　半枝莲、蒲公英各30 g，煎服；另用鲜半枝莲捣烂敷患处，干则更换。(《安徽中草药》)

4. 治毒蛇咬伤　鲜半枝莲、观音草各30～60 g，鲜半边莲、鲜一包针各120～240 g。水煎服。另取上述鲜草洗净后加食盐少许，捣烂取汁外敷。(《浙江民间常用草药》)

5. 治肺脓疡　① 半枝莲120 g，瘦猪肉120～180 g。加水久煮(不放盐)，饮汤吃肉。(《浙南本草选编》) ② 半枝莲、鱼腥草各30 g。水煎服。(《浙江民间常用草药》)

6. 治胃气痛　干狭叶韩信草30 g。和猪肝或鸡1只(去头及脚尖，内脏)，水、酒各半炖熟。分2、3次服。(《泉州本草》)

7. 治慢性肾炎水肿　半枝莲鲜草30 g。切细捣烂，同鸡蛋搅匀蒸熟，做成蛋饼，候冷敷脐部，每日1次，约敷6小时。(9、10方出自《浙南本草选编》)

8. 治肝炎　鲜半枝莲15 g，红枣5个。水煎服。(《浙江民间常用草药》)

9. 治早期肺癌、肝癌、直肠癌　半枝莲、白花蛇舌草各30 g。煎服。(《安徽中草药》)

10. 治鼻咽癌，宫颈癌，放射治疗后热性反应　鲜半枝莲45 g，白英30 g，银花15 g。水煎代茶饮。(《福建药物志》)

11. 治乳房纤维瘤，多发性神经痛　半枝莲、六棱菊、野菊花各30 g。水煎，服20～30剂。(《浙南本草选编》)

12. 治恶性葡萄胎　半枝莲60 g，龙葵30 g，紫草15 g。水煎，分2次服，每日1剂。(《全国中草药汇编》)

13. 治癌性腹水　半枝莲60 g，泽兰30 g，薏苡仁30 g，黄芪30 g。每剂药煎3次，每次煎至200 ml左右，3次药液混匀，1日内频服，每日1剂，30日为1个疗程。〔《实用中医内科杂志》2003，17(4)：713〕

1592 半春莲 bàn chūn lián 《江西草药》

【异名】 半层莲、大叶黄龙缠树、野苞芦(《江西草药》)，蜻蜓兰、龙珠参、山豆芽、狼扇、虎头蕉(《浙江药用植物志》)。

【基原】 为兰科蜻蜓兰属植物小花蜻蜓兰的根茎或全草。

【原植物】 小花蜻蜓兰 *Tulotis ussuriensis*(Regel et Macck) Hara [*Platanthera tipuloides* Lindl. var. *ussuriensis* Regel et Mack; *Perularia ussuriensis*(Maxim.)Schltr.]

多年生草本，高25～50 cm。根茎横走，须根较粗，肉质，多少呈指状。茎直立，不分枝，下部具2～3片叶，中上部具3～5枚苞片。叶片椭圆形、狭长椭圆形、披针形或倒卵形，长6～15 cm，宽1.5～7 cm，基部渐狭成鞘；总状花序狭长，由多数小花组成；小苞片狭披针形；花淡黄绿色；中萼片卵形，长3～4 mm，侧萼片斜椭圆形；花瓣狭，斜椭圆状披针形；唇瓣舌状披针形，长约4 mm，基部两侧各具一枚三角形的小裂片；距细长弧曲，几与子房等长。花期7～8月，果期9月。

生于海拔 500～2 800 m 的山坡林下、山谷、溪沟边阴湿处。分布于吉林、浙江、江西、湖南、四川、陕西、新疆等地。

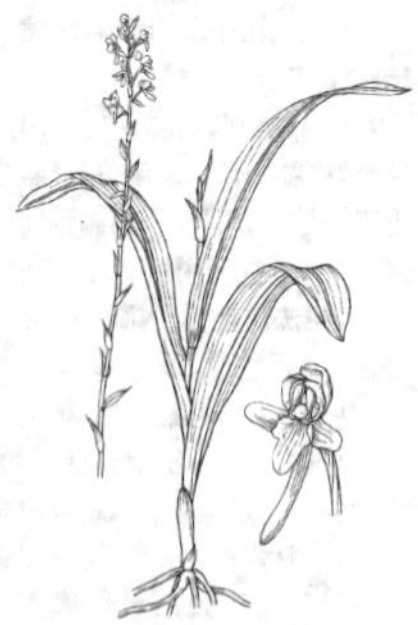

小花蜻蜓兰

【采收加工】 5～7 月采收，鲜用或晒干。

【药性】《江西草药》："性凉，味苦辛。"

【功用主治】 清热，消肿，解毒。主治虚火牙痛，鹅口疮，无名肿毒，毒蛇咬伤，跌打损伤，风湿痹痛。

1.《江西草药》："消肿解毒。治鹅口疮，无名肿毒，毒蛇咬伤，跌打损伤，骨折。"

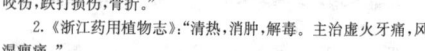

2.《浙江药用植物志》："清热，消肿，解毒。主治虚火牙痛，风湿痹痛。"

【用法用量】 内服：煎汤，9～15 g。外用：鲜品捣敷。

【选方】 1. 治跌打损伤，骨折　半春莲根(鲜)30～60 g。捣烂外敷。(《江西草药》)

2. 治风湿痹痛　半春莲全草、南蛇藤、钩藤根、串珠虎刺各 6～9 g。水煎服。(《浙江药用植物志》)

1593 半夏曲 bàn xià qū (《韩氏医通》)

【基原】 为半夏块茎粉末加面粉、姜汁等制成的曲剂。

【制法】 1. 取生半夏 10 g，研成粉末，面粉 5 kg、鲜生姜 10 kg。将上药粉末与面粉和匀，生姜打烂加水适量取汁，拌入药粉内成团状，压扁，作曲，切成小方块，用麻袋盖好，待发酵后，取出晒干，即得。

2. 取漂半夏 10 kg，小麦面粉 2.5 kg，鲜生姜 1.25 kg。将上药三成粉末与面粉和匀，鲜生姜打汁，拌入药粉内成团状，压扁作曲，切成小方块，晒至半干，放入锅内烘黄，取出即得。

【药性】 苦、辛，平。归肺、胃经。

1.《饮片新参》："苦、辛，平。"

2.《中药临床应用》："辛、平，微甘。"

【功用主治】 止咳化痰，消食化滞。主治咳嗽痰多，恶心呕吐，食积泄泻。

1.《饮片新参》："化痰止咳，消食积，治泄泻。"

2.《中药临床应用》："能温胃化滞开郁，脾胃虚弱而腹胀作呕者适用。"

【用法用量】 内服：煎汤(纱布包煎)，6～9 g。

【各家论述】《韩氏医通》："痰分之病，半夏为主。脾主湿，每恶湿。湿生痰而寒又生湿，故半夏之辛，燥湿也。然必造而为曲，以生姜自然汁、生白矾汤等分共和造曲，楮叶包裹，风干，然后入药。风痰以猪牙皂角煮汁去渣，炼膏如饧，入姜汁。火痰黑色，老痰如胶，以竹沥或荆沥入姜汁。湿痰白色寒痰清，以老姜煎浓汤，加煅白矾三分之一，如半夏三两，煅矾一两，俱造曲如前法。予又以霞天膏加白芥子三分之二，姜汁、矾汤、竹沥渗透造曲，治痰积沉痼者，自能使腐败随大小便出，或散而为疮，此半夏之妙也。"

1594 半枫荷叶 bàn fēng hé yè (《广西中草药》)

【基原】 为梧桐科翅子树属植物翻白叶树或窄叶半枫荷的叶。

【原植物】 参见"半枫荷根"条。

【采收加工】 5～9 月采摘，鲜用或晒干。

【成分】 窄叶半枫荷叶含东莨菪素(scopoletin)，山柰酚(kaempferol)，槲皮素(quercetin)，胖大海素(sterculin)A，乙酸降香萜烯醇酯(bauerenyl acetate)及 β-谷甾醇(β-sitosterol)。

【药性】 甘、淡，温。

【功用主治】 活血止血。主治外伤出血。

【用法用量】 外用：鲜品捣敷；或焙干研末撒。

1595 半枫荷根 bàn fēng hé gēn (《岭南采药录》)

【异名】 枫荷桂、半边枫荷、阴阳叶、三不怕、铁巴掌(《广西药用植物名录》)，白背枫、半梧桐、番张麻(《全国中草药汇编》)，大叶半枫荷(《中草药通讯》)。

【基原】 为梧桐科翅子树属植物翻白叶树或窄叶半枫荷的根。

【原植物】 1. 翻白叶树 *Pterospermum heterophyllum* Hance. 又名：异叶翅子木《海南植物志》。

乔木，高达 20 m。树皮灰色或灰褐色；小枝被黄褐色短柔毛。叶互生；二形，生于幼树或再萌发的新枝上的叶盾状，直径约 15 cm，掌状 3～5 裂，基部截形，上面几无毛，下面密被黄褐色星状短柔毛；叶柄长达 12 cm，被毛；生于成长树上的叶长圆形至卵状长圆形，长 7～15 cm，宽 3～10 cm，先端钝、急尖或渐尖，基部钝、截形或斜心形，上面秃净，下面密被黄褐色短柔毛；叶柄长 1～2 cm，被毛。花单生或 2～4 朵组成腋生的聚伞花序；花梗长 5～15 cm，无关节；小苞片鳞片状，与萼紧靠；花青白色；萼片 5，条形，长达 28 mm，两面均被柔毛；花瓣 5，倒披针形，与萼片等长；雄蕊 15，退化雄蕊 5；子房卵圆形，5 室，被长柔毛，花柱无毛。蒴果木质，长圆状卵形，长约 6 cm，被黄褐色绒毛，果柄粗壮，长 1～1.5 cm。种子具膜质翅。花期秋季。

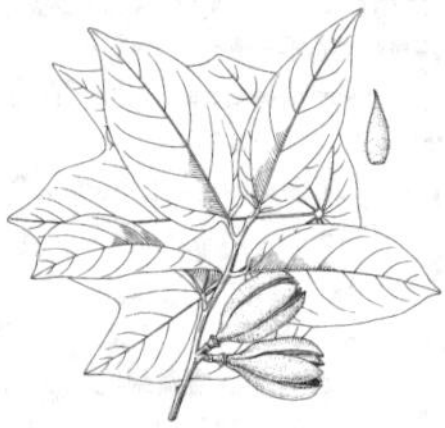

翻白叶树

生于山野间或栽培。分布于福建、广东、海南、广西等地。

2. 窄叶半枫荷 *P. lanceaefolium* Roxb.　又名：翅子树(《海南植物志》)，假棉木(《云南植物志》)。

本种与翻白叶树的区别为：花梗长 3～5 cm；小苞片线状或呈撕裂状，位于花梗的中部；果柄细长，长 3～5 cm；种子每室 2～4 颗，连翅长 2～2.5 cm。花期春、夏季。

生于山谷或山坡林中。分布于广东、海南、广西、云南、台湾等地。

本植物的叶(半枫荷叶)亦供药用，另设专条。

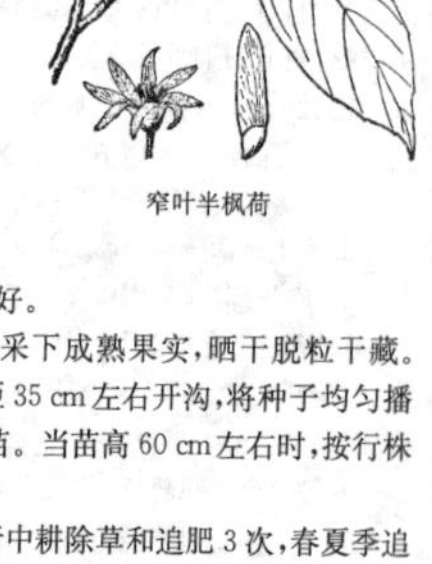

窄叶半枫荷

【栽培】 生物学特性　喜温暖湿润的气候。较耐干旱，以向阳、排水良好而深厚肥沃的酸性红壤或黄壤土栽培为好。

繁殖方法　种子繁殖。冬季采下成熟果实，晒干脱粒干藏。第二年 3～4 月播种育苗。按行距 35 cm 左右开沟，将种子均匀播于沟里，覆土 3 cm，15～20 日出苗。当苗高 60 cm 左右时，按行株距 400 cm×400 cm 开穴移栽。

田间管理　定植后，每年进行中耕除草和追肥 3 次，春夏季追施人粪尿或复合肥。秋冬季开环状沟施堆肥和厩肥，并进行培土。

【采收加工】 四季均可采挖根部，切片，晒干。

【药材】 半枫荷根 *Pterospermi Heterophylli Radix*　主产于

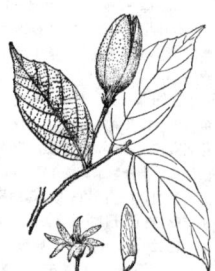

广东、广西、福建、台湾。

性状　本品呈不规则的片块状，宽 3～6 cm，厚 0.5～2 cm。栓皮表面灰褐色或红褐色，有纵皱纹及疣状皮孔。质坚硬。断面皮部棕褐色；木部红棕色，具细密纹理。纵断面有纵向纹理及不规则的纵裂隙，纤维性。气微，味淡微涩。

【药性】 广州部队《常用中草药手册》："甘、淡，微温。"

【功用主治】 祛风除湿，活血通络。主治风湿痹痛，手足麻木，脚气，腰肌劳损，跌打损伤。

1.《岭南采药录》："善祛风湿，凡脚气、脚弱、痹痛，以之浸酒服。"

2. 广州部队《常用中草药手册》："祛风除湿，活血通络。主治风湿痹痛，腰肌劳损，跌打瘀积，产后风瘫。"

【用法用量】 内服：煎汤，9～15 g；或浸酒。

【选方】 治风湿关节痛、腰腿痛　① 半枫荷根、枫荷梨根各 30 g。炖猪骨或猪瘦肉同服。② 半枫荷茎 500 g，切片浸酒 2 500 ml，10 日后用。每日服 3 次，每次 15～30 ml，并搽患部至皮肤发红为度。(《全国中草药汇编》)

1596 半蒴苣苔 bàn shuò jù tái (《全国中草药汇编》)

【异名】 山白菜、天目降龙草(《全国中草药汇编》)，石芫菜(《浙江药用植物志》)，尿桶草(《广西药用植物名录》)。

【基原】 为苦苣苔科半蒴苣苔属植物半蒴苣苔的全草。

【原植物】 半蒴苣苔 *Hemiboea henryi* Clarke.

多年生草本，高 10～40 cm。茎具 4～8 节，不分枝，肉质，散生紫斑，无毛或疏生短毛。叶对生；叶柄长 1～7 cm，具翅，基部合生成船形；叶片椭圆形或倒卵状椭圆形，长 5～17 cm，宽 2.2～9.2 cm，先端急尖或渐尖，基部下延，全缘或有波状浅钝齿。聚伞花序腋生或顶生，具 3～10 余花；花序梗长 1～17 cm；总苞球形，直径 1～2.5 cm，淡绿色；花萼长约 1.4 cm，萼片 5，长圆状披针形，干时膜质；花冠白色，具紫色斑点，长约 4 cm，外面疏被腺状短柔毛，内面基部具 1 毛环，上唇 2 浅裂，下唇 3 浅裂；能育雄蕊 2，分生，药室先端连着，退化雄蕊 3，小；子房近条形，比花柱短。蒴果呈牛角形，稍弯，长 1.5～2.5 cm。花期 8～10 月，果期 9～11 月。

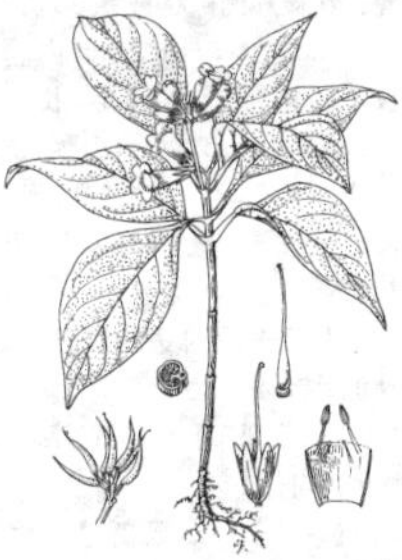

半蒴苣苔

生于海拔 350～2 100 m 的山谷林下或沟边阴湿处。分布于江苏、安徽、浙江、福建、江西、河南、湖北、湖南、广东、广西、四川、贵州、陕西、甘肃等地。

【采收加工】 7～10 月采收，鲜用或晒干。

【药性】 《福建药物志》："淡，平。"

【功用主治】 清热，利湿，解毒。主治湿热黄疸，咽喉肿痛，毒蛇咬伤，烧烫伤。

1.《全国中草药汇编》："清热利湿。主治湿热黄疸。"

2.《福建药物志》："主治黄疸。"

【用法用量】 内服：煎汤，15～30 g。外用：捣敷，或鲜品绞汁涂。

【选方】 治湿热黄疸　半蒴苣苔 15 g。研末，拌红糖。晚饭前用热黄酒送服。每日 1 次。(《全国中草药汇编》)

1597 头巾草 tóu jīn cǎo (《全国中草药汇编》)

【异名】 山麻子(《全国中草药汇编》)，半枝莲(《西宁中草药》)。

【基原】 为唇形科黄芩属植物并头黄芩的全草。

【原植物】 并头黄芩 *Scutellaria scordifolia* Fisch.

多年生直立草本。茎高 12～36 cm，四棱形，在棱上疏被上曲的微柔毛，或几无毛。叶具短柄；叶片三角状狭卵形、三角状卵形或披针形，长 1.5～3.8 cm，宽 0.4～1.4 cm，上面无毛，下面沿脉上疏被小柔毛，有时几无毛，具多数凹腺点。花单生于茎上部的叶腋内，偏向一侧；花萼长 3～4 mm，盾片高约 1 mm，果时均明显增大；花冠蓝紫色，长 2～2.2 cm，花冠筒基部前方浅囊状膝曲，下唇中裂圆状卵形；雄蕊 4，2 强；花盘前方隆起；子房 4 裂。小坚果椭圆形，具瘤。花期 6～8 月，果期8～9月。

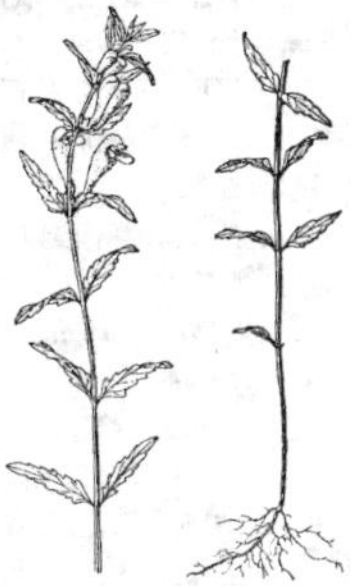

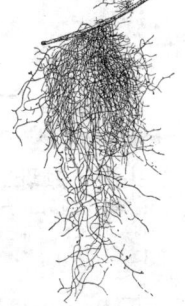

并头黄芩

生于草坡或草甸。分布于山西、内蒙古、黑龙江、河北、青海。

【采收加工】 7～9 月采收，鲜用或晒干。

【成分】 地上部分含黄酮类：白杨素(chrysin)，白杨素-7-*O*-*β*-*D*-葡萄糖醛酸苷(chrysin-7-*O*-*β*-*D*-glucuronide)。

【药性】 《内蒙古中草药》："味微苦，性凉。"

【功用主治】 清热利湿，解毒消肿。主治肝炎，臌胀，肠痈，乳痈，蛇虫咬伤，跌打损伤。

1.《内蒙古中草药》："清热解毒，利尿。主治肝炎，阑尾炎，跌打损伤，蛇咬伤。"

2.《西宁中草药》："清热解毒，活血祛瘀，消肿止痛，抗癌。"

【用法用量】 内服：煎汤，15～30 g；或绞汁。外用：鲜品捣敷。

【选方】 治跌打损伤　并头黄芩 60 g。捣取汁，加酒服；药渣敷患处。(《内蒙古中草药》)

1598 头发七 tóu fà qī (《陕西草药》)

【异名】 黑丝草(《陕西中草药》)，人头七、黑丝带(《秦岭巴山天然药物志》)。

【基原】 为松萝科树发属植物亚洲树发、双色树发、树发、沟树发的地衣体。

【原植物】 1. 亚洲树发 *Alectoria asiatica* Du Rietz[*Bryoria asiatica*(Du Rietz)Brodo et Hawksw.]

地衣体悬挂下垂或近下垂，淡绿褐色、橄榄褐色，枝多回分枝，除长枝外，枝表并有刺状短分枝，全株长 10～20 cm。具粉芽，子囊盘侧生于分枝上，圆盘形。

生于多种阔叶树或云杉的枝干上。分布于东北及湖北、四川、陕西、甘肃、台湾等地。

2. 双色树发 *A. bicolor*(Ehrh.) Nyl. [*Bryoria bicolor*(Ehrh.) Brodo et Hawksw.]

地衣体悬垂型，多次分枝近等粗，体长 5～10 cm。全体具两种色泽，灰绿色为初期的嫩枝色泽，老后则呈赭褐色。有时基部呈褐黑色，枝尖呈灰绿色。枝上端具芽堆，呈颗粒状。

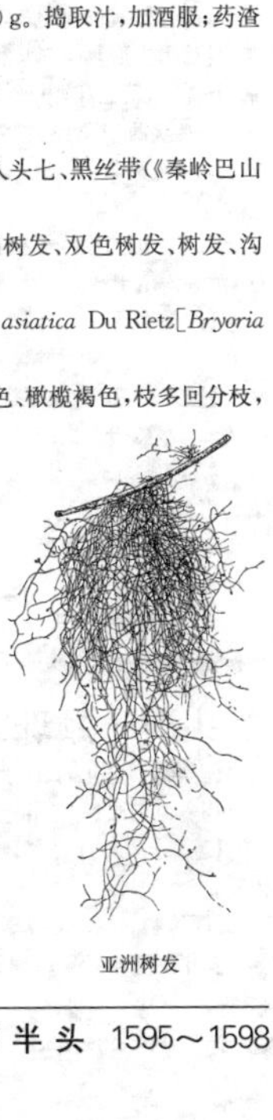

亚洲树发

生于多种树的枝干上。分布于内蒙古、黑龙江、云南、陕西、甘肃、台湾等地。

3. 树发 *A. jubata*(L.)Ach.

地衣体悬垂型,细丝状,多次分枝,体长 15～30 cm,主枝粗 0.5 mm,小枝粗 0.1 mm,圆柱状,基部黄褐色、赭褐色,枝部的中上部呈灰绿色、石青色,枝顶端逐渐窄细,呈头发状,有时扭曲;无假杯点,有时有白色粉芽;髓部白色,疏松,遇 5%～10%氢氧化钾溶液微呈红色。

生于针叶树的树干或树枝上。分布于东北及内蒙古、云南、陕西、甘肃、台湾等地。

4. 沟树发 *A. sulcata* Nyl. [*Sulcaria sulcata* (Lévl.) Bystr. ex Brodo et Hawksw.]

地衣体灌丛状,近直立,高 5～10 cm。枝体基部明显扁平,而顶端则为圆柱形,有显著纵条沟;枝表灰白色、灰褐色,顶端黑褐色或暗褐色,平滑,无粉芽和假杯点。子囊盘顶部侧生,圆盘状,直径 3～8 mm。盘面淡褐色,有灰白色粉霜,缘部有缘毛。

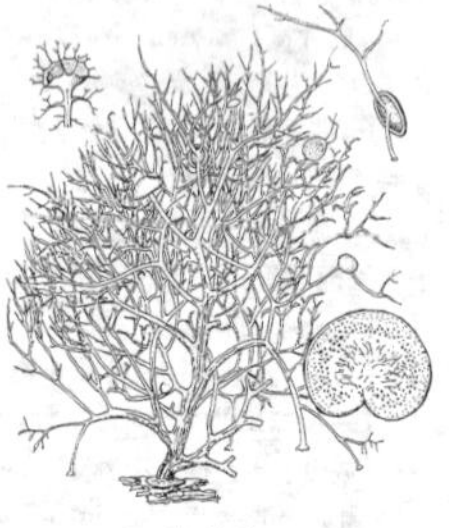

沟树发

生于树枝干上。分布于安徽、四川、云南、西藏、陕西、台湾等地。

【采收加工】 全年可采,晒干。

【成分】 亚洲树发的地衣丝状体含有机酸:松萝酸(usnic acid)。

沟树发的地衣丝状体含有机酸及其酯:绿树发酸(virensic acid),赤星衣酸乙酯(ethyl haematommate),瑞藏酸(rhizonic acid),赤星衣酸(haematommic acid)。

树发中含树发多糖。

【药性】 《陕西中草药》:"味淡,性平。"

【功用主治】 滋阴,利水,收涩止汗。主治肾虚体弱,头目眩晕,心悸,遗精盗汗,淋证,水肿,黄水疮。

1.《陕西中草药》:"滋阴补肾,利水消肿,明目。主治肾虚体弱,头痛头晕,心悸,遗精,盗汗,淋症,水肿,黄水疮,目疾等症。"

2.《中国药用孢子植物》:"清心明目,补肾阴,除湿热,通淋利尿,消肿。用于肾虚羸瘦,遗精盗汗,热淋,心跳肉颤,外伤出血。"

【用法用量】 内服:水煎,9～15 g。外用:研末调敷;或撒布。

【选方】 1. 治夜睡盗汗 头发七 12 g,黄芪、浮小麦、生牡蛎各 15 g。水煎分 3 次服。(《药用寄生》)

2. 治淋病 头发七 15 g,八月瓜 12 g,茱苓草 9 g。水煎服,黄酒为引。(《陕西草药》)

3. 治水肿,小便短少 头发七 15 g,薏苡仁 30 g,车前子 12 g。水煎分 3 次服。每日 1 剂,连服 7 剂为宜。(《药用寄生》)

4. 治黄水疮 头发七、雄黄、白矾、烧炕之烟尘各适量。研成细粉,撒布患处。(《陕西草药》)

1599 头顶一颗珠 tóu dǐng yī kē zhū《中国药用植物志》

【异名】 玉儿七、佛手七(《中国经济植物志》),黄花三七(《浙江中药资源名录》),芋儿七、狮儿七(《陕西中草药》)。

【基原】 为百合科延龄草属植物延龄草及吉林延龄草的根茎。

【原植物】 1. 延龄草 *Trillium tschonoskii* Maxim.

多年生草本,高 15～50 cm。根茎粗短。茎丛生于根茎上。基部有褐色膜质鞘。叶 3 枚,轮生于茎顶端;无柄;叶片菱状圆形或菱形,长 6～15 cm,宽 5～15 cm。花单生于叶轮中央;花梗长 1～4 cm;花被片 6,2 轮,外轮花被 3 片,卵状披针形,长 1.5～2 cm,宽 5～9 mm,绿色,内轮花被 3 片,长 1.5～2.2 cm,宽 4～6 mm,白色,少有淡紫色;雄蕊 6,花药短于花丝或与花丝近等长,先端有稍突出的药隔;子房圆锥状卵形,3 室,柱头 3 裂,反卷。浆果圆球形,直径 1.5～1.8 cm,黑紫色,有多数种子。花期 4～6 月,果期 7～8 月。

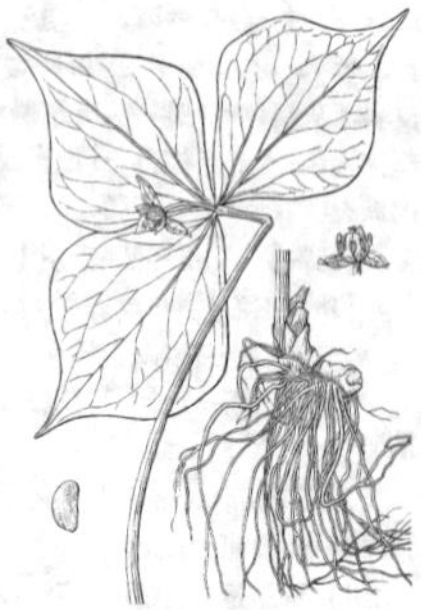

延龄草

生于海拔 1 600～3 200 m 的林下、山谷阴湿处、山坡或路旁岩石下。分布于安徽、浙江、湖北、四川、云南、西藏、陕西、甘肃等地。

2. 吉林延龄草 *T. kamtschaticum* Pall. ex Pursh 又名:白花延龄草(《中国药用植物志》)。

本种与上种形态相似,其特点是:叶片菱状扁圆形或卵圆形,长 10～17 cm,宽 7～17 cm。外轮花被片椭圆状披针形,长 3～3.5 cm,宽 0.7～1.2 cm,内轮花被片椭圆形或倒卵形,长 3～3.8 cm,宽 1～1.6 cm,白色;雄蕊花药长于花丝。浆果卵圆形,直径 1.8～2.8 cm。花期 6 月,果期 8 月。

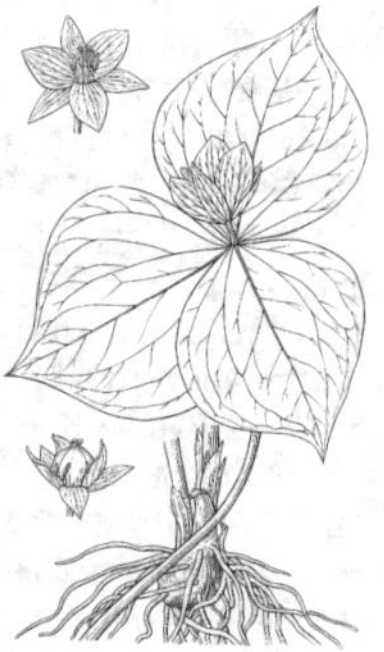

吉林延龄草

生于林下、林边或潮湿之处。分布于吉林。

【采收加工】 7～10 月采挖,晒干或鲜用。

【成分】 1. 延龄草 地下部分含皂苷:薯蓣皂苷(dioscin),甲基原薯蓣皂苷(methylprotodioscin),1-*O*-*β*-*D*-呋喃芹菜糖基(1→3)-*α*-*L*-吡喃鼠李糖基(1→2)-〔*β*-*D*-吡喃木糖基(1→3)〕-*α*-*L*-吡喃阿拉伯糖基-表白花延龄草烯醇苷元-24-*O*-吡喃鼠李糖苷{1-*O*-*β*-*D*-apiofuranosyl-(1→3)-*α*-*L*-rhamnopyranosyl-(1→2)-〔*β*-*D*-xylopyranosyl-(1→3)〕-*α*-*L*-arabinopyranosyl-epitrillenogenin-24-*O*-rhamnopyranoside}, 1-*O*-〔2″, 3″, 4″-三-*O*-乙酰基-*α*-*L*-吡喃鼠李糖基-(1→2)-*α*-*L*-吡喃阿拉伯糖基〕-表白花延龄草烯醇苷元-24-*O*-乙酸酯{1-*O*-〔2″, 3″, 4″-tri-*O*-acetyl-*α*-*L*-rhamnopyranosyl-(1→2)-*α*-*L*-arabinopyranosyl〕-epitrillenogenin-24-*O*-acetate}等及 7, 11-二甲基-3-亚甲基-1, 6-十二碳二烯-10, 11-二醇-10-*O*-*β*-*D*-吡喃葡萄糖基(1→4)-*β*-*D*-吡喃葡萄糖苷〔7, 11-dimethyl-3-methylene-1, 6-dodecadien-10, 11-diol-10-*O*-*β*-*D*-glucopyranosyl(1→4)-*β*-*D*-glucopyranoside〕。

叶含黄酮类:3-*O*-〔2-*O*-乙酰基-*α*-*L*-吡喃阿拉伯糖基(1→6)-*β*-*D*-吡喃半乳糖基〕-山柰酚{3-*O*-〔2-*O*-acetyl-*α*-*L*-arabinopyranosyl(1→6)-*β*-*D*-galactopyranosyl〕-kaempferol},山柰酚-3-*O*-阿拉伯糖基半乳糖苷(kaempferol-3-*O*-arabinosylgalactoside),槲皮素-3-*O*-阿拉伯糖基半乳糖苷(quercetin-3-*O*-arabinosylgalactoside)及其乙酰化物。

2. 吉林延龄草 地下部分含甾体皂苷类:薯蓣皂苷元(diosgenin),喷诺苷元(pennogenin),延龄草苷元(kryptogenin),延龄草螺苷元(bethogenin),喷诺皂苷:喷诺苷元-3-*O*-*α*-*L*-吡喃鼠李糖基

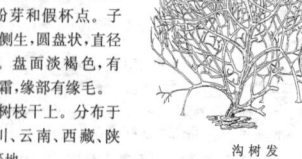

(1→2)-β-D-吡喃葡萄糖苷〔pennogenin 3-O-α-L-rhamnopyranosyl (1→2)-β-D-glucopyranoside〕等。延龄草皂苷：延龄草苷元-3-O-β-D-吡喃葡萄糖苷(kryptogenin-3-O-β-D-glucopyranoside)及薯蓣皂苷：薯蓣皂苷元-3-O-α-L-吡喃鼠李糖基(1→2)-β-D-吡喃葡萄糖苷〔diosgenin-3-O-α-L-rhamnopyranosyl(1→2)-β-D-glucopyranoside〕等。还含白花延龄草烯醇苷(trillenoside)，白花延龄草烯醇苷A，白花延龄草烯醇苷B，表白花延龄草烯醇苷C-PA(epitrillenoside C-PA)，去氧白花延龄草烯醇苷A(deoxytrillenoside A)，24β-羟基喷诺苷元(24β-hydroxypennogenin)，26-O-β-D-吡喃葡萄糖基-25D-呋甾-5-烯-3β，17α，22，26-四醇-3-O-β-D-马铃薯三糖(26-O-β-D-glucopyranosyl-25D-furost-5-ene-3β，17α，22，26-tetraol-3-O-β-D-chacotrioside)及26-O-β-D-吡喃葡萄糖基-25D-呋甾-5-烯-3β，17α，22，26-四醇-3-O-〔α-L-吡喃鼠李糖基(1→4)〕-β-D-马铃薯三糖苷{26-O-β-D-glucopyranosyl-25D-furost-5-ene-3β，17α，22，26-tetraol-3-O-〔α-L-rhamnopyranosyl(1→4)〕-β-D-chacotrioside}。

【药性】 甘、微辛，温，小毒。

1.《陕西中草药》："味甘、微辛，性温。"

2.《全国中草药汇编》："有小毒。"

【功用主治】 镇静，止痛，活血，止血。主治高血压病，神经衰弱，眩晕头痛，腰腿疼痛，月经不调，崩漏，外伤出血，跌打损伤。

1.《陕西中草药》："止血，镇痛，生肌，除风湿，消肿毒。主治外伤出血，各种腰痛，劳伤，跌打损伤，无名肿毒。"

2.《吉林中草药》："健胃，催吐。治肠胃病。"

3.《全国中草药汇编》："镇静止痛，止血，解毒。主治眩晕头痛，高血压病，神经衰弱，跌打损伤，腰腿疼痛，月经不调，崩漏；外用治疔疮。"

【用法用量】 内服：煎汤，6～9 g；研末 3 g。外用：研末敷；或鲜品捣敷。

【宜忌】 1.《吉林中草药》："本品有毒，用时注意。"

2.《陕西中草药》："反枇杷芋、金背枇杷叶及猪油。"

【选方】 1. 治神经性头痛，高血压头昏 头顶一颗珠 3～5 棵。水煎服，或研末同鸡蛋、白糖炖服。(《神农架中草药》)

2. 治腰痛，劳伤 ① 芋儿七 3 g。研末，凉开水冲服。② 芋儿七 9 g，独活 12 g，羌活 6 g，青木香 2.4 g。水煎服。(《陕西中草药》)

1600 汉中防己 hàn zhōng fáng jǐ (《中药材品种论述》)

【异名】 防己、解离(《本经》)，木防己、解燕(《吴普本草》)，石解(《纲目》)。

【基原】 为马兜铃科马兜铃属植物异叶马兜铃的根。

【原植物】 异叶马兜铃 *Aristolochia kaempferi* Willd. f. *heterophylla* (Hemsl.) S. M. Hwang[*A. heterophylla* Hemsl.]

木质缠绕藤本，长约 2～3 m。茎多分枝，幼枝密生淡褐色短茸毛，老枝疏生短柔毛，有浅纵沟；芽小，密生褐色柔毛。叶卵圆形或卵状心形，长 3～8 cm，宽 2～7 cm，先端钝或短尖，基部心形，两侧耳状下垂，全缘，上面绿色，密被茸毛，下面灰绿色，密被褐色绒毛。花单生叶腋；花梗长 3～4 cm，中部以下包围一长宽各约 1 cm 的圆形苞片；花被管烟斗状，黄色，外被细硬毛，中部以上弯曲处膨大，长约 2.5 cm，缘部灰紫色，3 裂，

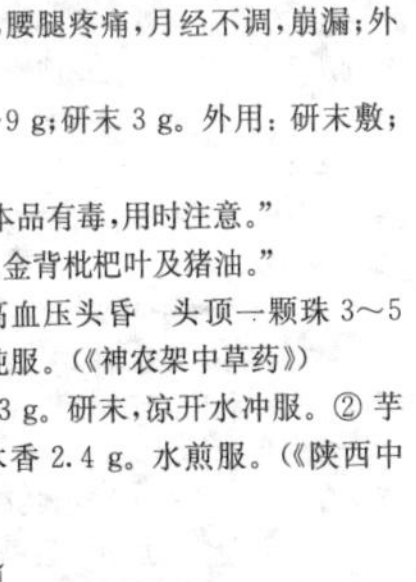

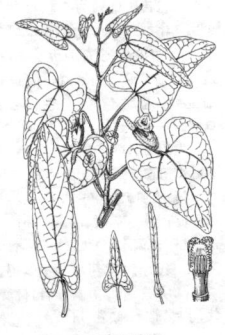

异叶马兜铃

裂片宽卵形，近平展；雄蕊贴生于花柱体上；花柱肉质，先端 6 裂，子房柱状，外密被褐色硬毛。蒴果长圆状圆柱形，长 4～7 cm，室间开裂。种子三角状卵圆形，腹面具凹沟，脐部有毛。花期 5～6 月，果期 7～8 月。

生于疏林中和山坡灌丛中。分布于湖北、四川、陕西、甘肃。

【采收加工】 9～11 月挖根，切段，粗者纵切两瓣，晒干。

【药材】 汉中防己 *Aristolochiae Heterophllae Radix* 主产于陕西。

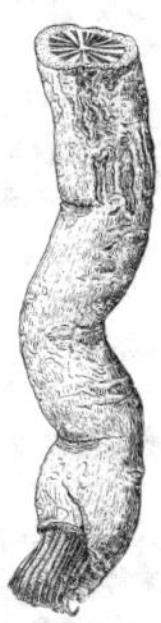

汉中防己(根)外形

性状 根圆柱形，略弯曲，长 4～15 cm，直径 1.5～3 cm，栓皮多已除去，显浅棕黄色，残存的栓皮灰褐色。质坚硬，不易折断，断面黄白色，粉性，皮部较厚，木部可见放射状车轮纹，从中央向外作二歧或三歧分叉。气微弱，味苦涩。

鉴别 (1) 根横切面：残留木栓层为 10～20 列扁平多角形细胞，棕褐色，排列不整齐。皮层为 30～50 余列薄壁细胞，外侧细胞多切向延长。韧皮部散有石细胞，形状不规则。形成层不明显。木质部纤维众多。射线宽 3～20 余列细胞，呈辐射状。髓部薄壁细胞类圆形。薄壁细胞含淀粉粒，有的含草酸钙簇晶。

(2) 薄层色谱：取本品粉末 4 g，加甲醇 20 ml，加热回流 20 分钟，滤过。滤液作供试品溶液。另取马兜铃酸 0.4 mg，加甲醇 2 ml，溶解后制成对照品溶液。取上述两溶液各 10 μl，分别点于同一硅胶 G 薄层板上。以苯-庚烷-氯仿-醋酸(6∶6∶28∶2)为展开剂，展开。取出晾干，于日光下检视，供试品色谱与对照品色谱，在相同位置显相同颜色的斑点。

【成分】 根含 β-谷甾醇(β-sitosterol)，尿囊素(allantoin)，马兜铃酸(aristolochic acid)A，木兰花碱(magnoflorine)，aristolide A、B，madolin F、G、H、I、J、K、L、M，aristolochate Ⅶ，aristolactam C Ⅳ，aristoloterpenates Ⅰ、Ⅱ、Ⅳ。

【药性】 苦、辛，寒。归膀胱、肾、脾经。

1.《本经》："味辛，平。"

2.《别录》："味苦，温，无毒。"

【功用主治】 祛风止痛，清热利水。主治风湿关节疼痛，湿热肢体疼痛，水肿，小便不利，脚气湿肿。

1.《本经》："主风寒温疟，热气诸痫。除邪，利大小便。"

2.《别录》："疗水肿，风肿，去膀胱热，伤寒，寒热邪气，中风，手脚挛急，止泄，散痈肿恶结，(治)诸病疥癣，虫疮，通腠理，利九窍。"

【用法用量】 内服：煎汤，5～10 g。

【宜忌】《本草述钩元》："大苦大寒能伤胃，凡胃虚阴虚肾虚，小水不利及胎前产后，血虚，虽有下焦湿热慎毋用之，误则为害非细。"

【选方】 治膈间支饮，其人喘满，心下痞坚，面色黧黑，其脉沉紧，得之数十日，医吐下之不愈者 木防己三两，石膏十二枚(鸡子大)，桂枝二两，人参四两。上四味以水六升，煮取二升，分温再服。(《金匮要略》木防己汤)

1601 宁波溲疏 níng bō sōu shū (《天目山药用植物志》)

【异名】 老鼠竹、空心副常山、细叶空心柴、水杆柴(《浙江药用植物志》)。

【基原】 为虎耳草科溲疏属植物宁波溲疏的叶或根。

【原植物】 宁波溲疏 *Deutzia ningpoensis* Rehd.

落叶灌木，高 1.5～2.5 m。树皮片状剥落；枝中空，小枝对生，红褐色，疏生星状毛。叶对生，纸质，有短柄；叶片披针形或狭卵形，长 3～9 cm，宽 1～3.5 cm，先端渐尖，基部宽楔形或圆形，边

缘有小齿或近全缘，上面疏生星状毛，毛具4～6条辐射线，下面密生白色星状茸毛，毛具12～14条辐射线。花序圆锥状，生于枝端，长5～12 cm；花多数，花轴及花梗均被星状毛；萼筒杯状，裂片5，卵状三角形，密生白色星状毛；花瓣5，长圆状倒卵形，白色，外面散生星状毛；雄蕊10，长短不等，花丝两侧有翅，花药黄色；子房下位，花柱常为2。蒴果近圆形，径3～5 mm，先端平截。种子细小，斜卵形，淡褐色。花期5～6月，果期9～10月。

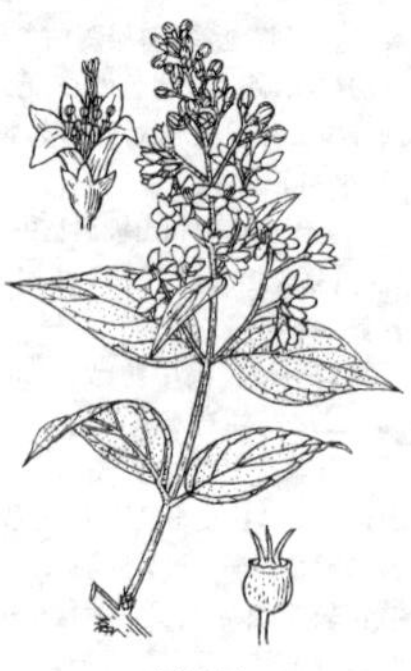

宁波溲疏

生于溪流的山路旁、山坡林缘、杂木林中、空旷山坡及岩石边，常成群生长。分布于浙江、安徽、福建、江西及湖北等地。

【采收加工】 7～10月采收，晒干或鲜用。

【药材】 宁波溲疏 *Deutziae Ningpoensis Folium seu Radix* 主产于安徽、浙江、江西、福建等地。

性状 根呈圆柱形，扭曲，分枝较多，淡棕褐色，密生须根。质硬，不易折断，断面黄白色，纤维性。叶片多皱缩破碎。完整者狭卵形或披针形，先端渐尖，基部宽楔形或钝，边缘有小齿，上面深灰绿色，疏生星状毛，下面浅灰绿色，密生白色星状短绒毛；具叶柄。质脆。气微，味辛。

鉴别 叶片横切面：表皮细胞1列，上、下表皮均有星状毛及腺毛。栅栏细胞1列，通过主脉，海绵细胞排列疏松。主脉向上微隆起，于下方突出，下表面内侧有厚角组织。主脉维管束外韧型，韧皮部较狭窄，其下方散有纤维束。

根横切面：木栓层细胞数列，壁厚。皮层较窄，由薄壁细胞组成。韧皮部窄，筛管小。木质部较宽广，占横切面的大部分，导管多，木射线宽2～5细胞。

【药性】 《天目山药用植物志》："性寒，味辛。"

【功用主治】 清热利尿。主治感冒发热，小便不利，疟疾，疥疮，骨折。

1.《天目山药用植物志》："退热利尿，治遗溺。"

2.《全国中草药汇编》："清热利尿，补肾截疟，解毒，接骨。主治感冒发热，小便不利，夜尿，疟疾，疥疮，骨折。"

【用法用量】 内服：煎汤，9～15 g。外用：根捣敷，叶煎水洗。

【选方】 治疟疾 （宁波溲疏）干根或叶15～16 g，研细，用鸡蛋1～3只，拌和后，煎成淡味蛋饼，在发冷前1小时一次吃完；或单用叶30 g左右煎汁服。（《天目山药用植物志》）

1602 奶汁树 nǎi zhī shù （《江西草药》）

【异名】 下乳草（《江西草药》），山沉香（广西）。

【基原】 为桑科无花果属植物窄叶台湾榕的根、叶。

【原植物】 窄叶台湾榕 *Ficus formosana* Maxim. var. *shimadai*(Hayata) W. C. Cheng [*F. pandurata* Hance var. *angustifolia* Cheng; *F. formosana* Maxim. var. *angustifolia*(Cheng) Migo] 又名：琴叶榕（《江西草药》），竹叶榕、水石榴（《云南中药资源名录》）。

灌木，高2～3 m。小枝、叶脉和叶柄被疏毛，早落；枝纤细有托叶残留的痕迹。叶互生；叶柄长4～6 mm；托叶长三角形，长约8 mm，早落；叶片膜质，线状披针形或狭长圆状披针形，有时稍弯，长5～16 cm，宽0.7～2.8 cm，先端通常渐尖，尖部长1 cm以上，基部楔形，全缘或上部有不规则齿缺；侧脉与中脉成直角展出，在近边缘处连结，网脉不明显。隐头花序（榕果）单生于叶腋，梨形或近球形，成熟时紫红色，基部渐狭成一短柄；雄花、瘿花同生于一花序托中；雌花生在另一花序托内；雄花花被片3～4，雄蕊2；瘿花花被片3～4或更多，花柱短；雌花与瘿花相似，但花柱较长。花、果期4～10月。

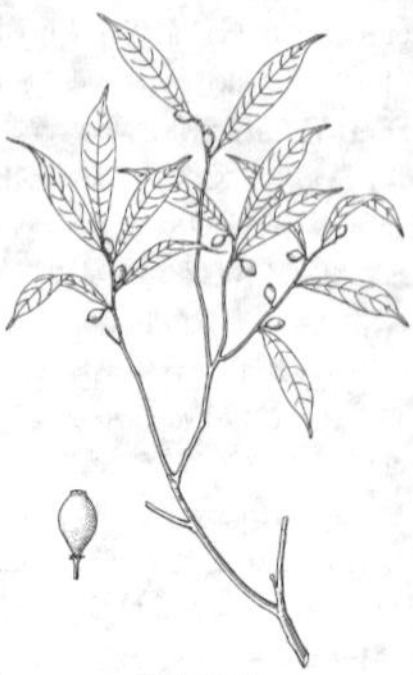

窄叶台湾榕

生于疏林或山地灌丛中。分布于华南及江西、福建、云南、台湾等地。

【采收加工】 全年均可采收，鲜用或晒干。

【药性】 《江西草药》："性平，味辛、微涩。"

【功用主治】 祛风利湿，清热解毒。主治风湿痹痛，黄疸，疟疾，背痈乳痈，牙龈肿痛，毒蛇咬伤。

1.《江西草药》："祛风利湿，清热解毒。治百日咳，背痈，乳汁不足，齿龈炎，毒蛇咬伤，黄疸，乳痈，腰痛，疟疾等症。"

2.《广西民族药简编》："根与猪骨煲服治小儿疳积；与猪尾巴及麻雀肉煲服治阳痿，根皮水煎服治胃痛。"

【用法用量】 内服：煎汤，9～15 g。外用：捣敷。

【选方】 治乳汁不足 奶汁树根60 g，地锦30 g，白茅根15 g，猪前脚1只，红糖、米酒少许。水煎，服汤食肉。（《江西草药》）

1603 奶浆参 nǎi jiāng shēn （《昆明民间常用草药》）

【异名】 还阳参、天竹参、万丈深（《滇南本草》），马尾参（《云南中草药》）。

【基原】 为菊科还羊参属植物竹叶万丈深的根。

【原植物】 竹叶万丈深 *Crepis phoenix* Dunn 又名：奶浆柴胡（《云南思茅中草药选》）。

多年生草本，高30～50 cm。全株有白色乳汁。根条状，长可达60 cm。茎丛生，直立，有棱线，被棕色长粗毛。单叶互生；叶片倒披针形以至条状披针形，长3.5～6.5 cm，宽约7 mm，先端渐尖至长渐尖，基部狭楔形，下延成短柄，边缘疏生刺齿并有刺毛，上面有粗毛，下面疏生刺毛，尤以中脉上较多。头状花序排列为二歧聚伞状伞房花序；总苞钟状；总苞片2层，条形，外短内长；全部为舌状花，花冠黄色。瘦果细柱形，深棕色，有细棱线；冠毛丰富，白色。花期夏季。

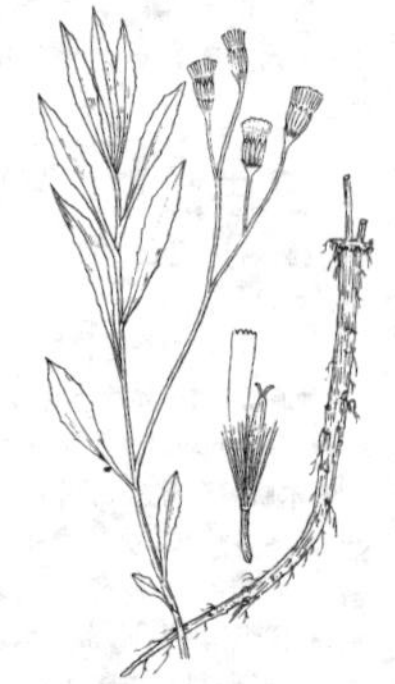

竹叶万丈深

生于山坡草丛中或松林下。分布于云南。

本植物的全草（奶浆柴胡）亦供药用，另设专条。

【采收加工】 9～12月采挖，切片，晒干。

【药性】 苦、甘，温。

1.《滇南本草》："味甘、平，性大温。"

2.《云南中草药》："甘、苦，温。"

【功用主治】 补益肝肾，健脾利湿。主治头晕目眩，腰膝酸软，水肿，带下，缺乳，疳积。

1.《滇南本草》："治诸虚百损，五劳七伤，气血衰败，头晕耳鸣，心慌怔忡，妇人白带漏下，肝肾虚弱，任督二脉损伤。”

2.《云南中草药》：“补肝肾，益脾增乳。主治小儿疳积，贫血，白带，水肿，肝炎，缺乳。”

【用法用量】 内服：煎汤，15～30 g；或浸酒。

【选方】 1. 治诸虚劳百损，五种劳症，虚劳蓐劳，白带漏下，头晕耳鸣，心慌怔忡，妇人内伤任督，下元虚寒，不能受胎者　还阳参四两，乌骨鸡 1 只（去肠，将参入鸡腹内）。煮烂，去皮油。将肉晒干，骨用新瓦焙黄色，肉、骨共为细末，或用蜜为丸，如桐子大，或为末。每早服二钱，滚水下。若忌用，煨鸡肉，猪肉、牛肉俱可，每次用还阳参三钱。（《滇南本草》）

2. 治肠风下血　万丈深 12 g。煮糯米 30 g 服。（《云南中草药》）

1604 奶浆柴胡 nǎi jiāng chái hú（《云南思茅中草药选》）

【异名】 竹叶青、岔子菜、小粘连（《云南中草药》），细防风（《云南思茅中草药选》）。

【基原】 为菊科还羊参属植物竹叶万丈深的全草。

【原植物】 参见“奶浆参”条。

【采收加工】 7～10 月采收，晒干。

【成分】 含三萜类：α-香树脂醇（α-amyrin），β-香树脂醇（β-amyrin），α-香树脂醇乙酸酯（α-amyrin acetate），β-香树脂醇乙酸酯（β-amyrin acetate），蒲公英赛醇（taraxerol），β-表-香树脂醇乙酸酯（β-*epi*-amyrin acetate）及甾醇类：β-谷甾醇（β-sitosterol），β-谷甾醇-3-*O*-β-*D*-（3，4-叉酮）-吡喃葡萄糖苷〔β-sitosterol-3-*O*-β-*D*-（3，4-acetonide）-pyranoglucoside〕。

【药性】 苦，平。

【功用主治】 祛风散寒，消炎解毒。主治感冒，上呼吸道感染，气管炎。

【用法用量】 内服：煎汤，9～15 g。

1605 奴柘刺 nú zhè cì（《本草拾遗》）

【异名】 房着刺、勒路子（《广西药用植物名录》）。

【基原】 为桑科奴果树属植物构棘的棘刺。

【原植物】 参见“穿破石”条。

【采收加工】 全年均可采收，鲜用或晒干。

【药材】 奴柘刺 *Maclurae Cochichinensis Spina*　产于长江中下游以南各地及西南等地。

性状　棘刺粗针状，长 5～10（～20）mm，直立或略弯。表面灰褐色，光滑。体轻质硬，略带韧性，不易折断，断面黄色。气微，味淡。

【成分】 嫩枝和叶含柘树异黄酮（cudraisoflavone）A，3′-*O*-甲基香豌豆苷元（3′-*O*-methylorobol），去氢木香内酯（dehydrocostus lactone），亚油酸甲酯（methyllinoleate），β-谷甾醇（β-sitosterol）。

【药性】《本草拾遗》：“味苦，小温，无毒。”

【功用主治】《本草拾遗》：“主老（妇）血瘕，男子痃癖、闪痞。”

【用法用量】 内服：煎汤，6～12 g。

【选方】 治老妇血瘕，男子痃癖、闪痞　取（奴柘）刺和三棱草、马鞭草作煎如稠糖。病在心，食后服；在脐，空心服。当下恶物。（《本草拾遗》）

1606 皮哨子 pí shào zǐ（《滇南本草》）

【异名】 菩提珠（《云南中草药》）。

【基原】 为无患子科无患子属植物川滇无患子的果实或种子。

【原植物】 川滇无患子 *Sapindus delavayi*（Franch.）Radlk.［*Pancovia delavayi* Franch.］　又名：打冷冷、黄木树、猴儿皂、肥珠子、菩提子（云南）。

落叶乔木，高 10 m 以上。树皮黑褐色；小枝被短柔毛。偶数羽状复叶，互生；叶连柄长 25～35 cm 或更长，叶轴有疏柔毛；小叶 4～6 对，对生或有时近互生；小叶片纸质，卵形或卵状长圆形，两侧常不对称，长 6～14 cm，宽 2.5～5 cm，先端短尖，基部钝，上面仅中脉和侧脉上有柔毛，下面被疏柔毛或近无毛。聚伞圆锥花序顶生，常三回分枝，被柔毛；花两侧对称，花蕾球形；萼片 5，大小不等，外面基部和边缘被柔毛；花瓣 4，狭披针形，长约 5.5 mm，鳞片大型，边缘密被长柔毛；花盘半月状，肥厚；雄蕊 8，稍伸出。果的发育果爿近球形，直径约 2.2 cm，黄色。花期夏初，果期秋末。

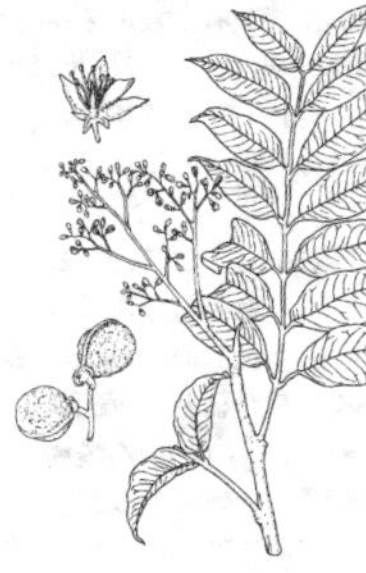

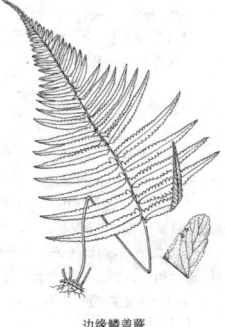

川滇无患子

生于海拔 1 200～2 600 m 处的密林中。分布于湖北西部、四川、贵州、云南。

【采收加工】 10～11 月采果实，鲜用或晒干。

【成分】 果皮含皂苷：皮哨子苷（pyishiauoside）Ⅰb、Ⅱb、Ⅲa、Ⅳa、Ⅳb，皂苷（saponin）A、C，无患子属皂苷（sapindoside）A、B，无患子皂苷（mukurozisaponin）X、Y_1、Y_2、E_1、G，皮哨子皂苷（hishoushisaponin）A、E。

【药性】《滇南本草》：“味苦，性微寒。”

【功用主治】 行气消积，解毒杀虫。主治疝气疼痛，小儿疳积，乳蛾，痄腮，疥癞，黄水疮，蛔虫症。

1.《滇南本草》：“皮：治膀胱疝气疼痛。子壳：杀虫。”

2.《云南中草药》：“舒肝理气，消食健脾，杀虫。”

3.《全国中草药汇编》：“理气止痛，杀虫，止痒。”

【用法用量】 内服：煎汤，6～15 g，或炮熟食，3～7 粒。外用：煎汤外洗，或灌肠，或研末敷。

【选方】 1. 治小儿疳积　皮哨子果仁 3 g。炖猪肝吃。

2. 治扁桃体炎，腮腺炎　皮哨子果壳平分两瓣，将大蒜泥填满，敷盖在两内关穴上，30 分钟后取下。

3. 治蛔虫　皮哨子果皮研末。每次 0.9 g，开水冲服。（1～3 方出自《云南中草药》）

1607 边缘鳞盖蕨 biān yuán lín gài jué（《天目山药用植物志》）

【基原】 为碗蕨科鳞盖蕨属植物边缘鳞盖蕨的嫩叶。

【原植物】 边缘鳞盖蕨 *Microlepia marginata*（Houtt.）C. Chr.［*Polypodium marginatum* Houtt.］　又名：边缘鳞蕨（《中国主要植物图说》）。

陆生蕨类植物，植株高 60～100 cm。根茎长而横走，密被锈色长毛。叶远生；叶柄长 20～30 cm，深禾秆色，几光滑；叶片纸质，上面多少被毛，长圆状三角形，长达 55 cm，宽 13～25 cm，一回羽状；羽片 20～25 对，基部对生，远离，上部互生，近生，有短柄；羽片披针形，长 10～15 cm，宽 1～1.8 cm，基部不等，上侧稍呈耳状凸起，下侧楔形，边缘缺刻状或浅裂，裂片三角

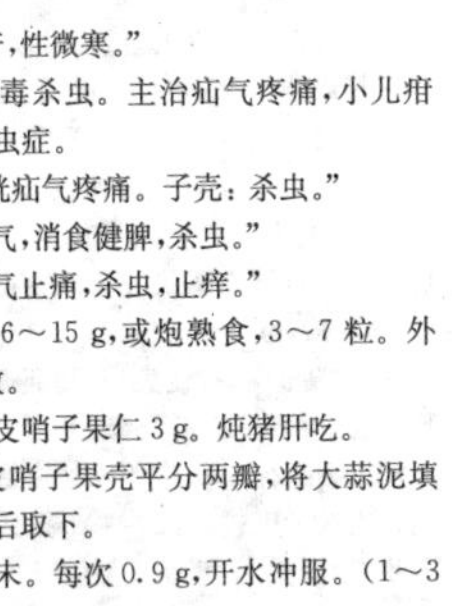

边缘鳞盖蕨

形，偏斜，全缘或有少数齿牙；叶脉羽状。孢子囊群生于羽片近边缘的小脉先端；囊群盖半杯状，黄绿色，有毛，以基部及两侧着生。

生于海拔 300～1 800 m 的常绿阔叶林灌丛中、竹林下或山沟阴湿处。分布于西南及江苏、安徽、浙江、江西、福建、广东、台湾等地。

【采收加工】 6～10 月采收，鲜用或晒干。

【成分】 地上部分含鳞盖蕨苷(microlepin)，17-*O*-乙酰鳞盖蕨苷(17-*O*-acetylmicrolepin)，4-表鳞盖蕨素(4-epimicrolepin)，6′-*O*-α-*L*-吡喃鼠李糖基-4-表-鳞盖蕨苷(6′-*O*-α-*L*-rhamnopyranosyl-4-epi-microlepin)，6′-*O*-乙酰鳞盖蕨素(6′*O*-acetylmicrolepin)，边缘鳞盖蕨素(fumotoshidin)A、B、C，边缘鳞盖蕨苷(marginatoside)A、B，3α，12α-二羟基-对映-海松-8(14)，15-二烯〔3α，12α-dihydroxy-*ent*-pimara-8(14)，15-diene〕，柚皮素(naringenin)，柚皮素-7-*O*-(4-甲基)-葡萄糖(1→2)-鼠李糖苷(fumotonaringin)。

【药性】 微苦，寒。

【功用主治】《天目山药用植物志》："治下肢疖肿。"

【用法用量】 内服：煎汤，9～15 g。外用：捣烂调白糖敷。

1608 发痧藤 fā shā téng (广州部队《常用中草药》)

【异名】 过山龙、惊风红、夜牵牛、虎三头、大木菊(《广西药用植物名录》)，软骨山川(阳春《草药手册》)。

【基原】 为菊科斑鸠菊属植物毒根斑鸠菊的藤茎和根。

【原植物】 毒根斑鸠菊 *Vernonia cumingiana* Benth.〔*V. andersonii* auct. non Clarke〕 又名：细脉斑鸠菊(《中国植物志》)。

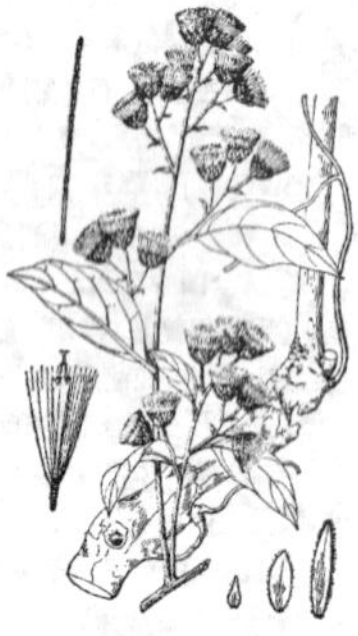

毒根斑鸠菊

攀缘藤本，长达 10～12 m。根粗壮。枝圆柱形，密被黄褐色柔毛；茎基部木质，具纵细沟纹。叶互生；密被锈色或灰褐色短绒毛和腺；叶片卵形、椭圆状披针形至卵状披针形，长 5～21 cm，宽 3～8 cm，先端渐尖，有锐尖头，基部楔形、近圆形或稍心形全缘，上面无毛或沿中脉有疏柔毛，下面被密绒毛。头状花序较大，2～7 个排成腋生或顶生圆锥状，直径 8～15 mm；总苞片 5 层，绿色，先端钝至渐尖，外面有黄褐色绒毛，外层短，内层长圆形；花托平，被锈色短柔毛，具窝孔；花淡红或淡红紫色，花冠管状，长 8～10 mm，具腺。瘦果圆柱形，长 4～5 mm，有 10 条纵肋；冠毛红褐色。花期 10 月至翌年 4 月。

生于山沟、溪边或路旁灌丛中。分布于福建、广东、广西、海南、四川、贵州、云南、台湾等地。

【采收加工】 全年均可采收，切片，晒干或鲜用。

【药性】 苦、辛，微温，有毒。

1. 广州部队《常用中草药手册》："苦，微温。"

2.《海南岛常用中草药手册》："微苦、辛，温。"

3.《全国中草药汇编》："苦，凉，有小毒。"

【功用主治】 祛风解表，舒筋活络。主治感冒，肺燥咳嗽，疟疾，喉痛，牙痛，风火赤眼，风湿痹痛，腰肌劳损，跌打损伤。

1. 广州部队《常用中草药手册》："舒筋活络，祛风解表。治风湿痛，腰肌劳损，感冒发热，疟疾。"

2.《海南岛常用中草药手册》："祛风利湿，祛瘀止痛。治痛经，跌打损伤，喉痛，外洗可治皮炎。"

3.《全国中草药汇编》："截疟。外用治眼结膜炎。"

【用法用量】 内服：煎汤，9～15 g。外用：鲜品捣敷；煎水洗，或含漱。

【宜忌】 孕妇禁服。误食能引起中毒。

广州部队《常用中草药手册》："孕妇忌服。"

【选方】 1. 防治疟疾 鲜毒根斑鸠菊 60 g，鲜黄皮叶、鲜土牛膝各 45 g。水煎服，每日 1 剂，连服 3～4 日。(《全国中草药汇编》)

2. 治风湿骨痛 (软骨川山)根 30～60 g，煲鸡蛋服(先将药煎至好，把鸡蛋打烂放入)。(阳春《草药手册》)

3. 治牙痛 过山龙根，切片，浸盐水内。每次含 1 片。(广州空军《常用中草药手册》)

1609 对虾 duì xiā (《纲目》)

【异名】 海虾(《纲目》)，蚸虾(《粤志》)，明虾、大虾(统称)。

【基原】 为对虾科对虾属动物中国对虾、长毛对虾、墨吉对虾、斑节对虾等多种对虾的肉或全体。

【原动物】 1. 中国对虾 *Penaeus chinensis* (Osbeck)〔*Penaeus orientalis* Kishinouye〕 又名：东方对虾(旧称)，青虾(雌)、黄虾(雄)。

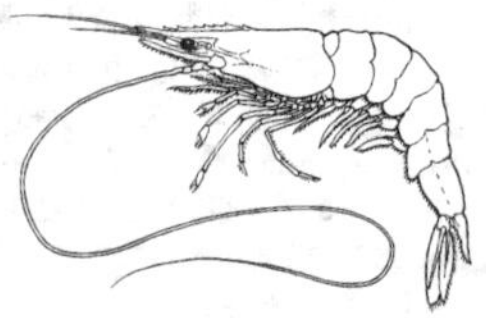

中国对虾

体长大而侧扁。雌体长 180～240 mm，雄体长 130～170 mm，甲壳较薄，光滑略透明，头胸甲较坚硬宽大，中央前端延伸成长而尖的额角，上缘具 7～9 齿，下缘具 3、4 齿，额角下两侧具眼 1 对，有柄。额角侧脊伸至胃上刺附近；额角后脊仅伸至头胸甲中部。颈沟、肝沟细而明显，肝刺清晰，眼眶触角沟较宽，眼胃脊甚明显。头部有附肢 5 对，第一、第二对成为 2 对鞭状触角，其第二对触角特别长，触角刺明显；其他 3 对附肢，成为 1 对大颚和 2 对小颚。胸部附肢 8 对，前 3 对成为颚足，均为口器的一部分；其余 5 对为步足，前 3 对步足的末端均为钳状，以第三对为最长大，后 2 对末端成为爪状。雌体交接器呈圆盘状，位于第四、第五对步足基部之间，中央有一纵行裂口，内为受精囊，前方有一圆形突起，表面着生密毛。腹部 7 节，能屈曲，第四至第六节背面中央具有纵脊；腹部附肢 6 对，第一对雌者内肢极小，雄者内肢变形为呈钟形的交接器。第六对为尾肢，短粗，与腹部第七节末端甚尖的尾节合为尾扇。雌体性生殖腺成熟前呈淡青蓝色，体表散布有棕蓝色色素细胞。雄体略呈棕黄色，胸部和腹部附肢微呈红色，尾肢的后半为深蓝并夹有红色。

栖息于浅海泥沙底，夜间常缓慢游泳于海水的中、下层，捕食底栖多毛类、小型甲壳类、软体动物及其他无脊椎动物的幼体，也食硅藻类等。每年 3 月自黄海南部向渤海作索饵和生殖洄游，冬季又返回黄海南部作越冬洄游。我国主要分布于黄海、渤海及东海北部，南海也有小量。现北方已大量人工养殖。

2. 长毛对虾 *P. penicillatus* Alcock 又名：红虾、大虾、白虾(《浙江动物志》)。

在外形、体色和大小等方面，均与中国对虾比较相似。但额角上缘 7～8 齿，下缘 4～6 齿。额角侧沟浅，向后更浅，至胃上刺下方消失。额角后脊伸至头胸甲后缘附近，上有 1～2 个浅凹。额角基部稍高，背部较凸，末端较细，第一触角上鞭与头胸甲长度约相等或稍短。雄体交接器呈叶片状，叶尖变圆，边缘具刚

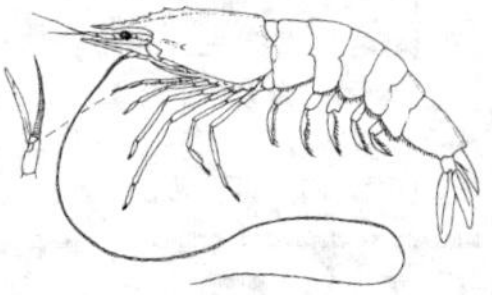

长毛对虾

毛，两侧向腹面卷曲。雌体交接器圆盘状，前片的顶端疣突较小，尾节呈刺状，背面中央具一纵沟，两侧边缘的后半部有刚毛。雌性比雄性个体大。体呈灰蓝色，头部前端多蓝点。

栖息于水深25～40 m以内的泥沙质海底，幼虾常群集于河口附近或内海中生活。我国分布于浙江舟山以南东海、南海沿海。现为南方人工养殖的主要品种。

3. 墨吉对虾 *P. merguiensis* de Man

体形和中国对虾亦较相似，但额角上缘8、9齿，下缘4、5齿，额角侧沟浅，向后越浅，至胃上刺下方消失，额角后脊伸至头胸甲后缘附近。额角基部背面很高，侧面观呈三角形，末端较细，第一触角上鞭与头胸甲长约相等或稍短。雌交接器前片的顶端疣突相当大。

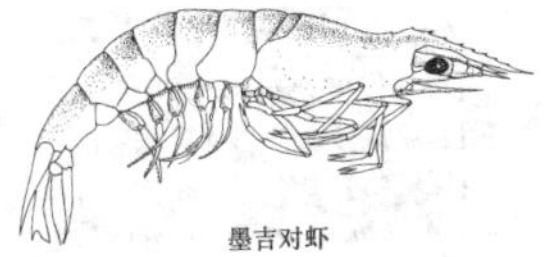

墨吉对虾

栖息于沿岸水深25 m以内的泥沙质海底。我国分布于广东、福建等沿海。已进行人工养殖。

4. 斑节对虾 *P. monodon* Fabricius[*P. bubulus* Kubo; *P. tahitensis* Heller] 又名：草虾（台湾），角虾（海南）。

本种是对虾属中最大的一种，雌虾体长300～350 mm。额角上缘6～8齿，下缘2～4齿，额角侧沟仅伸至胃上刺下方，头胸甲背面具中央沟，但窄而浅。额角基部特长，末端较粗，眼胃脊较短，肝脊平直，第五步足无外肢。体上具棕色和暗绿色相间的横斑，但往往随环境、年龄而颜色有所差异，腹肢的柄部外面呈明显的黄色。

栖息于泥质或泥沙质的海底，仔虾喜群集于水生杂草中，杂食性。成熟期向外海水深100 m左右的海域回游，繁殖期才返回浅水。雌虾较大，平均体重350～400 g，大者可达500 g。我国分布于浙江、福建、广东、广西、台湾沿海，是台湾的主要养殖品种。

本动物的甲壳（对虾壳）亦供药用，另设专条。

【采收加工】 3～5月捕捞。对虾采捕有拖网法（海洋捕捞）、陷网法、挂网法和干池法等。捕捞后，取肉，鲜用或煮熟晒干。

【成分】 1. 中国对虾 可食部分每100 g约含水分77 g，蛋白质20.6 g，脂肪0.7 g，碳水化合物0.2 g，钙35 mg，磷150 mg，铁0.1 mg，维生素A 360 u，硫胺素（thiamine）0.01 mg，核黄素（riboflavin），烟酸（nicotinic acid）1.7 mg。体肌含原肌球蛋白，副肌球蛋白。肌肉及消化系统含镉、铜、铅、镍、铬，甲壳肌含铜。中国对虾又含锌、铬、锰及氨基酸，氨基酸主要有缬氨酸，苏氨酸，苯丙氨酸，异亮氨酸，赖氨酸，亮氨酸，半胱氨酸，天冬氨酸，丝氨酸，谷氨酸，脯氨酸，丙氨酸，甘氨酸，甲硫氨酸，精氨酸，色氨酸；还含乙醛，噻唑化合物（thiazole compounds）等。

2. 长毛对虾 肉含氨基酸，主要有谷氨酸盐，天冬氨酸盐，丝氨酸，脯氨酸，胱氨酸，丙氨酸，少量甲硫氨酸，苏氨酸，异亮氨酸，亮氨酸，缬氨酸，精氨酸，组氨酸，赖氨酸，苯丙氨酸，酪氨酸，色氨酸，甘氨酸。还含粗蛋白，脂质，糖原，不饱和脂肪酸，钠，钾，磷。

3. 培养的墨吉对虾 含磷脂（phospholipid）1.99%（鲜重），总磷脂47%，游离甾醇，三酰甘油（triacylglycerol），游离脂肪酸，乙酰胆碱盐酸盐（acetylcholine hydrochloride）。

【药理】 1. 对平滑肌的作用 中国对虾水溶液对大鼠离体子宫、十二指肠、回肠、胃条和膀胱等平滑肌呈收缩作用，这种收缩作用，不被M受体阻断药硫酸阿托品及α受体阻断药酚妥拉明所对抗和阻断，而被5-羟色胺（5-HT）受体阻断药赛庚啶所对抗和阻断。表明中国对虾对平滑肌的收缩作用是通过兴奋5-HT受体而产生的。

2. 对血管的作用 给大鼠离体后肢灌注中国对虾水溶液，大鼠后肢液体流量明显减少。表明中国对虾水溶液对大鼠离体血管有收缩作用。

3. 对乳汁分泌的影响 海虾和泥蒜合剂灌胃给药10 g/kg，可促进小鼠乳汁的分泌。

【药性】 甘、咸，温。

1.《本草从新》：“甘、咸，平。”

2.《随息居饮食谱》：“甘、温，微毒。”

3.《本草撮要》：“入手足太阴、少阴、厥阴经。”

【功用主治】 补肾兴阳，滋阴熄风。主治肾虚阳痿，阴虚风动，手足搐搦，中风半身不遂，乳疮，溃疡日久不敛。

1.《纲目拾遗》：“补肾兴阳，烧酒浸服。”

2.《随息居饮食谱》：“开胃化痰。”

3.《中国药用海洋生物》：“补肾壮阳，滋阴，健胃。治阳痿，筋骨疼痛，手足搐搦，全身瘙痒，皮肤溃疡。”

【用法用量】 内服：煎汤，15～30 g；煮食或浸酒。外用：捣敷。

【选方】 1. 治阳痿 ① 活海虾若干，浸酒中醉死，炒食。（《泉州本草》） ② 活海虾肉120 g，麻雀肉4只。黄酒炖服。或用海虾米浸酒常服。（《青岛中草药手册》）

2. 治手足搐搦 鲜对虾肉30 g，补骨脂9 g。水煎服。（《中国药用海洋生物》）

3. 治乳疮乳少 对虾肉、蒲公英各31 g，白芍9 g。水煎服。（《山东药用动物》）

4. 治皮肤溃疡 鲜海虾肉、牡蛎末等量。捣成膏状，外敷患处。（《青岛中草药手册》）

1610 对对参 duì duì shēn （《昆明民间常用草药》）

【异名】 小鸡腿（《云南中草药》），鸡肾参（《新华本草纲要》）。

【基原】 为兰科鸟足兰属植物长距鸟足兰的块茎。

【原植物】 长距鸟足兰 *Satyrium nepalense* D. Don

陆生植物。高30～45 cm，块茎近长圆形，两枚并生，长2、3 cm。茎直立，具1、2枚叶及1、2枚鞘状鳞片。叶椭圆形、卵形或卵状披针形，下面一叶长7～10 cm，宽3.5～5.5 cm，急尖，边缘皱波状。总状花序圆柱状，长8、9 cm，具20朵左右密集的花；花苞片卵状披针形，外折，长于子房；花粉红色；中萼片条状椭圆形，长4、5 mm，先端钝，侧萼片长圆状卵形，几与中萼片等长，稍宽，先端边缘具少数细缘毛；花瓣与中萼片相似而稍短，唇瓣位于上方，兜状，近于半球形，径约5 mm，先端钝，外折，口甚宽大；距纤细，下垂，较子房长或等长，长约1 cm；子房椭圆形，无毛。

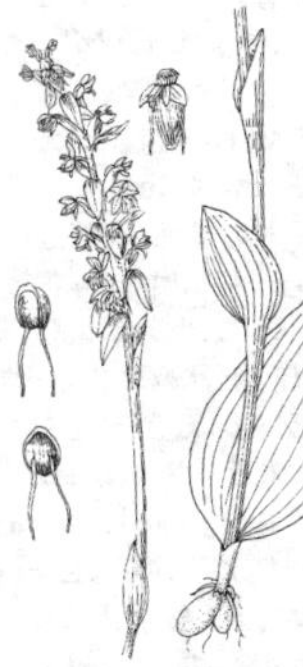

长距鸟足兰

生于海拔1 400～2 700 m的山地林下草地或林间空地草丛中。分布于云南、西藏。

【采收加工】 9～10月采收，晒干。

【药性】《云南中草药》：“甘，平。”

【功用主治】《云南中草药》：“壮腰益肾，养心安神。主治肾虚腰痛，慢性肾炎，面足浮肿，心脏病，白带。”

【用法用量】 内服：煎汤，15～30 g。

【选方】 1. 治肾虚腰痛 对对参10对（30 g）。炖猪腰或鸡吃。

2. 治慢性肾炎，面足浮肿 对对参15 g，车前子9 g，怀牛膝

6 g。水煎服。(1、2方出自《昆明民间常用草药》)

1611 对虾壳 duì xiā ké (《中国药用海洋生物》)

【异名】 海虾壳(《本草撮要》)。

【基原】 为对虾科对虾属动物中国对虾、长毛对虾、墨吉对虾、斑节对虾等多种对虾的甲壳。

【原动物】 参见"对虾"条。

【采收加工】 随时收集,晒干。

【药性】 甘、咸,凉。

【功用主治】 安神,止痒。主治神经衰弱,疥癣,秃疮。

【用法用量】 内服:煎汤,10～15 g。外用:研末撒。

【选方】 1. 治神经衰弱　海虾壳 15 g,酸枣仁、远志各 9 g。煎服。(《中国药用海洋生物》)

2. 治吃海虾引起过敏　海虾壳煮水,口服或洗擦身体。(《中国药用海洋生物》)

1612 对叉疔药 duì chā dīng yào (《贵州民间药物》)

【异名】 叉痔草(《广西药用植物名录》),飞蛾草、半边风(《贵州民间药物》),燕尾草(《云南中草药》),燕子尾、老鼠铃(《玉溪中草药》),蝴蝶暗消、马蹄暗消、锅铲叶(《云南药用植物名录》)。

【基原】 为西番莲科西番莲属植物杯叶西番莲的根、茎叶。

【原植物】 杯叶西番莲 *Passiflora cupiformis* Mast.[*P. franchetiana* Hemsl.; *P. kwangsiensis* H. L. Li]

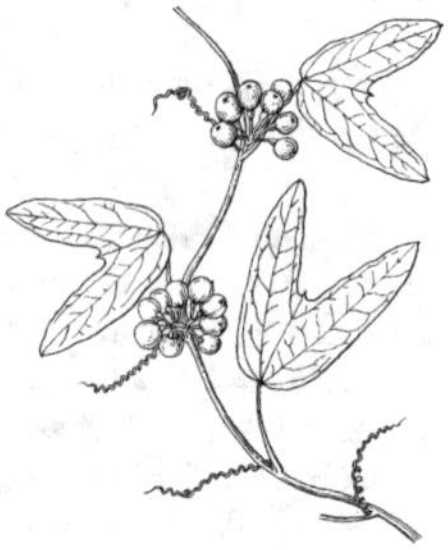

杯叶西番莲

缠绕草质藤本,长达 6 m。卷须着生叶腋。叶互生;叶柄长 3～7 cm,近基部有 2 个腺体;叶片杯形或近尾状杯形,长 6～12 cm,宽 4～10 cm,先端截形至深 2 裂,基部圆形至心形,背面具疏腺点;中脉延长成小尖头。花两性;聚伞花序腋生,被棕色毛,有花 5～多数;花白色,直径 1.5～2 cm;萼片 5,被毛,背面近顶端常具一角状附属物;花瓣 5,卵状长椭圆形;副花冠 2 轮,由许多丝状裂片组成;内花冠褶状,具花盘及雌雄蕊柄;雄蕊 5;子房近球形,无毛,花柱 3,向上弯曲。浆果直径 1～1.6 cm,熟时紫色。花期 4 月,果期 9 月。

生于海拔 1 700～2 000 m 的山坡、路旁草丛及山沟灌丛中。分布于湖北、广西、四川、云南、贵州等地。

【栽培】 生物学特性　喜温和凉爽气候。生长适温 25～30 ℃,稍耐寒。以土壤疏松、富含腐殖质的砂质壤土栽培为宜。

繁殖方法　用种子繁殖。5～6 月采收成熟果实,取出种子,洗净晾干,随即播种。育苗移栽,条播,按行距 20 cm 开沟,沟深 5 cm,覆土 2 cm,浇水保湿。播后 15～20 日出苗。育苗半年多,到翌年春暖时定植。按行株距 40 cm×20 cm 开穴,每穴栽 2 株,栽后压紧,浇足定根水。

田间管理　苗高 30 cm 以上,进行搭架引藤攀缘,以利通风透光。茎藤生长过盛,应适当进行修剪。

【采收加工】 9～10 月挖取全株,鲜用或切碎,晒干。

【药性】 《贵州民间药物》:"性温,味甜、微涩。"

【功用主治】 祛风湿,止痛,安神。主治风湿性心脏病,血尿白浊,半身不遂,疔疮,外伤出血,痧气腹胀疼痛。

1.《贵州民间药物》:"治痧气,止血,驱风除湿。"

2.《贵州草药》:"解毒,止血,熄风,镇痛。"

3.《云南中草药》:"养心安神,除湿活络。主治风湿性心脏病。"

【用法用量】 内服:煎汤,10～15 g;或研末,或泡酒。外用:捣敷或浸酒涂。

【宜忌】 《贵州民间药物》:"忌酒、豆腐及生冷食物。"

【选方】 治风湿性心脏病　杯叶西番莲根研末。每次 9 g,每日服 3 次,糖水送服。(《云南中草药》)

1613 对马耳蕨 duì mǎ ěr jué (《天目山药用植物志》)

【异名】 毛脚鸡(《四川中药志》)。

【基原】 为鳞毛蕨科耳蕨属植物对马耳蕨的根茎或嫩叶。

【原植物】 对马耳蕨 *Polystichum tsus-simense* (Hook.) J. Smith[*Aspidium tsus-simense* Hook.]　又名:马祖耳蕨(《中国蕨类植物图谱》)。

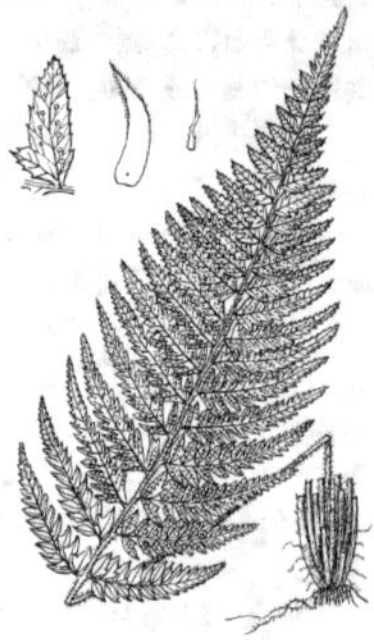

对马耳蕨

植株高 30～50 cm。根茎近直立,与叶柄基部被黑褐色卵状披针形和棕色钻状鳞片。叶簇生;叶柄长 15～30 cm,禾秆色,向上疏生黑色线形鳞片;叶片披针形,长 15～30 cm,宽 8～15 cm,基部不变狭,二回羽状;羽片镰状披针形,基部上侧 1 片小羽片大而突起,与叶轴平行,通常浅裂,向上的小羽片边缘有刺状尖齿,裂片上有羽状脉,小脉单一或分叉。孢子囊群生于小脉顶端;囊群盖圆肾形。

生于海拔 400～3 000 m 的山坡林下沟边或岩石缝中。分布于中南、西南及浙江、安徽、福建、江西、西藏、陕西、台湾等地。

【采收加工】 9～10 月挖根茎,鲜用或晒干;嫩叶 3～5 月采收,鲜用。

【药性】 苦,凉。

1.《四川中药志》1982 年版:"苦,微寒。"

2.《中国药用孢子植物》:"微苦,凉。"

【功用主治】 清热解毒,凉血散瘀。主治痢疾,目赤肿痛,乳痈,疮疖肿毒,痔疮出血,烫火伤。

1.《全国中草药汇编》:"清热解毒。主治痢疾,湿热腹痛,下肢疖肿。"

2.《四川中药志》1982 年版:"清热解毒,凉血散瘀。用于痈疮肿毒,烫火伤,痔疮出血。"

【用法用量】 内服:煎汤,10～15 g,大剂量可用至 30 g。外用:捣敷或研末调敷。

【选方】 1. 治痢疾　(对马耳蕨)鲜根茎 30 g,仙鹤草、檵木叶各 15 g。水煎服。(《浙江药用植物志》)

2. 治痔疮出血　对马耳蕨根 30 g。炖猪大肠服。(《四川中药志》1982 年版)

1614 对节树根 duì jié shù gēn (《贵州草药》)

【异名】 小红米果根(《云南中草药》)。

【基原】 为马鞭草科紫珠属植物红紫珠的根。

【原植物】 参见"红紫珠"条。

【采收加工】 9～10 月采挖,切片晒干。

【药性】 辛、微苦,平。

1.《贵州草药》:"性凉,味辛、微苦。"

2.《云南中草药》:"辛、苦,平。"

【功用主治】 凉血止血,祛风止痛。主治吐血,尿血,痔疮出血，偏头风，风湿痹痛。

1.《贵州草药》："清热，调血。"

2.《云南中草药》："止血。主治吐血，尿血。"

3.《湖南药物志》："祛风止痛。"

【用法用量】 内服：煎汤，15～30 g。

【选方】 1. 治月经不调　对节树根、映山红(红杜鹃)根、土茯苓各 15 g。水煎服。(《贵州草药》)

2. 治偏头风，急性风湿性关节炎　红紫珠根、奇蒿各 15 g。水煎服。(《湖南药物志》)

1615 对叶四块瓦 duì yè sì kuài wǎ (《贵阳民间药草》)

【异名】 四叶对(《广西本草选编》)，四块瓦、四叶一枝花、四大天王(《安徽中草药》)，四叶金、四大王、四对金、对对剪(《福建药物志》)，四天王、四门天王(《浙江药用植物志》)，四叶箭(《中国植物志》)。

【基原】 为金粟兰科金粟兰属植物及己的茎叶。

【原植物】 参见"及己"条。

【采收加工】 5～10 月采收，切碎，鲜用或晒干。

【成分】 及己地上部分含生物碱：*N*-*β*-苯乙基-3-(3, 4-亚甲二氧基苯基)丙烯酰〔*N*-*β*-phenethyl-3-(3, 4-methylenedioxyphenyl) propenamide〕，*N*-*β*-苯乙基-3-(3, 4-二甲氧基苯基)丙烯酰胺〔*N*-*β*-phenethyl-3-(3, 4-dimethoxyphenyl) propenamide〕。还含银线草醇(shizukaols)B、C、D，环银线草醇(cycloshizukaol)A。

【药性】 辛，平，有毒。

1.《贵阳民间草药》："辛，温，无毒。"

2.《湖南药物志》："有毒。"

3.《贵州草药》："性凉，味辛。"

4.《上海常用中草药》："苦，平，有小毒。"

【功用主治】 祛风活血，解毒止痒。主治感冒，咳嗽，风湿疼痛，头痛，月经不调，跌打损伤，痈疽恶毒。

1.《贵阳民间草药》："祛风除湿，舒经活血，治跌打损伤。"

2.《湖南药物志》："祛风散寒，行血化瘀，止咳化痰，开胃解毒。主治中暑风毒。"

3.《贵州民间方药集》："为跌打损伤药。可镇咳祛痰，除风湿，又活血，调经，散瘀；外治疔肿，疥癣。"

4.《福建药物志》："活血消肿，治背痈，疔疮疖肿，皮肤瘙痒，跌打损伤，骨折，毒蛇咬伤。"

【用法用量】 内服：煎汤，6～9 g；或捣汁；或浸酒。外用：捣敷；或浸汁涂擦。

【宜忌】 内服，外用均不可过量，孕妇忌服。

1.《浙江民间常用草药》："本植物有毒，不宜长期服用；对开放性骨折，不作外敷应用，以防大量吸收中毒。"

2.《甘肃中草药手册》："孕妇忌服。"

【选方】 1. 退热　四块瓦、鱼鳅串各 15 g。煎水服。(《贵州草药》)

2. 治风寒咳嗽气喘　(四块瓦)可配合麻黄、百部、枇杷叶，酌加冰糖少许，煎服。(《上海常用中草药》)

3. 治肺痨(肺结核)　四块瓦 15 g，巴岩龙、羊蹄根、大乌泡根、山慈菇各 9 g。煎水服，每日 1 剂。(《贵州草药》)

1616 台湾榕 tái wān róng (《浙江民间常用草药》)

【异名】 长叶牛奶树(《全国中草药汇编》)，水牛奶、狗奶木、羊屎木(《广西药用植物名录》)。

【基原】 为桑科无花果属植物台湾榕的全株。

【原植物】 台湾榕 *Ficus formosana* Maxim.

灌木，高 2～3 m。小枝、叶脉和叶柄幼时均被疏柔毛；枝纤细，有托叶残留的痕迹。叶互生；叶柄长 4～6 mm；托叶长三角形，长约 8 mm，早落；叶片膜质，倒卵状披针形，长 4～11 cm，宽 1～3.5 cm，先端通常渐尖，尖端有时长达 1 cm 以上，中部以下渐狭，有时不对称，基部楔形，全缘或上部呈浅波状或有不规则的缺齿。隐头花序(榕果)单生于叶腋，梨形或近球形，成熟时紫红色，直径 6～8 mm，外面有小瘤体，顶端有脐状突起，基部渐狭成一短柄；雄花、瘿花同生于一花序托中，雌花生在另一花序托内；雄花花被片 3、4，雄蕊 2；瘿花花被片 4、5，舟状，花柱短，侧生；雌花与瘿花相似，花被片 4，但花柱较长，柱头漏斗形。瘦果。花期 4～7 月。

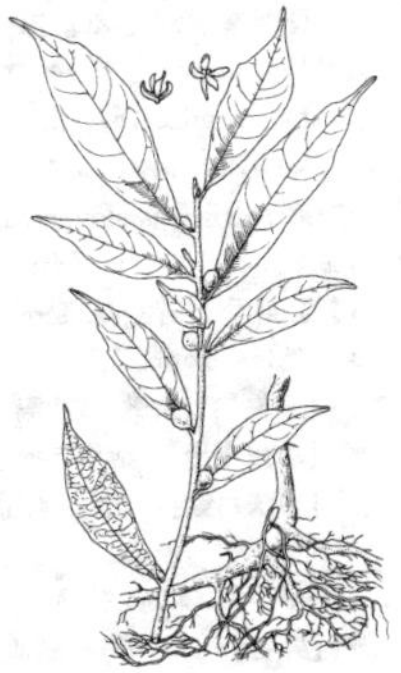

台 湾 榕

生于低海拔至高海拔的山地疏林中或旷野、路旁、溪边。分布于华南及浙江、江西、福建、湖南、贵州、云南、台湾等地。

【采收加工】 全年均可采收，鲜用或晒干。

【药性】 《全国中草药汇编》："甘、微涩，平。"

【功用主治】 养血，催乳，祛风利湿。主治月经不调，产后或病后虚弱，乳汁不下，咳嗽，风湿痹痛，跌打损伤，背痈，乳痈，毒蛇咬伤，湿热黄疸，急性肾炎，尿路感染。

1.《全国中草药汇编》："柔肝和脾，清热利湿。治急、慢性肝炎，腰脊扭伤，急性肾炎，泌尿系感染。"

2.《广西民族药简编》："根或根皮水煎服治心闷气紧(瑶族)，子宫脱垂(侗族)，浸酒搽患处治跌打损伤(壮族)。全株水煎服治风湿性心脏病，产后或病后虚弱，产妇乳汁缺乏(瑶族)。"

【用法用量】 内服：煎汤，10～30 g。外用：捣敷。

【宜忌】 《广西民族药简编》："忌吃酸辣食物。"

【选方】 治毒蛇咬伤后昏迷不醒　台湾榕根皮、叶捣烂，冲入热酒闷片刻，取药酒灌服。(《广西民族药简编》)

1617 台湾牛奶菜 tái wān niú nǎi cài (《新华本草纲要》)

【基原】 为萝藦科牛奶菜属植物台湾牛奶菜的全株。

【原植物】 台湾牛奶菜 *Marsdenia formosana* Masamune

攀缘灌木。叶对生；叶柄长 1.5～2.5 cm，顶端具丛生小腺体；叶片卵圆形或卵状长圆形，长 8～11.5 cm，宽 4.5～6.5 cm，先端渐尖，基部浅心形或圆形；侧脉弧形上升，未到叶缘即网结。伞形状聚伞花序腋生，着花多朵；花序梗长约 4 cm，花梗长不到1 cm，具微毛；花萼 5 深裂，长、宽约 2 mm，内面基部无腺体；花冠近钟形，裂片长 3 mm，宽约 1.5 mm，内面具长硬毛，合蕊柱伸出于花冠喉部之外；副花冠肉质，裂片贴于合蕊柱上，长圆状披针形，先端到达花药的中部；花药近方形；花粉块长圆形；每室 1 个，直立；柱头长喙状，伸出于花冠喉部之外。花期 3～7 月。

分布于台湾太平山等地。

【采收加工】 全年均可采，鲜用或晒干。

【成分】 全草含三萜类成分：α-香树脂醇(α-amyrin)，α-香树脂醇乙酸酯(α-amyrin acetate)，α-香树脂酮(α-amyrenone)，桂皮酸-α-香树脂醇酯(α-amyrin cinnamate)，乙酸新冬青醇酯(neoilexonol acetate)，羽扇豆醇(lupeol)，乙酸羽扇豆醇酯(lupenyl acetate)，羽扇烯酮(lupenone)，台湾牛奶菜甾二醇 3-乙酸酯(marsformol)，甲酸α-香树脂醇酯(α-amyrinformate)，桂皮酸羽扇豆醇酯(lupenyl cinnamate)。此外，含甾体类化合物：台湾牛奶菜双氧甾苷(marsformoxide)A 和 B，台湾牛奶菜甾二烯酮(marsformosanone)，去氢牛奶藤素-3-*O*-*β*-*D*-吡喃加拿大麻糖苷(dehydrotomentosin-3-*O*-*β*-*D*-cymaropyranoside)，去氢牛奶藤素(dehydrotomentosin)，夜来香素-3-

O-*β*-*D*-吡喃加拿大麻糖苷(pergularin-3-*O*-*β*-*D*-cymaropyranoside),去羟基肉珊瑚苷元-3-*O*-*β*-*D*-吡喃加拿大麻糖苷(utendin-3-*O*-*β*-*D*-cymaropyranoside),*β*-谷甾醇-3-*β*-*D*-葡萄糖苷(*β*-sitosterol-3-*β*-*D*-glucoside),5-豆甾烯-3*β*, 7*α*-二醇(stigmast-5-en-3*β*, 7*α*-diol),台湾牛奶菜孕甾定(marsformosadin),台湾牛奶菜孕甾定-3-*O*-*β*-*D*-吡喃加拿大麻糖苷(marsformosadin-3-*O*-*β*-*D*-cymaropyranoside),台湾牛奶菜孕甾苷(marsformoside)和去乙酰台湾牛奶菜孕甾苷(deacetylmarsformoside)。

【药性】 甘、微苦,微温。

【功用主治】 活血散瘀消肿。主治跌打损伤,瘀滞肿痛。

【用法用量】 外用:鲜品捣敷。

1618 母草 mǔ cǎo (《植物名实图考》)

【异名】 四方拳草、蛇通管、气痛草(广州空军《常用中草药手册》),四方草、小叶蛇针草、铺地莲(广州部队《常用中草药手册》),开怀草(《贵州草药》),水辣椒(《广西本草选编》),齿叶母草、蝴蝶翼、毛毯草、细牛毒(《新华本草纲要》)。

【基原】 为玄参科母草属植物母草的全草。

【原植物】 母草 *Lindernia crustacea* (L.) F. Muell. [*Carparia crustacea* L.; *Vandellia crustacea* (L.) Benth.]

一年生草本,高 8~20 cm。根须状。茎常铺散成密丛,多分枝,枝弯曲上升,微方形,有深沟纹,无毛。叶对生;具短柄;叶片三角状卵形,长 1~2 cm,宽0.5~1 cm,先端钝或短尖,基部宽楔形,边缘有浅钝锯齿。花单生于叶腋或于枝顶成极短的总状花序;花梗细弱,长 0.5~2.5 cm,有沟纹;花萼5裂,绿色或淡紫色,裂片三角状卵形,膜质;花冠紫色,花冠筒圆筒状,长约 8 mm,上唇直立,卵形,2浅裂,下唇3裂,中间裂片较大;雄蕊4,全育,2强;花柱常早落。蒴果椭圆形,与宿存萼近等长。种子近球形,浅黄褐色,有明显的蜂窝状瘤突。花、果期全年。

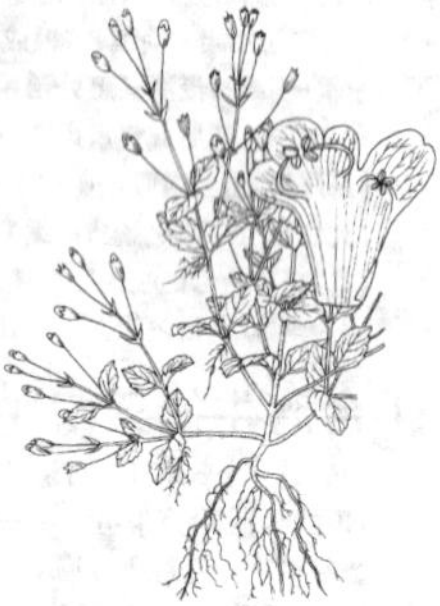

母 草

生于田边、草地、路旁等低湿处。分布于江苏、安徽、浙江、福建、江西、河南、湖北、湖南、广东、广西、四川、贵州、云南、西藏东南部、台湾。

【采收加工】 7~10月采收,鲜用或晒干。

【成分】 全草含半胱氨酸,谷氨酸,甲硫氨酸等。

【药性】 微苦、淡,凉。

1. 广州部队《常用中草药手册》:"微苦、淡,凉。"
2. 《贵州草药》:"性平,味甘。"
3. 《广西本草选编》:"味苦、微辛,性凉。"

【功用主治】 清热利湿,活血止痛。主治风热感冒,湿热泻痢,肾炎水肿,劳伤咳嗽,白带,月经不调,痈疖肿毒,毒蛇咬伤,跌打损伤。

1. 《植物名实图考》:"治跌打,并入妇科,通经络。"
2. 广州部队《常用中草药手册》:"清热利湿。治细菌性痢疾,肠炎,腹泻,消化不良,蛇咬伤。"
3. 《贵州草药》:"活血调经,润肺止咳。治月经不调,劳伤咳嗽。"
4. 《广西本草选编》:"清热利湿,消肿止痛。主治急性肝炎,感冒风热,肾炎,乳腺炎,腮腺炎,疖肿,跌打损伤,毒蛇咬伤。"
5. 《全国中草药汇编》:"清热利尿,解毒。主治消化不良,肾炎水肿,白带,痈疖肿毒。"

【用法用量】 内服:煎汤,10~15 g,鲜品 30~60 g;或研末、浸酒。外用:鲜品捣敷。

【选方】 1. 治急性泻痢或伴发热　母草 30 g,甘葛 15 g,马齿苋、陈茶叶各适量。同炒,煎服。(《庐山中草药》)

2. 治慢性痢疾　鲜母草 60~90 g,鲜凤尾草、鲜野苋菜各 30 g。水煎分 2 次服。

3. 治慢性肾炎　母草 60 g,鲜马齿苋 1 500 g,酒 1 000 g。浸 3 日后启用,每服 15 ml,日服 3 次。(2、3 方出自江西《草药手册》)

4. 治月经不调　开怀草 15 g。研末蒸鸡蛋 2 个吃。(《贵州草药》)

1619 母菊 mǔ jú (《湖南药物志》)

【异名】 洋甘菊(《湖南药物志》)。

【基原】 为菊科母菊属植物西洋甘菊的花或全草。

【原植物】 西洋甘菊 *Matricaria recutita* L. [*M. chamomilla* L.]

一年生草本,高 30~60 cm。有香气。茎直立,无毛,上部多分枝。叶互生,二回羽状全裂,无柄,基部稍扩大,裂片细线形;上部叶卵形或长卵形。头状花序异型,排列成伞房状,直径 1.2~2.5 cm,着生于枝梢或叶腋,花序梗长 3~6 cm;总苞半球形;总苞片 2 层,绿色,边缘膜质,全缘;花托长圆锥状,中空;舌状花 1 层,舌片白色,生于花序外围,雌性,先端平截或微凹;其内为管状花,多数,两性,花冠先端 4~5 齿裂,黄色,花药基部圆钝。瘦果长圆形或倒卵形,通常有 3~5 条细肋;无冠毛。花、果期 4~8 月。

生于河谷旷野、田边。产于我国新疆北部和西部。北京、南京、上海栽培于庭园或野生于旷野。

【栽培】 生物学特性　喜温暖气候,较耐寒,对土壤要求不严,但以近中性、较湿润的土壤为宜。生长最适温度为 20~30 ℃,瘦果在 6 ℃ 就能发芽,存放 6 年后仍有一定发芽力。

繁殖方法　种子繁殖。条播,行距 45~60 cm,播种后撒上一层 0.5 cm 厚的腐殖土,滚压或用脚踏实,保持足够的土壤温度。春播或秋播者 10~20 日即可出苗,秋末播种者大多要到早春才出苗。栽培播种后不盖土或盖薄土,否则会使出苗推迟或出苗率降低。

田间管理　出苗后注意除草和行间松土,在杂草生长旺季进行机械或手工除草 2~3 次。

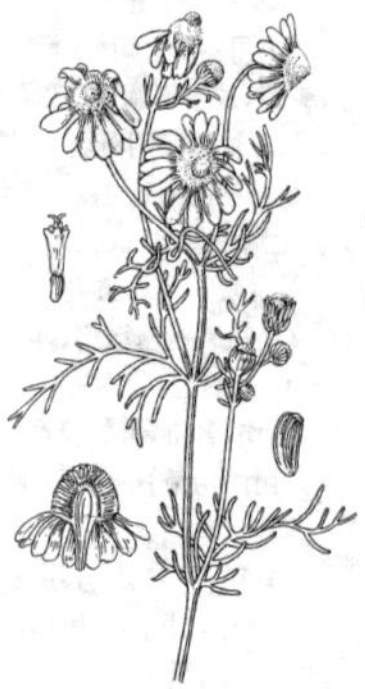

西洋甘菊

【采收加工】 5~7 月采收花朵与全草,晒干。

【成分】 全草和花含挥发油,油中含兰香油薁(chamazulene),原薁(proazulene),2-(亚丁-2-炔基)-3-二氢呋喃(5-螺-2′)四氢呋喃〔2-(butyne-2-ylidene)-3-dihydrofuran(5-spiro-2′)tetrahydrofuran〕。另含金合欢烯(farnesene),*α*-甜没药萜醇(*α*-bisabolol),2-(亚-2, 4-己二炔基)-1, 6-二氧螺[4.4]壬-3-烯〔2-(hexa-2, 4-diyn-1-ylidene)-1, 6-dioxaspiro[4.4]non-3-ene〕,甜没药萜醇氧化物(bisabolol oxide)A、B、C,大牻牛儿烯(germacrene)D,金合欢醇(farnesol),莰烯(camphene),顺式烯炔双环醚(*cis*-enyne dicycloether),反式烯炔双环醚(*trans*-enyne dicycloether),左旋-2-氧化甜没药萜酮(2-bisabolonoxide)。又含内酯类:母菊内酯(matricin)及黄酮类:5, 4′-二羟基-3, 6, 7, 3′-四甲氧基黄酮(5, 4′-dihydroxy-3, 6, 7, 3′-tetramethoxyflavonon),芹菜素(apigenin),芸香苷(rutin),金丝桃苷

(hyperoside)。又含脱肠草素(herniarin),伞形花内酯(umbelliferone),豆甾醇(stigmasterol),豆甾醇-3-葡萄糖苷(stigmasterol-3-glucoside)。

花还含胆碱(choline)约0.32%,黄酮类:芹菜素(apigenin),芹菜素-7β-O-葡萄糖苷(apigenin-7β-O-glucoside),芹菜素-7β-O-葡萄糖苷乙酸酯(apigenin-7β-O-glucoside acetate),万寿菊苷(patulitrin),木犀草素-7-葡萄糖苷(luteolin-7-glucoside),槲皮黄苷(quercimeritrin),木犀草素(luteolin),万寿菊素(patuletin),槲皮素(quercetin),芹菜素-β-D-(6″-O-乙酰基)葡萄糖苷〔apigenin-β-D-(6″-O-acetyl)glucoside〕;香豆素类成分:7-甲氧基香豆素(herniarin),6,7-二羟基香豆素(esculetin),伞形花内酯。还含东莨菪素(scopoletin),异东莨菪素(isoscopoletin),齐墩果酸(oleanolic acid),豆甾醇(stigmasterol),β-谷甾醇(β-sitosterol)及其糖苷。另外花中还含天冬酰胺,α-丙氨酸,L-组氨酸,赖氨酸,亮氨酸,丝氨酸,色氨酸及多糖(polysaccharides)。

【药理】 1. 抗炎作用 母菊挥发油成分兰香油薁有抗炎作用;对透明质酸酶、甲醛、组胺性浮肿仅有中等度的抑制。推测可能有抑制组胺、5-羟色胺的释放及抗组胺、透明质酸的作用,从而降低毛细血管的通透性。2-(亚丁-2-炔基)-3-二氢呋喃(5-螺-2′)四氢呋喃的抗炎作用比愈创薁还强。近年来实验研究表明,母菊的黄酮类成分比其脂溶性成分有更强的抗炎作用。提示黄酮类物质为其主要抗炎成分。

2. 解痉作用 母菊能抑制兔离体肠管及豚鼠离体支气管;并使兔的气管分泌减少;对组胺引起的豚鼠气喘有预防作用。母菊某些成分和总抽提物对豚鼠离体肠平滑肌有解痉作用,作用强度与剂量有关;左旋甜没药萜醇,甜没药萜醇氧化物A、B及总母菊油显示罂粟碱样肌肉解痉作用;黄酮类的芹菜素等也有明显解痉作用。

3. 抗溃疡作用 甜没药萜醇能抑制吲哚美辛、乙醇及应激性溃疡的发生,对醋酸及热刺激性溃疡有治疗作用。母菊总提取物能抑制乙醇性溃疡的发生。可能是促进局部内源性前列腺素合成,从而增强黏膜屏障抗溃疡的作用。甜没药萜醇是母菊抗溃疡的主要活性成分。母菊及其成分不能抑制胃酸分泌。母菊总提物体外有抗胃蛋白酶作用。

4. 抗菌作用 母菊中的黄酮类、环醚类、总挥发油及单体兰香油薁、α-甜没药萜醇、伞形花内酯等都具有不同程度的抗真菌作用,其中以α-甜没药萜醇最为有效。α-甜没药萜醇浓度为100 μg/ml时便有抗真菌作用。

5. 其他作用 小鼠体内实验及以人血液进行的体外试验证明从母菊的水或酸水提取物中分离出的多糖部位(分子量≥25 000~500 000)具有免疫增强作用。母菊能增进家兔网状内皮系统之功能;并能使血压短暂升高;能收缩蟾蜍下肢血管;对发热兔有降温作用;可促进小鼠皮肤溃疡之愈合。母菊中具有抑制香草酸类受体激活的活性成分,分布在乙酸乙酯提取物或乙醇提取物的乙酸乙酯部分,腹腔内或经口给予该组分以及摄取含有上述组分的饲料,均可明显抑制化合物48/80诱发的搔痒行为。

毒性 α-甜没药萜醇灌胃对小鼠、大鼠、犬及恒河猴的毒性很小,在大剂量时才有副作用出现。在为期4星期的亚急性毒性试验中,甜没药萜醇给大鼠及犬灌胃剂量达1.0~2.0 ml/kg时才有毒性发生。大鼠和兔口服1.0 ml/kg甜没药萜醇,胚胎不受影响。

【药性】 辛、微苦,凉。

1.《湖南药物志》:"甘,平,无毒。"

2.《四川中药志》1979年版:"辛、微苦,凉。"

【功用主治】 清热,止咳喘,祛风湿。主治感冒发热,咽喉肿痛,肺热咳喘,热痹肿痛,疮肿。

1.《中国药用植物图鉴》:"为驱风,发汗剂,能治感冒,风湿性神经痛,下痢,又可做浴水料及含漱料。"

2.《四川中药志》1979年版:"清热解毒,止咳喘,祛风湿。用于感冒发热,咽喉肿痛,疮肿,肺热咳嗽,热痹肿痛。"

【用法用量】 内服:煎汤,10~15 g。

【选方】 1. 治感冒发热,咽喉肿痛及疮肿 洋甘菊15 g,千里光30 g。水煎服。

2. 治肺热咳喘 洋甘菊15 g,吉祥草、鱼腥草各30 g。水煎服。

3. 治热痹,关节红肿疼痛 洋甘菊15 g,银花藤、金刚藤各30 g。水煎服。(1~3方出自《四川中药志》1979年版)

1620 母丁香 mǔ dīng xiāng (《别录》)

【异名】 鸡舌香(《抱朴子》),亭炅独生(《酉阳杂俎》),雌丁香(《本草蒙筌》)。

【基原】 为桃金娘科丁子香属植物丁香的果实。

【原植物】 参见"丁香"条。

【采收加工】 果实成熟时采收,晒干。

【药材】 母丁香 *Caryophylli Fructus* 产于马来西亚、印度尼西亚及东非沿岸国家。以桑给巴尔产量最大,质量佳。现我国亦有栽培。

性状 果实呈长倒卵形至长圆形;长2~2.5 cm,直径0.6~1 cm。先端有齿状萼片4枚,向中央弯曲,基部具果柄残痕。表面棕褐色,粗糙,多细皱纹。果皮与种皮薄壳状;质脆,易破碎脱落,有的仅为种仁。种仁倒卵形,暗棕色,由2片肥厚的子叶抱合而成,子叶形如鸡舌,不规则抱合,中央有一条细杆状的胚根,由子叶的中央伸至较宽的先端。质坚硬,难破碎。气微香,味辛辣。

品质标志 《中华人民共和国药典》2010年版规定:照高效液相色谱法测定,本品含丁香酚($C_{10}H_{12}O_2$)不得少于0.65%。

【药性】 辛,温。归脾、胃、肝、肾经。

1.《别录》:"微温。"

2.《药性论》:"味辛,无毒。"

3.《开宝本草》:"入心腹之药。"

4.《本草蒙筌》:"专入肾、胃二经,又走太阴肺经。"

5.《纲目》:"辛,温。"

【功用主治】 温中散寒,理气止痛。主治暴心气痛,胃寒呕逆,风冷齿痛,口舌生疮,口臭,妇人阴冷,小儿疝气。

1.《抱朴子》:"疗口臭。"

2.《别录》:"疗风水肿毒,去恶气,疗霍乱心痛。"

3.《本草经集注》:"疗恶核毒肿。"

4.《蜀本草》:"疗恶逆甚验。"

5.《本草衍义》:"治阴冷。"

6.《药性考》:"温中暖肾,理气回阳,补三焦命门。治胃痛,疝瘕。"

【用法用量】 内服:煎汤,1~3 g;或研末。外用:研末调敷;或作栓剂。

【宜忌】 热证及阴虚内热者禁服。

1.《雷公炮炙论》:"不可见火,畏郁金。"

2.《本草经疏》:"一切有火热证者忌之。非虚寒概勿施用。"

【选方】 1. 治暴心气痛 鸡舌香末,酒服一钱。(《肘后方》)

2. 治胃冷呕逆,气厥不通 母丁香三粒(椎碎),陈橘皮一枚(全者,汤浸,去白,焙)。上二味,用水一盏,煎取半盏,去滓热呷。(《圣济总录》)

3. 治小儿冷疳,面黄腹大,食即吐者 母丁香七枚,为末,乳汁和蒸二次,姜汤服之。(《卫生易简方》)

4. 治风冷乘于齿间,发歇疼痛,口气宣露 鸡舌香、射干各一两,麝香(研细)一分。上二味捣罗为散,入麝香再拌和令匀。每用少许揩齿,良久以温汤漱口。(《圣济总录》鸡舌香散)

5. 治龋齿 鸡舌香煮汁含之。(《外台》引《姚僧坦集验方》)

6. 治妇人难产　母丁香三十六粒，滴乳香三钱六分。为末，同活兔胆和杵千下，丸作三十六丸。每服一丸，好酒化下。(《颐真堂经验方》如意丹)

7. 治毒肿入腹　鸡舌香、青木香、薰陆香、麝香各一两。水四升，煮二升，分二服。(《纲目》引《肘后方》)

1621 **母猪草** mǔ zhū cǎo (《万县中草药》)

【基原】 为毛茛科人字果属植物耳状人字果的根。

【原植物】 耳状人字果 *Dichocarpum auriculatum* (Franch.) W. T. Wang et Hsiao [*Isopyrum auriculatum* Franch.]

多年生直立草本，无毛。根状茎横走，黑褐色，质坚硬，有多数细根。基生叶少数，在果期常枯萎；叶柄长 5～11 cm；叶为二回鸟趾状复叶；中央一回指片菱形，长 1.8～6 cm，宽 1.5～5 cm，中上部有浅牙齿，侧生指片有小叶 2 枚，小叶不等大，上面小叶斜卵形，下面小叶斜卵圆形；茎生叶 2～4 枚，似基生叶；叶柄长 2～5 cm。复单歧聚伞花序，长 7～19 cm，有 1～7 朵花；下部苞片叶状；花梗长 2.5～3.5 cm；花两性，萼片 5，花瓣状，白色，倒卵状椭圆形，长 5～9 mm，先端钝；花瓣 5，金黄色，长约 4 mm；雄蕊约 20，花药黄色；心皮 2，基部合生。蓇葖果 2，狭倒卵状披针形，长 11～15 mm，叉状分开。种子 8～9 颗，近圆形，黄褐色。花期 4～5 月，果期 5～6 月。

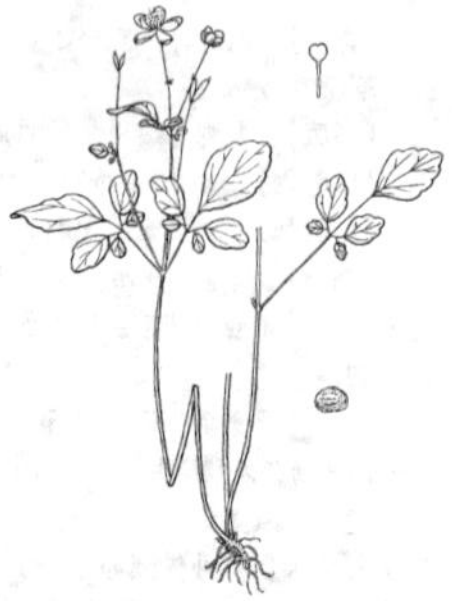

耳状人字果

生于山地阴处潮湿地，或疏林下岩石旁。分布于湖北、四川、贵州、云南。

【采收加工】 7～11 月采挖，晒干。

【药性】 苦，寒。

【功用主治】 清热除湿，散结化痰。主治湿热黄疸，痈肿疮毒，瘰疬，痰热咳嗽，癫痫。

【用法用量】 内服：煎汤，3～10 g。外用：捣烂敷。

【选方】 1. 治黄疸型肝炎　母猪草 12 g，茵陈 15 g，青蒿、金钱草各 12 g。水煎服。

2. 治痈肿疮毒　母猪草、马蹄草、菊花叶、四叶菜各适量。捣烂外敷。(1、2 方出自《万县中草药》)

1622 **幼鼠** yòu shǔ (《中国动物药》)

【异名】 未毛鼠(《西湖志》)。

【基原】 为鼠科鼠属动物褐家鼠和黄胸鼠未长毛的幼鼠。

【原动物】 参见"鼠"条。

【采收加工】 全年均可捕捉刚生下的幼鼠，鲜用，或浸泡在花生油及其他植物油内，泡 1 个月以上就可应用。

【药性】 《山东药用动物》："性微温，味甘。"

【功用主治】 解毒敛疮，止血，止痛。主治烧烫伤，外伤出血，鼻衄，跌打肿痛。

1.《山东药用动物》："治烫伤，外伤出血。"

2.《中国动物药》："镇痛，收敛，止血，促进创面愈合及平喘等。治烧烫伤，外伤出血，衄血及哮喘等。"

【用法用量】 内服：蒸或煮，1～2 只。外用：油浸涂搽；或研末油调敷。

【选方】 1. 治烧烫伤　小老鼠泥包烧研，菜油调涂之。(《纲目》引《谈野翁方》)

2. 治创伤出血　未长毛幼鼠同适量生石灰捣烂，晒干，研末。用时撒布创口，包扎。(《中国动物药》)

3. 治小孩鼻常出血　未开眼的幼鼠 1 窝(约 8 只)，拌瘦猪肉 62 g。剁碎加调味品蒸熟，分 2 次服。(《山东药用动物》)

4. 治杖疮肿痛　未毛鼠同桑椹子入麻油浸酿。临时取涂甚效。(《纲目》引《西湖志》)

5. 治哮喘　未生毛幼鼠，烧存性研末。开水冲服，每次 1 只，日服 2 次，连服数次。(《中国动物药》)

1623 **幼油草** yòu yóu cǎo (《天目山药用植物志》)

【异名】 高墩草(《笺卉》)，日本花点草(《天目山药用植物志》)，小九龙盘(《湖北中草药志》)。

【基原】 为荨麻科花点草属植物花点草的全草。

【原植物】 花点草　*Nanocnide japonica* Bl.

多年生草本，高 10～20 cm。根茎短，茎基部分枝，常细弱，稍透明，疏生向上弯曲的短伏毛。叶互生；叶柄长约 1 cm；托叶卵形，斜展；叶片菱状卵形、三角形或近扇形，长和宽几相等，为 1～2 cm，先端钝，基部宽楔形至截形，边缘具粗钝圆锯齿，两面疏生短柔毛和少数螫毛，上面钟乳体小，点状或狭条形。花单性，紫色，雌雄同株或异株；雄花序出自茎梢叶腋，具细长梗，长于叶，分枝较稀疏，雄花径约 2.8 mm，花被片 5；雄蕊 5，对生；雌花序生于雄花序下方，具短梗，分枝短而密集，雌花花被片 4，长约 1 mm，被有长白毛，内包雌蕊 1，柱头呈毛笔头状。瘦果卵形，有点状突起。花期 4 月，果期 5～6 月。

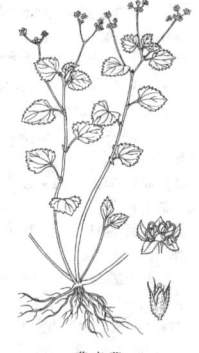

花 点 草

生于山地林下和沟边。分布于山西、江苏、浙江、福建、江西、湖北、贵州、云南、陕西、甘肃、台湾等地。

【采收加工】 4～7 月采收，鲜用或晒干。

【药性】 《浙江药用植物志》："淡，凉。"

【功用主治】 清热，润肺，止血，解毒。主治黄疸，肺劳咳血，潮热，痔疮，痱子。

1.《全国中草药汇编》："化痰止咳，止血。主治咳嗽咯血。"

2.《浙江药用植物志》："清热，润肺，止咳。主治肺结核，痔疮，痱子。"

3.《湖北中草药志》："清热解毒，消肿止痛。用于潮热，咳嗽，瘰疬，刀伤出血，烧烫伤，蛇咬伤，疔疮痈肿。"

【用法用量】 内服：煎汤，30～60 g。外用：煎水洗。

【选方】 治咳嗽痰血兼有潮热　日本花点草全草 30～60 g，加苍术 9～12 g。水煎，每日早、晚饭前 2 次分服，临服时加冰糖或白糖。(《天目山药用植物志》)

1624 **辽瓦松** liáo wǎ sōng (《东北药用植物志》)

【异名】 瓦松、干滴落(《东北药用植物志》)，酸塔、酸溜溜(《东北常用中草药手册》)。

【基原】 为景天科瓦松属植物狼爪瓦松的地上部分。

【原植物】 狼爪瓦松 *Orostachys cartilaginea* A. Bor.

二年生或多年生草本。全株粉白色，密布紫红色细点。叶肉质，莲座叶覆瓦状排列，长圆状披针形，先端有软骨质附属物及白色软骨质的刺，全缘。花茎不分枝，高 10～35 cm，其上有互生叶，线形或披针状线形，长 1.5～3.5 cm，宽 2～4 mm，先端渐尖，有白色软骨质刺。总状花序圆柱形，紧密多花；苞片线形至线状披针形，与花同长或较长；萼片5，狭长圆状披针形，长2 mm，有斑点；花瓣5，白色，长圆状披针形，长5～6 mm，基部稍合生，先端急尖；雄蕊10，较花瓣稍短；鳞片5，近四方形；心皮5，发育成蓇葖果。种子线状长圆形，褐色。花、果期9～10月。

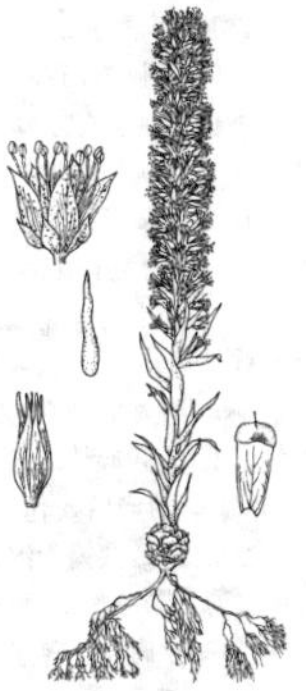

狼爪瓦松

生于屋顶上或向阳的石质山坡上，或固定沙丘、沙质草原。分布于东北及内蒙古、山东等地。

【采收加工】 6～7月采收，晒干备用。

【药性】 酸，平，有毒。归肝、大肠经。

1.《东北常用中草药手册》："酸，平。"

2.《长白山植物药志》："有毒。"

【功用主治】 凉血，止痢，解毒敛疮。主治泻痢便血，崩漏，疮疡，烫火伤。

1.《东北药用植物志》："为清凉药，治口中干痛。又为收敛剂，治血痢、大肠下血。亦为通经药。"

2.《长白山植物药志》："止血，通经，止痢，敛疮。主治泻痢，便血，痔疮出血，功能性子宫出血，诸疮痈肿。"

【用法用量】 内服：煎汤，1.5～3 g。外用：鲜品捣敷；或研末撒。

【选方】 治烫火伤 鲜瓦松、鲜芦荟等量。捣烂敷患处。(《长白山植物药志》)

1625 丝瓜 sī guā (《救荒本草》)

【异名】 天丝瓜、天罗、蛮瓜(《本事方》)，绵瓜(《续本事方》)，布瓜(《古今合璧事类备要》)，天罗瓜(《普济方》)，鱼鰦(《奇效良方》)，天吊瓜、纯阳瓜(《滇南本草》)，天络丝(《医学正传》)，天罗布瓜(《妇人良方补遗》)，虞刺、洗锅罗瓜(《纲目》)，天罗絮(《群芳谱》)，纺线(《医林纂要》)，天骷髅(汪连仕《采药书》)，菜瓜(《植物名汇》)。

【基原】 为葫芦科丝瓜属植物丝瓜的鲜嫩果实；或霜后干枯的老熟果实(天骷髅)。

【原植物】 丝瓜 *Luffa cylindrica* (L.) Roem.

一年生攀缘草本。茎枝细长，柔弱，有角棱，粗糙或棱上有粗毛，卷须稍被2～4分叉的毛。叶互生，叶柄多角形，具柔毛，长4～9 cm；叶片轮廓三角形或近圆形，长8～25 cm，宽15～32 cm；掌状3～7裂，裂片三角形，基部心形，顶端渐尖或锐尖，边缘具细齿，主脉3～5，幼时有细毛，老时粗糙而无毛。花单生，雌雄同株；雄花聚成总状花序，先开放；雌花单生；花萼绿色，5深裂，裂片卵状披针形，外面被细柔毛；

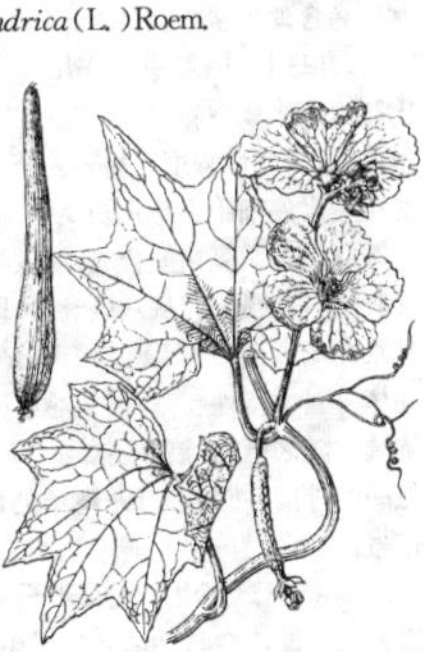

丝 瓜

花冠黄色、淡黄色或白色，直径5～9 cm，5深裂，裂片阔倒卵形，边缘波状；雄花雄蕊5，花药2室，多回折曲状，花丝分离；雌花子房下位，长圆柱状，柱头3，膨大。瓠果长圆柱状，常下垂，长20～60 cm，幼时肉质，绿而带粉白色，有纵向浅沟或条纹，成熟后黄绿色，内有坚韧的网状丝络。种子长卵形，扁压，长8～20 mm，径5～11 mm，黑色，边缘有狭翅。花期5～7月，果期6～9月。

原产印度，我国各地均有栽培。

本植物的种子(丝瓜子)与叶(丝瓜叶)、花(丝瓜花)、瓜蒂(丝瓜蒂)、果皮(丝瓜皮)、成熟果实的维管束(丝瓜络)、茎(丝瓜藤)、茎中的液汁(天罗水)、根(丝瓜根)亦供药用，另设专条。

【栽培】 生物学特性 喜温暖气候，耐高温高湿，怕低温。对土壤适应性广，宜选择土层深厚、潮湿、富含有机质的砂壤土。

繁殖方法 种子繁殖，直播或育苗移栽法。直播法：3～4月，整地作宽约3 m的畦。种子经浸种催芽，于畦面两边各播1行。按株距35 cm开穴，每穴播3粒种子。育苗移栽法：2～3月，在保温苗床上，用营养钵育苗，当瓜苗长出2～3片真叶时，即可移植。栽植密度同直播。

田间管理 经常进行中耕除草、培垄。适时进行人工引蔓、绑蔓，以辅助其上架或上棚，棚架高2 m。上棚前摘除侧蔓，上棚后的侧蔓一般不再摘除。苗期每星期追肥1次。结果期每采收1～2次，追肥1次，肥料以人畜粪尿和复合肥为主。盛果期，摘除过密的老黄叶和多余的雄花，摘除畸形瓜。

病虫害防治 病害有霜霉病，为害叶子，发病初期喷1∶1∶200波尔多液，隔7～10日喷1次，连续3～4次；白粉病，为害叶子，发病始期喷50%吉托布津800倍液，隔10日1次，连续喷3～4次。虫害有黄守瓜虫，成虫为害叶子，幼虫为害根；瓜蚜，为害嫩茎和叶子。

【采收加工】 嫩丝瓜于7～9月采摘，鲜用。老丝瓜(天骷髅)于秋后采收，晒干。

【药材】 丝瓜 *Luffae Fructus* 产于全国各地。

性状 果实(瓠果)长圆柱形，长20～60 cm，肉质，绿而带粉白色或黄绿色，有不明显的纵向浅沟或条纹，成熟后内有坚韧的网状瓜络。

【成分】 丝瓜果实含三萜皂苷成分：丝瓜苷(lycyoside) A、E、F、J、K、L、M，3-*O*-*β*-*D*-吡喃葡萄糖基常春藤皂苷元(3-*O*-*β*-*D*-glucopyranosyl hederagenin)，3-*O*-*β*-*D*-吡喃葡萄糖基齐墩果酸(3-*O*-*β*-*D*-glucopyranosyloleanolic acid)。还含丙二酸(malonic acid)、枸橼酸(citric acid)等脂肪酸，甲氨甲酸萘酯(carbaryl)，瓜氨酸(citrulline)，泻根醇酸(bryonolic acid)。

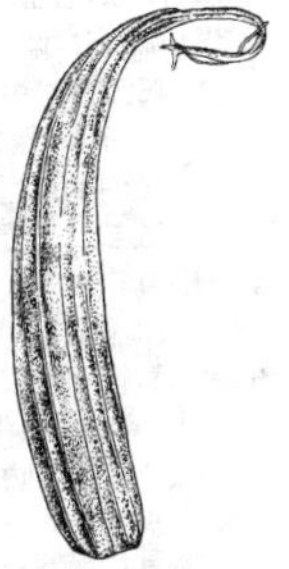

丝瓜(果实)外形

【药理】 1. 抗病毒作用 鲜嫩丝瓜提取物(L 043)腹腔注射时对刚断奶小鼠皮下感染乙型脑炎病毒有明显预防作用，感染病毒前注射L 043，保护率可达60%～80%。在感染病毒后注射，保护率只有20%～27%。

2. 抗过敏作用 丝瓜组织培养细胞中的泻根醇酸(BA)，不仅具有与甘草次酸(GA)几乎相同的抗过敏作用(大鼠Ⅰ型过敏反应)，而且显示了比GA强几倍的抑制小鼠耳触性Ⅳ型过敏反应的作用；另外，对组胺、血清素或缓激肽引起的小鼠足趾肿胀，BA显示了比GA强10倍或10倍以上的抑制效果。泻根醇酸是一个有意义的抗过敏药，其在丝瓜人工培养液中含量很高，而且易于转化为作用更强的衍生物。

3. 其他作用 从丝瓜地上部分提取的丝瓜皂苷以30、60 mg/kg的剂量给小鼠腹腔注射，其中大剂量组能显著促进幼龄小鼠的生长，小剂量组能使在高温48±2 ℃下存活的小鼠只数非常显著地提高；两个剂量组均能显著延长小鼠耐受常压窒息性缺氧的存活时间和小鼠持续游泳时间。两个剂量组对用^{60}钴γ线全身照射小鼠的保护指数均大于1.2，对核辐射都有预防作用。两个剂量组皆能提高小鼠腹腔巨噬细胞的吞噬活力，且呈量效依赖关系。大剂量组对小鼠血清中溶血素抗体的生成有明显的促进作用，而小剂量作用不明显；对增强正常小鼠学习及改善亚硝酸钠引起的小鼠记忆巩固障碍也有一定作用。

毒性　L 043 100 μg/ml 对培养的兔肾细胞没有毒性。小鼠每次腹腔注射 L 043 200 μg/只，76 小时内注射 8 次，全部存活，兔静注 L 043 6 mg/kg，体温未见升高。小鼠每 4 小时腹腔注射提取物 120 μg/只，共 6 次；或每 8 小时注射 1 次，共 3 次，随后每 12 小时 1 次，共 5 次。以上小鼠全部存活。小鼠口服 BASK 4 g/kg，亦不引起死亡，小鼠腹腔注射泻根醇酸 1 g/kg，2 星期内无死亡。

【药性】 甘，凉。归肺、肝、胃、大肠经。

1.《滇南本草》："味甘，性平。"

2.《滇南本草图说》："性凉。无毒。"

3. 陈羽陵："色绿象木，味甘入脾，质柔入肾，性滑入大肠。"（引自《本草汇言》）

4.《医林纂要》："甘，咸。"

5.《得配本草》："入手太阴经。"

6.《本草求真》："专入经络，兼入肠、胃。"

7.《本草再新》："入肝、肾二经。"

【功用主治】 清热解毒，凉血通络。主治痘疮，热病身热烦渴，咳嗽痰喘，喉风，肠风下血，痔疮出血，血淋，崩漏，疮毒脓疱，手足冻疮，热痹，乳汁不通，无名肿毒，水肿。

1.《丹溪心法》："痘疮初出时，或未见，时人有患者，宜预服此药。多者令少，重者令轻。"

2.《本草蒙筌》："解毒，亦治痘疮脚痈。多取烧灰，敷上即效。"

3.《医学入门》："治男妇一切恶疮，小儿痘疹余毒，并乳疽、疔疮。"

4.《纲目》："煮食，除热利肠。老者烧灰存性服，祛风化痰，凉血解毒，杀虫，通经络，行血脉，下乳汁，治大小便下血，痔漏崩中，黄积，疝痛卵肿，血气作痛，痈疽疮肿，齿䘌，痘疹胎毒。"

5.《药性纂要》："少食润肺清热，多食滑肠。"

6.《本草备要》："消浮肿。"

7.《药性切用》："老丝瓜力能通经活络，热痹宜之。酒炒用。"

8. 汪连仕《采药书》："天骷髅，治妇人白带血淋，臌胀积聚，一切筋骨疼痛。"

9.《随息居饮食谱》："调营，补阳，理疝。老者入药能补能通，化湿除黄，熄风止血。"

10.《萃金裘本草述录》："止吐血、衄血。"

【用法用量】 内服：煎汤，9～15 g，鲜品 60～120 g；或烧存性为散，每次 3～9 g。外用：捣汁涂，或捣敷，或研末调敷。

【宜忌】 脾胃虚寒或肾阳虚弱者不宜多服。

1.《滇南本草》："不宜多食，损命门相火，令人倒阳不举。"

2. 陈羽陵："脾胃寒弱之人，中年肾阳衰怯，命门无火之证，须禁食之。"（引自《本草汇言》）

3.《本经逢原》："丝瓜嫩者寒滑，多食泻人。"

4.《广群芳谱》："不可生食。多食败阳。"

【选方】 1. 治痰嗽　丝瓜烧存性，为细末，枣肉为丸，如弹子大。每服一丸，好酒下。（《摄生众妙方》化痰丸）

2. 治下血甚，不可救者　丝瓜（一个，烧灰存性）、槐花各等分（如气弱减分），为末。每服二钱，饭饮调服。（《普济方》丝瓜散）

3. 治痔漏，脱肛　丝瓜（烧灰）、多年石灰、雄黄各五钱，为末。以猪胆、鸡子清及香油和调，贴之，收上乃止。（《纲目》引《孙天仁集效方》）

4. 治酒痢便血，腹痛，或如鱼脑五色腥秽者　用干丝瓜一枚，连皮烧作灰存性，为末。酒调二钱，空心服。一方煨食之。（《普济方》引《经验良方》丝瓜散）

5. 治玉茎疮溃　丝瓜连子捣汁，和五倍子末，频搽之。（《纲目》引朱丹溪方）

6. 治肺热面疮　苦丝瓜、牙皂荚并烧灰，等分。油调搽。（《纲目》引《摘玄方》）

7. 治卵肿偏坠　丝瓜架上初结者，留下，待瓜结尽叶落取下，烧存性为末，炼蜜调成膏。每晚好酒服一匙，如在左左睡，在右右睡。（《纲目》引《保寿堂经验方》）

8. 治小肠气痛，绕脐冲心　连蒂老丝瓜烧存性，研末。每服三钱，热酒调下。甚者不过二三服即消。（《纲目》）

9. 治大小二便热结不通　用老丝瓜一个，甘草二钱，木通三钱。煎汤，频频饮之。（《方脉正宗》）

10. 治产后缺乳　黑芝麻、胡桃肉各 15 g 分别炒熟，加入新鲜嫩丝瓜 50 g，共捣为泥，以沸水 500 ml 冲服（连药渣同服），每日 1 剂。若无新鲜丝瓜，可用丝瓜络 60 g 先煎汤，去渣，冲服炒黑芝麻、炒胡桃肉泥。〔《辽宁中医杂志》1995，22(12)：545〕

1626 丝瓜子 sī guā zǐ（《食物本草》）

【异名】 乌牛子（《纲目拾遗》）。

【基原】 为葫芦科丝瓜属植物丝瓜的种子。

【原植物】 参见"丝瓜"条。

【采收加工】 9～11 月果实老熟后，在采制丝瓜络时，收集种子，晒干。

【药材】 丝瓜子 *Luffae Semen*　产地参见"丝瓜"条。

性状　丝瓜子　种子长卵形，扁压，长 8～20 mm，径 5～11 mm，厚约 2 mm，种皮黑色，边缘有狭翅，翅的一端有种脊，上方有叉状突起。种皮硬，剥开后可见膜状灰绿色的肉种皮包于子叶之外。子叶 2 片，黄白色。气微，味微香。

【成分】 丝瓜种子含水分 6.4%，油 43.3%，碳水化合物 4.2%，蛋白质 40.23%，灰分 4.2%，纤维 1.2%。油中脂肪酸有：棕榈酸（palmitic acid），硬脂酸（stearic acid），油酸（oleic acid），亚油酸（linoleic acid），亚麻酸（linolenic acid），十七烷酸（margaric acid），花生四烯酸（arachidonic acid）；糖类有鼠李糖，果糖，葡萄糖，半乳糖，水苏糖，棉子糖，蔗糖。又含赖氨酸，组氨酸，苏氨酸，苯丙氨酸，酪氨酸，缬氨酸，甲硫氨酸，胱氨酸，亮氨酸，异亮氨酸，色氨酸，丝氨酸，甘氨酸，精氨酸，谷氨酸，天冬氨酸，丙氨酸，脯氨酸，γ-氨基丁酸等氨基酸。还含三萜及三萜皂苷成分：丝瓜苷（lucyoside）N、P，泻根醇酸（bryonolic acid）。另含多种核糖体失活蛋白（ribosome inactivating protein）：丝瓜多肽（luffin）-a、b、s，α 及 β-丝瓜多肽。尚含丝瓜苦味质（luffein）。

【药理】 1. 抗肿瘤作用　用丝瓜子水提液 0.2 ml/10 g 给艾氏腹水癌小鼠灌胃，每日 1 次，连续 10 日，可使癌细胞转录活性降低，降低其恶性程度。且随着药汁浓度的增加作用时间的延长，对艾氏腹水癌细胞毒作用更为明显。丝瓜子中所含糖蛋白在无细胞系统可抑制蛋白质合成，对人绒毛膜癌细胞可抑制其对胸腺嘧啶脱氧核苷摄取。从八棱丝瓜（即粤丝瓜）种子中提取、纯化了一种八棱丝瓜蛋白 1（LF_1），LF_1 随着药物浓度及作用时间的增加，在体外对人慢性粒细胞白血病 K_{562} 细胞株的生长抑制及诱导细胞凋亡随之增加，结果还显示 LF_1 可诱导细胞凋亡早期磷脂酰丝氨酸的外翻，使细胞内钙离子的浓度快速升高，提示 LF_1 可通过信号传导途径诱导 K_{562} 细胞凋亡。

2. 抗病毒作用　丝瓜种子所含的核糖体失活蛋白在对单核细胞无毒的浓度时，可抑制人免疫缺陷病毒（HIV-1）的复制，能显著降低逆转录酶的活性。丝瓜牙（种子发芽后剪去叶及根）提取物（L 042）对感染乙型脑炎病毒有明显预防作用，L 042 的有效成分可被乙醇沉淀，主要含多糖和核酸。家兔静注 L 042 具有明显的诱生干扰素作用，其有效成分是核酸，多糖部分无效。

3. 其他作用　丝瓜种子所含丝瓜苷 N 和 P 在体外具有较强的纤溶活性。丝瓜种子含两种糖蛋白，对小鼠可产生中期流产。

从丝瓜籽中分离到一组分子量为 8 kD 左右的小分子核糖体失活蛋白——$LuffinS_1$、$LuffinS_2$、$LuffinS_3$，它们对核糖体的失活机制与天花粉蛋白一致，为 RNA *N*-糖苷酶催化型。

【药性】 苦，寒。

1. 姚可成《食物本草》："苦者：气寒，有毒。甜者：无毒。"

2.《得宜本草》："味苦。"

3.《全国中草药汇编》："微甘，平。"

【功用主治】 清热，利水，通便，驱虫。主治水肿，石淋，肺热咳嗽，肠风下血，痔漏，便秘，蛔虫病。

1. 姚可成《食物本草》："苦者：主大水，面目四肢浮肿，下水，令人吐。甜者：除烦止渴，治心热，利水道，调心肺，治石淋，吐蛔虫，压丹石。"

2.《得宜本草》："通经络，解热毒。"

3.《医林纂要》："治肠风，痔瘘，崩漏，下乳。"

4.《得配本草》："捣汁，入谷道，导大便不通，捷如响应。"

5.《全国中草药汇编》："清热化痰，润燥，驱虫。主治咳嗽痰多、蛔虫病、便秘。"

6.《福建药物志》："破气。治睾丸炎。"

【用法用量】 内服：煎汤，6～9 g；或炒焦研末。外用：研末调敷。

【宜忌】 脾虚者及孕妇慎服。

1. 姚可成《食物本草》："若患脚气、虚胀、冷气人食之病增。"

2.《得配本草》："脾虚者禁用，恐致泄泻。"

【选方】 1. 治蛔虫病　黑丝瓜子仁，成人每日 40～50 粒，儿童每日 30 粒。捣烂后装入胶囊，睡前 1 次服，连服 2 日，排虫率甚高。(《浙南本草新编》)

2. 治腰痛不止　丝瓜子仁炒焦，擂酒服，以渣敷之。(《妇人良方补遗》)

3. 治双单蛾风　丝瓜子一两二钱，牙皂角一两(切碎)。二味放新瓦上，文火炙干，为极细末，加冰片少许，收贮瓷瓶封固。每遇蛾风，用少许吹鼻中，打喷嚏二三次，即消。在左吹右，在右吹左，双蛾左右并吹。(《奇验喉证明辨》捷妙散)

1627 丝瓜叶 sī guā yè (《滇南本草》)

【异名】 虞刺叶(《世医得效方》)。

【基原】 为葫芦科丝瓜属植物丝瓜的叶片。

【原植物】 参见"丝瓜"条。

【采收加工】 7～10 月采收，晒干或鲜用。

【成分】 含三萜类及其皂苷成分：21*β*-羟基齐墩果酸(21*β*-hydroxyoleanolic acid)，3-*O*-*β*-*D*-吡喃葡萄糖基马斯里酸(3-*O*-*β*-*D*-glucopyranosylmaslinic acid)，3-*O*-*β*-*D*-吡喃葡萄糖基-2*α*-羟基棉根皂苷元(3-*O*-*β*-*D*-glucopyranosyl-2*α*-hydroxygypsogenin)，21*β*-羟基常春藤皂苷元-3-*O*-*β*-*D*-吡喃葡萄糖苷(21*β*-hydroxyhederagenin-3-*O*-*β*-*D*-glucopyranoside)，丝瓜素(lycyin)A 即 21*β*-羟基棉根皂苷元(21*β*-hydroxygypsogenin)，齐墩果酸-3-葡萄糖苷(oleanolic acid-3-glucoside)，齐墩果酸-3-葡萄糖-28-二葡萄糖苷(oleanolic acid-3-glucosyl-28-diglucoside)，齐墩果酸(oleanolic acid)，常春藤皂苷元(hederagenin)，丝瓜苷(lucyoside)A、B、C、D、E、F、G、H、I，人参皂苷(ginsenoside)-Re 及-Rg_1，剑叶莎酸内酯(machaerinic acid lactone)等。黄酮类成分：芹菜素(apigenin)。脂肪酸：丙二酸(malonic acid)，棕榈酸(palmitic acid)，亚油酸(linoleic acid)，亚麻酸(linolenic acid)。又含甲氨甲酸萘酯(carbaryl)，磺基奎诺糖基二脂酰基甘油(sulfoquinovosyl diacylglycerols)。

【药理】 1. 益智作用　丝瓜叶成分 L-6a(2*α*-羟基齐墩果酸-3-*O*-*β*-*D* 葡萄糖吡喃糖苷)和 L-10(21*β*-羟基常春藤苷皂元 3-*O*-*β*-*D* 吡喃葡萄糖苷)分别以 25 μg、50 μg 经侧脑室注射(ICV)给药，结果 L-6a 25 μg 对大鼠 24 小时后的记忆保持功能明显增强，50 μg 组无改变。L-10 两剂量组有增强的趋势，但无显著性差异。L-6a 25 μg 和 L-10 两个剂量组均能增加海马内生长抑素免疫反应物(Som-LI)，提示 L-6a 和 L-10 的益智作用可能是通过增加海马生长抑素来实现的。

2. 促进脑障碍的功能恢复　丝瓜叶成分 L-6a 以 0.5 mg/kg 的剂量经侧脑室注射(ICV)给药，可显著促进脑缺血大鼠 AAR(穿梭箱主动回避反应)的获得，0.5、0.25 mg/kg 均显著延缓 AAR 的消退；脑缺血后，L-6a 0.5 mg/kg 能减缓 SEP(皮层体感诱发电位)波幅下降及其潜伏期延长；脑缺血再通后，L-6a 0.5 mg/kg 能加大 SEP 振幅增高，缩短其潜伏期。

3. 对免疫因子的作用　丝瓜叶成分 L-6a 对细菌脂多糖(LPS)刺激小鼠 PM 产生 IL-1 及 TNF-α 的作用，在 2～50 μg/ml 范围内，促进 IL-1 及 TNF-α 的产生，促进 IL-1 在 10 μg/ml 作用时达高峰；L-6a 在 0.2～50 μg/ml 范围内，对于植物血细胞凝集素(PHA)刺激小鼠脾细胞产生 IL-2 有促进作用，在 2 μg/ml 时达高峰。

4. 其他作用　沸水浸液能明显降低小鼠血清及心肌的过氧化脂质(LPO)。

【药性】 苦，微寒。

1.《药性考》："凉。"

2.《上海常用中草药》："苦、酸，微寒。"

3.《安徽中草药》："性寒，味甘。"

【功用主治】 清热解毒，止血，祛暑。主治痈疽，疔肿，疮癣，蛇咬，汤火伤，咽喉肿痛，吐、衄及创伤出血，暑热烦渴。

1.《滇南本草》："晒干为末，治绞肠痧。"

2.《纲目》："癣疮，频挼掺之。疗痈疽，丁肿，卵㿗。"

3.《本经逢原》："捣汁生服，解一切蛇伤之毒，即以滓盦伤处，干即易之。"

4.《随息居饮食谱》："绞汁服，治痧秽腹痛，性能消暑解毒。"

5.《岭南采药录》："煎服，治鹅喉。"

6.《上海常用中草药》："清暑热；外用止血消炎。主治暑天烦热口渴，天疱疮，顽癣，创伤出血。"

7.《全国中草药汇编》："清热解毒，化痰止咳。主治百日咳，咳嗽。"

8.《福建药物志》："治咽喉炎，神经性皮炎，多发性毛囊炎。"

【用法用量】 内服：煎汤，6～15 g；鲜品 15～60 g，或捣汁；或研末。外用：煎水洗；或捣敷；或研末调敷。

【选方】 1. 治鱼脐疔疮　丝瓜叶、连须葱、韭菜。上同入石钵内，捣烂如泥。以酒和服，渣贴腋下，如病在左手，贴左腋下，右手贴右腋，在左足贴左胯，右足贴右胯，如在中则贴心脐，并用布帛包住，候肉下红丝处皆白，则可为安。(《世医得效方》)

2. 治汗斑　丝瓜叶、硼砂、冰片。捣烂外敷。(《南宁市药物志》)

3. 治肾囊风热瘙痒　丝瓜叶四两，苍耳草一两，野菊花二两。煎水服或外用洗。(《重庆草药》)

4. 治神经性皮炎　鲜丝瓜叶洗净，研细后在患处摩擦，直到局部发红，甚至见隐血为止。每 7 日 1 次，2 次为 1 个疗程。〔《中医杂志》1961，(3)：23〕

5. 治汤火伤　丝瓜叶 30 g，大黄 30 g，黄柏 15 g，黄连 6 g。研末，香油调搽。(《湖南药物志》)

6. 治伤暑霍乱　丝瓜叶一片，白霜梅肉一枚并核中仁。同研极烂，新汲水调服，入口立瘥。(《医学广笔记》)

7. 治流行性腮腺炎　鲜丝瓜叶、鲜鸭跖草(竹叶菜)各 30～60 g。洗净，捣烂外敷，每日 2 次。(《食物中药与便方》)

8. 治阴子偏坠　丝瓜叶(烧存性)三钱，鸡子壳(烧灰)二钱。温酒调服。(《纲目》引《余居士选奇方》)

【临床报道】 1. 治疗隐疹　丝瓜叶捣烂，或用手揉搓至叶汁溢出，以之外擦风团。风团分布广泛者，则将捣烂或揉搓过的丝瓜叶浸泡于适宜温度的热水中，以之洗浴全身。每 1 000 ml 热水需鲜丝瓜叶约 300 g。每日外擦或洗浴 2 次。避受风寒，尤其是风寒型和气血两虚型患者更应注意。治疗 40 例，病程最长者 18 个月，最短者 1 日。结果：外擦或洗浴 4 次后，痊愈 24 例；显效 7 例；有效 3 例；无效 6 例。显效率为 77.5%，总有效率为 92.5%。

2. 治疗痱子　取新鲜丝瓜叶洗净，捣烂取汁，装瓶备用。治疗时用棉签或脱脂棉球蘸药液涂搽患处，每日 3～6 次，2 日为 1 个疗程。患者 52 例，年龄 4 个月～56 岁；病程 3～7 日。治疗效果：本组经治疗全部治愈。搽药后发红之小丘疹渐消退，瘙痒感消失；丘疱疹在搽药后水疱迅速变松弛并逐渐吸收。

3. 治疗扁平疣　采摘新鲜丝瓜叶数片，洗净。用针尖挑破较大扁平疣的表皮。手拿丝瓜叶反复用力摩擦扁平疣区的皮损，直到扁平疣与皮肤明显发红，感到疼痛时为止。使丝瓜叶汁渗入扁平疣内。擦完后 1 小时内勿用水洗涤。每日早晚各 1 次。对照组：吗啉胍 0.2 g，每日 3 次，口服。乌洛托品 0.6 g，每日 3 次，口服。聚肌胞 2 mg，肌内注射，每星期 2 次。维生素 B_{12} 500 μg，肌内注射，每日 1 次。连续治疗 1 个月判定疗效。治疗组 60 例患者，病程 2 个月至 4 年；皮损扁圆，小如针尖大小，极个别大的如豌豆，呈皮肤颜色或褐色，稀疏分布于面部，散在于手背与前臂部。对照组 33 例，病程 3 个月～3.5 年，皮损同上述，均为同期患者，接受西药治疗。结果：治疗组 60 例，痊愈 48 例，显效 8 例，有效 2 例，无效 2 例，痊愈率为 80.0%。对照组 33 例，痊愈 20 例，显效 6 例，有效 4 例，无效 3 例，痊愈率 60.6%。表明丝瓜叶外用明显优于西药对照组。用丝瓜叶治疗未见毒副作用。

4. 治疗带状疱疹　治疗组用新鲜丝瓜叶 200 g，大蒜头 50 g 混合捣烂取汁，加雄黄粉 10 g 和 75% 乙醇 50 ml 混合（液体是深绿色）涂于疱疹处，每日 3～4 次。所有病例均未用抗病毒药物治疗。对照组均用病毒灵 0.2 g，每日 3 次口服，维生素 B_1 100 mg 和维生素 B_{12} 2.5 mg，每日肌注 1 次，剧痛者加用止痛药，感染者加用抗生素。共治疗患者 103 例，门诊 63 例，住院 40 例，病程 5～11 日。随机分治疗组 58 例；对照组 45 例。两组的患者均有单侧性沿外周神经分布的成簇水疱样损害，伴有疼痛和全身不适，其中胸、腹部损害最多。结果：治疗组 58 例全部痊愈，疼痛消失时间 3～7 日，平均 5 日，治愈时间 4～9 日，平均 6 日；对照组 45 例也全部痊愈，疼痛消失时间 6～15 日，平均 8.5 日，治愈时间 8～15 日，平均 10 日，疼痛时间及治疗时间两组对比，治疗组明显优于对照组，有显著性差异（$P<0.01$）。遗留神经性疼痛：治疗组 5 例，对照组 12 例，也有显著性差异（$P<0.01$）。副作用：治疗组有 8 例，水泡破溃患者局部外涂后，有刺激性疼痛和干燥感，但能忍受。

1628 丝瓜皮 sī guā pí（《滇南本草》）

【基原】 为葫芦科丝瓜属植物丝瓜的果皮。

【原植物】 参见“丝瓜”条。

【采收加工】 7～10 月食用丝瓜时，收集刨下的果皮，鲜用或晒干。

【药性】 甘，凉。

【功用主治】 清热解毒。主治金疮，痈肿疔疮，坐板疮。

1.《滇南本草》：“晒干为末，治金疮疼。”

2.《分类草药性》：“涂疔疮，退火毒，消肿。”

【用法用量】 内服：煎汤，9～15 g；或入散剂。外用：研末调敷；或捣敷。

【宜忌】《滇南本草》：“阴素太虚者，多食又能滑精，故有名倒阳菜者。”

【选方】 1. 治坐板疮痒者　丝瓜皮阴干为细末，烧酒调搽。（《摄生众妙方》）

2. 治睾丸肿痛　黄丝瓜壳 1 枚，橘子皮 15 g。焙干，研成末，用甜酒或烧酒煮开水冲服。

3. 治痄腮　老丝瓜皮 30 g，葫芦瓜皮 30 g。研末，以油脚调敷患处。（2、3 方出自《湖南药物志》）

1629 丝瓜花 sī guā huā（《滇南本草》）

【基原】 为葫芦科丝瓜属植物丝瓜的花。

【原植物】 参见“丝瓜”条。

【采收加工】 7～9 月开花时采收，晒干或鲜用。

【成分】 丝瓜花含 β-谷甾醇（β-sitosterol），芹菜素（apigenin），齐墩果酸（oleanolic acid）及丙二酸（malonic acid）等脂肪酸。

【药性】《滇南本草》：“味甘、微苦，性寒。”

【功用主治】 清热解毒，化痰止咳。主治肺热咳嗽，咽痛，鼻窦炎，疔疮肿毒，痔疮。

1.《滇南本草》：“清肺热，消痰，下气，止咳，止咽喉疼，消烦渴，泻命门相火。”

2.《分类草药性》：“涂疔疮，退火毒，消肿。”

3.《重庆草药》：“清热利便。治疮毒，痔疮。”

【用法用量】 内服：煎汤，6～9 g。外用：捣敷。

【选方】 1. 治肺热咳嗽，喘急气促　丝瓜花、蜂蜜。煎服。（《滇南本草》）

2. 治红肿热毒疮，痔疮　丝瓜花、铧头草各 15 g。生捣涂敷。（《重庆草药》）

3. 治眼痛　丝瓜花 9 g，猪肝 60 g，茶油 9 g。共蒸食。（《湖南药物志》）

4. 治外伤出血　丝瓜花、秋葵叶。晒干研粉，加冰片少许，同研末外用。（《单方验方调查资料选编》）

1630 丝瓜络 sī guā luò（《本草再新》）

【异名】 天萝筋（《脉因证治》），丝瓜网（《医林纂要》），丝瓜壳（《分类草药性》），瓜络、絮瓜瓤（《广州植物志》），天罗线（《药材资料汇编》），丝瓜筋（《江苏省植物药材志》），丝瓜瓤（《河北药材》），千层楼（《湖南药物志》），丝瓜布（《四川常用中草药》）。

【基原】 为葫芦科丝瓜属植物丝瓜成熟果实的维管束。

【原植物】 参见“丝瓜”条。

【采收加工】 9～11 月果实成熟，果皮变黄，内部干枯时采摘，搓去外皮及果肉；或用水浸泡至果皮和果肉腐烂，取出洗净，除去种子，晒干。

【药材】 丝瓜络 *Luffae Fructus Retinervus*　主产于江苏、浙江。

性状　本品为丝状维管束交织而成，多呈长菱形或长圆筒形，略弯曲，长 30～70 cm，直径 7～10 cm。表面淡黄白色。体轻，质韧，有弹性，不能折断。横切面可见子房 3 室，呈空洞状。气微，味淡。

鉴别　粉末特征：白色。经组织离析后观察，纤维成束或单个散在，壁木化，胞腔较小，两端斜尖，常断裂，直径约 17～40 μm。木薄壁细胞少，两端平直，壁较厚，有壁孔。导管众多，均为螺纹，直径约 34 μm 左右。

【成分】 丝瓜络含多糖：木聚糖（xylan），甘露聚糖（mannan），半乳聚糖（galactan）等。

【药理】 1. 镇痛和抗炎作用　丝瓜络水煎剂小鼠腹腔给药，扭体法（5 g/kg）及热板法和电刺激法（10 g/kg）有明显镇痛作用，纳洛酮不能对抗其镇痛作用，表明其镇痛作用与阿片受体无关。大鼠腹腔注射给药 10 g/kg，对角叉菜胶致足跖肿及棉球肉芽肿有明显抑制作用。

2. 镇静作用　小鼠腹腔注射水煎剂 10 g/kg、20 g/kg 对戊巴比妥钠阈下催眠剂量有明显协同作用。

3. 降血脂作用　丝瓜络对实验性高血脂大鼠有明显的降血

脂效应，使实验大鼠的血清胆固醇和三酰甘油显著降低，血清高密度脂蛋白胆固醇显著升高，而且能显著减少实验大鼠的体重。

毒性　水煎剂小鼠腹腔注射，改良寇氏法计算，LD_{50}为137.40±16.71 g/kg。

【炮制】1. 丝瓜络　取原药材，除去杂质及残留种子，击扁，切成小段。

2. 炒丝瓜络　取净丝瓜络小块置锅内，用文火加热，炒至深黄色，取出放凉。

3. 丝瓜络炭　取丝瓜络块置锅内，用武火加热炒至表面焦黑色，内部焦褐色时，喷淋清水，取出，晾干。

饮片性状　丝瓜络为筋络(维管束)交织而成的网状小块，表面淡黄白色，体轻。质韧，有弹性。气微，味淡。炒丝瓜络形如丝瓜络块，表面褐黄色，微焦。丝瓜络炭形如丝瓜络块，表面焦黑色，内部焦褐色。

【药性】甘，凉。归肺、肝、胃经。

1.《药性考》："凉。"

2. 张秉成《本草便读》："味甘，性寒。"

3.《本草用法研究》："无毒。入肺、胃、肝三经。"

4.《全国中草药汇编》："甘，平。"

【功用主治】通经活络，解毒消肿。主治胸胁疼痛，热痹，筋脉拘挛，乳汁不通，肺热咳嗽，水肿腹水，痈肿疮毒，乳痈，湿疹。

1.《脉因证治》："治疝。"

2.《医林纂要》："凉血渗血，通经络，托痘毒。"

3.《药性切用》："热痹宜之。"

4.《药性考》："快痘，疏风行痰，下乳，消痈肿骤，解毒杀虫，便血痔漏。"

5.《本草再新》："和血脉，化痰顺气。"

6.《随息居重订霍乱论》："霍乱身黄之主药。"

7.《分类草药性》："治乳肿疼痛，火煅存性冲酒服。研末调香油涂汤火伤。"

8.《现代实用中药》："为清凉性活血、通经、解毒药，能通乳汁，发痘疮，及痈疽不敛等症。又为止痛、止血药，用于肠出血、赤痢、妇人子宫出血、睾丸炎肿、痔疮流血等。"

9.《山东中药》："治小便不利，关节肿痛。"

10.《四川中药志》1979年版："用于胸痹、坐骨神经痛、中风后半身不遂、跌扑损伤。"

【用法用量】内服：煎汤，5～15 g；或烧存性研末，每次1.5～3 g。外用：煅存性研末调敷。

【选方】1. 治胸痹及心气痛　丝瓜络15 g，橘络3 g，丹参10 g，薤白12 g。水煎服。(《四川中药志》1979年版)

2. 治风湿性关节痛　丝瓜络15 g，忍冬藤24 g，威灵仙12 g，鸡血藤15 g。水煎服。(《山东中草药手册》)

3. 治手臂痛　丝瓜络10 cm，秦艽6 g，羌活3 g，红花4.5 g。水煎服。(中医研究院《常见病验方选编》)

4. 治中风后半身不遂　丝瓜络、怀牛膝各10 g，桑枝、黄芪各30 g。水煎服。

5. 治乳少不通　丝瓜络30 g，无花果60 g。炖猪蹄或猪肉服。(4、5方出自《四川中药志》1979年版)

6. 治痔漏，脱肛　丝瓜络，烧存性。同多年石灰、雄黄为末，以猪胆汁、鸡子清及香油和调，贴之收上乃止。(《本草用法研究》)

7. 治经事不行　丝瓜络(煅，研)，每三钱，酒下。(《鲟溪单方选》)

8. 治绣球风及女阴瘙痒　丝瓜络30 g，蒜瓣60 g。煎水10 L。坐浴，每日2、3次，每次20～30分钟。(《疮疡外用本草》)

【临床报道】治疗急性乳腺炎　取干丝瓜络1节，长约15 cm，分成3等分，剪断，焙干，放入碗内点燃烧成灰，然后将60度粮食白酒30～50 ml倒入碗内，稍凉后，即用纱布过滤，将滤液1次顿服，如不会喝酒，可将滤液分3、4次服完；再将滤渣用纱布包好，敷在红肿部位，胶布固定，绷带扎好，每24小时更换1次。共治疗30例患者，其中经治疗1次痊愈者21例，2次痊愈者3例，3次痊愈者3例，总有效率为90%。病后24～48小时内立即接受此疗法者效果显著，超过48小时以上的疗效不理想。治疗中未见副作用。

1631 丝瓜根 sī guā gēn (《滇南本草》)

【基原】为葫芦科丝瓜属植物丝瓜的根。

【原植物】参见"丝瓜"条。

【采收加工】7～11月采挖，鲜用或晒干。

【成分】丝瓜根含泻根醇酸(bryonolic acid)。

【药理】控制变态反应　丝瓜根中所含的泻根醇酸给小鼠腹腔注射可抑制其Ⅰ型变态反应。其ID_{50}为376 mg/kg。大鼠腹腔注射泻根醇酸也可剂量依赖性抑制Ⅰ型变态反应。

【药性】甘、微苦，寒。

1.《岭南采药录》："味甘，性寒。"

2.《重庆草药》："味甘、微苦，性平，无毒。"

3.《福建药物志》："凉。"

【功用主治】活血通络，清热解毒。主治偏头痛，腰痛，痹证，淋证，乳少，乳痈，鼻炎，鼻窦炎，喉风肿痛，肠风下血，痔漏。

1.《纲目》："主治齿䘌，脑漏。杀虫解毒。"

2.《得配本草》："解热毒，止久痢，杀三虫。"

3.《分类草药性》："治痔疮，蛇伤。"

4.《岭南采药录》："治小肠气痛。"

5.《重庆草药》："通经络，行血，消肿胀，下乳。治乳房肿痛，腰背胀痛。"

6.《四川中药志》1979年版："清肺化痰，用于支气管炎。"

7.《福建药物志》："治热痹，小儿夏季热，痢疾。"

【用法用量】内服：煎汤，3～9 g，鲜品30～60 g；或烧存性研末。外用：煎水洗；或捣汁涂。

【选方】1. 治偏头痛　鲜丝瓜根90 g，鸭蛋2个。水煮服。(江西《草药手册》)

2. 治腰痛不止　丝瓜根烧存性，为末。每温酒服二钱。(《纲目》引《卫生杂兴》)

3. 治风湿性关节炎　丝瓜根四两，豆腐半斤。水炖服。(福州军区后勤部卫生部《中草药手册》)

4. 治急性风湿性关节炎　丝瓜根30 g，忍冬藤15 g，防己、苍术、黄柏各9 g。水煎服。(《浙南本草新编》)

5. 治鼻炎　丝瓜根500 g，黄栀子250 g。共研细粉。每服9 g，每日3次。(《全国中草药汇编》)

6. 治喉风肿痛　丝瓜根，以瓦瓶盛水浸，饮之。(《纲目》引《海上名方》)

7. 治痔疮，大便出血　鲜丝瓜根60 g，鲜蒲公英60 g，鲜无花果60 g，鲜臭椿根30 g。煎水服。(江西《草药手册》)

8. 治诸疮久溃　丝瓜老根，熬水扫之，大凉即愈。(《纲目》引《包会应验方》)

9. 治下消　鲜丝瓜根头30～60 g，合水蛙3～7只炖服。专服汤，二三次效。(《泉州本草》)

10. 治乳少　丝瓜根60 g。煮猪脚食。(《湖南药物志》)

1632 丝瓜蒂 sī guā dì (《本草求原》)

【异名】甜丝瓜蒂(《疑难急症简方》)。

【基原】为葫芦科丝瓜属植物丝瓜的瓜蒂。

【原植物】参见"丝瓜"条。

【采收加工】7～10月食用丝瓜时，收集瓜蒂，鲜用或晒干。

【药性】苦，微寒。

【功用主治】 清热解毒，化痰定惊。主治痘疮不起，咽喉肿痛，癫狂，痫证。

1.《学圃杂疏》："治小儿痘。"

2.《本草求原》："同金针菜治一切咽喉肿痛。"

【用法用量】 内服：煎汤，1～3 g；或入散剂。外用：研为细粉，吹喉或搐鼻。

【宜忌】 脾胃虚弱者慎服。

【选方】 1. 治喉痛　丝瓜蒂(煅末)、白鹅屎(煅)、冰片。研合吹喉。(《南宁市药物志》)

2. 治羊痫风　甜丝瓜蒂(即丝瓜)七个(为末)，白矾一钱。无根水(即缸内、池内水)调送吐痰，过五日再一服愈。(《疑难急症简方》)

3. 治癫狂不止，得之惊忧之极者　丝瓜蒂半两为末。每服一钱，开水调一盏投之，即大吐，后熟睡，勿令惊起，即效。

4. 治通身黄疸　丝瓜蒂焙干三四钱，为细末。每用半字于鼻内吹入，一日一度，并三日。(3、4 方出自《急救良方》)

1633 丝瓜藤 sī guā téng (《纲目》)

【基原】 为葫芦科丝瓜属植物丝瓜的茎。

【原植物】 参见"丝瓜"条。

【采收加工】 7～10 月采收，鲜用或晒干。

【成分】 丝瓜藤含皂苷：人参皂苷(ginsenoside)-Re、Rg，丝瓜苷(lucyoside)A、B、C、D、E、F、G、H、I。

【药理】 1. 抗菌、抗病毒作用　丝瓜藤粉煎剂与乙醇浸剂对呼吸道常见细菌有较弱的抑制作用，对肺炎链球菌作用稍强，但鲜汁无抑菌作用。鲜嫩丝瓜藤提取物(Elcv)对乙型脑炎病毒有抗病毒作用。培养的兔肾细胞滤泡性口腔炎病毒感染前 18 小时加入 Elcv，有明显的抗感染作用，抑制病毒特异性病变所需 Elcv 最小量为 0.012 5 mg/ml，如在病毒感染前 4 小时才加入 Elcv 或者 Elcv 经 100 ℃ 30 分钟处理后再加入，均不能抑制病毒特异性病变。家兔静注 Elcv 5 mg/kg，具有诱生干扰素作用，Elcv 也是一种核酸类的干扰素诱生剂。

2. 抗炎和抗过敏作用　丝瓜藤醇提物(Luf-ext)100 mg/kg、300 mg/kg 连续灌胃 3 日，显著抑制大鼠同种被动皮肤过敏反应(PCA)；300 和 500 mg/kg 连续灌胃 3 日，明显抑制小鼠耳异种被动皮肤过敏反应；同时 Luf-ext 100 mg/kg 对小鼠 Arthus 反应也呈显著抑制作用；100 mg/kg、300 mg/kg 和 500 mg/kg 可明显抑制绵羊红细胞所致迟发型变态反应，并对抗组胺引起的小鼠皮肤毛细血管通透性的升高及二甲苯所致的耳郭肿胀。

【药性】 苦，微寒。归心、脾、肾经。

1.《本草再新》："味苦，性微寒，有微毒。入心、脾、肾三经。"

2.《本草求原》："小毒。"

3.《安徽中草药》："性平，味甘。"

4. 南药《中草药学》："苦、酸，凉。"

【功用主治】 舒筋活血，止咳化痰。主治腰膝酸痛，肢体麻木，月经不调，咳嗽痰多，鼻渊，牙宣，龋齿。

1.《纲目》："主治齿䘌、脑漏，杀虫解毒。"

2.《得配本草》："解热毒，止久痢。"

3.《药性考》："疗牙宣，卷须稀痘。"

4.《本草再新》："和血脉，活经络，滋肾水，止阴痛，补中健脾，消水肿。妇人经水不调，血枯血少，腰膝四肢麻木，产后惊风，亦兼用之。"

5.《岭南采药录》："解暑热。"

6.《安徽中草药》："止咳平喘。"

7.《福建药物志》："治小儿高热惊厥，牙痛。"

【用法用量】 内服：煎汤，30～60 g；或烧存性，研末，每次 3～6 g。外用：煅存性，研末调敷。

【选方】 1. 治肾虚腰痛　丝瓜藤连根，焙燥研细末。黄酒送服，每次 3 g，每日 2 次。(《食物中药与便方》)

2. 治气管炎　丝瓜藤 30 g，苦杏仁、百部各 9 g。煎服。(《安徽中草药》)

3. 治鼻中时时流臭黄水，甚者脑亦时痛　丝瓜藤近根三五寸许，烧存性，为细末，酒调服之。(《医学正传》)

4. 治牙宣露痛　① 用丝瓜藤阴干，临时火煅存性，研搽。(《纲目》引《海上妙方》)② 丝瓜藤一握，川椒一撮，灯心一把。水煎浓汁，漱吐，其痛立住。(《纲目》引《惠生堂方》)

5. 治阳旺　用丝瓜小藤捣烂，敷玉茎，阳即倒矣。(《寿世保元》)

【临床报道】 1. 治疗慢性支气管炎　取丝瓜藤(干)90～240 g两次煎液合并浓缩至 100～150 ml，加糖适量。每次 50～100 ml，每日服 2～3 次，10 日为 1 个疗程。治疗 1 000 余例，通过不同季节反复验证，总有效率在 70%左右，显效率在 30%左右。另以丝瓜藤提取物：L13 每日量 1 200 mg，L14 每日量 400 mg，均分 2 次服，10 日为 1 个疗程。据 93 例 4 个疗程的观察结果，总有效率为 60%～63%，显效率为 13%～25%。与煎剂比较无明显差异。此外，曾分别以丝瓜络、丝瓜叶鲜汁及天罗水共验证 350 例，结果总有效率均低于丝瓜藤。丝瓜藤及其提取物的主要作用是镇咳及祛痰，平喘作用较差、无明显抑菌消炎作用；疗效与剂量及丝瓜藤的经霜与否均无明显差异；对单纯型的疗效较喘息型好；无肺气肿者效果比合并肺气肿者好；用药时间以 4～7 个疗程较好，延长疗程其疗效未见明显升高；疗效与病程无明显规律性；疗效与季节有明显差异，以夏季疗效最高，秋冬较低。约 20%病例有嘈心、口干等副作用，程度轻微。提取物则几乎无副作用。对肝、肾功能无明显影响。

2. 治疗慢性鼻窦炎　取经霜打后的丝瓜藤研末，每次用 6 g，黄酒 100 ml 送下(不饮酒者可用白开水送服)，早晚各 1 次，空腹服。半个月为 1 个疗程。休息 5 日后再进行第二个疗程。本组患者平均治疗 3.5 个疗程。治疗效果：78 例患者中，41 例治愈，21 例显效，10 例有效，6 例无效，其中 4 例病史在 15 年以上。总有效率 91.5%。

1634 丝茅七 sī máo qī (《陕西中草药》)

【异名】 鸦葱(《东北药用植物》)，茅草细辛(《贵州民间方药集》)，毛草七、倒扎草根(《贵州民间药物》)，倒扎花(《贵州草药》)，条参、水防风(《陕西中草药》)，仙茅参(《陕西植物药调查》)，猪尾巴、羊奶子、水风、独脚茅草(《全国中草药汇编》)。

【基原】 为菊科鸦葱属植物白茎鸦葱的根。

【原植物】 白茎鸦葱 *Scorzonera albicaulis* Bunge　又名：笔管草、华北葱鸦(《中国高等植物图鉴》)，箭头草(《中药大辞典》)，细叶鸦葱(《内蒙古中草药》)。

多年生草本，高 30～100 cm。全株含丰富乳汁。主根长圆锥形；根茎颈部有少数叶柄残鞘。茎单生，直立，中空，上部有伞房花序状分枝，有沟纹，被密蛛丝状毛，后脱落几无毛。基生叶丛生，窄披针形或条状披针形，长 15～40 cm，宽 0.7～2 cm，两端尖锐，基部有鞘状短柄，全缘，粉绿色，通常 5 脉，平行；茎生叶互生，无柄，叶形与基生叶同，基部微扩大，抱茎；上部叶渐小。头状花序大，2～6 个，生

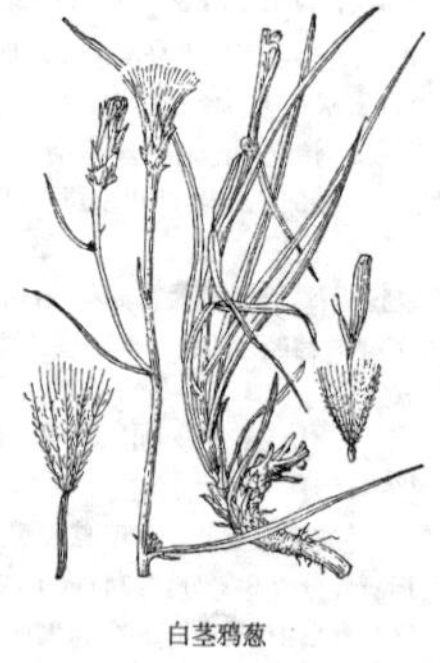

白茎鸦葱

于枝端成伞房状，总苞长筒形，长 3～4 cm，直径 1～1.2 cm；总苞片 5 层，有蛛丝状毛或几无毛，外层三角状卵形，很少，中、内层较长，披针状椭圆形或宽线形，边缘膜质，先端尖锐；花全为舌状，黄色。瘦果，光滑，长 2.5 cm，上部狭窄成喙状，有多数纵肋；冠毛污黄色，羽状，基部连合成杯，整体脱落，有 3～5 个超长冠毛，刚毛状。花期 7 月。

生于山坡草地、路旁或灌丛、林下。分布于东北、华北、华东、西南、中南及陕西、宁夏等地。

【采收加工】 7～10 月采挖，鲜用或晒干，或蒸后晒干。

【药材】 丝茅七 *Scorzonerae Albicaulis Radix* 产于华北、华东、陕西等地。

性状　根长圆形，肉质，鲜时横切面白色，并有乳汁流出。干后表面褐色或棕黑色，纵横皱缩不平，有时呈剥裂状，顶端常有茎叶残基。气微，味微甘。

【药性】 苦，凉。

1.《陕西中草药》："味甘，性温。"

2.《内蒙古中草药》："味甘苦，性寒。"

3.《全国中草药汇编》："甘、苦，微凉。"

【功用主治】 清热解毒，凉血散瘀。主治风热感冒，痈肿疔毒，带状疱疹，月经不调，乳少不畅，跌打损伤。

1.《贵州民间药物》："调气，理血，解毒。治跌打损伤，月经倒行，久年哮喘，发痧腹痛，疮毒。"

2.《陕西中草药》："祛风湿，健脾，补气，生津。主治劳伤，风湿性关节痛，外感风寒，发热头痛。"

3.《内蒙古中草药》："清热解毒，消炎，通乳。治疔毒恶疮，乳痈，外感风热。"

4.《全国中草药汇编》："清热解毒，祛风除湿，平喘。主治感冒发热，哮喘，乳腺炎，疔疮，关节痛，带状疱疹。"

【用法用量】 内服：煎汤，6～15 g。外用：鲜品捣敷；或取茎中白汁涂。

【选方】 1. 治扁平疣　取鸦葱白乳浆，外涂疣上，不要洗掉，每日涂换 1 次，数日后自行脱落。(《东北药用植物》)

2. 治肺结核　细叶鸦葱适量，煮大枣。每日食枣 3 粒，久服有效。

3. 治乳汁不足　细叶鸦葱 30 g，王不留行 24 g，黄花菜根 30 g。水煎服。每日服 1 次，连服 3 日。(2、3 方出自《内蒙古中草药》)

1635 丝带蕨 sī dài jué (《天目山药用植物志》)

【异名】 木兰金、木莲金(《天目山药用植物志》)。

【基原】 为水龙骨科丝带蕨属植物丝带蕨的全草。

【原植物】 丝带蕨 *Drymotaemium miyoshianum* (Makino) Makino[*Taenitis miyoshiana* Makino]　又名：二条线蕨(《台湾植物志》)。

植株高 30～50 cm。根茎长而横生，被卵圆形或披针形鳞片，鳞片粗筛孔状，有锯齿。叶近生，近于无柄；叶片线形，长 30～50 cm，宽 2～3 mm，基部以关节着生；上面中脉下凹，中脉网状，隐藏于叶肉中，具少数内藏细脉。孢子囊群线形，着生于中脉两侧各 1 条的纵沟中，靠近中脉，幼时有盾状隔丝覆盖，有粗筛孔；孢子囊的环带由 14(～16)个细胞组成，孢子椭圆形。

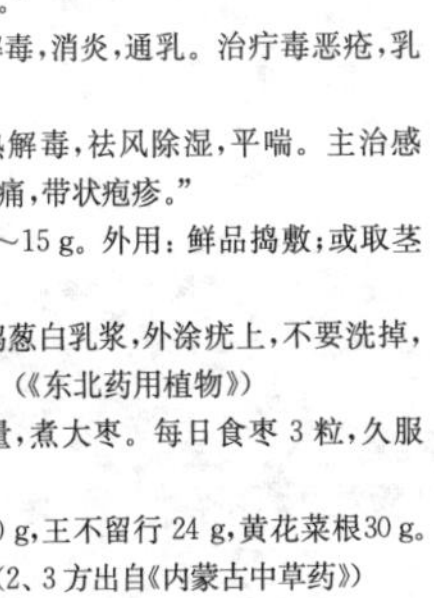

丝带蕨

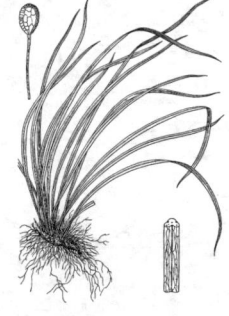

生于海拔 700～2 500 m 的林中树干或岩石上。分布于西南及浙江、安徽、湖北、西藏、台湾等地。

【采收加工】 全年均可采收，晒干。

【药性】 甘，凉。

【功用主治】 清热熄风，活血。主治小儿惊风，劳伤。

【用法用量】 内服：煎汤，9～18 g；或浸酒。

1636 丝棉木 sī mián mù (《贵州民间药物》)

【异名】 鸡血兰(《贵州民间药物》)，白桃树(《上海常用中草药》)，野杜仲、白樟树、南仲根(《浙江民间常用草药》)。

【基原】 为卫矛科卫矛属植物丝棉木的根、树皮。

【原植物】 丝棉木 *Euonymus maackii* Rupr. [*E. bungeanus* Maxim.]　又名：白杜、明开夜合(《亨利植物汉名表》)，白皂树(《中国树木志略》)，马氏卫矛(《河北习见树木图说》)，华北卫矛、桃叶卫矛(《中国树木分类学》)。

落叶灌木或小乔木，植株高达 8 m。小枝细长，略呈四棱形，幼枝疏生柔毛。单叶对生；叶柄长 1～3.5 cm；叶片坚纸质，椭圆状卵形至卵形，长 4～10 cm，宽 3～6 cm，先端长渐尖，边缘有细锯齿，基部宽楔形或近圆形。聚伞花序腋生，1～2 次分枝，总花梗长 1～2 cm，有花 3～7 朵，花黄绿色，4 数，径约 8 mm；花瓣椭圆形，花药紫色，几与花丝等长，花盘肥大，子房与花盘连合。蒴果粉红色，深裂成尖锐的 4 棱，径约 1 cm，成熟时 4 瓣裂。种子淡黄色，有红色假种皮。花期 5～6 月，果期 9～10 月。

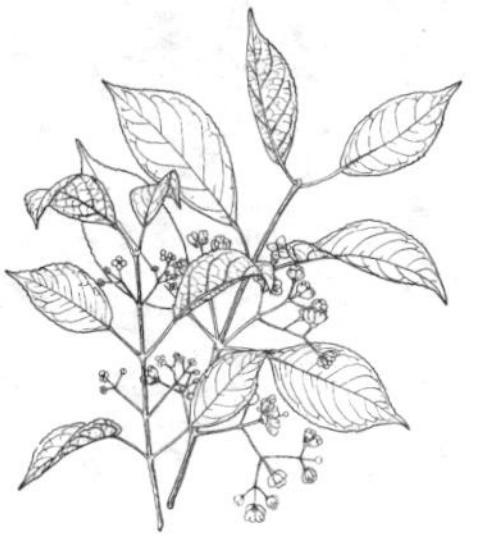

丝棉木

生于山坡林缘、山麓、山溪路旁。分布于吉林、辽宁、内蒙古、河北、山西、陕西、甘肃、江苏、安徽、浙江、福建、湖北、贵州。

本植物的叶(丝棉木叶)亦供药用，另设专条。

【采收加工】 9～10 月可采，切片，晒干。

【成分】 茎木部含萜类：雷公藤内酯(wilforlide)A、B，齐墩果酸(oleanolic acid)，模绕酮酸(moronic acid)，3*β*，22*α*-二羟基-12-齐墩果烯-29-羧酸(3*β*，22*α*-dihydroxy-olean-12-en-29-oic acid)，3*β*，25-环氧-3*α*-羟基-20(29)-羽扇豆烯-28-羧酸(benulin)及丝棉木酸(bungeanic acid)。

【药性】 苦、辛，凉。

1.《贵州民间药物》："性寒，味苦、涩，有小毒。"

2.《内蒙古中草药》："味辛，性温。"

3.《安徽中草药》："性微温，味苦、微辛。"

4.《浙江药用植物志》："微甘，微温。"

【功用主治】 祛风除湿，活血，止血。主治风湿痹痛，腰痛，跌打伤肿，脱疽，肺痈，衄血，疔疮肿毒。

1.《贵州民间药物》："止血，清热。治衄血。"

2.《天目山药用植物志》："治膝关节酸痛。"

3.《黑龙江常用中草药》："消肿止痛，强筋骨。治肺痈，痔疮痛，痈疽疔疮。"

4.《内蒙古中草药》："祛风湿，止痛。治风湿性关节炎。"

5.《浙江民间常用草药》："消炎解毒，活血，补肾。治腰痛。"

6.《安徽中草药》："清热解毒，祛风活血。"

7.《青岛中草药手册》："壮腰膝，强筋骨。主治腰腿疼痛。"

【用法用量】 内服：煎汤，15～30 g，鲜品加倍；或浸酒，或入散剂。外用：捣敷或煎汤熏洗。

【宜忌】《黑龙江常用中草药》："孕妇慎用。"

【选方】 1. 治风湿性关节炎　桃叶卫矛 9 g，牛膝 9 g，老鹳草 9 g。水煎服。（《内蒙古中草药》）

2. 治膝关节酸痛　丝棉木根 90～120 g，加红牛膝（苋科牛膝）60～90 g，钻地枫（五加科杞李参）30～60 g。水煎，冲黄酒、红糖，早晚空腹服。（《天目山药用植物志》）

3. 治血栓闭塞性脉管炎　丝棉木根、牛膝各 15 g，煎水，黄酒适量冲服。（《安徽中草药》）

4. 治痔疮　丝棉木根、桂圆肉各 120 g。水煎服。（《浙江民间常用草药》）

1637 丝棉木叶 sī mián mù yè（《上海常用中草药》）

【基原】 为卫矛科卫矛属植物丝棉木的叶。

【原植物】 参见"丝棉木"条。

【采收加工】 4～6 月采收，晒干。

【成分】 叶含黄酮类：槲皮苷（quercetrin），异槲皮苷（isoquercitrin），槲皮黄苷（quercimeritrin），槲皮素-3-*α*-*L*-吡喃鼠李糖基-7-*β*-*D*-葡萄糖苷（quercetin-3-*α*-*L*-rhamnopyranosyl-7-*β*-*D*-glucoside），槲皮素-3-*β*-*D*-木糖基-7-*β*-*D*-葡萄糖苷（quercetin-3-*β*-*D*-xylo-7-*β*-*D*-glucoside）及槲皮素-3，7-二葡萄糖苷（quercetin-3，7-diglucoside）。

【药性】 苦，寒。

【功用主治】 清热解毒。主治漆疮，痈肿。

1.《上海常用中草药》："外用解漆毒，主治漆疮。"

2.《青岛中草药手册》："主治漆疮，痈肿。"

【用法用量】 外用：煎汤熏洗。

【选方】 治漆疮　① 丝棉木枝叶适量，煎汤熏洗。也可与香樟木等量煎汤熏洗。（《上海常用中草药》）　② 丝棉木叶 60 g，香樟木 30 g，蒲公英 6 g，苦参 6 g，雪见草 30 g。煎水洗患处。（《青岛中草药手册》）

六　画

1638 **吉祥草** jí xiáng cǎo (《本草拾遗》)

【异名】 洋吉祥草(《类证活人书》),解晕草、广东万年青(《纲目拾遗》),松寿兰、结实兰(《植物名实图考》),竹叶草(《分类草药性》),佛顶珠、竹叶青(《中国药用植物志》),玉带草(《峨眉山药用植物调查报告》),九节莲(《四川中药志》),小青胆(广州部队《常用中草药手册》),小九龙盘(《贵州草药》),软筋藤、竹节伤、竹根七(《湖南药物志》),观音草、地蜈蚣(《贵州中草药名录》)。

【基原】 为百合科吉祥草属植物吉祥草的全草。

【原植物】 吉祥草 *Reineckia carnea* (Andr.) Kunth [*Sanseviera carnea* Andr.]

多年生草本。茎匍匐于地上,似根茎,绿色,节上生须根。叶簇生于茎顶或茎节,每簇3～8枚;叶片条形至披针形,长10～38 cm,宽0.5～3.5 cm,先端渐尖,向下渐狭成柄。花葶长5～15 cm;穗状花序长2～6.5 cm,上部花有时仅具雄蕊;苞片卵状三角形,膜质,淡褐色或带紫色;花被片合生成短管状,上部6裂,裂片长圆形,长5～7 mm,稍肉质,开花时反卷,粉红色,花芳香;雄蕊6,短于花柱,花丝丝状,花药近长圆形,两端微凹;子房瓶状,3室,花柱丝状,柱头头状,3裂。浆果球形,熟时鲜红色。花、果期7～11月。

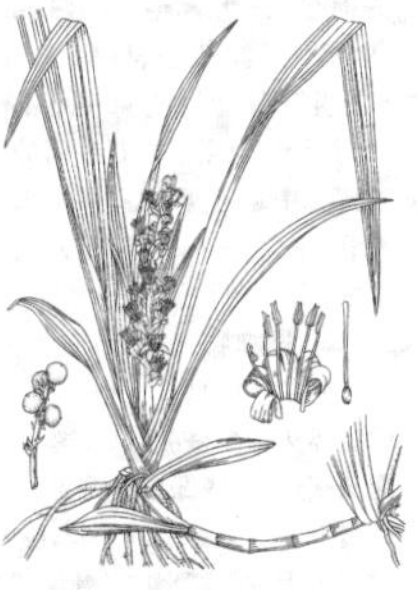

吉祥草

生于阴湿山坡、山谷或密林下或栽培。分布于西南及江苏、浙江、安徽、江西、河南、湖北、湖南、广东、广西、陕西等地。

【栽培】 生物学特性　喜阴,耐寒。适宜在林下或沟边阴湿处富含腐殖质的壤土栽培。

繁殖方法　分株繁殖,四季均可种植。将母株挖出,剪断相连的匍匐茎,分成数株,剪去部分须根,按行株距25 cm×25 cm开穴种植,每穴种1～2株,种后覆土压实,浇定根水。

田间管理　栽后第一年分别在春、夏、秋季各中耕除草1次,以后每年除草2～3次,结合中耕除草,追肥2～3次,肥料以腐熟的人畜粪水为主,并可适当配施复合肥和尿素。

【采收加工】 种植1年后,四季均可采收,连根挖起,抖去泥土,鲜用或晒干。

【药材】 吉祥草 *Reineckiae Carneae Herba* 产于河南、陕西、江苏、安徽、浙江、江西、湖北、湖南、广东、广西、四川、贵州、云南等地。

性状　干燥全草呈黄褐色。根茎细长,节明显,节上有残留的膜质鳞叶,并有少数弯曲卷缩须状根。叶簇生;叶片皱缩,展开后呈线形、卵状披针形或线状披针形,全缘,无柄,先端尖或长尖,基部平阔,叶脉平行,中脉显著。气微,味甘。

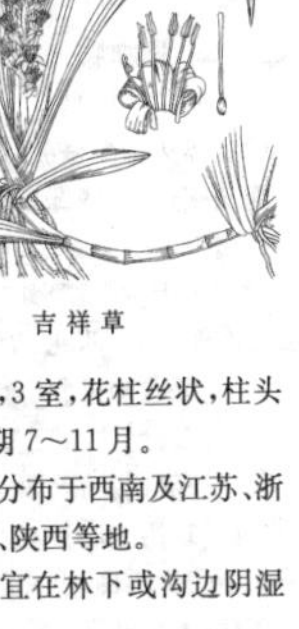

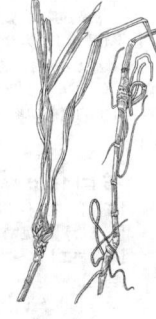

吉祥草(全草)外形

鉴别　(1) 叶片横切面:上表皮细胞1列,类长方形。下表皮细胞类方形。叶肉组织等面型,薄壁细胞4～5列,排列较为松散,靠近中央一层细胞形状很大,呈长方形,叶肉组织中草酸钙针晶偶见,常成束散在。中脉维管束为外韧型。

(2) 取本品乙醇提取液于蒸发皿中蒸干,残渣加1%三氯化铁-冰醋酸溶解,移入小试管中,沿管壁缓缓滴加浓硫酸,在两液层交界处有棕红色环(检查强心苷)。

【成分】 地上部分含甾体皂苷:奇梯皂苷元-4-*O*-硫酸酯(kitigenin 4-*O*-sulfate),26-*O*-β-*D*-吡喃葡萄糖基-22-甲氧基-1β,3β,4β,5β,26-五羟基-5β-呋甾烷-4-*O*-硫酸酯(26-*O*-β-*D*-glucopyranosyl-22-methoxy-1β,3β,4β,5β,26-pentahydroxy-5β-furostane-4-*O*-sulfate),五羟螺皂苷元-5-*O*-β-*D*-吡喃葡萄糖苷(pentologenin-5-*O*-β-*D*-glucopyranoside)等,还含强心苷:铃兰苦苷元-1-*O*-α-*L*-吡喃鼠李糖基(1→2)-β-*D*-吡喃岩藻糖苷-3-*O*-α-*L*-吡喃鼠李糖苷[convallamarogenin-1-*O*-α-*L*-rhamnopyranosyl-(1→2)-β-*D*-fucopyranosido-3-*O*-α-*L*-rhamnopyranoside],铃兰苦苷元-1-*O*-α-*L*-吡喃鼠李糖基(1→2)-β-*D*-吡喃木糖苷-3-*O*-α-*L*-吡喃鼠李糖苷,异万年青皂苷元-1-*O*-α-*L*-吡喃鼠李糖基-(1→2)-β-*D*-吡喃岩藻糖苷-3-*O*-α-*L*-吡喃鼠李糖苷[isorhodeasapogenin-1-*O*-α-*L*-rhamnopyranosyl(1→2)-β-*D*-fucopyranosido-3-*O*-α-*L*-rhamnopyranoside]及异万年青皂苷元-1-*O*-α-*L*-吡喃鼠李糖基(1→2)-β-*D*-吡喃木糖苷-3-*O*-α-*L*-吡喃鼠李糖苷。

地下部分含甾体皂苷:薯蓣皂苷元-3-*O*-[*O*-β-*D*-吡喃葡萄糖基-(1→2)]-*O*-[β-*D*-吡喃木糖基-(1→3)]-*O*-β-*D*-吡喃葡萄糖基-(1→4)-β-*D*-吡喃半乳糖苷{diosgenin-3-*O*-[*O*-β-*D*-glucopyranosyl-(1→2)]-*O*-[β-*D*-xylopyranosyl(1→3)]-*O*-β-*D*-glucopyranosyl-(1→4)-β-*D*-galactopyranoside},22-*O*-甲基-3β,22,26-三羟基-26-*O*-β-*D*-吡喃葡萄糖基-(25*R*)-呋甾-5-烯-3-*O*-[*O*-β-*D*-吡喃葡萄糖基-(1→2)]-*O*-[β-*D*-吡喃木糖基(1→3)]-*O*-β-*D*-吡喃葡萄糖基(1→4)-β-*D*-吡喃半乳糖苷{22-*O*-methyl-3β,22,26-trihydroxy-26-*O*-β-*D*-glucopyranosyl-(25*R*)-furost-5-ene-3-*O*-[*O*-β-*D*-glucopyranosyl-(1→2)]-*O*-[β-*D*-xylopyranosyl(1→3)]-*O*-β-*D*-glucopyranosyl(1→4)-β-*D*-galactopyranoside},(22*S*)-胆甾-5-烯-1β,3β,16β,22-四羟基-1-*O*-α-*L*-吡喃鼠李糖苷-16-*O*-β-*D*-吡喃葡萄糖苷[(22*S*)-cholest-5-ene-1β,3β,16β,22-tetrahydroxy-1-*O*-α-*L*-rhamnopyranoside-16-*O*-β-*D*-glucopyranoside],奇梯皂苷元(kitigenin),1β,3β,5β-三羟基-(25*R*)-5β-螺甾烷-4β-硫酸钠[sodium 1β,3β,5β-trihydroxy-(25*R*)-5β-spirostan-4β-yl-sulfate],奇梯皂苷元-5-*O*-β-*D*-吡喃葡萄糖苷(kitigenin-5-*O*-β-*D*-glucopyranoside),五羟螺皂苷元(pentologenin),五羟螺皂苷元-5-*O*-β-*D*-吡喃葡萄糖苷(pentologenin-5-*O*-β-*D*-glucopyranoside),1β,2β,3β,4β,5β,22,26-七羟基-22-*O*-甲基-26-*O*-β-*D*-吡喃葡萄糖基-(25*R*)-5β-呋甾烷-5-*O*-β-*D*-吡喃葡萄糖苷[1β,2β,3β,4β,5β,22,26-heptahydroxy-22-*O*-methyl-26-*O*-β-*D*-glucopyranosyl-(25*R*)-5β-furostane-5-*O*-β-*D*-glucopyranoside],1β,2β,3β,5β-四羟基-(25*R*)-5β-螺甾烷-4β-硫酸钠[sodium 1β,2β,3β,5β-tetrahydroxy-(25*R*)-5β-spirostan-4β-yl-sulfate],1β,2β,3β,4β,5β-五羟基-(25*R*)-5β-螺甾烷-1-*O*-β-*D*-吡喃木糖苷[1β,2β,3β,4β,5β-pentahydroxy-(25*R*)-5β-spirostan-1-*O*-β-*D*-xylopyranoside],1β,2β,3β,4β,5β,6β-六羟基-(25*R*)-5β-螺甾烷[1β,2β,3β,4β,5β,6β-hexahydroxy-(25*R*)-5β-spirostane]。

全株含铃兰苦苷元,异万年青皂苷元,异吉祥草皂苷元(isoreineckiagenin),吉祥草皂苷元(reineckiagenin),异卡尔嫩皂苷元(isocarneagenin),薯蓣皂苷元,奇梯皂苷元,五羟螺皂苷元(pentologenin),β-谷甾醇(β-sitosterol)及β-谷甾醇葡萄糖苷(β-sitosterylglucoside)。

【药性】 甘,凉。

1.《本草拾遗》:"味甘,温,无毒。"

2.《生草药性备要》:"味腥,性甘,平。"

3.《纲目拾遗》:"性凉,味甘。"

【功用主治】 补心,明目,清肺,止血。主治健忘,肺热喘咳,多种出血,咽喉肿痛,目赤翳障,痈肿疮疖,跌打骨折。

1.《本草拾遗》:"主明目,强记,补心力。"

2.《生草药性备要》:"叶止热咳,止新咳血,理伤症,大肠结热泻血,小儿脱肛下血,俱煲肉食。"

3.《纲目拾遗》:"海宁周世任云:此草根下子,大冷子宫。凡妇人欲断产,取子百粒捣汁服,永不再孕。理血,清肺,解大毒,为咽喉七十二症要药。"

4.《植物名实图考》:"治筋骨痿,用根浸酒,加虎骨胶;治遗精,加骨碎补。"

5.《分类草药性》:"性凉治咳。敷,清火,敷火毒疮。"

6. 广州部队《常用中草药手册》:"润肺止咳,补肾接骨。治肺结核咳嗽,吐血,哮喘,慢性肾盂肾炎,遗精,跌打,骨折。"

7.《青岛中草药手册》:"补心明目,补肾,强筋骨,清热润肺,活血止痛,消积。主治肺咳吐血,遗精,筋骨疼痛,小儿疳积。"

【用法用量】 内服:煎汤,6~12 g,鲜品 30~60 g。外用:捣敷。

【选方】 1. 治目翳,疳积 吉祥草根 9 g,猪肝 90 g。同煎汤服。(《贵阳民间药草》)

2. 治急惊 洋吉祥草根捣汁,加冰片少许,灌下三匙。(《纲目拾遗》引《活人书》)

3. 治健忘 吉祥草为末,调酒服方寸匕。(《古今医统》)

4. 治痰湿流注 吉祥草根洗净捣汁半酒杯,和酒冲服,取汗自消,且不生疮毒。(《疡医大全》)

1639 老龙皮 lǎo lóng pí (《陕西中草药》)

【异名】 老龙七、石龙皮、石龙衣(《中国药用地衣》)。

【基原】 为牛皮叶科肺衣属植物光肺衣、裂芽肺衣,平滑南肺衣、肺衣、网肺衣等的地衣体。

【原植物】 1. 光肺衣 *Lobaria kurokawae* Yoshim.

地衣体中型至大型,叶状,直径可达 18 cm,薄而有韧性。背面具明显的凹凸,形成网肋状不平,周边具不规则的鹿角状伸展,间有不规则分叉。共生的藻类是蓝藻。背面潮湿时呈褐橄榄色、绿橄榄色,光滑而微具光泽。腹面色泽呈黑褐色,有绒状假根。子囊盘多数,生于地衣体上表面网状脊上或边缘上,圆盘状。

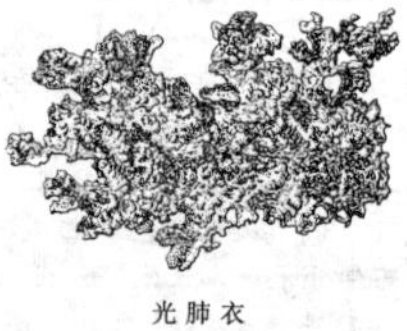

光肺衣

生于山区的树干基部、树皮表面、岩石表面或土表,成片结成群落。春、夏、秋季均可见。分布于东北及内蒙古、四川、云南、西藏、陕西等地。

2. 裂芽肺衣 *L. isidiosa* (Muell.-Arg.) Vain. 又名:珊瑚芽肺衣(《孢子植物名称》)。

叶状体呈不规则瓣裂,直径 6~11 cm。背面呈赭褐色,瓣缘微显淡红色,微有网肋突起,表面微有光泽。生有扁平的鳞叶状裂芽。共生藻为蓝藻。

生于林区树干上或石壁和岩石表面。分布于安徽、浙江、福建、台湾、湖南、广西、云南等地。

3. 平滑南肺衣 *L. meridionalis* Wain. var. *subplana* (Asah.) Yoshim.

体大型,直径 10~20 cm。叶状体呈不规则浅裂,裂瓣阔可达 1.6 cm,末端较钝,腋圆。背面网脊明显而平整,纵向脊长于横向脊,裂片前端密被白色霜粉。无粉芽,多少有针状或珊瑚状裂芽。腹面近灰白色,密生茸毛,在较狭窄而凸起的裸出部分呈微红褐色。共生藻为绿藻。

多生于山区林木的树干上。分布于吉林、安徽、福建、江西、台湾等地。

4. 肺衣 *L. pulmonaria* Hoffm.

地衣叶状体大型,直径 10~25 cm。中央叶状体完整,周围呈掌状开裂,背面灰绿色,网目凸凹极明显,近中外缘有白色突起的粉芽,圆形,直径 1~1.5 mm。腹面呈深褐色,密生茸毛。子囊棒状,孢子 8 枚,具三横隔。

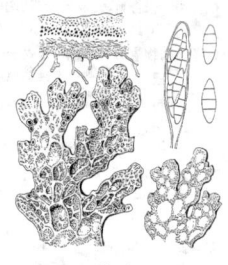

肺 衣

生于针叶树的树桩基部或树干上,也见于岩石表面的苔藓丛中。习见种。分布于东北、华北、华东、中南和西南地区。

5. 网肺衣 *L. retigera* Trev.

叶状体中型至大型,直径 8~15 cm,较薄,周围不规则延伸,叶状体边缘多呈波状,裂瓣不明显,近缘处有时呈虫蚀状孔洞。背面灰褐色、橄榄绿色。网目较小,共生藻为蓝藻。腹面淡黄褐色,有密毛茸。粉芽呈颗粒状,突起于裂片的末端,白色,上仰。

生于树干基部的干上或藓类丛中。习见于较干燥的松林地。分布于东北、西北、华东、中南、西南地区。

【采收加工】 全年可采,晒干。

【成分】 网肺衣中含 retigeranic acid A、B。

【药性】 《陕西中草药》:"淡、微苦,平。归脾、肾经。"

【功用主治】 《陕西中草药》:"健脾,利水,祛风,止痒,消炎。主治消化不良,小儿疳积,蛔虫症,腹胀,肾炎水肿,烫火伤,皮肤瘙痒症,无名肿毒。"

【用法用量】 内服:煎汤,9~15 g。外用:研细粉或烧存性研粉调敷。

【选方】 1. 治肾炎水肿 网肺衣 15 g,有柄石韦 15 g,车前子 9 g。煎服。(《中国药用孢子植物》)

2. 治风湿浮肿 老龙皮、太羌、茱苓草、大黄各等分。水煎服。(《秦岭巴山天然药物志》)

3. 治少腹胀痛 老龙皮、红石耳各 9 g,鱼腥草 6 g,枇杷芋 3 g,空心萝卜 1 个为引。水煎服。

4. 治无名肿毒 老龙皮、雄黄、明矾各 3 g,冰片 1.5 g。菜油调敷。(3、4 方出自《陕西中草药》)

5. 治白屑病 老龙皮炖肉,不加盐食用。(《秦岭巴山天然药物志》)

1640 老白花 lǎo bái huā (《云南思茅中草药选》)

【基原】 为豆科羊蹄甲属植物羊蹄甲的花。

【原植物】 参见"羊蹄甲"条。

【采收加工】 4~7 月花盛开时采收,烘干。

【药性】 淡,凉。

1.《全国中草药汇编》:"淡,凉。"

2.《福建药物志》:"甘,凉。"

【功用主治】 清热解毒，止咳。主治肺炎，气管炎，肺结核咯血，肝炎。

1.《全国中草药汇编》："消炎。主治肝炎，肺炎，支气管炎。"

2.《福建药物志》："润肺，止血。治支气管炎，肺结核咳血。"

【用法用量】 内服：煎汤，9～15 g。

1641 老头草 lǎo tóu cǎo （《新疆中草药》）

【异名】 火绒草。

【基原】 为菊科火绒草属植物黄白火绒草的全草。

【原植物】 黄白火绒草 *Leontopodium ochro leucum* Beauv.

多年生草本，高达 15 cm。根状茎细，被有密集的枯叶鞘，有多数莲座状叶丛和花茎密集成的植丛，或有时花茎单生或与莲座状叶丛簇生。茎极短，不分枝，纤细，被白色茸毛，或上部被带黄色的长柔毛，常有疏生近等距的叶；莲座状叶与茎部叶同形，常较长，下部渐狭，长达 6 cm，常脱毛，有宽长的鞘部；茎中部叶舌形、长圆形、匙形，或线状披针形，通常长 1～5 cm，宽 0.2～0.4 cm，无柄，下部叶有长鞘，两面被密或疏生的灰白色长柔毛，有时上部叶被较密的黄色或白色柔毛。苞叶较少数，较茎上部叶短，椭圆形或长圆披针形，两面被稍黄色密柔毛或茸毛，开展成径为 15～25 mm 的整齐密集的苞叶群。头状花序通常少数至 15 个密集；总苞长 4～5 mm，被长柔毛；总苞片约 3 层，披针形，无毛，褐色或深褐色；小花异型，有时在外的头状花序雌性，或雌雄异株；花冠长 3～4 mm；雄花花冠管状，上部狭漏斗状，有卵圆形尖裂片；雌花花冠细漏斗状，冠毛白色，基部黄色或稍褐色；不育的子房无毛。瘦果无毛或有乳头状突起或短毛。花期 7～8月，果期 8～9 月。

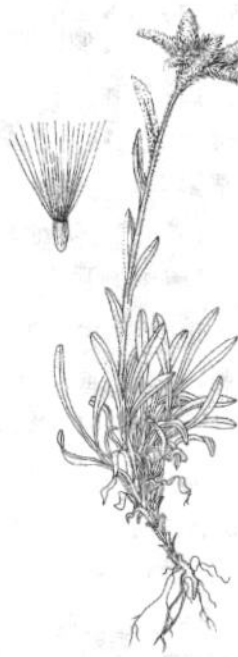

黄白火绒草

生于海拔 2 300～4 500 m 的高山和亚高山的湿润或干燥草地、沙地、石砾地或雪线附近的岩石上。分布于青海、新疆、西藏等地。

【采收加工】 5～7 月采收，晾干。

【成分】 本品含黄酮类：大波斯菊苷(cosmosiin)，木犀草素-7-*β*-*D*-葡萄糖苷(luteolin-7-*β*-*D*-glucoside)等。

【药理】 利尿作用 老头草水提液 10 g/kg 和 20 g/kg 给大鼠灌胃，均具有明显的利尿作用。给药第五日达高峰，且作用强度与氢氯噻嗪(40 mg/kg)相近。

【药性】 微苦，寒。

【功用主治】 清热凉血，消炎。

【用法用量】 内服：煎汤，9～15 g。

【选方】 1. 治感冒发热，咽喉肿痛 火绒草 15 g，青蒿、牛蒡子各 9 g。水煎服。

2. 治急性肾炎，血尿 火绒草 15 g，车前草、桑白皮、一枝蒿各 9 g。水煎服。

3. 治扁桃体炎，咽喉炎 火绒草、紫菀各 9 g，唇香草 3 g，马蔺根 1.5 g。水煎服。（1～3 方出自《新疆中草药》）

1642 老君须 lǎo jūn xū （《草木便方》）

【异名】 婆婆针线包、婆婆针袋儿（《草木便方》），正骨草、婆婆衣、绒针（《民间常用草药汇编》），白薇（《四川中药志》），牛角风、九连台（《陕西中草药》），犀角细辛（《湖北中草药志》），川白薇、细根白薇（《中药材品种论述》）。

【基原】 为萝藦科白前属植物竹灵消的根或地上部分。

【原植物】 竹灵消 *Cynanchum inamoenum* (Maxim.) Loes. [*Vincetoxicum inamoenum* Maxim.] 又名：雪里蟠桃。

直立草本。根须状，形如白薇，基部分枝甚多；茎干后中空，被单列柔毛。叶对生，有短柄；叶片薄膜质，广卵形，长 4～5 cm，宽 1.5～4 cm，先端急尖，基部近心形，在脉上近无毛或仅被微毛，有边毛。伞形聚伞花序，近顶部互生，着花 8～10 朵；花黄色；副花冠较厚，裂片三角形，短急尖；花药在先端具一个圆形的膜片；花粉块每室 1 个，下垂，柱状扁平。蓇葖果双生，狭披针形，长达 6 cm。花期 5～7 月，果期 7～10 月。

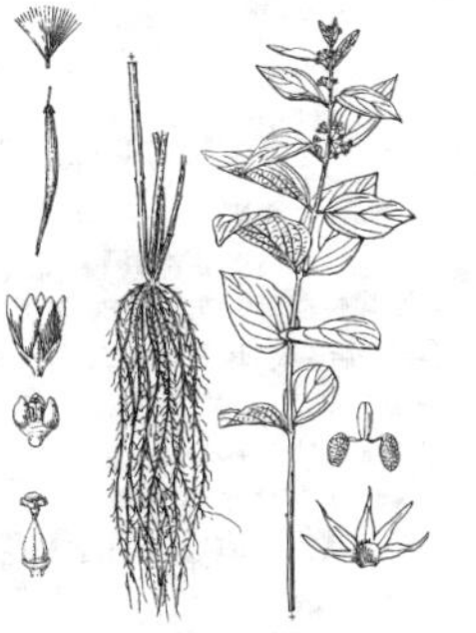

竹灵消

生于海拔 100～3 500 m 的山地疏林、灌木丛中或山顶、山坡草地上。分布于辽宁、河北、山西、浙江、安徽、山东、河南、湖北、湖南、四川、贵州、西藏、陕西、甘肃等地。

【采收加工】 7～10 月采挖，晒干。

【药材】 老君须 *Cynanchi Inamoeni Radix seu Herba* 产于四川、山东、河北、河南、西藏等地。

性状 根茎粗短，多分枝，略呈块状，上方有多数密集的茎痕或残存茎基，下方簇生多数细而长的根。根细圆柱形，多弯曲，表面黄棕色，稍有皱纹；质脆，易折断，断面略平坦，黄白色，中央具细小的黄色木心。茎圆柱形，表面绿色或黄绿色，基部淡紫红色，有的被污褐色斑点，具细纵棱，有单列白色柔毛；质稍韧，易折断，断面中空。叶多皱缩破碎，完整者展平后呈广卵形、卵形或长卵形，浅绿色至黄绿色，主脉于下面明显凸起，两面脉上均有白色柔毛。蓇葖果长角状，黄绿色或黄褐色，具纵皱纹及纵棱，先端长渐尖，中部膨大，基部有宿萼。种子卵形或阔卵形，黄棕色，扁而薄，边缘具翅，顶有一撮白色绢质毛。气微清香，味微甜。

鉴别 茎横切面：表皮细胞 1 列，栓化，可见多细胞非腺毛及其残基，非腺毛由 1～5(～10)细胞组成，有的先端稍弯曲。下皮层细胞 1～2 列，切向排列，壁稍厚；皮层稍宽，纤维束断续排列成环，浅黄色，非木化。维管束双韧型。韧皮部较窄，内生韧皮部稍宽。形成层不明显。木质部较宽，导管系单列径向排列，木射线宽多 1 列细胞。髓较大。本品薄壁组织中散有乳汁管。薄壁细胞含淀粉粒及草酸钙簇晶。

叶横切面：上、下表皮可见非腺毛及其残基，有 3～10 列细胞，有的先端弯曲，主脉上表皮的非腺毛较多，气孔常见于下表皮。栅栏组织 1～3 列细胞，海绵组织细胞排列疏松。主脉向上下凸出，维管束 1～2 个，双韧型，可见乳汁管散在。主脉上、下表皮内侧均有厚角组织。薄壁细胞含有草酸钙簇晶。

【成分】 根中含直立白薇苷(cynatratoside)A，茶叶花宁(apocynin)，2，4-二羟基苯乙酮(2，4-dihydroxyacetophenone)，对羟基苯乙酮(*p*-hydroxyacetophenone)，胡萝卜苷(alexandrin)和 *β*-谷甾醇(*β*- sitosterol)。

【药性】 苦、微辛，平。归肺经。

1.《草木便方》："温，辛。"

2.《四川中药志》1960 年版："性寒，味苦、咸，无毒。入胃经。"

3.《陕西中草药》："味甘、微辛，性平。"

4.《青岛中草药手册》："性温，味辛、苦。入肺经。"

5.《湖北中草药志》："淡，凉。"

【功用主治】 清热凉血，利胆，解毒。主治阴虚发热，虚劳久嗽，咯血，胁肋胀痛，呕恶，泻痢，产后虚烦，瘰疬，无名肿毒，蛇虫、疯狗咬伤。

1.《草木便方》:"补益强阴,化毒。治伤劳久嗽,虚肿,痨劳,蛇、虫、疯狗伤。"

2.《分类草药性》:"贴痒子,散毒,通疝气,止鼻血,治女人白带头晕,涂疥疮。"

3.《民间常用草药汇编》:"止疼,去毒,治瘰疬,下乳,止咳。"

4.《四川中药志》1960年版:"除虚烦,清热散邪。治妇人血厥,产后虚烦,风温灼热,多眠,妊娠遗尿,小便淋漓,金疮出血等症。"

5.《陕西中草药》:"滋阴补肾,健脾益气,调经活血。治月经不调,阴虚白带。"

6.《青岛中草药手册》:"清热解毒,宣肺降气,祛痰止咳。主治感冒咳嗽,慢性支气管炎,肝炎,咽喉肿痛。"

7.《全国中草药汇编》:"清热凉血,退热除烦。主治阴虚发热,久热不退,产后发热,虚烦失眠。"

8.《湖北中草药志》:"清热,解毒,散结,止血。用于胃痛,瘰疬,无名肿毒,外伤出血等症。"

9.《中国民族药志》:"(地上部分)清热利胆,止泻痢。用于胆病引起的头痛,发热,腹泻,厌油或食肉后腹泻,恶心呕吐,脓血便,腹痛等。"

【用法用量】 内服:煎汤,3~9 g。外用:鲜品捣敷。

【选方】 1. 治胃痛　犀角、细辛研粉。日服3次,每次0.3 g,温开水送服,连服2~3日。(《湖北中草药志》)

2. 治胆病引起的呕吐、腹泻、腹痛　竹灵消(地上部分)粗粉1~3 g。水煎服,每日3次。(《中国民族药志》引《月王药诊》)

1643 老虎泡 lǎo hǔ pào (《四川中药志》)

【基原】 为蔷薇科悬钩子属植物红毛悬钩子的根。

【原植物】 红毛悬钩子 *Rubus pinfaensis* Lévl. et Vant.　又名:黄刺泡(《贵州植物志》),鬼悬钩子(《台湾木本植物志》)。

落叶蔓生小灌木,长达3 m。小枝较粗壮,有棱,密被红褐色刺毛,并具柔毛和稀疏皮刺。小叶3枚;宽卵形、倒卵形,长3~8 cm,宽2.5~6 cm,顶生小叶长达13 cm,先端尾尖或急尖,基部圆形,边缘有不整齐细锐锯齿,上面紫红色,无毛,下面散生柔毛,沿叶脉疏生刺毛和皮刺;叶柄长2~4.5 cm,顶生小叶柄长1.5~3 cm,侧生小叶近无柄,和叶轴均被红褐色刺毛和少数皮刺;托叶丝状。花数朵在叶腋团聚成束,稀单生;花梗短;花白色,直径为1~1.3 cm,花萼5裂;花瓣5,长倒卵形,基部具爪,长于萼片;雄蕊多数;雌蕊多数,基部有白色柔毛。聚合果近球形,直径为5~8 mm,熟时金黄色或红黄色。花期3~4月,果期5~6月。

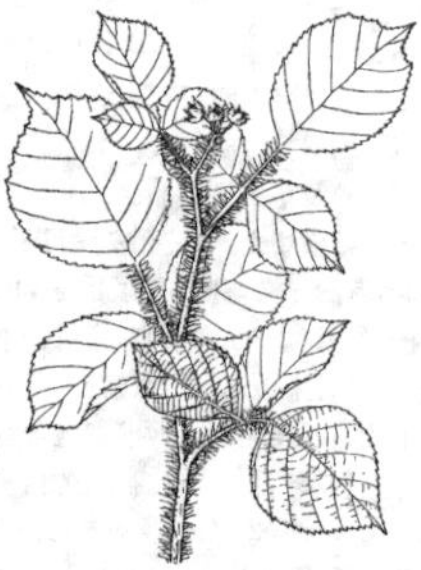
红毛悬钩子

生于海拔500~2 200 m的山坡灌丛、杂木林内或林缘,也见于山谷或山沟边。分布于湖北、湖南、广西、云南、四川、贵州、台湾。

本植物的叶(老虎泡叶)与果实(老虎泡果)亦供药用,另设专条。

【采收加工】 9~11月挖根,晒干。

【成分】 根含三萜:2α, 3β, 23α-三乙酰氧基-19α-羟基-12-乌苏烯-28β酸甲酯(methyl-2α, 3β, 23α-triacetoxy-19α-hydroxyurs-12-en-28β-oate), pinfaensin, pinfaenoic acid, isopinfaenoic acid。

【药性】 酸、咸,凉。

1.《四川常用中草药》:"性平,味酸、咸。"

2.《四川中药志》1982年版:"酸,涩,凉。"

【功用主治】 凉血止血,祛风除湿。主治血热吐血,尿血,便血,崩漏,风湿性关节痛,瘰疬,湿疹,带下。

1.《四川常用中草药》:"祛风,除湿,散瘰疬。根治风湿性关节痛,刀伤,吐血,九子烂疡,目中流泪。"

2.《四川中药志》1982年版:"凉血止血,清热利湿,解毒疗疮。用于血热吐血,尿血,便血,崩漏,湿热白带及烧、烫伤,湿疹,疮痈肿毒。"

【用法用量】 内服:煎汤,15~30 g;或浸酒。外用:捣敷。

【选方】 1. 治尿血,崩漏　老虎泡根15 g,大蓟根15 g,旱莲草30 g,黄柏9 g。水煎服。

2. 治湿热带下　老虎泡根30 g,金樱子根30 g。水煎服。(1、2方出自《四川中药志》1982年版)

1644 老鸦柿 lǎo yā shì (《浙江民间常用草药》)

【异名】 牛奶柿、丁香柿、月月有、枝柿、丁季李、拳李、大肚老姆、颠和尚、糯米饭刺、苦李(《浙江民间常用草药》),猴总子(《新华本草纲要》)。

【基原】 为柿科柿树属植物老鸦柿的根或枝。

【原植物】 老鸦柿 *Diospyros rhombifolia* Hemsl.

落叶小乔木,高可达8 m左右。树皮灰色,平滑。多分枝,有枝刺,深褐色或黑褐色,散生椭圆形小皮孔,小枝略曲折,有柔毛。叶互生;叶柄纤细;叶纸质,菱状倒卵形,长4~8.5 cm,宽1.8~3.8 cm,先端钝,基部楔形,上面深绿色,沿脉有黄褐色毛,下面浅绿色,疏被伏柔毛。雄花生当年枝下部;花萼4深裂,裂片三角形,长约3 mm,先端急尖,有髯毛,边缘密生毛;花冠壶形,长约4 mm,两面疏生柔毛,5裂,裂片先端有髯毛,边缘有短柔毛;雄蕊16,每2枚连生,花药线形;子房球形,退化。雌花散生当年枝下部;花萼4深裂至基部,裂片披针形,长约1 cm,边缘有柔毛,外面脊上疏生柔毛;花冠壶形,花冠管长约3.5 mm,4裂,裂片约与花冠管等长,外反曲;子房卵形,密被长柔毛,4室,花柱2,柱头2浅裂。浆果单生,球形,径约2 cm,熟时橘红色,有光泽,先端有小尖头。花期4~5月,果期9~10月。

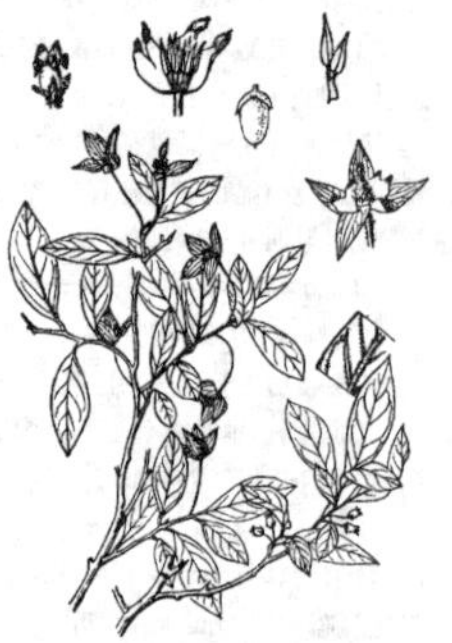
老鸦柿

生于山坡灌丛、山谷沟旁或林中。分布于江苏、浙江、安徽、福建、江西等地。

【采收加工】 10~11月采收,切片,晒干。

【药性】《浙江民间常用草药》:"性平,味苦、涩。"

【功用主治】《浙江民间常用草药》:"活血利肝。"

【用法用量】 内服:煎汤,10~30 g。

【选方】 1. 治急性黄疸型传染性肝炎　老鸦柿枝15~30 g,水煎服。或老鸦柿根、胡颓子根、山楂根各30 g,水煎服。

2. 治肝硬化　老鸦柿根12 g,红枣6个。水煎服,连服10~15剂。

3. 治跌打损伤　老鸦柿根30 g。水煎,冲黄酒服。

4. 治骨结核　老鸦柿根、化香树根各15 g,鱼藤1.8 g,黄酒250 ml。隔水蒸服。(1~4方出自《浙江民间常用草药》)

1645 老蜗生 lǎo wō shēng (《植物名实图考》)

【异名】 天蓝(《苏州府志》),接筋草(《昆明民间常用草药》),黄花马豆草、金花菜(《云南药用植物名录》),野花生、清酒缸、地梭罗(《贵州草药》),三三光(江西《草药手册》),小黄花草(《四川中药志》)。

【基原】 为豆科苜蓿属植物天蓝苜蓿的全草。

【原植物】 天蓝苜蓿 *Medicago lupulina* L. [*M. parviflora* Gilib.] 又名:黑荚苜蓿、杂花苜蓿(《中国高等植物图鉴》)。

一年生草本,高 20～60 cm。植株分枝多,伏卧或斜上,全株被疏毛或柔毛。叶互生,三出复叶;小叶柄长 3～7 mm;托叶斜卵形,长 5～12 mm;叶片宽倒卵形或近圆形,长 5～15 mm,宽 4～10 mm,先端钝圆或微凹,具小尖头,基部宽楔形,边缘上部具细锯齿,侧脉略平行。花腋生,密集成头状花序,有花 10～15 朵;花萼钟形,萼筒短,萼齿 5,较长;花冠黄色;雄蕊 10,二体,花丝丝状;子房具短柄,柱头弯斜成钩状。荚果弯略成肾形,成熟时黑色,表面具不规则的纵纹,无刺。种子 1 颗,肾圆形,黄褐色。花期 5～6 月,果期 7 月。

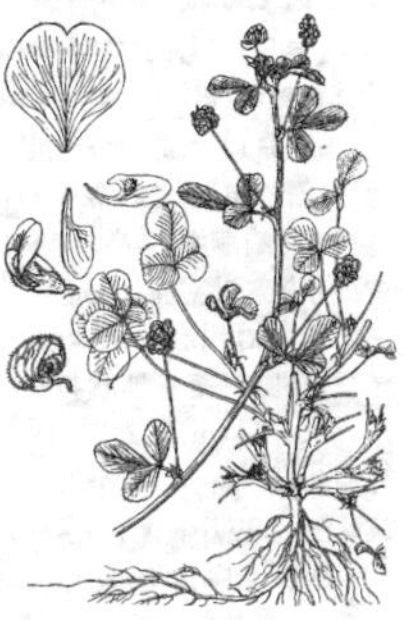
天蓝苜蓿

多生于海拔 400～1 400 m 的荒山路边干燥处。分布于东北、华北、西北、华中、西南等地。

【采收加工】 6～7 月采挖全草,鲜用或切碎晒干。

【成分】 全草含雌激素样成分。

种子含皂苷(saponin),半乳糖。

根和花含多种皂苷:苜蓿酸葡萄糖苷(medicagenic acid glucosides),常春藤皂苷元(hederagenin)和大豆皂醇(soyasapogenol)B、C、D、E、F 等。

根还含 4 种三萜皂苷:大豆皂苷(soyasaponin),常春藤皂苷元-3-*O*-*β*-*D*-吡喃葡萄糖苷(hederagenin-3-*O*-*β*-*D*-glucopyranoside),苜蓿酸-3-*O*-*β*-*D*-吡喃葡萄糖苷(medicagenic acid-3-*O*-*β*-*D*-glucopyranoside)和苜蓿酸-3, 28-双吡喃葡萄糖苷[medicagenic acid-3, 28-di-(*O*-*β*-*D*-glucopyranoside)]。

花尚含黄酮类化合物:西伯利亚落叶松黄酮(laricitrin)及其 5′-*O*-*β*-*D*-葡萄糖苷(laricitrin-5′-*O*-*β*-*D*-glucoside), 3, 5′-*O*-*β*-*D*-二葡萄糖苷(laricitrin-3, 5′-*O*-*β*-*D*-diglucoside), 3, 7, 5′-*O*-*β*-*D*-三葡萄糖苷(laricitrin-3, 7, 5′-*O*-*β*-*D*-triglucoside),山柰酚葡萄糖苷,槲皮素(quercetin),杨梅树皮素-3-*O*-糖苷(myricetin-3-*O*-glycoside)。

地上部分含胡萝卜素(carotene),维生素 B_1、B_2、C,吡哆醇,泛酸和烟酸(nicotinic acid)。

【药性】 甘、苦,微涩,凉,小毒。

1.《贵州草药》:"性平,味甘、微涩。"

2.《四川中药志》1979 年版:"苦,凉。"

3.《秦岭巴山天然药物志》:"苦,寒,有小毒。"

【功用主治】 清热除湿,止喘,解毒。主治湿热黄疸,热淋,石淋,风湿痹痛,咳喘,痔血,指头疔,毒蛇咬伤。

1.《植物名实图考》:"治损伤。"

2.《贵州草药》:"清热利湿,凉血,止喘。治喘咳,痔血或大肠出血,黄疸。"

3.《河北中草药》:"舒筋活络,除湿止痛,利肝胆湿热,解疮毒。用于黄疸型肝炎,蛇头疔,毒蛇或蜈蚣咬伤,风湿性关节炎及坐骨神经痛。可试用于白血病及喘咳病。"

4.《湖南药物志》:"凉血解毒。用于夜盲,白血病,热症喘咳,指疔,黄蜂咬伤。"

5.《四川中药志》1979 年版:"用于热淋,尿路结石。"

【用法用量】 内服:煎汤,9～30 g。外用:捣烂和盐、醋敷。

【选方】 1. 治湿热黄疸 小黄花草 30 g,虎杖 30 g,蒲公英 25 g,伏牛花 15 g。水煎服。(《四川中药志》1979 年版)

2. 治痔血,便血,热证喘咳 天蓝苜蓿全草 30 g,黄芩 9 g,侧柏叶 30 g。水煎服。

3. 治白血病 天蓝苜蓿全草 30～60 g。蒸猪肝吃。(2、3 方出自《湖南药物志》)

1646 老鼠瓜 lǎo shǔ guā (《新疆中草药手册》)

【异名】 苦瓜(《甘肃中草药手册》),野西瓜、抗旱草(《沙漠地区药用植物》)。

【基原】 为白花菜科山柑属植物刺山柑的根皮、叶、果。

【原植物】 刺山柑 *Capparis spinosa* L. 又名:槌果藤(《新疆中草药手册》)。

蔓生灌木,匍匐或悬垂,长 1～2 m。根粗大,皮厚,黄白色。小枝淡绿色,幼时有柔毛。叶互生;叶柄长 2～20 mm;托叶变形成钩刺,长 2～6 mm;叶片纸质,近圆形,宽卵形或倒卵形,长 1～5 cm,宽 1～4.5 cm,先端圆形,具短突尖,基部圆形,全缘,两面无毛。花单生叶腋,直径 2～3 cm;花梗长 2.5～4 cm,无毛;萼片卵形,外面无毛;花瓣白色,粉红色或紫红色,倒卵形;雄蕊多数;子房柄长 2 cm。浆果椭圆形,长 2.5～4 cm,宽 1.5～3 cm,内皮呈血红色,干后常 4 裂。种子多数,深褐色,像萝卜子,有辛辣味。果期秋季。

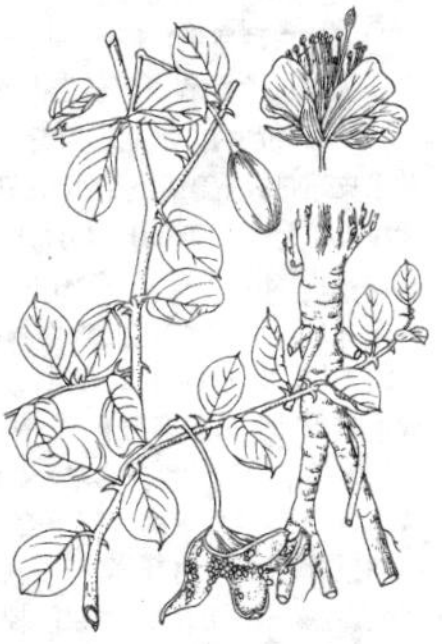
刺 山 柑

生于干旱的沙地或石坡。分布于甘肃、新疆、西藏。

【采收加工】 7～10 月采叶,8～10 月采摘将成熟的果实并挖根,剥取根皮,鲜用或晒干。

【成分】 根含葡萄糖芸薹素(glucobrassicin),新葡萄糖芸薹素(neoglucobrassicin),4-甲氧基葡萄糖芸薹素(4-methoxyglucobrassicin),水苏碱(stachydrine)。

叶含白花菜苷(glucocapparin),葡萄糖醉蝶花素(glucocleomin),葡萄糖芸薹素。

果实含吲哚苷类 capparilosides A、B。

种子含水苏碱,白花菜苷,葡萄糖醉蝶花素。

地上部分含黄酮类:芦丁(rutin),槲皮素 3-*O*-葡萄糖苷(quercetin 3-*O*-glucoside),槲皮素 3-*O*-葡萄糖基-7-*O*-鼠李糖苷(quercetin 3-*O*-glucoside-7-*O*-rhamnoside),槲皮素 3-*O*-(6‴-*α*-*L*-鼠李糖基-6″-*β*-*D*-葡萄糖基)-*β*-*D*-葡萄糖苷[quercetin 3-*O*-(6‴-*α*-*L*-rhamnosyl-6″-*β*-*D*-glucosyl)-*β*-*D*-glucoside]。

【药理】 1. 抗炎作用 水提取物给大鼠腹腔注射 2.63 ml/100 g(1/5 LD_{50},每 1 ml 相当于 0.5 g 生药),对蛋清性足跖肿胀有明显抑制作用。

2. 镇痛作用 水提取物 0.33～0.58 ml/10 g 小鼠灌胃(每 1 ml 相当于 0.5 g 生药)以及 0.44 ml/10 g 小鼠腹腔注射,对冰醋酸和酒石酸锑钾扭体反应都有明显抑制作用。

3. 抗凝血作用 水提物 0.44 ml/10 g(每 1 ml 相当于生药

0.5 g)小鼠灌胃给药，眼眶采血，玻片法证明有抗凝血作用。

毒性　小鼠用水提取物试验注射 LD_{50} 为 65.77±5.6 g(生药)/kg，醇提取液的 LD_{50} 为 197.2±8.1 g(生药)/kg。

【药性】　苦、辛，温，小毒。

1.《甘肃中草药手册》："辛、苦，温。"

2.《沙漠地区药用植物》："有毒。"

【功用主治】　祛风止痛，除湿散寒。主治风湿痹痛，牙痛，泄泻，痢疾。

1.《沙漠地区药用植物》："在欧洲，老鼠瓜腌制的花芽可治坏血病。在印度，芽和果都作药。干皮味苦，具轻泻、祛痰和通经作用。亦用于风湿痛、牙痛、中风和腺性结核。捣烂的叶子外敷治麻风病。"

2.《甘肃中草药手册》："祛风散寒，除湿止痢。"

【用法用量】　外用：捣敷，或研末和酒敷。内服：煎汤，根皮，3～6 g。

【宜忌】　《沙漠地区药用植物》："内服宜慎。"

【选方】　治急、慢性风湿性关节炎　鲜老鼠瓜根皮 4 份，果 1 份；或老鼠瓜鲜叶 4 份，果 1 份。共捣成糊状(若稍干，不成糊状时可酌加热白酒适量)，用纱布包敷患部，15～30 分钟后取下，每日 1 次，5 日为 1 个疗程。(《新疆中草药手册》)

【临床报道】　治疗肩周炎　老鼠瓜多为鲜用，鲜果 1 枚，鲜叶及根皮适量捣成糊状，若为干品则加酒适量共捣，用纱布包后敷于患处，15～30 分钟肩部灼热疼痛，难以忍受时取下，5 日为 1 个疗程，间隔 3 日再行下一个疗程。观察 121 例，平均年龄 56 岁，病程 1 月至 3 年。疗效：急性期患者 52 例，治疗 1～2 个疗程后，疼痛消失，并可做抬臂和旋臂运动，其中 1 个疗程治愈 30 例，2 个疗程治愈 16 例，治愈率为 90%；粘连期患者 60 例，治疗时，在牵拉的同时给予外敷治疗，可以缓解因牵拉的疼痛，3～5 个疗程后抬臂正常，X 线片显示关节间隙变窄明显改变 42 例，有效 70%；萎缩期患者 19 例，治疗时敷药以肱二头肌处为重，同时作较慢的功能性训练 3～5 个疗程，结果能较有力地作肩部活动，肌肉萎缩有所改善 9 例，有效率 47%。

1647 老鼠刺 lǎo shǔ cì (《贵州草药》)

【异名】　刺楸子、三尖角刺、相枕刺(《中国经济植物志》)，雀不站(《贵州中草药名录》)。

【基原】　为冬青科冬青属植物猫儿刺的根。

【原植物】　猫儿刺 *Ilex pernyi* Franch.

常绿灌木或小乔木，高达 8 m。小枝有棱角，有短柔毛。叶柄很短；叶片革质，卵形或卵状披针形，长 1.5～3 cm，宽 0.5～1.4 cm，先端急尖，呈刺状，边缘有 1～3 对大刺齿，上有光泽。雌雄异株；花 4 数；花序簇生于 2 年生小枝叶腋内，每分枝仅具 1 花；雄花花冠直径约 7 mm；雌花花瓣卵形，长约2.5 mm。果近球形，直径 7～8 mm，红色，分核 4 颗。

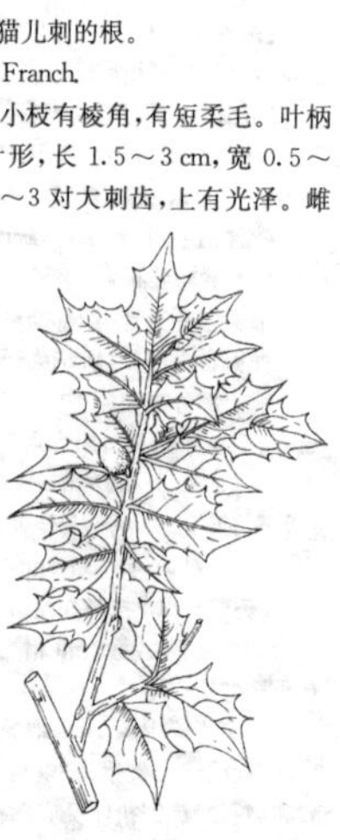

猫儿刺

常生长于山林中，分布于秦岭以南和长江流域各地。

【采收加工】　7～10 月采收，晒干。

【药性】　《贵州草药》："性寒，味苦。"

【功用主治】　清肺止咳，利咽，明目。主治肺热咳嗽，咯血，咽喉肿痛，目赤肿痛，翳膜遮睛。

1.《贵州草药》："清热解毒，润肺止咳。"

2.《四川中药志》1982 年版："用于咽喉肿痛，咳嗽咯血，目赤肿痛，黄疸型肝炎。"

【用法用量】　内服：煎汤，15～30 g。

【选方】　1. 治肺热咳嗽　老鼠刺 30 g，石枣子 15 g，一朵云 15 g。水煎服。

2. 治咯血　老鼠刺 30 g，仙鹤草 30 g，藕节 12 g。水煎服。

3. 治咽喉肿痛　老鼠刺 30 g，软杆水黄连 15 g，百两金 9 g，红牛膝 9 g。水煎服。(1～3 方出自《四川中药志》1982 年版)

1648 老鼠簕 lǎo shǔ lè (《生草药性备要》)

【异名】　老鼠怕(《生草药性备要》)，老鼠笏(《岭南采药录》)，软骨牡丹(广州部队《常用中草药手册》)。

【基原】　为爵床科老鼠簕属植物老鼠簕的根或枝叶。

【原植物】　老鼠簕 *Acanthus ilicifolius* L.

常绿有刺灌木，高 0.5～1.5 m。茎直立，圆柱形，淡绿色，有少数分枝。叶对生；具短柄，基部有一对锐利的刺；叶片革质；长圆形至长圆状披针形，长 6～14 cm，宽 2～5 cm，先端急尖，光亮，羽状分裂至波状浅裂，裂片具刺；中脉粗大。穗状花序顶生，花序长达 8 cm，稠密或间断；苞片对生，早落，无刺；小苞片宽卵形；花萼裂片 4，外侧 2 片较大，长达 12 mm；花冠淡蓝色，管长约 1 cm，上唇退化，下唇长约 3 cm，平展，内面被毛；雄蕊 2 对，花丝粗厚，弯曲，花药 1 室，有 2 列密柔毛；子房 2 室，有胚珠 4，花柱短，先端 2 裂。蒴果扁椭圆形，长 2～2.5 cm。种子 2～4 颗，扁平，圆肾形。花期 5～9 月。

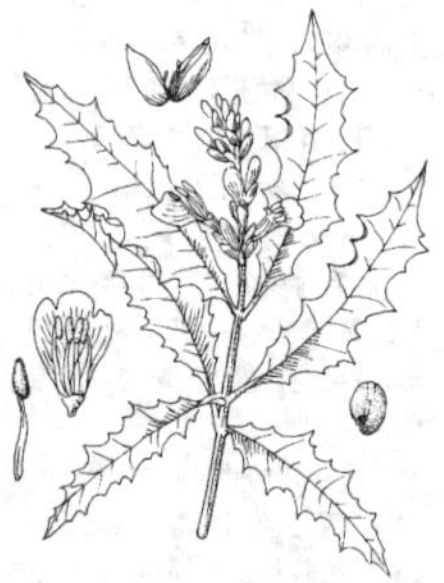

老鼠簕

生于海滨或河滩地。分布于广东、广西、海南等地。

【采收加工】　全年均可采，切段，晒干。

【成分】　根含二十八醇(octacosyl alcohlo)，豆甾醇(stigmasterol)，2-苯并噁唑啉酮(benzoxazoline-2-one)，豆甾醇-*β*-*D*-吡喃葡萄糖苷(stigmasteryl-*β*-*D*-glucopyranoside)。

全草含〔*α*-*L*-呋喃阿拉伯糖基-(1→4)-*β*-*D*-吡喃葡萄糖醛酸基(1→3)〕-3*β*-羟基羽扇 20(29)烯{〔*α*-*L*-arabinofuranosyl-(1→4)-*β*-*D*-glucuronopyranosyl-(1→3)〕-3*β*-hydroxylup-20(29)-ene}。

叶含甾醇类化合物：胆甾醇(cholesterol)，菜油甾醇(campesterol)，豆甾醇，谷甾醇(sitosterol)和 7-豆甾烯-3*β*-醇(stigmast-7-en-3*β*-ol)；三萜类：*α*-香树脂醇(*α*-amyrin)，*β*-香树脂醇(*β*-amyrin)，羽扇豆醇(lupeol)，齐墩果酸(oleanolic acid)和熊果酸(ursolic acid)；黄酮类：甲基芹菜素-7-*O*-*β*-*D*-吡喃葡萄糖醛酸苷(methylapigenin-7-*O*-*β*-*D*-glucuronopyranoside)和芹菜素-7-*O*-葡萄糖醛酸苷(apigenin-7-*O*-glucuronide)，槲皮素(quercetin)，槲皮素-3-*O*-*β*-*D*-吡喃葡萄糖苷(quercetin-3-*O*-*β*-*D*-glucoypranoside)。植物体尚含胡芦巴碱(trigonellin)、老鼠笏碱(acanthicifoline)。还含木脂素糖苷：(+)-南烛木树脂酚-3*α*-〔2-(3，5-二甲氧基-4-羟基)苯甲酰基〕-*O*-*β*-吡喃葡萄糖苷{(+)-lyoniresinol-3*α*-〔2-(3，5-dimethoxy-4-hydroxy)-benzoyl〕-*O*-*β*-glucopyranoside}，二羟甲基-双(3，5-二甲氧基-4-羟甲基)-四氢呋喃-9(或 9′)-*O*-*β*-吡喃葡萄糖苷〔dihydroxymethyl-bis(3，5-dimethoxy-4-hydroxyphenyl)-tetrahydrofuran-9(or 9′)-*O*-*β*-glucopyranoside〕。

【药性】　微苦，凉。

1.《生草药性备要》:“味淡,性寒。”

2. 广州部队《常用中草药手册》:“微咸,凉。”

3.《香港中草药》:“味微苦,性微寒。”

【功用主治】 清热解毒,散瘀,化痰。主治痄腮,瘰疬,肝脾肿大,胃痛,腰肌劳损疼痛,痰热咳喘,黄疸,白浊。

1.《生草药性备要》:“治痄腮,颈疬,洗疳疔。治白浊,煲肉食。其蕴火(煅)存性,开油搽庵(瘰)疬。”

2. 广州部队《常用中草药手册》:“消肿散瘀,除痰止痛。主治急慢性肝炎,肝脾肿大,淋巴结肿大,胃痛,哮喘。”

3.《广西本草选编》:“消肿散结,解毒止痛。”

4.《全国中草药汇编》:“清热解毒,消肿散结,止咳平喘。”

【用法用量】 内服:煎汤,30～60 g;或炖肉。外用:研末调敷;或鲜品捣敷。

【宜忌】 脾胃虚寒者慎服。

【选方】 1. 治淋巴结结核,淋巴结炎　老鼠簕根 30～60 g。炖猪骨服。或煅存性研粉,调生油外搽。(《广西本草选编》)

2. 治肝脾肿大　老鼠簕 30 g,排钱草 12 g,穿破石 18 g。水煎服。

3. 治癌症　每日用(老鼠簕)30～120 g,瘦肉 60～120 g。加水 5 kg 煎 6 小时以上,煎成 1 碗,分 2 次服。(2、3 方出自《香港中草药》)

4. 治咳嗽　老鼠簕根、金樱根各 15 g,白背叶根 30 g。水煎服。(《广东省惠阳地区中草药》)

1649 老鹳草 lǎo guàn cǎo (《纲目拾遗》)

【异名】 五叶草、老官草(《滇南本草》),五瓣花、老贯草(《滇南本草图谱》),天罡草(《分类草药性》),五叶联、破铜钱(《贵州民间方药集》),老鸹筋(《东北资源植物手册》),贯筋(《新疆药材》),五齿耙、老鸹嘴(《河北药材》),鹌子嘴(《山东中药》)。

【基原】 为牻牛儿苗科牻牛儿苗属植物牻牛儿苗及老鹳草属植物老鹳草、野老鹳草等带果实的全草。

【原植物】 1. 牻牛儿苗 *Erodium stephanianum* Willd.　又名:太阳花(东北)、长嘴老鹳草(《全国中草药汇编》)。

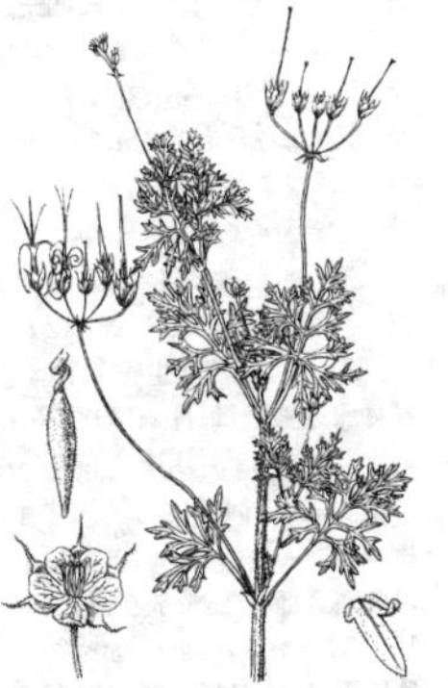

牻牛儿苗

一年生草本,茎长 15～45 cm,匍匐,多分枝,节明显。茎枝、叶柄、托叶、叶片、花梗、总苞片及萼片均被白色柔毛。叶对生;叶柄长约 4 cm,微带红色;托叶三角状披针形,长 1 cm,先端长渐尖,基部阔,略抱茎;叶二回羽状深裂或全裂,裂片狭线形,顶端尖,基部下延,裂片全缘或有 1～3 粗齿。伞形花序腋生,总花梗长 5～15 cm,淡红色;总苞片 6～7,披针形,长 2～3 mm;每花序有花 2～5,花柄纤细,长约 2 cm;萼片 5;绿色,椭圆形,长 5 mm,先端突尖,具芒,中脉明显,边缘膜质;花瓣 5,蓝紫色,倒卵形,长 8～10 mm,先端钝尖或钝圆,基部阔楔形,网脉明显;雄蕊 10,其中 5 个具花药,花丝上部红色,下部扩大近倒卵形;子房上位,5 室,花柱 5,均密被短柔毛。蒴果长椭圆形,顶端有长喙,成熟时 5 个果瓣与中轴分离,喙部呈螺旋状卷曲。种子长倒卵状圆锥形,褐色,长 2～2.5 mm,光滑。花期 4～5 月,果期 5～7 月。

生于草坡或沟边。分布于东北、华东及内蒙古、河南、湖南、四川、云南、贵州、陕西、甘肃、青海。

2. 老鹳草 *Geranium wilfordii* Maxim.　又名:鸭脚老鹳草(《全国中草药汇编》)。

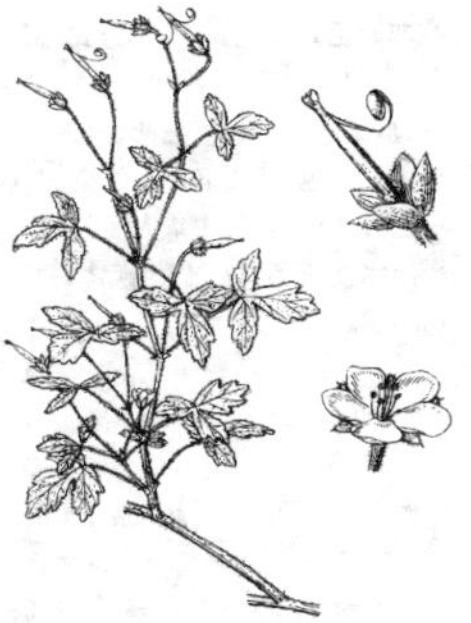

老鹳草

多年生草本,高 35～80 cm。茎直立,下部稍匍匐,密生细柔毛。叶对生;叶柄长 1.5～4 cm;叶片通常 3～5 深裂,略呈五角形,基部心形,长 3～5 cm,宽 4～6 cm,中央裂片稍大,倒卵形,有缺刻或浅裂、顶端尖,两面有毛。花成对生于叶腋,花梗细,长 2～3 cm;萼片 5,卵形或卵状披针形,顶端有芒,背面密生柔毛;花瓣 5,淡红花,具深红色纵脉;雄蕊 10;子房上位,5 室,花柱 5,连合成喙状。蒴果球形,成熟时由下向上开裂。种子长圆形,有细网纹或近于平滑。花期 7～8 月,果熟期 10 月。

生于山坡草丛、平原路边和树林下。分布于东北及河北、江苏、安徽、浙江、湖南、四川、云南、贵州。

3. 野老鹳草 *G. carolinianum* L.　又名:鹭嘴草。

一年生草本,高 15～50 cm。根细,长达 7 cm。茎直立或斜生,枝密被柔毛。下部叶互生,上部叶对生,叶片圆肾形,长 2～3 cm,宽 3～6 cm,5～7 深裂,每裂又 3～5 裂,两面有柔毛,基生叶柄长达 10 cm。小花成对顶生或腋生,萼片 5,宽卵形,有长白色毛;花瓣 5,倒卵状匙形,淡红色;雄蕊 10,心皮 5,分离。果实被毛,顶端有长喙,连同喙长约 2 cm,果熟时喙部由下向上反卷。种子椭圆形,长 2～3 mm,暗褐色。花期 4～5 月,果期 6～8 月。

生于山坡、荒地、路边和杂草中。分布于江苏、浙江、江西、湖北、河南、云南、四川。

【采收加工】 6～10 月果实将成熟时采收,割取地上部分或连根拔起,晒干。

【药材】 牻牛儿苗 *Erodii Herba*　主产于天津、河北、山东,以山东、河北产量较大,习称“长嘴老鹳草”;老鹳草 *Geranii Herba* 主产于云南、四川、湖北等地,习称“短嘴老鹳草”;野老鹳草 *Geranii Herba*　主产于浙江、江苏等地。

性状　长嘴老鹳草　茎长 30～50 cm,直径 0.3～0.7 cm,多分枝,节膨大。表面灰绿色或带紫色,有纵沟纹及稀疏茸毛。质脆,断面黄白色,有的中空。叶对生,具细长叶柄;叶片卷曲皱缩,质脆易碎,完整者为二回羽状深裂,裂片披针线形。果实长圆形,长 0.5～1 cm。宿存花柱长 2.5～4 cm,形似鹳喙,有的裂成 5 瓣,呈螺旋形卷曲。无臭,味淡。

短嘴老鹳草　茎较细,略短。叶片圆形,3 或 5 深裂,裂片较宽,边缘具缺刻。果实球形,长 0.3～0.5 cm。花柱长 1～1.5 cm,有的 5 裂向上卷曲呈伞形。

野老鹳草　叶片掌状 5～7 深裂,裂片条形,每裂片又 3～5 深裂。

鉴别　(1)叶表面观:长嘴老鹳草　下表皮细胞垂周壁波状弯曲,与毛基相连的表皮细胞具角质纹理。非腺毛较多,单细胞,壁具细小疣状突起。腺毛头部单细胞,类圆形或扁圆形;柄部 1～4 细胞,基部细胞常较长。气孔不定式或不等式,副卫细胞 4～6 个。叶肉中草酸钙簇晶较多,也有圆簇状结晶。

短嘴老鹳草　下表皮细胞垂周壁深波状弯曲,有时呈连珠状增厚。非腺毛多为单细胞,少数为 2～3 细胞,壁具疣状突起。腺毛多见,头部单细胞,长圆形或类圆形;柄部 1～3 细胞。气孔不定式或不等式，副卫细胞 4～6 个。草酸钙簇晶圆簇状。

野老鹳草　上表皮细胞垂周壁较平直，连珠状增厚；下表皮细胞垂周壁波状弯曲，连珠状增厚；上、下表皮均可见单细胞、多细胞非腺毛及腺毛；气孔不定式，副卫细胞 4～5 个，以下表皮较多。

(2) 取本品粗粉 0.5 g，加乙醇 10 ml，于水浴上温浸 30 分钟，滤过，滤液加浓盐酸数滴，再加镁粉少许，短嘴老鹳草溶液变成红棕色至红色，长嘴老鹳草为微红色（检查黄酮）。

品质标志　《中华人民共和国药典》2010 年版规定：照水溶性浸出物测定法热浸法测定，本品含水溶性浸出物不得少于 18.0%。

【成分】 1. 牻牛儿苗　全草含挥发油，油中主要成分为牻牛儿醇（geraniol），又含槲皮素（quercetin）及其他色素。

2. 老鹳草　全草含老鹳草鞣质（geraniin）2.2%，干叶含老鹳草鞣质 9.5%，金丝桃苷（hyperin）0.21%。

【药理】 1. 抗菌抗病毒作用　牻牛儿苗煎剂和粗提物黄酮在体外均有明显的抗流感病毒的作用。全草煎剂对金黄色葡萄球菌、乙型链球菌、肺炎链球菌、卡他球菌、福氏痢疾杆菌有显著抑制作用，还可抑制亚洲甲型流感病毒京科 68-1 株、副流感Ⅰ型仙台株，除去鞣酸对病毒抑制的影响不大，但对抑菌作用有一定影响。老鹳草体外有抗单纯疱疹病毒Ⅰ型的作用。

2. 抗炎、镇痛作用　在老鹳草不同极性溶剂萃取物中，乙酸乙酯部分、水部分以及正丁醇部分能提高热板法实验小鼠的痛阈，抑制醋酸扭体反应；乙酸乙酯部分和水部分则可明显抑制由二甲苯所致的小鼠耳郭肿胀。老鹳草总鞣质能明显抑制大鼠蛋清性关节炎以及佐剂性关节炎原发性和继发性的足跖肿胀，抑制 2，4-二硝基氯苯所致的小鼠耳郭皮肤迟发性超敏反应，抑制小鼠网状内皮系统的吞噬功能，减少甲醛致痛的舔足次数和醋酸致痛的扭体次数，具有明显的抗炎、抑制免疫和镇痛作用。

3. 抗脂质过氧化及肝损伤作用　老鹳草丙酮、水和热水提取液以及老鹳草鞣质均可使喂饲过氧化玉米胚芽油致高脂血症伴肝损伤大鼠血清中 TC、LPO、FFA、TG 及动脉粥样硬化指数、AST 和 ALT 均降低；肝脏中 TC 和 LPO 也降低。鞣质的分解产物鞣云实精和并没食子酸亦具有显著抑制脂质过氧化及肝损伤的作用。老鹳草鞣质对脂氧合酶依赖性亚油酸过氧化的抑制作用也与其清除自由基作用一致。

4. 止咳作用　小鼠氨雾引咳法及电刺激猫喉上神经引咳法实验，均证明醇沉煎剂有明显镇咳作用，可对抗氨雾致小鼠咳嗽和电刺激猫喉上神经引咳。

5. 抑制诱变作用　老鹳草的主要鞣质对 Trp-p-2 等诱变剂有抑制作用。鞣质的水解产物并没食子鞣质可明显抑制最终致癌物苯并芘-7，8-二醇-9，10-环氧化物的诱变活性作用。

6. 黄体酮样作用　老鹳草对家兔排卵呈抑制作用，与黄体酮一样，作用与给药时间有关。提示老鹳草可能具有黄体酮样作用或有升高体内黄体酮水平的作用。

7. 抗腹泻作用　老鹳草水煎剂对蓖麻油、番泻叶诱发的小鼠腹泻显示不同程度抑制作用。

毒性　小鼠 1 日内的最大耐受量不低于 250 g/kg，相当于临床用药量的 270 倍以上，说明毒性甚低，口服安全性很大。

【药性】 苦、微辛，平。归肝、大肠经。

1.《救荒本草》："味微苦。"

2.《滇南本草》："味苦辛，性微温。"

3. 南药《中草药学》："苦、微辛，平。归肝、大肠经。"

【功用主治】 祛风活血，清热利湿。主治风湿痹痛，肌肤麻木，筋骨酸楚，跌打损伤，泄泻，痢疾，疮毒。

1.《滇南本草》："祛诸风皮肤发痒，通行十二经络。治筋骨疼痛，风痰痿软，手足筋挛麻木，利小便，泻膀胱积热，攻散诸疮肿毒，退痨热发烧，治风火牙疼，疥癞痘疹等症。兼解诸痨热，其应如响。敷跌打损伤，能定痛治瘀。"

2.《药性考》："去风，疏经活血，筋健络通。损伤痹症，麻木皮疯，浸酒常饮。"

3.《现代实用中药》："止久泻，厚肠胃，调中健脾。"

4.《贵州民间方药集》："治跌打损伤，止刀伤出血，又可止咳，益肺气。"

5.《全国中草药汇编》："祛风湿，活血通经，清热止泻。主治风湿性关节炎，跌打损伤，坐骨神经痛，急性胃肠炎，痢疾，疱疹性角膜炎。"

6.《四川中药志》1982 年版："用于疯狗咬伤，蛇虫咬伤。"

【用法用量】 内服：煎汤，9～15 g；或浸酒；或熬膏。外用：捣烂加酒炒热敷，或制成软膏涂敷；或煎汤漱口、涂搽。

【选方】 1. 治风湿痹痛　老鹳草 250 g，桂枝、当归、赤芍、红花各 18 g，酒 1 000 ml，浸 1 星期，过滤，每次饮 1 小盅，每日 2 次。（《浙江药用植物志》）

2. 治腰扭伤　老鹳草根 30 g，苏木 15 g，煎汤，血余炭 9 g 冲服，每日 1 剂，每日服 2 次。（《全国中草药新医疗法展览会资料选编》）

3. 治妇人经行，预染风寒，寒邪闭塞子宫，令人月经参差，前后日期不定，经行发热，肚腹膨胀，腰肋作疼，不能受胎　五叶草五钱，川芎二钱，大蓟二钱，吴白芷二钱。引水酒一小杯，和水煎服。晚间服后忌风。（《滇南本草》）

4. 治急慢性肠炎、下痢　牻牛儿苗 18 g，红枣 9 枚。煎浓汤，一日三次分服。（《现代实用中药》）

5. 治蛇虫咬伤　老鹳草鲜品，雄黄末少许，捣烂外敷伤口周围。（《四川中药志》1982 年版）

【临床报道】 1. 治疗细菌性痢疾　初期治疗的病例，用老鹳草全草（干）每日 30 g，水煎成 400～600 ml，分 2、3 次口服。以后改为老鹳草片剂，每日 15～18 片（折合干草 30 g），分 3 次口服，以 7～10 日为 1 个疗程。共治疗 203 例，其中符合急性典型菌痢诊断者 143 例，非典型菌痢 31 例，慢性菌痢 29 例。治愈 172 例，好转 28 例，无效 3 例，总有效率为 98.5%，急性病例治愈率高于慢性菌痢患者（$P<0.01$）。治愈病例中临床症状消失平均日数分别为腹泻 3.1 日，腹痛 4.1 日，里急后重 2.7 日，大便外观恢复正常 3.6 日。细菌培养阴转情况：肛拭培养阳性者 73 例，临床治愈 60 例，占 82.2%，细菌培养转阴 64 例，阴转率 87.7%。也有用老鹳草胶囊（每粒含生药约 4.5 g），成人每次服 2 粒，儿童每次 1 粒，每日 4 次，或老鹳草片（每片重 0.25 g，含生药 1.2 g），成人每次服 6 片，儿童每次 3 片，每日 4 次。治疗急性典型细菌性痢疾 113 例，显效 61 例，有效 50 例，无效 2 例；治疗急性非典型细菌性痢疾 69 例，显效 46 例，有效 21 例，无效 2 例。两组总有效率为 97.8%。

2. 治疗乳腺增生病　用单味干或鲜老鹳草每日 30～60 g，当茶冲服或煎服，每日 2、3 次，30～60 日为 1 个疗程，月经期照常服药。共治疗 58 例，用药时间 15～180 日，大多数患者服药在 30～60 日（服药时间长短与乳腺增生程度有关），结果：临床治愈 30 例，显效 24 例，无效 4 例，总有效率为 93.2%。本组患者用药后对疼痛全部有效，一般在服药后 10 日左右疼痛消失，肿块在服药 15 日后开始变软，以后逐渐缩小与消失。用药后少数患者出现轻度缓泻，1～2 日后好转，不需停药。

3. 治疗疱疹性角膜炎　取老鹳草干全草 20% 眼药水。每小时滴眼 1 次。初期除同时用 1% 阿托品散瞳外，不加用其他药物治疗。共治疗各种类型疱疹性角膜炎 31 例，显效 18 例，有效 11 例，无效 2 例，有效率 93.4%。结果表明，20% 老鹳草眼药水合并可的松滴眼，对盘状型、混合型疱疹性角膜炎，可减少角膜基质炎症浸润，加速痊愈；但对树枝状角膜炎效果则不明显，加用可的松反使溃疡愈合迟缓，不利角膜上皮修复，故仅用老鹳草眼药水点眼为宜。

1650 老枪谷子 lǎo qiāng gǔ zǐ（《云南中药资源名录》）

【基原】 为苋科苋属植物尾穗苋的种子。

【原植物】 参见“老枪谷根”条。

【采收加工】 9～10月果实成熟时剪下果穗，晒干，搓下种子，干燥。

【成分】 从种子中分得两种多肽物质Ac-AMP1和Ac-AMP2，其中Ac-AMP1由半胱氨酸、甘氨酸等29种氨基酸组成，Ac-AMP2由Ac-AMP1的羧基端再连接一精氨酸组成。

【药理】 抗菌作用 从本品种子中提取出两种多肽类物质（Ac-AMP1和Ac-AMP2），在低于已知的抗真菌蛋白的浓度，对各种植物致病真菌就有抑制生长作用，对革兰阳性细菌也有抗菌作用，而对人类细胞无毒。

【药性】 辛，凉。

【功用主治】 清热透表。主治小儿水痘，麻疹。

【用法用量】 内服：煎汤，3～6 g。

1651 老枪谷叶 lǎo qiāng gǔ yè（《湖南药物志》）

【异名】 尾穗苋叶（《福建药物志》）。

【基原】 为苋科苋属植物尾穗苋的叶。

【原植物】 参见“老枪谷根”条。

【采收加工】 6～10月采收，鲜用。

【成分】 叶中含甜菜碱（betaine）。

【药理】 降压等作用 叶中所含甜茶碱，对麻醉动物有降压作用，对实验大鼠有抗脂肪肝作用，在体外有抗肿瘤作用。此外，还有抗溃疡等作用。

【功用主治】 《福建药物志》：“消肿止痛。治疗、疖、荨麻疹。”

【用法用量】 外用：鲜品捣敷，或酒炖擦患处。

1652 老枪谷根 lǎo qiāng gǔ gēn（《湖南药物志》）

【基原】 为苋科苋属植物尾穗苋的根。

【原植物】 尾穗苋 *Amaranthus caudatus* L. 又名：老枪谷（《龙沙记略》），穄冠花（《植物名实图考》），红苋菜。

一年生直立草本，高1.5～2.5 m。茎粗壮，具钝棱角，单一或稍分枝，绿色，或常带粉红色。单叶互生；叶柄长2.5～15 cm，疏生柔毛；叶片菱状卵形或菱状披针形，长4～15 cm，宽2～8 cm，先端短渐尖或圆钝，具小芒尖，基部宽楔形，稍不对称，全缘或波状，两面无毛，脉上疏生柔毛。夏、秋季开花，圆锥花序顶生，下垂，由多数或少数穗状花序组成，侧穗状花序长2.5～25 cm，顶生者长于数倍；花单性，雄花及雌花混生于同一花簇；苞片和小苞片干膜质，红色，披针形；萼片5，长椭圆形；花被片红色，透明，中有1脉，雄花的花被片长圆形，雄蕊5；雌花的花被片长圆状披针形，花柱3。胞果近卵形，上半部红色，盖裂。种子扁豆形，淡棕黄色，有厚的环。花期7～8月，果期9～10月。

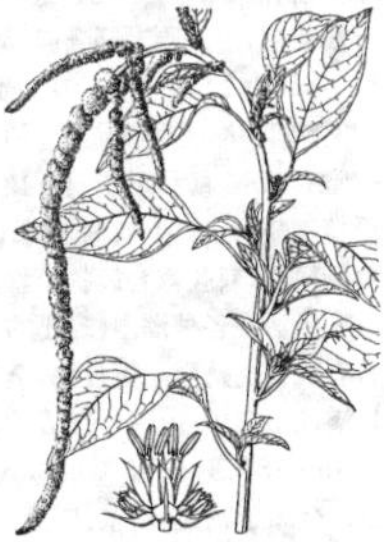

尾穗苋

我国各地均有栽培，亦有野生。原产热带。

本植物的叶（老枪谷叶）与种子（老枪谷子）亦供药用，另设专条。

【采收加工】 9～11月挖根，去茎叶，鲜用或晒干用。

【药性】 《全国中草药汇编》：“甘、淡，平。”

【功用主治】 健脾，消疳。主治脾胃虚弱之倦怠乏力、食少，小儿疳积。

1.《湖南药物志》：“滋补强壮。”

2.《福建药物志》：“健脾益血。治贫血，头晕，小儿疳积。”

【用法用量】 内服：煎汤，10～30 g。

【选方】 1. 治虚损（头昏，四肢无力） 老枪谷根30 g，土党参15 g，四照花果30 g，蔓性千斤拔30 g。水煎服。

2. 治小儿疳积 老枪谷根12 g，小槐花9 g，爵床6 g。水煎服。（1、2方出自《湖南药物志》）

1653 老虎泡叶 lǎo hǔ pào yè（《四川常用中草药》）

【基原】 为蔷薇科悬钩子属植物红毛悬钩子的叶。

【原植物】 参见“老虎泡”条。

【采收加工】 5～7月采收，鲜用或晒干。

【药性】 酸、涩，凉。

1.《四川常用中草药》：“性平，味酸、咸。”

2.《四川中药志》1982年版：“酸、涩，凉。”

【功用主治】 清热利湿，解毒疗疮。主治湿疹，黄水疮，痈疮肿毒，烫火伤，狗咬伤。

1.《四川常用中草药》：“治黄水疮及狗咬伤。”

2.《四川中药志》1982年版：“治烧、烫伤，湿疹，疮痈肿毒。”

【用法用量】 外用：鲜叶捣敷；或煎水洗。

1654 老虎泡果 lǎo hǔ pào guǒ（《四川中药志》）

【基原】 为蔷薇科悬钩子属植物红毛悬钩子的果实。

【原植物】 参见“老虎泡”条。

【采收加工】 5～6月果实成熟时采收，晒干。

【药性】 甘、酸，平。

【功用主治】 补肾，益精。主治肾虚耳鸣，耳聋，遗精等症。

【用法用量】 内服：煎汤，9～15 g。

1655 老鸦胆叶 lǎo yā dǎn yè（《本草求原》）

【基原】 为苦木科鸦胆子属植物鸦胆子的叶。

【原植物】 参见“鸦胆子”条。

【采收加工】 全年均可采收，鲜用或晒干。

【成分】 含甾体苷类：(20*R*)-*O*-(3)-α-*L*-吡喃阿拉伯糖基-5-孕甾烯-3β, 20-二醇〔(20*R*)-*O*-(3)-α-*L*-arabinopyranosyl-pregn-5-en-3β, 20-diol〕。

【药性】 苦，寒。

1.《岭南草药志》：“气微腥臭，味极苦，性寒。”

2.《广西本草选编》：“有毒。”

【功用主治】 清热解毒，燥湿杀虫。主治痈肿疔疮，毒蛇咬伤，湿疹。

1.《本草求原》：“清热毒，理跌打。”

2.《岭南草药志》：“清血热痢，杀虫，腐赘瘤息肉。”

3.《广西本草选编》：“清热利湿。主治皮肤湿疹，毛虱。”

4.《台湾药用植物志》：“叶汁可除皮肤肉疣。（南洋）民间以叶治疗热病。”

【用法用量】 外用：煎水洗；或捣敷；或研末撒。

【选方】 治蛇头缠指（瘭疽） 鸦胆子叶芯和米酒糟捣烂，敷患处。（《岭南草药志》）

1656 老鸦胆根 lǎo yā dǎn gēn（广州部队《常用中草药手册》）

【基原】 为苦木科鸦胆子属植物鸦胆子的根。

【原植物】 参见“鸦胆子”条。

【采收加工】 7～12月均可采挖，切片，晒干。

【成分】 根含萜类：鸦胆子苦素（bruceine）A、B、C，去氢鸦胆子苦素（dehydrobruceine）A、B，鸦胆亭（bruceantin），鸦胆它宁

(bruceantarin)，鸦胆亭醇(bruceantinol)，鸦胆子苦醇(brusatol)。还含没食子酸乙酯(ethyl gallate)，大黄素(emodin)，大黄酚(chrysophanol)，大黄酚-1-葡萄糖苷(chrysophanein)，β-谷甾醇(β-sitosterol)等。

【药理】 抑瘤作用　从鸦胆根中提取出的鸦胆子苦素 A 对 TLX-5 小鼠淋巴细胞瘤细胞有抑制作用，其 ID_{50} 为 0.031 μg/ml。

【药性】 苦，寒。

1. 广州部队《常用中草药手册》："极苦寒，有毒。"

2.《海南岛常用中草药手册》："苦，寒，无毒。"

【功用主治】 清热，燥湿，杀虫。主治疟疾，痢疾，泄泻。

1. 广州部队《常用中草药手册》："杀虫，治痢。"

2.《海南岛常用中草药手册》："清热，燥湿，杀虫，止痢。治疟疾，痢疾，肠炎。"

【用法用量】 内服：煎汤，6～15 g。

1657 地乌 dì wū（《贵州民间药物》）

【异名】 蜈蚣三七(《天目山药用植物志》)，地雷、黑地雷、金串珠(《贵州民间药物》)。

【基原】 为毛茛科银莲花属植物林荫银莲花的根茎。

【原植物】 林荫银莲花 *Anemone flaccida* Fr. Schmidt　又名：鹅掌草(《中国植物图鉴》)。

多年生草本，高 15～40 cm。根茎近横生，圆柱形，直径 2～13 mm，节间短。基生叶 1～2；叶柄长 10～28 cm，无毛；叶片轮廓五角形，长 3.5～7.5 cm，3 全裂，中央全裂片 3 裂，末回裂片卵形或宽披针形，有 1～3 齿或全缘，侧生全裂片不等 2 深裂，边缘有不整齐齿，上面有疏毛，下面通常无毛。花葶上部有疏柔毛；苞片 3，轮生，叶状，不等大，无柄；花两性；萼片 5，花瓣状，白色，倒卵形或椭圆形，长 7～10 mm，先端钝或圆，外面有疏柔毛；花瓣无；雄蕊多数，长约为萼片之半；心皮约 8，密被淡黄色短柔毛，无花柱，柱头近球形。花期 4～6 月，果期 5～8 月。

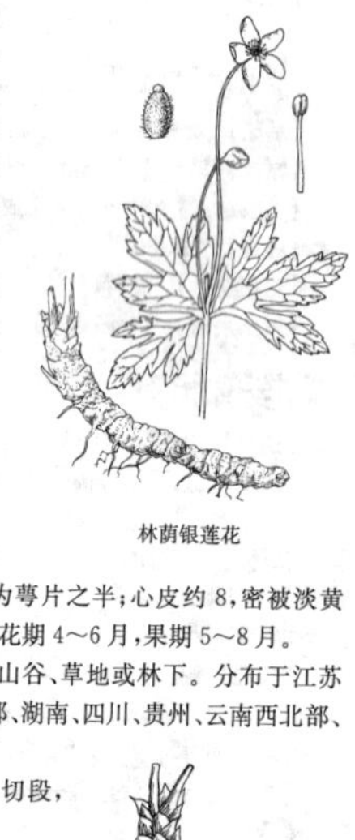

林荫银莲花

生于海拔 1 100～3 000 m 的山谷、草地或林下。分布于江苏南部、浙江西北部、江西、湖北西部、湖南、四川、贵州、云南西北部、陕西南部、甘肃南部。

【采收加工】 4～7 月采收，切段，晒干。

【药材】 地乌 *Anemones Flaccidae Rhizoma*　产于云南、四川、贵州、湖南、湖北、江西、浙江、江苏及陕西、甘肃。

性状　根茎条状近圆柱形，或呈长圆形块状，节明显或不明显，节间较短。表面棕褐色至褐色，粗糙，可见根痕及少数细长的须状根；顶端有干枯的茎基及叶基。质坚，断面黄棕色。气微，味辛、苦。

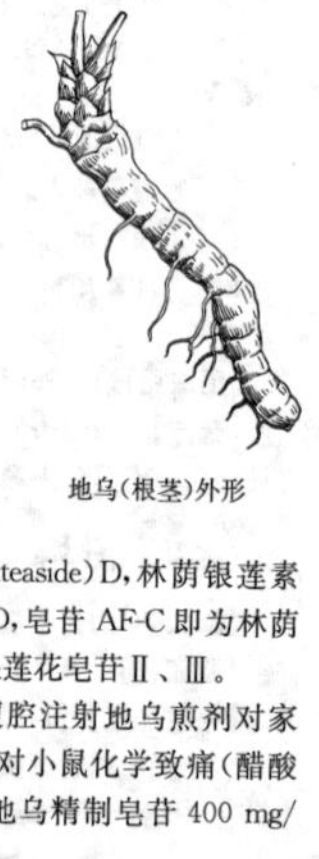

地乌(根茎)外形

【成分】 根茎含巨头刺草皂苷(giganteaside)D，林荫银莲素(flaccidin)B，皂苷(saponins)AF-A、B、C、D，皂苷 AF-C 即为林荫银莲花皂苷Ⅰ(flaccidoside Ⅰ)，还含林荫银莲花皂苷Ⅱ、Ⅲ。

【药理】 对中枢神经系统的作用　腹腔注射地乌煎剂对家兔伤寒-副伤寒所致发热有明显降温作用，对小鼠化学致痛(醋酸扭体法)有显著镇痛作用。小鼠腹腔注射地乌精制皂苷 400 mg/kg，能明显抑制其自发活动并明显延长戊巴比妥钠的睡眠时间，戊巴比妥钠阈下催眠试验也证明两药有协同作用。

毒性　小鼠腹腔注射地乌精制皂苷，LD_{50} 为 810±11.7 mg/kg，毒性表现为小鼠安静、闭目，30 分钟后缓慢死亡。小鼠腹腔注射煎剂的 LD_{50} 为 21.6±4.4 g/kg。

【药性】《贵州民间药物》："性温，味辛、微苦。"

【功用主治】 祛风湿，利筋骨。主治风湿疼痛，跌打损伤。

1.《贵州民间药物》："解毒，驱风湿。"

2.《浙江药用植物志》："祛风湿，利筋骨。主治风湿痹痛，跌打损伤。"

【用法用量】 内服：煎汤，9～15 g；或浸酒。

【宜忌】《贵州民间药物》："孕妇忌服。"

【选方】 1. 治风湿　地乌 30 g，泡酒 250 g。每次服 9 g。或地乌 9 g，白龙须 6 g，大血藤、大风藤各 15 g，泡酒 1 000 g。每次服 1 小杯。(《贵州民间药物》)

2. 疔伤，发散，助筋骨　鲜蜈蚣三七根 60～90 g。切片，加白糖炖汁，分次服。(《天目山药用植物志》)

3. 治中蛊毒　地乌 15 g。煎水服。(《贵州民间药物》)

1658 地龙 dì lóng（《本草图经》）

【异名】 蚯蚓(《礼记》)，螼、螾(《说文》)，竖蚕(《尔雅》)，蛩蟺(《尔雅》郭璞注)，丘螾(《淮南子》)，蜷端(《淮南子》高诱注)，蜿蟺、引无(《广雅》)，附蚓、寒蚓(《吴普本草》)，曲蟺(崔豹《古今注》)，曲蟮(《小品方》)，土龙(《别录》)，地龙子(《药性论》)，朐腮、土蟺(《纲目》)，虫蟮(《贵州民间方药集》)。

【基原】 为钜蚓科环毛蚓属动物参环毛蚓和通俗环毛蚓、威廉环毛蚓、栉盲环毛蚓等的全体。前一种药材习称"广地龙"，后三种药材习称"沪地龙"。

【原动物】 1. 参环毛蚓 *Pheretima aspergillum* (E. Perrier)

体长 11～38 cm，宽 0.5～1.2 cm，前端尖，后端钝圆，全体由 100 余个环节组成。头部包括口前叶和围口节 2 部，围口节腹侧有口，上覆肉质的叶，即口前叶，眼及触手等感觉器全部退化。背孔始于第十一至第十二节的节间沟沿。背部紫灰色，刚毛圈稍白。环带指环形，位于第十四至第十六节，上无刚毛。环带前刚毛一般硬而粗，在第二至第九节尤粗，末端黑。雄生殖孔在第十八节腹面两侧一小突上。外缘有数环浅皮褶，内侧刚毛圈隆起，前后两边有 1～2 横排小乳突，每边 10～20 个不等。受精囊孔 2 对，位于 7/8、8/9 节间一椭圆形突起上，约占节周的 5/11，孔的腹侧常有 1～2 横排乳突，约 10 个。距孔远处无乳突。受精囊袋形，管短，盲管也短，且内 2/3 微弯曲数转。盲肠简单，或腹侧有齿状小囊。

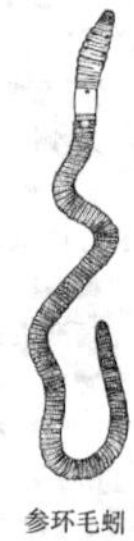

参环毛蚓

生活在各种潮湿、疏松的土壤中，喜欢中性或弱碱性土壤，以含有机物腐殖质土为食物，全身分泌黏液，行动迟缓，喜暗畏光，白日潜伏于穴中，夜间外出活动，怕强烈光照和干旱、水涝，适应温度为 15～28 ℃，低于 5 ℃时进入休眠不活动状态。

分布于福建、广东、广西、台湾等地。

2. 通俗环毛蚓 *P. vulgaris* Chen

体长 9.6～15 cm，宽 0.5～0.8 cm。背部青黄色或灰青色，背中线深青色。身体上刚毛较细。环带占 14～16 共 3 节，无刚毛。雄生殖孔在 18 节腹面两侧，雄交配腔深广，内壁多皱纹，有平顶孔突 3 个。在雄交配腔底，有一突起为雄孔所在，能全部翻出，如阴茎。受精囊孔在腹面 6/7～8/9 的节间沟内，共 3 对。受精囊腔较深广，前后缘均隆肿。盲肠简单。

穴居在潮湿疏松的土壤中，以含有机腐殖质土壤为食料。主要分布在上海市各郊县、浙江一带，一般与同属的威廉环毛蚓及栉盲环毛蚓相伴而生。

3. 威廉环毛蚓 *P. guillelmi* (Michaelsen)

本种形态与通俗环毛蚓相似，其特征是：雄生殖孔在第十八节腹面两侧一浅交配腔内，陷入时呈纵裂缝，内壁有褶皱，褶皱间有刚毛 2～3 条，在腔底突起上为雄孔。突起前面通常有一乳头突。无受精囊腔。受精囊的盲管内端 2/3 在平面上左右弯曲，为纳精囊，易与盲管区别。

主要分布于上海、江苏、浙江、安徽。常与通俗环毛蚓分布在同一地区。生活习性同通俗环毛蚓。

4. 栉盲环毛蚓 *P. pectinifera* Michaelsen

体长 10～15 cm，宽 0.5～0.9 cm。背面及侧面深紫色或紫红色，刚毛圈不白，环带占 14～16 共 3 节，无刚毛。雄生殖孔在 18 节腹面两侧的十字形突的中央，常由一浅囊状皮褶盖住，内侧有 1 个或多个乳头突，其排列变化很大。受精囊孔 3 对，位于 6/7～8/9节间，其位置几近节周的一半距离。孔在一乳头突的后侧，前后两侧表皮肿胀，孔常常陷入，孔的内侧腹面在刚毛圈前或后，有乳头突，排列较规则。盲肠复式，其腹侧有栉状小囊。副性腺有索状短管。盲管较受精囊本体长，内端 3/4 稍粗，或直或稍弯曲。

生活习性同通俗环毛蚓。主要分布于上海各郊县、浙江、江苏南部、江西南昌。

【养殖】 生活习性　蚯蚓为穴居性忌光动物，一般栖息在松软、温度和湿度适宜的砂壤土中，深度 10～20 cm。蚯蚓性喜安静，怕盐，怕单宁味。再生能力较强，当受伤被切断之后，能够生出新的组织代替丢失的部分，当气温低于 5 ℃ 时，钻入土中冬眠。食性广泛，凡无毒的各种植物茎叶、家畜粪便及有机垃圾等均可作饲料用。

繁殖方法　蚯蚓雌雄同体，异体交配，交配后约 1 星期产卵于茧内，经 2 个月左右孵出幼蚓。温度以 21～25 ℃ 为最适产卵温度。

饲养管理　养殖蚯蚓要求条件不高，方法多样。饲养土可用发酵腐熟的有机废物和菜园土等混合而成。要求含水量在 30% 左右，pH 以 6.8～7.6 为宜。饲喂的有机废物如作物的秸秆、落叶、畜禽粪便等需经过发酵处理后，才能被蚯蚓利用。养殖密度不可过大。饲养 2～3 个月后，要用框筛法、饵诱法、刮粪法等将蚓粪、蚓茧及蚓体分开。

【采收加工】 5～9 月捕收。将蚯蚓用草木灰、木屑和米糠拌和，去其黏液，及时剖开腹部，洗去内脏及泥沙，摊平晒干或低温干燥。

【药材】 地龙 *Pheretima*　广地龙主产广东、海南、广西等地；沪地龙主产上海、浙江、江苏、安徽、山东、河南等地。

性状　广地龙　呈长条状薄片，弯曲，边缘略卷，长 15～20 cm，宽 1～2 cm。全体具环节，背部棕褐色至紫灰色，腹部浅黄棕色；第十四至第十六环节为生殖带，习称"白颈"，较光亮。体前端稍尖，尾端钝圆，刚毛圈粗糙而硬，色稍浅。雄生殖孔在第十八环节腹侧刚毛圈一小孔突上，外缘有数环绕的浅皮褶，内侧刚毛圈隆起，前面两边有横排(一排或二排)小乳突，每边 10～20 个不等，受精囊孔 2 对，位于 7/8 至 8/9 环节间一椭圆形突起上，约占节周 5/11。体轻，略呈革质，不易折断。气腥，味微咸。

沪地龙　长 8～15 cm，宽 0.5～1.5 cm。全体具环节，背部棕褐色至黄褐色，腹部浅黄棕色；受精囊孔 3 对，在 6/7 至 8/9 环节间。第十四至第十六环节为生殖带，较光亮。第十八环节有一对雄生殖孔。通俗环毛蚓的雄交配腔能全部翻出，呈花菜状或阴茎状；威廉环毛蚓的雄交配腔孔呈纵向裂缝状；栉盲环毛蚓的雄生殖孔内侧有 1 或多个小乳突。

鉴别　粉末特征：广地龙　淡灰色或灰黄色。斜纹肌纤维无色，少数淡棕色，肌纤维易散离或相互绞结，大多弯曲或稍平直，边缘常不整齐，有的局部膨大，明暗相间纹理不明显。表皮黄绿色或黄棕色，细胞界限不明显，有暗棕色色素颗粒，散在或聚集成条状、网状。刚毛少见，常碎断散在，淡棕色或黄棕色，先端多钝圆，表面可见纵裂纹。

品质标志　《中华人民共和国药典》2010 年版规定：照水溶性浸出物测定法热浸法测定，本品含水溶性浸出物不得少于 16.0%。

【成分】 参环毛蚓和背暗异唇蚓含蚯蚓素(lumbritin)，蚯蚓解热碱(lumbrofebin)，蚯蚓毒素(terrestro-lumbrilysin)等。还含 6-羟基嘌呤，黄嘌呤，腺嘌呤，鸟嘌呤，胍，胆碱，以及丙氨酸，缬氨酸，亮氨酸，苯丙氨酸，酪氨酸，赖氨酸等氨基酸。

【药理】 1. 对凝血与抗凝系统的影响　静脉注射蚯蚓提取液，能提高大鼠血浆总纤溶酶原激活剂的活力；灌胃能明显改善大鼠实验性 DIC 的严重程度。从蚯蚓中提取分离的溶栓酶，可使大鼠的纤维蛋白原下降，凝血酶时间、凝血酶原时间及白陶土部分凝血活酶时间延长，并能使Ⅱ、Ⅷ因子降解，起到较强的抗凝效果。从正蚓科双胸蚓属提取的含多种纤溶酶和纤溶酶原激活物的制剂，具有良好的溶栓作用，可使兔血浆组织型纤溶酶原激活物(t-PA)活力增加，血小板聚集性、全血黏度和血浆黏度以及红细胞刚性指数降低。地龙体内一种纤溶酶原激活剂(ePA)可切割碱性氨基酸、小的中性氨基酸及 Met 的羧基端，也能将纤溶酶原切割成纤溶酶。地龙水溶性溶栓成分中，纤溶酶将纤维蛋白水解而呈直接纤溶作用，蚓激酶将纤维蛋白溶解酶原激活为纤溶酶，则呈间接作用；以直接纤溶为主。地龙不仅可以溶解新鲜血栓，所含胶原酶还可将旧性血栓溶解为胶原蛋白。地龙提取物能显著改善小鼠红细胞变形能力以降低血液黏度，可能是其通络机制之一。从蚯蚓中提取出一种血小板聚集因子(EPAF)，能诱导人血小板聚集及 5-羟色胺释放，是一种强的血小板激动剂。

2. 对心血管系统的影响　(1) 抗心律失常作用　静注地龙注射液对氯仿-肾上腺素或乌头碱诱发的大鼠心律失常、氯化钡或毒毛花苷 G 诱发的家兔心律失常均有明显的对抗作用。

(2) 降压作用　广地龙热水浸剂或乙醇浸出液静注或灌胃，对麻醉犬、正常大鼠或肾型高血压大鼠，均有明显的降压作用。地龙低温水浸液可显著抑制血管紧张素转换酶(ACE)活性，可能是其降压机制之一。类 PAF(血小板活化因子)物质亦可能是其重要降压成分。

3. 对免疫功能的影响　地龙提取物(AL)可明显提高巨噬细胞(MΦ)和脾细胞分泌一氧化氮(NO)的水平，并可拮抗地塞米松对 MΦ 和脾细胞分泌 NO 的抑制作用。地龙对 MΦ 可能有双向调节作用，浓度在 5%～10%明显地促进 MΦ 活化，过高或过低则作用不显著。小鼠腹腔注射地龙提取物 100 mg/kg，连续 6 日，可使胸腺及脾脏有核细胞数明显增加，脾细胞对 ConA、LPS 的反应性、NK 细胞及 ADCC 活性明显增高。荷瘤小鼠经 X 线照射并用地龙提取液治疗，未见任何免疫抑制作用，甚至有所提高。

4. 抗癌作用　地龙提取物对移植性实体瘤 H_{22} 有明显抑制作用；经透析后的透析外液均能抑制肉瘤 S_{180} 或实体瘤 EMT_6 的生长，地龙提取物与氟尿嘧啶(5-FU)和 AK123 三者合用则抑瘤效果更好；与 5-FU 联合应用对乳腺癌 MA_{737} 及肉瘤 S_{180} 的治疗、与 IL-2 合用对肉瘤 S_{180}、与热疗合用对实体瘤 EMT_6 的抑制也有明显协同作用。

5. 平喘作用　豚鼠腹腔注射地龙液(每 1 ml 含鲜地龙 0.75 g/ml)2 ml，使卵蛋白及吸入组胺引起的过敏性哮喘潜伏期明显延长。地龙液 8×10^{-7} g/ml 对组胺引起的豚鼠离体气管收缩有明显抑制作用。从蚯蚓提取的含氮成分对大鼠、家兔肺灌注可显著扩张支气管，对抗组胺和毛果芸香碱引起的支气管收缩。静注于豚鼠，可耐受致死量组胺。

6. 抗炎、镇痛及促进伤口愈合作用　地龙醇提物灌胃及外涂可明显抑制二甲苯致小鼠耳郭肿胀、角叉菜胶致小鼠、大鼠足跖肿胀、醋酸致小鼠腹腔毛细血管通透性增高、蛋清致大鼠足肿胀；延长热板法疼痛反应潜伏期。地龙可显著地促进创伤愈合，外敷地龙提取液于新西兰大白兔背部创口，可提高表皮、肌肉的愈合率，促进肉芽组织中的成纤维细胞、毛细血管、胶原纤维和 DNA 的增长；增加肌肉组织中肌动蛋白的数量，有利于伤口的收缩。

7. 解热作用　蚯蚓水浸剂对内毒素及温热刺激所致发热均有良好的解热作用。口服广地龙散，对感染性非感染性发热均有效。

8. 杀精子及阻止受精作用　蚯蚓提取物对人精子具有快速杀灭的作用，亦可抑制精子穿透无透明带仓鼠卵而阻止受精。其中的琥珀酸、透明质酸能迅速使精子制动、凝集，并使其结构受到破坏。

9. 其他作用　地龙提取物对宫内发育迟缓(IUGR)胎鼠大脑和胎盘的生长发育有显著的促进作用，还有较强的抗阴道毛滴虫作用。

10. 体内过程　家兔静注参环毛蚓注射液，其抗凝血酶有效成分在体内属一级动力学消除，符合二室模型，$t_{1/2\alpha}$ 为 4.1 分钟，$t_{1/2\beta}$ 为 140 分钟，量效曲线下面积(AUC)为每小时 169.1 mg/kg，清除率(CL)为 0.964/小时。

毒性　小鼠腹腔注射广地龙注射液，LD_{50} 为 40.7 g/kg。

【炮制】 1. 地龙　以原药材，除去杂质，洗净，切段，干燥。地龙清热定惊，通络平喘，利尿作用较强。

2. 酒地龙　取净地龙段，加入黄酒拌匀，置锅内，用文火加热，炒至表面呈棕色时，取出，放凉。每地龙段 100 kg，用黄酒 12.5 kg。酒地龙温经通络，搜风除湿作用较好。

3. 炒地龙　取净地龙段，置锅内，用文火加热，炒至表面色泽变深时，取出放凉。

4. 制地龙　滑石粉制，取滑石粉，置锅内中火加热，投入净地龙段，拌炒至鼓起，取出，筛去滑石粉，放凉。

5. 甘草水制地龙　取甘草于锅中煎成浓汤，放入净地龙段，浸泡 2 小时，捞出，干燥。

饮片性状　地龙参见"药材"项。酒地龙形如地龙，表面色泽加深，具有焦斑，略有酒气。炒地龙形如地龙，表面色泽较地龙深。制地龙形如地龙，表面鼓起膨松。甘草水制地龙形如地龙，略有甜味。有文献报道：琥珀酸含量测定结果为生品＞炒品＞酒炙品＞醋炙品，几种炮制方法如砂炒、酒炙、醋炙都使地龙药材中琥珀酸含量减少。这可能与琥珀酸的水溶性和对热不稳定性有关。既往文献报道琥珀酸是地龙平喘有效成分。根据本实验结果及中医临床应用来看，临床上治疗支气管哮喘应用地龙以生品为宜。

贮干燥容器内，置通风干燥处，防霉，防蛀。

【药性】 咸，寒。归肝、肺、肾经。

1.《本经》："味咸，寒。"

2.《别录》："大寒，无毒。"

3.《药性论》："有小毒。"

4.《滇南本草》："味苦、辛，性寒。"

5.《医林纂要》："甘，咸，寒。"

6.《本草求真》："入脾经。"

7.《药义明辨》："入胃与肾二经。"

8.《本草再新》："入肝、脾、肺三经。"

【功用主治】 止痉，熄风，通络，平喘。主治热病发热狂躁，惊痫抽搐，肝阳头痛，目赤肿痛，中风偏瘫，风湿痹痛，小儿疝疾，肺热喘咳，咽喉红肿，鼻衄，小便不通。

1.《本经》："主蛇瘕，去三虫，伏尸，鬼疰，蛊毒，杀长虫。"

2.《别录》："疗伤寒伏热狂谬，大腹，黄疸。"

3.《本草经集注》："温病大热狂言，饮其汁皆瘥，与黄龙汤疗同也。熬作屑，去蛔虫甚有验也。"

4.《药性论》："干者熬末用之，主蛇伤毒。"

5.《新修本草》："《别录》云：盐沾为汁，疗耳聋。"

6.《本草拾遗》："破之去泥，以盐涂之，化成水，大主天行诸热，小儿热病癫痫等疾。新注云：涂丹毒，并傅漆疮效。"

7.《蜀本草》："解射罔毒。"

8.《日华子》："治中风并痫疾，治传尸、天行热疾、喉痹、蛇虫伤。"

9.《本草衍义》："治肾脏风下疰病。"

10.《纲目》："主伤寒，疟疾，大热狂烦，及大人、小儿小便不通，急、慢惊风，历节风痛，肾脏风注，头风，齿痛，风热赤眼，木舌，喉痹，鼻瘜，聤耳，秃疮，瘰疬，卵肿，脱肛。解蜘蛛毒，疗蚰蜒入耳。"

【用法用量】 内服：煎汤，5～10 g；或研末，每次 1～2 g；或入丸、散；或鲜品拌糖或盐化水服。外用：鲜品捣烂敷或拌糖取汁涂敷；研末撒或调涂。

【宜忌】 脾胃虚寒不宜服，孕妇禁服。

1. 徐之才："畏葱、盐。"(引自《纲目》)

2.《本草经疏》："伤寒非阳明实热狂躁者不宜用，温病无壮热及脾胃素弱者不宜用，黄疸缘大劳，腹胀属脾肾虚，阴虚成劳瘵者，咸在所忌。"

【选方】 1. 治热证，中暑小便不通　蚯蚓杵烂，用凉泉水搅和澄清，取汁半碗，服下立通。能大解热疾，不知人事，服下即效。(《文堂集验方》)

2. 治小儿急、慢惊风　白颈蚯蚓不拘多少，去泥焙干，为末，加朱砂等分，糊为丸，金箔为衣，如绿豆大。每服一丸，白汤下。(《摄生众妙方》)

3. 治白虎风疼痛不可忍　地龙末(微炒)一两，好茶叶一两，白僵蚕(微炒)一两。上件药，捣细罗为散。每服不计时候，以温酒调下二钱。(《圣惠方》地龙散)

4. 治头痛　① 风头痛　地龙(去土，炒)、半夏(生姜汁捣作饼，焙令干，再捣为末)、赤茯苓(去黑皮)各半两。上三味，捣罗为散。每服一字至半钱匕，生姜、荆芥汤调下。(《圣济总录》地龙散)② 偏正头痛　地龙(晒干)、人中白(煅)等分。为细末，羊胆汁为丸，芥子大。每用一丸，新汲水一滴化开，滴鼻内。(《张氏医通》一滴金)

5. 治齿痛　地龙(去土)，延胡索，荜拨。上三味等分，捣罗为散。如左牙痛，用药一字入左耳内；右牙痛，入右耳内。(《圣济总录》地龙散)

6. 治鼻中息肉　白颈蚯蚓一条，猪牙皂荚一挺。上药纳于瓷瓶中，烧熟，研细。先洗鼻内令净，以蜜涂之，涂药少许在内，令清水下尽。(《圣惠方》)

7. 治聤耳　通耳脓水出，日夜不止　地龙(微炒)、乌贼鱼骨各等分。上件药，捣罗为末。每取半钱，用绵裹，塞耳中。(《圣惠方》)

8. 治耳聋气闭　蚯蚓、川芎䓖各半两。为末，每服二钱，麦门冬汤下，服后低头伏睡，一夜一服，三夜，效。(《圣济总录》)

9. 治打伤　白颈蚯蚓不拘多少。去土洗净，焙干研末。每服二钱，葱、姜汤下，衣被盖暖，出汗即愈。亦治痛风。(《伤科汇纂》)

10. 治乳痈　地龙一二条。入生姜于乳钵内，研如泥，涂四旁，纸花贴之。(《普济方》)

11. 治对口毒疮，已溃出脓　蚯蚓，捣细，凉水调敷，日换三四次。(《扶寿精方》)

12. 治唇菌，唇翻突肿起如菌，症极危急　宜速灸两手少商穴。并以蚯蚓十条，吴茱萸二钱，研末，加灰面少许，热醋调敷两足心，以布包裹，二三时更易，以愈为度。(《华佗神医秘传》)

13. 治丹毒　中等活地龙七条，紫背浮萍一碗。研细傅。(《直指方》)

14. 治瘰疬溃烂流串者　荆芥根下段煎汤，温洗良久，看疮破紫黑处，以针刺去血，再洗三四次，用蚯蚓一把，炭火上烧红为末，每一匙入乳香、没药、轻粉各半钱，穿山甲九片（炙为末），油调敷之。（《纲目》引《保命集》）

15. 治一切远年疮毒起管成漏，脓水时流，久不收口　韭菜地上曲蟮一斤（酒洗，炙，研末），蜣螂八个（炙，研末），刺猬皮（连刺）五钱（炙）。炼蜜为丸，桐子大。每服八分，开水下。管自逐节推出，以剪子剪去败管，效。（《鲟溪单方选》）

16. 治阴蚀　地龙一两（去土，微炒），狼牙一两。上件药，细锉和匀。每服二字，以水一大盏，煎至五分，去滓，食前温服。（《圣惠方》）

17. 催生　地龙（洗去土，新瓦上焙令微黄）、陈皮、蒲黄（隔纸炒），各自为末。如经日不产或二三日难产者，各抄一钱，新井水调下。只一服即分娩，累试有效。（《产宝诸方》黄龙散）

【临床报道】 1. 治疗精神分裂症　取地龙 60 g，白糖 10 g。水煎，分早、晚 2 次服，每日 1 剂，每星期 6 剂，60 剂为 1 个疗程。经治 30 例，病程 3 个月至 11 年。结果：近期治愈 2 例，显效 7 例，好转 8 例，无效 13 例。据临床观察：不论病型及病程长短，有效病例均属有瘀实证，而虚寒证者则无效。

2. 治疗高血压病　取干蚯蚓 40 g，捣碎投入 60%乙醇 100 ml 中，每日振荡 2 次，浸渍 72 小时，过滤，即成 40%的蚯蚓酊。每次 10 ml，每日 3 次，饭后和少量温开水服。个别患者服后如有胃纳不佳等反应，可加入适量生姜酊。治疗 34 例，一般用药 4～10 日内血压开始下降：收缩压下降 3.99～7.98 kPa(30～60 mmHg)者 7 人，下降 1.33～3.33 kPa(10～25 mmHg)者 23 人，其中 4 人血压未见下降；舒张压下降 3.33～4.66 kPa(25～35 mmHg)者 6 人，除 5 例舒张压未见下降外，其余均下降 0.67～2.66 kPa(5～20 mmHg)不等。服药日数 6～64 日，最少者 6 日，平均为 27.9 日。

3. 治疗脑血管意外引起的偏瘫　取地龙 30 g，蜈蚣 1 条，白芷 9 g。共研细末，每次 6 g，日服 3 次，10 日为 1 个疗程，2 个疗程之间停药 2 日。一般 1～3 个疗程见效。治疗 40 例，其中脑血栓引起的 22 例，脑栓塞引起的 14 例，脑溢血引起的 4 例。结果：治愈 11 例，好转 7 例，有效 4 例，无效 18 例。

4. 治疗慢性支气管炎、哮喘　用地龙焙干研粉，猪胆汁煎煮浓缩烤干研末，两者按 6∶4 比例混合装胶囊，或蜜制成丸。每次 1.5 g，日服 3 次。共治疗慢性气管炎 365 例，总有效率：单纯型 74.4%，喘息型 67.5%，其中显效者单纯型 22 例，喘息型 31 例。另有用地龙提取液（含新鲜地龙 7.5 g/10 ml），每次口服 15 ml，采用一次性给药，治疗的同时不再服用其他药物，观察 30 分钟后无效亦不重复应用，以观察地龙的即刻平喘作用。观察 40 例哮喘患者，结果表明：用药后肺活量、第一秒用力呼气量显著提高，差异有高度显著性 ($P < 0.001$)，第一秒用力呼气量与肺活量比值无明显改变 ($P > 0.05$)，提示地龙提取液可明显改善急性哮喘患者的肺通气功能。

5. 治疗消化性溃疡　地龙烤干后研末，每次服 2 g，每日 3 次，饭后 1 小时服。夜间疼痛加重者睡前加服 1 次。观察期间停用一切其他药物。全组 72 例均经纤维胃镜检查确诊。结果：61 例治愈，11 例显效。治愈率达 84.72%。平均治疗时间为 35.82 日。

6. 治疗脂肪肝　口服复方地龙胶囊（由鲜地龙、黄芪、川芎、牛膝提取制成），饭后温开水送下，每日 3 次，1 次 2 粒，共服用 90 日。观察 60 例，体重过重者 15 例，轻度肥胖者 21 例，中度肥胖者 18 例，重度肥胖者 6 例。有饮酒史者 48 例，其中 28 例饮酒量每日在 250 ml(50 度白酒)以上，合并糖尿病者 8 例。全部患者均具备以下条件：肥胖，肝肿大并有肝区胀痛。经 B 超检查显示肝肿大，肝内光点密集及肝后衰减。血脂增高：总胆固醇≥6.18 mmol/L，三酰甘油≥23 mmol/L。肝功能检查转氨酶及转肽酶轻度或中度升高。总疗效：显效 44 例，有效 11 例，无效 5 例，总有效率为 91.7%。

7. 治疗急性乳腺炎　单味干地龙 30 g 煎服，每日 1 次；再取活地龙与适量共捣烂，摊在纱布上，贴于乳房肿痛部位，每日更换 2、3 次。临床观察 136 例，痊愈 116 例，最快 1～6 日治愈，平均 3.5 日；好转 11 例；无效 9 例，均是治疗 6 日无好转，改用其他方法治疗者。总有效率为 93.4%。

8. 治疗中耳炎　取肥大活蚯蚓 30～40 条，加入白糖 30 g，轻轻搅拌 20～30 分钟，纱布过滤，即成"蚯蚓白糖液"。先用 3%过氧化氢溶液洗净耳内脓性分泌物，擦干；然后滴药液 3、4 滴，最后外耳道塞一干棉球，每日 2、3 次。治疗 50 例，其中急性化脓性中耳炎 31 例，慢性中耳炎 19 例，均于 1 星期内全部治愈。

9. 对鼻咽癌的放射增敏作用　对 557 例鼻咽癌以随机分组联合应用地龙、复方丹参、野木瓜进行放射增敏的前瞻性研究。近期疗效结果显示不管放疗结束时原发灶的全消率还是放疗后 3 个月鼻咽 CT 扫描复查原发灶的全消率，中药组均优于对照组($P < 0.005$)。但颈淋巴结转移灶的全消率，两组之间没有明显差异 ($P > 0.5$)。

10. 治疗烧伤　取肥大蚯蚓加入白糖（蚯蚓 1 份，白糖 2 份），用棒不断搅拌，待蚯蚓体内的黏液逐渐析出而身体萎缩时，弃去蚯蚓，则得"蚯蚓白糖糊"。用生理盐水洗净创伤面后，将糖糊涂伤处，厚度为 2～3 mm，纱布包扎，3 日换药 1 次。治疗 21 例，结果：7 例Ⅰ度烧伤皆敷药 1 次，3 日而愈；13 例Ⅱ度烧伤，敷药 1～2 次，3～10 日而愈；1 例Ⅲ度烧伤敷药 5 次，15 日方愈。本方法特点是止痛快，渗出液能立即减少。也有报道，用蚯蚓白糖渗出液治疗Ⅰ至浅Ⅱ度烧伤，均在 1 星期内治愈。用法是每日于伤处涂药 3、4 次，不包扎，待其自行结痂，干燥时涂一些麻油或菜油。此方法亦有用于Ⅱ至浅Ⅲ度烧伤 10 例，均在 24 小时内控制症状，4～7 日脱痂而愈。

11. 治疗带状疱疹　活蚯蚓加等量白糖使其溶化。用棉棒蘸溶液涂敷患处，每日涂药 5、6 次，无需包扎。分别治疗 35 例和 83 例，均获痊愈，且无不良反应。涂药后患部即感清凉，一般用药 5～15分钟疼痛明显减轻，1～2 日疱疹干缩，3～5 日脱屑痊愈。疱疹已破者治疗时间要长些。

12. 治疗慢性荨麻疹　用 100%地龙注射液每次 2～3 ml，肌内注射，小儿酌情减量，每日 1 次，10 次为 1 个疗程，疗程间隔 3、4 日，同时辅以适当的抗组胺类药物。治疗 50 例，病程 3～20 多年，都是经过各种抗过敏、中药、针灸等疗效欠佳者。结果：痊愈 15 例，显效 24 例，有效 9 例，无效 2 例。总有效率为 96%。观察还表明：病程愈长疗效愈佳；注射 10～20 次时疗效最好，30 次以上仍无效者，一般不再继续用药。

13. 治疗急性前列腺炎　取活地龙 50 g，加入 30 g 白糖，30 分钟后将渗出的地龙液 1 次服完，每日 1 次，一般 2～5 次即愈。治疗 32 例，结果：治愈 22 例，好转 8 例，无效 2 例。总有效率 93.7%。

14. 过敏反应　肌注地龙注射液致过敏性休克 1 例；口服地龙干引起过敏性肠炎 1 例、皮肤痒疹 1 例。

【各家论述】 1.《纲目》："蚯蚓，性寒而下行，性寒故能解诸热疾，下行故能利小便，治足疾而通经络也。"

2.《本草经疏》："蚯蚓，得土中阴水之气，故其味咸寒无毒。大寒能祛热邪、除大热，故主伏尸、鬼疰及疗伤寒伏热狂谬。咸主下走、利小便，故治大腹、黄疸、诸虫瘕。昔一道人治热病发狂，用白颈蚯蚓十数条，同荆芥穗捣汁与饮之，得臭汗而解，其为治伤寒伏热狂谬之明验也。"

3.《药性纂要》："蚯蚓，性寒下行，能解热疾而利小便，治天行热病，烦渴狂言。盖时行热病，涉上焦气分，而邪迫心经，致令狂言。地龙得寒水之气，由心经引热下行自小便而出，此釜底抽薪之法也。又治心疯狂言不寐者，每用七条，竹篾破肚，清水洗净捣烂，滚水冲汁，饮数次，大能获效。"

4.《本草新编》:"蚯蚓至微之物,实至神之物也,大热发狂之证,与其用白虎汤以泻之,不若用蚯蚓浆以疗之,盖石膏虽泻火而能伤胃,蚯蚓既泻火而又不损土。或问:蚯蚓治发狂如神,此何故?曰:蚯蚓善泻阳明之火,而又能定心中之乱,故一物而两治之也。"

1659 地星 dì xīng (刘波《中国药用真菌》)

【异名】 米屎菰、地蜘蛛(《云南中草药选》),量湿地星(《中药大辞典》第一版),土星菌、大孤(《贵州中草药名录》)。

【基原】 为地星菌科地星属真菌硬皮地星和尖顶地星的子实体。

【原植物】 1. 硬皮地星 *Geastrum hygrometricum* Pers. [*Astraeus hygrometricus* (Pers.) Morg.; *Geaster hygrometricus* Mass.]

子实体初呈球形,后从顶端呈星芒状张开。外包被3层,外层薄而松软,中层纤维质,内层软骨质。成熟时开裂成6至多瓣,湿时仰翻,干时内卷。外表面灰至灰褐色。内侧淡褐色,多具不规则龟裂。内包被薄膜质,扁球形,直径1.2~2.8 cm,灰褐色。无中轴。成熟后顶部开裂。孢体深褐色。孢子球形,褐色,壁具小疣,径7.5~11 μm。孢丝无色,厚壁无隔,具分枝,直径4~6.5 μm。表面多附有粒状物。

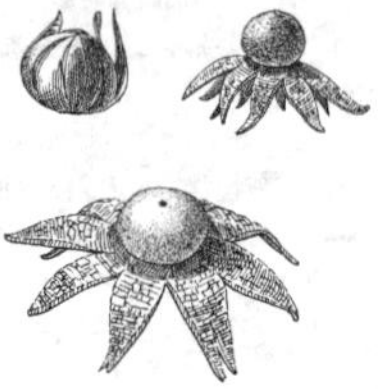

硬皮地星

生于松林砂土地上,也见于空旷地带。5~10月常见。分布于华北、东北、华东、中南、西南、西北及西藏等地。

2. 尖顶地星 *G. triplex* (Jungh.) Fisch. [*Geaster triplex* Jungh.] 又名:土星菌(《中国药用真菌》),米屎疏(《云南中药资源名录》)。

包被呈圆球形,顶部具一尖喙。包被径3~8 cm,外包被呈芒状开裂5~8瓣,背面灰色,腹面肉桂色,有龟裂。内包被灰色,薄膜状,直径1.7~2.7 cm。成熟时顶端开裂。孢体锈褐色,基部有短柄状的轴托。孢子球形,褐色,有疣突,3.5~5.5 μm。孢丝线状,淡褐色,径5~6 μm。

生于草地或灌丛地,有时亦见于落叶层和腐殖质上。夏、秋季雨后习见。分布于华北、东北、西南、西北及西藏等地。

【采收加工】 6~10月采收,晒干。

【成分】 尖顶地星子实体含甾醇类:4,6,8(14),22-麦角甾四烯-3-酮〔ergosta-4,6,8(14),22-tetraen-3-one〕,5,6-二羟基麦角甾醇(5,6-dihydroergosterol),麦角甾醇(ergosterol),过氧麦角甾醇(peroxyergosterol);脂肪酸:肉豆蔻酸(myristic acid),硬脂酸(stearic acid),油酸(oleic acid),亚油酸(linoleic acid),亚麻酸(linolenic acid)。

【药性】 《中国药用真菌》:"性平,味辛。"

【功用主治】 清肺,利咽,消肿,止血。主治咳嗽,咽喉肿痛,痈肿疮毒,冻疮流水,吐血,衄血,外伤出血。

1. 刘波《中国药用真菌》:"硬皮地星,能止血,治外伤出血,冻疮流水。""尖顶地星,能消肿,止血,清肺,利咽,解毒。"

2.《中国药用孢子植物》:"硬皮地星,清肺,消炎,解热,止血。治外伤出血、咽喉炎、气管炎、肺炎、鼻衄、冻疮。""尖顶地星,治消化道出血、外伤出血、感冒后咳嗽。"

3.《长白山植物药志》:"尖顶地星治咽喉肿痛,疮毒痈肿。"

【用法用量】 内服:煎汤,3~6 g。外用:研末敷。

【选方】 1. 治感冒后咳嗽 尖顶地星6 g,甘草3 g。煎服。

2. 治气管炎,咽喉炎 硬皮地星3 g,蛇莓15 g,筋骨草9 g。煎服。

3. 治胃与食管出血 尖顶地星6 g,景天三七15 g。水煎,加适量白糖服。

4. 治鼻出血 取(地星)一小块塞鼻孔。(1~4方出自《中国药用孢子植物》)

1660 地胆 dì dǎn (《本经》)

【异名】 蚖青(《本经》),杜龙、青虹(《吴普本草》),蛇要、青蠡、青蠵(《广雅》)。

【基原】 为芫青科短翅芫青属动物地胆和长地胆的全虫。

【原动物】 1. 地胆 *Meloe coarctatus* Motschulsky 又名:土斑蝥(《中国动物药》)。

体长18~23 mm。全体黑蓝色,稍带紫色,有光泽。头部大,复眼圆形,黑褐色。触角蓝色。前胸背板狭长,圆柱形。鞘翅短,柔软,翅端尖细,翅面多纵皱,全翅黑紫色,有细刻点。腹部大部分露于翅外。

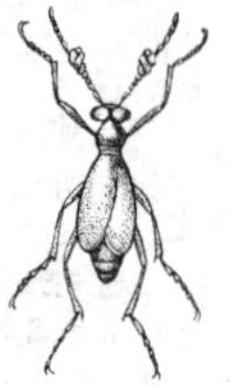

地 胆

成虫常栖于草丛中。全国大部分地区均有分布。

2. 长地胆 *M. violceus* Linnaeus

体长18~30 mm。主要特征是翅鞘极短,色黑,具粗大刻点。腹部大部分外露。脚黑色,密生毛。

常生活于田边、路边及林缘草丛中。分布于我国东北。

【采收加工】 7~10月捕捉,用沸水烫死,晒干或烘干。

【药材】 地胆 *Meloe Corvinus* 产于全国大部分地区。

性状 地胆 个体较小,长18~22 mm。外表黑蓝色,雄虫触角中部膨大,鞘翅短,腹部大部分露于翅处,腹部干瘪,足和触角常有缺损,质轻而脆。气微臭,味微辛,有毒。

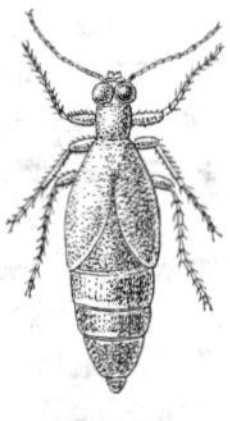

长地胆

长地胆 个体较大,长18~30 mm,雄虫触角中部不膨大,鞘翅极短,叶片状。

鉴别 取本品粉末约0.15 g,进行微量升华,玻片上显油状物,稍冷,析出升华物,镜检呈无色杆状结晶。升华物用石油醚洗2、3次,加硫酸(相对密度1.77)2、3滴,微热,溶解后转入试管内,再继续用小火加热至发生气泡,立即离火,滴入对二氨基苯甲醛硫酸溶液1滴,溶液即显樱红色或紫红色(检查斑蝥素)。

【炮制】 取原药材,除去杂质,与糯米同炒,炒至米呈焦黄色,去米,除去头、足、翅。

饮片性状 地胆形体似大蚂蚁,黑蓝色有光泽。翅稍短,柔软,蓝色,翅端尖细,不达尾端。足3对,气微臭。

贮干燥容器内,置阴凉干燥处。防霉,防蛀。

【药性】 辛,微温,有毒。

1.《本经》:"味辛,寒。"

2.《别录》:"有毒。"

3.《绍兴本草》:"味辛,微温,有毒。"

4.《本经逢原》:"辛,温,有毒。"

【功用主治】 攻毒,逐瘀,消癥。主治瘰疬,恶疮,鼻息肉,癥瘕痞块。

1.《本经》:"主鬼疰,寒热,鼠瘘,恶疮死肌,破癥瘕,堕胎。"

2.《别录》:"蚀疮中恶肉,鼻中息肉,散结气石淋。"

3.《药性论》:"能宣出瘰疬,根从小便出,上亦吐之,治鼻齆。"

4.《宝庆本草折衷》:"《续说》云:张松谓地胆又治妇人血积,有似怀孕,连年累月,羸瘦而腹大。"

5.《纲目》:"治疝积疼痛,余功同斑蝥。"

6.《药性考》:"专疗癌疮。"

【宜忌】 内服宜慎，体虚者及孕妇禁服。外用：酒煮汁涂。内服：入丸、散，0.3～0.6 g，或1～2只。

1.《本草经集注》："恶甘草。"

2.《品汇精要》："妊娠不可服。"

【选方】 1. 治瘰疬成疮有脓　地胆(去头、足、翅，糯米炒，令米黄)、斑蝥(去头、足、翅，糯米炒，令米黄)、牛黄(别研)各一分，芫青十枚(去头、足、翅，糯米炒，令米黄)，生大豆黄三十枚。上五味，捣罗四味为末，入牛黄再研匀，炼蜜为丸，如梧桐子大。每服一丸，空腹茶下。(《圣济总录》地胆丸)

2. 治鼻息肉肿大，气息闭塞不通　生地胆十枚，细辛半分(末)，白芷半分(末)。上以地胆压取汁，和药末，以涂于息肉之上，以消为度。亦可单以地胆汁于竹筒中盛，当上灌之。无生者，干用酒煮汁用之。(《圣惠方》)

3. 治小肠气痛　地胆(去翅、足、头，微炒)、朱砂各半两，滑石一两。为末，用苦杖酒食前调服二钱。(《宣明论方》)

【各家论述】 1.《直指方》："癌者，上高下深，岩穴之状，颗颗累垂，裂如瞽眼，其中带青，由是簇头各露一舌，毒根深藏，穿孔透里，男则多发于腹，女则多发于乳，或项或肩或臂，外证令人昏迷。治法急用蓖麻子等药外傅，以多出其毒水；以地胆为主，以白牵牛、滑石、木通佐之，而后可以宣其毒矣；更服童尿，又可以灌涤余毒，切戒忌风邪入之。"

2.《本经逢原》："地胆有毒，而能攻毒，性专破结堕胎，又能除鼻息肉，下石淋，功同斑蝥，力能上涌下泄。"

1661 地蚕 dì cán (《全国中草药汇编》)

【异名】 土虫草(《陆川本草》)，土冬虫草、白冬虫草、白虫草、肺痨草(《全国中草药汇编》)，土石蚕(《新华本草纲要》)。

【基原】 为唇形科水苏属植物地蚕的根茎或全草。

【原植物】 地蚕 *Stachys geobombycis* C. Y. Wu　又名：五眼草、野麻子(《中国植物志》)。

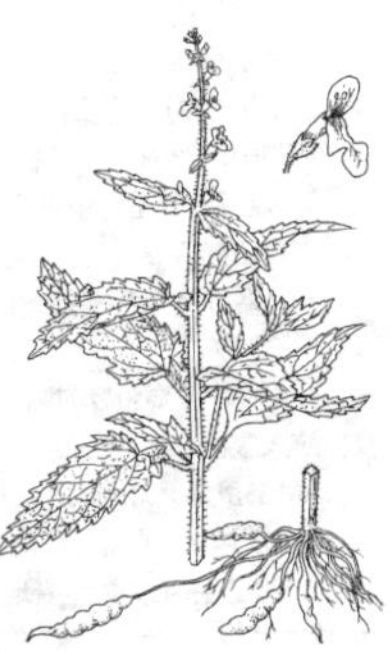
地　蚕

多年生草本，高40～50 cm。根茎横走，肉质，肥大。茎具四槽，茎、叶柄及叶片上均被柔毛状刚毛。叶柄长1～4.5 cm；叶片长圆状卵圆形，长4.5～8 cm，宽2.5～3 cm，先端钝，基部浅心形或圆形，边缘有整齐的粗大圆齿状锯齿；苞叶变小，最下一对苞叶与茎叶同形。轮伞花序腋生，4～6花，组成穗状花序；苞片少数，线状钻形；花梗、花萼、花冠、花丝均被微柔毛；花萼倒圆锥形，细小，齿5，先端具胼胝尖头；花冠淡紫至紫蓝色，亦有淡红色，冠筒长约7 mm，冠檐二唇形，上唇直伸，长圆状卵圆形，下唇水平开展，轮廓卵圆形，3裂，中裂片最大，侧裂片卵圆形；雄蕊4，前对稍长，花丝丝状，花药卵圆形；花柱丝状，略超出雄蕊，先端相等2浅裂；花盘杯状。小坚果黑色。花期4～5月。

生于荒地、田野及草丛湿地上。分布于浙江、福建、江西、湖南、广东及广西。

【采收加工】 8～10月采收根茎，鲜用或蒸熟晒干。

【药材】 地蚕 *Stachydis Geobombycis Rhizoma*　产于华南及中南多数地区。

性状　块茎呈纺锤形，两头尖，长2～5 cm，直径3～8 mm。表面淡黄色或棕黄色，略皱缩而扭曲，具环节4～15个，节上有点状芽痕和须根痕。质脆，易折断，断面略平坦，类白色，颗粒状，可见棕色形成层环。气微，味甜，有黏性。本品放水中浸泡时易膨胀，结节状明显。

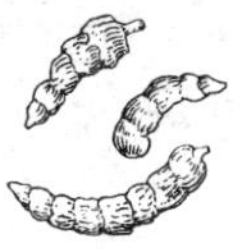
地蚕(根茎)外形

鉴别　粉末特征：类白色。薄壁组织较多，呈碎块状，薄壁细胞类圆形。螺纹或孔纹导管，壁微木化。后生表皮组织碎片，顶面观表皮细胞呈多角形，侧面观呈长多角形，壁较厚，棕褐色，细胞壁具条状纹孔。腺鳞单个散在或连着鳞叶或胚芽组织碎片，头部2或4细胞，偶见单细胞，柄1～3个细胞。

【药性】《全国中草药汇编》："甘，平。"

【功用主治】 益肾润肺，补血消疳。主治肺痨咳嗽，吐血，盗汗，肺虚气喘，血虚体弱，小儿疳积，烫伤。

1.《全国中草药汇编》："益肾润肺，滋阴补血，清热除烦。主治肺结核咳嗽，肺虚气喘，吐血，盗汗，贫血，小儿疳积。"

2.《香港中草药》："润肺生津，止咳，止渴。治肺结核，烫伤。"

【用法用量】 内服：煎汤，9～15 g。外用：研末调敷。

【选方】 1. 治虚劳久咳　地蚕、冰糖各30 g。水煎服，每日1剂。

2. 治肺结核　地蚕、小蓟各30 g。水煎服，3日服1剂。

3. 治哮喘　地蚕30 g，辣椒根15 g。水煎服，每日1剂。(1～3方出自《全国中草药汇编》)

1662 地钱 dì qián (《湖南药物志》)

【异名】 脓痂草(《陕西中草药》)，地浮萍、一团云、地梭罗(《贵州民间药物》)，地龙皮(《西昌中草药》)，龙眼草(《秦岭巴山天然药物志》)。

【基原】 为地钱科地钱属植物地钱的叶状体。

【原植物】 地钱 *Marchantia polymorpha* L.

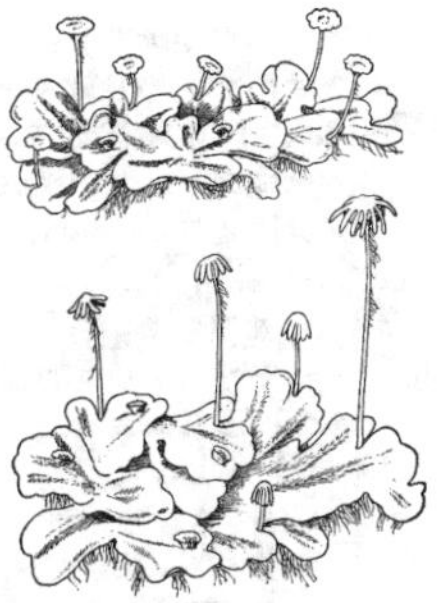
地　钱

叶状体暗绿色，宽带状，多回二歧分叉，长5～10 cm，阔1～2 cm，边缘微波状，背面具六角形，整齐排列的气室分隔，每室中央具1枚烟囱型气孔，孔口边细胞4列，呈十字形排列。腹面鳞片紫色；假根平滑或带花纹。雌雄异株。雄托盘状，波状浅裂，精子器埋于托的背面；雌托扁平，先端深裂成9～11个指状裂瓣；孢蒴生于托的指腋腹面。叶状体背面前端常生有杯状的无性芽胞杯，内生胚芽，行无性生殖。

生于阴湿的土坡或湿石及潮湿墙基。全国各地均有分布。

【采收加工】 7～10月采收，鲜用或晒干。

【成分】 植物体含地钱素(marchantin)A、B、C、D、E、G、J、K、L，间羟基苯甲醛(*m*-hydroxybenzaldehyde)，对羟基苯甲醛(*p*-hydroxybenzaldehyde)，半月苔酸(lunularic acid)，半月苔素(lunularin)，对映-9-氧代-*α*-花柏烯(*ent*-9-oxo-*α*-chamigrene)，对映-*α*-香附酮(*ent*-*α*-cyperone)，对映-7*β*-罗汉柏醇(*ent*-thujopsan-7*β*-ol)，对映罗汉柏烯酮(*ent*-thujopsenone)，环丙烷花侧柏醇(cyclopropanecuparenol)，2-羟基-3，7-二甲氧基菲(2-hydroxy-3，7-dimethoxyphenanthrene)，片叶苔素(riccardin)C，光萼苔种素(perrottetin)E，异地钱素(isomarchantin)C，异片叶苔素(isoriccardin)C，*β*-花柏烯(*β*-chamigrene)，花侧柏烯(cuparene)，左旋全萼苔烯〔(－)gymnomitrene〕，罗汉柏烯(thujopsene)，*δ*-二氢花侧柏烯(*δ*-cuprenene)，韦得醇(widdrol)，*δ*-花侧柏醇(*δ*-cuparenol)，*β*-叉叶苔醇(*β*-herbertenol)，罗汉柏烯酮(thujopsenone)。还含黄酮类：木犀草素(luteolin)，木犀草素-7-*O*-葡萄糖醛酸苷(luteolin-7-*O*-glucuronide)，芹菜素(apigenin)，芹菜素-7-*O*-葡萄糖醛酸苷(apigenin-7-*O*-glucuronide)等。又含 α-胡萝卜素(α-carotene)，β-胡萝卜素(β-carotene)，β-胡萝卜素环氧化合物(β-carotene epoxide)，β-隐黄质(β-cryptoxanthin)，玉蜀黍黄质(zeaxanthin)，叶黄素(lutein)等胡萝卜素类化合物，金鱼草素-6-*O*-葡萄糖醛酸苷(aureusidin-6-*O*-glucuronide)，鱼精蛋白(protamine)，泛醌-8(ubiquinone-8)，泛醌-10(ubiquinone-10)，以及葡萄糖，果糖，蔗糖和淀粉。

【药性】 淡，凉。

1.《贵州民间药物》："性凉，味淡。"

2.《浙江药用植物志》："淡，寒。"

【功用主治】 清热利湿，解毒敛疮。主治湿热黄疸，肺结核，疮痈肿毒，毒蛇咬伤，水火烫伤，癣，骨折，刀伤。

1.《贵州民间药物》："生肌，拔毒，清热。"

2.《全国中草药汇编》："解毒，祛瘀，生肌。外用治烧烫伤，骨折，毒蛇咬伤，疮痈肿毒，臁疮，癣。"

【用法用量】 内服：煎汤，5～15 g；或入丸、散。外用：捣敷；或研末调敷。

【选方】 1. 治黄疸性肝炎及肺结核　地钱 9～15 g。水煎内服。(《云南中草药》)

2. 治毒蛇咬伤　(地钱)鲜全草适量，捣烂敷患处；另用雄黄 9 g，白芷 3 g，共研细粉，用白酒送服。(《浙江药用植物志》)

3. 治多年烂脚疮　地梭罗焙干，头发烧枯存性，等分。共研末，调菜油敷患处。(《贵州民间药物》)

1663 地笋 dì sǔn (《嘉祐本草》)

【异名】 泽兰根(《嘉祐本草》)，地瓜儿、地瓜(《救荒本草》)，地蚕子、地笋子(《草木便方》)，地藕(《分类草药性》)，野三七、水三七、旱藕(《民间常用草药汇编》)。

【基原】 为唇形科地笋属植物地笋和毛叶地笋的根茎。

【原植物】 参见"泽兰"条。

【采收加工】 9～10月采挖，晒干。

【药材】 地笋 *Lycopi Lucidi Rhizoma*　产于东北、陕西、河北、四川及云南。

性状　根茎形似地蚕，长 4～8 cm，直径约 1 cm。表面黄棕色，有 7～12 个环节。质脆，断面白色。气香，味甘。

【成分】 参见"泽兰"条。

【药性】 甘，辛，平。

1.《嘉祐本草》："温，无毒。"

2.《救荒本草》："味甘。"

3.《纲目》："甘，辛，温。"

4.《四川常用中草药》："性平，味甘。"

【功用主治】 化瘀止血，益气利水。主治衄血，吐血，产后腹痛，黄疸，水肿，带下，气虚乏力。

1.《本草拾遗》："利九窍，通血脉，排脓，治血。"

2.《日华子》："止鼻洪，吐血，产后心腹痛，产妇可作蔬菜食。"

3.《嘉祐本草》："治一切血病，肥白人。"

4.《草木便方》："调和五脏，安心神。治走注流风，酒浸除溪毒。"

5.《分类草药性》："和气养血，补精固气。治女子虚弱面白。"

6.《民间常用草药汇编》："治虚弱，补中气，消水，疗白带。"

7.《四川常用中草药》："调和气血，补精髓，除风，利水除湿。治头昏晕。"

8.《沙漠地区药用植物》："治黄疸。"

【用法用量】 内服：煎汤，4～9 g；或浸酒。外用：捣敷；或浸酒涂。

【选方】 治黄疸　泽兰根、赤小豆各 60 g。水煎当茶饮。(《沙漠地区药用植物》)

1664 地浆 dì jiāng (《别录》)

【异名】 土浆(《本草经集注》)，地浆水(《会约医镜》)。

【基原】 为新掘黄土加水搅混或煎煮后澄取的上清液。

【原矿物】 黄土 Loess

为第四纪陆相黏土质粉砂沉积物。多呈灰黄色，富含钙质及钙质结核，呈疏松或半固结块状。遇水崩解后易加水拌和成悬浊液。其矿物组分按粒度分为砂粒、粉砂与黏土三级。肉眼显见颗粒的砂粒及肉眼难分辨颗粒的粉砂(0.025～0.003 9 mm大小)级矿物主要是石英、长石和云母(它们在浆中沉底而不进入浆水中)。显微镜下才能分辨颗粒的黏土级矿物可有高岭石、水云母、伊利石、多水高岭石、蒙脱石等；地浆中可悬浮有这些黏土矿物。黄土中，充填于孔隙胶结砂粒、粉砂与黏土矿物的物质是隐晶或非晶质的二氧化硅(SiO_2)、三氧化二铝(Al_2O_3)、氧化钙(CaO)、氧化镁(MgO)及一氧化铁(FeO)的化合物乃至碳酸钙($CaCO_3$)、硫酸钙($CaSO_4$)等，地浆中可溶盐成分主要来自这些胶结物或孔隙充填物。黏土矿物，既可向地浆提供某些可溶成分，也可在沉降时吸附、带走浆水中另一些可溶成分。

黄土广泛分布于华北地区及东北南部、西北；其他地区或有土层其矿物组分与此类似，但胶结物、可溶成分不同于黄土。

制法：掘黄土地作坑，深 60～70 cm，然后向坑中灌清洁水，搅混，待沉淀后取上清液。亦可取黄土煎煮，冷却沉淀，取上清液。

【药性】 甘，寒。

1.《别录》："寒。"

2.《日华子》："无毒。"

3.《品汇精要》："味甘，性平、寒。气之薄者，阳中之阴。"

4.《本草再新》："入肝、肺二经。"

【功用主治】 清热，解毒，和中。主治中暑烦渴，食物、药物中毒，霍乱痢疾，伤食吐泻，脘腹胀痛。

1.《别录》："主解中毒烦闷。"

2.《品汇精要》："解食生肉中毒。"

3.《纲目》："解一切鱼肉果菜药物诸菌毒，疗霍乱及中暍卒死者，饮一升妙。"

4.《本草备要》："泻热解毒，治泄痢冷热赤白，腹内热毒绞痛及虫蜞入腹。"

【用法用量】 内服：煮沸饮；或代水煎药。

【选方】 1. 治热渴心闷　服地浆一盏。(《圣惠方》)

2. 治食生肉中毒　掘地深三尺，取土三升，以水五升，煎五沸，清之，(服)一升。(《梅师集验方》)

3. 治中砒霜毒　地浆调玄明粉服之，立解。(《本草经疏》引《集玄方》)

4. 蜀椒闭口者有毒，误食之，戟人咽喉，气病欲绝，或吐下白沫，身体痹冷，急治之　地浆饮之。(《金匮要略》)

5. 治服药过剂闷乱　地浆饮之。(《肘后方》)

6. 治干霍乱病，不吐不利，胀痛欲死　地浆三五盏，服。大忌米汤。(《千金方》)

【各家论述】 1.《纲目》："按罗天益《卫生宝鉴》云：中暑霍乱，乃暑热内伤，七神迷乱所致。阴气静则神藏，躁则消亡，非至阴之气不愈。坤为地，地属阴，土平曰静顺。地浆作于墙阴坎中，为阴中之阴，能泻阳中之阳。"

2.《本经逢原》："煎中暑神昏药用地浆水，取救垂绝之阴也。"

1665 地苶 dì niè (《岭南采药录》)

【异名】 山地苶(《生草药性备要》)，地茄(《植物名实图考》)，铺地锦(《岭南采药录》)，地吉桃、地葡萄、地红花(《广西中兽医药用植物》)，金头石榴(《泉州本草》)，地石榴(《湖南药物志》)，铺地菍(广州部队《常用中草药手册》)，红地茄(《浙江民间常用草药》)，落地稔、地稔藤(《南方有毒植物》)，矮脚补翁、杜茄、土地榆、小号埔淡(《福建药物志》)，铺地粘(《广西民间常用草药手册》)。

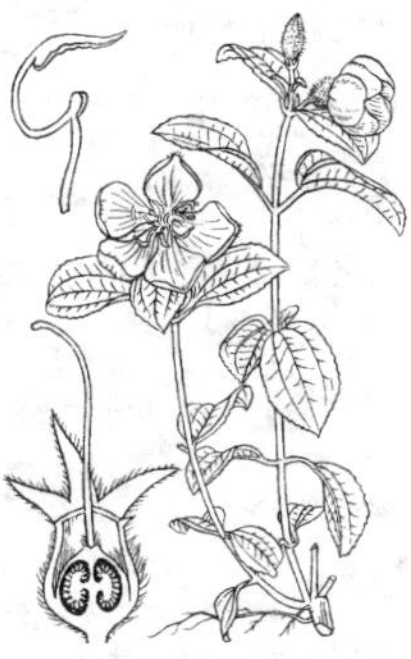
地 菍

【基原】 为野牡丹科野牡丹属植物地菍的地上部分。

【原植物】 地菍 *Melastoma dodecandrum* Lour.

矮小灌木，高10～30 cm。茎匍匐上升，逐节生根，分枝多，披散，地上各部被糙伏毛。叶对生；叶柄长2～6 mm；叶片坚纸质，卵形或椭圆形，长1～4 cm，宽0.8～3 cm，先端急尖，基部广楔形，全缘或具密浅细锯齿；基出脉3～5条。聚伞花序顶生，有花1～3朵，基部有叶状总苞2；花5数，花萼管长约5 mm，裂片披针形，长2～3 mm，边缘具刺毛状缘毛，裂片间具1小裂片；花瓣淡紫色至紫红色，菱状倒卵形，上部略偏斜，长1.2～2 cm，先端有1束刺毛，被疏缘毛；雄蕊5长5短，长者药隔基部延伸，短者药隔不伸延；子房下位，先端具刺毛。蒴果坛状球形，平截，近先端略缢缩，肉质，不开裂，长7～9 mm，宿存萼被糙伏毛。花期5～7月，果期7～9月。

生于海拔1 250 m以下的山坡矮草丛中，为酸性土壤常见的植物。分布于浙江、江西、福建、湖南、广东、广西、贵州等地。

本植物的果实(地菍果)与根(地菍根)亦供药用，另设专条。

【采收加工】 5～6月采收，晒干或烘干。

【成分】 本品叶含鞣质7.40%。

【药性】 甘、涩，凉。

1.《湖南药物志》:“凉，涩。”

2.《福建药物志》:“微甘，平。”

【功用主治】 清热解毒，活血止血。主治肺痈，白喉，咽肿，牙痛，口疮牙疳，赤白痢疾，黄疸，水肿，痄母，风湿痹痛，胃痛，吐衄，崩漏，痛经，带下，产后腹痛，子宫脱垂，疝气，瘰疬，疔疮，脓疱疮，痔疮，毒蛇咬伤，水火烫伤。

1.《生草药性备要》:“洗疳痔，热毒，麻疥，烂脚。理蛇伤。”

2.《湖南药物志》:“清热解毒，止痛，利大小便。主治黄疸，水肿，疳积，劳损白带，经漏，瘰疬。”

3.《广西本草选编》:“治痔疮，湿疹，外伤出血。”

4.《福建药物志》:“清热凉血，消肿解毒。主治风湿痛，疝气，肾炎，肾盂肾炎，菌痢，慢性扁桃体炎，喉炎，小儿脱肛，疳积，胎动不安，白带，血崩，外伤出血，便血，内外痔，预防流行性脑脊髓膜炎；叶治牙疳，肺脓疡，痈疽疔疮。”

5.《广西民族药简编》:“水煎当茶饮，治习惯性流产；捣汁服，治消化不良的呕吐。”

6.《湖北中草药志》:“清热利湿，舒筋活络，补血止血。用于腰腿痛，风湿骨痛，肠炎，痢疾，久疟不愈，盆腔炎，月经过多等症。”

【用法用量】 内服：煎汤，15～30 g，鲜品用量加倍；或鲜品捣汁。外用：捣敷，或煎汤洗。

【宜忌】 孕妇慎服。

【选方】 1. 治败血症 鲜地菍草30 g，何首乌30 g，白芷30 g，肉桂15 g。加水煎成500 ml，每服20 ml，日服3次。(《福建中草药临床手册》)

2. 治肺脓疡 鲜地菍草30 g，青鸡蛋壳2个。开水炖服。(福州军区《中草药手册》)

3. 治肝炎，肝肿大 干地菍全草60 g，兔子1只，分别水炖，两液混匀，即呈白色块状，用瓷匙装服。上为1剂。(《常用青草药手册》)

4. 治肾盂肾炎 鲜地菍250 g，鲜海金沙茎叶(根尤佳)30 g，鲜马兰30 g，车前草6～9 g。水煎服，每日1剂。(江西《草药手册》)

5. 治胃出血，大便下血，血崩 地菍30 g，煎汤分4次服，隔4小时服1次。大便下血加雉鸡尾、粗糠柴各等分炖白酒服。(《闽东本草》)

6. 治月经过多 铺地菍30 g，红铁树叶60 g。水煎服。(《北海民间常用中草药手册》)

7. 治白带 鲜地菍全草60 g，鲜三白草30 g，鲜白木槿花90 g，鲜精肉120 g。同炖，分2次服汤吃肉。每日1剂。(江西《草药手册》)

8. 治胎动不安 地稔、岗稔各15 g。水煎服。(《香港中草药》)

9. 治痔疮 地茄250 g，明矾90 g，五倍子15 g，醋500 g，炖醋熏洗；另用白芷、地菍叶、五倍子同研细末，调麻油涂抹。(《闽东本草》)

10. 治乳痈初起红肿疼痛 铺地粘、蒲公英、雾水葛、水芙蓉、红糖各适量，捣烂敷患处。(《广西民间常用草药手册》)

【临床报道】 1. 治疗消化道出血 将地菍草按1∶2浓度制成水剂，成人每次服20～40 ml，每日3次。必要时加服1～2次。儿童酌减，用微温水冲服(忌用开水)。共治70例，其中胃及十二指肠溃疡合并出血62例，余为血小板减少性紫癜1例，钩虫病1例，6例原因不明。结果：治愈56例，好转1例，无效3例；治愈率80%，有效率95.7%。其止血作用，可能与其所含鞣质及酚类有关。部分患者服药后，有便秘现象。

2. 治疗带状疱疹 用新鲜地菍250 g，比常用圆珠笔芯略大的小爆竹10只，干净泉水500 g。把新鲜地菍捣碎，放置盆装泉水里搅拌几下，去其渣，然后把小爆竹全部对中折断，点燃其硝，使其火星往地菍水里面窜，最后用这些药水频擦患处。治疗35例患者中，病程3～9日。结果：优25例，良5例，显效3例，无效2例。总有效率为94.28%。

1666 地椒 dì jiāo (《嘉祐本草》)

【异名】 地花椒(《海上名方》)，山椒(《中国药用植物图鉴》)，山胡椒(《辽宁经济植物志》)。

【基原】 为唇形科百里香属植物百里香或展毛地椒的全草。

【原植物】 1. 百里香 *Thymus mongolicus* Ronn. 又名：地姜、千里香、地椒叶、地角花(《中国植物志》)，野百里香。

半灌木。不育枝从茎的末端或基部长出，花枝高2～10 cm，在花序下密被倒向或稍开展的疏柔毛，向下毛变短而疏。叶2～4对；下部叶柄长约为叶片1/2，上部的变短；叶片卵形，长4～10 mm，侧脉2～3对，腺点多少明显。花序头状；花萼筒状钟形或狭钟状，长4～4.5 mm，内面在喉部有白色毛环，上唇具3齿，齿三角形，下唇齿钻形；花冠紫红色至粉红色，长6.5～8 mm，上唇直伸，下唇开展，3裂，中裂片较长。小坚果近圆形或卵圆形，光滑。花期7～8月。

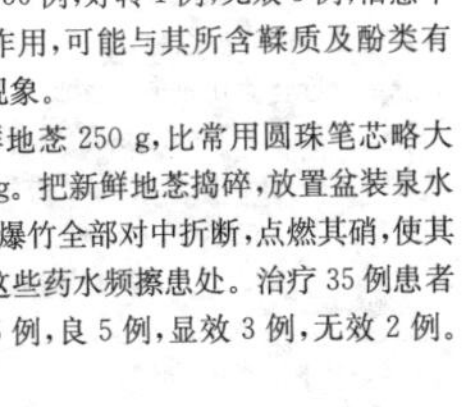
百 里 香

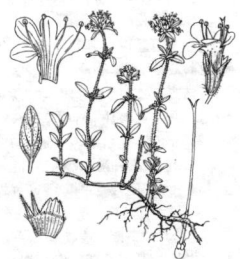

生于山地、溪旁、杂草丛中。分布于河北、山西、

陕西、甘肃、青海。

2. 展毛地椒 *T. quinquecostatus* Čelak. var. *przewalskii*(Kom.) Ronn. 又名：兴凯百里香(《全国中草药汇编》)。

半灌木。茎丛生，不育枝有下弯的疏柔毛，花枝较多，高3～15 m，毛较短。叶片宽卵状披针形，长10～12 mm，宽4～5 mm，先端钝或锐尖，基部渐狭，全缘，具7～9脉，腺点细密；苞片圆形，边缘下部被长缘毛。花序头状；花梗被短柔毛，花序轴密被平展的毛；花萼管状钟形，长5～6 mm，下面具平展柔毛，上唇齿披针形，被缘毛或无毛，下唇稍短；花冠长6.5～7 mm，冠管比萼短。花期8月。

生于山坡、海边低丘上。分布于河北、山西、辽宁、山东、河南等地。

【采收加工】 7～8月采收，鲜用或晒干。

【药材】 百里香 *Thymi Mongolici Herba* 产于辽宁、陕西、甘肃、青海等地；展毛地椒 *Thymi Quinquecostati Herba* 主产于辽宁、河北。

性状 百里香 茎方柱形，多分枝，长5～18 cm，直径约1 mm；表面紫褐色，幼茎被白色柔毛，节明显，匍匐茎节上具细根。叶多皱缩，展平后呈卵圆形，先端钝或稍锐尖，基部楔形，全缘，下面腺点明显。小花集成头状，紫色或淡紫色。小坚果近圆形或卵圆形，压扁状。气芳香，味辛。

展毛地椒 叶呈宽卵状披针形。

鉴别 (1) 叶表面观：上表皮细胞壁波状弯曲，角质纹理明显，气孔直轴式，腺鳞较多。腺鳞头部8细胞，四周有角质纹理，其与分泌细胞之间，贮有浅黄色分泌物，柄极短，单细胞，四周有12～17个表皮细胞呈辐射状排列。腺毛较多，头部单细胞，柄短，单细胞。叶脉处的表皮细胞长方形，有单细胞腺毛，并有1～2细胞的非腺毛。近叶柄处的非腺毛细长，3～8细胞，表面有疣状突起。

(2) 薄层色谱：分别取百里香、展毛地椒挥发油，脱水后用少量乙醚溶解，作供试品液；另取香荆芥酚、麝香草酚作对照品。分别点样于同一硅胶G-CMC薄板上，以二氯甲烷展开，展距16 cm。取出，晾干。喷以5%香草醛浓硫酸溶液，于100 ℃烘5分钟。供试品色谱中，在与对照品色谱相应位置，显相同颜色的斑点。

【药性】 辛，平，小毒。

1.《嘉祐本草》："味辛，温，有小毒。"

2.《甘肃中草药手册》："辛，微寒。"

【功用主治】 祛风止咳，行气，利湿。主治感冒头痛，咳嗽，百日咳，脘腹疼痛，消化不良，呕吐腹泻，牙痛，外伤周身痛，小便涩痛，湿疹脚气，疮痈肿痛，产后出血，预防中暑。

1.《嘉祐本草》："主淋煤肿痛。"

2.《甘肃中草药手册》："清暑解热，和胃止呕。主治中暑烦热，恶心呕吐，不思饮食，大便泄泻等症。"

3.《陕西中草药》："温中散寒，健脾消食，祛风镇痛。治胃寒痛，小腹胀满，消化不良，周身疼痛，牙痛。"

4.《山西中草药》："止咳化痰，解痉祛风，消肿通淋，解毒杀虫。"

【用法用量】 内服：煎汤，9～12 g；或研末；或浸酒。外用：研末撒；或煎水洗。

【选方】 1. 治百日咳，喉头肿痛 地椒、三颗针、车前草各9 g。水煎服。(《陕甘宁青中草药选》)

2. 治不思饮食，泄泻 地椒15 g，滑石30 g，甘草6 g，麦芽12 g。水煎服。(《甘肃中草药手册》)

3. 治烦热呕吐 地椒15 g，薄荷、生姜各9 g。水煎服。(《陕甘宁青中草药选》)

4. 治月经不调 地椒15 g，白花苍菜30 g。每日1剂，煎服2次。(内蒙古《中草药新医疗法资料选编》)

5. 治大骨节病 地椒9 g，柳梢(带叶)9 g。水煎服。(《沙漠地区药用植物》)

1667 地筋 dì jīn (《别录》)

【异名】 菅根、土筋(《别录》)，黄菅(《纲目》)，毛针子草(《贵州草药》)。

【基原】 为禾本科扭黄茅属植物黄茅的根茎或全草。

【原植物】 黄茅 *Heteropogon contortus* (L.) Beauv. ex Roem. et Schult.

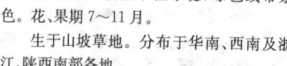

多年生草本。须根质较坚韧。秆直立，丛生，高40～90 cm，光滑无毛。叶鞘扁压而具脊，光滑无毛或鞘口具细柔毛；叶舌较硬，膜质，长约1 mm，截平，具纤毛；叶片线形，长达15 cm，宽3～5 mm，两面均粗糙或上面基部疏生柔毛。总状花序单生，长3～6 cm(芒除外)，直立或稍弯曲，下部具3～14个同性对，上部可多达12个异性对；孕性小穗线形，长6～8 mm(包括长约2 mm的基盘)；第一颖草质，边缘包卷同质之第二颖，第二颖等长而窄于第一颖，具2脉；第二外稃膜质，极窄，延伸成芒；芒两回膝曲，长6～10 cm；不育小穗偏斜而略扭转，覆盖孕性小穗，绿色或带紫色。花、果期7～11月。

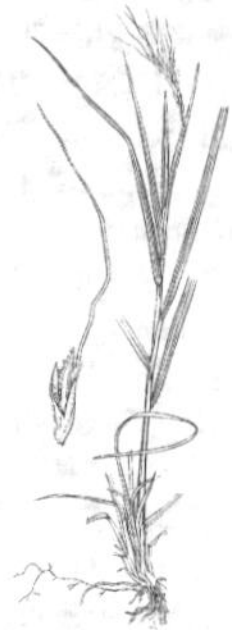
黄 茅

生于山坡草地。分布于华南、西南及浙江、陕西南部各地。

【采收加工】 5～10月采收。晒干或鲜用。

【成分】 干草(开花期采集)含水分11.2%，灰分4.9%，蛋白质3.9%，脂类1.5%，粗纤维36.0%，碳水化合物42.5%。还含对香豆酸(*p*-coumaric acid)和阿魏酸(ferulic acid)的环二聚物(cyclodimers)。

【药性】 甘，寒。

1.《别录》："味甘，平，无毒。"

2.《本草求原》："甘，寒。"

3.《全国中草药汇编》："甘，温。"

【功用主治】 清热止渴，祛风除湿。主治内热消渴，风湿痹痛，咳嗽，吐泻。

1.《别录》："主益气，止渴，除热在腹脐，利筋。"

2.《生草药性备要》："治热咳，止吐泻，理小肠气。"

3.《本草求原》："止水泻，理心气热痛，小肠气痛。"

4.《岭南采药录》："治消渴，理小肠疝气，止血，治内伤，散瘢疹，止崩漏，中河豚毒，昏迷痰涌，又理跌打内伤。"

5.《贵州草药》："驱风除湿，散寒止咳。"

【用法用量】 内服：煎汤，15～30 g；或捣汁；或浸酒。外用：捣敷。

【选方】 1. 治风湿关节疼痛 毛针子草根30 g，大血藤、小血藤、观音柴各15 g。泡酒服。

2. 治枪伤 毛针子草、迷马桩各等量。捣烂敷伤处。(1、2方出自《贵州草药》)

3. 解河豚毒，昏迷痰涌 地筋草根、生蟛蜞。捣烂取汁，尽量饮之。(《岭南采药录》)

1668 地榆 dì yú (《本经》)

【异名】 酸赭(《别录》)，豚榆系(《石药尔雅》)，白地榆、鼠尾地榆(《滇南本草》)，西地榆(《四川中药志》)，地芽、野升麻(《中国经济植物志》)，马连鞍(《广西中草药》)，花椒地榆、水橄榄根、线形地榆、水槟榔、山枣参、蕨苗参(《云南中草药》)，红地榆、岩地芨、血箭草(《湖南药物志》)，黄瓜香(《中药材手册》)。

【基原】 为蔷薇科地榆属植物地榆、长叶地榆的根。

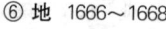

【原植物】 1. 地榆 *Sanguisorba officinalis* L. 又名：玉豉（《神仙服食经》）。

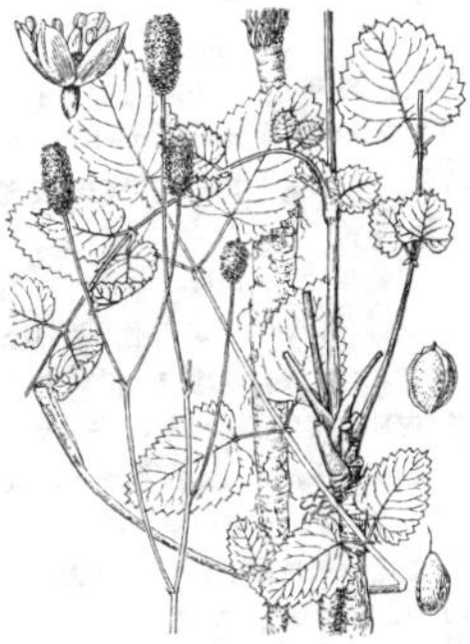

地 榆

多年生草本，高 50～150 cm。根茎粗壮，着生多数暗棕色肥厚的纺锤形根。茎直立，有细棱，无毛，上部分枝。基生叶为奇数羽状复叶，具长柄，小叶通常 9～13 片，具短柄，小叶片卵圆形或长圆状卵形，先端尖或钝圆，基部心形或微心形，边缘有具芒尖的粗锯齿，上面绿色，下面淡绿色，两面均无毛，小叶柄基部常有小托叶；茎生叶有短柄，小叶长圆形至长圆状披针形，长 2～7 cm，宽 0.5～3 cm，基部心形或歪楔形，托叶抱茎，镰刀状，有齿。穗状花序，数个疏生于茎顶；花小，密集成近球形或短圆柱形，长 1～4 cm，花暗紫红色、紫红色或红色，自花序顶端向下逐渐开放；每小花有 2 膜质苞片；萼片 4，花瓣状，长约 2 mm，宿存；花瓣缺；雄蕊 4，花丝丝状，与萼片近等长，花药黑紫色；子房上位。瘦果暗棕色，包藏于宿存的萼筒内，有 4 纵棱。花期及果期 6～9月。

生于干山坡、林缘、草原、草甸、灌丛及田边等地。分布于华北、东北、华东、西南、西北及河南、湖北、湖南、广西等地。

2. 长叶地榆 *S. officinalis* L. var. *longifolia* (Bertol.) Yü et Li［*S. longifolia* Bert.］ 又名：绵地榆。

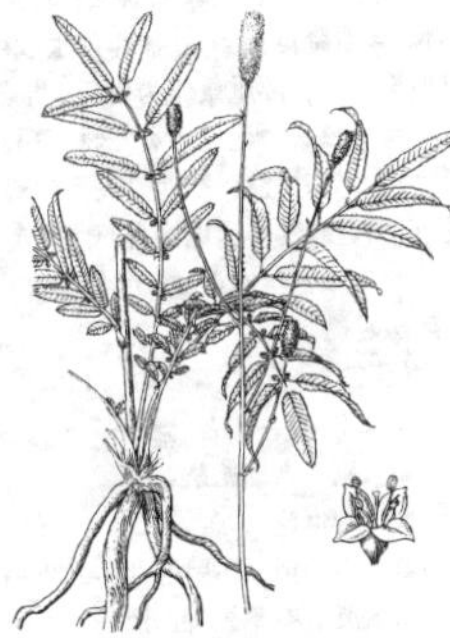

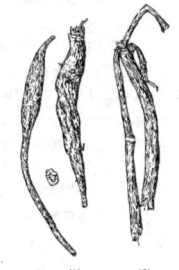

长叶地榆

与地榆的主要区别：根富纤维性，折断面呈细毛状。基生小叶线状长圆形至线状披针形，基部微心形至宽楔形，茎生叶与基生叶相似，但较细长。穗状花序圆柱形，长 2～6 cm。花、果期 8～11月。

生于山坡草地、溪边、灌丛、湿草地及疏林中。分布于华东、中南、西南及河北、山西、辽宁、黑龙江、甘肃等地。

本植物的叶（地榆叶）亦供药用，另设专条。

【栽培】 生物学特性 喜温暖湿润的气候，耐寒。以富含腐殖质的砂壤土、壤土及黏壤土栽培为好。

繁殖方法 种子和分根繁殖。种子繁殖：分秋播和春播两种。秋播多在 8 月中、下旬，春播多在 3、4 月播种。条播，行距 45 cm，开浅沟，将种子均匀撒入沟内，覆土 1 cm 左右，如遇土壤干旱需进行浇水，约 2 星期出苗。分根繁殖：早春母株萌芽前，将上年的根全部挖出，然后分成 3～4 株不等，分别栽植。每穴 1 株，株距 35～45 cm，行距 60 cm。

田间管理 苗高 10 cm 左右时，需间苗 1 次，株距 35～45 cm，在植株生长期间要注意松土除草，抽茎期注意追肥，以追施氮肥和磷肥为主，施用人粪尿、豆饼、过磷酸钙、草木灰等，抽花茎时要及时摘除。

病虫害防治 病害有白粉病，春季开始发生；主要以勤除杂草，合理密植，使田间通风透光，避免湿度过高的方法来预防。虫害有金龟子。

【采收加工】 第二、第三年于春季发芽前，秋季枯萎前后挖出，晒干，或趁鲜切片干燥。

【药材】 地榆 *Sanguisorbae Radix* 地榆产于全国大部分地区；长叶地榆产于黑龙江、辽宁、江苏、浙江、湖南、安徽等地，习称“绵地榆”。

(1) (2)

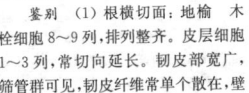

地榆(根)外形
(1) 地榆 (2) 长叶地榆

性状 根呈不规则纺锤形或圆柱形，稍弯曲或扭曲，长 5～25 cm，直径 0.5～2 cm。表面灰褐色、棕褐色或暗紫色，粗糙，有纵皱纹、横裂纹及支根痕。质硬，断面较平坦或皮部有众多的黄白色至黄棕色绵状纤维，木部黄色或黄褐色，略呈放射状排列。切片呈不规则圆形或椭圆形，厚 0.2～0.5 cm；切面紫红色或棕褐色。无臭，味微苦涩。

鉴别 (1) 根横切面：地榆 木栓细胞 8～9 列，排列整齐。皮层细胞 1～3 列，常切向延长。韧皮部宽广，筛管群可见，韧皮纤维常单个散在，壁厚，腔小，多木化。形成层呈环状，由 2～4 列细胞组成。木质部导管稀疏，集成 3～5 束，导管周围有木纤维，壁厚，常 3～5 成群，射线细胞放射状排列，初生木质部四原型。薄壁细胞中充满淀粉粒，有的含草酸钙簇晶。

长叶地榆 皮层较宽，纤维多见，常单个散在。韧皮纤维众多，散在或成束，非木化。形成层环状弯曲。木质部较发达，导管周围有较多纤维。

(2) 取本品粉末 2 g，加乙醇 20 ml，加热回流约 10 分钟，滤过，滤液滴加氨试液调节 pH 至 8～9，滤过，滤渣备用，滤液蒸干，残渣加水 10 ml 使溶解，滤过，取滤液 5 ml，蒸干，加醋酐 1 ml 与硫酸 2 滴，溶液显红紫色，放置后变为棕褐色。

(3) 取(2)项下的备用滤渣少量，加水 2 ml，加三氯化铁试液 2 滴，显蓝黑色。

(4) 薄层色谱：取本品粉末 2 g，加水 50 ml，煮沸 30 分钟，放冷，离心 10 分钟，取上清液，用盐酸饱和的乙醚振摇提取 2 次，每次 15 ml，合并乙醚液，挥干，残渣加甲醇 1 ml 使溶解，作为供试品溶液。另取没食子酸对照品，加甲醇制成每 1 ml 含 0.5 mg 的溶液，作为对照品溶液。吸取供试品溶液 2～4 μl、对照品溶液 2 μl，分别点于同一以羧甲基纤维素钠为黏合剂的硅胶 G 薄层板上，以甲苯（用水饱和）-醋酸乙酯-甲酸（6∶3∶1）为展开剂，展开，取出，晾干，喷以 1%三氯化铁乙醇溶液。供试品色谱中，在与对照品色谱相应的位置上，显相同颜色的斑点。

品质标志 《中华人民共和国药典》2010 年版规定：照鞣质含量测定法测定，本品含鞣质不得少于 8.0%。

【成分】 根中含多种鞣质：地榆素(sanguiin) H-1、H-2、H-3、H-4、H-5、H-6、H-7、H-8、H-9、H-10、H-11，1，2，6-三没食子酰-*β*-*D*-葡萄糖(1，2，6-trigalloyl-*β*-*D*-glucose)，1，2，3，6-四没食子酰-*β*-*D*-葡萄糖(1，2，3，6-tetragalloyl-*β*-*D*-glucose)，2，3，4，6-四没食子酰-*D*-葡萄糖(2，3，4，6-tetragalloyl-*D*-glucose)，1，2，3，4，6-五没食子酰-*β*-*D*-葡萄糖(1，2，3，4，6-pentagalloyl-*β*-*D*-glucose)，6-*O*-没食子酰甲基-*β*-*D*-吡喃葡萄糖苷(methyl-6-*O*-galloyl-*β*-*D*-glucopyranoside)，6-*O*-双没食子酰甲基-*β*-*D*-吡喃葡萄糖苷(methyl-6-*O*-digalloyl-*β*-*D*-glucopyranoside)，4，6-*O*-双没食子酰甲基-*β*-*D*-吡喃葡萄糖苷(methyl-4，6-di-*O*-galloyl-*β*-*D*-glucopyranoside)，2，3，6-*O*-三没食子酰甲基-*β*-*D*-吡喃葡萄糖苷(methyl-2，3，6-tri-*O*-galloyl-*β*-*D*-glucopyranoside)，3，4，6-*O*-三没食子酰

甲基-β-D-吡喃葡萄糖苷(methyl-3, 4, 6-tri-O-galloyl-β-D-glucopyranoside),2, 3, 4, 6-O-四没食子酰甲基-β-D-吡喃葡萄糖苷(methyl-2, 3, 4, 6-tetra-O-galloyl-β-D-glucopyranoside),没食子酸-3-O-β-D-(6′-O-没食子酰)-吡喃葡萄糖苷〔gallicacid-3-O-β-D-(6′-O-galloyl)-glucopyranoside〕, 3, 4, 3′-三-O-甲基并没食子酸(3, 4, 3′-tri-O-methylellagic acid),地榆酸双内酯(sanguisorbic acid dilactone)。2种没食子酰金缕梅糖衍生物:5, 2′-双-O-没食子酰金缕梅糖(5, 2′-di-O-galloylhamamelose), 2′, 3, 5-三-O-没食子酰-D-呋喃金缕梅糖(3, 5, 2′-tri-O-galloyl-D-hamamelofuranose)。黄烷-3-醇衍生物:右旋儿茶素(catechin),7-O-没食子酰-右旋-儿茶素〔7-O-galloyl-(+)-catechin〕,3-O-没食子酰前矢车菊素 B-3(3-O-galloylprocyanidin B-3),3-O-没食子酰前矢车菊素 C-2(3-O-galloylprocyanidin C-2),棕儿茶素(gambiriin) A-1, B-3(gambiriin B-3)。糖苷类:地榆糖苷(ziyu-glucoside)Ⅰ及Ⅱ,地榆皂苷(sanguisorbin) A、B、C、D、E,甜茶皂苷(sauvissimoside) R_1,坡模醇酸-28-O-β-D-吡喃葡萄糖酯苷(pomolic acid-28-O-β-D-glucopyranoside)。又含2, 4-二羟基-6-甲氧基苯乙酮(2, 4-dihydroxy-6-methoxyacetophenone), 3, 3′, 4-三-O-甲基并没食子酸(3, 3′, 4-tri-O-methyl ellagic acid), 3, 4, 4′-三-O-甲基并没食子酸(3, 4, 4′-tri-O-methyl ellagic acid),地榆皂苷元(sanguisorbigenin),胡萝卜苷(β-sitosterol-β-D-glucoside),3-氧代-19α-羟基-12-乌苏烯-28-酸(3-oxo-19α-hydroxyurs-12-en-28-oic acid), 3, 11-二氧代-19α-羟基-12-乌苏烯-28-酸(3, 11-dioxo-19α-hydroxyurs-12-en-28-oic acid),坡模醇酸(pomolic acid),2α-羟基坡模醇酸(2α-hydroxypomolic acid)即委陵菜酸(tormentic acid)。

【药理】 1. 止血作用　以地榆粉或炒炭地榆粉5 g/kg给小鼠灌胃,出血时间分别缩短31.9%和45.5%。地榆中的鞣质及其多元酚对纤维蛋白溶酶有强的抑制作用。地榆成分3,4, 3′-三-O-甲基并没食子酸有止血作用。地榆水煎液20 g/kg给家兔灌服,连续2日早晚各1次,可使血液中红细胞百分比含量增高,导致全血黏度升高,从而起到止血之功效。

2. 抗炎作用　腹腔注射地榆水提取剂400 mg/kg或醇提取剂650 mg/kg,对大鼠甲醛性足跖肿胀均有抑制作用;腹腔注射水提取剂500 mg/kg能抑制巴豆油合剂对小鼠耳郭致肿作用,800 mg/kg腹腔注射对前列腺素 E_1 引起的大鼠皮肤微血管通透性增加呈明显抑制作用;水提取剂750 mg/kg及醇提取剂800 mg/kg对大鼠棉球肉芽肿有显著抑制作用。地榆抗炎作用的有效成分为3, 3′, 4-三-O-甲基并没食子酸。小鼠耳部涂抹地榆鞣质4 mg,显著抑制巴豆油诱发的耳郭肿胀,每日口服此化合物1 g/kg,连续4日,也有效抑制巴豆油诱发的耳郭肿胀。

3. 抗菌作用　体外试验表明地榆对大肠杆菌、宋内痢疾杆菌、变形杆菌、伤寒杆菌、副伤寒杆菌、铜绿假单胞菌、霍乱弧菌、结核杆菌、脑膜炎双球菌等有抗菌作用。

4. 抗癌作用　体外实验地榆对人子宫颈癌 JTC_{26} 株有抑制作用。地榆鞣质3.125 mg/L可诱导肝癌细胞SMMC-7721发生凋亡,两个组分STM和STL均有抗癌活性,并有剂量关系;与MMC合用抗癌活性显著增强。流式细胞仪分析SMMC-7721分裂周期各时相DNA变化显示,药物作用后,S期细胞明显减少,增殖指数降低,并诱导出凋亡峰。

5. 镇吐作用　以地榆水煎剂3 g/kg给鸽灌胃每日2次,连用2日,可抑制洋地黄引起的催吐作用,其镇吐效果与肌注0.25 mg/kg氯丙嗪相仿;但不能抑制阿扑吗啡引起的犬呕吐反应。

6. 其他作用　小鼠口服地榆鞣质20 mg/kg明显对抗氨基匹林合并亚硝酸钠($NaNO_2$)引起的急性肝损伤,2.5 μg/ml明显抑制 O_2^- 的产生,60 μg/ml显著对抗过氧化氢(H_2O_2)诱发的溶血,160 μg/ml对羟自由基(OH·)有明显清除作用。地榆水提液50 mg/kg给大鼠灌胃,对脂多糖内毒素引起的肾功能不全有保护作用,能降低血清尿素氮、肌酐、亚硝酸盐含量,并降低一氧化氮合酶活性。

毒性　水提溶液及醇提溶液小鼠腹腔注射 LD_{50} 分别为1.60±0.29 g/kg和2.17±0.49 g/kg。说明地榆口服毒性极小。大鼠每日口服水提取物(1∶3)20 ml/kg,共10日,未见明显中毒症状,但在给药5～10日作肝穿刺检查,发现脂肪浸润的细胞数较对照组有所增加。

【炮制】 1. 地榆　取原药材,除去杂质。洗净,除去残茎,稍浸,润透,切厚片,干燥。生品清热凉血之力较强。

2. 地榆炭　取地榆片置锅内,用武火加热,炒至表面呈焦黑色,内部棕褐色,喷淋清水少许,灭尽火星,取出凉透。地榆炭长于止血,常用于便血、尿血、崩漏等出血证。

3. 醋地榆　取地榆片,加麸醋拌匀,吸尽后放锅内用武火加热,炒至棕褐色,取出晾干,筛去灰屑。每地榆炭100 kg,用麸醋10 kg。醋地榆长于收敛止血,常用于崩漏下血。

4. 酒地榆　取地榆片,加白酒拌匀,吸尽后放入锅内用武火加热,炒至棕褐色,取出晾干,筛去灰屑。每地榆片100 kg,用白酒5 kg。

5. 盐地榆　取地榆片,用武火炒至外黑内老黄色,喷洒盐水炒匀,取出晾干。每地榆片100 kg,用食盐3 kg。

地榆炭水煎液的钙元素比生品有较大的增高,镁元素与锰元素也比生品有所增高;铁、锌、铬元素含量则比生品有所降低。制备地榆炭以武火炒至表面大部分具焦黑色斑,内部焦黄色,小部分炭化为宜,该炮制品的鞣质和可溶性钙含量都较高。地榆炭可溶性钙增高的原因是炒炭后地榆的组织结构发生了变化,部分不溶于水的草酸钙晶体在高温条件下释放出能促进血液凝固的可溶性 Ca^{2+};生地榆与地榆炭的其他成分亦有较大差异,这可能就是生地榆与地榆炭在用途上有所区别的原因。地榆炭若按得率折合成生品计重,则鞣质含量降低,且随温度的升高和加热时间延长,含量降低更多;止血作用也较生品减弱。不过,中医临床是以地榆炭的实际重量作为用药剂量的。

饮片性状　地榆参见"药材"项。地榆炭形如地榆片,表面焦黑色,内部棕褐色。醋地榆表面棕褐色,微有醋气。酒地榆表面棕褐色,微有酒气。盐地榆表面焦黑色,内部老黄色,味微咸涩。

贮干燥容器内,地榆炭、制地榆密闭,置阴凉干燥处。地榆炭散热防复燃。

【药性】 苦、酸,微寒。归肝、胃、大肠经。

1.《本经》:"味苦,微寒。"

2.《别录》:"甘、酸,无毒。"

3.《药性论》:"苦,平。"

4.《本草衍义》:"性沉寒,入下焦。"

5.《滇南本草》:"苦,涩,温。"

6.《雷公炮制药性解》:"入大肠、肝二经。"

7.《本草经疏》:"入足厥阴、少阴,手、足阳明经。"

【功用主治】 凉血止血,清热解毒。主治吐血、咯血、衄血、尿血、便血、痔血、血痢、崩漏、赤白带下,疮痈肿痛,湿疹,阴痒,水火烫伤,蛇虫咬伤。

1.《本经》:"主妇人乳痓痛,七伤,带下病,止痛,除恶肉,止汗,疗金疮。"

2.《别录》:"止脓血,诸瘘,恶疮,热疮,消酒,除消渴,补绝伤,产后内塞,可作金疮膏。""主内漏不止,血不足。"

3.《药性论》:"能治产后余瘀,疹痛,七伤,治金创,止血痢,蚀脓。"

4.《新修本草》:"主带下十二病。"

5.《日华子》:"排脓,止吐血,鼻洪,月经不止、血崩、产前后诸血疾,赤白痢并水泻,浓煎止肠风。"

6.《开宝本草》:"别本注云,止冷热痢及疳痢热。"

7. 李东垣："治胆气不足。"(引自《纲目》)

8.《滇南本草》："治酒寒，面寒疼，肚腹痛。"

9.《纲目》："捣汁涂虎、犬、蛇、虫伤，除下焦热，治大小便血症。"

10.《昆明民间常用草药》："治胃痛。"

【用法用量】 内服：煎汤，6～15 g；鲜品 30～120 g；或入丸、散，亦可绞汁内服。外用：煎水或捣汁外涂；也可研末外掺或捣烂外敷。

【宜忌】 脾胃虚寒，中气下陷，冷痢泄泻，崩漏带下，血虚有瘀者均应慎服。

1.《本草经集注》："恶麦门冬。"

2.《本草衍义》："若虚寒人及水泻白痢，即未可轻使。"

3.《医学入门》："热痢初起亦不可用，恐涩早故也。"

4.《本草经疏》："胎产虚寒泄泻、血崩，脾虚作泄，法并禁服。"

5.《本草汇言》："痈疮久病无火，并阳衰血证，并禁用。"

6.《本经逢原》："气虚下陷而崩带及久痢脓血瘀晦不鲜者，又为切禁。性能伤胃，误服多致口噤不食。"

7.《药性通考》："血虚忌用。"

8.《本草正义》："气滞痰凝之乳痈，及气虚不摄之带下，非其治也。"

【选方】 1. 治下血不止二十年者　地榆、鼠尾草各二两，水二升，煮一升，顿服。(《肘后方》)

2. 治结阴便血不止，渐而极多者　地榆四钱，砂仁七枚，生甘草一钱半，炙甘草一钱，水煎温服。(《医学入门》)

3. 治胃溃疡出血　生地榆 9 g，乌贼骨 15 g，木香 6 g。水煎服。(《宁夏中草药》)

4. 治红白痢，噤口痢　白地榆二钱，乌梅(炒)五枚、山楂一钱，水煎服。红痢红糖为引，白痢白糖为引。(《滇南本草》)

5. 治原发性血小板减少性紫癜　生地榆、太子参各30 g，或加怀牛膝30 g，水煎服，连服 2 个月。(《全国中草药新医疗法资料展览会选编》)

6. 治大小肠痈　地榆一斤，水十碗，煎三碗，再用生甘草二两、金银花一两，同煎一碗，服一剂，服完则消，不须两服也，俱神效。(《洞天奥旨》三真汤)

7. 治指头炎(蛇头疔)　地榆、垂盆草各适量，煎汁，将患指放入药汁中泡 2 小时，再以地榆叶、鲜垂盆草各适量，捣烂敷患处，干则更换。(《安徽中草药》)

8. 治热疮　生地榆根二斤。上以水煎取五升，去滓。适冷暖，以洗浴，日三度。(《刘涓子鬼遗方》)

9. 治病百疗不瘥　楝实一升，地榆根、桃皮、苦参各五两，上四味㕮咀，以水一斗，煮取五升，稍温洗之，日一。(《千金方》)

10. 治烫火伤　急用地榆磨油如面，麻油调敷，其痛立止。如已起泡，则将泡挑破放出毒水，然后敷之，再加干末撒上，破损者亦然。(《外科证治全书》)

11. 治阴囊下湿痒，搔破出水，干即皮剥起　地榆、黄柏、蛇床子各三两，槐白皮(切)一升。水七升，煎取三升，暖以洗疮，日三四。(《医心方》)

12. 治骨折，软组织挫伤　生地榆 120 g，放麻油 500 g 中熬，待地榆呈焦黄色，去渣，另用地榆炭 120 g，冰片 6 g，研粉和上油调成膏状敷患处。(《南京地区常用中草药》)

13. 治中暑昏迷，不省人事欲死者，并治伤暑烦躁、口苦口干、头痛恶心、不思饮食及血痢　地榆、赤芍药、黄连、青皮(去白)各等分。每服三钱，浆水调服；若血痢，水煎服。(《医门法律》泼火散)

【临床报道】 1. 治疗咯血　取干地榆 3 kg，煎煮 2 次，浓缩至 1.2 L，成人每次服 30 ml(相当于生药 7.5 g)，每日 4 次，儿童酌减。或用干地榆水煎制成浸膏片(每片含地榆浸膏 1.5 g)，成人每次服 5 片，每日 4 次。共治疗 136 例。结果：服汤剂的 74 例中，有效 72 例，无效 2 例；服片剂的 62 例中，有效 60 例，无效 2 例。咯血停止时间平均 4.2 日。服药时不可同服蛋白质类饮食如牛奶、鸡蛋等，以免影响有效成分的吸收。亦有用地榆、甘草各 12 g，加水 400 ml，煎服。每日 1 剂。共治疗 33 例(其中肺结核咯血 24 例，其他原因咯血 9 例)。结果：服药 3 日内止血 21 例，其中 1 日以内止血 4 例；3～7 日止血 12 例。对肺结核咯血显效占 62%。

2. 治疗溃疡病出血　取地榆每日 12 g，煎汤，分 2 次服。大量失血者配合输血，少数患者并用抗酸药及止痛剂。对大量失血并发休克的 15 例同时配合输血抢救。共治疗 60 例，其中呕血 34 例，便血 56 例。呕血者，用药后 31 例立即停止，另 2 例再呕血 1 次，1 例再呕血 3 次，以后停止。便血者，用药后 41 例未再便血，另 14 例再便血 1～3 次后完全停止，仅 1 例持续 14 日。大便黑转黄或潜血试验转阴平均 5 日。最后 60 例均获治愈，无 1 例死亡和手术。观察发现，内服地榆对溃疡有直接收敛作用，亦有止痛作用。治疗过程中发生便秘较多。

3. 治疗细菌性痢疾　用地榆片(每片含 0.175 g)，每次 6 片，每日服 3 次，小儿酌减。共治疗 91 例。结果：总有效率 95.6%。另治疗健康带菌者 43 例，1 星期后复查，阴转率为 88.37%。

4. 治疗皮肤病　用地榆火炙焦黄，研细过筛，以凡士林配成 30%地榆膏，外敷患部。敷药前依皮损情况分别以油类或 1∶8 000高锰酸钾液洗或敷。治疗湿疹，皮炎，足癣，瘙痒等各种皮肤病 109 例。结果治愈 47 例，平均治愈为 8.31 日，显效 26 例，有效 24 例，无效 12 例。以湿疹及湿疹样皮炎的治愈率最高。对脂溢性湿疹及下肢静脉曲张性湿疹共 26 例全部有效。

5. 治疗带状疱疹　地榆 30 g，紫草 18 g，蜈蚣 6 g，凡士林适量，将前三味药物研细粉，用凡士林适量调匀成膏。每次用药适量涂于患处，每日 2 次。治疗带状疱疹患者 34 例，病程 1～15 日；其中 25 例有明显的皮疹伴疼痛，9 例皮疹轻微而以局部疼痛为主。结果：34 例全部治愈，用药最长 7 日，最短 3 日。

6. 治疗小儿肠伤寒　用地榆 30 g，白花蛇舌草 15 g，水煎至 50 ml 内服，4 岁以下减半，每日 2～3 次，待体温下降后改为每日服 1 次，至大便培养阴性为止。治疗 57 例 14 岁以下的患儿。结果：49 例治愈，8 例无效。治愈退热平均为 7.3 日，治疗中未见副作用。

【各家论述】 1.《纲目》："地榆，除下焦热，治大小便血证。止血，取上截切片炒用，其梢能行血，不可不知。"

2.《本草经疏》："妇人乳痓痛者，厥阴肝经有热，以致血分热壅所致也。七情伤于带脉，故带下也；五漏者，阳明大肠湿热伤血病也。血热则肿而作痛，恶肉者，亦血热极则瘀，故肿而成恶肉也。伤则出血，血出必发热而作痛，金疮是也。脓血不止，皆血热所致。诸瘘恶疮，莫不由血热所生。苦寒能凉血泄热，热散则血活肿消，故并主如上诸疾也。性行而带补，味兼甘酸，故补绝伤及产后内塞也。消酒、除渴、明目，止纯血痢、疳痢极效。治肠风者，皆善祛湿热之功也。沉寒入下焦，故多主下部湿热诸病。"

3.《本草求真》："地榆，诸书皆言因其苦寒，则能入于下焦血分除热，俾热悉从下解，又言性沉而涩，凡人症患吐衄崩中，肠风血痢等症，得此则能涩血不解。按此不无两歧，讵知其热不除，则血不止，其热既清，则血自安，且其性主收敛，既能清降，又能收涩，则清不虑其过泄，涩亦不虑其或滞，实为解热止血药也。"

4.《本草正义》："地榆苦寒，为凉血之专剂。妇人乳痛带下，多由于肝经郁火不疏，苦寒以清泄之，则肝气疏达，斯痛可已，而带可止。然气滞痰凝之乳痈，及气虚不摄之带下，非其治也。止痛除恶肉，皆以外疡言之，血热火盛，则痛而多恶肉，地榆清热凉血，故止疡患作痛，而能除恶肉。《本经》又疗金疮，《别录》谓止脓血，恶疮热疮，可作金疮膏，皆即此清火凉血之功用。且所谓主七伤，补绝伤，亦皆指外疡言之，非谓地榆苦寒能治虚损之劳伤也。止汗而除消渴，皆寒以胜热之效。消酒者，即苦寒以胜湿退热也。地榆凉血，故专主血热而治疮疡,能止汗,又苦寒之性,沉坠直降,故多主下焦血证,如溲血、便血、血淋、肠风、血痔、血痢、崩中、带下等皆是。”

1669 地锦 dì jǐn (《本草拾遗》)

【异名】 地噤(《本草拾遗》),常春藤、土鼓藤(《植物名实图考》),红葡萄藤、红葛(《中国树木分类学》),大风藤、过风藤(《江西中药》),三角枫藤、蝙蝠藤、爬岩虎、野枫藤、日光子、枫藤、爬龙藤、野葡萄、腹水藤、三叶茄(《浙江民间常用草药》),假葡萄藤(《广西本草选编》),走游藤、飞天蜈蚣(《全国中草药汇编》),大叶山天蓼(《浙江药用植物志》),爬树龙、红风藤(《广西药用植物名录》)。

【基原】 为葡萄科爬山虎属植物爬山虎的藤茎或根。

【原植物】 爬山虎 *Parthenocissus tricuspidata* (Sieb. et Zucc.) Planch. [*Ampelopsis tricuspidata* Sieb. et Zucc.] 又名:爬墙虎(《中国高等植物图鉴》)。

落叶木质攀缘大藤本。枝条粗壮;卷须短,多分枝,枝端有吸盘。单叶互生;叶柄长8～20 cm;叶片宽卵形,长10～20 cm,宽8～17 cm,先端常3浅裂,基部心形,边缘有粗锯齿,上面无毛,下面脉上有柔毛,幼苗或下部枝上的叶较小,常分成3小叶或为3全裂,中间小叶倒卵形,两侧小叶斜卵形,有粗锯齿。花两性,聚伞花序通常生于短枝顶端的两叶之间;花绿色,5数;花萼小,全缘;花瓣先端反折;雄蕊与花瓣对生;花盘贴生于子房,不明显;子房2室。浆果,熟时蓝黑色,直径6～8 mm。花期6～7月,果期9月。

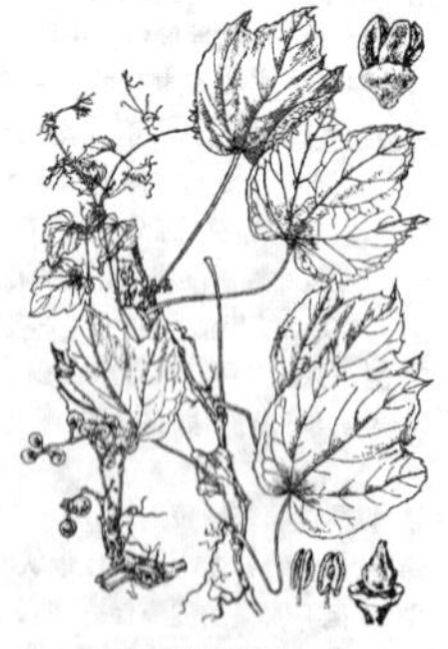

爬山虎

常攀缘于疏林中、墙壁及岩石上,亦有栽培。分布于华北、华东、中南、西南各地。

【栽培】 生物学特性 喜温暖湿润的气候。在雨量充沛和土壤及空气湿度大的条件下植株生长健壮,但忌积水。对土壤要求不严,一般土壤均能种植。

繁殖方法 扦插繁殖。3月中旬至4月中旬,选择无病虫、健壮的植株,剪取12～15 cm长的枝条,斜插于苗床上。约30日左右生根出叶时定植。按行株距1 m×1 m开穴种植,每穴栽2、3株。

田间管理 定植后每年中耕除草3、4次,春季追1次人粪尿或尿素等氮肥,秋、冬季施1次堆肥、厩肥等有机肥。每次施肥后结合培土。当藤蔓长到35～40 cm长时,搭棚架,引藤蔓攀缘。冬季末春初,修剪密枝、病枝。

【采收加工】 藤茎部于秋季采收,去掉叶片,切段;根部于冬季挖取,切片,晒干,或鲜用。

【药材】 地锦 *Parthenocissi Tricuspi datae Radix seu Caulis* 产于华北、华东、中南、西南等地。

性状 藤茎呈圆柱形。灰绿色,光滑。外表有细纵条纹,并有细圆点状突起的皮孔,呈棕褐色。节略膨大,节上常有叉状分枝的卷须,叶互生,常脱落。断面中央有类白色的髓,木部黄白色,皮部呈纤维片状剥离。气微,味淡。

【成分】 叶含矢车菊素(cyanidin)。爬山虎的冠瘿含羟乙基赖氨酸,羟乙基鸟氨酸。

【药性】 辛、微涩,温。

1.《本草拾遗》:“味甘,温,无毒。”

2.《浙江民间常用草药》:“性温,味甘、微涩。”

3.《广西本草选编》:“味酸、涩,性平。”

4.《河北中草药》:“辛、酸,温。有小毒。”

【功用主治】 祛风止痛,活血通络。主治风湿痹痛,中风半身不遂,偏正头痛,产后血瘀,跌打损伤,痈肿疮毒,蛇伤,带状疱疹,溃疡不敛。

1.《本草拾遗》:“主破老血,产后血结,妇人瘦损,不能饮食,腹中有块,淋沥不尽,赤白带下,天行心闷,并煎服之,亦浸酒。”

2.《江西中药》:“活血祛风。凡筋骨疼痛,及妇人赤白带下等之由于血滞者,皆主治之。近时用作祛风止痛药,适用于关节风湿,腰脚软弱等症。”

3.《浙江民间常用草药》:“祛风湿,通经络,止血。”

4.《广西本草选编》:“祛风止痛,去腐生肌。”

5.《全国中草药汇编》:“祛风通络,活血解毒。主治风湿关节痛,外用治跌打损伤,痈疖肿毒。”

【用法用量】 内服:煎汤,15～30 g;或浸酒。外用:煎水洗;或磨汁涂;或捣烂敷。

【选方】 1. 治风湿性关节炎 ① 爬山虎藤茎或根30 g,石吊兰30 g。炖猪脚爪连服3、4次。② 地锦藤茎、卫茅、高粱根各30 g。水煎,用黄酒冲服。(《浙江民间常用草药》)

2. 治半身不遂 爬山虎藤15 g,锦鸡儿根60 g,大血藤根15 g,千斤拔根30 g,冰糖少许。水煎服。

3. 治偏头痛 爬山虎根30 g,防风9 g,川芎6 g。水煎服,连服3、4剂。(2、3方出自《江西草药》)

4. 治便血 爬山虎藤茎、黄酒各500 g。加适量水煎,每日服4次,分2日服完。

5. 治疖子,损伤 鲜爬山虎根捣烂,和酒酿拌匀敷患处;另取根15～30 g,水煎服。(4、5方出自《浙江民间常用草药》)

1670 地不容 dì bù róng (《滇南本草》)

【异名】 地芙蓉(《植物名实图考》),乌龟梢、金丝荷叶(《滇南本草图谱》),地乌龟(《昆明药用植物调查报告》),金线吊乌龟、山乌龟、地胆(《滇南本草》整理本),金不换(《云南中草药选》),抱母鸡、一文钱、荷叶暗消、乌龟抱蛋(《云南中草药》)。

【基原】 为防己科千金藤属植物血散薯、广西地不容和云南地不容等的块根。

【原植物】 1. 血散薯 *Stephania dielsianae* Y. C. Wu 又名:黔桂千金藤〔《中草药通讯》1978,(4):171〕,一点血(《广西药用植物名录》)。

多年生草质藤本,全株无毛。块根近长圆状纺锤形或不规则块状,常露于地面,直径10～15 cm,外皮褐色、粗糙、有许多疣状小乳突。茎常带紫红色,枝、叶折断有红色液汁流出。叶互生,纸质;叶柄与叶片等长或稍长,于叶柄近基部处盾状着生;叶片阔三角状卵形,长、宽均为6～12 cm,先端有小突尖,基部平截或近圆形,全缘或有时具数个不规则粗齿。伞形聚伞花序腋生,雌雄异株;雄花序复伞形,小聚伞花序有明显的梗,疏松簇生于假伞梗的末端,萼、瓣均紫色,花瓣贝壳状,内凹,内面无腺体,雄蕊花丝合生成柱状;雌花序头状,花期不见假伞梗,花被左右对称,萼片1,花瓣2。核果较小,内果皮长不超过1 cm,其上的雕纹末端呈弯钩状。花期5～7月,果期7～9月。

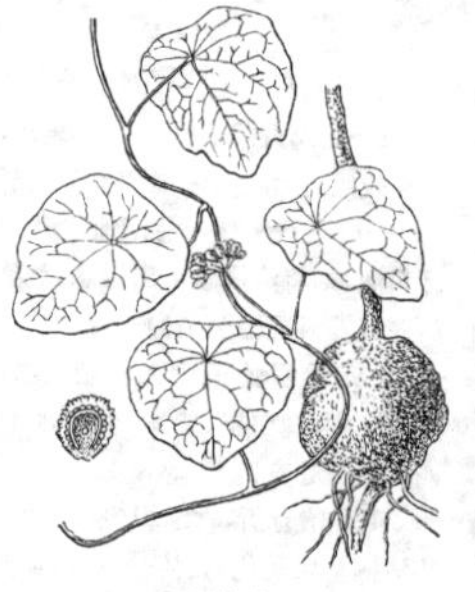

血散薯

生于山谷、溪边、林中、石缝及峭壁上。分布于湖南、广东、广西、贵州等地。

2. 广西地不容 *S. kwangsiensis* H. S. Lo

本种形态与血散薯相似，其特点是：块根扁球形或不规则球形，内面淡黄色或黄色，茎枝圆，有直条纹，无毛。叶互生；叶柄长4～9 cm，基部膝曲，盾状着生；叶片三角状圆形或近圆形，长、宽近相等，均为5～12 cm，先端短尖或锐尖，基部圆形，全缘或有时上部有角状粗齿，两面无毛，上面淡绿色，下面苍白色，密生小乳突。雄株和雌株均为复伞形聚伞花序，腋生；雄花序的总花序梗长1～7 cm，假伞梗6～10个，长0.5～2 cm，有小苞片，小聚伞花序很多，伞房状密集于假伞梗的近末端，雄花萼片6，淡绿色，排成2轮，外面密生透明小乳突，花瓣3，淡黄色，肉质，贝壳状，外面密生透明小乳突，内面有两个垫状大腺体，雄蕊柱长0.7～1 mm，花药4个；雌花序的总花序梗较粗，假伞梗长3～4 mm，雌花花被左右对称，萼片1，花瓣2，子房无毛。核果红色，花期5～6月，果期6～8月。

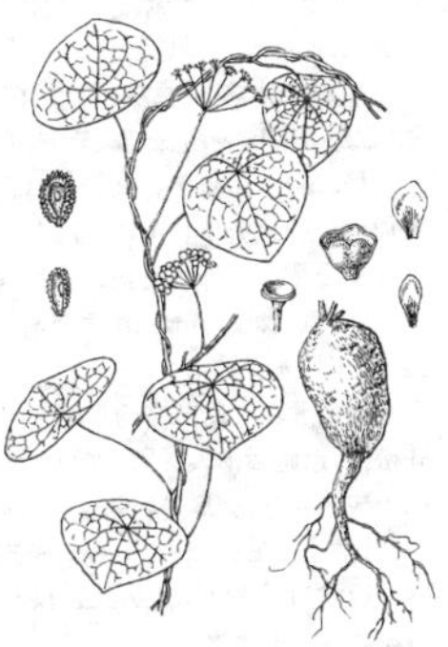

广西地不容

生于石灰岩山壁缝穴中。分布于广西西南部、云南东南部。

3. 云南地不容 *S. yunnanensis* H. S. Lo　又名：一滴血、红藤（云南红河）。

本种形态与广西地不容相似，其特点是：枝、叶折断有紫红色汁液渗出。叶片三角状圆形或三角状扁圆形，长3.5～11.5 cm，宽4～12.5 cm，先端短尖或钝，基部近平截或微凹。雄花萼片具紫色斑纹。核果宽倒卵形，内果皮长5～6.5 mm，背部有4行短柱状雕纹，先端膨大呈头状，每行15～17颗，胎座迹近正中穿孔。花期5～6月，果期6～9月。

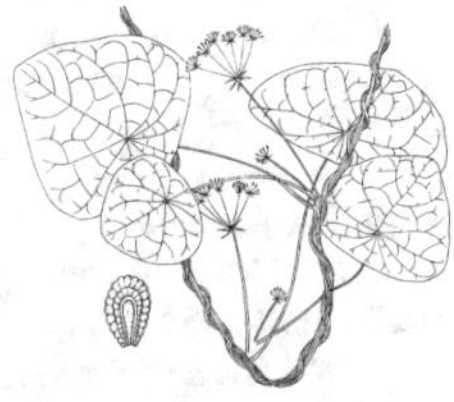

云南地不容

生于湿热河谷的石灰岩上。分布于云南。

【采收加工】 秋冬季采挖，去除须根，洗净，切片，晒干。

【药材】 血散薯 *Stephaniae Dielsianae Radix*　主产于广东；广西地不容 *Stephaniae Kwangsiensis Radix*　主产于广西、云南；云南地不容 *Stephaniae Yunnanensis Radix*　主产于云南。

性状　血散薯　块根略呈扁球形或球形，直径6～13 cm，顶端微凹陷，残留茎基直径5～7 mm。表面深棕色，粗糙，有纵向突起的皮孔，长1～3 mm。商品多为类圆形的横切块片，直径3～7 cm，厚2～5 mm，略卷曲，切面可见维管束(三生构造)排成3～4个同心环。气微、味苦。

广西地不容　块根类球形，直径5～25 cm。切片直径3～12 cm，厚0.5～1 cm，略卷皱，表面凹凸不平，切面灰黄色或浅灰棕色，有略呈环状纹理。折断面淡黄色。

云南地不容　块根略呈扁球形，直径4～18 cm。切片直径2～6 cm，厚3～5 mm，卷曲不平，外皮可见突起的类圆形皮孔，切面皱缩不平，略可见三生维管束环状排列呈同心圆状。折断面黄色或灰黄色。

鉴别　(1) 块根横切面：血散薯　木栓层有数列木栓细胞。靠近栓内层处有石细胞3～5个或多个成群，断续排列成环，石细胞类圆形或类方形；薄壁细胞内含多数草酸钙方晶、棒晶或针晶。中柱占根的大部分，为三生构造，有多数外韧型维管束环状排列成数个同心环，靠中央的木质部束较大。本品薄壁细胞充满淀粉粒，单粒呈圆形、盔帽形或椭圆形，脐点裂隙状或点状，层纹隐现；少复粒，由2～3个分粒组成。

广西地不容　石细胞较大，椭圆形、长椭圆形或类方形。薄壁细胞含多数针晶，常成束状，偶见柱晶。淀粉粒单粒脐点不明显，复粒由2～10分粒组成。

云南地不容　石细胞壁厚，大多类圆形，有的呈长圆形，少数石细胞壁较薄。薄壁细胞中含针晶及棒状结晶。淀粉粒单粒圆形或椭圆形，脐点少数呈点状。

(2) 检查生物碱的方法参见“白药子”条。加改良碘化铋钾试液，发生大量橙色沉淀；加碘化汞钾试液，产生大量黄白色沉淀。

(3) 块片的新断面或粉末，置紫外光灯(254 nm)下观察，血散薯靠外方显黄色，中部显淡蓝紫色；广西地不容显亮黄色；云南地不容显淡蓝紫色，并有黄色荧光点。

(4) 薄层色谱：取本品粉末4 g，加0.1%硫酸80 ml冷浸，放置过夜，滤过，将滤液倾入经预处理过的苯乙烯磺酸钠型树脂柱，调节适度的流速，缓缓流出。样品液流完以后，将树脂倒出，用蒸馏水洗数次，滤去水分，置盘中干燥。加入适量10%氨水碱化，静置20分钟，置索氏提取器中，加氯仿回流洗脱，氯仿液用水洗至中性，加无水硫酸钠少量，滤过。滤液蒸干，加氯仿1 ml溶解，为脂溶性总生物碱部分。上述用氯仿回流过的树脂挥尽氯仿后，加乙醇回流洗脱，收集乙醇液减压蒸干，加甲醇1 ml溶解，为水溶性总生物碱部分。吸取供试液各0.6 μl，另以高阿罗莫宁碱、异粉防己碱、小檗胺、轮环藤宁碱、头花千金藤碱、木兰花碱、轮环藤酚碱为对照品，分别点样于同一碱性硅胶G薄层板上。脂溶性总生物碱部分用氯仿-甲醇(10：1)，水溶性生物碱部分用氯仿-甲醇-氨水(15：4：1)作展开剂，展开18 cm，在紫外光灯(254 nm)下观察斑点；另用改良碘化铋钾-碘化钾(1：1)混合试液显色，生物碱显橙色。结果可见血散薯有与对照品西法安生、左旋四氢巴马亭、青风藤碱、高阿罗莫林碱、木兰花碱相对应的斑点；广西地不容有与对照品异粒枝碱、小檗胺、西法安生、异紫堇定碱、左旋四氢巴马亭及木兰花碱相对应的斑点；云南地不容有与粉防己碱、西法安生、左旋四氢巴马亭及木兰花碱相对应的斑点。

【成分】 地不容含生物碱：轮环藤宁碱(cycleanine)，头花千金藤碱(cepharanthine)，左旋箭毒碱(curine)，异紫堇定(isocorydine)，荷包牡丹碱(dicentrine)，青藤碱(sinomenine)，橄榄形暗罗醇碱(oliveroline)，小檗胺(berbamine)，异谷树碱(isochondrodendrin)，黄心树宁碱(ushinsunine)。

云南地不容块根含生物碱：青风藤碱(sinoacutine)，左旋四氢掌叶防己碱(tetrahydropalmatine)，右旋光千金藤碱(stepharine)，左旋光千金藤定碱(stepholidine)，左旋紫堇达明碱(corydalmine)，千金藤碱(stephanine)，掌叶防已碱(palmatine)，去氢紫堇达明碱(dehydrocorydalmine)，千金藤宁碱(stepharanine)及斑点亚洲罂粟碱(roemerine)。其中青风藤碱的含量为0.84%，左旋四氢掌叶防己碱为0.51%，右旋光千金藤碱为0.10%，去氢紫堇达明碱为0.02%。此外尚含头花千金藤碱(cepharanthine)。

【药理】 升白细胞作用　千金藤素(头花千金藤碱)有升白细胞作用，可防治辐射和化学疗法引起的白细胞减少症。

【药性】 苦，寒，有毒。归肝、胃经。

1.《滇南本草》：“味苦，性温，有毒。”

2.《滇南本草图说》：“味苦、辛，性温，有小毒。”

3.《云南中草药》：“苦、辛，寒。”

【功用主治】 涌吐痰食，截疟，解疮毒。主治疟疾，食积腹痛，痈肿疔毒。

1.《滇南本草》:“治一切疟疾,吐痰倒食。”“专治一切痈疽疔毒发背。”

2.《云南中草药选》:“清热解毒,镇静,理气,止痛。治急性胃肠炎,神经衰弱,疮疖。”

3.《四川常用中草药》:“治疟疾,腹痛,心气痛。”

4.《云南中草药》:“理气止痛,祛风除湿。主治感冒,口腔炎,喉炎,慢性胃炎,胃痛,消化不良,食积腹痛,风湿性关节炎,腰膝痛。”

【用法用量】 内服:煎汤,1.5～3 g;研末,0.5～1 g。外用:鲜品捣敷,或研末敷。

【宜忌】 孕妇禁服,体弱者慎服。内服宜炮制。过量易致呕吐。

1.《滇南本草》:“气虚者禁忌。”

2.《滇南本草图说》:“气血虚弱之人,忌用此药。只可敷疮,不可妄服。”

【选方】 1. 治疟疾,食积胃痛　地不容末开水送服或水煎服。(《昆明民间常用草药》)

2. 治痈疽发背,无名肿毒,不出头者　地不容,用鸡蛋清调搽,留顶,一夜即出头。出头后,切勿妄敷。热毒只采叶贴患处即愈。若服即中其毒,慎之。(《滇南本草图说》)

3. 治毒蛇咬伤　(地不容)取汁同雄黄末调之,大解蛇毒。以其滓敷伤处,虽蝮蛇五步之内,毒亦不加害。蛇药甚多,其效至速不出此药。(《湖南通志》)

【临床报道】 防治白细胞下降　用云南地不容中的千金藤素制成千金藤素片预防及治疗因肿瘤放疗和化疗引起的白细胞减少166例,每日60 mg,分3次服。其中预防给药121例。即在放、化疗开始时即给药,直至疗程结束,有效率为79.3%;治疗给药45例,即在放、化疗后白细胞降至3 500时再给药,直至疗程结束,有效率为78%。

【各家论述】《滇南本草》:“气血虚者禁忌。吐痰甚于常山,恐伤人命。常山吐痰,有转达之能,地不容无转达之能,故尔忌用。”

1671 地白草 dì bái cǎo (《天宝本草》)

【异名】 七星莲(《植物名实图考》),天芥菜草、白菜仔、鸡疴粘草(《福建民间草药》),黄瓜草(《广西中兽医药用植物》),白地黄瓜、狗儿草(《四川中药志》),黄瓜菜、细通草、毛毛藤、黄瓜香(《湖南药物志》),野白菜(《贵州草药》),冷毒草(《云南中草药选》),匍伏堇(《中华人民共和国药典》),小黄瓜香、提脓草(《陕西中药名录》),地白菜、王瓜香、银茶匙、石白菜、雪里青(《全国中草药汇编》),抽脓拔(《浙江药用植物志》),茶匙黄(《台湾药用植物志》)。

【基原】 为堇菜科堇菜属植物蔓茎堇的全草。

【原植物】 蔓茎堇 *Viola diffusa* Ging.　又名:蔓茎堇菜(《中国高等植物图鉴》)。

蔓茎堇

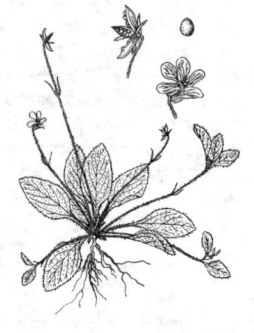

一年生草本。全株被糙毛或白色柔毛,花期生出地上匍匐枝。匍匐枝先端具莲座状叶丛,通常生不定根。根茎短,具多条白色细根及纤维状根。基生叶多数,丛生呈莲座状,或于匍匐枝上互生;叶柄长2～4.5 cm,具明显的翅;托叶线状披针形,2/3离生,边缘具长齿;叶片卵形或卵状长椭圆形,长1.5～3.5 cm,宽1～2 cm,先端钝或稍尖,基部楔形或截形,两面散生白色柔毛,边缘具钝齿及缘毛。花较小,淡紫色或浅黄色,具长梗,生于基生叶或匍匐枝叶丛的叶腋间;花梗纤细,中部有1对线形小苞片;萼片5,披针形,边缘具白毛,基部附属物短;花瓣5,长椭圆状倒卵形;矩极短。蒴果长圆形,长约1 cm,无毛。花期3～5月,果期5～8月。

生于山地林下、林缘、草坡、溪谷旁、岩石缝隙中。分布于安徽、福建、浙江、湖南、四川、云南、西藏、台湾等地。

【栽培】 生物学特性　喜温暖、阴凉、湿润环境。在半荫蔽凉爽而潮湿的地方生长茂盛。以含腐殖质较多的土壤栽培为宜。

繁殖方法　种子繁殖。春季于3～4月播种。直播,按行距25 cm开沟,深10 cm,用草木灰与种子拌匀后撒播人沟内,覆盖细土1 cm,浇水保湿。

田间管理　幼苗高约4 cm时间苗,每隔7 cm左右留苗1株,并松土、追施稀薄人粪尿1次。以后6、8月各追施人粪尿或复合肥1次,每次追肥后进行培土。

【采收加工】 5～9月挖取全草,晒干或鲜用。

【药材】 地白草 *Violae Diffusae Herba*　产于长江流域各地。

性状　多皱缩成团,并有数条短的匍匐茎。根圆锥形。湿润展开后,叶基生,卵形,叶端稍尖,边缘有细锯齿,基部下延于叶柄,表面有毛茸。花茎较叶柄长,具毛茸,花淡棕紫或黄白色。气微,味微苦。

【药性】 苦、辛,寒。归肺、肝经。

1.《四川中药志》1960年版:“味淡,无毒。”

2.《湖南药物志》:“寒,无毒。一说甘、微苦,寒,无毒。”

3.《安徽中草药》:“微酸。”

【功用主治】 清热解毒,消肿,止咳。主治疮疡肿毒,眼结膜炎,肺热咳嗽,肺痈,百日咳,小儿久咳声嘶,黄疸,带状疱疹,烫伤,跌打骨折,毒蛇咬伤。

1.《天宝本草》:“清寒化痰。(治)诸般咳嗽与风寒周身骨节疼痛症,虚火上炎亦当然。”

2.《四川中药志》1960年版:“除风清热。治小儿发热咳嗽,疯狗咬伤,刀伤及疮毒。”

3.《湖南药物志》:“消肿退热,生肌接骨,排脓解毒。主治瘰疬,疔毒,对口疮,目赤肿,目生翳,乳吹,脐风。”

4.《贵州民间药物》:“清热,解毒,散瘀。主治风火眼翳,骨折外伤。”

5. 广州部队《常用中草药手册》:“止咳平喘。治咳嗽。”

6.《陕西中草药》:“祛腐生肌,清肺止咳。主治跌打损伤,睑缘炎。”

7.《云南中草药》:“凉血解毒,消肿止痛。主治毒蛇咬伤。”

8.《甘肃中草药手册》:“治水火烫伤。”

9.《安徽中草药》:“治急性结膜炎,半夏中毒,久咳声音嘶哑。”

10.《全国中草药汇编》:“治肝炎,百日咳,目赤肿痛,外用治急性乳腺炎,带状疱疹。”

【用法用量】 内服:煎汤,9～15 g,鲜品30～60 g;或捣汁。外用:捣敷。

【选方】 1. 治疮毒红肿　野白菜、芙蓉叶各15 g。共捶细,敷于患处,每日换1次。(《贵州民间药物》)

2. 治急性结膜炎、睑缘炎　黄瓜香15 g(鲜草30 g),水煎服。并用鲜草适量,捣烂敷患侧太阳穴,每日换2次。(《陕甘宁青中草药选》)

3. 治骨折　野白菜、接骨丹、泽兰、赤葛及苎麻根各等分(上五味均用鲜品)。捶绒包敷伤处,再用杉木皮夹住捆好,3日换药1次。(《贵州民间药物》)

1672 地瓜果 dì guā guǒ 《贵州民间药物》

【异名】 地石榴(《滇南本草》),地郎果(《贵州民间药物》),地枇杷果(《贵州草药》),地瓜(《湖南药物志》)。

【基原】 为桑科无花果属植物地瓜榕的隐花果(榕果)。

【原植物】 参见“地瓜藤”条。

【采收加工】 6～8月采收尚未成熟的隐花果(榕果),晒干。

【药材】 地瓜果 *Fici Tikouae Fructus* 产于贵州等地。

性状 隐花果呈球形或卵圆形,直径0.4～1.2 cm。表面黄绿或淡红色,皱缩,基部有短柄。剖开后可见肉质花托内壁着生许多小瘦果。气微,味微甘、微涩。

【药性】 《贵州民间药物》:“性凉,味甜。”

【功用主治】 清热解毒,涩精止遗。主治咽喉肿痛,遗精滑精。

1.《贵州民间药物》:“清热散毒,祛风除湿。治咽喉疼痛。”

2.《云南中草药》:“治遗精,滑精。”

【用法用量】 内服:煎汤,9～30 g;或用开水泡饮。

【选方】 1. 治咽喉疼痛 嫩地枇杷果,晒干。每次9 g,泡开水,随时服用。(《贵州民间药物》)

2. 治梅毒 地瓜30 g,野枇杷30 g,大麦冬15 g,小麦冬21 g。水煎服。(《湖南药物志》)

1673 地瓜根 dì guā gēn 《草木便方》

【基原】 为桑科无花果属植物地瓜榕的根。

【原植物】 参见“地瓜藤”条。

【采收加工】 6～9月采挖全株,除去地上部分,晒干或鲜用。

【药材】 地瓜根 *Fici Tikouae Radix* 产于广西、湖南等地。

性状 根类圆柱形,直径约7 mm。表面暗紫棕色,具不规则纵皱纹。质硬,断面皮部暗紫色,木部灰黄色。气微,味淡。

【药性】 苦、涩,凉。归脾、肾经。

1.《滇南本草》:“味苦、涩,性温、凉。”

2.《草木便方》:“苦,性微寒。”

【功用主治】 清热利湿,消肿止痛。主治泄泻,痢疾,黄肿,风湿痹痛,遗精,白带,产后血气痛,瘰疬,痔疮,牙痛,跌打伤痛。

1.《滇南本草》:“治妇人白带,遗精,滑精,男子白浊,管痛,小腹疼痛。”

2.《草木便方》:“利水,消热;治黄疸,月闭,带下,通乳汁;治牙痛,消肿,跌伤。”

3.《分类草药性》:“治瘰疬,痒子,泻症,白带;下乳,补虚。”

4.《重庆草药》:“治湿热痢疾,黄肿,痔疮。”

5.《广西民族药简编》:“治胃溃疡出血,腰痛,风湿,跌打。”

【用法用量】 内服:煎汤,30～60 g。

【选方】 1. 治腹泻,红痢 地瓜根、红六合草、臭椿根各60 g。煎水内服。

2. 治久年不治的水积黄肿病 地瓜根60 g,麦斗草60 g,佛顶珠60 g。炖猪心、猪肺兑糖服。

3. 治内、外痔疮 鲜地瓜根500 g,苦参60 g,爬墙果60 g。炖猪大肠头服。(1～3方出自《重庆草药》)

1674 地瓜藤 dì guā téng 《贵州民间方药集》

【异名】 过江龙、土瓜(《草木便方》),地蜈蚣(《天宝本草》),过山龙(《贵州民间药物》),牛马藤、过石龙(《贵州民间方药集》),铺地蜈蚣(《四川中药志》1960年版),地瓜茎、牛托鼻、拦路虎、地木耳(《湖南药物志》),野地瓜藤(《贵州草药》),霜坡虎、爬地牛奶、钻地龙(《广西中草药》),遍地金、地板藤、地枇杷、万年扒(《云南中草药》)。

【基原】 为桑科无花果属植物地瓜榕的茎、叶。

【原植物】 地瓜榕 *Ficus tikoua* Bur.

多年生落叶匍匐灌木。全株有乳汁。茎圆柱形或略扁,棕褐色,分枝多,节略膨大,触地生细长不定根。单叶互生;叶柄长1～2 cm;叶片坚纸质,卵形或倒卵状椭圆形,长1.6～8 cm,宽1～4 cm,先端钝尖,基部近圆形或浅心形,边缘有疏浅波状锯齿,上面绿色,被短刺毛,粗糙,下面浅绿色,沿脉被短毛;具三出脉。隐头花序,成对或簇生于无叶的短枝上,常埋于土内,球形或卵圆形,直径1～2 cm,成熟时淡红色;基生苞片3;雄花及瘿花生于同一花序托内,花被片2～6,雄蕊1～3(～6);雌花生于另一花序托内。果为瘦果。花期4～6月,果期6～9月。

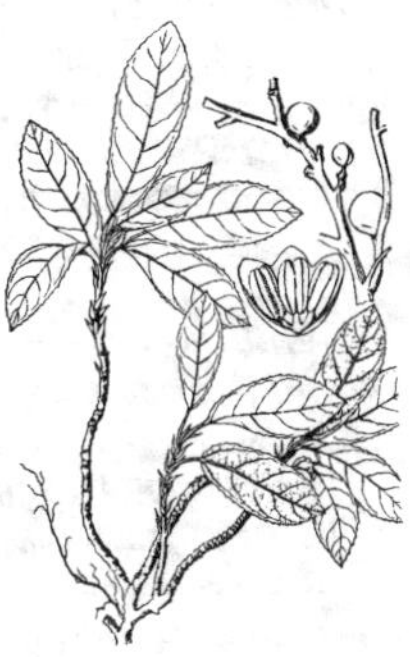

地瓜榕

生于低山区的疏林、山坡、沟边或旷野草丛中。分布于西南及湖北、湖南、广西、西藏、陕西等地。

本植物的隐花果(地瓜果)与根(地瓜根)亦供药用,另设专条。

【栽培】 生物学特性 喜温暖湿润的环境。对土壤要求不严,以疏松、肥沃的夹砂土较好。

繁殖方法 扦插繁殖。2～3月割取匍匐茎,剪成20～40 cm长的插条。栽时,翻整土地,按行株距各约33 cm开穴,每穴扦插2、3枝,顶端两节要露出土面,填土压紧,再盖土与地面齐平,浇水。

田间管理 栽后每年春、夏季各除草1次。春季除草或收获后,都要追施畜粪水1次。

病虫害防治 虫害有蚜虫。

【采收加工】 9～10月采收,晒干。

【药材】 地瓜藤 *Fici Tiuouae Caulis et Folium* 产于广西、云南、四川、贵州、湖南等地。

性状 茎枝圆柱形,常附有须状不定根。表面棕红色至暗棕色,具纵皱纹,幼枝有明显的环状托叶痕。质稍硬,断面中央有髓。叶多皱折,破碎;完整叶倒卵状椭圆形,先端急尖,基部圆形或近心形,边缘具细锯齿,上面灰绿色至深绿色,下面灰绿色,网脉明显。纸质易碎。气微,味淡。

【药性】 苦,寒。

1.《天宝本草》:“性平、温。”

2.《四川中药志》1960年版:“性寒,味苦,无毒。”

3.《云南中草药》:“苦、涩。”

4.《全国中草药汇编》:“苦、微甘。”

【功用主治】 清热利湿,通络,消肿。主治肺热咳嗽,痢疾,水肿,黄疸,小儿消化不良,蛔虫症,风湿疼痛,荨麻疹,经闭,带下,跌打骨折,瘰疬,乳痈,痔疮出血,无名肿毒,疥癣,汤火伤。

1.《天宝本草》:“专治红白两痢症。”

2.《分类草药性》:“叶,包疮毒。”

3.《四川中药志》1960年版:“利小便,消湿热黄肿,通月闭,止白带;治痔疮出血及牙龈肿痛。”

4.《湖南药物志》:“清肺,解毒,利尿消肿。治水肿,腹水。”

5.《广西中草药》:“健脾利湿,清肺止咳。主治小儿消化不良,湿热黄疸,风热咳嗽,风湿骨痛。”

6.《云南中草药》:“收敛止痢。主治痢疾,腹痛,瘰疬,毒蛇咬伤,骨折。”

7.《湖北中草药志》:“祛湿散瘀,强筋壮骨,健脾止泻。用于慢性支气管炎,腹泻,乳腺炎,月经不调,便血,接骨,疯狗咬伤,脓疱疮。”

【用法用量】 内服：煎汤，15～30 g。外用：捣敷；或煎水洗。

【宜忌】 《四川中药志》1960年版：“无湿热瘀滞者勿用。”

【选方】 1. 治慢性支气管炎 地枇杷、蜂蜜各30 g，用炼蜜制成小蜜丸。日服3次，每次服6 g。（《湖北中草药志》）

2. 治痢疾，跌打损伤，水肿 地枇杷嫩叶尖30 g，仙鹤草、蒲公英各15 g。水煎服。（《湖北中草药志》）

3. 治急性胃肠炎，小儿消化不良 地枇杷1 500 g，加水10 L，煎至3 000 ml。成人每次服100 ml，每日2次，小儿消化不良每次服20～30 ml。（《全国中草药汇编》）

1675 地皮消 dì pí xiāo （《云南中草药选》）

【异名】 地皮胶、刀口药、蛆药、一扫光（《云南中草药选》），红头翁（《玉溪中草药》），岩威灵仙（《贵州药用植物目录》）。

【基原】 为爵床科地皮消属植物地皮消的全草。

【原植物】 地皮消 *Pararuellia delavayana* (Baill.) E. Hossain [*Ruellia delavayana* Baill.; *Hemigraphis drymophila* Diels; *Ruellia drymophila* (Diels) Hand.-Mazz.]

多年生草本，高30～50 cm。根状茎短柱状，白色近肉质，根十数条。叶近基生，密聚成丛；叶柄长约5 mm；叶片长圆形至斜倒披针形，长3～13 cm，宽2～4 cm，先端圆钝，基部楔形，边缘具圆齿波状，叶上面绿色，下面淡绿色，两面疏被小刺毛。花葶数条，分枝处各有1对苞片；花淡紫红色，腋生于苞片内；萼5深裂，裂片极狭；花冠管状，上部膨大，宽达1.5 cm，冠檐5裂，裂片近相等；雄蕊4，2强。蒴果棒状，长约2 cm，基部狭。种子多数，生于果的上部。花期5～7月。

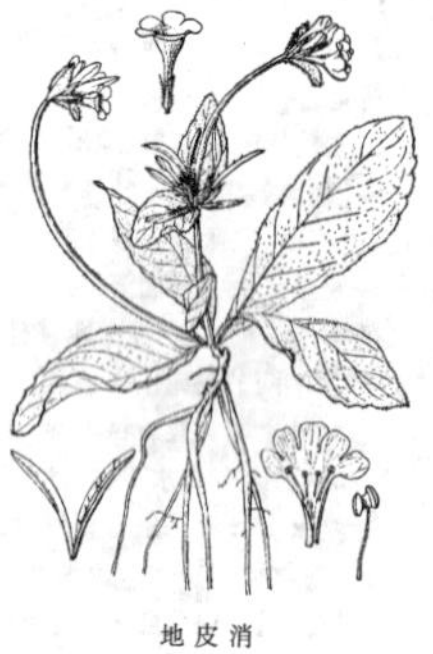

地 皮 消

生于山坡、草丛地边或灌木丛中。分布于贵州、云南、四川。

【采收加工】 7～10月采收，切段，晒干。

【药材】 地皮消 *Pararuelliae Delavayanae Herba* 产于四川、云南、贵州。

性状 根茎横生，节密；向下有十余条根，根略肉质。外表面棕黄色。质脆易折断，断面不整齐，皮部棕褐色，中心木部黄白色，易与皮部分离呈裂缝状。气微，味微甜。

【药性】 《云南中草药》：“甘、淡，平。”

【功用主治】 《云南中草药》：“清热解毒，消肿止痛。主治骨折，淋巴结核，腮腺炎，外伤出血。”

【用法用量】 内服：煎汤，9～15 g。外用：研末撒或煎汤洗。

【宜忌】 《云南中草药》：“忌酸冷、鱼腥。”

【选方】 1. 治急性扁桃体炎 地皮消9 g。每日2次煎服。〔《曲靖医药》1972，(1)：21〕

2. 治疮疡未溃 红头翁25 g，鳖甲30 g（打碎，先煎），黄芪30 g，羌活12 g。水煎服。

3. 治疮疡已溃 红头翁研末，撒局部。（2、3方出自《元江哈尼族药》）

4. 治消化不良，腹胀 红头翁3 g。研粉，分2次炖鸡蛋服。（《玉溪中草药》）

1676 地血香 dì xuě xiāng （《云南思茅中草药选》）

【异名】 大饭团、梅花钻、风藤（《广西中草药》），吹风散、大钻骨风、绣球香、通血香（《云南思茅中草药选》），风藤、红吹风（《广西本草选编》），南蛇风（《湖南药物志》），冷饭团（《湖北中草药志》）。

【基原】 为五味子科南五味子属植物异型南五味子的根或藤茎。

【原植物】 异型南五味子 *Kadsura heteroclita* (Roxb.) Craib [*Uvaria heteroclita* Roxb.]

木质大藤本，长6～10 m。老茎有松而厚的栓皮层块状纵裂，内皮红色，清香。叶互生，纸质；叶柄长0.5～2.5 cm；叶片卵状椭圆形或宽椭圆形，长6～15 cm，宽3～7 cm，先端渐尖或急尖，基部宽楔形或近圆形，上部边缘有疏齿或全缘。花单性，生叶腋，雌雄异株，花被淡黄色，11～15片，排成4～5轮，外轮和内轮较小，中轮较大，椭圆形至倒卵形，长8～16 mm；雄蕊群球形，先端无附属物，雄蕊50～65，稀35；雌蕊群球形，心皮30～55，柱头盾状。聚合果近球形，直径2.5～5 cm，小浆果倒卵形，长1～2.2 cm。种子2～3，长圆形或肾形，长5～6 mm。花期5～8月，果期8～12月。

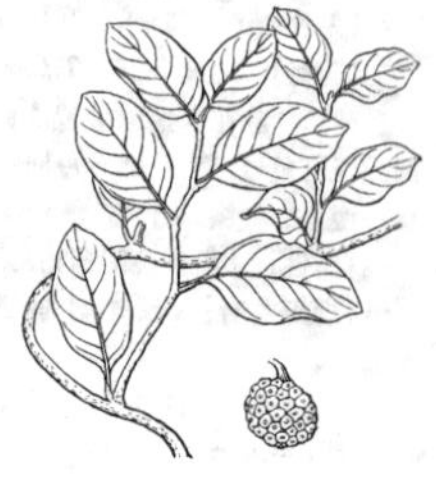

异型南五味子

生于海拔400～2 000 m的山坡林缘或疏林中。分布于广东、广西、海南、贵州、云南等地。

本植物的果实（地血香果）亦供药用，另设专条。

【采收加工】 全年均可采挖，切片，晒干。

【药材】 地血香 *Kadsurae Heteroclitae Caulis* 产于广西、广东、湖南、湖北、云南等地。

性状 藤茎呈圆柱形，稍弯曲，直径1.5～5 cm，老藤栓皮黄白色，柔软而富弹性，厚达7 mm，具纵向陷沟和横裂隙，将栓皮分割成条块状，常附有苔类和地衣，栓皮易块状剥落，剥落处呈暗红紫色。质坚硬，不易折断，横切面皮部窄，红褐色，纤维性强，木部宽，浅棕色，导管孔洞状，排列成明显的轮状，髓部小，黑褐色，呈空洞状，具特异香气，味淡而微涩。

根呈圆柱形，分枝多，多弯曲，长短不一。表面深棕色或棕黑色，具多数直皱纹和稀疏的明显横向裂横。质坚韧，不易折断，断面栓皮灰白色，间有脱离，皮部较薄，棕红色，粉性小，嚼之有轻微樟香气及黏性感，渣多。皮部与木质部不易剥落，剥离后常有纤维黏于木质部。木质部灰棕色，针孔状导管粗。气微香，微苦。

鉴别 (1) 茎横切面：木栓层极发达，为百余列木栓细胞，细胞形大，其间夹有小型木栓细胞层，大小木栓细胞组呈数个似“年轮”的环带，栓内层明显，细胞数列，切向排列。皮层细胞切向延长，壁较厚，有时可见径向细条状纹理，嵌晶石细胞多数，散在，增厚的胞壁上嵌有众多小形草酸钙方晶。中柱鞘纤维束多数，环列韧皮部窄；韧皮射线明显，宽1～3列细胞；韧皮纤维壁极厚，嵌有众多小形的草酸钙方晶，成嵌晶纤维。形成层不明显。木质部宽广，导管大小不一；纤维管胞壁较厚，孔沟明显，排列在导管四周；木射线明显，宽1～3列细胞。髓部细胞多已颓废，有的含棕色物。

粉末特征：深棕色。嵌晶石细胞大多分枝呈不规则星状，壁极厚，增厚的胞壁中嵌有众多小形的草酸钙方晶。嵌晶纤维众多，两端渐尖，壁极厚，增厚的胞壁中嵌有众多细小草酸钙方晶。草酸钙方晶存在于嵌晶石细胞及嵌晶纤维胞壁中。中柱鞘纤维少见，胞腔明显，纹孔、孔沟均不明显。导管为具缘纹孔导管。此外，可见木栓细胞、木射线细胞。

(2) 薄层色谱：取本品粉末1 g，加正己烷40 ml，水浴回流提取4小时，提取液蒸干，加1 ml氯仿使溶解，作为供试品溶液。另取南五味子素、内南五味子素对照品，配成1 mg/ml甲醇液作对照溶液。取上述两种溶液各 10 μl,点于同一硅胶 G 薄板上,以氯仿-乙酸乙酯(9∶1)为展开剂,展开 17 cm,晾干,置紫外灯下检视,供试品色谱中,在与对照品色谱相应的位置上,显相同的暗色斑点。

【成分】 根中含异安五酸(isoanwuweizic acid)。

茎含木脂素类及甾类:南五味子内酯(kadsulactone)A,β-谷甾醇(β-sitosterol),新南五味子酸(neokadsuranic acid)A,(24*Z*)-3-*O*-8, 24-羊毛甾二烯-26-酸〔(24*Z*)-3-oxolanosta-8, 24-dien-26-oic acid〕,开环新南五味子酸(seconeokadsuranic acid)A,(24*Z*)-3, 4-开环-4(30), 8, 24-羊毛甾三烯-3, 26-二酸〔(24*Z*)-3, 4-secolanosta-4(30), 8, 24-triene-3, 26-dioic acid〕,12β-乙酰氧基黑老虎酸(12β-acetoxycoccinic acid),12β-羟基黑老虎酸(12β-hydroxycoccinic acid),12α-乙酰氧基黑老虎酸(12α-acetoxycoccinic acid),12α-羟基黑老虎酸(12α-hydroxycoccinic acid)。另外还分得 5 个新木脂素类化合物异型南五味子素(heteroclitin)A、B、C、D、E,以及南五味子素(kadsurin),内南五味子素(interiorin),4-谷甾烯-3-酮(4-sitosten-3-one)。

【药理】 1. 抗脂质过氧化作用　本品中含木脂素,在体外及体内试验中均具有抗脂质过氧化活性。异型南五味子素 D 对 Fe^{2+}-维生素 C 诱导的肝匀浆脂质过氧化有很强的抑制作用。异型南五味子素 D 明显抑制吞噬细胞呼吸暴发的化学发光,对非细胞系统产生的氧自由基与羟自由基都有清除作用,其中对氧自由基的清除作用较强。

2. 钙拮抗活性　异型南五味子素 D 能抑制氯化钾、氯化钙和去甲肾上腺素产生的离体大鼠胸主动脉血管收缩,而且抑制氯化钙的致缩作用强于对去甲肾上腺素的收缩作用,说明其具有钙拮抗活性。

【药性】 辛、苦,温。归脾、胃、肝经。

1.《广西本草选编》:"味苦、辛,性温。"

2.《全国中草药汇编》:"辛,微温。"

3.《湖北中草药志》:"苦,温。"

【功用主治】 祛风除湿,行气止痛。主治风湿痹痛,胃痛腹痛,肝炎,痛经,产后腹痛,跌打损伤。

1.《广西本草选编》:"祛风镇痛,舒筋活络。主治风湿痹痛,慢性腰腿痛,胃痛,腹痛,痛经。"

2.《全国中草药汇编》:"祛风除湿,理气止痛,活血散瘀。主治风湿筋骨疼痛,腰肌劳损,坐骨神经痛,急性胃肠炎,慢性胃炎,胃、十二指肠溃疡,痛经,产后腹痛,跌打损伤。"

3.《湖北中草药志》:"行气活血,消胀止痛。用于腹痛腹胀,肝炎,关节疼痛,劳伤腰痛等症。"

【用法用量】 内服:煎汤,9～15 g;或研末,1.5～3 g;或浸酒。外用:研末调敷。

【选方】 1. 治风湿关节痛　异型南五味子根 15～30 g,钻地风 15 g,五加皮 9 g,久病加当归 15 g,川芎 9 g。水煎服。(《湖南药物志》)

2. 治痛经　地血香根、歪叶子兰、胡椒适量。泡酒服。(《云南思茅中草药选》)

3. 跌打损伤　异型南五味子茎 90 g,泡酒 500 g。5 日后每次服 10～15 ml,每日 3 次。或用干茎研粉,醋调敷患处。(《湖南药物志》)

1677 地羊鹊 dì yáng què (《四川常用中草药》)

【异名】 斑鸠窝、酸米子、小花生藤(《四川常用中草药》),黄花草、黄瓜草、金花菜(《新华本草纲要》)。

【基原】 为豆科百脉根属植物百脉根的地上部分。

【原植物】 参见"百脉根"条。

【采收加工】 6～8 月采收,鲜用或晒干。

【成分】 全草含山柰酚-3, 7-二鼠李糖苷(kaempferi trin),堇黄质(violaxanthin),环氧叶黄素(xanthophyllepoxide),亚麻苦苷(linamarin)。

叶含大豆皂醇(soyasopogenol)B,尿囊素(allantoin)。

种子含半乳糖。

【药性】 甘、微苦,凉。

1.《四川常用中草药》:"性平,味淡,辛。"

2.《四川中药志》1979 年版:"甘、微苦,凉。"

【功用主治】 清热,止咳,平喘,消痞。主治风热咳嗽,咽喉肿痛,胃脘痞满疼痛,疔疮,无名肿毒,湿疹,痢疾,痔疮便血。

1.《四川常用中草药》:"清热,止咳,平喘,消痞满,下乳。治风热咳嗽无痰,胃部痞满疼痛,痔疮。"

2.《全国中草药汇编》:"清热解毒,止咳平喘。主治风热咳嗽,咽炎,扁桃体炎,胃中痞满疼痛;外用治湿疹,疮疖,痔疮。"

3.《四川中药志》1979 年版:"治肺热咳嗽,痰稠不利,胸部闷胀。"

【用法用量】 内服:煎汤,9～18 g。外用:捣敷。

【选方】 治肺热咳喘　百脉根(地上部分)15 g,吉祥草 15 g,麦冬草 15 g。水煎服。(《四川中药志》1979 年版)

1678 地杨梅 dì yáng méi (《本草拾遗》)

【基原】 为灯心草科地杨梅属植物地杨梅和多花地杨梅的全草或果实。

【原植物】 1. 地杨梅 *Luzula capitata* (Miq.) Miq. ex Kom. [*L. campestris* (L.) DC. var. *capitata* Miq.]

多年生草本,高 10～30 cm。茎丛生,地下有小块根。叶鞘闭合;叶线形,长 7～15 cm,宽 2～6 mm,边缘具缘毛。花序自叶丛中抽出,排成 1 个头状花序;花被片 6,白绿色至赤褐色,长 2.5～3 mm;雄蕊 6,长约为花被片的 2/3,花药狭长椭圆形,花丝较短。蒴果淡绿色至淡褐色,长约等于花被片。种子 3 颗,暗褐色;种阜淡黄色,长约为种子 1/2。花、果期 4～6 月。

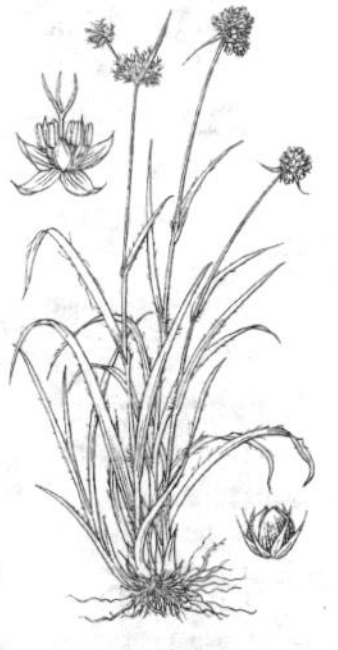

地杨梅

生于山坡、草原或平地。分布于东北及河北、河南等地。

2. 多花地杨梅 *L. multiflora* (Retz) Lej. [*Juncus multiflora* Retz.; *L. campestris* (L.) DC. var. multiflora (Retz.) C. B. Clarke]

本种与上种形态相似,其特点是:花序常由 5～12 个小头状花序集生成聚伞花序;小头状花序梗长短不等,多花;花被片黄褐色或黑褐色;雄蕊花药长约为花丝 2 倍;柱头刷状而旋卷。花、果期 7～8 月。

生于山坡草丛、路旁潮湿处。我国南、北各地普遍分布。

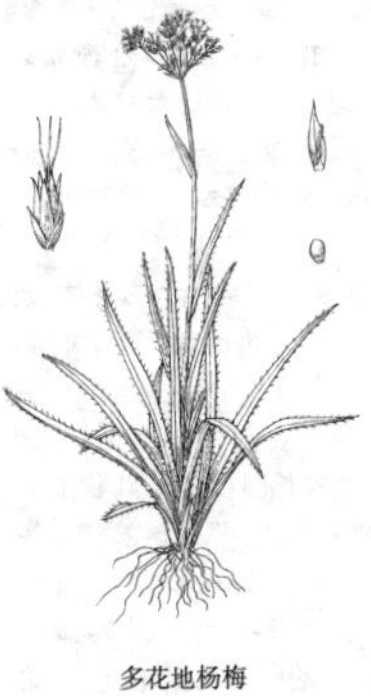

多花地杨梅

【栽培】 生物学特性　喜温暖气候,耐严寒。对土壤条件要求不严,一般土壤均可栽培,但宜选择肥沃、疏松的坡地或林下地栽培。

繁殖方法　种子繁殖,直播法。夏季采收成熟种子,晒干贮藏待播。翌年春季,按行距 20 cm

开浅沟条播，上覆细土1～2 cm。

田间管理　播后注意适当浇水，保持土壤湿润；出苗后定期清除杂草、松土；生长期施肥1～2次。

【采收加工】 6～8月采割全草，剪取果实，分别晒干。

【药性】《本草拾遗》："味辛、平，无毒。"

【功用主治】《本草拾遗》："主赤白痢，取茎、子煎服。"

【用法用量】 内服：煎汤，3～9 g。

1679 地茄子 dì qié zǐ （《分类草药性》）

【异名】 小铜锤、地钮子（《四川中药志》），地扣子（《贵州药用植物调查》），地石榴、米汤果（《云南中草药》）。

【基原】 为桔梗科铜锤玉带草属植物铜锤玉带草的果实。

【原植物】 参见"铜锤玉带草"条。

【采收加工】 8～9月采收，鲜用或晒干。

【药性】《四川中药志》1979年版："苦、辛，凉。"

【功用主治】 祛风，利湿，理气，散瘀。主治风湿痹痛，疝气，跌打损伤，遗精，白带。

1.《分类草药性》："治男子遗精，女子白带，顺气散瘀。治一切头晕，补气，炖肉服。"

2.《四川中药志》1979年版："祛风除湿，活血散瘀。用于风湿痹痛，跌打损伤，膀胱疝气，白带，遗精。"

【用法用量】 内服：煎汤，30～60 g。外用：鲜品捣敷。

【宜忌】 孕妇慎服。

《四川中药志》1979年版："服药时忌大蒜。"

【选方】 1. 治膀胱疝气　地茄子30 g，川楝子12 g，小茴香12 g。水煎服。

2. 治跌打损伤、局部瘀滞肿痛　鲜地茄子、莲钱草等量，捣烂敷患处。

3. 治白带　地茄子30 g，三白草根30 g，白果根30 g，白木槿花根120 g。熬水，用药水炖猪瘦肉服。（1～3方出自《四川中药志》1979年版）

4. 治角膜溃疡　铜锤玉带草鲜果实取汁点眼。（《云南中草药》）

1680 地肤子 dì fū zǐ （《本经》）

【异名】 地葵（《本经》），地麦（《别录》），益明（《药性论》），落帚子（《日华子》），独扫子（《百一选方》），竹帚子（《滇南本草》），千头子（《万病回春》），帚菜子（《新疆药材》），铁扫把子（《四川中药志》），扫帚子（《浙江药用植物志》）。

【基原】 为藜科地肤属植物地肤的成熟果实。

【原植物】 地肤 *Kochia scoparia* (L.) Schrad. [*Chenopodium scoparium* L.]　又名：葥、王蔧《尔雅》，王帚、落帚（《尔雅》郭璞注），涎衣草、地麦草《新修本草》，鸭舌草、独帚《本草图经》，白地草《纲目》，黄蒿《本经逢原》，地面草《中药大辞典》，扫帚菜《中药志》，蒿帚菜、野扫帚《新华本草纲要》。

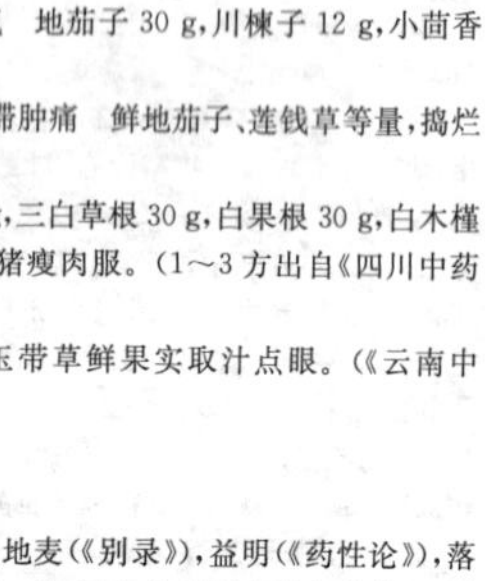

地　肤

一年生草本，高0.5～1.5 cm。茎直立，多分枝，秋天常变为红紫色，幼时具白色柔毛，后变光滑。单叶互生，稠密；几无柄，叶片狭长圆形或长圆状披针形，长1～7 cm，宽0.1～0.7 cm，先端渐尖，基部楔形，全缘，无毛或具短柔毛；幼叶边缘有白色长柔毛，其后逐渐脱落。花小，杂性，黄绿色，无梗，1朵或数朵生于叶腋；花被基部连合，先端5裂，裂片三角形，向内弯曲，包被子房，中肋突起，在花被背部弯曲处有一绿色突起物，果时发达为横生的翅；雄蕊5，与花被裂片对生，伸出花外；子房上位，扁圆形，花柱短，柱头2，线形。胞果扁球形，基部有5枚带翅的宿存花被。种子1枚，棕色。花期7～9月，果期9～10月。

生于山野荒地、田野、路旁或庭园栽培。分布几遍全国。

本植物的嫩茎叶（地肤苗）亦供药用，另设专条。

【采收加工】 8～10月割取全草，晒干，打下果实，备用。

【药材】 地肤子 *Kochiae Fructus*　主产于江苏、山东、河南、河北等地。

性状　胞果呈扁球状五角星形，直径1～3 mm，外被宿存花被。表面灰绿色或淡棕色，周围具三角形膜质小翅5枚，背面中心有微突起的点状果梗痕及放射状脉纹5～10条，剥离花被，可见膜质果皮，半透明。种子扁卵形，长约1 mm，黑色。无臭，味微苦。

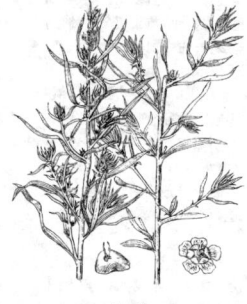

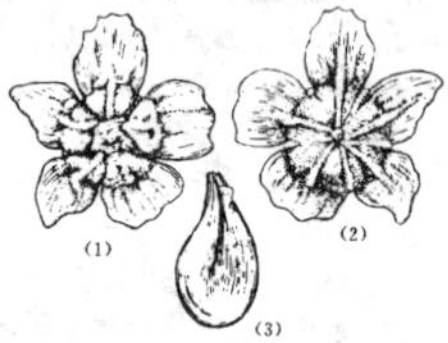

地肤子（果实和种子）外形
(1) 果实的顶面　(2) 果实的背面
(3) 种子

鉴别　(1) 粉末特征：棕褐色。花被表皮细胞多角形，气孔不定式，薄壁细胞中含草酸钙簇晶。果皮细胞呈类长方形或多边形，壁薄，波状弯曲，含众多草酸钙小方晶。种皮细胞棕褐色，呈多角形或类方形，多皱缩。

(2) 取本品粉末10 g，加15%硫酸30 ml，以100 ml氯仿提取。取氯仿提取液5 ml，置蒸发皿中蒸干，滴加三氯化锑的氯仿饱和溶液后，则显棕紫色（检查甾萜类）。

(3) 薄层色谱：取本品粉末2 g，加乙醇20 ml，盐酸1.5 ml，加热回流2小时，滤过，滤液浓缩至约5 ml，加水10 ml，混匀，置分液漏斗中，加石油醚（60～90 ℃）20 ml振摇提取，分取醚液，蒸干，残渣加乙醇2 ml使溶解，作为供试品溶液。另取齐墩果酸对照品，加乙醇制成每1 ml含1 mg的溶液，作为对照品溶液。吸取上述供试品溶液2 μl、对照品溶液4 μl，分别点于同一以羧甲基纤维素钠为黏合剂的硅胶H薄层板上，以氯仿-甲醇（40∶1）为展开剂，展开，取出，晾干，喷以磷钼酸试液，在105 ℃加热至斑点显色清晰。供试品色谱中，在与对照品色谱相应的位置上，显相同颜色的斑点。

品质标志　《中华人民共和国药典》2010年版规定：照高效液相色谱法测定，本品含地肤子皂苷 I_C ($C_{41}H_{64}O_{13}$) 不得少于1.8%。

【成分】 果实主含三萜及其苷类：齐墩果酸（oleanolic acid），3-*O*-[*β*-*D*-吡喃木糖基(1→3)*β*-*D*-吡喃葡萄糖醛酸基]齐墩果酸{3-*O*-[*β*-*D*-xylopyranosyl(1→3)*β*-*D*-glucuronopyranosyl]-oleanolic acid}，3-*O*-[*β*-*D*-吡喃木糖基(1→3)*β*-*D*-吡喃葡萄糖醛酸甲酯基]齐墩果酸{3-*O*-[*β*-*D*-xylopyranosyl(1→3)*β*-*D*-methylglucuronopyranosylate]-oleanolic acid}，3-*O*-[*β*-*D*-吡喃木糖基(1→3)*β*-*D*-吡喃葡萄糖醛酸基]齐墩果酸-28-*O*-*β*-*D*-吡喃葡萄糖苷{3-*O*-[*β*-*D*-xylopyranosyl(1→3)*β*-*D*-glucuronopyranosyl]-oleanolic acid-28-*O*-*β*-*D*-glucopyranoside}，还有木鳖子苷（momordin）I_C，6′-甲酯木鳖子苷（6′-methyl ester momordin）I_C，木鳖子苷（momordin）II_C，2′-*O*-*β*-*D*-吡喃葡萄糖基木鳖子苷 I_C（2′-*O*-*β*-*D*-glucopyranosylmomordin I_C），2′-*O*-*β*-*D*-吡喃葡萄糖基木鳖子苷 II_C（2′-*O*-*β*-*D*-glucopyranosylmomordin II_C），Kochianosides Ⅰ，Ⅱ，Ⅲ，Ⅳ。还含正三十烷醇（*n*-triacontanol），饱和脂肪酸，甾体成分：20-羟基蜕皮素（20-hydroxyecdysone），5，20-二羟基蜕皮素（5，20-dihydroxyecdysone），20-羟基-24-亚甲基蜕皮素（20-hydroxy-24-methyleneecdysone)，20-羟基-24-甲基蜕皮素(20-hydroxy-24-methylecdysone)。

【药理】 1. 抑菌作用　纸片法抑菌试验表明，地肤子有效成分皂苷类、40%乙醇洗脱得到的黄酮Ⅰ及80%乙醇洗脱得到的黄酮Ⅱ，分别对铁锈色小芽胞癣菌、石膏样小芽胞癣菌、许兰黄癣菌、石膏样毛癣菌、絮状表皮癣菌、奥杜盎小芽胞癣菌、羊毛状小芽胞癣菌及红色毛癣菌中的几种浅部真菌有明显的抑制作用。

2. 对免疫功能的影响　地肤子水提物500 mg/kg使小鼠碳粒廓清速率明显降低，同时减少肝脏和脾脏对碳粒的摄取；水提物100 mg/kg、500 mg/kg能明显抑制腹腔巨噬细胞对鸡红细胞(CRBC)的吞噬作用，对2，4，6-三硝基氯苯(PC)诱导的迟发型超敏反应(PC-DTH)及绵羊红细胞诱导的迟发型超敏反应(SRBC-DTH)的诱导相及效应相均有一定的抑制趋势。

3. 对胃排空的影响　地肤子的正丁醇部位及乙酸乙酯部位50 mg/kg抑制小鼠胃排空，水相无明显作用，石油醚相50 mg/kg则促进胃排空；乙醇、利舍平及吲哚美辛预处理减弱地肤子正丁醇部位的作用，而阿托品预处理则增强其作用。

4. 降血糖作用　地肤子总苷50 mg/kg，100 mg/kg，200 mg/kg灌胃给药，对正常小鼠血糖无明显影响，高剂量尚使血糖略有升高，但降低四氧嘧啶所致高血糖小鼠的血糖水平；地肤子总苷明显抑制灌胃葡萄糖引起的小鼠血糖升高，而对腹腔注射葡萄糖所致小鼠血糖上升无显著影响；地肤子总苷剂量依赖性抑制正常小鼠胃排空。地肤子正丁醇部分(NBFK)25、50 mg/kg明显抑制灌胃葡萄糖、静脉注射四氧嘧啶所致高血糖小鼠和皮下注射胰岛素所致低血糖小鼠的胃排空；NBFK 125～500 μg/ml抑制大鼠小肠黏膜蔗糖酶、麦芽糖酶和乳糖酶的活性，100～800 μg/ml浓度依赖性减少大鼠小肠对葡萄糖的吸收。

毒性　急性毒性实验，水煎剂给小鼠尾静脉注射，LD_{50}为7.15±0.03 g/kg。水煎液40 g/kg给小鼠灌胃，观察72小时，均未发生死亡。

【炮制】 1. 地肤子　取原药材，除去枝梗，筛去土及杂质。

2. 炒地肤子　取净地肤子，用文火炒至微黄色略深，有香气时，取出，放凉。

饮片性状　地肤子参见“药材”项。炒地肤子形如地肤子，微黄色略深，气微香，味微苦。

贮干燥容器内，置通风干燥处，防蛀。

【药性】 苦，寒。归肾、膀胱经。

1.《本经》：“味苦，寒。”

2.《别录》：“无毒。”

3.《纲目》：“甘，寒。”

4.《要药分剂》：“入肾、膀胱二经。”

【功用主治】 清热利湿，祛风止痒。主治小便不利，淋浊，带下，血痢，风疹，湿疹，疥癣，皮肤瘙痒，疮毒。

1.《本经》：“主膀胱热，利小便。补中、益精气。久服耳目聪明，轻身耐老。”

2.《别录》：“去皮肤中热气，散恶疮，疝瘕，强阴，使人润泽。”

3.《药性论》：“治阴卵㿉疾，去热风，可作汤沐浴。”

4.《日华子》：“治客热丹肿。”

5.《滇南本草》：“利膀胱小便积热，洗皮肤之风，疗妇人诸经客热，清利胎热，妇人湿热带下用之良。”

6.《本草蒙筌》：“多服益精强阴，久服明目聪耳，浴身却皮肤瘙痒热疹，洗眼除热暗、雀目涩痛。”

7.《玉楸药解》：“疗头目肿痛，狐疝阴㿉，腰疼胁痛，血痢，恶疮。”

8.《医林纂要》：“补肾、坚肾，利膀胱水。”

【用法用量】 内服：煎汤，6～15 g；或入丸、散。外用：煎水洗。

【宜忌】 内无湿热，小便过多者忌服。

《本草备要》：“恶螵蛸。”

【选方】 1. 治下焦结热，致患淋证，小便赤黄不利，数起出少，茎痛或血出　地肤子三两，知母、黄芩、猪苓、瞿麦、枳实、升麻、通草、葵子、海藻各二两。上十味㕮咀，以水一斗，煮取三升，分三服。大小便皆闭者加大黄三两。(《千金方》地肤子汤)

2. 治肾炎水肿　地肤子10 g，浮萍8 g，木贼草6 g，桑白皮10 g。水煎去滓，每日3次分服。(《现代实用中药》)

3. 治阳虚气弱，小便不利　野台参四钱，威灵仙钱半，寸麦冬六钱(带心)，地肤子一钱。煎服。(《衷中参西录》宣阳汤)

4. 治阴虚血亏，小便不利　怀熟地一两，生龟版五钱(捣碎)，生杭芍五钱，地肤子一钱。煎服。(《衷中参西录》济阴汤)

5. 治久血痢，日夜不止　地肤子一两，地榆三分(锉)，黄芩三分。上药捣细，罗为散。每服，不计时候，以粥饮调下二钱。(《圣惠方》)

6. 治阴囊湿痒　地肤子、蛇床子、苦参、花椒各等量。煎水外洗。(《湖北中草药志》)

7. 治雷头风肿　地肤子，同生姜研烂，热酒冲服，取汗愈。(《圣济总录》)

8. 治丹毒　地肤子、金银花、菊花各30 g，荆芥、防风各15 g。水煎服。(《陕甘宁青中草药选》)

9. 治疔疮及脑疽　地肤子、槐子(炒)、地丁草各五钱。水煎温服。加蟾酥少许尤妙。(《仙拈集》夺命丹)

10. 治虚劳目暗　地肤子二升(阴干捣末)，生地黄十斤。上件药，捣取生地黄汁，和拌地肤子末，干却，捣细罗为散。每服，以温水调下二钱。日三服。(《圣惠方》补肝散)

11. 治雀目　地肤子五两，决明子一升。上二味捣筛，米饮和丸。每食后，以饮服二十丸至三十丸。(《外台》引《广济方》地肤子丸)

12. 治柔风，肢体弛缓不收，里急不能仰息，兼治妇人产后中风　地肤子(炒)二两，紫葛(锉)一两半，白头翁(锉，炒)一两。上三味，捣罗为散。每服二钱匕，加至三钱匕，温酒调下。(《圣济总录》地肤子散)

13. 治跳跃举重，卒得阴㿉　白术五分，地肤子十分，桂心三分。上三物，捣末。服刀圭，日三。(《肘后方》)

14. 治瘊子　独扫子、白矾二味等分。为末，煎汤洗，不数次即尽去。(《百一选方》)

【临床报道】 1. 治疗荨麻疹　用地肤子50～100 g(儿童按年龄折减)，水煎2次，再浓缩至400～500 ml。每日1剂，分2次口服。药渣用纱布包好，趁热涂擦皮损局部。3日为1疗程。据44例急慢性患者临床观察，显效31例，好转9例，无效4例，总有效率为90.8%。一般1～7个疗程治愈，且复发率低，远期疗效好。但对炎症性荨麻疹无效。

2. 治疗急性乳腺炎　用地肤子50 g，水煎后加红糖适量，趁热服下，取微汗，每日1剂。据33例临床观察，体温迅速恢复正常，局部炎症均获消散，无1例化脓。一般服药2剂症状减轻，4剂痊愈，个别有服6剂者。

3. 治疗慢性乙型肝炎　地肤子丸(地肤子、甘草共为粉末，炼蜜为丸，重9 g)，每次1丸，每日3次；饭后服用，3个月为1个疗程，按要求观察各项指标。并停服其他药物。治疗患者86例，病程多在1～6年以上，均有乏力，纳差，肝区痛等。其中，慢性活动型肝炎48例，慢性迁延型肝炎38例。结果：治愈20例，显效46例，有效15例，无效5例，总有效率为94.2%。副作用：有15例出现轻度恶心，但不影响继续服药，对肝功能、肾功能、血尿常规均无影响。

4. 治疗乙肝病毒携带者　应用地肤子丸(地肤子、甘草共为粉末，炼蜜为丸，重9 g)，成人每次2丸，每日3次；儿童每次1丸，每日3次；饭后服用，3个月为1个疗程；治疗前后均查肝功能，肾功能，血、尿常规，乙肝系列等。共治疗100例，男62例，女38例；年龄12～42岁。乙肝系列：HbsAG（+），HbeAG（+），抗HBc（+），HBV-DNA（+），病程在1年以上。疗效标准：治愈：HBsAG、HBeAG、HBV-DNA阴转；有效：HBeAG、HBV-DNA阴转；无效：各项指标无变化。结果：治愈26例，有效58例，总有效率84%，无效16例。

【各家论述】 1.《本草述》："地肤之味，始微甘而后纯苦，且其气寒，应属清热之剂。每见用之者或假酒力，或不须酒。愚谓清热则酒可不用。如用之起阴达阳，则宜以火酒浸一日夜，于饭上蒸透，晒干以去其寒性，乃为得之。"

2.《本草乘雅半偈》："地肤之功，上治头而聪耳明目，下入膀胱而利水去疝，外去皮肤热气而令润泽。服之病去，必小水通长为外征也。"

3.《本草求真》："地肤子，治淋利水，清热，功颇类于黄柏。但黄柏其味苦烈，此则味苦而甘，黄柏大泻膀胱湿热，此则其力稍逊。凡小便因热而见频数，及或不禁，用此苦以入阴，寒以胜热，而使湿热尽从小便而出也。但虚火偏旺，而热得恣，固当用以清利，若不佐以补味同入，则小水既利而血益虚，血虚则热益生，热生则淋益甚矣。故宜佐以牡蛎、山药、五味收涩之剂，俾清者清，补者补，通者通，涩者涩，滋润条达而无偏胜为害之弊矣。且能以治因热癞疝，并煎汤以治疮疥。至书所谓益精强阴，非真具有补益之能，不过因其热除，而即具有坚强之意耳。"

4.《本草求原》："地肤子，清利膀胱邪热，补膀胱阴血，热去则小便利，中焦之阴气自受益，而耳目聪明矣。故有阴火而小便不禁，尿数或淋疝，客热丹毒并治，为末酒服治白带，同白蔹为丸治白浊。"

5.《本草正义》："地肤子，苦寒泄热，止有清导湿热，通泄小便之用。《本经》又谓其补中益精气，《别录》称其强阴者，乃湿热不扰而阴精自安之意，断不可拘泥字面，认为补益之品。"

1681 地肤苗 dì fū miáo（《别录》）

【异名】 扫帚苗（《沙漠地区药用植物》）。

【基原】 为藜科地肤属植物地肤的嫩茎叶。

【原植物】 参见"地肤子"条。

【采收加工】 5～8月割取嫩茎叶，鲜用或晒干。

【成分】 含哈尔满（harman），哈尔明碱（harmine），钙、镁、铁、锌、铜、磷等元素。

【药性】 苦，寒。归肝、脾、大肠经。

1.《本草图经》："叶：苦，寒，无毒。"

2.《救荒本草》："叶：味甘。"

3.《本草省常》："性微寒。"

【功用主治】 清热解毒，利尿通淋。主治赤白痢，泄泻，小便淋痛，痹证，小儿疳积，目赤涩痛，雀盲，皮肤风热赤肿，恶疮疥癣。

1.《别录》："捣绞取汁，主赤白痢；洗目，去热暗、雀盲、涩痛。苗灰主痢亦善。"

2.《本草图经》："主大肠泄泻，止赤白痢，和气，涩肠胃，解恶疮毒。"

3.《纲目》："煎水日服，治手足烦疼，利小便诸淋。""烧灰煎霜，制砒石、粉霜、水银、硫黄、雄黄、硇砂。"

4.《本草备要》："叶：作浴汤，去皮肤风热丹肿。"

5.《药性通考》："周身风痒，洗之即止，煎汤服之更妙。"

6.《医林纂要》："叶：去皮肤风热，明目，去毒。煎汤浴，治疱疥及丹肿。"

7.《食物考》："明目止痛，头风可歇。"

8.《本草省常》："涩大便，利小便，益气明目。"

9.《浙江药用植物志》："治风湿性关节炎，手足关节疼痛。"

【用法用量】 内服：煎汤，30～90 g。外用：煎水洗；或捣汁涂。

【选方】 1. 治妊娠患子淋，小便数，出少，或热痛酸疼及足肿　地肤草三两。以水四升，煮取二升半。分三服，日三夜一剂。（《外台》引《经心录》地肤饮）

2. 治眼为物所伤，或肉胬　生地肤苗五两，净洗，捣绞取汁，瓷盒中盛。以铜箸频点目中。冬月以干者，煮汁点之。（《圣惠方》）

3. 治头痛　地肤苗、马屎烧灰，共捣烂，敷头顶。（《湖南药物志》）

【各家论述】 1.《医学正传》："抟兄弟七十，秋间患淋，二十余日，百方不效，后得一方，取地肤草，捣自然汁服之，遂通。至贱之物，有回生之功如此，是苗叶亦有功也。"

2.《纲目》："地肤苗叶，能益阴气，通小肠，无阴则阳无以化，亦东垣治小便不通用黄柏、知母滋肾之意。"

1682 地柏枝 dì bǎi zhī（《草木便方》）

【异名】 地柏（《本草图经》），岩柏草、石柏（《天目山药用植物志》），山扁柏、细叶狼鸡、红鸡草、并草、垟柏、发治草（《浙江民间常用草药》），孔雀毛、高脚红萝卜、夹韦草、土黄连、石金花、帅石草、石掌柏（《江西草药》），岩柏枝、四叶菜（《贵州草药》），岩花、石松柏、千步还阳（《陕西中草药》），百叶草、百叶卷柏（《广西本草选编》），伤寒草（《安徽中草药》），曲兰草、岩柏、软鸡草、拨云草（《四川中药志》），黄疸卷柏（南药《中草药学》）。

【基原】 为卷柏科卷柏属植物江南卷柏的全草。

【原植物】 江南卷柏 *Selaginella moellendorfii* Hieron.　又名：摩来卷柏（《中国主要植物图说》）。

多年生草本，高可达40 cm。主茎直立，圆形或具棱，禾秆色；下部不分枝，上部三至四回分枝，复叶状，呈卵状三角形，长5～12 cm；分枝上的叶小，二型，排列成4行，两行侧叶的叶卵状三角形，长1.5～2.5 mm，宽1～2 mm，先端急尖，两侧不对称，基部圆形或近心形，边缘为膜质薄边，具微齿；中叶较小，分2行排列于分枝上，疏生，卵圆形，长1～1.5 mm，宽0.5～1 mm，渐尖并具芒刺，基部心形，中脉明显，有白边和微齿。孢子囊穗四棱形，单生枝端，长3～12 mm；孢子叶卵状三角形，龙骨状；大孢子囊圆肾形，生在囊穗中部，小孢子囊圆肾形，生在囊穗两端或囊穗全为小孢子囊；孢子二型，孢子期8～10月。

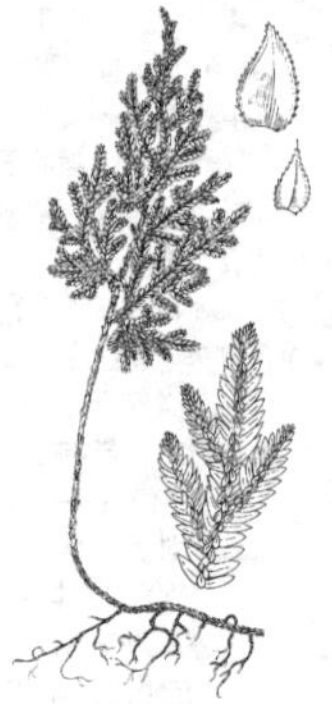

江南卷柏

生于潮湿山坡、林下、溪边或石缝中。分布于长江以南各地及陕西、甘肃。

【采收加工】 7月（大暑前后）拔取全草，鲜用或晒干。

【药材】 地柏枝 *Selaginellae Moellendorfii Herba*　主产于浙江、江西、四川、陕西、湖北、贵州。

性状　根茎灰棕色，屈曲，根自其左右发出，纤细，具根毛。茎禾秆色或基部稍带红色，下部不分枝，疏生钻状三角形叶，贴伏于上，上部分枝羽状，全形呈卵状三角形。叶多扭曲皱缩，上表面淡绿色，背面灰绿色，二型，枝上两侧的叶为卵状披针形，大小近于茎上叶，贴生小枝中央的叶形较小，卵圆形，先端尖。孢子囊穗少见。茎质柔韧，不易折断；叶质脆，易碎。气微，味淡。

鉴别　茎横切面：表皮及其下的数层细胞均为厚壁细胞，木化，皮层与中柱之间有空隙；维管束周韧型，木质部呈长条状。

叶表面观：鳞叶上表皮细胞狭长形，气孔附近的下表皮细胞则近等径形。气孔不定式，副卫细胞5～7，上表皮气孔较少。

【成分】 含异茴芹香豆素（isopimpinellin），β-谷甾醇，棕榈酸，硬脂酸。

【药理】 凝血作用 江南卷柏提取物的注射液（可能为醛类成分）1 ml/kg给家兔静脉注射，给药2小时后，出血时间和凝血时间均缩短50%，有加速血凝及止血作用。在试管内有延迟纤维蛋白的溶解作用。其注射液2 ml/kg给兔静脉注射能增加末梢血液中血小板总数，白细胞数亦有升高。

毒性 对小鼠静脉注射人用量的125倍（按体重计），观察3日，活动无异常。健康人每日静脉注射2 ml，连用3日，无异常感觉，心电图、肝功能等检查均无异常变化。静脉注射后血小板及白细胞数均有短时间上升，如肌内注射则上升时间持续更久。

【药性】 辛、微甘，平。

1.《草木便方》："辛，平。"

2.《天目山药用植物志》："性平，味淡、微辛。"

3.《浙江民间常用草药》："性平，味微甘。"

4.《陕西中草药》："味涩、微苦。"

5.《四川中药志》1979年版："甘、淡，凉。"

【功用主治】 止血，清热，利湿。主治肺热咯血，肺痨咳血及浮肿，吐血，衄血，便血，痔疮出血，外伤出血，发热，小儿惊风，湿热黄疸，臌胀，头晕目眩，淋病，水肿，小儿口疮，鼻疮，水火烫伤，毒蛇咬伤。

1.《本草图经》："主脏毒下血。"

2.《草木便方》："止血，通经脉，镇心除烦，安五脏。治下血，崩淋，刀斧损伤。"

3.《分类草药性》："治痔疮出血，解热毒，并治咳嗽，汤火伤。"

4.《浙江中药资源名录》："治小儿风热。"

5.《浙江民间常用草药》："清热利尿，消肿和血。"

6.《陕西中草药》："清热，镇痛，明目，止血。"

7.《四川中药志》1979年版："用于血小板减少症。"

8.《浙江药用植物志》："主治急性、迁延性肝炎，肝硬化腹水，湿热腹满，肠炎，菌痢，尿路感染，疮疖肿毒，咽喉炎，目赤肿痛。"

【用法用量】 内服：煎汤，15～30 g，大剂量可用至60 g。外用：研末敷；或鲜品捣敷。

【选方】 1. 治肺热咳血 地柏枝、猪鬃草各30 g。水煎调白糖服。（《四川中药志》1979年版）

2. 治脏毒下血 地柏枝与黄芪等分，末之。米饮服二钱。（《本草图经》）

3. 治黄疸型肝炎 ① 地柏枝、凤尾草各30 g，地耳草、虎杖各15 g。水煎服。（《四川中药志》1979年版） ② 岩柏枝、柳花、酸咪咪各9 g。煨水服。（《贵州草药》）

4. 治单腹胀（箵箕胀）便闭 （摩来卷柏）全草120 g，加鲜麦芽60 g（干燥品21～24 g）。水煎冲烧酒，早、晚饭前各服1次；第二剂须加大黄60 g，水煎冲烧酒服；第三剂不加大黄，以后隔日加大黄煎服。忌食酸辣、芥菜、萝卜菜。除服药外，同时须将已煎过的摩来卷柏拣出，加食盐捣烂敷肚脐孔处。（《天目山药用植物志》）

5. 治哮喘 石柏45 g，铁角蕨根30 g，猪肝、蜜糖各60 g。水炖，服汤食肝。（《江西草药》）

【临床报道】 治疗各类出血与血小板减少症 岩柏注射液，每1 ml含生药8 g，肌内注射，每次2～4 ml，每日2～3次；或每1 ml含氯仿提取物10 mg，静脉注射，每次2 ml，加50%葡萄糖20～40 ml，缓慢推注或滴注，10～15日为1个疗程；对急性、原发性血小板减少性紫癜可用1～2个疗程；对慢性、继发性患者用3个月至半年以上。治原发性、继发性血小板减少症60例，治愈13例，显效17例，进步24例，无效6例。治咯血、胃及十二指肠溃疡出血、食管静脉曲张破裂出血、鼻衄、功能性子宫出血、术后出血等各类出血性疾病76例，显效60例，进步13例，无效3例。有的患者用药2～4日后，出血即停止。未见明显副作用。

1683 地骨皮 dì gǔ pí（《大观本草》）

【异名】 杞根、地骨、地辅、地节（《本经》），枸杞根、苟起根（《本草经集注》），枸杞根皮（《药性论》），山杞子根、甜齿牙根、红耳坠根（《河南中药手册》），山枸杞根、狗奶子根皮（《山东中药》），红榴根皮（《中药材手册》），狗地芽皮（《四川中药志》）。

【基原】 为茄科枸杞属植物枸杞、宁夏枸杞的根皮。

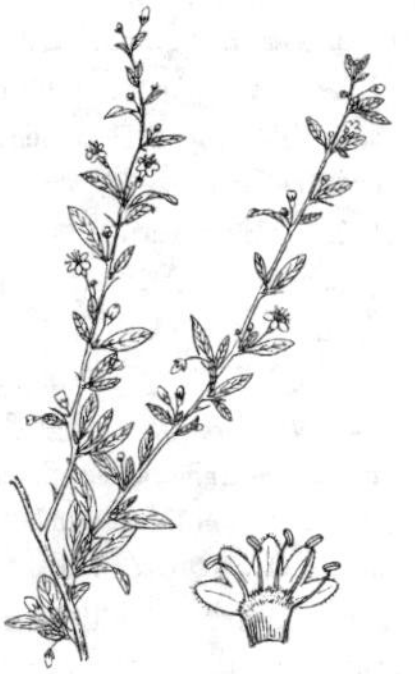

枸 杞

【原植物】 1. 枸杞 *Lycium chinense* Mill. 又名：杞（《诗经》），枸檵（《毛诗传》），枸忌（《本经》），苦杞（《广雅》），仙人仗（《抱朴子》），地仙（《日华子》），枸棘（《本草衍义》）。

落叶灌木，植株较矮小，高1 m左右。蔓生，茎干较细，外皮灰色，具短棘，生于叶腋，长为0.5～2 cm。叶片稍小，卵形、卵状菱形、长椭圆形或卵状披针形，长2～6 cm，宽0.5～2.5 cm，先端尖或钝，基部狭楔形，全缘，两面均无毛。花紫色，边缘具密缘毛；花萼钟状，3～5裂；花冠管部和裂片等长，管之下部急缩，然后向上扩大成漏斗状，管部和裂片均较宽；雄蕊5，着生花冠内，稍短于花冠，花药丁字形着生，花丝通常伸出。浆果卵形或长圆形，长10～15 mm，直径4～8 mm，种子黄色。花期6～9月，果期7～10月。

生于山坡、田埂或丘陵地带。全国大部分地区有分布。

2. 宁夏枸杞 参观"枸杞子"条。

本植物的叶（枸杞叶）、果实（枸杞子）亦供药用，另设专条。

【采收加工】 早春、晚秋采挖根部，剥取皮部，晒干。或将鲜根切成6～10 cm长的小段，再纵剖至木质部，置蒸笼中略加热，待皮易剥离时，取出剥下皮部，晒干。

【药材】 地骨皮 *Lycii Cortex* 主产于山西、河北、河南、浙江、江苏、宁夏等地。以山西、河南产量大，江苏、浙江的质量佳。

性状 根皮呈筒状或槽状，长3～10 cm，宽0.5～1.5 cm，厚0.1～0.3 cm。外表面灰黄色至棕黄色，粗糙，有不规则纵裂纹，易成鳞片状剥落。内表面黄白色至灰黄色，较平坦，有细纵纹。体轻，质脆，易折断，断面不平坦，外层黄棕色，内层灰白色。气微，味微甘而后苦。

鉴别 （1）根皮横切面：木栓层为4～10余列细胞，其外有较厚的落皮层。韧皮部射线大多宽1列细胞；纤维单个散在或2至数个成束；偶见石细胞。薄壁细胞含草酸钙砂晶，并含多数淀粉粒。

粉末特征：米黄色。草酸钙砂晶随处散在，有的薄壁细胞充满砂晶，形成砂晶囊。纤维常与射线细胞连接；纤维梭形或纺锤形，木化或微木化，具稀疏斜纹孔，有的胞腔含黄棕色物。淀粉粒单粒类圆形或椭圆形；复粒由2～8分粒组成。另可见石细胞、木栓细胞及落皮层薄壁细胞。

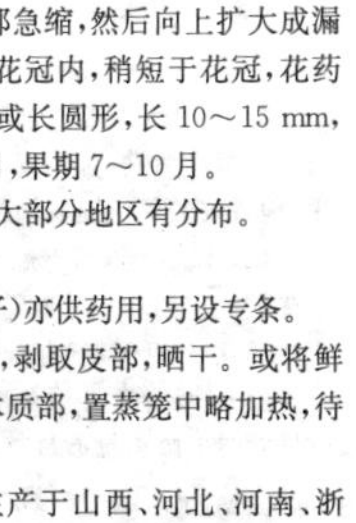

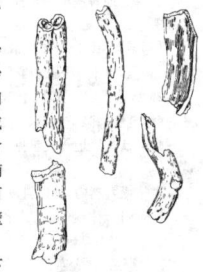

地骨皮（根皮）外形

（2）药材新鲜断面置紫外灯下观察：外面木栓层呈棕色，韧皮部呈蓝色荧光(陈旧的药材呈淡黄色荧光)。粉末的5%水浸液或碱性水浸液均显深污绿色荧光。粉末的70%乙醇提取液在紫外灯下观察显淡蓝色荧光。

【成分】 枸杞根皮含生物碱：甜菜碱(betaine)，苦可胺(kukoamine)A，1，2，3，4，7-五羟基-6-氮杂双环[3.3.0]辛烷〔1，2，3，4，7-pentahydroxy-6-nitro-bicyclo[3.3.0]-octane〕，1，4，7，8-四羟基-6-氮杂双环[3.3.0]辛烷(1，4，7，8-tetrahydroxy-6-nitrobicyclo[3.3.0]-octane)，东莨菪素(scopoletin)。又含枸杞环八肽(lycium-in)A和B。有机酸：(*S*)-9-羟基-10*E*，12*Z*-十八碳二烯酸〔(*S*)-9-hydroxy-10*E*，12*Z*-octadecadienoic acid〕和(*S*)9-羟基-10*E*，12*Z*，15*Z*-十八碳三烯酸〔(*S*)-9-hydroxy-10*E*，12*Z*，15*Z*-octadecatrienoic acid〕。尚含枸杞酰胺(lyciumamide)即乙酸橙黄胡椒酰胺酯(aurantiamideacetate)，亚麻酸(linolenic acid)，蜂花酸(melissic acid)，桂皮酸(cinnamic acid)，柳杉酚(sugiol)，5α-豆甾烷-3，6-二酮(5α-stigmastane-3，6-dione)，β-谷甾醇葡萄糖苷(β-sitosterol glucoside)。

根含以正二十三烷(*n*-tricosane)和正三十三烷(*n*-tritriacontane)为主的具15～33个碳原子的正烷烃；具18～31个碳原子的长链醇；胆甾醇(cholesterol)，菜油甾醇(campesterol)，豆甾醇(stigmasterol)，谷甾醇(sitosterol)以及硬脂酸(stearic acid)，棕榈酸(palmitic acid)，油酸(oleic acid)。

同属植物宁夏枸杞根含生物碱：阿托品(atropine)和天仙子胺(hyoscyamine)。

【药理】 1. 解热作用　地骨皮的乙醇提取物，水提取物及乙醚残渣水提物灌服或静注对热原发热家兔有显著解热作用。地骨皮的乙醇部分水提物相当生药0.75～7.5 g/kg时也有强的解热作用。

2. 降血压作用　地骨皮的甲醇提取物0.5 g/kg静注，对大鼠有明显降压活性，苦可胺A 5 mg/kg静注对大鼠有显著的降压作用，地骨皮的氯仿提取物及进一步纯化得到的2个成分(*S*)-9-羟基-10*E*，12*Z*-十八碳二烯酸和(*S*)-9-羟基-10*E*，12*Z*，15*Z*-十八碳三烯酸或它们的盐对血管紧张素Ⅰ转化酶有抑制作用。枸杞环八肽A和B对肾素和血管紧张素Ⅰ转化酶亦有抑制作用。

3. 降血糖作用　地骨皮水煎剂50 g/kg灌胃，对葡萄糖性高血糖和肾上腺素高血糖小鼠有明显的降血糖作用，而对正常空腹小鼠血糖无作用。地骨皮水煎剂每日2.5 g/kg、5.0 g/kg灌胃，连续2星期，均可降低四氧嘧啶糖尿病小鼠血糖，还可减轻小鼠胰岛β细胞的形态结构损害；其降低血糖的有效部位是水溶性小分子。地骨皮对培养的胰岛β细胞分泌胰岛素显著有促进作用。

4. 其他作用　地骨皮多糖1 mg/ml给小鼠腹腔注射0.2 ml/只，连续7日，对环磷酰胺和^{60}Co照射所致的白细胞数降低有明显的升白细胞作用，而对免疫器官的重量和常压耐缺氧作用无明显影响。地骨皮醇提物4.0 g/kg及8.0 g/kg灌胃，抑制小鼠扭体反应次数，提高小鼠热致痛及家兔电刺激致痛痛阈值。

毒性　地骨皮煎剂与注射剂腹腔注射对小鼠的LD_{50}分别为12.83与10.73 g/kg。

【炮制】 1. 地骨皮　取原药材，除去杂质及残留木心，洗净，略润，切段，晒干，筛去灰屑。

2. 炒地骨皮　先将锅烧热，加入麦麸至冒烟时，倒入地骨皮片，拌炒至表面微黄色，取出，筛去麦麸，放凉。

饮片性状　地骨皮参见"药材"项。炒地骨皮形如地骨皮，淡黄色。

贮干燥容器内，炒地骨皮密闭，置通风干燥处。

【药性】 甘，寒。归肺、肾经。

1.《本经》："味苦、寒。"

2.《别录》："大寒。"

3.《宝庆本草折衷》："味苦、甘，寒。"

4.《汤液本草》："入足少阴经，手少阳经。"

5.《本草药性大全》："味苦、平，性寒。"

6.《纲目》："味甘、淡，寒。"

7.《本草汇言》："性沉，入手足少阴、足厥阴经。"

【功用主治】 清虚热，泻肺火，凉血。主治阴虚劳热，骨蒸盗汗，小儿疳积发热，肺热喘咳，吐血，衄血，尿血，消渴。

1.《本经》："主五内邪气，热中，消渴，周痹。""久服坚筋骨，轻身不老。"

2.《别录》："主风湿，下胸胁气，客热头痛。补内伤大劳嘘吸，坚筋骨，强阴，利大小肠。"

3.《药性论》："主治肾家风良。"

4.《食疗本草》："去骨热消渴。"

5.《本草别说》："治金疮有神验。"

6.《医学启源》："解骨蒸肌热，主消渴，风湿痹，坚筋骨。《主治秘要》云：阴，凉血。"

7. 王好古："泻肾火，降肺中伏火，去胞中火，退热，补正气。"

8. 吴瑞："治上膈吐血；煎汤漱口，止齿血，治骨槽风。"(7、8引自《纲目》)

9.《纲目》："去下焦肝肾虚热。"

10.《本草述》："主治虚劳发热，往来寒热，诸见血证、鼻衄、咳嗽血，咳嗽、喘，消瘅，中风，眩晕，痉痫，腰痛，行痹，脚气，水肿，虚烦，悸，健忘，小便不通，赤白浊。"

【用法用量】 内服：煎汤，9～15 g；大剂量可用15～30 g。

【宜忌】 脾胃虚寒者慎服。

1.《医学入门》："忌铁。"

2.《本草汇言》："虚劳火胜，而脾胃薄弱，食少，泄泻者，宜减之。"

3.《本草正》："假热者勿用。"

4.《衷中参西录》："肺有风邪作嗽者忌用，其性能敛也。"

【选方】 1. 治虚劳，口中苦渴，骨节烦热或寒　枸杞根白皮(切)五升，麦门冬三升，小麦三升。上三味，以水二升，煮麦熟，药成去滓。每服一升，日再。(《千金方》枸杞汤)

2. 治热劳　地骨皮二两，柴胡(去苗)一两。上二味，捣罗为散。每服二钱匕，用麦门冬(去心)煎汤调下，不计时候。(《圣济总录》地骨皮散)

3. 治肺脏实热，喘促上气，胸膈不利，烦躁鼻干　地骨皮二两，桑根白皮(锉)一两半，甘草(炙，锉)，紫苏茎叶各一两。上四味，粗捣筛。每服三钱匕，水一盏，煎至七分，去滓，食后临卧温服。(《圣济总录》地骨皮汤)

4. 治小儿肺盛，气急喘咳　地骨皮、桑白皮(炒)各一两，甘草(炙)一钱。上锉散，入粳米一撮，水二小盏，煎七分。食前服。(《小儿药证直诀》泻白散)

5. 治消渴日夜饮水不止，小便利　地骨皮(锉)、土瓜根(锉)、栝楼根(锉)、芦根(锉)各一两半，麦门冬(去心，焙)二两，枣七枚(去核)。上六味锉如麻豆。每服四钱匕，水一盏，煎取八分，去滓，温服。(《圣济总录》地骨皮饮)

6. 治黄疸　地骨皮四两，木通一两，车前子(研烂)四两。上三味，用阴阳水各一碗煎，露一宿，空心服。(《仁术便览》)

7. 治风虫牙痛　枸杞根白皮，煎醋漱之，虫即出，亦可煎水饮。(《肘后方》)

8. 治耳聋，有脓水不止　地骨皮半两，五倍子一分。上二味，捣为细末。每用少许，渗入耳中。(《圣济总录》)

9. 治鸡眼　地骨皮、红花同研细。于鸡眼痛处敷之，或成脓亦敷，次日结痂好。(《仁术便览》金莲稳步膏)

10. 治汤火伤　地骨皮、刘寄奴各等分。为末。有水干上，无水香油调敷上。(《心医集》)

【临床报道】 1. 治疗原发性高血压病　用地骨皮60 g，水3

碗,煎至1碗,加少量白糖或加猪肉煎煮。隔日1剂,服5剂为1个疗程,必要时加服第二、第三疗程。共治50例,服药后显效20例,有效27例,无效3例,总有效率94%。服药1个疗程后,血压下降,多数维持2～3星期,有少数加服第二、第三疗程,能维持数月或数年。

2. 治疗疮口不愈　新鲜枸杞根皮,洗净后捣烂敷于患处,一般直径1 cm的创面用2 g,每日1次,经2、3次换药后,坏死的组织就能全部去掉,然后再按外科常规换药,一般直径为2～3 cm的创面,半月可痊愈。用上法治疗外伤感染不愈的创面37例,蜂窝织炎切开引流术后不愈的13例患者经治疗后,全部完全愈合。

3. 治疗褥疮　将地骨皮置于青瓦上焙干、焙黄,碾成极细粉末,过80目筛后装瓶备用。对Ⅰ、Ⅱ期褥疮,先用1‰新洁尔灭消毒疮口及周围皮肤,再用0.9%生理盐水清洗后,将地骨皮粉均匀敷于患处,暴露患处;对Ⅲ、Ⅳ期褥疮,多继发感染和蛋白丢失,治疗除需加强营养、治疗原发病外,还必须配合手术清疮,然后将地骨皮粉均匀敷于患处,有分泌物时用消毒纱布包扎,无分泌物时暴露疮面。每日1次。治疗患者38例,褥疮分期:Ⅰ期12例,Ⅱ期10例,Ⅲ期11例,Ⅳ期5例;病程7～30日;发生部位:骶尾部26例,髋关节部10例,足踝部2例;原发病:脑血管病瘫痪25例,骨盆骨折5例,股骨颈骨折5例,截瘫3例,其中合并糖尿病2例。结果:痊愈28例,占73.68%;好转9例,占23.68%;1例因糖尿病营养差而无效,占2.63%。总有效率为97.37%。Ⅰ、Ⅱ期用药20日,Ⅲ、Ⅳ期用药40日。

4. 治疗鸡眼及胼胝　地骨皮、红花研末,每用3～5 g加植物油调成糊状,涂纱布上敷于患处。不可着水或揭开。3日换药1次,每次换药前先用热水洗足并刮去软化角质。治疗期为3～6日。结果:经治79例鸡眼,痊愈64例,显效13例,好转2例。15例胼胝中,痊愈8例,显效5例,好转1例。两者总有效率为98.9%。

【各家论述】 1.《本草正》:"地骨皮其性辛寒,善入血分,凡不因风寒而热在精髓阴分者最宜。此药凉而不峻,可理虚劳;气轻而辛,故亦清肺。"

2.《药品化义》:"牡丹皮能去血中之热,地骨皮能去气中之热,宜别而用。"

3.《本草新编》:"地骨皮,非黄柏、知母之可比,地骨皮虽入肾而不凉肾,止入肾而凉骨耳,凉肾必至泄肾而伤胃,凉骨反能益肾而生髓。黄柏、知母泄肾伤胃,故断不可多用以取败也;地骨皮益肾生髓,断不可少用而图功。欲退阴虚火动,骨蒸劳热之症,用补阴之药,加地骨皮或五钱或一两,始能凉骨中之髓,而去骨中之热也。"

4.《本草求真》:"地骨皮,虽与丹皮同治骨蒸之剂,但丹皮味辛,能治无汗骨蒸;此属味甘,能治有汗骨蒸。且丹皮原属入血散瘀之品。汗者,血也。无汗而见血瘀,则于辛于寒最宜,若有汗骨蒸而更用以丹皮辛散,不竟使夺汗无血乎?经曰:热淫于内,泻以甘寒,地骨皮是也。按地骨皮入肺降火,入肾凉血、凉骨,凡五内热淫而见肌肉潮热,二便癃闭,胸胁痛楚,与夫于头而见风痛不休,于表而见潮热无定,于肺而见消渴咳嗽不宁,靡不用此解除。"

5.《要药分剂》:"丹溪云,地骨皮能治风者,肝肾同治也;肝有热则自生风,与外感之风不同,热退则风自息。夫地骨皮本非入肝之药,丹溪云然者,以肝肾同位而同治。骨皮既能退肾家虚热,则龙火不炽,雷火亦平,自能息肝热所生之风,虽不入肝经,而肝风亦并治也。且骨皮入肾、三焦二经之外,不入肝,更不入肺,即肺中伏火亦能降泄,则不必疑于肝风之不能息也。总之,肾药兼治肝,乙癸同源也;肾药兼治肺,金水相涵也。"

1684 地牯牛 dì gǔ niú

(《民间常用草药汇编》)

【异名】 砂挼子、倒行狗子、睡虫(《本草拾遗》),沙谷牛(《生草药性备要》),沙牛(《本草求原》),蚁蛳(《动物学大辞典》),金沙牛(《生草药手册》),地拱(《四川中药志》)。

【基原】 为蚁蛉科蚁蛉属动物黄足蚁蛉的幼虫。

【原动物】 黄足蚁蛉 *Hagenomyia micans* (Maclchlan)

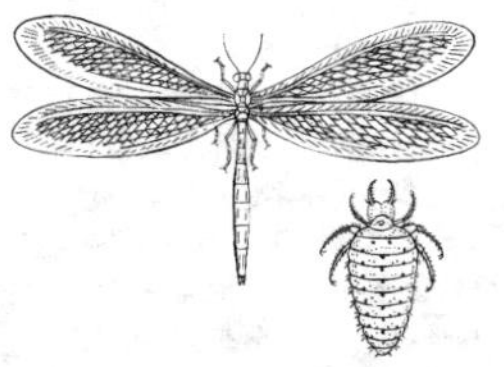

黄足蚁蛉

体长32 mm,翅展73 mm。身体瘦长,似蜻蜓。头宽于前胸,两复眼褐色,头黑色,口器黄色,触角棒状黑色,柄节黄色。前胸黄色,背面有两条宽的褐色纵带,前胸有黄色长毛。中、后胸黑色,明显大于前胸。足黄色,并有黄色长毛,翅透明,有淡彩色的反光,翅膜质柔弱。前后翅形状大小和翅脉相似,翅脉黄色。腹部暗褐色。幼虫形似蜘蛛,体长6～18 mm,土黄色至污白色,有黑褐色花纹,身上有散生和丛生的黑褐色硬毛,头部有1对钳状的颚,无翅,胸足3对,腹部较大。

成虫生活于草丛中,多于黄昏时飞行,幼虫居于干燥砂地土中,营漏斗状穴,潜伏穴底,待小昆虫堕入,即捕食。分布于华南及四川、台湾等地。

【采收加工】 春、秋季捕捉,鲜用,或用沸水烫死,晒干或烘干。

【药性】 辛、咸,平,有毒。

1.《本草拾遗》:"有毒。"

2.《四川中药志》1960年版:"性温,味辛、咸,有毒。"

【功用主治】 通淋,截疟,软坚,拔毒。主治砂淋,疟疾,疟母,腹腔癥块,瘰疬结核破烂,阴疽久溃不敛,扭伤,劳伤。

1.《生草药性备要》:"治瘰疬,初起消散,破烂拔毒埋口。"

2.《本草求原》:"通窍利水。治淋,炒研同白糖汤下。"

3.《民间常用草药汇编》:"退疮管。"

4.《四川中药志》1960年版:"治癥块,疟母,大小便秘结不通,退竹木刺及铁沙入肉。"

【用法用量】 内服:研末,1.5～5 g(或3～10只)。外用:捣敷或研末撒。

【选方】 1. 治腹中癥块　地牯牛、蝼蛄各3个。焙干研末,分3次服。(《万县中草药》)

2. 治疔毒　地牯牛7个。以6个捣绒敷疔顶,另1个不捣放疔头上,用布包好。(《贵州省中医验方秘方》)

3. 治附骨疽(骨与关节结核)成流注　沙猫、干羌(干姜)各等量,焙干研末,和米饭适量捣匀,搓成条锭阴干。将药锭插入瘘管中,24～48小时后药锭溶化,继续插至瘘管周围肉芽增生,至药锭插不进为止,再用蜈蚣、全蝎等量研末,撒于疮口,一般1～4日疮口愈合。〔《广东中医》1963,(6):31沙猫干羌锭〕

4. 治慢性骨髓炎有死骨　地牯牛、干姜各等量。研粉,用纸捻蘸粉送入。(《万县中草药》)

5. 治竹木刺及铁沙入肉不出　① 地牯牛配南瓜瓤敷患处。(《四川中药志》1960年版) ② 地牯牛7个,芹菜、韭菜各适量,捣烂外敷。(《万县中草药》)

【临床报道】 治疗肾结石　用温开水冲服地牯牛末3.0 g,日3次,连续服药7日后,停药3日再服。30日为1个疗程,每个疗程间可停药1星期。根据病情变化,治疗1～3个疗程后进行X线腹部平片复查。治疗200例患者,均经X线腹部平片及静脉肾盂造影检查,确诊为含钙肾结石。其中单发性结石168例,多发性结石32例。结石大小按X线腹部平片上密影计算,在1.0 cm×1.5 cm以内。结果:治愈率达84.0%,排出最大结石为0.9 cm×1.4 cm。治愈病例治疗时间最短3日,48.8%病例在45日内治愈。多发性结石在治疗过程中没有出现输尿管阶梯石。所有患者在治疗过程中未出现副作用。

1685 地毡草 dì zhān cǎo (《泉州本草》)

【异名】 金雀梅、小毛毡苔、天地花(《泉州本草》),地红花(《福建中草药》)。

【基原】 为茅膏菜科茅膏菜属植物匙叶茅膏菜的全草。

【原植物】 匙叶茅膏菜*Drosera spathulata* Labill.

多年生草本。茎短缩,不具球茎。叶皆基生,镶嵌式排列成莲座状,紧贴地面;叶柄扁平,自下向上渐扩大;托叶膜质,淡红色,长4~6 mm,通常3裂,中间裂片再作2~3浅或深裂;叶片匙形,长1~2 cm,宽2~5 mm,叶缘腺毛长达5 mm,紫红色,叶上面腺毛较短。螺状聚伞花序1~2,自叶丛抽出,长4~16 cm,花序柄、花柄及花萼均被细柔毛状头状腺毛;苞片钻形;花萼5,钟形,宿存;花瓣5,倒卵形,紫红色;雄蕊5;子房椭圆形,花柱3,每柱2裂达基部,宿存。蒴果倒三角形,内卷,熟时3裂。种子多而小,卵形或椭圆形,黑色,具蜂房格状脉纹。花、果期3~9月。

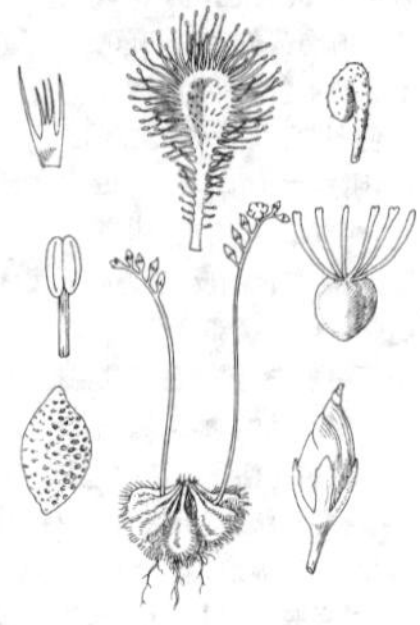

匙叶茅膏菜

生于阴湿的斜坡和岩石间灌丛或草丛中,以及湿地水沟旁。分布于福建、广东、台湾。

【采收加工】 5~8月采收,鲜用或晒干。

【药材】 地毡草 *Droserae Spathulatae Herba* 主产于福建、广东等地。

性状 全草卷团状。茎极短缩,基部常有细长的须状根,顶端有残留的花茎。叶基生,呈镶嵌式重叠,叶片展平后匙形或倒卵形,基部渐窄,叶缘具有密集而稍长的紫红色腺毛,长约5 mm,叶上面腺毛较短,下面几无毛;无明显的叶柄。花茎长10~15 cm,花多脱落。气微,味稍苦。

【药性】 《福建药物志》:"淡,寒。"

【功用主治】 《福建药物志》:"清热解毒,利尿通淋。主治流行性感冒,咳嗽咽喉肿痛,扁桃体炎,急性肝炎,五淋,乳糜尿,糖尿病,肾盂肾炎,疔疮肿毒。"

【用法用量】 内服:煎汤,鲜品15~30 g;或捣汁。外用:捣敷。

【选方】 1. 治吐血,咯血 鲜地毡草30 g。捣烂绞汁,调蜜服。

2. 治金钱癣 鲜地毡草擦患处(干者,先浸米醋,再擦),每日1、2次。(1、2方出自《泉州本草》)

3. 治乳糜尿 鲜小毛毡苔60 g,同猪小肠,食盐少许同炖,露一宿冷服。(《福建药物志》)

4. 治对口疮 鲜小毛毡苔、连钱草各适量,加食盐、冷饭或红糖少许,捣烂敷患处。(《福建中草药》)

5. 治急性肝炎 鲜小毛毡苔60 g,金钱草30 g,水煎,加红糖60 g服。(《福建药物志》)

1686 地莓子 dì méi zǐ (《陕西中草药》)

【异名】 黄帽子、黄刺儿根。

【基原】 为蔷薇科悬钩子属植物黄果悬钩子的根。

【原植物】 参见"黄果悬钩子"条。

【采收加工】 春、秋季挖根,除去茎叶及细根,切片,晒干。

【药性】 酸,微寒。

【功用主治】 消炎止痛。主治结膜炎,睑缘炎,无名肿毒。

【用法用量】 外用:捣敷;或煎水熏洗。

1687 地桃花 dì táo huā (《广西药用植物图志》)

【异名】 天下捶(《生草药性备要》),八卦拦路虎(《福建民间草药》),假桃花、粘油子(《南宁市药物志》),八卦草(《闽南民间草药》),迷马桩、野桃花(《贵州草药》),梵尚花(《广西药用植物图志》),羊带归、虱麻头(《广西中药志》),寄马桩、红孩儿、石松毛、牛毛七(《四川中药志》),半边月、拔脓膏、大梅花树、野茄子(《广西民间常用草药手册》),山茄簸、油玲花、土杜仲、野桐乔、山棋菜(《福建中草药》),刀伤药(南川《常用中草药手册》),三角风、桃子草(《湖南药物志》),刺头婆(《常用中草药彩色图谱》),千下锤(江西《草药手册》),大迷马桩棵、土黄芪、巴巴叶、窝吼(《云南中草药》),地马椿(《贵州中草药名录》)。

【基原】 为锦葵科梵天花属植物地桃花或粗叶地桃花的根或全草。

【原植物】 1. 地桃花 *Urena lobata* L. 又名:肖梵天花(《广州植物志》)。

直立亚灌木状草本,高达1 m。小枝被星状绒毛。叶互生;叶柄长1~4 cm,被灰白色星状毛;托叶线形,早落;茎下部的叶近圆形,长4~5 cm,宽5~6 cm,先端浅3裂,基部圆形或近心形,边缘具锯齿;中部的叶卵形;上部的叶长圆形至披针形;叶上面被柔毛,下面被灰白色星状绒毛。花腋生,单生或稍丛生,淡红色,直径约15 mm;花梗被绵毛;小苞片5,基部合生;花萼杯状,裂片5,两者均被星状柔毛;花瓣5,倒卵形,长约15 mm,外面被星状柔毛;雄蕊柱无毛;花柱枝10,微被长硬毛。果扁球形,直径约1 cm,分果爿被星状短柔毛和锚状刺。花期7~10月。

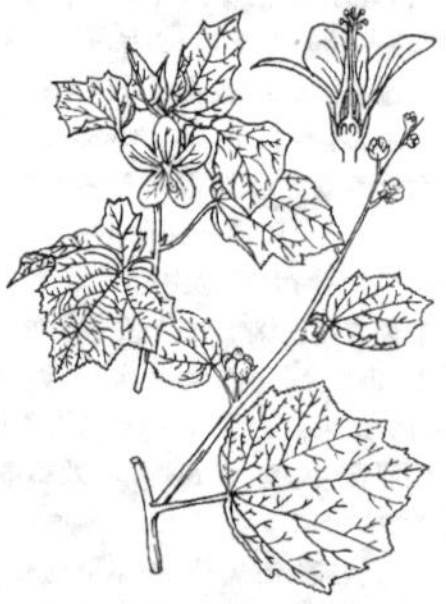

地桃花

生于干热的空旷地、草坡或疏林下。我国长江以南地区均有分布。

2. 粗叶地桃花 *U. lobata* L. var. *scabriuscula* (DC.) Walp. 又名:消风草(《植物名实图考》),千捶打野桃花、狗扯尾(《贵州中草药名录》),痴头婆(《广西药用植物名录》)。

本变种与上种极相似,主要区别是:叶密被粗短绒毛和绵毛,下部的叶较宽而很少分裂,先端通常3浅裂,基部近心形,上部的叶卵形或近圆形,具锯齿;小苞片线形,密被绵毛,略长过于萼片;花瓣长10~13 mm。

生于海拔500~1 500 m的草坡、山边灌丛和路旁。分布于西南及福建、广东、广西等地。

【栽培】 生物学特性 喜温暖湿润气候,适应性强,较干旱贫瘠的土地也能生长。一般土壤均可种植,但以向阳、疏松肥沃的砂质壤土为好。

繁殖方法 种子繁殖。于3~4月播种,直播,按行株距33 cm×33 cm开穴点播,穴深约3 cm,每穴播4、5粒种子。播后覆盖薄细土2 cm,浇水保湿。

田间管理 直播苗高7~10 cm时,结合中耕除草进行间苗,每穴留苗2、3株。生长期间需追肥2、3次,以人畜粪水或堆肥为主。

【采收加工】 全草全年均可采,切碎,晒干。根部于冬季挖取，切片，晒干。

【成分】 地上部分含熊果苷(mangiferin)，槲皮素(quercetin)。

花含黄酮类成分：银椴苷(tiliroside)，二氢山柰酚-4′-*O*-*β*-*D*-吡喃葡萄糖苷(dihydrokaempferol-4′-*O*-*β*-*D*-glucopyranoside)，山柰酚-3-*O*-*β*-*D*-葡萄糖苷(kaempferol-3-*O*-*β*-*D*-glucoside)，槲皮素-3-*O*-*β*-*D*-葡萄糖苷(quercetin-3-*O*-*β*-*D*-glucoside)，槲皮素-3-*O*-*β*-*D*-芸香糖苷(quercetin-3-*O*-*β*-*D*-rutinosides)，木犀草素-4′-*O*-*β*-*D*-吡喃葡萄糖苷(luteolin-4′-*O*-*β*-*D*-glucopyranoside)。

【药性】 甘、辛，凉。归脾、肺经。

1.《生草药性备要》："味淡，性平。"

2.《广西中药志》："味淡、微甘，性凉，无毒。"

3.《贵州民间药物》："性平，味辛。"

4.《云南中草药》："辛、微涩，温。"

【功用主治】 祛风利湿，消肿，解毒。主治感冒，风湿痹痛，痢疾，泄泻，水肿，淋证，带下，月经不调，跌打肿痛，甲状腺肿大，喉痹，乳痈，痈疮，毒蛇咬伤。

1.《生草药性备要》："治跌打，根煲酒饮。"

2.《广西中药志》："根及茎治痢疾。叶敷疮及毒蛇咬伤。"

3.《贵州民间药物》："通络散瘀。"

4.《贵州草药》："利湿。""解毒，活血，祛瘀，取异物。"

5. 广州部队《常用中草药手册》："祛风利湿，清热解毒。主治风湿痹痛，肠炎痢疾，毒蛇咬伤，跌打损伤。"

6.《云南中草药》："祛风除湿，消肿排脓。主治风湿关节痛，风湿瘫痪，感冒，疔疮。"

7. 南药《中草药学》："治月经不调，白带多，腰肌劳损。"

8.《福建药物志》："主治胃痛、疟疾、劳倦乏力、乳腺炎、新旧伤痛、骨折。"

9.《湖北中草药志》："益气健脾，祛风活血，解毒散结。用于甲状腺肿大，脱肛，外伤出血。"

【用法用量】 内服：煎汤，30～60 g；或捣汁；或浸酒。外用：捣敷。

【宜忌】 脾胃虚寒者禁服。

《云南中草药》："忌鱼腥、豆类。"

【选方】 1. 治流感，小儿肺炎　肖梵天花全草 9 g，万年青 6 g，陈石灰 6 g。水煎服。(《湖南药物志》)

2. 治风湿痹痛　肖梵天花、三桠苦、两面针、昆明鸡血藤各 30 g。水煎服。(《福建药物志》)

3. 治痢疾，白带　寄马桩根 30 g，飞扬草 15 g。水煎服。(《四川中药志》1979 年版)

4. 治毒蛇咬伤　肖梵天花鲜根二重皮 30 g，雄黄、五灵脂各 6 g。酒炖服，渣外敷伤口。(《福建药物志》)

1688 地核桃 dì hé táo (《贵州民间方药集》)

【异名】 山核桃、箭头草、匙头菜(《贵州民间方药集》)，银地匙、白毛叶地丁草(《泉州本草》)，地丁子(《贵州民间药物》)，怀胎草(《陕西中药名录》)。

【基原】 为堇菜科堇菜属植物毛果堇菜的全草。

【原植物】 毛果堇菜 *Viola collina* Bess. 又名：球果堇菜(《中国植物图鉴》)，圆叶毛堇菜(《东北师范大学科学研究通报》)。

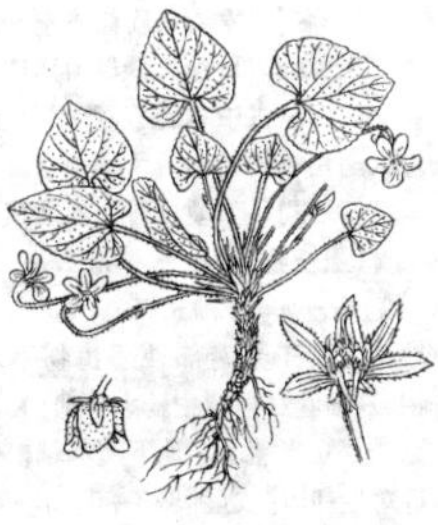

毛果堇菜

多年生草本，花期高4～9 cm，果期高可达 20 cm。根茎粗而肥厚，具结节，黄褐色，垂直或斜生；根多条，淡褐色。叶均基生，呈莲座状；叶柄具狭翅，有毛；托叶膜质，披针形，边缘具较稀疏的流苏状细齿；叶片宽卵形或近圆形，长 1～3.5 cm，宽 1～3 cm，边缘具浅而钝的锯齿，果期叶片显著增大，长可达 8 cm，宽可达 6 cm，基部心形，两面密生白色短柔毛。花淡紫色，有长梗；萼 5，长圆状披针形或狭长圆形，先端圆或钝，有毛，基部有短而钝的附属物。蒴果球形，密生白色长柔毛，成熟时果梗常向下弯曲，使果实接近地面。花、果期 5～8 月。

生于林下或林缘、灌丛、草坡、沟谷及路旁较阴湿处。分布于华北、东北及江苏、安徽、浙江、山东、河南、湖南、四川、贵州、陕西、甘肃、宁夏等地。

【采收加工】 6～9 月采收，鲜用或晒干。

【药材】 地核桃 *Viola Collinae Herba*　产于贵州、湖南、江苏及长江流域以北各地。

性状　多皱缩成团，深绿色或枯绿色。根茎稍长，主根圆锥形。全株有毛茸，叶基生，湿润展平后，叶片呈心形或近圆形，先端钝或圆，基部稍呈心形，边缘有浅锯齿。花基生，具柄，淡棕紫色，两侧对称。蒴果球形，具毛茸，果柄下弯。气微，味微苦。

【药性】 苦、辛，寒。归肺、肝经。

1.《救荒本草》："其叶味甜。"

2.《贵阳民间药草》："辛、苦，平。"

3.《甘肃中草药手册》："苦、辛，寒。"

【功用主治】 清热解毒，散瘀消肿。主治疮疡肿毒，肺痈，跌打损伤疼痛，刀伤出血，外感咳嗽。

1.《贵阳民间药草》："镇痛，清热，外敷疮毒。"

2.《贵州民间药物》："清热解毒，止血止痛。"

3.《甘肃中草药手册》："清热解毒，散瘀消肿，治痈疮肿毒，跌打损伤，刀伤。"

4.《长白山植物药志》："根用于治疗咳嗽。"

【用法用量】 内服：煎汤，9～15 g，鲜品 15～30 g，或 60 g；或浸酒。外用：捣敷。

【宜忌】 虚寒性疮疡及疮疡已破溃者禁用。

《贵州民间药物》："忌鸡、血、面、蛋等食物。"

【选方】 1. 治肺痈　毛果堇菜 24 g，鱼腥草 15 g，宝剑草 60 g。水 1 500 ml，煎存 500 ml，分 4 次调食盐或糖。每隔 2 小时服 1 次，连续 5～7 日。(《泉州本草》)

2. 治跌打损伤，伤在胸背，疼痛不止　鲜(毛果堇菜)叶 90～120 g。捣绞汁，酌加红糖调酒服。连服 2～3 次。(《泉州本草》)

3. 治食滞胃痛　地核桃根 9 g。煎水，煮肉丸子汤内服。(《贵阳民间药草》)

1689 地黄叶 dì huáng yè (《食疗本草》)

【基原】 玄参科地黄属植物地黄的叶。

【原植物】 参见"鲜地黄"条。

【功用主治】 治恶疮，手、足癣。

【用法用量】 外用：捣汁涂或揉搓。

【选方】 治恶疮似癞者　地黄叶捣烂日涂，盐汤先洗。(《千金方》)

1690 地黄瓜 dì huáng guā (《湖南药物志》)

【异名】 肾气草(《湖南药物志》)，黄瓜香(《贵州民间药物》)，犁头草(《广西药用植物名录》)。

【基原】 为堇菜科堇菜属植物紫花堇菜的全草。

【原植物】 紫花堇菜 *Viola grypoceras* A. Gray　又名：紫花高茎堇菜(《拉汉种子植物名称》)，曲角堇(《中国种子植物分类学》)。

多年生草本。具发达主根。根茎短粗，垂直，褐色；地上茎数条，花期高 5～20 cm，果期高可达 30 cm。基生叶叶片心形或宽心形，长 1～4 cm，宽 1～3.5 cm，先端钝或微尖，基部弯缺，边缘具钝锯齿，两面密被褐色腺点；茎生叶三角状心形或狭卵状心形，长 1～6 cm；基生叶叶柄长达 8 cm，茎生叶叶柄较短；托叶褐色，狭披针形，先端渐尖，边缘具流苏状长齿。花淡紫色，无芳香；花梗自茎基部或茎生叶的叶腋抽出，长 6～11 cm；萼片 5，披针形，被褐色腺点，基部附属物末端截形，具浅齿；花瓣 5，狭长，有褐色腺点，距长 6～7 mm，通常向下弯；子房无毛，柱头向前弯曲成短喙，喙端具较宽柱头孔。蒴果椭圆形，长约 1 cm，密被褐色腺点，先端短尖。花期 4～5 月，果期 6～8 月。

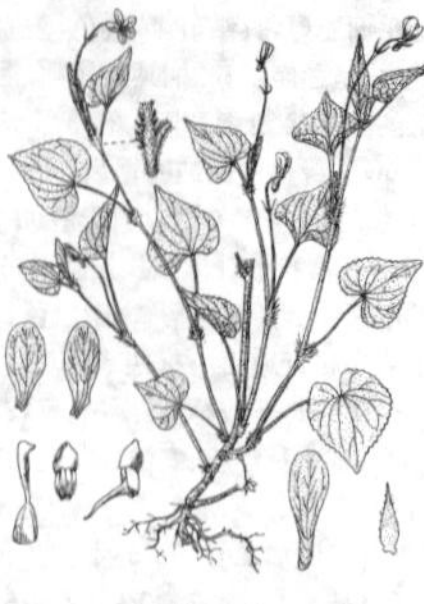
紫花堇菜

生于水边草丛或林下湿地。分布于华北、华东、中南、西南各地。

【采收加工】 6～9 月采收，鲜用或晒干。

【药性】 《贵州民间药物》："性凉，味微苦。"

【功用主治】 清热解毒，消肿，止血。主治疮痈肿毒，咽喉肿痛，乳痈，急性结膜炎，跌打伤痛，便血，刀伤出血，蛇咬伤。

1.《湖南药物志》："(治)疝气。"

2.《贵州民间药物》："清热解毒。"

3.《贵州草药》："清热解毒，止血化瘀，消肿。"

4.《全国中草药汇编》："主治无名肿毒，刀伤、跌打肿痛，慢性喉痛红肿。"

【用法用量】 内服：煎汤，9～15 g；或捣汁。外用：捣敷。

1691 地黄花 dì huáng huā 《本草图经》

【异名】 蜜罐(《植物名实图考》)。

【基原】 为玄参科地黄属植物地黄的花。

【原植物】 参见"鲜地黄"条。

【功用主治】 治消渴，肾虚腰痛。

1.《本草图经》："为末服食，功同地黄。"

2.《纲目》："治肾虚，腰脊痛，为末酒服方寸匕，日三。"

【选方】 1. 治消渴：地黄花阴干，捣罗为末，每用粟米两合，净淘煮粥，候熟，入末三钱匕，搅匀，更煮令沸，任意食之。(《圣济总录》地黄花粥)

2. 治坠睛风热所攻　猪肝一具，黑豆花(曝干)、槐花(曝干)、地黄花(曝干)各一两。上件药除猪肝外，捣细罗为散，和猪肝纳铛中，以水二斛，缓火煎，候上有凝脂，似酥片子，此是药炙上物，掠尽为度，以瓷合中盛，每以铜箸取如黍米大，点眦中，日三四度。(《圣惠方》)

1692 地黄实 dì huáng shí

【基原】 为玄参科地黄属植物地黄的种子。

【原植物】 参见"鲜地黄"条。

【功用主治】 《本草图经》："阴干捣末，水服方寸匕，日三服，功与地黄等。"

1693 地菍果 dì niè guǒ 《生草药性备要》

【基原】 为野牡丹科野牡丹属植物地菍的果实。

【原植物】 参见"地菍"条。

【采收加工】 7～9 月果实成熟时分批采摘采收，晒干。

【成分】 果实含鞣质 2.02%。

【药性】 《生草药性备要》："味甘、酸，性平温。"

【功用主治】 补肾养血，止血安胎。主治肾虚精亏，腰膝酸软，血虚萎黄，气虚乏力，崩漏，胎动不安，阴挺，脱肛。

1. 广州部队《常用中草药手册》："补血安胎。主治孕妇贫血，胎动不安，月经过多。"

2.《安徽中草药》："补中益气。治脱肛，子宫脱垂。"

3.《广西本草选编》："活血补血，固涩。治贫血，月经过多，功能性子宫出血。"

4.《广西民族药简编》："补肾益精。"

【用法用量】 内服：煎汤，10～30 g；或浸酒。

【选方】 治脱肛，子宫脱垂　地菍果 60 g，红糖 30 g。煎水冲鸡蛋 2 个，早晨空腹服。每日 1 剂，连服 1 星期。(《安徽中草药》)

1694 地菍根 dì niè gēn 《岭南采药录》

【异名】 地茄根(《浙江民间常用草药》)，地稔根(《南方主要有毒植物》)，火炭泡(《贵州中草药名录》)。

【基原】 为野牡丹科野牡丹属植物地菍的根。

【原植物】 参见"地菍"条。

【采收加工】 8～12 月采挖，切碎，晒干或鲜用。

【药性】 苦、微甘，平。归肝、脾、肺经。

1. 广州部队《常用中草药手册》："涩，平。"

2.《贵州草药》："性温，味甘、酸。"

3.《安徽中草药》："性平，味微甘、酸，苦。"

【功用主治】 活血，止血，利湿，解毒。主治痛经，难产，产后腹痛，胞衣不下，崩漏，白带，子宫脱垂，咳嗽，吐血，痢疾，黄疸，血淋，久疟，风湿痛，牙痛，瘰疬，疝气，跌打劳伤，毒蛇咬伤。

1.《植物名实图考》："治劳损。"

2.《岭南采药录》："治产后腹痛，赤白痢，取其根煎服。"

3. 广州部队《常用中草药手册》："涩肠止痢，舒筋活络。主治肠炎，菌痢，腰腿痛，风湿骨痛。"

4.《安徽中草药》："清热解毒，行瘀利湿。"

【用法用量】 内服：煎汤，9～15 g(鲜品加倍)；或捣汁。外用：煎汤洗或捣敷。

【宜忌】 孕妇慎服。

【选方】 1. 治久嗽不止　地菍根、百合、桑根各 30 g，猪肺 1 只煎服。(《闽东本草》)

2. 治黄疸　鲜地茄根 90 g，白茅根 30 g，白糖 30 g，甜酒 30 g。先将地茄、白茅根煎水，加白糖冲甜酒服。(《湖南药物志》)

3. 治久疟不愈　地菍根 30 g，凤尾草全草 60 g，鹅不食草全草 15 g。白糖为引，水煎 2 次分服。每日 1 剂。(江西《草药手册》)

4. 治疝气　地菍根 60 g，加桂圆肉 15 g(或橘核 15 g)，炖服。(《福建民间草药》)

1695 地梢瓜 dì shāo guā 《救荒本草》

【异名】 女青(《新修本草》)，山角、地瓜儿(《植物名汇》)，羊不奶果、小丝瓜、浮瓢棵(《河南中草药手册》)，老瓜瓢、沙奶奶、马奶奶(《内蒙古中草药》)，沙奶草、细叶牛皮消、雀瓜、罗汉草(《沙漠地区药用植物》)。

【基原】 为萝藦科白前属植物地梢瓜或雀瓢的全草。

【原植物】 1. 地梢瓜 *Cynanchum thesioides* (Freyn) K. Schum. [*C. sibiricum* (L.) R. Br.；*Vincetoxicum thesioides* Freyn]　又名：地梢花(《江苏南部种子植物手册》)，砂奶奶、列骨瓢(《指示植物》)，细叶白前(《中药大辞典》)。

直立半灌木。地下茎单轴横生。茎自基部多分枝。叶对生或近对生；叶片线形，长 3～5 cm，宽 2～5 mm，下面中脉隆起。伞形聚伞花序腋生；花萼外面被柔毛；花冠绿白色；副花冠杯状，裂片三角状披针形，渐尖，高过药隔的膜片。蓇葖果纺锤形，先端渐尖，中部膨大，长 5～6 cm，直径约 2 cm。种子扁平，暗褐色，长达 8 mm，种毛白色绢质，长达 2 cm。花期 5～8 月，果期 8～10 月。

生于海拔 200～2 000 m 的山坡、沙丘或干旱山谷、荒地、田边等处。分布于东北、华北及江苏、安徽、山东、河南、陕西、甘肃、新疆等地。

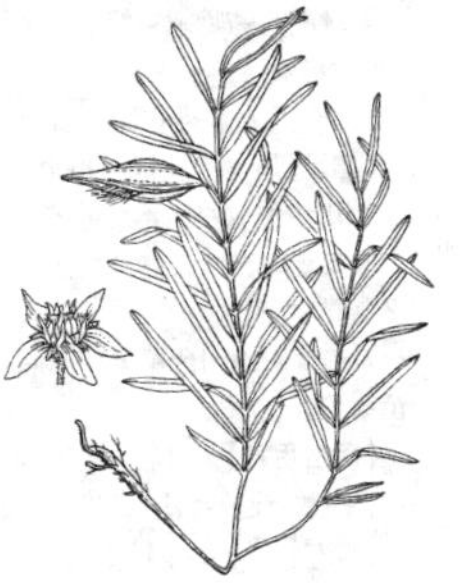

地梢瓜

2. 雀瓢 *C. thesioides* (Freyn) K. Schum. var. *australe* (Maxim.) Tsiang et P. T. Li [*C. sibiricum* R. Br. var. *australe* Maxim. et Kom.]

与原种相似，茎柔弱，分枝较少，茎端通常伸长而缠绕。叶线形或线状长圆形；花较小，较多。花期 3～8 月，果期 5～10 月。

生于水沟旁及河岸边或山坡、路旁的灌木丛或草地上。分布于河北、内蒙古、辽宁、江苏、山东、河南、陕西等地。

【采收加工】 6～10 月采收，晒干。

【成分】 地梢瓜全草甾醇类：含 β-谷甾醇（β-sitosterol），胡萝卜苷（daucosterol）；有机酸：阿魏酸（ferulic acid），琥珀酸（succinic acid）；黄酮类：槲皮素（quercetin），1，3-*O*-二甲基-肌醇（1，3-*O*-dimethyl-myo-inositol），柽柳素（tamarixetin），柽柳素-3-*O*-β-*D*-半乳糖苷（tamarixetin-3-*O*-β-*D*-galactopyranoside），地梢瓜苷（thesioideoside）；三萜类：β-香树脂醇乙酸酯（β-amyrin acetate），羽扇豆醇乙酸酯（lupeol acetate），α-香树脂醇正辛烷酸酯（α-amyrin caprylate），1，3-二棕榈酰-2-山梨酰-甘油（glyceride-1，3-dipalmito-2-sorbate）。

雀瓢全草含黄酮类：柽柳素和槲皮素。

【药性】 《内蒙古中草药》："性平，味甘。"

【功用主治】 清虚火，益气，生津，下乳。主治虚火上炎，咽喉疼痛；气阴不足，神疲健忘，虚烦口渴，头昏失眠；产后体虚，乳汁不足。

1.《内蒙古中草药》："清热降炎，消炎止痛，通乳。主治乳汁不通，咽喉痛。"

2.《青岛中草药手册》："主治气血亏虚，脑神经衰弱，咽喉肿痛。"

3.《全国中草药汇编》："益气，通乳。主治体虚乳汁不下，外用治瘊子。"

【用法用量】 内服：煎汤，15～30 g；或鲜果嚼服。

【选方】 1. 治气血亏虚　地梢瓜全草 30 g，土黄芪 60 g。水煎服。

2. 治脑神经衰弱　地梢瓜全草 500 g。水煎取汁，用药汁打鸡蛋（2 个）茶喝。日服 2 次。（1、2 方出自《河南中草药手册》）

1696 地腊香 dì là xiāng （《纲目拾遗》）

【异名】 百里香、地椒（《新疆中草药》）。

【基原】 为唇形科百里香属植物阿尔泰百里香的全草。

【原植物】 阿尔泰百里香 *Thymus altaicus* Klok. et Shost.

半灌木。茎匍匐或上升，末端具不育枝或花枝；不育枝多为侧生或基生，上升或匍匐，被短柔毛；花枝在基部上升，大多数长 4～8 cm，在花序以下被向下的微柔毛或短柔毛，至基部近无毛，具 2～4 个节间。叶长圆状椭圆形或卵圆形，稀有倒卵圆形，长 5～10 mm，宽 1～3 mm，先端钝或锐尖，基部渐狭成短柄，全缘，在基部常具有少数的长缘毛，两面无毛，腺点明显或不明显。花序头状，有时在花序下具有 1～2 个不发育的轮伞花序；花梗长 1～4 mm，密被短柔毛；花萼钟形，上唇齿近三角形至披针形，无缘毛或被短硬毛；花冠红紫色，长 5.5～6.5 mm，外被短柔毛。花期 7～8 月。

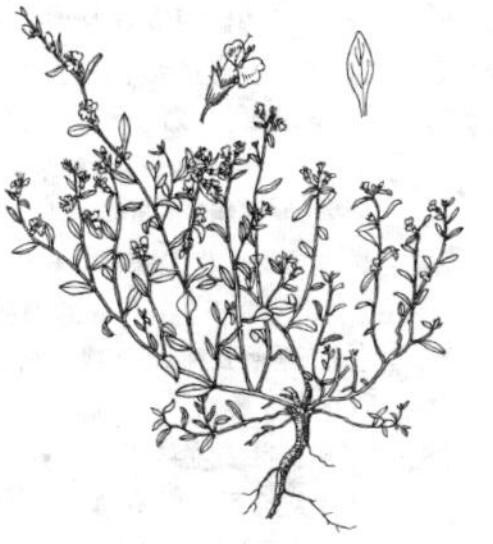

阿尔泰百里香

生于沟边、草地及石砾地上。分布于新疆北部。

【采收加工】 8～9 月采收，晒干。

【药性】 《新疆中草药》："辛，凉，有小毒。"

【功用主治】 清热，利水通淋，杀虫。主治感冒咳嗽，咽喉肿痛，热淋涩痛，疮痈肿毒；灭蚤虱蚊虫。

1.《纲目拾遗》："辟蚤虱。"

2.《新疆中草药》："消肿通淋，止呕化痰，解毒杀虫。"

【用法用量】 内服：煎汤，6～15 g。外用：适量，煎汤洗；或点燃烟熏。

【选方】 1. 治感冒咳嗽，咽喉肿痛　百里香 6 g，牛蒡子 9 g。水煎服。

2. 治小便涩痛　百里香、刺黄柏、车前子各 9 g。水煎服。

3. 治疮痈肿毒　百里香 15 g，蒲公英 30 g。煎水外洗。（1～3 方出自《新疆中草药》）

1697 地榆叶 dì yú yè （《药性论》）

【基原】 为蔷薇科地榆属植物地榆和长叶地榆的叶。

【原植物】 参见"地榆"条。

【采收加工】 6～8 月采收，鲜用或晒干。

【药性】 苦，微寒。归胃经。

【功用主治】 清热解毒。主治热病发热，疮疡肿痛。

1.《药性论》："作饮代茶解热。"

2.《河南中草药》："解毒，消肿。"

【用法用量】 内服：煎汤或泡茶，3～9 g。外用：鲜品捣敷。

1698 地蜂子 dì fēng zǐ （《贵州民间药物》）

【异名】 白里金梅、山蜂子、三爪金、铁枕头（《贵州民间药物》），三片风、地风子、三叶蛇子草（《浙江民间常用草药》），铁秤砣（《四川常用中草药》），蜂子芪、独脚伞、独脚委陵菜、地蜘蛛、三叶翻白草（《全国中草药汇编》），三叶蒲扇、三叶蛇莓（《浙江药用植物志》），大花假蛇莓（《云南种子植物名录》）。

【基原】 为蔷薇科委陵菜属植物三叶委陵菜和中华三叶委陵菜的根及全草。

【原植物】 1. 三叶委陵菜 *Potentilla freyniana* Bornm.

多年生草本，高 8～25 cm。有纤匐枝或不明显。根分枝多，簇生。花茎纤细，直立或上升，被疏柔毛。基生叶掌状三出复叶，连叶柄长 4～30 cm；托叶膜质，褐色，外被稀疏长柔毛；小叶片长圆形、卵形或椭圆形，先端急尖或圆钝，基部楔形或宽楔形，边缘有多数急尖锯齿，两面疏生平铺柔毛，下面沿脉较密；茎生叶 1～2，小叶与基生叶相似，

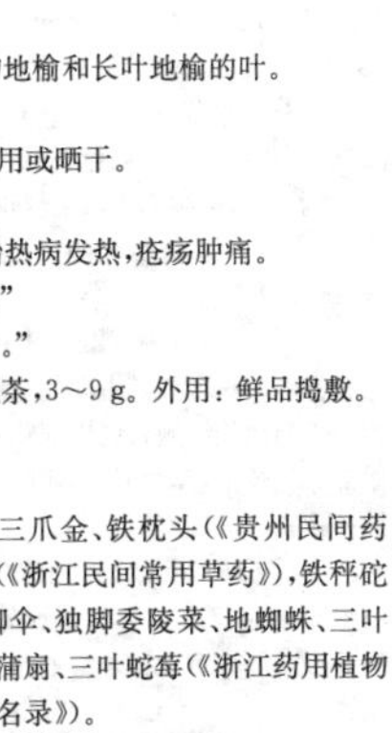

三叶委陵菜

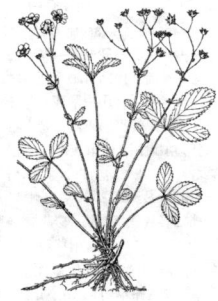

唯叶柄很短，叶边缘锯齿减少；托叶草质，呈缺刻状锐裂，有稀疏长柔毛。花两性；伞房状聚伞花序顶生；花直径 0.8～1 cm；萼片 5，三角卵形，先端渐尖，副萼片 5，披针形，先端渐尖，与萼片近等长，外被平铺柔毛；花瓣 5，长圆状倒卵形，先端微凹或圆钝，淡黄色；花柱近顶生，上部粗，基部细。成熟瘦果卵球形，直径 0.5～1 mm，表面有显著脉纹。花、果期 3～6 月。

生于海拔 300～2 100 m 的山坡草地、溪边及疏林下阴湿处。分布于东北、西南及河北、山西、浙江、福建、江西、山东、湖北、湖南、陕西、甘肃等地。

2. 中华三叶委陵菜 *P. freyiniana* Bornm. var. *sinica* Migo.

与三叶委陵菜主要不同点是：本变种茎和叶柄上柔毛较密。小叶两面被开展或微开展柔毛，尤其沿脉较密，小叶片菱状卵形或宽卵形，边缘具圆钝锯齿，花茎或纤匐枝上托叶卵圆形且全缘，极稀先端 2 裂，花、果期 4～5 月。

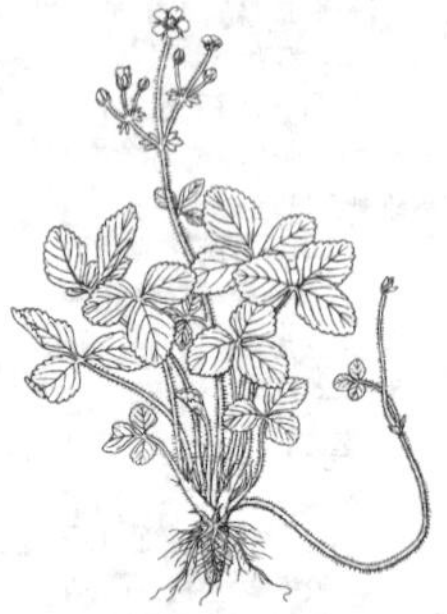
中华三叶委陵菜

生于海拔 200～800 m 的草丛中及林下阴湿处。分布于江苏、浙江、安徽、江西、湖北、湖南等地。

【采收加工】 5～8 月采挖带根的全草，晒干或鲜用。

【药材】 地蜂子 *Potentillae Radix et Herba* 产于河北、江苏、浙江、江西、福建、湖南、湖北、四川、云南、贵州等地。

性状 根茎呈纺锤形、圆柱形或哑铃形，微弯曲，有的形似蜂腹，表面灰褐色或黄褐色，粗糙，有皱纹和突起的根痕及须根，顶端有叶柄残基，被柔毛。质坚硬，不易折断，断面颗粒状，深棕色或黑褐色，中央色深，在放大镜下可见白色细小结晶。气微，味微苦而涩，微具清凉感。

鉴别 (1) 根横切面：木栓层为数列细胞。皮层狭窄；内皮层较特殊，有 2 层，其中间隔有两层薄壁细胞，凯氏点明显。中柱鞘为 1 列薄壁细胞。韧皮部较宽，可见筛管群。形成层呈环。木质部导管较少，作放射状排列。髓部小。薄壁细胞含淀粉粒及草酸钙簇晶。

(2) 取本品粗粉 1 g，加乙醇 20 ml，回流 15 分钟，滤过。取滤液 1 ml，加亚硝酸钠少许，加硫酸约 1 ml，溶液显红色；取滤液 1 ml，加 1% 三氯化铁乙醇液 1、2 滴，溶液显蓝绿色（检查酚性化合物）。

(3) 取(2)项下滤液 4 ml，置蒸发皿中，蒸干，加入醋酐 1 ml 溶解，沿蒸发皿壁加入 1 滴浓硫酸，先呈紫红色，后变为绿色（检查皂苷）。

【药性】 苦、涩，微寒。

1.《贵阳民间药草》："酸，温，无毒。"

2.《浙江民间常用草药》："性微寒，味苦。"

3.《四川常用中草药》："性微温，味涩。"

4.《秦岭巴山天然药物志》："有小毒。"

【功用主治】 清热解毒，止血，止痛。主治痢疾，肠炎，发热，痈肿疔疮，烧、烫伤，口舌生疮，骨髓炎，骨结核，瘰疬，痔疮，毒蛇咬伤，崩漏，月经过多，产后出血，外伤出血，胃痛出血，牙痛，胸骨痛，腰痛，痛经，跌打损伤，咳喘，虚弱咳嗽盗汗。

1.《浙江民间常用草药》："清热解毒，敛疮止血。治骨髓炎，骨结核，口腔炎，外伤出血，蝮蛇咬伤。"

2.《贵州草药》："治小儿白口疮，发烧，气喘，胸骨痛。"

3.《四川常用中草药》："散瘀血，消瘰疬。治跌打损伤。"

4.《湖南药物志》："止血，消炎。用于阴道流血，子宫出血，血崩，急性肠炎，疔毒。"

5.《全国中草药汇编》："清热解毒，止痛止血。主治肠炎，痢疾，牙痛，胃痛，腰痛，胃肠出血，月经过多，产后或流产后出血过多。外用治烧、烫伤，毒蛇咬伤。"

6.《秦岭巴山天然药物志》："清热解毒，止咳化痰，凉血止血，消坚破结。"

7.《贵阳民间药草》："治肺虚咳嗽喘息，跌打损伤，疯狗咬伤，腹泻痢疾。"

【用法用量】 内服：煎汤，10～15 g；研末服，1～3 g；或浸酒。外用：捣敷；或煎水洗；或研末撒。

【选方】 1. 治急性肠炎 三叶翻白草根 30 g，樟树根 3 g，洗净切片，烘干研粉，成人每次 3～6 g，每日 3 次，小儿酌减。（《湖南药物志》）

2. 治骨髓炎 三叶委陵菜根（捣碎）、大蓟根各 15 g。用水或烧酒炖服，严重者连服 3 个月。另外用半边莲 2 份，椰榆根皮 8 份，捣烂外敷，每日换药 1 次。最后用本种全草或根捣烂外敷收口，痊愈为止。（《浙江常用民间草药》）

3. 治小儿白口疮 白地莓 3～9 g，水煎浓汁，用布蘸汁洗患处。或取叶研末，加冰片少许，布包药末，蘸开水口含。（《贵州草药》）

4. 治妇女崩漏（包括子宫功能性出血）及产后出血不止 三叶委陵菜鲜根 30～60 g，煎服；或干根研末 1.5 g，冲服，连服 1 星期。或配红孩儿 15 g，煎服。（江西《中草药学》）

5. 治跌打损伤、瘀肿疼痛 地蜂子 9 g，菊叶三七 12 g，白芷 6 g，羌活 9 g。研末，酒调服，每服 6 g，或水酒各半调敷患处。（《四川中药志》1982 年版）

1699 地锦草 dì jǐn cǎo（《嘉祐本草》）

【异名】 草血竭、血见愁草（《世医得效方》），血见愁（《乾坤秘韫》），小虫儿卧单、铁线草（《救荒本草》），酱瓣草（《庚辛玉册》），血风草、马蚁草、雀儿卧单、猢狲头草（《纲目》），扑地锦（《本草原始》），奶花草（《植物名实图考》），奶草、奶汁草、铺地锦、铺地红、红莲草（《福建民间草药》），斑鸠窝、三月黄花（《民间常用草药汇编》），地蓬草、铁线马齿苋、蜈蚣草（《江西民间草药》），奶疳草、红茎草（《浙江民间草药》），红斑鸠窝、地马桑、红沙草、凉帽草、小苍蝇翅草（《四川中药志》），红丝草、小红筋草（《杭州药用植物志》），仙桃草（《湖南药物志》），莲子草、软骨莲子草、九龙吐珠草（《闽东本草》），地瓣草（《贵州草药》），粪脚草、粪触脚、花被单（《上海常用中草药》），铺地草（《福建药物志》），被单草（《秦岭植物志》），星星草、斑雀草、多叶果（《东北草本植物志》），凤凰窝、九头狮子草（《陕西中草药》）。

【基原】 为大戟科大戟属植物地锦草及斑地锦的全草。

【原植物】 1. 地锦 *Euphorbia humifusa* Willd.

一年生匍匐小草本，茎纤细，长约 20 cm，呈叉状分枝，初带红色，秋季变为紫红色，无毛或疏生短细毛。全草含白色乳汁。叶通常对生，无柄或具短柄，叶片长圆形或椭圆形，长 5～10 mm，宽 3～6 mm，先端钝圆，基部偏斜，边缘有不甚明显的细锯齿，绿色或带红紫色，两面无毛或疏生短毛。杯状聚伞花序单生

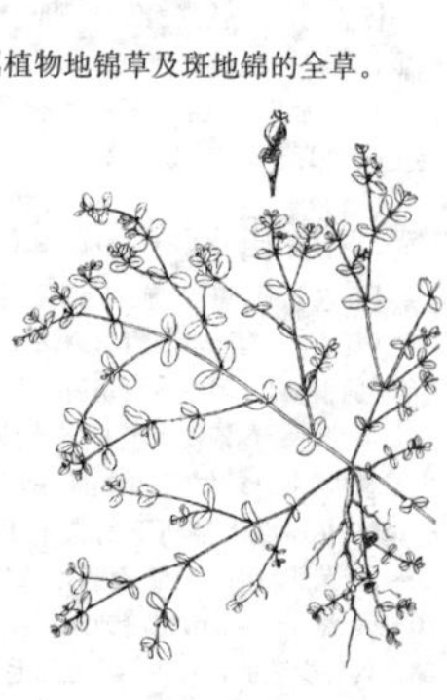
地锦草

于叶腋；总苞倒圆锥形，浅红色或绿色，顶端4裂，裂片长三角形；腺体4，横长圆形，具白色花瓣状附属物；子房3室，花柱3，2裂。蒴果三棱状球形，无毛。种子卵形，黑褐色或黑灰色，外被白色蜡粉，长约1.2 mm。花期7～8月，果期8～10月。

生于原野荒地、路旁、田间。分布几遍全国各地。

2. 斑地锦 *E. maculata* L.

本种极似地锦，但斑地锦茎密被白色细柔毛，叶上面中央有长线状紫红色斑。叶和蒴果被稀疏白色短柔毛。种子灰红色。

生于原野荒地、路旁、田间。分布于山东、江苏、安徽、浙江、江西、福建、广东、广西、台湾等地。

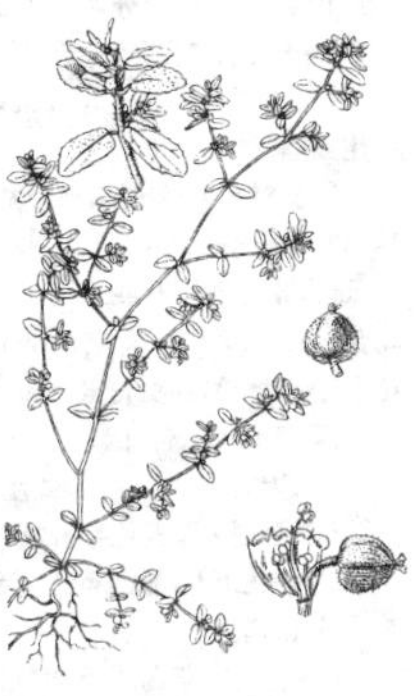

斑叶地锦

【栽培】 生物学特性 喜温暖湿润气候，稍耐荫蔽，较耐湿。以疏松肥沃、排水良好的砂质壤土或壤土栽培为宜。可与玉米间作。

繁殖方法 种子繁殖。秋季9～10月待果实成熟时，采收，晒干，贮藏备用。春播3～4月，种子与草木灰拌匀，条播，按行距15 cm开条沟，将种子均匀播入沟内，薄覆细土，稍加镇压。

田间管理 出苗后，要及时拔除杂草。施肥以人粪为主。待玉米收获后要加强田间管理，促使植株旺盛生长。

【采收加工】 10月采收全株，晒干或鲜用。

【药材】 地锦草 *Euphorbiae Humifusae Herba* 地锦草除广东、广西外，全国各地均产；斑地锦主产于华东地区。

性状 地锦 常皱缩卷曲，根细小。茎细，呈叉状分枝，表面带紫红色，光滑无毛或疏生白色细柔毛；质脆，易折断，断面黄白色，中空。单叶对生，具淡红色短柄或几无柄；叶片多皱缩或已脱落，展平后呈长椭圆形，长5～10 mm，宽4～6 mm；绿色或带紫红色，通常无毛或疏生细柔毛；先端钝圆，基部偏斜，边缘具小锯齿或呈微波状。杯状聚伞花序腋生，细小。蒴果三棱状球形，表面光滑。种子细小，卵形，褐色。无臭，味微涩。

斑地锦 叶上表面具红斑，蒴果被稀疏白色短柔毛。

鉴别 (1) 粉末特征：绿褐色。叶表皮细胞外壁呈乳头状突起。叶肉组织中，细脉末端周围的细胞，放射状排列成圆形。非腺毛3～8个细胞，直径约14 μm，多破碎。无节乳汁管中可见细小片状淀粉粒。

(2) 取本品粗粉2 g，加甲醇20 ml，冷浸过夜，滤过。滤液用石油醚抽取3次，将甲醇提取液浓缩至4 ml。将提取液滴在滤纸上，滴加1%三氯化铝乙醇溶液，置紫外光灯下观察，斑点加深为深黄色；取提取液2 ml加入数滴浓盐酸及少量镁粉，溶液呈红色（检查黄酮类）。将提取液滴在滤纸上，再滴加0.1%溴酚蓝溶液，立即在蓝色的背景上显黄色斑点（检查有机酸）。

品质标志 《中华人民共和国药典》2010年版规定：照高效液相色谱法测定，本品含槲皮素（$C_{15}H_{10}O_7$）不得少于0.10%。

【成分】 1. 地锦草 含黄酮类：山柰酚（kaempferol），槲皮素（quercetin），芹菜素，木犀草素及其苷类。还含香豆素类：东莨菪素（scopoletin），伞形花内酯（umbelliferone），阿牙潘泽兰内酯（ayapin）。又含有机酸：棕榈酸（palmitic acid），并没食子酸（ellagic acid），没食子酸（gallic acid），没食子酸甲酯（methylgallate）。鞣质有：euphormisins M_1、M_2、M_3，老鹳草鞣质（geraniin）等。还有短叶老鹳草素（brevifolin），β-谷甾醇（β-sitosterol）。

2. 斑叶地锦 含三萜类：β-香树脂醇乙酸酯（β-amyrin acetate），乙酸蒲公英赛醇酯（taraxerylacetate），乙酸羽扇烯醇酯（lupenylacetate），3β-乙酰氧基-30-去甲羽扇豆烷-20-酮（3β-acetoxy-30-norlupan-20-one），α-香树脂酮醇（α-amyrenonol），乙酸黏霉烯醇酯（glut-5-en-3-yl acetate），乌苏-9(11)，12-二烯-3β-醇〔ursa-9(11)，12-dien-3β-ol〕，supinenolone E 即 3β-hydroxyfern-8-en-7-one，3β-hydroxymultiflor-8-en-7-one。还含黄酮类：异多花独尾草烯醇（isomultiflorenol），山柰酚（kaempferol），槲皮素（quercetin），斑叶地锦素（euma-culin）A，紫云英苷（astragalin），异槲皮苷（isoquercitrin），山柰酚-3-*O*-(2″-*O*-没食子酰)-*β*-*D*-葡萄糖苷〔kaempferol-3-*O*-(2″-*O*-galloyl)-*β*-*D*-glucoside〕，槲皮素-3-*O*-(2″-没食子酰)-*β*-*D*-葡萄糖苷〔quercetin-3-*O*-(2″-galloyl)-*β*-*D*-glucoside〕，1，3，4，6-四-*O*-没食子酰-*β*-*D*-葡萄糖（1，3，4，6-tetra-*O*-galloyl-*β*-*D*-glucose），老鹳草鞣质（geraniin），没食子酸（gallic acid），棕榈酸（palmitic acid），谷甾醇（sitosterol），胡萝卜苷（daucosterol）。

【药理】 1. 抗菌和抗寄生虫作用 地锦草的乙醇提取物及地锦素在体外均对金黄色葡萄球菌有较强的抗菌作用；对肠道致病菌如各种痢疾杆菌、伤寒和副伤寒杆菌、变形杆菌、致病性大肠杆菌及其他某些细菌均有程度不同的抗菌作用。本品提取物表现出由于控制嘌呤系统转换酶活性而达到抗寄生虫作用。

2. 抗氧化作用 地锦草总黄酮（TFEH）具有很强的清除和抑制 H_2O_2 体系产生羟自由基以及脱氧核糖（DR）为 H_2O_2 诱导氧化产生 MDA 的作用。地锦草对羟自由基有显著的清除作用，并能保护 DNA 的氧化损伤，而且它们清除羟自由基及抗 DNA 氧化损伤的作用与它们的浓度之间存在正比性依赖关系。地锦草可使肾缺血再灌注损伤大鼠 MDA 含量明显下降，SOD 活性显著增强，对小鼠肝匀浆 MDA 的抑制作用明显，表明地锦草是一种较强的抗氧化植物。

3. 保肝作用 地锦草水煎剂每日0.5 g/kg给小鼠腹腔注射，连续4日，可显著降低 *D*-半乳糖胺所致 ALT 升高，地锦草水煎剂每日1 g/kg给小鼠灌胃，连续6日，可显著降低异硫氰酸2-萘酯所致 ALT、AST 以及血清胆红素升高，表明地锦草有保肝作用。

4. 解毒作用 地锦草能减轻六六六中毒小鼠各脏器如心、肝、脾、肾组织的严重损害，效果优于维生素C。

5. 止血作用 地锦草有快速缩短凝血时间的作用，能显著增加血小板数量，但不能对抗华法林的抗凝作用。

【药性】 辛，平。归肝、大肠经。

1.《嘉祐本草》："味辛。"

2.《品汇精要》："味辛，性温、散。气之厚者，阳也。"

3.《本草汇言》："味辛，性平。"

4.《四川中药志》1960年版："性平，味辛、微苦、涩。"

5.《青岛中草药手册》："性平，味酸、苦。入肝、大肠、膀胱经。"

6. 南药《中草药学》："入肝、胃、膀胱经。"

【功用主治】 清热，利湿，退黄，止血。主治痢疾，泄泻，脏毒赤白，黄疸，咳血，吐血，齿衄，尿血，便血，崩漏，外伤出血，乳汁不下，跌打肿痛及热毒疮疡，臁疮烂疮。

1.《嘉祐本草》："主通流血脉，亦可用治气。"

2.《品汇精要》："主调气和血。"

3.《纲目》："主痈肿恶疮，金刃扑损出血，血痢，下血，崩中，能散血止血，利小便。"

4.《本草求原》："治蛇伤。"

5.《民间常用草药汇编》："治胃部痞满疼痛，冷骨风，臭痰，痔疮及下乳。"

6.《浙江民间草药》："健胃止泻，治小儿疳积。"

7.《上海常用中草药》："止血，利尿，健胃，活血，解毒。治黄疸，痢疾，腹泻，尿路感染，便血，尿血，子宫出血，痔疮出血，跌打肿痛，女人乳汁不通，头疮，皮肤疮毒。"

8.《全国中草药汇编》:"外用治下肢溃疡,皮肤湿疹,烧烫伤。"

【用法用量】 内服:煎汤,10～15 g,鲜者可用 15～30 g;或入散剂。外用:鲜品捣敷或干品研末撒。

【宜忌】 血虚无瘀及脾胃虚弱者慎服。

1.《本草汇言》:"凡血病而因热所使者,用之合宜,设非血热为病,而胃气薄弱者,当斟酌行之。"

2.《本草从新》:"非血滞血瘀勿用。"

【选方】 1. 治细菌性痢疾　地锦草 30 g,铁苋菜 30 g,凤尾草 30 g。水煎服。(《单方验方调查资料选编》)

2. 治急性尿道感染　铺地草、海金沙、爵床各 60 g,车前草 45 g。水煎服。(《福建药物志》)

3. 治妇人乳汁不通　取鲜地锦草全草 30～45 g(干草 24～36 g)和瘦猪肉 120～180 g,酌加红酒或开水,炖 2 小时后服。(《福建民间草药》)

4. 治小儿疳积　地锦草全草 6～9 g。同鸡肝一具或猪肝90 g煮熟,食肝及汤。(《江西民间草药》)

5. 治咽喉发炎肿痛　鲜地锦草 15 g,咸酸甜草 15 g。捣烂绞汁,调蜜泡服,日 3 次。

6. 治风疮疥癣　血见愁草同满江红草捣末敷。(《纲目》引《乾坤秘韫》)

7. 治缠腰蛇(带状疱疹)　鲜地锦草捣烂,加醋搅匀,取汁涂患处。(《福建中草药》)

8. 治火眼　斑鸠窝熬水洗,或蒸猪肝食。(《贵阳民间药草》)

【临床报道】 1. 治疗细菌性痢疾　用鲜地锦草 150～200 g 或干品 30～50 g(儿童用量适减)煎汁,虚者可用米汤代水浓煎并加红糖 30 g,分 3、4 次服用。治疗 562 例,结果痊愈 474 例;有效 50 例;无效 38 例。

2. 治疗婴幼儿腹泻　取地锦草 300 g、车前草 150 g、青木香 60 g,洗净后煎液 2 次,共 700 ml,趁热加入蔗糖 300 g,溶解后继续煮沸 10 分钟。过滤,滤液中加蒸馏水至 1 000 ml 即得。每日口服 3 次,每次 15 ml,若患儿呕吐频繁,则可采取少量多次服用的方法。治疗 55 例,年龄均小于 3 岁,病程少于 3 日。每日腹泻 3～15 次,呈水样便或蛋花汤样便,均有轻度脱水,伴有呕吐者 35 例,发热 20 例,咳嗽 5 例,大便镜检脂肪球+～+++ 46 例。结果:显效 35 例,有效 18 例,无效 2 例;总有效率为 96.4%。

3. 治疗"粪毒"(钩蚴性皮炎)　用鲜地锦草捣烂外敷,干燥后即换,每日数次,直至痊愈。治疗 124 例由钩蚴穿入皮肤所致的皮炎,症见局部皮肤红肿,奇痒不止,甚至搔抓后感染化脓。结果:治疗 1 日症状消失者 58 例,治疗 2 日症状消失者 34 例,治疗 3 日症状消失者 29 例,无效者 3 例。除 5 例因感染严重配合抗生素治疗外,其余均迅速减轻奇痒症状。

1700 地锦槭 dì jǐn qì (《全国中草药汇编》)

【异名】 红枫叶(《青岛中草药手册》),色木、五龙皮(《全国中草药汇编》)。

【基原】 为槭树科槭属植物色木槭的枝、叶。

【原植物】 色木槭 *Acer mono* Maxim.[*A. pictum* Thunb.]又名:水色树(《中国高等植物图鉴》)。

落叶乔木,高 15～20 m。树皮粗糙,常纵裂,灰褐色;小枝细瘦,无毛,当年生嫩枝绿色或紫绿色,多年生枝灰色或淡灰色,具圆形皮孔。叶对生;叶柄长 4～6 cm,细瘦,无毛;叶片纸质,近椭圆形,长 6～8 cm,宽 9～11 cm,5 裂;裂片卵形或宽三角形,长渐尖,全缘,无毛,仅主脉腋间有簇毛,主脉 5 条,上面光绿色,下面淡绿色。花多数,杂性,雄花与两性花同株,多数常成圆锥状伞房花序顶生,无毛;花带绿黄色,总花梗长 1～2 cm;萼片 5,长圆形,黄绿色;花瓣 5,椭圆形,淡白色;雄蕊 8,无毛,比花瓣短,花药黄色;子房无毛,在雄花中不发育,花柱无毛,柱头 2 裂,反卷。翅果嫩时紫绿色,成熟时淡黄色,小坚果压扁状;翅长圆形,连同小坚果长 2～2.5 cm,张开成锐角或近于钝角。花期 5 月,果期 9 月。

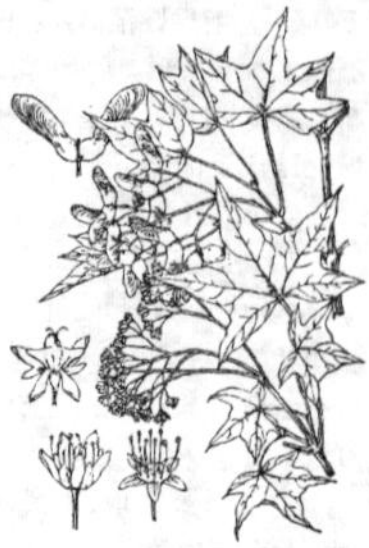

色木槭

生于海拔 800～1 500 m 的山坡或山谷疏林中。分布于东北、华北、华中、华东、西南各地。

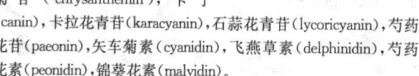

【采收加工】 6～8 月采收,鲜用或晒干。

【成分】 叶含黄酮类:矢车菊苷(chrysanthemin),卡宁(canin),卡拉花青苷(karacyanin),石蒜花青苷(lycoricyanin),芍药花苷(paeonin),矢车菊素(cyanidin),飞燕草素(delphinidin),芍药花素(peonidin),锦葵花素(malvidin)。

【药性】 辛、苦,温。

1.《青岛中草药手册》:"性温,味苦、涩。"

2.《全国中草药汇编》:"辛,温。"

【功用主治】 祛风除湿,活血止痛。主治偏正头痛,风寒湿痹,跌打瘀痛,湿疹,疥癣。

1.《青岛中草药手册》:"散风祛湿,活血止痛。主治偏正头痛,失眠,疥癣湿疹。"

2.《全国中草药汇编》:"祛风除湿,活血逐瘀。治风湿骨痛,骨折,跌打扭伤。"

【用法用量】 内服:煎汤,10～15 g,鲜品加倍。外用:煎水洗。

【选方】 治头痛、失眠　红枫鲜叶 60 g,鸡子 7 个。共煮,水沸后将鸡子打破,再煮,分 2 次食。(《青岛中草药手册》)

1701 地骷髅 dì kū lóu (《纲目拾遗》)

【异名】 仙人骨(《博济方》),出子萝卜(《普济方》),老萝卜头(《分类草药性》),老人头(《天宝本草》),地枯萝(《现代实用中药》),气萝卜(《江苏植物药材志》),枯萝卜(《山东中药》),空莱菔(《苏州本产药材》),老萝卜(《湖南药物志》)。

【基原】 为十字花科萝卜属植物莱菔开花结实后的老根。

【原植物】 参见"莱菔"条。

【采收加工】 待种子成熟后,连根拔起,剪除地上部分,将根洗净晒干,贮干燥处。

【药材】 地骷髅 *Raphani Radix* 全国各地均产。

性状　根圆柱形,长 20～25 cm,直径 3～4 cm,微扁,略扭曲,紫红色或灰褐色,表面不平整,具波状纵皱纹或网状纹理,可见横向排列的黄褐色条纹及长 2～3 cm 的支根或支根痕;顶端具中空的茎基,长 1～4 cm。质轻,折断面淡黄色而疏松。气微,味略辛。

【药性】 甘、微辛,平。归脾、胃、肺经。

1.《分类草药性》:"性温。"

2.《山东中药》:"味淡、微辛。"

3.《药材学》:"性平,味甘。"

【功用主治】 行气消积,化痰,解渴,利水。主治食积气滞,腹胀痞满,痢疾,咳嗽痰多,消渴,脚气,水肿。

1.《纲目拾遗》:"能大通肺气,解煤炭熏人毒。"

2.《分类草药性》:"消肿气,止咳化痰,消面积,治痢症。"

3.《天宝本草》:"治胃火,消痰,除积聚,诸般气滞,肚腹胀满。"

4.《现代实用中药》:"利尿退肿。"

【用法用量】 内服:煎汤,10～30 g;或入丸、散。

【选方】 1. 治痞块　陈年木瓜一个,地骷髅四两。煎汁,时

常服一小盏。气痞、食痞俱治。(《纲目拾遗》引《医宗汇编》)

2. 治黄疸变为臌胀、气喘、翻胃、胸膈饱闷、中脘疼痛,并小儿疳疾结热,噤口痢疾,结胸伤寒,伤力黄肿并脱力黄各证　人中白(火煅醋淬七次)一两,神曲、白萝卜子、地骷髅各五钱,砂仁二钱(以上俱炒),陈香橼一个。共为末,蜜丸桐子大,每服三五七丸,或灯草汤下,或酒下。(《纲目拾遗》引《海昌方》万应丹)

3. 治消渴　用出子萝卜三枚,净洗薄切,日干为末,每服二钱,煎猪肉汁澄清调下,食后,并夜卧,日三服。(《简要济众方》独胜散)

4. 治通身肿　出子萝卜、浮麦。上二味(不拘多少),一处浸汤服。(《普济方》)

1702 地膏药 dì gāo yào (《昆明民间常用草药》)

【异名】 岩白菜、雾水草、白头翁(《广西药用植物名录》),地毛香(《玉溪中草药》),棱干青、野水牛蒿(《湖南药物志》),兔耳风(《贵州药用植物目录》),老鸦绵(《全国中草药汇编》),大棉花草(《万县中草药》)。

【基原】 为菊科鼠曲草属植物贴生鼠曲草的全草或叶。

【原植物】 贴生鼠曲草 *Gnaphalium adnatum* (Wall. ex DC.) Kitam. [*Anaphalis adnata* Wall. ex DC.; *G. formosanum* Hayata] 又名:宽叶鼠曲草(《中国高等植物图鉴》),贴生香青(《中药大辞典》)。

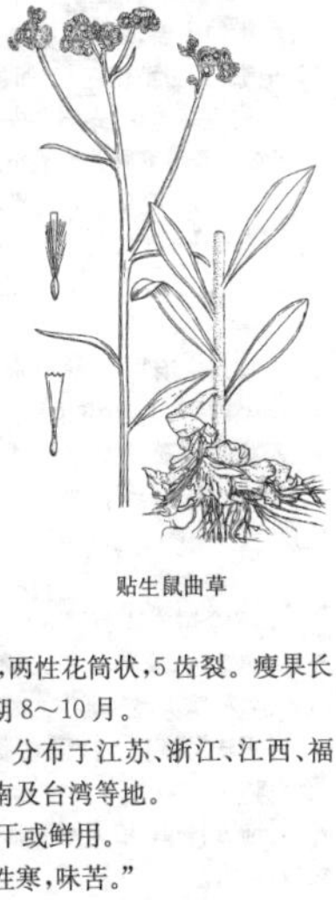

贴生鼠曲草

一年生草本,高 60~100 cm。茎直立,粗壮,基部木质,上部分枝,密被白色厚绵毛。基生叶花期时枯萎;茎生叶互生,叶片倒卵状披针形或倒披针状条形,长 4~8 cm,宽 7~25 mm,先端具小尖,基部狭窄,抱茎,全缘,叶脉 3 条,两面被密绒毛,杂有密糠秕状短毛,上部叶渐小,披针形或条状披针形。头状花序多数,在茎和枝端排成球状紧密的复伞房状;总苞球状,长约 6 mm;总苞片 5~6 层,白色或淡黄白色,干膜质,外层苞片短,密被绒毛;花黄色,外围有多数雌花,中央有 4~7 个两性花;雌花花冠丝状,有 3、4 个小齿,两性花筒状,5 齿裂。瘦果长圆形,有乳头状突起;冠毛 1 列。花期 8~10 月。

生于林边、山坡草地或灌丛中。分布于江苏、浙江、江西、福建、湖南、广东、广西、四川、贵州、云南及台湾等地。

【采收加工】 8~10 月采收,晒干或鲜用。

【药性】 《四川常用中草药》:"性寒,味苦。"

【功用主治】 清热燥湿,解毒散结。主治湿热痢疾,痈疽肿毒,瘰疬,外伤出血。

1.《四川常用中草药》:"清热解毒,燥湿。治湿热痢疾,瘰疬等症。"

2.《福建药物志》:"消炎,散肿,止血。治痈,刀伤出血。"

【用法用量】 内服:煎汤,9~15 g。外用:捣敷。

1703 地下明珠 dì xià míng zhū (《中国民族药志》)

【异名】 落地珍珠、铁秤锤、土地子(《江西民间草药》),一粒金丹(《浙江民间草药》),陈伤子(《杭州药物志》),铁钮子(《贵州民间药物》),山砒霜、泥里珠、寸金黄、一滴金丹(《浙江民间常用草药》),地下珍珠、内宝珠(《湖南药物志》),茅膏菜根。

【基原】 为茅膏菜科茅膏菜属植物茅膏菜或光萼茅膏菜的球茎。

【原植物】 参见"茅膏菜"条。

【采收加工】 6 月全草枯萎前采挖,采得后贮存砂土内,鲜用或晒干。

【药性】 甘、微苦,平,小毒。归肺、肝、胃经。

1.《贵州民间药物》:"性温,味苦、辛、微酸。"

2.《天目山药用植物志》:"性平,味甘,有毒。"

3.《广西本草选编》:"味甘、微酸,性温,有小毒。"

【功用主治】 祛风胜湿,止痛,散结。主治筋骨疼痛,腰痛,偏头痛,跌打损伤,疟疾,瘰疬,肿毒,目赤,翳障,疥疮。亦可用于妇女白带,血崩,小儿惊风,小儿破伤风,肺炎,感冒。

1.《杭州药用植物志》:"治风湿性疼痛,头痛,四肢痛及跌伤、碰伤。"

2.《贵州民间药物》:"治难产。"

3.《天目山药用植物志》:"治无名肿毒,疯痛,眼生星翳,疟疾,疥疮。"

4.《江西草药》:"活血、散结、止痛。"

5.《广西本草选编》:"祛风湿,散结止痛。主治风湿关节痛,内伤胸痛,跌打损伤,瘰疬,角膜云翳,翼状胬肉。"

6.《安徽中草药》:"抗疟散结,清热止痢,止血。"

7.《湖北中草药志》:"用于跌打损伤,腰肌劳损,筋骨疼痛,偏头痛等症。"

8.《中国民族药志》:"主治小儿破伤风"(仫佬族),"小儿惊风、肺炎、感冒"(彝族),"急慢性角膜炎"(壮族)。

【用法用量】 内服:研粉,0.5~1.5 g;或磨汁;或泡酒。外用:捣敷患处或穴位,作发泡剂;或与猪油配成 5%油膏。

【宜忌】 孕妇禁服。内服过量可有头晕、嗜睡现象。

【选方】 1. 治筋骨冷痛,跌打损伤　茅膏菜根 5 粒,樟脑6 g,膏药 1 张。先将樟脑放在膏药上,用火烘熔,再将根捣烂,放在膏药中心,贴痛处,经 1~2 日,将膏药揭开,皮肤出现小泡,用针挑破,放出黄水,再换膏药贴之。(《湖南药物志》)

2. 治疟疾　茅膏菜根,压碎放膏药上,贴脊椎骨第二节。(《湖北中草药志》)

3. 治瘰疬　先用小针当疬顶刺入疬之中心部位为止,出针后,用茅膏菜鲜根 1 粒,压扁,放针孔处,外用膏药盖贴,1、2 日换 1 次,贴后稍有脓出,疬块渐消散。(《浙江民间常用草药》)

4. 治眼生星翳　茅膏菜根研细,放膏药上,贴太阳穴。(《天目山药用植物志》)

5. 治慢性支气管炎,过敏性鼻炎,慢性前列腺炎　取地下明珠适量,研粉调敷穴位上,外盖敷料固定,8~12 小时取下,发泡。10 日 1 次,3 次 1 个疗程。慢性支气管炎、过敏性鼻炎,敷大椎穴、肺俞穴;慢性前列腺炎,敷关元、命门穴等。(《新编常用中草药手册》)

【临床报道】 治疗疔疮　以茅膏菜新鲜球根去其外衣,根据疔疮大小取 1~2 粒置于 3.3 cm 见方胶布中央,用镊子压扁球根,疮面行常规消毒后揩干,外贴疔疮顶部,4~6 小时取下即可,治疗疔疮百余例均有良效。本品敷后以呈现黑色水泡为佳,若溃破,可用 1%龙胆紫外搽。

1704 地血香果 dì xuě xiāng guǒ (《云南思茅中草药》)

【基原】 为五味子科南五味子属植物异型南五味子的果实。

【原植物】 参见"地血香"条。

【采收加工】 8~11 月采收,除去果柄,晒干。

【药性】 《全国中草药汇编》:"辛,微温。"

【功能主治】 《全国中草药汇编》:"补肾宁心,止咳祛痰。主治肾虚腰痛,神经衰弱,支气管炎。"

【用法用量】 内服:煎汤,6~9 g。

1705 ## 地涌金莲 dì yǒng jīn lián （《滇南本草》）

【异名】 地金莲、地涌莲（《云南中草药》）。

【基原】 为芭蕉科地涌金莲属植物地涌金莲的花。

【原植物】 地涌金莲 *Musella lasiocarpa* (Franch.)C. Y. Wu ex H. W. Li [*Musa lasiocarpa* Franch; *Ensete lasiocarpum* (Franch.) Cheesm.] 又名：地母金莲（《中国植物志》）。

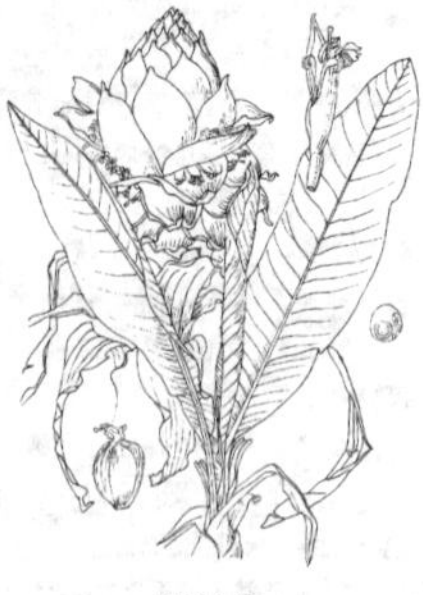

地涌金莲

多年生丛生草本，具水平向根茎。假茎矮小，高不及60 cm，基径约15 cm，基部不膨大，有宿存的叶鞘。叶片长椭圆形，长达0.5 m，宽约20 cm，先端锐尖，基部近圆形，两侧对称，有白粉。花序直立，直接生于假茎上，密集如球穗状，长20～25 cm，苞片干膜质，黄色或淡黄色，有花2列，每列4～5花；合生花被片卵状长圆形，先端具5(3+2)齿裂，离生花被片先端微凹，凹陷处具短尖头。浆果三棱状卵形，长约3 cm，直径约2.5 cm，外面密被硬毛，果内具多数种子；种子大，扁球形，宽6～7 mm，黑褐色或褐色，光滑，腹面有大而白色的种脐。

生于海拔1 500～2 500 m的山间坡地或栽于庭园。分布于云南中部至西部。

【栽培】 生物学特性 喜温暖湿润气候，忌严寒，忌涝。宜选向阳坡地栽培。

繁殖方法 分株繁殖。春季，挖掘母株的分生小苗，按行株距1 m×1 m开穴，穴大小20～30 cm，施基肥定植。也用吸芽的离体培养进行繁殖。

田间管理 生长期，中耕除草2、3次，追肥1～2次。冬季注意防寒。

【采收加工】 7～10月花期采收，晒干或鲜用。

【成分】 本品地上部分含正二十四烷(*n*-tetracosane)，β-谷甾醇(β-sitosterol)，硬脂酸(stearic acid)，2，4-二羟基苯甲酸(2，4-dihydroxy benzoic acid)，豆甾烷-7，22-二烯-3β-*O*-葡萄糖苷(stigmast-7，22-dien-3β-*O*-glucoside)。

【药性】 《滇南本草》："味苦、涩，性寒。"

【功用主治】 止带，止血。主治白带，崩漏，便血。

1.《滇南本草》："治妇人白带，红崩日久，大肠下血。""又血症日久欲脱，用之亦可以固脱。"

2.《云南中草药》："收敛止血。"

【用法用量】 内服：煎汤，10～15 g。

1706 ## 耳草 ěr cǎo （《福建民间草药》）

【异名】 较剪草（《生草药性备要》），鲫鱼胆草（《岭南采药录》），山过路蜈蚣、蜈蚣草、行路蜈蚣（《福建民间草药》），节节花、鲫鱼草、龙胆草、苦胆草（《广东中药》），节节白花、细叶假红兰、散血草（《广西药用植物名录》），黑头草、荞糕草（《云南药用植物名录》），野甘草（贵州）。

【基原】 为茜草科耳草属植物耳草的全草。

【原植物】 耳草 *Hedyotis auricularia* L. [*Oldenlandia auricularia* (L.) F. Muell.]

多年生草本，高30～100 cm。茎近直立或平卧，小枝密被短粗毛，幼时近四棱柱形，老时圆柱形，节上常生根。叶对生；叶柄长2.7 mm，托叶膜质，被毛，合生成一短鞘，先端5～7裂成刚毛状；叶片近革质，披针形或椭圆形，长3～8 cm，宽1～2.5 cm，先端急尖或渐尖，基部楔形或微下延，上面平滑或粗糙，下面常被粉末状短毛。聚伞花序密集成头状，腋生；无总花梗；苞片披针形，微小；花4数，近无梗；萼筒长1 mm，被毛，裂片披针形；花冠白色，长2.5～3 mm，裂片广展；雄蕊生于花冠筒喉部，花药伸出；柱头2裂。蒴果球形，直径1.2～1.5 mm，熟时不裂。种子每室2～6颗，种皮有小窝孔。花期春末夏初。

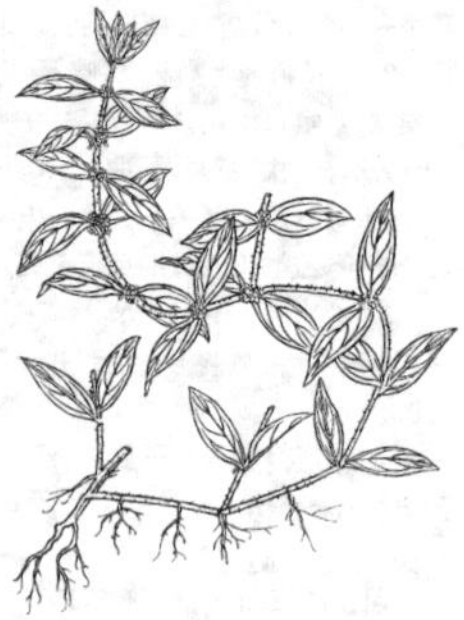

耳 草

生于草地、林缘和灌丛中。分布于华南和西南。

【采收加工】 5～8月采收，鲜用或晒干。

【药材】 耳草 *Hedyotidis Auriculariae Herba* 主产于福建、广东。

性状 全草长25～50(～100)cm。根粗壮坚硬。茎圆柱形，小枝稍具四棱，密被短毛，节稍膨大，有须根。叶对生，黄绿色，薄革质，微向内卷，展平后呈卵形或椭圆状披针形，先端渐尖，基部楔形，全缘，上面稍粗糙，下面被柔毛，脉凸出，侧脉3～6条；托叶2片，合成一短鞘状，先端裂成5～7条刚毛状刺，膜质，被柔毛。叶腋间常有残留聚伞花序或小果。气微，味极苦。

【成分】 全草含β-谷甾醇(β-sitosterol)，耳草碱(auricularine)。

【药性】 苦，凉。

1.《生草药性备要》："味苦，性平。"

2.《广东中药》："味苦，性凉。"

【功用主治】 清热解毒，凉血消肿。主治感冒发热，肺热咳嗽，咽喉肿痛，中痧呕吐，肠炎，痢疾，痔疮出血，崩漏，毒蛇咬伤，乳腺炎，痈疖肿毒，湿疹，跌打损伤。

1.《生草药性备要》："行气，敷疮止痛，理蛇伤，生津液，止喉痛。"

2.《岭南采药录》："清肝火。"

3.《全国中草药汇编》："清热解毒，凉血消肿。主治感冒发热，肺热咳嗽，喉痛，急性结膜炎，肠炎，痢疾，蛇咬伤，跌打损伤，痈疮肿毒，乳腺炎，湿疹。"

【用法用量】 内服：煎汤，10～15 g。外用：捣敷；或煎水洗，或漱口。

【选方】 1. 治大便下血 耳草30 g，白米30 g。捣烂，开水炖服。

2. 治毒蛇咬伤 耳草1握，胡椒目3 g。加水捣烂，外敷，每日换1次。

3. 治蜈蚣咬伤 耳草30 g，绿豆60 g。加水煎服。(1～3方出自《福建民间草药》)

1707 ## 芋叶 yù yè （《日华子》）

【异名】 芋荷（《医林纂要》），芋苗（《青囊杂纂》），青皮叶、独皮叶（《中国植物志》）。

【基原】 为天南星科芋属植物芋的叶片。

【原植物】 参见"芋头"条。

【采收加工】 7～8月采收，鲜用或晒干。

【成分】 叶含β-胡萝卜素(β-carotene)，少量α-胡萝卜素，还含脂类成分：单半乳糖基二甘油酯(monogalactosyl diglycer ide)，二半乳糖基二甘油酯(digalactosyl diglyceride)，磷脂酰胆碱(phosphatidylcholine)，还含亚麻酸(linolenic acid)，棕榈酸(palmitic acid)。

叶柄含黄酮类：蹄纹天竺素-3-葡萄糖苷(pelargonidin-3-glucoside)，矢车菊素-3-鼠李糖苷(cyanidin-3-rhamnoside)，矢车菊素-3-葡萄糖苷(cyanidin-3-glucoside)。

【药性】 辛、甘，平。

1.《日华子》："冷，无毒。"

2.《纲目》："辛，冷。"

3.《医林纂要》："甘，平。"

【功用主治】 止泻，敛汗，消肿，解毒。主治泄泻，自汗，盗汗，痈疽肿毒，黄水疮，蛇虫咬伤。

1.《日华子》："除烦止泻，疗妊孕心烦迷闷，胎动不安。盐研傅蛇虫咬，并痈肿毒，及罯敷毒箭。"

2.《本草药性大全》："止渴，止痛。"

3.《纲目》："涂蜘蛛伤。"

4.《医林纂要》："敛自汗盗汗。"

5.《本草求真》："敷痘疮溃烂成疮。"

6.《民间常用草药汇编》："利水，和脾，消肿。"

7.《全国中草药汇编》："主治蜂螫，黄水疮。"

8.《福建药物志》："散结拔毒，治对口疮。"

【用法用量】 内服：煎汤，15～30 g；鲜品 30～60 g。外用：捣汁涂，或捣敷。

【选方】 1. 治对口疮　芋叶、明矾、桐油籽同捣烂敷患处。(《福建药物志》)

2. 治黄水疮　芋苗晒干，烧存性研搽。(《青囊杂纂》)

1708 芋头 yù tóu (《本草衍义》)

【异名】 蹲鸱(《史记》)，芋魁(《汉书》)，芋根(《汉书》颜师古注)，土芝(《别录》)，芋奶(《种芋法》)，芋渠(《纲目》)，狗爪芋、百眼芋头(《岭南采药录》)，芋艿(《中国医学大辞典》)，毛芋(福建)，水芋(海南)。

【基原】 为天南星科芋属植物芋的根茎。

【原植物】 芋 *Colocasia esculenta* (L.) Schott [*Arum esculentum* L.]

湿生草本。根茎卵形，常生多数小球茎，褐色，具纤毛。叶基生，2、3 枚或更多，叶柄肉质，长 20～90 cm，绿色，基部呈鞘状；叶片卵状广椭圆形，长 20～50 cm，质厚，盾状着生，先端短而锐尖，基部耳形，耳片钝头，全缘，呈波状。花序柄常单生，短于叶柄；佛焰苞长短不一，一般为长 20 cm左右；管部绿色，长约 4 cm，粗 2.2 cm，长卵形；檐部披针形或椭圆形，长约 17 cm，展开成舟状，边缘内卷，淡黄色至绿白色；肉穗花序长约 10 cm，短于佛焰苞；雌花序位于下部，长 3～3.5 cm，中性花序位于中部，长 3～3.3 cm，雄花序位于上部，长 4～4.5 cm，先端骤狭，附属器钻形，长约 1 cm。花期 2～8 月。

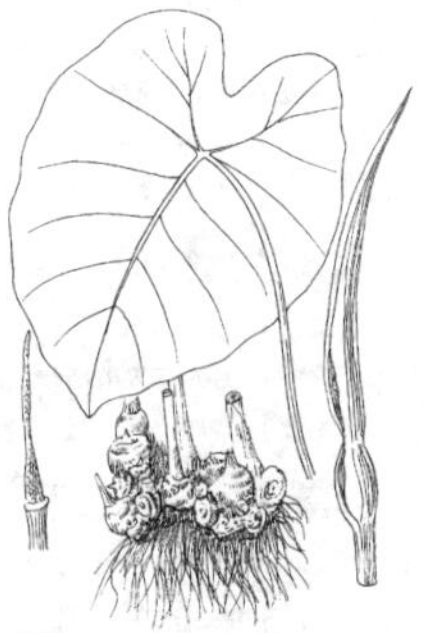

芋

我国南方及华北各地均有栽培。

本植物的叶片(芋叶)与叶柄(芋梗)、花序(芋头花)亦供药用，另设专条。

【栽培】 生物学特性　喜温暖湿润气候，忌高温干旱，较耐荫，不耐涝。宜选土层深厚肥沃的黏质壤土栽培。

繁殖方法　用种芋繁殖法。秋季采收时，选择子芋作种，贮藏待播。春季播种，按行株距(60～80)cm×(50～40)cm 开穴，施足基肥栽种。

田间管理　栽后生长期，中耕除草培土 3～4 次；结合中耕除草培土，追肥 3、4 次；定期灌水，保持土壤湿润。

【采收加工】 9～11 月采挖，鲜用或晒干。

【药材】 芋头 *Colocasiae Esculentae Rhizoma*　全国各地均有栽培。

性状　根茎呈椭圆形、卵圆形或圆锥形，大小不一。有的顶端有顶芽，外表面褐黄色或黄棕色，有不规则的纵向沟纹，并可见点状环纹，环节上有许多毛须，或连成片状，外皮栓化，易撕裂。横切面类白色或青白色，有黏性，质硬。气特异，味甘微涩，嚼之有黏性。

鉴别　根茎横切面：最外为数列栓化细胞。皮层较薄。薄壁组织中散有周木型维管束，并有大型黏液腔散在，直径 140～400 μm，薄壁细胞类圆形或椭圆形，内含淀粉粒。并有含草酸钙针晶束的黏液细胞。

【成分】 根茎含蛋白质，多糖，维生素 B_1，维生素 B_2，烟酸(nicotinic acid)等。还含二羟基甾醇(dihydroxysterol) Ⅰ、Ⅱ。还含黄酮类：蹄纹天竺素-3-葡萄糖苷(pelargonidin-3-glucoside)，矢车菊素-3-鼠李糖苷(cyanidin-3-rhamnoside)，矢车菊素-3-葡萄糖苷(cyaridin-3-glucoside)及花白苷(leucoanthocyanin)。

【药性】 甘、辛，平。归胃经。

1.《别录》："辛，平，有毒。"

2.《本草经集注》："生则有毒，性滑。"

3.《日华子》："冷。"

4.《绍兴本草》："其经火熟者，味甘，平，无毒。"

5.《滇南本草》："味甘，麻。"

6.《药性切用》："味辛，凉，滑。"

7.《本草求真》："入肠、胃。"

8.《本草求原》："甘，温。"

【功用主治】 健脾补虚，散结解毒。主治脾胃虚弱，纳少乏力，消渴，瘰疬，腹中癖块，肿毒，赘疣，鸡眼，疥癣，烫火伤。

1.《别录》："主宽肠胃，充肌肤，滑中。"

2.《新修本草》："蒸煮冷啖，疗热止渴。"

3.《食疗本草》："浴，去身上浮风。"

4.《本草拾遗》："食之令人肥白。吞之开胃，通肠闭。产后煮食之破血。饮其汁，止血、渴。"

5.《日华子》："破宿血，去死肌。和鱼煮，甚下气，调中补虚。"

6.《滇南本草》："治中气不足，久服补肝肾，添精益髓，又能横气。"

7.《本草药性大全》："主治虫疮疥癣，蛇虫咬并痈肿毒，疗癖气。"

8.《本草求真》："生用则可以治腹中癖气，头上软疖；熟用则充饥泽肤，解毒稀痘。冷啖则能止渴生津，痒热除烦，通肠开结，和血，食则能下气宽中。烧灰则能以治疮冒风邪。"

9.《随息居饮食谱》："煮熟甘滑利胎，补虚涤垢，(治)消渴。生嚼治绞肠痧，捣涂痈疡初起。丸服散瘰疬。"

10.《中国药用植物图鉴》："调以胡麻油，敷治火伤、开水烫伤；用芋片不断摩擦疣部，可涂去。"

【用法用量】 内服：煎汤，60～120 g；或入丸、散。外用：捣敷，或醋磨涂。

【宜忌】 1.《本草经集注》："生则有毒，莶不可食。"

2.《千金方》："不可多食，动宿冷。"

3.《食疗本草》："久食令人虚劳无力。"

4.《绍兴本草》："多食善动风气、痼疾；生者食之戟人，乃有小毒。"

5.《本草衍义》："多食滞气困脾。"

6.《本草求真》:“多食则不免有动气发冷泄泻,及难克化之弊矣。”

【选方】 1. 治瘰疬不论已溃未溃　香梗芋艿(拣大者)不拘多少。切片,晒干,研细末,用陈海蜇漂洗,大荸荠煎汤泛丸,如梧桐子大。每服9 g,陈海蜇皮、荸荠煎汤送下。(《中国医学大辞典》芋艿丸)

2. 治一切无名肿毒及诸毒　生芋头一个,独核肥皂一个,葱白七个。同捣烂敷之,如干即换,过一周时,未成者即散,已成者略出脓血即愈。(《同寿录》)

3. 治骨痛,无名肿毒,蛇虫指,蛇虫伤　芋头磨麻油搽;未破者用醋磨涂患处。(《湖南药物志》)

4. 治便血日久　芋头12 g,水煎服,白痢兑白糖,红痢兑红糖。(江西《草药手册》)

5. 治牛皮癣　大芋头、生大蒜,共捣烂,敷患处。(《湖南药物志》)

【临床报道】 导致接触性荨麻疹(CU)　48例(男20例、女28例)CU患者,年龄12～49岁,平均33.3岁。接触芋头汁液后15～60分钟出现症状体征。临床表现:① 非免疫性CU 27例,其中手等部位接触后发生剧烈瘙痒,迅速加剧(16例),也有症状逐渐加剧者(11例),以点状、斑片状水肿性淡红斑、风团为主要表现,皮肤境界清晰,形态多样,可波及前臂及躯干;因搔抓无度可致抓伤、结痂及小水疱等(4例)。② 免疫性CU 16例,以手及头面部(口唇、眼睑、鼻孔周围)血管性水肿为主,境界不清,造成器官变形,皮肤紧张发亮、质软(非凹性水肿)、麻木、瘙痒、有肿胀感等,可伴胸闷、气急,轻微呼吸困难,偶闻哮鸣音,有轻微腹痛、恶心等消化道症状(6例)。③ 机制不明型CU 5例,临床表现为以上两型表现兼有,局部皮温升高,多呈急性病容。各型患者就诊时,轻者烦躁不安,情绪不稳定;重者思维奔放,语言激昂,出现精神、神经质等激惹现象,为兴奋性增强表现。

1709 芋梗 yù gěng (《本草衍义》)

【异名】 芋荷杆(《民间常用草药汇编》),芋茎(《湖南药物志》)。

【基原】 为天南星科芋属植物芋的叶柄。

【原植物】 参见“芋头”条。

【采收加工】 8～9月采收,除去叶片,鲜用或切段晒干。

【药性】 《福建药物志》:“辛,平,生用有小毒。”

【功用主治】 祛风,利湿,解毒,化瘀。主治荨麻疹,过敏性紫癜,腹泻,痢疾,小儿盗汗,黄水疮,无名肿毒,蛇头疔,蜂螫伤。

1.《本草衍义》:“擦蜂螫处,愈。”

2.《本草求真》:“茎烧灰敷痘疮无瘢。”

3.《民间常用草药汇编》:“利水,和脾,消肿。”

4.《福建药物志》:“驱风行瘀。治荨麻疹,过敏性紫癜,癥瘕。”

【用法用量】 内服:煎汤,15～30 g。外用:捣敷;或研末掺或调敷。

【选方】 1. 治荨麻疹　芋叶柄60 g,老鼠耳根、红枣、红糖各30 g。水煎服。(《福建药物志》)

2. 治盗汗　芋茎或花21～30 g,猪瘦肉60 g。同煮服。(江西《草药手册》)

1710 芋头花 yù tóu huā (《民间常用草药汇编》)

【异名】 芋苗花(《生草药性备要》)。

【基原】 为天南星科芋属植物芋的花序。

【原植物】 参见“芋头”条。

【采收加工】 花开时采收,鲜用或晒干。

【药性】 《四川中药志》1960年版:“性平,味麻,有毒。”

【功用主治】 理气止痛,散瘀止血。主治气滞胃痛,噎膈,吐血,子宫脱垂,小儿脱肛,内外痔,鹤膝风。

1.《生草药性备要》:“治隔食,炒用。”

2.《民间常用草药汇编》:“治胃气痛,除湿。”

3.《四川中药志》1960年版:“治内外痔疮,吐血及小儿脱肛。”

4.《全国中草药汇编》:“治子宫脱垂,痔疮核脱出。”

【用法用量】 内服:煎汤,15～30 g。外用:捣敷。

【宜忌】 《四川中药志》1960年版:“无炎症及出血者忌用。”

【选方】 1. 治吐血　芋头花15～30 g,炖腊肉或猪肉服。

2. 治子宫脱垂,小儿脱肛,痔疮脱出　鲜芋头花3～6朵,炖陈腊肉服。(1、2方出自江西《草药手册》)

3. 治鹤膝风　芋头花配生姜、葱子、灰面共捣烂酒炒,包患处。(《四川中药志》1960年版)

4. 治盗汗　芋头花21～30 g,猪瘦肉60 g,同煮服。(江西《草药手册》)

1711 芒花 máng huā (《全国中草药汇编》)

【异名】 芭茅花(《草木便方》)。

【基原】 为禾本科芒属植物芒的花序。

【原植物】 参见“芒茎”条。

【采收加工】 9～11月采收。

【成分】 花穗含黄酮糖苷:洋李苷(prunin)和芒花苷(miscanthoside)等。

【药理】 对免疫系统的作用　芭芒花穗水提取物对小鼠IgE形成具有抑制作用,成分MSIS(一种不可透析成分,相对分子质量＞50 000D)对IgE形成有很强的抑制作用。MSIS腹腔注射或鼻腔内给药,对注射二硝基苯基——卵清蛋白抗原引起的原发性和继发性免疫反应均有抑制作用。

【药性】 《全国中草药汇编》:“甘,平。”

【功用主治】 活血通经。主治月经不调,闭经,产后恶露不净,半身不遂。

1.《草木便方》:“治产后恶露胀,月闭血竭,去瘀。”

2.《全国中草药汇编》:“活血通经。主治月经不调,半身不遂。”

【用法用量】 内服:煎汤,30～60 g。

【选方】 治半身不遂　芒花序60～90 g,瘪桃干30 g。水煎,冲烧酒服,早晚各1次。(《浙江药用植物志》)

1712 芒茎 máng jīng (《本草拾遗》)

【异名】 杜荣(《尔雅》),笆芒(《太平寰宇记》),笆茅(《纲目》),芒花草(《广西药用植物名录》)。

【基原】 为禾本科芒属植物芒的茎。

【原植物】 芒 *Miscanthus sinensis* Anderss.

宿根多年生草本。高1～2 m。无毛或在花序以下疏具柔毛。叶鞘均长于节间,除鞘口有长柔毛外,余均无毛;叶舌钝圆,长1～2 mm,先端具纤毛;叶片线形,长20～50 cm,宽6～10 mm,无毛,或下面疏具柔毛并被白粉。圆锥花序扇形,长15～40 cm,分枝较强壮而直立,每节具1短柄和1长柄小穗;穗轴节间长4～8 mm,无毛;短柄长1.5～2(～3)mm,长柄向外开展,长4～6 mm;小穗披针形,长4.5～5 mm,基盘

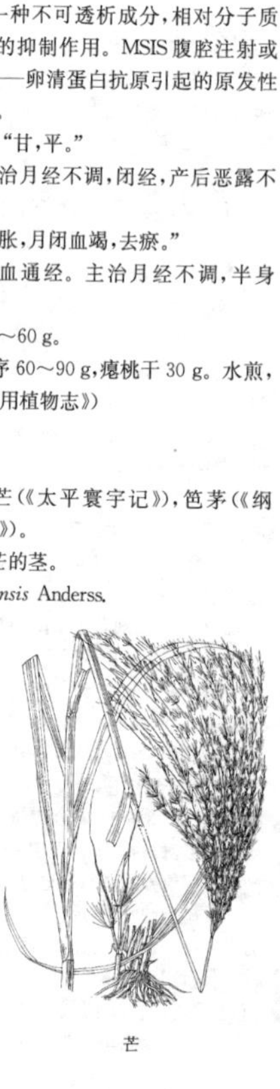

芒

具白色至黄褐色之丝状毛；第一颖先端渐尖，具2脊，背部全部无毛，具3脉，第二颖舟形，先端渐尖，背部无毛，边缘具小纤毛；第一外稃长圆状披针形，先端钝；第二外稃较狭，在先端1/3处以上具2齿，齿间具1芒，芒长8～10 mm，膝曲，芒柱稍扭曲，内稃微小，先端不规则地齿裂。花、果期7～11月。

生于山坡草地或河边湿地。广布南北各地。

本植物的花序(芒花)、根状茎(芒根)、含寄生虫的幼茎(芒气笋子)亦供药用，另设专条。

【采收加工】 7～10月采收，切段，鲜用或晒干。

【成分】 茎含三酰甘油，酚酸，甾醇酯，游离甾醇，游离脂肪酸，蜡，*n*-石蜡，糖醇，单糖，双糖及多糖。

【药性】 《本草拾遗》："味甘，平，无毒。"

【功用主治】 清热利尿，解毒，散血。主治小便不利，虫兽咬伤。

1.《本草拾遗》："主治人、畜为虎、狼等伤，恐毒入肉者。取茎杂葛根浓煮服之，亦取汁。"

2.《纲目》："煮汁服，散血。"

3.《动植物民间药》："利尿，解热，解毒。治风邪。"

【用法用量】 内服：煎汤，3～6 g。

1713 芒根 máng gēn (《国药提要》)

【异名】 芭茅根(《草木便方》)。

【基原】 为禾本科芒属植物芒的根状茎。

【原植物】 参见"芒茎"条。

【采收加工】 8～11月采收，晒干。

【药性】 《全国中草药汇编》："甘，平。"

【功用主治】 止咳，利尿，止渴，活血。主治咳嗽，小便不利，热病口渴，干血痨，带下。

1.《分类草药性》："治咳嗽，淋症，女子带症。"

2.《国药提要》："为利尿、止渴剂。"

3.《全国中草药汇编》："主治小便不利，热病口渴。"

4.《民间常用草药汇编》："通气血，治妇女干病。"

【用法用量】 内服：煎汤，60～90 g。

【宜忌】 《民间常用草药汇编》："孕妇忌服。"

1714 芒硝 máng xiāo (《伤寒论》)

【异名】 芒消(《别录》)，马牙消(《药性论》)，英消(《开宝本草》)，盆消(《本草图经》)。

【基原】 为硫酸盐类芒硝族矿物芒硝的提纯品。

【原矿物】 参见"朴硝"条。

【药材】 芒硝 *Natrii Sulfas* 主产于河北、天津、山东、河南、江苏、安徽、山西等海边地或盐场附近。

性状 本品为针状、粒状集合体，呈棱柱状、长方形或不规则块片状及颗粒状。无色透明或类白色半透明。露置空气中表面渐风化成一层白色粉末(无水芒硝)。体轻，质脆，易碎。断面不整齐，呈玻璃样光泽。气无，味咸微苦、凉。极易溶于水，并能溶于甘油。

鉴别 (1) 透射偏光镜下，多呈板状或板条状；薄片中无色透明；折光率 $Np=1.394$，$Nm=1.396$，$Ng=1.398$，负突起很低。最高干涉色为1级黄；斜消光，消光角：$Ng \wedge C \approx 31°$。二轴晶；负光性。

(2) 取本品水溶液，加醋酸氧铀锌试液，即发生黄色沉淀；取铂丝，用盐酸湿润后，蘸取本品粉末，在无色火焰中燃烧，火焰即显鲜黄色(检查钠盐)。

(3) 取本品水溶液，加氯化钡试液，即发生白色沉淀；沉淀在盐酸或硝酸中均不溶解(检查硫酸盐)。

品质标志 《中华人民共和国药典》2010年版规定：本品含硫酸钠(Na_2SO_4)不得少于99.0%。

【成分】 芒硝主要含硫酸钠($Na_2SO_4 \cdot 10H_2O$)，尚含食盐、硫酸钙和硫酸镁等杂质。芒硝在大气中易失去水，故表面常呈白粉状；此种风化的芒硝，其硫酸钠含量可超过44.1%。

【药理】 1. 泻下作用 芒硝9 g/kg灌胃对小鼠小肠运动有明显的推进作用。芒硝中的主要成分硫酸钠内服后，其硫酸根离子不易被肠黏膜吸收，在肠内形成高渗盐溶液，保持大量水分，肠道被扩张，引起机械刺激，促进肠蠕动；对肠黏膜也有化学性刺激作用，但并不损害肠黏膜。空腹时服用，同时饮用大量温开水，服后4～6小时泻下，排出流体粪便。

2. 其他作用 芒硝12 g/kg灌胃对二甲苯所致小鼠耳郭肿胀有一定的抑制作用，芒硝对常见致病菌均无抑菌作用，清热消肿作用并非抑菌所致。

3. 相恶配伍 三棱与芒硝配伍属"十七畏"范畴，实验表明，三棱对醋酸致痛有镇痛作用，有促进肠蠕动、兴奋兔离体肠肌等作用，与芒硝合用后，上述作用均有所降低；芒硝有升高红细胞数作用，与三棱合用后，多有降低；单味三棱、芒硝均可升高白细胞数、提高脾脏指数，合用后多有降低。据此，两者属相恶配伍。

毒性 芒硝煎液腹腔注射小鼠 LD_{50} 为6.738 g/kg。给药后1小时死亡，动物表现肾缺血现象。

【药性】 咸、苦，寒。归胃、大肠经。

1.《别录》："味辛苦，大寒。"

2.《药性论》："味咸，有小毒。""马牙消，味甘，大寒，无毒。"

3.《医学启源》："《主治秘要》云：性寒，味咸。气薄味厚，沉而降，阴也。"

4.《药品化义》："入肺、胃、大肠三经。"

5.《本草经解》："入手太阳小肠经，手少阳三焦经。"

6.《本草再新》："入肝、脾、肾三经。"

【功用主治】 泻火通便，软坚，消肿。主治实热积滞，大便秘结，腹胀痞痛，肠痈，乳痈，丹毒，目赤翳障，咽喉肿痛，口疮。

1.《别录》："主五脏积聚，久热胃闭，除邪气，破留血，腹中痰实结搏，通经脉，利大小便及月水，破五淋，推陈致新。"

2.《医学启源》："《主治秘要》云，其用有三：治热淫于内一也；去肠内宿垢二也；破坚积热块三也。"

3.《本草再新》："涤三焦肠胃湿热，推陈致新，伤寒疫痢，积聚结癖，停痰淋闭，瘰疬疮肿，目赤障翳，通经堕胎。"

4.《汤液本草》："消肿毒，疗天行热痛。"

5.《本草蒙筌》："清心肝明目，涤肠胃止痛。"

6.《药性论》："通女子月闭癥瘕，下瘰疬，黄疸病，主堕胎。患漆疮，汁敷之。主时疾壅热，能散恶血。""马牙消，能除五脏积热伏气。末筛点眼及点眼药中用，甚去赤肿，障翳，涩泪痛。"

7.《本草求原》："马牙消，治齿痛，食蟹龈肿，喉痹肿痛，重舌口疮，鹅口。"

【用法用量】 内服：煎汤，10～15 g；或研末，用药汁、开水冲服；或入丸剂。外用：研末敷；或化水点眼；或煎水熏洗。

【宜忌】 脾胃虚寒及孕妇禁服。

1.《本草经集注》："畏麦句姜。"

2.《伤寒明理论》："结不致坚者，不可用也。"

3.《医学启源》："妇人有孕忌之。"

4.《药品化义》："痧子忌用，恐咸品内凝不能发出。"

5.《本草述钩元》："元阳之虚者，是为禁药，而元阴虚者投此至阴之化气，反为绝其生化之元，贻害不小也。"

6.《国药诠证》："有热无结者不可用，有结无热者亦不可用。苟无结而误攻则气聚，无热而误清则阴盛。"

【选方】 1. 治阳明病，腹满而喘，有潮热，手足濈然汗出者，大便硬 大黄四两(酒洗)，厚朴半斤(炙，去皮)，枳实五枚(炙)，芒硝三合。上四味，以水一斗，先煮二物，取五升，去滓，纳大黄，更煮

取二升，去滓，纳芒硝，更上微火一两沸。分温再服，得下，余勿服。(《伤寒论》大承气汤)

2. 治伤寒六七日，结胸热实，脉沉而紧，心下痛，按之石硬者　大黄六两(去皮)，芒硝一升，甘遂一钱匕。上三味以水六升，先煮大黄，取二升，去滓，纳芒硝，煮一两沸，纳甘遂末。温服一升，得快利，止后服。(《伤寒论》大陷胸汤)

3. 治食物过饱不消，遂成痞膈　马牙消一两(碎之)，吴茱萸半升(陈者)。煎取吴萸浓汁，投消。乘热服，良久未转，更进一服。(《经验方》)

4. 治天行壮热，狂言谬语五六日者　鸡子三枚，芒硝方寸匕，井花水一杯。上三味合搅，尽服之。心烦下则愈。(《外台》引《古今录验方》)

5. 治暴赤眼，涩痛难开　马牙消一分，上一味，为细末，安于鉴上，侧置铜盆中，夜露之，令露滴消，铜盆内盛，取点目中。(《圣济总录》)

6. 治眼有翳　芒硝一大两，置铜器中，急火上炼之，放冷后，以生绢细罗，点眼角汁，每夜欲卧时一度点。(《孙真人食忌》)

7. 治乳蛾　芒硝一钱五分，胆矾八分，雄黄八分，明矾八分。俱研细，和匀，吹入喉中。(《医学广笔记》)

8. 治一切痈肿　生地黄三升，芒硝三合，豉一升。上三味同捣，薄之，热即易之，取瘥。(《千金方》)

9. 治疮肿，一切风热　大黄二两(半生半熟)，芒硝、甘草各一两。上为末，炼蜜丸如弹子大。每服半丸，食后，茶清、温酒任化下，童便半盏研化服亦得。(《卫生宝鉴》破棺丹)

10. 治走注风脚疼痛筋脉拘急　马牙消(煅)一两，草乌二枚(烧存性)。上为末，每二三钱，姜汁一盏，慢火熬成膏，摊帛上贴痛处，日二次换。亦可用芥子末鸡蛋清调敷。(《医林类证集要》)

11. 治隐疹百疗不瘥者　黄连、芒硝各五两。上二味以水六升，煮取半，去滓，洗之，日四五。(《千金方》)

【临床报道】 1. 治疗老年便秘　将芒硝按大(30 g)、中(20 g)、小(10 g)剂量称取后，置于灌肠筒内，加入39～41 ℃的温水500 ml，溶化后，常规灌肠。如法灌肠1次后，观察排便时间及自行排便维持时间。共观察208例，大剂量组71例中，15～20分钟开始排便者64例，21～26分钟排便者7例。中剂量组66例中，15～20分钟排便者27例，21～26分钟排便者17例，27～30分钟排便者9例。小剂量组71例中，15～20分钟排便者15例，21～26分钟排便者9例，27～30分钟排便者11例。自行排便维持时间：大剂量维持5～7日者30例，7～14日者26例，14～28日者15例。中剂量组维持5～7日者15例；7～14日者2例；小剂量组维持5～7日者2例。通便效果为大剂量组最好，中剂量组次之，小剂量组最差。

2. 治疗重症胰腺炎所致腹胀　重症胰腺炎患者60例，随机分成2组，治疗组40例，对照组20例。在一般治疗的同时，对治疗组用芒硝腹壁外敷。方法：芒硝500 g装入20 cm×30 cm纱布袋内，首先在患者中上腹部的皮肤垫一层薄棉布，以保护腹壁皮肤，再将装入芒硝的袋平敷于棉布的上面，经过6～8小时后芒硝遇热结成块，似板状，需更换，一般8小时1次。对照组只采取一般治疗。结果：治疗组显效34例，有效5例，无效1例；对照组显效8例，有效7例，无效5例。治疗组疗效优于对照组。

3. 治疗小儿中毒性肠麻痹　在积极抗感染，改善循环，纠正电解质紊乱等抢救措施的同时，用芒硝100～200 g，装入约12 cm大小的方形布袋内。布袋用单层手帕或双层纱布缝制而成。外敷于中下腹部，用胶布固定。再置热水袋于布袋上面，盖好衣被。热敷0.5～1小时后，芒硝受热溶解，布袋潮湿，即可撤去热水袋。持续外敷时间依腹胀消退情况而定。共治疗285例中重症肺炎138例，新生儿败血症32例，小儿肠炎99例，中毒性菌痢9例，坏死性肠炎7例。结果：4小时内痊愈118例，好转158例，无效9例(均属抢救无效死亡者)。总有效率达96.8%。

4. 治疗外科感染　取冰片、芒硝，按1：10的比例混匀研末备用，按病变范围大小，取适当纱布1块展平，将所备冰片、芒硝适量均匀撒在纱布中央，约0.5 cm厚，将纱布四边褶包好，贴敷患处，用胶布固定或用绷带包扎，防药粉撒出。每2、3日更换1次，不宜过勤换药，以免药粉溶解不完全而影响疗效。共治230例患者，均治愈，平均换药3次(仅阑尾周围脓肿为3、4次)。

5. 治疗急性阑尾炎　用芒硝60 g，大黄末60 g，大蒜头12个。先将蒜头去外皮洗净，和芒硝同捣成糊状，用醋先在压痛处涂擦，再取上药约3 cm厚，周围以纱布围成圈，防止药液外流，2小时后去掉，以温水洗净，再以醋调大黄末敷12小时，治疗534例，有效率96.2%。

6. 退乳　取芒硝200 g(炎热季节用300 g)，用纱布包裹，分置于两侧乳房上，用胸带固定，经24小时(天热12小时)取下。如1次未见效，可继续敷1～2次。共观察33例，用药2日后乳退者占85%，其余均于用药3日后乳退。但产后乳房未胀，用皮硝作预防性退乳无效。

7. 治疗前列腺增生合并急性尿潴留　取芒硝20～40 g，装布袋内或用纱布包好敷在脐上，再把热水袋放在布袋上热敷，热水袋温度以患者能耐受为准，脐部有潮湿感，药量较大时，可有药水外渗，持续敷至排尿，之后每日敷1～3次以巩固疗效，5日为1个疗程。结果：敷脐后患者感觉腹部舒适，有温热感；另有患者腹中有气下行感，腹部疼痛减轻。共治30例，敷1次尿畅通者29例，敷2次后尿畅通者1例。

8. 治疗腮腺炎　芒硝、地龙各等分，共研细末，用米醋拌匀(醋药之比2：1)，外敷于患处，每日4次，保持湿润，或以开水浸泡10分钟后用纱布吸湿敷于患处。共治28例，经敷药后次日疼痛消失，继用2～3日，肿块全无。

9. 治疗急性血栓性浅静脉炎　大黄、芒硝各250 g，研碎后用陈醋调成糊状，摊于无菌纱布上，厚度不应小于3 mm，范围应大于病变部位1～2 cm，外敷于患处，每日更换1次，10日为1个疗程。治疗58例，结果：敷药3～5日治愈18例，6～8日治愈14例，9～10日治愈4例，治愈率为62.07%。总有效率达100.00%。

10. 治疗角膜翳　取玄明粉50 g，食用(白)醋500 g，瓦罐闷浸。搅拌，文火熬干。乳钵研末，过筛(200目)，瓶装密封待用。用时撒少许于结膜囊下，每日2～3次，20日为1个疗程。共治37例46只眼，其中角膜云翳19只，有效率为94.23%；角膜斑翳7只，有效率为28.57%。治疗时间最长5个疗程，最短1个疗程。

11. 治疗湿疹　视患病部位之大小，取适量芒硝与沸水按1：20～1：30比例(一般以芒硝50 g，溶于沸水1 000～1 500 ml内)配制溶液。将溶液置于搪瓷盆内，先趁热气上蒸之时熏其患部，待药液热度下降后再以其洗之。如果熏其部位不便，可直接洗之。熏洗过程中注意避免烫伤。每日早晚1次，有条件者中午增1次，每次约30分钟，5日为1个疗程。治疗结果：600例中，痊愈360例(其中1个疗程痊愈102例，2个疗程痊愈258例)，显效120例，有效96例，无效24例。总有效率96%。

12. 治疗冻疮　感染者用黄柏60 g，芒硝30 g；未感染者用黄柏30 g，芒硝60 g。研末，凉开水调成糊状，取适量敷于局部，每日敷药1次，无菌敷料包扎。共治62例，结果：敷药后均无不适，胀痛、灼痒明显减轻。感染者3～6日，未感染者2～4日愈合。

13. 治疗痱子　用1：30芒硝溶液，一般用量约1 000 ml，并可根据痱子面积的大小决定溶液量的多少。如果痱子已出现小的脓点，可用1：20芒硝溶液局部外洗，亦可用棉球或纱布蘸此溶液涂抹。每日可洗1～2次，疗程为2日。预防痱子的发生，可每日以1：60的芒硝溶液外洗，每日1～2次均可，即能阻止痱子的出现。共治96例，均于1个疗程治愈。

【各家论述】 1. 成无己："《内经》云：咸味下泄为阴。又云，咸以软之，热淫于内，治以咸寒。气坚者以咸软之，热盛者以寒消之，故张仲景大陷胸汤、大承气汤、调味承气汤皆用芒硝以软坚去实热。”

2.《本草蒙筌》：“按七消（朴硝、芒硝、英硝、马牙硝、硝石、风化硝、玄明粉）气味相同，俱善消化驱逐，但朴消力紧，芒硝、英消、马牙消力缓，消石、风化消、玄明粉缓而又缓也。以之治病致用，病退即已。”

3.《纲目》：“朴消澄下，消之粗者也，其质重浊。芒硝、牙消结于上，消之精者也，其质清明。甜消、风化消，则又芒硝、牙消之去气味而甘缓轻爽者也。故朴消止可施于卤莽之人及傅涂之药；若汤散服饵，必须芒硝、牙消为佳。张仲景《伤寒论》只用芒硝不用朴消，正此义也。”

4.《药品化义》：“芒硝味咸软坚，故能通燥结，性寒降下，故能去火烁，主治时行热狂，六腑邪热或上焦膈热或下部便坚。《经》曰热淫于内，治以咸寒，以此为君剂，以水克火也，佐以苦辛，与大黄苦辛之品相须而治。因咸走血，亦能通经闭，破蓄血，除痰癖，有推陈致新之功。”

1715 芒萁骨 máng qí gǔ （《福建民间草药》）

【异名】 草芒、山蕨（《福建民间草药》），芒萁、芒仔、山芒（《闽南民间草药》），蕨萁、鹅萁（《广西本草选编》），铁狼萁、铁芒萁（《贵州中草药名录》）。

【基原】 为里白科芒萁属植物芒萁的幼叶、叶柄。

【原植物】 芒萁 *Dicranopteris pedata* (Houtt.) Nakai [*Polypodium pedatum* Houtt.; *D. dichotoma* (Thunb.) Bernh.]

多年生草本，植株高 40～100 cm。直立或蔓生。根茎细长而横走，被棕色毛。叶远生，纸质，下面灰白色或浅蓝色；叶柄棕禾秆色，长 20～55 cm；叶轴一至二回或多回分叉，各分叉的腋间有 1 休眠芽，密被茸毛，并具 1 对叶状苞片，宽披针形；基部两侧有 1 对篦齿状托叶；末回羽片披针形或宽披针形，顶端渐狭，尾状，篦齿状深裂几达羽轴；裂片 35～50 对，线状披针形，长 1.5～3 cm，先端钝，常微凹，平展，羽片基部上侧的数对呈三角形或三角状长圆形。长 4～10 mm，各裂片基部汇合，全缘，边缘软骨质；侧脉斜展，每组有 3、4 条平行小脉。孢子囊群圆形，由 5～8 个孢子囊组成，着生于每组侧脉的上侧小脉的中部，在主脉两侧各排成 1 行。

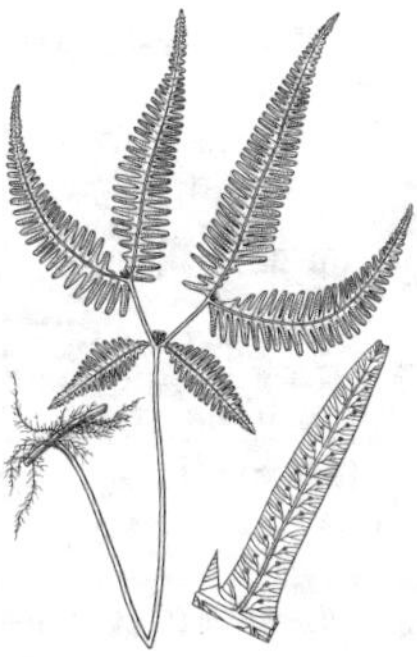

芒　萁

生于强酸性的红壤丘陵、荒坡林缘或马尾松林下。分布于西南及江苏、安徽、浙江、福建、江西、湖北、湖南、广东、广西、甘肃南部、台湾等地。

本植物的根茎（芒萁骨根）亦供药用，另设专条。

【采收加工】 全年均可采收，晒干或鲜用。

【药材】 芒萁骨 *Dicranopteridis Pedatae Herba* 产于长江以南各地。

性状　叶卷缩，叶柄褐棕色，光滑，长24～56 cm，叶轴一至二回或多回分叉，各回分叉的腋间有 1 个休眠芽，密被绒毛，并有 1 对叶状苞片；末回羽片展开后呈披针形，长 16～23.5 cm，宽 4～5.5 cm，篦齿状羽裂，裂片条状披针形，顶端常微凹，侧脉每组有小脉 3～5 条；上表面黄绿色，下表面灰白色。气微，味淡。

鉴别　粉末特征：叶上表皮细胞壁波状弯曲，无气孔；下表皮细胞壁平直，稍弯曲，气孔较多，不定式。叶柄皮层细胞类圆形，壁薄。梯纹管胞直径 15～39 μm。单细胞非腺毛壁平滑，厚约 5.2 μm。淀粉粒单粒类圆形或不规则形，直径 5～8 μm，层纹及脐点均不明显。纤维成束，棕红或棕黄色，纹孔明显，直径约 31 μm，壁厚约 10 μm。下皮细胞黄色，长方形或长多边形，壁厚 5～8 μm，纹孔明显。内皮层细胞长方形，排列整齐。

【成分】 全草含酚性成分：原儿茶酸（protocathechuic acid），阿福豆苷（afzelin），槲皮苷（quercitrin），1-(1-羟乙基)-4β-芸香糖氧基苯〔1-(1-hydroxyethyl)-4β-rutinosyloxybenzene〕；甾醇类：β-谷甾醇（β-sitosterol），β-谷甾醇葡萄糖苷（β-sitosteryl-glucoside），豆甾醇（stigmasterol），豆甾醇葡萄糖苷（stigmasteryl-glucoside）。还含对-β-芸香糖氧基苏合香烯（p-β-rutinosyloxystyrene）。

【药性】 微苦、涩，凉。

1.《广西本草选编》：“味甘、淡，性平。”

2.《全国中草药汇编》：“苦、涩，平。”

【功用主治】 化瘀止血，利尿消肿。主治妇女血崩，跌打伤肿，外伤出血，热淋涩痛，白带，小儿腹泻，痔瘘，目赤肿痛，烫火伤，毒虫咬伤。

1.《天目山药用植物志》：“清热化湿，祛瘀止血。主治妇女白带，小便涩痛，烫伤火伤，跌扑伤痛，刀伤出血，妇女血崩。”

2.《全国中草药汇编》：“主治鼻衄，肺热咳血，尿道炎，小便不利，水肿，月经过多；外用治骨折，蜈蚣咬伤。”

3.《广西本草选编》：“清热利尿。主治膀胱炎，尿路感染，血崩，白带，跌打损伤。”

4.《福建药物志》：“治皮肤瘙痒。”

【用法用量】 内服：煎汤，9～15 g；或研末。外用：研末敷；或鲜品捣烂敷。

【选方】 1. 治水火烫伤　芒萁茎心烧灰，研末，桐油调敷。（《天目山药用植物志》）

2. 治小儿腹泻　芒萁 15 g，焦山楂 9 g。煎服。

3. 治目赤肿痛　鲜芒萁、车前草各适量。水煎浓汁，熏眼，每日 2、3 次。（2、3 方出自《安徽中草药》）

1716 芒气笋子 máng qì sǔn zi （《全国中草药汇编》）

【基原】 为禾本科芒属植物芒含寄生虫的幼茎。

【原植物】 参见“芒茎”条。

【采收加工】 6～8 月采收，晒干。

【药性】《全国中草药汇编》：“甘，平。”

【功用主治】《全国中草药汇编》：“调气，补肾，生津。主治妊娠呕吐，精枯阳痿。”

【用法用量】 内服：煎汤，5～10 g；或研末。

【选方】 1. 治肾虚阳痿　芒气笋子 5～7 个。水煎服；或烧存性，开水冲服。（《浙江药用植物志》）

2. 治妊娠呕吐　芒气笋子 5～7 个，猪肉适量。同煮熟，食肉服汤。（《浙江药用植物志》）

1717 芒萁骨根 máng qí gǔ gēn （《福建民间草药》）

【基原】 为里白科芒萁属植物芒萁的根茎。

【原植物】 参见“芒萁骨”条。

【采收加工】 全年均可采挖，晒干或鲜用。

【药材】 芒萁骨根 *Dicranopteridis Pedatae Radix* 产于长江以南各地。

性状　本品根状茎细长，有分枝，粗 2.2～5 mm，褐棕色，坚硬，木质，被棕黄色毛，具短须根；易折断，断面明显分为二层，外层为棕色皮层，中央为淡黄色中柱。

鉴别　根状茎横切面：表皮细胞 1 列。下表皮细胞壁木化加厚，近内皮层的 4～6 列细胞壁强烈加厚，几无胞腔；内皮层凯氏点明显。原生中柱，维管束周韧型。薄壁细胞含有淀粉粒。

【成分】 根茎中含二萜醇类化合物(6*S*, 13*S*)-cleroda-3, 14-diene-6, 13-diol及其糖苷，(6*S*, 13*S*)-6-〔6-*O*-acetyl-*β*-*D*-glucopyranosyl-(1→4)-*α*-*L*-rhamnopyranosyloxy〕-13-〔*α*-*L*-rhamnopyranosyl-(1→4)-*β*-*D*-fucopyranosyloxy〕-cleroda-3, 14-diene。还含有黄酮类：阿福豆苷(afzelin)，槲皮苷(quercitrin)。

【药性】 微苦，凉。

1.《天目山药用植物志》："性平，味甘。"

2.《福建药物志》："微苦，平。"

【功用主治】 清热利湿，化瘀止血。主治湿热臌胀，小便涩痛，阴部湿痒，白带，血崩，鼻衄，跌打伤肿，外伤出血，肺热咳嗽。

1.《天目山药用植物志》："治湿热臌胀。"

2.《浙江药用植物志》："治小便涩痛，白带，血崩，鼻衄，跌打损伤，外伤出血，烫伤。"

3.《福建药物志》："清热止血。治淋病，咳嗽，血崩，跌打损伤。"

【用法用量】 内服：煎汤，15～30 g；或研末。外用：鲜品捣敷。

【选方】 1. 治湿热臌胀　鲜芒萁根茎250 g。水煎取汁，冲入烧酒适量，每日早晚饭前各服1次。(《天目山药用植物志》)

2. 治阴部湿痒　芒萁根6～9 g，烧灰，调入千里光膏内。先用千里光、臭牡丹、金银花藤，煎水洗，后用本品外搽。(江西《草药手册》)

3. 治妇女血崩　芒萁根茎心30 g。烧灰研末，酒送服。(台湾《常见草药》)

4. 治鼻衄　鲜芒萁根茎250 g，乌韭60 g，黑豆250 g。水煎冲白糖服。(《浙江药用植物志》)

1718 亚麻 yà má (《本草图经》)

【异名】 鸦麻(《本草图经》)，胡麻饭(《滇南本草》)，山西胡麻(《植物名实图考》)。

【基原】 为亚麻科亚麻属植物亚麻的根、叶。

【原植物】 亚麻 *Linum usitatissimum* L.

一年生草本，高30～100 cm。茎直立，上部分枝，基部稍木质，表面具纵纹。单叶互生；无柄；叶片披针形或线状披针形，长1.8～3.2 cm，宽2～5 mm，先端渐尖，基部较窄，全缘，叶脉常3出。花单生于枝顶及上部叶腋，花梗长2～3 cm；萼片5，绿色，卵形，顶端渐尖，基部近于圆形，上面具脉3条，中间1条较粗，延至萼片的顶端，萼宿存；花瓣5，蓝色或白色，倒卵形或广倒卵形，长7～10 mm，先端微凹，基部渐狭，边缘微有波状缺刻；雄蕊5，与花瓣互生，花药线状，纵列，花丝细长，线形而扁，基部逐渐膨大，退化雄蕊5，仅留齿状痕迹；子房椭圆状卵形，5室，花柱5，分离，柱头条形。蒴果近球形，稍扁，淡褐色或暗褐色，有光泽。花期6～7月，果期7～9月。

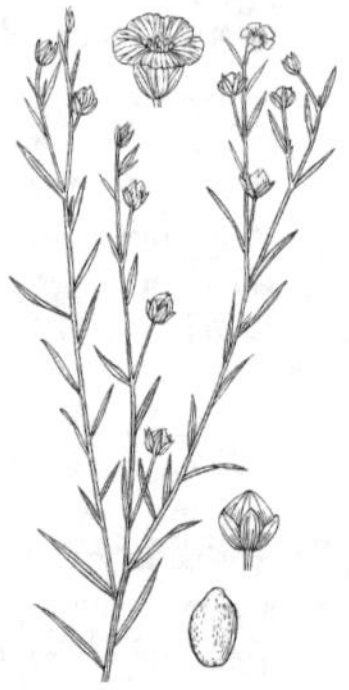

亚　麻

全国各地栽培。分布于河北、山西、内蒙古、吉林、黑龙江、山东、河南、湖北、四川、云南、陕西等地。

本植物的种子(亚麻子)亦供药用，另设专条。

【栽培】 生物学特性　喜凉爽湿润气候。耐寒，怕高温。种子发芽最低温度1～3 ℃，最适宜温度20～25 ℃；营养生长适宜温度11～18 ℃。土壤含水量达到田间最大持水量的70%～80%。生育期70～80日。前作以玉米、小麦或大豆为好。以土层深厚、疏松肥沃、排水良好的微酸性或中性土壤栽培为宜，含盐量在0.2%以下的碱性土壤亦能栽培。

繁殖方法　品种有纤维型和油用型。用种子繁殖：播前种子用化肥拌种。4月下旬至5月上旬播种，纤维型的按行距7.5 cm开条沟播种；油用型的按行距22～26 cm开宽幅条沟，播后7～8日出苗。

田间管理　生长期易遭杂草混生，应及时除草。雨季要开沟排水，旱季及时灌溉。根据不同土类，施肥氮磷钾要适宜配比，需施较多钾肥，以提高抗倒伏能力；施用锌、锰、铜等微量元素，可以提高品质。

病虫害防治　病害有亚麻锈病、亚麻炭疽病、立枯病、叶斑病等。虫害有草地螟、亚麻夜蛾、黏虫、白边地老虎、甘蓝夜蛾、金龟子等。

【采收加工】 8～10月挖根，切片，晒干。5～6月采叶，鲜用或晒干。

【成分】 叶、茎含黄酮苷：荭草素(orientin)，异荭草素(isoorientin)，牡荆素(vitexin)，异牡荆素(isovitexin)，光牡荆素(lucenin)Ⅰ、Ⅱ，6-*C*-木糖基-8-*C*-葡萄糖基芹菜素(vicenin-Ⅰ)，6, 8-二-*C*-葡萄糖基芹菜素(vicenin Ⅱ)。

【药性】《滇南本草》："味甘、辛，性平，无毒。"

【功用主治】 平肝，活血。主治肝风头痛，跌打损伤，痈肿疔疮。

1.《滇南本草》："叶：治风邪入窍，口不能言。根：治头风疼痛。"

2.《昆明民间常用草药》："种子及根：平肝，顺气，润肠。治睾丸炎，疝气，慢性肝炎，肝风头痛，便秘。"

【用法用量】 内服：煎汤，根，15～30 g。外用：捣烂敷；或研末调敷。

【选方】 1. 治跌打损伤　亚麻根加香附或细辛，同捣烂外敷。

2. 治刀伤出血　鲜亚麻叶捣烂或干叶研粉，加少许冰片外敷。(1、2方出自江西《草药手册》)

1719 亚乎奴 yà hū nú (《中华人民共和国药典》)

【异名】 亚乎鲁(《云南药品标准》)，金丝荷叶(南药《中草药学》)，鼠耳草、亚红龙(《全国中草药汇编》)。

【基原】 为防己科锡生藤属植物锡生藤的全株。

【原植物】 锡生藤 *Cissampelos pareira* L. var. *hirsuta*(Buch. ex DC.)Forman

多年生蔓生或缠绕草质藤本，长可达3 m。根粗壮，扁圆柱形，长可达30 cm，直径4～10 mm，表面灰棕色，多弯曲。匍匐茎圆柱形，节略膨大，表面棕褐色，具扭旋的纵沟纹，光滑；缠绕茎纤细，绿褐色，多分枝，密被黄棕色柔毛。单叶互生，叶柄长1～2 cm，近叶基部处盾状着生，密被黄棕色绒毛，叶片心状肾圆形，纸质，长2～4.5 cm，宽2.5～5 cm，顶端微凹陷，具小突尖，基部心形，全缘或波状，上面暗绿色，下面黄绿色，两面密被黄棕色绒毛，老时部分毛脱落。花小，淡黄色，雌雄异株；雄花为圆锥状聚伞花序，腋生，萼片4(5～6)，花瓣4，合成一杯状体，花药4，横列，花丝合生；雌花为总状花序，

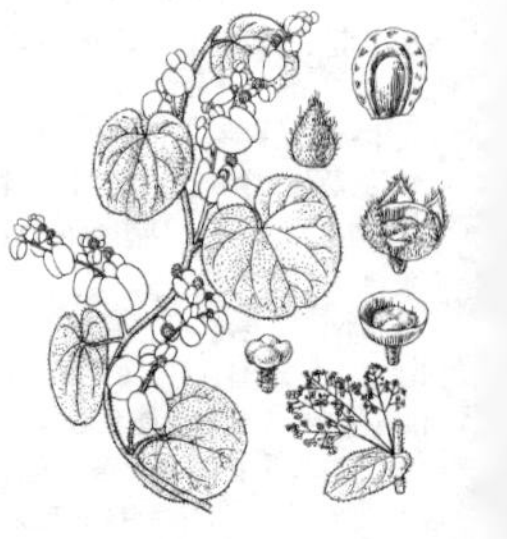

锡生藤

聚生于叶状小苞片内，苞片肾状或近圆形，雌蕊1，柱头3裂。核果卵形，成熟时红色；种子扁平，马蹄形，背有小瘤体。花期4～5月，果期5～7月。

生于海拔200(～600)～1 300 m的河谷、小溪两岸沙滩或荒地。分布于广西、贵州、云南、西藏等地。

【采收加工】 春、秋季采收，晒干。

【药材】 亚乎奴 *Cissampelotis Herba* 产于云南、广西、贵州等省区。

性状 根呈扁圆柱形，多弯曲，长短不一，直径约1 cm。表面棕褐色或暗褐色，有皱纹及支根痕；断面枯木状。匍匐茎圆柱形，节略膨大，常有根痕或细根；表面棕褐色，节间有扭旋的纵沟纹；易折断，折断时有粉尘飞扬，断面具放射状纹理；缠绕茎纤细，有分枝，表面被黄棕色绒毛。叶互生，有柄，微盾状着生；叶片多皱缩，展平后呈心状扁圆形，先端微凹，具小突尖，上表面疏被白色柔毛，下表面密被褐黄色绒毛。气微，味苦、微甜。

亚乎奴(根、茎)外形
(1) 根 (2) 茎

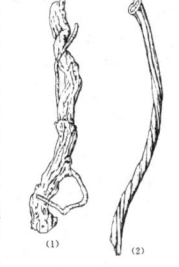

鉴别 (1) 粉末特征：灰棕色。淀粉粒甚多，单粒圆形、半圆形或多角形，直径2～21 μm，脐点点状或裂缝状；复粒由2～4分粒组成。石细胞多，淡黄色，类方形、椭圆形或多角形，直径30～65 μm；另有类梭形，长80～180 μm。具缘纹孔导管直径24～140 μm。纤维细长，可至1 000 μm，直径约24 μm，壁厚，木化。草酸钙方晶较少，极细小。非腺毛1～5列细胞，长220～1 260 μm。

(2) 取本品粉末5 g，加乙醇40 ml，浸泡2小时，滤过。取滤液约20 ml，蒸干，残渣用稀醋酸溶解后，加水适量，置分液漏斗中，加氨试液使成碱性，用氯仿适量振摇提取，分取氯仿液，再加稀醋酸适量振摇提取。分取醋酸液2 ml，加碘化汞钾试液2滴，生成红棕色沉淀；另取醋酸液2 ml，加碘化铋钾试液2滴，生成红棕色沉淀(检查生物碱)。

【成分】 全草含生物碱：锡生藤碱(cissampareine)，粉防已碱单*N*-2′-氧化物(tetrandrine mono-*N*-2′-oxide)，南美木防己箭毒碱(chondrocurine)，pareirubrine，pareitropone，pareirubrinis A、B，norimelutein，norruffscine。

根含生物碱：海牙亭碱(hayatine)，海牙替定碱(hayatidine)，海牙替宁碱(hayadinine)，氯化锡生藤酚灵(cissamine chloride)，右旋-4″-*O*-甲基箭毒碱(4″-*O*-methylcurine)，荷苞牡丹碱(dicentrine)，去氧荷苞牡丹碱，轮环藤宁碱(cycleanine)，岛藤碱(insularine)及右旋异谷树碱(isochondrodendrine)；根皮含左旋箭毒碱(curine)，海牙亭碱，海牙替宁碱，右旋异谷树碱，门尼斯明碱(menismine)，锡生藤酚灵，软齿花根碱(pareirine)。

叶含轮环藤宁碱，箭毒碱，海牙替定碱，海牙亭碱生物碱及右旋槲皮醇(quercitol)。

【药理】 1. 肌松作用 海牙亭碱碘甲烷盐有肌松作用，家兔垂头效价为箭毒碱的2.13倍，对猫、犬横纹肌的麻痹效价为箭毒碱的1.14倍。云南锡生藤中分离出的锡生藤碱Ⅱ家兔垂头剂量为0.137 9 mg/kg，该作用可被新斯的明所对抗。锡生藤碱甲碘甲烷盐的肌松作用较箭毒碱弱。有人认为锡生藤碱甲和锡生藤碱Ⅱ与海牙亭碱可能是同一物质。

2. 心血管作用 锡生藤叶、茎水煎剂对离体兔心有兴奋作用。锡生藤碱甲(海牙亭碱)对在位兔心及离体蛙心均有强心作用，对家兔及犬的血压未见影响，但对猫可引起明显血压下降。而在临床麻醉中，人的血压、脉搏、心率均较平稳。对猫用海牙亭碱碘甲烷季铵盐2.5 mg/kg静脉注射，可使其血压明显而持久下降，降压作用被证明是由于释放组胺所致，抗组胺药则可拮抗之。

3. 抗癌作用 锡生藤碱对人体鼻咽癌(KB)细胞有细胞毒活性，ED_{50}为1.1～3.8 μg/ml。轮环藤碱对HeLa人体癌(HE)细胞有细胞毒活性，ED_{50}为12 μg/ml。

【药性】 苦，温。归肝、脾经。

1.《云南中草药》："微麻，温。"

2.《云南中药志》："甘、苦，温。"

【功用主治】 活血止痛，止血生肌。主治跌打损伤，挤压伤，创伤出血，腰痛，风湿疼痛。现用其提取物锡生藤碱作手术麻醉的肌松剂。

1.《云南中草药》："活血止痛，止血，生肌。主治跌打损伤、挤压伤、创伤出血。"

2. 南药《中草药学》："麻醉止痛，止血生肌。""民间曾用于治疗喘息和心脏病。"

【用法用量】 内服：煎汤，9～15 g。外用：鲜品捣敷；或干粉外敷；或用酒或蛋清调敷。

【宜忌】 重症肌无力患者禁服。

【临床报道】 对肌肉的松弛作用 由锡生藤提取的锡生藤碱Ⅱ(有认为即海牙亭碱)属非极化型肌松剂，本身无麻醉作用，可与洋金花或西药麻醉剂配合应用。以锡生藤碱Ⅱ 0.2～0.3 mg/kg，同洋金花配合应用观察近200例，表明可使腹部肌肉松弛，时间可持续30～40分钟。

1720 亚麻子 yà má zǐ (《本草图经》)

【异名】 胡麻子(《博济方》)，壁虱胡麻(《纲目》)，亚麻仁(《国药的药理学》)，大胡麻、胡麻仁(《药材学》)。

【基原】 为亚麻科亚麻属植物亚麻的种子。

【原植物】 参见"亚麻"条。

【采收加工】 8～10月间果实成熟时割取全草，捆成小把，晒干，打下种子，晒干。

【药材】 亚麻子 *Lini Semen* 主产于东北地区。

性状 种子呈扁平卵圆形，一端钝圆，另端尖而略偏斜，长4～6 mm，宽2～3 mm。表面红棕色或灰褐色，平滑有光泽，种脐位于尖端的凹入处；种脊浅棕色，位于一侧边缘。种皮薄，胚乳棕色，薄膜状；子叶2，黄白色，富油性。无臭，嚼之有豆腥味。

鉴别 (1) 取本品少量，加温水浸泡后，表皮黏液层膨胀而成一透明黏液膜，包围整个种子。

(2) 种子横切面：表皮细胞较大，类长方形，壁含黏液质，遇水膨胀显层纹，外面有角质层。下皮为1～5列薄壁细胞，壁稍厚。纤维层为1列排列紧密的纤维细胞，略径向延长，直径3～5 μm，壁厚，木化，胞腔较窄，层纹隐约可见。颓废层细胞不明显。色素层为一层扁平壁薄细胞，内含棕红色物质。胚乳及子叶细胞多角形，内含脂肪油及糊粉粒。糊粉粒直径7～14 μm，含拟晶体及拟球体1～2个。

(3) 取本品粉末0.5 g，置试管中，加水少许，试管中悬挂一条浸有10%碳酸钠溶液的三硝基苯酚试纸，管口紧塞软木塞(试纸勿接触粉末与管壁)，置于40～60 ℃水浴中，10分钟后，试纸呈砖红色(检查氰苷)。

【成分】 种子含脂肪油30%～40%，油中脂肪酸：亚油酸(linoleic acid)，亚麻酸(linolenic acid)，油酸(oleic acid)，肉豆蔻酸(myristic acid)，棕榈酸(palmitic acid)等。甾醇类化合物：胆甾醇(cholesterol)，菜油甾醇(campesterol)，豆甾醇(stigmasterol)，谷甾醇(sitosterol)，6-燕麦甾醇(Δ^6-avenasterol)；萜类化合物：环木菠萝烯醇(cycloartenol)，24-亚甲基环木菠萝烷醇(24-methylene cycloartanol)，牻牛儿基牻牛儿醇(geranylgerninol)，亚麻苦苷(linamarin)。

子叶及幼芽含酚性化合物：对香豆酸(*p*-coumaric acid)，咖啡酸(caffeic acid)，阿魏酸(ferulic acid)，芥子酸(sinapic acid)的酯。

子叶及幼苗含黄酮苷类化合物：光牡荆素-7-鼠李糖苷（lucrenin-7-rhamnoside），荭草素-7-鼠李糖苷（orientin-7-rhamnoside），异荭草素-7-葡萄糖苷（isoorientin-7-glucoside）等。

【药理】 1. 降血脂、抗血栓及抗动脉粥样硬化　γ-亚麻油酸预防性给药（5 ml/kg），可显著降低高脂饮食大鼠血清 TG、TC、LDL-Ch 及 VLDL-Ch 含量；对高脂饮食家兔血清 TC、LDL-Ch 及 VLDL-Ch 含量也有显著降低作用，但对 TG 水平无明显影响；γ-亚麻油酸治疗性给药，可降低家兔血脂 TG、TC、LDL-Ch 及 VLDL-Ch 以及心肌组织中 TG 和 TC 含量，并可显著降低家兔全血黏度低切变率。亚麻子油可通过调节血浆 TXA_2、PGI_2 水平以抗血栓及动脉粥样硬化的形成。用添加 10%亚麻子的饲料喂养蛋鸡 10 星期，鸡蛋黄中 α-亚麻酸（ALA）和二十二碳六烯酸（DHA）的含量呈明显上升趋势，并发现蛋鸡的肝脏、脑中 DHA 含量也相应增加，有利于降低血浆三酰甘油及血压。

2. 调理机体炎性反应　亚麻籽油 1 ml 灌胃，连续 2 星期，可下调全肠外营养（TNP）支持的腹腔感染（盲肠结扎加穿孔）大鼠血清 TNF、IL-6 水平，有调理机体炎性反应的作用；另外，还有潜在的减少体重丢失和改善生存情况的作用。

毒性　摄入 3.0%亚麻子油饲料时，兔血糖、ALT 等指标的影响较轻，肝脏未见明显的病理性损伤；6.0%亚麻子油饲料使兔血糖、ALT、AST 明显增高，且肝细胞浊肿、坏死、炎细胞浸润发生率均很高，说明过量摄入亚麻子油对兔肝脏有损伤。

【药性】 甘，平。归肝、肺、大肠经。

1.《本草图经》："味甘，微温，无毒。"

2.《滇南本草》："味甘、辛，性平。"

3.《本草经疏》："足厥阴经血分药也。"

4.《本经逢原》："入阳明经。"

5.《陕西中药志》："入肺、脾、肝、肾四经。"

【功用主治】 养血祛风，润燥通便。主治麻风，皮肤干燥，瘙痒，脂溢性脱发，疮疡湿疹，烫火伤，肠燥便秘，以及咳嗽气喘。

1.《本草图经》："治大风疾（'疾'《纲目》引作'疮癣'）。"

2.《滇南本草》："治肺痨吐血；熬膏服食，健燥脾胃。"

3.《冯氏锦囊》："专治三十六种风，内有紫点风瘙痒彻骨者，同生地、连翘、丹皮、赤芍解毒凉血之药最妙。"

4.《药性考》："疗风癣秃。"

5.《山西中草药》："补益肝肾，养血祛风润燥。治病后虚羸，虚风眩晕，肠燥便秘等症。"

【用法用量】 内服：煎汤，5～10 g；或入丸、散。外用：榨油涂。

【宜忌】 大便滑泄者禁服，孕妇慎服。

【选方】 1. 治老人皮肤干燥，起鳞屑　亚麻子、当归各 90 g，紫草 30 g。做成蜜丸。每服 9 g，开水送服，每日 2 次。（《全国中草药汇编》）

2. 治疮疡湿疹　亚麻仁 15 g，白鲜皮 12 g，地肤子 15 g，苦参 15 g。水煎，熏洗患处。（《山东中草药手册》）

3. 治过敏性皮炎，皮肤瘙痒　亚麻子、白鲜皮、地骨皮各 60 g。做蜜丸。每服 9 g，开水送服，每日 2 次。（《全国中草药汇编》）

4. 治老年或病后体虚便秘　亚麻仁、当归、桑椹子各等分。白蜜制丸。每服 9 g，每日 3 次。（《宁夏中草药手册》）

1721 亚香棒虫草 yà xiāng bàng chóng cǎo 《中国药用孢子植物》

【基原】 为麦角菌科虫草属真菌亚香棒虫草的菌核及子座。

【原植物】 亚香棒虫草 *Cordyceps hawkesii* Gray　又名：霍克斯虫草（《虫草》）。

子座由寄主头端伸出，顶端露出地面，细圆柱状，多单生，罕为 2～4 个，长 4～8 cm，粗 3～5 mm，基部稍粗，为 7～8 mm。柄多弯曲，灰白色至灰褐色，上有纵皱纹和微细绒毛。子座椭圆形至圆柱状；顶端钝圆，无不孕先端，长 1.4～2.5 cm，粗 4～5 mm，茶褐色。子囊壳埋于子座的四周，椭圆至卵形，（640～800）μm×（224～320）μm，壳孔点粒状，直径 35～53 μm。子囊埋生于子囊壳内，蠕虫形，上部宽，下部略细，顶端具 8 个平行排列的孢子。子囊孢子线形，长短几与子囊相等，粗 1～1.8 μm，光滑，无色，孢子弹射后横断成（3.5～5.3）μm×（1～1.8）μm 的小段。

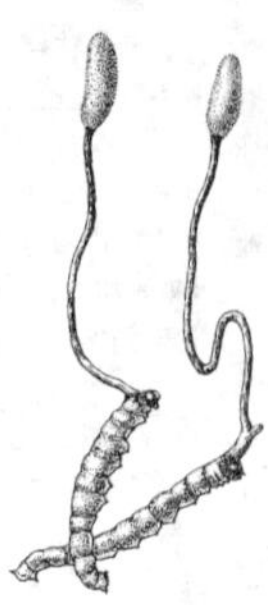

亚香棒虫草

生于林中落叶层下鳞翅目（*Lepidoptera*）的幼虫上。分布于安徽、湖北、湖南、广东、广西、四川、云南等地。

【采收加工】 11～12 月采收，采后晒干。

【药材】 亚香棒虫草 *Cordyceps Hawkesii*　主产于安徽、江西、湖南、广西等地。

性状　本品为虫体及其头部长出的子座组成。虫体似蚕，长 3～4 cm，直径 4～5 mm，头部红黄色或紫黑色，体表类白色，有 20～30 个环节，近头部有足 3 对，尾部 1 对，中部 4 对，气门点状，黑色，刮去外层灰白色菌膜，可见褐色或栗褐色虫体角皮；质脆，易折断，断面略平坦，黄白色。子座单生，间或 2～3 个，长 4～8 cm，头部短圆柱形，顶端圆钝，长 1～1.2 cm，直径 3～6 mm，茶褐色，柄多弯曲，直径 2～4 mm，灰白色或灰黑色，具纵纹；质脆，易折断，断面疏松或空瘪。气香，味微咸（菌核）或淡（子座）。

鉴别　子座横切面：子囊壳埋生于子座内，烧瓶形或鞋底形，长 325～585 μm，直径 65～156 μm；子囊长 304～398 μm，直径 3～5 μm，子囊孢子线形，长 182～325 μm，直径 1.5～2 μm，横隔不明显；壁部菌丝排列紧密；菌髓菌丝排列疏松。

【成分】 亚香棒虫草含甘露醇（mannitol），麦角甾醇（ergosterol），糖，氨基酸，生物碱及有机酸。氨基酸主要有天冬氨酸，苏氨酸，丝氨酸，谷氨酸，脯氨酸，甘氨酸，缬氨酸，甲硫氨酸，丙氨酸，异亮氨酸，亮氨酸，酪氨酸，苯丙氨酸，赖氨酸，组氨酸及精氨酸。还含有维生素 C，烟酸（nicotinic acid），烟酰胺，锌，铜，锰，铁，钴和铬。

【药理】 1. 对中枢的影响　10%亚香棒虫草水浸液按 2.5 g/kg 剂量给小鼠灌胃给药，对小鼠自发活动有明显的抑制作用。按同样剂量小鼠连续灌胃给药 15 日，对士的宁引起的小鼠死亡具有明显的对抗作用。

2. 耐缺氧作用　小鼠每日按 2.5 g/kg 剂量灌胃 1 次给予 10%亚香棒虫草水浸液，均能显著提高小鼠耐缺氧能力。

3. 滋补强壮作用　亚香棒虫草 1.25、2.5 g/kg 灌胃，能明显增加雄性幼小鼠肾上腺的重量，可对抗氢化可的松所致"肾阳虚"小鼠、环磷酰胺所致免疫低下雄性大鼠和去势雄性大鼠的免疫、生殖器官的重量下降，并能明显提高大鼠的生育能力。

毒性　大鼠受孕后第七日开始用 2.25、4.5 和 9.0 g/kg 亚香棒虫草灌胃给药，连续 10 日，有部分（3.0%～7.5%）仔鼠出现畸形（分叉舌），而对照组无异常。

【药性】《中国药用孢子植物》："甘、微辛，温。"

【功用主治】《中国药用孢子植物》："保肺益肾，补精益髓，止血化痰。治虚劳咳嗽，阳痿遗精，肺结核咯血。"

【用法用量】 内服：煎汤，6～10 g；或与鸡、鸭炖食。

【选方】 治肺结核咯血　亚香棒虫草 6 g，白及 12 g，贝母 9 g，百部 9 g。煎服。（《中国药用孢子植物》）

1722 芝麻壳 zhī má ké

【基原】 为胡麻科植物脂麻子的果壳。

【原植物】 参见"黑脂麻"条。

【功用主治】 治半身不遂，烫伤。

【选方】 1. 治半身不遂 芝麻壳五钱，酒煎服，出汗。（《纲目拾遗》千金不易方）

2. 治汤火伤 芝麻壳烧存性，研细，遇火伤者，用麻油调搽，倘湿烂，干掺之。（《杨春涯经验方》）

1723 朴消 pǔ xiāo（《本经》）

【异名】 朴消石（《吴普本草》），消石朴（《别录》），海末（《石药尔雅》），皮消（《杨诚经验方》），盐消（《纲目》），海皮消、毛消（《药材学》）。

【基原】 为硫酸盐类芒硝族矿物芒硝或人工制品芒硝的粗制品。

【原矿物】 芒硝 Mirabilite

晶体结构属单斜晶系。晶体呈短柱状或针状，有时为板条状或似水晶的假六方棱柱状。集合体通常为致密或疏松的块体，或呈皮壳、被膜或盐华。无色透明，多为白色及带浅黄、灰白或绿、蓝等色调，含有机质者发黑。条痕白色。半透明至近透明，新鲜断面玻璃光泽，风化面无光泽；致密集合体表面不平呈蜡状、油脂状光泽。一组解理完全。断口贝壳状。硬度 1.5～2。性脆，易碎为粉末状。纯者相对密度 1.49；失水者密度增大。味凉而微带苦咸。极易溶于水。在干、热条件下风化失水转化为白色粉末状无水芒硝。强烧之火焰为黄色钠盐，经常含共存矿物组分；主要为钙、镁、钾的硫酸盐、硝酸盐及卤化物（如石膏、钙芒硝、泻利盐、石盐、钠硝石）以及黏土矿物等。

多产于海边碱土地区、矿泉、盐场附近较潮湿的山洞中。主要分布于天津、河北、内蒙古、山西、江苏、安徽、福建、山东、河南、湖北、四川、贵州、云南、陕西、青海、新疆等地。

本矿物的提纯品（芒硝）亦供药用，另设专条。

【药材】 朴硝 *Natrii Sulfas* 产于青海、新疆、内蒙古、河北、天津、山东、河南、江苏、安徽、山西等地。

性状 本品呈小块片粒状，灰白色或灰黄色，略透明，在阳光下可见多量灰屑等杂质。易结块，潮解。质脆，易碎裂。气无，味苦咸。

鉴别 本品显钠盐及硫酸盐的反应，参见“芒消”条。

【药性】 苦，咸，寒。归胃、大肠经。

1.《本经》：“味苦，寒。”

2.《别录》：“辛，大寒，无毒。”

3.《药性论》：“味苦、咸，有小毒。”

4.《本草从新》：“酷涩性急。”

5.《本草求真》：“入肠、胃，兼入肾。”

6.《本草撮要》：“入手、足太阴，阳明经。”

【功用主治】 泻热软坚，解毒消肿。主治实热积滞，腹胀便秘，目赤肿痛，喉痹，痈疮肿毒，停痰积聚，妇人瘀血腹痛。

1.《本经》：“主百病，除寒热邪气，逐六府积聚，结固，留癖。能化七十二种石，炼饵服之轻身神仙。”

2. 皇甫谧：“主疗热，腹中饱胀，养胃消谷，去邪气。”

3.《别录》：“主胃中食饮热结，破留血闭绝，停痰痞满，推陈致新。”

4.《药性论》：“治腹胀，大小便不通，女子月候不通。”

5.《日华子》：“主通泄五脏百病及癥结，治天行热疾，消肿毒及头痛，排脓，润毛发。凡人饮药，先安于盏内，搅热药浇服。”

6.《本草蒙筌》：“诸石药毒能化，六腑积聚堪驱。润燥粪推陈致新，消痈肿排脓散毒。却天行疫痢，破留血闭藏。伤寒发狂，停痰作痞。凡百实热，悉可泻除。又善堕胎。”

【用法用量】 外用：研末吹喉；或水化罨敷、点眼、调搽、熏洗。一般不供内服。内服都用其精制品芒硝或玄明粉。

【宜忌】 脾胃虚寒及孕妇禁服。

1.《本草经集注》：“畏麦句姜。”

2.《儒门事亲》：“畏三棱。”

3.《品汇精要》：“妊娠不可服。”

4.《本草经疏》：“血涸津枯以致大肠燥结，阴虚精乏以致大热骨蒸，火炎于上以致头痛目昏，耳聋咽痛，吐血衄血，咳嗽痰壅，虚极类实等证，切戒勿施。”

【选方】 1. 治伤寒食毒，腹胀气急，大小便不通 朴消、大黄（锉，炒）、芍药各一两，当归（切，焙）、木香各半两。上五味粗捣筛，每服五钱匕，水一盏半，生姜三片，煎至八分，去滓，空心温服。（《圣济总录》朴消汤）

2. 治暴癥 腹中有物如石，痛如刺，昼夜啼呼 大黄末半斤，朴消三两，蜜一斤。合于汤上煎，可丸如梧子。服十丸，日三服之。（《肘后方》）

3. 治胃热呕吐，手足心皆热者 朴消、栀子（炒黑）各等分。为末，滚水服一二匙。（《经验广集》朴栀散）

4. 治小儿赤眼 黄连二分，朴消（令干）一分。上二味，以妇人奶汁浸之，点眼。（《外台》引刘氏方）

5. 治风眼赤烂 明净皮消一盏，水二碗煎化，露一夜，滤净澄清。朝夕洗目。（《纲目》引《杨诚经验方》）

6. 治咽喉肿痛 朴消（别研）四两，甘草末（生）一两。上件研匀，每用半钱，干掺口中。如肿甚者，用竹筒子吹入喉内。（《杨氏家藏方》吹喉散）

7. 治痈疽疮发，大小便秘涩不通 朴消（研）、大黄（炒）、杏仁（研）、葶苈子（微炒）各二两。上四味，先以三味捣罗为细末，入朴消和匀，炼蜜为丸，如梧桐子大。每食后煎黄芪汤下二十丸，以通利为度，未利再服。（《圣济总录》朴消丸）

8. 治痔疮 朴消、五倍子等分。上为细末。每用三两，水三碗，同煎至三四沸，淋溧。（《鸡峰普济方》朴消散）

9. 治产后伤寒，恶露不行，腹胀，烦闷欲死 朴消（生）、大黄（生）。上等分为细末。每服二钱，取桃仁去皮、尖及双仁者，碎之，浓煎汤调下，以通为度。（《卫生家宝产科备要》）

【临床报道】 1. 治疗胸腰椎及骨盆骨折后腹胀 取朴硝 100 g，装进预制的 15 cm×10 cm 小布袋中，封闭袋口。在脐周均匀涂上松节油，将盛有朴消的小布袋直接放在脐部，其上覆一折叠 8 层的热毛巾，热毛巾上置一盛有 70 ℃热水的热水袋以保持温度，温度不可过高，防止烫伤。为防止渗湿衣物，毛巾不可太湿，且在热水袋上盖一塑料布，持续外敷 4 小时，效果差者可持续使用直至腹胀减轻。共治 31 例，治疗 1 次后，结果显效 19 例，有效 10 例，无效 2 例。

2. 治疗肝硬化腹水 64 例患者分为治疗组和对照组各 32 例，对照组常规控制水和钠盐摄入，使用利尿剂，补充白蛋白或血浆。治疗组除上述常规治疗外加用朴消 500 g 装入布袋，敷于腹部，每日不少于 12 小时。两组病例均观察 1 星期，治疗期间每日测体重、量腹围。结果：治疗组体重减轻 2～6.5 kg，平均为 4.6 kg；对照组体重减轻 1.6～5.8 kg，平均为 4.1 kg。治疗组腹围减少 3～11 cm，平均 5.8 cm；对照组腹围减少 2.8～10.5 cm，平均 4.6 cm。两组比较有显著差异（$P<0.05$），治疗组腹胀明显减轻 26 例，对照组 23 例，治疗组明显优于对照组。

3. 治疗复发性口腔溃疡 生甘草 60 g，朴消 60 g，分包。先取生甘草 60 g，加水约 500 ml，浸泡 10 分钟，煎煮 20 分钟后，放入朴消 60 g 溶化，待药液温度降至 30～40 ℃时，取以上药液三分之一量含漱约 10 分钟，每日 1 剂，分早、午、晚 3 次饭后漱口。每 6 剂为 1 个疗程，每疗程间隔 1 日，连续治疗 2 个疗程后即可停止治疗。治疗 62 例，治愈 48 例，好转 9 例，无效 5 例，总有效率 91.94%。在治愈的 48 例中，1 个疗程 20 例，2 个疗程 28 例。

1724 朴松实 pǔ sōng shí（《陕西中草药》）

【异名】 冷杉果、蒲松果、松梅（《陕西草药》）。

【基原】 为松科冷杉属植物秦岭冷杉、巴山冷杉的球果。

【原植物】 1. 秦岭冷杉 *Abies chensiensis* Van Tiegh. 又名：枞树（《中国裸子植物志》），陕西冷杉（《华北经济植物志要》）。

常绿乔木，高达 50 m。一年生枝淡黄灰色、淡黄色或淡褐黄色，无毛或凹槽中疏生细毛；冬芽圆锥形，有树脂。叶在枝上排成近二列状，条形，长 1.5～4.8 cm，上面深绿色，下面有 2 条白色气孔带；果枝之叶先端尖或钝，树脂道中生或近中生，营养枝及幼树叶的先端 2 裂或微凹，树脂道边生。球果圆柱形或卵状圆柱形，长 7～11 cm，径 3～4 cm，近无梗，幼时绿色，成熟时褐色，中部种鳞肾形，长约 1.5 cm，宽约 2.5 cm，鳞背露出部分密生短毛；苞鳞长约为种鳞的 3/4，不外露，上部圆形，边缘有细缺齿，中央有短尖头；种子较种翅为长，倒三角状椭圆形，种翅宽大，倒三角形。

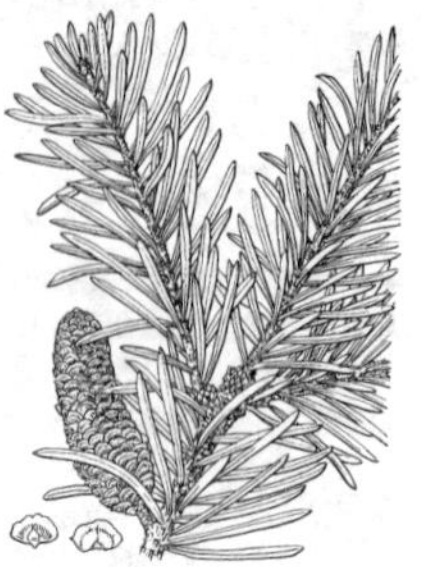

秦岭冷杉

生于海拔 2 300～3 000 m 高山地带。分布于湖北、陕西、甘肃等地。

2. 巴山冷杉 *A. fargesii* Franch. [*A. sutchuensis* (Franch.) Rehd. et Wils.] 又名：鄂西冷杉、太白冷杉（《中国树木分类学》），川枞（《中国裸子植物志》），洮河冷杉（《经济植物手册》），四川冷杉、松墨（《陕西中草药》）。

乔木，高达 40 m。树皮粗糙，暗灰色或暗灰褐色，块状开裂。一年生枝红褐色或褐色，微有凹槽，无毛，稀凹槽内疏生短毛。叶条形，在枝条下面排成 2 列，长 1.5～3 cm，宽 1.5～4 mm，先端钝，微凹或尖，上面中脉凹下，有光泽，下面沿中脉两侧有 2 条粉白色气孔带；横切面树脂道 2 个，中生。雌雄同株，雄球花卵形，下垂。球果直立，柱状长圆形或圆柱形，长 5～8 cm，径 3～4 cm，单生叶腋，暗紫黑色，苞鳞倒卵状楔形，上部圆，边缘有细缺齿，先端有急尖，微露出。种子倒三角状卵圆形，上端有膜质翅。

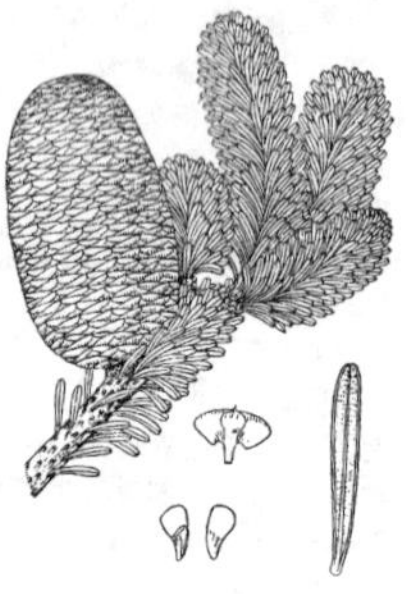

巴山冷杉

生于海拔 1 500～3 700 m 的高山地带。分布于河南、湖北、四川、陕西、甘肃等地。

【采收加工】 7～10 月球果开始成熟时采摘，晒干。

【药材】 朴松实 *Abietis Strobilus* 主产于陕西、甘肃、湖北、河南、四川等地。

性状 球果圆柱形或卵状圆柱形，长 7～11 cm，直径 3～4 cm，成熟时红褐色。种鳞肾形，长约 1.5 cm，宽约 2.5 cm。种子倒三角状椭圆形，种翅宽大，倒三角形，直径约 3.5 cm，黑色或紫黑色，种鳞肾形或扇状肾形，长 0.8～1.2 cm，宽 1.5～2 cm，苞鳞先端突尖，微露出。种子倒三角状卵圆形，种翅楔形。气微，味微苦。

【药性】 甘、涩、微辛，平。

1.《陕西中草药》："味涩、微辛，性平。"

2.《全国中草药汇编》："甘，平。"

【功用主治】 平肝，调经止血，止带。主治高血压病，头痛，眩晕，心神不安，月经不调，崩漏，带下。

1.《陕西中草药》："平肝熄风，调经活血，止血，止带，安神定志。主治高血压病，头痛，头晕，心神不安，月经不调，崩漏，白带。"

2.《全国中草药汇编》："调经，止血，消炎，止痛。主治月经不调，崩中带下，头痛眩晕及虚弱等症。"

【用法用量】 内服：煎汤，6～9 g。

【宜忌】 《全国中草药汇编》："孕妇慎用。"

1725 朴树叶 pò shù yè （《中国药用植物图鉴》）

【基原】 为榆科朴属植物朴树的叶。

【原植物】 参见"朴树皮"条。

【采收加工】 5～7 月采收，鲜用或晒干。

【药性】 微苦，凉。

1.《广西本草选编》："味苦、涩，性平。"

2.《福建药物志》："微苦，凉。"

【功用主治】 清热，凉血，解毒。主治漆疮，荨麻疹。

1.《中国药用植物图鉴》："叶汁可治漆疮。"

2.《福建药物志》："清热凉血，治漆过敏。"

【用法用量】 外用：鲜品捣敷；或捣烂取汁涂敷。

1726 朴树皮 pò shù pí （《中国药用植物图鉴》）

【基原】 为榆科朴属植物朴树的树皮。

【原植物】 朴树 *Celtis tetrandra* Roxb. subsp. *sinensis* (Pers.) Y. C. Tang [*C. sinensis* Pers.；*C. labilis* Schneid.] 又名：拨树、千粒树、朴榆、桑仔、朴子树、小叶牛筋树、沙朴（《中国药用植物图鉴》）。

落叶乔木，高达 20 m。树皮灰色，平滑；一年生枝密被毛，后渐脱落。叶互生；叶片革质，通常卵形或卵状椭圆形，先端急尖至渐尖，基部圆形或阔楔形，偏斜，中部以上边缘有浅锯齿，上面无毛，下面沿脉及脉腋疏被毛；基出 3 脉。花杂性，同株，1～3 朵，生于当年枝的叶腋，黄绿色，花被片 4，被毛，雄蕊 4，柱头 2。核果单生或 2 个并生，近球形，熟时红褐色；果核有凹陷和棱脊。花期 4～5 月，果期 9～10 月。

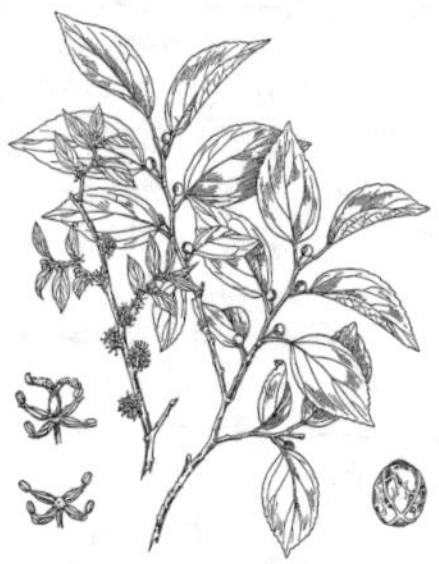

朴 树

生于山坡、山沟、丘陵等处。分布于华东、中南及四川、贵州、陕西、台湾等地。

本植物的树叶（朴树叶）与果实（朴树果）、根皮（朴树根皮）亦供药用，另设专条。

【采收加工】 5～9 月采剥，切片，晒干。

【药材】 朴树皮 *Celtis Tetrandrae Cortex* 产于江苏、浙江、安徽、江西、广东、广西、福建等地。

性状 树皮呈板块状，表面棕灰色，粗糙而不开裂，有白色皮孔；内表面棕褐色。气微，味淡。

【成分】 树皮含生物碱及皂苷。

【功用主治】 祛风透疹，消食化滞。主治麻疹透发不畅，消化不良。

1.《浙江药用植物志》："祛风透疹，健脾活血。主治麻疹，消化不良，腰痛。"

2.《中国药用植物图鉴》："调经，治麻疹。"

【用法用量】 内服：煎汤，15～60 g。

【选方】 治腰痛 （朴）树皮 120～150 g，苦参 60～90 g。水

煎冲黄酒、红糖，早、晚空腹各服1次。(《天目山药用植物志》)

1727 朴树果 pò shù guǒ (《广西本草选编》)

【基原】 为榆科朴属植物朴树的成熟果实。

【原植物】 参见“朴树皮”条。

【采收加工】 11～12月果实成熟时采摘，晒干。

【药性】 味苦、涩，性平。

【功用主治】 清热利咽。

【用法用量】 内服：煎汤，3～6 g。

【宜忌】 孕妇忌服。

【选方】 治感冒风寒，咳嗽声哑 (朴树)果6 g。水煎服。

1728 朴树根皮 pò shù gēn pí (《天目山药用植物志》)

【基原】 为榆科朴属植物朴树的根皮。

【原植物】 参见“朴树皮”条。

【采收加工】 7～10月采收，刮去粗皮，鲜用或晒干。

【药性】 苦、辛，平。

1.《广西本草选编》：“味苦、涩，性平。”

2.《福建药物志》：“微苦，凉。”

【功用主治】 祛风透疹，消食止泻。主治麻疹透发不畅，消化不良，食积泻痢。

1.《浙江药用植物志》：“祛风透疹，健脾活血。主治麻疹，消化不良，腰痛。”

2.《广西本草选编》：“散瘀止泻。”

3.《福建药物志》：“清热凉血。治月经不调，白带，疝气。”

【用法用量】 内服：煎汤，15～30 g。外用：鲜品捣敷。

【选方】 1. 治痔疮下血，食滞腹泻，久痢不止 (朴树)根皮30 g。水煎，调姜汁少许服。(《广西本草选编》)

2. 治跌打扭伤 (朴树)鲜根皮捣烂外敷，或取根皮30～60 g炖瘦猪肉服。(《广西本草选编》)

1729 西瓜 xī guā (《日用本草》)

【异名】 寒瓜(《本草经集注》)，天生白虎汤(汪颖《食物本草》)。

【基原】 为葫芦科西瓜属植物西瓜的果瓤。

【原植物】 西瓜 *Citrullus lanatus* (Thunb.) Matsum. et Nakai [*C. vulgaris* Schrad. ex Eckl. et Zeyh.]

一年生蔓性草本。茎细弱，匍匐，有明显的棱沟。卷须2歧，被毛。叶互生；叶柄长3～12 cm；叶片三角状卵形、广卵形，长8～20 cm，宽5～18 cm，3深裂或近3全裂，中间裂片较长，两侧裂片较短，裂片再作不规则羽状深裂或二回羽状分裂，两面均为淡绿色，边缘波状或具疏齿。雌雄同株，雄花、雌花均单生于叶腋；雄花直径2～2.5 cm，花梗细，被长柔毛，花萼合生成广钟形，被长毛，先端5裂，裂片窄披针形或线状披针形，花冠合生成漏斗状，外面绿色，被长柔毛，上部5深裂，裂片卵状椭圆形或广椭圆形，先端钝；雄蕊5，其中4枚成对合生，1枚分离，花丝粗短；雌花较雄花大，花萼和雄花相似，子房下位，卵形，外面多少被短柔毛，花柱短，柱头5浅裂。瓠果近圆形或长椭圆形，径约30 cm，表面绿色、浅绿色，多具深浅相间的条纹。种子多数，扁形，略呈卵形，黑色、红色、白色或黄色，或有斑纹，两面平滑，基部钝圆，经常边缘稍拱起。花、果期夏季。

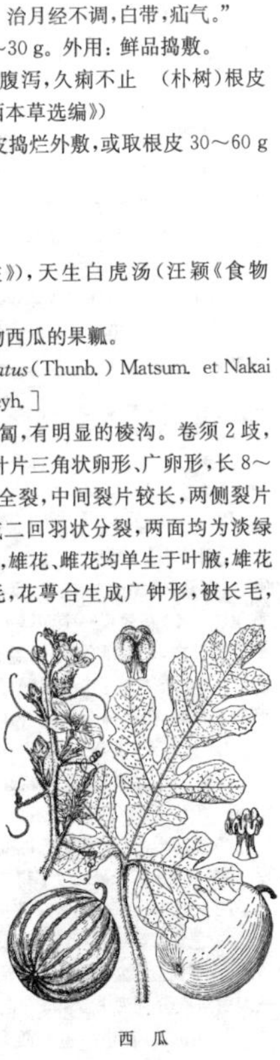

西 瓜

全国各地均有栽培。

本植物的外层果皮(西瓜皮)与种仁(西瓜子仁)、种皮(西瓜子壳)以及根、叶或藤茎(西瓜根叶)、果皮和皮硝混合制成的白色结晶性粉末(西瓜霜)亦供药用，另设专条。

【栽培】 生物学特性 喜温暖较燥的气候。耐热，怕低温，耐旱，喜光。对土壤适应性较广，宜选河岸冲积土和耕作层深厚的砂质壤土栽培。

繁殖方法 种子繁殖，直播或育苗移栽法。直播法：春播于3～4月，将经浸种、消毒、催芽的种子，按行株距2 m×0.4 m开穴播种，每穴播种子4粒。播前施基肥，播后用松土覆盖2～3 cm，瓜苗长3～4片真叶时定苗，每穴选留良苗1株。育苗移栽法：春播于2～3月，将按上法处理的种子，播于保温苗床上的营养土块上，每块播种2颗，待出苗后，将其中1株弱苗去除。当瓜苗长出3～4片真叶时，即可带土块移栽。

田间管理 苗期加强中耕除草、松土，防止土壤板结。坐果前施1～2次稀薄人畜粪水。坐果后重施人畜粪水或复合肥。在采收高峰时，应采收一批，施追肥1次。采用3种整枝蔓方式：单蔓式，每株只留主蔓，去除所有子蔓；双蔓式，除主蔓外，在植株下部3～4节间留1条子蔓，其余子蔓全部去除；三蔓式，除主蔓外，在植株下部3～4节间选留2条子蔓，其余子蔓均去除。在阴雨天，辅以人工授粉，提高结果率。

【采收加工】 6～8月采收成熟果实，一般鲜用。

【成分】 西瓜汁含氨基酸：瓜氨酸(citrulline)，α-氨基-β-(1-咪唑基)丙酸[α-amino-β-(1-imidazolyl) propionic acid]，丙氨酸，α-氨基丁酸(α-aminobutyric acid)，γ-氨基丁酸，谷氨酸，精氨酸，磷酸，苹果酸(malic acid)，乙二醇(glycol)，甜菜碱(betaine)，腺嘌呤，果糖，葡萄糖，蔗糖，维生素A、B_2、C，β及γ-胡萝卜素(carotene)，番茄烃(lycopene)，六氢番茄烃(phytofluene)以及钾盐为主的盐类等。

瓜瓤含无机元素：钾，钠，钙，镁，铁，磷，锌，锰，硼；且含天冬氨酸，苏氨酸，丝氨酸，谷氨酸，组氨酸，丙氨酸，半胱氨酸，缬氨酸，甲硫氨酸，异亮氨酸，亮氨酸，酪氨酸，苯丙氨酸，赖氨酸，组氨酸，脯氨酸，精氨酸等氨基酸。

【药性】 甘，寒。归心、胃、膀胱经。

1.《饮膳正要》：“甘，平。无毒。”

2.《日用本草》：“味甘，寒。”

3.《纲目》：“甘、淡，寒。”

4.《玉楸药解》：“入手太阴肺、足太阳膀胱、足阳明胃经。”

5.《本草求真》：“入心包、胃。”

【功用主治】 清热利尿，解暑生津。主治暑热烦渴，热盛津伤，小便不利，喉痹，口疮。

1.《饮膳正要》：“主消渴，治心烦，解酒毒。”

2.《日用本草》：“消暑热，解烦渴，宽中下气，利小水，治血痢。”

3.《滇南本草》：“治一切热症，痰涌气滞。”

4.《随息居饮食谱》：“清肺胃，治火毒，时证。”

5.《中国药用植物图鉴》：“西瓜汁膏用于糖尿病有效。”

6.《玉楸药解》：“甘寒疏利，清金利水。涤胸膈烦躁，泄膀胱热涩。”

7. 汪颖《食物本草》：“疗喉痹。”

8.《医学入门》：“病热口疮者食之立愈。”

【用法用量】 内服：取汁饮；或作水果食。

【宜忌】 中寒湿盛者禁服。

1.《延寿书》：“北人禀厚，食之犹惯，南人禀薄，多食易至霍乱，冷病终身也。”

2.《纲目》:"西瓜、甜瓜皆属生冷。世俗以为醍醐灌顶,甘露洒心,取其一时之快,不知其伤脾助湿之害也。"

3.《随息居饮食谱》:"中寒多湿,大便滑泄,病后、产后均忌之。"

【选方】 1. 治阳明热甚,舌燥烦渴者,或神情昏冒、不寐、语言懒出者 好红瓤西瓜剖开,用汁一碗,徐徐饮之。(《本草汇言》)

2. 治阳性水肿 大西瓜1个,开一小孔,灌入捣烂的紫皮大蒜2头,蒸熟后,服汁。每次1碗,每日服2次。(《吉林中草药》)

3. 治中暑,小便不利 西瓜汁适量,冲莲子心汤服。(《安徽中草药》)

4. 治夏、秋腹泻,烦躁不安 西瓜、大蒜。将西瓜切开十分之三,放入大蒜七瓣,用草纸包七至九层,再用黄泥全包封,用空竹筒放入瓜内出气,木炭火烧干。研末,开水吞服。(《草医草药简便验方汇编》)

5. 治口疮甚者 用西瓜浆水徐徐饮之。(《丹溪心法》)

6. 治痔突出,坐立不便 用西瓜煮汤熏洗。(《卫生易简方》)

1730 西瓜皮 xī guā pí (《纲目》)

【异名】 西瓜青(《摄生众妙方》),西瓜翠衣(《临证指南医案》)。

【基原】 为葫芦科西瓜属植物西瓜的外层果皮。

【原植物】 参见"西瓜"条。

【采收加工】 6~8月收集西瓜皮,削去内层柔软部分,晒干。也有将外面青皮削去,仅取其中间部分者。

【药材】 西瓜皮 *Citrulli Exocarpium* 全国各地均产。

性状 外层果皮常卷成管状、纺锤状或不规则形的片块,大小不一,厚0.5~1 cm。外表面深绿色、黄绿色或淡黄白色,光滑或具深浅不等的皱纹,内表面色稍淡,黄白色至黄棕色,有网状筋脉(维管束),常带有果柄。质脆,易碎,无臭,味淡。

鉴别 粉末特征:淡黄褐色。表皮细胞表面观多角形,黄绿色,壁较厚,角质化。淀粉粒细小,单粒呈长圆形或卵圆形,两端略尖,脐点和层纹不明显,最大颗粒长仅8 μm左右,常充塞于薄壁细胞中或散落于细胞外。石细胞成群或单个散生,淡黄棕色,呈不规则圆形或多角形。导管稀少,环纹或螺纹,直径17~27 μm。

【成分】 鲜翠衣含总糖(mg/kg)12 755.6,可滴定酸1 214.11,蛋白质3 383.6,氮541.2,鞣质(tannin)297,钾413.6,钠50.6,钙3.3,镁4.6,铁0.2,磷3.3,锌0.4,锰0.04,硼0.04,总提取物约2%。还含氨基酸:天冬氨酸,苏氨酸,丝氨酸,谷氨酸,甘氨酸,丙氨酸,半胱氨酸,缬氨酸,甲硫氨酸,异亮氨酸,亮氨酸,酪氨酸,苯丙氨酸,赖氨酸,组氨酸,精氨酸,脯氨酸,以谷氨酸和赖氨酸含量较高。

【药性】 甘,凉。归心、胃、膀胱经。

1.《纲目》:"甘,凉,无毒。"

2.《萃金裘本草述录》:"甘,寒。入手太阴、足太阳、阳明经。"

3.《饮片新参》:"淡,平,微苦。"

4.《山东中草药手册》:"甘,微寒。"

5.《青岛中草药手册》:"入心、胃经。"

【功用主治】 清热,解渴,利尿。主治暑热烦渴,小便短少,水肿,口舌生疮。

1.《随息居饮食谱》:"凉惊涤暑。"

2.《药性切用》:"泻皮间湿热,治肤黄、肤肿。"

3.《萃金裘本草述录》:"清金除烦,利水通淋,涤胸膈躁烦,泄膀胱热涩,治天行火疟,风瘟热证最佳之品,脾胃湿热取汁热服。"

4.《上海常用中草药》:"主治中暑发热,烦闷口渴,小便量少色黄;急性热病发高热,口渴,汗多,烦躁;冬季因气候干燥而出现的咽喉干痛及嘴唇燥裂。"

5.《福建药物志》:"治痢疾、小儿夏季热、扁桃体炎、天疱疮、烫伤、脱肛、丹毒。"

【用法用量】 内服:煎汤,9~30 g;或焙干研末。外用:烧存性研末撒或鲜者绞汁涂患处。

【宜忌】《四川中药志》1960年版:"脾胃虚寒者忌用。"

【选方】 1. 治肾脏炎,水肿 西瓜皮(须用连髓之厚皮,晒干者入药为佳,若中药店习用之"西瓜翠衣"则无著效)干者40 g,白茅根鲜者60 g。水煎,每日3次分服。(《现代实用中药》)

2. 治咽喉干燥疼痛或口唇燥裂 西瓜翠衣30 g。水煎,每日服2次,连服数日。(《吉林中草药》)

3. 治心热躁,口舌生疮 西瓜翠衣15 g,炒栀子6 g,赤芍9 g,黄连、生甘草各4.5 g。煎服。(《安徽中草药》)

4. 治糖尿病,口渴,尿混浊 西瓜皮、冬瓜皮各15 g,天花粉12 g。水煎服。(《食物中药与便方》)

5. 治坐板疮 用八九月的西瓜皮,刮薄存一粒米厚者,日中晒脆研细。疮有脓则干掺,无脓将自己津涎调末敷上,少顷疮中即流出水来,敷二次即愈。(《种福堂公选良方》)

【临床报道】 治疗肾炎 取西瓜1个,9 kg上下为宜,于一端挖1个5~6方寸的口,取出瓜瓤,放入紫皮大蒜312 g,冬瓜皮94 g,如加白蔻仁、砂仁各106 g则效果更佳,将原皮盖口,竹签扎牢,外糊1层1.5~2 cm厚的泥,放入自制窑内用木柴火烧4~7小时,冷却后,破泥壳,取黑炭研末而成"肾宁散"。每日服6~7 g,早、晚饭前各服一半,以白茅根煎液为引,有的适当给以补肝药物及抗炎剂,给无盐或低盐饮食。在一般情况下,都采用连续治疗方法。共治疗500多例肾炎,据收集到的近200例资料统计,彻底治愈无复发者占29.03%,基本治愈,恢复工作者占31.45%,疗效显著者占12.42%。另有报道,用肾宁散为主治疗慢性肾炎,治疗期间,除降压药外,停用其他治疗肾炎西药。A组:肾宁散7 g,每日2次;白茅根50 g,煎水400 ml,分2次与肾宁散同服。B组(有反复感冒,影响病情者):肾宁散7 g,每日2次;白茅根50 g,黄芪30 g,煎水400 ml,分2次与肾宁散同服。治疗期间,每星期测清晨尿常规1次,治疗前后测24小时尿蛋白定量及肾功能各1次。共治疗44例。结果:两组增进食欲,利尿消肿作用明显(60%~80%);降低感冒发病率分别为:A组20%,B组76%($P<0.05$);尿蛋白消失率:A组35.5%,B组70%($P<0.05$);红细胞消失率:两组无明显差异;肾功能损害:6例BUN、Cr升高者,用药后无改善。

1731 西瓜霜 xī guā shuāng (《本草再新》)

【异名】 西瓜硝(《本草再新》)。

【基原】 为葫芦科西瓜属植物西瓜的果皮和皮硝混合制成的白色结晶性粉末。

【原植物】 参见"西瓜"条。

【制法】 疡医大全:"治咽喉口齿双蛾喉痹,命在须臾 用大黄泥钵一个,将西瓜一个照钵大小,松松装入钵内,将瓜切盖,以皮消装满瓜内,仍以瓜盖盖,竹签插定,再以一样大的黄泥钵一个合上,外用皮纸条和泥将缝封固,放阴处过数日,钵外即吐白霜,以鹅毛扫下收好,仍将钵存阴处,再吐再扫,以钵外无霜为度,收好。"

【药材】 西瓜霜 *Mirabilitum Praeparatum* 全国各地均产。

性状 本品呈白色粉粒状结晶,形似盐,遇热熔化。气微,味微咸。

品质标志 《中华人民共和国药典》2010年版规定:本品(干燥品)含硫酸钠(Na_2SO_4)不得少于90.0%。

【药理】 1. 抑菌作用 平皿法试验表明,桂林西瓜霜对变形杆菌、金黄色葡萄球菌、甲型链球菌、白念珠菌、大肠杆菌和铜绿假单胞菌均有不同程度的抑菌作用。稀释度为1∶16、1∶32、1∶64,最低抑菌浓度分别为1.56 mg/ml、3.13 mg/ml、6.26 mg/ml。

2. 抗炎镇痛作用 桂林西瓜霜0.48 g/kg、0.24 g/kg、0.06 g/kg

灌胃可减轻巴豆油致小鼠耳郭肿胀率，相同剂量给予大鼠，可降低角叉莱胶致大鼠足跖肿胀率及棉球肉芽肿胀率，提高热板致痛的痛阈，抑制醋酸扭体反应，抑制毛细血管通透性增高，促进口腔溃疡大鼠黏膜溃疡愈合，具有显著的抗炎镇痛作用。

3. 祛痰作用　小鼠气管酚红法表明，0.24 g/kg 的桂林西瓜霜能显著增加小鼠气管段酚红排泌量，提示适量的桂林西瓜霜喷剂具有一定的祛痰作用。

毒性　急性毒性：小鼠灌胃 LD_{50} 为 1.3±0.12 g/kg。长期毒性：桂林西瓜霜 4、2、0.2 g/kg（分别相当于临床日用量的 100 倍、50 倍和 5 倍）大鼠灌胃长期毒性试验未见明显毒性反应。

【药性】《本草再新》："味辛，性平，有小毒。入脾、肺二经。"

【功用主治】 清热解毒，利咽消肿。主治喉风，喉痹，白喉，口疮，牙疳，久嗽咽痛，目赤肿痛。

1.《疡医大全》："治咽喉口齿，双蛾喉痹。"

2.《本草再新》："治喉痹久嗽。"

3.《上海常用中草药》："清热消肿。"

【用法用量】 内服：1～2 g，冲服。外用：研末吹喉。

【宜忌】《全国中草药汇编》："虚寒患者忌用。"

【选方】 1. 治一切喉证，肿痛白腐，退炎消肿　西瓜霜五钱，西月石五钱，飞朱砂六分，僵蚕五分，冰片五分。研极细末，吹患处。阴虚白喉忌用。（《喉痧症治概要》玉钥匙）

2. 治白喉　西瓜霜二两，人中白一钱（煅），辰砂二钱，雄精二分，冰片一钱。共研细末，再乳无声。如非白喉，减去雄精。（《治喉捷要》瓜霜散）

【临床报道】 1. 治疗口腔溃疡　治疗方法：于溃疡创面喷西瓜霜喷剂，每日 3～5 次，每次喷溃疡创面覆盖位置。疗效：82 例患者使用治愈率为 98%，1 日者 5 例，2 日者 9 例，3 日者 18 例，4～6 日者 46 例，另 4 例未复诊。使用方便，未见有不良反应。

2. 治疗慢性牙周炎　实验组 50 例患牙行超声洁治术后，将适量复方西瓜霜喷剂喷敷于患牙牙周表面和牙周袋内，每日 3 次。对照组 48 例患牙行超声洁治术后，用朵贝尔液漱口，每日 3 次。两组均以 7 日为 1 个疗程，随访 3 个月评定疗效。结果：实验组临床治愈 31 例，好转 17 例，无效 2 例。对照组临床治愈 25 例，好转 14 例，无效 9 例。实验组与对照组比较，$P<0.05$。

3. 用于口腔护理　对需要作口腔护理的 180 个病例，按作第一次口腔护理的先后顺序将其分为两组，各组 90 例。用传统口腔护理法为观察组，加用西瓜霜润喉片含化的为实验组。口腔擦拭液一般选用生理盐水。实验组在每次口腔护理后让患者含化西瓜霜润喉片 1 片，可以根据需求重复使用，最多可达到每小时 1 片。观察内容：患者有无口臭（经口腔护理组专门观察员确定）；患者主观口感舒适与不舒适；追踪至出院记录口腔炎症病例。结果：实验组 87 例无口臭发生，另 3 例发生口臭；口感舒适 84 例，另 6 例口感不舒适。观察组 71 例无口臭发生，另 19 例发生口臭；70 例口感舒适，另 20 例口感不舒适。统计表明实验组效果明显好于观察组。

4. 治疗褥疮　70 例患者按 4∶3 随机分为西瓜霜组和褥疮膏组。西瓜霜组在溃疡面喷上西瓜霜（规格 0.6 g），每日 3 次，对有泡的炎性浸润期褥疮，先在无菌操作下剪去表皮，然后均匀喷上西瓜霜。对溃疡面褥疮，先用无菌等渗盐水清洗创面，除去坏死组织及分泌物，再在创面上喷满西瓜霜，并充分暴露创面。10 日为 1 个疗程。褥疮膏组使用褥疮膏（规格 20 g），每日 1 次，2 星期为 1 个疗程，对溃疡面褥疮处理同西瓜霜组。结果，西瓜霜组和褥疮膏组的患者症状都有所改善。西瓜霜组显效 23 例，有效 14 例，无效 3 例，总有效率 92.5%；褥疮膏组显效 6 例，有效 20 例，无效 4 例，总有效率 80%。2 组差异有显著性（$P<0.05$）。

5. 治疗重度宫颈糜烂　常规消毒外阴及阴道，暴露宫颈，清洗阴道后，用干棉球擦干（印干）宫颈和阴道，然后用西瓜霜喷洒在宫颈糜烂面上，覆盖整个糜烂面，厚度以看不见宫颈颜色为宜，每日 1～2 次，7～10 日为 1 个疗程。共治 50 例，结果：治愈 29 例，显效 14 例，有效 6 例，无效 1 例。总有效率为 98%。

1732 西施舌 xī shī shé（《本草从新》）

【异名】 车蛤（《闽部疏》），沙蛤、土匙（《闽中海错疏》）。

【基原】 为蛤蜊科蛤蜊属动物西施舌的肉。

【原动物】 西施舌 *Mactra antiquata* Spengler

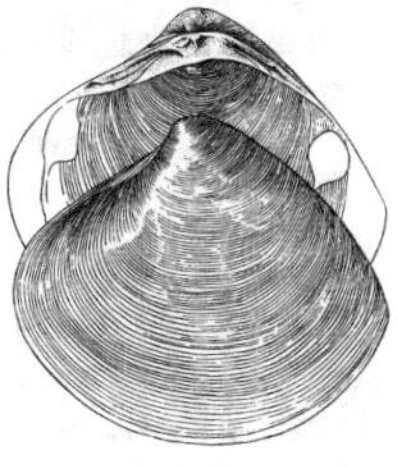

西施舌

贝壳略呈三角形，质薄而脆，一般壳长 51～69 mm，壳高 42～58 mm，壳宽 26～36 mm；壳顶位于背缘中央稍靠前方，壳顶前方略凹，后方背缘略凸，前后缘夹角 90°。小月面近椭圆形，楯面狭长，壳表黄褐色，壳皮平滑发亮。生长线明显；细密而均匀，无放射肋。壳顶部淡紫色。壳内面淡蓝紫色，顶部色较深，大的个体比小的颜色较淡。外韧带小，黄褐色；内韧带发达，棕黄色。铰合部较宽，左壳主齿 1 枚，呈人字形；右壳主齿 2 枚，呈八字形。前后侧齿均呈薄片状，左壳单片，右壳双片，两片中间形成一狭沟。外套痕明显，外套窦宽而浅，半圆形。前闭壳肌痕略呈长方形，背缘延长呈带状；后闭壳肌痕略大，近圆形。足舌状，甚发达。

生活于潮间带下区及浅海沙滩，埋栖深度 60～70 mm，繁殖季节为春、夏季间。我国沿海均有分布，为习见种。现已进行人工养殖。

【采收加工】 四季均可采捕，捕得后入沸水中烫过，取肉，鲜用或晒干。

【成分】 全体含蛤蜊素（mactin）A、B。

【药性】 甘、咸，平。

1.《本草从新》："甘、咸，平。"

2.《医林纂要》："甘、咸，寒。"

【功用主治】 滋阴养血，清热凉肝。主治肝肾阴虚，腰膝酸重，目赤，消渴。

1.《本草从新》："补阴，益精，润脏腑，止烦渴。"

2.《随息居饮食谱》："开胃，滋阴，养心，清热，熄风，凉肝，明目。"

3.《中国药用动物志》："补阴血，益精髓，清肝热。治肝肾阴虚，腰膝酸重，目赤。"

【用法用量】 内服：煮食，30～50 g。

1733 西洋参 xī yáng shēn（《纲目拾遗》）

【异名】 西洋人参（《本草从新》），洋参（《药性考》），西参（《增订伪药条辨》），花旗参、广东人参（《中国药用植物志》）。

【基原】 为五加科人参属植物西洋参的根。

【原植物】 西洋参 *Panax quinquefolium* L.

多年生草本，高 25～35 cm。根肉质，纺锤形，有分枝。茎直立，圆柱形，具纵条纹。掌状复叶，生长 3～5 年以上有 3～5 枚叶轮生于茎顶，叶柄长 5～7 cm，压扁状。小叶通常 5 枚，下方 2 片较小，近无柄；上方 3 片小叶的小叶柄长 1～2 cm；小叶片倒卵形、宽卵形至宽椭圆形，长 4～9 cm，宽 2～5 cm，先端急尾尖，基部楔形，边缘具粗锯齿，上面叶脉有稀疏的刚毛。伞形花序单一，顶生，总花梗长 10～20 cm，有 20～80 余朵小花集成圆球形，花梗细短，基部有卵形小苞片 1 枚；花萼绿色，钟状，先端 5 齿裂；花瓣 5，绿白色，长圆形；雄蕊 5，与花瓣互生；雌蕊 1，子房下位，2 室，花柱 2，花盘肉质，环状。核果状浆果，扁球形，成熟时鲜红色至暗红色，有光泽，内含种子1～4粒，多为2粒。花期5～7月，果期6～9月。

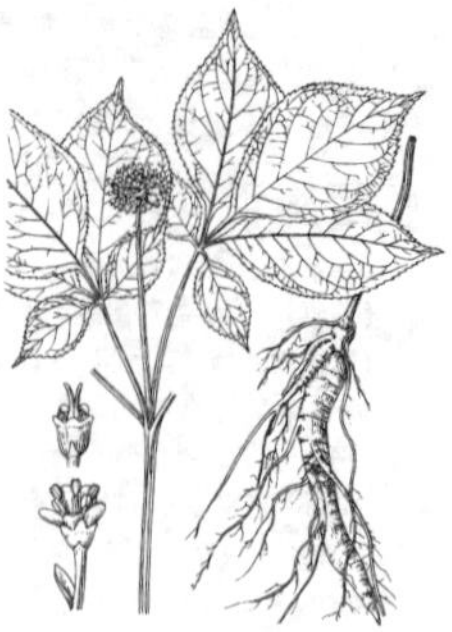

西洋参

原产北美(加拿大及美国)，现我国华北(北京、河北、河南、山东)、东北三省有大量的栽培。浙江、安徽、江西、福建、湖北、湖南等地也有引种。

【栽培】 生物学特性 西洋参是一种阴生性植物，喜凉爽湿润、半阴半阳的环境，适宜生长温度10～30 ℃，最适生长温度20～25 ℃，较耐寒，能耐 −20 ℃以下的低温。原产地年降水量1 100 mm左右。对土壤要求较严格，以森林灰棕壤、表层灰褐色、有团粒结构、富含腐殖质、pH5.3～6.5、通透性良好的土壤为宜。前作物宜选禾本科及豆科植物，不宜在烟草、茄等茄科作物土壤上栽培。土壤宜选透水性能好，肥沃，并夹有大粒粗砂的砂质壤土。

西洋参喜荫，弱光、散射光有利生长，忌强光照射，故栽培时需搭棚遮光，林区空地栽培需调节透光度，一般透光度为20%～25%。不同季节透光度应有不同，春季透光度稍大(22%)可减轻病害，夏季高温季节透光度宜小。

繁殖方法 种子繁殖。于7月下旬至8月上旬果实呈鲜红色时，采集留种参地里4～5年生成熟的果实，放入筛子中搓去果肉，再用水冲洗、漂净。种子可用50%多菌灵500倍液消毒10～15分钟，取出稍晾干，进行层积处理。

将选好的地耙平整细后，南北走向做畦，畦宽1.2～1.8 m，畦高25～30 cm，畦间距50 cm。秋播或春播，秋播用新鲜种子，春播用层积处理的种子。播前用压穴板压穴，播种深度3 cm，行株距5 cm×5 cm或10 cm×5 cm，多用手工点播法，每穴点放1粒。播后畦面覆稻草10 cm，充分浇水，水分直透过覆草层与畦面湿土相接。用苇帘或尼龙网搭棚遮阳，透光度20%。播种后1年或2年的秋季移栽。选无病、健壮、芽苞大、完整的参栽，按大、中、小分别栽种，并用50%多菌灵500倍液浸泡10分钟，取出晾干即可栽种。按行株距(15～25)cm×(10～15)cm，深8～10 cm开穴，栽后在芽苞上覆土3～4 cm，然后覆稻草10 cm，再覆10 cm土，安全越冬，春季从盖草层将压土除掉。

田间管理 生长期间，参畦内要及时清除杂草。根据田间需水情况，采用浇灌或喷灌方式浇水，使土壤含水量在40%左右。生长期、花果期、休眠期均需追肥。不留种地，当花茎抽出1～2 cm时，选晴天及时摘除。冬季注意防冻。

病虫害防治 病害：立枯病，可用50%多菌灵防治；锈腐病、根腐病，发病初期用50%多菌灵或50%甲基托布津500倍液，浇灌病穴；猝倒病、黑斑病等。虫害有蛴螬、地老虎、金针虫等，人工捕捉或用毒饵诱杀。

【采收加工】 从育苗到收获需长4年，于9月下旬至10月上旬，地上部分枯萎时采收。把参根泥土冲洗干净，置于室外稍风干，放进干燥室干燥架上，摊薄，加温或红外线干燥，初期温度保持21～22 ℃，每日使温度略略增加，并行翻动，适时排潮，最后干燥的温度不宜超过33 ℃，大约1个月干透，按大、中、小分等。

【药材】 西洋参 *Panacis Quinquefolii Radix* 主产于美国及加拿大，法国亦产，以美国威斯康星州所产最为著名。我国有栽培，近年来产量、质量均有大幅度增长。

性状 根呈纺锤形、圆柱形或圆锥形，长3～12 cm，直径0.8～2 cm。表面浅黄褐色或黄白色，可见横向环纹及线状皮孔，并有细密浅纵皱纹及须根痕。主根中下部有一至数条侧根；多已折断。有的上端有根茎(芦头)，环节明显，茎痕(芦碗)圆形或半圆形，具不定根(艼)或已折断。体重，质坚实，不易折断，断面平坦，浅黄白色，略显粉性，皮部可见黄棕色点状树脂道，形成层环纹棕黄色，木部略呈放射状纹理。气微而特异，味微苦、甘。

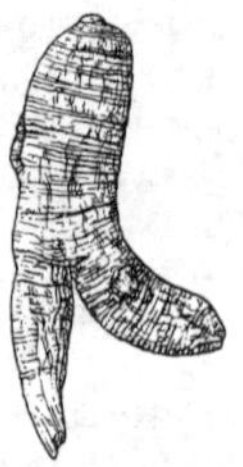

西洋参(根)外形

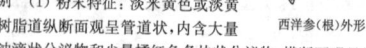

鉴别 (1)粉末特征：淡米黄色或淡黄白色。树脂道纵断面观呈管道状，内含大量金黄色油滴状分泌物和少量橘红色条块状分泌物；横断面观呈类圆形、圆多角形或类长圆形，内径34～340 μm，由5～11个分泌细胞围成，分泌物多呈油滴状，少为颗粒状或团块状；周围分泌细胞中含油滴状或颗粒状分泌物。草酸钙簇晶较多，直径17～78 μm。木栓细胞无色、淡黄色或淡黄棕色，表面观类多角形或类方形，垂周壁薄，细波状弯曲，内偶见草酸钙小方晶。导管主要为网纹、梯纹导管，少数为环纹、螺纹，穿孔多位于侧壁。薄壁细胞类圆形或类长圆形，含细颗粒状物。淀粉粒单粒类圆形、类椭圆形或卵形，直径7～22 μm，脐点点状、裂缝状、人字状或V字形，少数十字形，层纹不明显；复粒较少，2～8分粒组成。

(2)薄层色谱：取本品粉末1 g，加甲醇25 ml，加热回流1小时，放冷，滤过，滤液蒸干，残渣加水20 ml使溶解，用乙醚振摇提取2次，每次10 ml，弃去乙醚液，水层用水饱和的正丁醇振摇提取3次，每次15 ml，合并正丁醇提取液，用水洗涤2次，每次10 ml，分取正丁醇液，蒸干，残渣加甲醇1 ml使溶解，作为供试品溶液。另取拟人参皂苷F_{11}、人参皂苷Rb_1、Re、Rg_1对照品，加甲醇制成每1 ml各含2 mg的溶液，作为对照品溶液。吸取上述5种溶液各2 μl，分别点于同一硅胶G薄层板上，以氯仿-醋酸乙酯-甲醇-水(15∶40∶22∶10)5～10 ℃放置12小时的下层溶液为展开剂，展开，取出，晾干，喷以10%硫酸乙醇溶液，在105 ℃加热至斑点显色清晰，分别置日光及紫外光灯(365 nm)下检视。供试品色谱中，在与对照品色谱相应的位置上，分别显相同颜色的斑点或荧光斑点。

品质标志 《中华人民共和国药典》2010年版规定：照高效液相色谱法测定，本品含人参皂苷Rg_1($C_{42}H_{72}O_{14}$)、人参皂苷Re($C_{48}H_{82}O_{18}$)和人参皂苷Rb_1($C_{54}H_{92}O_{23}$)的总量不得少于2.0%。

【成分】 西洋参主含三萜皂苷，以齐墩果烷为苷元的有：人参皂苷(ginsenoside)-Ro；以20(*S*)原人参二醇为苷元的有：人参皂苷-Rb_1、-Rb_2、-Rb_3、-Rc、-Rd、-RAo、-F_2，丙二酰基人参皂苷(malonylginsenoside)-Rb_1、-Rb_2、-Rd，西洋参皂苷(quinquenoside)-R_1，绞股蓝苷(gypenoside)Ⅺ、Ⅹ、Ⅷ；以20(*S*)原人参三醇为苷元的有人参皂苷-Re、-Rf、-Rg_1、-Rg_2、-Rg_3、-Rh_1、-F_3；以奥克梯醇(ocotillol)为苷元的有：假人参皂苷(pseudoginsenoside)F_{11}。

挥发油：β-金合欢烯(β-farnesene)，含量可达26.45%，还含辛醇(octanol)，己酸(hexanoic acid)，十一烷(undecane)，松香芹醇(pinocarveol)，辛酸(octanoic acid)，十二烷(dodecane)，3-苯基己烷(3-phenylhexane)，1-苯基己烷(1-phenylhexane)，胡薄荷酮(pulegone)，2-甲氧基-4-(1-丙烯基)苯酚〔2-methoxy-4-(1-propenyl)phenol〕，β-古芸烯(β-gurjunene)，辣薄荷烯(peperitene)，长叶烯(longifolene)，α-姜黄烯(α-curcumene)，α-柏木烯(α-cedrene)，2,6-二叔丁基-4-甲基苯酚(2,6-di-tert-butyl-4-methylphenol)，β-甜没药烯(β-bisabolene)，β-丁香烯(β-caryophyllene)，3-苯基癸烷(3-phenyldecane)，十六烷(hexadecane)，6-苯基十一烷(6-phenylundecane)，4-苯基十一烷(4-phenylundecane)，3-苯基十一烷(3-phenylundecane)，6-苯基十二烷(6-phenyldodecane)，5-苯基十二烷(5-phenyldodecane)，4-苯基

十二烷(4-phenyldodecane),3-苯基十二烷(3-phenyldodecane),2-苯基十二烷(2-phenyldodecane),5-苯基十三烷(5-phenyltridecane),4-苯基十三烷(4-phenyltridecane),3-环己烷基十二烷(3-cyclohexyldodecane)。

多炔类成分：镰叶芹醇(falcalinol),人参炔三醇(panaxytriol),人参环氧炔醇(panaxydol),1, 8-十七碳二烯-4, 6-二炔-3, 10-二醇(heptadeca-1, 8-diene-4, 6-diyne-3, 10-diol)和多炔(polyacetylenes)PQ-1、PQ-2、PQ-3、PQ-4、PQ-5、PQ-6。

油脂中脂肪酸：己酸,庚酸(heptanoic acid),辛酸,壬酸(nonanoic acid),棕榈酸(palmitic acid),正十七烷酸(*n*-heptadecanoic acid),正十八烷酸(*n*-octadecanoic acid),油酸(oleic acid),亚麻酸(linolenic acid),9, 12, 15-十八碳三烯酸(9, 12, 15-octadecatrienoic acid),其中亚麻酸含量占总油量的44.78%。

磷脂：二磷脂酰甘油(diphosphatidyl glycerol),其次是磷脂酰胆碱(phosphatidyl choline),还有溶血磷脂酰胆碱(lysophosphatidylcholine),磷脂酰肌醇(phosphatidyl inositol),磷脂酰丝氨酸(phosphatidyl serine),磷脂酰乙醇胺(phosphatidyl ethanolamine)。

糖类总量达68.2%～74.3%,内有人参三糖(panose),山梨糖,果糖,葡萄糖,蔗糖,麦芽糖;另含果胶(pectin)2.57%～3.98%,由半乳糖醛酸,半乳糖,阿拉伯糖,鼠李糖和木糖组成。

氨基酸总量为11.70%,其中必需氨基酸为6.97%,主要有天冬氨酸,苏氨酸,丝氨酸,谷氨酸等16种。

此外,还含甾体化合物：胡萝卜苷(daucosterol),豆甾烯醇(stigmastenol),3, 5-豆甾二烯-3-酮(stigmast-3, 5-dien-3-one)。另含铁、铝、钙、钡、铜、锰、磷、锶、钛、锆、镉、铬、镍等无机元素以及维生素A、B_1、B_2、B_6。

【药理】 1. 对中枢神经系统的影响 (1) 中枢抑制作用 西洋参皂苷具有明显的中枢抑制作用,60 mg/kg腹腔注射,小鼠表现安静少动,并显著抑制戊四唑引起的惊厥率。

(2) 改善学习记忆能力作用 西洋参口服液对小鼠剥夺睡眠后学习记忆能力的损害有明显改善。

2. 对免疫功能的影响 西洋参有促进幼鼠胸腺器官发育的作用。西洋参总皂苷腹腔注射,能明显对抗注射促皮质激素(ACTH)小鼠所致肾上腺维生素C含量降低和幼年小鼠胸腺和脾脏的萎缩。0.33和1.0 g/L西洋参剂量依赖性抑制脾淋巴细胞内游离钙浓度,有利于防止细胞内游离钙浓度过高造成免疫功能衰退。西洋参可能影响细胞内调节游离钙的机制,如通过Na^+-Ca^{2+}交换或Ca^{2+}泵加强钙离子的主动转运。西洋参多糖(PPQ)可协同亚剂量ConA促进脾淋巴细胞转化及白介素2(IL-2)合成。将PPQ-1进一步分离得到4种成分(PPQ-1-1～4),PPQ-1-1～4既可单独也可协同亚剂量ConA促进脾淋巴细胞转化和合成白介素1(IL-1)及IFN,PPQ-1-1～4单独还可明显诱导脾细胞合成IL-3样活性物质。西洋参根粗多糖(PPQ)200 mg/kg灌胃对环磷酰胺所致外周血白细胞减少具有明显保护作用,亦能使胸腺、脾脏重量增加,并能增强免疫低下小鼠网状内皮系统的吞噬功能,促进淋巴细胞转化,而对IL-2活性无明显影响。西洋参多糖(200 μg/ml)可使ConA激活的T淋巴细胞钙依赖性钾通道开放概率增加、开放时间延长、关闭时间缩短,但单独不能激活通道。说明西洋参多糖可使活化的T淋巴细胞内游离钙增加。这对于理解西洋参多糖提高免疫力的机制具有重要意义。

3. 对心血管系统的影响 西洋参皂苷60 mg/kg静注,对氯仿诱发小鼠室颤具有保护作用;80 mg/kg静注,对氯化钡诱发大鼠心律失常具有明显的预防和治疗作用,且能明显提高毒毛花苷G诱发豚鼠室早、室速、室扑颤以及停搏的阈剂量。60或80 mg/kg静注,对垂体后叶制剂所致大鼠心肌缺血和心律失常均有明显拮抗作用。

4. 对机体抗应激能力的影响 西洋参水提取液5 g/kg灌胃能明显延长低压缺氧和窒息性小鼠生存时间,对结扎两侧颈总动脉所造成小鼠脑缺氧、用氰化钾造成小鼠组织缺氧及用异丙肾上腺素增加小鼠心肌耗氧量,均有良好的全身性抗缺氧作用,其作用对肾上腺皮质功能可能有依赖关系。

5. 抗疲劳作用 西洋参含片0.6、1.2、2.4 g/kg灌胃,连续30日,能够明显延长小鼠负重游泳时间,降低运动时血清尿素氮水平,减少肝糖原的消耗量,减少运动后高剂量组乳酸的含量,达到抗疲劳的目的。而且西洋参不同制剂如西洋参冲剂、西洋参丸、西洋参口服液均有不同程度的抗疲劳作用。西洋参人参皂苷给小鼠灌服15日,可提高其LDH活力及肌糖原、肝糖原含量,灌服29日,小鼠在运动后血乳酸值明显降低。

6. 抗肿瘤作用 西洋参根多糖(CPPQ)50、100、200 mg/kg灌胃,连续15日,可抑制荷瘤S_{180}鼠的肿瘤生长,并能明显诱导脾淋巴细胞合成IL-3样活性物质。调节机体免疫活性细胞、增强机体免疫功能可能是其抗肿瘤的主要机制。

7. 对生殖功能的影响 西洋参0.43和3.4 g/kg灌服可使小鼠跨骑潜伏期明显缩短,3.4 g/kg可使跨骑频度明显增加,交尾潜伏期也明显缩短。去势小鼠口服西洋参0.43和3.4 g/kg不能使副性腺增重,但3.4 g/kg能使正常幼小鼠睾丸重量增加。

8. 其他作用 西洋参二醇组皂苷10 mg/kg静脉点滴,可降低血浆及肺组织MDA含量,降低肺组织湿重/干重,减轻肺组织学损伤。证实PQS能减轻氧自由基对肺组织的损伤,保护肺脏功能。西洋参总皂苷和西洋参总提取物能降低豚鼠的肝糖原含量,增加肝脏DNA和RNA的含量。西洋参能明显促进幼鼠的体重增长,并有保护小鼠红细胞膜的作用。还有抗利尿作用。西洋参总皂苷及西洋参总提取物可使豚鼠血浆皮质酮升高。西洋参水提物腹腔注射,能缩短小鼠尾静脉出血时间。西洋参能改善甲亢型阴虚小鼠的虚弱症状,还能促进正常家兔的唾液分泌。

毒性 小鼠腹腔注射西洋参总苷450 mg/kg,连续观察7日,未见明显的毒性反应和动物死亡。西洋参水提取液对小鼠经口急性毒性$LD_{50}>12.5$ g/kg,属实际无毒级。致突变试验中Ames试验显示了西洋参液无致基因突变作用,微核试验和精子致畸试验都证实了西洋参液对小鼠体细胞染色体无损伤作用,也无致小鼠生殖细胞畸变作用。溶血作用：最低溶血浓度：西洋参根总皂苷10 g/L,西洋参根原人参二醇组皂苷0.80 g/L;单体人参皂苷中-F_2 0.12 g/L,-Rg_1 0.20 g/L,-Rg_2 0.16 g/L。

【药性】 甘、微苦,寒。归肺、胃、心、肾经。

1.《本草从新》:"苦,寒,微甘。味厚气薄。"

2.《本草再新》:"味甘、辛,性凉,无毒。入心、肺、肾经。"

【功用主治】 补气养阴,清火生津。主治气虚阴亏火旺,咳喘痰血,虚热烦倦,内热消渴,口燥咽干。

1.《本草从新》:"补肺降火,生津液,除烦倦。虚而有火者相宜。"

2.《药性切用》:"补气清肺。"

3.《药性考》:"补阴热退,姜制益元,扶正药配。"

4.《本草再新》:"治肺火旺,咳嗽痰多,气虚呵喘,失血,劳伤,固精安神,生产诸虚。"

5.《本草求原》:"清肺肾、凉心脾以降火,消暑,解酒。"

6. 张秉成《本草便读》:"益气培脾。"

7.《衷中参西录》:"能补助气分,兼能补益血分。"

8.《中国药用植物志》:"补血,强壮。"

【用法用量】 内服：煎汤(另煎汁和服),3～6 g;或入丸散。

【宜忌】 中阳虚衰,寒湿中阻及湿热郁火者慎服。

《纲目拾遗》:"反藜芦,忌铁刀、火炒。"

【选方】 1. 治夏伤暑热,舌燥喉干,主生津润燥,敛气消烦 洋参一钱,麦冬三钱,北五味九粒。当茶饮。(《喉科金钥》生脉散)

2. 治小儿夏季热 西洋参10 g,麦冬10 g,橄榄1枚(打碎)。

大田蛙1只，去肠杂，纳入上三味。水煎服。〔《大众中医药》1990，(3)：7〕

3. 治原因不明长期低热　西洋参3 g，地骨皮6 g，粉甘皮6 g。同煎饮服。每剂浓煎2次，每日1剂，以热退为止。〔《中西医结合杂志》1990，10(1)：14〕

4. 治顽固性盗汗　稽豆衣30 g，西洋参3 g。分别煎煮，合兑服，每日1剂。〔《中西医结合杂志》1990，10(1)：14〕

5. 治过度体力劳伤，疲乏难复　仙鹤草30 g，红枣7枚，浓煎；另煎西洋参3 g，合兑服。〔《中西医结合杂志》1990，10(1)：14〕

6. 治食欲不振，体倦神疲　西洋参10 g，白术10 g，云苓10 g。水煎服。〔《大众中医药》1990，(3)：7〕

【临床报道】 治疗频发性早搏　用单味西洋参10～15 g煎服，观察1～3日，然后根据病情辨证选方配合治疗。共治25例，结果，显效12例，有效11例，无效2例，总有效率为88%。

【各家论述】 1.《本草求原》："肺气本于肾，凡益肺气之药，多带微寒，但西洋参苦寒，唯火盛伤气，咳嗽痰血，劳伤失精者宜之。"

2.《本草便读》："西洋参，清养之力有余，补助之功不足，大抵肺部虚热者宜之。"

3.《衷中参西录》："西洋参，性凉而补，凡欲用人参而不受人参之温补者，皆可以次代之。"

1734 西番莲 xī fān lián （《植物名实图考》）

【异名】 王蕊花（《花镜》），转心莲、西洋鞠（《植物名实图考》），转枝莲（《四川中药志》），转盘花、子午莲（《西昌中草药》），时计草（《全国中草药汇编》）。

【基原】 为西番莲科西番莲属植物西番莲的全草。

【原植物】 西番莲 *Passiflora coerulea* L.［*P. lauseirii* G. Don; *P. chinensis* Hort ex Mast.］

多年生草质藤本。茎圆柱形，略具棱槽，有多数分枝，老枝常带紫红色；卷须腋生，长13～17 cm。叶互生；叶柄长2～3 cm；中部散生2～6个小腺体；托叶较大，肾形，抱茎；叶掌状5深裂，长5～7 cm，宽6～8 cm，裂片长椭圆形，中央的较大，两侧的略小，全缘。单花腋生，花大，直径6～10 cm，淡绿色；苞片3，宽卵形；萼5，背面近先端有一角状物；花瓣5，长圆状披针形，与萼片近等长；副花冠裂片3轮，丝状，白色，上下两端带蓝色或紫红色；内花冠流苏状，紫红色，其下具花盘；雄蕊5，花丝基部与子房柄合生；子房卵圆形，花柱3，紫红色。浆果卵形或近球形，熟时黄色。种子多数，有红色假种皮。花期5～7月。

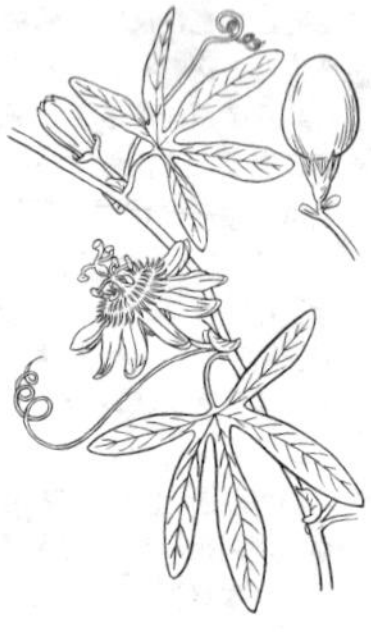

西 番 莲

江西、广东、广西、四川、贵州、云南等地有引种栽培，在云南有时逸生于湿润山坡密林中。原产南美洲。

【栽培】 生物学特性　喜阳光充足、温暖湿润的气候，不耐寒，夏天可露地种植。宜在含腐殖质而湿润的砂质壤土栽种。

繁殖方法　扦插繁殖。剪长15 cm的嫩枝于5月插于沙床或泥炭土中，保持20 ℃左右，生长容易，也可用种子繁殖，春、秋均可播种。

【采收加工】 7～10月地上部生长茂盛时采收，晒干。

【成分】 含白杨素(chrysin)，苯并二氮杂嗪类化合物。又含新西兰鸡蛋果氰苷B-4-硫酸酯(tetraphyllin B-4-sulfate)，表新西兰鸡蛋果氰苷B-4-硫酸酯(epitetraphyllin B-4-sulfate)，氰苷类化合物。

全草含黄酮的葡萄糖C苷：芹菜素(apigenin)和木犀草素(luteolin)的葡萄糖C苷，芹菜素-8-*C*-双葡萄糖苷(apigenin-8-*C*-diglucoside)，牡荆素(vitexin)，异牡荆素(isovitexin)，皂草苷(saponarin)，荭草素(orientin)，异荭草素(isoorientin)为苷元的葡萄糖C苷。还含类脂(lipid)化合物。

叶含类黄酮苷，二酚黄酮色素(diphenolic flavone pigments)，一酚黄酮苷(monophenolic flavonosides)化合物。

花和果穗中含没食子酸(gallic acid)，棕榈酸(palmitic acid)，油酸(oleic acid)，亚油酸(linoleic acid)，亚麻酸(linolenic acid)，肉豆蔻酸(myristic acid)等有机酸。还含谷甾醇(sitosterol)，焦性儿茶酚(pyrocatechol)，葡萄糖等。

【药性】 苦，温。

1.《四川中药志》1960年版："性温，味苦，无毒。"

2.《贵州草药》："性平，味甘。"

【功用主治】 祛风，除湿，活血，止痛。主治感冒头痛，外感风热咳嗽，风湿关节痹痛，疝痛，痛经，失眠。

1.《四川中药志》1960年版："清热除风，止咳化痰。治风热头昏，鼻塞流涕。"

2.《全国中草药汇编》："祛风除湿，活血止痛。主治风湿骨痛，疝痛，痛经。外用治骨折。"

3.《贵州草药》："安神宁心，和血止痛。治狂症，失眠，经来腹痛，痢疾腹痛，骨折。"

【用法用量】 内服：煎汤，15～20 g。外用：鲜品捣敷。

【选方】 1. 治骨折　转枝莲根15 g，玉枇杷叶30 g，水冬瓜根皮、续断根各15 g。捣绒调酒包敷患处。

2. 治狂症(精神失常)　转枝莲根15～25 g，炖猪心(内加朱砂1 g)1个吃。

3. 治失眠　转枝莲果实15 g，仙鹤草30 g。煨水服。

4. 治经来腹痛　转枝莲果1、2个，白薇根10 g。泡酒服。

5. 治痢疾腹痛　转枝莲根、拳参各10 g。煨水服。(1～5方出自《贵州草药》)

1735 西瓜子仁 xī guā zǐ rén （《纲目》）

【基原】 为葫芦科西瓜属植物西瓜的种仁。

【原植物】 参见"西瓜"条。

【采收加工】 6～8月食用西瓜时，收集瓜子，晒干，去壳取仁用。

【药性】 甘，平。归肺、大肠经。

1.《纲目》："甘，寒，无毒。"

2.《本经逢原》："甘，淡，微温。"

3.《医林纂要》："甘，平。"

【功用主治】 清肺化痰，和中润肠。主治久嗽，咯血，便秘。

1.《随息居饮食谱》："生食化痰涤垢，下气清营；一味浓煎，治吐血，久嗽。"

2.《药性切用》："性能涤垢，善消暑烦、结燥之痰。"

3.《得配本草》："炒食补中。"

4.《本草求原》："止痢，解烟毒。炒则温中，开豁痰涎。"

5.《纲目》："清肺润肠，和中止渴。"

【用法用量】 内服：煎汤，9～15 g；生食或炒熟。

【宜忌】 《医林纂要》："多食惹咳生痰。"

【选方】 使面容光彩　西瓜子仁五两，桃花四两，白杨柳皮二两。为末，食后米汤调服一匙，一日三服。一月面白，五十日手足俱白。无白杨皮或用橘皮亦可。(《验方新编》)

1736 西瓜子壳 xī guā zǐ ké （《本草撮要》）

【基原】 为葫芦科西瓜属植物西瓜的种皮。

【原植物】 参见“西瓜”条。

【采收加工】 剥取种仁时收集，晒干。

【药性】 淡，平。归胃、大肠经。

【功用主治】 《本草撮要》：“治吐血，肠风下血。”

【用法用量】 内服：煎汤，60～90 g。

【选方】 1. 治吐血，肠风下血 瓜子壳一茶盅，煎汤一碗吃下，血即止。（《纲目拾遗》引《不药良方》）

2. 治肠红，不论新久 地榆炒黑一钱，白薇一钱五分，蒲黄炒黑一钱，桑白皮一钱五分，瓜子壳二两。煎汤代水。（《纲目拾遗》引《传信方》）

1737 西瓜根叶 xī guā gēn yè （《滇南本草》）

【基原】 为葫芦科西瓜属植物西瓜的根、叶或藤茎。

【原植物】 参见“西瓜”条。

【采收加工】 6～8月采收，鲜用或晒干。

【药性】 淡、微苦，凉。归大肠经。

【功用主治】 清热利湿。主治水泻，痢疾，烫伤，萎缩性鼻炎。

1.《滇南本草》：“根、叶：煎汤服，治水泻、痢疾。”

2.《湖南药物志》：“治烫伤：西瓜叶，烤热，捣汁外搽。”

3.《广西民族药简编》：“藤茎，水煎服治萎缩性鼻炎。”

【用法用量】 内服：煎汤，10～30 g。外用：鲜品捣汁搽。

1738 西南卫矛 xī nán wèi máo （《万县中草药》）

【基原】 为卫矛科卫矛属植物西南卫矛的根、根皮、茎皮、枝叶。

【原植物】 西南卫矛 *Euonymus hamiltonianus* Wall.

乔木，高 5～10 m。叶对生；叶柄长 1.5～5 cm；叶片长圆状椭圆形、长圆状卵形或长圆状披针形，长 7～12 cm，宽 3～7 cm，先端急尖或短渐尖，叶背脉上常有短毛。聚伞花序有 5 至多花，总花梗长 1～2.5 cm；花白绿色，4 数，花丝细长，花药紫色。蒴果粉红带黄，倒三角形，上部 4 浅裂，直径 1 cm 以上。种子每室 1～2 颗，红棕色，有橙红色假种皮。

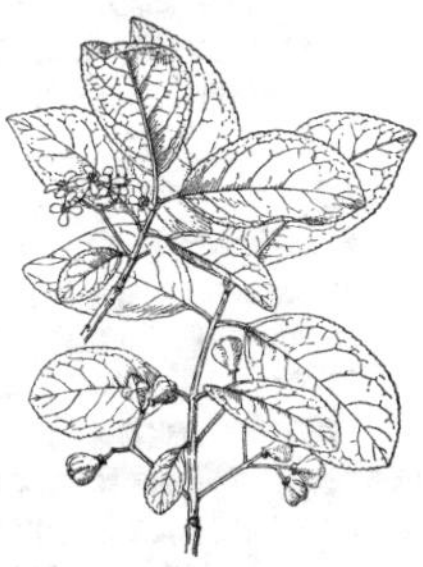
西南卫矛

生于海拔 1 000 m 以下山地林中。分布于安徽、江西、湖北、湖南、四川、贵州、云南、陕西等地。

【采收加工】 7～10月采收，鲜用；或切片，或剥皮晒干。

【药性】 《浙江药用植物志》：“微甘，微温。”

【功用主治】 《浙江药用植物志》：“活血通络，祛风湿，补肾。治血栓闭塞性脉管炎，风湿性关节痛，腰痛，跌打损伤，痔疮，漆疮。”

【用法用量】 内服：煎汤，15～30 g；或浸酒。外用：煎汤洗或鲜品捣敷。

【选方】 1. 治血栓闭塞性脉管炎 西南卫矛根 30～125 g，土牛膝 15～30 g。水煎服，连服数十剂。

2. 治痔疮 西南卫矛根、桂圆肉各 125 g。水煎服。（1、2 方出自《浙江药用植物志》）

1739 西洋菜干 xī yáng cài gān （《生草药手册》）

【异名】 豆瓣菜、无心菜（《植物名实图考》），西洋菜（《上海蔬菜品种志》），水蔊菜（《经济植物手册》）。

【基原】 为十字花科豆瓣菜属植物豆瓣菜的全草。

【原植物】 豆瓣菜 *Nasturtium officinale* R. Br.

多年生水生草本，高 20～40 cm。全株光滑无毛。茎匍匐或浮水生，多分枝，节上生不定根。奇数羽状复叶；小叶片 3～9 枚，宽卵形、长圆形或近圆形，先端一片较大；长 2～3 cm，宽 1.5～2.5 cm，先端有钝头或微凹，近全缘或呈浅波状，基部截平，小叶柄细而扁；侧生小叶与顶生的相似，基部不对称，叶柄基部成耳状，略抱茎。总状花序顶生，花多数；萼片 4，边缘膜质，基部略成囊状；花瓣白色，倒卵形或宽匙形，具脉纹，长 3～4 mm，先端圆，基部渐狭成细爪；雄蕊 6，4 长 2 短，雌蕊 1，子房近圆柱形。长角果圆柱形而扁，长 1.5～2 cm；果梗在果轴上开展着生或向上微弯。种子每室 2 行，扁圆形或近椭圆形，红褐色，表面具稀疏而大的凹陷网纹。花期 4～5月，果期 5～7月。

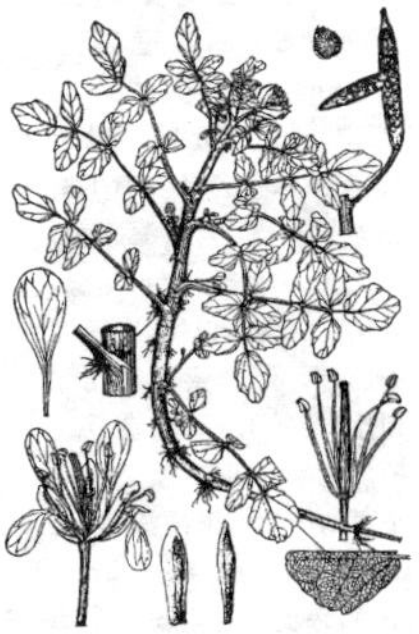
豆瓣菜

栽培或野生于水中、水沟边、山涧河边、沼泽地或水田中。分布于河北、山西、黑龙江、江苏、安徽、山东、河南、广东、广西、四川、贵州、云南、西藏、陕西等地。

【采收加工】 春季或冬季采收，晒干。

【药材】 西洋菜干 *Nasturtii Officinalis Herba* 产于广东省。

性状 匍匐茎细长缠绕成团，节上有多数纤细的不定根，易断。叶多皱缩，奇数羽状复叶，小叶 1～4 对，小叶片宽卵形或长椭圆形，先端 1 枚较大，全缘或波状，基部宽楔形；侧生小叶基部不对称；叶柄基部下延成耳状，略抱茎。长角果圆柱形而扁，先端有宿存的短花柱。种子扁圆形或近椭圆形，红褐色，有网状纹理。气微，味苦、辛。

【成分】 全草含葡萄糖豆瓣菜素（gluconasturtiin）；酚性成分：羟基苯甲酸、羟基桂皮酸及类黄酮成分；挥发性成分：苯丙腈（phenylpropionitrile），8-甲硫基辛腈（8-methylthiooctane nitrile），9-甲硫基壬腈（9-methylthiononane nitrile），3-丁烯腈（3-butenenitrile），7-甲硫基庚腈（7-methylthioheptane nitrile），苯乙腈（phenylacetonitrile）。还含维生素 A、B、C。

种子含芥酸（erucic acid），芥子油苷（glucosinolate）及胡萝卜素（carobenoid）。

【药性】 甘、淡，凉。

【功用主治】 清肺凉血，利尿，解毒。主治肺热燥咳，淋症，疔毒痈肿，皮肤瘙痒。

1.《生草药手册》：“治肺病及肺热燥咳。”

2.《全国中草药汇编》：“用为利尿、强壮及抗坏血病药；并用于治疗气管炎及皮肤瘙痒症。”

【用法用量】 内服：煎汤，10～15 g；或煮食。外用：捣敷。

1740 西藏花椒 xī zàng huā jiāo （《西藏常用中草药》）

【异名】 西藏野花椒（《全国中草药汇编》）。

【基原】 为芸香科花椒属植物西藏花椒的果皮。

【原植物】 西藏花椒 *Zanthoxylum tibetanum* Huang 又名：叶尔玛（西藏）。

攀缘性灌木，高 1 m。嫩枝初时被微柔毛，暗灰色，着生短小而下弯的皮刺。奇数羽状复叶互生，纸质，连叶柄长 10～15 cm；叶柄及叶轴表面下陷成小沟状，被短柔毛，并着生短小而下弯的刺；

小叶柄极短；小叶片9～15，卵形、广卵形或为长圆状卵形，长2.5～5 cm，宽1.5～3.5 cm，先端急尖或突尖，基部宽楔形或近圆形，边缘具锐锯齿，齿缝及叶背上有粗大的腺点，上面深绿色，有光泽，下面浅绿色，侧脉，未达叶缘连结成网，向两面微凸起。聚伞状圆锥花序顶生，雌雄异株；花轴及花梗几无毛，有时着生短小而下弯的皮刺。果梗浑圆，长5～8 mm，心皮常为4数。蓇葖果，成熟时直径6～7 mm，果皮棕褐色，果皮上的油点干后因凹陷而呈窝穴状，灰黑至褐黑色。种子圆球形，黑色，有光泽。果期9～10月。

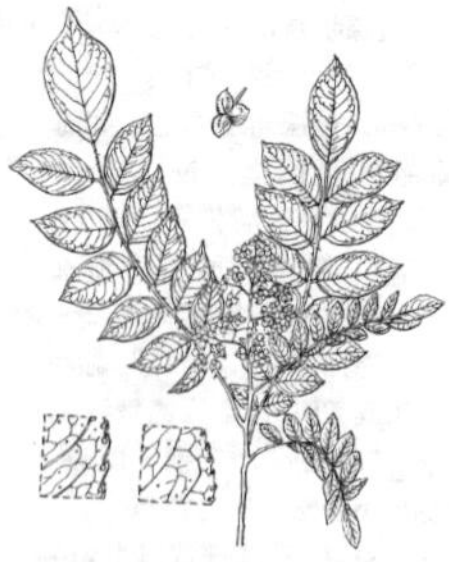

西藏花椒

生于海拔2 000～2 900 m的常绿阔叶林中。分布于西藏等地。

本植物的种子(西藏花椒种子)亦供药用，另设专条。

【采收加工】 9～10月采收成熟的果实，晒干，将果皮与种子分开，留取果皮。

【药性】《西藏常用中草药》："辛，温，有小毒。"

【功用主治】《西藏常用中草药》："温中散寒，燥湿杀虫。治胃脘冷痛，呕吐，寒湿泻痢，蛔虫病。"

【用法用量】 内服：煎汤，1.5～3 g。

1741 西伯利亚蓼 xī bó lì yà liǎo (《青藏高原药物图鉴》)

【异名】 剪刀股、野茶(《甘肃中草药手册》)。

【基原】 为蓼科蓼属植物西伯利亚蓼的根茎。

【原植物】 西伯利亚蓼 *Polygonum sibiricum* Laxm.［*Persicaria sibirica*(Laxm.)H. Gross.］

多年生草本，高6～20 cm。有细长的根茎。茎斜上或近直立，通常自基部分枝。叶互生，有短柄；叶片稍肥厚，近肉质，披针形或长椭圆形，无毛，长5～8 cm，宽5～15 mm，先端急尖或钝，基部戟形或楔形。花序圆锥状，顶生，长3～5 cm；苞片漏斗状；花梗中上部有关节；花黄绿色，有短梗；花被5深裂，裂片长圆形，长约3 mm；雄蕊7～8；花柱3，甚短，柱头头状。瘦果椭圆形，有3棱，黑色，平滑，有光泽。花、果期秋季。

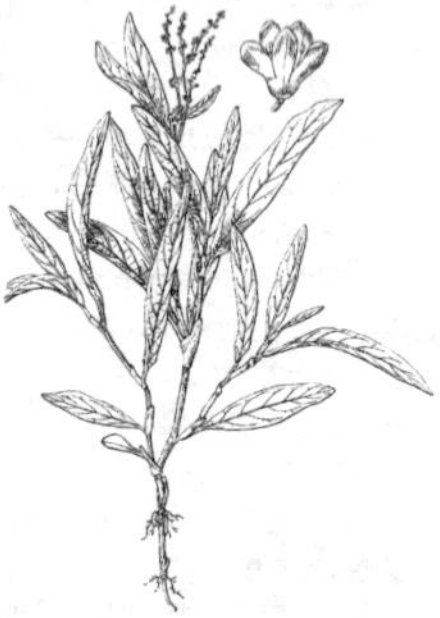

西伯利亚蓼

生于盐碱荒地或砂质含盐碱土壤。分布于黑龙江、吉林、辽宁、内蒙古、河北、山西、甘肃、山东、江苏、四川、云南和西藏等地。

【采收加工】 9～11月采挖其根茎，晾干。

【成分】 块茎含呋甾烷醇糖苷：西伯利亚蓼苷(sibiricoside)A，即26-*O*-*β*-*D*-吡喃葡萄糖基-22-*O*-甲基-25(*S*)-呋甾-5-烯-3*β*，26-二醇-3-*O*-*β*-石蒜四糖苷〔26-*O*-*β*-*D*-glucopyranosyl-22-*O*-methyl-25(*S*)-furost-5-ene-3*β*, 26-diol-3-*O*-*β*-lycotetraoside〕，26-*O*-*β*-*D*-吡喃葡萄糖基-22-*O*-甲基-25(*S*)-呋甾-5-烯-3*β*，14*α*，26-三醇-3-*O*-*β*-石蒜四糖苷〔26-*O*-*β*-*D*-glucopyranosyl-22-*O*-methyl-25(*S*)-furost-5-ene-3*β*, 14*α*, 26-triol-3-*O*-*β*-lycotetraoside〕；螺甾烷醇糖苷：新巴拉次薯蓣苷元A-3-*O*-*β*-石蒜四糖苷(neoprazerigenin A-3-*O*-*β*-lycotetraoside)，西伯利亚蓼苷(sibiricoside)B即(23*S*，25*R*)-螺甾-5-烯-3*β*，14*α*，23-三醇-3-*O*-*β*-石蒜四糖苷〔(23*S*, 25*R*)-spirost-5-ene-3*β*, 14*α*, 23-triol-3-*O*-*β*-lycotetraoside〕。

【药性】 微辛、苦，微寒。

1.《青藏高原药物图鉴》："微辛，平。"

2.《甘肃中草药手册》："甘、苦，微寒。"

【功用主治】 疏风清热，利水消肿。主治目赤肿痛，皮肤湿痒，水肿，膨胀。

1.《青藏高原药物图鉴》："治水肿。"

2.《甘肃中草药手册》："散风热，明目，利水。"

【用法用量】 内服：研末，3 g。外用：煎水洗。

【选方】 1. 治目赤肿痛　西伯利亚蓼适量，煎水洗眼。

2. 治下肢浮肿　西伯利亚蓼适量，研末内服，每次3 g，每日2次，开水送下。(1、2方出自《甘肃中草药手册》)

1742 西南文殊兰 xī nán wén shū lán (《全国中草药汇编》)

【基原】 为石蒜科文殊兰属植物西南文殊兰的叶。

【原植物】 西南文殊兰 *Crinum latifolium* L.

多年生粗壮草本。根茎鳞茎状。叶带形，长约70 cm或更长，宽3.5～6 cm或更宽。伞形花序有花数朵至10余朵；佛焰苞状总苞片2枚，披针形，长约9 cm；苞片多数，狭条形；花梗很短；花被近漏斗状的高脚碟状，白色，有红晕；花被筒长约9 cm，常稍弯曲；花被裂片6，披针形或长圆状披针形，长约7.5 cm，宽约1.5 cm，先端短渐尖；雄蕊6，花丝比花被裂片短，花药条形，长1.2～1.8 cm。蒴果。花期6～8月。

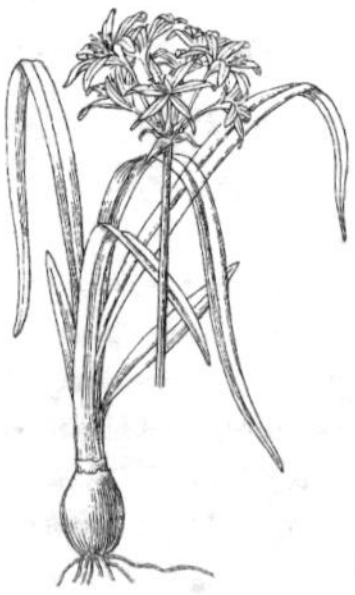

西南文殊兰

常生长于河床、沙地上，村边沟旁或山中水边，人工栽培亦广。分布于广西、四川、贵州、云南等地。

【采收加工】 全年均可采收，切碎，晒干或鲜用。

【成分】 叶含生物碱：石蒜碱(lycorine)，波叶尼润碱(undulatine)，车瑞灵(cherylline)，小星蒜碱(hippeastrine)。

【药理】 对免疫系统的作用　西南文殊兰中的1*β*，2*β*-环氧安贝灵5 μg/ml对小鼠脾淋巴细胞有中等的激活作用。该化合物与叶中的另一化合物以1∶1混合，同浓度时，相比刀豆球蛋白，对脾淋巴细胞有显著激活作用。所含葡聚糖A 5～20 μg/ml，磷脂酰石蒜碱5～10 μg/ml分别以不同浓度混合，对体外以吐温-80诱导的大鼠肥大细胞脱颗粒有保护作用，对马血清致敏的肥大细胞也有效。体内试验中，混合物10～20 mg/kg对化合物48/80诱导的脱颗粒也有保护作用。

【药性】 辛、苦，凉，小毒。

【功用主治】 活血祛瘀，通络止痛，清热解毒。主治跌打伤肿，骨折，关节痛，牙痛，恶疮肿毒，痔疮，带状疱疹，牛皮癣。

【用法用量】 外用：捣敷；或绞汁涂；或炒热敷。内服：煎汤，3～9 g；或研末。

【宜忌】 内服宜慎。

1743 西藏鸡爪草 xī zàng jī zhuǎ cǎo (《全国中草药汇编》)

【异名】 鸡爪草、金莲花(《高原中草药治疗手册》)。

【基原】 为毛茛科金莲花属植物毛茛状金莲花的全草。

【原植物】 毛茛状金莲花 *Trollius ranunculoides* Hemsl.

多年生草本。植株全部无毛。茎高4～18 cm，不分枝。基生叶3～10,茎生叶1～3,生茎下部,柄长3～13 cm,基部有鞘;叶片圆五角形,长1～2.5 cm,宽1.4～4.2 cm,基部深心形,3全裂,中央全裂片宽菱形或菱状宽倒卵形,二回细裂,末回裂片近邻接或分开,有尖牙齿,侧全裂片斜扇形,不等2裂近基部。花单生茎顶;萼片5～8,黄色,干时多少变绿色,倒卵形或扇状倒卵形,长1～1.5 cm,宽1～1.8 cm;花瓣多数,匙状条形;雄蕊多数,花药长圆形;心皮7～9。聚合果直径约1 cm,蓇葖果,长约1 cm。种子椭圆形,长约1 mm,有光泽。花期5～7月,果期8月。

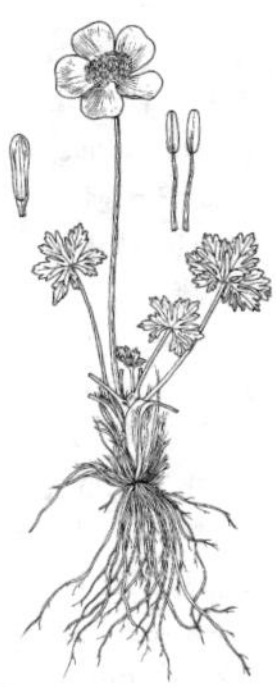

毛茛状金莲花

生于海拔2 900～4 100 m间的山地草坡、水边草地或林中。分布于云南西北部、西藏、甘肃南部。

本植物的花(西藏鸡爪草花)亦供药用,另设专条。

【采收加工】 6～8月采收,晒干。

【药材】 西藏鸡爪草 *Trollii Ranunculoidis Herba* 产于云南、西藏、四川、青海、甘肃。

性状 茎不分枝,多被包裹在基生叶叶柄的叶鞘内。叶青棕色,湿润展平,五角形,3全裂,裂片再细裂,小裂片具1～2枚三角形锐齿,两面无毛;具叶柄,基部膨大呈鞘状。花皱缩,湿润展平,圆形;萼片5～8,黄绿色,倒卵形;花瓣棕色,匙状线形;雄蕊多数。气微,味辛。

【药性】 《全国中草药汇编》:"甘、辛,温。"

【功用主治】 《全国中草药汇编》:"散寒解表。主治风湿麻木,淋巴结核,鸡爪风。"

【用法用量】 内服:煎汤,9～12 g。

1744 西藏花椒种子 xī zàng huā jiāo zhǒng zǐ (《西藏常用中草药》)

【基原】 为芸香科花椒属植物西藏花椒的种子。

【原植物】 参见"西藏花椒"条。

【采收加工】 9～10月采收成熟的果实,晒干,将果实与种子分开,留取种子。

【功用主治】 《全国中草药汇编》:"行水。主治水肿,胀满。"

【用法用量】 内服:煎汤,3～6 g。

1745 西藏鸡爪草花 xī zàng jī zhuǎ cǎo huā (《甘肃中草药手册》)

【基原】 为毛茛科金莲花属植物毛茛状金莲花的花。

【原植物】 参见"西藏鸡爪草"条。

【采收加工】 5～7月开花时采收,阴干。

【药性】 《甘肃中草药手册》:"苦,寒。"

【功用主治】 解热,排脓。主治胸中烦热,创伤化脓。

1.《甘肃中草药手册》:"排脓生肌,解热。"

2.《全国中草药汇编》:"治化脓创伤。"

【用法用量】 内服:研末,3～6 g。外用:研末外敷。

【选方】 1. 治胸中烦热 金莲花适量,研末内服,每日1～2次,每次3～6 g。

2. 治创伤化脓 金莲花适量,研末外敷。(1、2方出自《甘肃中草药手册》)

1746 百合 bǎi hé (《本经》)

【异名】 韭番(《南都赋》),重迈、中庭(《吴普本草》),重箱、摩罗、强瞿(《别录》),百合蒜(《玉篇》)。

【基原】 为百合科百合属植物卷丹、百合、细叶百合等的鳞茎。

【原植物】 1. 卷丹 *Lilium lancifolium* Thunb. [*L. tigrinum* Ker-Gawl.] 又名:山百合(《新华本草纲要》)。

多年生草本,高1～1.5 m。鳞茎卵圆状扁球形,高4～7 cm,直径5～8 cm。茎直立,淡紫色,被白色绵毛。叶互生,无柄;叶片披针形或线状披针形,长5～20 cm,宽0.5～2 cm,向上渐小成苞片状,上部叶腋内常有紫黑色珠芽。花3～6朵或更多,生于近顶端处;花下垂,橘红色,花蕾时被白色绵毛,花被片6,长5.7～10 cm,宽1.3～2 cm,向外反卷,内面密生紫黑色斑点;雄蕊6,短于花被,花药紫色;子房长约1.5 cm,柱头3裂,紫色。蒴果长圆形至倒卵形,长3～4 cm。种子多数。花期6～7月,果期8～10月。

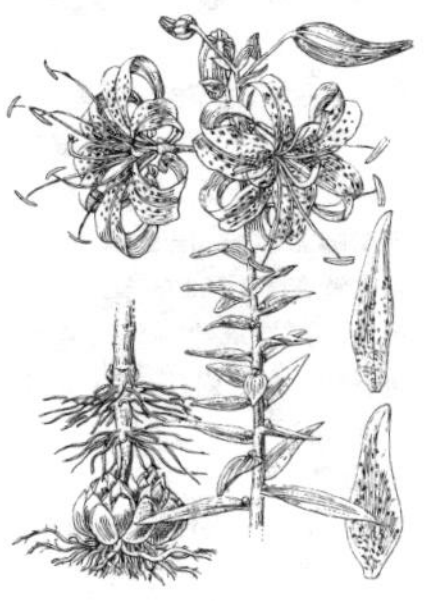

卷 丹

生于林缘路旁及山坡草地。现全国各地都有栽培。分布于河北、江苏、浙江、安徽、江西、山东、河南、湖北、湖南、广东、四川、贵州、云南、西藏、陕西、甘肃等地。

2. 百合 *L. brownii* F. E. Brown ex Miellez 又名:夜合花(《本草崇原》),白花百合(《经验广集》)。

草本,高达1.5 m。鳞茎近球形,高3.5～5 cm,直径5 cm,其暴露部分带紫色,鳞叶广展如荷花状。茎无毛,常有紫色条纹。叶有短柄;叶片披针形或窄披针形,长2～10 cm,宽0.5～1.5 cm。花1至数朵生于茎端;花被片6,乳白色,微黄,长约15 cm,背面中肋带淡紫色,顶端向外张开或稍反卷。蒴果长圆形,长约5 cm。花期5～7月,果期8～10月。

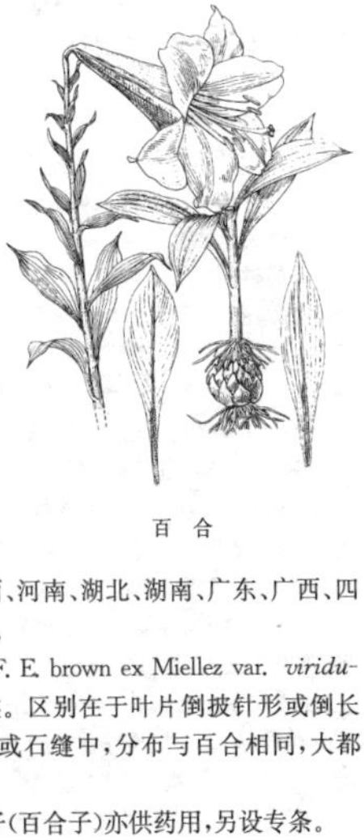

百 合

生于山坡林下或溪沟边;或有栽培。分布于河北、江苏、浙江、安徽、福建、江西、河南、湖北、湖南、广东、广西、四川、贵州、云南、陕西、甘肃等地。

其倒卵叶变种 *L. brownii* F. E. brown ex Miellez var. *viridulum* Baker 即是药典收载的种类。区别在于叶片倒披针形或倒长卵形,宽1.5～4 cm。生于山坡或石缝中,分布与百合相同,大都栽培。

本植物的花(百合花)、种子(百合子)亦供药用,另设专条。

3. 细叶百合 *L. pumilum* DC. [*L. tenuifolium* Fisch.] 又名:山丹(《食疗本草》)。

草本,高30～60 cm。鳞茎圆锥形或长卵形,高2.5～4 cm,直径1.8～3.5 cm。叶线形,长3～10 cm,宽1～3 mm。花1～3朵,下垂,鲜红色或紫红色,花被片长3～4.5 cm,宽5～7 mm,反卷,无斑点或有少数斑点;花药具红色花粉。蒴果近球形,直径1.7～2.2 cm。花期6～8月,果期8～9月。

生于向阳山坡;或有栽培。分布于河北、山西、内蒙古、东北、山东、河南、陕西、甘肃、青海、宁夏等省区。

【栽培】 生物学特性 适应性较强。喜温暖稍带冷凉而干燥的气候。耐荫,耐寒,耐干旱,最忌酷热和雨水过多。为长日照植物，生长前期和中期喜光照。宜选向阳、土层深厚、疏松肥沃、排水良好的砂质壤土栽培，低湿地不宜种植。忌连作，与豆类作物轮作较好。

繁殖方法　鳞片、小鳞茎和珠芽繁殖。鳞片繁殖：秋季采挖鳞茎，剥取里层鳞片，选肥大者在 1∶500 的多菌灵中浸 30 分钟，取出，阴干，基部向下插入苗床内，第二年 9 月挖出，按行株距 15 cm×6 cm 移栽，经 2～3 年培育可收获。小鳞茎繁殖：采收时，将小鳞茎按行株距 15 cm×6 cm 播种，经 2 年培育可收获。珠芽繁殖：夏季采收珠芽，用湿砂混合贮藏于阴凉通风处，当年 8～9 月播于苗床上，第二年秋季地上部枯萎后，挖取鳞茎，按行株距 20 cm×10 cm 播种，到第三年秋采收，较小者再培育 1 年。

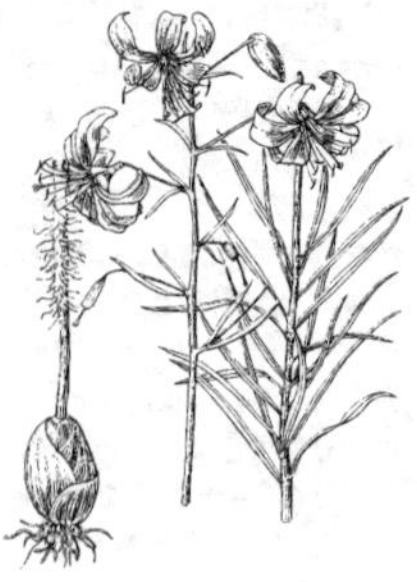

细叶百合

田间管理　苗出齐后和 5 月间，各中耕除草 1 次，同时追肥、培土，用人畜粪水、油饼、草木灰、过磷酸钙等混合施用。亦可用 0.2%磷酸二氢钾进行叶面追肥。5 月下旬要去顶，并打珠芽，6～7 月孕蕾期间，应及时摘除花茎。夏季高温多雨季节，要注意排水。

病虫害防治　病害有病毒病，选择无病鳞茎繁殖，并消灭传染病害的蚜虫；立枯病，要避免连作，注意排水，发现病株，立即拔除，并撒石灰消毒。虫害有蚜虫等。

【采收加工】　定植后第二年，9～10 月茎叶枯萎后，选晴天采挖，将小鳞茎选留做种，将大鳞茎洗净，从基部横切一刀，使鳞片分开，然后于开水中烫 5～10 分钟，当鳞片边缘变软，背面有微裂时，迅速捞起，放清水冲洗去黏液，薄摊晒干或烘干。未干时不要随便翻动，以免破碎。

【药材】　百合 *Lilii Bulbus*　卷丹产于河北、河南、山东、江苏、安徽、浙江、江西、湖北、湖南、广东、广西、四川、云南、西藏、陕西、甘肃等地；百合产于河北、河南、安徽、江西、浙江、湖北、湖南、陕西等地；细叶百合产于辽宁、吉林、黑龙江、河北、山东、河南、山西、内蒙古、陕西、甘肃、宁夏、青海等地。

性状　鳞叶呈长椭圆形，长 2～5 cm，宽 1～2 cm，中部厚 1.3～4 mm。表面类白色、淡棕黄色或微带紫色，有数条纵直平行的白色维管束。顶端稍尖，基部较宽，边缘薄，微波状，略向内弯曲。质硬而脆，断面较平坦，角质样。无臭，味微苦。

鉴别　粉末特征：卷丹　米黄色。未糊化淀粉粒呈长卵圆形、类圆形或不规则形，直径 4～29 μm，长约至 46 μm，脐点不明显，呈人字状或短缝状，多位于小端，层纹隐约可见。表皮细胞垂周壁稍增厚，有的呈连珠状；气孔类圆形，直径 60～68 μm，副卫细胞 3～5 个，保卫细胞有纹理。螺纹、网纹导管直径约至 30 μm。

百合　灰白色。未糊化淀粉粒呈卵形或长圆形，两端圆或稍平截，脐点人字状、三叉状或马蹄状，层纹明显。表皮细胞壁薄，微波状。

细叶百合　灰白色。未糊化淀粉粒卵圆、椭圆形或略呈贝壳状，较小端稍尖突，脐点人字状、点状或短缝状，层纹明显，复粒由 2～4 分粒组成。表皮细胞壁波状弯曲；气孔副卫细胞 4～5 个。

品质标志　《中华人民共和国药典》2010 年版规定：照水溶性浸出物测定法冷浸法测定，本品含水溶性浸出物不得少于 18.0%。

【成分】　百合鳞茎含皂苷：岷江百合苷（regaloside）A、D，3，6′-*O*-二阿魏酰蔗糖（3，6′-*O*-diferuloylsucrose），26-*O*-*β*-*D*-吡喃葡萄糖基-奴阿皂苷元-3-*O*-*α*-*L*-吡喃鼠李糖基-(1→2)-*β*-*D*-吡喃葡萄糖苷〔26-*O*-*β*-*D*-glucopyranosyl-nuatigenin-3-*O*-*α*-*L*-rhamnopyranosyl(1→2)-*β*-*D*-glucopyranoside〕，26-*O*-*β*-*D*-吡喃葡萄糖基-奴阿皂苷元-3-*O*-*α*-*L*-吡喃鼠李糖基-(1→2)-*O*-〔*β*-*D*-吡喃葡萄糖基(1→4)〕-*β*-*D*-吡喃葡萄糖苷{26-*O*-*β*-*D*-glucopyranosyl-nuatigenin-3-*O*-*α*-*L*-rhamnopyranosyl(1→2)-*O*-〔*β*-*D*-glucopyranosyl-(1→4)〕-*β*-*D*-glucopyranoside}，百合皂苷（brownioside），去乙酰百合皂苷（deacylbrownioside），27-*O*-(3-羟基-3-甲基戊二酸单酰基)-异呐索皂苷元-3-*O*-*α*-*L*-吡喃鼠李糖基-(1→2)-*O*-〔*β*-*D*-吡喃葡萄糖基-(1→4)〕-*β*-*D*-吡喃葡萄糖苷{27-*O*-(3-hydroxy-3-methylglutaroyl)isonarthogenin-3-*O*-*α*-*L*-rhamnopyranosyl-(1→2)-*O*-〔*β*-*D*-glucopyranosyl-(1→4)〕-*β*-*D*-glucopyranoside}，澳洲茄胺-3-*O*-*α*-*L*-吡喃鼠李糖基-(1→2)-*O*-〔*β*-*D*-吡喃葡萄糖基-(1→4)〕-*β*-*D*-吡喃葡萄糖苷{solasodine-3-*O*-*α*-*L*-rhamnopyranosyl-(1→2)-*O*-〔*β*-*D*-glucopyranosyl-(1→4)〕-*β*-*D*-glucopyranoside}；又含 1-*O*-阿魏酰甘油（1-*O*-feruloylglycerol），1-*O*-对香豆酰甘油（1-*O*-*p*-coumaroylglycerol）及 β_1-澳洲茄边碱（β_1-solamargine）等。

卷丹茎、叶含百合苷（lilioside）C。

【药理】　1. 镇咳、平喘、祛痰作用　小鼠灌服百合水提取物 20 g/kg，可显著延长二氧化硫引咳潜伏期，减少开始 2 分钟内的咳嗽次数。显著增加气管酚红排出量，表明可通过增加气管分泌而起祛痰作用。蜜炙后可使止咳效果更好。

2. 抗应激性损伤作用　百合水提取液 10 g/kg 给小鼠灌服，连续 2 次，显著增加小鼠负荷（5%体重）游泳时间，对抗异丙肾上腺素所致缺氧作用，显著延长耐缺氧时间。10 g/kg 灌服，可显著延长小鼠常压耐缺氧时间。百合水提取液 10 g/kg 灌服，每日 2 次，连续 5～6 日，显著延长烟熏法所致"肺气虚"模型小鼠的游泳时间、肾上腺皮质激素所致"阴虚"模型小鼠的负荷（5%体重）游泳时间和甲状腺素所致"甲亢阴虚"小鼠的耐缺氧时间。卷丹在小鼠耐缺氧试验中，给药剂量 30～35 g/kg，给药后 45 分钟，药效最好。

3. 镇静催眠作用　小鼠灌服百合水提取液 20 g/kg，显著延长戊巴比妥钠睡眠时间，并使阈下剂量戊巴比妥钠睡眠率显著提高。

4. 对免疫功能的影响　小鼠灌服百合水提取液 10 g/kg，每日 2 次，连续 10 日，显著抑制二硝基氯苯（DNCB）所致迟发型超敏反应。百合多糖 250 μg/ml 与小鼠脾淋巴细胞共同培养，可显著促进 DNA 和 RNA 的合成，同时淋巴细胞存活率也增多。百合中的水溶性多糖（BHP）能够促进机体细胞免疫功能，对小鼠免疫功能具有明显的调理作用。百合多糖 0.2 和 0.4 g/kg 给环磷酰胺致免疫低下小鼠灌胃，可显著提高免疫低下小鼠腹腔巨噬细胞的吞噬百分率和吞噬指数，促进溶血素及溶血空斑形成，促进淋巴细胞转化功能。

5. 降血糖作用　百合多糖单体 LP_1、LP_2 分别以 100 mg/kg、200 mg/kg 两种剂量给四氧嘧啶致高血糖小鼠灌胃，均有明显的降血糖功能，且降血糖作用与多糖浓度呈正相关。

6. 抗氧化作用　百合多糖 200、400 mg/kg 灌胃，可使 *D*-半乳糖致衰老小鼠血中 SOD、CAT 及 GSH-Px 活力升高，血浆、脑匀浆和肝匀浆中 LPO 水平明显下降。

【炮制】　1. 百合　取原药材，除去杂质及走油瓣。

2. 蜜百合　取炼蜜用适量开水稀释后，加入净百合拌匀，闷透，置锅内，用文火加热，炒至不粘手为度，取出放凉。每百合 100 kg，用蜜 5 kg。

饮片性状　百合参见"药材"项。蜜百合形如百合，表面老黄色，滋润，略有光泽，味微甜。

贮干燥容器内，蜜百合密闭，置通风干燥处。

【药性】　甘、微苦，微寒。归心、肺经。

1.《本经》："味甘，平。"

2.《药性论》："有小毒。"

3.《日华子》:"红百合:凉,无毒。"
4.《救荒本草》:"甘、辛,平。"
5.《雷公炮制药性解》:"入心、肺、大小肠四经。"
6.《本草经疏》:"味甘,微寒。"
7.《医林纂要》:"甘、苦、涩,平。"

【功用主治】 养阴润肺,清心安神。主治阴虚久咳,痰中带血,热病后期,余热未清,或情志不遂所致的虚烦惊悸、失眠多梦、精神恍惚,痈肿,湿疮。

1.《本经》:"主邪气腹胀、心痛。利大小便,补中益气。"
2.《别录》:"除浮肿胪胀,痞满,寒热,通身疼痛,及乳难,喉痹,止涕泪。"
3.《药性论》:"主百邪鬼魅,涕泣不止,除心下急、满、痛,治脚气,热咳逆。"
4.《日华子》:"安心,定胆,益志,养五脏。治癫邪啼泣、狂叫,惊悸,杀蛊毒气,熁乳痈、发背及诸疮肿,并治产后血狂运。"
5.《本草衍义》:"治伤寒坏后百合病。"
6.《医学入门》:"治肺痿,肺痈。"
7.《本草汇言》:"养肺气,润脾燥。治肺热咳嗽,骨蒸寒热,脾火燥结,大肠干涩。"
8.《萃金裘本草述录》:"治消渴。"
9.《上海常用中草药》:"治干咳久咳,热病后虚热,烦躁不安。"

【用法用量】 内服:煎汤,6~12 g;或入丸、散;亦可蒸食、煮粥。外用:捣敷。

【宜忌】 风寒咳嗽及中寒便溏者禁服。

1.《雷公炮制药性解》:"虽能补益,亦伤肺气,不宜多服。"
2.《本草经疏》:"中寒者勿服。"
3.《本经逢原》:"性专降泄,中气虚寒,二便滑泄者忌之。"
4.《本草求真》:"初嗽不宜遽用。"

【选方】 1. 治肺脏壅热烦闷　新百合四两,用蜜半盏,拌和百合,蒸令软,时时含如枣大,咽津。(《圣惠方》)

2. 治咳嗽不已,或痰中有血　款冬花、百合(焙,蒸)等分。上为细末,炼蜜为丸,如龙眼大。每服一丸,食后临卧细嚼,姜汤咽下,噙化尤佳。(《济生续方》百花膏)

3. 治肺痈　白花百合,或煮或蒸,频食,拌蜜蒸更好。(《经验广集》百合煎)

4. 治百合病发汗后者　百合七枚(擘),知母三两(切)。上先以水洗百合,渍一宿,当白沫出,去其水,更以泉水二升,煎取一升,去渣;别以泉水二升煎知母,取一升,去渣后,合和煎取一升五合,分温再服。(《金匮要略》百合知母汤)

5. 治百合病吐之后者　百合七枚(擘),鸡子黄一枚。上先以水洗百合,渍一宿,当白沫出,去其水,更以泉水二升,煎取一升,去渣,内鸡子黄,搅匀,煎五分,温服。(百合鸡子黄汤)

6. 治百合病不经吐下发汗,病形如初者　百合七枚(擘),生地黄汁一升。上以水洗百合,渍一宿,当白沫出,去其水,更以泉水二升煎取一升,去渣,内地黄汁煎取一升五合,分温再服,中病勿更服,大便当如漆。(《金匮要略》百合地黄汤)

7. 治百合病变发热者　百合一两(炙),滑石三两。上为散,饮服方寸匕,日三服,当微利者止服,热则除。(《金匮要略》百合滑石散)

8. 治神经衰弱,心烦失眠　百合 15 g,酸枣仁 15 g,远志 9 g。水煎服。(《新疆中草药手册》)

9. 治心口痛,服诸热药不效者　百合一两,乌药三钱。水二杯,煎七分服。(《时方歌括》)

10. 治疮肿不穿　野百合同盐捣泥敷之良。(《包会应验方》)

11. 治耳聋、耳痛　干百合为末,温水服二钱,日二服。(《千金方》)

【临床报道】 1. 外用止血　取百合粉 15 g,加入蒸馏水配成 15%混悬液,再加温约至 60 ℃,并搅动使成糊状,俟冷,放入 2~4 ℃冰箱内冻结;冻结成海绵状后再放入石灰桶内,或用纱布包好挂起,使之慢慢解冻,继将海绵体中之水分挤去,再剪成所需之大小与形状,装在瓶内高压消毒。临床以百合海绵填塞治疗鼻衄及用于鼻息肉切除、中下鼻甲部分截除等手术后止血,据 100 余例观察,止血效果良好。百合海绵在鼻腔中 3 分钟即开始溶化,14 分钟完全消失,能被组织吸收而无不良过敏反应。

2. 治疗老年性便秘　百合 50~60 g(鲜者 80~100 g),蜂蜜 20 g。将干百合浸泡 4 小时(鲜者无需浸泡),加水 300 ml,文火煎 30 分钟,煮至百合烂熟后人蜂蜜和匀。每日 1 剂,分早晚 2 次服。15 日为 1 个疗程,一般治疗 1 个疗程。共治疗 35 例,结果痊愈 27 例;好转 5 例;无效 3 例。总有效率 91.4%。

【各家论述】 1.《本草经疏》:"百合,主邪气腹胀。所谓邪气者,即邪热也,邪热在腹,故腹胀,清其邪热则胀消矣;解利心家之邪热,则心痛自瘳;肾主二便,肾与大肠二经有热邪则不通利,清二经之邪热,则大小便自利;甘能补中,热清则气生,故补中益气;清热利小便,故除浮肿、胪胀,痞满、寒热、通身疼痛。乳难,足阳明热也;喉痹者,手少阳三焦、手少阴心家热也;涕泪,肺肝热也。清阳明三焦心部之热,则上来诸病自除。"

2.《本草述》:"百合之功,在益气而兼之利气,在养正而更能去邪,故李榧氏谓其为渗利和中之美药也。如伤寒百合病,《要略》言其行住坐卧,皆不能定,如有神灵,此可想见其邪正相干,乱于胸中之故,而此味用之以为主治者,其义可思也。"

3.《本经逢原》:"百合,能补土清金,止嗽,利小便。仲景百合病,兼地黄用之,取其能消瘀血也。《本经》主邪气腹胀心痛,亦是散积蓄之邪。其曰利大小便者,性专降泄耳。其曰补中益气者,邪热去而脾胃安矣。"

4.《本草从新》:"朱二允曰,久嗽之人,肺气必虚,虚则宜敛。百合之甘敛,甚于五味之酸收也。"

5.《医林纂要》:"百合,以敛为用,内不足而虚热、虚嗽、虚肿者宜之,与姜之用正相反也。"

6.《本草正义》:"百合,乃甘寒滑利之品,《本经》虽曰甘平,然古今主治,皆以清热泄降为义,其性可见。《本经》主邪气,《别录》主寒热,皆以蕴结之热邪言之。主腹胀心痛,利大小便,除浮肿胪胀,痞满疼痛,乳难,喉痹,皆滑润开结,通利泄导之功用。《本经》又以为补中益气,《日华》又有安心益志等说,皆谓邪热去而正气自旺,非径以甘寒之品为补益也。仲景《金匮》以主伤寒后之百合病,《外台秘要》中更多此法,则百合病者,本为伤寒病后余热未清之证,所以神志恍惚,莫名苦,故谓之百脉一宗,悉致其病,百合能清泄肺胃之热,而通调水道,导泄郁热,是以治之。然则凡䐜胀浮肿等证,必系热阻气郁,百合方为正治,而寒湿交滞,脾肾阳衰者皆当忌之。甄权谓其除心下急满,治脚气,亦必以有热者为宜。甄权又主热咳,洁古为止嗽,又必以肺热炽甚,气火灼金之证,乃为合法;而风寒外束,肺气不宣之咳,为禁品。古方以百合、款冬花同熬成膏,名曰百花膏,治久咳痰血之病,亦以阴虚火旺,上烁燥金,故以百合之清润降火,合之款冬之微温开泄者,宣散气火,滋益肺虚,是为正治。而世俗或以百合通治外感之嗽者,又未免寒降遏抑,反令肺气窒塞,外邪无从宣泄矣。"

1747 **百部** bǎi bù (《本草经集注》)

【异名】 百部根、白并、玉箫、箭杆(《别录》),嗽药(《本草经集注》),百条根、野天门冬、百奶(《杨氏经验方》),九丛根(《草木便方》),九虫根(《分类草药性》),一窝虎(《江苏植物药材志》),九十九条根(《中国土农药志》),山百根(《中药志》),牛虱鬼(《闽东本草》),药虱药(《全国中草药汇编》)。

【基原】 为百部科百部属植物直立百部、蔓生百部和对叶百部的根。

【原植物】 1. 直立百部 *Stemona sessilifolia* (Miq.) Franch. et Sav.

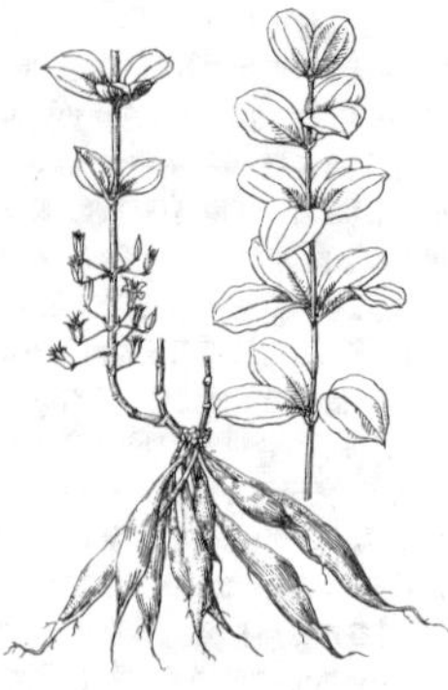

直立百部

多年生草本，高 30～60 cm。块根簇生，肉质，纺锤形。茎直立，不分枝。叶 3～4 片轮生；有短柄或几无柄；叶片卵形至椭圆形，长 3.5～5.5 cm，宽 1.8～3.8 cm，先端急尖或渐尖，基部楔形；叶脉通常 5 条，中间 3 条特别明显。花腋生，多数生于茎下部鳞叶腋内，花梗细长；花被片 4，卵状披针形；雄蕊 4，紫色，药隔膨大成披针形附属物，花药线形，先端有狭卵状附属物；子房卵形，柱头短，无花柱。蒴果。花期 4～5 月，果期 7 月。

生于山地林下或竹林下。分布于华东及河南、湖北等地。

2. 蔓生百部 *S. japonica* (Bl.) Miq. 又名：百部草(《抱朴子》)，婆妇草(《日华子》)，蔓草百部(《中药大辞典》)。

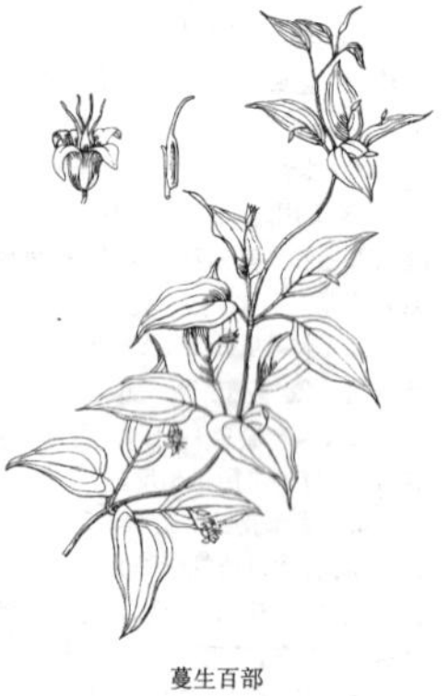

蔓生百部

多年生草本，高 60～90 cm。全株无毛。根肉质，数个至数十个簇生。茎下部直立，上部蔓状。叶 3～4 片轮生；叶柄长 1.5～3 cm；叶片卵形或卵状披针形，长 4～9 cm，宽 1.8～4 cm，先端锐尖或渐尖，基部圆形或截形，全缘；叶脉 5～9 条。花梗丝状，长 1.5～2.5 cm，其基部贴生于叶片中脉上，每梗通常单生 1 花；花被 4 片，淡绿色，卵状披针形至卵形；雄蕊 4，紫色，花丝短，花药内向，线形，先端有一箭头状附属物；子房卵形，甚小，无花柱。蒴果广卵形而扁，内有长椭圆形种子数颗。花期 5 月，果期 7 月。

生于阳坡灌丛中或竹林下。分布于华东及湖南、湖北、四川、陕西等地。

3. 对叶百部 *S. tuberosa* Lour. 又名：大叶百部、大春根菜、虱蚤草、穿山薯(南药《中草药学》)，大百部(《中药材品种论述》)。

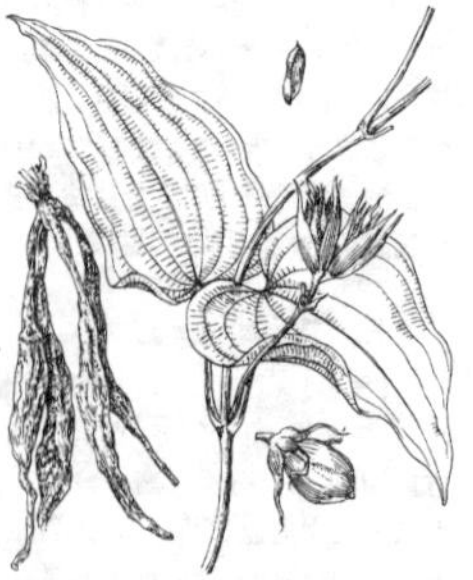

对叶百部

多年生攀缘草本，高达 5 m。块根肉质，纺锤形或圆柱形，茎缠绕。叶通常对生；叶柄长 3～10 cm；叶片广卵形，长 8～30 cm，宽 2.5～10 cm，基部浅心形，全缘或微波状；叶脉 7～15 条。花梗腋生，不贴生于叶片中脉上，花单生或 2～3 朵成总状花序，黄绿色带紫色条纹，花药附属物呈钻状或披针形。蒴果倒卵形而扁。花期 5～6 月。

生于向阳的灌木林下。分布于浙江、福建、湖北、湖南、广东、广西、四川、贵州、云南、台湾等地。

【栽培】 生物学特性 喜阴凉湿润、较温暖的环境，耐寒性强，怕干旱，忌积水。以土层深厚、疏松肥沃、排水良好、富含腐殖质的砂质壤土栽培为宜。

繁殖方法 种子繁殖或分株繁殖。种子繁殖用育苗移栽法：北方 3 月下旬～4 月上旬；南方 8～9 月播种，在畦上开横沟，沟心距 25～30 cm，深 7～10 cm，播幅约 10 cm，将种子匀播沟中，施人畜粪水，盖草木灰，再盖细土 4～5 cm，然后盖谷壳。当年 11 月后移栽。按行株距 50 cm×35 cm，穴深 15～20 cm，底平，每穴 1 株，覆土，浇淡人畜粪水。分株繁殖：在冬季倒苗后或春季未萌发前，结合收获，挖出块根，剪下大个的供药用，分割成小株，每株具有壮芽 2～3 个和小块根 2～3 个，开穴栽种。

田间管理 每年 4 月和 6 月各进行 1 次中耕除草追肥。蔓生百部苗高 20 cm 左右时，在株旁插一竹竿或树枝，供蔓茎缠绕，并将相邻的竹竿顶端每 3～4 个扎在一起，更为坚固，便于管理。春季苗期干旱应及时浇水，雨季及时排除田间积水，防止烂根。冬季清除干枯茎叶后培土，并施杂肥 1 次。

【采收加工】 定植 2～3 年后采挖。于秋后地上部枯萎或春季萌芽前，挖出块根，洗净后在沸水中烫至无白心，取出晒干或烘干。也可鲜用。

【药材】 百部 *Stemonae Radix* 直立百部主产于安徽、江苏、湖北、浙江、山东；蔓生百部主产于浙江；对叶百部主产于湖南、湖北、广东、福建、四川、贵州。

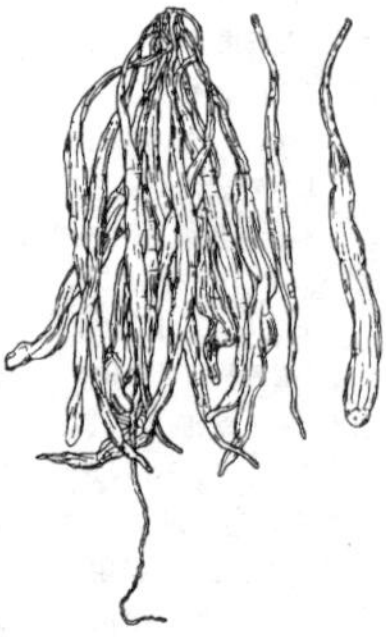

百部(块根)外形

商品规格 分直立百部、蔓生百部、对叶百部 3 种，各分大、小 2 种。福建、贵州、河南、广西等地所产者较大；山东、江苏、四川、安徽、浙江所产者较细小。

性状 直立百部 块根呈纺锤形，上端较细长，皱缩弯曲，长 5～12 cm，直径 0.5～1 cm。表面黄白色或淡棕黄色，有不规则深纵沟，间或有横皱纹。质脆，易折断，断面平坦，角质样，淡黄棕色或黄白色，皮部较宽，中柱扁缩。气微，味甘、苦。

蔓生百部 块根两端稍狭细，表面多不规则皱褶及横皱纹。

对叶百部 块根呈长纺锤形或长条形，长 8～24 cm，直径 0.8～2 cm。表面浅黄棕色至灰棕色，具浅纵皱纹或不规则纵槽。质坚实，断面黄白色至暗棕色，中柱较大，髓部类白色。

鉴别 (1) 根横切面：直立百部 根被为 3～4 列细胞，壁木栓化及木化，具致密的细条纹。皮层较宽。中柱韧皮部束与木质部束各 19～27 个，间隔排列，韧皮部束内侧有少数非木化纤维；木质部束导管 2～5 个，并有木纤维及管胞，导管类多角形，径向直径约至 48 μm，偶有导管深入髓部。髓部散有少数细小纤维。

蔓生百部 根被为 3～6 列细胞。韧皮部纤维木化。导管径向直径约至 184 μm，通常深入至髓部，与外侧导管束作 2～3 轮状排列。

对叶百部 根被为 3 列细胞，细胞壁无细条纹，其内层细胞的内壁特厚。皮层外侧散有纤维，类方形，壁微木化。中柱韧皮部束 36～40 个。木质部束导管圆多角形，直径至 107 μm，其内侧与木纤维及微木化的薄壁细胞连接成环层。

(2) 取本品粉末 5 g，加 70% 乙醇 50 ml，加热回流 1 小时，滤过，滤液蒸去乙醇，残渣加浓氨试液调节 pH 至 10～11，再加氯仿

5 ml振摇提取，分取氯仿层，蒸干，残渣加1%盐酸溶液5 ml使溶解，滤过。滤液分为两份：一份中滴加碘化铋钾试液，生成橙红色沉淀；另一份中滴加硅钨酸试液，生成乳白色沉淀(检查生物碱)。

(3) 薄层色谱：取本品粉末0.5 g，加水饱和正丁醇50 ml，放置过夜，再超声提取20分钟，取上清液减压蒸干，加甲醇1 ml溶解作供试品溶液。另取对叶百部碱和原百部次碱各1 mg，分别加甲醇1 ml溶解，作对照品溶液。在硅胶G-CMC薄层板上，分别点上述溶液各10 μl，以氯仿-乙醚-甲醇(10：2：1)为展开剂，展距10 cm，取出晾干。喷改良碘化铋钾试液显色。供试品色谱在与对照品色谱的相应位置上，显相同颜色的斑点。

品质标志　《中华人民共和国药典》2010年版规定：照水溶性浸出物测定法热浸法测定，本品含水溶性浸出物不得少于50.0%。

【成分】 1. 直立百部　根含百部碱(stemonine)，原百部碱(protostemonine)，对叶百部碱(tuberostemonine)，百部定碱(stemonidine)，异百部定碱(isostemonidine)，霍多林碱(hordorine)，直立百部碱(sessilistemonine)等生物碱。

2. 蔓生百部　根含百部碱，二氢百部碱，二氢原百部碱，百部定碱，异百部定碱，原百部碱，蔓生百部碱(stemonamine)，异蔓生百部碱(isostemonamine)，stemonamide，isostemonamide，对叶百部碱(tuberostemonine)B、C，双去氢对叶百部碱(bisdehydrotuberostemonine)B、C，isomaistemonine等生物碱。

3. 对叶百部　根含百部碱，对叶百部碱，异对叶百部碱(isotuberostemonine)，百部次碱(stenine)，次对叶百部碱(hypotuberostemonine)，氧代对叶百部碱(oxotuberostemonine)，滇百部碱(stemotinine)，异滇百部碱(isostemotinine)，对叶百部酮碱(tuberostemonone)，对叶百部醇碱(tuberostemonol)，对叶百部酰胺(stemoamide)，对叶百部螺碱(tuberostemospironine)，二去氢对叶百部碱(didehydrotuberostemonine)，*N*-氧化对叶百部碱(*N*-oxytuberostemonine)，异二去氢对叶百部碱(esodidehydrotuberostemonine)等生物碱。还含甲酸(formic acid)，乙酸(acetic acid)，苹果酸(malic acid)，枸橼酸(citric acid)，琥珀酸(succinic acid)，草酸(oxalic acid)等脂肪酸。

【药理】 1. 抗病原微生物作用　体外抗菌试验表明，百部乙醇浸液对金黄色葡萄球菌、白色葡萄球菌、乙型溶血性链球菌、炭疽杆菌、肺炎杆菌、痢疾杆菌、变形杆菌、鼠疫杆菌、大肠杆菌、铜绿假单胞菌、伤寒杆菌、副伤寒杆菌和人型结核杆菌有抗菌作用。百部50%水煎液能抑制大肠杆菌生长，但不能抑制金黄色葡萄球菌生长。20%水煎液能抑制脑膜炎双球菌生长，对其带菌者进行喉头喷雾治疗，1次喷雾3日后的菌检转阴率达61.7%。50%浓度的乙醇提取物能抑制铜绿假单胞菌生长。百部水浸液(1：3)对多种皮肤真菌显抑制作用，此液20%浓度时能抑制星形奴卡菌生长，40%浓度时能抑制堇色毛癣菌、许兰黄癣菌、奥杜盎小芽胞癣菌和羊毛样小芽胞癣菌生长。百部煎剂能延长感染新城病毒的鸡胚寿命。

2. 抗寄生虫作用　体外试验表明，百部50%药液可使鼠蛲虫在20小时内全部死亡。其生物碱成分之一的对叶百部碱(TS)在$6.7\times10^{-6}\sim2\times10^{-5}$ mol/L时能麻痹蛔虫的活动；6.7×10^{-5} mol/L可使绦虫出现收缩性活动；6.7×10^{-5} mol/L时能麻痹离体小鼠回肠的活动；TS还能拮抗毒扁豆碱和马钱子碱对蛔虫、绦虫和离体小鼠回肠的影响。

3. 杀昆虫作用　百部水浸液和醇浸液对体虱和阴虱均有杀灭作用，并能使虱卵难以孵化，醇浸液的灭虱作用远较水浸液强。百部还对蝇蛆、孑孓、臭虫、柑橘蚜、烟螟、地老虎等10余种有毒杀作用，并认为百部属接触杀虫剂。百部碱对草原革蜱、日本血蜱、青海血蜱成虫的LD_{50}为37.22～60.29 μg/虫。施用0.5%百部碱醇溶液后，日本血蜱和青海血蜱若虫24小时死亡率为100%。成虫48小时死亡率为100%。草原革蜱、血红扇头蜱、麻点璃眼蜱的若虫48小时死亡率为100%，成虫72小时死亡率为100%。百部碱对敏感品系德国小蠊2、4、6龄期若虫和成虫的LD_{50}分别为0.0045、1.08、10.83、46.9 μg/虫，对抗溴氰菊酯和氯菊酯的德国小蠊成虫的LD_{50}为48.22 μg/虫。

4. 镇咳、祛痰和平喘作用　百部生物碱能降低动物呼吸中枢的兴奋性，抑制咳嗽反射。100%百部生物碱提取液0.2 ml，对组胺所致的离体豚鼠支气管平滑肌痉挛有松弛作用，其作用强度与氨茶碱相似，但缓慢而持久。对叶百部碱对于豚鼠机械刺激引咳有镇咳作用(静注：ED_{50}为26.2 mg/kg)。

5. 其他作用　对叶百部碱(TS)具有弱的中枢抑制作用，小鼠200 mg/kg灌胃可抑制自主运动；100 mg/kg则能延长己烯巴比妥引起的睡眠时间；静注20 mg/kg对醋酸所致小鼠扭体反应呈镇痛作用；对多种药物引起的小鼠痉挛反应，仅能抑制烟酸痉挛(静注，ED_{50} 4.4 mg/kg)，家兔静注TS 1 mg/kg，呈呼吸兴奋及降压作用，心电图无明显变化。TS部分起着膜通道开放阻断剂的作用，它结合在通道开放活动状态中的受体上，所需浓度在0.1 mmol/L以上；对谷氨酸盐引起的兴奋效应也有抑制作用。

毒性　对叶百部碱小鼠LD_{50}静注62.0 mg/kg，灌胃1 079.4 mg/kg。

【炮制】 1. 百部　取原药材，除去残留根茎及杂质，洗净，润透，切厚片，干燥。

2. 蜜百部　先将炼蜜加适量开水稀释后，加入净百部拌匀，闷透，置锅内。用文火炒至表面呈黄色，不粘手为度，取出放凉。每百部片100 kg，用炼蜜12.5 kg。蜜百部用于润肺止咳。

3. 炒百部　取净百部片，置锅内用文火炒至微黄色时，取出放凉。

饮片性状　百部参见"药材"项。蜜百部色泽较深呈黄色，滋润，带黏性，偶有粘连块。味甜。炒百部表面微黄色，略有焦斑。

贮干燥容器内，蜜百部、炒百部密闭，置阴凉干燥处。

【药性】 苦、微甘，微温。归肺经。

1.《别录》："微温。"

2.《本草经集注》："似天门冬而苦强，亦有小毒。"

3.《品汇精要》："味苦甘，性微寒。气厚味薄，阳中之阴。臭腥。"

4.《眼科全书》："性平。"

5.《本草新编》："入肺经，亦入脾、胃。"

【功用主治】 润肺止咳，杀虫灭虱。主治新久咳嗽，肺痨，百日咳，蛲虫病，体虱，癣疥。

1.《抱朴子》："治咳及杀虫。"

2.《本草拾遗》："去虫蚕咬兼疥癣疮。"

3.《日华子》："治疳、蛔及传尸骨蒸劳，杀蛔虫、寸白、蛲虫。"

4.《纲目》："气温而不寒，寒嗽宜之。"

5.《本草汇言》："清痰利气，治骨蒸劳嗽之圣药也。"

6. 广州部队《常用中草药手册》："百日咳，肺结核，支气管炎，皮炎，湿疹，荨麻疹，脚癣，阿米巴痢疾。"

【用法用量】 内服：煎汤，3～10 g。外用：煎水洗；或研末外敷；或浸酒涂擦。

【宜忌】 脾胃虚弱者慎服。

1.《药性纂要》："多服恐滑肠。"

2.《得配本草》："热嗽，水亏火炎者禁用。"

【选方】 1. 治卒得咳嗽　生姜汁、百部汁和同合煎，服二合。(《肘后方》)

2. 治三十年嗽　百部根二十斤。捣取汁，煎如饴。服一方寸匕，日三服。(《千金方》)

3. 治肺寒壅嗽，微有痰　百部三两(炒)，麻黄三两(去节)，杏仁四十个(去皮尖，微炒，煮三五沸)。上为末，炼蜜丸如芡实大。

加松子仁肉五十粒，糖丸之，含化大妙。（《小儿药证直诀》百部丸）

4. 治小儿百日咳　蜜炙百部、夏枯草各 9 g。水煎服。（《青岛中草药手册》）

5. 治肺实鼻塞，不闻香臭　百部二两，款冬花、贝母（去心）、白薇各一两。上四味，捣罗为散。每服一钱匕，米饮调下。（《圣济总录》百部散）

6. 治蚰蜒入耳　百部（切、焙）。上一味，捣罗为末，以一字生油调，涂于耳门上，其虫自出。（《圣济总录》涂耳百部方）

7. 治头癣　鲜百部 30 g，鲜松针 60 g，水煎。剃净头发，洗除患处白痂，再用煎液洗；继用松香、百草霜等量研取细粉，调茶油，涂患处。

8. 治发虱、阴虱　百部捣烂，按 1∶5 比例浸于 75%乙醇或米醋中 12 小时，取浸出液涂患处。对家畜体虱亦有很好疗效。（7、8 方出自《福建药物志》）

9. 治绣球风　百部根、赤螺（烧存性）、露蜂房（烧存性）各等分。上为细末，用醋并酱相和涂之。（《新本草纲目》）

【临床报道】 1. 治疗百日咳　用百部糖浆（每百部原药 150 g，制糖浆 100 ml），2 岁以下每次服 10 ml，2 岁以上每次服 15 ml，每日 3 次，观察期为 1 个月，治疗百日咳 95 例，治愈 42 例，有效 39 例，无效 14 例。治愈时间最快者 3 日，最慢者 19 日，平均是 12 日。一般于服药后第四日起即有显效，未发现副作用。

2. 治疗肺结核　百部晒干研细末，童雌鸡去内脏及头足加水煮极烂取浓汁（每 1 kg 净童雌鸡肉煨汁 750 g），调和为丸（每 1 kg 百部粉配鸡汁 750 g）。每服 10 g，每日早晚各服 1 次，20 日为 1 个疗程。临床观察 153 例，服药 1～7.5 个疗程，临床症状消失，显著减轻或减轻的计 139 例，有效率为 90.8%；经 X 线复查的计 72 例，病灶消失或显示进步 6 例，病灶钙化 2 例，硬结的 12 例，部分硬结 3 例，吸收好转 14 例，溶解期及溶解播散期转为浸润期 4 例，病灶缩小或稳定但分期同前 15 例，共 56 例，X 线检查好转率占 77.7%。无进步的 16 例。多数服用 1～2 个疗程后，症状改善，食欲增进，体重增加。

3. 治疗慢性气管炎　用百部 20 g，水煎 2 次，合并药液约 60 ml。每服 20 ml，每日 3 次，10 日为 1 个疗程，连服 3 个疗程。临床观察 110 例，结果，近控 36 例（32.73%），显效 35 例（31.81%），好转 25 例（22.73%），无效 14 例（12.73%）。总有效率 87.27%。对于单纯型疗效较好，对喘息型的疗效差。服药期间偶见上腹部不适、腹泻、口干等反应，不影响治疗。

4. 治疗蛲虫病　生百部 30 g，加水 200 ml，煎成 20～30 ml 浓缩液，于夜间 11 时左右作保留灌肠，连续治疗 10～12 日为 1 个疗程。临床观察 177 例，治愈 134 例（75.7%），未愈 43 例（占 24.3%）。但如辅以使君子粉和大黄泡水口服者，疗效可以提高，其治愈率为 88%（治疗 58 例，痊愈 51 例）。

5. 治疗皮肤瘙痒症　用百部 50 g，60%乙醇 500 ml，甘油 50 ml。先将乙醇和甘油混合均匀，然后将生百部 50 g 加入，浸泡 48 小时即可。用浸泡液每日外擦 3～4 次，直至痊愈。共治疗 200 例，结果痊愈 113 例，好转 69 例，无效 18 例。总有效率 91%。

6. 治疗阴虱病　生百部与 75%乙醇按 1∶4 的比例，浸泡 10 日后装瓶备用。使用时取适量涂阴毛或腋毛处，每日 2 次，待瘙痒症状消失后连续用药 2 日停药。共治疗 81 例，全部治愈。

【各家论述】 1.《纲目》："百部，亦天门冬之类，故皆治肺病、杀虫。但百部气温而不寒，寒嗽宜之；天门冬性寒而不热，热嗽宜之，此为异耳。"

2.《本草经疏》："百部根，苦而下泄，故善降。肺气升则喘嗽，故善治咳嗽上气。能散肺热，故《药性论》主润肺。其性长于杀虫，传尸骨蒸劳，往往有虫，故亦主之。疳热有虫，及蛔虫、寸白虫、蛲虫，皆能杀之。""百部味苦，脾胃虚弱人宜兼保脾安胃药同用，庶不伤胃气。"

3.《本草述》："百部，乃先哲多谓其能治久嗽，损庵所云，治久嗽用以保肺者也。以此治暴嗽者，宜于肺气素虚之人，而随分寒热，有以佐之，如寒则生姜，热则和蜜，如治久嗽者加蜜，固为其虚而定有热也，岂漫无区别乎哉！"

1748 百日草 bǎi rì cǎo（《湖南药物志》）

【异名】 十姊妹（《湖南药物志》），火毡花（东北），对叶菊、步步登高（北京），节节高（上海）。

【基原】 为菊科百日菊属植物百日菊的全草。

【原植物】 百日菊 *Zinnia elegans* Jacq.　又名：鱼尾菊（《广州植物志》）。

一年生草本，高 30～100 cm。茎直立，被糙毛或长硬毛。叶对生；无柄；叶片宽卵圆形或长圆状椭圆形，长 5～10 cm，宽 2.5～5 cm，全缘，基部稍心形抱茎，两面粗糙，下面密被短糙毛，基出 3 脉。头状花序径 5～6.5 cm，单生枝端；总苞宽钟状，总苞片多层，宽卵形或卵状椭圆形，边缘黑色；托片上端有延伸的附片，附片紫红色，流苏状三角形；舌状花深红色、玫瑰色、紫堇色或白色，舌片倒卵圆形，上面被短毛，下面被长柔毛；管状花黄色或橙色，长 7～8 mm，先端裂片卵状披针形，上面被黄褐色密茸毛。雌花瘦果倒卵圆形，扁平，腹面正中和两侧边缘各有 1 棱，先端截形，被密毛；管状花瘦果倒卵状楔形，极扁，被疏毛，先端有短齿。花期 6～9 月，果期 7～10 月。

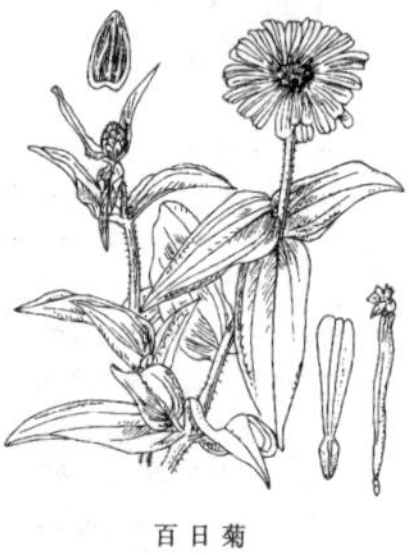

百日菊

原产墨西哥。现全国各地多有栽培，有时逸为野生。

【采收加工】 4～7 月采收，鲜用或切段晒干。

【成分】 叶含哈阿格百日菊内酯（haageanolide）。

花含黄酮苷类：山柰酚-3-*O*-β-*D*-葡萄糖苷（kaempferol-3-*O*-β-*D*-glucoside），槲皮素-3-*O*-β-*D*-葡萄糖苷（quercetin-3-*O*-β-*D*-glucoside），芹菜素-7-*O*-β-*D*-葡萄糖苷（apigenin-7-*O*-β-*D*-glucoside），芹菜素-4′-*O*-β-*D*-葡萄糖苷（apigenin-4′-*O*-β-*D*-glucoside），山柰酚-3-木糖苷-7-葡萄糖苷（kaempferol-3-xyloside-7-glucoside），木犀草素-7-葡萄糖苷（luteolin-7-glucoside），乙酰化的矢车菊素-3，5-二葡萄糖苷（acetylated cyanidin-3，5-diglucoside），乙酰化的蹄纹天竺素-3，5-二葡萄糖苷（acetylated pelargonidin-3，5-diglucoside）。

种子油的主要成分为棕榈酸（palmitic acid）22.3%，硬脂酸（stearic acid）3.8%，油酸（oleic acid）39.7%和亚油酸（linoleic acid）25.2%等脂肪酸。又含皂苷类（saponins）化合物。

【药性】《四川中药志》1979 年版："苦、辛，凉。"

【功用主治】 清热，利湿，解毒。主治湿热痢疾，淋证，乳痈，疖肿。

1.《湖南药物志》："治痢疾，淋症，乳头痛。"

2.《四川中药志》1979 年版："清热利湿，解毒。用于湿热泻痢，乳痈。"

【用法用量】 内服：煎汤，15～30 g。外用：鲜品捣敷。

【选方】 1. 治痢疾　百日菊 30 g，凤尾草 15 g。水煎服。（《四川中药志》1979 年版）

2. 治淋症　百日草 30 g，猪肉 30 g。蒸服。（《湖南药物志》）

3. 治乳痈，疖肿　鲜百日菊适量。洗净，捣烂敷患处。（《四川中药志》1979 年版）

【临床报道】 治疗百日咳　用百日草（干鲜均可入药，霜打者更佳）40 g（鲜者 70 g），加水 300 ml，文火缓煎 15～20 分钟，过滤去渣，加适量冰糖服。每日3～4次，每次50 ml。共治36例患儿，其中34例服药1星期内临床症状完全消失，血象恢复正常。

1749 百舌鸟 bǎi shé niǎo （《本草拾遗》）

【异名】 反舌、反舌鸟（《易通卦验》），交喙（《春秋保乾图》），鹳鹕（《尔雅》郭璞注），牛屎咧哥（《纲目》），牛屎了（《本草求原》），牛屎八（《四川中药志》）。

【基原】 为鹟科鸫属动物黑鸫的肉。

【原动物】 黑鸫 *Turdus merula* Linnaeus　又名：乌鸫（《脊椎动物分类学》），乌鹊、乌鹩（《中国经济动物志》）。

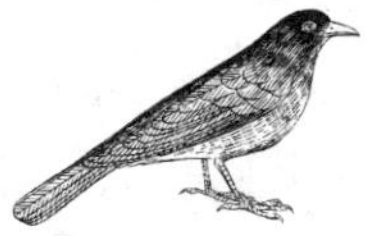
黑　鸫

体长约28 cm。通体几乎纯黑色。雌雄鸟的腋羽和翼下覆羽均为纯黑褐色，翅也几纯黑色。雄鸟上体褐而沾暗锈色，两翼黑色，初级飞羽具浅淡色外缘，尾羽也黑色。颏、喉淡栗褐，缀黑褐色纵纹；下体余部黑褐而沾染锈色，腹部色较淡。尾下覆羽黑色，羽端稍沾淡棕。雌鸟上下体的锈色渲染较雄鸟浓著，下体接近暗锈褐色。虹膜褐色；嘴黄色，跗跖和趾黑褐色。

栖息于平原草地或园圃间，常结小群在地面上奔驰。亦常觅食于垃圾堆或厕所附近。主食昆虫类。分布于江苏、浙江、福建、湖北、湖南、广东、广西、海南、四川、贵州、西藏、甘肃、新疆等地。

【采收加工】 捕捉后，除去羽毛及内脏，取肉鲜用或焙干。

【成分】 肉含蛋白质，肽类，氨基酸，脂类。

【药性】 《四川中药志》1960年版："性平，味甘咸，无毒。"

【功用主治】 补气益血，杀虫止痛。主治血虚头晕，小儿语迟，虫积胃痛。

1.《本草拾遗》："主虫咬；炙食之，亦主小儿久不语。"

2.《日用本草》："主胃中作痛。"

3.《四川中药志》1960年版："治黑头晕。"

4.《中国动物药》："止痛，补养，强壮。治头目眩晕，胃痛，小儿语迟。"

5.《贵州药用动物》："杀虫。主治诸虫。"

【用法用量】 内服：炙食或炖汤，30～50 g；或焙研，5 g。

【选方】 治诸虫　乌鸫1只，去羽毛及内脏，加水煮熟，一次吃下，或将乌鸫去羽毛及内脏的全体，干研末，用开水冲服，每次5 g，每日早晚各1次。（《贵州药用动物》）

1750 百合子 bǎi hé zǐ （《纲目》）

【基原】 为百合科百合属植物百合等的种子。

【原植物】 参见"百合"条。

【采收加工】 9～10月采收，晒干备用。

【药性】 《本草正义》："甘，苦。"

【功用主治】 孙思邈引《纲目》："治肠风下血　百合子，酒炒微赤，研末，汤服。"

【用法用量】 内服：研末，3～9 g。

【各家论述】 《本草正义》："孙思邈以百合子酒炒，研末，治肠风下血，亦取其甘苦下降，能息风阳而清血热；且子尤重坠，固能直达大肠者也。"

1751 百合花 bǎi hé huā （《滇南本草》）

【基原】 为百合科百合属植物百合、卷丹、细叶百合的花。

【原植物】 参见"百合"条。

【采收加工】 6～7月采摘，阴干或晒干。

【成分】 细雨叶百合花含β-胡萝卜素（β-carotene），(3*S*, 5*R*, 3′*S*, 5′*R*)-辣椒红素酯〔(3*S*, 5*R*, 3′*S*, 5′*R*)-capsorubin ester〕，(3*R*, 3′*S*, 5′*R*)-辣椒红素酯〔(3*R*, 3′*S*, 5′*R*)-capsanthin ester〕，正二十九酸（*n*-nonacosane），正二十七酸（*n*-heptacosane），正二十五酸（*n*-pentacosane），正二十三酸（*n*-tricosane）。

【药性】 甘、微苦，微寒。归肺、肝、心经。

1.《滇南本草》："味甘、平、微苦，性微寒。入肺。"

2.《本草正义》："甘，凉。"

【功用主治】 清热润肺，宁心安神。主治咳嗽痰少或黏，眩晕，心烦，夜寐不安，天疱湿疮。

1.《滇南本草》："止咳嗽，利小便，安神，宁心，定志。味甘者，清肺气，易于消散；味酸者，敛肺。"

2.《要药分剂》："润肺清火。"

【用法用量】 内服：煎汤，6～12 g。外用：研末调敷。

【宜忌】 《滇南本草》："味酸者，敛肺，有风邪者忌用。"

【选方】 1. 治老弱虚晕，有痰有火，头目眩晕　百合花三朵，皂角子7个（微焙）。或蜜或砂糖同煎服。（《滇南本草》）

2. 治小儿天疱湿疮　百合花暴干研末，菜子油涂。（《纲目》）

【各家论述】 《本草正义》："百合之花，夜合朝开，以治肝火上浮，夜不成寐，甚有捷效。不仅取其夜合含义，盖甘凉泄降，固有以靖浮阳而清虚火也。"

1752 百两金 bǎi liǎng jīn （《本草图经》）

【异名】 八爪龙（《草木便方》），山豆根、地杨梅（《植物名实图考》），开喉箭、叶下藏珠、状元红（《天宝本草》），铁雨伞、真珠凉伞（《福建药物志》），野猴枣、珍珠伞（江西《草药手册》），竹叶胎、蛇连天（《广西药用植物名录》），八爪金龙（《贵州中草药名录》），白八爪、高脚凉伞（《新华本草纲要》）。

【基原】 为紫金牛科紫金牛属植物百两金或其变种大叶百两金、细柄百两金的根及根茎。

【原植物】 1. 百两金 *Ardisia crispa* (Thunb.) A. DC. [*Bladhia crispa* Thunb.]

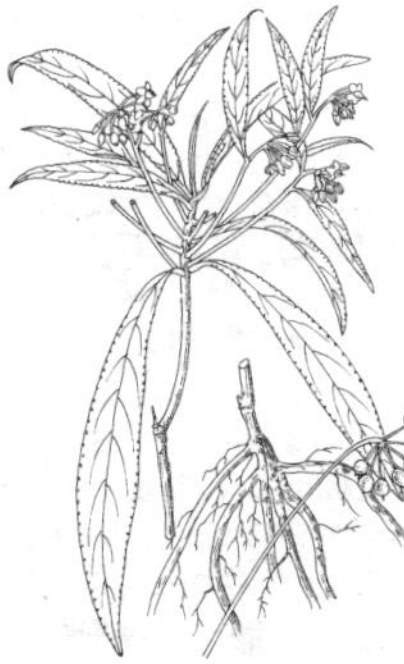
百 两 金

灌木，高1～2 m。具匍匐根茎，直立茎除侧生特殊花枝外，无分枝。叶片膜质或近坚纸质，椭圆状披针形或狭长圆状披针形，顶端长渐尖，基部楔形，长7～12 cm，宽1.5～3 cm，全缘或略波状，具明显的边缘腺点，背面多少具细鳞片，无腺点或具极疏的腺点；叶柄长5～8 mm。花序近于伞形，着生于侧生特殊花枝顶端，花枝通常无叶，长13～18 cm者，则中部以上具叶2～3片；花长4～5 mm，萼片长圆状卵形或披针形，多少具腺点，无毛；花瓣白色或粉红色，卵形，里面多少被细微柔毛，具腺点；雄蕊较花瓣略短，花药狭长圆状披针形；雌蕊与花瓣等长或略长，胚珠5枚，1轮。果球形，直径5～6 mm，鲜红色，具腺点。花期5～6月，果期10～12月，有时植株上部开花，下部果熟。

生于海拔100～2 400 m的山谷、山坡疏林下或灌丛中。分布于长江以南各地（海南未见）。

2. 大叶百两金 *A. crispa* (Thunb.) A. DC. var. *amplifolia* Walker

形态与百两金相似，但植株较粗壮，叶长可达20～25 cm，宽可达4～6 cm，侧生特殊花枝通常无叶。

生于海拔1 000～2 500 m的密林下阴湿处。分布于西南及广东、广西等地。

3. 细柄百两金 *A. crispa*(Thunb.) A. DC. var. *dielsii* (Lévl.) Walker.

形态与百两金相似，但植物较矮小，高1 m以下，叶狭长披针形，长12～21 cm，宽1～2(～3.5)cm，侧脉弯曲上升。

生于海拔900～2 100 m的山坡疏密林下阴湿处。分布于西南及广东、广西、台湾等地。

【采收加工】 10～12月采挖，鲜用或晒干。

【药材】 百两金 *Ardisiae Crispae Radix et Rhizoma* 主产于福建、浙江、江西等地。

性状 根茎略膨大。根圆柱形，略弯曲，长5～20 cm，直径2～10 mm，表面灰棕色或暗褐色，具纵皱纹及横向环状断裂痕，木部与皮部易分离。质坚脆，断面皮部厚，类白色或浅棕色，木部灰黄色。气微，味微苦、辛。

【成分】 根含岩白菜素(bergenin)，紫金牛酸(ardisic acid)，百两金皂苷(ardisiacrspin)A、B。

【药理】 1. 抗炎作用 3%百两金醇提物外涂对巴豆油混合致炎液诱发小鼠耳郭炎症，醇提物0.45 g/kg灌胃、6 mg/kg腹腔注射对大鼠蛋清性足跖肿胀，均有明显的抑制作用。醇提取物0.4 g/kg、0.2 g/kg灌胃，对蛋清所致小鼠皮肤毛细血管通透性增高，有显著的对抗作用。表明醇提取物对炎症早期毛细血管通透性亢进、渗出和水肿，有显著抑制作用。醇提取物6、3 mg/kg分别腹腔注射，连续6日，对大鼠肩部植纸片诱发肉芽肿增生也有显著的抑制作用，醇提后水提取物未见有抗炎效果，表明其抗炎有效部位为95%乙醇提取物，但无抑菌作用。

2. 解热作用 0.3%醇提物6 mg/kg腹腔注射，对霍乱、伤寒等混合菌苗所致之家兔发热，有较强的退热作用。

3. 抗生育作用 百两金中的两种新皂苷，是收缩子宫的活性成分。

毒性 百两金醇提取物小鼠灌胃、腹腔注射的LD_{50}，分别为2.345 mg/kg和18.16 mg/kg。小鼠多数在36小时内死亡，死前表现活动减少，安静、呼吸困难，最后呼吸抑制而死亡。

【药性】 苦、辛，凉。

1.《本草图经》："味苦，性平，无毒。"

2.《分类草药性》："味涩。"

3.《四川常用中草药》："性微寒，味苦、辛、微甘。"

4.《福建中草药》："微甘、辛，凉。"

【功用主治】 清热利咽，祛痰利湿，活血解毒。主治咽喉肿痛，咳嗽咯痰不畅，湿热黄疸，小便淋痛，风湿痹痛，跌打损伤，疔疮，无名肿毒，蛇咬伤。

1.《本草图经》："治壅热，咽喉肿痛，含一寸许咽津。晒干用，治风涎。"

2.《分类草药性》："治一切跌打损伤，风湿筋骨疼痛，叶包损伤，涂一切诸疮。通淋。"

3.《四川常用中草药》："除风湿，解热毒。治劳伤咳嗽，喉头生蛾，无名肿毒，蛇咬伤。"

4.《湖南药物志》："通气活血，散瘀消肿，去风解热，止泻。"

【用法用量】 内服：煎汤，9～15 g；或煎水含咽。外用：鲜品捣敷。

【选方】 1. 治喉蛾(扁桃体炎) 鲜百两金30 g，水煎服；或鲜百两金根30 g水煎加醋少许，漱喉或频频咽下；或干百两金根或叶，放新瓦上焙干为末，吹喉，每日数次。(《福建中草药》)

2. 治喉头溃烂 百两金根9 g。水煎，用猪肝汤兑服。(江西《草药手册》)

3. 治肺病咳嗽，痰出不畅 百两金根15 g。炖猪肺服。(江西《中草药学》)

4. 治肾炎水肿 鲜百两金根30 g，童子鸡1只(去头、足、翼、内脏)，水炖，食鸡服汤。(江西《草药手册》)

5. 治筋骨酸痛，腰痛 百两金15 g，鲜菝葜根、鲜虎杖各30 g。煎水，服时兑酒少许。(《安徽中草药》)

6. 治齿痛 百两金根15 g。水煎，频频含咽。(江西《草药手册》)

7. 治睾丸肿大坠痛 百两金根30～60 g，荔枝核14枚。酒水煎服。

8. 治秃疮，疥癣 干百两金根皮为末，调茶油抹患处；或加水浓煎，洗患处。(7、8方出自《福建中草药》)

9. 治烫伤 百两金根研末，油调敷。(《湖南药物志》)

1753 百灵草 bǎi líng cǎo (《云南中草药》)

【异名】 小对节生、出浆藤、云百部、小爬角、小白药(《云南中草药》)，小掰角(《全国中草药汇编》)。

【基原】 为萝藦科牛奶菜属植物百灵草的全株。

【原植物】 百灵草 *Marsdenia longipes* W. T. Wang ex Tsiang et P. T. Li 又名：长柄牛奶藤(《云南中草药》)。

攀缘灌木，长约1 m。主根分叉，侧根发达。除花序外，全株无毛。叶对生，纸质；叶柄长1～2.5 cm；叶片长圆形至披针状长圆形，长5～10 cm，宽2～4 cm，先端渐尖，基部圆形；侧脉4～6对，弧形上升，未达叶缘即网结。伞形状聚伞花序腋生，着花10～15朵；总花梗细长，长达10 cm；花冠紫蓝色，长达1.2 cm，裂片长圆状披针形，向右覆盖；副花冠5裂，着生于雄蕊背部，裂片基部有距；花药先端具膜片，高出副花冠；花粉块每室1个，直立；子房由2枚离生心皮组成，无毛，柱头短圆锥状。蓇葖果披针形。种子先端具白色绢质种毛。花期2～3月，果期秋季。

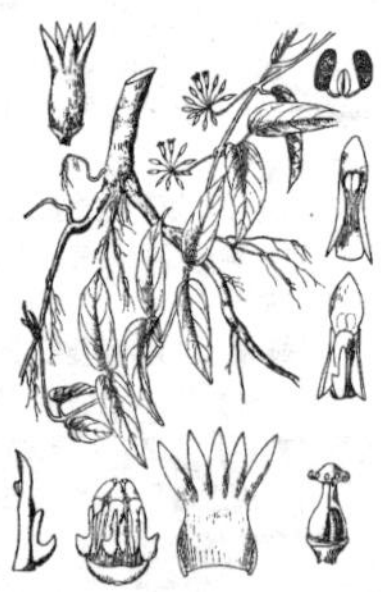

百灵草

生于海拔2 000 m以下的土质肥厚、湿润的灌木丛中。分布于云南西南部。

【采收加工】 全年均可采，切片，晒干或鲜用。

【药性】《云南中草药》："味甘、微苦，性温，有毒。"

【功用主治】《云南中草药》："舒经活络，补虚平喘。主治风湿，跌打损伤，支气管哮喘，风湿性心脏病，红崩白带，贫血，外伤出血，骨折。"

【用法用量】 内服：煎汤，6～15 g。外用：鲜品捣敷；或干品研末撒敷。

【宜忌】 孕妇慎服。

《云南中草药》："中毒出现抽搐，可生嚼毛桃子数个解。"

【选方】 1. 治风湿，跌打损伤 百灵草根9～15 g。水煎，点酒为引，或泡酒，或炖猪脚服。

2. 治支气管哮喘，风湿性心脏病，红崩白带 百灵草根6 g。研末，蒸蜂蜜、鸡蛋服。

3. 治贫血 百灵草根6 g。炖肉服。

4. 治外伤出血，骨折 百灵草全株捣烂敷患处，或研末撒布上敷贴患处。(1～4方出自《云南中草药》)

1754 百味参 bǎi wèi shēn (《滇南本草》)

【异名】 虎须草(《滇南本草》)，绵毛肺筋草(《滇南本草》整理本)，白花痢疾草(《玉龙山药用植物》)，麂子草、盗汗草、鹿吃草(云南)。

【基原】 为百合科粉条儿菜属植物穗花粉条儿菜的全草。

【原植物】 穗花粉条儿菜 *Aletris pauciflora* (Klotz.) Franch.

var. *khasiana* (Hook. f.) Wang et Tang [*A. lanuginosa* Bur. et Franch.; *A. khasiana* Hook. f.]

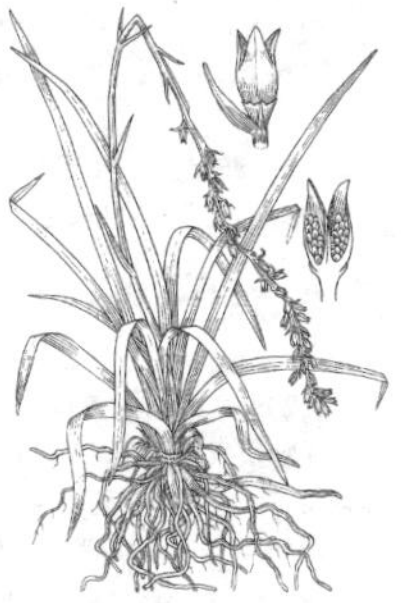
穗花粉条儿菜

多年生草本，高 23～35 cm。根茎极短，丛生多数纤维状细根，外皮淡褐色，肉质，中具细木质髓心。叶自基部丛生，外面具纤维状残基；叶片线形，坚挺似虎须，长 4～20 cm，宽 1～4 mm，先端尖，基部对折，白绿色而具膜质边缘，上部淡绿，平行脉明显于下面凸出，自中部以上沿边缘凸出的平行脉上密被细短毛。穗状花序或总状花序自叶丛中抽出；苞片较花短，斜卵形；花小形；花被片 6，白色，长倒卵形，长 2.5～4 mm；雄蕊 6，着生于花被基部；花丝基部较宽，花药椭圆形，背着；子房上位，花柱 3，柱头不显。蒴果卵形，熟后 3 裂，种子多数，细小。花、果期夏、秋季。

生于海拔 2 300～4 800 m 的山间草地或路旁。分布于四川、云南、西藏等地。

【采收加工】 8～10 月采收，晒干。

【药性】 辛、微苦，温。归肺、脾经。

1.《滇南本草》："味辛、微苦，性温。入肺、脾二经。"

2.《滇南本草图说》："气味辛、苦。入手太阴、足阳明。"

【功用主治】 补虚敛汗，止血。主治体虚自汗，盗汗，神经衰弱，吐血，便血。

1.《滇南本草图说》："主治诸虚百损，妇人劳。久服延年，五经虚热最良。"

2.《全国中草药汇编》："补虚敛汗，止血。主治体虚多汗，神经衰弱，肺结核咯血，盗汗。"

【用法用量】 内服：煎汤，15～30 g；或炒炭存性研末。

【选方】 治吐血、下血　百味参全草烧灰存性，内服。(《昆明民间常用草药》)

1755 百草霜 bǎi cǎo shuāng (《本草图经》)

【异名】 月下灰(《补缺肘后方》)，灶突墨、釜下墨(《千金方》)，灶突中尘(《外台》)，釜脐墨、釜月中墨(《四声本草》)，铛墨(《开宝本草》)，灶额上墨、釜底墨(《本草图经》)，锅底墨(《普济方》)，铛底煤(《品汇精要》)，灶额墨、釜煤、釜炲(《纲目》)，锅底灰(《本草再新》)，灶烟煤、灶煤(《中国医学大辞典》)，锅烟子(《全国中草药汇编》)。

【基原】 为稻草、麦秸、杂草燃烧后附于锅底或烟囱内的黑色烟灰。

【采收加工】 从烧柴草的锅底或烟囱内刮取，用细筛筛去杂质，置瓶中用。

【药材】 百草霜 *Fumi Palvis Carbonisatus*　全国各地均产。

性状　本品为粉末状，或黏结成小颗粒状，手捻之即成粉末。黑色。体轻，质细似霜，入水则漂浮而分散。触之沾手，无油腻感。气微，味淡微辛。

【成分】 主含碳粒。

【药性】 苦、辛，温。归肝、肺、脾、胃经。

1.《纲目》："辛，温，无毒。"

2.《玉楸药解》："味辛，气平。入足厥阴肝经。"

3.《本草求真》："专入肝，兼入肾。"

4.《要药分剂》："入肝、肺、胃三经。"

5.《本草再新》："入肝、脾二经。"

【功用主治】 止血，消积，解毒散火。主治吐血，衄血，便血，血崩，带下，食积，痢疾，黄疸，咽喉肿痛，口舌生疮，臁疮，白秃头疮，外伤出血。

1.《开宝本草》："主蛊毒中恶，血晕吐血，以酒或水细研，温服之；亦涂金疮，生肌生血。"

2.《本草图经》："主消化积滞，今人下食药中多用之。"

3.《纲目》："消食积，舌肿，喉痹。""止上下诸血，妇人崩中带下，胎前产后诸病，伤寒阳毒发狂，黄疸，疟痢，噎膈，咽喉口舌一切诸疮。"

4.《本草汇言》："解三焦结热，化脏腑瘀血。"

5.《医林纂要》："泻心降火，去妄热，止妄血，下气消积行痰。"

6.《本草再新》："补脾燥气，敷疮败毒。"

【用法用量】 内服：煎汤，3～9 g；或入丸、散，1～3 g。外用：研末撒；或调敷。

【宜忌】 阴虚内热者慎服。

1.《开宝本草》："铛墨，金疮在面，慎勿涂之，黑入肉为印。"

2.《本草经疏》："虽能止血，无益肠胃，救标则可，治本则非，故不宜多服。"

3.《本草汇言》："阴虚火燥，咳嗽肺损者，勿用。"

4.《本草骈比》："无瘀滞者忌用。"

【选方】 1. 治吐血及伤酒食醉饱，低头掬损肺脏，吐血汗血，口鼻妄行，但声未失者　百草霜五钱，槐花末二两。每服二钱，茅根汤下。(《纲目》引《刘长春经验方》)

2. 治血虚内热，血不归源而崩　陈槐花一两，百草霜半两。为末。每服一二钱，烧红秤锤淬酒下。(《妇人良方》)

3. 治卒下血不止　灶突中尘一升，黄连五两，地榆三两。上三味，捣筛为散。粥饮服方寸匕，日三服，重者夜一。(《外台》引崔氏方)

4. 治血痢，不问远近　黄连一两(去须，微炒)，灶突墨二两，木香半两。上件药，捣细罗为散。每于食前，以粥饮调下二钱。(《圣惠方》)

5. 治霍乱吐下　锅底墨煤半钱，灶额上墨半钱，百沸汤一盏，急搅数十下，服之。(《经验方》)

6. 治小儿食积痞膨　百草霜三钱，巴豆霜一分。研匀，以飞罗面打糊为丸，如绿豆大。每服一丸，白汤化下。

7. 治咽喉无故肿闭　百草霜、白硼砂各二钱。研细末，吹入喉中。

8. 治口舌生疮　百草霜二钱，甘草一钱，肉桂五分。为末，频频搽之。(6～8 方出自《方脉正宗》)

9. 治舌肿起如猪胞　釜下墨末，以酢敷舌上下，脱去更敷。若先决出血汁，竟，敷之弥佳。(《千金方》)

10. 治妇人白带　百草霜一两，香金墨半两。研末。每服三钱，猪肝一叶，批开入药在内，纸裹煨熟。细嚼，温酒送之。(《永类钤方》)

【临床报道】 治疗咯血　取百草霜冲服，每次 1.5～3 g，每日 3～4 次。共治 14 例，其中多数为肺结核，结果 11 例在用药后 1～3 日咯血停止或显著减少。对中、小量咯血效果较优，对大量咯血则较差。

【各家论述】 1.《纲目》："百草霜、釜底墨、梁上倒挂尘，皆是烟气结成，但其体质有轻虚结实之异，重者归中、下二焦，轻者入心、肺之分。古方治阳毒发斑黑奴丸三者并用，而内有麻黄、大黄，亦是攻解三焦结热，兼取火化从治之义，其消积滞，亦是取其从化，故疸、膈、疟、痢诸病多用之。其治失血胎产诸病，虽是血见黑即止，亦不离从化之理。"

2.《本草汇言》："百草霜，解三焦结热，化脏腑瘀血之药也……苏颂主小儿食积癥块、妇人气痞血瘕，取此得火气之轻扬，而散阴凝陈聚之物也。濒湖治黄疸疟胀、咽喉肿闭、口舌生疮，取此得火气之轻升，而发越湿热痰气搏结之疾也……杂病方用治吐、衄、崩血不止者，谓其轻浮火化之质，且色之黑也，血见黑即止，亦从治热胜动血而安营血之暴走也。”

1756 百药煎 bǎi yào jiān（《本草蒙筌》）

【基原】 为五倍子同茶叶等经发酵制成的块状物。

【制法】 将五倍子捣碎，研末过筛，每 500 g 加入茶叶末30 g，酵糟 120 g，同置容器中拌匀捣烂，摊平，切成 3 cm 见方的小块，俟发酵到表面长出白霜时取出，晒干，贮藏于干燥处。

【药性】 酸、平。归肺、胃经。

1.《纲目》：“酸、咸、微甘，无毒。”

2.《本草正》：“味酸、涩、微甘。”

3.《本草求真》：“专入肺、胃。”

【功用主治】 润肺化痰，止血止泻，解热生津。主治久咳劳嗽，咽痛，口疮，牙疳，便血，血痢，泄泻，脱肛，暑热口渴。

1.《本草蒙筌》：“治肺胀喘咳不休。”

2.《医学入门》：“润肺治嗽，化痰，止渴。疗肠风下血；为末糁诸疮，干水敛口。”

3.《纲目》：“清肺化痰，定嗽解热，生津止渴，收湿消酒，乌须发。止下血，久痢，脱肛，牙齿宣䘌，面鼻疳蚀，口舌糜烂，风湿诸疮。”

【用法用量】 内服：3～9 g，布包；或为丸，噙化；或作散。外用：研末撒或调敷；或煎汤含漱。

【宜忌】 外感咳嗽、湿热泻痢及积滞未清者慎服。

【选方】 1. 治劳嗽 诃子、百药煎、荆芥穗。上等分为末，姜汁入蜜和丸，芡子大。时时噙之，敛肺劫嗽。（《丹溪心法》定嗽劫药）

2. 治咽痛 百药煎五钱，硼砂一钱五分，甘草二钱。为末。每服一钱，米饮调，食后细细咽之。（《医学心悟》百药煎散）

3. 治大肠便血 百药煎、荆芥穗（烧存性）等分。为末，糊丸梧子大。每服五十丸，米饮下。（《圣惠方》）

4. 治下痢脱肛 百药煎一块，陈白梅三个，木瓜一握。以水一碗，煎半碗，日二服。（《圣济总录》）

5. 治暑渴，消暑止渴 百药煎、腊茶等分。为末，乌梅肉捣和丸，芡子大。每含一丸。（《纲目》引《事林广记》水瓢丸）

6. 治乳结硬痛 百药煎末，每服三钱，酒一盏，煎数沸。服之取效。（《经验方》）

7. 治肠痈内痛 大枣（连核烧存性）、百药煎等分。为末。每服一钱，温酒服。（《直指方》）

8. 治脚肚生疮，初起如粟米大，搔之不已，成片，包脚相交，唾黄水出，痒不可忍，久成痼疾 百药煎末，唾调，逐疮四围涂之，自外入内。先以贯仲煎汤洗之，日一次。（《医林集要》）

1757 百脉根 bǎi mài gēn（《新修本草》）

【基原】 为豆科百脉根属植物百脉根的根。

【原植物】 百脉根 *Lotus corniculatus* L. 又名：牛角花（《植物名实图考》），都草、黄金花、五叶草、鸟距草。

多年生草本，高 10～60 cm。茎丛生，有疏长柔毛或后来无毛。小叶 5 片，3 小叶生于叶柄的顶端，2 小叶生于叶柄的基部；小叶柄极短；叶纸质，叶片卵形或倒卵形，长 5～20 mm，宽 3～12 mm，先端尖，基部圆楔形，全缘，无毛或于两面主脉上有疏长毛。花 3～4 朵排成顶生的伞形花序，具叶状总苞；花长 1～1.4 cm；花萼黄绿色，宽钟形，近于膜质，内外均具长硬毛，萼齿 5，三角形；蝶形花冠，黄色，旗瓣宽倒卵形，具较长的爪，翼瓣较龙骨瓣稍长，龙骨瓣弯曲；雄蕊 10，二体；子房无柄，花柱长而弯曲，柱头小。荚果长圆筒形，褐色，长 2～2.7 cm，内含多粒种子。花期 5～7 月，果期 8～9 月。

生于海拔 2 300～3 400 m 的冷杉和高山栎混交林或山坡草地、田间湿润处。分布于西南及湖北、湖南、广西、陕西、甘肃等地。

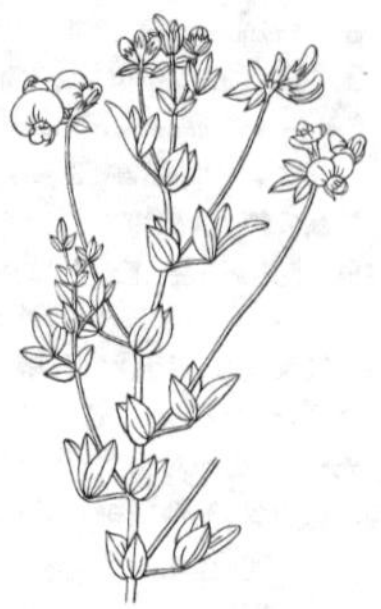

百 脉 根

本植物的花（百脉根花）及地上部分（地羊鹊）亦供药用，另设专条。

【采收加工】 9～10 月挖根，晒干。

【成分】 根主含黄酮类化合物：百脉根素（corniculatusin），百脉根素-3-*O*-*β*-*D*-半乳糖苷（corniculatusin-3-*O*-*β*-*D*-galactoside），3，5，8，3′，4′-五羟基-7-甲氧基黄酮（3，5，8，3′，4′-pentahydroxy-7-methoxyflavone），棉花皮素-7-甲醚-3-*O*-半乳糖苷（gossypetin-7-methylether-3-*O*-galactoside），非瑟素（fisetin），5-去羟异鼠李素（geraldol），5-去氧山柰酚（5-deoxykaempferol），柠檬素（limocitrin），3，5，7，4′-四羟基-8-甲氧基黄酮（sexangularetin），棉子皮亭（gossypetine）。

【药性】《新修本草》：“味甘、苦，微寒，无毒。”

【功用主治】《新修本草》：“下气，止渴，去热，除虚劳，补不足。”

【用法用量】 内服：煎汤，9～18 g；或浸酒；或入丸、散。

1758 百眼藤 bǎi yǎn téng（《广西本草选编》）

【异名】 鸡眼藤、猪糠藤（《广西本草选编》），爬山虎、五眼子、泥藤草、大甘草、小叶羊角藤（《全国中草药汇编》）。

【基原】 为茜草科巴戟天属植物细叶巴戟天的全株。

【原植物】 细叶巴戟天 *Morinda parvifolia* Bartl. ex DC.

攀缘灌木。小枝顶部被短粗毛。叶对生；叶柄长 4～8 mm；托叶膜质；叶片倒卵状椭圆形，长 2～6 cm，宽 1～2（～3）cm，先端急尖或钝而具小凸尖，基部楔形，上面无毛，下面脉腋内有短束毛和有时沿主脉上被短粗毛，纸质。花序由 2～6 个小头状花序组成伞形花序式顶生，小头状花序直径 5～8 mm，有花 4～8 朵，着生于长 5～10 mm 的总花梗上；萼筒半球形；花冠白色或绿白色，裂片 4，几达基部，长圆状披针形，近中部以下密被卷绒毛，顶端内弯。聚合果扁球形，熟时红色。花期夏季。

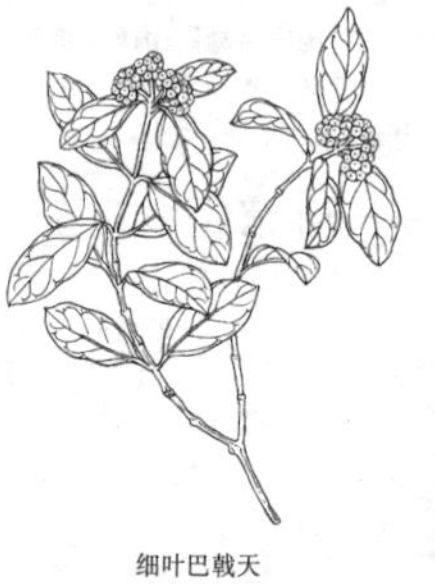

细叶巴戟天

生于山野灌丛中。分布于华南和东南。

【采收加工】 7～10 月采收，晒干。

【成分】 全株含蒽醌类成分：百眼藤醌（morindaparvin）A、B，茜草素-1-甲醚（alizarin-1-methyl ether），光泽定-*ω*-乙醚（lucidin-*ω*-ethyl ether），光泽定-*ω*-甲醚（lucidin-*ω*-methyl ether），锈色洋地黄醌醇（digiferruginol），1-羟基-6-或 7-羟甲基蒽醌（1-hydroxy-6-or 7-hydroxymethyl anthraquinone）和 2-羟甲基蒽醌（2-hydroxymethyl-anthraquinone）。

【药理】 抑瘤作用 本品所含成分百眼藤醌 A 对小鼠体内 P_{388} 淋巴细胞白血病具有较强的抑制作用。在每日 10 mg/kg 剂量下，百眼藤醌 A 抗小鼠 P_{388} 淋巴细胞白血病的 T/C（治疗动物生存率/对照动物生存率）为 129%。体外细胞培养试验表明，百眼藤醌 A 和从百眼藤中新分离出的百眼藤醌 B 抑制 P_{388} 淋巴细胞白血病组织细胞生长的 ED_{50} 分别为 1.85 μg/ml 和 10.5 μg/ml，抑制鼻咽癌(KB)细胞生长的 ED_{50} 分别为 10 μg/ml 和 4.0 μg/ml。

【药性】 《广西本草选编》："甘，性凉。"

【功用主治】 清热止咳，和胃化湿，散瘀止痛。主治感冒咳嗽，百日咳，消化不良，湿疹，跌打损伤，腰肌劳损。

1.《广西本草选编》："疏风清热，散瘀化湿。主治感冒，消化不良，大便秘结，跌打扭伤，腰肌劳损。"

2.《全国中草药汇编》："清热利湿，化痰止咳，散瘀止痛。主治感冒咳嗽，支气管炎，百日咳，腹泻，跌打损伤，腰肌劳损，湿疹。"

【用法用量】 内服：煎汤，15～60 g。

【宜忌】 《广西本草选编》："孕妇慎服。"

【选方】 治支气管炎，百日咳　百眼藤 30～60 g(百日咳用 30 g，加糖少许)。水煎服。(《全国中草药汇编》)

1759 百解藤 bǎi jiě téng (《全国中草药汇编》)

【异名】 金线风(《陆川本草》)，凉粉藤、寄山龙、山豆根(《广西野生资源植物》)，青藤仔、蛤仔藤(《海南植物志》)，金锁匙、独脚乌桕(《广西本草选编》)。

【基原】 为防己科轮环藤属植物粉叶轮环藤的根或藤茎。

【原植物】 粉叶轮环藤 *Cyclea hypoglauca* (Schauer) Diels

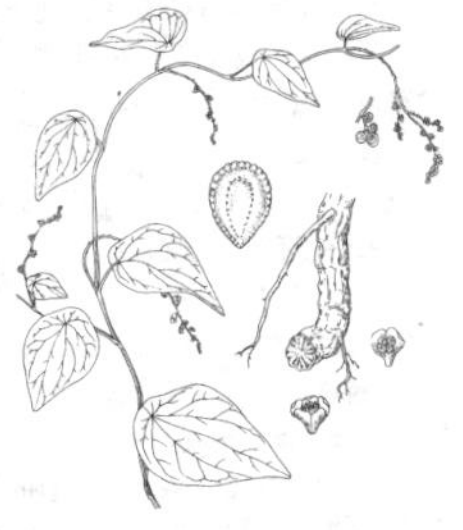

粉叶轮环藤

缠绕藤本。根粗壮，圆柱状弯曲，直径 1～2 cm，外皮灰褐色。老茎具纵向扭曲的粗条纹，小枝纤细，除叶腋或分枝处有簇毛外，余均无毛。单叶互生；叶柄纤细，长 1.5～4 cm；叶片薄纸质，阔卵状三角形至卵形，长 2.5 ～ 7 cm，宽 1.5 ～ 5 cm，先端渐尖，基部近截平至圆形，全缘，两面无毛或下面被稀疏白色长毛。花序腋生；花单性，雌雄异株；雄花序由小聚伞排列成间断的穗状，花序轴不分枝或有时近基部有短小分枝，纤细，无毛；雄花萼片 4 或 5，分离，花瓣 4 或 5，通常合生成杯状，聚药雄蕊稍伸出；雌花序排列成总状，长达 10 cm；雌花萼片 2，花瓣 2，微小，贴生在萼片基部。核果近球形，熟时黄色。花期 5～7 月，果期 7～9 月。

生于疏林、石山灌丛、林缘或草丛中。分布于福建、江西、湖南、广东、广西、海南、贵州、云南、台湾等地。

【采收加工】 全年均可采收，切段，晒干。

【药材】 百解藤 *Cycleae Hypoglaucae Radix seu Caulis* 主产于海南、广东、广西、云南、贵州、湖南、江西、福建等地。

性状　根圆柱形，略弯曲，直径 0.5～3 cm。表面暗褐色，凹凸不平，有弯曲的纵沟、横裂纹和少数支根痕。质硬，断面灰白色，有放射状纹理和小孔。气微，味苦。

鉴别　(1) 根横切面：木栓层由近 10 列细胞组成。中柱鞘为断续的石细胞环带。射线宽窄不等。形成层明显。木质部发达，导管近圆形，多单个分布。本品薄壁细胞含淀粉粒。

(2) 取本品粗粉 1 g，加乙醇 10 ml，浸泡过夜，滤过。滤液蒸干，残渣加稀盐酸 4 ml 溶解，滤过。取滤液 1 ml，加改良碘化铋钾试液 2 滴，产生大量橙色沉淀。另取滤液 1 ml，加碘化汞钾试液 2 滴，产生大量黄白色沉淀(检查生物碱)。

(3) 薄层色谱：取本品粗粉 10 g，用乙醇 50 ml 回流 1 小时，放冷，滤过。滤液减压浓缩至干，残渣用 20% 盐酸溶液 5 ml 溶解，滤过。滤液加氨水碱化，用苯提取 3 次，合并苯提取液减压浓缩至干，取少量残渣用氯仿溶解为供试液。另以异谷树碱、左旋箭毒碱、轮环藤碱为对照品。吸供试液、对照品液适量点样于碱性硅胶 G 薄层板上，用氯仿-甲醇(9∶1)展开，展距 13 cm。以碘化铋钾试剂喷雾显色。供试液色谱中，在与对照品色谱相应位置上，显相同颜色的斑点。

【成分】 粉叶轮环藤根主含生物碱：轮环藤宁碱(cycleanine)，左旋箭毒碱(curine)，异谷树碱(isochondrodendrine)，轮环藤酚碱(cyclanoline)，小檗胺(berbamine)，异粉防己碱(isotetrandrine)及木兰花碱(magnoflorine)等。

茎含生物碱：异谷树碱、左旋箭毒碱及轮环藤宁碱。

【药性】 苦，寒。归肺、大肠、肝经。

【功用主治】 广州部队《常用中草药手册》："清热解毒，祛风，利水。主治咽喉肿痛，白喉，牙痛，尿路感染及结石，风湿骨痛，蛇伤肿毒。"

【用法用量】 内服：煎汤，10～30 g。

【选方】 1. 治慢性气管炎　凉粉藤、百部各 15 g，穿心莲 12 g。水煎 2 次。每次煎沸后，放置 4 小时以上，过滤，两次滤液浓缩至 30～60 ml，每日 1 次顿服，10 日为 1 个疗程。

2. 治痢疾　凉粉藤、凤尾草各 15 g，水煎服。(1、2 方出自《全国中草药汇编》)

3. 治蛇咬伤　用百解藤根适量，米酒浸过药面泡 7 日。内服 10～20 ml，每日 3 次，并用药酒从上而下外搽伤肿处，忌搽伤口。(《广西本草选编》)

1760 百蕊草 bǎi ruǐ cǎo (《本草图经》)

【异名】 百乳草(《本草图经》)，地石榴(《贵州民间方药集》)，草檀(广西)，积药草(山东)。

【基原】 为檀香科百蕊草属植物百蕊草或其变种长梗百蕊草的全草。

【原植物】 1. 百蕊草 *Thesium chinense* Turcz.　又名：珍珠草(《东北草本植物志》)。

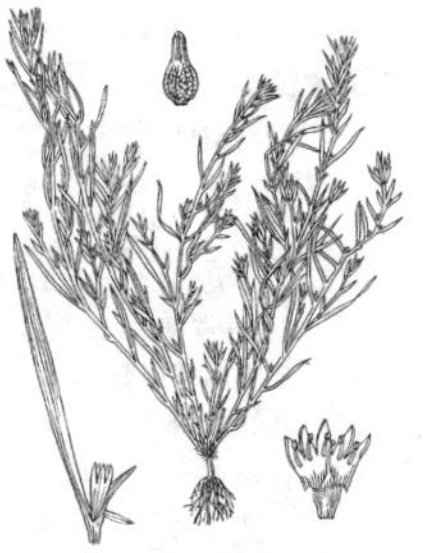

百 蕊 草

多年生半寄生草本，高 15～40 cm。全株多少被白粉，无毛；茎细长，簇生，基部以上疏分枝，斜升，有纵沟。叶线形，长 1.5～3.5 cm，宽 0.5～1.5 mm，先端急尖或渐尖，具单脉。花单一，5 数，腋生；花梗短或很短；苞片 1 枚，线状披针形；小苞片 2 枚，线形，边缘粗糙；花被绿白色，长 2.5～3 mm，花被管呈管状，花被裂片先端锐尖，内弯；雄蕊不外伸；子房无柄，花柱很短。坚果椭圆形或近球形，长或宽 2～2.5 mm，淡绿色，表面有明显、隆起的网脉，先端的宿存花被近球形；果柄长 3.5 mm。花期 4～5 月，果期 6～8 月。

生于沙地草丛中或石坎边。分布于东北、华北及陕西至长江以南大部分地区。

本植物的根(百蕊草根)亦供药用，另设专条。

2. 长梗百蕊草 *T. chineuse* Turcz. var. *longipedunculatum* Chu 本变种的果柄长可达 8 mm，余与百蕊草相同。

生于草坡。分布于辽宁、吉林、黑龙江、山西、广东、四川等地。

【采收加工】 4～7 月拔取全草，晒干。

【药材】 百蕊草 *Thesii Herba* 产于河北、河南、山西、安徽、浙江、广西、贵州等地。

性状　全草多分枝，长 20～40 cm。根圆锥形，表面棕黄色，有纵皱纹，具细支根。茎丛生，纤细，暗黄绿色，具纵棱；质脆，易折断，断面中空。叶互生，线状披针形，灰绿色。小花单生于叶腋，近无梗。坚果近球形，表面灰黄色，有网状雕纹，有宿存叶状小苞片2枚。气微，味淡。

鉴别　(1) 茎横切面：类圆形，有5～10棱。表皮细胞长方形，外壁稍厚。皮层外侧为2～3列厚角细胞，棱处更发达；薄壁细胞椭圆形或类圆形，向内细胞渐大。中柱鞘纤维束帽状，位于韧皮部外侧。维管束外韧型。形成层通常不明显。木质部导管单个散在或2～3个成群；木射线宽1列细胞，壁稍厚，木化。髓部常因薄壁细胞破裂而成空洞。

叶表面观：上、下表皮细胞呈多角形或长方形，垂周壁平直。气孔平轴式。叶缘细胞常见有角质层突起。

(2) 取本品粉末1 g，加甲醇10 ml，回流提取30分钟，滤过。取滤液5 ml，加少量盐酸及镁粉，呈橙红色(检查黄酮)。

【成分】 全草含黄酮类化合物：3，5，7，4′-四羟基黄酮-3-葡萄糖基-鼠李糖苷(3，5，7，4′-tetrahydroxyflavone-3-glucosylrhamnoside)，紫云英苷(astragalin)即3，5，7，4′-四羟基黄酮-3-葡萄糖苷(3，5，7，4′-tetrahydroxyflavone-3-glucoside)，山柰酚(kaempferol)等。还含琥珀酸(succinic acid)，*D*-甘露醇(*D*-mannitol)。

【药性】 辛、微苦，寒。归肺、脾、肾经。

1.《贵州草药》："性温，味辛、苦、涩。"

2.《内蒙古中草药》："苦、甘、微辛，性微寒。"

3.《青岛中草药手册》："性平，味苦、辛。入脾、肾经。"

【功用主治】 清热，利湿，解毒。主治风热感冒，中暑，肺痈，乳蛾，淋巴结结核，乳痈，疖肿，淋证，黄疸，腰痛，遗精。

1.《国药提要》："治头疮及颈淋巴腺炎。"

2.《贵州民间方药集》："治头昏体弱，腰痛，遗精，滑精。"

3.《陕西中草药》："清热，利湿，利胆，利尿。主治肝炎，黄疸。"

4.《湖南药物志》："消肿止痛，行气活血，解毒。用于腹痛，气痛，血崩腹痛，颈淋巴腺炎，小儿疳积。"

5.《甘肃中草药手册》："补肝肾，祛风湿，消食，解毒。主治头晕，肾虚腰痛，风湿疼痛，消化不良，毒蛇咬伤。"

6.《湖北中草药志》："解毒凉血，益肾补虚，安神，解暑。"

【用法用量】 内服：煎汤，9～30 g；研末或浸酒。外用：研末调敷。

【选方】 1. 治感冒　百蕊草15～30 g。开水泡当茶饮。

2. 治大叶性肺炎，支气管肺炎，肺脓疡　百蕊草30～60 g。开水泡，当茶饮，或煎服。(1、2方出自《安徽中草药》)

3. 治慢性气管炎　百蕊草60 g，筋骨草45 g。水煎，每日分3次服。(《浙南本草新编》)

4. 治急性扁桃体炎，急性肾炎　百蕊草、鸭跖草、白茅根各30 g。开水泡当茶饮。

5. 治急性胆囊炎，肠炎　百蕊草、茵陈各30 g。开水泡当茶饮。(4、5方出自《安徽中草药》)

6. 治毒蛇咬伤　鲜百蕊草、龙芽草各30 g。水煎服。

7. 治肾虚腰痛　百蕊草15 g。用瘦猪肉120 g煮汤，用肉汤煎药，去渣，兑黄酒服。

8. 治头晕　百蕊草12～15 g。水煎取汁，同鸡蛋2个煮服。(6～8方出自江西《草药手册》)

9. 治跌挫内伤　百蕊草15 g，隔汤煎汁，以白糖少许冲服；若不省人事，针刺人中或涌泉穴，同时灌服。(《浙南本草新编》)

10. 治血崩腹痛　百蕊草6 g，荔枝壳60 g。水煎服。(《湖南药物志》)

【临床报道】 治疗各种急性炎症　取百蕊草全草(干品)煎服。春、夏季采集者，每日15～30 g；秋季采集者，每日60～90 g(小儿酌减)。治疗各种急性炎症30余种200余例，有效率平均在90%左右。其中急性乳腺炎44例，痊愈31例，显效9例，好转2例，无效2例，平均疗程4日，有效率95.5%；大叶性肺炎40例，痊愈30例，显效2例，好转1例，无效7例，平均疗程12日，有效率82.5%。其他如化脓性心包炎、脑外伤感染、皮肤脓肿、支气管肺炎等，亦有良效。

1761 百花锦蛇 bǎi huā jǐn shé (《广西中药志》)

【异名】 白花蛇、花蛇、菊花蛇(《广西药用动物》)。

【基原】 为游蛇科锦蛇属动物百花锦蛇除去内脏的全体。

【原动物】 百花锦蛇 *Elaphe moellendorffi* (Boettger)

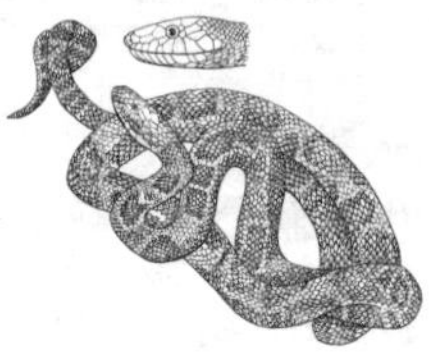

百花锦蛇

全长可达2 m。头呈梨形，与颈明显区别，头背赭红色，背部灰绿色，正中有红棕色镶黑边的大斑块29～32个，体侧色斑较小，与正脊交错排列；尾背有红棕与橘红色横斑11～13个，相间排列。眶前鳞1(2)，眶后鳞2；颞鳞2(3)+3(4)；上唇鳞4-2-3或3-3-3式，少数5-2-3式。背鳞25(27)-27(25)-19(21)行，除最外2行平滑，余均具弱棱；腹鳞267～292；肛鳞2分；尾下鳞80～102对。

生活于海拔50～300 m的石山区及山石脚、田坝、草丛中。行动迅速，以鼠类为食。分布于广东、广西。

【采收加工】 7～10月捕捉。饼蛇：剖腹去内脏，以头为中心，卷成圆盘状，用竹3根，交叉横穿蛇身，使之固定，烘干。盘蛇：从头到尾端剖腹，去内脏，用剃刀将接近脊椎骨处两边的肋骨割断，然后将蛇体展开摊平，以头为中心，卷成圆盘形，每一圈之间用线缝合起来，用竹片撑开，烘干。

【药材】 百花锦蛇 *Elaphe*　主产于广西、广东、贵州等地。

性状　本品呈圆盘形。头居中，长圆形，头背赭红色。口有细牙，体背面具有3行略呈六角形的大斑块，斑块边缘蓝色或蓝黑色，中央褐绿色。尾背部具赭红色环。饼蛇圆盘形，直径15 cm，一般有3根竹条交叉横穿蛇身，用铁丝夹固定的饼蛇则缺竹条。盘蛇呈平板状，体扁薄，直径30 cm以上。背鳞呈菱形，鳞片上半部边缘整齐，下半部不齐，鳞片有弱棱，前有1对端窝，类圆形，鳞片透明无色，表面平滑光滑。气腥，味咸。

鉴别　粉末特征：淡黄色。角质鳞片众多，大多破碎。一种无色，表面有同方向、交错排列的条纹，密度在50条/mm左右，尚隐约可见同向极细密小条纹饰；另一种鳞片碎片布满黄褐色斑点，条斑不明显。另可见骨碎片、横纹肌纤维碎片。

鳞片置扫描电镜下观察，具纵条状沟纹，形似人大脑皮层，成沟回状。

【成分】 蜕皮含大量骨胶原(collagen)，由多种氨基酸组成；并含多种不饱和脂肪酸，以$C_{20:4}$、$C_{24:1}$脂肪酸为主。

肌肉含蛋白质、肽类、氨基酸、脂肪。

脑含促黄体激素释放因子(luteinizing hormone releasing factor)，促黄体激素(luteotropic hormone)，促卵泡激素(follicle-stimulating hormone)。

甲状腺含单碘酪氨酸脱碘酶(monoiodotyrosine deiodinase)，碘(iodine)，单碘酪氨酸(monoiodotyrosine)，二碘酪氨酶(diiodotyrosine)，甲状腺素(thyroxine)。

红细胞含三磷酸腺苷(adenosinetriphosphate)，肌醇(inositol)，多磷酸盐(polyphosphate)，2，3-二磷酸甘油酸酯(2，3-diphosphoglycerate)。

【药性】《广西药用动物》："性温，味甘、咸。入肝、肾经。"

【功用主治】《广西药用动物》："搜风胜湿，通经络，定抽搐，强腰膝。主治中风半身不遂，口眼㖞斜，筋脉拘急，湿痹不仁，骨节疼痛，麻风疥癣，小儿惊风和破伤风。”

【用法用量】 内服：浸酒，20～30 ml。

【宜忌】《广西药用动物》：“阴虚血少，内热生风的人慎用。”

【选方】 治风湿痹痛，半身不遂　百花锦蛇除去内脏，以白酒浸泡(每 500 g 蛇用酒 2 000 ml)3 个月后饮用。每次 20 ml，日饮 2 次。(《中国动物药》)

1762 百脉根花 bǎi mài gēn huā (《四川中药志》)

【异名】 三月黄花(《四川常用中草药》)。

【基原】 为豆科百脉根属植物百脉根的花。

【原植物】 参见“百脉根”条。

【采收加工】 5～7 月采花，晾干备用。

【成分】 花含黄酮类：槲皮万寿菊素-3-半乳糖苷(quercetagetin-3-galactoside)，槲皮万寿菊素-7-葡萄糖苷(quercetagetin-7-glucoside)。

【药性】 微苦、辛，平。

1.《四川常用中草药》：“性平，味淡、辛。”

2.《四川中药志》1979 年版：“甘、微苦，凉。”

【功用主治】 清肝明目。主治风热目赤，视物昏花。

1.《四川常用中草药》：“治眼雾。”

2.《四川中药志》1979 年版：“清热明目。用于风热目赤，视物昏花。”

【用法用量】 内服：煎汤，6～10 g。

【选方】 治风热目赤、视物昏花　百脉根花 10 g，为末，蒸鸡蛋或鸡肝服。(《四川中药志》1979 年版)

1763 百部还魂 bǎi bù huán hún (《广西中药志》)

【异名】 还魂草(《广西中药志》)，狗笠耳(《广西药用植物名录》)，白折耳根、水折耳(《贵州中草药名录》)，摘耳荷、裸蕊(《湖南药物志》)。

【基原】 为三白草科裸蒴属植物裸蒴的全草或叶。

【原植物】 裸蒴 *Gymnotheca chinensis* Decne

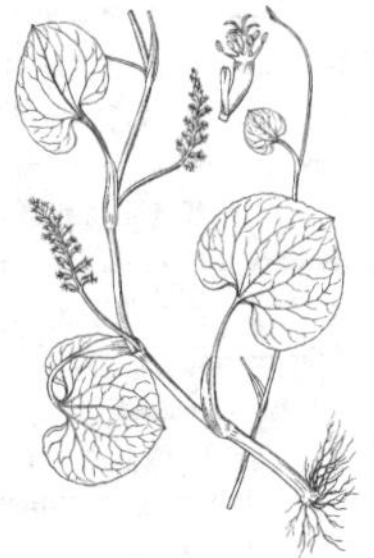

裸　蒴

蔓生草本，无毛，具腥味。茎纤细，圆柱形，具节，节上生根。叶互生，纸质，无腺点；叶柄与叶片近等长，扁圆形，腹面具纵槽；叶片肾状心形，长 3～6 cm，宽 4～7 cm，先端阔短尖或圆，基部耳状心形，全缘或呈不明显的圆齿状，叶脉 5～7 条；托叶膜质，与叶柄边缘合生，基部扩大抱茎，长为叶柄之半。穗状花序与叶对生，花序柄长 3～5 cm，花序轴压扁，两侧具棱或几成翅状；苞片倒披针形；花小，白色，两性；苞片 1 枚，倒卵形；花被缺；雄蕊 6，花药长圆形，花丝粗短；心皮 4，合生为一室，花柱 4，线形，外卷。果实含多数种子。花期 4～11 月。

生于水沟和山溪旁以及阴湿疏林下。分布于湖北、湖南、广东、广西、四川、贵州和云南等地。

【采收加工】 7～10 月采挖，鲜用或晒干。

【药性】 辛，温。归脾、肝经。

1.《贵州民间药物》：“性平，味甘、淡。”

2.《广西本草选编》：“味辛，性温。”

【功用主治】 消食，利水，活血，解毒。主治食积腹胀，痢疾，泄泻，水肿，小便不利，带下，跌打损伤，疮疡肿毒，蜈蚣咬伤。

1.《湖南药物志》：“消食积，解毒排脓。”

2.《贵州民间药物》：“治肺痨咳嗽，跌打，消水积。”

3.《广西本草选编》：“祛风，活血，解毒，消肿。”

4.《广西中药志》：“敷跌打损伤。”

【用法用量】 内服：煎汤，6～30 g。外用：鲜品捣敷。

【选方】 1. 治小儿食积　裸蕊 15 g，地枇杷嫩尖 15 g，山胡椒根 30 g。共捣烂，淘米水冲服。

2. 治小儿蛔虫　裸蕊 9 g，使君子 6 g，韭菜子 3 g。水煎服。(1、2 方出自《湖南药物志》)

3. 治腹胀水肿　水折耳 90 g，炖肉吃，或煎米水服。

4. 治白带，白浊　水折耳 30 g，煮甜酒服。(3、4 方出自《贵州民间药物》)

5. 治跌打内伤，风湿骨痛，慢性痢疾　用百部还魂 6～15 g，水煎服。(《广西本草选编》)

6. 治疮毒脓疡　裸蕊叶 30 g，湿纸包，煨热，捣烂敷。(《湖南药物志》)

7. 治蜈蚣咬伤，乳疮　用百部还魂鲜叶捣烂外敷。(《广西本草选编》)

1764 百蕊草根 bǎi ruǐ cǎo gēn (《本草图经》)

【基原】 为檀香科百蕊草属植物百蕊草的根。

【原植物】 参见“百蕊草”条。

【采收加工】 夏、秋季采挖根，洗净，晒干。

【药性】 微苦、辛，平。

【功用主治】《本草图经》：“下乳，通顺血脉，调气。”

【用法用量】 内服：煎汤，3～10 g。

1765 灰叶 huī yè (广州部队《常用中草药手册》)

【异名】 乌仔草、紫草藤(《台湾药用植物志》)，野青树、野青子、野蓝靛(《中国高等植物图鉴》)。

【基原】 为豆科灰毛豆属植物灰叶的全草。

【原植物】 灰叶 *Tephrosia purpurea* (L.) Pers. [*Cracca purpurea* L.] 又名：红花灰叶(《中国主要植物图说·豆科》)。

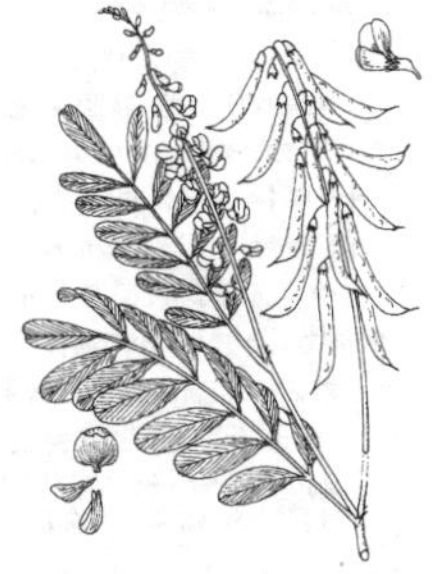

灰　叶

半灌木，高 30～60 cm。幼枝被白色疏柔毛。茎圆柱形，近直立，多分枝。奇数羽状复叶，互生；小叶 7～17，小叶片椭圆披针形，长 2 cm，宽 0.5 cm，先端钝或略凹，有小锐尖，背面有白色平伏短柔毛，侧脉多而密；托叶线状，锥尖。总状花序顶生或与叶对生；花序轴、花萼及旗瓣外面均有白色柔毛；花冠淡紫色，长约 7 mm。荚果扁条状，先端外弯略似镰刀状，长 3～5 cm，疏生短柔毛。种子 4～10 颗，肾形，黑褐色。花期 7 月，果期 9～10 月。

生于山坡、旷野间、河边、村旁草丛中。分布于福建、广东、广西、海南、云南、台湾。

本植物的根(灰叶根)亦供药用，另设专条。

【采收加工】 7～10 月割取地上部分，晒干。

【药材】 灰叶 *Tephrosiae Herba* 主产于广东、广西、福建、云南等地。

性状　全草长 30～60 cm。茎圆柱形，基部木质，多分枝，幼枝密被柔毛。羽状复叶，小叶 7～17，多皱缩破碎，完整小叶片展平后呈长椭圆状倒披针形，下面有白色短柔毛，侧脉多而密，近无柄。有时可见总状花序。气微，味微苦。

【成分】 全草含披针灰叶素(lanceolatin)B，异灰叶素(α-toxicarol)，鱼藤素(deguelin)，灰叶素(tephrosin)，邻-甲基倒卵灰毛豆素(*o*-methylobovatin)，去氢鱼藤素(dehydrodeguelin)。黄酮类成分：tephrorins A、B，tephnosone，水黄皮二酮(pongamol)。还含熊果酸(ursolic acid)，β-谷甾醇(β-sitosterol)，α-菠菜甾醇(α-spinasterol)。

叶含β-谷甾醇(β-sitosterol)，羽扇豆醇(lupeol)，芸香苷(rutin)，生物碱。

茎叶含黄酮类化合物：serratin 7-*O*-〔β-*D*-glucopyranonsyl-(1→4)-*O*-β-*D*-galactopyranoside〕，槲皮素(quercetin)。另含β-谷甾醇。

豆荚中含灰叶酮(tephrone)。

花含黄酮类：氯化矢车菊素(cyanidin chloride)，氯化飞燕草素(delphinidin chloride)。

种子含脂肪酸：咖啡酸(caffeic acid)，棕榈酸(palmitic acid)，棕榈油酸(palmitoleic acid)，硬脂酸(stearic acid)，油酸(oleic acid)，亚油酸(linoleic acid)，亚麻酸(linolenic acid)；氨基酸：赖氨酸，组氨酸，苏氨酸，缬氨酸，苯丙氨酸，酪氨酸，甲硫氨酸，亮氨酸，异亮氨酸；黄酮类：7-*O*-乙酰基-8-甲基-2′-甲氧基异黄酮(7-*O*-acetyl-8-methyl-2′-methoxyisoflavone)，7，2′-二甲氧基-8-甲基异黄酮(7，2′-dimethoxy-8-methylisoflavone)，无毛水黄皮黄酮(kanjone)。还含羟基茜草素(purpurin)，异合生果素(isolonchocarpin)，水黄皮素(karanjin)，水黄皮二酮，谷甾醇，披针灰叶素B，灰毛苯并呋喃酮(purpuritenin)A、B，灰叶甲醚(purpureamethide)。

【药性】 微苦，凉，有毒。

1. 广州部队《常用中草药手册》："微苦，凉。"

2. 《全国中草药汇编》："微苦，平，有毒。"

【功用主治】 广州部队《常用中草药手册》："治风热感冒，湿疹，皮炎。"

【用法用量】 内服：煎汤，15～30 g。外用：煎水洗。

【宜忌】 全株有毒，易致腹泻。

1766 灰藋 huī diào (《雷公炮炙论》)

【异名】 金锁天(《雷公炮炙论》)，灰藜、水落藜(《救荒本草》)，灰条(《野菜谱》)，灰涤菜(《纲目》)，灰蒴、灰苋(《医林纂要》)，灰苋菜(《草木便方》)，灰灰菜(《四川中药志》)。

【基原】 为藜科藜属植物小藜的全草。

【原植物】 小藜 *Chenopodium serotinum* L.

一年生草本，高20～50 cm。茎直立，单一或多分枝，具角棱及绿色条纹。叶互生；叶柄细长而弱；叶片椭圆形或狭卵形，长2.5～5 cm，宽1～3.5 cm，通常3浅裂，中裂片两边近平行，先端钝或急尖，并具短尖头，边缘具波状锯齿；侧裂片位于中部以下，通常各具2浅裂齿；上部的叶片渐小，狭长，有浅齿或近于全缘；叶片两面略被粉粒。花序腋生或顶生，花簇细而疏，形成圆锥状花序；花两性，花被近球形，5片，浅绿色，边缘白色，背面具微纵隆脊并密被粉粒，向内弯曲；雄蕊5，伸出于花被外；花柱2，线状。胞果全体包于花被内，果皮与种子贴生。种子扁圆，黑色，有光泽，表面具六角形细洼。花期4～5月，果期5～7月。

野生于荒地或田间。我国除西藏外，其他地区均有分布。

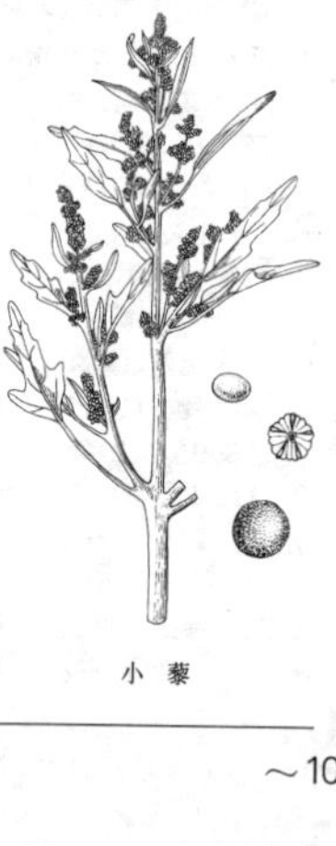

小 藜

本植物的种子(灰藋子)亦供药用，另设专条。

【采收加工】 3～4月采收，鲜用或晒干。

【药性】 苦、甘，平。

1. 《本草拾遗》："味甘，平。无毒。"

2. 《救荒本草》："味微苦、涩，性凉。"

3. 《河北中草药》："淡，平。有小毒。"

4. 《浙江药用植物志》："甘，苦，凉。"

【功用主治】 疏风清热，解毒去湿，杀虫。主治风热感冒，腹泻，痢疾，荨麻疹，疮疡肿毒，疥癣，湿疮，痈疮，白癜风，虫咬伤。

1. 《本草拾遗》："主恶疮，虫、蚕、蜘蛛等咬，捣碎和油敷之；亦可煮食，亦作浴汤，去疥癣风瘙；烧为灰，口含内齿孔中，杀齿䘌疳疮。取灰三四度淋取汁，蚀息肉，除白癜风、黑子面䵟。著肉作疮。"

2. 《品汇精要》："杀三虫。"

3. 《食物考》："煮食除痧。"

4. 《药性考》："清热宽中。"

5. 《河北中草药》："疏风清热，解毒，祛湿。用于风热感冒，肠炎，痢疾，湿热痒疹疮毒。"

【用法用量】 内服：煎汤，9～15 g。外用：煎水洗；或捣敷；或烧灰调敷。

【宜忌】 《本草省常》："损胃。"

【选方】 治荨麻疹 小藜全草，适量。煎水外洗。(《浙江药用植物志》)

1767 灰叶根 huī yè gēn (广州部队《常用中草药手册》)

【基原】 为豆科灰毛豆属植物灰叶的根。

【原植物】 参见"灰叶"条。

【采收加工】 7～10月采收，切片，晒干。

【成分】 根含左旋异合生果素〔(−)-isolonchocaspin〕，水黄皮二酮(pongamol)，披针灰叶素(lanceolatin)A、B，半秃灰叶黄素(tephroglabrin)，灰叶二醇(tepurindiol)，邻甲基水黄皮二酮(*o*-methylpongamol)，灰叶苯并吡喃酮(purpurenone)，右旋羟基茜草素(purpurin)，去氢异鱼藤烯查尔酮(dehydroisoderricin)，山槐素(maackiain)，伪半秃灰叶双呋并黄素(pseudosemiglabrin)，左旋半秃灰叶双呋并黄素(semiglabrin)，槲皮素(quercetin)，鱼藤酮(rotenone)，鱼藤醇酮(rotenolone)，甲基水黄皮二酮(methylpongamol)，〔(2*S*)-7-甲氧基-8-(3-甲氧基)-3-甲丁基-1-烯基〕黄烷酮〔(2*S*)-7-methoxy-8-(3-methoxy)-3-methylbut-1-enyl flavanone〕。还含甾醇类化合物：β-谷甾醇(β-sitosterol)，菜油甾醇(campesterol)，豆甾醇(stigmasterol)，4-豆甾烯-3-酮(stigmast-4-en-3-one)，4，22-豆甾二烯-3-酮(stigmast-4，22-dien-3-one)。

【药性】 微苦，凉，有毒。

1. 广州部队《常用中草药手册》："微苦凉。"

2. 《海南岛常用中草药手册》："微苦、涩，微温。"

【功用主治】 清热化滞，行气止痛，收湿止痒。主治消化不良，胃炎，腹胀，腹痛，湿疹，皮炎。

1. 广州部队《常用中草药手册》："清热消滞。主治胃肠气胀，消化不良，胃炎疼痛。"

2. 《海南岛常用中草药手册》："健胃行气止痛。主治消化不良，腹胀腹痛，慢性胃炎。"

【用法用量】 内服：煎汤，9～15 g。外用：9 g，煎水洗。

【宜忌】 《南方主要有毒植物》："全株有毒，以根部为最毒，中毒症状为腹泻。"

【选方】 治湿疹、皮炎 灰叶根9 g，煎水洗患处。(《全国中草药汇编》)

1768 灰贯众 huī guàn zhòng （《湖南药物志》）

【异名】 蜈蚣草（《湖南药物志》），胃痛药（《贵州中草药名录》）。

【基原】 为鳞毛蕨科耳蕨属植物对生耳蕨的全草或叶。

【原植物】 对生耳蕨 *Polystichum deltodon*（Bak.）Diels［*Aspidium deltodon* Bak.］ 又名：对生叶耳蕨（《中国蕨类植物图谱》）。

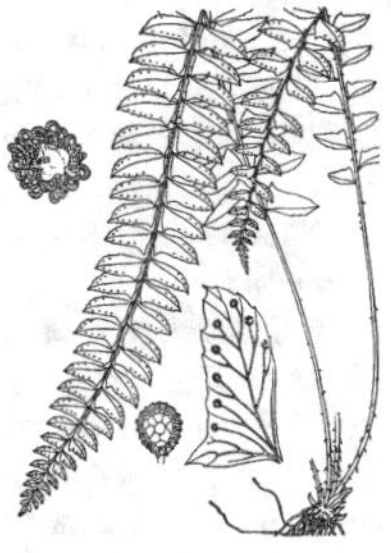

对生耳蕨

植株高 20～35 cm。根茎直立，与叶柄基部密被披针形鳞片。叶簇生；叶柄长 5～10 cm，向上疏生鳞片；叶片披针形，长 15～25 cm，中部宽 2.5～3.5 cm，近光滑，一回羽状；中部羽片斜长方形或菱状三角形，锐尖头，基部上侧较宽，三角形突起，下侧平切，边缘具三角状锯齿；叶脉羽状分叉。孢子囊群生于小脉先端，通常仅在中脉上侧排成 1 行（有时下侧上部有 1～3 枚）；囊群盖圆盾形，多少有锯齿。

生于海拔 700～1 800 m 的山坡石灰质岩石缝中。分布于安徽、湖北、湖南、广东、广西、西南及台湾等地。

【采收加工】 全年均可采收，鲜用或晒干。

【药性】 《湖南药物志》："酸、涩，微寒。"

【功用主治】 《湖南药物志》："活血止痛，消肿，利尿。用于预防感冒，治跌打损伤，外伤，蛇咬伤。"

【用法用量】 内服：煎汤，15～30 g。外用：捣敷或研末撒。

【选方】 1. 预防感冒 （对生耳蕨）全草 15 g。水煎作茶饮。

2. 治跌打损伤 生耳蕨全草、马鞭草。捣碎，敷患处。

3. 治外伤，蛇咬伤 先将患处污血吸出，后用对生耳蕨叶捣碎，敷患处；如伤口溃烂，则将此叶研末敷患处；如肿向上升，用对生耳蕨全草 30 g，大蒜 3 g，雄黄少许。水煎服。（1～3 方出自《湖南药物志》）

1769 灰藋子 huī diào zǐ （《本草拾遗》）

【基原】 为藜科藜属植物小藜的种子。

【原植物】 参见"灰藋"条。

【药性】 《纲目》："甘，平，无毒。"

【采收加工】 6～7 月采收成熟果实，打出种子，晒干。

【功用主治】 《本草拾遗》："杀三虫。"

【用法用量】 内服：煎汤，9～15 g。

1770 达仑木 dá lún mù （《广西本草选编》）

【基原】 为茜草科乌口树属植物乌口树的枝叶。

【原植物】 乌口树 *Tarenna attenuata*（Voigt）Hutch.［*Stylocoryna attenuata* Voigt］ 又名：狗节木（《海南植物志》），假桂乌口树（《广西植物名录》），茶山虫、土五味子（《广西本草选编》）。

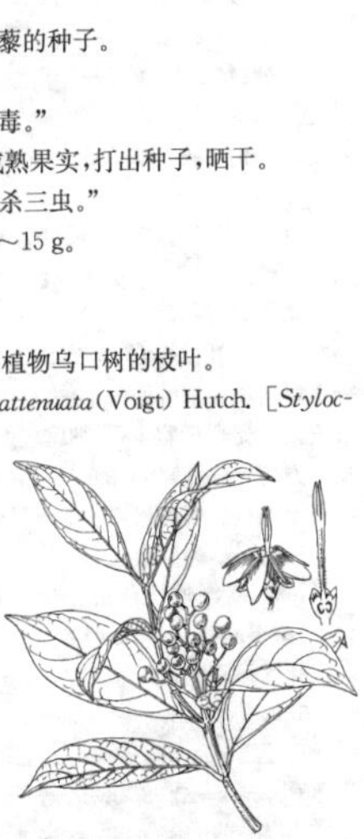

乌口树

灌木至小乔木，高 2～6 m。全株无毛。叶对生；叶柄长 6～12 mm；托叶长 5～7 mm，基部合生成一完整鞘包围着小枝；叶片长圆状披针形或倒披针形，长 6～12 cm，宽 2～4 cm，先端渐尖，基部楔形，两面均无毛而具光泽。花序顶生，为伞房花序式排列的聚伞花序，分枝对生；小苞片极小，钻形；花具短梗；萼管陀螺状，萼檐裂片三角形；花冠白色，喉部有毛，先端 5 裂，开放时外反；花柱无毛；胚珠每室 1 颗。果实球形，干时黑色。花期 3～7 月。

生于低海拔次生林中。分布于广东、广西、海南等地。

【采收加工】 6～10 月采收，切段，切成碎片或扎成捆，晒干。

【药性】 《广西本草选编》："味酸、辛、微苦，性微温。"

【功用主治】 《广西本草选编》："祛风消肿，散瘀止痛。主治跌打损伤，风湿骨痛，蜂窝组织炎，脓肿，胃肠绞痛，口腔炎。"

【用法用量】 外用：浸酒擦；或药酒湿敷。内服：煎汤，15～30 g；或浸酒服；或水煎含漱。

【选方】 1. 治跌打损伤，风湿骨痛 （达仑木）枝叶适量，以好白酒浸泡 15 日，外擦。

2. 治胃肠绞痛 达仑木浸酒内服，每次 10～20 ml，每日 3 次。

3. 治蜂窝组织炎，脓肿 达仑木浸酒湿敷。

4. 治口腔炎 （达仑木）枝叶适量。水煎含漱。（1～4 方出自《广西本草选编》）

1771 列当 liè dāng （《开宝本草》）

【异名】 草苁蓉（《新修本草》），栗当（《食医心镜》），花苁蓉（《日华子》），兔子拐杖（《东北药用植物志》），独根草（《河北药材》），兔子腿（《辽宁经济植物志》）。

【基原】 为列当科列当属植物列当和黄花列当的全草。

【原植物】 1. 列当 *Orobanche coerulescens* Steph. 又名：裂马嘴（《中国高等植物图鉴》），紫花列当。

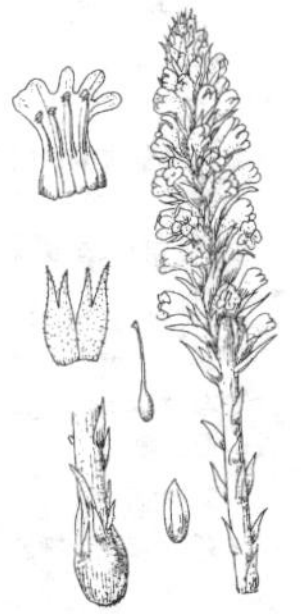

列 当

二年生或多年生寄生草本，高 10～40 cm。全株密被蛛丝状长绵毛。茎直立，不分枝，基部常膨大。叶干后黄褐色，生于茎下部的较密集，上部的渐变稀疏；卵状披针形，长 1.5～2 cm，宽 5～7 mm。花多数，排列成穗状花序，长 10～20 cm；苞片 2，卵状披针形，先端尖锐；花萼 5 深裂，萼片披针形或卵状披针形，长约为花冠的 1/2；花冠蓝紫色，长 1.5～2 cm，下部为筒形，上部稍弯曲，具 2 唇，上唇宽，先端常凹成 2 裂，下唇 3 裂，裂片卵圆形；雄蕊 4，2 强，花药无毛，花丝有毛；雌蕊 1；子房上位，花柱比花冠稍短或略等长，柱头膨大，黄色。蒴果 2 裂，卵状椭圆形，具多数种子。花期 4～7 月，果期 7～9 月。

生于沙丘、山坡及沟边草地上，常寄生于菊科蒿属（*Artemisia*）植物的根上。分布于华北、东北、西北地区以及山东、湖北、四川、云南、西藏等地。

2. 黄花列当 *O. pycnostachya* Hance

本种与列当的区别是：全株密被腺毛。花冠黄色；花药有毛，花丝基部疏被短腺毛。

生于沙丘山坡及草原上，寄生于蒿属（*Artemisia*）植物的根上。分布于华北、东北及安徽、山东、河南、陕西等地。

【采收加工】 5～7 月采收，晒成七八成干，扎成小把，再晒至全干。

【药材】 列当 *Orobanchetis Herba* 产于辽宁、吉林、黑龙江、陕西、河北、山西等地。

性状 列当 干燥全草被白色柔毛。茎肥壮，肉质，表面黄褐色或暗褐色，具纵皱纹。鳞片互生，卵状披针形，先端尖，黄褐色皱缩，稍卷曲。花序顶生，长 7～10 cm，黄褐色，花冠筒状，蓝紫色或淡紫色，略弯曲。蒴果卵状椭圆形，长 1 cm。气微，味微苦。

黄花列当　被短腺毛。花黄色，花柱较花冠稍长。

【炮制】　取原药材，除去杂质，洗净，润软，切成中段，干燥，筛去灰屑。

饮片性状　为不规则的段状。茎圆形，表面黄棕色或黑褐色，具纵皱缩纹，切面中间具棕黄色或白色髓，叶鳞片状，披针形，黄棕色。花序暗黄褐色。气微，味微苦。

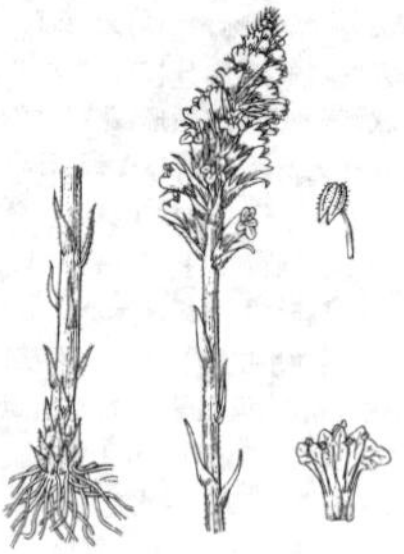
黄花列当

贮干燥容器内，置阴凉干燥处，防蛀。

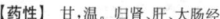

【药性】　甘，温。归肾、肝、大肠经。

1.《开宝本草》："味甘，温，无毒。"

2.《湖北中草药志》："微苦，温。"

3.《秦岭巴山天然药物志》："甘、苦，温。"

【功用主治】　补肾壮阳，强筋骨，润肠。主治肾虚阳痿，遗精，宫冷不孕，小儿佝偻病，腰膝冷痛，筋骨软弱，肠燥便秘。外用治小儿肠炎。

1.《开宝本草》："主男子五劳七伤，补腰肾，令人有子，去风血。"

2.《本草原始》："诸疮可作汤洗。"

3.《陕西中药志》："强精，补腰肾。主治五劳七伤，神经错乱，阳痿，遗精，膀胱炎。"

4.《吉林中草药》："补精壮阳，祛风活血。治阳痿、腰痛、小儿腹泻。"

5.《东北常用中草药手册》："治神经官能症。"

【用法用量】　内服：煎汤，3～9 g；或浸酒。外用：煎汤洗。

【宜忌】　阴虚火旺者慎服。

【选方】　1. 治身体虚弱　列当 6 g，菟丝子 12 g，山药 12 g。水煎服。（《山东中草药手册》）

2. 兴阳事　栗当二斤，捣筛毕，以酒一斗浸，经宿，遂性饮之。（《食医心镜》）

3. 治肾虚阳痿、遗精　列当、肉苁蓉、枸杞子各 9 g。水煎服。（《宁夏中草药手册》）

4. 治体虚腰酸腿软　列当、续断、寄生各 9 g。水煎服。（《河北中草药手册》）

5. 治小儿发育不良（佝偻病）　列当酒泡后蒸 1 次，或用盐水浸渍 5～6 日再蒸。每次 4.5 g，水煎服。（《沙漠地区药用植物》）

6. 治体虚大便干燥　列当、火麻仁各 9 g。水煎服。（《河北中药手册》）

7. 治小儿消化不良，腹泻　列当 60 g。煎水泡洗双脚。（《陕甘宁青中草药选》）

8. 治肠炎，细菌性痢疾　列当 30 g，加水 1 000 ml，煮沸 10～20 分钟，稍凉后用煎液洗脚 5～10 分钟（勿洗过膝），每日洗 1 次。（《全国中草药汇编》）

【临床报道】　治疗婴幼儿腹泻　以 3％的列当煎液给腹泻的小儿洗脚（温度适宜），每日 2～3 次，每次洗泡 30 分钟左右，但不能洗过膝关节（易出现便秘），洗后用毛巾将双足包裹，注意保暖。以该法治疗后，大便性质转为正常，每日 1～2 次，大便化验无异常者为治愈。共治 42 例，均为 6 个月至 2 岁的婴幼儿。其中单纯性消化不良者 30 例，治愈 29 例，效果不明 1 例；秋季腹泻 12 例，治愈 11 例，效果不明 1 例。治愈率 95％。

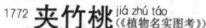

1772 夹竹桃 jiá zhú táo（《植物名实图考》）

【异名】　拘那夷、拘拏儿（《竹谱详录》），棋那卫、柳叶桃（《花历百詠》），枸那、桃叶桃（《花镜》），叫出冬（《中国树木分类学》），枸那异（《植物名实图考》），水甘草（《现代实用中药》），九节肿、大节肿（《湖南药物志》），白羊桃（《云南中草药》），三季红〔《中草药通讯》1977，（5）：35〕，红花夹竹桃（《全国中草药汇编》），状元竹、柳竹桃（《福建药物志》），柳条花（东北），三季红、三季白（江苏）。

【基原】　为夹竹桃科夹竹桃属植物夹竹桃的叶及枝皮。

【原植物】　夹竹桃 *Nerium indicum* Mill.

常绿直立大灌木，高达 5 m。枝条灰绿色。叶 3～4 枚轮生，下枝为对生，叶柄扁平，长 5～8 cm；叶片窄披针形，长 11～15 cm，宽 2～2.5 cm；先端急尖，基部楔形，叶缘反卷，表面深绿色，背面淡绿色，有多数洼点，侧脉密生而平行，每边达 120 条，直达叶缘。顶生聚伞花序；着花数朵；苞片披针形；花萼 5 深裂，红色，内面基部具腺体；花芳香；花冠深红色或粉红色，单瓣或重瓣，花冠筒内被长柔毛，花冠裂片 5，倒卵形；副花冠鳞片状，先端撕裂；雄蕊 5，着生于花冠筒中部以上，花丝短，被长柔毛，花药箭头状，与柱头连生，基部具耳，药隔延长呈丝状；无花盘；心皮 2，柱头近圆球形。蓇葖果 2，平行或并连，长圆形，两端较窄，长 10～23 cm，绿色，无毛，具细纵条纹。种子长圆形，褐色，种皮被锈色短柔毛，先端具黄褐色绢质种毛。花期几乎全年，果期一般在冬、春季。栽培很少结果。

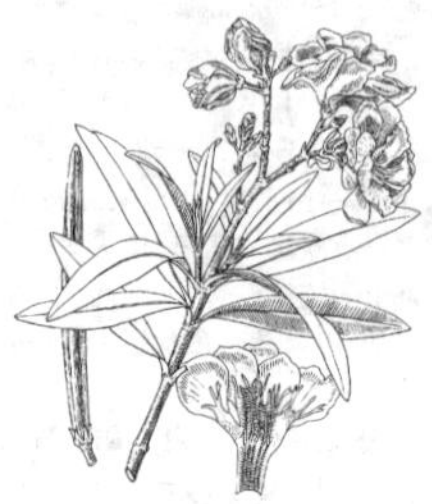
夹竹桃

全国各地均有栽培，尤以南方为多。

【栽培】　生物学特性　喜温暖湿润、阳光充足的气候，较能耐干旱，不耐寒，具耐碱性，多生长于低海拔地区。

繁殖方法　扦插或压条繁殖，通常多以扦插育苗为主。春季选取健壮枝条，截成 15～20 cm 长的插条，将其 1/3～1/2 插入苗床中，保持湿度，在 16～18 ℃下生根，待成活后移栽。

【采收加工】　对 2～3 年生以上的植株，结合整枝修剪，采集叶片及枝皮，晒干或炕干。

【药材】　夹竹桃 *Nerii Indici Folium et Cortex*　全国各地均有栽培。

性状　叶窄披针形，长可达 15 cm，宽约 2 cm，先端渐尖，基部楔形，全缘稍反卷，上面深绿色，下面淡绿色，主脉于下面凸起，侧脉细密而平行；具叶柄。厚革质而硬。气特异，味苦，有毒。

鉴别　叶横切面：复表皮 1～3 列细胞，最外 1 列细胞较小，外被厚角质层。等面叶，上表皮内方栅栏细胞 2 列，细胞较长，下表皮内方栅栏细胞 1 列，细胞较短；海绵组织细胞间隙较大，下表皮内方可见气孔窝，有的表皮细胞外壁延伸呈非腺毛状。主脉维管束双韧型。薄壁组织中散有乳管群。

【成分】　树皮含强心苷：夹竹桃苷（odoroside）A、B、D、F、G、H、K，欧夹竹桃苷乙（adynerin）；三萜类：齐墩果酸（oleanolic acid），熊果酸（ursolic acid）等。

叶含强心苷：夹竹桃苷（oleandrin），16-去乙酰基去水夹竹桃苷（16-deacetyl anhydro oleandrin），欧夹竹桃苷乙，16-去氢欧夹竹桃苷乙（Δ^{16}-dehydroadynerin），8β-羟基-16 去氢-8β-羟基洋地黄毒苷（8β-hydroxy-Δ^{16}-8β-hydroxydigitoxigenin），Δ^{16}-neriagenin。还含桉树油（eucalyptus oil），中性多糖 NIB-1。

【药理】　1. 强心作用　本品含多种强心苷，具有显著的强心作用，皮及木心的作用较强，叶的作用次之，花的作用最弱。叶的醇提取液对离体蛙心、豚鼠心和兔心以及在位猫心和豚鼠心均表现显著强心作用，其生物效价比洋地黄还强。从夹竹桃叶中分离出的夹竹桃苷属慢效强心苷类。强心苷的最小致死量(MLD)既表示毒性，也表示其生物活性。夹竹桃苷对鸽的平均致死量为0.44±0.04 mg/kg，其效价约相当于洋地黄毒苷的1.8倍。夹竹桃苷具有较小的蓄积作用和较大的口服吸收率以及较强的生物活性，可用以代替地高辛使用。夹竹桃苷的猫单位平均0.27 mg/kg，猫口服后3小时吸收50%左右，静注后在猫体内经1日后平均蓄积20%，3日后平均蓄积10%，治疗指数(治疗量与最小致死量之比)为8.6。犬静注夹竹桃苷0.05 mg/kg，不影响心率而显著增加主动脉收缩压和左室峰压，可使左室收缩力增加50%以上，V_{max}增加32%。

2. 镇静作用　夹竹桃叶煎剂和醇提取物皮下注射能抑制小鼠自发活动，延长环已巴比妥的睡眠时间，拮抗咖啡因和苯丙胺所致活动亢进，镇静作用可能为所含强心苷或苷元所致。另外，夹竹桃叶煎剂1 g/kg腹腔注射可明显延迟士的宁所致小鼠惊厥出现时间，表明其有镇静、抗惊厥作用。

3. 抗肿瘤作用　黄花夹竹桃苷(TS)0.05～0.1 μg/ml体外对肝癌细胞SMMC-7721、胃癌细胞SGC-7901和宫颈癌细胞HeLa的Na^+，K^+-ATP酶活性有明显的抑制作用，可能是其抗肿瘤的机制之一。

4. 灭杀钉螺　0.01%、0.05%、0.10%和0.25% 4个浓度夹竹桃叶水浸液均能浸杀钉螺，配合枫杨叶与土大黄全草可提高灭螺效果。

5. 其他作用　夹竹桃叶浸剂及醇提取液对大鼠和豚鼠均有显著利尿作用。红花夹竹桃含糖苷的提取物对大鼠子宫有催产作用，对小鼠则可引起流产，所含粗多糖对有丝分裂和巨噬细胞介导的细胞毒性有兴奋作用，在肿瘤坏死因子试验中亦呈现免疫兴奋作用。

毒性　猫静滴夹竹桃苷的毒性反应主要是恶心、呕吐，多数猫在给药后尿量增多，精神呈抑制状态，活动减少，嗜睡，食欲不振，严重者发生惊厥而死亡。麻醉犬(体重8 kg)静滴1∶20 000夹竹桃苷1 ml/分钟，8分钟后，先发生心率减慢、血压略有升高，继续静滴，12分钟后心缩不规则，20分钟后发生传导阻滞，心率却逐渐增加，42分钟时心跳停止于舒张期。

【药性】　苦，寒，大毒。归心经。

1.《岭南采药录》："味苦，性大寒。"

2.《云南中草药》："辛，温，剧毒。"

3.《青岛中草药手册》："性平，味苦、微涩，有大毒。入心经。"

【功用主治】　强心利尿，祛痰定喘，镇痛，祛瘀。主治心脏病心力衰竭，喘咳，癫痫，跌打肿痛，血瘀经闭。

1.《岭南采药录》："堕胎，通经。"

2.《广西中药志》："(叶)有强心作用。民间用新鲜叶治跌打。"

3.《湖南药物志》："通利关节。主治心脏病，心力衰竭。"

4.《云南中草药》："祛风解痉，杀虫。"

5.《青岛中草药手册》："强心利尿。主治心脏病，心力衰竭，水肿。"

6.《全国中草药汇编》："祛痰杀虫。主治癫痫，外用治甲沟炎，斑秃。"

【用法用量】　内服：煎汤，0.3～0.9 g；研末，0.05～0.1 g。外用：捣敷或制成酊剂外涂。

【宜忌】　本品有毒，应严格控制剂量；毒性反应主要为头痛，恶心，呕吐，腹痛，腹泻，以及心律失常，传导阻滞。《浙江药用植物志》："体弱者及孕妇忌服。"

【选方】　1. 治心力衰竭　夹竹桃叶粉末0.1 g，加等量小苏打，装入胶囊。成人量：每日0.25～0.3 g，分3次口服。症状改善后改为维持量，每日0.1 g。(《福建药物志》)

2. 治哮喘　夹竹桃叶7片，粘米1小杯。同捣烂，加片糖煮粥食之，但不宜多服。(《岭南采药录》)

3. 治癫痫　(白花夹竹桃)小叶3片，铁落60 g。水煎，日服3次，2日服完。(《云南中草药》)

4. 治化脓性感染　三季红鲜叶适量，捣成糊状，外敷患处，覆以纱布，再用橡皮胶贴牢，每日更换1～3次。伴有全身发热及有败血症预兆者，同时用其他方法联合治疗。〔《中草药通讯》1977，(5)：35〕

5. 治斑秃　夹竹桃老叶(11～12月雨后采)，阴干，研末，过筛，装有色瓶内，用乙醇浸泡1～2星期，配成10%酊剂外搽。(《全国中草药汇编》)

6. 治秃疮，顽癣　夹竹桃花晒干研细末，加等量枯矾末和匀，以茶油调搽患处。(《安徽中草药》)

【临床报道】　1. 治疗心力衰竭　夹竹桃有类似洋地黄的强心作用，且生物效价较后者为高，因此临床曾试用于各种原因引起的心力衰竭，取得了较好疗效。

(1) 制剂、剂量及用法　临床多采用新鲜红花或白花夹竹桃叶作为药材，但不同的采集时间、叶片老嫩的选择，都可能使其具有不同的生物效价。一般多采用不老不嫩的绿叶，有的则采用秋季摘下的老叶。叶片采集后，用湿布抹拭干净，置于60～70 ℃温箱内烘干，研粉过筛，装入胶囊或制成片剂内服。用法用量颇多差别：第一日用0.2～0.3 g，2～3次分服，以后在临床严密观察下根据症状、心率酌情使用；病情好转后可改为每日0.05～0.1 g维持量，持续至症状、体征消失后停药。有的报道用量更小，第一日成人用0.06～0.09 g，分1～2次服；以后每日用0.06 g，一次顿服或分2次服；至产生疗效后用0.03～0.06 g，每日1次，作为维持量。并认为开始剂量每日不宜超过0.09 g，维持量每日不宜超过0.06 g。此外，有的单位将夹竹桃叶用数种不同方法制备，区别使用。甲法：于9月中旬连续数日晴天后，在中午12时左右采集较老的叶，洗涤晒干，磨粉装胶囊。一般每次50 mg，每日2～3次，服2～3日，以后用维持量每日25～100 mg，绝大多数为每日50 mg。乙法：于晴天上午10时左右，均匀采摘老、中、嫩三种叶片，洗涤后放在70 ℃温箱内烘干，磨粉装胶囊。剂量约高于甲法1倍，即第一、第二日每日300～400 mg，分3～4次服用，当心率减慢以及其他症状减轻时，改为每日100 mg，维持5～7日后停药。丙法：以夹竹桃的老叶1片，作为相当于洋地黄0.1 g×20计算，晒干磨粉备用；夹竹桃化的剂量相当于老夹竹桃叶0.5～1片，维持量为1/30～1/20片。丁法：于8月中旬下午3～4时采摘白花夹竹桃叶，洗净置于50～60 ℃温箱内焙干研粉备用。夹竹桃化剂量为150～450 mg(多数用200 mg)，在1～4日内完成(大部分2～3日内完成)；维持量每日50～100 mg。实践证明，叶的老嫩、采集时间、气候及焙制方法可影响强心苷的含量，宜统一规格。除了口服法外，也可采用灌肠法，主要用于对口服有恶心呕吐而影响治疗的病例。每次用桃叶粉0.2 g加水20 ml，于清洁灌肠后作保留灌肠，根据病情每日用1～3次。

(2) 疗效观察　临床曾试用于风湿性心脏病、肺源性心脏病、动脉硬化性心脏病、高血压性心脏病、梅毒性心脏病以及先天性心脏病、产后心脏病、病毒性心肌炎等所致的心力衰竭，均取得较好效果，有效率在90%以上。大多数病例用药后均有明显好转或不同程度的改善，表现为尿量增加，水肿消退或改善，肝脏缩小，心率、脉率减慢，肺部啰音消失或减少，气急、胸闷、咳嗽、发绀等症状消失或减轻，静脉压下降，臂肺、臂舌循环时间缩短。伴有心房颤动的病例，少数恢复为窦性心律，多数虽心室率减慢，但心房纤维颤动仍然存在。疗效发生时间，最快的在用药12小时内，有的在1～2日内，也有的在3～4日后始见效果。心力衰竭基本控制时间大多在1星期左右。普遍认为夹竹桃的作用发生较洋地黄为快而蓄积作用较弱。夹竹桃的利尿作用显著,用药后尿量增加,虽未加用利尿剂,但水肿能很快消退;但也有认为夹竹桃的疗效以解除气短及降低心率最为显著,消退水肿及利尿作用较次;或谓服药后对呼吸、心率、血压恢复较早,而肺部啰音、水肿、肝大等消失较迟。文献记载夹竹桃有缓解冠状动脉痉挛的作用,而临床证明用它治疗心肌梗死、动脉硬化性心脏病、梅毒性心脏病有心绞痛症状的心力衰竭,亦确有效果,此点似较洋地黄为优。此外,有人指出夹竹桃的疗效,以高血压性心脏病、风湿性心脏病的心力衰竭最为显著。也有认为由于夹竹桃叶直接作用于心肌,能增加心排血量,所以用于高输出性心力衰竭如慢性肺源性心脏病能收到满意效果。值得注意的是,曾有人指出夹竹桃叶对风湿性心肌炎(活动期风湿性心脏病)可能不利,宜慎用或不用。

(3) 中毒　夹竹桃的毒性反应类似洋地黄,主要表现在胃肠道方面,严重时可出现传导阻滞、心动过缓、异位节律等心脏反应。但根据临床观察,其毒性反应较洋地黄为低,可能与用量小、排泄快、蓄积作用弱有关。按上述剂量服用而发生反应的占30%左右。大多表现为恶心、呕吐、食欲下降、腹痛、腹泻,个别有头晕、倦怠、指尖或口唇发麻、嗜睡及暂时性痴呆、紫斑等。少数病例出现心律失常,如期前收缩、传导阻滞、房室分离、由窦性心律变为心房颤动等。也有认为服夹竹桃后部分患者出现恶心、呕吐,乃是消化道受激惹所致,并不表示中毒,应慎重地与洋地黄过量时的恶心呕吐相鉴别;如继续服药,这些消化道症状可日渐减轻。但应该注意,毒性反应不仅与剂量偏高有关,而且与患者的耐受程度及敏感性等亦有密切关系。临床曾报道1例虽用量不多,但却引起阵发性室上性心动过速、完全性房室传导阻滞、室性期外收缩的严重后果,由于未能及时掌握病情变化而及早停药,结果造成死亡。

因此,严格掌握剂量和用法,严密观察病情变化(包括心电图观察),是防止中毒的重要一环。毒性反应发生后,一般经停药、减量或对症处理即可消失。如呕吐严重、影响治疗者可并用氯丙嗪,腹泻者可投予鞣酸蛋白。心律失常者虽然不多,但也有出现,说明夹竹桃的治疗剂量与毒性剂量很接近。心律失常发生后应立即停药,并配合钾盐治疗。有人建议,服夹竹桃叶的同时,应给氯化钾每日3 g,但应密切注意尿量变化。

此外,因服过量夹竹桃而造成严重中毒或死亡的,国内亦屡有报道。所服用的均为患者自己或其家属采摘的新鲜夹竹桃叶,数量自10余片至60片不等。除死亡者外,中毒病例主要为心脏的毒性反应,表现为第二度或完全性房室传导阻滞、完全性房室传导阻滞伴有窦性心动过缓或并有阿-斯综合征、伴有房室传导阻滞的发作性心动过速及窦性心动过慢等,均经抢救而渐恢复。

2. 治疗冻伤　将夹竹桃叶烘干研末过筛。取夹竹桃粉0.5 g放入盆内,热开水2 000 ml冲开拌匀,水温到40～50 ℃时,将冻伤部位放入浸泡0.5小时以上,水温降低时,可加热水。每日1次,连续7日。共治疗400例,均在7日内治愈。

3. 治疗外伤　夹竹桃叶阴干碾粉,每100 g夹竹桃叶粉溶于95%的乙醇100 ml中,浸泡15～30日,倒出上面黑液,用棉签蘸涂患处,每日3次。共治疗100例外伤,痊愈57例,显效25例,有效14例,无效4例,有效率96%。注意皮肤损害、骨折、骨裂、内脏损害或破裂者不宜采用。

1773 夹蛇龟 jiá shé guī (《新修本草》)

【异名】　摄龟(《尔雅》),陵龟(《尔雅》郭璞注),蠳龟(《抱朴子》),鸯龟(《本草经集注》),呷蛇龟(《新修本草》),啖蛇龟(《食疗本草》),克蛇龟(《浙江中药手册》)。

【基原】　为龟科闭壳龟属动物黄缘闭壳龟或三线闭壳龟的全体。

【原动物】　1. 黄缘闭壳龟 *Cuora flavomarginata*(Gray)

背甲长127～142 mm,宽92～97 mm。壳高63～65 mm。头部光滑无小鳞;吻端平切直下,上喙口缘明显钩曲;背甲显著拱起,边缘齐,嵴棱三条,钝圆不显;颈盾较大,后面较宽,第一枚椎盾前宽后窄,第二枚反之,第三、第四枚宽大于长,缘盾近方形,背面盾片均具明显的同心环。腹甲大而平坦,前后浑圆,无同心环,喉盾左右合拢时呈心形,肛盾单枚,其上有1行盾沟为肛盾长度的一半左右;甲桥不明显,无腋盾及胯盾,背腹甲及胸、腹盾片间有韧带相连,壳可完全闭合,前臂鳞片宽大,略呈覆瓦状,掌跖部具平扁大鳞,指趾间半蹼,尾甚短,背甲棕褐色,正中嵴棱蜡黄或浅褐色,腹面黑褐色,腹甲边缘及甲桥黄色,眼后有一镶黑边的柠檬黄纵纹,在枕部相连成"V"形斑,下喙正中橘红,喉部黄色,四肢背面铁灰,腹面蜡黄,尾背具黑褐色纵纹。

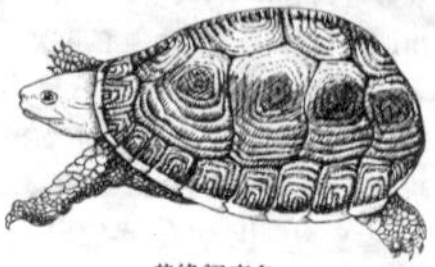

黄缘闭壳龟

栖息于陆地。以蛞蝓、蜗牛、昆虫以及植物等为食。分布于江苏、浙江、福建、河南、湖北、台湾等地。

2. 三线闭壳龟 *C. trifasciata*(Bell)　又名:红肚龟、金头龟、三棱闭壳龟(《中国药用动物志》)。

背甲长90～165 mm,宽71～112 mm,高37～58 mm。头较小,光滑无鳞,吻较尖钝,上喙缘稍钩曲,鼓膜小而显,背甲嵴棱3条,中央宽圆,两侧不显。颈盾窄小,第一枚椎盾三角形,第二、第三、第四枚六角形,第五枚扇形,第八、第九枚缘盾最大,腹甲大而平坦,前缘深圆,后缘有缺刻。背腹甲和胸、腹盾片间以韧带相连,甲壳可完全闭合。甲桥不明显,无腋盾,胯盾极小。指、趾间全蹼,爪细而弯曲,尾短小。背面棕褐色,3条纵棱黑色,腹甲黑色,其边缘为黄色,甲桥上有一长黑纹,头背蜡黄色,与头侧黑色截然分明,并在眼后嵌有红褐色椭圆斑。幼龟嵴棱明显,缘盾边缘略向上翘。

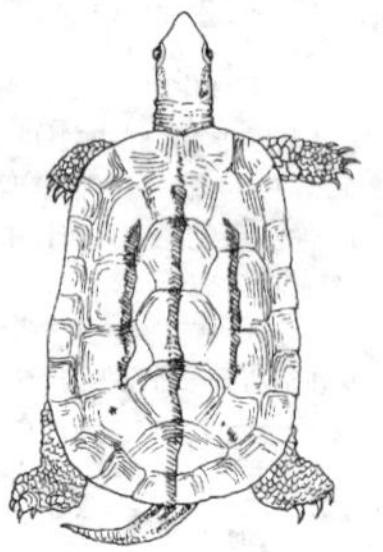

三线闭壳龟

生活于山谷河流。分布于福建、广东、广西、海南等地。

三线闭壳龟为国家二级保护动物,禁止滥捕。

以上动物的肉(夹蛇龟肉)亦供药用,另设专条。

【采收加工】　春、夏、秋三季捕捉,或活体饲养,加工成全龟炭。

【药材】　夹蛇龟 *Cuora*　黄缘闭壳龟产于福建、台湾、江苏、浙江、湖南、河南、湖北等地。三线闭壳龟产于福建、海南、广东、广西等地。

性状　黄缘闭壳龟　背甲长12～14 cm,宽9～10 cm,壳高6～6.5 cm。背部显著拱起,边缘整齐,嵴棱3条,钝圆不显,棕褐色,正中嵴棱蜡黄或浅褐色。腹甲大而平坦,前后浑圆,无同心环,腹甲边缘及甲桥黄色。

三线闭壳龟　背甲长9～16 cm,宽7～11 cm,壳高3.5～6 cm。嵴棱3条,中央宽圆,两侧不显著,棕褐色。腹甲大而平坦,前缘浑圆,后缘缺刻,黑色,边缘黄色。

【成分】　黄缘闭壳龟的全体含精氨酸、甘氨酸、脯氨酸、谷氨酸、丝氨酸等17种人体必需氨基酸,还含铬、镍、钴、锌、铜、铁、锶、镁、硅等微量元素。

【炮制】　将活龟整只用泥封固,放炉中,四周用炭火均匀煅煨,勿开裂或泄气。煅至青烟清淡,取出冷却,敲去泥,将焦黑色的龟炭研粉，过筛备用。另法：将活体入汤锅内，上覆铁盖，用泥封固。放锅于炉中，四周用炭火均匀煅煨。煅至青烟清淡，取出冷却后，取龟炭研粉，过筛备用。

【药性】《中国动物药志》："甘，寒。"

【功用主治】 活血祛瘀，解毒消肿。主治跌打损伤，咽喉肿痛，瘰疬，骨关节结核，慢性骨髓炎，肥大性脊椎炎。

1.《本草图经》："疗蛇毒。"

2.《中国动物药》："活血破瘀，解毒。治跌打损伤，瘰疬，恶疮，双单乳蛾等症。""将摄龟制成注射剂、片剂等，用于各种结核、痔瘘及癌症化疗后产生的白细胞下降等。"

3.《中国药用动物志》："全龟炭有活血、消肿、解毒的作用。主治咽喉肿痛、瘰疬、脓肿、风湿痹痛、慢性骨髓炎、骨关节结核、肥大性脊椎炎等。"

【用法用量】 内服：烧炭研末，3～9 g。

【选方】 1. 治脊椎肥大症　鲜摄龟1个。去肠杂，用黄泥包封，烧存性，取出研粉。每服2 g，日服2次，黄酒送服。

2. 治骨结核、肺结核、淋巴结结核　摄龟背腹甲，焙焦研细末，炼蜜为丸，10 g重。每服1丸，日服2次，连服2个月。(1、2方出自《中国动物学》)

1774 夹蛇龟肉 jiá shé guī ròu（《食性本草》）

【基原】 为龟科闭壳龟属动物黄缘闭壳龟或三线闭壳龟的肉。

【原动物】 参见"夹蛇龟"条。

【采收加工】 7～10月捕捉后，杀死去内脏、外壳，取肉鲜用。

【药性】《纲目》："甘，寒，有毒。"

【功用主治】 滋补强壮，活血解毒。主治体虚羸瘦，关节痛，跌打损伤，风湿痹痛，毒蛇咬伤。

1.《食性本草》："主筋脉，补损，肉生研厚涂。"

2.《日华子》："肉可生捣，罯敷蛇毒。"

3.《中国药用动物志》："具滋补作用，又治肥大性脊椎炎。"

【用法用量】 内服：煮食，适量。外用：生捣敷。

【选方】 1. 治脊椎肥大症　黄缘闭壳龟1只(杀死去壳，洗净，除去肠杂)，火腿肉50 g，老姜数片，黄酒少许。炖熟，蘸酱油当菜，分2次服完。

2. 治跌打损伤　黄缘闭壳龟1只。去内脏，鲜肉捣烂，外敷患处。(1、2方出自《常见药用动物》)

1775 扛板归 gāng bǎn guī（《万病回春》）

【异名】 犁头刺藤(《物理小识》)，老虎利(《生草药性备要》)，雷公藤(《救生苦海》)，霹雳木、方胜板、倒金钩、烙铁草、倒挂紫金钩、河白草、犁尖草、括耙草、龙仙草、鱼尾花(《纲目拾遗》)，刺犁头、蛇不过、急改索、退血草(《植物名实图考》)，虎舌草(《天宝本草》)，有笏犁头草(《岭南采药录》)，刺酸浆(《贵州民间方药集》)，拦蛇风(《民间常用草药汇编》)，有刺粪箕笃(《南宁市药物志》)，犁头藤、三角藤(《江西民间草药》)，蛇倒退(《贵阳民间药草》)，有笏火炭藤、大蝠脚(《广西中药志》)，猫爪刺、蛇牙草、南蛇风(《四川中药志》)，老虎刺、猫公刺(《湖南药物志》)，杠板归、豆干草、酸藤(《江西草药》)，降龙草、蛇见退(《陕西中草药》)，穿叶蓼(《云南中草药》)，有刺犁头藤(《福建药物志》)。

【基原】 为蓼科蓼属植物扛板归的全草。

【原植物】 扛板归 *Polygonum perfoliatum* L.

多年生蔓生草本，长1～2 m。全株无毛；茎有棱，棱上有倒钩刺。叶互生；叶柄盾状着生，几与叶片等长；托叶鞘叶状，圆形或卵形，抱茎，直径2～3 cm；叶片近三角形，长、宽均为2～5 cm，淡绿色，下面叶脉疏生钩刺，有时叶缘也散生钩刺。短穗状花序顶生或生于上部叶腋，两性花；花小，多数，具苞，苞片圆形；花被白色或淡红色，5裂，裂片卵形，果时增大，肉质，变为深蓝色；雄蕊8；花柱3叉状。瘦果球形，暗褐色，有光泽。花期6～8月，果期9～10月。

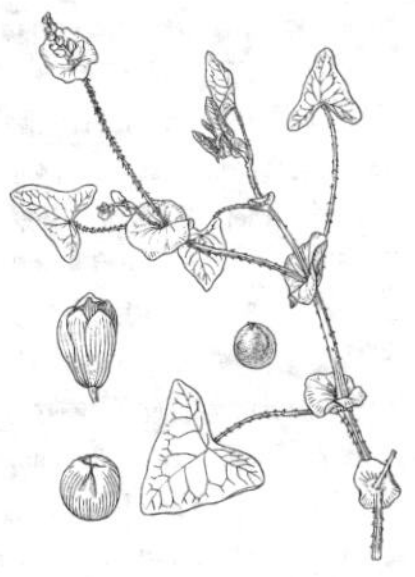

扛板归

生于荒芜的沟岸、河边及村庄附近。全国均有分布。

本植物的根(扛板归根)亦供药用，另设专条。

【栽培】 生物学特性　喜温暖、向阳环境，土壤以较肥沃的夹沙土为好。

繁殖方法　种子繁殖。9～10月采收成熟果实，堆放10日左右，在水里搓去果肉，晾干后贮藏备用。春季3～4月播种。耕翻土地，开1.3 m宽的畦，按行窝距各33～40 cm挖浅窝，每窝播种子5～6粒，播后，每窝施拌有人畜粪水的火灰一把，再盖细土约1 cm厚。

田间管理　苗高15～17 cm时进行匀苗、补苗，每窝留苗2～3株。匀苗后，中耕除草、追肥1次，在植株封畦前进行第二次，肥料以人畜粪水为主，也可适当施用氮素化肥，并在畦上稀疏插立竹丫或小树枝，以供攀缘。

【采收加工】 7～10月割取地上部分，鲜用或晾干。

【药材】 扛板归 *Polygoni Perfoliati Herba*　产于江苏、浙江、福建、江西、广东、广西、四川、云南、贵州等地。

性状　茎细长，略呈方柱形，表面红棕色、棕黄色或黄绿色，生有倒生钩状刺；节略膨大，具托叶鞘脱落后的环状痕；质脆，易折断，断面黄白色，有髓部或中空。叶互生；叶片多皱缩或破碎，完整者展平后近等边三角形，淡棕色或灰绿色，叶缘、叶背主脉及叶柄疏生倒钩状刺。短穗状花序顶生，或生于上部叶腋，苞片圆形，花小，多萎缩或脱落。气微，味微酸。

鉴别　(1) 茎横切面：表皮为一列厚壁细胞，内含红棕色物质。皮层薄，3～5列细胞。中柱鞘纤维束连续成环(嫩茎)，或被射线割断成断续环层(老茎)，细胞壁厚，木化。韧皮部老茎具韧皮纤维，壁厚木化，形成层明显。木质部导管大，单个或3～5个成群。髓部细胞大，有的中空；老茎在皮层、韧皮部、射线及髓部可见多数草酸钙簇晶，嫩茎则少见或无。

叶表面观：上表皮细胞不规则多角形，垂周壁近平直或微弯曲；其下有类圆形的分泌细胞；腺毛少数，头部2～8细胞，柄短。下表皮细胞垂周壁波状弯曲；气孔平轴式或不等式，腺毛稍多；非腺毛多为单细胞。主脉和叶缘疏生由多列斜方形或长方形细胞组成的钩状刺。叶肉细胞含草酸钙簇晶。

(2) 取本品粗粉1 g，加甲醇10 ml，热浸，滤过。取滤液1 ml，加3～5滴浓盐酸及少量镁粉，加热，显淡红色(检查黄酮)。取滤液1 ml，加1%三氯化铁乙醇液2～3滴，显暗蓝紫色(检查酚性物质和鞣质)。

(3) 取本品粗粉1 g，加10%硫酸10 ml，于沸水浴上加热，冷后，置分液漏斗中，加乙醚5 ml，振摇，取乙醚层，加10%氨水2 ml，振摇后放置，醚层退为无色，碱液显橙红色(检查蒽醌)。

【成分】 扛板归全草含黄酮类化合物：山柰酚(kaempferol)，槲皮素(quercetin)，槲皮素-3-*β*-*D*-葡萄糖醛酸甲酯(quercetin-3-*β*-*D*-glucuronide methyl ester)，perfoliatumin A、B；香豆素类化合物：3，4-二氢-5-羟基-7-甲氧基-4-(4′-甲氧基苯基)香豆素〔3，4-dihydro-5-hydroxy-7-methoxy-4-(4′-methoxyphenyl)courmarin〕，3，4-二氢-4-(4′-羟基苯基)-5，7-二羟基香豆素〔3，4-dihydro-4-(4′-hydroxyphenyl)-5，7-dihydroxycourmarin〕，3，4-二氢-5-羟基-4-(4′-羟基苯基)-7-甲氧基香豆素〔3，4-dihydro-5-hydroxy-4-(4′-

hydroxyphenyl)-7-methoxycourmarin〕，3，4-二氢-5，7-二羟基-4-(4′-甲氧基苯基)香豆素〔3，4-dihydro-5，7-dihydroxy-4-(4′-methoxyphenyl)courmarin〕；酚酸类化合物：对香豆酸(*p*-coumaric acid)，阿魏酸(ferulic acid)，咖啡酸甲酯(caffeic acid methyl ester)，咖啡酸(caffeic acid)，原儿茶酸(protocatechuic acid)，香草酸(vanillic acid)，3′，4，4′-四甲基并没食子酸(3，3′，4，4′-tetramethylellagic acid)，3，3′-二甲基并没食子酸(3，3′-dimethylellagic acid)等；三萜类化合物：熊果酸(ursolic acid)，白桦脂酸(betulic acid)，白桦脂醇(betulin)等。此外，还含柠檬苦素类化合物脱乙酰诺米林-1-*O*-没食子酸酯(deacetylnomilin-1-*O*-gallate)，植物甾醇-*β*-*D*-葡萄糖苷(phytosteryl-*β*-*D*-glucoside)及甾醇脂肪酸酯、内消旋酒石酸二甲酯(dimethyl mesotartrate)及长链脂肪酸酯，靛苷(indican)和鞣质。

【药理】 1. 抗菌作用　本品煎剂对志贺、斯密茨、福氏和宋内痢疾杆菌的抗菌效价分别为1∶512、1∶128、1∶64和1∶15。此外，本品煎剂对金黄色葡萄球菌、乙型链球菌、炭疽杆菌、白喉杆菌、枯草杆菌、大肠杆菌、伤寒杆菌、铜绿假单胞菌及流感嗜血杆菌等也有较强抗菌作用。

2. 抗病毒作用　本品煎剂鸡胚外抗病毒试验，对亚洲甲型流感病毒和副流感Ⅰ型病毒的抗病毒效价分别为1∶160和1∶64；鸡胚内试验则效果不明显。

3. 其他作用　本品的95%乙醇提取物对肾性高血压大鼠有抗高血压作用。其有效成分3，3′-二甲基并没食子酸给予清醒的肾性高血压大鼠，对心收缩力和血压有显著影响。Ames试验，本品水提取物有一定抗诱变作用，诱变抑制率在10%以上。此外，本品对实验动物肿瘤有抑制作用，扛板归明胶纤维素有止血作用。

【炮制】 取原药材，除去杂质、根及泥屑，喷潮，润软，切段，干燥，筛去灰屑。

饮片性状　为不规则的段状，茎略呈四棱形，表面紫红色或紫棕色，具棱，棱上有倒钩刺，断面黄白色，有髓或中空。叶互生，叶片多皱缩，完整叶片呈盾状着生，灰绿色至红棕色，下面叶脉及叶柄均有倒生钩刺。顶端有短穗状花序，花小。瘦果球形，黑色。气微，茎味淡，叶味酸。

贮干燥容器内，置于通风干燥处。

【药性】 酸、苦，平。归肺、小肠经。

1.《万病回春》："味酸。"

2.《本草求原》："苦，平。"

3.《贵阳民间药草》："酸、苦，寒。有小毒。"

4.《青岛中草药手册》："入肝经。"

5. 南药《中草药学》："入肺、小肠经。"

【功用主治】 清热解毒，利湿消肿。主治感冒发热，肺热咳嗽，百日咳，疟疾泻痢，黄疸，臌胀，水肿，淋浊带下，吐血，便血，疔疮痈肿，丹毒，痄腮，乳腺炎，聤耳，喉蛾，瘰疬，痔瘘，鱼口便毒，风火赤眼，跌打肿痛，蛇虫咬伤。

1.《物理小识》："治瘰疬，亦可截疟。"

2.《生草药性备要》："止泻，浸疳，疗，痔疮，能散毒。"

3. 王安卿《采药志》："治翻胃噎膈，疟疾，吐血，便血，喉痹，食积心疼，虚饱腹胀，阴囊肿大，跌打内朒，发背，疔疮，乳痈，产后遍身浮肿。"

4.《上海常用中草药》："治肾炎水肿，风火赤眼，带下，蜂刺。"

5.《福建药物志》："治腮腺炎，急性扁桃体炎，脱肛，中耳炎。"

【用法用量】 内服：煎汤，10～15 g，鲜品20～45 g。外用：捣敷；或研末调敷；或煎水熏洗。

【宜忌】 体质虚弱者及孕妇慎服。

【选方】 1. 治单腹臌胀(肝硬化腹水)　扛板归茎叶1 000 g，白英250 g。焙干研末，加面粉500 g，炼蜜为丸。每服12 g，每日3次，饭后冬酒送服。(《江西草药》)

2. 治缠腰火丹(带状疱疹)　鲜扛板归叶捣烂绞汁，调雄黄末适量，涂患处，每日数次。(《江西民间草药》)

3. 治乳痈痛结　鲜扛板归叶洗净杵烂，敷贴于委中穴；或与叶下红共捣烂，敷脚底涌泉穴，右痛敷左，左痛敷右。(《闽东本草》)

4. 治附骨疽　扛板归20～30 g。酒水各半煎2次，分服；以渣捣烂敷患处。(《江西民间草药》)

5. 治痔疮、肛漏　扛板归30 g，猪大肠60 g。炖汤服。(《江西草药》)

6. 治湿疹，手足癣，鹅掌风，脓疮疱疹，荨麻疹，皮炎，神经性皮炎　扛板归鲜汁300 ml，加凡士林500 g和氧化锌100 g调膏外搽，也可直接取鲜叶捣烂取汁外搽；或汤浴配合煎汤内服；局部炎症可用鲜汁拔水罐，拔水罐前先在创面用消毒细针点刺，然后用适量大小去底的玻璃瓶，使底部接触创面，瓶内倾入鲜汁适量，顶部加盖橡皮帽，抽去空气即可。(《湖北中草药志》)

7. 治蛇咬伤　扛板归叶，不拘多少，捣汁，酒调随量服之；用渣搽伤处。(《万病回春》)

8. 治下肢关节肿痛　鲜扛板归全草60～90 g。水煎服。(《福建中草药》)

【临床报道】 1. 用于痔瘘术后　用扛板归制成：① 注射液：每1 ml相当于扛板归1 g，肌内注射，每日1～2次，每次2～4 ml。② 扛板归胶囊：每粒胶囊含干扛板归为1 g，口服，每日3次，每次4～5粒。③ 扛板归软膏：每1 g软膏相当于扛板归1 g，外用。治疗痔瘘术后防治感染和作止血用药。用法：手术后常规口服扛板归胶囊3日，同时配合扛板归软膏外用，若出现出血或感染，加用扛板归注射液。治疗159例，其中口服加外用的111例，口服加肌注加外用的48例。结果：防止感染平均每例用药3.69日，止血平均3.96日，基本上代替了过去使用抗生素和止血药，且未发现不良反应。

2. 治疗百日咳　取扛板归30 g(婴儿酌减)，用白酒微炒后加冰糖水煎，每日分2次服；或加鱼腥草30 g，一枝黄花9 g煎服。单用扛板归治疗26例，显效19例，有效5例，无效2例。

3. 治疗急性肾炎　扛板归煎服，8～12岁10～15 g(鲜品20～30 g)，8岁以下酌减，每日1剂，分3次服。治疗30例全部治愈。一般服5～10剂症状体征消失，尿液检查由好转至正常，服药8～15日后治愈，平均10.1日。

1776 扛板归根 gāng bǎn guī gēn (《福建民间草药》)

【异名】 杠板归根(《江西草药》)，河白草根(南药《中草药学》)。

【基原】 为蓼科蓼属植物扛板归的根。

【原植物】 参见"扛板归"条。

【采收加工】 6～7月采挖根部，鲜用或晒干。

【成分】 根和根茎含靛苷(indican)，并含少量大黄素(emodin)和大黄酚(chrysophanol)。根皮含鞣质33%。

【药理】 1. 抗菌作用　本品所含成分大黄素，体外实验表明，对金黄色葡萄球菌、铜绿假单胞菌、大肠杆菌、福氏痢疾杆菌、甲型链球菌、肺炎链球菌、流感杆菌、卡他球菌以及白喉杆菌、枯草杆菌、副伤寒杆菌等均有不同程度的抑制作用。对须发癣菌、犬小孢子菌等真菌有对抗作用。能杀灭钩端螺旋体。

2. 抗肿瘤作用　本品所含成分大黄素对小鼠B16黑色素瘤(BL)有明显抑制作用，对小鼠乳腺癌和艾氏腹水癌(EAC)也有抑制作用。

3. 其他作用　大黄素有止咳、解痉、降低血压和利尿作用。

【药性】 酸、苦，平。

【功用主治】 解毒消肿。主治对口疮，痔疮，肛瘘。

【用法用量】 内服：煎汤，9～15 g；鲜品15～30 g。外用：捣敷。

【选方】 1. 治对口疮　鲜扛板归根 60 g，水煎服；另取鲜叶捣烂，敷患处。(《福建中草药》)

2. 治痔疮瘘管　扛板归鲜根 24～36 g(干品 18～24 g)，炒焦，放冷后和红薯烧酒 300～500 g 炖 1 小时。饭前服，每日服 1 次。或取根和瘦猪肉 120～180 g，红薯烧酒 300～360 g，炖 2 小时。饭前服，每日服 1 次。(《福建民间草药》)

3. 预防稻田皮炎　河白草根 45 g，石菖蒲根茎 30 g，煎水洗手足。(南药《中草药学》)

4. 治水肿　扛板归根 120 g，水煎熏洗，暖睡取汗；另用冬瓜子、车前子、白茅根、陈葫芦壳、冬瓜皮、海金砂各 15 g，水煎服。(《江西草药》)

1777 托盘 tuō pán (《救荒本草》)

【基原】 为蔷薇科悬钩子属植物托盘的根。

【原植物】 托盘 *Rubus hirsutus* Thunb. [*R. thunbergii* Sieb. et Zucc.] 又名：泼盘(《救荒本草》)，空腹莲、刺菠、空腹妙、饭包菠、雅旱(《闽东本草》)，饭消扭、地苗、田母、蓬蘽、田角公(《天目山药用植物志》)，三月泡、割田藨、野杜利(《中国植物志》)，刺藨(《新华本草纲要》)。

小灌木，高 1～2 m。枝红褐色，有腺毛及柔毛和散生弯皮刺。奇数羽状复叶；叶柄长 2～3 cm，和叶轴均具短柔毛、腺毛，并散生皮刺；小叶 3～5，稀单叶，卵形或宽卵形，长 3～7 cm，宽 2～3.5 cm，先端锐尖或渐尖，边缘有不整齐重锯齿，两面散生白色柔毛，下面疏生腺毛。花常单生于小枝的顶端，白色，直径 3～4 cm；花梗长 3～6 cm，有柔毛、腺毛及很少小皮刺；萼裂片三角状披针形，先端尾尖，外面有腺毛，两面密生绒毛。聚合核果近球形，直径 1.5～2.5 cm，红色。花期 4～5 月，果期 5～6 月。

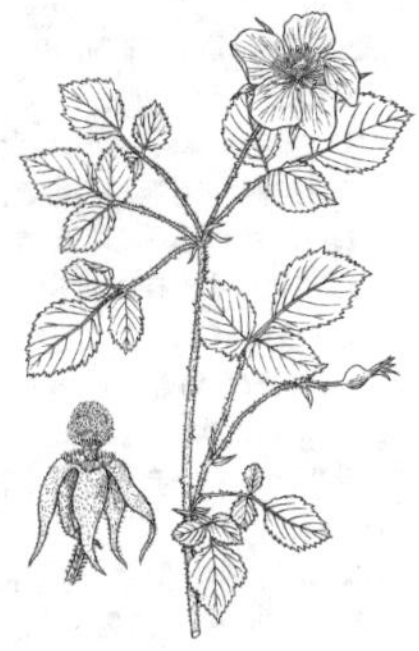

托　盘

生于海拔达 1 500 m 的山坡路旁阴湿处或灌丛中。分布于江苏、浙江、安徽、福建、江西、河南、广东、台湾。

本植物的叶(托盘叶)亦供药用，另设专条。

【采收加工】 6～9 月采挖，鲜用或晒干。

【药理】 1. 抗炎镇痛作用　托盘根醇提物 1.51 g/kg、0.76 g/kg剂量灌胃，能明显抑制小鼠蛋清性足肿胀，明显抑制大鼠的角叉菜胶性足肿胀及小鼠二甲苯性耳肿胀。抑制小鼠腹腔毛细血管通透性增高。表明托盘根醇提物对炎症早期有抑制作用，而且对炎症的晚期也有抑制作用。

2. 抗肿瘤作用　体外抑瘤实验表明，托盘根醇提物(RCE)对肉瘤 S_{180} 及人肺癌细胞 SPC-A1 均有杀伤作用，IC_{50} 分别为 257.7 和 293.7 μg/ml。体内实验表明，一定剂量托盘根醇提物对小鼠移植性肿瘤 S_{180}、艾氏腹水癌 EAC、HepA 及 Lewis 肺癌四种实体型瘤株均有明显抑制作用，抑制率与剂量呈正相关。并且可延长 EAC、HepA 腹水型肿瘤小鼠生命率。另外，400 mg/kg、800 mg/kg 对小鼠 Lewis 肺癌肺转移有抑制作用，可减少转移瘤结节数目，抑制转移后肿瘤生长。

3. 提高免疫功能作用　托盘根醇提物对荷瘤小鼠，可增加其碳粒廓清能力和 DNCB 反应，提高溶血素水平及溶血空斑形成能力，对正常小鼠、老龄小鼠及环磷酰胺所致免疫低下小鼠的淋巴细胞转化均有促进作用。托盘根乙醇提取物 400、200、100 μg/ml 对老龄小鼠脾淋巴细胞 IL-2 的生成均有促进作用。

4. 抗氧化、延缓衰老作用　托盘根醇提取物(9.7 g/100 g) 0.5、0.25、0.125 g/L 灌胃均能极显著抑制大鼠肝脾匀浆过氧化脂质的生成。以 30.2、15.1 mg/20 g 两个剂量给小鼠灌胃，均能显著抑制血浆及肝脾匀浆过氧化脂质的生成，并且明显降低小鼠肝、心脂褐素含量。此外，本品乙酸乙酯萃取物(1.625 g/100 g 生药)、正丁醇提取物(1.5 g/100 g 生药)、氯仿提取物(0.12 g/100 g 生药)均能显著抑制组织过氧化脂质的生成。托盘根醇提取物(9.7 g/100 g)以每日 30 mg/20 g 的剂量给小鼠灌胃，连续 40 日，可使 *D*-半乳糖所致衰老模型小鼠心、肝脂褐素和血清 LPO 的含量明显下降。

5. 耐缺氧、抗疲劳作用　托盘根醇提取物(9.7 g/100 g)以每日 30 mg/20 g 的剂量给小鼠灌胃，能非常显著延长小鼠窒息死亡时间及持续游泳时间。

【药性】 酸、微苦，平。

1.《天目山药用植物志》："性平，酸。"

2.《全国中草药汇编》："甘、微苦，平。"

【功用主治】 清热解毒，消肿止痛，止血。主治流行性感冒，小儿高热惊厥，咽喉肿痛，牙痛，头痛，风湿筋骨痛，瘰疬，疖肿。

1.《全国中草药汇编》："祛风活络，清热镇惊。主治小儿惊风，风湿筋骨痛。"

2.《浙江药用植物志》："清热解毒，活血止痛。主治牙周炎，急性乳腺炎，淋巴结核，疮疖，外伤出血，断指，骨折。"

【用法用量】 内服：煎汤，15～60 g。外用：捣烂取汁，涂敷或滴眼；或研末撒敷。

【选方】 1. 治流行性感冒　(蓬蘽)根 60 g，白英(或一支黄花)30 g，咳嗽加棉花根 30 g。水煎服。(《浙江民间常用草药》)

2. 治小儿高热发惊　(蓬蘽)根 3 g。水煎服。(《天目山药用植物志》)

3. 治扁桃体炎　鲜刺波根 90 g，粳米 30 g。水煎，加蜜 60 g，调服。(《闽东本草》)

4. 治风湿关节疼　(蓬蘽)干根 30～60 g。水煎，加酒或与猪脚炖服。(福建晋江《中草药手册》)

5. 治淋巴结结核　(蓬蘽)根、马棘根、芒根各 30 g，猕猴桃根 120 g。煮夹心肉吃，隔日 1 剂。(《浙江民间常用草药》)

1778 托盘叶 tuō pán yè (《救荒本草》)

【异名】 饭消扭叶(《天目山药用植物志》)，三月泡叶(《全国中草药汇编》)，刺菠叶(《福建药物志》)。

【基原】 为蔷薇科悬钩子属植物托盘的叶或嫩枝梢。

【原植物】 参见“托盘”条。

【采收加工】 6～9 月采收，鲜用或晒干。

【药性】 微苦、酸，平。

1.《天目山药用植物志》："性平，味酸。"

2.《全国中草药汇编》："甘、微苦，平。"

【功用主治】 清热解毒，收敛止血。主治牙龈肿痛，暴赤火眼，疮疡疖肿，外伤出血。

《全国中草药汇编》："消炎，接骨。"

【用法用量】 外用：鲜叶捣敷；或干叶研末撒；或捣汁涂搽、滴眼。

【选方】 1. 治牙周炎　饭消扭嫩梢、车前草各 30 g。捣烂取汁涂患处。

2. 治急性结膜炎　饭消扭嫩梢适量，捣烂取汁过滤。滴眼，每日 3 次。

3. 治外伤出血　饭消扭鲜叶捣烂或干叶研细粉外敷。(1～3 方出自《浙江民间常用草药》)

4. 治小儿暑疖　饭消扭叶，捣烂取汁外敷。(《天目山药用植物志》)

5. 治断指再植　三月泡鲜叶、鲜连钱草、鲜四季葱根(煨软)、白糖各等量。将断指复位后,用上药捣烂外敷,固定。每日换药1次。或加穿心莲和蒲公英,可进一步控制感染和肿胀。(《全国中草药汇编》)

6. 治喉痛,牙痛,头痛,衄血　刺菠叶9 g。加食盐少许,炖服。(《闽东本草》)

1779 过山龙 guò shān lóng (《陕西中草药》)

【基原】 为葡萄科蛇葡萄属植物乌头叶蛇葡萄的根皮。

【原植物】 乌头叶蛇葡萄 *Ampelopsis aconitifolia* Bunge　又名:蛇葡萄(《救荒本草》),乌头叶白蔹(《北京植物志》),草葡萄(《陕甘宁青中草药选》),草白蔹(《新华本草纲要》),羊葡萄蔓(《秦岭巴山天然药物志》)。

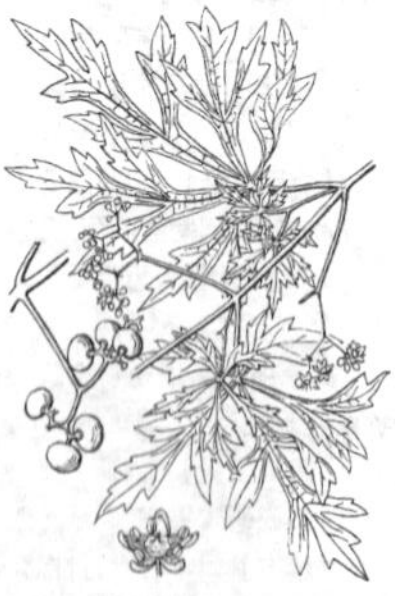
乌头叶蛇葡萄

木质藤本,全株无毛。老枝暗灰褐色,具纵棱和皮孔;幼枝稍带红紫色;卷须与叶对生,二分叉。叶掌状3～5全裂,轮廓宽卵形,具长柄;全裂片披针形或菱状披针形,长3～8 cm,宽1～2 cm,先端锐尖,基部楔形,常羽状深裂,裂片全缘或具粗牙齿,上面绿色,无毛,下面淡绿色,沿脉稍被柔毛。花两性,二歧聚伞花序与叶对生,总花梗较叶柄长;花小,黄绿色;花萼不分裂;花瓣卵形;花盘边缘平截;雄蕊5,较花瓣为短;子房2室,花柱细。浆果近球形,成熟时橙黄色或橙红色。种子1～2颗。花期5～6月,果期8～9月。

生于海拔1 500 m以下的山坡灌丛或林缘。分布于华北及山东、河南、陕西、甘肃等地。

【采收加工】 7～9月采收,挖出根部,刮去栓皮,剥取皮部,鲜用或晒干。

【药性】 《陕西中草药》:"辛,热。"

【功用主治】 《陕西中草药》:"活血散瘀,消炎解毒,生肌长骨,除风祛湿。主治跌打损伤,骨折,疮疖肿痛,风湿性关节炎。"

【用法用量】 内服:煎汤,10～15 g;研末,1.5～3 g。外用:捣烂敷。

1780 过江龙 guò jiāng lóng (《滇南本草》)

【异名】 铺地虎、地蜈蚣(《滇南本草》),仙人撒网、木金草、公鱼秧草、凤尾草、筋骨草(《湖南药物志》),猴子草、过山龙、扁叶石松、蒲地虎(《云南中草药》),伸筋草、扁心草(《贵州民间方药集》)。

【基原】 为石松科石松属植物扁枝石松的全草或孢子。

【原植物】 扁枝石松 *Diphasiastrum complanatum* (L.)Holub [*Lycopodium complanatum* L.]

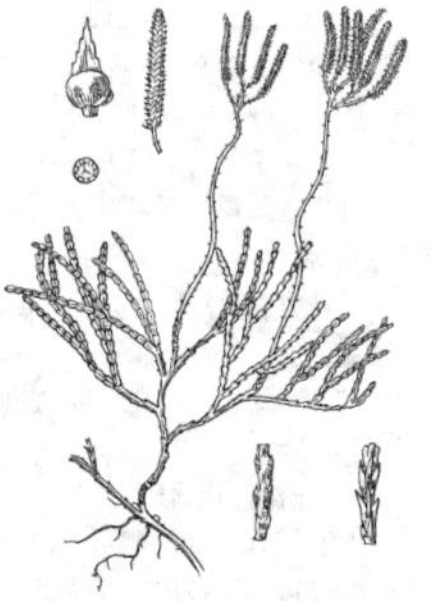
扁枝石松

多年生草本,植株匍匐蔓生,长达1 m。侧枝近直立,高10～20 cm,绿色,多回二叉分枝,小枝明显扁压状。叶4行排列,稀疏,三角形,基部贴生于枝上,先端尖锐略内弯,无长芒,全缘,革质。孢子枝高10～20 cm。孢子囊穗圆柱形,3～6个生于分枝的孢子枝顶端,长约2 cm,宽约0.3 cm;孢子叶宽卵形,先端呈尾状,边缘皱曲有钝齿,膜质。孢子囊生于孢子叶腋,圆肾形,黄色,长、宽各为0.5 mm,厚约0.2 mm;孢子四面体球形。

生于海拔850 m以上的山坡草地或林缘。分布于西南及辽宁、吉林、江苏、浙江、福建、江西、广东、广西、台湾等地。

【采收加工】 6～7月间采收全草,除去根茎、须根,晒干或鲜用;7～8月间小穗变黄,孢子成熟时采收,用40 ℃以下的温度烘干,搓取孢子。

【成分】 扁枝石松含生物碱:石松碱(lycopodine),*N*-甲基石松嵩碱(*N*-methyllycodine)等;萜类化合物:α-芒柄花醇(α-onocerin),千层塔烯二醇(serratenediol),21-表千层塔烯三醇(21-episerratenetriol),石松三醇(lycoclavanol),21-表千层塔烯二醇(21-episerratenediol),21-表石松稳四醇(21-epilycocryptol),石松四醇酮(lycoclavanin),石松五醇(lyclanitin),二表千层塔烯二醇(diepiserratenediol),千层塔三醇(tohogenol),16-氧代千层塔烯三醇(16-oxoserratriol)及16-氧代石松三醇(16-oxolycoclavanol);甾醇类化合物:谷甾醇(sitosterol),豆甾醇(stigmasterol),麦角甾醇(ergosterol)及二氢菜子甾醇(dihydrobrassicasterol)等。

【药性】 辛、苦,温。

1.《滇南本草》:"味辛,性大温。"

2.《广西本草选编》:"味微甘,性温。"

【功用主治】 祛风除湿,舒筋活血。主治风湿痹痛,手足麻木,跌打损伤,月经不调,淋病。

1.《滇南本草》:"行周身经络,发散表汗,(治)手足湿痹不仁、麻木,湿气流痰,筋骨疼痛,或打伤筋骨、误伤经络,用力劳伤;能强筋舒筋,活络定痛,发散风寒湿气,(治)膀背疼痛、背寒困痛。"

2.《云南中草药》:"祛风除湿,活络止痛。主治风湿腰痛,关节痛,骨折。"

3.《湖南药物志》:"利尿,舒筋,治淋病。"

4.《贵州民间方药集》:"治风寒咳嗽,咳血。又治筋骨疼痛,脚转筋,筋骨僵硬。"

5.《广西本草选编》:"活血。治月经不调。"

【用法用量】 内服:煎汤,9～15 g;或浸酒。外用:捣烂敷;或水煎洗。

【选方】 1. 治膀背疼痛,手足麻木不仁,周身经络疼痛,或用力过多,周身疼痛发困,脚腿转筋,寒湿伤筋、经络,作胀酸疼　过江龙五两(去叶),八仙草二两,牛膝五钱,全当归三两,真谷子酒十斤。将药入罐内,罐口扎紧,无令泄气,于锅内重汤煎一炷香为度,取出露一夜,去火毒。临用将酒炖热,随量服。(《滇南本草》)

2. 治吐血　扁枝石松30 g。捣烂冲淘米水服。(《中国药用孢子植物》)

1781 过坛龙 guò tán lóng (《植物名实图考》)

【异名】 铁线草、黑骨芒、秧居草(《岭南采药录》),螺靥蕨、黑脚蕨、五爪黑蕨(《广西药用植物图志》),乌脚枪(《陆川本草》),铁脚路萁(《江西民间草药》),铁鲁基、黑骨芒萁、乌蝇翼、小熊胆(《岭南草药志》),旱猪毛七(《四川中药志》),鸡爪莲(《湖南药物志》),铁脚狼萁、双甲草、乌脚鸡、五爪蕨(《浙江常用民间草药》),铁丝分筋(《神农架中草药》)。

【基原】 为铁线蕨科铁线蕨属植物扇叶铁线蕨的全草或根。

【原植物】 扇叶铁线蕨 *Adiantum flabellulatum* L. [*A. fuscum* Retz.; *A. amoenum* Wall.]　又名:铁线蕨(《广州植物志》)。

植株高20～50 cm。根茎短,近直立,密被棕色、有光泽的线状披针形鳞片。叶簇生;叶柄长10～25 cm,亮紫黑色,基部有少数绒毛,向上微有光泽;叶片近革质,无柄,叶轴和羽轴密被红棕色短刚毛，下面无毛，扇形至不整齐的阔卵形，长15～20 cm，宽8～22 cm，二至三回不对称的鸟足状二叉分枝；叶脉扇形分叉，伸达叶缘，两面均明显。孢子囊群椭圆形，背生于小羽片上缘及外缘的小脉先端，每小羽片有2～8个；囊群盖椭圆形，黑褐色，膜质，全缘。

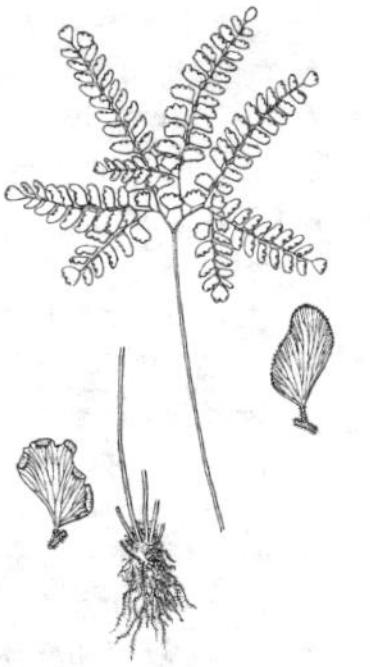
扇叶铁线莲

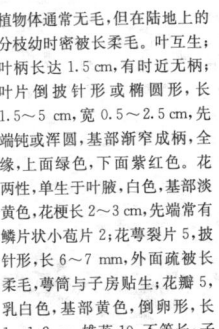

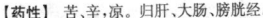

生于海拔100～1 200 m的疏林下、山坡路旁或草丛中。分布于西南及浙江、福建、江西、湖北、湖南、广东、广西、海南、台湾等地。

【采收加工】 全年均可采收，鲜用或晒干。

【成分】 全草含黄酮苷，酚类，有机酸，氨基酸，糖。

【药性】 苦、辛，凉。归肝、大肠、膀胱经。

1.《岭南采药录》："味苦，性散。"

2.《岭南草药志》："味淡，性凉。"

3.《浙江民间常用草药》："性寒，味微苦涩。"

4.《青岛中草药手册》："性凉，味苦。"

【功用主治】 清热利湿，解毒散结。主治流感发热，泄泻，痢疾，黄疸，石淋，痈肿，头面疔疮，瘰疬，蛇虫咬伤，跌打肿痛。

1.《岭南草药志》："清利表里热及郁滞，舒筋活络定痛。"

2. 南药《中草药学》："主治流感发热，传染性肝炎，肠炎，泌尿系结石。"

3.《植物名实图考》："治疮毒，研末敷之。"

4.《青岛中草药手册》："止咳止血，解毒，消肿祛瘀。主治牙痛，痢疾，阴囊红肿，大便下血，尿路结石，疔毒，蛇伤。"

5.《岭南采药录》："去痰火结核，功胜夏枯草。理湿热便血，治夹色，均水煎服。捣烂外敷，治百足咬伤，理跌打损伤肿痛。"

【用法用量】 内服：煎汤，15～30 g；鲜品加倍；或捣汁。外用：捣敷；或研撒，或调敷。

【宜忌】《植物名实图考》："疮破不可擦。"

【选方】 1. 治红白痢疾　过坛龙、凤尾蕨各60 g。煎汤服。如白多，加过坛龙量，减凤尾蕨量，红多则反之。(《广西药用植物图志》)

2. 治感冒　乌蝇翼、鱼草、一枝香、艾叶(均生用)，各用30 g。水煎服。(《岭南草药志》)

3. 治黄疸型肝炎　① 旱猪毛七30 g，三颗针30 g，矮茶风15 g。水煎服。(《四川中药志》1979年版)　② 黄疸型或无黄疸型肝炎　过坛龙15 g，长叶小蘖(全株)、紫金牛各30 g。水煎服。(《浙江民间常用草药》)

4. 治急性尿路感染　旱猪毛七30 g，海金沙藤30 g，石韦30 g。水煎服。(《四川中药志》1979年版)

1782 过塘蛇 guò táng shé (《生草药性备要》)

【异名】 水盖菜、崩草(《生草药性备要》)，草里银钗、白玉钗草(汪连仕《采药书》)，玉钗草(《纲目拾遗》)，水瓮菜(《本草求原》)，过江龙(《天宝本草》)，水芥菜(《岭南采药录》)，水菜岳(《福建民间草药》)，狗肠草(《民间常用草药汇编》)，过江藤(《四川中药志》)，假蕹菜(《广西中草药》)，水浮藤(《福建中草药》)。

【基原】 为柳叶菜科丁香蓼属植物水龙的全草。

【原植物】 水龙 *Ludwigia adscendens* (L.) Hara [*Jussiaea adscendens* L.；*J. repens* L.]

多年生水生草本，茎匍匐或上升，高30～60 cm。根茎甚长，横走泥中，具白色囊状呼吸根，节上有须根；浮水茎伸长达4 m。植物体通常无毛，但在陆地上的分枝幼时密被长柔毛。叶互生；叶柄长达1.5 cm，有时近无柄；叶片倒披针形或椭圆形，长1.5～5 cm，宽0.5～2.5 cm，先端钝或浑圆，基部渐窄成柄，全缘，上面绿色，下面紫红色。花两性，单生于叶腋，白色，基部淡黄色，花梗长2～3 cm，先端常有鳞片状小苞片2；花萼裂片5，披针形，长6～7 mm，外面疏被长柔毛，萼筒与子房贴生；花瓣5，乳白色，基部黄色，倒卵形，长1～1.2 cm；雄蕊10，不等长；子房下位，外面疏被长柔毛，柱头头状，膨大，5浅裂。蒴果细长圆柱形，长2～3 cm，直径约3 mm，有时散生长柔毛，具多数种子。花期5～8月。

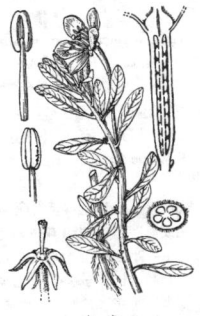
水龙

生于海拔500～1 500 m的水田或浅水池塘中。分布于浙江、福建、江西、广东、广西、海南、四川、云南等地。

【采收加工】 7～10月采收，鲜用或晒干。

【药性】 苦、微甘，寒。

1.《生草药性备要》："味淡，性寒。"

2.《福建民间草药》："甘，寒。无毒。"

3.《四川中药志》1960年版："性平，味淡、苦。"

【功用主治】 清热，利尿，解毒。主治感冒发热，伤暑，燥热咳嗽，高热烦渴，淋痛，水肿，咽痛，喉肿，口疮，风火牙痛，疮痈疔肿，烫火伤，跌打伤肿，毒蛇、狂犬咬伤。

1.《天宝本草》："利湿热，行水道，治筋骨疼痛。"

2.《纲目拾遗》："治打伤跌肿损折，捣汁服之。罨诸肿毒。"

3.《本草求原》："敷皮肤热毒，背痈大疮，蛇咬伤，坐板疮。"

4.《生草药性备要》："理酒病，敷背痈。治蛇伤，颠狗咬伤，利小便，捣汁饮。"

5. 汪连仕《采药书》："治妇女白带、白淫，合生白酒服。"(引自《纲目拾遗》)

【用法用量】 内服，煎汤，10～30 g；或捣汁。外用：捣烂敷或烧灰调敷；或煎汤洗。

【宜忌】 脾胃虚寒者慎服。

【选方】 1. 治温热失津，舌苔燥裂，大便不通，小便短赤　取鲜过江龙全草洗净捣烂，取自然汁1小杯，再经炖开后服。或放适量冬蜜调服。(《闽南民间草药》)

2. 治小儿麻疹初期发热　过塘蛇、野菊花叶各30 g。水煎加红糖服。(《北海民间常用中草药手册》)

3. 治淋浊　鲜水龙全草30 g，冰糖15 g。酌加水煎，饭前服。日2次。(《福建民间草药》)

1783 过江龙子 guò jiāng lóng zǐ (《岭南采药录》)

【基原】 为豆科羊蹄甲属植物龙须藤的种子。

【原植物】 参见"九龙藤"条。

【采收加工】 10～11月果实成熟时采收，晒干，打出种子。

【功用主治】 行气止痛，活血化瘀。主治胁肋胀痛，胃脘痛，跌打损伤。

1.《岭南采药录》："止气痛，理跌打伤，去瘀生新。"

2.《生草药手册》："妇科消郁气痛，肝胃痛。"

【用法用量】 内服：煎汤，6～15 g。

1784 邪蒿 xié hāo (《千金方》)

【基原】 为伞形科岩风属植物香芹的根。

【原植物】 香芹 *Libanotis seseloides*（Fisch. et Mey. ex Turcz.）Turcz.［*Ligusticum seseloides* Fisch. et Mey. ex Turcz.；*Seseli seseloides*（Fisch. et Mey.）Hiroe］ 又名：野胡萝卜(黑龙江)。

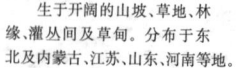

多年生草本，高 40～120 cm。根颈粗短，有环纹，顶端残留枯萎叶鞘纤维；根圆柱形，直径 0.5～1.5 cm，灰色或灰褐色。茎直立，粗壮，光滑，无毛，下部有棱角状突起深条纹，茎节处有短柔毛。基生叶叶柄长 4～18 cm；叶片轮廓椭圆形或宽椭圆形，长 5～18 cm，宽 4～10 cm，三回羽状全裂，末回裂片线形至线状披针形，先端有小尖头，边缘反卷，中肋突出，长 3～15 mm，宽 1～4 mm，无毛或沿叶脉及边缘有短硬毛；茎生叶叶柄短，顶部叶无柄，仅有叶鞘；叶片与基生叶相似。复伞形花序多分枝，顶生或侧生，直径 2～7 cm；总苞片 0～5；伞辐 8～20；小伞形花序有花 15～30；小总苞片 8～14；萼齿三角形或披针状锥形；花柱长，开展，卷曲。子房密生短毛。分生果卵形，长 2.5～3.5 mm，果棱显著；每棱槽内有油管 3～4，合生面油管 6。花期 7～9 月，果期 8～10 月。

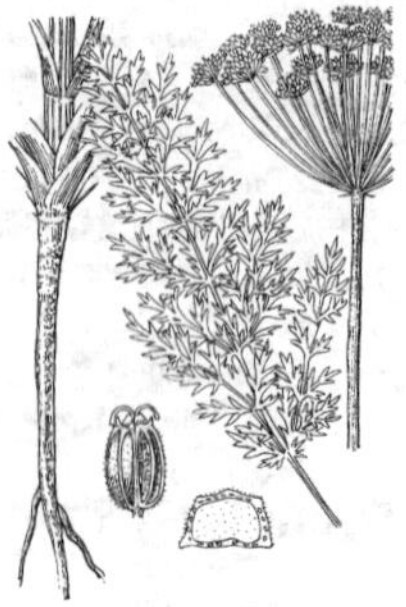

香 芹

生于开阔的山坡、草地、林缘、灌丛间及草甸。分布于东北及内蒙古、江苏、山东、河南等地。

【采收加工】 5～6 月未开花前采挖，扎成束晒干。

【成分】 根和果实含食用当归素(edultin)。

【药性】 辛，平，归脾、胃经。

1.《千金方》："味辛，温，涩，无毒。"

2.《嘉祐本草》："味辛，温平。"

【功用主治】 化浊，醒脾，通脉。主治湿阻痞满，胃呆食少，痢疾，疮肿。

1.《千金方》："主胸膈中臭恶气，利肠胃。"

2. 孟诜："通血脉，续不足气。"(引自《纲目》)

3.《食医心镜》："治五脏邪气厌谷者；治脾胃肠澼，大渴热中，暴疾，恶疮。以煮令熟，和酱醋食之。"

【用法用量】 内服：煎汤，6～20 g。

【宜忌】 孟诜："生食微动气(一作风)，不与胡荽同食，令人汗臭气。"(引自《纲目》)

1785 尖山橙 jiān shān chéng (《广西药用植物名录》)

【异名】 乳藤(《粤志》)，竹藤、藤皮黄、乳汁藤、鸡腿果、石芽枫(《广西药用植物名录》)，岩山枝(《贵州草药》)，黄狗合藤(《全国中草药汇编》)，驳筋树(广西)。

【基原】 为夹竹桃科山橙属植物尖山橙的枝叶。

【原植物】 尖山橙 *Melodinus fusiformis* Champ. ex Benth.

粗壮木质藤本。全株具乳汁；茎皮灰褐色；幼枝、嫩叶、叶柄、花序被短微毛，渐变无毛。叶对生，近革质；叶柄长 4～6 mm；叶片椭圆形或长椭圆形，长 4.5～12 cm，宽 1～5.3 cm；先端渐尖，基部楔形至圆形，侧脉每边 15 条。顶生聚伞花序，有花 6～12 朵，长 3～5 cm；花萼 5 深裂，裂片长圆形，先端急尖；花冠白色，高脚碟状，花冠裂片 5，长卵圆形或倒披针形，比花冠筒长，向左覆盖，偏斜不正；副花冠鳞片状，鳞片先端 2～3 裂；雄蕊 5，着生于花冠筒下部。浆果椭圆形，橙红色，先端短尖，长 3.5～5.3 cm。种子压扁，近圆形或长圆形，边缘不规则波状。花期 4～9 月，果期 6 月至翌年 3 月。

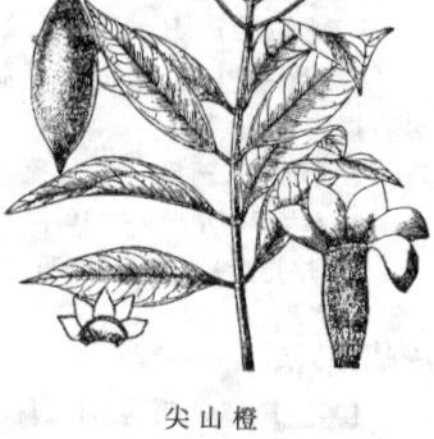

尖山橙

生于海拔 300～1 400 m 的山地疏林中或山坡路旁。分布于广东、广西、海南和贵州等地。

【采收加工】 全年均可采，切段，晒干。

【成分】 全株含 15 种生物碱：11，19(*R*)-二羟基他波宁〔11，19(*R*)-dihydroxytabersonine〕，11-羟基-14，15α-环氧他波宁(11-hydroxy-14，15α-epoxy tabersonine)，N_b-氧化攀缘山橙碱(scandine N_b-oxide)，攀缘山橙碱(scandine)，摩洛斯堪多灵碱(moloscandonine)，10-羟基攀缘山橙碱(10-hydroxyscandine)，柯蒲木宁碱(kopsinine)，15α-羟基柯蒲木宁碱(15α-hydroxykopsinine)，印度鸭脚树碱(venalstonine)，他波宁(tabersonine)，11-甲氧基他波宁(11-methoxytabersonine)，11-羟基他波宁(11-hydroxytabersonine)，土波台文碱(tubotaiwine)，长春尼宁(vindolinine)，去乙酰基匹克拉林碱(deacetylpicraline)。

【药性】 苦、辛，平。

【功用主治】 祛风湿，活血。主治风湿痹痛，跌打损伤。

《全国中草药汇编》："活血，祛风，补肺，通乳。主治风湿性心脏病。"

【用法用量】 内服：煎汤，6～9 g。

1786 尖尾风 jiān wěi fēng (《本草求原》)

【异名】 尖尾峰、起疯晒(《生草药性备要》)，赶风晒、赶风帅(《本草求原》)，赤药子(《植物名实图考》)，赶风柴(《岭南采药录》)，黑节风、握手风、穿骨风、大风叶(《广西药用植物名录》)，雪突、牛舌癀(《福建中草药》)。

【基原】 为马鞭草科紫珠属植物尖尾枫的茎、叶。

【原植物】 尖尾枫 *Callicarpa longissima*（Hemsl.）Merr. 又名：鸭屎樵、风草(福建)。

灌木或小乔木，高2～5 m。小枝四棱形，紫褐色，幼时稍有多细胞的单毛，节上具毛环。单叶对生；叶柄长 1～1.5 cm；叶片披针形至狭椭圆形，长 14～23 cm，宽 2～6 cm，先端锐尖，基部楔形，边缘具不明显小齿或全缘，表面主脉及侧脉有多细胞的单毛，背面无毛，有细小黄色腺点，干时下陷成蜂窝状小洼点。聚伞花序腋生，花小而密集，花序被多细胞的单毛，花序梗长 1.5～3 cm；花萼有腺点，杯状或截头状，萼齿不明显；花冠淡紫色，无毛，长约 2.5 mm；雄蕊 4；子房无毛。果实扁球形，白色，具细小腺点。花期 7～9 月，果期 10～12 月。

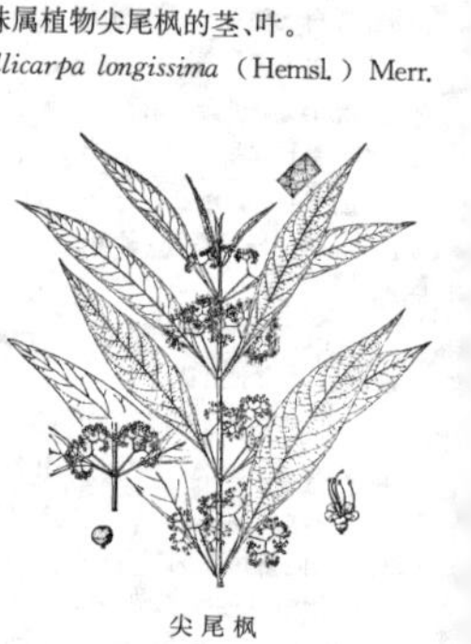

尖尾枫

生于海拔 1 200 m 以下的山坡、山谷、丛林中或荒野。分布于福建、江西、广东、广西、四川、台湾等地。

本植物的根(尖尾风根)亦供药用，另设专条。

【采收加工】 7～10 月采收，晒干或鲜用。

【药性】 辛、微苦，温。

1. 广州部队《常用中草药手册》："辛，温，气香。"

2.《广西本草选编》："味辛、微苦，性温。"

【功用主治】 祛风散寒，散瘀止血，解毒消肿。主治风寒咳嗽,寒积腹痛,风湿痹痛,跌打损伤,内外伤出血,无名肿毒。

1. 广州部队《常用中草药手册》:"行气活血,祛风消肿。治跌打损伤,骨折,风湿性腰腿痛,毒蛇咬伤。"

2.《福建药物志》:"治咳嗽,胃出血,产后风,小儿腹胀,流火,外伤出血。"

【用法用量】 内服:煎汤,10~15 g,鲜品加倍;或捣汁饮。外用:捣敷;或研末撒。

【选方】 1. 治风寒咳嗽　尖尾枫鲜叶 24 g(刷去茸毛),冰糖 15 g。水煎服。

2. 治寒积腹痛　尖尾枫干叶 15 g,千金藤干根 15 g。水煎服。(1、2 方出自《福建中草药》)

3. 治风湿关节痛　尖尾枫、紫苏、蓖麻各用鲜叶等量,水煎熏洗;手患加桑寄生,足患加土牛膝。(《福建药物志》)

4. 治产后风　尖尾枫鲜叶捣汁半杯,黄酒半杯,姜汁 2~3 滴。调匀炖温服。(《福建中草药》)

5. 治瘫痪,小儿麻痹后遗症　尖尾风全株 15~24 g,水煎服;或用 30~60 g,水煎外洗。

6. 治咯血,吐血,衄血,便血　尖尾风全株 15~30 g,水煎服;或研粉,每服 1.5~3 g,开水送服。(5、6 方出自《广西本草选编》)

7. 治跌打损伤　尖尾枫鲜叶捣烂,调黄酒外敷。(《福建中草药》)

8. 治外伤出血　尖尾风叶研粉撒布伤处。(《广西本草选编》)

9. 治无名肿毒初起　尖尾枫鲜叶和红糖捣烂外敷。(《福建中草药》)

1787 尖槐藤 jiān huái téng (《全国中草药汇编》)

【异名】 高冠藤、小双飞蝴蝶(《全国中草药汇编》),催奶藤(《广西药用植物名录》)。

【基原】 为萝藦科尖槐藤属植物尖槐藤的全株。

【原植物】 尖槐藤 *Oxystelma esculentum*(L. f.)F. A. Schult. [*Periploca esculenta* L. f.]

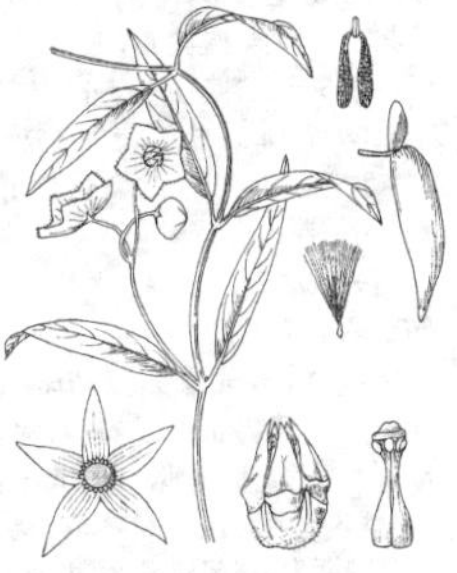

尖槐藤

柔弱的多年生草质藤本,长达 3 m。全株具乳汁;茎绿色,无毛。叶对生;叶柄长 1~1.5 cm,顶端具有 2~3 个小腺体;叶片线形或线状披针形,长 6~11 cm,宽 0.7~2 cm;叶脉两面扁平,每边 9~12 条,近叶缘网结成一条边脉。伞形状聚伞花序腋生,通常着花 2~4 朵;花萼裂片 5,内面基部有众多小腺体;花冠近辐状,直径 2~2.5 cm,裂片白色,内面有紫红色条纹,被缘毛;副花冠双轮,外轮生于花冠的基部,环状,边膜质,先端截平,内轮生于雄蕊的基部,5 枚,长三角形;花粉块每室 1 个,长圆形,下垂。子房由 2 枚离生心皮组成,无毛,柱头膨大,基部具 5 棱,先端凸起。蓇葖果长圆状披针形,双生或单生。种子卵圆形,先端具长达 2 cm 的白色绢质种毛。花期 7~9 月,果期冬季。

生于海拔 750 m 的溪旁潮湿灌木丛中或低丘陵林地潮湿沟边岩石上。分布于广东、广西、云南等地。

【采收加工】 9~11 月采收,切段,晒干。

【成分】 根含强心苷类:尖槐藤强心四糖苷(oxyline),尖槐藤强心二糖苷(oxystelmoside)和 5β-羟基尖槐藤强心二糖苷(oxystelmine);孕甾烷苷类:尖槐藤星苷(oxysine),尖槐藤亭苷(oxystine)和尖槐藤种苷(esculentin)。

【功用主治】《全国中草药汇编》:"全株有抗癌作用,根主治黄疸。"

【用法用量】 内服:煎汤,9~15 g。外用:研末调敷;或鲜叶捣敷。

1788 尖尾风根 jiān wěi fēng gēn (《本草求原》)

【基原】 为马鞭草科紫珠属植物尖尾枫的根。

【原植物】 参见"尖尾风"条。

【采收加工】 7~10 月采收,切片,晒干或鲜用。

【药性】 辛、微苦,温。

1.《生草药性备要》:"味辛,性温。"

2.《本草求原》:"辛、苦,温。"

【功用主治】 祛风,活血,止痛。主治风湿痹痛,跌打瘀肿,龋齿痛。

1.《本草求原》:"散风湿肿痛,酒风,手足痹痛,理跌打。"

2.《福建药物志》:"祛风散寒。治风湿关节痛,乳痈,蛀牙痛。"

【用法用量】 内服:煎汤,15~30 g,鲜品加倍;或浸酒。外用:捣敷。

1789 光石韦 guāng shí wéi (《四川常用中草药》)

【异名】 石韦、一包针(《广西药用植物名录》),石莲姜、牛皮风尾草、大石韦、岩莲鸡尾(《四川常用中草药》),铁牛皮(《全国中草药汇编》),牛舌条(《贵州中草药名录》)。

【基原】 为水龙骨科石韦属植物光石韦的全草。

【原植物】 光石韦 *Pyrrosia calvata* (Bak.)Ching [*Polypodium calvatum* Bak.]

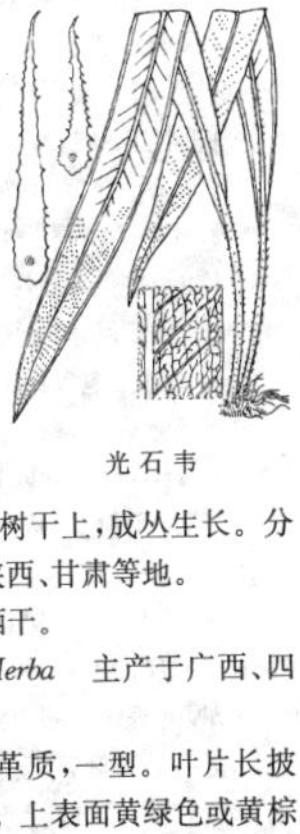

光石韦

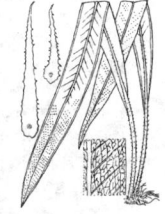

植株高 20~60 cm。根茎粗短,横生或斜升,顶部密被披针形鳞片,长渐尖头,边缘有锯齿。叶簇生;叶柄长 4~10 cm,以关节着生于根茎上;叶片革质,披针形,长 20~50 cm,宽 2~4 cm,渐尖头,向基部变狭成楔形下延;叶片上面偶有一二星状毛及小凹点,下面幼时有白色细长星状毛,最后完全脱落并为绿色;侧脉略可见。孢子囊群在叶片背面中部以上散生;无囊群盖。

生于海拔 400~1 800 m 的林下石上或树干上,成丛生长。分布于西南及福建、湖北、湖南、广东、广西、陕西、甘肃等地。

【采收加工】 全年均可采收,鲜用或晒干。

【药材】 光石韦 *Pyrrosiae Clavatae Herba*　主产于广西、四川、贵州等地。

性状　叶多卷成压扁的管状或平展,革质,一型。叶片长披针形,先端渐尖,基部渐狭而不下延,全缘。上表面黄绿色或黄棕色,有小凹点;用扩大镜观察,可见叶下表面有星状毛或细绒毛,孢子囊群密布于叶下表面的中部以上。叶柄有纵棱。气微,味淡。

鉴别　(1) 叶横切面:叶肉无栅栏组织和海绵组织的分化。主脉下侧和叶肉组织有数个分体中柱。靠近上表皮有下皮细胞。主脉靠近下表皮的厚壁组织发达,连成半环形,而靠近上表皮者较少。

叶表面观:下表皮的星状毛稀少,具 5~6 个分枝,柄由 1~5 个细胞组成。孢子长约 70 μm。

(2) 参见"石韦"条。

【成分】 含杧果苷(mangiferin)11.4%,异杧果苷(isomangiferin) 7.84%及绿原酸(chlorogenic acid)。

【药性】 苦、酸，凉。

1.《四川常用中草药》："性微寒，味苦、微辛。"

2.《全国中草药汇编》："甘、酸，平。"

3.《四川中药志》1979年版："苦、酸、微辛，凉。"

【功用主治】 清热，利尿，止咳，止血。主治肺热咳嗽，痰中带血，小便不利，热淋，沙淋，颈淋巴结核，烧烫伤，外伤出血。

1.《四川常用中草药》："能除湿，泻肺热，利小便；治咳嗽，吐血，小便不利等症。"

2.《全国中草药汇编》："清热止血，消肿散结。主治泌尿系结石，颈淋巴结核。外用治外伤出血、烧烫伤。"

【用法用量】 内服：煎汤，15～30 g。外用：研末撒或调敷。

【选方】 1. 治泌尿系感染及结石　牛皮凤尾草 30 g，银花藤 30 g，土牛膝 15 g。水煎服。(《四川中药志》，1979)

2. 治外伤出血　光石韦晒干，研末外敷。(《全国中草药汇编》)

3. 治颈淋巴结结核　光石韦 30 g，蛇莓果 15 g，泡酒 500 g。每服 10 ml，每日 3 次。(《中国药用孢子植物》)

1790 光明盐 guāng míng yán《新修本草》

【异名】 圣石(《雷公炮炙论》)，水晶盐(《纲目》)。

【基原】 为氯化物类石盐族石盐的无色透明的晶体。

【原矿物】 石盐 Halite

晶体结构属等轴晶系。以其光明纯净而与大青盐有别。为在较稳定环境下结出的较大晶体，多呈不规则块状，大小不一。无色透明。具玻璃样光泽，少数因灰尘污染而呈油脂状光泽，或因潮解而光泽变暗时，其新鲜断面仍可见较强光泽，或带晕彩。立方体解理完全。硬度同指甲，易砸开。

产于内蒙古及西南、甘肃、青海、新疆等地。

【采收加工】 全年均可采，采得后刮净外面杂质。

【成分】 主要成分同大青盐，杂质较少。

【药性】 咸，平。归肝、胃经。

1.《新修本草》："味咸、甘，平，无毒。"

2.《品汇精要》："味咸、甘，性平软，味厚于气，阴中之阳。"

【功用主治】 消食化积，祛风明目，解毒。主治食积脘胀，食物中毒，目赤肿痛，泪眵多。

1.《雷公炮炙论》："开盲明目。"

2.《新修本草》："主头面诸风，目赤痛，多眵泪。"

3.《纲目》："功同戎盐，而力差次之。"

【用法用量】 内服：煎汤，0.9～1.5 g；或入丸、散。外用：化水洗目。

【选方】 治久风目赤兼胎赤　光明盐六分，杏仁油五合。以净铜锣一尺面者一枚，内盐油，即取青柳枝如箸大者一握，急束，截令头齐，用研之三日，候如稠墨，即先剜地作一小坑，置瓦于底，又取熟艾一鹅子许，于瓦上烧火，即安前药锣覆坑上令烟熏之，勿令火灭，候火尽，可收置于铜合子或珀合子中，每夜用点眦间，便卧，频点之。(《外台》)

【各家论述】《纲目》："光明盐得清明之气，盐之至精者也，故入头风眼目诸药尤良，其他功同戎盐，而力差次之。"

1791 光慈菇 guāng cí gū《中药志》

【异名】 山慈姑(《纲目》)，老鸦头、棉花包(《植物名实图考》)，毛地梨(《中国药用植物志》)，光菇(《中药形性经验鉴别法》)，山蛋(《山西中药志》)。

【基原】 为百合科郁金香属植物老鸦瓣及伊犁郁金香的鳞茎。

【原植物】 1. 老鸦瓣 *Tulipa edulis* (Miq.) Baker [*Orithyia edulis* Miq.]

多年生草本。鳞茎卵形，直径 1.5～2.5 cm，外层皮纸质，内面密被长柔毛。茎长 10～25 cm，通常不分枝，无毛。叶 2 枚，长条形，长 10～25 cm，宽 5～9 mm，两面无毛。花单朵顶生；靠近花基部具 2 枚对生(少 3 枚轮生)的苞片，苞片狭条形，长 2～3 cm；花被片 6，狭圆状披针形，长 20～30 mm，宽 4～7 mm，白色，背面有紫红色纵条纹；雄蕊 3 长 3 短，花丝无毛，中部稍扩大；子房长椭圆形，花柱长约 4 mm。蒴果近球形，有长喙，长 5～7 mm。花期 3～4 月，果期 4～5 月。

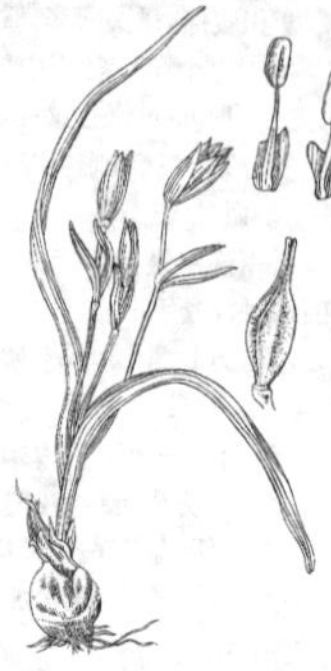

老鸦瓣

生于山坡草地及路旁。分布于辽宁、江苏、浙江、安徽、江西、山东、湖北、湖南、陕西。

2. 伊犁郁金香 *T. ulipailiensis* Regel

形态与上种相似，其特点是：鳞茎，直径 1～2 cm，鳞茎皮黑褐色，薄革质，上部和基部有伏毛。茎上部通常被密柔毛或疏毛。叶 3～4 枚，近轮生；叶片条形或条状披针形，宽 0.5～1.5 cm，伸展或反曲，边缘平展或波状。花常单朵顶生；花被片外轮长圆形，内轮倒卵状长圆形，长 2.5～3.5 cm，宽 0.4～2 cm，外花被片背面有绿紫红色、紫绿色或黄绿色色彩，内花被片黄色；雄蕊 6，等长；子房矩圆形，3 室，近无花柱。蒴果卵圆形，长 1.8～2.5 cm。种子扁平，近三角形。花期 3～5 月，果期 5 月。

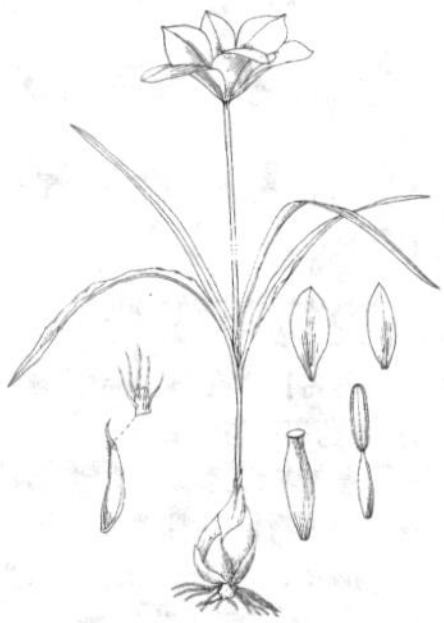

伊犁郁金香

生于海拔 400～1 000 m 的山前平原和低山坡地。分布于新疆天山一带。

【采收加工】 春、秋、冬季均可采收。挖取鳞茎，除去须根及外皮，晒干或鲜用。

【药材】 光慈菇 *Tulipae Edulis Bulbus* 老鸦瓣主产于安徽、河南、山东、江苏等地。伊犁郁金香主产于新疆。

性状　老鸦瓣　鳞茎呈卵状圆锥形，顶端渐尖，基部圆平，中央凹入。高 1～2 cm，直径 0.5～1 cm。表面粉白色或黄白色，光滑，一侧有纵沟，自基部伸向先端。质硬而脆，断面白色，粉质，内有一圆锥形心芽(经加工蒸煮的表面呈浅黄或浅棕色，断面呈角质)。气微弱，味淡。

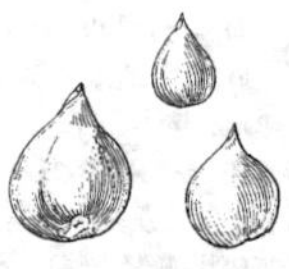

老鸦瓣鳞茎

伊犁郁金香　外层鳞茎皮呈革质，黑褐色。

鉴别　粉末特征：类白色。淀粉粒为单粒，呈灯泡形，椭圆形或不规则形，少数类圆形，脐点呈点状、裂缝状或"人"字形，位于较小端，层纹不明显。导管多为网纹导管。

【成分】 老鸦瓣含秋水仙碱(colchicine)。

【药理】 1. 抗肿瘤作用　本品给小鼠腹腔注射(2 mg)，可抑制细胞的有丝分裂，使之停止于中期。其对分裂较快的肿瘤细胞最敏感；且对急性淋巴细胞白血病和急性粒细胞白血病患者的血细胞脱氢酶有抑制作用。

2. 抗痛风　本品因含秋水仙碱，对急性痛风性关节炎效果较好。

【药性】 甘、辛，寒，小毒。

1.《纲目》："甘，微辛，有小毒。"

2.《植物名实图考》："味甘，性温。"

3.《岭南采药录》："味甘、淡，性平。"

4.《山东中草药手册》："甘、辛，寒，有毒。"

5.《全国中草药汇编》："凉。"

【功用主治】 清热解毒，散结消肿。主治咽喉肿痛，瘰疬结核，瘀滞疼痛，痈疖肿毒，蛇虫咬伤。

1.《纲目》："主疔肿，攻毒破皮，解诸毒蛊毒，蛇虫、狂犬伤。"

2.《岭南采药录》："治瘰疬结核，痨伤，和猪肉煮食。"

3.《河南中药手册》："败毒。治产后血闷攻心。"

4.《山东中草药手册》："清热解毒，消肿散结。"

5.《新疆中草药》："主治疮疡肿毒，淋巴结核，跌打损伤，瘀血疼痛，月经不调，外伤出血。"

6.《长白山植物药志》："主治热毒痈肿，各种肿瘤，时疫，蛇虫咬伤。"

【用法用量】 内服：煎汤，3～6 g。外用：研末醋调敷；或捣汁涂。

【选方】 1. 治痈疽，疔肿，瘰疬　鲜光慈菇适量捣烂敷患处。(《山东中草药手册》)

2. 治咽喉肿痛　山慈姑鳞茎 15 g。水煎服。

3. 治脸上疔疮　山慈姑鳞茎，磨汁搽。(2、3 方出自《湖北中草药志》)

4. 治乳腺癌　光慈菇 6 g，蒲公英 15 g，白蚤休 9 g。水煎服。药渣捣敷患处。(《湖北中草药志》)

1792 光叶石楠 guāng yè shí nán (《天目山药用植物志》)

【异名】 千年红、石眼树(《湖南药物志》)。

【基原】 为蔷薇科石楠属植物光叶石楠 *Photinia glabra* (Thunb.) Maxim. 的叶。

【原植物】 参见"醋林子"条。

【采收加工】 全年均可采，晒干，切丝。

【药材】 光叶石楠 *Photiniae glabrae Folium*　产于安徽、江西、湖南、福建、广西、四川、贵州。

性状　叶椭圆形、长圆形或椭圆状倒卵形，长 5～9 cm，宽 2～4 cm，先端渐尖或短渐尖，基部楔形，边缘具细锯齿，两面均无毛；叶柄长 0.5～1.5 cm，无毛。叶革质。气微，味苦。

【成分】 叶含正烷烃(*n*-alkane)，氢氰酸，苯甲醛(benzaldehyde)，熊果酸(ursolic acid)，表无羁萜醇(epifridelinol)。

【药性】《湖南药物志》："苦、辛，无毒。"

【功用主治】《湖南药物志》："解热利尿，镇痛。治跌打损伤，头疼。"

【用法用量】 内服：煎汤，3～9 g。外用：捣敷。

1793 光头前胡 guāng tóu qián hú (《湖北中草药志》)

【异名】 岩防风(《贵州草药》)，棕包头(《湖北中草药志》)，鸡脚前胡、独活(《广西药用植物名录》)，岩棕、官防风(《贵州中草药名录》)。

【基原】 为伞形科前胡属植物华中前胡和岩前胡的根及根茎。

【原植物】 1. 华中前胡 *Peucedanum medicum* Dunn

多年生草本，高 0.5～2 m。根颈长，圆柱形，直径 1～1.2 cm，有明显环状叶痕；根圆柱形，下部常分叉，表面有不规则纵沟纹。茎圆柱形，多细条纹，光滑无毛。叶柄基部有宽叶鞘；叶片轮廓广三角状卵形，长 14～40 cm，宽 7～20 cm，二至三回三出式分裂或二回羽状分裂，第一回羽片 3～4 对，羽片 3 全裂，两侧裂片斜卵形，长 2～5 cm，宽 1.5～5 cm，中间裂片卵状菱形，3 浅裂或深裂，略带革质，边缘具粗大锯齿。伞形花序直径 7～15 cm，中央花序有大至 20 cm 的；伞辐 15～30 或更多，伞辐及花柄具短柔毛；花瓣白色，花柱基圆锥形。果实椭圆形，长 6～7 mm，宽 3～4 mm，褐色或灰褐色，中棱和背棱线形突起，每棱槽内有油管 3，合生面有油管 8～10。花期 7～9 月，果期 10～11 月。

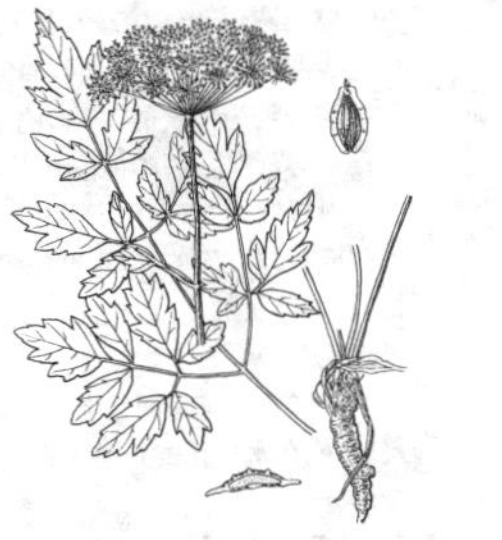

华中前胡

生于海拔 700～2 000 m 的山坡草丛中和湿润的岩缝中。分布于江西、湖北、湖南、广西、广东、四川、贵州等地。

2. 岩前胡 *P. medicum* Dunn var. *gracile* Dunn　又名：光前胡(重庆)。

本变种与华中前胡的主要区别在于：植株较细柔，叶裂片狭窄，质地较薄。生于山坡草丛中及岩石缝中。分布于湖北与四川东部等地。

【采收加工】 9～12 月地上部分枯萎时采挖，晒干或炕干。

【药材】 光头前胡 *Peucedani Medici Radix et Rhizoma*　产于四川、湖北、贵州等地。

性状　本品长圆锥形，下部分歧或弯曲，表面黄棕色，具纵向皱纹及皮孔样突起，有时密集成环，略呈竹节样。根头部可见少量纤维状叶柄残基，质坚但易折断，断面平坦，皮部白色，木质部黄色，气微，味略苦。

鉴别　根茎横切面：木栓细胞 12～26 列。无皮层。韧皮部宽阔，油管类圆形，上皮细胞 7～11 个。木质部导管单生或 3～10 个成群，木化；木薄壁组织中厚壁与薄壁细胞群相间排列，形成数轮厚化细胞环带，厚化细胞壁微木化。射线细胞 1～4 列，于韧皮部外侧强烈弯曲。髓部细胞大多数破碎，髓周油管 1 列。

【成分】 华中前胡根含香豆素类化合物：异欧芹素乙(isoimperatorin)，珊瑚菜内酯(phellorerin)，佛水柑内酯(bergapten)，氧化前胡素水合物(oxypeucedanin)，白当归素(byakangelicin)。还含 β-谷甾醇(β-sitosterol)，亥茅酚(hamardol)、甘露醇。

【药性】 辛、苦，平。归肺、肝经。

1.《四川中药志》1960 年版："性微寒，味苦、辛。无毒。入肺、脾二经。"

2.《贵州草药》："性温，味辛、微苦。"

【功用主治】 宣肺祛痰，降气止咳，定惊。主治感冒，咳嗽，痰喘，胸闷，风湿痛，小儿惊风。

1.《四川中药志》1960 年版："宣散风热，祛痰镇咳，下气。治感冒风热，痰稠，喘满，头痛及胸闷。"

2.《贵州草药》："祛风，散寒，清热，除湿，镇惊。治风寒感冒，风湿，小儿惊风。"

【用法用量】 内服：煎汤，3～9 g；或研末；或浸酒。

【宜忌】《四川中药志》1960 年版：虚弱性咳嗽及肺病咳血者勿用。

1794 光裸星虫 guāng luǒ xīng chóng (《中国药用动物志》)

【异名】 沙虫(《中国药用海洋生物》)，沙肠子、海肠子(《中国药用动物志》)，星虫(《海药撷英》)。

【基原】 为星虫科星虫属动物裸体方格星虫的全体。

【原动物】 裸体方格星虫 *Sipunculus nudus* Linnaeus　又名：方格星虫(《山东药用动物》)。

体长圆形，略似蚯蚓，体长 120～220 mm，大者宽约 10 mm。体壁纵肌成束，30～31 条，与环肌交错排列成方格状布纹，纵横分明。吻长约为体长的 1/10，吻基部有一环沟，有许多覆瓦状皮肤小凸，不规则排列；吻前段光滑，前端有一圈触手，伸张时呈星状，收缩时成皱褶，口即位于其中。近体前 1/6 的背面，有一横裂突起的裂缝。即肛门的开口，肛门腹面前方两侧各有一肾孔，消化道细长，约为体长的 2 倍，扭曲成螺旋形。体后端钝。体乳白色而略带淡红色。

穴居在沿海潮间区滩涂内，以低潮线处最多。涨潮时钻出洞穴，也能在水中作蛇形游泳，以有机质为食。我国沿海均有分布。

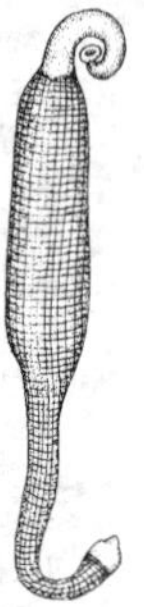
裸体方格星虫

【采收加工】 7～10 月到低潮线沙滩掘取，除去内脏，洗净，加水煮至虫体由红变白时，捞起晒干。

【药材】 光裸星虫 *Sipunculus Nudus* 我国沿海均产。

性状 全体呈扁长圆柱形，形状略似蚯蚓，体长 12～22 cm，表面灰白色至淡棕黄色。吻短，基部有一环状钩，前端有一圆触手，形成皱褶。躯干遍布纵横沟纹，构成格子状花纹，周围共有 29～30 行方格。体后端钝，肛门呈一横裂缝，位于接近体前 1/6 的背面。气微腥，味咸。

【成分】 肌肉含磷酸盐(phosphate)，果糖-2，6-二磷酸盐(fructose-2，6-bisphosphate)，腺苷酸(adenylic acid)，腺苷三磷酸(adenosine triphosphate)，副肌球蛋白(paramyosin)。

表皮含胶原蛋白(collagen)，黏多糖(mucopolysaccharide)；亚表皮结缔组织含绿色素(green pigments)。

体壁、内脏及体腔含胆甾醇(cholesterol)，β-谷甾醇(β-sitosterol)。

全体含精氨酸激动酶(arginine kinase)，胆碱酯酶(cholinesterase)，糖原磷酸化酶(glycogen phosphorylase)，琥珀酸脱氢酶(succinate dehydrogenase)，*N*-(1-羧乙基)-*L*-丙氨酸脱氢酶(alanopine dehydrogenase)，*N*-羧甲基-*L*-丙氨酸脱氢酶(strombine dehydrogenase)，磷酸-*L*-精氨酸(phospho-*L*-arginine)，琥珀酸盐(succinate)，丙酸盐(propionate)，乙酸盐(acetate)，植物凝集素诱导黏液(lectin-induced mucus)。

【药理】 1. 对心血管系统的作用 麻醉犬静脉注射星虫水煎醇沉液 0.6～1.5 g/kg，在短暂轻度降压后，血压迅速上升。对失血性低血压犬升压幅度大于正常血压犬。升压机制分析中，星虫可使离体兔心、在体犬心冠脉血流量增加。星虫水煎醇沉液 1 g/kg静注，可使犬心率、心排血量均增加。星虫还使离体兔耳灌流量显著减少，1.5 g/kg 静注可拮抗血管舒缓素 0.3 u/kg 静注而产生的扩张犬血管作用。酚妥拉明和普萘洛尔能部分阻断星虫的心血管作用。这表明，星虫可能具有似肾上腺素作用，能使 α 和 β 受体兴奋。

2. 增强耐缺氧能力 100%星虫煎剂 0.2 ml/10 g 给小鼠腹腔注射，显著提高小鼠负压缺氧耐受力。预先给予大剂量普萘洛尔，星虫的保护作用不明显，可能因星虫的 β 作用被阻断。

3. 镇静、镇痛及兴奋平滑肌作用 100%星虫水煎醇沉液 0.2 ml/10 g给小鼠腹腔注射，对小鼠自发活动有抑制作用，对酒石酸锑钾所致扭体反应有抑制作用。星虫对离体肠段、子宫有轻度兴奋作用，使自主收缩频率、张力略增，对肾上腺素所致肠段松弛，兴奋作用更明显。

毒性 星虫水煎醇沉液小鼠腹腔注射的 LD_{50} 为 224±31.01 g/kg。星虫对家兔尿量、小鼠凝血时间均无显著影响。

【药性】《中国药用海洋生物》："咸，寒。"

【功用主治】 滋阴降火。主治阴虚盗汗，骨蒸潮热，肺痨咳嗽，牙龈肿痛。

1.《中国药用海洋生物》："滋阴降火。用于骨蒸潮热，阴虚盗汗，肺痨咳嗽，胸闷痰多等症。"

2.《南海海洋药用生物》："治牙肿痛。"

3.《中国药用动物志》："健脾。主治夜尿症。"

【用法用量】 内服：煎汤，10～20 g；或泡酒。

【选方】 1. 活血强身 星虫 10～20 只。去内脏，以好酒浸半月。常服之。

2. 治病后体弱 取老鸭 1 只洗净，去毛和内脏，劈开鸭头，纳入 5 只除去内脏的星虫，以线缝好，加酱油、盐，蒸烂后食之。(1、2 方出自《海药掇英》)

1795 光叶山黄麻 guāng yè shān huáng má (《贵州草药》)

【异名】 硬壳朗(《贵州草药》)，蛇药草(《福建药物志》)。

【基原】 为榆科山黄麻属植物光叶山黄麻的根皮或全株。

【原植物】 光叶山黄麻 *Trema cannabina* Lour. 又名：滑朗树(《贵州草药》)，麻木、双思草、茶木、细叶麻木(《广西药用植物名录》)。

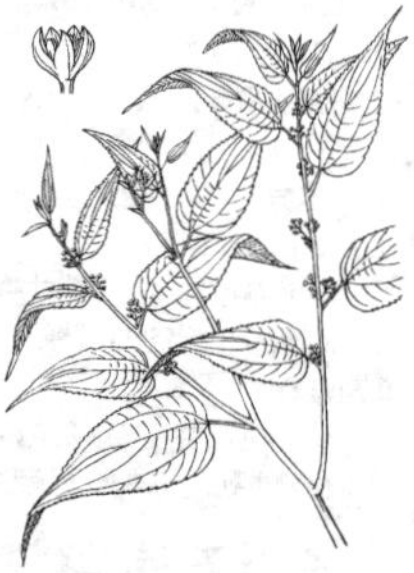
光叶山麻黄

灌木或小乔木。当年生枝呈锈褐色或红褐色。叶互生；叶柄长 3～9 mm；托叶早落；叶片卵形、卵状披针形或椭圆状披针形，长 4～12 cm，宽 1.5～5 cm，先端尾状渐尖，基部楔形，上面平滑、无毛，下面通常无毛，边缘具锯齿；具明显 3 出脉，侧脉 3～4 对。聚伞花序常成对腋生；雄花长约 1 mm，雌花长约 2 mm。核果卵圆形或近球形，具短柄，长约 3 mm，无毛。花期 5～7 月。

生于向阳山坡、干燥的山谷、旷地或灌木林中。分布于浙江、福建、江西、湖南、广东、广西、贵州、台湾等地。

【采收加工】 7～10 月采收，鲜用或晒干。

【药性】《贵州草药》："性平，味甘、微酸。"

【功用主治】 利水，解毒，活血祛瘀。主治水泻，流感，毒蛇咬伤，筋骨折伤。

1.《贵州草药》："健脾利水，化瘀生新。"

2.《福建药物志》："清热解毒，主治流感；根治毒蛇咬伤。"

【用法用量】 内服：煎汤，15～30 g。外用：捣烂炒热敷。

【选方】 1. 治水泻 硬壳朗 30 g。煨水服。(《贵州草药》)

2. 治流感 光叶山黄麻 1 500 g。水煎去渣，浓缩晒干，再加大黄粉 125 g，研均匀。每次 6～9 g，开水送服，日 2 次。

3. 治毒蛇咬伤 光叶山黄麻根 30 g。水煎服，日 2 剂，连服 5 日。(2、3 方出自《福建药物志》)

4. 治骨折 硬壳朗、月季花根各等分。捣绒，炒热包敷患处。(《贵州草药》)

1796 光叶海桐叶 guāng yè hǎi tóng yè (《湖南药物志》)

【异名】 一朵云叶(广州部队《常用中草药手册》)。

【基原】 为海桐花科海桐花属植物光叶海桐的叶。

【原植物】 参见“广枝仁”条。

【采收加工】 9～11 月采集，挖取根部或剥取根皮，切段，晒干。

【药性】 广州部队《常用中草药手册》："甘、苦、辛，微温。有香气。"

【功用主治】 广州部队《常用中草药手册》："消肿解毒。主治毒蛇咬伤,疮疖肿毒,过敏性皮炎,外伤出血。"

【用法用量】 外用:鲜品捣敷;或煎水洗;或干品研末撒。

【选方】 1. 治毒蛇咬伤,疮疖肿毒,过敏性皮炎 鲜一朵云叶捣烂外敷或煎水外洗。(广州部队《常用中草药手册》)

2. 治梅毒 光叶海桐叶研末涂。(《湖南药物志》)

3. 治外伤出血 一朵云叶研粉外撒。(广州部队《常用中草药手册》)

1797 **光叶海桐根** guāng yè hǎi tóng gēn (《广西中草药》)

【异名】 山枝根(《四川中药志》),山栀茶根(贵州《中草药资料》),钻山虎、皮子药(《湖南药物志》)。

【基原】 为海桐花科海桐花属植物光叶海桐的根或根皮。

【原植物】 参见"广枝仁"条。

【采收加工】 9~11月挖取根部或剥取根皮,切段,晒干。

【药性】 甘、苦、辛,微温。

1.《湖南药物志》:"苦,凉。无毒。"

2. 广州部队《常用中草药手册》:"甘、苦、辛,微温。有香气。"

【功用主治】 祛风除湿,活血通络,止咳涩精。主治风湿痹痛,腰腿疼痛,头晕失眠,虚劳咳喘,遗精,跌打骨折。

1.《湖南药物志》:"消炎退热,通经活血,镇咳化痰,祛湿止痛。主治头昏目眩,四肢麻木,腰背疼痛,盗汗。"

2.《贵州民间药物》:"补虚弱,治咳喘,清热。主治虚弱遗精,多年哮喘,色痨或房事过度。"

3. 广州部队《常用中草药手册》:"活血通络,解痉止痛。主治风湿性关节炎,坐骨神经痛,跌打骨折,小儿麻痹后遗症,产后风瘫,心胃气痛,牙痛。"

【用法用量】 内服:煎汤,9~15 g;或浸酒。外用:捣敷;或研末敷;或煎水洗;或浸酒搽。

【宜忌】 1.《贵州民间药物》:"忌酸冷食物和发物。"

2.《广西民族药简编》:"孕妇忌服。"

【选方】 1. 治风湿骨痛,产后风瘫,胃痛,牙痛 光叶海桐根9~15 g。水煎服。(《广西中草药》)

2. 治风湿性关节炎 山栀茶根60 g,枫荷梨30 g。泡酒500 ml,每服酒15 ml,早晚服。(贵州《中草药资料》)

3. 治虚劳咳嗽 山枝根皮、白花菜根各15 g,瑞香6 g。水煎,每日3次分服。

4. 治多年哮喘 山枝根皮9 g,醉鱼草根9 g,百合30 g。炖猪蹄吃。

5. 治肾虚遗精,前列腺炎 山枝根250 g,浸米烧酒2 500 g,10日后过滤或澄清。每日服2次,每次30~60 g。(3~5方出自《常用中草药配方》)

6. 治色痨或房事过度 山栀茶根皮、干白花菜根(土升麻)、干野梦花根各15 g。煎水兑酒服,每日3次,每次服半茶杯。(《贵州草药》)

【临床报道】 治疗高血压病 取光叶海桐根皮切细,加白酒以浸没药面为度,封闭浸泡7日后应用。每次5~15 ml(根据患者酒量增减),每日服3次。治疗55例,其中血压高于26.6/15.96 kPa(200/120 mmHg)者13例,在26.6/14.63 kPa(200/110 mmHg)左右者34例。随诊观察5个月,于2星期后血压下降者39例,降至正常水平者19例。临床症状特别是伴随的神经衰弱症群,均有不同程度好转。

1798 **光板猫叶草** guāng bǎn māo yè cǎo (《天目山药用植物志》)

【异名】 石苋菜(《江西药用植物名录》),龙鳞草、毛舌辣草(《广西药用植物名录》)。

【基原】 为景天科景天属植物大叶火焰草的全草。

【原植物】 大叶火焰草 *Sedum drymarioides* Hance [*S. drymarioides* Hance var. *genuium* Hamet] 又名:荷莲豆叶景天(《拉汉种子植物名称》),毛佛甲菜(《台湾植物志》)。

一年生肉质草本,高7~25 cm。上部有分枝。全株被白色腺毛。茎下部叶对生或4叶轮生,上部叶互生,质较薄,卵形至宽椭圆形,长2~4 cm,宽1.4~2.5 cm,先端钝圆,基部下延成叶柄,全缘。疏散圆锥状花序,顶生,花少数,两性;萼片5,深裂,长圆形至狭披针形;花瓣5,白色,长圆形,长3~4 mm;雄蕊10,2轮;鳞片5,宽匙形,先端有微缺至浅裂;心皮5,略叉开,与花瓣等长。蓇葖果,有多数细小种子,种子有纵纹。花期4~6月,果期8月。

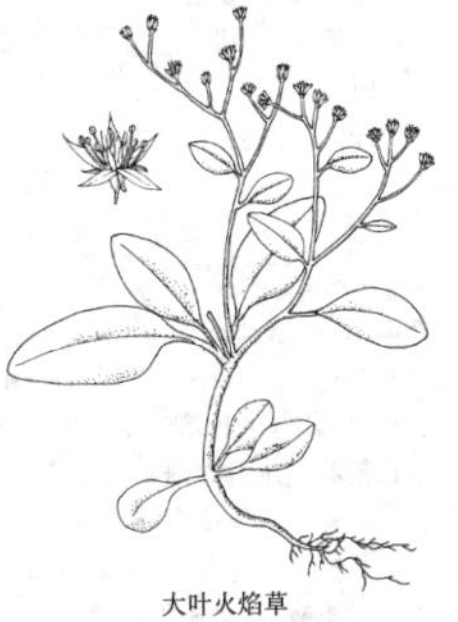

大叶火焰草

生于海拔940 m以下低山阴湿的岩石上或砖墙、碎石缝中。分布于浙江、安徽、福建、江西、河南、湖北东部、湖南、广东、广西、台湾等地。

【采收加工】 5~7月采收,鲜用;或用沸水潦过,晒干。

【药性】《浙江药用植物志》:"苦,平。"

【功用主治】《浙江药用植物志》:"清热凉血,消肿解毒。主治吐血、咳血,肺炎,小儿消化不良,外伤出血。"

【用法用量】 内服:煎汤,20~30 g;鲜品绞汁,60~90 g。外用:鲜品捣敷。

【选方】 1. 治吐血,咳血 大叶火焰草新鲜全草60 g,绞汁服;或全草30 g,水煎服。

2. 治肺炎 大叶火焰草鲜叶60~90 g。捣烂绞汁,开水冲服。

3. 治外伤出血 鲜大叶火焰草全草适量。捣烂外敷。(1~3方出自《浙江药用植物志》)

1799 **当归** dāng guī (《本经》)

【异名】 干归(《本经》),马尾当归(《本草经集注》),秦归、马尾归(《纲目》),云归(云南),西当归、岷当归(甘肃)。

【基原】 为伞形科当归属植物当归的根。

【原植物】 当归 *Angelica sinensis* (Oliv.) Diels [*A. polymorpha* Maxim. var. *sinensis* Oliv.] 又名:薜、山蕲、白蕲(《尔雅》),文无(崔豹《古今注》)。

多年生草本,高0.4~1 m。根圆柱状,分枝,有多数肉质须根,黄棕色,有浓郁香气。茎直立,绿色或带紫色,有纵深沟纹,光滑无毛。叶三出式,二至三回羽状分裂;叶柄长3~11 cm,基部膨大成管状的薄膜质鞘;基生叶及茎下部叶轮廓为卵形,长8~18 cm,宽15~20 cm,小叶片3对,下部的1对小叶柄长0.5~15 cm,近顶端的1对无柄,末回裂片卵形或卵状披针形,长1~2 cm,宽5~15 mm,2~3浅裂,边缘有缺刻状锯齿,齿端有尖头,叶下面及边缘被稀疏的乳头状

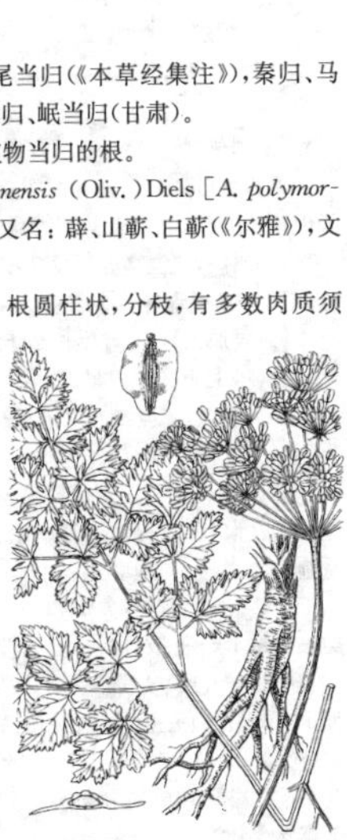

当 归

白色细毛；茎上部叶简化成囊状鞘和羽状分裂的叶片。复伞形花序顶生，花序梗长4～7 cm，密被细柔毛；伞辐9～30；总苞片2，线形，或无；小伞形花序有花13～36；小总苞片2～4，线形；萼齿5，卵形；花瓣长卵形，先端狭尖，内折；花柱短，花柱基圆锥形。果实椭圆形至卵形，长4～6 mm，背棱线形，侧棱成宽而薄的翅，翅边缘淡紫色，棱槽内油管1，合生面油管2。花期6～7月，果期7～9月。

栽培于湖北、四川、云南、贵州、陕西、甘肃等地。

【栽培】 *生物学特性* 为低温长日照作物，喜高寒、凉爽、湿润的气候，适宜在海拔1 500～3 000 m栽培。在低海拔地区栽培抽薹率高，不易越夏。生长第一年要求温度较低，透光度为10%，忌烈日直晒；生长第二年能耐较高温度，能耐强光，阳光充足植株生长健壮。水分对播种后出苗和幼苗的生长影响较大，是丰产的主要条件。宜土层深厚、疏松肥沃、排水良好、富含腐殖质的黑土尤其是黑油沙土栽培，不宜在低洼积水或者易板结的黏土和贫瘠的沙质土栽种，忌连作。

繁殖方法 种子繁殖、直播或育苗移栽。地道产区采收当归种子时，要求当种子由红转为粉白色时分批采收，并以三年生当归所结的种子作种用。当归种子过熟呈枯黄色，播种后容易提早抽薹，长期使用提早抽薹的植株所结种子育苗抽薹率就高。直播：在海拔高(1 700 m以上)、气温低的地区，可于7月下旬至8月上旬播种，海拔低(1 700 m以下)、气温稍高的地区，可于8月中旬至9月上旬播种，播前在整好的畦面上开横沟，沟距30 cm，深3～5 cm，将种子均匀播入沟内。穴播：穴距约27 cm，深3～5 cm，每穴播种10粒左右，稍加镇压，覆细土或细粉肥，再覆盖薄层短草。育苗移栽：6月播种，将种子均匀撒播在苗床上，覆盖细土，再盖草。8月上旬揭去盖草，除草1～2次，10月上旬挖苗，扎把，堆藏或窖藏。定植地于秋季深耕，施足基肥，翌年4月栽种前耕翻，耙平，按行株距25～35 cm开穴，每穴栽2～3苗，覆土2～4 cm。幼苗生长过大，越冬时有足够营养物质时容易通过春化，第二年提早抽薹，根木质化，失去药用价值；幼苗过小，也直接影响根的产量和质量。因此，各地应选择适宜的播种期和播种量，培育中等苗子，降低抽薹率而获得高产。此外，应选择中等成熟度的种子，不使用提早抽薹植株所结种子。

田间管理 5月苗高5～7 cm时进行第一次中耕除草，要求早除浅除，6月苗高13～17 cm时第二次除草，除深除净，并培土，苗高25 cm时第三次中耕除草，除第二、第三次草时，结合拔除抽薹植株，增施饼肥、硝酸铵或尿素等。发现抽薹尽早摘除。

病虫害防治 病害有根腐病，选用无病健壮种苗，发病初期及时拔除病株，并用石灰消毒病穴，用50%多菌灵500倍液浇灌病区；褐斑病，高温高湿时发病较重，发病初期喷1∶1∶150波尔多液或用65%代森锌500倍液喷射。虫害有桃蚜、种蝇、蛴螬等。

【采收加工】 一般生长2年才能采挖。在10月上旬割去地上部分，10月下旬挖取根部，待水分稍蒸发后，扎把，搭棚熏干，先用湿柴火熏烟，使当归上色，至表皮呈赤红色，再用煤火或柴火熏干。

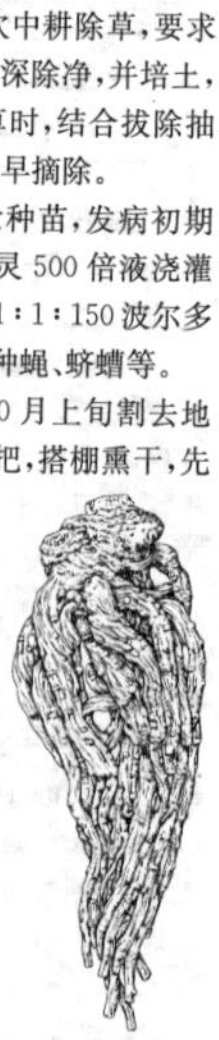

当归(根)外形

【药材】 当归 *Angelicae Sinensis Radix* 主产于甘肃、云南等地。甘肃岷县产量多，质量佳。

商品规格 商品分全归和归头二类。各类根据每1 kg支数分等。全归按1 kg 40支、70支、100支、110支分为一至四等；其根梢不细于2 mm。归头主为主根和根茎，按1 kg 40支、80支、120支、160支分为一至四等。出口商品按甘肃岷县规格分为篓归和箱归。再按千克支数分等。

性状 本品略呈圆柱形，下部有支根3～5条或更多，长15～25 cm。表面黄棕色至棕褐色，具纵皱纹及横长皮孔。根头(归头)直径1.5～4 cm，具环纹，上端圆钝，有紫色或黄绿色的茎及叶鞘的残基；主根(归身)表面凹凸不平；支根(归尾)直径0.3～1 cm，上粗下细，多扭曲，有少数须根痕。质柔韧，断面黄白色或淡黄棕色，皮部厚，有裂隙及多数棕色点状分泌腔，木部色较淡，形成层环黄棕色。有浓郁的香气，味甘、辛、微苦。

鉴别 (1) 根横切面：木栓层为数列细胞。皮层窄，有少数油室。韧皮部宽广，多裂隙，油室及油管类圆形，直径25～160 μm，外侧较大，向内渐小，周围分泌细胞6～9个。形成层成环。木质部射线宽3～5列细胞；导管单个散在或2～3个相聚，成放射状排列；薄壁细胞含淀粉粒。

粉末特征：淡黄棕色。韧皮薄壁细胞纺锤形，壁略厚，表面有极微细的斜向交错纹理，有时可见菲薄的横隔。梯纹及网纹导管多见，直径约至80 μm。有时可见油室碎片。

(2) 取本品粉末3 g，加乙醚30 ml，回流1小时，滤过，滤液蒸去乙醚，残渣加石油醚3 ml，振摇滤过。滤渣加乙醇3 ml溶解，紫外光灯下观察，显蓝色荧光。

(3) 薄层色谱：取本品细粉(20目)100 g，用挥发油提取器提取挥发油，吸取一定量，用乙酸乙酯稀释成10%的溶液，作供试品液。另以丁烯酞内酯的醋酸乙酯溶液作对照品液。分别点样在同一硅胶G薄层板上，以乙酸乙酯-石油醚(15∶85)展开，展距15 cm。置紫外光灯(254 nm)下，供试品色谱中，在与对照品色谱相应的位置上，显相同颜色的荧光斑点。

品质标志 《中华人民共和国药典》2010年版规定：照挥发油测定法测定，本品含挥发油不得少于0.4%(ml/g)，照高效液相色谱法测定，本品含阿魏酸($C_{10}H_{10}O_4$)不得少于0.050%。

【成分】 根含挥发油，其酚性油中主含香荆芥酚(carvacrol)，还含苯酚(phenol)，邻甲苯酚(*o*-cresol)，对甲苯酚(*p*-cresol)，愈创木酚(guaiacol)，2，3-二甲基苯酚(2，3-dimethylphenol)，对乙苯酚(*p*-ethylphenol)、间乙苯酚(*m*-ethylphenol)，4-乙基间苯二酚(4-ethylresorcinol)，2，4-二羟基苯乙酮(2，4-dihydroxyacetophenone)，异丁香油酚(isoeugenol)，香草醛(vanillin)；中性油中主含藁本内酯(ligustilide)，还含α-蒎烯(α-pinene)，月桂烯(myrcene)，β-罗勒烯-X(β-ocimine-X)，别罗勒烯(alloocimine)，6-正丁基-1，4-环庚二烯(6-*n*-butyl-1，4-cycloheptadiene)，2-甲基-5-十二烷酮(2-methyldodecan-5-one)，双环榄香烯(bicycloelemene)，苯乙酮(acetophenone)，β-甜没药烯(β-bisabolene)，菖蒲二烯(acoradiene)，异菖蒲二烯(isoacoradiene)，反式-β-金合欢烯(*trans*-β-âfarnesene)，γ-榄香烯(γ-elemene)，花侧柏烯(cuparene)，α-柏木烯(α-cedrene)，洋川芎内酯(senkyunolide)，正丁基苯酞(*n*-butylphthalide)，亚丁基苯酞(*n*-butylidenephthalide)，当归酮(angelic ketone)；酸性油中含樟脑酸(camphoric acid)，茴香酸(anisic acid)，壬二酸(azelaic acid)，癸二酸(sebacic acid)，肉豆蔻酸(myristic acid)，邻苯二甲酸酐(phthalic anhydride)。挥发油中尚含马鞭草烯酮(verbenone)，黄樟醚(safrole)，对乙基苯甲醛(*p*-ethylbenzaldehyde)，3，4-二甲基苯甲醛(3，4-dimethylbenzaldehyde)，优葛缕酮(eucarvone)，1，1，5-三甲基-2-甲酰基-2，5-环己二烯-4-酮(1，1，5-trimethyl-2-formylcyclohexa-2，5-diene-4-one)，玷㺹烯(copaene)，2，4，6-三甲基苯甲醛(2，4，6-trimethylbenzaldehyde)，β-芹子烯(β-selinene)，香柑油烯(bergamotene)，β和γ-荜澄茄烯(cadinene)。

有机酸：棕榈酸(palmitic acid)，香草酸(vanillic acid)，阿魏酸(ferulic acid)，6-甲氧基-7-羟基香豆素(6-methoxy-7-hydroxycoumarin)，烟酸(nicotinic acid)，琥珀酸(succinic acid)。氨基酸：赖氨酸，精氨酸，苏氨酸，酪氨酸等20多种。磷脂类成分：溶血磷脂酰胆碱(lysophosphatidylcholine)，鞘磷脂(sphingomyelin)，磷脂酰胆碱(phosphatidylcholine)，磷脂酰肌醇(phosphatidylinositol)，磷脂酰丝氨酸(phosphatidylserine)，磷脂酰乙醇胺(phosphatidylethanolamine)，磷脂酰甘油(phosphatidylglycerol)，二磷脂酰甘油(diphosphatidylglycerol)和磷脂酸(phosphatidic acid)。无机元素：钾、钠、钙、镁、硅、铝、磷、铁、锰、镍、铜、锌、砷、钼、锡、硼、铼、钡、硒、锶、钛、钒、铬等 23 种元素。又含多糖，藁本内酯二聚体(ligustilide dimer)，布雷菲德菌素(brefeldin)A。

【药理】 1. 对血液与造血系统的作用 (1) 对血液流变的影响 当归水煎剂能抑制高分子右旋糖苷及 dextran 500 桥联所致红细胞聚集性增强，抑制由钙离子载体 A_{23187} 诱导的红细胞变形性改变，使红细胞在低渗液中发生溶血的时间延缓。阿魏酸于体外或体内给药都能抑制各种诱导剂(如花生四烯酸、肾上腺素、ADP、血小板活化因子等)诱导人、兔和大鼠的血小板聚集和释放反应，其机制可能与阿魏酸钠选择性抑制 TXA_2 合成酶活性，降低 TXA_2 含量，升高 PGI_2/TXA_2 比率，升高血小板 cAMP 水平，抑制磷酸二酯酶，直接对抗 TXA_2 和增强 PGI_2 活性等生理活性相关。

(2) 对造血系统的影响 当归多糖(AP)可使白细胞和网织红细胞增加，对贫血小鼠的红细胞、血红蛋白、白细胞和股骨有核细胞数恢复有显著促进作用。在有外源性粒细胞巨噬细胞集落刺激因子(GM-CSF)、IL-3、EPO 存在的条件下，AP 在体外对粒单系造血祖细胞(CFU-GM)和多向性造血祖细胞(CFUMix)的增殖分化有显著促进作用；经 AP 诱导后骨髓基质细胞、血管内皮细胞、单核细胞等表达 GM-CSF、IL-3 蛋白、IL-6 蛋白的水平和骨髓基质细胞表达 GM-CSF、IL-3mRNA 水平皆明显提高。

2. 对心脑系统的影响 (1) 对心脏细胞的影响 当归提取液(EAS)对单个豚鼠心室肌细胞膜钠通道电流(INa)和 L 型钙通道电流(ICa-L)具浓度依赖性阻滞作用。当归总挥发油中的中性、非酚性 A_3 部位(10～160 mg/L)能抑制右心房的自搏频率，降低左心房的收缩力，延长功能性不应期(FRP)；降低动作电位振幅(APA)，缩短复极时程 APD_{20} 和 APD_{90}。

(2) 扩冠脉，降低心肌耗氧以及抗心肌缺血作用 当归浸膏可显著扩张离体豚鼠冠脉，增加血流量，可降低急性缺氧动物耗氧量、耗氧速率及增强动物对缺氧的耐受性。阿魏酸能拮抗垂体后叶素和结扎所致的兔急性心肌缺血和急性心肌梗死，降低豚鼠离体心肌耗氧量，增加小鼠心肌摄取 ^{86}Rb 及离体兔和豚鼠冠脉流量，降低心肌收缩幅度。舌静脉注射 25% 当归注射液 0.8 ml/100 g，可使心肌缺血/再灌注损伤大鼠心肌梗死面积显著缩小，促使蛋白激酶 C(PKC)从细胞核转移到细胞膜，激活蛋白激酶 C(PKC)抑制心肌缺血/再灌注损伤。

(3) 抗心律失常作用 阿魏酸钠可拮抗氯仿、肾上腺素诱发猫、乌头碱诱发大鼠、毒毛花苷 G 诱发豚鼠的心律失常，以及强心苷所致离体豚鼠心室肌节律不齐。此作用可能是减慢传导、延长有效不应期、消除折返、延长平台期、抑制异位节律点及提高致颤阈等多方面作用的结果。

(4) 对脑缺血损伤的保护作用 舌静脉滴注 50% 当归注射液，可加快脑组织的血液循环，改善神经元的代谢，减小大脑中动脉栓塞大鼠脑梗面积，促进脑缺血损伤后神经生长和修复相关蛋白 cyclin D_1 和 GAP-43，促进神经细胞黏附分子(NCAM)以及促进微管相关蛋白(MAP-2)的表达，减少细胞凋亡的发生。亦可通过促进 *bcl-2* 的表达对半暗带的细胞凋亡产生抑制作用。

3. 对血管的作用 (1) 对外周血管、血压和血流量的影响：当归煎剂耳血管灌流可使兔血管舒张，水提醇沉液 1～4 g(生药)/kg 静注可使麻醉犬动脉压下降，冠脉、脑动脉和股动脉阻力下降，血流量增加。

(2) 抑制血管平滑肌细胞(VSMC)增殖 当归注射液可抑制兔主动脉 VSMC 增殖，可能与其增加 SOD 活性，升高 PGI_2、cAMP 水平，减少脂质过氧化产物，以及抑制 VSMC 中增殖细胞核抗原的表达有关。当归通过抑制 VSMC 表型转化而减缓血管内膜增生，对 VSMC 增殖的抑制提示其对动脉粥样硬化(AS)和经皮冠状动脉腔内血管成形术(PTCA)后再狭窄的潜在的治疗作用。

(3) 对血管内皮细胞的作用 当归水煎液终浓度 500 mg/L 可促进人脐静脉血管内皮细胞(EVC_{304})增殖及 DNA 合成。当归提取液 20 mg/ml 可使在高剪切应力作用下使 EVC_{304} 的细胞间黏附分子-1(ICAM-1)的异常分布和表达趋于正常。当归、阿魏酸钠可以有效地减轻高脂血清所致的 EVC_{304} 超微结构的损伤；并使细胞中 TGF-β_1 的表达明显增高，bFGF 的表达降低。对内皮细胞的作用可能是其抗动脉粥样硬化的机制之一。

(4) 降血脂及抗动脉硬化的作用 耳缘静脉注射 25% 当归注射液 8 ml/日，连续 4 星期，可降低高脂血症家兔三酰甘油(TG)水平，改善血液流变学指标，拮抗主动脉一氧化氮水平的降低以及血浆内皮素(ET)水平的升高，具有抗动脉粥样硬化作用。当归终浓度 20 mg/ml，能拮抗氧化低密度脂蛋白致内皮细胞分泌一氧化氮下降和 ICAM-1 表达的升高，此作用可能与 *M* 型胆碱能受体兴奋有关。

4. 对免疫系统的影响 (1) 对特异性免疫功能的影响 0.16～2.50 mg/ml 的当归醇沉物能单独或协同 ConA/LPS 发挥促进小鼠脾脏及胸腺 T、B 淋巴细胞增殖的作用。还能对抗氢化泼尼松(HP)对 ConA 诱导的脾脏及胸腺 T 淋巴细胞增殖反应的抑制作用。当归内酯 250 μg/ml 能增强细胞毒 T 细胞的功能，其杀伤活性增加 80%。当归提取液能显著升高日本血吸虫感染的小鼠肝组织内特异性抗体的数量。当归免疫活性多糖(AIP)体外试验可促进脾细胞增殖，体内有免疫佐剂作用。当归注射液给小鼠肌内注射，可明显提高其抗体数量及效价。当归提取物水溶性部分(ASDP)及脂溶性部分(ASDE)分别与 HBsAg 合用，均可提高 HBsAg 的免疫原性，有免疫佐剂性效果，ASDE 优于 ASDP。

(2) 对非特异性免疫功能的影响 在腹膜透析液中加入 2 μg/ml 当归，能增强 MΦ 的吞噬能力，提高 NO 含量，改善腹膜腔 MΦ 的防御功能，降低腹膜炎的发生率。

(3) 对细胞因子的诱生作用 当归醇沉物(ESA)及其中性组分(ESA-1)可显著增强 MΦ 分泌 TNF-α、IL-1。在 5～20 μg/ml 浓度范围，ESA 的这种作用呈剂量依赖性。用 4 种不同浓度乙醇将 AP 分级沉淀所得产物 AP_1 和 AP_2 能明显促进体内外小鼠脾淋巴细胞增殖，体外诱导脾淋巴细胞分泌 IFNγ，增强 IFNγ 的生物活性。

5. 对生殖系统的影响 (1) 对子宫的影响 当归的高沸点挥发油 1∶50 浓度即对子宫呈抑制作用，作用迅速而持久。当归水或醇溶性非挥发性物质对离体子宫有兴奋作用，使子宫收缩加强。对在体子宫，当归挥发油及非挥发性成分静注均出现兴奋作用。当归对子宫的兴奋作用，与兴奋子宫肌上 H_1 受体有关，而与子宫肌上 *M* 受体、α 受体和前列腺素合成酶无关。

(2) 抑制前列腺增生作用 连续 5～10 日皮下注射或灌服阿魏酸 25 mg/kg、50 mg/kg，可拮抗外源性雄激素对去势雄性大鼠和内源性雄激素对正常雄性大鼠的前列腺增重作用。

(3) 抗促性腺激素作用 阿魏酸可抑制垂体分泌黄体生成素和催乳素，也可拮抗促性腺激素刺激性激素释放，引起雌性个体黄体损伤和血浆孕酮水平降低，导致流产，在雄性引起睾酮释放减少。给雄性大鼠注射阿魏酸引起血清促卵泡激素水平升高而垂体促卵泡激素(FSH)水平降低，有促进垂体释放 FSH 作用。

6. 对消化系统的作用 (1) 护肝作用 当归 6、4 和 2 g/kg 给四氯化碳致肝纤维化大鼠灌胃，可显著降低胶原蛋白含量，减轻肝纤维化。阿魏酸钠(SF) 100 mg/kg 和当归醇沉物(ESA) 250 mg/kg、500 mg/kg 给卡介苗加脂多糖致免疫性肝损伤小鼠灌胃，两者均降低其血清 ALT 和谷胱甘肽 S-转移酶活性，增加肝细胞中谷胱甘肽还原酶活性，同时 ESA 降低肝细胞浆中丙二醛含量，提示当归的护肝作用与抗脂质过氧化有关。ESA 尚能明显抑制小鼠脾脏指数的增加。

(2) 利胆作用　当归水提物、挥发油或阿魏酸钠对大鼠胆汁分泌量均有明显促进作用,并增加胆汁中固体物及胆酸的排泄量。

(3) 抑制肠运动　当归流浸膏及挥发油对 ACh 引起的离体肠段收缩有抑制作用。阿魏酸 400 mg/kg 和 800 mg/kg 灌胃能抑制蓖麻油引起的小鼠腹泻,番泻叶致腹泻则无效,800 mg/kg 还能抑制小鼠胃肠推进运动。

7. 对肾损伤的保护作用　静脉滴注当归注射液每日 12.5 g/kg,可减轻家兔单纯肾缺血再灌注(IR)的损伤程度,可能与其提高肾组织中 ATP 酶活性和 bFGF 的含量以及对 TNFα、IL-6 和 bFGF 等细胞因子的调控有关。当归注射液能调整急性出血坏死性胰腺炎(AHNP)大鼠 TXA_2 、PGI_2 比值,纠正血液流变的异常而具有保护肾功能的作用。

8. 对肺损伤的保护作用　25%当归注射液 10 ml/kg 腹腔注射,能显著减轻博莱霉素致急性肺损伤大鼠肺泡炎症的程度,减少肺部炎症介质的分泌,抑制丙二醛的产生。亦降低博莱霉素致肺纤维化大鼠肺系数,减轻肺泡炎及肺纤维化,抑制纤维连接蛋白增多,减少肺中 MDA 产生,降低血及肺匀浆羟脯氨酸含量,缓解肺纤维化病变,延缓纤维化进程。

9. 抗氧化、清除自由基和延缓衰老作用　当归可清除次黄嘌呤-黄嘌呤氧化酶系统产生的 O_2^- 和 Fenton 反应生成的·OH,并能抑制氧自由基发生系统诱导的小鼠肝脂质过氧化作用。对 *D*-半乳糖所致衰老小鼠灌服当归水煎剂(药量分别为 0.5 g/kg、1 g/kg、1.5 g/kg),连续 1 个月,能明显提高小鼠大脑皮层 SOD、Ca^{2+}-ATP 酶活性,降低 NO、Ca^{2+} 含量和 NOS 活性,高剂量延缓衰老效果较理想。当归注射液可使更年期大鼠血 SOD 活性明显增加,能清除氧自由基,抗脂质过氧化物反应,对更年期大鼠心血管系统有重要的保护作用。

10. 抗辐射损伤作用　当归注射液可使辐射损伤家兔染色体畸变率明显下降,能显著保护 ^{60}Co-γ 射线辐射损伤后的小鼠生殖功能,使卵泡细胞和卵母细胞内的 DNA 和 RNA 含量升高,卵巢结构和功能得到保护,还能显著提高肝组织 SOD 活性。预防性给予当归多糖可显著促进受照小鼠骨髓和脾脏造血功能恢复,防止胸腺继发性萎缩,提高照射小鼠 30 日存活率,显著促进小鼠粒系定向干细胞生成单位和多能造血干细胞形成单位的恢复。

11. 抗肿瘤作用　AP 对腹水型肿瘤 EAC 及腹水型白血病 L_{1210},可延缓腹水产生,延长存活时间。当归注射液 500 mg/kg 给移植瘤小鼠腹腔注射,可增强环磷酰胺的抗肿瘤效果。

12. 抗炎镇痛及抗损伤作用　当归水煎液对多种致炎剂引起的急、慢性炎症均有显著的抑制作用,摘除双侧肾上腺后其抗炎作用仍然存在;并能降低大鼠炎症组织 PGE_2 的释放量,降低豚鼠补体旁路溶血活性,但不能拮抗组胺的致炎作用。AP 可明显减少己烯雌酚和缩宫素致痛经模型中小鼠的扭体反应次数,延长扭体反应潜伏期,还可显著抑制醋酸所致小鼠扭体反应,提高热板法所致小鼠痛觉反应的痛阈,作用强度与剂量有关。

13. 其他作用　当归水煎液 3 g/kg 灌胃,可显著延长高压氧致小鼠惊厥潜伏期,0.9 g/kg 灌胃,能够逆转脑内氨基酸类神经递质的异常改变如天冬氨酸、苏氨酸、丝氨酸、谷氨酸、甘氨酸、丙氨酸等。当归 12 g/kg 腹腔注射,可减轻大鼠坐骨神经 Seddon 类损伤的程度,可加快轴突发芽过程而促进神经再支配,具有促进神经再生作用,该作用可能与其改善神经代谢有关。当归注射液于兔耳增生性瘢痕内局部分点注射,可明显降低瘢痕组织内成纤维细胞数量及胶原含量,减轻瘢痕纤维化。

毒性　当归毒性小,挥发油皮下注射和灌胃 LD_{50} 分别为 298 和 960 mg/kg;藁本内酯腹腔注射的 LD_{50} 为 520 mg/kg;阿魏酸钠静脉注射和灌胃的 LD_{50} 分别为 1.7 和 3.6 g/kg。犬静脉注射当归 2 g/kg,连续 14 日,对肝、肾、心电图及血象均无明显影响。5%当归膳食饲养小鼠,经 3~5 月动物生长健壮,肝脏氧化谷氨酸的能力显著提高。

【炮制】 1. 当归　取原药材,除去杂质,洗净,切薄片,晒干或低温干燥。

2. 当归头　取净当归,洗净,稍润,将当归头部切 4~6 片,晒干或低温干燥。

3. 当归身　取切去当归头、尾的当归,切薄片,晒干或低温干燥。

4. 当归尾　取净当归尾部,切薄片,晒干或低温干燥。

5. 炒当归　取净当归片,置锅内,用文火炒至焦黄色,取出,凉透。炒当归防滑肠。

6. 酒当归　取净当归片,用黄酒拌匀,闷透,置锅内,用文火加热,炒干,取出,放凉。每当归片 100 kg,用黄酒 10 kg。酒当归加强活血通经作用,多用于经闭痛经,风湿痹痛,跌扑损伤。

7. 土炒当归　取净当归片,用伏龙肝细粉炒至表面挂土色,筛去土粉,取出放凉。每当归片 100 kg,用伏龙肝细粉 20 kg。土炒当归防滑肠。

8. 当归炭　取净当归片置锅内,用中火炒至焦褐色,喷淋清水少许,灭尽火星,取出,凉透。当归炭收涩止血,多用于血痢,崩中漏下。

饮片性状　当归、当归头、当归身参见"药材"项。炒当归形如当归,表面焦黄色,内部黄棕色,略具香气。酒当归形如当归,呈老黄色,微具焦斑,略具酒香气。土炒当归形如当归,表面挂土,色深黄,有香气。当归炭形如当归,表面焦黑色,内部棕褐色,质松脆,具焦香气,味苦、辛。

贮干燥容器内,密闭,置阴凉干燥处,防潮、防蛀。当归炭散热,防复燃。

【药性】 甘、辛、苦,温。归肝、心、脾经。

1.《本经》:"味甘,温。"

2.《医学启源》:"《主治秘要》云:性温味辛,气厚味薄,可升可降,阳中微阴。"

3.《汤液本草》:"味辛、甘而大温,气味俱轻,阳也。入手少阴经,足太阴经、厥阴经。"

4.《纲目》:"苦,温,无毒。"

【功用主治】 补血活血,调经止痛,润燥滑肠。主治血虚诸证,月经不调,经闭,痛经,癥瘕结聚,崩漏,虚寒腹痛,痿痹,肌肤麻木,肠燥便难,赤痢后重,痈疽疮疡,跌扑损伤。

1.《本经》:"主咳逆上气,温疟寒热洗洗在皮肤中,妇人漏下,绝子,诸恶疮疡金疮,煮饮之。"

2.《别录》:"温中止痛,除客血内塞,中风痉、汗不出,湿痹,中恶客气、虚冷,补五脏,生肌肉。"

3.《药性论》:"止呕逆,虚劳寒热,破宿血,主女子崩中,下肠胃冷,补诸不足,止痢腹痛。单煮饮汁,治温疟。主女人沥血腰痛,疗齿疼痛不可忍。患人虚冷加而用之。"

4.《日华子》:"治一切风,一切血,补一切劳,破恶血,养新血及主癥癖。"

5.《医学启源》:"能和血补血。《主治秘要》云:其用有三:心经药一也,和血二也,治诸病夜甚三也。又云:治上治外,酒浸洗糖黄色,嚼之大辛,可能溃坚。"

6.《注解伤寒论》:"通脉。"

7. 李东垣:"当归梢,主癥癖,破恶血,并治产后恶血上冲,去诸疮疡肿结,治金疮恶血,温中润燥止痛。"(引自《本草发挥》)

8. 王好古:"主痿躄嗜卧,足下热而痛。冲脉为病,气逆里急;带脉为病,腹痛,腰溶溶如坐水中。"(引自《纲目》)

9.《本草发挥》:"治皮肤涩痒。"

10.《纲目》:"治头痛、心腹诸痛,润肠胃筋骨皮肤。治痈疽,排脓止痛,和血补血。"

11.《长沙药解》:"治产后腹痛,妊娠小便难。"

12.《本草再新》:“治浑身肿胀，血脉不和，阴分不足，兼能安生胎，堕死胎。”

【用法用量】 内服：煎汤，6～12 g；或入丸、散；或浸酒；或熬膏。

补血用当归身，破血用当归尾，和血用全当归，止血用当归炭，用酒制能增强活血功能。

【宜忌】 热盛出血患者禁服，湿盛中满及大便溏泄者慎服。

1.《本草经集注》:“恶蕳茹。畏菖蒲、海藻、牡蒙。”

2.《药性论》:“恶热面。”

3.《雷公炮制药性解》:“风邪初旺及气郁者，宜少用之。”

4.《本草经疏》:“肠胃薄弱、泄泻溏薄及一切脾胃病恶食、不思食及食不消，并禁用之，即在产后胎前亦不得入。”

5.《本草正》:“凡阴中火盛者，当归能动血，亦非所宜。”

6.《本草汇言》:“风寒未消，恶寒发热，表证外见者，禁用之。”

7.《药笼小品》:“不宜于多痰、邪热、火嗽诸症。”

【选方】 1. 调益荣卫，滋养气血，治冲任虚损，月水不调，脐腹㽲痛，崩中漏下，血瘕块硬，发歇疼痛，妊娠宿冷，将理失宜，胎动不安，血下不止，及产后乘虚，风寒内搏，恶露不下，结生瘕聚，少腹坚痛，时作寒热 当归(去芦，酒浸，炒)、川芎、白芍药、熟干地黄(酒洒蒸)各等分。共为粗末。每服三钱，水一盏半，煎至八分，去渣热服，空心食前。(《局方》四物汤)

2. 治妇人肌热躁热，目赤面红，烦渴引饮，昼夜不息，其脉洪大而虚，重按全无 黄芪一两，当归身二钱(酒制)。上药作一服，水二盏，煎至一盏，去粗，稍热，空心服。(《兰室秘藏》当归补血汤)

3. 治月经欲来前后腹中痛 当归(米醋微炒)、延胡索、红花、没药等分。为末。每服二钱，温酒调下。(《卫生易简方》)

4. 治室女月水不通 当归(切、焙)一两，干漆(炒烟出)、芎䓖各半两。上三味捣罗为末，炼蜜和丸如梧桐子大。每服二十丸，温酒下。(《圣济总录》当归丸)

5. 治妊娠小便难，饮食如故 当归、贝母、苦参各四两。三味末之，炼蜜丸如小豆大，饮服三丸，加至十丸。(《金匮要略》当归苦参丸)

6. 治妊娠胎动不安，腰腹疼痛 当归半两(锉)，葱白一分(细切)。上二味，先以水三盏，煎至二盏，入好酒一盏，更煎数沸，去渣，分作三服。(《圣济总录》安胎饮)

7. 治儿枕痛，不可忍者 当归(洗)，肉桂(去皮)，延胡索(炒)。等分为末，每服二钱，热酒或童子小便调下。(《百一选方》)

8. 治产后腹中㽲痛，并腹中寒疝虚劳不足 当归三两，生姜五两，羊肉一斤。上三味，以水八升，煮取三升，温服七合，日三服。(《金匮要略》当归生姜羊肉汤)

9. 治血瘀作痛及血风筋挛骨痹，手足麻木疼痛 当归、五灵脂(炒)各二两，没药五钱。上为末，醋糊丸桐子大。每服三十丸，姜汤下。(《景岳全书》当归没药丸)

10. 治大便不通 当归、白芷等分为末，每服二钱，米汤下。(《圣济总录》)

11. 治产后自汗、盗汗 当归、黄芪各一两，麻黄根半两。上为末，每服三钱，水煎服。(《济阴纲目》当归二黄汤)

12. 治痈疽诸毒，内脓已成不穿破者为宜，服之即破 当归二钱，黄芪四钱，山甲(炒，末)一钱，皂角针一钱五分。水煎服。(《外科正宗》透脓散)

13. 治汤泼火烧疮，疼痛甚者 白蜡一两，麻油四两，当归一两半(生锉)。先将油煎当归令焦黑，滤去滓，次入蜡，候消，相次急搅之，放冷入瓷盒中收，以故帛子涂贴。(《圣惠方》神效白膏)

14. 治打扑损伤，落马坠车瘀血，大便不通，红肿暗青，疼痛昏闷，蓄血内壅欲死 川大黄一两，当归三两，麝香少许(另研)。上为末，入麝香研匀，每服三钱，热酒一盏调下，食前。(《卫生宝鉴》当归导滞散)

【临床报道】 1. 治疗痛经 用当归精油(藁本内酯)丸，每丸50 mg，每次150 mg，每日3次，于痛经发作期服用，连服3～7日为1个疗程。观察痛经112例，总有效率76.79%，服药2小时后疼痛开始缓解。本品气味很浓，用药后少数患者有恶心、头晕的副作用，停药后即消失。

2. 治疗急性缺血性脑中风 用25%当归注射液200 ml，静脉点滴，每日1次，20日为1个疗程。共治疗50例，结果对头痛、头昏、恶心、呕吐等主要症状有明显的缓解作用，对偏瘫、一侧肢体感觉障碍、失语以及出现病理反射阳性者的控制亦获满意效果，对椎基底动脉系统脑血栓而致眩晕者疗效尤为明显，总有效率可达94%(47/50)。对其中24例在给药前后作了血液流变学指标检测，结果血浆纤维蛋白原浓度较治疗前降低($P<0.001$)，凝血酶原时间较治疗前延长($P<0.001$)。红细胞电泳时间、血小板电泳时间、ATP诱导血小板电泳减缓率、血沉、血沉方程K值和血小板黏附率6项指标测定值较治疗前降低($P<0.001$)，而全血比黏度、血浆比黏度和全血还原黏度亦同时明显降低。临床结果均可证明当归有明显促进细胞解聚和降低血液黏度的作用，总好转率可达94.8%。

3. 治疗突发性耳聋 每次用200%当归注射液20 ml，加30%葡萄糖20 ml，静脉注射，每日1次，连用15～20日。治疗早期突发性耳聋105例，治疗后500 Hz、1 000 Hz、2 000 Hz、3 000 Hz听力水平均恢复到25 dB以内，耳鸣减轻以至消失，或听力曲线较治疗前提高30 dB以上，总有效率75%。以听力曲线呈平坦型，不伴发眩晕者，疗效较好。

4. 治疗血栓闭塞性脉管炎 Ⅰ期患者以敏感点注射为主，可加神经节(干)注射，每次每点注射5%当归注射液5～20 ml。Ⅱ期患者除敏感点、神经节(干)注射外(用量同上)，可加动脉或静脉注射。动脉推注，每次10%当归注射液10～20 ml或25%当归注射液5～10 ml。静脉注射或滴入，每次10%当归注射液80～150 ml或25%当归注射液80～100 ml。Ⅲ期患者以静脉注射或滴入为主，可加动脉或敏感点、神经节(干)注射。每日1次，每星期6次，4星期为1个疗程。共观察52例，总有效率达88.5%。用当归注射液后对肢体血流图有明显好转，有效率为60%(18/30)，并与患者症状、体征改善基本吻合。

5. 抗心律失常 用25%～50%当归注射液60～120 ml，静脉推注或滴注，每日1次，或150%当归糖浆20 ml口服，每日3次，15日为1个疗程，一般用药2个疗程。共观察心律失常100例，结果对房性、室性、房室交界性早搏均有效，其中对室性早搏的有效率达51.4%(36/70)，而冠心病所致室性早搏疗效达83.3%(25/30)。对房室及室内传导障碍无效。

【各家论述】 1.《雷公炮炙论》:“若要破血，即使头一节硬实处。若要止痛止血，即用尾。若一时用，不如不使，服食无效，单使妙也。”

2.《汤液本草》:“易老云，头能破血，身能养血，尾能行血，用者不分，不如不使。”

3. 李东垣:“头，止血而上行；身，养血而中守；梢，破血而下流；全，活血而不走。”(引自《纲目》)

4.《岐救正论》:“当归禀土之甘味，天之温气，《别录》兼辛，大温，无毒。甘以缓之，辛以散之，润之，温以通之畅之，入手少阴、足厥阴，亦入足太阴，活血、补血之要药。”(《本草经疏》)

5.《本草正》:“当归，其味甘而重，故专能补血，其气轻而辛，故又能行血，补中有动，行中有补，诚血中之气药，亦血中之圣药也。”“大约佐之以补则补，故能养荣养血，补气生精，安五脏，强形体，益神志，凡有形虚损之病，无所不宜。佐之以攻则通，故能祛痛通便，利筋骨，治拘挛、瘫痪、燥、涩等证。”

6.《本草正义》:“归身主守，补固有功，归尾主通，逐瘀自验，而归头秉上行之性，便血溺血，崩中淋带等之阴随阳陷者，升之固宜，若吐血衄血之气火升浮者，助以温升，岂不为虎傅翼？是止血二字之所当因症而施，固不可拘守其止之一字而误谓其无所不可也。且凡失血之症，气火冲激，扰动血络，而循行不守故道者，实居多数，当归之气味俱厚，行则有余，守则不足，亦不可过信归所当归一语，而有循名失实之咎。"

7.《医学正传》："当归一物，雷公谓头破血，身和血，尾止血，东垣又云头止血，身养血，尾破血，二说不同，岂无归一之论乎？请明以告我。曰：东垣曰当归者，使气血各有所归之功之号也。盖其能逐瘀血，生新血，使血脉通畅，与气并行，周流不息，故云然。又曰：中半已上，气脉上行，天气主之；中半以下，气脉下行，地气主之；身则独守乎中而不行也，故人身之法象亦犹是焉。予谓瘀血在上焦与上焦之血少，则用去芦上截，瘀血在下焦与下焦之血虚，则用下截之尾；若欲行中焦之瘀与补中焦之血，则用中一段之身。"

1800 **当归藤** dāng guī téng（广州空军《常用中草药手册》）

【异名】 大力王、筛箕藴（广州空军《常用中草药手册》），虎尾草（《云南思茅中草药选》），千里香、土当归、保妇藴、走马胎、土丹桂、小箭赶风、米筛藤（《广西药用植物名录》）。

【基原】 为紫金牛科酸藤子属植物当归藤的根与老茎。

【原植物】 当归藤 *Embelia parviflora* Wall.［*Samara parviflorum* Kurz］ 又名：小花酸藤子（《广西药用植物名录》）。

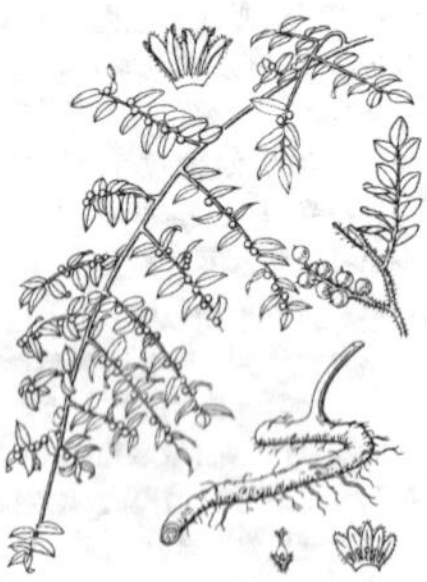
当归藤

攀缘灌木或藤本，长 3 m 以上。小枝通常 2 列，密被锈色长柔毛，略具腺点或星状毛。叶 2 列，互生；被长柔毛；叶片坚纸质，卵形，长 1～2 cm，宽 0.6～1 cm，先端钝或圆形，基部近圆形，全缘，多少具缘毛，叶面仅下凹的中脉被柔毛，背面被锈色长柔毛或鳞片，近顶端具疏腺点。亚伞形花序或聚伞花序，腋生，通常下弯藏于叶下，被锈色长柔毛，有花 2～4 朵或略多；花梗被锈色长柔毛；小苞片披针形至钻形；花 5 数，萼片卵形或近三角形，先端多少具腺点，具缘毛；花瓣白色或粉红色，分离，长 1.5～2.5 mm，卵形、长圆状椭圆形或长圆形，先端微凹，近先端具腺点，边缘和里面密被微柔毛；雄蕊在雌花中退化，在雄花中着生于花瓣的 1/3 处，花药背部具腺点；雌蕊在雌花中与花瓣等长，花柱基部被疏微柔毛，有时具腺点，柱头扁平或微裂。果球形，直径 5 mm 或略小，暗红色，无毛，宿存萼反卷。花期 12 月至翌年 5 月，果期 5～7 月。

生于海拔 300～1 800 m 的林下、林缘或灌丛中。分布于浙江、福建、广东、广西、海南、贵州、云南、西藏等地。

【采收加工】 全年均可采，切片，晒干。

【成分】 当归藤含正三十烷酸，正三十烷酸乙酯，α-菠甾醇及苯醌类化合物。

【药性】 苦、涩，温。

1.《全国中草药汇编》："苦、涩，平。"

2.《福建药物志》："苦，温。"

【功用主治】《全国中草药汇编》："补血调经，强腰膝。主治贫血，闭经，月经不调，白带，腰腿痛。"

【用法用量】 内服：煎汤，15～30 g。外用：鲜品捣敷。

1801 **吐铁** tǔ tiě（姚可成《食物本草》）

【异名】 土铁、麦螺、梅螺（《闽中海错疏》），土螺（《医林纂要》）。

【基原】 为阿地螺科吐铁属（泥螺属）动物泥螺的肉。

【原动物】 泥螺 *Bullacta exarata*（Philippi）

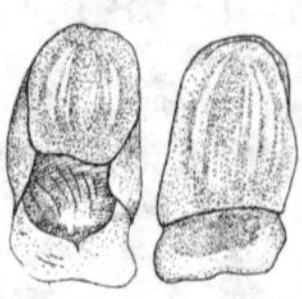
泥 螺

贝壳卵圆形，高 10～19 mm，宽7～14 mm，约占体长的 1/2，一般体长40～46 mm，宽 15～30 mm。无螺塔和脐，壳薄而脆，幼时白色透明；或体黄褐色不透明，壳面平滑，具许多细弱环纹和纵纹。壳口广阔，其长度几与壳高相等，上部较下部狭窄，前端宽大，后端缩小，外唇简单而锋利，向上部扩张，超过壳顶；内唇平滑，无厣。体柔软，呈长方形，极肥大，不能完全缩入壳内（贝壳只包被内脏囊）。皮肤稍透明，色灰黄色或红黄色。体前端具头盘，大而肥厚，呈拖鞋状，前端微凹，后端略分为两叶，覆被贝壳前端的一部分。眼退化，埋藏于头盘的皮肤中。在头盘两侧下方具有一个梭形的感觉器（由众多颗粒组成），生活时呈鲜黄色。外套膜不发达，大部分被贝壳包被，唯其后端变成肥厚的叶片，游离，且一部分向体背部翻转，遮盖贝壳的后部。腹足短，约占体长的 3/4，足底面宽大，前端圆形，后端略成截形。侧足发达，遮盖贝壳两侧的一部分。鳃位于外套膜右侧的长形腔内，呈三角形，由 17～20 个小鳃片组成。

生活于海湾内潮间带泥沙滩，底栖硅藻丰富，风浪不大，潮流较缓的海区内。杂食性，以有机腐殖质、硅藻、海藻碎片、无脊椎动物的卵及小型甲壳类等为食。雌雄同体，但异体受精。性成熟时，每当退潮后，可见其在滩涂上进行交尾。我国沿海均有分布，尤以东海为多。

【采收加工】 5～9 月间，在海滩上捕捉。

【药材】 吐铁 *Bullacta* 产于我国东海、南海。

性状 本品呈不规则形的类长方形，长约 3 cm，宽约 1 cm。表面黄棕色或红棕色，头盘大而肥厚，呈履状，前端微凹，后端略分为两叶，眼退化，埋藏于头盘的皮肤中，在头盘两侧的下方，有一个由众多颗粒组成的梭形感觉器官，称亨氏器。外套膜不发达。腹足短，约占身体前部的 3/4，足底宽大，前端半圆形，后端截断形。质柔韧。气微腥，味咸。

【成分】 含不饱和脂肪酸：别-顺-5，8，11，14-二十碳四烯酸即花生四烯酸（all-*cis*-5，8，11，14-eicosatetraenoic acid；arachidonic acid），7，10，13-十六碳三烯酸（7，10，13-hexadecatrienoic acid），10，13-十八碳二烯酸乙酯（10，13-octadecadienoic acid ethyl ester），鲛肝醇（chimyl alcohol），9-十六碳烯酸乙酯（9-hexadecenoic acid ethyl ester）。还含胆甾醇（cholesterol）和它的脂肪酸酯。

【药性】 姚可成《食物本草》："味咸，寒，无毒。"

【功用主治】 养肝明目，生津润燥。主治眼目视物不清，咽喉炎，肺结核。

1. 姚可成《食物本草》："补肾明目，益精髓。"

2.《药性切用》："泻热益阴。"

3.《医林纂要》："除烦醒酒。"

4.《纲目拾遗》："润喉燥，生津。"

5.《中国药用海洋生物》："润肺。治咽喉炎，肺结核。"

【用法用量】 内服：盐、酒渍食，或煮服。

1802 **吐烟花** tǔ yān huā（广州部队《常用中草药手册》）

【异名】 吐烟草（《海南岛常用中草药手册》）。

【基原】 为荨麻科赤车属植物吐烟花的全草。

【原植物】 吐烟花 *Pellionia repens*（Lour.）Merr.［*Polychroa repens* Lour.］

一年生草本。茎肉质，分枝，匍匐，节下生根。叶肉质，在同一节上有两种叶，退化叶极细小，几无柄，线状倒卵形，正常叶较大；叶柄长 2～10 mm，密被短柔毛；托叶膜质，卵状披针形，2 枚合生，宿存；叶片近圆形、椭圆形或卵形，长 2～6.5 cm，宽 1.3～3 cm，先端钝或圆形，有时急尖，基部心形，极不对称，边缘波状或有波状圆齿，有时近全缘，上面深绿色，下面淡绿色，有线状钟乳体条纹，背面在叶脉上密被柔毛；两侧基出脉达叶片中部，粗大；雌雄异株，花序腋生；雄花序为疏散的聚伞花序，有长 5～8 cm 的总花梗；雌花序为密伞形花序，近无总花梗；雄花萼裂片 5，长 1.5～2 mm，同大；雌花萼裂片 5，长圆形，长约 1 mm，近相等，顶端有小尖头；雌蕊子房有小瘤体。瘦果淡棕色，有明显的硬瘤体。花期 5～10 月。

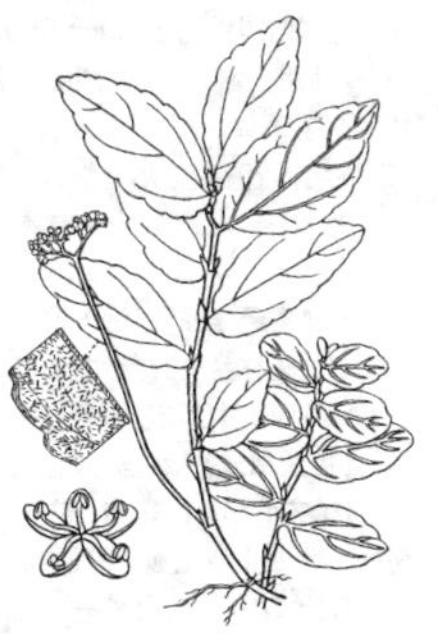
吐烟花

生于海拔 800～1 100 m 的疏林下溪旁。分布于广东、海南、贵州、云南等地。

【采收加工】 全年均可采，鲜用或蒸后晒干。

【药材】 吐烟花 *Pelloniae Repentis Herba* 产于广东、海南等地。

性状 干品多缠绕扭曲。茎细长，暗紫色，节处可见纤细的不定根或合生的小托叶。叶有两种，一种细小线形，一种较大，湿润展平后呈斜卵形，先端钝圆，基部极不对称，边缘有波状圆锯齿，表面深绿色，可见明显而稠密的线状条纹（钟乳体），尤以边缘处更密集，质脆。

【药性】 甘，微涩，凉。归肝、心、脾经。

1. 广州部队《常用中草药手册》："甘，凉，微涩。"

2.《海南岛中草药手册》："淡，平。"

【功用主治】 清热利湿，宁心安神。主治湿热黄疸，腹水，失眠，健忘，变应性皮炎，下肢溃疡，疮疖肿毒。

1. 广州部队《常用中草药手册》："清热利湿。"

2.《海南岛常用中草药手册》："解毒利水。主治黄疸型肝炎，腹水。"

【用法用量】 内服：煎汤，6～15 g，鲜品 30～60 g。外用：鲜品捣敷；或煎水外洗。

【选方】 1. 治急、慢性肝炎，神经衰弱 吐烟花干品 6～15 g，鲜品 30～60 g。水煎服。

2. 治变应性皮炎 吐烟花煎水洗。

3. 治下肢溃疡及疖肿 吐烟花鲜品捣烂外敷。（1～3 方出自广州部队《常用中草药手册》）

1803 虫牙药 chóng yá yào（《贵州民间药物》）

【异名】 三叉金、三托艾、大夫根、大箭根（《广西药用植物名录》），三姐妹（《广西中草药》），伤寒头（《广西本草选编》）。

【基原】 为唇形科香茶菜属植物牛尾草的全草或叶。

【原植物】 牛尾草 *Rabdosia ternifolia* (D. Don) Hara [*Plectranthus ternifolius* D. Don; *Isodon ternifolius* (D. Don) Kudo] 又名：细叶香茶菜（《广西药用植物名录》），四楞草、龙胆草、鸭边窝、扫帚草、三叶扫把、牛尾巴蒿、马鹿尾（《中国植物志》）。

多年生草本或半灌木，高 0.5～2 m。茎密被绒毛状长柔毛。叶对生及 3～4 枚轮生；具极短柄；叶片披针形至狭椭圆形，长 2～12 cm，上面具皱纹，被疏柔毛至短柔毛，下面网脉隆起，密被灰白色或污黄色绒毛。穗状圆锥花序顶生及腋生，花密集，排列成顶生复圆锥花序；苞片叶状至极小；花萼钟状，密被长柔毛，果时增大呈筒状，齿 5，相等；花冠小，长 5～6 mm，白色至浅紫色，筒下弯，基部浅囊状，上唇 4 圆裂，上反，下唇圆卵形，内凹；雄蕊内藏。小坚果卵圆形，腹面具棱。花期 9 月至翌年 2 月，果期 12 月至翌年 4～5 月。

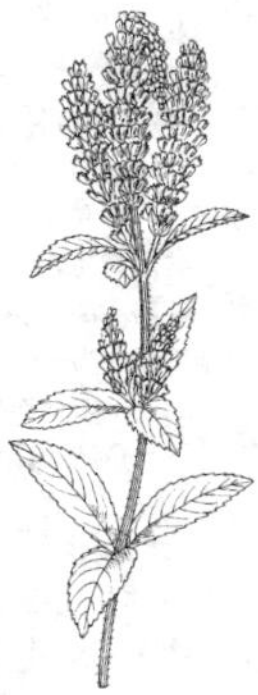
牛尾草

生于草地或灌丛。分布于广东、广西、贵州、云南等地。

【采收加工】 6～9 月采收，鲜用或晒干。

【药材】 虫牙药 *Rabdosiae Ternifoliae Herba seu Folium* 产于广东、广西、贵州、云南等地。

性状 茎被柔毛，三枚小叶轮生，狭披针形至狭椭圆形，先端锐尖或渐尖，基部阔楔形或楔形，叶缘具锯齿，坚纸质至近革质，上面榄绿色，具皱纹，被柔毛，下面较淡，网脉隆起，密被灰白色或污黄色绒毛，叶柄极短。由聚伞花序组成穗状圆锥花序，苞片叶状，花萼钟状，直立，萼齿 5，三角形，等大。种子卵圆形。气微，味微苦涩。

鉴别 (1) 茎横切面：表皮 1 列细胞，非腺毛众多，由 3～7 个细胞组成。皮层细胞 2～5 列。中柱鞘纤维束继续排列成环。韧皮部较窄，木质部较宽。髓宽广，细胞类多角形。

叶表面观：表皮细胞类多角形，上有气孔、腺毛、非腺毛及毛痕，气孔不等式。腺毛黄褐色，头部 1 个细胞，柄部 1～2 个细胞，无色或含黄棕色物质。

(2) 薄层色谱：取本品粉末 5 g，加甲醇 50 ml 浸泡过夜，滤过，滤液减压浓缩至 5 ml，作供试品溶液。另取木犀草素、芹菜素和 β-谷甾醇，分别加甲醇制成每 1 ml 含 0.5 mg 的溶液，作为对照品溶液。吸取上述溶液各 3 μl，分别点样于同一硅胶 G 高效板上，用氯仿-甲醇(12：1)展开 8.5 cm，取出，晾干，喷以 5% 硫酸乙醇溶液，105 ℃烘 5 分钟。供试品色谱中，在与对照品色谱相应的位置上，显相同颜色的斑点。

【成分】 全草含香茶菜属酸(isodonic acid)，长管香茶菜素甲、戊(longikurin A、E)，香茶菜属醛(isodonal)，牛尾草素甲、乙、丙(rabdoternin A、B、C)，冬凌草甲素(oridonin)，冬凌草乙素(ponicidin)，细叶香茶菜甲素(sodoponin)，细叶香茶菜乙素(ternifolin)即 6α-乙酰基细叶香茶菜甲素(6α-acetylsodoponin)，齐墩果酸(oleanolic acid)，熊果酸(ursolic acid)，β-谷甾醇(β-sitosterol)，豆甾醇(stigmasterol)，10-epiolgrine。

【药理】 抑癌作用 从牛尾草叶中得到的香茶菜属酸 15 mg/kg给移植了艾氏腹水癌的小鼠腹腔注射，连续 7 日，可显著延长荷瘤小鼠的存活时间。

【药性】 苦，微辛，凉。

1.《贵州民间药物》："性温，味辛，有小毒。"

2.《广西中草药》："味微苦，性温。"

3.《广西本草选编》："味微苦，性凉。"

【功用主治】 清热利湿，解毒止血。主治感冒，流感，咳嗽痰多，咽喉肿痛，牙痛，黄疸，热淋，水肿，痢疾，肠炎，毒蛇咬伤，刀伤出血。

1.《贵州民间药物》："止痛，止血。主治牙痛，刀伤。"

2.《全国中草药汇编》："主治感冒，支气管炎，扁桃体炎，咽喉炎，牙痛，肠炎，痢疾，黄疸型肝炎，急性肾炎，膀胱炎。"

【用法用量】 内服：煎汤，15～30 g。外用：鲜品捣敷；或煎水洗；或研末敷。

【选方】 1. 治毒蛇咬伤，肿胀疼痛 细叶香茶菜 30～60 g，水煎冲酒服；外用鲜草适量，水煎洗患处。（《广西中草药》）

2. 治牙痛虫牙 药少许，加食盐共捣，放于患处；或用虫牙药根捣烂，放于患处。

3. 治刀伤虫牙　药叶适量，捣烂敷伤口。（2、3方出自《贵州民间药物》）

【临床报道】 治疗慢性乙型肝炎及乙肝病毒携带者　用三姐妹制成片剂，每片含生药 3.4 g，每次 3 片，每日 3 次，连服 3 星期后停药 1 星期，3 个月为 1 个疗程，部分患者连续治疗 2 个疗程。共治疗 308 例，其中慢性乙型肝炎 43 例，乙肝病毒携带者 265 例。结果总有效率为 72.4%，其中 HBsAg 转阴率为 32.8%，滴度下降率为 39.6%，HBeAg 转阴率为 58.6%，抗-HBe 转阴率为 69.2%，与对照组比较有显著差异；抗-HBcIgG 转阴率为 20.9%，与对照组相同；抗-HBs 转阴率为 9.3%，与对照组相似。

1804 虫白蜡 chóng bái là（《本草会编》）

【异名】 白蜡（《纲目》），虫蜡（《本草求真》），木蜡（《新本草纲目》），树蜡（《中国药学大辞典》），蜡膏（《四川中药志》）。

【基原】 为蚧科白蜡蚧属动物白蜡虫的雄虫所分泌的蜡质精制而成。

【原动物】 白蜡虫 *Ericerus pela* Chavannes

雌虫体椭圆形，长 1.2～1.5 mm。体表褐色，有黑斑点。单眼 1 对，口器为甲壳质针状吸收器。环节不明显，无翅，触角及足皆不发达。腹面灰黄色，有多个尖棘，沿身体边缘排列。尾端有深凹陷。雄虫体色与雌虫相同。初孵化时，形与雌虫相似，但有粗大的足，腹部有硬棘及很多泌蜡孔。头部两侧有大小不等的单眼各 5 个；触角 1 对，分为 7 节。胸部圆形，有翅 1 对，长约 5 mm，膜质透明。经泌蜡后，虫体变成圆形。白蜡虫雌性无蛹期，雄虫有蛹期，卵分雌雄两性，被一层角质囊包围。春季孵化，雄性幼虫在树枝上固定不动，并分泌白色蜡质，包围体外。

栖息于木犀科植物白蜡树、女贞及女贞属其他植物枝干上。分布于江苏、浙江、福建、山东、河南、湖北、湖南、广东、广西、四川、贵州、云南、西藏、陕西等地。

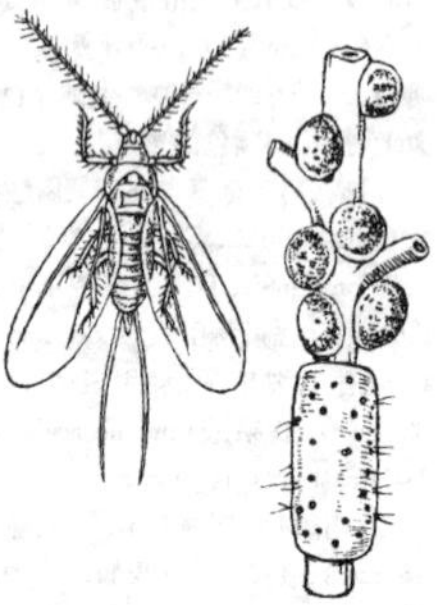
白蜡虫

【采收加工】 雄白蜡虫定干后即开始泌蜡，到处暑、白露节前后，蜡花表面开始出现白色蜡丝，应采收蜡花。采收时间最好在晨露未干、雨后初晴或微雨时，蜡花湿润，易于剥下采尽。晴天应先喷水湿润后再采。采收下的蜡花最好当日加工，否则发热、发臭、变色，影响蜡品质。当日来不及加工应摊成薄层晾冷处理。白蜡加工采取传统的水煮压榨法，劳动强度大，工效低，含渣质。另一种方法为蒸汽制蜡法，操作简便，劳动强度低，工效高，生产安全而且蜡质好。

【药材】 虫白蜡 *Cera Chinensis*　主产于四川、湖南、贵州、云南等地。以四川产量最大，品质亦佳。

性状　本品呈不规则块状，白色或类白色。表面平滑，或稍有皱纹，具蜡样光泽。体轻，质硬而稍脆，搓捻则粉碎。断面呈条状或颗粒状。气微，味淡。

鉴别　熔点：81～85 ℃；酸值：不大于 1；皂化值：70～92；碘值：不大于 9。

【药性】 甘，淡，温。归肝经。

1.《纲目》："甘，温，无毒。"

2.《医林纂要》："甘，淡，涩，温。"

3.《会约医镜·本草》："入肝经。"

4.《本草撮要》："入手太阴、足厥阴经。"

5.《四川中药志》1960 年版："入心、脾二经。"

【功用主治】 止血，生肌，定痛。主治金疮出血，尿血，便血，疮疡久溃不敛。

1. 朱丹溪："生肌，止血，定痛，补虚，续筋接骨。"（引自《纲目》）

2.《医学入门》："补中虚，杀痨虫，止咳止泻，润肺脏，厚肠胃。"

3.《本经逢原》："治下疳。以半两入鲫鱼腹中煮食，治肠红。"

4.《医林纂要》："补肺敛气，卫心。"

5.《四川中药志》1960 年版："治心跳累。"

【用法用量】 内服：入丸、散，3～6 g。外用：熔化调制药膏。

【选方】 1. 治打伤　白蜡一两，藤黄三钱。入麻油溶化，涂伤处。此方止痛止血，治烫伤亦愈。（《回生集》）

2. 治杖疮　真白蜡一两，猪骨髓五个，潮脑三钱。共入铫内熬成膏，用甘草煮油纸摊贴。（《洞天奥旨》白蜡膏）

3. 治渊疽（凡肋、胸、胁、腰、腹空软之处发痈疽者）当在将溃未溃之际，服之可免透膜之患　白蜡、白及各等分。共研细末。轻剂一钱，中剂二钱，大剂三钱，黄酒调服，米汤亦可。（《医宗金鉴》护膜散）

4. 治外臁　白蜡一钱，轻粉一钱，猪油三两。捶烂以油纸摊膏贴之。（《万氏秘传外科心法》三白膏）

【各家论述】 1. 朱丹溪："白蜡，禀受收敛坚强之气，为外科要药。与合欢皮同入长肌肉膏中，用之效。"（引自《纲目》）

2.《本草求真》："虫蜡，味甘气温，按甘益血补中，温能通经活络，故书载能止痛生肌，补虚续绝，与桑螵蛸同有补虚之意，可为外科圣药。是以郑赞寰云，汪御章尿血，用白蜡加于凉血滋肾药中遂愈，则知虫蜡亦皆活血生肌之味。但蜜蜡味甘淡涩微温，虫蜡则味甘不淡而温也。蜜蜡因有涩性，可以止泻、治痢；虫蜡涩性差减，而痢则鲜用也。"

1805 曲花紫堇 qū huā zǐ jǐn（《甘肃中草药手册》）

【异名】 弯花紫堇（《青藏高原药物图鉴》）。

【基原】 为罂粟科紫堇属植物曲花紫堇的全草。

【原植物】 曲花紫堇 *Corydalis curviflora* Maxim.

多年生草本，高 10～35 cm，无毛。须根簇生，中部 1～2 cm 处常呈狭纺锤形增粗或呈粗线状。茎 1～2 条，不分枝。基生叶少数，柄长 4～6 cm，叶片轮廓圆至肾形，长 5～14 mm，宽 12～24 mm，3 全裂，裂片再 2～3 深裂，或五出掌状全裂，末回裂片狭椭圆形至狭倒卵形；茎生叶 1～4，疏生于茎上部，无柄，叶片长 12～36 mm，掌状全裂，裂片条形。总状花序顶生，长 2～10 cm，有花 10～15 朵；苞片狭卵形至披针形，全缘；花冠蓝色至紫红色，长 12～14 mm，外轮上瓣具鸡冠状突起，距圆筒形，长占全瓣的 1/3，末端斜上，外轮花瓣长 7～9 mm，内轮花瓣长 6～8 mm。蒴果条状长圆形，长 12～18 mm。种子3～6 枚。花期 4～5 月，果期 5～6 月。

生于海拔 1 500 m 以上的山坡草地林下。分布于山西、河南、四川、云南、陕西、甘肃、青海等地。

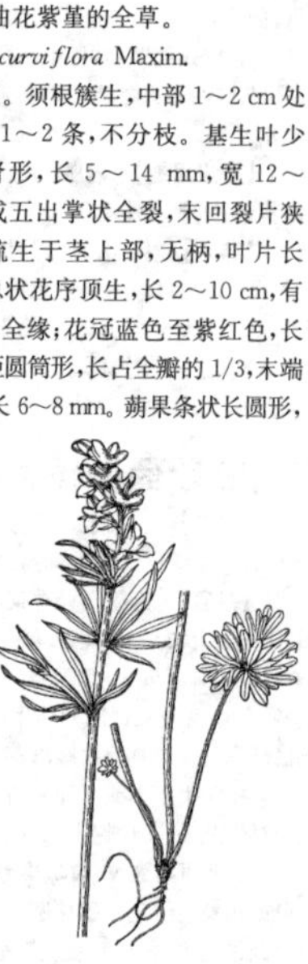
曲花紫堇

【采收加工】 7～8 月采收，晒干或阴干。

【药性】 苦，寒。

1.《甘肃中草药手册》："（叶）苦，寒。"

2.《青藏高原药物图鉴》："（全草）甘，涩，温。无毒。"

【功用主治】 清热毒，利肝胆，凉血止血。主治热病高热，湿热黄疸，衄血，月经过多。

1.《甘肃中草药手册》："清热解毒，利胆。主治热病发烧，湿热黄疸等症。"

2.《青藏高原药物图鉴》："止血。治鼻衄及月经过多。"

【用法用量】 内服：研末，1.5～3 g。

1806 吕宋果 lǚ sòng guǒ（《纲目拾遗》）

【异名】 加挖弄、宝豆（《本草补》），苦果（《药材资料汇编》）。

【基原】 为马钱科马钱子属植物吕宋豆的种子。

【原植物】 吕宋豆 *Strychnos ignatii* Berg. [*S. hainanensis* Merr. et Chun] 又名：海南马钱（《海南植物志》），马金长子（《云南植物志》），解热豆（《广西植物名录》）。

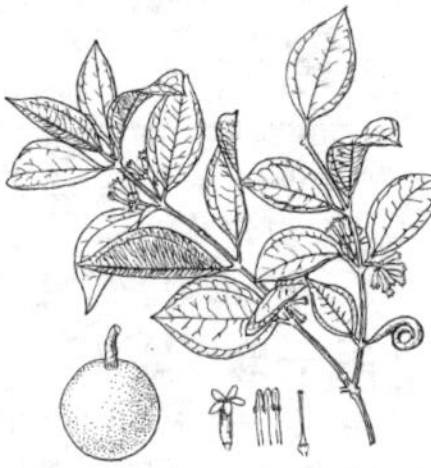

吕宋豆

大型木质藤本。茎粗，栗褐色；小枝常变态成腋生螺旋状曲钩。叶对生；叶柄长7～10 mm；叶片革质，光滑，长圆形或椭圆形，长6～17 cm，宽3.5～7 cm，先端锐尖，基部楔形或略圆，全缘，有明显的基出3条叶脉。三歧聚伞花序生于上部叶腋，长2.5～3 cm；花5数，芳香；花萼裂片卵形；花冠淡黄色，花冠管远长于花冠裂片；雄蕊着生于花冠管喉部，花丝极短，花药长圆形，先端长尖，基部浅2裂；雌蕊长约1.5 cm，子房2室。浆果圆形，灰白色微带黄色渐变为褐色，径约10 cm或更长。种子多数，包在柔软黄色的果肉中，新鲜种子稻草色略带青绿，卵形或具钝角的三角状形，略扁，长2～2.5 cm，宽约2.5 cm，被银白色伏贴的毛茸。花期4～6月，果期7月至翌年1月。

生于海拔400～800 m的石灰岩山地疏林下或山坡灌丛中。分布于广东、广西、海南、云南等地。

【采收加工】 8～10月采收，取出种子，晒干。

【药材】 吕宋果 *Strychni Ignatii Semen* 产于云南、广西、广东。

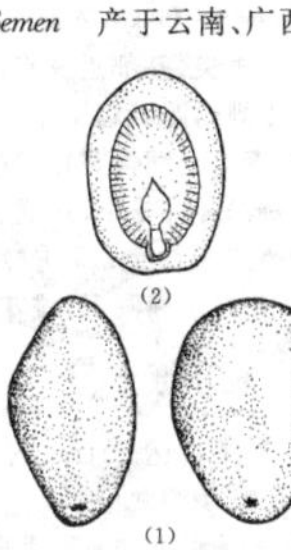

(2)

(1)

吕宋果（种子）外形
(1) 外形 (2) 纵剖面

性状 种子呈不规则卵圆形，长1.8～2.5 cm，宽约1.3 cm，厚约0.5 cm。全体不平坦，有钝棱。表面黄棕色或灰黑色，有稍隆起的细皱纹，少数有残留的毛茸，基部有明显的圆形种脐。质坚硬，纵剖面可见角质状、棕色的胚乳，中央具子叶2片，叶脉5～7条，胚根长3～4 mm。气微，味极苦，剧毒。

鉴别 (1) 种皮表皮非腺毛长600～800（～1 000）μm，直径20～30 μm，弯曲或稍平直，有8～9条肋状增厚，先端聚合成钝圆状，或自然裂开而成透明无色的细长棒状；毛茸易脱落或从基部折断。

(2) 取本品粉末少量，加硝酸1滴，即显橙红色（检查马钱子碱）；取本品粉末少量，加矾酸铵1滴，显紫色（检查番木鳖碱）。

【成分】 种子含生物碱：番木鳖碱（strychnine），4-羟基番木鳖碱（4-hydroxystrychnine），α-可鲁勃林（α-colubrine），β-可鲁勃林（β-colubrine），马钱子碱（brucine），伪番木鳖碱（pseudostrychnine），伪马钱子碱（pseudobrucine），*N*-甲基-断-伪番木鳖碱（icajine），番木鳖次碱（vomicine），*N*-甲基-断-伪马钱子碱（novacine），马钱子碱-*N*-氧化物（brucine-*N*-oxide），小檗碱（berberine），16-甲氧基番木鳖碱（16-methoxystrychnine），16-乙氧基番木鳖碱（16-ethoxystrychnine），16-丙氧基番木鳖碱（16-propoxystrychnine）。又含马钱子苷（loganin）。

【药性】《全国中草药汇编》："苦，温，有大毒。"

【功用主治】《纲目拾遗》："治中毒，服毒，蛇蝎蜈蚣等伤，疫疾中风昏仆，腹痛泻痢，疟疾初作，刀斧伤，血漏，蛔虫，疳积，难产，头疮痒烂黵黵，潮热。"

【用法用量】 内服：磨汁，每次0.06～0.09 g，每日2～3次。外用：刮末撒；或调敷。

【宜忌】 体虚、久病者慎服，孕妇禁服。本品有剧毒，如误服或剂量过大可致中毒，出现口吐白沫、烦躁不安、呼吸急促、强直惊厥、角弓反张等症状，严重者可引起死亡。

【选方】 1. 治头疮痒烂黵黵 吕宋果切碎，以油煎之，趁热遍擦，向火取暖，随以布向火取热，覆病人身上而睡，又以被盖，不见生风即愈。（《纲目拾遗》）

2. 治内痔外翻 吕宋果，以醋磨，涂患处。（《贵州中医验方》）

1807 吕宋楸毛 lǚ sòng qiū máo（李承祜《生药学》）

【异名】 吕宋楸荚粉、加麻刺（李承祜《生药学》），红果果毛、粗糠柴毛（《万县中草药》）。

【基原】 为大戟科野桐属植物粗糠柴果实的腺毛、毛茸。

【原植物】 粗糠柴 *Mallotus philippinensis* (Lam.) Muell. Arg. [*Croton philippinense* Lam.] 又名：香檀、香桂树（《广州植物志》），假桂树、新妇木（《广西中药志》），菲律宾桐、鹅果树（《中国经济植物志》），香楸藤、楸树（江西《草药手册》），将军树（《广西植物名录》），花樟树（《湖南中药资源名录》），鸡尾树、野荔枝（《云南药用植物名录》），痢灵树（《全国中草药汇编》），蚂蚁树（《广西民族药简编》），六年仔、大枫脑。

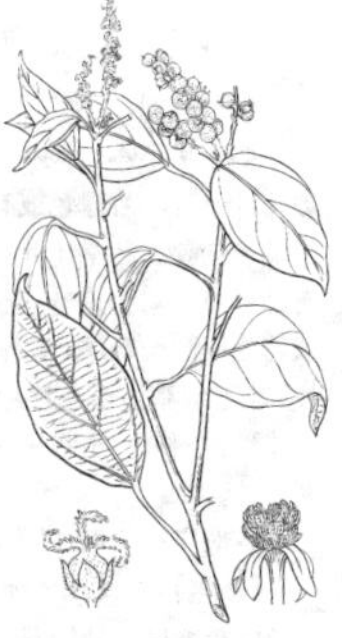

粗糠柴

常绿小乔木，高2～10 m。茎黑褐色或灰棕色，无毛。小枝、幼叶和叶柄均被褐色星状柔毛。叶互生或近对生；叶柄长1～5 cm；叶片近革质，卵形、长圆形至披针形，长5～19 cm，宽2～7.5 cm，先端渐尖，基部钝圆或阔楔形，有基出3脉和2腺体，全缘或有钝齿，上面绿色，光滑无毛，有稀疏红色腺点，下面多粉白色，密被红褐色星状短柔毛及红色腺点。总状花序顶生或腋生，花序枝及花梗、花萼外面、子房均被褐色星状毛及红色腺点；花单性同株；花小，黄绿色，无花瓣；雄花序成束或单生，长5～8 cm，多花，雄花萼片3～4，卵形，膜质，雄蕊18～32，花药2室；雌花序单生，长3～7 cm；雌花萼管状，3～5裂，子房球形，2～3室，羽状柱头2～3，有红色腺点，有时有退化雄蕊。蒴果三棱状球形，直径6～10 mm，无软刺，密被鲜红色颗粒状腺点，成熟时开裂为3个分果爿；种子球形，黑色，平滑。花期2～4月，果期7～10月。

生于海拔300～1 600 m灌丛、杂木林及林缘、路边。分布于浙江、福建、江西、海南、湖北、湖南、广东、广西、四川、贵州、云南、甘肃、台湾等地。

本植物的叶（粗糠柴叶）、根（粗糠柴根）亦供药用，另设专条。

【采收加工】 9～10月果实充分成熟时采摘，入布袋中，摩擦搓揉抖振，擦落毛茸，拣去果实，收集毛茸，干燥即可。

【药材】 吕宋楸毛 *Malloti Philippinensis Hair* 产于广东、广西、湖南、云南、四川、福建、江西等地。

性状 毛茸呈细粒状、暗红色、浮动性粉末，无臭，无味。投水面上浮，微使水色变红。投乙醇、醚、氯仿及氢氧化钾试液中，能使溶液呈深红色。徐徐振荡之，其灰色部分(非腺毛)聚集于表面。

【成分】 本品含粗糠柴毒素(rottlerin)、异粗糠柴毒素(isorottlerin)，4-羟基粗糠柴毒素(4-hydroxyrottlerine)，3，4-二羟基粗糠柴毒素(3，4-dihydroxyrottlerine)，间苯三酚(phloroglucinol)及卡马拉查耳酮(kamalachalcone)A、B。

【药理】 驱虫等作用　粗糠柴毒素及异粗糠柴毒素有驱虫作用，对兔小肠能提高张力，增强蠕动。

【药性】 淡，平，小毒。

1.《广西中药志》："味淡，性平。"

2.《全国中草药汇编》："微苦、微涩，凉。"

3.《福建药物志》："有毒。"

【功用主治】 驱虫缓泻。主治绦虫病，蛔虫病，蛲虫病。

1.《广西中药志》："能驱除绦虫，蛔虫，蛲虫，并兼有泻下作用，故服药后无须再服泻药。民间用治烂疮，跌打，煎水洗脚肿，风湿。"

2.《中国药用植物图鉴》："为驱除绦虫药，具有缓泻作用，适用于小儿及体弱者。"

【用法用量】 内服：研末，1～3 g；或装胶囊；或煎汤。外用：煎水洗或涂敷。

【宜忌】《全国中草药汇编》："果实上腺毛有毒，过量则可引起中毒，发生恶心、呕吐、强烈下泻。"

【选方】 治绦虫病　红果果毛 3 g。水煎，冲服雷丸 2 粒。(《万县中草药》)

1808 吊兰 diào lán (《广西药用植物名录》)

【异名】 挂兰、匍匐兰、钓兰(《福建民间草药》)，树蕉瓜、折鹤兰(《文山中草药》)，兰草(《广西本草选编》)，倒吊兰(《福建药物志》)。

【基原】 为百合科吊兰属植物吊兰的全草或根。

【原植物】 吊兰 *Chlorophytum comosum* (Thunb.)Baker

多年生草本。根茎短而肥厚，呈纺锤状。叶自根际丛生，多数；叶细长而尖，绿色或有黄色条纹，长 10～30 cm，宽 1～2 cm，向两端稍变狭。花葶比叶长，有时长达 50 cm，常变为匍枝，近顶部有叶束或生幼小植株；花小，白色，常 2～4 朵簇生，排成疏散的总状花序或圆锥花序，花梗关节位于中部至上部；花被叶状，裂片 6 枚；雄蕊 6，稍短于花被片，花药开裂后常卷曲；子房无柄，3 室，花柱线形。蒴果三角状扁球形，每室具种子 3～5 颗。花期 5 月，果期 8 月。

各地广泛栽培，供作观赏。原产非洲南部。

【栽培】 生物学特性　喜温暖湿润环境。多盆栽。

繁殖方法　分株繁殖。幼株种植后，在其发根完整，有新的生长点以前，不要急于将母株切断。此外，用肉质根繁殖也可。

田间管理　冬季温度低时，务必使植株保持干燥。春、夏季生长期，应保持土壤湿润。秋季、冬季减少浇水量，但冬季也不能使土壤全干。生长期每旬施用腐熟稀薄的肥水 1 次，冬季每月施 1 次。

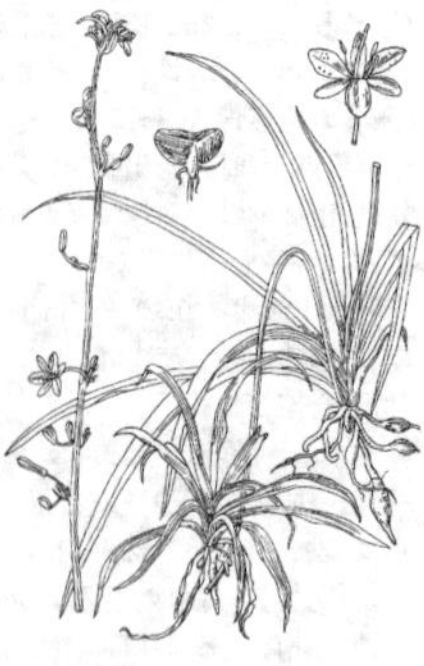

吊　兰

【采收加工】 全年均可采收，鲜用。

【成分】 全草含吊兰素。

【药理】 对心血管系统的作用　石吊兰素 2.5 mg/kg 静脉注射降压时伴有左室内压峰值及外周阻力下降，5 mg/kg 静脉注射使外周阻力及血压进一步降低，舒张压的下降超过收缩压，心率、心输出量及左室内压上升速率峰值等均见明显降低。低剂量的石吊兰素的降压作用主要系舒张血管所致，石吊兰素较大剂量对心脏的抑制作用可能也参与了其降压成分。

【药性】《福建药物志》："甘、微苦，平。"

【功用主治】《福建药物志》："清热止咳，消肿止痛。主治咳嗽，跌打损伤，痈、疔疖。"

【用法用量】 内服：煎汤，6～15 g，鲜品 15～30 g。外用：捣敷；或煎水洗。

【选方】 1. 治咳嗽　鲜吊兰 15～30 g，枇杷叶 9～15 g。水煎服。(《福建药物志》)

2. 治骨折(复位后，小夹板固定)　鲜树蕉瓜捣烂敷患处。(《文山中草药》)

3. 治疔疮肿毒　鲜挂兰叶一握。调冬蜜捣烂外敷。

4. 治痔疮肿痛　鲜挂兰全草一握。酌加水煎熏洗。(3、4 方出自《福建民间草药》)

5. 治烧伤　鲜树蕉瓜根适量，捣烂敷患处。(《文山中草药》)

1809 吊干麻 diào gān má (《贵州草药》)

【异名】 马断肠、萝卜药(《中国经济植物志》)，老虎麻(《贵州草药》)，苦树皮、菜药、棱枝南蛇藤、大钓鱼竿(《陕西中草药》)，苦通皮、菜虫药(《全国中草药汇编》)。

【基原】 为卫矛科南蛇藤属植物苦皮藤的根及根皮。

【原植物】 苦皮藤 *Celastrus angulata* Maxim.　又名：南山叶(《亨利中国植物名录》)，苦树(《中国树木分类学》)，大马桑、酸枣子藤(《中国经济植物志》)。

藤状落叶灌木，长 5～7 m。小枝亮红褐色，密生细小皮孔，常有 4～6 锐棱。叶互生；叶柄粗壮，长达 3 cm；叶片革质，宽卵形、椭圆形或近圆形，长 8～16 cm，宽 6～15 cm，先端短尖，基部近圆形，边缘具不规则圆锯齿。花雌雄异株，聚伞状圆锥花序顶生，长 10～20 cm；花小，多而密生，绿色或黄绿色；雄花萼片开放，花瓣长椭圆形；雌花子房近球形，柱头 3～4 裂。蒴果近球形，直径 1～1.2 cm，3 瓣裂，果序长达 20 cm。种子每室 2 颗，具红色假种皮。花期 4～6 月，果期 8～10 月。

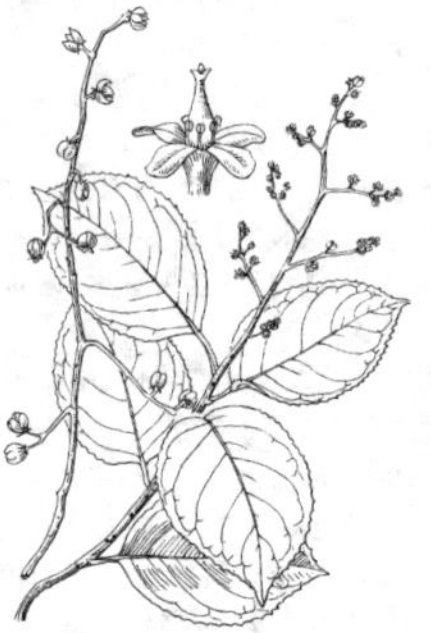

苦皮藤

生于山坡密林下或灌木丛中。分布于江苏、浙江、安徽、山东、湖北、湖南、广东、广西、四川、贵州、云南、陕西、甘肃。

【采收加工】 9～11 月采挖，南方全年均可采，剥取根皮，晒干。

【成分】 根及根皮中含苦皮藤素(celangulin)，β-谷甾醇(β-sitosterol)，卫矛醇(dulcitol)，1α-烟酰氧基-2α，6β-二乙酰氧基-9β-糠酰氧基-11-(2-甲基)丁酰氧基-4β-羟基二氢-β-沉香呋喃〔1α-nicotinoyloxy-2α，6β-diacetoxy-9β-furoyloxy-11-(2-methyl) butyrytoxy-4β-hydroxydihydro-β-agarofuran〕，1α-烟酰氧基-2α，6β-二乙酰氧基-9β-糠酰氧基-11-异丁酰氧基-4β-羟基二氢-β-沉香呋喃(1α-nicotinoyloxy-2α，6β-diacetoxy-9β-furoyloxy-11-isobutyryloxy-4β-hydroxydihydro-β-agarofuran)，1α-烟酰氧基-2α，6β，11-三乙酰氧基-9β-糠酰氧基-4β-羟基二氢-β-沉香呋喃(1α-nicotinoyloxy-2α，

6β, 11-triacetoxy-9β-furoyloxy-4β-hydroxydihydro-β-agarofuran)，1α-烟酰氧基-2α, 6β-二乙酰氧基-9β-苯甲酰氧基-11-乙酰氧基-4β-羟基二氢-β-沉香呋喃(1α-nicotinoyloxy-2α, 6β-diacetoxy-9β-benzoyloxy-11-acetoxy-4β-hydroxydihydro-β-agarofuran)。

【药性】 辛、苦，凉，小毒。

1.《贵州草药》："辛，凉。"

2.《陕西中草药》："味苦，性寒。"

3.《全国中草药汇编》："苦，平，有小毒。"

【功用主治】 祛风除湿，活血通经，解毒杀虫。主治风湿痹痛，骨折伤痛，闭经，疮疡溃烂，头癣，阴痒。

1.《贵州草药》："清热透疹，舒筋活络，调经。治小儿麻疹不出，风湿，劳伤，关节疼痛，经闭。"

2.《陕西中草药》："解毒，消肿。治黄水疮，秃疮，骨折肿痛，阴道发痒。"

3.《贵州民间方药集》："生血。治贫血。"

4.《全国中草药汇编》："清热利湿，杀虫。"

【用法用量】 内服：煎汤，15～30 g；或泡酒。外用：煎水洗；或捣烂、研末敷。

【宜忌】 孕妇慎服。

【选方】 1. 治风湿，劳伤，关节疼痛　吊干麻、藤萝根、白金条各 30 g。泡酒服。

2. 治经闭　吊干麻、大过路黄根各 30 g。煨水服。用酒为引。(1、2 方出自《贵州草药》)

3. 治久年臁疮　鲜苦树梗二重皮，加猪油适量，杵烂。每日敷 2 次，连用 1～2 星期。(福州台江区《民间实用草药》)

4. 治黄水疮　苦树皮研粉，菜油调涂。

5. 治秃疮　苦树皮、盘龙七、黄柏各适量。共研细粉，菜油调敷。

6. 治阴道发痒　苦树皮、黄柏各适量。共研细粉，菜油调敷。(4～6 方出自《陕西中草药》)

7. 治毒蛇咬伤　鲜苦树梗二重皮杵烂敷患处。(福州台江区《民间实用草药》)

1810 吊竹梅 diào zhú méi (《福建民间草药》)

【异名】 水竹草(《岭南大学校园植物名录》)，金瓢羹、白带草(《福建民间草药》)，吊竹菜、紫背金牛、血见愁(《南宁市药物志》)，鸡舌黄、红舌草、红竹仔草(《泉州本草》)，花叶竹夹菜、二打不死、百毒散(《广西民间常用中草药手册》)，红竹壳菜、鸭舌红、红鸭跖草(《福建中草药》)，百书草、花蝴蝶(《广西药用植物名录》)，风眼草、银白风眼草(《红河中草药》)。

【基原】 为鸭跖草科吊竹兰属植物吊竹梅的全草。

【原植物】 吊竹梅 *Zebrina pendula* Schnizl. [*Cyanotis vittata* Lindl.]

多年生草本，长约 1 m。茎半肉质，分枝，披散或悬垂。叶互生，无柄；叶片椭圆形、椭圆状卵形至长圆形，长 3～7 cm，宽 1.5～3 cm，先端急尖至渐尖或稍钝，基部鞘状抱茎，鞘口或有时全部叶鞘均被疏长毛，上面紫绿色而杂以银白色，中部和边缘有紫色条纹，下面紫色，通常无毛，全缘。花聚生于 1 对不等大的顶生叶状苞内；花萼连合成 1 管，3 裂，苍白色；花瓣连合成 1 管，白色，长约 1 cm，裂片 3，玫瑰紫色；雄蕊 6，着生于花冠管的喉部，花丝被紫蓝色长细胞毛；子房 3 室，花柱丝状，柱头头状，3 圆裂。果为蒴果。花期 6～8 月。

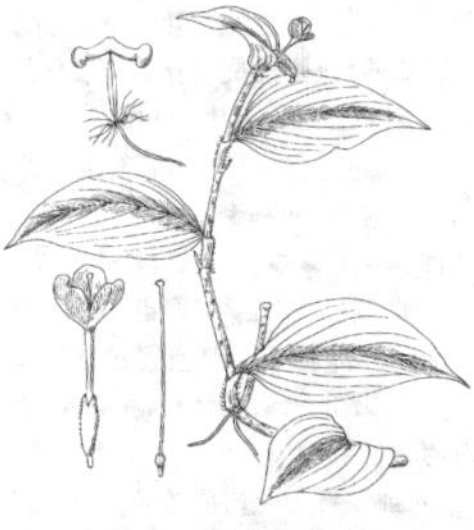

吊竹梅

生于山边、村边和沟旁以及路边较阴湿的草地上。广植于浙江、福建、广东、海南、广西等地。原产墨西哥。

【栽培】 生物学特性　喜温暖湿润气候，耐荫，不耐寒。宜选择疏松肥沃、排水良好的壤土或砂质壤土栽培。

繁殖方法　分株繁殖法。春季，挖出分株，按行株距 18 cm×10 cm 开穴栽植，淋水保苗。

田间管理　栽后经常浇水保湿，定期除草松土，每年追肥 2～3 次。

【采收加工】 全年均可采收，晒干或鲜用。

【成分】 全草含 β-谷甾醇(β-sitosterol)，3β, 5α, 6β-三羟基豆甾烷(3β, 5α, 6β-trihydroxyl stigmastane)，琥珀酸(succinic acid)。

叶含 4 种乙酰花色苷，吊竹梅素(zebrinin)和单去咖啡酰基吊竹梅素(monodecaffeylzebrinin)等。

【药理】 抗肿瘤作用　吊竹梅的水提取物及醇浸膏分别于腹腔注射 200 mg/kg，对小鼠腹水型肉瘤 S_{180} 的抑瘤率为 45%和 49%。从全草中分得 3 个抗肿瘤有效成分，给荷瘤小鼠注射，其抑瘤率分别为：琥珀酸 43%(160 mg/kg)；β-谷甾醇 91%(100 mg/kg)；3β, 5α, 6β-三羟基豆甾烷 98%(100 mg/kg)。特别是后者，剂量增加 1 倍时，仍未发现毒性，体重递增也和正常组平行。

【药性】 甘、淡，寒。归膀胱、肺、大肠经。

1.《海南岛常用中草药手册》："甘、淡，平。"

2.《广西本草选编》："味甘，性微寒。"

3.《浙江药用植物志》："微辛，寒。"

【功用主治】 清热利湿，凉血解毒。主治水肿，小便不利，淋证，痢疾，带下，咳嗽咯血，目赤肿痛，咽喉肿痛，疮痈肿毒，烧烫伤，毒蛇咬伤。

1.《海南岛常用中草药手册》："镇咳利水。主治咳嗽，肺水肿，肾性水肿。"

2.《广西本草选编》："主治目赤肿痛，乳腺炎。"

3.《全国中草药汇编》："主治肺结核咳嗽咯血，咽喉肿痛，急性结膜炎，细菌性痢疾，尿路感染，瘰疽，毒蛇咬伤。"

4.《广西民族药简编》："治产后流血过多，小腹痛，心脏性水肿，烧烫伤。"

5.《浙江药用植物志》："主治淋症，呕血。"

6.《福建药物志》："清热凉血，解毒消肿。主治肺炎，百日咳，关节痛，乳糜尿，失眠，狂犬咬伤，无名肿毒。"

【用法用量】 内服：煎汤，15～30 g，鲜品 60～90 g；或捣汁。外用：捣敷。

【宜忌】 孕妇禁服。

【选方】 1. 治泌尿系感染　鲜吊竹梅 12 g，十大功劳根15 g。水煎服。(《福建药物志》)

2. 治慢性痢疾　鲜吊竹梅全草 60～90 g，白米 30 g。同炒至半成炭为度，水煎服。(《福建中草药》)

3. 治白带　鲜吊竹梅全草 60～120 g，冰糖 30 g，淡菜 30 g。酌加水煎成半碗，饭前服，每日 2 次。(《福建民间草药》)

4. 治咳血　鲜吊竹梅全草 60～90 g，猪肺 120 g。酌加水煎成 1 碗，饭后服，每日 2 次。(《福建民间草药》)

5. 治目赤肿痛(急性结合膜炎)　鲜吊竹梅全草 30～60 g，一点红鲜全草 30 g。共捣烂，外敷患眼。(《福建中草药》)

6. 治乳腺炎　鲜(红竹壳菜)全草适量。加生盐捣烂外敷。(《广西本草选编》)

7. 治烧烫伤　红竹壳菜捣烂敷患处。(《广西民族药简编》)

8. 治蛇咬伤　鲜(吊竹梅)全草 30～60 g。捣绞汁冲酒内服，渣敷患处。(《泉州本草》)

1811 吊岩风 diào yán fēng（《贵州民间药物》）

【异名】 三皮风、三角风（《贵州民间药物》），异叶地锦、小叶红藤（《天目山药用植物志》），青藤、猴仙丹、捆仙藤（《福建药物志》），小风藤、三爪虎（《湖南药物志》），红葡萄藤、上木蛇、上木三叉虎、三叉虎、上竹龙、上树蜈蚣（《全国中草药汇编》），单吊根、爬山虎（《广西药用植物名录》），巴山虎（《广西民族药简编》）。

【基原】 为葡萄科爬山虎属植物异叶爬山虎的根、茎或叶。

【原植物】 异叶爬山虎 *Parthenocissus heterophylla*（Bl.）Merr.［*Ampelopsis heterophylla* Bl.］

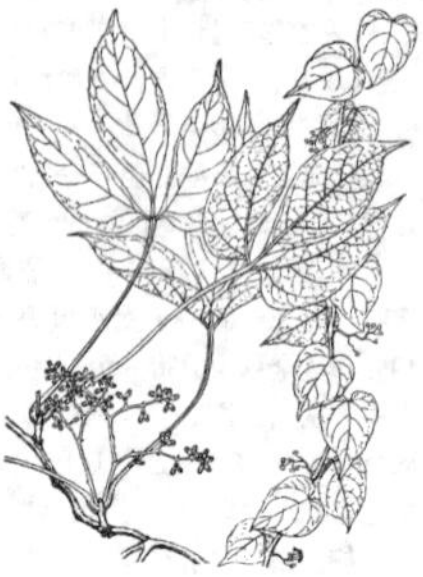
异叶爬山虎

木质藤本。枝无毛；卷须纤细，短而分枝，顶端有吸盘。叶异型，营养枝上的常为单叶，心形，较小，长 2～4 cm，边缘有稀疏小锯齿，小叶柄长约 1 cm；花枝上的叶为具长柄的三出复叶；叶柄长 5～11 cm；中间小叶长卵形至长卵状披针形，长 5～9 cm，宽 2～5 cm，先端渐尖，基部宽楔形或近圆形，侧生小叶斜卵形，厚纸质，边缘有不明显的小齿，或近于全缘，下面淡绿或带苍白色，两面均无毛。花两性，聚伞花序常生于短枝顶端叶腋，多分枝，较叶柄短；花萼杯状，全缘；花瓣 5，有时为 4，淡绿色；雄蕊与花瓣同数且对生；花盘不明显；子房 2 室，花柱粗短，圆锥状。浆果球形，直径约 6 mm，成熟时紫黑色，被白粉。花期 6～7 月，果期 8～9 月。

生于海拔 900～1 200 m 的山坡灌丛或岩石上，亦有栽培。分布于浙江、安徽、福建、江西、湖北、湖南、广东、广西、海南、四川、贵州、云南、台湾等地。

【栽培】 生物学特性 喜凉爽的气候，多攀缘他物生长，耐旱，忌积水。宜在疏松而富含腐殖质的砂质壤土栽培。

繁殖方法 扦插繁殖。春、夏季扦插，以春季较好。选择健壮的枝条，长 12～15 cm，剪去叶片，按行株距 5 cm×5 cm，斜插于苗床上，入土深度为插条的 1/2，稍压紧后，浇水，保持湿润。插后 20～30 日可以定植。按行株距 100 cm×100 cm 开穴，选阴雨天种植，每穴种植 2～3 株。此外，还可以用种子繁殖。

田间管理 当藤蔓长 35～40 cm 时，搭棚架引藤蔓攀缘，每年中耕除草 3～4 次，每次中耕除草后结合追肥。在生长前期，为促进藤蔓生长，肥料以氮肥为主；以后，每年春秋季各施堆肥或厩肥 1 次。

【采收加工】 9～12 月挖取全株，摘除叶片，根、茎分别切段或切片，鲜用或晒干；叶可鲜用。

【药性】 微辛、涩，温。

1.《贵州民间药物》："苦、涩，无毒。"

2.《浙江民间常用草药》："甘、微涩，温。"

3.《全国中草药汇编》："酸、涩，温。"

【功用主治】 祛风除湿，散瘀止痛，解毒消肿。主治风湿痹痛，胃脘痛，偏头痛，产后瘀滞腹痛，跌打损伤，痈疮肿毒。

1.《浙江民间常用草药》："祛风湿，通经络，止血。"

2.《中国药用植物志》："破产后血结，主治赤白带下，瘦损不能饮食。"

3.《广西本草选编》："散瘀消肿，止痛接骨。主治风湿痹痛，赤白带下，产后腹痛，跌打肿痛，骨折，疮疡溃烂。"

【用法用量】 内服：煎汤，15～30 g。外用：煎水洗；或捣敷；或研末撒。

【宜忌】 孕妇禁服。

【选方】 1. 治风湿关节痛 异叶爬山虎根、茎 30 g，血藤 15 g，络石藤 15 g。水煎服。（《湖南药物志》）

2. 治胃痛 吊岩风鲜根或茎 60 g，红糖 15 g。水煎服。（《福建药物志》）

3. 治偏头痛 异叶地锦根 30 g，防风 9 g，川芎 6 g。水煎服，连服 3～4 日。（《浙江民间常用草药》）

4. 治手颤无力 吊岩风 60 g，薏米根 30 g。水煎服。（《福建药物志》）

5. 治月经不调，衄血 异叶爬山虎根、茎 9～15 g，茜草 15 g。水煎服。（《湖南药物志》）

6. 接骨 三角风根、倒触伞根（即白泡刺根）、白蜡树根皮各 1 把。拌苦酒糟，捣绒，炒热外包，酌情换药。（《贵州民间药物》）

7. 治疖毒，创伤 三角风根皮、苦参、野桑根等捣烂，拌和酒糟或黄酒，做成饼状，烘热敷患处。（《天目山药用植物志》）

8. 治小儿烂头疮 巴山虎叶，捣烂敷患处。（《广西民族药简编》）

1812 回心草 huí xīn cǎo（《云南中草药选》）

【异名】 铁脚一把伞（《云南中草药选》），太阳草（陕西）。

【基原】 为真藓科大叶藓属植物大叶藓的植物体。

【原植物】 大叶藓 *Rhodobryum roseum*（Hedw.）Limpr.［*Mnium roseum* Hedw.］ 又名：红大叶藓（《云南中药资源名录》）。

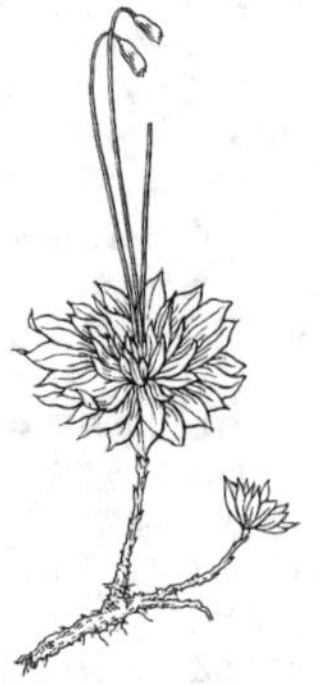
大叶藓

植物体鲜绿色、深绿色，根茎横走，长 5～8 cm，具多数毛状假根。茎直立，高 3～6 cm，分枝或不分枝。茎下部的叶较小，膜质，呈鳞片状贴生，茎顶部的叶较大，多数簇生如菊花状；叶片长椭圆形或锹形，长 5～8 mm，宽 2～3 mm，渐尖，叶缘平直，具单列锯齿，叶片基部微卷；中肋达叶尖；叶片上部细胞近菱形，4～6 边形，基部细胞长方形。雌雄异株；夏、秋自顶叶丛中簇生数个孢子体；蒴柄细，长 3～5 cm；孢蒴圆柱状长卵形，长 7～8 mm，红黄色，下垂。

生于林下潮湿地、沟边土坡及岩面薄土上。分布于辽宁、吉林、黑龙江、云南等地。

【采收加工】 全年均可采收，晒干；亦可鲜用。

【药理】 1. 降低血黏度作用 回心草注射液（1 g/ml）静脉滴注，对麻醉犬阻断冠脉血流后 30 分钟引起的全血黏度及血浆黏度升高、红细胞电泳时间明显延长等，均有显著降低作用，而血细胞比容、血浆纤维蛋白浓度则无明显改变。

2. 降血脂及抗动脉粥样硬化作用 在灌喂高脂饮食同时，每日服用回心草 6 g（生药）/kg，连续 8 星期，可使兔血清总胆固醇（TC）、三酰甘油（TG）和低密度脂蛋白（LDL）水平及 TC/HDL 比值明显降低，而高密度脂蛋白（HDL）明显升高，动脉内膜粥样斑块面积显著减少。

3. 对心肌红细胞聚集性的影响 犬心脏在阻断冠脉血流后缺血区局部血液红细胞聚集性明显增大，全血屈服应力明显上升，红细胞电泳时间延长，在心肌缺血后静脉滴注回心草注射液，可阻止红细胞电泳时间的延长及聚集指数和全血屈服应力的上升，对血浆纤维蛋白原浓度无明显影响。

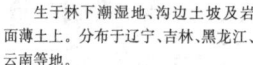

【药性】 淡、微苦，平。

【功用主治】 养心安神。主治心悸怔忡，神经衰弱。

【用法用量】 内服：煎汤，6～9 g。

【选方】 1. 治心脏病 铁脚一把伞 3 g，大枣 30 g。冰糖适量，煎汤服。

2. 治精神病，神经衰弱 铁脚一把伞 6～9 g，辰砂草 3 g，酒少许。煎服。（1、2 方出自《云南中草药选》）

1813 回回豆 huí huí dòu（《救荒本草》）

【异名】 胡豆子（《本草拾遗》），回回豆子（《饮膳正要》），那合豆（《救荒本草》），香豆子、鸡豆、鸡头豆（《中国高等植物图鉴》）。

【基原】 为豆科鹰嘴豆属植物鹰嘴豆的种子。

【原植物】 鹰嘴豆 *Cicer arietinum* L.

一年生草本，高 25～50 cm。分枝多，有白色腺毛。奇数羽状复叶互生，有柄；托叶明显，有 3～5 个锯齿；小叶 9～15，对生或互生，叶片卵形、倒卵形或椭圆形，长 8～15 mm，宽 4～8 mm，先端尖，基部圆形，边缘有密锯齿，两面有白色腺毛。花单生叶腋，花梗长 1～2 cm，有腺毛；萼浅钟状，萼片 5，线形或披针形，急尖，有白色腺毛；花冠蝶形，白色或淡紫色，长 8～10 mm；雄蕊 10，二体；花柱内弯。荚果卵球形，膨胀，淡黄色，长约 2.5 cm，密被白色短柔毛。种子 1～2 颗，白色、红色或黑色，球形，基部具短尖，直径约 1 cm。花、果期 6～8 月。

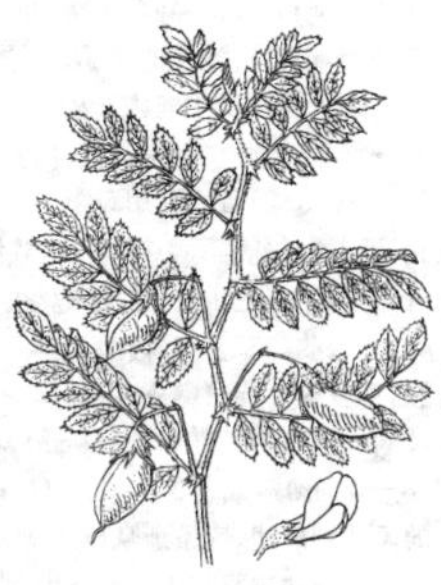
鹰嘴豆

栽培于我国河北、山西、陕西、甘肃、青海等地。

【采收加工】 8 月果实成熟时采收，晒干，留取种子。

【成分】 发芽种子的胚芽部分中含异黄酮成分鹰嘴豆芽素(biochanin)A、B、C。

【药性】 《本草拾遗》："味甘，无毒。"

【功用主治】 清热解毒。主治消渴，肝炎，脚气。

1.《本草拾遗》："主消渴，勿与盐煮食之。"

2.《五杂俎》："磨人面中，极香，能解面毒。"（引自《纲目拾遗》）

【用法用量】 内服：煎汤，10～30 g；或作食品，适量。

1814 回回蒜 huí huí suàn（《救荒本草》）

【异名】 水胡椒、蝎虎草（《救荒本草》），黄花草、土细辛、鹅巴掌（《中国药用植物图鉴》），水杨梅、小桑子、糯虎掌（《昆明民间常用草药》），野桑椹、小回回蒜（《新疆中草药》），鸭脚板、山辣椒（《湖北中草药志》）。

【基原】 为毛茛科毛茛属植物回回蒜的全草。

【原植物】 回回蒜 *Ranunculus chinensis* Bunge

一年或二年生草本，高20～70 cm。须根多数，簇生。茎直立，多分枝，中空，密生开展的淡黄色糙毛。基生叶与下部叶有长达 12 cm 的叶柄；为三出复叶；叶片轮廓宽卵形或三角形，长 2.7～7.5 cm；中央小叶 3 深裂，裂片狭长，上部有少数不规则锯齿，具长柄；侧生小叶不等2～3 裂，具短柄；茎上部叶较小且叶柄较短；小叶两面及叶柄均有糙毛。花序有较多疏生的花；花两性，单生，直径 6～12 mm；花梗有糙毛；萼片 5，狭卵形，外面被柔毛；花瓣 5，宽卵圆形，黄色，基部有短爪，蜜槽有卵形小鳞片；雄蕊多数；花托在果期伸长，圆柱形，长达 1 cm，有白短毛；心皮多数。瘦果扁平，无毛边缘有棱，喙极短。花、果期 5～9 月。

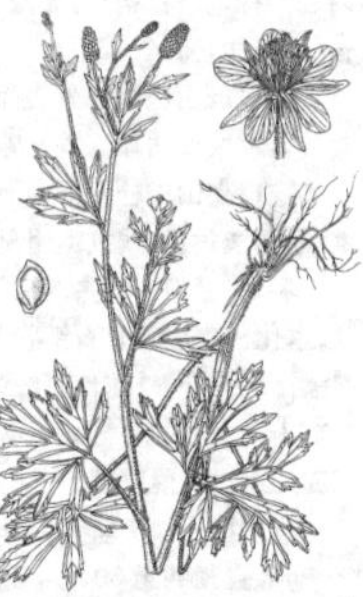
回回蒜

生于海拔 700～2 500 m 的平原与丘陵、溪边及田旁水湿草地。分布于东北、华北、中南、西南及江苏、安徽、江西、山东、陕西、甘肃、青海、新疆。

本植物的果实（回回蒜果）亦供药用，另设专条。

【采收加工】 5～6 月采收，晒干或鲜用。

【药性】 辛、苦，温，有毒。

1.《陕西中草药》："味淡，性温，有毒。"

2.《内蒙古中草药》："味辛，微苦，性温，有毒。"

【功用主治】 解毒退黄，定喘，镇痛。主治肝炎，黄疸，肝硬化腹水，疟疾，哮喘，胃痛，风湿痛，疮癞，牛皮癣，牙痛。

1.《中国药用植物图鉴》："全草为引赤刺激剂，并用治气管疾病。民间用以外包寸口，治疟疾，塞鼻去眼翳，包耳下治牙痛，外搽治牛皮癣。"

2.《陕西中草药》："降血压，截疟，消炎退肿，退云翳。主治高血压病，疟疾，哮喘，食管癌，恶疮痈肿，角膜云翳。"

3.《内蒙古中草药》："主治急性黄疸型肝炎。"

【用法用量】 外用：外敷患处或穴位，皮肤发赤起泡时除去，或鲜草洗净绞汁涂搽，或煎水洗。内服：煎汤，3～9 g。

【宜忌】 本品有毒，一般供外用。内服宜慎，并需久煎。外用对皮肤刺激性大，用时局部要隔凡士林或纱布。

1.《陕西中草药》："本品外敷后使局部起泡，应注意将泡刺破，并防止感染。"

2.《内蒙古中草药》："不作内服。"

【选方】 1. 治肝炎、急性黄疸型肝炎 用回回蒜全草 9 g，加苦马菜 3 g，蒸水豆腐服食。

2. 治疮癞 水杨梅煎水外洗。（1、2 方出自《昆明民间常用草药》）

3. 治牛皮癣 鲜回回蒜叶捣烂，敷患处。（《内蒙古中草药》）

4. 治结膜炎，疟疾 鲜回回蒜捣烂，先于内关穴垫以姜片，将药放于姜片上，用布包扎，待有热辣感时，将药除去。（《湖北中草药志》）

5. 治哮喘 回回蒜捣烂，敷大椎穴，发泡即除去。或取叶少量，用纱布包塞鼻孔，喘平后即除去。（《内蒙古中草药》）

6. 治牙痛 将回回蒜鲜品捣烂，取黄豆大，隔纱布敷合谷穴，左痛敷右，右痛敷左。（《昆明民间常用草药》）

7. 治胃痛，溃疡病 野桑椹鲜草洗净捣烂；或加红糖调匀，置于洗净的有凹陷的橡皮瓶塞内倒翻贴于胃俞、肾俞 2 穴（或配肓门、梁丘、阿是穴），贴至微感灼痛（1～2 小时）即取下，如发生水泡，消毒后挑破水泡，以无菌纱布覆盖，或不刺破，任其自行吸收，防止感染。（《陕甘宁青中草药选》）

1815 回回蒜果 huí huí suàn guǒ（《昆明民间常用草药》）

【异名】 水杨梅果（《昆明民间常用草药》）。

【基原】 为毛茛科毛茛属植物回回蒜的果实。

【原植物】 参见"回回蒜"条。

【采收加工】 6～7 月采摘，鲜用或晒干。

【药性】 苦，微温。

【功用主治】 明目，截疟。主治夜盲，疟疾。

【用法用量】 内服：煎汤，3～9 g。外用：捣敷。

【选方】 1. 治夜盲 水杨梅果晒干研末，配羊肝煮食。

2. 治疟疾 水杨梅鲜果捏扁，发疟疾前 2 小时外敷手腕脉门

处，男左女右。(1、2方出自《昆明民间常用草药》)

1816 肉桂 ròu guì (《新修本草》)

【异名】 菌桂(《离骚》)，牡桂(《本经》)，桂(《别录》)，大桂、筒桂(《新修本草》)，辣桂(《直指方》)，玉桂(《本草求原》)。

【基原】 为樟科樟属植物肉桂的干皮、枝皮。

【原植物】 1. 肉桂 *Cinnamomum cassia* Presl [*Laurus cinnamomum* Andr.；*L. cassia* C. G. et Th. Nees] 又名：桂木(《山海经》)，梫、木桂(《尔雅》)，桂树(《尔雅》郭璞注)。

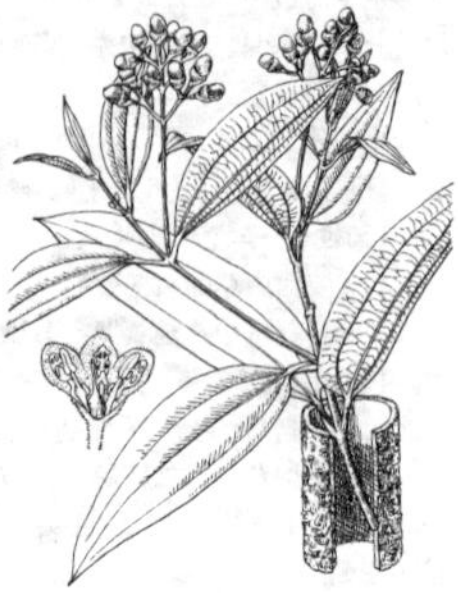

肉 桂

常绿乔木，高12～17 m，芳香，树皮灰褐色；枝条被灰黄色短柔毛。叶互生或近对生；叶柄长1.2～2 cm，被黄色短绒毛；叶片长椭圆形，或近披针形，长8～34 cm，宽4～9.5 cm，先端尖或短渐尖，基部楔形，边缘内卷，上面绿色，有光泽，无毛，下面淡绿色，疏被黄色短绒毛，离基三出脉，横脉波状，近平行，革质。圆锥花序腋生或近顶生，长8～16 cm，被黄色绒毛，花序分枝末端具3朵花作聚伞状排列。花两性，长约4.5 mm，白色；花梗长3～6 mm，被黄褐色短绒毛；花被筒倒锥形，花被裂片卵状，先端钝或锐尖；能育雄蕊9，花丝被柔毛，第一、第二轮雄蕊长约2.5 mm，花药卵状长圆形，4室，上2室较小，内向瓣裂，第三轮雄蕊长约2.7 mm，花药卵状长圆形，4室，上2室较小，外侧向瓣裂，下2室外向瓣裂；退化雄蕊3，箭头状，连柄长约2 mm，柄被柔毛；子房卵球形，长约1.7 mm，无毛，花柱与子房等长，柱头小，不明显。果实椭圆形，长约1 cm，显紫色，无毛；果托浅杯状，有时略齿裂。花期6～8月，果期10～12月。

生于常绿阔叶林中，但多为栽培。在福建、广东、广西、海南、云南、台湾等地的热带及亚热带地区均有栽培，其中尤以广西栽培为多，大多为人工纯林。

本植物的幼嫩果实(桂丁)、嫩枝(桂枝)、叶(肉桂叶)、树皮及枝叶经蒸馏所得的芳香油(肉桂油)亦供药用，另设专条。

2. 大叶清化桂 *C. cassia* Presl var. *macrophyllum* Chu

本变种形态与肉桂的主要区别是：叶片甚大，长25～28 cm，宽8～13 cm；花丝近于无毛。

栽培于沙丘或斜坡山地。在广东、广西等有大面积栽培。

【栽培】 生物学特性 肉桂适生于热带与南亚热带高温高湿地区，不耐寒，冬季0 ℃以下易受冻害。大叶清化桂喜温暖湿润气候，对温度适应性较强，短期－3～－1 ℃低温不致发生冻害。均为半阴性树种，畏烈日直射，幼树喜阴，成树后需要充足的阳光，怕涝，宜土层深厚、质地疏松、排水良好的酸性土壤栽培。石砾土和碱性土壤不宜栽培。

繁殖方法 主要用种子繁殖，育苗移栽法；也可用扦插、高空压条和嫁接繁殖，还可萌芽更新。选速生、干直、紧厚多油、生长健壮的10～15年以上的优良母树采种。种子2～3月成熟，当果皮呈紫黑色时，即可分批收摘。将外果皮搓破脱开，即可播种，否则必须混湿沙贮藏，用清水冲洗，除去果皮，摊放阴干，但也不宜超过20日，种子发芽率可达90%以上。播种期应随采随播，最迟不超过5月上旬。条播：行距20～24 cm，株距5～7 cm，覆土1～1.5 cm，播后盖草，淋水，保持土壤湿润，3～4星期，开始出土。1/3的种子发芽出土后，立即揭草，并搭盖荫棚或插芒萁遮阳。苗期要注意除草、松土和施肥，培育1年，苗高20～30 cm定植。造林密度，一般矮林作业，行距1.2～1.5 m，株距1.2 m，乔木林作业，行距5～6 m，株距4～5 m。3月新芽尚未萌发前，选阴天或小雨天进行定植。

扦插繁殖：在3月下旬至4月上旬，选优良母树新芽尚未萌发的嫩枝和半嫩枝作扦插材料，插后注意遮阳保湿，30～50日开始愈合生根。高空压条繁殖：在3～4月新梢未长出时，选择生长2～3年、直径1～2 cm以上优良健壮的枝条进行高空压条。嫁接繁殖：一般于4～5月，选叶芽饱满、生长1～2年的大叶清化桂枝作接穗，以生长健壮的2～3年本地肉桂作砧木进行芽接。幼苗定植期随各地气候条件而异，行株距3 m×3 m或3.5 m×4 m。

田间管理 矮林抚育，宜间种木薯、芋头、绿肥等作物，结合农作物的中耕除草对肉桂幼树进行抚育；2～3年后停止混种作物，每年夏季和秋季各除草1次，并适当施追肥。乔木林的抚育，应多施磷肥，以促进油桂的形成。林冠过于闭郁，要进行间伐。

病虫害防治 病害有根腐病，发现病株及时拔除烧毁，用生石灰消毒哇面；桂叶褐斑病，用波尔多液喷洒；炭疽病，终年发生，以2～4月流行最盛，用50%托布津1 000倍液，50%退菌特1 000倍液喷洒，每隔7～10日1次，连续3～4次。虫害有肉桂木蛾、卷叶虫、肉桂褐色天牛、桂实象鼻虫、草蟋蟀、桂虱、蚜虫等。

【采收加工】 当树龄10年以上，韧皮部已积成油层时可采剥，春秋季节均可剥皮，以秋季8～9月采剥的品质为优。环剥皮按商品规格的长度稍长(41 cm)，将桂皮剥下，再按规格宽度略宽(8～12 cm)截成条状。条状剥皮即在树上按商品规格的长宽稍大的尺寸划好线，逐条地从树上剥下来，用地坑焖油法或箩筐外罩薄膜焖制法进行加工。4～5月剥的称春桂，品质差，9月剥的称秋桂，品质佳。树皮晒干后称桂皮，加工产品有桂通、板桂、企边桂和油桂。

【药材】 肉桂 *Cinnamomi Cortex* 主产于广西、广东、海南、福建。进口肉桂主产于越南。

性状 本品呈槽状(企边桂)或卷筒状(油筒桂)，长30～40 cm，宽或直径3～10 cm，厚0.2～0.8 cm。外表面灰棕色，稍粗糙，有不规则的细皱纹及横向突起的皮孔，有的可见灰白色的斑纹；内表面红棕色，略平坦，有细纵纹，划之显油痕。质硬而脆，易折断，断面不平坦，外层棕色而较粗糙，内层红棕色而油润，两层间有1条黄棕色的线纹。气香浓烈，味甜、辣。

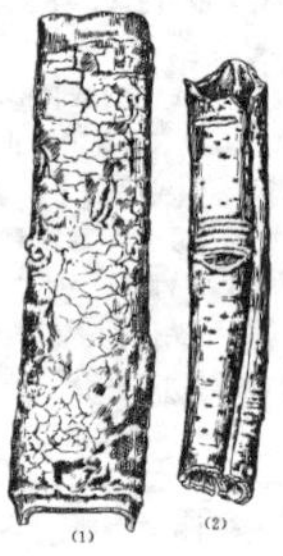

肉桂(树皮)外形
(1) 企边桂 (2) 油桂筒

进口肉桂 呈两侧向内卷曲的筒状，中央略向下凹的槽形，两端皆斜向削去外皮。外表面稍粗糙，具皱纹，有灰白色和黄棕色相间的斑块，圆形或半圆形皮孔多见；内表面棕色至棕褐色，光滑有细纵纹，指甲刻划显油痕。有特殊芳香气，味甜，微辛。

进口低山肉桂 外表面粗糙，内表皮稍粗糙。皮薄体较轻，断面浅黄色线纹明显。香气差，甜味淡，辛味较浓。

进口高山肉桂 外表面细致，内表面细致而润滑。皮厚体较重，断面浅黄色，线纹不明显。香气浓，甜味浓，辛味淡。

鉴别 (1) 树皮横切面：木栓细胞数列，最内层细胞外壁增厚，木化。皮层散有石细胞及分泌细胞。中柱鞘部位有石细胞群，断续排列成环，外侧伴有纤维束，石细胞通常外壁较薄。韧皮部射线宽1～2列细胞，含细小草酸钙针晶；纤维常2～3个成束；油细胞随处可见。薄壁细胞含淀粉粒。

粉末特征：红棕色。纤维大多单个散在，长梭形，长195～920 μm，直径约至50 μm，壁厚，木化，纹孔不明显。石细胞类方形或类圆形，直径32～88 μm，壁厚，有的一面菲薄。油细胞类圆形或长圆形，直径 45～108 μm。草酸钙针晶细小，散在于射线细胞中。木栓细胞多角形，含红棕色物。

(2) 取本品粉末 0.1 g，加氯仿 1 ml 浸渍，吸取氯仿液 2 滴于载玻片上，待挥干，滴加 10%盐酸苯肼试液 1 滴，加盖玻片，镜下可见桂皮醛苯腙杆状结晶(检查桂皮醛)。

(3) 薄层色谱：取本品粉末 0.5 g，加乙醇 10 ml，密塞，冷浸 20 分钟，时时振摇，滤过，滤液作为供试品溶液。另取桂皮醛对照品，加乙醇制成每 1 ml 含 1 μl 的溶液，作为对照品溶液。吸取供试品溶液 2～5 μl、对照品溶液 2 μl，分别点于同一硅胶 G 薄层板上，以石油醚(60～90 ℃)-醋酸乙酯(17∶3)为展开剂，展开，取出，晾干，喷以二硝基苯肼乙醇试液。供试品色谱中，在与对照品色谱相应的位置上，显相同颜色的斑点。

品质标志 《中华人民共和国药典》2010 年版规定，照挥发油测定法测定，本品含挥发油不得少于 1.2%，照高效液相色谱法测定，本品含桂皮醛(C_9H_8O)不得少于 1.5%。

【成分】 桂皮含挥发油 1.98%～2.06%，其主要成分为桂皮醛(cinnamaldehyde)，占 52.92%～61.20%，还有乙酸桂皮酯(cinnamyl acetate)，桂皮酸乙酯(ethylcinnamate)，苯甲酸苄酯(benzyl benzoate)，苯甲醛(benzaldehyde)，香豆素(coumarin)，β-荜澄茄烯(β-cadinene)，菖蒲烯(calamenene)，β-榄香烯(β-elemane)，原儿茶酸(protocatechuic acid)，反式桂皮酸(*trans*-cinnamic acid)等。又含儿茶素衍生物：3′-甲基-左旋-表儿茶素〔3′-*O*-methyl-(－)-epicatechin〕，5，3′-二甲基-左旋-表儿茶素，5，7，3′-三甲氧基-左旋-表儿茶素，4′-甲基-右旋-儿茶素〔4′-*O*-methyl-(＋)-catechin〕，7，4′-二甲基-右旋-儿茶素，5，7，4′-三甲基-右旋-儿茶素，左旋-表儿茶素-3-*O*-β-葡萄糖苷，左旋-表儿茶素-8-β-葡萄糖苷，左旋-表儿茶素-6-β-葡萄糖苷，左旋-表儿茶素，桂皮鞣质(cinnam tannin)A_2、A_3、A_4；黄酮类：含原矢车菊素(procyanidin)C_1、B_1、B_2、B_5、B_7、A_2，原矢车菊素 B_2-8-*C*-β-*D*-葡萄糖苷，原矢车菊素 B_2-6-*C*-β-*D*-葡萄糖苷；二萜类：桂皮新醇(cinncassiols)A、B、C_1、C_2、C_3、D_1、D_2、D_3、D_4、E，桂皮新醇 A、B、C_1、D_1、D_2 的-19-*O*-β-*D*-葡萄糖苷，D_4 的-2-*O*-β-*D*-葡萄糖苷等；酚苷类：南烛木树脂酚-3α-*O*-β-*D*-葡萄糖苷(lyoniresinol-3α-*O*-β-*D*-glucopyranoside)，3，4，5-三甲氧基酚-β-*D*-洋芫荽糖(1→6)-β-*D*-葡萄糖苷〔3，4，5-trimethoxyphenol-β-*D*-apiofuranosyl(1→6)-β-*D*-glucopyranoside〕。还含锡兰桂皮素(cinnzeylanine)，锡兰桂皮醇(cinnzeylanol)，脱水锡兰桂皮素，脱水锡兰桂皮醇，消旋-丁香树脂酚(syringaresinol)，桂皮醛环甘油-1，3-缩醛〔cinnamic aldehydecyclicglycerol-1，3-acetal〕，桂皮醛环甘油-1，3-缩醛，桂皮苷(cassioside)，桂皮苷(cinnamoside)和桂皮多糖(cinnaman)AX 等化合物。

【药理】 1. 对胃肠运动的影响 桂皮油系芳香性健胃驱风剂，对肠胃有缓和的刺激作用，可促进唾液及胃液分泌，增强消化功能；并能解除胃肠平滑肌痉挛，缓解肠道痉挛性疼痛。

2. 抗溃疡作用 肉桂水提取物腹腔注射或灌服 50～100 mg/kg，对寒冷或水浸应激性大鼠胃溃疡均有很强的抑制作用。对 5-羟色胺所致溃疡，也有明显抑制作用，且对胃液的分泌有很强的抑制作用，并能增加大鼠胃黏膜血流速率。肉桂水提取物 0.5～2.5 g/kg 灌服 3 日，对小鼠水浸应激性溃疡形成亦有明显的抑制作用。从肉桂中分离出的抗溃疡活性成分桂皮苷 0.15 μg/kg 口服就能抑制 70%乙醇、0.2 mol/L 氢氧化钠、5-羟色胺所致溃疡，135 μg/kg 口服能抑制应激性溃疡，150 μg/kg 口服能抑制吲哚美辛所致溃疡的发生。0.15 μg/kg、1.0 μg/kg 静脉注射可抑制 5-羟色胺所引起的胃运动亢进。桂皮苷 0.025 μg/kg 胃内给药能抑制乙醇所致胃黏膜电位降低。以上说明，桂皮苷在极低剂量下对多种溃疡模型呈强抑制作用。肉桂能抑制胰酶的活性。

3. 抗血小板聚集作用 体外试验证明，肉桂甲醇提取物、桂皮醛能抑制血小板聚集，有抗凝血酶作用，桂皮酸亦具抗凝血酶作用。体内试验发现，肉桂甲醇提取物对内毒素诱发的大鼠实验性血栓形成有抑制作用。此外，桂皮醇提取物还能明显抑制内毒素所致肝淤血、出血等。其抗血小板聚集的作用机制，是由于桂皮醛能抑制花生四烯酸(AA)的释放，从而使血小板中血栓烷 A_2 的产生下降所致。肉桂水煎剂、肉桂水溶甲醇部分和桂皮酸对 ADP 诱导的大鼠血小板聚集有抑制作用，并有体外抗血液凝固作用，但对纤溶酶的活性无明显影响。

4. 对心血管系统的作用 桂皮醛 50～500 μg 能增强豚鼠离体心脏的心肌收缩力和心搏数。应用犬的离体肾上腺灌流桂皮醛 4×10^{-14}～12×10^{-14} g/ml，能增加儿茶酚胺的分泌。切断内脏神经的麻醉犬，于肾上腺近动脉注射桂皮醛 10^{-5} mg，能使血压升高，且此作用不受阿托品的前处理抑制，反能被增强，但能被酚妥拉明所拮抗。肉桂能使离体豚鼠心脏冠脉流量和麻醉犬冠脉流量和脑血流量增加，外周血管扩张。肉桂水提取物 10 g/kg(生药)、肉桂油 8 ml/kg 灌胃，连续 7 日对异丙肾上腺素引起的大鼠心功能和血流动力学改变均有对抗作用，水提取物强于挥发油。肉桂能使舒张压得到较充分提高，冠状动脉和脑动脉灌注压相应增高，促进心肌侧支循环开放。

5. 对免疫功能的影响 肉桂提取物(肉桂 W_2)200 mg/kg 腹腔注射 1 次，能明显降低非特异性免疫功能和抗体的产生，200 mg/kg连续 5 日能使幼鼠脾脏重量减轻。桂皮多糖 AX 能明显提高小鼠网状内皮系统对碳粒的吞噬功能。

6. 对中枢神经系统的作用 桂皮醛大于 30 mg/kg 腹腔注射，可使小鼠自发活动减少，高于 100 mg/kg 则在出现抑制前产生短暂兴奋或狂奔发作，125 mg/kg 和 250 mg/kg 对去水吗啡或去氧麻黄碱产生的运动兴奋有抑制作用。单给桂皮醛可降低小鼠体温，但利舍平所致的体温下降，桂皮醛 250 mg/kg 腹腔注射却可使之恢复，此与盐酸丙咪嗪的作用相似。小鼠腹腔注射桂皮醛 500 mg/kg，显著增加纹状体内 3，4-二羟苯乙酸、高香草酸和 5-羟吲哚乙酸。

7. 抗炎作用 肉桂对急、慢性炎症反应均有一定的抑制作用。对角叉菜胶所致大鼠足跖肿、毛细血管通透性增加均有抑制作用，对佐剂性关节炎有预防作用，可防止其全身的继发症状(耳部充血、浮肿、胃肠胀气等)。

8. 抗菌作用 体外实验证明，桂皮醛具有很强的杀真菌作用，尤以对皮肤癣菌作用最强，最低抑制浓度(*MIC*)为 0.02～0.07 μl/ml，对深部致病真菌，*MIC* 为 0.1～0.3 μl/ml。

9. 抗肿瘤作用 桂皮醛小鼠注射给药，对 SV_{40} 病毒所致的肿瘤能完全抑制。肉桂以饮水方式给予对小鼠感染埃利希肿瘤的生长有明显的抑制作用，且发现肉桂还能诱发肿瘤坏死因子(TNF)的产生。肉桂酸能明显抑制 A_{549} 细胞增殖和促进细胞分化。肉桂提取物能刺激人红细胞增殖，显著增强 CTL 的活性；也能刺激 B 细胞的免疫球蛋白和单核细胞的 IL-1 增殖，其活性与分子量为 100 KDa 葡萄糖有关，可用于诊断癌症患者。

10. 延缓衰老作用 肉桂显著增加老龄大鼠抗氧化酶活性和总抗氧化能力，降低自由基代谢产物含量，提高组织膜酶的活性，改善细胞脂流动性，从而保护细胞膜的完整性和功能的正常发挥，起到延缓衰老的作用。肉桂水提物、乙醇提取物有抗氧化活性，乙醇提取物 1.0 mg/ml 能抑制 $FeCl_2$-V_C 诱导的体外大鼠肝脏脂质过氧化反应。乙醇提取物剂量 0.05～1.0 mg/ml 有较高的清除过氧根离子的作用和抗氧化活性，乙醇提取物的抗氧化活性与 α-V_E 相比较低。

毒性 小鼠腹腔注射肉桂煎剂 LD_{50} 为 46±4.3 g/kg，大叶清化桂 LD_{50} 则为 42±4.2 g/kg。

【药性】 辛、甘，热。归肾、脾、心、肝经。

1.《本经》："味辛，温。"

2.《别录》："味甘、辛，大热。有小毒。"

3.《药性论》:"味苦、辛,无毒。"

4.《雷公炮制药性解》:"入心、脾、肺、肾四经。"

5.《本草经疏》:"桂心入手少阴、厥阴经血分。桂肉入足少阴、厥阴经血分。"

6.《药性切用》:"入肝、肾、命门血分。"

【功用主治】 补火助阳,散寒止痛,温经通脉。主治肾阳不足,命门火衰之畏寒肢冷,腰膝酸软,阳痿遗精,小便不利或频数,短气喘促,浮肿尿少诸证;命门火衰,火不归源,戴阳、格阳,及上热下寒,面赤足冷,头晕耳鸣,口舌糜破;脾肾虚寒,脘腹冷痛,食减便溏;肾虚腰痛;寒湿痹痛;寒疝疼痛;宫冷不孕,痛经经闭,产后瘀滞腹痛;阴疽流注,或虚寒痈疡脓成不溃,或溃后不敛。

1.《本经》:"牡桂,主上气咳逆结气,喉痹吐吸,利关节,补中益气。久服通神,轻身不老。箘桂,主百病,养精神,和颜色,为诸药先聘通使。久服轻身不老,面生光华,媚好常如童子。"

2.《别录》:"(牡桂)主心痛,胁风,胁痛;温筋通脉,止烦,出汗。""(桂)主温中,利肝肺气,心腹寒热,冷疾,霍乱转筋,头痛,腰痛,出汗,止烦,止唾,咳嗽,鼻齆;能堕胎,坚骨节,通血脉,理疏不足,宣导百药无所畏。久服神仙,不老。"

3.《药性论》:"杀草木毒。""主治九种心痛,杀三虫,主破血,通利月闭,治软脚痹不仁,治胞衣不下,除咳逆,结气拥痹,止腹内冷气,痛不可忍,主下痢,治鼻息肉。"

4.《日华子》:"桂心,治一切风气,补五劳七伤,通九窍,利关节,益精明目,暖腰膝,破痃癖癥瘕,消瘀血,治风痹骨节挛缩,续筋骨,生肌肉。"

5.《珍珠囊》:"去卫中风邪,秋冬下部腹痛,非桂不能除。""肉桂,散阴疮之结聚排脓,入心引血化汗化脓。"

6.《医学启源》:"补下焦火热不足,治沉寒痼冷之病,及表虚自汗。《主治秘要》云:渗泄,止渴。"

7.《本草经疏》:"治命门真火不足,阳虚寒动于中,及一切里虚阴寒,寒邪客里之证。"

8.《本草汇》:"散寒邪而利气,利气下行而补肾。能导火归原以通其气,达子宫而破堕胎。"

9.《本草从新》:"引无根之火,降而归元,从治咳逆结气,目赤肿痛,格阳,喉痹,上热下寒等证。"

10.《得配本草》:"补命门之相火,通上下之阴结,升阳气以交中焦,开诸窍而出阴浊,从少阳纳气归肝,平肝邪扶益脾土,一切虚寒致病并宜治之。"

【用法用量】 内服:煎汤,2～5 g,不宜久煎;研末,0.5～1.5 g;或入丸剂。外用:研末,调敷;浸酒,涂擦。

【宜忌】 阴虚火旺,里有实热,血热妄行出血及孕妇均禁服。畏赤石脂。

1.《药对》:"忌生葱、石脂。"(引自《纲目》)

2.《医学启源》:"春夏为禁药也。"

3. 李东垣:"血热证忌桂,用桂忌用诸葱。"(引自《药性集要》)

4.《本草经疏》:"血崩血淋尿血,阴虚吐血咯血,鼻衄齿衄,汗血,小便因热不利,大便因热燥结,肺热咳嗽,产后去血过多,及产后血虚发热,小产后血虚寒热,阴虚五心烦热,似中风口眼歪斜,失音不语,语言蹇涩,手足偏枯,中暑昏晕,中热腹痛,妇人阴虚少腹痛,一切温热病头疼口渴,阳证发斑发狂,小儿痧疹腹疼作泻,痘疹血热干枯黑陷,妇人血热经行先期,妇人阴虚内热经闭,妇人阴虚寒热往来,口苦舌干,妇人血热经行作痛,男妇阴虚内热外寒,中暑泻利暴注如火热,一切滞下纯血,由于心经伏热,肠风下血,脏毒便血,阳厥似阴,梦遗精滑,虚阳数举,脱阴目盲等三十余证,法并忌之。"

5.《本草通玄》:"忌见火。"

6.《本经逢原》:"脉虚无力者宜;阴虚失血,脉弦细无力者忌服。"

【选方】 1. 治卒心痛,亦治久心病发作有时节者 桂心、当归各一两,栀子十四枚。捣为散,酒服方寸匕,日三五服。

2. 治心下牵急懊痛 桂三两,生姜三两,枳实五枚水一升,煮取三升,分三服。亦可加术二两,胶饴半斤。(1、2 方出自《肘后方》)

3. 治小儿下痢赤白,腹痛不可食 桂心、黄连各等分。上为末,白糊丸小豆大。三十丸,米汤送下。(《普济方》桂连丸)

4. 治真寒腰痛,六脉弦紧,口舌青,阴囊缩,身战栗 肉桂三钱,附子三四钱(急则用生附子),杜仲二钱。热服;如上焦假热拒格,冷服。如膝冷而痛,加川牛膝二三钱;如兼湿者,加苍术二钱。(《会约医镜》桂附杜仲汤)

5. 治臂腰有血,痛不可忍 桂心,上一味捣末,以苦酒和涂痛处。此令人喜卧,可勤用之,再为必差。(《外台》引《范汪方》)

6. 治寒疝气,来往冲心腹痛 桂心四两,生姜三两,吴茱萸二两。上三味,切,以酒一大升,煎至三合,去滓,分温三服。如人行六七里一服。忌生葱。(《姚僧垣集验方》桂心汤)

7. 治脑头痛 桂(去粗皮),荜茇,细辛(去苗叶)。上三味等分,捣罗为散。每用一字,先满含温水一口,即畜药于鼻中;偏头痛,随痛左右用之。(《圣济总录》桂辛散)

8. 治一切冷嗽 皂荚(去皮、子,涂酥炙)、干姜(炮裂)、桂(去粗皮)各一两。上三味等分,捣罗为末,炼蜜丸如梧桐子大。每服十丸,米饮下,不拘时。(《圣济总录》五嗽丸)

9. 治打扑伤破,腹中有瘀血 桂心、当归各二两,蒲黄一升。上三味,治下筛。以酒服方寸匕,日三,夜一。(《千金方》)

10. 治白带腥臭,多悲不乐,大寒 黄柏(为引用)、知母,以上各五分,肉桂一钱,附子三钱。上㕮咀,都作一服,水二盏煎至一盏。去渣,食远热服。(《兰室秘藏》桂附汤)

11. 治霍乱,脚转筋 桂心二两,木瓜二两(干者),乌梅肉二两。上件药,捣筛为散。每服半两,以水一大盏,煎至五分,去滓,温服,日三服。(《圣惠方》)

12. 治小儿急中风,失音不语 桂心一两,石菖蒲一分。上为末。三岁一钱,水煎服。若大病后不语者,用猪胆汁调下,未语再服。(《玉机微义》桂菖散)

13. 治痈疖欲成,未见其头,但肿痛不已 官桂、陈皮等分。上杵末,水调敷肿处。(《小儿卫生总微论方》)

14. 疗乳痈 桂心、甘草各二分,乌头一分(炮),捣为末,和苦酒,涂纸覆之,脓化为水,则神效。(《肘后方》)

【临床报道】 1. 治疗腰腿痛 千年健 10 g,地枫 10 g,肉桂 9 g,将三味药混合浸入 500 ml 54 度以上的白酒中,常温下放置 1 个月,酒呈棕红色,香气浓郁。每晚喝 2 小盅,连服 15 日。共治疗 156 例,结果:痊愈 96 例,随访 1 年未见复发;有效 60 例,疼痛基本消失,劳累过度仍有感觉;总有效率 100%。

2. 用于阑尾切除术后肠功能恢复 用桂萸膏(即肉桂、吴茱萸各等分,研细末过 20 目筛,将适量凡士林加热以后与药末调膏)取适量涂于纱布中央(约 2 cm×2 cm 大小),稍烘热后敷脐(神阙穴),24 小时换 1 次。观察了 72 例硬膜外麻醉手术的阑尾炎患者,其中用本法的治疗组 32 例,结果可使肛门排气时间明显提前,平均出现排气时间为 23 小时,而 40 例对照组为 41 小时,平均提前 18 小时。临床观察表明,桂萸膏能宣通气机,通顺府道,改善术后胃肠功能紊乱或肠麻痹,防止肠粘连等术后并发症。

3. 治疗小儿腹泻 丁香 1.5 g,肉桂 3 g,共研细末备用。使用时取药粉少许用水调成糊状,摊在 3 cm×3 cm 的伤湿止痛膏上,然后稍加热,将膏药贴于脐上,每 12 小时换药 1 次。共治疗 120 例,结果:敷药 1 次治愈 80 例,敷药 2 次治愈 35 例,敷药 3 次治愈 4 例,1 例无效,总有效率 99%。未发现不良反应,少数患儿脐周皮肤充血,考虑为伤湿止痛膏刺激所致,取下后充血即自行消失。

【各家论述】 1.《药性类明》:"桂,导引阳气,调和营卫之气,只是辛热助气上行阳道。血为营,气为卫,营卫不相合谐,桂能导引阳气宣通血脉,使气血同行。《局方》十全大补汤用四君子和黄芪补气、四物汤补血,另加桂者,是要其调和营卫之气,使四君子、四物汤皆得以成补益之功也。"

2.《本草要略》:"桂心入二三分于补阴药中,则能行地黄之滞而补肾,由其味辛属肺而能生肾水,性温行血而能通凝滞也。能通血之凝滞其能补肾也必矣。在中次厚者曰官桂。由桂多品而取其品之高也,主中焦有寒。在上薄者俗曰薄桂,走肩臂而行肢节之凝滞,故肩臂引经多用之。其在嫩枝之最薄者曰桂枝,伤寒、伤风之有寒者宜用之,以微解表也,非固表也,惟有汗者表虚而邪微,故用此气薄辛甘之剂以轻散之,岂有辛甘之剂能固表哉,《衍义补遗》辨之明矣。"

3.《纲目》:"肉桂下行,益火之原,此东垣所谓肾苦燥,急食辛以润之,开腠理,致津液,通其气者也。《圣惠方》言,桂心入心,血化汗、化脓,盖手少阴君火,厥阴相火,与命门同气者也。《别录》云,桂通血脉是矣。""曾世荣言,小儿惊风及泄泻,并宜用五苓散以泻丙火,渗土湿,内有桂能抑肝风而扶脾土。又《医余录》云,有人患赤眼肿痛,脾虚不能饮食,肝脉盛,脾脉弱,用凉药治肝则愈虚,用暖药治脾则肝愈盛,但于温平药中倍加肉桂,杀肝而益脾,故一治两得之。《传》云,木得桂而枯,是也。此皆与《别录》桂利肝肺气,牡桂治胁痛胁风之义相符。"

4.《本草汇言》:"肉桂,治沉寒痼冷之药也。凡元虚不足而亡阳厥逆,或心腹腰痛而呕吐泄泻,或心肾久虚而痼冷怯寒,或奔豚寒疝而攻冲欲死,或胃寒出蛔而心膈满胀,或气血冷凝而经脉阻遏,假此厚味甘辛大热,下行走里之物,壮命门之阳,植心肾之气,宣导百药,无所畏避,使阳长则阴自消,而前诸证自退矣。"

5.《玉楸药解》:"肉桂,本系树皮,亦主走表,但重厚内行,所走者表中之里,究其力量所至,直达脏腑,与桂枝专走经络者不同。"

6.《药性切用》:"甜肉桂,辛甘大热,入肝、肾、命门、血分,温经补火,引热下行,为血分虚冷之专药。牡桂,即大桂,禀离火纯阳之气,辛胜于甘而微带苦性,偏温散而能上行,治心腹冷痛,筋脉拘挛,不减肉桂。若相火不归,下元虚冷,其力不能直达下焦,为稍逊耳。上官桂,一名筒桂,辛甘性温,入经髓而宣通百脉,导引诸药。有辛温行散之功,无壮火食气之患,经络寒痹最宜之。桂心,性近肉桂,厚去外皮,入心、脾、血分而祛寒止痛,内托排脓,为治内不治外之专药。"

7.《衷中参西录》:"肉桂,味辛而甘,气香而窜,性大热纯阳。为其树身近下之皮,故性能下达,暖丹田,壮元阳,补相火。其色紫赤,又善补助君火,温通经脉,治周身血脉因寒而痹,故治关节腰肢疼痛及疮家白疽。《本经》谓其为诸药之先聘通使,盖因其香窜之气,内而脏腑筋骨,外而经络腠理,倏忽之间莫不周遍,故诸药不能透达之处,有肉桂引之,则莫不透达也。""附子、肉桂皆气味辛热,能补助元阳,然至元阳将绝,或浮越脱陷之时,则宜用附子而不宜用肉桂。诚以附子但味厚,肉桂则气味俱厚,补益之中实兼有走散之力,非救危扶颓之大药,观仲景《伤寒论》少阴诸方,用附子而不用肉桂可知也。"

1817 ## 肉苁蓉 ròu cōng róng (《本经》)

【异名】 肉松蓉、黑司令(《吴普本草》),纵蓉(《本草经集注》),地精(《石药尔雅》),马足、马芝(《宝庆本草折衷》),苁蓉、大芸(《中药志》),寸芸(《全国中草药汇编》)。

【基原】 为列当科肉苁蓉属植物肉苁蓉和管花肉苁蓉的肉质茎。

【原植物】 肉苁蓉 *Cistanche deserticola* Y. C. Ma

多年生寄生草本,高 80～100 cm。茎肉质肥厚,扁平,不分枝,下部宽 5～10 cm,上部宽厚 2～5 cm。鳞叶黄色,肉质,覆瓦状排列,披针形或线状披针形,长 1.5～4 cm,宽 0.4～0.8 cm。穗状花序生于花茎顶端,每花下有 1 苞片,与叶同形,小苞片 2,狭线形,基部与花萼合生,花萼 5 浅裂;花冠管状钟形,黄色,顶端 5 裂,蓝紫色;雄蕊 4,被毛;子房上位。蒴果卵形,褐色,种子极多,细小。花期 5～6 月。

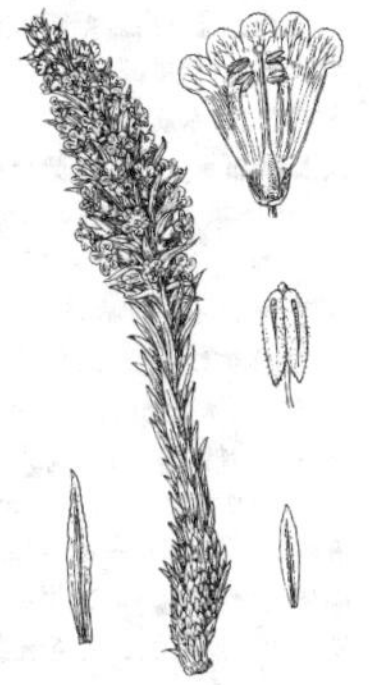

肉苁蓉

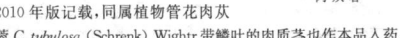

生于湖边,沙地梭梭林中,寄生于藜科植物梭梭(盐木) *Haloxylon ammodendron Bunge* 的根上。分布于内蒙古、甘肃、青海、新疆等省区。

此外,《中华人民共和国药典》2010 年版记载,同属植物管花肉苁蓉 *C. tubulosa* (Schrenk) Wightr 带鳞叶的肉质茎也作本品入药。

【栽培】 生物学特性 肉苁蓉为寄生植物,寄主为梭梭和白梭梭等。适生于沙漠环境。土壤为中细砂,呈中性或偏碱性,含盐分较高。种子多,小而轻,寿命较长。

繁殖方法 种子繁殖:可选沙土或半流沙沙漠地带,适宜寄生梭梭生长,利用天然梭梭林较集中的沙漠地,或培育人工梭梭林,在梭梭林东侧或东南侧方向 50～80 cm 处挖苗床,苗床大小不等,长 1～2 m,宽 1 m 左右,深 50～80 cm,或寄生密集处,可挖一条大苗床沟围绕许多株寄生,将种子穴播于苗床上,施骆驼粪、牛羊粪等,覆土 30～40 cm,上面留沟或苗床坑,以便浇水,播种后保持苗床湿润,诱导寄主根延伸苗床上,春、秋播种,2 年间部分床内即有肉苁蓉寄生,少数出土生长,大部分在 2～4 年内出土,开花结实。

田间管理 沙漠风大,要注意对被风吹裸露的寄主根,进行培土或用树枝围在寄主根附近防风,苗床要经常浇水保墒,除掉其他植物。肉苁蓉 5 月开花时,要进行人工授粉,提高结实率。

病虫害防治 病害有白粉病,可用 Bo-10 生物制剂 300 倍液或 25%粉锈宁 4 000 倍液喷雾防治;根腐病,可松土,发生期用 50%多菌灵 1 000 倍液灌根。虫害有种蝇,可用 90%敌百虫 800 倍液喷雾或浇灌根部。

【采收加工】 4～5 月上旬采挖刚出土的肉苁蓉,留小采大。去掉花序或苁蓉头,晾晒于干净沙滩上或房顶上,1 个多月后由黄白色变成肉质棕褐色,即为甜大芸。秋季采收者因水分大,不易干燥,故把肥大者投入盐湖中,腌 1～3 年,用时洗去盐分,叫盐大芸。

【药材】 肉苁蓉 *Cistanches Herba* 主产于内蒙古、宁夏、甘肃、新疆等地。以内蒙古、甘肃的质量佳,新疆产量大。

性状 茎肉质,呈扁圆柱形,稍弯曲,长 3～15 cm,直径 2～8 cm。表面棕褐色或灰棕色,密被覆瓦状排列的肉质鳞叶,鳞叶菱形或三角形,通常先端已断,可见鳞叶脱落后留下的弯月形叶迹。体重,质硬,微有柔性,不易折断,断面棕褐色,有淡棕色点状维管束,排列成波状环纹。表面和断面在光亮处有时可见结晶样小亮点。气微,味甜、微苦。

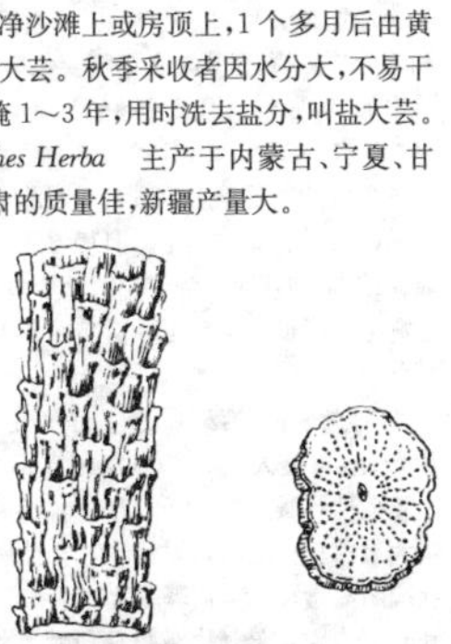

肉苁蓉(茎)外形及饮片

鉴别 (1) 茎横切面:表皮为 1 列扁平细胞,外被角质层。皮层由数十列薄壁细胞组成,排列紧密,近维管束处的细胞具纹孔,散有叶迹维管束。维管束外韧型，常16～22个排列成深波状或锯齿状圆环；韧皮部薄壁细胞排列紧密，有时部分成颓废状；形成层不甚明显；木质部可见非木化纤维。射线明显。髓部多角形。皮层及髓部薄壁细胞含淀粉粒。

(2) 取本品粉末1 g，加含5%盐酸的乙醇溶液8 ml，加热回流10分钟，趁热滤过，滤液加氨试液调节至中性，蒸干，残渣加1%盐酸溶液3 ml使溶解，滤过。取滤液1 ml，加碘化铋钾试液1～2滴，生成橘红色或红棕色沉淀(检查生物碱)。

(3) 薄层色谱：取本品粉末1 g，加甲醇10 ml，超声处理10分钟，滤过，滤液作为供试品溶液。另取麦角甾苷对照品，加甲醇制成每1 ml含2.5 mg的溶液，作为对照品溶液。吸取上述两种溶液各5 μl，分别点于同一硅胶G薄层板上，以醋酸乙酯-甲醇-9%醋酸溶液(20∶3∶2)为展开剂，展开，取出，晾干，喷以5%三氯化铁乙醇溶液。供试品色谱中，在与对照品色谱相应的位置上，显相同颜色的斑点。

另取本品粉末1 g，加80%乙醇10 ml，加热回流10分钟，滤过，滤液作为供品溶液。再取甜菜碱对照品，加80%乙醇制成每1 ml含5 mg的溶液，作为对照品溶液。吸取上述溶液各5 μl，分别点于同一以羧甲基纤维素钠为黏合剂的硅胶G薄层板上，以甲醇-水-醋酸(9∶2∶0.5)为展开剂，展开，取出，晾干，喷以改良碘化铋钾试液。供试品色谱中，在与对照品色谱相应的位置上，显相同的橙红色斑点。

品质标志　《中华人民共和国药典》2010年版规定：照高效液相色谱法测定，肉苁蓉含松果菊苷($C_{35}H_{46}O_{20}$)和毛蕊花糖苷($C_{29}H_{36}O_{15}$)总量不得少于0.30%；管花肉苁蓉不得少于1.5%。

【成分】　肉质茎含苯乙醇苷类成分：肉苁蓉苷(cistanoside) A、B、C、H，洋丁香酚苷(acteoside)，2′-乙酰基洋丁香酚苷(2′-acetylacteoside)，海胆苷(echinacoside)；咪唑烷类化合物：(2, 5-二氧代-4-咪唑烷基)氨基甲酸〔(2, 5-dioxo-4-imidazolidinyl)-carbamic acid〕。还含鹅掌楸苷(liriodendrin)，8-表马钱子苷酸(8-epiloganic acid)，胡萝卜苷(daucosterol)，甜菜碱(betaine)，β-谷甾醇(β-sitosterol)，甘露醇(mannitol)。此外，含氨基酸类化合物：*N, N*-二甲基甘氨酸甲酯(*N, N*-dimethylglycine methyl ester)，苯丙氨酸，缬氨酸，亮氨酸，异亮氨酸，赖氨酸，苏氨酸等15种，多糖类。

【药理】　1. 对免疫系统的影响　煎剂口服可增强泼尼松龙产生的阳虚小鼠低下的体液和细胞免疫功能；增强单核-巨噬细胞吞噬能力。肉苁蓉水提液50 mg/kg、100 mg/kg给小鼠灌胃，能显著增加脾脏和胸腺的重量、增强巨噬细胞吞噬率、增加溶血素和溶血空斑值、提高淋巴细胞转化率，使^{3}H-TdR掺入淋巴细胞的量增加，增强小鼠迟发性超敏反应，还可升高腹腔巨噬细胞内的cAMP水平，降低cGMP水平。肉苁蓉提取物和淫羊藿总黄酮对促进免疫功能受糖皮质激素抑制的小鼠用刀豆球蛋白A (Con A)刺激的淋转有相加作用。肉苁蓉低浓度(5 mg/ml)时能增加Ea玫瑰花结率，肉苁蓉高浓度(50 mg/ml)时可降低Et花结率。肉苁蓉在高浓度或低浓度时可降低酸性α-醋酸萘酯酶(ANAE)淋巴细胞百分率。

2. 调整内分泌、促进代谢作用　雌性大鼠灌服肉苁蓉煎剂10 g/kg，可使大鼠垂体前叶、卵巢和子宫重量明显增加；卵巢人绒毛膜促性腺激素(HCG)/LH受体特异结合力明显提高；并使去卵巢大鼠的垂体对注射促黄体生成素释放激素(LRH)后LH的分泌反应明显增加。肉苁蓉所含洋丁香酚苷(麦角甾苷)、肉苁蓉苷A和C具有对抗悬吊应激负荷所致雄性小鼠的性功能及学习行为低下的作用，所含海胆苷对性行为低下有对抗作用。

3. 对中枢神经系统的作用　肉苁蓉的乙醇提取物100、200 mg/kg灌胃，能增加大鼠下丘脑去甲肾上腺素(NE)和5-羟吲哚乙酸(5-HIAA)含量，并增加多巴胺(DA)与二羟苯乙酸(DOPAC)比值，对纹状体DOPAC有一定增加作用。

4. 延缓衰老作用　肉苁蓉醇提取物给小鼠灌胃，可显著提高红细胞超氧化物歧化酶活性，并降低心肌组织中脂褐质的含量。可延长果蝇的平均寿命、最高寿命和半数死亡日数。小鼠灌服肉苁蓉煎剂6 g/kg，能显著升高红细胞膜Na^+，K^+-ATP酶活性。*D*-甘露醇、肉苁蓉多糖在延缓皮肤衰老，增强机体免疫功能，激活超氧化物歧化酶(SOD)和减少体内脂褐质堆积方面均有显著作用。

5. 通便作用　肉苁蓉能显著提高小鼠小肠推进度，缩短小鼠通便时间，能有效对抗阿托品的抑制排便作用，同时对大肠的水分吸收也有明显抑制作用。肉苁蓉所含缓泻成分为无机盐类和亲水性胶质类多糖。

6. 其他作用　本品能显著抑制家兔动脉粥样硬化(AS)模型平滑肌细胞的变性增殖，改善其超微结构变化，降低平滑肌细胞内过氧化脂质含量，提高其SOD活性，从而发挥了拮抗家兔AS的作用。肉苁蓉可拮抗蛋白质分解，调整肝脏超微结构，促进蛋白质合成。大鼠静脉注射肉苁蓉1.0 g/kg、3.0 g/kg能明显增加排出尿量，3.0 g/kg剂量的肉苁蓉显著降低膀胱排尿时的最大压力。肉苁蓉总苷能明显保护心肌SOD、Se-GSH-Px活性，降低MDA含量，增加再灌后冠脉流量，降低冠脉阻力，促进心肌收缩力的恢复，并明显减轻心肌超微结构损伤。

【炮制】　1. 肉苁蓉　取原药材，除去杂质，大小个分开，洗净稍浸泡，闷润至内无干心时，晒至内外湿度一致，切厚片，干燥。或将盐苁蓉除去杂质，大小个分开，置多量清水中，每日换水2～3次，至尝之无咸味时，取出，晒至半干，再闷润至软硬适宜，切厚片，干燥。

2. 酒苁蓉　取肉苁蓉片，加入黄酒拌匀，装入密闭容器内，密封，隔水加热或用蒸汽吸尽，表面呈黑色时，取出，干燥。每肉苁蓉100 kg，用黄酒30 kg。

3. 黑豆制肉苁蓉　取肉苁蓉用米泔水漂泡3日，每日换水1次去尽咸味，刮去表面鳞叶，切15 cm厚的片；然后取黑豆5 kg炒香，分成3份，每次取1份掺水和肉苁蓉用微火煮干，取出晒至半干，再蒸透后晒干，另取黑豆1份同煮，蒸晒，反复3次，晒干。每肉苁蓉100 kg，用黑豆10 kg。

饮片性状　肉苁蓉参见“药材”项。酒苁蓉形如肉苁蓉，片面黑棕色，质柔润，味微甜，略有酒气。黑豆制肉苁蓉形如肉苁蓉，片面黑色。

贮干燥容器内，酒苁蓉、黑豆制苁蓉密闭，置阴凉干燥处，防蛀。

【药性】　甘、咸，温。归肾、大肠经。

1.《本经》：“味甘，微温。”

2.《别录》：“酸、咸，无毒。”

3.《本草经疏》：“入肾，入心包络、命门。”

4.《本草正》：“味甘、咸、微辛酸，气微温。味重，阴也，降也，其性滑。”

5.《得宜本草》：“味淡。”

6.《玉楸药解》：“味甘、咸，气平。入足厥阴肝经、足少阴肾经、手阳明大肠经。”

【功用主治】　补肾阳，益精血，润肠道。主治肾阳虚衰、精血不足之阳痿，遗精，白浊，尿频余沥，腰痛脚弱，耳鸣目花，月经衍期，宫寒不孕，肠燥便秘。

1.《本经》：“主五劳七伤，补中，除茎中寒热痛，养五脏，强阴，益精气，多子，(治)妇人癥瘕。久服轻身。”

2.《别录》：“除膀胱邪气，(治)腰痛，止痢。”

3.《药性论》：“益髓，悦颜色，延年，治女人血崩，壮阳，大补益，主赤白下。”

4.《日华子》：“治男绝阳不兴，女绝阴不产。润五脏，长肌肉，暖腰膝，男子泄精，尿血，遗沥，带下阴痛。”

5.《本草经疏》:"淡白酒,煮烂顿食,治老人便燥闭结。"

6.《玉楸药解》:"暖腰膝,健骨肉,滋肾肝精血,润肠胃结燥。"

7.《医林纂要》:"暖水脏,泻邪湿,敛精气,壮阳事。"

【用法用量】 内服:煎汤,10~15 g;或入丸、散;或浸酒。

【宜忌】 相火偏旺、大便滑泄、实热便结者禁服。

1. 朱丹溪:"峻补精血,骤用,反动大便溏也。"(引自《纲目》)

2.《本草汇言》:"若肾命有郁火,膀胱有湿热,与强阳易兴、精关不固者禁用。"

3.《药品化义》:"胃肠弱者忌用。"

4.《得配本草》:"忌铜、铁。火盛便闭,心虚气胀,皆禁用。"

【选方】 1. 强筋健髓　苁蓉、鳝鱼。为末,黄精酒丸服之,力可十倍。(《本草拾遗》)

2. 补精败,面黑劳伤　用苁蓉四两,水煮令烂,薄切细研,精羊肉,分为四度,下五味,以米煮粥,空心服之。(《药性论》)

3. 治聍耳,累年脓水不绝,臭秽　肉苁蓉一两,龙胆一两,白茅根一两。上件药,烧为灰,细研,以少蜜和匀后,入鲤鱼胆汁三枚,搅令稀,即以细绢,捩取稀者,沥入耳中,捻作梃子,以薄纸裹塞耳。(《圣惠方》)

4. 治下部虚损,腹内疼痛,不喜饮食　肉苁蓉二斤,酒浸三日,细切,焙干。上一味,捣罗为末,分一半,醇酒煮作膏,和一半入臼中,捣丸如梧桐子大。每服二十丸,加至三十丸,温酒或米饮下,空心食前。(《圣济总录》肉苁蓉丸)

5. 治发汗、利小便亡津液,大腑秘结　肉苁蓉(酒浸,焙)二两,沉香(别研)一两。上为细末,用麻子仁汁打糊为丸,如梧子大。每服七十丸,空心,米饮下。(《济生方》润肠丸)

6. 治破伤风,口噤身强　以肉苁蓉切作片子,晒干,用一小盏子,底上穿一孔合著,火烧,药如香烟从孔中出,熏疮口。(《小儿卫生总微论方》)

【各家论述】 1.《本草汇言》:"此乃平补之剂,温而不热,补而不峻,暖而不燥,滑而不泄,故有从容之名。"

2.《本草经疏》:"肉苁蓉,滋肾补精血之要药,气本微温,相传以为热者误也。甘能除热补中,酸能入肝,咸能滋肾,肾肝为阴,阴气滋长,则五脏之劳热自退,阴茎中寒热痛自愈;肾肝足则精血日盛,精血盛则多子。"

3.《本草正》:"以其味重而甘温,故助相火,补精兴阳益子嗣,治女人血虚不孕,暖腰膝,坚筋骨,除下焦寒痛;以其补阴助阳,故禁虚寒遗沥泄精,止血崩尿血,以其性滑,故可除茎中寒热涩痛。"

4.《本草新编》:"或疑肉苁蓉性滑而动大便,凡大肠滑者,可用乎?抑不可用乎?夫大肠滑者,多出于肾中之无火,肉苁蓉兴阳,是补火之物也,补火而不独不能坚大肠乎?故骤用之而滑者,久用之而自涩也。""王好古曾云:服苁蓉以治肾,必妨于心,何子未识也?曰:此好古不知苁蓉而妄诫之也。凡补肾之药,必上通于心,心得肾之精,而后无焦枯之患,苁蓉大补肾之精,即补心之气也,又何妨之有?"

5.《玉楸药解》:"凡粪粒坚小,形如羊屎,此土湿木郁,下窍闭塞之故。谷滓在胃,不得顺下,零星传送,断落不联,历阳明大肠之燥,炼成颗粒,秘涩难通,总缘风木枯槁,疏泄不行也。一服地黄、龟胶,及益土湿,中气愈败矣。肉苁蓉滋木清风,养血润燥,善滑大肠,而下结粪,其性从容不迫,未至滋湿败脾,非诸润药可比。"

6.《本草求原》:"精虚则或寒或热,结于精道而痛,补精以会阴阳,则虚火除,而着者去。"

7.《本草正义》:"肉苁蓉,《本经》主治,皆以藏阴言之,主劳伤补中,养五脏,强阴,皆补阴之功也。""苁蓉为极润之品,市肆皆以盐渍,乃能久藏,古书皆称其微温,而今则为咸味久渍,温性已化除净绝,纵使漂洗极淡,而本性亦将消灭无余,故古人所称补阴兴阳种种功效,俱极薄弱。"

8.《国药诠证》:"茎中寒热痛,肾有积湿也,湿滞为寒,湿化则热,寒则阻滞而痛,热则炎肿而痛。惟温散寒湿,泻去积滞,可以通阻而使不痛。寒湿既去,则五脏得养,精气自充。其治妇人癥瘕,全为泻气血中阳滞之力。"

1818 肉豆蔻 ròu dòu kòu (《药性论》)

【异名】 迦拘勒(《开宝本草》),豆蔻(《续传信方》),肉果(《纲目》),顶头肉、玉果(《全国中草药汇编》),扎地(藏名),麻尖(傣语)。

【基原】 为肉豆蔻科肉豆蔻属植物肉豆蔻的种仁。

【原植物】 肉豆蔻 *Myristica fragrans* Houtt.

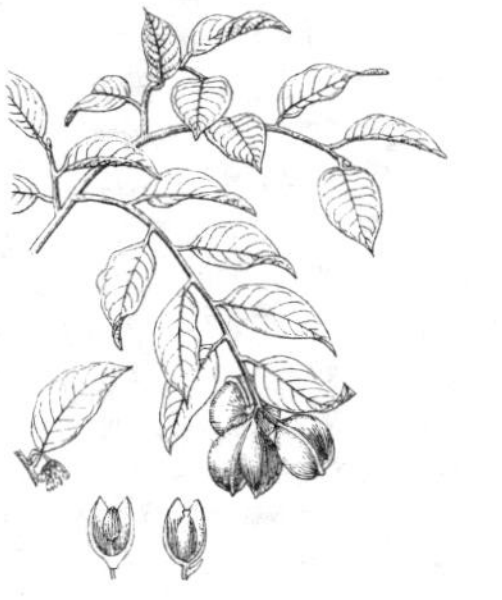

肉 豆 蔻

常绿乔木,高可达 15 m。叶互生,革质;叶柄长 4~10 mm;叶片椭圆形或椭圆状披针形,长 3.5~7 cm,或更长,先端短渐尖,基部楔形,全缘,两面无毛。花单性,异株;总状花序,腋生;雄花序长 1~3 cm,具花 3~20 朵,花长 4~5 mm,花被裂片 3~4,三角状卵形,密被灰褐色绒毛,花药 9~12,条形,花丝连合成圆柱状;雌花序较雄花序为长,总梗粗,具花 1~2 朵,花长约 6 mm,花被裂片 3,密被微柔毛,子房椭圆形,密被锈色绒毛,花柱极短,柱头 2 裂。浆果肉质,常单生,具短柄,梨形或近于圆球形,长 5~7 cm,淡黄色或橙红色,成熟时纵裂成 2 瓣,露出绯红色肉质的假种皮。内含种子 1 颗,木质坚硬。

热带地区广泛栽培。分布于印度尼西亚、马来西亚、西印度群岛、巴西等地。我国广东、云南、台湾等地引入栽培。

本植物的假种皮(肉豆蔻衣)亦供药用,另设专条。

【栽培】 生物学特性　喜高温湿润的环境,适宜生长气温为 25~30 ℃,不耐寒,在 6 ℃时即受寒害。要求雨量充沛,适宜年降雨量在 2 000 mm 左右,忌积水。幼树喜阴,成龄树喜光,光照充足时植株生长健壮,分枝多,开花结果亦多。夏秋季为盛花期。以土层深厚、松软、肥沃和排水良好的壤土栽培为宜。

繁殖方法　主要采用种子繁殖,留种应选稳产、高产、粒大、种仁饱满、无病虫害的优良母树上结的完全成熟自然裂开的果实。随采随播,或用湿沙贮藏。种子失水干燥即丧失发芽力。苗床土壤要松软肥沃,行株距 10 cm×5 cm,穴播,种脐向下,保持荫蔽湿润,约 60 日发芽,至真叶将展出时疏苗移栽。幼树要荫蔽,苗高 20~30 cm 时定植。在 3~4 月或 8~10 月选阴雨天种植,行株距 5 m×4 m,穴深宽各 60 cm,每穴植苗 1 株。

田间管理　幼树生长缓慢,需荫蔽,可在行间种植高秆绿肥,并勤浇水。由于冠幅大,根系浅,作纯林种植时要先种植防风林带,在台风频繁地区必须进行防风。每年施肥 3~4 次,以有机肥为主,配合化肥。幼龄期每株追施有机肥 5~10 kg 或尿素 25~50 g,冬季施堆肥。以后随树龄增加,逐渐加施肥料。

病虫害防治　病害有斑点病、疫病,可用波尔多液 1∶1∶120 倍液喷射;锈腐病、菌核病用 50%多菌灵或甲基托布津 500 倍液浇灌病穴,另有立枯病、根腐病等为害。虫害有蛴螬、地老虎、蝼蛄、金针虫等。

【采收加工】 定植后 6~7 年开花结果,10 年后产量增多,25 年达盛果期。结果期为 60~70 年,盛果期有两次,即 5~7 月及 10~12 月。采摘成熟果实,除去果皮,剥去假种皮,将种仁用45 ℃低温慢慢烤干,经常翻动,当种仁摇之作响时即可。若高于 45 ℃,

脂肪溶解，失去香味，质量下降。

【药材】 肉豆蔻 *Myristicae Semen* 主产于马来西亚及印度尼西亚。我国有少量引种，药材均从国外进口。

性状 种仁呈卵圆形或椭圆形，长2～3 cm，直径1.5～2.5 cm。表面灰棕色或灰黄色，有时外被白粉（石灰粉末）。全体有浅色纵行沟纹及不规则网状沟纹。种脐位于宽端，呈浅色圆形突起，合点呈暗凹陷。种脊呈纵沟状，连接两端。质坚，断面显棕黄色相杂的大理石花纹，宽端可见干燥皱缩的胚，富油性。气香浓烈，味辛。

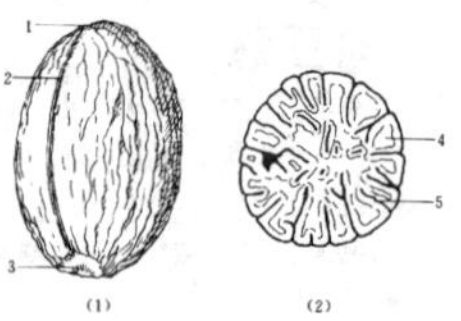

肉豆蔻(种仁)外形
(1) 侧面形 (2) 横切面
1. 合点 2. 种脊 3. 种脐
4. 外胚乳 5. 内胚乳

鉴别 (1) 种仁横切面：可见外层外胚乳组织，由10余列扁平皱缩细胞组成，内含棕色物，偶见小方晶，错入组织有小维管束，暗棕色的外胚乳深入于浅黄色的内胚乳中，形成大理石花纹，内含多数油细胞。内胚乳细胞壁薄，类圆形，充满淀粉粒、脂肪油及糊粉粒，内有疏散的浅黄色细胞。淀粉多为单粒，少数为2～6分粒组成的复粒，脐点明显。以碘液染色，甘油装置立即观察，可见在众多蓝黑色淀粉粒中杂有较大的糊粉粒。以水合氯醛装置观察，可见脂肪油常呈块片状、鳞片状，加热即成油滴状。

(2) 取本品粉末2 g，加乙醚8 ml，振摇，冷浸2小时，滤过。取滤液2 ml，置蒸发皿内，待乙醚挥散后，加茴香醛的硫酸试液0.5 ml，则显粉红色，渐变成紫色(检查挥发油)。

(3) 薄层色谱：取本品粉末1 g，加乙醚4 ml，冷浸2小时，滤过，滤液作为供试品溶液。另取黄樟醚少许，用乙醚溶解后作为对照品溶液。分别点样于同一硅胶G(黄岩)薄层板上。以苯-乙酸乙酯(95∶5)展开，展距13 cm。干后，喷雾5%磷钼酸乙醇溶液，加热。供试品色谱中，在与对照品色谱相应位置上，显相同颜色的斑点。

品质标志 《中华人民共和国药典》2010年版规定：照挥发油测定法测定，本品含挥发油不得少于6.0%(ml/g)。照高效液相色谱法测定，本品干燥品含去氢二异丁香酚($C_{20}H_{22}O_4$)不得少于0.10%。

【成分】 种仁含脂肪油25%～46%，挥发油8%～15%，内含有毒物：肉豆蔻醚(myristicin)约4%。挥发油主含香桧烯(sabinene)，α-及β-蒎烯(pinene)，松油-4-烯醇(terpinen-4-ol)，γ-松油烯(γ-terpinene)，柠檬烯(limonene)，冰片烯(bornylene)，β-水芹烯(β-phellandrene)，对聚伞花素(p-cymene)，α-异松油烯(α-terpinolene)，γ-松油醇(γ-terpineol)，δ-荜澄茄烯(δ-cadinene)，榄香脂素(elemicin)，莰烯(camphene)，月桂烯(myrcene)，α-水芹烯(α-phellandrene)，3，4-二甲基苏合香烯(3，4-dimethylstyrene)，芳樟醇(linalool)，顺式辣薄荷醇(*cis*-piperitol)，反式辣薄荷醇(*trans*-piperitol)，龙脑(borneol)，顺式丁香烯(*cis*-caryophyllene)，香茅醇(citronellol)，对聚伞花素-α-醇(p-cymen-α-ol)，黄樟醚(safrole)，橙花醇(nerol)，β-荜澄茄油烯(β-cubebene)，乙酸牻牛儿醇酯(geranylacetate)，丁香油酚(eugenol)，甲基丁香油酚(methyleugenol)，异榄香脂素(isoelemicin)。脂肪油中主含三肉豆蔻酸甘油酯(trimyristin)和少量的三油酸甘油酯(triolein)等。

种子还含木脂素类化合物：1-(3，4-亚甲二氧基苯基)-2-(4-烯丙基-2，6-二甲氧基苯氧基)-1-丙醇〔1-(3，4-methylenedioxyphenyl)-2-(4-allyl-2，6-dimethoxyphenoxy)-propan-1-ol〕，1-(3-甲氧基-4-乙酰氧基苯基)-2-(4-烯丙基-2，6-二甲氧基苯氧基)-1-丙醇乙酸酯〔1-(3-methoxy-4-acetyloxyphenyl)-2-(4-allyl-2，6-dimethoxyphenoxy)-propan-1-ol acetate〕，1-(3，4-亚甲二氧基苯基)-2-(4-烯丙基-2，6-二甲氧基苯氧基)-1-丙醇乙酸酯〔1-(3，4-methylenedioxyphenyl)-2-(4-allyl-2，6-dimethoxyphenoxy)-propan-1-ol acetate〕，1-(3，4，5-三甲氧基苯基)-2-(4-烯丙基-2，6-二甲氧基苯氧基)丙烷〔1-(3，4，5-trimethoxyphenyl)-2-(4-allyl-2，6-dimethoxyphenoxy) propane〕，去氢二异丁香酚(dehydrodiisoeugenol)，即利卡灵(licarin) A，5′-甲氧基去氢二异丁香酚(5′-methoxydehydrodiisoeugenol)，2-(3，4-亚甲二氧基苯基)-2，3-二氢-7-甲氧基-3-甲基-5-(丙烯基)苯并呋喃{2-(3，4-methylenedioxyphenyl)-2，3-dihydro-7-methoxy-3-methyl-5〔1-(*E*)-propenyl〕benzofuran}，即利卡灵(licarin)B，2-(3，4-亚甲二氧基-5-甲氧基苯基)-2，3-二氢-7-甲氧基-3-甲基-5-(丙烯基)苯并呋喃{2-(3，4-methylenedioxy-5-methoxyphenyl)-2，3-dihydro-7-methoxy-3-methyl-5-〔1-(*E*)-propenyl〕benzofuran}，1-(3，4-二甲氧基苯基)-2-(4-烯丙基-2，6-二甲氧基苯氧基)-1-丙醇〔1-(3，4-dimethoxyphenyl)-2-(4-allyl-2，6-dimethoxyphenoxy) propan-1-ol〕，1-(3，4-二甲氧基苯基)-2-(4-烯丙基-2，6-二甲氧基苯氧基)-1-丙醇乙酸酯〔1-(3，4-dimethoxyphenyl)-2-(4-allyl-2，-dimethoxyphenoxy) propan-1-ol acetate〕，1-(3，4，5-三甲氧基苯基)-2-(4-烯丙基-2，6-二甲氧基苯氧基)-1-丙醇〔1-(3，4，5-trimethoxyphenyl)-2-(4-allyl-2，6-dimethoxyphenoxy) propan-1-ol〕，1-(3-甲氧基-4-羟基苯基)-2-(4-烯丙基-2，6-二甲氧基苯氧基)-1-丙醇〔1-(3-methoxy-4-hydroxyphenyl)-2-(4-allyl-2，6-dimethoxyphenoxy) propan-1-ol〕等。

脱脂种仁含肉豆蔻酸(myristic acid)，三萜皂苷，苷元为齐墩果酸(oleanolic acid)及三甲基胆蒽。

【药理】 1. 对胃肠平滑肌的影响 本品煎剂对正常家兔离体回肠有轻度兴奋作用，使收缩略有加强；高浓度表现短时间兴奋，随即转入抑制。

2. 镇静作用 肉豆蔻挥发油可延长雏鸡由乙醇1～4 g/kg腹腔注射引起的睡眠时间，特别可延长深睡眠时间。丁香油酚、甲基丁香油酚等的混合液腹腔注射可使小鼠翻正反射消失，其中甲基丁香油酚的作用较强而毒性较小。甲基丁香油酚大鼠腹腔注射可产生麻醉作用，其作用产生快，紫绀程度轻并恢复快。反复注射给药，动物对该作用更敏感。脑电图显示产生大量慢波。

3. 抗肿瘤作用 3-甲基胆蒽(MCA)置于Swiss小鼠宫颈管内可引起子宫上皮出现癌前或癌性损伤表现，如在造模前7日直至造模后90日，每日连续给予肉豆蔻每只10 mg，对MCA诱发的小鼠子宫癌有一定抑制作用。另外，本品对二甲基苯并蒽诱发的小鼠皮肤乳头状瘤也有明显的抑制作用。

4. 抗炎作用 肉豆蔻甲醇提取物对角叉菜胶所致大鼠足跖肿胀和醋酸诱发小鼠血管渗出性炎症均显示出持久的抗炎作用。其抗炎有效成分是肉豆蔻醚。

毒性 猫一次灌服肉豆蔻粉1.9 g/kg，可引起半昏迷状态，并因肝损伤可在24小时内死亡，毒性成分为肉豆蔻醚。肉豆蔻醚可引起与本品粉剂类似的症状，但不同品系动物，其中毒量有一定差别。肉豆蔻醚、榄香脂素对正常人有致幻作用。

【炮制】 1. 肉豆蔻 取原药材，除去杂质及灰屑，洗净，干燥。

2. 煨肉豆蔻 ① 米粉煨：以糯米作粉，用热汤搜裹豆蔻，在煻灰中炮，待米团子焦黄熟，然后取出子，取用，勿令犯铜。② 面煨：取面粉加适量水，做成团块，压成薄片，将肉豆蔻逐个包裹，或用清水将肉豆蔻表面湿润后，如水泛丸法包裹面粉3～4层，倒入已炒熟的滑石粉或砂子中，拌炒至面皮呈焦黄色时，取出，筛去滑石粉或砂子，剥去面皮，放凉。每肉豆蔻100 kg，用滑石粉50 kg。煨肉豆蔻油质含量降低，免于滑肠，减少刺激性，增强涩肠止泻作用。③ 麸煨：取麦麸和肉豆蔻，同置热锅内，用文火加热，至肉豆蔻表面呈棕黄色，麦麸呈焦黄色时，取出，筛去麦麸，放凉。用时捣碎。每肉豆蔻100 kg，用麦麸40 kg。④ 滑石粉煨：取滑石粉，置锅内，用中火加热，至滑石粉呈灵活状态时，加入肉豆蔻，适当翻动，至肉豆蔻呈深棕色时，取出，筛去滑石粉，放凉。用时捣碎。每肉豆蔻 100 kg，用滑石粉 50 kg。

3. 麸蒸肉豆蔻　取净肉豆蔻浸泡 1 小时，捞出置笼内，1 层麸皮，1 层肉豆蔻，层层相间，蒸约 2 小时，油即润进麸皮内，去净麸皮及时切厚片，干燥，或捣碎用。

4. 炒肉豆蔻　将小麦面粉倒入锅内，用文火炒热，将肉豆蔻倒入，炒成微黄色时，出锅，筛去面粉，摊开，放凉。用时捣烂。每肉豆蔻 100 kg，用小麦面粉 50 kg。

5. 土炒肉豆蔻　取细黄土，置锅内加热至发泡，倒入肉豆蔻，不断翻动，炒至肉豆蔻熟透，油质渗出（防止炒黑），取出，筛净黄土，用时捣碎。

6. 肉豆蔻霜　取肉豆蔻，研碎如泥，用多层草纸包裹，压榨去油，反复压榨至油尽为度。

饮片性状　肉豆蔻参见"药材"项。煨肉豆蔻形同肉豆蔻，表面呈棕黄色或深棕色，或附有白色粉末，油性，香气更浓，味辛辣。蒸肉豆蔻，圆形或类圆形厚片，片面可见棕黄相杂，形成类似槟榔样纹理，具油性，气芳香而强烈，味辛辣而微苦。炒肉豆蔻形同肉豆蔻，表面微黄色。土炒肉豆蔻形同肉豆蔻，表面附有土色粉末。肉豆蔻霜为松散的类黄白色至黄棕色粉末。

贮干燥容器内，密闭，置干燥处。夏季贮于灰缸中，防蛀。

【药性】　辛、微苦，温。归脾、胃、大肠经。

1.《药性论》："味苦，辛。"

2.《海药本草》："味辛，温，无毒。"

3.《雷公炮制药性解》："入肺、胃二经。"

4.《本草正》："味苦、辛而涩，性温。"

5.《本草新编》："入心、脾、大肠经。"

6.《本草用法研究》："入脾、胃、肾三经，兼入大肠经。"

【功用主治】　温中涩肠，行气消食。主治虚泻，冷痢，脘腹胀痛，食少呕吐，宿食不消。

1.《药性论》："能主小儿吐逆，不下乳，腹痛；治宿食不消，痰饮。"

2.《海药本草》："主心腹虫痛，脾胃虚冷气并，冷热虚泄，赤白痢等。凡痢以白粥饮服佳；霍乱气并，以生姜汤服良。"

3.《纲目》："暖脾胃，固大肠。"

4.《本草新编》："疗心腹胀疼，止霍乱，理脾胃虚寒，能消宿食，专温补心包之火，故又入膻中与胃经也。但能止下寒之泻，而不能止下热之痢。"

5.《医林纂要》："行相火于脾胃，以去中土之积郁。""行湿消痰。亦能醒酒。"

6.《本草经读》："治精冷。"

【用法用量】　内服：煎汤，1.5～6 g；或入丸、散。

【宜忌】　湿热泻痢及阴虚火旺者禁服。用量不宜过大，过量会引起中毒，出现神昏、瞳孔散大及惊厥。人服肉豆蔻粉 7.5 g，可引起眩晕，甚至谵语、昏睡，大量可致死亡。

1.《雷公炮炙论》："勿令犯铜（《纲目》作铁）。"

2.《本草经疏》："忌铜铁器。""大肠素有火热及中暑热泄暴注，肠风下血，胃火齿痛及湿热积滞方盛，滞下初起，皆不宜服。"

【选方】　1. 治脾脏久冷，滑泄不止　肉豆蔻（去壳）五两，附子（炮裂，去皮、脐）五枚。上二味，捣罗为末，酒煮面糊为丸，梧桐子大。每服十五丸加至二十丸，温米饮下，空心食前。（《圣济总录》肉豆蔻丸）

2. 治脾胃虚弱，大便不实，饮食不思　破故纸（炒）四两，肉豆蔻（生用）二两，五味子二两，吴茱萸四两。上药为末。生姜四两切碎，红枣四十九枚，用水一碗煮姜、枣，去姜，水干，取枣肉和药丸，桐子大。每服五七十丸，空心盐汤下。（《内科摘要》四神丸）

3. 治休息痢羸瘦　缩砂一两，肉豆蔻半两。上捣罗为末，用羊肝半具，细切拌药，以湿纸三五重裹上，更以面裹，用慢火烧令熟，去焦面并纸，以软饭研丸如梧桐子大。每于食前以粥饮下。（《普济方》）

4. 治一切冷气，心腹胀满，胸膈痞滞，哕逆呕吐，泄泻虚滑，水谷不消，困倦少力，不思饮食　丁香枝杖七斤，甘草（炒）十一斤，白面（炒）六斤，肉豆蔻（面裹，煨）八斤。上炒盐十三斤同为末。每服一钱，沸汤点服，食前。（《局方》豆蔻汤）

5. 治留饮宿食不消　肉豆蔻（去核）半两（面裹煨，锉），半夏三分（与茱萸半两同用，水一升慢火煮干，只用半夏，焙干），巴豆七枚（去皮心膜，研出油）。上三味，捣研为末，酒煮面糊丸如梧桐子大。每服三丸，食后茶酒任下。（《圣济总录》肉豆蔻丸）

6. 治妇人白带下，腹内冷痛　肉豆蔻一两（去壳），附子二两（炮裂，去皮、脐），白石脂二两。上件药捣罗为末，炼蜜和丸，如梧桐子大。每于食前以热酒下三十丸。（《圣惠方》肉豆蔻丸）

7. 治小儿霍乱不止　肉豆蔻一分（去壳），藿香半两。上件药捣粗罗为散。每服一钱，以水一小盏，煎至五分，去滓，不计时候温服。（《圣惠方》）

8. 治霍乱呕吐不止　肉豆蔻一两（去壳），人参一两（去芦头），厚朴一两（去粗皮，涂生姜汁，炙令香熟）。上药捣粗罗为散。每服三钱，以水一大盏，入生姜半分，粟米二撮，煎至五分，去滓。不计时候温服。（《圣惠方》）

【各家论述】　1.《本草衍义》："肉豆蔻，善下气，多服则泄气，得中则和平其气。"

2.《药性类明》："肉豆蔻，温中补脾，泄痢久不已则用之，故《本草》言冷热虚泄，久则虽热者其气亦虚，非概用以温中也。"

3.《本草汇言》："肉豆蔻，为和平中正之品，运宿食而不伤，非若枳实、莱菔子之有损真气也；下滞气而不峻，非若香附、大腹皮之有损真气也；止泄泻而不涩，非若诃子、罂粟壳之有兜塞掩伏而内闭邪气也。"

4.《本草正》："肉豆蔻，能固大肠，肠既固则元气不走，脾气自健，故曰理脾胃虚冷，而实非能补虚也。"

5.《本草新编》："从前《本草》多言治血痢有功，而不言其止泻。夫泻不同，五更时痛泻五六次，至日间反不泻，名大瘕泻也。大瘕泻者肾泄也，肾泻乃命门无火以生脾土，至五更亥子之间，正肾气主令之会，肾火衰微，何能生土，所以作泻，故大瘕病。必须补命门之火，火旺而土自坚矣。肉豆蔻非补命门之药也，然命门之火上通于心包，心包之火不旺而命门愈衰。故欲补命门，必须上补心包也。膻中心包，一物两名之。肉豆蔻补心包之火，补心包正所以补命门也。况理脾胃虚寒，原其长扶命门旺，而脾胃又去其虚寒，脾胃得气自足，以分清浊而去水湿，又何至五更之再泻哉。""肉豆蔻温补命门而通心包，两火相生于上下，水泻止而脾胃之气自开，不求其消食，而食自化，言止肾泻，而开胃消食在其中。"

6.《玉楸药解》："肉豆蔻，调和脾胃，升降清浊，消纳水谷，分理便溺，至为妙品，而气香燥，善行宿滞，质性敛涩，专固大肠消食止泄，此为第一。"

7.《本草正义》："肉豆蔻，除寒燥湿，解结行气，专理脾胃，颇与草果相近，则辛温之功效本同，惟涩味较甚，并能固及大肠之滑脱，四神丸中有之。温脾即以温肾，是为中下两焦之药，与草果之专主中焦者微别。""香、砂、蔻仁之类，温煦芳香，足以振动阳气，故醒脾健运，最有近功，则所谓消食下气，已胀泄满者，皆其助消化之力固不可与克削破气作一例观。"

1819 肉连环 ròu lián huán（《全国中草药汇编》）

【异名】　马牙七（《西藏常用中草药》），九子连环草（《全国中草药汇编》），竹叶石风丹（《云南药用植物名录》）。

【基原】　为兰科虾脊兰属植物三棱虾脊兰的根。

【原植物】　三棱虾脊兰 *Calanthe tricarinata* Lindl. ex Wall.［*C. megalopha* Franch.；*C. undulata* Schltr.］　又名：三褶虾脊兰

(《全国中草药汇编》)。

陆生植物。假茎长4～15 cm。叶近基生，通常3枚；叶片椭圆形或倒披针形，长20～30 cm，宽5～10 cm，先端急尖，基部渐狭成鞘状叶柄。花葶从叶丛中长出，高出叶外；总状花序疏生多数花；花序轴和子房被短柔毛；花苞片小，膜质，卵状披针形，短于花梗(连子房)；萼片和花瓣淡绿色，长约1.5 cm；萼片宽披针形，先端钝；花瓣倒卵状披针形，比萼片略窄，先端钝；唇瓣棕紫色，3裂，中裂片近肾形，上表面具3～5条鸡冠状褶片，先端具缺刻，边缘波状，侧裂片较短小；无距。花期5月。

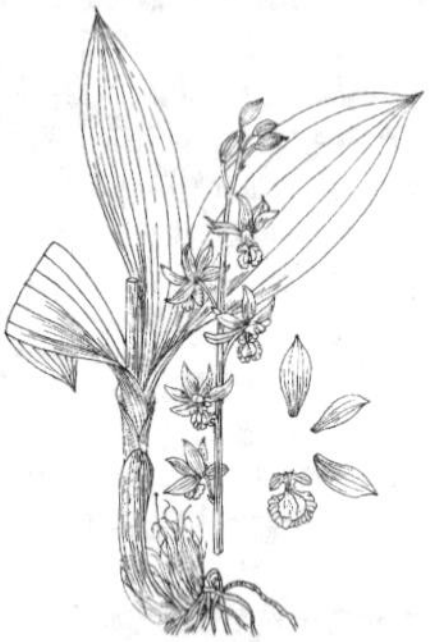
三棱虾脊兰

生于山坡、针阔叶混交林下。分布于湖北及西南、陕西(南部)、台湾等地。

【采收加工】 7～10月采收，晒干。

【成分】 含游离氨基酸。

【药性】《四川中药志》1960年版："性温，味甘、辛，无毒。"

【功用主治】 祛风活血，解毒散结。主治风湿痹痛，腰肌劳损，跌打损伤，瘰疬，疮毒。

1.《四川中药志》1960年版："清胃热，消瘰疬，散结核疮毒。"

2.《西藏常用中草药》："散瘀，接骨。主治胸胁损伤。"

3.《全国中草药汇编》："舒筋活络，祛风止痛。主治风湿性关节炎，类风湿性关节炎，腰肌劳损，跌打损伤，胃痛。"

4.《贵州民间方药集》："外用治九子疡，消伤肿。"

【用法用量】 内服：煎汤，6～9 g。外用：捣敷。

【宜忌】 孕妇禁服。

1820 肉桂叶 ròu guì yè

【基原】 为樟科樟属植物肉桂的叶。

【原植物】 参见"肉桂"条。

【采收加工】 秋季采制肉桂时采摘，阴干；也可随用随采，洗净鲜用。

【药材】 肉桂叶 *Cinnamomi Folium* 主产于广西梧州、玉林、钦州、南宁等地。自产自销。

性状 叶呈矩圆形至近披针形，长8～20 cm，宽4～5.5 cm，先端尖，基部钝，全缘，上表面棕黄色或暗棕色，有光泽，中脉及侧脉明显凹下，下表面淡棕色或棕褐色，有疏柔毛，具离基三出脉且明显隆起，细脉横向平行。叶柄粗壮，长1～2 cm，革质，易折断。具特异香气，味微辛、辣，叶柄味较浓。

【成分】 叶含挥发油0.37%，主要成分为桂皮醛(cinnamaldehyde)占50.04%，还有丁香烯(caryophellene)，β-榄香烯(β-elemene)，苯甲醛，菖蒲烯(calamenene)，β-荜澄茄烯(β-cadinene)等。

【药理】 参见"肉桂"条。

【炮制】 拣净杂质。贮存干燥处，防霉变。

【药性】 辛，温。

【功用主治】 温中散寒，解表发汗。主治外感风寒，头痛恶寒，咳嗽，胃寒胸闷，脘痛呕吐，腹痛泄泻，冻疮。

【用法用量】 内服：煎汤，4.5～9 g，鲜品10～30 g。外用：煎汤外洗。

1821 肉桂油 ròu guì yóu (《纲目拾遗》)

【异名】 桂皮油(《中国药典》)。

【基原】 为樟科樟属植物肉桂的树皮、枝、叶经蒸馏所得的芳香油。

【原植物】 参见"肉桂"条。

【药性】 1.《纲目拾遗》："性热。"

2.《广西中药志》："味甜辛，性温。"

【功用主治】 1.《纲目拾遗》："功同肉桂。"

2.《广西中药志》："芳香健胃，驱风。外用：治风湿及皮肤瘙痒。"

【用法用量】 内服：开水冲，0.2～1分。外用：摩涂。

【选方】 治各种疟 灯草一茎，约长三四寸，以水稍润，再以肉桂油涂之，贴背脊风府穴，下至肺俞止，外以绵纸条封之。须临发前一二时为之，或先一日更妙，贴后，次日发疟更重，嗣后渐减。(《养素园传信方》)

1822 肉豆蔻衣 ròu dòu kòu yī (《中药志》)

【异名】 肉豆蔻花(李承祜《药用植物》)，玉果花(《药材资料汇编》)。

【基原】 为肉豆蔻科肉豆蔻属植物肉豆蔻的假种皮。

【原植物】 参见"肉豆蔻"条。

【采收加工】 采摘成熟果实，取出种仁(肉豆蔻)后，将新鲜的假种皮放在棚内风干至色泽发亮，皱缩，再压扁，晒干，使从鲜红色变为橙红色即可。

【药材】 肉豆蔻衣 *Myristicae Arillus* 产地参见"肉豆蔻"条。

性状 假种皮多压成扁平的裂瓣，长约2.5 cm或稍大，厚约1 mm。表面淡红棕色或橙红棕色，呈半透明状。质略硬脆。水浸后渐回复原状，上部为不整齐裂瓣，基部相连，略呈碗状。具肉豆蔻固有的香气，味微苦。

【成分】 肉豆蔻衣含挥发油：肉豆蔻醚(myristicin)，榄香脂素(elemicin)，丁香油酚甲醚(eugenol methyl ether)，异丁香油酚甲醚(isoeugenol methyl ether)，黄樟醚(safrole)，6-叔丁基-间苯甲酚(6-tert-butyl-*m*-cresol)，去氢二异丁香油酚(dehydrodiisoeugenol)，愈创木脂素(guaiacin)，5′-甲氧基去氢二异丁香油酚(5′-methoxy-dehydrodiisoeugenol)。

苯并呋喃衍生物：2-(3, 4-亚甲二氧基苯基)-2, 3-二氢-7-甲氧基-3-甲基-5-(*E*-丙烯基)-苯并呋喃{2-(3, 4-methylenedioxyphenyl)-2, 3-dihydro-7-methoxy-3-methyl-5〔1(*E*)-propenyl〕-benzofuran}，2-(3-甲氧基-4, 5-亚甲二氧基苯基)-2, 3-二氢-7-甲氧基-3-甲基-5-(*E*-丙烯基)-苯并呋喃{2-(3-methoxy-4, 5-methylenedioxyphenyl)-2, 3-dihydro-7-methoxy-3-methyl-5-〔1(*E*)-propenyl〕-benzofuran}，反式-2, 3-二氢-7-甲氧基-2-(3, 4-二甲氧基苯基)-3-甲基-5(*E*-丙烯基)-苯并呋喃{*trans*-2, 3-dihydro-7-methoxy-2-(3, 4-dimethoxyphenyl)-3-methyl-5-〔1(*E*)-propenyl〕-benzofuran}，反式-2, 3-二氢-7-甲氧基-2-(3-甲氧基-4, 5-亚甲二氧基苯基)-5-(*E*-丙烯基)苯并呋喃{*trans*-2, 3-dihydro-7-methoxy-2-(3-methoxy-4, 5-methylenedioxyphenyl)-5-〔1(*E*)-propenyl〕benzofuran}。

木脂素类化合物：肉豆蔻脂醇(fragransol)A、B、C、D，7-澳白木脂素(austrobailignan-7)，肉豆蔻衣脂醇(myristicanol)A、B，肉豆蔻脂素(fragansin)A_2、B_1、B_2、B_3、C_1、C_2、C_{3a}、C_{3b}、D_1、D_2、D_3、E_1，甘密脂素(nectandrin)B，渥路可脂素(verrucosin)，肉豆蔻衣木脂素(macelignan)，3-(3, 4, 5-三甲氧基苯基)2*E*-丙烯-1-醇〔3-(3, 4, 5-trimethoxyphenyl)-2-(*E*)-propen-1-ol〕，峨参树脂醇(anthriscinol)，2, 3-二甲基-1, 4-双-(3, 4-亚甲二氧基苯基)-1-丁醇〔2, 3-dimethyl-1, 4-bis-(3, 4-methylenedioxyphenyl) butan-1-ol〕，1-(2, 6-二羟基苯甲酰基)-8-(3, 4-二羟基苯基)-辛烷〔1-(2, 6-dihydroxybenzoyl)-8-(3, 4-dihydroxyphenyl)-octane〕，内消旋二氢愈创木酸(mesodihydroguaiaretic acid)，赤式-1-(3, 4, 5-三甲氧基苯

基)-2-(4-烯丙基-2,6-二甲氧基苯氧基)-1,3-丙二醇〔*erythro*-1-(3,4,5-trimethoxyphenyl)-2-(4-allyl-2,6-dimethoxyphenoxy)-propan-1,3-diol〕,苏式-1-(3-甲氧基-4-羟基苯基)-2-(4-烯丙基-2-甲氧基苯氧基)-1-丙醇〔*threo*-1-(3-methoxy-4-hydroxyphenyl)-2-(4-allyl-2-methoxyphenoxy)-propan-1-ol〕,1-(4-羟基-3-甲氧基苯基)-1-甲氧基-2-〔2-甲氧基-4-(1*E*-丙烯基)苯氧基〕-丙烷{1-(4-hydroxy-3-methoxyphenyl)-1-methoxy-2-〔2-methoxy-4-(1*E*-propenyl) phenoxy〕-propane}的赤式体和苏式体,苏式-1-(4-羟基-3-甲氧基苯基)-2-(4-烯丙基-2,6-二甲氧基苯氧基)丙-1-醇甲醚〔*threo*-1-(4-hydroxy-3-methoxyphenyl)-2-(4-allyl-2,6-dimethoxyphenoxy)-propan-1-olmethyl ether〕,赤式-1-(3,4,5-三甲氧基苯基)-2-(4-烯丙基-2,6-二甲氧基苯氧基)-1-丙醇〔*erythro*-1-(3,4,5-trimethoxyphenyl)-2-(4-allyl-2,6-dimethoxyphenoxy) propan-1-ol〕,赤式-1-(3-羟基-4,5-二甲氧基苯基)-2-(4-烯丙基-2,6-二甲氧基苯氧基)-1-丙醇〔*erythro*-1-(3-hydroxy-4,5-dimethoxyphenyl)-2-(4-allyl-2,6-dimethoxyphenoxy) propan-1-ol〕等。

【药理】 对谷胱甘肽S转移酶的影响用1%和2%肉豆蔻衣的饲料喂饲小鼠10日,发现两种剂量均能明显增加小鼠肝中谷胱甘肽S转移酶的活性,2%用量还可升高可溶性硫氢酸的含量。

【药性】 辛,温。归脾、胃经。

【功用主治】 健胃和中。主治脘腹胀满,不思饮食,吐泻。

【用法用量】 内服:煎汤,1.5~5 g。

1823 肉根还阳参 ròu gēn huán yáng shēn (《红河中草药》)

【异名】 大一支箭(《滇南本草》),一支箭、捕地风(《云南曲靖中草药》),万丈深、抽葶还阳参(《全国中草药汇编》)。

【基原】 为菊科还阳参属植物芫菁还阳参的根或全草。

【原植物】 芫菁还阳参 *Crepis napifera* (Franch.) Babc.

多年生草本,高40~150 cm。根肉质,粗壮,圆柱形,具须根,富含白色乳汁。茎直立,木质,不分枝或上部分枝。基生叶丛生;叶柄长短不一;叶片近革质,椭圆形或倒披针形,长7~26 cm,宽2.5~6 cm,边缘有细齿,浅波状至粗倒齿或浅裂,裂片宽三角形或圆形,两面有短毛。头状花序细小,有5~10朵小花,排成密集圆锥状,梗长2~5 mm,有小苞叶;总苞圆柱形,长7~9 mm;外层总苞片6~8,内层总苞片5~6,条状披针形;舌状花黄色,先端5齿裂。瘦果近圆柱形,暗褐色,有不明显的10条肋;冠毛黄白色。

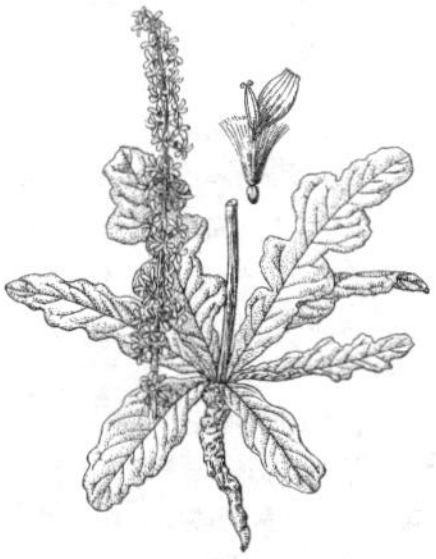

芫菁还阳参

生于山坡、路边及林缘。分布于四川、贵州、云南及西藏等地。

【采收加工】 7~10月采收,鲜用或晒干。

【成分】 根含乙酸蒲公英甾醇酯(taraxasterol acetate),taraxinic acid-1′-*O*-*β*-*D*-glucoside。

【药理】 抗胃溃疡作用 肉根还阳参提取物80 mg/kg给大鼠灌胃能抑制阿司匹林引起的胃溃疡;70 mg/kg给大鼠静脉注射不影响大鼠胃腔灌注组胺引起的胃酸分泌。由此说明taraxinic acid-1′-*O*-*β*-*D*-glucoside能保护胃黏膜抗胃溃疡。

【药性】 苦,凉。

1.《滇南本草》:"味甘、微苦,性温,阴也。"

2.《全国中草药汇编》:"苦,凉。"

3.《彝药志》:"性温,味苦、辛,有小毒。"

【功用主治】 清肺止咳,养肝明目。主治肺热咳嗽,百日咳,夜盲。

1.《滇南本草》:"滋阴润肺,止肺中结热咳嗽,除虚痨发烧,五劳可疗。攻疮毒,利小便,洗疮神效,止咳血。"

2.《全国中草药汇编》:"润肺止咳,消炎生肌。主治夜盲,支气管炎,百日咳,咳嗽。全草外用治刀枪伤、疮伤、开放性骨折。"

3.《彝药志》:"活血祛瘀。主治胃痛、咽喉炎、跌打损伤。"

【用法用量】 内服:煎汤,9~20 g;或开水泡;或研末,每次1.5~3 g。外用:捣敷;或煎水洗。

【选方】 1. 治痨热咳嗽,痰带血丝,或咳血发热,小儿咳血 大一支箭五钱,续断三钱,花粉二钱,石膏五分。共为末,每服二钱,入碗内(滚水调,略盖片时温服)。(《滇南本草》)

2. 治百日咳,支气管炎,咳嗽 肉根还阳参根9~15 g。水煎服;或研末,每次1.5~3 g。蜜糖水送服,日服2次。

3. 治夜盲 肉根还阳参根9 g。研末,蒸猪肝或羊肝,饭后服。(2、3方出自《全国中草药汇编》)

1824 网眼瓦韦 wǎng yǎn wǎ wéi (《青海常用中草药手册》)

【异名】 石韦、瓦韦(《青海常用中草药手册》)。

【基原】 为水龙骨科瓦韦属植物网眼瓦韦的全草。

【原植物】 网眼瓦韦 *Lepisorus clathratus* (Clarke) Ching [*Polypodium clathratum* Clarke]

植株高10~30 cm。根茎横生,密被灰褐色、卵状披针形鳞片,有明亮的粗筛孔,边缘有长齿。叶近生;叶柄长1~4 cm,禾秆色;叶片薄草质,披针形或线状披针形,长9~26 cm,宽8~15 mm,先端钝,偶有渐尖,中部以下渐变狭,楔形,叶面光滑,背面偶有疏鳞片;叶脉网状,内藏小脉单一或分叉。孢子囊群圆形,生于中脉两侧各成1行,幼时有盾状隔丝覆盖。

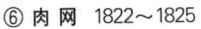

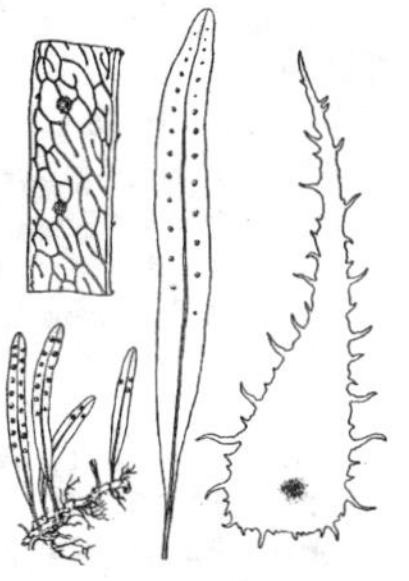

网眼瓦韦

生于海拔1 200~1 500 m的林中树干或岩石上。分布于华北、西北及河南、四川、云南等地。

【采收加工】 全年均可采收,晒干。

【药性】 苦、甘,微寒。

1.《青海常用中草药手册》:"苦、甘,微寒。"

2.《中国药用孢子植物》:"苦、甘,平。"

【功用主治】 《中国药用孢子植物》:"利尿通淋,凉血止血,解毒消肿。用于水肿淋病,痈肿疖疮、咳嗽吐血、赤白痢疾、外伤肿胀等。"

【用法用量】 内服:煎汤,3~9 g。外用:捣敷;或研末敷。

【选方】 1. 治泌尿系感染,泌尿系结石,小便不通,血尿 石韦12 g,萹蓄9 g,车前子9 g。水煎服。

2. 治术后尿闭 柳树叶30 g,石韦15 g。水煎服。(1、2方出自《青海常用中草药手册》)

3. 治咳嗽吐血 网眼瓦韦15 g,鸭跖草15 g,仙鹤草15 g。煎服。

4. 治痢疾 网眼瓦韦15 g,酢浆草15 g。煎服。

5. 治痈肿 网眼瓦韦适量。捣敷患处。(3~5方出自《中国药用孢子植物》)

1825 网络鸡血藤 wǎng luò jī xuě téng (《浙江药用植物志》)

【异名】 黄藤、蓝藤(《湖南野生植物》),硬壳藤、石柱藤、大肠藤(《广西中兽医药用植物》),土鸡血(《杭州药用植物志》),昆明鸡血藤、青皮活血、血防藤、血灌皮(《湖南药物志》),血藤、白血藤、红藤、黄昭藤、松藤、马尿血藤、崖儿藤(《浙江民间常用草药》),白骨藤(《广西中草药》),野豆角木、白骨藤、马下消(《广西药用植物名录》),过山龙(《台湾药用植物志》)。

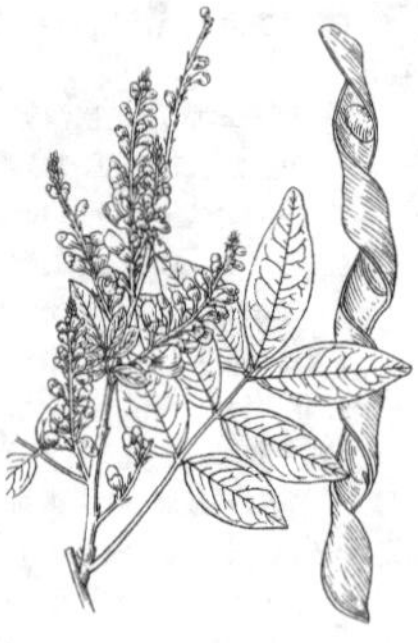

网络崖豆藤

【基原】 为豆科鸡血藤属植物网络崖豆藤的藤茎。

【原植物】 网络崖豆藤 *Millettia reticulata* Benth.

又名:鸡血藤(《拉汉种子植物名称》)。

攀缘状灌木,高2~4 m。茎皮灰色。叶互生,奇数羽状复叶,长10~20 cm;叶柄长2~5 cm;托叶锥刺形,基部向下突起成一对短而硬的距;叶腋有多数芽胞叶,宿存;小叶5~9;小托叶针刺状;叶片长圆形、卵状长圆形,长2.5~10 cm,宽2~3.5 cm,先端钝,微凹,基部圆形或近圆形,全缘,网脉两面均明显。圆锥花序顶生,长5~10 cm,花序轴有黄色疏柔毛;花多而密集;萼钟状,5齿裂,裂齿短钝三角形,边缘有淡黄色毛;蝶形花冠,淡紫色或玫瑰红色;雄蕊10,二体,花丝不等长;子房线形,花柱弯曲,柱头小。荚果扁条形,长可达15 cm,宽约2 cm,果瓣近木质,种子间缢缩,开裂时果瓣扭曲。种子3~6颗,扁圆形。花期5~6月,果期11~12月。

生于灌丛中山野草地。分布于西南及江苏、浙江、安徽、福建、江西、湖南、湖北、广东、广西、海南、台湾等地。

本植物的根(网络鸡血藤根)亦供药用,另设专条。

【采收加工】 8~9月,割取茎藤,切成30~60 cm的小段,晒干。

【药材】 网络鸡血藤 *Millettiae Reticulatae Caulis* 产于福建、湖北、广东、广西、贵州、云南等地。

性状 茎呈圆柱形,直径约3 cm。表面灰黄色,粗糙,具横向环纹,皮孔椭圆形至长椭圆形,横向开裂。质坚,难折断,折断面呈不规则裂片状。皮部约占横切面半径的1/7,分泌物深褐色,木部黄白色,导管孔不明显,髓小居中。气微,味微涩。

鉴别 茎横切面:木栓层为数列细胞,栓内层1~2列,由排列较整齐的小型含晶厚壁细胞组成,含晶厚壁细胞内壁增厚尤明显。皮层散在多数石细胞和小型含晶厚壁细胞。中柱鞘为一夹杂少数纤维束的石细胞环带。韧皮射线向外稍扩大;分泌细胞多个相聚,呈切向排列,外侧散在少数石细胞群;可见晶纤维。形成层呈不规则环状。木射线较宽,平直,明显突入韧皮部;细胞壁厚,纹孔、孔沟明显;导管多单个散在,木薄壁细胞中稀见棕色物;纤维束散在。髓小,分泌细胞可见。薄壁细胞含草酸钙方晶,有的形成晶鞘。

【成分】 茎含黄酮类化合物:7-羟基-8, 4′-二甲氧基异黄酮(7-hydroxy-8, 4′-dimethoxyisoflavone)和阿佛洛莫生(afrormosin)即7-羟基-6, 4′-二甲氧基异黄酮(7-hydroxy-6, 4′-dimethoxyisoflavone)。

【药理】 护凝作用 以兔脑粉作为凝血酶原,并于兔血清中加入凝血因子Ca^{2+},网络鸡血藤煎液能显著延长血凝时间。其乙醇提取物能抑制由胶原诱导的兔血小板聚集作用,抑制率为27.3%~74.2%。

【药性】 苦、微甘,温,小毒。

1.《湖南药物志》:"苦,温。"

2.《广西本草选编》:"味苦、涩。有小毒。"

【功用主治】 养血补虚,活血通经。主治气血虚弱,遗精,阳痿,腰膝酸痛,麻木瘫痪,风湿痹痛,月经不调,痛经,闭经,赤白带下。

1.《中国药用植物图鉴》:"茎为强壮药,功能补血行血,通经活络,暖腰膝,健筋骨。用治遗精,白浊,胃痛,月经不调,赤白带下,妇女干血痨,气血虚弱,麻木瘫痪,腰膝酸痛等症。"

2.《广西本草选编》:"治关节胀痛,肝炎,放射线所致白血球减少。"

3.《安徽中草药》:"治血虚痛经,风湿性关节炎,小儿麻痹后遗症。"

【用法用量】 内服:煎汤,9~30 g,鲜品30~60 g;或浸酒。

【选方】 1. 治放射治疗中引起的白细胞减少 鸡血藤30 g,黄芪15 g,红枣5枚。煎服。(《安徽中草药》)

2. 治体虚盗汗 鲜昆明鸡血藤90 g,煎水冲鸡蛋2只服。(江西《草药手册》)

3. 治风湿性关节炎 鸡血藤30 g,枫荷梨根、威灵仙各15 g。煎水,服时兑白酒适量。(《安徽中草药》)

1826 网络鸡血藤根 wǎng luò jī xuě téng gēn (《浙江民间常用草药》)

【基原】 为豆科鸡血藤属植物网络崖豆藤的根。

【原植物】 参见"网络鸡血藤"条。

【采收加工】 9~10月挖根,切成30~60 cm小段,晒干。

【药性】 《浙江民间常用草药》:"有小毒。"

【功用主治】 镇静安神。主治狂躁型精神分裂症。

【用法用量】 内服:煎汤,9~15 g,应久煎减毒。

【宜忌】 《浙江民间常用草药》:"服药后有出汗、恶心、呕吐等反应,必要时可作对症处理。孕妇不宜应用。"

【选方】 治精神分裂症(狂躁型) 昆明鸡血藤根60~90 g,加水5碗,煎至半碗。于饭后2小时服,每日1次。服药后患者一般即可安静入睡,如果仍兴奋狂躁,第二日可继续服用。(《浙江民间常用草药》)

1827 朱砂 zhū shā (《本草经集注》)

【异名】 丹粟(《山海经》),朱丹(《穆天子传》),赤丹(《淮南子》),丹砂(《本经》),真朱(《别录》),汞沙(《石药尔雅》),光明砂(《外台》),辰砂(《本草图经》)。

【基原】 为硫化物类辰砂族矿物辰砂。

【原矿物】 辰砂 Cinnabar

晶体结构属三方晶系。晶体为厚板状或菱面体,有时呈极不规则的粒状集合体或致密状块体出现。为朱红色至褐红色,有时带铅灰色,条痕红色。具金刚光泽。硬度2~2.5。易碎裂成片,有平行的完全解理。断口呈半贝壳状或参差状。相对密度8.09~8.2。

常呈矿脉产于石灰岩、板岩、砂岩中。产于湖北、湖南、广西、四川、贵州、云南等地。

本矿物经加工提炼制成品(水银)亦供药用,另设专条。

【采收加工】 劈开辰砂矿石,取出岩石中夹杂的少数朱砂。可利用浮选法,将凿碎的碎石放在直径约尺余的淘洗盘内,左右旋转之,因其比重不同,故砂沉于底,石浮于上。除去石质后,再将朱砂劈成片、块状。

【药材】 朱砂 *Cinnabaris* 主产于贵州、湖南、四川等地。

商品规格 商品常以形状不同,分为珠宝砂(正洋尖砂)、镜面砂、豆瓣砂。珠宝砂呈细小颗粒或粉末状,鲜红色,明亮。镜面砂多呈斜方形、长条形或不规则片状,大小厚薄不等,光亮如镜。质脆,易碎。以其颜色质地不同,又分为红镜(鲜红色,质稍松)与青镜(色发暗,质较坚)两种。豆瓣砂形如豆状,方圆形块状,多棱角。赤红色,有亮光。

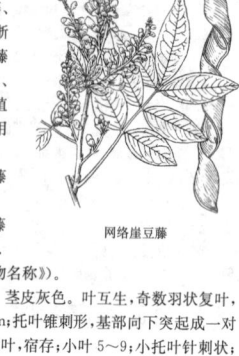

性状　本品为粒状或块状集合体，呈颗粒状或块片状。鲜红色或暗红色，有时带有铅灰色的锖色，条痕红色至褐红色，手触之不染指，具光泽。体重，质脆，片状者易破碎，块状者质较坚硬，不易破碎，粉末状者有闪烁的光泽。无臭，无味。

鉴别　(1) 反射偏光镜下：反射色为蓝灰色；内反射为鲜红色；偏光色颜色常被内反射掩盖，偏光性显著；反射率 27%(伏黄)。透射偏光镜下：为红色，透明；平行消光；干涉色鲜红色；一轴晶；正光性。折射率：$No = 2.913$，$Ne = 3.272$，双折射率较高，$Ne - No = 0.359$。

(2) 取本品粉末，用盐酸湿润后，在光洁的铜片上摩擦，铜片表面显银白色光泽，加热烘烤后，银白色即消失(检查汞盐)。

(3) 取本品粉末 2 g，加盐酸-硝酸(3∶1)的混合溶液 2 ml，使溶解，蒸干，加水 2 ml 使溶解，滤过。取滤液，加氢氧化钠试液，即生成黄色沉淀；取滤液调至中性，加碘化钾试液，即生成猩红色沉淀，能在过量的碘化钾试液中溶解；再以氢氧化钠试液碱化，加铵盐即生成红棕色的沉淀(检查汞盐)。取滤液，加氯化钡试液，即生成白色沉淀；分离，沉淀在盐酸或硝酸中均不溶解；取滤液，加醋酸铅试液，即生成白色沉淀；分离，沉淀在醋酸铵试液或氢氧化钠试液中溶解(检查硫酸盐)。

品质标志　《中华人民共和国药典》2010 年版规定：本品含硫化汞(HgS)不得少于 98.0%。

【成分】 朱砂主要含有硫化汞(mercuric sulfide，HgS)，含汞量为 85.41%，但常混有雄黄、磷灰、沥青等杂质。

【药理】 1. 镇静、催眠、抗惊厥作用　连续 3 星期 2%朱砂混悬液 0.6 mg/10 g 给小鼠灌胃，能使催眠剂量的异戊巴比妥钠催眠时间延长。给朱砂组(口服 0.1 g/10 g，连续 7 日)产生惊厥时间平均可推迟 80 秒，其脑电图频率减慢、波幅增大。

2. 抑制生育作用　雌鼠口服朱砂后受孕率低于空白对照组。从整个仔鼠的汞含量测定，妊娠期母鼠口服朱砂后，其胎儿的汞含量高于空白对照组，并有显著性差异，表明朱砂中的汞能通过胎盘屏障而进入胎儿体内。

3. 其他作用　人工朱砂给家兔灌胃 0.1～0.2 g/kg，能使尿排出的总氮量增加，体重亦有增加。外用能杀皮肤细菌及寄生虫。朱砂还有抗心律失常作用。

4. 体内过程　小鼠单次口服朱砂的吸收半衰期为 0.20 小时，消除半衰期为 13.35 小时。口服朱砂后在动物的心、肾、肝、脾、大脑、小脑等组织中均有不同程度的分布，而且随着服药次数的增加，组织中含汞量逐渐增大，其中尤以肾、肝含量最高。

毒性　小鼠静脉注射朱砂煎剂的 LD_{50} 为 12.10 g/kg。9.5 g/kg 1 次给小鼠灌胃，矿石粉碎水飞之朱砂、矿石经研磨之朱砂在给药 48 小时内均未见任何中毒症状及死亡。

【炮制】 取原药材，除去杂质，用磁铁吸去铁屑，加入适量水，共研至细粉，再加多量水搅拌，待粗粉粒下沉，细粉粒悬浮于水中时，倾取上层混悬液。下沉部分再如上法，反复操作多次，除去杂质，合并混悬液，静置后，分取沉淀，滤去水，晾干，再研散。

饮片性状　朱砂为极细粉末状，鲜红色或暗红色，触之不染手，具闪烁的光泽，体重。无臭，无味。

贮干燥容器内，置阴凉干燥处，防尘。

【药性】 甘，凉，有毒。归心经。

1.《本经》："味甘，微寒。"

2.《药性论》："有大毒。"

3.《日华子》："凉，微毒。"

4.《品汇精要》："气薄于味，阴中之阳。臭朽。"

5.《本草经疏》："入足少阴肾经，足太阴脾经，手少阴心经。"

6.《本草述钩元》："生砂性寒而无毒，入火则热而有毒。"

7.《本草再新》："入心、肺二经。"

【功用主治】 安神定惊，明目，解毒。主治心烦，失眠，惊悸，癫狂，目昏，疮疡肿毒。

1.《本经》："主身五脏百病，养精神，安魂魄，益气，明目，杀精魅邪恶鬼，久服通神明不老。能化为汞。"

2.《别录》："通血脉，止烦满，消渴，益精神，悦泽人面，除中恶腹痛，毒气疥瘘诸疮，轻身神仙。"

3.《药性论》："镇心，主尸疰，抽风。"

4.《日华子》："润心肺，治疮疥痂，息肉。服并涂用。"

5. 李东垣："纯阴，纳浮溜之火而安神明。"(引自《纲目》)

6.《医学入门》："痘疮将出，服之解毒，令少出。治心热烦躁，润肺止渴，清肝明目，兼辟邪恶瘟疫，破瘕，下死胎。"

7.《纲目》："治惊痫，解胎毒，痘毒，驱邪疟，能发汗。"

【用法用量】 内服：研末，0.3～1 g；或入丸剂；或拌染他药(如茯苓、茯神、灯心等)同煎。外用：合他药研末干撒。

【宜忌】 本品有毒，内服不宜过量和持续服用，孕妇禁服。入药忌用火煅。

1.《吴普本草》："畏磁石。恶咸水。"

2. 徐之才："忌一切血。"(引自《纲目》)

3.《本草经疏》：丹砂"若经伏火及一切烹炼，则毒等砒硇，服之必毙。"

4.《本草从新》："独用多用，令人呆闷。"

5.《本经逢原》："入火，则烈毒能杀人，急以生羊血、金汁等解之。"

【选方】 1. 治一切惊忧思虑或梦思恍惚，作事多忘，但是一切心气不足，癫痫狂乱，悉皆治之　颗块朱砂二两，猜猪心二个，灯心三两。上将猪心切开，入朱砂、灯心在内，麻线系合，于银石器内煮一伏时出，不用猪心及灯心，只将朱砂研极细，用真茯神末二两，酒煮薄糊，和朱砂为丸，如桐子大。每服九至十五丸，加至二十一丸，用去心麦门冬煎汤下。癫痫至甚者，乳香、人参汤下；夜寝不寐或多乱梦，炒酸枣仁汤下。(《百一选方》归神丸)

2. 治中风口噤，痰厥，不省人事　辰砂、白矾等分。三伏内装入猪胆内，透风处阴干。每服一块，凉水研化灌下。(《万病回春》)

3. 治心虚遗精　猪心一个，批片相连，以飞过朱砂末掺入，线缚，白水煮熟食之。(《唐瑶经验方》)

4. 治远年风赤眼肿痛　朱砂、青盐、石胆各一分。上件药，用醋浆水一小盏，于瓷器中浸，日中曝之，候其药着于瓷器四畔，干刮取如粟米大。夜卧时着眼两眦，不过三四度瘥。(《圣惠方》)

5. 治咽喉肿痛，咽物妨闷　丹砂一分(研，水飞)，芒硝一两半(研)。上二味再同研匀。每用一字，时时吹入喉中。(《圣济总录》丹砂散)

6. 治小儿鹅口疮　朱砂、白枯矾各五钱，牙硝五钱。共为细末。搽舌上。(《片玉心书》保命散)

【临床报道】 1. 治疗精神病　朱砂粉 60 g(研细水飞成细末，清水浸泡 7 日，每日换水 1 次，然后晒干成朱砂粉)，煅磁石粉 60 g(磁石置炭中煅，醋淬 9 次，研细末并水飞成细末，清水浸泡 9 日，每日换水 1 次，然后晒干成磁石粉)，神曲 180 g(晒干，研成粉末，过筛)。将三药混匀，加蜂蜜 180 g，制成指头大的蜜丸(磁朱丸)，此为 1 剂(共 80～100 丸)。1 剂磁朱丸服 25 日左右，每次 1～2 丸，日服 2～3 次，服完 1 剂后，根据病情需要可继续服第二剂。一般服 1～3 剂为 1 个疗程，以后不需要维持量。治疗精神病 24 例，服完 1～3 剂后患者痊愈 13 例，显效 3 例，好转 6 例，无效 2 例。其中 10 例精神分裂症中痊愈 6 例，显效 1 例，好转 3 例。对 16 例痊愈及显效的患者中 15 例进行了 2 年的随访，有 3 例症状复发。

2. 治疗小儿口疮　取巴豆一个，去壳，研成膏状，掺入少许朱砂，拌匀备用。先拿一块胶布，剪取直径为 2～3 cm 的圆形胶布两个，在其中一块圆形胶布的中央剪一个直径 3～4 mm 的孔。先将有孔的圆形胶布贴在患儿的印堂穴，再把一粒梧桐子大的巴豆朱砂膏贴在胶布中央的孔内，然后把另一块圆形胶布与之重叠黏合，约12小时后把胶布揭掉，起泡后一般不需局部用药，若泡破后，则在局部涂少许1%龙胆紫即可。共治疗120例，结果，口疮在3日内痊愈为显效76例，占63.33%；在5日内痊愈为有效28例，占23.33%；在5日内未痊愈为无效16例，占13.33%。

【各家论述】 1.《本草汇言》："前人撰本草，遂托神农之名，而谬言治五脏百病，久服通神明，长生不老，能化为汞，岂理也哉？故唐甄氏撰《药性论》，谓其有大毒，若经伏火及一切烹炼，则毒等砒硇，服之必毙。自唐以来，上而人主，下而缙绅，曾饵斯药，杀身之祸，鲜克免者，戒之戒之。"

2.《本草正》："朱砂体重性急，善走善降，变化莫测，用治有余，乃其所长；用补不足及长生、久视之说，则谬妄不可信也。"

3.《衷中参西录》："朱砂能入肾导引肾气上达于心，则阴阳调和，水火既济；且得水火之精气以养其瞳子，故能明目。"

4.《国药诠证》："昔人以丹砂能化为汞，认为灵物，有常服以求益寿者，而其结果则往往因中毒反以促寿，皆由不明药效之故也。"

1828 朱唇 zhū chún
（《全国中草药汇编》）

【异名】 三叶青（福建），香茶菜（广西），小红花、丹参（云南）。

【基原】 为唇形科鼠尾草属植物朱唇的全草。

【原植物】 朱唇 *Salvia coccinea* L.

一年生或多年生草本，高达70 cm。根呈密集纤维状。茎直立，四棱形，被灰白色疏柔毛。单叶对生；叶柄长0.5～2 cm；叶片卵圆形或三角状卵圆形，长2～5 cm，宽1.5～4 cm，边缘有锯齿，两面有毛。轮伞花序，每轮4至多花，疏离，组成顶生总状花序；苞片卵圆形，较花梗长；花萼长钟状，外被微柔毛，其间混生浅黄色腺点；花冠深红色或绯红色，冠檐二唇形，上唇比下唇短，下唇3裂，中裂片最大，倒心形；发育雄蕊2，伸出，花丝长4 mm；花柱伸出，先端稍膨大，2裂。小坚果倒卵圆形，黄褐色，具棕色斑纹。花期4～7月。

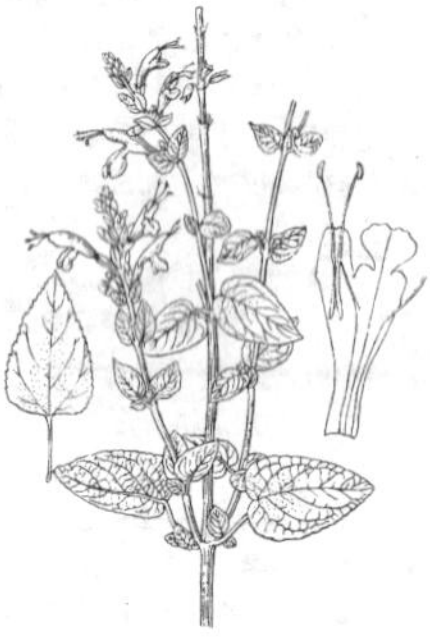

朱 唇

全国均有栽培，常作观赏植物。原产美洲。

【采收加工】 6～9月采收，晒干。

【成分】 全草含黄酮类化合物：蹄纹天竺素-3-咖啡酰葡萄糖苷-5-二丙二酰基葡萄糖苷（pelargonidin-3-caffeoylglucoside-5-dimalonylglucoside），蹄纹天竺素-3-对香豆酰基葡萄糖苷-5-二丙二酰基葡萄糖苷（pelargonidin-3-*p*-coumaroylglucoside-5-dimalonyl glucoside），矢车菊素（cyanidin）。又含朱唇二内酯（salviacoccin），脱氢熊果醇（dehydrouvaol），熊果醇（uvaol），正三十一烷醇（*n*-hentriacontanol），β-谷甾醇（β-sitosterol），原儿茶醛（protocatechualdehyde），丹参酮（tanshinone）Ⅰ、$Ⅱ_A$，亚甲基丹参醌（methylene tanshiquinone）。

【药理】 耐缺氧作用　朱唇水溶性部位注射液以相当于30 g（生药）/kg剂量给小鼠腹腔注射，给药后3小时可见小鼠常压耐缺氧能力极显著提高。

【药性】 《全国中草药汇编》："辛、微苦、涩，凉。"

【功用主治】 《全国中草药汇编》："凉血止血，清热利湿。主治血崩，高热，腹痛不适。"

【用法用量】 内服：煎汤，6～9 g。

1829 朱蕉 zhū jiāo
（《植物名实图考》）

【异名】 铁树（《药性考》），朱竹（《南越笔记》），铁莲草（《家宝真传》），红叶铁树、红铁树（《广西民间常用草药》）。

【基原】 为龙舌兰科朱蕉属植物朱蕉的叶或根。

【原植物】 朱蕉 *Cordyline fruticosa* (L.) A. Cheval. [*Convallaria fruticosa* L.]

灌木，高可达3 m。茎通常不分枝。叶在茎顶呈2列状旋转聚生；叶柄长10～15 cm，腹面宽槽状，基部扩大，抱茎；叶片披针状椭圆形至长圆形，长30～50 cm，宽5～10 cm，绿色或染紫红，中脉明显，侧脉羽状平行，先端渐尖，基部渐狭。圆锥花序生于上部叶腋，长30～60 cm，多分枝；花序主轴上的苞片条状披针形，下部的可达10 cm，分枝上花基部的苞片小，卵形，长1.5～3 mm；花淡红色至紫色；花被片条形，长1～1.3 cm，约1/2互相靠合成花被管；花丝约1/2合生并与花被管贴生；子房下位，3室。蒴果每室有种子数颗。花期7～9月。

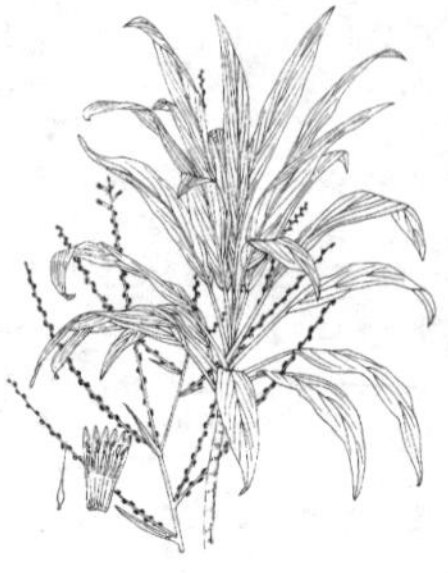

朱 蕉

多于庭园栽培。分布于我国南部热带地区。

本植物的花（朱蕉花）亦供药用，另设专条。

【栽培】 生物学特性　喜高温多湿，冬季低温临界线为10 ℃，夏季要求半阴。忌碱性土壤。

繁殖方法　扦插、分根、播种均可繁殖。茎叶易生不定芽，摘取可供繁殖；早春用成熟枝，去除叶片，剪成长5～10 cm切段，平放于底温温床内，温床保持25～30 ℃和较湿润的空气，约1个月可生根；老株剪去顶芽后，枝干基部将萌发很多分蘖，1年后即可供作繁殖材料；热带较大的老龄植株，可采到种子，春季播种发芽容易。栽培管理较简易。

【采收加工】 全年可采，鲜用或晒干。

【药性】 甘、淡，微寒。

1.《本草求原》："淡，微寒。"

2.《广西本草选编》："味微甘，性平。"

3. 广州部队《常用中草药手册》："淡，平，微凉。"

【功用主治】 凉血止血，散瘀定痛。主治咳血，吐血，衄血，尿血，便血，崩漏，胃痛，筋骨痛，跌打肿痛。

1.《药性考》："止血，下痰。"

2.《纲目拾遗》："治一切心胃及气痛。"

3.《本草求原》："散瘀止血，活筋骨中血。治下血，吐血，煎肉食。跌打肿痛，同原酒糟敷之。加葱头、醋敷之，拔一切毒风、酒风。"

4.《植物名实图考》："治痢证。"

5. 广州部队《常用中草药手册》："主治肺结核咯血，先兆流产，月经过多，尿血，痔疮出血，肠炎，菌痢，风湿骨痛。"

【宜忌】 孕妇慎服。

【选方】 1. 治肺痨咯血　铁树叶5片，莲藕5斤。共捣烂绞汁服。（《新会草药》）

2. 治大便下血　红铁树根30 g，老虎利30 g。同猪大肠煲服。（《广西民间常用草药》）

3. 治血崩　红铁树叶90 g，仙鹤草60 g。水煎服。（贵县《常用草药》）

4. 治胃痛　红铁树叶12片。切碎，煲猪瘦肉食。

5. 治腰部扭伤疼痛　铁树叶7～49片，葛根250 g。猪骨或

猪尾同煲数小时服。(4、5方出自《新会草药》)

6. 治哮喘　红铁树叶60 g。捣烂,用蜜糖30 g煲,取汁服。

7. 治白浊　红铁树叶梗30 g,猪脊骨125 g。煲服。

8. 治鸡骨鲠喉　红铁树(烧存性)研末,取1.5 g装入竹筒中,吹入喉内即下,再用甘草水含漱。(6～8方出自《广西民间常用草药》)

1830 朱砂莲 zhū shā lián （《天宝本草》）

【异名】 辟虺雷、辟蛇雷(《蜀本草》),透水雷(《分类草药性》)。

【基原】 为马兜铃科马兜铃属植物四川朱砂莲的块根。

【原植物】 四川朱砂莲 *Aristolochia cinnabarina* C. Y. Cheng et J. L. Wu [*A. minutissima* C. Y. Cheng]　又名：斑叶朱砂莲(《四川中药材标准》)。

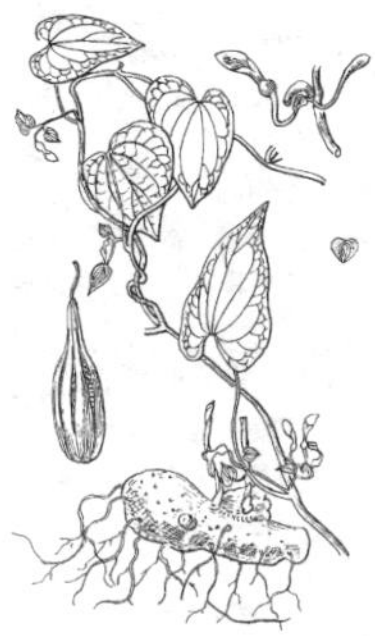
四川朱砂莲

多年生草质藤本,全株无毛。根块状,呈不规则纺锤形,长达15 cm或更长,直径达8 cm,常2～3个相连,表皮有不规则皱纹,内面浅黄色或橙黄色。茎细长扭曲,具纵棱和粉霜。叶柄长4～15 cm;叶片三角状心形,生于茎下部的叶常较大,长5～14 cm,宽4～11 cm,先端钝,具小尖头,基部心形;全缘,上面绿色,具白色晕斑,下面脉隆起。花2～3朵组成短总状花序;小花梗细长,基部具叶状苞片1枚;花被黄绿色或暗紫色,基部球形,颈部窄缩并弯转,前部扩大并向一侧展开呈舌状,舌状体长卵形,先端圆钝或具小凸尖,有5条脉;管口具紫色斑块并疏生绒毛;雄蕊贴生于雌蕊周围,花药卵形;合蕊柱先端6裂,裂片基部向下延伸成波状圆环,柱头乳突状,子房倒卵形,微具6棱。蒴果长椭圆球形,基部下延,连柄长6～7 cm,黄绿色,具粉霜,熟后自果柄处6裂。种子三角状心形,扁平,褐色,密被疣状突起。花期11月至翌年4月,果期6～10月。

生于海拔150～1 600 m的石灰岩山上或山沟两旁灌丛中。分布于湖北、广西、四川、贵州、云南。

【栽培】 生物学特性　耐阴,以荫蔽的环境为宜。若光照过强,气温高,则幼苗极易死亡。栽培多选择红紫泥土。

繁殖方法　种子繁殖,育苗移栽法。选择地势倾斜、阴湿的砂壤土作苗床。深翻细耙作高畦,畦宽70 cm,长度不定。7月上旬播种。撒播,覆细土约1.5 cm,搭棚遮阳。苗龄约60日,真叶5～6片时移栽,行株距20 cm×17 cm。

田间管理　移栽后及时搭荫棚,棚高1.6～2 m,荫蔽度30%左右。缺苗者需及时补栽,勤除草。移栽后施1次定根肥,转青后追肥1次。以后每年返青后追肥1次。生长期注意培土,防止块根外露。

病虫害防治　病害有白绢病为害块根,高温、高湿季节发病最盛,及时拔除病株并销毁,病穴用石灰消毒。雨季防止积水。与禾本科作物轮作。

【采收加工】 移栽4年以上时采收为宜。6～7月挖起块根,蒸至透心(一般需10～25分钟),再晒干或烘干。

【药材】 朱砂莲 *Aristolochiae Cinnabarinae Radix*　主产于四川。

性状　块根呈不规则结节状,长6～18 cm,直径3～8 cm。表面棕黄色至棕红色,有不规则瘤状突起和深皱纹,外皮破裂处呈红棕色。体重,质坚,断面棕色或红棕色,习称"朱砂岔",角质样。气微闷臭,味极苦。

鉴别　(1) 块根横切面：木栓层由数列细胞组成。皮层外侧有2～6列石细胞排成环带。中柱维管束外韧型,被射线分成12～13束,中央为薄壁细胞。皮层及中柱薄壁组织散有分泌细胞,内含橙红色物质。

(2) 薄层色谱：取本品粉末2 g,加乙醇25 ml,置水浴加热1小时,滤过。滤液浓缩至5 ml,作供试品溶液。另取马兜铃酸制成每1 ml中含1 mg的对照品溶液。取上述两种溶液各3 μl点于同一硅胶G薄层板上,以苯-甲醇-醋酸(5∶8∶0.2)为展开剂,展开,取出,晾干,置紫外光灯(365 nm)下检视。供试品色谱中,在与对照品相应位置上,显相同颜色荧光斑点。

【成分】 根含马兜铃酸(aristolochic acid),马兜铃酸-Ⅱ,马兜铃酸-Ⅲ,马兜铃酸-Ⅲa-6-*O*-*β*-*D*-葡萄糖苷(aristolochic acid-Ⅲa-6-*O*-*β*-*D*-glucoside),头花千金藤酮-A-*N*-*O*-*β*-*D*-葡萄糖苷(cepharanone-A-*N*-*O*-*β*-*D*-glucoside),2-羟基-8-甲氧基头花千金藤酮-A(2-hydroxy-8-methyloxycepharanone-A),马兜铃苷(aristoloside),马兜铃内酰胺-*N*-*β*-*D*-葡萄糖苷(aristolactam-*N*-*β*-*D*-glucoside),马兜铃内酰胺-*β*-*D*-葡萄糖苷(aristolactam-*β*-*D*-glucoside),tuberosinone,tuberosinone-*N*-*β*-*D*-glucoside,tuberosinone-*N*-*β*-*D*-coumaroyl-*D*-glucopyranose。

【药理】 1. 镇痛作用　采用热板法和化学刺激法,结果显示中、高剂量(0.8 g/kg、6 g/kg)的朱砂莲对小鼠有明显的镇痛作用,其中以0.8 g/kg时为最强。其镇痛效果,比0.2 g/kg的阿司匹林强,比哌替啶弱,但镇痛作用延续的时间比哌替啶长。

2. 护肝作用　朱砂莲提取物(A_{1015})能抵抗*D*-半乳糖造成的肝组织坏死,促进肝脏细胞DNA合成作用,最适剂量为2.5 mg/kg体重。

【药性】 苦、辛,寒。归心、肺、肝经。

1.《蜀本草》:"味苦,大寒,无毒。"

2.《草木便方》:"苦,凉。"

3.《四川常用中草药》:"入心、肝、脾经。"

【功用主治】 清热解毒,理气止痛。主治胸腹疼痛,腹泻痢疾,牙痛,喉痛,吐血,痈疡肿毒,暑邪痧气,蛇伤。

1.《蜀本草》:"主解百毒,消痰,祛大热,疗头痛,辟瘟疫。"

2.《本草经疏》:"治疔疮。"

3.《草木便方》:"喉痹牙痛火眼灭。打痧气痛腰胁痛,生肌长肉功能烈。"

4.《天宝本草》:"解热清心,安魂定魄。治头晕,妇女白带,男子淋证。"

5.《分类草药性》:"跌打损伤、痧气腹痛、牙痛、吐血之要药。"

【用法用量】 内服：煎汤,5～10 g,鲜品量可酌加;或研末,每次0.5～1 g,每日2次。外用：磨粉,酒或醋调涂。

【宜忌】 脾胃虚寒者慎服。

【选方】 1. 止牙痛　朱砂莲配成5%糊剂,置于龋齿髓腔内,有显著的止痛效果。或用本品刮粉,用白酒吞服0.5～1 g,每日1～2 g,一般服药10～20分钟即生效。

2. 治痈疖肿痛　朱砂莲磨粉用酒或醋调,直接涂于患处。〔1、2方出自《四川中医》1985,(1):32〕

1831 朱砂根 zhū shā gēn （《纲目》）

【异名】 紫金牛(《本草图经》),凤凰肠、老鼠尾(《生草药性备要》),石青子、凉伞遮金珠、铁伞(《植物名实图考》),散血丹、凉伞根、金鸡爪(《岭南采药录》),高脚罗伞(《陆川本草》),小罗伞(《南宁市药物志》),土丹皮(《广西中药志》),金锁匙、开喉箭、三条根、三两金、高茶风、铁凉伞、雪里开花(《湖南药物志》),金鸡凉伞(《杭州植物志》),大罗伞、凤凰翔、大凉伞(广州部队《常用中草药手册》)，红铜盘、高脚铜盘、青红草、硬脚金鸡、珍珠伞、桂笃油(《浙江民间常用草药》)，珍珠凉伞(《福建中草药》)，八爪龙(《陕西中草药》)，郎伞树、龙山子、八爪金龙、豹子眼睛果、万龙、万两金(《新华本草纲要》)。

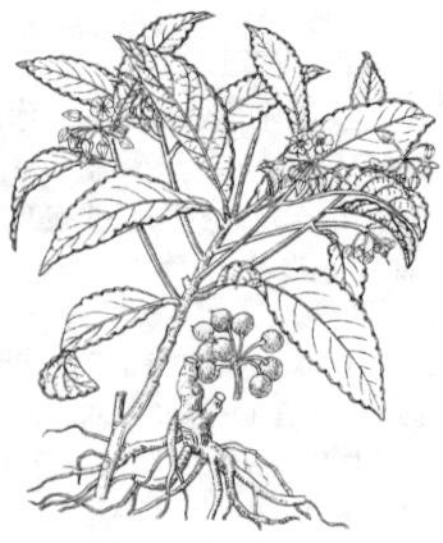

朱砂根

【基原】 为紫金牛科紫金牛属植物朱砂根或红凉伞的根。

【原植物】 1. 朱砂根 *Ardisia crenata* Sims

灌木，高1～2 m。根粗壮，肉质，多分枝。叶互生；叶柄长约1 cm；叶片革质或坚纸质，椭圆形、椭圆状披针形至倒披针形，先端急尖或渐尖，基部楔形，长7～15 cm，宽2～4 cm，边缘具皱波状或波状齿，具明显的边缘腺点，有时背面具极小的鳞片；侧脉12～18对，构成不规则的边缘脉。伞形花序或聚伞花序，着生于侧生特殊花枝顶端；花枝近顶端常具2～3片叶；花梗长7～10 mm；萼片长圆状卵形，长1.5 mm或略短，具腺点；花瓣白色，盛开时反卷，卵形，先端急尖，具腺点，里面有时近基部具乳头状突起；雄蕊较花瓣短，花药箭形；雌蕊与花瓣近等长或略长，子房具腺点。核果球形，直径6～8 mm，鲜红色，具腺点。花期5～6月，果期10～12月，有时2～4月。

生于海拔90～2 000 m的林荫下或灌丛中。分布于湖北至海南各地、西藏东南部至台湾。

2. 红凉伞品 *A. rdisia crenata* Sims var. *bicolor* (Walker) C. Y. Wu et C. Chen [*A. bicolor* Walker]

本变种与朱砂根的区别为：叶背、花梗、花萼及花瓣均带紫红色，有的植株叶两面均为紫红色。

生境分布与朱砂根基本相同。

【栽培】 生物学特性 喜温暖湿润和荫蔽的环境。忌干旱，要求通风及排水良好的肥沃土壤。

繁殖方法 种子或压条繁殖。北方春季播种，南方12月播种，春季压条，秋季即可分割。长江流域可露地栽培，宜选湿润荫蔽林下，或流水溅雾又不直晒之处栽培。

田间管理 北方宜盆栽室内越冬。夏、秋季要求水分充足，通风良好，保持半阴。4～10月每月施液肥1～2次，新梢长至8 cm以上时去顶摘心，促进分枝。如枝条细弱，可于3月留地面8～10 cm剪去，随即追肥，7～10日1次，植株重新萌发后可变粗壮。

【采收加工】 9～11月采挖，切碎，晒干或鲜用。

【药材】 朱砂根 *Ardisiae Crenatae Radix* 主产于广西。

性状 根簇生于略膨大的根茎上，呈圆柱形，略弯曲。表面棕褐色或灰棕色，具多数纵皱纹及横向或环状断裂痕，皮部与木部易分离。质硬而脆，易折断，折断面不平坦，皮部厚，约占断面的一半，类白色或浅紫红色，木部淡黄色。气微，味微苦、辛，有刺舌感。

鉴别 根横切面：木栓层为10余列木栓细胞，内侧一至数列细胞的内壁增厚，木化，似石细胞样。皮层宽广；内皮层明显，细胞含棕色物质，中柱鞘有单个或数个石细胞断续排列成环。韧皮部狭窄。束内形成层可见，木质部发达，导管多单列径向排列，有的含棕黄色物；木射线宽2～6列细胞。薄壁细胞含淀粉粒。

粉末特征：淡棕红色。淀粉粒众多，类圆形、不规则卵圆形、盔帽形，脐点点状、裂缝状，有的可见层纹；复粒由2～4分粒组成。石细胞类方形、不规则长方形、类三角形，壁厚薄不一，纹孔明显；散在皮层的石细胞，壁厚，腔小。木栓细胞类多角形，壁略厚。此外有具缘纹孔导管、木纤维及薄壁细胞。

品质标志 《中华人民共和国药典》2010年版规定，照高效液相色谱法测定，本品含岩白菜素($C_{14}H_{16}O_9$)不得少于1.5%。

【成分】 朱砂根的根含三萜皂苷：朱砂根苷(ardicrenin)，朱砂根新苷(ardisicrenoside)A、B，百两金皂苷(ardisiacrispin)A、B，以及以仙客来为苷元的苷：3-*O*-*α*-*L*-仙客来苷元A-吡喃阿拉伯糖苷(3-*O*-*α*-*L*-cyclamiretin A-arabinopyranoside)，3-*O*-*β*-*D*-吡喃葡萄糖基仙客来苷元A-(1→2)-*α*-*L*-吡喃阿拉伯糖苷〔3-*O*-*β*-*D*-glucopyranosyl cyclamiretin A-(1→2)-*α*-*L*-arabinopyranoside〕，ardicrenin；岩白菜素(bergenin)及其衍生物：11-*O*-没食子酰基岩白菜素(11-*O*-galloylbergenin)，11-*O*-丁香酰基岩白菜素(11-*O*-syringyl bergenin)，11-*O*-香草基岩白菜素(11-*O*-vanilloylbergenin)，11-*O*-(3′，4′-二甲基没食子酰基岩白菜素)〔11-*O*-(3′，4′-dimethylgalloyl)bergenin〕，去甲岩白菜素(demethylbergenin)。又含无羁萜(friedelin)，*β*-谷甾醇(*β*-sitosterol)，紫金牛醌(rapanone)，胡萝卜苷(daucosterol)，菠菜甾醇(spinasterol)，含18～30个碳原子的系列脂肪酸、蔗糖和一新颖的环状缩酚酸肽FR900359。

【药理】 1. 抗生育作用 60%朱砂根的乙醇提取物有较好的抗生育作用，药理实验表明朱砂根三萜皂苷有较好的抗早孕作用。另外，朱砂根三萜总皂苷(CRTS)对成年小鼠、豚鼠和家兔离体子宫均有兴奋作用，CRTS对子宫的兴奋作用与兴奋H_1受体、影响前列腺素合成酶系统有关。

2. 止咳平喘作用 本品有效成分岩白菜素其止咳作用强度，按剂量计算相当于可待因的1/7～1/4。

3. 驱虫和杀虫作用 从朱砂根中获得的一种化合物是杀虫剂，此化合物能抑制蚊、螨等昆虫。

4. 抑菌作用 朱砂根醇对甲型、乙型溶血性链球菌有显著抑菌作用。

5. 其他作用 从朱砂根中获得的新颖环状缩酚酸肽能抑制血小板聚集和降低血压。

【药性】 苦、辛，凉。

1.《纲目》："苦，凉，无毒。"

2.《福建药物志》："微甘、辛，平。"

【功用主治】 清热解毒，活血止痛。主治咽喉肿痛，风湿热痹，黄疸，痢疾，跌打损伤，流火，乳腺炎，睾丸炎。

1.《本草图经》："主时疾膈气，去风痰用之。"

2.《纲目》："治咽喉肿痹，磨水或醋咽之，甚良。"

3.《生草药性备要》："治痰火，跌打，去瘀生新，宽筋续骨，医牛马圣药。"

4.《岭南采药录》："治小儿干(疳)痞。"

5.《广西中药志》："治风湿骨痛，鹤膝风。"

6.《陕西中草药》："清热解毒，行气活血，消肿止痛。主治扁桃体炎，口疮，牙痛，胃痛，跌打损伤，闭经，目疾等。"

7.《广西民族药简编》："煎服治黄疸型肝炎，研末冲开水服驱蛔虫，全株水煎服治胃痛。"

【用法用量】 内服：煎汤，15～30 g。外用：捣敷。

【宜忌】 孕妇慎服。

【选方】 1. 治咽喉肿痛 朱砂根全草6 g，射干3 g，甘草3 g。水煎服。(《湖南药物志》)

2. 治肺病及劳伤吐血 朱砂根9～15 g，同猪肺炖服，先吃汤，后去药吃肺，连吃3肺为1个疗程。

3. 治妇女白带，痛经 朱砂根9～15 g，水煎或加白糖、黄酒冲服。(2、3方出自《浙江民间常用草药》)

4. 治毒蛇咬伤 朱砂根鲜者60 g，水煎服；另用盐肤木叶或树皮，乌桕叶适量，煎汤清洗伤口，用朱砂根皮捣烂，敷创口周围。(《单方验方调查资料选编》)

5. 治睾丸炎 朱砂根30～60 g，荔枝核14枚。酒水煎服。(《福建药物志》)

【临床报道】 治疗急性咽峡炎 用10%朱砂根水煎液，每服

30 ml，每日 3 次；或用朱砂根粉剂 1 g，装胶囊吞服，每日 3 次；或用朱砂根蜜丸，日服 3 次，每次 1 丸（含药粉 1 g）。经治 45 例，痊愈 22 例，好转 19 例，无效 4 例。一般于服药当日咽痛减轻，第二日热退，3～4 日局部红肿消退，服药后少数有恶心、呕吐、胃区痛等副作用，停药后即可恢复。

1832 **朱砂菌** zhū shā jūn（刘波《中国药用真菌》）

【异名】 橘皮蕈（《吴蕈谱》），胭脂菰（《新华本草纲要》），胭脂栓菌（河北、广西）。

【基原】 为多孔菌科栓菌属真菌红栓菌及血红栓菌的子实体。

【原植物】 1. 红栓菌 *Trametes cinnabarina*（Jacq.）Fr.［*Polyporus cinnabarinus* Jacq. ex Fr.；*Boletus cinnabarinus* Jacq.］ 又名：胭脂菌（《西藏真菌》），朱红栓菌（《云南中药资源名录》）。

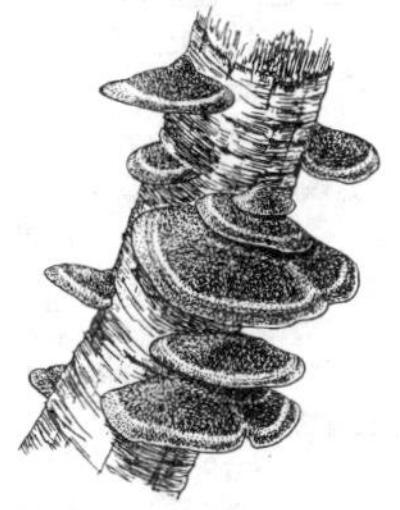

红 栓 菌

子实体侧生无柄，木栓质，单生至覆瓦状叠生，偶有半平伏而反卷。菌盖半圆形至扇形，(4～10) cm ×（4 ～ 15）cm，厚 0.5～2 cm，干后变硬，盖面朱红色，有细软之短绒毛至无毛，粗糙，无环纹，后期稍平滑，橙红色、污红色渐褪至淡红色或淡红褐色；盖缘薄或稍钝，全缘。菌肉淡红色至橙红色，木栓质，厚1～1.5 mm。菌管与菌肉同色，菌管长 4～9 mm；管口面朱红色、橙红色或暗红色，后期呈黑色，管口圆形至多角形，每 1 mm 间 2～4 个。孢子圆筒形，无色至淡黄色，平滑，(5～7)μm×(2～4)μm。

生于多种阔叶树腐木上，偶生于针叶树上。分布于东北、华北、西北、中南、西南及江苏、安徽、浙江、江西、福建等地。

2. 血红栓菌 *T. cinnabarina*（Jacq.）Fr. var. *sanguinea*（L. ex Fr.）Pilát［*Polystictus sanguineus* Fr.］ 又名：血朱栓菌、枫菌（《中国药用真菌图鉴》）。

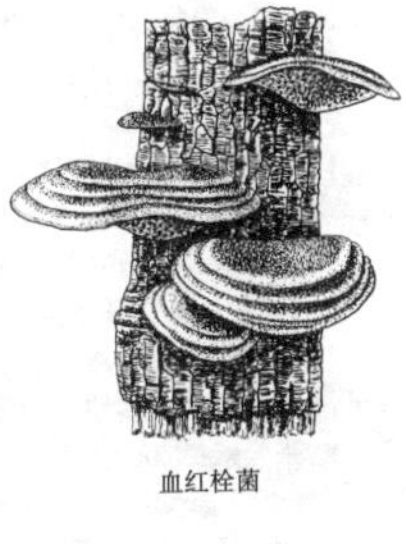

血红栓菌

子实体木栓质，与红栓菌极相似。唯菌盖厚度在 5 mm 以下，盖面血红色，后褪至苍白色，常有浓淡相间的环纹。管口面暗红色，管口小，圆形，每 1 mm间 6～8 个。孢子无色，长椭圆形，稍弯曲，(7～8)μm×(2.5～3)μm。

生于阔叶树腐木上，偶生于针叶树上。分布于华东、中南、西南及吉林、河北、山西、陕西等地。

【采收加工】 7～10 月采收，烘干备用。

【成分】 红栓菌朱红菌酸（cinnabarinic acid），朱红菌素（cinnabarine），朱红栓菌素（tramesanguin）等。

血红栓菌含血红栓菌素（pycnosanguine），朱红菌素（cinnabarine）和 4 个吩嗪嗪-3-酮类（phenoxazin-3-ones），4-羟甲基喹啉（4-hydroxymethylquinoline），游离糖，糖醇及有机酸等。

【药性】 刘波《中国药用真菌》："性温，味微辛、涩。"

【功用主治】 解毒除湿，止血。主治痢疾，咽喉肿痛，跌打损伤，痈疽疮疖，痒疹，伤口出血。

1. 刘波《中国药用真菌》："清热除湿，消炎解毒，止血。"

2. 《福建药物志》："治荨麻疹，痢疾。"

【用法用量】 内服：煎汤，9～15 g。外用：研末，外敷。

【选方】 治伤口出血 朱砂菌焙干，研末，过罗，敷于伤口上。（刘波《中国药用真菌》）

1833 **朱砂藤** zhū shā téng（《全国中草药汇编》）

【异名】 托腰散（《四川常用中草药》），隔山消（《贵州中草药名录》），朱砂莲、野红芋藤（《新华本草纲要》）。

【基原】 为萝藦科白前属植物朱砂藤的根。

【原植物】 朱砂藤 *Cynanchum officinale*（Hemsl.）Tsiang et Zhang［*Pentatropis officinalis* Hemsl.］ 又名：湖北白前（《种子植物名称》）。

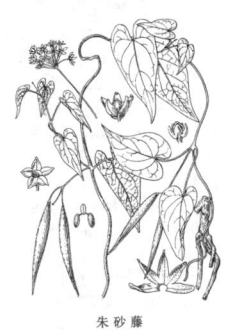

朱 砂 藤

藤状灌木。主根圆柱形，单生或自顶部起 2 分叉，干后暗褐色。嫩茎具单列毛。叶对生；叶柄长 2～6 cm；叶片薄纸质，卵形或卵状长圆形，长 5～12 cm，基部宽 3～7.5 cm，先端渐尖，基部耳形，无毛或下面具微毛。聚伞花序腋生，长 3～8 cm，着花约 10 朵；花萼裂片 5，外面具微毛，内面基部有腺体 5 个；花冠 5 裂，淡绿色或白色；副花冠肉质，深 5 裂，裂片卵形，内面中部具一圆形的舌状片；花粉块每室 1 个，长圆形，下垂；子房无毛，柱状略隆起，先端 2 裂。蓇葖果通常单生，先端渐尖，长达 11 cm，直径约 1 cm。种子长圆状卵形，先端具白色绢质种毛。花期 5～8 月，果期 7～10 月。

生于海拔 1 300～2 800 m 的山坡、路边、水边或灌木丛中及疏林下。分布于西南及安徽、江西、湖北、湖南、广西、陕西、甘肃等地。

【采收加工】 9～12 月采根，晒干。

【药性】 《四川常用中草药》："性温，味苦，有小毒。"

【功用主治】 祛风除湿，理气止痛。主治风湿痹痛，腰痛，胃脘痛，跌打损伤。

1. 《四川常用中草药》："能理气止痛，强筋骨，除风湿，明目。治胃痛，腹痛，腰胀痛，跌打损伤，有强壮之功。"

2. 《广西民族药简编》："治胃出血，十二指肠溃疡，产妇缺乳。"

【用法用量】 内服：煎汤，3～6 g。

【宜忌】 《广西民族药简编》："忌吃酸辣食物。"

1834 **朱蕉花** zhū jiāo huā（广州部队《常用中草药手册》）

【异名】 铁树花（《药性考》）。

【基原】 为龙舌兰科朱蕉属植物朱蕉的花。

【原植物】 参见"朱蕉"条。

【采收加工】 8～9 月采收，晒干。

【药性】 广州部队《常用中草药手册》："淡，平，微凉。"

【功用主治】 清热化痰，凉血止血。主治痰火咳嗽，咯血，吐血，尿血，血崩，痔疮出血。

1. 《岭南采药录》："止血，下痰。治痰火。"

2. 广州部队《常用中草药手册》："凉血止血，散瘀定痛。主治肺结核咯血，先兆流产，月经过多，尿血，痔疮出血，肠炎菌痢，风湿骨痛，跌打肿痛。"

【用法用量】 内服：煎汤，9～15 g。

1835 **朱砂根叶** zhū shā gēn yè（《福建中草药》）

【基原】 为紫金牛科紫金牛属植物朱砂根的叶。

【原植物】 参见“朱砂根”条。

【采收加工】 4～10月采收，晒干。

【功用主治】 活血行瘀。

【用量用法】 内服：煎汤3～9 g；外用：捣敷。

【选方】 1. 治咳嗽咳血　鲜朱砂根叶五钱，甘草一钱。水煎服。

2. 治无名肿毒　鲜朱砂根叶捣烂，调酒或蜜敷患处。

3. 治跌打损伤　鲜朱砂根叶和酒捣烂，加热敷伤处。（1～3方出自《福建中草药》）

1836 丢了棒 diū liǎo bàng（《生草药性备要》）

【异名】 追风棍、赶风债（《生草药性备要》），赶风柴（《本草求原》），刁了棒、大叶大青（《全国中草药汇编》）。

【基原】 为大戟科白桐树属植物白桐树的根、叶。

【原植物】 白桐树 *Claoxylon indicum* (Reinw. ex Bl.) Hassk. [*Erythrochilus indicus* Reinw. ex Bl.; *C. polot* (Burm. f.) Merr.] 又名：咸鱼头（《海南植物志》），宝炉米（《广西植物名录》）。

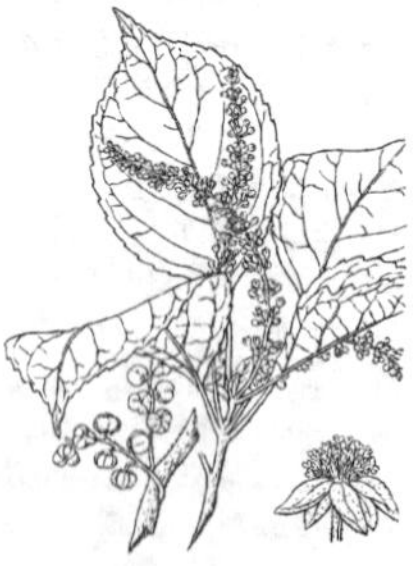

白 桐 树

灌木或乔木，高3～9 m。小枝密被白色短柔毛或绒毛，有明显皮孔。叶互生；叶柄长5～14 cm，顶端有2枚不明显的小腺体；叶片纸质，阔卵形至卵状长圆形，长9～20 cm，宽5～13 cm，先端钝或急尖，基部楔形或圆形或略偏斜，边缘通常有不规则的齿缺，绿色，幼叶两面沿脉被疏柔毛后来脱落。总状花序腋生，花序枝及花柄密被茸毛；花小，单性异株，绿白色，无花瓣；雄花序极柔弱，长10～30 cm；雄花数朵聚生而疏离；花萼3～4裂，外被锈色短柔毛，镊合状；雄蕊18～25，花粉囊上端分离；花盘腺体片状，被毛；无退化雌蕊；雌花序长5～8 cm；花萼3裂，外面密被柔毛；子房密被灰白色短柔毛，2～3室，花柱3，离生。蒴果三角状扁球形，熟时3裂，红色，密被茸毛。花期5～8月。

生于山地疏林或密林中，或旷野灌丛中。分布于广东、广西、海南、云南等地。

【采收加工】 8～10月采收，晒干。

【药性】 苦、辛，微温。小毒。归肝经。

1.《生草药性备要》：“味甘，性平。”

2.《本草求原》：“苦、辛，微温。”

3. 广州部队《常用中草药手册》：“淡，平，有小毒。”

【功用主治】 祛风除湿，散瘀止痛。主治风湿痹痛，脚气水肿，跌打肿痛，烧、烫伤及外伤出血。

1.《生草药性备要》：“祛风湿脚痛，酒顶，敷跌打，消肿痛。”

2. 广州部队《常用中草药手册》：“祛风除湿，散瘀止痛。治风湿性关节炎，腰腿痛，外伤瘀痛，脚气水肿。”

3.《广西本草选编》：“治外伤出血。”

4.《全国中草药汇编》：“叶：外用治烧、烫伤。”

【用法用量】 内服：煎汤或浸酒，9～18 g，鲜品15～30 g。外用：煎水洗；研粉撒，或捣敷。

【宜忌】 广州部队《常用中草药手册》：“体弱，孕妇忌用。”

【选方】 1. 治水肿　丢了棒鲜叶与米擂烂，加糖煮糊食。（《广东中草药》）

2. 治烧伤　粉剂：丢了棒叶晒干研粉，备用。水剂：丢了棒叶水煎2次，合并煎液浓缩至1∶1，备用。先用水剂冲洗清洁创伤面，然后撒上药粉包扎，每日换药1次。（《全国中草药汇编》）

3. 治外伤出血　丢了棒鲜叶捣烂外敷。（《广西本草选编》）

1837 竹叶 zhú yè（《别录》）

【异名】 淡竹叶（《别录》）。

【基原】 为禾本科毛竹属植物淡竹等的叶。

【原植物】 参见“竹茹”条。

【采收加工】 随时采鲜品入药。

【药材】 竹叶 *Phyllostachysi Nigrae Folium*　产于山东、江苏、安徽、浙江、江西、河南等地。

性状　叶呈狭披针形，长7.5～16 cm，宽1～2 cm，先端渐尖，基部钝形，叶柄长约5 mm，边缘之一侧较平滑，另一侧具小锯齿而粗糙，平行脉，次脉6～8对，小横脉甚显著，叶面深绿色，无毛，背面色较淡。气弱，味淡。

【成分】 叶含生物碱、氨基酸、有机酸、酚类化合物和鞣质、皂苷、还原糖、蛋白质、多糖与苷类、蒽醌、香豆素和萜类内酯化合物、甾体。还含18种元素：铝、钡、锆、钛、铅、锡、镓、锶、铁、锌、镁、钙、锰、镍、铜、银及硼和硅。

【药理】 1. 抗肿瘤作用　竹叶多糖对动物移植性S_{180}肿瘤有抑制作用，抑制率可达50%～70%，醇沉组分抑瘤活性最大，且能显著提高小鼠腹腔巨噬细胞的吞噬能力。竹叶提取液对肺癌细胞的生长有明显的抑制作用。竹叶提取液对H_{22}肝癌细胞的生长有明显的抑制作用。

2. 调节血脂作用　竹叶总黄酮能降低SD大鼠血三酰甘油、胆固醇和低密度脂蛋白胆固醇浓度，中剂量（每日10 mg/kg）和高剂量（每日15 mg/kg）能增加血低密度脂蛋白胆固醇浓度。

3. 抗氧化作用　竹叶提取物具有明显降低脂质过氧化、升高SOD和GSH-Px活力的作用。竹叶中黄酮类化合物有较强的清除超氧阴离子自由基和羟自由基的作用。利用超声波所得的提取物，对抗坏血酸-Cu^{2+}-H_2O_2体系产生的羟自由基有较强的清除效果，最高可达89.95%。

【药性】 甘、淡，寒。归心、肺、胃经。

1.《别录》：“味辛、平，大寒。”

2.《履巉岩本草》：“苦、甘，微寒。”

3.《雷公炮制药性解》：“入心、肺、胃三经。”

4.《本草正》：“味甘、淡，气平微凉。”

5.《药品化义》：“入心、肺、胆三经。”

【功用主治】 清热除烦，生津，利尿。主治热病烦渴，小儿惊痫，咳逆吐衄，小便短赤，口糜舌疮。

1.《别录》：“主胸中痰热，咳逆上气。”

2.《药性论》：“主吐血，热毒风，止消渴。”

3.《日华子》：“消痰，治热狂烦闷，中风失音不语，壮热，头痛头风，并怀妊人头旋倒地，止惊悸，温疫迷闷，小儿惊痫天吊。”

4. 张元素：“凉心经，益元气，除热，缓脾。”（引自《纲目》）

5.《滇南本草》：“泻火，降肺气，止咳，宽中消热。”

6.《纲目》：“煎浓汁，漱齿中出血，洗脱肛不收。”

7.《本草正》：“退虚热烦躁不眠，止烦渴，生津液，利小水，解喉痹，并小儿风热惊痫。”

8.《重庆堂随笔》：“内息肝胆之风，外清温暑之热，故有安神止痉之功。”

【用法用量】 内服：煎汤，6～12 g。

【选方】 1. 治热渴　淡竹叶（切）五升，茯苓、石膏各三两，碎，小麦三升，栝楼二两。上五味，切，以水二斗煮竹叶，取八升，下诸药，煮取四升，去滓分温服。（《外台》竹叶汤）

2. 治小儿心脏风热，精神恍惚　淡竹叶一握，粳米一合，茵陈半两。上以水二大盏，煮二味取汁一盏，去滓，投米作粥食之。（《圣惠方》淡竹叶粥）

3. 治伤寒解后，虚羸少气，气逆欲吐　竹叶二把，石膏一升，半夏(洗)半斤，人参二两，麦冬(去心)一升，甘草(炙)二两，粳米半升。上七味，以水一斗，煮取六升，去滓，纳粳米，煮米熟，汤成去米。温服一升，日三服。(《伤寒论》竹叶石膏汤)

4. 治暑热气虚心烦　鲜竹叶、太子参各 9 g，扁豆花 6 g，鲜荷叶半张。煎服。(《安徽中草药》)

5. 治心移热于小肠，口糜淋痛　淡竹叶二钱，木通一钱，生甘草八分，车前子(炒)三钱，生地黄六钱。水煎服。(《医方简义》导赤散)

6. 治产后血气暴虚，汗出　淡竹叶煎汤三合。微温服之，须臾再服。(《产宝》)

7. 治头疮乍发差，赤焮疼痛　竹叶一斤。烧灰，捣罗为末，以鸡子白和匀，日三四上涂之。(《圣惠方》)

【各家论述】 1.《本草经疏》："阳明客热，则胸中生痰，痰热壅滞，则咳逆上气。竹叶辛寒，能解阳明之热结，则痰自消，气自下，而咳逆止矣。仲景治伤寒发热大渴，有竹叶石膏汤，无非假其辛寒散阳明之邪热也。"

2.《药品化义》："竹叶，清香透心，微苦凉热，气味俱清。《经》曰治温以清，专清心气，味淡利窍，使心经热血分解。主治暑热消渴，胸中热痰，伤寒虚烦，咳逆喘促，皆用为良剂也。又取气清入肺，是以清气分之热，非竹叶不能，凉血分之热，除柏叶不效。"

3.《本草求真》："竹叶，据书皆载凉心缓脾，清痰止渴，为治上焦风邪烦热，咳逆喘促，呕哕吐血，一切中风惊痫等症，无非因其轻能解上，辛能散郁，甘能缓脾，凉能入心，寒能疗热故耳。然大要总属清利之品，合以石膏同治，则能解除胃热，而不致烦渴不止。竹生一年，嫩而有力者良。"

1838 竹芋 zhú yù (《广西本草选编》)

【异名】 土百合(《广西药用植物名录》)，结粉、山百合(《广西本草选编》)，斜鹅(《潮汕草药》)。

【基原】 为竹芋科竹芋属植物竹芋的根茎。

【原植物】 竹芋 *Maranta arundinacea* L.

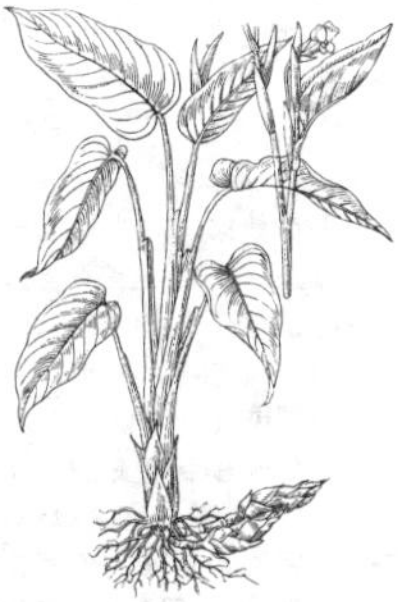

竹　芋

多年生直立草本，高 0.4～1 m。根茎肉质，白色纺锤形，长 5～7 cm，具宽三角状鳞片。茎柔弱，二叉状分枝。叶基生或茎生；叶柄顶端的叶枕圆柱形，叶柄基部鞘状；叶片卵状长圆形或卵状披针形，长 10～20 cm，宽 4～10 cm，先端渐尖，基部圆形，背面无毛或薄被长柔毛。总状花序顶生，长 10～20 cm；花白色，花梗长约 1 cm；萼片卵状披针形，长 1.2～1.4 cm；花冠管约与萼片等长，基部扩大，裂片 3，长 8～10 cm；外轮的 2 枚退化雄蕊倒卵形，花瓣状，长 8～10 mm，先端凹入，内轮的长仅及外轮的一半；子房无毛或稍被长柔毛。果褐色，长圆形。花期夏秋。

广东、广西、海南、云南等地常见栽培。原产美洲热带地区。

【采收加工】 全年均可采挖，鲜用或切片晒干。

【成分】 根茎含淀粉 19.4%，蛋白质(protein)，脂肪(fat)，色氨酸(tryptophan)。

【药性】 《广西本草选编》："味甘、淡，性凉。"

【功用主治】 《广西本草选编》："清肺，利尿。治肺热咳嗽，小便赤痛。"

【用法用量】 内服：煎汤，9～15 g。

1839 竹衣 zhú yī (《纲目拾遗》)

【异名】 金竹衣(《景岳全书》)。

【基原】 为禾本科刚竹属植物金竹秆内的衣膜。

【原植物】 金竹 *Phyllostachys sulphurea* (Carr.) A. et C. Riv.　又名：黄金竹、黄竹、黄皮竹、黄竿(坪井《竹类图谱》)，黄苦竹。

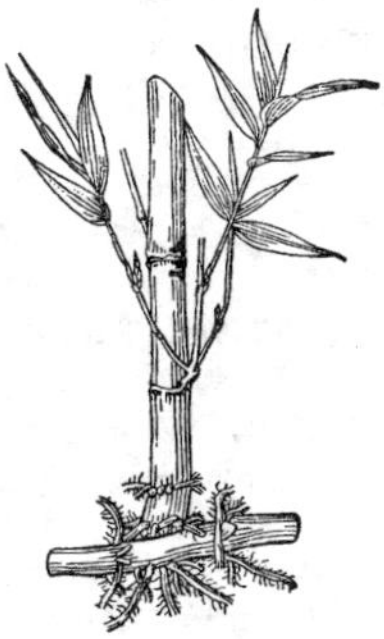

金　竹

竿高 5～10 m，主秆及枝条呈金黄色。秆环较箨环微空起。主秆节间之背部常有纵长绿线 1～2 条；箨鞘黄色，并有绿色纵纹及少数淡棕色斑点，无毛；箨耳及鞘口无缝毛，或仅有退化之箨耳；箨舌长约 2.5 mm，无毛，边缘微有不规则的缺刻，稍呈流苏状；箨叶细长，带状，长约 4.5 cm，宽 5 mm，除最下 1 枚秆箨外，所有各箨叶均有小横脉而呈方格状，在中脉常有 1 淡绿色之纵纹。枝条每节 2 枚，小枝端生叶 2～3 枚；叶耳有白色刚毛；叶舌甚突起；叶柄长约 3 mm；叶片长圆状披针形至披针形，长 4.5～12.5 cm，宽 8～17 mm，先端渐尖，基部微圆，上面绿色，无毛，下面色较淡，微粗糙，沿中脉以及向其基部密生微毛或甚粗糙，边缘之一侧有小锯齿。笋期 4～5 月。

多栽培于庭园。分布于长江流域以南。

【功用主治】 《纲目拾遗》："治喉哑劳嗽。"

1840 竹沥 zhú lì (《本草经集注》)

【异名】 竹汁(《本经》)，淡竹沥(《别录》)，竹油(苏医《中草药手册》)。

【基原】 为禾本科毛竹属植物淡竹等的茎经火烤后所流出的液汁。

【原植物】 参见"竹茹"条。

【采收加工】 取鲜竹竿，截成 30～50 cm 长段，两端去节，劈开，架起，中间用火烤之，两端即有液汁流出，以器盛之。

【药材】 竹沥 *Bambusae Succus*　主产于浙江、江西、福建、安徽等地。

性状　本品为青黄色或黄棕色的透明液体。具竹香气，味微甜。

【成分】 淡竹等鲜竹沥水溶性部分含天冬氨酸，甲硫氨酸，丝氨酸，脯氨酸等 13 种氨基酸。

鲜竹沥醚提取液含愈创木酚(guaiacol)，甲酚，苯酚，甲酸，乙酸，苯甲酸，水杨酸(salicylic acid)等。不同产地的竹沥均含微量元素铜、铁、锌、锰、硒、钴、锗、镍。

【药理】 镇咳祛痰作用　鲜竹沥 20 ml/kg 灌胃，能明显延长氨水刺激小鼠的半数有效致咳喷雾时间，并对小鼠有明显的祛痰作用(酚红法)。

【药性】 甘、苦，寒。归心、肝、肺经。

1.《纲目》："甘，大寒，无毒。"

2.《本草汇言》："味甘，气寒，无毒，可升可降，通手足阴阳十二经并奇经别络。"

3.《药品化义》："属阳中有阴，体滑，气和。味甘淡，性凉，能降。入肺、胃二经。"

4.《本草从新》："甘、苦，寒，滑。"

5.《本草再新》："入心、肝、肺三经。"

【功用主治】 清热降火，滑痰利窍。主治中风痰迷，肺热痰瘛，惊风，癫痫，热病痰多，壮热烦渴，子烦，破伤风。

1.《别录》："疗暴中风、风痹，胸中大热，止烦闷。"

2.《本草拾遗》："（治）久渴心烦。"

3.《纲目》："治子冒风痉，解射罔毒。"

4.《本草汇言》："利窍消痰，通经走络。主暴中风痰，猝然僵仆，人事昏塞，偏痹不仁，及伤寒大热，津液干枯，烦渴昏闷，或产后阴虚发热，口噤失音，并小儿惊风天吊，四肢搐搦。"

5.《得配本草》："治狂闷，利九窍，疗破伤、中风，止因触胎动，养血明目。"

6.《本草求真》："消风降火，润燥行痰，养血益阴，凡小儿天吊惊痫，阴虚发热口噤，胎产血晕，痰在经络四肢，皮里膜外者，服之立能见效。"

【用法用量】 内服：冲服，30～60 g；或入丸剂，或熬膏。外用：调敷或点眼。

【宜忌】 寒饮湿痰及脾虚便溏者禁服。

1.《本草经疏》："寒痰、湿痰及饮食生痰不宜用。"

2.《本经逢原》："胃虚肠滑及气阻便闭者，误投每致呃逆不食，脱泻不止而毙。阴柔之性，不发则已，发则必暴，卒难挽回也。"

3.《得配本草》："畏皂刺、油麻。"

【选方】 1. 治风痱四肢不收，心神恍惚，不知人，不能言　竹沥二升，生葛汁一升，生姜汁三合。上三味相和温暖，分三服，平旦、日晡、夜各一服。（《千金方》竹沥汤）

2. 治风着人面，引口偏，着牙车急舌不得转　竹沥一升，独活三两，生地黄汁一升。三物合煮，取一升，顿服之。（《医心方》引《僧深方》）

3. 治霍乱狂闷烦渴，吐泻无度，气欲绝者　淡竹沥一合，粳米一合（炒，以水二盏同研，去滓取汁）。上二味，和匀顿服之。（《圣济总录》竹沥饮）

4. 治卒消渴，小便多　作竹沥恣饮数日愈。（《肘后方》）

5. 治妊娠常苦烦闷，此名子烦　茯苓三两，竹沥一升，水四升，合竹沥煎取二升，分三服，不差重作，亦时时服竹沥。（《梅师集验方》竹沥汤）

6. 治妊娠中风痉，口噤烦闷　竹沥五合，人乳二合，陈酱油（汁）半两（合）。上件药相和，分温二服，拗开口灌之。（《圣惠方》竹沥饮子）

7. 治小儿惊风天吊，四肢抽搐　竹沥一盏，加生姜汁三匙，胆星末五分，牛黄二厘调服。（《全幼心鉴》）

8. 治小儿大人咳逆短气，胸中吸吸，呵出涕唾，嗽出臭脓　淡竹沥，煮二十沸，小儿一服一合，日五服，大人一升，亦日五服。（《千金方》）

9. 治肺痈　竹沥 60 g，分 3 次，温开水冲服。（《安徽中草药》）

10. 治小儿赤目　淡竹沥点之，或入人乳。（《古今录验方》）

11. 治小儿重舌　竹沥渍黄柏，时时点之。（《简便单方》）

【临床报道】 治疗氯氮平引起的流涎　口服鲜竹沥，每日 2～3次，每次 10～30 ml，10 日为 1 个疗程，治疗抗精神病药物氯氮平所致的流涎反应，观察 144 例，其中 6 例于服药 2 日后流涎消失，服药 2～3 日见效者 74 例，3～5 日见效者 45 例。流涎消失率达 69.3%，总有效率达 86.4%，用药过程中，未见不良反应。

【各家论述】 1.《本草衍义》："竹沥行痰，通达上下百骸毛窍诸处，如痰在巅顶可降，痰在胸膈可开，痰在四肢可散，痰在脏腑经络可利，痰在皮里膜外可行。又如癫痫狂乱，风热发痉者可定；痰厥失音，人事昏迷者可省，为痰家之圣剂也。"

2.《本草衍义补遗》："竹沥，《本草》大寒，泛观其意，似与石膏、芩、连等同类，而诸方治产后胎前诸病及金疮口噤与血虚自汗，消渴尿多，皆阴虚之病，无不用。《内经》曰：阴虚发热，大寒而能补，正与病对，薯蓣寒而能补，世或用之，惟竹沥因大寒置疑。竹沥味甘气缓，能除阴虚之有大热者，大寒言其功也，非以气言，幸相与可否，若曰不然，人吃笋自幼至老者，可无一人因笋寒而有病，沥即笋之液也，况假于火而成者，何寒如此之甚。"

3.《本草选》："竹沥乃阴虚有大热者仙品，中年痰火，舍此必不能成功。"

4.《本草经疏》："竹沥，竹之津液也。经云大寒，亦言其本性耳。得火之后，寒气应减，性滑流利，走窍逐痰，故为中风家要药。凡中风之证，莫不由于阴虚火旺。煎熬津液，结而为痰，壅塞气道，不得升降，热极生风，以致猝然僵仆，或偏痹不仁。此药能遍走经络，搜剔一切痰结，兼之甘寒，能益阴而除热，痰热既祛，则气道通利，经脉流转，外证自除矣。其主胸中大热止烦闷者，取其甘寒清热益阴之功耳。观古人以竹沥治中风，则知中风未有不因阴虚痰热所致，不然，如果外来风邪，安得复用此甘寒滑利之药治之哉。"

5.《冯氏锦囊》："竹沥却阴虚发热，中风噤牙，小儿天吊惊痫，妇人胎产闷晕，胎前不损子，产后不碍虚，止惊悸，却痰痫，痰在经络四肢，屈曲而搜剔；痰在皮里膜外，直达以宣通。但世以为大寒，殊不知系火煅出，又佐姜汁，有所寒乎？况沥之出于竹，犹人身之血也，极能补阴，长于清火，性滑流利，走窍逐痰，故为中风之要药。"

6.《医林纂要》："竹有节而中通上乔，故沥上行无所不达，能驱风散火，去湿行痰，透筋节而发之，正迅雷之发，则阴翳郁热暴风，皆止而爽然矣，是以治中风、中痰、风痉、癫痫、消渴诸急病，而利窍、明目、止汗、清热、除烦，皆宜达肝胆之阳气故也。宜和姜汁以助肝阳。今人视为险药霸道，失之矣。"

7.《丹溪心法》："竹沥滑痰，非姜汁不能行经络。""痰在膈间，使人癫狂，或健忘，或风痰，皆用竹沥，亦能养血。""痰在四肢，非竹沥不开。"

1841 竹鸡 zhú jī（汪颖《食物本草》）

【异名】 山菌子（《本草拾遗》），鸡头鹘（《东坡诗集》），泥滑滑（《纲目》），竹鹧鸪（《中国动物图谱》）。

【基原】 为雉科竹鸡属动物灰胸竹鸡的肉。

【原动物】 灰胸竹鸡 *Bambusicola thoracica*（Temminck）

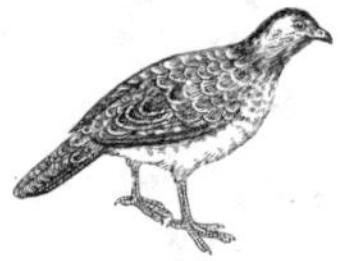

灰胸竹鸡

小型禽类。体长约 29 cm。嘴短，褐色。虹膜淡褐色。头、颈侧、颏、喉等均栗红色。上体大都黄橄榄褐色，并缀以黑褐色毛虫状细斑，头顶杂以少数棕点；额与上背沾灰色，眉纹蓝灰，并向后延伸至背侧；背部大多杂以栗斑和细白斑。肩羽与背相似，但白斑居多。三级飞羽有很大的栗色圆斑；翼上的内侧覆羽和飞羽满布有棕黄色波状纹，外侧者转为暗褐色；初级飞羽外缘淡栗色；中央尾羽淡肉桂栗色，密杂以黑褐色毛虫状纹，并贯以5～6道淡肉桂栗色横斑；外侧尾羽几转纯肉桂栗色；胸蓝灰，延及两肩，成颈圈状，其下更缘以栗红色；腹和胁棕色，前浓后淡，两胁密杂以黑褐色斑；尾下覆羽棕色沾有栗色。脚和趾黄褐色，雄者有长距。

栖于森林、竹林或灌木丛中。善潜伏，飞捷而低。繁殖季节，雄者喜鸣，好斗。以植物的果实、种子、嫩叶及蝗虫、蚱蜢、白蚁等昆虫为食。分布于长江流域以南诸省的山地。

【药性】 甘，平。归脾、肝经。

1.《本草拾遗》："味甘、平，无毒。"

2.《医林纂要》："甘，温。"

3.《本草求真》："专入心、脾、肝。"

4.《食物考》："有毒。"

【功用主治】 补中益气，杀虫解毒。主治脾胃虚弱，消化不良，大便溏泄，痔疮。

1. 《本草拾遗》："主野鸡病，杀虫，煮炙食之。"
2. 《医林纂要》："补中，杀虫，解毒，消砂石毒。"
3. 《随息居饮食谱》："解野鸡、山菌毒。"

【用法用量】 内服：1只，煮食；或炙食。

【宜忌】 《食物考》："烹宜用姜。竹鸡有毒，宜生姜解之。"

1842 竹鱼 zhú yú（《纲目》）

【异名】 足鱼（《医林纂要》）。

【基原】 为鲤科野鲮属动物野鲮鱼的肉。

【原动物】 野鲮鱼 *Sinilabeo decorus decorus* (Peters)［*Labeo decorus* Peters］

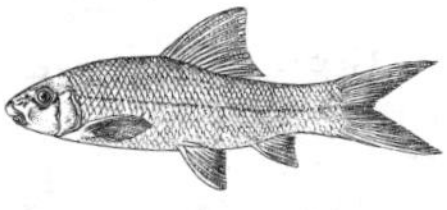

野鲮鱼

体长稍侧扁，长约40 cm。吻端钝圆，口下位，呈新月形，吻向前突出，吻皮向下包，与上唇边缘相平，唇后沟完全，上颌吻皮的边缘薄而平整，无缺刻，吻部具有较多白色较大的珠星状突起，近口角处的上唇有很密集细齿状的波纹。须2对，但吻须有时退化。下咽齿3行。鳞大。侧线鳞 $43\frac{7}{6-V}46$，背鳍3，10～13，无硬刺，起点在腹鳍之前。臀鳍3，5。体背青黑色，背及两侧鳞片有紫绿色闪光，并常杂有红点。腹部白色带黄，各鳍灰黑色。

栖息于水流较急的河流和溪流中。分布于长江上游和中游的支流上游，以及珠江上游等地。

【药性】 甘，温。

1. 姚可成《食物本草》："味甘，性平。"
2. 《医林纂要》："甘，温。"

【功用主治】 益气，除湿。主治久病体虚，腰腿疼痛。

1. 《纲目》："和中益气，除湿气。"
2. 《中国药用动物志》："主治久病体虚、腰腿疼痛。"

【用法用量】 内服：煮食，100～200 g。

1843 竹实 zhú shí（《本经》）

【异名】 竹米（《本草别说》）。

【基原】 为禾本科竹类植物的颖果。

【功用主治】 1. 《本经》："益气。"

2. 《物理小说》："下积。"

1844 竹茹 zhú rú（《本草经集注》）

【异名】 竹皮（《金匮要略》），淡竹皮茹（《别录》），青竹茹（《药性论》），淡竹茹（《食疗本草》），麻巴（《草木便方》），竹二青（《上海常用中草药》），竹子青（南药《中草药学》）。

【基原】 为禾本科毛竹属植物淡竹、莿竹属植物青竿竹、慈竹属植物大头典竹等的茎秆去外皮刮出的中间层。

【原植物】 1. 淡竹 *Phyllostachys nigra* (Lodd. ex Lindl.) Munro var. *henonis* (Mitf.) Stapf et Rendle　又名：毛金竹（《南林科技》），白夹竹。

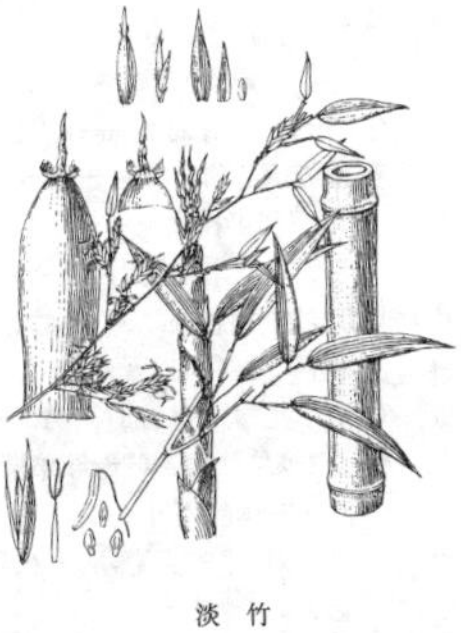

淡　竹

植株木质化，呈乔木状。竿高6～18 m，直径5～7 cm，成长后仍为绿色，或老时为灰绿色，竿环及箨环均甚隆起。箨鞘背面无毛或上部具微毛，黄绿至淡黄色而具有灰黑色之斑点和条纹；箨耳及其螢毛均极易脱落；箨叶长披针形，有皱褶，基部收缩；小枝具叶1～5片，叶鞘鞘口无毛；叶片深绿色，无毛，窄披针形，宽1～2 cm，次脉6～8对，质薄。穗状花序小枝排列成覆瓦状的圆锥花序；小穗含2～3花，顶端花退化，颖1或2片，披针形，具微毛；外稃锐尖，表面有微毛；内稃先端有2齿，生微毛；鳞被3至1枚或缺如，披针形；花药在开花时，以具有甚长之花丝而垂悬于花外；子房呈尖卵形，顶生一长形之花柱，柱头3枚，呈帚刷状。笋期4～5月，花期10月至次年5月。

通常栽植于庭园。分布于山东、河南及长江流域以南各地。

本植物的叶（竹叶）、卷而未放的幼叶（竹卷心）、箨叶（淡竹壳）、嫩苗（淡竹笋）、根茎（淡竹根）、茎经火烤后所流出的液汁（竹沥）、枯死的幼竹茎秆（仙人杖）亦供药用，另设专条。

2. 青竿竹 *Bambusa tuldoides* Munro

植株木质化，呈乔木状。竿直立或近直立，高达15 m，径约6 cm。顶端不弯垂，竿的节上分枝较多；节间圆柱形，竿的节间和箨光滑无毛。

多生于平地、丘陵。分布于广东、广西。

3. 大头典竹 *Sinocalamus beecheyanus* (Munro) MC Clure var. *pubescens* P. F. Li［*Bambusa beecheyana* Munro var. *pubescens* P. F. Li; *Dendrocalamopsis beecheyana* (Munro) Keng f. var. *pubescens* (P. F. Li) Keng f.］　又名：大头甜竹（《中国竹类植物志略》）。

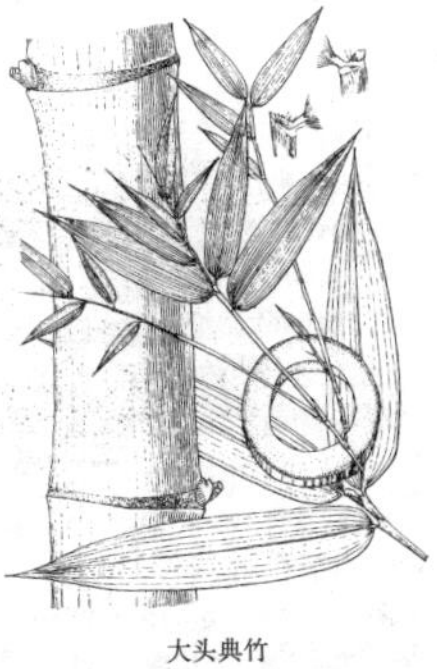

大头典竹

植株木质化，呈乔木状。竿高达15 m。多少有些作之字形折曲，幼竿被毛和中部以下的竿节上通常具毛环，节间通常较短；箨鞘背部疏被黑褐色、贴生前向刺毛；箨片基部较狭；箨舌较长，长约5 mm；小穗通常呈麦秆黄色；内稃背部被柔毛，脊上具较长而密的缘毛。叶鞘通常被毛；叶舌较长以及外稃背面被疏柔毛。花期3～5月，笋期6～7月。

生于山坡、平地或路旁。分布于广东、广西及海南。

【栽培】 生物学特性　淡竹　喜温暖潮湿气候，忌严寒及强风。宜选择背风向阳山坡、村庄附近缓坡平地及水旁栽种。以湿润、肥沃、排水良好中性或微酸性、微碱性的砂质壤土栽培，不宜在瘠薄、黏重的土壤上栽种。

繁殖方法　用母竹移栽。2月中旬至3月下旬，选择竹竿健壮、节间稠密、分枝矮、枝叶茂盛、竹鞭生长势强、粗壮、鞭芽新鲜、芽饱满新鲜、无病虫害的二年生竹为母竹。挖掘长60 cm、宽40 cm、深30 cm的根盘，2～3株或多至5株均可，挖母竹时应多带鞭根及泥土，不损伤芽胞及须根，切口要砍平，搬运时用稻草包裹。竹梢要切去一部分，留4～7丛丫枝，按行株距5 m×3 m挖穴。穴比原来根盘稍大，将竹栽入穴内。先填入一层细表土或塘泥。立正竹株，覆土分层踏实，并浇透水，培土，防止水分蒸发，并固定竹株。为防止风吹摇动，用支柱四周撑扶固定。

田间管理　移栽母竹成活后要除草松土。除雨季及冬季外，均要经常浇水，保持土壤湿润。竹喜氮肥，其所需氮、磷、钾肥比例为5∶1∶2。一般追肥2～3次，以勤施少施为原则。

病虫害防治　病害有竹锈病，为害叶片，发病初期可喷洒波尔多液防治。虫害有竹大象虫，为害竹笋，在成虫交尾、产卵期，可进行人工捕捉。

【采收加工】 冬季砍伐当年生长的新竹，除去枝叶，锯成段，刮去外层青皮，然后将中间层刮成丝状，摊放晾干。

【药材】 竹茹 *Bambusae Caulis in Taenia* 产于山东、江苏、安徽、浙江、江西、河南、湖南、湖北、四川、陕西等地。

性状 本品为卷曲成团的不规则丝条或呈长条形薄片状。宽窄厚薄不等，浅绿色或黄绿色。纤维性，易撕裂，不易折断，体轻松，质柔韧，有弹性。气微，味淡。

鉴别 (1) 青秆竹(秆中段)横切面：表皮细胞1列，由长形细胞、栓皮细胞、硅质细胞、气孔所组成；皮下层细胞1列，壁稍厚，有时较难与皮层区分；皮层细胞壁薄，稍弯曲，4～5列，内含叶绿素；与皮层相接处，主要是纤维束和石细胞，内为细胞壁稍厚，具单纹孔的基本薄壁组织，散有10余列有限外韧型维管束，外部的维管束形状小而密，向内则形大而疏，四周为纤维群(外方、内方、侧方纤维帽)包围，内部为髓环，由8～10列排列紧密的长方形细胞组成，近内缘的细胞壁增厚，形成石细胞，中央髓部为大髓腔。

粉末及解离组织：粉末黄白色。表皮细胞纵列，由一个微波状弯曲的厚壁长形细胞和两个成对的短细胞(一个栓质细胞，略呈梯形或矩形，一个硅质细胞，形状最小，折光性强)相间排列，气孔呈哑铃状；皮层细胞长方形，壁薄，稍弯曲；基本薄壁细胞，横向面呈椭圆形，径向面近圆柱形，纵长50～155 μm，直径10～52 μm，壁加厚，具缘纹孔；纤维众多，成束或散离，绿色或无色，长梭形，长608～2 000～3 850 μm，直径12～30 μm，两端锐尖，木化；石细胞单个散离或2～3个成群，淡黄绿色或无色，长方形(近髓环的石细胞，壁较薄，胞腔大)，类圆形或椭圆形(近皮层的石细胞，壁较厚，胞腔小)，直径17～20～32 μm，纹孔及孔沟明显；导管多为梯纹、螺纹、环纹导管少，梯纹导管直径达180 m，侧壁有缝隙状的单纹孔，成行或散乱排列，螺纹环纹导管直径5～15 μm。

大头典竹(秆中段) 基本同青秆竹。

淡竹(秆中段) 表皮层长形细胞横切面为正方形，纵向长边较平直，外表面较平整；髓环由5列细胞组成。

(2) 取本品粗粉2 g，加水15 ml，煮沸10分钟，滤过，取滤液2 ml，加新制斐林试液1 ml，置水浴上加热，发生棕红色沉淀(检查糖类)。

(3) 薄层色谱：取本品粗粉4 g，加70%乙醇溶液30 ml，加热回流30分钟，放冷，滤过，滤液置水浴上蒸干，残渣加70%乙醇溶液2 ml溶解，作供试品溶液。以*L*-缬氨酸为对照品，制成70%乙醇溶液(0.5 mg/ml)作对照品溶液。分别点于同一硅胶G薄层板上。以正丁醇-冰醋酸-水(4∶1∶5)为展开剂，展开，展距15 cm。喷以茚三酮试液，于110 ℃烘10分钟显色。供试品色谱中，在与对照品色谱相应的位置上，显相同颜色的斑点。

品质标志 《中华人民共和国药典》2010年版规定：照水溶性浸出物测定法热浸法测定，本品水溶性浸出物不得少于4.0%。

【成分】 淡竹的竹茹含酚性成分：2, 5-二甲氧基-对苯醌(2, 5-dimethoxy-*p*-benzoquinone)，对羟基苯甲醛(*p*-hydroxybenzaldehyde)，丁香醛(syringaldehyde)，松柏醛(coniferylaldehyde)。另含对苯二甲酸2′-羟乙基甲基酯(1, 4-benzenedicarboxylic acid 2′-hydroxyethyl methyl ester)。

【药理】 1. 抗菌作用 竹茹粉在平皿上对白色葡萄球菌、枯草杆菌、大肠杆菌及伤寒杆菌等有较强的抗菌作用。

2. 抑酶作用 竹茹提取物还有抑制cAMP磷酸二酯酶活性的作用。

【炮制】 1. 竹茹 取原药材，除去杂质，揉成小团或切段。

2. 姜竹茹 取净竹茹，加姜汁拌匀，稍闷，压平，置锅内，用文火炒焙至两面黄色焦斑，取出，晾干。每竹茹100 kg，用生姜10 kg或干姜3 kg。

3. 炒竹茹 先将锅烧热，加入麦麸，炒至冒烟，加入竹茹翻炒至黄色，取出，筛去麦麸，放凉。每竹茹100 kg，用麦麸20 kg。

饮片性状 竹茹参见“药材”项。姜竹茹形如竹茹，微具焦斑和姜辣味。炒竹茹形如竹茹，黄绿色，微具焦斑。

贮干燥容器内，姜竹茹密闭，置通风干燥处，防霉，防蛀。

【药性】 甘，微寒。归脾、胃、胆经。

1.《别录》：“微寒。”

2.《药性论》：“味甘。”

3.《药品化义》：“气和，味苦，性凉，能升能降，性气与味俱轻。入胆、胃二经。”

4.《本草经解》：“入足太阳膀胱经、足太阴脾经。”

5.《本草求真》：“味甘而淡，气寒而滑。”

6.《本草再新》：“味甘、辛，性微寒。入心、肺二经。”

7.《药性辑要》：“入肝、胃经。”

【功用主治】 清热化痰，除烦止呕，安胎凉血。主治肺热咳嗽，烦热惊悸，胃热呕呃，妊娠恶阻，胎动不安，吐血，衄血，尿血，崩漏。

1.《别录》：“主呕啘，温气寒热，吐血，崩中，溢筋。”

2.《药性论》：“止肺痿唾血，鼻衄，治五痔。”

3.《食疗本草》：“苦竹茹，主下热壅；淡竹茹，主噎膈。”

4.《医学入门》：“治虚烦不眠，伤寒劳复，阴筋肿缩腹痛，妊娠因惊心痛，小儿痫口噤，体热。”

5.《纲目》：“淡竹茹：治伤寒劳复，小儿热痫，妇人胎动；苦竹茹：水煎服，止尿血。筀竹茹：治劳热。”

6.《本草汇言》：“清热化痰，下气止呃。”

7.《本草正》：“治妇人血热崩淋，小儿风热癫痫，痰气喘咳，小水热涩。”

8.《重庆堂随笔》：“清五志之火，祛秽浊之邪，调气养营。”

【用法用量】 内服：煎汤，5～10 g；或入丸、散。外用：熬膏贴。

【宜忌】 寒痰咳喘、胃寒呕逆及脾虚泄泻者禁服。

1.《本草经疏》：“胃寒呕吐及感寒挟食作吐忌用。”

2.《本草汇言》：“诸病非因胃热者，勿用。”

3.《冯氏锦囊》：“不宜于痘疹初起灌浆之时。”

4.《得配本草》：“畏皂刺、油麻。”

5.《本草求原》：“苦竹茹大寒，虚热禁用。”

6.《本草用法研究》：“腹泻及消化不良禁用。”

【选方】 1. 治百日咳 竹茹9 g，蜂蜜100 g。竹茹煎水，兑入蜂蜜中，再煮沸服。每日1剂，连服3剂。(《湖北中草药志》)

2. 治虚烦不可攻 青竹茹二升。上一味，以水四升，煎至三升，去滓，分温五服，徐徐服之。(《外台》引张文仲方)

3. 治妇人乳中虚，烦乱呕逆，安中益气 生竹茹二分，石膏二分，桂枝一分，甘草七分，白薇一分。上五味末之，枣肉和丸弹子大。以饮服一丸，日三夜二。有热者倍白薇，烦喘者加柏实一分。(《金匮要略》竹皮大丸)

4. 治伤暑烦渴不止 竹茹一合(新竹者)，甘草一分(锉)，乌梅两枚(推破)。上三味，同用水一盏半，煎取八分，去滓，时时细呷。(《圣济总录》竹茹汤)

5. 治妊娠烦躁口干及胎不安 淡竹茹一两。以水一大盏，煎至六分，去滓。不计时候，徐徐温服。(《圣惠方》)

6. 治妊娠心痛 青竹茹一升，羊脂八两，白蜜三两。上三味合煎，食顷服如枣核大三枚，日三。(《千金方》)

7. 治妇人病未平复，因有所动，致热气上行胸，手足拘急抽搦，如中风状 栝楼根二两，淡竹茹半升。上以水二升半，煮取一升二合，去滓，分作二三服。(《活人书》青竹茹汤)

8. 治小儿痫 青竹茹三两。醋三升，煎一升，去滓，服一合。兼治小儿口噤体热病。(《子母秘录》)

9. 治伤寒鼻衄不止 青竹茹鸡子大一块，生地黄半两(拍碎)。上二味，以水一盏半，煎至八分，去滓，食后温服。(《圣济总录》竹茹汤)

10. 治齿龈间津液，血出不止　生竹茹二两。醋煮含之。(《千金方》)

11. 治经水不止　青竹茹，炙，为末。每服三钱，水一盏，煎服。(《鲟溪单方选》)

12. 治饮醉头痛　刮生竹皮五两。水八升，煮取五升，去滓。然后合纳鸡子五枚，搅稠，更煮再沸，二三升，服尽。(《肘后方》)

【各家论述】 1.《本草经疏》："竹茹，甘寒解阳明之热，则邪气退而呕啘止矣。甘寒又能凉血清热，故主吐血崩中及女劳复也。"

2.《药品化义》："竹茹，轻可去实，凉能去热，苦能降下，专清热痰，为宁神开郁佳品。主治胃热噎膈，胃虚干呕，热呃咳逆，痰热恶心，酒伤呕吐，痰涎酸水，惊悸怔忡，心烦躁乱，睡卧不宁，此皆胆胃热痰之症，悉能奏效。"

3.《本草崇原》："呕啘，吐逆也；温气，热气也。竹茹，竹之脉络也。人身脉络不和，则吐逆而为热矣；脉络不和，则或寒热矣。充肌热肉、澹渗皮毛之血，不循行于脉络，则上吐血而下崩中矣。凡此诸病，竹茹皆能治之，以竹之脉络而通人之脉络也。"

4.《本经逢原》："竹茹，专清胃府之热，为虚烦烦渴、胃虚呕逆之要药。咳逆唾血，产后虚烦，无不宜之。《金匮》治产后虚烦呕逆，有竹皮大丸。《千金》治产后内虚，烦热短气，有甘竹茹汤；产后虚烦头痛，短气闷乱不解，有淡竹茹汤。内虚用甘以安中，闷乱用淡以清胃，各有至理存焉。其性虽寒而滑，能利窍，可无郁遏客邪之虑。"

5.《医林纂要》："竹茹，能开气化之阴郁，以达之膻中，而舒其君相之炎。心，君火；胆，相火。合而郁于思虑，则阴气郁于膻中，而虚烦不寐。相火不得舒，是胆冷也。心火不傅木，则温温欲灰而已。竹茹，挹轻虚之肝气而达之以上行，心胆之郁开，则胆遂其温，而心有所决，思虑安矣。故能治烦热不眠，除吐衄惊痫。肺不受灼，肝不受抑，气化平也。"

6.《本草求真》："竹茹，清肺凉胃，解烦除呕。凡因邪热客肺，肺金失养，而致烦渴不宁，膈噎呕逆，恶阻呕吐，吐血衄血等症者，皆当服此。盖味甘则中可安而烦不生，气寒则热得解而气悉宁。"

7.《本草思辨录》："竹，青而中空，与胆为清净之府，无出无入相似。竹茹甘而微寒，又与胆喜和相宜。故黄芩为少阳经热之药，竹茹为少阳腑热之药。古方疗胆热多用竹茹，而后人无知其为胆药者。哕逆之因不一，胃虚而胆热乘之，亦作哕逆。橘皮竹茹汤，以参枣甘草补胃养阴，橘皮生姜和胃散逆，竹茹除胆火则为清哕之源。橘皮汤无竹茹者，以手足厥为肝逆也。妇人乳子之时，中虚胆热，胆热必犯其胃，呕逆而至烦乱，热亦甚矣。竹皮大丸，以石膏白薇除胃热而敛浮阳，竹茹凉胆而清其源，恐中虚难任寒药，故加桂枝之辛甘以导之，药兼阴阳，故加甘草以和之。喘则以柏实辑肝气，又所以辅竹茹之不逮也。"

1845 竹荪 zhú sǔn (《中国中药资源志要》)

【异名】 竹蓐(《食疗本草》)，竹肉(《酉阳杂俎》)，竹菰、竹蕈(《纲目》)。

【基原】 为鬼笔科竹荪属真菌竹荪、短裙竹荪的子实体。

【原植物】 1. 竹荪 *Dictyophora indusiata* (Vent. ex Pers.) Fisch.　又名：长裙竹荪(《中国药用真菌图鉴》)，网纱菌、竹姑娘、臭角菌、竹笙(《云南中药资源名录》)。

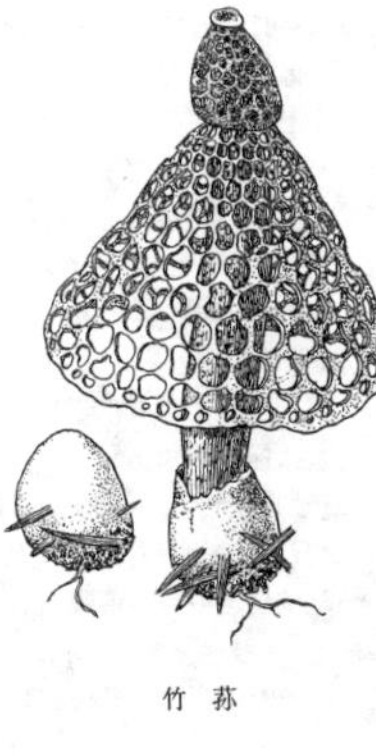

竹　荪

菌蕾球形至倒卵形，污白色，具包被，成熟时包被开裂，柄伸长外露，包被遗留柄基部形成菌托。成熟的子实体高12～20 cm。菌托白色，直径3～5.5 cm。菌柄白色，中空，基部粗2～3 cm，向上渐细，壁海绵状。菌盖钟形，高宽各3～5 cm，有明显网格，顶端平，具穿孔，上有暗绿色、微臭的黏性孢体。菌裙白色，从菌盖下垂达10 cm以上，具多角形网眼，直径0.5～1 cm。孢子光滑，椭圆形，(2.8～3.5)μm×(1.5～2.3)μm。

生于竹林或阔叶林下，枯枝落叶多、腐殖质多的厚层土中，也兼生于腐木上。夏、秋季单生或群生。分布于华南、西南及江苏、安徽、江西、福建、台湾等地。

2. 短裙竹荪 *D. duplicata* (Bosch) Fisch.

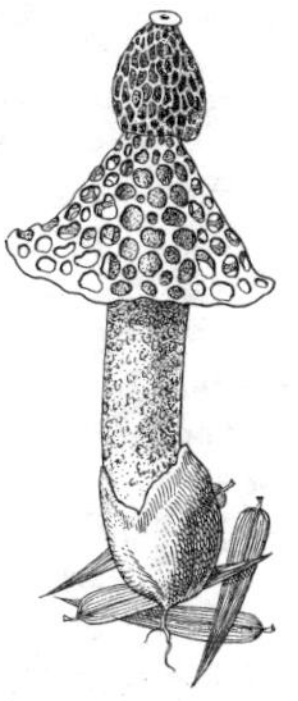

短裙竹荪

菌蕾卵圆形，污白色，内含白色胶质。菌柄圆柱形，长8～13 cm，径2～3 cm，白色，海绵质，中空。菌盖钟形，顶端有穿孔，四周具网络。橄榄色，有臭味，(3.5～5)cm×(3.4～4)cm。柄上的网状菌裙较短，下垂仅达柄的中上部，网眼呈不规则多角形。孢子椭圆形，(3.8～4.5)μm×(1.5～2)μm。

生于竹林下及混交林下。多在7～9月单生或群生。分布于西南及吉林、黑龙江、江苏、浙江、福建、广东、广西等地。

【栽培】 生物学特性　竹荪是一种腐生性菌类。菌丝体适宜生长温度以15～25 ℃；子实体发生以20～24 ℃为适宜。空气相对湿度在75%以下时，子实体生长缓慢；相对湿度在90%以上时，子实体生长速度加快，菌裙能达到最大的张开度。土壤pH以5～6为宜。光照对其菌丝生长有一定的抑制作用。凡有野生竹荪生长的林地，郁闭度在80%以上的各种竹林和常绿阔叶林均可用作栽培场。

培育技术　将人工培育的纯菌种接种在培养料上后，再把菌料放到能生长野生竹荪的自然环境中。原料以竹类的死体以及各种边材发达的落叶树等均可做栽培的原料。砍伐段木，将树龄在10～20年，胸径7～20 cm的树木及树的枝梢在发叶前砍伐，在接种前20～60日进行。一般在12月底砍伐，2～4月接种。在枯死的枫香、光皮桦等阔叶树及竹类上打孔或凿槽，将柱形或长方形木块栽培种塞于孔或槽中，或将长满竹荪菌索的老菌材紧贴竹木，用富含腐殖质的土壤覆盖。置22 ℃下培养，经常保持湿润。

【采收加工】 从接种到出现子实体，需1年时间才能收获。当竹荪开伞，待菌裙下延伸至菌托，孢子胶质将开始自溶时(子实体已成熟)，即可采收。用手指握住菌托，将子实体轻轻扭动拔起，小心地放进篮子，切勿损坏菌裙，影响质量。竹荪子实体采得后，随即除去菌盖和菌托，不使黑褐色的孢子胶汁污染柄、裙。然后将子实体插到晒架的竹签上进行日晒或烘烤。

【药材】 竹荪 *Dictyophorae Fructificatio*　竹荪产于江苏、安徽、福建、台湾、广东、广西、云南、贵州、四川等地；短裙竹荪产于江苏、浙江、四川、贵州等地。

性状　竹荪　子实体压扁长条形，海绵状，长10～20 cm，表面白色至黄白色。菌盖钟形，白色，有明显多角形网格，顶端平，具穿孔。菌裙从菌盖下垂达10 cm以上，黄白色具多角形网眼，网眼直径0.5～1 cm。菌柄压扁圆柱状，基部直径2～3 cm，向上渐细，白色。菌托白色。体轻，质泡松，柔韧不易折断，断面中空，壁海绵状。气香，味淡。

短裙竹荪　子实体长条形，表面白色至黄白色。菌盖钟形，白色，顶端平，有穿孔。有明显的网眼。菌裙伞状，长3～5 cm，黄白色，网眼圆形，直径1～4 mm。菌柄白色，中部较粗，直径约3 cm，向两端渐细。菌托灰色。体轻，质泡松，柔韧不易折断，断面中空，壁海绵状。气香，味淡。

【成分】 竹荪子实体含(1→3)-β-D-葡聚糖〔(1→3)-β-D-glucan〕：T-3-G，T-4-N，T-5-N，T-2-A，T-2-HN，T-3-Ad，T-3-M′，T-3-GM,苏氨酸、缬氨酸、甲硫氨酸、异亮氨酸、苯丙氨酸、赖氨酸、色氨酸等人体必需氨基酸及其他氨基酸,蛋白质及钾、钙、磷、锌、锰、硒等。还含萜烯醇油酸盐及倍半萜烯化合物。

短裙竹荪含分子量为 196 000 的多糖 Dd。

【药理】 1. 抗癌作用　竹荪提取物对小鼠肉瘤 S_{180} 的抑制率为 60%,对艾氏腹水癌的抑制率为 70%。从竹荪中分离得 1 种甘露聚糖和 2 种水溶性葡聚糖,对小鼠移植肉瘤 S_{180} 有抑制作用。

2. 促进有丝分裂作用　竹荪中提出了 2 种多糖(T-3-Ad 和 T-4-N)和 1 种结合多糖组分(T-2-A),具有明显的有丝分裂和集落刺激因子诱导功能。

3. 对血脂的影响　长裙竹荪对正常血脂大鼠无显著影响;添加长裙竹荪粉能使实验性高脂血症大鼠的 TC、LDL-C 显著降低,HDL-C 显著升高,HDL-C/TC 比值加大,大鼠食入一定剂量长裙竹荪后有预防 TC、TG、LDL-C 值升高和 HDL-C 值下降的作用。

4. 抗脂质过氧化　在体外产生氧自由基的反应体系中,竹荪多糖组分 PS 在较低浓度下(<200 mg/L)具有清除氧自由基的作用,而在较高浓度下(>200 mg/L)作用不明显,同时用荧光法研究了竹荪多糖组分 PS 对人红细胞膜脂质过氧化的影响,结果表明竹荪多糖能够抑制人红细胞膜的脂质过氧化。

【功用主治】 补气养阴,润肺止咳,清热利湿。主治肺虚热咳,喉炎,痢疾,白带,高血压病,高脂血症。也用于抗肿瘤的辅助治疗。一般作营养食品。

【用法用量】 内服：煎汤,10～30 g。

1846 竹黄 zhú huáng
(刘波《中国药用真菌》)

【异名】 淡竹黄、竹三七、血三七、竹参(《全国中草药汇编》),赤团子、竹赤团子、竹赤斑菌、淡菊花、天竹花、淡竹花、竹花、竹茧(刘波《中国药用真菌》)。

【基原】 为肉座菌科竹黄属真菌竹黄的子座及孢子。

【原植物】 竹黄 *Shiraia bambusicola* P. Henn.

子座呈不规则瘤状,早期白色,后变成粉红色,初期表面平滑,后期有龟裂,肉质,渐变为木栓质,长 1.5～4 cm,宽 1～2.5 cm。子囊壳近球形,埋生于子座内,直径 480～580 μm。子囊长圆柱状,(280～340)μm×(22～35)μm;子囊孢子单行排列,长方形至梭形,两端大多尖锐,有纵横隔膜,(42～92)μm×(13～35)μm,无色或近无色,成堆时柿黄色。

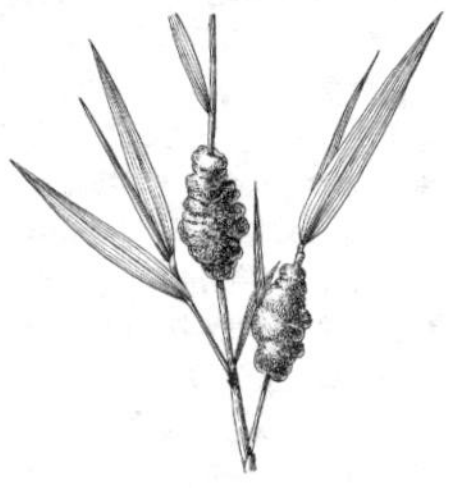

竹　黄

生于簕竹属、刚竹属的竹竿上,多生长在将衰败或已衰败的竹林中。分布于江苏、浙江、安徽、福建、江西、湖北、四川、贵州、云南等地。

【采收加工】 清明前后采下,晒干。

【药材】 竹黄 *Shiraiae Stroma*　产于浙江、江苏、福建、江西、安徽、湖北、贵州、云南等地,以浙江产量大。

性状　子座瘤状,略呈椭圆形或纺锤形。背部隆起,有不规则的横沟,基部凹陷,常有竹的残留枝竿。表面粉红色,有细密纹理及针尖大小的灰色斑点。质疏松,易折断。横断面略呈扇形,外层粉红色,内层及基部色浅,可见竹的枝竿断面。气特异,味淡。

鉴别　(1) 子座横切面：表层为无色菌丝,其内侧为含有红色色素的菌丝层,并埋生单列或偶为 2 列的子囊壳。子囊壳椭圆形、类圆形或梨形,内有多数子囊和侧丝。子囊顶端圆钝,基部具细长柄,含子囊孢子 6～8 个,单列。子囊孢子纺锤形,两端略尖,有墙砖状的纵横分隔。侧丝线形,略长于子囊。红色菌丝层以内为由基部向四周放射排列的无色至浅红色菌丝。子座基部常见被菌丝包埋的竹枝竿,有时可见分生孢子。

粉末特征：粉红色。水装片可见菌丝多数黏结成团,横壁可见,分枝少,菌丝含细小油滴,遇苏丹Ⅲ试液显橙红色。子囊孢子和分生孢子众多。

(2) 本品遇碱变为翠绿色,滴加三氯化铁试液显紫红色(检查竹红菌素 A)。

(3) 子座切面在紫外灯下观察,红色菌丝显亮红色荧光,如滴加稀碱液,即转为翠绿色,荧光消失。

(4) 薄层色谱：取本品粗粉 4 g,加水 2 ml,温浸,滤过,滤液作供试液;另取丙氨酸、谷氨酸及 γ-氨基丁酸为对照品。分别点样于同一滤纸上,以正丁醇-冰醋酸-乙醇-水(4：1：1：2)展开,喷以 0.2%茚三酮乙醇液,加热显色。供试液色谱在与对照品色谱的相应位置上,显相同的紫红色斑点。

【成分】 菌丝发酵液含两种多糖：SB-1 和 SB-2;前者由 D-葡萄糖、D-半乳糖和 L-阿拉伯糖按摩尔比 0.37：1：0.07 所组成,后者由 D-葡萄糖、D-半乳糖、D-甘露糖(D-mannose)、L-阿拉伯糖按摩尔比 0.25：1：0.47：0.12 所组成。又含蛋白酶,淀酚酶,D-甘露醇和天冬氨酸,苏氨酸,丝氨酸,谷氨酸,甘氨酸,丙氨酸,胱氨酸,缬氨酸,甲硫氨酸,异亮氨酸,苯丙氨酸,赖氨酸,γ-氨基丁酸,酪氨酸及微量半胱氨酸。

子座含竹红菌素(hypocrellin)A、B、C,甘露醇,硬脂酸(stearic acid),竹黄色素(shiraiachrome)A、B、C。

【药理】 1. 对心血管系统的作用　真菌竹黄水煎提取物能使离体蛙心收缩力减弱,心率变慢。对离体兔耳血管有直接扩张作用,灌流量增加,血管处于挛缩状态时此作用更明显。小鼠由背部皮下注入真菌竹黄水煎提取物 3.0 g/kg,对组胺所致的皮肤毛细血管通透性增加有非常显著的抑制作用。静注 0.5 g/kg 该提取物能降低麻醉兔血压。

2. 对凝血及血浆复钙时间的影响 2×10^{-1} g 浓度可显著延长血浆复钙时间,在血凝实验中,该药能延长凝血时间。

3. 镇痛抗炎作用　真菌竹黄水煎提取物 2～3.1 g/kg 皮下注射,对小鼠醋酸刺激性疼痛有较好的镇痛作用。从竹黄中提取的结晶物Ⅲ号(竹菌甲素),以 100 mg/kg 灌胃,能显著提高小鼠热板法痛阈;能显著降低醋酸所致扭体反应的次数,亦能显著降低蛋清所致的足跖肿胀程度。

4. 其他作用　真菌竹黄多糖 SB_1 及 SB_2 经药理初步试验,对肝炎具有一定疗效。

毒性　真菌竹黄水煎提取物 15 g/kg 给小鼠灌胃,72 小时内小鼠活动自如,饮食正常,无不良反应;给雄性小鼠静注的 LD_{50} 为 6.471 g/kg。

【炮制】 取原药材,除去杂质。

饮片性状　为不规则多角形的块状或片状物,表面乳白色、灰白色或蓝色相杂。质轻,松脆,易破碎。断面光亮,稍显粉性,触之有滑感,味甘而凉,舔之黏舌。

贮干燥容器内,密闭,置阴凉干燥处,防霉,防蛀。

【药性】 淡,平。

1.《全国中草药汇编》:"淡,平。"

2.《福建药物志》:"甘,温。"

【功用主治】 化痰止咳,活血散瘀,祛风除湿。主治咳嗽痰多,百日咳,带下,胃痛,风湿痹痛,小儿惊风,跌打损伤。

1.《全国中草药汇编》:"祛风除湿,活血舒经,止咳。主治风湿痹痛,四肢麻木,小儿百日咳,白带过多。"

2.《中国药用孢子植物》:"活血散瘀,通经活络,镇惊,化痰止咳，补血。治中风，小儿惊风，胃痛，百日咳，气管炎，牙痛，坐骨神经痛，关节炎。”

3. 刘波《中国药用真菌》：“能止嗽，祛痛，舒筋，活络，祛风，利湿，补中，益气，散瘀，补血，活血，通经。”

【用法用量】 内服：煎汤 6～15 g；或浸酒。外用：酒浸敷。

【宜忌】 《全国中草药汇编》：“孕妇及高血压病患者禁服，服药期间忌食萝卜、酸辣。”

【选方】 1. 治咳嗽多痰型气管炎　竹黄 30 g，加蜂蜜 60 g，浸于 500 g 50 度白酒内，24 小时后即可服用。每日早晚各服 9 g。

2. 治小儿百日咳　竹黄 9 g，加白糖适量，水煎，频频饮服。

3. 治虚寒胃疼　竹黄（饮片）50 g，浸于 500 g 50 度白酒内，24 小时后即可服用。每次 9 g，日服 3 次。

4. 治风湿性关节炎，坐骨神经痛，跌打损伤，筋骨酸痛，四肢麻木，腰背劳损，贫血头痛　竹黄 30～46 g，浸泡于 500 g 50 度白酒内，7 日后服用。每晚睡前服 9 g。

5. 治体表局部疼痛及风寒疼痛　以酒浸过的竹黄药渣涂擦痛处，至皮肤发热为度（配合口服竹黄酒），每日数次。

6. 治寒火牙痛　咬住以酒浸过的竹黄药渣，一般在 1 分钟之内疼痛消失。（1～6 方出自刘波《中国药用真菌》）

【临床报道】 治疗慢性腰肌劳损　竹黄 50 g，白酒 500 ml，浸泡 8 小时（服完后，还可连续泡酒 2 次），即成竹黄酒。口服，每日 3 次，每次 20～30 ml。共治 35 例，结果显效 25 例，好转 6 例，无效 4 例，总有效率 88.57%。

1847 竹菌 zhú jūn（《中国药用孢子植物》）

【异名】 肉球菌、竹生、竹球菌、竹荷包、竹包、竹宝、竹寄生、竹生肉球（《中国药用孢子植物》）。

【基原】 为肉座菌科肉座菌属真菌竹生肉球菌的子座。

【原植物】 竹生肉球菌 *Engleromyces goetzi* P. Henn.　又名：戈茨肉球菌（《真菌名词及名称》）。

子座呈不规则圆球形，包围竹竿节间。新鲜时粉红色或浅肉色，后期变为乳白色、灰白色至灰褐色，直径 2～10（～20）cm；内部淡红色至灰白色，肉质。子囊壳 2～4 层排列，全部埋生于子座内，卵形，椭圆形或近球形，（500～780）μm×（250～590）μm，壁呈肉桂色。子囊近圆柱形，有孢子部分（120～150）μm×（14～19）μm。子囊孢子 8 个，单行排列，广椭圆形，初期无色，后变为浅紫色，最后褐色，（15～21）μm×（11～15）μm。侧丝很多，线形。

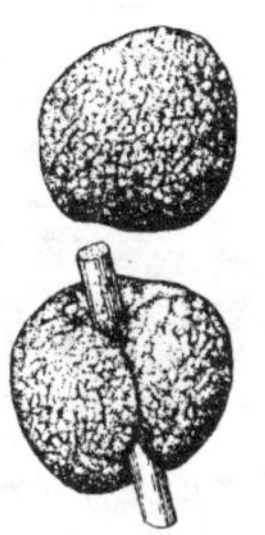

竹菌（子座）外形

生于海拔 2 000～3 500 m 的高山针叶林和针阔叶混交林下的多种竹竿上。分布于四川、云南、西藏等地。

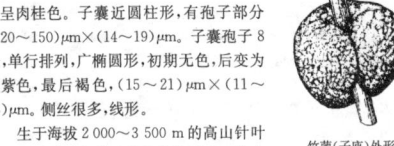

【采收加工】 全年均可采，采摘后晒干。

【药材】 竹菌 *Engleromycetis Stroma*　产于云南、四川、西藏等地。以云南西南部产量最大。

性状　子座略呈扁圆球形，直径 1.5～8 cm。背部隆起，基部凹陷处常有竹的残留枝竿。表面黄色至浅褐色，光滑或稍不平整。体轻质松。横断面略呈扇形，黄白色。

鉴别　(1) 子座横切面：子囊壳 2～3 列，埋生于菌丝层，椭圆形或瓶形，长 500～700 μm，直径 350～550 μm，内有多数子囊及侧丝。子囊棒形，顶部圆钝，基部有细长柄，子囊孢子 8 个，单列，椭圆形。侧丝线形，顶端略膨大，稍长于子囊。

(2) 取本品子座切面置紫外灯下观察，菌丝及子囊壳部位均显淡蓝色荧光。

【成分】 竹菌子座部分含松胞菌素（cytochalasin）D 和竹菌素（engleromycin）。

【药理】 1. 抗病毒作用　从竹菌（肉球菌）的子实体分离到的松胞菌素 D 能专一性地影响哺乳动物细胞的微丝系统排列，抵抗病毒对细胞的感染，并具有有效地杀灭阴道滴虫的作用。

2. 细胞毒作用　松胞菌素为一类新型的细胞毒物质，能抑制细胞质分裂，高浓度时能使细胞核从细胞中脱出。竹菌醚提取物对小鼠肉瘤和小鼠宫颈癌有抑制作用。该提取物中的一个结晶组分发现有明显的细胞毒性。

【药性】 刘波《中国药用真菌》：“性寒，味苦。”

【功用主治】 清热解毒。主治胃炎，胃溃疡，肾炎，咽喉炎，扁桃体炎，腮腺炎，无名肿毒。

1. 刘波《中国药用真菌》：“抗菌消炎。”

2. 杨云鹏《中国药用真菌》：“抗癌。”

3.《中国药用孢子植物》：“用于腮腺炎，扁桃体炎，喉炎，胃炎，胃溃疡，肾炎，无名肿毒和癌症。”

【用法用量】 内服：煎汤，3～6 g。外用：研末调敷。

【宜忌】 少数患者服后可引起呕吐。

1. 刘波《中国药用真菌》：“此菌对某些人可能产生呕吐反应。”

2.《中国药用孢子植物》：“和重楼同用，少数人有恶心，腹泻，食欲减退等反应。”

【选方】 1. 治腮腺炎　肉球菌 6 g，大青叶 12 g。煎服。

2. 治急性肾炎　肉球菌 6 g，有柄石韦、益母草各 12 g。煎服。

3. 治胃炎　肉球菌 6 g，徐长卿 15 g。煎服。（1～3 方出自《中国药用孢子植物》）

1848 竹蜂 zhú fēng（《本草拾遗》）

【异名】 笛师（《方言》郭璞注），留师（《本草拾遗》），竹蜜蜂（《白孔六贴》），竹筒蜂（《陆川本草》），乌蜂、熊蜂、象蜂（《广西中药志》）。

【基原】 为蜜蜂科木蜂属动物竹蜂的全虫。

【原动物】 竹蜂 *Xylocopa dissimilis*（Lep.）

体形钝圆肥大，长约 25 mm。体黑色，密生黑色绒毛，复眼 1 对。触角稍弯曲，胸部背面密生黄毛。翅紫蓝色，基部色泽较深，翅端较淡，全翅显金色光辉。足 3 对，黑色而短。

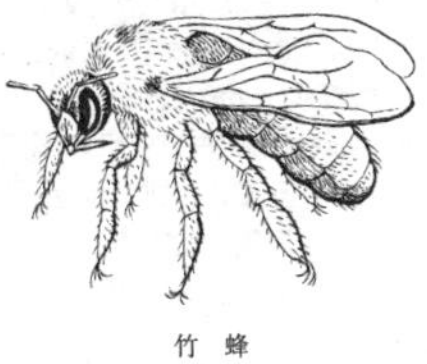

竹　蜂

常栖于竹类的茎秆中，并将唾液与钻木的竹木屑混合制成隔板。将巢穴隔成若干格，每格贮花粉与蜜汁的混合物，并产卵于其中。分布于我国南方各地。

本动物所酿造的蜜（留师蜜）亦供药用，另设专条。

【采收加工】 秋、冬季蜂群居竹内时捕捉，处死晒干，或用盐水腌浸贮存。

【药性】 《广西中药志》：“味甘、酸，性寒，无毒。入胃、大肠二经。”

【功用主治】 清热化痰，定惊。主治小儿惊风，咽喉肿痛，乳蛾，口疮。

1.《广西中药志》：“清热泻火，祛风。治齿䘌，口疮，咽痛，小儿惊风。”

2.《常见药用动物》：“祛风止惊，开窍消痰，清热止痛。”

【用法用量】 内服：煎汤，3～5 只；或入散剂。

【宜忌】 《广西中药志》：“虚寒无火者禁用。”

【选方】 1. 治小儿惊风，发热　竹筒蜂 3 只，火上稍烤，煎水服，或研末，分2次冲服。

2. 治喉炎，单双蛾　炒竹筒蜂5个，六月雪根、岗梅根各9 g。水煎服。（1、2方出自《广西药用动物》）

1849 竹精 zhú jīng（《纲目拾遗》）

【基原】 为新竹管腔内之液汁，剖竹取之。

【功用主治】《纲目拾遗》："治汗斑，以鸡毛蘸水，刷上。"

1850 竹节参 zhú jié shēn（《科学的民间药草》）

【异名】 土参、土精、血参（《花镜》），竹节三七（《百草镜》），甜七、竹根七（《草木便方》），竹节人参（《现代实用中药》），竹鞭三七、罗汉三七（《中国药用植物志》），竹节七、竹七（《中药形性经验鉴别法》），萝卜七、白三七（《中药材品种论述》），水三七（《贵州草药》），明七、野三七、鸡头七（《云南经济植物》），野田七（《广西本草选编》），蜈蚣七、七叶子（《全国中草药汇编》）。

【基原】 为五加科人参属植物竹节参的根茎。

【原植物】 竹节参 *Panax japonicus* C. A. Mey.［*P. pseudo-ginseng* Wall. var. *japonicus*（C. A. Mey.）Hoo et Tseng］

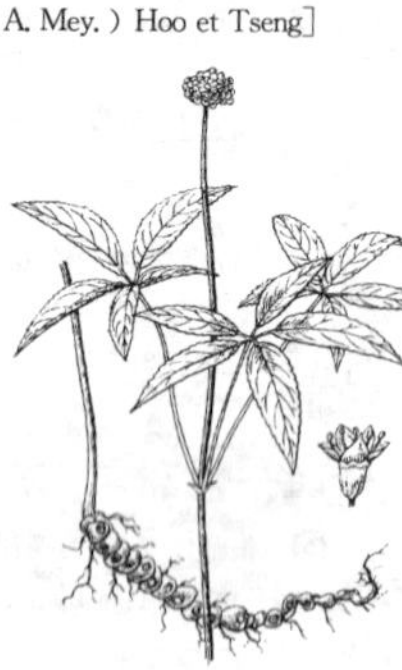

竹节参

多年生草本，高50～80 cm，或更高。根茎横卧，呈竹鞭状，肉质肥厚，白色，结节间具凹陷茎痕。叶为掌状复叶，3～5枚轮生于茎顶；叶柄长8～11 cm；小叶通常5，叶片膜质，倒卵状椭圆形至长圆状椭圆形，长5～18 cm，宽2～6.5 cm，先端渐尖，稀长尖，基部楔形至近圆形，边缘具细锯齿或重锯齿，上面叶脉无毛或疏生刚毛，下面无毛或疏生密毛。伞形花序单生于茎顶，有花50～80朵或更多，总花梗长12～20 cm；花小，淡绿色，小花梗长约10 mm；花萼绿色，先端5齿，齿三角状卵形；花瓣5，长卵形，覆瓦状排列；雄蕊5，花丝较花瓣短；子房下位，2～5室，花柱2～5，中部以下连合，上部分离，果时外弯。核果状浆果，球形，成熟时红色。种子2～5，白色，三角状长卵形。花期5～6月，果期7～9月。

生于海拔1 800～2 600 m的山谷阔叶林中。分布于西南及浙江、安徽、福建、江西、河南、湖北、湖南、广西、西藏、陕西、甘肃等地。

本植物的叶（竹节人参叶）亦供药用，另设专条。

【采收加工】 9～10月挖取根茎，晒干或烘干。

【药材】 竹节参 *Panacis Japonici Rhizoma*　主产于云南、四川、贵州等地。

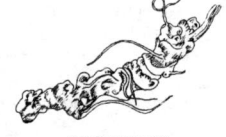

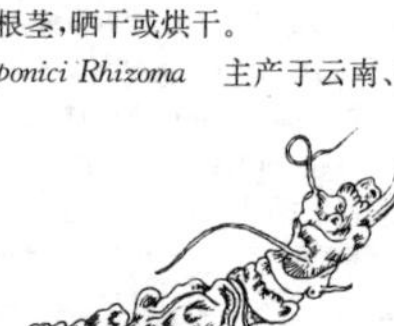

竹节参（根茎）外形

性状　根茎略呈圆柱形，稍弯曲，有的具肉质侧根。长5～22 cm，直径0.8～2.5 cm。表面黄色或黄褐色，粗糙，有致密的纵皱纹及根痕。节明显，节间长0.8～2 cm。每节有1凹陷的茎痕。质硬，断面黄白色至淡黄棕色，黄色点状维管束排列成环。无臭，味苦、后微甜。

鉴别　(1) 根茎横切面：木栓层为2～10列细胞。皮层稍宽，有少数分泌道。维管束外韧型，环状排列，形成层成环。韧皮部偶见分泌道。木质部束略作2～4股性放射状排列，也有呈单行排列；木纤维常1～4束，有的纤维束旁有较大的木化厚壁细胞。中央有髓，薄壁细胞中含众多草酸钙簇晶，直径17～70 μm，并含淀粉粒。

粉末特征：黄白色至黄棕色。木纤维成束，直径约25 μm，壁稍厚，纹孔斜裂缝状，有的交叉呈人字形。草酸钙簇晶多见，直径15～70 μm。梯纹、网纹或具缘纹孔导管直径20～70 μm。树脂道碎片偶见，内含黄色块状物。木栓组织碎片细胞呈多角形、长方形或不规则形，壁厚。淀粉粒众多，多单粒，呈类圆形，直径约10 μm，或已糊化。

(2) 取本品粉末0.5 g，加乙醇5 ml，振摇5分钟，滤过，滤液蒸干，滴加三氯化锑饱和的氯仿溶液，再蒸干，即显紫红色。

(3) 薄层色谱：取本品粉末1 g，加水5～10滴，搅匀，再加水饱和的正丁醇溶液10 ml，密塞，振摇约10分钟，放置过夜，滤过，滤液蒸干，残渣加硫酸与30%乙醇的混合溶液（1→20）10 ml，加热回流2小时；用氯仿20 ml振摇提取，分取氯仿层，用水10 ml洗涤，弃去洗液，氯仿液蒸干，残渣加甲醇1 ml使溶解，作为供试品溶液。另取齐墩果酸、人参二醇、人参三醇对照品，分别加甲醇制成每1 ml含齐墩果酸2 mg、人参二醇、人参三醇各0.5 mg的三种溶液，作为对照品溶液。吸取上述供试品溶液5 μl、对照品溶液各1 μl，分别点于同一硅胶G薄层板上，以苯-醋酸乙酯（1∶1）为展开剂，展开，取出，晾干，喷以10%硫酸乙醇溶液，105 ℃加热至斑点显色清晰。供试品色谱中，在与对照品色谱相应的位置上，显相同颜色的斑点。

【成分】 根茎含皂苷：竹节人参皂苷（chikusetsu-saponin）Ⅲ、Ⅳ、Ⅴ，人参皂苷（ginsenoside）Rd、Re、Rg_1、Rg_2，三七皂苷（noto-ginsenoside）R_2，伪人参皂苷（pseudo-ginsenoside）F_{11}，竹节人参皂苷Ⅴ的甲酯（methyl ester ofchikusetsu-saponin Ⅴ），齐墩果酸-3-*O*-*β*-*D*-（6′-甲酯）-吡喃葡萄糖醛酸苷〔oleanolic acid-3-*O*-*β*-*D*-（6′-methylester）-glucuronopyranoside〕，齐墩果酸-28-*O*-*β*-*D*-吡喃葡萄糖苷（oleanolic acid-28-*O*-*β*-*D*-glucopyranoside），齐墩果酸-3-*O*-〔*β*-*D*-（6′-甲酯）-吡喃葡萄糖醛酸基〕-28-*O*-*β*-*D*-吡喃葡萄糖苷｛oleanolic acid-3-*O*-〔*β*-*D*-（6′-methylester）-glucuronopyranosyl〕-28-*O*-*β*-*D*-glucopyranoside｝，齐墩果酸-3-*O*-〔*β*-*D*-吡喃葡萄糖（1→2）-*β*-*D*-吡喃葡萄糖〕-28-*O*-*β*-*D*-吡喃葡萄糖苷｛oleanolic acid-3-*O*-〔*β*-*D*-glucopyranosyl（1→2）-*β*-*D*-glucopyranoside〕28-*O*-*β*-*D*-glucopyranoside｝。还含挥发油：大牻牛儿烯（gerinacrene）D，*β*-檀香萜烯（*β*-santalene），*β*-金合欢烯（*β*-farnesene）等。此外，含*β*-谷甾醇-3-*O*-*β*-*D*-吡喃葡萄糖苷（*β*-sitosterol-3-*O*-*β*-*D*-glucopyranoside），竹节人参多糖（tochibanan）A、B。

【药理】 1. 抗炎作用　竹节人参煎剂10 g（生药）/kg灌胃，对大鼠蛋清、甲醛或右旋糖酐引起的关节炎，均有明显的抑制作用。

2. 延缓衰老作用　竹节参总皂苷323 μg/ml时，对正常大鼠肺匀浆自发过氧化脂质生成有抑制作用，能抑制Fe^{2+}-半胱氨酸诱导的肺微粒体过氧化脂质的生成。有较强的清除超氧阴离子自由基作用。竹节参总皂苷0.824%（生药中含量为8%），小鼠皮肤羟脯氨酸含量增加。竹节人参多糖能激活网状内皮系统。

3. 降血糖作用　竹节人参所含齐墩果烷系皂苷，有较强的降血糖作用。

4. 对化学性肝损伤的保护作用　竹节参对CCl_4诱发大鼠肝损伤引起血清中GPT和MDA水平的升高均有明显的抑制作用，肝脏病理改变也明显减轻。

毒性　竹节人参40 g（生药）/kg灌胃，小鼠出现短时安静，活动减少，食欲略减。

【炮制】 取原药材，除去杂质，洗净，润透，切成厚片，干燥，筛去灰屑。

饮片性状　本品为扁圆形的厚片，切面黄白色或淡黄棕色，可见黄色点状维管束排列成环。周边灰棕色或黄棕色，粗糙，有致密的皱纹及明显的结节。质硬而脆，易折断。气微，味苦、微甜。

贮干燥容器内，置通风干燥处，防蛀。

【药性】 甘、微苦，微温。归肺、脾、肝经。

1.《纲目拾遗》："味甘、苦。"

2.《草木便方》："人血分。"

3.《四川中药志》1960年版："性温，味微苦、甘。入肝、脾二经。"

4.《贵州民间药物》："性平，味甘。"

【功用主治】 补虚强壮，止咳祛痰，止血止痛。主治病后体弱，食欲不振，虚劳咳嗽，咯血，吐血，衄血，便血，尿血，倒经，崩漏，外伤出血，癥瘕，瘀血经闭，产后瘀阻腹痛，风湿关节痛，跌打损伤，痈肿，痔疮，毒蛇咬伤。

1.《纲目拾遗》："去瘀损，止吐衄，补而不峻，大能消瘀，疗跌仆损伤，积血不行。"

2.《草木便方》："散血，活血，破血。治痈肿，疗犬伤、金刃、跌扑。"

3.《国药提要》："祛痰。"

4.《贵州民间药物》："健脾，补肾虚。"

5.《西藏常用中草药》："治血痢，便血血崩及产后出血过多。"

【用法用量】 内服：煎汤，3～10 g；或泡酒；或入丸、散。外用：研末干掺或调敷。

【宜忌】 1.《民间常用草药汇编》："孕妇忌服。"

2.《中药志》："无虚无瘀者不宜。"

【选方】 1. 治病后虚弱　竹节人参15 g，炖肉吃或水煎服。(《贵州民间药物》)

2. 治脾胃虚弱，食欲不振　竹节人参、土炒白术各9 g，酒炒蒲公英根9 g。水煎，分3次于饭前半小时服。(《安徽中草药》)

3. 治头晕　白三七30 g，辣子七15 g，天麻30 g。共研细粉。每用9 g，蒸鸡蛋1个，每晨吃1次。(《恩施中草药手册》)

4. 治虚劳咳嗽　竹节人参15 g。煎水当茶饮。(《贵州民间药物》)

5. 治吐血　竹节人参9 g，麦冬6 g，丝毛根9 g。水煎服。

6. 治鼻血　竹节人参3 g，黄栀子(炒)6 g。水煎服。(5、6方出自《湖南药物志》)

7. 治倒经，功能性子宫出血　野田七研粉，每次1.5～3 g。水煎服。(《广西本草选编》)

8. 治跌打伤痛　竹节人参15 g。捣烂，温酒冲服，亦可磨酒外搽。(《湖南农村常用中草药手册》)

9. 治腰痛　竹节人参9 g，黄茅根6 g，桑树根9 g。水煎兑黄酒服，日服3次。(《湖南药物志》)

10. 治全身筋骨痛　竹节人参30 g，细辛3 g。水煎，酌加酒冲服。(《湖南农村常用中草药手册》)

1851 竹节草 zhú jié cǎo (《生草药性备要》)

【异名】 竹节菜、翠蝴蝶、翠娥眉、笪竹花、倭青草(《救荒本草》)，竹菜、鸭跖草(《岭南采药录》)，竹节草、竹蒿草(《全国中草药汇编》)，竹节花(《广东药用植物手册》)，黄花草(《广西药用植物》)。

【基原】 为鸭跖草科鸭跖草属植物竹节草的全草。

【原植物】 竹节草 *Commelina diffusa* Burm. f.

披散草本。茎匍匐地面，节上生根，或为半攀缘状。叶互生；叶片披针形或生于下部的叶卵形，长3～6 cm，宽1～1.5 cm，先端急尖或渐尖，基部呈鞘状，边缘粗糙；叶鞘上常有红色斑点，鞘口具白色长短不等睫毛。总苞片具柄，卵状披针形，长1.5～3 cm，折叠状，先端渐尖，基部不连合，圆形或微心形，外面被短柔毛或近无毛，横脉不显，柄长1.5～4 cm。总苞内有花2朵，一般下部有花1～3朵，不结实，上部有花1～2朵，结实；萼片3，膜质，披针形；花蓝色，花瓣3，膜质，其中1片较大而有柄；发育雄蕊和退化雄蕊各3；子房卵状长圆形，3室，花柱丝状。蒴果3室。种子5，黑色，有网纹和深窝孔。花期7～11月。

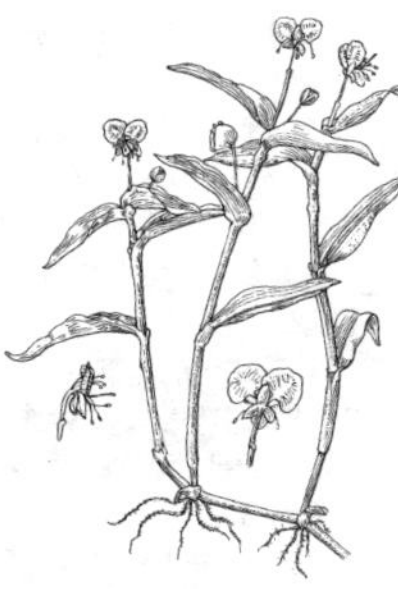

竹节草

生于海拔200～2300 m的溪旁、山坡草地阴湿处及林下。广布于热带和亚热带地区。分布于广东、广西、海南、贵州、云南、西藏等地。

【采收加工】 6～7月采收，鲜用或晒干。

【药性】 《生草药性备要》："味淡，性寒。"

【功用主治】 清热解毒，利尿消肿，止血。主治热痢，白浊，小便不利，疮疖痈肿，咽喉肿痛，外伤出血。

1.《生草药性备要》："治白浊，消热散毒，利小便。"

2.《岭南采药录》："根茎捣烂，敷疮疖。"

3.《全国中草药汇编》："清热解毒，利尿消肿，止血。主治急性咽喉炎，痢疾，小便不利，外伤出血。"

4.《广西民族药简编》："用茎，可引产。"

【用法用量】 内服：煎汤，10～20 g，鲜品30～60 g。外用：捣敷；或研末撒。

【选方】 1. 治小便不利　竹节草、车前草各60 g。水煎当茶饮。(《全国中草药汇编》)

2. 用于引产　竹节菜茎除去叶片，剥去外皮，用75%乙醇消毒后，放入子宫颈内24小时(塞上消毒纱布以防药物脱出)。用量按怀孕多少个月就用多少条，每条长约5 cm。(《广西民族药简编》)

1852 竹节蓼 zhú jié liǎo (《广西中药志》)

【异名】 观音竹、铁扭边、上石百竹、飞天蜈蚣、蜈蚣竹、扁竹花、斩蛇剑(《广西中药志》)，鸡爪蜈蚣(《全国中草药汇编》)。

【基原】 为蓼科竹节蓼属植物竹节蓼的全草。

【原植物】 竹节蓼 *Homalocladium platycladum* (F. Muell. ex Hook.) L. H. Bailey [*Coccoloba platyclada* F. Muell. ex Hook.] 又名：百足草(《广州植物志》)，扁茎蓼(《秦岭植物志》)。

多年生草本，高1～3 m。茎基部圆柱形，木质化，上部枝扁平，呈带状，宽7～12 mm，深绿色，具光泽，有明显的细线条，节处略收缩。叶互生，多生于新枝上；无柄；托叶鞘退化成线状，分枝基部较宽，先端锐尖；叶片菱状卵形，长4～20 mm，宽2～10 mm，先端渐尖，基部楔形，全缘或在近基部有一对锯齿。花小，两性，簇生于节上，具纤细柄；苞片膜质，淡黄棕色；花被5深裂，淡绿色，后变红；雄蕊6～7，花丝扁，花药白色，比花被短；雌蕊1，花柱短，3枚，柱头分叉。瘦果三角形，平滑，包于肉质紫红色或淡紫色的花被内，呈浆果状。花期9～10月，果期10～11月。

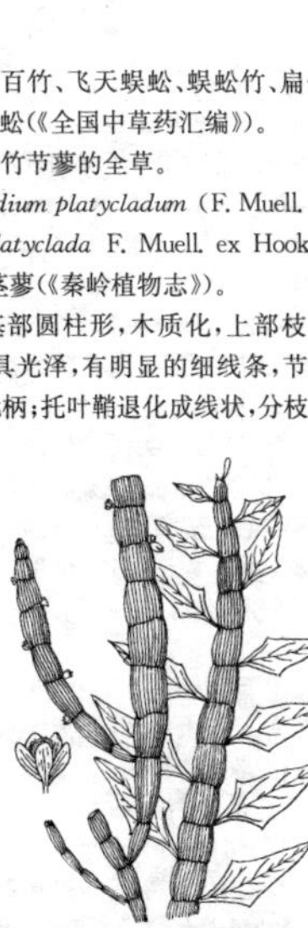

竹节蓼

多栽于庭园。分布于福建、广东、广西等地。原产南太平洋所罗门群岛。

【采收加工】 全年均可采取，晒干或鲜用。

【药材】 竹节蓼 *Homalocladii Platycladi Herba* 产于广西、广东、福建等地。

性状 带叶茎枝平滑无毛。枝扁平，宽 7～12 mm，节明显，节间长 1～2 cm，表面有细密平行条纹，浅绿色或褐绿色，质柔韧。叶片菱状卵形，先端长渐尖，基部楔形，全缘；叶柄极短；托叶鞘退化为一横线条纹。气微，味微涩。

【药性】 甘、淡，平。

1.《广西中药志》："味淡、涩，性微寒，无毒。入心、肝二经。"

2.《广西本草选编》："味酸、微甘，性平。"

【功用主治】 清热解毒，祛瘀消肿。主治痈疽肿毒，跌打损伤，蛇、虫咬伤。

1.《广西中药志》："拔毒消肿。治毒蛇及蜈蚣咬。"

2.《广西本草选编》："清热解毒，去瘀消肿。主治痈疮肿毒，跌打损伤。"

3.《福建药物志》："驱风利湿，消肿止痛。"

4.《广西民族药简编》："驱绦虫。"

【用法用量】 内服：煎汤，15～30 g，鲜品 60～120 g。外用：捣敷。

【选方】 1. 治跌打损伤 鲜竹节蓼 60 g，以酒代水煎服，并以渣敷患处。(《泉州本草》)

2. 治蜈蚣咬伤 竹节蓼捣烂，搽伤口周围。(《广西中药志》)

1853 竹叶子 zhú yè zǐ (《广西药用植物名录》)

【异名】 水百步还魂(《广西药用植物名录》)，大叶竹菜、猪鼻孔(《贵州草药》)，酸猪草、小竹叶菜、笋壳菜(《四川中药志》)，叶上花、小青竹标(《新华本草纲要》)。

【基原】 为鸭跖草科竹叶子属植物竹叶子的全草。

【原植物】 竹叶子 *Streptolirion volubile* Edgew. [*S. cordifolium* (Griff.) O. Kuntze; *S. duclouxii* Levl. et Vant.]

缠绕草本，长 3～6 m。茎细，有纵条纹。常无毛或叶鞘疏被白色长柔毛。叶互生；叶柄长 3～15 cm；叶片心形，长 4～14 cm，宽 3～15 cm，先端尾状渐尖，基部心形，上面近无毛，下面多少被疏柔毛，边缘密被睫毛。蝎尾状聚伞花序常数个组成圆锥花序，生于穿鞘而出的侧枝上，有花 1～4 朵；总梗长 7～10 cm，花序长约 5 cm；苞片叶状，上部的变小而呈卵状披针形；下部花序的花两性，上部花序的花常为雄花；花无梗或具短梗；萼片舟状，顶端急尖；花瓣白色，条形，比萼片稍长；雄蕊 6，花丝密被绵毛；子房无毛或被疏毛。蒴果卵状三棱形；每室有叠生种子 2 颗，多角形。花期 5～9 月，果期 7～11 月。

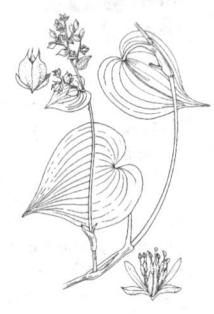

竹叶子

生于海拔 500～3 000 m 的山谷、灌丛、密林下或草地。分布于中南、西南及河北、山西、辽宁、浙江、湖北、陕西、甘肃等地。

【采收加工】 7～10 月采收，鲜用或晒干。

【药性】 甘，平。

1.《贵州草药》："性平，味甘。"

2.《四川中药志》1982 年版："甘，凉。"

【功用主治】 清热解毒，利水，化瘀。主治感冒发热，肺痨咳嗽，口渴心烦，水肿，热淋，白带，咽喉疼痛，痈疮肿毒，跌打劳伤，风湿骨痛。

1.《贵州草药》："养阴清热，化瘀利水，滋肾。"

2.《四川中药志》1982 年版："清热，利尿，解毒。用于感冒发热，口渴心烦，热淋，小便不利，痈疮肿毒，咽喉疼痛。"

【用法用量】 内服：煎汤，15～30 g；鲜品 30～60 g。外用：鲜品捣敷。

【选方】 1. 治感冒风热 笋壳菜 15 g，青蒿 15 g，薄荷 9 g，桑叶 9 g。水煎服。

2. 治心热烦渴，小便短赤 笋壳菜 30 g，麦冬 12 g，水灯心 15 g。水煎服。(1、2 方出自《四川中药志》1982 年版)

3. 治水臌 猪鼻孔、车前草各 15 g。煨水服。(《贵州草药》)

4. 治痈肿、疔毒 鲜笋壳菜、紫花地丁各适量。水煎服或捣烂敷患处。(《四川中药志》1982 年版)

5. 治劳伤 猪鼻孔 15 g。煨水服。

6. 治耳聋 猪鼻孔 15 g。炖肉吃。(5、6 方出自《贵州草药》)

1854 竹叶兰 zhú yè lán (《贵州药用植物目录》)

【异名】 竹叶参(《昆明民间常用草药》)，花竹叶菜、水竹参、绕昼兰(《云南中草药》)，观音草(《广西药用植物名录》)，黄竹参(《贵州药用植物目录》)。

【基原】 为鸭跖草科水竹叶属植物紫背鹿衔草的根或全草。

【原植物】 紫背鹿衔草 *Murdannia divergens* (C. B. Clarke) Bruckn. [*Aneilema herbaceum* (Roxb.) Wall. var. *divergens* C. B. Clarke; *A. divergens* C. B. Clarke]

多年生草本，高 30～40 cm。根丛生，多条，长而中部稍纺锤状加粗。茎直立或倾斜，单生或两茎丛生，节膨大，有棱。单叶互生；叶片条状披针形，长 4～15 cm，宽1～2.5 cm，先端渐尖，基部呈鞘状抱茎，鞘长约 2 cm，被 1 列柔毛，叶鞘边缘处密被毛。聚伞花序多数，对生或轮生，组成顶生圆锥花序；总苞片卵形至披针形；苞片卵形；花梗挺直，长 3～7 mm；萼片 3，浅舟状，长约 7 mm；花小，花瓣 3 片，紫色，倒卵圆形，长约 10 mm；能育雄蕊 3，不育雄蕊 3，花丝均被紫色绵毛；子房 3 室。蒴果椭圆形，具 3 棱，每室有种子 3～5 颗。种子灰黑色，有棕红色斑点或黄白色瘤点。花期 5～7 月，果期 8～10 月。

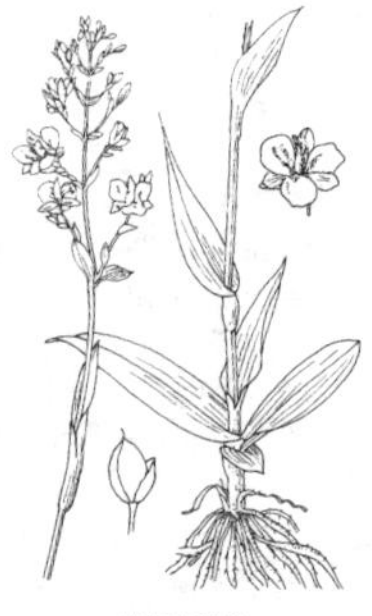

紫背鹿衔草

生于海拔 1 100～2 900 m 的山坡草地、沟谷及林下，分布于广西、四川、贵州、云南等地。

【栽培】 生物学特性 喜温暖气候。对土壤要求不严，但宜选择疏松肥沃的壤土或砂质壤土栽培。

繁殖方法 种子和分株繁殖法。种子繁殖：春季按行距 15 cm 开浅沟条播，上覆细土，淋水保湿。分株繁殖：春夏季，剪取带根分枝，按行株距 15 cm×10 cm 开穴栽种，栽后淋水保苗。

田间管理 生长期定期拔除杂草，淋水保湿，结合中耕除草、松土，施肥 1～2 次。

【采收加工】 7～10 月采收全草；10～12 月挖根，晒干或鲜用。

【药性】 甘、微苦，平。

1.《云南中草药》："甘、淡，平。"

2.《全国中草药汇编》："甘、微苦，平。"

【功用主治】 清肺止咳，补肺益肾，调经止血。主治肺热咳嗽，气虚喘咳，头晕耳鸣，骨折，吐血。

1.《云南中草药》："滋肾润肺，消炎接骨。主治月经不调，胎动不安，肾虚耳鸣，虚咳，气虚浮肿，骨折，毒蛇咬伤。"

2.《全国中草药汇编》："补肺肾，镇咳，健胃止血。主治气虚头晕,病后食欲不振,吐血。"

【用法用量】 内服:煎汤,15～30 g;或炖肉。外用:鲜品捣敷。

【选方】 1. 治头晕耳鸣　竹叶参 30 g,万丈深 30 g,威灵仙 15 g。水煎服。(《昆明民间常用草药》)

2. 治月经不调,胎动不安　花竹叶菜 9 g,胡椒、红糖引。煎服。

3. 治骨折,毒蛇咬伤　花竹叶菜鲜品捣烂敷患处。(2、3 方出自《云南中草药》)

1855 竹叶青 zhú yè qīng (《中国药用动物志》)

【异名】 青蜂蛇(《肘后方》),竹根蛇(《纲目》),青竹丝(《动物学大辞典》),青竹蛇(《陆川本草》),焦尾巴、刁竹青、红眼睛蛇(《中国动物药志》)。

【基原】 为蝰科烙铁头属动物竹叶青除去内脏的全体。

【原动物】 竹叶青 *Trimeresurus stejnegeri stejnegeri* (Schmidt)

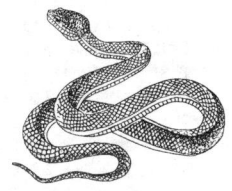

竹叶青

全长 70～90 cm。头呈三角形,与颈区分明显,尾较短,背面通身绿色,尾背及尾尖焦红色,眼橘红色,体侧具有黄白各半或红白各半的纵线纹;腹面黄白色,头背都是小鳞片,仅眶上鳞较大,左右眶上鳞之间一横排小鳞 9～17 枚;左右鼻间鳞之间相隔 1～4 枚小鳞,鼻鳞与第一上唇鳞之间完全分开;上唇鳞 9(8)-12;背鳞 21(19～23)-19(21)-15(13)行,两侧最外 1～3 行平滑,其余均起棱;腹鳞 150～178;肛鳞完整,尾下鳞 54～80 对。

生活于海拔 150～2 000 m 的山区溪边草丛中,灌木上或竹林中。多于阴雨天活动,夜间较活跃,以鼠、蛙、蜥蜴等为食。分布于浙江、安徽、福建、江西、湖北、湖南、广东、广西、海南、四川、贵州、云南、甘肃、台湾等地。

【采收加工】 全年可捕捉。捕得后杀死剖腹去内脏,浸酒或晒干。

【成分】 白唇竹叶青肉含蛋白质、肽类、脂肪及多种氨基酸,如谷氨酸,天冬氨酸,酪氨酸,甲硫氨酸,精氨酸,赖氨酸,丙氨酸,牛磺酸,组氨酸,甘氨酸,缬氨酸,亮氨酸,苯丙氨酸,色氨酸,丝氨酸,苏氨酸,胱氨酸,脯氨酸等。

蛇毒含多种酶:核糖核酸酶,脱氧核糖核酸酶,磷酸酯酶,5'-核苷酸酶,蛋白水解酶。又含两种出血性成分 HR1 及 HR2,溶解纤维蛋白成分及抑制血小板聚集成分。

胆汁含胆酸(cholic acid),脱氧胆酸(deoxycholic acid)。

蜕皮含大量骨胶原,多种氨基酸,高量的不饱和脂肪酸,如 C24:1、C18:1、C18:2。

【药理】 纤溶作用　从竹叶青蛇毒中分离纯化得凝血酶样酶组分,纤维蛋白平板法证明其具有激活纤溶作用,能缓慢降解纤维蛋白原的 α 链,随着作用时间延长,还能进一步降解纤维蛋白原的 β 链。

毒性　小鼠皮下注射竹叶青蛇毒的 LD_{50} 为 3.3 mg/kg 以下,对人致死量为 100 mg,临床病死率为 1%。

【药性】 《广西药用动物》:"味甘、咸,性温,有毒。"

【功用主治】 祛风止痛,解毒消肿。主治风湿痹痛,肢体麻木,恶疮肿疖。

1.《中国药用动物志》:"祛风止痛。主治风湿痹痛。"

2.《广西药用动物》:"消疮毒。主治恶疮肿疖。"

3.《中国动物药志》:"用于肢体麻木,神经痛等。"

【用法用量】 内服:煎汤,每次 3～10 g;或浸酒;或烘干研末,每次 0.6～1 g。外用:茶油浸涂。

【选方】 治恶疮肿疖　取青竹蛇油涂患处,每日 3 次。青竹蛇肉烘干,研末,每次 1 g,开水送服。(《广西药用动物》)

1856 竹叶参 zhú yè shēn (《陕西中草药》)

【异名】 白龙须、竹叶七、白毛七、豪猪七(《陕西中草药》),石竹根、竹节参、竹根七、百尾笋(《贵州药用植物目录》),白根药、小竹根、老虎姜(《云南中草药》),竹林消、倒竹伞(《四川中药志》)。

【基原】 为百合科万寿竹属植物万寿竹的根及根茎。

【原植物】 万寿竹 *Disporum cantoniense* (Lour.) Merr. [*Fritillaria cantoniense* Lour.] 又名:广东万寿竹、山竹花、一线香、竹节草、玉竹草、白子草、竹叶草。

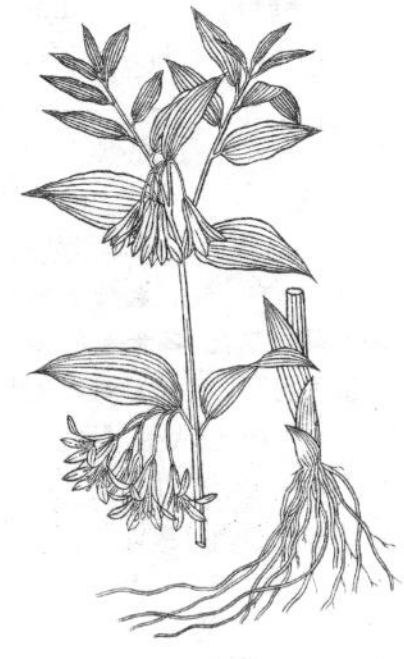

万寿竹

多年生草本,高可达 1 m。根茎短,簇生多数须根。茎细,有分枝。叶互生,有短柄;叶片质薄,卵状披针形或披针形,长 5～10 cm,宽 1.5～3 cm,先端短尖或渐尖,基部圆,有明显平行脉。伞形花序顶生或与叶对生,有花 2～40 朵;花序柄短,顶端有 1 片与叶相似的苞片;花下垂,白色或淡紫色,钟状,长 1.5～2 cm,花被片 6,基部有距;雄蕊 6,内藏;子房 3 室,长球形,花柱细长,柱头 3 裂。浆果球形,黑色,种子 2～3 颗。花期夏季。

生于山坡、林下或草地。分布于长江以南及西藏、陕西、台湾等地。

【采收加工】 7～10 月采挖,鲜用或晒干。

【药材】 竹叶参 *Dispori Cantoniensis Radix et Rhizoma*　产于台湾、福建、安徽、湖北、湖南、广东、广西、贵州、云南、四川、陕西、西藏。

性状　根茎呈扁圆柱形,弯曲,下面生有多数细根。根呈圆柱形,略扭曲,表面黄棕色,具细纵纹。质硬脆,断面皮部黄白色、木部淡棕色。气微,味甘、微辛。

【药理】 强心作用　万寿竹(竹叶参)制剂对蛙、兔和犬均有明显的强心作用,与西地兰、毒毛花苷比较,其减慢心率的作用更为明显。

【药性】 苦、辛,凉。

1.《江西草药》:"性平,味苦、辛。"

2.《云南中草药》:"苦,凉。"

3.《陕西中草药》:"味甘,性温。"

【功用主治】 祛风湿,舒筋活血,祛痰止咳。主治风湿痹证,关节腰腿疼痛,跌打损伤,骨折,虚劳,骨蒸潮热,肺痨咯血,肺热咳嗽,烫火伤。

1.《云南中草药》:"接骨止血,消炎止痛,祛风除湿。主治跌打损伤,骨折,枪伤,疮疖,蜂窝织炎,风湿关节痛,痛经,月经过多,肺结核。"

2.《陕西中草药》:"滋阴补虚,祛风湿,活络镇痛。治虚劳,骨蒸潮热,肺结核,心慌气短,风湿腰腿痛,坐骨神经痛。"

3.《四川中药志》1982 年版:"化痰止咳,养阴润肺,活血通络。用于肺热咳嗽,肺痨咳嗽,咽喉干燥,跌打损伤疼痛,汤火伤。"

【用法用量】 内服:煎汤,9～15 g;或研末;或浸酒。外用:捣敷;或根熬膏涂。

【选方】 1. 治手足麻痹　山竹花根 60 g,鸡蛋 1 个。水炖,服汤食蛋。

2. 治腰痛　山竹花根适量。研末，每次 6 g，水酒冲服，早晚各 1 次。（1、2 方出自《江西草药》）

3. 治汤火伤　竹林消根熬膏，外涂患处。（《四川中药志》1982 年版）

1857 竹叶椒 zhú yè jiāo（《本草图经》）

【异名】 山椒（《履巉岩本草》），狗花椒（《中国中部植物》），花胡椒（《广西中兽医药用植物》），野花椒（《杭州药用植物志》），臭花椒（《湖南药物志》），山花椒、鸡椒（《天目山药用植物志》），白总管、万花针（《江西草药》），岩椒（《四川常用中草药》），菜椒（《云南药用植物名录》）。

【基原】 为芸香科花椒属植物竹叶椒的果实。

【原植物】 竹叶椒 *Zanthoxylum armatum* DC.［*Z. planispinum* Sieb. et Zucc.；*Z. alatum* Roxb. var. *planispinum* Rehd. et Wils.］　又名：土花椒（广西、江西、浙江）。

灌木或小乔木，高可达 4 m。枝直出而扩展，有弯曲而基部扁平的皮刺，老枝上的皮刺基部木栓化，茎干上的刺其基部为扁圆形垫状。奇数羽状复叶互生；叶轴无毛，具宽翼和皮刺；小叶无柄；小叶片 3～5，披针形或椭圆状披针形，长5～9 cm，先端尖，基部楔形，边缘有细小圆齿，两面无毛而疏生透明腺点，主脉上具针刺，侧脉不明显，纸质。聚伞状圆锥花序，腋生，长 2～6 cm；花被片 6～8，药隔顶部有腺点一颗；雌蕊心皮 2～4，通常 1～2 个发育。蓇葖果 1～2 瓣，稀 3 瓣，红色，表面有突起的腺点。种子卵形，黑色，有光泽。花期 3～5 月，果期 6～8 月。

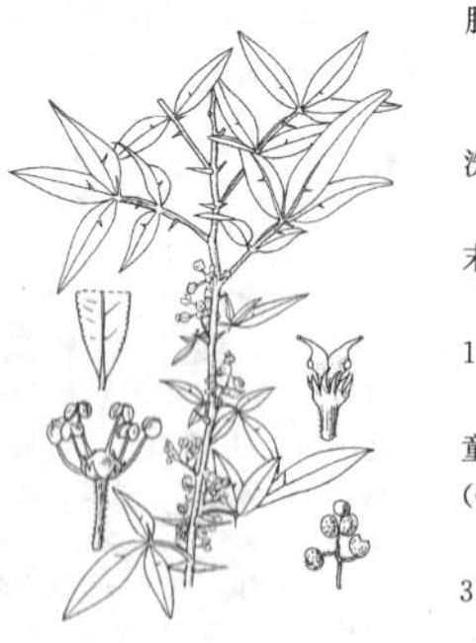

竹叶椒

生于海拔 2 300 m 以下的山坡疏林、灌丛中及路旁。分布于华东、中南、西南及陕西、甘肃、台湾等地。

本植物的叶（竹叶椒叶）、成熟种子（竹叶椒子）、根或根皮（竹叶椒根）亦供药用，另设专条。

【采收加工】 6～8 月果实成熟时采收，将果皮晒干，除去种子备用。

【药材】 竹叶椒 *Zanthoxyli Armati Fructus*　主产于浙江、广西、云南。

性状　球形小分果 1～2，直径 4～5 mm，顶端具细小喙尖，基部无未发育离生心皮，距基部约 0.7 mm 处小果柄顶部具节，稍膨大。外表面红棕色至褐红色，稀疏散布明显凸出成瘤状的油腺点。内果皮光滑，淡黄色，薄革质。果柄被疏短毛。种子圆珠形，直径约 3 mm，表面深黑色，光亮，密布小疣点，种脐圆形，种脊明显。果实成熟时珠柄与内果皮基部相连，果皮质较脆。气香，味麻而凉。

鉴别　果皮横切面：果皮外方显著凹凸状。表皮细胞 1 列，有时外被角质层。下皮细胞 1～2 列。中果皮宽广，分布油室 5～6 个，维管束 12～15 个。内果皮为 2～5 列木化厚壁细胞。表皮及下皮细胞内含众多无定形或颗粒状棕色色素，中果皮薄壁细胞含较多草酸钙簇晶，并有少量方晶及圆形淀粉粒。

【成分】 竹叶椒含黄酮类化合物：木犀草素-4-葡萄糖苷（luteolin-4′-glucoside），木犀草素-7，4′-二葡萄糖苷（luteolin-7，4′-diglucoside），木犀草素-4′-鼠李糖基葡萄糖苷（luteolin-4′-rhamnosylglucoside），芹菜素-4′-葡萄糖苷（apigenin-4′-glucoside），芹菜素-7，4′-二葡萄糖苷（apigenin-7，4′-diglucoside）。

【药理】 1. 抗菌作用　竹叶椒无体外抗菌作用，但体内实验性治疗竹叶椒小剂量（0.35 g/kg）可明显降低金黄色葡萄球菌感染小鼠的死亡率，且竹叶椒中、小剂量可增加免疫抑制小鼠的胸腺重量，并能提高小鼠脾淋巴细胞转化率。

2. 镇痛抗炎作用　竹叶椒片能明显抑制小鼠扭体反应和热板反应，提高痛阈值；对小鼠的急性和亚急性炎症均有明显的抑制作用。

【药性】 辛、微苦，温，小毒。

1.《贵州民间药物》："味辛，性温。"

2.《江西草药》："有小毒。"

3.《全国中草药汇编》："辛、微苦，温。"

【功用主治】 温中燥湿，散寒止痛，驱虫止痒。主治脘腹冷痛，寒湿吐泻，蛔厥腹痛，龋齿牙痛，湿疹，疥癣痒疮。

1.《浙江民间常用草药》："治感冒，气管炎。"

2.《江西草药》："散寒止痛。治胃痛，牙痛，痧症腹痛。"

3.《四川常用中草药》："行气，杀虫，祛风。治胸腹冷痛，蛔虫肚痛，风寒牙痛，湿毒痒疮。"

4.《福建药物志》："治疟疾，胆道蛔虫病，肾盂肾炎。"

【用法用量】 内服：煎汤，6～9 g；研末，1～3 g。外用：煎水洗或含漱；或酒精浸泡外搽；或研粉塞入龋齿洞中，或鲜品捣敷。

【选方】 1. 治胃痛、牙痛　竹叶椒果 3～6 g，山姜根 9 g。研末。温开水送服。

2. 治痧症腹痛　竹叶椒果 9～15 g。水煎或研末。每次 1.5～3 g，黄酒送服。（1、2 方出自《江西草药》）

3. 治胆道蛔虫病　竹叶椒果实 30 g，生油 150 g（10 岁左右儿童量）。文火炸至果实干枯，去渣，取油放冷。每日分 3～4 次服。（《福建药物志》）

4. 治感冒、气管炎　竹叶椒碾细末。每次 1.5～3 g，每日 2～3 次，开水冲服。（《安徽中草药》）

1858 竹林霄 zhú lín xiāo（《四川中药志》）

【异名】 石竹根（《草木便方》），竹林消、万花梢（《分类草药性》），黄牛尾巴（《贵州民间方药集》），百尾笋（《贵阳民间药草》），竹凌霄（《全国中草药汇编》），白龙须（《湖北中草药志》），竹叶三七、牛尾笋（《贵州中草药名录》）。

【基原】 为百合科万寿竹属植物宝铎草或长蕊万寿竹的根及根茎。

【原植物】 1. 宝铎草 *Disporum sessile*（Thunb.）D. Don［*Uvularia sessilis* Thunb.；*D. uniflorum* Baker］　又名：淡竹花（《中国高等植物图鉴》）。

多年生草本，高 30～80 cm。根茎肉质，横走，直径约 5 mm。茎直立，上部具叉状斜上的分枝。叶互生，有短柄或无柄；叶片薄纸质至纸质，椭圆形、卵形至披针形，长 4～15 cm，先端骤渐尖或尖，下面色较浅，脉上和边缘有乳头状突起，有横脉。花钟状，黄色、淡黄色、白色或绿黄色，1～3（～5）朵生于分枝顶端；花梗长 1～2 cm；花被片 6，倒卵状披针形；雄蕊内藏，不伸出花被片外，花丝长约 1.5 cm，花药内藏；花柱长 1.5 cm。浆果椭圆形或球形，直径约 1 cm，黑色，含 3 颗深棕色种子。花期 3～6 月，果期 6～11 月。

生于海拔 600～2 500 m 的林下或灌木丛中。分布于

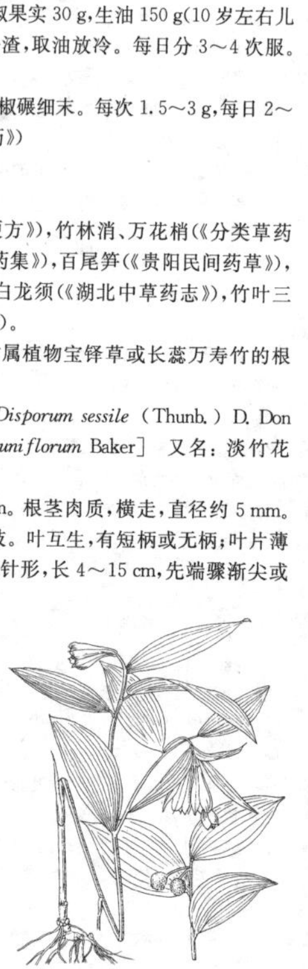

宝铎草

华东、中南、西南及河北、陕西、台湾等地。

2. 长蕊万寿竹 *D. bodinieri* (Lévl. et Vent.) Wang et Tang

本种与宝铎草的主要区别为：花序通常生于茎和分枝顶端；花白色、黄色、绿黄色；花被片基部的距较短，长仅 1～2 mm。雄蕊明显伸出花被片外。种子 3～6 颗。花期 3～6 月，果期 6～11 月。

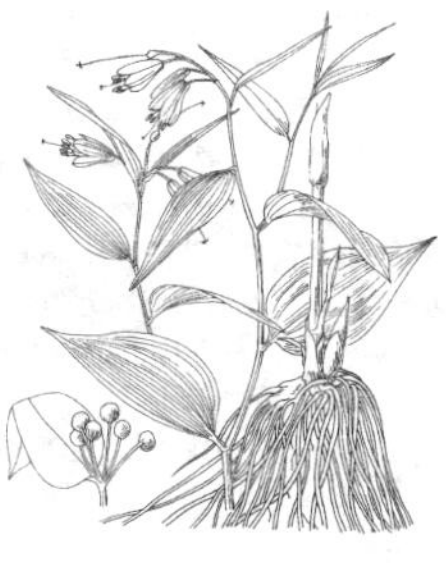
长蕊万寿竹

生于海拔 400～800 m 的灌丛、竹林中或林下岩石上。分布于西南及湖北、西藏、陕西、甘肃等地。

【采收加工】 6～10 月采挖，鲜用或晒干。

【药材】 竹林霄 *Dispori Radix et Rhizoma* 宝铎草产于浙江、江苏、安徽、江西、湖南、山东、河南、河北、陕西、四川、贵州、云南、广西、广东、福建、台湾。长蕊万寿竹产于贵州、云南、四川、湖北、陕西、甘肃、西藏。

性状 根茎有分枝，环节明显，上有残茎痕，下侧多数须状痕。根表面黄白或棕黄色，具细纵纹，常弯曲，长 6～10 cm，直径约 1 mm。质硬脆，易折断，断面中间有 1 黄色木心，皮部色淡。气微，味淡微甜，嚼之有黏性。

【药理】 强心作用 用 4 种不同方法提取的制剂给麻醉蛙皮下注射，均有明显的强心作用。

【药性】 甘、淡，平。

1.《天宝本草》："甘、淡，微温。"

2.《贵阳民间药草》："甘，平，无毒。"

3.《甘肃中草药手册》："微寒。"

4.《湖南药物志》："甘，微苦，无毒。"

【功用主治】 清肺化痰，健脾消食，舒筋活血。主治肺热咳嗽，肺痨咯血，食积胀满，风湿痹痛，腰腿痛，骨折，烧、烫伤。

1.《草木便方》："治痨伤，血气虚损，耳鸣，清火化痰，消气肿，痞满，积聚。"

2.《天宝本草》："补脾，润肺，壮筋。治肠风下血，痔。"

3.《四川中药志》1960 年版："治胸腹胀及小儿食积。"

4.《甘肃中草药手册》："解毒。"

5.《全国中草药汇编》："清肺化痰，健脾消食，舒筋活血。主治肺结核咳嗽，食欲不振，胸腹胀满，筋骨疼痛，腰腿痛。外用治烧烫伤，骨折。"

【用法用量】 内服：煎汤，9～15 g。外用：鲜品捣敷；熬膏涂擦；或研粉调敷。

【选方】 1. 治咳嗽痰中带血 百尾笋 15 g，蒸冰糖服。(《贵阳民间药草》)

2. 治病后体虚遗尿 百尾笋 30 g，岩白菜 30 g，大苋菜 30 g。炖肉吃。

3. 接骨 百尾笋、水冬瓜、野葡萄根、泽兰，加酒，共捣烂，包伤处。(2、3 方出自《贵阳民间药草》)

4. 治烧伤，烫伤 竹林消适量。熬膏外涂。(《甘肃中草药手册》)

1859 竹卷心 zhú juǎn xīn (《生草药性备要》)

【异名】 竹针(《生草药性备要》)，竹叶卷心(《温病条辨》)，竹心(《本草再新》)。

【基原】 为禾本科毛竹属植物淡竹等的卷而未放的幼叶。

【原植物】 参见"竹茹"条。

【采收加工】 清晨采摘，鲜用。

【成分】 叶含牛磺酸，甘氨酸，赖氨酸，丙氨酸，苏氨酸，羟基赖氨酸等游离氨基酸及低分子肽；葡萄糖、果糖及蔗糖等单糖。

【药性】 甘，微苦，淡，寒。归心、肝经。

1.《本草再新》："味苦，性寒，无毒。入心、肝二经。"

2. 南药《中草药学》："甘，淡，寒。"

【功用主治】 清心除烦，利尿，解毒。主治热病烦渴，小便短赤，烧烫伤。

1.《生草药性备要》："治火伤，烧存性油调搽。"

2.《本草再新》："清心泻火，解毒除烦，消暑利湿，止渴生津。"

3. 南药《中草药学》："利尿，治热病，烦渴，小便短少色黄。"

【用法用量】 内服：煎汤，鲜品 6～12 g。外用：煅存性研末调敷。

【选方】 治太阴温病，神昏谵语 玄参心三钱，莲子心五分，竹叶卷心二钱，连翘心二钱，犀角尖二钱(磨冲)，连心麦冬三钱。水煎服。(《温病条辨》清宫汤)

1860 竹鼦肉 zhú liū ròu (《纲目》)

【基原】 为竹鼠科竹鼠属动物竹鼠的肉。

【原动物】 竹鼠 *Rhizomys sinensis* Gray 又名：鼦(《说文》)，竹㹠(《纲目》)，篱鼠(《本草求原》)，中华鼢鼠(《中国鼠类及其防治》)，灰竹鼠、竹鼦(《中国动物药志》)。

体形粗壮，呈圆筒形。成兽体长一般小于 38 cm，尾长 6～7 cm，体重 500～800 g。头部钝圆，吻较大，眼小，耳隐于毛内。四肢短粗，爪强而锐利。尾上下均被有稀毛。成兽背部及两侧棕灰色并具光泽，毛基灰色，无白尖的针毛。吻侧毛色较浅。体腹面毛较稀，色浅。幼兽毛色较深，周身均为黑灰色。

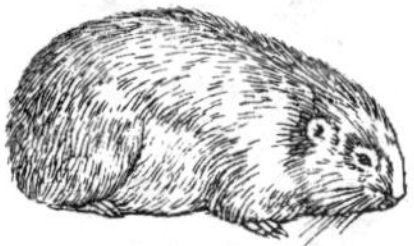
竹 鼠

栖息于山坡竹林的洞穴中，营地下生活。夜晚活动，喜食竹子的地下茎，也吃竹笋及其他植物的果实和种子。分布于福建、湖北、广东、广西、四川、云南、陕西、甘肃等地。

【采收加工】 捕捉后宰杀，去皮毛、内脏。

【药性】 甘，平。

1.《纲目》："甘，平，无毒。"

2.《医林纂要》："甘，咸，平。"

【功用主治】 益气养阴，清热止渴。主治痨肺发热，胃热消渴。

1.《纲目》："补中益气，解毒。"

2.《医林纂要》："养阴除热，杀疳䘌。治痨瘵，止消渴。"

3.《本草求原》："益肺胃气，化痰解毒。"

【用法用量】 内服：煮食，1 只；或作散剂。

1861 竹蠹虫 zhú dù chóng (《纲目》)

【异名】 竹子虫(《彝医动物药》)。

【基原】 为粉蠹科粉蠹属动物褐粉蠹的幼虫。

【原动物】 褐粉蠹 *Lyctus brunneus* Steph.

体形小而细长，约长 5 mm，赤褐色。头部隐于前胸下，触角 1 对，从眼前直出，分 11 节，末端呈棍棒状。口器适于咀咬，上唇突出，大颚端具 2 齿，小颚须呈长丝状。前胸节能转动。翅 2 对，前翅为角质坚固的翅鞘，上有多数纵行的隆起；后翅膜质，适于飞翔。足 3 对，各有跗节 5 节。

褐 粉 蠹

多栖于竹林中。分布于我国南方各地。

本动物蚀害竹竿后的蛀屑(竹蠹虫蛀末)亦供

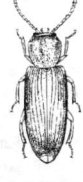

药用,另设专条。

【采收加工】 劈开有竹蠹虫的老竹,取出幼虫。

【药性】《彝医动物药》:"寒,苦。"

【功用主治】《彝医动物药》:"拔脓解毒,去湿止痛,敛疮生肌。主治鼻腔溃烂,耳心内疼。"

【用法用量】 外用:捣敷或研末撒。

【选方】 1. 治小儿瘌梨头疮 竹蠹虫(取慈竹内者),捣烂,和牛溺涂之。(《纲目》)

2. 治耳内痛(指中耳炎及毒虫入耳心等) 用竹子中虫和石榴汁水外搽。

3. 治蟨虫吃鼻(鼻腔附近生疮,溃烂时流脓) 竹子虫和所蛀粉末,共捣烂。敷涂患处。(2、3 方出自《彝医动物药》)

1862 竹节香附 zhú jié xiāng fù (《中药志》)

【异名】 两头尖(《品汇精要》),草乌喙(《药材资料汇编》)。

【基原】 为毛茛科银莲花属植物多被银莲花的根茎。

【原植物】 多被银莲花 *Anemone raddeana* Regel 又名:关东银莲花(《经济植物手册》),红背银莲花(《中药志》)。

多年生草本,高 10～30 cm。根茎横生,呈细纺锤形,长 2～3 cm,直径 3～7 mm。基生叶 1;叶柄长 5～15 cm,无毛或疏被长毛;三出叶,小叶具柄,小叶片轮廓宽卵形或近圆形,3 深裂或 3 全裂,裂片再 2～3 浅裂或不裂,边缘具缺刻状圆齿,两面无毛或在近基部有长毛。苞片 3,轮生,叶状,但较小,具柄。花梗 1,长 1～13 cm,被毛;花两性;萼片 9～15,花瓣状,白色,长圆形或线状长圆形,先端圆或钝,两面无毛;无花瓣;雄蕊多数;心皮约 30,密被短柔毛,花柱稍弯。瘦果。花期 4～6 月,果期 5～8 月。

生于海拔 800 m 的山地林中或草地阴处。分布于辽宁、吉林、黑龙江、山东东北部。

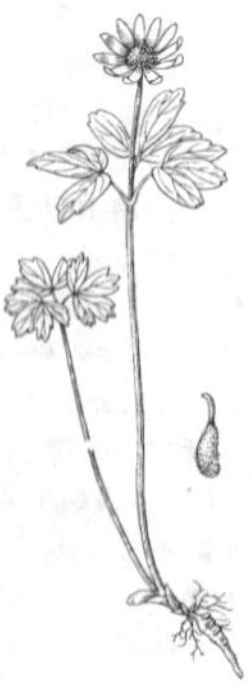

多被银莲花

【采收加工】 5～8 月采挖,晒干。

【药材】 竹节香附 *Anemones Raddeanae Rhizoma* 产于山东、辽宁、吉林、黑龙江。

性状 根茎类长纺锤形,两端尖细,微弯曲,其中近一端处较膨大,长 1～3 cm,直径 2～7 mm。表面棕褐色或棕黑色,具微细纵皱纹,膨大部位常有 1～3 个支根痕呈鱼鳍状突起,偶见不明显的 3～5 环节。质硬而脆,易折断,断面略平坦,类白色或灰褐色,类角质样。气微,味先淡后微苦而麻辣。

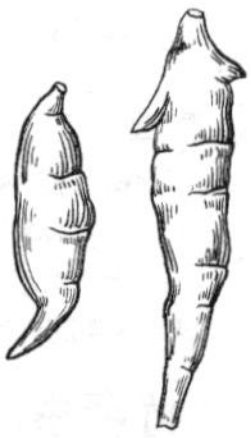

竹节香附(根茎)外形

鉴别 (1) 根茎横切面:表皮细胞 1 列,切向延长,外壁增厚。皮层为 10 余列类圆形薄壁细胞。维管束外韧型,10 余个排成环状,韧皮部细胞皱缩,形成层不明显,木质部导管 6～24 个。射线宽阔。髓部较大。薄壁细胞内充满淀粉粒。

(2) 取本品粗粉 2 g,加甲醇 10 ml,置水浴上微热,振摇 10 分钟,滤过。取滤液 2 ml,加 1%氢氧化钠溶液 2 ml,置水浴上加热 3 分钟,溶液呈澄明的鲜黄色;再加 1%盐酸溶液使成酸性,溶液鲜黄色消退,生成乳白色混浊。

(3) 取本品粗粉 1 g,加 70%乙醇 10 ml,置水浴上微沸 10 分钟,滤过。取滤液 2 ml,蒸干,加醋酐 1 ml 使溶解,沿壁缓缓加入硫酸,界面即显紫红色,放置,上层呈污绿色(检查皂苷)。

【成分】 根茎含齐墩果酸(oleanolic acid),薯蓣皂苷元(diosgenin)。又含皂苷:竹节香附皂苷(raddeanin)R_0、A、B、C、D、E、F,红背银莲花皂苷(raddeanoside)D、R8、R9,毛茛苷(ranunculin),白头翁素(anemonin)及竹节附皂苷 H,其中竹节香附皂苷 A 又叫做多被银莲花素(anemodeanin)A。

【药理】 1. 抑瘤作用 多被银莲花素 A(30 μg/ml)在体外能显著抑制小鼠肉瘤 S_{180} 和腹水型肝癌细胞 DNA、RNA 和蛋白质的合成,其抑制率随作用时间延长(12～48 小时)而增加。它对 DNA 合成 48 小时的 ID_{50} 为 21 μg/ml。腹腔注射多被银莲花素 A(10 mg/kg),连续 5 日,能提高小鼠血浆 cAMP 含量。

2. 镇痛溶血作用 竹节香附皂苷 D 有抗肿瘤、镇痛、镇静和抗炎作用,其活性强度大于总皂苷。竹节香附皂苷 F、H 有镇痛作用。总皂苷及竹节香附皂苷 D、F、H 均有不同强度的溶血作用。

【炮制】 1. 竹节香附 取原药材,除去杂质,筛去灰屑。用时捣碎。

2. 酒竹节香附 取净竹节香附打碎,与黄酒拌匀,稍闷,待酒被吸尽后,用文火炒至微干,取出,晾干。每竹节香附 100 kg,用黄酒 10～20 kg。

饮片性状 竹节香附参见"药材"项。酒竹节香附形同竹节香附,色泽加深,微有酒气。

贮干燥容器内,密闭,置通风干燥处。防蛀。

【药性】《品汇精要》:"有毒。味辛,性热。气之厚者,阳也。"

【功用主治】 祛风湿,散寒止痛,消痈肿。主治风寒湿痹,四肢拘挛,骨节疼痛,痈疮肿痛。

1.《品汇精要》:"疗风及腰腿湿痹痛。"

2.《本草原始》:"主治风湿邪气,痈肿,金疮,四肢拘挛,骨节疼痛,多入膏药中用。"

【用法用量】 内服:煎汤,3～15 g;或入丸、散。外用:研末撒膏药上敷贴。

【选方】 治痈疽疮疡 两头尖 3 g,金银花 30 g,地丁 30 g。水煎服。(《山东中草药手册》)

1863 竹叶椒子 zhú yè jiāo zǐ (《浙江药用植物志》)

【异名】 鱼椒子(《福建药物志》)。

【基原】 为芸香科花椒属植物竹叶椒的成熟种子。

【原植物】 参见"竹叶椒"条。

【采收加工】 6～8 月果实成熟时采收,晒干,除去果皮,留取种子。

【成分】 种子含黄酮类化合物:3,5,3′,4′-四羟基-7,8-二甲氧基黄酮(3,5,3′,4′-tetrahydroxy-7,8-dimethoxyflavone),3,5,3′-三羟基-6,7-二甲氧基-4′-(7″-羟基牻牛儿醇基-1″-酯)黄酮〔3,5,3′-trihyddroxy-6,7-dimethoxy-4′-(7″-hydroxygeranyl-1″-ether)flavone〕。

【药性】《食物中药与便方》:"苦、辛,温,无毒。"

【功用主治】《食物中药与便方》:"主治风寒湿痹,肺气上逆,四肢历节疼痛。"

【用法用量】 内服:煎汤,3～5 g;研末,1 g。外用:煎水洗。

【选方】 治胃痛,腹中气胀,风湿性关节痛,蛔虫腹痛,跌打伤痛 竹叶椒种子 7～14 颗。水煎服,每日 2 次。(《食物中药与便方》)

1864 竹叶椒叶 zhú yè jiāo yè (《湖南药物志》)

【基原】 为芸香科花椒属植物竹叶椒的叶。

【原植物】 参见"竹叶椒"条。

【采收加工】 全年均可采,鲜用或晒干。

【药性】 辛、微苦,温,小毒。

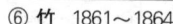

1.《江西草药》:"性温,味辛,有小毒。"

2.《全国中草药汇编》:"辛、微苦,温。"

【功用主治】 理气止痛,活血消肿,解毒止痒。主治脘腹胀痛,跌打损伤,痈疮肿毒,毒蛇咬伤,皮肤瘙痒。

1.《江西草药》:"治慢性鼻炎。"

2.《湖南药物志》:"治腹胀痛,肿毒,蛇毒。"

3.《全国中草药汇编》:"活血止痛,治跌打肿痛。"

4.《福建药物志》:"治乳痈。"

5.《广西民族药简编》:"治刀伤。"

【用法用量】 内服:煎汤,9～15 g。外用:煎水洗;或研粉敷;或鲜品捣敷。

【选方】 1. 治胃痛、腹胀痛　竹叶椒叶 9 g,吴萸子 6 g。捣烂敷脐上。(《湖南药物志》)

2. 治跌打损伤　鲜竹叶椒叶适量,捣烂,加酒少许,炒热。外敷或擦患处。(《全国中草药汇编》)

3. 治刀伤　竹叶椒叶适量,研粉,敷患处。(《广西民族药简编》)

4. 治乳痈　鲜竹叶椒叶捣烂,调酒敷患处。另用鲜根 30 g,水煎调酒服。(《福建中草药》)

5. 治皮肤瘙痒　(竹叶椒)鲜叶、桉树鲜叶各 250 g。煎水洗。(《福建中草药》)

6. 治慢性鼻炎　竹叶椒叶、鹅掌金星各 15 g,泡水代茶饮。(江西《草药手册》)

1865 竹叶椒根 zhú yè jiāo gēn (《贵州民间药物》)

【异名】 散血飞、见血飞(《贵州民间药物》),野花椒根、竹叶总管根(《江西药用植物名录》)。

【基原】 为芸香科花椒属植物竹叶椒的根皮或根。

【原植物】 参见"竹叶椒"条。

【采收加工】 9～10 月采收,根皮鲜用或连根切片晒干备用。

【药材】 竹叶椒根 *Zanthoxyli Armati Radix* 主产于贵州、广西、江西、福建、湖南等地。

性状　根圆柱形,长短不一,暗灰色至灰黄色,有较密的浅纵沟。质坚硬,折断面纤维性,横断面栓皮灰黄色,皮部淡棕色,木部黄白色。味苦,麻舌。

鉴别　(1) 根横切面:外为落皮层。韧皮部外侧有石细胞及纤维,石细胞数个成群散在;纤维数个至 20 余个成束,排成数层,外侧稀疏,内侧断续成环。木质部中导管单个或 2～4 个相连,多数径向排列。

(2) 薄层色谱:取本品粉末 10 g,乙醇回流提取,提取液浓缩,以 10%盐酸溶解,滤过,滤液用氯仿萃取,氯仿液回收溶剂至成 2 ml,作供试品溶液。另取两面针结晶适量,以甲醇溶解成每 1 ml 含 1 mg 的对照品溶液。取上述两种溶液各约 10 μl 点于同一硅胶 H-CMC 板上,以氯仿展开,展距 10 cm,取出晾干,喷雾浓硫酸显色。供试品色谱中,在与对照品色谱相应的位置上,显相同的红棕色斑点。

【成分】 根含生物碱:崖椒碱(γ-fagarine),木兰花碱(magnoflorine),竹叶椒碱(xanthoplanine);木脂素类:左旋细辛素(asarinin),左旋竹叶椒脂素(planinin),即(1*R*, 2*R*, 5*R*, 6*S*)-2-(3′, 4′-二甲氧苯基)-6-(3″, 4″-亚甲二氧苯基)-3, 7-双并四氢呋喃〔(1*R*, 2*R*, 5*R*, 6*S*)-2-(3′, 4′-dimethoxyphenyl)-6-(3″, 4″-methylene dioxyphenyl)-3, 7-dioxyabicyclo (3, 3, 0)-octane〕;此外还含 β-香树脂醇(β-amyrin)和 β-谷甾醇(β-sitosterol)。

根皮含白鲜碱(dictamnine),茵芋碱(skimmianine)和木兰花碱,花椒根碱(zanthobungeanine)。

【药理】 1. 对免疫功能的影响　竹叶椒根片剂每日以 0.6 或 1 g/kg 给小鼠灌胃,连续 5 日,可显著提高小鼠腹腔巨噬细胞吞噬率及吞噬指数,亦有显著提高小鼠外周血 E 花环形成率的作用。

2. 抗菌作用　钢管法表明,竹叶椒对大肠杆菌有明显抗菌作用,对金黄色葡萄球菌抗菌作用微弱。

3. 其他作用　根皮所含白鲜碱,1∶500 000 浓度对离体蛙心有兴奋作用,可使心肌张力增加,每分钟排血量增多,1∶2 500 对离体兔耳血管有明显收缩作用;1∶250 000 对家兔和豚鼠子宫平滑肌有强大收缩作用。

【药性】 辛、微苦,温,小毒。

1.《浙江民间常用草药》:"有小毒。"

2.《全国中草药汇编》:"辛、微苦,温。"

【功用主治】 祛风散寒,温中理气,活血止痛。主治感冒头痛,风湿痹痛,胃脘冷痛,泄泻,痢疾,牙痛,跌打损伤,痛经,刀伤出血,顽癣,毒蛇咬伤。

1.《杭州药用植物志》:"健胃,化食,通气,治胃气不通,食欲不振。"

2.《贵州民间药物》:"杀虫,驱风,止痛。治咳嗽,风湿痛,顽癣,虫牙痛,刀伤出血。"

3.《浙江民间常用草药》:"活血止痛,消炎。治跌打损伤,胃痛,齿龈炎。"

4.《福建药物志》:"治腰痛,闭经。"

5.《广西民族药简编》:"治尿路结石,胃痛,胃下垂,浮肿。"

【用法用量】 内服:煎汤,9～30 g,鲜品 60～90 g;研末,3 g;或浸酒。外用:煎水洗或含漱;或浸酒搽;或研末调敷;或鲜品捣敷。

【宜忌】 《广西本草选编》:"孕妇慎服。"

【选方】 1. 治关节风湿痛,腰痛,跌打损伤　竹叶椒鲜根 60～95 g,或加阿利藤、毛大丁草各 9 g。水煎,调酒服。外用鲜竹叶椒根 125 g,白酒 250 ml,浸约 7 日,取药液擦伤处。(《福建药物志》)

2. 治寒性胃痛、腹痛、呕吐　竹叶椒干根 9～15 g。水煎服。或研细粉,每次 0.6～1.5 g,开水冲服。(湖北《中草药土方土法》)

3. 治痧症腹胀腹痛,寒滞腹痛　竹叶椒根皮、南五味子根皮各 18 g,细辛 9 g。研细末,用温开水送服,1～1.5 g。(江西《草药手册》)

4. 治反胃　竹叶椒根皮塞入猪肚内,炖熟,连服 2～3 次。(《天目山药用植物志》)

5. 治感冒头痛　竹叶椒根 9～15 g。水煎服。(江西《草药手册》)

6. 治齿龈炎　鲜竹叶椒根皮。捣烂,塞敷患处;或煎汁漱口。(《浙江民间常用草药》)

7. 治跌打损伤　鲜竹叶椒根 120 g,白酒 250 g,浸泡 7 日。取浸液擦伤处。(《福建中草药》)

8. 治毒蛇咬伤　竹叶椒根 60～90 g。水煎服,每日 1 剂。另用鲜竹叶椒根皮适量,白酒适量,捣烂外敷。(《江西草药》)

【临床报道】 1. 治疗急性阑尾炎　取竹叶椒根粉末(相当于过 100 目筛)2～3 g,加开水 200～300 ml,冲闷 10 分钟。或加冷水煮沸 3 分钟,过滤去渣,为 1 日量,分 3～4 次空腹温服。每日 1 剂,服至阑尾炎症状、体征消失,体温、白细胞计数与分类连续 2 日正常,继续服药 1 星期。共治疗急性单纯性和早期化脓性阑尾炎 42 例,其中 41 例临床治愈,治愈率为 97.6%,右下腹压痛消失时间平均为 3.2 日,体温复常时间平均为 2.01 日。共随访 39 例,复发率为 5.1%。

2. 用于止痛　取土花椒(竹叶椒)鲜根或树叶及果实,用蒸馏法制成注射液,每 2 ml 相当于生药 2 g,每次肌注 2～4 ml。治疗胆道疾患、胃与十二指肠溃疡、肠痉挛、手术后疼痛 208 例,一般用药后 10～20 分钟产生镇痛效果。如采用足三里穴位注射见效更快。

镇痛作用可维持5～10小时，必要时可隔12小时重复给药。未发现不良反应，亦无成瘾性，对体温、脉搏、血压、呼吸等均未发现明显影响。

1866 竹节人参叶 zhú jié rén shēn yè （《本草推陈》）

【异名】 野三七叶（《广西本草选编》）。

【基原】 为五加科人参属植物竹节参的叶。

【原植物】 参见“竹节参”条。

【采收加工】 9～10月采收，鲜用或晒干。

【药性】 苦、微甘，微寒。

1.《广西本草选编》：“味甘、苦，性平。”

2.《浙江药用植物志》：“苦、微甘，微寒。”

【功用主治】 清热解暑，生津利咽。主治暑热伤津，口干舌燥，心烦神倦，咽痛音哑，虚火牙痛，脱发。

1.《本草推陈》：“清凉药，生津止渴，外用作生发剂。”

2. 南药《中草药学》：“补中，生津，降火，醒酒。”

3.《浙江药用植物志》：“生津止渴，清虚热，解酒毒。治热病伤津，暑热口渴，咽喉肿痛，虚火牙痛，声带疲劳嘶哑。”

【用法用量】 内服：煎汤，3～12 g；或开水泡。外用：煎汤洗；或鲜品捣敷。

【选方】 1. 治咽喉肿痛　野三七叶15～30 g。水煎服。（《广西本草选编》）

2. 治脱发　竹节人参叶煎水洗头，要常用。（《南京地区常用中草药》）

3. 治手部生疮　竹节人参叶捣烂，敷患处。（《湖南药物志》）

1867 竹蠹虫蛀末 zhú dù chóng zhù mò （《纲目》）

【异名】 竹蛀屑（《圣惠方》）。

【基原】 为粉蠹科粉蠹属动物褐粉蠹的幼虫蚀害竹竿后的蛀屑。

【原动物】 参见“竹蠹虫”条。

【采收加工】 捕捉竹蠹虫时，同时收集竹竿蛀孔中的粉屑。

【药性】 苦，寒。

【功用主治】 清热解毒，去湿敛疮。主治聤耳流脓水，湿毒臁疮，烧烫伤。

【用法用量】 外用：撒敷或调涂。

【选方】 1. 治聤耳出脓　竹蛀屑、狼毒、白蔹等分。同研令细，每用少许，纳入耳中。（《圣惠方》）

2. 治湿毒臁疮　枯竹蛀屑、黄柏末等分。先以葱、椒、茶汤洗净，日一上。（《纲目》）

3. 治汤火灼烂　竹中蠹虫末，涂之。（《外台》引《备急方》）

1868 伏龙肝 fú lóng gān （《雷公炮炙论》）

【异名】 灶中黄土（《金匮要略》），釜下土、釜月下土（《肘后方》），灶中土（《百一选方》），灶内黄土（《济急方》），灶心土（《纲目》）。

【基原】 经多年用柴草熏烧而结成的灶心土。

【采收加工】 在拆灶时将灶心烧结成的月牙形土块取下，除去四周焦黑部分及杂质，取中心红黄色者入药。用煤火烧者则不供药用。

【药材】 伏龙肝 *Terra Frava Usta*　全国各地均产。

性状　本品为不规则块状。橙黄色或红褐色。表面有刀削痕。体轻，质较硬，用指甲可刻划成痕，断面细软，色稍深，显颗粒状，并有蜂窝状小孔。具烟熏气，味淡。有吸湿性。

鉴别　(1) 取本品粉末约1 g，加稀盐酸10 ml，即泡沸，生成大量气体，将此气体通入氢氧化钙试液中，即生成白色沉淀（检查碳酸盐）。

(2) 取上述反应后的溶液，滤过。取滤液1 ml，加亚铁氰化钾试液，即生成蓝色沉淀（检查铁盐）。取滤液1 ml，加氢氧化钠试液，即生成白色胶状沉淀；分离，沉淀能在过量的氢氧化钠试液中溶解（检查铝盐）。

【成分】 主要由硅酸（H_2SiO_3）、氧化铝（Al_2O_3）及三氧化二铁（Fe_2O_3）所组成；还含有氧化钠（Na_2O），氧化钾（K_2O），氧化镁（MgO），氧化钙（CaO），磷酸钙〔$Ca_3(PO_4)_2$〕等。

【药理】 止呕作用　本品3 g/kg，每日2次，连服2日，对静注洋地黄酊所致家鸽呕吐可使呕吐次数减少，呕吐的潜伏期无改变。对去水吗啡引起的犬呕吐则无效。

【药性】 辛，温。归脾、胃经。

1.《别录》：“味辛，微温。”

2.《药性论》：“味咸，无毒。”

3.《日华子》：“热，微毒。”

4.《本草汇言》：“味辛、苦、微甘，气温。性燥。”

5.《本草求真》：“专入肝、脾。”

【功用主治】 温中止血，止呕，止泻。主治虚寒失血，呕吐，泄泻。

1.《别录》：“主治妇人崩中，吐血，止咳逆，止血，消痈肿毒气。”

2.《本草拾遗》：“辟夜啼。”

3.《日华子》：“治鼻洪，肠风，带下，血崩，泄精，尿血，催生下胞。”

4.《本草蒙筌》：“和水敷脐勤换，辟除时疫，安胎。”

5.《纲目》：“治心痛狂癫，风邪蛊毒，妊娠护胎，小儿脐疮重舌，风噤反胃，中恶卒魇，诸疮。”

6.《本草汇言》：“温脾渗湿，止大便秽血之药也。”

【用法用量】 内服：煎汤，15～30 g；布包煎汤，澄清代水用，60～120 g；或入散剂。外用：研末调敷。

【宜忌】 出血、呕吐、泄泻属热证者禁服。

1.《本草经疏》：“阴虚吐血者不宜用，以其中有火气故也；痈肿毒盛难消者，不得独用。”

2.《本草从新》：“专去湿，无湿勿用。”

【选方】 1. 治下血，先便后血　甘草、干地黄、白术、附子（炮）、阿胶、黄芩各三两，灶中黄土半斤。上七味，以水八升煮取三升，分温二服。（《金匮要略》黄土汤）

2. 治妇人血露　蚕沙一两，炒伏龙肝半两，阿胶一两。同为末，温酒调，空腹服二三钱，以知为度。（《本草衍义》）

3. 治吐血、泻血、心腹痛　多年垩壁土，地炉中土，伏龙肝。上等分，每服一块如拳大，水二碗，煎一碗，澄清服，白粥补之。（《普济方》伏龙散）

4. 治反胃　灶中土（用十余年者）。上为细末，米饮调下三二钱许。（《百一选方》治翻胃单方）

5. 治泄痢后脱肛不收　伏龙肝、赤石脂等分。上末之，敷肠头上，或以槐花炒末陈米汤下。（《丹溪摘玄》赤石脂散）

6. 治痈肿　伏龙肝以大酢和作泥，涂布上贴之，干则易之。（《千金方》）

7. 治发背欲死　伏龙肝末之，以酒调，厚敷其疮口，干即易。（《肘后方》）

8. 治手足阳明经风热发为丹毒，面上赤肿，后渐渐由头而下，至身亦赤肿　灶心土、黄柏（炒）各三钱，冰片二分。为油末，鸡子清调搽。（《外科真诠》伏龙散）

9. 治孕妇一切有热，内外诸证　伏龙肝为末，以井底泥调敷心下，令胎不伤。（《济阴纲目》）

【各家论述】 1.《本草汇言》：“伏龙肝，温脾渗湿，止大便秽血之药也。体虽土质，深得积年火气而成。性燥而平，气温而和，味甘而敛，以藏为用者也。故善主血失所藏。如《金匮》方之疗先便后血；《别录》方之止妇人血崩，漏带赤白；《蜀本草》之治便血血痢，污秽久延；杂病方之定心胃卒痛，故魇寐暴绝。他如脏寒下泄，脾胃因寒湿而致动血络，成一切失血诸疾，无用不宜尔。”

2.《药义明辨》：“伏龙肝，味辛气微温，入脾与肝二经，有火土相生之妙用。治各证非漫然燥可去湿之谓也。正欲用阳以化阴，俾湿化行而血乃化，风乃平。是其止血之功，皆由温中之力。阴虚失血者不宜用。”

3.《本草述钩元》：“伏龙肝，所以治血证者，非以止涩为功，盖补其生化之厚，乃为固脱耳。推之女子崩带，男子泄精胥效矣，亦非用其燥也，更欲化阴以和阳。或曰：补土多用燥湿之剂，如白术等味与兹种何别，而迥殊若是。曰治血证多不用术者，恐其燥阴而反剧耳。此味固用阳以化阴，非燥阴之剂也。”

4.《本草便读》：“伏龙肝，味辛散逆以和中，呕家圣药。”

1869 延胡索 yán hú suǒ（《本草拾遗》）

【异名】 延胡（《雷公炮炙论》），玄胡索（《济生方》），元胡索（《药品化义》）。

【基原】 为罂粟科紫堇属植物延胡索的块茎。

【原植物】 延胡索 *Corydalis yanhusuo* W. T. Wang［*C. turtschaninovii* Bess. f. *yanhusuo* Y. H. Chou et C. C. Hsu］

多年生草本，高 9～20 cm，全株无毛。块茎扁球形，直径 7～15 mm，上部略凹陷，下部生须根，有时纵裂成数瓣，断面深黄色。茎直立或倾斜，常单一，近基部具鳞片 1 枚，茎节处常膨大成小块茎，小块茎生新茎，新茎节处又成小块茎，常 3～4 个成串。基生叶 2～4 枚；柄长 3～8 cm；叶片轮廓宽三角形，长 3～6 cm，宽 4～8 cm，二回三出全裂，一回裂片具柄，末回裂片近无柄，裂片披针形至长椭圆形，长 20～30 mm，宽 5～8 mm，全缘，少数上半部 2 深裂至浅裂；茎生叶常 2 枚，互生，较基生叶小而同形。总状花序顶生，长 2～5 cm，疏生花 3～8 朵；苞片卵形至狭卵形，位于花序下部者长约 10 mm，先端 3～5 栉裂，位于上部者全缘；萼片 2，细小，早落；花冠淡紫红色，花瓣 4，2 轮，外轮上瓣最大，长 15～25 mm，上部舒展成宽倒卵形至宽椭圆形的兜状瓣片，边缘具小齿，先端有浅凹陷，中下部延伸成长距，下瓣较短，形同上瓣，基部具浅囊状突起，内轮两瓣长 10～15 mm，合抱裹于雄蕊外，上部宽倒卵形，中、下部细长成爪；雄蕊 6，每 3 枚合生成束；子房条形，花柱细短，柱头近圆形，具乳突 8 个。蒴果条形，长 1.7～2.2 cm，花柱、柱头宿存，熟时 2 瓣裂。种子 1 列，数粒，细小，扁长圆形，黑色，有光泽，表面密布小凹点。栽培品常只开花，果不及成熟即凋落。花期 3～4 月，果期 4～5 月。

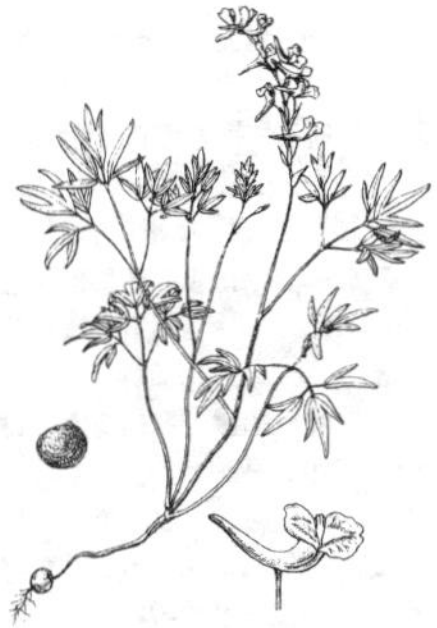

延胡索

生于低海拔旷野草地、丘陵林缘。分布于江苏、浙江、安徽、河南、湖北、陕西等地。浙江东阳、磐安、永康、缙云等地及江苏南通地区有大量栽培。

【栽培】 生物学特性　喜温暖湿润气候，耐寒性强，怕夏季高温闷热，怕旱，忌水淹，怕强光照射。地下块茎分布较浅，每块茎具 1～2 个芽，多者 3～4 个。9 月上旬～10 月上旬栽种，幼芽从芽眼长出但不出土；11 月上旬地温在 5 cm 处有 23～25 ℃时块茎从下部生根；地温在 18～20 ℃萌芽开始，沿水平方向伸展成细长匍匐茎，习称“行鞭”；12 月上旬形成第一个茎节，生有 2～4 支地下茎。气温在 4～5 ℃时茎开始出土，尤以 7～10 ℃为宜。2 月上旬出苗展叶，幼叶呈淡红色，逐渐变成绿色。3 月上旬地下茎在节处膨大形成淡黄色光滑的块茎。4 月中旬种块茎腐烂萎缩。以选地势高燥、向阳、排水良好，富含腐殖质的中性或微酸性砂质壤土或壤土栽培为宜。前茬地以甘薯、小麦、水稻、玉米、豆类、白术、粟等作物为宜；亦可水旱轮作或与薏苡轮作。

繁殖方法　块茎繁殖。栽种期以 9 月下旬～10 月上旬为适期。选当年生块茎呈扁球形、色淡黄、芽眼多、健壮无病虫伤疤、横径 1.4～1.6 cm、组织较幼嫩者作种用。栽种前块茎用退菌特 50%可湿性粉剂 1 000 倍液浸种 5 分钟，稍晾干，随即栽种。条栽或穴栽，以条栽为好。按行距 20 cm 开浅条沟，沟深 6～7 cm，块茎交互栽种 2 行。芽头向上，栽种不宜过浅或过深，以免影响出苗。边种边覆土，上盖草木灰或土杂灰一层。

田间管理　出苗后要及时拔除杂草，不宜中耕。遇旱时应及时灌溉，遇雨季及时排水。施肥要施足基肥，重施腊肥，巧施苗肥。11 月下旬至 12 月上旬施腐熟饼肥或腐熟厩肥，促使地下茎生长，节间增多，又可防冻保苗；幼叶展开后追施人粪尿或硫酸铵，亦可用氮、磷、钾复合肥料，提高生物碱总量，促使新块茎形成。或可在 3 月下旬用 2%过磷酸钙澄清液进行 2～3 次根外追肥。

病虫害防治　病害有霜霉病，多发生在叶部，可用 40%霜疫灵 300 倍液或 65%代锌森可湿性粉剂 600 倍液喷射；菌核病，为害茎基部，可用 1∶3 石灰和草木灰混合后撒入畦面；锈病，可用 65%代森锌可湿性粉剂 600 倍液喷射；白绢病；虫害有地老虎为害幼苗及块茎；另有蝼蛄、金龟子幼虫、种蝇为害。

【采收加工】 栽种第二年 5 月上旬至下旬，地上部分枯萎后，选晴天挖掘块茎，摊放于室内，除去须根，擦去老皮，过筛，分级，倒入沸水中煮烫，不断搅拌，大块茎煮 4～5 分钟，小块茎煮 3 分钟，煮至无白心为度，捞起，晾晒。宜勤翻晒，晒 3～4 日，堆放室内 2～3 日，反复 2～3 次即可干燥。亦可用 50～60 ℃烘干。

【药材】 延胡索 *Corydalis Rhizoma* 主产于浙江东阳、磐安。

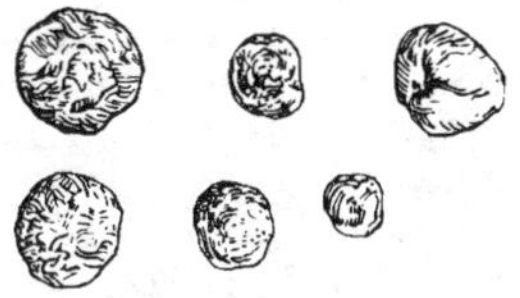

延胡索(块茎)外形

性状　块茎呈不规则的扁球形，直径 0.5～1.5 cm。表面黄色或黄褐色，有不规则网状皱纹。顶端有略凹陷的茎痕，底部常有疙瘩状凸起。质硬而脆，断面黄色，角质样，有蜡样光泽。气微，味苦。

鉴别　(1) 粉末特征：绿黄色。糊化淀粉团块淡黄色或近无色。下皮厚壁细胞绿黄色，细胞多角形、类方形或长条形，壁稍弯曲，木化，有的成连珠状增厚，纹孔细密。石细胞淡黄色，类圆形或长圆形，直径约至 60 μm，壁较厚，纹孔细密。螺纹导管直径 16～32 μm。

(2) 取本品粉末 2 g，加 0.25 mol/L 硫酸溶液 20 ml，振摇片刻，滤过。取滤液 2 ml，加 1%铁氰化钾溶液 0.4 ml 与 1%三氯化铁溶液 0.3 ml 的混合液，即显深绿色，渐变深蓝色，放置后底部有较多深蓝色沉淀。另取滤液 2 ml，加重铬酸钾试液 1 滴，即生成黄色沉淀。

(3) 薄层色谱：取本品粉末 1 g，加甲醇 50 ml，超声处理 30 分钟，滤过，滤液蒸干，残渣加水溶解，加浓氨试液调至碱性，用乙醚提取 3 次，每次 10 ml，合并乙醚液，蒸干，残渣加甲醇 1 ml 使溶解，作为供试品溶液。另取延胡索乙素对照品，加甲醇制成每 1 ml 含 1 mg 的溶液，作为对照品溶液。吸取上述溶液各 2～3 μl，分别点于同一用 1%氢氧化钠溶液制备的硅胶 G 薄层板上，以正己烷-氯仿-甲醇(7.5∶4∶1)为展开剂，置以展开剂预饱和的展开缸内，展开，取出，晾干，以碘蒸气熏至斑点显色清晰。日光下检视，供试品色谱中，在与对照品色谱相应的位置上，显相同颜色的斑点；在空气中挥尽板上吸附的碘后，置紫外光灯(365 nm)下检视，供试品色谱中，在与对照品色谱相应的位置上，显相同颜色的荧光斑点。

品质标志 《中华人民共和国药典》2010年版规定：照高效液相色谱法测定，本品含延胡索乙素($C_{21}H_{25}NO_4$)不得少于0.040%。

【成分】 块茎含右旋紫堇碱(延胡索甲素)(corydaline)，消旋四氢掌叶防己碱(延胡索乙素)(tetrahydropalmatine)，左旋四氢黄连碱(延胡索丁素)(tetrahydrocoptisine)，掌叶防己碱(palmatine)，去氢海罂粟碱(dehydroglaucine)，原阿片碱(延胡索丙)(protopine)，右旋海罂粟碱，α-别隐品碱(延胡索癸素)(α-allocryptopine)，左旋四氢非洲防己碱(tetrahydrocolumbamine)，右旋紫堇鳞茎碱(corybulbine)，去氢紫堇碱(dehydrocorydaline)，左旋四氢小檗碱(tetrahydroberberine)，非洲防己碱，右旋-*N*-甲基六驳碱(*N*-methyllaurotetanine)，元胡宁(yuanhunine)，狮足草碱(leonticine)，二氢血根碱(dihydrosanguinarine)，去氢南天宁碱(dehydronantenine)，比枯枯灵碱(bicuculline)，隐品碱(cryptopine)，黄连碱及小檗碱等多种生物碱。

【药理】 1. 对中枢神经系统的作用 (1) 镇痛作用 延胡索的各种制剂均有明显的止痛作用，尤以粉剂、醇制浸膏及醋制浸膏作用最明显。用电刺激小鼠尾法证明，灌服粉剂的作用持续2小时。延胡索的镇痛有效成分为生物碱，小鼠热板法、兔光热刺激法和电总和刺激法证明，静脉注射延胡索乙素(以下简称乙素)15～20 mg/kg、延胡索丑素(以下简称丑素)10～15 mg/kg或延胡索甲素(以下简称甲素)30～40 mg/kg均有镇痛作用，而以乙素、丑素为强，甲素次之，但都不及吗啡。大鼠对乙素和丑素的镇痛作用能产生耐受性，产生的速度约比吗啡慢1倍，并与吗啡之间有交叉耐受性，未发现乙素有成瘾性。

(2) 催眠、镇静和安定作用 较大剂量乙素有明显的催眠作用。犬皮下注射15～20分钟后，出现镇静、安定、不逃避和驯服等外观行为的改变，30分钟后出现嗜睡，多次给药后呈现一定的耐药性。乙素能明显降低小鼠自发与被动活动，延长环己巴比妥钠的睡眠时间，使家兔安静，可对抗小量苯丙胺的兴奋作用，降低大量苯丙胺的毒性。

2. 对心血管系统的作用 (1) 扩张冠状动脉 延胡索醇提取物能显著扩张离体兔心和在体猫心的冠状血管，降低冠脉阻力和增加血流量，小鼠腹腔注射可明显增加心肌^{86}Rb的摄取量。延胡索总碱5 mg/kg或10 mg/kg静脉注射，能对抗垂体后叶素所致豚鼠异常心电图。

(2) 抑制心脏 无论静脉注射或腹腔注射左旋四氢掌叶防己碱(l-THP)均可使动物心率减慢，动脉血压短暂而急剧降低。东北延胡索与延胡索总碱均能抑制心肌收缩力。

(3) 抗心律失常 消旋四氢掌叶防己碱(dl-THP，乙素)和l-THP均有选择性对抗实验性心律失常的作用，能对抗氯仿、氯化钡($BaCl_2$)、氯仿-肾上腺素和毒毛花苷G诱发的心律失常，但不能对抗乌头碱诱发的心律失常和不能提高家兔心室电致颤阈。乌头碱诱发的心律失常和电刺激引起的室颤与Na^+通道开放有关，乙素对这两种心律失常均无拮抗作用，表明其抗心律失常作用与Na^+内流无关，而与拮抗Ca^{2+}有关。乙素和L-THP能使窦性心率减慢，P波低平、倒置，甚至消失。乙素对心电图的影响类似于维拉帕米，不同于奎尼丁。

(4) 对大鼠局灶性脑缺血再灌注损伤的保护作用 *dl*-THP 10 mg/kg及20 mg/kg在缺血前2分钟静脉注射，可剂量依赖性缩小脑梗死范围，减轻缺血再注脑电活动的抑制，明显减轻脑水肿，降低缺血再灌注引起的脑Ca^{2+}聚集。*dl*-THP对大鼠局灶性脑缺血再灌注损伤具有保护作用。

3. 抗溃疡作用 从延胡索提得的延胡索全碱肌内注射，能抑制大鼠幽门结扎性、水浸应激性、醋酸性和豚鼠组胺性溃疡，乙素静脉注射80 mg/kg(大剂量)可使胃瘘犬的胃液分泌明显抑制。乙素具有明显抑制离体大鼠胃黏膜和壁细胞泌酸功能，抑制胃酸分泌，治疗消化性溃疡。

4. 对内分泌系统的作用 乙素作用于下视丘，促进大鼠垂体分泌促肾上腺皮质激素(ACTH)，但连续给药6日后，可产生耐受性。乙素还可影响甲状腺功能，使甲状腺重量增加。每日皮下注射对小鼠动情周期有明显抑制作用。

5. 抑制血小板聚集 乙素(7.5 mg/kg、15 mg/kg静脉注射)对大鼠实验性脑血栓形成有明显的抑制作用，并剂量依赖抑制ADP、花生四烯酸和胶原诱导的血小板聚集。乙素抑制脑血栓形成的机制与其抑制血小板聚集性有关。

6. 钙拮抗作用 *l*-THP 1～100 μmol/L能减少豚鼠心室肌细胞钙通道电流，延长钙通道的恢复时间，对钙通道有紧张性阻滞作用及使用依赖性。*l*-THP可浓度依赖性抑制钙离子。l-THP可显著抑制高钾和钙通道激动剂$BayK_{8644}$所致的猪肺动脉平滑肌细胞胞浆游离钙离子浓度增加，对静息状态钙离子无明显影响。

7. 提高学习能力及抗氧化 延胡索给小鼠按每日8、16 g/kg的剂量灌胃延胡索水煎液。小鼠在新环境中自发活动显著增加，主要免疫器官指数增加，学习能力显著提高，脑内多巴胺和5-羟色胺含量显著提高，心肌、肝脏中丙二醛和脂褐素含量显著降低，肝脏中SOD活力显著升高。

8. 对平滑肌的影响 THP明显对抗催产素和氯化钾所引起大鼠离体子宫的收缩反应，对高K^+去极后Ca^{2+}所引起的子宫收缩有明显松弛作用；对催产素依赖细胞内Ca^{2+}和细胞外Ca^{2+}的两部分收缩均有明显抑制，但对依赖细胞内Ca^{2+}的收缩抑制更强。四氢小檗碱、THP明显抑制80 μmol/L KCl所致的豚鼠结肠带平滑肌细胞的Ca^{2+}内流。四氢小檗碱对KCl和NE所致兔主动脉环收缩呈非竞争性拮抗，它对氯化钾所致的兔主动脉环收缩的松弛作用能被20 μmol/L二氯化钙所对抗。THP明显减弱NE收缩反应中细胞内Ca^{2+}释放依赖性部分，说明THP、四氢小檗碱对电压依赖性钙通道有优先抑制作用。

毒性 小鼠口服延胡索醇浸膏LD_{50}为100±4.5 g/kg，小鼠静脉注射乙素、丙素、丑素的LD_{50}分别为146、151～158、100 mg/kg。小鼠腹腔注射延胡索癸素的LD_{50}为127 mg/kg。

【炮制】 1. 延胡索 取原药材，除去杂质，洗净，略浸，润透，切薄片，干燥或用时捣碎。

2. 炒延胡索 取延胡索片或块，置锅内，文火加热，炒至表面显黄色，取出放凉。

3. 醋延胡索 取净延胡索捣碎，加醋拌匀，闷透，置锅中，用文火加热炒干，取出放凉。或取净延胡索，放入用适量清水稀释的米醋液中，煮至醋液被吸尽，取出，切片或干燥后捣碎。每延胡索100 kg，用米醋25 kg。醋炒止血，止产后血晕。

4. 酒延胡索 取净延胡索片或碎块，加黄酒拌匀，闷透，置锅中用文火加热，炒干，取出放凉。每延胡索片100 kg，用黄酒20 kg。酒炒行血，多用于妇女月经不调、崩中淋痩、产后恶露。

5. 延胡索炭 取延胡索片或块，置锅内，用武火炒至表面呈焦黑色，内呈焦褐色，喷洒清水少许，灭尽火星，取出晾干，凉透。

饮片性状 延胡索参见“药材”项。炒延胡索片形如延胡索片，表面深黄色。醋延胡索形如延胡索，深绿色，略有醋气。酒延胡索片形如延胡索片，深黄色或黄褐色，略有酒气。延胡索炭，表面呈焦黑色，内呈焦褐色。

贮干燥容器中，密闭，置阴凉干燥处。防霉、防蛀。

【药性】 辛、苦，温。归心、肝、脾经。

1.《海药本草》：“味苦、甘，无毒。”

2.《珍珠囊补遗药性赋》：“味苦、辛，性温，无毒。可升可降，阴中之阳也。"

3.《本草蒙筌》:"专入太阴脾、肺,一云又走肝经。"

4.《纲目》:"味苦、微辛,气温。入手足太阴、厥阴四经。"

5.《雷公炮制药性解》:"入心、肺、脾、胃四经。"

【功用主治】 活血散瘀,行气止痛。主治胸痹心痛,脘腹疼痛,腰痛,疝气痛,痛经,经闭,癥瘕,产后瘀滞腹痛,跌打损伤。

1.《雷公炮炙论》:"(治)心痛欲死。"

2.《海药本草》:"主肾气,破产后恶露及儿枕。"

3.《日华子》:"除风,治气,暖腰膝,破癥癖,扑损瘀血,落胎及暴腰痛。"

4.《开宝本草》:"主破血,产后诸病因血所为者,妇人月经不调,腹中结块,崩中淋露,产后血晕,暴血冲上,因损下血。"

5.《医学入门》:"善理气痛及膜外气块,止心气痛及小肠、肾气、腰暴痛,活精血。又破血及堕落车马疼痛不止。"

6.《纲目》:"活血,利气,止痛,通小便。"

【用法用量】 内服:煎汤,3～10 g;研末服,1.5～3 g;或入丸、散。

【宜忌】 孕妇禁服,体虚者慎服。

1.《品汇精要》:"妊娠不可服。"

2.《本草经疏》:"经事先期,及一切血热为病,法所应禁。"

3.《本草正》:"产后血虚,或经血枯少不利,气虚作痛者,皆大非所宜。"

【选方】 1. 治热厥心痛,或发或止,久不愈,身热足寒　玄胡索、金铃子肉各等分。为末。温酒或白汤下,每服二钱。(《素问病机气宜保命集》金铃子散)

2. 治心腹冷痛,肠鸣气走,身寒自汗,大便滑泄　延胡索、附子各一两,木香半两。㕮咀。每服四钱,加生姜七片煎服。(《严氏济生方》延附汤)

3. 治风淫血刺,身体疼痛,四肢拘挛　延胡索(炒)、辣桂(去粗皮)、当归各等分。为末。每服二钱,酒调下。(《直指方》舒筋散)

4. 治冷气流注腰疼　延胡索、破故纸(炒)、黑牵牛(炒)各二两。为末。研煨蒜丸如桐子大,每服三十丸,葱白、盐汤任下。

5. 治疝气　延胡索、胡椒末。每服二钱,酒、水各半盏,煎七分服。(4、5方出自《卫生易简方》)

6. 治经来小腹有块痛　玄胡索 8 g,血余炭 4 g。研末。分上下午 2 次用黄酒调服。连服 7 日。〔《山东中医杂志》1984,(3):50〕

7. 治产后恶血不尽,心膈烦闷,腹中刺痛　延胡索一两,益母草半两。为散。每服一钱,以温酒调下。(《圣惠方》)

8. 治尿血　延胡索三钱。水煎,入芒消三分服。(《简明医彀》延胡索散)

9. 治血痢疼痛,饮食不进　延胡(炒)为末。每用二钱,米饮调下。(《赤水玄珠》)

10. 治大人小儿诸咳嗽　玄胡索一两,枯矾二钱半。为末。每服二钱,用软饧糖一块或蜜和药含化。小儿一钱。(《世医得效方》宁肺散)

【临床报道】 1. 治疗心律失常　用延胡索粉(丸)治疗心律失常 48 例,其中频发房性早搏 13 例,阵发性心房颤动 13 例,房早伴阵发房颤 2 例,伴短阵房性心动过速 1 例,阵发性室上性心动过速 2 例,持续性心房颤动 17 例。每次口服 5～10 g,每日 3 次,房颤患者复律期间曾服用 15 g,每日 3 次。疗程 4～8 星期。治疗结果,对房早、阵发房颤和阵发室上性心动过速的 31 例患者,显效 15 例,明显好转 7 例,好转 4 例,无效 5 例,总有效率 84%。对持续性房颤服药后心室率均明显减慢,有 6 例心率转为窦性。其中 10 例冠心病患者的房颤,5 例复律;而 5 例风心病者均未能复律。结果显示,用量 5～10 g 对房性早搏有较好治疗作用,10 g 以上能够控制阵发房颤的发作,并能减弱心房颤动的心室率,进而使一些持续性房颤转复为窦性心率。

2. 治疗原发性枕大神经痛　用延胡索乙素针剂 2 ml(100 mg),2%盐酸普鲁卡因 1 ml,共 3 ml。以第二颈椎棘突与颈乳突之间连线中点的压痛处为封闭点,用一般注射器及针头,进针深度抵达骨膜后稍后退,最好刺中枕大神经(患者有麻胀感),抽无回血及脑脊液,将药液注射到枕大神经周围即可。治疗原发性枕大神经痛 151 例,结果治愈 138 例,有效 13 例;封闭 1 次痊愈者 128 例,封闭 2 次痊愈者 10 例,封闭 2 次有效者 13 例。治愈率 91.4%,有效率 100%。

3. 治疗急慢性扭挫伤　用延胡木金散(醋制延胡、广木香、郁金各等分,研细末)治疗急慢性扭挫伤 321 例。其中急性扭挫伤 153 例,慢性扭挫伤 168 例;腰部 101 例,胸背部 62 例,上肢 70 例,下肢 88 例。用法每服 15 g,温开水送服,每日 3 次。全部病例均治愈,前后用药最多为 600 g,最少为 120 g。

4. 局部麻醉　用 0.3%延胡索全碱注射液,局部浸润麻醉,做门诊手术 195 例,效果满意 175 例,占 89.7%,欠佳 18 例,占 9.2%,失败 2 例,占 1.1%;最大用量到 90 mg,未见不良反应。用延胡索乙素、罗通定注射液局部浸润麻醉,0.3%和 0.6%两种浓度均有较好作用,0.6%浓度镇痛优级率高于 0.3%,一般用量 180～360 mg,最高用到 420 mg,亦未见毒副作用。

【各家论述】 1.《纲目》:"延胡索,能行血中气滞,气中血滞,故专治一上下诸痛,用之中的,妙不可言。盖延胡索活血化气,第一品药也。"

2.《本草经疏》:"延胡索,温则能和畅,和畅则气行;辛则能润而走散,走散则血活。血活气行,故能主破血及产后诸病因血所为者。妇人月经之所以不调者,无他,气血不和,因而凝滞,则不能以时至,而多后期之证也。腹中结块,产后血晕,暴血冲上,因损下血等证,皆须气血和而后愈,故悉主之也。崩中淋露,利守不利走,此则非与补气血药同用,未见其可。"

3.《本草正》:"延胡索,善行滞气破滞血,血中气药,故能止腹痛,通经,调月水淋滞,心气疼痛,破癥癖跌扑凝瘀。亦善落胎,利小便,及产后逆血上冲。俱宜以酒煮服,或用酒磨服亦可。"

4.《本草乘雅半偈》:"以言疾疢之证因,以言主治之功力,(延胡索)判属血中之气药,气中之血药也。盖气主嘘之,血主濡之,气之所不嘘,即血之所不濡矣。如腹中结块,募络癥瘕之为证,即血留营实之为因;如胪腹气块,盘绕疝癞之为证,即气滞卫实之为因;如崩中淋露,运衄冲暴之为证,即血菀营实之为因;如奔豚逆厥,百体疼烦之为证,即气弛卫薄之为因。玄胡立鼓血中之气,震行气中之血,虚则补,实则平,致新推陈,推陈致新之良物也。"

5.《本草正义》:"延胡虽为破滞行血之品,然性情尚属和缓,不甚猛烈,古人必以酒为导引助其运行,其本性之不同于峻厉亦可想见。而又兼能行气,不专以破瘀见长,故能治内外上下气血不宜之病,通滞散结,主一切肝胃胸腹诸痛,盖攻破通导中之冲和品也。但走而不守,能治有余之实证,不能治不足之虚证。"

1870 伤寒草 shāng hán cǎo (《岭南采药录》)

【异名】 夜牵牛、星拭草(《岭南采药录》),寄色草(《广州植物志》),返魂香(《广东中药》),消山虎(广州部队《常用中草药手册》),假咸虾、枝香草(广州空军《常用中草药手册》),红花一枝香(《广东惠阳中草药》),四眼草(《梧州中草药》),天红草(《广西北海民间草药》)。

【基原】 为菊科斑鸠菊属植物夜香牛的全草或根。

【原植物】 夜香牛 *Vernonia cinerea* (L.) Less. [*V. abbreviana* (Wall.) DC.]

一年生草本,高 20～80 cm。茎直立,柔弱,少分枝,有纵条纹,被贴伏短微毛。叶互生;具短柄;叶片条形、披针形或菱形,长 2～7 cm,宽 0.5～2.5 cm,先端钝或短渐尖,基部渐狭成楔形,边缘有浅齿，两面有贴伏短毛；近枝端的叶较狭而小。头状花序15～20（或更多）个，在枝端排列成伞房状圆锥花序；总苞钟状，直径5～6 mm，总苞片4层，条状披针形，锐尖，常带紫色，外面有贴伏短微毛；花托平，有边缘具细齿的窝孔；花冠管状，淡红紫色，长5～6 mm，被疏短微毛，具腺，先端5裂，裂片线状披针形，小花约20朵，两性；瘦果，圆柱形，有线条，被微毛和腺点；冠毛白色。花期全年。

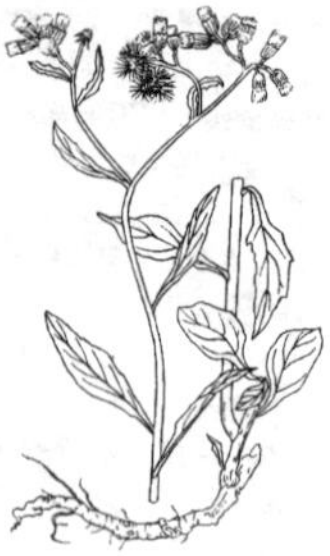

夜香牛

生于山坡、旷野、田边、路旁或密林、灌丛中。分布于浙江、福建、江西、湖北、湖南、广东、广西、海南、四川、贵州、云南、西藏、台湾等地。

【采收加工】 7～10月采收全草，晒干切段或鲜用；秋冬季挖根，切片，晒干。

【成分】 全草含黄酮类化合物：香叶木素（diosmetin），木犀草素（luteolin），木犀草素-7-*O*-葡萄糖醛酸苷（luteolin-7-*O*-glucuronide），木犀草素-7-*O*-葡萄糖苷（luteolin-7-*O*-glucoside）。还含α-香树脂醇棕榈酸酯（α-amyrin palmitate），羽扇豆醇棕榈酸酯（lupeol palmitate），二十八烷酸（octacosanoic acid），豆甾醇-β-*D*-吡喃葡萄糖苷（stigmasterol-β-*D*-glucopyranoside）。

新鲜花含黄酮类化合物：木犀草素，木犀草素-7-*O*-葡萄糖苷，异荭草素（isoorientin），金圣草素（chrysoeriol）。

根含甾醇类化合物：豆甾醇（stigmasterol），谷甾醇（sitosterol），5，17（20）-豆甾二烯-3β-醇〔stigmast-5，17（20）-dien-3β-ol〕，24-羟基-14-蒲公英赛烯（24-hydroxytaraxer-14-ene）；三萜类化合物：α、β-香树脂醇（α、β-amyrin），α、β-香树脂醇乙酸酯（α、β-amyrin acetate），3β-乙酰氧基-13（18）-乌苏烯〔3β-acetoxyurs-13（18）-ene〕，3β-乙酰氧基-19-乌苏烯〔3β-acetoxyurs-19-ene〕。

地上部分含8α-巴豆酰氧基-硬毛钩藤内酯-13-*O*-乙酸酯（8α-tigloyloxyhirsutinolide-13-*O*-acetate），8α-（羟异丁烯酰氧基）-硬毛钩藤内酯-13-*O*-乙酸酯〔8α-（hydroxymethacryloyloxy）-hirsutinolide-13-*O*-acetate〕，斯梯诺妥曼内酯8-*O*-巴豆酸酯（stilpnotomentolide-8-*O*-tiglate），8α-（4-羟异丁烯酰）-10α-羟基硬毛钩藤内酯-13-*O*-乙酸酯〔8α-（4-hydroxymethacryloyloxy）-10α-hydroxyhirsutinolide-13-*O*-acetate〕，8α-（4-羟基巴豆酰氧基）-10α-羟基硬毛钩藤内酯-13-*O*-乙酸酯〔8α-（4-hydroxytigloyloxy）-10α-hydroxyhirsutinolide-13-*O*-acetate〕，8α-（4-羟基巴豆酰氧基）硬毛钩藤内酯-13-*O*-乙酸酯〔8α-（4-hydroxytigloyloxy）-hirsutinolide-13-*O*-acetate〕，白前内酯（glaucolide）E，19-羟基白前内酯（19-hydroxyglaucolide）E，夜香牛内酯-8-*O*-（4-羟异丁烯酸酯）〔vernocinerolide-8-*O*-（4-hydroxymethacrylate）〕。

【药理】 1. 抑菌作用　体外抑菌试验，伤寒草浸膏58、116及232 mg/ml三种浓度对乙型链球菌，116及232 mg/ml对致泻性大肠杆菌、变形杆菌、金黄色葡萄球菌及乙型链球菌均有抑制作用。

2. 对消化系统的影响　伤寒草浸膏灌胃对正常小鼠小肠推进功能有促进作用；对硫酸镁所致小鼠小肠推进功能亢进有抑制作用；对硫酸阿托品所致小鼠胃排空缓慢有拮抗作用；对阿司匹林及盐酸-乙醇所致大鼠急性胃炎有抑制作用；对离体家兔小肠自发性运动（振幅及频率）有轻度抑制作用；能拮抗氯化钡所致离体家兔小肠痉挛。

3. 解热、镇痛、消炎作用　伤寒草提取物100、200及400 mg/kg对发热、醋酸引起的疼痛及角叉菜胶引起的足肿胀均有显著的抑制作用。

【药性】 苦、辛，凉。

1.《广东中药》："味淡性凉，一说味苦性凉。"

2.《全国中草药汇编》："苦、微甘，凉。"

【功用主治】 疏风清热，除湿，解毒。主治外感发热，咳嗽，急性黄疸型肝炎，湿热腹泻，白带，疔疮肿毒，乳腺炎，鼻炎，毒蛇咬伤。

1.《岭南采药录》："治外感发热，除湿热。"

2.《广东中药》："清热解毒，消肿拔毒，排脓。""治湿热腹泻，并治乳疮，毒蛇咬伤。根煎服可治风毒流注。"

3. 广州部队《常用中草药手册》："清肝退热，安神镇静。治感冒发热，咳嗽，急性黄疸型肝炎，神经衰弱，失眠，小儿夜尿，疔疮肿毒，乳腺炎。"

4.《海南岛常用中草药手册》："治痢疾，跌打损伤。"

5.《福建药物志》："治腹胀，肋间神经痛，附件炎，宫颈糜烂，阴道炎，鼻炎。"

【用法用量】 内服：煎汤，15～30 g，鲜品30～60 g。外用：研末调敷；或鲜品捣敷。

【选方】 1. 治高热，咳嗽，喉头炎，支气管炎　伤寒草、甜珠草各60 g。水煎服。（《台湾青草药》）

2. 治白带，附件炎，宫颈糜烂，阴道炎　鲜夜香牛30～45 g，丁香蓼30 g。水煎服。

3. 治鼻炎　夜香牛晒干研末，吹入鼻腔内，或调茶油抹。（2、3方出自《福建药物志》）

4. 治乳疮　夜香牛全草30 g。水煎服，或杵烂取汁冲酒服，渣贴患处。（阳春《草药手册》）

5. 治甲状腺肿　夜香牛30 g，鸭蛋2个（蛋壳打裂痕）。水煎服。（《福建中草药处方》）

6. 治神经衰弱失眠　夜香牛18 g，豨莶草15 g，白千层9 g。水煎服。

7. 治腹胀　夜香牛根15 g，鸡蛋1个。水煎，服汤食蛋。

8. 治肋间神经痛　夜香牛、六棱菊各15 g，两面针10 g。水煎服。（6～8方出自《福建药物志》）

9. 治跌打损伤胸部积痛　夜香牛全草30 g。杵烂炖酒服。（阳春《草药手册》）

1871 华山矾 huà shān fán （《广西中药志》）

【异名】 钉地黄、降痰王、贡檀兜（《植物名实图考》），华灰木、牛特木、雷公针、膨药、白花丹、土黄柴（《广西中兽医药用植物》），米碎花木、大米仔花（《南宁市药物志》），水泡木、糯米树、止血树（《广西中药志》），檬子柴、毛壳子树（《江西民间草药验方》），毛柴子、渣子树、狗檬树（《江西草药》），豆豉果（《常用中草药彩色图谱》），地黄木（广州空军《常用中草药手册》），土常山（《广西本草选编》），流涎柴、白柴头（《浙南本草新编》），小药木（《贵州中草药名录》）。

【基原】 为山矾科山矾属植物华山矾的叶。

【原植物】 华山矾 *Symplocos chinensis*（Lour.）Druce〔*Myrtus chinensis* Lour.〕 又名：猪婆柴、江黄仔（《中国高等植物图鉴》）。

灌木。嫩枝、叶柄、叶背均被灰黄色皱曲柔毛。叶互生；叶柄长3～5 mm；叶片纸质，椭圆形或倒卵形，长4～7（～10）cm，宽2～5 cm，先端急尖或短尖，有时圆，基部楔形或圆形，边缘有细尖锯齿，叶面有短柔毛。圆锥花序顶生或腋生，长4～7 cm，花

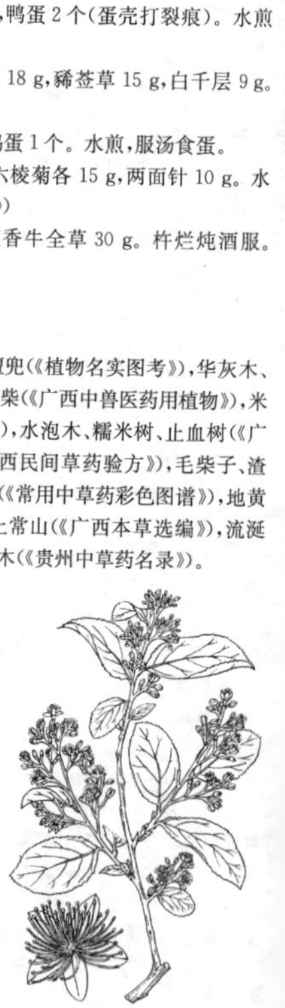

华山矾

序轴、苞片、萼外面均密被灰黄色皱曲柔毛；苞片早落；花萼长 2～3 mm，裂片长圆形，长于萼筒；花冠白色，芳香，长约 4 mm，5 深裂几达基部；雄蕊 50～60，花丝基部合生成 5 束；花盘具 5 凸起的腺点，无毛；子房 2 室。核果卵状圆球形，歪斜，长 5～7 mm，被紧贴的柔毛，熟时蓝色，先端宿萼裂片向内伏。花期 4～5 月，果期 8～9 月。

生于海拔 1 000 m 以下丘陵、山坡、杂木林中。分布于浙江、安徽、福建、江西、湖南、广东、广西、四川、贵州、云南、台湾等地。

本植物的果实（华山矾果）、根（华山矾根）亦供药用，另设专条。

【采收加工】 7～10 月采收，切碎，晒干或鲜用。

【药材】 华山矾 *Symplocotis Chinensis Folium* 产于浙江、福建、台湾、安徽、江西、湖南、广东、广西、云南、贵州、四川等地。

性状 叶片多皱缩破碎，绿色或黄绿色，完整者展平后呈椭圆形或倒卵形，长 4～7 cm，宽2～5 cm，先端急尖或短尖，基部楔形或圆形，边缘有细小锯齿，上面有短柔毛，中脉在上面凹下，侧脉每边 4～7 条。嫩枝、叶柄、叶背均被有黄色皱曲柔毛。叶片纸质。气微，味苦，有小毒。

【药性】 苦，凉，小毒。归胃、大肠经。

1.《浙江民间常用草药》："性温，味微苦。"

2.《江西草药》："性凉，味苦，有小毒。"

3.《广西本草选编》："味甘、苦，性平。"

【功用主治】 清热利湿，解毒，止血生肌。主治溃疡，泻痢，疮疡肿毒，创伤出血，烫火伤。

1.《浙江民间常用草药》："消肿止血。"

2.《江西草药》："清热利湿，止痢。"

3.《全国中草药汇编》："止血。"

4.《浙江药用植物志》："清热解毒。"

【用法用量】 内服：鲜品 15～30 g，捣汁。外用：捣敷；或研末调敷。

【选方】 1. 治痢疾 华山矾叶 15 g，算盘子叶 15 g，枫树叶 9 g（均鲜），捣汁服。红痢加白糖，白痢加红糖。（《江西草药》）

2. 治乳腺炎，无名肿毒（未溃），刀伤发炎 （华山矾）鲜叶适量，捣烂外敷。（《浙江药用植物志》）

3. 治烂眼沿 华山矾叶适量加水浸 3 小时，煮沸，待温洗患处。（江西《草药手册》）

4. 治烫火伤 鲜华山矾叶捣烂，或干叶研末，敷患处。（《常用中草药彩色图谱》）

5. 治落枕 土常山鲜叶捣烂，加酒炒热外敷。（《广西本草选编》）

6. 治跌打损伤 华山矾叶 6 g 蒸酒 1 小时，去渣服酒。（江西《草药手册》）

1872 华山参 huà shān shēn（《陕西中草药》）

【异名】 秦参（《陕西中药名录》）。

【基原】 为茄科泡囊草属植物华山参的根。

【原植物】 华山参 *Physochlaina infundibularis* Kuang 又名：漏斗泡囊草（《中国植物志》）。

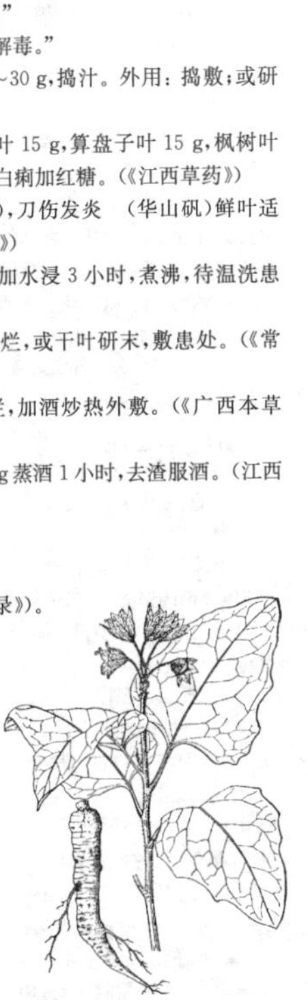

华 山 参

多年生草本，高 20～60 cm。根粗壮，肉质，锥状圆柱形。茎直立，被腺质短柔毛，常数茎丛生。叶互生；叶片革质，卵形，宽卵形或三角状宽卵形，长 4～9 cm，宽 4～8 cm，先端常急尖，基部心形或截形，骤然狭缩成 2～7 cm 的叶柄。伞房花序顶生或腋生；花梗长达 7 cm，密生白色毛茸；花萼漏斗状钟形，裂片长椭圆形或长三角形，边缘及外面具白色毛茸，在果期膨大成球状的囊；花冠漏斗状钟形，黄绿色，或边缘呈黄绿色，边缘以下呈紫褐色，裂片广卵形至三角形，花冠外面及边缘具毛茸；雄蕊着生于花冠管内下方；子房 2 室，花柱丝状。蒴果盖裂，包于囊状宿萼内。种子肾形。花期 3～5 月，果期 5～6 月。

生于山谷或林下。分布于山西、河南、陕西。

【采收加工】 早春出芽或初夏枯萎时采挖根部，除去芦头及细根，晒干。

【药材】 华山参 *Physochlainae Radix* 产于陕西、河南。

性状 根呈长圆锥形或圆柱形，略弯曲，有的有分枝，长 10～20 cm，直径 1～2.5 cm。表面棕褐色，有黄白色横长皮孔、须根痕及纵皱纹，上部有环纹。顶端常有 1 至数个根茎，其上有茎痕及疣状突起。质硬，断面类白色或黄白色，皮部狭窄，木部宽广，可见细密的放射状纹理。具烟草气，味微苦，稍麻舌。

鉴别 (1) 根横切面：木栓层为数列至十余列木栓细胞，最外层细胞黄棕色。形成层环明显。木质部占根的大部分，导管数个相聚，有的导管旁有细小筛管群，为木间韧皮部。木薄壁组织及射线有含砂晶细胞。近中心的导管或导管群四周有时围有数层至十余层棕色扁平形木栓化细胞，内含黄棕色分泌物。薄壁细胞充满淀粉粒，有的含草酸钙砂晶。

粉末特征：灰白色。淀粉粒甚多，单粒类圆形或半圆形，直径 3～15 μm，脐点点状、裂缝状或叉状；复粒由 2～4 分粒组成。草酸钙砂晶多存在于薄壁细胞中。导管网纹。

(2) 取本品细粉 4 g，加 85%乙醇 15 ml，振摇 15 分钟，滤过，滤液蒸干，加 1%硫酸溶液 2 ml，搅拌，滤过，滤液加氨试液使成碱性，再加氯仿 2 ml，振摇提取，分取氯仿液，蒸干，残渣加发烟硝酸 5 滴，蒸干，放冷，残渣加乙醇制成氢氧化钾试液 3～4 滴与氢氧化钾一小块，即显紫堇色。

(3) 薄层色谱：取本品中粉 1 g，加浓氨试液-乙醇（1∶1）溶液 2 ml 湿润，再加氯仿 20 ml，加热回流 1 小时，滤过，滤液小心蒸干并加氯仿至 1 ml，作为供试品溶液。另取硫酸阿托品、氢溴酸东莨菪碱、氢溴酸山莨菪碱和东莨菪内酯对照品，加乙醇制成每 1 ml 各含 1 mg 的混合溶液，作为对照品溶液。吸取上述两种溶液各 5 μl，分别点于同一硅胶 G 薄层板上，以醋酸乙酯-甲醇-浓氨（17∶2∶1）试液为展开剂，展开，取出，晾干，置紫外光灯（365 nm）下检视，供试品色谱中，在与对照品色谱相应的位置上，显相同的蓝白色荧光主斑点（东莨菪内酯）。再依次喷以碘化铋试液和亚硝酸钠乙醇试液。供试品色谱中，在与对照品色谱相应的位置上，显相同的四个棕色斑点。

品质标志 《中华人民共和国药典》2010 年版规定：照分光光度法测定，本品含生物碱以莨菪碱（$C_{17}H_{23}NO_3$）计算不得少于 0.20%。

【成分】 根含生物碱：异东莨菪醇（scopoline），阿托品（atropine），消旋山莨菪碱（anisodamine），东莨菪碱（scopolamine），阿扑东莨菪碱（aposcopolamine）。还含法华枝苷（fabiatrin）。

【药理】 1. 对中枢神经系统的作用 大鼠口服煎剂2 g/kg，其防御性条件反射潜伏期延长，腹腔注射 1 g/kg，除上述作用外，大部分动物阳性条件反射破坏，并有部分动物分化抑制解除；腹腔注射 1～4 g/kg 显著降低大、小鼠和家兔的自由活动，但不降低小鼠被动活动；犬口服 2～5 g/kg 亦有明显镇静作用。腹腔注射 4 g/kg，能协同硫喷妥钠及水合氯醛对小鼠的催眠、麻醉作用，对抗苯丙胺、咖啡因对小鼠的兴奋活动。

2. 对副交感神经系统的作用 华山参具有与东莨菪碱相似的扩大家兔瞳孔的作用；解除因毛果芸香碱所致大鼠及家兔肠平滑肌痉挛和犬涎液分泌过多症，并对抗电刺激迷走神经或注射氯化乙酰胆碱、毛果芸香碱所引起的降压作用等阿托品类生物碱相似的副交感神经末梢效应器的阻断作用,但对各器官作用强度与东莨菪碱不完全一致。

毒性 小鼠腹腔注射煎剂的 LD_{50} 为 43 g/kg,注射后动物活动显著降低,闭眼匍匐不动,呼吸缓慢,多于 1 小时内死亡。

【药性】《陕西中草药》:"味甘、微苦、涩,性热,有毒。"

【功用主治】《陕西中草药》:"补虚,温中,安神,定喘。主治劳伤体弱,虚寒腹泻,失眠,心悸易惊,咳嗽痰喘,自汗盗汗。"

【用法用量】 内服:煎汤,0.3～0.9 g。

【宜忌】 本品有毒,内服宜慎。

【选方】 1. 治体虚寒咳、痰喘 华山参 0.9 g,麦冬 9 g,甘草 3 g,冰糖 3 g。水煎服。

2. 治虚寒腹泻,失眠 华山参 0.9 g,桂圆肉 15 g,冰糖适量。水煎服。(1、2 方出自《陕西中草药》)

1873 华卫矛 huá wèi máo (《广西药用植物名录》)

【异名】 杜仲藤(《广东省惠阳地区中草药》)。

【基原】 为卫矛科卫矛属植物中华卫矛的全株。

【原植物】 中华卫矛 *Euonymus chinensis* Lindl.

灌木,植株高达 3 m。单叶,近对生;叶柄长 5～8 mm;叶片近革质,光亮,长圆状倒卵形、倒卵形或近椭圆形。聚伞花序一至二回分歧,总花梗及分枝较细柔,近圆柱形;花淡绿色,直径约 8 mm,4 出数,具肥厚花盘;雄蕊花丝短。蒴果倒卵状球形,4 浅裂,直径约 1 cm,果梗较细。种子有红色假种皮。

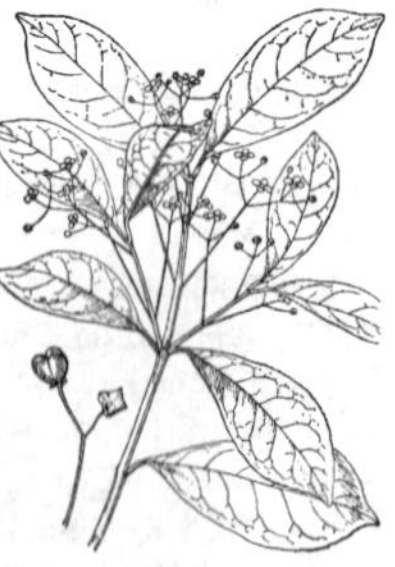

中华卫矛

生于山坡林边。分布于浙江、福建、广东、广西等地。

【采收加工】 全年均可采,切段,晒干。

【药性】《全国中草药汇编》:"微辛、涩,平。"

【功用主治】《全国中草药汇编》:"舒筋活络,强壮筋骨。主治风湿腰腿痛,跌打损伤,高血压病。"

【用法用量】 内服:煎汤,30～60 g;或泡酒。

【选方】 1. 治风湿腰腿痛,肾虚腰痛 杜仲藤 30～60 g。水煎服。

2. 治高血压病 杜仲藤、凉粉草各 60 g,玉叶金花 30 g。水煎服。(1、2 方出自《广东省惠阳地区中草药》)

1874 华泽兰 huá zé lán (《福建药物志》)

【基原】 为菊科泽兰属植物华泽兰的全草。

【原植物】 参见"广东土牛膝"条。

【采收加工】 7～10 月采收,鲜用或晒干。

【成分】 地上部分含三萜成分:α-香树脂醇(α-amyrin),β-香树脂醇乙酸酯(β-amyrinacetate),无羁萜(friedelin),3β-无羁萜醇(friedelan-3β-ol)。又含挥发油,其中含量较高的是丁香烯氧化物(caryophyllene oxide)和反式丁香烯(*trans*-caryophyllene),还有β和γ-榄香烯(elemene),葎草烯(humulene),龙脑(borneol),桃金娘醛(myrtenal),香柑油烯(bergamotene),α-香柑油烯(α-bergamotene),反式-β-金合欢烯(*trans*-β-farnesene),2-异丙基-5-甲基茴香醚(2-isopropyl-5-methylanisole),乙酸龙脑酯(bornyl acetate),α和β-荜澄茄油烯(cubebene),γ-荜澄茄烯(γ-cadinene),α-荜澄茄醇(α-cadinol),β-甜没药烯(β-bisabolene),百里香酚(thymol),珐琊烯(copaene),α和γ-衣兰油烯(muurolene),橙花叔醇(nerolidol),顺式己烯-1-醇(*cis*-hexene-1-ol),α,β-蒎烯(pinene),莰烯(camphene),苯甲醛(benzaldehyde),月桂烯(myrcene),冰片烯(bornylene),α和β-水芹烯(phellandrene),对聚伞花素(*p*-cymene),反式松香芹醇(*trans*-pinocarveol),柠檬烯(limonene),芳樟醇(linalool),芳樟醇氧化物(linalool oxide),对聚伞花素-α-醇(*p*-cymene-α-ol),α-松油醇(α-terpineol),橙花醇(nerol),乙酸橙花醇酯(neryl acetate),桃金娘醇(myrtenol),牻牛儿醛(geranial),香荆芥酚(carvacrol),丁香油酚(eugenol),β-波旁烯(β-bourbonene),酞酸二丁酯(dibutyl phthalate),十六烷酸(hexadecanoic acid),正壬醛(*n*-nonanal)等。

【药理】 毒性 每日以华泽兰喂饲兔、豚鼠,无急性中毒现象,但能引起慢性中毒,侵害肝与肾,产生糖尿(无蛋白尿及血糖过高)。干叶之毒性较小,慢性中毒主要由其中所含挥发油引起,此物质不耐热,易挥发。

【药性】《福建药物志》:"苦、辛,平。"

【功用主治】《福建药物志》:"舒肝解郁,开胸利膈,调经行血,消肿止痛。主治感冒,胸胁痛,胃痛,腹胀,产后浮肿,产后瘀血痛,月经不调,风湿关节痛,跌打损伤,蛇伤,臁疮。"

【用法用量】 内服:煎汤,10～20 g,鲜品 30～60 g。外用:捣敷或煎水洗。

【宜忌】 孕妇禁服。

【选方】 1. 防治感冒 (六月雪)全草 30～60 g,一枝黄花 30 g。水煎服。(《浙江民间常用草药》)

2. 治血淋 (六月雪)60 g。加少量米酒,水煎服。(《广西中草药》)

3. 治月经不调 鲜华泽兰 15～24 g,水煎冲黄酒 60 ml。每日 1 剂,分 2 次餐前服。

4. 治产后浮肿 华泽兰、防己各等份。研末。每日 2 次,每次 6 g,餐前黄酒送服。

5. 治跌打损伤 华泽兰 15 g。米酒 500 g,浸 3～5 日。每日饮 2 酒盏,早晚各服 1 次。

6. 治臁疮 华泽兰鲜叶适量,人中白少许。捣烂外敷。待腐肉去尽后,再用海芋叶先密刺细孔,并于叶面涂上生桐油后,敷贴患部,每日换药 2 次。(3～6 方出自《福建药物志》)

7. 治汤火伤 (六月雪)煎取浓汁。冷敷患处。(《岭南草药志》)

8. 治毒蛇咬伤 鲜华泽兰、鲜细叶香茶菜各 90 g,鲜元宝草 30 g。共捣烂,榨汁。冲凉开水 1～2 碗内服,用药渣敷伤口周围。(《全国中草药汇编》)

1875 华萝藦 huá luó mò (《全国中草药汇编》)

【异名】 奶浆藤、奶浆草(《四川常用中草药》),倒插花(《贵州中草药名录》)。

【基原】 为萝藦科萝藦属植物华萝藦的根茎、根或全草。

【原植物】 华萝藦 *Metaplexis hemsleyana* Oliv. [*M. sinensis* (Hemsl.) Hu]

多年生草质藤本,长达 5 m。全株具乳汁;枝条具单列短柔毛,节上更密。叶对生,膜质;叶柄长 4.5～5 cm,顶端具丛生小腺体;叶片卵状心形,长 5～11 cm,宽 2.5～10 cm,先端急尖,基部心形,叶耳圆形,上面深绿色,下面浅绿色或粉绿色,两面均无毛;侧脉 5 对,斜曲上升,叶缘前网结。总状式

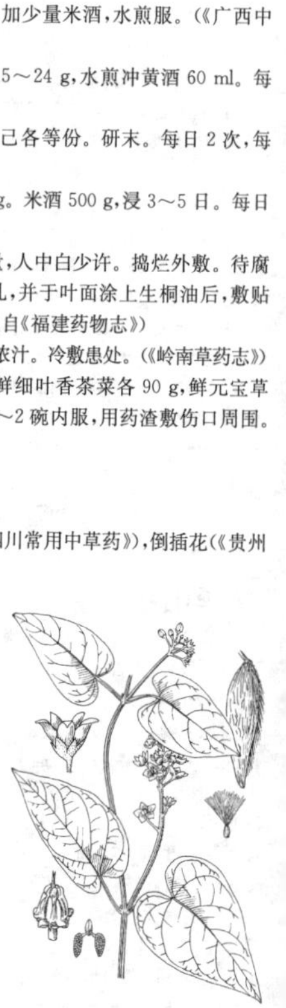

华萝藦

聚伞花序腋生，着花6～16朵；总花梗长4～6 cm，被疏柔毛，花梗长约1 cm；花萼5裂，裂片卵状披针形；花冠近辐状，白色，两面无毛；副花冠5裂，兜状；花粉块每室1个，下垂心皮离生，柱头长尖，先端2裂。蓇葖果叉生，长圆形，长7～8 cm，直径约2 cm，粗糙。种子先端具长约3 cm的白色绢质种毛。花期7～9月，果期9～12月。

生于山地林谷、路旁或山脚湿地灌木丛中。分布于西南及江西、湖北、广西、陕西等地。

【采收加工】 8～11月采挖根茎及根，或采收全草，晒干。

【药材】 华萝藦 *Metaplexis Rhizoma et Radix* 主产于陕西、河北、湖北、四川、云南、广西、贵州、江西等地。

性状　根茎呈不规则块状，直径2～4 cm，具疙瘩状突起，顶端有圆盘状茎痕或茎基，下方着生数条根。根为长圆柱形，略弯曲，长短不等，直径4～20 mm，表面灰棕色或灰褐色，有深纵皱纹和明显色浅的横长突起皮孔。质硬，断面类白色，粉性。气微，味微苦。

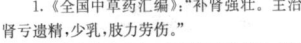

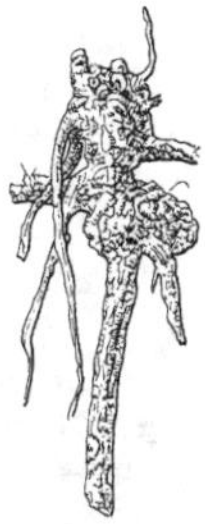

华萝藦(根茎及根)外形

【成分】 华萝藦根中已分得喷奴皂苷元(penupogenin)，12-*O*-桂皮酰基去酰萝藦苷元(kidjoranin)和华萝藦苷(hemoside)。

【药性】 《湖北中草药志》："微苦，平。"

【功用主治】 温肾益精。主治肾阳不足，畏寒肢冷，腰膝酸软，遗精阳痿，乳汁不足，宫冷不孕。

1.《全国中草药汇编》："补肾强壮。主治肾亏遗精，少乳，肢力劳伤。"

2.《湖北中草药志》："补肾固精，催乳，解毒。用于肾虚腰痛，遗精，产后缺乳，蛇虫咬伤等症。"

【用法用量】 内服：煎汤，15～30 g。

【选方】 1. 治肾虚腰痛　奶浆藤30 g。水煎服。

2. 治产后缺乳　奶浆藤30 g，鲜品加倍。与猪蹄炖服，去药渣，汤肉同服。

3. 治蛇、蜈蚣咬伤　鲜奶浆藤适量。捣烂敷患处。(1～3方出自《湖北中草药志》)

1876 华罂粟 huá yīng sù (《新华本草纲要》)

【异名】 山罂粟(《中国高等植物图鉴》)，野罂粟(《四川中药志》1982年版)，藏金莲(《云南植物志》)。

【基原】 为罂粟科罂粟属植物裂叶野罂粟的果壳或全草。

【原植物】 裂叶野罂粟 *Papaver nudicaule* L. var. *chinense* (Regel) Fedde

多年生草本。全株疏生微硬毛，具白色乳汁。根纺锤形。根茎粗壮，单个或多头状，麦秆质，为覆瓦状、扩大的叶鞘所包。叶多达10余片，均基生；有长柄；叶片卵形或卵状三角形，长7～20 cm，宽达13 cm，羽状全裂，全裂片3～4对，卵形，羽状深裂或浅裂，有时基部小裂片又第三回分裂，小裂片长圆形、狭卵形或披针形，先端钝或圆形；全缘；两面疏生微硬毛。花单生于花葶上，花葶1至10多个，高15～48 cm，疏生紧贴的微硬毛；萼片长约1.5 cm，外面被长柔毛，开花时脱落；花瓣4，2轮，外面2枚较大，倒卵形，长1.5～3 cm，边缘具不规则圆齿，橘黄色；雄蕊多数，长1.2～1.6 cm；子房倒卵形，柱头4～6，成辐射状花盘，边缘为深缺刻状圆齿，平扁。蒴果长圆形或倒卵状球形，被微硬毛，长0.7～1.5 cm。种子小，具条纹，褐色。花期6～8月，果期7～9月。

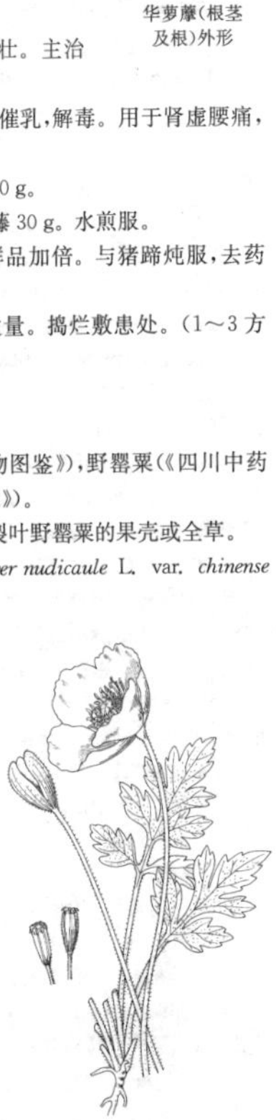

裂叶野罂粟

生于海拔1 800～2 650 m的山坡、沟边草地或高山草甸。分布于河北、山西、四川、云南、陕西、甘肃等地；云南中甸有栽培。

【采收加工】 5～7月采收全草，鲜用或晒干；7～10月采摘果实，取果壳，晒干。

【成分】 裂叶野罂粟果实含生物碱：野罂粟碱(nudicauline)，黑水罂粟碱甲醚(amurensinine)，斑点亚洲罂粟米定碱(reframidine)，野罂粟醇(nudicaulonol)，罂粟碱(papaverine)，可待因(codeine)。

花含有蹄纹天竺素-3-龙胆三糖苷(pelargonidin-3-gentianoside)和野罂粟素(nudicaulin)。

全草含生物碱：黑水罂粟菲酮碱(amurine)，黑水罂粟螺酚碱(amuroline)。

【药理】 1. 镇咳、平喘作用　本品水煎剂及其总生物碱均有镇咳作用，对离体豚鼠气管有明显的扩张作用，对豚鼠组胺喷雾试验有平喘作用。

2. 其他　本品水煎剂对小鼠有明显的镇静与镇痛作用。对家兔肠管有明显抑制作用。

【药性】 《内蒙古中草药》："味酸、微苦、涩，性微寒，有毒。"

【功用主治】 敛肺止咳，涩肠止泻，镇痛。主治久咳喘息，久泻，久痢，头痛，胃痛，心腹疼痛，风湿痹痛，跌打损伤。

1.《内蒙古中草药》："镇痛，止咳，定喘，止泻。主治神经性头痛，泻痢，咳嗽，喘息，胃痛。"

2.《四川中药志》1979年版："用于久咳，久泻，头痛，身痛，心腹疼痛。"

【用法用量】 内服：煎汤，3～9 g。研末，2～3 g。

【宜忌】 有痰热实邪者禁服。

【选方】 1. 治久咳，自汗　野罂粟(醋炒)30 g，乌梅(炒)15 g。为末，每服9 g，睡前白开水送下。(《内蒙古中草药》)

2. 治久痢，久泻　野罂粟果壳、黄连各等分。研末，每服6 g，乌梅汤送服。

3. 治风湿疼痛，跌打损伤，胃痛　野罂粟全草、威灵仙、五灵脂各等分。研末，每服9 g。(2、3方出自《四川中药志》1979年版)

1877 华山矾果 huà shān fán guǒ (《广西中药志》)

【基原】 为山矾科山矾属植物华山矾的果实。

【原植物】 参见"华山矾"条。

【采收加工】 8～9月采收成熟的果实，晒干。

【功用主治】 《广西中药志》："干燥后研成细末，治烂疮。"

【用法用量】 外用：研末撒。

1878 华山矾根 huà shān fán gēn (《南宁市药物志》)

【基原】 为山矾科山矾属植物华山矾的根。

【原植物】 参见"华山矾"条。

【采收加工】 7～10月采挖，鲜用或切片晒干。

【药性】 苦，凉，小毒。

1.《广西中药志》："味微苦，性平。有小毒。"

2.《湖南药物志》："淡，平。无毒。"

3.《浙江民间常用草药》："性温，味微苦。"

4. 广州部队《常用中草药手册》："甘，淡，凉。"

【功用主治】 清热解毒，化痰截疟，通络止痛。主治感冒发热，泻痢，疟疾，疮疡疖肿，毒蛇咬伤，筋骨疼痛，跌打损伤。

1.《广西中药志》："治疟。"

2.《湖南药物志》:“清热解毒,消风祛湿,宽肠理气。”

3. 广州部队《常用中草药手册》:“清热解表,化痰除烦。主治感冒发热,口渴心烦,腰腿痛。”

4.《广西本草选编》:“主治痢疾,落枕。”

5.《浙江药用植物志》:“主治跌打损伤,外伤出血,胃痛。”

【用法用量】 内服:煎汤,9～15 g,大剂量 15～30 g。外用:煎水洗或鲜根皮捣烂敷。

【宜忌】《广西本草选编》:“服本品过量,可引起恶心、呕吐、头晕、胸闷等症状出现。可用甘草 15～30 g,水煎服,或用生姜 30～60 g,水煎服。”

【选方】 1. 治毒蛇咬伤 华山矾根 1 000 g,切片,加水 1 小桶(煎时去泡沫)煎至 1/3 量,放冷后在咬伤处自上而下地洗涤,伤口处敷捣烂的华山矾嫩叶。如腹痛、吐血、神志不清,取嫩叶 1 把,捣烂加冷水过滤后取滤液内服。

2. 治狂犬咬伤 鲜华山矾根二层皮 15 g,取汁冲米酒(酒酿)服。于狂犬咬伤后当日服第一次,以后每隔 10 日服 1 次,连服 9 次。(1、2 方出自《全国中草药汇编》)

3. 治疮疡久不收口 (土常山)水煎洗患处。(《广西民族药简编》)

4. 治腰痛 (华山矾)根 9 g,卷柏 2～3 株。水煎,黄酒冲服。

5. 治跌打损伤 (华山矾)根 15 g,水煎,黄酒冲服。或加虎杖根 30 g。水煎服;或加活血丹、佛甲草(以圆叶为佳)各 9 g。水煎服。(4、5 方出自《浙江民间常用草药》)

6. 治落枕 (土常山)鲜根皮捣烂加酒炒热外敷。(《广西本草选编》)

7. 治胃痛 (华山矾)根、红木香各 9 g。水煎,加生姜、白糖少许调服。(《浙江民间常用草药》)

8. 治急性肾炎 华山矾根(去皮)适量。米泔水半碗,磨浓汁,白糖调服,每日 1 次。(《江西草药》)

9. 治外伤出血 (华山矾)根内皮晒干,研细粉,菜油调敷。(《浙江药用植物志》)

【临床报道】 治疗慢性气管炎 华山矾根 30 g,毛冬青根 30 g,猪骨 15 g。加水文火煎至 250 ml,每日 1 次温服(不宜冷服,以免引起恶心),10 次为 1 个疗程。并结合辨证分型适当配合其他药物,寒者加生姜、陈皮适量,气急加土北耆(五指毛桃)30 g,喘息型加胡颓子叶粉 1.5～3 g 冲服。共治 190 例,其中近期控制 77 例(40.5%),显效 60 例(31.6%),好转 33 例(17.4%)。

1879 华金腰子 huá jīn yāo zi (《高原中草药治疗手册》)

【异名】 猫眼草(《天目山药用植物志》),金钱苦叶草(《浙江药用植物志》)。

【基原】 为虎耳草科金腰属植物中华金腰的全草。

【原植物】 中华金腰 *Chrysosplenium sinicum* Maxim. 又名:中华金腰子(《秦岭植物志》)。

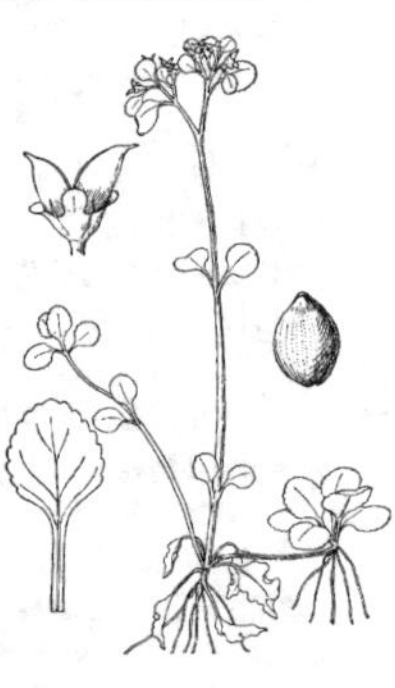

中华金腰子

多年生草本,高 5～33 cm。根须状,黄色。茎直立或斜生,无毛。不孕枝出自茎基部叶腋,其叶对生,基生叶和根茎在花期多已枯萎;茎生叶通常对生,卵形或宽卵形,长 7～12 mm,宽 6～10 mm,先端钝圆,边缘具小钝齿;叶柄长度和叶片略等长。聚伞花序稍紧密,长 2.2～3.8 cm,具 4～10 朵花;苞叶阔卵形、狭卵形;边缘具钝齿,近苞腋部具褐色乳头突起;花黄绿色;萼片直立,4 枚,卵形或扁圆形,长 1～1.5 mm,无花瓣;雄蕊通常 8 个,比萼片短;子房 1 室,上部 2 裂。蒴果半上位,果瓣不等大,叉开,具极短的喙。种子宽椭圆形,黑褐色,平滑,有微小乳头状突起。花期7～8月,果期 9～10 月。

生于海拔 500～3 550 m 的河边湿地或山地树林中。分布于东北及河北、山西、浙江、安徽、江西、河南、湖北、四川、陕西、甘肃、青海等地。

【采收加工】 8～9 月采收,晒干或鲜用。

【药性】 苦,寒。

【功用主治】 利尿退黄,清热解毒。主治黄疸,淋证,膀胱结石,胆道结石,疔疮。

【用法用量】 内服:煎汤,6～9 g。外用:捣敷。

【选方】 1. 治尿道感染,小便涩痛 华金腰子配青蒿、车前、萹蓄煎服。

2. 治胆道结石及肝炎黄疸 华金腰子配茵陈、郁金、枳壳煎服。

3. 治膀胱结石 华金腰子配苜蓿花、瞿麦煎服。(1～3 方出自《高原中草药治疗手册》)

4. 治疔疮 (中华金腰)鲜全草适量,加盐卤捣烂敷患处。待疮破出脓后,再用大叶山鸡尾巴草(乌毛蕨科狗脊根),去毛剥皮,捣细加白糖敷患处。忌食酸、辣、芥菜。(《天目山药用植物志》)

1880 华南毛蕨 huá nán máo jué (《西昌中草药》)

【异名】 大风寒、冷蕨棵(《西昌中草药》)。

【基原】 为金星蕨科毛蕨属植物华南毛蕨的全草。

【原植物】 华南毛蕨 *Cyclosorus parasiticus* (L.) Farw. [*Polypodium parasiticum* L.] 又名:金星草(《广州植物志》),密毛小毛蕨(《台湾植物志》)。

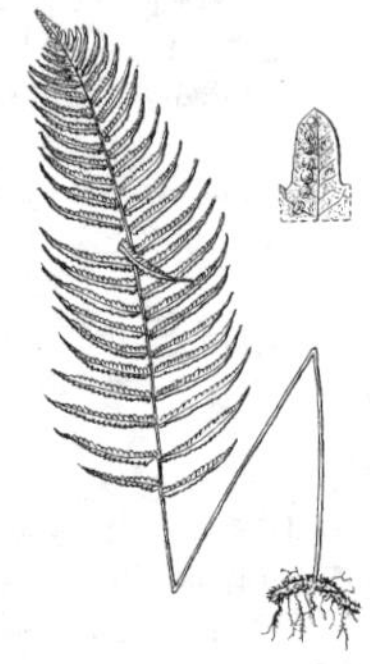

华南毛蕨

植株高 50～70 cm。根茎横生,被棕色、披针形鳞片。叶近生;叶柄纤细,长 15～40 cm,棕禾秆色,略被柔毛;叶片草质,椭圆状披针形,长约 35 cm,宽 13～20 cm,基部不变狭,两面沿叶脉有针状毛,上面脉间疏生短刚毛,二回羽裂;中部以下的羽片长约 10 cm,宽 1.2～1.4 cm,披针形,基部平截,羽裂深达 1/2 强;侧脉在裂片上 6～8对,仅基部 1 对连接,自第二对起各对都伸达缺刻以上的边缘。孢子囊群生于侧脉中部稍上处;囊群盖小,圆肾形,密被柔毛。

生于海拔 100～800 m 的林下或溪边湿地。分布于华南、西南及福建、湖南、台湾等地。

【采收加工】 7～10 月采收,晒干。

【药性】《中国药用孢子植物》:“微苦,平。”

【功用主治】《中国药用孢子植物》:“祛风除湿,止痢。用于风湿关节痛,痢疾等。”

【用法用量】 内服:煎汤,9～15 g。

【选方】 1. 治风寒感冒 冷蕨棵 30 g。煎水服。

2. 预防流感 冷蕨棵 30 g。煎水服。

3. 治咳吐红痰 冷蕨棵 15 g,地瓜藤 15 g。煎水服。(1～3 方出自《西昌中草药》)

4. 治风湿关节痛 华南毛蕨 15 g,伸筋草 15 g,络石藤 15 g。煎服。

5. 治痢疾 华南毛蕨 15 g,凤尾草 15 g。煎服。(4、5 方出

自《中国药用孢子植物》）

1881 华南实蕨 huá nán shí jué （《中国药用孢子植物》）

【异名】 凤尾蕨（《广西药用植物名录》）。

【基原】 为实蕨科实蕨属植物华南实蕨的全草。

【原植物】 华南实蕨 *Bolbitis subcordata*（Copel.）Ching ［*Campium subcordatum* Copel.］ 又名：海南实蕨（《海南植物志》）。

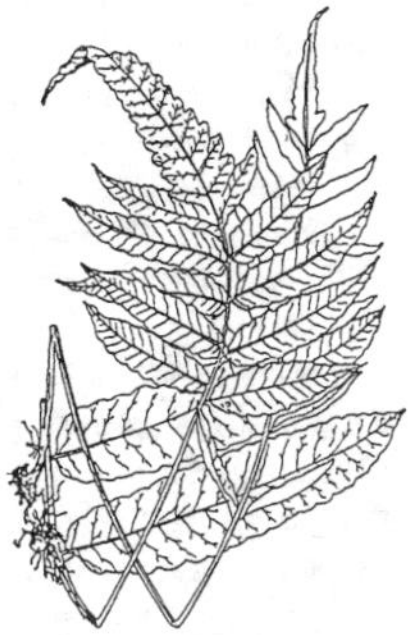

华南实蕨

植株高 30～80 cm。根茎长而横生，密被棕褐色、卵状披针形鳞片，先端渐尖，盾状着生，近全缘。叶簇生，二型；叶柄长 30～60 cm，疏被鳞片；营养叶长 20～50 cm，宽 15～28 cm，长圆形，一回羽状；羽片 4～10 对，近平展，有短柄，顶生羽片基部 3 裂，先端常延伸成鞭状，着地生根，产生新株，侧生羽片宽披针形，长9～20 cm，宽 2.5～5 cm，先端渐尖，基部圆形或圆截形，边缘有深波状裂片，裂片上具细齿，缺刻内有 1 刚毛；孢子叶与营养叶同形而较小，羽片近线形，长 6～8 cm，宽 5～10 mm；网状脉明显，在侧脉之间约有 3 行网眼，有或无内藏小脉；叶片草质，上面无毛，下面脉上疏被短刚毛。孢子囊群沿网脉着生，成熟时满布于孢子叶背面；孢子两面型，卵圆形，具阔翅；无囊群盖。

生于阴湿林下沟谷、溪边石上。分布于华南及浙江、福建、江西、台湾等地。

【采收加工】 7～10 月采收，鲜用或晒干。

【药材】 华南实蕨 *Herba Bolbitidis Subcordae* 主产于广东、广西、福建。

性状 根茎较粗短，表面密生黑褐色鳞片。叶簇生于根茎上，两型，叶柄略扭曲，被有稀疏鳞片；营养叶叶片长圆形，表面黑色，单数羽状复叶，羽片 4～10 对，顶片三叉状分裂，侧羽片广披针形，有短柄，叶缘深波状，弯曲处常可见肉刺 1 枚；孢子叶较狭小，孢子囊群沿叶脉着生。气微，味淡、微涩。

【成分】 全草含有甾酮类化合物：尖叶土杉甾酮（ponasterone）A 和蜕皮甾酮（ecdysterone）。

叶含黄酮类化合物：3，7-二羟基-6，8-二甲基-4，5，4′-三甲氧基黄烷（3，7-dihydroxy-6，8-dimethyl-4，5，4′-trimethoxyflavane）和（2*R*，3*S*，4*S*）-5，4′-二甲氧基-6，8-二甲基-3，4，7-三羟基黄烷〔（2*R*，3*S*，4*S*）-5，4′-dimethoxy-6，8-dimethyl-3，4，7-trihydroxyflavane〕。

【药性】《中国药用孢子植物》："微涩，凉。"

【功用主治】《中国药用孢子植物》："凉血止血，清热解毒。治毒蛇咬伤，痢疾，吐血等。"

【用法用量】 内服：煎汤，9～15 g。外用：鲜品捣敷。

【选方】 1. 治毒蛇咬伤 华南实蕨 15 g，垂盆草 20 g，半枝莲 15 g。煎服。并取适量捣敷患处。

2. 治痢疾 华南实蕨 15 g，白头翁 12 g，庐山石韦 15 g。煎服。

3. 治吐血 华南实蕨 15 g，白及 12 g。煎服。（1～3 方出自《中国药用孢子植物》）

1882 华南紫萁 huá nán zǐ qí （《广西药用植物名录》）

【异名】 贯众、大凤尾蕨（《广西药用植物名录》）。

【基原】 为紫萁科紫萁属植物华南紫萁的根茎及叶柄的髓部。

【原植物】 华南紫萁 *Osmunda vachellii* Hook.［*O. javanica* Benth.］ 又名：鲁萁、牛利草（广东），马肋巴、牛肋巴（四川）。

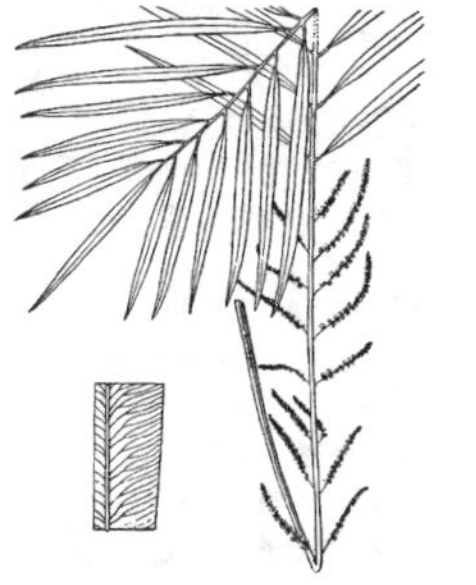

华南紫萁

陆生蕨类，植株高 1～2 m。具粗壮而直立的圆柱形根茎，有时高出地面。叶簇生，具二型羽片；叶柄长 40～70 cm，腹面扁平，有浅纵沟；叶片狭长椭圆形，革质，光滑，幼时有棕色绵毛，长 40～120 cm，宽 12～36 cm，一回羽状；羽片 14～34 对，线形或线状披针形，先端渐尖，全缘，基部楔形，中羽片较大，长 8～20 cm，宽 1～2 cm，近对生而略向上；叶脉羽状，侧脉二叉分枝。孢子叶羽片位于叶下部，紧缩成线形，宽约 4 mm，深羽裂，裂片排列于羽轴两侧，两面沿叶脉密生孢子囊，并形成圆形小穗。

生于沟谷溪边或原生植被破坏后的草坡，为酸性土指示植物。分布于福建、广东、广西、海南、四川、贵州、云南。

本植物的嫩叶或嫩苗（华南紫萁叶）亦供药用，另设专条。

【采收加工】 全年均可采收，去绒毛，晒干或鲜用。

【药材】 华南紫萁 *Osmundae Vachellii Rhizoma* 产于湖南、广东、广西、四川等地。

性状 根茎呈圆柱形，一端钝圆，另一端较尖，稍弯曲。外表黄棕色，其上密被叶柄残基及须根，无鳞片。气微，味微苦涩。

鉴别 叶柄基部横切面：表皮细胞黄色透亮。基本组织中有 10 余个厚壁细胞组成的环状带，薄壁细胞类圆形或多角形，内含淀粉粒。分体中柱呈"U"字形，维管束周韧型，其上方有 3 个类圆形的厚壁细胞群。叶柄两边具耳状翅，翅内各有 4 个类圆形或长方形厚壁组织。

【成分】 含少量间苯三酚衍生物。

【药理】 1. 抗病毒作用 华南紫萁水提取液对腺病毒Ⅲ型（Ad_3）和单纯疱疹病毒Ⅰ型（HSV_1）有较弱的抗病毒作用。

2. 抗寄生虫作用 100%华南紫萁药液有较强抗蛔作用，24 小时内杀蛔虫有效率为 100%。

3. 对凝血酶原时间的影响 家兔口服给予华南紫萁药液 11.1 g/kg，每日 1 次，连续 4 日可缩短凝血酶原时间。

【药性】《中国药用孢子植物》："微苦、涩，平。"

【功用主治】《中国药用孢子植物》："健脾利湿，舒筋活络，止血生肌。治胃痛、白带、尿血、外伤出血、烫火伤等。"

【用法用量】 内服：煎汤，30～60 g。外用：捣敷；或研末敷。

【选方】 1. 治白带 华南紫萁 60 g，白背叶根、金樱根各 150 g。煎服。

2. 治筋脉挛痹 华南紫萁 30 g，牛筋竹根、老松节各 15 g，青蛙 1 只（去肠杂）。水煎兑酒服。

3. 治胃痛 华南紫萁 60 g。煎服。（1～3 方出自《中国药用孢子植物》）

1883 华鹅耳枥 huá é ěr lì （《浙江药用植物志》）

【基原】 为桦木科鹅耳枥属植物华千金榆的根或根皮。

【原植物】 华千金榆 *Carpinus cordata* Bl. var. *chinensis* Franch.［*C. chinensis*（Franch.）Péi］ 又名：小果千金榆、大叶马料（《天目山药用植物志》），野梅树（江西《草药手册》）。

落叶乔木，高达 15 m。树皮灰褐色，有鳞片状浅裂；小枝赤褐色，有光泽，具黄色圆形皮孔。叶互生；叶柄长1.2～2 cm；叶片椭圆形或卵状椭圆形，长6～12 cm，宽4～6 cm，先端渐尖，基部浅心形，边缘具尖细锯齿；在嫩枝、叶柄、叶下面、叶脉及果柄上均密生短柔毛。花单性，黄绿色，雌雄同株，雄葇荑花序腋生，下垂，长5～6 cm，花密生，无花被，苞片卵形，基部着生雄蕊10；雌葇荑花序顶生，长约3 cm，花序轴长约1 cm，苞片线形，每苞内藏雌花2，左右各有3小苞合成的副苞，以后结果时即成果苞，雌花具萼，与子房附着，柱头细长2裂。果序长5～12 cm，宽3～4 cm；小坚果椭圆形压扁状，被密叠的果苞所覆盖。花期5月，果期9月。

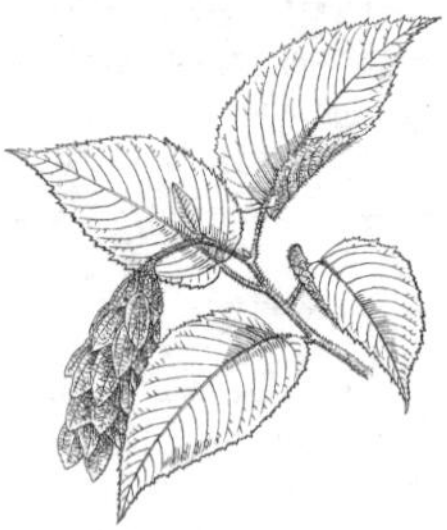

华千金榆

生于山地阴坡或山谷杂木林中。分布于华东及湖北、四川、陕西等地。

【采收加工】 9～11月采收，取根或剥取根皮，切片，鲜用或晒干。

【药性】《全国中草药汇编》："淡，平。"

【功用主治】 活血消肿，利湿通淋。主治淋证，跌打损伤，痈肿疮毒。

1.《天目山药用植物志》："治劳动过度酸软疲乏。"

2.《全国中草药汇编》："主治跌打损伤，痈肿毒，赤白淋症。"

3.《浙江药用植物志》："活血散瘀。"

【用法用量】 内服：煎汤，20～30 g。外用：捣敷。

【选方】 1. 治劳动过度、肌肉酸软疲乏 （小果千金榆）根、紫青藤各21～24 g。水煎，冲黄酒、红糖，早晚饭前各服一汁，忌食酸辣。（《天目山药用植物志》）

2. 治跌打损伤 （小果千金榆）根皮加酒糟捣敷。

3. 治痈肿毒 （小果千金榆）根白皮，加酒糟捣烂敷。

4. 治赤白淋症 （小果千金榆）鲜根白皮30～60 g。米酒煎服。（2～4方出自江西《草药手册》）

1884 华南紫萁叶 huá nán zǐ qí yè（《中国药用孢子植物》）

【基原】 为紫萁科紫萁属植物华南紫萁的嫩叶或嫩苗。

【原植物】 参见"华南紫萁"条。

【采收加工】 4～7月采收，鲜用或晒干。

【功用主治】 清热，止血。主治外伤出血，尿血，烫伤。

【用法用量】 内服：煎汤，30～60 g。外用：鲜品捣敷；或干品研末敷。

【选方】 1. 治外伤出血 （华南紫萁）嫩叶捣敷或晒干为末外敷。

2. 治血尿，急性尿道炎 华南紫萁芯30～60 g。水煎或煮瘦肉服。

3. 治烫火伤 华南紫萁芯适量，捣烂，调蛋白涂敷患处。（1～3方出自《中国药用孢子植物》）

1885 华紫报春花 huá zǐ bào chūn huā（《红河中草药》）

【异名】 三月花、报春花（《红河中草药》）。

【基原】 为报春花科报春花属植物紫花雪山报春的根或全草。

【原植物】 紫花雪山报春 *Primula sinopurpurea* Balf. f. ex Hutch. ［*P. nivalis* Pall. var. *purpurea* Franch.］ 又名：华紫报春（《云南种子植物名录》），中华紫报春（《拉汉种子植物名录》），金粉雪山报春（《西藏植物志》）。

多年生草本。根茎短，具多数长根。叶丛基部由鳞片、叶柄包叠成假鳞茎状，高4～9 cm；鳞片披针形，干时膜质，棕褐色，顶端常被黄粉。叶柄具膜质宽翅，开花期甚短，后渐伸长，果期可长达叶片的1/2；叶片长圆状卵形、长圆状披针形、披针形或倒披针形，长5～25 cm，宽1～5 cm，先端锐尖或钝，基部渐狭，边缘具小牙齿或近全缘，干时坚纸质，下面被金黄色粉。花葶粗壮，高20～50 cm，近顶端被黄粉；具伞形花序1～4轮，每轮3至多花；苞片披针形至钻形，长5～15 mm，腹面被粉；花梗长1～2.5 cm，密被鲜黄色粉，开花时稍下弯，果时直立，可长达6 cm；花萼狭钟状，长8～12 mm，分裂达中部，裂片长圆状披针形，先端钝，外面疏被粉，内面密被黄粉；花冠紫蓝色，喉部周围白色或灰色，具环，筒部长达1.5 cm，冠檐直径2.5～3.5 cm，裂片阔椭圆形或近倒卵形，全缘；长花柱花：雄蕊着生于冠筒中部；短花柱花：雄蕊着生于冠筒上部。蒴果筒状。花期5～7月，果期7～8月。

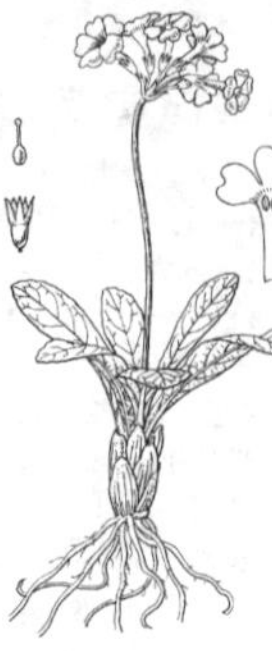

紫花雪山报春

生于海拔3 000～4 400 m的高山草地、草甸、流石滩和杜鹃丛中。分布于四川西南部（雅江、泸定、九龙、冕宁、美姑、雷波、木里、盐源）、云南北部至西北部（禄劝、洱源、丽江、中甸、维西、德钦）和西藏东部（类乌齐）。

【采收加工】 7～9月采收，晒干或鲜用。

【药性】《全国中草药汇编》："麻、微苦，微温。"

【功用主治】《全国中草药汇编》："止血，消疳。主治产后流血不止，红崩，小儿疳积，结核，病后体虚。"

【用法用量】 内服：煎汤，9～12 g。

【选方】 1. 治产后流血不止，红崩 （报春花）全草15 g。煎水，兑胡椒10粒、红糖适量内服。

2. 治病后体虚 （报春花）干根9～15 g。炖肉吃。（1、2方出自《红河中草药》）

1886 仰天钟 yǎng tiān zhōng（《贵州民间草药》）

【异名】 张天刚（《植物名实图考》），七孔莲〔《江西中医药》1957，（9）：67〕，痢疾罐（《贵州民间草药》），倒罐草、天罐子（《成都中草药》），酒里坛（《云南中草药选》），朝天罐、张天师、小倒罐果、火炼金丹、小红参、九里罐（《云南中草药》），背龙花、张天缸、九盏灯、血板藤、九罐花、麻九盏灯（《湖南药物志》），大叶张天碗子（《福建药物志》），毛金炉（《广西药用植物名录》），老罐头（《贵州中草药名录》）。

【基原】 为野牡丹科金锦香属植物假朝天罐的全草。

【原植物】 假朝天罐 *Osbeckia crinita* Benth. ex Wall.

灌木，高0.2～1.5 m。茎四棱形，被疏或密且平展的刺毛。叶对生；叶柄长2～15 mm，密被糙伏毛；叶片坚纸质，长圆状披针形、卵状披针形至椭圆形，长4～9 cm，宽2～3.5 cm，先端急尖至近渐尖，基部钝或近心形，全缘，具

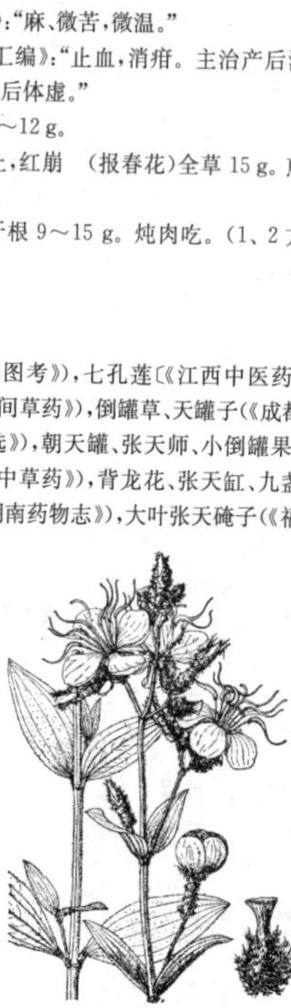

假朝天罐

缘毛,叶面被糙伏毛,背面仅脉上被毛,基出脉5。总状花序顶生,或每节有花2朵,常仅1朵发育,或聚伞花序组成圆锥花序;花梗短或几无;萼管长坛形,花萼长约2 cm,紫红色或紫黑色,具多轮刺毛状有柄星状毛,裂片4,线状披针形或钻形;花瓣4,紫红色,倒卵形,长约1.5 cm,具缘毛;雄蕊8,分离,常偏向一侧,花丝与花药等长,花药先端具长喙,药隔基部微膨大,向前微伸,向后呈短距;子房半下位,4室,卵形,上部被疏硬毛,顶端有刚毛20~22条。蒴果卵形,4纵裂,宿存萼坛状,先端平截,长1.1~1.8 cm,近中部缢缩成颈,被有柄刺毛状星状毛。花期8~11月,果期10~12月。

生于海拔800~2 300 m的山坡向阳草地,地梗或矮灌木丛中及山谷溪边,林缘湿润处。分布于西南及浙江、福建、湖北、湖南、广西、西藏等地。

本植物的根(仰天钟根)亦供药用,另设专条。

【栽培】 生物学特性　喜温暖湿润的气候。对土壤要求不严,但以土层疏松肥沃的壤土为好。

繁殖方法　种子繁殖。10~11月采摘成熟果实,晒干后搓出种子,宜在低温干燥处保存,于翌年3月下旬播种。条播,按行距20 cm开沟,沟深2 cm,将种子与草木灰或细土拌匀,均匀地撒于沟内,覆盖细土2 cm,浇水保湿。苗高20 cm左右定植,按行株距40 cm×40 cm开穴,每穴栽3株,压紧,浇足定根水。

田间管理　幼苗具3~4对真叶时间苗,保持株距3~4 cm。定植后,如遇天旱,应在早晚浇水。成活后至封行前,每年中耕除草3~4次。春季施1次人粪尿或复合肥,秋季施1次过磷酸钙和麸肥,冬季追施1次堆肥或草木灰。并适当剪去过密弱枝和根蘖。

【采收加工】 5~6月采收,鲜用或切段,晒干。

【成分】 全草含黄酮类化合物:槲皮素(quercetin),槲皮素-3-*O*-鼠李糖苷(quercetin-3-*O*-rhamnoside),槲皮素-3-*O*-葡萄糖苷(quercetin-3-*O*-glucoside)。还含熊果酸(ursolic acid),胡萝卜苷(daucosterol),β-谷甾醇(β-sitosterol)。

【药性】 甘、涩、微苦,平。归肺、肾、肝经。

1.《湖南药物志》:"叶,涩,微辣。"

2.《湖北中草药志》:"淡,凉。"

【功用主治】 敛肺益肾,活血止血。主治久咳虚喘,体虚头晕,风湿痹痛,淋浊,泻痢,便血,血崩,月经不调,白带,跌打瘀肿,外伤出血,烫伤。

1.《江西中医药》1957,(9):67:"治痢疾,筋痛拘挛,下肢酸软,风湿关节痛,白浊。"

2.《湖南药物志》:"治头昏虚弱,小儿鹅口疮,斑症,行路脚疼。"

3.《湖北中草药志》:"清肺益肾,收敛止血。用于咳嗽,咯血,痢疾,小便失禁,红崩,白带,跌打损伤,痔疮等症。"

4.《中国民族药志》:"叶治汤火伤。全株治胃痛,膀胱炎,月经不调,肾炎,疮疖。"

【用法用量】 内服:煎汤,6~15 g;泡酒或研末。外用:煎汤洗、漱口,捣敷或研末敷。

【宜忌】 孕妇禁用。

【选方】 1. 治头昏虚弱　朝天罐全草9~15 g。水煎服。(《湖南药物志》)

2. 治贫血,胎动不安　干朝天罐30 g。煎服。(《红河中草药》)

3. 治筋痛拘挛,下肢酸软,风湿关节痛　七孔莲全草带根,每用9~15 g,酒水各半煎服。〔《江西中医药》1957,(9):67〕

4. 治行路脚疼　朝天罐、白牛膝各适量,捣烂揉痛处。(《湖南药物志》)

5. 治白浊　七孔莲全草连根,每次用9~15 g。水煎服。〔《江西中医药》1957,(9):67〕

6. 治痢疾　七孔莲全草带根,每用9~15 g,水煎去渣。红痢加白糖9~15 g,白痢加红糖9~15 g,调服。〔《江西中医药》1957,(9):67〕

7. 治胃痛,便血,咯血　朝天罐全草50 g。水煎服。(《中国民族药志》)

8. 治红崩,妇女小腹胀痛　朝天罐、映山红各30 g。水煎服。(《湖北中草药志》)

9. 治月经不调　朝天罐、红花、益母草各适量,煎服。(《中国民族药志》)

10. 治小儿鹅口疮　朝天罐全草15 g。水煎服,或洗口内。(《湖南药物志》)

11. 治跌打损伤　朝天罐30 g。泡酒服。(《西昌中草药》)

12. 治汤火伤　朝天罐叶适量,捣敷;或干粉撒,亦可香油调敷。(《中国民族药志》)

1887 仰天钟根 yǎng tiān zhōng gēn 《江西中医药》1957,(9):67〕

【异名】 朝天罐根(《贵阳民间药草》)。

【基原】 为野牡丹科金锦香属植物假朝天罐的根。

【原植物】 参见"仰天钟"条。

【采收加工】 10~11月采收,鲜用或切片,晒干。

【药材】 仰天钟根 *Osbeckiae Crinitae Radix*　产于西南及广西、西藏等地。

性状　根头膨大,呈不规则的团块状,顶端有茎的残基。根呈长圆锥形或圆柱形,略弯曲,直径1~3 cm,表面浅棕黄色至黄棕色。粗糙,粗皮多已脱落,或残留部分呈薄片状。质坚硬,不易折断,断面黄白色,可见环纹,或不规则条纹。气微,味酸涩。

鉴别　根横切面:木栓层多脱落或部分残留,皮层薄壁细胞中含有黄棕色块状物及草酸钙簇晶。韧皮部狭窄,薄壁细胞中亦含有簇晶。木质部占根的绝大部分,射线1~2列,导管多单个散在,或有2~3个相聚,有的含黄棕色物质,木纤维胞腔较大,木薄壁细胞中可见草酸钙簇晶。

粉末特征:浅黄色。木栓细胞棕红色,多角形。木纤维众多,直径18~67 μm,胞腔较大,壁孔小。导管多为网纹及具缘纹孔。草酸钙簇晶众多。薄壁细胞中可见黄色块状物。

【药性】 苦、涩,微寒。归脾、肾、肺、肝经。

1.《植物名实图考》:"气味甘,温。"

2.《贵阳民间药草》:"酸、涩,微寒。无毒。"

3.《云南中草药》:"苦,微寒。"

4.《广西本草选编》:"味酸、涩。性微温。"

【功用主治】 清热解毒,调经止血。主治热痢,水泻,淋痛,水肿,肝炎,胆囊炎,风湿痛,咳喘,劳嗽,咯血,便血,崩漏,月经不调,经闭,带下,疮疡,痔疮。

1.《植物名实图考》:"治下部虚软,补阴分。"

2.《贵阳民间药草》:"清热,收敛,止血。治痢疾,虚咳,咯血。"

3.《云南中草药》:"清热解毒,祛风除湿。治肝炎,关节痛,死胎不下。"

4.《湖南药物志》:"清热补益,止泻。"

5.《中国民族药志》:"治胆囊炎,肿毒,伤口不收,水肿,月经过多,小儿腹泻,哮喘。"

【用法用量】 内服:煎汤,6~15 g;泡酒。外用:煎汤洗,研末或捣敷。

【选方】 1. 治痢疾　朝天罐根15 g,红痢加红糖,白痢加白糖煎服。或用朝天罐根、车前子(包)、老萝卜根、红糖各9 g,煎服。(《贵阳民间药草》)

2. 治水肿,肠鸣　朝天罐根15~30 g。水煎服,并煎洗。(《中国民族药志》)

3. 治遗精遗尿　朝天罐根15 g,夜关门全草9 g。水煎服。(《曲靖专区中草药》)

4. 治肺痨咳嗽咯血　朝天罐根15 g,炖猪肉吃。3日1剂,轻者连服2剂,重者连服5剂。(《贵阳民间药草》)

5. 治咯血,便血　朝天罐根、仙鹤草各30 g。煎水服。(《西昌中草药》)

6. 治闭经　朝天罐根30～60 g,炖鸡肉,饮汤吃肉。(《广西本草选编》)

7. 治肿毒,伤口不收　朝天罐根适量,捣敷或干粉撒。(《中国民族药志》)

8. 治痔疮　朝天罐根30 g,炖猪心肺服。(《贵阳民间药草》)

1888 自扣草 zì kòu cǎo (《生草药性备要》)

【异名】 鹿蹄草(《生草药性备要》),鹿啼草、自蔻草(《本草求原》),小回回蒜(《植物学大辞典》),假芹菜(《岭南采药录》),自灸草、野芹菜、点草(《广东中药》),田芹菜(《全国中草药新医疗法展览会资料选编》)。

【基原】 为毛茛科毛茛属植物禺毛茛的全草。

【原植物】 禺毛茛 *Ranunculus cantoniensis* DC.

多年生草本,高25～80 cm。须根多数,簇生。茎直立,上部有分枝,密生开展的黄白色糙毛。茎生叶为三出复叶;叶柄长达15 cm;叶片轮廓宽卵形或肾圆形,长和宽均3～9 cm;中央小叶具长柄,椭圆形或菱形,3裂,边缘具密锯齿;侧生小叶具较短柄,2～3深裂,两面有糙毛;茎上部叶较小,3全裂,有短柄或无柄。花序有较多花,疏生;花两性;直径1～1.2 cm;花梗长2～5 cm,密生开展的黄白色糙毛;萼片5,卵形,长约3 mm,有糙毛;花瓣5,椭圆形,长5～6 mm,黄色,基部有爪,蜜槽上有倒卵形小鳞片;雄蕊多数;花托长圆形,有白色短毛;心皮多数,无毛。瘦果扁,狭倒卵形,长3～4 mm,边缘有棱翼,喙长约1 mm。花、果期4～7月。

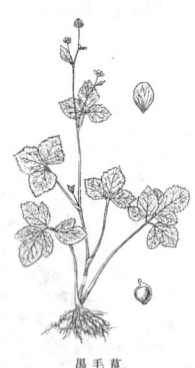

禺毛茛

生于平原或丘陵田边、沟旁水湿地。分布于江苏、浙江、福建、江西、湖北、湖南、广东、广西、四川、贵州、云南、台湾。

【采收加工】 6～7月采收全草,晒干或鲜用。

【药材】 自扣草 *Ranunculi Cantoniensis Herba*　主产于云南、四川、贵州、广东、广西、福建、台湾、浙江、江西、湖南、湖北、江苏等地。

性状　全草长25～60(～80) cm。须根簇生。茎和叶柄密被黄白色糙毛。叶为三出复叶,叶片宽卵形,黄绿色,中央小叶椭圆形或菱形,3裂,边缘具密锯齿,侧生小叶不等地2或3深裂。花序具疏花;萼片5,船形,有糙毛;花瓣5,椭圆形,棕黄色。聚合果球形,瘦果扁,狭倒卵形。气微,味微苦,有毒。

【成分】 含原白头翁素(protoanemonine),鲜茎叶中含量约0.12%,鲜根约含0.3%,干茎叶约含0.34%。另含黄酮类化合物、酚类、有机酸等。

【药性】 微苦、辛,温,有毒。归肝经。

1.《岭南采药录》:"略有毒。"

2.《广东中药》:"味淡性平,有微毒。"

3.《广西本草选编》:"味微苦、辛,性温,有毒。"

【功用主治】 清肝明目,除湿解毒,截疟。主治眼翳,目赤,黄疸,痈肿,风湿性关节炎,疟疾。

1.《生草药性备要》:"去眼膜。"

2.《云南中药志》:"除湿消肿,定喘止痛,退翳,截疟,杀虫。外用于角膜云翳,结合膜炎,黄疸性肝炎,疟疾,蜂窝组织炎,哮喘,风湿性关节炎。"

【用法用量】 外用:捣敷发泡,塞鼻或捣汁涂。

【宜忌】 本品有刺激性,一般不作内服。

1.《生草药性备要》:"人服。"

2.《广东中药》:"汁液切不可点眼。"

【选方】 1. 治眼病去膜,痘眼亦好　铜钱一个,放在脉门之上,(自扣草)捶烂,敷在钱眼处则扯毒,其膜自消,大数有泡,亦无碍。(《生草药性备要》)

2. 治风热眼炎,去目翳　用布袋装起自扣草煎水内服,或与猪肉、牛肝、蜜枣同煮。(《广东中药》)

3. 治黄病　取自扣草打烂后,敷手腕脉上,待起泡时刺破,除去黄水。(《南京民间草药》)

4. 治风湿性关节炎、类风湿关节炎　田芹菜全草捣烂,贴敷穴位,发泡即除去。(南药《中草药学》)

5. 治疟疾　田芹菜鲜品捣烂,垫纱布,包大椎、间使、合谷穴,在发作前2～3小时包。

6. 治淋巴结核　田芹菜适量,入油中熬成膏或用凡士林调匀涂患处。(5、6方出自《云南中药志》)

1889 自消容 zì xiāo róng (《生草药性备要》)

【异名】 十字珍珠草(《本草求原》),自消融、通心草、大金不换(《岭南采药录》),通心容(《广东中药》),猪铃豆、响铃豆(《广西药用植物名录》),野靛叶(云南)。

【基原】 为豆科猪屎豆属(野百合属)植物大猪屎豆的茎叶。

【原植物】 大猪屎豆 *Crotalaria assamica* Benth.　又名:凸尖野百合(《广州植物志》)。

直立灌木状草本,高1～2 m。茎和枝均有丝光质短柔毛。单叶互生,膜质;叶柄长2～3 mm;托叶小,钻状,宿存;叶片长圆形或倒披针状长圆形,长5～12 cm,宽2～2.5 cm,先端钝,有小尖头,基部楔形,上面无毛,下面有绢质短柔毛。总状花序顶生及腋生,花疏生,有花20～30朵;花梗长约1 cm;小苞片2,线状披针形;花萼长12～16 mm,5深裂,裂片披针形;蝶形花冠,金黄色,伸出萼外,长达2 cm;雄蕊10,单体,花药异型;雌蕊1,花柱长,弯曲。荚果长圆形,上部宽大,下部较狭,长约5 cm。种子多数。花期7～10月,果期8～11月。

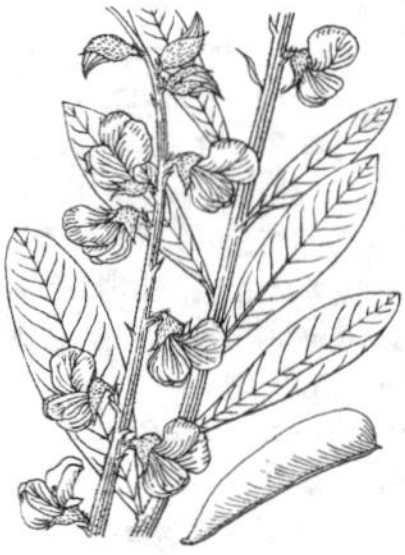

大猪屎豆

多栽培于我国南部。分布于湖北、广东、广西、海南、贵州、云南、台湾等地。

本植物的种子(自消容子)、根(自消容根)亦供药用,另设专条。

【采收加工】 7～11月采收,鲜用或晒干。

【成分】 茎叶含野百合碱(monocrotaline)。

【药性】 《广东中药》:"淡,微凉。"

【功用主治】 清热解毒,凉血止血,利水消肿。主治肺热咳嗽,咯血,水肿,肾结石,膀胱炎,风湿骨痛,小儿头疮、口疮,牙痛,跌打损伤,外伤出血。

1.《本草求原》:"消疮毒。专治小儿头疮成堆。"

2.《岭南采药录》:"善治牙痛。外敷消肿胀,消大恶疮。"

3.《广东中药》:"治热咳吐血,气痛,痰火核,小儿皮色黄瘦声嘶。"

4.《全国中草药汇编》:"清热解毒,降压,利水。治热咳,吐血,马口疮。"

【用法用量】 内服:煎汤,6~9 g。外用:煎水洗;或研末调敷;或捣烂敷。

【宜忌】 孕妇禁服。本品主要有毒成分为野百合碱,对肝脏有直接损害,对骨髓、肾脏亦有损伤,不宜过量或久服。肝病或肾病患者禁服。

《全国中草药汇编》:"孕妇忌服。"

【选方】 1. 治小儿头疮成堆 (自消容)煎水洗;或为末,用油搽。(《本草求原》)

2. 治马口疮 (自消容)叶捣烂,调蜂蜜外敷。

3. 治热咳,吐血 (自消容叶)干用 15~30 g。水煎服,或与猪瘦肉炖服。(2、3 方出自《全国中草药汇编》)

4. 治牙痛 取(自消融)叶约 10 片,咸鸡蛋 1 枚。同煎浓,加盐少许饮之。(《岭南采药录》)

1890 自然铜 zì rán tóng (《雷公炮炙论》)

【异名】 石髓铅(《雷公炮炙论》),方块铜(《药材学》)。

【基原】 为硫化物类黄铁矿族矿物黄铁矿。

【原矿物】 黄铁矿 Pyrite

晶体结构属等轴晶系。晶体呈立方体、五角十二面体以及八面体的晶形,在立方体或五角十二面体晶面上有条纹,相邻两个晶面的条纹互相垂直。集合体呈致密块状、浸染状和球状结核体。药用者多为立方体者。浅黄铜色,表面常带黄褐色锖色。条痕绿黑色。强金属光泽。硬度 6~6.5,性脆。相对密度 4.9~5.2。无解理,断口参差状。黄铁矿是地壳中分布最广的硫化物,可见于各种岩石和矿石中,但多由火山沉积和火山热液作用形成。外生成因的黄铁矿见于沉积岩、沉积矿石和煤层中,此处形成的黄铁矿多为致密块状和结核状者。

产于河北、辽宁、江苏、安徽、湖北、湖南、广东、四川、云南等地。

黄铁矿在氧化带不稳定,易分解形成各种铁的硫酸盐和氢氧化物。铁的氢氧化物为褐铁矿($Fe_2O_3 \cdot nH_2O$)。而保留着黄铁矿的假象。目前云南、广东等省个别地区即将此种已变为褐铁矿的黄铁矿称"土然铜"使用。其疗效是否与黄铁矿相同值得研究。

【采收加工】 采挖后,拣净杂石及有黑锈者,选黄色明亮的入药。

【药材】 自然铜 *Pyritum* 产于四川、云南、广东、湖南、安徽、河北、辽宁。

性状 本品晶形多为立方体,集合体呈致密块状。表面亮淡黄色,有金属光泽;有的黄棕色或棕褐色,无金属光泽。具条纹,条痕绿黑色或棕红色。体重,质坚硬或稍脆,易砸碎,断面黄白色,有金属光泽;或断面棕褐色,可见银白色亮星。无嗅,无味,但烧之具硫黄气。

鉴别 (1) 反射偏光镜下,反射光下显金属光泽,浅黄铜色;无解理。均质性。

(2) 取本品粉末 1 g,加稀盐酸 4 ml,振摇,使其溶解,在试管口盖一片醋酸铅试纸,静置,试纸逐渐变为棕色(检查硫化物)。

(3) 取上述溶液,滤过。取滤液加亚铁氰化钾试液,即生成深蓝色沉淀;分离,沉淀在稀盐酸中不溶,但加氢氧化钠试液,即分解成棕色沉淀。取滤液加硫氰酸铵试液,即显血红色(检查铁盐)。

【成分】 自然铜主要含有二硫化铁(FeS_2),亦含有铜、镍、砷、锑、硅、钡、铅等杂质。

【药理】 1. 促进骨折愈合作用 家兔两桡骨中、下 1/3 部位造成实验性骨折后,每日灌服 100%自然铜药液 2 ml,连续 5~20 日。骨折后 20 日内,骨痂的钙、磷量增加;不溶性胶原量在骨折后 15 日内显著提高;拉伸应力和弯曲应力也比对照组增强。此外,自然铜尚可促进骨髓自身及其周围血液中网状细胞和血红蛋白增生。

2. 抗真菌作用 在试管内,自然铜对供试的多种病原性真菌均有不同程度的抗真菌作用,尤其对石膏样毛癣菌、土曲真菌等丝状真菌作用较强。自然铜对豚鼠实验性体癣也有一定治疗效果。

毒性 小鼠静脉注射自然铜煎剂的 LD_{50} 为 1.920 g/kg,煅自然铜则为 3.83 g/kg。

【炮制】 1. 自然铜 取原药材,除去杂质,大者捣碎,洗净,干燥。生品其质坚硬,不便粉碎和煎出;多煅淬入药,很少生用。

2. 醋自然铜 取净自然铜,砸成小块,置无烟炉火上或置适宜的容器内,用武火加热煅至暗红色,取出后及时放入醋内浸淬,如此反复煅淬数次至黑褐色,表面光泽消失并酥松,取出,摊凉。每自然铜 100 kg,用醋 30 kg。煅淬后,质脆,易于粉碎和煎出药效,同时增强散瘀止痛的作用。自然铜具有散瘀、接骨、止痛的作用。

饮片性状 自然铜参见"药材"项。煅自然铜呈粉末状黑褐色。醋自然铜为不规则的碎粒状,灰黑色或黑褐色,质酥脆,无金属光泽,略具醋气。贮干燥容器内,置干燥处,防尘。

【药性】 辛,平。归肝、肾经。

1.《雷公炮炙论》:"味微甘。"

2.《本草发挥》:"寒,有小毒。"

3.《医林纂要》:"辛、苦,平。"

4.《本草求真》:"专入骨。"

5.《玉楸药解》:"入足少阴肾经、足厥阴肝经。"

【功用主治】 散瘀止痛,续筋接骨。主治跌打损伤,筋断骨折,瘀滞肿痛。

1.《日华子》:"排脓,消瘀血,续筋骨。治产后血邪,安心,止惊悸。"

2.《开宝本草》:"疗折伤,散血止痛,破积聚。"

3.《玉楸药解》:"燥湿行瘀,止痛续折。治跌打损伤,癥瘕积聚。破血消瘿,宁心定悸。疗风湿瘫痪之属。"

【用法用量】 内服:煎汤,10~15 g;或入散剂,每次 0.3 g。外用:研末调敷。

【宜忌】 阴虚火旺,血虚无瘀者禁服。

1.《本草求真》:"产后血虚者忌服。"

2.《本草汇纂》:"中病即已,过服恐泄真气。"

【选方】 1. 治打扑伤 自然铜(研极细,水飞过)同当归、没药各半钱。以酒调频服,仍以手摩痛处。(《本草衍义》)

2. 治心痛 自然铜火煅,醋内淬九次,为末。每疼,醋调一字下。(《卫生易简方》)

3. 治倒睫卷毛 木鳖子(去壳)一钱,自然铜五分(制)。上捣烂为条子,搐鼻;又以石燕末入片脑少许,研,水调敷眼眩上。(《证治准绳》起睫膏)

【临床报道】 防治地方性甲状腺肿 用自然铜改进病区水质。方法是选择两个人口组成、发病率、生活条件等均相似的地区进行试验,一为试验点,一为对照点。试验点按各井水容积,以6~8 kg/m^3 计,将自然铜用藤筐盛装放入井中;次年又在原井中放入相同量的自然铜。对照点各井中不放任何药物。两年半后,观察结果表明:在新发病例方面,试验点 271 人,体检复查发现Ⅱ度甲状腺肿 51 例,占 18.8%;对照点 297 人,新发Ⅱ度甲状腺肿 81 例,Ⅲ度 1 例,占 27.6%。在治疗效果方面,试验点为 55.7%,对照点为 38.8%,经统计学处理,差异显著;而恶化病例则相反,对照点(50%)超过试验点(31.6%)。

【各家论述】 1.《本草衍义补遗》:"自然铜,世以为接骨之药,然此等方尽多。大抵骨折在补气、补血、补胃,俗工惟在速效以罔利,迎合病人之意,而铜非火煅不可用,若新出火者,其火毒、金毒相扇，挟热毒香药，虽有接骨之功，燥散之祸，甚于刀剑，戒之。”

2.《本草经疏》：“自然铜乃入血行血，续筋接骨之药也。凡折伤则血瘀而作痛，辛能散瘀滞之血，破积聚之气，则痛止而伤自和也。”

1891 自消容子 zì xiāo róng zǐ （《岭南采药录》）

【基原】 为豆科猪屎豆属(野百合属)植物大猪屎豆的种子。

【原植物】 参见“自消容”条。

【采收加工】 8～11月果实成熟时采摘，再晒干后取种子，晒干。

【药材】 自消容子 *Crotalariae Assamicae Semen* 产于广东、广西、云南、湖北等地。

性状 种子呈肾形，两侧面有的饱满，有的呈凹窝状，长3～5 mm，宽约3 mm，表面黄绿色、黑绿色或黑色，光滑，有光泽；腹面深凹陷，为种脐着生处。质坚硬，不易破碎。气微弱，味微苦。

【成分】 种子含生物碱：野百合碱(monocrotaline)，大猪屎豆碱(assamicadine)。

【药性】 《湖南中草药志》：“微苦，温。”

【功用主治】 《湖北中草药志》：“抗癌，止血，杀虫。用于表皮癌(皮肤的鳞状细胞癌、基底细胞癌、假上皮瘤样增生)、跌打损伤、风湿骨痛、小儿疳积等症。”

【用法用量】 外用：研末，撒敷。

【宜忌】 内服对肝脏有损害。

【临床报道】 1. 治疗白血病 从大叶猪屎豆种子中分离出的生物碱——野百合碱，据分析与草药农吉利(*Crotalaria sessiliflora* L.)中分离出的农吉利甲素性质相同。一般每日用100～200 mg，1次或分2次静滴或静注，连续2星期左右。用药时间最长为30日，总量6.0 g，考虑到野百合碱有一定毒性，建议总疗程不超过15日，总量不超过2.5 g。治疗25例患者，获得暂时缓解者(血液中幼稚细胞消失，骨髓象恢复正常或好转，临床症状消失，全身情况明显好转)2例，暂时好转者(血象明显好转，症状明显减轻或消失，全身情况好转)4例，血象进步者(血液中幼稚细胞减少，症状减轻不明显，全身情况维持原状)8例，总有效率为56%。有效病例在用药后5～7日血象开始好转，平均在12日时血象好转最明显。但有效时期较为短促，最短仅3～5日，最长为1个多月。对肝脏有毒性损害，主要表现为ALT(丙氨酸氨基转移酶)上升，往往在用药后1～2个月出现，严重者甚至可以致死，故临床应用必须十分慎重。

2. 治疗恶性肿瘤 野百合碱粉剂外敷，每日15～80 mg，总量为765～1 520 mg；局部瘤内注射，每日30～100 mg，总量为165～2 000 mg；肌内注射，每日15～50 mg，总量为600 mg；静脉注射或滴注，每日100～200 mg，总量为3 000 mg左右；动脉插管推注，多为每日200 mg，总量为3 000 mg左右。根据病情，分别采用上述1种或1种以上方法，疗程为2～3星期。共治21例，其中皮肤癌4例，基底细胞癌3例，宫颈癌4例，恶性淋巴瘤3例，头颈部肿瘤4例，食管癌、肺癌、纵隔肿瘤各1例。结果，显效(症状基本缓解或大部分缓解，肿瘤缩小一半以上)2例，有效(症状有所改善，肿瘤缩小一半以下)1例。可影响肝、肾及造血功能，并有恶心、呕吐、食欲下降、无力、头晕、头痛等副作用。

1892 自消容根 zì xiāo róng gēn （《生草药性备要》）

【异名】 马铃根(《全国中草药汇编》)。

【基原】 为豆科猪屎豆属(野百合属)植物大猪屎豆的根。

【原植物】 参见“自消容”条。

【采收加工】 9～11月采挖，切片，鲜用或晒干。

【药性】 《全国中草药汇编》：“淡，微凉。”

【功用主治】 凉血降压。主治跌打损伤，高血压病。

1.《生草药性备要》：“治伤症。”

2.《岭南采药录》：“治内伤。”

3.《全国中草药汇编》：“清热解毒，凉血降压，利水。”

【用法用量】 内服：煎汤，15～30 g，鲜品30～60 g。

【宜忌】 《全国中草药汇编》：“孕妇忌服。”

【选方】 治高血压病 用(自消容)鲜根30～60 g，炖猪瘦肉服。(《全国中草药汇编》)

1893 伊贝母 yī bèi mǔ （《中华人民共和国药典》）

【异名】 贝母、伊贝、生贝。

【基原】 为百合科贝母属植物伊贝母或新疆贝母的鳞茎。

【原植物】 1. 伊贝母 *Fritillaria pallidiflora* Schrenk 又名：伊犁贝母(《中华人民共和国药典》)。

多年生草本，高30～60 cm。鳞茎由2枚鳞片组成，直径1.5～3.5 cm，鳞片上端延伸为长的膜质物，鳞茎皮较厚。叶通常散生，有时近对生或近轮生；叶片从下向上由狭卵形至披针形，长7～12 cm，宽2～3.5 cm，先端不卷曲。花1～4朵，淡黄色，内有暗红色斑点，每花有1～3枚叶状苞片，先端不卷曲；花被片6，匙状长圆形，长3～4 cm，宽1.2～1.6 cm，淡黄色，蜜腺窝在背面明显突出；雄蕊长约为花被片的2/3，花药近基着生，花丝无乳突；柱头裂片长约2 mm。蒴果棱上有宽翅。花期5月。

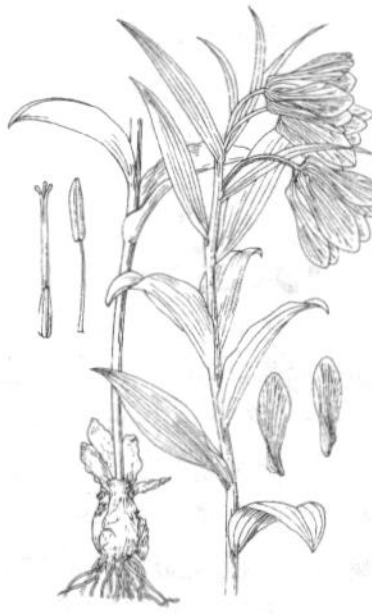
伊贝母

生于海拔1 300～1 780 m的林下或草坡上。分布于新疆。

2. 新疆贝母 *F. walujewii* Regel 又名：天山贝母(《中国高等植物图鉴》)。

草本，高25～40 cm。鳞茎粗1～1.5 cm，由少数肥厚的鳞片组成。叶对生或轮生；叶片披针形至条形，长5～9 cm，宽3～10 mm，最上部具3枚轮生的叶状苞片，苞片先端极卷曲。单花顶生；花被钟状，花被片6，外面灰紫色，内面紫红色，具白色或黄色方格斑纹，基部的上方具凹陷的蜜腺；雄蕊长为花被片的1/2；花柱略比子房长；柱头3裂，裂片长约为花柱的1/4。蒴果长1.8～3 cm，棱上的翅宽4～5 mm。花期5～6月，果期7～8月。

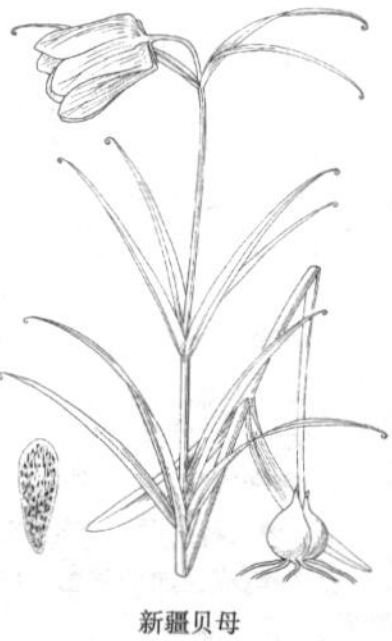
新疆贝母

生于海拔1 300～2 000 m的林下阴湿地。分布于新疆。

【栽培】 生物学特性 喜凉爽湿润气候，耐寒，怕高温，鳞茎在−10 ℃不受冻害，适宜生长温度为5～20 ℃。对土壤要求不严，但以排水良好、土层深厚、疏松、富含腐殖质的沙质壤土种植为好。

繁殖方法 鳞茎和种子繁殖。鳞茎繁殖：每个鳞茎是由2～3个鳞片构成，把鳞片分开，每个鳞片作为1个繁殖实体种植，在畦内按行距20 cm开沟，沟深依种茎大小而定，株距5～10 cm。种子繁殖：秋播在8～9月，种子不需处理，翌年春出苗。春播种子需拌湿沙层积处理，于翌年3月播种，条播，按行距15～20 cm，开沟深0.5～1 cm，将种子均匀撒入沟内，覆盖薄层细土，稍压，浇水，保持土壤湿润。

田间管理　出苗后及时松土除草，并结合追肥追施稀薄人畜粪水或用硫酸铵，入冬前，在畦面上铺越冬肥。

病虫害防治　病害有灰霉病，高温高湿季节发生，为害叶部，用50%甲基托布津1 000倍液喷雾，每隔10日1次，连续3～4次。

【采收加工】 鳞片繁殖2～3年收获，种子繁殖3～4年收获。6月份以后茎叶枯萎时，将鳞茎挖出，晒干或烘干。

【药材】 伊贝母 *Fritillariae Pallidiflorae Bulbus*　产于新疆。

性状　新疆贝母　呈扁球形，高0.5～1.5 cm。表面类白色，光滑。外层鳞叶2瓣，月牙形，肥厚，大小相近而紧靠。顶端平展而开裂，基部圆钝，内有较大的鳞片及残茎、心芽各1枚。质硬而脆，断面白色，富粉性。气微，味微苦。

伊犁贝母　呈圆锥形，较大。表面稍粗糙，淡黄白色。外层鳞叶心脏形，肥大，一片较大或近等大，抱合。顶端稍尖，少有开裂，基部微凹陷。

鉴别　(1) 粉末特征：类白色，以淀粉粒为主体。

新疆贝母：淀粉粒单粒广卵形，卵形或贝壳形、直径5～54 μm，脐点点状、人字状或短缝状，层纹明显；复粒少，由2分粒组成。表皮细胞类长方形，垂周壁微波状弯曲，细胞内含细小草酸钙方晶。气孔不定式，副卫细胞4～6。螺纹及环纹导管直径9～56 μm。

伊犁贝母：淀粉粒单粒广卵形、三角状卵形、贝壳形或不规则圆形，直径约至60 μm，脐点点状、人字状或十字状。导管直径约50 μm。

(2) 薄层色谱：取本品粉末5 g，加浓氨试液2 ml与氯仿20 ml，振摇，放置过夜，滤过，滤液蒸干，残渣加氯仿0.5 ml使溶解，作为供试品溶液。另取西贝母碱对照品，加氯仿制成每1 ml含0.5 mg的溶液，作为对照品溶液。吸取上述溶液各2～4 μl，分别点于同一用2%氢氧化钠溶液制备的硅胶G薄层板上，以氯仿-醋酸乙酯-甲醇-水(8：8：3：2)10 ℃以下放置的下层溶液为展开剂，展开，取出，晾干，依次喷以稀碘化铋钾试液和亚硝酸钠试液。供试品色谱中，在与对照品色谱相应的位置上，显相同颜色的棕色斑点。

【成分】 1. 伊贝母鳞茎含生物碱　西贝素(imperialine)，西贝素3β-D-葡萄糖苷(imperialine 3β-D-glucoside)，贝母辛碱(peimisine)，西贝素N-氧化物(imperialine N-oxide)，环贝母碱(cyclopamine)，3-葡萄糖基-11-去氧芥芬胺(cycloposine)，西贝母碱(sipeimine)，伊贝辛(yibeissine)，11-去氧-6-氧代-5α, 6-二氢芥芬胺(11-deoxo-6-oxo-5α, 6-dihydrojervine)。

全草含伊贝碱苷(yibeinoside) A、B。

2. 新疆贝母鳞茎含生物碱　西贝素(imperialine)、新贝素甲(sinpemine A)。

全草含生物碱：17-羟基布加贝母啶(valivine)，浙贝甲素(verticine)，异浙贝母碱(isovertecine)及ebeiedene。

【药理】 1. 降压作用　伊贝母所含的西贝素对麻醉犬能扩张外周血管而呈明显降压作用。

2. 解痉作用　对离体回肠、十二指肠豚鼠、大鼠子宫及整体犬小肠均有明显松弛作用。其解痉作用类似罂粟碱，能对抗氯化乙酰胆碱、二磷酸组胺和氯化钡引起的痉挛。

毒性　西贝素大鼠LD_{50}为90 mg/kg，其盐酸盐50 mg/kg对大鼠长期给药有肝损害现象。

【药性】 苦、甘，微寒。归肺经。

【功用主治】 清肺，化痰，散结。主治肺热咳嗽，痰黏胸闷，劳嗽咯血，瘰疬，痈肿。

【用法用量】 内服：煎汤，3～9 g。

【宜忌】 反乌头。

1894 血余 xuè yú 《本草蒙筌》

【异名】 发髲(《本经》)，乱发(《金匮要略》)，发灰(《子母秘录》)，人退(《纲目》)，头发(《惠直堂经验方》)，血余炭(《药材学》)，人发灰(《中药材手册》)。

【基原】 为人科健康人之头发制成的炭化物。

【采收加工】 收集头发，用碱水洗净污垢后，再用清水洗净，捞出晒干。然后放置于煅锅内，上面再覆盖上同样大小的锅，两锅之间的缝隙用黄泥封严，在上面锅底上贴上一张白纸，加热煅烧至白纸呈焦黄色，经冷却后取出即成。

【药材】 血余 *Crinis Carbonisatus*　产于全国各地。

性状　本品呈不规则块状，大小不一。乌黑光亮，表面有多数细孔，如海绵状。质轻，质脆易断，断面蜂窝状。用火烧之有焦发气，味苦。

【成分】 主要成分是一种优角蛋白(eukeratin)，含水分12%～15%，灰分0.3%，脂肪3.4%～5.8%，氮17.4%，硫5.00%。另含黑色素(melanin)。灰分中含下列金属元素(按含率大小顺序)：钙>钠>钾>锌>铜>铁>锰>砷。人发炮炙成血余炭时，有机成分破坏炭化，其中的有机成分未详，无机成分如上述。

【药理】 1. 止血作用　血余炭粗结晶8 mg/kg，家兔耳静脉注射给药，能显著缩短白陶土部分凝血活酶时间；10 mg/kg大鼠股静脉给药，能明显增强ADP诱导的血小板聚集；放射免疫法证明，18 mg/kg大鼠股静脉给药，能显著降低其血浆中cAMP的含量。血余炭水煎液以5 g/kg给小鼠灌胃，能显著缩短小鼠凝血时间、出血时间和出血量；以2 g/kg给家兔灌胃，能显著缩短家兔用药后凝血时间和家兔血液复钙凝血时间。血余炭中含有大量钙、铁离子，而除去钙、铁离子的煎液则失去止血作用，或使凝血时间延长。

2. 其他作用　血余炭粗结晶100 mg/kg，小鼠腹腔注射，对二甲苯所致耳郭炎症有明显抑制作用。血余炭煎剂对金黄色葡萄球菌、伤寒杆菌、甲型副伤寒杆菌及福氏痢疾杆菌有较强的抑制作用。

毒性　小鼠，血余炭水煎液灌胃，LD_{50}为90.90 g(生药)/kg，腹腔注射LD_{50}为26.18 g/kg；血余炭醇提取液灌胃，LD_{50}为109.27g/kg，腹腔注射为22.67g/kg。头发水煎液及头发醇提取液，灌胃或腹腔注射1 000 g/kg，均未见动物死亡，表明头发制剂毒性小，而炮制后毒性增加。

【药性】 苦、涩，平。归肝、胃、肾经。

1.《本经》："味苦，温。"

2.《别录》："发髲：小寒，无毒；乱发：微温。"

3.《雷公炮制药性解》："入心经。"

4.《本经逢原》："达肝、心二经。"

5.《长沙药解》："入足太阳膀胱、足厥阴肝经。"

6.《本草从新》："苦，平。"

7.《医林纂要》："咸，苦，微寒。"

8.《饮片新参》："苦，涩。"

【功用主治】 止血化瘀，利尿，生肌。主治咳血，吐血，衄血，便血，尿血，崩中漏下，小便淋痛，痈肿，溃疡，流火，烫伤。

1.《本经》："发髲，主五癃，关格不通，利小便水道，疗小儿痫，大人痓。仍自还神化。"

2.《药性论》："能消瘀血。"

3.《新修本草》："赤白痢，哽噎，鼻衄，痈肿，狐尿刺，尸疰，丁肿，骨疽，杂疮。"

4.《日华子》："止血闷血运，金创伤风，血痢。入药烧灰，勿令绝过。煎膏长肉，消血也。"

5.《纲目》："煅治服饵，令发不白。""能治血病，补阴，疗惊痫，去心窍之血。"

6.《本草正》："壮肾补肺。"

7.《长沙药解》："梦遗。"

8.《药义明辨》："入心补血。"

【用法用量】 内服：煎汤，5～10 g；研末，每次1.5～3 g。外用：研末掺或油调、熬膏涂敷。

【宜忌】 胃弱者慎服。

1.《纲目》："误食入腹，变为癥虫。"

2.《本草经疏》："煞煅成末后气味不佳，胃弱者勿服。"

3.《本经逢原》："胃虚人勿用，以其能作呕泻也。"

【选方】 1. 治咳血，兼治吐衄及二便下血　花蕊石（煅存性）三钱，三七二钱，血余（煅存性）一钱。共研细，分两次，开水送服。（《衷中参西录》化血丹）

2. 治泻血脏毒　血余半两（烧灰），鸡冠花根、柏叶各一两。上为末，临卧温酒调下二钱，来晨酒一盏投之。（《卫生家宝》血余散）

3. 治小便尿血　头发不拘多少，烧灰存性，研为细末，别用新采侧柏叶捣汁，调糯米粉打糊为丸，如梧桐子大。每服五十丸，空心白滚汤下，或煎四物汤送下。（《松崖医经》秘传发灰丸）

4. 治崩中漏下，赤白不止，气虚竭　烧乱发，酒和服方寸匕，日三。（《千金方》）

5. 治小便不利　滑石二分，乱发二分（烧），白鱼二分。上三味，杵为散。饮服半钱匕，日三服。（《金匮要略》滑石白鱼散）

6. 治黄疸　烧乱发，水调服一钱匕，日三服。（《肘后方》）

7. 治恶露不尽，腹胀痛　乱发如鸡子大，灰汁洗净，烧末，酒服。（《外台》引《救急方》）

8. 治孩子热疮　鸡子五枚（去白取黄），乱发如鸡子许大。二味相和，于铁铫子中炭火熬，初甚干，少倾即发焦，遂有液出，旋取置一磁碗中，以液尽为度。取涂热疮上，即以苦参末粉之。（《传信方》乱发鸡子膏）

9. 治手足裂　头发一大握，桐油一碗。于瓦器内熬，候油沸，头发熔烂，出火摊冷，以瓦器收贮，勿令灰入。每用百沸汤泡洗皲裂令轻，拭干敷上。（《卫生易简方》）

【临床报道】 治疗产后尿潴留　取血余10 g，洗净晒干，炒炭存性，研为细末，开水1次冲服。治疗15例，其中第一胎11例，两胎以上4例。结果：服药1次治愈14例，仅1例服2次而愈，治愈率为100%。

【各家论述】 1.《本草思辨录》："后世因《本经》有自还神化一语，不得其解，遂附会其说，或谓补真阴，或谓益水精，曾是通关格之物而能有补益之实者耶？《别录》合鸡子黄之消为水，疗小儿惊热百病，鸡子甘温育阴，本治小儿虚热之妙品，血余得之，则变峻逐而为宣鬯，而阴分积热以解，痰逆以平，以此法涂热疮，小儿及产妇亦俱宜。古方元精丹，则以血余配入首乌等一切补肾之药，为便后脱血之良方，此皆得制剂之道，而血余乃有功而无过，非血余之本能然也。"

2.《衷中参西录》："其性能化瘀血、生新血，有似三七，故善治吐血、衄血。而常服之又可治劳瘵，因劳瘵之人，其血必虚而且瘀，故《金匮》谓之血痹虚劳。""其化瘀之力，又善治血痹，是以久久服之，自能奏效。血余能化瘀血生新血，使血管流通最有斯效。其化瘀生新之力，又善治大便下血腥臭，肠中腐烂及女子月信闭塞，不以时至。"

1895 血桐 xuè tóng（《台湾药用植物志》）

【基原】 为莲叶桐科莲叶桐属植物莲叶桐的叶或种子。

【原植物】 莲叶桐 *Hernandia sonora* L.［*H. ovigera* L.］

常绿乔木。树皮光滑。单叶互生；叶柄长约25 cm，盾状着生；叶片心状圆形，长20～40 cm，宽15～30 cm，先端急尖，基部圆形至心形，全缘，掌状脉3～7。圆锥花序聚伞状，腋生，花梗被绒毛；小聚伞花序具4个苞片；花单性同株，雄花生于雌花的下部；雄花花被片6，排成两轮，雄蕊3，药室侧瓣裂，花丝基部有2个附属物；雌花生于雄花中央，无花梗，花被片8，排成两轮，基部具杯状总苞，不育雄蕊4，子房下位，1室，有胚珠1粒，花柱短，柱头膨大，呈不规则齿裂。果为核果状，包藏于膨大的总苞内，果肉质，直径3～4 cm。种子1，球形，种皮厚而坚硬，具棱。

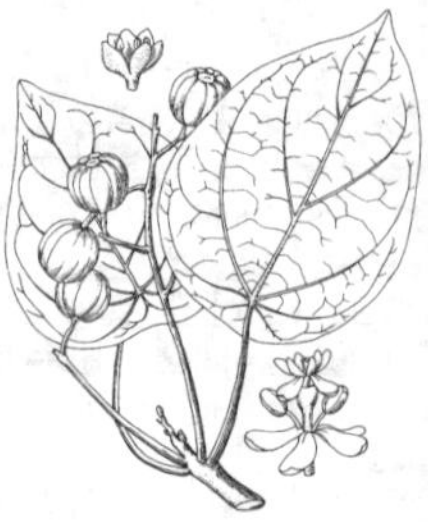

莲叶桐

常生于海滩上。分布于台湾南部。

【采收加工】 全年均可采叶，鲜用或晒干。10～12月采果实，取种子晒干。

【成分】 种子含多种木脂素，已确定的有：去氧鬼臼毒素（deoxypodophyllotoxin），去氧鬼臼苦素（deoxypicropodophyllin），莲叶桐脂素（hernandin），裂榄脂素（bursehernin），西藏鬼臼脂醇（podorhizol），亚太因（yatein），莲叶桐内酯（hernolactone），1，2，3，4-去氢去氧鬼臼毒素（1，2，3，4-dehydrodeoxypodophyllotoxin），1，2，3，4-去氢鬼臼毒素（1，2，3，4-dehydropodophyllotoxin），二甲基穗罗汉松树脂酚（dimethylmatairesinol），5′-甲氧基西藏鬼臼脂醇（5′-methoxypodorhizol）。

【功用主治】 泻下通便，抗癌。主治大便秘结，恶性肿瘤；亦用于神经系统及心血管系统疾病。

《台湾药用植物志》："叶及种子具泻下作用。"

【用法用量】 内服：煎汤，3～9 g。

1896 血党 xuè dǎng（《广西药用植物名录》）

【异名】 珍珠盖伞、假血党、大巴戟、石狮子、铁郎伞、美女怀胎、散血丹（《广西药用植物名录》），小罗伞、小凉伞、斑叶朱砂根（广州空军《常用中草药手册》），活血胎、腺点紫金牛（《广西实用中草药新选》），郎伞、铁雨伞（《新华本草纲要》）。

【基原】 为紫金牛科紫金牛属植物山血丹的根或全株。

【原植物】 山血丹 *Ardisia punctata* Lindl.［*Tinus punctata* O. Kuntze；*Bladhia punctata* Nakai］　又名：沿海紫金牛（《中国高等植物图鉴》）。

灌木，高1～2 m。叶互生；叶柄长1～1.5 cm，被微柔毛；叶片革质或近坚纸质，长圆形至椭圆状披针形，长10～15 cm，宽2～3.5 cm，先端急尖或渐尖，基部楔形，近全缘或具微波状齿，齿尖具边缘腺点，边缘反卷，背面被细微柔毛，脉隆起，除边缘外其余无腺点或腺点极疏；侧脉8～12对，连成远离边缘的边缘脉。亚伞形花序，着生于侧生特殊花枝顶端；具少数退化叶或叶状苞片，被细微柔毛；花梗长8～12 mm，果时达2.5 cm；花长约5 mm，被微柔毛；萼片长圆状披针形或卵形，具缘毛或几无毛，具腺点；花瓣白色，椭圆状卵形，先端圆形，具明显的腺点，里面被微柔毛；花药披针形，顶端具小尖头，背部具腺点；雌蕊子房卵球形，被微柔毛，具腺点；果球形，直径约6 mm，深红色，具疏腺点。花期5～7月，果期10～12月，有的植株上部枝条开花，下部枝条果熟。

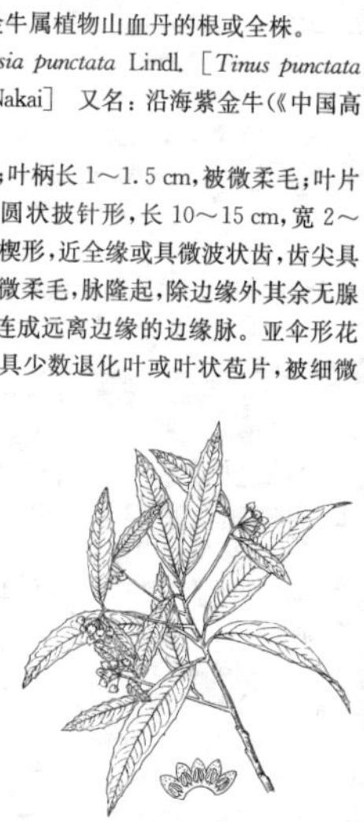

山血丹

生于海拔 270～1 150 m 的山谷、山坡林下阴湿处。分布于浙江、福建、江西、湖南、广东、广西等地。

【采收加工】 7～10 月采收，鲜用或晒干。

【药材】 血党 *Ardisiae Punctatae Radix* 产于浙江、江西、福建、湖南、广西、广东等地。

性状 根茎略膨大，上端残留有数条茎基，表面灰褐色，具不规则皱纹。根丛生，支根圆柱形，呈不规则弯曲，长短不一，灰棕色或暗棕色，常附有黑褐色分泌物，具细纵纹及横向断裂痕。质硬，易折断，断面皮部常与木部分离，皮部厚，约占横断面的 1/2，浅棕黄色，现紫褐色斑点，木部淡黄色，具放射状纹理。气微，味淡。

鉴别 根横切面：与朱砂根类似，但皮层有分泌腔，断续排列成环，有时为 2 列；中柱鞘无石细胞。

【药性】 苦、辛，平。

1.《广西本草选编》："味甘、苦、微辛，性平。"

2.《全国中草药汇编》："苦、辛，温。"

【功用主治】 祛风除湿，活血调经，消肿止痛。主治风湿痹痛，痛经，经闭，跌打损伤，咽喉肿痛。

1.《广西本草选编》："活血调经，舒筋活络。主治贫血，瘫痪，月经不调，痛经，经闭，风湿痹痛，跌打损伤。"

2.《全国中草药汇编》："根主治咽喉肿痛，根、叶治跌打损伤。"

【用法用量】 内服：煎汤，9～15 g。外用：鲜品捣敷。

1897 **血榧** xuè fěi (《天目山药用植物志》)

【异名】 榧子(《四川中药志》)。

【基原】 为三尖杉科三尖杉属植物三尖杉的种子。

【原植物】 参见"三尖杉"条。

【采收加工】 秋季种子成熟时采收，晒干。

【成分】 三尖杉种子含生物碱：三尖杉碱(cephalotaxine)，粗榧碱(harringtonine)，高粗榧碱(homoharringtonine)，11-羟基三尖杉碱(11-hydroxycephalotaxine)，桥氧三尖杉碱(drupacine)等。

【药性】 1.《四川中药志》1962 年版："性微温，味甘、涩，无毒；入肺、大肠二经。"

2.《安徽中草药》："性平，味甘、涩。"

【功用主治】 1.《四川中药志》1962 年版："杀虫，润肺，疗痔，消积。治诸虫积蛊毒、咳嗽、痔漏及小儿疳积黄瘦等症。"

2.《天目山药用植物志》："治食积，驱蛔虫。"

【用法用量】 内服：煎汤，6～15 g；或炒熟食。

【宜忌】 便溏者慎服。

【选方】 治食积 (三尖杉)种子 7 枚。研粉用开水吞服，每日 1 次，连服 7 日。(《湖南药物志》)

1898 **血竭** xuè jié (《雷公炮炙论》)

【异名】 骐驎竭(《雷公炮炙论》)，海蜡(侯宁极《药谱》)，麒麟血(《圣惠方》)，木血竭(《滇南本草》)。

【基原】 棕榈科黄藤属植物麒麟竭果实和藤茎中的树脂。

【原植物】 麒麟竭 *Daemonorops draco* Bl. 又名：龙血藤(《中国植物志》)。

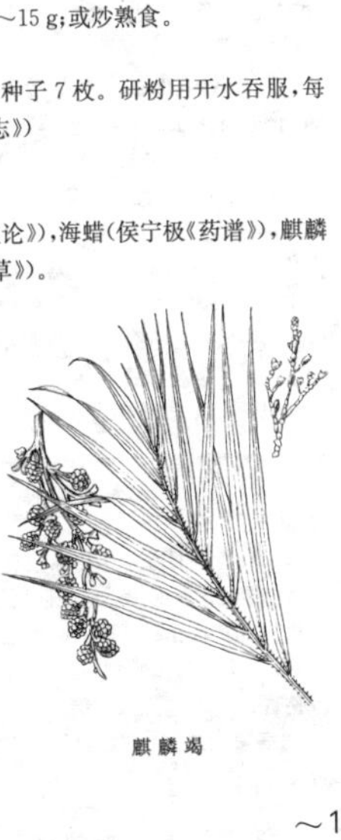

麒麟竭

多年生常绿藤本，长 10～20 m。茎具叶鞘并遍生尖刺。羽状复叶在枝梢上互生，在下部有时近对生；叶柄及叶轴具锐刺；小叶线状披针形，长 20～30 cm，宽约3 cm，先端锐尖，基部狭，脉 3 出，平行。肉穗花序，开淡黄色冠状花，单性，雌雄异株；花被 6，排成 2 轮；雄花雄蕊 6，花药长锥形；雌花有不育雄蕊 6，雌蕊 1，瓶状，子房略呈卵状，密被鳞片，花柱短，柱头 3 深裂。果实核果状，卵状球形，径 2～3 cm，赤褐色，具黄色鳞片，果实内含深赤色的液状树脂，常由鳞片下渗出，干后如血块状。种子 1 颗。

分布于印度尼西亚、马来西亚、伊朗。我国广东、台湾有栽培。

【采收加工】 果熟时采收果实，置蒸笼内蒸煮，使树脂渗出；或取果实捣烂，置布袋内，榨取树脂，然后煎熬成糖浆状，冷却凝固成块状。亦有将茎砍破或钻若干小孔，使树脂自然渗出，凝固而成。

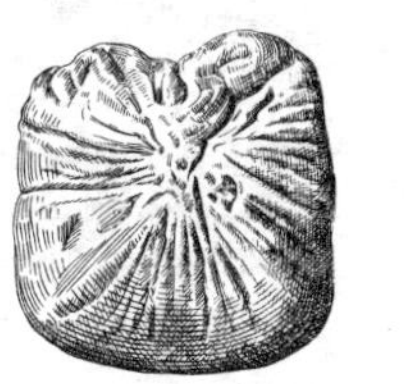

血竭(树脂)外形

【药材】 血竭 *Draconis Sanguis* 主产于印度尼西亚、印度、马来西亚等地。

商品规格 通常分原装血竭和加工血竭。原装血竭为原产地印度尼西亚经初加工所得的团块，一般不含外加辅料，质量较优，目前进口已不多见。加工血竭为原装血竭在新加坡掺入辅料经加工而成，并多用布袋扎成类圆四方形，底部贴有手牌、皇冠牌等金色商标。进口血竭主要为加工血竭，过去按商标分规格，现改用按质量分两个等级。

性状 加工血竭(手牌、皇冠牌) 略呈扁圆四方形，大小、重量不一，一般直径 6～8 cm，厚约 4 cm，重 120～150 g。表面暗红色或黑红色，有光泽，常附有因摩擦而成的红粉。底部平圆，顶端有包扎成型时形成的纵折纹。质硬脆易碎。破碎面黑红色，光亮，研粉则为血红色。无臭，味淡。

原装血竭 呈扁圆形、圆形或不规则块状，大小不等。表面红褐色、红色、砖红色。断面有光泽。研粉为血红色。无臭，味淡。

鉴别 (1) 取本品粉末，置白纸上，用火隔纸烘烤即熔化，但无扩散的油迹，对光照视呈鲜艳的红色。以火燃烧则产生呛鼻的烟气。

(2) 取本品粉末少许，放在试管中加热熔融，即呈暗红色，并有香气；取本品粉末少许，放在水中振摇，粉末不溶解，水不染色；取本品粉末少许，加 95%热乙醇溶解，加盐酸 10 滴，再加水 10～15 滴，有棕黄色沉淀(血竭黄素)。

(3) 薄层色谱：取本品粉末约 0.1 g，加乙醚 10 ml，密塞，振摇 10 分钟，滤过，滤液作为供试品溶液。另取血竭素高氯酸盐对照品，同法制成对照品溶液。吸取上述溶液各 10～20 μl，分别点于同一硅胶 G 薄层板上，以氯仿-甲醇(19∶1)为展开剂，展开，取出，晾干。供试品色谱中，在与对照品色谱相应的位置上，显相同的橙色斑点。

品质标志 《中华人民共和国药典》2010 年版规定：照高效液相色谱法测定，本品含血竭素($C_{17}H_{14}O_3$)不得少于 1.0%。

【成分】 含黄酮类：血竭红素(dracorubin)，血竭素(dracorhodin)，去甲基血竭红素(nordracorubin)，去甲基血竭素(nordracorhodin)，(2S)-5-甲氧基-6-甲基黄烷-7-醇〔(2S)-5-methoxy-6-methylflavan-7-ol〕，(2S)-5-甲氧基黄烷-7-醇〔(2S)-5-methoxyflavan-7-ol〕，2，4-二羟基-5-甲基-6-甲氧基查耳酮(2，4-dihydroxy-5-methyl-6-methoxychalcone)，2，4-二羟基-6-甲氧基查耳酮(2，4-dihydroxy-6-methoxychalcone)，血竭黄烷(dracoflavan) A，7，4′-二羟基黄烷(7，4′-dihydroxy flavan)，7-羟基-4′-甲氧基黄烷(7-hydroxy-4′-methoxy flavan)，7，4′-二羟基黄酮(7，4′-dihydroxy flavone)。

萜类：海松酸(pimaric acid)，异海松酸(isopimaric acid)，松香酸(abietic acid)，去氢松香酸(dehydroabietic acid)，山达海松酸(sandaracopimaric acid)。

苷类：1，2，4，5-四氯甲氧基苯(1，2，4，5-tetrachloromethoxy-benzene)，26-O-β-D-葡萄吡喃糖基-呋甾烷-5，25(27)-二烯-1β，3β，22β，26-四醇-1-O-α-L-阿拉伯吡喃糖苷〔26-O-β-D-glucopyranosyl-furostan-5，25(27)-diene-1β，3β，22β，26-tetrahydroxy-1-O-α-L-arabinopyranoside〕，3，4-二羟基烯丙基苯-4-O-β-D-葡萄吡喃糖苷(3，4-dihydroxy-allylbenzene-4-O-β-D-glucopyranoside)，五梗五加苷(acanthoside)B。

芳香族：对羟基苯甲酸乙酯(p-hydroxyethylbenzoate)，二对羟基黄烷酮(7，4′-dihydroxy-flavanone)，对羟基苯甲酸(p-hydroxybenzoic acid)，对羟基苯酚(p-hydroquinone)。

其他：原儿茶醛(protocatechualdehyde)，血竭二氧杂庚醚(dracooxepine)。

广西血竭含正二十七烷(n-heptacosane)，阿魏酸二十二酯(decosanyl ferulate)，阿魏酸二十四酯(tetracosanyl ferulate)，阿魏酸二十六酯(hexacosanyl ferulate)，阿魏酸二十八酯(octacosanyl ferulate)，紫檀芪(pterostilbene)，邻苯二甲酸(2-乙基)己酯，邻苯二甲酸丁基异丁基酯(butyl isobutyl phthalate)，4′-甲氧基-3′，7-二羟基黄酮(4′-methoxy-3′，7-dihydroxy flavone)，1，2，4，5-四氯-3，6-二甲氧基苯(1，2，4，5-tetrachloro-3，6-dimethoxy-benzene)，正二十二烷醇(docosyl alcohol)，十八碳饱和脂肪酸乙酯(octadecyl acetate)，二十碳饱和脂肪酸乙酯(eicosyl acetate)，白藜芦醇(resveratrol)。

【药理】 1. 抗炎作用　广西血竭 2 g/kg 剂量给小鼠灌胃，能明显拮抗二甲苯引起的小鼠耳炎。20%广西血竭混悬剂涂布于家兔烫伤部位，对烫伤所致炎症能加速结痂，促进伤口愈合。

2. 抑菌作用　用含有不同药量的培养基对广西血竭进行抑菌试验，其最低抑菌浓度分别为(mg/ml)：金黄色葡萄球菌(0.1)、白色葡萄球菌(0.1)、柠檬色葡萄球菌(20)、奈氏球菌(20)、大肠杆菌(50)、伤寒杆菌(20)、铜绿假单胞菌(50)、乙型链球菌(50)、白喉杆菌(0.25)、福氏痢疾杆菌(40)。对絮状表皮癣菌、许兰毛癣菌、断发毛癣菌、锈色小孢子菌、石膏样毛癣菌等也有较强的抗真菌作用。血竭素和血竭红素对金黄色葡萄球菌、包皮垢分枝杆菌和白色念珠菌的抑菌浓度分别为 50、50、25、25 和 25、12.5 μg/ml。

3. 抗血栓作用　家兔动静脉旁路循环实验法表明，静脉注射或皮下注射血竭均能使血管内血栓的湿重减轻，有非常明显的抗血栓作用；并且皮下注射的剂量增加，作用也增强。血流动力学试验表明，血竭能显著降低红细胞比容，加快红细胞在直流电场中的电泳速度(即缩短电泳时间)，以及增加血小板电泳速度。对全血黏度和血浆黏度也有降低趋势，说明血竭可增加红细胞和血小板的稳定性。血竭对二磷酸腺苷诱导的血小板聚集抑制率为 87.16%。

4. 对环核苷酸的影响　大鼠每日灌药 1 g/kg，连续 4 日，分别用结合蛋白法和放免法测血浆中的 cAMP 和 cGMP 含量，结果表明血竭能增加 cAMP 的含量和降低 cGMP 的水平。这种作用与 β-受体兴奋作用有关，而非 M 受体作用。

5. 对纤维蛋白溶解活性的影响　家兔每日肌注血竭 2 次，每次 2 g/kg，连续 4 日，能明显缩短优球蛋白溶解时间，增高溶解酶的活性单位，从而促进纤溶活性。但对家兔的凝血时间、凝血酶原时间和血液黏度无明显影响。

毒性　血竭小鼠灌胃的 LD_{50} 为 153.75～366 g/kg。广西血竭给家兔每日灌服 3 g/kg、1.5 g/kg，连续 90 日，未见明显毒性损害。红细胞、白细胞及肝、肾功能无异常，病理学检查对脾、肝、肺、肾、肠、肾上腺无损害作用。

【药性】 甘、咸，平，小毒。归心、肝经。

1.《雷公炮炙论》："味微咸甘。"

2.《海药本草》："甘，温，无毒。"

3.《本草蒙筌》："味辛咸，气平，有小毒。"

4.《纲目》："走血，手足厥阴药也。"

5.《本草经疏》："气薄味厚，阴也，降也。入足厥阴、手少阴经。"

6.《本草正》："微涩。"

7.《本草新编》："入肾。"

【功用主治】 散瘀定痛，止血，生肌敛疮。主治跌打损伤，内伤瘀痛，痛经，产后瘀阻腹痛，外伤出血不止，瘰疬，臁疮溃久不合及痔疮。

1.《新修本草》："主五脏邪气，带下，止痛，破积血，金疮生肉。"

2.《海药本草》："治湿痒疮疥，宜入膏用。""主打伤折损，一切疼痛，补虚及血气搅刺，内伤血聚。"

3.《日华子》："治一切恶疮疥癣久不合者，引脓。"

4.《开宝本草》："主心腹卒痛，止金疮血，生肌肉，除邪气。"

5.《珍珠囊补遗药性赋》："除血晕。"

6. 王好古："补心包络、肝血不足。"(引自《纲目》)

【用法用量】 内服：研末，1～1.5 g，或入丸剂。外用：研末调敷或入膏药内敷贴。

【宜忌】 凡无瘀血者慎服。

1.《日华子》："此药性急，亦不可多使。"

2.《本草经疏》："凡血病无瘀积者不必用。"

【选方】 1. 治腹中血块　血竭、没药、滑石、牡丹皮(同煮过)各一两。为末，醋糊丸，梧桐子大，服之。(《摘玄方》)

2. 治产后血冲心膈喘满，命在须臾　骐驎竭、没药各一钱五分。研细末，童便和酒调服。(《本草汇言》引《广利方》)

3. 治鼻衄　血竭、蒲黄等分。为末，吹之。(《医林集要》)

4. 治瘰疬已破，脓水不止　血竭(炒)二钱半，青州枣二十个(烧为灰)，干地黄半两(别杵为末)。上三味，细研如粉，以津唾调贴疮上。(《博济方》血竭散)

5. 治一切不测，恶疮，年深不愈　血竭一两，铅丹半两(炒紫色)。上二味，捣研为散，先用盐汤洗疮后贴之。(《圣济总录》血竭散)

6. 治白虎风，走转疼痛，两膝热肿　麒麟血一两，硫黄一两(细研末)。上件药，捣罗为散，研令匀，每服，不计时候，以温酒调下一钱。(《圣惠方》)

【临床报道】 1. 治疗上消化道出血　以血竭粉治疗上消化道出血 270 例(除食管静脉曲张破裂出血外)，获得满意疗效。治疗方法：血竭粉口服，每次 1 g，每日 4 次，温开水调服。至大便隐血试验转阴后，改为每日 2 次，每次 1 g，再观察大便隐血试验 2 日，仍为阴性者停服，而后酌情辨证论治。治疗结果：270 例中，有 249 例获得止血效果，占 92.2%，21 例无效。大便隐血转阴时间最短为 17 小时，最长 148 小时，平均 2.4 日。

2. 治疗宫颈糜烂　将血竭粉均匀撒在"一敷灵"可吸收海绵上局部清洗消毒后再将海绵贴敷于宫颈糜烂面。隔日或每日 1 次，7 次为 1 个疗程。治疗宫颈糜烂 58 例，结果：① 近期停经后 10 日观察，轻度宫颈糜烂 19 例中治愈 16 例(84.21%)，有效 3 例(15.79%)；中度宫颈糜烂 35 例中治愈 26 例(74.29%)，有效 9 例(25.71%)；重度宫颈糜烂 4 例中有效 2 例(50.00%)，无效 2 例(50.00%)。总有效率为 96.55%。② 远期下次月经净后 10 日观察：轻度宫颈糜烂 19 例全部治愈；中度糜烂 35 例全部治愈；重度糜烂 4 例中，治愈 2 例(50.00%)，有效 2 例(50.00%)。总有效率为 100%。

3. 治疗急性湿疹　用血竭粉，内服，每次 2 g，每日 3 次，温开水调化送服。同时给予抗组胺药物，少数患者合并感染时加用抗生素。同时选用 30%硼酸液湿敷患处，然后涂擦血竭粉适量，每日 3 次。共治疗 120 例，结果，临床治愈 104 例，占 86.7%；好转 15 例，占 12.5%；无效 1 例，占 0.8%，总有效率为 99.2%。

【各家论述】 1.《纲目》："骐驎竭，木之脂液，如人之膏血，其味甘咸而走血，盖手足厥阴药也，肝与心包皆主血故尔。河间刘氏云，血竭除血痛，为和血之圣药是矣。乳香、没药，虽主血病，而兼入气分，此则专于血分者也。”

2.《本草经疏》：“（骐驎竭）甘主补，咸主消，散瘀血、生新血之要药，故主破积血金疮，止痛生肉。主五脏邪气者，即邪热气也。带下者，湿热伤血分所致也，甘咸能凉血除热，故悉主之。苏恭主心腹卒痛，李纛以之治伤折打损，一切疼痛，血气搅刺，内伤血聚者，诚为此耳。”

3.《本草汇言》：“骐驎竭，活血（瘀）、散血（聚）、破血（结）、行血（死）之药也，凡跌扑斗打及堕压损伤，伤之轻者曰血瘀、曰血聚，伤之重者曰血结、曰血死，皆血脉留滞于腹中及经络骨节之处与肌肉俱腐败者，非活血行血之药不能治。然欲保其生全，舍乳、没、骐驎竭之类，谁能起其危困乎？倘有断骨损筋或伤及脏腑，血瘀血胀、垂死者，此三种之外，更加山羊血或猴经二三厘酒调灌之，下咽即有生理，真活命之良方也。”

4.《本经逢原》：“血竭，助阳药中同乳香、没药用之者，取以调和血气，而无留滞壅毒之患。”

1899 血风藤 xuè fēng téng（《广西中草药》）

【异名】 青藤、铁牛入石、青筋藤（广州部队《常用中草药手册》），血风根、扁果藤、血宽筋、红蛇根、牛参、老人根（《新华本草纲要》）。

【基原】 为鼠李科翼核木属植物翼核果的根或茎。

【原植物】 翼核果 *Ventilago leiocarpa* Benth. 又名：光果翼核木（《台湾植物志》）。

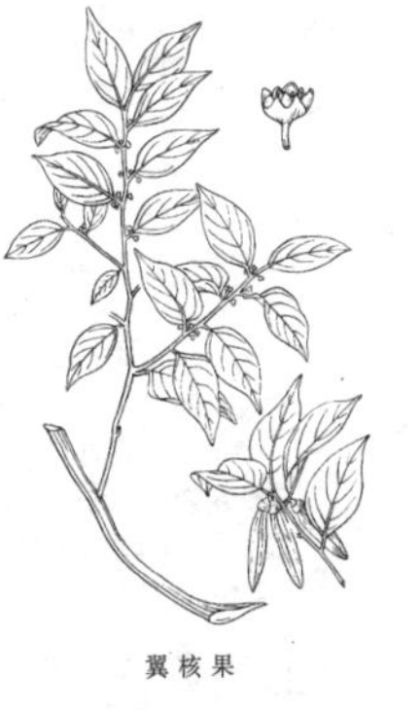

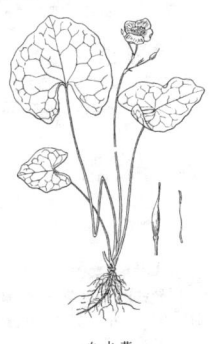

翼核果

藤状灌木，高2～3 m。根粗壮，外皮暗紫红色。茎多分枝，有细纵纹，幼枝绿色，无毛。叶互生；叶柄长3～5 mm，被疏短柔毛；叶片薄革质，卵形或卵状长圆形，长4～8 cm，宽2～3.5 cm，先端渐尖，基部阔楔形或近圆形，全缘或稍有细锯齿，两面无毛。腋生聚伞花序或顶生圆锥花序；花小，两性，绿白色；花萼5裂，裂片三角形；花瓣5，倒卵形，先端微凹；雄蕊5，略短于花瓣；子房2室，藏于五角形的花盘内，花柱2浅裂或半裂。核果球形，长达6 cm，核直径4～5 mm，熟时红褐色，先端有1鸭舌形膜质的薄翅，翅长1.5～2 cm，基部有宿存萼筒；种子1颗。花期3～5月，果期4～7月。

生于海拔1 500 m以下的山野、沟边的疏林下或灌丛中。分布于福建、湖南、广东、广西、海南、云南、台湾。

【栽培】 生物学特性　喜温暖湿润的气候。对土壤要求不严，以土层深厚而富含腐殖质的砂质壤土栽培为好。

繁殖方法　种子繁殖。秋季果实变褐色时即成熟，选择粒大饱满留种，于通风处贮藏。翌年春季播种育苗。开沟条播，行距30 cm，种子粒距5 cm，覆土2 cm，浇水保持苗床湿润。当苗高35 cm时移栽。

【采收加工】 春、秋季采收茎，切段，晒干。冬季挖根，切片，晒干。

【药材】 血风藤 *Ventilaginis Leiocarpae Radix et Caulis* 产于广西、广东、湖南、云南、福建等地。

性状　根呈圆柱形，稍弯曲，分枝极少，直径2～7 cm，长20～60 cm，表面粗糙，有的具纵棱，暗红紫色。栓皮松脆，可层层剥离。断面木部黄褐色至棕褐色，密布细小的黑色针孔状小点，有的中央有细小的髓。藤茎外表灰褐色，有纵条纹，少分枝。断面木部黄褐色至灰棕色，髓部明显。气微，味淡。

鉴别　(1) 取本品粉末1g，加乙醇10 ml，振摇，冷浸过夜；滤过，滤液挥去乙醇，残渣加稀盐酸，调节pH约等于5，搅拌使溶；滤过，滤液加氨水碱化后，以三氯甲烷萃取；萃取液挥去三氯甲烷，残渣加水5 ml，滴加稀盐酸使pH约为5，使溶；滤过，滤液加氨水调节pH8～9，置试管中，滴加碘化铋钾试液，产生黄白色沉淀（检查生物碱）。

(2) 取本品粉末2 g，加甲醇20 ml，振摇，冷浸过夜；滤过，滤液挥去甲醇；残渣加水10 ml，滴加氢氧化钠试液碱化，搅拌使溶；滤过，滤液滴加稀盐酸使pH为中性；取滤液置试管中，加少许镁粉，滴加浓盐酸3～4滴；显紫红色（检查黄酮）。

(3) 取本品粉末0.2 g，加10%的硫酸溶液10 ml，置水浴上加热2～10分钟。放冷后，加入5 ml乙醚振摇，静置分层后取醚层。取上述乙醚液2 ml，加入1 ml 5%的氢氧化钠液振摇，乙醚层由黄色退为无色，水层显红色；取上述乙醚液2 ml，滴加0.5%醋酸镁甲醇试液2～3滴，即产生紫红色的絮状沉淀，继续滴加过量的醋酸镁甲醇试液，沉淀消失，溶液变为紫红色。

【成分】 根含蒽醌化合物：大黄素（emodin），大黄素甲醚（physcion），大黄素-6，8-二甲醚（6，8-dimethylemodin），1-羟基-6，7，8-三甲氧基-3-甲基蒽醌（1-hydroxy-6，7，8-trimethoxy-3-methylanthraquinone），1，2，4，8-四羟基-3-甲基蒽醌（2-hydroisotandicin），翼核果醌（leiocarpaquinone），萘醌化合物：翼核果醌-Ⅰ（ventiloquinone-Ⅰ），翼核果素（ventilagolin）。还含羽扇豆醇（lupeol）。

【药性】 甘，温。

1. 广州部队《常用中草药手册》：“甘，涩，温。”
2.《广西中草药》：“味淡，性微温。”
3.《全国中草药汇编》：“苦，温。”

【功用主治】 广州部队《常用中草药手册》：“补气补血，舒筋活络。主治气血亏损，月经不调，风湿筋骨痛，四肢麻木，跌打损伤。”

【用法用量】 内服：煎汤，15～30 g；或浸酒。

1900 血水草 xuè shuǐ cǎo（《贵州民间药物》）

【异名】 黄水芋（《贵州民间药物》），金腰带（南川《常用中草药手册》），一口血、小号筒、小绿号筒、水黄连（《湖南药物志》），鸡爪莲（《江西草药》），斗篷草、马蹄草（《广西本草选编》），小羊儿（《浙江药用植物志》），血水芋、一滴血、一点血（《湖北中草药志》），土黄连（《福建药物志》）。

【基原】 为罂粟科血水草属植物血水草的全草。

【原植物】 血水草 *Eomecon chionantha* Hance 又名：黄水草、见血参、人血草、散血草（湖北），片莲、扒山虎（江西、贵州），黄芋菜（江西、湖北、贵州），雪花罂粟（广西）。

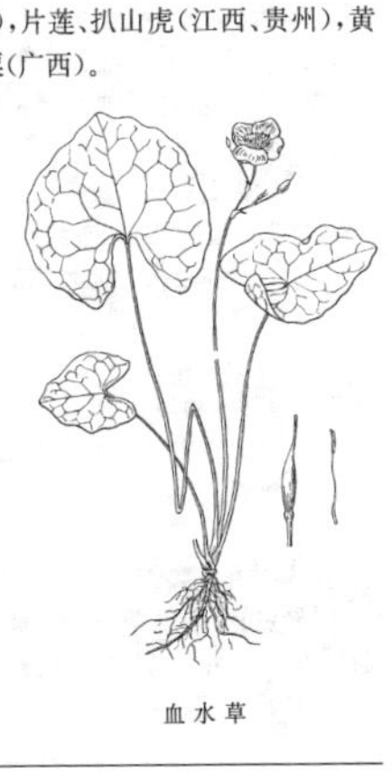

血水草

多年生草本，高30～60 cm。植株具红橙色汁液。根和根茎匍匐，黄色。茎紫绿色，有光泽。叶基生；叶柄长10～30 cm，基部具窄鞘；叶片卵圆状心形或圆心形，长5～26 cm，宽5～20 cm，先端急尖，基部耳垂状，表面绿色，背面灰绿色，有白粉，掌状脉5～7条，边缘呈波状。花葶灰绿色而略带紫红色，高20～40 cm，有花3～5朵，排列成伞房状聚伞花序；苞片和小苞片卵状披针形，长0.2～1 cm，先端渐尖；花萼2，盔状，长0.5～1.5 cm，无毛，先端渐尖，基部合生，早落；花瓣4，白色，倒卵形，长1～2.5 cm；雄蕊多数，花丝长0.5～0.7 cm，花药长圆形，长约0.3 cm，黄色；子房卵形或窄卵形，柱头2裂。蒴果长椭圆形，长约2 cm，先端稍细小。花期3～6月，果期5～7月。

生于海拔700～2 200 m的山谷、溪边、林下阴湿肥沃地，常成片生长。分布于浙江、安徽、福建、江西、河南、湖北、湖南、广东、广西、四川、贵州、云南等地。

本植物的根及根茎(血水草根)亦供药用，另设专条。

【采收加工】 8～9月采集全草，晒干或鲜用。

【成分】 全草含生物碱：白屈菜红碱(chelerythrine)，血根碱(sanguinarine)，原托品碱(protopine)，α-别隐品碱(α-allocyptopine)，氧化血根碱(oxysanguinarine)，白屈菜红默碱(chelerythridimerine)，还含羽扇豆乙酯(lupeny)。

【药理】 对钉螺、尾蚴的作用 血水草生物碱有较好的杀钉螺作用，随着温度的增高，杀螺效果增加，杀螺有效浓度减低。浸泡时间延长，杀螺效果增加。

尾蚴接触5 mg/L溶液60分钟100%死亡，对小鼠感染日本血吸虫尾蚴的防护率达82.35%～94.53%。

毒性 血水草生物碱(ECA)对鱼类毒性作用，在有效杀螺浓度下对鱼毒性低。血水草总生物碱对小鼠灌胃的LD_{50}为440±37.5 mg/kg，腹腔注射的LD_{50}为21.75±0.38 mg/kg，外用几乎无毒。

【药性】 苦，寒，小毒。归肝、肾经。

1.《贵州民间药物》："性凉，味苦。有小毒。"

2.《江西草药》："性寒，味苦。"

【功用主治】 清热解毒，活血止痛，止血。主治目赤肿痛，咽喉疼痛，口腔溃疡，疔疮肿毒，毒蛇咬伤，癣疮，湿疹，跌打损伤，腰痛，咳血。

1.《江西草药》："治毒蛇咬伤，全身瘙痒，流黄水，疮疖，无名肿毒，急性结膜炎。"

2.《湖南药物志》："止血逐瘀，杀虫。"

3.《福建药物志》："清热利湿，消肿解毒。主治支气管炎，疔疮疖肿，跌打损伤。"

4.《浙江药用植物志》："治劳伤腰痛，肺结核咳血。"

5.《中国民族药志》："祛腐生肌。用于咽喉肿痛，口腔溃疡，内伤出血。"

【用法用量】 内服：煎汤，6～30 g；或浸酒。外用：鲜草捣烂敷；或晒干研末调敷；或煎水洗。

【选方】 1. 治急性结膜炎 鲜血水草30～60 g。水煎服，每日1剂。(《江西草药》)

2. 治小儿胎毒，疮痒 黄水芋、苦参、燕窝泥各等分。共研为末，调菜油搽；或煎水洗。(《贵州民间药物》)

3. 治口腔溃疡 血水草全草适量。捣烂，绞汁漱口。(《中国民族药志》)

4. 治无名肿毒 血水草鲜品适量。甜酒糟少许，捣烂外敷。每日换药1次。(《江西草药》)

5. 治毒蛇咬伤 血水草适量。捣烂，兑淘米水外洗，外敷；亦可内服。(《中国民族药志》)

6. 治小儿癣疮 黄水芋全草。晒干，研末，取适量调菜油搽。(《贵州民间药物》)

7. 治内伤出血 血水草15 g，蜈蚣藤根、两面针根各10～15 g。泡酒内服，适量，每日2次。(《中国民族药志》)

1901 血叶兰 xuè yè lán (《全国中草药汇编》)

【异名】 石上藕、石蚕、真金草(广州部队《常用中草药手册》)，异色血叶兰(《广东药用植物简编》)。

【基原】 为兰科血叶兰属植物血叶兰的全草。

【原植物】 血叶兰 *Ludisia discolor* (Ker-Gawl.) A. Rich.

多年生草本，高10～25 cm。根状茎肉质，匍匐伸长，粗壮，茎节明显，似蚕卧于石上，通常紫红色或黄绿色。茎基部互生2～4片叶；叶卵形或卵状长圆形，长3～7 cm，宽2～3 cm，上面暗绿色或紫红色，背面红色，纵脉5条和网脉均为红色或金黄色。总状花序有2～10朵花。花白色或粉红色，基部具1枚淡红色的舟状苞片；中萼片近匙形，侧萼片椭圆形，均长8 mm；花瓣与中萼片等长并靠合成兜状；唇瓣弯曲，基部具囊状距，前端伸展如两翼展翅；子房被短柔毛。

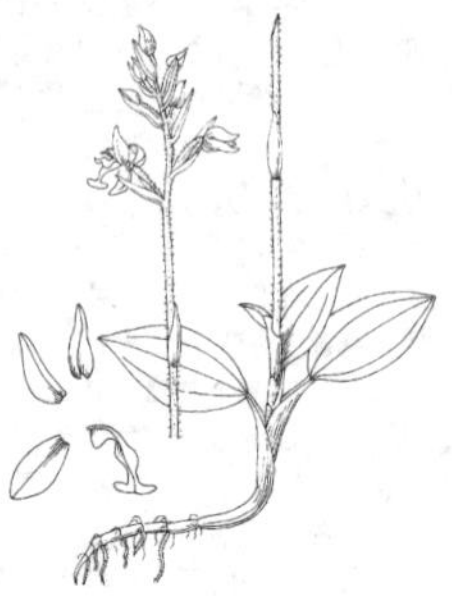

血叶兰

生于海拔950～1 000 m的林下阴湿处或山沟潮湿的岩石上。分布于福建、广东、广西、海南、云南等地。

【采收加工】 5～9月采收，鲜用或切段晒干。

【药材】 血叶兰 *Herba Ludisiae Discoloris* 产于广东、广西、福建、云南等地。

性状 全草长10～20 cm。根茎伸长似蚕状，肉质，直径约3 mm，表面灰黄色，具纵皱纹，节明显，可见残留膜状或干枯成毛状的叶鞘。根短，稍粗壮，被细密的绒毛状根毛。叶互生，纸质，多卷缩，展平后呈卵状椭圆形，灰绿色或暗红色；叶柄延长成膜状鞘，抱茎。气微，味淡、微涩。

【药性】 甘，凉。

1.《全国中草药汇编》："甘，凉。"

2.《香港中草药》："味甘，微涩，性凉。"

【功用主治】 滋阴润肺，健脾，安神。主治肺痨咯血，食欲不振，神经衰弱。

1.《全国中草药汇编》："滋阴润肺，凉血，止血。主治肺结核咯血，神经衰弱。"

2.《香港中草药》："治食欲不振。"

【用法用量】 内服：煎汤，3～9 g，鲜品9～15 g。

【选方】 治肺结核咯血 石上藕30 g。洗净后生嚼服或捣汁服。(《全国中草药汇编》)

1902 血当归 xuè dāng guī 〔《中草药》1982，13(7)：294〕

【异名】 牛西西、乳突叶酸模(《全国中草药汇编》)，红筋大黄、金不换、土大黄、止血草、化血莲、散血七、血丝大黄〔《药学学报》1981，16(4)：289〕。

【基原】 为蓼科酸模属植物红丝酸模的根。

【原植物】 红丝酸模 *Rumex chalepensis* Mill. 又名：中亚酸模(《湖北植物志》)。

多年生草本。根肥厚。茎直立，高达60 cm，有明显深沟槽。叶长圆形至长圆状披针形，长可达20 cm以上，先端圆钝或急尖，基部圆形，全缘或稍呈波状，两面无毛，中脉在下面凸起；茎生叶柄长约4 cm，向上渐

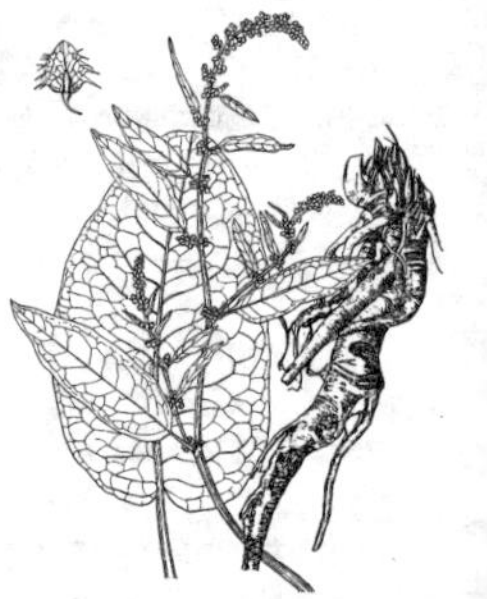

红丝酸模

短；托叶鞘筒状，膜质，易破碎；茎生叶的叶脉红色。圆锥花序顶生，大型，分枝稀疏；花两性；花被片6，成2轮，内轮在果时增大，三角状卵形，长3～5 mm，两边各具4～7齿，齿直，网脉甚明显，蜂窝状，每片有长约2 mm的长圆状的瘤状突起。瘦果三棱形，淡褐色，光滑。花期4～6月，果期6～9月。

生于低海拔区的路边沟旁。分布于河北、江苏、江西、山东、河南、湖北、湖南等地。

【采收加工】 8～10月挖根，鲜用或晒干。

【药材】 血当归 *Rumicis Chalepensis Radix* 产于河北、山东、江苏、江西、湖北、湖南等地。

性状 根茎粗短，有少数分枝，顶端有茎基与叶基残余，呈棕色鳞片状及须毛纤维状，有的具侧芽及须状根，并有少数横纹。根类长圆锥形，表面棕色至棕褐色，上段具横纹，其下具多数纵皱纹，散有横长皮孔样瘢痕及点状须根痕。质硬，断面黄色，可见棕色形成层环及放射状纹理。气微，味稍苦。

鉴别 根横切面：木栓层薄。皮层为薄壁组织，有的薄壁细胞含有草酸钙簇晶。韧皮部细胞压缩。形成层环明显。木质部导管单个散在或数个成群，呈径向排列。无髓。本品薄壁细胞含淀粉粒，类梭形、类球形。

【成分】 血当归根茎中含大黄酚(chryaophanol)、大黄素(emodin)、大黄素甲醚(physcim)、芦荟大黄素(alve-emodin)、血当归甲素、大黄酚与鞣质的结合物。

【药理】 1. 止血作用 由本品中提取的血当归甲素(磷酸铵镁)对小动脉和微动脉有直接收缩作用，并能促进纤维蛋白生成，加快血凝过程。

2. 其他作用 本品含有强抗真菌作用的成分酸模素(musizin)，其药理作用参见"羊蹄"条。本品尚含有大黄素、大黄素甲醚和大黄酚，这些成分的药理作用参见"大黄"条。

【药性】 苦、酸，寒。

【功用主治】 凉血止血，清热通便，解毒杀虫。主治吐血，咯血，崩漏，便秘，痈肿疮毒，烫火伤，疥癣，湿疹。

《药学学报》1981，(4)：290："内服治疗吐血，便血，便秘，跌打，月经不调，肺脓疡痢疾，肝炎。外用治疥癣，痈肿疮毒，腮腺炎，烫火伤，湿疹及其他皮肤病。"

【用法用量】 内服：煎汤，6～10 g；外用：捣涂。

1903 血经草 xuè jīng cǎo (《湖南药物志》)

【异名】 女儿红、紫背红、叶底红(《湖南药物志》)，天青地红、叶下红(《中国植物志》)，石紫苏(《湖南省中药资源名录》)。

【基原】 为野牡丹科野海棠属植物长萼野海棠的全草。

【原植物】 长萼野海棠 *Bredia longiloba* (Hand. -Mazz.) Diels [*Fordiophyton gracile* Hand. -Mazz. var. *longilobum* Hand. -Mazz.]

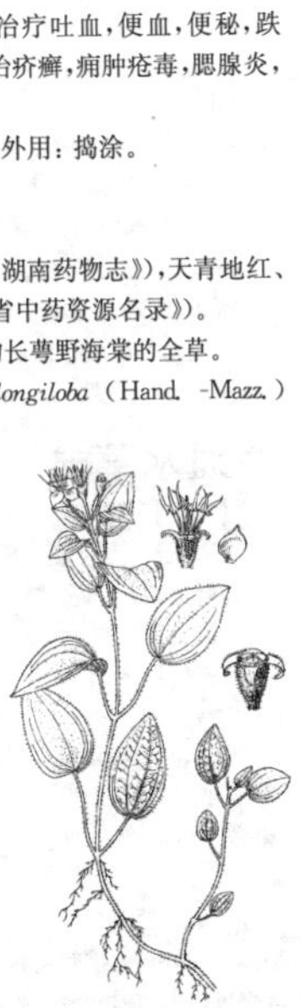
长萼野海棠

亚灌木，高20～40 cm。茎四棱形，逐节生根，基部木质化，不分枝或少数分枝，密被柔毛及平展的腺毛，以后腺毛成刺毛。叶对生；叶柄长1～4.5 cm，被柔毛及平展的疏刺毛；叶片卵形或椭圆状卵形，先端急尖或短渐尖，基部钝至浅心形，长5～8 cm，宽2.2～4.5 cm，上面被微柔毛及疏糙伏毛或长柔毛，下面密被微柔毛，边缘具细锯齿，齿尖具刺毛；基出脉7条。花两性；由伞形花序组成聚伞花序，顶生或生于小枝顶端，与花梗、花萼均被微柔毛及疏腺毛；花萼漏斗形，裂片线状披针形；花瓣紫红色，长圆状卵形，先端渐尖，微偏斜；雄蕊8，长1～1.2 cm，略长者基部具极短的柄，略短者基部具刺状小瘤及后面呈短距，整个连成一盘状；子房卵形，冠缘具腺毛。蒴果杯形，为宿存萼所包，花期8～10月，果期约10月。

生于海拔600～900 m的山坡、山谷疏林下或路边水旁湿地。分布于江西、湖南、广东等地。

【采收加工】 5～9月采挖，鲜用或晒干。

【药性】 《湖南药物志》："微苦，凉。"

【功用主治】 《湖南药物志》："清热利尿，活血调经。"

【用量用法】 内服：煎汤，9～15 g；大剂量可用至60 g。外用：煎水洗；或鲜品捣敷。

【选方】 1. 治月经不调、痛经 叶底红全草60 g，山莓根18 g，火把果根30 g。煎水兑甜酒服。

2. 治指头炎 叶底红全草煎水，先熏后洗。再以鲜叶捣烂敷。(1、2方出自《湖南药物志》)

1904 血盆草 xuè pén cǎo (《四川中药志》)

【异名】 叶下红、红青菜(《贵州民间药物》)，雪见草(景德镇《草药手册》)。

【基原】 为唇形科鼠尾草属植物贵州鼠尾草和血盆草带根的全草。

【原植物】 1. 贵州鼠尾草 *Salvia cavaleriei* Lévl.

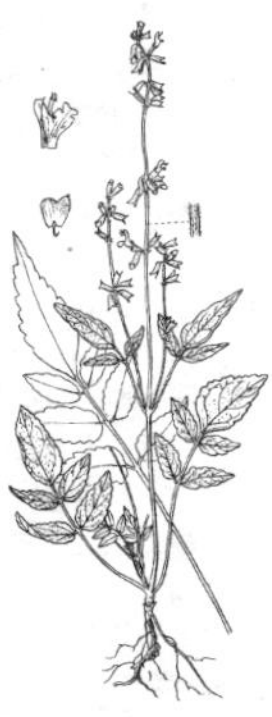
贵州鼠尾草

一年生草本，高12～32 cm。主根粗短，纤维状须根细长，多分枝。茎单一或基部多发枝，细瘦，四棱形，青紫色，下部无毛，上部略被微柔毛。叶形状不一，下部的为羽状复叶，较大，顶生小叶长卵圆形或披针形，先端钝或钝圆，基部楔形或圆形而偏斜，边缘有疏锯齿，上面绿色，下部紫色，侧生小叶1～3对，常较小，上部的叶为单叶，或裂为3裂片，或于叶的基部裂出一对小的裂片；叶柄长1～7 cm，下部的较长，无毛。轮伞花序2～6花，组成顶生的总状花序，或基部分枝而成总状圆锥花序；苞片披针形，带紫色；花梗与花序轴略被微柔毛；花萼筒状，外面无毛，内面上部被微硬伏毛，二唇形；花冠蓝紫色或紫色，外被微柔毛，内面冠筒中部有疏毛环，冠檐二唇形，下唇与上部近等长，3裂；能育雄蕊2，药室退化，增大成足形，先端相互联合，退化雄蕊短小；花柱先端不相等2裂。小坚果黑色，无毛。花期7～9月。

生于海拔530～1 300 m的多岩石的山坡上、林下、水沟边。分布于广东、广西、四川、贵州等地。

2. 血盆草 *S. cavaleriei* Lévl. var. *simplicifolia* Stib.

又名：破罗子《峨眉山药用植物调查报告》，反背红、朱砂草《贵州民间方药集》，红肺筋、红五匹、单叶血盆草《四川中药志》，野丹参《广西药用植物名录》，一口血、紫金草(湖北)。

本变种与正种区别在于：多年生草本，叶全部基出，稀在茎最下部着生，通常为单叶，心状卵圆形或心状三角形，稀三出叶，侧生小叶小，先端锐尖或钝，具圆齿，叶柄比叶片长，无毛或被开展疏柔毛；花序被极细贴生疏柔毛，无腺毛；花紫色或紫红色。

生于山坡、林间或沟渠边。分布于西南及江西、湖北、湖南、广东、广西等地。

【采收加工】 7～10月采收，鲜用或晒干。

【药材】 血盆草 *Salvia Cavaleriei Herba* 产于四川等地。

性状 茎四方形，上有细柔毛，单叶对生或单数羽状复叶，叶片长卵圆形，先端渐尖或钝，基部略成心形，边缘圆齿形，上面暗紫色，下面紫红色，叶脉明显，下面脉上被绒毛，轮状总状花序。气微，味微苦。

【药理】 1. 抗凝血作用　贵州鼠尾草水煎剂 0.4 g/ml 体外具有完全性抗凝血作用。

2. 耐缺氧作用　贵州鼠尾草水溶性注射液以相当于 30 g(生药)/kg 剂量给小鼠腹腔注射，给药 1.5 小时后极显著提高小鼠常压耐缺氧能力，给药 3 小时后作用有所下降。

【药性】 微苦，凉。归肺、肝经。

1.《贵阳民间药草》："苦、辛，寒，无毒。"

2.《贵州民间药物》："性平，味微苦。"

3.《四川常用中草药》："性凉，味淡。"

4.《四川中药志》1982 年版："苦、涩、微辛，平。"

【功用主治】 凉血止血，活血消肿，清热利湿。主治咳血，吐血，鼻血，崩漏，湿热泻痢，带下，创伤出血，跌打伤痛，疮痈疖肿。

1.《贵州草药》："清热止血，利湿。"

2.《四川常用中草药》："清肺热，凉血。治咳嗽吐血，劳伤吐血。"

3.《全国中草药汇编》："凉血解毒，散瘀止血。主治肺结核咯血，痢疾。外用治跌打损伤，疖肿。"

【用法用量】 内服：煎汤，15～30 g。外用：研末撒布伤口或加水捣敷。

【选方】 1. 治肺热咳嗽，吐血　血盆草 30 g，吉祥草 30 g。水煎服。(《四川中药志》1982 年)

2. 治肺痨咯血　雪见草(鲜根)30 g，猪肺 200 g。水煮，服汤食肺。(景德镇《中草药手册》)

3. 治吐血　鲜朱砂草 15 g，鲜八爪金龙 1.5 g。煎水服，分 3 次服完。(《贵州草药》)

4. 治鼻血　反背红、包谷须各 9 g。煎水服。(《贵阳民间药草》)

5. 治崩漏　反背红 15 g，朱砂莲 9 g，拳参 15 g。水煎服。(《贵阳民间药草》)

6. 治刀伤出血　反背红叶捣烂，包敷患处。(《贵阳民间药草》)

7. 治跌打损伤　雪见草 30 g，瓜子金 15 g。酒、水各半煎服。(景德镇《草药手册》)

8. 治疖肿　雪见草 30 g，金银花 15 g。水煎服。亦可用全草加水酒捣烂外敷。(景德镇《草药手册》)

9. 治赤痢　反背红 9 g，枣儿红 9 g，红糖 30 g。加水两碗，煎汤一碗，饭前服用。(《贵阳民间药草》)

1905 血满草 xuè mǎn cǎo (《植物名实图考》)

【异名】 接骨药、接骨丹、血管草(《云南中草药》)，接骨木、苛草(《西藏常用中草药》)，红山花、接骨草、珍珠麻(《全国中草药汇编》)。

【基原】 为忍冬科接骨木属植物血满草的全草或根皮。

【原植物】 血满草 *Sambucus adnata* Wall. 又名：血莽草、大血草(《中国高等植物图鉴》)。

多年生高大草本或半灌木，高 1～2 m。根和根茎红色，折断后有红色浆汁。茎草质，具明显的棱条。奇数羽状复叶对生；具叶片状或条形的托叶；小叶 3～5 对，长椭圆形、长卵形或披针形，长 4～15 cm，宽 1.5～2.5 cm，先端渐尖或长渐尖，基部不对称，平钝或阔楔形，边缘有锯齿，两面均疏被粗毛，脉上毛较密，顶端一对小叶基部常沿柄相连，有时也与顶生小叶片相连；小叶的托叶退化成瓶状突起的腺体。聚伞花序顶生，伞形式，长约 15 cm；具总花梗，3～5 出的分枝成锐角，初时密被黄色短柔毛，多少杂有腺毛；花小，有恶臭；花萼 5 裂，被短柔毛，裂片三角形，下部愈合成钟状；花冠白色，辐状，5 裂；雄蕊 5，互生，着生于花冠筒口，花丝基部膨大，花药黄色；子房 3 室，花柱极短，柱头 3 裂。浆果红色，球形。花期 5～7 月，果期 9～10 月。

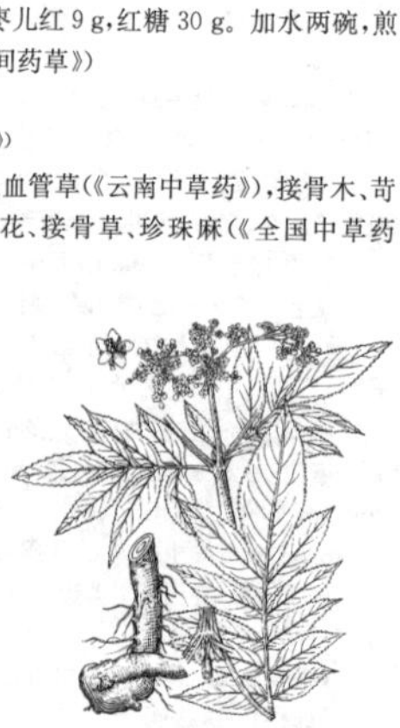

血满草

生于海拔 1 600～3 600 m 的林下或沟边灌丛中。分布于四川、贵州、云南、西藏、陕西、甘肃、青海、宁夏等地。

【采收加工】 7～10 月采收，鲜用或晒干。

【药理】 抗真菌作用　血满草煎剂在试管内对红色毛癣菌、石膏样毛癣菌、絮状表皮癣菌、羊毛状小孢子菌和石膏样小孢子菌等有抗真菌作用；但对白念珠菌无抑制作用。

【药性】 辛、甘，温。归脾、肾经。

1.《云南中草药》："辛，温。"

2.《西藏常用中草药》："性平，味甘、淡。"

3.《全国中草药汇编》："辛、涩，温。"

4.《青藏高原药物图鉴》："苦、甘，寒，小毒。"

【功用主治】 祛风利水，活血通络。主治急慢性肾炎，风湿疼痛，风疹瘙痒，小儿麻痹后遗症，慢性腰腿痛，扭伤瘀痛，骨折。

1.《植物名实图考》："浸脚气湿肿。"

2.《云南中草药》："祛风活络，散瘀止痒。主治风疹，风湿疼痛，小儿麻痹，跌打损伤，骨折，水肿。"

3.《西藏常用中草药》："活血散瘀，强筋骨，祛风湿，利水消肿。主治风湿性关节炎，慢性腰腿痛，扭伤，血肿，水肿，骨折。"

4.《青藏高原药物图鉴》："外用治疮疖，神经性皮炎，小儿湿疹；内服治风湿性关节炎。"

【用法用量】 内服：煎汤，9～15 g。外用：煎水洗；或捣烂敷。

【选方】 1. 治水肿　(血满草)嫩叶、根皮 9～15 g。与豆腐同煮内服。

2. 治风疹，风湿疼痛　血满草全草适量。水煎洗患处。

3. 治小儿麻痹，跌打损伤　先用梅花针刺患处，再用血满草鲜茎叶适量舂细，酒炒外包。

4. 治骨折　用血满草鲜全草适量。捣烂加酒或开水调敷。(1～4 方出自《云南中草药》)

5. 治大肠下血，脱肛　血满草、黑锁梅根、芒种花根各适量。煮猪肉吃。(《昆明民间常用草药》)

1906 血水草根 xuè shuǐ cǎo gēn (《江西草药》)

【异名】 广扁线、捆仙绳(《四川中药志》)。

【基原】 为罂粟科血水草属植物血水草的根及根茎。

【原植物】 参见"血水草"条。

【采收加工】 9～10 月采挖，晒干或鲜用。

【药材】 血水草根 *Eomeconis Chionanthae Rhizoma*　主产于四川、湖北、贵州等地。

性状　根茎细圆柱形，弯曲或扭曲。表面红棕色或灰棕色，平滑，有细纵纹，节上着生纤细的须状根。质脆，易折断，折断面不平坦，皮部红棕色，中柱淡棕色，有棕色小点(维管束)。气微，味微苦。

鉴别　根茎横切面：表皮细胞扁小，有的可见单细胞毛。皮层宽广。外韧型维管束数个，排列成环状。韧皮部外侧有新月形纤维束。束内形成层隐约可见。木质部有十至数十个导管。髓较大。髓射线宽。本品皮层及髓部散有乳汁管，有时可见黄色或白色油滴状分泌物。

【成分】 根茎含生物碱：血根碱(sanguinarine)，白屈菜红碱(chelerythrine)。

【药性】 苦、辛，凉，小毒。

1.《湖北中草药志》："苦，凉。有小毒。"

2.《四川中药志》1982年版："苦、辛，微寒。"

【功用主治】 清热解毒，散瘀止痛。主治风热目赤肿痛，咽喉疼痛，尿路感染，疮疡疖肿，毒蛇咬伤，产后小腹瘀痛，跌打损伤及湿疹，疥癣等。

1.《湖北中草药志》："清热解毒，散瘀消肿。用于眼结膜炎，尿路感染，产后小腹痛，全身瘙痒，骨折，毒蛇咬伤，脓疱疮，热疖，小儿湿疹，癣疮等症。"

2.《四川中药志》1982年版："用于肝热目赤，跌打损伤，腰痛。"

3.《中国民族药志》："治咽喉肿痛，下肢溃疡，腹痛腹泻，出血等症。"

【用法用量】 内服：煎汤，5～15 g；或浸酒。外用：捣烂敷；或研末调敷。

【选方】 1. 治咽喉肿痛　血水草根5 g，山豆根10 g。煎服。(《中国民族药志》)

2. 治脓疱疮　血水草根适量，研细末，先在患处搽菜油，后撒上药粉，每日1次。(1、2方出自《湖北中草药志》)

3. 治毒蛇咬伤　鲜血水草根30～60 g。捣烂外敷，每日换药1次。(《江西草药》)

4. 治下肢溃疡　用1%高锰酸钾液洗净伤口，取血水草根适量，捣烂外敷或干粉撒布伤口。(《中国民族药志》)

5. 治疥癣，疮肿，湿疹　广扁线、蛇床子、硫黄各等分，研末，用水调敷患处。(《四川中药志》1982年版)

1907 向天蜈蚣 xiàng tiān wú gōng (《福建民间草药》)

【异名】 叶顶珠、铁精草(《福建民间草药》)，细叶木兰(《云南药用植物名录》)。

【基原】 为豆科田菁属植物田菁的叶。

【原植物】 田菁 *Sesbania cannabina* (Retz.) Pers. [*Aeschynomene cannabina* Retz.]

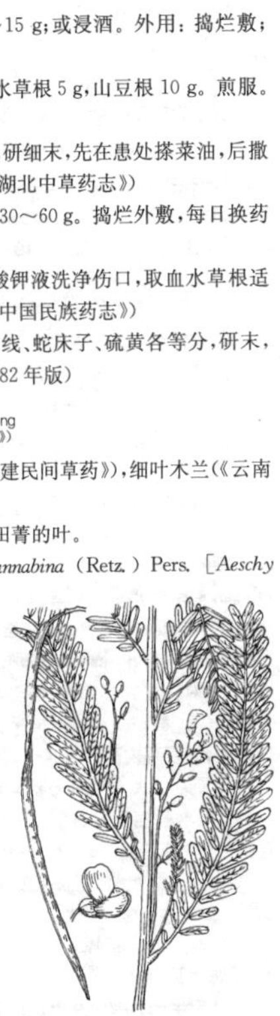
田　菁

一年生亚灌木状草本，高1～3 m。茎直立，分枝，嫩枝被紧贴柔毛，枝及叶轴平滑有时有小凸点。偶数羽状复叶，长15～30 cm；小叶20～40对，叶片条状长圆形，长8～20 mm，先端钝，有细尖，基部圆形，上面无毛，背面被紧贴疏毛；托叶早落。总状花序腋生，长3～10 cm，疏散，花3～8朵；萼钟状，无毛，萼齿近三角形；花冠黄色，旗瓣扁圆形，有时具紫斑；雄蕊10，二体；子房线形，花柱内弯。荚果圆柱状条形，长15～20 cm，有尖喙。种子多数，长圆形，绿褐色。花期9月，果期10月。

生于田间路旁或潮湿地。分布于江苏、浙江、福建、广东、广西、云南、台湾等地，华东地区有栽培。

本植物的根(向天蜈蚣根)亦供药用，另设专条。

【采收加工】 5～7月采收，鲜用或晒干。

【药性】《福建药物志》："甘，微苦，平。"

【功用主治】《福建药物志》："治赤眼，毒蛇咬伤。"

【用法用量】 内服：煎汤，15～60 g；或捣汁。外用：捣敷。

【选方】 1. 治尿道炎，尿血　向天蜈蚣鲜叶60～120 g。洗净，捣烂绞汁，约1小杯，调冰糖少许炖服。

2. 治毒蛇咬伤　向天蜈蚣鲜叶60 g。捣烂绞汁，入黄酒60 g，炖服。渣敷患处。(1、2方出自《泉州本草》)

1908 向日葵子 xiàng rì kuí zǐ (汪连仕《采药书》)

【异名】 天葵子(《国药的药理学》)，葵子(《中国药用植物图鉴》)。

【基原】 为菊科向日葵属植物向日葵的果实。

【原植物】 向日葵 *Helianthus annuus* L.　又名：丈菊、西番菊、迎阳花(《群芳谱》)，太阳花、草天葵(《中药大辞典》)，转日莲(《烟台中草药》)，望日葵、朝阳花(《全国中草药汇编》)，葵花、向阳花(通称)。

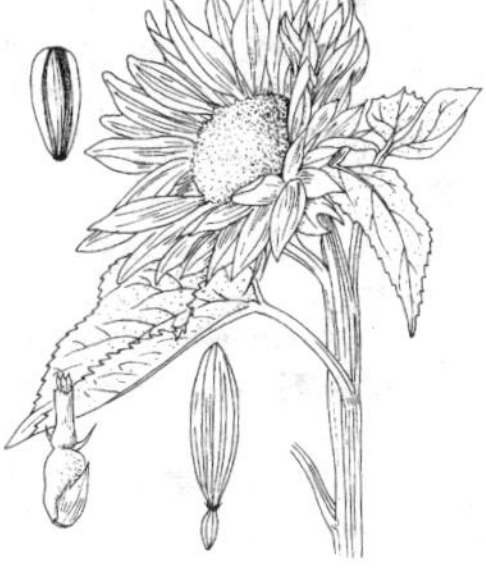
向 日 葵

一年生草本，高1～3 m。茎直立，粗壮，中心髓部发达，被粗硬刚毛。叶互生；有长柄；叶片宽卵形或心状卵形，长10～30 cm或更长，宽8～25 cm，先端渐尖或急尖，基部心形或截形，边缘具粗锯齿，两面被糙毛，具3脉。头状花序单生于茎端，直径可达35 cm；总苞片卵圆形或卵状披针形，先端尾状渐尖，被长硬刚毛；雌花舌状，金黄色，不结实；两性花筒状，花冠棕色或紫色，结实；花托平，托片膜质。瘦果倒卵形或卵状长圆形，稍扁，浅灰色或黑色；冠毛具2鳞片，呈芒状。脱落。花期6～7月。

我国各地均有栽培。原产北美。

本植物的叶(向日葵叶)、花(向日葵花)、花盘(向日葵花盘)、果壳(向日葵壳)、根(向日葵根)、茎内髓心(向日葵茎髓)均供药用，另设专条。

【栽培】 生物学特性　喜温暖、阳光充足的环境，耐旱。对土壤要求不严，除了低洼易涝或积水地块外，一般土壤均可栽培。

繁殖方法　种子繁殖。一般于3月下旬到4月中旬前后播种，每穴播种子3～4粒，覆土3～5 cm，不宜浅于3 cm，播种时要重施种肥，以磷肥为主，配施氮肥。

田间管理　向日葵花盘分化发育较早，开花、灌浆以及油分的形成在一个花盘中交叉并进，枝叶繁茂，根系发达，水肥吸收力强。若管理不及时，则花心不实而减产，因此要根据生长发育阶段特点，适时进行田间管理。

病虫害防治　病害主要有菌核病、黑斑病、锈病、褐斑病、霜霉病等，主要采用轮作、选抗病品种和药剂防治。虫害主要有金针虫、小地老虎、黄地老虎等，多在苗期发生，可采用药剂拌种防治；成株害虫有草地螟、甘蓝夜蛾、古毒蛾等。

【采收加工】 9～11月果实成熟后，割取花盘，晒干，打下果实，再晒干。

【成分】 种子含脂肪油达50%左右，中有多量亚油酸，达70%，尚有磷脂，β-谷甾醇(β-sitosterol)等甾醇。含有机酸：枸橼酸(citric acid)，酒石酸(tartaric acid)，绿原酸(chlorogenic acid)，奎宁酸(quinic acid)，咖啡酸(caffeic acid)，顺-5，顺-9-十八碳二烯酸(*cis*-5, *cis*-9-octadecadienoic acid)，顺-5，顺-9，顺-12-十八碳三烯酸(*cis*-5, *cis*-9, *cis*-12-octadecatrienoic acid)，酚酸。此外尚有黄曲霉毒素(aflatoxin)，胆甾醇(cholesterol)，氟乐灵(treflan)，多肽(polypeptide)，多酚氧化酶(polyphenoloxidase)。

【药理】 1. 对肝脏及脂质代谢的影响 以葵仁粉饲料(含葵仁粉12.75%和21.00%)喂养大鼠，肝脂变形成率为78%～100%；肝硬变在喂养100日以前形成者甚少，但超过100日以上则有76%～94%的动物形成肝硬变。

2. 防癌作用 用二乙基亚硝胺和2-乙酰氨基芴诱发大鼠肝癌前结节，在诱癌前4日，每只动物每日加葵花子仁5～6 g，诱癌后分别饲养6星期，检测指标为癌变标记物γ-谷氨酰转肽酶(γ-GT)及其同功酶谱，实验结果，葵花子仁有明显的防癌作用。

3. 抗氧化作用 雄性纯系C_{57}小鼠，自断乳开始补充向日葵子，在饲喂向日葵子组，C_{57}小鼠肝、脾过氧化脂质(LPO)含量明显低于对照组，脾细胞电泳率(SL-EPM)明显高于相应对照组。在大鼠饲料中加喂向日葵，可降低血浆和肝中丙二醛的含量及提高硒谷胱甘肽过氧化酶活性的作用。

【药性】 甘，平。

1.《医林纂要》："甘、咸，寒，滑。"

2.《浙江药用植物志》："甘，平。"

【功用主治】 透疹，止痢，透痈脓。主治疹发不透，血痢，慢性骨髓炎。

1.《医林纂要》："去瘀，行湿，解热，亦能滑胎。"

2. 汪连仕《采药书》："通气透脓。"

3.《浙江药用植物志》："祛风，透疹。治小儿麻疹不透。"

【用法用量】 内服：15～30 g，捣碎或开水炖。外用：捣敷或榨油涂。

【选方】 1. 治虚弱头风 黑色葵花子(去壳)30 g。蒸猪脑髓吃。(《贵州草药》)

2. 治小儿麻疹不透 向日葵种子1小酒杯。捣碎，开水冲服。(《浙江药用植物志》)

3. 治血痢 向日葵子30 g。冲开水炖1 h，加冰糖服。(《福建民间草药》)

4. 治疗慢性骨髓炎 向日葵子生熟各半，研粉，调蜂蜜外敷。(《浙江药用植物志》)

1909 向日葵叶 xiàng rì kuí yè (《中国药用植物》)

【基原】 为菊科向日葵属植物向日葵的叶。

【原植物】 参见"向日葵子"条。

【采收加工】 5～9月采收，鲜用或晒干。

【成分】 叶含酚酸：新绿原酸(neochlorogenic acid)，异绿原酸(isochlorogenic acid)，绿原酸(chlorogenic acid)，3-*O*-阿魏酰奎宁酸(3-*O*-feruloyl quinic acid)，4-*O*-咖啡酰奎宁酸(4-*O*-caffeoyl quinic acid)，咖啡酸(caffeic acid)。

有机酸：向日葵精(heliangine)，枸橼酸(citric acid)，苹果酸(malic acid)，延胡索酸(fumaric acid)，大花沼兰酸(grandifloric acid)，睫毛向日葵酸(ciliaric acid)，17-羟基-对映-异贝壳杉-15(16)-烯-19-酸〔17-hydroxy-ent-isokaur-15(16)-en-19-oic acid〕。

萜类：α-蒎烯(α-pinene)，香桧烯(sabinene)，柠檬烯(limonene)，大牻牛儿烯D(germacrene D)，乙酸异龙脑酯(isobornyl acetate)，樟脑(camphor)，β-蒎烯(β-pinene)。

黄酮类：木犀草素(luteolin)，尼泊尔黄酮素(nepetin)，粗毛豚草素(hispidulin)，3′-去甲氧基棕鳞矢车菊素(3′-jaceosidin)，石吊兰素(nevadensin)，异甘草苷元(isoliquiritigenin)，2′，4-二羟基-4′-甲氧基查耳酮(2′，4-dihydroxy-4′-methoxychalcone)。

其他：15-羟基-3-去氢去氧灌木石蚕素(15-hydroxy-3-dehydrodesoxyfruticin)，东莨菪苷(scopoline)，叶黄素(lutein)的棕榈酸和亚麻酸酯。4，5-二氢白色向日葵素(4，5-dihydroniveusin)A，绢毛向日葵素(argophyllin)A、B，15-羟基-3-去氢去氧灌木肿柄菊素(15-hydroxy-3-dehydrodesoxytifruticin)，1，2-脱水白色向日葵素(1，2-anhydridoniveusin)A，白色向日葵素(niveusin)B。

幼叶含向日葵环氧内酯(annuithrin)。叶的非头状腺毛含向日葵腺毛酮(glandulone)A、B、C。叶表皮头状腺体含白色向日葵素C，15-羟基-3-去氢去氧灌木石蚕素，绢毛向日葵素B，1-甲氧基-4，5-二氢白色向日葵素(1-methoxy-4，5-dihydroniveusin)A，1，2-脱水-4，5-二氢白色向日葵素(1，2-anhydrido-4，5-dihydroniveusin)A，勒普妥卡品(leptocarpin)。

【药性】《贵州草药》："性平，味甘微苦。"

【功用主治】 降压，截疟，解毒。主治高血压病，疟疾，疔疮。

1.《中国药用植物图鉴》："叶与花作苦味健胃药。"

2.《安徽中草药》："平肝降压。治高血压病。"

【用法用量】 内服：煎汤，25～30 g，鲜者加量。外用：捣敷。

【选方】 1. 治高血压病 向日葵叶30 g，土牛膝30 g。水煎服。(南药《中草药学》)

2. 治疟疾 葵花叶30 g。煨水服(每次发疟前1 h服)；并取葵花叶垫枕头睡。(《贵州草药》)

3. 治疔疮 向日葵鲜叶榨取白汁(乳状白汁)滴涂患处。(《泉州本草》)

1910 向日葵壳 xiàng rì kuí ké (《民间常用草药汇编》)

【基原】 为菊科向日葵属植物向日葵的果壳。

【原植物】 参见"向日葵子"条。

【功用主治】《民间常用草药汇编》："治耳鸣。"

【用法用量】 内服：煎汤，3～5钱。

1911 向日葵花 xiàng rì kuí huā (《民间常用草药汇编》)

【异名】 葵花(《急救良方》)。

【基原】 为菊科向日葵属植物向日葵的花。

【原植物】 参见"向日葵子"条。

【采收加工】 6～7月开花时采摘，鲜用或晒干。

【成分】 花含黄酮类：槲皮黄苷(quercimeritrin)；三萜皂苷：向日葵皂苷(helianthoside)A、B、C，其苷元是齐墩果酸(oleanolic acid)和刺囊酸(echinocystic acid)，对映贝壳杉烯酸侧柏醇酯(thujanol ester of *ent*-kaur-16-en-19-oic acid)，对映粗糙裂片酸侧柏醇酯(thujanol ester of *ent*-trachyloban-19-oic acid)，对映贝壳杉烯醛(*ent*-kaur-16-en-19-al)，对映-粗糙裂片醛(*ent*-trachyloban-19-al)，对映贝壳杉-16α-醇(*ent*-kauran-16α-ol)，对映贝壳杉-16β-醇(*ent*-kauran-16β-ol)，对映贝壳杉-16β，19-二醇(*ent*-kauran-16β，19-diol)，对映阿替烷-16α-醇(*ent*-atisan-16α-ol)，对映-阿替烷-16α-醇(*ent*-atisan-16α-ol)，黑麦草内酯(loliolide)，4，5-二氢白色向日葵素(4，5-dihydroniveusin)A，绢毛向日葵素(argophyllin)A、B，15-羟基-3-去氢去氧灌木肿柄菊素(15-hydroxy-3-dehydrodesoxytifruticin)，白色向日葵素(niveusin)B，1，2-脱水白色向日葵素(1，2-anhydridoniveusin)A。此外，还含果胶(pectin)，其中半乳糖醛酸(galacturonic acid)含量较高，为多聚半乳糖醛酸形式。花粉含甾醇，主为β-谷甾醇(β-sitosterol)。

【药性】 微甘，平。

【功用主治】《宁夏中草药手册》："主治肝肾虚头晕。"

【用法用量】 内服：煎汤，15～30 g。

【选方】 1. 治肝肾虚头晕 鲜向日葵花30 g。炖鸡服。(《宁夏中草药手册》)

2. 治小便淋沥 葵花1握。水煎五七沸饮之。(《急救良方》)

3. 治一切疮 葵花、栀子、黄连、黄柏各等分。为末，冷水调，贴痛处。(《赤水玄珠》葵花散)

1912 向日葵根 xiàng rì kuí gēn (《岭南采药录》)

【异名】 葵花根、向阳花根、朝阳花根(《四川常用中草药》)。

【基原】 为菊科向日葵属植物向日葵的根。

【原植物】 参见"向日葵子"条。

【采收加工】 7～10月采挖,鲜用或晒干。

【药性】 甘、淡,微寒。归胃、膀胱经。

1.《甘肃中草药手册》:"甘,微寒。"

2.《四川常用中草药》:"性温,味甘。"

3. 南药《中草药学》:"入胃经。"

4.《四川中药志》1979年版:"甘、淡,平。"

【功用主治】 清热利湿,行气止痛。主治淋浊,水肿,疝气,脘腹胀痛,带下,跌打损伤。

1.《岭南采药录》:"治跌打损伤,红肿。"

2.《甘肃中草药手册》:"清热利湿,止痛。主治头晕,胃痛,小便白浊(乳糜尿),妇女白带等症。"

3.《四川常用中草药》:"治胃胀胸痛,胁肋滞痛,并能润肠通便。"

4.《河北中草药》:"通淋。治膀胱炎,尿道涩痛等症。"

5.《四川中药志》1979年版:"行气止痛,利水消肿。治脘腹胀痛,水肿,小便不利。"

【用法用量】 内服:煎汤,9～15 g,鲜者加倍;或研末。外用:捣敷。

【选方】 1. 治淋病阴茎涩痛 向日葵根30 g。水煎数沸服(不宜久煎)。(《战备草药手册》)

2. 治浮肿 葵花根、冬瓜皮或叶等分。炕干研末,米酒为丸。每日3次,每次10 g,连服5日。(《贵州草药》)

3. 治白带 向日葵根60 g,苍耳根30 g。酒炒,水炖服。(《福建药物志》)

4. 治胃痛 向日葵根15 g,小茴香9 g。水煎服。(《甘肃中草药手册》)

5. 治疝气 鲜葵花根30 g。加红糖煎水服。

6. 治脚转筋 鲜向日葵根60 g,伸筋草30 g。炖猪蹄子服。(5、6方出自江西《草药手册》)

1913 向天蜈蚣根 xiàng tiān wú gōng gēn (《福建民间草药》)

【基原】 为豆科田菁属植物田菁的根。

【原植物】 参见"向天蜈蚣"条。

【采收加工】 9～10月挖根,鲜用或晒干。

【成分】 含有树胶(gum),其中含水分11.55%,灰分1.24%,纤维素1.53%,蛋白质5.7%及总糖分85.30%。

【药性】《福建药物志》:"甘、微苦,平。"

【功用主治】《福建药物志》:"除湿解毒。治糖尿病,阳痿,遗精,白带,子宫下垂。"

【用法用量】 内服:煎汤,15～30 g;或捣汁。

【选方】 1. 治男人下消,妇女赤白带 向天蜈蚣鲜根30 g,银杏14粒,冰糖30 g。水煎服。

2. 治糖尿病 向天蜈蚣鲜根15～30 g,淮山药30 g,猪小肚1个。水煎饭前服。(1、2方出自《泉州本草》)

1914 向日葵花盘 xiàng rì kuí huā pán (《福建民间草药》)

【异名】 向日葵花托(《浙江中药资源名录》),向日葵饼〔《湖北科技》1972,(8):60〕,葵房(佳木斯医学院《葵花盘降压作用实验研究》1973),葵花盘(江西《草药手册》)。

【基原】 为菊科向日葵属植物向日葵的花盘。

【原植物】 参见"向日葵子"条。

【采收加工】 8～10月采收,鲜用或晒干。

【药理】 对心血管系统作用 向日葵盘浸膏透析液对麻醉或清醒动物灌胃4 g/kg或静注2 g/kg均可引起较明显的降压反应;可使离体兔耳灌流液于给药后8分钟内显著增加;猫后肢血流量与犬肾血流量的测定证明透析液可使血管阻力明显降低;用心电图测定麻醉猫、犬的心率,静脉给药引起第一度血压下降时伴有心率减慢,一般在15～25分钟内恢复正常。小剂量对离体蛙心、兔心也有强心作用,大剂量则使搏动完全被抑制。在体兔心静注垂体后叶素后,于血压升高同时,心缩振幅极度减弱,静注透析液后再予垂体后叶素则血压波动不大,心缩振幅仍保持正常。猫头交叉灌流证明,浸膏降压作用主要是外周性的,与中枢神经系统关系不大。

【药性】 甘,寒。归肝经。

1.《甘肃中草药手册》:"甘,微寒。"

2. 南药《中草药学》:"甘,平。入肝经。"

【功用主治】 清热平肝,止痛,止血。主治高血压病,头痛,头晕,耳鸣,脘腹痛,痛经,子宫出血,疮疹。

1.《安徽中草药》:"平肝降压,止咳平喘。治头痛眩晕,支气管哮喘,胃痛。"

2. 南药《中草药学》:"平肝,止血。治头痛眩晕,功能性子宫出血。"

3.《河北中草药》:"清热燥湿,舒气散结。治头痛,头晕,风热牙痛,目赤云翳,经前腹痛,外用于蜂窝织炎。"

【用法用量】 内服:煎汤,15～60 g。外用:捣敷;或研粉敷。

【选方】 1. 治头痛,头晕 鲜葵房(花盘)30～60 g。煎水冲鸡蛋2个服。(江西《草药手册》)

2. 治肾虚耳鸣 向日葵花盘15 g,首乌、熟地各9 g。水煎服。(《宁夏中草药手册》)

3. 治胃痛 葵花盘1个,猪肚1个。煮食。

4. 治妇女经前或经期小腹痛 葵房30～60 g。水煎,加红糖30 g服。(3、4方出自江西《草药手册》)

5. 治功能性子宫出血 葵花盘1只。炒炭研末,每次3 g,每日3次,黄酒送服。(南药《中草药学》)

6. 治咳嗽痰喘 向日葵花托60 g,桔梗15 g。水煎服。(《青岛中草药手册》)

7. 治背疽溃烂面积大,脓孔多 葵房炕存性,研极细末,麻油调搽患处。(《战备草药手册》)

8. 治急性乳腺炎 葵花盘晒干,炒炭存性,研细粉,每次9～15 g,每日3次,加糖、白酒冲服。

9. 治关节炎 葵花盘适量。水煎浓缩至膏状,外敷。

10. 治尿道炎,尿路结石 葵花盘1个。水煎服。(8～10方出自《浙江药用植物志》)

【临床报道】 治疗慢性气管炎 用成熟向日葵盘与四川大金钱草(干品)按3∶1比例分别制成葵金煎剂或葵金浸膏粉。葵金煎剂,成人每次口服60 ml,每日2次;葵金浸膏粉,成人每次口服3 g,每日3次,10日为1个疗程,可服2～5个疗程。服药20日后观察,轻度患者疗效不及中、重度;对喘息性疗效好。临床显效率为58.1%,有效率为87.8%。

1915 向日葵茎髓 xiàng rì kuí jīng suǐ (《江苏药材志》)

【异名】 向日葵茎心(江西《草药手册》),向日葵瓤(内蒙古《中草药新医疗法资料选编》),葵花茎髓(《安徽中草药》),葵花秆心、葵秆心(《贵州草药》)。

【基原】 为菊科向日葵属植物向日葵的茎内髓心。

【原植物】 参见"向日葵子"条。

【采收加工】 8～10月采收,鲜用或晒干。

【成分】 茎含酚酸类:绿原酸(chlorogenic acid),新绿原酸(neochlorogenic acid),4-*O*-咖啡酰奎宁酸(4-*O*-caffeoylquinic acid),还含东莨菪苷(scopolin)、多糖。

【药理】 免疫促进作用 小鼠腹腔注射向日葵茎心多糖(HAP),连续7日,能显著促进小鼠脾细胞白介素-2(IL-2),增加自然杀伤细胞活性，显著增加脾重。在体外能协同刀豆球蛋白 A (ConA)促淋巴细胞转化和诱导 IL-2 分泌，高浓度时反而起抑制作用。HAP 能增强小鼠吞噬功能。此外，向日葵芯煎剂对小鼠移植瘤有显著的抑制作用。

【药性】 甘，平。归膀胱经。

1.《甘肃中草药手册》："甘，微寒。"

2.《安徽中草药》："性平，味甘。"

3. 南药《中草药学》："入膀胱经。"

【功用主治】 清热，利尿，止咳。主治淋浊，白带，乳糜尿，百日咳，风疹。

1.《甘肃中草药手册》："清热利湿。治白带，乳糜尿。"

2.《安徽中草药》："利水通淋。治小便淋痛，尿闭，白带过多，荨麻疹，风疹。"

3.《河北中草药》："治百日咳，疝气。"

【用法用量】 内服：煎汤，9～15 g。

【选方】 1. 治尿闭(非梗阻性)　葵花茎髓 15 g，麦秆 30 g。煎服。(《安徽中草药》)

2. 治乳糜尿　向日葵茎髓 9 g。水煎，分 2 次早晚空腹服。

3. 治白带　向日葵茎髓 15～30 g，水煎加糖服。或瓦上焙焦研末，每次 4.5 g，加白糖，开水冲服。(2、3 方出自《甘肃中草药手册》)

4. 治尿道炎，尿路结石　向日葵茎心 15 g，江南星蕨 9 g。水煎服。(《浙江药用植物志》)

5. 治百日咳　向日葵茎心捣烂，冲开水加白糖服。

6. 治疝气　鲜葵花茎髓 30 g。加红糖煎水服。(5、6 方出自江西《草药手册》)

7. 治乳汁不足　葵花秆心 30 g。炖肉吃。(《贵州草药》)

8. 治胃癌　向日葵茎髓，煎汤代水饮，每日 3～6g。(《青岛中草药手册》)

1916 行夜 xíng yè (《别录》)

【异名】 负盘(《别录》)，屁盘、屁蜇虫(《本草经集注》)，夜行、屁盘虫(《本草拾遗》)，放屁虫(《中国药用动物志》)。

【基原】 为步行虫科步岬属动物虎斑步岬的全虫。

【原动物】 虎斑步岬 *Pheropsophus jessoensis* (Moraw)　又名：短鞘步岬(《中国药用动物志》)。

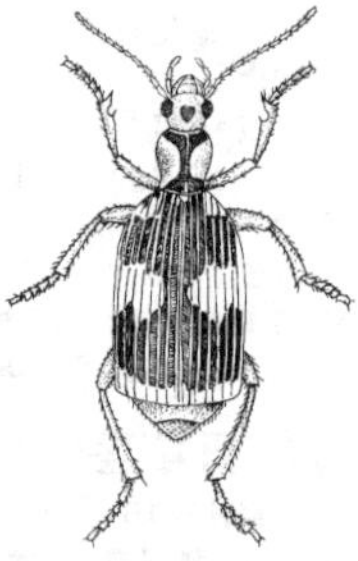

虎斑步岬

形似斑蝥。体长 14～22 mm，宽 5～8 mm。头部黄色，向前突出。触角棕色，头部中央有一块似三角形的黑斑。复眼黑色，卵形突起。头上散生白色短毛。触角鞭状。前胸背板棕黄色，其前缘、后缘及中央黑色。鞘翅黑色，小盾片棕黑色，两鞘翅的肩胛区各有一块黄斑，鞘翅中部也各有一块较大的黄斑。每个鞘翅各有 7 条几乎平行纵走的脊。足黄色，胫节及跗节棕色；腿节上有较细的黄色毛，胫节密生棕色大毛，跗节丛生棕红色钉状粗毛；后足胫节末端有两个棕黑色的粗大的刺。前胸及后胸腹板黄色，中胸腹板黑色，腹部腹面黑色，可见 7 个腹节。

生活于潮湿处、田间及石下等处。夏、秋季夜晚在地面疾走，遇敌时放出黄色臭气自卫。分布于辽宁、吉林、江苏、浙江、福建、江西、山东、广东、广西、四川、云南等地。

【采收加工】 春季至秋季捕捉，捕捉时戴手套，捉后置沸水中烫死，晒干。

【药性】 辛，温。

1.《本草拾遗》："味极辛辣。"

2.《纲目》："辛，温，有小毒。"

【功用主治】 活血化瘀，散结止痛。主治血滞经闭，痛经，产后瘀滞腹痛，癥瘕积聚，跌打瘀痛。

1.《别录》："疗腹痛，寒热，利血。"

2.《中国药用动物志》："活血化瘀，消积止痛。主治血滞经闭腹痛，癥瘕，跌打损伤作痛。"

【用法用量】 内服：研末，3～5 g。

1917 全蝎 quán xiē (《纲目》)

【异名】 虿(《诗经》)，蛗(《说文》)，杜柏、虿(《广雅》)，主簿虫(《酉阳杂俎》)，蛜蝌(《蜀本草》)，虿尾虫(《纲目》)，全虫(《外科真铨》)，茯背虫(《山西中药志》)，蝎子(俗称)。

【基原】 为钳蝎科钳蝎属动物东亚钳蝎的全体。

【原动物】 东亚钳蝎 *Buthus martensii* Karsch　又名：钳蝎(《动物学大辞典》)，问荆蝎(《中药志》)，山蝎、东全蝎、马氏全蝎(《山东药用动物》)。

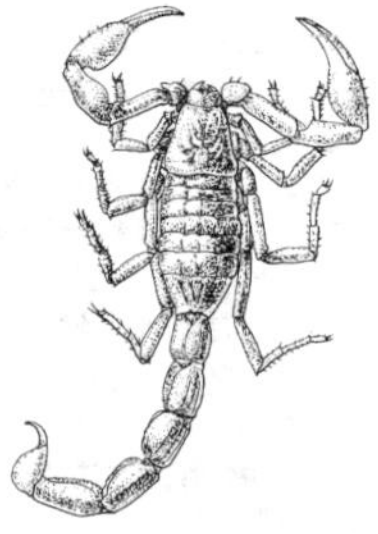

东亚钳蝎

体长约 60 mm，躯干(头胸部和前腹部)为绿褐色，尾(后腹部)为土黄色。头胸部背甲梯形。侧眼 3 对。胸板三角形，螯肢的钳状上肢有 2 齿。触肢钳状，上下肢内侧有 12 行颗粒斜列。第三、第四对步足胫节有距，各步足跗节末端有 2 爪和 1 距。前腹部的前背板上有 5 条隆脊线。生殖厣由 2 个半圆形甲片组成。栉状器有 16～25 枚齿。后腹部的前 4 节各有 10 条隆脊线，第五节仅有 5 条，第六节的毒针下方无距。

喜栖于石底及石缝的潮湿阴暗处。主要分布于河北、辽宁、安徽、山东、河南、湖北等地。

【养殖】 生活习性　有穴居性和识窝性。喜生活于阴暗潮湿处，昼伏夜出，怕强光，怕冰冻，冬季伏于土中，长期不食，直至惊蛰后才出来活动。肉食性，喜食小昆虫、蚂蚱、蚯蚓、土鳖虫、潮虫以及其他多汁软体动物。繁殖力强，繁殖时间一般在 7 月左右。

养殖技术　(1) 盆养：用大盆 1 个，盆内盛水，于大盆中放 1 个小盆，小盆内放些含水分多，带粗根的青草或带嫩枝的大片树叶调节温度，注意及时更换。蝎子放在小盆里饲养。此法宜初期小型饲养。

(2) 房养：蝎房的样式和大小，视环境条件及养蝎多少而定。最好坐北朝南，正面留门 1 个，墙中腰开窗 3～4 个，靠地面的墙壁留一些小洞口，以便蝎子出入。在房外距墙 1 m 左右处，挖约 15 cm深的环房水沟 1 条，形成水围房，以防蝎子跑掉。蝎房用土坯砌成，土坯之间保留一定空隙，供蝎居住，墙的外面则用泥封严。房内沿墙内壁放一圈高 1.3 m 的土坯层，土坯之间留一定空隙，供蝎居住。要注意在春季蝎子繁殖前做好放种工作，其比例以雄蝎 1/3 或 1/4、雌蝎 2/3 或 3/4 为宜。

饲养管理　蝎子多以昆虫为食，需经常放食喂养；夜晚可在蝎房窗口上点灯引诱小飞虫，供蝎捕食。蝎房需经常保持潮湿，并防有青蛙、蛇、壁虎和鸟等动物袭害。冬季蝎子伏土中不出，用泥封住蝎房，以防冻死，待翌年解冻后，再除去封泥层。可采取加温，经常保持温度在 25～39 ℃之间，可使蝎子不冬眠，1 年即可生长成熟。

【采收加工】 采收在立秋后进行，如果是小规模养殖，可直接将蝎用竹筷或镊子夹住放在收集容器中。如果采用房养或内部设置较复杂、难以拆卸的蝎窝，可向窝内喷白酒或乙醇，蝎因受乙醇刺激而跑出即可进行捕收。

蝎的加工方法：一种是“咸全蝎”，将蝎洗净后，放入盐水锅内浸泡6～12小时(盐水浓度为4%～5%)，捞出，然后放入沸盐水中煮10～20分钟，再捞出，摊放通风处阴干；另一种是“淡全蝎”，先将蝎放入冷水中洗净，再放入沸水中煮，待水沸腾时捞出，晒干。咸蝎夏天会返卤，易掉腿、破碎，但能防虫蛀；淡蝎夏天不返卤，但易被虫蛀。蝎毒提取：可用高频电流刺激，也可用铁子夹住蝎尾，人工刺激头胸部，使蝎排毒以获取毒液。

【药材】 全蝎 *Scorpio* 主产于山东、河南等地。

性状 本品头胸部与前腹部呈扁平长椭圆形，后腹部呈尾状，皱缩弯曲。完整者体长约6 cm。头胸部呈绿褐色，前面有1对短小的螯肢及1对较长大的钳状脚须，形似蟹螯，背面覆有梯形背甲，腹面有足4对，均为7节，末端各具2爪钩；前腹部由7节组成，第七节色深，背甲上有5条隆脊线。背面绿褐色，后腹部棕黄色，6节，节上均有纵沟，末节有锐钩状毒刺，毒刺下方无距。气微腥，味咸。

鉴别 粉末特征：黄棕色。体壁(几丁质外骨骼)碎片棕黄色或黄绿色，有光泽。外表皮表面观呈多角形网格样纹理，排列整齐，有的不整齐，一边微有尖突，表面密布细小颗粒，可见毛窝、细小圆孔口及瘤状突起。毛窝突出于外表皮，圆形或类圆形，刚毛常于基部断离或脱落；圆孔口小，位于多角形网格样纹理之下或微突出；瘤状突起淡棕色或近无色，散列或排列成行，表面观呈棱脊状；断面观外表皮绿黄色，内侧较平整，内表皮无色，有横向条纹，内外表皮有纵贯较多、长短不一的微细孔道。赤角化外表皮淡绿黄色或几无色，表面观可见大小不一、排列不规则的圆形突起，呈花纹样，并显颗粒性。横纹肌纤维较多，近无色或淡黄色，多碎断，侧面观边缘较平整或微呈波状，明带较暗带宽，明带中有一暗线，暗带有致密的短纵纹理，也有的明带与暗带几等宽，并有较长的纵条纹，有的明、暗带排列细密。刚毛黄棕色，多碎断，先端锐尖或钝圆，基部稍窄，色淡，体部具纵直纹理，髓腔细窄，腔壁较平直。脂肪油滴极多，无色或淡黄色。

品质标志 《中华人民共和国药典》2010年版规定：照醇溶性浸出物测定法热浸法测定，本品醇溶性浸出物不得少于20.0%。

【成分】 含蝎毒(katsutoxin)，系一种类似蛇毒神经毒的蛋白质，粗毒中含多种蝎毒素，包括昆虫类神经毒素，甲壳类神经毒素，哺乳动物神经毒素，抗癫痫活性的多肽——抗癫痫肽(AEP)，镇痛活性多肽如蝎毒素(tityustoxin) Ⅲ。全蝎水解液含氨基酸有：天冬氨酸，苏氨酸，丝氨酸，谷氨酸，甘氨酸，丙氨酸，胱氨酸，缬氨酸，甲硫氨酸，异亮氨酸，亮氨酸，酪氨酸，苯丙氨酸，赖氨酸，组氨酸，精氨酸，脯氨酸(为人体必需氨基酸)。并含29种无机元素，有钠、磷、钾、钙、镁、锌、铁、铝、铜、锰、氯等。含三甲胺(trimethylamine)，甜菜碱(betaine)，铵盐，苦味酸羟胺(hydroxylamine picrate)，胆甾醇(cholesterol)，卵磷脂(lecithine)。脂肪酸类：蝎酸(katsu acid)，牛磺酸(taurine)，棕榈酸(palmitic acid)，硬脂酸(stearic acid)，油酸(oleic acid)，亚油酸(linoeic acid)，亚麻酸(linolenic acid)，山嵛酸(behenic acid)，正十七碳酸(margaric acid)，正十四碳酸(myristic acid)，15-甲基十七碳酸(15-methymargaric acid)，异油酸(vaccenic acid)，二十碳酸(arachidic acid)。并含蝎酸钠盐，磷酸酯酶 A_2，乙酰胆碱酯酶，5-羟色胺(5-hydroxytryptamine)。

【药理】 1. 对中枢神经系统的作用 (1) 抗惊厥作用 全蝎浸膏0.24 g/10 g小鼠灌胃可明显对抗电惊厥及尼可刹米、五甲烯四氮唑和烟碱引起的惊厥。小鼠静脉注射由蝎毒分离出的纯品——AEP 0.28 mg/kg对咖啡因、贝美格、士的宁引起的惊厥有明显的抑制作用。

(2) 抗癫痫作用 东亚钳蝎毒0.3 mg/kg和AEP 0.28 mg/kg均使头孢菌素和马桑内酯引起癫痫的潜伏期比对照组延长，发作程度减轻，平均总持续时间缩短。AEP 1.56 μmol/kg静注对印防己毒素和青霉素诱发的大鼠癫痫发作亦有明显的抑制作用。AEP的抗癫痫作用依赖于单胺类神经递质的存在。

(3) 镇痛作用 蝎身及蝎尾制剂，不论灌胃或静注，在热辐射甩尾法、醋酸扭体法实验中均有显著镇痛作用。用小鼠扭体法测得镇痛作用量效曲线，蝎身 ED_{50} 为0.65 g(生药)/kg，蝎尾为0.128 g(生药)/kg。从蝎毒中提纯的蝎毒素-Ⅲ(TT-Ⅲ)是一种镇痛活性多肽，对多种疼痛模型均有很强的镇痛作用。侧脑室注射TT-Ⅲ 14 μg/kg对皮质诱发电位N波的抑制率为82±12%，TT-Ⅲ的镇痛作用依赖于脑内5-HT的存在。

2. 对心血管系统的作用 (1) 对心脏的作用 静注蝎毒0.5 mg/kg，能使麻醉兔左心室内压及dp/dt升高；灌流液内加入蝎毒可使离体豚鼠心脏心肌收缩张力明显增加，同时引起心率减慢和心律失常。灌注东亚钳蝎毒(Bmkv) 50 μg/0.1 ml后使离体豚鼠心脏心肌收缩力增强，心率减慢。但从蝎毒中提纯的AEP对离体豚鼠心脏则使心肌收缩力明显减小，心率明显加快。

(2) 对血管的作用 蝎毒能引起兔主动脉条明显收缩，作用强度约为去甲肾上腺素的1/5；能反转妥拉唑林和普萘洛尔的作用。AEP仅能使兔主动脉条轻微松弛，而蝎毒和AEP均能使小鼠末梢血管收缩。

3. 抗血栓形成作用 全蝎提取液对大鼠下腔静脉血栓形成有抑制作用，能减轻血栓重量；同时使激活部分凝血活酶时间和凝血酶原时间均明显延长，抗凝血酶Ⅲ活性和纤溶酶原含量降低。

4. 抗肿瘤作用 灌胃给予蝎尾提取物500 mg/kg，连续7日，可使接种小鼠肉瘤 S_{180} 的瘤重较对照组显著减轻。东亚钳蝎毒0.1 mg/kg和0.3 mg/kg腹腔注射，连续10日，对小鼠艾氏腹水癌(EAC)的生存期有明显延长作用，对小鼠体重的增长有抑制作用。0.01%～0.25%蝎毒提取物对人大肠癌细胞体外生长有明显抑制作用。全蝎粗提取物在10和1 μg/ml剂量下，可使体外培养人宫颈癌传代HeLa细胞全部死亡脱壁。对 LA_{795} 肺腺癌带瘤小鼠，每日皮下注射0.2 mg/只，连用10日，在停药第一日和停药第十日时，肿瘤生长抑制率为38.3%和52.4%。

5. 其他作用 蝎毒素可直接引起骨骼肌自发性抽搐和强直性痉挛，最终至不可逆性麻痹。蝎毒可使大鼠血糖升高，肌肝糖原分解。全蝎注射液以1.0 g/kg给原位性肾炎大鼠腹腔注射，每日1次，共3星期，测尿蛋白含量较模型组明显减少，血清白介素(IL-1)活性比模型组显著下降，并可扩张肾毛细血管，减轻肾脏病理变化。

毒性 (1) 急性毒性：序贯法测得小鼠静注蝎身煎剂 LD_{50} 为6.148 g/kg，蝎尾为0.884 g/kg，蝎尾较蝎身毒性约大6倍。辽宁产蝎毒对小鼠腹腔注射的 LD_{50} 为10.3 mg/kg，河南和山东产蝎毒对小鼠腹腔注射的 LD_{50} 均为2.4 mg/kg。河北产蝎毒对小鼠静注的 LD_{50} 为2.79 mg/kg，AEP对小鼠静注的最大安全量为5.6 mg/kg。

(2) 特殊毒性：蝎毒可影响细胞色素氧化酶和琥珀酸氧化酶系统，可使胎儿骨化中心延迟或消失，造成胎儿骨骼异常，有致畸作用。蝎毒对人血淋巴细胞无诱变作用，但具有明显的细胞毒性作用。

【炮制】 1. 全蝎 取原药材，除去杂质，洗净或漂洗，干燥。

2. 酒全蝎 取净全蝎，用酒洗后，干燥。

3. 制全蝎 取薄荷叶加沸水适量，盖密，泡0.5小时，去渣。再用薄荷水洗净盐霜，捞出，滤去水，晒干或低温烘干。每全蝎100 kg，用薄荷叶20 kg。

饮片性状 全蝎参见“药材”项。酒全蝎形如全蝎，略有酒气。制全蝎形同全蝎。

贮干燥容器内，酒全蝎、制全蝎密闭。置阴凉干燥处，防蛀。

【药性】 咸、辛，平，有毒。归肝经。

1.《日华子》：“平。”

2.《开宝本草》：“味甘、辛，有毒。”

3.《纲目》:"足厥阴经药也。"

4.《本草经疏》:"辛多甘少,气温。"

5.《医林纂要》:"辛、酸、咸,寒。"

【功用主治】 熄风止痉,通络止痛,攻毒散结。主治小儿惊风抽搐,癫痫,中风半身不遂,口眼㖞斜,偏正头痛,风湿顽痹,破伤风,瘰疬痰核,风疹肿毒。

1.《开宝本草》:"疗诸风隐疹,及中风半身不遂,口眼㖞斜,语涩,手足抽掣。"

2.《本草图经》:"治小儿惊搐。"

3.《医学发明》:"治疝气,带下。"

4.《本草会编》:"破伤风宜以全蝎、防风为主。"

5.《本草蒙筌》:"却风痰耳聋。"

6.《纲目》:"主治小儿惊痫风搐,大人痎疟,耳聋,疝气,诸风疮,女人带下,阴脱。"

7.《玉楸药解》:"穿筋透节,逐湿除风。"

8.《药性切用》:"攻毒祛风。"

【用法用量】 内服:煎汤,2～5 g;研末入丸、散,每次0.5～1 g;蝎尾用量为全蝎的1/3。外用:研末掺、熬膏或油浸涂敷。

【宜忌】 血虚生风者及孕妇禁服。

1.《宝庆本草折衷》:"畏冷水。蝎尾尖处有刺如钩,其性最毒,当摘去之。"

2.《本草经疏》:"似中风及小儿慢脾风,病属于虚,法咸忌之。"

3.《本草新编》:"不可多服,以其辛而散气也。"

4.《萃金裘本草述录》:"肝虚者忌用。"

【选方】 1.治小儿惊风　蝎一个,不去头尾,薄荷四叶裹合,火上炙令薄荷焦,同研为末,作四服,汤下。大人风涎只一服。(《经验方》)

2.治急、慢惊风,及大人小儿诸痫,发搐天吊　全蝎一两,地龙半两。上为细末,酒煮面糊和丸如豌豆大,朱砂为衣。荆芥汤下五六丸,随儿大小加减。(《鸡峰普济方》蜘蛛丸)

3.治中风,口眼㖞斜,半身不遂　白附子、白僵蚕、全蝎(去毒)各等分(并生用)。上为细末。每服一钱,热酒调下,不拘时候。(《杨氏家藏方》牵正散)

4.治中风,舌本强硬,言语不正　蝎梢(去毒)一分,茯苓(炒)一两,龙脑薄荷(焙)二两。上为末。每服二钱,温酒下,或擦牙颊亦可。(《普济方》正舌散)

5.治乙型脑炎抽搐　全蝎一两,蜈蚣一两,僵蚕二两,天麻一两。共研细末,每服三至五分;严重的抽搐痉厥,可先服一钱,以后每隔四至六小时,服三五分。(湖北《中草医药经验交流》)

6.治乙脑后遗症失语　茯苓90 g(姜汁1匙、竹沥1杯,拌渍后晒干),全蝎15 g,僵蚕、广郁金各60 g。共研细末。每次6 g,每日3次,食后开水调服。〔《中医杂志》1982,(10):13转舌散〕

7.治破伤风　干蝎(酒炒)、天麻各半两,蟾酥二钱(汤浸化如稀糊)。上三味,将前二味捣罗为细末,用蟾酥糊丸,如绿豆大。每服一丸至二丸,豆淋酒下。甚者加三丸至五丸。(《圣济总录》干蝎丸)

8.治偏头痛不可忍　干蝎(去土,炒)、藿香叶、麻黄(去根、节)、细辛(去苗、叶)等分。上四味,捣罗为细散。每服一钱匕,用薄荷酒下。(《圣济总录》神圣散)

9.治脾劳羸瘦,脐腹疞痛　干蝎(炒)一两半,桃仁(汤浸,去皮、尖、双仁,炒研)一两。上研匀,以清酒、童子小便各一盏,熬成膏,丸如梧桐子大。每服十五丸,食前温酒下,日三服。(《普济方》二圣丸)

10.治小肠气痛　全蝎一两,茴香一两(炒黄)。上为细末,醋糊为丸如梧桐子大。如发时,每服五七十丸,温酒送下,食前服之。(《神效名方》)

11.治一切牙痛　全蝎七个(去毒),细辛(洗净)三钱,草乌(去皮)二个,乳香(别研)三钱。上为细末。每用少许擦患处,须臾,以温盐水盥漱。(《济生方》穿牙散)

12.治耳聋　蝎梢七枚(焙),淡豆豉二十一粒(拣大者,焙),巴豆七粒(去心膜,又去油)。先研蝎梢、淡豉二味令细,别研巴豆成膏,入前二味同研匀,捏如小枣核状,用葱白小头取孔,以药一粒在内,用薄棉裹定,临卧时置在耳中,来早取出。未通再用,以通为度。(《杨氏家藏方》蝎梢膏)

13.治诸疮毒肿　全蝎七枚,栀子七个。麻油煎黑去滓,入黄蜡,化成膏敷之。(《澹寮方》)

14.治蛇头疮(其形生时在手足上,疮旁一块开如蛇口之状,痛而流血不止者)　雄黄、蜈蚣、全蝎各一钱。上为细末。看疮湿劈开入药,擦在疮上,却以小油抹,裁帛拴住;如干小油调搽。(《外科集验方》)

15.治多年瘰疬　① 全蝎三两(焙干,去勾足)为末,用油核桃肉捣为丸,绿豆大。每日二服,清晨用六分,晚用七分,火酒送下。看人大小加减服之。(《外科启玄》全蝎丸)　② 活蝎一只,麻油一盏,浸三日,以鹅毛蘸油搽上。初起者为疬母,每日多搽几次,三五日即愈。(《潜斋简效方》)

16.治蛇咬伤　全蝎二只,蜈蚣一条(炙)。研末,酒下。(《经验良方》)

17.治阴囊湿痒成疮,浸淫汗出,状如疥癣　全虫(酒洗,焙)、元胡、杜仲(炒)各三钱。共研细末。空心用温酒调下三钱。(《外科真诠》全虫散)

18.治牛皮癣　用清香油一两,入全蝎七枚,巴豆二十枚,斑蝥十枚同熬,候先焦者先去之,去了入黄蜡一钱,候熔收起。朝搽暮愈,不损皮肉。(《证治准绳》)

【临床报道】 1.治疗癫痫　用全蝎1只焙干研粉,鲜韭菜250 g洗净晾干,两者混合揉烂滤汁,放入红糖50 g调匀,置锅内蒸熟,空腹1次服下。服药次数视证型而定,如大发作型,每月发作5次以下者,每星期服3次;6～10次者,每日服1～2次;10次以上者,每日2～3次。癫痫持续状态,每日3～4次。局限性、头痛型、腹痛型及精神运动性癫痫,根据每月发作次数,服药次数控制在每星期1～3次。癫痫发作控制后,其维持量每星期服药1次逐渐减少到每月2次或1次,持续半年到1年。共治疗110例,结果:显效78例,有效17例,效差9例,无效6例,有效率95%。尤其对原发性大发作型癫痫有效率达97%,显效率达76%。

2.治疗痛证　全蝎(连尾)50 g,蜈蚣(去头、足)30 g,丹参100 g。共晒干研末,每次10 g(小儿用量按年龄递减),用白糖调成糊状,开水送服,每日2次。治疗急性发作型疼痛60例(其中头痛42例,肩周痛38例,手足或腰痛52例),服药后,7日内疼痛消失者46例,15日内疼痛减轻者11例,21日后仍不能缓解者3例。

3.治疗小儿厌食症　全蝎8 g,鸡内金10 g。共研细末,装瓶备用。2岁以下,每服0.3 g,3岁以上每次0.6 g,均每日2次。连服4日为1个疗程,可服2～3个疗程,每个疗程间隔3日。服药期间禁食生冷油腻食物。治疗小儿厌食症50例,结果1个疗程治愈43例,2个疗程治愈6例,1例无效。治愈率为98%。

4.治疗急性乳腺炎　取全蝎粉3 g,用柴胡8 g,煎水吞服,每日1次。治疗急性乳腺炎250例,有效率99.2%。一般只服1次可愈。

5.治疗乳腺小叶增生　取全蝎、瓜蒌各45 g,共研粉制成全虫散,分成20包。于月经净后开始服,每次半包,温开水送服,每日2次,20日为1个疗程。经治112例,痊愈95例,显效12例,有效3例,无效2例。在治愈的95例中,1个疗程治愈59例,2个疗程治愈36例。与对照组乳康片组疗效比较,前者优于后者。临床观察表明:病程愈短疗效愈好,而绝经后的患者则疗效较差。另有用全蝎瓜蒌散(将瓜蒌25个开孔,全蝎160 g分装于瓜蒌内,置瓦上焙存性，研细末），每次 3 g，每日 3 次，连服 1 个月，治疗乳腺小叶增生 243 例均获愈。

6. 治疗化脓性中耳炎　取全蝎 6 g（焙干），白矾 60 g（煅枯），冰片 3 g，共研细末。先用过氧化氢溶液洗净患耳分泌物，棉球拭干，将药粉吹入耳道内，每日 2 次。治疗 30 余例，一般用药 3～5 日即可治愈。

7. 治疗大面积烧伤后期残余创面　用生肌油（全蝎 45 只，蜈蚣 7～10 只，麻油 1 kg，鲜蛋黄 0.5 kg，煎后去渣而成）治疗 450 例，致伤因素为火焰 133 例，汽油或柴油 111 例，烫伤 62 例，电击伤 61 例，其他伤 83 例；致伤部位以头颈面、四肢、双手为最多；创面最小 0.2 cm，最大 9 cm×9 cm；其中肉芽创面 400 例，脱痂创面 50 例。先用生理盐水洗净创面脓性分泌物，用生肌油纱布按创面大小敷贴，行半暴露或包扎疗法。对无脓性分泌物的创面，一般不换药，对脓性分泌物较多的创面，每日换药 1 次至创面愈合为止。结果 450 例创面全部愈合，创面愈后很少形成瘢痕，即使有也很表浅。未见明显副作用。

8. 治疗慢性荨麻疹　用鸡蛋 1 只，在顶部开 1 小孔，取全蝎 1 枚塞入，破口向上，放容器内蒸熟，弃蝎食蛋，每日 2 次，5 日为 1 个疗程。治疗 73 例，痊愈 58 例，显效 13 例，无效 2 例。疗程最短 5 日，最长 34 日。

9. 治疗银屑病　全蝎 7 g（11～16 岁 5 g。以下酌减），香油 250 g。将全蝎用香油文火煎炸黄酥。睡前将制好的全蝎嚼碎食下，接着喝黄酒，然后发汗。隔 7 日服药 1 剂，一般用 4～8 剂。禁忌：白酒、驴马羊猪肉、鹅肉、鱼虾、海米、辣椒等。共治 63 例，治愈 38 例，显效 10 例，有效 9 例，无效 6 例。

10. 治疗腮腺炎　全蝎 30 g，用清水洗去杂质和咸味晾干备用。用香油 60 g 炸成金黄色，每日 15 g，早、晚分服。治疗 120 例，结果痊愈 100 例，好转 20 例。服药次数最多者 5 次，最少者 2 次。

11. 治疗百日咳　全蝎 1 只，炒焦为末，鸡蛋 1 个煮熟，用熟鸡蛋蘸全蝎末食，每日 2 次，3 岁以下酌减，5 岁以上酌增，经治 74 例，全部治愈，治疗时间最长 7 日，最短 4 日，平均 5 日。

12. 治疗急性扁桃体炎　治疗组 92 例患儿，取冰片 5 g，全蝎 10 g，研末后用菜油拌匀，做成五分钱硬币大小之药饼，用胶布贴于外廉泉穴或下颌角下方正对肿大的扁桃体处的皮肤上，24 小时换 1 次，发热甚者，让患儿多饮水或温水擦头面、四肢部位。同时选择同期门诊急性扁桃腺炎患者 46 例作对照组，采用抗生素治疗。结果：两组总有效率均为 100%，治愈率可达 97% 以上。治愈率两组间无显著差别，而在症状消失、体温正常、扁桃体消退至正常和血象白细胞计数正常四项指标中，治疗组显著优于对照组，可见中药外敷可明显缩短疗程。

【各家论述】 1.《本草衍义》："蝎，大人小儿通用，治小儿惊风，不可阙也。有用全者，有只用梢者，梢力尤功。"

2.《宝庆本草折衷》："续说云，张松谓蝎又治筋脉挛急，偏正头风，膀胱、胁腹、心膈、肩项及妇人血刺、诸气疼痛。《易简方》言痰涎壅盛，以蝎入三生饮中同煎服。及痈疖肉硬不破，多和药用，故知蝎非但理风，尤善疏气、豁痰、破疖也。"

3.《纲目》："蝎，足厥阴经药也，故治厥阴诸病。诸风掉眩、搐掣，疟疾寒热，耳聋无闻，皆属厥阴风木，故东垣李杲云：凡疝气带下，皆属于风。蝎乃治风要药，俱宜加而用之。"

4.《本草汇言》："全蝎，攻风痰、风痫之药也。主小儿惊风抽搦，痰涎壅盛，或牛、马、猪、羊、鸡五般痫证，或大人中风，口眼㖞斜，或头风眩痛，耳鸣耳聋，或便毒横痃，风毒痈疮，或遍身风癞，皮肤如鳞甲云斑、风癣诸证，咸宜用之。"

5.《得配本草》："全蝎，入足厥阴经。一切风木致病，耳聋掉眩，痰疟惊痫，无乎不疗，且引风药达病所，以扫其根；入降药暖肾，以止其痛。"

6.《衷中参西录》："蝎子，善入肝经，搜风发汗。治惊痫抽掣，中风口眼歪斜，或周身麻痹；其性虽毒，转善解毒，消除一切疮疡。为蜈蚣之伍药，其力相得益彰也。"

1918 **全缘榕** quán yuán róng （《福建药物志》）

【异名】 铁牛入石、奶汁草（《福建药物志》），土麻黄（《湖南药物志》），水沉香（《广西药用植物名录》）。

【基原】 为桑科榕属（无花果属）植物全缘榕的根、叶。

【原植物】 全缘榕 *Ficus pandurata* Hance var. *holophylla* Migo　又名：全缘琴叶榕（《湖南药物志》），水风藤（《福建药物志》）。

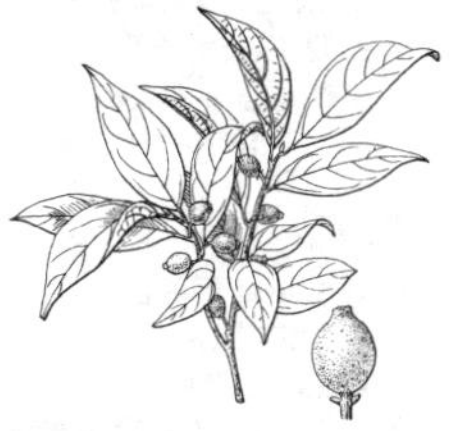

全缘榕

灌木，高 1 m 以上。幼枝绿褐色，有短毛，老枝棕褐色。单叶互生；叶柄紫红色；托叶三角状披针形，早落；叶片膜质，倒卵形、倒卵状披针形或披针形，长 5～13 cm，宽 1.5～4 cm，先端短尾尖或急尖，基部楔形，表面鲜时有黄色腺点，叶下面有小腺点，全缘；基生 3 脉，侧脉 5～7 对，脉上有毛。隐头花序（榕果）单生于叶腋或生于已落叶的枝上，顶部脐状突起，基部圆形或收缩成极短的柄，基苞片卵形；雄花、瘿花生于同一花序托内，雄花生于上部，花被片 4，雄蕊 3；瘿花具短梗或无梗，花被片 3～4，子房近球形，花柱侧生；雌花生于另一花序托内，无梗或具短梗，花被片 3～4，子房近椭圆形，花柱侧生。瘦果。花、果期 6～11 月。

生于山坡、路旁或疏灌林缘。分布于华南及浙江、福建、江西、湖南、广东、广西、海南等地。

【采收加工】 5～10 月挖根；5～6 月采叶，均可鲜用或晒干。

【药性】 辛，温。

1.《福建药物志》："甘、微辛，温。"

2.《湖南药物志》："有香气，无毒。"

【功用主治】 祛风除湿，解毒消肿。主治风湿痹痛，风寒感冒，带下，乳痈，痈疽溃疡，跌打损伤。

1.《福建药物志》："祛风行气，健脾利湿。根治风湿关节痛，劳倦乏力，淋巴结核，消化不良，血淋，白带，痈疽溃疡，跌打损伤；叶治乳痈，蛇伤。"

2.《湖南药物志》："祛风除湿，地上部分可发汗，根可止汗。"

【用法用量】 内服：煎汤，15～30 g，鲜品用量加倍。外用：捣敷。

【选方】 1. 治风湿关节痛　全缘榕根 60～95 g。酒水各半，或加猪脚炖服。（《福建药物志》）

2. 治风寒感冒　（全缘琴叶榕）鲜茎、叶 30 g，柴胡 9 g，一枝黄花 9～15 g。水煎服。

3. 治汗多　鲜全缘琴叶榕 30 g，野燕麦 15 g。水煎或炖猪瘦肉服。（2、3 方出自《湖南药物志》）

1919 **全叶马兰** quán yè mǎ lán （《长白山植物药志》）

【异名】 全缘叶马兰（《浙江药用植物志》）。

【基原】 为菊科马兰属植物全叶马兰的全草。

【原植物】 全叶马兰 *Kalimeris integrifolia* Turcz. ex DC. [*Asteromoea pekinensis* Hance]　又名：全叶鸡儿肠（《江苏南部种子植物手册》），野粉团花（《中国高等植物图鉴》）。

多年生草本，高 30～70 cm。直根长纺锤形。茎直立，单生或数个丛生，中部以上有近直立的帚状分枝，被细硬毛。叶互生；中部叶多而密，无柄，叶片条状披针形、倒披针形或长圆形，长 2.5～4 cm，宽 0.4～0.6 cm，先端钝或渐尖，常有小尖头，基部渐狭，边缘稍反卷，下面灰绿，两面密被粉状短绒毛，中脉在下面突起；上部叶较小，条形。头状花序单生枝端并排成疏伞房状；总苞半球形，总苞片3层，外层近条形，内层长圆状披针形，上部草质，具粗短毛及腺点；舌状花1层，管部具毛，舌片淡紫色；管状花花冠有毛。瘦果倒卵形，浅褐色，扁平，上部有短毛及腺；冠毛带褐色，不等长，易脱落。花期6～10月，果期7～11月。

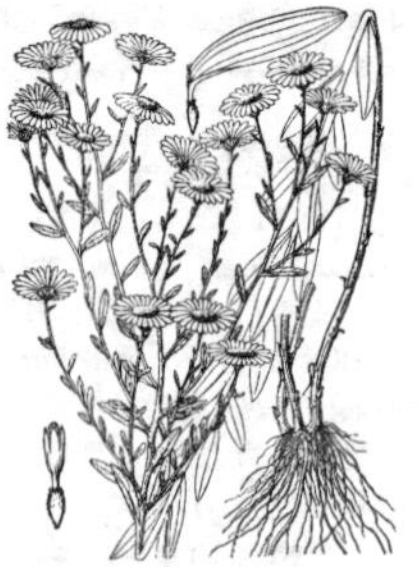

全叶马兰

生于山坡、林缘、灌木丛、路旁。广泛分布于我国东北部、西部和中部。

【采收加工】 8～9月采收，洗净，晒干。

【药理】 1. 镇咳作用　全叶马兰全草及根、茎、叶乙醇提取物，对小鼠喷雾浓氨水致咳所需时间（EDT_{50}）有非常显著的延长作用。全草延长 EDT_{50} 达196%，根174%，茎141%，叶145%。对豚鼠的镇咳作用，全草作用最强，其次是茎，而根、叶作用较弱。全草还能增强可待因的镇咳作用。

2. 对神经系统的作用　全叶马兰的乙醇提取物5 g/kg皮下注射，对苯甲酸钠咖啡因和电刺激引起的小鼠惊厥有明显的对抗作用，并能加强戊巴比妥钠的催眠作用，以全草作用最强，而对自发活动的影响较小。

3. 抗炎镇痛作用　全叶马兰能对抗新鲜鸡蛋清和二甲苯的致炎作用，并能加强哌替啶的镇痛作用，对物理、化学、免疫等因素引起的炎症，用药后可以改善红、肿、热、痛的症状，降低炎症反应对机体造成的损害。

【药性】 苦，寒。

【功用主治】 清热解毒，化痰止咳。主治感冒发热，咳嗽，咽炎。

【用法用量】 内服：煎汤，15～30 g。

【临床报道】 治疗慢性支气管炎　全叶马兰全草提取物加克喘素制成糖衣片（每片含全叶马兰相当于生药5 g，克喘素10 μg），每次服2片，每日3次，10日为1个疗程，连续服用3个疗程。治疗发作期患者183例，其中单纯型135例，喘息型48例。病情轻度4例，中度113例，重度66例。合并肺气肿者121例。结果：单纯型临控率45.93%，喘息型29.17%；单纯症状疗效依次为镇咳>祛痰>哮鸣音>平喘；治疗前后除IgA无明显变化外，其他各项免疫指标均有显著增长。

1920 全叶青兰 quán yè qīng lán（《陕甘宁青中草药选》）

【异名】 青兰（《新疆中草药》）。

【基原】 为唇形科青兰属植物全缘叶青兰的全草。

【原植物】 全缘叶青兰 *Dracocephalum integrifolium* Bunge

多年生草本，高17～60 cm。茎直立，基部常木质化，紫褐色，四棱形，有倒向短柔毛。叶对生；具短柄或无柄；叶片狭披针形，长1.5～3.5 cm，宽2～5 mm，先端钝或微尖，基部近圆形或宽楔形，边缘有睫毛，全缘。轮伞花序生于枝端，花蓝紫色或微显粉红色，具短梗，苞片倒卵形或倒卵状披针形，有睫毛，两侧各具2～3刺齿；花萼唇形，红紫色，被白色短毛，上唇3裂，下唇2裂；花冠唇形，外面被毛，上唇稍向下弯，先端微凹，下唇3裂，较上唇稍长，中央裂片肾形，先端凹，比侧裂片大；雄蕊4，后一对较长，花丝被毛；雌蕊子房4裂，柱头2裂。小坚果长圆形，褐色，光滑。花期6～7月，果期7～8月。

生于海拔900～2 000 m的森林草原、山坡草地或云杉冷杉混交林下。分布于新疆天山、阿尔泰山。

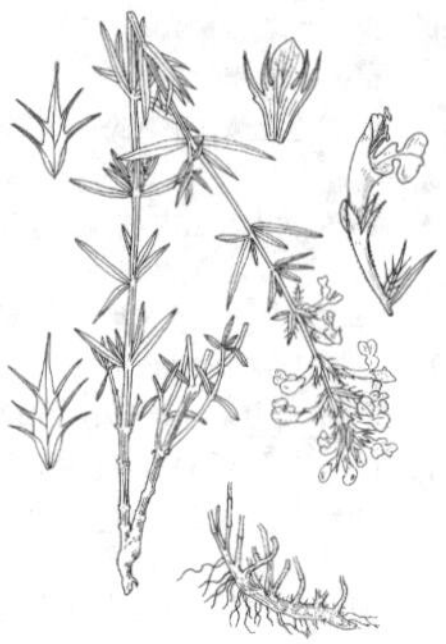

全缘叶青兰

【采收加工】 5～6月采收，切段晒干。

【药材】 全叶青兰 *Dracocephali Integrifolii Herba* 产于新疆等地。

性状　茎呈方柱形，少分枝，表面黄棕色或红棕色。叶对生，多皱缩破碎，完整叶片展平后呈狭披针形，边缘反卷，上面绿色，下面淡绿色，有棕色腺点；叶腋具短缩的小枝。轮伞花序顶生，花较小；苞片长卵形，每侧具2～3刺齿，齿尖呈长芒状；花萼筒状，上部紫红色，下部黄绿色；花冠唇形，暗紫红色。气微香，味苦。

鉴别　(1) 茎横切面：表皮细胞1列，外被角质层，有腺毛、非腺毛；腺毛头部2细胞，柄单细胞，非腺毛1～3细胞。皮层2～6列细胞，位于四角处有厚角组织。韧皮部窄。形成层明显。木质部由导管、木纤维、木薄壁细胞组成。髓部薄壁细胞具壁孔，微木化。

叶横切面：上、下表皮均为1列细胞，外被角质层，有腺毛、腺鳞与非腺毛。栅栏组织细胞2～3列，海绵组织细胞3～5列，排列疏松。主脉向下突出，表皮内方有数列厚角细胞，维管束外韧型。

(2) 取本品粗粉2 g，加60%乙醇20 ml，回流10分钟，滤过。取滤液1 ml，加镁粉少量，再加盐酸2～4滴，即显橙红色。（检查黄酮类）

【成分】 花期地上部分含黄酮类：木犀草素-7-*O*-*D*-吡喃葡萄糖苷（luteolin-7-*O*-*D*-glucopyranoside），木犀草素-7-*O*-葡萄糖醛酸苷（luteolin-7-*O*-glucuronide）。

叶和花中含黄酮类：木犀草素-8-糖苷（luteolin-8-glycoside），芹菜素-7-糖苷（apigenin-7-glycoside）等。

【药理】 1. 平喘作用　豚鼠口服全草醇提取物有明显的平喘作用。

2. 止咳作用　小鼠口服青兰醇提物在氨水喷雾引咳试验中均有明显的止咳作用。

3. 祛痰作用　酚红法证明小鼠口服青兰或醇提取物有明显祛痰作用。

毒性　小鼠口服醇提取物半数致死量为25±1.7 g/kg。

【药性】 苦、辛，微温。

1.《新疆中草药》："辛、微温。"

2.《全国中草药汇编》："微苦，温。"

【功用主治】 祛痰，止咳，平喘。主治急慢性支气管炎，支气管哮喘。

1.《陕甘宁青中草药选》："平喘，镇咳，消炎。主治老年慢性气管炎。"

2.《全国中草药汇编》："祛痰，止咳，平喘。主治咳嗽，支气管炎，支气管哮喘。"

【用法用量】 内服：煎汤，9～15 g。

【选方】 1. 治疗慢性气管炎　青兰15 g，贝母6 g，小茴香3 g。水煎服。

2. 治感冒咳嗽　青兰、花楸果、药蜀葵根各9 g。水煎服。（1、2方出自《新疆中草药》）

【临床报道】 治疗慢性气管炎　取全叶青兰干草15～20 g，加水适量，煎至100 ml，每日2～3次分服，10日为1个疗程。或制成每1 ml含生药2.5 g的雾化剂行气雾吸入，每次喷雾用量按生药 7 g 计算，15 次为 1 个疗程，前 10 次为每日 1 次，后 5 次为隔日 1 次。或制成注射液(每 1 ml 含生药 2.5 g)行穴位注射，取膻中、定喘、身柱等穴，每穴 0.5 ml，每日或隔日 1 次，10 次为 1 个疗程。共治疗 393 例，近期控制 94 例，显效 118 例。其中煎剂与气雾吸入疗效相似；穴位注射疗效较高，据 73 例观察，显效以上达 80%。亦有取全叶青兰地上部分制成浸膏片，每日剂量相当于生药 15 g，分 3 次服，10 日为 1 个疗程。治疗 127 例，近期控制 30 例，显效 47 例，好转 45 例，无效 5 例，显效以上者为 60.7%。副作用：少数患者服药后有口干、腹胀、恶心、胃部轻度不适，全身有发热感，尿多；2 例服浸膏片后出现荨麻疹，加服抗过敏药后仍可继续服药。

1921 合萌 hé méng《中国药用植物志》

【异名】 水茸角(《中藏经》)，合明草(《本草拾遗》)，水皂角(《分类草药性》)，独木根、野皂角(《中国药用植物志》)，梳子树(《江西民间草药》)，野含羞草、蜈蚣杨柳、夜关门(《湖南药物志》)，野寒豆、野豆萁(《上海常用中草药》)。

【基原】 为豆科田皂角属植物田皂角的地上部分。

【原植物】 田皂角 *Aeschynomene indica* L.

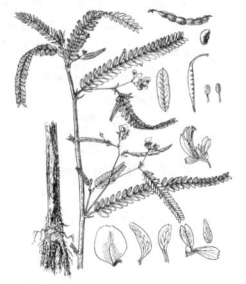

田 皂 角

一年生亚灌木状草本，高 30～100 cm；多分枝。偶数羽状复叶，互生；托叶膜质，披针形，长约 1 cm，先端锐尖；小叶 20～30 对，长圆形，长 3～8 mm，宽 1～3 mm，先端圆钝，有短尖头，基部圆形，无小叶柄。总状花序腋生，花少数，总花梗有疏刺毛；膜质苞片 2 枚，边缘有锯齿；花萼二唇形，上唇 2 裂，下唇 3 裂；花冠蝶形，黄色，带紫纹，旗瓣无爪，翼瓣有爪，龙骨瓣较翼瓣短；雄蕊 10 枚合生，上部分裂为 2 组，每组有 5 枚，花药肾形；子房无毛，有子房柄。荚果线状长圆形，微弯，有 6～10 荚节，荚节平滑或有小瘤突。花期夏秋季，果期 10～11 月。

生于潮湿地或水边。分布于华北、华东、中南、西南等地。

本植物的根(合萌根)、茎中的木质部(梗通草)、叶(合萌叶)亦供药用，另设专条。

【栽培】 生物学特性　喜温暖湿润气候。对土壤要求不严，可利用潮湿荒地、塘边或溪河边的湿润处栽培。

繁殖方法　用种子繁殖，育苗移栽。3 月播种，开 1.3 m 宽的畦，把带壳种子均匀撒播畦上，并盖草木灰一层，经常保持湿润，约半月后出苗。苗高 4～5 cm 时，施人畜粪水提苗，5 月苗高 14～15 cm 移栽。行距 33 cm，窝距 24～25 cm，每窝栽苗 2 株。

【采收加工】 9～10 月采收，齐地割取地上部分，鲜用或晒干。

【药性】 甘、苦，微寒。

1.《本草拾遗》："味甘、寒，无毒。"(引自《纲目》)

2.《天宝本草》："味苦淡酸。"

【功用主治】 清热利湿，明目，消肿。主治热淋，血淋，黄疸，痢疾，小儿疳积，夜盲，肿毒，湿疹。

1.《本草拾遗》："主暴热淋，小便赤涩，小儿瘦病，明目，下水，止血痢。"(引自《纲目》)

2.《植物名实图考》："为去风杀虫之药。"

3.《天宝本草》："消风除胀效为先，虚气蟺疳黄走胆，能敷肿毒即时安。"

4.《分类草药性》："治火肿。蒸鸡，利水通淋。"

【用法用量】 内服：煎汤，15～30 g。外用：适量，煎水熏洗；或捣烂敷。

【选方】 1. 治血淋　田皂角、鲜车前草各 30 g。水煎服。(《浙江药用植物志》)

2. 治胆囊炎　田皂角 15 g，海金沙 9 g。水煎服。(《福建药物志》)

3. 治夜盲　田皂角 30 g。水煎服；或加猪(羊)肝 60～90 g，同煎服。(《浙江药用植物志》)

4. 治吹奶　水茸角，不拘多少，新瓦上煅干，为细末，临卧酒调服二钱匕。已破者，略出黄水亦效。(《中藏经》)

1922 合叶子 hé yè zi《新疆中草药》

【基原】 为蔷薇科蚊子草属植物旋果蚊子草的根和花。

【原植物】 旋果蚊子草 *Filipendula ulmaria* (L.) Maxim. [*Spiraea ulmaria* L.]

多年生草本，高 80～120 cm。茎有棱，光滑无毛。叶为羽状复叶；叶柄无毛；托叶革质，半心形或卵披针形，边缘有锐齿；小叶 2～5 对，顶生小叶 3～5 裂，裂片披针形至长圆披针形，先端渐尖，边缘有重锯齿或不明显裂片，上面无毛，下面被白色绒毛，侧生小叶比顶生小叶稍小或近等长。顶生圆锥花序，花梗疏被短柔毛；花萼片卵形，先端急尖或圆钝，外面密被短柔毛；花瓣白色，倒卵形。瘦果弯曲呈半月形如螺旋状，着生于果托上，几无柄。花、果期 6～9 月。

生于山谷阴处、沼泽、林缘及水边。产于新疆。

【采收加工】 6～7 月采收花序，晒干。6～9 月采根，晒干。

【药理】 1. 抗溃疡作用　合叶子花的 1∶10、1∶20 煎剂，可抑制大鼠幽门结扎溃疡和应激性溃疡。能减轻大、小鼠注射利舍平或大鼠注射保泰松所引起的胃溃疡。在预防大鼠阿司匹林性溃疡方面也有效，并对胃壁内注射 70% 乙醇引起的大鼠慢性溃疡有促进愈合作用。

2. 对凝血系统的作用　花和种子浸膏有强大的抗凝血活性。口服其浸膏后表现出抗凝血和促进纤维蛋白溶解作用。其种子的提取物无论在体外还是体内都表现出相同的抗凝血活性。

【药性】 微酸、涩，平。

【功用主治】 收敛，降压。

【用法用量】 内服：煎汤，9～15 g。外用：研末调撒。

【选方】 治高血压病　合叶子根 15 g，唇香草 6 g，大黄 2.4 g。水煎服。

1923 合欢皮 hé huān pí《本草拾遗》

【异名】 合昏皮(《千金方》)，夜合皮(《独行方》)，合欢木皮(《纲目》)。

【基原】 为豆科合欢属植物合欢的树皮。

【原植物】 合欢 *Albizia julibrissin* Durazz. 又名：青堂(崔豹《古今注》)，黄昏(《千金方》)，合昏(《新修本草》)，夜合(《本草图经》)，萌葛、乌赖树(《百一选方》)，交枝树(《本草蒙筌》)，宜男(《群芳谱》)，马缨(《畿辅通志》)，绒树(《植物名实图考》)，茸花枝(《分类草药性》)，绒花树、马缨花、蓉

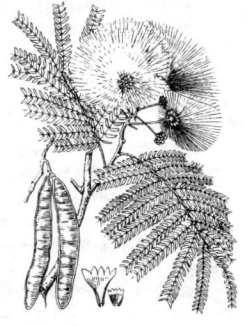

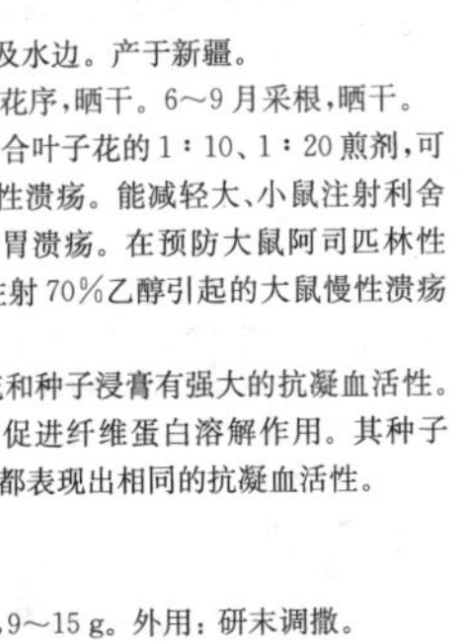

合 欢

花树(《中国高等植物图鉴》)。

落叶乔木，高可达 16 m。树冠开展；树干灰黑色；嫩枝、花序和叶轴被绒毛或短柔毛。托叶线状披针形，早落；二回羽状复叶，互生；总叶柄长 3～5 cm，总叶柄近基部及最顶 1 对羽片着生处各有一枚腺体；羽片 4～12 对，栽培的有时达 20 对；小叶 10～30 对，线形至长圆形，长 6～12 mm，宽 1～4 mm，向上偏斜，先端有小尖头，有缘毛，中脉紧靠上边缘。头状花序在枝顶排成圆锥状花序；花粉红色；花萼管状；花冠长 8 mm，裂片三角形，花萼、花冠外均被短柔毛；雄蕊多数，基部合生，花丝细长；子房上位，花柱几与花丝等长，柱头圆柱形。荚果带状，幼时有柔毛。种子扁椭圆形带褐色。花期 6～7 月，果期 8～10 月。

生于山坡或栽培。分布于东北、华东、中南及西南各地。

山合欢 *Albizia kalkora* (Roxb.) Prain. 分布于东北、西北、华东、中南、西南各地，其皮在北京、河北、山西、江苏、江西、河南、湖南、四川部分地区也作合欢皮使用。

本植物的花或花蕾(合欢花)亦供药用，另设专条。

【栽培】 生物学特性 喜温暖向阳的环境，耐寒，较耐干旱。对土壤要求不严，在砂质壤土和黏壤土中生长迅速。

繁殖方法 用种子繁殖：春季育苗，播种前将种子浸泡 8～10 h后取出播种。开沟条播，沟距 60 cm，覆土 2～3 cm，播后保持畦土湿润，约 10 日发芽。苗出齐后，应加强除草松土追肥等管理工作。第二年春或秋季移栽，株距 3～5 m。移栽后 2～3 年，每年春秋季除草松窝，以促进生长。

病虫害防治 夏、秋间有豆毛虫为害羽叶。

【采收加工】 6～9 月剥皮，切段，晒干或炕干。

【药材】 合欢皮 *Albiziae Cortex* 主产于湖北、江苏、浙江、安徽等地，以湖北产量大。

性状 本品呈卷曲筒状或半筒状，长 40～80 cm，厚 0.1～0.3 cm。外表面灰棕色至灰褐色，稍有纵皱纹，有的成浅裂纹，密生明显的椭圆形横向皮孔，棕色或棕红色，偶有突起的横棱或较大的圆形枝痕，常附有地衣斑；内表面淡黄棕色或黄白色，平滑，有细密纵纹。质硬而脆，易折断，断面呈纤维性片状，淡黄棕色或黄白色。气微香，味淡、微涩、稍刺舌，而后喉头有不适感。

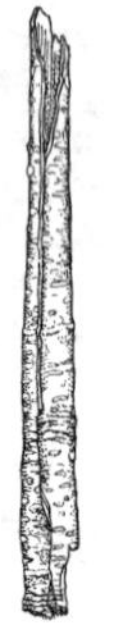
合欢皮(树皮)外形

鉴别 (1) 粉末特征：灰黄色。石细胞类长圆形、类圆形、长方形、长条形或不规则形，直径 16～58 μm，壁较厚，孔沟明显，有的分枝。纤维细长，直径 7～22 μm，常成束，周围细胞含草酸钙方晶，形成晶纤维，含晶细胞壁不均匀增厚，木化或微木化。草酸钙方晶直径 5～26 μm。韧皮薄壁细胞较小，壁稍厚，径向面观纹孔圆形，有的集成纹孔团；切向面观细胞壁略呈连珠状增厚。

(2) 取本品粉末 1 g，加水 10 ml，置 60 ℃水中温浸 1 小时，滤过。取滤液各 3 滴，分置两支试管中：一管中加 0.1 mol/L 盐酸溶液 5 ml，另一管中加 0.1 mol/L 氢氧化钠溶液 5 ml，强力振摇 1 分钟，碱液管泡沫比酸液管泡沫高 1 倍以上。

(3) 取(2)项下剩余的滤液 0.5 ml，加生理盐水 2 ml 及 2%兔红细胞生理盐水混悬液 2.5 ml，摇匀，有溶血现象(检查皂苷类)。

品质标志 《中华人民共和国药典》2010 年版规定：照醇溶性浸出物测定项下的热浸法测定，用稀乙醇作溶剂，不得少于 12.0%。照高效液相色谱法测定，本品含(—)-丁香树脂酚 4-O-β-D-呋喃芹菜糖基-(1→2)-β-D-吡喃葡萄糖苷($C_{35}H_{41}O_{17}$)不得少于 0.030%。

【成分】 合欢干皮中含木脂素糖苷：(—)-丁香树脂酚-4-O-β-D-呋喃芹菜糖基-(1→2)-β-D-吡喃葡萄糖苷〔syringaresinol-4-O-β-D-apiofuranosyl-(1→2)-β-D-glucopyranoside〕，(—)-丁香树脂酚-4-O-β-D-呋喃芹菜糖基-(1→2)-β-D-吡喃葡萄糖基-4′-O-β-D-吡喃葡萄糖苷〔syringaresinol-4-O-β-D-apiofuranosyl-(1→2)-β-D-glucopyranosyl-4′-O-β-D-glucopyranoside〕，(—)-丁香树脂酚-4, 4′-双-O-β-D-呋喃芹菜糖基-(1→2)-β-D-吡喃葡萄糖苷〔syringaresinol-4, 4′-bis-O-β-D-apiofuranosyl-(1→2)-β-D-glucopyranoside〕，(—)-丁香树脂酚-4-O-β-D-吡喃葡萄糖苷(syringaresinol-4-O-β-D-glucopyranoside)，左旋-丁香树脂酚-4, 4′-双-O-β-D-吡喃葡萄糖苷(syringaresinol-4, 4′-bis-O-β-D-glucopyranoside)，还含有丁香酸甲酯-4-O-β-D-呋喃芹菜糖基-(1→2)-β-D-吡喃葡萄糖苷〔syringic acid methyl ester-4-O-β-D-apiofuranosyl-(1→2)-β-D-glucopyranoside〕，秃毛冬青甲素-4-O-β-D-吡喃葡萄糖苷(glaberide-I-4-O-β-D-glucopyranoside)，秃毛冬青甲素-4-O-β-D-呋喃芹菜糖基-(1→2)-β-D-吡喃葡萄糖苷〔glaberide-I-4-O-β-D-apiofuranosyl-(1→2)-β-D-glucopyranoside〕，(+)-5, 5′-二甲氧基落叶松脂醇-4-O-β-D-呋喃芹菜糖基-(1→2)-β-D-吡喃葡萄糖苷〔5, 5′-dimethoxylariciresinol-4-O-β-D-apiofuranosyl-(1→2)-β-D-glucopyranoside〕和 5, 5′-二甲氧基-7-氧代落叶松脂醇-4′-O-β-D-呋喃芹菜糖基-(1→2)-β-D-吡喃葡萄糖苷〔5, 5′-dimethoxy-7-oxolariciresinol-4′-O-β-D-apiofuranosyl-(1→2)-β-D-glucopyranoside〕。此外，干皮中还含萜类，皂苷类：21-〔4-(亚乙基)-2-四氢呋喃异丁烯酰〕剑叶莎酸{21-〔4-(ethylidene)-2-tetrahydrofuranmethacryloyl〕machaerinic acid}，剑叶莎酸甲酯(machaerinic acid methyl ester)，金合欢酸内酯(acacic acid lactone)，剑叶莎酸内酯(machaerinic acid lactone)，金合欢皂苷元(acacigenin) B，合欢皂苷元(julibrogenin) A、G_1，合欢皂苷 J_4、J_5、J_6、J_{23}，合欢三萜内酯甲(julibrotriterpenoidal lactone A)，黄酮类：7, 3′, 4′-三羟基黄酮(7, 3′, 4′-trihydroxyflavone)，槲皮素(quercetin)，淫羊藿次苷 E5(icariside E5)。脂肪酸酯类：1-(29-羟基-二十九碳酸)-甘油酯〔1-(29-hydroxynonacosanoyl)-glyceride〕，1-(24-羟基-二十四碳酸)-甘油酯〔1-(24-hydroxy tetracosanoyl) glyceride〕，乙酸-12-乌苏烯-3-β-醇酯(acetyl-Δ^{12}-ursene-3-β-ol ester)，二十二碳酸乙酯(acetyl docosanoyl ester)。甾醇类：α-菠菜甾醇葡萄糖苷(α-spinasteryl glucoside) 12-羟基-十二脂肪酸甘油酯-1′(12-hydroxy-dode-canoic acid glyceride-1′)，α-菠甾醇-3-O-β-D-葡萄糖苷(α-spinasteryl-3-O-β-D-glucoside)，β-谷甾醇(β-sitosterol)，胡萝卜苷(daucosterol)。山合欢树皮含鞣质。

【药理】 1. 抗生育作用 合欢皮冷水提取物具有显著的抗生育作用，人妊娠子宫肌条在合欢皮提取液的作用下收缩，张力及振幅均显著增加，而收缩频率则明显减少，合欢皮的作用与缩宫素相似，但起效时间较慢，持续时间长。合欢皮抗生育有效成分为皂苷，合欢皮总皂苷 1.78 mg/kg 皮下注射有显著抗着床作用，能减少大鼠妊娠动物数和正常胚胎数，妊娠终止率为 86%。于妊娠第四至六日给药也有显著抗早孕效果，妊娠终止率为 40%。合欢皮总苷宫腔注射可使妊娠 6～7 日大鼠胎胞萎缩死亡，死亡率为 88%。合欢皮的多种同属植物的树皮均具有显著的兴奋子宫和致流产作用，山合欢树皮所含皂苷对大鼠也有抗着床和抗早孕等作用。

2. 抗过敏作用 合欢皮煎剂大鼠灌胃给药可抑制其腹膜肥大细胞脱颗粒，体外试验也有类似作用。合欢皮煎剂可明显抑制抗原(马血清)对大鼠的致敏过程和抗体产生过程。

3. 抗肿瘤作用 合欢皮所含多糖对小鼠移植性肿瘤 S_{180} 抑制率为 73%。合欢皮醇提物能明显改善红细胞免疫指标，增强机体红细胞免疫功能，其体内抗肿瘤机制与其对红细胞免疫的促进作用有关，且该药对红细胞免疫效应的改善是通过红细胞功能的增强(非数量的增减)而实现的，并与给药时间有一定关系。

4. 免疫调节作用 合欢皮水提液每日 100 mg/kg 灌胃，可使小鼠腹腔巨噬细胞吞噬率、吞噬指数和肿瘤坏死因子诱生水平明显提高，每日 500 和 100 mg/kg 对小鼠脾淋巴细胞分泌白细胞介素-2 水平的影响作用明显。合欢皮对免疫功能有调节作用，其活性成分主要是合欢皮多糖和皂苷。

5. 其他作用　合欢皮水煎液给予小鼠灌胃，结果中、低浓度合欢皮水煎液可协同戊巴比妥钠缩短睡眠潜伏期及延长睡眠时间，高浓度合欢皮水煎液则对小鼠有兴奋作用；合欢皮总皂苷能明显提高小鼠自然杀伤细胞的杀伤活性，且具有剂量差异性，合欢皮体内抗肿瘤机制与此密切相关。

【药性】 甘，平。归心、肝经。

1.《本经》："甘，平。"

2.《雷公炮制药性解》："人心经。"

3.《本草经疏》："入手少阴、足太阴经。"

4.《本草汇言》："甘，温、平。"

5.《本草再新》："入心、肝二经。"

【功用主治】 安神解郁，和血消痈。主治心神不安，忧郁，不眠，肺痈，痈肿，跌打损伤。

1.《本经》："主安五脏，利心志，令人欢乐无忧。久服轻身明目，得所欲。"

2.《本草拾遗》："杀虫。"

3.《日华子》："煎膏，消痈肿，并续筋骨。"

4.《纲目》："和血，消肿，止痛。"

5.《得配本草》："治肺痈，又能补心脾之阴。"

6.《分类草药性》："消瘰疬。"

【用法用量】 内服：煎汤，10～15 g；或入丸、散。外用：研末调敷。

【宜忌】 风热自汗，外感不眠者禁服。孕妇慎服。

《本草用法研究》："得酒良。"

【选方】 1. 治心烦失眠　合欢皮 9 g，夜交藤 15 g。水煎服。（《浙江药用植物志》）

2. 治咳有微热，烦满，胸心甲错，是为肺痈　黄昏（是合昏皮也）手掌大一片。细切，以水三升，煮取一升，分三服。（《千金方》黄昏汤）

3. 治肺痈久不敛口　合欢皮、白蔹。二味同煎服。（《景岳全书》合欢饮）

4. 治打扑伤损筋骨　① 夜合树皮（炒干，末之）四两，入麝香、乳香各一钱。每服三大钱，温酒调，不饥不饱时服。（《续本事方》）② 夜合树（去粗皮，取白皮，锉碎，炒令黄微黑色）四两，芥菜子（炒）一两。上为细末，酒调，临夜服；粗滓罨疮上，扎缚之。此药专接骨。（《百一选方》）

5. 治蜘蛛咬疮　合欢皮，捣为末，和铛下墨，生油调涂。（《本草拾遗》）

【各家论述】 1.《本草经疏》："合欢，味甘气平，主养五脏。心为君主之官，本自调和，脾虚则五脏不安，心气躁急，则遇事怫郁多忧。甘主益脾，脾实则五脏自安；甘可以缓，心气舒缓，则神明自畅而欢乐无忧；神明畅达，则觉圆通，所欲咸遂矣。嵇叔夜《养生论》云：合欢蠲忿，正此之谓欤。其主轻身明目，及《大明》主消痈疽、续筋骨者，皆取其能补心脾，生血脉之功耳。"

2.《本草求真》："合欢，气缓力微，用之非止钱许可以奏效，故必重用久服，方有补益怡悦心志之效矣，若使急病而求治即欢悦，其能之乎？"

1924 合欢花 hé huān huā（《本草衍义》）

【异名】 夜合花（《本草衍义》），乌绒（《雷公炮制药性解》）。

【基原】 为豆科合欢属植物合欢的花或花蕾。

【原植物】 参见"合欢皮"条。

【采收加工】 5～6 月开花时采摘，商品称"合欢花"；花未开时采收的花蕾，商品称"合欢米"，除去枝叶，晒干。

【药材】 合欢花 *Albiziae Flos*　产于河北、河南、陕西、浙江、江苏、山东、安徽、湖北、江西及四川等地。花蕾称合欢米。

性状　合欢花　头状花序皱缩成团。花细长而弯曲，长 0.7～1 cm，淡黄棕色或淡黄褐色，具短梗。花萼筒状，先端有 5 小齿，疏生短柔毛；花冠筒长约为萼筒的 2 倍，先端 5 裂，裂片披针形，疏生短柔毛；雄蕊多数，花丝细长，黄棕色或黄褐色，下部合生，上部分离，伸出花冠筒外。体轻易碎。气微香，味淡。

合欢米　花蕾米粒状，青绿色或黄绿色，有毛。下部 1/3 被萼筒包裹。

鉴别　粉末特征：灰黄色。非腺毛单细胞，微弯曲，长 81～447 μm，直径 8～16 μm，壁稍厚，表面有疣状突起，有的可见 1～2 个非薄横隔。草酸钙方晶多存在于薄壁细胞中，呈双锥形、类方形、长方形或菱形，直径 8～31 μm，含晶细胞成群或数个纵行排列。复合花粉呈扁球形，为 16 合体，直径 81～146 μm，中央 8 个分体排列成上下交叠的十字形，其余 8 个围在四周；单个分体呈类方形或长球形，外壁几光滑。花丝表皮细胞表面观长条形或长方形，垂周壁平直，具纵向弯曲的细条状角质纹理。

【成分】 花中鉴定了 25 种芳香成分，主要芳香成分为反-芳樟醇氧化物（linalooloxide），芳樟醇（linalool），异戊醇（isopentanol），α-罗勒烯（α-ocimene）和 2，2，4-三甲基氧杂环丁烷（2，2，4-trimethyloxetane）等；还含黄酮类：矢车菊素-3-葡萄糖苷（cyanidin-3-glucoside），槲皮苷（quercitrin）。

【药理】 1. 中枢抑制作用　实验研究表明，合欢花煎剂灌服，能明显减少小鼠的自发活动及被动活动，明显协同巴比妥类药物的中枢抑制作用，延长戊巴比妥钠、苯巴比妥钠所致小鼠麻醉时间，促使阈下剂量的戊巴比妥钠、异戊巴比妥钠引起小鼠麻醉，一次给药或连续给药 3 日均有显著效果。

2. 抗抑郁作用　在小鼠强迫游泳实验和小鼠悬尾实验中，合欢花水提物能明显对抗两种"行为绝望"模型小鼠的绝望行为，使不动时间缩短，其中合欢花中剂量组抗抑郁的效果均较其他剂量组显著，呈行为药理学特有的"U"形曲线。说明合欢花水提物对"行为绝望"动物模型有明显抗抑郁作用。

【药性】 甘、苦，平。归心、脾经。

1.《医学入门》："味平，无毒。"

2.《饮片新参》："味苦、甘，平。"

3.《四川中药志》1960 年版："性平，味苦，无毒。入心、脾二经。"

【功用主治】 舒郁，安神，理气，明目，活络。主治忧郁失眠，心神不安，健忘，胸闷纳呆，风火眼疾，视物不清，腰痛，跌打伤痛。

1.《医学入门》："主安五脏，利心志，耐风寒，令人欢乐无忧，久服轻身明目。"

2. 张秉成《本草便读》："养血。"

3.《分类草药性》："清心明目。"

4.《饮片新参》："和心志，开胃，理气解郁，治不眠。"

【用法用量】 内服：煎汤，3～9 g；或入丸、散。

【选方】 1. 治腰脚疼痛久不瘥　夜合花四两，牛膝（去苗）一两，红蓝花一两，石盐一两，杏仁（汤浸去皮，麸炒微黄）半两，桂心一两。上药捣罗为末，炼蜜和捣百余杵，丸如梧桐子大。每日空心，以温酒下三十丸，晚食前再服。（《圣惠方》夜合花丸）

2. 治打磕损疼痛　夜合花末，酒调服二钱匕。（《子母秘录》）

1925 合萌叶 hé méng yè（《江西民间草药》）

【基原】 为豆科田皂角属植物田皂角的叶。

【原植物】 参见"合萌"条。

【采收加工】 5～9 月采集，鲜用或晒干。

【成分】 含黄酮类：6，8-二-C-葡萄糖基芹菜素（vicenin Ⅱ），瑞诺苷（reynoutrin），芸香苷（rutin），杨梅树皮苷（myricitrin）及洋槐苷（robinin）。还含胡芦巴碱（trigonelline）。

【功用主治】《河北中草药》:"治创伤出血及疮疡久溃不敛。"

【用法用量】 内服:捣汁,60～90 g。外用:研末调涂;或捣烂敷。

1926 合萌根 hé méng gēn (《江西民间草药》)

【基原】 为豆科田皂角属植物田皂角的根。

【原植物】 参见"合萌"条。

【采收加工】 9～10 月采挖,鲜用或晒干。

【药材】 合萌根 *Aeschynomenis Indicae Radix* 主产于江苏等地。

性状 根圆柱形,上端渐细,直径 1～2 cm;表面乳白色,平滑,具细密的纵纹理及残留的分枝痕,基部有时连有多数须状根。质轻而松软,易折断,折断面白色,不平坦,中央有小孔洞。气微,味淡。

【药性】 甘、苦,寒。

1.《江西草药》:"性寒,味甘。"

2.《河北中草药》:"苦、涩,平。"

【功用主治】 清热利湿,消积,解毒。主治血淋,痢疾,黄疸,疳积,目昏,牙痛,疮疖。

1.《江西草药》:"清热利湿,消肿。"

2.《福建中草药》:"清热解毒。"

【用法用量】 内服:煎汤,9～15 g,鲜品 30～60 g。外用:捣烂敷。

【选方】 1. 治血淋 田皂角鲜根或茎 30 g,鲜车前草 30 g。水煎服。(《福建中草药》)

2. 治小儿疳积 鲜田皂角根 30 g,猪肝 60 g。水炖服。(《福建药物志》)

3. 治眼睛视物不明 水皂角净根 120 g。炖猪蹄子服。(《四川中药志》1960 年版)

4. 治风火牙痛 合萌根 21 g。同鸭蛋炖服。(《江西民间草药》)

5. 治疖肿 田皂角根(鲜)21 g,水煎去渣,加入鸭、鸡蛋各 1 个,同煮服;另用鲜叶适量,捣烂外敷。(《江西草药》)

1927 合掌消 hé zhǎng xiāo (《植物名实图考》)

【异名】 合掌草、神仙对座草(《湖南药物志》),土胆草、硬皮草、合同硝(《江西草药》),肿三消、牛皮消(江西《草药手册》),扶地龙、水马尾(《安徽中草药》),抱茎白前(《河北中草药》)。

【基原】 为萝藦科鹅绒藤属植物紫花合掌消和黄绿花合掌消的根或全草。

【原植物】 1. 紫花合掌消 *Cynanchum amplexicaule* (Sieb. et Zucc.) Hemsl. var. *castaneum* Makino

多年生直立草本,高 50～100 cm。全株含白色乳液;除花萼、花冠被有微毛外,余皆无毛。根须状,形似白薇而较疏。叶对生,无柄;叶片薄纸质,倒卵状椭圆形,先端急尖,基部下延近抱茎,上部叶小,长 1.5～2.5 cm,宽 7～10 mm,下部叶大,长 4～6 cm,宽 2～4 cm。多歧聚伞花序顶生及腋生;花冠紫色;副花冠 5 裂,扁平;花粉块每室 1 个,下垂。蓇葖果单生,刺刀形。花期 8～9 月,果期秋季。

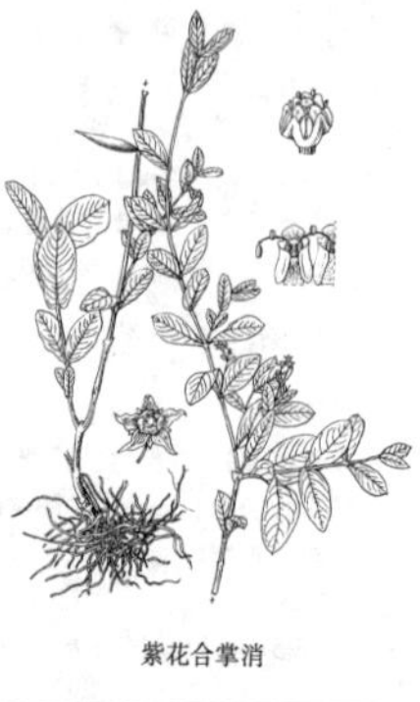

紫花合掌消

生于海拔 500～1 000 m 的山坡草地、田边、湿草地或沙滩草丛中。分布于东北及河北、内蒙古、江苏、江西、山东、河南、湖北、湖南、广西、陕西等地。

2. 黄绿花合掌消 *C. amplexicaule* (Sieb. et Zucc.) Hemsl. [*Vincetoxicum amplexicaule* Sieb. et Zucc.]

本种与紫花合掌消的区别为:花黄绿色。

生于海拔 500～1 000 m 的山坡草地或田边、湿地及沙滩草丛中。分布于辽宁、黑龙江等地。

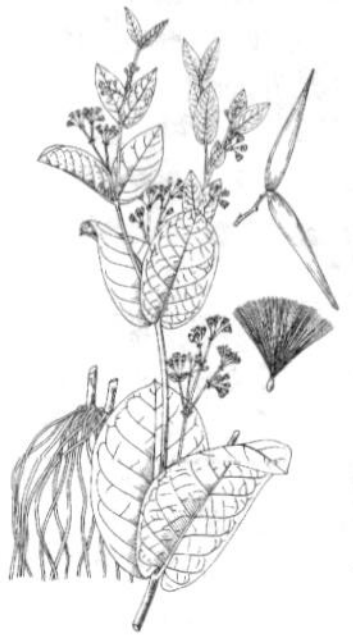

黄绿花合掌消

【采收加工】 6～9 月采收,晒干或鲜用。

【药材】 合掌消 *Cynanchi Radix seu Herba* 紫花合掌消产于辽宁、黑龙江、吉林、内蒙古、河北、河南、山东、江苏、湖南、江西、湖北、陕西、广西等地;黄绿花合掌消主产于辽宁、黑龙江等地。

性状 根茎圆柱形,粗短,呈结节状,上面有圆形凹陷的茎痕或残存茎基,下面簇生多数细而长的根。根长约 20 cm,直径不及 1 mm,弯曲,表面黄棕色,具细纵纹。质较脆,易折断,断面平坦。气特异,味微苦。

【成分】 黄绿花合掌消根中含甾体苷成分。分离到白前苷元(glaucogenin)B 和白前苷元-*C*-单-*D*-黄花夹竹桃糖苷(glaucogenin-*C*-mono-*D*-thevetoside)。

【药性】 苦、辛,平。

1.《湖南药物志》:"微苦,平,无毒。一说辛。"

2.《全国中草药汇编》:"苦、辛,平。"

【功用主治】 祛风湿,行气活血,消肿。主治风湿痹痛,偏头痛,腰痛,月经不调,乳痈,痈肿疔毒,湿疹。

1.《植物名实图考》:"根:消肿,追毒。"

2.《江西草药》:"根:行气活血,消肿解毒。治乳痈,睾丸肿痛,湿疹,偏头痛,急性肝炎,急性胃肠炎,月经不调,腰腹胀痛,毒蛇咬伤。"

【用法用量】 内服:煎汤,15～30 g。外用:捣敷或研末调敷。

【选方】 1. 治风湿关节痛 合掌消根 30 g,千斤拔根 9 g,瘦猪肉 120 g。水煮服。(《江西草药》)

2. 治偏头痛 合掌消根 15～21 g,鸡蛋 2 个。水煎服。

3. 治腰痛 (合掌消)根 30 g,娃儿藤根 12 g。水煎,甜酒调服。

4. 治妇女月经不调,腰腹胀痛,面色萎黄 (合掌消)全草 30 g,红枣 7 枚,猪瘦肉 120 g,冬酒 120 g。加水同炖,去渣,汤及肉分 2 次服。

5. 治大便下血 合掌消根 30 g,瘦猪肉 120 g。水煮服。(2～5 方出自江西《草药手册》)

1928 伞梗虎耳草 sǎn gěng hǔ ěr cǎo (《西藏常用中草药》)

【基原】 为虎耳草科虎耳草属植物篦齿虎耳草的全草。

【原植物】 篦齿虎耳草 *Saxifraga umbellulata* Hook. f. et Thoms. var. *pectinata* Marg. et Shaw [*S. pasumensis* Marg. et Shaw f. *gracilis* Marg. et Shaw]

多年生草本,高 5～10 cm。茎不分枝,与花序梗、花梗均被褐色腺毛。基生叶密集,呈莲座状,匙形,叶片边缘具软骨质刚毛状睫毛;茎生叶互生,叶片长圆形至近匙形,两面和边缘均具褐色腺毛。聚伞花序伞状或复伞状,长 3～5.5 cm,具 5～25 朵花;萼片

5，长圆形，背面和边缘或多或少具褐色腺毛，3脉汇合于先端；花瓣5，黄色，近提琴状，先端钝，基部具爪，5脉；雄蕊10；子房卵形，花柱分离。蒴果，先端具2喙。种子多数。花、果期6～9月。

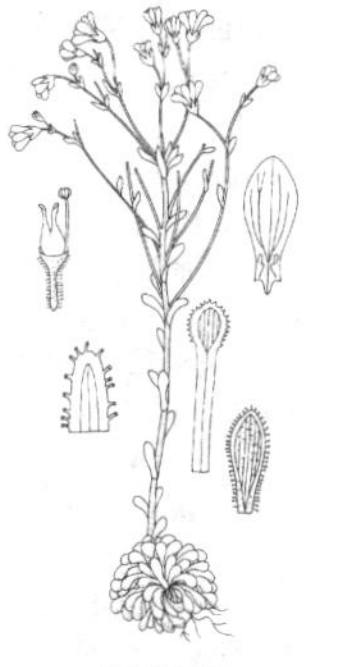

篦齿虎耳草

生于海拔3 000～4 100 m之林下、灌木丛下或岩壁石隙。分布于西藏。

与本品功用相同作伞梗虎耳草入药的同属植物尚有：① 小伞虎耳草 *S. umbellulata* Hook. f. et Thoms. 又名：松滴（《青藏高原药物图鉴》），分布于西藏、青海。② 红虎耳草 *S. sanguinea* Franch. 分布于云南、西藏、青海。

【采收加工】 7～9月采收，洗净，晒干。

【药性】 苦，凉。

1.《西藏常用中草药》："性凉，味苦。"

2.《藏药标准》："苦，寒。"

【功用主治】 清热毒，利肝胆。主治传染性肝炎，风热感冒，疮疡肿毒。

1.《西藏常用中草药》："清热解毒，清利肝胆。主治传染性肝炎，风热感冒。"

2.《藏药标准》："清湿热，解热毒。用于肝热，胆热，流行性感冒，高烧，疮疡热毒。"

【用法用量】 内服：煎汤，3～9 g。

1929 杂蘑 zá mó（刘波《中国药用真菌》）

【基原】 为多孔菌科多孔菌属真菌雅致多孔菌和白蘑科小皮伞属真菌硬柄小皮伞的子实体。

【原植物】 1. 雅致多孔菌 *Polyporus elegans* (Bull.) Fr. [*Boletus elegans* Bull.] 又名：黄多孔菌（《中国的真菌》），雅波多孔菌（《西藏真菌》）。

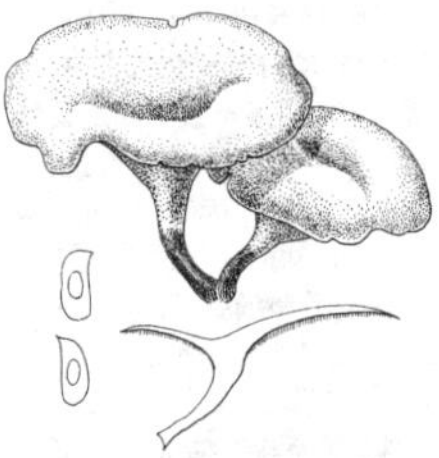

雅致多孔菌

子实体有柄，菌盖扇形、圆形至肾形，(2～6)cm×(3～9)cm，厚2～10 mm。新鲜时软韧，干时变硬；盖面光滑，土黄色至蛋壳色，常有辐射状皱纹。菌柄侧生至偏生，长0.5～5 cm，粗3～7 mm，光滑，上部与盖面同色，基部近黑色。管口面近白色至淡灰色；管口多角形至近圆形，每1 mm间4～5个，菌管长1～4 mm，延生。菌肉白色或近白色，厚1～7 mm。孢子圆柱形，无色，光滑，(7～10)μm×(2.5～3.5)μm。

生于阔叶树的腐木及枯枝上，偶尔也生于针叶树的枯枝上。分布于山西、吉林、黑龙江、浙江、安徽、福建、江西、湖南、广东、广西、四川、云南、西藏、陕西、甘肃、青海、新疆等地。

2. 硬柄小皮伞 *Marasmius oreades* (Bolt.) Fr. [*Agaricus oreades* Bolt.] 又名：硬柄皮伞、仙环小皮伞（《中国药用真菌》）。

菌盖半肉质，软韧，宽2～5 cm。扁半球形后平展，中部平或稍凸起；盖面干，平滑，淡肉色至土黄色，后褪为近白色；盖缘干或湿时稍有条纹。菌肉中部厚，稍强韧，肉质，类白色，味美，有香气。菌褶离生，稍稀，辐宽，往往褶间有横脉，白色或淡色。菌柄长4～5.5 cm，粗3～4 mm，圆柱形，平滑或有细绒毛，污白色，甚强韧，中实或中空。孢子印白色。孢子无色，光滑，卵状锥形，(7～9)μm×(4～5)μm。

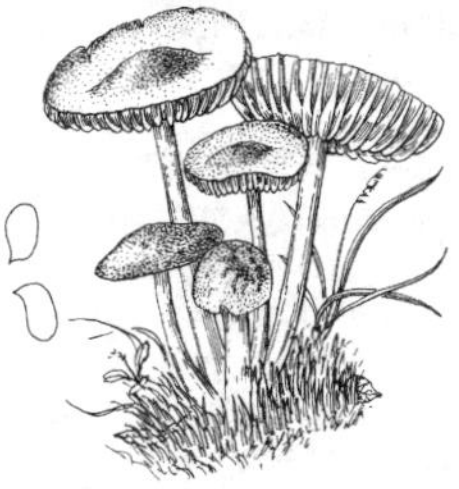

硬柄小皮伞

生于草地或林地上，夏、秋季形成蘑菇圈。分布于河北、山西、吉林、四川、云南、西藏、陕西、青海等地。

【采收加工】 6～9月采摘，晒干备用。

【成分】 含植物血细胞凝集素(lectin)，氨基酸，硒，砷，及其他微量元素。

【药性】《全国中草药汇编》："微咸，温。"

【功用主治】 追风散寒，舒筋活络。主治腰腿疼痛，手足麻木，筋络不舒。

1.《全国中草药汇编》："追风散寒，舒筋活络。"

2.《福建药物志》："治腰腿疼痛，手足麻木，筋络不舒。"

【用法用量】 内服：研末，3～9 g。

【宜忌】 孕妇、小儿慎服。

【选方】 治腰腿疼痛，手足麻木，筋络不舒 黄多孔菌4 800 g，花椒9.6 g，白酒、黄酒各52.8 g。配制成散，日服2次，每次9 g，黄酒为引，白开水送服。禁忌生冷食物，孕妇、小儿勿服。服后如有不良反应，停几日后再服。（《福建药物志》舒筋散）

1930 多足蕨 duō zú jué（《中国药用孢子植物》）

【基原】 为水龙骨科多足蕨属植物多足蕨和东北多足蕨的根茎。

【原植物】 1. 多足蕨 *Polypodium vulgare* L. 又名：欧亚水龙骨（《中国高等植物图鉴》）。

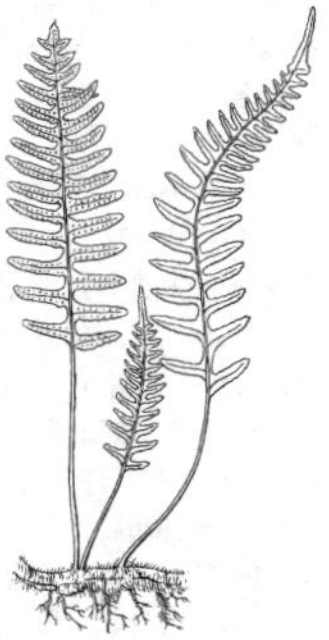

多足蕨

植株高15～20 cm。根茎长而横生，密被棕色、卵状披针形鳞片，边缘有粗锯齿。叶疏生；叶柄长5～10 cm，以关节着生于根茎，向上光滑；叶片厚纸质，阔披针形，长8～12 cm，宽3～4 cm，羽状深裂几达叶轴；裂片10～17对，斜展，钝头，边缘波状或向顶部有不明显的缺刻状锯齿；侧脉羽状分叉，小脉不达叶边。孢子囊群圆形，棕黄色，着生于每组侧脉的基部上侧小脉顶端，位于中脉和叶边之间。

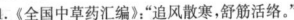

生于海拔1 700 m的山谷林下潮湿岩石上或石缝中。我国分布于新疆东北部。

2. 东北多足蕨 *P. virginianum* L. [*P. vulgare* L. var *virginianum* A. Eaton] 又名：小水龙骨（《东北草本植物志》），东北水龙骨（《中国高等植物图鉴》）。

与上种主要区别：植株密被暗褐色、卵状披针形鳞片。叶片长圆状披针形，长7～16 cm，宽2～4 cm，近平展，不对称，羽状深裂；裂片14～26对，长圆形或线状长圆形，先端钝圆，边缘有微齿或近全缘。孢子囊群褐色，圆点状，着生于每组侧脉基部上侧的小脉顶端，沿中脉两侧各成1行，靠近叶边。

生于针阔混叶交林内、石缝中腐殖质肥厚处。分布于华北、东北等地。

【采收加工】 9～10月采挖，鲜用或晒干。

【成分】 多足蕨根茎含欧亚水龙骨甜素(osladin)，甘草酸(glycyrrhizinic acid)，22(29)-何帕烯〔hop-22(29)-ene〕，21*αH*-22

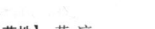

(29)-何帕烯〔21α*H*-hop-22(29)-ene〕，17(21)-何帕烯〔hop-17(21)-ene〕，13(18)-新何帕烯〔neohop-13(18)-ene〕，7-羊齿烯(fern-7-ene)，8-羊齿烯(fern-8-ene)，9(11)-羊齿烯〔fern-9(11)-ene〕，14-千层塔烯(serrat-14-ene)，18(28)，21-达玛二烯〔dammara-18(28)，21-diene〕，13(17)，21-达玛二烯〔dammara-13(17)，21-diene〕，7，21-大戟二烯(eupha-7，21-diene)，17，21-达玛二烯(dammara-17，21-diene)，α-水龙骨萜四烯(α-polypodatetraene)，芒柄花环氧萜(onoceranoxide)，去甲环木菠萝烷醇(31-norcycloartanol)，环木菠萝烷醇(cycloartanol)，环鸦片甾烯醇(cyclolaudenol)，环水龙骨甾烯醇(cyclomargenol)，去甲环木菠萝烷醇乙酸酯(31-norcycloartanyl acetate)，环木菠萝烷醇乙酸酯(cycloartanyl acetate)，环鸦片甾烯醇乙酸酯(cyclolaudenyl acetate)，环木菠萝烯醇乙酸酯(cycloartenyl acetate)，环水龙骨甾烯醇乙酸酯(cyclomargenyl acetate)，东北贯众醇乙酸酯(dryocrassyl acetate)。甾体类：蜕皮素(ecdysone)，蜕皮甾酮(ecdysterone)，5β-羟基蜕皮甾酮(5β-hydroxyecdysterone)，花粉烷甾醇(pollinastanol)，去甲环鸦片甾烯醇(31-norcyclolaudenol)，17，21-环氧何帕烷(17，21-epoxyhopane)，β-谷甾醇(β-sitosterol)，7-胆甾烯醇(Δ^7-cholesterol)，4-甲基-7-胆甾烯醇(lophenol)，4-甲基-24-亚甲基-7-胆甾烯醇(24-lophenolmethylene)，柠檬甾二烯醇(citrostadienol)，岩藻甾醇(fucosterol)。有机酸类：枸橼酸(citric acid)，苹果酸(malic acid)，咖啡酸(caffeic acid)，绿原酸(chlorogenic acid)，棕榈酸(palmitic acid)，油酸(oleic acid)，亚油酸甘油酯(glyceryl-linoleate)等。

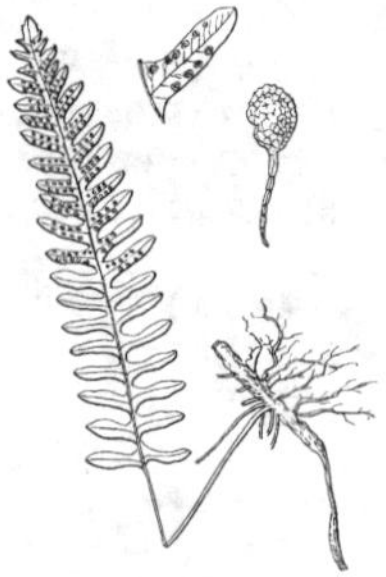
东北多足蕨

东北多足蕨根茎含甾醇类：蜕皮素(ecdysone)，蜕皮甾酮(ecdysterone)。三萜类：22(29)-何帕烯，17(21)-何帕烯，7-羊齿烯，8-羊齿烯(fern-8-ene)，9(11)-羊齿烯，14-千层塔烯，18(28)，21-达玛二烯，13(17)，21-达玛二烯，7，21-大戟二烯，17，21-达玛二烯，α-水龙骨萜四烯，芒柄花环氧萜，去甲环木菠萝烷醇，环木菠萝烷醇，环鸦片甾烯醇，环木菠萝烯醇，环水龙骨甾烯醇，去甲环木菠萝烷醇乙酸酯，环鸦片甾烯醇乙酸酯，环木菠萝烷醇乙酸酯，环木菠萝烯醇乙酸酯，环水龙骨甾烯醇乙酸酯，东北贯众醇乙酸酯，环木菠萝烷酮，环鸦片甾烯酮，环木菠萝烯酮，环水龙骨甾烯酮，21α*H*-22-何帕醇。

【药性】《长白山植物药志》："甘、苦，凉。"

【功用主治】《长白山植物药志》："解毒退热，祛风利湿，止咳止痛。主治小儿高热，咳嗽气喘，尿路感染，风湿关节痛，牙痛等。外用治疗荨麻疹，疮疖肿毒，跌打损伤。"

【用法用量】 内服：煎汤，10～30 g。外用：煎水洗；或捣敷。

1931 多头苦荬 duō tóu kǔ mǎi （《全国中草药汇编》）

【异名】 黄花地丁、黄花山鸭舌草、剪刀草(《广东朝阳草药》)。

【基原】 为菊科苦荬菜属植物多头苦荬的全草。

【原植物】 多头苦荬 *Ixeris polycephala* Cass. [*Lactuca polycephala* (Cass.) Benth.]

一年或二年生草本，高15～40 cm。基生叶条状披针形，长8～22 cm，宽6～13 mm，先端渐尖，基部狭窄成柄，全缘，稀羽状分裂；茎生叶椭圆状披针形或披针形，长6～14 cm，宽8～14 mm，先端渐尖，基部耳状，抱茎。头状花序密集成伞房状或近伞房状，具细梗；外层总苞片小，卵形，内层总苞片8，卵状披针形；舌状花黄色，先端5齿裂。瘦果成熟时黄棕色，纺锤形，具翅棱，先端有短尖头；冠毛白色。花、果期4～7月。

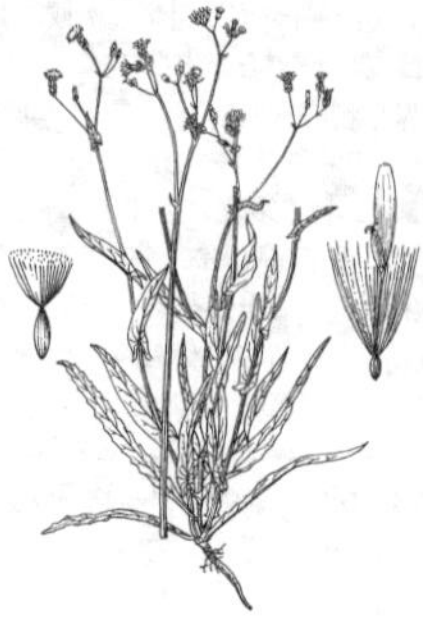
多头苦荬

通常生于路边或低地。分布于江苏、浙江、安徽、福建、江西、湖北、湖南、广东、广西、四川和云南。

【采收加工】 5～7月采收，洗净，鲜用或晒干。

【药材】 多头苦荬 *Ixeritis Polycephalae Herba* 主产于江西、湖北、湖南、广东、广西、云南。

性状 全草长15～30 cm。完整基生叶片展平后呈线状披针形，长8～20 cm，宽5～13 cm，边缘全缘或具短尖齿，稀羽状分裂；茎生叶椭圆状披针形或披针形，长5～15 cm，宽7～14 cm，基部箭形，抱茎。头状花序密集成伞房状或近伞房状，瘦果纺锤形，长4～5 mm，有翅棱，喙长约1 mm。气微，味苦。

【药性】《全国中草药汇编》："苦、甘，凉。"

【功用主治】《全国中草药汇编》："清热解毒，利湿消痞；外用消炎退肿。主治肺热喉痛，腹痛，痞块，阑尾炎；外用治疗疮肿毒，目赤肿痛，皮肤风疹。"

【用法用量】 内服：煎汤，9～15 g；鲜品30～45 g。外用：鲜品捣敷。

1932 多花猕猴桃 duō huā mí hóu táo （《福建药物志》）

【基原】 为猕猴桃科猕猴桃属植物阔叶猕猴桃的果实。

【原植物】 阔叶猕猴桃 *Actinidia latifolia* (Gardn. et Champ.) Merr. 又名：多果猕猴桃、白竭藤(《广西药用植物名录》)，宽叶猕猴桃(《全国中草药汇编》)。

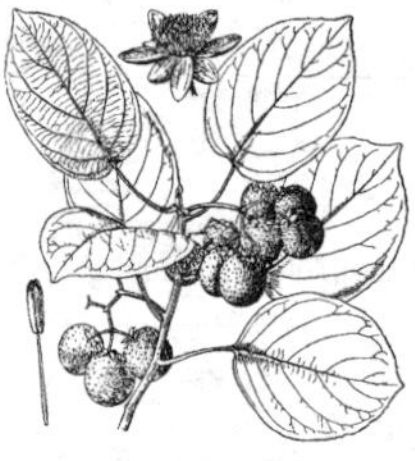
阔叶猕猴桃

藤本，长达8 m。小枝淡红褐色，幼时具锈色绒毛，有淡白色矩圆形至披针形的皮孔；髓隔片状，淡白色，老时则为中空。单叶互生；叶柄长2～8 cm，幼时密被淡褐色短绒毛；叶片坚纸质，阔卵形、倒卵形、近圆形至长圆状卵形，长5.5～14 cm，宽4～10 cm，先端急尖至渐尖，基部圆形至浅心形，有时为楔形或截形，边缘疏生骨质细锯齿，上面无毛，下面散生或密集白色或黄白色星状柔毛，侧脉6～7对。聚伞花序腋生，3～4次分枝，密被锈色绒毛；萼片5，卵形，外面密被锈色绒毛；花瓣5，淡黄褐色，长圆状倒卵形，微具柔毛；雄蕊多数，花药基部不叉开；子房近球形，密生长柔毛，花柱纤细。浆果球形或卵状长圆形，成熟时无毛或仅基部被柔毛，具斑点。花期5～6月，果期8～9月。

生于海拔300～1 100 m的山地林中。分布于浙江、安徽、福建、江西、湖南、广东、广西、四川、贵州、云南、台湾等地。

本植物的茎叶(多花猕猴桃茎叶)、根(多花猕猴桃根)亦供药用，另设专条。

【采收加工】 9～10月采摘，鲜用或晒干。

【药性】《湖南药物志》："甘、酸，平。"

【功用主治】《湖南药物志》："滋补强壮。"

【用法用量】 内服：煎汤，15～30 g。外用：捣敷。

【选方】 1. 治久病虚弱，肺结核 阔叶猕猴桃果 30 g，玉竹、土党参各 15 g。水煎服。

2. 治疮疖痼肿 阔叶猕猴桃鲜果配臭牡丹叶、马齿苋捣烂敷。(1、2 方出自《湖南药物志》)

1933 多裂委陵菜 duō liè wěi líng cài (《全国中草药汇编》)

【异名】 白马肉(《甘肃中草药手册》)。

【基原】 为蔷薇科委陵菜属植物多裂委陵菜的带根全草。

【原植物】 多裂委陵菜 *Potentilla multifida* L. 又名：细叶委陵菜(《东北植物检索表》)。

多年生草本，高 12～40 cm。根圆柱形，稍木质化。叶柄及花茎被紧贴或开展短柔毛或绢状柔毛。基生叶为羽状复叶，小叶 3～5 对，稀达 6 对；托叶膜质，褐色，外被疏柔毛，小叶片对生，稀互生，羽状深裂近达中脉，长椭圆形或宽卵形，长 1～5 cm，宽 0.8～2 cm，向基部逐渐缩小，裂片带形或带状披针形，先端舌状或急尖，边缘向下反卷，上面伏生短柔毛，下面被白色绒毛，沿脉密被绢状长柔毛；茎生叶 2～3，形状与基生小叶相似，惟对数向上逐渐减少。花两性；伞房状聚伞花序，花梗被短柔毛；萼片 5，三角卵形，先端急尖或渐尖；副萼片 5，披针形或椭圆披针形，外面被伏生长柔毛；花瓣 5，倒卵形，先端微凹，黄色；花柱近顶生。瘦果。花期 5～8 月。

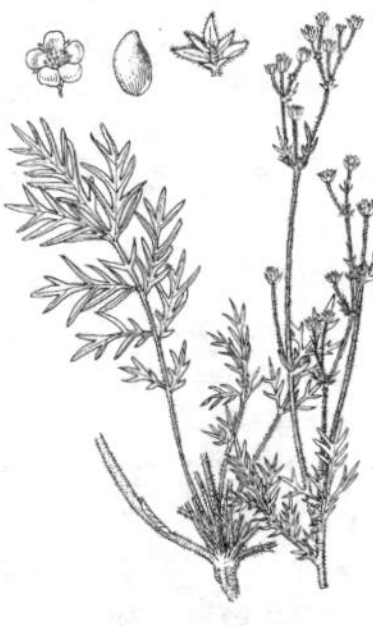

多裂委陵菜

生于海拔 1 200～4 300 m 的山坡草地、沟谷及林缘。分布于东北及河北、内蒙古、陕西、西藏等地。

【采收加工】 8～11 月采收，切段，晒干。

【药性】 《甘肃中草药手册》："甘、微苦，寒。"

【功用主治】 《甘肃中草药手册》："止血，杀虫，利湿热。主治外伤出血，崩漏，肝炎及蛲虫病。"

【用法用量】 内服：煎汤，15～30 g。外用：适量。研末敷。

【选方】 1. 治崩漏(功能性子宫出血) 白马肉 30 g，水煎服；或研末冲服，每次 15 g。

2. 治肝炎 白马肉 15 g，柴胡 12 g，竹叶 6 g。水煎。代茶饮。(1、2 方出自《甘肃中草药手册》)

1934 多穗石柯叶 duō suì shí kē yè (《全国中草药汇编》)

【异名】 甜茶叶(《四川常用中草药》)。

【基原】 为壳斗科石栎属植物多穗石栎的叶。

【原植物】 参见"多穗石柯根"条。

【采收加工】 5～10 月摘叶，晒干或鲜用。

【药材】 多穗石柯叶 *Lithocarpi Polystachyi Folium* 产于云南、四川、贵州、湖北、广东、广西、江西、福建、浙江等地。

性状 叶革质，多皱缩卷曲，破碎，展平后呈倒卵状椭圆形，背面叶脉突出，先端渐尖或尾尖，基部楔形，全缘。质脆。气微，味甜。

鉴别 叶横切面：上表皮细胞 1 列，外被角质层。下表皮细胞 1 列，排列较整齐，有非腺毛。栅栏组织内 1 列细胞，内含黄棕色物；海绵组织 4～6 列细胞，排列疏松；主脉维管束明显，中柱鞘纤维呈环状排列。薄壁细胞含草酸钙簇晶。

【成分】 叶含三萜类成分：无羁萜酮(friedelin)，无羁萜-3β-醇(friedelan-3β-ol)，β-黏霉烯醇(glutinol)，β-香树脂醇(β-amyrin)，蒲公英赛醇(taraxerol)，石柯酮(lithocarpolone)，石柯二醇(lithocarpdiol)，24-亚甲基环木菠萝烷-3β, 21-二醇(24-methylenecycloartan-3β, 21-diol)。酚酸类：根皮苷(phlorizin)，对根皮苷(*p*-trilobatin)，3-羟基根皮苷(3-hydroxyphlorizin)。黄酮类：垂石松黄酮苷(cernuoside)，阿福豆苷(afzelin)，异槲皮苷(isoquercitrin)，2″-对香豆酰基紫云英苷(2″-*p*-coumaroylastragalin)。

【药性】 《四川常用中草药》："性平，味甘、苦。"

【功用主治】 清热解毒，降压。主治湿热泻痢，肺热咳嗽，痈疽疮疡，皮肤瘙痒，高血压病。

1. 《四川常用中草药》："清热，止泻。治痈疽恶毒疮，皮肤瘙痒，湿热痢疾。"

2. 《浙江药用植物志》："治高血压病。"

【用法用量】 内服：煎汤，10～15 g。外用：捣敷；或煎水洗。

【选方】 治湿热泻痢 甜茶叶 15 g，千里光 12 g，三颗针 12 g。水煎服。(《四川中药志》1979 年版)

1935 多穗石柯茎 duō suì shí kē jìng (《广西药用植物名录》)

【基原】 为壳斗科石栎属植物多穗石栎的茎枝。

【原植物】 参见"多穗石柯根"条。

【采收加工】 全年均可采，晒干。

【功用主治】 祛风湿，活血止痛。主治风湿痹痛，损伤骨折。

【用法用量】 内服：煎汤，10～15 g。

1936 多穗石柯果 duō suì shí kē guǒ (《四川常用中草药》)

【异名】 甜茶果(《四川常用中草药》)。

【基原】 为壳斗科石栎属植物多穗石栎的果实。

【原植物】 参见"多穗石柯根"条。

【采收加工】 9～10 月果实成熟时采收，鲜用或晒干。

【药性】 《四川常用中草药》："性平，甘，涩。"

【功用主治】 《四川中药志》1979 年版："和胃降逆。用于噎膈呃逆。"

【用法用量】 内服：煎汤，15～30 g。

【选方】 治呃逆 甜茶果 25 g，香附 10 g。水煎服。(《四川中药志》1979 年版)

1937 多穗石柯根 duō suì shí kē gēn (《全国中草药汇编》)

【异名】 甜茶根(《四川常用中草药》)。

【基原】 为壳斗科石栎属植物多穗石栎的根。

【原植物】 多穗石栎 *Lithocarpus polystachyus* (Wall.) Rehd. [*Quercus polystachyus* Wall.；*Q. litseifolius* Hance]

又名：楼叶柯(《海南植物志》)，多穗柯、黑石虎(《广西药用植物名录》)，大叶槲、鸡山柯(《中国树木志》)。

常绿乔木，高 11～15 m。小枝幼时淡褐色，老时干后暗褐黑色。叶互生；叶柄长 2～2.5 cm，基部增粗，常呈暗褐色，有时被灰白色粉霜；叶片革质，长椭圆形或卵状长椭圆形，长 7～14 cm，宽 3～4 cm，先端急尖或突然渐尖，基部楔形，全缘，下面稍带灰白色，侧脉 7～10 对，支脉纤细。雄花序极少复穗状；雌花 3 朵一簇，常 1 朵结实。果序轴纤细；壳斗浅盘形，包围坚果基部；鳞状苞片轮状排列，细小，除顶部外与壳斗愈合，被褐黑色绒毛；坚果扁球形，未成熟时顶部锥尖状，成熟时近平坦，中央有短尖头，基部截平；果脐深内陷。花期 5～9 月，果期翌年 5～9 月。

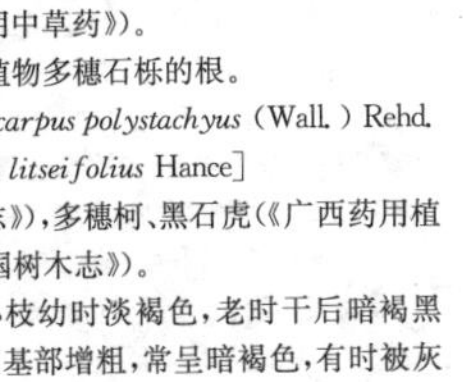

多穗石栎

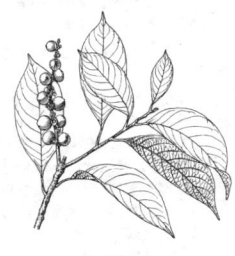

生于海拔400～2 000 m的山地密林中，路边的灌木丛中偶见。分布于长江以南地区。

本植物的叶(多穗石柯叶)、果实(多穗石柯果)、茎枝(多穗石柯茎)亦供药用，另设专条。

【采收加工】 全年均可采挖，晒干。

【药性】《四川常用中草药》："性平，甘、涩。"

【功用主治】 补肝肾，祛风湿。主治肾虚腰痛，风湿痹痛。

1.《四川常用中草药》："治虚弱。"

2.《全国中草药汇编》："补肾益阴。治虚损病。"

3.《四川中药志》1979年版："滋养肝肾，祛风除湿。用于腰膝酸痛，风湿关节痹痛。"

【用法用量】 内服：煎汤，15～30 g。

1938 多花猕猴桃根 duō huā mí hóu táo gēn (《广西药用植物名录》)

【基原】 为猕猴桃科猕猴桃属植物阔叶猕猴桃的根。

【原植物】 参见"多花猕猴桃"条。

【采收加工】 7～10月采挖，鲜用或晒干。

【药性】《湖南药物志》："微苦、涩，凉。"

【功用主治】《湖南药物志》："清热解毒。治风湿关节痛，疮疖癌肿。"

【用法用量】 内服：煎汤，10～15 g；或浸酒。

【选方】 1. 治风湿关节痛 阔叶猕猴桃根15～30 g，水煎服。或配入其他药浸酒服。

2. 治疮疖癌肿 阔叶猕猴桃根30 g，水煎服。(1、2方出自《湖南药物志》)

1939 多花猕猴桃茎叶 duō huā mí hóu táo jīng yè (《福建药物志》)

【异名】 红帝砣(《全国中草药汇编》)。

【基原】 为猕猴桃科猕猴桃属植物阔叶猕猴桃的茎、叶。

【原植物】 参见"多花猕猴桃"条。

【采收加工】 4～8月采集，鲜用或晒干。

【药材】 多花猕猴桃茎叶 *Actinidiae Latifoliae Ramulus et Folium* 产于四川、云南、贵州、安徽、浙江、台湾、福建、江西、湖南、广东、广西。

性状 幼枝直径约2.5 mm，隔年老枝直径约8 mm。表面枯绿色，疏生柔毛，皮孔明显或不明显。断面常片层状，髓部白色或中空。完整叶阔卵形、近圆形或长卵形，先端短尖或渐尖，基部圆形或浅心形，边缘疏生突尖状硬头小齿；上面枯绿色，下面密被灰色或黄褐色星状绒毛；侧脉6～7对，横脉显著；厚纸质。叶柄无毛或略被微茸毛。气微，味淡、涩。

【药性】《全国中草药汇编》："淡、涩，平。"

【功用主治】 清热，除湿，解毒，消肿。主治咽喉肿痛，泄泻，痈肿疔疮，毒蛇咬伤，烧烫伤。

1.《全国中草药汇编》："清热除湿，解毒，消肿止痛。主治咽喉肿痛，泄泻，痈疮肿痛。"

2.《福建药物志》："清热解毒，消肿止痛。治咽喉肿痛，泄泻，疔疮痈肿，毒蛇咬伤，烧烫伤。"

【用法用量】 内服：煎汤，15～30 g。外用：鲜叶煎水洗，或捣烂敷。

1940 凫肉 fú ròu (《纲目》)

【基原】 为鸭科鸭属动物绿头鸭的肉。

【原动物】 绿头鸭 *Anas platyrhynchos* Linnaeus 又名：凫(《诗经》)，鸩、沈凫(《尔雅》)，松凫(《南越志》)，青头鸭(《圣惠方》)，野鸭、鸭鹜、晨凫(《纲目》)，大红腿鸭、官鸭、大野鸭、青边(《中国经济动物志》)。

体长约60 cm。体重1 000 g左右。雄鸟头和颈辉绿色，颈下有一白环。上背和肩暗灰褐色，密杂以黑褐色纤细横斑，并镶着棕黄色羽缘；下背转为黑褐，羽缘较浅。腰和尾上覆羽黑色，并着金属绿光辉。两翅大都灰褐色；翼镜蓝紫色，其前后缘均为绒黑色，更外缀以白色狭边，三色相衬极为醒目。尾羽大部分白色，仅中央4枚色黑而上卷。胸栗色，羽缘浅棕；下胸的两侧、肩羽及胁大多灰白；腹淡灰，尾下覆羽绒黑色。雌鸟尾羽不卷，体黄褐色，并杂有暗褐色斑点。虹膜红褐色；嘴呈黄绿色，嘴甲黑色；脚橙黄色，趾间有蹼，爪黑色。

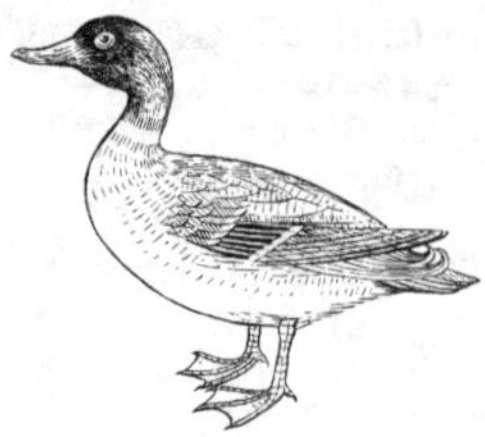
绿头鸭

栖息于河湖芦苇丛中。性较机警，常结小群飞行。习于夜间觅食，主要以植物为主，兼吃贝类、蠕虫及甲壳类等。初春繁殖，每窝产卵8～14枚，卵灰绿或黄棕。在我国北方繁殖，在长江流域或更南地区越冬。

本动物的羽毛(凫羽)亦供药用。另设专条。

【采收加工】 宜冬季捕捉，除去羽毛及内脏，取肉鲜用。

【药性】 甘，凉。归脾、胃经。

1.《食疗本草》："寒。"

2.《日华子》："凉，无毒。"

3.《饮膳正要》："味甘，微寒。"

4.《医林纂要》："甘、咸，寒。"

【功用主治】 补虚，消食，利水，解毒。主治病后体弱，食欲不振，虚羸乏力，脾虚水肿，脱肛，久疟，热毒疮疖。

1.《食疗本草》："主补中益气，消食。消十二种虫，平胃气，调中轻身。又身上诸小热疮，多年不可者，但多食之即瘥。"

2.《日华子》："补虚助力，和胃气，消食。治热毒风及恶疮疖，杀腹脏一切虫，大补益病人。"

3.《饮膳正要》："治水肿。"

4.《日用本草》："利水，导热毒，去风气疮肿。"

5.《医林纂要》："补心养阴，行水去热，清补心肺，不专人肾。"

6.《药性切用》："补阴益气，利水安中，虚劳失血，无不宜之。"

7.《中国药用动物志》："补中益气。主治脾胃虚弱，脱肛，子宫脱垂等症。"

【用法用量】 内服：适量，煮食。

【宜忌】《日华子》："不可与木耳、胡桃、豉同食。"

【选方】 1. 治病后体虚 老水鸭(绿头鸭)1只，川厚朴6 g，炖熟，分几次服。(《广西药用动物》)

2. 治十种水病不瘥 ① 青头鸭一只，剥去毛、足、头及肠，和粳米煮，令熟，着五味姜葱豉，任意食之。切勿入盐。(《圣惠方》) ② 青头鸭一只(退净)，草果五个。上件，用赤小豆半升，入鸭腹内煮熟，五味调，空心食。(《饮膳正要》青鸭羹)

3. 治久疟 野鸭1只，去羽毛和内脏，生姜9 g，大枣15 g，加少量油、盐、酒，炖熟，分几次服。(《广西药用动物》)

【各家论述】《本经逢原》："凫，味极甘美，病人食之，全胜家鸭，以其肥而不脂，美而易化，故滞下泄泻，咳逆上气，虚劳失血，及产后病后，无不宜之。"

1941 凫羽 fú yǔ (《陆川本草》)

【异名】 水鸭毛(《中国动物药》)。

【基原】 为鸭科鸭属动物绿头鸭的羽毛。

【原动物】 参见"凫肉"条。

【采收加工】 四季均可捕捉，取羽毛，煅后研末用。

【功用主治】《中国动物药》:“收敛,解毒。治烧、烫伤。”

【用法用量】 外用:适量,煅存性研末调敷。

【选方】 治溃疡及烫伤 凫羽烧灰,调麻油涂患处。(《陆川本草》)

1942 色赤杨 sè chì yáng (《吉林医科大学通讯》)

【基原】 为桦木科桤木属植物辽东桤木的树皮。

【原植物】 辽东桤木 *Alnus sibirica* Fisch. ex Turcz. [*A. hirsuta* Turcz. var *sibirica*(Fisch) Schneid; *A. tinctoria* Sarg.] 又名:水冬瓜赤杨(《东北木本植物图志》)。

落叶乔木,高 6~20 m。树皮灰褐色,光滑;枝条暗灰色,有棱;小枝褐色,密生灰色柔毛;芽有柄,芽鳞 2 枚,有毛。叶柄长 1.5~5.5 cm;叶近圆形,稀卵形,长 4~9 cm,宽 2.5~9 cm,先端圆形,稀锐尖,基部圆形或宽楔形,边缘有波状缺刻,或为粗重锯齿,上面疏生毛,下面粉绿色,密生褐色毛或无毛,有时脉腋间簇生髯毛;侧脉 5~10 对,直伸齿端。花单性,雌雄同株;果序 2~8 枚呈总状或圆锥状排列;果苞木质,先端微圆,有 5 枚浅裂片;小坚果宽卵形;果翅厚纸质,极狭,宽为果的 1/4。花期 5 月,果期 8~9 月。

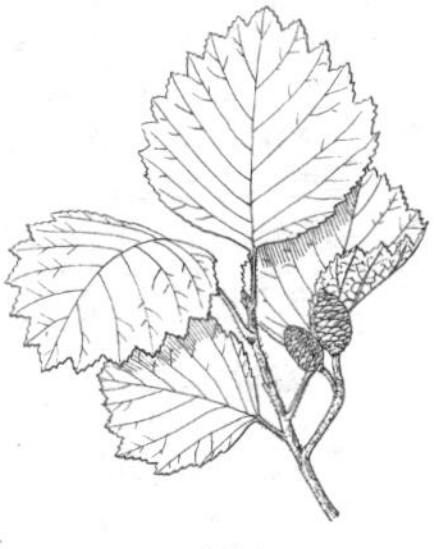

辽东桤木

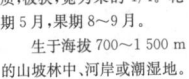

生于海拔 700~1 500 m 的山坡林中、河岸或潮湿地。分布于东北及内蒙古、山东等地。

【采收加工】 4~5 月或 11~12 月采剥,切片,干燥。

【药理】 1. 止咳、祛痰与平喘作用 小鼠腹腔注射色赤杨树皮水煎液 0.2 g/只,有止咳作用,但灌胃给药无效;小鼠口服水煎剂 2 g/只或腹腔注射 0.2 g/kg 有祛痰作用;豚鼠腹腔注射水煎剂 20 g/kg 有明显平喘作用。

2. 抑菌作用 色赤杨树皮水煎浓缩乙醇提取液,在浓度0.1 g(生药)/ml 时对肺炎链球菌、流感嗜血杆菌、白色葡萄球菌及卡他奈瑟球菌均有一定抑制作用。

毒性 小鼠腹腔注射 LD_{50} 大于 50 g/kg,口服水煎剂 LD_{50} 大于 225 g/kg。

【功用主治】 止咳,化痰,平喘。主治老年慢性气管炎。

【用法用量】 内服:煎汤,10~15 g。

【临床报道】 治疗慢性气管炎 取色赤杨树皮(冬、春季采)制成浸膏粉,装入胶囊,每粒含生药 5.0~7.5 g,口服,每次 2 粒,每日 3 次,15 日为 1 个疗程。治疗 61 例,1 个疗程后,近期控制 9 例,显效 24 例,有效 17 例,无效 11 例。单方水煎剂有刺激消化道的不良反应,如经乙醇处理则副作用可消失。

1943 壮筋草 zhuàng jīn cǎo (《陕西中草药》)

【异名】 假花生(《广西药用植物名录》),马料梢(《天目山药用植物志》)。

【基原】 为豆科杭子梢属植物杭子梢的根或枝叶。

【原植物】 杭子梢 *Campylotropis macrocarpa* (Bunge) Rehd. [*Lespedeza macrocarpa* Bunge]

落叶灌木,高达 2 m。幼枝上密被白色短柔毛。三出复叶,互生;叶柄长 2~5 cm,被短柔毛;顶端小叶长圆形或椭圆形,长 3~6.5 cm,宽 1.5~4 cm,先端圆而微凹,有短尖,基部圆形,上面无毛,网脉明显,下面有淡黄色柔毛,侧生小叶较小;托叶披针形。总状或圆锥花序,顶生或腋生,花梗细长,有关节,被绢毛;苞片早落;花萼钟状,萼齿 4,有疏柔毛;花冠蝶形,紫色;雄蕊 10,二体。荚果斜椭圆形,膜质,具网纹,先端具短喙。花期 8~9 月,果期 9~10 月。

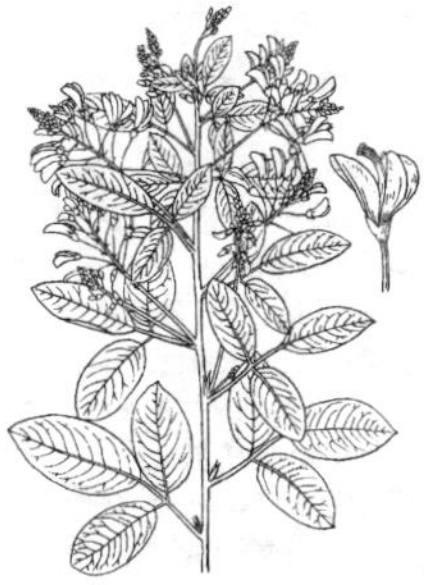

杭子梢

生于海拔 1 000~1 200 m 的山坡、沟谷、灌木丛或林缘。分布于华北、东北、华东、西南及湖北、四川、陕西、甘肃等地。

【采收加工】 9~11 月采挖根部,切片或切段,晒干;7~8 月采收枝叶,晒干。

【药性】 苦、微辛,平。

1.《河南中草药手册》:“性微温,味淡、微苦。”

2.《陕西中草药》:“味苦、微辛,性平。”

【功用主治】 发汗解表,活血通络。主治风寒感冒,痧症,肾炎水肿,肢体麻木,半身不遂。

1.《河南中草药手册》:“发汗解表,消炎解毒。”

2.《陕西中草药》:“舒筋活血。主治肢体麻木,半身不遂。”

【用法用量】 内服:煎汤,10~15 g;或浸酒。

【选方】 1. 治风寒感冒、头晕、发热、无汗 杭子梢叶或根 30 g,白茅根 12~15 g,紫苏 30 g,老姜 3 g(煨熟去皮)。水煎,早、晚饭前各服 1 次,盖被发汗,避风。

2. 治肾炎 杭子梢 1 把,猪瘦肉 250 g。炖熟,吃肉喝汤。(1、2 方出自《河南中草药手册》)

1944 刘寄奴 liú jì nú (《雷公炮炙论》)

【异名】 刘寄奴草(《新修本草》),金寄奴(《日华子》),乌藤菜(《通志》),九里光(《药材资料汇编》),斑枣子、细白花草、九牛草(《湖南药物志》),苦连婆(《闽东本草》)。

【基原】 为菊科蒿属植物奇蒿的带花全草。

【原植物】 奇蒿 *Artemisia anomala* S. Moore

多年生草本,高 80~150 cm。茎直立,中部以上常分枝,被微柔毛。下部叶在花期时枯落;中部叶近革质,长圆状或卵状披针形,长 7~11 cm,宽 3~4 cm,先端渐尖,基部渐狭成短柄,边缘有密锯齿,上面被微糙毛,下面被蛛丝状微毛或近无毛;有 5~8 对羽状脉。头状花序极多数,密集于花枝上,在茎端及上部叶腋组成复总状花序;总苞近钟状;总苞片 3~4 层,长圆形,边缘宽膜质,带白色;花筒状,外层雌性,内层两性;聚药雄蕊 5;雌蕊 1。瘦果微小,长圆形,无毛。花期 7~9 月,果期 9~10 月。

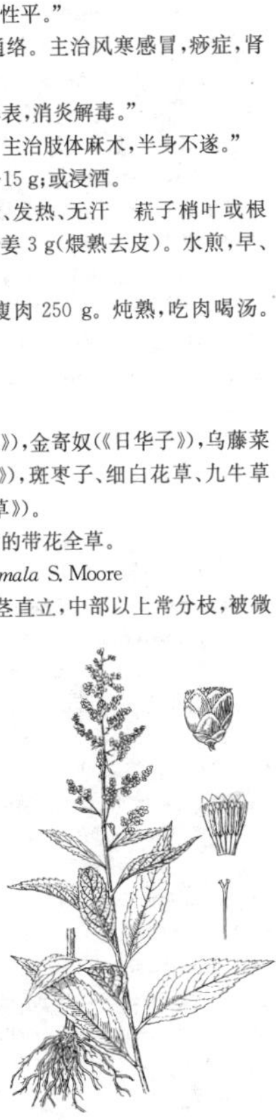

奇 蒿

生于林缘、灌木丛中、河岸旁。广布于我国中部至南部各地。

在商品药材中,尚有以下两种植物的全草在部分地区作刘寄奴药用:① 阴行草(北刘寄奴) *Siphonostegia chinensis* Benth. (河北、吉林、黑龙江、山东、河南);② 蒌蒿 *Artemisia selengensis* Turcz. (四川)。

【采收加工】 7~9 月花开时采收,连根拔起,鲜用;或打成捆晒干。防夜露雨淋变黑。

【药材】 刘寄奴 *Artemisiae Anomalae Herba* 主产于江苏、浙江、江西等地。

性状 全草长60～90 cm，茎圆柱形，直径2～4 mm，通常弯折；表面棕黄色或棕绿色，被白色毛茸，具细纵棱；质硬而脆，易折断，折断面纤维性，黄白色，中央具白色而疏松的髓。叶互生，通常干枯皱缩或脱落，展开后，完整叶片呈长卵圆形，叶缘有锯齿，上面棕绿色，下面灰绿色，密被白毛；叶柄短。质脆，易破碎或脱落。头状花序集成穗状圆锥花序，枯黄色。气芳香，味淡。

鉴别 (1) 粉末特征：黄绿色。T形毛众多，多碎断，柄易脱落。顶端细胞较平直或弯曲，壁薄；柄2～7细胞，以2细胞为多见，有的皱缩。腺毛较多，顶面观呈椭圆形或鞋底形，6或8细胞，多皱缩，两两相对排成3～4层，细胞含淡黄色分泌物。叶片碎片，上表皮细胞表面观呈类多角形，垂周壁略弯曲，少数细胞淡黄色或玫瑰红色。栅栏细胞含细小簇晶。下表皮细胞垂周壁波状弯曲；气孔稍拱起，类圆形或长圆形；有众多T形毛的柄部及腺毛。花粉粒类球形，具3孔沟，表面有细小颗粒状雕纹。茎部非腺毛，大多粗大，约至20余细胞，上部几个细胞短小。茎表皮细胞表面观类长方形或类多角形，有的含淡黄色或玫瑰红色物。有较多气孔及T形毛的柄部。薄壁细胞含草酸钙簇晶、方晶。

(2) 取本品粉末少量，用70%乙醇温浸，滤过。滤液浓缩，浓缩液用聚酰胺拌后装柱。先用水及乙酸乙酯分别洗脱杂质，然后再用乙醇洗脱并浓缩。取此液1 ml，加盐酸4～5滴，加入少量镁粉，在沸水浴中加热3分钟，呈现红色(检查黄酮苷)。

(3) 薄层色谱：取本品粉末20 g，加石油醚(沸程60～90 ℃) 400 ml回流提取。减压回收石油醚，残渣用少量乙酸乙酯溶解，滤过，滤液作为供试品溶液。另以7-甲氧基香豆素溶液作为对照品溶液。取两种溶液分别点样于同一硅胶G(青岛)薄层板上，用己烷-乙酸乙酯-甲醇(4∶1∶0.5)展开，在紫外光灯(254～365 nm)下观察，供试品色谱在与对照品色谱的相应位置上，显相同的紫色荧光斑点。

【成分】 含黄酮类：奇蒿黄酮(arteanoflavone)，5, 7-二羟基-6, 3′, 4′-三甲氧基黄酮(eupatilin)，小麦黄素(tricin)，三裂鼠尾草素(salvigenin)，5, 7-二羟基-3′, 4′-二甲氧基黄酮(5, 7-dihydroxy-3′, 4′-dimethoxyflavone)，5, 3′-二羟基-6, 7, 4′-三甲氧基黄酮(5, 3′-dihydroxy-6, 7, 4′-trimethoxyflavone)，芹菜素(apigenin)，木犀草素(luteolin)，芹菜苷(apigentrin)，木犀草苷(galuteolin)。香豆素类：香豆素(couma-rin)，脱肠草素(herniarin)，东莨菪素(scopoletin)，伞形花内酯(umbelliferone)，7-甲氧基香豆素(herniarin)，7-羟香豆素(umbelliferone)。萜类：瑞诺木烯内酯(reynosin)，狭叶墨西哥蒿素(armexifolin)，去氢母菊内酯酮(dehydromatricarin)，去乙酰基去氢母菊内酯酮(deacetyldehydromatricarin)，断短舌匹菊内酯(secotanapartholide) A，长叶艾菊内酯异构体(tanaphillin isomer)，刘寄奴内酯(artanomaloide)，奇蒿内酯(arteanomalactone)，西米杜鹃醇(simiarenol)。有机酸类：棕榈酸(palmitic acid)，反式邻羟基桂皮酸(*trans-o*-hydroxycinnamic acid)，反式邻羟基对甲氧基桂皮酸(*trans-o*-hydroxy-*p*-methoxycinnamic acid)，异阿魏酸(isoferulic acid)，3, 4-二咖啡酰基奎尼酸(3, 4-di-*O*-caffeoylquinic acid)。南刘寄奴中挥发油：2, 4-二甲基乙烷(2, 4-dimethyl ethane)，3, 4-二氢-6-甲基-2*H*-吡喃(3, 4-dihydro-6-methyl-2*H*-pyran)，5-甲氧基-2-甲基-2-戊醇(5-methoxy-2-methyl-2-pentanol)，3-甲氧基-3-甲基-2-丁酮(3-methoxy-3-methyl-2-buthylone)，苯甲醛(benzaldehyde)，6-甲基-5-硝基-2-庚酮(6-methyl-5-nitro-2-heptenal)，桉叶素(cineole)，3, 5-二羟基苯甲酸(3, 5-dihydroxy benzoic acid)，樟脑(camphor)，3-甲基-6-(1-甲基乙烯基)-2-环己烯-1-酮[3-methyl-6-(1-methyl vinyl)-2-dithiin-1-one]等多种挥发油成分。

【药理】 1. 刘寄奴 (1) 抗缺氧作用 刘寄奴水煎醇沉液5 g(生药)/kg腹腔注射，对由氰化钾或亚硝酸钠所致小鼠组织性缺氧和结扎颈总动脉所致脑循环障碍性缺氧有明显的保护作用。刘寄奴溶液对由密闭所致小鼠减压缺氧有降低氧耗速度，保护其在减压缺氧环境中的生存和延长生存时间的作用。刘寄奴溶液能增加离体豚鼠冠状动脉灌流量的作用。

(2) 活血化瘀 刘寄奴水煎液对正常实验动物的凝血时间、血浆复钙凝结时间、凝血酶凝结时间、体外血栓形成长度、聚集指数等指标，与生理盐水组相比较均有显著差异。

2. 阴行草 (1) 对实验性肝损伤的作用 分别给大鼠灌服阴行草煎剂6 g/kg，连续18日，总生物碱350 mg/kg及总黄酮2 g/kg，连续15日，均可使醋酸棉酚引起的高血清丙氨酸氨基转移酶(ALT)有显著的降低作用。

(2) 对胆汁排泌的影响 煎剂由十二指肠给药，大鼠每只1.8 g，犬30 g/kg，实验结果均可使大鼠及犬的胆汁排泌增加，有明显的利胆作用，并证明其利胆效应与药物对胆囊的作用有关。

毒性 小鼠20只，分别腹腔注射刘寄奴水煎醇沉液每只1 g(生药)，灌胃每只2 g(生药)，观察72 h，除腹腔注射给药后小鼠有蜷缩、竖毛外，灌胃组小鼠无明显改变，两组小鼠无一死亡。阴行草总生物碱、总黄酮灌胃，小鼠的 LD_{50} 分别为1.54±0.23 g/kg和17.25±1.3 g/kg。

【药性】 苦、辛，温。归心、肝、脾经。

1.《新修本草》："味苦，温。"

2.《日华子》："无毒。"

3.《雷公炮制药性解》："入心、脾二经。"

4.《本草经疏》："味苦兼辛，气温。"

5.《本草新编》："入心、脾、膀胱经。"

6.《本草再新》："入肝、肾。"

【功用主治】 破血通经，消积，止血消肿。主治血滞经闭，痛经，产后瘀滞腹痛，癥瘕，食积腹痛，跌打损伤，金疮出血，尿血，痈毒，烫伤。

1.《新修本草》："主破血，下胀。"

2.《日华子》："治心腹痛，下气水胀、血气，通妇人经脉癥结，止霍乱水泻。"

3.《开宝本草》："《别本注》云，疗金疮，止血为要药；产后余疾，下血、止痛极效。"

4.《本草蒙筌》："消焮肿痈毒，灭汤火热疼。"

5.《纲目》："小儿尿血，新者研末服。"

6.《本草新编》："治白浊。"

7.《本草求原》："治心气痛，痔疮出血。"

【用法用量】 内服：煎汤，5～10 g；消食积单味可用至15～30 g；或入散剂。外用：适量，捣敷；或研末掺。

【宜忌】 孕妇禁服，气血虚弱、脾虚作泄者慎服。

1.《新修本草》："多服令人痢。"

2.《本草经疏》："病人气血虚，脾胃弱，易作泄者勿服。"

【选方】 1. 治血气胀满 刘寄奴穗实为末。每服三钱，煎酒服。(《卫生易简方》)

2. 治妇人血瘕 白鸽子一只，用水闷死，去皮毛及肚脏，入刘寄奴、皮硝、威灵仙五钱于内，下砂锅煮熟，去药食鸽，三服全愈。(《何氏济生论》)

3. 治产后恶露不快，败血上攻，心胸烦躁，大渴闷乱，眼黑旋运，或脐腹疼痛，呕哕恶心，不进饮食 刘寄奴(择去梗草称)二两，当归一两(去芦头，切，焙)，甘草二钱(炙，锉)。上为粗末。每服二钱，水一盏半，生姜七片，煎至七分盏，去滓，热服。(《卫生家宝产科备要》刘寄奴饮)

4. 治赤白下痢 刘寄奴、乌梅、白姜等分。水煎服，赤加梅，白加姜。(《如宜方》)

5. 治心脾痛 刘寄奴末六钱，玄胡索末四钱。姜汁热酒调

服。(《证治准绳》)

6. 治被打伤破,腹中有瘀血 刘寄奴、延胡索、骨碎补各一两。上三味细切,以水三升,煎取七合,复内酒及小便各一合,热温顿服。(《千金方》)

7. 治脏毒大小便血 刘寄奴为末,茶清调服。(《卫生易简方》)

8. 治小儿夜啼不止 刘寄奴半两,甘草一指节许,地龙(炒)一分。上三味,㕮咀,以水二盏,煎至一盏,去滓。时时与服。(《圣济总录》)

9. 治行房忍精致成白浊,便短刺痛,或大便后急等症 刘寄奴一两,车前五钱,黄柏五分,白术一两。水煎服。一剂即愈。(《蕙怡堂经验方》散精汤)

10. 敛金疮口,止疼痛 刘寄奴一味为末,掺金疮口,裹。(《本事方》刘寄奴散)

11. 治汤火疮 刘寄奴为末,先以糯米浆,用鸡翎扫伤著处,后掺药末在上,并不痛,亦无痕。大凡伤著,急用盐末掺之,护肉不坏,然后药敷之。(《本事方》引《经验方》)

12. 治痔疾 刘寄奴、五味子。上等分,研为细末。空心酒下。仍用其末敷乳上,遂愈。(《朱氏集验方》刘寄奴汤)

【临床报道】 1. 治疗急性细菌性痢疾 将刘寄奴水煎2次,混合浓缩后加适量淀粉压成片剂,每片含生药1 g。成人每次口服6片,每日4次。症状和体征消失、粪检正常后巩固治疗1～3日。有明显失水者,适当配合输液;腹痛剧烈者临时给予解痉药。共观察34例,结果全部治愈,且无明显副作用。服药时间最短者1日,最长者3日,平均2日;总共服药日数(包括治疗与巩固)最短2日,最长6日,平均4日。大便镜检恢复正常及培养转阴时间为1日者共21例,3日者仅1例,其余病例为1.5～2日。治愈后1～3个月随访,未见复发者。与使用呋喃唑酮、氯霉素或小檗碱的对照组相比,刘寄奴组的疗效显著好于对照组。

2. 治疗慢性膀胱炎 刘寄奴10～15 g,水煎代茶饮,每日1剂,10日为1个疗程。用于54例患者,服药1～3个疗程,痊愈38例,有效14例,无效2例。总有效率96.3%。

【各家论述】 1.《本草经疏》:"刘寄奴草,其味苦,其气温,揉之有香气,故应兼辛。苦能降下,辛温通行,血得热则行,故能主破血下胀……昔人谓为金疮要药,又治产后余疾、下血止痛者,正以其行血迅速故也。"

2.《本草汇》:"刘寄奴……通经佐破血之方,散郁辅辛香之剂。按刘寄奴破血之仙剂也,其性善走,专入血分,味苦归心,而温暖之性,又与脾部相宜,故两入。盖心主血,脾裹血,所以专疗血证也。"

3.《本草新编》:"刘寄奴,下气止心腹急痛,下血消肿,解痈毒,灭汤火热疮,并治金疮。《本草》诸书言其能解产后余疾,则误之甚者也。寄奴性善走,迅入膀胱,专能逐水,凡白浊之症,用数钱同车前、茯苓利水之药服之,立时通快,是走而不守可知;产后气血大亏,即有瘀血,岂可用此迅逐之乎?"

4.《本草求真》:"刘寄奴,味苦微温,多能破瘀通经,除下胀,及止金疮出血,大小便血,汤火伤毒。缘血之在人身,本贵通活。滞而不行,则血益滞而不出,而癥瘕胀满愈甚;行而不止,则血亦滞而不收,而使血出益甚。寄奴总为破血之品,故能使滞者破而即通,而通者破而即收也。"

1945 齐墩果 qí dūn guǒ (《纲目》)

【基原】 为木犀科木犀榄属植物木犀榄的果肉油。

【原植物】 木犀榄 *Olea europaea* L. 又名:阿列布(《酉阳杂俎》),洋橄榄(《新华本草纲要》)。

常绿小乔木,高可达10 m;树皮灰色。小枝具棱角,密被银灰色鳞片,节处稍压扁。单叶,对生;叶柄长2～5 mm,密被银灰色鳞片,两侧下延于茎上成狭棱;叶片革质,披针形,有时为长圆状椭圆形或卵形,长1.5～6 cm,宽0.5～1.5 cm,先端锐尖至渐尖,具小凸尖,基部渐窄或楔形,全缘,叶缘反卷,上面深绿色,稍被银灰色鳞片,下面浅绿色,密被银灰色鳞片。圆锥花序腋生或顶生,较叶为短;花序梗被银灰色鳞片;苞片披针形或卵形;花芳香,白色,两性;花萼杯状,浅裂或几近截形;花冠深裂几达基部,裂片长圆形,边缘内卷;花丝扁平,花药卵状三角形;子房球形,花柱短,柱头头状,2裂。果椭圆形,成熟时呈蓝黑色。花期4～5月,果期6～9月。

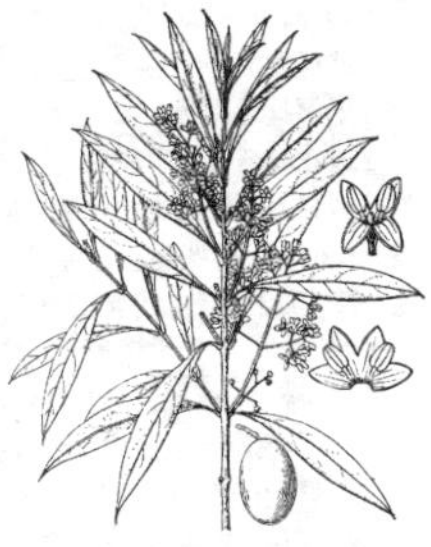

木犀榄

我国南方有栽培。原产于小亚细亚,后广栽于地中海地区。

【采收加工】 6～9月果熟时采收,榨油,供食用或药用。

【成分】 油中含有机酸:齐墩果酸(oleanolic acid),咖啡酸(caffeic acid),对香豆酸(*p*-coumaric acid),丁香酸(syringic acid),香草酸(vanillic acid),阿魏酸(ferulic acid),原儿茶酸(protocatechuic acid),对羟基苯甲酸(*p*-hydroxybenzoic acid),棕榈酸(palmitic acid),硬脂酸(stearic acid),油酸(oleic acid),亚油酸(linoleic acid),亚麻酸(linolenic acid),花生酸(arachidic acid),十六碳烯酸(hexadecenoic acid)。萜类:牻牛儿基牻牛儿醇(geranyl-geraniol),植物醇(phyt-ol),古柯二醇(erythrodiol),熊果醇(uvaol)。甾体类:24-亚甲基-31-去甲-9(11)-羊毛甾烯醇〔24-methylene-31-nor-9(11)-lanostenol〕,24-甲基-31-去甲-*E*-23-去氢环木菠萝烷醇(24-methyl-31-nor-*E*-23-dehydrocycloartanol),24-乙基-*E*-23-去氢-4-甲基-7-胆甾烯醇(24-ethyl-*E*-23-dehydrolophenol),5,*E*-23-豆甾二烯醇(5,*E*-23-stigmastadienol),羊毛甾醇(lanosterol),3,5-谷甾二烯-7-酮(3,5-sitostadien-7-one),4-豆甾烯-3-酮(4-stigmasten-3-one),5,7,9(11),22-麦角甾四烯-3β-醇〔5,7,9(11),22-ergostatetraen-3β-ol〕,胆甾醇(cholesterol),菜油甾醇(campesterol),豆甾醇(stigmasterol),β-谷甾醇(β-sitosterol),5-燕麦甾烯醇(Δ^5-avenasterol)。油中还含挥发性成分:反式-2-己烯醇(*trans*-2-hexenol),丙酮(acetone),乙酸乙酯(ethyl acetate),苯,戊醛,甲苯,己醛,己醇,3-甲基丁醇(3-methylbutanol),乙酸等。

【药理】 本品果中含有油橄榄内酯,具有降压作用。叶中含有齐墩果酸,是一种五环三萜化合物,以游离体和配糖体的形式广泛存在于许多植物中,药理实验证实具有多种生物活性。

1. 护肝降酶作用 小鼠皮下注射齐墩果酸能明显减轻小鼠急性坏死性肝损伤,降低肝毒物所引起的血清丙氨酸氨基转移酶和艾杜糖醇脱氢酶的升高。经齐墩果酸治疗后的四氯化碳(CCl_4)中毒大鼠肝内三酰甘油蓄积减少,肝细胞变性,坏死明显减轻,间质炎症反应减轻,而且糖原蓄积增加,胞质内RNA颗粒恢复,血清甲胎蛋白检查率增高。

2. 抗炎作用 齐墩果酸对多种实验性炎症模型都具有明显抑制作用。实验表明,齐墩果酸能减少大鼠炎症组织前列腺素(PG)E的含量,抑制炎症后期肉芽组织增生,使肾上腺重量增加。但也有报道,其对正常小鼠肺肾组织中PGE_2、$PGF_{2\alpha}$的合成有明显促进作用。同时它能够诱导环腺苷酸(cAMP)含量明显增加,cGMP含量明显下降,并对组胺释放有抑制作用。

3. 对免疫系统的影响 齐墩果酸能促进淋巴细胞增殖,增强正常小鼠巨噬细胞的吞噬功能及T淋巴细胞活性,与白介素-2(IL-2)具有协同作用。能不同程度地增加IL-2促进恶性肿瘤患者淋巴细胞的增殖作用。齐墩果酸能对抗可的松所致的胸腺、脾脏萎缩;升高抗体 IgG 含量;减慢网状内皮系统对炭粒的廓清速率;降低豚鼠血清补体总量;抑制小鼠、大鼠同种被动皮肤过敏反应及大鼠颅骨骨膜肥大细胞脱颗粒;降低组胺所致大鼠皮肤毛细血管通透性增高。齐墩果酸 50 mg/kg 和 100 mg/kg 皮下注射,均能显著抑制大鼠反向皮肤过敏反应和反向被动 Arthus 反应;齐墩果酸 100 mg/kg 可明显减轻豚鼠 Forssman 皮肤血管炎;对绵羊红细胞(SRBC)或二硝基氯苯(DNCB)所致的小鼠迟发型超敏反应亦有显著的抑制作用。齐墩果酸对 6-氨基青霉烷酸 PAP-蛋白致敏豚鼠过敏性休克有对抗作用,可明显降低过敏性休克的发生率和死亡率;抑制致敏豚鼠血清抗 PAP-抗体生成;降低肺组胺含量。

4. 降血脂作用　齐墩果酸能明显降低正常大鼠和高血脂症大鼠血清中三酰甘油、胆固醇和 β-脂蛋白的含量。齐墩果酸对正常大鼠的血脂无明显影响,而对实验性高血压症大鼠和实验性高血脂症兔有明显的降脂作用,并能减少脂质在家兔主要脏器的沉积。利用鹌鹑实验性动脉粥样硬化模型系统观察到,齐墩果酸明显降低血清胆固醇、过氧化脂质、动脉壁总胆固醇含量及动脉粥样硬化斑块发生率,升高高血脂症小鼠前列环素与血栓烷 A_2(PGI_2/TXA_2)比值。

5. 降血糖作用　给四氧嘧啶所致高血糖模型大鼠灌服齐墩果酸可使其中升高的血糖水平降低,同时可使肝糖原和血清胰岛素均有明显升高。

6. 降血压作用　齐墩果提取物以不同剂量给高血压大鼠灌胃能降低高血压大鼠的血压,其最佳剂量为 100 mg/kg。

7. 对血小板功能的影响　老龄小鼠灌服齐墩果酸可明显抑制胶原及 ADP 诱导的血小板聚集,连续给药 1 星期,其对血小板聚集的抑制作用明显优于 1 次给药,并且作用与剂量呈正相关,还可使血小板电泳迁移速率加快。

8. 对染色体损伤的保护作用　微核试验法表明,齐墩果酸对环磷酰胺及乌拉坦所致小鼠染色体损伤有保护作用,对环磷酰胺引起的小鼠白细胞下降有回升作用,能明显抑制微核率升高。

9. 抗脂质过氧化作用　通过应用 3 种不同的检测系统检测鼠受到自由辐射所致损害时齐墩果酸对机体的影响。阿霉素可以通过药物蓄积致心细胞过氧化从而使心脏脂质薄膜过氧化,用这种阿霉素所致的肝脏和心微粒体的脂质过氧化为实验对象研究齐墩果酸的作用,证实齐墩果酸可以清除自由基,对脂质过氧化有较强的对抗力。

10. 其他作用　齐墩果酸可延长小鼠爬杆疲劳时间,且可降低氢化可的松所致"阳虚"小鼠肝、脑脂质过氧化物(LPO)含量。齐墩果酸与联苯双酯合用具有协同作用,能使正常小鼠戊巴比妥钠睡眠时间明显缩短,提高小鼠肝脏代谢戊巴比妥钠的能力,可促进部分切除肝脏小鼠的肝脏再生。齐墩果酸还有强心、利尿作用,能抑制小鼠肉瘤 S_{180} 瘤株的生长。

毒性　急性毒性实验,齐墩果酸混悬液 2 g/kg 给小鼠分别皮下注射和口服,连续观察 5 日,均未见小鼠中毒及死亡,健康状况良好。亚急性毒性实验,大鼠每日 1 次灌服齐墩果酸 180 mg/kg,连续 10 日,第十一日断头取材,镜检心、肝、脾、肺、肾、脑、甲状腺、睾丸、胃、小肠(胃下 4～5 cm)、膀胱等脏器,未见明显损害。

【功用主治】　润肠通便,解毒敛疮。主治肠燥便秘,水火烫伤。近代用其降血压,降血脂,延缓衰老,可用治冠心病等。

【用法用量】　外用:灌肠;或涂敷。

1946 **衣鱼** yī yú (《本经》)

【异名】　蟫、白鱼(《尔雅》),蛃鱼(《尔雅》郭璞注),衣中白鱼(《药性论》),壁鱼(《圣惠方》),蠹鱼(《尔雅翼》),铰剪虫(《陆川本草》)。

【基原】　为衣鱼科衣鱼属动物衣鱼和栉衣鱼属动物毛衣鱼的全体。

【原动物】　1. 衣鱼 *Lepisma saccharina* Linnaeus

体长而扁,长约 10 mm,体上披银灰色鳞片。复眼小,由许多小眼聚积而成,单眼退化。触角细长,超过体躯之半,由 30 节以上丝状环节构成。口器外口式,适于咀嚼。胸部最阔,中胸及后胸各有气门 1 对;无翅,足 3 对。腹部 10 节,至尾部渐细。腹末端有尾须 3 条。

生活于房屋中,以各种食物、糨糊、胶质、书籍、丝绸衣服等为食。全国各地均有分布。

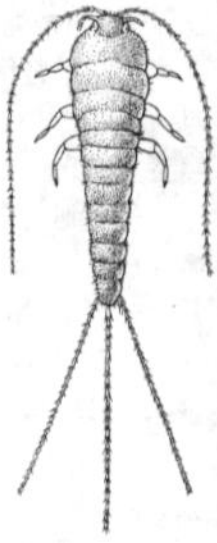

衣　鱼

2. 毛衣鱼 *Ctenolepisma villosa* Fabr.

与上种主要区别为:尾毛较长,几与体长相等。全身被密毛,在腹部各节上的毛呈密丝状。

喜欢生活于黑暗、潮湿或密闭场所。是我国常见的仓库害虫之一,在储藏的谷类、豆类、油料、图书、衣服等物品中均可发现。全国各地均有分布。

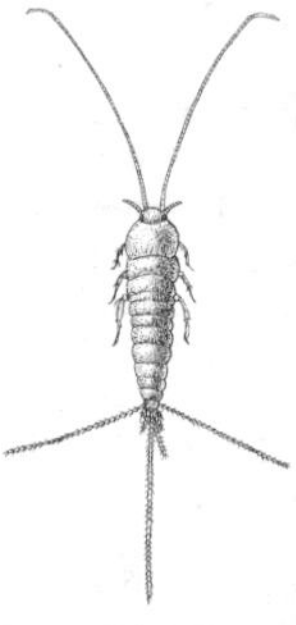

毛衣鱼

【养殖】　生活习性　衣鱼喜栖息于树叶、石块、树干、青苔下等湿润处,以及蚁和白蚁的巢中,或房屋、厨房及炉周围等处。大部分为植食性,取食干燥或腐败植物、菌类、地衣、苔藓等。房屋中居住的则取食各种食物、糨糊、纸张以及有淀粉的衣服,如丝绸、人造丝等。1 年可发生多代,代数的多少与各地的食物多少、环境温度变化等有关。

养殖技术　衣鱼多诱捕后饲养。选择未经污染的、以植物性原料制成的纸张,裁成纸条,用面粉制成的糨糊粘成直径为 1 cm 的有底纸筒。在干净玻璃瓶中放入若干个纸筒,将少许糕点碎渣撒入纸筒中制成诱捕器。诱捕器侧放杂物堆下,3～5 日后,于白天检查是否有衣鱼潜入纸筒中,若有,可将纸筒投入有盖的饲养缸中,放置黑暗处。饲养衣鱼的饲料有糕点碎渣、碎花生米、干馒头渣、拌有食糖的玉米面、少许干蛋黄粉等。为促其生长,提高繁殖率,可加入少许家畜肝粉。无论哪种饲料喂养,都要做到 1 次投料少,每星期 2 次,以投后吃完为准。

【采收加工】　衣鱼为无变态昆虫,老熟若虫与成虫很难区别。一般以体长 10～13 mm、体呈灰白色,作为采收药用虫体的标准。用毛刷或毛笔将虫体刷至热水中烫死,捞出晾干,储存于干燥器皿中保存备用。

【成分】　雄性及雌性衣鱼血淋巴含脂质,包括 10.5%的游离脂肪酸,28.7%的磷脂,9.4%的单甘油酯,29.1%的二酰甘油酯(diglyceride),22.3%的三酰甘油酯(triglyceride)。还含碳水化合物,葡萄糖。游离氨基酸包括丙氨酸、甘氨酸、异亮氨酸、亮氨酸、丝氨酸、苏氨酸、缬氨酸、苯丙氨酸、酪氨酸、胱氨酸、甲硫氨酸、脯氨酸、天冬氨酸、谷氨酸、精氨酸、组氨酸、赖氨酸,其中甘氨酸和脯氨酸含量高。脑组织中含游离氨基酸,有 γ-氨基丁酸(GABA)、谷氨酸、丙氨酸、脯氨酸、精氨酸、牛磺酸(taurine)。

【药性】　咸,温。归膀胱、肝经。

1.《本经》:"味咸,温,无毒。"

2.《药性论》:"有毒。"

3.《纲目》:"入手、足太阳经。"

4.《本草求原》:"入小肠、膀胱、肝。"

【功用主治】　利尿通淋,祛风明目,解毒散结。主治淋病,尿闭,中风口㖞,小儿惊风,痫证,重舌,目翳,瘢痕疙瘩。

1.《本经》:"主妇人疝瘕,小便不利。小儿中风,项强背起,摩之。”

2.《别录》:“疗淋,堕胎,涂疮,灭瘢。”

3.《本草经集注》:“亦可用于小儿淋闭,以摩脐及小腹,即溺通也。”

4.《纲目》:“主小儿脐风撮口,客忤天吊,风痫,口喎,重舌,目翳,目眯,血尿,转胞,小便不通。”

【用法用量】 内服:煎汤或研末,5～10 只。外用:适量,研末撒、调敷或点眼。

【宜忌】 1.《日华子》:“畏芸草、莽草、莴苣。”

2.《品汇精要》:“妊娠不可服。”

【选方】 1. 治小便不利　滑石二分,乱发二分(烧),白鱼二分。上三味,杵为散。饮服半钱匕,日三服。(《金匮要略》滑石白鱼散)

2. 治中风,口面㖞斜　衣中白鱼七枚。先摩缓边,次摩急边,缓多摩,急少摩,才正即止。(《圣济总录》)

3. 治小儿天吊,眼目搐上,并口手掣动　壁鱼儿一十五枚(干者十枚,湿者五枚)。以奶汁相和,研烂,更入奶汁,同灌口中。(《圣惠方》)

4. 治痫　衣中白鱼七头,竹茹一握。上二味,以酒一升,煎取二合,顿服之。(《救急方》)

5. 治小儿百日内涎壅吐乳　书中白鱼七枚,烧灰研细,乳汁调服一字。(《小儿卫生总微论方》白鱼灰散)

6. 治小儿胎寒,腹痛汗出　衣中白鱼二七枚。以薄熟绢包裹,于小腹上回转摩之。(《圣济总录》衣中白鱼摩方)

7. 治妇人崩中下血不止　衣中白鱼、僵蚕等分为末。井花水服之,日三服,瘥。(《普济方》)

8. 治小儿重舌　衣鱼烧灰,敷舌上。(《千金方》)

9. 治眼翳　书中白鱼末,注少许于翳上。(《外台》引《深师方》)

10. 治瘢痕突出　衣白鱼二七枚,鹰屎白一两。上二味,末之,蜜和以敷,日三五度。(《千金方》)

【各家论述】 1.《纲目》:“衣鱼乃太阳经药,故所主中风项强,惊痫,天吊,目翳,口喎,淋闭,皆手足太阳经病也。”(《纲目》)

2.《本草崇原》:“衣鱼色白,碎之如银,禀金气也,命名曰鱼。气味咸温,禀水气也,水能生木,故治妇人之疝瘕,妇人疝瘕,肝木病也。金能生水,故治小便之不利,水不行也。小儿经脉未充,若中于风,日久不愈,则项强背起,乃督脉为病,督脉合肝,部属太阳,衣鱼禀金水之化。故当用以摩之。”

1947 决明子 jué míng zǐ(《本经》)

【异名】 草决明、羊明(《吴普本草》),羊角(《广雅》),马蹄决明(《本草经集注》),还瞳子(《医学正传》),狗屎豆(《生草药性备要》),假绿豆(《中国药用植物志》),马蹄子(《江苏省植物药材志》),羊角豆(《广东中药》),野青豆(《江西草药》),大号山土豆(《台湾药用植物志》),猪骨明、猪屎蓝豆、夜拉子、羊尾豆(《南方主要有毒植物》)。

【基原】 为豆科决明属植物决明和小决明的成熟种子。

【原植物】 1. 决明 *Cassia obtusifolia* L.　又名:钝叶决明(《中药鉴别手册》)。

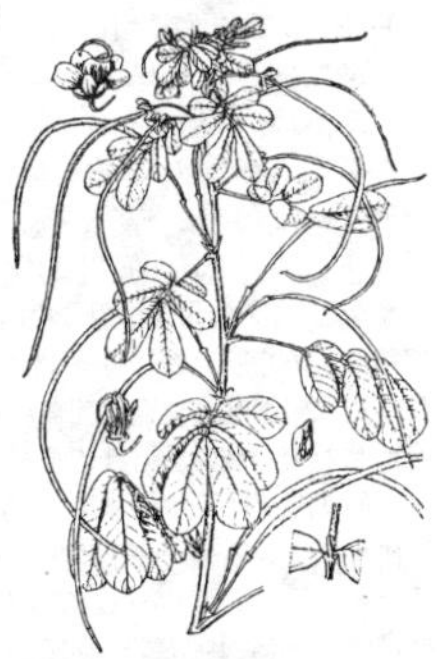

决　明

一年生半灌木状草本,高 0.5～2 m。上部分枝多。叶互生,羽状复叶;叶柄长 2～3 cm;小叶 3 对,叶片倒卵形或倒卵状长圆形,长 2～6 cm,宽 1.5～3.5 cm,先端圆形,基部楔形,稍偏斜,下面及边缘有柔毛,最下 1 对小叶间有 1 条形腺体,或下面 2 对小叶间各有一腺体。花成对腋生,最上部的聚生;萼片 5,倒卵形;花冠黄色,花瓣 5,倒卵形,基部有爪;雄蕊 10,发育雄蕊 7,3 个较大的花药先端急狭成瓶颈状;子房细长,花柱弯曲。荚果细长,近四棱形。种子多数,菱柱形或菱形略扁,淡褐色,光亮,两侧各有 1 条线形斜凹纹。花期 6～8 月,果期 8～10 月。

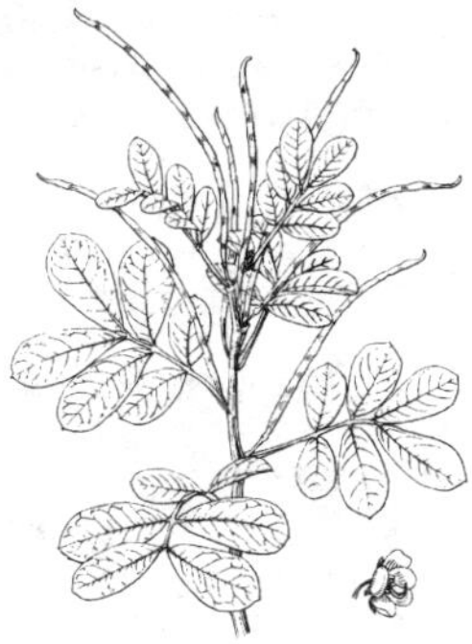

小决明

生于丘陵、路边、荒山、山坡疏林下。我国南北各省均有栽培或野生。

2. 小决明 *C. tora* L.　又名:决明(《拉汉种子植物名称》)。

一年生半灌木状草本,高 1～2 m。叶互生,羽状复叶;叶柄无腺体,在叶轴上两小叶之间有棒状的腺体 1 个;小叶 3 对,膜质;小叶柄长 1.5～2 mm;托叶线形,被柔毛,早落;叶片倒卵形或倒卵状长椭圆形,长 2～6 cm,宽 1.5～2.5 cm,先端圆钝而有小尖头,基部渐狭,偏斜,上面被稀疏柔毛,下面被柔毛。花通常 2 朵生于叶腋;萼片 5,稍不等大,卵形或卵状长圆形,膜质,外面被柔毛;花黄色,花瓣 5,下面 2 片略长;雄蕊 10,能育雄蕊 7;子房线状,无柄,被白色细毛,花柱内弯。荚果纤细,近扁,呈弓形弯曲,被疏柔毛。种子多数,菱形,灰绿色,有光泽。花期 6～8 月,果期 9～10 月。

生于山坡、河边。分布于华东、中南、西南及河北、山西、辽宁、吉林。栽培或野生。

本植物的全草或叶(野花生)亦供药用,另设专条。

【栽培】 生物学特性　喜温暖湿润、阳光充足的气候,以盛夏高温多雨季节生长良好,不耐寒,忌水涝。以疏松、肥沃、排水良好的中性砂壤土为佳,低洼、阴坡地不宜栽种。忌连作。

繁殖方法　用种子繁殖。秋季 10 月上、中旬收种。南方 3 月、北方 4 月上、中旬播种,播种前以温水浸种,捞出稍凉。条播或穴播。条播:行距 55～60 cm,开 5～7 cm 沟,将种子均匀撒入沟内,覆土 3 cm 左右,稍加镇压。播后保持土壤湿润,7～10 日可出苗。穴播,行株距 40 cm×30 cm,每穴 4～5 粒。

田间管理　苗高 5～7 cm 时间苗,15 cm 时结合中耕除草按株距 30 cm 定苗,苗高 40 cm 左右进行最后一次中耕培土,可防倒伏。结合中耕除草追肥 3～4 次,开花前追肥 1 次,可结合培土埋入。四季注意排水防涝,出苗后及时除草浇水。

病虫害防治　病害有灰斑病:于发病前喷 65%代锌森 500 倍液保护。发病初期用 50%退菌特 800 倍液防治。轮纹病:茎、叶、荚果均可感染,发病前喷 1∶1∶120 倍波尔多液保护,发病初期喷 40%灭菌丹 500 倍液防治。虫害有蚜虫为害,苗期较重。

【采收加工】 9～10 月果实成熟,荚果变黄褐色时采收,将全株割下晒干,打下种子即可。

【药材】 决明子 *Cassiae Semen*　决明主产于江苏、安徽、四川等地;小决明主产于广西、云南等地。

性状　决明　种子略呈菱方形或短圆柱形,两端平行倾斜,长 3～7 mm,宽 2～4 mm。表面绿棕色或暗棕色,平滑有光泽。一端较平坦,另端斜尖,背腹面各有 1 条突起的棱线,棱线两侧各有

1条斜向对称而色较浅的线形凹纹。质坚硬，不易破碎。种皮薄，子叶2，黄色，呈"S"形折曲并重叠。气微，味微苦。

小决明　呈短圆柱形，较小，长3～5 mm，宽2～3 mm。表面棱线两侧各有1片宽广的浅黄棕色带。

鉴别　(1) 粉末特征：黄棕色。决明　角质层碎片平滑、透明，表面可见波状弯曲的网状花纹。栅状细胞侧壁不均匀增厚，表面观细胞多角形，壁厚。支柱细胞侧面观呈哑铃状，表面观呈类圆形或多角形，并可见上下两层同心圆圈。种皮薄壁细胞含草酸钙簇晶和棱晶。胚乳细胞壁不均匀增厚，含糊粉粒及草酸钙簇晶。子叶细胞含草酸钙簇晶。

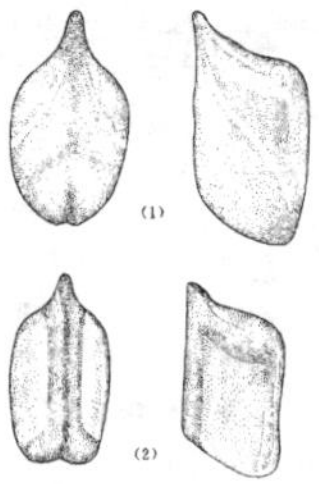

决明子(种子)外形
(1) 决明　(2) 小决明

小决明　角质层碎片较少，表面观可见多角形的网状花纹。部分支柱细胞表面观不见两层同心圆圈，只见一层圆圈，内为一弯曲的细线。草酸钙簇晶较多且大。

(2) 取本品粉末0.2 g，进行微量升华，将升华物置显微镜下观察，可见针状或羽状黄色结晶，加氢氧化钾试液，结晶溶解，并呈红色(检查蒽醌类衍生物)。

(3) 取本品粉末0.5 g，加稀硫酸20 ml与氯仿10 ml，微沸回流15分钟，放冷后，移入分液漏斗中，分取氯仿层，加氢氧化钠试液10 ml，振摇，放置，碱液层显红色。如显棕色，则分取碱液层加过氧化氢试液1～2滴，再置水浴中加热4分钟，即显红色(检查蒽醌类衍生物)。

(4) 薄层色谱：取本品粉末1 g，加甲醇10 ml，浸渍1小时，滤过，滤液蒸干，残渣加水10 ml使溶解，再加盐酸1 ml，置水浴上加热30分钟，立即冷却，用乙醚分2次提取，每次20 ml，合并乙醚液，蒸干，残渣加氯仿1 ml使溶解，作为供试品溶液。另取大黄素、大黄酚对照品，加甲醇制成每1 ml各含1 mg的混合溶液，作为对照品溶液。吸取上述两种溶液各2 μl，分别点于同一以羧甲基纤维素钠为黏合剂的硅胶H薄层板上，以石油醚(30～60 ℃)-甲酸乙酯-甲酸(15∶5∶1)的上层溶液为展开剂，展开，取出，晾干。置紫外光灯(365 nm)下检视。供试品色谱中，在与对照品色谱相应的位置上，显相同的橙色斑点；置氨蒸气中熏后，斑点变为红色。

品质标志　《中华人民共和国药典》2010年版规定：照高效液相色谱法测定，本品含大黄酚($C_{15}H_{10}O_4$)不得少于0.20%，含橙黄决明素($C_{17}H_{11}O_7$)不得少于0.080%。

【成分】 决明种子含醌类化合物：大黄酚(chrysophanol)，大黄素甲醚(physcion)，美决明子素(obtusifolin)，黄决明素(chryso-obtusin)，决明素(obtusin)，橙黄决明素(aurantio-obtusin)，葡萄糖基美决明子素(gluco-obtusifolin)，葡萄糖基黄决明素(gluco-chrysoobtusin)，葡萄糖基橙黄决明素(gluco-aurantio-obtusin)，红镰玫素(rubrofusarin)，决明子苷(cassiaside)，决明蒽酮(torosachrysone)，异决明种内酯(isotoralactone)，决明子内酯(cassialactone)，2，5-二甲氧基苯醌(2，5-dimethoxybenzoquinone)，决明种内酯(toralactone)，大黄素(emodin)，芦荟大黄素(aloe-emodin)，大黄酚-9-蒽酮(chrysophanol-9-anthrone)，决明子苷B及C，红镰玫素-6-*O*-龙胆二糖苷(rubrofusarin-6-*O*-gentiobioside)，意大利鼠李蒽醌-1-*O*-吡喃葡萄糖苷(alaternin-1-*O*-*β*-*D*-glucopyranoside)，大黄素甲醚-8-*O*-葡萄糖苷(physcion-8-*O*-*β*-*D*-glucopyranoside)，1-去甲基决明素(1-desmethylobtusin)，1-去甲基橙黄决明素(1-desmethyl aurantio-obtusin)，1-去甲基黄决明素(1-desmethylchryso-obtusin)，大黄酚-10，10′-联蒽酮(chrysophanol-10，10′-bianthrone)，大黄素-8-甲醚(questin)，去氧大黄酚(chrysarobin)，8-*O*-甲基大黄酚(8-*O*-methylchysophanol)，有翅决明素1-*O*-*β*-*D*-吡喃葡萄糖苷(alaternin-1-*O*-*β*-*D*-glucopyranoside)，大黄素-6-葡糖苷(emodin-6-glucoside)，大黄素蒽酮(emodin anthrone)，甲基钝叶决明素2-*O*-*β*-*D*-吡喃葡糖苷(chryso-obtusin 2-*O*-*β*-*D*-glu-copyranoside)，大黄素甲醚-8-*O*-*β*-*D*-吡喃葡糖苷，1，3-二羟基-6-甲氧基-7-甲基蒽醌(1，3-dihydroxy-6-methoxy-7-methyl anthraquinone)，1-羟基-3，7-二甲醛蒽醌(1-hydroxy-3，7-diformyl anthraquinone)。另含油4.65%～5.79%，其中主成分脂肪酸：主要有棕榈酸(palmitic acid)，硬脂酸(stearic acid)，油酸(oleic acid)，亚油酸(linoleic acid)。又含挥发油0.014%，主要有二氢猕猴桃内酯(dihydroactinodiolide)，间甲酚(*m*-cresol)，2-羟基-4-甲氧基苯乙酮(2-hydroxy-4-methoxy-acetophenone)，棕榈酸甲酯(methyl palmitate)，油酸甲酯(methyl oleate)。甾醇类：胆甾醇(cholesterol)，豆甾醇(stigmasterol)，*β*-谷甾醇(*β*-sitosterol)。

小决明种子含蒽醌类：大黄酚，决明素，橙黄决明素，大黄素，芦荟大黄素，大黄素甲醚，决明种内酯，大黄酸(rhein)，美决明子素，黄决明素，红镰玫素，去甲基红镰玫素(norrubrofusa-rin)，决明子苷，决明子苷B，红镰玫素-6-*O*-龙胆二糖苷，红镰玫素-6-*O*-芹糖葡萄糖苷{rubrofusarin-6-*O*-〔*α*-*D*-apiofuranosyl-(1→6)-*O*-*β*-*D*-glucopyranosyloxy〕}，决明种内酯-9-*β*-龙胆二糖苷(toralactone-9-*β*-gentiobioside)即是决明子苷C，大黄酚-1-*O*-三葡萄糖苷{chrysophanol-1-*O*-〔*β*-*D*-glucopyranosyl(1→3)-*O*-*β*-*D*-glucopyranosyl-(1→6)-*O*-*β*-*D*-glucopyranoside〕}，大黄酚-1-*O*-四葡萄糖苷〔chrysophanol-1-*O*-*β*-*D*-glucopyranosyl-(1→3)-*O*-*β*-*D*-glucopyranosyl-(1→3)-*O*-*β*-*D*-glucopyranosyl-(1→6)-*O*-*β*-*D*-glucopyranoside〕，美决明子素-2-*O*-葡萄糖苷(obtusifolin-2-*O*-*β*-*D*-glucopyranoside)，大黄酚-1-*β*-龙胆二糖苷(chrysopahol-1-*β*-geniohioside)。种子油中含少量锦葵酸(malvalic acid)，苹婆酸(sterculic acid)及菜油甾醇(campesterol)，*β*-谷甾醇等15种甾醇类化合物。

【药理】 1. 抗菌作用　从决明子的根和种子中分得的2，5-二甲氧基苯醌对葡萄球菌、大肠杆菌均呈强抗菌活性，8-*O*-甲基大黄酚仅对葡萄球菌有抗菌活性。从根及种子获得的化合物观察对金黄色葡萄球菌209 P及大肠杆菌NiHJ均有活性。天然蒽醌中以1，8-二羟基蒽醌类衍生物的抗菌活性最强，该类化合物抑制细菌中核酸的生物合成和呼吸过程而产生抗菌活性。

2. 抗真菌作用　决明子水浸剂(1∶4)在试管中对石膏样毛癣菌、许兰黄癣菌、奥杜盎小芽胞癣菌等皮肤真菌有不同程度抑制作用。决明子含大黄酚-9-蒽酮，体外对红色毛癣菌、须毛癣菌、犬小孢子菌、石膏样小孢子菌、地丝菌均有较强抑制作用。

3. 降压作用　决明子水浸液、醇-水浸液、醇浸液对麻醉犬、猫、兔等皆有降压作用。决明子注射液0.05 g/100 g体重静脉注入可使自发遗传性高血压大鼠收缩压明显降低，同时也使舒张压显著降低，其降压效果、降压幅度、作用时间均优于静脉注射利舍平0.3 mg/kg组大鼠。

4. 对高脂血症的影响　含7%决明子的高脂饮料喂养小鼠2星期，决明子能明显升高血清高密度脂蛋白-胆固醇(HDL-C)含量及提高HDL-C总胆固醇(Tch)比值，有利于预防动脉粥样硬化。

5. 抗血小板聚集作用　决明具有抗二磷酸腺苷(ADP)、花生四烯酸(AA)、胶原(collagen)诱导的血小板聚集作用。从中还发现3个蒽醌糖苷类化合物葡萄糖基美决明子素、葡萄糖基橙黄决明素和葡萄糖基黄决明素均具有强的血小板聚集抑制作用。

6. 对免疫功能的影响　决明子水煎醇沉剂15 g/kg皮下注射可使小鼠胸腺萎缩，外周血淋巴细胞ANAE染色阳性率明显降低，使2，4-二硝基氯苯(DNCB)所致小鼠皮肤迟发型超敏反应受抑，另外决明子水煎醇沉剂可使小鼠腹腔巨噬细胞吞噬鸡红细胞百分率和吞噬指数明显增高，溶菌酶水平也明显高于对照组。

7. 泻下作用　决明子具有缓泻作用。其流浸膏口服后泻下作用在3～5小时达到高峰。但对用氯霉素处理而抑制肠内细菌增殖的小鼠，其泻下活性减半，蒽酮生成也降低。决明子含有的泻下物质之一，系相当于番泻苷A的大黄酚二蒽酮苷。

8. 对胃液分泌的影响　对做了胃瘘的犬，空腹时给决明子流浸膏可促进胃液的分泌。

9. 其他作用　钝叶决明素、钝叶素、大黄酚、大黄素甲醚对15-羟基前列腺素脱氢酶有弱的抑制作用，能减缓前列腺素的代谢，使其利尿作用延长。对人体子宫颈癌细胞培养株系JTC-26、对小鼠黑色素瘤有较强的抑制作用。给家兔或犬灌胃50%决明子煎剂2 ml/kg，每日2次，测眼睫状肌中乳酸脱氢酶(LDH)活性，结果给药组的LDH活性较对照组明显提高。决明子提取物能杀灭埃及伊蚊、东乡伊蚊、尖音库蚊等幼虫，其提取物25 mg/L杀灭蚊虫的死亡率为100%，对尖音库蚊、埃及伊蚊、东乡伊蚊的LD_{50}分别为1.4 mg/L、1.9 mg/L、2.2 mg/L。

毒性　实验证明药用植物中的蒽醌化合物具有致癌性。大部分羟基蒽醌苷元对鼠伤寒沙门菌TA-1537有致突变作用。

【炮制】 1. 决明子　取原药材，除去杂质，洗净，干燥。用时捣碎。

2. 炒决明子　取净决明子，置锅内，用文火加热，炒至微鼓起，有香气逸出时，取出放凉。用时捣碎。

3. 盐决明子　取净决明子，加盐水拌匀，闷透，置锅内，用文火加热，炒至表面棕褐色，微鼓起，有香气逸出时，取出放凉。每决明子100 kg，用食盐2 kg。

饮片性状　决明子参见"药材"项。炒决明子形如决明子，微鼓起，色泽加深，略带焦斑，质稍松脆，微有香气。盐决明子形如决明子微鼓起，味略咸。

贮干燥容器内。盐决明子密闭。置通风干燥处，防潮，防蛀。

【药性】 苦、甘、咸，微寒。归肝、肾、大肠经。

1.《本经》："味咸，平。"

2.《别录》："苦、甘，微寒。"

3.《雷公炮制药性解》："入肝经。"

4.《本草经疏》："足厥阴肝家正药也，亦入胆、肾。"

5. 南药《中草药学》："入肝、大肠经。"

【功用主治】 清肝明目，利水通便。主治目赤肿痛，羞明泪多，青盲，雀目，头痛头晕，视物昏暗，臌胀，习惯性便秘，肿毒，癣疾。

1.《本经》："主青盲，目淫，肤赤，白膜，眼赤痛，泪出。久服益精光，轻身。"

2.《别录》："疗唇口青。"

3.《药性论》："明目，利五脏……除肝家热。朝朝取一匙，挼令净，空心吞之，百日见夜光。"

4.《日华子》："助肝气，益精；水调末涂，消肿毒；熁太阳穴治头痛。又贴脑心止鼻洪；作枕胜黑豆，治头风，明目。"

5.《本草衍义补遗》："益肾，解蛇毒。"

6.《生草药性备要》："治小儿五疳，去翳明目，能擦癣癞。"

7.《医林纂要》："泻邪水。"

【用法用量】 内服：煎汤，6～15 g，大量可用至30 g；或研末；或泡茶饮。外用：研末调敷。

【宜忌】 脾胃虚寒及便溏者慎服。

1.《本草经集注》："蓍实为之使。恶大麻子。"

2.《本经逢原》："不宜久服，久服令人患风……肝虚血弱者，过用虚风内扰。"

3.《本草用法研究》："有虚弱性腹泻者忌用。"

4.《福建药物志》："孕妇慎用。"

5.《浙江药用植物志》："决明的种子和叶均有毒，误食大量能引起腹泻。"

【选方】 1. 治目赤肿痛　决明子炒研，茶调，敷两太阳穴，干则易之。亦治头风热痛。(《摘元方》)

2. 治失明，目中无他病，无所见，如绢中视　马蹄决明二升捣筛，以粥饮服方寸匕。忌鱼、蒜、猪肉、辛菜。(《僧深集方》决明散)

3. 治雀目　决明子二两，地肤子一两。上药捣细罗为散。每于食后，以清粥饮调下一钱。(《圣惠方》)

4. 治视物不清　草决明(炒)二钱，白蒺藜(炒，去刺)四钱，防风二钱。为细末。用猪肝一块，竹刀薄剖，人末药在内，饭上蒸熟，去药食之。(《冯氏锦囊》还明散)

5. 治高血压病　① 决明子适量，炒黄，捣成粗粉。加糖泡开水服，每次3 g，每日3次。② 决明子15 g，夏枯草9 g。水煎连服1个月。(《全国中草药汇编》)

6. 治慢性便秘及卒中后顽固便秘　决明子1升。炒香，研细末，水泛为丸。每日3次，每次3 g，连服3～5日，大便自然通顺，且排出成形粪便而不泄泻，此后继续每日服少量，维持经常通便，并能促进食欲，恢复健康。(《本草推陈》)

7. 治小儿疳积　草决明子9 g。研末，鸡肝一具，捣烂，白酒少许，调和成饼，蒸熟服。(《江西草药》)

8. 治口腔炎　决明子60 g。浓煎频频含漱。(《安徽中草药》)

9. 治真菌性阴道炎　决明子适量。水煎熏洗外阴及阴道。(《浙江药用植物志》)

10. 治发背　草决明(生用)一升捣碎，生甘草一两重，亦切碎，水三升，煮取一升。温分二服。(《普济方》)

11. 治癣久不瘥者　决明子为细末，入少许轻粉拌匀。先以物擦癣，令微破，以药敷之。(《百一选方》)

【临床报道】 1. 治疗高脂血症　用决明子制剂观察治疗高胆固醇血症100例。治疗前血清胆固醇在5.46～12.584 mmol/L之间，平均为6.422 mmol/L。治疗后为2.6～5.408 mmol/L，平均为4.001 mmol/L，平均下降2.421 mmol/L。2星期内有82%降至正常水平；4星期内降至正常水平者占96%，总有效率达98%。服药后有85%病例的头晕、头痛、乏力等症状有所改善。有5例因故停药后又逐渐上升，再行服药后仍可下降。另有5例因剂量偏小(每日煎服25 g)降胆固醇效果不显，改用治疗剂量(每日煎服50 g)，则均恢复到正常水平。提示本品降低血清胆固醇系暂时性的，为达到治疗目的需要长期服用并维持一定的剂量，量少则难以达到治疗效果。制剂与用法：煎剂，决明子50 g，水煎，分2次服；糖浆(每100 ml含生药75 g)，每次20 ml，每日服3次；片剂(每片含生药3 g)，每日服3次，每次5片。3种剂型疗效观察无明显差异。副作用发生率占9%，主要为腹胀、腹泻与恶心，多见于服药初期，均不影响继续服药，可自行消失。又治疗高脂血症48例，用草决明糖浆(每100 ml含生药75 g)，每次口服20 ml，每日3次，2个月为1个疗程。降低胆固醇有效率为95.8%；三酰甘油为86.7%；β脂蛋白为89.5%。统计学处理，对降低血清胆固醇及β脂蛋白有非常显著意义($P<0.01$)，对降三酰甘油亦有显著意义($P<0.01$)。

2. 治疗小儿疳积　取草决明20 g，鸡内金、山楂各10 g，鲜母鸡肝1具。将鸡肝捣如泥状，并将上3味药研为细粉，拌匀搓成团块如鸡蛋大小，以清洁布包紧，丝线扎口，然后用第二次的淘米水500 ml在瓦罐内煎煮，得100 ml汤汁送服，每日1剂，空腹服完，先食药，后饮汁。治疗小儿患者145例，痊愈127例，好转15例，无效3例，一般1剂见效。

【各家论述】 1.《本草考汇》："决明，味咸走血，气寒治热，故治青盲肤膜泪出之因热伤血分者。倘系气分及风寒而致目中诸证，非其宜矣。"

2.《本草经疏》："决明子，其味咸平，《别录》益以苦甘微寒而无毒。咸得水气，甘得土气，苦可泄热，平合胃气，寒能益阴清热，足厥阴肝家正药也。亦入胆、肾。肝开窍于目，瞳子神光属肾，故主青盲目淫，肤赤白膜，眼赤痛泪出。”

3.《本草述》：“决明子、青葙子，虽曰其治目同功，然青葙子味，《本经》上云苦微寒，而决明子曰咸平，在《别录》又曰苦甘微寒，是固亦有别也。况嘉谟谓其除肝热，尤和肝气，其主治优于青葙。又先哲谓其和肝气不损元气者，二说岂尽无据欤？余治一十余岁童子，素有目疾已愈，又因衄血久而肝肾虚火俱动，致目赤左眼眦微痛，加减六味丸中入决明，不用青葙，而效甚速。”

4.《本草求真》：“决明子，除风散热。凡人目泪不收，眼痛不止，多属风热内淫，以致血不上行，治当即为驱逐。按此苦能泄热，咸能软坚，甘能补血，力薄气浮，又能升散风邪，故为治目收泪止痛要药。并可作枕以治头风。但此服之太过，搜风至甚，反招风害，故必合以蒺藜、甘菊、枸杞、生地、女贞实、槐实、谷精草相为补助，则功更胜。”

5.《本草正义》：“决明子明目，乃滋益肝肾，以镇潜补阴为义，是培本之正治，非如温辛散风，寒凉降热之比为标病立法者可比，最为有利无弊。”

1948 冰 bīng（《本草拾遗》）

【异名】 凌（《纲目》），石水（《中国医学大辞典》）。

【基原】 为氧化物大类简单氧化物类冰族矿物。

【原矿物】 冰 Ice

晶体结构属六方晶系。常为细粒致密块体；或为具六方对称的雏晶、树枝状连晶等（见于雪花、霜华、冰花），或具同心状结构（如冰雹）、钟乳状结构（岩洞中钟乳冰、石氤冰）；很少见片、板状的规则集合体。无色透明，含气泡、裂隙处呈乳白色或混浊的白色；大块纯净的冰，散射光略带淡蓝色调。无解理，断口贝壳状、次贝壳状。硬度 1.5。性脆、易碎。相对密度 0.917。

除分布于冰川、雪山外，北方各省区冬冷见冰雪，秋凉见霜，夏日天然产的冰可见于低温岩洞中（沿裂隙下渗的地下水冻结成冰），不论南北均属罕见。人工制冰在全国四季均有产出。

【药性】 甘，寒。

1.《本草拾遗》：“味甘，大寒，无毒。”

2.《得配本草》：“甘，冷。”

【功用主治】 退热消暑，解渴除烦。主治伤寒阳毒，热甚昏迷，中暑烦渴。

1.《本草拾遗》：“主去热烦，熨人乳石发热肿。”

2.《日用本草》：“解烦渴，消暑毒。”

3.《纲目》：“伤寒阳毒、热甚昏迷者，以冰一块置于膻中，良。亦解烧酒毒。”

【用法用量】 内服：含化。外用：罨敷。

【宜忌】 不可过食。

1.《本草拾遗》：“夏盛热食此，应与气候相反，便非宜人，或恐入腹冷热相激，却致诸疾也。《食谱》云：凡夏用冰，正可隐映饮食，令气冷，不可打碎食之，虽复当时暂快，久皆成疾。”

2.《本经逢原》：“阳凝，发痁成痞。”

1949 冰草 bīng cǎo（《沙漠地区药用植物》）

【基原】 为禾本科赖草属植物赖草的根或全草。

【原植物】 赖草 *Leymus secalinus* (Georgi) Tzvel.［*Triticum secalinum* Georgi；*Aneurolepidium dasystachys* (Trin.) Nevski］又名：老披碱（《山西植物生态调查报告》），厚穗碱草（《中国植物学杂志》），滨草（《中国高等植物图鉴》），厚穗冰草（《沙漠地区药用植物》）。

多年生草本。具下伸和横走的根茎。秆单生或丛生，直立，高 40～100 cm，具 3～5 节，光滑无毛，或在花序下密被柔毛。叶鞘光滑无毛，或在幼嫩时边缘具纤毛；叶舌膜质，截平，长 1～1.5 mm；叶片长 5～30 cm，宽 4～7 mm，扁平或内卷，上面及边缘粗糙或具短柔毛，下面平滑或微粗糙。穗状花序，直立，灰绿色；穗轴被短柔毛，节与边缘被长柔毛；小穗通常 2～3，稀 1 或 4 枚生于每节，含 4～7（～10）朵小花；颖短于小穗，线状披针形，先端狭窄如芒，不覆盖第一外稃的基部，具不明显的 3 脉，上半部粗糙，边缘具纤毛，第一颖短于第二颖；外稃披针形，边缘膜质，先端渐尖，被短柔毛或上半部无毛，内稃与外稃等长，先端常微 2 裂，脊的上半部具纤毛；花药长 3.5～4 mm。花、果期 6～10 月。

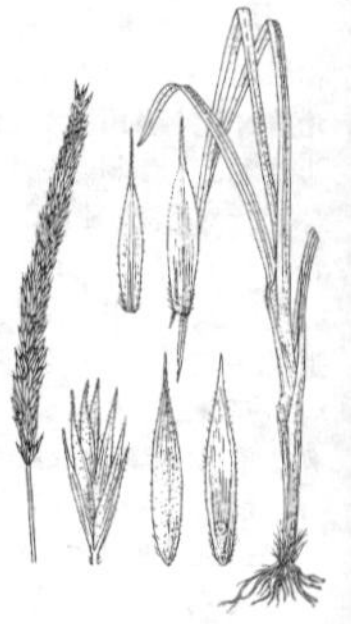

赖　草

常生于沙地、平原绿洲及山地草原带。分布于华北、东北、西北及四川等地。

本植物的带菌果穗（冰草白穗）亦供药用，另设专条。

【采收加工】 7～10 月采收，切段，晒干。

【药性】 甘、微苦，寒。

1.《沙漠地区药用植物》：“根：味甘性寒。”

2.《全国中草药汇编》：“苦，微寒。”

【功用主治】 清热，利湿，止血。主治感冒，淋病，赤白带下，哮喘咳痰带血，鼻衄。

1.《沙漠地区药用植物》：“根：清热，止血，利尿。主治感冒、鼻出血、哮喘、痰中带血。亦可配方治肾炎。”

2.《全国中草药汇编》：“主治淋病，赤白带下。”

【用法用量】 内服：煎汤，30～60 g；或作茶饮。

【选方】 1. 治哮喘、痰中带血　冰草根（煎汁）加糖，当茶饮。

2. 治鼻出血　冰草根 30 g，桑叶 30 g，菊花 30 g。水煎服。（1、2 方出自《沙漠地区药用植物》）

1950 冰糖 bīng táng（《纲目》）

【基原】 为禾本科甘蔗属植物甘蔗茎中的液汁，制成白砂糖后再煎炼而成的冰块状结晶。

【原植物】 参见“甘蔗”条。

【药性】 《本草再新》：“味甘，性平，无毒。入脾、肺二经。”

【功用主治】 补中和胃，润肺止咳。主治脾胃气虚，肺燥咳嗽，或痰中带血。

1.《纲目》：“润心肺燥热，治嗽消痰，解酒和中，助脾气，缓肝气。”

2.《本草逢原》：“（治）口疳，平补肺胃。”

3.《本草再新》：“补中益气，和胃润肺，止咳嗽，化痰涎。”

4.《随息居饮食谱》：“（治）小儿未能谷食，久疟不瘳，噤口痢。”

【用法用量】 内服：入汤，10～15 g；或含化；或入丸、膏剂。

【选方】 1. 治噤口痢　冰糖五钱，乌梅一个。煎浓频呷。

2. 治小儿未能谷食，久疟不瘳　浓煎冰糖汤服。（1、2 方出自《随息居饮食谱》）

【各家论述】 《本经逢原》：“世言糖性湿热，多食令人齿䘌生疳。近见患口疳者，细嚼冰糖辄愈，取其达疳以磨湿热凝滞也。又暴得咳嗽，吐血乍止，以冰糖与燕窝菜同煮连服，取其平补肺胃，而无止截之患也。惟胃中有痰湿者，令人欲呕，以其甜腻恋膈故也。”

1951 冰凉花 bīng liáng huā（南药《药材学》）

【异名】 冰蓼花、冰了花（《兴京志》），冰凌花（《长白征存录》），福寿草（《现代实用中药》），冰里花、顶冰花（《东北植物药图志》），冰郎花（《吉林中草药》）。

【基原】 为毛茛科侧金盏花属植物冰凉花的带根全草。

【原植物】 冰凉花 *Adonis amurensis* Regel et Radde[*A. vernalis* L. var. *amurensis* Finet et Gagnep.]

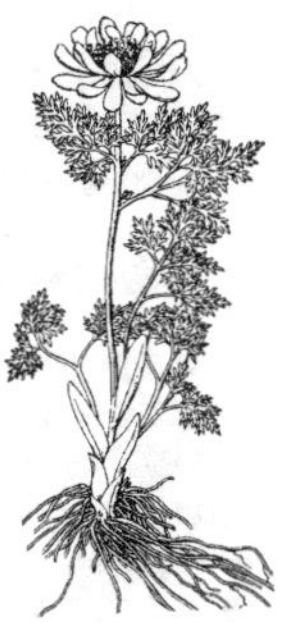

冰凉花

多年生草本。根茎短而粗，有多数黑褐色须根。茎直立，开花时高 5～15 cm，后可达 30～40 cm，不分枝或有时分枝，基部有数个膜质鳞片。叶在花后长大，茎下部叶有长柄，柄长达 6.5 cm；叶片轮廓正三角形，长达 7.5 cm，宽达 9 cm，3 全裂，全裂片有长柄，二至三回细裂，末回裂片狭卵形或披针形，具短尖头。花两性，单朵顶生；萼片约 9，淡灰紫色；花瓣约 10，黄色，倒卵状长圆形或狭倒卵形；雄蕊多数，长约 3 mm，无毛；心皮多数，螺旋状着生于圆锥状花托上，子房有短柔毛，花柱向外弯曲，柱头小，球形。瘦果，倒卵球形，有短柔毛，宿存花柱弯曲。花期 3～4 月，果期 4～6 月。

生于山坡草地，或林下腐殖质土壤上。分布于辽宁、吉林、黑龙江东部、江苏云台山、山东。

冰凉花属植物中具有相同功效记载的尚有：① 夏冰凉花 *A. aestivalis* L. 分布于新疆西北部。② 北冰凉花 *A. sibirica* Patr. ex Ledeb. 分布于新疆西北部。③ 天山冰凉花 *A. tianschanica* (Adolf) Lipsch. 分布于新疆西部。④ 金黄冰凉花 *A. chrysocyatha* Hook. f. et Thoms. 分布于新疆西部。

【采收加工】 4 月间挖取带根全草，切段晒干。

【药材】 冰凉花 *Adonidis Amurensis Herba* 主产于吉林、辽宁、黑龙江。

性状 全草柔软纤细。茎长 20～40 cm。根茎粗短，深红棕色，下面着生多数细根，直径约 1 mm。叶互生，二回羽状复叶，灰绿色。偶见顶生的花，花瓣黄白色，外被淡紫色萼片。质脆，易折断。气微，味苦。

鉴别 (1) 叶表面观：上表皮细胞垂周壁较平直，气孔较少，有单细胞非腺毛，壁较厚；下表皮细胞垂周壁波状弯曲，气孔较密，不定式。叶缘细胞有乳头状突起，有角质纹理。

根横切面：表皮细胞 1 列，类圆形，外壁较厚，黄棕色。皮层宽广，占根直径的 4/5，细胞大，类圆形；内皮层 1 列细胞，凯氏点明显。中央初生木质部为三原型，木质束与韧皮束交互呈辐射状排列。

(2) 取本品粉末 1 g，加乙醇 5 ml，密塞冷浸 12 小时，滤过。滤液分置 2 支试管中。一管沿试管壁缓缓滴加硫酸数滴，静置片刻，两液接面处先呈黄色环，逐渐变深棕色；另一管加 2 mol/L 氢氧化钾溶液与 2%3，5-二硝基苯甲酸的乙醇溶液各 5 滴，两液层间即显紫红色环(检查强心苷)。

(3) 薄层色谱：取本品粉末(40 目)1 g，用石油醚 10 ml 脱脂 2 次，再用 75%乙醇 10 ml 冷浸过夜，用冷吹风浓缩至小体积，作为供试品溶液。另取冰凉花总苷少许，用 75%乙醇溶解，作为对照品溶液。吸取供试品及对照品溶液，分别点样于同一硅胶 G(青岛)薄层板上，于 105 ℃烘烤 30 分钟。以氯仿-甲醇-醋酸(8：6：1)展开，展距 17 cm。干后喷雾 2%3，5-二硝基苯甲酸与 2 mol/L 氢氧化钾试液(1：1)，供试品色谱在与对照品色谱相应位置上，显相同颜色的斑点。

【成分】 冰凉花根含强心苷有：索马林(somalin)，加拿大麻苷(cymarin)，加拿大麻醇苷(cymarol)，黄麻苷 A(corchoroside A)，铃兰毒苷(convallatoxin)，*K*-毒毛旋花子次苷-β(*K*-strophanthin-β)，侧金盏花毒苷(adonitoxin)，*K*-毒毛旋花子苷(*K*-strophanthoside)；强心苷苷元有：毒毛旋花子苷元(strophanthidin)，洋地黄毒苷元(digitoxigenin)；香豆素有：伞形花内酯(umbelliferone)、东莨菪素(scopoletin)；黄酮苷有：荭草素(orientin)，异荭草素(isoorientin)。还含：侧金盏花内酯(adonilide)，福寿草酮(fuku-jusone)，侧金盏花醇(adonitol)，降福寿草二酮(fukujusonorone)，厚果酮(lineolone)，12-*O*-苯甲酰异厚果酮(12-*O*-benzoylisolineolone)，异厚果酮(isolineolone)，12-*O*-烟酰异厚果酮(12-*O*-nicotinoylisolineolone)。

地上部分含强心苷元等成分，强心苷苷元有：毒毛旋花子苷元，洋地黄毒苷元；香豆素类成分：伞形花内酯，东莨菪素；糖的部分有：*D*-加拿大麻糖，*D*-沙门糖，*L*-夹竹桃糖。其他成分有：厚果酮，异热马酮(isoramanone)，烟酰异热马酮(nicotinoylisoramanone)，夜来香素(pergularin)。

夏冰凉花全草含强心苷类：加拿大麻苷，*K*-毒毛旋花子次苷-β，毒毛旋花子苷元；生物碱类：木兰花碱(magnoflorine)，紫堇块茎碱(corytu-berine)。还含：虾黄质二酯(astaxanthindiester)。

【药理】 1. 强心作用 冰凉花含有多种强心苷，其全草浸剂对离体蛙心及温血动物离体、在体及衰竭之心脏均具有明显的强心作用。福寿草总苷 0.1 mg/kg 静注，可见等容收缩期心室内压最大增长速度(dp/dt)加大，射血前期(PEP)缩短，心肌收缩速度加快，功能提高，动静脉钾离子浓度差迅速加大，β-受体阻滞剂不能阻断或削弱福寿草总苷的正性肌力作用。铃兰毒苷为高效、速效及短效强心苷，作用较洋地黄毒苷强，静注后作用强，口服效力大减，可作为毒毛旋花子苷的代用品。

2. 抗心律失常作用 福寿草总苷能使体外培养的缺糖缺氧心肌细胞的异常搏动节律次数明显减少。福寿草水提醇沉物静注于犬，可见其希氏束电图 A-H 间期及 H-V 间期延长，H 间期变化不大，心率即刻减慢，平均减慢 20 次/分钟。冰凉花总苷与双异丙吡胺联用产生协同，冰凉花总苷可明显增强后者的抗心律失常作用。

3. 利尿作用 麻醉犬的实验表明，总苷 0.2 mg/kg 静注，可使尿泌量增加 1.5 倍，尿中钠、钾、氯离子排出量分别增加 1.9 倍，0.4 倍和 0.9 倍。其所含铃兰毒苷、加拿大麻苷等也有显著利尿作用，铃兰毒苷可使大鼠尿量增加 3 倍，强于其他强心苷，并能增加钠等电解质排出，加拿大麻苷对大鼠的利尿作用较毒毛旋花子苷等为强。

4. 镇静作用 福寿草浸剂、总苷均能抑制小鼠自发活动，剂量增大可出现催眠，并可对抗咖啡因的兴奋作用，拮抗可卡因、印度防己毒素所致惊厥，铃兰毒苷也能抑制大鼠自发运动。福寿草总苷 0.3～0.5 mg/kg 静注，家兔脑电呈高幅慢波，对声刺激的惊醒反应减弱。

5. 其他作用 加拿大麻苷对人体鼻咽癌 KB 细胞有细胞毒活性，ED_{50} 低于 0.1 μg/ml，并能抑制肿瘤细胞的有丝分裂。

【药性】《现代实用中药》："苦，平，有小毒。"

【功用主治】 强心，利尿，镇静。主治急性和慢性心功能不全，充血性心力衰竭，心房纤维颤动，心脏性水肿。

1.《现代实用中药》："为强心利尿剂。"

2.《中国药用植物图鉴》："有镇静作用，与溴化物合用，可治癫痫。"

3.《东北常用中草药手册》："治严重心悸症，充血性心脏代偿机能不全，心房纤维性颤动，充血性心力衰竭，心脏机能不全引起的水肿。"

【用法用量】 内服：酒浸或水浸，1.5～3 g；全草细粉，每次 0.25 g，每日 1～3 次；总苷，每次 0.25～0.5 mg，每日 1～2 次，极量，每次 2 mg，每日 4 mg。

【宜忌】 本品有毒，服用时需按规定剂量，不可过量。服药过程中如出现恶心、呕吐、心悸、头晕等症状，可减量或停药。忌与钙剂合用，用过洋地黄类药物的患者需隔 4～6 日才能使用本品。对心动过缓、房室传导阻滞者不宜使用。中毒时常出现恶心、呕吐、腹痛、头晕、出汗、视物不清、心慌等症状，严重者可致死亡。

【临床报道】 1. 治疗心力衰竭 用福寿草总苷治疗各种心脏病所致心力衰竭153例，其中有52例在给药前2星期内曾用过洋地黄类其他药物。给药方法，按体重、心肌情况和病情决定用量。福寿草总苷注射液：一般适于急性心力衰竭，每次剂量0.25～0.5 mg，用20%或50%葡萄糖溶液20 ml稀释后缓慢（不得少于5分钟）静脉注射，每日1～2次，24小时内不宜超过1 mg。心衰控制后，改为片剂维持。福寿草总苷片剂：适于慢性心力衰竭，初次剂量一般每次0.5～1 mg，每日1～2次。待心力衰竭基本控制后，改为维持量，每次0.25～0.5 mg，每日1～2次。近期用过洋地黄类药物者，在改用福寿草总苷针、片时，上述剂量应酌减。153例中，显效95例，有效42例，无效16例。有效率89.4%。起效及作用高峰时间：福寿草总苷注射液及片剂的起效时间分别为5～10分钟与半月至1个月；作用高峰时间分别为0.5～2小时与2～3个月。在治疗量范围内，量越大，起效时间越早，心功能改善所需时间就越短。口服片剂全效量为1～2 mg，维持量每日0.5～1 mg（分2次服）。结果表明，福寿草总苷是一种疗效确切的新强心药。其控制心力衰竭效果肯定，对风心病和冠心病引起的心力衰竭疗效尤为显著。作用迅速，蓄积性和副作用较洋地黄小，使用较安全。初步认为福寿草总苷静脉注射时，疗效与西地兰相似；口服时，疗效与地高辛相似。

2. 治心律失常 ① 用福寿草片（新福苷）治疗各种病因引起的心律失常及慢性右心衰竭共3 672例（688例次），其中心律失常633例，慢性右心衰竭55例。福寿草片，每片重0.1 g，相当于生药0.32 g左右，含总苷约2 mg。剂量：口服，每次1/2～1片，每日2次（少数病例每日1次），顽固性的心律失常病例增至每次1～2片，每日2～3次。待心律失常控制后改为每次1/4～1/2片，每日1～2次维持，儿童酌情减量。大多以7～14日为1个疗程，有效者继续维持服用。疗效：心律失常633例，显效者233例，占36.8%；有效者219例，占34.6%，无效者181例，占28.6%。总有效率为71.4%。慢性右心衰竭55例，有效53例，占96.4%；无效2例，占3.6%。其对各种病因引起的心律失常的疗效，以高血压性心脏病最高，为92.3%，其次原因未明组为82.3%，再次为心肌炎后遗症、风心病、冠心病，其有效率为74%～78.8%。对各种早搏均有一定疗效，特别对室性早搏疗效较好。大多数病例于服药后3～7日出现疗效，部分为7～14日后出现疗效。一般小剂量服用过程中无明显不良反应，并可较长期地维持服用。但量增大，部分病例出现消化道症状，少数病例有头晕、肢麻、心率减慢、心动过缓现象出现。个别的心电图曾有ST-T的改变或Ⅱ度至Ⅲ度房室传导阻滞。② 福寿草总苷注射液用于快速心房纤颤等心动过速56例。心率在100次/分钟以上的快速心房纤颤以及窦性或室上性心动过速的患者1次给予0.5～1 mg。近2星期内用过少量强心剂以及有合并症者均适当减量，每次给予0.25～0.5 mg。24小时内用量不宜超过1 mg。以50%葡萄糖40 ml稀释后缓慢静注。结果：1次注射后15分钟以内显效者22例，占39.3%；进步者29例，占51.7%；无效者5例，占9%；有效者51例，占91%。本品对快速心房纤颤有良好的降心率作用，心电图显示不良反应较少。

1952 冰草白穗 bīng cǎo bái suì
（《青海常用中草药手册》）

【基原】 为禾本科赖草属植物赖草的带菌果穗。

【原植物】 参见"冰草"条。

【采收加工】 9～10月采收。

【药性】 苦，微寒。

【功用主治】 清热利湿。治淋证，带下。

【用法用量】 内服：煎汤，15～30 g。

【选方】 治赤白带下 冰草白穗15 g，败酱草30 g。水煎服。

1953 问荆 wèn jīng
（《本草拾遗》）

【异名】 接续草（《本草拾遗》），公母草、搂接草、空心草（《中医药实验研究》），马蜂草、猪鬃草（《东北药用植物志》），黄蚂草（《四川中药志》），节节草、接骨草（《陕西中草药》），寸姑草、笔头草（《湖南药物志》），骨节草、笔壳草、笔筒草（《贵州民间方药集》），笔头菜、土木贼（《湖北中草药志》）。

【基原】 为木贼科问荆属植物问荆的全草。

【原植物】 问荆 *Equisetum arvense* L.

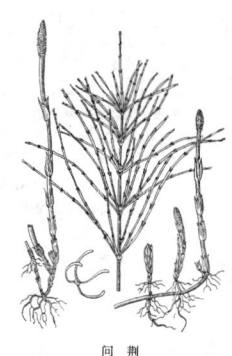
问 荆

多年生草本，根茎横走，匍匐生根，黑色或暗黑色，节和根密生黄棕色长毛。地上茎直立，二型；营养茎在孢子茎枯萎后生出，高达15～40 cm。有棱脊6～15条，沟中气孔带2～4行，节上轮生小枝，小枝实心，有棱脊3～4条。叶退化，下部联合成鞘，鞘筒狭长，鞘齿三角形，棕黑色，边缘灰白色，膜质，宿存。孢子茎早春自根茎生出，常为紫褐色，肉质，不分枝，有12～14条不明显的棱脊；鞘筒漏斗状，鞘齿棕褐色，每2～3齿连接成三角形；先端生有长圆形的孢子囊穗，有总梗，钝头，成熟时柄伸长；孢子叶六角形，盾状着生，螺旋排列，边缘着生6～7个长圆形孢子囊。孢子囊熟时孢子茎即枯萎；孢子圆球形，附生弹丝4条。

生于潮湿的草地、沟渠旁、沙土地、耕地、山坡及草甸等处。分布于华北、东北及江苏、安徽、江西、山东、湖北、湖南、四川、贵州、西藏、陕西、新疆等地。

【栽培】 生物学特性 对气候、土壤有较强的适应性。

繁殖方法 用孢子繁殖或根茎繁殖。孢子繁殖：从孢子囊穗上采下成熟的孢子囊，将孢子播种于土壤表面，稍覆土，浇水保持湿润，即可萌发。根茎繁殖：早春或秋季将根茎分成6 cm长小段，栽于土壤中，覆土5～6 cm，浇水易成活。

【采收加工】 6～9月采收，割取全草，置通风处阴干，或鲜用。

【药材】 问荆 *Equiseti Arvensis Herba* 主产于东北及陕西、四川、贵州、江西、安徽等地。

性状 全草长约30 cm，多干缩或枝节脱落。茎略扁圆形或圆形，淡绿色，有细纵沟，节间长，每节有退化的鳞片叶，鞘状，先端齿裂，硬膜质。小枝轮生，梢部渐细。基部有时带有部分根，呈黑褐色。气微，味稍苦涩。

鉴别 茎横切面：断面呈深凹凸波状。表皮细胞1列，壁增厚，外壁有突起的硅质块，棱槽处有气孔。表皮内侧厚壁细胞不成环，仅于棱槽处有2～3列薄壁细胞，棱脊处有数十个纤维组成的纤维束，未伸入皮层。皮层细胞多列，最外侧细胞在棱脊纤维束内侧为栅状，在棱槽厚壁细胞内侧为类圆形；皮层内侧细胞均为类圆形，相对棱槽处有大型空腔；内皮层细胞1列，位于维管束外侧，微呈波状，维管束与棱脊相对，断续排列成环，木质部位于两侧，分别有管胞2～5个，中间为韧皮部，较宽广，内侧有一明显空腔。中央髓腔小。

茎表皮表面观：表皮细胞长方形，壁厚，呈微波状弯曲，壁孔小，不明显，可见硅质块。气孔不内陷，常2～5个横向相连，长圆形。保卫细胞内壁具多数横向平行的条状增厚的纹理。

【药理】 1. 保肝作用 问荆硅化物150、310及500 mg/kg

分别给大鼠腹腔注射，每日1次，连续7日，能明显降低正常大鼠的血清丙氨酸氨基转移酶(ALT)及四氯化碳(CCl_4)中毒大鼠升高的血清ALT，对CCl_4中毒小鼠升高的血清磺溴酞钠滞留量也有明显降低作用；能显著降低硫代乙酰胺及泼尼松龙所致小鼠升高的血清ALT；问荆硅化物还可使CCl_4中毒大鼠肝线粒体肿胀减轻，粗面内质网基本恢复正常，肝糖原颗粒增多，脂滴明显减少。

2. 降血脂作用　问荆煎剂每日10 g/kg灌胃，连续14日，对实验性大鼠高三酰甘油症有预防和治疗作用；对大鼠高胆固醇血症也具有治疗作用和较弱的预防作用。用问荆及由问荆提取的硅酸对实验动物的动脉粥样硬化症有预防和治疗作用；对已经失去一定程度弹性的动脉硬化血管，应用问荆及其制剂治疗，还能使其恢复弹性。

3. 利尿作用　问荆皂苷、问荆酸及氯化钾等都有利尿作用。问荆和硅化合物还能清除体内代谢产物、异物和毒物，在机体内有排毒和解毒等保护作用。

4. 降压作用　水煎剂(1∶2)静脉注射于犬，可引起血压下降及反射性的呼吸兴奋。降压作用不受阿托品影响，降压成分溶于水而不溶于醇及氯仿。小量新鲜水煎剂对离体蛙心可增加其收缩力，大量则抑制。

5. 对中枢神经系统的抑制作用　草问荆总生物碱(TAEP)对中枢神经系统有抑制作用，而且是通过降低Ach的含量，进而影响多巴胺-2(DA-2)受体达到的。

6. 抗炎、镇痛作用　问荆水醇提取物、甲醇腹腔注射对醋酸引起的疼痛有抑制作用。问荆提取物50 mg/kg能缓解角叉菜胶引起的大鼠足肿胀2小时、4小时的抑制率分别为25%、30%。

毒性　问荆煎剂小鼠腹腔注射的LD_{50}为42 g/kg，灌胃的LD_{50}在100 g/kg以上。亚急性毒性试验，每日给大鼠灌胃10 g/kg，观察35日，无死亡，体重逐渐增加，对内脏器官无明显改变，但服药量过大，服药时间过久，可出现轻度肝肿大。

【药性】 甘、苦，凉。归肺、肝经。

1.《本草拾遗》："味苦，平，无毒。"

2.《四川中药志》1960年版："性凉，味涩。"

3.《陕西中药志》："苦，甘。"

【功用主治】 止血，止咳，利尿，明目。主治鼻衄，吐血，咯血，便血，崩漏，外伤出血，咳嗽气喘，淋证，目赤翳膜。

1.《本草拾遗》："主结气瘤痛，上气气急。"

2.《四川中药志》1960年版："清热止咳。治吐血、衄血及妇女倒经。"

3.《中国药用植物图鉴》："作利尿及止血药，治风湿、淋病、刀伤。"

4.《安徽中草药》："清热明目。主治火眼生翳。"

【用法用量】 内服：煎汤，3～15 g。外用：鲜品捣敷；或干品研末撒。

【选方】 1. 治鼻衄　问荆30 g，旱莲草30 g。水煎服。

2. 治崩漏　问荆30 g，马齿苋30 g。水煎服。

3. 治热淋，小便不利　问荆12 g，大石韦12 g，海金砂藤12 g。水煎服。(1～3方出自《四川中药志》1982年版)

4. 治火眼生翳　问荆、菊花各15 g，蝉衣6 g。煎服。(《安徽中草药》)

5. 治咳嗽气急　问荆6 g，地骷髅21 g。水煎服。(《中医药实验研究》)

【临床报道】 治疗慢性气管炎　取干问荆30 g，加水600～800 ml，煎5～8分钟，早晚分服。亦可制成片剂(每片含问荆0.43 g)，每日服3次，每次10片。观察72例，近期控制21例，显效18例，好转23例，无效10例。以止咳、祛痰效果较佳。还发现问荆有一定降压作用。

1954 羊心 yáng xīn (《别录》)

【基原】 为牛科山羊属动物山羊或绵羊属动物绵羊的心脏。

【原动物】 参见"羖羊角"条。

【采收加工】 宰羊时剖开胸腔取心脏，鲜用。

【成分】 山羊或绵羊的心，每100 g含水分80 g，蛋白质11.1 g，脂肪8.3 g，灰分7.4 g，钙9 mg，磷414 mg，铁6.6 mg，硫胺素(thiamine)0.42 mg，核黄素(riboflavine)3.57 mg，烟酸(nicotinic acid)18.9 mg，抗坏血酸17 mg，维生素A 29 900 u。尚含葡萄糖-6-磷酸脱氢酶(glucose-6-phosphate dehydrogenase)等多种脱氢酶和细胞色素C。

【药理】 1. 加强有氧氧化作用　从羊心中可提取细胞色素C，其药理作用是加强细胞呼吸，直接参加线粒体的呼吸链，起电子传递体的作用，提高细胞的氧利用率，增强组织代谢。细胞色素C尚能改善老龄大鼠的糖代谢和脂肪代谢，并能与细胞膜结合，抑制肾小管对钠的重吸收，维持细胞内外电解质的平衡。给家兔注射细胞色素C可防止过量氯化钾所致心室纤颤和呼吸停止。细胞色素C的作用尚可参见"猪心"条。

2. 促DNA合成作用　从免疫或非免疫山羊心肌制取的可透析提取物(myocardial dialysable extracts，MDE)能增强刀豆球蛋白A(Con A)刺激的小鼠脾淋巴细胞体外DNA合成，当浓度为10^{-2} u/ml时，^{3}H-UR渗入增强16.73%，与对照组比较有显著性差异。在最适浓度下，MDE的这种作用较由同一山羊淋巴组织制备的转移因子(TF)为强。

【药性】 甘，温。

1.《本草图经》："温，平。"

2.《纲目》："甘，温，无毒。"

3.《随息居饮食谱》："甘，平。"

【功用主治】 解郁，补心。主治心气郁结，惊悸不安。

1.《别录》："止忧恚膈气。"

2.《千金方》："主膈中逆气。"

3.《食疗本草》："补心肺。"

4.《随息居饮食谱》："舒郁结，释忧恚，治劳心膈痛。"

【用法用量】 内服：煮食或煎汤，1个；或焙干研末。

【选方】 治心气惊悸，郁结不乐　羊心一个(带系桶)，咱夫兰(即红花)三钱。上件用玫瑰水一盏，浸取汁，入盐少许，签子签羊心，于火上炙，将咱夫兰汁徐徐涂之，汁尽为度，食之。(《饮膳正要》炙羊心)

1955 羊皮 yáng pí (《食疗本草》)

【基原】 为牛科山羊属动物山羊或绵羊属动物绵羊的皮。

【原动物】 参见"羖羊角"条。

【采收加工】 宰羊时剥取皮肤，鲜用或烘干。

【成分】 山羊或绵羊的皮含水分、蛋白质、脂肪及无机物质。构成表皮层的蛋白质主要为角蛋白(keratin)；构成真皮层的，主要是胶原(collagen)及网硬蛋白(reticulin)，此外尚含弹性硬蛋白，白蛋白，球蛋白及黏蛋白等。表皮常含黑色素(melanin)。

【药性】 甘，温。

【功用主治】 补虚，祛瘀，消肿。主治虚劳羸弱，肺脾气虚，跌打肿痛。

1.《食疗本草》："去毛煮羹，补虚劳。煮作臛食之，去一切风，治肺中虚风。"

2.《纲目》："湿皮卧之，散打伤青肿。干皮烧服，治蛊毒下血。"

【用法用量】 内服：适量，作羹；或烧存性研末，每次6～9 g。

1956 羊肉 yáng ròu (《本草经集注》)

【基原】 为牛科山羊属动物山羊或绵羊属动物绵羊的肉。

【原动物】 参见"羖羊角"条。

【采收加工】 宰羊时取肉,鲜用。

【成分】 山羊或绵羊的肉,因羊的种类、年龄、营养状况、体躯部位等而有差异。以 100 g 瘦肉为例,含蛋白质 17.3 g,脂肪 13.6 g,碳水化合物 0.5 g,灰分 1 g,钙 15 mg,磷 168 mg,铁 3 mg,尚含硫胺素(thiamin) 0.07 mg,核黄素(riboflavine) 0.13 mg,烟酸(nicotinic acid) 4.9 mg,胆甾醇(cholesterol) 70 mg。另含胰蛋白酶原(trypsinogen)等。

【药性】 甘,热。归脾、胃、肾经。

1.《别录》:"味甘,大热,无毒。"

2.《千金方》:"味苦、甘。"

3.《食疗本草》:"温。"

4.《本草汇言》:"入手、足阳明经。"

5.《药性通考》:"味甘、辛。"

6.《得配本草》:"入脾、肺二经血分。"

7.《食物考》:"甘,咸,气膻,性热。"

8.《本草再新》:"入心、脾、肾三经。"

【功用主治】 温中暖肾,益气补虚。主治脾胃虚寒,食少反胃,虚寒泻痢,腰膝酸软,阳痿,小便频数,寒疝,虚劳羸瘦,产后虚羸少气,缺乳。

1.《别录》:"主缓中,字乳余疾,及头脑大风汗出,虚劳寒冷,补中益气,安心止惊。"

2.《千金方》:"主暖中止痛,利产妇。"

3.《食疗本草》:"主脏气虚寒。"

4.《日华子》:"开胃肥健。"

5.《日用本草》:"治腰膝羸弱,壮筋骨,厚肠胃。"

6.《本草汇言》:"疗中风虚汗,治产后阴阳两亏。诸病形气痿弱,脾胃虚羸不足者宜之。"

7.《医林纂要》:"补润命门,长益气血,壮阳开胃。"

8.《随息居饮食谱》:"兼治虚冷劳伤,虚寒久疟。"

【用法用量】 内服:煮食或煎汤,125~250 g;或入丸剂。

【宜忌】 外感时邪或有宿热者禁服。孕妇不宜多食。

1.《金匮要略》:"有宿热者不可食之。"

2.《本草经集注》:"有半夏、菖蒲,勿食羊肉。"

3.《千金方》:"不利时患人。暴下后不可食羊肉,成烦热难解,还动利。六月勿食羊肉,伤人神气。"

4.《新修本草》:"热病差后食之,发热杀人。"

5.《食疗本草》:"患天行及疟人食,发热困重致死……妊娠人勿多食。"

6.《医学入门》:"素有痰火者食之,骨蒸杀人。"

7.《医林纂要》:"助热发疮,血分素热者不宜。"

【选方】 1. 治脾胃久虚,全不思食 精羊肉(去筋膜,薄批切)三斤,陈皮三分,小椒二分,葱十根。先以水高肉二指已来,同煮水尽,去陈皮等,只取肉慢火焙干;次入人参(去芦头)、神曲(炒)、大麦糵(炒)各二两。上同为细末,用生姜面糊为丸,如梧桐子大。每服五七十丸,不拘时候,温酒或米饮送下。(《御药院方》代谷丸)

2. 治胃寒下痢 羊肉一片,莨菪子末一两。和,以绵裹之纳下部。(《外台秘要》)

3. 治腰膝疼痛,脚气不仁 羊肉一脚子(卸成事件),草果五个,回回豆子半升(捣碎去皮)。上件一同熬成汤,滤净,下香粳米一升,熟回回豆子二合,肉弹儿木瓜二斤,取汁,沙糖四两,盐少许,调和。或下事件肉。(《饮膳正要》木瓜汤)

4. 益肾气,强阳道 白羊肉半斤。去脂膜,切作生。以蒜齑食之,三日一度。(《食医心镜》)

5. 治下焦虚冷,小便频数 羊肉四两,羊肺一具,细切,入盐、豉,煮作羹,空心食。(《寿世青编》羊肉羹)

6. 治消渴,利水道 羊肉一脚子(卸成事件),草果五个。上件同熬成汤,滤净,用瓠子六个,去穰、皮,切掠,熟羊肉,切片,生姜汁半合,白面二两,作面丝同炒,葱、盐、醋调和。(《饮膳正要》瓠子汤)

7. 治老人虚损羸瘦 羊肉二斤,黄芪(生剉),人参(去芦头)、白茯苓各一两,枣五枚,粳米二合。先将羊肉去脂皮,取精者肉,留四两切细,余一斤十二两,以水五大盏,并黄芪等,煎取汁三盏,去滓,人米煮粥,临熟,下切了生肉更煮,人五味调和,空心食之。(《养老奉亲书》)

8. 治产后腹中㽲痛,及腹中寒疝,虚劳不足 当归三两,生姜五两,羊肉一斤。上三味,以水八升,煮取三升。温服七合,日三服。(《金匮要略》当归生姜羊肉汤)

9. 治产后腹中绝伤,寒热恍惚,狂言,脏气虚 甘草、芍药各五两,通草三两,羊肉三斤。上四味㕮咀,以水一斗六升,煮肉取一斗,去肉纳药,煮取六升,去滓。分五服,日三夜二。(《千金方》甘草汤)

10. 治产后中风,久绝不产,月水不利,乍赤乍白,及男子虚劳冷盛 羊肉二斤,成箨大蒜(去皮,切)三升,香豉三升。上三味,以水一斗三升,煮取五升,去滓,纳酥一升,更煮取三升,分温三服。(《千金方》羊肉汤)

11. 治崩中去血,积时不止 肥羊肉三斤,干姜、当归各三两,生地黄二升,上四味㕮咀,以水二斗煮羊肉,取一斗三升,下地黄汁及诸药,煮取三升,分四服。尤宜羸瘦人服之。(《千金方》)

12. 治虚寒疟疾 羊肉作臛饼,饱食之,更饮酒暖卧取汗。(《纲目》引《姚僧垣集验方》)

13. 治目为物所伤,睛陷胬肉 精羊肉二两。薄切片,炙令微热,熨目。勿令大热。

14. 治寒冻肿痒 羊肉、葱(并细切)各半斤。上二味,以水五升,煎至三升,去滓温洗,日三两度。(《圣济总录》)

【各家论述】 1.《医学发明》:"补可去弱,人参、羊肉之属是也。夫人参之甘温,能补气之虚,羊肉之甘热,能补血之虚;羊肉,有形之物也,能补有形肌肉之气。凡气味与人参、羊肉同者,皆可以补之。故云属也。人参补气,羊肉补形,形气者,有无之象也。"

2.《医林纂要》:"羊为火畜,考其性味,自当属火,然所补者命门相火,非心火也。辛润甘补,故仲景治虚羸蓐劳,用当归羊肉汤。大抵命火衰微,脾胃不能生气血者宜之,补阳亦以生阴也。"

3.《本草求真》:"羊肉气味甘温,东垣载能补形,此一句已尽羊肉大概矣。复于十剂方中又云,补可去弱,人参羊肉之属,是明指参补气,而补形端在羊肉,又何疑哉?夫气属阳,血属阴,体轻而燥者属阳,体重而润者属阴。羊肉气味虽温,然体润肉肥,其于肌肤血液则易及。若使泥于书载壮阳补气健力等说,及以阳生阴长之理,牵引混指,其何以清眉目而别治用哉?"

1957 羊血 yáng xuè (《新修本草》)

【基原】 为牛科山羊属动物山羊或绵羊属动物绵羊的血。

【原动物】 参见"羖羊角"条。

【采收加工】 宰羊时取血,将鲜血置于平底器皿内晒干,切成小块,或将血灌入羊肠中,用细绳扎成 3~4 cm 长的小节,晒干。

【成分】 山羊或绵羊的血,主要成分(除含水约 4/5 外)为多种蛋白质,此外尚含少量脂类(包括磷脂 e 和胆甾醇)、葡萄糖及无机盐等。蛋白质有血红蛋白,血清白蛋白,血清球蛋白和纤维蛋白。血清含铁传递蛋白(transferrin) B、C、D、E,胎蛋白(fetoprotein)。

【药理】 从羊血中分离出一种相对分子质量小于 700 的物质,对植物和人有促进生长和代谢的作用。羊血可以用来制取超氧化物歧化酶(SOD),SOD 的药理作用见"牛血"和"猪血"。

【药性】 《纲目》:"咸,平,无毒。"

【功用主治】 补血，止血，散瘀，解毒。主治妇女血虚中风，月经不调，崩漏，产后血晕，吐血，衄血，便血，痔血，尿血，跌打损伤。

1.《新修本草》："主女人中风，血虚闷，产后血晕闷欲绝者，生饮一升。"

2.《医学入门》："卒惊悸，九窍出血，取新血热饮。"

3.《纲目》："热饮一升，治产后血攻，下胎衣。""解莽草毒、胡蔓草毒，又解一切丹石毒发。"

4.《得配本草》："补血凉血，主治女人血虚风热，刺血热饮，治妊娠胎死不下，蘸醋食，治大便下血。"

5.《随息居饮食谱》："生饮止诸血，解诸毒，治崩衄。熟食但能止血，患肠风、痔血者宜之。"

【用法用量】 内服：鲜血，热饮或煮食，30～50 g；干血，烊冲，每次 6～9 g，每日 15～30 g。外用：涂敷。

【宜忌】《纲目》："服地黄、何首乌诸补药者忌之。"

【选方】 1. 治产后余血攻心，或下血不止，心闷面青，身冷气欲绝　新羊血一盏饮之。(《梅师集验方》)

2. 治吐血、衄血，积日不止　新羊血，上热饮一二小盏。(《圣惠方》)

3. 治大便下血　羊血，煮熟，拌醋食。(《纲目》引《便民食疗》)

4. 治外伤出血　羊血炭 10 份，血余炭 10 份，黄芩粉 2 份。先将新鲜羊血放置 12 小时后，取其血块放入锅内，用火炒至膏状，再另扣一口锅作盖，在两锅周边用黄泥封严，于上锅底贴一张白纸，用火煅至白纸呈黄色为度，待锅凉后取羊血炭，压成细末；然后加入血余炭和黄芩细末研匀。用时撒布出血处，用纱布块敷盖加压止血，3 分钟后再包扎。小伤口上药 1 次即可。

5. 治跌打损伤　山羊血 6 g，酒送服，日服 2 次。或用干山羊血 30 g，研末，每日 2 次，每次 0.6 g，冲酒服。(4、5 方出自《内蒙古药用动物》)

6. 治老人脾胃气弱，干呕不能下食　羊血一升(鲜者，面浆作片)，葱白一握，白面四两。上煮血令熟，渐食之。(《安老怀幼书》)

7. 治误食钩吻及毒菌等中毒　山羊血大量灌服，有解毒急救之效。(《食物中药与便方》)

【各家论述】《本草经疏》："女人以血为主，血热则生风，血虚则闷绝，(羊血)咸平，能补血、凉血，故主女人血虚中风，及产后血闷欲绝也。"

1958 羊肝 yáng gān (《药性论》)

【基原】 为牛科山羊属动物山羊或绵羊属动物绵羊的肝。

【原动物】 参见"羖羊角"条。

【采收加工】 宰羊时剖腹取肝，洗净，鲜用。或切片晒干、烘干。

【成分】 山羊或绵羊的肝，每 100 g 约含蛋白质 18.5 g，脂肪 7.2 g，碳水化合物 4 g，灰分 1.4 g，钙 9 mg，磷 414 mg，铁 6.6 mg，硫胺素(thiamin)0.42 mg，烟酸(nicotinic acid)3.57 mg，抗坏血酸 18.9 mg，维生素 A 29 900 u。

【药性】 甘、苦，凉。归肝经。

1.《新修本草》："性冷。"

2.《饮食须知》："味苦，性寒。"

3.《原机启微》："入肝经。"

4.《纲目》："无毒。"

5.《医林纂要》："甘，苦，温。"

6.《随息居饮食谱》："甘，凉。"

【功用主治】 养血，补肝，明目。主治血虚萎黄，羸瘦乏力，肝虚目暗，雀目，青盲，障翳。

1.《千金方》："补肝明目。"

2.《新修本草》："疗肝风虚热，目赤暗无所见，生食子肝七枚。"

3.《食疗本草》："治病后失明。"

4. 吴瑞："解蛊毒。"(引自《纲目》)

5.《随息居饮食谱》："清虚热，息内风，杀虫，愈痫，消疳，蠲忿，诸般目疾。"

【用法用量】 内服：煮食，30～60 g；或入丸、散。

【宜忌】 1.《本草经集注》："不可合猪肉及梅子、小豆食之，伤人心，大病人。"

2.《千金方》："一切羊肝生共椒食之，破人五脏，伤心，最损小儿。"

3.《饮食须知》："同苦笋食，病青盲。妊妇食之，令子多厄。"

4.《得配本草》："忌铜、铁。"

【选方】 1. 治虚劳　① 白羊肝一具。去肥腻，于柳木砧上，以竹刀细切后，于砂盆内以柳木槌研，倾于净瓷器中，以冷熟水三升浸，经一日一夜，取其汁，渴即渐渐饮之。(《奇效良方》)　② 羊肝一具(细切)，羊脊膂肉(细切)一条，陈曲末三两，枸杞根五两(切)。先以水一斗二升，煮枸杞根取汁九升，去滓，重煎令沸，次入肝、肉、曲末，并葱、豉汁调和，渐渐煎如稠糖。分作三服，空腹旦、午、夜卧食之。(《圣济总录》羊肝方)

2. 治诸眼目疾及障翳、青盲　黄连末一大两，白羊子肝一具(去膜)。同于砂盆内研令极细，手拈为丸，如梧子。每食以暖浆水吞二枚，连作五剂。禁食猪肉及冷水。(《传信方》羊肝丸)

3. 治不能远视　羊肝一具(去膜，细切)，葱子一勺(炒为末)。以水煮熟，去滓，入米煮粥食。(《纲目》引《多能鄙事》)

4. 治小儿雀目　羊肝一具(不见水，以皮硝揉去血，竹切剖开)，入谷精草一撮，砂锅蒸熟，任食。(《仙拈集》羊肝散)

5. 治目失明　羖羊肝一斤，去脂膜，薄切，以末着水新瓦盆一口，揩令净，铺肝于盆中，置于炭火上，令脂汁尽，候极干。取决明子半升，蓼子一合，炒令香，为末。和肝杵之为末。以白蜜浆下方寸匕，食后服之，日三，加至三匕。(《食疗本草》)

6. 治目瞳散大昏耗，或觉视物乏力，因有热而益甚者　羊肝一具(切片，晒干)。上一味轧细，用猪胆汁和为丸，桐子大，朱砂为衣。每服二钱，开水送下，日再服。(《衷中参西录》羊肝猪胆丸)

7. 治冷劳久不差，食少泄痢　羊肝一具(去脂膜，切作片子)，白矾三两(烧令汁尽)。上件药，以酽醋三升，煮羊肝令烂，入砂盆内研，后入白矾和丸，如梧桐子大。每服空心及晚食前，以粥饮下二十丸，渐加至三十丸。(《圣惠方》羊肝丸)

8. 治小儿惊积，左胁下有块；女人血瘕，发热瘦弱　黑羯羊肝一具(去筋膜，切成方寸块，中间割开相连)，白术一两(小米泔浸一宿，切成咀，陈壁土炒黄色，为细末一两)，左顾大牡蛎一个(重一斤者，炭火煅通红，候冷，为细末一两)，真黄蜡一两(溶化开，入前药二味，搅匀，乘热成饼，照肝块数目如肝块大，其饼重二钱，小者重一钱五分)。上将蜡饼夹于肝内，用竹叶包裹，以线缚之，入新砂锅中，以水淹一寸，入粟米五六合煮，以米熟为度。候冷，去竹叶，任小儿食之，一次二三块。(《医便》羊肝饼)

【各家论述】《本草汇言》："羊肝补肝，以类相从也。肝开窍于目，肝热则目赤，肝虚则目昏，或生翳障。羊肝苦寒甘补，肝病目病药中，捣和为丸服。明目诸方，无出于此。"

1959 羊肚 yáng dǔ (《千金方》)

【异名】 羊胃(张文仲)，羊膍胵(《纲目》)。

【基原】 为牛科山羊属动物山羊或绵羊属动物绵羊的胃。

【原动物】 参见"羖羊角"条。

【采收加工】 宰羊时剖腹取胃，洗净鲜用或冷藏。

【成分】 山羊或绵羊的胃每 100 g 约含蛋白质 7.1 g，脂肪 7.2 g，碳水化合物 1.2 g，灰分 0.5 g，钙 34 mg，磷 98 mg，铁 1.4 mg，硫胺素(thiamin)0.03 mg，核黄素(riboflavine)0.21 mg，烟

酸(nicotinic acid)1.8 mg。此外，尚含胃蛋白酶、凝乳酶等多种酶类。

【药理】 从离乳前仔羊(绵羊)第四胃黏膜制取的消食素(gastropylore)，内含有胃蛋白酶、凝乳酶、胃黏膜素等。本品有蛋白水解作用，凝乳作用，对制止乳幼儿吐奶和促进食欲有明显作用，并能改善胃分泌功能低下所致的维生素 B_{12} 缺乏。羊胃尚可用于制取胃泌素(gastrin)和胃蛋白酶(pepsin)，其药理作用见“猪肚”条。

【药性】 甘，温。

1.《本草图经》：“温，平。”

2.《纲目》：“甘，温，无毒。”

【功用主治】 健脾胃，补虚损。主治脾胃虚弱，纳呆，反胃，虚劳羸瘦，自汗盗汗，消渴，尿频。

1.《千金方》：“主胃反，治虚羸，小便数，止虚汗。”

2.《食疗本草》：“主补胃病虚损。”

3.《本草蒙筌》：“补虚怯，健脾。”

4.《随息居饮食谱》：“补胃，益气，生肌，解渴，耐饥，行水，止汗。”

【用法用量】 内服：煮食或煎汤，1个。外用：适量，烧灰调敷。

【选方】 1. 治久病羸瘦，不生肌肉，水气在胁下，不能食，四肢烦热　羊胃一枚(切)，白术一升(切)。上二味，以水一斗，煮取九升。服一升，日三。三日尽，更作两剂乃瘥。忌桃、李、雀肉等。(《外台》引《张文仲方》羊胃汤)

2. 治胃虚消渴　羊肚烂煮，空腹食之。(《纲目》引《古今录验方》)

3. 治诸中风　羊肚一枚(洗净)，粳米二合，葱白数茎，豉半合，蜀椒(去目，闭口者，炒出汗)三十粒，生姜二钱半(细切)。上六味拌匀，入羊肚内，烂煮熟，五味调和，空心食之。(《饮膳正要》羊肚羹)

4. 治尿床　取羊肚，盛水令满，线缚两头，熟煮，即开。取中水顿服之。(《千金方》)

5. 治项下瘰疬　羊胞胵，烧灰，香油调敷。(《纲目》)

6. 治蛇伤手肿　新剥羊肚一个(带粪)，割一口，将手入浸，即时痛止肿消。(《本草备要》)

1960 羊肾 yáng shèn (《别录》)

【异名】 羊肾子(《鸡峰普济方》)，羊腰子(《本草述》)。

【基原】 为牛科山羊属动物山羊或绵羊属动物绵羊的肾。

【原动物】 参见“羖羊角”条。

【采收加工】 宰羊时剖腹取肾，鲜用或冷藏。

【成分】 山羊或绵羊的肾每 100 g 约含蛋白质16.3 g，脂肪 3.2 g，灰分 1.3 g，钙 48 mg，磷 279 mg，铁 11.7 mg，硫胺素(thiamin)0.49 mg，核黄素(riboflavin)1.78 mg，烟酸(nicotinic acid)8.2 mg，抗坏血酸 7 mg，维生素 A 140 u。

【药性】 甘，温。

1.《本草图经》：“温，平。”

2.《纲目》：“甘，温，无毒。”

3.《随息居饮食谱》：“甘，平。”

【功用主治】 补肾，益精。主治肾虚劳损，腰脊冷痛，足膝痿弱，耳鸣，耳聋，消渴，阳痿，滑精，尿频，遗尿。

1.《别录》：“补肾气，益精髓。”

2.《新修本草》：“羊肾合脂为羹，疗劳痢；蒜齑食之一升，疗癥瘕。”

3.《日华子》：“补虚耳聋、阴弱，壮阳，益胃，止小便，治虚损盗汗。”

4.《本草药性大全》：“益肾，理精枯阳败。”

5.《纲目》：“治肾虚消渴。”

6.《药性纂要》：“治脚气。”

7.《本经逢原》：“治肾虚膀胱蓄热，胞痹，小便淋沥疼胀。”

8.《本草求原》：“治阳衰，盗汗，腰脚疼，肾冷，内肾结硬，胁破肠出。”

9.《随息居饮食谱》：“补腰肾，治肾虚耳聋，疗癥瘕，止遗溺，健腰膝，理劳伤。”

【用法用量】 内服：1～2 枚，煮食或煎汤；或入丸、散。

【选方】 1. 治肾劳损精竭　炮羊肾一枚。去脂，细切，于豉汁中，以五味、米糅如常法作羹食，作粥亦得。

2. 治下焦虚冷，脚膝无力，阳事不行　羊肾一个(熟煮)，和半大两炼成乳粉，空腹食之。(1、2方出自《食医心镜》)

3. 治五劳七伤，阳气衰弱，腰脚无力　羊肾一对(去脂膜，细切)，肉苁蓉一两(酒浸一宿，刮去皱皮，细切)。上件药，相和作羹，着葱白、盐、五味末等，一如常法，空腹食之。(《圣惠方》羊肾苁蓉羹)

4. 治阳气衰弱，腰痛脉冷，精滑阴痿，脐腹疞刺，减食力劣　附子、胡芦巴、破故纸、茴香各一两(炒香熟)。上为细末，烂研羊腰子，和丸如梧子大。每服三十五丸，空心温酒下，食前亦得。(《鸡峰普济方》煨肾丸)

5. 治腰脊苦痛不遂　羊肾作末，酒服二方寸匕，日三。(《千金方》)

6. 治老人肾脏虚寒，即其肾以寒虚自结实硬，虽服补药并不入　羊腰子一对，水半碗，用杜仲(阔一寸，长二寸许)一片，同煮腰子软，空心切食。令人内肾柔软，然后服平补药。(《鸡峰普济方》补肾腰子法)

1961 羊乳 yáng rǔ (《本草经集注》)

【基原】 为牛科山羊属动物山羊或绵羊属动物绵羊的乳汁。

【原动物】 参见“羖羊角”条。

【采收加工】 取乳羊的乳汁，消毒后鲜用。

【成分】 山羊或绵羊的乳汁，每 100 g 约含蛋白质 3.8 g，脂肪 4.1 g，碳水化合物 5 g，灰分 0.9 g，钙 140 mg，磷 106 mg，铁 0.1 mg，硫胺素 0.05 mg，核黄素 0.13 mg，烟酸 0.3 mg，抗坏血酸 1 mg，维生素 A 80 u。山羊、绵羊乳脂肪中脂肪酸有：棕榈酸(palmitic acid)，肉豆蔻酸(myristic acid)，癸酸(capric acid)，油酸(oleic acid)，十二碳烯酸(dodecenoic acid)，十四碳烯酸(tetradecenic acid)，十六碳烯酸(hexadecenoic acid)等。

【药理】 促进细胞生长作用　在小鼠乳腺上皮细胞的培养基中加入 5% 的山羊乳，^{3}H-TdR 的摄入量增加 9.6 倍，为加入 2% 胎牛血清活性的 42%，而牛乳无此作用。山羊乳经加热处理后，促细胞生长作用降低。抗小鼠表皮生长因子(EGF)抗体可使山羊乳的促细胞生长作用降低 4%。山羊乳的细胞生长促进因子为 EGF。

【药性】 甘，微温。

1.《别录》：“温。”

2.《药性论》：“味甘，无毒。”

3.《千金方》：“味甘，微温。”

4.《随息居饮食谱》：“平。”

【功用主治】 补虚，润燥，和胃，解毒。主治虚劳羸瘦，消渴，心痛，反胃，哕逆，口疮，漆疮，蜘蛛咬伤。

1.《别录》：“补寒冷虚乏。”

2.《本草经集注》：“补润。”

3.《药性论》：“润心肺，治消渴。”

4.《食疗本草》：“治卒心痛，可温服之。”“补肺肾气，和小肠，治虚劳，益精气；合脂作羹食，补肾虚，亦主女子与男子中风。又主小儿口中烂疮。”

5.《日华子》：“利大肠，疗小儿惊痫疾。”

6.《本草图经》:“疗蜘蛛咬,生饮之。”

7.《纲目》:“治大人干呕及反胃,小儿哕啘及舌肿,并时时温饮之。”

8.《本草求原》:“润肠胃燥。”

【用法用量】 内服:煮沸或生饮,250～500 ml。外用:适量,涂敷。

【宜忌】 1.《千金方》:“令人热中。”

2.《晶珠本草》:“绵羊奶,不利气喘和虫病。”

【选方】 1. 治呕哕 日服羊乳一升。(《龙门石窟药方》)

2. 治小儿哕 羊乳一升,煎减半,分五服。(《外台》引《备急方》)

3. 治小儿口烂疮 取羊乳,细细沥口中。(《外台》引《小品方》)

4. 治面黑皯黷,皮皱皴 白羊乳三升,甘草二两(末),白羊肾二两(切,去脂膜,水渍去汁,细研)。上件药相和,一复时候用之。先以醋浆水洗面,用生布拭之,每夜涂药二遍,旦以猪蹄汤洗之。每夜恒用之验。(《圣惠方》)

5. 治漆疮 羊乳汁涂之。(《千金方》)

【各家论述】 1.《纲目》:“丹溪言反胃人宜时时饮之,取其开胃脘、大肠之燥也。”

2.《医林纂要》:“羊乳甘温润滑,功略同牛乳,但滋阴不及。”

1962 羊肺 yáng fèi (《别录》)

【基原】 为牛科山羊属动物山羊或绵羊属动物绵羊的肺。

【原动物】 参见“羖羊角”条。

【采收加工】 宰羊时剖开胸腔取肺,鲜用或冷藏。

【成分】 羊肺含多糖、肝素。

【药理】 羊肺可用于提取肝素,羊肺肝素分子量较小,抗凝效价为 47 u/mg,比猪肠黏膜肝素效价(151 u/mg)低得多。羊肺肝素有较强的降胆固醇和抗炎作用。肝素的主要药理作用有抗凝血、抗血栓、调血脂、抗动脉粥样硬化和抗炎等,详见“猪肠”条。

【药性】 甘,平。

1.《千金方》:“平。”

2.《本草图经》:“温,平。”

3.《纲目》:“甘,温,无毒。”

【功用主治】 补肺,止咳,利水。主治肺痿,咳嗽气喘,消渴,水肿,小便不利或频数。

1.《别录》:“补肺。主咳嗽。”

2.《千金方》:“止渴,多小便,伤中,止虚补不足,去风邪。”

3.《新修本草》:“疗渴,止小便数,并小豆叶煮食之,良。”

4.《纲目》:“通肺气,利小便,行水,解蛊。”

5.《随息居饮食谱》:“补肺气,治肺痿。”

【用法用量】 内服:煎汤,1 具;或入丸、散。

【宜忌】《随息居饮食谱》:“外感未清者忌。”

【选方】 1. 治久嗽肺燥肺痿 羊肺一具,杏仁(净研)、柿霜、真酥、真粉各一两,白蜜二两。上先将羊肺洗净,次将五味入水搅黏,灌入肺中,白水煮熟,如常服食。(《十药神书》辛字润肺膏)

2. 治虚劳苦渴 白羊肺一具。去肥腻,于柳木砧上以竹刀细切,覆于砂盆内,以柳木槌研,倾于净瓷器中,以冷熟水三升浸,经一日一夜,取其汁汤,即旋旋饮之。(《圣惠方》)

3. 治小便数而多 羊肺羹,纳少许羊肉合作之,调和盐,如常食之法,多少任意。(《外台》引《集验方》)

4. 治水气肿、臌胀,小便不利 莨菪子一升,羖羊肺一具(青羊亦佳)。上二味,先洗羊肺,汤微爍之,薄切,暴干,作末;以三年大醋渍莨菪子一晬时,出熬令变色,熟捣如泥;和肺末,蜜合捣作丸,如梧子。食后一食久,以麦门冬饮服四丸,日三。以喉中干、口黏、浪语为候。数日小便大利。(《千金方》)

1963 羊骨 yáng gǔ (《别录》)

【基原】 为牛科山羊属动物山羊或绵羊属动物绵羊的骨骼。

【原动物】 参见“羖羊角”条。

【采收加工】 宰羊时取骨骼鲜用,或冷藏、烘干。

【成分】 山羊或绵羊的骨骼因部位、年龄等不同,骨的化学组成亦有差别。其中变化最大的是水分与脂类。骨质中含有大量的无机物,其中一半以上是磷酸钙,此外尚含少量碳酸钙、磷酸镁和微量的氟、氯、钠、钾、铁、铝等。氟含量很少,但它是骨的重要成分。骨的有机物是骨胶原(ossein)、骨类黏蛋白(osseomucoid)、弹性硬蛋白(elastin)样物质,尚有中性脂肪(量比较多)、磷脂和少量的糖原等。

【药理】 从羊骨中可提取骨基质明胶(BMG)和骨形成蛋白(BMP)。BMG 和 BMP 的骨诱导作用,参见“猪骨”条和“牛骨”条的药理作用。

【药性】 甘,温。归肾经。

1.《别录》:“热。”

2.《本草图经》:“温,平。”

3.《纲目》:“头骨:甘,平,无毒。”“脊骨:甘,热,无毒。”“胫骨:甘,温,无毒。”

4.《医林纂要》:“胫骨:咸,平。”

5.《本草求原》:“胫骨:入肾。”

【功用主治】 补肾,强筋骨,止血。主治虚劳羸瘦,腰膝无力,筋骨挛痛,耳聋,齿摇,膏淋,白浊,久泻,久痢,月经过多,鼻衄,便血。

1.《别录》:“脊骨:主虚劳,寒中,羸瘦。”

2.《千金方》:“头骨:主小儿惊痫。”

3.《新修本草》:“头骨:疗风眩,瘦疾。”

4.《宝庆本草折衷》:“羖羊胫骨,生煅存性,研之和药,治肠风及脏毒之疾。”

5.《饮膳正要》:“尾骨:益肾明目,补下焦虚冷。”

6.《日用本草》:“胫骨:治牙齿疏活疼痛。”

7.《纲目》:“脊骨:补肾虚,通督脉,治腰痛、下痢。”“胫骨:主治脾弱肾虚,不能摄精,白浊,除湿热,健腰脚,固牙齿,去皯黷,治误吞铜铁。”

8.《本草求原》:“脊骨:治疳漏脓水不止。胫骨:补骨,治筋痿,筋骨挛痛,月水不断,湿热牙痛,齿疏。”

【用法用量】 内服:煎汤、煮粥,1 具;或浸酒;或煅存性入丸、散。外用:适量,煅存性研末撒、擦牙。

【宜忌】《千金方》:“宿有热者不可食。”

【选方】 1. 治虚损羸瘦乏力,益精气 羊连尾脊骨一握,肉苁蓉一两(酒浸一宿),菟丝子一分(酒浸三日,曝干,别捣末),葱白三茎(去须,切),粳米三合。上细锉碎脊骨,水九大盏,煎取三盏,去滓,将骨汁入米并苁蓉等煮粥,欲熟,入葱、五味调和,候熟,即入菟丝子末及酒三合,搅转,空腹食之。(《圣惠方》羊脊骨粥)

2. 治老人虚弱 白羊脊骨一具(锉碎,水煮取汁),枸杞根(锉)一斗。水五斗,煮汁一斗五升,合汁同骨煮至五升,去骨,瓷盒盛之。每以一合,和温酒一盏调服。(《纲目》引《多能鄙事》)

3. 治肾脏虚冷,腰脊转动不得 羊脊骨一具(嫩者)。捶碎烂煮,和蒜齑空腹食之,兼饮酒少许。

4. 治脾胃冷,虚劳羸瘦,苦不下食 羊脊骨一具(捶碎),白米半升。上先煮骨取汁,下米及葱白、椒、姜、盐作粥,空心食之。作羹亦得。(3、4 方出自《食医心镜》)

5. 治虚损昏聋 大羊尾骨一条。水五碗,煮减半,入葱白五茎,荆芥一握,陈皮一两,面三两。煮熟,取汁,搜面作索饼,同羊肉四两煮熟,和五味食。(《纲目》引《多能鄙事》)

6. 擦牙固齿 烧白羊胫骨灰一两,升麻一两,黄连五钱。为末。入青盐和匀,日用。(宁源《食鉴本草》)

7. 治思虑伤脾,脾不摄精,遂致白浊 厚朴(去皮,取肉,姜汁炒)二两,羊胫(炭火煅过通红,存性)一两。上为细末,白水面糊为

丸，如桐子大。每服百丸，空心米饮下。（《严氏济生方》羊胫灰丸）

8. 治小儿洞泄下痢不瘥，乳食全少　羊胫骨（烧灰）、鹿角（烧灰）各一两。上研为末，炼蜜和丸，如梧桐子大。每服以热水化下三丸，日三四服，量儿大小加减。（《普济方》羊胫灰散）

9. 治月水不断　羊前左脚胫骨一条，纸裹泥封令干，煅赤，入棕榈灰等分。每服一钱，温酒服之。（《纲目》）

10. 治鼻衄不止　羊胫炭皮二两（捣碎，醋拌，烧令通赤），故纸三十张（多年者，烧灰）。上件药，细研为散，以新汲水调三钱服。（《圣惠方》）

11. 治血小板减少性紫癜，再生不良性贫血　生羊胫骨1～2根（敲碎），加红枣10～20个，糯米适量。同煮稀粥，每日2～3次分服。15日为1个疗程。（《食物中药与便方》）

【各家论述】《纲目》："羊胫骨灰可以磨镜，羊头骨可以消铁，故误吞铜铁者用之，取其相制也。"

1964 ## 羊须 yáng xū（《纲目》）

【基原】为牛科山羊属动物山羊的胡须。

【原动物】参见"羖羊角"条。

【采收加工】剪取山羊的胡须，晒干。

【功用主治】收涩敛疮。主治小儿疳疮，小儿口疮。

1.《纲目》："主治小儿口疮，蠼螋尿疮。"

2.《会约医镜》："治小儿疳疮，羊须疮。"

【用法用量】外用：适量，烧灰油调敷。

【选方】1. 治香瓣疮（生面上），口吻疮，耳疮浸淫、水出久不愈　羖羊须、荆芥、干枣肉二钱。烧存性，入轻粉半钱。每洗拭，清油调搽二三次。（《圣惠方》）

2. 治蠼螋尿疮，汁出疼痛　羖羊须不拘多少，烧灰研细，以腊月猪脂和封之。（《圣济总录》羊须膏）

1965 ## 羊胆 yáng dǎn（《本草经集注》）

【基原】为牛科山羊属动物山羊、绵羊属动物绵羊或山羚属动物青羊的胆汁。

【原动物】参见"羖羊角"、"山羊肉"条。

【采收加工】宰羊时，剖腹，割取胆囊，将胆管扎紧，悬通风处晾干。或取新鲜胆汁入药。

【成分】山羊或绵羊的胆汁含胆汁酸类成分：胆酸（cholic acid），去氧胆酸（desoxycholic acid），鹅去氧胆酸（chenodesoxycholic acid），并多与牛磺酸（taurine）、以钠盐形式存在。还含有胆红素（bilirubin），胆绿素（biliverdin），黏蛋白（mucin），胆甾醇（cholesterol），卵磷脂（lecithin），脂肪酸等。

【药理】1. 对中枢神经系统的作用　羊胆酸及其胆酸盐有明显抗戊四氮惊厥作用，并有一定解热作用。

2. 对消化系统的作用　胆酸钠（胆盐）为牛、猪、羊等动物胆汁中提取的胆盐混合物，是天然利胆药物，口服可增加胆汁分泌，乳化不溶于水的脂肪，以利于胰脂酶对脂肪的作用，促进脂肪消化产物和脂溶性维生素A、D、K、E的吸收。去氢胆酸为猪、牛、羊胆汁提取的胆酸氧化而成，也能促进胆汁分泌，主要增加胆汁中的水分，其利胆作用迅速，维持时间短，尚能促进胆道中小结石的排出。去氢胆酸对脂肪的消化吸收也有一定促进作用。

3. 对呼吸系统的作用　羊胆汁37.5 ml/kg灌胃，对氢氧化铵气雾所致小鼠咳嗽有显著镇咳作用；50 ml/kg灌胃小鼠酚红法试验表明有显著祛痰作用。

4. 抗菌作用　体外试验，羊胆汁对百日咳杆菌有显著抑制作用。羊胆汁在1/1 000和1/100浓度时，对人型、牛型结核杆菌及耳心垢杆菌有抑制生长作用。羊胆汁对结核杆菌的抑制作用强于牛、猪胆汁，其抗结核的主要成分是牛磺胆酸钠和去氧胆酸钠。

5. 其他作用　羊胆汁与[^{14}C]桩菇菌素（Ⅰ）共孵，能使后者氧化为极性更强的二氧化物，Ⅰ的吲哚2，3双键开放产生八元环，新化物为2，18-二氧-2，18-断-桩菇菌素（Ⅱ）。即使将羊胆汁煮沸使酶失活，此转化作用仍保持。小鼠腹腔注射Ⅰ 4 mg/kg能引起强烈震颤。羊胆汁也可用于致震颤剂吲哚二萜类毒枝菌素类的转化，使其成为极性更强利于消除的化合物。羊胆汁的主要成分与牛胆汁相似，为胆酸和去氧胆酸，其药理作用与毒性详见"牛胆汁"条，此外，尚含少量鹅去氧胆酸，其药理作用参见"鸡胆汁"条。

【药性】苦，寒。归肝、胆经。

1.《千金方》："青羊胆汁：冷，无毒。"

2.《嘉祐本草》："平。"

3.《纲目》："苦，寒。"

4.《四川中药志》1962年版："入肝、胆、胃三经。"

【功用主治】清热解毒，明目退翳，止咳。主治目赤肿痛，青盲夜盲，翳障，肺痨咳嗽，小儿热惊，咽喉肿痛，黄疸，痢疾，便秘，热毒疮疡。

1.《别录》："青羊胆：主青盲，明目。"

2.《药性论》："点眼中，主赤障、白膜、风泪，解蛊毒。"

3.《千金方》："青羊胆汁：主诸疮，能生人身脉。"

4.《新修本草》："疗疳湿，时行热熛疮，和醋服之。"

5.《晶珠本草》："山羊胆，杀虫，治毒病漫延关节。绵羊胆，利疮。"

6.《本草求原》："点风弦泪眼，赤障白翳，病后失明，目为物伤，通大便，涂热疮代指。"

7.《四川中药志》1962年版："清热解毒，明目退翳。治青盲雀目，风眼翳障，食管结核，肺痨吐血，喉头红肿及黄疸。"

8.《山东药用动物》："利湿，止咳。主治急、慢性气管炎，小儿肺炎，百日咳，小儿惊风抽搐，烦热，破溃型淋巴结核，肠炎，痢疾，便秘。"

【用法用量】内服：熬膏或干燥研末，0.3～0.6 g；或入丸、散。外用：适量，涂敷、点眼或灌肠。

【宜忌】《四川中药志》1962年版："凡体虚无湿热者忌用。"

【选方】1. 治患眼肿痛涩痒，昏泪羞明　羯羊胆一枚，饭上蒸熟。上以冬蜜研和，入朱砂末少许，频研成膏。食后、临卧匙抄少许含咽。亦可点目。（《直指方》花草膏）

2. 治眼为他物所伤　羊胆一枚，鸡胆三枚，鲤鱼胆二枚。上件药，摘破调合令匀，频频点之。（《圣惠方》三胆点眼方）

3. 治大便秘塞不通　羊胆，以筒灌（肛）三合许，令深入，即出矣。（《千金方》）

4. 治小儿大便不通，连腰满闷，气急困重　羊胆一枚，蜜一合，盐花半两。上件药同煎如饧，捻如筯粗，可长一寸。纳下部中，须臾即通。（《圣惠方》走马箭方）

5. 治痔漏，下疳疮　腊月取羊胆一枚，入片脑末一分，置风处挂干。用时以凉水化开，频敷患处。内服槐子酒或加味泻肝汤。（《景岳全书》羊胆膏）

6. 治代指，未成脓者　取热汤急渍之，即出，使满七度，便以冷水中浸之，讫，又复浸之，如此三度，即涂羊胆。（《外台》引《崔氏方》）

7. 治产妇面皯如雀卵色　以羊胆、猪胰、细辛等分，煎三沸。夜涂，旦以浆水洗之。（《纲目》引《古今录验方》）

【临床报道】治疗消化性溃疡疼痛　新鲜羊胆汁（以白山羊最佳），于疼痛发作时服用1个，症状缓解后，每日早晚各服1个。经治80例，显效65例，有效9例。据观察，其止痛效果，胃热型疗效最佳，而胃部溃疡优于十二指肠溃疡。羊胆汁制酸效果良好，一般连续服用1～2个月，不仅可止痛，并能使溃疡面愈合或缩小。

【各家论述】王逊："胆汁甚凉，人之胆汁减则目昏，肝开窍于目，目属肝之外候。"

1966 **羊胎** yáng tāi（《本经逢原》）

【基原】 为牛科山羊属动物山羊或绵羊属动物绵羊的胎盘。

【原动物】 参见“羖羊角”条。

【采收加工】 母羊生产小羊时收集胎盘，洗净，鲜用或烘干。

【药材】 羊胎 *Caprae seu Ovis Placenta* 全国各地均产。

性状 本品呈不规则半圆形或两瓣碟形，直径 6～12 cm，厚不及 0.8 cm。黄白色或棕褐色。近子宫面扁平疣状或乳头状凸起不均匀分布于筋膜上；近胎儿面平滑，脐带及血管多集中在一侧，表面光滑。质坚韧，不易折断，断面可见白色斑点或斑块。有腥气。

【药性】《彝医动物药》：“性温，味咸。”

【功用主治】 补肾益精，益气养血。主治肾虚羸瘦，久疟，贫血。

1.《本经逢原》：“调补肾虚羸瘦。”

2.《彝医动物药》：“截疟，补益气血。主治疟疾，疟疾所致之贫血症。”

【用法用量】 内服：适量，6～15 g；或入丸、散。

1967 **羊胰** yáng yí（《纲目》）

【基原】 为牛科山羊属动物山羊或绵羊属动物绵羊的胰脏。

【原动物】 参见“羖羊角”条。

【采收加工】 宰羊时剖腹取胰脏，鲜用或冷藏。

【成分】 山羊或绵羊的胰腺含胰岛素(insulin)和胰高血糖素(glucagon)，胰腺分泌液含淀粉酶，胰脂酶(pancreatic lipase)，胰蛋白酶(trypsin)，羧肽酶(carboxypeptidase)，糜蛋白酶(chymotrypsin)，核酸酶(nuclease)，乳糖酶。胰腺还含肌醇、卵磷脂、戊糖等物质。

【药理】 羊胰可用来制取胰酶(pancreatin)和胰蛋白酶，两者均有助消化作用，后者尚有抗炎消肿作用，详见“猪胰”条。

【功用主治】 润肺止咳，泽肌肤，止带。主治肺燥久咳，皮肤䵟黯，带下。

1.《纲目》：“润肺燥，(治)诸疮疡。入面脂，去䵟黯，泽肌肤，灭瘢痕。”

2.《本经逢原》：“涤除脏腑垢腻，与猪胰同功，而入肺祛痰尤捷。”

3.《本草求原》：“润肺祛痰止嗽。”

【用法用量】 内服：煮食，1 具；或浸酒。外用：捣敷。

【选方】 1. 治远年咳嗽 羊胰三具，大枣百枚。酒五升，渍七日，饮之。(《肘后方》)

2. 治妇人带下 羊胰一具，以酢洗净，空心食之。忌鱼肉、滑物。(《外台》)

1968 **羊脂** yáng zhī（《千金方》）

【基原】 为牛科山羊属动物山羊或绵羊属动物绵羊的脂肪油。

【原动物】 参见“羖羊角”条。

【采收加工】 宰羊时剖腹取脂肪，置锅内煎熬，滤出油脂，冷却。

【成分】 山羊或绵羊的脂肪油、羊脂以甘油酯为主，饱和脂肪酸：主要是棕榈酸，硬脂酸，肉豆蔻酸(myristic acid)，油酸及少量亚油酸(linoleic acid)，十六碳烯酸(hexadecenoic acid)，十八碳二烯酸(octadecadienoic acid)。

【药性】 甘，温。

1.《纲目》：“甘，热，无毒。”

2.《随息居饮食谱》：“甘，温。”

【功用主治】 补虚，润燥，祛风，解毒。主治虚劳羸瘦，久痢，口干便秘，肌肤皲裂，痿痹，赤丹肿毒，疥癣疮疡，烧烫伤，冻伤。

1.《千金方》：“生脂：止下痢、脱肛，去风毒，妇人产后腹中绞痛。”

2.《日华子》：“治游风并黑䵟。”

3.《宝庆本草折衷》：“疗癥瘕。”

4.《纲目》：“熟脂：主贼风痿痹，辟瘟气，止劳痢，润肌肤，杀虫，治疥癣。入膏药，透肌肉经络，彻风热毒气。”

5.《晶珠本草》：“山羊油，治梅毒。”

6.《随息居饮食谱》：“润燥，补胃耐饥，御风寒，利产，舒筋。”

【用法用量】 内服：烊化冲，30～60 g，或煮粥，或入煎剂。外用：适量，熬膏敷。

【宜忌】《随息居饮食谱》：“多食滞湿酿痰，外感不清、痰火内盛者均忌。”

【选方】 1. 治虚劳口干 羊脂如鸡子大，醇酒半升，枣七枚(擘)。合渍七日，取枣食之。(《千金方》)

2. 治肺痿骨蒸已极，他方莫效者 炼羊脂、炼羊髓各五两。煎沸，下炼蜜及生地黄汁各五合，生姜汁一合，不住手搅，微火熬成膏。每日空心温酒调服一匙。(姚可成《食物本草》)

3. 治产后诸病羸瘦 生地黄汁一升，生姜汁五升，羊脂二斤，白蜜五升。上四味，先煎地黄汁，令余五合(原作升)，下羊脂煎，减半；次下姜，次下蜜，便以铜器盛，着汤中煎，令如饴状。空肚，酒一升，取煎如鸡子大，投酒中饮，日三。(《古今录验方》地黄羊脂煎)

4. 治妇人阴下脱若脱肛 羊脂，煎讫，适冷暖以涂上，以铁精敷脂上，多少令调，以火炙布暖，以熨肛上，渐推内之。末磁石，酒服方寸匕，日三。

5. 治诸久痢不瘥 黍米二升，蜡、羊脂、阿胶各二两。上四味，合煮作粥，一服令尽。(4、5 方出自《千金方》)

6. 治妊娠心痛烦闷 羊脂半两，青竹茹一两，白蜜半两。上件药，以水一大盏半，煎至一盏，去滓。不计时候，分温三服。(《圣惠方》)

7. 治半身不遂，中风 羊脂，入粳米、葱白、姜、椒、豉煮粥，日食一具。(《寿世青编》羊脂粥)

8. 治阴中痛，生疮 羊脂一斤，杏仁一升，当归、白芷、芎䓖各一两。上五味末之，以羊脂和诸药，纳钵中，置甑内蒸之三升米顷，药成。取如大豆，绵裹纳阴中，日一易。(《千金方》)

9. 治汤火所损，昼夜热疼 羊脂三分，松脂三分，猪脂三分，蜡半两。上件药，取猪、羊脂于铫子内，以肥松木节点火，煎三五沸，次下松脂、蜡等令溶，搅和，倾于新瓷器内盛。日三两度涂之。(《圣惠方》止痛膏)

【各家论述】《本经逢原》：“羊脂，生主下痢脱肛，取润以导之，补中寓泻也。”

1969 **羊脑** yáng nǎo（《千金方》）

【基原】 为牛科山羊属动物山羊或绵羊属动物绵羊的脑髓。

【原动物】 参见“羖羊角”条。

【采收加工】 宰羊时剖开头盖骨取脑髓鲜用，或冷藏。

【成分】 山羊或绵羊的脑，羊脑含丰富的抗坏血酸(ascorbic acid)，核黄素，烟酸，硫胺素，卵磷脂，脑苷脂(cerebroside)，蛋白质，脂肪，以及钙、磷、铁等。每 100 g 羊脑约含水分 76 g，蛋白质 11 g，脂肪 11.4 g，灰分 1.6 g，其中钙 21 mg，磷 358 mg，铁 0.7 mg，硫胺素 0.14 mg，核黄素 0.27 mg，烟酸 3.5 mg。此外，尚含多种激素，如生长抑素(somatosatin)等。

【药理】 1. 对神经系统的作用 将剥夺睡眠的山羊脑脊液注入大鼠或兔脑室，可使慢波睡眠明显增加，大鼠夜间活动较正常减少 63%，其脑电低频率范围的波幅比正常睡眠时约高 50%。此睡眠因子对慢波波幅有特殊作用，此因子对猫、大鼠、兔均能产生促睡眠作用，命名为“S因子”，其种属特异性不强。用蛋白水解酶或羧基肽酶预处理后其促睡眠作用消失。S因子引起慢波睡眠增加的有效持续时间在兔为5～10小时,大鼠为24小时,每只兔的有效剂量少于150 pmol。除睡眠因子外,山羊脑脊液中尚存在使动物兴奋的兴奋因子,可使大鼠即刻出现持续的长时间的兴奋行为,表现有探求行为、流涎和过多的修饰动作等,有些大鼠还可能出现惊厥。

2. 对消化系统的作用　从绵羊丘脑下部分离出来的生长抑素(SS),不仅具有抑制生长激素分泌的作用,且表现出对胃、肠、胆、胰等内、外分泌及对胃肠运动的抑制效应,是机体消化功能的重要调节因子。SS可与壁细胞表面受体结合而抑制胃酸分泌,SS尚可对抗组胺、乙酰胆碱、蛙皮素等刺激胃酸分泌的效应。SS不仅使胰液分泌量减少,且使碳酸氢盐和胰酶含量降低。

3. 对胰岛的作用　SS静脉注射可使胰岛素及胰高血糖素分泌减少,用犬做实验表明SS可直接作用于B细胞,抑制胰岛素分泌,尚可对抗催产素、不饱和脂肪酸等对胰岛素分泌的刺激作用。羊大脑中尚可提取卵磷脂(磷脂酰胆碱),其药理作用见“猪脑”条。

【药性】 甘,温。

1.《饮食须知》:“有毒。”

2.《随息居饮食谱》:“甘,温。”

【功用主治】 补虚,润肤。主治体虚头昏,皮肤皲裂,筋伤骨折。

1.《纲目》:“入面脂手膏,润皮肤,去鼾黯。涂损伤、丹瘤、肉刺。”

2.《晶珠本草》:“山羊脑,养筋;绵羊脑,治头脑昏晕。”

3.《随息居饮食谱》:“治风寒入脑,头疼久不愈者。”

【用法用量】 内服:煮食,适量;或入丸剂。外用:研涂;或入脂膏。

【宜忌】 不宜多食。

1.《千金方》:“男子食之损精气,少子。”

2.《食疗本草》:“发风。若和酒服则迷人心,便成中风也。”

3.《随息居饮食谱》:“多食发风、生热。”

【选方】 1. 治四肢骨碎,筋伤蹉跌　羊脑一两,胡桃脂、发灰、胡粉各半两。上四味捣和如膏敷,生布裹之。(《千金方》)

2. 治肉刺　好箨刮之,以新酒、醋和羊脑敷之,一宿洗去,常以绵裹之。(《古今录验方》)

3. 治小儿丹瘤　绵羊脑子(生用)、朴硝。上二味,调匀,贴于瘤上。(《瑞竹堂方》)

1970 羊黄 yáng huáng (《陆川本草》)

【基原】 为牛科山羊属动物山羊的胆囊结石。

【原动物】 参见“羖羊角”条。

【采收加工】 宰羊时,剖腹,取胆囊,如发现有结石,即取出,洗净,晾干。

【成分】 山羊的胆囊结石,其成分与牛黄相近。

【药理】 1. 镇静和抗惊厥作用　绵羊黄水悬液(Ⅰ)1.2 g/kg腹腔注射,对戊四氮80 mg/kg皮下注射所致小鼠惊厥有明显对抗作用;Ⅰ每日1.2 g/kg灌胃,连续5日,对皮下注射苯甲酸钠咖啡因(CNB)0.6 g/kg所致小鼠惊厥也有显著抑制作用,能降低惊厥率,延长惊厥潜伏期和死亡时间。Ⅰ每日0.8 g/kg腹腔注射,使小鼠自主活动明显减少,表现安静、嗜睡,并与阈下剂量的戊巴比妥钠有明显协同作用,使睡眠率达100%。

2. 抗炎作用　羊黄1 g/kg腹腔注射,对巴豆油所致小鼠耳部炎症有显著抑制作用,使肿胀程度明显减轻。

3. 增强耐缺氧能力　羊黄1.2 g/kg腹腔注射,明显延长小鼠常压缺氧存活时间。

毒性　羊黄7.5 g/kg,分别给小鼠灌胃及腹腔注射,观察7日,全部存活,无异常反应,尸解也未见重要内脏异常。其最大耐受量相当于人1次用量(2.5 g)的150倍以上。

【药性】 苦,平,小毒。

【功用主治】 清热,开窍,化痰,镇惊。主治热盛神昏,风痰闭窍,谵妄,惊痫。

【用法用量】 内服:研末冲,1～1.5 g。

1971 羊脬 yáng pāo (《纲目》)

【异名】 羊胞(《千金方》)。

【基原】 为牛科山羊属动物山羊或绵羊属动物绵羊的膀胱。

【原动物】 参见“羖羊角”条。

【采收加工】 宰羊时剖腹取膀胱,洗净,鲜用或冷藏。

【药性】《随息居饮食谱》:“甘,温。”

【功用主治】 缩小便。主治下焦气虚,尿频遗尿。

1. 孙思邈:“治下虚遗尿。”(引自《纲目》)

2.《随息居饮食谱》:“补脬损,摄下焦之气,凡虚人或产后患遗溺者宜之。”

【用法用量】 内服:炙食,1个;或焙干研末酒冲,9～15 g。

【选方】 1. 治尿床　羊胞一个,盛水满中,炭火烧之尽肉,空腹食之。(《千金方》)

2. 治下虚遗溺　羊脬一个,温水漂净,入补骨脂,焙干为末,卧时温酒服半两。(《本经逢原》)

1972 羊靥 yáng yè (《纲目》)

【基原】 为牛科山羊属动物山羊或绵羊属动物绵羊的甲状腺体。

【原动物】 参见“羖羊角”条。

【采收加工】 宰羊时从颈部取下甲状腺体,鲜用或烘干。

【成分】 山羊或绵羊的甲状腺体,其成分与牛靥相似,参见“牛靥”条。

【药理】 羊甲状腺可用于制取甲状腺激素(thyroid homones, TH)和降钙素(calcitonin, CT),其药理作用参见“猪靥”条。

【药性】《纲目》:“甘、淡,温,无毒。”

【功用主治】 化痰消瘿。主治气瘿。

1.《纲目》:“主治气瘿。”

2.《食物考》:“消瘿。”

【用法用量】 内服:炙熟含咽汁,1具,或入丸剂。

【选方】 1. 治气瘿气,胸膈满塞,咽喉项颈渐粗　昆布二两(洗去咸汁),通草一两,羊靥二具(炙),马尾海藻一两(洗去咸汁),海蛤一两(研)。上五味,蜜丸如弹子。细细含咽汁。忌生菜、热面、炙肉、蒜、笋。(《外台》引《广济方》昆布丸)

2. 治项下气瘿　羊靥、猪靥各二枚,昆布、海藻、海带各二钱(洗,焙),牛蒡子(炒)四钱。上为末,捣二靥和丸,弹子大。每服一丸,含化咽汁。(《纲目》引《杂病治例》)

【各家论述】《纲目》:“按古方治气瘿多用猪、羊靥,亦述类之义。然瘿有五:气、血、肉、筋、石也。夫靥属肺,肺司气,故气瘿之证,服之或效,他瘿恐亦少力。”

1973 羊蹄 yáng tí (《本经》)

【异名】 东方宿、连虫陆、鬼目(《本经》),败毒菜根(《永类钤方》),羊蹄大黄(《庚辛玉册》),土大黄(《滇南本草》),牛舌根(《镇江府志》),牛蹄、牛舌大黄(《植物名实图考》),野萝卜、野菠菱、癣药(《福建药物志》)。

【基原】 为蓼科酸模属植物羊蹄或尼泊尔酸模的根。

【原植物】 1. 羊蹄 *Rumex japonicus* Houtt.　又名:蓫(《诗经》),恶菜(《毛诗传》),堇(《广雅》),牛蘈(陆玑《诗疏》),蓄(《别录》),秃菜(《本草经集注》),猪耳朵(《救荒本草》),秃叶、天王叶(《滇南本草图说》),败毒菜、牛舌菜、水黄芹(《纲目》)。

多年生草本，高 60～100 cm。根粗大，断面黄色。茎直立，通常不分枝。单叶互生，具柄；叶片长圆形至长圆状披针形，基生叶较大，长 16～22 cm，宽 4～9 cm，先端急尖，基部圆形至微心形，边缘微波状皱褶。总状花序顶生，每节花簇略下垂；花两性，花被片 6，淡绿色，外轮 3 片展开，内轮 3 片成果被；果被广卵形，有明显的网纹，背面各具一卵形疣状突起，其表面有细网纹，边缘具不整齐的微齿；雄蕊 6，成 3 对；子房具棱，1 室，1 胚珠，花柱 3，柱头细裂。瘦果宽卵形，有 3 棱，先端尖，角棱锐利，黑褐色，光亮。花期 4 月，果期 5 月。

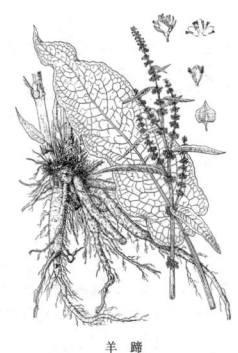
羊 蹄

生于山野、路旁、湿地。分布我国华北、东北、华东、中南各地。

2. 尼泊尔酸模 *R. nepalensis* Spreng. 又名：尼泊尔羊蹄。

本品与羊蹄的区别在于：叶片卵状长圆形，下部较宽，先端急尖或钝尖，基部心形或近圆形，两面的叶脉及叶缘均被白色短毛；结果时增大的内花被边缘具 7～10 对针刺，针刺先端呈钩状弯曲。花期 5～6月，果期 6～7 月。

生于沟谷、河岸及湿地。分布于西南及江苏、江西、湖北、湖南、西藏、陕西、甘肃、青海等地。

上述植物的叶（羊蹄叶）、果实（羊蹄实）亦供药用，另设专条。

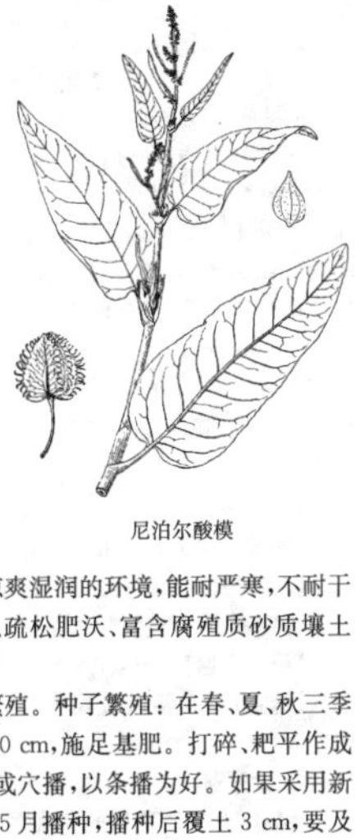
尼泊尔酸模

【栽培】 生物学特性　喜凉爽湿润的环境，能耐严寒，不耐干旱和高温，忌水涝。以土层深厚、疏松肥沃、富含腐殖质砂质壤土为好。

繁殖方法　用种子及分根繁殖。种子繁殖：在春、夏、秋三季均可播种。整地时耕深不少于 30 cm，施足基肥。打碎、耙平作成宽 60 cm、高 25 cm 的高垅，条播或穴播，以条播为好。如果采用新收的种子，不需任何处理。北方 5 月播种，播种后覆土 3 cm，要及时浇水，并保持土壤潮湿。出苗后，结合松土、除草间苗 1～2 次。分根繁殖：将母株根头分成数块，每块至少有芽 1～2 个，然后按 60 cm×45 cm 行株距穴栽。

田间管理　出苗后要及时中耕除草、追肥、浇水，特别是天气干旱更要及时浇水。除作种用植株外，及早摘去花茎，可提高根的产量。种植期间要进行 1～2 次田间培土工作，以促进根的生长。

【采收加工】 栽种 2 年后，9～11 月当地上叶变黄时，挖出根部，鲜用或切片晒干。

【药材】 羊蹄 *Rumicis Japonici Radix*　产于江苏、安徽、浙江、江西、福建、台湾、湖北、湖南、广东、广西及四川等地；尼泊尔酸模 *Rumicis Nepalensis Radix*　产于湖北、陕西、甘肃、青海、四川、贵州、云南及西藏等地。

性状　羊蹄　根类圆锥形，根头部有残留茎基及支根痕。表面棕灰色，具纵皱纹及横向突起的皮孔样瘢痕。质硬易折断，断面灰黄色，颗粒状。气特殊，味微苦涩。

尼泊尔酸模　根类圆锥形，下部有分枝，根头部具残留茎基及支根痕，周围具少量干枯的棕色叶基纤维，其下有密集横纹。表面黄灰色，多纵沟及横长皮孔样瘢痕。质硬易折断，折断面淡棕色。气微，味苦涩。

鉴别　(1) 根横切面：羊蹄　木栓层稍厚。皮层无机械组织。韧皮部细胞压缩。形成层呈环状。木质部导管单个散在或数个成群，少数伴有纤维束，呈径向排列，较稀疏。薄壁细胞含众多淀粉粒及草酸钙簇晶。根头部中心有髓。

尼泊尔酸模　木栓层薄。木质部导管无纤维束伴随。薄壁细胞含淀粉粒，不含草酸钙簇晶。

(2) 取本品粉末 0.1 g，加稀硫酸 5 ml，煮沸 2 分钟，趁热滤过，滤液放冷，加乙醚 5 ml，振摇，乙醚液即染成黄色。分取乙醚液，加氨试液 2 ml，振摇，氨液层即呈红色，醚层仍显黄色（检查蒽醌衍生物）。

(3) 薄层色谱：取本品粉末 0.2 g，用甲醇浸泡 5～6 h，上清液作供试液；另取大黄素、大黄素甲醚、大黄酚作对照品。分别点样于同一硅胶 G 薄层板上，以苯-甲酸乙酯-甲酸-甲醇（3∶1∶0.05∶2）展开，置紫外光灯（365 nm）下检视。供试液色谱在与对照品色谱的相应位置上，显相同的橙红色荧光斑点。

【成分】 羊蹄根及根茎含蒽醌类成分：大黄素（emodin），大黄素甲醚（physcion），大黄酚（chrysophanol），总量 1.73%，其中结合型 0.27%，游离型 1.46%，还含有酸模素（musizin）即是尼泊尔羊蹄素，大黄根酸（chrysophanic acid）、呢坡定（nepodin，即 2-乙酰-1，8-二羟基-3-甲基萘）。

尼泊尔酸模根及根茎含蒽醌类成分：大黄素、大黄素甲醚、大黄酚，总量 1.42%，其中结合型 0.51%，游离型 0.91%。还含有酸模素和鞣质。

【药理】 1. 抑菌作用　本品根的水煎液体外对金黄色葡萄球菌、炭疽杆菌、乙型溶血性链球菌和白喉杆菌有不同程度抑制作用。羊蹄根的二氯甲烷提取物通过纯化处理得到的酸模素，有抑菌作用。对白念珠菌、深红色发癣菌、藤黄八叠球菌、枯草芽胞杆菌的最低抑菌浓度分别为 100、50、100 和 25 ng/ml。

2. 抑酶作用　酸模素可抑制睾酮-5α-还原酶，从而抑制了睾酮还原为 5α-双氧睾酮。酸模素浓度为 10^{-4} mol/L 时，体外对睾酮-5α-还原酶的抑制率为 65%。此外，酸模素还有抗氧化性，可作为抗氧化剂添加于食物及化妆品中。大黄素的药理作用参见“大黄”条。

3. 灭螺作用　羊蹄的正丁醇提取物和水提物具有较强的灭螺活性，其根中含有大黄酚、大黄素、酸模素等。

【药性】 苦，寒。归心、肝、大肠经。

1.《本经》：“味苦，寒。”

2.《别录》：“无毒。”

3.《新修本草》：“味辛苦，有小毒。”

4. 朱丹溪：“属水，走血分。”（引自《本草发挥》）

5.《本草药性大全》：“味甘。”

6.《本草撮要》：“入手少阴经。”

【功用主治】 清热通便，止血，解毒杀虫。主治大便秘结，吐血，衄血，肠风便血，痔血，崩漏，疥癣，白秃，痈疮肿毒。

1.《本经》：“主头秃疥瘙，除热，女子阴蚀。”

2.《别录》：“主浸淫疽痔，杀虫。”

3.《日华子》：“治癣，杀一切虫，肿毒，醋磨贴。”

4.《本草衍义》：“治产后风秘。”

5.《本草元命苞》：“杀小儿疳虫，止肠风泻血。”

6.《滇南本草》：“治诸热毒，泻六腑实火，泻六经客热，退虚痨发烧，利小便，治热淋，杀虫，搽癣疮、癞疮。”“同猫骨髓油拌蒸，搽杨梅结毒，亦能拔皮肤之火，解热生肌。”

7.《滇南本草图说》：“晒干为末，敷马刀、石痈、疔毒、癣疮、疥癞、痈疽、瘘疬等症。”

8.《医学入门》：“主喉痹不语，并取根，醋摩敷之。”

【用法用量】 内服：煎汤，9～15 g；捣汁；或熬膏。外用：捣敷；磨汁涂；或煎水洗。

【宜忌】《本草汇言》：“脾胃虚寒，泄泻不食者切勿入口。”

【选方】 1. 治大便卒涩结不通 羊蹄根一两（锉）。以水一大盏，煎取六分，去滓，温温顿服之。（《圣惠方》）

2. 治产后风秘 羊蹄根锉研，绞取三二匙，水半盏，煎一二沸。温温空肚服。（《本草衍义》）

3. 治热郁吐血 羊蹄草根和麦门冬煎汤饮，或熬膏，炼蜜收，白汤调服数匙。（《本草汇言》）

4. 治肠风下血 败毒菜根（洗切）、连皮老姜各半盏。同炒赤，以无灰酒淬之，碗盖少顷，去滓。任意饮。（《永类钤方》）

5. 治喉痹卒不语 羊蹄独根者，勿见风者，以三年醋研和如泥。生布拭喉令赤，敷之。（《千金方》）

6. 治紫癜风 羊蹄根（捣绞取自然汁）半合，生姜（研绞自然汁）半合，石硫黄四钱（研如粉）。上三味，将二汁与硫黄末同研令黏，涂患处，一日不得洗，不过两上瘥。（《圣济总录》）

7. 治疬疡风 羊蹄草根，于生铁上酽醋磨，旋旋刮取，涂于患上；未瘥，更入硫黄少许，同磨涂之。（《圣惠方》）

8. 治白秃 羊蹄草根（独根者，勿见风日），以三年醋研和如泥。生布拭疮令去，以敷之。（《肘后方》）

9. 治恶疮疥癣 羊蹄根捣绞取汁，入腻粉少许，调如膏。涂癣上，三五遍即瘥，如干，即猪脂调和敷之。（《普济方》）

【临床报道】 治疗功能性子宫出血 取尼泊尔羊蹄干品 30 g，煎汤分 3 次服；或用尼泊尔羊蹄粉 3 g，开水冲服，每日 3～4 次。治疗 42 例，平均 4 日止血。重症 33 例，显效 13 例，有效 17 例，无效 3 例；轻症 9 例，显效 4 例，有效 4 例，无效 1 例。

1974 羊髓 yáng suí（《别录》）

【基原】 为牛科山羊属动物山羊或绵羊属动物绵羊的骨髓或脊髓。

【原动物】 参见“羖羊角”条。

【采收加工】 宰羊时取骨髓或脊髓，鲜用。

【药性】《别录》：“味甘，温，无毒。”

【功用主治】 益阴填髓，润肺泽肤，清热解毒。主治虚劳羸瘦，骨蒸劳热，肺痿咳嗽，消渴，皮毛憔悴，目赤，目翳，痈疽疮疡。

1.《别录》：“主男女伤中，阴气不足，利血脉，益经气，以酒服之。”

2.《千金方》：“却风热，止毒。”

3.《食疗本草》：“酒服之，补血，主女人风血虚闷。”

4.《删繁本草》：“治肺虚毛悴。”（引自《纲目》）

5.《本草药性大全》：“滋阴虚。”

6.《纲目》：“润肺气，泽皮毛，灭瘢痕。”

【用法用量】 内服：熬膏，30～60 g；或煮食，适量。外用：涂敷。

【宜忌】 外感病禁服。

1.《食疗本草》：“头中髓：发风。”

2.《随息居饮食谱》：“外感咸忌。”

【选方】 1. 治虚劳腰痛，咳嗽，肺痿骨蒸 熟羊脂五两，熟羊髓五两，白沙蜜五两（炼净），生姜汁一合，生地黄汁五合。上五味，先以羊脂煎令沸，次下羊髓又令沸，次下蜜、地黄、生姜汁，不住手搅，微火熬数沸成膏。每日空心温酒调一匙头。或作羹汤，或作粥食之亦可。（《饮膳正要》羊蜜膏）

2. 治消渴口干，濡咽 羊髓二合，白蜜二合，甘草一两（炙，切）。上三味，以水三升，煮甘草取一升，去滓。内蜜、髓，煎令如饴。含之尽，复合。（《千金方》羊髓煎）

3. 治小儿头热，鼻塞不通 羊髓三两，薰草一两。放铫子中，慢火上熬成膏，去滓，瓷器中贮之，日三四次，以膏摩背。（《普济方》）

4. 治小儿舌上疮 羊蹄骨中生髓，和胡粉敷之。（《千金方》）

5. 治面皯黯，令光白润泽 羖羊胫骨髓二两，丹砂（研）半两，鸡子白二枚。上三味，先将髓并丹砂入乳钵中，研令极细，以鸡子白调和令匀，入盒中盛。每用时先以浆水洗面，后涂之。（《圣济总录》羊髓膏）

6. 治白秃头疮 生羊骨髓，调轻粉搽之；先以泔水洗净，一日二次。（《经验方》）

7. 治瘰疽浸淫广大，赤黑烂坏成疮 羊髓二两，大黄二两，甘草一两，胡粉二分。上四味㕮咀，以猪脂二升半，并胡粉微火煎三上下，绞去滓，候冷，敷疮上，日四五。（《刘涓子鬼遗方》羊髓膏）

1975 羊七莲 yáng qī lián（《广西药用植物名录》）

【基原】 为水龙骨科线蕨属植物线蕨的全草。

【原植物】 线蕨 *Colysise lliptica*（Thunb.）Ching[*Polypodium llipticum* Thunb.] 又名：椭圆线蕨《台湾植物志》。

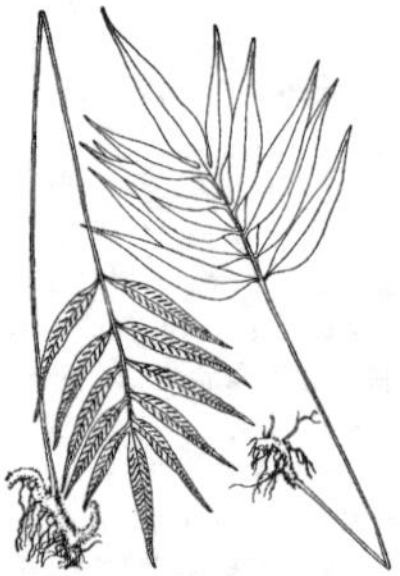

线 蕨

植株高 20～60 cm。根茎长而横生，密被卵圆披针形有疏锯齿的鳞片。叶远生，纸质，近二型，以关节着生于根状茎；营养叶和孢子叶同形，但叶柄稍短，裂片较宽；营养叶柄长 15～40 cm；叶片长圆状卵形，羽裂达叶轴；羽片基部下延，多少以狭翅相连；叶脉网状。孢子囊群线形，斜向上，在每对侧脉之间各斜出排列；无囊群盖。

生于海拔 100～1 300 m 的林下阴湿处。分布于华东（除山东）、中南（除河南）、西南及台湾等地。

【采收加工】 全年均可采收，晒干或鲜用。

【药性】《中国药用孢子植物》：“微苦，凉。”

【功用主治】《中国药用孢子植物》：“清热利尿，消肿祛瘀。治尿路感染、跌打损伤等。”

【用法用量】 内服：煎汤，9～15 g。外用：捣敷。

【选方】 1. 治跌打损伤 线蕨 15 g。煎服，并取适量捣敷患处。

2. 治尿路感染 线蕨 15 g，筋骨草 12 g，海金沙 6 g。煎服。（1、2 方出自《中国药用孢子植物》）

1976 羊外肾 yáng wài shèn（《纲目》）

【异名】 羊石子（《本事方》），羊卵子（《种福堂方》），羊肾（《四川中药志》）。

【基原】 为牛科山羊属动物雄性山羊或绵羊属动物雄性绵羊的睾丸。

【原动物】 参见“羖羊角”条。

【采收加工】 宰杀公羊时，割取睾丸，洗净，悬通风处晾干。

【成分】 羊睾丸主含抑制素（inhibin），还含睾丸甾酮（testosterone）和透明质酸酶（hyaluronidase，HY）。

【药理】 1. 性激素样作用 从羊、猪、牛等精液或睾丸制取的抑制素是一种糖蛋白。它能抑制人类绒毛膜促性腺激素（hCG）所致卵泡刺激素（FSH）的分泌增加，因此减轻动物子宫和卵巢的重量，抑制素尚能直接抑制垂体释放 FSH，使血中 FSH 的含量下降，此作用在去势动物更为敏感。抑制素对体外培养的垂体组织也有抑制 FSH 分泌的作用。本品主含睾丸甾酮(睾丸酮,T)。睾丸酮(T)及其衍生物丙酸睾丸甾酮(TP)有多方面的药理作用,如对生殖系统的作用,对代谢的作用,促进造血功能、延缓衰老、抗冠心病与心梗、免疫及抗早孕作用等,详见"牛鞭"条。

2. 促进扩散吸收作用　从羊睾丸制取的透明质酸酶(HY)是一种糖苷酶,兼有水解酶和糖苷转移酶的双重活性。HY 直接作用于基质,对透明质酸的葡萄糖胺键有水解和解聚作用,能使局部储液或皮下注射的药液扩散,加速吸收,减轻组织的肿胀和疼痛,也有利于局部水肿、积血和炎性渗出物的消散和吸收,与胰岛素合用,尚可防止注射部位药液浓度过高所致脂肪组织萎缩。

3. 对实验性心肌梗死的影响　多数实验表明 HY 能减轻心梗患者及犬缺血性损伤,并能缩小梗死范围(IS)。在大鼠左冠状动脉结扎后早期静注 HY 1 500 u/kg,能显著缩小 IS,给药组的 dp/dt_{max}、$-dp/dt_{max}$ 和 V_{max} 均显著高于对照组,并且对左心室心肌收缩性(LVMC)也有一定改善。

【药性】 甘、咸,温。归肾经。

1.《随息居饮食谱》:"甘,温。"

2.《中药志》1962 年版:"性温,味甘、咸,无毒。入肾经。"

【功用主治】 补肾,益精,助阳。主治肾虚腰痛,阳痿,遗精,滑精,淋浊,带下,消渴,小便频数,疝气,睾丸肿痛。

1.《宝庆本草折衷》:"益精血。"

2.《纲目》:"主治肾虚精滑。"

3.《晶珠本草》:"壮阳,治肾病,小便不利,小便失禁,少年、老人躬腰弯背病,肾性机能衰弱症。"

4.《随息居饮食谱》:"功同内肾而更优。治下部虚寒,遗精,淋带,癥瘕,疝气,房劳内伤,阳痿阴寒,诸般隐疾。"

【用法用量】 内服:煮食,一对;或入丸、散。

【宜忌】 《随息居饮食谱》:"下部火盛者忌之。"

【选方】 1. 治遗精梦漏　舶上茴香(炒)、胡芦巴、破故纸(炒香)、白龙骨各一两,木香一两半,胡桃肉三七个(研),羊石子三对(破开,盐半两擦,炙熟,研如泥)。上五味为末,下二味同研成膏,和酒浸蒸饼杵熟,丸如梧子大。每服三五十丸,空心温酒下。(《本事方》金锁丹,又名茴香丸)

2. 治肾虚阳痿　雄羊肾 2 对。鹿茸、菟丝子各 30 g,茴香 15 g,共研末。将羊肾入酒煮烂,和药末捣泥成丸,阴干。每服 20～30 丸,温酒送下,每日 3 次。(《四川中药志》1962 年版羊肾丸)

3. 治鼻渊脑漏　羊卵子一对(去膜,切片,顶大者尤妙)。酱油、陈酒拌之,放瓷碗内,隔汤煮熟。以陈酒送下,饮微醉,临午服。(《种福堂方》)

1977 羊头蹄 yáng tóu tí (《纲目》)

【基原】 为牛科山羊属动物山羊或绵羊属动物绵羊的头或蹄肉。

【原动物】 参见"羖羊角"条。

【采收加工】 宰羊时取下头或蹄,去毛洗净,鲜用或冷藏。

【药性】 甘,平。

1.《千金方》:"头肉:平。蹄肉:平。"

2.《日华子》:"头(肉),凉。"

3.《纲目》:"头蹄:甘,平,无毒。"

【功用主治】 补肾益精。主治肾虚劳损,精亏羸瘦。

1.《千金方》:"头肉:主风眩瘦疾,小儿惊痫,丈夫五劳七伤。蹄肉:主丈夫五劳七伤。"

2.《食疗本草》:"头肉,主缓中,汗出虚劳,安心止惊,补胃虚损及丈夫五劳骨热。"

3.《日华子》:"头(肉):治骨蒸,脑热,头眩,明目。"

4. 朱丹溪:"羊头、蹄肉,性极补水。水肿人食之,百不一愈。"(引自《纲目》)

5.《纲目》:"头蹄:疗肾虚精竭。"

【用法用量】 内服:煮食,适量。

【宜忌】 《食疗本草》:"宿有冷病,人勿多食。"

【选方】 1. 治五劳七伤　白羊头、蹄一具(净治,更以草火烧令黄赤),胡椒、荜茇、干姜各一两,葱白一升,豉二升。上七物,先以水煮头蹄半熟,即纳药物煮,令极烂,去药,冷暖任性食之,日一具,七日用七具。(《千金方》)

2. 治小儿惊风　白羊头一个,丁香一两。同熬至软,同乳母空心尽食之。(《普济方》)

1978 羊耳蒜 yáng ěr suàn (《陕西中草药》)

【异名】 珍珠七、借母怀胎、鸡心七(《陕西中草药》),算盘七(《陕西中药名录》)。

【基原】 为兰科羊耳蒜属植物羊耳蒜的带根全草。

【原植物】 羊耳蒜 *Liparis japonica* (Miq.) Maxim.

多年生草本,全株无毛。假鳞茎卵球形,如蒜头状,外被干膜质的白色鞘,下部具多数须根。基生叶 2 枚,基部抱合而近对生;叶片狭卵形或卵状椭圆形,长 7～13 cm,宽 4～6 cm,基部渐狭,先端钝尖头,下延成鞘状抱茎。花葶由 2 叶间抽出,高 20～40 cm;总状花序具数朵及 10 余朵花,疏生,花序轴具翅;苞片膜质,鳞片状,钝头;萼片长卵状披针形,先端稍钝;花淡绿色,花瓣线形,与萼片等长,唇瓣较大,倒卵形,不分裂,平坦,中部稍缢缩,其余花被片均较狭窄;蕊柱稍弓曲,先端翅钝圆,基部膨大鼓出;子房细长,基部渐狭缩成柄,扭转。蒴果长倒卵状披针形。

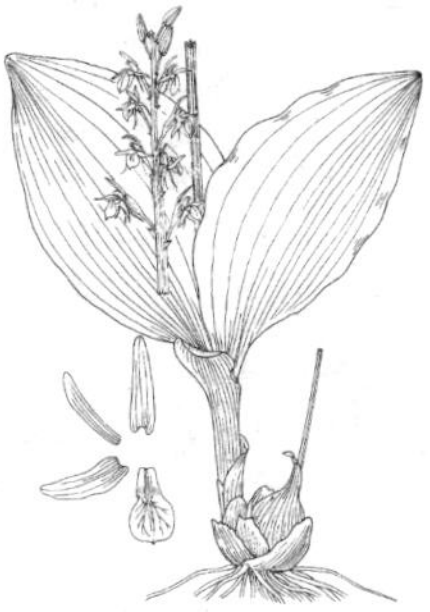

羊耳蒜

生于海拔 2 400～2 600 m 的常绿阔叶林、松林及灌木丛中。分布于东北、西北及安徽、湖北、四川、贵州、云南等地。

【采收加工】 7～11 月采挖,鲜用或切段晒干。

【药性】 甘、微酸,平。

1.《陕西中草药》:"味涩,性平。"

2.《青岛中草药手册》:"性平,味甘、淡。"

3.《全国中草药汇编》:"微酸,平。"

【功用主治】 活血止血,消肿止痛。主治崩漏,产后腹痛,白带过多,跌打损伤。

1.《陕西中草药》:"活血调经,止血,止痛,强心,镇静。主治崩漏,白带,产后腹痛,外伤急救。"

2.《青岛中草药手册》:"活血散瘀,接骨生肌。主治跌打损伤,消肿止痛。"

3.《长白山植物药志》:"地上茎酊剂有解热作用。外用羊耳蒜根茎治烧伤、肿瘤、坏疽。"

【用法用量】 内服:煎汤,6～9 g。外用:鲜品捣敷。

【选方】 1. 治产后腹痛　羊耳蒜 9 g,桃奴 9 g。水煎加黄酒服。(《陕西中草药》)

2. 治跌打损伤　羊耳蒜干粉适量,加醋调敷;或鲜用捣烂敷患处。(《青岛中草药手册》)

1979 羊红膻 yáng hóng shān (《陕西中药名录》)

【异名】 羊洪膻(《全国中草药汇编》),六月寒(《秦岭巴山天然药物志》)。

【基原】 为伞形科茴芹属植物缺刻叶茴芹的根或全草。

【原植物】 缺刻叶茴芹 *Pimpinella thelungiana* Wolff

多年生草本，高 40～100 cm。全株有微柔毛或柔毛。茎直立，有细条纹，密被短柔毛，基部有残留的叶鞘纤维，上部有数分枝。基生叶和茎下部叶叶柄长 5～20 cm，叶片轮廓卵状长圆形，长 5～15 cm，宽 2～6 cm，一回羽状分裂，小羽片 3～5 对，卵形至卵状披针形，长 2～7 cm，宽 1～6 cm，基部楔形或钝圆，边缘有缺刻状齿或近于羽状条裂，表面有稀疏柔毛，背面密被柔毛；茎中部叶叶形与基生叶相似，或为二回羽状分裂，末回裂片线形；茎上部叶较小，叶片羽状分裂，裂片线形。复伞形花序顶生，无总苞片和小总苞片；伞辐 10～25；小伞形花序有花 10～25；无萼齿；花瓣倒卵形，白色；花柱基圆锥形，花柱向外反卷。双悬果长卵形，果棱线形，每棱槽内有油管 3，合生面有油管 4～6，胚乳腹面平直。花、果期 6～9月。

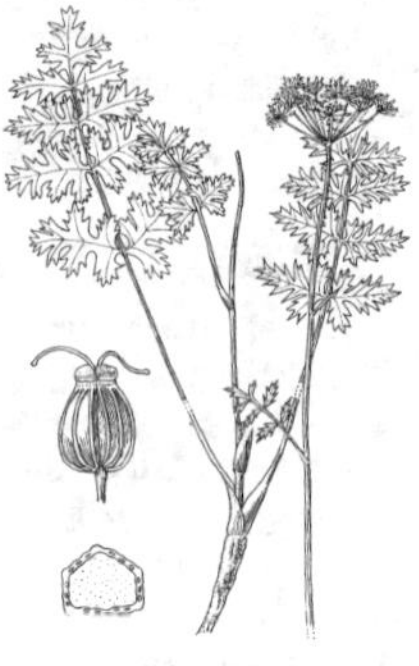

缺刻叶茴芹

生于海拔 600～1 700 m 的山坡、林下、河边、灌木丛中。分布于华北、东北及山东、陕西等地。

【采收加工】 7～9 月采收全草，9～10 月挖根，晒干。

【成分】 地上部分含黄酮类成分：芹菜素-7-*O*-葡萄糖醛酸苷(apigenin-7-*O*-glucuronide)，木犀草素-7-*O*-葡萄糖醛酸苷(luteolin-7-*O*-glucuronide)，芹菜素-7-葡萄糖醛酸甲酯苷(apigenin-7-methyl-glucurunate)，木犀草素-7-葡萄糖醛酸甲酯苷(luteolin-7-methyl-glucurunate)。

根含甾醇类成分：β-谷甾醇(β-sitosterol)，γ-谷甾醇(γ-sitosterol)。还含羊红膻根素〔3-methoxy-5-(1′-ethoxy-2′-hydroxypropyl)-phenol〕，芹菜素-7-*O*-β-*D*-葡萄糖苷(apigenin-7-*O*-β-*D*-glucoside)，羊红膻酯(thellungianate)，莽草酸(3，4，5-tritydroxy-1-cyclohexene-1-carboxylic acid)，羊红膻醇(1-buty-3，4，5-tricyclohenxanol)。

【药理】 1. 对心血管系统的作用　羊红膻水煎醇沉剂可使离体豚鼠心脏收缩振幅增大，心肌收缩力增强，冠脉流量增加。0.25 g/kg 静脉注射可增加犬在体心脏的冠脉流量，稍降低脑、肾、冠脉阻力，增加脑、肾血流量，显著降低心肌耗氧量。羊红膻水煎醇沉剂 0.25 g/kg 静脉注射可使犬血压非常显著地下降。降压作用机制与释放组胺及降低周围血管阻力，扩张血管有关。从羊红膻全草分离出的芹菜素-7-葡萄糖醛酸甲酯苷和木犀草素-7-葡萄糖醛酸甲酯苷 40 mg/kg 能明显改善大鼠实验性心肌梗死模型心肌呼吸酶。

2. 对生长发育及激素调节的影响　羊红膻浸膏液每日灌胃 2.5 g/kg，给药 2 星期后可明显增加去势幼年大鼠体重，有明显的同化激素样作用。每日灌胃 3 g/kg 可明显促进正常幼小鼠的生长发育和性成熟，体重、胸腺、雄性腺明显增重，雌小鼠的性成熟期明显提前，给药 11 日雌鼠全部性成熟。

3. 耐缺氧、抗疲劳作用　羊红膻水煎醇沉剂 25 g/kg，每日 1 次灌胃，连续 7 日，有显著提高小鼠常压耐缺氧能力；20 g/kg 灌胃，连续 3 日，能非常显著地延长小鼠游泳疲劳时间。芹菜素-7-葡萄糖醛酸甲酯苷和木犀草素-7-葡萄糖醛酸甲酯苷 40 mg/kg 均能提高正常或病态小鼠的耐缺氧能力。

4. 其他作用　羊红膻水煎醇沉剂 10 g/kg 灌胃，共 1 个月，能抑制高脂饲料喂养的家兔三酰甘油升高和肝脂肪变。羊红膻浸膏液 2.0 和 4.0 g/kg，每日灌胃 1 次，连续 7 日，都能使大鼠肾上腺内维生素 C 含量下降。羊红膻 3 g/kg，每日灌胃 1 次，共 9 日，可使正常小鼠肝糖原明显升高，肌糖原亦有升高趋势。

毒性　羊红膻水煎醇沉剂小鼠腹腔注射的 LD_{50} 为 24.63±1.31 g/kg，灌胃的 LD_{50} 为 120 g/kg。大剂量给药后立即出现伏卧不动、后肢松弛、举尾、惊厥、挣扎、翻正反射消失、呼吸加深加快，最后呼吸抑制死亡。

【药性】《全国中草药汇编》："辛，温。"

【功用主治】《全国中草药汇编》："温中散寒。治克山病，心悸，气短，咳嗽。"

【用法用量】 内服：煎汤，3～9 g。

【选方】 1. 治潜在型及慢性克山病　羊洪膻根、细叶马先蒿各 9 g。水煎服，每日 1 剂，分 2 次服，3～5 日为 1 个疗程，休息 15～20 日再进行第二个疗程。或用羊红膻全草 30 g，黄精 15 g，水煎，每日分 2 次服，疗程同上。

2. 治气管炎　羊洪膻根 9 g 或全草 15 g。水煎服。(1、2方出自《全国中草药汇编》)

【临床报道】 1. 治疗克山病　用羊红膻汤Ⅰ号(羊红膻根 10 g，山芝麻 10 g)或Ⅱ号(羊红膻全草 30 g，黄精 15 g)水煎，每日分 2 次服，3～5 日为 1 个疗程，休息 15～20 日再开始第二个疗程，一般服药 3 个疗程。治疗潜在型及慢性克山病患者 92 例，全部有效。一般服药 5～10 日，气短、心悸等症状减轻或消失，面色变红润，脉搏有力，心音由弱变强，不同程度恢复劳动能力，心电图观察也有一定改善。在服药过程中，除个别病例发现口干、口角起疱疹外，没有发现其他副作用。

2. 治疗高血压病　羊红膻糖衣片(每片含生药 13.4 mg)每次 4 片，日服 3 次，30 日为 1 个疗程，停药 1 星期继续下个疗程，治满 2 个疗程统计疗效。治疗高血压病 105 例，获显效 50 例，有效 22 例，无效 33 例。总有效率为 68.6%。服药后少数患者有口干、嗜睡、腹胀、恶心等副作用，但未及停药即自行消失。

1980 ## 羊肚菌 yáng dǔ jūn (刘波《中国药用真菌》)

【异名】 羊肚菜(《广菌谱》)，羊肚蘑、编笠菌(刘波《中国药用真菌》)。

【基原】 为羊肚菌科羊肚菌属真菌羊肚菌、小顶羊肚菌、尖顶羊肚菌等的子实体。

【原植物】 1. 羊肚菌 *Morchella esculenta* (L.) Pers.

菌盖近球形、卵形至椭圆形，高 4～10 cm，宽 3～6 cm，顶端钝圆，表面有似羊肚状的凹坑。凹坑不定形至近圆形，宽 4～12 mm，蛋壳色至淡黄褐色，棱纹色较浅，不规则地交叉。柄近圆柱形，近白色，中空，上部平滑，基部膨大并有不规则的浅凹槽，长 5～7 cm，粗约为菌盖的 2/3。子囊圆筒形，(280～320)μm×(18～22)μm。孢子长椭圆形，无色，每个子囊内含孢子 8 个，呈单行排列。侧丝顶端膨大，粗达 12 μm。

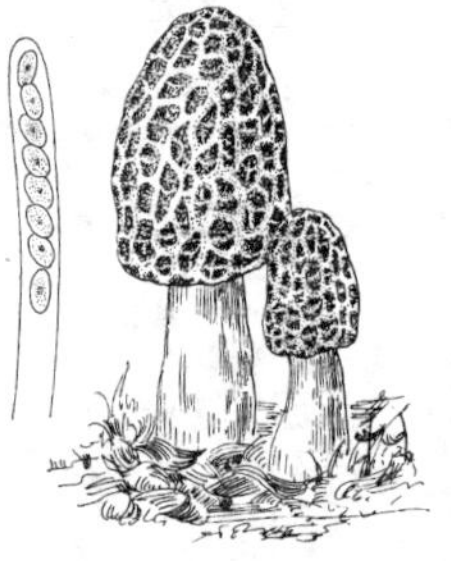

羊 肚 菌

生于海拔 800～1 000 m 的阔叶林中地上及林缘空旷处。分布于河北、山西、吉林、江苏、四川、云南、陕西、甘肃、青海、新疆等地。

2. 小顶羊肚菌 *M. angusticeps* Peck. 又名：黑脉羊肚菌(《中国的真菌》)。

菌盖狭圆锥形，顶端尖，高 2～5 cm。基部宽 1.7～3.3 cm，凹坑多长方形，蛋壳色。棱纹黑色，纵向排列，由横脉连接。柄乳白色，近圆柱形，上部平，基部稍有凹槽。子囊 (210 ～ 250)μm × (15 ～ 20)μm。孢子单行排列，子核 (22 ～ 26)μm×(12 ～ 14)μm，侧丝顶端膨大，直径达 11 μm。

生于云杉林中地上。分布于山西、内蒙古、四川、云南、西藏、青海等地。

3. 尖顶羊肚菌 *M. conica* Pers.　又名：圆锥羊肚菌(刘波《中国药用真菌》)。

菌盖长，近圆锥形，顶端尖或稍尖，长达 5 cm，直径达 2.5 cm。凹坑多长方形，浅褐色，棱纹色较浅，多纵向排列，由横脉相连。柄白色，直径约等于菌盖基部的 2/3，上部平，下部有不规则凹槽。子囊 (250 ～ 300)μm × (17 ～ 20)μm，孢子单行排列，(20 ～ 24)μm×(12 ～ 15)μm。侧丝顶部膨大，直径达 9～12 μm。

生于阔叶林及混交林地上、林缘空旷处以及防护林内草丛中。分布于河北、山西、江苏、湖南、云南、甘肃、新疆等地。

除上述 3 种外，药用的还有粗柄羊肚菌 *M. crassipes* (Vent.) Pers. 及小羊肚菌 *M. deliciosa* Fr. 两种。

【栽培】 生物学特性　羊肚菌丝体在多种真菌培养基上都能生长。子实体发生盛期为 4 月中旬至 5 月中旬，平均温度 12 ℃。子实体生长的空气相对湿度约 80%，土壤含水量一般为 40%～50%。羊肚菌生长的适宜 pH 略高于一般真菌，为 7～7.9。

培育技术　人工栽培一般采取菌土接种和子实体接种两种方式。菌土接种：在 4 月下旬至 5 月上旬，在羊肚菌生长良好的地块上，挖取 10 cm 见方、厚约 7 cm 的土块，移植到与取土环境相似地方的穴中，然后用 30 cm 见方的塑料薄膜覆盖。进入梅雨季节去掉覆盖物。子实体接种：取子实体切成 4 片，埋入理想的地段。移植时子囊盘向下，四周培土，留一小部露出地面。上盖少许叶，然后用 30 cm 见方的塑料薄膜覆盖。子实体接种以秋季易成活。

【采收加工】 6～7 月采摘，洗去菌柄基部泥土，晒干。

【成分】 1. 羊肚菌　含氨基酸类成分：γ-*L*-谷氨酰-顺-3-氨基-*L*-脯氨酸(γ-*L*-glutamyl-*cis*-3-amino-*L*-proline)，顺-3-氨基-*L*-脯氨酸(*cis*-3-amino-*L*-proline)，丙氨酸，谷氨酸及脯氨酸，及少量色氨酸、酪氨酸、半胱氨酸和胱氨酸，还含有β-丙氨酸。还含 3 种胡萝卜素类(carotene)和 4 种叶黄素类(xanthophyll)，包括虾黄质(astaxanthin)和玉蜀黍黄质(zeaxanthin)。另含甾醇类成分：麦角甾醇(ergosterol)，麦角甾-5，7-二烯醇(ergosta-5，7-dienol)。

2. 尖顶羊肚菌　含 3 种胡萝卜素类，包括δ-胡萝卜素(δ-carotene)及 5 种叶黄素类。

3. 粗柄羊肚菌　含蛋白质，多糖，甲壳质，脂，磷酸盐。

4. 小羊肚菌　含蛋白质，多糖，甲壳质，脂，磷酸盐，饱和脂肪酸和不饱和脂肪酸。

【药理】 1. 抗血小板聚集作用　从羊肚菌中分离出一种血小板聚集抑制物，它的 IC_{50} 为 22.9 μg/ml。这种血小板聚集抑制的效力比阿司匹林强 2.57 倍。

2. 免疫提高作用　肚菌发酵液对小鼠的非特异性免疫(巨噬细胞吞噬功能)、细胞免疫(迟发性过敏反应)、体液免疫(溶血素含量)及胸腺脾脏的增重均有显著的增强作用。

3. 抗疲劳作用　小鼠饮用羊肚菌发酵液一定时间后肌糖原、肝糖原及血红蛋白含量均比对照组显著增加，运动后血乳酸的含量明显降低，运动后恢复血乳酸清除速率显著加快，运动耐力明显提高。

【药性】 刘波《中国药用真菌》："性平，味甘。"

【功用主治】 刘波《中国药用真菌》："益肠胃，化痰理气。治消化不良，痰多气短。"

【用法用量】 内服：煎汤，30～60 g。

1981 羊角拗 yáng jiǎo ào (《中国药用植物志》)

【异名】 羊角纽(《本草求原》)，羊角藤、羊角捩(《岭南采药录》)，羊角扭、羊角藕(《中国药用植物志》)，断肠草、大羊角扭瘫(《广西药用植物名录》)，羊角柳(《广东中药》)，华毒毛旋花子(《药材学》)，菱角扭、黄葛扭(广州空军《常用中草药手册》)，武靴藤、鲤鱼橄榄(《福建中草药》)，花拐藤、金龙角(《福建药物志》)。

【基原】 为夹竹桃科羊角拗属植物羊角拗的根或茎叶。

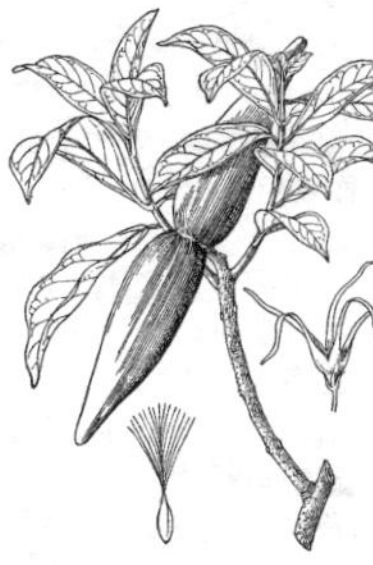

羊 角 拗

【原植物】 羊角拗 *Strophanthus divaricatus* (Lour.) Hook. et Arn.［*Pergularis divaricata* Lour.］

灌木或藤本，直立，高达 2 m。多匍枝，折之有乳汁流出；小枝通常棕褐色；密被灰白色皮孔。叶对生，具短柄；叶片厚纸质，椭圆形或长圆形，长4～10 cm，宽 2～4 cm，先端短渐尖或急尖，基部楔形，全缘；侧脉每边通常 6 条，斜扭上升，叶缘前网结。花大形，黄白色，顶生或 3 花合生呈聚伞花序；花梗纤细。苞片和小苞片线状披针形；花萼萼片 5，披针形，先端长渐尖，绿色或黄绿色，内面基部有腺体；花冠黄色，漏斗形，花冠筒淡黄色，上部 5 裂，裂片基部卵状披针形，先端线形长尾状，裂片内面由 10 枚舌状鳞片组成的副花冠，白黄色，鳞片每 2 枚基部合生；雄蕊 5，内藏，花药箭形，基部具耳，各药相连于柱头，花丝纺锤形，被柔毛；子房由 2 枚离生心皮组成，半下位，花柱圆柱状，柱头棍棒状，先端浅裂。蓇葖果木质，双出扩展，长披针形，极厚，干时黑色，具纵条纹；种子纺锤形而扁，上部渐狭而延长成喙，轮生白色丝状种毛，具光泽。花期 3～7 月，果期 6 月至翌年 2 月。

生于山坡或丛林中。分布于福建、广东、广西、海南、贵州、云南等地。

本植物的种子(羊角拗子)、种子的丝状绒毛(羊角纽花)亦供药用，另设专条。

【栽培】 生物学特性　适宜热带、南亚热带气候，不耐霜冻。土壤以微酸性肥沃的砂质土壤为宜。

繁殖方法　用种子和扦插繁殖。春、秋季播种或春季扦插育苗，5～6 月雨季初期定植，行株距 2 m×2 m。抽藤时搭架或使攀缘于其他树上。

【采收加工】 全年均可采根，切片晒干；7～10 月采收茎、叶，晒干或鲜用。

【药材】 羊角拗 *Strophanth Divaricati Herba*　产于广东、广西、海南、福建等地。

性状　茎枝圆柱形，略弯曲，多截成 30～60 cm 的长段；表面棕褐色，有明显的纵沟及纵皱纹，粗枝皮孔灰白色，横向凸起，嫩枝密布灰白色小圆点皮孔；质硬脆，断面黄绿色，木质，中央可见髓部。叶对生，皱缩，展平后呈椭圆状长圆形，全缘，中脉于下面突起。气微，味苦。有大毒。

【成分】 羊角拗的叶含强心苷，属于迪可苷元的有：迪可苷元-3-*O*-*L*-夹竹桃糖苷(decogenin-3-*O*-*L*-oleandroside)；属于沙门苷元的有：沙门苷元-3-*O*-*L*-夹竹桃糖苷(sarmentogenin-3-*O*-*L*-oleandroside)即羊角拗苷(divaricoside)，沙门苷元-3-*O*-*L*-地芰糖苷(sarmentogenin-3-*O*-*L*-diginoside)即羊角拗异苷(divostroside)，沙门苷元-3-*O*-*D*-洋地黄糖苷(sarmentogenin-3-*O*-*D*-digitaloside)，沙门苷元-3-*O*-*D*-葡萄糖基-*L*-夹竹桃糖苷(sarmentogenin-3-*O*-*D*-glucosyl-

L-oleandroside)，沙门苷元-3-O-D-葡萄糖基-L-地芰糖苷(sarmentogenin-3-O-D-glucosyl-L-diginoside)；属于沙木苷元的有：沙木苷元-3-O-D-洋地黄糖苷(sarmutogenin-3-O-D-digitaloside)；属于毕平多苷元的有：毕平多苷元-3-O-L-鼠李糖苷(bipindogenin-3-O-L-rhamnoside)即铃兰新苷(lokundjoside)；属于沙门托洛苷元的有：沙门托洛苷元-3-O-6-去氧-L-塔洛糖苷(sarmentologenin-3-O-6-deoxy-L-taloside)即沙门托洛苷(sarmentoloside)，沙门托洛苷元-3-O-L-鼠李糖(sarmentologenin-3-O-L-rhamnoside)。

根含强心苷中属于沙门苷元的有：羊角拗苷，羊角拗异苷，沙门苷元-3-O-D-葡萄糖基-L-夹竹桃糖苷，沙门苷元-3-O-D-葡萄糖基-L-地芰糖苷；属于沙木苷元的有：沙木苷元-3-O-D-葡萄糖基-L-夹竹桃糖苷(sarmutogenin-3-O-D-glucosyl-L-oleandroside)，沙木苷元-3-O-D-葡萄糖基-L-地芰糖苷(sarmutogenin-3-O-D-glucosyl-L-diginoside)；属于沙门托洛苷元的有沙门托洛苷元-3-O-6-去氧-L-塔洛糖苷。

茎含强心苷及苷元：沙门苷元-3-O-D-葡萄糖基-L-夹竹桃糖苷，沙门苷元-3-O-D-葡萄糖基-L-地芰糖苷，沙门苷元。还含橡胶肌醇(dambonitol)。

【药理】 1. 对心脏的作用　羊角拗苷(Div)和毒毛花苷G(Oua)产生剂量依赖性正性肌力作用。当Div 0.365 mg/L和Oua 0.292 mg/L浓度时，FRP明显缩短。在此浓度产生正性肌力的早期，延长药物作用时间，R-T间期明显缩短。两种强心苷在相当于治疗浓度时不影响兴奋性，中毒早期兴奋性略升高，中毒严重时兴奋性明显降低，Div 0.365 mg/L和Oua 0.292 mg/L都提高心室肌自律性。Div 3.65 mg/L和Oua 2.92 mg/L分别于给药后15分钟和20分钟中毒，其等长收缩张力(DT)和张力上升的最大速率($+dp/dt_{max}$)均降低，DT图像出现后收缩，SEG图像出现O波。

2. 子宫兴奋作用　Div在1∶250万浓度时对兔离体子宫呈明显兴奋作用；0.1 mg/kg静注对兔在体子宫也呈明显兴奋作用；0.068 mg/kg静注对兔子宫瘘也表现明显兴奋作用。

3. 镇静作用　小鼠皮下注射Div 11.5 mg/kg时，50%以上动物呈明显镇静，且心率显著减慢，在剂量达15.2～20 mg/kg时70%～100%动物均出现镇静，但已有轻度中毒表现。

4. 利尿作用　盐水负荷的麻醉犬静注羊角拗苷0.04 mg/kg后0.5～1小时，尿量为对照组的1.5～1.8倍；剂量增至0.08 mg/kg时，尿量为对照组的2.3～2.8倍。正常大鼠皮下注射此苷4.99 mg/kg后0.5～2小时利尿达高峰，与对照组相比，尿量增加4.7倍。

5. 体内过程　麻醉猫经十二指肠给予Div，吸收缓慢而不规则，一般给药后4～5小时吸收量最多，可达口服量的44.7%。猫静注Div后蓄积性很低，5日后已全无蓄积，其在猫体内的消除为每小时0.006 mg/kg。羊角拗苷的生物效价、肠吸收、蓄积性与消除都与毒毛花苷相似。

毒性　羊角拗叶、根及种子均有毒。Div静注对小鼠和鸽的LD_{50}分别为6.93(5.45～7.68)mg/kg和0.430(0.412～0.442)mg/kg，猫的平均致死量为0.337 5±0.012 5 mg/kg。猫静注的最小致死量(MLD)为0.194 mg/kg，最大耐受量为0.097 mg/kg；猫口服的MLD为0.972 mg/kg，最大耐受量为0.162 mg/kg。

【药性】 苦，寒，大毒。

1.《本草求原》："苦，寒，有毒。"

2.《岭南草药志》："嗅腥。"

3.《广西本草选编》："味苦、微辛，性寒，有大毒。"

【功用主治】 祛风，通络，解毒，杀虫。主治风湿痹痛，小儿麻痹后遗症，跌打损伤，痈疮，疥癣。

1.《本草求原》："止瘙痒，治疥癞热毒。"

2.《岭南草药志》："外用杀虫，拔肿毒，通痹，续骨。"

3. 广州部队《常用中草药手册》："主治跌打扭伤，疥癣。"

4.《全国中草药汇编》："强心消肿，止痛，止痒，杀虫。主治风湿关节肿痛，小儿麻痹后遗症，皮癣，多发性疖肿，腱鞘炎，骨折。"

【用法用量】 外用：煎水洗；或捣敷；或研末调敷。

【宜忌】 本品毒性较大，多作外用，一般不作内服。生品内服极易中毒，往往先出现头痛、头晕、恶心、呕吐、腹痛、腹泻、烦躁、谵语，其后四肢冰冷出汗、脸色苍白、脉搏不规则、瞳孔散大、对光反应不敏感，继而出现痉挛、昏迷、心跳停止而死亡。

1.《本草求原》："有毒，能杀人，不可入口。"

2.《岭南采药录》："有大毒，不入服剂。"

【选方】 1. 治乳痈初期　羊角拗鲜叶、红糖同捣烂，烤热外敷。(《福建中草药》)

2. 治多发性脓肿，腱鞘炎、毒蛇咬伤、跌打骨折　羊角扭叶粉末适量，用酒水调和温敷患处。(广州空军《常用中草药手册》)

3. 治骨折　先复位，夹板固定。将羊角拗根、辣椒根、柳树根各等量，研末，韭菜头捣水拌匀，温敷损伤或骨折处(《福建药物志》)。

1982 羊角参 yáng jiǎo shēn (《陕西中草药》)

【异名】 臭儿参(《陕西中草药》)。

【基原】 为百合科黄精属植物轮叶黄精及新疆黄精的根茎。

【原植物】 1. 轮叶黄精 *Polygonatum verticillatum* (L.) All. [*Convallaria verticillata* L.; *P. kansuense* Maxim.]

又名：红果黄精(《云南药用植物名录》)，甘肃黄精(《陕西中药志》)。

多年生草本，茎高40～80 cm。根茎的节间长2～3 cm，一头粗，一头较细，粗的一头有短分枝，少有根茎为连珠状。叶通常为3叶轮生；叶片长圆状披针形至条状披针形或条形，长6～10 cm，宽2～3 cm，先端尖至渐尖。花单朵或2～4朵成花序，腋生；俯垂；花被合生成筒状，裂片6，淡黄色或淡紫色；雄蕊6，花丝极短；子房3室，具等长花柱。浆果近球形，熟时红色，具种子6～12颗。花期5～6月，果期8～9月。

生于海拔2 100～4 000 m的林下或山坡草地。分布于山西、四川、云南、西藏、陕西、甘肃、青海等地。

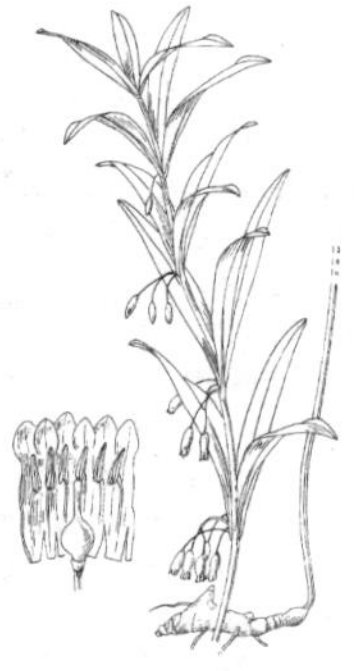
轮叶黄精

2. 新疆黄精 *P. roseum* (Ledeb.) Kunth [*Convallaria rosea* Ledeb.] 又名：玫瑰红黄精(《陕西中药志》)。

与上种不同点：根状茎细圆柱形，粗细大致均匀；叶大部分3～4枚轮生；叶片披针形至条状披针形，长7～12 cm，宽9～16 mm，先端尖。花腋生，总花梗平展或俯垂；花被合生成筒状，裂片6，淡紫色；雄蕊6，花丝极短；子房3室，花柱与子房近等长。浆果近球形，具种子2～7颗。花期5月，果期10月。

生于海拔1 400～1 900 m的山坡阴地。分布于陕西、新疆。

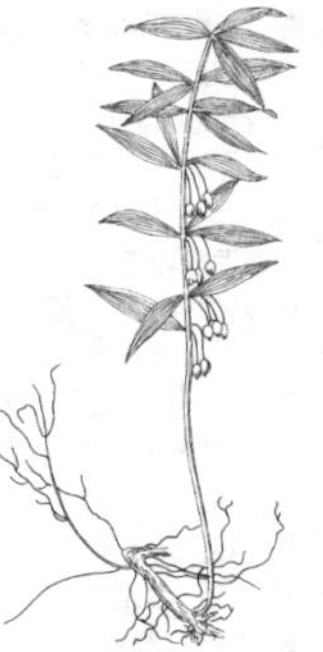
新疆黄精

【采收加工】 7～10月采挖，蒸后晒干。

【药材】 羊角参 *Polygonati Ro-*

sei Rhizoma　产于新疆。

性状　根茎呈圆柱形，长 5～15 cm，直径 3～7 mm，粗细较均匀。表面深棕色，具圆形茎痕，两个茎痕间距 4～6 cm；节明显，呈波状环，节间较长，可见少数点状须根痕。质韧，断面角质样，可见类白色小点散在（维管束）。气微，味微甜而带黏性。

鉴别　根茎横切面：表皮细胞 1 列。内皮层不明显。维管束散在，大部分为周木型，少数为有限外韧型、薄壁组织中散有黏液细胞。草酸钙针晶束较稀少。

【成分】 1. 轮叶黄精　根茎含薯蓣皂苷元（diosgenin）及其苷类，并含 β-谷甾醇（β-sitosterol），赖氨酸，丝氨酸，天冬氨酸，苏氨酸。

2. 新疆黄精　根茎含水溶性多糖：葡萄甘露聚糖，葡萄果聚糖等。

【药性】《陕西中草药》："味甘、微苦，性凉。"

【功用主治】 补脾润肺，平肝，解毒消痈。主治脾胃虚弱，肺燥咳嗽，头晕，头痛，疮痈肿痛。

1.《陕西中草药》："平肝熄风，养阴明目，清热凉血。主治头痛目疾，咽喉痛，高血压病，痫症，疖痈。"

2.《陕甘宁青中草药选》："补脾润肺，生津。主治肺结核，病后虚弱，口渴，神经衰弱，食欲不振，腰腿酸软，糖尿病。"

【用法用量】 内服：煎汤，6～9 g；或研末；或浸酒。外用：捣敷。

1983 羊角草 yáng jiǎo cǎo（福建晋江《中草药手册》）

【异名】 羊角桃、蛇舌草（《贵州草药》），田素香、田香蕉（福建晋江《中草药手册》），目目箭、陌上番椒（《全国中草药汇编》）。

【基原】 为玄参科母草属植物狭叶母草的全草。

【原植物】 狭叶母草 *Lindernia angustifolia* (Benth.) Wettst. 又名：窄叶母草（《全国中草药汇编》）。

一年生草本，高 7～40 cm。茎多分枝，下部弯曲上升，茎枝有条纹，无毛。叶对生；几无柄；叶片条状披针形至披针形或条形，长 1～4 cm，宽 2～8 mm，先端渐尖而圆钝，基部楔形成极短的狭翅，全缘或具少数圆齿。花单生于叶腋，呈短总状花序；花萼 5 裂，仅基部联合，裂片狭披针形；花冠紫色、蓝紫色或白色，冠筒圆柱形，先端 2 唇形，上唇 2 裂，卵形，圆头，下唇 3 裂；雄蕊 4，全育，前面 2 枚花丝的附属物丝状；花柱宿存，形成细喙。蒴果条形，比宿萼长 2 倍。种子长圆形，浅褐色，有蜂窝状孔纹。花期 5～10 月，果期 7～11 月。

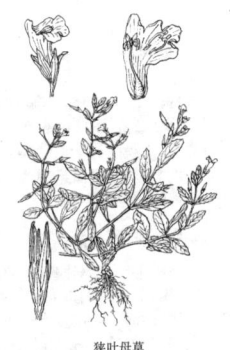

狭叶母草

生于水田、河流旁的低湿处。分布于华东、华南各地。

【采收加工】 7～11 月采收，鲜用或切段晒干。

【药性】 辛、苦，平。

1.《贵州草药》："性平，味辛、苦。"

2.《全国中草药汇编》："甘，平。"

【功用主治】 清热利湿，解毒消肿。主治湿热黄疸，泄泻，痢疾，咽喉肿痛，跌打损伤。

1.《贵州草药》："清热利湿，祛瘀生新。治跌打损伤，骨折，痢疾，黄疸。"

2.《全国中草药汇编》："清热解毒，化瘀消肿。治急性胃肠炎，痢疾，肝炎，咽炎，跌打损伤。"

【用法用量】 内服：煎汤，15～30 g；或研末；或泡酒。外用：鲜品适量，捣敷。

【选方】 1. 治黄疸病　羊角桃、大马蹄草各 30 g。煨水服。（《贵州草药》）

2. 治急性胃肠炎　鲜羊角草、鲜地耳草各 30 g。水煎服。（福建晋江《中草药手册》）

3. 治痢疾　羊角桃 30 g，铁打碗 15 g。煨水服。（《贵州草药》）

4. 治急性喉炎、扁桃体炎　鲜羊角草、积雪草各 30 g。水煎，酌加冰糖调服。（福建晋江《中草药手册》）

1984 羊角藤 yáng jiǎo téng（《福建中草药》）

【异名】 巴戟、白面麻、红头根、山八角（《广西药用植物名录》），穿骨虫、放筋藤、牛的藤（《福建中草药》），鸡眼藤、三角藤（《中药鉴别手册》），猫红藤（《福建药物志》），黑风藤、鳝鱼藤、湘巴戟（《湖南药物志》），乌藤（《贵州中草药名录》），百眼藤（《云南中药资源名录》）。

【基原】 为茜草科巴戟天属植物羊角藤的根或根皮。

【原植物】 羊角藤 *Morinda umbellata* L.　又名：糠藤、乌苑藤（《海南植物志》）。

攀缘灌木。无毛或幼枝稍被柔毛。叶薄革质，对生；叶柄长 6～10 mm；托叶膜质，长 2～5 mm；叶片形状各式，通常长圆状披针形，长 5～8（～12）cm，宽 1.5～3.5 cm，先端急尖或短渐尖，基部楔形，侧脉 5～7 对。花序顶生，伞形花序式排列，通常由 6 个小头状花序组成，每个小头状花序有花 6～12 朵；萼筒半球形，先端平截或不明显齿裂；花冠白色，4 裂，几达基部，裂片狭长圆形，先端稍钝而内弯；雄蕊 4。聚合果扁球形或近肾形，熟时红色，有槽纹。花期 5～7 月，果期 6～10 月。

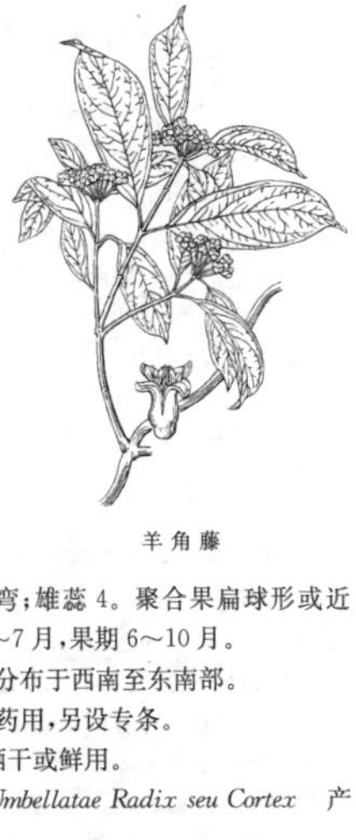

羊角藤

生于低海拔地区灌木丛中。分布于西南至东南部。

本植物的叶（羊角藤叶）亦供药用，另设专条。

【采收加工】 全年均可采，晒干或鲜用。

【药材】 羊角藤 *Morindae Umbellatae Radix seu Cortex*　产于福建、广东、浙江、广西等地。

性状　根多呈圆柱形，长短不等。根皮呈不规则片状、槽状或卷筒状。外表面灰褐色或灰棕色，具不规则皱纹或较粗的纵皱纹，具少数横缢纹，有的皮部断裂而露出粗糙木部，形成长短不等的节。质坚硬，柴性，易折断，断面呈颗粒状，皮部较薄，内表面浅灰紫色，木部粗而脆。无臭，味淡微甜。

鉴别　根横切面：木栓细胞数列；栓内层草酸钙针晶稀少。中柱鞘部位有石细胞断续排列成环。韧皮部有石细胞或石细胞群散在，木质部发达，全部木化；导管类圆形。

粉末特征：棕黄色。石细胞较多，单个散在或成群，黄色或淡黄色，呈长方形、多角形，个别纤维状，孔沟弯曲或斜向，有的末端分叉，有的层纹细密。草酸钙针晶束纤细散在或成束存在于栓内层细胞及薄壁细胞中。木栓细胞成片，淡黄色，表面观呈多角形，壁稍厚。

【成分】 羊角藤根含蒽醌苷元类成分：2-羟基蒽醌（2-hydroxy anthraquinone），茜草素（alizarin），茜草素-1-甲醚（alizarin-1-methyl ether），甲基异茜草素（rubiadin），甲基异茜草素-1-甲醚（rubiadin-1-methyl ether），黄紫茜素（xanthopurpurin），茜草素-2-甲醚

(alizarin-2-methyl ether)，1-羟基-2-甲基蒽醌(1-hydroxy-2-methyl anthraquinone)，2-甲基蒽醌(2-methyl anthraquinone)，2-甲氧基蒽醌(2-methoxy anthraquinone)，1-甲氧基-2-甲基蒽醌(1-methoxy-2-methyl anthraquinone)，茜草色素(munjistin)，光泽定(lucidin)；蒽醌苷类成分：甲基异茜草素葡萄糖苷(rubiadin-glycoside)和1-甲醚甲基异茜草素葡萄糖苷(1-methyl ether-rubiadinglycoside)，还含有门衣司亭甲酯。

【药理】 1. 抗溃疡作用　羊角藤中有效成分丹宁酸有抗溃疡保护胃的作用。

2. 对糖代谢的影响　羊角藤口服给药对葡萄糖引起的大鼠血糖升高有明显的抑制作用；并能降低糖尿病大鼠的组织损伤，以及用于伴有辐射引起DNA损伤的糖尿病的治疗。

毒性　小鼠急性毒性试验中口服最大耐受量为16 g/kg，未见中毒症状。

【药性】 辛、甘，温。

1.《全国中草药汇编》："甘，凉。"

2.《福建药物志》："辛、微甘，温。"

【功用主治】 祛风除湿，补肾止痛。主治风湿关节痛，肾虚腰痛，阳痿，胃痛。

1.《全国中草药汇编》："祛风除湿，止痛。主治胃痛，风湿关节痛。"

2.《福建药物志》："祛风止痛，利湿解毒。根治风湿关节痛，腰痛，黄疸型肝炎，脱肛。"

3.《湖南药物志》："补肾壮阳，祛风除湿。治肾虚腰痛，阳痿，早泄，风湿关节痛。"

【用法用量】 内服：煎汤，15～60 g。

【选方】 1. 治肾虚腰痛　(羊角藤)干根皮15～30 g。酌加猪骨，水煎服。(《福建中草药》)

2. 治黄疸型肝炎　① 羊角藤根、阴行草各30 g。水煎服。② 羊角藤根、阔叶十大功劳根各30 g，瘦猪肉适量。水煎服。(《福建药物志》)

1985 羊屎果 yáng shǐ guǒ (《云南思茅中草药选》)

【异名】 十年果(《云南思茅中草药选》)，麻栗、山蒲桃、野冬青果(《云南中草药选》)。

【基原】 为桃金娘科蒲桃属植物乌墨的果实。

【原植物】 乌墨 *Syzygium cumini* (L.) Skeels[*Myrtus cumini* L.；*Eugenia jambolana* Lam.]　又名：乌楣(《广州植物志》)，海南蒲桃(《海南植物志》)，堇宝莲(《台湾药用植物志》)。

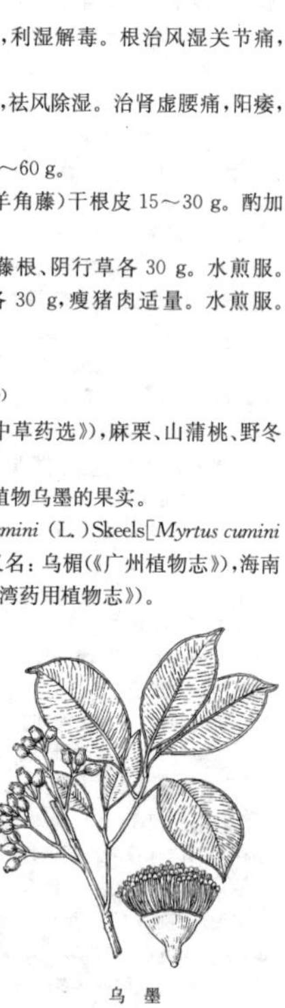

乌　墨

乔木，高15 m。嫩枝圆形，干后灰白色。叶对生；叶柄长1～2 cm；叶片革质，阔椭圆形至狭椭圆形，长6～12 cm，宽3.5～7 cm，先端圆或钝，有一个短的尖头，基部阔楔形，全缘，上面干后褐绿色或黑褐色，下面稍浅色，两面多细小腺点；羽状脉较密。圆锥花序腋生或生于花枝上，偶有顶生；花白色，3～5朵簇生；萼管倒圆锥形，萼齿很不明显；花瓣4，卵形略圆；雄蕊多数，花药丁字着生，纵裂；子房下位，花柱与雄蕊等长。浆果卵圆形或壶形，上部有宿存萼筒，种子1颗。花期2～3月，果期5～9月。

生于平地次生林及荒地。分布于福建、广东、广西、海南、云南、台湾等地。

本植物的叶(堇宝莲叶)、树皮(羊屎果树皮)亦供药用，另设专条。

【栽培】 生物学特性　喜阳光充足、温暖湿润的气候，耐旱，喜高温，以土层深厚而肥沃的土壤栽培为好。

繁殖方法　用种子繁殖。秋季果实呈紫红色或黑色时采收，除去果皮，将种子晾干，置通风处贮藏。翌年春季3月，按沟距35 cm、深3～4 cm开沟，种子粒距5 cm点播入沟内，覆土稍加镇压，浇水保湿。当苗长高50～60 cm时，按行株距4 m×4 m开穴定植，每穴栽1株。

田间管理　定植后，每年中耕除草3～4次，并在春、夏间和秋、冬间各追施1次堆肥或厩肥，在植株旁开沟施入，施后进行培土，冬季剪去过密枝、下垂枝或枯枝。

【采收加工】 5～9月采收果实，晒干。

【药理】 降糖作用　乌墨种子醇提取物给雄家兔口服，有降血糖作用；对四氧嘧啶性糖尿病大鼠，于注射四氧嘧啶同时或后5日口服，观察7～27日可使血糖降至正常，尿糖消失，多食现象有所改善。对正常大鼠1次腹腔注射小量或大量乌墨种子提取物可使血糖先升高后降低，中剂量则能升高血糖。每日腹腔注射小量，也能使血糖略有降低；1次大量灌胃，不影响血糖水平；如连续灌胃3日，则血糖先略升高或后轻度下降。犬皮下注射水提取物，有显著而持久的降血糖作用。

【药性】 甘、酸，平。

1.《广西本草选编》："味甘、酸，性平。"

2.《全国中草药汇编》："苦、涩，平。"

【功用主治】 敛肺定喘，生津，涩肠。主治劳咳，虚喘，津伤口渴，久泻久痢。

1.《广西本草选编》："敛肺定喘。主治哮喘，肺结核，气管炎。"

2.《台湾药用植物志》："种子研末，治糖尿病、腹泻、痢疾。""果实为胆汁腹泻之收敛剂，含漱以治喉痛，或搽头生轮癣。""果皮为糖尿病特效药。"

【用法用量】 内服：煎汤，6～15 g。或研末。外用：适量，研末调敷。

【选方】 1. 治哮喘，肺结核　野冬青果粉30 g，炖猪肉0.5 kg，不放盐，分12次服，每日3次。或用野冬青果粉0.6 g，开水送服，日3次。(《云南中草药选》)

2. 治过敏性哮喘，气管炎　羊屎果研粉，每服3 g，每日3次。(《云南思茅中草药选》)

1986 羊胲子 yáng gāi zi (《纲目》)

【异名】 羊哀(《辍耕录》)，百草丹(《纲目拾遗》)。

【基原】 为牛科山羊属动物山羊胃中的草结。

【原动物】 参见"羖羊角"条。

【采收加工】 宰山羊时剖腹取胃，如其中有草结，取出洗净，晾干。

【药性】 《四川中药志》1962年版："性温，味腥臊，无毒。入胃经。"

【功用主治】 降逆，止呕，解毒。主治噎膈反胃，嗳气，晕船呕吐，草药中毒。

1.《纲目拾遗》："解百草药毒，治噎膈反胃。"

2.《四川中药志》1962年版："降胃气，解百毒。治反胃吐食，噎膈嗳气。"

3.《内蒙古药用动物》："宽胸止呕。治晕船呕吐。"

【用法用量】 内服：煎汤，0.9～1.5 g；或入丸、散。

【宜忌】 《四川中药志》1962年版："胃火炽，无气滞者勿服。"

【选方】 治反胃　(羊胲子)煅存性，每一斤入枣肉、平胃散末一半，和匀。每服一钱，空心沸汤调下。(《纲目》引《摘玄方》)

1987 羊蹄甲 yáng tí jiǎ （《广西药用植物名录》）

【基原】 为豆科羊蹄甲属植物羊蹄甲的根。

【原植物】 羊蹄甲 *Bauhinia variegata* L. 又名：洋紫荆（《中国植物志》），弯叶树（《热带植物奇观》），红花紫荆、红紫荆（《中国高等植物图鉴》）。

落叶乔木，高5～8 m。树皮暗褐色，近光滑；幼嫩部分常被灰色短柔毛；枝广展，硬而稍呈之字曲折。单叶互生；叶柄长2.5～3.5 cm，被毛或近无毛；叶形变化大，广卵形至近圆形，长5～9 cm，宽7～11 cm，先端2裂达叶长的1/3，裂片阔，钝头或圆，基部浅至深心形，有时近截形；基出脉9～15条。总状花序顶生或侧生，极短缩，多少呈伞房花序式，少花，被灰色短柔毛；萼佛焰苞状，被短柔毛，一侧开裂为广卵形；花瓣倒披针形或倒卵形，具瓣柄，紫红色或淡红色，杂以黄绿色及暗紫色的斑纹，近轴一片较阔；能育雄蕊5，花丝纤细，退化雄蕊1～5，丝状，较短；子房具柄，被柔毛，尤以缝线上被毛较密，柱头小。荚果带状，扁平，具长柄及喙；种子10～15颗，近圆形，扁平。花期全年，3月最盛。

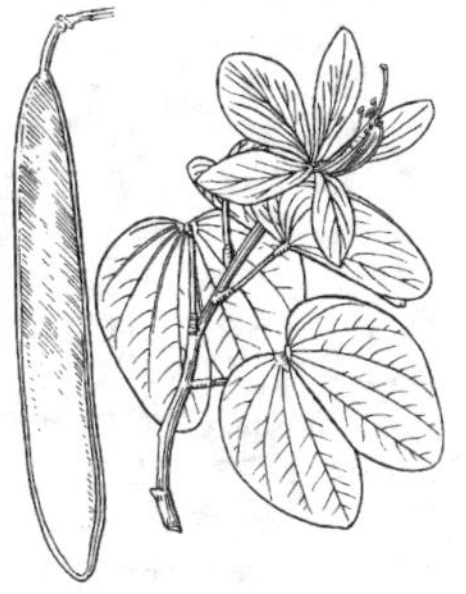

羊 蹄 甲

生于丛林中，热带地区有栽培，为行道树或庭园树种。分布于福建、广东、广西、云南。

本植物的叶（羊蹄甲叶）、花（老白花）、树皮（羊蹄甲树皮）亦供药用，另设专条。

与本品功用相同的同属植物有白花洋紫荆（大白花）*Bauhinia variegata* L. var. *candida* (Roxb.) Voigt，与羊蹄甲区别在于花瓣白色，近轴的一片有时全部杂以淡黄色的斑块；无退化雄蕊；叶下面通常被短毛。分布于福建、广东、广西、云南。

【采收加工】 全年均可采收，切片，晒干。

【成分】 根含黄酮类成分：(2S)-5，7-二甲氧基-3′，4′-亚甲二氧基二氢黄酮〔(2S)-5，7-dimethoxy-3′，4′-methy-lenedioxyflavanone〕，槲皮素7-甲醚（quercetin 7-methylether），山柰酚7，4′-二甲醚3-*O*-*β*-*D*-吡喃葡萄糖苷（kaempferol 7，4′-dimethylether 3-*O*-*β*-*D*-glucopyranoside），山柰酚3-*O*-*β*-*D*-吡喃葡萄糖苷（kaempferol 3-*O*-*β*-*D*-glucopyranoside）。

【药性】 苦、涩，平。

1.《全国中草药汇编》："微涩，微凉。"

2.《福建药物志》："微辛，微温。"

【功用主治】 健脾祛湿，止血。主治消化不良，急性胃肠炎，肝炎，咳嗽咯血，关节疼痛，跌打损伤。

《全国中草药汇编》："止血，健脾。主治咯血，消化不良。"

【用法用量】 内服：煎汤，10～30 g。

1988 羊蹄叶 yáng tí yè （《日华子》）

【基原】 为蓼科酸模属植物羊蹄和尼泊尔酸模的叶。

【原植物】 参见"羊蹄"条。

【采收加工】 7～10月采收，鲜用或晒干。

【成分】 羊蹄叶含槲皮苷（quercitrin）。

【药理】 羊蹄叶煎剂在试管内对炭疽杆菌、白喉杆菌有明显抑制作用，对金黄色葡萄球菌、乙型链球菌、大肠杆菌、伤寒杆菌和痢疾杆菌等也有一定抗菌作用。尼泊尔羊蹄叶的水和乙醇提取物能对抗组胺对离体豚鼠回肠，乙酰胆碱及氯化氨甲酰胆碱对离体蛙腹直肌的兴奋作用。以犬血压为指标，尼泊尔羊蹄叶的水提取物能对抗组胺和拟胆碱药及缓激肽对血压的影响，而乙醇提取物仅能对抗组胺和拟胆碱药对血压的影响，表明两者有抗组胺和抗胆碱作用。此外水提取物能使离体兔心收缩力减弱，心率减慢，冠脉血流量减少。

【药性】 甘，寒。

1.《本草衍义补遗》："甘而不苦。"

2.《滇南本草图说》："气味甘，滑，性寒，无毒。"

3.《全国中草药汇编》："苦、酸，寒。有小毒。"

【功用主治】 清热，止血，通便，解毒，杀虫。主治肠风便血，便秘，小儿疳积，痈疮肿毒，目赤肿痛，疥癣。

1.《日华子》："贴叶治小儿疳虫，杀胡夷鱼、鲑鱼、檀胡鱼毒，亦可作菜食。"

2.《滇南本草》："贴热毒红肿，血风癣疥。"

3.《滇南本草图说》："主治肠风下血，大便秘结不通。一治小儿五疳肚大，筋青黄瘦，大伤脾胃，化虫下虫最良。又解诸鱼毒，可以作菜。""采叶贴太阳穴，治暴赤火眼疼痛。"

4.《食物考》："止痢疾，解毒效捷。"

【用法用量】 内服：煎汤，10～15 g。外用：捣敷；或煎水含漱。

【宜忌】 脾虚泄泻者慎服。

1.《食疗本草》："不宜多食。"

2.《本草图经》："多啖令人下气。"

3.《本草衍义补遗》："多食亦令人大腑泄滑。"

【选方】 1. 治肠风痔泻血　羊蹄根叶烂蒸一碗来食之。（《斗门方》）

2. 治悬痈，咽中生息肉，舌肿　羊蹄草煮取汁，口含之。（《千金方》）

3. 治对口疮　鲜羊蹄叶适量，同冷饭捣烂外敷。（《福建中草药》）

4. 治小儿久病疮及疥癣，内黄水汁出　用羊蹄草捣烂，以白蜜和绞取汁涂之。（《普济方》）

5. 治秃疮，头部脂溢性皮炎（头风白屑）　羊蹄茎叶适量，食盐少许，共捣烂外敷。（《安徽中草药》）

1989 羊蹄实 yáng tí shí （《新修本草》）

【异名】 金荞麦（《本草衍义》）。

【基原】 为蓼科酸模属植物羊蹄和尼泊尔酸模的果实。

【原植物】 参见"羊蹄"条。

【采收加工】 4～5月果实成熟时采摘，晒干。

【药材】 羊蹄实 *Rumicis Japonici Fructus*　产于江苏、安徽、浙江、江西、福建、台湾、湖南、湖北等地。

性状　瘦果宽卵形，有3棱，为增大的内轮花被所包。花被宽卵状心形，边缘有锯齿，各具一卵形小瘤。干燥的果实表面棕色。气微，味微苦。

【药性】 苦，平。

1.《新修本草》："味苦、涩，平，无毒。"

2.《冯氏锦囊》："温，苦，平。"

【功用主治】 凉血止血，通便。主治痢疾，漏下，便秘。

1.《新修本草》："主赤白杂痢。"

2.《纲目》："治妇人血气。"

3.《本草省常》："下气止痒，利大小便。"

【用法用量】 内服：煎汤，3～6 g。

1990 羊蹄草 yáng tí cǎo （《岭南采药录》）

【异名】 紫背草（《植物名实图考》），红背叶（《广州植物志》），假芥兰、爆仗草(《岭南采药录》),叶下红(《江西草药》),喇叭红草(《福建民间草药》),小蒲公英、七十二枝花、牛尾膝(《广西中兽医药用植物》),紫背犁头草(《南宁市药物志》),土黄连、野芥兰(《广西中草药》),乳汁草(《云南中草药》),空筒草、千日红(《宜宾中草药植物名录》),紫背地丁(《南充中草药》),兔子参、乌疔草(《福建药物志》)。

【基原】 为菊科一点红属植物一点红的全草。

【原植物】 一点红 *Emilia sonchifolia* (L.)DC.

一年或多年生草本,高 10～40 cm。茎直立或近基部倾斜,紫红色或绿色,多少分枝,枝条柔弱,粉绿色。叶互生;无柄;叶片稍肉质,生于茎下部的叶卵形,长 5～10 cm,宽 4～5 cm,琴状分裂,边缘具钝齿,茎上部叶小,通常全缘或有细齿,上面深绿色,下面常为紫红色,基部耳状,抱茎。头状花序具长梗,为疏散的伞房花序,花枝常 2 歧分枝;总苞圆柱状,苞片 1 层;花全为两性,筒状,花冠紫红色,5 齿裂。瘦果狭矩圆形,有棱。冠毛白色,柔软,极丰富。花期 7～11 月,果期 9～12月。

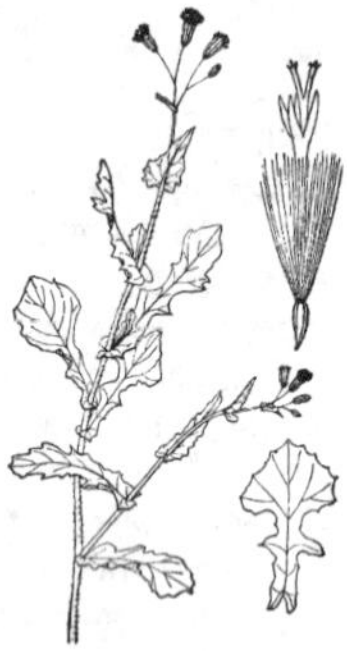

一点红

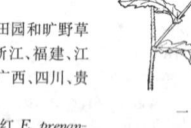

生于村旁、路边、田园和旷野草丛中。分布于江苏、浙江、福建、江西、湖北、湖南、广东、广西、四川、贵州、云南、陕西等地。

同属植物小一点红 *E. prenanthoiolea* DC. 外形与本种相似,但其总苞短于花冠,下部的叶为卵形,仅有粗齿,不为琴状分裂。分布于广东、广西、云南等地。其全草入药,功效与本品基本相同。

【采收加工】 7～11 月采收,鲜用或晒干。

【药材】 羊蹄草 *Emiliae Sonchifoliae Herba* 产于江西、广东、广西、福建、湖南、贵州等地。

性状 全草长约 30 cm。根茎细长,圆柱形,浅棕黄色;茎少分枝,细圆柱形,有纵纹,灰青色或黄褐色。叶多皱缩,灰青色,基部叶卵形、琴形,上部叶较小,基部稍抱茎;纸质。头状花序干枯,花多已脱落,花托及总苞残存,苞片茶褐色,膜质。瘦果浅黄褐色,冠毛极多,白色。有干草气,味淡,略咸。

【成分】 羊蹄草地上部分含生物碱:克氏千里光碱(senkirkine),多榔菊碱(doronine)。黄酮类成分:金丝桃苷(hyperoside),三叶豆苷(trifolin),槲皮苷(quercitrin),芸香苷(rutin),槲皮素(quercetin)。三萜类成分:熊果酸(ursolic acid),西米杜鹃醇(simiarol)。又含 β-谷甾醇(β-sitosterol),豆甾醇(stigmasterol),以及正二十六醇(*n*-hexacosanol),三十烷(triacontane),蜂花酸(melissic acid),棕榈酸(palmitic acid)。

【药理】 1. 抑菌作用 100%煎剂平板打洞法证明,对金黄色葡萄球菌、铜绿假单胞菌、伤寒杆菌有抑制作用。

2. 抑瘤作用 羊蹄草甲醇提取物是 DL、EAC、L-929 细胞的细胞毒素,但在体外条件下对正常淋巴细胞无毒作用。给小鼠以 100 mg/kg 的剂量灌胃能抑制肿瘤的增长,能增加肿瘤小鼠的存活时间。此外,还能抑制 DNA 的合成。

【炮制】 取原药材,除去杂质,喷淋清水,切段,干燥,筛去灰屑。

饮片性状 根、茎、叶、花混合的段状。参见"药材"项。

贮干燥容器内,置通风干燥处。

【药性】 苦,凉。

1.《岭南采药录》:"味甘,性平。"

2.《广东中药》:"性凉,味淡,无毒。"

3.《海南岛常用中草药手册》:"淡、微苦,凉。"

【功用主治】 清热,解毒,利水,凉血,散瘀。主治感冒,乳蛾,痢疾,腹泻,热淋,便血,水肿,目赤,乳痈,疔疖,湿疹,跌打损伤。

1.《岭南采药录》:"治肠痔泻血,利小儿积虫,治五疳,开胃进食,解鱼毒。"

2.《广东中药》:"清解大肠湿热,凉血生肌,消肿拔毒。主治痢疾,脱肛(配火炭母),麻疹透后热毒内困,赤眼,疮疖肿毒,湿疹痒痛,乳疮,小儿生殖器红肿。"

3.《浙江民间常用草药》:"抗菌消炎。主治乳腺炎,疖肿,阴道炎,扁桃体炎,咽喉炎,马蜂刺伤。"

【用法用量】 内服:煎汤,9～18 g,鲜品 15～30 g;或捣汁含咽。外用:适量,煎水洗;或捣敷。

【宜忌】《广东中药》:"孕妇慎用。"

【选方】 1. 治慢性胃肠炎 鲜一点红 60 g,桂皮 6 g。水煎,每日 1 剂。(江西《草药手册》)

2. 治风热翳膜 野芥兰 120 g,梅片 0.3 g。共捣烂,敷眼眶四周。

3. 治小儿疳积 野芥兰 9 g。蒸瘦猪肉吃。(2、3 方出自《广西民间常用中草药手册》)

4. 治水肿 鲜一点红全草、灯心草各 60 g。水煎,饭前服,每日 2 次。(《福建民间草药》)

5. 治乳腺炎,疖肿 (一点红)鲜全草适量,加食盐少许捣烂,敷患处,每日 1 换。同时鲜全草 30 g(干品 15 g),水煎服。(《浙江民间常用草药》)

6. 治跌打损伤,瘀血肿痛 一点红、酢浆草鲜品各适量。捣烂加酒少许,灼热外包。(《四川中药志》1982 年版)

【临床报道】 治疗小儿上呼吸道感染及支气管肺炎 以一点红注射液(1 ml 含生药 1 g)为主,配合其他对症疗法,共治疗上呼吸道感染 50 例、支气管肺炎 25 例,年龄以 1～3 岁为最多。剂量:6 个月以下每日用 1～2 ml,6 个月～1 岁用 2～4 ml,2～3 岁用 4～6 ml,4～6 岁用 6～9 ml,7～10 岁用 9～12 ml,10 岁以上用 12 ml,均分 2～3 次肌内注射。疗效观察:上呼吸道感染治疗后体温多数在 2～3 日恢复正常,咳嗽逐渐减轻,3～4 日痊愈出院;支气管肺炎,体温多在 3～4 日恢复正常,咳嗽气喘及肺部啰音均逐渐消失,5～6 日痊愈出院。

1991 羊耳朵叶 yáng ěr duo yè (《滇南本草》)

【基原】 为醉鱼草科醉鱼草属植物密蒙花叶。

【原植物】 参见"密蒙花"条。

【采收加工】 生长期均可采收,鲜用或晒干。

【药性】《滇南本草图说》:"性微温,味酸苦。"

【功用主治】 1.《滇南本草》:"取叶去尖蜜炙,治久咳良;贴臁疮溃烂,顽疮久不收口,生肌长肉。"

2.《南宁市药物志》:"捣烂治跌打刀伤。"

【用法用量】 外用:捣烂敷或研末搽。

【选方】 治一切疮痈疔毒,溃烂生管,不能生肌,及久年阴疮无脓血者 羊耳朵叶研末搽。(《滇南本草》)

1992 羊角纽花 yáng jiǎo niǔ huā (《本草求原》)

【基原】 为夹竹桃科羊角拗属植物羊角拗种子的丝状绒毛。

【原植物】 参见"羊角拗"条。

【采收加工】 果实成熟时采收,剥取种子上的丝状绒毛,晒干。

【功用主治】 止血,散瘀。主治刀伤出血,跌打肿痛。

1.《本草求原》:"止刀伤血。"

2.《岭南采药录》:"治刀伤极效,为末敷之,不半日合口。跌打外敷。"

【用法用量】 外用：适量，外敷。

1993 羊角拗子 yáng jiǎo ào zi (《广西中药志》)

【基原】 为夹竹桃科羊角拗属植物羊角拗的种子。

【原植物】 参见“羊角拗”条。

同属植物的种子与本品功效相似的有：① 旋花羊角拗 *S. gratus* (Wall. et Hook. ex Benth.) Baill. 我国台湾有栽培。原产于热带非洲。② 箭毒羊角拗 *S. hispidus* DC. 广东、广西、云南有栽培。原产于非洲南部。

【采收加工】 当果实成熟未开裂时采摘(防果裂开，种子飞走)，晒裂取出种子，除去丝状白毛，晒干。

【药材】 羊角拗子 *Strophanthi Divaricati Semen* 产于广东、广西、海南、福建等地。

性状 种子呈扁纺锤形，长约 2 cm，宽约 5 mm，基部钝，先端尖，顶部留有白色丝状长毛的痕迹。上部渐狭延长成喙状，近喙一侧有一凸起的棱线至种皮中部。表面棕褐色，有皱纹，微扭曲。质脆，易折断，断面可见白色种仁，富油性。气微，味苦，有大毒。

【成分】 羊角拗种子含强心苷：羊角拗苷(divaricoside)，羊角拗异苷(divostroside)，ψ-考多苷(ψ-caudoside)，ψ-考多异苷(ψ-caudostroside)，西诺苷(sinoside)，异西诺苷(sinostroside)，沙木苷(sarmutoside)，毒毛旋花苷 (strophanthin)D-Ⅰ、D-Ⅱ、D-Ⅲ。

【药理】 参见“羊角拗”条。

【药性】 《广西中药志》：“味苦，有大毒。”

【功用主治】 祛风通络，解毒杀虫。主治风湿痹痛，小儿麻痹后遗症，跌打损伤，痈肿，疥癣。

【用法用量】 外用：适量，捣敷；或研末调敷。

【宜忌】 一般作外用，不能内服。

【临床报道】 治疗充血性心力衰竭 用羊角拗苷 0.5 mg，加于 20%葡萄糖 50 ml 中，以 10 分钟以上速度缓缓注入静脉，每日 1 次，连注 4～5 日，停药 1～2 日。治疗充血性心力衰竭 58 例，获良效者 39 例，有效者 15 例，有效率为 93%。用药后，大部分患者的各种症状都改善或消失，脉搏与呼吸数减少，肺活量增加。用药 3 小时内，血压升高，静脉压下降，尿量增多，但对心电图无明显影响。

1994 羊角藤叶 yáng jiǎo téng yè (《全国中草药汇编》)

【基原】 为茜草科巴戟天属植物羊角藤的叶。

【原植物】 参见“羊角藤”条。

【采收加工】 7～10 月采摘，鲜用。

【药性】 《全国中草药汇编》：“甘，凉。”

【功用主治】 解毒，止血。主治蛇咬伤，创伤出血。

1. 《全国中草药汇编》：“叶外用治创伤出血。”

2. 《福建药物志》：“叶治蛇伤。”

【用法用量】 外用：鲜品捣敷。

【选方】 治蛇伤 羊角藤鲜叶捣烂敷囟门穴，待伤部肿退后，才可去药；伤口用梅叶冬青加食盐少许，捣烂敷。(《福建药物志》)

1995 羊齿天冬 yáng chǐ tiān dōng (《全国中草药汇编》)

【异名】 峡州百部(《本草图经》)，千打锤(《四川中药志》)，土百部(《中药材手册》)，七姐妹、天门冬(《湖南药物志》)。

【基原】 为百合科天门冬属植物羊齿天门冬的块根。

【原植物】 羊齿天门冬 *Asparagus filicinus* Buch.-Ham. ex D. Don

多年生草本，茎直立，高 50～70 cm。根肉质，呈纺锤形，多条至数十条簇生，外皮黄褐色，肉质白色，多数形似麦冬而大，其长度不一，最长可达 8 cm，粗 5～9 mm。根茎极短，其上生茎，近平滑，通常 2 分枝，无木质化硬刺。叶片极小，退化呈鳞片状；形似叶的绿色部分为叶状枝，常 2～5 成丛，扁平呈镰刀状，外观似羊齿植物，大小变化甚大，长 3～15 mm，宽 0.8～2 mm，先端渐尖，具中脉。花单性；雌雄异株，淡绿色，有时略带紫色，每 1～2 朵腋生；花梗纤细，中部有关节；雄花：花被片 6；雄蕊 6，短于花被；雌花：雌蕊 1，子房上位，3 室。浆果近球形，下垂，干后变紫黑色；种子 2～3 颗。花期 5～7 月，果期 6～8 月。

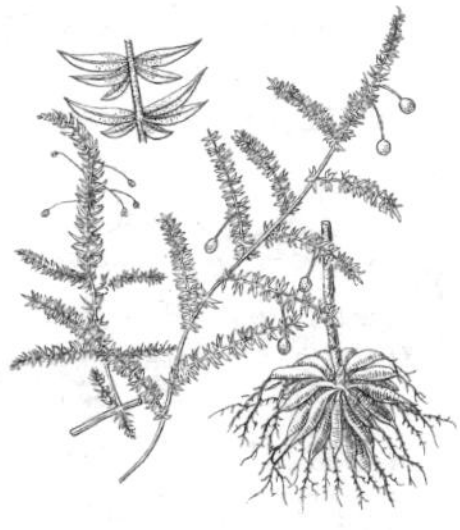

羊齿天门冬

生于山间疏林、灌木丛下，山谷及沟底阴湿处。分布于山西、浙江、河南、湖北、湖南、四川、贵州、云南、西藏、陕西、甘肃等地。

块根供药用的同属植物尚有密齿天门冬 *Asparagus meioclados* Lévl. 分布于四川、贵州、云南。

【采收加工】 7～10 月采挖，煮沸约 30 分钟，捞出，剥除外皮，晒干。

【药材】 羊齿天冬 *Asparagi Filicini Radix* 主产于四川、云南等地。

性状 块根呈长纺锤形，长 2.5～5 cm，直径 5～10 mm，有时成簇。表面棕黑色，有细密根毛，纵皱纹深浅不等。质坚韧，有黏性，断面角质样。中心中柱细，黄白色。有豆腥气，味淡。

【成分】 羊齿天冬根含皂苷：22-甲氧基天冬皂苷Ⅳ(22-methoxy-Asp-Ⅳ)，羊齿天冬苷 A、B、C。3-*O*-〔β-*D*-吡喃葡萄糖基(1→2)〕〔β-*D*-吡喃葡萄糖基(1→4)〕〔β-*D*-吡喃木糖基(1→6)〕-β-*D*-吡喃葡萄糖基(1→4)-β-*D*-吡喃葡萄糖基-(25*S*)-5β*H*-3β-螺甾烷醇{3-*O*-〔β-*D*-glucopyranosyl(1→2)〕〔β-*D*-glucopyranosyl(1→4)〕〔β-*D*-xylopyranosyl(1→6)〕-β-*D*-glucopyranosyl(1→4)-β-*D*-glucopyranosyl-(25*S*)-5β-spirostan，3β-ol}。氨基酸有：天冬氨酸，丝氨酸，谷氨酸，甘氨酸，丙氨酸，缬氨酸，甲硫氨酸，异亮氨酸，亮氨酸，酪氨酸，苯丙氨酸，赖氨酸，组氨酸，精氨酸，脯氨酸，半胱氨酸；微量元素有钙、锰、铁、钴、铜、锌、铅、铬。

全草含鹭鸶兰苷(diuranthoside)等甾体皂苷。

【药性】 甘、苦，平。

1. 《滇南本草》：“味苦，微甘，性寒。入肺经。”

2. 《全国中草药汇编》：“甘，淡，平。”

【功用主治】 润肺止咳，杀虫止痒。主治肺痨久咳，痰中带血，疥癣瘙痒。

1. 《滇南本草》：“润肺，治肺热咳嗽，消痰，定喘，止虚劳咳嗽，杀虫。”

2. 《四川中药志》1960 年版：“润肺燥，杀虫虱。治肺劳久咳，疗骨蒸潮热，涂疥癣。”

【用法用量】 内服：煎汤，6～15 g。外用：煎汤洗；或研末调敷。

【选方】 治津少便秘 天门冬(羊齿天冬)、生首乌、火麻仁各 12 g。水煎服。(《青海常用中草药手册》)

1996 羊屎条叶 yáng shǐ tiáo yè (《贵阳民间药草》)

【基原】 为忍冬科荚蒾属植物烟管荚蒾的茎叶。

【原植物】 参见“羊屎条根”条。

【采收加工】 5～10 月采收，鲜用或晒干。

【功用主治】 止血，接骨。主治外伤出血，骨折，预防流感。

【用法用量】 外用：研末敷。内服：煎汤，15～60 g。

【选方】 1. 接骨 羊屎条叶、水冬瓜根皮、小种三七各适量。

打末调苦浓茶外涂。(《贵阳民间药草》)

2. 治刀伤　羊屎条茎上嫩绒毛放于伤口处。

3. 预防流感　羊屎条茎叶 60 g。煎水服。(2、3 方出自《贵州草药》)

1997 羊屎条花 yáng shǐ tiáo huā (《分类草药性》)

【基原】 为忍冬科荚蒾属植物烟管荚蒾的花。

【原植物】 参见"羊屎条根"条。

【采收加工】 夏、秋季采收,烘干。

【功用主治】《分类草药性》:"治羊毛疔,跌打损伤。"

【用法用量】 外用:研末捣敷。

1998 羊屎条根 yáng shǐ tiáo gēn (《分类草药性》)

【异名】 羊奶根(《分类草药性》),羊食子根、羊屎子根(《四川中药志》)。

【基原】 为忍冬科荚蒾属植物烟管荚蒾的根。

【原植物】 烟管荚蒾 *Viburnum utile* Hemsl.　又名:牛屎柴(《乾坤生意》),羊屎柴(《纲目》),黑汉条、冷饭团(《贵州草药》),羊舌条(《贵州民间方药集》)。

常绿灌木,高达 2 m。幼枝密被灰褐色星状毛,老枝棕褐色。叶对生;叶柄长 5～10 mm;叶革质,叶片椭圆状卵形至卵状长圆形,长 2～7 cm,宽 0.8～3.5 cm,先端圆至稍钝,基部圆形,全缘,边稍内卷,上面深绿色有光泽而无毛,下面被灰白色星状毡毛,具 5～6 对下面隆起的侧脉。聚伞花序,有星状毛;总花梗粗壮,第一级辐射枝通常 5 条,花通常生于第二至第三级辐射枝上;萼筒具 5 钝齿;花冠白色,花蕾时带淡红色,辐状;雄蕊 5,约等长于花冠;花柱与萼齿近于等长。核果椭圆形,先红熟黑;核扁,背具 2 浅沟,腹具 3 浅沟。花期 3～8 月,果期 8 月。

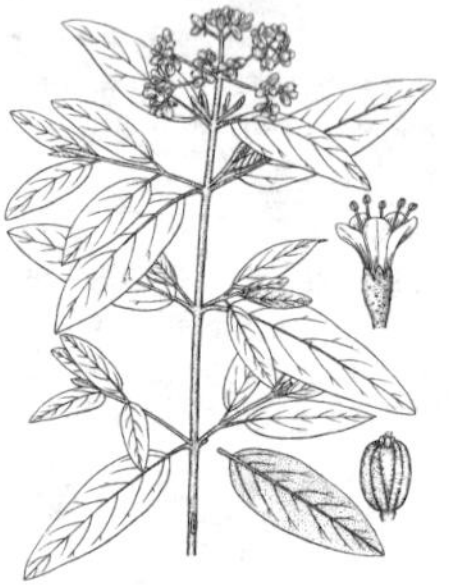

烟管荚蒾

生于海拔 500～1 800 m 的山坡林缘或灌木丛中。分布于陕西、湖北、湖南、四川、贵州等地。

本植物的茎叶(羊屎条叶)、花(羊屎条花)亦供药用,另设专条。

【采收加工】 9～11 月采挖,切片晒干。

【药性】 苦、涩,平。

1.《贵阳民间药草》:"酸涩,平,无毒。"

2.《四川常用中草药》:"性微温,味涩。"

【功用主治】 利湿解毒,活血通络。主治痢疾,脱肛,痔疮下血,白带,风湿痹痛,跌打损伤,痈疽,湿疮。

1.《纲目》:"主痈疽发背,能合疮口,散脓血,又治下血如倾水。"

2.《分类草药性》:"治痔疮,痒子。"

3.《贵阳民间药草》:"治痔疮,脱肛,热痢。"

4.《贵州民间方药集》:"治热痢,痔血,风湿,感冒,白带,刀伤出血,预防流感。"

【用法用量】 内服:煎汤,15～30 g;或泡酒。外用:捣敷;或煎水洗。

【选方】 1. 治热痢　羊屎条 30 g,大木姜子 7 粒。煎水服。

2. 治痔疮脱肛　羊屎条根 60 g,猪大肠适量。炖熟食。(1、2 方出自《贵阳民间药草》)

3. 治下血如倾水　(羊屎柴)生根一斤,生白酒二斗,煮一斗,空心随量饮。(《纲目》)

4. 治脱肛　羊屎子根 30 g,黄芪 60 g,猪大肠适量。炖服。

5. 治跌打损伤,风湿痛　羊屎子根 60 g,大血藤 30 g,威灵仙 30 g。泡酒服。(4、5 方出自《四川中药志》1979 年版)

1999 羊踯躅根 yáng zhí zhú gēn (《纲目》)

【异名】 山芝麻根(《纲目拾遗》引《梁侯瀛集验良方》),巴山虎(《百草镜》),闹羊花根(《纲目拾遗》)。

【基原】 为杜鹃花科杜鹃花属植物羊踯躅的根。

【原植物】 参见"闹羊花"条。

【采收加工】 7～10 月采挖,切片,晒干。

【药性】 辛,温,有毒。归脾经。

1.《本草新编》:"入脾经。"

2.《浙江药用植物志》:"辛、温,有毒。"

【功用主治】 驱风除湿,散瘀止痛。主治风湿痹痛,痛风,跌打肿痛,痔漏,疥癣。

1.《草药新纂》:"止痛,治风痛及跌打损伤。"

2.《浙江药用植物志》:"祛风,止咳,散瘀,止痛,杀虫。主治风湿痹痛,跌打损伤,神经痛,慢性气管炎,风湿性关节炎。"

【用法用量】 内服:煎汤,1.5～3 g。外用:研末调敷;煎水洗或涂擦。

【宜忌】 本品有毒,不宜久服、过量,虚弱患者及孕妇禁服。

《本草求原》:"其根人酒饮,能杀人。不可近眼,令人昏翳,同南星、川草乌尤甚。"

【选方】 1. 治类风湿关节炎　羊踯躅根 3～9 g,毛果杜鹃 30 g。水煎服。(《浙江药用植物志》)

2. 治痛风走注　黄踯躅根一把,糯米一盏,黑豆半盏。酒、水各一碗煎,徐徐服,大吐大泄,一服便能动。(傅滋《医学集成》)

3. 治跌打损伤,关节风痛　羊踯躅根 3 g,土牛膝、大血藤、白茅根各 9～12 g。水煎服。(《浙江民间草药》)

4. 治痔漏不可刀针挂线及服药丸散　闹羊花根捶碎,煎汤放罐内,置桶中,盖上挖一孔,对痔坐定,熏之。汤冷,复热之再熏。其管触药气,自渐渐溃烂不堪。熏半月,重者一月。切不可洗。(《纲目拾遗》熏痔漏方)

5. 治两腮红肿　百合一个,山芝麻根(去皮)、贝母、元明粉各一钱,银朱七分。加白面调敷。(《纲目拾遗》引《梁侯瀛集验良方》)

6. 治癣　羊踯躅根 120 g,水 500 g,煎成 120 g,加醋 30 g,外搽患处。(《浙江民间常用草药》)

2000 羊蹄甲叶 yáng tí jiǎ yè (《全国中草药汇编》)

【基原】 为豆科羊蹄甲属植物羊蹄甲的叶。

【原植物】 参见"羊蹄甲"条。

【采收加工】 7～10 月采收,鲜用或晒干。

【成分】 全草含黄酮类成分:槲皮苷(quercitroside),异槲皮苷(isoquercitroside),芸香苷(rutoside),花旗松素鼠李糖苷(taxifoline rhamnoside)。

【药性】 淡,凉。

1.《全国中草药汇编》:"淡,平。"

2.《福建药物志》:"甘,凉。"

【功用主治】 止咳化痰,通便。主治咳嗽,支气管炎,便秘。

1.《全国中草药汇编》:"润肺止咳,缓泻。主治咳嗽,便秘。"

2.《福建药物志》:"宣肺化痰。治咳嗽。"

【用法用量】 内服:煎汤,10～15 g。

2001 羊屎果树皮 yáng shǐ guǒ shù pí (《云南思茅中草药选》)

【基原】 为桃金娘科蒲桃属植物乌墨的树皮。

【原植物】 参见"羊屎果"条。

【采收加工】 全年均可采,切片晒干。

【药性】《广西本草选编》:"味苦、涩,性凉。"

【功用主治】 清热解毒。主治热毒泄泻,痢疾。

1.《广西本草选编》:"健胃,利尿。主治肠炎腹泻,痢疾。"

2.《台湾药用植物志》:"治皮肤病。"

【用法用量】 内服:煎汤,15~30 g。外用:煎汤洗。

2002 羊蹄甲树皮 yáng tí jiǎ shù pí(《云南思茅中草药选》)

【基原】 为豆科羊蹄甲属植物羊蹄甲的树皮。

【原植物】 参见"羊蹄甲"条。

【采收加工】 全年均可采收,剥取树皮,切片,鲜用或晒干。

【成分】 茎含黄酮类成分:5, 7-二甲氧基黄烷酮-4′-*O*-*α*-*L*-吡喃鼠李糖基-*β*-*D*-吡喃葡萄糖苷(5, 7-dimethoxyflavanone-4′-*O*-*α*-*L*-rhamnopyranosyl-*β*-*D*-glucopyranoside),5, 7-二羟基黄烷酮-4′-*O*-*α*-*L*-吡喃鼠李糖基-*β*-*D*-吡喃葡萄糖苷(5, 7-dihydroxyflavanone-4′-*O*-*α*-*L*-rhamnopyranosyl-*β*-*D*-glucopyranoside),山柰酚-3-葡萄糖苷(kaempferol-3-glucoside)等。还含其他成分 *β*-谷甾醇(*β*-sitosterol),羽扇豆醇(lupeol)。

【药理】 抗炎作用 羊尿果树皮乙醇提取物有抗炎作用,能抑制组胺(1 mg/ml)、5-羟色胺(1 mg/ml)、缓激肽(0.02 mg/ml)、前列腺素 E_2(0.001 mg/ml)引起的炎症反应。

【药性】《全国中草药汇编》:"苦、涩,平。"

【功用主治】《全国中草药汇编》:"健脾燥湿。主治消化不良,急性胃肠炎。"

【用法用量】 内服:煎汤,10~30 g。

2003 关木通 guān mù tōng(《中华人民共和国药典》2000 年版)

【异名】 马木通(《东北植物药图志》),苦木通(《中药材品种论述》),木通(《长白山植物药志》),东北木通(《新华本草纲要》)。

【基原】 为马兜铃科马兜铃属植物木通马兜铃的藤茎。

【原植物】 木通马兜铃 *Aristolochia manshuriensis* Kom. [*Hocquartia manshuriensis* Kom. Nakai]

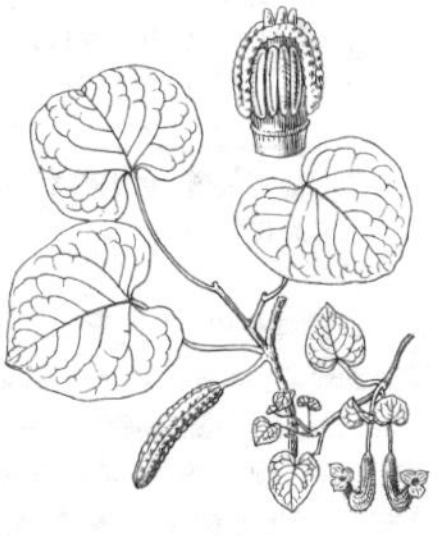

木通马兜铃

木质藤本。茎具灰色栓皮,有纵皱纹。叶互生;叶柄长 10~13 cm;叶片圆心脏形,长 10~20 cm,宽 15~23 cm,先端稍钝或尖,基部心形,全缘或微波状,下面有稀疏的短毛,基出脉 5 条,侧脉每边 3~5 条。花腋生;花梗基部具 1~2 片淡褐色的鳞片,并密生茸毛;花被筒呈马蹄形弯曲,上部膨大,外面淡绿色,内面于合蕊柱处有毛,管部褐色或淡黄绿色,3 深裂,裂片广三角形;雄蕊 6,成对贴附于柱头的外面;合蕊柱三棱形,柱头 3 浅裂;子房圆筒状。蒴果六面状圆筒形,淡黄绿色,后变暗褐色,由先端胞间裂开为 6 瓣。种子心状三角形,淡灰褐色。花期 5 月,果熟期 8~9 月。

生于阴湿林中或林缘。分布于东北及山西、四川、陕西、甘肃等地。

【栽培】 生物学特性 喜温和湿润的气候。宜在排水良好、疏松肥沃的砂质壤土或壤土中种植。

繁殖方法 用种子繁殖。3 月下旬至 4 月上旬播种。按行距 20~25 cm 开条沟,将种子播入沟内,覆土 2~3 cm。浇水湿润土壤。

田间管理 幼苗期注意除草松土,保持土壤湿润。在苗高 30~40 cm 时搭立支架,以利蔓茎攀缘上升。每年施肥 2~3 次。

【采收加工】 2~3 月、11~12 月采收,切段,刮去外皮,晒干。

【药材】 关木通 *Aristolochiae Manshuriensis Caulis* 主产于黑龙江、吉林、辽宁,以吉林产量最大。

性状 茎呈长圆柱形,稍扭曲,长 1~2 m,直径 1~6 cm。表面灰黄色或棕黄色,有浅纵沟及棕褐色残余粗皮的斑点。节部稍膨大,有一枝痕。体轻,质硬,不易折断,断面黄色或淡黄色,皮部薄,木部宽广,有多层整齐环状排列的导管,射线放射状,髓部不明显。摩擦残余粗皮,有樟脑样臭。气微,味苦。

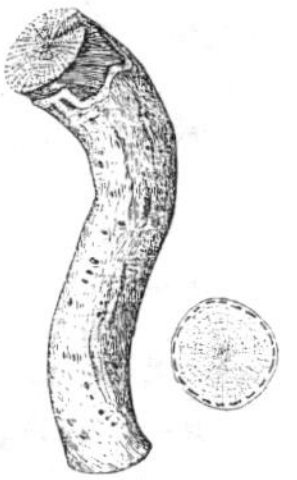

关木通(藤茎)外形及饮片

鉴别 (1) 粉末特征:淡黄色。纤维管胞大多呈束,长棱形,直径 11~20 μm,壁有明显的具缘纹孔,纹孔口斜裂缝状或相交成十字形。分隔纤维直径 21~42 μm,斜纹孔明显。石细胞少见,类方形或类多角形,壁较厚。草酸钙簇晶直径约至 40 μm。具缘纹孔导管大,直径约至 328 μm,多破碎,具缘纹孔类圆形,排列紧密;具缘纹孔管胞少见。

(2) 取本品粉末 1 g,加 75% 乙醇 20 ml,回流加热 15 分钟,放冷,滤过。取滤液点于滤纸上,干后置紫外灯(365 nm)下观察,显天蓝色荧光;于点样处加稀盐酸 1 滴,干后显黄绿色荧光,用氨试剂熏后复显天蓝色荧光(检查马兜铃酸)。

(3) 薄层色谱:取本品粉末 1 g,加乙醇 50 ml,置水浴加热回流 1 小时,滤过。蒸干,残渣加乙醇 1 ml 使溶解,作供试品溶液。另取马兜铃酸对照品,加乙醇制成每 1 ml 含 0.5 mg 的溶液,作对照品溶液。吸取上述两种溶液各 3 μl 点于同一硅胶 G 薄板上,使成条状,以甲苯-醋酸乙酯-水-甲酸(20∶10∶1∶1)的上层溶液为展开剂,展开,取出晾干,分别置日光和紫外光灯(365 nm)下检视。供试品色谱中,在与对照品色谱相应位置上显相同颜色的条斑。

【成分】 茎含马兜铃酸(aristolochic acid)A、B、D,马兜铃苷(aristoloside),马兜铃酸 D 甲醚(aristolochic acid D methyl ether),木兰花碱(magnofloine),*β*-谷甾醇(*β*-sitosterol)和右旋异双环大牻牛儿烯醛(isobicyclogermacrenal),马兜铃内酰胺(aristolactone),10-去硝基马兜铃酸(10-denitroaristolochic acid)。

【药理】 1. 对血压的影响 麻醉兔和犬静脉注射关木通煎剂 0.5~2 g/kg,可使血压立即上升,然后下降,并持续较长时间的血压降低现象,有些兔则不出现血压升高,只有血压降低。

2. 对平滑肌的作用 关木通煎剂对离体小鼠小肠呈兴奋作用,对离体小鼠未孕和已孕子宫则皆呈抑制作用。

毒性 慢性肾衰竭大鼠对小剂量关木通的肾脏毒性作用易感性增加,长期小剂量应用关木通可显著加速慢性肾衰大鼠肾脏损害进程,关木通能诱发大鼠前胃及膀胱癌,此致癌作用具有时间依赖性,并可能具有器官特异性。关木通的氨水-乙醇提取液和水煎液在一定浓度下对 V_{79} 细胞 DNA 具有损伤作用。短期服用关木通及其复方均出现肾毒性,并呈现急性肾小管上皮细胞损伤为主而不伴肾间质纤维化的组织病理学特点;证实关木通真正的肾毒性成分有固有的和体内代谢生成的马兜铃内酰胺,其作用位点并非局限于肾小管上皮细胞,至少还有肾间质成纤维细胞,该细胞生长受显著抑制的现象与慢性马兜铃酸肾病寡细胞性肾间质纤维化的病理特点相一致。

【药性】《北方常用中草药手册》:"味苦,性寒。"

【功用主治】《东北常用中草药手册》:"主治肾炎水肿,尿道炎,膀胱炎,小便不利;口舌生疮,心烦不眠;妇女经闭,乳汁不通。"

【宜忌】 内无湿热者及孕妇慎服。本品用量过大或长期服用，可引起急性肾功能衰竭，甚至死亡。中毒症状表现为上腹不适，继而呕吐、头痛、胸闷、腹胀隐痛、腹泻，或面部浮肿、尿频、尿急、尿量减少，渐起周身浮肿、神志不清等。

【选方】 1. 治尿路感染，小便赤涩 木通(关木通)6 g，马齿苋 50 g，水煎服。

2. 治目赤(结膜炎) 木通(关木通)适量，开水泡，熏洗。(1、2方出自《长白山植物药志》)

2004 关白附 guān bái fù 《中药志》

【异名】 白附子(《别录》)，节附、两头尖(《盛京通志》)，竹节白附(《中药材品种论述》)。

【基原】 为毛茛科乌头属植物黄花乌头的块根。

【原植物】 黄花乌头 *Aconitum coreanum* (Lévl.) Rapaics[*A. delavayi* Franch. var. *coreanum* Lévl.; *A. komarovii* Steinb.]

又名：黄乌拉花(《铁岭志》)。

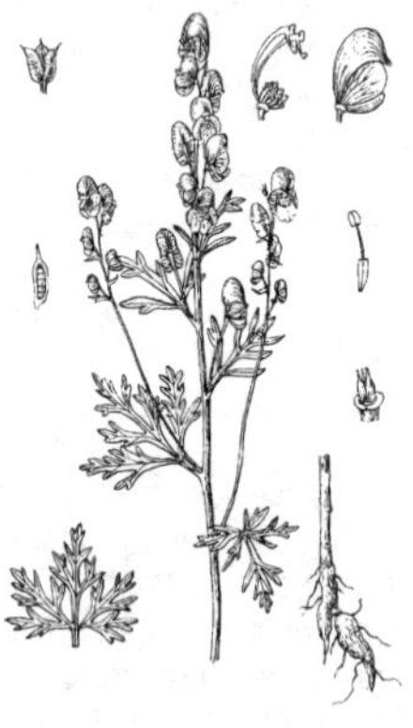

黄花乌头

多年生草本，高 30～100 cm。块根纺锤形，长 2～6 cm，直径 1～1.4 cm。茎直立，疏被反曲短柔毛。叶互生；叶柄长 1.4～4.5 cm，无毛，具狭鞘；叶片宽菱状卵形，长 4.2～6.4 cm，宽 3.6～6.4 cm，3 全裂，全裂片细裂，小裂片线形或线状披针形。两面几无毛。总状花序顶生，有 2～7 朵花；花序轴和花梗被反曲短柔毛；下部苞片羽状分裂，上部苞片线形；小苞片生花梗中部；花两性，两侧对称；萼片 5，花瓣状，淡黄色，外面密被反曲柔毛，上萼片船状盔形，外缘在下部缢缩，喙短，侧萼片斜宽倒卵形，下萼片斜椭圆状卵形；花瓣 2，无毛，瓣片狭长，距极短，头形；雄蕊多数，花丝全缘，被短毛；心皮 3，密被紧贴的短柔毛。蓇葖果 3。种子多数，有 3 条纵棱，沿棱有狭翅。花期 8～9 月，果期 9～10 月。

生于东北及河北北部。

【栽培】 生物学特性 喜温暖湿润、阳光充足的气候，耐寒，忌水淹。宜选择地势较高、排水较好的腐殖质壤土及砂质壤土为宜。

繁殖方法 用分根繁殖或种子繁殖，以分根繁殖为主。分根繁殖：于秋季采子根(块根)，按行株距 (24～30)cm×(9～12)cm 定植，覆土 3.5 cm，镇压。种子繁殖：秋播或春播，在畦内撒播，覆土宜浅，当年生小块根供翌年移栽。

田间管理 幼苗期注意除草松土，生长期可用腐熟的稀人粪尿追施 2～3 次。

【采收加工】 8～9 月挖出地下块根，晒干。本品有毒，需加工炮制后供药用。

【药材】 关白附 *Aconiti Coreani Radix* 主产于辽宁、吉林等地。

性状 子根长卵形、卵形或长圆锥形，长 3～5 cm，直径 0.7～2 cm；表面淡棕色，有细皱纹及侧根痕，有的有瘤状突起的侧根，顶端有芽痕；质较硬，不易折断，断面类白色，较平坦，富粉性。母根倒长圆锥形，略弯曲，长 4～5 cm，直径 1～2 cm；顶端有地上茎残基，表面暗棕色，有纵纹及突起的横长根痕或横列似节状；体轻，质松，断面有裂隙，粉性小。气极弱，味辛辣而麻舌(有剧毒)。

鉴别 (1) 子根横切面：后生皮层为数列棕色木栓化细胞；皮层细胞 3～4 列；内皮层显著。薄壁组织内有十数个排列成环的复合外韧型维管束，筛管群分布于导管群顶端。薄壁细胞内含有众多淀粉粒。

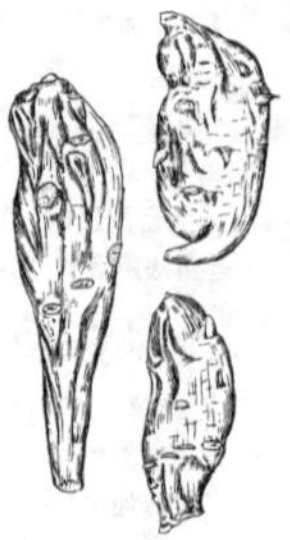

关白附(根)外形

母根横切面：内皮层内侧有石细胞散在。每个复合外韧形维管束外侧有皱缩的薄壁细胞环。

粉末特征：淀粉粒多为单粒，类圆形，直径 4～22 μm，脐点"十"字形或条形。石细胞长圆形、长方形或长条形，壁稍厚，有的纹孔明显。

(2) 取本品粉末 2 g，加乙醇 15 ml，置水浴上回流 15 分钟，放冷，滤过。滤液置蒸发皿内，在水浴上蒸干，残渣加 5%硫酸溶液 3 ml，滤过。滤液分置两支试管中，一管加碘化铋钾试液 1～2 滴，发生橘红色沉淀；另一管加碘化汞钾试液 1～2 滴，发生黄白色沉淀(检查生物碱)。

(3) 薄层色谱：取本品粉末约 1 g，加 10%氨溶液 1 ml，乙醚 10 ml，冷浸 24 小时，滤过。滤液挥干，残渣用二氯甲烷洗入 1 ml 容量瓶中定容，作为供试品溶液。另取乌头碱、中乌头碱、次乌头碱，用二氯甲烷配制成 1 mg/ml 溶液作为对照品溶液。吸取上述两种溶液各 3 μl 点于同一高效硅胶 GF_{254} 板上，以环己烷-乙酸乙酯-二乙胺(8∶1∶1)展开，取出，晾干，喷以碘化铋钾、碘化钾碘试液等容混合液显色。供试品色谱中，在与对照品色谱相应位置上显相同颜色的斑点。

【成分】 根含生物碱类成分：关附素(guanfubase)A、B、C、D、E、F、G、H、I、Z，关附素 C 又名异阿替新(isoatisine)，关附素 H 又名氯化阿替新(atisiniumchloride)，还含次乌头碱(hypaconitine)，又含甾醇类成分：β-谷甾醇(β-sitosterol)，24-乙基胆甾醇(24-ethylcholesterol)。有机酸类成分：油酸(oleic acid)，亚油酸(linoleic acid)，棕榈酸(palmitic acid)。

【药理】 1. 抗炎作用 关白附混悬液灌服，对大鼠蛋清性、酵母性足跖肿胀均有明显抑制作用，还可显著抑制棉球性肉芽组织增生；煎剂灌服也分别能显著抑制大鼠蛋清性足跖肿胀或棉球性肉芽肿。关附甲素(关附素 A)腹腔注射 98 mg/kg，对蛋清、5-HT、甲醛等所致大鼠足跖肿胀的抗炎作用与 400 mg/kg 的水杨酸钠相似。另有报道，关附素 A 对低渗、加热、低 pH 及皂素所致溶血均有显著保护作用，并可显著降低大鼠皮肤毛细血管通透性亢进。

2. 镇痛作用 关附素 A 100 mg/kg 腹腔注射热板法实验中能显著提高小鼠痛阈，于给药后 15 分钟镇痛作用即出现，可持续 120 分钟。在甩尾法实验中关附素 A 也有一定镇痛作用。

3. 对心肌作用及抗心律失常作用 关附素 A 静注或腹腔注射对乌头碱所致大鼠室性心律失常有明显的保护作用，静注时呈剂量依赖性地显著提高电刺激兔心室的致颤阈。对离体大鼠心脏冠状动脉结扎所诱发的室性心律失常关附素 A 也有显著保护效果，静注 20 mg/kg、30 mg/kg 有与维拉帕米相似的抗氯化钙所致大鼠心律失常作用，并能显著降低室颤发生率和死亡率，也能对抗北草乌头碱所诱发的心律失常；静注 3 mg/kg 能显著对抗毒毛花苷 G(哇巴因)的心脏毒性，提高毒毛花苷 G 的致室早、室颤及停搏剂量，还能提高电刺激所致猫心的致颤阈值。关附素 A 灌流，可使豚鼠心率明显减慢，也减慢豚鼠右心房收缩频率，静注时也能明显减慢豚鼠心率。关附素 I、G 也有抗心律失常作用，关附素 G 的作用强于关附素 A，对于氯仿所致小鼠室颤，关附素 A、关附素 I、关附素 G 的 ED_{50} 分别为 81.87±9.26 mg/kg、189.9±26.2 mg/kg、9.5±0.14 mg/kg。对于乌头碱所致心律失常，关附素 A 及关附素 G 均可对抗其室早、室速及室颤，关附素 G 2.5 mg/

kg 作用与 10 mg/kg 关附素 A 相同，而关附素 I 仅能对抗室早。对于电刺激所致豚鼠室颤，0.015 mg/ml 关附素 G 灌流可显著对抗之，而关附素 A 在 0.06 mg/ml 不能对抗。此外，关附素 G 还可明显减慢大鼠心率，延长心电图 P-R 间期、QRS 波群及 T 波宽度，即有减慢房室和室内传导、延长心室肌复极时程作用，减少冠脉流量和降低心搏幅度。关附素 G 7.1～42.5 μg/ml 能剂量依赖地抑制离体豚鼠心房自律性、收缩性，10～160 μg/ml 也明显抑制乳头肌的收缩性。关附素 G 还能明显降低左心房和乳头肌的兴奋性和功能不应期，对离体豚鼠右心室乳头肌能明显延长其 APD、降低 V_{max}，延长 ERP。

4. 增强耐缺氧能力　关附素 A 腹腔注射 140 mg/kg 可提高小鼠耐缺氧能力，延长小鼠存活时间。

5. 体内过程　静注关附素 A 0.4、2、10 mg/kg 于家兔，$t_{1/2\beta}$ 分别为 258±59 分钟、183±12 分钟及 118±15 分钟，表明剂量越大消除愈快。关附素 A 与血浆蛋白的结合率高达 92.6%。绝大部分以原型排出。

毒性　关白附生药混悬液每次 15 g/kg，或 20 g/kg 分 2 次灌胃，连续 3 日，小鼠未见明显毒性反应，也无死亡。5 g/kg、10 g/kg、15 g/kg 混悬液分 2 次灌胃，连续 28 日，未见明显毒性。但关白附冷浸液小鼠腹腔注射 15 g/kg 可引起半数以上小鼠死亡。关附素 A 对小鼠腹腔注射的 LD_{50} 为 421.7±22.5 mg/kg，静注为 134 mg/kg。关附素 H 静注 LD_{50} 为 33.7±6.3 mg/kg。小鼠腹腔注射关附素 G 的 LD_{50} 为 185.5 mg/kg。

【炮制】 1. 关白附　取原药材，除去杂质，洗净，干燥。

2. 制关白附　取关白附，大小分开，浸泡，每日换水 2～3 次，数日后，如起泡沫，换水后加入白矾(100：2)，泡 1 日后再换水，至口尝微有麻舌感为度，取出。将生姜片及白矾粉置锅内，加适量水煮沸后，倒入关白附，共煮至无白心，捞出，除去生姜片，晾至六七成干，切厚片，干燥。每关白附 100 kg，用生姜、白矾各 12.5 kg。

饮片性状　关白附参见“药材”项。制关白附为类圆形或不规则形的厚片，表面类白色或黄白色，角质样，微具光泽，有的具裂隙，并可见不规则的形成层环。气微，味微苦、辛，微有麻舌感。

贮干燥容器内，密闭，置通风干燥处，防蛀。

【药性】 辛、甘，热，有毒。归胃、肝经。

1.《海药本草》：“大温，有小毒。”

2.《蜀本草》：“味甘、辛，温。”

3.《日华子》：“无毒。”

4.《珍珠囊》：“辛、苦，纯阳。”

5.《雷公炮制药性解》：“入肺、脾二经。”

6.《玉楸药解》：“入足太阴脾、足厥阴肝经。”

7.《本草再新》：“入心、脾、肺三经。”

【功用主治】 祛风痰，定惊痫，逐寒湿。主治中风痰壅，口眼歪斜，癫痫，偏正头痛，风痰眩晕，破伤风，小儿惊风，风湿痹痛，面部皯黯，疮疡疥癣，皮肤湿痒。

1.《别录》：“主心痛，血痹，面上病，行药势。”

2.《海药本草》：“主治疥癣风疮，头面痕，阴囊下湿，腿无力，诸风冷气，入面脂皆好。”

3.《日华子》：“主中风失音，一切冷风气，面皯瘢疵。”

4. 王好古：“补肝风虚。”(引自《纲目》)

5. 朱丹溪：“治风痰。”(引自《纲目》)

6.《品汇精要》：“主小儿惊风。”

7.《本草择要纲目》：“治小儿毒暑入心，痰塞心孔，昏迷搐搦。”

【用法用量】 内服：煎汤，1.5～6 g；或入丸、散。外用：煎汤洗；或研末调敷。

【宜忌】 阴虚或热盛之证及孕妇禁服。过量易致中毒。中毒症状同川乌头。

1.《本草经疏》：“似中风证，虽痰壅禁用。小儿慢惊不宜服。”

2.《本草汇言》：“血虚生风，内热生惊，似风似惊之证，需禁用之。”

3.《本草新编》：“痰涎壅塞，若系有火之症，亦非所宜。”

【选方】 1. 治口眼歪斜　白附子、白僵蚕、全蝎(去毒)各等分，并生用。为细末。每服一钱，热酒调下，不拘时候。(《杨氏家藏方》牵正散)

2. 治半身不遂，手足顽麻，口眼㖞斜，痰涎壅塞，小儿惊风，大人头风、洗头风，妇人血风　半夏(水浸洗过，生用)七两，川乌头(去皮脐，生用)半两，南星(生)三两，白附子(生)二两。上为细末，以绢袋盛，用水摆揉令出，如有滓再研，再入绢袋摆尽为度，放瓷盆中日晒夜露，每日换清水搅之，如此春五日，夏三日，秋七日，冬十日，去水晒干，以糯米粉煎粥清为丸，如绿豆大。初服五丸，加至十五丸，生姜汤下，不计时候；如瘫痪风，以温酒下二十丸，日三服；小儿惊风，薄荷汤下二三丸。(《局方》青州白丸子)

3. 治痰厥头痛　半夏、白附子、天南星各等分。为细末，生姜自然汁浸，蒸饼为丸，如绿豆大。每服四十丸，食后姜汤送下。(《济生方》三生丸)

4. 治诸风痰甚，头痛目眩，旋晕欲倒，肺气郁滞，胸膈不利，呕哕恶心，恍惚健忘，颈项强直，偏正头痛，面目浮肿，筋脉拘急，涕唾稠黏，咽喉不利　白附子(炮，去皮、脐)半斤，石膏(烧通红，放冷)半斤，龙脑一字，朱砂一两二钱半(为衣)。三味为细末，烧粟米饭为丸，如小豆大，朱砂为衣。每服三十丸，食后，茶酒任下。(《御药院方》生朱丹)

5. 治偏头风　猪牙皂角(去皮筋)、香白芷、白附子各等分。上为末。每服一钱，腊茶下，右疼右侧卧，左疼左侧卧，两边皆疼仰卧，食后服。(《续本事方》)

6. 治破伤风，牙关紧急，角弓反张，甚则咬牙缩舌　南星、防风、白芷、天麻、羌活、白附子各等分。上为末。每服二钱，热酒一盅，调服，更敷伤处。若牙关紧急，腰背反张者，每服三钱，用热童便调服，虽内有瘀血亦愈；至于昏死心腹尚温者，连进二服，亦可保全；若治疯犬咬伤，更用漱口水洗净，搽伤处亦效。(《外科正宗》玉真散)

7. 治小儿吐逆不定，虚风喘急　白附子、藿香叶(去土)等分。为细末。每服半钱或一钱，米饮调下，无时。(《小儿卫生总微论方》白附散)

8. 治小儿咳嗽有痰，感冒发热，吐泻，心神不安　南星二两，半夏、白附子、白矾各一两。为细末，姜汁糊丸，如梧子大。一岁儿服八丸，用薄荷汤化下。(《证治准绳》白附丸)

9. 治血风手足疼痛不可忍　白附子、僵蚕(炒去丝)各一两，全蝎(炒)半两，麝香一字。为末，炼蜜为丸，桐子大。每服十丸，温酒下，日三服。(《校注妇人良方》通灵丸)

10. 治肠胃气虚，暴伤乳哺，冷热相杂，泻痢赤白，里急后重，腹痛扭撮，昼夜频并，乳食减少　黄连、木香各一分，白附子(大)二个。为末，粟米饭丸，绿豆大或黍米大。或服十丸至二三十丸，食前清米饮下，日夜各四五服。(《小儿药证直诀》白附子香连丸)

11. 治肾脏风毒攻注，四肢、头面生疮，遍身瘙痒　白花蛇(酒浸一宿，炙令香，去皮骨)一两半，白附子、白僵蚕(微炒)、白蒺藜(微炒，去刺)各一两。上四味同杵为末。早晚空心温酒下二钱。(《博济方》四白散)

12. 治面上皯黯　白附子为末，临卧先以浆水洗面，后以白蜜调末涂纸上，贴之。(《卫生易简方》)

13. 治一切风湿，雀斑，酒刺，白屑风，皮肤作痒　绿豆半升，滑石、白芷、白附子各二钱。共为细末。每用三匙，早晚洗面时汤调洗患上。(《外科正宗》玉肌散)

14. 治赤白汗斑　白附子、硫黄等分。为末，姜汁调稀，茄蒂蘸擦，日数次。(《简便单方》)

15. 治瘢痕凸出　鹰粪白、白附子(末)各一两。研令细。以酥调涂于凸上，日三五度良。(《圣惠方》)

16. 治偏坠疝气　白附子一个。为末，津调填脐上，以艾灸三壮或五壮。(《简便单方》)

17. 治耳内出脓水　白附子(炮)、羌活(去芦头)各一两。上二味，同为细散，用猪、羊肾各一只，切开，每只入药末半钱，不得著盐，湿纸裹煨熟。五更初温酒嚼下，续吃粥压。(《圣济总录》二圣散)

18. 治喉痹咽喉肿痛，上焦风热，痰吐不利　白矾灰一两，白附子(炮裂)一两。捣细罗为散。涂在舌上，勿咽津，有涎即吐之。(《圣惠方》)

19. 治脚汗　白附子煮烂，加皮硝再煎滚，溢洗二三次，神效。(《万氏秘传外科心法》治脚汗方)

【各家论述】 1.《雷公炮制药性解》："白附色白味辛，故宜入肺，以治风痰；甘而且温，故宜入脾，以治皮肤；阳中之阳，能上升，故治百病。"

2.《本草经疏》："白附子……性燥而升，风药中之阳草也。东垣谓其纯阳，引药势上行是已。其主心痛血痹者，风寒之邪触心，以致痰壅心经则作痛，寒湿邪伤血分则成血痹，风能胜湿，辛温散寒，故主之也。风性升腾，辛温善散，故能主面上百病而行药势也。《日华子》用以治中风失音，一切冷风气，面皯瘢疵；李珣用以治诸风冷气，足弱无力，疥癣风疮，阴下湿痒，头面瘢痕入面脂用；丹溪用以治风痰，皆祛风燥湿散结之功也。"

3.《本草求原》："白附子，破胃阴以达阳而上通心肺，引药上行，凡阳虚而风寒郁结成热者，借之以通达，可佐风药以成功，非散风之品也。治心痛血痹，诸风冷气，足弱，阴下湿痒，中风失音，疠风，眩晕，痫，疝，风痰，急惊，皆阳虚阴结而为热之风病。"

2005 米油 mǐ yóu (《纲目拾遗》)

【异名】 粥油(《重庆堂随笔》)。

【基原】 为煮米粥时，浮于上层的浓稠液体。

【药性】《纲目拾遗》："味甘，性平。"

【功用主治】《纲目拾遗》："滋阴长力，肥五脏百窍，利小便通淋。(治)精清不孕。"

【用法用量】 内服：30～50 ml。

【选方】 治精清不孕　用煮米粥滚锅中面上米沫浮面者，取加炼过食盐少许，空心服下。其精自浓，即孕也。(《纲目拾遗》)

【各家论述】《纲目拾遗》："米油，其力能实毛窍，最肥人。越医全丹若云：黑瘦者食之，百日即肥白，以其滋阴之功胜于熟地也。每日能撇出一碗，淡服最佳。若以熟粥绞汁为米油，未免力薄也。"

2006 米露 mǐ lù (《纲目拾遗》)

【基原】 为新米或稻花的蒸馏液。

【功用主治】 1.《广和帖》："和中纳食，清肺开胃。"(引自《纲目拾遗》)

2.《纲目拾遗》："大补脾胃亏损，生肺如神。"

【用法用量】 内服：10～30 ml。

2007 米仔兰 mǐ zǐ lán (《广西药用植物名录》)

【异名】 树兰(《台湾府志》)，鱼子兰(《广州植物志》)，千里香(《陆川本草》)，兰花米、珠兰、木珠兰(《四川中药志》)，碎米兰(《广西本草选编》)，秋兰(《台湾药用植物志》)，米兰(《贵州中草药名录》)。

【基原】 为楝科米仔兰属植物米仔兰的枝叶。

【原植物】 米仔兰 *Aglaia odorata* Lour.

常绿灌木或小乔木，高4～7 m。多分枝，幼嫩部分常被星状锈色鳞片。奇数羽状复叶互生，长5～12 cm，叶轴有狭翅；小叶3～5，对生，倒卵形至长圆形，长2～7 cm，宽1～3.5 cm，先端钝，基部楔形，全缘，无毛。圆锥花序腋生；花杂性，雌雄异株；花萼5裂，裂片圆形；花瓣5，黄色，长圆形至近圆形，极香；雄蕊5，花丝合生成筒，筒较花瓣略短；子房卵形，密被黄色粗毛，花柱极短，柱头有散生的星状鳞片。浆果卵形或近球形。种子有肉质假种皮。花期6～11月。

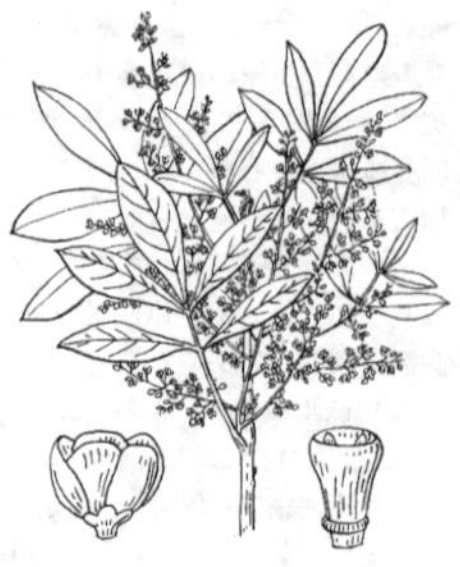

米仔兰

生于湿润、肥沃的壤土和砂壤土林中，也常见栽培。分布于福建、广东、广西、四川、云南、台湾等地。

本植物的花(米仔兰花)亦供药用，另设专条。

【栽培】 生物学特性　喜阳光充足、温暖湿润气候，能耐半荫，不耐寒。以疏松肥沃、排水良好、富含腐殖质的酸性砂质壤土栽培为宜。

繁殖方法　用扦插、高空压条繁殖。扦插繁殖，育苗移栽法：北方6～8月；南方四季均可扦插。剪取当年生木质化的枝条，长10～15 cm。插床用土以粗砂、泥炭等为宜。插穗基部用50×10^{-6}吲哚乙酸浸泡15小时后冲洗，扦插。插床保持床土有一定的温湿度，冬季室温保持在15 ℃。经2～3个月生根，成苗后盆栽或露地栽培。

田间管理　幼苗宜遮阳，忌阳光暴晒，栽后1个月施含磷的液肥，以后再施1次磷肥水。夏季中午前后忌阳光直射，清晨与傍晚各浇水1次。4月下旬出房，修剪换土，除去病枝、弱枝、密枝，开始选晴天搬出室外晒2～3小时，但不能过夜。

病虫害防治　病害有煤烟病，用50%多菌灵500～1 000倍液喷射。米仔兰炭疽病、米仔兰茎腐病用70%甲基托布津800～1 000倍液喷射。虫害有红蜘蛛、介壳虫等。

【采收加工】 全年均可采，鲜用或晒干。

【成分】 枝叶含三萜类成分：米仔兰醇(aglaiol)，米仔兰酮二醇(aglaiondiol)，米仔兰三醇(aglaitriol)及其异构体和米仔兰酮(aglaione)；生物碱类成分：米仔兰碱(odorine)，米仔兰醇碱(odorinol)；酰胺类成分洛克米兰酰胺(rocaglamide)，去甲基洛克米兰酰胺(desmethylrocaglamide)；其他成分：洛克米兰醇(rocaglaol)，洛克米兰酸甲酯(methyl rocaglate)及嘧啶酮类化合物米仔兰啶(aglaidin)。

【药性】 辛，微温。

【功用主治】 祛风湿，散瘀肿。主治风湿关节痛，跌打损伤，痈疽肿毒。

【用法用量】 内服：煎汤，6～12 g。外用：捣敷；或熬膏涂。

【选方】 治跌打骨折，痈疮(米仔兰)枝叶9～12 g。水煎服。并用鲜叶捣烂，调酒，炒热外敷。(《广西本草选编》)

2008 米皮糠 mǐ pí kāng (《纲目》)

【异名】 舂杵头细糠(《别录》)，谷白皮(《千金方》)，细糠(《圣惠方》)，杵头糠(《圣济总录》)，米秕(汪颖《食物本草》)，米糠(《验方新编》)。

【基原】 为禾本科稻属植物稻的颖果经加工而脱下的果皮。

【原植物】 参见"粳米"条。

【采收加工】 加工粳米、籼米时，收集米糠，晒干。

【成分】 果皮含三萜烯醇类成分：三萜烯醇阿魏酸酯(triterpene alcohol ferulate)，通称谷维醇(oryzanol)，其中包括环木菠萝烯醇(cycloartenol)。阿魏酸酯：24-亚甲基环木菠萝烷醇(24-methylene cycloartanol)等的阿魏酸酯；甾醇类成分：24-甲基环木菠萝烷醇(24-methyl-cycloartanol)，环木菠萝烷醇(cycloartanol)，胆甾醇(cholesterol)，三甲基甾醇(trimethylsterol)，二氢-γ-谷甾醇(dihydro-γ-sitosterol)，二氢-β-谷甾醇，β-谷甾醇(β-sitosterol)，菜油甾醇(campesterol)，豆甾醇(stigmasterol)；磷脂有磷脂酰乙醇胺(phosphatidyl-ethanolamine)，磷脂酰肌醇(phosphatidylinositol)和磷脂酰胆碱(phosphatidylcholine)；糖脂有 *D*-吡喃葡萄糖基-β-(1→4)-*D*-吡喃葡萄糖基-β-(1→3′)-β-谷甾醇〔*D*-glucopyrano-syl-β-(1→4)-*D*-glucopyranosyl-β-(1→3′)-β-sitosterol〕，*D*-吡喃葡萄糖基-β-(1→3)-*D*-吡喃葡萄糖基-β-(1→3′)-β-谷甾醇〔*D*-glucopyranosyl-β-(1→3)-*D*-glucopyranosyl-β-(1→3′)-β-sitosterol〕，*D*-吡喃葡萄糖基-β-(1→4)-*D*-吡喃葡萄糖基-β-(1→4)-*D*-吡喃葡萄糖基-β-(1→3′)-β-谷甾醇〔*D*-glucopyranosyl-β-(1→4)-*D*-glucopyranosyl-β-(1→4)-*D*-glucopyranosyl-β-(1→3′)-β-sitosterol〕；甾醇酯化合物主要为谷甾醇亚油酸酯(sitosteryl linoleate)，谷甾醇油酸酯(sitosteryl oleate)；长链烷基酯主要为三十烷基山萮酸酯(triacontanyl behenate)，二十八烷基棕榈酸酯(octacosanyl palmitate)和三十四烷基山萮酸酯(tetratriacontanyl behenate)；短链烷基酯主要为油酸甲酯(methyl oleate)，油酸乙酯(ethyl oleate)，棕榈酸甲酯(methyl palmitate)；维生素B_6衍生物：5′-*O*-〔6-*O*-(右旋-5-羟基-二氧吲哚-3-乙酰基)-纤维二糖基〕吡哆醇{5′-*O*-〔6-*O*-(*d*-5-hydroxy-dioxyindole-3-acetyl)-cellobiosyl〕-pyridoxine}，5′-*O*-(β-纤维二糖基)吡哆素〔5′-*O*-(β-cellobiosyl)-pyridoxine〕，4′-*O*-(β-*D*-葡萄糖基)-5′-*O*-(β-纤维二糖基)吡哆醇〔4′-*O*-(β-*D*-glucosyl)-5′-*O*-(β-cellobiosyl)-pyridoxine〕，碳氢化合物主要为碳数 29～31 的直链烷烃和烯烃。此外，还含植酸钙镁(phytin)，植酸(phytic acid)，角鲨烯(squalene)，阿魏酸(ferulic acid)，甾醇、高级脂肪醇、鼠李糖，阿拉伯糖，木糖，甘露糖，半乳糖，葡萄糖，乳清酸(orotic acid)，糠苷(nukain)，以及多种具免疫调节功能或降血糖作用的多糖米糠多糖 RBS 和米糠多糖 RDP 及具抗肿瘤活性的蛋白质。

【药理】 1. 抗肿瘤作用　从米皮糠中分出的米糠蛋白 PHI、米糠多糖 RBS 和米糠多糖 RDP 均具有抗肿瘤活性。小鼠腹腔注射或灌服米糠多糖 RON(α-葡聚糖)对 Mcth-A 纤维肉瘤和 Lewis 肺癌具有较好的抗肿瘤活性，肿瘤抑制率达 45%。米糠多糖 $RBS_{30}F_1$ 对肌肉内移植的小鼠肉瘤 S_{180} 具有明显的抑制作用，口服量在 30 mg/kg 左右最适宜，此时与使用 5-氟尿嘧啶的抗肿瘤活性相当。用链霉蛋白酶处理等方法，可以完全除去 $RBS_{30}F_1$ 的蛋白质，但其抗肿瘤活性不变，推测其蛋白质与抗肿瘤作用无关。肿瘤移植后第二、第四、第六、第八、第十日在肿瘤部位注射米糠多糖 0.1 μg/只、1 μg/只，对小鼠移植性 S_{180} 肿瘤抑制率分别为 53.3% 和 51.8%。从米糠中提取的米糠蛋白质 RBS-PM 能够抑制小鼠肿瘤，米糠活性成分 RBF-X 对小鼠肝脏肿瘤具有抑制作用，米糠糖朊对小鼠 S_{180} 肿瘤有抑制作用。从米糠中提取的脂肪酸 100 mg/kg 灌胃，能有效地抑制小鼠 S_{180} 肿瘤，1 星期内肿瘤减少 20%。

2. 免疫调节作用　米糠多糖 RBS 能增强网状内皮组织增殖功能和巨噬细胞吞噬作用。

3. 降血糖作用　从米糠中分离的多糖化合物，对正常小鼠和四氧嘧啶诱发的高血糖小鼠均具有明显的降血糖活性。将米糠脱除淀粉、蛋白质、脂肪和无机物等，然后从中萃取半纤维素，这种半纤维素也具有降血糖作用。

4. 降血脂作用　肌醇具有降血脂作用。从米糠中获得的半纤维素也具有降血脂作用，用添加 0.5%米糠的半纤维素饲料喂养高血脂大鼠，连续 8 日，其血清胆固醇水平从 435 mg/100 ml 降至 258 mg/100 ml。用淀粉酶处理脱脂米糠，除去淀粉，继用溶剂处理，除掉蛋白质，上清液含有半纤维素、纤维素和木质素等多糖化合物，可用作降低血清胆固醇的药物。用含 5%此类米糠多糖的饲料喂养大鼠，与模型对照组相比，大鼠血清胆甾醇水平从 318 mg/100 ml 降至 237 mg/100 ml。

5. 抑制肠钙吸收　米糠中含有的植酸在肠内能与食物中钙质结合成植酸钙，随粪便排出体外，减少肠对食物中钙的吸收，从而使尿中钙排泄量降低，减少形成尿结石的机会。

6. 改善肠代谢的作用　从脱脂米糠中分出的一种半纤维素 RBH，能够促进肠内双歧杆菌的增殖，进而拮抗腐败菌的增殖，因此，可以作为有效成分配制肠代谢改善药物。

7. 其他作用　从米糠油油饼中提出的乳清酸具有抗细菌和抗真菌活性。经小鼠试验表明，米糠多糖化合物 RBS，对大肠杆菌、李氏杆菌和铜绿假单胞菌均具有抗菌活性。琼脂盘法测定，多糖 $RBS_{30}F_1$ 对金黄色葡萄球菌、枯草杆菌、白念珠菌和大肠杆菌等无抗菌作用。米糠多糖具有皮肤调理和润湿功能，可用于配制化妆品。从米糠中分出的 2(^{1}H)-喹啉衍生物具有抗炎活性。

毒性　米糠多糖 RBS_{30} 大鼠口服的最大耐受量＞15 g/kg。Ames 试验证明多糖 $RBS_{30}F_1$ 没有变异原性作用。

【药性】 甘，平。归胃、大肠经。

1.《品汇精要》："甘、辛，平，无毒。"

2.《纲目》："米秕：甘、平，无毒；春杵头细糠：辛、甘，热。"

3.《得配本草》："入手、足阳明经。"

【功用主治】 开胃，下气，消积。主治噎膈，反胃，脚气。

1.《别录》："主卒噎。"

2. 汪颖《食物本草》："通肠，开胃，下气，磨积块。"

3.《纲目》："烧研，水服方寸匕，令妇人易产。"

【用法用量】 内服：煎汤，9～30 g；或入丸、散。

【选方】 1. 治膈气，咽喉噎塞，饮食不下　碓嘴上细糠，蜜丸如弹子大，不计时候，含一丸，细细咽津。(《圣惠方》)

2. 治膈噎不下食及反胃　杵头糠、牛转草各半斤，糯米一斤。共为细末，取黄母牛口中涎沫为丸，如龙眼大，入锅中，慢火煮熟食之。加砂糖二三两入内丸尤佳。(《医学正传》大力夺命丸)

3. 治咽喉妨碍如有物，吞吐不下　杵头糠、人参、炒石莲肉各一钱。水煎服，日三次。(《圣济总录》)

4. 治各种恶性肿瘤及白细胞减少症　取新鲜鹅血滴入米糠中和匀，做成黄豆大小的颗粒，每日服 20～30 粒。无鹅血时可用鸭血代之。(温源凯《常用抗癌中草药》)

5. 治脚气常作　谷白皮五升(切勿取斑者，有毒)。以水一斗，煮取七升，去滓，煮米粥常食之，即不发。(《千金方》谷白皮粥)

【临床报道】 治疗圆癣与股癣　取碗 1 只，用薄纸封住碗口，在纸面上放米糠适量，然后在米糠上放几块烧着的火炭，使米糠慢慢燃烧，待米糠将尽时(封碗的薄纸不要烧破)，弃去木炭，用 1 只同样大小的碗对口盖着，约 5 分钟打开，除去米糠及封口的纸，碗内就有米糠油。大约 50 g 米糠，可烧得黑棕色的油 3 ml。用时，将米糠油涂搽患处，每日 2 次，搽后局部可有短暂的灼痛感。治疗圆癣 173 例，股癣 51 例，共 224 例，全部治愈。治愈时间：圆癣 2～3 日，股癣 4～5 日。

【各家论述】《本经逢原》："舂杵头糠，有治噎膈，消磨胃之陈积也。然惟暴噎为宜。"

2009 米团花 mǐ tuán huā (《红河中草药》)

【异名】 山蜂蜜(《红河中草药》)，大蜜糖花、蜂糖花、蜜蜂树花(《云南中药资源名录》)。

【基原】 为唇形科米团花属植物蜂蜜树的叶或根皮。

【原植物】 蜂蜜树 *Leucosceptrum canum* Smith　又名：白杖木(《中国种子植物科属辞典》)。

灌木至小乔木，高 1.5～7 m。树皮褐棕色，片状脱落；幼枝被灰白色浓密的绒毛。叶对生；叶柄长 1.5～3 cm，被簇生绒毛；叶片椭圆状披针形，长 10～23 cm，宽 5～9 cm，先端渐尖，基部楔形，边缘具锯齿，幼时两面密被灰白色星状绒毛。轮伞花序排列成稠密的假穗状花序，顶生；花萼钟形，外面被星状绒毛和小突起；花冠白色、粉红色或紫红色，外面被簇生星状绒毛，上唇先端微凹，下唇3裂，中裂片较大；雄蕊4，前对较长，均伸出花冠外，花药1室；子房4裂；花柱比雄蕊长，柱头2裂；花盘近环状。小坚果长圆状三棱形，先端平截。花期11月至翌年3月，果期3～5月。

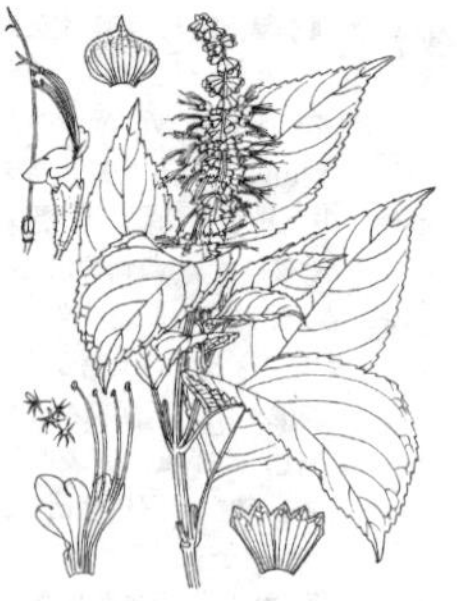
蜂蜜树

生于海拔1 000～2 600 m的干燥荒地、田旁、路旁、山坡疏林或小乔木灌木丛中。分布于四川、云南和西藏。

【采收加工】 全年均可采收，晒干或鲜用。

【药性】《全国中草药汇编》："苦，凉。"

【功用主治】《全国中草药汇编》："清热解毒，利湿消肿，止血。主治皮肤溃疡，外伤出血，无名肿毒，骨折，骨髓炎，高热无汗无涕，肝炎，肺结核。"

【用法用量】 内服：煎汤，30～60 g。外用：适量，鲜品捣敷；或干品研末调敷。

【选方】 1. 治高热无汗无涕　鲜山蜂蜜嫩尖30～60 g。水煎服。(《红河中草药》)

2. 治黄水疮　先用菜油擦患处，再用山蜂蜜叶或根皮研粉撒敷患处。

3. 治闭合性骨折　山蜂蜜叶适量。捣烂加酒炒热，外敷患处。

4. 治外伤出血　取山蜂蜜叶上毛撒患处。(2～4方出自《云南中草药选》)

2010 米麦麨 mǐ mài chǎo (《新修本草》)

【异名】 糗(刘熙《释名》)，麹(《本草拾遗》)。

【基原】 为米或麦蒸炒后磨成之粉面。

【药性】 1.《新修本草》："甘、苦，寒，无毒。"

2.《本草拾遗》："酸，寒。"

【功用主治】 1.《新修本草》："主寒中，除热渴，解烦，消石气。"

2.《本草拾遗》："和水服之，解烦热，止泄，实大肠，止渴。"

2011 米念芭 mǐ niàn bā (《广西本草选编》)

【异名】 白花柴、白花树、翠容叶(《广西本草选编》)。

【基原】 为亚麻科青蒿柴属植物白花柴的枝叶。

【原植物】 白花柴 *Tirpitzia ovoidea* Chun et How　又名：石银花(《广西植物志》)。

常绿灌木，高约1 m。茎、枝灰黄色。单叶互生，革质；椭圆形、卵形或倒卵状椭圆形，长2～7 cm，宽1.2～3.5 cm，先端钝圆或微凹，基部楔形或近圆形，全缘。花白色，排成顶生或近顶生的聚伞花序；萼片5，覆瓦状排列；花瓣5裂；花柱5，柱头近头状。蒴果卵状椭圆形。种子上端有翅。花期5～7月，果期10～11月。

生于石灰岩山地。分布于广西南宁、百色、河池、柳州和梧州等地。

【采收加工】 7～10月采摘嫩枝叶，鲜用或晒干。

【药性】《广西本草选编》："味微甘，性平。"

【功用主治】《广西本草选编》："活血散瘀，舒筋活络。主治跌打损伤，骨折，外伤出血，风湿性关节炎，小儿麻痹后遗症。"

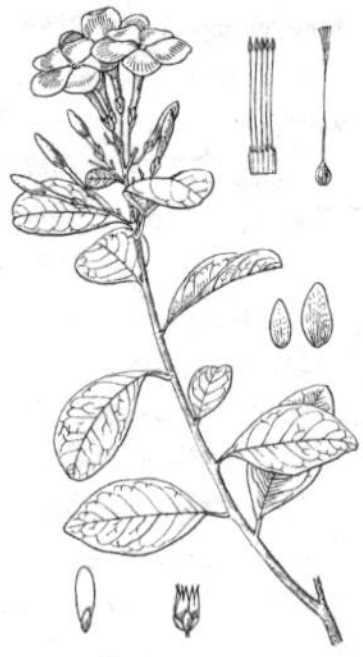
白花柴

【用法用量】 内服：煎汤，10～15 g。外用：鲜品捣敷；或研末敷。

【选方】 1. 治风湿性关节炎，小儿麻痹后遗症　白花柴9～15 g。水煎服，或炖猪骨汤服。(《广西本草选编》)

2. 治慢性肝炎　白花柴15～30 g。水煎服。(《广西民族药简编》)

3. 治跌打损伤，骨折　白花柴鲜叶捣烂，加酒炒热外敷。(《广西本草选编》)

2012 米碎花 mǐ suì huā (《贵州草药》)

【异名】 虾辣眼(《全国中草药汇编》)，米碎仔(《福建药物志》)，矮茶(《广西药用植物名录》)。

【基原】 为山茶科柃属植物米碎花的茎、叶。

【原植物】 米碎花 *Eurya chinensis* R. Br.

小灌木，高达1.5 m。嫩枝有2棱，与顶芽均有短柔毛。单叶互生；叶柄长2～3 mm；叶片薄革质，倒卵形或倒卵状椭圆形，长2～5.5 cm，宽1～2 cm，先端短尖，基部渐狭，边缘密生细锯齿。花单性，雌雄异株，1～4朵腋生；花白色至黄绿色；萼片5，卵形，宿存；雄花苞片细小；花瓣倒卵形；雄蕊约15，有或无退化子房；雌花花瓣卵形，无雄蕊，子房无毛，花柱先端3浅裂。浆果圆球形，熟时黑色。花期4月，果期7～8月。

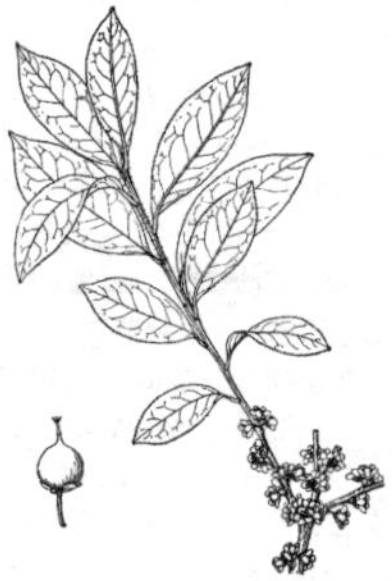
米碎花

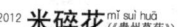

生于荒山草地、村旁、河岸及灌木丛中。分布于福建、江西、湖南、广东、广西、贵州、台湾等地。

本植物的根(米碎花根)亦供药用，另设专条。

【采收加工】 7～10月采收，鲜用或晒干。

【药性】 苦、微涩，凉。

1.《全国中草药汇编》："甘、淡、微涩，凉。"

2.《福建药物志》："微苦、甘，凉。"

【功用主治】 清热除湿，解毒敛疮。主治感冒发热，湿热黄疸，疮疡肿毒，水火烫伤，蛇虫咬伤，外伤出血。

1.《全国中草药汇编》："清热解毒，除湿敛疮，预防流行性感冒；外用治烧、烫伤，脓疱疮。"

2.《福建药物志》："疏风，除湿，解毒。防治感冒、胸闷、烧伤、脓疱疮，跌打损伤。"

【用法用量】 内服：煎汤，15～30 g。外用：煎水洗；研末调敷；或鲜品捣敷。

【选方】 1. 预防流感　虾辣眼叶、银花各6 g，路边菊3 g。水煎服。

2. 治鼻咽癌　虾辣眼30 g，白眉豆45 g。水煎，代茶，以作辅助治疗。

3. 治水火烫伤　虾辣眼叶晒干为末，调茶油外敷患处。(1～3方出自《广东省惠阳地区中草药》)

2013 米仔兰花 mǐ zǐ lán huā (《广西本草选编》)

【异名】 逻罗花(《广州植物志》),米兰花(《贵州中草药名录》),树兰花(《万县中草药》)。

【基原】 为楝科米仔兰属植物米仔兰的花。

【原植物】 参见"米仔兰"条。

【采收加工】 7～8月将含苞待放的花,用竹竿轻轻打下,收集阴干。

【药材】 米仔兰花 *Aglaiae Odorata Flos* 产于云南、广西、四川等地。

性状 干燥花呈细小均匀的颗粒状,棕红色。下端有一细花柄,基部有小花萼5片;花冠由5片花瓣紧包组成,内面有不太明显的花蕊,淡黄色。体轻,质硬稍脆。气清香。

【成分】 花含挥发油,挥发油中的主要成分有:α-葎草烯(α-humulene),α-玷玶烯(α-copaene),β-丁香烯(β-caryophyllene),β-荜澄茄油烯(β-cubebene),β-古芸烯(β-gurjunene)及荜澄茄油烯等。

【功用主治】 行气宽中,宣肺止咳。主治胸膈满闷,噎膈初起,感冒咳嗽。

1.《四川中药志》1960年版:"解郁宽中,催生,醒酒,清肺,醒头目,止烦渴。治胸膈胀满不适,噎膈初起,咳嗽及头昏。"

2.《福建药物志》:"宽胸解郁,疏风解表。主治感冒胸闷。"

【用法用量】 内服:煎汤,3～9 g;或泡茶。

【宜忌】 《四川中药志》1960年版:"孕妇忌服。"

【选方】 1. 治噎膈初起 树兰花、郁金、苏子各9 g,沉香1.5 g,白蔻3 g,芦根汁酌加。水煎服。(《万县中草药》)

2. 治气郁胸闷,食滞腹胀 米仔兰花3～9 g。水煎服。(《广西本草选编》)

2014 米碎花根 mǐ suì huā gēn (《贵州草药》)

【异名】 梅养东(《贵州草药》)。

【基原】 为山茶科柃属植物米碎花的根。

【原植物】 参见"米碎花"条。

【采收加工】 7～10月采收,切段,晒干。

【药性】 微苦,凉。

1.《贵州草药》:"性凉,味微苦。"

2.《全国中草药汇编》:"甘、淡、微涩,凉。"

【功用主治】 《全国中草药汇编》:"清热解毒,除湿敛疮。预防流行性感冒,外治烧、烫伤、脓疱疮。"

【用法用量】 内服:煎汤,15～30 g。外用:煎水洗;或研粉麻油调涂。

【选方】 治脓疱疮 梅养东15 g,金银花藤9 g。煨水服,或外洗。(《贵州草药》)

2015 灯蛾 dēng é (《纲目拾遗》)

【异名】 飞蛾、火花、慕光(崔豹《古今注》),扑灯蛾(《祝穆试效方》)。

【基原】 为灯蛾科灯蛾属动物灯蛾的成虫。

【原动物】 灯蛾 *Arctia caja* Linnaeus 又名:豹灯蛾(《中国动物志》)。

体肥大,茶褐色,长约3 cm,展翅宽约8 cm。头小,两侧有复眼1对。口吻发达,下唇须长。触角1对,羽状。胸节连合,有红色部。翅2对,膜质,被有鳞片,茶褐色,前翅具黄白色网状纹,后翅有黑纹数条。足3对。腹部肥大,橙黄色。幼虫长圆形,黑色,有灰黄或赤褐色毛。成虫有趋光性。

全国大部分地区均有分布。

【采收加工】 秋季捕捉,鲜用;或用文火焙干,研末。

【功用主治】 解毒敛疮。主治痔瘘。

【用法用量】 外用:适量,研末撒。

【选方】 治痔管 蜣螂一个,扑灯蛾十个,放罐内一宿,加麝香一钱,阴干为末,吹入管内,自能出水,水干即愈。(《祝穆试效方》)

2016 灯心草 dēng xīn cǎo (《开宝本草》)

【异名】 虎须草(崔豹《古今注》),赤须(《雷公炮炙论》),灯心(《圣济总录》),灯草(《珍珠囊》),碧玉草(《纲目》),水灯心(《植物名实图考》),铁灯心(《天宝本草》),虎酒草、曲屎草(《福建中草药》),秧草(《长白山植物药志》)。

【基原】 为灯心草科灯心草属植物灯心草的茎髓或全草。

【原植物】 灯心草 *Juncus effusus* L. [*J. effusus* L. var. *decipiens* Buchen.; *J. decipiens* (Buchen.) Nakai]

多年生草本,高40～100 cm。根茎横走,密生须根。茎簇生,直立,细柱形,直径1.5～4 mm,内充满乳白色髓,占茎的大部分。叶鞘红褐色或淡黄色,长者达15 cm;叶片退化呈刺芒状。花序假侧生,聚伞状,多花,密集或疏散;与茎贯连的苞片长5～20 cm;花淡绿色,具短柄;花被片6,条状披针形,排列为2轮,外轮稍长,边缘膜质,背面被柔毛;雄蕊3或极少为6,长约为花被的2/3,花药稍短于花丝;雌蕊1,子房上位,3室,花柱很短,柱头3。蒴果长圆状,先端钝或微凹,内有3个完整的隔膜。种子多数,卵状长圆形,褐色。花期6～7月,果期7～10月。

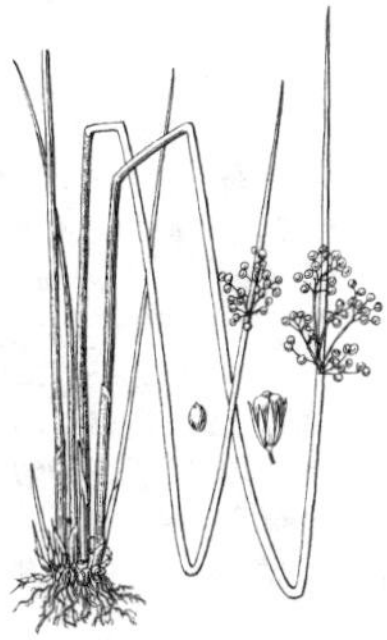

灯 心 草

生于水旁、田边等潮湿处。分布于长江下游及福建、四川、贵州、陕西等地。江苏苏州地区及四川有栽培。

本植物的根及根茎(灯心草根)亦供药用,另设专条。

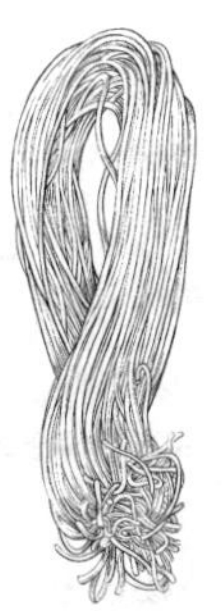

灯心草(茎髓)外形

【栽培】 生物学特性 喜温暖湿润的环境,较耐寒,忌干旱。对土壤要求不严,但宜选潮湿、肥沃、疏松地栽培。

繁殖方法 用种子繁殖。秋季采收成熟种子,晒干贮藏待播。翌年春季2～3月,在整好的栽培地上,按行距30 cm开浅沟条播,上覆细土。

田间管理 播后勤浇水,保持土壤湿润;苗高10 cm时按株距5～10 cm间苗。每年中耕除草2～3次,施肥1～2次。

【采收加工】 9～10月采割下茎秆,顺茎划开皮部,剥出髓心,捆把晒干。8～10月采割全草,晒干。

【药材】 灯心草 *Junci Medulla* 主产于江苏。

性状 本品呈细圆柱形,长达90 cm,直径1～3 mm,表面白色或淡黄白色。置放大镜下观察,有隆起的细纵纹及海绵样的细小孔隙,微有光泽。质轻柔软,有弹性,易拉断,断面不平坦,白色。无臭无味。

鉴别 茎髓横切面:全部由通气组织组成。每一细胞呈类方形或长方形,具数条分枝,分枝长8～60 μm,直径7～20 μm,壁厚约1.7 μm,相邻细胞的分枝顶端相互衔接,形成网状结构,细胞间隙大多呈三角形,或呈类四边形。

【成分】 茎髓含多种菲类衍生物:灯心草二酚(effusol),去氢灯心草二酚(dehydroeffusol),去氢灯心草醛(dehydroeffusal),去氢-

6-甲基灯心草二酚(dehydrojuncusol)及多种二氢菲类化合物。还含2, 8-二羟基-1, 7-二甲基-6-乙烯基-10, 11-二氢二苯并[b. f]氧杂庚烷(2, 8-dihydroxy-1,7-dimethyl-6-ethenyl-10,11-dihydrodibenz[b. f]-oxepin),α-单-对香豆酸甘油酯(*mono-p*-coumaroyl glyceride),木犀草素(luteolin)。

全草含挥发油,内有:芳樟醇(linalool);酮类成分:2-十一烷酮(2-undecanone),2-十三烷酮(2-tridecanone),4-对庚烯-3-酮(*p*-menth-4-en-3-one),α及β-紫罗兰酮(ionone),6, 10, 14-三甲基-2-十五烷酮(6, 10, 14-trimethylpentadecan-2-one),α-香附酮(α-cyperone);1, 2-二氢-1, 5, 8-三甲基萘(1, 2-dihydro-1, 5, 8-trimethylnaphthalene),β-甜没药烯(β-bisabolene),β-苯乙醇(β-phenylethyl alcohol);酚类成分:苯酚(phenol),对甲基苯酚(*p*-cresol),丁香油酚(eugenol),二氢猕猴桃内酯(dihydroactinidiolide),香草醛(vanillin);有机酸类:癸酸(capric acid),月桂酸(lauric acid),肉豆蔻酸(myristic acid),硬脂酸(stearic acid),油酸(oleic acid),亚油酸(linoleic acid)以及C_{12}至C_{24}的烃类。又含氨基酸类:苯丙氨酸,正缬氨酸,甲硫氨酸,色氨酸,β-丙氨酸等氨基酸和由二分子谷氨酸与一分子缬氨酸组成的三肽(tripeptide);以及糖类:葡萄糖,半乳糖,阿拉伯聚糖,木聚糖,甲基戊聚糖等糖类。还含木犀草素,木犀草素-7-葡萄糖苷(luteolin-7-glucoside),β-谷甾醇(β-sitosterol)和β-谷甾醇葡萄糖苷(β-sitosterol glucoside)等。黄酮类成分:川陈皮素(nobiletin),槲皮素(quercetin);甾醇类成分:5α-菠菜甾醇(5α-spinasterol);酚酸类成分:对香豆酸(*p*-coumaric acid),香草酸(vanillic acid);糖苷类成分:β-谷甾醇-β-*D*-葡萄糖苷(β-sitosterol-β-*D*-glycoside),芸香糖,9, 10-二氢菲葡萄糖苷(9, 10-dihydrophenanthrene glucosides)及其他成分异高山黄芩素五甲基醚(isoscutellarein pentamethyl ether)。

【药理】 灯心草具有抗氧化和抗微生物作用。以灯心草丙酮提取物、乙醇提取物、乙酸乙酯提取物进行试验,发现乙酸乙酯提取物抗氧化和抗微生物作用最强。

【炮制】 1. 灯心草　取原药材,除去杂质,用手掰成小段;或扎成小把,剪成4～6 cm段。生品擅长利水通淋,多用于热淋、黄疸、水肿。

2. 朱砂拌灯心　取净灯心草段,喷淋少许清水,加入水飞朱砂,拌至灯心草表面粘匀朱砂为度。每灯心草10 kg,用朱砂0.625 kg。朱灯心降火安神力强,多用于心烦失眠,小儿夜啼。

3. 青黛拌灯心　取灯心草段,喷淋少许清水,加入青黛粉,拌至灯心草表面粘匀青黛为度。每灯心草10 kg,用青黛1.5 kg。青黛拌灯心偏于清热凉血,多用于血热尿血。

4. 灯心草炭　取净灯心草,扎成小把,置煅锅内,上扣一口径较小的锅,接合处用盐泥封固,在盖锅上压以重物,并贴一条白纸或放数粒大米,以武火加热,煅至纸条或大米呈焦黄色时停火,待锅凉后取出。灯心草炭专于清热敛疮,多用于外治喉痹乳蛾,阴疳。

饮片性状　灯心草呈细圆形条段,长30～50 mm,表面白色或淡黄色,有细纵纹,体轻,质软,略有弹性,易拉断,断面淡白色,气微,味淡。朱砂拌灯心草形如灯心草,外表朱红色。青黛拌灯心草形如灯心草,外表深蓝色。灯心草炭表面炭黑色,质轻松,易碎。

贮干燥容器内,密闭,置通风干燥处,灯心草炭散热防止复燃。

【药性】 甘、淡,微寒。归心、肺、小肠、膀胱经。

1.《开宝本草》:"味甘,寒,无毒。"

2.《医学启源》:"气平,味甘。《主治秘要》云:辛、甘。"

3.《雷公炮制药性解》:"味淡,性寒,无毒。入心、小肠二经。"

4.《本草汇言》:"人手少阴、太阴,足太阳、厥阴。"

5.《本草经解》:"入足太阴脾经。"

6.《玉楸药解》:"入足少阴肾经。"

【功用主治】 利水通淋,清心降火。主治热淋,水肿,小便不利,湿热黄疸,心烦不寐,小儿夜啼,喉痹,口舌生疮。

1.《开宝本草》:"主五淋。"

2.《医学启源》:"通阴窍涩不利,利小水,除水肿、癃闭、五淋。《主治秘要》云:泻肺。"

3.《本草衍义补遗》:"治急喉痹,小儿夜啼。"

4.《纲目》:"降心火,止血,通气,散肿,止渴。烧灰入轻粉、麝香治阴疳。"

5.《雷公炮制药性解》:"清心定惊,除热利水。"

6.《药品化义》:"主治咳嗽咽痛,眼赤目昏,暑热便浊。"

7. 石成金《食鉴本草》:"缚成把,擦癣最良。"

8.《广群芳谱》:"治湿热黄疸。"

【用法用量】 内服:煎汤,1～3 g,鲜品15～30 g;或入丸、散。治心烦不眠,朱砂拌用。外用:适量,煅存性研末撒;或用鲜品捣烂敷,扎把外擦。

【宜忌】 下焦虚寒、小便失禁者禁服。

1.《本草经疏》:"虚脱人不宜用。"

2.《本草从新》:"中寒小便不禁者勿服。"

3.《得配本草》:"心气虚者,禁用。多服久服,令人目暗。"

【选方】 1. 治五淋癃闭　灯心草一两,麦门冬、甘草各五钱。浓煎饮。(《方脉正宗》)

2. 治热淋　鲜灯心草、车前草、凤尾草各一两。淘米水煎服。(《河南中草药手册》)

3. 治黄疸　灯心草、天胡荽各一两。水煎,加甜酒少许调服。(江西《中草药学》)

4. 治失眠,心烦　灯心草18 g。煎汤代茶常服。(《现代实用中药》)

5. 治小儿夜啼　用灯心草烧灰涂乳上与吃。(《宝庆本草折衷》)

6. 治小孩热病抽搐　灯心草120 g,鲜苦桃树二重皮120 g。同杵烂敷头额部、手足心。(《闽东本草》)

7. 治走马喉痹　① 灯心(烧灰)、壁蟢窠(烧灰)、枯矾各等分。为细末吹之。(《村居救急方》)② 灯心灰二钱,蓬砂末一钱。吹之。(《纲目》)

8. 治吐血　以灯心净碗内烧灰,以物盖之,研为末。每服半钱或一钱,麝香汤调下。(《小儿卫生总微论方》)

9. 治破伤出血　用灯心草烂嚼和唾贴之,以帛裹,血立止。(《胜金方》)

10. 治蜈蚣咬　用灯草蘸油点灯,以灯烟熏之。(《卫生易简方》)

11. 治虫蚁入耳挑不出者　以灯心浸油钓出虫。(《胜金方》)

12. 治偷针眼　用灯心二寸,蘸香油点之。(《普济方》)

【临床报道】 治疗急性扁桃体炎　取灯心草1根缠上线,将之一端浸入食油内(约2 cm)取出,用火点燃,迅速点烧手少阳三焦经的角孙穴,一点即起,火灸部位即起微红,一般火灸穴位1次即可,个别的次日可再起灸1次。共治疗316例,其中治愈285例,占90%,无效31例,占9.9%。对于急性扁桃体炎效果显著,对于慢性扁桃体炎虽有疗效,但慢而不显著。

【各家论述】 1.《本草经疏》:"灯心草,其质轻通,其性寒,味甘淡,故能通利小肠热气,下行从小便出,小肠为心之腑,故亦除心经热也。"

2.《药品化义》:"灯心,气味俱轻,轻者上浮,专入心肺;性味俱淡,淡能利窍,使上部郁热下行从小便而出。世疑轻淡之物,以为力薄而忽略之,不知轻可去实,淡主于渗,惟此能导心肺之热,自上顺下,通调水道,下输膀胱,其力独胜。"

3.《本草述》:"灯心草,降心火,通气,为此味专长。心火降,则肺气下行而气通,故曰泻肺。心主血,火降气通,则血和而水源畅矣。小肠以下水分穴,下合膀胱水腑,使气化出焉,故主五淋,利阴窍。阴窍,肝所主也,肺气降则肝气和而阴窍利矣。其治喉痹最捷者,降心火,下肺气,和血散气之义也。"

2017 **灯笼花** dēng lóng huā (《植物名实图考》)

【异名】 法罗喜、岩龙香(《彝药志》)。

【基原】 为杜鹃花科树萝卜属植物灯笼花的块茎及根。

【原植物】 灯笼花 *Agapetes lacei* Craib　又名：柳叶树萝卜(《中国高等植物图鉴》),深红树萝卜(《云南中药资源名录》)。

附生灌木,高 60～100 cm。茎的基部通常增大成粗肥的块茎,根亦多为纺锤状。枝条细长,密生平展的刚毛。单叶互生;叶柄短,被微柔毛;叶片革质,椭圆形,长 0.7～1.5 cm,宽 6～8 mm,先端尖锐或钝,基部楔形或圆形,上半部边缘有细锯齿。花单生于叶腋,花梗与萼筒被灰色短柔毛,散生少数腺头刚毛;花萼筒深裂,裂片三角形,锐尖,具明显的脉纹;花冠圆筒状,深红色,裂片三角形,先端暗绿色;雄蕊 10 枚,花药背面无距;子房下位,花柱细长,柱头截形。果小。花期 1～6月,果期 7 月。

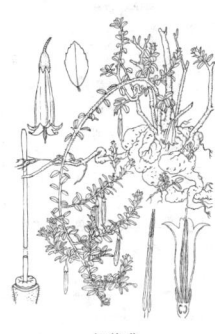

灯 笼 花

附生于海拔 1 500～1 800 m 的常绿林中老树上或岩石上。分布于云南西部、西藏东南部。

【采收加工】 全年均可采收,鲜用或切片晒干。

【药性】 《彝药志》:"性凉,味苦涩。"

【功用主治】 《彝药志》:"散瘀止痛,利尿消肿。治跌打损伤,风湿骨痛,胃痛,肝炎,水肿,无名肿毒。"

【用法用量】 内服:煎汤,15～30 g;或泡酒。外用:鲜品捣敷;或研末调敷。

【选方】 治跌打损伤,红肿热痛　法罗喜 50 g,苏木 20 g,白芍 15 g,归尾 15 g。泡酒 500～1 000 ml。每日服 2 次,每次 10～20 ml。(《彝药志》)

2018 **灯笼草** dēng lóng cǎo (《陆川本草》)

【异名】 爆卜草(《陆川本草》),灯笼泡、鬼灯笼(《南宁市药物志》),水灯笼草、苦灯笼草(《广东中药》),天泡果、响铃子(广州空军《常用中草药手册》),地灯笼、母炮草、炮仔草(《全国中草药汇编》)。

【基原】 为茄科酸浆属植物灯笼果的全草。

【原植物】 灯笼果 *Physalis peruviana* L.

多年生草本,高 45～90 cm。具匍匐的根茎。茎直立,具短柔毛。单叶互生,或 2 片聚生;叶柄长2～5 cm,密生柔毛;叶片卵圆形至长圆形,长 6～15 cm,宽 4～10 cm,先端短渐尖,基部不对称心脏形,全缘或有少数不明显尖齿,两面密生柔毛。花单生于叶腋;花萼阔钟状,绿色,5 浅裂,裂片披针形,具短茸毛;花冠阔钟状,黄色,喉部有紫色斑纹,5 浅裂,裂片近三角形;雄蕊 5,着生于花冠近基部处,花丝及花药蓝紫色;雌蕊 1,子房上位,2～3 室。浆果球状,成熟时黄色;宿萼在结果时膨胀成灯笼状,包围在浆果外面,与果分离。种子黄色,圆盘状。夏季开花结果。

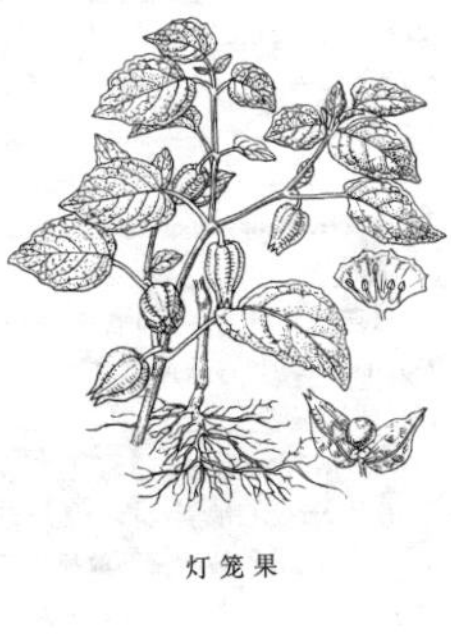

灯 笼 果

生于海拔 1 200～2 100 m 的路旁或河谷。我国福建、广东、广西、云南有栽培。

【采收加工】 6～10 月采收,鲜用或晒干。

【药材】 灯笼草 *Physalis Peruvianae Herba*　主产于广东、广西、海南。

性状　全草长 25～60 cm。茎略呈扁方柱形,具棱,表面灰黄白色或灰青色,密被白色茸毛。叶皱缩卷曲,展平后呈卵圆形,先端尖,基部楔形或微心形,近全缘或有不规则疏粗齿,暗绿色或黄绿色,两面被白色茸毛;具长叶柄。叶腋处具膨大似灯笼状的花萼,有的已压扁,淡黄绿色,薄纸质,半透明,被有柔毛,内有暗黄绿色浆果,近圆形。气微,味甘、苦。

【成分】 全草含生物碱类成分:酸浆双古豆碱(phygrine),古豆碱(hygrine),托品碱(tropine),3β-乙酰氧基莨菪烷(3β-acetoxytropane),*N*-甲基吡咯烷基古豆碱 A (*N*-methylpyrrolidinylhygrine A),*N*-甲基吡咯烷基古豆碱 B(*N*-methylpyrrolidinylhygrine B),3α-巴豆酰氧基莨菪烷(3α-tigloyloxytropane),红古豆碱(cuscohygrine),灯笼草碱(physoperuvine),3β-巴豆酰氧基莨菪烷(3β-tigloyloxytropane);灯笼草内酯(perulactone)B,睡茄灯笼草素(withaperuvin)D。

叶中含内酯成分:酸浆内酯(physalolactone)及酸浆内酯 B、C,23-羟基酸浆内酯(23-hydroxyphysalolactone),4-去氧酸浆内酯(4-deoxyphysalolactone),酸浆内酯 B-3-*O*-β-*D*-吡喃葡萄糖苷 (physalolactone B-3-*O*-β-*D*-glucopyranoside),灯笼草内酯,酸浆苦味素(physalin)A,2,3-二氢睡茄内酯 E(2,3-dihydrowithanolide E),4β-羟基睡茄内酯 E(4β-hydroxywithanolide E),睡茄内酯(withanolide)E、S,两种 24-*E*-22ξ-乙酰氧基-1α,3β-二羟基-5,24-麦角甾二烯-26-酸(glycoside esters of 24-*E*-22ξ-acetoxy-1α,3β-dihydroxyergosta-5,24-dien-26-oic acid)的酯苷化合物。还含多种黄酮苷:山柰酚-3-芸香糖苷 (kaempferol-3-rutinoside),山柰酚-3-刺槐二糖苷(kaempferol-3-robinobioside),山柰酚-3-芸香糖苷-7-葡萄糖苷(kaempferol-3-rutinoside-7-glucoside),山柰酚-3-刺槐二糖苷-7-葡萄糖苷(kaempferol-3-robinobioside-7-glucoside),槲皮素-3-芸香糖苷(quercetin-3-rutinoside),槲皮素-3-刺槐二糖苷(quercetin-3-robinobioside),槲皮素-3-芸香糖苷-7-葡萄糖苷(quercetin-3-rutinoside-7-glucoside),槲皮素-3-刺槐二糖苷-7-葡萄糖苷(quercetin-3-robinobioside-7-glucoside)。

根中含生物碱:右旋灯笼草碱,消旋灯笼草碱,右旋 *N*,*N*-二甲基灯笼草碱盐(*N*,*N*-dimethylphysoperuvinium salt),睡茄灯笼草素(withaperuvine),睡茄灯笼草素 E、F、G、H,酸浆双古豆碱;又含挥发性成分:2-甲基丁酸甲酯(methyl 2-methyl butyrate),2,5-二甲基-4-羟基 3(2*H*)-呋喃酮〔2,5-dimethyl-4-hydroxy-3(2*H*)-furanone〕,2,5-二甲基-4-甲氧基-3(2*H*)-呋喃酮〔2,5-dimethyl-4-methoxy-3(2*H*)-furanone〕,4-辛酸内酯(4-octano lide),5-辛酸内酯,β-紫罗兰酮(β-ionone),β-突厥蔷薇酮(β-damascenone);有机酸类:枸橼酸(citric acid)和少量有机脂肪酸、苯甲酸(benzoic acid)等;内酯类:28-羟基睡茄内酯 E (28-hydroxywithanolide E),4β-羟基睡茄内酯 E (4β-hydroxywithanolide E);多种糖及糖苷类:1-*O*-反式桂皮酰-β-*D*-吡喃葡萄糖基-(1→6)-β-*D*-吡喃葡萄糖〔1-*O*-*trans*-cinnamoyl-β-*D*-glucopyranosyl-(1→6)-β-*D*-glucopyranose〕,1-*O*-反式桂皮酰-α-*L*-吡喃葡萄糖基-(1→6)-β-*D*-吡喃葡萄糖〔1-*O*-*trans*-cinnamoyl-α-*L*-arabinofuranosyl-(1→6)-β-*D*-glucopyranose〕;还含 β-谷甾醇(β-sitosterol),β-谷甾醇-β-*D*-葡萄糖苷(β-sitosterol-β-*D*-glucoside),酸浆内酯,4β-羟基睡茄内酯 E,芸香苷 (rutin),根中还含 3β-巴豆酰氧基托烷,3α-巴豆酰氧基托烷。

【药理】 1. 抗癌及抗微生物作用　灯笼果叶提取物可使移植艾氏腹水癌的动物存活期延长 70%,宿萼提取物能延长 60%,茎提取物能延长 30%,根提取物能延长 10%。这些部位的乙醇提取物体外试验如有抗微生物活性,其中叶提取物作用最强。

2. 消炎作用　灯笼草能不同程度地减轻佐剂性关节炎的急性期、慢性期大鼠后爪致炎部位的肿胀。

3. 镇痛作用　灯笼草能剂量依赖地提高大鼠电刺激鼠尾、嘶叫法的痛阈,剂量依赖地抑制醋酸引起的小鼠扭体反应,对炎症性痛敏及神经源性痛敏灯笼草也有镇痛作用,灯笼草还能明显抑制丘脑束旁核神经元对伤害性刺激的放电反应。纳洛酮能翻转灯笼草的镇痛作用,反复给予灯笼草能产生耐受,但与吗啡镇痛之间不存在交叉耐受。因此,灯笼草具有镇痛作用,其镇痛作用可能涉及中枢阿片受体。

【药性】《全国中草药汇编》:"苦,凉。"

【功用主治】《全国中草药汇编》:"清热解毒,消炎利水。主治感冒发热,腮腺炎,支气管炎,急性肾盂肾炎,睾丸炎,疱疹,疖疮,疝气痛。"

【用法用量】 内服:煎汤,9～15 g。外用:捣敷或煎水洗。

2019 灯心草根 dēng xīn cǎo gēn (《开宝本草》)

【异名】 灯草根(《集玄方》)。

【基原】 为灯心草科灯心草属植物灯心草的根及根茎。

【原植物】 参见"灯心草"条。

【采收加工】 8～10 月采挖,除去茎部,晒干。

【药性】《开宝本草》:"味甘,寒,无毒。"

【功用主治】 利水通淋,清心安神。主治淋病,小便不利,湿热黄疸,心悸不安。

1.《开宝本草》:"主五淋,生煮服之。"

2.《医学入门》:"生煮清心退热。"

3.《本草汇言》:"治湿热黄疸。"

【用法用量】 内服:煎汤,15～30 g。

【选方】 1. 治湿热黄疸　用灯草根四两。酒水各半,入瓶煮半日,温服。(《集玄方》)

2. 治心悸不安　灯心草根 30～90 g。炖冰糖内服。(《闽东本草》)

3. 治疟疾　灯心草根 15 g。水煎,于发作前 2～3 h 加少量白糖,空腹顿服。(《秦岭巴山天然药物志》)

4. 治乳痈初起　灯心草根 30 g。同猪精肉 120 g 炖汤,撇去浮油,以汤煎药服。(《江西民间草药》)

5. 治小儿高热　灯心草根、卷柏各 9～12 g。水煎服。(《江西草药》)

2020 灯盏细辛 dēng zhǎn xì xīn (《云南中草药》)

【异名】 灯盏花、灯盏菊、细辛草(《滇南本草》),双葵花、东菊(《云南中草药选》),灯盏草(《全国中草药汇编》)。

【基原】 为菊科飞蓬属植物短葶飞蓬的全草。

【原植物】 短葶飞蓬 *Erigeron breviscapus* (Vant.) Hand.-Mazz. [*Aster breviscapus* Vant.] 又名:短茎飞蓬(《全国中草药汇编》)

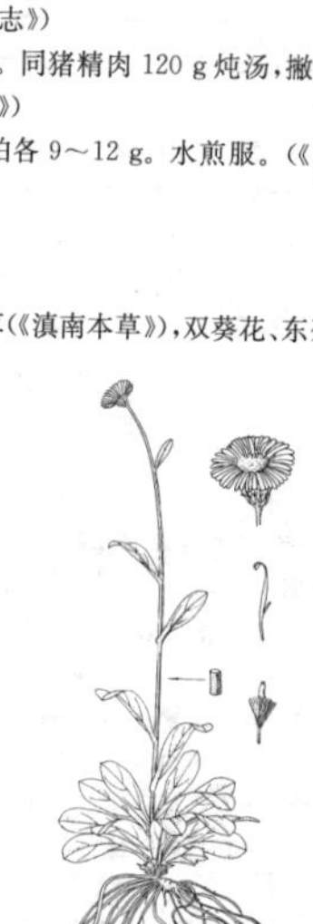

短葶飞蓬

多年生草本,高 5～50 cm。根茎粗厚,木质,密生多数须根。茎直立,全株被有多细胞的短硬毛或杂有腺毛。基生叶密集成莲座状,叶片匙形或倒卵状披针形,长 1.5～11 cm,宽 0.5～2.5 cm,先端钝,具小尖头,基部下延成柄,全缘,两面有粗毛;茎生叶少数,通常 2～4 个,长圆形,长 1～4 cm,宽 0.5～1 cm,基部半抱茎,上部常缩小成条形的小苞叶,无叶柄。头状花序顶生,通常单生,直径 2～2.8 cm;总苞半球形,总苞片 3 层,线状披针形,先端尖;外围的雌花舌状,3 层,舌片开展,蓝色或粉紫色,先端全缘;中央的两性花管状,黄色,檐部窄漏斗形,中部被疏微毛,裂片无毛。瘦果狭长圆形,扁压,背面常具 1 肋,密被短毛;冠毛淡褐色,2 层,刚毛状。花期 3～10 月。

生于山地疏林下、草丛或向阳坡地。分布于湖南、广西、四川、贵州、云南及西藏等地。

【采收加工】 7～10 月采收,鲜用或晒干。

【药材】 灯盏细辛 *Erigerontis Herba*　主产于云南。

性状　全草长 15～25 cm。根茎长 1～3 cm,表面凹凸不平,着生多数圆柱形细根,直径约 1 mm,表面淡褐色至黄褐色。茎圆柱形,直径 1～2 mm,表面黄绿色至淡棕色,具细纵棱线,被白色短柔毛;质脆,易折断,断面淡黄白色,有髓或中空。基生叶片皱缩,破碎,完整者展开后呈卵状披针形、匙形、阔披针形、阔倒卵形,黄绿色,先端短尖或浑圆,基部渐狭,全缘;茎生叶互生,披针形,基部楔截形、抱茎。头状花序顶生。瘦果扁倒卵形。气微香,味辛、微苦。

鉴别　(1) 茎横切面:表皮细胞类方形,外被角质层,厚 2～4 μm,有非腺毛及少数腺毛,皮层外侧有厚角细胞 1～4 层。内皮层不明显,韧皮部外侧的中柱鞘纤维呈新月形,木质部内侧纤维成束;导管类圆形、成群。髓部薄壁细胞排列疏松,类圆形,可见淀粉粒。

根横切面:表皮细胞类方形,木栓化。皮层宽广,分泌道偶见。内皮层可见凯氏点。形成层成环,木质部由导管、木纤维、木薄壁细胞组成。

(2) 取本品粗粉约 2 g,加甲醇 16 ml,温水浴上浸渍 1 小时,滤过。取滤液 1 ml,加镁粉少量与盐酸 5～6 滴,溶液变为棕红色,置水浴上加热后,红棕色更为明显(检查黄酮类);取滤液 1 ml,加 1%盐酸羟胺甲醇溶液与 10%氢氧化钾甲醇溶液各 6 滴,置水浴上微热,冷却后用稀盐酸调节 pH 至 3～4,加 1%三氯化铁乙醇溶液 1 滴,显橙红色至紫红色。

品质标志　《中华人民共和国药典》2010 年版规定:照高效液相色谱法测定,本品含野黄芩苷($C_{21}H_{18}O_{12}$)不得少于 0.30%。

【成分】 全草含黄酮类:飞蓬苷(又称灯盏细辛苷)(erigeroside),4′,5,6,7-四羟基黄酮-7-*O*-*β*-*D*-吡喃葡萄糖醛酸甲酯苷(4′, 5, 6, 7-tetrahydroxyflavone-7-*O*-*β*-*D*-glucuronopyranoside methyl ester),芹菜素(apigenin),高山黄芩素(scutellarein),芹菜素-7-*O*-葡萄糖醛酸苷(灯盏花甲素)(apigenin-7-*O*-glucuronide),车前黄酮苷(plantaginin)和高山黄芩素-7-*O*-葡萄糖醛酸苷(灯盏花乙素)(scutellarein-7-*O*-glucuronide),其中以前者为主含少量芹菜素-7-*O*-葡萄糖醛酸苷的混合物命名为灯盏花素(breviscapine),麦角甾-7,22-二烯-3-酮(ergosta-7, 22-dien-3-one),3,4-二羟基桂皮酸(3, 4-ditydroxy-phenyl acrylic acid)*α*-甲氧基-*γ*-吡喃酮(*α*-methoxy-*γ*-pyranone);萜类:木栓酮(friedelin),木栓烷(friedelane),木栓醇(friedelinol),表木栓醇(epifriedelinol);甾醇类:豆甾醇(stigm asterol),豆甾醇-3-*O*-*β*-*D*-吡喃葡萄糖苷(stigm asterol-3-*O*-*β*-*D*-glucopyranoside),*β*-谷甾醇(*β*-sistosterol),胡萝卜苷(*β*-sistosterol-3-*O*-*β*-*D*-glucopyranoside);还含有正四十五酸(pentatetracontanoic acid)。

【药理】 1. 对心血管系统的作用　灯盏细辛提取液 0.25、0.5 mg/ml 均可显著增强离体豚鼠心脏冠脉流量。灯盏花可使犬心肌梗死模型的心梗范围显著降低。麻醉犬推注灯盏花注射液 10 mg/kg,有减慢心率、降低心肌收缩力、减少心肌耗氧和作功等作用。大鼠全心缺氧及再给氧模型中,灯盏花总黄酮 100 mg/L 灌注组心脏肌酸磷酸激酶释放显著降低;给药组心肌显示出较高的超氧化物歧化酶和谷胱甘肽过氧化物酶活性。灯盏花黄酮使家兔主动脉血流量和心率有下降的趋势，对血压无明显影响。

2. 抗凝血、抗血栓形成及促进纤溶活性作用　灯盏花 23 mg/ml 浓度，体外对家兔血小板聚集抑制率为 56.5%。灯盏花注射液（含灯盏花黄酮 5 mg/ml）以 8 ml/kg 给家兔静脉注射，外周血小板计数减少，血小板聚集功能降低，白陶土部分凝血活酶时间延长，而凝血酶原时间无明显变化。血浆纤维蛋白原减少，优球蛋白溶解时间降低，血清纤维蛋白（原）降解产物增加，提示灯盏花有促进纤溶活性的作用。家兔静脉给药，可抑制体外血栓形成，且给药后 2 小时作用最强。静脉注射灯盏花素 140、350 mg/kg，可使主动脉血栓模型家兔血栓重量明显减轻，血栓形成受到抑制。

3. 对微循环及血液流变学的影响　高分子右旋糖酐所致家兔大脑微循环障碍、豚鼠软脑膜微循环障碍模型中，静脉注射灯盏花提取物能使家兔大脑皮质脑电图明显恢复，改善豚鼠软脑膜微血管流态，对豚鼠红细胞有明显解聚作用，并对抗去甲肾上腺素的缩血管作用。对右旋糖酐造成的大鼠肠系膜微循环障碍，预先静注灯盏花提取物，或者在造模后用同样剂量、方法给药，均显著促进微血管开放，改善微循环，它们还可对抗肾上腺素缩血管作用。家兔静脉注射 20 mg/kg 灯盏花注射液，全血黏度明显下降；每日肌内注射 10 mg/kg，连续 14 日，注射后第三日及第七日取血测得全血黏度也明显下降。但血浆黏度均无明显变化。

4. 抗纤维化和保护肝细胞作用　灯盏细辛具有保护肝细胞，改善肝功能，减轻肝组织病理损害程度，防治四氯化碳诱发肝纤维化的作用。灯盏细辛黄酮 Z_1（50 μg/ml）能显著抑制成纤维细胞的增殖，Z_1、Z_2（6.25～50.00 μg/ml）能剂量依赖性地抑制细胞内胶原合成，表明灯盏细辛体外有抗纤维化作用。

5. 其他作用　小鼠腹腔注射灯盏花素 20 mg/kg，5 分钟血浆 cAMP 含量逐渐升高，20 分钟时达高峰，在 1～20 mg/kg 剂量范围内呈量效正比关系，20 mg/kg 为最大效应剂量。灯盏花制剂还能提高血脑屏障通透性，对抗由二磷酸腺苷引起的血小板聚集以及提高机体巨噬细胞吞噬免疫功能。灯盏细辛有确切的防止白斑癌变的功效，该药对白斑癌变过程中的血管增生和扩张无明显影响，但对血管构形、空间配置和血管壁的完整性有保护作用。灯盏花注射液具有明显降低胆固醇和三酰甘油等作用。灯盏细辛乙醇提取物有中等强度的抗菌活性及较强的抗真菌活性。灯盏细辛能抑制肺动脉平滑肌细胞（PASMC）的增殖细胞核抗原（PCNA）的增殖与表达，但在一般条件下无作用，它通过 PMA 能抑制低氧引起的 PASMC 的 PNCA 的增殖与表达的增强作用。

6. 体内过程　小鼠静脉注射 ^3H-灯盏花乙素 10 mg/kg 后，血液中 ^3H 含量 60 分钟内呈迅速下降趋势。静注 1 小时，^3H-灯盏花乙素以胆囊、小肠、肝、肾中分布较多；4 小时后，在胆囊、小肠、肝、心肌中较多，脑中分布亦明显增高；24 小时后，在胆囊、小肠及脑中仍有一定的放射性分布。小鼠静注 ^3H-灯盏乙素后，从尿中排泄的 24 小时总量为注入量的 19.1%，从粪中排泄的 24 小时总量为注入量的 24.1%。

毒性　20%灯盏花浸膏水溶液 0.4 ml/kg（相当于生药 80 g/kg）给雄性小鼠灌胃后，观察 3 日无死亡。雄性小鼠腹腔注射 5% 灯盏花浸膏溶液，按简化机率单位法测得 LD_{50} 为 13.14±5.42 g/kg，静脉注射的 LD_{50} 为 10.02±1.55 g/kg。亚急性毒性试验证明灯盏花素对血象及肝、肾功能无影响，内脏器官无实质性变化。

【药性】 辛、微苦，温。

1.《滇南本草》："味苦、辛，性温。"

2.《全国中草药汇编》："辛、微苦，温。"

【功用主治】 散寒解表，活络止痛，消积。主治感冒，风湿痹痛，瘫痪，胃痛，牙痛，小儿疳积，骨髓炎，跌打损伤。

1.《滇南本草》："小儿脓耳，捣汁滴入耳内。左瘫右痪，风湿疼痛，水煎点水酒服。"

2.《全国中草药汇编》："散寒解表，祛风除湿，活络止痛。主治感冒头痛，牙痛，胃痛，风湿疼痛，脑血管意外引起的瘫痪，骨髓炎。"

【用法用量】 内服：煎汤，9～15 g；或泡酒，或蒸蛋。外用捣敷。

【选方】 1. 治小儿麻痹后遗症、脑炎后遗症之瘫痪　灯盏细辛 6～9 g。调鸡蛋蒸吃。（《云南中草药选》）

2. 治腹泻　灯盏花 9 g，白头翁 6 g。水煎服。（《红河中草药》）

3. 治小儿营养不良，水肿　灯盏花 2.5～5 g。冲服或蒸鸡蛋服。（《中国民族药志》）

4. 治骨髓炎　灯盏花鲜品 6 g，大蓟根 30 g。捣敷。（《红河中草药》）

【临床报道】 1. 治疗中风后瘫痪　用灯盏花素注射液治疗中风后瘫痪患者 469 例，其中肌内注射者 389 例，包括脑血栓形成、脑出血、脑栓塞及类型未定的中风后瘫痪患者；静脉滴注者 80 例，全系缺血性中风患者。治疗方法：肌注组用灯盏花素注射 2 ml（5 mg），每日 2 次，10 日为 1 个疗程，最少者 1 个疗程，最多者 10 个疗程；静滴组用本品每日 10～20 mg，加入 5%～10%葡萄糖液 500 ml 滴注，10 日为 1 个疗程，连用 2 个疗程无效者作无效论，不再给药。除高血压病患者同时用降压药外，其余均不合用其他疗法。疗效：肌注组 389 例，基本治愈 115 例，显效 110 例，有效 124 例，无效 40 例，有效率为 89.7%；静滴组 80 例，基本治愈 22 例，显效 26 例，有效 22 例，无效 10 例，有效率为 87.5%。副作用：肌注组有 3 例皮疹，1 例口干；静滴组出现身痒、胸闷、全身乏力各 2 例，心慌、多眠各 2 例。对症处理后副作用即可消失，均继续接受治疗。又有 1 例在给药后 6 日出现上消化道出血；另 1 例用药后 3 日病情好转，第八日偏瘫突然加重，意识不清，腰穿脑脊液为血性，此 2 例均为急性期患者。故本品不宜用于脑出血急性期或有出血倾向的患者。

2. 治疗脑血管病　用灯盏花注射液（每支 2 ml 含黄酮 9 mg）12～16 ml，加入 5%或 10%葡萄糖注射液 500 ml 静滴，每日 1 次，15 日为 1 个疗程，一般使用 1～2 个疗程。治疗脑血管病患者 100 例，其中脑梗死 79 例，脑出血恢复期或后遗症 14 例，短暂性脑缺血发作（TIA）7 例。结果：除 TIA 7 例外，93 例中基本痊愈 25 例，显著好转 12 例，好转 39 例，无变化 17 例。总有效率 81.7%。TIA 7 例用药两周后基本痊愈 4 例，显著好转 3 例，再继续用药 1～2 星期后，均能控制发作。

3. 治疗冠心病　① 以灯盏花胶囊，每日 3 次，每次 3 丸，治疗 43 例，疗程 2 个月。临床观察，对治疗心绞痛有效率达 86.05%，对照组为 71.43%（丹参胶囊，用法同上）。对心功能测定、心电图改善、体外血栓形成试验等结果表明，灯盏花胶囊治疗组均明显优于对照组，统计学处理有显著差异。另外，冠心病患者中 70% 以上合并高血压病，本组治疗观察有降压疗效者达 74.07%。② 用云南灯盏花注射液（每支 2 ml，含总黄酮 9 mg），每日 16～20 ml 静滴，每日 1 次，14 日为 1 个疗程。用于心绞痛患者 30 例，观察 6～12 个月。其中显效 15 例，改善 12 例，无效 3 例。总有效率 90%。症状改善也较满意。

4. 治疗痛风急性期　用云南灯盏花注射液 20 ml，加入 5%葡萄糖 250 ml 中静滴，每日 1 次。用于痛风患者 32 例，观察 5 日，结果：临床痊愈 26 例，显效 2 例，有效 3 例，无效 1 例。未发现该药对肝、肾等功能的不良反应。

5. 治疗复发性口疮　用灯盏细辛含片、胶丸、薄膜治疗复发性口疮 36 例。其中含片组治疗 16 例，显效 9 例，有效 4 例，无效 3 例。总有效率为 81.25%。胶丸组 20 例，显效 9 例，有效 7 例，无效 4 例。总有效率为 80%。在治疗中，均无不良反应。用法：① 灯盏细辛含片，每片含浸膏 0.3 g，合生药 1.9 g。每日 4 次，每次 1 片，舌下含服。30 日为 1 个疗程。② 灯盏细辛胶丸，每日 3

次，每次 4 丸，吞服。溃疡局部同时贴敷由灯盏细辛浸膏加工成的薄膜，70 日为 1 个疗程。临床观察：灯盏细辛能够有效地延长复发间歇时间，加速溃疡愈合，并能减少每次发作的溃疡只数及缩小面积，还能改善患者舌下静脉的曲张程度，减少舌腹瘀血点。说明此药对口腔微循环有较明显的活血化瘀作用。

2021 江蓠 jiāng lí（《纲目》）

【异名】 龙须菜（《纲目》），海菜（《漳浦县志》），线菜（《闽志》），海粉干（《浙江药用植物志》），海面线、竹筒菜（《福建药物志》）。

【基原】 为江蓠科江蓠属植物真江蓠、脆江蓠、芋根江蓠等的藻体。

【原植物】 1. 真江蓠 *Gracilaria asiatica* C. F. Chang et B. M. Xia[*G. verrucosa* (Huds.) Papenf.]

藻体淡褐色至暗褐色，有时浅紫褐色或带黄绿色，近软骨质，单生或丛生，一般高 5～50 cm，可达 1～2 m 以上，线状，圆柱形，具有一个及顶的主干，径 1～2 mm，分枝不规则互生或偏生，1～2 次，枝径 0.5～1 mm，长短不一，基部略收缩。髓部薄壁细胞大，皮层由 2～5 层较小细胞组成，含色素体。四分孢子囊肉红色，于体表呈斑状突起。精子囊淡黄色，生于皮层浅坑或生殖窝的下陷部分。囊果球形或半球形，常突出于成熟的雌配子体表面。藻体固着器盘状。

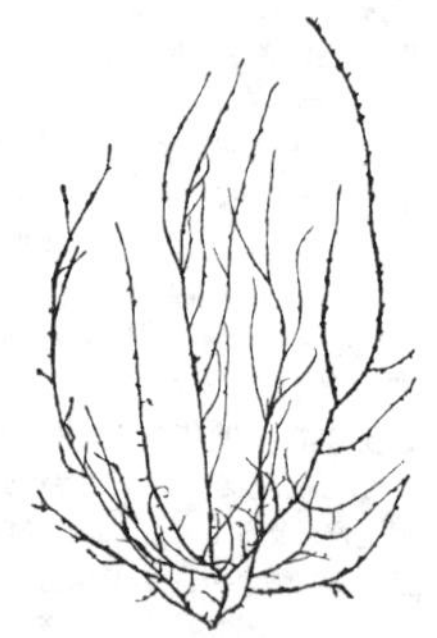

真江蓠

生于中潮带至潮下带岩石上，在平静的内湾及肥沃水区，长得粗大色深。人工养殖在木、竹等附着物上，我国沿海均有分布。

2. 脆江蓠 *G. bursapastoris* (Gmel.) Silva

藻体淡紫红色，半透明状，多汁而脆，质柔易断，高 10～30 cm，可达 40 cm，宽 1～3 mm，丛生，一般有一及顶的主干，圆柱形，分枝 2～3 次，互生、偏生或二叉分枝，基部较宽，顶端尖细，有的小枝很短。四分孢子囊散生于整个藻体的皮层中，精子囊群生于皮层下陷的浅坑内。囊果圆锥形，有滋养丝，突出于体表。固着器盘状。

生于低潮带岩石上和大干潮线附近的深水石沼中。分布于浙江、福建、广东、海南等沿海地区。

3. 芋根江蓠 *G. blodgettii* Harv.

藻体淡紫红色，膜状软骨质，丛生，高 5～10 cm，宽 1～2 mm，圆柱状，不规则互生或 2 次分枝，有时二叉分枝。基部明显缢缩，顶端尖细。四分孢子囊十字形分裂。囊果圆球形，有滋养丝。

生于潮间带岩石或贝壳上。分布于福建、广东、海南等沿海地区。

同属植物功效相同的尚有：① 凤尾菜 *G. eucheumoides* Harv. 分布于海南、西沙群岛等海域。② 龙须菜 *G. sjoestedtii* Kylin [*Gracilariopsis sjoestedtii* (Kylin) Dawson] 分布于台湾、海南等沿海地区。③ 细基江蓠 *G. tenuistipitata* C. F. Chang et B. M. Xia 分布于广东、广西等沿海。④ 扁江蓠 *G. textorii* (Sur.) De-Toni 又名：蒲藻（《中国经济海藻志》）。我国分布于黄海沿岸。

【采收加工】 7～10 月采收，鲜用或晒干。

【成分】 1. 真江蓠 含琼脂（agar），*R*-藻红素（*R*-phycoerythrin），二十碳五烯酸（eicosapentaenoic acid），花生四烯酸（arachidonic acid），植物凝集素硫酸蛋白多糖（sulfated proteoglycan）及前列腺素（prostaglandin）。

2. 脆江蓠 含植物凝集素（agglutinin），二十碳五烯酸，花生四烯酸等脂肪酸。

3. 扁江蓠 含琼脂为琼脂糖-6-硫酸酯（agarose-6-sulfate），6-*O*-甲基琼脂糖和琼脂糖。

【药理】 凝血作用 从龙须菜中分离出一种新的血凝集素，相对分子质量为 49 000，等电点为 3.8，凝集红细胞的效力，兔＞马＞豚鼠＞鹅。此种凝集力对热敏感，但对蛋白酶或高碘酸盐不敏感。不被一般糖类所抑制。

【药性】 甘、咸，寒。

1.《纲目》："甘，寒，无毒。"

2.《中国药用海洋生物》："甘、咸，寒。"

【功用主治】 清热，化痰软坚，利水。主治内热，痰结瘿瘤，小便不利。

1.《纲目》："（治）瘿结热气，利小便。"

2.《本草求原》："去内热。"

3.《中国药用海洋生物》："清热，软坚化痰。用于内热痰结，瘿瘤结气，小便不利等。"

4.《南海海洋药用生物》："清凉，治痢。主治肠热病，养胃滋阴。"

【用法用量】 内服：煎汤，9～15 g。

【选方】 1. 治瘿瘤结气 江蓠 15 g，夏枯草 15 g，海带 15 g。煎服。（《中国药用孢子植物》）

2. 治内热痰结，瘿瘤结气 江蓠、鹿角菜、夏枯草各 15 g，牡蛎 30 g。煎服。

3. 治小便不利 江蓠、车前各 5 g。煎服。（2、3 方出自《中国药用海洋生物》）

4. 治痢疾，肠炎，腹泻 江蓠全草适量。水煎加糖服。（《浙江药用植物志》）

2022 江珧壳 jiāng yáo ké（《中国药用动物志》）

【基原】 为江珧科江珧属动物栉江珧的贝壳。

【原动物】 参见"江珧柱"条。

【采收加工】 捕得后，除去肉，取贝壳洗净，晒干。

【成分】 贝壳主含角壳硬蛋白，碳酸钙等。全体含类黏蛋白（mucoid），肌球蛋白（myosin），肌动蛋白（actin），丝蛋白（silk fibroin），副肌球蛋白（paramyosin），原肌球蛋白（tropomyosin）；以及多种氨基酸：苏氨酸，丝氨酸，脯氨酸，酪氨酸，天冬氨酸，缬氨酸，亮氨酸，苯丙氨酸，甘氨酸等。另含腺苷三磷酸，磷酸（酯）酶，羟基吲哚氧化酶（hydroxyindole oxidase）。肝及肾含银、锰。

【药性】 咸、涩，凉。

【功用主治】 清热解毒，熄风镇静。主治湿疮，头痛。

1.《中国药用动物志》："清热解毒，熄风镇静。"

2.《中国动物药志》："主治湿疮，高血压，头痛等症。"

【用法用量】 内服：煎汤，15～25 g。外用：煅，研末，撒敷。

2023 江珧柱 jiāng yáo zhù（《本草从新》）

【异名】 马甲柱（《闽中海错疏》），角带子（《本草求原》），江瑶柱（《随息居饮食谱》）。

【基原】 为江珧科江珧属动物栉江珧的后闭壳肌。

【原动物】 栉江珧 *Pinna* (*Atrina*) *pectinata* Linnaeus 又名：珧（《尔雅》），玉珧（《尔雅》郭璞注），江瑶（《辞海》），簸箕蛤蜊（《中国药用动物志》）。

贝壳略呈三角形或扇形，壳质稍薄而脆，高 75～176 mm，长 170～335 mm，壳顶细尖，位于壳的最前端，壳后端宽大。背缘直或略凹，腹缘前部较直，近壳顶处有一稍凹陷的足丝孔。往后渐突，后缘略弯或呈截形。壳无中央裂缝，表面有 10 余条放射肋，肋上具有略斜向后的三角形小棘。生长线显著，细密，至腹缘呈褶襞状。壳幼体呈淡黄褐色，或体内黑褐色。壳顶常被磨损而显露出和贝壳内面前半部相同的珍珠样光泽。韧带淡褐色，与壳背缘几等长。近壳顶内面的前闭壳肌痕小，呈椭圆形；贝壳中部的后闭壳肌痕大，呈马蹄形。外套痕略显，与壳缘相距甚远，在肛门背侧有一粗大外套腺，末端呈球形。足小，呈棒状。足丝褐色细软，极发达。生殖期5～9月间，雌雄异体，性成熟时的生殖腺，雌性为橙红色；雄性为乳白色，体外受精。

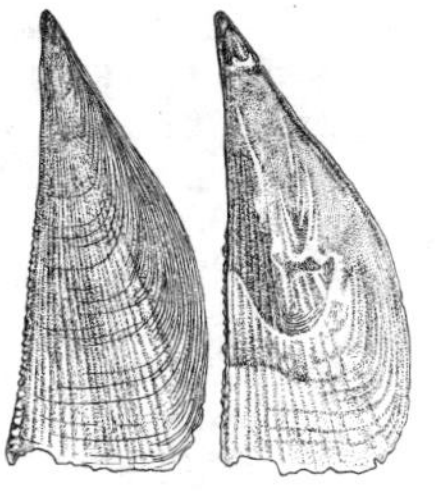

栉江珧

生活于低潮线附近至水深30～40 m的泥沙质海底。以贝壳的前端插入泥沙内，仅后端1/3露出沙面。我国黄海、渤海、东海、南海均有分布。

本动物的贝壳（江珧壳）亦供药用，另设专条。

我国江珧科动物已知有10种左右，除上述栉江珧分布最为普遍外，其他如：紫色裂江珧 *P. atropurpurea* Sowerby　分布于南海。细长裂江珧 *P. attenuata* Reeve　分布于东海和南海。旗江珧 *P. vexillum* Born　分布于南海。以上数种个体较大，其闭壳肌均可干制成江珧柱。

【采收加工】 冬季至春季采捕，捕得后，除去肉，取后闭壳肌，鲜用或加工为干制品，俗称“干贝”。

【成分】 1. 旗江珧　含蛋白质，酸性黏多糖（acid mucopolysaccharides），硫氢化物（sulfhydryls），二硫化物（disulfides）。

2. 细长裂江珧　内脏含江瑶毒素（pinnatoxin）。

【药性】 甘、咸，平。

1.《本草从新》：“甘、咸，微温。”

2.《本草求原》：“甘，平，无毒。”

【功用主治】 滋阴补肾，调中消食。主治消渴，小便频数，宿食停滞。

1.《本草从新》：“下气调中，利五脏，疗消渴，消腹中宿食，令人能食易饥。”

2.《本草求原》：“滋真阴，止小便。”

3.《随息居饮食谱》：“补肾，与淡菜同。”

4.《中国动物药志》：“用于小便频数。”

【用法用量】 内服：煮食，适量。

2024 江南玄胡 jiāng nán xuán hú 《安徽中药志》

【异名】 土三七、白七（《安徽中药志》）。

【基原】 为小檗科牡丹草属植物江南牡丹草的块茎。

【原植物】 江南牡丹草 *Leontice kiangnanensis* P. L. Chiu　又名：山元胡、玉龙擎珠〔《植物分类学报》1980，18（1）：96〕。

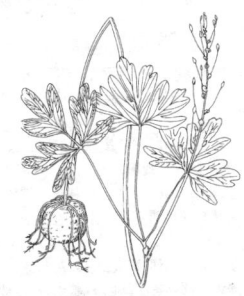

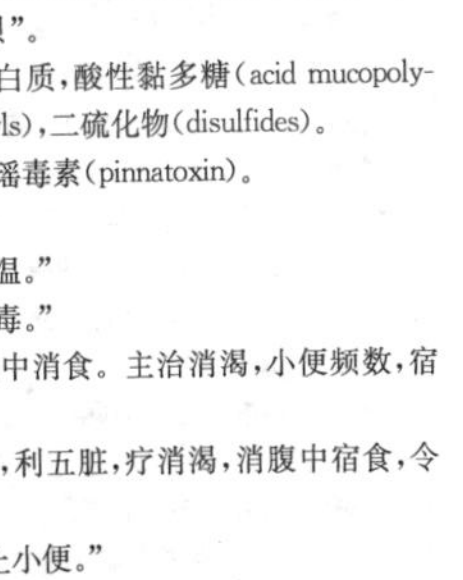

江南牡丹草

多年生草本。块茎近球形，直径可达8 cm，断面淡黄色。地上茎单一或数茎丛生，高20～40 cm，直立或外倾，无毛而多少被白粉，通常黑紫色。叶1枚，位于茎顶，三出复叶，每小叶二至三回三出羽状分裂，叶脉网状，纤细，上面淡绿色，下面粉绿色。花序总状，顶生，具10～20朵花；总苞片与叶柄愈合，2裂；苞片初时三角状宽卵形，后渐变为肾形或近肾形，顶端常突尖。花黄色；萼片（5～）6（～8），花瓣状，通常长椭圆形或卵形，具5纵脉；花瓣（5～）6，退化成蜜腺状；雄蕊（5～）6，长约为萼片的1/2～2/3；子房菱状卵形，基部具短柄，花柱短。蒴果近球形，果爿5，近等大，先端尖。种子通常2，近倒卵形，上部裸露，熟时绿褐色。花期3～4月，果期4～5月。

生于山坡灌木丛、疏林及苎麻地中。分布于江苏、浙江、安徽等地。

【栽培】 生物学特性　喜凉爽湿润气候，耐寒。宜选湿润的坡脚林下，土层深厚、疏松肥沃、富含腐殖质的砂质壤土栽培。

繁殖方法　用种子繁殖。直播，4～5月果熟时，及时采下，随采随播或湿砂藏后于10月播种。条播，按株距15 cm开沟，深3～5 cm，将种子均匀播入沟中，薄覆细土，稍加镇压，浇水，上盖枯草枯叶以保湿，早春陆续出苗。

田间管理　出苗后经常松土除草、追肥。施肥以堆肥、饼肥为主。雨季注意开沟排水。

【采收加工】 4月份植株地上部分枯黄时采挖，趁晴天切片，晒干或阴干。

【药材】 江南玄胡 *Leontices Kiangnanensis Rhizoma*　主产于安徽。

性状　块茎类圆球形，直径可达8 cm，表面土黄色，顶端有凹陷的茎基痕，周围密布淡黄色点状根痕。质坚硬，断面黄白色，富粉性。味苦，微涩。

鉴别　（1）块茎横切面：木栓层为数列木栓细胞，细胞切向延长，细胞壁薄，微波状弯曲。皮层宽广，为薄壁组织，散有根迹维管束。无限外韧型维管束6～8个，呈断续的环状排列。中央有髓。

粉末特征：淡黄白色。淀粉粒极多，单粒淀粉圆球形、长椭圆形、长卵形，脐点飞鸟状、三叉状、点状、裂缝状，层纹不甚明显；复粒淀粉少见，多由2分粒复合而成；半复粒淀粉偶见。木栓细胞表面观呈多角形，切面观呈长方形，壁薄，有的呈波状弯曲。导管主为网纹，少数为螺纹或梯纹导管。

（2）取本品粉末1 g，加乙醚15 ml，浸渍15分钟，不断振摇，滤过。滤液挥干后得白色油状物，加浓硫酸1滴与香草醛结晶1粒，即显紫红色（检查挥发油）。

（3）取本品粉末2 g，加1%盐酸10 ml，水浴煮沸15小时，滤过。滤液加改良碘化铋钾试剂后产生橘黄色沉淀；加碘化汞钾试剂产生淡黄色沉淀；加碘-碘化钾试剂产生棕色沉淀；加硅钨酸试剂产生白色沉淀（检查生物碱）。

（4）取本品粉末2g，加70%乙醇20 ml热浸，取2 ml浸出液蒸干，残渣加醋酐溶解倾入试管中，沿管壁加浓硫酸，两液接触处呈红棕色环至棕色环，醋酐层变绿色；或取浸出液蒸干，加醋酐1～2滴，再加浓硫酸1～2滴，颜色由黄→红→紫→蓝（检查皂苷）。

【成分】 块茎含3-*O*-α-*L*-arabinopyranosyl-caulophyllogenin 28-*O*-α-*L*-rhamnopyranosyl-（1→4）-β-*D*-glucopyranosyl-（1→6）-β-*D*-glucopyranoside，3-*O*-〔β-*D*-吡喃葡萄糖基-（1→3）〕-〔β-*D*-吡喃葡萄糖基-（1→2）〕-α-*L*-吡喃鼠李糖基-齐墩果酸28-*O*-α-*L*-吡喃鼠李糖基-（1→4）-β-*D*-吡喃葡萄糖基-（1→6）-β-*D*-吡喃葡萄糖苷{3-*O*-〔β-*D*-glucopyranosyl-（1→3）〕-〔β-*D*-glucopyranosyl-（1→2）〕-α-*L*-rhamnopyranosyl-oleanolic acid 28-*O*-α-*L*-rhamnopyranosyl-（1→4）-β-*D*-glucopyranosyl-（1→6）-β-*D*-glucopyranoside}，3-*O*-〔β-*D*-吡喃葡萄糖基-（1→3）〕-〔β-*D*-吡喃葡萄糖基-（1→2）〕-α-*L*-吡喃阿拉伯糖基-常春藤皂苷元-28-*O*-α-*L*-吡喃鼠李糖基-（1→4）-β-*D*-吡喃葡萄糖基-（1→6）-β-*D*-吡喃葡萄糖苷{3-*O*-〔β-*D*-glucopyranosyl-（1→3）〕-〔β-*D*-glucopyranosyl-（1→2）〕-α-*L*-arabinopyranosylhederagenin 28-*O*-α-*L*-rhamnopyranosyl-(1→4)-β-*D*-glucopyranosyl-(1→6)-β-*D*-glucopyranoside}，3-*O*-β-*D*-吡喃木糖基-(1→3)-β-*D*-吡喃半乳糖基-(1→4)-β-*D*-吡喃葡萄糖基-(1→3)-α-*L*-吡喃阿拉伯糖基-齐墩果酸 28-*O*-α-*L*-吡喃鼠李糖基-(1→4)-β-*D*-吡喃葡萄糖基-(1→6)-β-*D*-吡喃葡萄糖苷〔3-*O*-β-*D*-xylopyranosyl-(1→3)-β-*D*-galactopyranosyl-(1→4)-β-*D*-glucopyranosyl-(1→3)-α-*L*-arabinopyranosyl-oleanolic acid 28-*O*-α-*L*-rhamnopyranosyl-(1→4)-β-*D*-glucopyranosyl-(1→6)-β-*D*-glucopyranoside〕，3-*O*-β-*D*-吡喃木糖基-(1→3)-β-*D*-吡喃葡萄糖基-(1→4)-β-*D*-吡喃葡萄糖基-(1→3)-α-*L*-吡喃阿拉伯糖基-刺囊酸-28-*O*-α-*L*-吡喃鼠李糖基(1→4)-β-*D*-吡喃葡萄糖基-(1→6)-β-*D*-吡喃葡萄糖苷〔3-*O*-β-*D*-xylopyranosyl-(1→3)-β-*D*-glucopyranosyl-(1→4)-β-*D*-glucopyranosyl-(1→3)-α-*L*-arabinopyranosyl-echinocystic acid 28-*O*-α-*L*-rhamnopyranosyl-(1→4)-β-*D*-glucopyranosyl-(1→6)-β-*D*-glucopyranoside〕。

【药理】 1. 抗炎作用　给予江南牡丹草醇提取物对小鼠二甲苯耳肿胀和小鼠醋酸引起的腹腔毛细血管通透性增加均有显著抑制作用，且随剂量增加而增强。江南牡丹草醇提取物腹腔注射对新鲜蛋清所致大鼠足跖肿胀和人鼠棉球肉芽增生也有明显的抑制作用。江南牡丹草水溶性生物碱和脂溶性生物碱能显著抑制小鼠腹腔毛细血管通透性，能显著抑制组胺引起大鼠皮肤毛细血管通透性增高；对小鼠耳水肿抑制作用随剂量增加而增强；对大鼠角叉菜胶性足跖肿胀有明显抑制作用，并呈剂量依赖性；对大鼠急性胸膜炎可减少渗液量，渗液中的白细胞总数明显减少。

2. 镇痛作用　江南牡丹草醇提取物能提高痛阈，且随剂量增加，镇痛作用增强，江南牡丹草醇提取物 ED_{50} 为 67 mg/kg，给药后 20 分钟镇痛作用明显，持续时间以 100 mg/kg 最长，达 120 分钟。

3. 镇静作用　给小鼠腹腔注射江南牡丹草醇提取物 30 分钟后持续观察 10 分钟小鼠活动次数，25 mg/kg、50 mg/kg、100 mg/kg 三组对自发活动抑制率分别为 24.4%、34.7%、47.8%。江南牡丹草醇提取物对戊巴比妥钠也有良好的协同作用。

毒性　用改良寇氏法求得小鼠腹腔注射江南牡丹草醇提取物，LD_{50} 为 536.5±24.3 mg/kg。

【炮制】 1. 江南玄胡　除去须根，杂质，洗净泥土，分档闷润透，取出切片，干燥，筛去灰屑。

2. 蒸江南玄胡　取块茎，蒸熟后，切片晒干。

饮片性状　江南玄胡参见“药材”项。蒸江南玄胡形如江南玄胡片，呈角质，半透明。

贮干燥容器内，置通风干燥处。

【药性】《安徽中药志》：“苦，平。”

【功用主治】《安徽中药志》：“活血止血，消肿止痛，解毒。用于跌打损伤，骨折疼痛，胸痛，头痛，吐血，外伤出血。”

【用法用量】 内服：煎汤，3～6 g；或研末，每次 0.5～1 g，每日 3 次。外用：煎水熏洗；或研末，酒或醋调敷。

2025 汝兰 rǔ lán（《四川中药志》）

【异名】 金不换（广州部队《常用中草药手册》）。

【基原】 为防己科千金藤属植物汝兰的块根。

【原植物】 汝兰 *Stephania sinica* Diels　又名：华千金藤（《植物分类学报》）。

多年生稍肉质落叶藤本，全株无毛。块根团块状。茎枝粗壮，常中空，有粗直纹。叶互生；叶柄长达 30 cm，先端常肥大，盾状着生；叶片三角形或三角状近圆形，长 10～15 cm，宽度常大于长度或近相等，先端钝，有小突尖，基部近平截或微圆，边缘浅波状或全缘；掌状脉 5 条，下面微凸，近纸质。花小，单性，雌雄异株；复伞形聚伞花序腋生，总花序梗和伞梗均肉质；雄花：萼片 6，排成 2 轮，稍肉质，近倒卵状长圆形，内轮稍阔；花瓣 3 或 4，倒卵形，短而阔，内面有 2 个大腺体；聚药雄蕊长 0.7～0.8 mm；雌花：萼片 1，小；花瓣 2，内面腺体有时不甚明显。果梗肉质，核果，内果皮背部有小横肋状雕纹，每行 15～18 条，胎座迹不穿孔。花期 6 月，果期 8～9 月。

生于次生林的沟谷边。分布于湖北西部和西南部，四川东部、中部和南部，贵州北部，云南东北部。

【采收加工】 8～11 月采收，切片，晒干。

【药材】 汝兰 *Stephaniae Sinicae Radix*　主产于湖北、四川、云南、贵州等地。

性状　块根类球形或不规则块状，直径 10～40 cm。表面褐色或黑褐色，有不规则的龟裂纹，散生众多小凸点。商品多为横切或纵切片，厚 0.5～1 cm；新鲜切面淡黄色至黄色，或放置后黄色变深。断面常可见筋脉纹（三生维管束）环状排列呈同心环状，干后略呈点状突起。气微，味苦。

鉴别　(1) 根横切面：皮层偶见石细胞散在，椭圆形。薄壁细胞含较多棒晶，并有少数短棒晶、砂晶和方晶；淀粉粒单粒圆形，脐点明显；偶有复粒，由 2～3 分粒组成。

(2) 取本品粗粉 1 g，加乙醇 10 ml，冷浸过夜，滤过。滤液蒸干，残渣加稀盐酸 4 ml 溶解，滤过。取滤液 1 ml，加改良碘化铋钾试液 2 滴，产生大量橙色沉淀；另取滤液 1 ml，加碘化汞钾试液 2 滴，产生大量黄白色沉淀（检查生物碱）。

(3) 取药材新鲜断面置紫外光灯（254 nm）下观察，显亮天蓝色荧光。

【成分】 汝兰块根含四氢掌叶防己碱（tetrahydropalmatine），小檗胺（berbamine），轮环藤宁碱（cycleanine），头花千金藤碱（cepharanthine），汝兰宁碱（runanine），*L*-荷包牡丹碱（*L*-dicentrine）等生物碱。

【药性】 广州部队《常用中草药手册》：“苦，寒。”

【功用主治】 清热解毒，散瘀止痛。主治感冒，咽痛，腹泻，痢疾，痈疽肿毒，胃痛，头风痛，风湿痹痛，跌打损伤。

1. 广州部队《常用中草药手册》：“清热解毒，散瘀止痛。治胃及十二指肠溃疡疼痛，跌打肿痛，神经痛，牙痛，急性胃肠炎，菌痢，上呼吸道感染，咽痛。”

2.《广西本草选编》：“健胃止痛。”

3.《全国中草药汇编》：“治疟疾，风湿疼痛。”

【用法用量】 内服：煎汤，9～15 g；研末，每次 0.6～1 g，每日 3 次。外用：鲜品捣烂敷。

【宜忌】 孕妇禁服。

【选方】 1. 治细菌性痢疾　华千金藤、古山龙各 15 g，甘草 3 g。水煎服，每日 1 剂。（《全国中草药汇编》）

2. 治胃、十二指肠溃疡疼痛，神经痛　用（汝兰）块根研粉，每次服 0.6 g，每日 3～4 次。

3. 治痈疮肿毒，跌打肿痛　汝兰鲜块根，捣烂，外敷患处。（2、3 方出自《广西本草选编》）

2026 安息香 ān xī xiāng（《新修本草》）

【异名】 拙贝罗香（《纲目》）。

【基原】 为安息香科安息香属植物安息香和越南安息香的树脂。

【原植物】 1. 安息香 *Styrax benzoin* Dryand　又名：安息香树、辟邪树（《酉阳杂俎》）。

乔木，高 10～20 m。树皮绿棕色，内皮棕黑色，木质部棕红色，幼枝被棕色星状毛。叶互生；柄长约 1 cm；叶片长卵形，长达 11 cm，宽达 4.5 cm，先端急尖或渐尖，基部阔楔形或近圆形，上面略有光泽，下面密被白色短星状毛，叶缘有不规则的锯齿。总状花序集成圆锥花序，顶生或腋生，花梗被毛，苞片小，早落；花萼短钟状，5 齿裂，裂片披针形；花冠白色，5 深裂，裂片披针形，长约为萼筒的3倍，花萼及花瓣外面均被银白色丝状毛，内面棕红色；雄蕊8～10，花药线形，花丝基部联合成管；子房上位，卵形，密被白色茸毛，上部1室，下部2～3室，花柱细长，棕红色。果实扁球形，灰棕色。种子坚果状，红棕色，每室有种子1枚，具6纵纹。

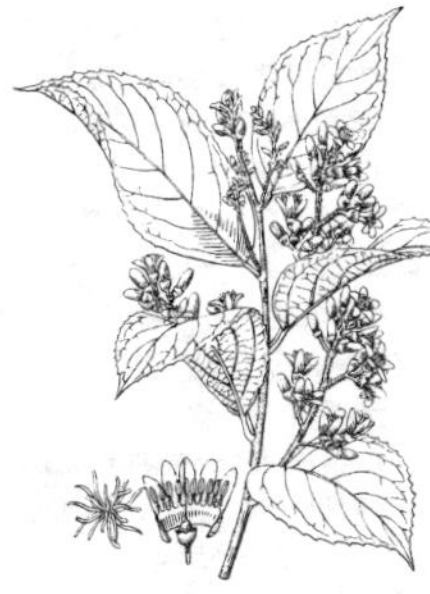
安息香

野生或栽培于稻田边。分布于印度尼西亚的苏门答腊及爪哇。

2. 越南安息香 *S. tonkinensis* (Pierre) Craib ex Hartw. [*S. macrothyrsus* Perk.；*S. hypoglaucus* Perk.] 又名：滇桂野茉莉(《中国树木分类学》)，白背安息香(《中国植物图谱》)，白花树(《中国高等植物图鉴》)。

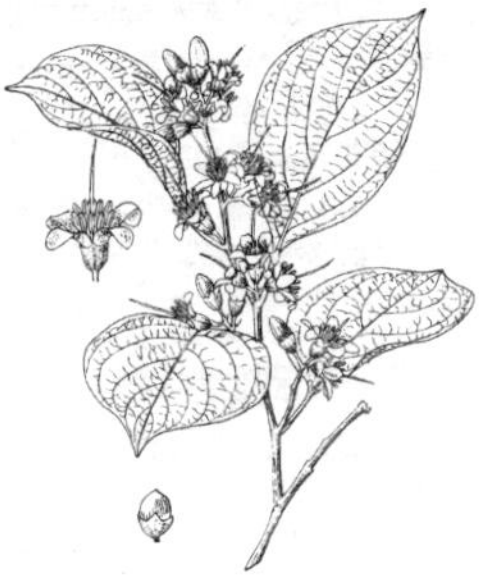
越南安息香

乔木，高5～20 m。树皮灰褐色，有不规则纵裂纹；枝稍扁，被褐色长绒毛，后变为无毛。叶互生；柄长8～15 mm，密被褐色星状毛；叶片椭圆形、椭圆状卵形至卵形，长5～18 cm，宽4～10 cm，先端短渐尖，基部圆形或楔形，上面无毛或嫩叶脉上被星状毛，下面密被灰色至粉绿色星状绒毛，边全缘，幼叶有时具2～3个齿裂，侧脉5～6对。顶生圆锥花序较大，长5～15 cm，下部的总状花序较短，花梗和花序梗密被黄褐色星状短柔毛；萼杯状，5齿裂；花白色，5裂，裂片卵状披针形；花萼及花冠均密被白色星状毛；雄蕊10，花丝扁平，下部联合成筒；花柱长约1.5 cm。果实近球形，外面密被星状绒毛。种子卵形，栗褐色，密被小瘤状突起和星状毛。花期4～6月，果期8～10月。

生于海拔100～2 000 m的山坡、山谷、疏林或林缘。分布于福建、江西、湖南、广东、广西、海南、贵州、云南等地。

【栽培】 生物学特性 喜温暖湿润、阳光充足的环境，适宜生长在气温高、夏季长、冬季温暖的南亚热带地区。忌水涝，能耐短时期霜冻。安息香为阳性速生树种。适生于土层深厚、疏松肥沃、排水良好、微酸性的砂质壤土。

繁殖方法 用种子繁殖。安息香单株之间产量差异很大，须选择优良母树采种。丘陵地区种子成熟为9月中下旬，山地为10月上旬。以随采随播最好。秋播种子发芽率高，9月中下旬至10月上旬，在苗床上按行株距20 cm×10 cm点播，覆土，稍加镇压，盖草保湿，播后经常浇水。约15日出苗。翌春苗高20～30 cm时，即可上山造林。造林最合适季节为3月至4月，行株距为3.5 m×3.5 m。

田间管理 定植后至郁闭前，每年夏季和秋冬季各除草松土1次。苗木矮小时可间种玉米等农作物或其他药材。

病虫害防治 病虫害有枯梢病、木蠹蛾和钻心虫。

【采收加工】 生长10年以上的健壮成龄树，以4～6月割脂为好。割脂前，先进行乙烯利处理，于距离地面9～12 cm的树干基部，在同一水平线上按等距离用小刀浅刮树皮3处，然后将10%乙烯利油剂薄薄地在刮面上刷1层，刷药要在晴天进行，处理后9～11日，即可开割。收集的液状树脂放阴凉处，自然干燥变白后，用纸包好放木箱内贮藏。树脂受热易融化，切忌阳光暴晒。

【药材】 安息香 *Benzoinum* 越南安息香产于云南、广西、广东、贵州等地；安息香产于印度尼西亚的苏门答腊，又称苏门答腊安息香。

性状 越南安息香 为不规则小块，略扁平，常黏结成团块，表面橙黄色，具蜡样光泽(自然出脂)；或呈不规则圆球形或扁平块状。表面灰白色至淡黄白色(人工割脂)。质脆易碎，断面平坦，白色。放置后渐变为淡黄棕色至红棕色。加热即软化熔融。气芳香，味微辛，嚼之有砂粒感。

安息香 为球形颗粒压结的团块，大小不一，红棕色至棕色，粗糙，嵌有黄白色及灰白色不透明颗粒。质脆，加热即软化熔融。气芳香，味微辛。

鉴别 (1) 取本品约0.25 g，置干燥试管中，缓缓加热，即发生刺激性香气，并产生多数棱柱状结晶的升华物。

(2) 取本品约0.1 g，加乙醇5 ml，研磨，滤过，滤液加5%三氯化铁乙醇溶液0.5 ml，即显亮绿色，后变为黄绿色。

品质标志 《中华人民共和国药典》2010年版规定：照高效液相色谱法测定，本品含总香脂酸以苯甲酸($C_7H_6O_2$)计，不得少于27.0%。

【成分】 1. 安息香 主含树脂约90%，其成分有3-桂皮酰苏门树脂酸酯(3-cinnamoyl sumaresinolic acid)，松柏醇桂皮酸酯(coniferyl cinnamate)，苏合香素(styracin cinnamoylcinnamate)2%～3%，香草醛(vanillin)1%，桂皮酸苯丙醇酯(phenylpropyl cinnamate)1%及游离苯甲酸和桂皮酸(cinnamic acid)等。

2. 越南安息香 主含树脂70%～80%，其成分有3-苯甲酰泰国树脂酸酯(3-benzoylsiaresinolic acid)，松柏醇苯甲酸酯(coniferyl benzoate)，游离苯甲酸20%，香草醛0.15%～2.3%。

【炮制】 1. 安息香 取原药材，除去杂质，捣碎。

2. 酒制安息香 取安息香加酒与水煮4～5小时至成粉膏状，或煮至沉于底部凝成块时，取出晒干。每安息香0.03 kg，用黄酒0.015 kg。

饮片性状 参见"药材"项。

贮干燥容器内，置阴凉干燥处，避光密闭保存，防热。

【药性】 辛、苦，微温。归心、肝、脾经。

1.《新修本草》："味辛、苦，平。无毒。"

2.《本草经疏》："入手少阴经。"

3.《玉楸药解》："味辛、苦，性温。入手太阴肺、足厥阴肝经。"

4.《本草汇纂》："专入心、肝。"

5.《本草便读》："入心、脾二经。"

【功用主治】 开窍，辟秽，行气，止痛。主治中风昏迷，气郁暴厥，小儿惊痫，产后血晕，心腹疼痛，风痹肢节痛。

1.《新修本草》："主心腹恶气，鬼疰。"

2.《海药本草》："主男子遗精，暖肾，辟恶气。"

3.《日华子》："治邪气魍魉，鬼胎，血邪，辟蛊毒，(暖)肾气，霍乱，风痛，治妇人血噤，并产后血运。"

4.《本草药性大全》："油可烧熏痘疹不起。"

5.《纲目》："治中恶魇寐，劳瘵传尸。"

6.《本草汇言》："通心窍，治老人气闭痰厥失音。"

7.《本草述》："治中风，风痹，风痫，鹤膝风，腰痛，耳聋。"

8.《本经逢原》："止卒然心痛，呕逆。"

9.《本草从新》："宣行气血。研服行血下气，安神。"

10.《本草便读》："治卒中暴厥，心腹诸痛。"

【用法用量】 内服：研末，0.3～1.5 g；或入丸、散。

【宜忌】 阴虚火旺者慎服。

1.《本草经疏》："病非关邪恶气侵犯者，不宜服。"

2.《本经逢原》："凡气虚少食，阴虚多火者禁用。"

【选方】 1. 治大人小儿卒中风，恶气　安息香一钱，鬼臼二钱，犀角八分，牛黄五分，丹砂、乳香、雄黄各一钱五分。俱研极细末，石菖蒲、生姜各一钱，泡汤调服五分。(《方脉正宗》)

2. 治男子妇人暗风痫病　安息香(通明无砂石者)、铅丹各一两。上二味，为细末，入白羊心中血研匀，丸如梧桐子大。每服十丸，空心温水下。(《圣济总录》安息香丸)

3. 治小儿惊邪　安息香一豆许，烧之自除。(《奇效良方》)

4. 治妇人产后血晕、血胀，口噤垂死者　安息香一钱，五灵脂(水飞净末)五钱。共和匀，每服一钱，炒姜汤调下。(《方脉正宗》安息香丸)

5. 治卒然心痛，或经年频发　安息香研末，沸汤服半钱。(《世医得效方》)

6. 治寒湿冷气，中霍乱阴证者　安息香一钱(为末)，人参、制附子各二钱。煎汤调服。(《方脉正宗》)

7. 治小儿肚痛，曲脚而啼　安息香酒蒸成膏；沉香、木香、丁香、麝香、八角茴香各三钱，香附子、缩砂仁、炙甘草各五钱，为末；以膏和炼蜜丸，芡子大。每服一钱，紫苏汤送下。(《全幼心鉴》安息香丸)

8. 治久冷腹痛不止　安息香(研)、补骨脂(炒)各一两，阿魏(研)二钱。上三味，捣研罗为细末，醋研饭为丸，如小豆大。每服十丸，空心粥饮下。(《圣济总录》安息香丸)

9. 治风腰脚疼痛冷痹及四肢无力　安息香二两，附子二两(炮裂，去皮、脐)，虎胫骨二两(涂酥炙令黄)。上件药，捣罗为散。每服食前，以温酒调下一钱。(《圣惠方》安息香散)

10. 治历节风痛　精猪肉四两，切片，裹安息香二两，以瓶盛灰，大火上著一铜版片隔之，安息香于上烧之。以瓶口对痛处熏之，勿令透气。(《圣惠方》)

【各家论述】《本草经疏》："安息香，气平而芬香，性无毒，气厚味薄，阳也。入手少阴经。少阴主藏神，神昏则邪恶鬼气易侵，芬香通神明而辟诸邪，故能主鬼疰恶气也。"

2027 安徽刺黄柏 ān huī cì huáng bǎi (《天目山药用植物志》)

【异名】 三颗针(《安徽中草药》)。

【基原】 为小檗科小檗属植物安徽小檗的茎枝。

【原植物】 安徽小檗 *Berberis anhweiensis* Ahrendt

落叶灌木，高 1～2 m。小枝有棱角，老枝黄色或暗棕色，有少数黑色疣点，刺单生或 3 叉，长 1.5～3 cm。叶簇生；柄长 0.5～1 cm；叶片椭圆形，倒卵形或倒卵状椭圆形，长 2～6 cm，宽 1.5～3.5 cm，先端圆钝，基部楔形，边缘有刺状锯齿 15～25，上面绿色，下面灰白色，网脉明显。总状花序顶生，有花 10～20 朵；花黄色，花被 6，内轮花瓣基部有 2 枚腺体；雄蕊 6，花药 2 瓣裂；子房 1，内含 1～2 枚胚珠。浆果椭圆形，红色，略被粉状物。花期 4～7 月，果期 8～10 月。

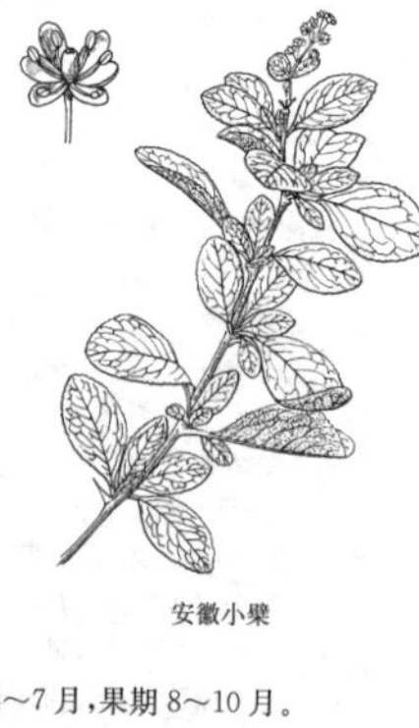

安徽小檗

生于海拔 400 m 的山间灌木丛中、溪边或林下石隙间。分布于浙江、安徽、江西等地。

【采收加工】 8～10 月采收茎枝，去叶，晒干。

【药材】 安徽刺黄柏 *Berberidis Anhweiensis Ramulus*　主产于安徽、江西、浙江。

性状　茎枝圆柱形，稍直，多分枝，直径 1～5 mm，长短不一。表面黑褐色或棕黑色，具纵皱纹，针刺多单一，稀三叉。质硬，易折断，折断面纤维性；横切面皮部淡黄色，木部金黄色，有较密放射状纹理，髓部较小，黄白色。气微，味苦。

鉴别　(1) 茎横切面：木栓层为 10 余列木栓细胞，排列紧密。皮层较窄；纤维单个散在，壁薄。维管束外韧型，20～28 个环列；韧皮部较窄；束中形成层 2～3 列细胞；木质部发达，导管直径可达 50 μm，木纤维众多，排列紧密。射线较平直，宽 1～7 列细胞。髓由薄壁细胞组成，有的细胞含草酸钙柱晶或方晶。

(2) 取粉末少许置两张载玻片上，一片加 2%盐酸 1 滴，静置片刻后镜检，可见盐酸小檗碱针晶簇；另一片滴加 30%硝酸 1～2 滴，静置片刻后镜检，可见黄色硝酸小檗碱针晶簇，加热后结晶消失并显红色(检查小檗碱)。

【药性】《天目山药用植物志》："性寒，味苦。"

【功用主治】 清热燥湿，泻火解毒。主治湿热痢疾，泄泻，黄疸，淋浊，带下，疮疡，咽喉肿痛，目赤肿痛。

1.《天目山药用植物志》："清热燥湿，利尿杀虫。治黄疸，目疾，热痢下血，淋浊带下，疮疡热毒。"

2.《安徽中草药》："清热燥湿，泻火解毒。治痢疾，胃肠炎，口腔炎，咽喉炎，急性眼结膜炎，疮疖痈肿。"

3.《全国中草药汇编》："主治毒蛇咬伤，小儿疳积。"

【用法用量】 内服：煎汤，10～15 g。外用：煎水熏洗。

【选方】 1. 治口腔炎，咽喉炎　三颗针 15 g，煎水漱咽。

2. 治急性眼结膜炎　三颗针，桑叶，菊花各 9 g。煎水服。(1、2 方出自《安徽中草药》)

2028 农吉利 nóng jí lì (《全国中草药新医疗法展览会资料选编》)

【异名】 佛指甲(《植物名实图考》)，山油麻、野芝麻、芝麻响铃铃(《浙江民间常用草药》)，狸豆(《植物学大辞典》)，狗铃草(《中国主要植物图说》)，小响铃(《广西药用植物名录》)，野花生(《贵州草药》)。

【基原】 为豆科猪屎豆属植物野百合的全草。

【原植物】 野百合 *Crotalaria sessiliflora* L.

一年生直立草本，有时为亚灌木状，高 20～100 cm。不分枝或上部多分枝，被紧贴的丝毛。单叶互生，几无柄；托叶极细小，刚毛状，被毛；叶片线状披针形，长 3～11 cm，宽 4～10 mm，先端短尖，常有束状毛，基部渐狭，上面无毛，下面有黄褐色或白色的粗毛。总状花序顶生或腋生，有花 2～20 朵，常密集；苞片与小苞片线形，宿存，被褐色粗毛；花萼管短，5 裂，裂片不等大；蝶形花冠紫蓝色或淡蓝色，约与花萼等长；雄蕊 10，5 长 5 短，上部分离；子房长圆形，柱头内弯。荚果长圆形，无毛。种子 10～15 颗。花期 6～8 月，果期 7～10 月。

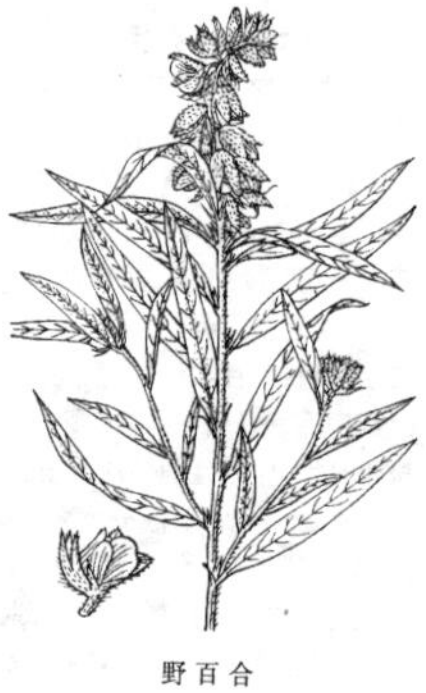

野百合

【采收加工】 7～10 月采收，鲜用或切段晒干。

【药材】 农吉利 *Crotalariae Sessiliflorae Herba*　主产于山东及长江以南各地。

性状　茎圆柱形，稍有分枝，表面灰绿色，密被灰白色茸毛。单叶互生，叶片多皱缩卷曲，完整者线形或线状披针形，暗绿色，下表面有柔毛，全缘。荚果长圆柱形，包于宿存花萼内，宿萼 5 裂，密被棕黄色或白色长毛；种子细小，肾形或心形而扁，成熟时棕色，有光泽。气无，味淡。

鉴别　(1) 叶表面观：表皮细胞垂周壁稍弯曲。气孔上下表面均有，多为不等式，亦可见不定式。非腺毛多见于下表皮，由 2 个细胞组成，壁薄，具疣突，正面观似单细胞毛，侧面观可见基部有一短的基部细胞，毛基部表皮细胞呈放射状排列。叶肉组织中有大的类圆形黏液细胞，遇钌红试液呈红色。

(2) 取本品粗粉 40～50 g，加含 2%乙酸的乙醇 250 ml，冷浸 4 小时，并时时振摇，滤过。滤液减压浓缩后，移入分液漏斗中，加氯仿少许于分液漏斗中，振摇，待分层后，弃去氯仿，酸层加入氨水，使 pH 为 10，再用少量氯仿提取 2 次，合并氯仿提取液。取 3/4 量的氯仿提取蒸干后，加稀盐酸少量溶解，再加碘化铋钾 1～2 滴，出现橘黄色沉淀(检查生物碱)。

(3) 薄层色谱：取(2)项下氯仿提取液作供试品溶液。另取野百合碱对照品制成对照品溶液，吸取两溶液点于同一硅胶 H-0.5% CMC 制成的色谱板上，用氯仿-甲醇-氨水 (85∶14∶1) 展开，展距 15 cm。用改良碘化铋钾试剂显色。供试品色谱中在与对照品色谱相同位置处均显橘黄色斑点。

【成分】 干燥全草含氨基酸：主要有天冬氨酸，谷氨酸，丙氨酸，苏氨酸，丝氨酸，甘氨酸，缬氨酸，甲硫氨酸，亮氨酸，异亮氨酸，酪氨酸，苯丙氨酸，赖氨酸，组氨酸，精氨酸，脯氨酸等。种子含生物碱：农吉利甲素即野百合碱(monocrotaline)，全缘千里光碱 (integerrimine)，毛束草碱(trichodesmine)等。

【药理】 1. 抗肿瘤作用　本品所含野百合碱有显著的抗肿瘤作用，实验表明其对人体肝癌细胞株 BEL-7402、KB 细胞等均有显著细胞毒作用。体内试验，野百合碱对小鼠肉瘤 S_{180}、大鼠 Walker 癌肉瘤等多种瘤株有显著抑制作用。对淋巴肉瘤腹水型 L_1、S_{37}、L_{615}、L_{1210}、艾氏腹水癌、Lewis 肺癌转移型、黑色素瘤 B_{16} 以及地鼠浆细胞瘤和腺癌 755 均有显著抑制作用。对于人胚肾细胞，野百合碱也可引起形态明显改变，予 350 μg/ml 可使细胞轻微皱缩，500 μg/ml 时则使肾细胞明显破坏。在上述浓度下野百合碱还可显著抑制肾细胞糖合成能力和无氧酵解，抑制细胞对糖的利用、抑制乳酸生成，抑制人胚肾细胞 DNA 和 RNA 合成，其对 DNA 的作用强于对 RNA，且对 DNA 合成的抑制为不可逆性，表明野百合碱属损伤 DNA 模板型药物，可通过抑制依赖 DNA 和 RNA 的合成而发挥抗癌作用，且其原型即可产生细胞毒性。

2. 其他作用　体外野百合碱 0.1 mg/kg 到 0.5 mg/ml 浓度可抑制兔心搏动，高浓度可使心跳停止，0.05 mg/kg 到 0.1 mg/ml 的野百合碱还可引起犬气管条迅速而持久地收缩；0.01～0.02 mg/ml 则可使家兔和豚鼠回肠收缩的张力和幅度均增大，豚鼠和大鼠的子宫兴奋，上述作用也均可被阿托品所阻断。此外野百合碱还有抗柞蚕病毒作用。野百合碱腹腔注射 125 mg/kg，12 日可引起小鼠肝、肺、子宫 cAMP 浓度明显降低，给药 12 日对肾及给药 10 日对小鼠肉瘤 S_{180} 细胞者无明显影响，但给药 6 日对子宫却可致 cAMP 升高。

3. 体内过程　小鼠、大鼠和家兔实验表明，野百合碱静注、肌注或灌服均可被迅速吸收和代谢，原药及其 *N*-氧化物均很快出现于血液中。静注时消除较快；肌注也能很快达血药浓度高峰，但消除较慢些；灌胃血药浓度较低，但消除也慢，上述三种给药途径于 72 小时均可于血中测得之。野百合碱于体内的分布集中于肝，以及肺、肾等脏器，并有相当积累性。于体内野百合碱可通过水解、氧化等多种途径代谢，形成千里光裂碱 (retronecine)，脱氢千里光裂碱(dehydroretronecine)等双稠吡咯啶类化合物，这类化合物具有抗肿瘤作用和强烈的肝毒性。野百合碱及其代谢产物主要缓慢经尿排出，72 小时尿液中仅排出给药量的 8%～17%，粪便中未能检出原药及其代谢物。患者停药后 22～90 日仍可从尿中检测出野百合碱及其代谢产物。

毒性　野百合碱具有强烈毒性，其 LD_{50} 雄性小鼠腹腔注射为 296±51 mg/kg，另报道为 325 mg/kg。野百合碱可引起强烈肝毒性。野百合碱 40 mg/kg 或 80 mg/kg 腹腔注射可使大鼠肝细胞微粒体细胞色素 P450 大量损失，80 mg/kg 使甲基苯异丙基苄胺 *N*-脱甲基酶及苯胺羟化酶活性降低，血清山梨醇脱氢酶、谷氨酸丙酮酸氨基转移酶活性显著升高。野百合碱可引起肺动脉高压，酚妥拉明对此有显著拮抗作用。还有报道野百合碱与吡咯类衍生物相似也有致癌作用。野百合碱 5 mg/kg 给大鼠间断皮下注射 4 个月至 1 年可诱发肝癌、肺癌、横纹肌瘤、急性淋巴细胞白血病或肺腺癌，而 40 mg/kg 1 次皮下注射于大鼠可致胰岛瘤。野百合碱的代谢产物脱氢千里光裂碱也有类似的致癌作用。

【药性】 甘、淡，平，有毒。

1.《浙江民间常用草药》："性平，味淡。"

2.《贵州草药》："味苦、甘。"

3.《广西本草选编》："味甘，性温，有毒。"

【功用主治】 清热，利湿，解毒，消积。主治痢疾，热淋，喘咳，风湿痹痛，疔疮疖肿，毒蛇咬伤，小儿疳积，恶性肿瘤。

1.《植物名实图考》："治肺风。"

2.《浙江民间常用草药》："清热解毒，利湿消积。"

3.《安徽中草药》："止咳平喘。"

4. 南药《中草药学》："主治恶性肿瘤，耳鸣，头目眩晕。"

5.《全国中草药汇编》："主治疔疮，皮肤鳞状上皮癌，食管癌，宫颈癌。"

6.《福建药物志》："主治痢疾，遗尿，风湿关节痛。"

7.《浙江药用植物志》："主治疮疖，毒蛇咬伤。"

【用法用量】 内服：煎汤，15～60 g。外用：研末调敷或撒敷；或鲜品捣敷；或煎水洗。

【宜忌】 本品有毒，内服宜慎。有肝肾疾患者禁服。

【选方】 1. 治喘息型支气管炎　农吉利 30～60 g(鲜草 60～120 g)。加水 1 000 ml，煎 20 分钟，去滓取汁，小火浓缩成 400 ml，加糖适量，分 3～4 次服。(《安徽中草药》)

2. 治风湿关节痛　野百合、全缘榕各 15 g，南蛇藤根 24 g，猪排骨酌量，水煎服。(《福建药物志》)

3. 治疖子　(农吉利)鲜全草加糖捣烂或晒干研粉外敷，或水煎外洗。亦可配紫花地丁、金银花各 15 g，水煎服。

4. 治皮肤癌　将(农吉利)全草制成粉末，高压消毒后，用生理盐水调成糊状外敷，或将药粉撒在创面上，或用鲜全草捣成糊状外敷。(3、4 方出自《浙江民间常用草药》)

【临床报道】 1. 治疗恶性肿瘤　① 以农吉利治疗中晚期恶性肿瘤 115 例。方法：局部敷贴：取鲜全草捣烂成糊状(干全草则压成细粉，用水调成糊状)，外敷患处，每日 2 次，至疮面愈合为止；离子透入：将适量糊状农吉利涂于纱布上，置于疮面处，放上阳极，以轻刺感为宜，每日 1 次，每次 20～30 分钟，12 次为 1 个疗程，隔 7 日再行第二、第三、第四个疗程；局部注射：浓度为 50%、100%农吉利注射液 2 种，每支 2 ml，每日或隔日在病灶边缘注射 1 次，每次 2～4 ml；口服：农吉利糖浆每次 20～50 ml，每日服 3～4 次。农吉利片，每次 4～10 片，每日服 3 次；肌内注射：制剂同局部注射液，每次 4 ml，每日 2 次。皮肤癌以局部敷贴配合离子透入为主；内脏癌以口服及肌注为主；宫颈癌、阴茎癌和直肠癌以局部用药为主。经 2 个月以上，结果：胃癌 16 例(部分为姑息手术后)，基本痊愈 1 例，显著有效 2 例，有效 3 例，无效 10 例；食道癌 14 例，基本痊愈 1 例，显著有效 3 例，有效 8 例，无效 2 例；宫颈癌 18 例，显著有效 10 例，有效 4 例，无效 4 例；乳腺癌 9 例(部分为术后复发)，有效 3 例，无效 6 例；肺癌 6 例，有效 4 例，无效 2 例；肝癌 6 例，有效、无效各 3 例；阴茎癌 5 例，基本痊愈、显著有效、有效各 1 例，无效 2 例；膀胱肿瘤 2 例(1 例配合根治术)，均有效；直肠癌 6 例，显著有效 1 例，有效 4 例，无效 1 例；结肠癌 3 例(2 例为手术后)，基本痊愈 2 例，有效 1 例；转移癌 2 例(配合化疗)，显著有效、有效各1例；腹膜后肉瘤（配合手术）、咽下癌（配合放疗）各1例，均为基本痊愈；皮肤基底细胞癌2例，均有效；皮肤鳞癌18例（部分配合手术），基本痊愈8例，显著有效1例，有效7例，无效2例；皮肤附件癌1例（配合手术），基本痊愈；巩膜鳞癌1例，有效；舌癌3例，颊黏膜原位癌1例（配合化疗），均无效。结果，115例中，总有效病例数为79例，占68.8%。② 用30%醇提农吉利注射液每日肌注10 ml，同时口服农吉利煎剂，每日3次，每次80 ml，部分病例每日另加30%醇提注射液40 ml静注（每日全身最多接受量相当于农吉利干草39 g），皮肤癌及宫颈癌另用注射液局部封闭或农吉利鲜草浆贴敷。治疗时间2～8个月，一般为6个月。共治250例，其中宫颈癌53例，临床治愈2例，显效4例，改善30例；乳腺癌20例，显效1例，改善12例；胃癌60例，显效1例，改善33例；肝癌13例，改善4例；肺癌35例，改善16例；食管癌10例，改善7例；皮肤癌12例，临床治愈3例，改善7例；直肠癌13例，改善8例；阴茎癌6例，均获改善；其他癌28例，显效1例，改善18例。总有效率为60.5%。③ 采用栓剂和注射剂治疗宫颈癌30例。栓剂每个含生药6 g，肌内注射剂每1 ml含生药2 g或3 g，静脉注射剂每1 ml含生药0.5 g、0.7 g、1.0 g。方法：肌注，每日2次，每次4 ml；或静注20～40 ml，每日1次。局部每日用栓剂1粒置于阴道内，使之与肿瘤组织直接接触；同时用肌内注射液10 ml行瘤体内注射，每日或隔日1次，连续1个月。无效者改用放射治疗，有效者继续治疗，最长达5个月以上。结果：显效6例，有效14例。其中以早期宫颈癌，属菜花型或糜烂型者效果为好。治疗过程中定期检查血象及肝、肾功能，均无异常发现，亦未见胃肠道反应。④ 以农吉利种子或全草分离出的农吉利甲素治疗恶性肿瘤22例，其中宫颈癌12例，皮肤癌3例，乳癌、食管癌各2例，直肠癌、贲门癌、阴茎癌各1例。方法：宫颈癌以肿瘤及肿瘤周围局部注射为主，每次100 mg，隔日1次；皮肤癌予局部注射和外敷；其他癌每日肌注50 mg，或静滴50～100 mg。以10日、20日或30日为1个疗程（视每次用量多少而定），间隔10日再行第二个疗程。用药时间为30～97日，总量多在1 500～4 500 mg之间。结果：肿瘤消失或缩小一半以上者5例，其中宫颈癌4例，皮肤癌1例；肿瘤明显缩小但不到原来一半者3例，其中宫颈癌2例，直肠癌1例；其余均无效。有过症状改善者13例。毒性反应首先表现为食欲减退，随着用药量增加，相继出现腹胀、恶心、呕吐，如不及时停药，则出现肝肿大、腹水、肝功能障碍和血小板减少。1例因肝损害进行性加重，出现腹水、黄疸、肝昏迷和上消化道出血而死亡。

2. 治疗慢性气管炎　取农吉利全草干品60 g，加水1 000 ml，煎20分钟后去渣取汁，再以文火浓缩成400 ml，加糖适量，为1日量，分3～4次服完，7日为1个疗程。治疗111例，近控15例，显效19例，好转48例，总有效率为73.8%。起效时间为1～6日，大多为3～4日。对喘息型疗效较好。延长疗程则疗效有所提高，经3个疗程以上者有效率达90%以上，近控率为36.4%。未见副作用。

2029 寻骨风 xún gǔ fēng（《植物名实图考》）

【异名】　清骨风、猫耳朵（《南京民间药草》），地丁香、黄木香（《江苏省植物药材志》），白面风、兔子耳（《江西民间草药》），毛风草（《新华本草纲要》）。

【基原】　为马兜铃科马兜铃属植物寻骨风的全草。

【原植物】　寻骨风 *Aristolochia mollissima* Hance　又名：绵毛马兜铃（《江苏南部种子植物手册》）。

多年生草质藤本。根茎细长，圆柱形。嫩枝密被灰白色长绵毛。叶互生；叶柄长2～5 cm，密被白色长绵毛。叶片卵形、卵状心形，长3.5～10 cm，宽2.5～8 cm，先端钝圆至短尖，基部心形，两侧裂片广展，弯缺深1～2 cm，边全缘，上面被糙伏毛，下面密被灰色或白色长绵毛，基出脉5～7条。花单生于叶腋；花梗直立或近顶端向下弯；小苞片卵形或长卵形，两面被毛；花被管中部急剧弯曲，弯曲处至檐部较下部短而狭，外面密生白色长绵毛；檐部盘状，圆形，浅黄色，并有紫色网纹，外面密生白色长绵毛，边缘浅3裂，裂片先端短尖或钝；喉部近圆形，稍呈领状突起，紫色；花药成对贴生于合蕊柱近基部；子房圆柱形，密被白色长绵毛；合蕊柱裂片先端钝圆，边缘向下延伸，并具乳头状突起。蒴果长圆状或椭圆状倒卵形，具6条呈波状或扭曲的棱或翅，成熟时自先端向下6瓣开裂。种子卵状三角形。花期4～6月，果期8～10月。

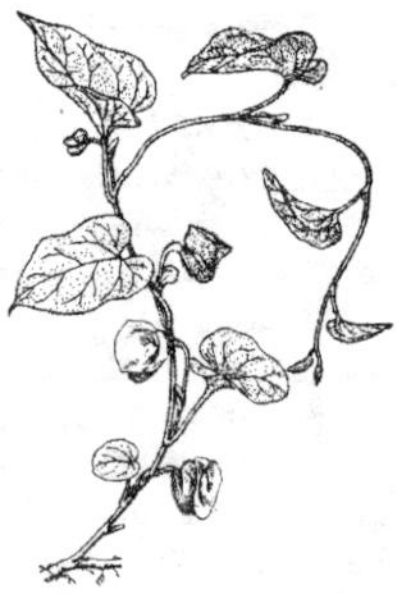

寻骨风

生于低山草丛、山坡灌木丛及路旁。分布于江苏、浙江、江西、河南、湖南、贵州、陕西等地。

【采收加工】　5月开花前连根挖出，切段，晒干。

【药材】　寻骨风 *Aristolochiae Mollissimae Herba*　主产于江苏、湖南、江西等地。

性状　根茎细长圆柱形，多分枝。表面棕黄色，有纵向纹理。质韧而硬，断面黄白色。茎淡绿色，密被白色绵毛。叶皱缩卷曲，灰绿色或黄绿色，展平后呈卵状心形，先端钝圆或短尖，两面密被白绵毛，全缘。质脆易碎。气微香，味苦、辛。

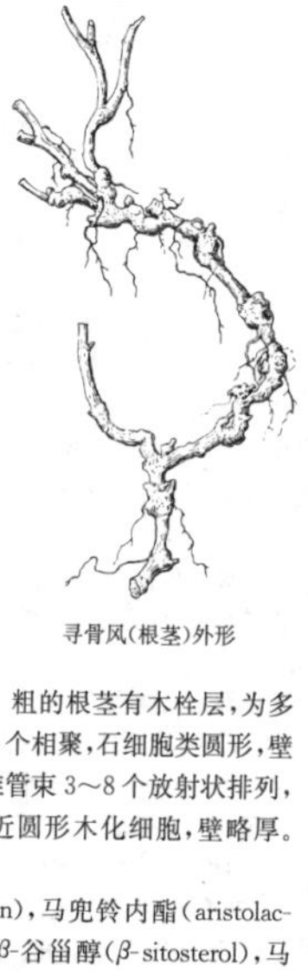

寻骨风（根茎）外形

鉴别　根茎横切面：表皮细胞1列，外壁稍厚，棕色，有多细胞非腺毛。粗的根茎有木栓层，为多列木栓细胞。皮层石细胞单个散在或2个相聚，石细胞类圆形，壁较厚。中柱鞘纤维排列成断续环状。维管束3～8个放射状排列，大小不等。束间形成层明显。髓部有近圆形木化细胞，壁略厚。薄壁细胞含草酸钙簇晶。

【成分】　根茎含有尿囊素（allantoin），马兜铃内酯（aristolactone），绵毛马兜铃内酯（mollislactone），β-谷甾醇（β-sitosterol），马兜铃酸（aristolochic acid）A，9-乙氧基马兜铃内酰胺（9-ethoxyaristololactam）和9-乙氧基马兜铃内酯（9-ethoxyaristolactone）。

茎叶含马兜铃酸（aristolochic acid）A、D，香草酸（vanillic acid），马兜铃内酰胺（aristololactam），6-甲氧基马兜铃内酰胺（6-methoxyaristololactam），棕榈酮（palmitone），正三十醇（n-triacontanol），胡萝卜苷（daucosterol）和硬脂酸（stearic acid）。

【药理】　1. 镇痛、抗炎作用　寻骨风有镇痛作用，其总生物碱部分扭体反应抑制率为81.1%，而非生物碱部分扭体抑制率为53.8%。绵毛马兜铃挥发油及总生物碱对大鼠蛋清性"关节炎"有明显的预防作用，对蛋清性、甲醛性关节肿以及二甲苯引起的小鼠耳郭炎症及棉球肉芽组织增生均有抑制作用，绵毛马兜铃的50%乙醇提取液对蛋清性关节肿及二甲苯引起的小鼠耳郭炎症也有抑制作用。

2. 终止妊娠作用　寻骨风醇提取物对大鼠和小鼠具有显著的抗着床作用，从寻骨风中提得的马兜铃酸A对小鼠具显著的抗着床和抗早孕活性；对大鼠仅在服大剂量醇提取物时有效。马兜铃酸A注射于羊膜囊可终止犬和大鼠的中期妊娠，同时检测血象，临床生化和主要脏器的形态学诸方面，均无明显异常。

【炮制】 取原药材，除去杂质，洗净或淋润，切段，干燥。

饮片性状 为不规则小段，茎叶混合。根茎呈细圆形，段长约10 mm，切面纤维性，类白色，有放射状纹理。参见“药材”项。

贮干燥容器内，密闭。置通风干燥处。防霉。

【药性】 辛、苦，平。归肝经。

1.《饮片新参》：“苦，平。”

2.《安徽中草药》：“性温，味辛、苦；有小毒。”

【功用主治】 祛风除湿，通络止痛。主治风湿痹痛，肢体麻木，筋骨拘挛，脘腹疼痛，睾丸肿痛，跌打伤痛，乳痈。

1.《饮片新参》：“散风痹，通络。”

2.《南京民间药草》：“治筋骨痛及肚痛。”

3.《山东中草药》：“祛风湿，通经络，消肿止痛。治骨节筋骨疼痛，腹痛，睾丸肿痛。”

【用法用量】 内服：煎汤，10～20 g；或浸酒。

【宜忌】 阴虚内热者及孕妇禁服。用量较大时个别患者有恶心、呕吐、头晕、头痛等不良反应。

《饮片新参》：“阴虚内热者忌用。”

【选方】 1. 治风湿关节痛 寻骨风全草15 g，五加根30 g，地榆15 g。酒水各半煎浓汁服。（《江西民间草药》）

2. 治跌打损伤、瘀滞作痛 鲜寻骨风根捣烂摊布上，蒸热敷患处，或以干根研末，热酒调敷。（《安徽中草药》）

3. 治腹痛、睾丸坠痛 鲜寻骨风120 g，鸡蛋4个。同煮，吃蛋喝汤，每日数次服。（《青岛中草药手册》）

4. 治胃痛 寻骨风根6 g，南五味根、海螵蛸各15 g。上药晒干，共研细末。每日服3次，每次6 g。（《全国中草药汇编》）

5. 治月经不调 寻骨风15～30 g，煎服。或寻骨风、当归、泽兰、益母草各9 g。煎服。（《安徽中药志》）

6. 治痈肿 寻骨风30 g，车前草30 g，苍耳草6 g。水煎服，每日1剂，分2次服。（徐州《单方验方新医疗法选编》）

7. 治钩蚴皮炎 每次用寻骨风15～30 g，加水300 ml煎至200 ml，稍凉后用纱布蘸洗患处。〔《中华皮肤科杂志》1966，(2)：封3〕

【临床报道】 1. 治疗风湿性、类风湿关节炎 用寻骨风制剂。① 流浸膏：每200 ml相当于原生药15 g。口服，每日20～40 ml，分2～3次饭后服；② 浸膏片：每片0.3 g相当于生药3.75 g。口服，每日6～12片，分2～3次饭后服；③ 注射液：每2 ml含寻骨风总生物碱20 mg。肌内注射，每次2 ml，每日1～2次。观察306例，其中风湿性关节炎236例，以4星期为1个疗程。结果：痊愈20例，症状体征基本消失或显著改善者68例，症状减轻并有关节功能改善者143例，无效75例；总有效率75.5%。又据141例风湿性关节炎和48例类风湿关节炎的观察结果，用药2星期以上的有效率分别为88.7%和75%。实践中观察到，活动性风湿性关节炎多数在用药1星期内症状体征就有改善，1～2星期内血沉下降，抗“O”在2～3星期内下降；类风湿性关节炎一般在1～2星期内疼痛减轻，1～3个月关节肿胀改善，部分强硬的关节活动度增大。副作用：部分病例出现恶心，呕吐，上腹痛，不思饮食，头晕痛，乏力，心慌，咽干等症状，一般仍坚持用药。但对少数病变发展迅速、汗出甚多、阴液亏损的患者不宜单独使用。

2. 治疗化脓性感染 用寻骨风根治疗急性乳腺炎百余例获显著疗效，均1～3剂即愈。用法：寻骨风根30 g，水煎，每日2次分服。或打入鸡蛋1～2个煮熟，吃蛋喝汤。又有用寻骨风治疗多发性疖肿、疔、痈等皮肤化脓性疾病，以及由葡萄球菌、链球菌所引起的鼻窦炎、急性咽炎、化脓性扁桃体炎等。用法：① 寻骨风全草：每日30 g，煎服。② 寻骨风浸膏片：每片0.25 g，相当于生药2 g。口服，成人每次1 g，每日4次。治疗126例，痊愈100例，占87.1%；有效15例，占11.9%；无效1例，总有效率为99%。脓性皮肤病一般在服药1～3日即愈，慢性炎症1星期左右痊愈。

2030 阳桃 yáng táo《纲目》

【异名】 三廉（《异物志》），杨桃（《临海异物志》），五敛子（《南方草木状》），五棱子（《桂海虞衡志》），三菍（《生草药性备要》），山敛、三敛子（《广东新语》），羊桃、洋桃、五敛（《纲目拾遗》），酸五棱（《南宁市药物志》），三棱子、木踏子（《广西中药志》），风鼓、鬼桃（《泉州本草》），杨梅桃（《台湾药用植物志》），酸桃、蜜桃（《新华本草纲要》）。

【基原】 为酢浆草科阳桃属植物阳桃的果实。

【原植物】 阳桃*Averrhoa carambola* L.

乔木，高5～12 m。幼枝被柔毛及小皮孔。奇数羽状复叶；总叶柄及叶轴被毛，具小叶5～11枚，长约13 cm；小叶卵形至椭圆形，长3～6 cm，宽约3 cm，先端渐尖，基部偏斜。圆锥花序生于叶腋或老枝上；花萼5，红紫色，覆瓦状排列；花冠近钟形，白色至淡紫色，花瓣倒卵形，旋转状排列；雄蕊10，其中5枚较短且无花药，花丝基部合生；子房5室，具5棱槽，每室胚珠多数。浆果卵状或椭圆状，淡黄绿色，光滑，具3～5翅状棱。种子多数，黑色。花期7～8月，果期8～9月。

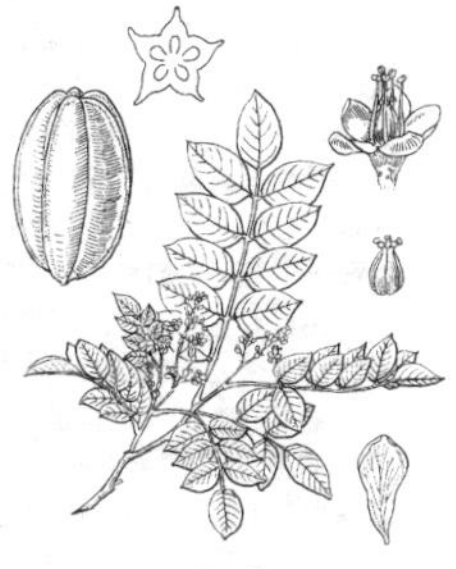

阳 桃

多栽培于园林或村旁。分布于福建、广东、广西、海南、云南、台湾。

本植物的叶（阳桃叶）、花（阳桃花）、根或根皮（阳桃根）亦供药用，另设专条。

【栽培】 生物学特性 喜高温湿润气候，不耐寒。以土层深厚、疏松肥沃、富含腐殖质的壤土栽培为宜。

繁殖方法 嫁接繁殖，砧木用酸阳桃，选甜阳桃的健壮枝条作接穗，切接或芽接法。嫁接苗定植按行株距4 m×5 m或5 m×5 m开穴栽种。

田间管理 定植后经常除草松土。遇旱及时浇水。因每年5～10月间要开花结果多次，故宜追肥4～5次，每次要适当增施过磷酸钙。定植3年后需整枝修剪，去除弱枝、密枝、病虫枝等。结果后要设立支架防风。冬季要防冻。

病虫害防治 虫害有鸟羽蛾、黑点褐卷叶蛾为害。

【采收加工】 8～9月果呈黄绿色时采摘，鲜用。

【成分】 果实含挥发性成分，从中已检出178种化合物，其中含量大于1%的有：1-二十三碳烯（tricos-1-ene）21.40%，亚油酸（linoleic acid）15.50%，十六碳酸（hexadecanoic acid）12.30%，1-二十五碳烯（pentacos-1-ene）10.30%，γ-十二碳内酯（γ-dodecalactone）1.80%，3，7，11，15-四甲基十六碳-1，3，6，10，14-五烯（3，7，11，15-tetramethylhexadeca-1，3，6，10，14-pentaene）1.40%，十四碳酸（tetradecanoic acid）1.20%，2，6-二叔丁基-4-甲基苯酚（2，6-diterbutyl-4-methylphenol）1.20%；起主要芳香作用的是57种酯类、9种内酯和一些类胡萝卜素前体化合物，有1，1，5-三甲基-6-亚丁烯基-4-环己烯（megastigma-4，6，8-triene）的4个异构体，顺式和反式1，1，5-三甲基-6-(2-丁烯基)-5-环己烯-4-酮〔megastigma-5，8-[*E*]and[*Z*]-diene-4-one〕，1，1，5-三甲基-6-亚丁烯基-4-环己烯-3-酮（megastigma-4，6，8-triene-3-one），1，1，5-三甲基-6-亚丁烯基-4-环己烯-3-醇（megastigma-4，6，8-triene-3-ol），2，

2，6，7-四甲基二环[4.3.0]壬-1(9)，4，7-三烯〔2，2，6，7-tetramethylbicyclo[4.3.0]nona-1(9)，4，7-triene〕及其异构体，顺式和反式茶螺烷(theaspiranes)，倒紫罗酮(retro-α-ionone)等。另含胡萝卜素类化合物：六氢番茄烃(phytofluene)，β-胡萝卜素(β-carotene)，ξ-胡萝卜素，β-隐黄素(β-cryptoflavin)，玉米黄素(mutaoxanthin)，β-阿扑-8′-胡萝卜醛(β-apo-8′-carotenal)，β-隐黄质(β-cryptoxanthin)，叶黄素(lutein)和隐色素(β-cryptochrome)等。尚含(1′S，4E)-2，3-二氢止权醇〔(1′S，4E)-2，3-dihydroabscisic alcohol〕。果汁中含 4-(1′，4′-二羟基-2′，2′，6′-三甲基环己基)3-丁烯-2-醇-2-O-β-D-吡喃葡萄糖苷〔4-(1′，4′-dihydroxy-2′，2′，6′-trimethylcyclohexyl) but-3-en-2-ol-2-O-β-D-glucopyranoside〕，维生素，表儿茶素(epicatechin)，儿茶酸，表儿茶酸，原花色素(proanthocyanidins)。

【药理】 抗氧化作用　阳桃提取物具有抗氧化作用，其有效成分可能为儿茶酸及表儿茶酸的二聚物、三聚物、四聚物、五聚物。

【药性】 酸，甘，寒。

1.《纲目》："酸，甘，涩，平，无毒。"

2.《岭南采药录》："性寒。"

【功用主治】 清热，生津，利尿，解毒。主治风热咳嗽，咽痛，烦渴，石淋，口糜，牙痛，疟母，酒毒。

1.《纲目》："主治风热，生津止渴。"

2.《岭南杂记》："(治)食猪肉咽喉肿痛。"(引自《纲目拾遗》)

3.《纲目拾遗》："久食能辟岚瘴之毒，捣自然汁饮，毒即吐出。脯之或白蜜渍之，不服水土与疟者，皆可治。"

4.《本草求原》："吐蛊毒，大渴不止，捣汁饮。"

5.《岭南采药录》："能止渴，解烦，除热。利小便，(捣汁)涂小儿口烂甚效，又治蛇咬伤症。"

6.《广西中药志》："解酒毒，消积滞。"

7.《食物中药与便方》："生津止咳，下气和中。"

【用法用量】 内服：煎汤，30～60 g；鲜果生食，或捣汁饮。外用：适量，绞汁滴耳。

【宜忌】 脾胃虚寒忌服。

《药性考》："多食冷脾胃，动泄澼。"

【选方】 1. 治风热咳嗽　鲜阳桃 94～125 g，捣烂绞汁酌加冰糖炖服；或每日食鲜阳桃 2～3 次，每次 1～2 枚。(《福建药物志》)

2. 治咽喉痛　阳桃生食，每次 1～2 个，每日 2～3 次。(《全国中草药汇编》)

3. 治疟母痞块　阳桃 5～8 个，捣烂绞汁，每次服 1 杯，日服 2 次。(《福建民间草药》)

4. 治石淋　阳桃 3～5 枚，和蜜煎汤服。(《泉州本草》)

5. 治骨节风痛，小便热涩，热毒，痔肿出血　鲜阳桃，切开捣烂，以凉开水冲服，每日 3 次，每次 1～2 个。(《食物中药与便方》)

2031 阳起石 yáng qǐ shí (《本经》)

【基原】 为硅酸盐类角闪石族矿物透闪石及其异种透闪石石棉。

【原矿物】 透闪石 Tremolite。

晶体结构属单斜晶系。晶体呈简单的长柱状、针状，有时呈毛发状，常为细放射状、纤维状的集合体。白色或浅灰色。玻璃光泽，纤维状集合体具丝绢光泽。硬度 5.5～6。性脆，针状、毛发状晶体易折断。相对密度 2.9～3.0。

透闪石石棉为透闪石的纤维状异种。常产在火成岩与石灰岩或白云岩之接触带。也常见于结晶质灰岩和白云岩及结晶片岩等变质岩中。分布于山西、河北、山东、河南、湖北等地。

【采收加工】 采挖后去净泥土，选择浅灰白色或淡绿白色的纤维状或长柱状集合体入药。

【药材】 阳起石 *Tremolitum*　主产于湖北、河南、山西。

性状　本品为长柱状、针状、纤维状集合体，呈不规则块状、扁长条状或短柱状。大小不一。白色、浅灰白色或淡绿白色，具丝绢样光泽。体较重，质较硬脆，有的略疏松。可折断，碎断面不整齐，纵面呈纤维状或细柱状。气无，味淡。

鉴别　(1) 透射偏光镜下：薄片中无色或呈淡淡的绿色。柱状或纤维状。中正突起。干涉色为Ⅱ级绿。倾斜消光，消光角($C \wedge Ng$)为 13°～18°；少数平行消光；横切面对称消光。正延长符号。二轴晶。负光性。光轴角较大。

(2) 红外光谱：阳起石(透闪石) $IR\nu_{max}^{KBr}$ cm^{-1}：1105，998，950，920，755，684，640，508，460，385。

【成分】 主要成分为碱式硅酸镁钙〔$Ca_2Mg_5(Si_4O_{11})_2 \cdot (OH)_2$〕，并含少量锰、铝、钛、铬、镍等杂质。

【炮制】 1. 阳起石　取原药材，除去杂质，洗净，干燥，碾成碎块或粉末。

2. 煅阳起石　取净阳起石碎块，置无烟炉火上或适宜的容器中，用武火加热煅至红透，取出，放冷，碾碎。

3. 酒阳起石　取净阳起石小块，置无烟炉火上或适宜的容器中，用武火加热煅至红透后，倒入黄酒中浸淬，取出晾干，碾碎。每阳起石 100 kg，用黄酒 20 kg。经煅淬后质地酥脆，易于粉碎和煎出，增强温肾壮阳的作用。

饮片性状　阳起石为不规则碎块或粉末，余参见"药材"项。煅阳起石呈纤维状粉末，青灰色，质酥脆，无光泽。酒阳起石为灰黄色粉末，略有酒气。

贮干燥容器内，置干燥处，防尘。

【药性】 咸，温。归肾经。

1.《本经》："味咸，微温。"

2.《吴普本草》："神农、扁鹊：酸，无毒；桐君、雷公、岐伯：咸，无毒；李氏：小寒。"

3.《纲目》："右肾命门气分药也。"

4.《雷公炮制药性解》："入肾经。"

5.《本草新编》："有毒。"

6.《玉楸药解》："入足少阴肾、足厥阴肝经。"

【功用主治】 温肾壮阳。主治肾阳虚衰，腰膝冷痹，男子阳痿遗精，寒疝腹痛，女子宫冷不孕，崩漏，癥瘕。

1.《本经》："主崩中漏下，破子脏中血，癥瘕结气，寒热腹痛，无子，阴痿不起，补不足。"

2.《别录》："疗男子茎头寒，阴下湿痒，去臭汗，消水肿，久服不饥，令人有子。"

3.《药性论》："主补肾气精乏，腰疼膝冷，湿痹，能暖女子子宫久冷，冷癥寒瘕，止月水不定。"

4.《日华子》："治带下，温疫，冷气，补五劳七伤。"

5. 王好古："补命门不足。"(引自《纲目》)

6.《品汇精要》："扶阳益阴。"

7.《医学入门》："能助人阳气。"

8.《纲目》："散诸热肿。"

9.《玉楸药解》："治寒疝。"

【用法用量】 内服：煎汤，3～5 g；或入丸、散。外用：适量，研末调敷。

【宜忌】 阴虚火旺者禁服，不宜久服。

1.《本草经集注》："桑螵蛸为之使。恶泽泻、菌桂、雷丸、蛇蜕皮。畏菟丝。"

2.《药性论》："恶石葵，忌羊血。"

3.《删繁本草》："不入汤。"

4.《纲目》："下焦虚寒者宜用之，然亦非久服之物。"

5.《本草经疏》："阴虚火旺者忌之。阳痿属于失志，以致火气闭密不得发越而然，及崩中带下由于火盛而非虚寒者，并不得服。"

6.《本草汇言》："营虚血热者不宜服。"

7.《得配本草》："气悍有毒，不宜轻用。"

8.《本草新编》:"制之不得法,反能动燥,受害无穷。"

【选方】 1. 治劳伤虚损,下经衰竭,肾气不固,精溺遗失,脏腑自利,手足厥冷,或脉理如丝,形肉消脱,或恶闻食气,声嘶失音　阳起石(火煅通红)、附子(炮,去皮脐)、钟乳粉各等分。上为细末,和匀,用糯米糊为丸,如梧桐子大。每服二十丸至三十丸,米饭送下,食前服。忌豉汁、羊血。(《局方》三建丹)

2. 治阴痿、阴汗　阳起石(煅,为末),每服二钱,盐酒下。(《普济方》)

3. 治妇人子脏虚冷,劳伤过度,风寒结搏,久不受胎,遂致绝子不产　阳起石(酒浸半日,细研)二两,吴茱萸(汤洗七遍,焙,微炒)三分,熟地黄一两,牛膝(去苗,酒浸,焙)、干姜(炮)、白术各三分。上为细末,炼蜜和捣三百杵,丸如梧桐子大。每服二十丸至三十丸,温酒或温米饮下,空心食前,日二服。若觉有妊即住服。(《局方》阳起石丸)

4. 治冲任不交,虚寒之极,崩中不止,变生他证　阳起石(火煅红,别研令极细)二两,鹿茸(去毛,醋炙)一两。上为细末,醋煎艾汁,打糯米糊和为丸,如桐子大。每服百丸,食前、空心米饮下。(《严氏济生方》阳起石丸)

5. 治伤寒四逆　阳起石、太阴玄精石、消石、附子(炮裂,去皮脐)各等分。上为细末,汤浸蒸饼为丸,如梧桐子大。每服五丸至十丸,新汲水送下。汗出解。(《圣济总录》阳起石丸)

【各家论述】 1.《本草经疏》:"阳起石,味咸而气温,入右肾命门,补助阳气,并除积寒宿血留滞下焦之圣药,故能主崩中漏下,及破子脏中血,癥瘕结气,寒热腹痛,及男子茎头寒,阴痿不起,阴下湿痒,令人有子也。真阳足,则五脏之气充溢,邪湿之气外散,故久服不饥并去臭汗也。《别录》又主消水肿者,盖指真火归元,则能暖下焦,熏蒸糟粕,化精微,助脾土以制水也。"

2.《本草求真》:"(阳起石)功虽类于硫黄,但硫黄太热,号为火精;此则其力稍逊,而于阳之不能起者克起,阳起之号于是而名。"

2032 阳桃叶 yáng táo yè (《生草药性备要》)

【基原】 为酢浆草科阳桃属植物阳桃的叶。

【原植物】 参见"阳桃"条。

【采收加工】 全年均可采收,鲜用或晒干。

【成分】 含黄酮类:矢车菊素-3-*O*-*β*-*D*-葡萄糖苷(cyanidin-3-*O*-*β*-*D*-glucoside)和矢车菊素-3, 5-*O*-*β*-*D*-双葡萄糖苷(cyanidin-3, 5-*O*-*β*-*D*-diglucoside)。

【药性】 涩、苦,寒。

1.《生草药性备要》:"味涩,性寒。"

2.《全国中草药汇编》:"酸、涩,凉。"

【功用主治】 祛风利湿,清热解毒。主治风热感冒,小便不利,产后浮肿,痈疽肿毒,漆疮,跌打肿痛。

1.《生草药性备要》:"利小水。"

2.《本草求原》:"利水行瘀。"

3.《岭南采药录》:"捣烂敷疮,止痛,散热毒,止血,拔脓,生肌。"

4.《广西本草选编》:"主治漆过敏,皮肤瘙痒,阴道滴虫。"

5.《台湾药用植物志》:"治疥癣及中漆毒;水痘,轮癣,头痛,止吐。"

【用法用量】 内服:煎汤,15~30 g。外用:鲜品捣烂敷、绞汁涂或煎水洗。

【宜忌】 体质虚寒者禁服。

【选方】 1. 治热渴,小便短涩　(阳桃)鲜叶煎汤代茶服。(《泉州本草》)

2. 治产后浮肿　(阳桃)鲜枝叶 250 g,鱼头(大头鱼)1个(约 250 g)。水煎服,每日1剂。(《壮族民间用药选编》)

2033 阳桃花 yáng táo huā (《岭南采药录》)

【基原】 为酢浆草科阳桃属植物阳桃的花。

【原植物】 参见"阳桃"条。

【采收加工】 7~8月花初开时采收,鲜用或晒干。

【成分】 花含黄酮类:芸香苷(rutin)和槲皮素-3-*O*-*β*-*D*-葡萄糖苷(quercetin-3-*O*-*β*-*D*-glucoside)。

【药性】《全国中草药汇编》:"甘,平。"

【功用主治】 截疟,止痛,解毒,杀虫。主治疟疾,胃痛,漆疮,疥癣。

1.《本草求原》:"解鸦片毒。"

2.《台湾药用植物志》:"驱虫;治疥癣及中漆毒。"

3.《全国中草药汇编》:"清热。主治寒热往来。"

4.《福建药物志》:"治疟疾。"

【用法用量】 内服:煎汤,9~30 g。外用:捣汁涂。

【选方】 1. 治疟疾　阳桃花 15~24 g。水煎,于发作前 2~3 h服,肝脾大者用鲜阳桃适量,捣烂绞汁,每日 2 次,每次 1 杯。(《福建药物志》)

2. 治鸦片毒　阳桃花 9 g,水 150~180 g。煎服。(《岭南采药录》)

2034 阳桃根 yáng táo gēn (《岭南采药录》)

【基原】 为酢浆草科阳桃属植物阳桃的根或根皮。

【原植物】 参见"阳桃"条。

【采收加工】 全年均可采挖,晒干;或剥取根皮,除去栓皮,取二层皮,鲜用或晒干。

【成分】 根皮中含 *β*-谷甾醇(*β*-sitosterol),羽扇豆醇(lupeol)和 1, 5-二羟基-6, 7-二甲氧基-2-甲基蒽醌-3-*O*-*β*-吡喃葡萄糖苷(1, 5-dihydroxy-6, 7-dimethoxy-2-methyl anthraquinone 3-*O*-*β*-glucopyranoside)。

【药性】 酸、涩,平。

1.《广西本草选编》:"味涩,性平。"

2.《全国中草药汇编》:"酸、涩,平。"

【功用主治】 祛风除湿,行气止痛,涩精止带。主治风湿痹痛,骨节风,瘫缓不遂,慢性头风,心胃气痛,遗精,白带。

1.《岭南采药录》:"治心痛。"

2.《广西本草选编》:"固涩燥湿,行气消滞。主治消化不良,风湿痹痛,遗精,白带。"

3.《台湾药用植物志》:"加糖煎服治中毒。"

4.《全国中草药汇编》:"涩精,止血,止痛。主治遗精,鼻衄,慢性头痛,关节疼痛。"

【用法用量】 内服:煎汤,15~30 g(鲜品加倍);或浸酒。

【选方】 1. 治慢性头风　鲜阳桃根 30~45 g,豆腐 120 g。炖服,日服 1 次。(《福建民间草药》)

2. 治关节疼痛　阳桃根 120 g,浸酒 500 g。7 日后可用,每次服 1 杯。(《泉州本草》)

3. 治心痛　(阳桃)根 12~15 g,水 150~180 g。煎服。(《岭南采药录》)

4. 治遗精　阳桃鲜根二层皮 60 g,鳖甲 30 g。水煎,当茶饮。(《壮族民间用药选编》)

5. 治遗精,白带　杨桃根二层皮 60~90 g。水煎或炖猪骨服。(《广西本草选编》)

2035 阳雀花 yáng què huā (《西藏常用中草药》)

【基原】 为豆科锦鸡儿属植物云南锦鸡儿的花。

【原植物】 云南锦鸡儿 *Caragana franchetiana* Kom.

直立灌木,高 1~1.5 m。枝条粗壮,伸长,树皮灰褐色。托叶三角形或卵状披针形，膜质；偶数羽状复叶，长 2～6 cm，小叶常 5～7 对，小叶片倒卵状披针形或长椭圆形，长 6～10 mm，宽 3～4 mm，上面无毛，下面沿主脉被疏毛；长枝上的叶轴宿存，并硬化成粗壮的刺，无毛。花单生，花梗长短不一，在中部具关节；苞片卵形，渐尖头，小苞片 2，线形，贴生于萼上；萼圆筒形，基部具明显囊状突起，萼齿长约为萼筒的 1/2，密生短柔毛；花冠蝶形，黄色，旗瓣近圆形，先端圆，具短尖，翼瓣具耳 2 片，下耳条形，与爪等长，上耳呈牙齿状，龙骨瓣与爪近相等；子房密被柔毛。荚果圆柱状，外面和里面均密被绒毛。花期 6 月，果期 7～8 月。

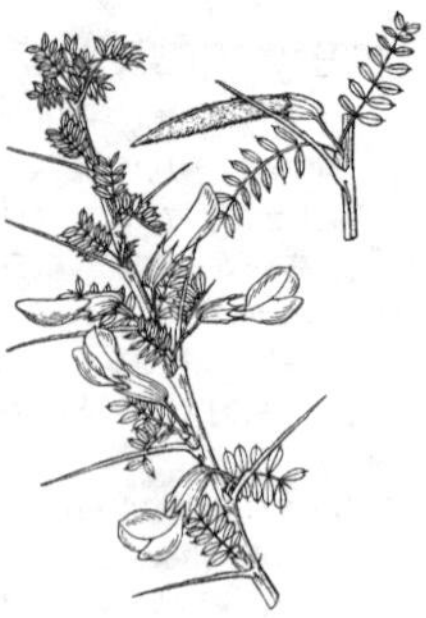

云南锦鸡儿

生于海拔 2 900～3 800 m 的冷杉林下或灌木丛中。分布于四川、云南及西藏。

本植物的根（阳雀花根）亦供药用，另设专条。

【采收加工】 6 月采花，晒干。

【药性】 甘、微苦，平。

1.《西藏常用中草药》："性平，味甘，微苦。"

2.《迪庆藏药》："味苦，性凉。"

【功用主治】 益肾健脾。主治肾虚耳鸣，头晕眼花，头痛，肺痨咳嗽，小儿疳积。

《西藏常用中草药》："补气益肾。治头晕头痛，耳鸣眼花，肺痨咳嗽，小儿疳积。"

【用法用量】 内服：煎汤，3～9 g。

2036 阳雀花根 yáng què huā gēn（《西藏常用中草手册》）

【基原】 为豆科锦鸡儿属植物云南锦鸡儿的根。

【原植物】 参见"阳雀花"条。

【采收加工】 9～11 月采挖根部，切片，晒干。

【药性】《西藏常用中草药》："性平，味甘，微苦。"

【功用主治】 祛风除湿，活血止痛。主治风湿痹痛，跌打损伤，浮肿，痛经，乳少。

1.《西藏常用中草药》："祛风活血，止痛，利尿。治风湿性关节炎，跌打损伤，乳汁分泌不足，浮肿，痛经等症。"

2.《迪庆藏药》："根能解肌肉经络热毒。"

【用法用量】 内服：煎汤，9～15 g。

2037 阴䱻 yīn gōu（《医林纂要》）

【异名】 鹰嘴龟、大头龟、鹰龟（《广西药用动物》）。

【基原】 为平胸龟科平胸龟属动物大头平胸龟的全体。

【原动物】 大头平胸龟 *Platysternon megacephalum* Gray

背甲长 65～156 mm，宽 55～113 mm，壳高 34～57 mm。头大，颈短，不能缩入壳内，头背覆以大块角质盾片，颌粗大，显著钩曲呈鹰嘴状，背甲长椭圆形，前缘中部凹入，脊部扁平，有一纵棱，颈盾极短小而宽，腹甲略近长方形，前缘平切，后缘凹入；具下缘盾。指、趾端具蹼，有爪。股后及肛侧有锥状鳞，尾甚长，具呈环状排列的长方形鳞片。背面棕黑色，多有浅橘黄色细点，椎盾有辐射状黑纹，每一肋盾有一小黑斑，腹甲橄榄绿，幼体脊棱明显，缘盾第八枚起呈锯齿状，背甲灰绿、棕褐或红棕，腹面橘红色。

生活于山溪中，能爬到树上或岩壁觅食。食螺、鱼、蠕虫等。分布于江苏、浙江、安徽、福建、江西、湖南、广东、广西、贵州、云南等地。

【采收加工】 6～9 月捕捉。斩头杀死后，去掉甲和内脏。鲜用。

【功用主治】 滋阴，潜阳，补肾。主治眩晕心烦，失眠，遗精腰酸，肺结核，病后虚弱，久泻，久痢，久疟。

1.《医林纂要》："滋阴清热。治久泻，久痢，痎疟，去疟母，杀疳䘌。"

2.《广西药用动物》："有滋润补肾的作用。"

3.《中国动物药》："滋阴补肾。治病后虚弱、肺结核等。"

4.《中国药用动物志》："滋阴潜阳，宁心补肾。主治阴虚阳亢，血虚肾虚，眩晕心烦，失眠多梦，遗精腰酸。"

【用法用量】 内服：煮食，100～300 g；或熬膏。

【宜忌】《广西药用动物》："孕妇慎用。"

【选方】 治肺结核　鹰嘴龟 1 只（约 250 g 重），去甲和内脏，切成块，炖熟服，每日 1 只，连服几只。（《广西药用动物》）

2038 阴地蕨 yīn dì jué（《本草图经》）

【异名】 一朵云（《天宝本草》），背蛇生（《四川中药志》），散血叶、破天云（《湖南药物志》），小春花、蛇不见（《闽东本草》），郎萁细辛（《贵州民间药草》），独脚金鸡（《浙江民间常用草药》），独立金鸡（《贵州民间方药集》），独脚蒿、冬草（《民间常用草药汇编》），黄连七、鸡爪莲（《广西药用植物名录》）。

【基原】 为阴地蕨科阴地蕨属植物阴地蕨的全草。

【原植物】 阴地蕨 *Scepteridium ternatum*（Thunb.）Lyon [*Osmunda ternata* Thunb.；*Botrychium ternatum*（Thunb.）Sw.] 又名：花蕨（《植物学大辞典》）。

植株高 10～40 cm。根茎短而直立，有一簇肉质的根。叶二型，总叶柄短，细弱，长 2～4 cm。营养叶具柄，长 3～8 cm；叶片阔三角形，长 8～10 cm，宽 10～12 cm，三回羽状分裂，侧生羽片 3～4 对，近对生或互生，有柄，基部 1 对最大，长宽各 4～5 cm；二回小羽片 3～4 对，卵形至狭卵形，有柄；末回羽片为长卵形或卵形，无柄，边缘有不整齐的细锯齿，叶脉不明显。孢子叶由总柄抽出，具长柄，长 12～25 cm，远超出营养叶之上。孢子囊穗圆锥状，二至三回羽状；孢子囊圆球形，黄色。

阴 地 蕨

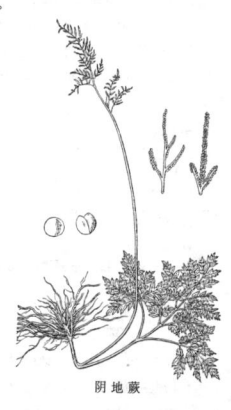

生于海拔 200～2 200 m 的丘陵灌木丛阴地或山坡草丛。分布于江苏、浙江、安徽、福建、江西、湖北、湖南、广东、广西、陕西、台湾等地。

【采收加工】 秋季至早春采收，连根挖取，鲜用或晒干。

【药材】 阴地蕨 *Sceptridii Herba*　主产于浙江等地。

性状　根茎表面灰褐色，下部簇生数条须根。根常弯曲，表面黄褐色，具横向皱纹；质脆易断，断面白色，粉性。总叶柄表面棕黄色，基部有干缩褐色的鞘；营养叶柄三角状而扭曲，具纵条纹，淡红棕色；叶片卷缩，黄绿色或灰绿色，展开后呈阔三角形，三回羽裂，侧生羽片 3～4 对；叶脉不明显。孢子叶柄长 12～25 cm，黄绿色或淡红棕色；孢子囊穗棕黄色。气微，味微甘而微苦。

鉴别　(1) 根茎横切面：最外层 1～3 列细胞木栓化；皮层宽阔。内皮层凯氏点明显；中柱为外韧型管状中柱，有时可见 1 个叶隙，有时可见束中形成层。木质部管胞多角形；木射线明显，由单列细胞组成。基本组织的薄壁细胞大多充满淀粉粒。

孢子囊穗粉末：孢子极面观为钝三角形，近极面外凸，三边微凹；极轴长 12～21 μm，赤道轴长 29～44 μm；具明显的 3 裂缝，裂缝细长，几达孢子赤道线；周壁具粗而明显的疣状纹饰。

(2) 取本品粉末 1 g，加水 10 ml，浸渍过夜，水浴加热 10 分钟，滤过。取滤液 2 ml 置试管中，加 α-萘酚试液 5 滴，振摇后，沿管壁缓慢加浓硫酸 1 ml，在两液交界面呈紫色环（检查糖类）。取滤液 2 ml 置试管中，加镁粉少许，滴加浓盐酸数滴，即产生气泡，溶液变成樱红色；取滤液 1 滴于滤纸上，滴加 1% 醋酸镁的甲醇溶液 1 滴，烘干，置紫外光灯(254 nm)下观察，呈明显的亮绿色荧光斑点（检查黄酮类）。

(3) 薄层色谱：取本品粉末 2 g，加甲醇 20 ml 浸渍过夜，滤过。滤液浓缩至 1 ml，作为供试品溶液；另以木犀草素为对照品。分别点样于同一聚酰胺薄板上，自然干燥。用苯-丁酮-甲醇 (3∶1∶1) 展开，取出加热干燥后置紫外光灯(254 nm)下观察。供试品色谱中，在与对照品色谱相应的位置上，显相同颜色的荧光斑点。

【成分】 全草含阴地蕨素（ternatin），槲皮素-3-*O*-α-*L*-鼠李糖-7-*O*-β-*D*-葡萄糖苷（quercetin-3-*O*-α-*L*-rhamnopyranosyl-β-*D*-glucopyranoside）。

【药性】 甘、苦，微寒。

1.《本草图经》："甘、苦，微寒，无毒。"

2.《四川中药志》1960 年版："性温，味甘，无毒。"

【功用主治】 清热，止咳，平肝，解毒，明目。主治小儿高热惊搐，肺热咳嗽，咳血，百日咳，癫狂，痫疾，疮疡肿毒，瘰疬，目赤火眼，目生翳障。

1.《本草图经》："疗肿毒、风热。"

2.《药性考》："吐血能安。"

3.《天宝本草》："利膀胱，治头晕脑痛。"

4.《贵阳民间药草》："治热咳、久咳，清肺热，止咯血。"

5.《四川中药志》1960 年版："治肾亏及肺病吐血，散目中云翳，疗月瘕病，外包疮毒。"

6.《云南中草药》："清热解毒，止咳平喘。主治毒蛇、狂犬咬伤，乳腺炎，腮腺炎，咽喉炎，肺结核，喘咳，身疼，百日咳。"

【用法用量】 内服：煎汤，6～12 g，鲜品 15～30 g。外用：捣烂敷。

【宜忌】 虚寒、体弱及腹泻者禁服。

【选方】 1. 治小儿急惊风　阴地蕨 15 g，加冰糖少许。水炖冲服。(《闽东本草》)

2. 治热咳　一朵云全草 6～15 g，加白萝卜、冰糖煎水服。(《贵阳民间药草》)

3. 治小儿肺炎　阴地蕨 3～10 g，紫花地丁 3～10 g，绿珊瑚 3～6 g。水煎服，每日 3 次分服。(《云南中草药》)

4. 治百日咳　一朵云、生扯拢、兔耳风各 15 g。煎水兑蜂糖服。(《贵阳民间药草》)

5. 治肺热咳血　鲜阴地蕨、鲜凤尾草各 30 g。水煎调冰糖服。(《福建中草药》)

6. 治男子妇人吐血后膈上虚热　阴地蕨、紫河车(锉)、贯众(去毛土)、甘草(炙、锉)各半两。粗捣筛，每服三钱匕，水一盏，煎至七分，去滓，食后温服。(《圣济总录》抵圣汤)

7. 治阳狂怒骂，不避亲疏，打人毁物　取阴地蕨 60 g，加芒硝 15 g。将此药用水炖后冲芒硝，一次服。(《闽东本草》)

8. 治角膜溃疡　阴地蕨根研末，每次服 0.9～1.5 g。(南药《中草药学》)

9. 治火眼　阴地蕨叶、棘树叶。捣汁点眼。(《湖南植物志》)

10. 治目中云雾　一朵云蒸鸡肝服。(《四川中药志》1960 年版)

【临床报道】 治疗神经衰弱　取阴地蕨 24 g，柏子仁 9 g，大枣 7 个，水煎，早晚两次分服。共治疗神经衰弱 85 例，经分别服药 7～90 剂后，痊愈 79 例，显效 4 例，无效 2 例。认为阴地蕨有滋肾养心安神之功，能促进神经衰弱康复。

2039 阴香叶 yīn xiāng yè (《岭南采药录》)

【基原】 为樟科樟属植物阴香的叶。

【原植物】 参见"阴香皮"条。

【采收加工】 9～11 月采摘，晒干。

【成分】 叶含挥发油 0.2%～0.3%，主要成分为丁香油酚（eugenol）和芳樟醇（linalool）。还有柠檬醛（citral），甲基庚烯酮（methylheptenone），香茅醇（citronellol），黄樟醚（safrole），莰烯（camphene）及二戊烯（dipentene），*d*-龙脑（*d*-borneol），1，8-桉叶油素（1，8-cineole）。

【药性】 辛、微甘，温。

1.《岭南采药录》："味辛，气香。"

2.《广西中药志》："味辛微甘，气香，性温。"

【功用主治】 祛风，除湿，逐寒。主治皮肤痒疹，风湿痹痛，寒湿泻痢腹痛，寒结肿毒。

1.《生草药性备要》："能发散。"

2.《岭南采药录》："煎水，妇人洗头，能祛风；洗身，能消散皮肤风热。"

3.《福建药物志》："散结消肿。治寒结肿毒。"

【用法用量】 内服：煎汤，3～6 g。外用：研末敷或煎水洗。

2040 阴香皮 yīn xiāng pí (《岭南采药录》)

【异名】 广东桂皮(《中国树木分类学》)。

【基原】 为樟科樟属植物阴香的树皮。

【原植物】 阴香 *Cinnamomum burmannii* (C. G. et Th. Nees) Bl. [*Laurus burmannii* C. G. et Th. Nees; *C. hainanense* Nakai]

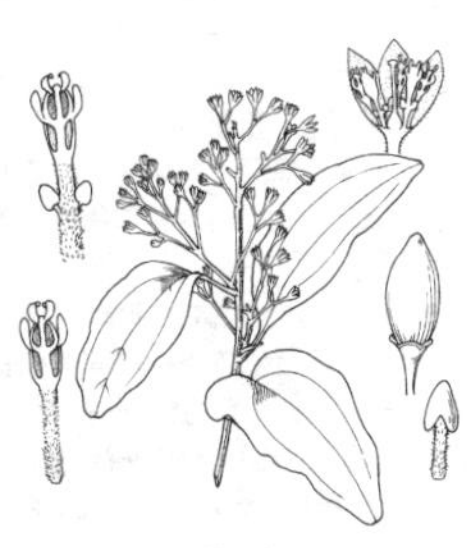

阴　香

常绿乔木，高达 20 m。树皮光滑，灰褐色或黑褐色，内皮红色，味似肉桂。叶互生或近对生；叶柄长 0.5～1.2 cm，近无毛；叶片革质，卵圆形、长圆形或披针形，长 5.5～10.5 cm，宽 2～5 cm，先端短渐尖，基部宽楔形，全缘，上面绿色，光亮，下面粉绿色，离基三出脉，中脉和侧脉在叶上面明显，下面凸起。圆锥花序腋生或近顶生，长 2～6 cm，密被灰白色微柔毛，少花，疏散，最末花序轴有 3 朵花作聚伞状排列；花两性，绿白色，被灰白色微柔毛；花被筒倒锥形；花被裂片 6，长圆状卵形，长约 2 mm，先端锐尖；能育雄蕊 9，花药背面及花丝被微柔毛，第一、第二轮雄蕊花药长圆形，4 室，内向瓣裂，花丝稍长于花药，无腺体，第三轮雄蕊花药长圆形，4 室，外向瓣裂，花丝稍长于花药，中部有 1 对圆形腺体；退化雄蕊 3，箭头形，被柔毛，位于最内一轮；子房近球形，花柱略被微柔毛，柱头盘状。果实卵形；果托先端具齿裂。花期 9～12 月，果期 11 月至翌年 3 月。

生于疏林、密林、灌木丛中或溪边路旁。分布于福建、广东、广西、海南、云南。

本植物的叶(阴香叶)、根或根皮(阴香根)亦供药用，另设专条。阴香皮为桂皮之一种，另设专条。

【栽培】 生物学特性　宜温暖湿润气候，稍耐阴。喜深厚肥沃、排水良好的沙质壤土栽培。

繁殖方法　用种子繁殖。3～4 月果熟时采回，堆沤数月，待果肉充分软化后，用冷水浸渍，搓去果皮，用清水冲去果肉，取种子摊开晾干。宜采后即播或砂藏，砂藏最好不超过20日。宜穴播或条播。幼苗期间适当遮荫，以免日灼。用于四旁绿化造林的，最好培育3～5年生的大苗栽种。

田间管理　造林后的当年春末夏初抚育1次，进行松土、培蔸、正苗、补蔸，保证幼林全苗。秋季再抚育1次，以后每年至少抚育2次，连续抚育3～4年，直到闭郁成林。

【采收加工】 5～7月剥取茎皮，晒干。

【药材】 阴香皮 *Cinnamomi Burmannii Cortex*　产于福建、广东、广西、云南等地。

性状　茎皮呈槽状或片状，厚约3 mm。外表面棕灰色，粗糙，有圆形突起的皮孔和灰白色地衣斑块，有时外皮部分刮去而现凹下的皮孔痕；内表面棕色，平滑。质坚，断面内层呈裂片状。气香，味微甘、涩。

鉴别　树皮横切面：木栓层为数列木栓细胞，最内列细胞外壁增厚，木化。皮层散有油细胞、黏液细胞及石细胞群。中柱鞘部位石细胞群断续排列成环状。韧皮部有石细胞群，靠外侧较多；韧皮纤维少数，多单个散在；韧皮射线1～3列细胞；散有油细胞及黏液细胞。本品薄壁细胞含草酸钙方晶，尤以射线细胞中较为密集，有的石细胞亦含小方晶。

【成分】 树皮含挥发油0.2%～0.4%。油中的主要成分为桂皮醛(cinnamaldehyde)，约占77%。此外，还含有丁香油酚 (eugenol)，黄樟醚 (safrole)等成分。

【药理】 1. 抗溃疡作用　阴香皮水提取物以0.5 g(生药)/kg和2.5 g(生药)/kg体重灌服，连续3日，对小鼠水浸应激性溃疡的形成有明显的抑制作用，抑制率为21.5%～67.0%，大剂量作用更明显。

2. 对阳虚模型的影响　阴香皮水提取物以0.5 g(生药)/kg和2.5 g(生药)/kg体重灌服，连续6日，能抑制大剂量糖皮质激素氟美松所致阳虚小鼠的胸腺萎缩，抑制率为16.7%～50.0%，小剂量优于大剂量，但小剂量对肾上腺皮质功能无保护作用，仅大剂量能降低肾上腺胆固醇含量10.9%。

毒性　阴香皮水提取物小鼠灌服的LD_{50}为(46.6±3.4) g(生药)/kg。

【药性】 辛、微甘，温。

1.《岭南采药录》："味辛，气香。"

2.《广西中草药》："味辛、微甘，气香，性温。"

【功用主治】 温中止痛，祛风散寒，解毒消肿，止血。主治寒性胃痛，腹痛，泄泻，食欲不振，风寒湿痹，腰腿疼痛，跌打损伤，创伤出血，疮疖肿毒。

1.《生草药性备要》："妇人煎水洗头，去秽风。"

2.《岭南采药录》："能健胃及祛风。凡恶毒大疮，生飞蛇疮，一敷即愈。"

3.《全国中草药汇编》："祛风散寒，温中止痛。治虚寒胃痛，腹泻，风湿关节痛；外用治跌打肿痛，疮疖肿毒，外伤出血。"

【用法用量】 内服：煎汤，6～9 g；或研末服，每次1.5～3 g。外用：研末用酒调敷；或浸酒搽。

【选方】 1. 治寒性胃痛　阴香树皮9 g。水煎服。(《香港中草药》)

2. 治风湿关节痛　① 阴香树皮6 g，粗叶榕根30 g。水煎服。(《福建药物志》)　② 阴香树皮6 g，五指毛桃根30 g。水煎服。(《香港中草药》)

3. 治跌打损伤　阴香树皮、杨梅树皮各等量。研末，酒调敷伤处。(《福建药物志》)

2041 阴香根 yīn xiāng gēn (《岭南采药录》)

【基原】 为樟科樟属植物阴香的根或根皮。

【原植物】 参见"阴香皮"条。

【采收加工】 9～12月采挖切段，晒干；或剥取根皮，晒干。

【药性】 味辛。

【功用主治】 煎服，治心痛，凡气痛必止。

【用法用量】 内服：煎汤，3～9 g。

2042 防己 fáng jǐ (《本草经集注》)

【异名】 汉防己(《儒门事亲》)，瓜防己(《本草原始》)。

【基原】 为防己科千金藤属植物粉防己的块根。

【原植物】 粉防己 *Stephania tetrandra* S. Moore

多年生落叶藤本。块根通常圆柱状，肉质，深入地下，长3～15 cm，直径1～5 cm；外皮淡棕色或棕褐色；具横纹。茎枝纤细，有直条纹。叶互生；叶柄长5～6 cm，盾状着生；叶片三角状宽卵形或阔三角形，长4～6 cm，宽5～6 cm，先端钝，具小突尖，基部平截或略呈心形，全缘，上面绿色，下面灰绿色或粉白色，两面均被短柔毛，下面较密，掌状脉5条。花小，单性，雌雄异株；雄株为头状聚伞花序，总状排列；雄花：萼片4，排成1轮，绿色，匙形，基部楔形；花瓣4，绿色，倒卵形，肉质，边缘略内弯，有时具短爪；雄蕊4，花丝合生成柱状，上部盘状，花药着生其上；雌株为缩短的聚伞花序，呈假头状，总状排列；雌花：萼片4，排成1轮；花瓣4；子房椭圆形，花柱3，乳头状。核果球形，红色；内果皮背部有4行雕纹，中间2行呈鸡冠状隆起，每行有15～17颗，胎座迹不穿孔。花期5～6月，果期7～9月。

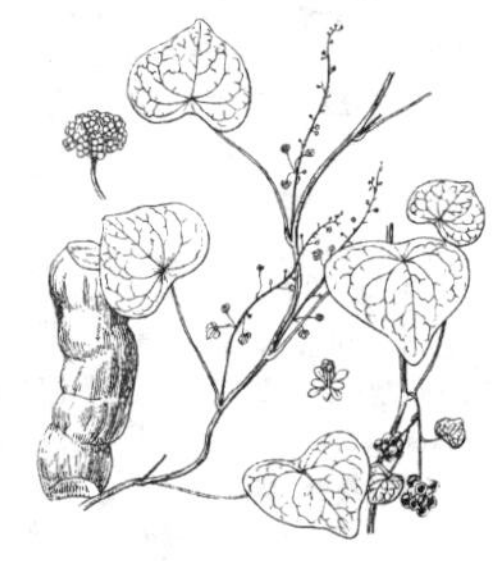

粉防己

生于山坡、旷野草丛和灌木林中。分布于浙江、安徽、福建、江西、湖北、湖南、广东、广西、台湾等地。

【栽培】 生物学特性　喜温暖湿润的环境，忌干旱，怕水涝。宜选排水良好、土层深厚、疏松肥沃的砂质壤土或壤土栽培，以石灰岩山地栽培为好。

繁殖方法　分根繁殖：早春萌芽前，挖出老根，切成3～6 cm的根段，按行株距40 cm×60 cm，沟深9～12 cm穴栽，每穴栽1段，覆土压实，浇水。

田间管理　生长期，每年中耕、除草、施肥2～3次。肥料宜选人粪及厩肥。藤蔓长30～45 cm时搭棚架，以利植株生长。

【采收加工】 9～11月采挖，修去芦梢，洗净或刮去栓皮，切成长段，粗根剖为2～4瓣，晒干。

【药材】 防己 *Stephaniae Tetrandrae Radix*　主产于浙江、安徽、湖北、湖南、江西等地。

性状　块根呈不规则圆柱形、半圆形或块状，多弯曲，长5～10 cm，直径1～5 cm。表面淡灰黄色，在弯曲处常有深陷横沟而成结节状的瘤块样。体重，质坚实，断面平坦，灰白色，富粉性，有排列较稀疏的放射状纹理。气微，味苦。

鉴别　(1) 块根横切面：木栓层有时残存。皮层散有石细胞群，常切向排列。韧皮部较宽。形成层成环。木质部占大部分，射线较宽；导管稀少，呈放射状排列；导管旁有木纤维。薄壁细胞充满淀粉粒，并可见细小杆

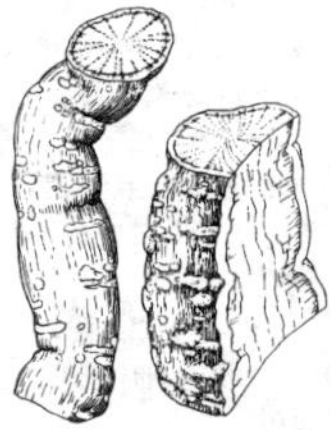

防己(根)外形

状草酸钙结晶。

(2) 取本品粉末 2 g,加 0.5 mol/L 硫酸溶液 20 ml,加热 10 分钟,滤过,滤液加氨试液调节 pH 至 9,移置分液漏斗中,加苯 25 ml,振摇提取,分取苯液 5 ml,置瓷蒸发皿中,蒸干,残渣加钼硫酸试液数滴,即显紫色,渐变绿色至污绿色,放置,色渐加深(检查防己碱)。

(3) 薄层色谱:取本品粉末 1 g,加乙醇 15 ml,加热回流 1 小时,放冷,滤过,滤液蒸干,残渣加乙醇 5 ml 使溶解,作为供试品溶液。另取粉防己碱与防己诺林碱对照品,加氯仿制成每 1 ml 各含 1 mg 的混合溶液,作为对照品溶液。吸出上述两种溶液各 5 μl,分别点于同一硅胶 G 薄层板上,以氯仿-丙酮-甲醇(6∶1∶1)为展开剂,展开,取出,晾干,喷以稀碘化铋钾试液。供试品色谱中,在与对照品色谱相应的位置上,显相同颜色的斑点。

品质标志 《中华人民共和国药典》2010 年版规定:照高效液相色谱法测定,本品含粉防己碱($C_{38}H_{42}N_2O_6$)和防己诺林碱($C_{37}H_{40}N_2O_6$)的总量不得少于 1.6%。

【成分】 粉防己块根含生物碱:粉防己碱(tetrandrine),防己诺林碱(fangchinoline),轮环藤酚碱(cyclanoline),氧防己碱(oxofangchirine),防己斯任碱(stephanthrine),小檗胺(berbamine),2,2′-*N*, *N*-二氯甲基粉防己碱(2, 2′-*N*, *N*-dichloromethyltetrandrine),粉防己碱(fenfangjine) A、B、C、D。

【药理】 1. 对心脏的作用 粉防己碱对犬左心室功能呈显著抑制效应,犬静脉注射粉防己碱 10 mg/kg 后 15 分钟心率下降达 20%,心肌收缩力减弱,心泵功能各项指标均降低。粉防己碱可对抗 Ca^{2+} 对豚鼠左心房、猫乳头肌增强收缩力和氧耗量的作用。猫静脉注射粉防己碱后心电图 R-R、P-Q、T 波均无明显影响,对猫心肌传导无明显作用。粉防己碱显著减慢大鼠窦性心律,体表心电图显示 P-R 延长。粉防己碱能延长强心苷的毒性出现时间,降低其毒性,延长心房不应期。提高细胞外 Ca^{2+} 浓度,粉防己碱对强心苷作用的影响减弱甚至消失。粉防己碱能翻转豚鼠左心房肌的正性梯级现象,表现负性梯级作用。

2. 对冠状血管、冠脉流量的影响 粉防己碱对离体猫心冠状血管有直接扩张作用,冠脉流量增加,且与给药浓度成正比。粉防己碱也增加麻醉猫冠脉流量,作用维持约 20 分钟。粉防己碱使小鼠心肌 ^{86}Rb 摄取率增加,心肌营养性血流量增加。粉防己碱能降低兔心肌匀浆耗氧量。麻醉猫静脉注射粉防己碱后显著降低心肌耗氧量及氧提取率。粉防己碱对高 K^+ 去极化引起的猪冠脉螺旋条收缩反应有松弛作用。犬结扎冠脉左前降支后,粉防己碱组心外膜电图 ST 和 NST 显著降低,血压轻度下降,心率稍减慢。梗死区心肌释放入血流的心肌肌酸磷酸激酶(CPK)明显减少。

3. 对血管、血压的影响 粉防己碱对离体兔主动脉条具有直接的松弛作用,能对抗去甲肾上腺素(NA)、氯化钾引起的收缩。对 NA 引起的兔主动脉、肠系膜动脉、肺动脉、腔静脉、门静脉、股动脉、肾动脉等收缩呈非竞争性拮抗作用。犬静脉注射粉防己碱后动脉压降低达 23%,舒张压降低幅度明显大于收缩压。降压平稳,通过调节注入速度易于控制降压幅度。粉防己碱降压主要由于血管总外阻力下降,选择性扩张动脉阻力血管,大鼠静脉注射粉防己碱后降低体循环压力和阻力,也能减弱缺氧性肺血管增阻升压反应,但未能完全阻断。粉防己碱是一种肺血管扩张剂,但能减慢心率,减弱心肌收缩。

4. 对血小板聚集的抑制作用 粉防己碱对花生四烯酸(AA)、ADP 和血小板活化因子(PAF)诱导的兔离体血小板聚集反应和 AA、ADP 诱导的猪离体血小板聚集反应均有抑制作用,呈剂量效应相关。兔静脉给粉防己碱 30 分钟后,对 AA、ADP、PAF 诱导血小板聚集反应呈明显抑制,作用持续 60 分钟。粉防己碱对胶原诱导的血栓烷 A_2(TXA_2)合成有明显的抑制。

5. 抗心律失常作用 静脉注射粉防己碱 7.5 mg/kg 可对抗氯仿-肾上腺素诱发猫室性纤颤;也可提高乌头碱诱发大鼠心律失常和心跳停止的用量,以及毒毛花苷 G(哇巴因)诱发的豚鼠室颤、室速、心跳停止的用量。

6. 对钙拮抗作用 粉防己碱对猫心乳头肌的氯化钙($CaCl_2$)量效曲线平行右移,最大效应降低,呈非竞争性拮抗。粉防己碱可对抗兔离体右心房 CaCl 所致正性频率作用,可使心房频率减慢。粉防己碱对平滑肌细胞膜电位依赖通道(PDC)Ca^{2+} 内流有选择性抑制作用。粉防己碱能对抗血小板激活因子(PAF)、白细胞三烯 B_4(LTB_4)、卡西霉素(A-23187)所致 Ca^{2+} 升高。犬静脉注射粉防己碱后对心浦氏纤维(PF)的慢内向电流(Isi)峰值有明显减弱作用。

7. 对免疫的抑制作用 粉防己碱具稳定大鼠腹腔肥大细胞(MC)膜和抑制不同刺激剂引起的 MC 脱颗粒作用,也抑制 MC 释放组胺。体外粉防己碱可抑制 B 细胞的抗体合成和淋巴细胞的增殖。粉防己碱对大鼠被动皮肤过敏反应(PCA)与豚鼠离体回肠平滑肌过敏性收缩均有阻抑作用。同时粉防己碱还有对抗过敏介质的作用和阻止介质释放作用。粉防己碱对天花粉大鼠主动皮肤过敏试验(ACA)和 PCA,以及血清抗体形成均有一定的抑制。粉防己碱还有弱的抗过敏性休克作用,可降低家兔过敏性休克的发生率,并减轻其病理变化。粉防己碱对单核类白细胞的不规则随意运动、趋化性、过氧化物阴离子的产生以及白介素-Ⅰ的分泌物有显著的抑制作用。

8. 抗炎作用 粉防己碱 15 mg/kg 皮下注射可明显对抗大鼠甲醛性足趾肿胀。粉防己碱对角叉菜胶致炎后血管通透性有明显抑制作用。作用强度与剂量呈依赖性。粉防己碱抑制中性粒细胞(Neu)游出和 β-葡萄糖醛酸酶(β-G)释放;也使 Neu 内超氧化物歧化酶(SOD)活性升高,清除或抑制 O_2^- 的生成;使细胞内 cAMP 水平显著升高,可稳定溶酶体膜和减少溶酶体的释放。粉防己碱对垂体-肾上腺系统有刺激兴奋作用,使肾上腺皮质功能增强。

9. 对子宫及输卵管的影响 粉防己碱对大鼠子宫平滑肌有抑制作用。粉防己碱可减弱催产素和 Ca^{2+} 对大鼠子宫的收缩作用,粉防己碱使氯化钙的累积量效曲线非平行性右移,并使之降低,呈非竞争性 Ca^{2+} 拮抗作用。粉防己碱对兔输卵管峡部纵行肌的自发性收缩有不同程度的抑制作用。且甲地孕酮处理后较雌二醇处理者抑制更明显。粉防己碱可降低输卵管腔内压,抑制兔卵通过输卵管的运行。在排卵后 48 小时内,卵运行明显延缓,并可拮抗环戊烷丙酸雌二醇(ECP)加快卵子运行的作用。

10. 对实验性矽肺的影响 石英粉尘经气管染尘家兔制造矽肺模型,结果粉防己碱治疗组 X 线胸片有不同程度的吸收好转,心脏轮廓较治疗前清晰,周边阴影明显消失,矽结节中胶原纤维排列疏松,VG 染色着色浅淡,结节中填充物质明显减少。周围肺泡腔内过碘酸-席夫染色及苏丹静脉注射染色阳性物减少或消失。治疗组肺重量增加较小,以脂类、蛋白、己糖全肺含量增加较低。粉防己碱对大鼠实验性矽肺有一定的抑制作用。粉防己碱组大鼠肺冲洗液中肺泡巨噬细胞数和 K^+ 离子含量均低于矽肺组,巨噬细胞存活率高于矽肺组,粉防己碱具有一定的保护肺泡巨噬细胞免受石英损害的作用。

11. 抗肿瘤作用 粉防己碱对人宫颈癌传代 HeLa 细胞、人体移植肝癌细胞 BEL-7402 和 BEL-7405、肉瘤 S_{180} 细胞的 DNA 及 RNA 蛋白质代谢均有不同程度的阻抑作用。体内试验对瓦克实体癌 W_{256} 有边缘效果,粉防己碱具有亲肺,溶纤维作用,扩张血管,直接杀伤癌细胞。

12. 利尿作用 粉防己 10 g/kg 灌胃,能明显增加大鼠排尿量。

13. 体内过程 粉防己碱灌胃后,大鼠尿中含有相当大比例的原型药,也有一定量的去甲粉防己碱和粉防己碱氮氧化物等转化物。口服进入人体和大鼠体内的粉防己碱，除大部分以原形存在外，少部分被转化，在大鼠肝、肺、尿及人尿中，代谢产物可能有两个粉防己碱-N-2′-氧化物的异构体和N-2′-去甲粉防己碱。

毒性　家兔粉防己碱15 mg/kg静脉给药后，平均动脉压(MAP)立即急剧下降，心率明显减慢，心电图出现异常改变。多数家兔出现抽搐，心脏停搏，继而呼吸停止而死亡。高剂量(45 mg/kg以上)静脉给药后，小鼠迅速出现兴奋、惊厥而死亡。剂量减少(35 mg/kg以下)，小鼠兴奋后安静，活动减少，伏而不动。部分小鼠四肢抽搐，呼吸困难，惊厥而死亡，或缓解存活。粉防己碱小鼠静注LD_{50}为37.5±3.6 mg/kg。

【炮制】 1. 防己　取原药材，除去杂质，浸泡至四五成透，润透，切厚片，干燥。

2. 炒防己　取防己片，置锅内用文火加热，炒至微焦，表面微黄色，取出放凉。

饮片性状　防己为圆形、半圆形或不规则形的厚片，表面黄白色。皮部薄，形成层环纹明显，导管部棕色，呈放射状纹理，粉性。周边淡灰黄色。气微，味苦。炒防己形如防己片，表面微黄色。

贮干燥容器内，密闭，置阴凉干燥处，防霉、防蛀。

【药性】 苦、辛，寒。归膀胱、肺、脾经。

1.《药性论》："味苦，有小毒。"

2.《珍珠囊》："辛，苦。"

3.《医学启源》："气寒，味大苦。"

4.《本草通玄》："入太阳。"

5.《本草再新》："入肝、脾、肾三经。"

【功用主治】 利水消肿，祛风除湿。主治水肿，臌胀，历节痛风，风寒湿痹，脚气肿痛，疥癣疮肿。

1.《本草经集注》："杀雄黄毒……疗风水要药。"

2.《药性论》："治湿风，口面㖞斜，手足疼，散留痰，主肺气嗽喘。"

3.《医学启源》："疗腰以下至足湿热肿盛，脚气。去膀胱留热。"

4.《医林纂要》："泻心，坚肾，功专行水决渎，以达于下。"

5.《得配本草》："泻下焦血分湿热，祛风水，除温疟，退痈肿，疗虫疮。"

6.《本草再新》："利湿，除风，解火，破血。治膀胱水肿，健脾胃，化痰。"

【用法用量】 内服：煎汤，6～10 g；或入丸、散。

【宜忌】 食欲不振及阴虚无湿热者禁服。

1.《本草经集注》："殷孽为之使。恶细辛。畏萆薢。"

2. 李东垣："上焦湿热者，不可用。"(引自《纲目》)

3.《本草经疏》："凡胃虚阴虚，自汗盗汗，口苦舌干，肾虚小水不利，及胎前产后血虚，虽有下焦湿热，慎勿用之，犯之为害非细。"

4.《得配本草》："气分风热，小便不通，元气虚弱，阴虚内热，病后虚渴，皆禁用。"

【选方】 1. 治皮水为病，四肢肿，水气在皮肤中，四肢聂聂动者　防己三两，黄芪三两，桂枝三两，茯苓六两，甘草二两。上五味，以水六升，煮取二升，分温三服。(《金匮要略》防己茯苓汤)

2. 治风湿，脉浮身重，汗出恶风者　防己一两，甘草半两(炒)，白术七钱半，黄芪一两一分(去芦)。上锉麻豆大，每抄五钱匕，生姜四片，大枣一枚，水盏半，煎八分，去滓，温服，良久再服。喘者加麻黄半两。胃中不和者加芍药三分。气上冲者加桂枝三分。下有陈寒者加细辛三分。服后当如虫行皮中，从腰下如冰，后坐被上，又以一被绕腰下，温令微汗差。(《金匮要略》防己黄芪汤)

3. 治中风历节，病如狂状，妄行独语不休，无寒热，其脉浮　防己一分，桂枝三分，防风三分，甘草一分。上四味，以酒一杯，渍之一宿，绞取汁；生地黄二斤，㕮咀，蒸之如斗米饭久，以铜器盛其汁，更绞地黄汁和，分再服。(《金匮要略》防己地黄汤)

4. 治支饮腹满，口舌干燥，此肠间有水气　防己、椒目、葶苈(熬)、大黄各一两。上四味，末之，蜜丸如梧子大。先食饮一丸，日三服，稍增，口中有津液；渴者，加芒硝半两。(《金匮要略》己椒苈黄丸)

5. 治遗尿，小便涩　防己、葵子、防风各一两。上三味，以水五升，煮取二升半，分三服，散服亦佳。(《千金方》)

6. 治风湿，恶风身体重者　防己四两，黄芪四两，甘草(炙)二两，苍术(去皮)三两。上为散。每服五钱，水二盏，姜二片，枣一个(擘破)，同煎至一盏，去滓温服。(《全生指迷方》防己汤)

7. 治肺痿咯血多痰　(防己)合葶苈子等分，为末，糯米饮调服。(《品汇精要》)

8. 治膀胱水蓄胀满，几成水肿　汉防己二钱，车前子、韭菜子、泽泻各三钱。水煎服。

9. 治遍身虫癣疥疥　汉防己三两，当归、黄芪各二两，金银花一两。煮酒饮之。(8、9方出自《本草切要》)

10. 治鼻衄　防己生用三两，捣罗为细散。每服二钱匕，新汲水调下。老人小儿酒调一钱匕服，更用热汤调少许、鼻中喘气，佳。(《圣济总录》)

【临床报道】 1. 治疗高血压病　汉防己中提取的生物碱——汉防己甲素(粉防己碱)，具有降压作用。静脉注射以3 mg/kg体重为宜，即成人量为每次120～180 mg，每日2次，口服量亦近似。据270例高血压病患者治疗结果，显效者占52.6%，一般疗效者占31.5%，无效者占15.9%。全部病例均未见有任何明显副作用，合用氢氯噻嗪似可提高疗效。

2. 治疗心绞痛　用汉防己甲素(粉防己碱)2～3 mg/kg加入生理盐水20 ml稀释后静注，每日2次，共用2周，停其他抗心绞痛药物，与硝酸异山梨酯组对照观察(硝酸异山梨酯组，劳累型加普萘洛尔，自发型加硝苯吡啶，配合小量阿司匹林治疗)共观察50例。汉防己甲素组(粉防己碱)20例，显效8人，改善10人，无效2人，有效率为90%；对照组30例，显效9人，改善19人，无效2人，有效率93%，两组无显著差异。而心电图改善率汉防己甲素组(粉防己碱)40%，对照组33%，对劳累型心绞痛，汉防己甲素减少心肌耗氧指数稍优于对照组。

【各家论述】 1.《本草拾遗》："木汉二防己……汉主水气，木主风气，宣通。"

2. 李东垣："防己大苦寒，能泻血中大热之滞也。亦能泻大便。与大黄气味同者，皆可泻血滞，岂止防己而已。防己苦寒，能泄血中之湿热，通血中之滞塞，补阴泻阳，助秋冬，泻春夏药。"(引自《纲目》)

3.《本草经疏》："其曰伤寒寒热邪气，中风手脚挛急，则寒非燥药可除，不宜轻试。又曰，散痈肿恶结，诸病疥癣虫疮，非在下部者，亦不宜用。治湿风，口眼㖞斜，手足拘痛，真由中风湿而病者方可用之。留痰非由脾胃中湿热而得者，亦不宜服。肺气喘嗽，不因风寒湿所郁，腠理壅滞者，勿用。惟治下焦湿热肿，泄脚气，行十二经湿为可任耳。"(《本草经疏》)

4.《长沙药解》："汉防己泄经络之湿淫，木防己泄脏腑之水邪。凡痰饮内停，湿邪外郁，皮肤黄黑，膀胱热涩，手足挛急，关节肿痛之症，悉宜防己。"

5.《本草求真》："防己，辛苦大寒，性险而健，善走下行，长于除湿、通窍、利道，能泻下焦血分湿热，乃疗风水要药，故凡水湿喘嗽，热气诸痫，温疟，脚气，水肿，风肿，痈肿，恶疮及湿热流入十二经，以致二阴不通者，皆可用此调治。若属脚气肿痛，如湿则加苍术、薏苡、木瓜；热加黄芩、黄柏；风加羌活、萆薢；痰加竹沥、南星；痛加香附、木香；血加四物；大便秘加桃仁、红花；小便秘加牛膝、泽泻；痛连臂加桂枝、威灵仙；痛连胁加胆草，随症通治，斯为善矣。此气味苦寒，药力猛迅，若非下焦血分实热实湿，及非二便果不通利，妄用此药投治，其失匪轻，不可不知。此虽有类黄柏、地肤子，但黄柏之泻膀胱湿热，则并入肾泻火，味苦而不辛，此则辛苦兼见，性险而健，故于风水、脚气等症兼理。地肤子之泻膀胱湿热，味苦而甘，力稍逊黄柏，此则健险异常，有辛无甘，而为乱阶之首也。其一泻热与湿，而气味治功各别如此。”

6.《萃金裘本草述录》：“防己泻血中湿热，通其滞气，下焦药也。寒水化郁，则风木亦郁，故风与滞互为病，或由风郁以病乎水，或由水郁以病乎风，仲师治风水恶风者，用防己黄芪汤，而风湿相搏，亦用之。则岂独血分湿热，凡气郁成湿，湿化热之证，关于卫分者，皆可投之，但未病于水者未可用耳。”

2043 防风 fáng fēng (《本经》)

【异名】 铜芸(《本经》)，回云、回草、百枝、百韭、百种(《吴普本草》)，屏风(《别录》)，风肉(《药材资料汇编》)。

【基原】 为伞形科防风属植物防风的根。

【原植物】 防风 *Saposhnikovia divaricata* (Turcz.) Schischk. [*Stenocoelium divaricatum* Turcz.; *Siler divaricatum* (Turcz.) Benth. et Hook. f.]

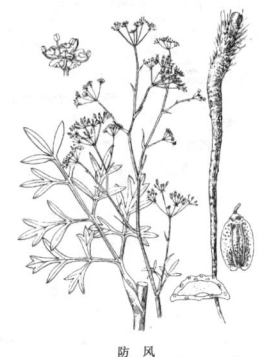
防　风

多年生草本，高30～80 cm。根粗壮，长圆柱形，有分枝，淡黄棕色，根头处密生纤维状叶柄残基及明显的环纹。茎单生，二歧分枝，分枝斜上升，与主茎近等长，有细棱。基生叶丛生，有扁长的叶柄，基部有宽叶鞘，稍抱茎；叶片卵形或长圆形，长 14～35 cm，宽 6～8(～18) cm，二至三回羽状分裂，第一回裂片卵形或长圆形，有柄，长 5～8 cm，第二回裂片下部具短柄，末回裂片狭楔形，长 2.5～5 cm，宽 1～2.5 cm；顶生叶简化，有宽叶鞘。复伞形花序多数，生于茎和分枝顶端，顶生花序梗长 2～5 cm，伞辐 5～7；无总苞片；小伞形花序有花 4～10，小总苞片 4～6，线形或披针形；萼齿三角状卵形；花瓣倒卵形，白色，无毛，先端微凹，具内折小舌片。双悬果狭圆形或椭圆形，幼时有疣状突起，成熟时渐平滑；每棱槽内有油管 1，合生面有油管 2。花期 8～9 月，果期 9～10 月。

生于草原、丘陵和多石砾山坡上。分布于华北、东北及山东、陕西、甘肃、宁夏等地。

本植物的叶(防风叶)、花(防风花)亦供药用，另设专条。

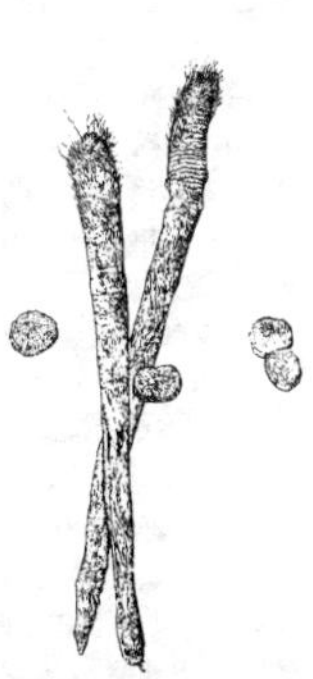
防风(根)外形及饮片

【栽培】 生物学特性　喜阳光充足、凉爽稍燥的气候，耐寒，耐干旱，忌水涝。防风为深根性植物。宜选土层深厚、疏松肥沃、排水良好的砂质壤土栽培，不宜在酸性大、黏性重的土壤中种植。

繁殖方法　用种子繁殖或根插繁殖。种子繁殖：春播在 3 月下旬至 4 月中、下旬；秋播在 9～10 月种子成熟时随采随播，以秋播出苗早而整齐。条播按行距 30 cm 开沟，深 2 cm，将种子均匀播入沟内，覆土盖平，盖草浇水。播后 20～25 日即可出苗。根插繁殖：在收获时或早春，取粗 0.7 cm 以上的根条，截成 3～5 cm 长段，按行株距 30 cm×15 cm 开穴，穴深 6～8 cm，每穴垂直或倾斜栽入 1 个根段，覆土 3～5 cm。也可将种根于冬季按行株距 10 cm×50 cm 假植育苗，待翌年早春有 1～2 片叶子时移栽定植。

田间管理　苗高 5 cm 时，按株距 7 cm 间苗，苗高 10～13 cm 时，按株距 13～16 cm 定苗。6 月前除草、培土，6 月上旬和 8 月下旬各追肥 1 次。两年以上植株，除留种外，应及时摘除花薹。

病虫害防治　病害有白粉病，夏、秋季为害，发病时喷波美 0.2～0.3 波美度石硫合剂，或托布津 800～1 000 倍液喷雾防治。虫害有黄凤蝶、黄翅茴香螟。

【采收加工】 一般于栽种 2～3 年的 10 月上旬采挖，晒至九成干时，按粗细长短分别扎成小捆，再晒或炕干。

【药材】 防风 *Saposhnikoviae Radix*　主产于黑龙江、吉林、辽宁，以黑龙江产量最大。

商品规格　商品按大小粗细分两等。一等：根圆柱形。表面有皱纹，顶端带有毛须，外皮黄褐色或灰黄色；质松较柔软；断面棕黄色或黄白色，中间浅黄色。根长 15 cm 以上。芦下直径 0.6 cm 以上。二等：根偶有分枝。芦下直径 0.4 cm 以上。

性状　根呈长圆锥形或长圆柱形，下部渐细，有的略弯曲，长 15～30 cm，直径 0.5～2 cm。表面灰棕色，粗糙，有纵皱纹、多数横长皮孔及点状突起的细根痕。根头部有明显密集的环纹，有的环纹上残存棕褐色毛状叶基。体轻，质松，易折断，断面不平坦，皮部浅棕色，有裂隙，散生黄棕色油点，木部浅黄色。气特异，味微甘。

鉴别　(1) 根横切面：木栓层为 5～30 列木栓细胞。皮层窄，有较大的椭圆形油管。韧皮部较宽，有多数类圆形油管，周围分泌细胞 4～8 个，管内可见金黄色分泌物；射线多弯曲，外侧常成裂隙。形成层明显。木质部导管甚多，呈放射状排列。根头处有髓，薄壁组织中偶见石细胞。

粉末特征：淡棕色。油管直径 17～60 μm，充满金黄色分泌物。叶基维管束常伴有纤维束。网纹导管直径 14～85 μm。石细胞少见，黄绿色，长圆形或类长方形，壁较厚。

(2) 薄层色谱：取本品粉末 1 g，加丙酮 20 ml，超声处理 20 分钟，滤过，滤液蒸干，残渣加乙醇 1 ml 使溶解，作为供试品溶液。另取升麻素苷和 5-*O*-甲基维斯阿米醇苷对照品，加乙醇制成每 1 ml 各含 1 mg 的混合溶液，作为对照品溶液。吸取上述二种溶液各 10 μl，分别点于同一硅胶 GF_{254} 薄层板上，以氯仿-甲醇 (4∶1) 为展开剂，展开，取出，晾干，置紫外光灯(254 nm)下检视。供试品色谱中，在与对照品色谱相应的位置上，显相同颜色的斑点。

品质标志　《中华人民共和国药典》2010 年版规定：照醇溶性浸出物测定法热浸法测定，本品醇溶性浸出物不得少于 13.0%；照高效液相色谱法测定，本品含升麻素苷($C_{22}H_{27}O_{11}$)和 5-*O*-甲基维斯阿米醇苷($C_{22}H_{28}O_{10}$)的总量不得少于 0.24%。

【成分】 根含色酮类成分：防风色酮醇(ledebouriellol)，4′-*O*-葡萄糖基-5-*O*-甲基齿阿米醇 (4′-*O*-glucosyl-5-*O*-methylvisamminol)，3′-*O*-当归酰基亥茅酚(3′-*O*-angeloylhamaudol)，亥茅酚(hamaudol)，3′-*O*-乙酰基亥茅酚(3′-*O*-acetylhamaudol)，亥茅酚苷(sec-*O*-glucosylhamaudol)，5-*O*-甲基齿阿米醇(5-*O*-methylvisamminol)，升麻素 (cimifugin)，升麻素苷(prim-*O*-glucosylcimifugin)；香豆素类成分：香柑内酯 (bergapten)，补骨脂素(psoralen)，欧前胡内酯(imperatorin)，珊瑚菜素(phellopterin)，德尔妥因(deltoin)，花椒毒素(xanthotoxin)，川白芷内酯(anomalin)，东莨菪素(scopoletin)，印度素(marmesin)，紫花前胡苷元(nodakenetin)，异紫花前胡苷(marmeinen)；聚乙炔类成分：人参炔醇(panaxynol)又称镰叶芹醇(falcarinol)，镰叶芹二醇(falcarindiol)，(8*E*)-十七碳-1，8-二烯-4，6-二炔-3，10-二醇〔(8*E*)-heptadeca-1，8-dien-4，6-diyn-3，10-diol〕；多糖成分：防风酸性多糖(saposhnikovan) A、C；挥发油：辛醛(octanal)，β-甜没药烯(β-bisabolene)，壬醛(nonanal)，7-辛烯-

4-醇(7-octen-4-ol),己醛(hexanal),花侧柏烯(cuparene)和β-桉叶醇(β-eudesmol)等。还含β-谷甾醇(β-sitosterol),β-谷甾醇-β-D-葡萄糖苷(β-sitosterol-β-D-glucoside),香草酸(vanillic acid),木蜡酸(lignocerinacid),5-O-甲基维斯阿米醇苷(4′-O-β-D-glucosyl-5-O-methylyisamminol),汉黄芩素,4-羟基-3-甲氧基苯甲酸(4-hydroxy-3-methoxybenzoic acid)。

【药理】 1. 解热与降温作用　20%的防风煎剂及浸剂10 ml/kg分别给予用过期伤寒混合菌苗致热的家兔灌胃,30分钟后出现中等度解热作用,煎剂的作用优于醇浸剂。对三联疫苗(百日咳、白喉和破伤风)及伤寒、副伤寒甲菌苗和精制破伤风类毒素混合制剂引起发热的家兔给防风水煎剂4.4 g(生药)/kg腹腔注射也具明显解热作用。腹腔注射防风水提取物1.3 g/kg对正常小鼠腋温和0.6 g/kg对酵母致热大鼠肛温,均显示明显的降温和解热作用。

2. 镇痛、镇静和抗惊厥作用　(1) 镇痛作用　皮下注射醇浸剂20 g(生药)/kg或水煎剂40 g(生药)/kg灌胃,均能明显抑制醋酸所致小鼠扭体反应。以热板法观察,防风水煎剂15 g/kg腹腔注射或水煎剂40 g/kg灌胃,均能明显提高小鼠痛阈百分率。电刺激鼠尾法表明,防风乙醇浸剂给小鼠灌服21.18 g/kg及皮下注射42.36 g/kg,均有一定的镇痛作用,给药后镇痛率分别为46.4%和56.7%,60分钟后的镇痛率则分别为39.0%和53.3%。

(2) 镇静作用　防风水煎液40 g(生药)/kg灌胃,使小鼠自发活动明显减少,并可明显提高戊巴比妥钠阈下睡眠剂量的1分钟内的小鼠入睡数。

(3) 抗惊厥作用　50%防风液小鼠灌胃每次0.5 ml,每日2次,连续6日,对电刺激引起的惊厥有一定对抗作用。防风水提物4 g/kg腹腔注射对皮下注射戊四氮和硝酸士的宁所致惊厥,可使惊厥发生潜伏期延长。

3. 抗炎作用和对免疫功能的影响　防风水煎剂20 g/kg腹腔注射或40 g/kg灌胃,对巴豆油合剂所致小鼠耳部炎症具有明显抗炎作用。防风水煎剂与乙醇浸液10 g/kg灌服1次,对大鼠蛋清性足肿有一定的抑制作用。防风升麻苷和5-O-甲基维斯阿米醇苷对ADP诱导的血小板聚集有明显的抑制作用。防风水煎剂20 g(生药)/kg,每日灌胃1次,连续4日,可显著提高小鼠腹腔巨噬细胞吞噬鸡红细胞的吞噬百分率和吞噬指数。防风水煎剂每日灌服20 g(生药)/kg,连续7日,对2, 4-二硝基氯苯(DNCB)所致小鼠迟发超敏反应(细胞免疫)有明显抑制作用。防风酸性多糖A或C给小鼠腹腔注射50 mg/kg,连续5日,对碳粒清除试验有加快清除作用。

4. 抗菌作用　采用平板法进行体外抑菌试验,结果防风水煎剂对金黄色葡萄球菌、乙型溶血性链球菌、肺炎链球菌及产黄青真菌、杂色曲真菌等,均有一定抑制作用。新鲜防风榨出液对铜绿假单胞菌及金黄色葡萄球菌,有一定的抑菌作用。

5. 抗肿瘤作用　防风多糖体内应用能明显抑制S_{180}实体瘤的生长(抑瘤率为52.92%),提高S_{180}瘤免疫小鼠腹腔Mφ的吞噬活性,并能提高S_{180}瘤免疫小鼠腹腔Mφ与S_{180}瘤细胞混合接种时的抗肿瘤活性。但是,用硅胶阻断Mφ功能后,防风多糖的抗肿瘤作用大大下降,抑瘤率由52.92%降到11.82%。防风有效成分人参醇能降低各种肿瘤细胞的调节蛋白E的mRNA进而抑制G_1转变为S来抑制肿瘤细胞增殖。

6. 其他作用　防风醇提物对组胺所致豚鼠离体气管痉挛,有较强的抗组胺作用。防风中的聚乙炔类化合物如镰叶芹二醇、(8E)-十七碳-1, 8-二烯-4, 6-二炔-3, 10-二醇和人参炔醇等在体外可影响人血小板花生四烯酸代谢,由于抑制环氧合酶而使花生四烯酸转变为十二羟十七碳三烯酸(12-hydroxy-5, 8, 10-heptadecatrienoic acid)和血栓烷B_2(TXB_2)的量减少,已知HHT和TXB_2在炎症过程的各种反应中是起重要作用的。给小鼠腹腔注射防风正丁醇萃取物4 g/kg、8 g/kg,用毛细管法测得的凝血时间及用断尾法测得的出血时间和对照组比较均明显延长。

毒性　防风毒性小,小鼠腹腔注射水煎剂的LD_{50}为30.046±0.077 g(生药)/kg;灌胃的LD_{50}为213.8±25.4 g(生药)/kg;小鼠腹腔注射防风水提取物的LD_{50}为8.05±1.6 g(生药)/kg;腹腔注射防风醇提取水制剂的LD_{50}为11.80±1.90 g(生药)/kg;水提取液的LD_{50}为37.18±8.36 g(生药)/kg。

【炮制】 1. 防风　取原药材,除去杂质及毛须,洗净,润透,切厚片,干燥。

2. 炒防风　取净防风片,用文火炒至冒青烟,呈深黄色,或微焦,取出放凉。

3. 防风炭　取净防风片,用中火炒至外表呈黑色,喷洒清水适量,灭尽火星,取出,凉透。

4. 蜜防风　取净防风片,加炼蜜炒至蜜吸尽,取出放凉。每防风片100 kg,用炼蜜30 kg。

饮片性状　防风为圆形或椭圆形厚片,表面浅棕色或浅黄色,木部有髓,形成层环色深,有众多放射状裂隙及众多细小油点。周边灰棕色,粗糙,有的有密集的环纹或纤维状残存叶基。体轻,质松。香气特异,味微甜。炒防风形如防风片,表面深黄色,略具焦斑。防风炭表面黑褐色,内部棕褐色或棕色。蜜防风形如防风片,色泽加深,微粘手,有滋润感,味甜。

贮干燥容器内。蜜防风密闭,置阴凉干燥处,防蛀。防风炭防复燃。

【药性】 辛、甘,微温。归膀胱、肺、脾经。

1.《本经》:"味甘,温。"

2.《别录》:"辛,无毒。"

3.《医学启源》:"《主治秘要》云:味甘纯阳,太阳经本药也。"

4.《汤液本草》:"足阳明胃、足太阴脾二经之行经药。"

5.《雷公炮制药性解》:"入肺经。"

6.《本草经疏》:"入手阳明,足少阳、厥阴。"

【功用主治】 祛风解表,胜湿止痛,止痉,止痒。主治外感风寒,偏正头痛,风湿痹痛,腹痛泄泻,肠风下血,破伤风,小儿惊风,风疹瘙痒,疮疡初起。

1.《本经》:"主大风头眩痛,恶风,风邪,目盲无所见,风行周身,骨节疼痹(痹,《太平御览》作'痛'),烦满,久服轻身。"

2.《别录》:"胁痛胁风,头面去来,四肢挛急,字乳金疮内痉。"

3.《本草经集注》:"杀附子毒。"

4.《日华子》:"治三十六般风,男子一切劳劣,补中益神,风赤眼,止泪及瘫缓,通利五脏关脉,五劳七伤,羸损盗汗,心烦体重,能安神定思,匀气脉。"

5.《医学启源》:"疗风通用,泻肺实,散头目中滞气,除上焦风邪之仙药也。《主治秘要》云,身去上风,梢去下风。其用主治诸风及去湿也。"

6. 王好古:"搜肝气。"(引自《纲目》)

7.《本草求原》:"治破伤风,偏正头风,为补脾胃之引药,解乌头、芫花、野菌诸热药毒。"

【用法用量】 内服:煎汤,5~10 g;或入丸、散。外用:适量,煎水熏洗。

【宜忌】 血虚发痉及阴虚火旺者慎服。

1.《本草经集注》:"恶干姜、藜芦、白敛、芫花。"

2.《新修本草》:"畏萆薢。"

3.《本草原始》:"畏白及。"

4.《雷公炮制药性解》:"元气虚者不得概用。"

5.《本草经疏》:"南方中风,产后血虚发痉,诸病血虚痉急,头痛不因于风寒,溏泄不因于寒湿,二便秘涩,小儿脾虚发搐,慢惊慢脾风,气升作呕,火升发嗽,阴虚盗汗,阳虚自汗等病,法所同忌。"

6.《药性集要便读》:"肺虚喘乏有汗切禁。"

【选方】 1. 治内伤生冷,外感寒邪而无汗者 制苍术、防风各二两,炒甘草一两。为粗末,加生姜、葱白,水煎服。(《阴证略例》神术汤)

2. 治风热咳嗽 防风(去叉)、桑根白皮、甘草各二两。上三味锉碎,米泔浸一宿暴干,粗捣筛。每服三钱匕。水一盏,黄腊皂子大,同煎至七分,去滓温服。(《圣济总录》防风汤)

3. 治自汗 防风、黄芪各一两,白术二两。每服三钱,水一钟半,姜三片煎服。(《丹溪心法》玉屏风散)

4. 治发汗多,头眩汗出,筋惕肉瞤 防风、牡蛎(炒研成粉)、白术各等分。上为细末,每服二钱,以酒调下,米饮亦得。日二、三服,汗止后,服小建中汤。(《证治准绳》防风白术牡蛎散)

5. 治偏正头风,痛不可忍者 防风、白芷各四两。上为细末,炼蜜为丸,如弹子大,空心服。未愈连进三服。(《普济方》)

6. 治眼暴赤暴肿 防风、羌活、黄芩、黄连各一两。上㕮咀,水煎,食后温服。(《活法机要》散热饮子)

7. 治肝虚雀目,恐变成内障 防风(去叉)、黄芩(去黑心)、桔梗(炒)、芍药、大黄(炒)各一两。上锉碎,每服三钱匕,水一盏半,煎至一盏,入芒硝半字,去滓放温,食后临卧服。(《证治准绳》泻肺饮)

8. 治手足麻木不仁 防风(去芦并叉枝者)、秦艽(去黄并土)、羌活、附子(炮,去皮、脐)各一两。上为粗末,每服三大钱,水一盏半,姜三片,煎至七分去滓,入生地黄汁两合,再煎数沸服,空心食前。(《叶氏录验方》小防风汤)

9. 治白虎风,走转疼痛,两膝热肿 防风一(二)两(去芦头微炒),地龙二两(微炒),漏芦二两。上件药,捣细罗为散,每服不计时候,以温酒调下二钱。(《圣惠方》防风散)

10. 治泄痢飧泻,身热,脉弦,腹痛而渴及头痛微汗 防风、芍药、黄芩各一两。上㕮咀,每服半两或一两,水三盏,煎至一盏,温酒服。(《保命集》防风芍药汤)

11. 治风伤脾,飧泄,身热,脉弦,腰重,微汗头疼 麻黄八分,防风一钱,苍术二钱,白术三钱。上㕮咀,水煎,热服取汗。(《杏苑生春》防风苍术汤)

12. 治老人大肠秘涩 防风、枳壳(麸炒)各一两,甘草半两。为末,每食前白汤服二钱。(《简便单方》)

13. 治卒大腹水病 防风、甘草、葶苈子各二两。捣,苦酒和丸,如梧桐子大,日三服,常服之,取消平乃止。(《肘后方》)

14. 治肠风 防风(去叉炙)、黄芪(锉,炙)各二两,甘草(锉,炙)、人参各半两。上为末,每服二钱,食前粟米饮调下。(《普济方》)

15. 治肝经风热,血崩、便血、尿血等症 黄芩(炒黑)、防风各等分。为细末,酒糊为丸,梧桐子大。每服三十至五十丸,食远或食前,米汤或温酒送下。(《景岳全书》防风黄芩丸)

16. 治破伤风及打扑伤损 ① 天南星(汤洗七次)、防风(去叉股)各等分。细末。如破伤以药敷贴疮口,然后以温酒调下一钱;如牙关急紧,角弓反张,用药二钱,童子小便调下;或因斗伤相打,内有伤损之人,以药二钱,温酒调下。(《本事方》玉真散)② 防风二两,川乌(炮)二两,雄黄一两。共为末,每服四钱,水煎和渣服,日三次,出汗愈。(《扁鹊心书》定风散)

17. 治卒中口眼㖞斜,言语蹇涩,四肢如故,别无所苦 防风、羌活各三钱,甘草一分。水煎,入麝一厘,调服。(《医学入门》古防风汤)

18. 治一切风疮疥癣,皮肤瘙痒,搔成瘾疹 防风(去叉)、蝉壳、猪牙皂荚(酥炙,去皮、子)各一两半,天麻二两。上四味为细末,用精羊肉煮熟捣烂,以酒熬为膏,丸如绿豆大。每服三十丸,荆芥酒或茶汤下。(《圣济总录》防风丸)

19. 治大人、小儿蕴邪热,痰涎壅盛,腮项结核,生疮疖 防风、鼠黏子(炒)各一钱,荆芥、甘草(炙)各钱半。水一盏,煎七分,食后温服。(《卫生易简方》玉真散)

20. 治乳痈 防风(去叉)半两,牵牛子(炒令香)二两。上捣罗为末,每服二钱,空心用沸汤调下,取微利为度,未利再服。(《普济方》)

21. 治妇人阴中肿痛不可近者 防风三两,大戟二两,艾五两。上三味,切,以水一斗,煮取五升,温洗阴中,日可三度。(《外台》引《经心录》汤洗方)

22. 治小肠气外肾偏肿 防风、牡丹皮等分。为细末,温酒空心食前调下二钱,日三服。(《叶氏录验方》)

【临床报道】 1. 治疗周围性面神经麻痹 取防风 30 g,蜈蚣两条(研为细末)。以防风煎汤送服蜈蚣末,晚饭后服,药后避风寒,每日 1 剂,10 日为 1 个疗程,病程长者,加当归、川芎以养血活血。共治 26 例,病程最长者 3 个月,最短者 2 日。结果:痊愈 16 例,显效 6 例,好转 3 例,无效 1 例。总有效率为 96.16%。

2. 治疗手术后肠胀气 取防风 50 g,木香 15 g,加水煎成 60 ml,1 次或多次服完。共治各类腹部手术肠胀气 42 例。结果:42 例均获治愈,无 1 例并发症出现。服药后 1 小时内排气、排便 5 例;2~4 小时为 13 例;4~6 小时为 21 例;6 小时以上为 3 例。

3. 治疗砷中毒 每日用防风 12 g,绿豆、红糖各 9 g,甘草 3 g,水煎分 2 次服,14 日为 1 个疗程。治疗 278 例,均为 2 个疗程。观察结果:治愈(50%患者自觉症状减轻或消失,尿砷下降至正常范围,即 0.2 mg/L)率为 55.76%,其排砷效果优于肌注二巯基丙醇治疗组。

4. 预防破伤风 用防风、荆芥、槐角各 6 kg,炮甲珠 3 kg,通过粉碎、煎煮、浓缩、混合等工艺流程制成"防风合剂"。用于破伤风抗毒素过敏试验呈阳性之创伤患者,除按常规处理创口,服用消炎药预防感染外,均服"防风合剂"一日。成人:100 ml,分 2 次服完;儿童:100 ml,分 3 次服完。经临床 20 多年来按此法预防用药每年平均约上万人次,无一例发病。

【各家论述】 1. 李东垣:"防风治一身尽痛,乃卒伍卑贱之职,随所引而至,乃风药中润剂也,凡补脾胃,非此引用不能行。凡脊痛项强,不可回顾,腰似折,项似拔者,乃手足太阳证,正当用防风。""病人身体拘倦者,风也,诸疮见此证亦须用之。钱仲阳泻黄散中倍用防风者,乃于土中泻木也。"(引自《纲目》)

2.《本草经疏》:"防风,治风通用,升发而能散。故主大风头眩痛,恶风,风邪周身,骨节疼痹,胁痛胁风,头面去来,四肢挛急,下(字)乳金疮,因伤于风内痉。其云主目无所见者,因中风邪,故不见也。烦满者,亦风邪客于胸中,故烦满也。风、寒、湿三者合而成痹,祛风燥湿,故主痹也。发散之药,焉可久服,其曰轻身,亦湿去耳。"

3.《本草汇言》:"防风,散风寒湿痹之药也。故主诸风周身不遂,骨节酸疼,四肢挛急,痿躄痫痉等证。又伤寒初病太阳经,头痛发热、身疼无汗,或伤风咳嗽,鼻塞咽干,或痘将出,根点未透,用防风辛温轻散,润泽不燥,能发邪从毛窍出,故外科痈疡肿毒,疮痍风癞诸证,亦必需也。"

4.《本草述》:"防风气温而浮,治风通用,除上焦在表风邪为最,兼治下焦风湿,尽其用矣。"

5.《本草新编》:"防风,治一身之痛,疗半身之风,散上下之湿,补阴阳之火,皆能取效,但散而不收,攻而不补,可暂时少用以成功,而不可轻率频用以助虐耳。""防风散人真气,即以之散风邪,亦未可专恃也。"

6.《本草正义》:"防风为泄风之上剂,然以走窜宣散成功,必其人气血充足,体质坚实,猝为外邪所乘,乃能任此辛温宣泄,而无流弊。凡古人治风诸方,皆不能轻用于今时东南之人者,以质脆阴薄,不能胜此燥烈之性也。防风虽不至如乌、附、姜、辛之刚烈,然温燥之气,扑人眉宇,确是温辛之品。所以温热之风邪外受,凡柴、葛、羌、防,皆当审慎,而肝阳之动风、血虚之风痉,又必柔润息风,方为正治,散风诸剂,非徒无益,而又害之。"

2044 **防风叶** fáng fēng yè（《别录》）

【基原】 为伞形科防风属植物防风的叶。

【原植物】 参见“防风”条。

【采收加工】 5～7月采收，晒干。

【功用主治】 主中风热汗出。

【用法用量】 内服：煎汤，3～9 g。

2045 **防风花** fáng fēng huā（《药性论》）

【基原】 为伞形科防风属植物防风的花。

【原植物】 参见“防风”条。

【采收加工】 8～9月花开时采收，阴干。

【功用主治】 主心腹痛，四肢拘急，行履不得，经脉虚羸，骨节间疼痛。

【用法用量】 内服：煎汤，3～6 g。

2046 **如意草** rú yì cǎo（《植物名实图考》）

【异名】 白三百棒（《云南中草药》），红三百棒（《云南药用植物名录》）。

【基原】 为堇菜科堇菜属植物如意草的全草。

【原植物】 如意草 *Viola hamiltoniana* D. Don[*V. arcuata* Bl.；*V. alata* Burgersd] 又名：弧茎堇菜（《拉汉种子植物名称》）。

多年生草本，高达35 cm。根茎横走，粗约2 mm，褐色，密生多数纤维状根，向上发出多条地上茎或匍匐枝。地上茎通常数条丛生，淡绿色，节间较长；匍匐枝蔓生，节上生不定根。基生叶三角状心形或卵状心形，先端急尖，稀渐尖，基部通常心形，边缘有疏锯齿，长1.5～3 cm，宽2～5.5 cm，具长柄；茎生叶与基生叶片相似，叶柄较短；托叶披针形，全缘或具极稀疏的细齿和缘毛。花淡紫色或白色，单生于叶腋，具长梗，花梗中部以上有2枚线形小苞片；花萼卵状披针形，基部附属物极短呈半圆形；花瓣狭倒卵形，下方花瓣较短，有明显的暗紫色条纹，基部具短距；子房无毛，花柱呈棍棒状，柱头2裂，两侧裂片肥厚，向上直立，中央部分隆起呈鸡冠状。蒴果长圆形，先端尖。花、果期较长。

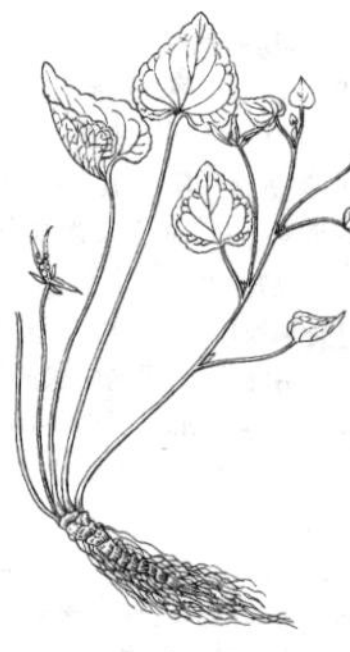
如意草

生于溪谷潮湿地、沼泽地、灌木丛林缘。分布于广东、云南、台湾等地。

【采收加工】 8～10月采收，晒干。

【药材】 如意草 *Vioae Hamiltonianae Herba* 产于福建、广东、广西、四川、贵州等地。

性状 多皱缩成团。根茎上有细根，基生叶多，具长柄，茎生叶有托叶，托叶小披针形。叶片湿润展平后，宽心形或近新月形，边缘有波状圆齿，深绿色。花基生或茎生叶腋生，淡棕紫色。蒴果较小，椭圆形。气微，味微苦。

【药性】 辛、微酸，寒。

1.《云南中草药》：“辛、麻，温。”

2.《广西本草选编》：“味辛、酸，性寒。”

【功用主治】 清热解毒，散瘀止血。主治疮疡肿毒，乳痈，跌打损伤，开放性骨折，外伤出血，蛇伤。

1.《云南中草药》：“温经通络，止血接骨。主治开放性骨折，外伤出血。”

2.《广西本草选编》：“清热，拔毒，散瘀。主治疖肿疮疡，急性乳腺炎，跌打肿痛，急性结膜炎，乳汁不通。”

3.《广西民族药简编》：“水煎服、渣捣烂敷患处，治蛇伤。”

【用法用量】 内服：煎汤，9～15 g；鲜品15～30 g。外用：捣敷；或焙干研末撒敷。

2047 **羽叶丁香** yǔ yè dīng xiāng（《宁夏中草药手册》）

【异名】 山沉香。

【基原】 为木犀科丁香属植物羽叶丁香的根或枝干。

【原植物】 羽叶丁香 *Syringa pinnatifolia* Hemsl.

直立灌木，高1～4 m。树皮呈片状剥裂。小枝常呈四棱形，疏生皮孔。叶为羽状复叶，长2～8 cm，宽1.5～5 cm；叶柄长0.5～1.5 cm；具小叶7～11枚；叶轴有时具狭翅；叶片先端锐尖至渐尖或钝，常具小尖头，基部楔形至近圆形，常歪斜，叶缘具纤细睫毛，无小叶柄。圆锥花序稍下垂，长2～6.5 cm，宽2～5 cm；花两性；花萼钟状，萼齿三角形，先端锐尖、渐尖或钝；花冠白色、淡红色，略带淡紫色，花冠管略呈漏斗状，裂片卵形、长圆形或近圆形，先端锐尖或圆钝，不呈或略呈兜状；雄蕊2，花药黄色，着生于花冠管喉部以至距喉部。蒴果长圆形，先端凸尖或渐尖。种子扁平。花期5～6月，果期8～9月。

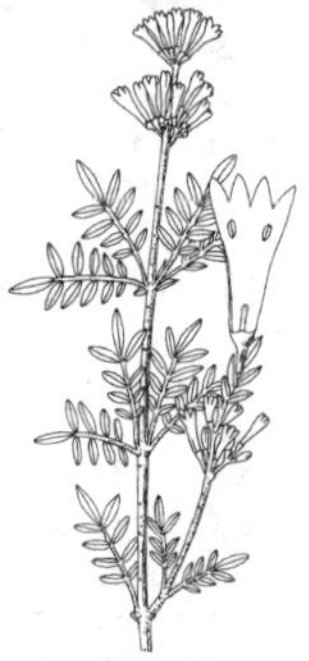
羽叶丁香

生于山坡灌木丛。分布于内蒙古、四川、陕西、甘肃、青海、宁夏等地。

【采收加工】 9～11月挖根，除净外皮，晒干；7～10月采枝条，切段，晒干。

【药性】 辛，微温。

【功用主治】 降气，温中，暖肾。主治胃腹胀痛，寒喘，子宫下垂，脱肛，皮肤伤。

【用法用量】 内服：煎汤，3～5 g；或研末。外用：烧灰调涂；或烧烟熏。

【选方】 1. 治胃腹胀痛 山沉香、小茴香各4.5 g。水煎服。

2. 治寒喘 山沉香4.5 g，五味子、附子各6 g。水煎服。

3. 治子宫下垂，脱肛 山沉香适量，烧烟熏患处。

4. 治皮肤擦伤 山沉香烧灰，加香油调成糊状外涂。

2048 **羽叶三七** yǔ yè sān qī（《中国药用植物志》）

【异名】 钮子三七（《中国药用植物志》），黄连三七（《四川中药志》），花叶扭子七（《甘肃中草药手册》），花叶三七（《西藏常用中草药》），土三七（《青海常用中草药手册》），疙瘩七（《云南植物志》）。

【基原】 为五加科人参属植物羽叶竹节参的根茎。

【原植物】 羽叶竹节参 *Panax japonicus* C. A. Mey. var. *bipinnatifidus* (Seem.) C. Y. Wu et K. M. Feng[*P. bipinnatifidus* Seem.]

多年生草本，茎高30～50 cm。根茎细长，匍匐，多

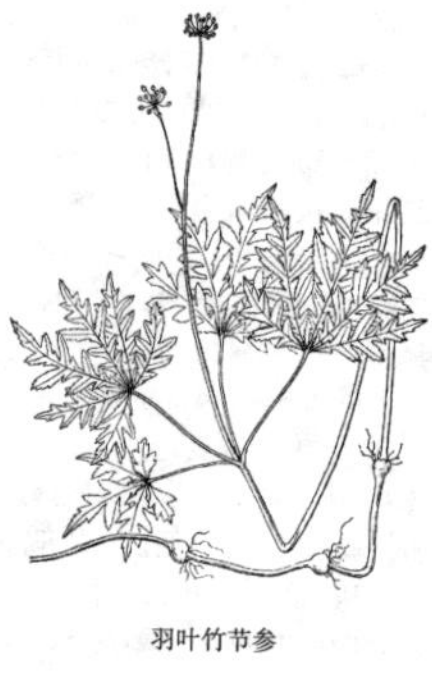
羽叶竹节参

为串珠疙瘩状，稀竹节状。掌状复叶，3～6 枚轮生茎端；小叶 5～7，小叶柄长可达 2 cm；小叶片薄膜质，长椭圆形，二回羽状深裂，整齐或不整齐，长 5～9 cm，宽 2～4 cm，先端长渐尖，基部下延成楔形，上面脉上疏生刚毛，下面通常无毛。伞形花序单生；花梗长 6～8 cm；花小，淡绿色；萼 5 齿裂不明显；花瓣 5，覆瓦状排列；雄蕊 5；子房下位，2 室，稀 3～4 室，花柱 2，稀 3～4，分离或基部合生。核果状浆果，扁球形，成熟时红色，先端有黑点。种子 2～3 颗。

生于海拔 1 800～3 400 m 的山地混交林下阴湿处。分布于湖北、四川、云南、西藏、陕西、甘肃等地。

【采收加工】 9～10 月挖取根茎，除尽泥土及细根，晒干或烘干。

【药材】 羽叶三七 *Panacis Bipinnatifidi Rhizoma* 主产于四川、云南、陕西等地。

性状　根茎细长，节部膨大成类球形，多呈串珠疙瘩状，侧旁着生纤细的不定根，节间细柱形，表面淡棕黄色，有细浅的纵皱纹。质较坚硬，断面黄白色，有多数细小孔隙。气微，味苦略甜。

【成分】 块茎中含皂苷：羽叶三七苷(bipinnatifidusoside)F_1、F_2，竹节人参皂苷（chikusetsusaponin）Ⅴ、Ⅳ、Ⅳa，姜状三七苷(zingibroside)R_1，人参皂苷（ginsenosides）F_1、F_2、F_3、Rb_1、Rb_3、Rd、Re、Rg_1、Rg_2，24(S)-假人参苷 F_{11}〔24(S)pseudo ginsenoside F_{11}〕，珠子参苷(majoroside)F_1。还含人参黄酮(ginsenflavone)。

【药性】 微苦、甘，微温。

1.《甘肃中草药手册》："甘、苦，平。"

2.《四川常用中草药》："性温，味微苦、甘；入肝、脾二经。"

【功用主治】 化瘀止血，消肿定痛。主治咯血，吐血，衄血，尿血，便血，血痢，崩漏，外伤出血，月经不调，经闭，产后瘀血腹痛，跌打肿痛，劳伤腰痛，胸胁痛，胃脘痛，疮疡。

1.《中国药用植物志》："有疗伤止血之效。"

2.《北方常用中草药手册》："祛痰，消肿。治咯血，尿血，气管炎，支气管炎，胸胁胃疼。"

3.《四川常用中草药手册》："能祛瘀，活血；治跌打损伤，肿胀积聚，痈肿，劳伤吐血等症。"

4.《全国中草药汇编》："治病后虚弱，肺结核咯血，衄血，经闭，产后血瘀腹痛，寒湿痹痛，跌打损伤。"

【用法用量】 内服：煎汤，9～15 g，或入丸、散；或浸酒。外用：研末敷。

【宜忌】 孕妇禁服。

《西藏常用中草药》："血虚无瘀者忌服。"

【选方】 1. 治吐血，鼻出血，便血，子宫出血　羽叶三七研末，每服 1.5 g，每日 2 次。

2. 治痈肿疮疡　羽叶三七适量，用陈醋磨浓汁外涂；亦可同时取羽叶三七 9 g，水煎服。（1、2 方出自《宁夏中草药手册》）

3. 治体弱气虚　土三七 9 g，黄芪 12 g，当归 9 g。水煎服。（《青海常用中草药手册》）

2049 羽裂星蕨 yǔ liè xīng jué（《中国药用孢子植物》）

【异名】 观音莲（《峨眉山药用植物调查报告》）。

【基原】 为水龙骨科星蕨属植物羽裂星蕨的全草。

【原植物】 羽裂星蕨 *Microsorium dilatatum*（Bedd.）Sledge［*Pleopeltis dilatata* Bedd.］　又名：箭叶羽蕨（《台湾植物志》）。

植株高 50～100 cm。根茎粗而横生，被卵状披针形鳞片，全缘。叶远生；叶柄基部有关节；叶片卵形，宽 15～30 cm，深羽裂，叶轴两侧有阔翅，下延达叶柄基部；裂片宽 1.5～4.5 cm，向基部略变狭，全缘；叶脉明显，内藏小脉单一或分叉。孢子囊群细小，近圆形或不定形，散生于网脉连接处；无囊群盖。

生于海拔 600～2 000 m 的溪沟边阴湿树干或岩石上。分布于华南、西南及福建、台湾等地。

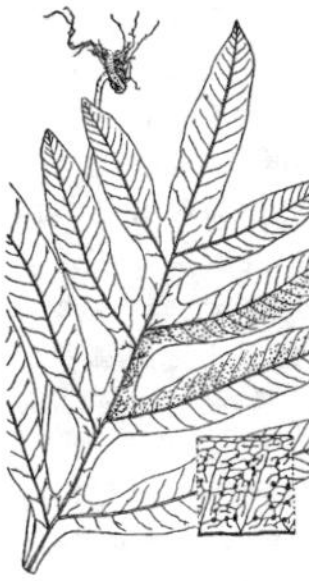

羽裂星蕨

【采收加工】 9～12 月采收，鲜用或晒干。

【药性】 《中国药用孢子植物》："苦、涩，平。"

【功用主治】 活血，祛湿，解毒。主治关节痛，跌打损伤，疝气，无名肿毒。

1.《中国药用孢子植物》："清热祛湿，活血散瘀，下水。治跌打损伤、刀伤、关节痛、疝气等。"

2.《广西民族药简编》："磨酒搽患处治无名肿毒、跌打损伤(侗)。"

【用法用量】 内服：煎汤，3～9 g。外用：捣敷；或研末调敷。

【选方】 治关节痛　羽裂星蕨 15 g，丝瓜络 15 g，络石藤 9 g。煎服。（《中国药用孢子植物》）

2050 羽裂盾蕨 yǔ liè dùn jué（《贵州草药》）

【异名】 过江龙（《贵州草药》），兰蕨草（《四川中药志》），青竹标（《中国药用孢子植物》）。

【基原】 为水龙骨科盾蕨属植物羽裂盾蕨的全草。

【原植物】 羽裂盾蕨 *Neolepisorus deltoidea*（Bak.）Ching［*Polypodium deltoideum* Bak.］　又名：三角叶盾蕨（《中国高等植物图鉴》）。

植株高 15～45 cm。根茎横生，密被卵状披针形鳞片，长渐尖，边缘有疏齿。叶远生；叶柄长 10～20 cm，被鳞片；叶片三角形，渐尖，下部羽裂，全缘或分裂；叶脉明显。孢子囊群大，圆形，在侧脉两旁排成不整齐的 1～2 行，幼时有盾状隔丝覆盖。

生于海拔 600～2 000 m 的山地林下。分布于广西、四川、贵州等地。

【采收加工】 全年均可采收，鲜用或晒干。

【药性】 苦、微甘，凉。

1.《贵州草药》："性凉，味苦、微甘。"

2.《四川中药志》1982 年版："苦、涩，凉。"

【功用主治】 清热，利尿，止血。主治小便短赤不利，水肿，血尿，劳伤吐血，外伤出血，跌打损伤。

1.《贵州草药》："清热利水，止痛，止血。治劳伤疼痛，刀伤，水肿。"

2.《四川中药志》1982 年版："清热，利尿，止血。用于小便短赤不利，外伤出血，烧伤。"

【用法用量】 内服：煎汤，15～30 g；或泡酒。外用：研末撒。

【选方】 1. 治水肿　过江龙、酸汤杆各 30 g，青藤 15 g。煨水服。（《贵州草药》）

2. 治外伤出血　兰蕨草、炒蒲黄各适量。研末，撒患处。（《四川中药志》1982 年版）

2051 观音竹 guān yīn zhú（《植物名实图考》）

【异名】 蛇儿参（《四川常用中草药》），水麦冬、骑马参、龙爪参（《陕西中草药》），双肾草、走肾草（《贵州民间方药集》）。

【基原】 为兰科舌唇兰属植物舌唇兰的带根全草。

【原植物】 舌唇兰 *Platanthera japonica*（Thunb.）Lindl.［*Orchis japonica* Thunb.］　又名：阔叶长距兰（《全国中草药汇编》）。

陆生植物，高 50～60 cm。具粗厚的纤维根。茎直立，无毛。叶 3～6 枚；下部叶椭圆形或长圆形，先端钝或急尖，基部抱茎，最大的叶长达 16 cm，宽达 5 cm，上部的叶渐成苞片状，渐尖。总状花序长 10～15 cm，具 10～20 余朵花；苞片狭披针形，绿色；花大，初为白色，后变为淡黄色；中萼片卵形，兜状，急尖，侧萼片反折，斜卵形，急尖，和中萼片等长；花瓣条形，先端钝，稍短于中萼片，唇瓣不分裂，肉质；距丝状，比子房长，弧曲；子房细圆柱状，无毛。花期 5～6 月。

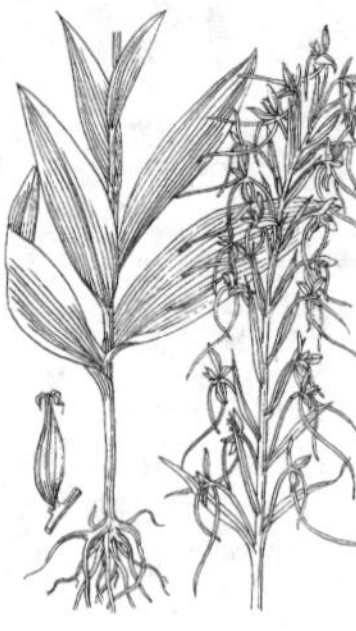
舌唇兰

生于海拔 800～3 500 m 的密林下草丛中、草坡上或沟谷阴湿处。分布于江西、河南、湖北、四川、贵州、云南、陕西、甘肃等地。

【采收加工】 5～7 月采收，鲜用或晒干。

【药性】《四川常用中草药》："性平，味甘。"

【功用主治】 补气润肺，化痰止咳，解毒。主治病后虚弱，肺热咳嗽，虚火牙痛，毒蛇咬伤。

1.《四川常用中草药》："能补气，补血；治病后气血虚弱，面黄无力。"

2.《陕西中草药》："润肺，止咳，祛痰。主治肺热咳嗽，痰喘气壅。"

3.《浙江药用植物志》："解毒。主治虚火牙痛，白带；外治毒蛇咬伤。"

【用法用量】 内服：煎汤，9～15 g。外用：鲜品捣敷。

2052 观音苋 guān yīn xiàn《重庆草药》

【异名】 木耳菜、血皮菜（《植物名实图考》），水三七（《昆明药用植物调查报告》），血匹菜、紫背天葵（《重庆草药》），红番苋、红毛番、红苋菜（《福建中草药》），紫背菜（《广西百色中草药》），红背三七（《梧州地区中草药》），观音菜、叶下红（《全国中草药汇编》），红背菜（《宜宾中草药植物名录》），红冬枫、红风菜（《福建药物志》）。

【基原】 为菊科三七草属植物观音苋的全草。

【原植物】 观音苋 *Gynura bicolor* (Roxb.) DC.

多年生草本，高 50～100 cm。全株带肉质。根粗壮。茎直立，多分枝，带紫色，有细棱。单叶互生。茎下部叶有柄，紫红色，上部叶几无柄；叶片椭圆形或卵形，长 6～10 cm，宽 1.6～3 cm，先端渐尖或急尖，基部下延，边缘有粗锯齿，有时下部具 1 对浅裂片，上面绿色，被微毛，下面红紫色，无毛。头状花序直径 1.5～2 cm，在茎顶作伞房状疏散排列；总苞筒状；总苞片草质，2 层，外层近条形，似小苞片状，长为内层的 1/3～1/2，内层条形，边缘膜质；全为两性管状花，花冠黄色；花药基部钝，先端有附片；花柱分枝，具长钻形有毛的附属器。瘦果长圆形，扁，有纵线条，被微毛；冠毛白色，绢毛状。花期 10～12 月。

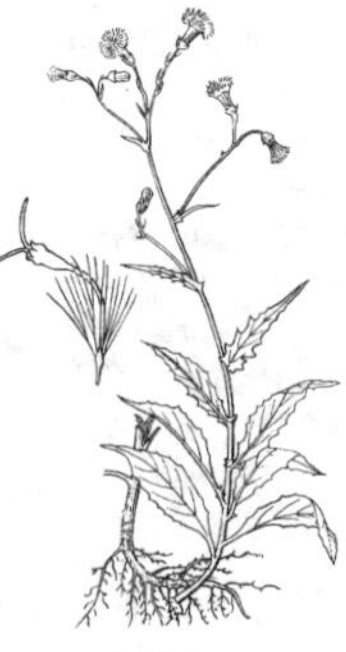
观音苋

生于平原及低山阴湿处或栽培于住宅附近土坎上。分布于福建、江西、广东、广西、四川、云南、台湾等地。

【采收加工】 全年均可采收，鲜用或晒干。

【成分】 含花色苷（anthocyanin）。

【药性】 辛、甘，凉。

1.《福建药物志》："微甘，凉。"

2.《浙江药用植物志》："甘，辛，平。"

【功用主治】 凉血止血，解毒消肿。主治咳血，崩漏，外伤出血，痛经，疮疡肿毒，跌打损伤，溃疡久不收敛。

1.《植物名实图考》："治妇人血病。"

2.《福建药物志》："清热凉血，消肿解毒。主治疟疾，脾脏肿大，肝炎，脚气，咳血，呕血，痛经，结合膜炎，眼外伤，皮肤溃疡，丝虫病淋巴管炎，创伤出血，扭伤，疔疮疖肿，眼外伤性结膜充血。"

【用法用量】 内服：煎汤，10～30 g，鲜品 30～90 g。外用：鲜品捣敷；或研末撒。

【选方】 1. 治吐血　红背三七根、花缘灯盏各 30 g。水煎服。（《梧州地区中草药》）

2. 治血崩　观音苋根 120 g，粽粑儿 60 g。炖刀口肉吃。（《重庆草药》）

3. 治痛经　观音苋鲜叶 90 g，红糖 30 g。炖服。（《福州中草药临床手册》）

4. 治乳痈红肿　红背三七、野芋各适量，加生盐少许。共捣烂，敷患处。（《梧州地区中草药》）

5. 治眼部受伤，结膜充血　鲜红番苋捣烂，加人乳少许，敷眼睑。（《福建药物志》）

2053 买麻藤 mǎi má téng《纲目拾遗》

【异名】 大瓢藤（《本草拾遗》），含水藤（《海药本草》），买子藤（《广东通志》），驳骨藤（《陆川本草》），大节藤、麻骨风、鹤膝风、果米藤（《广西药用植物名录》），脱节藤、竹节藤（广州部队《常用中草药手册》），接骨藤（《全国中草药新医疗法展览会资料选编》），苦楝藤（《云南药用植物名录》）。

【基原】 为买麻藤科买麻藤属植物小叶买麻藤、买麻藤的茎叶。

【原植物】 1. 小叶买麻藤 *Gnetum parvifolium* (Warb.) C. Y. Cheng ex Chun [*G. scandens* Roxb. var. *parvifolium* Warb.]　又名：木花生（《广西本草选编》），大目藤、目仔藤（《福建药物志》）。

常绿木质缠绕藤本，长 4～12 m。茎枝圆形，土棕色或灰褐色，皮孔较明显，具膨大的关节状节。叶对生，革质；叶柄长 5～10 mm；叶片狭椭圆形、长卵形或微呈倒卵状，有光泽，长 4～10 cm，宽 2.5～4 cm，先端急尖或渐尖而钝，基部宽楔形至微圆，侧脉斜伸，背面网脉明显。雌雄同株；球花排成穗状花序，常腋生，稀生枝顶；雄球花序不分枝或一次分枝，分枝三出或成两对，其上有 5～12 轮环状总苞，每轮总苞内有雄花 40～70；雌球花序多生于老枝上，每轮总苞内有雌花 5～8。种子核果状，长椭圆形或微呈倒卵形，无柄或近无柄，熟时假种皮红色。花期 4～6 月，果期 9～11 月。

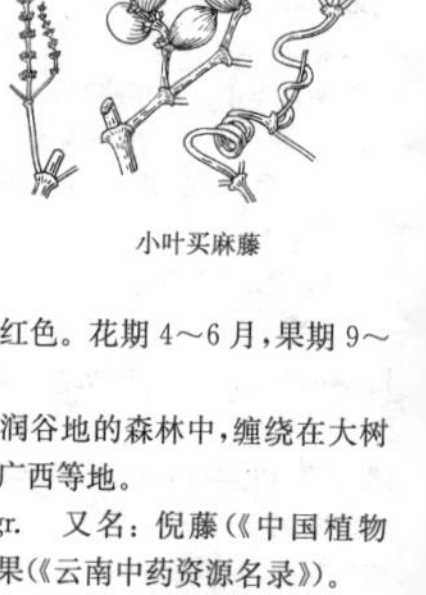
小叶买麻藤

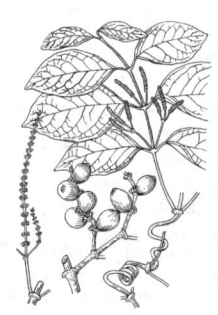

生于海拔较低的干燥平地或湿润谷地的森林中，缠绕在大树上。分布于福建、江西、湖南、广东、广西等地。

2. 买麻藤 *G. montanum* Markgr.　又名：倪藤（《中国植物志》），白钻（《广西本草选编》），老熊果（《云南中药资源名录》）。

与小叶买麻藤的主要区别是：叶形较大，常呈长圆形，长 10～25 cm，宽 4～11 cm；雄球花序一至二回三出分枝，每轮总苞内仅有雄花 25～45；成熟种子具短柄；假种皮黄褐色或红褐色。

生于海拔 1 600～2 000 m 地带的森林中，缠绕于树上。分布于福建、广东、广西、海南、云南等地。

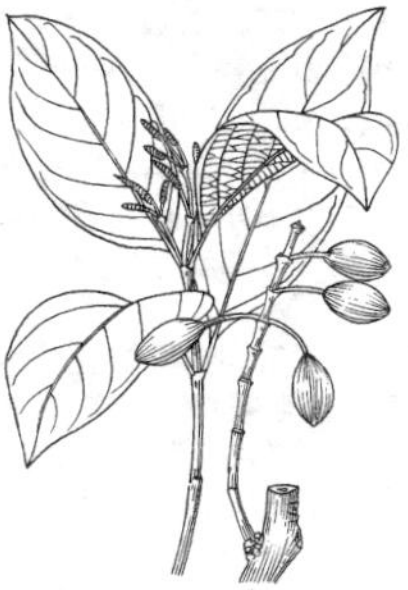

买麻藤

与买麻藤功效相同者尚有：① 垂子买麻藤 *G. pendulum* C. Y. Cheng　又名：藤子果（《云南中药资源名录》）。分布于广西、云南。② 短柄垂子买麻藤 *G. pendulum* C. Y. Cheng　f. *intermedium* C. Y. Cheng　分布于广西、贵州、云南、西藏等地。

【采收加工】 全年均可采收，鲜用或晒干。

【成分】 1. 小叶买麻藤茎含买麻藤素（gnetifolin）A、B、C、D、E、F，异食用大黄素（isorhapontigenin），白藜芦醇（resveratrol），芹菜素（apigenin）。

全株含生物碱：消旋去甲基衡州乌药碱盐酸盐（*dl*-demethyl coclaurine hydrochloride），(±)-*N*-甲基和乌胺〔(±)-*N*-methylhigenamine〕，(−)-*N*-甲基和乌胺-*N*-氧化物〔(−)-*N*-methylhigenamine-*N*-oxide〕，(±)-8-(对羟基苯)-2，3，10，11-四羟基原小檗碱〔(±)-8-(*p*-hydroxybenzyl)-2，3，10，11-tetrahydroxy-protoberberine〕等。

2. 买麻藤茎含生物碱　2-羟基-3-甲氧基-4-甲氧基吡咯（2-hydroxy-3-methoxy-4-methoxycarbonylpyrrole），2-羟基-3-甲氧甲基-4-甲氧羰基吡咯（2-hydroxy-3-methoxymethyl-4-methoxycarbonylpyrrole），2，3-二苯基吡咯（2，3-diphenylpyrrole），*N*，*N*-二甲基乙醇胺（*N*，*N*-dimethylethano-lamine），还含有 3，4′-二羟基-4-甲氧基二苄醚（3，4′-dihydroxy-4-methoxydibenzylether），3，3′，4′-三羟基-4-甲氧基二苄醚（3，3′，4′-trihydroxy-4-methoxydibenzylether），异丹叶大黄素（isorhapontigenin），白藜芦醇，买麻藤醇（gnetol），异丹叶大黄素-3-*β*-*D*-葡萄糖苷（isorhapontigenin-3-*O*-*β*-*D*-glucopyranoside），买麻藤素 C、E、M，*β*-谷甾醇（*β*-sitosterol），胡萝卜苷（daucosterol），4′，5，7-三羟基-3′-甲氧基黄酮（4′，5，7-trihydroxy-3′-methoxyflavone），熊果酸（ursolic acid），二十四酸（tetracosanoic acid）。买麻藤挥发油中含 *β*-桉叶油醇（*β*-eudesmol），*α*-蒎烯（*α*-pinene），石竹烯氧化物（oxycarypohyllene），*α*-桉叶油醇，榄香醇（elemol），*γ*-桉叶油醇，*α*-蛇床烯（*α*-selinene），*δ*-荜澄茄烯（*δ*-cadinene），*β*-石竹烯（*β*-carypohyllene），香榧醇（torreyol），*β*-蒎烯，*L*-芳樟醇（*L*-linalool），*β*-榄香烯（*β*-elemene），莰烯（camphene），*β*-水芹烯（*β*-phellandrene），十六烷酸（hexadecanoic acid），*β*-蛇床烯等。

【药理】 1. 平喘作用　小叶买麻藤乙醇提取物中分离的消旋去甲乌药碱在豚鼠整体肺溢流实验中，静注 0.1～0.2 mg/kg，能拮抗组胺、乙酰胆碱和 5-羟色胺所引起的支气管痉挛。消旋去甲乌药碱还有舒张豚鼠离体气管平滑肌的作用，并拮抗组胺所致的平滑肌收缩。

2. 对心血管系统的作用　小叶买麻藤中买麻藤总碱、去甲乌药碱具有心脏兴奋作用，在 Langendroff 离体豚鼠心脏灌流装置中分别加入两药，30 秒内出现心肌收缩力增强、振幅增高、心率加快、冠脉流量稍有增加。它们还有血管扩张作用，在离体兔的肾、后肢和耳灌流实验中，均能不同程度地增加灌流量，尤其以后肢血管更为明显。慢性肾性高血压犬，口服小叶买麻藤醇提取物 3 g/kg，有一定的降压作用。买麻藤总碱和去甲乌药碱给麻醉犬和豚鼠静脉注射均有明显的降压和使心率加快作用。消旋去甲乌药碱作用强度约为异丙肾上腺素的 1/10，但后者的降压作用较为迅速和剧烈。等效剂量的消旋去甲乌药碱对心肌的损害较异丙肾上腺素为轻。

3. 抗过敏作用　消旋去甲乌药碱能明显抑制抗原天花粉所致的小鼠被动皮肤过敏反应。大鼠肺溢流实验中，静注抗天花粉血清后，再用天花粉攻击，可见过敏性支气管收缩，使肺溢流增加。如在攻击前静注消旋去甲乌药碱则能抑制大鼠的被动肺过敏反应，再用天花粉攻击，不再发生肺溢流的变化。

4. 抗蛇毒作用　小叶买麻藤醇提取物 100 g/kg 灌胃，对眼镜蛇毒中毒小鼠有保护作用，保护率为 53.3%。

【药性】 苦，微温。

1. 广州部队《常用中草药手册》："味苦，性温。"

2.《广西本草选编》："味淡、微苦，性平。"

【功用主治】 祛风除湿，散瘀止血，化痰止咳。主治风湿痹痛，腰痛，跌打肿痛，骨折筋伤，溃疡病出血，慢性气管炎，毒蛇咬伤。

1. 广州部队《常用中草药手册》："祛风去湿，活血散瘀。治风湿性腰腿痛，筋骨酸软，跌打损伤，毒蛇咬伤。"

2.《全国中草药汇编》："化痰止咳。主治支气管炎，溃疡病出血。"

【用法用量】 内服：煎汤，6～9 g，鲜品 15～60 g；或捣汁。外用：研末调敷；或鲜品捣敷。

【选方】 1. 治风湿性关节痛　小叶买麻藤、三桠苦各 15 g，两面针 9 g。水煎服。

2. 治腰痛　小叶买麻藤、葫芦茶各 60 g。水煎服。（1、2 方出自《福建药物志》）

3. 治筋骨酸软　小叶买麻藤、五加皮各 9 g，千斤拔 30 g。水煎服。（《全国中草药汇编》）

4. 治骨折　鲜接骨藤适量捣烂，酒炒，复位后热敷包扎，固定，每日换药 1 次。（《全国中草药新医疗法展览会资料选编》）

5. 治溃疡病出血　小叶买麻藤 100 g，水煎浓缩至 40 ml。每次 20 ml，每日 2 次。（《全国中草药汇编》）

【临床报道】 治疗慢性气管炎　① 取买麻藤 120 g，水煎 2 次，混合浓缩成 60 ml，3 次分服，10 日为 1 个疗程。治疗 90 例，近期控制 19 例，显效 27 例，好转 31 例，无效 13 例。② 用买麻藤 45 g，盐肤木干根或茎 30 g，制成糖浆或片剂，每日 3 次分服。治疗 196 例，结果近期控制 27 例，显效 50 例，好转 76 例，无效 43 例。将近半数病例在 3 日内见效，绝大多数在 10 日内见效。其止咳、化痰作用优于平喘，对中医辨证属于虚寒型者疗效较好。适当延长疗程可提高疗效。主要副作用为口干、头晕，还有视力模糊、鼻咽干燥、胃痛等。

2054 红皮 hóng pí（《贵州草药》）

【基原】 为安息香科安息香属植物栓叶安息香的叶和根。

【原植物】 栓叶安息香 *Styrax suberifolius* Hook. et Arn.　又名：粘高树、赤血仔（《贵州草药》），灰包木（《广西药用植物名录》）。

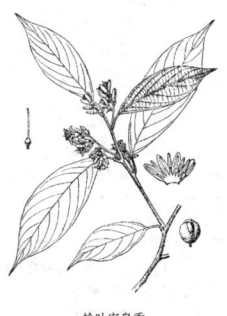

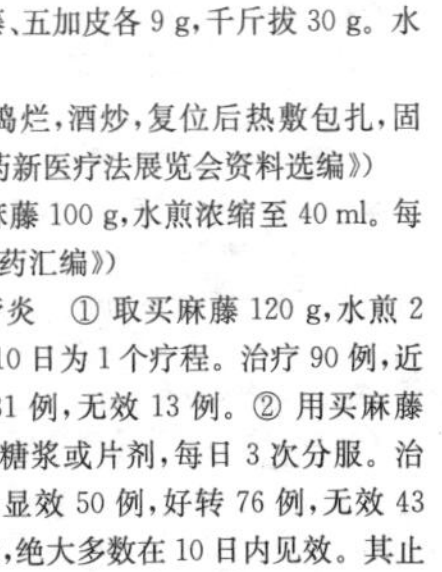

栓叶安息香

乔木，高 4～20 m。树皮红褐色或灰褐色，粗糙，嫩枝被褐色星状绒毛，老枝变无毛。叶互生；柄长 1～2 cm，密被灰褐色或锈色星状毛；叶片革质，椭圆形、长椭圆形或椭圆状披针形，长 6～14 cm，宽 2～4 cm，先端渐尖，基部楔形，全缘，上面仅中脉被星状毛，下面密被黄褐色至灰褐色星状绒毛；侧脉 5～12 对。花 6 至多花集成总状花序或狭的圆锥花序，顶生或腋生；花序梗和花梗均密被星状毛；小苞片钻形，密被星状毛；花萼杯状，萼齿 5，三角形或波状；花白色，4～5 裂，无毛；雄蕊 8～10，较花冠稍短，花丝上部分离，下部联合成筒；子房密被毛，花柱与花冠近等长。果实近球形或卵状球形，成熟时 3 瓣开裂；花萼宿存，包围果实的基部。种子褐色。花期 3～5 月，果期 9～11 月。

生于海拔 100～3 000 m 的山地、丘陵地常绿阔叶林中。分布于长江流域以南各地，西至四川、云南。

【采收加工】 7～10 月采收叶和根，根切片晒干。

【药性】 《贵州草药》："性微温，味辛。"

【功用主治】 《贵州草药》："祛风除湿，理气止痛。"

【用法用量】 内服：煎汤，3～10 g；或研末。外用：适量，煎水熏洗。

【选方】 1. 治风湿关节痛　粘高树叶煨水，熏洗患处。

2. 治胃气痛　粘高树根 3 g，研末，开水吞服。（1、2 方出自《贵州草药》）

2055 红曲 hóng qǔ（《饮膳正要》）

【异名】 赤曲（《摘玄方》），丹曲（《天工开物》），红米（《药材资料汇编》），福曲（《上海市饮片炮制规范》），红大米、红槽（刘波《中国药用真菌》）。

【基原】 为曲霉科红曲霉属真菌红曲霉寄生在粳米上而成的红曲米。

【原植物】 红曲霉 *Monascus purpureus* Went.　又名：紫色红曲霉（《常见与常用真菌》）。

菌丝体大量分枝，初期无色，渐变为红色，老后紫红色；菌丝有横隔，多核，含橙红色颗粒。成熟时在分枝的顶端产生单个或成串的分生孢子。分生孢子褐色，(6～9) μm×(7～10) μm。在另外菌丝顶端还产生橙红色单个的球形子囊壳（闭囊壳）；闭囊壳橙红色，近球形，直径 25～75 μm，内含多个子囊。子囊球形，含 8 个子囊孢子，成熟后子囊壁消失。子囊孢子卵形或近球形，光滑，透明，无色或淡红色，(5.5～6) μm×(3.5～5) μm。

此菌在自然界多存在于乳制品中，亦可用粳米作培养基进行人工培养，使之成红曲米。分布于河北、浙江、福建、江西、广东、台湾等地。

【药材】 红曲 *Fermentum Rubrum*　主产于江西、浙江、福建、广东、台湾。

性状　本品呈长卵形、类圆柱形或不规则形，略扁。表面紫红色或棕红色，凹凸不平，有的具浅纵、横纹理。质脆，易沿横纹理断开，断面平齐，边缘红色至暗红色，中部略凹，白色至浅红色。气特异，味淡、微甘。

鉴别　粉末特征：淡红色。菌丝有隔、多核，有分枝，紫红色。枝端可见单个或成串的分生孢子；分生孢子球形、椭圆形或梨形，褐色，(9～11) μm×(6～9) μm。枝端还可见单个类球形的橙红色子囊壳（闭囊壳），内有多数子囊，子囊内含 8 个子囊孢子；子囊孢子卵圆形或近球形，光滑，无色或淡红色，(5～6.5) μm×(3.5～5) μm。

【成分】 酶类：有糖化酶、麦芽糖酶、果胶酶等，糊精化酶、α-淀粉酶、淀粉 1-4 葡萄糖苷酶、蛋白酶、羧肽酶等，其中的红曲酶葡萄糖淀粉酶有五种类型，分别为：E_1、E_2、E_3、E_4、E_5。色素：潘红（rubropunctatin）、梦那玉红（monascorubrin）等 2 种红色色素，梦那玉（monascin）、安卡黄素（ankafl alvin）等 2 种黄色色素，潘红胺（rubropunctamine）、梦那天红胺（monascorubramine）等 2 种紫色色素。红曲色素：红曲玉红素，红斑红曲素，红曲玉红胺，红斑红曲胺，安卡红曲黄素，红曲素。红曲多糖：半乳糖、葡萄糖、甘露糖。红曲霉素的发酵产物中尚含有：麦角甾醇、硬脂酸、枸橼酸、琥珀酸、乳酸、草酸、醋酸核苷酵素及微量的乙醛、蚁酸、杂醇油、丙酮、3-羟基丁酮等。

【药理】 1. 降压、降脂作用　红曲对低肾素高血压病患者有较好的降血压作用。红曲能显著降低血清总胆固醇（TC）、总三酰甘油（TG），并显著升高高密度脂蛋白胆固醇（HDL-C）。红曲能够显著升高红细胞变形指数（IDEI），降低红细胞聚集指数（AI）、血小板黏附率（PADT）、$5S^{-1}$ 切变率下全血黏度。

2. 抑菌作用　红曲能产生抗菌活性物质，对芽胞杆菌属、链球菌属、假单胞菌属等有抑菌活性，其抗菌活性是由梦那玉红、潘红胺两种色素产生的。红曲不抑制大肠杆菌、枯草芽胞杆菌、干酪乳杆菌等菌。

3. 其他作用　红曲发酵后可分离到辅酶 Q_{10}，辅酶 Q_{10} 又名癸烯醌，是细胞代谢及细胞呼吸的激活剂，能改善线粒体呼吸功能，促进氧化磷酸化反应。它本身又是细胞自身产生的天然氧化剂，能抑制线粒体的过氧化，有保护生物膜结构完整性的功能。对免疫有非特异的增强作用，能提高吞噬细胞的吞噬率，增加抗体的产生，改善 T 细胞功能。

【炮制】 取原药材，筛净灰屑，拣去杂质。

饮片性状　为不规则的颗粒，形如碎米，外表棕红色，质脆，断面粉红色，微有酸气，味淡。

贮干燥容器内，置阴凉通风处。

【药性】 甘，温。归肝、脾、大肠经。

1.《饮膳正要》："味甘，平。无毒。"

2.《纲目》："甘，温。"

3.《本草经解》："入足厥阴肝经，足太阴脾经。"

4.《得配本草》："入足阳明、太阴经血分。"

5.《要药分剂》："入脾、胃、大肠三经。"

【功用主治】 活血化瘀，健脾消食。主治产后恶露不尽，瘀滞腹痛，跌打损伤，食积饱胀，赤白下痢。

1.《饮膳正要》："健脾，益气，温中。"

2.《本草衍义补遗》："活血消食，健脾暖胃，赤白痢下水谷。"

3. 吴瑞："酿酒，破血行药势，杀山岚瘴气，治打扑伤损。"（引自《纲目》）

4.《纲目》："治女人血气痛及产后恶血不尽，擂酒饮之良。"

5.《本草备要》："入营而破血，燥胃消食，活血和血。治跌打损伤。"

6.《医林纂要》："解生冷物毒。"

【用法用量】 内服：煎汤，6～15 g；或入丸、散。外用：适量，捣敷。

【宜忌】 脾阴不足、内无瘀血者慎服。

1.《本草经疏》："无积滞者勿用，又善破血，无瘀血者禁使。"

2.《本草从新》："忌同神曲。脾阴虚，胃火盛者勿用。能损胎。"

【选方】 1. 治妇女血气痛　红曲 6 g。水煎，热酒服，每日 3 次。

2. 治跌打损伤　红曲 6 g，铁苋菜 31 g。水煎服，1 次服完，每日 3 次。

3. 治饮食停滞，胸膈满闷，消化不良　红曲 9 g，麦芽 6 g，山楂 9 g。水煎服，每日 2 次。（1～3 方出自刘波《中国药用真菌》）

4. 治心腹作痛　赤曲、香附、乳香等分。为末，酒服。（《摘玄方》）

5. 去三焦湿热，治泄泻，兼治产后腹痛或自利者，亦治血痢　六一散一料，红曲（炒）半两（活血）又云二两半。上为末，饭丸，梧子大。每服五七十丸，白汤下。（《丹溪心法》清六丸）

6. 治小儿吐逆频频，不进乳食，手足心热　红曲（年久者）三钱半，白术（麸炒）一钱半，甘草（炙）一钱。为末。每服半钱，煎枣子米汤下。（《纲目》引《经济（验）方》）

7. 治小儿头疮，因伤湿入水成毒，脓汁不尽　红曲嚼罨之，甚效。(《百一选方》)

【各家论述】 1.《本草经疏》："红曲，消食健脾胃与神曲相同；而活血和伤，惟红曲为能，故治血痢尤为要药。得番降香、通草、鲮鲤甲、没药，治上部内伤，胸膈作痛，或怒伤吐血，和童便服有神效；同黄连、白扁豆、莲肉、黄芩、白芍、升麻、干葛、乌梅、甘草、滑石、橘红治带下有神；同续断、番降香、延胡索、当归、通草、红花、牛膝、没药、乳香治内伤瘀血作痛；同泽兰、牛膝、地黄、续断、蒲黄、赤芍药治产后恶露不尽腹中痛。"

2.《本草求原》："粳米饭加酒曲窨造，变为真红，能走营气以活血，燥胃消食。凡七情六欲之病于气以致血涩者，皆宜佐之。故治冷滞赤白痢、跌打损伤、经闭、产后恶血。"

2056 红花 hóng huā (《本草图经》)

【异名】 红蓝花(《金匮要略》)，刺红花(《四川中药志》)，草红花(《陕西中药志》)。

【基原】 为菊科红花属植物红花的花。

【原植物】 红花 *Carthamus tinctorius* L.　又名：黄蓝(《博物志》)，红蓝(崔豹《古今注》)，红花草(《履巉岩本草》)，红花菜(《救荒本草》)。

越年生草本，高 50～100 cm。茎直立，上部分枝。叶互生；无柄；中下部茎生叶披针形、卵状披针形或长椭圆形，长 7～15 cm，宽 2.5～6 cm，边缘具大锯齿、重锯齿、小锯齿或全缘，稀羽状深裂，齿顶有针刺，向上的叶渐小，披针形，边缘有锯齿，齿顶针刺较长；全部叶质坚硬，革质，有光泽。头状花序多数，在茎枝顶端排成伞房花序，为苞叶所围绕；苞片椭圆形或卵状披针形，边缘有或无针刺；总苞片 4 层，外层竖琴状，中部或下部有收缢，收缢以上叶质绿色，边缘无针刺或有篦齿状针刺，收缢以下黄白色；中内层硬膜质，倒披针状椭圆形至长倒披针形，长达 2.2 cm，先端渐尖；小花红色、橘红色，全部为两性，管状花，上部 5 裂，裂片几达檐部基部。雄蕊 5；雌蕊 1，柱头 2 裂。瘦果倒卵形，乳白色，有 4 棱，无冠毛。花、果期 5～8 月。

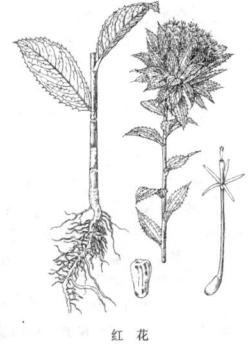

红　花

我国华北、东北、西北及浙江、山东、四川、贵州、西藏等地广泛栽培。

本植物的嫩叶苗(红花苗)及果实(红花子)亦供药用，另设专条。

【栽培】 生物学特性　适应性较强，喜温和干燥、阳光充足的气候，具一定耐寒、耐旱、耐盐碱能力，怕高温、高湿。以向阳高燥、土层深厚、中等肥力、排水良好的砂质壤土栽培为宜。忌连作，花期忌涝。前作以豆科、禾本科作物为好，可与蔬菜间作。

繁殖方法　用种子繁殖。选生长健壮，高度适中，分枝低而多，花序多，管状花橘红色，无病虫害的植株作留种植株。播种前一般用 52～54 ℃温水浸种 10 分钟，转入冷水中冷却，取出晾干后播种。亦可用退菌特或多菌灵可湿性粉剂按种量的 0.3%拌种后，放塑料袋内闷 1～2 日，再行播种。播种期南方 10 月中旬至 11 月初，北方 3～4 月，宜早不宜迟。穴播或条播。穴播按行株距 40 cm×25 cm 开穴，穴深 6 cm，每穴播种 5～6 颗；条播按行距 40 cm开条沟，沟深 5～6 cm，将种子均匀播入沟内，覆土，稍加镇压。

田间管理　苗具 3 枚真叶时间苗，每穴留苗 2～3 株。苗高 8～10 cm 时定苗，每穴留苗 1 株。生长期需中耕除草 3 次，结合追肥培土。施肥应施足基肥，早施春肥，重施抽薹肥。基肥施用完全腐熟的堆肥或厩肥。苗期追施两次粪肥，3～4 月施人粪尿及过磷酸钙，4 月上旬现蕾时施硫酸铵、过磷酸钙；开花前用 1%的尿素、3%过磷酸钙浇施，亦可根外追肥，用 0.1%～0.3%磷酸二氢钾单一或混合喷施，可促使花蕾多而大。苗期和开花期遇旱，需要浇水保持土壤一定的湿度；多雨季节要及时开沟排水。抽薹后摘除顶芽，促使分枝和花蕾增多，如栽培过密或土地瘠薄则不宜摘心去顶。

病虫害防治　红花炭疽病，可实行水旱轮作；发病时可用代森锌 500～600 倍或可湿性甲基托布津 500～600 倍液喷射。锈病，高湿期易发病，应选地势高燥处实行轮作，种子进行消毒；发病时喷 15%粉锈宁 500 倍液。红花枯萎病，可用 50%甲基托布津 1 000倍液浇灌或 50%多菌灵 500～600 倍液灌根部。另有菌核病等为害。虫害有红花实蝇，用 90%敌百虫 800 倍液喷射。红花指管蚜，现用食蚜蝇作天敌进行防治。

【采收加工】 5 月底至 6 月中、下旬盛花期，分批采摘。选晴天，每日早晨 6～8 时，待管状花充分展开呈金黄色时采摘，过迟则管状花发蔫并呈红黑色，收获困难，质量差，产量低。采回后放在白纸上在阳光下干燥；或在阴凉通风处阴干；或用 40～60 ℃低温烘干。

【药材】 红花 *Carthami Flos*　主产于河南、浙江、四川等地，以四川、河南产量最大。

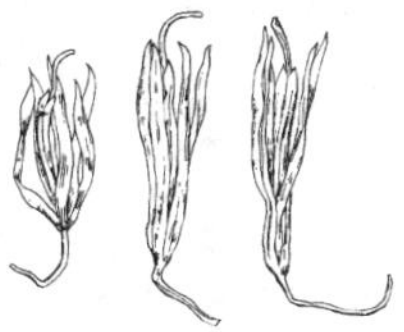

红花(管状花)外形

商品规格　一等，表面深红色、鲜红色、微带黄色，质柔软。二等，表面浅红，暗红或淡黄色。

性状　为不带子房的筒状花，长 1～2 cm。表面红黄色或红色。花冠筒细长，先端 5 裂，裂片呈狭条形，长 5～8 mm；雄蕊 5，花药聚合成筒状，黄白色；柱头长圆柱形，顶端微分叉。质柔软。气微香，味微苦。

鉴别　(1) 粉末特征：粉末橙黄色。花冠、花丝、柱头碎片多见，有长管道状分泌细胞，常位于导管旁，直径约至 66 μm，含黄棕色至红棕色分泌物。花冠裂片顶端表皮细胞外壁突起呈短绒毛状。柱头及花柱上部表皮细胞分化成圆锥形单细胞毛，先端尖或稍钝。花粉粒类圆形、椭圆形或橄榄形，直径约至 60 μm，具 3 个萌发孔，外壁有齿状突起。草酸钙方晶存在于薄壁细胞中，直径 2～6 μm。

(2) 取本品 1 g，加 70%乙醇 10 ml，浸渍。倾取浸出液，于浸出液内悬挂一滤纸条，5 分钟后把滤纸条放入水中，随即取出，滤纸条上部显淡黄色，下部显淡红色(检查红花苷)。

品质标志　《中华人民共和国药典》2010 年版规定：照分光光度法，本品 80%丙酮溶液的浸出液在 518 nm 波长处测定吸收度，不得低于 0.20(红色素)；照高效液相色谱法测定，本品含羟基红花黄色素 A($C_{27}H_{30}O_{15}$)不得少于 1.0%；含山柰素($C_{15}H_{10}O_6$)不得少于 0.050%。

【成分】 花含黄酮类化合物：红花苷(carthamin)，前红花苷(precarthamin)，红花黄色素(safflow yellow)A 及 B，红花明苷(safflomin)A，6-羟基山柰酚(6-hydroxykaempferol)，山柰酚-3-葡萄糖苷(kaempferol-3-glucoside)，槲皮素-7-葡萄糖苷(quercetin-7-glucoside)，山柰酚-3-芸香糖苷(kaempferol-3-rutinoside)，槲皮素 3-*O*-*β*-半乳糖苷(quercetin-3-*O*-*β*-galactoside)，刺槐素 7-*O*-*β*-*D*-呋喃芹糖(1‴→6″)-*O*-*β*-*D*-吡喃葡萄糖苷〔acacetin 7-*O*-*β*-*D*-apiofuranosyl-

(1‴→6″)-*O*-*β*-*D*-glucopyranoside〕,山柰酚-7-*O*-*β*-*D*-葡萄糖苷(kaempferol-7-*O*-*β*-*D*-glucopyranoside),刺槐素 7-*O*-*α*-*L*-吡喃鼠李糖苷(acacetin 7-*O*-*α*-*L*-rhamnopyranoside),刺槐素(acacetin)。查耳酮: tinctorimine, cartorimin。多酚类: 绿原酸(chlorogenic acid),咖啡酸(caffeic acid),儿茶酚(catechol),焦性儿茶酚(pyrocatechol),多巴(dopa)。还含挥发性成分 80 余种,主要有: 马鞭烯酮(verbenone),桂皮酸甲酯(methyl cinnamate),丁香烯(caryophyllene),(*E*)-*β*-金合欢烯〔(*E*)-*β*-farnesene〕,*β*-紫罗兰酮(*β*-ionone),*β*-芹子烯(*β*-selinene),二氢猕猴桃内酯(dihydroactinidiolide),1-十五碳烯(1-pentadecene),*δ*-荜澄茄烯(*δ*-cadinene),丁香烯环氧化物(caryophyllene epoxide),(*Z*、*Z*)-1, 3, 11-十三碳三烯-5, 7, 9-三炔〔(*Z*、*Z*)-1, 3, 11-tridecatriene-5, 7, 9-triyne〕,(*Z*、*Z*)-1, 8, 11-十七碳三烯〔(*Z*、*Z*)-1, 8, 11-heptadecatriene〕, 1, 3, 11-十三碳三烯-5, 7, 9-三炔(1, 3, 11-tridecatriene-5, 7, 9-triyne)的(*Z*、*E*)和(*E*、*E*)的两种异构体,(*E*)-1, 11-十三碳二烯-3, 5, 7, 9-四炔〔(*E*)-1, 11-tridecadiene-3, 5, 7, 9-tetrayne〕, 1, 3-十三碳二烯-5, 7, 9, 11-四炔(1, 3-tridecadiene-5, 7, 9, 11-tetrayne)有(*E*)和(*Z*)两种异构体,(*E*、*E*)-1, 3, 5-十三碳三烯-7, 9, 11-三炔〔(*E*、*E*)-1, 3, 5-tridecatriene-7, 9, 11-triyne〕, 3-甲基丁酸-(*E*、*Z*)-2, 8-癸二烯-4, 6-二炔-1-醇酯〔(*E*、*Z*)-2, 8-decadiene-4, 6-diyn-1-yl 3-methyl butyrate〕, 6*S*, 8*R*-正 27 烷烃-6, 8-二醇(6*S*, 8*R*-C_{27}-alkane-6, 8-diols), 6*S*, 8*R*-正 29 烷烃-6, 8-二醇(6*S*, 8*R*-C_{29}-alkane-6, 8-diols)等。又含 16 种氨基酸,其中含量最高的是赖氨酸,含量最少的是带有苯环的和含硫的氨基酸。脂肪酸类: 棕榈酸(palmitic acid),肉豆蔻酸(myristic acid),月桂酸(lauric acid),*α*, *γ*-二棕榈酸甘油酯(*α*, *γ*-dipalmitin),油酸(oleic acid),亚油酸(linoleic acid)。另含红花多糖,系由葡萄糖、木糖、阿拉伯糖与半乳糖(galactose)以 *β*-链联接的一种多糖。又含具降血压作用的丙三醇-呋喃阿拉伯糖-吡喃葡萄糖苷〔propanetriol-*α*-*L*-arabinofuranosyl(1→4)-*β*-*D*-glucopyranoside〕。还含有 2, 3, 4, 9-四羟基-1-甲基-*H*-吡啶[3, 4-b]吲哚-3-羧酸(2, 3, 4, 9-tetrahydro-1-methyl-*H*-pyrido[3, 4-b] indol-3-carboxylic acid),胸腺嘧啶-2-呋喃去氧核糖苷(thymine-2-desoxyribofuranoside),乙基-*α*-*D*-呋喃来苏糖-丁香苷(ethyl-*α*-*D*-lyxofuranoside syringin)。

【药理】 1. 对心血管系统的作用 (1) 对实验性心肌缺血的作用 红花对实验性心肌缺血、心肌梗死或心律失常等动物模型均有不同程度的对抗作用。红花煎剂腹腔注射对垂体后叶素引起的大鼠或家兔的急性心肌缺血有明显的保护作用,可使反复短暂阻断冠脉血流造成麻醉犬急性心肌缺血的程度减轻、范围缩小、心率减慢。并保护急性心肌梗死区的"边缘区"而缩小梗死范围及降低边缘区心电图 ST 段抬高的幅度,从而改善缺血心肌氧的供求关系。

(2) 对血管、血压和微循环的作用 用含微量肾上腺素或去甲肾上腺素的乐氏液灌流血管,使动物离体血管平滑肌收缩保持一定的血管紧张性,红花注射液可使紧张性增高的豚鼠后肢和兔耳呈现血管扩张作用。红花水提醇沉制剂动脉内给药,可增加麻醉犬股动脉血流量。红花煎剂、水提液、提取的白色结晶体溶液及红花黄色素等对麻醉犬、猫或兔均有不同程度的降压作用。其作用迅速、短暂,并伴有呼吸兴奋。在大剂量时可致血压骤降、呼吸抑制而死亡。从红花分离的丙三醇-呋喃阿拉伯糖-吡喃葡萄糖苷腹腔注射 100 mg/kg,可使家兔收缩压降低 10.3%。对高分子右旋糖酐所致兔眼球结膜微循环障碍,红花黄色素及黄Ⅱ、Ⅲ(粗提物)有改善外周微循环障碍作用,使血流加速、毛细血管开放数目增加和血细胞聚集程度减轻。

2. 抗凝血作用 大鼠灌服红花煎剂有明显延长血栓形成时间,缩短血栓长度和减轻重量的作用,血小板计数降低,聚集功能抑制,凝血酶原时间及白陶土部分凝血活酶时间延长。红花黄色素在试管内能延长家兔血浆的复钙时间,家兔肌内注射红花黄色素能显著延长凝血酶原时间和凝血酶时间。

3. 对血脂的作用 口服红花油可降低高胆固醇血症家兔的血清总胆固醇、总脂、三酰甘油及非酯化脂肪酸水平,并可降低大鼠血清胆固醇,但增加肝内脂质及胆固醇;恒河猴每日口服红花油 5 g/kg,在第五个月时血清总胆固醇显著下降,主动脉斑块面积缩小,有明显逆转作用。用 4%红花油的普通饲料喂高胆固醇血症的小鼠 30 日有降血清胆固醇、肝内胆固醇和三酰甘油的作用;用 4%红花油和高脂饲料喂饲健康小鼠 30 日则使血胆固醇明显升高。

4. 对缺氧耐受能力的影响 红花注射液、醇提物、红花苷、红花黄色素能显著提高小鼠的耐缺氧能力。红花浸出液腹腔注射对预防新生大鼠减压缺氧缺血后脑神经元的变性有强力的保护性。

5. 对平滑肌的作用 红花能增强大鼠子宫肌电活动,从而兴奋子宫平滑肌细胞。在摘除卵巢小鼠的阴道周围注射红花煎剂,可使子宫重量明显增加。红花煎剂对肠管平滑肌的作用不很一致,但主要呈兴奋作用,也有的表现抑制作用。另有报道红花对乙酰胆碱所致离体肠管痉挛有解痉作用。

6. 免疫活性和抗炎作用 红花黄色素降低血清溶菌酶含量,腹腔巨噬细胞和全血白细胞吞噬功能;使空斑形成细胞(PFC)、脾特异性玫瑰花结形成细胞(SRFC)和抗体产生减少;抑制迟发型超敏反应(DHA)和超适剂量免疫法(SOD)诱导的抑制 T 细胞(Ts)细胞活化。体外,红花黄色素抑制[^{3}H]TdR 掺入的 T、B 淋巴细胞转化,混合淋巴细胞(MLC)反应,白介素-2(IL-2)的产生及其活性。红花注射液皮下注射能提高大鼠外周血淋巴细胞酸性 *α*-醋酸萘酯酶(ANAE)检测的阳性百分率。腹腔注射红花黄色素对甲醛性足肿胀,组胺引起的毛细血管通透性增加及棉球肉芽肿形成均有明显的抑制作用。抗炎有效成分还含棕榈酸、肉豆蔻酸、月桂酸等。

7. 对神经系统作用 腹腔注射红花黄色素 550 mg/kg 对醋酸诱发小鼠扭体反应抑制率为 58.76%,并能增强巴比妥类及水合氯醛的中枢抑制作用。还能减少尼可刹米性惊厥的反应率和死亡率。红花又能减轻脑组织中单胺类神经递质的代谢紊乱,使下降的神经递质恢复正常或接近正常。体外和体内实验都表明红花黄色素能保护神经元免受损伤。

8. 抗氧化作用 红花水提液可消除羟自由基,抑制自由基诱发的透明质酸解聚及小鼠肝匀浆脂质过氧化,且呈明显的量效关系。

9. 其他作用 红花在试管内能抑制变形链球菌附着能力,菌斑形成量减少,细菌总蛋白亦下降,菌斑中胞外葡聚糖含量降低。红花可显著提高小鼠的抗寒能力及游泳时的抗疲劳能力和在亚硝酸钠中毒缺氧时的抗缺氧能力,即"适应原"样作用。对预防婴鼠减压缺氧缺血后的脑神经元有强力的保护作用。对于雌激素缺乏的大鼠,红花能促进其骨增长防止发生骨质疏松。

毒性 红花煎剂腹腔注射 LD_{50} 为 2.4±0.35 g/kg,灌胃为 20.7 g/kg。中毒症状有萎靡不振,活动减少,行走困难等。红花黄色素的静脉注射 LD_{50} 为 2.35 g/kg、腹腔注射 5.4 g/kg 和灌胃 5.53 g/kg,当剂量增加至 7 g/kg 腹腔注射或 9 g/kg 灌胃时,小鼠则 100%死亡。中毒症状为活动增加、行动不稳、呼吸急促、竖尾、惊厥、呼吸抑制死亡等。

【炮制】 1. 红花 取原药材,除去杂质、花萼及花柄,筛去灰屑。

2. 炒红花 取净红花置锅内,用文火炒至略有焦斑时,取出放凉。

3. 红花炭 取净红花置锅内,用武火炒至红褐色,喷淋清水少许,灭尽火星,取出凉透。

4. 醋红花　取红花加醋喷匀后，置锅内，用文火炒至焦红色时，取出放凉。每红花 100 kg，用醋 20 kg。

饮片性状　红花参见"药材"项。炒红花形如红花，色泽加深，略有焦斑。红花炭形如红花，红褐色。醋红花形如红花，焦红色，略具醋气。

贮干燥容器内，醋红花密闭，置阴凉干燥处，防潮，防蛀。红花炭散热防复燃。

【药性】 辛，温。归心、肝经。

1.《开宝本草》："味辛，温，无毒。"

2.《珍珠囊》："苦，阴中微阳，入心。"

3.《雷公炮制药性解》："入心、肝二经。"

4.《本草经解》："入足厥阴肝经，手太阴肺经。"

5.《本草再新》："入肝、肾二经。"

【功用主治】 活血通经，祛瘀止痛。主治血瘀经闭，痛经，产后瘀阻腹痛，胸痹心痛，癥瘕积聚，跌打损伤，关节疼痛，中风偏瘫，斑疹。

1.《新修本草》："治口噤不语，血结，产后诸疾。"

2.《开宝本草》："主产后血运口噤，腹内恶血不尽，绞痛，胎死腹中，并酒煮服。亦主蛊毒下血。"

3.《珍珠囊》："入心养血。"

4.《本草蒙筌》："惟入血分，专治女科。喉痹噎塞不通，捣取生汁旋咽。"

5.《纲目》："活血，润燥，止痛，散肿，通经。"

6.《本草汇言》："活男子血脉，行妇人经水。"

7.《本草正》："达痘疮血热难出，散斑疹血滞不消。"

8.《本经逢原》："治小儿聤耳，解痘疔毒肿。"

【用法用量】 内服：煎汤，3～10 g。养血和血宜少用；活血祛瘀宜多用。

【宜忌】 孕妇及月经过多者禁服。

1.《本草经疏》："本行血药也，血晕解、留滞行即止，过用能使血行不止而毙。"

2.《得配本草》："产后勿宜用。"

3.《陕西中药志》："无瘀滞及孕妇忌用。"

【选方】 1. 治女子经脉不通，如血膈者　好红花(细擘)、苏枋木(捶碎)、当归等分。㕮咀。每用一两，以水一升半，先煎花、木，然后入酒一盏并当归再煎。服半升，分两服，空心，食前，温服。(《朱氏集验方》红花散)

2. 治痛经　红花 6 g，鸡血藤 24 g。水煎调黄酒适量服。(《福建药物志》)

3. 治逆经咳嗽气急　红花、黄芩、苏木各八分，天花粉六分。水煎空心服。(《竹林女科》红花汤)

4. 治堕胎恶血下泄，内逆奔心，闷绝不省人事　红蓝花(焙)、男子发、陈墨、血竭、蒲黄等分为末。每服二三钱，童便、酒调服。(《医级》红蓝散)

5. 治产后血晕心烦闷　红蓝花二两，紫葛一两，芍药一两。上粗捣筛。每服五钱，水一盏半，煎至八分，去滓后再入生地黄汁半合，更煎六七沸，温服不拘时。(《普济方》红蓝花汤)

6. 治吐血　红花一两，诃黎勒(兼核生用)三枚，川朴硝五两。上件药，捣粗罗为散。每服三钱，以酒半中盏，水半中盏，煎至六分去滓，入赤马通一合，不计时候温服。(《圣惠方》红花散)

7. 治妇人血积癥瘕，经络涩滞　川大黄、红花各二两，虻虫(去翅足)十个。上取大黄七钱，醋熬成膏，和药丸如梧桐子大。每服五七丸，食后温酒下，日三服。(《济阴纲目》大红花丸)

8. 治跌打及墙壁压伤　川麻一分，木香二分，红花三分，甘草四分。均生用，研末，黄酒送下。(《急救便方》)

9. 治噎嗝　红花(端午采头次者，无灰酒拌，湿瓦上焙干)、血竭(瓜子样者为佳)各等分。上为细末，用无灰酒一小盅入药在内，调匀，汤炖热徐徐咽下。初服二分，次日服三分或四分，三日服五分。(《简便单方》)

10. 治子宫颈癌　红花、白矾各 6 g，瓦松 30 g。水煎，先熏后洗外阴部，每日 1～2 次，每次 30～60 分钟，下次加热后再用，每剂药可反复应用 3～4 日。〔《上海中医药杂志》1984，(9)：9〕

11. 治肿毒初起，肿痛不可忍者　用红花、川山甲(炒)各五钱，归尾三钱，黄酒二盅，煎一盅。调阿魏五分，麝香五厘服。(《外科大成》)

12. 治赤游肿半身红，渐渐展引不止　以红蓝花末，醋调敷之。(《小儿卫生总微论方》)

13. 治聤耳，累年脓水不绝、臭秽　红花一分，白矾一两(烧灰)。上件药，细研为末，每用少许，纳耳中。

14. 治咽喉闭塞不通，须臾欲死　取红蓝花，捣绞取汁一升，渐渐服，以瘥为度。如冬月无湿花，可浸干者，浓绞取汁，如前服之。(13、14 方出自《圣惠方》)

【临床报道】 1. 治疗冠心病　以 50%红花注射液治疗。红花注射液用法有三种：① 2.5～5.0 ml 肌注，每日 1～2 次。② 2.5～5.0 ml 加于 10%～50%葡萄糖 40 ml 中静注，每日 1～2 次。③ 5.0～20 ml 加于 5%～10%葡萄糖液 250～500 ml 静脉滴注，每日 1 次。一般以应用①、③ 两种方法为多。10～14 日为 1 个疗程，如进行第二、第三个疗程需间隔数日，或连续应用，一般均在 1 个月左右，少数长达 3 个月左右。如有严重合并症给予对症治疗。治疗 100 例，症状改善总有效率 84.72%；心绞痛改善有效率 80.7%；心电图改善有效率 66%，对 ST 段下移的复位及 T 波的改善比较明显。合并高血压者应用后，不需服降压药，血压能维持在正常水平。治疗中，有 7 例出现副作用，其中 4 例全身皮肤发红，胸、背部皮肤出现红色皮疹；2 例在用药后感到头晕；1 例有短暂黄视。上述副作用在停药几日后随之消失，继续应用未再出现。

2. 治疗期前收缩　红花、苦参、炙甘草。配伍比例为 1∶1∶0.6 之浸膏片，每片重 0.5 g，每次服 3 片。经治 45 例，显效 15 例，有效 18 例，无效 12 例。以室性和房性期前收缩疗效较好。

3. 治疗脑血栓　用 50%红花注射液 15 ml(含生药 75 g)加入 10%葡萄糖 500 ml 中静脉滴注，每日 1 次，15 次为 1 个疗程。对照组以 4%碳酸氢钠 100 ml 加入 10%葡萄糖 500 ml 中静脉滴注，每日 1 次，15 次为 1 个疗程。两组患者同时口服烟酸，剂量相同，其间均不用其他治疗。以各自 1 个疗程前、后症状比较判断疗效结果。结果，用红花注射液治疗的 137 例，总有效率 94.2%；碳酸氢钠治疗的 50 例，总有效率 72%，两组比较，有非常显著差异 ($P < 0.01$)。红花注射液对轻、中症患者治愈率比碳酸氢钠优越，两组比较有非常显著差异 ($P < 0.01$)；对重症患者，两组疗效均不明显。红花注射液的副作用有过敏性皮疹、月经过多和全身无力等。

4. 治疗脑动脉硬化症　取 10%红花注射液 2 ml 加 10%葡萄糖 2 ml 混合注射于风府、哑门、风池三穴，每穴各注射 1 ml，3 日注射 1 次，10 次为 1 个疗程，间隔 10 日后如病情需要可进行第二、第三个疗程，为巩固疗效或预防性治疗可 7～10 日注射 1 次。合并有冠心病者，结合用丹参、黄芪注射液穴注肺俞、心俞、膈俞，维生素 B_1 加普鲁卡因穴注内关、阿是穴；合并下肢动脉硬化者，结合用维生素 B_1 和维生素 B_{12} 加 10%葡萄糖穴注阳陵泉、足三里、承山等穴。共治疗脑动脉硬化症 110 例，其中随访的 60 例中显效 28 例，好转 30 例，不明显者 2 例。

5. 治疗高血压脑溢血恢复期之偏瘫　用自制 50%红花提取液 15 ml，加入 10%葡萄糖 250 ml 中，静脉滴注，每日 1 次，14 次为 1 个疗程，疗程间隔 7～10 日。共治疗 25 例，其中重度偏瘫 14 例，中度 6 例，轻度 5 例。结果显效 6 例，进步 17 例，无效 2 例。另设对照组 25 例，口服维生素及用针灸、体育疗法等，结果显效占 5.3%，进步占 26.3%，无效占 68.4%。两组比较，治疗组疗效明显优于对照组。观察表明，使用红花对轻型脑溢血发病半个月后为宜，重型则1个月为宜，对血压过高者则不宜使用红花。

6. 治疗结节性红斑　用50%红花注射液10～15 ml，加入5%葡萄糖液250 ml中静滴，每日1次，10日为1个疗程，一般2～3个疗程，每个疗程间隔7日。使用注意：月经期停用，经净后再用；孕妇禁用；出凝血时间不正常者亦禁用。治疗结节性红斑326例，男56例，女270例；病程6日～20年。结果：痊愈299例，显效15例，好转12例。有效率100%。

7. 预防流行性出血热DIC　将流行性出血热发热期DIC阴性患者182例随机分为三组：红花泽兰组66例，双嘧达莫（潘生丁）组50例，对照组66例。前两组除一般治疗外，红花泽兰组给20%红花注射液及20%泽兰注射液各30 ml，加于10%葡萄糖20 ml，静脉推注，每日1次；潘生丁组给双嘧达莫0.1 g，口服，每日4次；对照组66例仅用一般治疗。治疗第三及第七日各做DIC诊断指标1次。两次化验结果表明：对照组出现DIC阳性者8例，双嘧达莫组3例，红花泽兰组无1例DIC阳性者。经统计学处理：红花泽兰组DIC发生率显著低于对照组（$P<0.05$）；红花泽兰组DIC发生率虽较双嘧达莫组低，但没有显著差异（$P>0.05$）。

8. 治疗砸伤、扭伤所致的皮下充血、肿胀及腱鞘炎　取干红花按1%比例浸入40%乙醇中，时常摇动，为时1星期，待红花呈黄白色沉于瓶底后，纱布过滤。临用前加1倍蒸馏水稀释，将脱脂棉用酊剂浸湿外敷患处，再用绷带包扎，如果加热则效果更为显著。换药次数视伤处的轻重而增减。治砸伤、扭伤775例，痊愈347例，好转399例，无效29例。较轻病例2～3日即可恢复，较重者敷药后3～5日充血亦即消失。治腱鞘炎59例，痊愈18例，好转39例，无效2例。

9. 治疗急慢性肌肉劳损　用红花制成5%的注射液，在病点或循经取穴注射。针头刺入后先行提插，待患者有酸麻胀感后再注入药液，每穴0.5～1 ml，每日或隔日1次，疗程视病情而定。观察132例，经治3～15次后，痊愈51例，显效49例，好转21例，无效11例，有效率91.7%。有的注射5～6次即愈，1年多未见复发。治疗中未发现不良反应，有的首次注射后有酸痛加重现象，以后逐渐减轻，一般仍继续治疗，不需使用辅助药物。

10. 防治褥疮　红花30 g，浸泡在100 ml自来水中，冬季浸泡2小时，夏季浸泡30分钟，待浸出液呈玫瑰红色后即可使用。用时每次取4 ml浸出液于手掌上，轻轻揉擦褥疮好发部位，每次揉擦10～15分钟。观察506例，无1例发生褥疮及其他并发症。

11. 治疗静脉炎　取红花、甘草各半研粉，用50%乙醇调匀后敷患处，外用纱布包扎，每日换药1次，干后可在纱布外再倒入少量乙醇加湿。外敷包扎均在1～3次后收效。治疗由四环素、红霉素等刺激性药物多次静脉注射后引起的局部静脉炎69例（上肢静脉55例，下肢静脉12例，额部静脉2例），显效43例，有效26例。

12. 治疗神经性皮炎　每次用5%红花注射液（红花50 g，共制1 000 ml）2～6 ml作局部封闭，3日换1次。治疗70例，痊愈25例，好转35例，无效10例，有效率85.7%。

13. 治疗扁平疣　每日用红花9 g，沸水冲泡（如泡茶叶），饮用红色汁水，汁水饮完后可再次冲泡，反复至红色极淡为止，1日内用完，次日重新冲泡。连续10日为1个疗程，4个疗程无效者停用。观察36例，结果1个疗程治愈者2例，2个疗程治愈者18例，3个疗程治愈者12例，4个疗程治愈者1例，3例无效，治愈率为91.6%。治疗中，部分患者出现病变部位发红、发痒，丘疹明显凸起，有加重之趋势，但继续治疗，丘疹很快变平而消退。此现象系消退之先兆，不须停药。

14. 治疗因注射引起的局部硬结肿块症　取干红花30 g，放入70%的乙醇100 ml中，密封浸泡1星期（时间越长越好），滤去药渣，制成30%的红花消结酒。使用时用纱布或脱脂棉蘸药酒局部涂擦，每日2～3次，每次5分钟。共治疗因注射出现局部硬结患者150例，一般硬结在3～7日内完全消失，大块硬结也只用10～15日即全部治愈。

15. 治疗青少年近视眼　用10%红花眼药水滴眼，每日3次，每次1～2滴，每15日为1个疗程，观察4个疗程，少数病例最长达9个月。共治疗253例（506只眼），视力恢复正常率为7.5%，好转率为73.32%，有效率为80.83%，无效率为19.16%。屈光度越小、近视程度越轻者，视力增进得越多，且增加疗程对提高疗效有一定作用。另外对31例（62只眼）点眼治疗后眼血流改变进行观察，测定出点药30分钟后及每日3次、每次1～2滴点眼，1个月后眼血流变化，结果平均波幅值增加18.60%。

16. 治疗突发性耳聋　用红花注射液2～4 g，肌内注射，每日3次，8～10日为1个疗程。疗程间停止肌注3～5日，改用口服，妇女经期暂停药。治疗感音神经性耳聋20例。疗程最短者8日，最长者60日；治疗1个疗程者3例，2个疗程者9例，3个和4个疗程者各4例。结果痊愈6例，显效3例，进步5例，无效6例。年轻者疗效较年迈者为佳。

17. 治疗胃溃疡　红花60 g，大枣10枚，蜂蜜60 g。先将红花、大枣加水400 ml，文火煮至200 ml，去红花加入蜂蜜。每日空腹服200 ml（喝汤吃枣），连服20日为1个疗程，直至治愈。共治50例，结果治愈39例，进步11例。

【各家论述】 1.《本草衍义补遗》："多用破留血，少用养血。"

2.《本草蒙筌》："多用则破血通经，酒煮方妙；少用则入心养血，水煎却宜。"

3.《本草汇言》："红花，破血、行血、和血、调血之药也。主胎产百病，因血为患；或血烦血晕，神昏不语；或恶露抢心，脐腹绞痛；或沥浆难生，蹊跹不下；或胞衣不落，子死腹中，是皆临产诸证，非红花不能治。若产后血晕，口噤指搦；或邪入血室，谵语发狂；或血闷内胀，僵仆如死，是皆产后诸证，非红花不能定。又如经闭不通而寒热交作，或过期腹痛而紫黑淋漓，或跌扑损伤而气血瘀积，或疮疡痛痒而肿溃不安，是皆气血不和之证，非红花不能调。"

4.《本草经疏》："红蓝花，乃行血之要药。其主产后血晕口噤者，缘恶血不下，逆上冲心，故神昏而晕及口噤。入心入肝，使恶血下行，则晕与口噤自止。腹内绞痛，由于恶血不尽，胎死腹中，非行血活血则不下；瘀行则血活，故能止绞痛，下死胎也。凡虫药之毒，必伤血分，此药能行血，血活则毒可解。"

5.《药品化义》："红花，善通利经脉，为血中气药，能泻而又能补，各有妙义。若多用三四钱，则过于辛温，使血走散。若少用七八分，取其味辛以疏肝气，色赤以助血海，大补血虚，此其调畅而和血也；若止用二三分，入心取其色赤以配心血，又借辛味解散心经邪火，令血调和，此其滋养而生血也；分量多寡之义，岂浅鲜哉。"

2057 红芪 hóng qí 《内蒙古中草药》

【异名】 纳洼善马、真盘子（《四川高原阿坝中草药》），岩黄芪、黑芪（《全国中草药汇编》）。

【基原】 为豆科岩黄芪属植物多序岩黄芪的根。

【原植物】 多序岩黄芪 *Hedysarum polybotrys* Hand.-Mazz.

多年生草本，高达1.5 m。主根粗长，圆柱形，外皮红棕色，长10～50 cm。叶互生；叶柄长；托叶披针形，基部连合；奇数羽状复叶，长达15 cm；小叶7～25，叶柄基部甚短；叶片长圆状卵形，长1～3.5 cm，宽5～11 mm，先端近平截或微凹，基部宽楔形，全缘，上面无毛，下面中脉被长柔毛。总状花序腋生，长5～8 cm，有花20～25，花梗丝状，被长柔毛；花萼斜钟形，被短毛，最下面1个萼齿较其余4齿长大；蝶形花冠，淡黄色；雄蕊10，9合1离，子房狭长形，具柄。荚果扁平，串珠状，有3～5节，边缘具窄翅，表面有稀疏网纹及短柔毛，每节有椭圆形种子1颗。花期6～8月，果期7～9月。

生于海拔2 600 m以下的山坡石缝或灌木丛中。分布于内蒙古、甘肃、宁夏及四川西部。

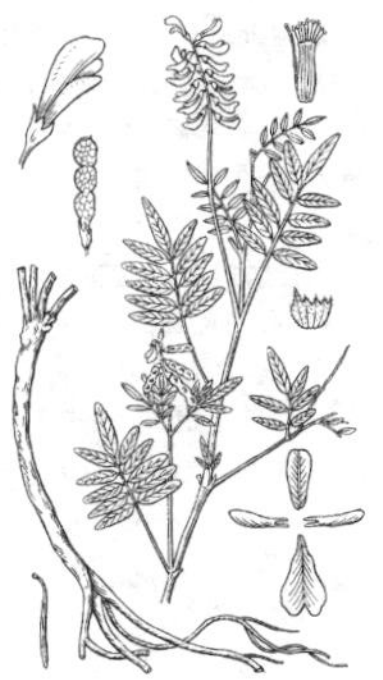

多序岩黄芪

【采收加工】 9～10月采挖，切去根头部及支根，晒干后打捆。

【成分】 根含黄酮类：(−)-1,3-二羟基-9-甲氧基紫檀烷(1, 3-hydroxy-9-methoxypterocarpane)，刺芒柄花素(formononetin)，甘草苷元(liquiritigenin)，异甘草苷元(isoliquiritigenin)，3′, 7-二羟基-4′-甲氧基异黄酮(3′, 7-dihydroxy-4′-methoxy-isoflavone)，芒柄花苷(ononin)，3′, 4′, 3, 5, 7-五羟基黄酮(3′, 4′, 3, 5, 7-pentahydroxyflavone)。有机酸及其酯类：γ-氨基丁酸(γ-diaminobutyric acid)，琥珀酸(succinic acid)，阿魏酸烷(基)酯(alkyl ferulate)，香草酸(vanillic acid)，3, 4, 5-三甲氧基桂皮酸甲基酯(3, 4, 5-trimethoxycinnamic acid methyl ester)，4-甲氧基苯乙酸甲酯(benzeneacetic acid-4-methoxy-methy lester)，正十五烷酸甲酯(*n*-penta-decanoicacid methyl ester)，棕榈酸甲酯(palmitic acid methyl ester)，9, 11-十八碳二烯酸甲酯(9, 11-octadecadienoic acid methyl ester)，亚麻酸甲酯(linolenic acid methylester)，硬脂酸甲酯(stearic acid methylester)，山萮酸甲酯(behenic acid methylester)，二十四烷酸(tetracosanoic acid)，硬脂酸(stearic acid)，熊果酸(ursolic acid)，阿魏酸二十四醇酯(lignoceryl ferulate)，3, 4, 5-三甲氧基桂皮酸甲酯(methyl-3, 4, 5-trimethoxy-cinnamate)。酚类：2, 6-双叔丁基-4-甲基苯酚〔2, 6-bis(1, 1-dimethyl ethyl)-4-methyl phenol〕，(−)-驴食草酚〔(−)-vestitol〕。此外，还含有5-羟基-2-(2-羟基-4-甲氧苯基)-6-甲氧基苯并呋喃〔5-hydroxy-2-(2-hydroxy-4-methoxyphenyl)-6-methoxybenzofuran〕，6-羟基-2-(2-羟基-4-甲氧苯基)-苯并呋喃〔6-hydroxy-2-(2-hydroxy-4-methoxyphenyl)-benzofuran〕，阿佛洛莫生(afromosin)，β-谷甾醇(β-sitosterol)，1, 7-二羟基-3, 8-二甲氧基氧呫吨酮(1, 7-dihydroxy-3, 8-dimethoxyxanthone)，红芪多糖(HPS)，微量元素(硒等)。

【药理】 1. 对免疫功能的影响　红芪具有显著的免疫促进作用，有效成分为HPS。红芪煎剂6 g/kg灌胃，可显著增强小鼠腹腔巨噬细胞的吞噬率和吞噬指数，并显著拮抗氢化可的松对吞噬功能的抑制，还能显著增强单核巨噬细胞系统(RES)对血中炭粒的吞噬廓清。对于体液免疫，有报道红芪煎剂6 g/kg灌胃3日，可显著降低鸡红细胞免疫所致小鼠溶血素抗体的生成。红芪总皂苷(RHTS)能显著提高被环磷酰胺抑制的机体免疫功能，增加胸腺指数和脾脏指数，腹腔巨噬细胞(MΦ)的吞噬百分率和吞噬指数显著升高，红细胞的免疫黏附作用明显改善；胸腺细胞、红细胞和MΦ等细胞内CaM水平和这些细胞的免疫功能有显著相关性。

2. 延缓衰老作用　果蝇试验表明，1% HPS的培养基可使雄、雌蝇平均寿命明显延长。降低小鼠、大鼠血浆过氧化脂质的含量，减少老年小鼠脾脏脂褐素含量，显著增强老年大鼠SOD活性。用HPS 50 mg/kg或150 mg/kg灌服，可显著增强14月龄小鼠游泳耐力；还可增强老年小鼠对高温或低温的耐力，显著延迟小鼠死亡时间。

3. 对心脏的影响　红芪水提物可明显降低蟾蜍离体心肌的收缩力，静脉给药可明显减慢家兔窦性心率，降低左心室压，血压明显降低，用普萘洛尔(心得安)阻断心肌β_1受体或切断心迷走神经及心交感神经其降低左心室压的作用仍存，减慢心率作用也不因阻断心肌β_1受体、切断迷走神经或交感神经而受影响。

4. 镇静、镇痛及抗炎作用　红芪水提物腹腔注射可显著减少小鼠自发活动，8 g/kg腹腔注射还可协同巴比妥钠及水合氯醛的中枢抑制作用，明显增加其所致小鼠翻正反射消失鼠数；显著提高热板法试验中小鼠的痛阈，明显减少醋酸所致小鼠扭体次数。对于5-HT和组胺所致皮肤毛细血管通透性增高，红芪水提取物腹腔注射时可显著抑制之，红芪还可显著抑制5-HT所致大鼠足肿胀及二甲苯所致小鼠耳壳炎性肿胀，对于大鼠棉球肉芽组织增生红芪也有显著抑制效果。

5. 抗病原微生物作用　红芪具有一定抗病原微生物作用，从红芪中分得的抗菌成分为*L*-3-羟基-9-甲氧基紫檀烷。红芪还有抗病毒作用，对于亲心肌柯萨奇B_3病毒(CVB_{3m})所致细胞病变，红芪水煎醇提取剂于6.25～25 mg/ml浓度范围无论是直接作用于病毒，或先感染后给药均有显著抑制作用。

6. 其他作用　红芪醇提物可明显降低正常大鼠高切(80/秒)和低切(20/秒)下全血比黏度，红芪水提物可明显减轻正常大鼠体外血栓的干重，显著降低肾上腺素加冰水浴所致血瘀模型大鼠体外血栓湿重及干重，对血栓长度、全血比黏度及血沉等指标有一定抑制趋势；两者均可明显降低番泻叶所致气虚血瘀模型大鼠血细胞比容，缩短其红细胞电泳速率；可剂量依赖性地抑制ADP引起的家兔血小板聚集。HPS灌胃150 mg/kg对四氯化碳所致小鼠肝脏丙二醛含量升高有明显抑制作用；对*D*-半乳糖胺所致大鼠肝脏丙二醛含量升高亦有明显降低作用。HPS与LAK细胞或PBMC合用可显著增强对膀胱肿瘤细胞株EJ和原代肿瘤细胞的杀伤作用。每日定时灌胃HPS 150 mg/kg，连续15日，可使血清总胆固醇(Tch)及高密度脂蛋白胆固醇(HDL-C)明显降低。

毒性　红芪毒性低，其水提取液给小鼠1次灌服或腹腔注射的LD_{50}分别为63.6±3.4 g/kg及40.5±4.77 g/kg。HPS复合物给幼年小鼠灌服20 g/kg不引起死亡，50 mg/kg、150 mg/kg连续15日也未见死亡。

【功用主治】 固表止汗，补气利尿，托毒敛疮。主治气虚乏力，食少便溏，久泻脱肛，便血，崩漏，表虚自汗，气虚浮肿，血虚萎黄，痈疽难溃难敛。

【用法用量】 内服：煎汤，9～30 g。

2058 红粉 hóng fěn (《中药志》)

【异名】 灵药(《外科大成》)，三白丹(《张氏医通》)，三仙散(《吴氏医方汇编》)，小升丹、三仙丹(《疡医大全》)，升丹(《药篸启秘》)，红升(《外科传薪集》)，小红升(《外科方外奇方》)，升药(《药材资料汇编》)。

【基原】 为由水银、硝石、白矾或由水银和硝酸炼制而成的红色氧化汞。

【制法】 1. 传统法　原料为水银、硝石、白矾各60 g。先将硝石、白矾研细拌匀，置铁锅中，用文火加热至完全熔化，放冷，使凝结。然后将水银洒于表面，用瓷碗覆盖锅上，碗与锅交接处用桑皮纸条封固，四周用黄泥密封至近碗底，碗底上放白米数粒。重新用火加热，先用文火，后用武火，至白米变成黄色时，再用文火继续炼至米变焦色。去火，放冷，除去封泥，将碗取下。碗内周围的红色升华物为"红升"(红粉)，碗中央的黄色升华物为"黄升"，锅底剩下的块状为"升药底"。

2. 合成法　原料为水银500 g，硝酸650～700 g。先将硝酸倒入耐酸容器内，再加水银，静置。待其反应至无棕红色烟雾出后，倒入不锈钢盘内。砂浴加热(温度控制在100 ℃以下，使其分解)，1～2小时即得红色氧化汞。红色氧化汞亦有天然产出的矿石，称橙红石Montroydite，广西有产，但很少见，也未见有药用报道。

黄升，为炼制红粉时碗盏中央的黄色升华物，呈片状或粉末状，黄色至橙黄色。功用主治与红粉基本相同。

【药材】 红粉 *Hydrargyri Oxydum Rubrum*　主产于河北、

天津、湖北、湖南、江苏。

性状　本品为橙红色片状或粉状结晶，片状的一面光滑，略具光泽，另一面较粗糙，似附一层粉末，无光泽。粉末橙色。体重，质硬，性脆，片状者易折断，断面粗糙，常散有稀疏小细孔。无臭。遇光颜色逐渐变深。

鉴别　(1) 透射偏光镜下：粒径 0.005 mm 者，呈半自形或他形晶，可见有正三角形闪光晶体(示假等轴状)；暗红色；正高突起。粒径 ≤ 0.5 mm 者，以半自形晶为主，可见有正方形闪光晶体，带亮黄的红色，看不到解理，似为另一类型转化物。部分颗粒见有假六方生长环的晶体；呈短柱状、六方板状，似有三组解理(理想晶为互垂直的两组)；呈异常干涉色，不全消光。

(2) 取本品 0.5 g，加水 10 ml，搅匀，缓缓滴加适量的盐酸溶解。取溶液 1 ml，加氢氧化钠试液(呈碱性时)，即生成黄色沉淀；取溶液 1 ml，调至中性，加碘化钾试液，即生成猩红色沉淀，能在过量的碘化钾试液中溶解；再以氢氧化钠试液碱化，加铵盐即生成红棕色的沉淀(检查汞盐)。

(3) X 线衍射：2.96(10)，2.83(6)，2.76(8)，2.40(4)，1.81(3)，1.76(1)，1.63(2)，1.49(2)，1.48(2)。

品质标志　《中华人民共和国药典》2010 年版规定：本品含氧化汞(HgO)不得少于 99.0%。

【成分】 主要含氧化汞(HgO)，另含硝酸汞〔$Hg(NO_3)_2$〕等。

【药理】 1. 抗菌作用　红粉浓度 6×10^{-5} 在体外对常见化脓性细菌，如金黄色葡萄球菌、大肠杆菌有很强的杀菌作用，其杀菌效力比石炭酸大 100 倍以上。但由于红粉的配伍及炼制方法不完全相同，在药物成分、杀菌力和疗效上也有差别。

2. 促进创口愈合　术后切口感染，创面用生理盐水棉球清拭干净，撒上一层薄薄的红粉，以灭菌敷料覆盖。待脓液减少、肉芽新生时，改用生理盐水纱条。与单纯使用利凡诺纱条的手术切口感染病例作比较，创口提前愈合，疗效有显著差异。

3. 体内过程　切掉大鼠全层皮肤的 2 cm×2 cm 创面上撒布红粉干粉 4 小时后，血、脑、肝、肾等组织含汞量明显升高，内脏组织的含汞量随给药剂量增加而递增，以肾含汞量最多，其次为肝、血、脑。与对照组有显著性差异。

毒性　红粉混悬液小鼠灌胃 LD_{50} 为 120.98±1.71 mg/kg，属中等毒性药物。另有报告小鼠灌服氧化汞的 LD_{50} 为 22 mg/kg，大鼠为 18 mg/kg。粗制氧化汞对人的致死量为 1～1.5 g，氧化汞人致死量为 0.1～0.7 g。

【炮制】 原品入药。用时置乳钵内，加水少许，飞至极细，晒干，碾细。

饮片性状　为橙红色片状结晶或极细粉末，其余参见“药材”项。

贮干燥容器内，置阴凉干燥处，遮光，密闭，专库保存。遇强光及高热则变黑色，成剧毒品。

【药性】 《疮疡外用本草》：“辛，热，燥，有大毒。”

【功用主治】 拔毒提脓，祛腐生肌，燥湿杀虫。主治痈疽，疔疮，梅毒，下疳，瘰疬，流注，一切恶疮肉暗紫黑，疮口坚硬，窦道瘘管，久不收口，以及湿疮，疥疮，顽癣。

1.《外科大成》：“治一切顽疮，及杨梅粉毒，喉疳，下疳，痘子毒。”

2.《吴氏医方汇编》：“治一切阳症腐烂太甚者。”

3.《疡医大全》：“提脓长肉。”

4.《沈氏经验方》：“治痈疽烂肉未清，脓水未净。”

5.《疡科心得集》：“治一切疮疡溃后，拔毒去腐，生新长肉，疮口坚硬，肉暗紫色。”

【用法用量】 外用：研极细末，单用，或与其他药配成散剂，或制成药捻插入疮口。

【宜忌】 本品有毒，不可内服。外用亦不宜大量持久使用。口眼附近及乳头脐中等部位不宜用。疮面过大时亦不宜用，以防中毒。撒于疮面，须薄匀，否则引起疼痛。

《疡科纲要》：“湿疮有水无脓及顽症恶肉不脱，或起缸口，或黑腐黏韧，久溃败疡，则别有应用药末，非此可愈。凡溃疡近口近目处弗用，乳头脐中、阴下疳弗用。”

【选方】 1. 拔毒祛脓脱腐　净红升二两，煅石膏四两，雄黄二钱(水飞)，桃丹二钱。上为细末，研至无声。放膏药上贴之。(《内外验方秘传》九转丹)

2. 治下疳腐烂　升丹三分，橄榄炭三分，梅片一分。研极细末。麻油调敷，或干掺。(《药簽启秘》)

3. 治疥癣湿疹顽痒　三仙丹 1 g，硫黄 15 g，蛇床子 10 g，白芷 6 g，樟脑 1.5 g。共研末涂擦。(《矿物药浅说》)

【各家论述】 1.《医门补要》：“三仙丹，新者性燥，用于提脓散内，则有痛蚀肌之虞；用于长肉方中则无毒尽肌生之效。须得陈去三十年者，燥性转平，始堪入药。”

2.《疡科纲要》：“俗谓陈久不痛，新炼者则痛，殊不尽然。颐尝以新炼之丹试用，亦未作痛，但研必极细，用时止用新棉花蘸此药末，轻轻弹上薄贴，止见薄薄深黄色已足，如多用之则痛矣。门外人见之，必谓吝惜药末，不肯重用，而不知此丹力量甚厚，必不可多乎。”“火候不佳，药力不及，功用必有不逮，市肆中有炼成者，尝试用之，病者皆嫌作痛，而自制者则不痛，此必有故。”

2059 红三七 hóng sān qī (《陕西中草药》)

【异名】 扭子七(《四川中药志》)，算盘七、九龙盘(《贵州民间药物》)，螺丝三七、血三七(《天目山药用植物志》)，九牛擋(《高原中草药治疗手册》)，九节犁、九节雷、蜈蚣七、伞墩七、螺丝七(《陕西中草药》)，荞叶七(《陕甘宁青中草药选》)，钻山狗、荞莲、蜈蚣草、盘龙七(《湖南药物志》)，荞麦三七(《安徽中草药》)，散血丹(《湖北中草药志》)，紫参七(《贵州中草药名录》)。

【基原】 为蓼科蓼属植物支柱蓼的根茎。

【原植物】 支柱蓼 *Polygonum suffultum* Maxim.

多年生草本，高 20～40 cm。全草无毛。根茎肥厚，具节，不弯曲，紫褐色；须根甚多。茎丛生或单一，细长，绿色，不分枝。基生叶柄长 15～25 cm；茎生叶互生，下部的具柄，上部的渐至无柄；叶柄基部具膜质托叶鞘 2 枚；叶片卵形或广卵形，质薄，长 3～15 cm，宽 1.5～9 cm，先端锐尖，微弯，基部心形。穗状花序，顶生或腋生；花白色，花梗短小，基部具小苞片；花被 5 深裂；雄蕊 8；花柱 3，基部合生，柱头头状。瘦果卵形，有三锐棱，黄褐色，有光泽。花期 4～5 月，果期 5～7 月。

生于中山区的林下或潮湿地方，常见于黄沙泥中。分布于河北、山西、浙江、江西、河南、湖北、湖南、四川、贵州、陕西、甘肃等地。

【采收加工】 9～10 月采挖根茎，晾干。

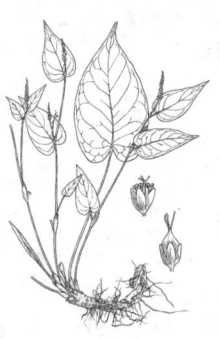

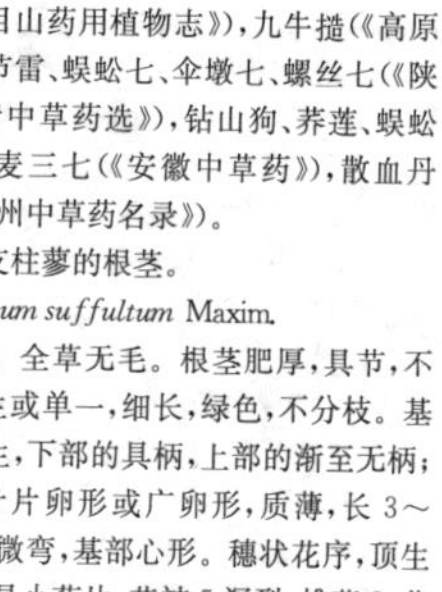

支柱蓼

【药材】 红三七 *Polygoni Suffulti Rhizoma*　主产于湖北、陕西等地。

性状　根茎呈结节状，平直或稍弯曲，长 2～9 cm，直径 0.5～2 cm。表面紫褐色或棕褐色，有 6～10 节，每节呈扁球形，外被残存叶基，并有残留细根及点状根痕。有时两节之间明显变细延长，习称过江枝。质硬，易折断，折断面近圆形，浅粉红色或灰黄色，近边缘处有 12～30 个黄白色维管束,排成断续的环状。气微,味涩。

鉴别 (1) 根茎横切面:木栓层甚薄,1～3 列木栓细胞。皮层窄,维管束外韧型,10～20 余个不规则环状排列;韧皮部较窄,细胞排列紧密;形成层不明显;木质部导管多单个散在或数个成群,木纤维近方形至六角形。髓部宽广。本品薄壁细胞含淀粉粒及草酸钙簇晶,另含少量树脂状物。

(2) 取本品粉末约 0.5 g,加水 4 ml,微热,滤过。取滤液1 ml,加三氯化铁试剂 1 滴,即有蓝黑色沉淀。稍振摇后,滤液即呈茶蓝色(检查鞣质)。

【成分】 支柱蓼根茎中含蒽醌类:大黄素(emodin),大黄酸(rhein),大黄酚(chrysopharol)及大量鞣质。

【药性】 苦、涩,凉。

1.《四川中药志》1960 年版:"性平,味涩,无毒。"

2.《陕西中草药》:"味苦、涩,性凉。"

【功用主治】 散瘀,止血,行气,除湿。主治跌打伤痛,外伤出血,吐血,便血,崩漏,月经不调,赤白带下,湿热下痢。

1.《四川中药志》1960 年版:"散血行气,治跌打损伤及五劳七伤。"

2.《贵州民间药物》:"治胃痛,化瘀血,治红白痢,脱肛。"

3.《陕西中草药》:"收敛止血,活血调经,止痛生肌。主治跌打损伤,外伤出血,便血,崩漏,月经不调,淋症,白带,红白痢疾,大骨节病,劳伤。"

【用法用量】 内服:煎汤,9～15 g;研末,6～9 g;或浸酒。外用:研末调敷。

【选方】 1. 治跌打损伤 支柱蓼根茎去细根,晒干研粉。每次服 21～24 g,晚饭前用,黄酒吞服,每日 1 次。

2. 治肺痨咯血 支柱蓼 12 g,土马鬃 6 g,石耳子 9 g。水煎服。

3. 治血崩 支柱蓼 9 g,仙鹤草 30 g,樗树根皮 15 g,大枣 10 枚。水煎服。(1～3 方出自《湖南药物志》)

4. 治白带 螺丝三七 6 g。研细末,分装 2 个鸡蛋内(将蛋打一小孔,倒出蛋白少许,将药末装入,以纸封口),放文火中烧熟。早晚空腹各吃 1 个。(《安徽中草药》)

5. 治红白痢 算盘七根 6 g,红茶花、野薏米根各 3 g。煎水兑红糖服,每日服 3 次。(《贵州民间药物》)

2060 红土子 hóng tǔ zi (《贵州民间药物》)

【异名】 红土子草、红清酒缸、过路青(《贵州民间药物》),蚍子草、路边青(《全国中草药汇编》)。

【基原】 为豆科长柄山蚂蝗属植物四川长柄山蚂蝗的全株。

【原植物】 四川长柄山蚂蝗 *Podocarpium podocarpum* (DC.) Yang et Huang var. *szechuenense* (Craib) Yang et Huang [*Desmodium szechuenense* (Craib) A. K. Schindl.] 又名:四川山蚂蝗、比子草(《中国高等植物图鉴》)。

小灌木,高约 1 m。叶柄有疏毛;托叶狭披针形,先端急尖;三出复叶,顶生小叶披针形,长 4.5～7 cm,宽 1～1.5 cm,先端渐尖,基部圆楔形,侧生小叶较小,上面无毛,下面叶脉疏生长毛。总状花序腋生或顶生;苞片似托叶,花时脱落;花萼宽钟状,萼齿三角形,下唇 3 齿不明显,疏生长毛;花冠紫色,旗瓣与翼瓣近等长,龙骨瓣稍短;雄蕊 10,单体。荚果有 2 荚节,半倒卵状三角形,疏生短柔毛。花期 8～9 月,果期 9～10 月。

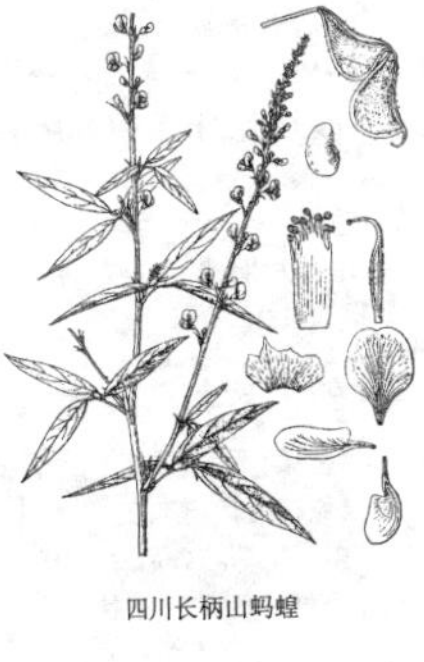

四川长柄山蚂蝗

生于海拔 600～1 400 m 的山地灌木林中或草坡上。分布于湖北、四川、贵州、云南、陕西等地。

本植物的根皮(红土子皮)亦供药用,另设专条。

【采收加工】 7～10 月采收全株,鲜用或切段晒干。

【药材】 红土子 *Podocarpii Szechuenensis Herba* 产于陕西、湖北、四川、贵州、云南等地。

性状 茎枝圆柱形,具纵棱,表面被柔毛或无柔毛。可见三出复叶,小叶片狭披针形,顶生小叶较大,先端渐尖,基部圆楔形,边缘微带波状,表面枯绿色,下表面有疏毛茸。有时可见花序或荚果,荚果背部弯曲,有 2 节,节深凹达腹缝线,表面具被带钩的小毛。气微,具豆腥气。

【功用主治】 《中国主要植物图说》:"治疟。打烂,面粉调,蒸饼服。"

【用法用量】 内服:煎汤,9～15 g;或打烂和面蒸饼。

2061 红大戟 hóng dà jǐ (《药材学》)

【异名】 红芽大戟(《药物出产辨》),紫大戟(《中国药学大辞典》),广大戟、云南大戟、南大戟(《药材学》),红其根(《广西本草选编》),红牙戟、野黄萝卜(《全国中草药汇编》),红萝卜、走沙黄、红心薯(《中药志》),土人参(《新华本草纲要》),红牙大戟(《中药材品种论述》)。

【基原】 为茜草科红芽大戟属植物红大戟的根。

【原植物】 红大戟 *Knoxia valerianoides* Thorel ex Pitard [*K. corymbosa* auct. sin. non Willd.] 又名:将军草(《中药材品种论述》),娃娃草(《新华本草纲要》)。

多年生草本,高 30～100 cm。块根通常 2～3 个,纺锤形,红褐色或棕褐色。茎直立或上部稍呈蔓状,稍具棱。叶对生,无柄;叶片长椭圆形至条状披针形,长 2～10 cm,宽 0.5～3 cm,先端窄或短渐尖,基部楔形,全缘,上面被白色柔毛,下面沿脉及叶脉被毛;托叶 2～4 裂,裂片钻形。聚伞花序,花多数,密集成球形;花小,淡紫红色;花萼浅 4 裂,3 片小,1 片大;花冠管状漏斗形,先端 4 裂,裂片舌状,喉部密被长毛;雄蕊 4,着生在花冠管中部;子房下位,2 室,花柱细长,柱头 2 裂。果实很小,卵形或椭圆形。花期 9 月,果期 10 月。

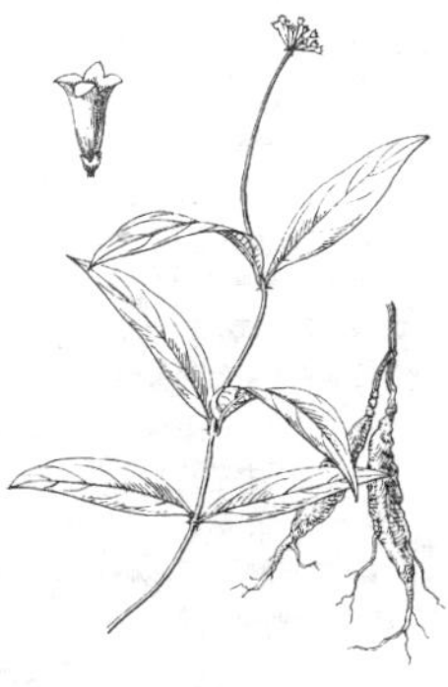

红 大 戟

生于山坡草丛中。分布于福建、广东、广西、贵州、云南、西藏、台湾等地。

【采收加工】 7～10 月挖根,晒干,或用开水烫过后晒干。

【药材】 红大戟 *Knoxiae Radix* 主产于广西等地。

性状 块根略呈纺锤形,偶有分枝,稍弯曲,长 3～10 cm,直径 0.6～1.2 cm。表面红褐色或红棕色,粗糙,有扭曲的纵皱纹。上端常有细小的茎痕。质坚实,断面皮部红褐色,木部棕黄色。无臭,味甘、微辛。

鉴别 (1) 块根横切面:木栓细胞数列。韧皮部宽广。形成层成环。木质部导管束断续径向排列,近形成层处者由数列导管组成,渐向内呈单列或单个散在。射线较宽。薄壁组织中散存含草酸钙针晶束的黏液细胞及含红棕色物的分泌细胞。

(2) 取本品粉末 1 g,置试管中,加水 10 ml,煮沸 10 分钟,滤过,滤液加氢氧化钠试液 1 滴,显樱红色,再滴加盐酸化后,变为橙黄色(检查蒽醌)。

(3) 薄层色谱: 取本品粉末 1 g,加甲醇 20 ml,冷浸 1 小时,滤过。滤液置水浴上蒸干,加水 10 ml 及盐酸 2 ml,置沸水浴上水解 30 分钟,冷却后加乙醚 30 ml振摇数分钟,取乙醚提取浓缩液作供试液,另取 α-羟基茜草素、茜草素为对照品,分别点样于硅胶 G 薄层板上,以石油醚-己烷-乙酸乙酯-甲酸(10 : 30 : 15 : 2)展开,晾干后氨蒸气显色。供试品色谱在与对照品色谱的相应位置上显相同颜色的斑点。

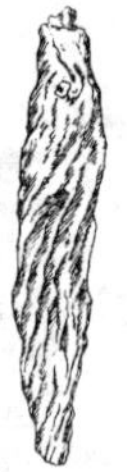
红大戟(块根)外形

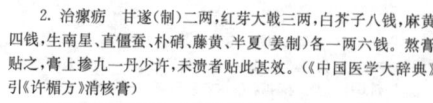

【成分】 根含游离蒽醌 0.12%及结合蒽醌 0.1%,主要有虎刺醛(damnacanthal),甲基异茜草素(rubiadin),3-羟基橄树素(3-hydroxymorindone),红大戟素(knoxiadin),2-ethoxymethylknoxiavaledin, 2-formylknoxiavaledin, 2-hydroxymethylknoxiavalidin,去甲虎刺醛(nordamnacnthal), ibericin, 3-methylaizarin。还含丁香酸(syringic acid)。

【药理】 1. 抑菌作用 红人戟 50%乙醇提取物体外对金黄色葡萄球菌及铜绿假单胞菌有抑制作用。

2. 利尿作用 生红大戟水煎浓缩液小鼠灌胃 80 g/kg, 2~3 小时后,尿量明显增加。

毒性 红大戟根 50%乙醇浸剂小鼠腹腔注射 LD_{50} 为 40.6±1.8 g/kg。如与甘草共浸则 LD_{50} 明显降低,表明其毒性显著增加。

【炮制】 1. 红大戟 取原药材,除去杂质,洗净,润透,切厚片,干燥。

2. 醋红大戟 取净红大戟置锅内,加入米醋和适量水,浸润 1~2 小时,用文火加热,煮至醋液被吸尽,取出,晾至六七成干时,切厚片,干燥。或取净红大戟片,用米醋拌匀,闷润至透,置锅内,用文火加热,炒干,取出放凉。每红大戟 100 kg,用米醋 20 kg。醋制后能缓和峻泻作用。

饮片性状 红大戟为不规则长圆形或圆形厚片,其余参见"药材"项。醋红大戟形如红大戟片,色泽加深,微有醋气。

贮干燥容器内,醋红大戟密闭,置阴凉干燥处。

【药性】 苦,寒,有毒。归肺、脾、肾经。

1.《药物出产辨》:"苦,温,有小毒。"

2.《广西中药志》:"味甘、辛,气恶,性寒。"

3.《全国中草药汇编》:"苦,寒。"

4. 南药《中草药学》:"人脾、肺、肾经。"

【功用主治】 泻水逐饮,解毒散结。主治水肿胀满,痰饮喘急,痈疮肿毒,瘰疬痰核。

1.《广西中药志》:"除蛊毒水肿。"

2.《广西本草选编》:"泻水逐饮,消肿散结。治水肿,痰饮喘急,痈疮肿痛。"

3. 南药《中草药学》:"通利二便。"

【用法用量】 内服: 煎汤,1.5~3 g;研末,0.3~1 g;或入丸、散;或泡酒。外用: 适量,捣敷;或煎汤洗。

【宜忌】 体虚者及孕妇禁用。不宜与甘草同用。

1.《广西中药志》:"非气壮实者禁用。"

2.《全国中草药汇编》:"不宜与甘草同用。孕妇及体质虚寒者忌服。"

【选方】 1. 治痈疽恶疮,汤火,蛇虫,犬兽所伤;山岚瘴气,喉闭喉风,久病痨瘵;解菌蕈菰子、砒石毒药、死牛马、河豚鱼毒 文蛤(即五倍子,捶破、洗、焙、末)三钱,山茨菇(去皮,末)二两,麝香(另研)三钱,千金子(一名续随子,去壳,研去油,取霜)一两,红芽大戟(去芦,焙干,末)一两半。用糯米浓饮为丸,分为四十粒。每服一粒,用井花水或薄荷汤磨服,利一二次,用粥止之。(《百一选方》神仙解毒万病丸)

2. 治瘰疬 甘遂(制)二两,红芽大戟三两,白芥子八钱,麻黄四钱,生南星、直僵蚕、朴硝、藤黄、半夏(姜制)各一两六钱。熬膏贴之,膏上掺九一丹少许,未溃者贴此甚效。(《中国医学大辞典》引《许楣方》消核膏)

3. 治疮疹倒靥黑陷 红芽大戟不以多少,阴干,浆水软去骨,日中暴干,复内汁中煮,汁尽焙干为末,水丸如粟米大。每服一二丸,研赤脂麻汤下,吐利止,无时。(《小儿药证直诀》百祥丸)

【临床报道】 1. 治疗狂证 经红芽大戟(新鲜全草)500 g,煎汤 300 ml,顿服。服药得吐下后,狂势衰减不显著者,第二日续用上药 250 g 煎服;狂势得挫后,用糜粥调养。共治疗精神分裂症 12 例(均为男青壮年,病程最短 1 个月,最长 3 年),均获痊愈。经远期随访 1~5 年者 6 例,6~10 年以上者 5 例,10 年以上者 1 例,均未见复发。

2. 治疗慢性咽炎 经早春、秋末之红芽大戟根,洗净晒干。每次 3 g,放入口中含服,每日 2 次,至症状消失。共治 54 例,病程最长 7 年零 4 个月,最短 1 个月。结果痊愈 25 例,显效 21 例,有效 6 例,无效 2 例。含服后咽干咽痛、咽喉不舒及黏膜充血缓解最快,淋巴滤泡消失较慢。

2062 红山药 hóng shān yào (《玉溪中草药》)

【异名】 黏薯(《广西药用植物名录》),红孩儿、野红薯(《云南药用植物名录》)。

【基原】 为薯蓣科薯蓣属植物光叶薯蓣的块茎。

【原植物】 光叶薯蓣 *Dioscorea glabra* Roxb.

缠绕草质藤本。根茎短粗,生出多个长圆柱状块茎,直生或斜生,断面白色,有时渐变淡黄色,外皮易脱落,干时呈纤维状。茎无毛,右旋,基部有刺。单叶,在茎下部的互生,中部以上的对生;叶片通常为卵形,或为长椭圆状卵形至卵状披针形或披针形,长 5~17(~24)cm,宽 0.5~10(~13)cm,先端渐尖或尾尖,有时突尖,基部心形至圆形或截形,少数箭形或戟形,全缘;基出脉 5~9。雌雄异株;雄花序为穗状花序,通常 2~5 个簇生或单生于花序轴上排列呈圆锥花序,长 8~70 cm,有时花序单生或 2 至数个簇生于叶腋;雄花的外轮花被片近圆形,内轮为倒卵形,较小而厚;雄蕊 6,内弯;雌花序同雄花序,外花被片近圆形,内轮为卵形,质厚。蒴果不反折,三棱状扁圆形;种子着生每室中轴中部,四周有膜质翅。花期 9~12 月,果期 12 月至翌年 1 月。

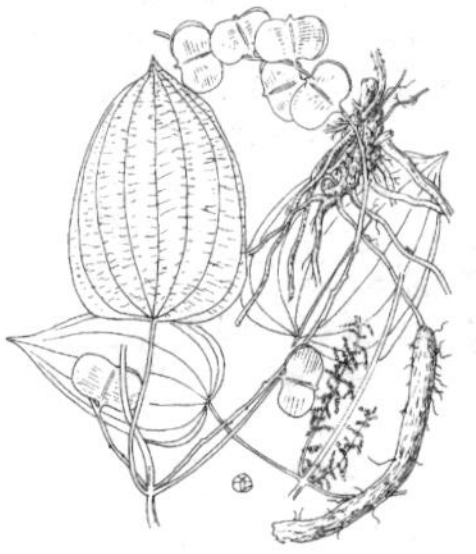
光叶薯蓣

生于海拔 250~1 500 m 的山坡、路边、沟旁的常绿阔叶林下或灌木丛中。分布于广东、广西、海南、贵州、云南。

【采收加工】 9~12 月采挖,切片晒干。

【功用主治】 解毒止痢,活血止血。主治痢疾,风湿痹痛,腰肌劳损,月经不调,崩漏,外伤出血。

【用法用量】 内服: 煎汤,9~30 g;研末或泡酒。外用: 研末撒。

2063 红门兰 hóng mén lán (《内蒙古中草药》)

【基原】 为兰科红门兰属植物宽叶红门兰的全草。

【原植物】 宽叶红门兰 *Orchis latifolia* L. [*O. saline* Turcz.]

多年生草本,高 12~40 cm。块茎粗大,肉质,圆柱状,下部 3~5 掌裂。茎直立,粗壮。叶 3~6 枚,互生;长椭圆形、披针形至线形，先端钝、渐尖或长渐尖。花葶直立，粗壮，数朵至20余朵花排成总状花序；小苞片披针形；花紫红色或粉红色，不偏向一侧；花被片椭圆形或狭卵状长圆形，萼片近等大，花瓣较萼片稍短；唇瓣宽卵形，前部不裂或微3裂；距圆筒状，末端稍变狭，与子房平行；子房扭曲，合蕊柱短。

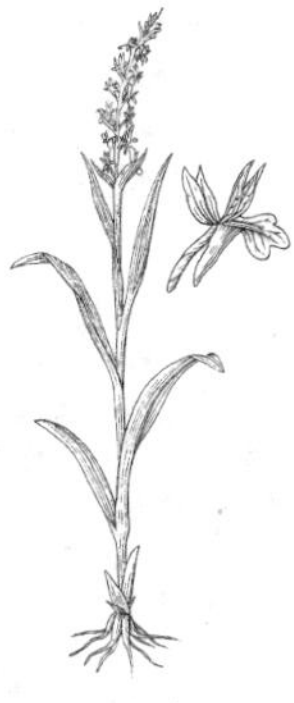

宽叶红门兰

生于海拔630～3 800 m的山坡、林下、灌木丛下或草地上。分布于东北及内蒙古、四川、西藏、甘肃、青海、新疆等地。

【采收加工】 9～10月采收，晒干。

【成分】 全草含糖类90%，蛋白质2.5%，脂肪0.4%，糖类中的80%为黏液质(mucus)及淀粉(starch)，20%的游离糖，游离糖中有棉子糖、麦芽糖、蔗糖、葡萄糖及木糖。蛋白质中富含赖氨酸及缬氨酸，但甲硫氨酸含量很少。脂类中含有包括亚油酸(linoleic acid)及棕榈酸(palmitic acid)在内的15种脂肪酸。

【药性】 甘，平。

1.《内蒙古中草药》："味甘，性平。"

2.《青藏高原药物图鉴》："微甘，温。"

【功用主治】《内蒙古中草药》："强心，补肾，生津，止渴，健脾胃。主治烦躁口渴，不思饮食，阴液不足，月经不调。"

【用法用量】 内服：煎汤，9～12 g。

2064 红子根 hóng zǐ gēn (《分类草药性》)

【异名】 火把果根(《青岛中草药手册》)。

【基原】 为蔷薇科火棘属植物火棘的根。

【原植物】 参见"赤阳子"条。

【采收加工】 9～10月采挖，切段，晒干。

【药理】 促凝作用 红子根氯仿提取物及乙酸提取物能缩短小鼠血液凝集时间，但石油醚提取物无此功能。

【药性】 苦、涩，微凉。

1.《四川中药志》1960年版："性平，味酸、涩，无毒。"

2.《重庆草药》："味苦、涩。"

【功用主治】 清热凉血，化瘀止痛。主治骨蒸潮热，盗汗，肠风下血，崩漏，痔疮下血，疮疖痈疡，目赤肿痛，风火牙痛，跌打损伤，劳伤腰痛，外伤出血。

1.《分类草药性》："专治虚劳骨蒸潮热。"

2.《四川中药志》1960年版："疗跌打损伤，止筋骨痛。"

3.《重庆草药》："用于调经，治红崩，牙痛。"

4.《贵州草药》："治劳伤腰痛，肠风下血，盗汗。"

5.《贵州民间方药集》："清热凉血，化瘀止血。治火眼，刀伤出血，疔疮。"

【用法用量】 内服：煎汤，10～30 g。外用：捣敷。

【宜忌】《重庆草药》："孕妇禁用，气虚者慎服。"

【选方】 1. 治骨蒸潮热 火把果根皮30 g，地骨皮15 g，青蒿12 g。水煎服。(《青岛中草药手册》)

2. 治盗汗 红子根90 g。煨水服，每日3次。

3. 治劳伤腰痛 红子根60 g，花椒15 g。泡酒服。(2、3方出自《贵州草药》)

2065 红天葵 hóng tiān kuí (《广西药用植物名录》)

【异名】 红叶、龙虎叶(《广西药用植物名录》)，夜渡红、红水葵(《广西实用中草药选》)，散血子(《广西本草选编》)，一点血、散血丹(《湖南药物志》)，一叶红、小羚羊(《福建药物志》)。

【基原】 为秋海棠科秋海棠属植物紫背天葵的球茎或全株。

【原植物】 紫背天葵 *Begonia fimbristipulata* Hance[*B. cyclophylla* Hook. f.]

多年生草本，无地上茎。地下块茎球形。基生叶1片；叶柄长2～6 cm，有长粗毛；托叶小，卵状披针形，流苏状撕裂；叶片膜质，圆心形或卵状心形，长2.5～7 cm，宽2～6 cm，先端渐尖，基部心形，边缘有不规则的重锯齿和缘毛，两面有伏生粗毛，下面紫色；掌状脉7～9条。聚伞花序有2～4朵花，总花梗纤细，长超过叶片；花淡红色；苞片和托叶相似；雄花萼片2，卵圆形；花瓣2，倒卵状长圆形；雄蕊极多；雌花较小，萼片和花瓣3，2片较大，半圆形，另一片较小，长圆形，凹陷；花柱3，2裂，裂片螺旋状扭旋。蒴果三角形，有3翅。种子极小，黄褐色。花期5～6月，果期6～7月。

紫背天葵

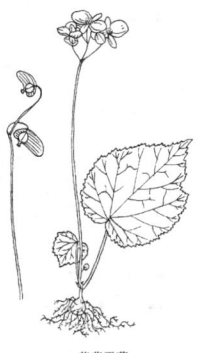

生于低山山坡和山谷阴湿石壁处。分布于浙江、福建、江西、湖南、广东、广西、云南、贵州等地。

【栽培】 生物学特性 喜温暖、湿润、阴凉的气候，忌高温，以疏松肥沃的腐殖质土栽种为宜。

繁殖方法 用块茎和种子繁殖。以块茎繁殖为主，于春季收获块茎时，按大、中、小分成3级，大的加工入药，中、小者作种栽，分别栽种。随收随种。条栽，中等的种栽按行株距(5～10)cm×5 cm，小的种栽按行株距5 cm×3 cm，栽后覆土3 cm，浇水，保持土壤湿润。

【采收加工】 块茎5～7月挖取，晒干或鲜用。全株7～10月采收，晒干。

【药材】 红天葵 *Begoniae Fimbristipulatae Herba seu Rhizoma* 产于广西、广东、福建、江西、云南、贵州等地。

性状 本品卷缩成不规则团块。完整叶呈卵形或阔卵形，先端渐尖，基部心形，近对称，边缘有不规则重锯齿和短柔毛，紫红色至暗紫色，两面均被疏或密的粗伏毛，脉上被毛较密，掌状脉7～9条，小脉纤细，明显。叶柄被粗毛。薄纸质。气特异，味酸，用手搓之刺鼻，水浸液呈玫瑰红色。

【成分】 全草含黄酮类化合物：表阿夫儿茶素(epiafzelechin)，阿夫儿茶素(afzelechin)，表儿茶素(epicatechin)，芦丁(rutin)；萜类：葫芦苦素(cucurbitacin) B、C、O、Q；甾醇：豆甾醇(stigamasterol)，*β*-谷甾醇(*β*-sitosterol)，豆甾醇-3-*O*-*β*-*D*-吡喃葡萄糖苷(stigmasterol-3-*O*-*β*-*D*-glucopyranoside)，胡萝卜苷(daucosterol)。

叶含花色苷(anthocyanin)，分离得到矢车菊素氯化物(cyanidin chloride)，矢车菊素-3-葡萄糖苷(cyanidin-3-glucoside)，矢车菊素-3-芸香糖苷(cyanidin-3-rutinoside)。

【药性】 甘，凉。

1. 广州部队《常用中草药手册》："甘、淡，凉。"

2.《广西本草选编》："酸、微涩，凉。"

【功用主治】 清热凉血，止咳化痰，解毒消肿。主治外感高热，中暑，肺热咳嗽，肺痨咯血，鼻衄，咽喉肿痛，疔疮，瘰疬，跌打瘀痛，烫火伤。

1. 广州部队《常用中草药手册》："清热解毒，润燥止咳，散瘀消肿。主治外感高热，中暑发烧，肺热咳嗽，跌打肿痛，恶疮疔毒。"

2.《广西本草选编》："凉血解毒，润燥止咳。主治中暑高热，肺结核咳血，鼻衄，肺炎，慢性支气管炎，咽喉肿痛，烧烫伤，跌打损伤，痈疮疖肿。”

【用法用量】 内服：煎汤，6～9 g。外用：鲜品捣敷。

【选方】 1. 治乙型脑炎　紫背天葵块茎1～2粒，浸酒，捣碎，开水冲服。（《福建药物志》）

2. 治肺结核咳血，肺炎，鼻衄　紫背天葵全草9 g，侧柏叶15 g。水煎服。（《湖南药物志》）

3. 治肺结核咯血，淋巴结肿大　散血子全草20 g。水煎，冲血余炭服。（《广西民族药简编》）

4. 治疔疮肿毒，血瘀腹痛　紫背天葵全草6～12 g，菊叶三七15 g。水煎服。（《湖南药物志》）

2066 红木耳 hóng mù ěr（《泉州本草》）

【异名】 红旋、一口红（《文山中草药》），红叶苋（《全国中草药汇编》）。

【基原】 为苋科血苋属植物血苋的全草。

【原植物】 血苋 *Iresine herbstii* Hook. f.　又名：红洋苋（《上海植物名录》）。

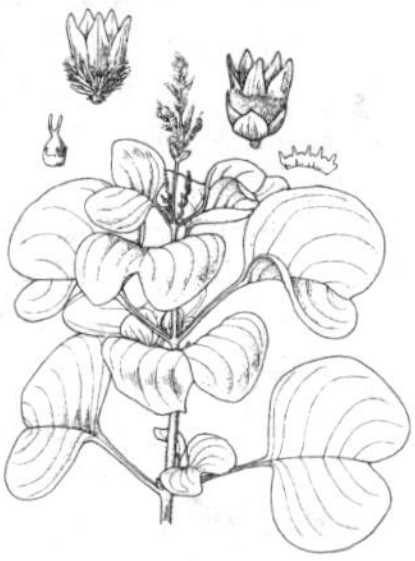

血　苋

多年生草本。茎直立粗壮，带红色，高达1 m。单叶对生；叶柄长2～3 cm，有贴生毛或近无毛；叶片阔卵形至近圆形，长2.5～5 cm，先端深凹或2裂，基部近截形，全缘，紫红色而有淡色的中脉及5～6对拱形的侧脉，如为绿色或暗绿色则有黄色叶脉。穗状花序腋生或顶生，组成圆锥花丛；花单性异株，极小，白色或淡黄色；每花通常有3苞片；花被小，5裂；雄花的雄蕊通常5枚，花丝仅于基部合生；雌花花被基部有1环密生的白绵毛，不育雄蕊合生成浅杯状，子房卵圆形，花柱极短，柱头常2裂。胞果球形，侧扁，不裂。种子近肾形，种皮壳状，光亮。花、果期9月至翌年3月。

我国上海、福建、广东、广西、海南、云南等地有栽培，栽培者为雌株，不结果实。原产于巴西。

【采收加工】 7～10月采收，鲜用或晒干。

【药性】 甘、微苦，凉。

1.《全国中草药汇编》："微苦，凉。"

2.《福建药物志》："甘、酸，凉。"

【功用主治】 凉血止血，清热利湿，解毒。主治吐血，衄血，咳血，便血，崩漏，痢疾，泄泻，湿热带下，痈肿。

1.《全国中草药汇编》："清热解毒，调经止血。主治细菌性痢疾，肠炎，痛经，月经不调，血崩，吐血，衄血，便血。"

2.《福建药物志》："清热利湿，凉血消肿。治咳血，尿血，白带，痈肿。"

【用法用量】 内服：煎汤，15～30 g，鲜品30～60 g；或捣汁。外用：捣敷。

【选方】 1. 治咳嗽带血　鲜红木耳（单用叶亦可），每次45～60 g，合猪半赤白肉炖服。

2. 治吐血，衄血　鲜红木耳，每次30 g，水煎泡乌糖服。

3. 治皮肤瘙痒　红木耳全草或叶，每次60 g，合猪肚油炖服。

4. 治痢疾　鲜红木耳叶30 g，捣汁，调红糖服。（1～4方出自《泉州本草》）

2067 红木香 hóng mù xiāng（《纲目拾遗》）

【异名】 紫金皮、金谷香、紧骨香（汪连仕《采药书》），内风消（《植物名实图考》），冷饭包、大活血（《天目山药用植物志》），小血藤、大红袍（《文山中草药》），内红消（《江西中药》），小钻、钻骨风（《广西本草选编》），紫金藤（《安徽中草药》）。

【基原】 为五味子科南五味子属植物长梗南五味子的根或根皮。

【原植物】 长梗南五味子 *Kadsura longipedunculata* Finet et Gagn.［*K. peltigera* Rehd. et Wils.］　又名：盘柱南五味子（《经济植物志》），南五味子（《中国高等植物图鉴》）。

常绿木质藤本，长2.5～4 m。小枝褐色或紫褐色，皮孔明显。叶柄长1.5～3 cm；叶片长圆状披针形、倒卵状披针形或窄椭圆形，革质；长5～13 cm，宽2～6 cm，先端渐尖或尖，基部楔形，边缘有疏齿或有时下半部全缘；上面深绿色而有光泽，下面淡绿色；侧脉5～7对。花单生叶腋；雌雄异株；花梗细长，花下垂；花被黄色，8～17片，排成3轮，外轮较小，卵形至椭圆形，内轮较大，长圆形至广倒卵形；雄蕊群球形，雄蕊30～70，花丝极短；雌蕊群椭圆形，心皮40～60，柱头圆盘状。聚合果球形，熟时红色或暗蓝色。种子2～3，肾形，淡灰褐色，有光泽。花期5～7月，果期9～12月。

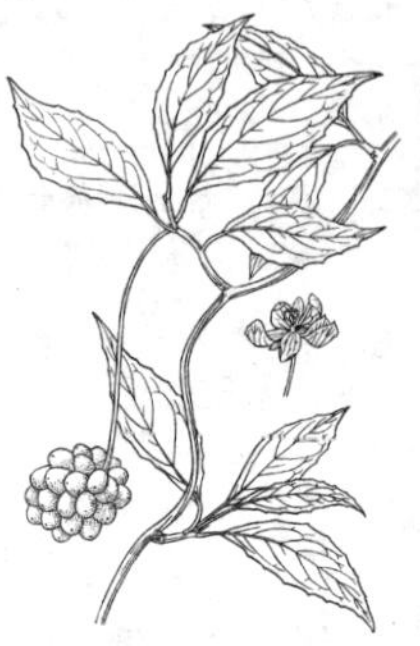

长梗南五味子

生于海拔100～1 200 m的山坡、山谷及溪边阔叶林中。分布于长江流域以南各地。

【采收加工】 11月中、下旬采挖，晒干；或剥取根皮，晒干。

【药材】 红木香 *Kadsurae Longipedunculatae Radix seu Cortex*　主产于浙江。

性状　根圆柱形，常不规则弯曲，表面灰棕色至棕紫色，略粗糙，有细纵皱纹及横裂沟，并有残断支根和支根痕。质坚硬，不易折断，断面粗纤维性，皮部与木部易分离，皮部宽厚，棕色，木部浅棕色，密布导管小孔。气微香而特异，味苦、辛。

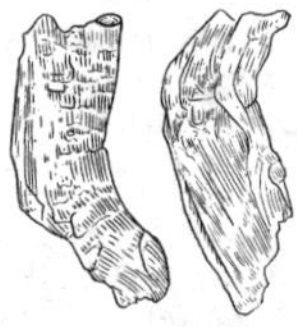

红木香（根）外形

根皮为卷筒状或不规则的块片，厚1～4 mm。外表面栓皮大都脱落而露出紫色内皮。内表面暗棕色至灰棕色，质坚而脆。

鉴别　根横切面：木栓层细胞深棕色或棕紫色。皮层散生分泌细胞和嵌晶石细胞。韧皮部分泌细胞散在；韧皮纤维众多，靠外侧多单个散在，近形成层处多2～4个成束，单个纤维和纤维束四周纤维的外壁嵌有多数小方晶，形成嵌晶纤维。形成层成环，木质部导管直径40～80～200 μm；木射线宽1～3列细胞，大多充满棕黑色块。薄壁细胞含淀粉粒。

【成分】 红木香根含木脂素类化合物：右旋的安五脂素（anwulignan），五内酯（schisanlactone）B、E，内消旋二氢愈创木脂酸（meso-dihydroguaiaretic acid），五味子素（schisandrine），华中五味子醇（schisandrol）B，戈米辛（gomisin）H、M_2，当归酰戈米辛（angeloylgomisin）H，翼梗五味子酚（schisanhenol），华中五味子酯（schisantherin）B，巴豆酰戈米辛（tigloylgomisin）P。红木香的根中还含有长南酸（changnanic acid），β-谷甾醇（β-sitosterol）。

【药理】 1. 抗胃溃疡作用　长梗南五味子乙醇提取物及其组分在100 mg/kg时对大鼠幽门结扎型溃疡模型有较好的保护作用。三萜酸和木质素能显著抑制吲哚美辛引起的胃黏膜损伤，抑制率达 95%以上；对无水乙醇引起的大鼠胃黏膜损伤也有良好的预防作用。

2. 镇静作用　本品水煎剂 66 g/kg 给小鼠灌胃对阈下剂量的戊巴比妥钠有协同作用，增加翻正反射消失的鼠数。能明显延长戊巴比妥钠的睡眠时间。其作用随用药剂量增加而加强。

3. 镇痛和抗炎作用　本品水煎剂 66 g/kg，12 小时灌胃 1 次，连续 2～3 次，对醋酸所致小鼠扭体反应，对角叉菜引起的小鼠足肿胀均有显著的抑制作用。

4. 镇咳祛痰作用　根皮挥发油中相对含量较高的成分多具镇咳、祛痰作用。

5. 抗菌作用　抑菌试验证明，根对金黄色葡萄球菌极度敏感；对痢疾杆菌、伤寒杆菌中度敏感；对大肠杆菌、铜绿假单胞菌轻度敏感。但有报道，煎剂在体外无抑制细菌作用。

毒性　水煎剂小鼠灌胃的 LD_{50} 为 334.1±42.4 g(生药)/kg。

【炮制】 取原药材，除去杂质，略浸，洗净，捞出，闷润至透，根切薄片，根皮切丝或厚片，干燥。

饮片性状　根为类圆形薄片，其余参见“药材”项。根皮呈丝状或片状，其余参见“药材”项。

贮干燥容器内，置通风干燥处。

【药性】 辛，温。

1.《纲目拾遗》：“气味辛香。”

2.《天目山药用植物志》：“微有香气，味苦、辛。”

3.《湖南药物志》：“辛温，无毒。”

【功用主治】 行气，止痛，活血。主治气滞胃痛，腹痛，风湿痹痛，痛经，月经不调，产后腹痛，痔疮，无名肿毒，跌打损伤。

1. 汪连仕《采药书》：“入膏用，行血散气。”

2.《纲目拾遗》：“治风气痛，伤力，跌扑损伤，胃气疼痛，食积，痧胀等症，俱酒煎服。”

3.《广西本草选编》：“祛风活血，行气止痛，散瘀消肿。主治胃痛，痛经，产后腹痛，风湿痹痛，疝气。”

4.《安徽中草药》：“消肿解毒，驱虫。主治鼻咽癌，毒蛇咬伤，蛔虫性腹痛。”

5.《福建药物志》：“治睾丸炎，中耳炎，无名肿毒。”

【用法用量】 内服：煎汤，9～15 g；或研末，1～1.5 g。外用：煎汤洗；或研粉调敷。

【选方】 1. 治胃痛　南五味子根皮、救必应树皮各 30 g。水煎，分 3 次服。(《中国民族药志》)

2. 治蛔虫性腹痛　南五味子根皮研细末。每次 1.5～3 g，空腹时温开水送服。或南五味子根皮 2 份，花椒 1 份，共研细末。每次 3～6 g，每日 3 次，温开水送服。(《安徽中草药》)

3. 治痛经　红木香根 15 g，香附 9 g，红花 3 g。水煎服，每日 1 剂。(《民间常用草药》)

4. 治妇人荣卫不和，心腹刺痛，胸膈胀满，不进饮食　紫金皮、苍术、石菖蒲各一两，香附子二两，人参半两，木香三钱。上为末，米糊丸如梧子大。食后姜汤吞下三十丸。(《证治准绳》人参紫金丸)

5. 治跌打损伤　南五味子根 15～30 g，土牛膝、金鸡脚各 15 g。水煎服，药渣捣烂外敷。(《安徽中草药》)

6. 治伤损眼胞，青黑紫色肿痛　紫金皮(童便浸 7 日，晒干)、生地黄各等分。捣烂，茶清调匀敷。(《疡科选粹》一紫散)

7. 治无名肿毒　盘柱南五味子根皮，研成极细末。阴症或半阴半阳症，用带皮的生姜煎浓汁，调敷；阳症，用薄荷叶泡水，调敷。(《江西民间草药验方》)

【临床报道】 1. 治病毒性肝炎　用红木香研成细末，每日 9～18 g，分 3～4 次口服。治疗 100 例，其中无黄疸型 50 例中，42 例治愈；黄疸型 5 例，肝功能迅速恢复正常；迁延型 30 例，24 例治愈；慢性 15 例，10 例治愈。血清氨基转移酶多数在 3 星期内恢复正常。

2. 治疗烧伤　用红木香磨成细末，每 50 g 加食用小麻油 200 g混合调匀，外涂。治疗浅Ⅱ°烧伤 90 例(其中火烧伤 54 例，蒸汽、开水烫伤 36 例；烧伤面积最小 3%，最大 25%，平均 8.4%)，全部治愈，疗程最短 2 日，最长 15 日，平均 9 日。

2068 红毛七 hóng máo qī (《四川中药志》)

【异名】 红毛漆(《峨眉山药用植物》)，红毛细辛(《贵州民间药物》)，火焰叉(《贵州草药》)，金丝七(《陕西中草药》)，黑汗腿(《陕甘宁青中草药选》)，通天窍(《四川中药志》)，葳严仙(《长白山植物药志》)，海椒七、鸡骨升麻(《新华本草纲要》)。

【基原】 为小檗科葳岩仙属植物红毛七的根和根茎。

【原植物】 红毛七 *Caulophyllum robustum* Maxim.［*Leontice robustum* (Maxim.) Diels］又名：类叶牡丹(《中国高等植物图鉴》)。

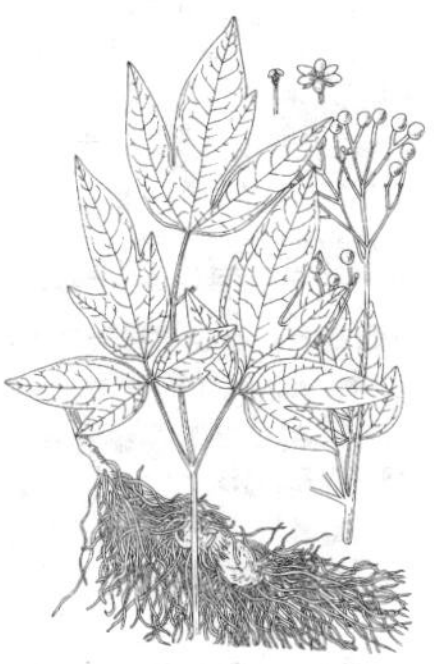

红 毛 七

多年生草本，高 40～70 cm。根茎粗壮，具不明显的节，须根多数，密生，红褐色。叶互生，着生于茎顶端，为二至三回羽状复叶；小叶片卵形或椭圆状披针形，长 3.5～9 cm，宽 1.4～5 cm，先端渐尖，基部宽楔形，全缘或有时 2～3 裂，两侧通常不对称，上面绿色，下面灰白色。短圆锥花序顶生，小花梗细长，基部有卵状披针形小苞片；花黄色，小形；萼片 6，花瓣状；花瓣 6，退化或线形；雄蕊 6，花药先端 2 瓣裂；雌蕊 1，花柱短，柱头侧生。蒴果极易开裂，露出 2 个种子呈果实状。种子球形，成熟后蓝黑色，外面微被白粉。花期 4～6 月，果期 7～8 月。

生于山坡林下或山沟阴湿处。分布于东北及河北、山西、浙江、河南、湖北、四川、贵州、西藏、陕西、甘肃、宁夏等地。

【采收加工】 6～10 月采挖，晒干用。

【药材】 红毛七 *Caulophylli Robusti Radix et Rhizoma*　主产于四川、贵州、湖北、陕西。

性状　根茎圆柱形，多分枝，节明显，上端有圆形茎痕，下端及侧面着生多数须状根。根茎及根表面均紫棕色。质较软，断面红色。气微，味苦。

【成分】 根及根茎含生物碱 0.3%～0.8%，其中有 *N*-甲基金雀花碱(*N*-methylcytisine)即葳严仙碱(caulophylline)，羽扇豆碱(*d*-lupanine)，塔斯品碱(taspine)，木兰花碱(magnoflorine)等。三萜类化合物：葳严仙皂苷(cauloside)A、B、C、D、E、F、G，常春藤皂苷元(hederagenin)，caulophyllogenin；此外，还含皂皮酸(quillaic acid)。

【药理】 1. 抗真菌作用　以卡尔酵母菌为靶细胞，在体外证明葳严仙皂苷 C 有抗真菌作用，7.5 μg/ml 对酵母细胞增殖的抑制率约 65%，并能抑制 tRNA 和 rRNA 的生物合成，其抑制 RNA 生物合成的作用点在 ^{14}C-尿嘧啶掺入酵母细胞核苷酸库阶段。

2. 细胞毒作用　葳严仙皂苷 A 和 C 抑制大鼠骨髓细胞蛋白质合成，抑制 50%所需的浓度分别为 5 μg/ml 和 7 μg/ml。葳严仙皂苷 C 能抑制大鼠骨髓细胞氨基酸转运，使 ^{14}C-丙氨酸掺入细胞内氨基酸库受到明显抑制。大鼠腹腔注射葳严仙皂苷 C，可使肝细胞线粒体、微粒体及胞质内的酸性和碱性核糖核酸酶明显增加，葳严仙皂苷 C 如与海胆(*Sea urchin*)胚胎共同孵育则可使其溶酶体膜断裂，DNA 合成停止；葳严仙皂苷 B 和 C 能抑制核苷和氨基酸转运进入海胆胚胎细胞内，并能增加紫外线吸收物质从细胞内流出。

【药性】 苦、辛，温。

1.《贵州民间药物》：“性微寒，味苦辛涩。”

2.《全国中草药汇编》：“苦、辛，温。”

【功用主治】 活血调经，祛风，行气止痛。主治月经不调，痛经，产后血瘀腹痛，脘腹胀痛，跌打损伤，风湿痹痛。

1.《民间常用草药汇编》：“治跌仆，除风湿，消积肿，疗筋骨痛，通经，活络。”

2.《陕西中草药》：“活血散瘀，祛风止痛，降血压，止血，解草乌中毒……主治月经不调，经期少腹疼痛，产后瘀血疼痛，关节炎，劳伤，扁桃体炎，高血压。”

【用法用量】 内服：煎汤，3～15 g；或浸酒；或研末。

【宜忌】 孕妇禁服。

【选方】 1. 治寒凝气滞的胃腹疼痛 红毛七 10 g，香通 10 g。水煎服。(《四川中药志》1979 年版)

2. 治扁桃体炎 红毛七 9 g，八爪龙 3 g。水煎，口含，亦可咽下。(《陕西中草药》)

2069 红毛草 hóng máo cǎo (《四川中药志》)

【异名】 地韭草(《天宝本草》)，天芒针(《福州草药》)，地蓝花、鸭舌头(《四川中药志》)，地潭花、山海带(《重庆草药》)，红茅草、竹叶草(《万县中草药》)，小号鸡舌癀、细竹壳菜、血见愁(《全国中草药汇编》)，红竹壳菜(《广西药用植物名录》)。

【基原】 为鸭跖草科水竹叶属植物裸花水竹叶的全草。

【原植物】 裸花水竹叶 *Murdannia nudiflora* (L.) Brenan [*Commelina nudiflora* L.; *Aneilema malabaricum* (L.) Merr.]

多年生柔弱草本，高 5～30 cm。须根发达。茎丛生，横卧，肉质，节处生不定根，节间明显，带紫色。单叶互生；叶片线状披针形，长 3～10 cm，宽约 1 cm，先端渐尖，基部成鞘抱茎，上面深绿色，下面有时有紫色斑点。聚伞花序排成顶生的圆锥花序状；总苞片条形至披针形，比叶短；苞片早落；花梗细；萼片 3，长圆形；花紫色，花瓣 3，倒卵圆形；雄蕊 6，能育雄蕊 2，退化雄蕊 2～4，花丝全被毛或仅发育雄蕊的花丝被蓝紫色长毛；子房近球形，花柱线形。蒴果卵圆形，具 3 棱，3 室，每室有 2 颗种子。种子褐色，表面疏生大的窝孔。花期 8～9 月，果期 8～11 月。

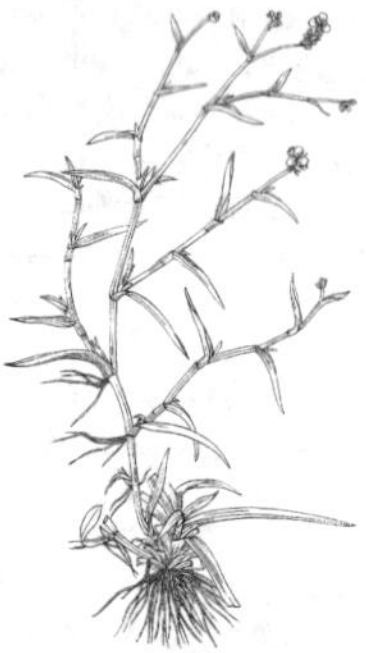

裸花水竹叶

生于海拔 200～1 600 m 的溪边、水边和林下。分布于华东、中南、西南等地。

【采收加工】 7～10 月采收，鲜用或晒干。

【药性】 甘、淡，凉。

1.《天宝本草》：“性温。”

2.《四川中药志》1960 年版：“性平，味甘、淡，无毒。”

3.《全国中草药汇编》：“淡，凉。”

【功用主治】 清肺热，凉血解毒。主治肺热咳嗽，咳血，吐血，咽喉肿痛，目赤肿痛，乳痈，疮痈肿毒。

1.《天宝本草》：“化痰清火，止血，清三焦火，去瘀生新。”

2.《四川中药志》1960 年版：“清肺热，行血，消肿毒，治咳嗽吐血。”

【用法用量】 内服：煎汤，15～30 g，大剂量可用至 60 g；或绞汁。外用：鲜品捣敷。

【选方】 1. 治扁桃体炎 鲜裸花水竹叶 30 g。捣烂绞汁，加盐少许服。(《福建药物志》)

2. 治小儿阴茎水肿 (裸花水竹草)捣烂，浸洗米水，搽患处。(《广西民族药简编》)

3. 治疔、指头炎 鲜裸花水竹叶、醋各适量。捣烂敷患处。(《福建药物志》)

2070 红毛蛇 hóng máo shé (《广西本草选编》)

【基原】 为骨碎补科阴石蕨属植物阴石蕨的根茎。

【原植物】 阴石蕨 *Humata repens* (L. f.) Diels [*Adiantum repens* L. f.] 又名：平卧阴石蕨(《中国主要植物图说》)，裂叶阴石蕨(《中国药用孢子植物》)。

植株高 5～20 cm。根茎长而横生，被密伏红棕色、披针形鳞片，盾状着生。叶远生；叶柄长 5～10 cm，红棕色，疏被鳞片，老则几光滑；叶片革质，卵状三角形，长 5～10 cm，基部宽 3.5～5 cm，向先端渐尖，两面光滑，二至三回羽状分裂；羽片 6～10 对，基部 1 对最大，近三角形或三角状披针形，圆钝头，基部不等宽，短楔形而下延，常向上弯弓，上方常为钝齿牙状；下方深裂，一回小羽片 3～5 片，基部下侧 1 片最长，为 1～1.5 cm，长圆形，圆钝头，略斜向下，全缘或有浅裂；从第二对羽片向上渐短；叶脉背面明显，羽状分叉。孢子囊群沿叶缘着生，羽片先端有 3～5 对；囊群盖半圆形，棕色，略有光泽。

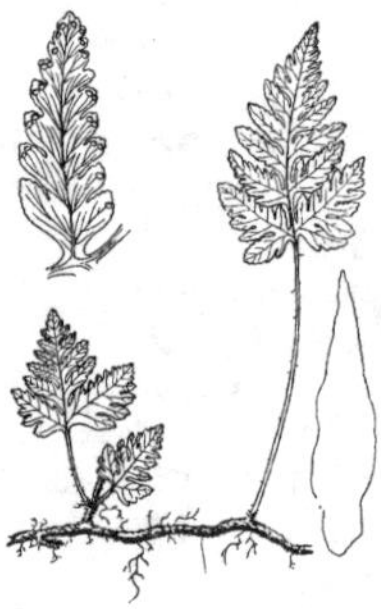

阴石蕨

生于海拔 500～1 900 m 的山谷溪边树上或石上。分布于华南、西南及福建、云南、台湾等地。

【采收加工】 全年均可采挖，鲜用或晒干。

【药性】《广西本草选编》：“味甘、淡，平。”

【功用主治】《广西本草选编》：“活血散瘀，清热利湿。主治风湿痹痛，腰肌劳损，白带，吐血，便血，尿路感染，肺脓疡，跌打损伤，痈疮肿毒。”

【用法用量】 内服：30～60 g，水煎服。外用：鲜品捣敷。

【临床报道】 治疗带状疱疹 取阴石蕨根茎适量，置于瓦片上，温火烤至能研末为止，待冷却后，研成细末。用适量的茶油调成稀糊油膏状，将调好的膏剂装瓶备用。用棉签蘸药涂于患处皮肤，每隔 2～3 小时涂 1 次，连涂 4～6 次后改为每日 2 次，直至疱疹干燥、结痂为止。治疗 52 例，结果：痊愈 47 例，显效 3 例，进步 1 例，无效 1 例。大部分患者搽药 1～2 次痊愈。搽药 1 次疼痛减轻 46 例，2 次疼痛消失 50 例，搽药 5～6 次痊愈 33 例，7～8 次痊愈 10 例，10 次以上痊愈 4 例，10 次以上症状减轻共 4 例，症状无减轻，并有所加重者 1 例。

2071 红升丹 hóng shēng dān (《疮疡外用本草》)

【异名】 五灵升药(《串雅内编》)，大红升(《疡科遗编》)，大升丹(《疡科心得集》)，小金丹(《矿物药与丹药》)。

【基原】 为水银、火硝、白矾、朱砂、雄黄、皂矾制炼而成的红色氧化汞。

【制法】 此丹的处方与制法，历代医家均有所不同。基本原料为水银 30 g，火硝 60 g，白矾 15 g，雄黄 15 g，朱砂 6 g，皂矾 18 g。制作步骤：先将火硝、二矾研碎，加火酒两许，炖化，待干即研细，另将余药研细，再一同研至不见水银星为度。入阳城罐中，上以铁盏盖严，用纸条密封，并以盐泥或煅石膏以水调封固。然后用炭火烧炼盛药之罐。先用底火煅一炷香(约1小时)，再用半罐火煅一炷香，最后用平罐火再煅一炷香。去火。煅时频用冷水拂拭覆盖罐口之铁盏。俟冷开罐，附着于铁盏下之红色结块即是红升丹，刮下置有色瓶中存贮。罐下残余物质即"灵药渣"、"红粉底"。上述升炼方法系疡科习用之法。近时大量制造时，改用平底铁锅代替阳城罐，用煤火代炭火。

【药材】 红升丹主产于四川、陕西、山东、吉林。

性状　为橘红色的结晶体粉末或块状。质重，无臭，微带金属性涩味。遇强光及热能逐渐析出水银而变成黑色，成为剧毒品。

鉴别　不溶于水及乙醇，能溶于稀盐酸和稀硝酸。放在铁片上烧，则红色逐渐变成黑褐色，冷后又恢复原色；其盐酸溶液，通硫化氢，生成黑色硫化汞沉淀。加碘化钾溶液，即可生成红色碘化汞沉淀。

【成分】 主要成分为氧化汞(HgO)，其中含汞约92.12%，尚含少量二硫化砷(As_2S_2)。

【药理】 1. 抗菌作用　用红升丹对铜绿假单胞菌、金黄色葡萄球菌、大肠杆菌、变形杆菌、痢疾杆菌、乙型链球菌、伤寒杆菌等7种细菌在培养皿中进行抑菌试验，结果发现：7种细菌对红升丹均为高度敏感，说明红升丹具有很强的抗菌作用。

2. 提毒祛腐作用　红升丹的提毒祛腐作用是明显增加创面肉芽的炎症反应，促进炎细胞浸润和创面坏死组织脱落，以达到提毒祛腐作用。从分子生物学水平上分析，红升丹在促使坏死组织脱落同时，还调节创面局部生长因子含量，显著增加白细胞介素-2R(IL-2R)、IL-6、肿瘤坏死因子(TNF)含量，且它们的动态变化与创面炎症反应程度呈直线正相关。现代研究证实，TNF引起白细胞脱颗粒，超阴离子生成，吞噬功能及杀菌作用增强，IL-6与IL-1、TNF均为炎症调节介质，介导创面炎症反应，促进炎细胞浸润，杀菌作用增强，同时又介导产生高浓度IL-2R，促进细胞有丝分裂，有利于肉芽增殖生长以加速创面愈合。

毒性　用花生油调配红升丹呈混悬液，灌胃LD_{50}为120.98±1.71 mg/kg，属中等毒性药物；在切掉大鼠全层皮肤的2 cm×2 cm创面上撒布红升丹干粉4小时后，血脑、肝、肾等组织的含汞(Hg)量明显升高，内脏组织的含汞量随给药剂量的增加而递增，以肾脏含汞量最多，其次为肝、血、脑，各组各项含汞量均与对照组有显著性差异，红升丹蓄积系数为5.3，属轻度蓄积，但已和中度蓄积系数相临界。在蓄积毒性实验后，对存活的心、肝、肾、脑等脏器组织进行病检观察，发现均有不同程度的淤血、浊肿、坏死等病理改变。

【药性】 辛，热，大毒。归脾、肺经。

1.《疮疡外用本草》："辛，热，燥，有大毒。"

2.《矿物本草》："入脾、肺经。"

【功用主治】 拔毒提脓，去腐生肌，杀虫燥湿。主治疗疮痈疽，瘘管窦道，瘿瘤瘰疬，乳癌乳痈，疥癣，湿疹，梅毒，一切顽疮久溃不敛，晦暗紫黑，脓出不畅，腐肉不去，新肉难生。

1.《医宗说约》："一切疮疡溃后，拔毒，去腐，生新。疮口坚硬，肉黯紫黑，用丹少许，鸡翎扫上，立刻红活。"

2.《串雅内编》："凡一切无名肿毒。如溃久内败，四边紫色、黑色，将药用水调稀，以鸡毛扫点，肉色立刻红活，死肉即脱去。凡通肠痔漏等症，将此药以纸卷成条插管内，七日，其管即随药条脱去。"

3.《吴氏医方汇编》："治一切阳症腐烂太甚者。"

4.《矿物本草》："用之治疗疗疮痈疽、骨髓炎、梅毒下疳、瘘管窦道等病证，颇为显效。"

【用法用量】 外用：研极细末，或与其他药配成散剂；或制成药捻插入疮口。内服：0.03～0.06 g，装胶囊。

【宜忌】 本品有毒，一般不宜内服。外用亦不宜大量持久使用，近口、眼、乳头、脐中等部位不宜用；疮面过大时亦不宜用，以防蓄积中毒。肝肾功能不全者、孕妇禁用。

1.《串雅内编》："升丹为外科要药，不能不用，然总宜陈至五、七年者方可用。且须少用为妙。如系背疮及胸腹诸疮之溃大者，更须慎用，往往有疮未愈，而升药热毒攻入腹内，以致口干喉破者，人多不知也。"

2.《矿物本草》："外疡腐肉已去或脓水已净者，不宜再用；孕妇及肝、肾功能差者忌用；汞过敏者忌用。"

【选方】 1. 治流痰、附骨疽、瘰疬等溃后腐肉难脱，脓水不净　红升丹5 g，煅石膏5 g，共研极细末，掺于疮面；或制成药线插入疮中，外盖膏药或油膏，每日换药1～2次。(《外伤科学》五五丹)

2. 拔毒生肌　红升丹、轻粉、蓖麻仁(去油)各三钱，乳香(去油)、黄丹各二钱，石膏(煅)一两，琥珀(乳细)一钱。共乳细末，掺上膏贴。

3. 治诸疮毒四边紫黑不消，疮口不敛　红升丹、轻粉、雄黄、龙骨各五钱，白蔹、密陀僧、海螵蛸各一两，麝香一分，共乳细末，掺上。(2、3方出自《疡医大全》)

4. 治疮疡溃后毒已提尽，将收口时　红升丹加珍珠散各等分，乳匀(掺上)。用之收功甚速。(《疡医大全》半提丹)

5. 治一切疮毒阴疽，日久成漏，脓水淋漓不断　白降丹、熟石膏、红升丹各等分，冰片少许。上为细末，糊为条，阴干听用。插入疮口，上盖薄贴。(《药篋启秘》七仙条)

6. 治骨结核　红升丹1.5 g，儿茶3 g，冰片、朱砂各1 g，雄黄0.3 g，生石膏6 g。共为细末，以黍米糊3 g，制成药线。用时将药塞入骨结核的疮口内。(《矿物药浅说》)

7. 治顽癣，湿疹　红升丹1份，黄蜡9份，搅匀涂。

8. 治白癜风　红升丹、硫黄各等分，研为细末。用棉球放醋内湿润，再蘸药末涂于患处。(7、8方出自《中国矿物药图鉴》)

9. 治梅毒　红升丹0.03～0.06 g装在胶囊内，以土茯苓、甘草煎汤送服。(《矿物药与丹药》)

10. 化腐、提毒、敛脓　红升丹30 g，老广丹10 g，麝香1.5 g，梅片4.5 g。共研极细，掺疮上。如以面糊和药，搓为药捻，更可用于较深的溃疡内提取坏死组织，并用于慢性窦道化除管壁。脓水清稀者可变为稠脓，疮内异物(如腐骨、线头等)亦能随脓提出。(《疮疡外用本草》滚脓丹)

【临床报道】 1. 治疗术后切口感染　将红升丹撒于消毒后的创面上，以灭菌敷料盖之。每日换药1次。待肉芽新鲜、脓汁减少时，用生理盐水纱布条换之。与单纯使用依沙吖啶纱条的手术切口感染病例作比较，共治疗34例。结果：对照组中创口感染愈合时间最短者17日，最长者50日，平均22.5日；红升丹组最短者12日，最长者23日，平均13.3日，两组疗效差异显著。

2. 治疗瘘管　取红升丹研成粉末，加适量面糊搅匀，搓成火柴棒样大小的两头尖的药条，阴干备用。将药条插入瘘管内，每次1～2条，用纱布覆盖，胶布固定。3日换药1次。待瘘管口及其周围变黑坏死时，停用红升丹，改用三黄散(大黄、黄连、黄柏各30 g)调冷开水外敷瘘管口外周，每日换药1次，连敷7～12日，直至瘘管腐肉与健康组织分离，自动脱落为止。腐肉脱落后，如果肉芽生长不良，可再使用红升丹1次。待创面肉芽新鲜后，用生肌玉红膏纱布放入瘘管中，每日换药1次，至愈为度。治疗各种瘘管27例，痊愈25例，好转1例，无效1例。或按不同情况，将红升丹研成细末，或制成药捻(纸捻、线捻、硬捻等)。操作步骤：① 按无菌操作，清洁伤口。② 创面浅的把粉末直接撒在创面上，瘘管则用药线插入瘘管底部；若伤口较深时，将药线插入伤口深部，不宜插到底，并在伤口外留0.5 cm。③ 伤口用金黄膏或黄连软膏外敷(不宜用硬膏)。④ 外口小，用棉球将药线分开，以扩大外口。⑤ 创面肉芽组织红润后，改用九华膏或生肌玉红膏外敷。用上述方法治疗各种瘘管58例，均获痊愈。其中疗程在1个月者44例，2个月者14例。

3. 治疗慢性窦道　将红升丹1份、生石膏1份配成1号方，用于肉芽老化、边缘紫黑或周围组织较硬的伤口；红升丹2.5份、生石膏7.5份配成2号方，用于1号方之后、伤口周围软化、硬痂脱落后；红升丹1份、五宝丹9份配成3号方，用于2号方之后、创口周围血运明显改善、分泌物不多、有新肉芽生长；4号方为单用五宝丹，用于新生肉芽接近长平、无分泌物者。必要时外敷生肌膏。根据伤口的变化和伤口的不同阶段，分别予上述1、2、3、4号或生肌膏，每日或隔日换药1次。治疗55例，治愈53例，治愈率96.4%。

4. 治疗带状疱疹　将红升丹、冰片、煅石膏、蛤粉按3∶10∶7∶4比例配制，研极细末，用适量香油调敷，隔日1次。用以治疗带状疱疹88例，除1例因过敏停药外，其余87例均愈，平均疗程4.4日。

5. 治疗化脓性中耳炎　红升丹60 g，冰片3 g，麝香1.5 g。以上三药共研细末，装瓶密藏。用脱脂药棉搓成长2～3 cm、直径1 mm的棉捻，消毒备用。清除外耳道分泌物，以3%过氧化氢擦拭干净，后用75%乙醇浸湿棉捻，在药粉中蘸匀，放置于外耳道底部。注意药捻应与鼓膜保持约2 mm之距离，以免刺激鼓膜。脓性分泌物多时，药捻应每日更新。药捻放置后耳内有凉爽感，个别可有短暂轻微疼痛，旋即消失。一般换药2～4次，即脓止耳干。治疗17例(18耳)，14例(15耳)经治疗2～4次即获得干耳，1例疗效不明，2例短期内有反复。

【各家论述】 1.《谦益斋外科医案》："升者春生之气。既可去腐，又可生新。"

2.《疡医大全》："红升丹不独提脓，且能生肌，如疮毒淌水者用之，次日即转稠脓。此丹功效，用之一面提脓，一面长肉，肌肉长平，仍以此丹上之，即可结疤收口，首尾并用，所以为神也。""阳城罐升炼红升丹，名曰大升，不比三仙丹、小升力单，只可施于疮疖，若痈疽大证，非大升不能应手。"

2072 红升麻 hóng shēng má (《全国中草药汇编》)

【异名】 小升麻(《本草拾遗》)，金毛三七、阴阳虎(《天目山药用植物志》)，虎麻(《陕甘宁青中草药选》)，荞麦三七、消食丹(《安徽中草药》)，三角钻(《浙江药用植物志》)，水升麻、水三七(《广西药用植物名录》)

【基原】 为虎耳草科落新妇属植物落新妇和大落新妇的根茎。

【原植物】 参见"落新妇"条。

【采收加工】 7～10月采挖，除去杂质，洗净，鲜用或晒干。

【药材】 落新妇 *Astilbes Chinensis Rhizoma*　产于河北、陕西、青海、四川、山东、浙江、安徽、河南、云南等地；大落新妇 *Astilbes Grandis Rhizoma*　产于四川、湖北、贵州、广西、安徽南部等地。

性状　落新妇　根茎呈不规则长块状，长约7 cm，直径0.5～1 cm。表面棕褐色或黑褐色，凹凸不平，有多数须根痕，有时可见鳞片状苞片。残留茎基生有棕黄色长绒毛。质硬，不易折断，断面粉性，黄白色，略带红色或红棕色。气微，味苦、辛。

大落新妇　根茎块状，长约6 cm，直径1～2 cm。表面棕褐色至黑褐色，有多数须根痕，有时可见鳞片状苞片。残留茎基有褐色膜质鳞片。质脆，易折断，断面粉性，红棕色。气微，味苦。

鉴别　(1) 根茎横切面：表皮细胞长方形，外壁增厚栓化，棕褐色，可见鳞叶组织及单列多细胞毛。皮层较宽广，棕色，散有根迹维管束；内皮层可见凯氏点或凯氏带。中柱维管束断续环状排列，韧皮部外侧有纤维束。中央有宽广的髓部。薄壁细胞含草酸钙簇晶和淀粉粒。

(2) 薄层色谱：取本品粉末1 g，加甲醇10 ml浸泡过夜，滤过。滤液作供试液，另以岩白菜素作对照品，分别点样于同一硅胶G薄板上，以氯仿-乙酸乙酯-甲酸(5∶4∶2)展开，展距19 cm。用50%硫酸乙醇液喷雾后，在105 ℃烤10分钟。供试品色谱中，在与对照品色谱相应位置上，显相同的暗绿色斑点。

【成分】 1. 落新妇根和根茎含岩白菜素(bergenin)，3β-羟基-12-齐墩果烯-27-酸(3β-hydroxyolean-12-en-27-oic acid)。

2. 大落新妇根和根茎亦含岩白菜素。

【药理】 抗肿瘤作用　体内肿瘤试验结果表明，落新妇根水煎剂2、4、6 g/kg分别给小鼠灌胃，连续10日，各组均能显著地抑制小鼠肉瘤S_{180}生长，瘤重抑制率为30%～54%，其中4 g/kg剂量的抑瘤率达51%～54%，且能延长小鼠艾氏腹水癌(EAC)的生存期，生命延长率为44%。体外淋转试验中，有促进脾淋巴细胞转化的作用，最适有效浓度为12.5 μg/ml。

【药性】 辛、苦，温。

1.《陕甘宁青中草药选》："味辛、苦，性温。"

2.《安徽中草药》："性温，味微辛、酸。"

【功用主治】 活血止痛，祛风除湿，解毒。主治跌打损伤，风湿痹痛，劳倦乏力，毒蛇咬伤。

1.《天目山药用植物志》："治劳动过度，筋骨酸痛，毒蛇咬伤，跌打损伤，陈伤积血。"

2.《陕甘宁青中草药选》："活血止痛，强筋健骨。"

3.《全国中草药汇编》："祛风除湿。治手术后疼痛，风湿关节痛。"

4.《福建药物志》："祛风行气。治劳倦乏力。"

【用法用量】 内服：煎汤，9～15 g，鲜者加倍；或鲜品捣汁兑酒。外用：捣敷。

【选方】 1. 治慢性关节炎　落新妇(根茎)9 g，及己1.2 g，红茴香根皮0.9 g(先煎1小时)。煎水，分2次，黄酒适量兑服。(《安徽中草药》)

2. 治劳动过度，筋骨酸痛　(红花落新妇)鲜根30 g左右，切成薄片，置碗中，入黄酒适量，上加盖，置锅中蒸熟取汁，分3次饭前服，并将残渣嚼服。忌食酸、芥菜。

3. 治毒蛇咬伤　(红花落新妇)去栓皮根30 g，水煎服。其渣加白糖捣烂外敷，每日敷服各1次。(2、3方出自《天目山药用植物志》)

4. 治胃痛，肠炎　落新妇(根茎)15 g，青木香9 g。煎服。(《安徽中草药》)

2073 红丹参 hóng dān shēn (《西昌中草药》)

【异名】 紫丹参、大木帮、红秦艽(《西昌中草药》)，松林丹参(《云南药用植物名录》)。

【基原】 为唇形科鼠尾草属植物橙色鼠尾草的根。

【原植物】 橙色鼠尾草 *Salvia aerea* Lévl.　又名：铜色鼠尾(《中国高等植物图鉴》)。

多年生草本，高6～40 cm。根粗壮，圆柱形。茎钝四棱形，具4槽，密被细长而具节的黄褐色柔毛。叶大多数基生，间有1～2对茎生；基生叶较大，簇生；叶柄长2～4 cm，扁平，被褐色长柔毛；叶片椭圆形或椭圆状披针形，长2.5～8.5(～20) cm，宽2.5～4.5(～8) cm，先端钝形，基部长楔形渐狭或近圆形至浅心形，边缘有不整齐的圆齿，草质，上面密被长柔毛，下面被疏或密的长柔毛，满布紫褐色腺点；茎

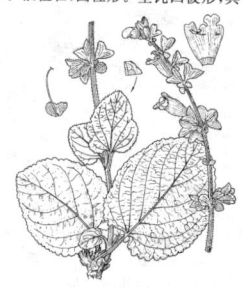

橙色鼠尾草

生叶叶片较小，椭圆形、长圆形至卵圆形或倒卵圆形，长 1～5.8（～8）cm，宽 1～4.5（～5）cm，毛被与基生叶同，叶柄短或无柄。轮伞花序 2～6 花，下部者疏离，上部者密集，组成长达 15 cm 的总状花序；苞片椭圆形或倒卵圆形；花萼钟形，外面密被褐色具节长柔毛，内面被微硬伏毛，二唇形，果时增大，宽钟形；花冠颜色多种，有橙黄、白、深蓝及紫色等，外被小疏柔毛，冠檐二唇形，上唇长卵形，下唇 3 裂，中裂片较大，倒心形；能育雄蕊伸入花冠上唇；花盘前方稍膨大。小坚果倒卵圆形，褐色，略具网纹，顶端具腺点。

生于海拔 2 550～3 300 m 的林内、灌木丛中、草地或山坡上。分布于四川、贵州、云南等地。

【采收加工】 6～10 月采挖，切片，晒干。

【药性】 《云南中草药》："涩、微苦，凉。"

【功用主治】 补肾壮骨，活血止血。主治肾虚腰痛，风湿痛，月经不调，痛经，经闭，崩漏，便血，吐血，衄血，跌打瘀痛，刀伤出血。

1.《云南中草药》："强筋壮骨，舒筋活络。治头晕，肾虚腰痛，风湿痛。"

2.《全国中草药汇编》："清热凉血，活血调经。治红崩，月经不调，经闭，吐血，便血。"

【用法用量】 内服：煎汤，3～9 g；或浸酒。外用：研末调敷。

【选方】 1. 治月经不调，经闭　红丹参 60 g，泡酒 500 g。每日服 2 次，每次 15～30 g。

2. 治吐血，便血　红丹参 30 g，茜草 15 g。水煎服。

3. 治牙痛　红丹参一小段，嚓牙痛处。

4. 治色劳淋　红丹参 30 g，木通、尿珠根各 15 g。煎水服。（1～4 方出自《西昌中草药》）

2074 红水芋 hóng shuǐ yù （《红河中草药》）

【异名】 红半夏、石芋头、独角芋、红芋头、珍珠莫玉散（《红河中草药》）。

【基原】 为天南星科五彩芋属植物五彩芋的块茎。

【原植物】 五彩芋 *Caladium bicolor* (Ait.) Vent. [*Arum bicolor* Ait.]　又名：花叶芋（《中国高等植物图鉴》）。

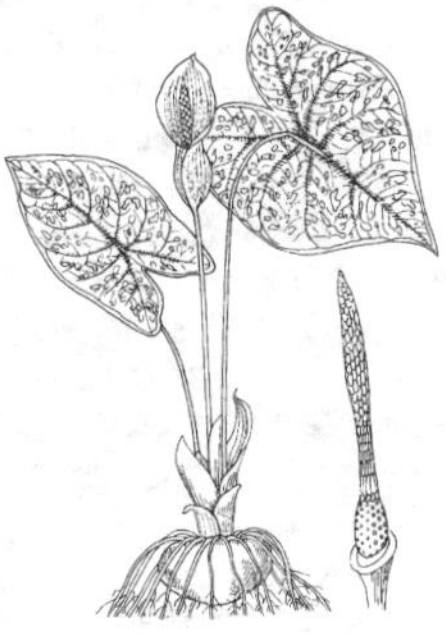

五彩芋

多年生草本。块茎扁球形。花葶和叶柄基出；叶柄光滑，长 15～25 cm，上部被白粉；叶片盾状着生，表面满布各色透明或不透明斑点，背面粉绿色，戟状卵形至卵状三角形，先端骤狭具凸尖，后裂片长约为前裂片的 1/2，长圆状卵形，1/3～1/5 联合。花序柄短于叶柄，长 10～13 cm；佛焰苞管部卵圆形，外面绿色，内面绿白色，基部常青紫色；檐部凸尖，白色；肉穗花序；雌花序几与雄花序相等；雄花序纺锤形；雌花序圆锥形或椭圆形，花多密集；不育雄花序近圆锥形。花单性，无花被；雄花为倒圆锥状的合生雄蕊柱，近六角形；不育雄花假雄蕊合生成倒金字塔形；雌花仅具雌蕊，子房近 2 室，无花柱。浆果白色。种子多数。花期 4 月。

我国福建、广东、云南、台湾等地有栽培。原产于热带美洲。

【栽培】 生物学特性　喜高温湿润气候，喜半荫及通风良好的环境，不耐寒。宜选疏松肥沃、排水良好的地块栽培。

繁殖方法　用块茎繁殖。春季，将块茎按行株距 60 cm×30 cm开穴栽种，上覆细土 4～5 cm。

田间管理　出苗后定期浇水，保持土壤湿润，生长期中耕除草 3～4 次，结合中耕除草，施复合肥 2～3 次。

【采收加工】 9 月采收，挖起块茎，鲜用或在通风处干燥数日后砂藏。

【药性】 《全国中草药汇编》："苦、辛，温，有毒。"

【功用主治】 《全国中草药汇编》："解毒消肿，散瘀止痛，接骨，止血。主治风湿疼痛，跌打肿痛，胃痛，无名肿毒，腮腺炎，痈、疮、疖和蛇虫咬伤，癣、湿疹，全身瘙痒，牙痛，刀枪伤。"

【用法用量】 内服：煎汤，3～9 g；或研末。外用：鲜品捣敷；捣汁搽；或研末酒调敷。

【宜忌】 孕妇禁服。

2075 红石耳 hóng shí ěr （《陕西中草药》）

【异名】 红石耳子、石耳子（《陕西草药》）。

【基原】 为石耳科石耳属植物红腹石耳的地衣体。

【原植物】 红腹石耳 *Umbilicaria hypococcinea* (Jatta) Lanos [*Gyrophora hypococcinea* Jatta]　又名：黄底石耳（《陕西中草药》）。

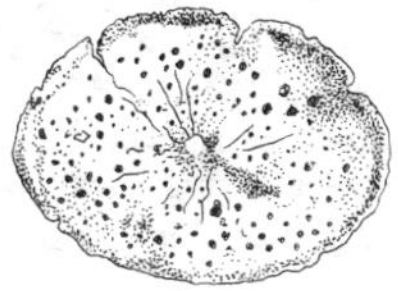

红腹石耳

地衣体单片状，近圆形，直径可达 2～3.6 cm。裂片边缘撕裂状或稍向上翘起；上表面灰褐色、黑褐色至浅污黑色，无光泽；下表面光滑，裸露，具少数假根，假根圆柱状；近中央脐部呈深红色、番红色、橘红色，由中央至边缘色泽渐淡，边缘呈暗淡紫褐色。子囊盘散布于上表面。

生于高山带的岩石表面，单生或成片生长。也见于岩石缝中的风化石砾中。分布于山西、西藏、陕西。

【采收加工】 6～7 月雨后或细雨天采收，晒干。

【药材】 红石耳 *Umbilicariae Hypococcineae Lichen*　产于陕西、山西、西藏等地。

性状　地衣体单叶状，不规则圆形，直径 1～3（～6.5）cm，边缘瓣裂，有时有小穿孔。上表面灰褐色或黑褐色，边缘色较深，平滑或有皱褶，中央脐处稍突起，下表面近脐周围呈橘红色、锈红色，边缘近于黑色，无或有少数假根。子囊盘圆形，黑色，密集在上表面。质脆，易碎。

【成分】 地衣体含石茸酸（gyrophoric acid），黑茶渍素（atranorin），苔色酸甲酯（methyl orsellinate），苔色酸乙酯（ethyl orsellinate），苔色酸（orsellinic acid），β-苔黑酚酸甲酯（methyl-β-orcinolcarboxylate），松萝酸（usnic acid），2，2′-双〔（1，8-二羟基-3-甲基）蒽醌〕{2，2′-bis〔（1，8）-dihydroxy-3-methyl〕anthraquinone}。

【药性】 《陕西中草药》："淡、微苦，平。"

【功用主治】 理气健胃，利水除胀。主治消化不良，脘腹胀痛，痢疾，疳积。

1.《陕西中草药》："健胃消食，利水消胀，驱虫。主治消化不良，腹痛，痢疾，小儿疳积，痞块，蛔虫症，白带。"

2.《全国中草药汇编》："理气止痛。"

【用法用量】 内服：煎汤，9～15 g。

【选方】 1. 治痢疾腹痛，疳积　红石耳 9 g，朱砂七 6 g，太白米 1.5 g。水煎服，红白糖为引。

2. 治小儿疳积，痞块，蛔虫症　红石耳 6～15 g。开水泡胀，用菜油炒后再加开水煎煮，连汤服。（1、2 方出自《陕西中草药》）

2076 红头草 hóng tóu cǎo （《云南中草药》）

【异名】 白毛倒提壶、红根（《云南中草药》），土蒿枝、红根草（《玉溪中草药》）。

【基原】 为菊科艾纳香属植物见霜黄的全草。

【原植物】 见霜黄 *Blumea lacera* (Burm. f.)DC. [*Conyza lacera* Burm. f.; *C. dentata* Blanco]

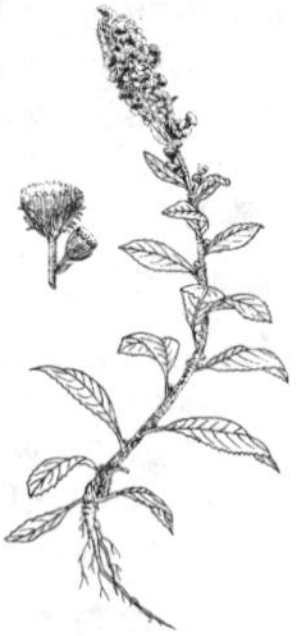

见霜黄

草本,高 18～100 cm。根粗壮分枝。茎不分枝或上部多分枝,具条棱,被白色绢毛状绒毛或密被短绒毛。下部叶无柄或有 1～3 cm 的柄,叶倒卵形或倒卵状长圆形,长 7～15 cm,宽 4～5 cm,先端圆钝,基部楔尖或长渐尖,边缘有疏粗齿,或有时下半部琴状分裂,两面均被绒毛;上部叶不分裂,倒卵状长圆形或长椭圆形,长 2.5～4 cm,宽 1.5～2 cm,基部渐狭,边缘上半部有粗或细尖齿,两面均被白色丝状密绒毛。头状花序多数,顶生和腋生,排成大圆锥花序;总苞圆柱形;总苞片约 4 层,花后反折,全部线形,外层背面被白色密长柔毛,并被密缘毛,内层长于外层 2 倍;花托平,有泡状凸起。花黄色;雌花多数,花冠檐部 3 齿裂;两性花约 15 个,花冠檐部 5 浅裂,被疏柔毛和腺体。瘦果圆柱状纺锤形,被疏毛;冠毛白色,糙毛状。花期 2～6 月。

生于海拔 120～800 m 的草地、路旁或田边。分布于华南及福建、江西、贵州、云南、台湾等地。

【采收加工】 5～7 月采收,鲜用或切段晒干。

【成分】 全草含菜油甾醇(campesterol),19α-羟基-12-乌苏烯-24, 28-二甲酸酯-3-*O*-β-*D*-吡喃木糖苷(19α-hydroxyurs-12-ene-24, 28-dioate-3-*O*-β-*D*-xylopyranoside),2-异戊烯基-5-异丙基苯酚-4-*O*-β-*D*-吡喃木糖苷(2-isoprenyl-5-isopropylphenol-4-*O*-β-*D*-xylopyranoside),霜黄素(lacerain)Ⅰ、Ⅱ。

叶中含黄酮类:5-羟基-3, 6, 7, 3′, 4′-五甲氧基黄酮(5-hydroxy-3, 6, 7, 3′, 4′-pentamethoxyflavone),5, 3′, 4′-三羟基-3, 6, 7-三甲氧基黄酮(5, 3′, 4′-trihydroxy-3, 6, 7-trimethoxyflavone)等。

【药性】 《云南中草药》:"苦,寒。"

【功用主治】 《云南中草药》:"清热解毒,消炎。治小儿肺炎,扁桃体炎,腮腺炎,口腔炎,无名肿毒,皮肤瘙痒。"

【用法用量】 内服:煎汤,10～15 g,鲜品加倍。不宜久煎。外用:捣敷。

2077 红花子 hóng huā zi

【异名】 红蓝子(《广利方》),白平子(《药材资料汇编》)。

【基原】 为菊科红花属植物红花的果实。

【原植物】 参见"红花"条。

【功用主治】 1.《开宝本草》:"吞数颗,主天行疮子不出。"

2.《本草图经》:"主产后血病。"

【用法用量】 内服:煎汤或入丸、散。

【选方】 1. 治斑豆疮出不快 红花子一合。捶碎,水半升,煎百沸,去滓,分减服之。(《伤寒总病论》红花汤)

2. 治腹内血气刺痛 红蓝子一升,捣碎,以无灰酒一大升八合拌了,曝令干,重捣蜜丸如桐子大。空腹酒下四十丸。(《本草图经》)

3. 治女子中风,血热烦渴 红蓝子五大合。微熬,捣碎,旦日取半大匙,以水一升,煎取七合,去滓,细细咽之。(《广利方》)

2078 红花苗 hóng huā miáo (《开宝本草》)

【基原】 为菊科红花属植物红花的嫩叶苗。

【原植物】 参见"红花"条。

【功用主治】 生捣碎,敷游肿。

2079 红花菜 hóng huā cài (《植物名实图考》)

【异名】 米布袋(《救荒本草》),碎米荠(《野菜谱》),翘摇、翘翘花(《植物名实图考》),荷花郎(《现代实用中药》),莲花草、花草(《国产牧草植物》),螃蟹花、灯笼花(《贵州民间方药集》),米伞花、野鸭草(《贵州民间药物》),滚龙珠(《陕西中草药》),米筛花草、红花草(江西《草药手册》),红花郎(苏州医学院《中草药手册》),草籽(《浙江药用植物志》)。

【基原】 为豆科黄芪属植物紫云英的全草。

【原植物】 紫云英 *Astragalus sinicus* L.

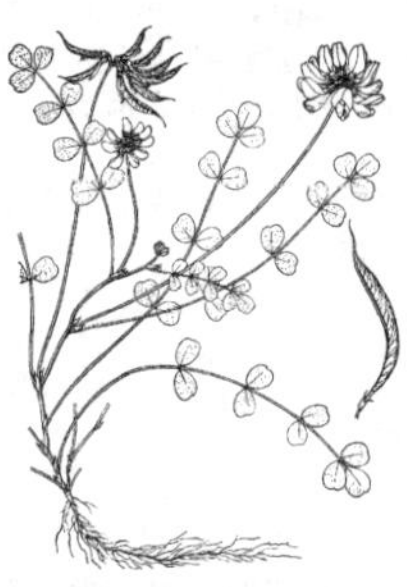

紫云英

一年生草本。茎直立或匍匐,高 10～40 cm。奇数羽状复叶;托叶卵形,上面有毛;小叶 7～13 枚,倒卵形,长 5～20 mm,宽 5～12 mm,先端微凹或圆形,基部楔形,两面被长硬毛。总状花序近伞形,腋生,有花 6～12 朵,苞片三角卵形,被硬毛;萼钟状,外面被长硬毛,5 齿,齿与萼管等长,披针形;花冠紫色或白色,旗瓣长圆形,先端圆微缺,翼瓣短,有爪和耳,龙骨瓣与旗瓣等长,有爪和耳;雄蕊 10,二体,(9)+1;雌蕊 1,花柱内弯,柱头头状。荚果条状长圆形,稍弯,黑色种子多数,棕色。花期 2～6 月,果期 3～7 月。

生于溪边或森林中潮湿处、山坡、山径旁。海拔 400～3 000 m 处均可生长。分布于江苏、浙江、福建、江西、河南、湖北、湖南、广东、广西、四川、贵州、云南、陕西等地,并广泛栽培。

本植物的种子(紫云英子)亦供药用,另设专条。

【采收加工】 3～7 月采收,鲜用或晒干。

【成分】 全草含多种黄酮类成分:槲皮素糖苷(glycoside of quercetin),芹菜素(apigenin),异鼠李素(isorhamnetin),木犀草素(luteolin),刺槐素(acacetin),山柰酚(kaempferol),此外还含有胡芦巴碱(trigonelline),胆碱(choline),腺嘌呤(adenine),脂肪,组氨酸,精氨酸,丙二酸(malonic acid),刀豆氨酸,ATP 酶。花粉中含蛋白质,乳酸脱氢酶,天冬氨酸氨基转移酶,丙氨酸氨基转移酶,精移酸酶,腺苷脱氨酶,碱性磷酸酯酶。

从红花菜的种子中分离得到三萜类化合物:大豆皂苷(soyasaponin)Ⅰ、Ⅱ、Ⅲ、Ⅳ,大豆皂醇 B 3-*O*-β-*D*-吡喃葡萄糖醛酸苷(soyasapogenol B 3-*O*-β-*D*-glucuronopyranoside),3β, 22β, 24-三羟基-11-氧代-12-齐墩果烯-3-*O*-α-*L*-吡喃鼠糖(1→2)-β-*D*-吡喃木糖(1→2)-β-*D*-吡喃葡萄糖醛酸苷[3-*O*-α-*L*-rhamnopyranosyl(1→2)-β-*D*-xylopyranosyl (1→2)-β-*D*-glucuronopyranosyl 3β, 22β, 24-trihydroxy-11-oxoolean-12-ene]。此外,还含有 N_4-甲基热精胺(N_4-methylthermospermine),亚精胺(spermidine),高精胺(homospermidine),精胺(spermine),热精胺(thermospermine),刀豆氨酸。

【药理】 抗癌作用 红花菜提取物中含 *L*-精氨酸及 *L*-刀豆氨酸,能抑制乳腺癌的生长并能预防乳腺癌及其他癌症的发生。

【药性】 微甘、辛,平。

1.《贵州民间药物》:"性平,味微甘。"

2.《陕西中草药》:"味涩、甘,性寒。"

3.《全国中草药汇编》:"微辛。"

【功用主治】 清热解毒,祛风明目,凉血止血。主治咽喉肿痛,风痰咳嗽,目赤肿痛,齿衄,血小板减少性紫癜,疔疮,带状疱疹,痔疮,外伤出血。

1.《现代实用中药》:“为清血药,治坏血病,利五脏,明耳目,去热风,令人轻健;捣汁服,治五种黄病。”

2.《贵州民间药物》:“清火解毒。治疔疮,喉痛,痔疮。”

3.《陕西中草药》:“主治带状疱疹,疮疖。”

4.《全国中草药汇编》:“祛风明目,健脾益气,解毒止痛。根主治肝炎,营养性浮肿,白带,月经不调。全草主治急性结膜炎,神经痛,带状疱疹,疮疖痈肿,痔疮。”

5.《福建药物志》:“主治黄疸型肝炎,血小板减少性紫癜病,淋病,小儿支气管炎,脓疡,外伤出血。”

【用法用量】 内服:煎汤,15～30 g;或捣汁。外用:鲜品捣敷;或研末调敷。

【选方】 1. 治喉痛　米伞花、白果叶,晒干,研成细末。用时取等分,加冰片少许,用纸筒吹入喉内,吐出唾涎。(《贵州民间药物》)

2. 治风痰咳嗽　紫云英白花的干全草 30 g,白马骨 15～18 g。水煎,加白糖,早晚饭前各服 1 次。忌食酸、辣、芥菜。(江西《草药手册》)

3. 治小儿支气管炎　鲜紫云英 30～60 g。捣烂绞汁,加冰糖适量,分 2～3 次服。(《福建药物志》)

4. 治齿龈出血　荷花郎,洗净,切细,捣汁服。每日 3～5 回,每回 10～20 ml,凉开水送服。(《现代实用中药》)

5. 治血小板减少性紫癜病　紫云英鲜幼苗 60～125 g。油、盐炒服。(《福建药物志》)

6. 治肝炎,营养性浮肿,白带　紫云英鲜根 60～90 g。水煎服,或炖猪肉服。(《浙江药用植物志》)

7. 治疟疾　紫云英、鹅不食草各 30 g。煎水服。(江西《草药手册》)

2080 红豆蔻 hóng dòu kòu (《药性论》)

【异名】 红蔻(《本草述钩元》),良姜子(《萃金裘本草述录》),红扣(《中药志》)。

【基原】 为姜科山姜属植物大高良姜的果实。

【原植物】 大高良姜 *Alpinia galanga* (L.) Willd. [*Maranta galanga* L.]

多年生丛生草本,高 1.5～2.5 m。根茎粗壮,圆形,有节,棕红色并略有辛辣味。叶 2 列,无叶柄或极短;叶片长圆形或宽披针形,长 30～50 cm,宽 6～10 cm,先端急尖,基部楔形,边缘钝,常棕白色,两面无毛或背面有长柔毛;叶舌长 5～10 mm,先端钝。圆锥花序顶生,直立,多花,花序轴上密生柔毛;总苞片线形;小苞片披针形或狭长圆形;花绿白色,清香;花萼管状,顶端不等的 3 浅裂,有缘毛;花冠管与萼管略等长,裂片 3,长圆形,唇瓣倒卵形至长圆形,基部成爪状,有红色条纹;雄蕊 1,与唇瓣等长,花药长圆形,退化雄蕊 2,披针形,着生于唇瓣基部;子房下位,花柱细长,柱头略膨大。蒴果长圆形,不开裂,中部稍收缩,熟时橙红色。种子多角形,棕黑色。花期 6～7 月,果期 7～10 月。

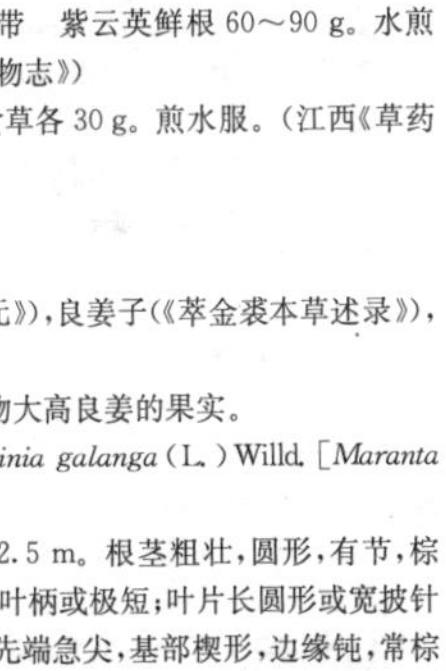

大高良姜

生于山坡、旷野的草地或灌木丛中。分布于广东、广西、海南、云南。

本植物的根茎(大高良姜)亦供药用,另设专条。

【栽培】 生物学特性　喜温暖湿润、阳光充足的环境。稍耐旱,忌水涝,能耐短暂 0 ℃低温。以土层深厚、疏松肥沃、排水良好的壤土或黏壤土栽培为宜。

繁殖方法　用种子或分株繁殖。种子繁殖:采用育苗移栽法,11～12 月采果实脱粒砂藏。第二年 4～5 月播种,开 1.3 m 宽的高畦。条播,按行距 33 cm 在畦上开横沟,播幅 10 cm。苗期经常除草松土,追肥 3～4 次。第二年晚霜过后,苗高 33 cm,雨季就可移栽。分株繁殖:可于每年夏天雨季进行,挖取部分带一段根茎的植株,地上茎可于离地约 33 cm 处剪去,在 6 月雨季移栽,按行距 1.3 m,株距 1 m 挖穴,每穴栽苗 2～3 株。

田间管理　栽种后 1～2 年要加强管理,每年中耕除草、追肥 3 次,在 6、8、12 月进行。中耕后施磷肥、人畜粪水 1 次。一般到第三年植株封行后,只需每年 2～3 月剪除枯残茎叶。12 月采收后再中耕,并施堆肥和过磷酸钙 1 次。栽种后 1～2 年可间种豆科矮杆作物或蔬菜。

【采收加工】 栽培第三年开花结果,于 11～12 月果实刚呈红色时采收,将果穗割回,摊放阴凉通风处 4～7 日,待果皮变成深红色时脱粒,去掉枝杆,扬净,晒干。

【药材】 红豆蔻 *Galangae Fructus*　主产于广西、广东、海南等地。

性状　果实呈长球形,中部略细,长 0.7～1.2 cm,直径 0.5～0.7 cm。表面红棕色或暗红色,略皱缩,顶端有黄白色管状宿萼,基部有果梗痕。果皮薄,易破碎。种子 6,扁圆形或三角状多面形,黑棕色或红棕色,外被黄白色膜质假种皮,背面有凹陷种脐,合点位于腹面,种脊成一浅纵沟。胚乳灰白色。气香,味辛辣。

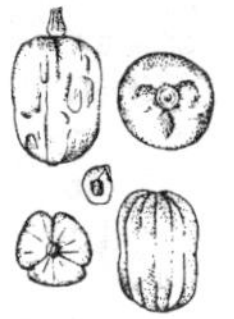

红豆蔻(果实)外形

鉴别　(1) 种子横切面:假种皮细胞 4～7 列,圆形或切向延长,壁稍厚。种皮的外层为 1～5 列非木化厚壁纤维,呈圆形或多角形,直径 13～45 μm,其下为 1 列扁平的黄棕色或深棕色色素细胞;油细胞 1 列,方形或长方形,直径 16～54 μm;色素层细胞 3～5 列,含红棕色物;内种皮为 1 列栅状厚壁细胞,长约 65 μm,宽约 30 μm,黄棕色或红棕色,内壁及靠内方的侧壁极厚,胞腔偏外侧,内含硅质块。外胚乳细胞充满淀粉粒团,偶见草酸钙小方晶。内胚乳细胞含糊粉粒及脂肪油滴。

(2) 薄层色谱:取本品适量粉碎,加水蒸馏,提取的挥发油用无水硫酸钠脱水后点样于硅胶 G 薄层板上,以樟脑、18-桉油精为对照品,用己烷-乙酸乙酯(85∶15)展开,以 10%磷钼酸乙醇液显色,样品色谱在与对照品色谱的相应位置上有相同的斑点。

品质标志　《中华人民共和国药典》2010 年版规定:本品种子含挥发油不得少于 0.4%(ml/g)。

【成分】 红豆蔻果实中含挥发油:消旋 1′-乙酰氧基胡椒酚乙酸酯(*dl*-1′-acetoxychavicol acetate),反式-3,4-二甲氧基桂皮醇(*trans*-3,4-dimethoxycinnamyl alcohol),反式-4-甲氧基桂皮醇(*trans*-4-methoxycinnamyl alcohol),对羟基桂皮醇(*p*-hydroxycinnamaldehyde),1′-乙酰氧基丁香油酚乙酸酯(1′-acetoxyeugenolacetate),α-香柑油烯(α-bergam otene),丁香油酚(eugenol),α-草烯(α-humulene),别香橙烯(aloaromaden-dene),顺式丁香烯(*cis*-caryophyllene),γ-依兰油烯(γ-muurolene),β-甜没药烯(β-bisabolene),乙酸桂皮酯(cinnamyl acetate),菖蒲烯(calamenene),橙花叔醇(nerolidol),荜澄茄烯醇(cadinenol),乙酸牛儿醇酯(geranyl acetate),胡椒酚乙酸酯(chavicol acetate),乙酸龙脑酯(bornyl acetate),顺和反-2-乙酰氧基-1,8-桉叶素(*trans* and *cis*-2-acetoxy-1,8-cineoles),顺和反-3-乙酰氧基-1,8-桉叶素(*trans* and *cis*-3-acetoxy-1,8-cineoles)。

红豆蔻种子含 1′-乙酰氧基胡椒酚乙酸酯,1′-乙酰氧基丁香油酚乙酸酯,丁香烯氧化物(caryophyllene oxide),丁香烯醇 Ⅰ 及

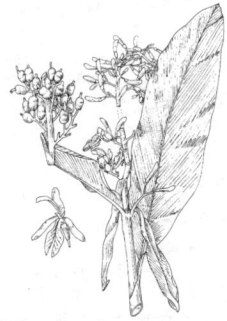

Ⅱ,高良姜萜醛(galanal)A和B,高良姜萜内酯(galanolactone),8(17),12-半日花二烯-15,16-二醛〔*E*-8(17),12-labdiene-15,16-dial〕和*E*-8(17)-环氧-12-半日花二烯-15,16-二醛〔*E*-8β(17)-epoxylabd-12-ene-15,16-dial〕。

【药理】 1. 抗溃疡作用　红豆蔻为传统健胃中药,其种子的甲醇提取物中分离出的1′-乙酰氧基胡椒酚乙酸酯和1′-乙酰氧基丁香油酚乙酸酯,腹腔注射2～10 mg/kg,都能明显抑制大鼠溃疡。

2. 抗病原微生物作用　红豆蔻根茎的挥发油,显示抗微生物活性,能抗革兰阳性菌、酵母菌及一些皮肤真菌,挥发油中以4-松油烯醇最有效,*n*-戊烷/二乙醚提取物对发癣菌属中的须发癣菌有效,乙酰氧基胡椒酚醋酸盐对7种真菌有效,其对皮肤真菌的最低抑菌浓度(*MIC*)为50～250 μg/ml。从红豆蔻中分离出高良姜萜醛A和B等,它们具有细胞毒和抗真菌活性。

3. 抗肿瘤作用　从果实的甲醇提取物中分离得到的1′-乙酰氧基胡椒酚乙酸酯及1′-乙酰氧基丁香油酚乙酸酯给小鼠腹腔注射10 mg/kg的剂量,连续5日,具有抗小鼠腹水型肉瘤S_{180}作用。

4. 降血糖作用　红豆蔻甲醇及水提物能显著降低正常兔子的血糖,对四氧嘧啶引起的高血糖兔子无明显降糖作用,且即使大剂量也无毒性。

【炮制】 1. 红豆蔻　取原药材,除去杂质,筛去灰屑。用时捣碎。

2. 炒红豆蔻　取净红豆蔻置锅内,用文火微炒,取出放凉。

饮片性状　红豆蔻参见"药材"项,炒红豆蔻形如红豆蔻,色泽稍加深。

贮干燥容器内,置阴凉干燥处。防蛀。

【药性】 辛,温。归脾、胃、肺经。

1.《药性论》:"味苦、辛。"

2.《开宝本草》:"味辛,温,无毒。"

3.《纲目》:"辛,热。入手、足太阴经。"

4.《本草求真》:"味辛、甘。"

5.《萃金裘本草述录》:"入足太阴、阳明经。"

【功用主治】 温中燥湿,醒脾消食。主治脘腹冷痛,食积腹胀,呕吐泄泻,噎膈反胃,痢疾。

1.《药性论》:"治冷气腹痛,消瘴雾气毒,去宿食,温腹肠,吐泻,痢疾。"

2.《海药本草》:"善醒于醉,解酒毒。"

3.《开宝本草》:"主肠虚水泻,心腹绞痛,霍乱,呕吐酸水,解酒毒。"

4.《纲目》:"治噎膈反胃,虚疟寒胀,燥湿散寒。"

5.《本经逢原》:"止呕进食,大补命门相火。"

6.《医林纂要》:"温中散寒,醒脾燥湿。"

7.《食物中药与便方》:"行气止痛。"

【用法用量】 内服:煎汤,3～6 g;或研末。外用:研末搐鼻或调搽。

【宜忌】 阴虚有热者禁服。

1.《开宝本草》:"不宜多服,多服令人舌粗,不思饮食。"

2.《生生编》:"最能动火伤目,致衄,食料不宜用之。"

3.《纲目》:"若脾肺素有伏火者,切不宜用。"

【选方】 1. 治胃脘疼痛(包括慢性胃炎、神经性胃痛)① 红豆蔻3 g。研末,每服1 g,红糖汤送服,日3次。(《食物中药与便方》) ② 红豆蔻、香附、生姜各9 g。每日1剂,水煎,分2次服。(《壮族民间用药选编》)

2. 治风寒牙痛　红豆蔻为末,随左右以少许搐鼻中,并掺牙取涎,或加麝香。(《卫生家宝方》)

3. 治慢性气管炎,咯痰不爽　红豆蔻3 g,莱菔子、苏子各6 g。水煎,日分2次服。(《食物中药与便方》)

【各家论述】 1.《玉楸药解》:"红豆蔻,调理脾胃,温燥湿寒。开通瘀塞,宣导瘀浊,亦与草豆蔻无异,而力量稍健,内瘀极重者宜之。上热易为鼻衄、牙疼之象,尽属中下湿寒,胆火不降,当温燥中下,候上热不作而用之。"

2.《萃金裘本草述录》:"治脾胃湿寒痛胀,水谷停瘀泄泻,止霍乱疟痢,除反胃噎膈,去胸腹之酸腐,散山川之瘴疠,调理脾胃,温燥寒湿,主治与草豆蔻同,而辛热尤胜,寒滞重宜之。"

2081 **红旱莲** hóng hàn lián (《江苏药材志》)

【异名】 湖南连翘、黄花刘寄奴(《植物名实图考》),大汗淋草(《南京民间药草》),大黄心草、房心草(《广西中兽医药用植物》),假连翘、箭花茶、一枝箭(《南宁市药物志》),金丝桃、鸡心茶、牛心茶(《辽宁经济植物志》),大金雀、大精血(《江苏药材志》),长柱金丝桃、牛心菜(《北方常用中草药手册》),土黄芩、小黄心草、大头草(《广西药用植物名录》)。

【基原】 为藤黄科金丝桃属植物湖南连翘的全草。

【原植物】 湖南连翘 *Hypericum ascyron* L.

又名:黄海棠(《中国经济植物志》)。

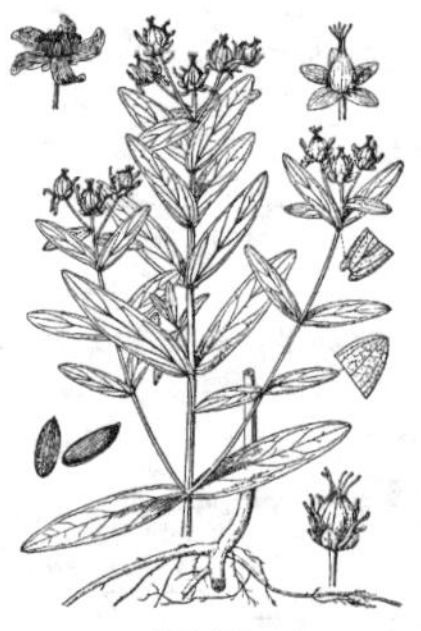

湖南连翘

多年生草本,高达1.3 m。全株光滑无毛。茎四棱形,淡棕色,上部有分枝。单叶对生;无叶柄;叶片宽披针形,长5～10 cm,宽1～3 cm,先端钝尖,基部抱茎,边缘全缘,两面密布细小透明的腺点。花数朵排成顶生的二歧聚伞花序;花黄色;萼片5,卵圆形,具半透明腺点;花瓣5,镰状倒卵形,各瓣稍偏斜而旋转;雄蕊多数,基部连合成5束,每束与花瓣对生;子房上位,花柱长,在中部以上5裂。蒴果圆锥形。种子多数,长椭圆形,褐色。花期6～7月,果期8～9月。

生于山坡林缘或草丛中,路旁向阳地也常见。除青海、新疆外,全国各地均有分布。

【采收加工】 7～9月果实成熟时,割取地上部分,用热水泡过,晒干。

【药材】 红旱莲 *Hyperici Ascyronis Herba*　主产于浙江、江苏、安徽、湖南、湖北、辽宁、吉林、黑龙江等地。

性状　本品为干燥全草,叶通常脱落。茎圆柱形,具四棱,表面红棕色,节处有叶痕;质硬,断面中空。蒴果圆锥形,3～5个生于茎顶,表面红棕色,先端5瓣裂,裂片先端细尖,内面灰白色;质坚硬,中轴处着生多数种子。种子细小,圆柱形,表面红棕色,有细密小点。气微香,味苦。

鉴别　(1)茎横切面:表皮细胞为1列长方形细胞,内含棕色物质;外被厚角质层。皮层及韧皮部菲薄,外侧的数列细胞亦含有棕色物质;其间可见排列成环的分泌腔;四棱处有厚角细胞。形成层成环。木质部细胞木化,导管较大,射线宽1列细胞。茎的中央常呈空洞状。

(2)取本品粗粉1 g,加水10 ml,置60 ℃水浴中浸渍1小时,滤过,取滤液1 ml,加三氯化铁试液1～2滴,即显污绿色。

品质标志　《江苏省中药材标准》1989年版规定:用热浸法测定,本品60%乙醇浸出物不得少于7.0%。

【成分】 红旱莲中含黄酮类:槲皮素(quercetin),山柰酚(kaempferol),金丝桃苷(hyperin),芸香苷(rutin),异槲皮素(isoquercetin)。挥发油,其主要成分为正壬烷(*n*-nonane)。呫吨酮类:

2-甲氧基呫吨酮(2-methoxyxanthone),优呫吨酮(euxanthone),1-羟基-7-甲氧基呫吨酮(1-hydroxy-7-methoxyxathone),7-甲氧基-1,5,6-三羟基呫吨酮(7-methoxy-1,5,6-trihydroxyxanthone),1,3,6,7-四羟基-8-(3-甲基丁基-2-乙基)呫吨酮〔1,3,6,7-tetrahydroxy-8-(3-methylbut-2-enyl)xanthone〕。还含有无羁萜(friedelin)。

【药理】 1. 平喘止咳祛痰作用 红旱莲全草煎剂 4 g/kg 灌胃,对组胺和乙酰胆碱复合致喘液所致豚鼠哮喘有明显平喘作用,腹腔注射尚能对抗乙酰胆碱所致猫或豚鼠的支气管收缩。槲皮素 20 mg/kg 腹腔注射,肺溢流法实验表明对猫或豚鼠的支气管也有扩张作用。槲皮素 15 mg/kg 或金丝桃苷 100 mg/kg 腹腔注射,猫喉上神经引咳法实验表明均有止咳作用。

2. 镇痛作用 金丝桃苷 2.5 mg/kg 皮下注射对酒石酸锑钾所致小鼠扭体反应,兔耳动脉注射对 K^+ 皮下渗透诱发的痛反应均有显著抑制作用,对缓激肽、组胺等致痛因子所致疼痛也有局部镇痛作用。0.25 mg/kg 小鼠侧脑室注射,经甩尾和热板法实验证明有显著的中枢性镇痛作用,此作用不被纳洛酮拮抗,但能分别被侧脑室注射氯化钙和乙二醇双(2-氨基乙基)醚四乙酸(EGTA)所拮抗和加强。原子吸收光谱测定,在金丝桃苷发挥镇痛作用时,小鼠脑内 Ca^{2+} 含量显著减少。

3. 抗菌作用 本品水煎剂在试管内对金黄色葡萄球菌和白色葡萄球菌有较强抑制作用,对肺炎杆菌、肺炎链球菌、卡他球菌、甲型和乙型链球菌也有不同程度的抑制作用。

4. 其他作用 槲皮素有降压作用并有解痉和抗过敏作用。

毒性 本品水煎剂小鼠灌胃的 LD_{50} 为 70.71 g/kg。

【炮制】 取原药材,除去杂质及泥沙,抢水洗净,润软,切段,干燥,筛去灰屑。

饮片性状 为不规则短段。茎圆形或略呈四棱形,表面棕褐色,切面类白色,中空。叶无柄,红棕色,两面均有黑色小斑点,蒴果圆锥形,棕褐色。种子多数呈椭圆形,褐色略弯曲。气微,味微苦、涩。

贮干燥容器内,密闭,置阴凉干燥处。防潮。

【药性】 苦,寒。

1.《北方常用中草药手册》:"味微苦,性寒,无毒。"

2.《湖南药物志》:"苦,寒。"

【功用主治】 凉血止血,活血调经,泻火解毒。主治血热吐血、咯血、尿血、便血、崩漏,跌打损伤,外伤出血,月经不调,痛经,乳汁不下,肝火头痛,黄疸,疟疾,烫伤,湿疹,黄水疮,毒蛇咬伤。

1.《植物名实图考》:"治损伤,败毒。"

2.《南京民间药草》:"治头痛、吐血,平肝火。"

3.《北方常用中草药手册》:"凉血止血,清热泻火,解毒。治吐血,咯血,衄血,子宫出血,外伤出血,肝火头痛,疮疖痈肿。"

4.《吉林中草药》:"治跌打损伤,月经不调,痢疾,便血,乳汁不下。"

5.《全国中草药汇编》:"治黄疸,肝炎,烧烫伤,湿疹,黄水疮。"

【用法用量】 内服:煎汤,9~15 g。外用:捣敷;或研末调涂。

【宜忌】 脾胃虚寒者慎服。

【选方】 1. 治吐血,咯血,子宫出血 红旱莲 15 g,小蓟炭 9 g。研末服。(《青岛中草药手册》)

2. 治鼻衄 湖南连翘 9 g,白茅根 5 g。煎服。(《安徽中草药》)

3. 治尿血 红旱莲、车前草各 9 g。水煎,日服 2 次。

4. 治便血 五倍子 3 g(研末);红旱莲 15 g,艾叶 3 g。煎汤送下,日服 1 次。

5. 治月经不调 红旱莲 9 g,益母草 15 g。水煎,日服 2 次。

6. 治乳汁不下 红旱莲、穿山甲各 9 g。水煎,每日服 2 次。(3~6 方出自《吉林中草药》)

7. 治毒蛇咬伤 鲜湖南连翘 30 g,水煎服;另取鲜全草加生半夏、食盐、烧酒,捣烂外敷伤处。(《浙江民间常用草药》)

2082 红果参 hóng guǒ shēn (《贵州草药》)

【异名】 蜘蛛果(《贵州草药》),山荸荠(《全国中草药汇编》)。

【基原】 为桔梗科金钱豹属植物长叶轮钟草的根。

【原植物】 长叶轮钟草 *Campanumoea lancifolia* (Roxb.) Merr.[*Campanula lancifolia* Roxb.] 又名:肉算盘(《中国植物志》)。

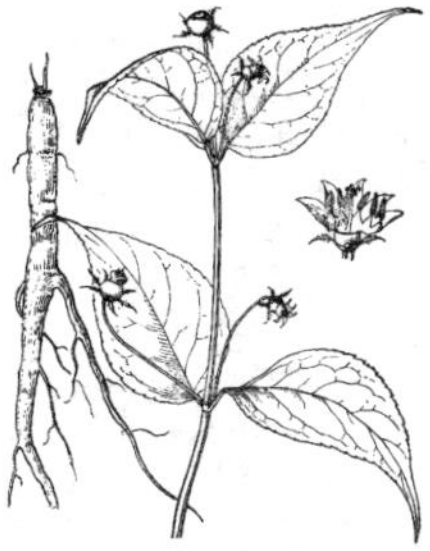

长叶轮钟草

多年生直立或蔓性草本,茎高可达 3 m。根胡萝卜状。通常全株无毛,中空,分枝多而长,平展或下垂。叶对生,偶有 3 枚轮生的,具短柄;叶片卵形,卵状披针形至披针形,长 6~15 cm,宽 1~5 cm,先端渐尖,边缘具细锯齿。花通常单朵,顶生和腋生;花梗或花序梗长 1~10 cm;花梗中上部或在花基部有一对丝状小苞片;花萼仅贴生在子房下部,裂片通常 5 枚,丝状或条形,边缘有分枝状细长齿;花冠白色或淡红色,管状钟形,5~6 裂至中部,裂片卵形至卵状三角形;雄蕊 5~6 枚,花丝与花药等长,花丝基部宽而成片状,边缘具长毛;花柱柱状(4~)5~6 裂,子房(4~)5~6 室。浆果球状,(4~)5~6 室,熟时紫黑色。种子极多数,呈多角体。花期 7~10 月。

生于海拔 1 500 m 以下的林中、灌木丛中以及草地中。分布于西南及浙江、福建、湖北、湖南、广东、广西、台湾等地。

本植物的茎叶(蜘蛛果茎叶)亦供药用,另设专条。

【采收加工】 7~10 月采挖,鲜用或晒干。

【药性】《贵州草药》:"性平,味甘、微苦。"

【功用主治】 补虚益气,祛瘀止痛。主治劳倦气虚乏力,跌打损伤,肠绞痛。

1.《贵州草药》:"理气,补虚,去瘀止痛。"

2.《湖南药物志》:"益气。"

3.《全国中草药汇编》:"主治气虚乏力,跌打损伤。"

【用法用量】 内服:煎汤,15~30 g,或泡酒服。外用:捣敷。

【选方】 1. 治气虚 蜘蛛果 30 g,炖肉吃;或研末 3 g,盐开水送服。

2. 治跌打损伤 蜘蛛果 15~30 g,九节莲 15 g。捣绒敷伤处。(1、2 方出自《贵州草药》)

3. 治肠绞痛 ① 蜘蛛果 15 g,泡酒 500 g。每次服药酒 3 g。(《贵州草药》) ② 蜘蛛果根 30 g,田边菊根 30 g。煎水兑酒服。(《湖南药物志》)

2083 红果楠 hóng guǒ nán (《贵州草药》)

【异名】 凉药、小楠木(《贵州草药》)。

【基原】 为樟科黄肉楠属植物红果黄肉楠的根或叶。

【原植物】 红果黄肉楠 *Actinodaphne cupularis* (Hemsl.) Gamble [*Litsea cupularis* Hemsl.]

灌木或小乔木,高 2~3 m。一年生枝被灰褐色毛,老枝褐灰色;顶芽卵圆形或圆锥形,鳞片外面被锈色丝状短柔毛,边缘有睫毛。叶近轮生;叶柄长 5~8 mm,被毛;叶片长椭圆形至倒卵状披针形,长 5~15 cm,宽 1.5~3 cm,先端急尖,基部楔形,全缘,或稍呈波状,上面无毛,暗绿色,下面稍苍白色,具微柔毛,后渐脱落。花于枝上簇生;花梗短,有长金黄色锈毛;花被片 6,卵形,外面稍被毛;能育雄蕊 9,排成 3 轮,花药椭圆形,4 室,均内向瓣裂;退化雌蕊细小,无毛;雌花退化雄蕊细小,子房椭圆形,无毛,花柱外露,柱头2裂。果卵圆形,成熟时红色,着生于杯状果托上,果托外面有皱褶,边缘全缘或为波状。花期11月至翌年3月,果期翌年8～10月。

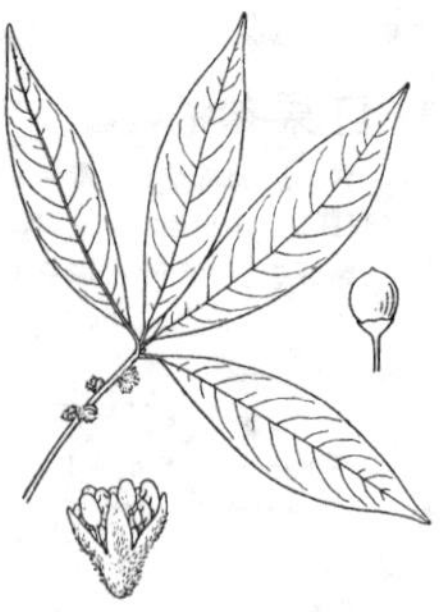

红果黄肉楠

生于海拔360～1 300 m的密林、溪旁及灌木丛中。分布于湖北、湖南、四川、贵州等地。

【采收加工】 6～10月采收,晒干。

【药性】 辛,平。

1.《贵州草药》:“性凉,味辛。”

2.《湖南药物志》:“微苦、微辛,平,气芳香。”

【功用主治】 解毒消肿,降逆止呕。主治水火烫伤,脚癣,痔疮,恶心呕吐。

1.《贵州草药》:“清热解毒。”

2.《湖南药物志》:“降逆止呕。”

【用法用量】 外用:煎汤搽、洗患处。内服:煎汤,6～9 g;或磨汁服。

2084 红线麻 hóng xiàn má(《陕西草药》)

【异名】 红头麻、苛麻(《陕西草药》)。

【基原】 为荨麻科艾麻属植物艾麻的根。

【原植物】 艾麻 *Laportea cuspidata* (Wedd.) Friis [*Sceptrocnide macrostachya* Maxim.] 又名:红火麻、红荨麻、千年老鼠屎(《秦岭植物志》),蛇麻草(《湖北植物志》)。

多年生草本,高达100 cm。茎直立,有螫毛和反曲柔毛。单叶互生;叶柄长3～11 cm;叶片宽卵形或近圆形,长6.5～20 cm,宽4.5～18 cm,先端常有浅裂,中央有尾状尖,基部圆形或浅心形,叶缘有粗锯齿。雌雄同株;雄花序生于雌花序之下;雄花被5裂,雄蕊与花被裂片同数而对生;雌花被4裂,不相等,内侧2片,花后增大,歪卵形,外侧2片较小,披针形;子房长圆形,柱头细长,有毛。瘦果斜卵形,扁平,宿存花柱由基部向下弯曲。花期6～8月,果期8～10月。

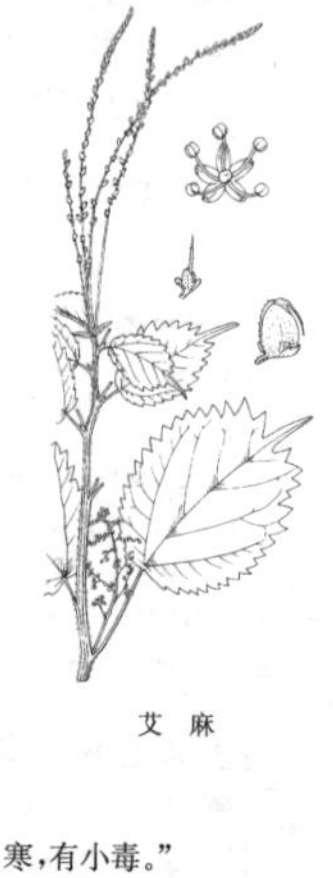

艾 麻

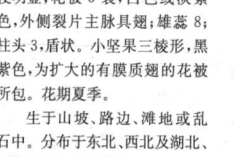

生于山地林下或沟边。分布于西南及河北、山西、江苏、浙江、安徽、江西、河南、湖北、湖南、西藏、陕西、甘肃等地。

【采收加工】 6～10月采挖,鲜用或晒干。

【药性】《全国中草药汇编》:“辛、苦,寒,有小毒。”

【功用主治】《全国中草药汇编》:“祛风湿,通经络,解毒消肿。主治腰腿疼痛,麻木不仁,风痹水肿,淋巴结结核,蛇咬伤。”

【用法用量】 内服:煎汤,6～12 g;或浸酒。外用:捣敷;或煎水洗。

【选方】 1. 治筋骨麻木,风疼 红线麻和猪肉共炖,吃肉喝汤。

2. 治抽麻,心慌 红线麻12 g,苜蓿根3条,生姜为引。水煎服。

3. 治虚肿 红线麻、黑豆各500 g。煎汤,每服2茶杯。

4. 治水肿 鲜红线麻叶(或根煎汁)60 g,黄豆250 g(水2 kg,泡胀,磨成渣)。将红线麻叶用沸水烫过切碎,点入豆渣煮熟。上为一日量,2次吃完,忌盐。

5. 治老鼠疮 鲜红线麻捣烂,加麝香少许,贴患处。(1～5方出自《陕西草药》)

2085 红药子 hóng yào zi(《本草图经》)

【异名】 红药、赤药(《本草图经》),朱砂七、黄药子、朱砂莲、猴血七、血三七(《陕西中草药》)。

【基原】 为蓼科蓼属植物毛脉蓼的块根。

【原植物】 毛脉蓼 *Polygonum cillinerve* (Nakai) Ohwi [*P. multiflorum* Thunb. var. *cillinerve* (Nakai) Steward]

多年生蔓性草本。根茎膨大成块状,木质。茎细长,中空,先端分枝。叶互生;叶柄长0.5～5 cm,上面具沟,下面具黏质乳头状突起或具小纤毛;托叶鞘膜质,褐色,近乎透明;叶片长圆状椭圆形,长6～11 cm,宽3～6 cm。圆锥花序腋生或顶生;花梗明显;花被5裂,白色或淡紫色,外侧裂片主脉具翅;雄蕊8;柱头3,盾状。小坚果三棱形,黑紫色,为扩大的有膜质翅的花被所包。花期夏季。

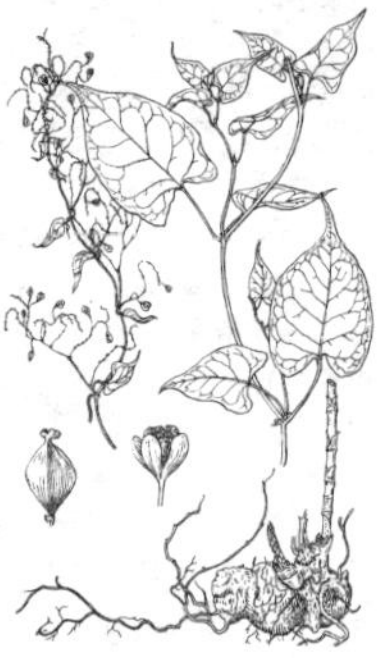

毛 脉 蓼

生于山坡、路边、滩地或乱石中。分布于东北、西北及湖北、湖南、四川、贵州等地。

【采收加工】 7～10月采收,切片晒干。

【药材】 红药子 *Polygoni Cillinervis Radix* 主产于陕西。

性状 块根呈不规则块状,或略呈圆柱形,长8～15 cm,或更长,直径3～7 cm,表面棕黄色。根头部有多数茎基呈疙瘩状。质极坚硬,难折断,剖面深黄色;木质部浅黄色呈环状,近髓部另有分散的浅黄色木质部束。气微,味苦。

鉴别 (1) 块根横切面:木栓层为10数列深棕色木栓细胞。栓内层为4～5列细胞;皮层较薄。韧皮部宽广,韧皮束呈条状,稍弯曲,韧皮射线宽;束间形成层不明显;木质部导管稀少,由木纤维围绕成束,略呈二轮排列。髓部有异型维管束。皮层及韧皮部散有多数纤维束;薄壁细胞含多数草酸钙簇晶,并含淀粉粒。

(2) 取本品粉末0.5 g,加乙醇适量回流提取2小时。取乙醇提取液,加2%氢氧化钠溶液1 ml,显樱红色(检查蒽醌)。取乙醇提取液,滴加1%三氯化铁,显暗棕色(检查酚性化合物)。取乙醇提取液滴于滤纸上,置荧光灯(254 nm)下观察,显淡红色荧光。

(3) 薄层色谱:参见“荞麦七”条。

【成分】 毛脉蓼块根中含有蒽醌类:大黄素(emodin),大黄素甲醚(physcion),大黄素-8-*O*-*β*-*D*-葡萄糖苷(emodin-8-*β*-*O*-*D*-glucopyranoside)和大黄素甲醚-8-*O*-*β*-*D*-吡喃葡萄糖苷(physcion-8-*O*-*β*-*D*-glucopyranoside),还含有鞣质。

【药理】 1. 抗菌作用 本品煎剂在试管内对金黄色葡萄球菌、白色葡萄球菌、大肠杆菌、铜绿假单胞菌、变形杆菌、伤寒杆菌、副伤寒杆菌、痢疾杆菌、肺炎杆菌、卡他奈球菌和乙型链球菌等有不同程度的抗菌作用。本品抗菌有效成分为大黄素及大黄素-8-*O*-*β*-*D*-葡萄糖苷。

2. 抗病毒作用 鸡胚试验,本品对亚洲甲型流感病毒(京科68-1)和Ⅰ型副流感病毒(仙台株)有明显抗病毒作用。

3. 其他作用 有报道大黄素甲醚对沙门菌 TA_{1537} 有致突变现象。

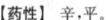

【炮制】 取原药材，除去杂质，洗净，润透，切厚片，干燥，筛去灰屑。

饮片性状 为不规则的长椭圆形、矩圆形或圆形的块片。表面棕黄色或红棕色，不平坦，近中心处有筋脉点。周边红褐色或棕黑色，质坚硬，气微香而味苦。

贮干燥容器内，置通风干燥处。

【药性】 苦、微涩，凉。

1.《陕西中草药》："味苦，微涩，性凉。"

2.《全国中草药汇编》："有小毒。"

【功用主治】 清热解毒，凉血止血。主治上呼吸道感染，扁桃体炎，急性菌痢，急性肠炎，泌尿系感染，多种出血，跌打损伤，崩漏，风湿痹痛，热毒疮疡，烫伤。

1.《陕西中草药》："生用：抗菌消炎，顺气活血，凉血止血，镇痛解痉，止痛止泻，促进溃疡愈合。盐制者补肾，醋制者止血，碱制者健胃。治扁桃体炎，肠炎，胃炎，溃疡病，菌痢，胆道蛔虫症，外伤感染，蜂窝组织炎，痈疖，脓疱疹，泌尿系感染，月经不调，崩漏，外伤出血，吐血，衄血，便血，跌打损伤，风湿腰腿痛。"

2.《全国中草药汇编》："治功能性子宫出血。"

3. 南药《中草药学》："降火凉血，活血止血。"

【宜忌】 孕妇慎用。少数患者服后有腹胀，恶心，呕吐，手麻，头晕等反应，不宜过量，反应严重者应停服。

1. 南药《中草药学》："孕妇慎服。"

2.《全国中草药汇编》："服药后少数病人有腹胀、恶心、呕吐、手麻等反应；用量过大还有头晕反应。轻者不需停药，会自行消失。"

【选方】 治产后血运，恶物冲心，四肢冰冷，唇青腹胀，昏迷

红药子一两，头红花一钱。水二盏，煎一盏服，大小便利，血自下也。（《纲目》引《禹讲师经验方》）

【临床报道】 1. 治疗上呼吸道感染 服朱砂莲粉或片，每次 2 g，每日 4 次；或 10%煎液每次 20 ml，每日 4 次。治疗 32 例，显效 16 例，有效 14 例，无效 2 例。另有用朱砂莲甲素（每片 0.2 g），每次 1 片，每日服 4 次，每次与碳酸氢钠 0.5 g 同服。治疗肺炎、支气管炎、扁桃体炎共 24 例，均有效果。

2. 治疗急性菌痢 将朱砂莲制成片剂，每片 0.25 g。成人每次 0.5～1 g，第一、第二日每 4 小时服 1 次，以后每日 4 次。治疗 110 例，治愈 61 例，好转 33 例，无效 16 例。体温一般于 24 小时内恢复正常，脓血便在 2～3 日后减少或消失。最快的服药 3 日，一般 7 日可获痊愈。细菌培养 22 例，阳性 9 例，复查 8 例，7 例于 6 日转阴，1 例于 9 日转阴。个别患者愈后有复发。在痊愈的 61 例患者中，25 例仍有轻度的腹痛感。服药期间未出现副作用。

2086 红树叶 hóng shù yè（《海洋药物》）

【基原】 为红树科木榄属植物木榄的叶。

【原植物】 参见"红树皮"条。

【采收加工】 7～10 月采收，晒干。

【成分】 叶中含有黄酮：gramrione，即 4′，5′，7-三羟基-3′，5-二甲氧基黄酮（4′，5′，7-trihydroxy-3′，5-dimethoxy flavone）；三萜：*β*-香树脂醇棕榈酸酯（*β*-amyrin palmitate），硬脂酸羽扇豆醇酯（lupeol stearate），羽扇烯酮（lupenone），羽扇豆醇（lupeol），*β*-香树脂醇（*β*-amyrin），蒲公英赛醇（taraxerol），此外还含 *β*-谷甾醇（*β*-sitosterol）。

【功用主治】《海洋药物》1984，(4)：45："叶煎汁，治疟疾。"

【用法用量】 内服：煎汤，6～15 g。

2087 红树皮 hóng shù pí（《台湾药用植物志》）

【异名】 五梨跤、五脚里（《台湾药用植物志》）。

【基原】 为红树科木榄属植物木榄的树皮或根皮。

【原植物】 木榄 *Bruguiera gymnorrhiza*（L.）Lam.［*Rhizophora gymnorrhiza* L.］ 又名：红树（《台湾药用植物志》），长鼓、包萝剪定（《海南植物志》），铁榄、大头榄（《中国高等植物图鉴》）。

灌木或乔木，常有曲膝状气根突出水面。单叶对生；叶柄长 2.5～4.5 cm；托叶早落；叶革质，椭圆形或狭椭圆形，长 7～14 cm，宽 3～5.5 cm，先端稍渐尖，基部楔形，全缘，边缘干时背卷。花单生，花柄向下弯；萼管近钟形，暗黄红色，萼裂片 11～13 片，以 12 片居多，裂片线形，约与萼管等长；花冠淡红白色，与花萼裂片同数而较短，2 深裂，基部密被绢毛，上部近无毛，裂缝间有刺毛 1 条，裂片先端有 2～4 条刺毛；雄蕊数目为花瓣的 1 倍，略短于花瓣；子房半下位，2～4 室。果包藏于萼筒内且与其合生，1 室。种子 1，于果离母树前发芽，胚轴纺锤形，稍有棱角。花、果期几全年。

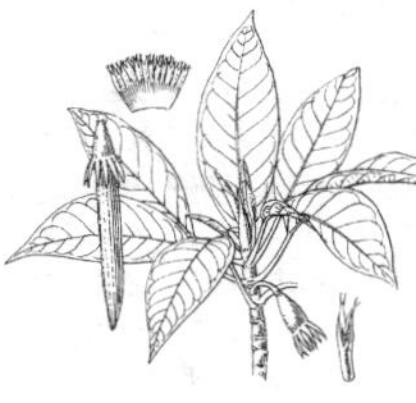

木 榄

生于海滩红树林中。分布于福建、广东、广西、海南、台湾等沿海。

本植物的叶（红树叶）、果实和胚轴（红树果）亦供药用，另设专条。

【栽培】 生物学特性 喜温暖潮湿的环境，适于南亚热带的气候条件生长，以沿海地带向阳的冲积土最适宜栽培。

繁殖方法 用种子繁殖。采收成熟饱满的果实，随采随播，以春、夏季播种较宜。播前将种子晾干，用河砂搓伤种子表皮，按行距 30 cm 开沟条播，沟深 5 cm，将种子点播到沟内，5 cm 粒距点播 1 颗，覆细土 3 cm，浇水保湿。育苗 1 年，苗高 30 cm 左右，按行株距 300 cm×300 cm 开穴，每穴栽 1 株。

【采收加工】 栽种 10～15 年后，7～10 月二季采剥树皮，晒干；10～11 月挖根，剥取根皮，晒干。

【成分】 红树皮含三萜类化合物：13(18)-齐墩果烯醇（gymnorhizol），*α*-香树脂醇（*α*-amyrin），*β*-香树脂醇（*β*-amyrin），羽扇豆醇（lupeol），齐墩果酸（oleanolic acid），熊果酸（ursolic acid）；二萜：13-羟基-16-贝壳杉烯-19-醛（ent-kaur-16-en-13-hydroxy-19-al），15(*S*)-7-异海松烯-15，16-二醇〔15(*S*)-isopimar-7-en-15，16-diol〕，16-贝壳杉烯-13，19-二醇（ent-kaur-16-en-13，19-diol），9(11)-甲基贝壳杉烯-13，17-环氧-16-羟基-19-酮〔methyl-ent-kaur-9(11)-en-13，17-epoxy-16-hydroxy-19-one〕，1*β*，15(*R*)-8(14)-海松烯 1，15，16-三醇〔1*β*，15(*R*)-ent-pimar-8(14)-en-1，15，16-triol〕；甾醇类：蛇菊醇（steviol），谷甾醇（sitosterol），胆甾醇（cholesterol），菜油甾醇（campesterol），豆甾醇（stigmasterol），7-豆甾烯醇（stigmast-Δ^7-en-3*β*-ol），木榄醇（brugierol），异木榄醇（isobrugierol）；另含赤霉素（gibberellin）A_3、A_4、A_7。

【功用主治】《台湾药用植物志》："树皮为收敛剂，治腹泻，偶治疟疾。根皮止血，治咽喉炎。"

【用法用量】 内服：煎汤，6～15 g。外用：煎汤洗；或鲜品捣敷。

2088 红树果 hóng shù guǒ（《海洋药物》）

【基原】 为红树科木榄属植物木榄的果实和胚轴。

【原植物】 参见"红树皮"条。

【采收加工】 全年均可采，鲜用或晒干。

【功用主治】《海洋药物》1984，(4)：45："果和胚轴捣碎取汁作腹泻的收敛剂。"

【用法用量】 内服：3～10 g，鲜品捣汁；或干品研末。

【宜忌】 湿热泻痢禁服。

2089 红背叶 hóng bèi yè (《广西中草药》)

【异名】 红背娘、红帽顶(《广西中草药》),红罗裙(广州空军《常用中草药手册》)。

【基原】 为大戟科山麻杆属植物红背山麻杆的叶及根。

【原植物】 红背山麻杆 *Alchornea trewioides* (Benth.) Muell. -Arg.[*Stipellaria trewioides* Benth.]

灌木或小乔木,幼枝被毛。叶互生;叶柄长达 7 cm,老时变为紫红色;叶片卵圆形或阔三角状卵形或阔心形,长 6～15 cm,宽 4～12 cm,先端长渐尖,基部近平截或浅心形,边缘有不规则的细锯齿,上面近无毛,下面被柔毛;基出脉 3 条,基部有红色腺体和 2 枚线状附属体。雄花序腋生,总状;苞片披针形;腋内有花 4～8 朵聚生;萼片 2～3,雄蕊 8;雌花序顶生,花密集;萼片 6～8;子房卵形,花柱 3。蒴果球形,被灰白色毛。花、果期 3～6月。

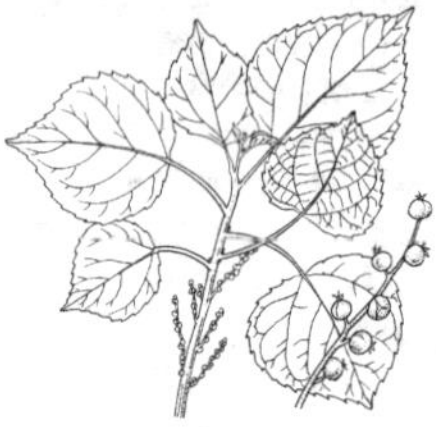

红背山麻杆

生于路旁灌木丛或林下。分布于我国中部、东南和华南。

【采收加工】 5～7 月采叶,鲜用或晒干;7～10 月采根,晒干。

【药理】 促癌作用 小鼠背部皮肤剃毛,涂以 3-甲基胆蒽和红背叶提取物 30 星期后,背部皮肤出现数量不等的乳头样肿瘤,发生率为 17%,若单独涂以 3-甲基胆蒽,发生率为零,表明红背叶为一较弱的促癌物质。

【药性】 甘,凉。

1.《广西中草药》:"味甘,性凉。"

2.《广西本草选编》:"味甘,涩,性凉。"

【功用主治】 清热利湿,凉血解毒,杀虫止痒。主治痢疾,热淋,石淋,血尿,崩漏,带下,风疹,湿疹,疥癣,龋齿痛,褥疮,外伤出血。

1.《广西中草药》:"解毒,除湿,止血。治痢疾,尿路结石或炎症,血崩,白带,风疹,疥疮,脚癣,龋齿痛,外伤出血。"

2.《广西本草选编》:"清热解毒,杀虫止痒。"

3.《湖南药物志》:"治黄疸。"

4.《广西民族药简编》:"治急性肾炎,褥疮,疮疡久不收口。"

【用法用量】 内服:煎汤,15～30 g。外用:适量,鲜叶捣敷或煎水洗。

【宜忌】 《广西民族药简编》:"忌吃辣、酸食物。"

【临床报道】 治疗慢性气管炎 用鲜红背叶根 150 g,炒后水煎 2 次(每次约煎 3 小时),药液混合浓缩成 30 ml,每服 15 ml,每日 2 次,10 日为 1 个疗程。治疗 115 例,服药 1 个疗程后近期控制 27 例,显效 41 例,好转 25 例,总有效率为 80.9%,服 2 个疗程的疗效可有所提高。

2090 红香树 hóng xiāng shù (《云南思茅中草药选》)

【异名】 香叶树(《云南思茅中草药选》)。

【基原】 为山茶科茶梨属植物红榈的树皮或叶。

【原植物】 红榈 *Anneslea fragrans* Wall. 又名:茶梨(《中国高等植物图鉴》),胖婆茶(《广西植物名录》)。

灌木或小乔木,高 4～15 m。全体无毛。叶簇生于小枝顶端;叶柄粗壮,长 2～3 cm;叶片肥厚,革质,披针形或长圆状披针形,长 4.5～15 cm,宽 3～6 cm,先端短渐尖或渐尖,基部渐狭,边缘全缘,中脉在上面平贴或稍隆起。花序由数花至多花而成紧密螺旋状排列,多近顶生;花通常白色;花梗长 3～6 cm,粗壮,直立;萼片 5,肥厚,红色,卵圆形或圆形,边缘膜质;花瓣 5,膜质,有短尖头;雄蕊多数,花药基着,条形,有长尖头;子房半下位,2～3 室,花柱 3 裂,与萼片同色。浆果,革质,为宿存萼所包。

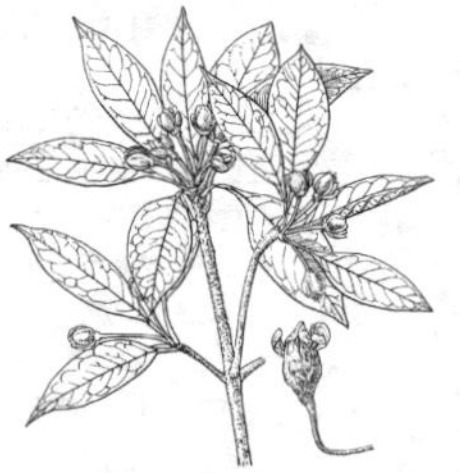

红 榈

生于山地林中。分布于福建、江西、湖南、广东、广西、贵州、云南等地。

【采收加工】 全年均可采,晒干。

【药性】 《云南中草药》:"涩、微苦,凉。"

【功用主治】 行气止痛,消食止泻。主治心胃气痛,消化不良,泻痢,肝炎。

1.《云南中草药》:"消食健胃,舒肝退热。主治消化不良,肠炎,肝炎。"

2.《福建药物志》:"清肝热。"

【用法用量】 内服:煎汤,10～30 g;叶研末,每次 1～2 g。

2091 红孩儿 hóng hái ér (《植物名实图考》)

【异名】 红天葵、虎斑海棠、石莲、九齿莲、石红莲(《广西药用植物名录》),岩红(《云南中草药选》),血蜈蚣(《恩施中草药手册》),蜈蚣七、八角莲(《贵州中草药名录》)。

【基原】 为秋海棠科秋海棠属植物裂叶秋海棠的全草。

【原植物】 裂叶秋海棠 *Begonia palmata* D. Don. [*B. laciniata* Roxb.]

多年生草本,高 15～60 cm。根茎横生,粗壮具节;地上茎肉质,茎节膨大,多少被棕色绵毛。单叶互生;叶柄与叶片近等长;托叶披针形,长约 2 cm,早落;叶片膜质,斜卵形,长 12～20 cm,宽 10～15 cm,呈多角状或不规则状的 5～7 裂,先端渐尖,基部偏心形,边缘有小锯齿及睫毛,上面绿色,略被柔毛,下面淡绿或淡紫色,被褐色绵毛。花单性,雌雄同株;聚伞花序腋生,总花梗与花梗细长,粉红色,被棕色柔毛;雄花花被片 4,外面 2 枚比内轮大,外被绵毛;雄蕊多数,花丝线形,花药椭圆形;雌花花被片 5,斜卵形,近相等,子房被柔毛。蒴果具 3 翅,其中一翅特大。花期 6～8 月,果期 7～9 月。

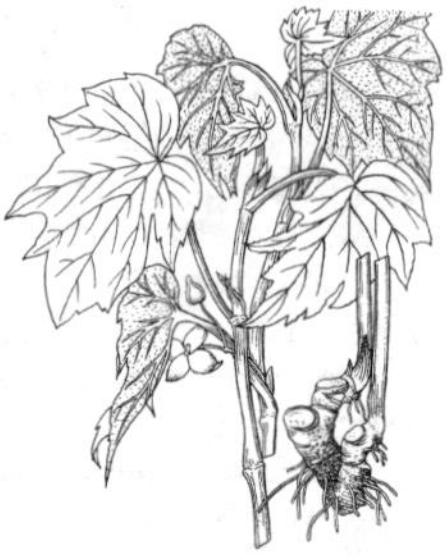

裂叶秋海棠

生于海拔 450～1 900 m 的山谷、密林潮湿地。亦有栽培。分布于长江以南各地。

【栽培】 生物学特性 喜阴凉湿润的环境,耐寒。忌强光直射,怕干旱。宜在富含腐殖质、疏松肥沃的砂质壤土栽培。

繁殖方法 用种子繁殖。夏、秋季采收成熟种子,晾干后立即播种。种子与草木灰或细土拌和,撒播于苗床上,覆盖草木灰或细土 0.5 cm,盖草浇水。在没有荫蔽条件的苗床,搭 80 cm 高的荫棚,保持荫蔽度 50%左右。待苗高 10 cm 左右时,即按行株距 30 cm×30 cm 开穴,每穴栽 2 株。

田间管理 定植后,每年中耕除草 3～4 次,每年春、夏季各追施腐熟人粪尿或复合肥 1 次,秋、冬季各追施堆肥或厩肥。随着植株的生长，调整荫蔽度在 30%～40%。

【采收加工】 7～10 月挖取全草，晒干。

【药理】 抗 HbsAg 作用 使用酶联免疫吸附检测（ELISA）技术，测得红孩儿水提取物 P(阳性)/N(阴性)值为 2.31，具一定的抗 HbsAg 作用。

【药性】 酸，寒。

1.《湖南药物志》："酸，寒，无毒。"

2.《全国中草药汇编》："酸，凉。"

【功用主治】 清热解毒，散瘀消肿。主治肺热咳嗽，风湿热痹，疔疮痈肿，痛经，闭经，跌打肿痛，蛇咬伤。

1.《植物名实图考》："治腰痛。"

2.《湖南药物志》："消水肿，止水泻，祛瘀。主治吐血，妇人经闭，跌伤内损积血。"

3.《全国中草药汇编》："清热解毒，化瘀消肿。主治感冒，急性支气管炎，风湿性关节炎，跌打内伤瘀血，闭经，肝脾肿大；外用治毒蛇咬伤，跌打肿痛。"

【用法用量】 内服：煎汤，9～15 g；研末或浸酒。外用：鲜品捣敷。

【选方】 1. 治咳嗽吐血 血蜈蚣 15 g，白及 9 g。煎服。（《恩施中草药手册》）

2. 治风湿性关节炎 裂叶秋海棠 1 500 g，臭牡丹 1 000 g，瓜子金 180 g。共研细粉，炼蜜为丸，早晚各服 9 g。用开水或酒送服。（《全国中草药汇编》）

3. 治痈，疔，无名肿毒初起 用裂叶秋海棠根茎及叶研末调醋或酒外敷，已成脓或溃破者用粉末调鸡蛋清敷患处。（《福建药物志》）

4. 治痛经 血蜈蚣鲜品 1～2 寸，咬碎吞服。（《恩施中草药手册》）

5. 治关节痛 裂叶秋海棠根茎 30 g，猪脚爪 1 只。酒水炖服。（《福建药物志》）

2092 红根草 hóng gēn cǎo（《浙江药用植物志》）

【异名】 红地胆（《广西药用植物名录》）。

【基原】 为唇形科鼠尾草属植物黄埔鼠尾草带根全草。

【原植物】 黄埔鼠尾草 *Salvia prionitis* Hance

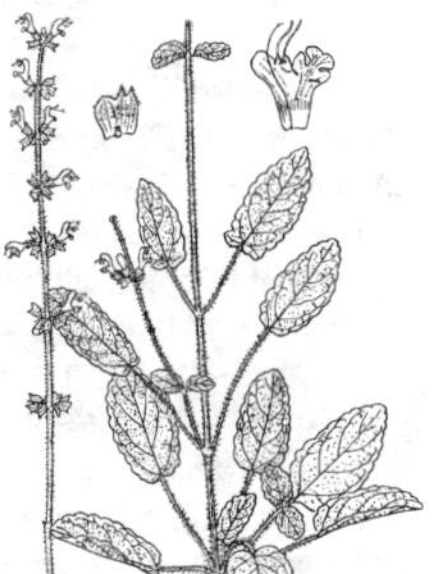

黄埔鼠尾草

一年生草本，高 20～43 cm。须根丛生。茎被白色的长硬毛。叶大多数基生，单叶或三出羽状复叶；单叶长圆形或椭圆形，长 2.5～7.5 cm，上面被长硬毛，下面沿脉被长硬毛，复叶的顶生小叶最大。轮伞花序具 6～14 花；苞片极小，披针形；花萼钟状筒形，外被具腺疏柔毛，萼筒喉部内有长硬毛，二唇形，上唇三角形，下唇深裂为 2 齿；花冠蓝或紫色，筒内有毛环，下唇中裂片倒心形；花丝上臂较长，下臂短而扁，先端联合。小坚果椭圆形。花期 6～8 月。

生于海拔 105～800 m 的山坡、阳处草丛。分布于江苏、浙江、安徽、江西、湖南、广东、广西等地。

【采收加工】 6～9 月采收，晒干。

【成分】 根含二萜类：丹参酮（tanshinone）Ⅰ、ⅡA，红根草邻醌（saprorthoquinone），隐丹参酮（cryptotanshinone），丹参新酮（miltirone），丹参新醌（danshenkinkun）B、D，去氢丹参新酮（dehydromiltirone），红根草对醌（sapriparaquinone），红根草内酯（saprіolactone），丹参酚酮（salvinolone），丹参酚内酯（salvinolactone），4-羟基红根草对醌（4-hydroxysapriparaquinone），红根草素（salvonitin），3-酮红根草对醌（3-ketosapriparaquinone），红根草种素（prionitin），去氧乙基红根草素（de-*O*-Ethylsalvonitin），salprionin，hongencaotone，prineoparaquinone，taxodione，microstegiol，8，11，13-dehydroabieatane，（2-isopropyl-8-methyl-3，4-phenanthraquinone），红根草酮内酯（prioketolactone），新红根草酮（neoprionitone），二氢异丹参酮Ⅰ（dihydroisotanshinone Ⅰ）。生物碱类化合物：prioline。酚类：柳杉酚（sugiol），弥罗松酚（ferruginol）。还含鼠尾草呋萘嵌苯（salvilenone），3-羟基鼠尾草呋萘嵌苯酮（3-hydroxysalvilenone），银白鼠尾草二醇（arucadiol），总状土木香醌（royleanone）。

【药理】 1. 抗肿瘤作用 红根草中的红根草邻醌对小鼠白血病 P_{388} 细胞有很强的抑制作用，1 μg/ml 时抑制率可达 92.7%。红根草对醌对小鼠白血病 P_{388} 细胞也有明显的细胞毒性。根部的红根草内酯体外亦有抗淋巴小鼠白血病 P_{388} 和鼻咽癌 KB 细胞的作用，ED_{50} 分别为 2.80 和 1.68 μg/ml。

2. 抗菌作用 红根草邻醌 100～1 000 μg/ml 对革兰阳性菌、枯草杆菌、金黄色葡萄球菌有明显拮抗作用。

3. 其他作用 红根草水煎剂 0.4 g 在体外抗凝试验中，表现出完全性抗凝血作用。红根草水溶性部位注射液以相当于 30 g（生药）/kg 剂量给小鼠腹腔注射，给药后 1.5 小时、3 小时，均见小鼠常压耐缺氧能力极显著提高。药物以 3 mg(生药)/ml 浓度给离体豚鼠心脏灌流，显著增加冠脉流量。

【药性】《全国中草药汇编》："苦，微辛，平。"

【功用主治】 清热，解毒，止血，安胎。主治感冒发热，咳喘，咽喉肿痛，胁痛，腹泻，痢疾，吐血，胎漏。

1.《全国中草药汇编》："散风热，利咽喉。主治感冒发热，急性扁桃体炎，肺炎，肠炎腹泻，腹痛，痢疾。"

2.《浙江药用植物志》："利湿，止血，安胎。主治肝炎，痢疾，吐血，流产。"

【用法用量】 内服：煎汤，15～30 g，大剂量可用至 45～60 g；或研末吞服，每次 6～9 g，每日 2 次。

【选方】 1. 治肝炎，痢疾 红根草根研细粉，每次 6～9 g 吞服，每日 2 次。

2. 治吐血 红根草全草 60 g，瘦猪肉 150 g。入锅干炙，再用米醋 150 ml，分数次淬于锅内，加水煮，服汤食肉。

3. 治先兆流产 红根草全草 120～150 g，白公鸡 1 只。同煮食鸡，连服 2～3 只。（1～3 方出自《浙江药用植物志》）

2093 红娘子 hóng niáng zǐ（《中药志》）

【异名】 红娘虫（《药材资料汇编》），么姑虫（《中药志》），红女、红姑娘（《四川中药志》），红蝉（《中国药用动物志》）。

【基原】 为蝉科红娘子属动物黑翅红娘子、短翅红娘子、褐翅红娘子的全体。

【原动物】 1. 黑翅红娘子 *Huechys sanguinea* De Geer

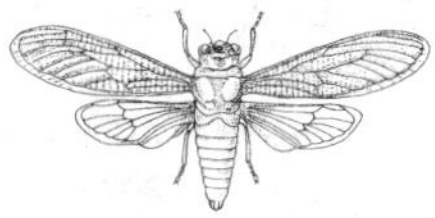

黑翅红娘子

体较大，体长 15～25 mm，宽 5～7 mm。头黑色，复眼褐色，突起，成半球形，单眼 3 个，淡红色，基部全被黑色长毛。胸部黑色，中胸背两侧有一个较大的朱红色斑块，前翅黑色，翅脉黑褐色；后翅淡褐色，透明，翅脉黑褐色，腹部朱红色。

常栖息于草间、低矮的树丛中。运动迟钝，容易捕捉。分布于我国南方各地。

2. 短翅红娘子 *H. thoracica* Distant

本种与黑翅红娘子相似。特征是前胸中央有一凸形，中胸中央及两侧各有一朱红色斑纹，前翅暗褐色，不透明，后翅稍淡，翅脉深灰褐色。

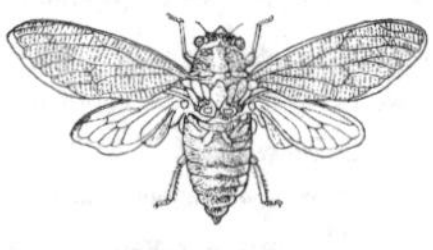

短翅红娘子

成虫最早于3月上旬出现。分布于云南南部。

3. 褐翅红娘子 *H. philaemata* Fabricius

形状与习性与黑翅红娘子相同，其特点为前翅褐色，后翅淡褐色，半透明。

分布于江苏、浙江、福建、广东、广西、四川、台湾。

【采收加工】 7～10月捕捉，晒干或烘干。

【药材】 黑翅红娘子 *Huechys Sangubinea* 产于广东、广西、四川、福建、台湾、浙江、江苏等地；短翅红娘子 *Huechys Thoracia* 产于云南；褐翅红娘子 *Huechys Philamata* 产于江苏、浙江、安徽、山西、四川、福建、广东、广西、海南、云南等地。

性状 黑翅红娘子 虫体呈长圆形，尾部较狭，似蝉而形较小，长1.5～2.5 cm，宽5～7 mm。头黑，嘴红。复眼大而突出。颈部棕黑色，两肩红色。背部有2对黑棕色的膜质翅，内翅较薄而透明，均有明显的细纹。胸部棕黑色，有足3对，多已脱落。腹部红色，具8个环节，尾部尖，质松而轻，剖开体内呈淡黄色。气微臭，味微辛，极毒。

短翅红娘子 前胸中央有一凸形，中胸中央及两侧各有一斑纹，朱红色，前翅暗褐色，不透明，后翅稍淡，翅脉深褐色。

褐翅红娘子 前翅灰褐色，后翅淡褐色。

【药理】 毒性 红娘子(去头、足、翅)65%乙醇浸液(0.3 g/ml)，给小鼠涂耳，4小时后观察，红娘子可使小鼠耳显著肿胀，但无发泡现象。给0.24 g/ml红娘子头足翅混悬液的小鼠最大耐受量为12.76 g/kg，去足翅红娘子混悬液的最大耐受量为13.15 g/kg。

【炮制】 1. 生红娘子 取原药材，除去杂质及头、足、翅，筛去灰屑。

2. 炒红娘子 取粳米淘净，置锅内，用文火加热至米贴附锅上，快速倒入净红娘子，用笤帚在米上轻轻翻动，熏炒至表面带火色时，轻轻将药扫出，筛出焦米，放凉。每生红娘子100 kg，用米20 kg。

饮片性状 生红娘子为去头、足、翅的干燥躯体，形似蝉而小，前沟背板前狭后宽及中胸背板为黑色，左右两侧有2个大型朱红色斑块，可见鞘翅残痕。雄虫在后胸腹板两侧有鸣器。腹部血红色，基部黑色。雌虫有黑褐色的产卵管。体轻，质脆。有特殊臭气。炒红娘子形如生红娘子，色泽加深，显黄色或焦黄色，微具焦臭。

贮石灰甏内，密闭，置阴凉干燥处，防蛀。

【药性】 《四川中药志》1960年版："性平，味苦，有小毒。入心、肝、胆三经。"

【功用主治】 破瘀，散结，攻毒。主治血瘀经闭，腰痛，不孕，瘰疬，癣疮，狂犬咬伤。

1. 《四川中药志》1960年版："活血行瘀，消瘰散结。治瘰疬结核，利尿通淋，疗疯犬咬伤。"

2. 《山西中药志》："破血，攻毒。外用治疮癣。"

【用法用量】 内服：研末入丸、散，1～3 g。外用：研末作饼敷贴。

【宜忌】 《四川中药志》1960年版："气血弱、无瘀滞者及孕妇忌服。"

【选方】 1. 治腰伤疼痛 红娘子1只，研末，黄酒冲服。(《青岛中草药手册》)

2. 治不孕症 红娘子2.5 g，土鳖、全虫、蜈蚣各6 g。纸包带身上煨干(切忌火烘)，共研细末，分30包，每日早、晚各服1包，开水送下。本方男女均可服用，一般以虚寒型最宜，实热型可用生地黄煎水送服药末。(《万县中草药》)

3. 治虫牙 红娘子、福矾(枯)、全蝎、真石灰各等分。先将饼药盛于盏内，火上煎，候微沸即投石灰，次投诸药末为丸，微干。以绵裹丸安患处。(《魏氏家藏方》)

2094 红梗草 hóng gěng cǎo (《滇南本草》)

【异名】 泽兰(《滇南本草》)，红秆草(《滇南本草图说》)，红升麻、黄力花、接骨草(《云南中草药》)，大泽兰(《四川常用中草药》)。

【基原】 为菊科泽兰属植物异叶泽兰的全草。

【原植物】 异叶泽兰 *Eupatorium heterophyllum* DC. [*E. wallichii* DC. var. *heterophyllum* (DC.) Diels]

多年生草本，高1～2 m。茎直立，圆柱形，被长毛，上部有散生的细红色斑纹，基部淡褐色或紫色。叶对生，有时上部叶互生；叶片3全裂，少有浅裂或半裂，裂片长椭圆形、椭圆状披针形或披针形，两面被柔毛及腺点，边缘有粗锯齿，具短柄；中裂片较大，长4～9 cm，宽1.5～3.5 cm，侧生裂片较短小；叶柄较短，长约1 cm；花序下的叶更小，不裂，卵形或披针形，无柄或有短柄。头状花序在茎顶或分枝顶端排成伞房或复伞房花序；总苞片先端圆钝。瘦果有腺点；冠毛与花冠等长。花期7～9月，果期9～10月。

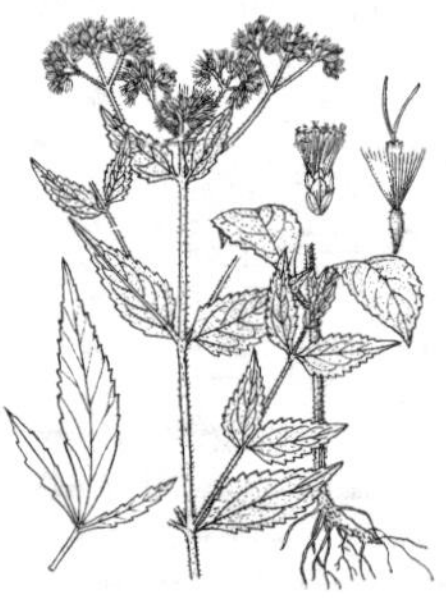

异叶泽兰

生于山地灌木林缘或林下，以及山坡草丛中。分布于四川、贵州、云南、西藏等地。

本植物的根(红梗草根)亦供药用，另设专条。

【采收加工】 6～10月采收，鲜用或晒干。

【药材】 红梗草 *Eupatorii Heterophylli Herba* 主产于云南。

性状 茎圆柱形，直径2～7 mm，下部木质，灰棕色，上部嫩茎灰淡绿色，被白色短毛；质脆，易折断。叶多皱缩破碎，完整展平后呈椭圆形或披针形，边缘有圆锯齿，暗绿色或灰绿色，两面有黄色腺点及短白毛。微臭，味稍苦。

鉴别 叶表面观：上表皮细胞类多角形，垂周壁较平直；腺毛较多，头部由4个细胞组成；非腺毛有2种，一种由3～7个细胞组成，另一种由2～4个细胞组成，中间1或2个细胞常呈缢缩状，常有淡棕色内含物；气孔为不定式。下表皮细胞垂周壁波状弯曲，叶脉处非腺毛甚多。

【药性】 甘、苦，微温。归肝、肾经。

1. 《滇南本草》："味苦、咸，性寒。入肝、肾二经。"

2. 《滇南本草图说》："味苦、甘而入血分，微温，无毒。"

【功用主治】 活血调经，祛瘀止痛，除湿行水。主治月经不调，经闭，癥瘕，腹痛，产后恶露不行，水肿，跌打损伤，骨折，痈疽疮毒。

1. 《滇南本草》："行血，破瘀，治腹痛，并攻痈疽疮毒，排脓，跌打损伤，一切瘀血，且用以通经。"

2. 《滇南本草图说》："主治身面、四肢湿气肿，破瘀血，去癥瘕，散头风，行血。"

3. 《云南中草药》："除湿止痛。治跌打损伤，骨折，睾丸炎，刀伤。”

【用法用量】 内服：煎汤，9～15 g。外用：捣敷。

2095 **红紫珠** hóng zǐ zhū（《广西药用植物名录》）

【异名】 小红米果（《云南中草药》），白金子风（《湖南药物志》），山霸王（《广西药用植物名录》）。

【基原】 为马鞭草科紫珠属植物红紫珠的叶及嫩枝。

【原植物】 红紫珠 *Callicarpa rubella* Lindl.

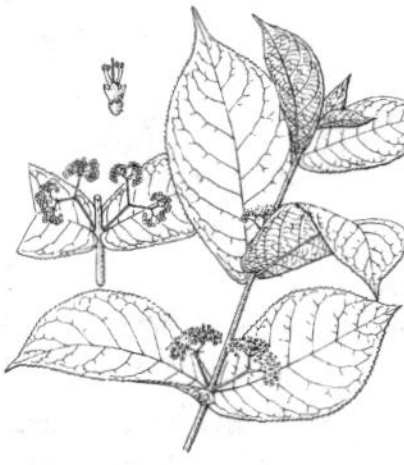
红 紫 珠

灌木，高 1～3 m。小枝被黄褐色星状毛及多细胞腺毛。单叶对生；近无柄；叶片倒卵形或倒卵状椭圆形，长 10～20 cm，宽 3～10 cm，先端尾尖或渐尖，基部心形、近耳形或偏斜，边缘具细锯齿或不整齐粗齿，表面微被多细胞单毛，背面被星状毛、单毛、腺毛及黄色腺点。聚伞花序腋生，宽 2～4 cm，4～6 次分歧，被毛与小枝同；花序梗长 2～3 cm；苞片细小，卵圆形；花萼杯状，萼齿不显著或钝三角形，被星状毛或腺毛及黄色腺点；花冠紫红色、黄绿色或白色，长约 3 mm，先端 4 裂，裂片钝圆，被腺毛及黄色腺点；雄蕊 4，长为花冠的 2 倍；子房有毛。果实紫红色，径约 2 mm。花期 5～7 月，果期 7～11 月。

生于海拔 300～1 900 m 的山坡、河谷、林中或灌丛中。分布于西南及浙江、安徽、江西、湖南、广东、广西等地。

本植物的根（对节树根）亦供药用，另设专条。

【采收加工】 7～11 月采收，晒干或鲜用。

【药性】 微苦，凉。

1.《云南中草药》：“辛、苦，平。”

2.《湖南药物志》：“辛、微苦，凉。”

【功用主治】 凉血止血，解毒消肿。主治衄血，吐血，咯血，痔血，跌打损伤，外伤出血，痈肿疮毒。

1.《云南中草药》：“止血。主治吐血，尿血，外伤出血。”

2.《湖南药物志》：“清热止血。”

【用法用量】 内服：煎汤 15～30 g。外用：捣敷；或研末撒。

【选方】 治吐血，衄血，咯血，痔血　红紫珠叶 30 g，侧柏叶 60 g。水煎服。（《湖南药物志》）

2096 **红景天** hóng jǐng tiān（《青藏高原药物图鉴》）

【基原】 为景天科红景天属植物大花红景天、库页红景天、圣地红景天、唐古特红景天等的根或根茎。

【原植物】 1. 大花红景天 *Rhodiola crenulata*（Hook. f. et Thoms.）H. Ohba [*R. euryphylla*（Frod.）S. H. Fu]　又名：宽叶景天、圆景天（《拉汉种子植物名称》）。

多年生草本。地上的根颈短，有少数花枝茎残存，黑色，高 5～20 cm。不育枝直立，高 5～17 cm，先端密生叶，叶片宽倒卵圆形，长 1～3 cm；花茎多数，直立或呈扇状排列，高 5～20 cm，呈稻秆色至红色。叶具短的假柄，叶片椭圆状长圆形或近圆形，长 1.2～3 cm，宽 1～2.2 cm，全缘、波状或具圆齿。伞房状花序，多花，有苞片；花大型，有长梗，雌雄异株；雄花萼片 5，狭三角形至披针形；花瓣 5，红色，倒披针形，有长爪；雄蕊 10，与花瓣同长；鳞片 5，近正方形至长方形，先端微缺；心皮 5，披针形，不育；雌花蓇葖 5，直立。种子倒卵形，两端有翅。花期 6～7 月，果期 7～8 月。

生于海拔 2 800～5 600 m 的山坡草地、灌丛中、石缝中。分布于西藏、云南、四川等地。

《中华人民共和国药典》2005 年版已收载本种。

2. 库页红景天 *R. sachalinensis* A. Bor. [*Sedum sachalinensis*（A. Bor.）Vorosh.]

又名：高山红景天（《长白山植物药志》）。

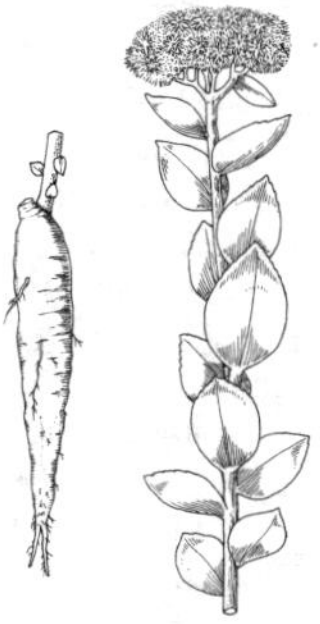
库页红景天

多年生草本。根粗壮，有分枝，通常直立，少数横生；根颈粗短，先端被多数膜质鳞片状叶。花茎高 6～30 cm。下部的叶较小，疏生，上部的叶较大，密生，叶片长圆状匙形、长圆状菱形或长圆状披针形，长 7～40 mm，宽 4～9 mm，先端急尖至渐尖，基部楔形，边缘上部有粗牙齿，下部近全缘。聚伞花序伞房状，顶生，花密集，雌雄异株；萼片 4，披针状线形，长 1～3 mm；花瓣 4，黄色或黄绿色，线状倒披针形或长圆形，长 2～6 mm；雄花中有雄蕊 8，较花瓣长，有不发育的心皮存在；雌花中心皮 4，花柱向外弯曲；鳞片 4，长圆形。蓇葖果，披针形或线状披针形，直立，长 6～8 mm。种子长圆形至披针形，长 2 mm，宽 0.6 mm。花期 4～6 月，果期 7～9 月。

生于海拔 1 600～2 500 m 的山坡草地或林下、碎石滩及高山冻原。分布于吉林、黑龙江等地。

3. 圣地红景天 *R. sacra*（Prain ex Hamet）S. H. Fu [*Sedum sacra* Prain ex Hamet]

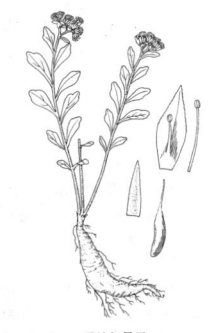
圣地红景天

多年生草本，高 10～20 cm。根粗壮，圆柱形，肉质，褐黄色，有分枝；根颈短，被多数披针状三角形鳞片。花茎少数，直立，不分枝，稻秆色，老时被乳头状突起。叶互生，几无柄；叶片肉质，倒卵形或倒卵状长圆形，长 8～11 mm，宽 4～6 mm，先端锐尖，基部楔形，边缘具 4～5 浅裂。伞房花序，顶生，花两性；萼片 5，披针状三角形，长 3～5 mm；花瓣 5，白色，狭长卵形，长 10～11 mm；雄蕊 10，花药紫色；鳞片 5，近正方形；心皮 5，狭披针形，花柱细。蓇葖果，长约 6 mm。种子长圆状披针形，褐色。花期 8 月，果期 9 月。

生于海拔 2 700～4 600 m 的高山草地和岩石缝处。分布于云南西北部及西藏。

4. 唐古特红景天 *R. algida*（Ledeb.）Fisch. et Mey. var. *tangutica*（Maxim.）S. H. Fu

多年生草本，高 10～30 cm。主根粗长，有分枝，根颈无残留的老枝，先端被三角形鳞片。花茎多数，丛生；花茎上的叶互生，无柄；叶片线形，长 1～1.5 cm，宽约 1 mm，先端钝渐尖。花序紧密，伞房状，雌雄异株；雄株花茎高 10～17 cm，花序下有苞叶；萼片 5，线状长圆形，先端钝；花瓣 5，粉红色，长圆状披针形；雄蕊 10，2 轮，对瓣的长约 2.5 mm，对萼的长约 4.5 mm；鳞片 5，四方形，先端微缺；心皮 5，狭披针形，不育；雌株花茎高 15～30 cm；花萼、花瓣、鳞片与雄花基本相同，心皮发育成 5 枚蓇葖果，长约 1 cm，紫红色，直立或稍外弯。种子多数，有网纹，具翅，淡褐色。花期 5～8 月，果期 8 月。

生于海拔 2 000～4 700 m 的高山岩石缝隙中，高山砾石带或近水边。分布于四川、西藏、甘肃、青海、宁夏等地。

【栽培】 生物学特性 喜阳光充足、温暖凉爽的气候，耐寒，怕水涝。以选海拔稍高、夏季昼夜温差较大、土层深厚、排水良好、富含腐殖质的中性或微酸性砂质壤土栽培为宜。

繁殖方法 种子、根茎繁殖。种子繁殖，育苗移栽法：选成熟饱满的新种子，可用赤霉素加ABT生根粉浸种，能促使发芽及生根，出苗率达70%。育苗可用温室或塑料大棚、室外阳畦。春播4月，秋播10月，以秋播为佳。条播或撒播。播后覆细土及盖草。经常保持苗床湿润，阳光过强时要适当遮荫。培育1年，于4月下旬至5月初或9月中、下旬移栽。按行距10～15 cm开沟，株距7～10 cm，将幼苗斜放于沟内，覆土2 cm。根茎繁殖：结合收获时，选取较大根茎，剪成3～5 cm的小段，稍晾1～2日，使伤口愈合。春栽4～5月，秋栽9～10月，以秋栽为宜，按行株距(20～25) cm×(10～15) cm，斜栽，覆土，稍加镇压。

田间管理 幼苗期要注意松土除草，经常浇水，保持土壤湿润。遇雨季要及时排除积水。

病虫害防治 虫害有蚜虫为害幼嫩茎叶。

【采收加工】 9～10月采收全株，晒干或在70 ℃以下烘干。

【药材】 大花红景天 *Rhodiolae Crenulata Radix et Rhizoma* 产于西藏、云南、四川。

性状 根茎呈圆柱形，粗短，略弯曲，少数有分枝，长5～20 cm，直径2.9～4.5。表面棕色或褐色，粗糙有褶皱，剥开外表皮有一层膜质黄色表皮且具粉红色花纹；宿存部分老花茎，花茎基部被三角形或卵形膜质鳞片；节间不规则，断面粉红色至紫红色，有一环纹，质轻，疏松。主根呈圆柱形，粗短，长约20 cm，上部直径约1.5 cm，侧根长10～30 cm；断面橙红色或紫红色，有时具裂隙。气芳香，味微苦涩，后甜。

鉴别 (1) 根横切面：木栓层5～8列细胞，栓内层细胞椭圆形、类圆形。中柱占极大部分，有多数维管束排列成2～4轮环，外轮维管束较大，为外韧型；内侧2～3轮维管束渐小，为周木型。

根茎横切面：老根茎有2～3条木栓层带，嫩根茎无木栓层带。中柱根茎的大部分，散生维管束，最外侧有外韧型维管束，放射状排列成环。韧皮部较狭窄，木质总导管5至数个相聚，稀疏排列。射线2～4列细胞。内侧为周木型维管束，星状排列。薄壁细胞含有棕色分泌物。髓部宽广，散生维管束。

(2) 薄层色谱：取本品粉末约0.5 g，置具塞锥形瓶中，加入甲醇10 ml，超声30分钟，滤过，滤液作为供试品溶液。另取红景天苷对照品，加甲醇制成每1 ml含0.5 mg的溶液，作为对照品溶液。吸取供试品溶液及对照组溶液各10 μl，分别点于同一以羧甲基纤维素钠为黏合剂的硅胶G薄层板上，以三氯甲烷-甲醇-丙酮-水(6∶3∶1∶1)的下层溶液为展开剂，展开，展距18 cm，取出，晾干，置碘蒸气中熏。供试品色谱中，在与对照品色谱相应的位置上，显相同颜色的斑点。

品质标志 《中华人民共和国药典》2010年版规定：照高效液相色谱法测定，本品含红景天苷($C_{14}H_{20}O_7$)不得少于0.50%。

【成分】 1. 大花红景天 含山柰酚(kaempferol)，山柰酚-7-*O*-*α*-*L*-鼠李糖苷(kaempferol-7-*O*-*α*-*L*-rhamnopyanoside)，大花红景天苷(crenuloside)，草质素-7-*O*-*α*-*L*-鼠李糖苷(herbacetin-7-*O*-*α*-*L*-rhamnopyranoside)，大花红景素(cernulatin)，红景天苷(salidroside)等。含挥发油，主要有：正辛醇(*n*-hexanol)，芳香醇(linalool)，月桂醇(myrtenol)，牻牛儿醇(geraniol)，芳香醇氧化物(linalooloxide)等。

2. 库页红景天 单萜类成分：sachalinols A、B、C，sachalinosides A、B；有机酸类及其酯：没食子酸(gallic acid)，反式对羟基桂皮酸(*trans*-*p*-hydroxycinnamic acid)，对酪醇(*p*-tyrosol)，6″-没食子酰毛柳苷(6″-*O*-galloylsalidroside)，反桂皮酸-*β*-*D*-葡萄糖醛酸苷(*trans*-cinnamyl *β*-*D*-glucuronopyranoside)，1，2，3，6-四-*O*-没食子酰基-*β*-*D*-葡萄糖(1，2，3，6-tetra-*O*-galloyl-*β*-*D*-glucose)，1，2，3，4，6-五-*O*-没食子酰基-*β*-*D*-葡萄糖(1，2，3，4，6-penta-*O*-galloyl-*β*-*D*-glucose)；黄酮类化合物：山柰酚(kaempferol)，山柰酚-3-*O*-*β*-*D*-呋喃木糖(1→2)-*β*-*D*-吡喃葡萄糖醛酸苷〔kaempferol 3-*O*-*β*-*D*-xylofuranosyl(1→2)-*β*-*D*-glucuronopyranoside〕，山柰酚-3-*O*-*β*-*D*-吡喃葡萄糖(1→2)-*β*-*D*-吡喃葡萄糖醛酸苷〔kaempferol 3-*O*-*β*-*D*-glucopyranosyl(1→2)-*β*-*D*-glucuronopyranoside〕，rhodionin，rhodiosin，(－)-表没食子儿茶素〔(－)-epigallocatechin〕，rosiridin，3-*O*-没食子酰基表没食子儿茶素-(4→8)-表没食子儿茶素3-*O*-没食子酸酯〔3-*O*-galloylepigallocatechin-(4→8)-epigallocatechin 3-*O*-gallate〕；甾体类：*β*-谷甾醇(*β*-sitosterol)，*β*-谷甾醇-3-*O*-*β*-葡萄糖苷(daucosterol)，rosavin；此外还含酪醇(tyrosol)和毛柳苷(salidroside)。

3. 圣地红景天 有机酸及其酯：咖啡酸(caffeic acid)，没食子酸(gallic acid)，没食子酸乙酯(gallic acid ethyl ester)，4-羟基苯甲酸(4-hydroxybenzoic acid)，辛二酸(suberic acid)，3-*O*-没食子酸(－)-表没食子儿茶素酯〔(－)-epigallocatechin 3-*O*-gallate〕，2-苯乙基-*β*-*D*-吡喃葡萄糖醛酸苷(2-phenylethyl *β*-*D*-glucuronopyranoside)，3-*O*-没食子酰基表没食子儿茶素-(4*β*→8)-表没食子儿茶素3-*O*-没食子酸酯〔3-*O*-galloylipigallocatechin-(4*β*→8)-epigallocatechin 3-*O*-gallate〕，4-羟基苯甲酸-*β*-*D*-吡喃葡萄糖苷(*β*-*D*-glucopyranosyl 4-hydroxybenzoate)，2-吡喃葡萄糖氧基-3-甲基丁腈(heterodendrin)，没食子酸-4-*O*-*β*-*D*-吡喃葡萄糖苷(4-*O*-*β*-*D*-glucopyranosyl gallic acid)；还含山柰酚(kaemoferol)，*β*-谷甾醇(*β*-sitosterol)，胡萝卜苷(daucosterol)及红景天苷(rhodioloside)，熊果酚苷(arbutin)，垂盆草苷(sarmentosin)，氢醌(hydroquinone)。

【药理】 1. 对中枢神经系统的作用 高山红景天醇提取物皮下注射100～200 mg/kg，均不延长或缩短戊巴比妥钠对小鼠的催眠作用时间。但注射红景天苷(4 mg/kg)能增强大鼠脑干网状结构的兴奋性，激活皮质感觉-运动区、视区以及皮质下主要结构的自发电位活动，增强对光、电刺激应答反应的电位变化。小鼠注射红景天苷30～100 mg/kg，能降低脑内5-羟色胺的水平，但不影响单胺氧化酶或5-羟色胺酸脱羧酶的活性。红景天提取物——红景天素对大鼠的学习记忆障碍有明显的改善作用，能增强海马中乙酰胆碱含量及胆碱乙酰转移酶活性，降低脑组织LPO含量，增强超氧化物歧化酶(SOD)活性，阻抑大脑、海马的锥体细胞细胞器的退行性变化，对阿尔茨海默病模型鼠具有防治、保护和抗痴呆效应。

2. 抗缺氧作用 红景天类药物可以降低急性中、重度低压缺氧引起大鼠血浆、脑组织内皮素的异常升高。

3. 抗氧化及延缓衰老作用 于大鼠血管结扎的急性脑缺血再灌注模型实验不同阶段给予红景天苷，发现缺血组和再灌注各组大鼠脑组织含水量比对照明显增多，脑内及血清LPO、一氧化氮(NO)等显著升高，SOD水平降低，用药后上述指标均有改善。饲喂红景天制剂的老年小鼠心、肝组织中过氧化脂质含量均较对照组含量明显降低，且使老年小鼠对刀豆蛋白A(Con A)和脂多糖(LPS)诱导的丝裂原反应性均较对照组显著增强。大鼠口服红景天素，血清和心肌中的SOD明显增加，LPO明显减少，心肌超微结构衰老征象也明显减轻，说明红景天素具有预防或延缓心肌衰老作用。培养的人胚肺二倍体细胞营养液中加入适量的红景天苷，SOD活性明显高于对照组，而LPO含量低于对照组，延长二倍体细胞的老化。对肾脏的保护作用，圣地红景天可明显降低阿霉素肾病大鼠血脂、丙二醛水平，减少尿蛋白排泄，增加SOD活性。

4. 抗辐射损伤 大花红景天提取液灌胃使^{60}Co γ射线照射的小鼠外周血WBC数和骨髓细胞DNA含量升高，骨髓嗜多染红细胞微核率降低。大花红景天多糖腹腔给药，也提高^{60}Co γ射线照射的小鼠生存率，促进受照射小鼠造血机能。

5. 影响心血管系统 大花红天素(crenulatin)的大鼠含药血清对体外培养的大鼠肺微血管内皮细胞有抑制凋亡的作用，此作用与凋亡相关基因 Fas 表达减弱和 *Bcl*-2 表达加强有关。口服大花红景天水提液后，抑制氯化钙、乌头碱致大鼠快速型室性心律失常和肾上腺素致兔室性心律失常。

6. 其他作用 大花红景天口服液灌胃在小鼠爬杆、游泳、常压缺氧和低温环境实验中显示出抗疲劳、耐缺氧、耐寒作用，对四氯化碳引起的小鼠肝损伤有保护作用，还降低小鼠胸腺和脾脏重量，显示免疫抑制作用。大花红景天对大鼠尾吊模拟失重条件下机体出现的体重降低、胸腺萎缩、腓肠肌萎缩和蛋白含量降低等不良反应均有纠正作用。健康人连续服用提高运动成绩、运动时的最大耗氧量和分钟通气量。

毒性 高山红景天醇提取物小鼠口服给药，LD_{50} 为 45.01±7.37 g/kg，小鼠腹腔注射 LD_{50} 为 2.68±0.67 g/kg。红景天苷 1 000 mg/kg 小鼠皮下注射，未见毒性反应。

【药性】 甘、涩，寒。归肺经。

1.《西藏常用中草药》："性寒，味甘、涩。"

2.《青藏高原药物图鉴》："涩，寒。"

【功用主治】 清肺止血，散瘀，消肿。主治肺热咳嗽，咯血，胸痹心痛，类风湿关节炎，白带，腹泻，跌打损伤，烫火伤，神经麻痹症，高原反应。

1.《西藏常用中草药》："活血止血，清肺止咳，解热。治咳血，咯血，肺炎咳嗽，妇女白带等症。外用治跌打损伤，烫火伤。"

2.《青藏高原药物图鉴》："退热，利肺。治肺炎，神经麻痹症。"

【用法用量】 内服：煎汤，3～9 g。外用：捣敷；或研末调敷。

【临床报道】 1. 治疗类风湿关节炎 用红景天胶囊 10 g，每日 3 次，饭后服，1 个月为 1 个疗程，2 个疗程判定结果。服药同时每日中药热敷 1 次(透骨草 60 g，防风 12 g，地肤子 12 g，桂枝 60 g，伸筋草 12 g，独活 12 g，千年见 12 g，赤芍 12 g，荆芥 12 g)。共观察 56 例，结果痊愈 33 例，好转 16 例，无效 6 例，总有效率为 89.25%。与服用雷公藤的对照组相比，疗效有显著性差异($P<0.05$)。

2. 治疗冠心病 用三普红景天胶囊(红景天、沙棘、枸杞子组成，每粒 0.5 g)口服，每次 2 粒，每日服 2 次。共治疗 30 例，结果临床症状总有效率为 63.3%～93.3%，心电图改善效率为 83.3%，心电图改善总有效率为 46.7%，血液黏稠度改善总有效率为 83.3%，降胆固醇和三酰甘油有效率分别为 53.3%和 43.3%。

3. 治疗高原低血压症 取红景天制成糖衣片(每片含生药 0.265 g)每次 2 片，日服 3 次，20 日后复查。共治疗 38 例，结果治愈 21 例，好转 9 例，无效 8 例，总有效率为 78.95%。

4. 治疗高原性红细胞增多症 用红景天糖浆 15～20 ml，每日口服 3 次，4 星期为 1 个疗程，共治疗 2 个疗程。治疗 50 例，合并高原性高血压 13 例，合并高原性心脏病 11 例，伴有心衰 2 例。总有效率为 96%。未发现有毒副作用。

2097 红帽顶 hóng mào dǐng (《陆川本草》)

【异名】 毛叶子(《云南药用植物名录》)。

【基原】 为大戟科野桐属植物毛桐的叶。

【原植物】 参见"大毛桐子根"条。

【采收加工】 7～10 月采收，晒干。

【药材】 红帽顶 *Malloti Barbati Folium* 主产湖北、四川、云南、贵州、广西及广东等地。

性状 叶互生，卵形，基部圆，盾状着生，先端渐尖，长 13～30 cm，宽 12～26 cm，不分裂或 3 浅裂，边缘具疏细齿，下面密被星状绵毛及棕黄色腺点，叶脉放射状，9～11 条；叶柄密被星状绵毛。气微，味苦、涩。

【药性】 苦，寒。

【功用主治】 清热解毒，燥湿止痒，凉血止血。主治褥疮，下肢溃疡，湿疹，背癣，漆疮，外伤出血。

【用法用量】 外用：捣敷；或煎水洗；或研末撒。

【选方】 治褥疮 红帽顶、毛漆公叶各等量。晒干研末，清洁创面后，外敷。(广西《中草药新医疗法处方集》)

2098 红蒿枝 hóng hāo zhī (《红河中草药》)

【异名】 小红蒿(《云南思茅中草药选》)。

【基原】 为菊科杯菊属植物杯菊的全草。

【原植物】 杯菊 *Cyathocline purpurea* (Buch.-Ham. ex D. Don) O. Kuntze[*Tanacetum purpurem* Buch.-Ham. ex D. Don]

一年生草本，高 10～50 cm，有香气。茎直立，带紫红色，自基部分枝，全株被黏质长柔毛。单叶互生；无叶柄；叶片倒卵形或长倒卵形，长 2.5～12 cm，二回羽状分裂，羽轴上常有大小不等的栉齿，基部 1 对裂片扩大，耳状，抱茎。头状花序小，多数或少数在分枝顶端排列成短圆锥状伞房状；总苞半球形，直径约 2 mm；苞片 2 层，边缘膜质；花托杯状，裸露；外围有多层结实雌花，花冠线形，红紫色，先端 2 齿裂；盘花两性，通常不结实，花冠筒状，先端 5 深裂。瘦果细小，长椭圆形，平滑，无加厚的边缘；无冠毛。花、果期近全年。

生于田边、路旁及沟边湿润处。分布于广东、广西、四川、贵州及云南等地。

【采收加工】 7～10 月采收，切段，晒干。

【成分】 含内酯类：桉叶内酯(eudesmanolide)，异狭叶依瓦菊素(isoivangustin)，6α-羟基-4(14)，10(15)-愈创木二烯-8α，12-内酯〔6α-hydroxy-4(14)，10(15)-guaianadien-8α，12-olide〕，6α-羟基-4(14)，10(15)-愈创木内酯〔6α-hydroxy-4(14)，10(15)-guaianolide〕。

【药性】 《全国中草药汇编》："苦，凉。"

【功用主治】 《全国中草药汇编》："清热解毒，消炎止血，除湿利尿，杀虫。主治急性胃肠炎，中暑，膀胱炎，尿道炎，咽喉炎，口腔炎，吐血，衄血。"

【用法用量】 内服：煎汤，15～30 g。外用：捣敷；或研末撒。

2099 红楤木 hóng sǒng mù (《浙江民间常用草药》)

【异名】 红老虎刺、鸟不踏、红刺筒、红鸟不宿(金华《常用中草药单方验方选编》)，红毛刺桐、红刺桐、虎椒刺、千枚针、刺茎楤木(《浙江民间常用草药》)。

【基原】 为五加科楤木属植物棘茎楤木的根及根皮。

【原植物】 棘茎楤木 *Aralia echinocaulis* Hand.-Mazz.

小乔木，高约 3 m。分枝密生细直的刺，刺长 7～14 mm。叶互生；柄长 25～40 cm，疏生短刺；托叶和叶柄基部合生，栗色；叶为二回羽状复叶，长 35～40 cm 或更长，每羽片有小叶 5～9，基部有小叶 1 对，叶片膜质至薄纸质，小叶无柄，顶生小叶有柄，叶片卵状长圆形至披针形，长 4～11.5 cm，宽 2.5～5 cm，先端长渐尖，基部圆形至阔楔形，侧生小叶基部有时略歪斜，两面均无毛，下面灰白色，边缘疏生细锯齿；侧脉 6～9 对。由多数伞形花序组成顶生的圆锥花序，长 30～50 cm，主轴和分枝有糠屑状毛，后毛脱落；伞形花序有花 12～20 朵，稀更多，总花梗长 1～5 cm，苞片卵状披针形，长约 1 cm；花萼无毛，边缘有 5 个小齿；花白色，花瓣 5，卵状三角形；雄蕊 5，花丝长约 4 mm；子房

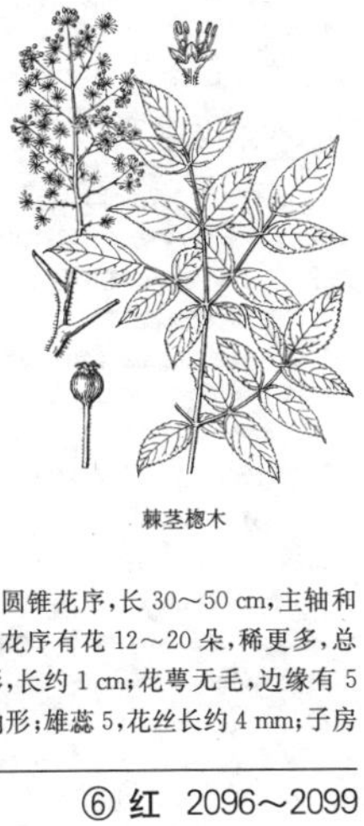

棘茎楤木

5室,花柱5;离生。核果球形,浆果状,熟时黑色,直径2～3 mm,有5棱,花柱宿存,长1～1.5 mm。花期6～8月,果期9～11月。

生于海拔2 600 m左右的山地林中。分布于西南及浙江、安徽、福建、江西、湖北、湖南、广东、广西等地。

【采收加工】 全年或秋、冬季挖取根部,或剥取根皮,洗净,切片,鲜用或晒干。

【功用主治】 祛风除湿,活血消肿。主治风湿痹痛,跌打肿痛,骨折,胃脘胀痛,疝气疼痛,崩漏,痈疽肿毒,毒蛇咬伤。

1.《浙江民间常用草药》:"活血破瘀,祛风行气,清热解毒。"

2.《全国中草药汇编》:"主治跌打损伤,骨折,骨髓炎,痈疽,风湿痹痛,胃痛。"

3.《广西民族药简编》:"根皮捣烂,调洗米水敷伤口周围,治毒蛇咬伤(瑶族)。"

【用法用量】 内服:煎汤,9～15 g;或泡酒。外用:捣敷。

【宜忌】 孕妇慎服。

【选方】 1. 治风湿性关节炎 (刺茎楤木)根60 g。加猪前蹄1只,煮熟,冲黄酒,吃肉和汤。(《浙江民间常用草药》)

2. 治疝气 刺茎楤木根15 g,虎刺21 g,枫香树根60 g。水煎加红糖服。(《浙江药用植物志》)

2100 红筷子 hóng kuài zi (《民间常用草药汇编》)

【异名】 山麻条(《峨眉山药用植物调查报告》),柳叶菜(《西藏常用中草药》),遍山红(《全国中草药汇编》)。

【基原】 为柳叶菜科柳兰属植物柳兰的全草。

【原植物】 柳兰 *Chamaenerion angustifolium* (L.) Scop. [*Epilobium angustifolium* L.]

多年生草本,高1～1.5 m。根茎细长,圆柱状,节稍大、横走,外皮红褐色,节上生须根。茎直立,圆柱形,中空,无毛或被疏柔毛,通常不分枝,基部和上部带紫红色。叶互生,具短柄;叶片披针形,长7～15 cm,宽1～3 cm,先端渐窄,基部楔形,边缘有细锯齿或近于全缘,上面绿色,下面灰白色,两面均被柔毛。总状花序顶生或单生于叶腋,花序轴紫红色,被短柔毛;苞片条状披针形,长1～2 cm;花大,两性,红紫色,具长1～2 cm的花柄;萼基部稍连合,先端4裂,裂片线状披针形,长1～1.5 cm,外面被短柔毛;花瓣4,倒卵形,长约1.5 cm,先端钝圆,基部具短爪;雄蕊8,不等长,向一侧弯曲,排成1轮;子房下位,4室,被柔毛,花柱先端4裂。蒴果窄细圆柱形,紫红色,长7～10 cm,被柔毛,熟时4裂;种子多数,先端具长1～1.5 cm白色簇毛。花期6～9月。

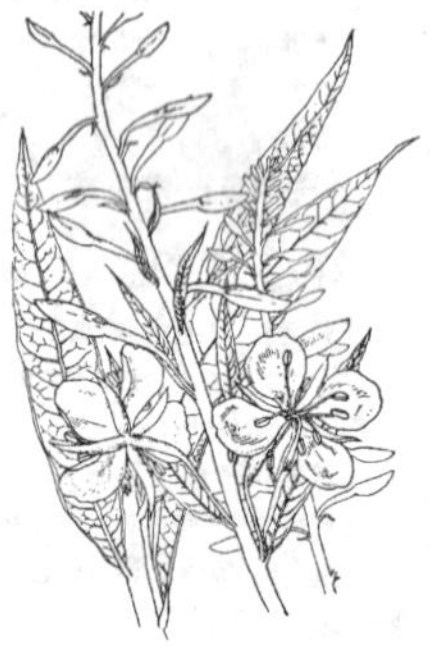

柳 兰

生于海拔3 100～4 200 m的山坡、林缘、河岸或山谷沼泽地。分布于华北、东北、西南、西北等地。

本植物的根茎(糯芋)亦供药用,另设专条。

【采收加工】 6～9月采收,晒干或鲜用。

【成分】 全草含烷烃类化合物:正二十九烷(*n*-nonacosane);甾醇类化合物:*β*-谷甾醇(*β*-sitosterol),谷甾醇-*β*-*D*-葡萄糖苷(sitosteryl-*β*-*D*-glucoside),谷甾醇-6-酰基-*β*-*D*-葡萄糖苷(sitosteryl-6-acyl-*β*-*D*-glucoside),谷甾醇棕榈酸酯(sitosterylpalmitate),谷甾醇癸酸酯(sitosterylcaprate),谷甾醇辛酸酯(sitosterylcaprylate),谷甾醇己酸酯(sitosterylcaproate),谷甾醇丙酸酯(sitosterylpropionate),菜油甾醇(campesterol),豆甾醇(stigmasterol)。此外,还含蜡醇(ceryl alcohol),熊果酸(ursolic acid)。

柳兰叶中含三萜类:熊果酸,齐墩果酸(oleanolic acid),2*α*-羟基熊果酸(2*α*-hydroxyursolic acid);黄酮类:杨梅树皮素-3-*O*-*β*-*D*-葡萄糖醛酸(myricetin-3-*O*-*β*-*D*-glucuronide)。

花中含酚酸类:柳兰聚酚(chanerol),柳兰酸(chamaeneric acid)。花和幼果中含黄酮类:3,4′,5,7-四羟基-8-甲氧基黄酮(sexangularetin),山柰酚(kaempferol),槲皮素(quercetin)和杨梅树皮素(myricetin)。

【药性】 苦,平。

1.《四川中药志》1960年版:"性平,味苦,无毒。"

2.《西藏常用中草药》:"性寒,味苦。"

【功用主治】 利水渗湿,理气消胀,活血调经。主治水肿,泄泻,食积胀满,月经不调,乳汁不通,阴囊肿大,疮疹痒痛。

1.《民间常用草药汇编》:"下乳,润肠。"

2.《四川中药志》1960年版:"治气虚浮肿,肠滑泄水,食积胀满及肾囊肿大。"

3.《西藏常用中草药》:"清热解毒,祛风除湿,止痒止痛。主治风寒湿热,疮疹痒痛。"

4.《山西中草药》:"治月经不调。"

【用法用量】 内服:煎汤,15～30 g。外用:捣敷。

2101 红辣蓼 hóng là liǎo (《贵州民间方药集》)

【异名】 辣柳草(《贵州中医验方秘方》),蓼子草(《贵州民间方药集》),斑蕉草(《中国药用植物图鉴》),辣马蓼、辣椒草(《江西民间草药验方》),软水蓼(《广西药用植物名录》)。

【基原】 为蓼科蓼属植物辣蓼的全草。

【原植物】 辣蓼 *Polygonum hydropiper* L. var. *flaccidum* (Meissn.) Steward [*P. flaccidum* Meissn.]

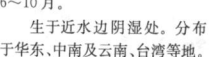

一年生草本,高60～90 cm。全株散布腺点及短伏毛。茎直立,或下部伏地,通常紫色;节膨大。叶互生;有短柄;托叶鞘膜质,口缘生长刺毛;叶片披针形,先端急尖或渐尖,基部楔形,两面被粗毛,上面深绿色,有八字形的黑斑。总状花序穗状,顶生或腋生,花序梗细长,上部弯曲下垂,疏花;花被5深裂,裂片倒卵形,红色或白色,散布褐色点腺;雄蕊8;花柱3枚。瘦果三角形,外包宿存花被。花、果期6～10月。

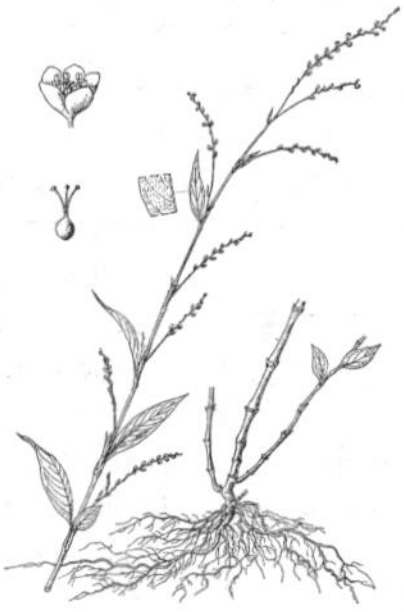

辣 蓼

生于近水边阴湿处。分布于华东、中南及云南、台湾等地。

【采收加工】 7～9月采收,鲜用或晾干。

【成分】 辣蓼全草及根含黄酮类成分:水蓼素(persicarin),水蓼素-7-甲醚(persicarin-7-methyl ether),3′-甲基鼠李素(rhamnazin)及金丝桃苷(hyperin),flaccidine,又含蒽醌衍生物及蓼酸(polygonic acid),*α*-santalon。

【药理】 1. 抗菌作用 全草煎剂对金黄色葡萄球菌、乙型链球菌、白喉杆菌、炭疽杆菌、伤寒杆菌、痢疾杆菌、铜绿假单胞菌、大肠杆菌、变形杆菌、鼠伤寒杆菌、枯草杆菌、蜡样杆菌和八叠杆菌等有较强的抗菌作用。本品水提取物对伤寒、甲型和乙型副伤寒、志贺和宋内痢疾杆菌及霍乱弧菌等有较强的抗菌作用。本品的乙醇和乙醚提取物对多种细菌也有显著的抗菌作用。根提取液对痢疾和大肠杆菌的抗菌作用也较显著。

2. 抗病毒作用　本品水煎剂对单纯疱疹病毒(HSV)有抑制作用。用组织培养法,本品的水煎醇沉液与病毒同时或先于病毒加入,对 HSV-1 病毒有一定抑制作用。水提取物有高效的抗乙型肝炎病毒表面抗原(HBsAg)活性。

3. 其他作用　本品所含挥发油对哺乳动物有显著降压作用。本品尚有收缩鼻黏膜血管及抗炎作用。

毒性　26～28 g/kg(治疗量的 4 倍)给家兔连服 10 日,对家兔一般状态、食欲和大便无影响,对骨髓象、麝香草酚絮状试验、脑磷脂胆固醇絮状试验、麝香草酚浊度试验、硫酸锌浊度试验及丙氨酸氨基转移酶(ALT)等均无明显影响。血红蛋白含量、红细胞及中性粒细胞数曾一度下降,但均于停药后 2 星期内恢复或接近正常。

【药性】《全国中草药汇编》:"辛,温。"

【功用主治】《全国中草药汇编》:"祛风利湿,散瘀止痛,解毒消肿,杀虫止痒。主治痢疾,胃肠炎,腹泻,风湿关节痛,跌打肿痛,功能性子宫出血;外用治毒蛇咬伤,皮肤湿疹。"

【用法用量】 内服:煎汤,9～30 g;或入丸、散。外用:捣敷;或煎水洗、漱。

【选方】 1. 治痢疾　辣蓼根、野南瓜叶各 15 g,白米炒焦9 g。水煎服。

2. 治痧气腹痛,并可治胃痛　鲜辣蓼枝头嫩叶 15 g,捣烂,加冷开水半碗擂汁,白糖调服。

3. 治霍乱吐泻转筋　鲜辣蓼根 30 g,捣烂,米泔水 1 碗泡服。

4. 治中暑昏倒　辣蓼枝头嫩叶 7～10 片捣烂,加冷水 3 茶匙擂汁灌服。牙关不开者,从鼻孔灌入。

5. 治扁桃体炎　辣蓼茎叶适量,捣烂取汁 1 杯,加温开水 1 杯含漱。(1～5 方出自江西《草药手册》)

6. 治疟疾　辣蓼叶、桃树叶等分。研细末,用水、酒和制成丸。每日早、晚各服 3 g,温开水送下。(《江西民间草药验方》)

7. 治关节炎　辣蓼叶适量,开水泡片刻后搓揉痛处。

8. 治跌打损伤　鲜辣蓼叶、鲜韭菜等分。捣烂,酌加甜酒捣匀,敷伤处。(7、8 方出自江西《草药手册》)

2102 红土子皮 hóng tǔ zi pí (《贵州民间药物》)

【基原】 为豆科长柄山蚂蝗属植物四川长柄山蚂蝗的根皮。

【原植物】 参见"红土子"条。

【采收加工】 6～7 月采挖根,剥取皮,切段,鲜用或晒干。

【药性】《贵州民间药物》:"性凉,味微苦。"

【功用主治】 清热,解毒,利咽。主治发热,喉痛,肺热咳嗽,黄水疮。

1.《贵州民间药物》:"清热,解毒。治喉痛,发热。"

2.《全国中草药汇编》:"主治喉痛,疟疾,刀伤及黄水疮。"

【用法用量】 内服:煎汤,6～12 g。

【选方】 1. 治喉痛　红清酒缸(根皮)9 g(用火烤去毛),八爪金龙 9 g。煎水服。

2. 治发热　红清酒缸(根皮)、马鞭鞘、青藤香各 9 g。煎水服。(1、2 方出自《贵州民间药物》)

2103 红马蹄乌 hóng mǎ tí wū (《四川中药志》)

【异名】 蓼子七(《云南种子植物名录》)。

【基原】 为蓼科山蓼属植物中华山蓼的根。

【原植物】 中华山蓼 *Oxyria sinensis* Hemsl.　又名:金边莲、酸猪草(《云南中草药选》),铜矿草(《云南种子植物名录》)。

多年生草本,高 20～50 cm。根茎粗大,紫色。茎直立,粗壮,具深纵沟,紫色,密被短硬毛。基生叶多数,具紫色长柄,长约 8 cm;基部有长而呈截头状的托叶鞘;叶片圆心形或圆肾形,近肉质,长约 6 cm,宽约 7 cm,先端短尖,基部心形,边缘呈浅波状,并疏生短刺,上面平滑,绿色,叶脉及边缘约呈紫色,下面脉上有毛;茎生叶互生,叶柄越向上越短;托叶鞘扩大。总状花序顶生,排成圆锥状,分枝密集;花梗长约 3 mm;花被 4,白色,边缘紫色,内轮 2 片增大,紧贴果实,外轮 2 片较小,反折;雄蕊 6;子房压扁,花柱 2,柱头画笔状。瘦果两面凸起,具 2 翅,成圆形,翅淡红色,具小齿。花期 6～7 月。

生于海拔 2 500～3 700 m 的高山区草坡或河谷地。分布于四川、云南、西藏。

【采收加工】 7～10 月采挖,晒干。

【药性】《四川中药志》1960 年版:"性平,味甘、涩,无毒。"

【功用主治】 舒筋活络,活血止痛,收涩止痢。主治跌打损伤,腰腿痛,痢疾,脱肛。

1.《四川中药志》1960 年版:"补五脏,通经络。治跌打损伤,五劳七伤及腰酸腿痛。"

2.《全国中草药汇编》:"舒筋活络,活血止痛。"

【用法用量】 内服:煎汤,6～15 g;或浸酒。

【选方】 1. 治跌打损伤　酸猪草根茎 6～9 g,泡酒服。

2. 治白痢　酸猪草根 15 g,红糖 15 g。煎服。(1、2 方出自《云南中草药选》)

2104 红马蹄草 hóng mǎ tí cǎo (《四川中药志》)

【异名】 马蹄肺筋草、接骨草(《四川中药志》),塌菜、八角金钱、大叶止血草(《浙江药用植物志》),水钱草、大雷公根(《广西药用植物名录》),大地星宿(《贵州中草药名录》)。

【基原】 为伞形科天胡荽属植物红马蹄草的全草。

【原植物】 红马蹄草 *Hydrocotyle nepalensis* Hook.

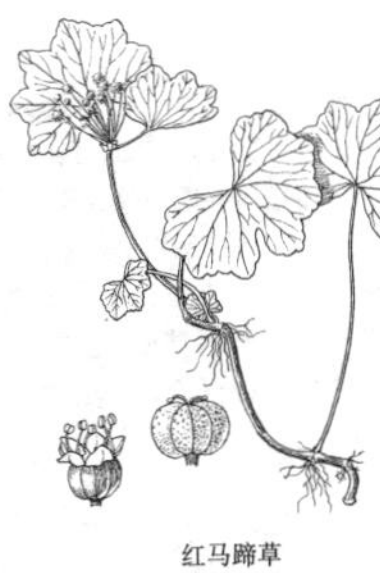

红马蹄草

多年生草本,高 5～45 cm。茎匍匐,斜上分枝,节上生根。单叶互生;叶柄长 4～27 cm;托叶膜质,先端钝圆或有浅裂;叶片膜质,肾形,长 2～5 cm,宽 3.5～9 cm,边缘 5～9 浅裂,裂片三角形,有钝锯齿,基部心形,疏生短硬毛。伞形花序数个簇生于茎端叶腋,花序梗长 0.5～2.5 cm,有柔毛;小伞形花序有花 20～60,常密集成球形的头状花序;花柄极短;小总苞片倒卵形;无萼齿;花瓣卵形,白色,有时有紫红色斑点;花柱幼时内卷,花后向外反曲。双悬果近圆形,长 1～1.2 mm,基部心形,两侧扁压,常有紫色斑点,成熟后常呈黄褐色或紫黑色,中棱和背棱显著。花、果期 5～11 月。

生于海拔 350～2 000 m 的山坡、路旁、阴湿地、水沟和溪边草丛中。分布于西南及浙江、安徽、江西、湖北、湖南、广东、广西、西藏、陕西等地。

【采收加工】 6～10 月采收,鲜用或晒干。

【药性】 苦,寒。

1.《重庆草药》:"辛,温。"

2.《四川常用中草药》:"性凉,味微苦。"

3.《西藏常用中草药》:"性寒,味苦。"

【功用主治】 清热利湿,化瘀止血,解毒。主治感冒,咳嗽,痰中带血,痢疾,泄泻,淋证,痛经,月经不调,跌打伤肿,外伤出血,痈疮肿毒。

1.《重庆草药》:"去瘀生新,除寒解表。疮口发痒者,敷之去风热止痒;骨折脱臼者,外包可接骨投榫。"

2.《浙江民间常用草药》:"消肿解毒,活血止血。"

3.《四川常用中草药》:"清肺热,散血热。治吐血,跌打损伤,感冒咳嗽等症。"

4.《西藏常用中草药》:"清热解毒,消食和胃。主治赤白痢,水泻,传染性肝炎,肺热咳嗽,疮痈肿毒。"

5.《四川中药志》1979年版:"治肺热咳嗽,痰中带血,月经不调,痛经。"

6.《广西民族药选编》:"切碎或研粉与鸡蛋蒸服,治肺结核,哮喘,支气管炎。水煎服,治尿道炎。捣汁涂,治带状疱疹。"

7.《台湾药用植物志》:"治眼病,腹病,疟疾,创伤,驱除蛔虫等。"

【用法用量】 内服:煎汤,6～15 g;或泡酒。外用:捣敷;或煎汤洗。

【宜忌】《重庆草药》:"孕妇禁用。"

【选方】 1. 治尿路感染　红马蹄草、木通、车前草各15 g。水煎服。(《万县中草药》)

2. 治月经不调,痛经　红马蹄草30 g,益母草30 g,对月草15 g。水煎服。(《四川中药志》1979年版)

3. 治跌打肿痛　红马蹄草、牛尾七、地胡椒各15 g。水煎服。

4. 治骨折　红马蹄草、酸酸草、赶山鞭各适量。捣烂外包。(3、4方出自《万县中草药》)

2105 红车轴草 hóng chē zhóu cǎo(《中国药用植物图鉴》)

【异名】 红三叶、红菽草、红荷兰翘摇、红花苜蓿、金花菜(《国产牧草植物》)。

【基原】 为豆科车轴草属植物红车轴草的花序及带花枝叶。

【原植物】 红车轴草 *Trifolium pratense* L.

多年生草本,高30～60 cm。茎直立或斜升,分枝多,疏生白色柔毛。三出复叶;小叶3,无柄;叶片椭圆状卵形至宽椭圆形,长2.5～4 cm,宽1～2 cm,先端钝圆,基部圆楔形,叶脉延伸至叶缘,稍突出成不明显细齿,背面有长毛;托叶卵形,先端锐尖,贴生于叶柄上,基部抱茎。花序头状,腋生,具大型总苞,总苞卵圆形,具横脉;花萼筒状,萼齿5,线状披针形,最下面1萼齿较长;花冠蝶形,紫色或淡紫红色,旗瓣狭菱形,翼瓣长圆形,基部具耳及爪,龙骨瓣稍短于翼瓣;子房椭圆形,花柱丝状,细长。荚果小,倒卵形,包被于宿存萼内。种子1颗,肾形,黄褐色。花、果期5～9月。

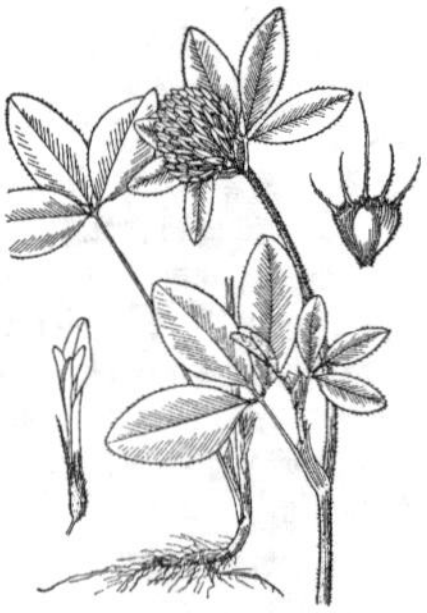

红车轴草

我国各地均有栽培或野生,分布于华北、东北及江苏、浙江、安徽、江西、贵州、云南等地。

【采收加工】 5～7月采摘花序或带花嫩枝叶,阴干。

【药材】 红车轴草 *Trifolii Pratensis Flos*　全国大部分地区均产。

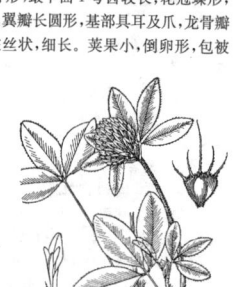

性状　头状花序扁球形或不规则球形,直径2～3 cm,近无总花梗。有大型总苞,总苞卵圆形,有纵脉。花萼钟状,萼齿线状披针形,有长毛。花瓣暗紫红色,具爪。有时花序带有枝叶,三出复叶;托叶卵形,基部抱茎。小叶3,多卷缩或脱落,完整者展平后呈卵形或长椭圆形,叶面有浅色斑纹。气微,味淡。

【成分】 叶及花含黄酮类:染料木苷-6″-*O*-丙二酸单酰酯(6″-genistin 6″-*O*-malonate),刺芒丙花素-7-*O*-*β*-*D*-葡萄糖6″-*O*-丙二酸单酰酯(formononetin 7-*O*-*β*-*D*-glucoside 6″-*O*-malonate),鹰嘴豆芽素-7-*O*-*β*-*D*-葡萄糖6″-*O*-丙二酸单酰酯(biochanin A 7-*O*-*β*-*D*-glucoside 6″-*O*-malonate),红车轴草异黄酮苷6″-*O*-丙二酸单酰酯(trifoside 6″-*O*-malonate),irilone 4′-*O*-*β*-*D*-glucoside 6″-*O*-malonate,红车轴草素-7-*O*-*β*-*D*-葡萄糖6″-*O*-丙二酸单酰酯(pratensein 7-*O*-*β*-*D*-glucoside 6″-*O*-malonate),异槲皮苷6″-*O*-丙二酸单酰酯(isoquercitrin 6″-*O*-malonate),3-甲基槲皮素-7-*O*-*β*-*D*-葡萄糖6″-*O*-丙二酸单酰酯(3-methylquercetin 7-*O*-*β*-*D*-glucoside 6″-*O*-malonate)。此外,还含有orobanchol。

花中含黄酮类:三叶豆苷(trifolin),异鼠李素(isorhamnetin),车轴草醇(pratol),红车轴草异黄酮苷(trifoside);有机酸类:水杨酸(salicylic acid),对羟基桂皮酸(*p*-hydroxy cinnamic acid)及挥发油等。

叶中含有机酸:叶酸(folic acid),亚叶酸;生物碱:胡芦巴碱(trigonelline)。

枝含有植二烯(phytadiene),3-甲基植基醚(3-methyl phytyl ether),1-甲基植基醚(1-methyl phytylether),1,3-二甲基植基醚(1,3-dimethyl phytyl ether)。

【药理】 1. 雌性激素样作用　本品果实对大鼠有雌激素样活性,本品所含多种异黄酮类成分都具有雌激素样作用,如鹰嘴豆芽素A及B、染料木素、红车轴草素等,对这些异黄酮雌激素活性的强弱各有不同报告,如有报告混于饲料中喂食时雌激素活性以大豆素最强,染料木素及鹰嘴豆芽素A相似,鹰嘴豆芽素B最低;而另有报告则认为染料木素最强,鹰嘴豆芽素A次之,大豆素最弱,而鹰嘴豆芽素B无作用。皮下注射给药时染料木素活性也强于鹰嘴豆芽素A,但上述异黄酮的雌激素样作用均弱。红车轴草作为一植物雌激素有其独到之处,它们几乎能分布到人体每个细胞中发挥作用,这是人体自身激素达不到的;它们具双调节作用,当人体雌激素水平高时,可抑制激素分泌,因它能与雌激素受体结合,从而阻止了人体自身激素的结合。反之,当人体雌激素水平低时,它们能提供额外的雌激素样作用。

2. 抗癌作用　本品所含染料木素对人鼻咽癌KB细胞有细胞毒活性,其 ED_{50} 为7.4 μg/ml,而鹰嘴豆芽素A作用弱,其 $ED_{50}>100$ μg/ml。

3. 降血脂作用　染料木素对三硝基甲苯WR1339所致大鼠高脂血症有显著的降血清三酰甘油作用,也能使胆固醇降低。鹰嘴豆芽素A也可明显抑制高脂饲料所致大鼠的血清胆固醇升高。大豆素的降脂作用见"大豆"条下。

4. 其他作用　染料木素能抑制组胺酸脱羧酶、儿茶酚-*O*-甲基转移酶。

【药性】 甘、苦,微寒。

1.《全国中草药汇编》:"微甘,平。"

2.《抗癌本草》:"苦,寒。"

【功用主治】 清热止咳,散结消肿。主治感冒,咳喘,硬肿,烧伤。

1.《中国药用植物图鉴》:"镇痉,止咳,止喘。全草制成软膏,治局部溃疡。"

2.《长白山植物药志》:"主治支气管炎,咳嗽,痰喘,咽喉炎,胃肠绞痛,痛经。"

【用法用量】 内服:煎汤,15～30 g。外用:捣敷;或制成软膏涂敷。

【选方】 1. 治乳腺癌　红车轴草花,不拘量。每日用开水冲,作茶饮用。

2. 治各种癌症　红车轴草、堇菜叶、钝叶酸模根等量混合。水煎煮,每日1剂。(1、2方出自《抗癌本草》)

2106 红白二丸 hóng bái èr wán(《神农架中草药》)

【异名】 一点血、岩丸子、鸳鸯七、红黑二丸(《神农架中草药》),野秋海棠、红白二元(《河北中草药》),老背少(《湖北中草药志》),一口血(《贵州省中草药名录》),山海棠(《秦岭巴山天然药物志》)。

【基原】 为秋海棠科秋海棠属植物中华秋海棠的根茎或全草。

【原植物】 中华秋海棠 *Begonia sinensis* A. DC.

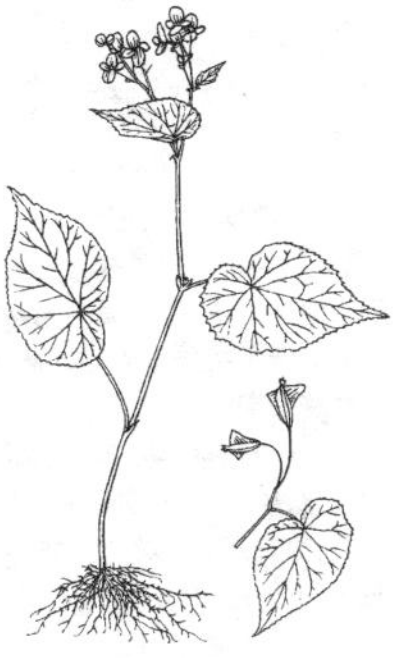

中华秋海棠

多年生草本,高 20～40 cm。有双球形块茎,并有较多须根;茎圆柱形,直立,淡褐色,不分枝。叶互生;叶柄长 4～15 cm,从下到上变短;叶片薄纸质,宽卵形,长 3～12 cm,宽 3.5～9 cm,先端渐尖,常成尾状,基部心形,偏斜,叶背淡绿色,叶缘有锯齿。聚伞花序顶生或腋生,花较小而稀疏,粉红色;雄花被片 4,外轮 2,卵圆形,内轮 2,雄蕊多数,基部合生成长约 2 mm 的柄,花药纵裂;雌花被片 5,外轮 2 片,内轮 3 片,花柱 3,基部合生,柱头半月形,有乳头状突起。蒴果有 3 翅,1 翅较大,三角形。花、果期夏、秋季间。

生于阴湿的岩石上。分布于河北、山西、湖北、贵州、陕西等地。

本植物的果实(红白二丸果)亦供药用,另设专条。

【采收加工】 夏季开花前采挖根茎或全草,晒干或鲜用。

【药材】 红白二丸 *Begoniae Sinensis Rhizoma et Herba* 主产于湖北。

性状 根茎较粗,多为双球形,直径 1～2 cm,表皮干燥皱缩,显深褐色或棕褐色,下部须根丛生,呈纤维状,黑褐色;质地较软,易折断,断面呈黄白色,纤维性。气微,味甘、苦。

【药性】 苦、酸,微寒。

1.《河北中草药》:"苦、涩,微寒。"

2.《全国中草药汇编》:"苦、酸,平。"

【功用主治】 活血调经,止血止痢,镇痛。主治崩漏,月经不调,赤白带下,吐血,外伤出血,痢疾,胃痛,腹痛,腰痛,疝气痛,痛经,跌打瘀痛。

1.《河北中草药》:"活血,止血,止痛。"

2.《全国中草药汇编》:"活血调经,止血止痢。用于月经不调,赤白带下,痢疾,吐血,衄血,跌打损伤出血。"

3.《湖北中草药志》:"清热解毒,活血,止血。用于痢疾,肠炎,疝气,腹痛,崩漏,痛经,赤白带,跌打损伤,外伤出血。"

【用法用量】 内服:煎汤,6～15 g;研末或泡酒。外用:捣敷。

【选方】 1. 治红崩白漏 ① 属于热胜者,经期来量多:红白二元全草 3～6 g,一次水煎服。② 红崩属寒性者:在月经来前用红白二元 0.3～0.6 g,夜眠树上的细皮 6 g,麻皮(白松树皮)6 g,煎水一次服。

2. 治月经不调 红白二元粉 3～6 g。热酒冲服。(1、2 方出自《陕西中草药土单验方选编》)

3. 治肾虚,劳伤腰痛 岩丸子 9 g,食盐 1.5 g。水煎服。

4. 治疝气痛,急性胃痛 岩丸子 15～30 g。酒、水各半煎服。(3、4 方出自《恩施中草药手册》)

5. 治痛经 红黑二丸 5 粒。研为细末,童便半碗,白酒 1 小杯加热吞服药末。(《湖北中草药志》)

2107 红半边莲 hóng bàn biān lián (《广西药用植物名录》)

【异名】 半边风,山蚂蝗(《广西药用植物名录》),鬼边榜,大半边莲(广州空军《常用中草药手册》),肉半边莲(《广西实用中草药新选》)。

【基原】 为秋海棠科秋海棠属植物粗喙秋海棠的根茎或全草。

【原植物】 粗喙秋海棠 *Begonia crassirostris* Irmsch.

多年生肉质草本,高 1～1.5 m。根茎粗壮,横走;茎直立或下部倾斜,无毛,粉红色,有膨大的节。叶互生;叶柄纤细,下部的长约 10 cm,上部的长约 2 cm;托叶早落,叶片膜质,阔卵形至长圆形,不对称,长 11～27 cm,宽 3.5～10 cm,先端渐尖,基部心形,歪斜,外侧有一大耳片,两面无毛,边缘有小齿。聚伞花序腋生,长约 3 cm,总花梗长约 1 cm;花 4～6 朵,白色;雄花被片 4,阔倒卵形或卵圆形,花瓣 2,阔卵形;雌花被片 6,倒卵形,白色或粉红色;子房 3 室,近球形,被锈色微柔毛,顶部收缩成一短喙,无翅。蒴果近球形,无翅也无毛,顶冠有粗短的喙。花期 4～5 月,果期 6～7 月。

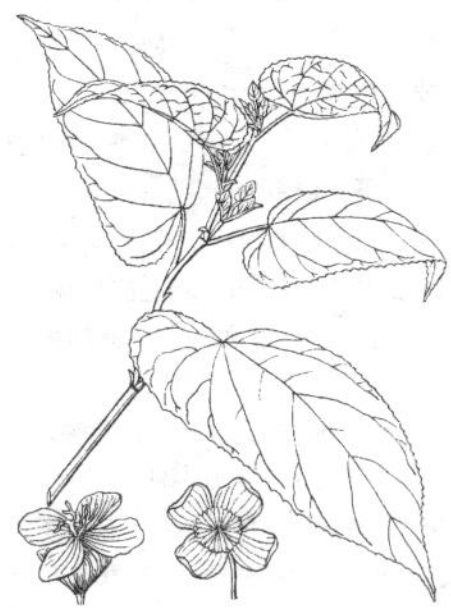

粗喙秋海棠

生于海拔 300 m 左右的林下湿处或岩石上。分布于福建、广东、广西、云南等地。

【栽培】 生物学特性 喜阴凉湿润的气候。忌干旱,怕强光。要求在含腐殖质多的砂质壤土栽培为宜。

繁殖方法 扦插或种子繁殖。选择荫蔽良好而有一定坡度的林地作繁殖场地,如缺乏荫蔽条件应预先搭好荫棚。扦插繁殖:选二年生健壮茎杆,截成 15～20 cm 长的枝条,每个带 2～3 节,按行株距 10 cm×4 cm,斜插到砂床上,入砂深度为枝条的 1/2,插后稍压紧和浇水,经常保持土壤湿润。30～40 日生根,生根后 10 日左右即可定植。按行株距 30 cm×30 cm 开穴栽种。种子繁殖:播种育苗,随采随播。种子拌入草木灰后均匀地撒播于苗床上,覆盖细土 0.5 cm,浇水保湿。当苗高 10 cm 左右移栽。

田间管理 定植后,每年松土除草 3～4 次,于春、夏季间和秋、冬季间分别追施腐殖质土和堆肥各 1 次。生长前期荫蔽度在 50%左右,中、后期应逐渐增加光度,调节荫蔽度在 30%～40%。

【采收加工】 全草全年均可采,鲜用或晒干;根 9～12 月挖取,切碎,鲜用或晒干或烘干。

【药材】 红半边莲 *Begoniae Crassirostris Rhizoma seu Herba* 主产于湖南、广东、广西、云南等地。

性状 全草干燥皱缩,长 90～150 cm。茎表皮显棕褐色,无毛,有膨大的节。叶多皱缩破碎,展开后呈长圆形,暗绿色,先端渐尖,基部心形,无毛,边缘疏生小齿。聚伞花序生叶腋间,花黄色。气微,味酸涩。

根茎略呈圆柱形,弯曲,有分枝。表面红棕色或棕褐色,粗糙,有纵皱纹和明显的结节。有时可见有薄片状的栓皮和残留的须根。有的表面具有点状突起的根痕和黄褐色绒毛。每节有一凹陷的茎痕。质硬脆,易折断,断面不平坦,黄白色至棕红色,可见黄白色点状维管束。气微,味酸涩。

【药性】 《广西本草选编》:"味酸、涩,性凉。"

【功用主治】 《广西本草选编》:"凉血解毒,消肿止痛。主治急性咽喉炎,牙龈肿痛,便血,用根茎水煎服。烧烫轻伤,疮疖,用鲜叶适量捣烂外敷。"

【用法用量】 内服:煎汤,10～20 g。外用:鲜品捣敷。

【宜忌】 《全国中草药汇编》:"烧烫伤若泡已溃烂,敷用有刺激性。"

2108 **红头小仙** hóng tóu xiǎo xiān (《昆明民间常用草药》)

【异名】 紫背倒提壶(《昆明民间常用草药》),肥儿宝(《湖南药物志》),那猪草(《广西药用植物名录》)。

【基原】 为菊科艾纳香属植物柔毛艾纳香的全草。

【原植物】 柔毛艾纳香 *Blumea mollis* (D. Don) Merr. [*Erigeron molle* D. Don; *B. wightiana* DC.; *B. parvifolia* DC.]

草本,高 60~90 cm。主根直立,有纤维状叉开的侧根。茎具沟纹,被开展的白色长柔毛和具柄腺毛。下部叶有长达 1~2 cm 的柄;叶片倒卵形,长 7~9 cm,宽 3~4 cm,先端圆钝,基部楔状渐狭,边缘有密细齿,两面被绢状长柔毛,下面较密;中部叶具短柄,倒卵形至倒卵状长圆形,长 3~5 cm,宽 2.5~3 cm,先端钝或短尖,基部楔尖;上部叶渐小,近无柄。头状花序多数,通常 3~5 个簇生,密集成聚伞状花序,再排成大圆锥花序,花序柄长达 1 cm,被密长柔毛;总苞圆柱形;总苞片近 4 层,紫色至淡红色,花后反折,外层线形,背面被密柔毛和腺体,中层背面被疏毛,内层狭,长于外层 2 倍;花托扁平,蜂窝状;花紫红色或花冠下半部淡白色;雌花多数,花冠檐部 3 齿裂;两性花约 10 个,花冠檐部 5 浅裂。瘦果圆柱形,被短柔毛;冠毛白色,糙毛状,易脱落。花期几乎全年。

生于海拔 400~900 m 的田野或空旷草地。分布于华南、西南及浙江、江西、湖南、台湾等地。

【采收加工】 7~10 月采收,鲜用或切段晒干。

【药材】 红头小仙 *Blumeae Mollis Herba* 产于云南、四川、贵州、湖南、广西、江西、广东、浙江及台湾等地。

性状 主根粗直,有纤维状叉开的侧根。茎分枝或少有不分枝,具沟纹,被白色长柔毛,杂有具柄腺毛。单叶互生,具叶柄;叶倒卵形至倒卵状长圆形,基部楔状渐狭,顶端圆钝,叶缘具密细齿,两面被丝状长柔毛,中脉在下面明显凸起,侧脉弧状或斜上升,网脉明显。总苞圆柱形;总苞片草质,紫色或淡红色,花后反折,背面被柔毛;花托扁平,蜂窝状,无毛。花紫红色或花冠下半部淡白色。气微,味微苦。

【成分】 含正三十烷(*n*-triacontane),正三十一烷(*n*-hentriacontane),2, 3-二甲氧基-对聚伞花素(2, 3-dimethoxy-*p*-cymene),2, 4, 5-三甲氧基烯丙基苯(2, 4, 5-trimethoxyallylbenzene),丁香烯氧化物(caryophyllene oxide),2-甲基-5-异丙基环戊烯基羧酸(2-methyl-5-isopropylcyclopentene carboxylic acid);菊油环酮(chrysanthenone)及单萜(monoterpene)等。

【药理】 1. 抗炎作用 将红头草煎液 3 g/kg、6 g/kg 分别涂于小鼠耳部,对二甲苯所致小鼠耳郭炎症有显著的抑制作用;给大鼠腹腔注射 6 g/kg、8 g/kg 也有显著的抗蛋清性足跖肿胀的作用。

2. 解热作用 红头草煎液 3 g/kg 灌胃,对鲜啤酒酵母液所致大鼠高热有显著的解热作用。

3. 镇痛作用 经热板法及化学物质刺激法实验表明,红头草煎液 3 g/kg、6 g/kg 小鼠灌服有显著的镇痛作用。

毒性 红头草煎液小鼠灌胃的 LD_{50} 为 140±11.8 g/kg,中毒开始有兴奋现象,后呼吸急促。

【药性】《全国中草药汇编》:"微苦,平。"

【功用主治】《全国中草药汇编》:"消炎解热。主治肺炎,咳喘,胸膜炎,乳腺炎,春温风热。"

【用法用量】 内服:煎汤,10~15 g;或捣烂冲开水含服。外用:煎水洗;或捣汁涂。

【选方】 1. 治小儿疳积 柔毛艾纳香 6 g,乌苏里瓦韦 1.5 g。水煎服。极瘦的服至 10 剂,还可因症加味。(《湖南药物志》)

2. 治口腔炎 红头小仙叶数张。搓烂,冲开水含服。(《全国中草药汇编》)

3. 治湿疹,皮肤瘙痒 柔毛艾纳香煎水熏洗或鲜品捣汁涂。(《湖南药物志》)

2109 **红花青藤** hóng huā qīng téng (《广西本草选编》)

【基原】 为莲叶桐科青藤属植物红花青藤的根或茎藤。

【原植物】 红花青藤 *Illigera rhodantha* Hance 又名:毛青藤、三姐妹藤(《广西本草选编》)。

藤本。茎具棱,幼枝被黄褐色绒毛。叶互生;叶柄长 4~10 cm;叶为指状复叶,有小叶 3 片,小叶片卵形至倒卵状椭圆形或卵状椭圆形,长 6~11 cm,宽 3~7 cm,先端钝,基部圆形或近心形,上面中脉被短柔毛,下面中脉稍被毛或无毛。聚伞花序组成圆锥花序,生于叶腋,密被黄褐色绒毛;萼片 5,紫红色,长圆形,外面被短柔毛,花瓣与萼片同形,玫瑰红色;雄蕊 5,退化雄蕊花瓣状,膜质,先端齿裂,背部张口状,具柄;子房下位,花柱被黄色绒毛,柱头扩大成鸡冠状,花盘有 5 个腺体。果具 4 翅,不等大。花期 6~11 月,果期 12 月至翌年 4~5 月。

生于山谷密林或疏林灌木丛中或溪边杂木林中。分布于广东、广西、云南等地。

【栽培】 生物学特性 喜温暖湿润气候。需适度荫蔽,稍耐寒,宜选择土层深厚、肥沃的砂壤土种植。

繁殖方法 扦插或种子繁殖。扦插繁殖:春季选 2~3 年枝条,剪成有 3~4 节为 1 段,插入苗床育苗,生根长叶后,按行株距 60 cm×60 cm 定植。种子繁殖:3~4 月采种,随采随播,直播或育苗移植。

田间管理 扦插育苗要遮荫,土壤保持湿润,定植后搭棚架供攀援。

【采收加工】 种后 2~3 年,于 7~10 月采收,切段晒干。

【药材】 红花青藤 *Illigerae Rhodanthae Radix seu Caulis* 产于广东、广西、云南。

性状 茎藤圆柱形,有少数分枝,直径 3~7 mm。表面灰棕色至棕褐色,具明显的纵向沟纹,幼枝被金黄褐色绒毛,老枝无毛。质硬,断面不整齐,外皮薄,棕褐色,木心淡黄棕色。气微,味辛、甘、涩。

【药性】 微甘、辛、涩,温。

【功用主治】 祛风散瘀,消肿止痛。主治风湿性关节炎,跌打肿痛,小儿麻痹后遗症。

【用法用量】 内服:煎汤,9~15 g;或浸酒。外用:浸酒擦。

【选方】 治风湿性关节炎,跌打肿痛 (红花青藤)全株 9~15 g,水煎冲酒服;或浸酒内服,并用药酒外擦(《广西本草选编》)。

2110 **红花寄生** hóng huā jì shēng (《生草药性备要》)

【异名】 红花寄(《本草求原》),柏寄生(《植物名实图考》),桃树寄生(《广西药用植物名录》),红花桑寄生、寄脏匡、寄居花童(《福建药物志》)。

【基原】 为桑寄生科梨果寄生属植物红花寄生、小红花寄生的带叶茎枝。

【原植物】 1. 红花寄生 *Scurrula parasitica* L. [*Loranthus parasiticus* (L.) Merr.] 又名:桑寄生(《云南植物志》),柠檬寄生(《中国植物志》)。

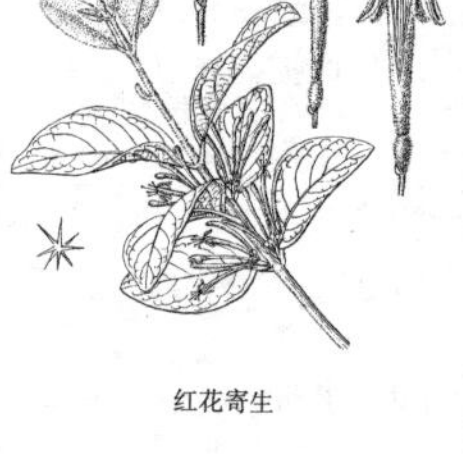

红花寄生

灌木,高 0.5~1 m。嫩枝、叶密被锈色星状毛,稍后毛全脱落变无毛;小枝灰褐色,具皮孔。叶对生或近对生,厚纸质;叶柄长 5~6 mm;叶片卵形至长卵形,长 5～8 cm，宽 2～4 cm，先端钝，基部阔楔形。总状花序，腋生或生于小枝已落叶腋部，各部分均被褐色毛，具花 3～5 朵，花红色，密集；苞片三角形；花托陀螺状，长 2～2.5 mm；副萼环状，全缘；花冠花蕾时管状，长 2～2.5 cm，稍弯，下半部膨胀，顶部椭圆状，开花时顶部 4 裂，裂片披针形，长 5～8 mm，反折；花柱线状，柱头头状。浆果梨形，长约 10 mm，下半部骤狭呈长柄状，红黄色，果皮平滑。花、果期 10 月至翌年 1 月。

生于海拔 20～1 000(～2 800)m 的沿海平原或山地常绿阔叶林中，寄生于柚树、橘树、柠檬、黄皮、桃树、梨树或山茶科、大戟科、夹竹桃科、榆科、无患子科或马桑等植物上。分布于西南及福建、江西、湖南、广东、广西、台湾等地。

2. 小红花寄生 *S. parasitica* L. var. *graciliflora* (Wall. ex DC.) H. S. Kiu[*Loranthus graciliflorus* Wall. ex DC.]

本变种的嫩枝、叶、花序和花均密被黄褐色星状毛；叶片纸质，长卵形或长圆形，长 5～6 cm，宽 2～4 cm。花序具花 3～7 朵，密集；花托陀螺状，长约 2 mm；副萼环状；花冠黄绿色，长 1～1.2 cm，裂片披针形，长约 3 mm。浆果梨形，红黄色，长约 8 mm，下半部骤狭呈长柄状，被疏毛。花、果期 4～12 月。

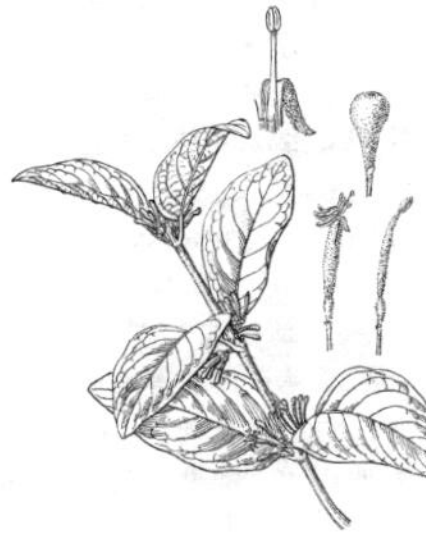

小红花寄生

生于海拔 850～2 100 m 的山谷或山地阔叶林中，寄生于桃树、梨树、杏树、石榴树、普洱茶树、锥栗树、小叶马鞍树或松属等植物上。分布于广西、四川、贵州西南部、云南等地。

【采收加工】 全年均可采收，切片，晒干。

【药材】 红花寄生 *Scurrulae Parasificae Ramulus* 主产于福建、江西、湖南、广东、广西、四川、贵州、云南、台湾等地；小红花寄生 *Scurrulae Graciliflorae Ramulus* 主产于四川、贵州、云南、广西等地。

性状 红花寄生 带叶茎枝圆柱形，多分枝，长 3～5 cm，直径约 1 cm。表面粗糙，老枝红褐色或深褐色；小枝及枝梢赭红色，幼枝有的有棕褐色星状毛；表面有众多点状和黄褐色或灰褐色横向皮孔，以及不规则、粗而密的纵纹。质坚脆，易折断，断面不平坦，皮部菲薄，赭褐色，易与木部分离，木部宽阔，淡黄色或土黄色，有放射状纹理，髓部深黄色。叶对生或近对生，易脱落；叶片多破碎，卷缩；完整者卵形至长卵形，黄褐色或茶褐色，侧脉明显，两面均光滑无毛，全缘，厚纸质而脆，嫩叶有的有棕褐色星状毛；有的有未脱落的花果，花蕾管状，顶部长圆形，急尖，开放时，先端 4 裂，裂片反折，可见雄蕊 4 枚及花柱；果梨形，顶端钝圆，下半部渐狭呈长柄状。气清香，味微涩而苦。

小红花寄生 叶稍小，纸质；花、果均较细小。

鉴别 (1) 茎横切面：木栓层为 10 余列木栓细胞，外侧数列细胞含红棕色物。皮层 6～10 列细胞，散有含草酸钙方晶的石细胞。中柱鞘部位纤维成束。韧皮部半月或新月形，韧皮射线几乎为含草酸钙方晶的石细胞组成。形成层环明显。木质部占茎的横切面大部分，导管单个或 2～4 个相聚，木射线宽可达 10 余列细胞，散有含草酸钙方晶的石细胞。髓部散有石细胞。薄壁细胞含淀粉粒。

粉末特征：黄棕色。石细胞较多，单个或数个相聚，类方形、类圆形或梭形，有的具分枝或乳头状突起，多三面增厚，层纹细密清晰，胞腔偏向一侧，含草酸钙方晶或红棕色物。具缘纹孔导管，有的具网纹三生增厚，或形成具缘纹孔场，另有网纹和螺纹导管。叠生星状毛多断裂，完整者 4 叠以上，每叠 3～6 分枝，分枝弯曲，先端渐尖。草酸钙方晶散在或存在于石细胞腔中，方形、长方形或多面体。叶片碎片表皮细胞表面观多角形，气孔平轴式。中柱鞘纤维细长，两端尖，壁厚，胞腔线形。木纤维两端尖，有的中部一侧凸起，壁厚，孔沟稀疏。此外，有木栓细胞、木薄壁细胞、髓薄壁细胞及淀粉粒。

(2) 取样品粉末 5 g，加乙醇 50 ml，回流提取 30 分钟，滤过。分取滤液 2 ml 置试管中，加镁粉少许及浓盐酸 4～5 滴，水浴上加热 3 分钟，显红色(检查黄酮)。

(3) 薄层色谱：取(2)项下乙醇提取液浓缩后作为供试品液，另以槲皮苷、广寄生苷、槲寄生苷甲及槲皮素为对照品。分别点样于同一硅胶 G-0.3%CMC 板上，以氯仿-甲醇-甲酸(8∶2∶0.1)展开，展距 14 cm。取出干后，喷以 5%三氯化铝乙醇液，于紫外线灯(365 nm)下观察，供试品色谱中，在与对照品色谱相应的位置上显相同的黄绿色荧光斑点。

【成分】 含黄酮(flavonoides)，强心苷(cardiac glycosides)，鞣质(tannin)，焦儿茶酚(pyrocatechins)和有机酸。总黄酮的含量约为 0.57%，其中茎叶含槲皮素(quercetin)0.3%。

【药性】 辛、苦，平。

1. 《生草药性备要》："味烈。"

2. 《本草求原》："辛，寒。"

3. 《福建药物志》："苦，平。"

【功用主治】 祛风湿，强筋骨，活血解毒。主治风湿痹痛，腰膝酸痛，胃痛，乳少，跌打损伤，疮疡肿毒。

1. 《生草药性备要》："专门破血，敷疮散毒，亦理跌打。"

2. 《本草求原》："止阴虚失血，散瘀理跌打，消疮肿，散毒。"

3. 《植物名实图考》："主舒筋骨。"

4. 《福建药物志》："祛风除湿，补肝强筋，安胎下乳。主治风湿关节痛，高血压，腰痛，坐骨神经痛，胎动不安，产后乳少。"

【用法用量】 内服：煎汤，30～60 g。外用：嫩枝叶，捣敷。

【临床报道】 治疗冠心病心绞痛 用红花桑寄生冲剂(每包相当于原生药 40 g)，开水冲服，每日 1～2 包，疗程最短者 4 星期，最长者 5 月，平均 6 星期。共治疗 54 例，结果有效率为 76%，其中显效率为 24%。对 47 例患者进行了治疗前、后心电图的疗效观察，结果显效者 12 例，好转者 9 例，无效者 25 例，加重者 1 例，有效率为 44.7%。治疗期间，伴有高血压者，继续服降压药。

2111 红直当药 hóng zhí dāng yào (《高原中草药治疗手册》)

【异名】 红点当药(《新华本草纲要》)。

【基原】 为龙胆科獐牙菜属植物红直獐牙菜的全草。

【原植物】 红直獐牙菜 *Swertia erythrosticta* Maxim.

多年生草本，高 30～70 cm。茎常带紫色，近圆形，不分枝。叶对生；柄长 2～11 mm；叶片椭圆状长圆形，长 5～11 cm，宽 1～3.5 cm，先端钝，基部渐狭连合而抱茎，上部叶无柄，较小。圆锥状复聚伞花序，长 5～45 cm，具多花，花梗弯曲，长 1～2 cm，花下垂，直径 1.2～2 cm；花萼 5 深裂，裂片狭披针形，先端长渐尖，具狭的膜质边缘；花冠黄绿色或绿色，5 裂，具红褐色斑点，裂片长圆形或卵状长圆形，先端钝，基部具 1 个褐色腺窝，圆形，边缘具柔毛状流苏；雄蕊 5，着生于花冠近基部，花丝基部背面具流苏状

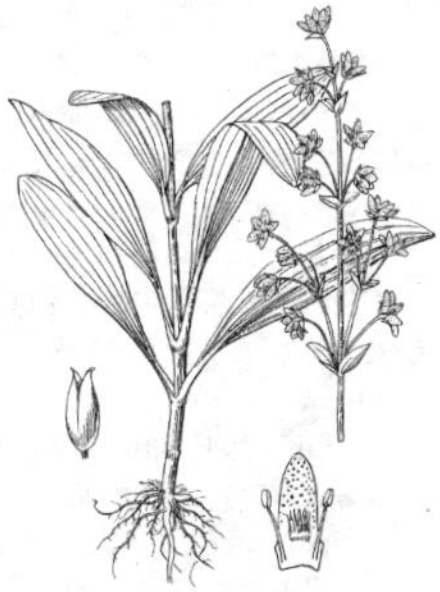

红直獐牙菜

柔毛；子房椭圆形，无柄，长 5～7 mm，花柱短而明显，柱头 2 裂。蒴果卵状椭圆形，长 1～1.5 cm。种子多数，黄褐色，长圆形，周围具宽翅。花、果期 8～10 月。

生于海拔 1 500～4 300 m 的河滩、干草原、高山草甸及疏林下。分布于华北及湖北、四川、陕西、青海等地。

【采收加工】 8～9 月采收全草，切段，晒干或鲜用。

【成分】 全草含呫吨酮类和呫吨酮苷类：1，8-二羟基-3，7-二甲氧基呫吨酮（1，8-dihydroxy-3，7-dimethoxyxanthone），1，5，8-三羟基-3-甲氧基呫吨酮（1，5，8-trihydroxy-3-methoxyxanthone），1，3，8-三羟基-5-甲氧基呫吨酮（1，3，8-trihydroxy-5-methoxyxanthone），1，7，8-三羟基-3-甲氧基呫吨酮（1，7，8-trihydroxy-3-methoxyxanthone），1，3，5，8-四羟基呫吨酮（1，3，5，8-tetrahydroxyxanthone），1，3，7，8-四羟基呫吨酮（1，3，7，8-tetrahydroxyxanthone），8-*O*-*β*-*D*-吡喃葡萄糖基-1，5-二羟基-3-甲氧基呫吨酮（8-*O*-*β*-*D*-glucopyranosyl-1，5-dihydroxy-3-methoxyxanthone）及 8-*O*-*β*-*D*-吡喃葡萄糖基-1，3，5-三羟基呫吨酮（8-*O*-*β*-*D*-glucopyranosyl-1，3，5-trihydroxyxanthone）。

【药性】 《全国中草药汇编》："苦，凉。"

【功用主治】 清热解毒，利湿退黄，杀虫。主治风热咳喘，咽喉肿痛，黄疸，梅毒，疮痈肿毒，疥癣。

1.《全国中草药汇编》："清热解毒，健胃杀虫。主治肺（肝）炎黄疸，咽喉肿痛。外用治疥癣。"

2.《中国中药资源志要》："用于风热咳喘，梅毒，疮肿。"

【用法用量】 内服：煎汤，15～30 g；或研末冲服。外用：捣敷。

2112 红茎黄芩 hóng jīng huáng qín（《四川中药志》）

【基原】 为唇形科黄芩属植物红茎黄芩的全草。

【原植物】 红茎黄芩 *Scutellaria yunnanensis* Lévl.

多年生草本。根茎匍匐，密生须根；茎高 30～35 cm，直立或斜倾状，钝四棱形，具槽，常呈粉红色或淡红色，近几无毛或略被短柔毛。叶通常 3～4 对；叶柄长 5～12 mm，腹凹背凸，被腺毛及柔毛，常为水红色；叶片长卵形、卵圆形或椭圆状卵圆形，长 3～13 cm，宽 1.5～5.5 cm，先端渐尖或长渐尖，基部圆形，边缘疏生极不明显的小齿或浅波状或近全缘，上面深绿色，下面淡绿色或水红色，密生下凹腺点。花对生，排列成顶生或间有少数腋生的长 9～15 cm 的总状花序；总花梗与序轴均淡红色，密被微柔毛及具腺柔毛；苞片退化；花萼紫红色，长约 2 mm，果时增大，长约 3 mm，外被微柔毛，盾片开展，半圆形；高 1.5 mm，果时高达 4 mm；花冠于冠檐紫红色，但筒部色淡，白色，长 1.5～1.7 cm，外被微柔毛，冠檐二唇形，上唇盔状，两侧裂片卵圆形；2 强雄蕊，花丝扁平，中部以下被纤毛；花盘肥厚，前方呈指状伸长且超过子房；花柱细长，子房光滑。小坚果成熟时暗褐色，三棱状卵圆形，具瘤。花期 4 月，果期 5 月。

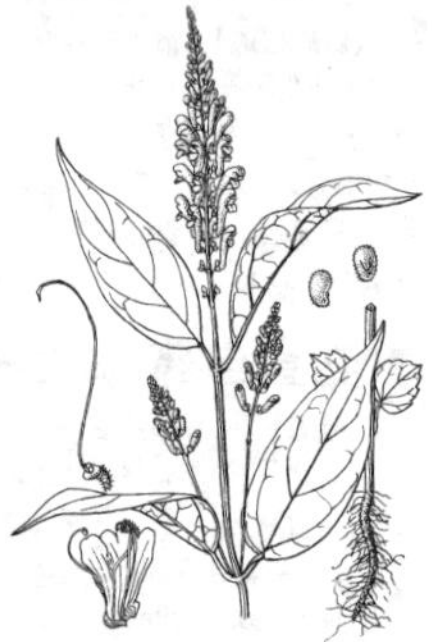

红茎黄芩

生于山地林下或山谷沟边。分布于四川、云南。

【采收加工】 4～6 月采收，鲜用或晒干。

【药性】 《四川中药志》1982 年版："苦，寒。"

【功用主治】 清肝明目，凉血解毒。主治眩晕，目赤肿痛，翳障遮睛，肺热咯血，暑热烦渴，痈疮肿毒。

《四川中药志》1982 年版："清热解毒，凉血。用于痈疮肿毒，疔疖，肺热咳血。"

【用法用量】 内服：煎汤，6～15 g。外用：鲜品捣敷。

【选方】 治肺热咳血　红茎黄芩 30 g，吉祥草 30 g。水煎服。（《四川中药志》1982 年版）

2113 红刺玫花 hóng cì méi huā

【异名】 白残花（《浙江药用植物志》）

【基原】 为蔷薇科蔷薇属植物粉团蔷薇的花。

【原植物】 粉团蔷薇 *Rosa multiflora* Thunb. var. *cathayensis* Rehd. et Wils.　又名：野蔷薇（《浙江药用植物志》）。

落叶小灌木，高约 2 m。茎、枝多尖刺。单数羽状复叶互生；小叶通常 5～9 枚，椭圆形，先端钝或尖，基部钝圆形，边缘具齿，两面无毛，托叶大部贴生于叶柄。花多数簇生，为圆锥形伞房花序；花粉红色，芳香；花梗上有少数腺毛；萼片 5；花瓣 5，单瓣；雄蕊多数；花柱无毛。瘦果，生在环状或壶状花托里面。花期 5～6 月，果期 8～9 月。

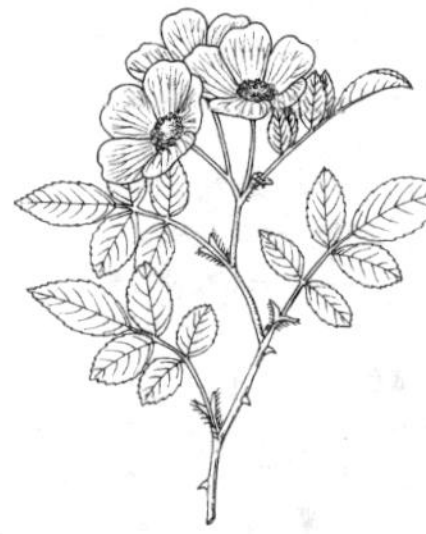

粉团蔷薇

多生于海拔达 1 300 m 的山坡、灌丛或河边等地。分布于河北、浙江、安徽、福州、江西、山东、河南、湖北、广东、陕西、甘肃等地。

本植物的根（红刺玫根）亦供药用，另设专条。

【采收加工】 5～6 月间花将开放时采摘，除去萼片等杂质，晒干。

【药性】 《全国中草药汇编》："苦、涩，寒。"

【功用主治】 《全国中草药汇编》："清暑热，化湿浊，顺气和胃。主治暑热胸闷，口渴，呕吐，不思饮食，口疮口糜。"

【用法用量】 内服：煎汤，3～9 g。外用：研末调敷。

2114 红刺玫根 hóng cì méi gēn

【基原】 为蔷薇科蔷薇属植物粉团蔷薇的根。

【原植物】 参见"红刺玫花"条。

【采收加工】 全年均可采挖，切片，晒干。

【药性】 苦、涩，寒。

【功用主治】 活血通络。主治关节炎，颜面神经麻痹。

《安徽中草药》："活血通络，收敛固带。"

【用法用量】 内服：煎汤，9～15 g。外用：研末，撒或调敷。

2115 红果冬青 hóng guǒ dōng qīng（《贵州草药》）

【异名】 野白蜡叶（《贵州草药》）。

【基原】 为冬青科冬青属植物珊瑚冬青的叶或根。

【原植物】 珊瑚冬青 *Ilex corallina* Franch.

常绿乔木，高达 10 m。小枝无毛，有绉沟纹。叶互生；叶柄长 4～9 mm；叶片革质，卵形、卵状椭圆形或卵状披针形，长 5～13 cm，宽 1.5～5 cm，边缘有钝锯齿，齿端刺状，上面有光泽。花 4 数；近无柄；雌雄异株；花

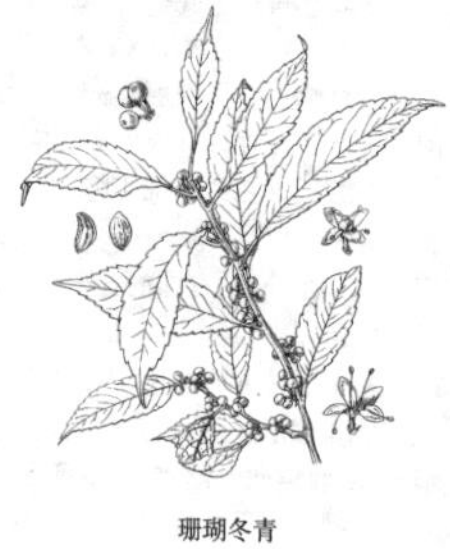

珊瑚冬青

序簇生二年生小枝的叶腋内；雄花序的分枝具1～3朵花；雌花序的分枝具单花；雄花萼直径约2 mm，花冠直径6～7 mm。果近球形，直径约4 mm，紫红色，分核4颗。

生于杂木林中。分布于西南及湖北。

【采收加工】 全年均可采。叶鲜用或晒干用。根晒干。

【药材】 红果冬青 *Ilicis Corallinae Folium seu Radix* 产于湖北和西南各地。

性状 叶卵形、卵状椭圆形或卵状披针形，长5～13 cm，宽1.5～5 cm，边缘具钝锯齿，齿端刺状；黄绿色，上表面有光泽；革质。气微，味苦。

鉴别 叶（中脉）横切面：上、下表皮细胞类方形，外壁较厚，外被角质层，下表皮可见气孔。栅栏细胞2～3列，海绵组织较疏松，均可见纤维，平直或扭曲，有的分枝状。主脉向下凸出，其下表皮内侧具3～4列厚角细胞，主脉维管束外韧型，下方有纤维群。薄壁细胞中含草酸钙簇晶。

【药性】《贵州草药》："性凉，味甘。"

【功用主治】 活血镇痛，清热解毒。主治劳伤疼痛，烫伤，头癣。

1.《贵州草药》："清热解毒，活血止痛。"

2.《全国中草药汇编》："主治烫火伤，劳伤疼痛，黄癣。"

【用法用量】 内服：煎汤，9～15 g；或浸酒。外用：鲜叶捣敷；或研末调搽。

【选方】 1. 治劳伤疼痛 野白蜡叶根、淫羊藿各15 g，大风藤9 g。泡酒服。

2. 治烫伤、火伤，小儿头疮 野白蜡叶研末，调菜油搽患处。（1、2方出自《贵州草药》）

2116 红茴香根 hóng huí xiāng gēn（《四川中药志》）

【异名】 红毒茴根（《全国中草药汇编》）。

【基原】 为八角科八角属植物红茴香的根或根皮。

【原植物】 红茴香 *Illicium henryi* Diels 又名：土八角、土大香（《四川中药志》），八角茴（江西《草药手册》），野八角、山木蟹（《安徽中草药》）。

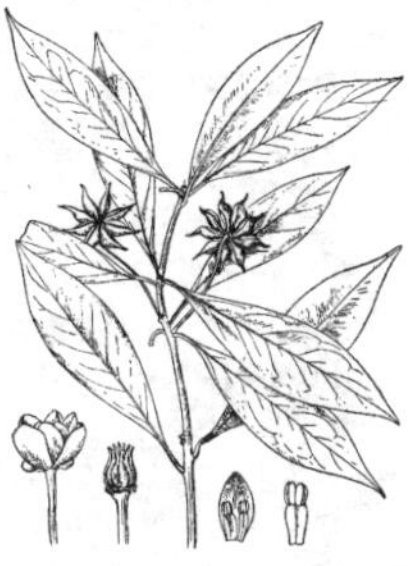

红 茴 香

常绿灌木或小乔木，高3～7 m。树皮灰白色，幼枝褐色。单叶互生；叶柄长1～2 cm，近轴面有纵沟，上部有不明显的窄翅；叶片革质，长披针形、倒披针形或倒卵状椭圆形，长10～16 cm，宽2～4 cm，先端长渐尖，基部楔形，全缘，边缘稍反卷；上表面深绿色，有光泽及透明油点，下表面淡绿色。花红色，腋生或近顶生，单生或2～3朵集生；花梗长1～5 cm；花被片10～14，最大1片椭圆形或宽椭圆形，长7～10 mm；雄蕊11～14，排成1轮；心皮7～8，花柱钻形。聚合果径1.5～3 cm，蓇葖果7～8枚，先端长尖，略弯曲，呈鸟喙状。种子扁卵形，棕黄色，平滑有光泽。花期4～5月，果期9～10月。

生于海拔300～2 500 m山地密林、疏林或山谷、溪边灌丛中。分布于华东、中南及四川、贵州、陕西等地。

【采收加工】 全年均可采挖，晒干用；或切成小段，晒至半干，剖开皮部，去木质部，取根皮用，晒干。

【药材】 红茴香根 *Illicii Henryi Radix seu Cortex* 产于浙江、江西、四川等地。

性状 根圆柱形，常不规则弯曲，直径2～3 cm。表面粗糙，棕褐色，具明显的横向裂纹和因干缩所致的纵皱，少数栓皮易剥落现出棕色皮部。质坚硬，不易折断。断面淡棕色，外圈红棕色，木质部占根的大部分，并可见同心环（年轮）。气香，味辛涩。

根皮呈不规则的块片，略卷曲，厚1～2 mm，外面棕褐色，具纵皱及少数横向裂纹。内面红棕色，光滑，有纵向纹理。质坚而脆，断面稍整齐。气香，味辛涩。

【成分】 根皮中含有花旗松素（taxifolin）。

【药理】 1. 抑制脂氧化酶 根皮中含有花旗松素，其含量达总黄酮的25%，据体外试验，花旗松素对脂氧化酶有较强抑制作用，浓度为1 mmol/L时抑制率84%。

2. 抗菌作用 花旗松素对金黄色葡萄球菌、大肠杆菌、痢疾杆菌和伤寒杆菌有较强的抑菌作用。

毒性 根皮提取物具有明显的中枢兴奋作用和外周毒蕈碱样作用，如使用不当或剂量过大常可致中毒，患者开始出现恶心、呕吐，继而出现严重呼吸困难、发绀，最后可惊厥致死。果实毒性较大，不宜与八角茴香混用，浓缩煎剂25 g/kg给小鼠灌胃，死亡数为10/10，而相同剂量八角茴香给小鼠灌胃，无一死亡。从果实中分得3个倍半萜内酯化物，其中之一为毒性成分，小鼠腹腔注射1.5 mg/kg即引起惊厥而死亡。

【炮制】 取原药材，洗净，稍浸，取出待润透，根斜切成片，根皮斜切成丝，晒干，或蒸晒3次后用。

【药性】《安徽中草药》："性温，味辛、甘，有毒。"

【功用主治】 活血止痛，祛风除湿。主治跌打损伤，风寒湿痹，腰腿痛。

1.《安徽中草药》："主治跌打损伤疼痛，风湿痛，痈疮肿毒，内伤腰痛。"

2.《四川中药志》1979年版："活血止痛，祛风除湿。用于跌打损伤，胸腹疼痛，风寒湿痹疼痛。"

【用法用量】 内服：煎汤，根3～6 g，根皮1.5～4.5 g；或研末0.6～0.9 g。外用：研末调敷。

【宜忌】 不可过量服用，以防中毒。鲜品毒性更大，不宜服用。孕妇禁服；阴虚无瘀滞者慎服。中毒表现：轻者头痛，眩晕，恶心，呕吐，腹痛；重者抽搐，角弓反张，神志昏迷，休克，惊厥，终因循环、呼吸中枢衰竭而死亡。亦有报道因肝、肾损害而死亡者。

【选方】 1. 治跌打损伤疼痛，风湿痛 红茴香根皮研细末。每次0.6～1.5 g，早、晚用黄酒适量冲服。

2. 治痈疮肿毒 红茴香根皮适量研细末，糯米饭捣烂，共调和敷患处，干则更换。

3. 治内伤腰痛 红茴香根皮研细末。早、晚各服0.9 g，黄酒冲服。（1～3方出自《安徽中草药》）

4. 治腰肌劳损 红毒茴根皮6 g，金毛狗脊30 g。水煎服。

5. 治髋关节痛，挫伤 红毒茴根6 g，牛膝15 g。水煎服。（4、5方出自《全国中草药汇编》）

6. 治风湿性关节炎 红毒茴根皮6 g，常春藤30 g。水煎服。（《四川中药志》1979年版）

2117 红背酸藤 hóng bèi suān téng（《陆川本草》）

【异名】 酸藤、黑风藤、风藤（《广西中药志》），酸藤木（《陆川本草》），三酸藤、蚂蝗藤、牛卷藤（《广西药用植物名录》），麻骨风（《湖南药物志》）。

【基原】 为夹竹桃科酸藤属植物酸叶胶藤的根、茎或叶。

【原植物】 酸叶胶藤 *Ecdysanthera rosea* Hook. et Arn.

为木质藤本，长达10 m。全株具乳汁，茎皮深褐色。叶对生；叶柄长1～2 cm；叶片纸质，阔椭圆形，长3～7 cm，宽1～4 cm，两面无毛，叶背被白粉。顶生聚伞花序，圆锥状，着花多数，宽松展开，花小，5数，粉红色；花萼裂片卵圆形；花冠近坛形；雄蕊着生于花冠筒基部，花丝短，花药披针形，基部具耳；花盘环状，围绕子房周围；子房由 2 枚离生心皮组成，被短柔毛，花柱丝状，柱头先端 2 裂。蓇葖果 2 枚，叉开成一直线，外果皮有明显斑点。种子长圆形，先端具绢质种毛。花期 4～12 月，果期 7 月至次年 1 月。

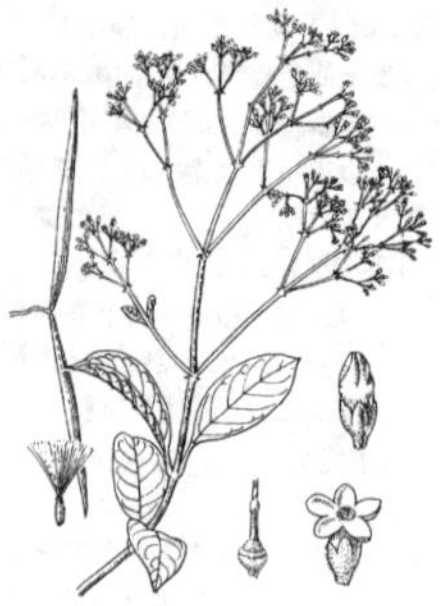

酸叶胶藤

生于山地杂木林山谷中、水沟旁等较湿润之地。分布于长江以南各地及台湾等地。

【采收加工】 全年均可挖根、取茎，切片，晒干；叶多鲜用。

【成分】 红背酸藤中含有三萜类：酸叶胶藤三萜酯（*D*-friedours-14-en-11a, 12a-epoxy-3），甾体类：3β-羟基-20-甲基-5, 14-孕甾二烯-16-酮基-（18→20）-内酯〔3β-hydroxy-20-methylpregn-5, 14-dien-16-one-（18→20）-lactone〕，3, 14, 20-三羟基孕甾烯-5-烯-18-羧基-（18→20）-内酯〔3, 14, 20-trihydroxypregnen-5-ene-18-oic-（18→20）-lactone〕，3β, 14β, 20-三羟基孕甾烯-5-羧基-18（18→20）-内酯〔3β, 14β, 20-trihydroxypregnen-5-oic-18（18→20）-lactone〕。

【药性】 酸，平。

1.《广西中药志》："味酸、涩，性平。入肝经。"

2.《湖南药物志》："辛，平。"

【功用主治】 清热解毒，利湿化滞，活血消肿。主治咽喉肿痛，口腔炎，肠炎，慢性肾炎，食滞胀满，痈肿疮毒，风湿痹痛，跌打肿痛。

1.《广西中药志》："消食化滞，生津止渴，杀菌，敛疮。治食滞胀满；外洗脓疡。"

2.《全国中草药汇编》："利尿消肿，止痛。主治咽喉肿痛，慢性肾炎，肠炎，风湿骨痛，跌打瘀肿。"

3.《湖南药物志》："清热消肿，健胃止汗。"

【用法用量】 内服：煎汤，15～30 g；或捣汁。外用：捣敷；或煎汤洗。

【宜忌】 1.《广西中药志》："胃胀吞酸者忌用。"

2.《全国中草药汇编》："孕妇忌用。"

【选方】 1. 风湿关节痛 （酸叶胶藤）根 15 g，鸡血藤、千金拔各 24 g。水煎服。

2. 治跌打损伤，疮疖肿毒 酸叶胶藤茎 15～24 g，元宝草 15 g。水煎服。并可用鲜品捣烂敷。（1、2 方出自《湖南药物志》）

2118 红莲子草 hóng lián zi cǎo （福建晋江《中草手册》）

【异名】 红节节草、红田乌草（福建晋江《中草药手册》），红绿草、红草（《全国中草药汇编》），红棕草（《福建药物志》），五色草（《北京植物志》）。

【基原】 为苋科莲子草属植物红莲子草的全草。

【原植物】 红莲子草 *Alternanthera bettzickiana* （Regel）Nichols.［*Telanthera bettzickiana* Regel；*A. versicolor* （Lem.）Hort. ex Regel］ 又名：锦绣苋（《中国植物志》）。

多年生草本，北方为一年生。茎直立或基部匍匐，多分枝，上部四棱形，下部圆柱形，两侧各有一纵沟，在顶端及节部有贴生柔毛。单叶对生；叶柄长 1～4 cm，稍有柔毛；叶片长圆形、长圆状倒卵形或匙形，长 1～6 cm，宽 0.5～2 cm，先端急尖或圆钝，基部渐狭，边缘皱波状，绿色或红色，或部分绿色，杂以红色或黄色斑纹。头状花序顶生及腋生，2～5 个丛生，无总花梗；苞片及小苞片卵状披针形，先端渐尖；花被片 5，白色，凹形；雄蕊 5，花药线形；退化雄蕊带状，先端裂成 3～5 窄条；子房无毛。果实不发育。花、果期 8～9 月。

我国各大城市有栽培。原产巴西。

【栽培】 生物学特性 喜阳光充足、温暖湿润的气候，不耐寒。宜选疏松肥沃、富含腐殖质的砂质壤土栽培。

繁殖方法 扦插繁殖：以气温 20～25 ℃，相对湿度 70%～80% 为宜。选取健壮母株上带 2 个节的嫩枝顶端作插穗，插后防止阳光暴晒，5～7 日生根，10～12 日移栽 1 次，缓苗后再定植，温度需保持在 20 ℃左右。

田间管理 生长期多次摘心和修剪可保持其矮性和密实。母株栽植在 16～18 ℃、日照充足和通风良好的温室中越冬。

【采收加工】 7～10 月割取全草，鲜用或晒干用。

【药性】 《福建药物志》："甘，平。"

【功用主治】 凉血止血，散瘀解毒。主治吐血，咯血，便血，跌打损伤，结膜炎，痢疾。

1.《全国中草药汇编》："清肝明目，凉血止血。治结膜炎，便血，痢疾。"

2.《福建药物志》："止血凉血，消肿解毒。主治各种出血（胃出血、肺出血、尿血、便血、痔疮出血、子宫出血），赤痢，癣。"

【用法用量】 内服：煎汤，9～15 g；或捣汁服。外用：捣敷。

【选方】 1. 治吐血，咯血，下血及内伤出血 鲜红莲子草 30～45 g。捣烂绞汁调童便服。

2. 治五劳七伤 鲜红莲子草 30 g，炖猪瘦肉服。

3. 治跌打损伤 鲜红莲子草 30 g，捣烂绞汁冲酒服。（1～3 方出自福建晋江《中草药手册》）

4. 治癣 鲜红草捣烂加米醋绞汁，涂擦患处。（《福建药物志》）

2119 红梗草根 hóng gěng cǎo gēn （《滇南本草》）

【异名】 红升麻根（《云南中草药》）。

【基原】 为菊科泽兰属植物异叶泽兰的根。

【原植物】 参见"红梗草"条。

【采收加工】 9～12 月采挖，切片，晒干。

【功用主治】 《云南中草药》："主治月经不调，腰痛，风湿痛，防治流感。"

【用法用量】 内服：煎汤，9～15 g。

2120 红铧头草 hóng huá tóu cǎo （《陕西中草药》）

【异名】 走边疆（《陕西中草药》），鸡腿菜、鸡蹬腿、胡森堇菜（《长白山植物药志》）。

【基原】 为堇菜科堇菜属植物鸡腿堇菜的全草。

【原植物】 鸡腿堇菜 *Viola acuminata* Ledeb.

多年生草本，高 10～40 cm。通常无基生叶。根茎垂直或倾斜，密生多条淡褐色根。茎直立，通常 2～4 条丛生。叶互生；叶柄下部者较长，上部者较短；托叶大，叶状，草质，通常羽状深裂呈流苏状，或浅裂呈牙齿状；叶片心形、卵状心形或卵形，长 1.5～5.5 cm，宽 1.5～4.5 cm，先端锐尖、短渐尖至长渐尖，基部通常心形，边缘有钝齿，两面有细短毛或仅叶脉有毛。花淡紫色或近白色，具长梗；花梗细，超出于叶，上部有 2 枚线形小苞片；萼片 5，线状披针形，基部有附属

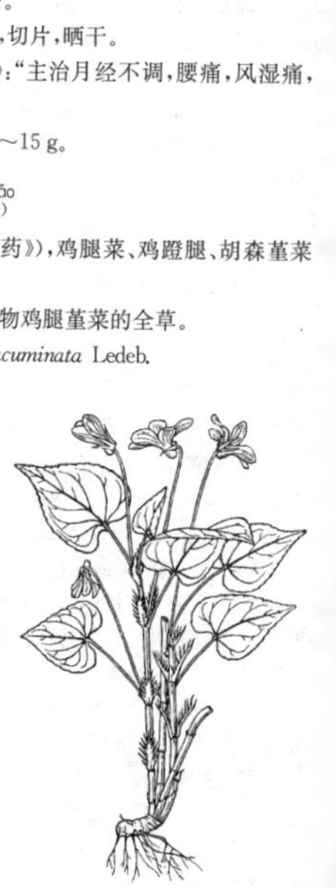

鸡腿堇菜

物,末端截形;花瓣5,近白色或淡紫色,较小;距通常直,长1.5～3.5 mm,呈囊状,末端钝;雄蕊5,花丝短而宽;子房上位,1室,圆锥状,无毛,先端具短喙。蒴果椭圆形,长约1 cm,无毛,先端渐尖。花、果期5～9月。

生于杂木林下、林缘、灌丛、山坡草地或溪谷湿地等处。分布于华北、东北及江苏、浙江、安徽、山东、河南、陕西、甘肃等地。

【采收加工】 7～10月采收,鲜用或晒干。

【药材】 红铧头草 *Violae Acuminatae Herba* 主产于华北、东北。

性状 多皱缩成团。根数条,棕褐色。茎数枝丛生,托叶羽状深裂,多卷缩成条状,叶片心形。有时可见椭圆形蒴果。气微,味微苦。

鉴别 茎横切面:表皮细胞1列,外被角质层。表皮下可见1列厚角细胞,断续排列成环,茎的棱角处,有2～3列厚角细胞。皮层薄壁细胞6～8列。维管束环列,韧皮部外方具纤维束,纤维细胞壁不很厚,木化。老茎的束间部分细胞壁亦加厚且木化,而与韧皮部外方的纤维连成一体。髓宽大,有的薄壁细胞内含淀粉粒。

叶表皮观:上表皮细胞垂周壁波状弯曲,外壁可见细密角质层纹理。下表皮细胞形似上表皮,但角质层纹理偶见。气孔生于下表皮,不等式。单细胞非腺毛,先端尖,壁具小疣点。

【药性】 淡,寒。

1.《陕西中草药》:"味淡,性寒。"

2.《甘肃中草药手册》:"苦、辛,寒。"

【功用主治】 清热解毒,消肿止痛。主治肺热咳嗽,急性传染性肝炎,疮疖肿毒,跌打损伤。

《陕西中草药》:"清热解毒,消肿止痛。主治肺热咳嗽,跌打肿痛,疮疖肿痛。"

【用法用量】 内服:煎汤,9～15 g;鲜品30～60 g;或捣汁服。外用:捣敷。

【选方】 治急性传染性肝炎 鸡腿堇菜30 g,茵陈15 g。水煎服。(《山西中草药》)

2121 红牛毛刺叶 hóng niú máo cì yè (《贵州民间药物》)

【基原】 为蔷薇科悬钩子属植物腺毛莓的叶。

【原植物】 参见"红牛毛刺根"条。

【采收加工】 7～10月采叶,晒干。

【药性】 《贵州民间药物》:"甘、涩,温。"

【功用主治】 收湿敛疮。主治黄水疮。

1.《贵州民间药物》:"收敛。"

2.《贵州草药》:"利湿。"

3.《全国中草药汇编》:"主治黄水疮。"

【用法用量】 外用:研末,撒布。

2122 红牛毛刺根 hóng niú máo cì gēn (《贵州民间药物》)

【异名】 雀不站、红毛草(《全国中草药汇编》)。

【基原】 为蔷薇科悬钩子属植物腺毛莓的根。

【原植物】 腺毛莓 *Rubus adenophorus* Rolfe

攀缘灌木,高0.5～2 m。小枝、叶柄和小叶柄均具紫红色腺毛、柔毛和宽扁的稀疏皮刺。叶互生;叶柄长5～8 cm,顶生小叶柄长2.5～4 cm;托叶线状披针形,具柔毛和稀疏腺毛;小叶3枚,宽卵形或卵形,长4～11 cm,宽2～8 cm,先端渐尖,基部圆形至近心形,两面均具稀疏柔毛,下面沿叶脉有稀疏腺毛,边缘具粗糙重锯齿。花两性;总状花序顶生或腋生,花梗、苞片和花萼均密被带黄色长柔毛和紫红色腺毛;苞片披针形;花较小,直径6～8 mm;萼片披针形,花后常直立;花瓣倒卵形或近圆形,基部具爪,紫红色;花丝线形;花柱无毛,子房微具柔毛。果球形,直径约1 cm,红色。花期4～6月,果期6～7月。

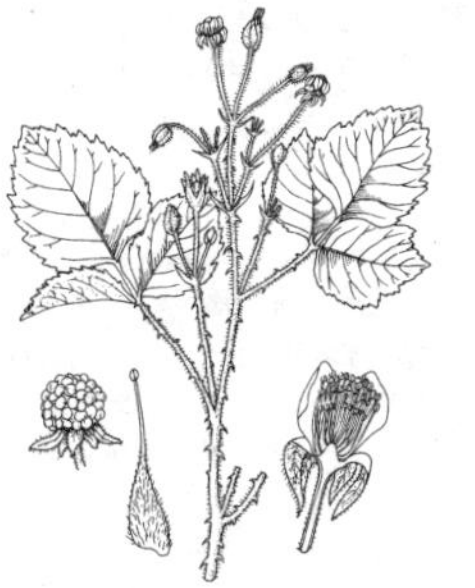
腺毛莓

生于低海拔和中海拔的山地、山谷、疏林润湿处或林缘。分布于浙江、福建、江西、湖北、湖南、广东、广西、海南、贵州等地。

本植物的叶(红牛毛刺叶)亦供药用,另设专条。

【采收加工】 6～10月挖根,切片,鲜用或晒干。

【成分】 果实含总酸1.31%,维生素C 12.64 mg/100 g,维生素B_1 0.11 μg/g,维生素B_2 0.49 μg/g,烟酸5.19 μg/g,维生素E 11.28 μg/g,维生素A 0.02 μg/g,SOD 347.7 u/g。

【药性】 《贵州民间药物》:"性温,味甘、涩。"

【功用主治】 和血调气,止痛,止痢。主治劳伤疼痛,吐血,疝气,痢疾。

1.《贵州民间药物》:"和血调气,止痛。"

2.《贵州草药》:"理气,利湿,止痛,止血。"

3.《全国中草药汇编》:"和血调气,止痛,止痢。主治劳伤疼痛,吐血,痢疾,疝气。"

【用法用量】 内服:煎汤,9～30 g。

【选方】 1. 治劳伤疼痛或吐血 用红牛毛刺根30 g。泡酒服。

2. 治气胞卵及小儿走子或大人淋病 红牛毛刺根9～18 g。煎水服。(1、2方出自《贵州民间药物》)

2123 红毛五加皮 hóng máo wǔ jiā pí (《中药志》)

【异名】 五爪刺(《滇南本草》),五加皮(《青海常用中草药手册》),蜀五加(《全国中草药汇编》)。

【基原】 为五加科五加属植物红毛五加的茎皮或根皮。

【原植物】 红毛五加 *Acanthopanax giraldii* Harms[*A. giraldii* Harms var. *inermis* Harms et Rehd.; *Eleutherococcus giraldii* (Harms) Nakai] 又名:纪氏五加(《经济植物手册》),陕甘五加(《青海常用中草药手册》)。

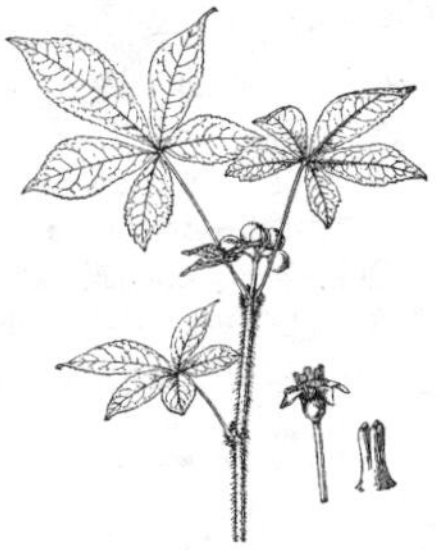
红毛五加

落叶灌木,高1～3 m。老枝灰色,新枝黄棕色,无刺或密被细长刚毛状针刺,刺向下或开展。叶互生或数叶簇生于短枝上,掌状复叶;柄长3～7 cm,无毛或疏生短刺毛,基部近枝处具一轮红棕色刚毛状针刺;小叶通常5,无柄或几无柄,近基部背面常簇生刺毛状针刺,叶片倒卵形或倒披针形,长2.5～5 cm,宽1.5～2.5 cm,先端渐尖,基部楔形,两面脉上均疏生短刚毛,边缘有锯齿。伞形花序单生于枝端,直径约2 cm,总花梗长约7 mm;花多数,甚小,白绿色;萼筒与子房合生,边缘有不明显的5小齿;花瓣5,倒卵形;雄蕊5,花丝细长;子房下位,5室,花柱5,下部结合,中部以上分离。核果浆果状,近球形,直径可达8 mm,有5棱,成熟时黑色,具宿存花柱。花期5～7月,果期6～10月。

生于海拔1 300～3 500 m的丘陵、林缘或灌木丛中。分布于河北、山西、河南、湖北、四川、陕西、青海、宁夏等地。

【采收加工】 6～7月间，砍下茎枝，用木棒敲打，使木部与皮部分离，剥取茎皮，晒干。全年均可采根，洗净，剥取根皮，晒干。

【药材】 红毛五加皮 *Acanthopanacis Giraldii Cortex* 主产于四川。

性状 茎皮呈卷筒状，长20～30 cm，直径0.5～1.5 cm，厚0.5～1 mm。外表面黄色或黄棕色，密生黄棕色、红棕色或棕黑色的皮刺；皮刺下向，细长针形，长3～7 mm，基部直径约0.5 mm；节部有芽痕及叶柄痕。内表面黄绿色或淡棕色，平滑。体轻质脆，易折断，断面纤维性。气微，味淡。

鉴别 (1) 茎皮横切面：表皮细胞1列，外被角质层；皮刺由纤维组成，纤维有1～3横隔。下皮为6～10列细胞，淡黄色或黄棕色，细胞类多角形，径向延长，壁木化，具斜纹孔。木栓层细胞3～6列，厚壁者1～5列，切向壁增厚，木化。皮层外侧为厚角组织，内含黄绿色物；中部细胞较大，常破碎，含少数草酸钙簇晶；内侧4～6列细胞排列紧密，树脂道环列。韧皮部外侧有纤维束，环列，其内侧细胞常破碎而形成空洞。

(2) 薄层色谱：取本品粉末2 g，加甲醇适量，制成100%(*W*/*V*)溶液，作供试品溶液。另取紫丁香苷、异贝壳杉烯酸、*β*-谷甾醇、4-甲氧基水杨醛作对照品，分别点样于同一硅胶G-CMC-薄层板上，用氯仿-甲醇-水(7∶3∶1，下层澄清液)展开15 cm，喷以10%硫酸溶液，于105 ℃加热4分钟显色。供试品色谱中，在与对照品色谱相应位置上显相同的色斑。

【成分】 红毛五加的茎皮含皂苷类：常春藤皂苷元3-*O*-*β*-*D*-吡喃葡萄糖基-(1→2)-*α*-*L*-吡喃阿拉伯糖苷〔hederagenin-3-*O*-*β*-*D*-glucopyranosyl-(1→2)-*α*-*L*-arabinopyranoside〕，齐墩果酸3-*O*-*β*-*D*-吡喃葡萄糖基-(1→2)-*α*-*L*-吡喃阿拉伯糖苷〔oleanolic acid 3-*O*-*β*-*D*-glucopyranosyl-(1→2)-*α*-*L*-arabinopyranoside〕，常春藤皂苷元-3-*O*-*α*-*L*-吡喃阿拉伯糖苷(hederagenin-3-*O*-*α*-*L*-arabinopyranoside)，常春藤皂苷元-3-*O*-*α*-*L*-吡喃阿拉伯糖苷-28-*O*-*α*-*L*-吡喃鼠李糖基-(1→4)-*β*-*D*-吡喃葡萄糖基-(1→6)-*β*-*D*-吡喃葡萄糖苷〔hederagenin-3-*O*-*α*-*L*-arabinopyranosyl-28-*O*-*α*-*L*-rhamnopyranosyl-(1→4)-*β*-*D*-glucopyranosyl-(1→6)-*β*-*D*-glucopyranoside〕，常春藤皂苷元-3-*O*-*α*-*L*-吡喃鼠李糖基-(1→2)-*α*-*L*-吡喃阿拉伯糖苷〔hederagenin-3-*O*-*α*-*L*-rhamnopyranosyl-(1→2)-*α*-*L*-arabinopyranoside〕；另外还含有丁香酚葡萄糖苷(syringol-glucoside)，胸腺嘧啶(thymine)，尿嘧啶(uracil)，黄嘌呤(xanthine)，腺嘌呤(adenine)，次黄嘌呤(hypoxanthine)，腺苷(adenosine)，丙三醇(prepane-triol)，鹅掌楸苷(liriodendrin)，尿囊素(allantoin)，*D*-甘露醇(*D*-mannitol)和多糖(polysaccharide)。

【药理】 1. 对心血管系统的作用 经乙醇处理后剩余的红毛五加皮水煎液可增加豚鼠离体心脏冠脉流量，40%水煎液5 ml/kg静注能延长乌头碱所致大鼠心律失常的潜伏期，也能使氯化钡所致大鼠心律失常立即转为窦性心律，但维持时间甚短。对花背蟾蜍耳后腺分泌物的氯仿提取物中毒所致豚鼠离体心脏及麻醉猫心律失常可转为正常节律。

2. 对中枢神经系统的作用 红毛五加皮醇浸膏5 g/kg腹腔注射，15分钟后，能使小鼠处于安静、自发活动明显减少的状态。15 g/kg灌胃对戊巴比妥钠引起的小鼠睡眠时间可显著延长。红毛五加苷(TGA)能显著抑制小鼠热板、扭体、嘶叫反应及大鼠甩尾反应，纳洛酮、利舍平不影响TGA的镇痛作用。TGA还能明显降低大鼠足跖炎症组织中前列腺素E(PGE)的含量。

3. 抗炎作用 红毛五加皮醇提取物腹腔注射还对大鼠棉球肉芽组织增生性炎症有抑制作用；明显抑制大鼠由佐剂引起的早期局部急性炎症和后期继发性全身炎症反应，减少炎性组织中PGE含量，明显降低组胺引起的毛细血管通透性增高，红毛五加总苷能明显降低炎症大鼠灌洗液中肿瘤坏死因子(TNF)、一氧化氮(NO)、丙二醛(MDA)含量。

4. 抗应激作用 红毛五加皮水煎液10 g/kg腹腔注射，可明显延长小鼠在常压缺氧条件下的生存时间和明显提高小鼠减压耐缺氧能力的作用。对动物缺血性缺氧、亚硝酸钠所致组织中毒性缺氧、溺水缺氧、脑缺血性缺氧等均有显著抗缺氧作用，并使动物全身的耗氧量减少，降低全身组织对氧的需求。

5. 抗辐射作用 8%红毛五加多糖水溶液腹腔注射有促进小鼠脾结节生成的作用；小鼠给药后照射^{60}Co γ射线，骨髓多能干细胞迁移到脾脏，可重新形成造血灶。红毛五加多糖主要保护多能造血干细胞，有扩大造血干细胞池的作用。

6. 对免疫功能的影响 红毛五加水提取物能增加由环磷酰胺所致免疫功能低下小鼠的脾脏重量，有升高溶血素活性及抑制外周T淋巴细胞阳性百分率的效应。红毛五加粗多糖50、100 mg/kg腹腔注射，连续7日，对小鼠血中碳粒廓清有明显促进作用，增加网状内皮系统吞噬功能，增加正常小鼠和环磷酰胺所致免疫功能抑制的小鼠足垫厚度，此外，还能增加正常小鼠血清溶血素的含量，对体液免疫功能有一定影响。红毛五加多糖对体外小鼠T、B淋巴细胞增殖反应均有增强作用。抗体生成细胞和免疫球蛋白IgG、IgA和补体C_3含量，红毛五加多糖组明显高于对照组。红毛五加水提多糖经分离纯化所得的HW-Ⅱ和HW-Ⅲ每日100 mg/kg腹腔注射，连续3日，可显著促进小鼠脾IgM分泌细胞产生，明显提高天然杀伤细胞(NK)活性以及增强刀豆球蛋白A(Con A)刺激脾细胞产生白介素-2(IL-2)。

7. 抗肿瘤作用 红毛五加多糖对肿瘤细胞系集落形成细胞具有明显的抑制作用。揭示红毛五加多糖确有抗癌作用。红毛五加多糖培养胃癌细胞后有诱导胃癌细胞凋亡作用。红毛五加粗多糖200 mg/kg，皮下注射对接种小鼠肉瘤S_{180}有显著的抑制作用。

毒性 红毛五加醇提液小鼠腹腔注射的LD_{50}为73.34±7.29 g/kg。亚急性毒性观察，红毛五加皮醇浸膏20、10、5 g/kg，给家兔连续灌胃7日，动物的脑、心、肝、脾、肾等脏器均未发现变性、坏死及炎性细胞浸润；肾小管上皮细胞和肝细胞的碱性磷酸酶及肝糖原，均无明显增加或减少。

【药性】 辛、微苦，温。归肝、肾经。

1.《四川常用中草药》："性温，味辛；入肝、肾二经。"

2.《青海常用中草药手册》："辛、苦，温。"

【功用主治】 祛风湿，强筋骨，活血利水。主治风寒湿痹，拘挛疼痛，筋骨痿软，足膝无力，心腹疼痛，疝气，跌打损伤，骨折，体虚浮肿。

1.《滇南本草》："主治伤寒，不问阴症似阳症，阳症似阴症，传经不传经。"

2.《四川常用中草药》："祛风湿，通关节，强筋骨；治痿痹，拘挛疼痛，风寒湿痹，足膝无力，皮肤风湿，阳痿，阴囊潮湿等症。"

3.《青海常用中草药手册》："治水肿，小便不利。"

4.《全国中草药汇编》："主治跌打损伤。"

【用法用量】 内服：煎汤，3～15 g；或泡酒。外用：研末调敷。

【宜忌】 阴虚火旺者慎服。

2124 红毛走马胎 hóng máo zǒu mǎ tāi《民间常用草药手册》

【异名】 毛青杠(《民间常用草药汇编》)，红胆(《贵州民间药物》)，山猪怕、红毡毯(广州部队《常用中草药手册》)，红毛过江、毛凉伞(《广西中草药》)，红毛毡、红八爪、矮朵朵(《云南中草药选》)。

【基原】 为紫金牛科紫金牛属植物虎舌红的全株。

【原植物】 虎舌红 *Ardisia mamillata* Hance [*Tinus mamillata* O. Kuntze] 又名：乳毛紫金牛(《全国中草药汇编》)。

矮小灌木，直立茎高不超过15 cm。具匍匐的木质根茎，幼时密被锈色卷曲长柔毛。叶互生或簇生于顶端；叶柄长5～15 mm，或几无，被毛；叶片坚纸质，倒卵形至长圆状倒披针形，长 7～14 cm，宽 3～4 cm，先端急尖或钝，基部楔形，边缘具不明显的疏圆齿，边缘腺点藏于毛中，两面绿色或暗紫红色，被锈色或有时为紫红色糙伏毛，毛基部隆起如小瘤，具腺点，以背面尤为明显。伞形花序，单 1，着生于侧生特殊花枝顶端，近顶端常有叶 1～2 片；花梗长 4～8 mm，被毛；萼片披针形或狭长圆状披针形，与花瓣等长或略短，具腺点，两面被长柔毛或里面近无毛；花瓣粉红色，卵形，长 5～7 mm，具腺点；雄蕊与花瓣近等长，花药披针形，背部通常具腺点；雌蕊与花瓣等长，子房球形。果球形，直径约 6 mm，鲜红色，多少具腺点。花期 6～7 月，果期 11 月至翌年 1 月。

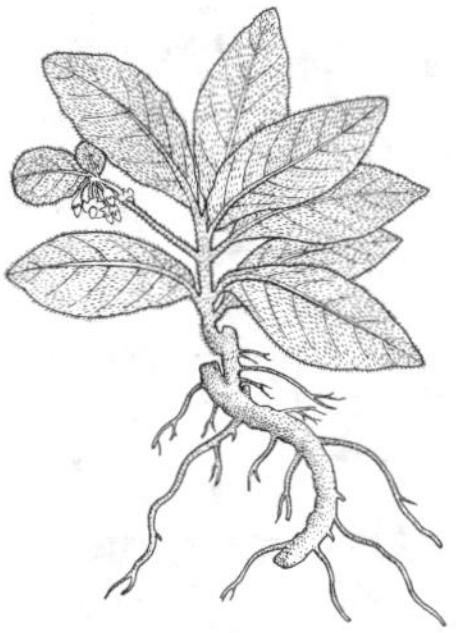

虎舌红

生于海拔 500～1 600 m 的山谷、山坡林下阴湿处。分布于西南及福建、湖南、广东、广西、海南等地。

【采收加工】 7～10 月采收，洗净，切片，晒干。

【药材】 红毛走马胎 *Ardisiae Mamillatae Herba* 主产于湖北、广东、四川等地。

性状 根茎褐红色，木质。幼枝被锈色长柔毛，老枝几无毛。叶多生于茎中上部，近簇状，叶片展平后呈椭圆形或倒卵形，上、下两面有黑色腺点和褐色长柔毛，边缘稍具圆齿；叶柄密被毛。有时具花序或球形果实。枝质稍韧，叶纸质。气弱，味淡，略苦、涩。

鉴别 茎横切面：木栓细胞数列。皮层宽广，有离生分泌腔散生；内皮层细胞凯氏带明显。韧皮部狭窄，木质部导管多单列径向排列。髓部约占横切面的 1/3，散有分泌腔。薄壁细胞含淀粉粒和草酸钙簇晶。

叶横切面：上、下表皮细胞各 1 列。栅栏细胞 1 列，通过中脉，海绵组织细胞排列疏松。中脉上面平坦，下面凸出，下表皮内侧有厚角组织。维管束外韧型，排列成"U"字形，周围有纤维群。薄壁细胞含草酸钙簇晶，偶见方晶。

【成分】 全株含三萜类化合物：ardisimamilloside A～E，朱砂根新苷(ardisicrenoside)A、G，仙客来苷元 A-3-*O*-〔*α*-*L*-吡喃鼠李糖-(1→2)-*β*-*D*-吡喃葡萄糖-(1→4)-[*α*-*L*-吡喃鼠李糖]〕{3-*O*-〔*α*-*L*-rhamnopyranosyl-(1→2)-*β*-*D*-glucopyranosyl-(1→4)-[*α*-*L*-rhamnopyranosyl]〕cyclamiretin A}。

【药性】 苦、辛，凉。

1.《贵州民间药物》："性凉，味辛、涩、微甘。"

2.《广西中草药》："味苦、辛，性凉。"

3.《四川常用中草药》："性温，味苦、辛。"

4.《全国中草药汇编》："微苦、辛，凉。"

【功用主治】 祛风利湿，清热解毒，活血止血。主治风湿痹痛，黄疸，痢疾，咳血，吐血，便血，崩漏，经闭，产后恶露不尽，跌打损伤，乳痈，疔疮。

1.《民间常用草药汇编》："为镇痉药，能除风寒湿气，治顽痹和脚膝不仁。"

2.《贵州民间药物》："清热，补气血，活络。"

3. 广州部队《常用中草药手册》："清热利湿，凉血止血。主治痢疾，黄疸，风湿骨痛，肺病咯血，外伤吐血，月经过多，痛经，小儿疳积。"

4.《福建药物志》："散瘀止血，祛风解毒。主治咳嗽，咳血，呕血，肠风下血，风湿关节痛，中暑发痧，产后恶露不尽，闭经，乳痈，疔疮，跌打损伤。"

【用法用量】 内服：煎汤，9～15 g；或泡酒。外用：研末调敷。

【选方】 1. 治风湿麻木 红胆、阎王刺根各 15 g。煎水服。(《贵州草药》)

2. 治产后心悸，虚弱 红胆、玉竹各 15 g。炖肉吃。

3. 治虚劳咳嗽 红胆、淫羊藿各 15 g。煎水服。(2、3 方出自《贵州民间药物》)

4. 治肠风下血，血崩 红胆 30～60 g。煎水服。(《贵州草药》)

5. 治外伤出血，跌打劳伤 红毛毡 30 g。泡酒 500 ml，7 日后服，每次 10 ml，日服 3 次。(《云南中草药选》)

2125 红白二丸果 hóng bái èr wán guǒ (《秦岭巴山天然药物志》)

【基原】 为秋海棠科秋海棠属植物中华秋海棠的果实。

【原植物】 参见"红白二丸"条。

【采收加工】 6～7 月采收，鲜用。

【功用主治】 主治蛇咬伤。

【用法用量】 外用：捣汁外搽。

2126 红花岩黄芪 hóng huā yán huáng qí (《中国主要植物图说·豆科》)

【异名】 黄芪(《青海常用中草药手册》)

【基原】 为豆科岩黄芪属植物红花岩黄芪的根。

【原植物】 红花岩黄芪 *Hedysarum multijugum* Maxim. 又名：豆花牛脖筋(《中国高等植物图鉴》)。

半灌木，高可达 1 m。幼枝及叶柄密被短柔毛。托叶卵状披针形，长 2～4 mm，下部连合，外面有毛；奇数羽状复叶，小叶 21～41；叶片卵形、椭圆形或倒卵形，长 5～12 mm，宽 3～6 mm，先端钝或微凹，基部近圆形，上面无毛，密布小斑点，下面密被平伏短柔毛。总状花序腋生，连花梗长 10～35 cm；花 9～25 朵，疏生；苞片早落；花萼钟状，长 5～6 mm，外面被短柔毛，萼齿 5，三角状，短于萼筒；蝶形花冠紫红色，有黄色斑点，旗瓣和龙骨瓣近等长，翼瓣短；雄蕊 10，二体；花柱丝状，弯曲。荚果扁平，2～3 节，节荚斜圆形，表面有横肋纹和柔毛，中部常有 1～3 个极小针刺或边缘有刺毛。花期 6～7 月，果期 8～9 月。

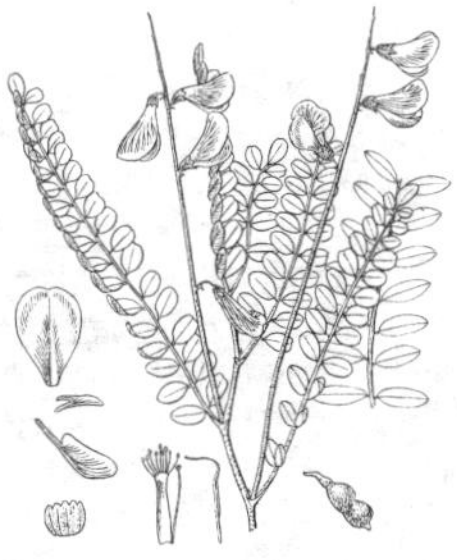

红花岩黄芪

生于荒漠区河岸或砂砾质地。分布于内蒙古、四川、西藏、陕西、甘肃、青海、宁夏、新疆等地。

【采收加工】 10～11 月挖取根，除去根头部及支根，晒干打把。

【成分】 根含黄酮类：芒柄花素(7-hydroxy-4′-methoxy isoflavone)，白桦脂酸(befulicacid)，1，7-二羟基-3，9-二甲氧基紫檀烯(1，7-dihroxy-3，9-dimethoxy peteroxarpene)，5，7-二羟基-4′-甲氧基-8-异戊烯基异黄酮(5，7-dihydroxy-8-isoprenyl-4′-methoxy isoflavone)，金雀花异黄酮(5，7-dihydroxy-4′-methoxy isoflavone)，5，7-二羟基-4′-甲氧基-6，8-二异戊烯基异黄酮(5，7-dihydroxy-4′-methyloxy-6，8-diisoprenyl isoflavone)。此外，在红花岩黄芪中还含有碳三十醇(triacontanol)，二十四烷酸(tetracosanoic acid)，对香豆酸二十二酯(*p*-coumaric acid docosyl ester)，咖啡酸二十四酯(caffeic acid tetraconyl ester)，豆甾醇(stigmasterol)。

【药性】《青海常用中草药手册》："甘，温。"

【功用主治】 补气固表，利尿，托毒排脓，生肌敛疮。主治气短心悸，倦怠，乏力，自汗，盗汗，久泻，脱肛，子宫脱垂，体虚浮肿，慢性肾炎，痈疽难溃，或溃久不敛。

《青海常用中草药手册》："补中升阳，固表止汗，利尿排脓。"

【用法用量】 内服：煎汤，6～15 g，大剂量可用至 30 g。补虚宜炙用，止汗、利尿、托疮生肌宜生用。

2127 红花雪莲花 hóng huā xuě lián huā（《四川常用中药手册》）

【异名】 峨山雪莲花（《四川中药志》）。

【基原】 为报春花科报春花属植物苣叶报春的全草。

【原植物】 苣叶报春 *Primula sonchifolia* Franch. 又名：苣叶脆蒴报春（《西藏植物志》）。

多年生草本。根茎粗短，具带肉质的长根。叶丛基部有覆瓦状包叠的鳞片，呈鳞茎状，高 2.5～5 cm，直径可达 4 cm，鳞片卵形或长圆形。叶柄长 1～1.5 cm，有翅，基部成鞘状；叶片纸质，长圆形、长圆状倒卵形，开花时长 4～17 cm，宽 1.5～5 cm，果时则长 20～30 cm，宽 4～12 cm，先端圆形或稍锐尖，基部渐狭下延至叶柄成翅状，边缘有粗齿或羽状浅裂至中裂。花葶初时甚短，后渐伸长，果时高可达 30 cm，近顶端被黄粉，顶生具 3～20 朵花的伞形花序；苞片卵形或披针形，长约 5 mm，外面通常被黄粉；花梗长 10～20 mm，直立；花萼钟状，长 4～8 mm，被粉，裂片 5；花冠漏斗状，蓝色至红色，冠檐直径 2.5 cm，5 裂；长花柱花，冠筒长 9～10 mm，雄蕊着生于冠筒中部，花柱与冠筒等长或微露出筒口；雄蕊着生于冠筒上部，花药微露出筒口；子房圆球形，花柱微高出花萼。蒴果近球形，直径约 4.5 mm。种子多数。花期 3～5 月，果期 6～7 月。

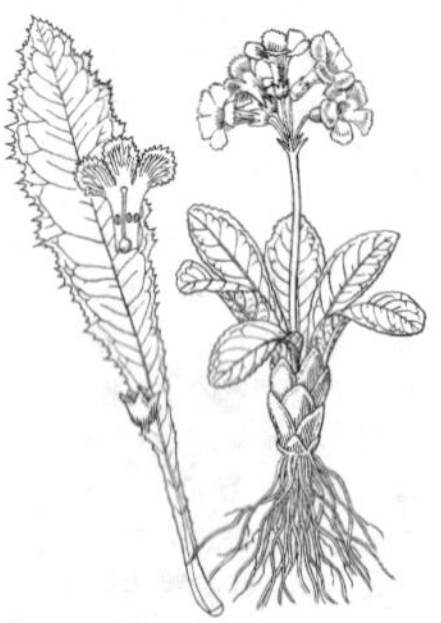

苣叶报春

生于海拔 3 000～4 600 m 的高山草地和林缘。分布于四川、云南及西藏等地。

【药材】 红花雪莲花 *Primulae Sonchifoliae Herba*

主产于四川、云南、西藏等地。

性状 根茎粗短，具肉质长根。根茎顶端有覆瓦状包叠的鳞片，呈鳞茎状。叶基生，多皱缩，黄绿色，展平后呈矩圆形至倒卵状矩圆形，先端圆形或稍锐尖，基部渐狭窄，边缘不规则浅裂，裂片具不整齐的小锯齿。花葶近顶端被黄粉；伞形花序 3 至多花；苞片卵状三角形至卵状披针形；花萼钟状；花冠枯黄色，裂片倒卵形或近圆形，先端通常具小齿。气微，味苦、辛。

【采收加工】 6～7 月采收，晒干。

【药性】 《四川常用中草药》："性温，味甘。"

【功用主治】 补血活血，祛风除湿。主治月经不调，崩漏，白带，风湿痹痛，咳嗽痰多。

1.《四川常用中草药》："生血，活血，止咳。治咳嗽有痰，月经不调，血气虚损，红崩白带等症。"

2.《四川中药志》1982 年版："活血调经，祛风除湿，止咳。用于月经不调，白带，风湿疼痛，咳嗽痰多。"

【用法用量】 内服：煎汤，15～30 g。

【选方】 1. 治白带 峨山雪连花 15 g，白鸡冠花 30 g，白木槿花 30 g。水煎服。

2. 治风湿疼痛 峨山雪连花 30 g，兔耳风根 30 g，威灵仙 30 g，白酒 500 g。浸泡，每服 15 g。（1、2 方出自《四川中药志》1982 年版）

2128 红花锦鸡儿 hóng huā jǐn jī er（《高原中草药治疗手册》）

【基原】 为豆科锦鸡儿属植物红花锦鸡儿的根。

【原植物】 红花锦鸡儿 *Caragana rosea* Turcz. 又名：甘肃锦鸡儿（《高原中草药治疗手册》）。

多枝直立灌木，高达 1 m。树皮灰褐色或灰黄色，小枝细长，具条棱，灰褐色，无毛。长枝上的托叶成针刺状，短枝上的托叶脱落；叶轴刺长 5～10 mm，脱落或宿存；小叶 4，假掌状排列，椭圆状倒卵形，长 10～25 mm，宽 4～10 mm，先端有短尖刺，基部楔形，边缘略向下面反卷。花单生，花梗长约 1 cm，中部有关节；花萼筒状，长 9～10 mm，萼齿三角形，有刺尖，边缘有短柔毛；花冠蝶形，黄色，常带紫红或淡红色，凋时变为红色；子房无毛，线形。荚果圆筒形，具尖顶，无毛，长 3～6 cm。花期 5～6 月，果期 6～8 月。

生于山坡灌丛及沟谷灌丛中。分布于华北、东北、西北及江苏、浙江、山东、河南等地。

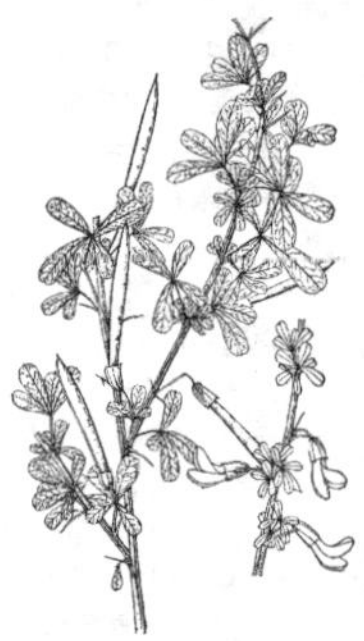

红花锦鸡儿

【采收加工】 9～10 月挖根，切片，晒干。

【成分】 含木脂素类化合物：cararosin，piceatannol，(+)α-uiniferin，kabophenol A，(±)-落叶松脂素，(±)-5，5′-甲氧基-落叶松木脂，(±)-松脂素，(±)-丁香脂素，(±)-南烛木树脂酚〔(±)-lyoniresinol〕，(±)-ficusesquiligrana，(±)-醉鱼草素〔(±)-buddlendD〕C，(±)-醉鱼草醇〔(±)-buddlenol D〕；此外还分离到谷甾醇（sitosterol），芦丁（rutin）。

【药性】 甘、微辛，平。

【功用主治】 健脾，益肾，通经，利尿。主治虚损劳热，咳喘，淋浊，阳痿，妇女血崩，白带，乳少，子宫脱垂。

【用法用量】 内服：煎汤，6～24 g。

【选方】 1. 治脾胃虚弱 红花锦鸡儿配山里红。水煎服。

2. 治哮喘 红花锦鸡儿配沙参、羊睾丸（干燥研粉）。碾成散剂服。

3. 治淋浊 红花锦鸡儿配马先蒿。水煎服。

4. 治血崩 红花锦鸡儿配悬钩子。炖甜酒服。

5. 治阳痿及子宫脱出 红花锦鸡儿配淫羊藿、鹿冲。水煎服。

6. 治产后乳少 红花锦鸡儿配大力子根。炖猪蹄吃。（1～6 方出自《高原中草药治疗手册》）

2129 红轮千里光 hóng lún qiān lǐ guāng（《全国中草药汇编》）

【基原】 为菊科千里光属植物红轮千里光的全草。

【原植物】 红轮千里光 *Senecio flammeus* Turcz. ex DC.

多年生草本，高 20～70 cm。茎直立，被白色蛛丝状密毛。下部叶长圆形或倒披针状长圆形，长 8～9 cm，宽 2～2.5 cm，下部渐狭成具翅而半抱茎的长柄，边缘有具小尖头的齿，下面或两面被蛛丝状密毛；中部以上叶长圆形，基部抱茎，无柄；上部叶小，条形。头状花序，3 至 7 或 8 个排列成假伞房状，梗长 1.5～3 cm，被密绵毛；总苞杯状，直径 1～

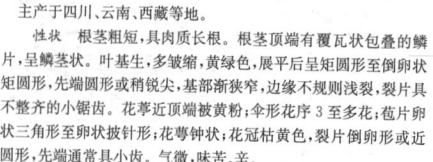

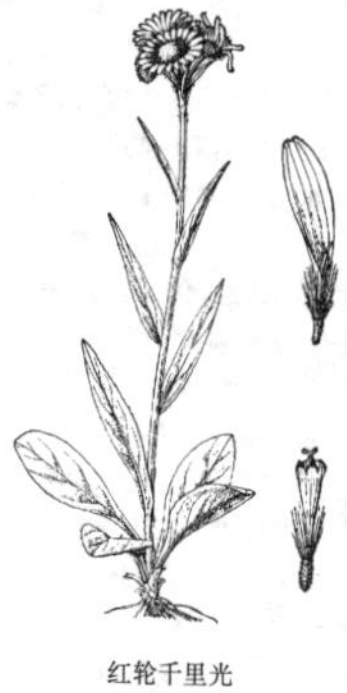

红轮千里光

1.2 cm，长约 5 cm，总苞片 1 层，紫黑色，条形；筒状花多数，紫黄色。瘦果，近圆柱形，有纵肋，被毛，冠毛污白色。

生于山坡草地、林缘。分布于东北部至西北部各地。

【采收加工】 7～10 月采收，鲜用或切段，晒干。

【成分】 全草含黄酮类化合物：矢车菊素葡萄糖苷（cyanidin glucoside）；倍半萜类化合物：flammein A，即为1β, 4β, 6α, 15-四羟基桉叶醇（1β, 4β, 6α, 15-tetrahydroxyeudesmane），flammolide。

【药性】 苦，寒。

【功用主治】 全草：清热解毒。主治疔毒痈肿。花：活血调经。

【用法用量】 内服：煎汤，15～30 g。外用：捣敷。

2130 红筷子冠毛 hóng kuài zi guàn máo （《峨眉山药用植物调查报告》）

【基原】 为柳叶菜科柳兰属植物柳兰的种缨。

【原植物】 参见“红筷子”条。

【采收加工】 9～10 月采收，鲜用。

【功用主治】 敛疮止血。主治刀伤，出血。

【用法用量】 外用：捣敷。

七　画

2131 **麦奴** mài nú（《本草拾遗》）

【异名】 小麦黑勃（《补缺肘后方》），小麦奴（《纲目》），黑疸（《中国药用真菌》）。

【基原】 为黑粉菌科黑粉菌属真菌麦散黑粉菌寄生于麦穗上所产生的菌瘿及孢子堆。

【原植物】 麦散黑粉菌 *Ustilago nuda* (Jens.) Rostr. [*U. segetum* var. *nuda* Jens.]

寄主的整个花序被侵染后，每个籽粒变成了一个孢子堆，内含的黑色粉末即黑粉孢子，孢子堆长7～12 mm，直径3.5～6 mm。黑粉孢子呈球形、近球形或卵形，有小刺，暗黄绿色，一端色稍淡，(6～8)μm×(4～7)μm。

寄生于大麦(*Hordeum vulgare* L.)和小麦(*Triticum aestivum* L.)的果穗上，也生于裸麦、黑麦和燕麦上。分布于全国产小麦和大麦的地区。

【采收加工】 7～10月采收，晒干。

【药材】 麦奴 *Ustilaginis Nudae Spora*　产于全国各地。

性状　本品为麦散黑粉菌寄生在麦穗各籽粒上形成的孢子堆。每个孢子堆长7～12 mm，直径3.5～6 mm，黑色或黑褐色，外被薄膜，质疏松散。膜破裂后，可见黑色粉末(孢子)。气微，味淡。

鉴别　孢子球形至类球形，具细刺，直径5～8 μm，淡黄褐色，有的一端色稍淡。

【成分】 含赤藓醇(erythritol)，甘露醇(mannitol)等。

【药性】 辛，寒。归心经。

1.《得配本草》："辛，寒。入手少阴经。"

2.《全国中草药汇编》："淡，温。"

【功用主治】 解肌清热，除烦止渴。主治热病发热，心烦口渴，温疟。外用治烫火伤。

1.《本草拾遗》："主热烦，解丹石、天行热毒。"

2.《纲目》："治阳毒温毒，热极发狂大渴，及温疟。"

3.《全国中草药汇编》："发汗，止痛。"

【用法用量】 内服：入丸、散，0.06～0.15 g。外用：麻油调敷。

【选方】 1. 治温毒发斑，及大疫五六日，胸中大热，口噤，名为坏病　麻黄二两，大黄二两，黄芩一两，芒硝一两，釜底墨一两，灶突墨二两，梁上尘二两，小麦黑勃一两。捣蜜丸如弹丸，新汲水五合，末一丸顿服之。若渴但与水，须臾寒，寒了汗出便解。日移五赤(尺)，不觉，更服一丸。(《补缺肘后方》麦奴丸)

2. 治烫火伤　麦散黑粉(冬孢子粉)调麻油外涂。(《中国药用孢子植物》)

2132 **麦芽** mài yá（《纲目》）

【异名】 大麦蘖(《药性论》)，麦蘖(《日华子》)，大麦毛(《滇南本草》)，大麦芽(《本草汇言》)。

【基原】 为禾本科大麦属植物大麦的发芽颖果。

【原植物】 参见"大麦"条。

【制法】 麦芽生产全年皆可进行，但以冬、春二季为好。取净大麦，用清水浸泡3～4 h，捞出，置能排水的容器内，盖好，每日淋水2～3次，保持湿润，至芽长2～3 mm时，取出，晒干。

【药材】 麦芽 *Hordei Germinatus Fructus*　全国均产。

性状　颖果呈梭形，长8～12 cm，直径3～4 mm。表面淡黄色，背面为外稃包围，具5脉；腹面为内稃包围。除去内、外稃后，腹面有1条纵沟；基部胚根处生出幼芽及须根，幼芽长披针状条形，长约0.5 cm。须根数条，纤细而弯曲。质硬，断面白色，粉性。无臭，味微甘。

鉴别　(1) 粉末特征：米黄色。稃片外表皮黄色，长细胞与栓质细胞及硅质细胞相间排列，长细胞长56～184 μm，直径8～19 μm，壁较厚，深波状弯曲，有纹孔；栓质细胞弯月形，内含棕色物；硅质细胞较小，扁圆形。表皮上易见刺毛或毛痂，有时可见气孔。横细胞长40～144 μm，直径13～24 μm，壁非薄，有的呈细小念珠状增厚。淀粉粒呈扁平的圆形、椭圆形或卵圆形，直径8～29 μm，侧面观呈蚕茧形、卵圆形或条形，宽3～16 μm，可见裂缝状脐点。非腺毛单细胞，长96～312 μm，直径为8～18 μm，壁厚3～6 μm。

(2) 薄层色谱：取本品细粉0.1 g，加70%乙醇1 ml冷浸，吸上清液10 μl，点样，并以葡萄糖、蔗糖及果糖作对照。分别点样于同一硅胶G薄层板上。以正丁醇-冰醋酸-水(4∶1∶5)上层液展开。展距10 cm，重复一次。喷以邻苯二甲酸苯胺溶液，加热后葡萄糖显棕色；α-萘酚硫酸液，加热后蔗糖、果糖显蓝紫色。供试品色谱在与对照品色谱的相应位置上，显相同颜色的斑点。

品质标志　《中华人民共和国药典》2010年版规定：本品出芽率不得少于85%。

【成分】 麦芽主要含生物碱类：大麦芽碱(hordenine)，大麦芽胍碱(hordatine) A、B，麦芽毒素即白栝楼碱(candicine)；腺嘌呤(adenine)，胆碱(choline)，蛋白质，氨基酸，维生素B、D、E，细胞色素(cytochrome) C。

【药理】 1. 降血糖作用　麦芽浸剂口服可使家兔与正常人血糖降低。麦芽渣水提醇沉精制品制成的5%注射液，给家兔注射200 mg，可使血糖降低40%或更多，作用可维持7小时。

2. 对哺乳期乳腺分泌的作用　从产子鼠日开始，给母鼠灌服不同炮制麦芽每日25～33.5 g(生药)/kg，连续10日，母鼠血清催乳素水平高。另有报道小剂量催乳，大剂量抑乳。

3. 抗氧化作用　2 mmol/L麦芽酚保护人神经瘤细胞2小时后，对细胞膜蛋白和DNA的损伤均有明显的保护作用，减少了膜蛋白的氧化和细胞DNA片段化的形成，细胞线粒体功能损伤减小，细胞表达的白介素-6减少，被激活的细胞核因子κB水平同时降低。表明麦芽酚可以有效保护活性氧对神经细胞的氧化损伤，维持细胞的正常生理功能。

4. 其他作用　大麦芽碱能增强豚鼠子宫的紧张和运动，且随剂量的增加而增强。对溴新斯的明引起的猫支气管痉挛，可使之扩张。高脂血症模型小鼠喂以小麦胚芽，能显著降低其血清胆固醇及三酰甘油含量，同时也抑制高脂食诱导的小鼠肝组织胆固醇、三酰甘油及过氧化脂质含量的增加。大麦芽胍碱A和B有抗真菌作用。

【炮制】 1. 生麦芽　取麦芽除去杂质即可。

2. 炒麦芽　取净麦芽，置锅内，用文火加热，炒至表面深黄色，偶见焦斑时，取出放凉。

3. 焦麦芽　取净麦芽置锅内，用中火加热，炒至有爆声，表面焦黄色，取出放凉。

4. 麸炒麦芽　先将麸皮撒于锅内，待麸皮冒烟时，倒入净麦芽，用文火炒至表面呈黄色，取出，筛去麸皮，放凉。每麦芽1 kg，用麸皮0.09 kg。

麦芽自古以来有生用、炒用之分。古人认为生用力猛，用于消面食积滞；炒用性缓，用于健胃回乳。现代对麦芽的炮制，除生用外，多用炒黄、炒焦等方法，认为生用消食，兼能疏肝；炒黄增强开胃消食作用，并能回乳；炒焦后消食化积作用更强。麦芽的回乳作用，关键不在于生品与炒品，而在于量的多少。小剂量消食开胃而催乳(10～15 g)，大剂量则耗气散血而回乳(60 g 左右)。麦芽的助消化作用，有人认为酵素类成分是麦芽的惟一有效成分，从保证淀粉酶的活性出发，主张麦芽生用，且不能入煎剂。

饮片性状　生麦芽参见"药材"项。炒麦芽形如麦芽，表面深黄色或淡棕色，偶见焦黄斑，有香气。焦麦芽形如麦芽，表面焦黄色，有焦香气。麸炒麦芽形如麦芽，表面黄色，有麦麸香气。

贮干燥容器内，炒麦芽、焦麦芽、麸炒麦芽密闭，置通风干燥处，防潮、防蛀。

【药性】 甘，平。归脾、胃经。

1.《药性论》："味甘，无毒。"

2.《食性本草》："微暖。"

3.《医学启源》："气温，味咸。"

4.《雷公炮制药性解》："入脾、胃二经。"

5.《本草汇言》："可升可降。入足太阴、阳明，手阳明经。"

6.《得宜本草》："入足三阴经。"

7.《本草再新》："味甘，性平。"

【功用主治】 消食化积，回乳。主治食积，腹满泄泻，恶心呕吐，食欲不振，乳汁郁积，乳房胀痛。

1.《药性论》："消化宿食，破冷气，去心腹胀满。"

2.《千金方》："消食和中。""止泄利。"

3.《日华子》："温中，下气，开胃，止霍乱，除烦，消痰，破癥结，能催生落胎。"

4.《医学启源》："补脾胃虚，宽肠胃。"

5.《本草衍义补遗》："行上焦之滞血，腹中鸣者用之。"

6.《滇南本草》："宽中，下气，止呕吐，消宿食，止吞酸、吐酸，止泻，消胃宽膈，并治妇人奶乳不收，乳汁不止。"

7.《纲目》："消化一切米、面、诸果食积。"

【用法用量】 内服：煎汤，10～15 g，大剂量可用 30～120 g；或入丸、散。

【宜忌】 妇女哺乳期禁服，孕妇、无积滞者慎服。

1.《食性本草》："久食消肾，不可多食。"

2.《本草蒙筌》："孕妇勿食，恐堕胎元。虚者少煎，恐消肾水。"

3.《纲目》："无积而久服，则消人元气也。"

4.《本草经疏》："无积滞，脾胃虚者不宜用。"

5.《药品化义》："凡痰火哮喘及孕妇，切不可用。"

【选方】 1. 快膈进食　麦蘖四两，神曲二两，白术、橘皮各一两。为末，蒸饼丸梧子大。每人参汤下三五十丸。(《纲目》)

2. 治饱食便卧，得谷劳病，令人四肢烦重，嘿嘿欲卧，食毕辄甚　大麦蘖一升，椒一两(并熬)，干姜三两。捣末，每服方寸匕，日三四服。(《肘后方》)

3. 治产后腹中臌胀不通转，气急，坐卧不安　麦蘖末一合，和酒服食，良久通转。(《证类本草》引《兵部手集》)

4. 治产后五七日不大便　大麦芽不以多少。上炒黄为末，每服三钱，沸汤调下，与粥间服。(《妇人良方》麦芽散)

5. 治产后发热，乳汁不通及膨，无子当消者　麦蘖二两(炒)。研细末，清汤调下，作四服。(《丹溪心法》)

【临床报道】 1. 治疗乳溢症　用生麦芽 100～200 g 煎汤，分 3～4 次服，或口服脉安冲剂(每包含生麦芽和山楂各 16 g)，每次 2 包，每日 3 次。观察 8 例健康人，结果睡眠及甲氧氯普胺(灭吐灵)试验时催乳素(PRL)释放高峰均受抑制。观察 15 例单纯乳溢症者，其中 13 例乳溢消失或缓解，2 例无效。观察 18 例闭经-乳溢综合征患者，其中 2 例乳溢缓解，2 例恢复月经，但无排卵征象。认为生麦芽汤对三类高 PRL 血症的影响不同，乳溢症患者血 PRL 水平越高，疗效越差。部分患者有头痛、便秘等反应。

2. 治疗急、慢性肝炎　取大麦低温发芽的幼根(长约 0.5 cm)，干燥后磨粉制成糖浆内服，每次 10 ml(内含麦芽粉 15 g)，每日 3 次，饭后服。另适当加酵母或复合维生素 B 片。30 日为 1 个疗程，连服至治愈后再服 1 个疗程。共治疗 161 例，有效 108 例，无效 53 例，有效率为 67.1%。药后肝痛、厌食、疲倦、低温等症状都有不同程度的改善，尤其对厌食效果更显著。有效病例氨基转移酶和肝脏肿大也有不同程度的改善。少数患者有口干、口苦、烦躁、腹泻等反应。

3. 治疗浅部真菌感染　用生麦芽 40 g 加入 75%乙醇100 ml，在室温下浸泡 1 星期，或密封后于 70～80 ℃温水浴中浸泡 3～4 日，制得麦芽乙醇。于患部外用。每日早、晚各 1 次。一般用药 4 星期左右。共治疗 80 例，结果痊愈 45 例，好转 24 例，无效 11 例，总有效率为 86.2%。有效病例一般用药 3 日自觉症状好转。

4. 治疗乳腺小叶增生　每日用生麦芽 30～50 g 泡水代茶饮。连续 30～90 日，总剂量 1 000～3 000 g。共治疗 33 例，结果全部治愈，其中服药 8 日以内者 8 例，60 日以内者 20 例，90 日以内者 5 例。

【各家论述】 1.《纲目》："麦蘖、谷芽、粟蘖，皆能消导米面诸果食积。观造饧者用之，可以类推。但有积者能消化，无积而久服，则消人元气，不可不知。若久服者，须同白术诸药兼用，则无害。"

2.《本草经疏》："麦蘖，功用与米蘖相同，而此消化之力更紧，其发生之气，又能助胃气上升，行阳道而资健运，故主开胃补脾，消化水谷及一切结冷气胀满。"

3.《本草正》："麦芽，病久不食者，可借此谷气以开胃，元气中虚者，毋多用此消肾。亦善催生落胎。"

4.《药品化义》："大麦芽，炒香开胃，以除烦闷。生用力猛，主消麦面食积，癥瘕气结，胸膈胀满，郁结痰涎，小儿伤乳，又能行上焦滞血。若女人气血壮盛，或产后无儿饮乳，乳房胀痛，丹溪用此二两，炒香捣去皮为末，分作四服立消，其性气之锐，散血行气，迅速如此，勿轻视之。"

5.《本草述》："谷、麦二芽俱能开发胃气，宣五谷味。""第(麦芽)微咸能行上焦滞血，使营和而卫益畅，更能腐化水谷，且脾主湿，血和而湿行，湿行而脾运，尤非谷芽所可几也。"

6.《衷中参西录》："大麦芽，能入脾胃，消化一切饮食积聚，为补助脾胃之辅助品，若与参、术、芪并用，能运化其补益之力，不至胀满，为其性善消化，兼能通利二便，虽为脾胃之药，而实善舒肝气。夫肝主疏泄，为肾行气，为其力能舒肝，善助肝木疏泄以行肾气，故又善于催生。至妇人乳汁为血所化，因其善于消化，微兼破血之性，故又善回乳。"

2133 麦角 mài jiǎo (《国药的药理学》)

【异名】 黑麦乌米(《全国中草药汇编》)，紫麦角(《浙江药用植物志》)。

【基原】 为麦角菌科麦角菌属真菌麦角菌和小头麦角菌的菌核。

【原植物】 1. 麦角菌 *Claviceps purpurea* (Fr.) Tul.

菌核长圆柱形，两端角状，坚硬，(10～30)mm×(2～7)mm，平滑，有纵沟，外部紫黑色，内部淡紫色或灰白色，每个菌核产生 20～30 个子座，有弯曲的细柄，暗褐色。子座近球形，直径 1～2 mm，红褐色。子囊壳全部埋生于子座内，其孔口稍突出于子座表面，(200～250)μm×(150～175)μm。子囊长圆柱形。(100～125)μm×(4～5)μm，内含 8 个子囊孢子。子囊孢子丝状，无色，(50～70)μm×1 μm。

寄生于小麦 *Triticum aestivum* L. 等禾本科植物的子房内。分布于华北、东北及江苏、浙江、四川、新疆等地。

2. 小头麦角菌 *C. microcephala* (Wallr.) Tul.

与麦角菌极为相似，主要区别是：菌核黑色角状，所产生的子座具有较小的头部，直径不足 0.8 mm。

生于拂子茅属植物（*Calamagrostis* sp.）及大油芒（*Spodiopogon sibiricus* Trin.）等禾本科植物上。分布于东北及内蒙古等地。

【栽培】 生物学特性　麦角菌为寄生性真菌，寄主多为禾本科、莎草科、石竹科及灯心草科植物。菌核在温暖潮湿的夏季生长，菌丝适宜生长温度为 24～26 ℃。

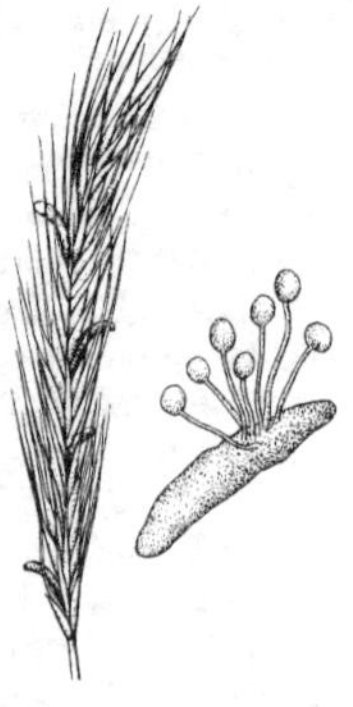

麦角菌

培育技术　麦角菌生长主要采用在寄主植物上接种栽培，获得麦角（菌核），也可以采用发酵培养菌丝体，得到类似菌核物及其有效成分。用接种栽培方法也可获得麦角，但费工、产量低，故目前多采用工厂化深层培养发酵生产的技术。

(1) 菌种分离　麦角纯菌种由自然采集的野生菌核中分离获得，目前发酵培养的优良菌株是由拂子茅上分离的拂子茅麦角菌 Ce3-3 菌株。

(2) 工艺流程　菌种→试管斜面孢子培养→种子培养→发酵培养→过滤，分离提取出麦角新碱。

(3) 培养方法　孢子培养基为蔗糖 10%，天冬素 0.1%，含水硫酸镁 0.03%，磷酸二氢钾 0.1%，琼脂 2%，蒸馏水，pH 6.0～6.2。作成斜面，接入菌种，在 24～26 ℃下培养 15～20 日。种子培养基为蔗糖 6%，谷氨酸 1%，含水硫酸镁 0.03%，磷酸二氢钾 0.1%，自来水，调 pH 至 5.2。在 500 ml 锥形瓶中装培养基 100 ml，接入斜面菌种，于旋转式摇床上培养 72 小时，温度保持 24～26 ℃。发酵培养基为蔗糖 10%，谷氨酸 1.2%，含水硫酸镁 0.03%，磷酸二氢钾 0.1%，豆油 0.5%，自来水，调 pH 至 7.5。500 L 锥形瓶中装发酵培养基 75 L，接种量 5%，在 24～26 ℃下旋转培养 9 日。

测定方法　麦角总碱用碳酸钠、氯仿提取。麦角新碱提取及分离，采用离子交换树脂法。

【采收加工】 7～10 月麦穗黄熟时采收。阴干或烘干备用。

【药材】 麦角 *Ergota*　麦角主产于河北、内蒙古、黑龙江等地；小头麦角主产于吉林、黑龙江。

性状　麦角　菌核长纺锤形，平直或略弓状弯曲，具 3 条钝棱，长 1～4 cm，宽 2～7 mm。外表皮灰紫色至黑紫色，有细小横裂纹及纵沟。质硬脆，易折断，断面平坦，略呈钝三角形，其边缘为一薄层暗紫色组织，内部淡棕白色至淡红色，中央部分有时可见星状暗纹。气特异而微弱，味先微甜，后辛。

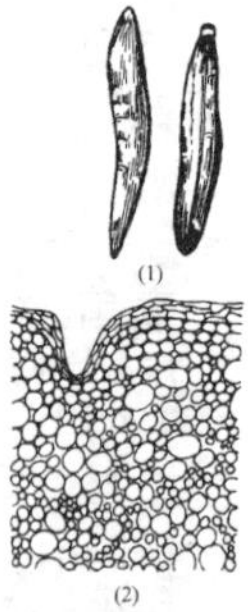

麦角外形及横切面
(1) 麦角　(2) 横切面

小头麦角　菌核黑色，角状，长约 6 mm，直径约 0.7 mm。

鉴别　(1) 麦角横切面：略呈三角形，外层为数列排列紧密的深紫色菌丝细胞，细胞壁及内含物遇酸呈血红色，遇碱呈青紫色（麦红色素反应），内部由粗细不等的无色菌丝细胞组成（称为拟薄壁组织），直径 3～12 μm，壁厚，具强折光性，中央部分细胞疏松而有间隙，细胞壁由甲壳质（chitin）构成。不含淀粉粒及草酸钙结晶。

(2) 取粉末约 0.1 g，加乙醚 2 ml 及稀硫酸 1 滴，振摇后分取醚液，加碳酸氢钠饱和液数滴，振摇后放置，下层水液即显红色或紫蓝色（检查麦角红色素）。

(3) 取粉末少许，加碳酸氢钠液及氯仿共同振摇，分取氯仿液，加对二甲氨基苯甲醛试液少许，振摇后静置，试剂层显蓝色（检查麦角生物碱）。

品质标志　本品含总生物碱，作为麦角毒碱计算，不得少于 0.2%；水溶性生物碱，作为麦角新碱计算，不得少于 0.03%。

【成分】 含生物碱，可分为三类，第一类为麦角毒系生物碱，是麦角酸的酰胺类衍生物，主要有麦角新碱（ergometrine），麦角生碱（ergosine），麦角布亭碱（ergobutine），麦角布林碱（ergobutyrine），麦角宁碱（ergonine），麦角坡亭碱（ergopti-ne），麦角缬碱（ergovaline），α-麦角隐亭碱（α-ergokryptine），β-麦角隐亭碱（β-ergokryptine），麦角柯宁碱（ergocornine），O-12′-甲基-α-麦角隐亭碱（O-12′-methyl-α-ergokryptine），O-12′-甲基麦角柯宁碱（O-12′-methylergocornine），麦角宾碱（ergobine），麦角胺（ergotamine），麦角克碱（ergocristine），麦角斯亭碱（ergostine）等。第二类为相应的麦角异毒系生物碱，是异麦角酸的酰胺类衍生物，主要有麦角异新碱（ergometrinine），麦角异生碱（ergosinine），麦角异布亭碱（ergobutinine），麦角异宁碱（ergoninine），麦角异坡亭碱（ergoptinine），麦角异缬碱（ergovalinine），α-麦角异隐亭碱（α-ergokryptinine），β-麦角异隐亭碱（β-ergokryptinine），麦角异柯宁碱（ergocorninine），O-12′-甲基-α-麦角异隐亭碱（O-12′-methyl-α-ergokryptinine），O-12′-甲基麦角异柯宁碱（O-12′-methylergocorninine），麦角异宾碱（ergobinine），麦角异胺（ergotaminine），麦角异克碱（ergocristinine）等。第三类为棒麦角系生物碱，其中有田麦角碱（agroclavine），6，7-断田麦角碱（6，7-seco-agroclavine），野麦碱（elymoclavine），瑟妥棒麦角碱（setoclavine），异瑟妥棒麦角碱（isosetoclavine），狼尾草麦角碱（penniclavine），肋麦角碱（costaclavine），裸麦角碱（secaclavine）等。此外，还含麦角甾醇（ergosterol），麦角硫因（ergothioneine），黑麦酮酸（secalonic acid）A、B、C、D，金黄麦角酸（chrysergonic acid），4，5-二甲基辛酸（4，5-dimethyloctanoic acid），麦角色素（ergochrome）AD、BD、CD、DD、AC、BC、CC，棒麦角玉红碱（clavorubin），麦角黄质（ergoxanthin）及糖类、脂肪油等。

【药理】 1. 兴奋子宫作用　麦角所含麦角胺、麦角新碱等对子宫均有兴奋作用。对妊娠子宫作用最明显。作用强而持久。其中以麦角新碱作用最强，麦角胺次之。麦角新碱直接作用于子宫平滑肌，大剂量可使子宫肌强直收缩，能使胎盘种植处子宫肌内血管受到压迫而止血。妊娠后期子宫对其敏感性增加。

2. 对神经系统的作用　大量麦角胺等麦角毒能阻断 α-肾上腺素能受体，引起肾上腺素升压作用的翻转，但不能阻断交感神经介质的释放。小量麦角可以兴奋延脑中枢（迷走性心率减慢、呼吸增加、惊厥等），大量可致延脑麻痹而死亡。麦角胺还能增强巴比妥类、吗啡、美沙酮的镇静和催眠作用。

3. 对睡眠觉醒周期的影响　大鼠腹外侧视前核微量注射 5-羟色胺，使大鼠睡眠减少，觉醒增加，此时微量注射麦角新碱可对抗该变化，使大鼠睡眠增加、觉醒减少。

4. 体内过程　① 麦角新碱：口服或肌注后吸收快而完全，口服 6～15 分钟，宫缩开始，作用持续 3 小时，静注立即生效。本品在肝内代谢，经肾随尿排出。② 麦角胺：口服吸收约 60%而不规则，与咖啡因合并可提高麦角胺的吸收并增强对血管的收缩作用。口服一般在 1～2 小时起效。0.5～3 小时血浓度达峰。$t_{1/2}$ 约为 2 小时。大致在肝内代谢。约 90%代谢物经胆汁排出。少量原形随尿及粪便排泄。

【药性】 辛、微苦，平，有毒。

1.《高原中草药治疗手册》："性平，味微苦。有毒。入肝、肾二经。”

2.《全国中草药汇编》:“淡,微温。”

3.《中国药用孢子植物》:“甘、辛,平。”

【功用主治】 缩宫止血,止痛。主治产后出血,偏头痛。

1.《国药的药理学》:“为子宫紧缩药。对于子宫出血,分娩后的弛缓性后出血,子宫之不全、退行等有效。”

2.《高原中草药治疗手册》:“治偏头痛。”

3.《杭州药用植物志》:“为内部止血药。”

【用法用量】 内服:制成流浸膏,每次 0.5~2 ml,每日3~4次;大剂量1次4 ml,每日12 ml;或制成片剂、针剂用。

【宜忌】 孕妇、临产及胎盘尚未完全排出时禁用。肝脏病及周围血管病患者慎服。本品有毒,误服后常引起口渴、呕吐、腹泻、肢冷、面色苍白、视觉与听觉障碍,严重者则出现幻觉、惊厥,以致昏迷死亡。

1.《国药的药理学》:“分娩时只可用于压出期,在开口期当避免使用。”

2. 刘波《中国药用真菌》:“胎盘未排出时禁用。”

2134 麦斛 mài hú (《新修本草》)

【异名】 石豆、石仙桃、鱼鮓草(《植物名实图考》),果上叶、万年桃、石枣子(《贵州民间方药集》),青兰(《中国药用植物图鉴》),子上叶、七仙桃(《湖南药物志》),小扣子兰(广州部队《常用中草药手册》),石豆兰(《浙江民间常用草药》),石蚊虫、楼上楼(《江西草药》),石莲子、根上子(江西《草药手册》),石黄、单叶石枣(《福建中草药》)。

【基原】 为兰科石豆兰属植物麦斛的全草。

【原植物】 麦斛 *Bulbophyllum inconspicuum* Maxim.

附生植物。根状茎纤细,质硬。假鳞茎卵圆形,鲜时绿色,干后变黄绿色,彼此相距约1 cm,基部生多数须根,顶生1叶。叶片革质,厚而脆,倒卵状长椭圆形,长1~3 cm,宽不及1 cm,先端凹缺,基部楔形渐尖呈短柄,全缘,中脉明显。花葶从假鳞茎基部一侧长出,不高出叶,顶生1朵花,具数枚鞘;花小,白色,直径4~5 mm;中萼片卵圆形,先端短尖;侧萼片较中萼片长约1倍,卵状椭圆形;花瓣宽椭圆形,边缘撕裂状;唇瓣短小而肥厚,与合蕊柱基部的突起相联;合蕊柱短粗。花期夏季。

附生于山林树干上或湿岩上。分布于江苏、安徽、浙江、福建、江西、湖南、广东、广西、贵州等地。

【采收加工】 7~10月采收,鲜用或晒干。

【药材】 麦斛 *Bulbophylli Inconspicui Herba* 主产于福建、江西、湖南、广东、贵州。

性状 茎圆柱形,微波状弯曲,少分枝,长短不一,直径约0.1 cm,表面淡黄棕色,节明显。假鳞茎扁长椭圆形,微弯,稍扭曲,表面黄绿色,具不规则深纵沟,叶倒卵状长椭圆形,多已脱落。基部具多数丝状须根。质实,体轻,易折断。断面角质状。气微,味淡,具黏性。

【药性】 甘、辛,凉。

1.《新修本草》:“性冷。”

2.《贵阳民间药草》:“甘,微寒,无毒。”

3. 广州部队《常用中草药手册》:“甘、淡,凉。”

4.《江西草药》:“性寒,味甘、辛。”

【功用主治】 清热滋阴,润肺止咳。主治肺热咳嗽,肺痨咯血,咽喉疼痛,热病烦渴,风湿痹痛,月经不调,跌打损伤。

1.《植物名实图考》:“治风损。”

2.《贵阳民间药草》:“清热,润肺,止咳。”

3.《湖南药物志》:“清热,消瘀,活血,化痰止咳。主治风湿痛,月经不调,头晕痛,干咳,牙痛。”

4. 广州部队《常用中草药手册》:“润肺化痰,滋阴养胃。主治肺结核咳嗽、咯血,慢性气管炎咳嗽,肺炎恢复期,慢性咽痛,慢性胃炎,胃酸缺乏,食欲不振,遗精。”

5.《江西草药》:“滋阴清热,凉血止血。”

6.《湖北中草药志》:“用于白喉,午后潮热,高血压,关节肿痛,小儿惊痫。”

【用法用量】 内服:煎汤,6~15 g,鲜品 30~60 g。外用:捣敷。

【选方】 1. 治风热咳嗽 果上叶6 g,刺老包9 g。煎水服。

2. 治百日咳 果上叶30 g,黄连3 g,蜂蜜15 g。煎水服。(1、2方出自《贵阳民间药草》)

3. 治支气管扩张 麦斛30 g,乌韭15~30 g。水煎服,每日1剂。(《江西草药》)

4. 治风热咽痛 鲜麦斛15 g,菊花、山豆根各9 g。煎服。(《安徽中草药》)

5. 治关节肿痛 麦斛60 g,忍冬藤30 g,猪蹄1只,黄酒200 ml。加水炖服。(《湖北中草药志》)

6. 治小儿惊痫,风火咳嗽声哑 鲜麦斛45~60 g。加猪胰1个,冰糖炖服。

7. 治颜面疔 麦斛1把。加冰糖少许同杵,敷患处。(6、7方出自《闽东本草》)

2135 麦门冬 mài mén dōng (《本经》)

【异名】 虋冬(《尔雅》),不死药(《吴普本草》),禹余粮(《别录》)。

【基原】 为百合科沿阶草属植物麦冬或沿阶草的块根。

【原植物】 1. 麦冬 *Ophiopogon japonicus* (L. f.) Ker-Gawl.

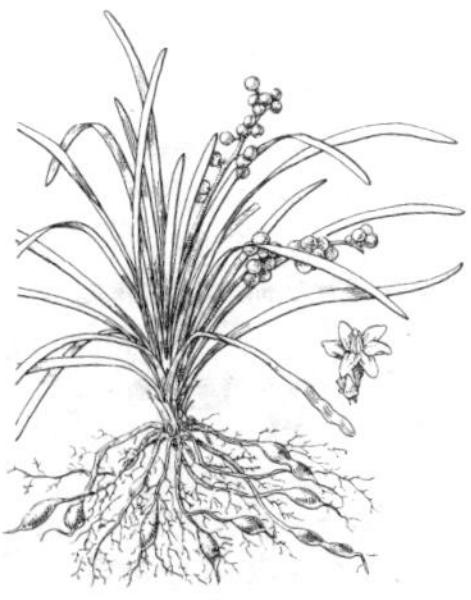

麦 冬

又名:羊韭、马韭、羊荠、爱韭、禹韭、忍陵、仆垒、随脂(《吴普本草》),羊蓍、禹葭(《别录》),阶前草(《纲目》),书带草、秀墩草(《群芳谱·药谱》),沿阶草(《江西通志》)。

多年生草本,高12~40 cm。须根中部或先端常膨大形成肉质小块根。叶丛生;叶柄鞘状,边缘有薄膜;叶片窄长线形,基部有多数纤维状的老叶残基,叶长15~40 cm,宽1.5~4 mm,先端急尖或渐尖,基部绿白色并稍扩大。花葶较叶为短,长7~15 cm,总状花序穗状,顶生,长3~8 cm,小苞片膜质,每苞片腋生1~3朵花;花梗长3~4 mm,关节位于中部以上或近中部;花小,淡紫色,略下垂,花被片6,不展开,披针形,长约5 mm;雄蕊6,花药三角状披针形;子房半下位,3室,花柱基部宽阔,略呈圆锥形。浆果球形,早期绿色,成熟后暗蓝色。花期5~8月,果期7~9月。

生于海拔2 000 m以下的山坡阴湿处、林下或溪旁,或栽培。分布于华东、中南及河北、四川、贵州、云南、陕西等地。浙江、广西、四川有大量栽培。

2. 沿阶草 *O. bodinieri* Lévl.

形态与上种相似,主要区别为:花葶通常稍短于叶或近等长;花被片在花盛开时多少展开;花柱细长,圆柱形,基部不宽阔。

生于海拔600~3 400 m的山坡、山谷潮湿处、沟边或林下。分布于西南及江西、河南、湖北、广西、陕西、甘肃等地。

【栽培】 生物学特性 喜生于温暖湿润、较荫蔽、无霜期长的环境。耐高温又耐寒,适宜生长的平均温度为17 ℃左右。苗期要求阴湿条件,可与其他作物间作或给以适当遮阳。以选疏松肥沃、排水良好的中性或微碱性的壤土或砂质壤土栽培为宜。忌连作。

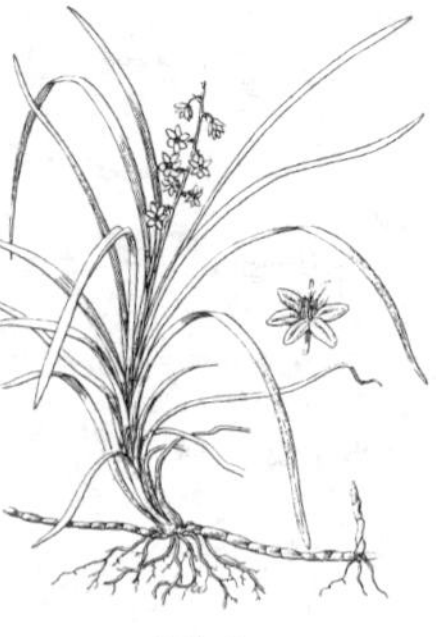

沿阶草

繁殖方法　分株繁殖。4月上旬收获麦冬时,选健壮、无病虫且未抽嫩叶的植株作种苗,剪去块根和须根,并切去部分老根茎,将叶片剪去1/3左右,再分成单株。种植前种苗用清水浸10～15分钟,使吸足水分,以利生根。边浸种边种植,如不能及时下种时,可选阴凉处假植。栽种时间4月下旬至5月上旬,二年生收获的,行株距26 cm×16 cm,每穴栽苗8～10株,三年生收获的,行株距(26～32)cm×(20～25)cm。可在夏、秋季间种玉米,借此减少日光对麦门冬的强烈直射。

田间管理　生长期间,应及时除草,浅松土,每半月1次。经常注意浇水,保持土壤湿润,干旱时及时灌水。除了施足基肥外,还必须施用足量追肥,以腐熟人粪尿、磷肥、钾肥为主,时间一般在4～6月和8～9月,施肥量可根据当地情况酌情施用。

病虫害防治　病害有黑斑病,为害叶片,4月中旬发病,可选用健壮种苗,并在栽种前用1∶1∶100波尔多液或65%代森锌500倍液浸苗5分钟,发病期喷1∶1∶100波尔多液,每10～14日喷1次,连喷3～4次。虫害有蛴螬为害根部。

【采收加工】 栽后2～3年收获。选晴天挖取麦冬,切下块根和须根,洗净泥土,晒干水气后,揉搓,再晒,再搓,反复4～5次,直到去尽须根后,干燥即得。也可将洗净的块根晒3～5日,放在箩筐内闷放2～3日,再翻晒3～5日,剪去须根,晒干或鲜用。

【药材】 麦冬 *Ophiopogonis Radix*　主产于浙江、四川。商品大多为栽培品,浙江产的为浙麦冬(杭麦冬),四川产的为川麦冬。

商品规格　商品分浙麦冬和川麦冬,各分为三等。出口商品按浙江省标准分为四等。

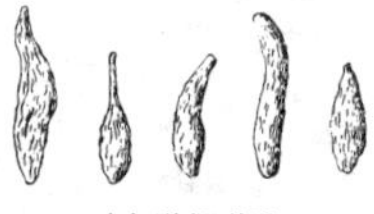

麦冬(块根)外形

性状　块根呈纺锤形,两端略尖,长1.5～3 cm,直径0.3～0.6 cm。表面黄白色或淡黄色,有细纵纹。质柔韧,断面黄白色,半透明,中柱细小。气微香,味甘、微苦,嚼之微有黏性。

鉴别　(1) 块根横切面:表皮细胞1列,根被为3～5列木化细胞。皮层宽广,散有含草酸钙针晶束的黏液细胞,有的针晶直径至10 μm;内皮层细胞壁均匀增厚,木化,有通道细胞,外侧为1列石细胞,其内壁及侧壁增厚,纹孔细密。中柱较小,韧皮部束16～22个,各位于木质部束的星角间,木质部由导管、管胞、木纤维以及内侧的木化细胞连结成环层。髓小,薄壁细胞类圆形。

(2) 取本品的薄片,置紫外线灯(365 nm)下观察,显浅蓝色荧光。

(3) 薄层色谱:取本品粉末1 g,加70%乙醇20 ml,浸渍4小时,滤过。滤液挥去乙醇,加3%硫酸适量,水解3～4小时,冷后调至中性,蒸干,加0.5 ml氯仿溶解作供试品溶液;另取β-谷甾醇和假叶树皂苷元加氯仿溶解,作对照品溶液。分别点样于同一硅胶G薄层板上,以正己烷-乙酸乙酯(1∶1)展开,取出晾干,喷以10%硫酸乙醇试液于90 ℃显色,假叶树皂苷元显深绿色,β-谷甾醇显紫红色斑点。供试品色谱在与对照品色谱的相应位置上,显相同颜色的斑点。

品质标志　《中华人民共和国药典》2010年版规定:照水溶性浸出物冷浸法测定,本品水溶性浸出物不得少于60.0%。

【成分】 麦冬块根含皂苷类:麦冬皂苷(ophiopogonin)B、D,(23*S*, 24*S*, 25*S*)-23, 24-二羟基罗斯考皂苷元-1-*O*-〔α-*L*-4-*O*-乙酰基吡喃鼠李糖基(1→2)〕〔β-*D*-吡喃木糖基(1→3)〕-α-*L*-吡喃阿拉伯糖苷-24-*O*-β-*D*-吡喃岩藻糖苷{(23*S*, 24*S*, 25*S*)-23, 24-dihydroxyruscogenin-1-*O*-〔α-*L*-4-*O*-acetylrhamnopyranosyl(1→2)〕〔β-*D*-xylopyranosyl (1→3)〕-α-*L*-arabinopyranoside-24-*O*-β-*D*-fucopyranoside},罗斯考皂苷元-1-*O*-α-*L*-吡喃鼠李糖-(1→2)-β-*D*-吡喃木糖-(1→3)-β-*D*-吡喃果糖苷〔ruscogenin-1-*O*-α-*L*-rhamnopyranosyl-(1→2)-β-*D*-xylopyrannosyl-(1→3)-β-*D*-fucopyranoside〕;薯蓣皂苷元-3-*O*-〔α-*L*-吡喃鼠李糖基(1→2)〕-(3-*O*-乙酰基)-β-*D*-吡喃木糖基(1→3)-β-*D*-吡喃葡萄糖苷{diosgenin-3-*O*-〔α-*L*-rhamnopyranosyl(1→2)〕-(3-*O*-acetyl)-β-*D*-xylopyranosyl(1→3)-β-*D*-glucopyranoside},薯蓣皂苷元-3-*O*-〔(2-*O*-乙酰基)-α-*L*-吡喃鼠李糖基(1→2)〕〔β-*D*-吡喃木糖基(1→3)〕-β-*D*-吡喃葡萄糖苷{diosgenin-3-*O*-〔(2-*O*-acetyl)-α-*L*-rhamnopyranosyl(1→2)〕〔β-*D*-xylopyranosyl(1→3)〕-β-*D*-glucopyranoside},麦冬苷元-3-*O*-α-*L*-吡喃鼠李糖基(1→2)-β-*D*-吡喃葡萄糖苷〔ophiogenin-3-*O*-α-*L*-rhamnopyranosyl(1→2)-β-*D*-glucopyranoside〕,左旋的龙脑-2-*O*-β-*D*-呋喃芹菜糖基(1→6)-β-*D*-吡喃葡萄糖苷〔borneol-2-*O*-β-*D*-apiofuranosyl(1→6)-β-*D*-glucopyranoside〕, ophiopojaponin A、B, 22(*S*)-5-胆甾烯-1β, 3β, 16β, 22-四羟基-1-*O*-α-*L*-吡喃鼠李糖-16-*O*-β-*D*-吡喃葡萄糖苷〔22(*S*)-cholest-5-ene-1β, 3β, 16β, 22-tetrol-1-*O*-α-*L*-rhamnopyranosyl-16-*O*-β-*D*-glucopyranoside〕;高异黄酮类:甲基麦冬黄烷酮(methylophiopogonanone)A、B,麦冬黄烷酮(ophiopogonanone)A、B, 6-醛基异麦冬黄烷酮(6-aldehydoisoophiopogonanone)A、B, 6-醛基-7-*O*-甲基异麦冬黄烷酮(6-aldehydo-7-*O*-methylisoophiopogonanone)A、B, 6-醛基异麦冬黄酮(6-aldehydoisoophiopogonone)A、B,麦冬黄酮(ophiopogone)A,去甲基异麦冬黄酮(desmethylisoophiopogonone) B,消旋的5-羟基-7, 8-二甲氧基-6-甲基-3-(3′, 4′-二羟基苄基)色满酮〔5-hydroxy-7, 8-dimethoxy-6-methyl-3-(3′, 4′-dihydroxybenzyl) chromanone〕。含挥发油,从中分得长叶烯(longifolene),α和β-广藿香烯(patchoulene),香附子烯(cyperene),愈创薁醇(guaiol)。

【药理】 1. 对心血管系统的作用　(1) 对心功能的影响　麦冬注射液10 g(生药)/kg静注具改善麻醉犬心脏血液动力学效应。湖北麦冬水溶性提取物给麻醉猫静注具有正性肌力和提高心脏泵功能作用。麦冬皂苷明显增强离体蟾蜍心脏的心肌收缩力及增加心排血量。Langendorff法豚鼠离体心脏灌流表明,麦冬总皂苷及总氨基酸小剂量均可使心肌收缩力增强,冠脉流量增加,大剂量则抑制心肌,减少冠脉流量,但两者对心率无明显影响。

(2) 对心肌的保护和对实验性心肌梗死的作用　小鼠腹腔注射麦冬注射液50 g(生药)/kg,连续3日,能明显减轻长时间游泳后心肌细胞缺氧性损害。兔结扎冠状动脉前降支,造成实验性心肌梗死后,静注麦冬注射液5 g(生药)/kg,连续5日,有缩小梗死范围及坏死区域的作用。

(3) 抗心律失常的作用　麦冬总皂苷10 mg/kg静注可有效地预防或对抗由氯仿-肾上腺素、氯化钡、乌头碱所诱发的大鼠或兔心律失常,并使结扎犬冠状动脉24小时后的室性心律失常发生率降低。

2. 耐缺氧作用　麦冬注射液50 g(生药)/kg腹腔注射能明显提高皮下注射异丙肾上腺素小鼠在低压缺氧条件下的耐缺氧能力。麦冬多糖20 mg/kg腹腔注射能明显延长常压缺氧小鼠的存活时间。

3. 对免疫功能的影响　麦冬和湖北麦冬12.5 g/kg腹腔注射均能极显著增加小鼠的脾脏重量,显著增加小鼠的碳粒廓清作用和对抗环磷酰胺引起的小鼠白细胞数下降。麦冬多糖 10 m/kg 腹腔注射能显著增加小鼠的脾脏重量，显著增强小鼠的碳粒廓清作用，刺激小鼠血清中溶血素的产生，对抗由环磷酰胺和^{60}Co照射引起的小鼠白细胞数下降，增强兔红细胞凝集率。

4. 降血糖作用　正常家兔和实验性糖尿病家兔口服麦冬水提取物每日 500 mg/kg，连续 4 日，血糖值显著下降；并促使胰岛 β 细胞恢复，肝糖原较对照组有增加趋势。正常小鼠口服麦冬多糖 100 mg/kg 有明显降低血糖的作用，给药后 11 小时血糖浓度降低 54%；四氧嘧啶所致糖尿病小鼠口服麦冬多糖 200 mg/kg 能明显降低其血糖水平，给药后 4～11 小时降血糖作用最显著。麦冬多糖的作用不随剂量增大而增强。

5. 清除自由基及延缓衰老作用　麦冬须膏浓度为 1%时，以黄嘌呤-黄嘌呤氧化酶系 Fenton 反应体以及对促癌剂 PMA 刺激人多形核白细胞呼吸暴发产生活性氧自由基，均有很强的清除作用。在饲料中添加麦冬根须喂小鼠可降低体内羟脯氨酸。对雄性小鼠脑中单胺氧化酶(MAO-B)抑制率为 38.6%。肝中超氧化物歧化酶(SOD)活性提高 45.5%。果蝇寿命试验还表明麦冬根须能明显地延长果蝇寿命。麦门冬水煎剂能显著提高模型大鼠的红细胞超氧化物歧化酶活性、血清总抗氧化能力及红细胞免疫功能，显著降低血清丙二醛含量，提示麦门冬具有一定的延缓衰老作用。

6. 对胃肠运动功能的影响　麦冬水煎液 30 g/kg 及 60 g/kg 灌服均能明显抑制正常小鼠的胃肠推进运动，且随药物剂量的增加，此抑制作用增强；并对溴新斯的明引起的小鼠胃肠推进运动亢进及对乙酰胆碱或氯化钡造成的家兔离体小肠平滑肌强直性收缩均有拮抗作用。

7. 抗菌作用　麦冬粉在平皿上对白色葡萄球菌、枯草杆菌、大肠杆菌及伤寒杆菌等有抑制作用。罗斯考皂苷元亦显示有抗菌作用。

毒性　麦冬注射液对小鼠腹腔注射的 LD_{50} 为 20.606 ± 7.705 g/kg。由尾静脉注射麦冬注射液 1 ml(相当于生药量 2 g)，未发现死亡与其他不良反应(此剂量相当于成人最大用量的 100 倍，最小用量的 1 250 倍)。湖北麦冬注射液对小鼠腹腔注射的 LD_{50} 为 134.34 ± 12.59 g/kg。

【炮制】 1. 麦门冬　取净麦门冬用清水浸泡，捞出，润透，抽去心，洗净，晒干；或取原药材，除去杂质，洗净，干燥；或洗净，润透，轧扁，干燥。

2. 朱麦门冬　取净麦门冬，喷清水少许，微润，加朱砂细粉，拌匀，取出晾干。每麦门冬 100 kg，用朱砂粉 2 kg。朱砂拌麦门冬能增强宁心定惊作用。

3. 炒麦门冬　取净麦门冬，用文火炒至微焦；或炒至胀胖隆起，取出放凉。

4. 米炒麦门冬　将米撒入锅内，待冒烟时，投入净麦门冬，用文火炒至米呈焦黄色，麦门冬呈黄色或微显焦斑为度，取出，筛去焦米，放凉。每麦门冬 100 kg，用米 12 kg。

5. 炙麦门冬　取炼蜜置锅内，加适量开水稀释后，加热至沸，投入净麦门冬，用文火炒至黄色，不粘手为度，取出放凉。每麦门冬 100 kg，用炼蜜 12 kg。

饮片性状　麦门冬参见"药材"项；朱麦门冬形如麦门冬，外被朱砂细粉；炒麦门冬形如麦门冬，表面黄白色，或全体膨胀隆起；米炒麦门冬形如麦门冬，表面黄色或略显焦斑；炙麦门冬形如麦门冬，表面老黄色，气香，味甜。

贮干燥容器内，朱麦门冬、炒麦门冬、米炒麦门冬、炙麦门冬密闭，置阴凉干燥处，防潮。

【药性】 甘、微苦，微寒。归肺、胃、心经。

1.《本经》："味甘，平。"

2.《吴普本草》："黄帝、桐君、雷公：甘，无毒。李氏：甘，小温。"

3.《别录》："微寒。"

4.《医学启源》："气寒，味微苦、甘。"

5.《汤液本草》："入手太阴经。"

6.《本草蒙筌》："入手太阴、少阴。"

7.《本草经疏》："入足阳明。"

【功用主治】 滋阴润肺，益胃生津，清心除烦。主治肺燥干咳，肺痈，阴虚劳嗽，津伤口渴，消渴，心烦失眠，咽喉疼痛，肠燥便秘，血热吐衄。

1.《本经》："主心腹结气，肠中伤饱，胃络脉绝，羸瘦短气，久服轻身不老不饥。"

2.《别录》："(主)身重目黄，心下支满，虚劳客热，口干燥渴，止呕吐，愈痿蹶，强阴益精，消谷调中，保神，定肺气，安五脏，令人肥健，美颜色，有子。"

3.《药性论》："治热毒，止烦渴。主大水面目肢节浮肿，下水。治肺痿吐脓，主泄精。"

4.《本草拾遗》："止烦热消渴，寒热体劳，止呕开胃，下痰饮。"

5.《日华子》："治五劳七伤，安魂定魄，时疾热狂，头痛，止嗽。"

6.《本草衍义》："治心肺虚热。"

7.《珍珠囊》："治肺中伏火，生脉，保神。"

8.《医学启源》："《主治秘要》云：治经枯，乳汁不下。"

9.《用药心法》："补心气不足，及治血妄行。"(引自《汤液本草》)

【用法用量】 内服：煎汤，6～15 g；或入丸、散、膏。外用：研末调敷；煎汤涂；或鲜品捣汁搽。

【宜忌】 虚寒泄泻、湿浊中阻、风寒或寒痰咳喘者均禁服。

1.《本草经集注》："恶款冬、苦瓠，畏苦参、青蘘。"

2.《药性论》："恶苦芙，畏木耳。"

3.《品汇精要》："寒多人不可服。"

4.《雷公炮制药性解》："忌鲫鱼。"

5.《本经逢原》："风热暴咳，咸非所宜。麻疹咳嗽，不可误用。"

【选方】 1. 治燥伤肺胃阴分，或热或咳者　沙参三钱，麦冬三钱，玉竹二钱，生甘草一钱，冬桑叶一钱五分，扁豆一钱五分，花粉一钱五分。水五杯，煮取二杯。日再服。(《温病条辨》沙参麦冬汤)

2. 治肺痈涕唾涎沫，吐脓如粥　麦门冬(去心，焙)二两，桔梗(去芦头)五两，甘草(炙，锉)三分。上三味粗捣筛。每服三钱匕，水一盏，青蒿心叶十片，同煎至七分，去滓温服。稍轻者粥饮调下亦得。(《圣济总录》麦门冬汤)

3. 治骨蒸　麦门冬(去心)一升，小麦二升，枸杞根(切)三升。上三味，以水一斗，煮取三升，煮小麦熟，去滓。分温日三服。(《外台》引崔氏方)

4. 治肺痿咳逆上气，咽喉不利　麦门冬七升，半夏一升，人参二两，甘草二两，粳米三合，大枣十二枚。上六味，以水一斗二升，煮取六升。温服一升，日三夜一服。(《金匮要略》麦门冬汤)

5. 治消渴，日夜饮水不止，饮下小便即利　麦门冬、黄连、冬瓜干各二两。上为粗末。每服五钱，水一盏，煎至七分，去柤(渣)，温服。如无干者，用新冬瓜一枚，重三斤，去皮、瓤、子，分作十二片，为十二服。(《卫生宝鉴》麦门冬汤)

6. 治虚热上攻，脾肺有热，咽喉生疮　麦门冬一两，黄连五钱。上为末，蜜丸如梧桐子大。每服三十丸，食前麦门冬汤下。(《普济方》麦门冬丸)

7. 治阳明温病，无上焦证，数日不大便，当下之，若其人素阴虚不可行承气者　元参一两，麦冬(连心)八钱，细生地八钱。水八杯，煮取三杯，口干则与饮，令尽，不便，再作服。(《温病条辨》增

液汤)

8. 治吐血、衄血不止　生麦门冬汁五合，生刺蓟汁五合，生地黄汁五合。相和，于锅中略暖过，每服一小盏，调伏龙肝末一钱服之。(《圣惠方》麦门冬饮子)

9. 治小便闭淋　鲜沿阶草根 90 g(干品 30 g)。水煎成半杯，饮前服，日 2～3 次。(《福建民间草药》)

10. 治中耳炎　鲜麦门冬块根捣烂取汁，滴耳。(《广西本草选编》)

11. 治热汤滚水泡烂皮肉疼痛呼号者　麦冬半斤，煮汁两碗，用鹅毛扫之，随扫随干，随干随扫，少顷即止痛生肌。(《本草新编》)

【临床报道】 治疗乳头皲裂　麦冬 50 g，研成末，用食醋调成糊状，均匀敷于患处，每隔 5 小时换药 1 次，3 日为 1 个疗程。用药期间忌食辛辣食物，暂停哺乳。共治疗 31 例，结果全部治愈。1 个疗程愈者 8 例，2 个疗程愈者 16 例。3 个疗程愈者 7 例。

【各家论述】 1.《本草蒙筌》："按天、麦门冬并入手太阴经，而能驱烦解渴，止咳消痰。功用似同，实亦有偏胜也。麦门冬兼行手少阴心，每每清心降火，使肺不犯于贼邪，故止咳立效；天门冬复走足少阴肾，屡屡滋阴助元，令肺得全其母气，故消痰殊功。盖痰系津液凝成，肾司津液者也，燥盛则凝，润多则化。天门冬润剂，且复走肾经，津液纵凝，亦能化解。麦门冬虽药剂滋润则一，奈经络兼行相殊。故上而止咳，不胜于麦门冬，下而消痰，必让于天门冬尔。"

2.《医学入门》："麦门冬，泻肺火，生肺金，治咳嗽烦渴、血热妄行及肺痿吐脓，安心神，清心热及心下支满。夫伏火去则金清自能生水，而阴精日长日固。心神安则血有所统，而客热自散。又脉失(一作大)及痿躄必用者，心肺润而血脉自通也。大抵后人治心肺多，古人治脾胃多。"

3.《药品化义》："麦冬，主润肺清肺。盖肺若气上逆，润之清之肺气得保，若咳嗽连声，若客热虚劳，若烦渴，若肺痿，皆属肺热，无不悉愈。同生地，令心肺清则气顺，结气自释，治虚人元气不运，胸腹虚气痞满，及女人经水枯，乳不下，皆宜用之。同黄芩，扶金制木，治臌胀浮肿。同山栀，清金利水，治支满黄疸。又同小荷钱，清养胆腑，以佐少阳生气，入固本丸，以滋阴血，使心火下降，肾水上升，心肾相交之义。"

4.《本草新编》："麦门冬，泻肺中之伏火，清胃中之热邪，补心气之劳伤，止血家之呕吐，益精强阴，解烦止渴，美颜色，悦肌肤，退虚热，解肺燥，定咳嗽，真可持之为君而又可借之为臣使也。但世人未知麦冬必须多用，力量始大，盖火伏于肺中，烁干内液，不用麦冬之多，则火不能息矣。更有膀胱之火，上逆于心胸，小便点滴不能出，人以为小便火闭，由于膀胱之热也。必得上焦清肃之令行，而火乃下降，而水乃下通。夫上焦清肃之令下行，而膀胱火闭，水亦闭矣，故欲通膀胱者，必须清肺金之气，清肺之药甚多，皆有损无益，终不若麦冬清中有补，能泻膀胱之火，而又不损膀胱之气，然而少用之，亦不能成功，盖麦冬气味平寒，必多用之而始有济也。"

5.《本经疏证》："麦门冬，下焦实证，非见手掌烦热，唇口干燥，不可用也。上气因于风，因于痰，不因于火，咽喉不利者不可用也。虚羸气少，不气逆欲吐，反下利者，不可用也。脉非结代，微而欲绝者，不可用也。"

6.《衷中参西录》："麦冬，津液浓厚，能入胃以养胃液，开胃进食。更能入脾，以助脾散精于肺，定喘宁嗽。即引肺气清肃下行，统调水道以归膀胱。盖因其性凉、液浓、气香，而升降濡润之中，兼开通之力，故有种种诸效也，用者不宜去心。"

7.《本草正义》："麦冬，其味大甘，膏脂浓郁，故专补胃阴，滋津液，本是甘药补益之上品。凡胃火偏盛，阴液渐枯，及热病伤阴，病后虚羸，津液未复，或炎暑燥津，短气倦怠，秋燥逼人，肺胃液耗等证，麦冬寒润，补阴解渴，皆为必用之药。但偏于阴寒，则惟热炽液枯者，最为恰当。而脾胃虚寒，清阳不振者，亦非阴柔之品所能助其发育生长。"

2136 麦饭石 mài fàn shí (《本草图经》)

【异名】 长寿石、健康石(《非金属矿产开发应用指南》)，炼山石、马牙砂、豆渣石(《健康药品——麦饭石》)

【基原】 为中酸性火成岩类岩石石英二长斑岩。

【原矿物】 石英二长斑岩

为斑状结构。矿物组成主要为斜长石、钾长石、石英 *Quartz*，其次有黑云母 *Biotite* 或角闪石(多数是普通角闪石) *Hornblende*，尚有微量磷灰石等，后生矿物主要有高岭石、蒙脱石、绿泥石等。岩石呈不规则致密团块状。表面不平整，有黄白色、黄绿色或灰白色、暗灰黑色的斑点状花纹；明显可见灰白色大小不等的长石和石英的颗粒；后生矿物则分布在长石、石英、云母、角闪石等原生矿的表面及其晶粒之间，并可局部集中发育在岩石裂隙中。原岩石硬，因蚀变、风化而变疏松。

麦饭石的吸附性、离子交换性等特征，既取决于上列矿物的种类、数量比，也取决于它们的粒度、表面活化程度等。

【采收加工】 随时可采，除去杂石，晒干。

【药材】 麦饭石 *Mai fanitum*　主产于天津、内蒙古、辽宁、吉林。

性状　本品呈不规则团块状或块状，由大小不等、颜色不同的颗粒聚集而成，略似麦饭团。有斑点状花纹，呈灰白、淡褐肉红、黄白、黑等色。表面粗糙不平。体较重，质疏松程度不同，砸碎后，断面不整齐，可见小鳞片分布于其间，并呈闪星样光泽，其他斑点的光泽不明显。气微或近于无，味淡。

鉴别　(1) 透射偏光镜下，基质微晶斑状结构。斑晶矿物主要是由斜长石、钾长石和少量黑云母组成。基质除上述矿物，尚见到石英和微量磷灰石、铁矿物等。后生矿物有高岭土、绿帘石等。斑晶斜长石：纳式双晶清楚；表面常被尘埃状高岭土和斑点状绿帘石交代，但光性依然清楚；干涉色Ⅰ级灰；斜消光；二轴晶；正光性。斑晶钾长石：边被尘埃状高岭土和绿帘石交代；不均匀消光，近于平行消光；二轴晶；负光性；干涉色Ⅰ级灰。斑晶黑云母：呈片状；已被绿帘石交代。基质矿物成分基本同斑晶，惟有含 2%～4%石英。蚀变矿物主要是高岭土化。

(2) 吸附实验：取本品 1 小块，置常水中 24 小时，可见到其周围黏附异物。

(3) 取本品粉末约 1 g，加 10 ml 稀盐酸，浸渍 1 小时，滤过。取滤液 1 ml，加甲基红指示液 2 滴，用氨试液中和，再滴加盐酸至恰呈酸性，加草酸铵试液，即生成白色沉淀；分离，沉淀不溶于醋酸，但可溶于盐酸(检查钙盐)；取滤液 1 ml，用氨试液中和成中性溶液，加醋酸氧铀锌试液，即生成黄色沉淀(检查钠盐)。

(4) 取铂丝，用盐酸湿润后蘸取本品粉末，在无色火焰中燃烧，火焰即显紫色(需隔蓝色玻璃透视)(检查钾盐)。

(5) 取本品粉末约 0.2 g，加水 2 ml 溶解，滤过，滤液加 0.1%四苯硼酸钠溶液与醋酸，即生成白色沉淀(检查钾盐)。

【成分】 中华麦饭石主要成分有二氧化硅(SiO_2)，氧化铝(Al_2O_3)，氧化铁(Fe_2O_3)，氧化亚铁(FeO)，氧化镁(MgO)，氧化钙(CaO)，氧化钠(Na_2O)，氧化钾(K_2O)，二氧化钛(TiO_2)，五氧化二磷(P_2O_5)，氧化锰(MnO)，二氧化碳(CO_2)，以及氟、硫、镍、锆、锶、钡、钴、铬、钇、钪、钒、铜、锌、铀、钍等微量元素。

【药理】 1. 对免疫功能的影响　小鼠灌服精制麦饭石连续 6 日，可显著提高腹腔巨噬细胞对鸡红细胞吞噬百分率和吞噬指数，对二硝基氯苯(DNCB)引起的迟发超敏反应有明显增强作用，用环磷酰胺(CTX)造成免疫抑制状态，麦饭石可使其免疫功能得到明显恢复和提高。小鼠灌服中华麦饭石煎剂，连续 7 日，可使免抗小鼠淋巴细胞血清(ALS)杀伤的 T 淋巴细胞数恢复到接近正常水平，但对 ALS 杀伤的 B 淋巴细胞数恢复不明显。表明其能增强细胞免疫功能，而对体液免疫功能无作用。

2. 抗毒作用 饲料或饮水中加入中华麦饭石后，可以不同程度地降低过量氟对大鼠的毒性作用，主要表现为骨软化程度减轻，血清及软骨碱性磷酸酶(ALP)活性下降，血清皮质酮及骨铜含量上升，血清甲状腺素(T_4)、促甲状腺素(TSH)含量下降，血清钙磷比值上升。小鼠腹腔注射麦饭石精溶液对酒精性肝损害有明显预防作用，可防止肝脂肪变性。

3. 对骨形成的作用 骨折家兔喂服麦饭石溶液，能促进骨盐沉积，骨痂恒重增加，骨痂中钙、磷、锌、铁、锰、铜含量增加，胶原含量呈抛物线状上升，表明不仅能缩短骨折愈合时间，而且能提高愈合骨痂的质量。中华麦饭石可明显降低尿羟脯氨酸排泄量，增加骨密度和骨 Ca^{2+}、Mg^{2+} 含量，并使血清碱性磷酸酶活性有升高趋势。

4. 抗疲劳与耐缺氧作用 小鼠灌服麦饭石煎剂可延长游泳时间和增加常压耐缺氧的能力，亦可延长大鼠游泳时间，对腹腔注射亚硝酸钠中毒小鼠，麦饭石也可使常压缺氧存活时间明显延长。

5. 抗癌作用 饮用麦饭石浸液 66 日的纯系小鼠，被动接种乳腺癌细胞(Ca761/L)系后，出瘤时间比对照组晚3.8日，而且带瘤小鼠平均存活时间比对照组延长18.6日。饮用 10%中华麦饭石浸液，则可使大鼠皮下注射二甲肼所致大肠癌发生率明显减少，同时，血清 α-干扰素滴度和脾细胞自然杀伤(NK)细胞活性都高于对照组，肠镜检查显示结肠黏膜的癌前病变轻于对照组。中华麦饭石能显著升高肝癌大鼠白介素-2 活性，阻止 T 淋巴细胞亚群改变，对二甲基奶油黄诱发的大鼠肝癌有显著的预防作用。2%、4%、8%的麦饭石液能降低环磷酰胺诱发的小鼠骨髓嗜多染红细胞微核率，有抗突变性。

6. 其他作用 幼小鼠喂服麦饭石煎剂，能使心、肾、肝内的超氧化物歧化酶活性提高，血清、脑、肝、肺中丙二醛含量显著降低，血锌显著增高，血铜则降低。用中华麦饭石矿化水浸泡坐骨神经后，使坐骨神经动作电位幅度增高，动作电位传导速度增快，有利于外周神经的功能改善。小鼠饮用中华麦饭石水，可以提高小鼠的产仔数量和仔鼠的断奶成活率，可以显著增加小鼠的体重，并使长毛时间和睁眼时间提前。故中华麦饭石对小鼠的生长发育具有明显的促进作用。

毒性 小鼠灌服定远产麦饭石煎剂，LD_{50}大于 25 g/kg，大鼠 LD_{50}大于 20 g/kg。混悬液灌胃，小鼠 LD_{50}大于10 g/kg，大鼠 LD_{50} 大于 4 g/kg。小鼠自由饮用 20%煎剂 16 日，对体重增长无影响。

【炮制】 1. 麦饭石 将原药材除去杂质，打碎或研粉。

2. 煅麦饭石 麦饭石经火煅醋淬，层层剥离后打碎。

饮片性状 麦饭石参见“药材”项。煅麦饭石形如麦饭石而碎小，气微或无，味淡。

贮干燥容器内，密闭，置阴凉干燥处。

【药性】《纲目》：“甘，温，无毒。”

【功用主治】 解毒生肌，祛湿健脾。主治痈疽发背，痤疮，湿疹，脚气，痱子，手指皲裂，黄褐斑，牙痛，口腔溃疡，风湿痹痛，腰背痛，慢性肝炎，胃炎，痢疾，糖尿病，神经衰弱，外伤红肿，高血压病，老年性血管硬化，肿瘤，尿路结石。一般作保健药品。

1.《本草图经》：“治发背疮。”

2.《纲目》：“主治一切痈疽发背。”

3.《中国医学大辞典》：“止痛，排脓。治溃脓疮口不收。”

4.《中国矿物药图鉴》：“保肝健胃，利尿化石。”

【用法用量】 内服：取 1 份麦饭石，加 6～8 份开水，冷浸 4～6 小时饮用，热开水浸泡 2～3 小时即可饮用，开水煮沸 20～25 分钟即可，可连续用 30 次。外用：研末涂敷；或泡水外洗。

【宜忌】 外敷时需研极细末，否则易引起疼痛。

【选方】 1. 治发背 鹿角一具(烧作炭，候冷，捣筛为末)，麦饭石约半斤(净洗干，碎如棋子大，有作末者，去之，于净熨斗中熬令色赤，投于米酢中，良久漉出，又熬，如此九遍讫，筛为末)，白蔹一大两(捣罗为末)。上三味，并细绢罗之，各取一大匙，以酽米酢五合，文武火煎之，酢少，又旋添，约煎五十沸已来，即止，令稀稠如糊，以新净瓷器盛之。用故帛涂药贴疮上，日一易，脓出为度，疮退，即膏付之。(《医方类聚》引《千金月令》鹿角膏)

2. 治痤疮、湿疹、脚气、痱子、皮肤过敏、色素沉着、手指皲裂等皮肤病 取麦饭石 500 g，洗净，投入容器内，加开水 2 kg 浸泡 24 小时，每日用其溶液擦洗患部，连续使用 3～5 日换 1 次，有明显疗效。若手上有皮肤病，可每日将手在麦饭石水中浸泡几分钟，然后让手上的水自然风干，效果更佳。(《中医函授》1987，4：48)

【临床报道】 1. 治疗乳腺增生病 以麦饭石、米醋、蜂蜜配成软膏外敷患处，每 2 日 1 次，10 次为 1 个疗程，治疗乳腺增生病 50 例，治愈 43 例，显效 5 例，有效 2 例，治愈率 86%，平均治愈日数为 20 日；疗效明显优于随机所分的乳癖Ⅰ号(乳香、没药、蒲公英、大黄)软膏。

2. 治疗面部痤疮 方法：① 冲沏法：麦饭石颗粒(10～30 mm)50 g，装入布袋，沸水冲泡当茶饮，每日泡饮 500 ml，第二日更换容器内的麦饭石，量同上，连服 14 日为 1 个疗程。② 涂抹法：麦饭石微粉 250 g，按 3∶1 比例加水调成粉膏，将此膏薄薄涂抹于颜面部皮损处，涂后保留 10 分钟，然后用清水洗去，每日 2 次，连用 14 日为 1 个疗程，共治疗 35 例。另设对照组 35 例，口服螺内酯，每次 20 mg，每日 3 次，连续 14 日为 1 个疗程。结果：麦饭石治疗组治愈 16 例，显效 9 例，好转 7 例，无效 3 例，总有效率 91.4%，最短 6 日见效。对照组治愈 7 例，显效 9 例，好转 9 例，无效 10 例，总有效率 71.4%，最短 13 日见效。

3. 治疗头面部脂溢性皮炎 方法：① 冲沏法：同上。② 湿敷法：麦饭石颗粒(10～30 mm)200 g，装入布袋，置于1 000 ml水中文火煎煮 15 分钟，待煎液降至 30 ℃时，用毛巾浸液湿敷患部，每次 15～20 分钟，每日反复煎煮湿敷 3～4 次，每 2 日更换麦饭石，量同上，14 日为 1 个疗程，共治疗 35 例。另设对照组 35 例，口服螺内酯，每次 20 mg，每日 3 次；组胺球蛋白皮下注射，每次 2 ml，每隔 3 日注射 1 次；均以 14 日为 1 个疗程。结果：治疗组治愈 16 例(45.7%)，显效 9 例(25.7%)，好转 6 例(17.2%)，无效 4 例(11.4%)，总有效率 88.6%，最快 4 日见效。对照组治愈 6 例(17.2%)，显效 8 例(22.9%)，好转 9 例(25.7%)，无效 12 例(33.2%)，总有效率 66.8%。最快 11 日见效。

4. 治疗牙周炎 将麦饭石固齿牙粉沾于通常的牙膏上刷牙。共观察 25 例。经 1 星期治疗，其中 17 例牙龈出血好转，8 例刷牙时牙龈不再出血。有效率 100%。用药前后菌斑指数分别为：2.02±0.25，1.79±0.12；牙龈指数分别为：1.70±0.17，1.18±0.16。

2137 麦瓶草 mài píng cǎo 《民间常用草药汇编》

【异名】 净瓶(《植物名实图考》)，香炉草(《重庆草药》)，米瓦罐、梅花瓶(《陕西中草药》)，面条菜、广皮菜、瓢咀、甜甜菜(《河南中草药手册》)。

【基原】 为石竹科蝇子草属植物麦瓶草的全草。

【原植物】 麦瓶草 *Silene conoidea* L.［*Pleconax conoidea* (L.) Sourkova］

一年生草本，高 20～60 cm。全株被腺毛。主根圆柱形细长。茎直立，节明显而膨大，叉状分枝。基生叶匙形；茎生叶对生，椭圆状披针形或披针形，长 5～8 cm，宽5～10 mm，先端钝尖，基部渐窄，全缘。花两性；1～3 朵成顶生及腋生聚伞花序，花梗细长；花萼长锥形，上端窄缩，下部膨大，有 30 条明显细脉，先端 5 齿裂；花瓣 5，粉红色，三角倒卵形，长于萼，喉部有 2 鳞片；雄蕊 10；子房上位，花柱3，细长。蒴果卵形，3～6齿裂或瓣裂，包围于长锥形宿萼中。种子肾形，有成行的瘤状突起，以种脐为圆心，整齐排列成数层半环状。花期4～5月，果期5～6月。

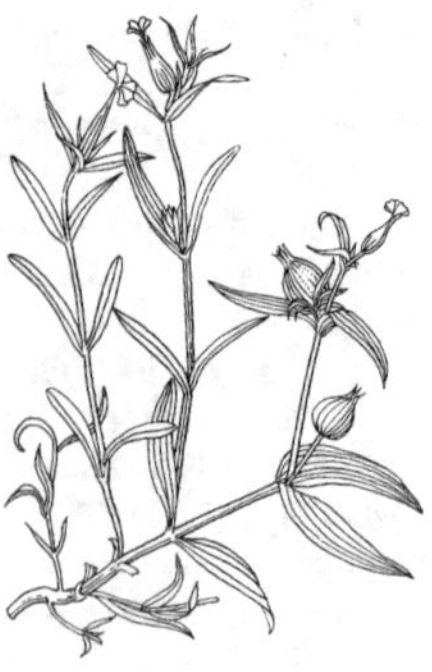

麦瓶草

生于海拔3 000 m以下的麦田中或荒草地。分布于华北、西南、西北及长江流域。

本植物的种子（麦瓶草种子）亦供药用，另设专条。

【采收加工】 4～7月采收，晒干。

【药材】 麦瓶草 *Silenis Conoideae Herba* 产于我国北部、中部各地。

性状 全草密生腺毛，长20～60 cm。主根细长，略木质。茎中部以上分枝较多。叶对生，基生叶略呈匙形，茎生叶披针形或矩圆形，基部阔，稍抱茎，具毛茸。聚伞花序顶生或腋生，花紫色或粉红色。蒴果卵形，具宿萼。种子多数，有疣状突起。气微，味淡。

鉴别 粉末特征：叶粉末黄绿色。上、下表皮细胞垂周壁波状弯曲或稍弯曲，气孔直轴式及不定式。非腺毛2～5细胞，以2～3细胞者为多，壁厚，表面疣点明显。草酸钙簇晶分布于叶肉细胞中，另有少数草酸钙方晶。导管主为螺纹，可见网纹及孔纹导管。

【成分】 全草含黄酮：8-*C*-(4″-*O*-α-*L*-吡喃鼠李糖)-β-*D*-吡喃葡萄糖香叶木素苷〔8-*C*-(4″-*O*-α-*L*-rhamnopyranosyl)-β-*D*-glucopyranosyldiosmetin〕，8-*C*-(4″-*O*-α-*L*-吡喃鼠李糖)-β-*D*-吡喃葡萄糖芹菜素苷〔8-*C*-(4″-*O*-α-*L*-rhamnopyranosyl)-β-*D*-glucopyranosylapigenin〕，还含有conoidene，结构为1，4-二-〔3-甲氧基-5-(2-烯丙基)-呋喃〕-1，3-丁二烯｛1，4-di-〔3-methoxy-5-(2-propenyl)-furan〕-1，3-butadiene｝，α-菠菜甾醇(α-spinasterol)，α-菠菜甾醇葡萄糖苷(α-spinasterol glucoside)。

【药性】 甘、微苦，凉。归肺、肝经。

1.《重庆草药》："甘，温，无毒。"

2.《陕西中草药》："味淡，微苦，性凉。"

【功用主治】 养阴，清热，止血，调经。主治吐血，衄血，虚痨咳嗽，咯血，尿血，月经不调。

1.《民间常用草药汇编》："养阴，除热，治虚弱咳嗽。"

2.《重庆草药》："专治虚弱症，痨伤吐血，咯血。"

3.《陕西中草药》："止血，调经活血。主治鼻衄，吐血，月经不调。"

【用法用量】 内服：煎汤，9～15 g；或炖肉、鸡。

【选方】 1. 治痨伤吐血 麦瓶草30 g，红枣15 g。合粉糟煮服。

2. 治吐血后体弱不能复原者 麦瓶草30～60 g。炖杀口肉吃。（1、2方出自《重庆草药》）

3. 治鼻衄 面条菜15 g。研面，温开水冲服。

4. 治小便下血 面条菜9 g，茵陈9 g，瞿麦9 g。水煎服。（3、4方出自《河南中草药手册》）

2138 麦瓶草种子 mài píng cǎo zhǒng zi（《江苏药材志》）

【基原】 为石竹科蝇子草属植物麦瓶草的种子。

【原植物】 参见"麦瓶草"条。

【采收加工】 5～6月采收，晒干。

【药性】 甘，平。

【功用主治】 止血，催乳。主治鼻衄，尿血，乳汁不下。

【用法用量】 内服：煎汤，10～20 g。

2139 玛瑙 mǎ nǎo（《本草蒙筌》）

【异名】 马脑（陆机《灵龟赋》），文石（《纲目》）。

【基原】 为氧化物类石英族矿物石英的亚种玛瑙。

【原矿物】 玛瑙 *Agate*

晶体结构属三方晶系。常呈各种形状的致密块和乳房状、葡萄状、结核状等，常见有同心圆构造。颜色不一，视其所含杂质种类及多寡而定，以白色、灰色、棕色和红棕色为最常见，亦有黑色、蓝色及其他颜色。彩色者常表现为条带状、同心环状、云雾状或树枝状结构。条痕白色或近白色。蜡样光泽，半透明至透明。断口细密平坦至贝壳状。硬度6.5～7。相对密度2.6～2.7。

系各种颜色的二氧化硅胶体溶液所形成，充填于岩石的裂隙或洞穴内。

产于辽宁、江苏、浙江、安徽、河南、湖北、四川、云南、陕西、甘肃、新疆、台湾等地。

【成分】 主要由二氧化硅(SiO_2)组成，中间又夹杂多种金属（不同价态的铁、锰等）氧化物或氢氧化物。

【炮制】 1. 玛瑙 取原药材，除去杂质，洗净，研或水飞极细粉，干燥。

2. 煅玛瑙 取净玛瑙，置适宜容器内，放入无烟炉火中煅红，取出，放凉。

3. 豆腐制玛瑙 取豆腐铺锅底，上放玛瑙块，再覆盖豆腐，加适量的水，煮约2小时至豆腐起蜂窝状时取出，研末。

饮片性状 玛瑙为极细粉末状，浅红色、橙红色或深红色，具光泽。无臭，味淡。

贮干燥容器内，密闭，置阴凉干燥处，防尘。

【药性】 辛，寒。归肝经。

《本草拾遗》："味辛，性寒，无毒。"

【功用主治】 清热明目除翳。主治目睑赤烂，目生翳障。

1.《本草拾遗》："主辟恶，熨目赤烂。"

2.《纲目》："主目生障翳，为末，日点。"

【用法用量】 外用：砸碎，研为细粉；或水飞用。

2140 远志 yuǎn zhì（《本经》）

【异名】 葽绕、蕀蒬（《尔雅》），棘菀、细草（《本经》），小鸡腿、小鸡眼（《全国中草药汇编》），小草根（《中药材品种论述》）。

【基原】 为远志科远志属植物远志和西伯利亚远志的根。

【原植物】 1. 远志 *Polygala tenuifolia* Willd.

多年生草本，高25～40 cm。根圆柱形，长而微弯。茎由基部丛生，细柱形，质坚硬，带绿色，上部多分枝。单叶互生，叶柄短或近于无柄；叶片线形，长1～3 cm，宽1.5～3 mm，先端尖，基部渐狭，全缘，无毛或稍被柔毛。春季茎顶抽出总状花序，长5～12 cm，花小，稀疏；萼片5，其中2枚呈花瓣状，绿白色；花瓣3，淡紫色，其中1枚较大，呈龙骨瓣状，先端着生流苏状附属物；雄蕊8，花丝基部合生；雌蕊1，子房倒卵形，扁平，2室，花柱弯曲，柱头2裂。蒴果扁平，圆状倒心形，长、宽各4～5 mm，绿

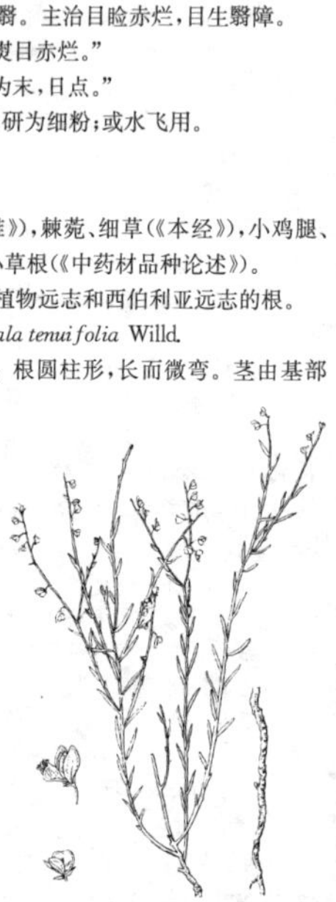

远志

色，光滑，边缘狭翅状，无睫毛，基部有宿存的萼片，成熟时边缘开裂。种子卵形，微扁，棕黑色，密被白色绒毛。花期5～7月，果期6～8月。

生于向阳山坡或路旁。分布于华北、东北、西北及江苏、安徽、江西、山东等地。

2. 西伯利亚远志 *P. sibirica* L. 又名：宽叶远志(《中药志》)，卵叶远志(《药材学》)。

本种的形态与上种相似，其特点是：下部叶小，卵形，长约6 mm，宽约4 mm，先端钝，具短尖头；上部叶大，披针形或椭圆状披针形，长1～2 cm，宽3～6 mm，绿色，被短柔毛，先端钝，具骨质短尖头，基部楔形，全缘，反卷。总状花序腋外生或假顶生，花瓣3，蓝紫色。蒴果近倒心形，直径约5 mm，先端微缺，具狭翅，疏被短睫毛。

生于海拔1 100～2 800 m的山坡草地。分布于华北、东北、西南及山东、河南等地。

本植物的全草(小草)亦供药用，另设专条。

【栽培】 生物学特性 喜凉爽气候，忌高温，耐干旱。根深长，可吸收地下水。宜选向阳、排水良好的砂质壤土栽培。

繁殖方法 种子繁殖，直播或育苗移栽。应在7～8月蒴果七八分成熟时采收种子，防止蒴果开裂种子散落。直播，春播于4月中、下旬，秋播于10月上、中旬，按行距20～30 cm开浅沟。条播，播后覆土1.5～2 cm，稍加镇压，浇足水。播种后15日开始出苗，秋播在次年春季出苗。育苗移栽：于3月上、中旬，在苗床上条播，覆土1 cm，10日左右出苗。苗高5 cm左右，按行株距(15～20)cm×(3～6)cm定植，选择阴雨天或午后进行。

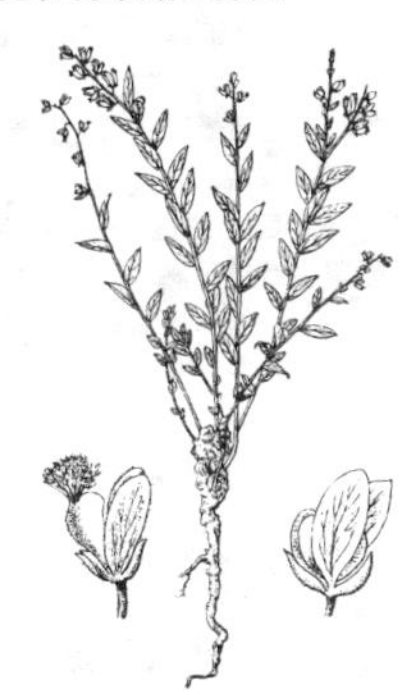

西伯利亚远志

田间管理 生长期应勤中耕除草，种子发芽期和幼苗期需适量浇水外，生长后期不宜经常浇水。每年春、冬季及5、6月间，各追肥1次，以磷肥为主。

【采收加工】 栽种后第三、第四年秋季返苗后或春季出苗前挖取根部，用木棒敲打，使其松软，抽出木心，晒干即"远志肉"、"远志筒"；如采收后不去木心，直接晒干者，称"远志棍"。

【药材】 远志 *Polygalae Radix* 主产于华北、东北、西北以及河南、山东、安徽部分地区，以山西、陕西产量最大。

性状 根呈圆柱形，略弯曲，长3～15 cm，直径0.3～0.8 cm。表面灰黄色至灰棕色，有较密并深陷的横皱纹、纵皱纹及裂纹，老根的横皱纹较密更深陷，略呈结节状。质硬而脆，易折断，断面皮部棕黄色，木部黄白色，皮部易与木部剥离。气微，味苦、微辛，嚼之有刺喉感。

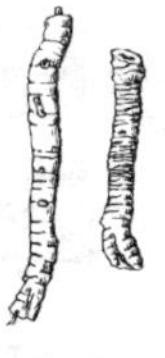

远志(根)外形

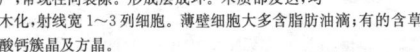

鉴别 (1) 根横切面：木栓细胞10余列。皮层为20余列薄壁细胞，有切向裂隙。韧皮部较宽广，常现径向裂隙。形成层成环。木质部发达，均木化，射线宽1～3列细胞。薄壁细胞大多含脂肪油滴；有的含草酸钙簇晶及方晶。

(2) 取本品粉末0.5 g，于索氏提取器中用乙醚脱脂，再用甲醇提取，提取液浓缩至5 ml，作为供试品溶液。另取远志总皂苷甲醇溶液为对照品溶液，吸取两溶液各5 μl，点于同一硅胶-G薄层板上，以氯仿-甲醇-水(26∶14∶3.5)为展开剂，展距17 cm，取出挥尽溶剂，置紫外线灯(365 nm)下检视。供试品色谱中，在与对照品色谱相应的位置上显4个相同的蓝色荧光斑点。

品质标志 《中华人民共和国药典》2005年版规定：本品70%乙醇浸出物不得少于20.0%，照高效液相色谱法测定，本品按照干燥品计算，含细叶远志皂苷($C_{36}H_{56}O_{12}$)不得少于0.20%；含远志呫酮Ⅲ($C_{25}H_{28}O_{15}$)不得少于0.15%。

【成分】 1. 远志 根含三萜皂苷及皂苷元：远志皂苷元(tenuigenin)A及B，细叶远志皂苷(tenuifolin)，远志皂苷(onjisaponin)A、B、C、D、E、F、G；含咕吨酮类化合物：6-羟基-1，2，3，7-四甲氧基咕吨酮(6-hydroxy-1，2，3，7-tetramethoxyxanthone)，1，2，3，7-四甲氧基咕吨酮(1，2，3，7-tetramethoxyxanthone)，1，2，3，6，7-五甲氧基咕吨酮(1，2，3，6，7-pentamethoxyxanthone)，1，7-二羟基咕吨酮(1，7-dihydroxyxanthone)，1，7-二甲氧基咕吨酮(1，7-dimethoxyxanthone)，1，7-二羟基-2，3-二甲氧基咕吨酮(1，7-dihydroxy-2，3-dimethoxyxanthone)，1-羟基-3，7-二甲氧基咕吨酮(1-hydroxy-3，7-dimethoxyxanthone)，1，7-二甲氧基-2，3-亚甲二氧基咕吨酮(1，7-dimethoxy-2，3-methylenedioxyxanthone)，远志咕吨酮(onjixanthone)Ⅰ及Ⅱ，1，6-二羟基-3，7-二甲氧基咕吨酮(1，6-dihydroxy-3，7-dimethoxyxanthone)，1，7-二羟基-3-甲氧基咕吨酮(1，7-dihydroxy-3-methoxyxanthone)，1，6-二羟基-3，5，7-三甲氧基咕吨酮(1，6-dihydroxy-3，5，7-trimethoxyxanthone)，1-羟基-3，6，7-三甲氧基咕吨酮(1-hydroxy-3，6，7-trimethoxy-xanthone)，1，3，6-三羟基-2，7-二甲氧基咕吨酮(1，3，6-trihydroxy-2，7-dimethoxyxanthone)，1，3，7-三羟基咕吨酮(1，3，7-trihydroxyxanthone)，1，6，7-三羟基-2，3-二甲氧基咕吨酮(1，6，7-trihydroxy-2，3-dimethoxyxanthone)，远志呫酮(polygalaxanthone)Ⅱ、Ⅲ、Ⅳ、Ⅴ；生物碱：1-丁氧羰基-β-咔啉(1-carbobutoxy-β-carboline)，1-乙氧羰基-β-咔啉(1-carboethoxy-β-carboline)，哈尔满(harman)，降哈尔满(norharman)，1-甲氧羰基-β-咔啉(1-carbomethoxy-β-carboline)，*N*9-甲酰基哈尔满(*N*9-formylharman)，细叶远志定碱(tenuidine)；甾醇类：α-菠甾醇葡萄糖苷(α-spinasteryl-3-*O*-β-*D*-glucoside)，α-菠甾醇葡萄糖苷-6′-*O*-棕榈酸酯(α-spinasteryl-3-*O*-β-*D*-glucoside-6′-*O*-paltimate)，豆甾醇(sigmasterol)。酚性糖苷：远志糖苷(tenuifoliside)A、B、C、D以及β-*D*-(3-*O*-芥子酰)-呋喃果糖基-α-*D*-(6-*O*-芥子酰)-吡喃葡萄糖苷[β-*D*-(3-*O*-sinapoyl)-fructofuranosyl-α-*D*-(6-*O*-sinapoyl)-glucopyranoside]，β-*D*-吡喃葡萄糖乙酯(ethyl-β-*D*-glucopyranoside)；寡糖：远志寡糖(tenuifoliose)A、B、C、D、E、F，tenuifoliside E。还含有tenuifoliside B，7-*O*-methylmangiferin，lancerin。

2. 西伯利亚远志 含蔗糖酯类：sibiricoses $A_{1\sim6}$，咕吨酮类：sibiricaxanthones A和sibiricaxanthones B；此外还有乙酰酚酮苷(sibiricaphenone)。

【药理】 1. 中枢镇静与抗惊厥作用 远志根皮、未去木心的远志全根和根部木心与巴比妥类催眠药均有协同作用。小鼠灌服3.125 g/kg，可促使注射阈下催眠剂量戊巴比妥钠的小鼠入睡。而同等剂量对五甲烯四氮唑所致惊厥的对抗作用，则以远志全根较强，根皮次之，根部木心则无效。大鼠口服远志提取物后，在血和胆汁中发现了能延长小鼠戊巴比妥钠睡眠时间的活性物质3，4，5-三甲氧基肉桂酸(TMCA)、甲基3，4，5-三甲氧基肉桂酸(M-TMCA)和对甲氧基肉桂酸(PMCA)，提示远志水提取物中含有TMCA的天然前体药物。

2. 祛痰作用 远志含远志皂苷A及B等，能刺激胃黏膜，引起轻度恶心，可反射性地增加支气管的分泌而有祛痰作用。采用酚红法和氨水引咳法测定4个新的远志皂苷的祛痰和镇咳作用，结果发现多数具有比较明显的祛痰和镇咳作用。其中皂苷3D可能是远志祛痰作用的主要活性成分，2D和3C则为镇咳作用的主要成分，作用甚至强于等剂量的可待因和枸橼酸喷托维体。

3. 降压作用 麻醉犬静注100%远志注射液0.25 ml/kg，可使血压降低原水平的60%～70%。麻醉兔静注0.5 ml/kg，也可使血压下降原水平的40%～50%，但此作用仅维持1～2分钟，重复给药未见快速耐受现象。通过大鼠麻醉后左颈总动脉记录平均动脉压(MAP)，以及尾袖法测定清醒大鼠和肾性高血压大鼠(RVHR)收缩压的方法，研究证明远志皂苷有降压作用，此作用与迷走神经兴奋、神经节阻断，以及外周α-肾上腺能，M-胆碱能和H_1受体无关。

4. 溶血作用　远志试管内试验有强的溶血作用，这是因为其所含皂苷可破坏红细胞膜之故。其根皮部的溶血作用远较根木心部为强。

5. 子宫收缩作用　离体及在位试验均证明，远志流浸膏可使豚鼠、兔、猫、犬的已孕和未孕子宫收缩增强，肌张力增加，此作用为其含皂苷对子宫肌的直接刺激所致。远志水煎剂经乙醇沉淀处理制成的100%注射液对大鼠、小鼠离体未孕子宫亦具强烈的收缩作用。

6. 促进体力和智力作用　给大鼠口服远志4.28 g/kg，条件反射和非条件反射次数均增多，间脑中辅酶(NAD^+)浓度显著增高，海马、尾纹核和脑干内的辅酶、还原型辅酶(NADH)浓度均增高，表明远志具有促进动物体力和智力的作用。

7. 抗突变作用　远志水溶性提取物对TA_{98}菌株回变菌落数有明显抑制作用，说明其有抗突变效应。铅能诱发小鼠精原细胞姐妹染色单体互换，而在腹腔注射铅的同时给予远志，可使铅诱发的小鼠精原细胞姐妹染色单体互换频率明显降低。

8. 延缓衰老作用　远志水煎剂可使衰老小鼠红细胞中SOD、肝组织谷胱甘肽过氧化物酶活性明显升高，提示远志水煎剂对衰老小鼠具有延缓衰老作用，且最佳用药时间为30日。

毒性　远志根皮小鼠灌胃给药的LD_{50}为10.03±1.98 g/kg，全根的LD_{50}为16.95±2.01 g/kg，而根部木心用至75 g/kg仍无死亡。

【炮制】 1. 远志　现行，取原药材，除去杂质，略洗，润透，去心，切段，干燥。

2. 制远志　取甘草，加适量水煎汤，加入净远志段，用文火煮至汤吸尽，取出干燥。每远志段100 kg，用甘草6 kg。甘草制协同补脾益气、安神益智作用。

3. 炒远志　取制远志肉，置热锅内，用武火炒至表面焦黑色，内部焦褐色，取出，喷淋清水少许，灭净火星，晒干。

4. 蜜远志　取炼蜜用适量开水稀释后，加入净远志段拌匀，闷透，置锅内，用文火加热，炒至不粘手为度，取出放凉。每远志段100 kg，用炼蜜25 kg。蜜远志偏于润肺祛痰。

5. 朱远志　取制远志加水湿润后，撒入朱砂细粉，拌匀，晾干。每制远志100 kg，用朱砂2 kg。朱远志偏于安神定惊。

远志用甘草水煮制比浸制的皂苷含量高，甘草水煮后80℃烘干，再文火炒至微焦，远志皂苷的含量还可提高约1%，祛痰作用也较好。

饮片性状　远志参见"药材"项。制远志形如远志段，味微甜。炒远志形如远志段，表面焦黑色，内面焦褐色。蜜远志形如远志段，色泽加深，味甜。朱远志形如远志段，外被朱砂细粉。

贮干燥容器内，制远志、炒远志、蜜远志、朱远志密闭，置阴凉干燥处，防霉，防蛀。

【药性】 辛、苦，微温。归心、肺、肾经。

1.《本经》："味苦，温。"

2.《别录》："无毒。"

3. 王好古："肾经气分药也。"(引自《纲目》)

4.《本草经疏》："味苦，温，兼微辛。为手少阴经君药，兼入足太阴经。"

5.《本草汇言》："味苦、甘、辛。"

6.《本草再新》："性热。"

7.《本草求原》："入厥阴心包。"

8.《衷中参西录》："味酸，微辛，性平。"

9.《陕西中药志》："入心、肺、肾三经。"

【功用主治】 宁心安神，祛痰开窍，解毒消肿。主治心神不安，惊悸失眠，健忘，惊痫，咳嗽痰多，痈疽发背，乳房肿痛。

1.《本经》："主咳逆伤中，补不足，除邪气，利九窍，益智慧，耳目聪明，不忘，强志倍力。久服轻身不老。"

2.《别录》："利丈夫，定心气，止惊悸，益精，去心下膈气、皮肤中热、面目黄。好颜色延年。"

3.《本草经集注》："杀天雄、附子毒。"

4.《药性论》："治心神健忘，安魂魄，令人不迷，坚壮阳道，主梦邪。"

5.《日华子》："主膈气惊魇，长肌肉，助筋骨。妇人血噤失音，小儿客忤，服无忌。"

6. 王好古："(治)肾积奔豚。"(引自《纲目》)

7.《纲目》："治一切痈疽。"

8.《本草再新》："行气散郁，并善豁痰。"

9.《本草求原》："(治)喉痹痛痞，胸痹心痛，阴虚盗汗。"

10.《福建药物志》："主治腹痛，泄泻，消化不良，乳腺炎，蛇伤。"

【用法用量】 内服：煎汤，3～10 g；浸酒或入丸、散。外用：研末酒调敷。

【宜忌】 阴虚火旺、脾胃虚弱者以及孕妇慎服。用量不宜过大，以免引起呕恶。

1.《雷公炮炙论》："凡使先须去心，若不去心，服之令人闷。"

2.《本草经集注》："畏真珠、藜芦、蜚蠊、齐蛤。"

3.《药性论》："畏蛴螬。"

【选方】 1. 治健忘　远志、石菖蒲等分。煎汤常服。(《卫生易简方》)

2. 治不寐　远志肉、酸枣仁(炒)、石莲肉等分。水煎服。(《种杏仙方》)

3. 治小儿惊痰　远志(去心)煎汤。随时饮之。(《普济方》)

4. 治久心痛　远志(去心)、菖蒲(细切)各一两。上二味，粗捣筛。每服三钱匕，水一盏，煎至七分，去滓，不拘时温服。(《圣济总录》远志汤)

5. 治妇人无病而不生育　远志一两，当归身二两。炒燥和匀，每用药一两，浸酒二壶。每日随量早晚饮之。(《本草汇言》)

6. 治小便赤浊　远志半斤(甘草水煮，去心)，茯神(去木)、益智仁各二两。上为细末，酒煮面糊为丸，如梧子大。每服五十丸，临卧枣汤送下。(《朱氏集验方》远志丸)

7. 治一切痈疽、发背、疖毒，不问虚实寒热　远志(汤洗去泥，捶去心)为末。酒一盏，调末三钱，迟顷，澄清饮之，以滓敷病处。(《三因方》远志酒)

8. 治口疮　五倍子、远志(去心)各半两。上同研为粗末，用纱罗隔过。掺少许于舌上，吐出。(《朱氏集验方》远志散)

9. 治脑风头痛不可忍　远志(去心)，捣罗为细散。每用半字，先含水满口，即嗜药入鼻中，仍揉痛处。(《圣济总录》远志散)

10. 治中风，舌不能言　远志不拘多少。甘草水泡，不去骨，为末。鸡子清调敷天突、咽喉、前心三处。(《古今医鉴》)

【临床报道】 1. 治疗轻微脑功能障碍综合征　用菖蒲、远志制成智力糖浆，每次10～15 ml，每日3次，口服。治疗100例，结果显效70例，有效20例，无效10例。此外，对智力发育差及健忘的儿童，也有一定疗效。

2. 治疗急性乳腺炎　用远志12 g，水煎后加米酒50 ml兑服，每日1次。服后体温恢复正常，局部症状消失并恢复哺乳者为痊愈。共治疗56例，结果54例痊愈，其中服药1剂而愈者23例，2剂而愈者26例，3剂而愈者5例。

3. 治疗滴虫性阴道炎　每晚用苦参水熏洗外阴后将远志栓(远志研成细粉,以医用甘油、明胶为赋形剂制成栓,每栓含生药0.75 g)1粒纳入阴道穹后部处,用药3～6次为1个疗程。共治疗42例,结果1个疗程治愈者33例(78.5%),好转8例(19.05%),无效1例(2.38%)。用药2个疗程全部病例均治愈,总有效率100%。坚持用药3个疗程后随访半年无复发。

【各家论述】 1.《纲目》:"远志,入足少阴肾经,非心经药也。其功专于强志益精,治善忘。盖精与志皆肾经之所藏也。肾精不足,则志气衰,不能上通于心,故迷惑善忘。《灵枢经》云:肾藏精,精合志,肾盛怒而不止则伤志,志伤则喜忘其前言,腰脊不可俯仰屈伸,毛悴色夭;又云:人之善忘者,上气不足,下气有余,肠胃实而心肺虚,虚则营卫留于下,久之不以时上,故善忘也。"

2.《本草正》:"远志,功专心肾,故可镇心止惊,辟邪安梦,壮阳益精,强志助力。以其气升,故同人参、甘草、枣仁,极能举陷摄精,交接水火。"

3.《本草汇言》:"沈则施曰:远志同人参、茯苓、白术能补心;同黄芪、甘草、白术能补脾;同地黄、枸杞、山药能补肾,同白术、当归、川芎能补肝;同人参、麦冬、沙参能补肺;同辰砂、金箔、琥珀、犀角能镇惊;同半夏、胆星、贝母、白芥子能消惊痰;同牙皂、钩藤、天竺黄能治急惊;同当归六黄汤能止阴虚盗汗;同黄芪四君子汤,能止阳虚自汗。独一味煎膏能治心下膈气,心气不舒。独一味酿酒,能治痈疽肿毒,年久疮痍,从七情郁怒而得者,服之渐愈。"

4.《药品化义》:"远志,味辛重大泄,入心开窍,宣散之药。凡痰涎伏心,壅塞心窍,致心气实热,为昏愦神呆,语言蹇涩,为睡卧不宁,为恍惚惊怖,为健忘,为梦魇,为小儿客忤,暂以此豁痰利窍,使心气开通,则神魂自宁也。诸本草谓味辛润肾,用之益精强志,不知辛重暴悍,戟喉刺舌,与南星、半夏相类,经曰肾恶燥,乌可入肾耶?"

5.《本草求真》:"(远志)入足少阴肾经气分,强志益精,凡梦遗善忘、喉痹失音、小便赤涩,因肾水衰薄而致者,宜用是药以补之。盖精与志皆藏于肾,肾气充则九窍利,智慧生,耳目聪明,邪气不能为害;肾气不足,则志气衰,不能上通于心,故迷惑善忘,不能蛰闭封藏,故精气不固也。昔人治喉痹失音作痛,远志末吹之,涎出为度,非取其通肾气而开窍乎?""一切痈疽背发,从七情忧郁而得,单煎酒服,其渣外敷,投之皆愈,非苦以泄之,辛以散之之意乎?小便赤浊,用远志、甘草、茯神、益智为丸,枣汤服效,非取远志归阴,此(一为'以')为向导之药乎?"

6.《衷中参西录》:"(远志)其酸也能阖,其辛也能辟阖,故其性善理肺,能使肺中之阖辟纯任自然,而肺中之呼吸于以调,痰涎于以化,即咳嗽可以止矣。若以甘草辅之,诚为养肺要药。至其酸敛之力,入肝能敛戢肝火,入肾能固涩滑脱,入胃又能助生酸汁,使人多进饮食,和平纯粹之品,夫固无所不宜也。"

2141 走马风 zǒu mǎ fēng(《广西民间常用草药手册》)

【异名】 牛耳草、吊钟黄(《广西本草选编》),水马胎、赶风茜(《广西民间常用草药》),牛耳三稔、飞山虎、羊耳三稔(《广东中草药》)。

【基原】 为菊科艾纳香属植物六耳铃的全草。

【原植物】 六耳铃 *Blumea laciniata* (Roxb.) DC. [*Conyza laciniata* Roxb.] 又名:波缘艾纳香(《广西植物名录》)。

粗壮草本,高50～150 cm。主根肥大,有多数须根。茎多分枝,有条棱,上部被开展长柔毛和具柄腺毛,在幼枝和花序轴上的毛更密,下部叶有长达2～4 cm具狭翅的柄;叶片倒卵状长圆形或倒卵形,长10～30 cm,宽4～6 cm,先端短尖,基部渐狭,下延成翅,下半部琴状分裂,顶裂片大,侧裂片2～3对,边缘具锯齿或粗齿,上面被糙毛,下面被疏柔毛;侧脉5～7对;中部叶无柄,长6～10 cm,宽2～4 cm,边缘有不规则的齿刻,有时琴状浅裂;上部叶极小,不分裂,全缘或有齿刻。头状花序多数,排列成长圆形的大圆锥花序;花序梗被具柄腺毛和长柔毛;总苞圆柱形或钟形;总苞片5～6层,紫红色,花后常反折;花托蜂窝状;花黄色;雌花多数,花冠檐部2～3齿裂;两性花花冠檐部5裂,被疏毛。瘦果圆柱形,具棱10条,被疏毛;冠毛白色。花期10月至翌年5月。

生于海拔400～800 m的田畦、草地、山坡、林缘及河边。分布于华南及福建、贵州、云南、台湾等地。

【采收加工】 全年均可采收,鲜用或切段,晾干。

【药性】 辛、苦,微温。

1.《广西民间常用草药手册》:"辛,平,气香,无毒。"

2.《广西本草选编》:"味苦、辛,性寒。"

【功用主治】 祛风,通络,解毒。主治头风头痛,风寒湿痹,关节酸痛,跌打损伤,痈肿疮疖,湿疹,蛇伤。

1.《广西民间常用草药手册》:"治妇女产后骨痛,头痛,风湿骨痛,跌打肿痛。"

2.《全国中草药汇编》:"治湿疹,毒蛇咬伤。"

【用法用量】 内服:煎汤,30～60 g。外用:捣敷;或煎水洗。

【选方】 1. 治妇女头风痛　走马风60 g。同鸡蛋煲,冲酒服。(《广西民间常用草药手册》)

2. 治风湿骨痛　走马风、大风艾、大力王各适量。共捣烂,用酒炒热敷患处,或用水煎洗患处。(《广西中草药》)

3. 治产后关节痛　鲜走马风、鲜大风艾各适量。共捣烂,用酒炒热后敷患处,或用水煲洗患处。

4. 治跌打肿痛　走马风、泽兰、土加皮、鹰不扑各适量。共捣烂,用酒炒热后敷患处。(3、4方出自《广西民间常用草药手册》)

2142 走马胎 zǒu mǎ tāi(《生草药性备要》)

【异名】 大发药(《陆川本草》),走马风(《广西中药志》),山鼠、血枫(《广西中草药》),九丝马(《贵州中草药名录》)。

【基原】 为紫金牛科紫金牛属植物走马胎的根及根茎。

【原植物】 走马胎 *Ardisia gigantifolia* Stapf [*A. pseudoverticillata* Merr.] 又名:大叶紫金牛《拉汉种子植物名称》。

大灌木,高1～3 m。具粗厚的匍匐根茎;茎粗壮,通常无分枝,幼嫩部分被微柔毛。叶通常簇生于茎顶端;叶柄长2～4 cm,具波状狭翅;叶片膜质,椭圆形至倒卵状披针形,长25～48 cm,宽9～17 cm,先端钝急尖或近渐尖,基部楔形,下延至叶柄,边缘具密啮蚀状细齿,齿具小尖头,背面叶脉上被细微柔毛,具疏腺点,以近边缘较多,不成边缘脉。由多个亚伞形花序组成的圆锥花序,长20～35 cm,宽约10 cm或更宽,每亚伞形花序有花9～15朵;花梗长1～1.5 cm;萼片狭三角状卵形或披针形,长1.5～2 mm,被疏微柔毛,具腺点;花瓣白色或粉红色,卵形,长4～5 mm,具疏腺点;雄蕊为花瓣长的2/3,花药卵形;雌蕊与花瓣几等长,子房被微柔毛。果球形,直径约6 mm,红色,具纵肋,多少具腺点。花期4～6月,有时2～3月,果期11～12月,有时2～6月。

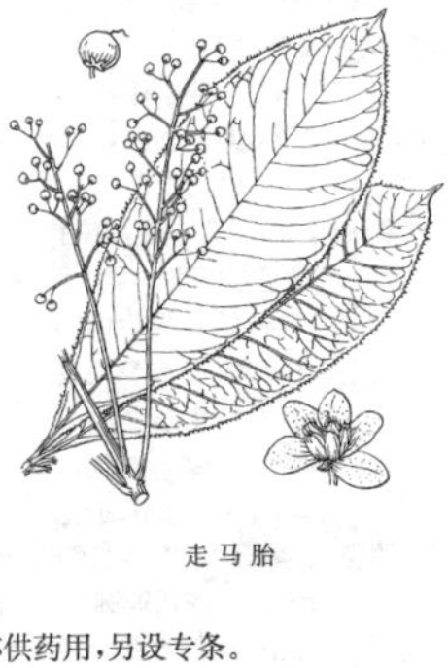
走马胎

生于海拔1 300 m以下的山林下阴湿处。分布于福建、江西、广东、广西、贵州、云南等地。

本植物的叶(走马胎叶)亦供药用,另设专条。

【采收加工】 8～11月采挖,鲜用或切片晒干。

【药材】 走马胎 *Ardisiae Gigantifoliae Radix et Rhizoma*

主产于广东、广西。

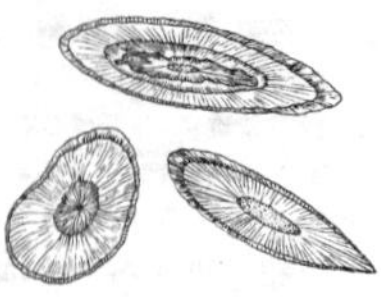

走马胎(饮片)外形

性状　根呈不规则圆柱形，略呈串珠状膨大，长短不一。表面灰褐色或带暗紫色，具纵沟纹，习称"蛤蟆皮皱纹"，皮部易剥落，厚约 2 mm。质坚硬，不易折断。断面皮部淡红色，有紫红色小点，木部黄白色，可见细密放射状"菊花纹"。商品常切成斜片，厚约2 mm。气微，味淡，略辛。

鉴别　根横切面：木栓层由数列木栓细胞组成。皮层宽广，细胞类圆形，排列疏松；内皮层细胞凯氏带明显。韧皮部狭窄，初生木质部 6 原型。

【药性】 苦、微辛，温。

《生草药性备要》："味劫辛，性温。"

【功用主治】 祛风湿，活血止痛，化毒生肌。主治风湿痹痛，产后血瘀，痈疽溃疡，跌打肿痛。

1.《生草药性备要》："祛风湿，除酒病，治走马风。"

2.《纲目拾遗》："研粉敷痈疽，长肌化毒，收口如神。"

3.《本草求原》："壮筋骨，已劳倦。"

4.《岭南采药录》："理跌打伤，止痛。治四肢疼痛。"

5.《广西民族药简编》："根：水煎服治痛经，四肢无力；水煎服或浸酒服治风湿痹痛，跌打内伤；捣烂敷患处治跌打损伤，风湿骨痛。全株：水煎服或浸酒服或与猪脚煲服治产后风湿骨痛，风湿关节炎，产后腹痛，半身不遂，难产，瘫痪；捣烂敷患处治跌打损伤，骨折。"

【用法用量】 内服：煎汤，9～15 g，鲜品 30～60 g；或浸酒。外用：研末调敷。

【选方】 治关节痛　走马胎根、土牛膝根、五加皮各15 g。酒、水各半煎服。(《福建药物志》)

2143 走游草 zǒu yóu cǎo (《四川中药志》)

【异名】 藤五甲(《四川中药志》)，上树蜈蚣、痰五加、五加皮(《重庆草药》)，岩五加、毛五加、小走游草(《贵州草药》)，钝叶小五爪金龙、小红藤、小红药、铜丝绊(《昆明民间常用草药》)。

【基原】 为葡萄科崖爬藤属植物崖爬藤、毛叶崖爬藤的根或全株。

【原植物】 1. 崖爬藤 *Tetrastigma obtectum* (Wall.) Planch. [*Vitis obtecta* Wall.]

崖爬藤

常绿或半常绿木质藤本。小枝稍有棱，被柔毛；卷须有数个分枝，顶端有吸盘。掌状复叶互生；总叶柄长 7～11 cm，被柔毛，有苞片；小叶通常 5，中间小叶菱状倒卵形，长 1.5～4.5 cm，宽 1～3.5 cm，先端渐尖，基部楔形；侧生小叶常偏斜，基部常不对称，两面无毛，边缘有稀疏的具尖头的小锯齿，上面绿色，下面带粉白色或锈色。花单性，伞形花序长约2 cm；花小，黄绿色；花梗长 0.5～1 cm，有毛；花萼小，近无齿，浅碟状；花瓣 4，卵形，长约 3 mm，顶端具极短的角；雄花有雄蕊 4，与花瓣对生，花药近圆形，花盘贴于子房基部，不显著；雌花子房无毛，宽圆锥状，柱头 4 裂。果序长达 6 cm，浆果球形或倒卵形，长 5～7 mm，熟时黑紫色。花期 5～6 月，果期 8～9 月。

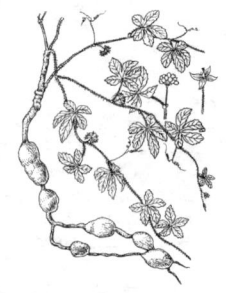

生于海拔 800～1 400 m 的林下阴湿处或岩石壁上。分布于西南及江西、湖北、湖南、广东、广西、陕西、甘肃等地。

2. 毛叶崖爬藤 *T. obtectum* (Wall.) Planch. var. *pilosum* Gagnep.

本变种与崖爬藤的区别为小枝和叶均被毛，叶片先端渐尖。分布于西南及湖北、湖南、广西、陕西等地。

【栽培】 生物学特性　喜温暖、阴湿的环境，攀附于石壁上或树上。宜在疏松、肥沃的土壤上种植。

繁殖方法　扦插繁殖。于春暖时扦插，选健壮的嫩枝条，去掉叶片，截成长 15 cm 左右，按行株距 20 cm×(3～5)cm 斜插于苗床上，稍压紧，浇水保湿，经 30～40 日长根出叶后定植，按行株距 1 m×1 m 开穴，每穴种 2～3 株，压紧，浇足定根水。

田间管理　定植后应搭棚遮阳，透光度 30%～40%。当藤蔓长到 25～40 cm 时，应搭棚架，引蔓攀缘。每年中耕除草 3～4 次，春、秋季各施肥 1 次。冬季剪去枯枝和过密弱枝。

病虫害防治　虫害有蚜虫、卷叶螟，为害叶片。

【采收加工】 9～11 月挖取全株，切碎，晒干；11～12 月挖取根部，切片，晒干。

【药性】 辛，温。

1.《四川中药志》1960 年版："性温，味辛，无毒。"

2.《广西本草选编》："味辛、酸、涩，平，有小毒。"

【功用主治】 祛风除湿，活血通络，解毒消肿。主治风湿痹痛，跌打损伤，流注瘰核，痈疮肿毒，毒蛇咬伤。

1.《四川中药志》1960 年版："发散风湿，行血导滞。治头痛、身痛、筋骨痛、风湿麻木及流注；外用洗疮毒。"

2.《重庆草药》："略似巴山虎而较平和。小儿气痰(多系淋巴结核)也可用。"

3.《陕甘宁青中草药选》："祛风湿，活血，解毒。"

【用法用量】 内服：煎汤，10～15 g；或浸酒。外用：煎水洗，或捣敷；或研末撒、麻油调涂。

【选方】 1. 治风湿关节骨痛　走游草煨酒服，并用走游草捣绒或用服后之药渣外包患部。(《重庆草药》)

2. 治跌打损伤，毒蛇咬伤　崖爬藤 9～15 g，水煎服；并用鲜崖爬藤捣烂或干品研粉调酒外敷(蛇伤敷伤口周围)。(《广西本草选编》)

3. 治黄水疮　走游草叶，炕干打粉，干撒患处；如无黄水，可用麻油调搽。(《四川中药志》1960 年版)

2144 走马胎叶 zǒu mǎ tāi yè (广州部队《常用中草药手册》)

【基原】 为紫金牛科紫金牛属植物走马胎的叶。

【原植物】 参见"走马胎"条。

【采收加工】 7～10 月采叶，多为鲜用。

【药性】 微辛，微温。

【功用主治】 主治疮疖肿痛，下肢溃疡，跌打扭伤。

【用法用量】 外用：鲜叶捣敷。

2145 赤芍 chì sháo (《药品化义》)

【异名】 木芍药(崔豹《古今注》)，赤芍药(《博济方》)，红芍药(《圣济总录》)，草芍药(《滇南本草》)。

【基原】 为芍药科芍药属植物芍药、川赤芍的根。

【原植物】 1. 芍药 *Paeonia lactiflora* Pall. [*P. albiflora* Pall.] 参见"白芍"条。

2. 川赤芍 *P. veitchii* Lynch　又名：毛果赤芍(《四川中药志》)。

多年生草本，高 30～120 cm。根圆柱形，单一或分歧，直径 1.5～2 cm。茎直立，有粗而钝的棱，无毛。叶互生；叶柄长 3～9 cm；茎下部叶为二回三出复叶，叶片轮廓呈宽卵形，长7.5～20 cm；小叶成羽状分裂，裂片窄披针形或披针形，宽4～16 mm，先端渐尖，全缘，上面深绿色，沿叶脉疏生短柔毛，下面淡绿色，无毛，叶脉明显。花两性，2～4朵，生茎顶端和叶腋，常仅1朵开放，直径4.2～10 cm；苞片2～3，披针形，长3～7 cm，分裂或不裂；萼片4，宽卵形，长1.7 cm，绿色，宿存；花瓣6～9，倒卵形，长2.3～4 cm，紫红色或粉红色；雄蕊多数，花药黄色；花盘肉质，仅包裹心皮基部；心皮2～5，离生，密被黄色绒毛，柱头宿存。蓇葖果长1～2 cm，密被黄色绒毛，成熟果实开裂，常反卷。花期5～6月，果期7～8月。

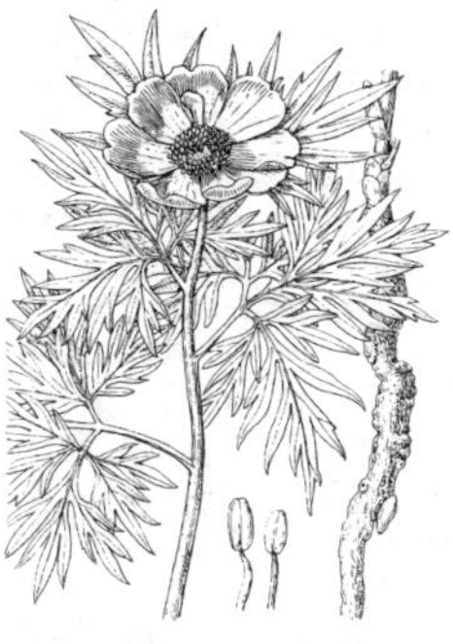

川赤芍

生于海拔1 800～3 700 m的山坡疏林或林边路旁。分布于四川、西藏、陕西、甘肃、青海等地。

除上述两种外，下述品种的根亦作赤芍入药：① 草芍药 *P. obovata* Maxim. 分布于东北及河北、山西、浙江、安徽、江西、河南、湖北、湖南、四川、贵州、陕西、宁夏等地。② 毛叶草芍药 *P. obovata* Maxim. var. *willmottiae* (Stapf) Stern 分布于安徽、河南、四川、陕西、甘肃等地。③ 美丽芍药 *P. mairei* Lévl. 分布于四川、贵州、云南、陕西、甘肃。④ 窄叶芍药 *P. anomala* L. 分布于新疆西北部阿尔泰山及天山山区。⑤块根芍药 *P. anomala* L. var. *intermedia* (C. A. Mey.) O. et B. Fedtsch. 分布于新疆。

【采收加工】 8～9月采挖，晾晒至半干时，捆成小捆，晒至足干。

【药材】 芍药 *Paeoniae Rubra Radix* 主产于内蒙古、辽宁、吉林、黑龙江；川赤芍主产于四川。

性状 根呈圆柱形，稍弯曲，长5～40 cm，直径0.5～3 cm。表面棕褐色，粗糙，有纵沟及皱纹，并有须根痕及横向凸起的皮孔，有的外皮易脱落。质硬而脆，易折断，断面粉白色或粉红色，皮部窄，木部放射状纹理明显，有的有裂隙。气微香，味微苦、酸涩。

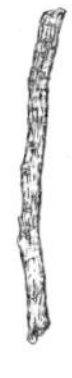

赤芍（根）外形

鉴别 (1) 根横切面：赤芍 木栓层为数列棕色细胞。皮层薄壁细胞切向延长，外侧的细胞角隅处增厚，有的可见大型纹孔，有的有分隔形成母子细胞。韧皮部较窄。形成层成环。木质部射线较宽，导管群作放射状排列，导管旁有木纤维。薄壁细胞含草酸钙簇晶，并含淀粉粒。

川赤芍 落皮层有的可见。皮层、韧皮部中有时可见管状封闭组织，其中央薄壁细胞含棕红色分泌物。

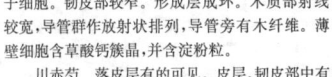

(2) 取本品粉末0.5 g，加水10 ml，煮沸，滤过，滤液加三氯化铁试液1滴，生成蓝黑色沉淀(检查鞣质)。

(3) 薄层色谱：取本品粉末0.5 g，加乙醇10 ml，振摇5分钟，滤过，滤液蒸干，残渣加乙醇2 ml使溶解，作为供试品溶液。另取芍药苷对照品，加乙醇制成每1 ml含2 mg的溶液，作为对照品溶液。吸取上述两种溶液各4 μl，分别点于同一硅胶G薄层板上，以氯仿-醋酸乙酯-甲醇-甲酸(40∶5∶10∶0.2)为展开剂，展开，取出，晾干，喷以5%香草醛硫酸溶液，加热至斑点显色清晰。供试品色谱中，在与对照品色谱相应的位置上，显相同的蓝紫色斑点。

品质标志 《中华人民共和国药典》2010年版规定：照高效液相色谱法测定，本品含芍药苷($C_{23}H_{28}O_{11}$)不得少于1.80%。

【成分】 1. 芍药 根成分见“白芍”条。

2. 川赤芍 根含单萜类：芍药苷(paeoniflorin)，四川产品还含微量的苯甲酰芍药苷(benzoyl paeoniflorin)。氧化芍药苷(oxypaeoniflorin)；有机酸类：苯甲酸(benzoic acid)，没食子酸(gallic acid)，另含儿茶素(catechin)，β-谷甾醇(β-sitosterol)。

3. 草芍药 根含单萜类：芍药苷，北京地区产品还含氧化芍药苷(oxypaeoniflorin)和牡丹酚原苷(paeonolide)。还含苯甲酸(benzoic acid)，挥发油，脂肪油，树脂，鞣质，糖，淀粉，黏液质，蛋白质等。

4. 美丽芍药 根含单萜类：芍药苷(paeoniflorin)，氧化芍药苷(oxypaeoniflorin)，苯甲酰芍药苷(benzoyl paeoniflorin)，牡丹酚原苷。

5. 窄叶芍药 根含单萜类：芍药苷(paeoniflorin)，苯甲酰芍药苷(benzoyl paeoniflorin)，氧化芍药苷(oxypaeoniflorin)，牡丹酚原苷(paeonolide)；有机酸类：甲基水杨酸6′-α-D-吡喃阿拉伯糖-β-D-葡萄糖醛酸苷(methyl salicylate 6′-α-D-arabinopyranosyl-β-D-glucuropyranoside)，苯甲酸(benzoic acid)，水杨酸(salicylic acid)，没食子酸(gallic acid)；挥发油及环烯醚萜类(iridoid)。

6. 块根芍药 根含单萜类：芍药苷、氧化芍药苷。

【药理】 1. 抗血栓形成及抗血小板聚集作用 赤芍煎剂15～20 g(生药)/kg给大鼠灌胃，使血栓形成时间明显延长，长度缩短，重量减轻；凝血酶原时间和白陶土部分凝血活酶时间延长，优球蛋白溶解时间缩短，表明对血凝有显著抑制作用。赤芍总苷按50、100、200 mg/kg灌胃给药，能显著延长小鼠、大鼠的凝血时间，明显缩短尾静脉注射ADPNa所致的小鼠肺栓塞呼吸喘促时间，提示赤芍总苷通过对凝血系统和血小板功能的影响而产生抗血栓作用。

2. 对红细胞的作用 用葡聚糖500诱导大鼠红细胞在体外悬浮液中聚集，当赤芍提取物浓度达到138 g/L时对红细胞聚集有明显抑制。赤芍能明显改善红细胞的通透性，增加红细胞对低渗张力的抗性，有一定的稳定红细胞膜结构作用。

3. 抗动脉硬化作用 赤芍对大耳白兔AS模型(免疫损伤合并高胆固醇喂饲40日造成)AS病灶有明显的消退作用，能使主动脉AS病灶减少93.7%，使冠状动脉AS病灶减少84.2%，有明显的降脂、抗脂质过氧化、降解血浆纤维蛋白原及抗平滑肌细胞增殖作用。

4. 对心血管系统的影响 以0.2%赤芍注射液灌流大鼠离体心脏，使冠脉流量增加28.4%。给麻醉犬动脉注射也使冠脉流量增加，静脉注射除增加冠脉流量外，也使外周阻力降低。给小鼠腹腔注射赤芍注射液，使心肌^{86}Rb摄取量增加，表明使心肌营养血流量增加，此作用可被普萘洛尔抑制，表明与β-受体有关。赤芍注射液1 g/kg肌内注射，对实验性肺动脉高压兔有治疗和预防作用，使肺血管扩张、肺血流改善、肺动脉压降低、心排血量增加、心功能改善。

5. 对肿瘤作用 赤芍正丁醇提取物(赤芍D)1～2 g/kg腹腔注射，对小鼠肉瘤S_{180}的抑制率为31%～49%。大鼠Walker肉瘤脾内移植肝转移模型经赤芍灌胃后血管内皮细胞生长因子明显升高，肿瘤组织微血管密度提高，提示赤芍可促进肿瘤侵袭和转移的发生。

6. 保肝作用 赤芍注射液3.3 mg/ml、1.67 mg/ml和0.7 mg/ml，对体外培养肝细胞的DNA合成有明显促进作用，对肝细胞再生和肝功能恢复有良好影响。赤芍注射液3.75 g/kg静脉注射，对D-半乳糖胺所致大鼠肝损伤有明显保护作用，使动物存活率增加，肝脏萎缩与丙氨酸氨基转移酶明显低于对照组。

7. 其他作用 川赤芍提取物对β-羟基-β-甲基戊二酸辅酶A和Ca^{2+}通道阻滞剂受体有显著抑制作用。赤芍总苷对6种大鼠神经细胞缺血损伤模型的神经细胞具有明显保护作用，可显著提高损伤模型中神经细胞的存活数；对大鼠肾上腺嗜铬细胞瘤克隆株(PC-12)细胞超钙损伤具有明显的保护作用。

毒性 赤芍注射液(水提醇沉)小鼠静脉注射的最大耐受量

为 50 g/kg，猫的最小致死量＞186 g/kg。赤芍 D 小鼠腹腔注射的 LD_{50} 为 4.6 g/kg，赤芍 C 为 2.9 g/kg，赤芍 A 为 10.8 g/kg。芍药苷的药理参见"白芍"条。

【炮制】 1. 赤芍 取原药材，除去杂质，分开大小条，洗净，润透，切薄片，干燥。

2. 炒赤芍 取赤芍片置锅内，用文火加热，炒至颜色加深，偶有焦斑，取出放凉。

3. 酒赤芍 取赤芍片，加黄酒拌匀，闷润，置锅内，用文火炒至微黄色，取出，放冷。每赤芍 100 kg，用黄酒 15 kg。酒炒制其寒。

饮片性状 赤芍参见"药材"项。炒赤芍形如赤芍，色泽加深，偶见焦斑。酒赤芍形如炒赤芍，微有酒气。

贮干燥容器内，酒赤芍密闭，置阴凉干燥处，防潮。

【药性】 苦，微寒。归肝、脾经。

1.《本经》："味苦。"

2.《吴普本草》："神农：苦。桐君：甘，无毒。岐伯：咸。李氏：小寒。雷公：酸。"

3.《别录》："酸，微寒，有小毒。"

4.《本草衍义》："味涩、苦。"

5.《珍珠囊》："足太阴脾经。"

6.《汤液本草》："入手、足太阴经。"

【功用主治】 清热凉血，活血祛瘀。主治温毒发斑，吐血衄血，肠风下血，目赤肿痛，痈肿疮疡，闭经，痛经，崩带淋浊，瘀滞胁痛，疝瘕积聚，跌扑损伤。

1.《本经》："主邪气腹痛，除血痹，破坚积，寒热疝瘕，止痛，利小便，益气。"

2.《别录》："通顺血脉，缓中，散恶血，逐贼血，去水气，利膀胱大小肠，消痈肿，时行寒热，中恶腹痛，腰痛。"

3.《药性论》："治肺邪气，腹中㽲痛，血气积聚，通宣脏腑拥气，治邪痛败血，主时疾骨热，强五脏，补肾气，治心腹坚胀，妇人血闭不通，消瘀血，能蚀脓。"

4.《日华子》："治风补劳，主女人一切病并产前后诸疾，通月水，退热除烦，益气，天行热疾，瘟瘴惊狂，妇人血运，及肠风泻血，痔瘘，发背，疮疥，头痛，明目，目赤，胬肉。赤色者多补气。"

5.《开宝本草》："别本注云，利小便，下气。"

6.《滇南本草》："泄脾火，降气，行血。退血热。"

7.《本草要略》："泻肝家火。"

8.《纲目》："止下痢腹痛后重。"

【用法用量】 内服：煎汤，4～10 g；或入丸、散。

【宜忌】 血虚无瘀之证及痈疽已溃者慎服。

1.《本草经集注》："恶石斛、芒硝。畏消石、鳖甲、小蓟。反藜芦。"

2.《本草衍义》："血虚寒人，禁此一物。"

3.《本草经疏》："赤芍药破血，故凡一切血虚病，及泄泻，产后恶露已行，少腹痛已止，痈疽已溃，并不宜服。"

【选方】 1. 治衄血不止 赤芍药为末，水服二钱匕。(《事林广记》)

2. 治肠风下血 赤芍药一两，瓦上烧存性。为末，温酒调下二钱。(《妇人良方》)

3. 治赤痢多，腹痛不可忍 赤芍药二两，黄柏二两(以蜜拌和涂炙令尽，锉)。上药捣筛为散，每服三钱。以淡浆水一中盏，煎至五分，去滓，不计时候稍热服。(《圣惠方》赤芍药散)

4. 治肝经不足，受客热风壅上攻，眼目赤涩，睛疼睑烂，怕日羞明，夜卧多泪，时行暴赤，两太阳穴疼，头旋昏眩，视物不明，渐生翳膜 赤芍药、当归(洗、焙)、黄连(去须)。上药等分，捣罗为细末。每用二钱，极滚汤泡，乘热熏洗，冷却再温洗，一日三五次洗，以瘥为度。(《局方》汤泡散，明睛散)

5. 治一切痈疽发背，疖毒恶疮 用赤芍药、当归、甘草等分为末。每服二钱，温酒调下，不拘时。(《卫生易简方》)

6. 治妇人赤带下不止 赤芍药一两，熟干地黄一两。上件药，捣细罗为散。每于食前以温酒调下二钱。(《普济方》)

7. 治五淋 赤芍药一两，槟榔一个(面裹煨)。上为末，每服一钱。水煎，空心服。(《博济方》)

8. 治遗精，白浊 赤芍药、猪苓各一两，上用黄蜡二两，溶汁和药，丸如桐子大。每服五六十丸，空心盐汤下。(《普济方》)

9. 治妇人五心烦热 赤芍药、水仙、荷叶等分为末。每服二钱，白滚汤调下。(《卫生易简方》)

【临床报道】 1. 治疗冠心病 草芍药1 000 g，加水4 000 ml，在大砂锅里煎煮至2 000 ml，然后浓缩至1 000 ml，每次服 40 ml(每 1 ml 含生药 1 g)，日服 3 次，5 星期为 1 个疗程，连服 2 个疗程(70 日)。治疗冠心病 125 例，一般症状多在第二个疗程后得到改善。心绞痛 93 例，近期控制 72 例，近期改善 18 例，总有效率为 96.8%。心慌气短 112 例，近期控制 83 例，改善 19 例，总有效率为 91.1%。

2. 治疗肺源性心脏病 服用草芍药浸膏片(每片 0.5 g，含生药 5 g)，每日 6 片，分 3 次服，3 个月为 1 个疗程。共治疗肺源性心脏病患者 30 例，结果：心电图：治疗前 QRS 额面平均电轴 ≥ +90°的 8 例，治疗后 6 例改善，有肺型 P 波的 9 例，7 例降至正常。治疗前肺源性心脏病标准三项阳性者占 50%，治疗后降至 15% (70%转阴，$P<0.01$)。治疗前后肺动脉平均压除 1 例不降外其余均有不同程度下降。血液流变学(全血黏度、血浆黏度和血细胞比容)均有显著下降。^{113}In-MAA 肺灌注 γ 照相：治疗前有 26 例两肺上、中、下 6 个区域血流量均不正常，治疗后血运恢复正常者 9 例，1 例由Ⅰ级转Ⅱ级，其余无变化。治疗前显示肺动脉高压者 12 例，治疗后 4 例恢复正常，3 例改善，无变化者 5 例均呈截断性改变，表明肺循环严重障碍者短时效果不明显。

3. 治疗急性脑血栓形成 用赤芍 801(为赤芍中提取的没食子酸丙酯的改构物)每次 180 mg，加入 5%或 10%葡萄糖 250～500 ml 中静滴，每日 1 次，治疗 263 例。另设右旋糖酐 40 组和盐酸倍他司汀组，前者每次 500 ml 静滴，每日 1 次，治疗 141 例；后者每次 10 ml 肌注，每日 2 次，治疗 55 例。3 组均以 15 日为 1 个疗程。观察期间一般不用其他有关中西药。治疗结果：基本痊愈 106 例，显效 98 例，好转 38 例，无效 21 例，总有效率为 92.0%。赤芍 801 组与右旋糖酐 40 组比较差异显著($P<0.01$)，与倍他司汀组比较差异不显著($P>0.05$)，说明赤芍 801 疗效优于右旋糖酐 40，而与倍他司汀相似。

4. 治疗色素性紫癜性苔藓样皮炎 用赤芍注射液(每支 2 ml，含生药 4 g)，每日 4 ml，肌注。个别病例用 4～6 ml 加入 25%葡萄糖液 20～40 ml 中静脉注射。2 星期为 1 个疗程。共治疗 13 例，结果：痊愈(皮损全部消退)9 例，显效(皮损消退达 80%以上)2 例，有效(皮损消退达 20%以上，80%以下)2 例。

5. 治疗急性乳腺炎 用赤芍、甘草各 50 g。如乳腺炎已溃，脓性分泌物多者，加黄芪 30 g；局部伴有慢性湿疹者，加地肤子 20 g；乳腺炎原有乳房结核者，加穿山甲 10 g，昆布 20 g。每日 1 剂，煎汤分 2 次饭后服。共治疗急性乳腺炎 102 例(其中单纯性 94 例)，结果均治愈。

【各家论述】 1.《本草经集注》："芍药赤者小利，俗方以止痛，乃不减当归。"

2.《用药法象》："赤芍药破瘀血而疗腹痛，烦热亦解。仲景方中多用之者，以其能定寒热，利小便也。"

3.《本草经疏》："木芍药色赤，赤者主破散，主通利，专入肝家血分，故主邪气腹痛。其主除血痹、破坚积者，血瘀则发寒热，行血则寒热自止，血痹疝瘕皆血凝滞而成，破凝滞之血，则痹和而疝瘕自消。凉肝故通顺血脉，肝主血，入肝行血，故散恶血，逐贼血。营气不和则逆于肉里，结为痈肿，行血凉血，则痈肿自消。妇人经行属足厥阴肝经，入肝行血，故主经闭。肝开窍于目，目赤者肝热也，酸寒能凉肝，故治目赤。肠风下血者，湿热肠血也，血凉则肠风自止矣。”（《本草经疏》）

4.《药品化义》：“赤芍，味苦能泻，带酸入肝，专泻肝火。盖肝藏血，用此清热凉血。入洞然汤，治暴赤眼；入犀角汤，清吐衄血。入神仙活命饮，攻诸毒热壅，以消散毒气；入六一顺气汤，泻大肠闭结，使血脉顺下。以其能主降，善行血滞，调女人之经，消瘀通乳；以其性禀寒，能解热烦，祛内停之湿，利水通便。较白芍味苦重，但能泻而无补。”

5.《本草求真》：“赤芍与白芍主治略同，但白则有敛阴益营之力，赤则止有散邪行血之意；白则能于土中泻木，赤则能于血中活滞。故凡腹痛坚积，血瘕疝痹，经闭目赤，因于积热而成者，用此则能凉血逐瘀，与白芍主补无泻，大相远耳。”

2146 赤瓟 chì páo（《黑龙江中草药》）

【异名】 气包（《东北药用植物志》），赤包、山屎瓜（《东北常用中草药手册》），赤雹、屎包子、山土豆（《全国中草药汇编》），赤包子（《广西药用植物名录》）。

【基原】 为葫芦科赤瓟属植物赤瓟的果实。

【原植物】 赤瓟 *Thladiantha dubia* Bunge

攀缘草质藤本。全株被黄白色长柔毛状硬毛。根块状，茎稍粗壮，上有棱沟。叶柄稍粗，长2～6 cm；叶片宽卵状心形，长5～8 cm，宽4～9 cm，先端急尖或短渐尖，基部心形，边缘浅波状，两面粗糙。卷须纤细，单一。花雌雄异株；雄花单生，或聚生于短枝的上端，呈假总状花序，有时2～3朵花生于总梗上，花梗细长；花萼筒极短，近辐状，裂片披针形，向外反折，具3脉；花冠黄色，裂片长圆形，长2～2.5 cm，宽0.8～1.2 cm，具5脉，上部向外反折，外面被短柔毛，内面有短的疣状腺点；雄蕊5，其中1枚分离，其余4枚两两稍靠合，有退化子房半球形；雌花单生，花梗细；花萼、花冠同雄花；退化雄蕊5，子房长圆形，花柱无毛，自3～4 mm处分3叉，柱头膨大，肾形，2裂。果实长卵状长圆形，长4～5 cm，径2.8 cm，先端有残存的花柱基，基部稍变狭，表面橙黄色，或红棕色，有光泽，被柔毛，具10条明显的纵纹。种子卵形，黑色，平滑无毛，长4～4.5 mm，花期6～8月，果期8～10月。

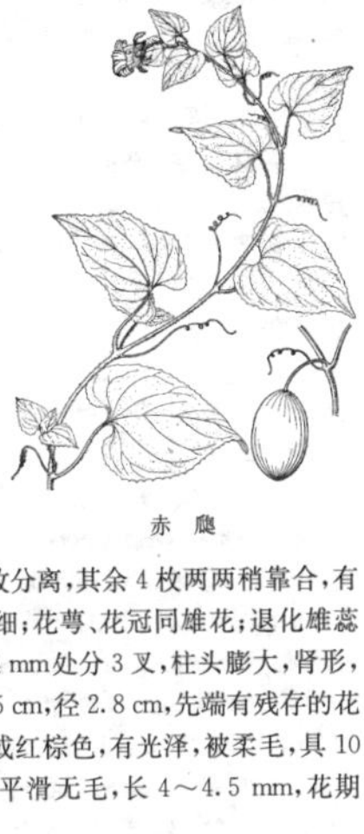

赤　瓟

生于海拔1 300～1 800 m的山坡、河谷及林缘处。分布于河北、山西、辽宁、吉林、黑龙江、山东、陕西、甘肃、宁夏等地。

本植物的根（赤瓟根）亦供药用，另设专条。

【采收加工】 果实成熟后连柄摘下，防止果实破裂，用线将果柄串起，挂于日光下或通风处晒干。

【药性】 《东北常用中草药手册》：“酸、苦，平。”

【功用主治】 理气，活血，祛痰，利湿。主治反胃吐酸，肺痨咳血，黄疸，痢疾，胸胁疼痛，跌打扭伤，筋骨疼痛，闭经。

1.《东北常用中草药手册》：“祛痰止呕。主治反胃吐酸，吐食，肺结核咳嗽，吐血，黄疸，痢疾，便血。”

2.《黑龙江常用中药手册》：“治扭腰岔气，胸胁疼痛等症。”

3.《辽宁常用中草药手册》：“行气，利水。治气滞胸痛，水肿。种子治肺痿，吐血，肠出血，肠炎，痢疾。”

4.《吉林中草药》：“清热解毒，活络消肿。治消渴。”

5.《山西中草药》：“活血。”

【用法用量】 内服：煎汤，5～10 g；或研末。

【宜忌】 孕妇禁服。

《山西中草药》：“孕妇忌服。”

【选方】 1. 治反胃吐酸、吐食　赤包3～9 g。研末冲服。（《东北常用中草药手册》）

2. 治气滞胁痛，闪腰岔气　赤包7个。水煎服。（《辽宁常用中草药手册》）

2147 赤麻 chì má（《长白山植物药志》）

【基原】 为荨麻科苎麻属植物悬铃木叶苎麻的根或嫩茎叶。

【原植物】 悬铃木叶苎麻 *Boehmeria tricuspis* (Hance) Makino [*B. platyphylla* D. Don var. *tricuspis* Maxim.；*B. platanifolia* Franch. et Sav.]

多年生草本，高40～90 cm。茎直立，数茎丛生，不分枝，有4钝棱，通常带红色，上部疏生短伏毛。叶对生；叶柄长1～8 cm；叶片草质，卵形或宽卵形，长3.5～13 cm，宽3～12 cm，先端有3或5骤尖或3浅裂，有时在上部叶长渐尖，基部宽楔形，边缘生粗牙齿，上面疏生短毛，下面近无毛；基生脉3条。雌雄同株或异株；花序穗状，腋生，细长；雄花序在同株时生在较下部的叶腋，雄花被片4～5，淡黄白色，雄蕊4～5；雌花序在同株时生上部的叶腋，雌花小，花被管状，淡红色，花柱线形，宿存。瘦果倒卵形，长约1 mm，上部有细柔毛。花期6～8月，果期8～10月。

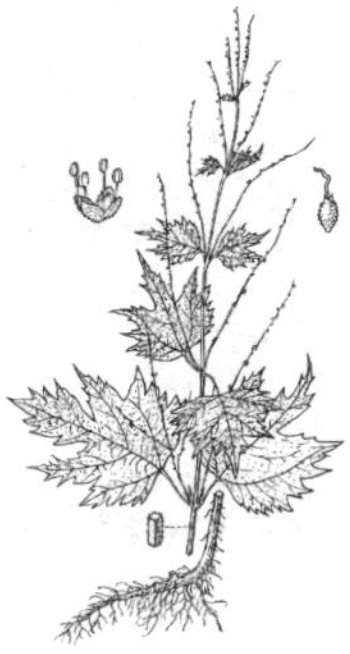

悬铃木叶苎麻

生于林下或沟边草地。分布于河北、辽宁、江西、山东、河南、湖北、四川、陕西、甘肃等地。

本植物的根（山麻根）另设专条。

【采收加工】 4～6月、9～10月采根，7～10月采叶，鲜用或晒干。

【成分】 根含黄酮类化合物：槲皮素（quercetin），赤麻苷（boehmerin），花旗松素（taxifoline），萹蓄苷（avicularin），左旋表儿茶素（epicatechin），左旋表儿茶素-(—)-表儿茶素-4，8(或6)-二聚体〔epicatechin-(—)-epicatechin-4，8(or 6)-dimer〕，左旋-5，7，4′-三羟基黄烷-3-醇-(—)-表儿茶素-4，8(或6)-二聚体〔epiafzelechin-(—)-epicatechin-4，8(or 6)-dimer〕；还含赤麻木脂素（boehmenan），大黄素（emodin），β-谷甾醇（β-sitosterol），β-谷甾醇-β-D-葡萄糖苷（β-sitosterol-β-D-glucoside），熊果酸（ursolic acid），19α-羟基熊果酸（19α-hydroxyursolic acid）。

地上部分含黄酮类：金丝桃苷（hyperin），山柰酚-3-芸香糖苷（kaempferol-3-rutinoside），芸香苷（rutin），有机酸类：亚油酸（linoleic acid），棕榈酸（palmitic acid），咖啡酸（caffeic acid）；甾醇类：菜油甾醇（campesterol），豆甾醇（stigmasterol）和谷甾醇（sitosterol）。

【药性】 涩、微苦，平。

【功用主治】 收敛止血，清热解毒。主治咯血，衄血，尿血，便血，崩漏，跌打损伤，无名肿毒，疮疡。

《长白山植物药志》：“止血。”

【用法用量】 内服：煎汤，6～15 g。外用：捣敷；或研末调涂。

2148 赤小豆 chì xiǎo dòu（《本经》）

【异名】 小豆（《肘后方》），赤豆（《日华子》），红豆（《纲目》），红小豆(《本草原始》),猪肝赤(《本经逢原》),杜赤豆(《本草便读》)。

【基原】 为豆科豇豆属植物赤小豆和赤豆的种子。

【原植物】 1. 赤小豆 *Vigna umbellata* (Thunb.) Ohwi et Ohashi [*Dolichos umbellatus* Thunb.; *Phaseolus calcaratus* Roxb.]

一年生半攀缘草本。茎长可达1.8 m,密被倒毛。三出复叶;叶柄长8~16 cm;托叶披针形或卵状披针形;小叶3枚,披针形、长圆状披针形,长6~10 cm,宽2~6 cm,先端渐尖,基部阔三角形或近圆形,全缘或具3浅裂,两面均无毛,纸质;小叶具柄,脉3出。总状花序腋生,小花多枚,花柄极短;小苞2枚,披针状线形,长约5 mm,具毛;萼短钟状,萼齿5;花冠蝶形,黄色,旗瓣肾形,顶面中央微凹,基部心形,翼瓣斜卵形,基部具渐狭的爪,龙骨瓣狭长,有角状突起;雄蕊10,二体,花药小;子房上位,密被短硬毛,花柱线形。荚果线状扁圆柱形。种子6~10颗,暗紫色,长圆形,两端圆,有直而凹陷的种脐。花期5~8月,果期8~9月。

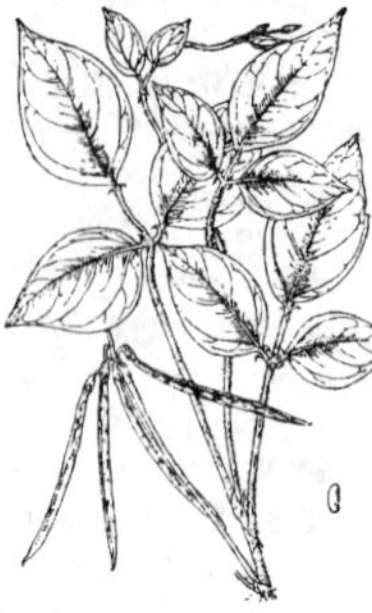

赤小豆

栽培或野生。分布于浙江、江西、湖南、广东、广西、贵州、云南等地。南方各地普遍栽培。

2. 赤豆 *V. angularis* (Willd.) Ohwi et Ohashi [*Dolichos angularis* Willd.; *Phaseolus angularis* (Willd.) W. F. Wight] 又名:红饭豆(《增订伪药条辨》)。

一年生直立草本,高30~90 cm。茎上有白色长硬毛。三出复叶;托叶披针形,被白色长柔毛,小托叶线形;叶柄长达20 cm,被疏长毛;顶生小叶卵形,侧生小叶斜方状卵形,长5~10 cm,宽3.5~7 cm,先端短尖或渐尖,基部三角形或近圆形,全缘或微3裂,两面被疏长毛;小叶柄很短;基出脉3条。花2~6朵,着生于腋生的总花梗顶部,黄色;小苞片线形,较萼长;萼钟状,5齿裂,萼齿三角形;旗瓣扁圆形或近肾形,常稍歪斜,顶端凹,翼瓣宽于龙骨瓣,具短爪及耳,龙骨瓣上端弯曲近半卷,其中一片在中下部有一角状突起,基部有爪;雄蕊10枚,分成9与1二体;子房线形,花柱弯曲,近先端有毛。荚果圆柱形稍扁,成熟时种子间缢缩,含种子6~10粒。种子椭圆形,两端截形或圆形,暗红色,种脐白色,不凹。花期7~8月,果期8~9月。

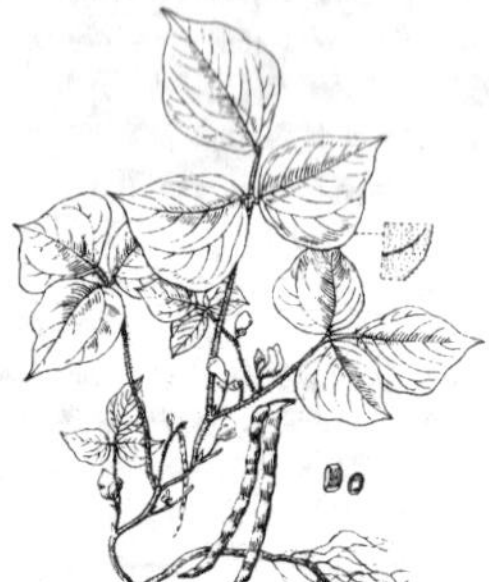

赤 豆

全国各地广为栽培。

以上植物的叶(赤小豆叶)、花(赤小豆花)、豆芽(赤小豆芽)均供药用,另设专条。

【采收加工】 8~9月荚果成熟而未开裂时拔取全株,晒干并打下种子,再晒干。

【药材】 赤小豆 *Phaseoli Semen* 产于河北、吉林、江苏、安徽、江西、山东、广东、云南、陕西等地。

性状 赤小豆 种子呈长圆形而稍扁,长5~8 mm,直径3~5 mm。表面紫红色,无光泽或微有光泽;一侧有线形突起的种脐,偏向一端,白色,约为全长2/3,中间凹陷成纵沟;另侧有1条不明显的棱脊。质硬,不易破碎。子叶2,乳白色。无臭,味微甘。

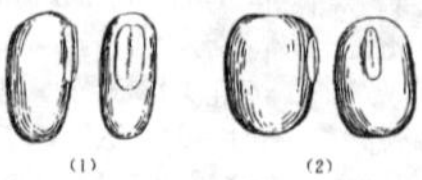

(1) (2)

赤小豆(种子)外形
(1) 赤小豆 (2) 赤豆

赤豆 种子呈短圆柱形,两端较平截或钝圆,直径4~6 mm。表面暗红棕色,有光泽,种脐不突起。

鉴别 (1)种子横切面:赤小豆 种皮表皮为1列栅状细胞,种脐处2例,细胞内含淡红棕色物,光辉带明显。支柱细胞1列,呈哑铃状,其下为10列薄壁细胞,内侧细胞呈颓废状。子叶细胞含众多淀粉粒,并含有细小草酸钙方晶和簇晶。种脐部位栅状细胞的外侧有种阜,内侧有管胞岛,椭圆形,细胞壁网状增厚,其两侧为星状组织,细胞呈星芒状,有大型细胞间隙。

赤豆 子叶细胞偶见细小草酸钙方晶,不含簇晶。

(2) 取本品粗粉1 g,加70%乙醇10 ml,沸水浴上加热20分钟,冷后滤过,取滤液0.2 ml,在水浴上蒸干,加醋酐2~3滴、硫酸1~2滴,显黄色,渐变为红色、紫红色(检查三萜皂苷)。

【成分】 1. 赤小豆 含糖类,三萜皂苷(triterpenoid saponin)。每100 g含蛋白质20.7 g,脂肪0.5 g,碳水化合物58 g,粗纤维4.9 g,灰分3.3 g,钙67 mg,磷305 mg,铁5.2 mg,硫胺素(thiamine) 0.31 mg,核黄素(riboflavine) 0.11 mg,烟酸(nicotinic acid) 2.7 mg等。

2. 三萜苷 赤豆皂苷(azukisaponin)Ⅰ、Ⅱ、Ⅲ、Ⅳ、Ⅴ、Ⅵ,3-*O*-〔*β*-*D*-吡喃葡萄糖(1→2)-*β*-*D*-吡喃葡萄糖醛酸(1→2)-吡喃葡萄糖醛酸(1→)〕-22-*O*-〔2,3-二氢-2,5-二羟基-6-甲基-4*H*-吡喃-4-酮(2′→)〕-3*β*,22*β*,24-三羟基-12齐墩果烯{3-*O*-〔*β*-*D*-glucopyranosyl(1→2)-*β*-*D*-glucuronopyranosyl(1→2)-glucuronopyranosyl(1→)〕-22-*O*-〔2,3-dihydro-2,5-dihydroxy-6-methyl-4*H*-pyran-4-one-(2′→)〕-3*β*,22*β*,24-trihydroxyolean-12-ene},3-*O*-〔*α*-*L*-吡喃鼠李糖(1→2)-*β*-*D*-吡喃葡萄糖醛酸-(1→2)-吡喃葡萄糖醛酸(1→)〕-22-*O*-〔2,3-二氢-2,5-二羟基-6-甲基-4*H*-吡喃-4-酮(2′→)〕-3*β*,22*β*,24-三羟基-12齐墩果烯{3-*O*-〔*α*-*L*-rhamnopyranosyl(1→2)-*β*-*D*-glucuronopyranosyl(1→2)-*β*-*D*-glucuronopyranosyl(1→)〕-22-*O*-〔2,3-dihydro-2,5-dihydroxy-6-methyl-4*H*-pyran-4-one-(2′→)〕-3*β*,22*β*,24-trihydroxyolean-12-ene},3-*O*-〔*β*-*D*-吡喃葡萄糖(1→2)-*β*-*D*-吡喃葡萄糖-(1→2)-吡喃葡萄糖醛酸(1→)〕-22-*O*-〔2,3-二氢-2,5-二羟基-6-甲基-4*H*-吡喃-4-酮(2′→)〕-3*β*,22*β*,24-三羟基-12齐墩果烯{3-*O*-〔*β*-*D*-glucopyranosyl(1→2)-*β*-*D*-glucopyranosyl(1→2)-*β*-*D*-glucuronopyranosyl(1→)〕-22-*O*-〔2,3-dihydro-2,5-dihydroxy-6-methyl-4*H*-pyran-4-one-(2′→)〕-3*β*,22*β*,24-trihydroxyolean-12-ene};黄烷醇类:*D*-儿茶素(*D*-catechin),*D*-表儿茶素(*D*-epicatechin)和表没食子儿茶素(epigallocatechin);花色素类:原矢车菊素(procyanidin) B_1 和 B_3。

【药理】 抑制精子作用 从赤小豆中分得一种胰蛋白酶抑制剂,在体外对人体精子有显著抑制作用,并能显著抑制人精子的顶体酶,抑制摩尔比为1:1.39,抑制常数为 1.1×10^{-3}。

【药性】 甘、酸,微寒。归心、小肠、脾经。

1.《别录》:"甘、酸,平,无毒。"

2.《养生要集》:"味苦,温。"(引自《医心方》)

3.《千金方》:"甘、咸,平。"

4.《食性本草》:"微寒。"

5.《汤液本草》:"气温,味辛、甘、酸。阴中之阳。"

6.《雷公炮制药性解》:"入心经。"

7.《本草新编》:"入脾经。"

8.《得宜本草》:"人手少阴、太阳经。"

【功用主治】 利水消肿退黄,清热解毒消痈。主治水肿,脚气,黄疸,淋病,便血,肿毒疮疡,癣疹。

1.《本经》:"主下水,排痈肿脓血。"

2.《别录》:"主寒热,热中,消渴,止泄,利小便,吐逆,卒澼,下胀满。"

3.《药性论》:"消热毒痈肿,散恶血不尽,烦满。治水肿皮肌胀满。捣薄涂痈肿上。主小儿急黄、烂疮,取汁令洗之,不过三度差。能令人美食。末与鸡子白调涂热毒痈肿。通气,健脾胃。"

4.《食疗本草》:"和鲤鱼烂煮食之,甚治脚气及大腹水肿。散气,去关节烦热,令人心孔开,止小便数。"

5.《食性本草》:"坚筋骨,疗水气,解小麦热毒。"

6.《蜀本草》:"病酒热,饮汁。"

7.《日华子》:"赤豆粉,治烦,解热毒,排脓,补血脉。"

8.《纲目》:"辟温疫。"

9.《医林纂要》:"清热解毒,去小肠火,利小便,行水,散血,消肿,通乳,下胎。"

10.《本草再新》:"清热和血,利水通经,宽肠理气。治泻吐,解热毒。"

【用法用量】 内服:煎汤,10～30 g;或入散剂。外用:生研调敷;或煎汤洗。

【宜忌】 阴虚津伤者慎用,过剂可渗利伤津。

1.《本草经集注》:"性逐津液,久食令人枯燥。"

2.《食性本草》:"久食瘦人。"

3.《本草经疏》:"凡水肿胀满,总属脾虚,当杂补脾胃药中用之,病已即去,勿过剂也。"

4.《本草省常》:"同羊肉伤人。"

5.《随息居饮食谱》:"蛇咬者百日内忌之。"

【选方】 1. 治卒大腹水病 白茅根一大把,小豆三升。煮取干,去茅根食豆。水随小便下。(《肘后方》)

2. 治伤寒瘀热在里,身必黄 麻黄(去节)三两,连轺二两,赤小豆一升,杏仁(去皮、尖)四十个,大枣(擘)十二枚,生梓白皮(切)一升,生姜(切)三两,甘草(炙)二两。上八味,以水一斗,先煮麻黄再沸,去上沫,纳诸药,煮取三升,去滓。分温三服,半日服尽。(《伤寒论》麻黄连轺赤小豆汤)

3. 治男子女人热淋、血淋 赤小豆三合。慢火炒熟,为末。煨葱(细锉)一茎,暖酒调二钱服。(《修真秘旨》)

4. 治妇人吹奶 赤小豆三合。酒研烂,去渣。温服,留渣敷患处。(《急救良方》)

5. 治小儿天火丹,肉中有赤如丹色,大者如手,甚者遍身,或痛或痒或肿 赤小豆二升。末之,鸡子白和如薄泥敷之。干则易,一切丹并用此方。(《千金方》)

6. 治疽初作 小豆末醋敷之,亦消。(《小品方》)

7. 治腮颊热肿 赤小豆末,和蜜涂之,一夜即消;或加芙蓉叶末尤妙。(《纲目》)

8. 治小儿重舌 赤小豆末,醋和涂舌上。(《千金方》)

【临床报道】 1. 治疗扭伤及血肿 将赤小豆磨成粉,用凉水调成糊,涂敷受伤部位,厚 0.2～1.0 cm,外用纱布包扎,24 小时后解除。共治 52 例,结果均敷 1～2 次而愈。受伤后速敷者效高,当日涂敷者,血肿范围 <5 cm×7 cm 者,1 次治愈;伤后多日的血肿,2 次治愈;拇掌、腕、肘、踝关节扭伤后当日涂敷,2 次治愈。

2. 治疗外伤性血肿及疔疮 赤小豆研细末,加鸡蛋白调成糊状,涂满患处,再用棉垫固定,每日 1～2 次。治疗皮下组织、肌腱等闭合性外伤及疔疮 86 例,其中疔疮 18 例,外伤 68 例,结果临床效果良好。86 例中除 3 例疔疮因并发感染加用抗生素外,其余 83 例,均在 3～6 日内收功。

3. 治顽固性呃逆 取鲜猪苦胆 1 个,放入赤小豆 20 粒,挂房檐下阴干后共研细粉,即成胆豆散。用法:每日服 2 g,分 2 次用白开水冲服。共治 26 例,其中首次发病者 24 例,第二次发病者 2 例,病程 1 个月以上者 21 例。结果:2 日内治愈者 22 例,其余 4 例均在 4 日内治愈。

4. 治疗慢性血小板减少性紫癜 用赤小豆 50 g,带衣花生仁 30 g,冰糖 20 g。加水适量,隔水炖至豆熟烂,吃渣喝汤,每日 1 次,30 日为 1 个疗程,可连服 2～3 个疗程。共治疗 50 例,痊愈 16 例,有效 30 例,无效 4 例。总有效率为 92%。

5. 治疗妊娠水肿 用赤小豆 50 g,熬汤食用,每日 2～3 次,同时低盐、高蛋白质、高维生素饮食。共治疗 20 例,3 日以内治愈达 12 例,5 日以内治愈 18 例。1 星期内治愈 19 例,有效率 100%。

6. 治疗急性腮腺炎 用赤小豆 70 粒,捣碎为细末,以鸡蛋清 1 个,调和成糊状,敷于患处,每日更换 1 次,至肿痛消失后再敷 1 次。共治疗 46 例,结果:敷药 1 次肿痛消失者 18 例,敷药 2 次肿痛消失者 20 例,8 例在敷药 3 次后肿痛消失。随肿痛减轻和消失,体温逐渐降至正常。所治 46 例,均获痊愈,未出现并发症。

【各家论述】 1. 王好古:"治水者唯知治水,而不知补胃,则失之壅滞。赤小豆消水通气而健脾胃,乃其药也。"(引自《纲目》)

2.《本草经疏》:"凡水肿、胀满、泄泻,皆湿气伤脾所致。小豆健脾燥湿,故主下水肿胀满,止泄,利小便也。《十剂》云燥可去湿,赤小豆之属是矣。"

3.《本草新编》:"赤小豆,暂用以利水,而不可久用以渗湿。湿症多属气虚,气虚利水,转利转虚而湿愈不能去矣。况赤小豆专利下身之水,而不能利上身之湿。盖下身之湿,真湿也,用之而效;上身之湿,虚湿也,用之而益甚,不可不辨。"

4.《本经疏证》:"痈肿脓血,是血分病,水肿是气分病,何以赤小豆均能治之?盖气血皆源于脾,以是知血与水同源而异派,浚其源,其流未有不顺者矣。然凡物之于人,能抑其盛者,不必能起其衰,能起其衰者,不必能抑其盛,痈肿脓血为火之有余,水肿则火之不足,赤小豆两者兼治,既损其盛,又补其衰。"

2149 赤石脂 chì shí zhī (《本经》)

【异名】 赤符(《吴普本草》),红高岭(《增订伪药条辨》),赤石土(《中药形性经验鉴别法》),红土(《药材学》)。

【基原】 为硅酸盐类多水高岭石族矿石多水高岭石与氧化物类赤铁矿或含氢氧化物类褐铁矿共同组成的细分散多矿物集合体。

【原矿物】 1. 硅酸盐黏土矿物主要为多水高岭石 Halloysite

晶体结构属单斜晶系隐晶质,个体为片状或卷曲呈管状(一般外径 0.04～0.19 μm,内径 0.02～0.1 μm),集合体致密块状、土状、粉末状或呈瓷状及各种胶凝体外观;纯净的白色,土状或瓷状、蜡状光泽,硬度 1～2.5,相对密度 2.0～2.6(因吸附水及层间水含量而异)。其离子前交换能力也发生于颗粒边缘,因粒度更小而比高岭石交换能力强,但低于蒙脱石或蛭石(后两者兼有结构单元层间离子交换能力)。干燥时吸水,加水后可塑性弱,裂成棱角碎块;黏舌与否与集合体致密程度、细腻程度(结构、构造)有关,即取决于粒度、杂质分散状态及均匀性、孔隙度等。

硅酸盐黏土矿物占赤石脂矿物组分总量的 75%以上。

2. 铁的氧化物或含少量氢氧化物 (1) 赤铁矿 Fe_2O_3 晶体结构属三方晶系,性状参见"代赭石"条。赤石脂中的赤铁矿是从胶体体系形成的,经过水赤铁矿阶段;在近代风化壳中尚可保持为水赤铁矿($Fe_2O_3 \cdot nH_2O$)。

(2) 褐铁矿 FeO · OH 是从胶体体系形成的针铁矿、纤铁矿,经过水针铁矿或水纤铁矿阶段;但很少保留为(FeO · OH) · nH_2O,多已转变为纤铁矿(FeO · OH)或水赤铁矿($Fe_2O_3 \cdot nH_2O$)。(参见"禹余粮"条)

以上这类高铁矿物占赤石脂矿物组分总量的 25%以下,但一般高于20%以上。

赤石脂产地有河北、山西、内蒙古、辽宁、江苏、浙江、安徽、福建、江西、山东、河南、湖北、湖南、广东、四川、陕西、甘肃等地，西藏羊八井也有分布。

【采收加工】 挖出后拣去杂石、泥土，选取红色滑腻如脂的块状体入药用。

【药材】 赤石脂 *Halloysitum Rubrum* 主产于江苏、福建、河南、湖北、陕西等地。

性状 本品为块状集合体，呈不规则块状。表面局部平坦，全体凹凸不平。浅红色、红色至紫红色，或红白相间呈花纹状。土状光泽或蜡样光泽；不透明。体较轻，质软，用指甲可刻划成痕；断面平坦，具蜡样光泽。吸水力强，舐之黏舌。微有黏土气，味淡，嚼之无沙粒感。

鉴别 (1) 透射偏光镜下：薄片中无色透明，有时微带黄褐色。结晶极细，一般偏光显微镜的放大倍数不能分辨其晶粒界限；低负突起或低正突起，很不明显。干涉色很低，几乎似均质体。

电子显微镜观察：呈棒状、管状集合体。

(2) 取本品1小块(约1 g)，置具有小孔软木塞的试管内，灼烧，管壁有较多水生成，小块颜色变深(检查结晶水)。

(3) 取本品粉末约1 g，置瓷蒸发皿中，加水10 ml与硫酸5 ml，加热至产生白烟，冷却，缓缓加水20 ml，煮沸2～3分钟，滤过，滤渣为淡紫棕色，滤液显铝盐的各种反应。参见"白石脂"条。取滤液1 ml，加亚铁氰化钾试液，即发生深蓝色沉淀(检查铁盐)。

【成分】 主要成分为水化硅酸铝〔$Al_4(Si_4O_{10})(OH)_8 \cdot 4H_2O$〕，还含有钛、镍、锶、钡等微量元素。

【药理】 毒性赤石脂煎液静脉注射小鼠 LD_{50} 为31.60 g/kg，动物有肝肿大、肺充血现象。

【炮制】 1. 赤石脂 取原药材，除去杂质及石块，捣碎或研粉。生品收湿生肌力强，多用于疮疡不合，外伤出血。

2. 煅赤石脂 取净赤石脂，置无烟炉火上，用武火加热，煅至红透，取出，放凉，捣成粗末。煅后增强收敛作用，止血、止泻力强。

3. 醋赤石脂 取净赤石脂，碾成细粉，用米醋及适量清水调匀搓条，切段，干燥。置无烟炉火上，用武火加热，煅至红透，取出，放凉，研粉。每赤石脂100 kg，用醋30 kg。

饮片性状 赤石脂参见"药材"项。煅赤石脂形如赤石脂，为土红色细颗粒或细粉，质酥松。醋赤石脂为深红色或红褐色细粉，具醋酸气。

贮干燥容器内，置干燥处，防尘。醋赤石脂，密闭，置阴凉干燥处，防潮。

【药性】 甘、涩、酸，温。归大肠、胃经。

1.《本经》："味甘，平。"

2.《别录》："味甘、酸、辛，大温，无毒。"

3.《日华子》："温。"

4.《品汇精要》："气之厚者，阳也。"

5.《纲目》："入血分。"

6.《雷公炮制药性解》："入心经。"

7.《本草经疏》："入手阳明，兼入手、足少阴经。"

8.《本草正》："乃手足阳明、足厥阴、少阴药也。"

9.《本草新编》："入脾与大肠。"

10.《长沙药解》："性涩。"

11.《药性切用》："甘，温，微涩。"

12.《本草求真》："质重色赤，能入下焦血分。"

【功用主治】 涩肠固脱，止血，收湿敛疮。主治久泻久痢，脱肛，便血，崩漏，带下，遗精，疮疡久溃不敛，湿疹，外伤出血。

1.《本经》："主黄疸，泄痢，肠澼脓血，阴蚀下血赤白，邪气痈肿，疽痔恶疮，头疮疥瘙。久服补髓益气，肥健不饥，轻身延年。"

2.《别录》："主养心气，明目，益精，疗腹痛泄澼，下痢赤白，小便利，及痈疽疮痔，女子崩中，漏下，胞衣不出。久服补髓，好颜色，益智，不饥，轻身延年。"

3.《药性论》："补五脏虚乏。"

4.《日华子》："治泻痢，血崩带下，吐血衄血，并涩精淋沥，安心镇五脏，除烦，疗惊悸，排脓，治疮疖痔瘘，养脾气，壮筋骨，补虚损。久服悦色。"

5.《珍珠囊》："固脱。"

6. 李东垣："其用有二：固肠胃，有收敛之能，下胎衣，无推荡之峻。"(引自《心印绀珠经》)

7.《医学入门》："排脓止痛，生肌敛口，固肠胃。"

8.《纲目》："补心血，生肌肉，厚肠胃，除水湿，收脱肛。"

【用法用量】 内服：煎汤，10～15 g，打碎先煎；或入丸、散。外用：研末撒或调敷。

【宜忌】 有湿热积滞者禁服，孕妇慎服。

1.《本草经集注》："恶大黄，畏芫花。"

2.《药性论》："恶松脂。"

3.《日华子》："畏黄芩、大黄、官桂。"

4.《本草经疏》："火热暴注者不宜用；滞下全是湿热，于法当忌，自非的受寒邪，下利白积者不宜用；崩中法当补阴清热，不可全仗收涩；滞下本属湿热积滞，法当祛暑除积，止涩之药，定非所宜，慎之。"

【选方】 1. 治少阴病下利脓血者 赤石脂一斤(一半全用，一半筛末)，干姜一两，粳米一升。上三味，以水七升，煮米令熟，去滓，温服七合，内赤石脂末方寸匕，日三服，若一服愈，余勿服。(《伤寒论》桃花汤)

2. 治伤寒服汤药，下利不止，心下痞鞕，服泻心汤已，复以他药下之，利不止。医以理中与之，利益甚，此利在下焦 赤石脂一斤(碎)，太乙禹余粮一斤(碎)。上二味，以水六升，煮取二升，去滓，分温三服。(《伤寒论》赤石脂禹余粮汤)

3. 治妇人崩中不止 用赤石脂为末。酒调下。(《普济方》)

4. 治小便不禁 牡蛎三两，赤石脂三两(捣碎)。上同研匀，酒煮面和丸如梧桐大。每服十五丸，空心盐汤送下。(《普济方》牡蛎散)

5. 治反胃病，吐后令永瘥 赤石脂一升，上捣为罗研，以蜜和丸，如梧桐大，每于空服，以生姜汤下十丸，加至二十丸。(《圣惠方》赤石脂丸)

6. 治下部冷及脐下小腹痛不可忍 赤石脂、干姜各十两。上为末，面糊为丸，如豌豆大，每服十丸至二十丸，空心饮下，日三服。(《普济方》)

7. 治卒发痈疮 赤石脂，以寒水石和，涂痈上。(《武威汉代医简》)

8. 治烫火伤 赤石脂、寒水石、大黄等分，为末，以新汲水调涂。大去赤烂热痛。(《卫生易简方》)

【临床报道】 治疗慢性腹泻 取赤石脂1 000 g，枯矾1 000 g，天仙子120 g。研细压片，制成复方石脂片，每片0.34 g。每次3～5片口服，每日3次，30日为1个疗程。共治疗慢性腹泻35例，治愈15例，有效18例，无效2例，总有效率为94.3%。多数患者用药1星期即可见效，未见有明显副作用。

【各家论述】 1. 李东垣："赤石脂，其用有二，固肠胃有收敛之能，下胎衣无推荡之峻。"

2.《本草纲目》："五石脂，皆手足阳明药也。其味甘，其气温，其体重，其性涩。涩而重，故能收湿止血而固下；甘而温，故能益气生肌而调中。中者，肠胃肌肉惊悸黄疸是也；下者，肠澼泄痢崩带失精是也。五种主疗，大抵相同。故《本经》不分条目，但云各随五色补五脏。《别录》虽分五种，而性味主治亦不甚相远，但以五味配五色为异，亦是强分尔。赤白二种，一入气分，一入血分，故时用尚之。""张仲景用桃花汤治下痢便脓血，取赤石脂之重涩，入下焦血分而固脱；干姜之辛温，暖下焦气分而补虚；粳米之甘温，佐石脂、干姜而润肠胃也。”

3.《本草求真》：“赤石脂与禹余、粟壳皆属收涩固脱之剂，但粟壳体轻微寒，其功止入气分敛肺，此则甘温质重色赤，能入下焦血分固脱，及兼溃疡收口，长肉生肌也；禹余粮甘平性涩，其重过于石脂，此则功专主涩，其曰重坠，终逊余粮之力耳。是以石脂之温则能益气生肌，石脂之酸则能止血固下。至云能以明目益精，亦是精血既脱，得此固敛，始见目明而精益矣。催生下胎，亦是味兼辛温，化其恶血，恶血去则胞与胎自无阻耳。故曰：固肠有收敛之能，下胎无推荡之峻。”

2150 赤地榆 chì dì yú（《滇南本草》）

【异名】 红地榆、隔山消、万两金（《滇南本草》），雀食地榆（《昆明民间常用草药》）。

【基原】 为牻牛儿苗科老鹳草属植物紫地榆和五角叶老鹳草的根。

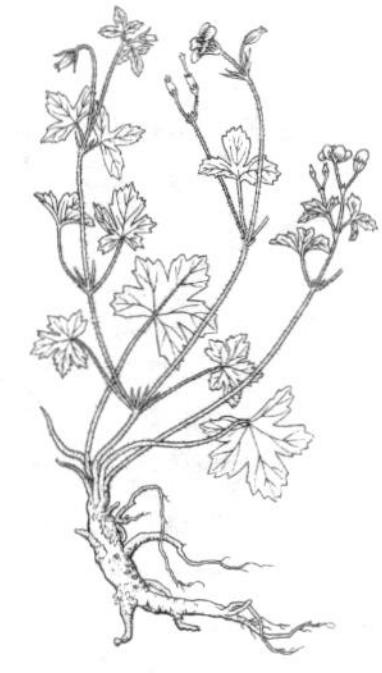

紫地榆

【原植物】 1. 紫地榆 *Geranium strictipes* R. Kunth ［*G. strigosum* Franch.］

多年生草本，高 15～30 cm。根茎木质化，具数条粗壮的根。茎直立，下部有规则的 2～3 次二叉分枝。基生叶的叶柄长达 16.5 cm；茎生叶对生，叶柄较短；托叶披针形；叶片五角形，直径 2～7 cm，3～5 掌状深裂，裂片菱形，先端具小尖头，边缘具深浅不同的锯齿，上面暗绿色，下面绿白色，叶脉在上面下陷，在下面凸出。聚伞花序顶生或腋生，花柄密被短毛和长腺毛；萼片卵状披针形，先端具紫色的长尖头，边缘膜质，有3～5脉，沿脉被伸展的长硬毛和长腺毛；花瓣红紫色，宽倒卵形，先端微凹或全缘，基部具长柔毛；花丝钻形，花药淡黄色，长圆形；雌蕊与子房近等长，密被向上的白色绢毛，柱头无毛。果长达 3 cm，被细短毛。花、果期 6～8 月。

生于海拔2 600～3 800 m的向阳山坡、草丛或灌丛中。分布于四川、云南等地。

2. 五角叶老鹳草 *G. delavayi* Franch.

多年生草本，高15～60 cm。根数条，圆柱形。根茎木质，茎直立，通常较细，具分枝，被伸展的腺毛和紧贴向下的绒毛。基生叶数枚，叶柄长达 25 cm，被向下紧贴的绒毛，顶部较密；具 2 枚托叶，托叶膜质，干时暗棕色；叶片轮廓五角形，长 3.5～4 cm，宽 5～7 cm，5 深裂几达基部，下部全缘，上部羽状浅裂或缺刻，两面疏被伏毛；茎生叶数枚，对生；下部叶具长柄，向上柄渐短，叶片较小。聚伞花序顶生和腋生；有 2 花；苞片线状钻形，被极短毛和散生长毛；花梗果时反折；萼片狭卵形或披针形，先端具长尖头，外面被紧贴向上的短毛和伸展的长腺毛，3 脉；花瓣紫色，基部深紫色，长圆状卵形，先端微 2 裂，基部有白色长柔毛，在开花期反折；花丝线状钻形，紫红色，花药黑紫色；雌蕊被紧贴向上的短毛。果未见。花期 6～9 月。

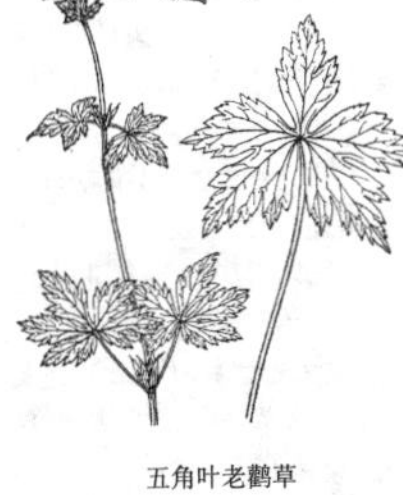

五角叶老鹳草

生于海拔 1 500～3 000 m 的林间草地、林缘、灌丛或草坡。分布于四川、云南。

【采收加工】 9～11 月挖根，切片晒干或鲜用。

【药材】 紫地榆 *Geranii Strictipis Radix* 产于云南。

性状 根呈圆锥形，长 5～15 cm，直径 1～1.5 cm，略弯曲或有分枝。表面紫褐色或暗褐色，有须根痕。质坚实，易折断，断面不平整，粉质，黄棕色，皮部与木部易分离。气无，味苦涩。

【药性】 苦、涩，微寒。

1.《滇南本草》：“味苦、微涩、酸，性微温。”

2.《云南中草药》：“苦、涩，微寒。”

3.《云南中药志》：“凉。”

【功用主治】 清热利湿，凉血止血。主治泄泻，痢疾，消化不良，脘腹疼痛，鼻衄，便血，月经过多，产后出血不止，跌打损伤。

1.《滇南本草》：“止面寒、背寒、肚腹痛，日久大肠下血，七天后赤白痢症。”

2.《云南中草药》：“消食健胃，止痢止血。主治痢疾，腹泻，内出血，月经过多，胃痛。”

3.《全国中草药汇编》：“清热利湿，活血止血。主治肠炎，消化不良，慢性胃炎，月经不调，鼻衄；外用治跌打损伤。”

4.《云南中药志》：“消炎，涩肠。用于便血。”

【用法用量】 内服：煎汤，9～15 g；或浸酒。外用：鲜品捣烂敷；或研末调敷。

【选方】 1. 治红白痢疾 紫地榆 15 g，搜山虎 1.5 g，水煎，红糖为引；或用紫地榆 15 g，翻白叶 9 g，水煎，红糖为引。（《昆明民间常用草药》）

2. 治面寒，背寒，肚腹痛 赤地榆一钱（为末），热烧酒下。（《滇南本草》）

3. 治气管炎 紫地榆 15 g，陈皮 9 g。兑红糖，水煎服。（《昆明民间常用草药》）

2151 赤阳子 chì yáng zi（《滇南本草》）

【异名】 救军粮、赤果、纯阳子、火把果（《滇南本草》），红子（《分类草药性》），救兵粮（《中国种子植物分类学》），水沙子（《四川中药志》），豆金娘（《昆明民间常用草药》）。

【基原】 为蔷薇科火棘属植物火棘的果实。

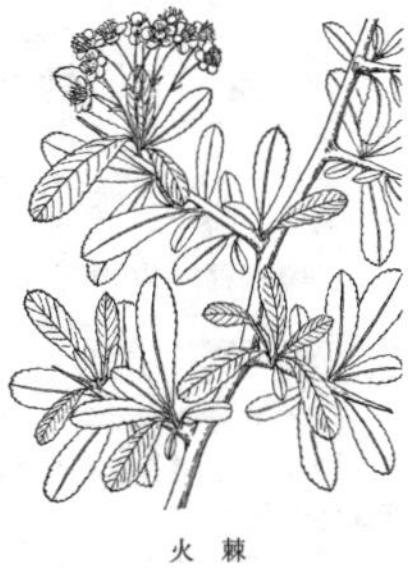

火 棘

【原植物】 火棘 *Pyracantha fortuneana* (Maxim.) Li ［*Photinia fortuneana* Maxim.；*Pyracantha crenato -serrata* (Hance) Rehd.］

常绿灌木，高达3 m。侧枝短，先端成刺状，嫩枝外被锈色短柔毛，老枝无毛。叶互生，在短枝上簇生；叶柄短，无毛或嫩时有柔毛；叶片倒卵形或倒卵状长圆形，长 1.5～6 cm，宽 0.5～2 cm，先端圆钝或微凹，有时具短尖头，基部楔形，不延连于叶柄，边缘有钝锯齿，近基部全缘。花两性，集成复伞房花序；萼筒钟状，萼片 5，三角形，先端钝；花瓣近圆形，白色；雄蕊 20，花药黄色；花柱 5，离生，子房上部密生白色柔毛。果实近球形，橘红色或深红色。花期3～5 月，果期 8～11 月。

生于海拔 500～2 800 m 的山地、丘陵阳坡灌丛、草地及河沟路旁。分布于西南及江苏、浙江、福建、河南、湖北、湖南、广西、西藏、陕西等地。

本植物的叶（救军粮叶）、根（红子根）亦供药用，另设专条。

【采收加工】 9～11 月果实成熟时采摘，晒干。

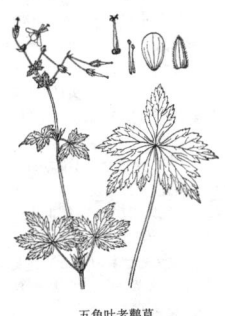

【药材】 赤阳子 *Pyracanthae Fortuneanae Fructus* 产于江苏、湖北、四川、贵州、云南、陕西等地。

性状 梨果近球形，直径约 5 mm。表面红色，顶端有宿存萼片，基部有残留果柄，果肉棕黄色，内有 5 个小坚果。气微，味酸涩。

【成分】 果实含多种维生素：维生素 B_1，维生素 B_2，维生素 C，维生素 E，维生素 B_6；18 种氨基酸，其中人体必需的 8 种氨基酸齐全；脂肪酸：亚麻酸（linolenic acid），亚油酸（linoleic acid），油酸（oleic acid）；蛋白质及糖。另含黄酮类：圣草素（eriodictyol），芸香苷（rutin），芒花苷（miscanthoside），异槲皮苷（isoquercitrin）和槲皮素（quercetin）。

【药理】 1. 抗氧化作用 大鼠给予赤阳子后，红细胞和组织中超氧化物歧化酶（SOD）活性显著提高，血清和组织中过氧化脂质（LPO）含量显著降低，说明具有一定的延缓衰老作用。

2. 对免疫功能的作用 赤阳子针剂能明显促进小鼠体内植物血凝素（PHA）激发的淋巴细胞转化，表现为与对照组相比，过渡型细胞和母细胞均显著上升，说明有增强细胞免疫功能的作用。

3. 增强体力作用 赤阳子针剂（制法同前述）给小鼠腹腔注射，连续 9 日，于末次给药 2 小时后开始游泳试验，给药组小鼠游泳时间显著延长。

4. 对血脂的影响 赤阳子干粉配成的普通饲料喂养大鼠 15 日，但三酰甘油（TG）含量明显下降。对已形成的高脂血症兔，赤阳子提取物使总胆固醇（TC）、TG 水平降低，而高密度脂蛋白胆固醇增高，具有明显的降血脂及防止动脉硬化斑块形成作用。

毒性 本品毒性极低，也无致突变作用。

【药性】 酸、涩，平。

1.《滇南本草》："味甘、酸。"

2.《四川中药志》1960 年版："性平，味酸、涩，无毒。"

3. 南药《中草药学》："甘、酸、涩，温。"

【功用主治】 健脾消食，收涩止痢，止痛。主治食积停滞，脘腹胀满，痢疾，泄泻，崩漏，带下，跌打损伤。

1.《滇南本草》："治胸中痞块，食积，消虫，明目，泻肝经之火，止妇人崩漏。"

2.《滇南本草图说》："主治妇人产后百病淹缠，或瘀血成块，血崩。"

3.《四川中药志》1960 年版："治痢疾及白带。"

4.《云南中草药》："健脾和胃，活血止血。主治消化不良，腹泻，产后血瘀。"

5.《青岛中草药手册》："活血止痛。主治跌打损伤，骨蒸潮热，虚劳，骨节痛。"

【用法用量】 内服：煎汤，12～30 g；或浸酒。外用：捣敷。

2152 赤茯苓 chì fú líng （《宝庆本草折衷》）

【异名】 赤苓（《本草再新》），赤茯（《本草便读》）。

【基原】 为多孔菌科茯苓属真菌茯苓干燥菌核近外皮部的淡红色部分。

【原植物】 参见"茯苓"条。

【采收加工】 收获季节和方法同茯苓，当茯苓削去外皮（茯苓皮）后，再切成厚薄均匀的片，取其中粉红色的即为赤茯苓，晒干。

【药材】 赤茯苓 *Poria Rubra* 产地参见"茯苓"条。

性状 本品为大小不一的方块，长、宽 4～5 cm，厚 0.4～0.6 cm，间有长宽 1.5 cm 以上的碎块，淡红色或淡棕色。质松，略具弹性。气微，味淡。

【成分】 本品中含有三萜类化合物：3β-羟基-7，9(11)，24-羊毛脂三烯-21-羧酸〔3β-hydroxylanosta-7，9(11)，24-trien-21-oic acid〕，3-氢化茯苓酸（trametenolic acid），去氢齿孔酸（dehydroeburicoic acid），齿孔酸（eburicoic acid）；poricoic acid C，结构为 3，4-断-4(28)，7，9(11)，24(31)-羊毛脂四烯-3，21-二羧酸〔3，4-seco-lanosta-4(28)，7，9(11)，24(31)-tetraen-3，21-dioic acid〕，poricoic acid D，结构为 16α，25-二羟基-3，4-断-4(28)，7，9(11)，24(31)-羊毛脂四烯-3，21-二羧酸〔16α，25-dihydroxy-3，4-seco-lanosta-4(28)，7，9(11)，24(31)-tetraen-3，21-dioic acid〕，poricoic acid DM，结构为 16α，25-二羟基-3，4-断-4(28)，7，9(11)，24(31)-羊毛脂四烯-3，21-二羧酸-3-甲酯〔16α，25-dihydroxy-3，4-seco-lanosta-4(28)，7，9(11)，24(31)-tetraen-3，21-dioic acid 3-methyl ester〕，poricoic acid AM，结构为 16α-羟基-3，4-断-4(28)，7，9(11)，24(31)-羊毛脂四烯-3，21-二羧酸 3-甲酯〔16α-hydroxy-3，4-seco-lanosta-4(28)，7，9(11)，24(31)-tetraen-3，21-dioic acid 3-methyl ester〕，25-羟基-3-表去氢 16α-齿孔酸（25-hydroxy-3-epidehydrotumulosic acid），poricoic acid E，结构为 16α，27-二羟基-3，4-断-4(28)，7，9(11)，24-羊毛脂四烯-3，21-二羧酸〔16α，27-dihydroxy-3，4-seco-lanosta-4(28)，7，9(11)，24-tetraen-3，21-dioic acid〕，poricoic acid F、BM，表去氢-16α-齿孔酸（3-epidehydrotumulosic acid），去氢-16α-羟基齿孔酸（dehydrotumulosic acid），去氢齿孔酸（dehydroeburiconic acid）。

【药性】 甘、淡，平。归心、脾、膀胱经。

1.《宝庆本草折衷》："味甘，平，无毒。"

2.《汤液本草》："入足太阴经，手太阳经、少阴经。"

3.《本草再新》："味辛，性温，无毒。入心、脾、肺三经。"

4.《本草求原》："入心、胃、小肠、膀胱。"

【功用主治】 行水，利湿。主治小便不利，水肿，淋浊，泄泻。

1.《药性论》："破结气。"

2.《宝庆本草折衷》："主利小便，止消渴，大腹水肿，淋结。"

3.《纲目》："泻心、小肠、膀胱湿热，利窍行水。"

4.《本草再新》："益心气，健中和脾，润肺，燥湿。治泻痢。"

【用法用量】 内服：煎汤，6～12 g；或入丸、散。

【宜忌】 虚寒滑精或气虚下陷者禁服。

【选方】 1. 治水肿，胸中气满喘急 赤茯苓（去黑皮）、杏仁（去皮尖双仁，炒）各四两，陈橘皮（汤浸去白，炒）二两。上三味，粗捣筛，每服五钱匕，水三盏，煎至一盏，去滓温服，日再，病随小便下，饮尽更作。（《圣济总录》茯苓汤）

2. 治脾湿太过，四肢肿满，腹胀喘逆，气不宣通，小便赤涩 葶苈四两，防己二两，赤茯苓一两，木香半两。上件为细末，枣肉为丸，如桐子大。每三十丸，煎桑白皮汤送下，食前。（《医学发明》赤茯苓丸）

3. 治口干溺赤，腹满心痛，由热留于手少阴之经，其气厥 赤茯苓四两，甘草（生）一两，木香半两。上为散，每服五钱，水二盏，煎至一盏，去滓温服。（《全生指迷方》赤茯苓汤）

4. 治妊娠水肿，小便不利，恶寒 赤茯苓（去皮）、葵子各半两。为末，每服二钱，新汲水下。（《纲目》引禹讲师方）

5. 治小便白浊不利，时作痛 赤茯苓、沉香各一两。一方用琥珀代沉香。上为细末，每服二钱，白汤点，食后临卧服之。（《鸡峰普济方》茯苓汤）

6. 治冒暑伏热，头目眩晕，呕吐，泻痢，烦渴，背寒，面垢 赤茯苓、甘草（生）各四两，寒食面、生姜各一斤。上为末，每服二钱，白汤下。（《赤水玄珠》却暑散）

7. 治小儿腹痛，不肯哺乳 赤茯苓一分，甘草一分（炙微赤，锉），黄连一分（去须）。上捣罗为末，炼蜜和丸，如梧桐子大。每用一丸，研破，着奶头上，令儿吮奶。或研点口中，亦得。（《普济方》乳黄散）

【各家论述】 1.《本草经集注》："茯苓白色者补，赤色者利。"

2.《本草经疏》："白者人气分，赤者入血分。补益心脾，白优于赤；通利小肠，专除湿热，赤亦胜白。"

2153 赤砂糖 chì shā táng（《随息居饮食谱》）

【异名】 砂糖（《新修本草》），紫砂糖（《纲目》），黑砂糖（《本草原始》），红糖（《医林纂要》），黄糖（《本草求原》）。

【基原】 为禾本科甘蔗属植物甘蔗茎中的液汁，经精制而成的赤色结晶体。

【原植物】 参见"甘蔗"条。

【药性】 甘，温。归肝、脾、胃经。

1.《新修本草》："味甘，寒，无毒。"

2.《纲目》："性温。"

3.《医林纂要》："甘，热。"

4.《得配本草》："人足太阴经。"

5.《本草求真》："专入肝。"

6.《本草再新》："入肝、脾、肺三经。"

【功用主治】 补脾缓肝，活血散瘀。主治产后恶露不行，口干呕哕，虚羸寒热。

1.《新修本草》："功体与石蜜同，而冷利过之。"

2.《食疗本草》："主心热，口渴。"

3.《日华子》："润心肺，杀虫，解酒毒。"

4.《本草衍义》："治心肺大肠热，今医家治暴热，多以此物为先导。"

5.《饮膳正要》："主心腹热胀，止渴，明目。"

6.《纲目》："和中助脾，缓肝气。"

7.《本经逢原》："熬焦治产妇败血冲心，及虚羸老弱血痢不可攻者。"

8.《医林纂要》："暖胃，补脾，缓肝，去瘀，活血，润肠。"

9.《本草再新》："补脾润肺，养肝和中，消痰止渴。"

【用法用量】 内服：开水、酒或药汁冲，10～15 g。外用：化水涂；或研敷。

【宜忌】 湿热中满者及儿童慎服。

1.《食疗本草》："损牙齿，发疳䘌，不可多服之。""不可与鲫鱼同食，成疳虫。""不可与葵同食，生流澼。""不可共笋食之，笋不消，成癥病心腹痛，重不能行履。"

2.《本草衍义》："小儿多食则损齿及生蛲虫。"

3.《本经逢原》："性助湿热，不可多食。"

4.《本草从新》："生胃火，助湿热，损齿生虫。"

【选方】 1. 治下痢噤口　砂糖半斤，乌梅一个。水二碗，煎一碗，时时饮之。（《摘玄方》）

2. 治痘不落痂　砂糖调新汲水一杯服之。白汤调亦可，日二服。（《纲目》引刘提点方）

3. 治上气喘嗽，烦热，食即吐逆　砂糖、姜汁等分相和，慢煎二十沸，每咽半匙取效。（《纲目》）

4. 治火烧、水烫　赤砂糖瓦上煨，研末，菜油调敷。〔《中医杂志》1962，(6)：20〕

【各家论述】 1.《纲目》："砂糖性温，殊于蔗浆，故不宜多食。但其性能和脾缓肝，故治脾胃及泻肝药用为先导。《本草》言其性寒，苏恭谓其冷利，皆昧此理。"

2.《本草求真》："砂糖，本于甘蔗所成。甘蔗气秉冲和，味甘气寒，已为除热润燥之味。其治则能利肠解烦，消痰止渴。至于砂糖经火煅炼，性转为温，色变为赤，与蔗又似有别。故能行血化瘀，是以产妇血晕，多有用此与酒冲服，取其得以入血消瘀也；小儿丸散用此调服，取其温以通滞也；烟草用以解毒，亦取其有开导之力也。然性温则消则下，故虚热过服则有损齿消肌之病。味甘主缓主壅，故痰湿过服，则有恋膈胀满之弊，此又不可不深思熟察耳。"

2154 赤胫散 chì jìng sǎn（《植物名实图考》）

【异名】 土竭力（《植物名实图考》），花蝴蝶、花脸荞、荞子连、九龙盘、花扁担、土三七、散血连（《贵州民间方药集》），苦荞头草（《中国药用植物图鉴》），红泽兰（《贵州民间药物》），荞黄连、广川草（《湖南药物志》），化血丹（《昆明民间常用草药》），草见血、血当归、黄泽兰（《云南中草药》），飞蛾七（《湖北中草药志》）。

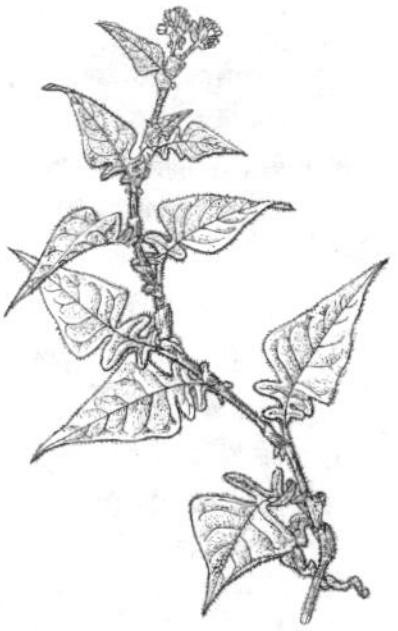

赤胫散

【基原】 为蓼科蓼属植物赤胫散和缺腰叶蓼的全草。

【原植物】 1. 赤胫散 *Polygonum runcinatum* Buch. -Ham. ex D. Don [*Persicaria runcinatum* (Buch. -Ham.) H. Gross.]

一年生或多年生草本，高 30～50 cm。根茎细弱黄色，须根黑棕色。茎纤细，直立或斜上，稍分枝，紫色，有节或被细白毛，或近无毛。叶互生；叶柄短，具翅，基部有叶耳，上部叶近无柄；托叶鞘筒状，膜质，有缘毛或无毛；叶片卵形，大头羽裂，长5～8 cm，宽3～5 cm，顶生裂片较大，三角状卵形，先端长渐尖，侧生裂片 1～3 对，基部近截形，两面无毛或有毛，上面中部有紫黑斑纹，具细微的缘毛。头状花序簇生于枝顶，通常成对，总花梗有腺毛；花被 5 裂，粉红色，沿背部为绿色；雄蕊 8，花丝较花被短；柱头圆球形，3 裂。瘦果卵圆形，具 3 棱，黑褐色有细点。花期 7～8 月。

生于路边、沟渠、草丛等阴湿地或栽培。分布于西南及河南、湖北、湖南、广西、西藏、陕西、甘肃、台湾等地。

2. 缺腰叶蓼 *P. runcinatum* Buch. -Ham. ex D. Don var. *sinense* Hemsl.

本变种与赤胫散的区别是头状花序较小，直径 5～7 mm，数个再集成圆锥状。叶基部通常具 1 对裂片，两面无毛或疏生柔毛。

生于海拔 3 000 m 以下的山坡林下、山谷草地。分布于西南及浙江、安徽、江西、河南、湖北、湖南、广西、西藏、陕西、甘肃等地。

【栽培】 生物学特性　性喜阴湿，能耐寒。以疏松肥沃、排水良好的土壤较好。

繁殖方法　用分株和种子繁殖，以分株繁殖为主。冬季倒苗后到春季未出苗前，挖起根茎，分成单株，每株须留芽和须根。栽时，翻耕土地，开 1.3 m 宽的高畦，按行、株距各约 33 cm 开穴。每穴栽 2 株，填土压紧，施人畜粪水及草木灰，最后盖细土与畦面齐平。

田间管理　栽后每年中耕除草、追肥 3 次。第一次在 3 月刚出苗后，第二次在 6～7 月，第三次在冬季倒苗时，先把枯萎茎叶割去后进行，还要培土过冬。第一、第二次追肥，以人畜粪水为主，第三次可施草木灰或堆肥。

【采收加工】 7～10 月采收，扎把晒干或鲜用。

【药理】 抑菌作用　用琼脂平板扩散法，表明赤胫散的醇提取物水溶液对革兰阴性志贺痢疾杆菌有明显的抑菌作用，且抑菌作用强度与药液浓度成正相关；对革兰阴性大肠杆菌、革兰阳性金黄色葡萄球菌无抑菌作用。

【药性】 苦、微酸、涩，平。

1.《分类草药性》："味甜，性平。"

2.《湖南药物志》："苦，寒，无毒，一说辛。"

3.《贵州民间药物》："性寒，味苦、微涩。"

4.《四川常用中草药》："性平，味酸、苦、辛。"

【功用主治】 清热解毒，活血舒筋。主治痢疾，泄泻，赤白带下，经闭，痛经，乳痈，疮疖，无名肿毒，毒蛇咬伤，跌打损伤，劳伤腰痛。

1.《分类草药性》："治经水不调。"

2.《民间常用草药汇编》:"清三焦热。治头昏晕。"

3.《湖南药物志》:"镇痛。"

4.《贵州民间方药集》:"治痔疮,九子疡;用于跌打损伤,舒筋活血,接骨,消伤肿,止伤痛。"

5.《云南中草药》:"补血调经,疏经活络。(治)月经不调,干血痨。"

6.《广西本草选编》:"清热止泻,消肿解毒。(治)急性胃肠炎,无名肿毒,乳腺炎,跌打损伤。"

【用法用量】 内服:煎汤,9～15 g,鲜品 15～30 g;或泡酒。外用:鲜品捣敷;或研末调敷;或醋磨搽;或煎水熏洗。

【选方】 1. 治瘟疫,高热呓语　缺腰叶蓼根 15 g,乌苞 12 g,凤凰窝 1 个。水煎服。

2. 治腹痛　缺腰叶蓼全草 15 g,木香 3 g。水煎服。(1、2 方出自《湖南药物志》)

3. 治胃痛　化血丹 15 g。水煎服,或化血丹用腌菜水煎服;或化血丹末用腌菜水兑白酒送服。(《昆明民间常用草药》)

4. 治赤、白带　缺腰叶蓼全草 18 g,杉木浆、檀木浆各 9 g。水煎服。白带加白糖,赤带加红糖、月季花、阿胶。(《湖南药物志》)

5. 治乳腺炎　赤胫散、野荞麦各适量捣烂,加酒糟搅匀敷患处,初期 1～3 剂可愈。(《全国中草药汇编》)

6. 治痔疮出血　花蝴蝶 9 g,升麻 6 g。煮甜酒服。

7. 治汤火伤　花蝴蝶研末,取适量调麻油搽伤处。(6、7 方出自《贵州民间药物》)

8. 治痨伤、腰痛　飞蛾七 15～30 g。泡酒服。(《湖北中草药志》)

2155 赤瓟根 chì páo gēn (《吉林中草药》)

【基原】 为葫芦科植物赤瓟的根。

【原植物】 参见"赤瓟"条。

【采收加工】 秋后采收,鲜用或切片晒干。

【成分】 块茎含皂苷类成分赤瓟苷(dubioside)A、B、C、D、E、F。

【药性】《山西中草药》:"苦,寒。"

【功用主治】 通乳,解毒,活血。主治乳汁不下,乳痈,痈肿,黄疸,跌打损伤,痛经。

1.《黑龙江常用中草药手册》:"清热解毒。治黄疸,咳嗽,痈肿,跌打瘀血,乳汁不通。"

2.《长白山植物药志》:"清热解毒,活血,通乳汁。治痈肿,消渴,乳汁不下,乳房胀痛,跌扑瘀血,行经腹痛。"

【用法用量】 内服:煎汤,5～15 g;研末,3～6 g。

【宜忌】 孕妇禁服。

【选方】 1. 治黄疸　赤瓟根捣汁,每次 1 酒杯,每日服 2 次。

2. 治乳汁不下　赤瓟根研末,每次 3 g,每日服 2 次,白酒冲服。(1、2 方出自《吉林中草药》)

2156 赤铜屑 chì tóng xiè (《新修本草》)

【异名】 铜屑(《日华子》),熟铜末(《圣惠方》),铜末(《朝野佥载》),铜落、铜花、铜粉、铜砂(《纲目》),红铜末(《本草汇言》)。

【基原】 为煅铜时脱落的碎屑。

【药材】 赤铜屑 *Cuprinus Pulvis*　民间自产自用。

性状　本品呈小片状或细条状,厚薄粗细不一。黄红色,或黄棕色。具金属光泽。体重,质硬较韧。气无,味淡。

鉴别　取本品少量,加硝酸溶解,产生褐色氧化氮气体,溶液显绿色。以铁浸入此溶液中,其表面即镀上一层铜;取溶液加氨试液,即变为深蓝色(检查铜盐)。

【成分】 主要成分为金属铜,在空气中受水蒸气、氧气、二氧化碳的作用,表面上常被覆着微量的氧化铜、碳酸铜等物质。

【药理】 生骨作用　赤铜屑对通过手术方法造成左桡骨中上 1/3 横断缺损的健康家兔,有促进骨折愈合的作用,而发挥此作用的主要成分是碳酸铜。

【炮制】《纲目》:"赤铜屑,即打铜落下屑也。或以红铜火煅水淬,亦自落下。以水淘净,用好酒入砂锅内炒见火星,取研末用。"

【药性】 苦,平,有毒。

【功用主治】 接骨散瘀。主治筋骨折伤,瘀血肿痛,外伤出血,烂弦风眼。

1.《新修本草》:"赤铜屑以酢和如麦饭,袋盛,先刺腋下脉,去血封之,攻腋臭。又熬使极热,投酒中,服五合,日三,主贼风反折。又烧赤铜五斤,内酒二斗中百遍,服同前,主贼风。"

2.《本草拾遗》:"主折伤,能焊人骨,取细研,酒中温服之。"

3.《日华子》:"明目,治风眼,接骨焊齿,疗女人血气及心痛。"

4.《本草汇言》:"煎水洗目去弦障。"

【用法用量】 内服:醋煎、淬酒或研细末酒冲,0.3～0.9g。外用:调涂;或煎水洗。

【宜忌】《本草汇言》:"此乃金石之剂,中病即止,不可过服。"

【选方】 1. 治跌扑折損筋骨　赤铜末,每用三分,热酒调服。折伤在上,食后服;折伤在下,食前服。(《本草汇言》)

2. 治外伤出血　铜落、白蘑菇、马勃各等量。研成细粉,混匀过筛。敷于患处。(《全国中草药新医疗法展览会资料选编》)

3. 治风烂眼弦,沿久不愈　红铜末二钱,日逐煎汤频洗半月。(《本草汇言》)

4. 治狐臭　铜屑(一升)、石灰(三升,熬)。上二味合和囊盛粉之,有汗便粉之。(《外台》引《救急方》)

5. 治心胃作疼　红铜末二钱,米醋半盏,和水一碗。煎滚,澄去铜末,取醋汤饮。(《本草汇言》)

6. 乌须发　红铜末不拘多少,火内烧极红,投入水碗中,取出再烧再投,取水内自然之末,用水淘净,醋煮数沸至干,随炒黑色。每用一分半。(《东医宝鉴》秘传乌须方)

【各家论述】 1.《本草经疏》:"赤铜屑亦能接骨理伤,功用与自然铜相等,第其性有毒耳。"

2.《本草汇言》:"性坚味苦,能涩能敛。故合五倍子,染须发即黑;火煅淬酒服,治跌扑筋骨断折;煎水洗目,去弦障;和醋水煎滚饮,治女子血气心胃疼诸病。皆取此收涩坚凝之用也。"

2157 赤链蛇 chì liàn shé (《纲目》)

【异名】 赤蛙、赤连(《本草经集注》),赤楝、赤楝蛇、桑根蛇(《纲目》),火赤炼(陈义《动物学》),火炼蛇(薛德焴《系统动物学》),红斑蛇〔《生物学通报》1958,(2):8〕。

【基原】 为游蛇科赤链蛇属动物火赤链蛇的全体。

【原动物】 火赤链蛇 *Dinodon rufozonatum* (Cantor)

全长 1～1.5 m。头较宽扁,头部黑色,枕部具红色"∧"形斑,体背黑褐色,具多数(60 以上)红色窄横斑,腹面灰黄色,腹鳞两侧杂以黑褐色点斑。眼较小,瞳孔直立,椭圆形。颊鳞 1,常入眶;眶前鳞 1(2),眶后鳞 2;颞鳞 2+3,上唇鳞 2-3-3 或 3-2-3(2-2-3)式。背鳞 19(21)-17(19)-15(17)行,中段平滑无棱;腹鳞 184～225;肛鳞完整,尾下鳞 45～95 对。

生活于海拔 1 900 m 以下的丘陵、平原,常见于田野、竹林及水域附近。以鼠、蛙、蛇等为食。分布于东北及河北、山西、江苏、浙江、安徽、福建、江西、山东、河南、湖北、湖南、广东、广西、海南、四川、贵州、云南、陕西、台湾等地。

【采收加工】 夏至秋季捕捉,捕得后杀死,烘干,烧存性,研末备用;或捕后放入瓮中,加盖饿 2 日,使其排除粪便,然后取出洗净,放入高粱酒或白酒内浸 2～4 个星期,或洗净后直接烘干,研末。

【药材】 赤链蛇 *Dinodon* 全国大部分地区都产。

性状 呈圆盘状，盘径大小不一。头部及躯体黑褐色，背脊稍高而不呈屋脊状，体背部有数条红色窄横纹，体侧有红黑相间的断续斑点状纹，腹部外侧有黑褐色斑。颈部鳞片 19 行，中部 17 行，肛前 15 行，鳞片多平滑，边缘红色。剥去蛇皮处肉呈黄白色，尾部留皮处显棕红色斑点。

【药理】 1. 抗炎作用 赤链蛇水、醇提取液均有明显的抗炎作用。20 g/kg、10 g/kg 醇、水提取物灌胃对蛋清及琼脂性大鼠足肿胀有明显的抑制作用，且与氢化可的松15 mg/kg的疗效相近，同时不同剂量的水、醇提取物也能明显抑制二甲苯致小鼠耳炎性肿胀。

2. 镇痛作用 热、电、化学（酒石酸锑钾）刺激均可证明赤链蛇水、醇提取液均有明显的镇痛作用，对化学刺激镇痛作用尤为显著，对热刺激作用最弱。

3. 镇静、催眠作用 本品 50%醇提取液灌胃对戊巴比妥钠阈下催眠剂量有较强的催眠作用，并有抑制小鼠自发活动的作用，还能延长小鼠戊巴比妥钠睡眠时间；100%醇提取液对小鼠有明显的直接催眠作用，强度与 35 mg/kg 戊巴比妥钠相当，水提取液作用不明显。

4. 抗惊厥作用 赤链蛇醇提取液对回苏灵、士的宁、电休克所致惊厥均有对抗和保护作用，以 100%醇提取液20 g/kg作用尤为明显。强度与 25 mg/kg 苯巴比妥钠相当，水提取液无作用。

【药性】《上海常用中草药》："甘温，无毒。"

【功用主治】 祛风湿，止痛，解毒敛疮。主治风湿性关节炎，全身疼痛，淋巴结核，慢性瘘管，溃疡，疥癣。

1.《上海常用中草药》："祛风湿，止痛。治风湿性关节炎，全身疼痛。"

2.《中国动物药》："治淋巴结结核，慢性瘘管，溃疡及疥癣等。"

【用法用量】 内服：浸酒，20～40 ml。外用：研末撒；或以药线蘸粉插入管内。

【选方】 1. 治风湿性关节炎 赤链蛇 1 条，放入高粱酒内（0.5 kg 左右的蛇加高粱酒 1.5 kg）浸 2～4 个星期后即可饮用。每日饮酒 2 次，每次 1 盅。或活赤链蛇、蝮蛇浸于 60 度大曲酒中。（《山东药用动物》）

2. 治慢性结核性瘘管 将赤链蛇焙枯研为细末，过筛备用。用时按瘘管口径大小，用纸捻蘸赤链蛇粉末插入；瘘管大时用纸捻或纱条蘸药少许送入；对溃疡面可将赤链蛇末薄薄撒布于上，纱布包扎。每间隔 2 日换药 1 次（亦可酌情增减次数）。〔《新中医药》1958，9(4)：29〕

2158 赤楠根 chì nán gēn（《湖南药物志》）

【基原】 为桃金娘科蒲桃属植物赤楠的根或根皮。

【原植物】 赤楠 *Syzygium buxifolium* Hook. et Arn. 又名：牛金子（《植物名实图考》）。

灌木或小乔木。嫩枝有棱，干后黑褐色。叶对生，叶柄长约 2 mm；叶片革质，阔椭圆形至椭圆形，有时阔倒卵形，长 1.5～3 cm，宽 1～2 cm，先端圆或钝，有时有钝尖头，基部阔楔形或钝，全缘，上面干后暗褐色，无光泽，下面稍浅色，有腺点；羽状脉多而密。聚伞花序顶生，有花数朵，白色；萼管倒圆锥形，长约2 mm，萼齿浅波状；花瓣 4，分离；雄蕊多数；子房下位，花柱与雄蕊等长。浆果球形。花期 6～8 月，果期 9～10 月。

生于低山疏林或灌丛。分布于浙江、安徽、福建、江西、湖南、广东、广西、海南、贵州、台湾等地。

本植物的叶（赤楠蒲桃叶）亦供药用，另设专条。

【栽培】 生物学特性 喜温暖湿润的气候。适温 30 ℃时生长迅速，稍耐寒。以土层深厚而富含腐殖质的砂壤土栽培为宜。

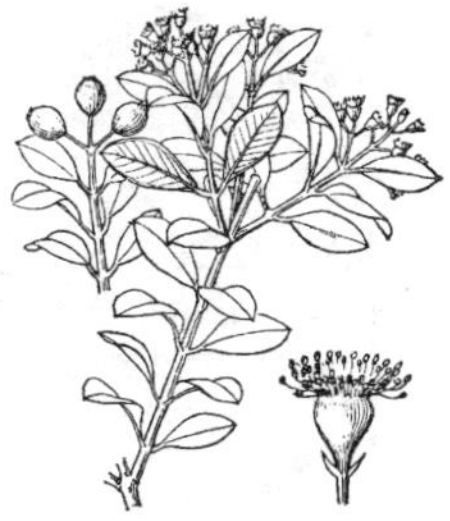

赤 楠

繁殖方法 种子繁殖。秋季果实呈紫黑色时采收，除去果皮，把种子晾干，放布袋置通风处贮藏。翌年春季 3 月播种育苗。按行距 35 cm 开沟，深 5 cm 左右，每隔 5 cm 播 1 颗种子，播后覆土、镇压、浇水。当苗高 50～60 cm 时，按行、株距 3 m×3 m 挖穴定植。

田间管理 幼苗出土后，要及时松土除草，苗高 10 cm 左右时，追施腐熟人粪尿，以后每月追肥 1 次。定植后，每年中耕除草 3 次，施以堆肥或厩肥，每次在植株旁开沟施入，施后培土。

【采收加工】 7～10 月挖根，切片，晒干；根皮可在挖取根部时，及时剥割，切碎，晒干。

【成分】 根含萜类：无羁萜（friedelin），熊果酸（ursolic acid），坡模醇酸（pomolic acid），齐墩果酸（oleanolic acid）；甾醇类：β-谷甾醇（β-sitosterol），胡萝卜甾醇（β-daucosterol）。

【药性】 甘，微苦、辛，平。归肾、脾、肝经。

1.《贵州草药》："性平，味甘。"

2.《湖南药物志》："平，淡。无毒，一说甘、寒。"

3.《浙江药用植物志》："微苦、涩，平。"

【功用主治】 益肾健脾，活血消肿。主治喘咳，浮肿，淋浊，尿路结石，痢疾，肝炎，子宫脱垂，风湿痛，疝气，睾丸炎，痔疮，痈肿，水火烫伤，跌打肿痛。

1.《植物名实图考》："散血。"

2.《贵州草药》："健脾利湿，平喘。治浮肿，小儿盐吼。"

3.《湖南药物志》："祛风湿，清火解毒。治腰痛，五淋浊，筋骨痛，背花疮。"

4.《广西本草选编》："治烧烫伤。"

5.《广西民族药简编》："治尿路结石，黄疸型肝炎，胃痛。"

6.《浙江药用植物志》："益肝肾。治疝气，子宫下垂。解江蟹毒。"

【用法用量】 内服：煎汤，15～30 g。外用：捣敷或研末撒。

【选方】 1. 治筋骨痛 赤楠根 15～30 g。煮猪脚兑酒服。（《湖南药物志》）

2. 治子宫下垂 赤楠根、金樱子根各 120 g，或加枳壳30 g。水煎服。

3. 治疝气 赤楠根 30 g，荔枝 4 枚。水煎冲黄酒、红糖服。（2、3 方出自《浙江药用植物志》）

4. 治背花疮 赤楠根、葵花盘、猪婆藤（各等分）研末。先将蜂蜜涂患处，再撒上药末。（《湖南药物志》）

2159 赤小豆叶 chì xiǎo dòu yè（《别录》）

【异名】 赤小豆藿《别录》，小豆藿《千金方》，小豆叶《食医心镜》。

【基原】 为豆科豇豆属植物赤小豆或赤豆的叶。

【原植物】 参见"赤小豆"条。

【采收加工】 6～8 月采收，鲜用或晒干。

【药性】 味甘、酸、涩，性平。

【功用主治】 固肾缩尿，明目，止渴。主治小便频数，肝热目糊，心烦口渴。

1.《别录》："止小便数，去烦热。"

2.《日华子》："明目。"

【用法用量】 内服：煎汤，30～100 g；或捣汁。

【选方】 1. 治小便数　小豆叶一斤。于豉汁中煮，调和作羹食之，煮粥亦佳。(《食医心镜》)

2. 治渴，小便利，复非淋　小豆藿一把，捣取汁，顿服三升。(《千金方》)

2160 赤小豆芽 chì xiǎo dòu yá (《纲目》)

【基原】 为豆科豇豆属植物赤小豆或赤豆的芽。

【原植物】 参见"赤小豆"条。

【采收加工】 将成熟的种子发芽后，晒干。

【药性】 甘，微凉。

【功用主治】 清热解毒，止血，安胎。主治肠风便血，肠痈，赤白痢疾，妊娠胎漏。

《本经逢原》："(赤小豆)发芽同当归，治便红肠痈，取其能散蓄积之毒也。"

【用法用量】 内服：煎汤，9～15 g；或入散剂；或鲜品炒熟食用。

【选方】 1. 治狐惑病之蚀于眼目者，并治下血，先便后血者　赤小豆三升(浸令芽出，曝干)，当归(《千金方》用量为三两)。上二味，杵为散，浆水服方寸匕，日三服。(《金匮要略》赤小豆当归散)

2. 治漏胞、伤胎　赤小豆五升，湿地种之，令生芽，干之。上一物，下筛。以温酒服方寸匕，日三，得效便停。(《小品方》小豆散)

2161 赤小豆花 chì xiǎo dòu huā (《药性论》)

【异名】 腐婢《本经》。

【基原】 为豆科豇豆属植物赤小豆或赤豆的花。

【原植物】 参见"赤小豆"条。

【采收加工】 6～7月采花，阴干或鲜用。

【药性】 辛，微凉。

1.《本经》："味辛，平。"

2.《别录》："无毒。"

【功用主治】 清热，止渴，醒酒，解毒。主治疟疾，痢疾，消渴，伤酒头痛，痔瘘下血，丹毒，疔疮。

1.《本经》："主痎疟寒热邪气，泄痢，阴不起，病酒头痛。"

2.《别录》："止消渴。"

3.《药性论》："解消酒毒，明目，散气满不能食。煮一顿服之。又下水气，并治小儿丹毒热肿。"

【用法用量】 内服：煎汤，9～15 g，或入散剂。外用：研末撒；或鲜品捣敷。

2162 赤车使者 chì chē shǐ zhě (《雷公炮炙论》)

【异名】 小锦枝(《雷公炮炙论》)，毛骨草、天门草、猴接骨(《福建药物志》)，岩下青、拔血红、坑兰(《浙江药用植物志》)，风湿草(《湖北中草药志》)。

【基原】 为荨麻科赤车属植物赤车的全草及根。

【原植物】 赤车 *Pellionia radicans* (Sieb. et Zucc.) Wedd. [*Procris radicans* Sieb. et Zucc.]

多年生草本。茎肉质，长达 25 cm，上部渐升，下部铺地生不定根。叶具短柄或无柄，不对称；叶片狭卵形或卵形，长 1.4～4.5 cm，宽 0.7～2 cm，先端短渐尖至长渐尖，基部在较狭一侧楔形，在较宽一侧耳形，边缘在基部或中部以上疏生浅牙齿，下面无毛或沿脉疏生微柔毛。雌雄异株；雄花序分枝稀疏，总花梗长 0.5～2 cm，花被片 5，倒卵形，雄蕊 5；雌花序无柄或具短柄，近球形，直径达 7 mm，具多数密集的花。瘦果卵形，有小疣点。花期 4～7月，果期 7～8月。

生于海拔 600～2 500 m 的山谷沟边或林下阴湿草丛中。分布于华南及浙江、安徽、福建、江西、湖北、湖南、贵州、台湾等地。

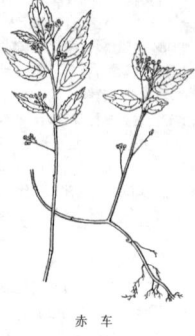

赤　车

【采收加工】 7～10 月拔起全草，或除去地上部分，鲜用或晒干。

【药性】 辛、苦，温，小毒。

1.《新修本草》："味辛、苦，温，有毒。"

2.《药性论》："有小毒。"

【功用主治】 祛风胜湿，活血行瘀。主治风湿骨痛，跌打肿痛，骨折，疮疖，牙痛，骨髓炎，丝虫病引起的淋巴管炎，肝炎，支气管炎，毒蛇咬伤，烧烫伤。

1.《新修本草》："主风冷，邪疰，蛊毒，癥瘕，五脏积气。"

2.《药性论》："治恶风冷气，服之悦泽皮肤，好颜色。"

3.《药性考》："古方治大风风痹，以此浸酒；又作丸辟疫。"

4.《浙江民间常用草药》："祛瘀，消肿，解毒，止痛。"

5.《福建药物志》："活血行瘀，消肿止痛。主治跌打损伤，骨折，急性关节炎，遗精，丝虫病引起淋巴管炎，外伤感染。"

【用法用量】 内服：煎汤，15～30 g。外用：鲜品捣敷；或研末调敷。

【选方】 1. 治风湿骨痛　风湿草 30 g。与猪脚煨汤，去药渣。汤肉同服。(《湖北中草药志》)

2. 治急性关节炎　赤车 15 g，勾儿茶 60 g。水煎服。

3. 治跌打损伤，骨折　鲜赤车适量，生栀子 12～15 g，糯米饭、米酒各少许。同捣烂后加热敷患处。(2、3 方出自《福建药物志》)

4. 治牙痛　赤车鲜全草 15 g，鸡蛋 1 只。水煎，吃蛋和汤。(《浙江民间常用草药》)

5. 治遗精　赤车 9 g，猪脊椎骨适量。水炖服。(《福建药物志》)

2163 赤楠蒲桃叶 chì nán pú táo yè (《广西本草选编》)

【基原】 为桃金娘科蒲桃属植物赤楠的叶。

【原植物】 参见"赤楠根"条。

【采收加工】 全年均可采，鲜用或晒干。

【药性】 苦，寒。

【功用主治】 清热解毒。主治瘰疽，疔疮，漆疮，烧烫伤。

【选方】 1. 治瘰疽，疔疮　鲜赤楠蒲桃叶适量，捣敷患处。

2. 治漆疮　赤楠蒲桃叶适量，水煎洗患处。

3. 治烧烫伤　赤楠蒲桃根、叶研粉，用茶油调涂患处。(1～3 方出自《广西本草选编》)

2164 块茎糙苏 kuài jīng cāo sū (《内蒙古中草药》)

【异名】 野山药(内蒙古《中草药新医疗法资料选编》)。

【基原】 为唇形科糙苏属植物块根糙苏的根或全草。

【原植物】 块根糙苏 *Phlomis tuberose* L. [*Phlomoides tuberose* Moench]

多年生草本，高 40～150 cm。根粗大成纺锤状块根。茎具分枝，四棱形，下部被疏柔毛，褐紫色或绿色。基生叶和下部的茎生叶叶柄长 4～25 cm；叶片三角形或卵状三角形，长 5.5～19 cm，宽 5～13 cm，先端钝或急尖，基部深心形，边缘粗圆齿状，中部叶较小，三角状披针形，边缘粗牙齿状，叶片上面被具节刚毛或近无毛，下面无毛或仅脉上被少许具节刚毛。轮伞花序多数，多花密集；苞片线状钻形，被具节长缘毛；花萼管状，萼齿5，半圆形，先端具刺尖；花冠紫红色，唇形，唇瓣外面被具长射线的星状绒毛，筒部无毛，上唇边缘为不整齐的牙齿状，下唇3圆裂，中裂片较大，倒心形，侧裂片卵形；雄蕊4，前对较长，后对基部具短距状附属物；雌蕊子房2，合生，花柱单一，柱头2裂。小坚果卵状三棱形，先端被毛。花期6～8月，果期7～9月。

生于海拔1 200～2 100 m的湿草原或山沟中。分布于黑龙江、内蒙古及新疆等地。

【采收加工】 6～7月采收，晒干。

【药材】 块茎糙苏 *Phlomidis Tuberosae Radix* 产于内蒙古、黑龙江、新疆等地。

性状 块根呈椭圆形、长椭圆形或偏圆形；表面棕色或棕褐色，有粗抽皱，有的一端残留茎基，另一端为连接两块根间的细根，有的两侧端均有细根。质硬，不易折断，断面黄色或黄白色。气微，味淡。

【成分】 根含耐阴香茶菜素苷(umbroside)。

茎中含黄酮类成分(flavonoids)，环烯醚萜类(iridoids)以及羟基桂皮酸类(hydroxycinnamic acids)。环烯醚萜化合物：5-去氧胡麻属苷(5-desoxysesamoside)，胡麻属苷(sesamoside)，山栀苷甲酯(shanzhiside methyl ester)，7-去甲基-6-羟基山栀苷甲酯(lamalbid)。

地上部分含酚酸类：咖啡酸(caffeic acid)，4-*O*-咖啡酰-*D*-奎宁酸(4-*O*-caffeoyl-*D*-quinic acid)以及咖啡酸的葡萄糖、木糖、鼠李糖酯。

【药性】《内蒙古中草药》："味涩，性平。"

【功用主治】 解毒消肿，活血调经。主治梅毒，疮肿，月经不调。

1.《内蒙古中草药》："清热消肿。治疮痈肿毒。"

2.《内蒙古植物药志》："活血通经，解毒疗疮。治月经不调，腹痛。"

【用法用量】 内服：煎汤，3～6 g。外用：捣敷或研末撒。

【宜忌】 孕妇慎服。

2165 芙蓉叶 fú róng yè（《滇南本草》）

【异名】 拒霜叶(《世医得效方》)，芙蓉花叶(《普济方》)，铁箍散(《湖南药物志》)。

【基原】 为锦葵科芙蓉属植物木芙蓉的叶。

【原植物】 参见"芙蓉花"条。

【采收加工】 7～10月采摘，阴干或晒干，研成粉末贮藏。

【药材】 芙蓉叶 *Hibisci Mutabidis Folium* 产于江苏、浙江、安徽、江西、河南、湖北、湖南、广东、广西、四川、贵州等地。

性状 全体被灰白色星状毛。叶片大，多皱缩破碎，完整者展平后呈卵圆状心形，掌状3～7裂，裂片三角形，先端渐尖，基部心形，边缘有钝齿，叶面深绿色，叶背灰绿色，叶脉7～11条，两面突起。叶柄圆柱形，黄褐色。质脆易碎，气微、味微辛。

鉴别 (1)叶横切面：上表皮由1列长方形、类圆形细胞及类圆形大型黏液细胞组成，大小不一，外被薄角质层；下表皮细胞较小，偶见黏液细胞，表皮上有星状毛、簇生毛、单细胞非腺毛及腺毛。栅栏组织由1列长柱状细胞组成，约占横切面1/2，海绵组织疏松，散有草酸钙簇晶。主脉向两面凸出，以向下突出明显，上、下表皮内方均有5～6层厚角细胞，维管束外韧型，维管束鞘纤维断续成环。薄壁组织中散有黏液腔及草酸钙簇晶，草酸钙簇晶以韧皮部及维管束鞘处为多，有时可见方晶。

叶表面观：下表皮细胞垂周壁波状弯曲；上表皮较平直，并可见大型黏液细胞。不定式气孔多分布于下表皮；非腺毛三种，壁均木化，星状毛及簇生毛甚多，2～35分枝，每分枝为单细胞，长40～358 μm，单细胞非腺毛长83～165 μm；腺毛有两种，一种腺头为3～4个细胞组成，柄单细胞；另一种腺毛鲜黄色，头部单细胞，腺柄由15～24个细胞组成，近基部的细胞多扁圆状。

(2) 取本品粉末0.5 g，加水10 ml，煮沸5分钟，滤过。取滤液1 ml，加1%三氯化铁试液1～2滴，溶液呈现污绿色(检查酚类)；取滤液滴于滤纸上，于紫外线灯(365 nm)下观察，呈淡紫色荧光，喷1%三氯化铝乙醇液后，呈明显黄绿色荧光(检查黄酮类)。

(3) 取本品粉末50 g，加乙醇5 ml，于水浴温浸，滤过，滤液蒸干后加50%乙醇溶解，滤过，滤液蒸干，加乙醇2 ml溶解，加少量镁粉及浓盐酸，溶液呈红色(检查黄酮类)。

(4) 薄层色谱：取本品粗粉1 g，加50%乙醇5 ml，冷浸过夜，滤过，滤液于水浴上蒸干，加甲醇溶解，滤过，滤液浓缩至0.5 ml，供点样用。以芦丁为对照品，同点样于硅胶G板上，以苯-甲醇-乙酸(7：3：1)为展开剂。上行展开，展距10 cm。用1%三氯化铝乙醇液为显示剂，喷雾后在紫外线灯(365 nm)下观察荧光斑点。供试品色谱与对照品色谱在相应的位置处显黄色荧光斑点。

【成分】 芙蓉叶中含有黄酮类化合物：芸香苷(rutin)，山柰酚-3-*O*-*β*-芸香糖苷(kaempferol-3-*O*-*β*-rutinoside)，山柰酚-3-*O*-*β*-刺槐双糖苷(kaempferol-3-*O*-*β*-robinobinside)，山柰酚-3-*O*-*β*-*D*-(6*E*-对羟基桂皮酰基)-葡萄糖苷〔kaempferol-3-*O*-*β*-*D*-(6*E*-*p*-hydroxycinnamoyl)-glucopyranoside〕；蒽醌类化合物：大黄素(emodin)；有机酸：延胡索酸(fumaric acid)，二十四烷酸(tetracosanoic acid)，水杨酸(salicylic)；甾醇类：*β*-谷甾醇(*β*-sitosterol)，胡萝卜苷(daucosterol)。

【药理】 1. 抗炎作用 芙蓉叶水煎剂3 g/kg腹腔注射，对小鼠巴豆油致耳郭水肿，有抑制作用。3或5 g/kg腹腔注射；10或20 g/kg灌服，对大鼠角叉菜胶性足肿胀，有抑制作用。10或20 g/kg皮下注射，对小鼠腹腔毛细血管通透性，有抑制作用。3或5 g/kg腹腔注射，对大鼠棉球肉芽肿组织增生有抑制作用，但无解热作用。

2. 其他作用 10%芙蓉叶对金黄色葡萄球菌、溶血性链球菌、铜绿假单胞菌有较强的抑制作用。

毒性 芙蓉叶水煎剂腹腔注射的LD_{50}为22 g/kg；灌胃给药最大耐受量为100 g/kg。对20只小鼠以生药0.5 g/ml浓度的木芙蓉叶有效组分给小鼠灌胃，灌胃量为0.8 ml/20 g，无致突变作用。小鼠灌胃木芙蓉叶有效组分，剂量相当于生药312.4 g/kg，为动物有效剂量的150倍，未见毒性反应。

【药性】 辛、微苦，凉。归肺、肝经。

1.《本草图经》："味辛，平，无毒。"

2.《纲目》："微辛。"

3.《玉楸药解》："入手太阴肺、足厥阴肝经。"

4.《贵州草药》："性凉，味甘。"

5.《四川常用中草药》："味微苦。"

【功用主治】 清肺凉血，解毒消肿。主治肺热咳嗽，目赤肿痛，痈疽肿毒，恶疮，缠身蛇丹，脓疱疮，肾盂肾炎，水火烫伤，毒蛇咬伤，跌打损伤。

1.《本草图经》："敷贴肿毒。"

2.《滇南本草》："箍疮出头。"

3.《纲目》："清肺凉血，散热解毒。治一切大小痈疽毒恶疮，消肿排脓止痛。"

4.《玉楸药解》："清风泄热，凉血消毒。"

5.《中国药用植物图鉴》："消疔肿，疮毒。"

6.《四川常用中草药》："明目。"

7.《全国中草药汇编》："清热解毒，消肿排脓，凉血止血。主治肺热咳嗽，月经过多，白带；外用治痈肿疮疖，乳腺炎，淋巴结炎，腮腺炎，烧烫伤，毒蛇咬伤，跌打损伤。"

【用法用量】 内服：煎汤，10～30 g。外用：研末调敷或捣敷。

【宜忌】《民间常用草药汇编》:"孕妇忌服。"

【选方】1. 治痈疽肿毒　重阳前取芙蓉叶(研末),端午前取苍耳(烧存性,研末),等分。蜜水调涂四周,其毒自不走散。(《古今医统》铁井栏)

2. 治腮颔肿痛,或破成疮　芙蓉叶不拘多少。捣烂敷之,以帛系定,日一换。(《奇效良方》芙蓉敷方)

3. 治赤眼肿痛　芙蓉叶末,水和,贴太阳穴。(《飞鸿集》清凉膏)

4. 治毒蛇咬伤　(木芙蓉)鲜叶、花适量。洗净,加食盐少许,捣敷伤口周围肿胀处,每日换2次。

5. 治跌打扭伤　(木芙蓉)鲜叶、花适量,捣烂外敷;或晒干研粉,酒、醋或茶汁调搽。(4、5方出自《浙江药用植物志》)

6. 治小儿锁喉　芙蓉叶捣汁,和鸡蛋煎成小块,贴囟门及肚脐。(《岭南采药录》)

7. 治小儿惊风肚痛及急惊风　取(木芙蓉)嫩叶,捣烂,和入鸡蛋,煎熟作饼,贴儿脐上,冷则随换。(6、7方出自《岭南采药录》)

8. 治偏坠作痛　芙蓉叶、黄柏各二钱。为末,以木鳖子仁一个,磨醋调涂阴囊。(《简便单方》)

【各家论述】《纲目》:"木芙蓉花并叶,气平而不寒不热,味微辛而性滑涎黏,其治痈肿之功,殊有神效。近时疡医秘其名为清凉膏、清露散、铁箍散,皆此物也。其方治一切痈疽发背,乳痈恶疮,不拘已成未成,已穿未穿,并用芙蓉叶,或根皮,或花,或生研,或干研末,以蜜调涂于肿处四围,中间留头,干则频换。初起者,即觉清凉,痛止肿消。已成者,即脓聚毒出。已穿者,即脓出易敛。或加生赤小豆末,尤妙。"

2166 芙蓉花 fú róng huā (《滇南本草》)

【异名】拒霜花(《益部方物略记》),片掌花(《滇南本草》),四面花、转观花(《群芳谱》),醉酒芙蓉(《生草药性备要》),文官花(《中国树木分类学》),九头花(《天目山药用植物志》),七星花(《民间常用草药汇编》),富常花、霜降花(《福建中草药》)。

【基原】为锦葵科芙蓉属植物木芙蓉的花。

【原植物】木芙蓉 *Hibiscus mutabilis* L.　又名:木莲(《江醴陵集》),地芙蓉(《本草图经》)华木、拒霜、桃皮树(《纲目》)。

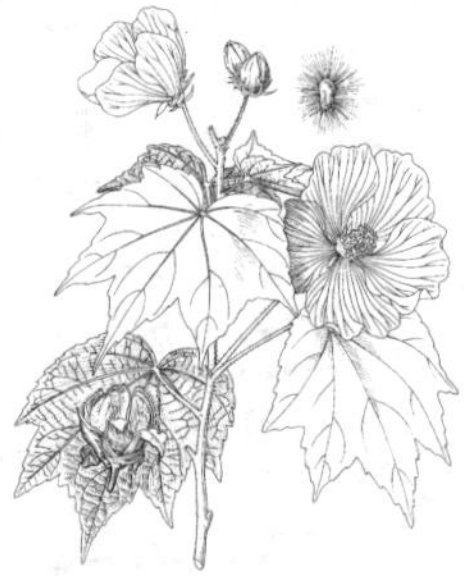
木芙蓉

落叶灌木或小乔木,高2~5 m。小枝、叶柄、花梗和花萼均密被星状毛与直毛相混的细绵毛。叶互生;叶柄长5~20 cm;托叶披针形,长5~8 mm,常早落;叶宽卵形至卵圆形或心形,直径10~15 cm,常5~7裂,裂片三角形,先端渐尖,具钝圆锯齿,上面疏被星状细毛和点,下面密披星状细绒毛;主脉7~11条。花单生于枝端叶腋间,花梗长5~8 mm,近端具节;小苞片8,线形,密被星状绵毛,基部合生;萼钟形,长2.5~3 cm,裂片5,卵形,渐尖头;花初开时白色或淡红色,后变深红色,花瓣近圆形,直径4~5 cm,外面被毛,基部具髯毛;雄蕊柱长2.5~3 cm,无毛;花柱5,疏被毛。蒴果扁球形,被淡黄色刚毛和绵毛,果爿5。种子肾形,背面被长柔毛。花期8~10月。

原产于我国湖南,现华东、中南、西南及河北、辽宁、陕西、台湾等地有栽培。

本植物的叶(芙蓉叶)、根或根皮(芙蓉根)亦供药用,另设专条。

【栽培】生物学特性　喜阳光充足、温暖湿润气候,不耐干旱。宜在排水良好的砂壤土栽种。

繁殖方法　扦插或分株繁殖。扦插繁殖:在气候温暖地区,于2~3月直接从母株上剪取插穗,随剪随插。在冬季气候寒冷地区,于9~10月剪取枝条,窖藏,至翌年3~4月取出,剪成长17~20 cm插穗,直接插入定植穴,每穴2支,露出地面3~4 cm,浇透水,覆盖枯草,成活后每穴留苗1株。分株繁殖:春季萌芽前,挖取株丛,分割蔸蘖,带根移栽。

田间管理　扦插和分株繁殖的植株定植后,每年于夏、冬季各中耕除草1次,冬季适当培土,结合中耕追肥2~3次。春、夏季追施人畜粪水或化肥为主,秋、冬季收花后,在株旁开穴或环状沟,施入堆肥、厩肥或垃圾肥。

病虫害防治　虫害有普通红叶螨,为害叶片;棉叶蝉和小绿叶蝉,为害叶片;四纹丽金龟和无斑弧丽蚊咬食叶片。

【采收加工】8~10月采摘初开放的花朵,晒干或烘干。

【药材】芙蓉花 *Hibisci Mutabilidis Flos*　产陕西、江苏、安徽、浙江、江西、福建、河南、湖北、湖南、广西、广东、四川、贵州等地。

性状　花呈不规则圆柱形,具副萼,10裂,裂片条形;花冠直径约9 cm,花瓣5或为重瓣,为淡棕色至棕红色;花瓣呈倒卵圆形,边缘微弯曲,基部与雄蕊柱合生;花药多数,生于柱顶;雌蕊1枚,柱头5裂。气微香,味微辛。

【成分】花含黄酮苷:异槲皮苷(isoquercitrin),金丝桃苷(hyperoside),芸香苷(rutin),槲皮素-4'-葡萄糖苷(quercetin-4'-glucoside)即绣线菊苷(spiraeoside),槲皮黄苷(quercimeritrin),花色苷有矢车菊素3,5-二葡萄糖苷(cyanidin-3,5-diglucoside),矢车菊素-3-芸香糖苷-5-葡萄糖苷(cyanidin-3-rutinoside-5-glucoside),矢车菊素-3-接骨木二糖苷(cyanidin-3-sambubioside),槲皮素(quercetin),山柰酚(kaempterol),甾醇类:β-谷甾醇(β-sitosterol),豆甾-3,7-二酮(stigmasta-3,7-dione),豆甾-4-烯-3-酮(stigmasta-4-ene-3-one);另含三十四烷醇(tetratriacontanol),白桦脂酸(betulinic acid),硬脂酸己酯(hexyl stearate)。

【药性】辛、微苦,凉。归肺、心、肝经。

1.《本草图经》:"味辛,平,无毒。"

2.《滇南本草》:"味苦、甜,性寒。入肺。"

3.《纲目》:"微辛。"

4.《本草求真》:"专入肺,兼入肝。"

【功用主治】清热解毒,凉血消肿。主治肺热咳嗽,咯血,目赤肿痛,崩漏,白带,腹泻,腹痛,痈肿,疮疖,毒蛇咬伤,水火烫伤,跌打损伤。

1.《本草图经》:"主恶疮。"

2.《滇南本草》:"止咳嗽,解诸疮毒。"

3.《滇南本草图说》:"敷疮,清肺凉血,散热消肿。"

4.《纲目》:"治一切大小痈疽肿毒恶疮,消肿排脓止痛。"

5.《生草药性备要》:"消痈疽,散疮疡肿毒,理鱼口便毒,又治小儿惊风肚痛。"

6.《分类草药性》:"治目疾,女人白带,补气活血。"

7.《四川中药志》1960年版:"明目,益血。治腹泻。"

8.《中国药用植物图鉴》:"通经活血,治妇科崩带诸病;解热,治目病。"

9.《福建药物志》:"清热凉血。治咳嗽,肺痈,月经过多。"

【用法用量】内服:煎汤,9~15 g;鲜品30~60 g。外用:研末调敷或捣敷。

【宜忌】1.《民间常用草药汇编》:"孕妇忌服。"

2.《四川中药志》1960年版:"非实热者忌用。"

【选方】1. 治痈疽肿毒　木芙蓉花叶、丹皮。煎水洗。(《湖

南药物志》)

2. 治蛇头疔,天蛇毒　鲜木芙蓉花 60 g,冬蜜 15 g。捣敷,每日换 2～3 次。(福建《民间实用草药》)

3. 治水烫伤　木芙蓉花晒干,研末。麻油调搽患处。(《湖南药物志》)

4. 治经血不止　芙蓉花、莲蓬壳等分。为末,每服二钱,空心,米饮调服。(《妇人良方》)

5. 治虚痨咳嗽　芙蓉花 60～120 g,鹿衔草 30 g,黄糖60 g。炖猪心肺服,无糖时加盐亦可。(《重庆草药》)

【临床报道】 治疗脓疱疮　将芙蓉花、叶暴晒干后研成粉末,常规外科方法消毒创面,用无菌剪刀剪去痂面,然后将药粉均匀敷于疮面。创面即刻干燥,1 小时后结痂,3～5 日脱痂。共观察 230 例,结果 218 例经一次治疗痊愈,12 例因出现全身症状而外敷 5 次而愈。

2167 芙蓉根 fú róng gēn (《滇南本草图说》)

【基原】 为锦葵科芙蓉属植物木芙蓉的根或根皮。

【原植物】 参见"芙蓉花"条。

【采收加工】 8～11 月挖根,或剥取根皮,切片,晒干。

【药理】 抗炎作用　采用鹿角菜致肿实验,致炎前 1 小时口服灌胃,致炎后 1、3、5、7 小时观察大鼠的足爪容积变化,发现木芙蓉 A、B、C 三个有效组分都有不同程度地抑制肿胀的作用,尤以 C 组分作用明显。

【药性】 辛、微苦,凉。

1.《本草图经》:"味辛,平,无毒。"

2.《四川中药志》1960 年版:"味微苦。"

3.《福建药物志》:"辛,凉。"

【功用主治】 清热解毒,凉血消肿。主治痈肿初起,臁疮,目赤肿痛,肺痈,咳喘,赤白痢疾,妇人白带,肾盂肾炎。

1.《滇南本草图说》:"敷疮。"

2.《分类草药性》:"治一切目疾,补气,和血,女人白带症。"

3.《岭南采药录》:"治乳痈,好酒煎服,即内消。"

4.《民间常用草药汇编》:"解热毒,治臁疮及咳嗽气喘。"

5.《安徽中草药》:"清热解毒,消肿排脓。治疽痈肿毒初起,肺痈。"

【用法用量】 内服:煎汤,30～60 g。外用:捣敷或研末调敷。

【宜忌】《民间常用草药汇编》:"孕妇忌服。"

【选方】 1. 治头上癞疮　芙蓉根皮为末。香油调敷,先以松毛、柳枝煎汤洗之。(《纲目》引傅滋《医学集成》)

2. 治肾盂肾炎　鲜木芙蓉根 60～90 g,荔枝核 30 g,猪腰子 1 对。水煎服。(《福建药物志》)

2168 芙蓉菊根 fú róng jú gēn (《福建中草药》)

【基原】 为菊科芙蓉菊属植物芙蓉菊的根。

【原植物】 参见"千年艾"条。

【采收加工】 全年均可采,切片,鲜用或晒干。

【成分】 根含乙酸蒲公英甾醇酯(taraxasterol acetate),蒲公英赛酮(taraxerone)和蒲公英赛醇(taraxerol)。

【药性】《全国中草药汇编》:"辛、苦,微温。"

【功用主治】 祛风除湿,温中止痛。主治风湿痹痛,脘腹冷痛。

【用法用量】 内服:煎汤,15～30 g,鲜品 30～60 g。

【选方】 治风湿痹痛　芙蓉菊鲜根 45 g,猪脚 1 只。酒、水各半炖服。(《浙江药用植物志》)

2169 芜荑 wú yí (《本经》)

【异名】 无荑、无姑(《尔雅》郭璞注),蕨蘠(《本经》),芜荑仁、山榆子(《千金方》),山榆仁(《本草拾遗》),白芜荑(《圣惠方》),大果榆糊(《药材学》)。

【基原】 为榆科榆属植物大果榆果实的加工品。

【原植物】 大果榆 *Ulmus macrocarpa* Hance

落叶乔木或灌木,高 15～30 m。枝常具木栓质翅,当年生枝,绿褐色或褐色,有粗毛;老枝褐色无毛。叶互生;叶柄长 2～6 mm,有短柔毛;托叶早落;叶片宽倒卵形或椭圆状倒卵形,长 5～10 cm,宽 3～7 cm,中上部最宽,先端突尖,基部狭或浅心形,两边不对称,两面粗糙,有粗毛,边缘具钝单锯齿或重锯齿。花先叶开放,数朵簇生于去年枝的叶腋或散生于当年枝的基部;花大,两性;花被 4～5 裂,绿色;雄蕊与花被片同数,花药大,带黄玫瑰色;雌蕊 1,子房 1 室,绿色,柱头 2 裂。翅果大,宽 2.2～2.5 cm,被毛,花被宿存,种子位于翅果的中部。花期 4～5 月,果熟期5～6 月。

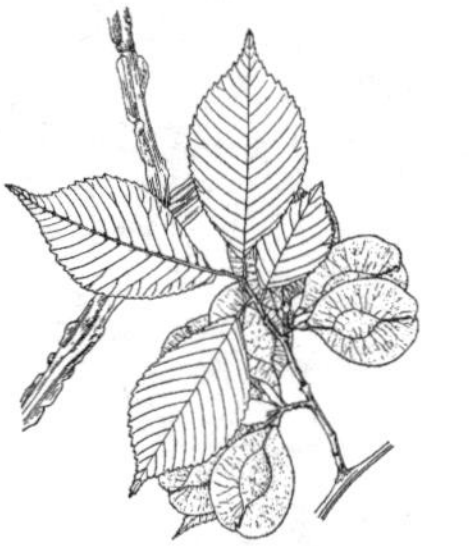

大果榆

生于海拔 1 000～1 300 m 的向阳山坡、丘陵及固定沙丘上,在林区多生于林缘及河岸。分布于华北、东北及江苏、安徽、河南、陕西、甘肃、青海等地。

本植物的果实与面曲等加工制成的酱(芜荑酱)亦供药用,另设专条。

【采收加工】 5～6 月当果实成熟时采下,晒干,搓去膜翅,取出种子。将种子 55 kg 浸入水中,待发酵后,加入家榆树皮面5 kg,红土 15 kg,菊花末 2.5 kg,加适量温开水混合均匀,如糊状,放板上摊平约 1.3 cm 厚,切成径约 6.7 cm 的方块,晒干,即为成品。亦可在 5～6 月采实取仁,用种子 60%、异叶败酱 20%、家榆树皮 10%、灶心土 10%混合制成扁平方形,晒干。

【药材】 芜荑 *Ulmi Macrocarpae Fructus Preparatus*　主产于山西、河北。

性状　加工品呈扁平方块状,表面黄褐色,有多数小孔和空隙,杂有纤维和种子。体质松脆而粗糙,断面黄黑色,易成鳞片状剥离。气特异,味微酸、涩。

鉴别　粉末特征:淀粉粒众多,单粒淀粉圆球形,直径4 μm左右;复粒由 2～8 个分粒组成。纤维壁厚,壁孔不明显。花粉粒圆球形,表面有刺状突起,萌发孔 3 个。花瓣表面碎片上表皮细胞呈毛茸状突起。

【药理】 1. 抗疟作用　芜荑总提取物、醇提取物对感染疟原虫 *P. vinckei* 的小鼠和醇提取物的两个色谱组分 C_0 及 C_3 对人工培养的恶性疟原虫 *P. falciparum* 显示一定疗效,给药第五日,其虫血症仅为对照组的 1/5;醇提取物剂量提高到 10 mg/25 g、醇提取物的两个色谱组分 C_0 及 C_3 在培养基中浓度达到 10 μg/ml 时,均能在第五日完全廓清培养基中红细胞内的疟原虫。

2. 杀虫作用　芜荑醇提取物在体外对猪蛔虫、蚯蚓、蚂蟥有明显的驱虫作用。

3. 抗菌作用　试管内试验证实芜荑浸液(1∶2)对奥杜盎小芽胞癣菌、堇色毛癣菌等 12 种皮肤真菌有不同程度的抑制作用。

毒性　乙醚提取的挥发油,给兔口服 1 g/kg 未见毒性反应。

【药性】 苦、辛,温。归脾、胃经。

1.《本经》:"味辛。"

2.《别录》:"平,无毒。"

3.《药性论》:"味苦、辛。"

4.《海药本草》:"味辛,温。"

5.《雷公炮制药性解》:"入肺、脾二经。"

6.《玉楸药解》:"入足厥阴肝经。"

7.《本草求真》:"专入脾,兼入肝。"

8.《要药分剂》:"可升可降,阴中阳也。入脾、胃二经。"

9.《本草再新》:"入心、脾二经。"

【功用主治】 杀虫消积,除湿止痢。主治虫积腹痛,小儿疳积,久泻久痢,疮疡,疥癣。

1.《本经》:"主五内邪气,散皮肤骨节中淫淫温行毒,去三虫,化食。"

2.《别录》:"逐寸白,散肠中嗢嗢喘息。"

3.《本草经集注》:"杀虫。"

4.《药性论》:"主积冷气,心腹癥痛,除肌肤节中风淫淫如虫行。"

5.《食疗本草》:"主五脏皮肤肢节邪气,对热疮,捣和猪脂涂,差;又和白蜜,治湿癣;和沙牛酪,疗一切疮……人长食,治五痔,诸病不生。""散腹中气痛,又和马酪可治癣。又杀中恶虫毒。"

6.《海药本草》:"治冷痢心气,杀虫止痛。又(治)妇人子宫风虚,孩子疳泻。"

7.《日华子》:"治肠风痔漏,恶疮疥癣。"

8.《本草图经》:"久服去三尸,益神,驻颜。"

9.《本草衍义》:"治大肠寒滑及多冷气。"

10.《本草再新》:"治心腹冷痛,祛五脏风湿,开胃化湿,治小儿惊痫。"

【用法用量】 内服:煎汤,3～10 g;或入丸、散。外用:研末调敷。

【宜忌】 脾胃虚弱者慎服。不宜多服。

1.《食疗本草》:"可少食之,伤多发热、心痛,为辛故也。"

2.《本草汇言》:"中病即止,如久服多服,不免有伤胃气,司业者当自量之。"

3.《本草从新》:"脾胃虚者,虽有积,勿概投。"

4.《得配本草》:"脾、肺燥热者禁用。"

【选方】 1. 治脾胃有虫,食即痛,面黄无色,疼痛痛无时　芜荑仁二两,和面炒令黄色,为末,非时,米饮调二钱匕。(《千金方》)

2. 治久痢不瘥,有虫,兼下部脱肛　芜荑二两(微炒),黄连一两(去须,微炒),蚺蛇胆半两。上件药捣罗为末,炼蜜和丸,如梧桐子大。每服以杏仁汤下三十丸,日再服。(《圣惠方》芜荑丸)

3. 治久患脾胃气泄不止　芜荑五两,捣末,以饭丸。每日空心午饭前,各用陈米饮下三十丸,增至四十丸。(《续传信方》)

4. 治诸积冷气　芜荑一两(炒),大茴香、木香各五钱。共为末,红曲打糊为丸,梧桐子大。每早服三钱,白汤下。(《本草汇言》引巢氏方)

5. 治膀胱气急,宜下气　芜荑,捣,和食盐末。二物等分,以绵裹如枣大,内下部,或下水恶汁并下气佳。(《外台》)

6. 治下血结阴　芜荑一两。捣碎,研令细,用纸裹压去油,再研为末,用雄猪胆丸梧桐子大。每服九丸,甘草汤下,日五、六服。(《普济方》芜荑丸)

7. 治痰多咳嗽　大果榆 15 g,橘红 9 g,甘草 3 g。水煎服,日 2 次。(《吉林中草药》)

8. 治湿癣　用芜荑为末,和白蜜涂。(《卫生易简方》)

9. 治唇生白点　芜荑炒,干漆炒,烟尽。各等分,上为末,每服五分,滚汤调下。(《丹台玉案》)

【各家论述】 1.《雷公炮制药性解》:"芜荑辛宜于肺,温宜于脾,故两入之。风寒湿痹,大肠冷滑者,此为要剂。夫气食皆因寒而滞,诸虫皆因湿而生,得芜荑以温之燥之,而证犹不痊者,未之有也。"

2.《本草经疏》:"芜荑,《本经》味辛,气平,无毒;甄权加苦,李珣加温,详其功用,应是苦辛温平之药。非辛温则不能散五脏、皮肤、骨节中邪毒气,非苦平则不能去三虫、化食、逐寸白,疗肠中嗢嗢喘息。然察其所主,虽能除风淫邪气之为害,而其功则长于走肠胃,杀诸虫,消食积也,故小儿疳泻冷痢为必资之药。"

3.《药义明辨》:"(芜荑)功在于宣肝之用,使气之凝者散,血之结者亦解,故能消积杀虫,为小儿疳泻冷痢必资之药。"

2170 芜菁 wú jīng (《别录》)

【异名】 葑《诗经》,须、薞芜(《尔雅》),荛、大芥(《方言》),蔓菁(《礼记》郑玄注),葑苁(《尔雅》孙炎注),芥(陆玑《诗疏》),九英菘(《食物本草》),九英蔓菁(《本草拾遗》),诸葛菜、五美菜(《嘉话录》),台菜(《埤雅》),大头菜,狗头芥(《医林纂要》)。

【基原】 为十字花科芸薹属植物芜菁的根或叶。

【原植物】 芜菁 *Brassica rapa* L.

二年生草本,高达100 cm。块根肉质,球形、扁圆形或长圆形,外皮白色、黄色或红色,内面白色,无辣味。茎直立,有分枝,下部稍有毛,上部无毛。基生叶大头羽裂或为复叶,长 20～34 cm,顶裂片和小叶很大,边缘波状或浅裂,侧裂片或小叶约 5 对,向下渐变小,上面有少数散生的刺毛,下面有白色尖锐刺毛;叶柄长 10～16 cm,有小裂片;中部及上部的茎生叶长圆状披针形,长 3～12 cm,带粉霜,基部宽心形至少半抱茎。总状花序顶生;萼片 4,稍开展,长圆形,外侧 2 枚略大,基部略呈囊状;花瓣 4,黄色,倒披针形,有短宽爪;雄蕊 4 长 2 短;雌蕊 1,柱头头状。长角果细圆柱形,具喙。种子球形,褐色或浅棕黄色,表面有细网状纹。花期3～4月,果期5～6月。

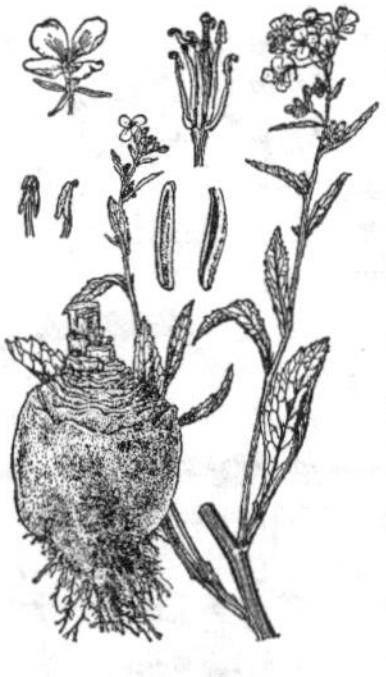

芜　菁

原产于欧洲。我国各地均有栽培。

本植物的花(芜菁花)、种子(芜菁子)亦供药用,另设专条。

【采收加工】 冬季及翌年 3 月间采收,鲜用或晒干。

【成分】 块根(可食部分)含蛋白质,脂肪,糖类,钙,磷,铁,核黄素,烟酸,维生素 C。有机酸类:对香豆酸(*p*-coumaric acid),咖啡酸(caffeic acid),阿魏酸(ferulic acid),龙胆酸(gentisic acid),苯丙酮酸(phenylpyruvic acid),对羟基苯甲酸(*p*-hydroxybenzoic acid)。

【药理】 1. 抗菌及抗寄生虫作用　芜菁根、叶的水提取物可抑制大肠杆菌的生长,块根皮中所含黄色油状物在1∶100 000浓度时,有抑制细菌、真菌、酵母菌及某些人体寄生虫的作用。

2. 抑制甲状腺素合成的作用　大鼠实验表明芜菁提取物饲喂 7 个月,可增加甲状腺中碘酪氨酸的量,降低碘甲氨酸的量,说明其能干扰甲状腺素后阶段的合成。

3. 抗畸变作用　采用小鼠骨髓嗜多染红细胞(PCE)的微核试验、小鼠骨髓染色体畸变试验等方法,结果显示灌胃不同剂量芜菁块根汁均使小鼠骨髓 PCE 微核率、骨髓细胞染色体畸变率有所下降,且具有明显的剂量效应。

4. 延缓衰老作用　芜菁水提取物能明显延长黑腹果蝇的平均寿命和最高寿命,加饲芜菁水提取物小鼠的红细胞和肝细胞超氧化物歧化酶(SOD)含量明显高于对照组,血浆和肝组织脂质过氧化物(LPO)含量则显著降低。

【药性】 辛、甘、苦,温。归胃、肝经。

1.《别录》:"味苦,温,无毒。"

2.《绍兴本草》:"味苦、甘,平。"

3.《日用本草》:"味辛,凉。"

4.《医林纂要》:"辛,寒。"

【功用主治】 消食下气,解毒消肿。主治宿食不化,心腹冷痛,咳嗽,疔毒痈肿。

1.《别录》:"利五脏,轻身益气。"

2.《千金方》:"主消风热毒肿。"

3.《食疗本草》:"下气,治黄疸,利小便。根主消渴,治热毒风肿。"

4.《本草图经》:"通中益气,令人肥健。"

5.《饮膳正要》:"温中益气,去心腹冷痛。"

6.《医林纂要》:"利水解热,下气宽中。"

7.《药性切用》:"根,解酒毒。"

【用法用量】 内服:煮食或捣汁饮。外用:捣敷。

【宜忌】《千金方》:"不可多食,令人气胀。"

【选方】 1. 治卒毒肿起,急痛 芜菁根(大者,削去上皮),熟捣,苦酒和如泥,煮三沸,急搅之出,敷肿,帛裹上,日再三易。(《肘后方》)

2. 治乳痈疼痛,寒热 芜菁根叶,净择去土,不用洗,以盐捣敷乳上,热即换,不过三五度。冬无叶即用根。切须避风。(《兵部手集方》)

3. 治男子阴卒肿痛 捣芜菁根,若马鞭草,敷,并良。(《肘后方》)

4. 治瘰疬结核,久不瘥 芜菁四十九枚,麒麟竭一两。上二味,同于藏瓶存性烧过,地上出火毒,研细。每服半钱匕,米饮调下,加至一钱匕。(《圣济总录》异效散)

5. 治漆疮,四肢壮热 用浓煎蔓菁汤,看冷热洗之。(《普济方》)

6. 治鼻中衄血 诸葛菜,生捣汁饮。(《十便良方》)

7. 治饮酒后,酒气袭人 干蔓菁根,不拘多少,蒸一次,切,焙干。上一味,捣罗为散,每服二钱匕。饮酒后,用新汲水调下。(《圣济总录》)

2171 芜荑酱 wú yí jiàng (《别录》)

【基原】 为榆科榆属植物大果榆的果实与面曲等加工制成的酱。

【原植物】 参见"芜荑"条。

【制法】《纲目》:"造法与榆仁酱同。"(取芜荑仁水浸一伏时,袋盛,揉洗去涎,以蓼汁拌晒,如此七次,同发过面曲,如造酱法,下盐晒之。每一升,曲四斤,盐一斤,水五斤。)

【药性】 辛,温。

1.《新修本草》:"辛,少臭。"

2.《纲目》:"辛,微臭,温,无毒。"

【功用主治】 杀虫,除癣。主治虫积腹痛,疮癣。

1.《本草经集注》:"杀虫。"

2.《食疗本草》:"芜荑作酱,功尤胜于榆人。"

3.《本草拾遗》:"主五鸡病,除疮癣。"

【用法用量】 内服:适量,开水冲服。

【宜忌】 不宜过量、久服。

1.《食疗本草》:"多食落发。"

2.《药性考》:"多食憔客(容)。"

2172 芜菁子 wú jīng zi (《别录》)

【异名】 蔓菁子(《千金方》)。

【基原】 为十字花科芸薹属植物芜菁的种子。

【原植物】 参见"芜菁"条。

【采收加工】 6~7月果实成熟时,割取全株,晒干,打下种子。

【成分】 异硫氰酸-3-丁烯酯(isothiocyanate-3-butenyl),异硫氰酸-4-戊烯酯(isothiocyanate 4-pentenyl),异硫氰酸-2-苯乙酯(isothiocyanate 2-phenylethyl)。

【药性】 苦、辛,寒。归肝经。

1.《宝庆本草折衷》:"味苦。"

2.《纲目》:"味苦、辛,性平,无毒。"

3.《医林纂要》:"辛,寒。"

【功用主治】 养肝明目,行气利水,清热解毒。主治青盲目暗,黄疸便结,小便不利,疮疽,面疱。

1.《别录》:"主明目。"

2.《千金方》:"疗黄疸,利小便。"

3.《食疗本草》:"压油涂头,能变蒜发,又研子入面脂,极去皱。又捣子,水和服,治热黄,结实不通。"

4.《四声本草》:"入丸药用,令人肥健,尤宜妇人。"

5.《本草备要》:"泻热解毒,利水明目。治小儿血痢,一切疮疽。"

6.《医林纂要》:"益肝行气,去郁热,攻积聚,杀虫毒。"

7.《萃金裘本草述录》:"治小儿热痢。"

【用法用量】 内服:煎汤,3~9 g;或研末。外用:研末调敷。

【选方】 1. 治青盲瞳子不坏者 蔓菁子六升(蒸之),看气遍合甑下,以釜中热汤淋之,即暴干,如是三度讫,捣筛,清酒服二方寸匕,渐至加三匕。(《外台》引《必效方》蔓菁子散)

2. 明目 芜菁子三升,净淘,以清酒三升,煮令熟,暴干,治下筛。以井花水和服方寸匕,稍加至三匕。无所忌,可少少服之,令人充肥,明目洞视。水煮酒服亦可。(《千金方》补肝芜菁子散)

3. 治黄疸,皮肤、眼睛如金色,小便赤 生蔓菁子末,熟水调下方寸匕,日三。(《孙真人食忌》)

4. 治心腹作胀 蔓菁子一大合,拣净,捣。熟研,水一升更和研,滤取汁,可得一盏,顿服。(《外台》)

5. 治妊娠小便不利 芜菁子,末,水服方寸匕。日二。(《子母秘录》)

6. 治癥瘕积聚 用蔓菁子水煮二升,取浓汁服。(《普济方》)

7. 治金疮中风痉,口噤不语 蔓菁子一升,净淘过,捣令极烂,以手撮为炷,以灸疮上三两度,热撤后即差矣。(《圣惠方》)

8. 治头秃 芜菁子末,酢和敷之,日三。(《千金方》)

【各家论述】《纲目》:"蔓菁子可升可降,能汗能吐,能下能利小便,又能明目解毒,其功甚伟。"

2173 芜菁花 wú jīng huā (《证类本草》)

【异名】 蔓菁花《千金方》。

【基原】 为十字花科芸薹植物芜菁的花。

【原植物】 参见"芜菁"条。

【采收加工】 3~4月花开时采收,鲜用或晒干。

【药性】《纲目》:"辛,平,无毒。"

【功用主治】 补肝明目,敛疮。主治虚劳目暗,久疮不愈。

【用法用量】 内服:研末,3~6 g。外用:研末调敷。

【选方】 1. 治虚劳目暗 采三月蔓菁花,阴干为末,以井花水每空心调下二钱匕。(《经验后方》)

2. 治累年脚疮 蔓菁花三分(三月三日采,曝干),赤小豆三分,黄连一两(去须)。上药捣罗为末,敷于疮上,日三用之。(《圣惠方》)

2174 芫花 yuán huā (《本经》)

【异名】 芫(《山海经》),去水(《本经》),赤芫、败花(《吴普本草》),毒鱼、杜芫(《别录》),头痛花(《纲目》),闷头花(《群芳谱》),老鼠花(《东还纪程》),闹鱼花(《中国树木分类学》),地棉花、九龙花(《湖南药物志》)。

【基原】 为瑞香科瑞香属植物芫花的花蕾。

【原植物】 芫花 *Daphne genkwa* Sieb. et Zucc. 又名：金腰带(《植物名实图考》)。

直立落叶灌木，高达1 m。根长者可达10 cm，主根直径0.6～1.5 cm，有分歧，外表黄棕色至黄褐色；根皮富韧性。茎直径至1 cm，暗棕色；枝细长，褐紫色，幼时密生绢状短柔毛。叶对生，间或互生；有短柄，被短柔毛；叶片椭圆形至长椭圆形，长2.5～5 cm，宽0.8～2 cm，稍带革质，先端尖，全缘，幼时叶的两面疏生绢状短柔毛，以脉上为密，老则渐脱。花淡紫色，腋生，先叶开放，通常3～7朵生叶腋间短梗上，以枝端为多；花两性，无花瓣；花被管细长，长约1 cm，密被绢状短柔毛，先端4裂，裂片卵形，长不及1 cm；雄蕊8，2轮，着生于花被管上，不具花丝；雌蕊1，子房上位，1室，花柱极短或缺如，柱头头状。核果革质，白色。种子1颗，黑色。花期3～4月，果期5月。

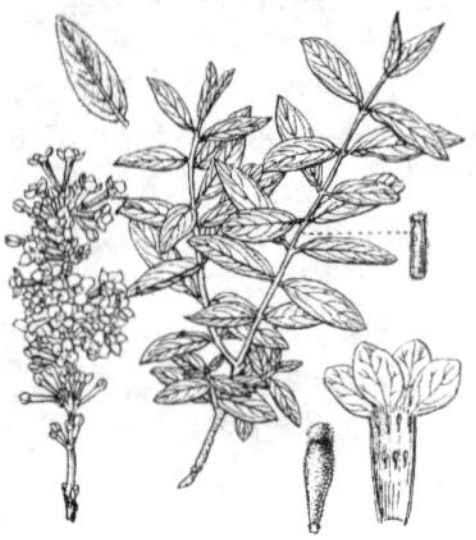

芫 花

生于路旁、山坡或栽培于庭园。分布于华东及河北、河南、湖北、湖南、四川、贵州、陕西等地。

本植物的根或根皮(芫花根)亦供药用，另设专条。

【栽培】 生物学特性 喜温暖稍燥的气候，耐旱，怕涝，以疏松肥沃的砂质土壤栽培为宜。

繁殖方法 种子繁殖或分株繁殖。种子繁殖：播种期10月下旬至11月上旬，按行距30 cm开条沟，将种子均匀播下，覆土压实，至明春发芽。出苗后注意间苗除草，每年追肥2～3次，经2～3年移栽。分株繁殖：早春3月间，挖取老根，分株按行株距30 cm×40 cm开穴，每穴栽种1株，覆土压实。

田间管理 每年要中耕除草3～4次。春、秋二季各追肥1次，春季追肥要早，秋季追肥结合壅根。夏、冬二季可分别间种玉米和蔬菜。

【采收加工】 春季花未开放前采摘花蕾，晒干或烘干。

【药材】 芫花 *Genkwa Flos* 产于安徽、江苏、浙江、四川、山东、河南、河北等地。

性状 花蕾常3～7朵簇生于短轴上，基部有苞片1～2片，多脱落为单朵。单朵呈棒槌状，多弯曲，长1～1.7 cm，直径约1.5 mm；花被筒表面淡紫色或灰绿色，密被短柔毛，先端4裂，裂片淡紫色或黄棕色。质软。气微，味甘、微辛。

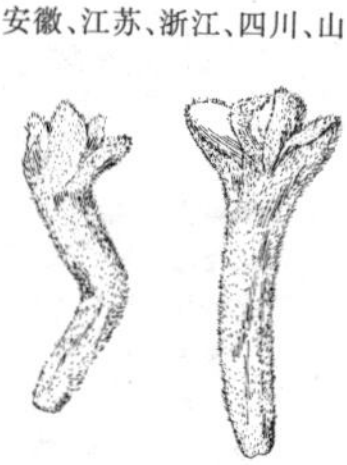

芫花(花蕾)外形

鉴别 (1) 本品表面观：花粉粒黄色，类球形，直径23～45 μm，表面有较明显的网状雕纹。花被下表面有非腺毛，单细胞，多弯曲，长88～780 μm，直径15～23 μm，壁较厚，微具疣状突起。

(2) 取本品粉末1 g，加乙醇10 ml，加热回流1小时，滤过。取滤液1滴，点于滤纸上，加1%三氯化铁溶液1滴，显污绿色(检查酚类)；取滤液2 ml，加镁粉少量与盐酸1滴，必要时置水浴上稍加热，即显红色(检查黄酮类)。

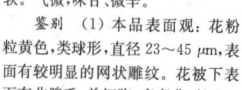

【成分】 花与花蕾含二萜原酸酯类化合物：花含芫花酯甲(yuanhuacin)，芫花酯乙(yuanhuadin)，芫花酯丙(yuanhuafin)，芫花瑞香宁(genkwadaphnin)。花蕾含芫花酯丁(yuanhuatin)，芫花酯戊(yuanhuapin)。黄酮类化合物：芫花素(genkwanin)，3′-羟基芫花素(3-hydroxygenkwanin)即木犀草素-7-甲醚(luteolin-7-methylether)，芫根苷(yuankanin)，芹菜素(apigenin)，木犀草素(luteolin)，茸毛椴苷(tilirosid)即山柰酚-3-*O*-*β*-*D*-(6″-对香豆酰)吡喃葡萄糖苷〔kaempferol-3-*O*-*β*-*D*-(6″-*p*-coumaroyl) glucopyranoside〕。花挥发油含脂肪酸：棕榈酸(palmitic acid)，油酸(oleic acid)，亚油酸(linoleic acid)。

【药理】 1. 终止妊娠作用及对平滑肌的影响 羊膜腔内注入芫花酯甲0.2～8 mg，可使孕猴在1～3日内完全流产，娩出的猴仔均已死亡，胎盘绒毛膜板下有大量中性多形核白细胞聚集，蜕膜细胞变性坏死。家兔妊娠和非妊娠子宫对芫花混悬液的反应不同，前者收缩明显加强，后者收缩并无改变。芫花酯甲和芫花酯乙能明显增强动情及早孕期大鼠离体子宫的收缩张力，且芫花酯甲的作用大于芫花酯乙。芫花根皮水煎剂可兴奋大鼠离体子宫平滑肌并有剂量依赖性关系，阿托品、酚妥拉明、六烃季胺、苯海拉明不能阻断芫花兴奋大鼠离体子宫平滑肌的作用；维拉帕米可完全阻断芫花兴奋大鼠离体子宫平滑肌的作用，前列腺素合成酶抑制剂吲哚美辛可使芫花的兴奋作用降低。芫花水煎剂可增高离体胆囊肌条的张力，加快收缩频率，减小收缩波平均振幅。酚妥拉明、苯海拉明、吲哚美辛可部分阻断芫花对胆囊肌条的作用。芫花可剂量依赖性增高豚鼠膀胱逼尿肌肌条的张力，维拉帕米可部分阻断芫花增高膀胱肌条张力的作用。

2. 抗肿瘤作用 从芫花提取物中分离的12-苯甲酰氧基瑞香毒素和芫花酯甲均有抗小鼠白血病P_{388}的作用。

3. 利尿作用 大鼠灌服10 g(生药)/kg的芫花煎剂组与对照组相比，排尿与排钠率有明显增加，排钾量相近。麻醉犬静注50%的芫花煎剂0.4～1.0 g/kg，可使尿量增加1倍以上，约维持20分钟。用3%氯化钠液腹腔注射形成腹水的大鼠，灌胃10 g/kg的芫花煎剂或醇浸剂，均有利尿作用。

4. 对消化系统的作用 生芫花与醋制芫花提取物均有兴奋离体兔回肠的作用，能使肠蠕动增加，张力提高，加大剂量则呈抑制作用，另外对兔能轻度致泻，对小鼠无此作用，而对犬除轻度致泻外，尚有致吐作用。芫花刺激性油状物对家兔离体十二指肠先兴奋后抑制，对大鼠离体十二指肠则产生强直性收缩，除去油状物后的芫花提取物，仍有类似作用。

5. 镇咳、祛痰作用 采用小鼠氨水喷雾引咳法和小鼠呼吸道酚红排泄实验，发现醋制和苯制芫花的醇水提取液及羟基芫花素均有止咳和祛痰作用，但三者对离体气管平滑肌则无舒张作用。

6. 对心血管系统的作用 芫花叶提取液对心血管系统有较好的改善作用，可使离体豚鼠心脏冠脉流量增加，对心率影响不明显。能显著提高小鼠耐缺氧能力，明显降低血压，其降压作用与迷走神经无关，抑制麻醉猫在结扎冠状动脉前降支后血清肌酸磷酸激酶(CPK)活性的升高，说明能使心肌细胞坏死减少。芫花根皮中芫根苷，十万分之一的溶液对离体豚鼠心肌灌流，即有明显的扩张冠状动脉作用。

7. 镇痛、抗惊厥作用 芫花乙醇提取物500 mg/kg对热、电及化学刺激致痛都有显著镇痛作用，且吗啡受体特异性阻断剂纳洛酮能阻断其镇痛作用，此外尚有镇静抗惊厥及延长异戊巴比妥钠的麻醉时间的作用。

8. 其他作用 从芫花的花和芽分离出黄酮类成分具有抑制黄嘌呤氧化酶的作用，期望用于痛风的治疗。从芫花的花和芽分离出的木犀草素、木犀草素7-*O*-甲醚和茸毛椴苷，可抑制磷酸二酯酶。芫花根浸液塞兔鼻可导致兔乳腺管扩张及乳腺血管扩张。芫花提取物有抗菌活性，对肺炎链球菌、溶血性链球菌、流感杆菌的最低抑菌浓度是1∶50。芫花酯甲可以完全拮抗PdBu对蛋白激酶的激动作用，而PdBu是已知的促癌物。

9. 体内过程 芫花酯甲膜(芫花萜膜)孕兔宫腔注入，符合二室开放模型，并表明该药可迅速吸收入血，但血中含量较低，仍有较多药物存留于宫腔内。孕兔羊膜腔内注入^{3}H-芫花萜后，以给药部位的羊水、胎盘及胎儿肝的放射性为最高，其他组织仅有微量。

毒性　芫花煎剂大鼠腹腔注射的LD_{50}为9.25 g/kg。醋制或苯制芫花醇水提取液，小鼠灌服的LD_{50}为8.48±1.18 g/kg与14.05±2.03 g/kg。芫花与醋制芫花的醇浸剂，小鼠腹腔注射的LD_{50}分别为1.0 g/kg与7.07 g/kg，而其水浸剂的LD_{50}分别为8.30 g/kg与17.78 g/kg，说明醋制能降低生芫花的毒性。芫花萜乳剂与醇剂给小鼠腹腔注射的LD_{50}分别为1.8 g/kg、1.9 g/kg。

【炮制】 1. 生芫花　取原药材，除去杂质及梗、叶，筛去灰屑。

2. 醋芫花　取净芫花加醋拌匀，闷透，置锅内，用文火炒至微干，取出，干燥。每芫花100 kg，用米醋30 kg。或取净芫花置锅内，加入醋与适量水，用文火煮至醋水尽时，取出晾干。每芫花100 kg，用醋50 kg。

芫花具有油状刺激物质，生用毒性强，副作用大，经醋制后，毒性明显降低。在水浸剂和煎剂中生芫花的毒性较醋芫花大1倍，而醇浸剂中，生芫花的毒性较醋芫花大7倍。醋制芫花中羟基芫花素和芫花素的含量均高于生芫花。芫花经苯处理后，可将刺激性油状物除去，致泻作用基本消除，其他副作用也大为减少，但仍保持其祛痰、镇咳、平喘作用，其药效成分为羟基芫花素。

饮片性状　生芫花参见"药材"项。醋芫花形如生芫花，表面黄褐色至灰褐色，有醋香气。

贮干燥容器内，醋芫花密闭，置通风干燥处，防霉，防蛀。

【药性】 辛、苦，温，有毒。归肺、脾、肾经。

1.《本经》："味辛，温。"

2.《别录》："苦，微温，有小毒。"

3.《药性论》："有大毒。"

4.《汤液本草》："味辛、苦。"

5.《长沙药解》："入足太阳膀胱经。"

6.《冯氏锦囊》："入脾、肺、肾三经。"

【功用主治】 泻水逐饮，祛痰止咳，解毒杀虫。主治水肿，臌胀，痰饮胸水，喘咳，痈疖疮癣。

1.《本经》："主咳逆上气，喉鸣喘，咽肿短气，蛊毒，鬼疟，疝瘕，痈肿，杀虫鱼。"

2.《别录》："消胸中痰水，喜唾，水肿，五水在五脏、皮肤及腰痛，下寒毒、肉毒。"

3.《药性论》："治心腹胀满，去水气，利五脏寒痰，涕唾如胶者。主通利血脉，治恶疮风痹湿，一切毒风，四肢挛急，不能行步，能泻水肿胀满。"

4.《日华子》："疗嗽，瘴疟。"

5.《纲目》："治水饮痰澼，胁下痛。"

6.《本草原始》："煎汁渍丝线，系痔易落，(并能)系瘤。"

7.《医林纂要》："功专行水，理脾湿，下逆水、滞水。"

8.《药义明辨》："主行肺之气下降。"

【用法用量】 内服：煎汤，1.5～3 g；研末，0.6～1 g，每日1次。外用：研末调敷；或煎水洗。

【宜忌】 体质虚弱，或有严重心脏病、溃疡病、消化道出血及孕妇禁服；反甘草；用量宜轻，逐渐增加，中病即止，不可久服。

1.《别录》："久服令人虚。"

2.《本草经集注》："用之微熬，不可近眼。""反甘草。"

3.《纲目》："但可徐徐用之，取效甚捷，不可过剂，泄人真元也。"

4.《本草汇言》："病人稍涉虚者宜禁用之。"

【选方】 1. 治太阳中风，下利呕逆，表解，其人漐漐汗出，发作有时，头痛，心下痞鞕满，引胁下痛，干呕短气，汗出不恶寒者　芫花(熬)、甘遂、大戟三味等分，各别捣为散。以水一升半，先煮大枣肥者十枚，取八合，去滓，内药末。强人服一钱匕，羸人服半钱，温服之，平旦服。若下少病不除者，明日更服，加半钱，得快下利后，糜粥自养。(《伤寒论》十枣汤)

2. 治痰冷不消，结成癖块，胸胁胀痛　芫花一两(醋拌炒令干)，硝石半两，半夏一两(汤洗七次去滑)。上为末，生姜汁和丸，如绿豆大。每服，空心温酒下十丸。(《普济方》)

3. 治大小便不利　芫花(炒)、滑石(碎)各半两，大黄(锉炒)三分。上三味，捣罗为末，炼蜜为丸，如梧桐子大。每服二十丸，葱汤下。(《圣济总录》芫花丸)

4. 治上气呕吐不止　芫花一两(醋炒)，肉豆蔻(去壳，锉)、槟榔(锉)各一枚。上三味，捣罗为细散。每服一钱匕，煨葱白一寸，温酒调下。(《圣济总录》芫花散)

5. 治卒得咳嗽　芫花一升。水三升，煮取一升，去滓，以枣十四枚，煎令汁尽。一日一食之，三日讫。(《肘后方》)

6. 治实喘　芫花(不以多少，米醋浸一宿，去醋，炒令焦黑，为细末)、大麦曲二味等分。和令极匀，以浓煎柳枝酒调下立定。(《百一选方》)

7. 治卒心痛连背，背痛彻心，心腹并懊痛，如鬼所刺，绞急欲死者　芫花十分，大黄十分。上两味捣，下筛。取四方寸匕，著二升半苦酒中合煎，得一升二合，顿服尽，须臾当吐，吐便愈。老小从少起。此疗强食人良，若虚冷心痛，恐未别可服。(《外台》引张文仲方)

8. 治时行毒病七八日，热积聚胸中，烦乱欲死　芫花一升。以水三升，煮取一升半。渍故布薄胸上，不过三薄，热即除，当温暖四肢护厥逆也。(《千金方》凝雪汤)

9. 治痈　为末，胶和如粥敷之。(《千金方》)

10. 蛲虫　芫花、狼牙、雷丸、桃仁(去皮、尖)。上四味捣散。宿勿食，平旦以饮服方寸匕，当下虫。(《外台》引范汪方芫花散)

【临床报道】 1. 治疗渗出性胸膜炎　用芫花、甘遂、大戟(均制)各等分研末，另用大枣15枚，煎汁300 ml，于清晨空腹先服枣汤150 ml，5分钟后将药末4 g用剩余枣汤送服。共治疗28例，结果胸水在24小时内吸收者13例，48小时内吸收者9例，72小时以上吸收者6例。

2. 用于中期妊娠引产　芫花醇液(每1 ml含生药1 g)经羊膜腔内和宫腔内两种方法注射，妊娠20星期以下用0.6 g，21个星期以上用0.4 g，经360例引产观察，其中羊膜腔注药322例，成功(用药7日内能完全流产；胎儿排出，胎盘或胎膜部分滞留于阴道口，经刮宫术取出)率为100%；宫腔注药38例，成功36例，失败(用药7日以上妊娠仍未终止)2例，成功率为94.5%。妊娠月份越大，芫花醇引产越敏感；引产效果与初产妇或经产妇无关；剂量以妊娠20个星期以下0.6 g，21个星期以上0.4 g为适宜，即使剂量减少到0.4 g，也不延长引产时间；药物剂量越大，宫颈裂伤发生率越高，故宫颈发育欠佳者慎用。用药可使产妇体温升高，一般无需处理，数小时后自行恢复。

3. 治疗小儿肺炎　用十枣汤(芫花、甘遂、大戟各等量，用醋煮沸后晾干，研成细末，服用剂量按年龄及身体情况，最小0.5 g，最大2 g)。共治疗45例，其中支气管肺炎26例，大病灶肺炎3例，大叶性肺炎4例，暴喘型7例，每日1次，用大枣10枚煎汤约50 ml，除1例死亡外，其余均痊愈。

4. 治疗冻疮　取芫花、甘草各10 g。先用水2 000 ml煎煮甘草5分钟后，加入芫花继续煎煮5分钟。待水温至40 ℃左右时，用以浸洗冻疮部位，每次洗20～30分钟。每日洗2～3次，3剂为1个疗程。共治疗87例，结果治愈61例，显效14例，好转11例，无效1例，总有效率98.9%。

【各家论述】 1.《汤液本草》："胡洽治痰癖、饮癖，用芫花、甘遂、大戟，加以大黄、甘草，五物同煎，以相反主之，欲其大吐也。治之大略，水者，肺、肾、胃三经所主，有五脏、六腑、十二经之部分，上而头，中而四肢，下而腰齐，外而皮毛，中而肌肉，内而筋骨，脉有尺寸之殊，浮沉之异，不可轻泻，当知病在何经、何脏，误用则害深，然大意泄湿。”

2.《纲目》：“张仲景治伤寒太阳证，表不解，心下有水气，干呕发热而咳，或喘或利者，小青龙汤主之；若表已解，有时头痛出汗，不恶寒，心下有水气，干呕，痛引两胁，或喘或咳者，十枣汤主之。盖小青龙治未发散表邪，使水气自毛窍而出，乃《内经》所谓开鬼门法也；十枣汤驱逐里邪，使水气自大小便而泄，乃《内经》所谓洁净府，去陈莝法也。”“陈言《三因方》以十枣汤药为末，用枣肉和丸，以治水气喘急浮肿之证，盖善变通者也。杨士瀛《直指方》云，破癖须用芫花，行水后便养胃可也。”

3.《本经逢原》：“芫花，消痰饮水肿，故《本经》治咳逆咽肿，疝瘕痈毒，皆是痰湿内壅之象。逐水泻湿，能直达水饮窠囊隐僻处，取效甚捷。”

4.《本草求真》：“芫花主治颇与大戟、甘遂(同)，皆能达水饮窠囊隐僻之处，然此味苦而辛，苦则内泄，辛则外搜，故凡水饮痰癖，皮肤胀满，喘急痛引胸胁，咳嗽，瘴疟，里外水闭，危迫殆甚者，用此，毒性至紧，无不立应。不似甘遂苦寒，止泄经隧水湿，大戟苦寒，止泄脏腑水湿。荛花与此气味虽属相同，而性较此多寒之有异耳。”

5.《本草正义》：“芫花气味，《本经》虽称辛温，然所主诸病，皆湿热痰水为虐。功用专在破泄积水，而非可以治脾肾虚寒之水肿，则辛虽能散，必非温燥之药，故《别录》改作微温。据吴普谓神农、黄帝：有毒；扁鹊、岐伯：苦；李氏：大寒云云，似以李氏当之之说为允。《本经》主咳逆上气，喉鸣及喘而短气，皆水饮停积上焦，气壅逆行，闭塞不降之症；咽肿亦热毒实痰，窒滞清窍，此等苦泄攻通猛将，均为湿热实闭，斩关夺门，冲锋陷阵，一击必中之利器，非为虚人设法可知。蛊毒乃南方湿热毒虫，人人肠胃，非涤荡直泄不治，故古人用药，无一非猛烈急之物。鬼疟，实即古之所谓瘴疟，故治宜泄导热毒，亦非其他诸疟之所可混投者也。疝瘕亦指湿热蕴结之一症，不可以概一切之疝气瘕聚。痈肿，则固专指阳发实热之疡患矣。《别录》谓消痰水、水肿，及五种水气之在五脏者，固皆以实证立论，仍是《本经》之义。喜唾乃饮积胸中，水气上溢，而口多涎沫耳。皮肤腰痛，亦指水气泛滥之一症。惟寒毒二字，当有讹误，此乃寒泄之药，非其所主，岂浅者以《本经》气味有温之一说，而姑妄言之耶？总之，《名医别录》虽集成于贞白居士之手，然六朝以降，传写屡经，亦难保无妄人羼杂之句，是当衡之以理，而必不可一味盲从者。肉毒是肉食之毒，食物得毒，固必泄之而毒始解。”

2175 芫青 yuán qīng (《别录》)

【异名】 芫蜻(《雷公炮炙论》)，青娘子(《纲目》)，青娘虫、相思虫(《苏州本产药材》)，青虫(《中药志》)。

【基原】 为芫青科绿芫青属动物绿芫青的全虫。

【原动物】 绿芫青 *Lytta caragana* Pallas

体绿色或蓝绿色，有光泽。体长 12～20 mm。头略呈三角形，与身体垂直，头顶中央有一条纵沟纹，额与头顶间的中央有一红斑。复眼肾形，触角念珠状，末节末端尖锐。前胸背板光滑，两侧前后角隆起，鞘翅柔软，表面密布横皱纹，隐约可见 3 条平行纵脊纹。足 3 对，爪纵裂为 2 片。

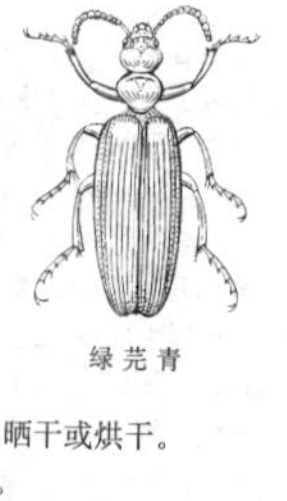

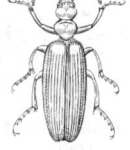
绿芫青

成虫常成群食害野生豆科植物，有假死性。广泛分布于全国各地。

【采收加工】 7～10 月捕捉，用沸水烫死，晒干或烘干。

【成分】 含斑蝥素(cantharidin)及脂肪等。

【炮制】 1. 生芫青　取原药材，除去头、足、翅及杂质，筛去灰屑。

2. 炒芫青　先将米洗净，置锅内，用文火加热至米贴附锅上，微冒热气时，快倒入生芫青，拌炒至米呈老黄色或黄褐色，取出，除去米，放凉。每净芫青 100 kg，用米 20 kg。

饮片性状　生芫青为去头、足、翅的干燥躯体，呈长圆形。绿色、蓝绿色或蓝紫色，具美丽光泽。胸部突起，可见鞘翅残痕。体轻，有特殊臭气。炒芫青，形如生芫青，色泽加深，显黄色，微具焦臭。

贮干燥容器内，置通风干燥处。密闭，防蛀。

【药性】 辛，温，有毒。

1.《别录》：“味辛，微温，有毒。”

2.《品汇精要》：“味辛，性微温散，气厚于味，阳也。”

【功用主治】 攻毒，破瘀，逐水。主治瘰疬，狂犬咬伤，血瘀经闭，水肿尿少。

1.《别录》：“主蛊毒，风疰，鬼疰，堕胎。”

2. 陶弘景：“疗鼠瘘。”

3.《宝庆本草折衷》：“《续说》云：张松谓芫青又治膀胱疝气，腹痛，及妇人、室女经候不通；冷热，久积水病，大风之疾。”

4.《纲目》：“主疝气，利小水，消瘰疬，下痰结。治耳聋，目翳，猘犬伤毒。余功同斑蝥。”

【用法用量】 内服：入丸、散，1～2 只。外用：研末调敷。

【宜忌】 有剧毒，一般不内服，体弱者及孕妇禁服。

1.《品汇精要》：“妊娠不可服。”

2.《纲目》：“畏、恶同斑蝥。”

【选方】 1. 治偏坠小肠气　青娘(子)、红娘虫各十粒，白面拌炒黄色，去二项虫，以白滚汤调服。(《摄生众妙方》)

2. 治久耳聋　芫青一枚，巴豆一枚(去皮、心)，蓖麻子一枚(去皮)。上件药，细研，以蜜二两，文武火熬半日，不得令焦，焦即不堪用，只可为三丸。以绵子裹一丸，插在耳内(入耳之时，须炙热用)，仍留一绵头垂下在外。耳中脓出，已闻声也。(《圣惠方》)

【各家论述】《本经逢原》：“芫青，能泻毒攻积，破血堕胎，功同斑蝥，而毒尤猛。其治疯犬伤，消目翳，却偏头风、塞耳聋，皆取其毒锐也。又治月闭水肿，椒仁丸方用之。”

2176 芫花根 yuán huā gēn (《吴普本草》)

【异名】 黄大戟(《吴普本草》)，蜀桑(《别录》)，铁牛皮(《分类草药性》)，浮胀草(《湖南药物志》)。

【基原】 为瑞香科瑞香属植物芫花的根或根皮。

【原植物】 参见“芫花”条。

【采收加工】 7～10 月采收，挖根或剥取根皮，鲜用或切片晒干。

【成分】 根含二萜类成分：芫花酯甲(yuanhuacin)，芫花酯乙(yuanhuadin)，芫花瑞香宁(genkwadaphnin)即 12-苯甲酰氧基瑞香毒素(12-benzoxydaphnetoxin)；双黄酮类成分：瑞香黄烷素(daphnodorin)B，芫花醇(genkwanol)A、B、C；香豆素类成分：西瑞香素(daphnoretin)，伞形花内酯(umbelliferone)；苷类成分：瑞香苷(daphin)，丁香苷(syringin)，芫根苷(yuankanin)。还含 β-谷甾醇(β-sitosterol)。

【药性】 辛、苦，温，有毒。

1.《吴普本草》：“神农：辛。雷公：苦，有毒。”

2.《纲目》：“辛，温，有小毒。”

3.《分类草药性》：“性大热。”

【功用主治】 逐水，解毒，散结。主治水肿，瘰疬，乳痈，痔瘘，疥疮，风湿痹痛。

1.《别录》：“治疥疮，可用毒鱼。”

2.《分类草药性》：“治风湿筋骨痛，跌打损伤。”

3.《全国中草药汇编》：“消肿解毒，活血止痛。主治急性乳腺炎，痈疖肿毒，淋巴结核，腹水，风湿痛，牙痛，跌打损伤。”

【用法用量】 内服：煎汤，1.5～4.5 g；捣汁或入丸、散。外用：捣敷；或研末调敷；或熬膏涂。

【宜忌】 孕妇及体虚者禁服。反甘草。

1.《吴普本草》：“久服令人泄。”

2.《本草经集注》：“反甘草。”

【选方】 1. 治水气洪肿，小便涩 芫花根一两，锉，微炒，捣细罗为末。每服空心以温水调下一钱，得小便大利便差。（《古今录验》）

2. 治瘰疬初起，气壮人 芫花根，擂水一盏服，大吐利，即平。（《濒湖集简方》）

3. 治急性乳腺炎 用去表皮之芫花根浸出液蘸棉球。将浸好的棉球塞入鼻内，至发热感 5 分钟后取出。（《青岛中草药手册》）

4. 治外痔并漏，囊痈，悬痈，臂痈 芫花入土根不拘多少，捣自然汁，于铜铫内慢火熬成膏。以生丝线入膏再熬良久，膏浓为度，线阴干，膏留后用。一治外痔有头者，以药线系之，俟痔焦黑落下，再用棉裹猪鬃蘸药膏纳于窍中，永不发。（《古今医统》）

5. 治牙痛 鲜芫花根第二层皮 90 g，用 75%乙醇 250 ml 浸泡 3～5 日（亦可用鲜根皮 250 g，开水 250 ml，浸泡同样日数）。用棉球蘸药液放患牙上，一般 3～5 分钟即可止痛。〔《新医药学杂志》1973，(9)：20〕

6. 治脚气 取鲜芫花根 30 g（切碎），放在碗内，加入滚开水 120 ml（若用干品，开水量加倍），待冷后倒入瓶内，加防腐剂或白矾，浸泡十余日（时间越久越好）。擦患处，每日 2～3 次。〔《中草药通讯》1976，(2)：7〕

【临床报道】 1. 用于中期妊娠引产 用芫花根注射剂（每 1 ml 相当于生药 0.75 g）羊膜腔内注射（妊娠 4 个月以上者）或羊膜腔外注药（妊娠 4 个月以下），每次 2 ml。作引产 1 080 例，总成功率 98.33%。97.83%均于 72 小时内流产，仅个别有体温升高和白细胞计数升高。

2. 治疗牙痛 取新鲜芫花（俗称闷头花）根二层皮500 g，洗净砸碎，置入容器，倒入滚开水 600 ml，冷却后装瓶备用，也可加乙醇或白酒少许以防腐，3～5 日后即可使用。用棉球或棉签蘸药液放于患牙上 3～5 分钟。共治疗 31 例，痊愈 19 例，有效 10 例，无效 2 例。总有效率为93.55%。

3. 治疗手足癣 取烟叶 30 g，芫花根 50 g（鲜品 80 g）。第一煎加水 800 ml，第二煎加水 600 ml 煎煮，将两次煎液混合，浓缩至 800 ml，早、晚各用 400 ml 药液浸泡患处，每次浸泡 10～20 分钟，连用 7 日为 1 个疗程。另用烟叶 20 g，芫花根 30 g（鲜品 50 g），加 75%乙醇 200 ml，浸泡 7 日后，用浸液涂患处，每日 3 次，7 日为 1 个疗程。共治疗 72 例，结果治愈 35 例，好转 34 例，无效 3 例，有效率 96%。

2177 芫荽茎 yán suī jīng（《药材资料汇编》）

【异名】 芫荽棋（《药材资料汇编》）。

【基原】 为伞形科芫荽属植物芫荽的茎梗。

【原植物】 参见“胡荽”条。

【采收加工】 春季采收，晒干。

【药性】 辛，温。

【功用主治】 宽中健胃，透疹。主治胸脘胀闷，消化不良，麻疹不透。

【用法用量】 内服：煎汤，3～9 g。外用：煎汤喷涂。

2178 芸薹 yún tái（《别录》）

【异名】 胡菜（《通俗文》），寒菜（《百病方》），薹菜（《埤雅》），芸薹菜（《日用本草》），薹芥（《沛志》），青菜（《随息居饮食谱》），红油菜（《四川中药志》）。

【基原】 为十字花科芸薹属植物油菜的根、茎和叶。

【原植物】 油菜 *Brassica campestris* L. 又名：菜薹（《中国高等植物图鉴》）。

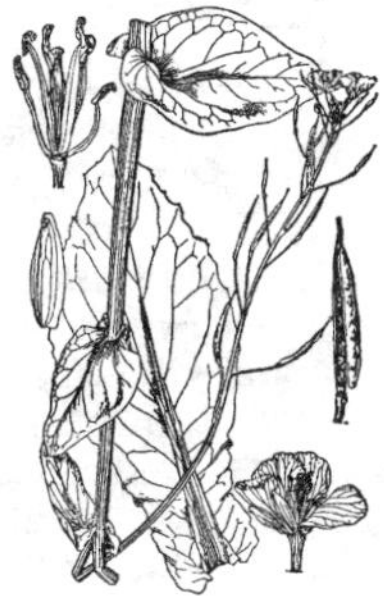

油 菜

二年生草本，高 30～90 cm。无毛，微带粉霜。茎直立，粗壮，不分枝或分枝。基生叶长 10～20 cm，大头羽状分裂，顶生裂片圆形或卵形，侧生裂片 5 对，卵形；下部茎生叶羽状半裂，基部扩展且抱茎，两面均有硬毛，有缘毛；上部茎生叶提琴形或长圆状披针形，基部心形，抱茎，两侧有垂耳，全缘或有波状细齿。总状花序生枝顶，花期伞房状；萼片 4，黄带绿色；花瓣 4，鲜黄色，倒卵形或圆形，长 3～5 mm，基部具短爪；雄蕊 6，4 长 2 短，花丝细线形；子房圆柱形，花柱明显，柱头膨大成头状。长角果条形，长 3～8 cm，先端有喙。种子球形，直径约 1.5 mm，红褐或黑色，近球形。花期 3～5 月，果期 4～6 月。

为栽培植物，喜肥沃、湿润的土地。主产区是长江流域和西北。

本植物的种子（芸薹子）、种子榨取的油（芸薹子油）亦供药用，另设专条。

【采收加工】 2～3 月采收，多鲜用。

【成分】 全草含葡萄糖异硫氰酸酯类成分：葡萄糖芫菁芥素（gluconapin），葡萄糖异硫氰酸戊-4-烯酯（glucobrassicanapin），葡萄糖屈曲花素（glucoiberin），葡萄糖莱菔素（glucoraphanin），葡萄糖庭荠素（glucoalyssin），葡萄糖豆瓣菜素（gluconasturtiin），葡萄糖芫菁素（glucorapiferen）即是前告伊春（progoitrin），葡萄糖芸薹素（glucobrassicin）。还含少量槲皮苷（quercitrin）和维生素 K，卡巴呋喃（carbofuran），3-羟基卡巴呋喃（3-hydoxy carbofuran），淀粉样蛋白（amyloid），多糖和球蛋白。

根含葡萄糖异硫氰酸酯类成分：葡萄糖庭荠素，葡萄糖豆瓣菜素，前告伊春，葡萄糖芸薹素，新葡萄糖芸薹素（neoglucobrassicin）。

【药理】 1. 降眼压作用 芸薹滴眼剂给正常家兔和高眼压模型兔点眼，具有显著降眼压作用，最大降眼压幅度分别为 42.3%和 28.8%，持续降眼压时间为 12 小时以上，对瞳孔直径无明显影响。降眼压机制为抑制房水生成。

2. 抑癌作用 紫油菜对雌性小鼠肝癌生长有一定抑制作用，与临床抗癌药物氟尿嘧啶（5-FU）比较，抑癌作用较低，未见有害作用。但青油菜无抑制肿瘤的作用。

【药性】 辛、甘，平。归肺、肝、脾经。

1.《千金方》：“味辛、寒，无毒。”

2.《新修本草》：“味辛，温。”

3.《日华子》：“凉。”

4. 姚可成《食物本草》：“味甘，平。”

5.《得配本草》：“入手太阴经。”

6.《本草求真》：“专入肺，兼入肝脾。”

【功用主治】 凉血止血，解毒消肿。主治血痢，丹毒，热毒疮肿，乳痈，风疹，吐血。

1.《千金方》：“主腰脚痹，又治油肿丹毒。”

2.《新修本草》：“主风游丹肿，乳痈。”

3.《本草拾遗》：“破血。捣叶敷赤游疹。”

4.《日华子》：“治产后血风及瘀血。”

5.《开宝本草》：“别本注云破癥瘕结血，是宜血病也。”

6.《纲目》:"治瘰疽,豌豆疮,散血消肿。"

7.《随息居饮食谱》:"破结通肠。"

【用法用量】 内服:煮食,30~300 g;捣汁服,20~100 ml。外用:煎水洗或捣敷。

【宜忌】 麻疹后、疮疥、目疾患者不宜食。

1.《百病方》:"狐臭人食之,病加剧。"

2.《千金方》:"若旧患腰脚痛者,不可食,必加剧。"

3.《食疗本草》:"又极损阳气,发口疮齿痛,又能生腹中诸虫。"

4.《本草药性大全》:"血病,产妇食之立破。"

5.《随息居饮食谱》:"发风动气;凡患腰脚口齿诸病,及产后,痧痘,疮家,痼疾,目证,时感皆忌之。"

【选方】 1. 治血痢不止,腹中疞痛,心神烦闷　芸薹捣,绞取汁二合,蜜一合。同暖令温服之。(《圣惠方》)

2. 治诸丹　以芸薹菜熟捣厚封之。如余热气未愈,但三日内土封之。纵干亦封之勿歇,以绝本。(《千金方》)

3. 治毒热肿　蔓青根三两,芸薹苗叶根三两。上二味,捣,以鸡子清和,贴之,干则易之。(《近效方》)

4. 治风疹痒不止　用芸薹三握,细锉烂研,绞取汁,于疹上热揩,时时上药令热彻,又续煎椒汤洗。(《普济方》)

5. 治女子吹乳　芸薹菜,捣烂敷之。(《日用本草》)

【各家论述】《本草述钩元》:"芸薹之用,类以为行滞血,散结气耳。讵知自种于冬月,经历霜雪,至春抽薹,其辛温之性,畅气宣血,虽微物,亦有精专者。即其老于三月,自应归功血脏,以毕其用。大约由阴育阳,从阳畅阴,不只以疏决为能也。本草首主游风丹肿,及产后血风并切于心腹诸疾者,因风脏原是血脏,鼓阳化阴,惟在于此。故风化行而血乃得化。血不化即还致风淫。相因以为功,亦相因以变眚也。滋味功能,不得以其微,而忽之矣。"

2179 芸香草 yún xiāng cǎo(《四川中药志》)

【异名】 韭叶芸香草(《滇南本草》),诸葛草(《种子植物名称》),香茅筋骨草、小香茅草(《四川中药志》),茅草筋骨(《重庆草药》),香茅草、臭草、麝香草、细叶茅草、野芸香草(《云南中草药》),石灰草(《昆明民间常用草药》),黄柏草(《秦岭巴山天然药物志》)。

【基原】 为禾本科香茅属植物芸香草的全草。

【原植物】 芸香草 *Cymbopogon distans* (Nees ex Steud.) W. Wats [*Andropogon distans* Nees ex Steud.]

多年生草本,有香气。秆丛生,高 40~110 cm,直立,无毛。叶鞘无毛,基部者多破裂,上部者短于节间;叶舌钝圆,先端多不规则地破裂;叶片狭线形,长达25 cm以上,宽 1~5 mm,扁平或边缘外卷,两面具白粉。假圆锥花序稀疏,窄狭,长15~45 cm;总状花序孪生,成熟后叉开或向后叉开,带黑紫色,长 1.5~2.5 cm,具3~5节,其下托以 1.8~2.5 cm的佛焰苞;同性对小穗之有柄者完全退化,或仅存一发育不良的颖;无柄的结实,小穗长圆状披针形,长 5.5~7.5 mm,基盘具白色短毛;第一颖先端具 2 微齿,具 2 脊,脊上部具极狭的翼,脊间具 2~4 脉,第二颖舟形,先端急尖,边缘膜质或具小纤毛,脊上无翼;第一外稃较颖短 1/3,极狭,先端具 2 裂齿,芒从齿间伸出,长约 12 mm,中部膝曲,内稃缺如;雄蕊 3。花、果期 9~10 月。

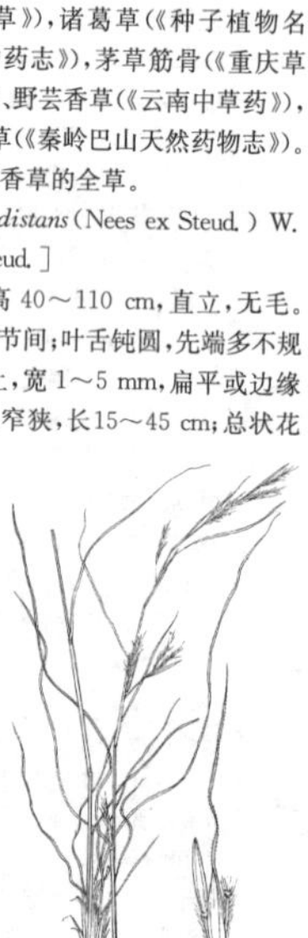

芸香草

生于山坡草地。分布于西南及陕西、甘肃等地。

【栽培】 生物学特性　喜较温暖的气候,以排水良好的坡地为佳。

繁殖方法　种子或分株繁殖,以种子直播较好。于 3 月至 4 月播种。在整好的地上,开 1.3 m 宽的高畦,按行、株距各约 33 cm 开穴,深 7~10 cm。把种子和草木灰用少量人畜粪水充分拌匀,便成种子灰,施人畜粪水后,把种子灰撒到穴里,覆土。

田间管理　播种后,要中耕除草 3~4 次。第一次在苗高 4~6 cm 时;第二次在苗高 13~17 cm 时,结合除草进行匀苗、补苗;第三次在 9 月收获后;第四次在 11 月左右。以后每年都要中耕除草 3~4 次。在每次除草后追肥 1 次,一般以人畜粪水为主,也可在春、夏二季使用氮素化肥。

【采收加工】 7 月下旬至 8 月中旬割取地上部分,晒干或晾干。

【药材】 芸香草 *Cymbopogonis Distantis Herba*　产于四川、云南、贵州、甘肃、陕西等地。

性状　全草长 40~110 cm,茎秆丛生,细弱,外表灰绿色至深绿色,有时带紫色,节部膨大。叶片狭条形,边缘有时外卷,两面均无毛,被白粉;叶鞘无毛,基部常破碎而内卷,内面浅红色;叶舌钝圆,膜质,先端多不规则破裂。具特异香气,味辛辣,嚼时有清凉麻舌感。

鉴别　(1) 茎横切面:表皮细胞 1 列,外壁稍厚,下皮纤维 5~7列,细胞壁厚,木化,间有数个小形禾本科型维管束成轮状排列。中柱内维管束禾本科型,2~3 轮排列,木质部排列成 V 形,原生木质部导管 1~2 个在末端,导管旁薄壁细胞有时破裂,维管束周围有 1~2 列纤维细胞形成纤维束鞘。髓部宽广,由薄壁细胞组成。

叶横切面:上表皮由 1 列大型运动细胞组成,细胞方形或长方形。叶肉细胞分化不明显。维管束禾本科型,周围有薄壁细胞组成的鞘,上、下两侧的表皮内方均有纤维群分布。下表皮细胞小,切向延长,有气孔和毛茸。

(2) 取本品粉末 1 g,加乙醚 10 ml,振摇约 10 分钟,滤过。滤液挥去乙醚至约 1 ml,加 2% 2, 4-二硝基苯肼的 30%高氯酸溶液 0.1 ml,油层显橙红色(检查胡椒酮)。

【成分】 全草含挥发油:胡椒酮(piperitone),4-蒈烯(carene-4),牻牛儿醇(geraniol)10%,牻牛儿酸乙酯(ethyl geranate)10%,牻牛儿醛(geranial),柠檬烯(limonene),茴香醛(anisaldehyde),α-松油醇(α-terpineol),2R-(2α, 4aβ, 8α, 8aα)-十氢-8a-羟基-α, α, 4a, 8-四甲基-2-萘甲醇〔2R-(2α, 4aβ, 8α, 8aα)-decahydro-8a-hydroxy-α, α, 4a, 8-tetramethyl-2-naphthalenemethanol〕, eudesmandeiol, 5, 7-表-α-桉叶醇(5-epi-7-epi-α-eudesmol)。

【药理】 1. 平喘作用　芸香草挥发油(芸香油)及油中的主要成分胡椒酮能对抗组胺喷雾所致的豚鼠支气管痉挛,大剂量(芸香油 2.4 ml/kg、胡椒酮 1.2 ml/kg)肌注时,可完全保护豚鼠,不致发生呼吸困难和惊厥。胡椒酮气雾吸入 1 分钟,能明显对抗组胺所致豚鼠支气管痉挛作用,但作用不够持久。0.8 ml/kg 肌注可对抗蛋清吸入所致豚鼠过敏性支气管痉挛,使豚鼠不发生惊厥,但尚有部分豚鼠发生呼吸困难和轻度紫绀。胡椒酮饱和水溶液对正常状态或组胺致痉的支气管平滑肌均有显著舒张作用。胡椒酮的作用似非阻断组胺或乙酰胆碱受体。芸香油和胡椒酮混悬液对离体豚鼠支气管平滑肌有显著的直接舒张作用,作用强度与氨茶碱相仿或更强。

2. 镇咳作用　芸香油 2.4 ml/kg 和胡椒酮 1.2 ml/kg、2.4 ml/kg肌内注射,对电刺激豚鼠喉上神经所致咳嗽反射均有抑制作用,但所用剂量较大。

3. 其他作用　芸香油和胡椒酮对离体兔肠管有抑制作用,并能对抗氯化钡的兴奋作用。体外试验,芸香油和胡椒酮对从慢性支气管炎患者分得的革兰阳性、阴性球菌及杆菌均有不同程度的抑制作用。芸香油或胡椒酮大剂量对豚鼠均有明显的中枢抑制作用,亦有报道胡椒酮有中枢兴奋作用,皮下注射 500 mg/kg,可显著缩短环己巴比妥对小鼠的催眠时间。

毒性　雌、雄性小鼠芸香油灌胃的半数致死量(LD_{50})分别为 5.7 和 6.75 ml/kg,小鼠皮下注射的 LD_{50} 为3.2 ml/kg。100%芸香油给小鼠腹腔注射的 LD_{50} 为1.1 ml/kg。胡椒酮小鼠灌胃的 LD_{50} 为 4.32 ml/kg,皮下注射的 LD_{50} 为1.42(1.203～1.676) g/kg。亚硫酸氢钠胡椒酮小鼠灌胃的 LD_{50} 为 14.32 g/kg。家兔试验表明芸香油注射液刺激性较大,不宜供肌内、静脉注射用。

【药性】 辛、微苦,温。

1.《滇南本草》:"味辛、微苦,性微寒。"

2.《重庆草药》:"微辣辛,性燥。"

【功用主治】 解表利湿,止咳平喘。主治风寒感冒,伤暑,吐泻腹痛,小便淋痛,风湿痹痛,咳嗽气喘。

1.《滇南本草》:"治山岚瘴气,不服水土,有感冒,风寒暑湿,四时不正之气,乍寒乍热,体困酸软,寒热往来,似疟非疟,或发瘴疟,胸膨胀,饮食无味,肚腹疼痛,呕吐,水泻。"

2.《重庆草药》:"主治风湿麻木,膝骼风,风湿瘫痪。"

3.《云南中草药》:"清暑解表,利湿和胃。主治伤暑,夏日感冒,淋症。"

4.《四川常用中草药》:"驱风除湿,止咳平喘。治风寒咳嗽喘息。"

【用法用量】 内服:煎汤,9～15 g(大剂量 30～60 g);或浸酒。外用:捣敷或煎水熏洗。

【选方】 治风湿瘫痪(全身不遂或半身不遂)　香茅筋骨草 1 kg,舒筋草 250 g。水煎洗或熏。(《重庆草药》)

【临床报道】 治疗滴虫性阴道炎　用鲜芸香草 250 g,用水 150 ml,煎后放盆内,先用其蒸气熏洗外阴,待水温接近体温时,用纱布包手指蘸药汁擦洗外阴和阴道。共治疗 41 例,快者 1～2 次即可收效,病程长而顽固者 3～4 次见效,全部治愈。

2180 芸薹子 yún tái zi (《千金方》)

【异名】 油菜籽(通称)。

【基原】 为十字花科芸薹属植物油菜的种子。

【原植物】 参见"芸薹"条。

【采收加工】 5～6 月间,种子成熟时,将地上部分割下,晒干,打落种子,再晒干。

【药材】 芸薹 *Brassicae Campestris Semen*　全国各地均产,以长江流域各省产量最大。

性状　种子近球形,直径 1.5～2 mm。表面红褐色或棕黑色,放大镜下观察具有网状纹理,一端具黑色圆点状种脐。破开种皮内有子叶 2 片,肥厚,乳黄色,富油质,沿中脉相对折,胚根位于两纵折的子叶之间。气微,味淡。以子粒饱满、色泽光亮者为佳。

鉴别　(1)种子横切面:表皮黏液细胞 1 列,略切向延长;下皮细胞 1 列,巨大。栅状细胞 1 列,其内壁和侧壁木化增厚,红棕色。色素层细胞颓废,内含红棕色色素。内胚乳细胞类方形,含糊粉粒。子叶和胚根细胞多角形或近长方形,含糊粉粒和脂肪油。

(2) 取本品粉末 1 g,置硬质试管内,加氢氧化钠 1 小粒,置酒精灯上灼热,放冷,加水 2 ml 使溶解,滤过。取滤液1 ml,加 5%盐酸酸化,即有硫化氢产生,遇新制的醋酸铅试纸显有光泽的棕黑色。另取亚硝基铁氰化钠 1 小粒,置白瓷板上,加水 1～2 滴使溶解,加上述滤液 1～2 滴,显紫红色(检查异硫氰苷类)。

【成分】 芸薹子含葡萄糖异硫氰酸酯类成分:葡萄糖芜菁芥素(gluconapin),葡萄糖异硫氰酸戊-4-烯酯(glucobras-sicanapin),葡萄糖芜菁素(glucorapi feren)即前告伊春(progoitrin)。又含脂肪油,蛋白质,芸香苷(rutin),菜子甾醇(brassicasterol),22-去氢菜油甾醇(22-dehydrocampesterol)及较多量的丙氨酸,缬氨酸,天冬氨酸,赖氨酸,甲硫氨酸等;还含磷脂酰肌醇(phosphatidylinositol),磷脂酰胆碱(phosphatidyl choline),磷脂酰乙醇胺(phosphatidyl ethanolamine),芥酸(erucic acid),阿糖配半乳聚糖(arabinogalactan)等。

【药理】 毒性　芸薹子油喂饲雄性大鼠,可引起其心脏损害,如经部分氢化后再喂饲则可使其心脏损害率降低。其原因与油内亚麻三烯酸含量降低无关,与芥酸的含量亦无关,而与三酰甘油的含量有关。

【炮制】 1. 芸薹子取原药材,除去杂质,洗净,晒干。用时捣碎。

2. 炒芸薹子　取净药材,文火加热,炒至颜色加深,表面爆裂,取出,筛去灰屑。

饮片性状　芸薹子参见"药材"。炒芸薹子形如芸薹子,表皮破裂,色泽加深,气微香,味淡。

贮干燥容器内,密闭,置通风干燥处,防蛀,防潮。

【药性】 辛、甘,平。归肝、大肠经。

1.《纲目》:"辛,温,无毒。"

2.《陕西中药志》:"入肺经。"

3.《湖北中草药志》:"淡,温。"

【功用主治】 活血化瘀,消肿散结,润肠通便。主治产后恶露不尽,瘀血腹痛,痛经,肠风下血,血痢,风湿关节肿痛,痈肿丹毒,乳痈,便秘,粘连性肠梗阻。

1.《千金方》:"主梦中泄精。"

2.《纲目》:"行滞气,破冷气,消肿散结,治产难,产后心腹诸疾,赤丹热肿,金疮血痔。"

3.《本草求原》:"接骨。"

4.《湖北中草药志》:"行血破气,散结消肿,催产。用于四肢肿痛,避孕,难产,产后腹痛,产后恶露不下,粘连性肠梗阻,外伤出血。"

【用法用量】 内服:煎汤,5～10 g;或入丸、散。外用:研末调敷。

【宜忌】 1.《得配本草》:"血虚者禁用。"

2.《陕西中药志》:"无瘀滞及肠滑者忌用。"

【选方】 1. 治痔漏肠风　用芸薹子四两为末,用好酒面糊丸,梧桐子大。每服三十丸至五十丸。温酒送下,日进一服。(《普济方》)

2. 治肾黄,病人手足拘急,眠卧艰难　芸薹子、蒿苣子各一两。上二味,同研如泥,入新汲水一盏,搅和后,以生绢滤取汁,顿服之。(《圣济总录》)

3. 治夹脑风及偏头痛　芸薹子一分,川大黄三分,捣细罗为散,每取少许吹鼻中,后有黄水出。如有顽麻,以酽醋调涂之。(《圣惠方》)

4. 治风湿毒气,攻注腰脚,及遍身疼痛　甘遂(炒黄色),木鳖子(去壳),芸薹子(炒)各半两。上件为细末,每服二钱,热汤调下,不拘时候,忌甘草一日,虚人、老人不宜服。(《普济方》芸薹散)

5. 治伤损,接骨　芸薹子一两,小黄米(炒)二合,龙骨少许。为末,醋调成膏,摊纸上贴之。(《纲目》引《乾坤生意秘韫》)

6. 治热疮肿毒　芸薹子、狗子骨等分。为末,醋和傅之。(《千金方》)

7. 治粘连性肠梗阻　芸薹子 150 g,小茴香 60 g。水煎,分数次服。(《青岛中草药手册》)

8. 治小儿天钓　川乌头末一钱,芸薹子三钱。新汲水调涂顶上。(《圣惠方》备急涂顶膏)

【各家论述】 《纲目》:"芸薹菜、子、叶同功,能温能散,其用长于行血滞,破结气,故古方消肿散结,治产后一切心腹气血痛,诸游风丹毒,热肿,疮痔,诸药咸用之。经水行后,加入四物汤服之,云能断产。又治小儿惊风,贴其顶囟,则引气上出也。"

2181 **芸薹子油** yún tái zi yóu (《本草拾遗》)

【异名】 菜子油(通称)。

【基原】 为十字花科芸薹属植物油菜种子榨取的油。

【原植物】 参见"芸薹"条。

【成分】 油含脂肪酸：棕榈油酸(palmitoleic acid)，硬脂酸(stearic acid)，油酸(oleic acid)，亚油酸(linoleic acid)，亚麻酸(linolenic acid)，花生酸(arachidic acid)，芥酸(erucicacid)；甾醇：菜子甾醇(brassicasterol)及22-去氢菜油甾醇(22-dehydrocampesterol)等。

【药性】 辛、甘，平。

1.《医林纂要》："气味同(芸薹子)，而尤燥烈。"

2.《本草省常》："性寒凉。"

3.《随息居饮食谱》："甘、辛，温。"

【功用主治】 解毒消肿，润肠。主治风疮，痈肿，烫火灼伤，便秘。

1.《本草拾遗》："敷头，令头发长黑。"

2.《食物考》："行滞破血，除冷润肠，杀虫散结，泽肤消肿，涂发长黑。"

3.《药性切用》："杀虫虱。"

4.《本草求真》："善治痈肿，及涂痔漏中虫。"

5.《本草省常》："凉血解毒，明目利水。"

6.《随息居饮食谱》："润燥，杀虫，散火丹，消肿毒。"

【用法用量】 内服：10～15 ml。外用：涂搽。

【宜忌】 便溏者慎服。

1.《本经逢原》："脚气及狐臭者，不可食菜油。"

2.《药性切用》："肠滑者忌。"

3.《随息居饮食谱》："凡时感，痧胀，目疾，喉证，咳血，疮疡，痧痘，疟疾，产后，并忌之，以有微毒，而能发风动疾也。"

【选方】 1. 治石灰入目　先以芸薹油洗涤，更滴入糖水少许，不久自愈。(《华佗神医秘传》)

2. 治风疮不愈　陈菜子油，同穿山甲末熬成膏，涂之即愈。(《摄生众妙方》)

3. 治汤火灼伤　菜子油，调蚯蚓屎搽之。(《简便单方》)

2182 **苣荬菜** qǔ mǎi cài (《中药志》)

【异名】 小蓟、荬菜(《东北药用植物志》)，苦葛麻、苦荬菜、取麻菜(《中药志》)，苣菜(《河北中药手册》)，曲麻菜(《陕甘宁青中草药选》)，苦苦菜(《甘肃中草药手册》)，败酱草(《天津中草药》)。

【基原】 为菊科苦苣菜属植物匍茎苦菜的全草。

【原植物】 匍茎苦菜 *Sonchus brachyotus* DC.

多年生草本，高30～60 cm。全株具乳汁。地下根状茎匍匐，着生多数须根。地上茎直立，少分枝，平滑。叶互生；无柄；叶片宽披针形或长圆状披针形，长8～16 cm，宽1.5～2.5 cm，先端有小尖刺，基部呈耳形抱茎，边缘呈波状尖齿或有缺刻，上面绿色，下面淡灰白色，两面均无毛。头状花序，少数，在枝顶排列成聚伞状或伞房状，头状花序直径2～4 cm，总苞及花轴都具有白绵毛，总苞片4列；全部为舌状花，鲜黄色；舌片条形，先端齿裂；雄蕊5，药合生；雌蕊1，子房下位，花柱纤细，柱头2深裂，花柱及柱头皆被白色腺毛。瘦果，侧扁，有棱，先端有多层白色冠毛。花果期夏、秋季。

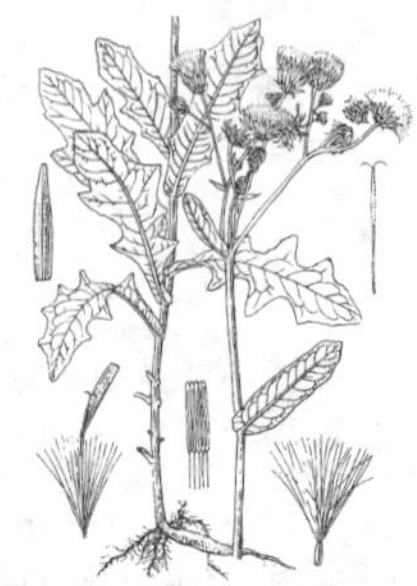
匍茎苦菜

生于路边、地旁、庭园等地。分布于东北、华北及西北地区。

【采收加工】 夏季开花前采收，鲜用或晒干。

【药材】 苣荬菜 *Sonchi Brachyoti Herba*　产华北、东北及西北等地。

性状　根圆柱形，下部渐细，表面淡黄棕色，顶端具基生叶痕和茎。茎圆柱形，表面淡黄棕色。叶皱缩或破碎，上面深绿色，下面灰绿色，完整叶片展平后呈宽披针形或长圆状披针形，长8～16 cm，宽1.5～2.5 cm，先端有小尖刺，基部呈耳状抱茎。有时带有残存的头状花序。质脆易碎。气微，味淡，微咸。

【成分】 含脂肪酸：二十烷酸(eicosanoic acid)，9-十六碳烯酸(9-hexadecenoic acid)，9，12，15-十八碳三烯酸(9，12，15-octadecatrienoic acid)，十六碳酸(hexadecanoid acid)，9，12-十八二烯酸(9，12-octadecadienoic acid)，亚麻酸(linolenic acid)，亚油酸(linoleic acid)，棕榈酸(palmitic acid)，十七烷酸(heptadecanoic acid)。

【药性】 苦，寒。

1.《山西中草药》："苦，寒。"

2.《内蒙古中草药》："味苦，性凉。"

【功用主治】 清热解毒，凉血止血。主治咽喉肿痛，疮疖肿毒，痔疮，急性菌痢，肠炎，肺脓疡，急性阑尾炎，吐血，衄血，咯血，尿血，便血，崩漏。

1.《东北药用植物志》："全草地上部分为利尿剂及止血药。"

2.《吉林中草药》："凉血，止血，解毒。治肺热吐血，便血，尿血，血崩。"

3.《河北中草药》："善清热燥湿，尤以清泄大肠湿热为著，并有解毒消痈、活血散瘀之力。用治肠痈，菌痢，内痔肿痛以及疮毒痈肿，喉痹肿痛，湿热带下，产后瘀血腹痛等症。"

【用法用量】 内服：煎汤，9～15 g；或鲜品绞汁。外用：煎汤熏洗；或捣敷。

【选方】 1. 治急性咽炎　鲜苣荬菜30 g，灯心草3 g。水煎服。(《山西中草药》)

2. 治疮毒痈肿　败酱草、紫花地丁各25 g。水煎服。(《沙漠地区药用植物》)

3. 治肺脓疡，咯脓血　败酱草、鲜芦根各30 g。水煎服。(《天津中草药》)

4. 治吐血　苣荬菜50 g，生地50 g。水煎服，日服2次。(《东北药用植物志》)

5. 治大便下血　生败酱草180 g，蜜30 g(患儿酌减)。将败酱草洗净，切碎，用水两大碗，煎取8分，调入蜜，分2次空腹服。(《天津中草药》)

2183 **苋** xiàn (《本经》)

【异名】 苋菜(李当之《药录》)，人苋(《本草图经》)，红人苋(《本草衍义》)，雁来红(《救荒本草》)，老少年、十样锦(《纲目》)。

【基原】 为苋科苋属植物苋的茎叶。

【原植物】 苋 *Amaranthus tricolor* L.［*A. mangostanus* L.；*A. gangeticus* L.］。

一年生草本。茎直立，粗壮，绿色或红色，分枝较少，高80～150 cm。叶互生；叶柄长3～10 cm，绿色或红色；叶片卵形、菱状卵形或披针形，长4～12 cm，宽3～7 cm，绿色或常成红色、紫色或黄色，或部分绿色加杂其他颜色，钝头或微凹，基部广楔形，全缘或波状，无毛。花

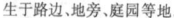

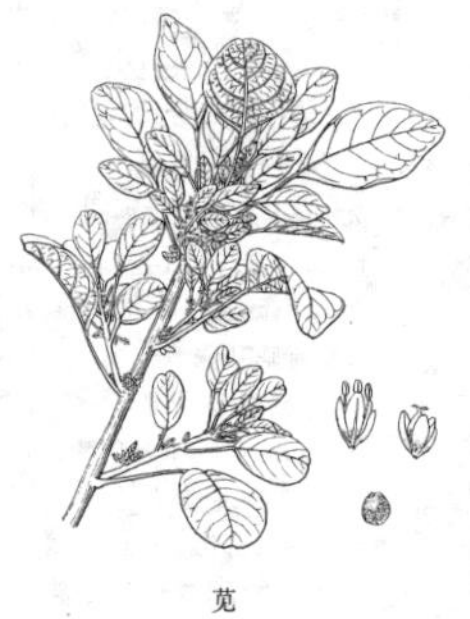
苋

序在下部者呈球形，上部呈稍断续的穗状花序，花黄绿色，单性，雌雄同株；苞片及小苞片卵状披针形，先端芒状，长约 4 mm，膜质，透明；萼片 3，披针形，膜质，先端芒状；雄蕊 3；雌蕊 1，柱头 3 裂。胞果卵状长圆形，熟时环状开裂，上半部成盖状脱落，包于宿存花被片内。种子黑褐色，近于扁圆形，两面凸，平滑有光泽。花期 5～8 月，果期 7～9 月。

全国各地均有栽培，有时逸为半野生。

本植物的种子（苋实）、根（苋根）亦供药用，另设专条。

【采收加工】 4～7 月采收，鲜用或晒干。

【药材】 苋 *Amaranthi Tricoloris Ramulus* 全国各地均产。

性状 茎长 80～150 cm，绿色或红色，常分枝。叶互生，叶片皱缩，展平后呈菱状卵形至披针形，先端钝或尖凹，具凸尖，绿色或红色、紫色、黄色，或绿色带有彩斑；具叶柄。穗状花序。胞果卵状矩圆形，盖裂。气微，味淡。

【成分】 茎含亚油酸(linoleic acid)为主要成分的不饱和脂肪酸及棕榈酸(palmitic acid)。

叶中有苋菜红苷(amaranthin)，棕榈酸，亚麻酸(linolenic acid)，二十四烷酸(lignoceric acid)，花生酸(arachic acid)，菠菜甾醇(spinasterol)，单半乳糖基甘油二酯(monogalactosyldiglyceride)，二半乳糖基甘油二酯(digalactosyldiglyceride)，三半乳糖基甘油二酯(trigalactosyldiglyceride)，三酰甘油(triglycerides)，维生素 A、C、B 和核黄素(riboflavine)。

地上部分含正烷烃(n-alkanes)，正烷醇(n-alkanols)和甾醇类等。

全草挥发油分析存在 56 个化学成分，包括 15 个醇，5 个酯，13 个醛，8 个酮(ketones)，3 个碳氢化合物，9 个酸和 5 个其他成分。

【药理】 抗菌作用 本品石油醚提取物中的正烷烃类、正烷醇类、16-三十一烷酮、甾醇类对金黄色葡萄球菌、白色葡萄球菌、草绿色链球菌(皆为革兰阳性菌)、大肠杆菌、铜绿假单胞菌和克雷白杆菌(皆为革兰阴性菌)有较强的抗菌作用。其中，16-三十一烷酮及甾醇类的抗菌作用强于正烷烃类。

【药性】 甘，微寒。归大肠、小肠经。

1.《新修本草》："赤苋：辛，寒。无毒。"

2.《日用本草》："甘，寒，无毒。"

3.《饮膳正要》："味苦，寒，无毒。"

4.《滇南本草》："味咸，性微温，入血。"

5.《本草汇言》："性滑。"

6.《医林纂要》："甘，酸，温。"

7.《得配本草》："甘，冷，利。入手太阳、阳明经。"

8.《随息居饮食谱》："甘，凉。"

【功用主治】 清热解毒，通利二便。主治痢疾，二便不通，蛇虫螫伤，疮毒。

1.《本草经集注》："赤苋：能疗赤下。"

2.《新修本草》："赤苋：主赤痢，又主射工沙虱。"

3.《食疗本草》："补气除热。"

4.《本草拾遗》："紫苋：杀虫毒。"

5.《日华子》："通九窍。"

6.《本草图经》："紫苋：主气痢。赤苋：主血痢。"

7.《日用本草》："治赤白痢疾及下血，利大小便。"

8.《滇南本草》："治大、小便不通，化虫，去寒热，能通血脉，逐瘀血。"

9.《纲目》："六苋，并利大小肠。治初痢，滑胎。"

10.《食物考》："通肠导滞。妊妇食之，快产得效。"

11.《随息居饮食谱》："治蛇、蜂、蜈蚣螫，捣苋汁服，渣敷患处。"

【用法用量】 内服：煎汤，30～60 g；或煮粥。外用：捣敷或煎液熏洗。

【宜忌】 脾虚便溏者慎服。

1.《医林纂要》："多食作热烂疮，疮家忌。"

2.《本草求原》："脾弱易泻勿用。恶蕨粉、鳖肉。"

3.《随息居饮食谱》："痧胀滑泻者忌之。"

【选方】 1. 治产前后赤白痢 紫苋叶（细切）一握，粳米三合。上以水，先煎苋菜取汁，去滓，下米煮粥，空心食之立瘥。（《普济方》紫苋粥方）

2. 治小儿紧唇 赤苋捣汁洗之。（《圣惠方》）

3. 治漆疮瘙痒 苋菜煎汤洗之。（《纲目》）

4. 治对口疮 苋菜、鲫鱼共捣烂，敷患处。

5. 治走马牙疳 苋菜茎叶适量，红枣 1 个，共烧灰存性，用竹管吹于牙龈处。（4、5 方出自江西《草药手册》）

6. 治黄水疮、痔疮 苋菜梗适量，煅存性，研末，加冰片少许，撒敷患处。（《秦岭巴山天然药物志》）

【各家论述】 1.《本草衍义补遗》："苋，下血而又入血分，且善走，与马齿苋同服下胎，妙，临产时煮食。"

2.《本草汇言》："苋菜，滑肠利结之药也。陆平林曰，云林方，善治老人血枯气结，大便不行，取金华醃猪肉，和苋菜煮食，即润泽可通。又妇人胎前食此，可令易产，产后大便闭涩不通，食此亦可润肠胃。"

2184 苋实 xiàn shí 《本经》

【异名】 莫实（《别录》），苋子（《饮膳正要》），苋菜子（《得配本草》）。

【基原】 为苋科苋属植物苋的种子。

【原植物】 参见"苋"条。

【采收加工】 9～10 月采收地上部分，晒后搓揉脱下种子，扬净，晒干。

【药材】 苋实 *Amaranthi Tricoloris Semen* 全国各地均产。

性状 种子近圆形或倒卵形，黑褐色，平滑，有光泽。气微，味淡。

【药性】 甘，寒。归肝、大肠、膀胱经。

1.《本经》："味甘，寒。"

2.《别录》："大寒，无毒。"

3.《千金方》："甘，寒，涩，无毒。"

4.《玉楸药解》："入手阳明大肠、足太阳膀胱、足厥阴肝经。"

【功用主治】 清肝明目，通利二便。主治青盲翳障，视物昏暗，白浊血尿，二便不利。

1.《本经》："主青盲，明目，除邪，利大小便，去寒热。久服益气力，不饥，轻身。"

2.《别录》："主白翳，杀蛔虫。"

3.《日华子》："益精。"

4.《本草图经》："主翳目黑花，肝风客热等。"

5.《民间常用草药汇编》："治伤风咳嗽。"

【用法用量】 内服：煎汤，6～9 g；或研末。

【选方】 1. 治肝经风热上攻，眼目赤痛生翳，遮障不明，青盲赤瞎并宜服之 苋菜子，为末，每夜茶服方寸匕。（《日用本草》）

2. 治红崩 苋菜子、红鸡冠花、红绫子，炖肉服。（《四川中药志》1960 年版）

3. 治大小便难 苋实末半两。分二服，以新汲水调下。（《圣惠方》）

4. 治乳糜血尿 红苋菜种子炒至炸花，研成细末。每服 9 g，糖水送服，每日 3 次。服几次后，如小便仍混浊不清，可用委陵菜 30 g，水煎服。（徐州《单方验方新医疗法选编》）

【各家论述】 1.《绍兴本草》："苋实乃苋菜子也。性味主治虽载《本经》，然云利大小肠，复云益气力，颇相违矣。大率非补之物，其性亦非大寒，当云味苦甘，微寒，无毒是也，岂恃此而起疾。”

2.《纲目》：“苋实与青葙子同类异种，故其治目之功亦相仿佛也。”

2185 苋根 xiàn gēn（《石药尔雅》）

【异名】 地筋《石药尔雅》

【基原】 为苋科苋属植物苋的根。

【原植物】 参见“苋”条。

【采收加工】 春、夏、秋三季均可采挖，鲜用或晒干。

【药性】 辛，微寒。

1.《本草图经》：“性微寒。”

2.《重庆草药》：“味甘，性寒，无毒。”

【功用主治】 清解热毒，散瘀止痛。主治痢疾，泄泻，痔疮，牙痛，漆疮，阴囊肿痛，跌打损伤，崩漏，带下。

1.《纲目》：“治阴下冷痛，入腹则肿满杀人，捣烂敷之。”

2.《分类草药性》：“红苋菜根，破癥瘕，血块。煅灰搽鼻蚁子。”

3.《四川中药志》1960 年版：“根梗，治鼻蛊；根：治红崩、白带及痔疮。”

4.《重庆草药》：“治跌打损伤，吐血。”

【用法用量】 内服：煎汤，9～15 g，鲜品 15～30 g；或浸酒。外用：捣敷；煅存性研末干擦或调敷；煎汤熏洗。

【选方】 1. 治牙痛　苋根晒干，烧存性，为末揩之，再以红灯笼草根煎汤漱之。（《纲目》引《集效方》）

2. 治漆疮　以苋菜根煎汤洗之。（《普济方》）

3. 治虚劳阴肿，大如升，核痛，人所不能疗者　用苋菜根捣敷之。（《圣惠方》）

4. 治阴冷，渐渐冷气入阴囊，肿满恐死，日夜疼闷不得眠　捣苋菜根敷之。（《千金方》）

2186 茵米 wǎng mǐ（《本草拾遗》）

【基原】 为禾本科茵草属植物茵草的种子。

【原植物】 茵草 *Beckmannia syzigachne*（Steud.）Fernald[*B. erucaeformis*（L.）Host var. *uniflora* Sckibn. ex A. Grag]　又名：皇、守田（《尔雅》），守气（《尔雅》郭璞注）

一年生直立草本。秆高 15～90 cm，有 2～4 节。叶鞘无毛，多长于节间；叶舌透明膜质；叶片扁平，长 5～20 cm，宽 3～10 mm，粗糙或背面平滑。圆锥花序狭窄，由多数筒短贴生或斜升的穗状花序组成，长 10～30 cm，分枝稀疏，直立或斜升；小穗有 1（稀为 2）小花，近圆形，两侧压扁，几无柄，成双行覆瓦状排列于穗轴的一侧；颖半圆形，等长，草质，边缘质薄，白色，有 3 脉，先端钝或锐尖，背部灰绿色，有淡绿色横纹；内稃稍短于外稃，有脊；雄蕊 3，花药黄色。花、果期 4～9 月。

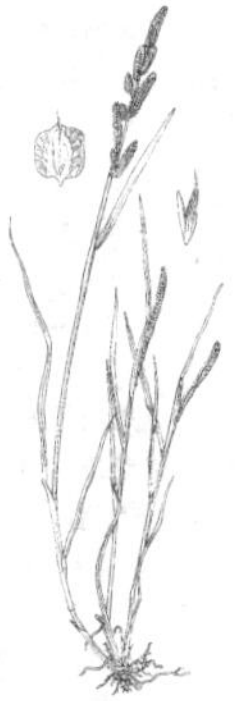

茵　草

生于水旁潮湿之处。分布于东北，经华北、华东以至西北、西南诸地。

【采收加工】 秋季采收，晒干。

【功用主治】 益气健胃。

1.《本草拾遗》：“主利肠胃，益气力，久食不饥，去热，益人，可为饭。”

2.《药性考》：“久服气足，止呕。”

【用法用量】 内服：煮食，适量。

2187 花鱼 huā yú（《滇南本草》）

【基原】 为鳅科条鳅属动物黑斑条鳅的肉。

【原动物】 黑斑条鳅 *Nemacheilus nigromaculatus* Regan

为小型鱼类，体稍侧扁，体长 56～60 mm，粗细如手指，背腹轮廓微弓。头小，口端位，有小触须 3 对。眼小，侧上位，距吻端较距鳃盖后缘为近。眼间隔甚狭，眼径大于眼间隔。鳞细，不易辨认。侧线鳞 125。背鳍 11～12，起点距尾鳍基较距吻端为近。臀鳍 8，紧接肛门之后。尾鳍平截形。

生活于滇池近岸及附近小河、水塘中。分布于云南昆明湖、抚仙湖等处。

【采收加工】 全年均可捕捞。捕得后，除去鳞片、内脏，洗净鲜用。

【药性】 甘，平。

1.《滇南本草》：“味甘，平。”

2.《滇南本草图说》：“无毒。”

【功用主治】 补肺肾，益精，止嗽。主治咳喘气短，神疲乏力。

《滇南本草》：“食之，令人肌肤细腻而解诸疮，最效。烧灰服之，治疟疾冷疟。”

【用法用量】 内服：煮食，适量；或煅研为末。

2188 花荵 huā rěn（《吉林中草药》）

【异名】 电灯花（《内蒙古中草药》）。

【基原】 为花荵科花荵属植物花荵和小花荵的全草或根与根茎。

【原植物】 1. 花荵 *Polemonium coeruleum* L.[*P. racemosum*（Regel）Kitamura]

多年生草本，高40～100 cm。根茎匍匐，圆柱状，横生。茎直立，不分枝，无毛或上部有腺毛。奇数羽状复叶，互生；小叶 11～21，长卵形至披针形，长 5～35 mm，宽 2～8 mm，先端锐尖或渐尖，基部近圆形，全缘，两面有疏柔毛或近无毛。聚伞圆锥花序顶生或上部叶腋生，疏生多花，一般 10～30 朵；总花梗和花梗密生短腺毛；花萼钟状，长 5～8 mm；花冠紫蓝色，钟状，长 1～1.8 cm；雄蕊着生于花冠筒基部之上；子房球形，柱头稍伸出花冠外。蒴果卵形，长 5～7 mm。种子褐色，纺锤形，长 3～3.5 mm，种皮具膨胀性的黏液细胞，干后膜质似种子有翅。花期 6～7 月，果期 7～8 月。

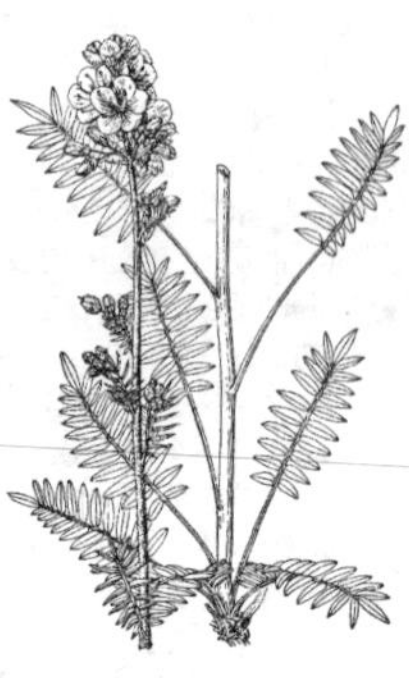

花　荵

生于海拔（1 000～）1 700～3 700 m 的山坡草丛、山谷疏林下、路边灌丛及溪流湿地。分布于华北、东北及云南、新疆等地。

2. 小花荵 *P. liniflorum* V. Vassil.

多年生草本。茎直立，不分枝，细长，无毛。奇数羽状复叶，互生；小叶 15～25，狭披针形至卵状披针形，长 1.2～4 cm，宽 0.4～1.4 cm，两面无毛；茎上部的小叶较小，线状披针形或线形。聚伞圆锥花序顶生，被短柔腺毛，多花，花梗纤细而短；花较小，花萼钟状，长 2～3 mm，裂片三角形；花冠蓝紫色，钟状，长 0.8～1.2 cm，裂片倒卵形，先端尖，边缘具缘毛。蒴果卵圆形，长 3～5 mm。种子褐色，纺锤形，长 2～2.5 mm。

生于向阳草坡、湿草甸。分布于内蒙古、黑龙江等地。

【采收加工】 夏季花尚未开放时采收，洗净，切段，晒干。

【成分】 根含皂苷，其苷元多是以乙酸（acetic acid），当归酸（angelic acid），α-甲基巴豆酸（tiglic acid），α-甲基丁酸（α-methylbutyric acid），丙酸（propionic acid）和三萜醇形成的酯，如花荵属皂苷

元(polemoniumgenin)A,玉蕊醇(barrigenol)R1,玉蕊皂苷元(barringtogenol)C,山茶皂苷元(camelliagenin)E及茶皂醇(theasapogenol)A的单酯,21-(2-甲基丁酰基)-山茶皂苷元〔21-(2-methylbutyryl)-camelliagenin〕E,还有2α, 3β, 16α-三羟基-13β, 28-环氧-齐墩果烷-30, 22β-内酯(2α, 3β, 16α-trihydroxy-13β, 28-oxidoolean-an-30, 22β-olide),2α, 3β, 21β-三羟基-12β, 13β-环氧-齐墩果烷-30, 22β-内酯(2α, 3β, 21β-trihydroxy-12β, 13β-oxidooleanan-30, 22β-olide)等。

还含β-谷甾醇-β-葡萄糖苷(β-sitosterol-β-glucoside),刺槐素(acacetin)及花荵熊果皂苷元(polemoniogenin)。

【药理】 1. 对心血管系统的作用　本品所含总皂苷给家兔静脉注射或口服对实验性胆固醇性动脉粥样硬化均有显著的抑制作用,可使其血中胆固醇含量显著降低,卵磷脂/胆固醇系数增加,皮肤、角膜、动脉、肝脏及其他内脏类脂质沉着减少。

2. 抗微生物作用　从花荵根中分离出的总皂苷具有抗真菌作用,最敏感的芽生菌属有热带念珠菌、白念珠菌和光滑球拟酵母菌。

毒性　小鼠内服花荵皂苷50 mg/kg,表现有抑制作用,死亡率40%。100 mg/kg时抑制作用增强,死亡率增加达80%。

【药性】 微苦,平。

1.《内蒙古中草药》:"苦,平。"

2.《全国中草药汇编》:"微苦,平。"

【功用主治】 化痰,安神,止血。主治咳嗽痰多,癫痫,失眠,咯血,衄血,吐血,便血,月经过多。

1.《吉林中草药》:"祛痰,止血,镇静。治痰多咳嗽,癫痫,失眠,月经过多。"

2.《黑龙江常用中草药手册》:"治咳血,吐血,衄血,便血,急、慢性支气管炎,心悸,健忘。"

【用法用量】 内服:煎汤,3~10 g。

【选方】 1. 治胃及十二指肠溃疡出血　① 花荵6 g,鼠曲草6 g。水煎,日服2次。(《吉林中草药》) ② 花荵、大小蓟炭各9 g。水煎服。(《内蒙古中草药》)

2. 治失眠,癫痫　花荵、缬草各9 g。水煎服。(《内蒙古中草药》)

2189 花椒 huā jiāo (《日用本草》)

【异名】 椴、大椒(《尔雅》),秦椒、蜀椒(《本经》),南椒(《雷公炮炙论》),巴椒、蓎藙(《别录》),陆拔(《药性论》),汉椒(《日华子》),点椒(《纲目》)。

【基原】 为芸香科花椒属植物花椒、青椒的果皮。

【原植物】 1. 花椒 *Zanthoxylum bungeanum* Maxim.　又名:川椒、红椒、大红袍(《中药志》)。

落叶灌木或小乔木,高3~7 m。具香气。茎干通常有增大的皮刺,当年生枝具短柔毛。奇数羽状复叶互生;叶轴腹面两侧有狭小的叶翼,背面散生向上弯的小皮刺;叶柄两侧常有一对扁平基部特宽的皮刺;小叶无柄;叶片5~11,卵形或卵状长圆形,长1.5~7 cm,宽1~3 cm,先端急尖或短渐尖,通常微凹,基部楔尖,边缘具钝锯齿或为波状圆锯齿,齿缝处有大而透明的腺点,上面无刺毛,下面中脉常有斜向上生的小皮刺,基部两侧被一簇锈褐色长柔毛,纸质。聚伞圆锥花序顶生,长2~6 cm,花轴密被短毛,花枝扩展;苞片细小,早落;花单性,花被片4~8,1轮,狭三角形或披针形,长1~2 mm;雄花雄蕊通常5~7;雌花心皮4~6,通常3~4,无子房柄,花柱外弯,柱头头状。成熟心皮通常2~3,蓇葖果球形,红色或紫红色,密生粗大而凸出的腺点。种子卵圆形,直径约3.5 mm,有光泽。花期4~6月,果期9~10月。

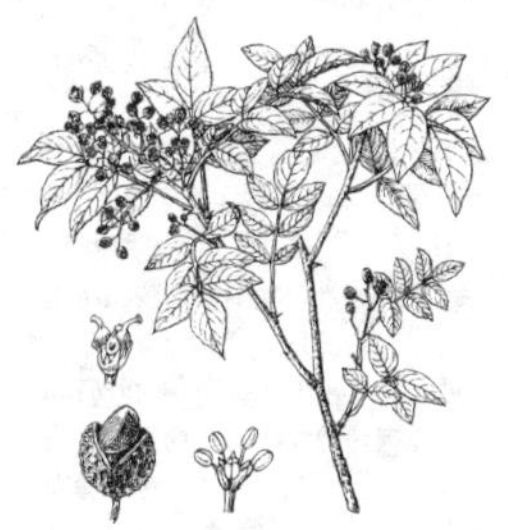

花　椒

喜生于阳光充足、温暖肥沃处,也有栽培。分布于中南、西南及河北、辽宁、江苏、浙江、安徽、江西、山东、西藏、陕西、甘肃等地。

2. 青椒 *Z. schinifolium* Sieb. et Zucc.　又名:川椒、香花椒(《中药志》)。

与前种的区别在于:小叶片15~21,对生或近对生,呈不对称的卵形至椭圆状披针形,长1~3.5 cm,宽0.5~1 cm;主脉下陷,侧脉不明显。伞房状圆锥花序顶生;花被明显分为花萼和花瓣,排成两轮;无子房柄,蓇葖果表面草绿色、黄绿色至暗绿色,有细皱纹,腺点色深,呈点状下陷,先端有极短的喙状尖。花期8~9月;果期10~11月。

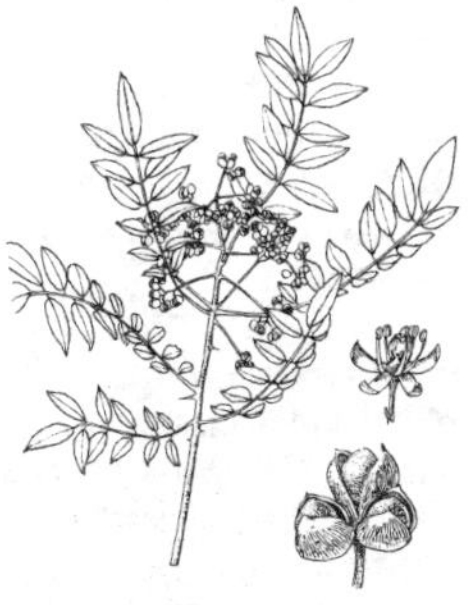

青　椒

生于林缘、灌丛或坡地石旁。分布于河北、辽宁、江苏、浙江、安徽、江西、山东、河南、湖南、广东、广西等地。

花椒或青椒的叶(花椒叶)、种子(椒目)、花椒的茎(花椒茎)、根(花椒根)亦供药用,另设专条。

【栽培】 生物学特性　喜阳光充足、温暖湿润的气候。不耐严寒,耐旱,较耐荫,不耐水淹。对土壤适应性较强,以土层深厚、疏松肥沃的砂质壤土或壤土中生长良好,但在石灰岩发育的碱性土壤中生长最好,故多用钙质土山地造林。

繁殖方法　种子繁殖。育苗移栽法:选优良品种的母株采种,9月上旬果皮呈紫红色,种皮呈蓝黑色时,分批采摘,放室内阴干,待自行开裂,取种子,放阴凉处贮藏备用。南方秋季随采随播;北方春季3~4月播种。种子用碱水溶液(2 kg水加25 g纯碱)浸泡2日,以盖没种子为度,搓洗,除去种皮油脂,捞出,备用。亦可在播种前先将种子催芽后再播种。育苗地按行距25~30 cm开条沟播种。出苗后苗高3~5 cm时,按株距10~15 cm定苗。幼苗生长期追肥1~2次,并结合松土除草。苗高1 m时移栽。冬季、早春、雨季均可定植,按行、株距2 m×1.5 m或3 m×1 m开穴栽种。

田间管理　造林1~4年内可间种花生、豆类、药材、绿肥等。中耕除草2~3次。施肥1~2次,在6月施尿素或硫酸铵,采果后环施土杂肥、猪羊厩肥等。遇干旱要灌水。雨季要开沟排水。整形修剪,幼树整形以自然开心形为好,先剪去主干离地面30~50 cm以上的枝条,保留3~5个骨干枝条,短截,选留第一轮侧枝,第二至第三年则留第二、第三轮侧枝,使其形成一定的树冠。成年树修剪,以短截疏剪为主,剪去病虫枝、重叠枝、横生枝、徒长枝等,调节更新结果枝组。老年树要养小去弱留强,更新复壮。花椒易生萌芽及萌蘖,应及时抹除。冬季要浇冻前水和熏烟防霜。

病虫害防治　虫害有蚜虫、黄凤蝶、花椒凤蝶、金花虫、黑绒金龟子、花椒天牛等为害。

【采收加工】 培育2~3年,9~10月果实成熟,选晴天,剪下果穗,摊开晾晒,待果实开裂,果皮与种子分开后,晒干。

【药材】 花椒 *Zanthoxyli Pericarpium*　青椒主产于东北及

江苏、广东；花椒主产于河北、山东、四川、陕西等地，以四川汉源产者品质最佳，习称“大红袍”。

性状　青椒　多为2～3个上部离生的小蓇葖果，集生于小果梗上，蓇葖果球形，沿腹线缝开裂，直径3～4 mm。外表面灰绿色或暗绿色，散有多数油点及细密的网状隆起皱纹；内表面类白色，光滑。内果皮常由基部与外果皮分离。残存种子呈卵形，长3～4 mm，直径2～3 mm，表面黑色，有光泽。气香，味微甜而辛。

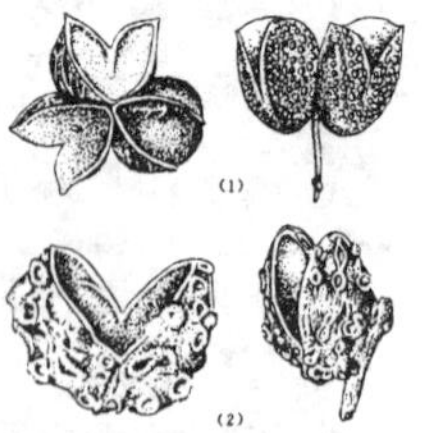
花椒(果皮)外形
(1) 青椒　(2) 花椒

花椒　蓇葖果多单生，直径4～5 mm。外表面紫红色或棕红色，散有多数疣状突起的油点，直径0.5～1 mm，对光观察半透明；内表面淡黄色。香气浓，味麻辣而持久。

鉴别　(1) 果皮横切面：青椒　外果皮表皮细胞1列，平周壁角质层纹理不规则排列，细胞内充满橙皮苷结晶；下皮细胞壁平直，稍增厚；中果皮油室约20个；维管束外韧型，约10个环列，其外有木化厚壁纤维群；薄壁细胞含众多淀粉粒，草酸钙结晶少见。内果皮细胞多为梭形，少数类圆形、类方形或呈石细胞状，上、下层细胞常镶嵌状排列，内表皮细胞1列，小型。

花椒　外果皮细胞平周壁角质纹理稀疏，有气孔；下皮细胞较大，细胞内均含棕色块状物及颗粒状色素。中果皮油室9～12个；维管束14～20个，其外有木化厚壁纤维群，薄壁细胞含较多草酸钙簇晶及少量草酸钙方晶。

(2) 薄层色谱：取本品粗粉0.5 g，加乙醇5 ml，浸泡过夜，滤过，滤液作供试品溶液；另取木兰碱，以乙醇溶解成每1 ml含约1 mg的溶液，作对照品溶液。吸取两溶液分别点样于同一硅胶H-1%CMC薄层板上，用正丁醇-醋酸-水(7∶1∶2)展开10 cm，取出，晾干，喷改良碘化铋钾试剂，供试品色谱中，在与对照品色谱的相应位置上，显相同的黄色斑点。

品质标志　《中华人民共和国药典》2010年版规定：照挥发油测定法测定，本品含挥发油不得少于1.5%(ml/g)。

【成分】 1. 花椒　果皮含挥发油：柠檬烯(limonene)，1,8-桉叶素(1,8-cineole)，月桂烯(myrcene)，还含α和β-蒎烯(pinene)，香桧烯(sabinene)，β-水芹烯(β-phellandrene)，β-罗勒烯-X(β-ocimene-X)，对聚伞花素(*p*-cymene)，α-松油烯(α-terpinene)，紫苏烯(perillene)，芳樟醇(linalool)，4-松油烯醇(terpinen-4-ol)，爰草脑(estragole)，α-松油醇(α-terpineol)，反式丁香烯(*trans*-caryophllene)，乙酸松油醇酯(terpinyl acetate)，葎草烯(humulene)，乙酸橙花醇酯(neryl acetate)，β-荜澄茄烯(β-cadinene)，乙酸牻牛儿醇酯(geranyl acetate)，橙花叔醇异构体(nerolidol isomer)等。生物碱：香草木宁碱(kokusaginine)，茵芋碱(skimmianine)，单叶芸香品碱(haplopine)，2′-羟基-*N*-异丁基[2*E*, 6*E*, 8*E*, 10*E*]-十二碳四烯酰胺〔2′-hydroxy-*N*-isobutyl-[2*E*, 6*E*, 8*E*, 10*E*]-dodecatatraenamide〕，青椒碱(schinifoline)即*N*-甲基-2-庚基-4-喹啉酮(*N*-methyl-2-heptyl-4-guinolinone)。又含脱肠草素(herniarin)，二十九烷(*n*-nonacosane)。花椒果实的挥发油中含量最多的是4-松油烯醇，占13.46%，还有辣薄荷酮(piperitone)占10.64%，芳樟醇占9.10%，香桧烯占9.7%，柠檬烯占7.30%，月桂烯占3.00%以及α和β-蒎烯，α-松油醇等。

花椒籽的挥发油中，主成分是芳樟醇占18.5%，其次是月桂烯和叔丁基苯(*tert*-butylbenzene)，还有香桧烯，α-蒎烯，柠檬烯，1, 3, 3-三甲基-2-氧杂双环[2.2.2]辛烷〔1, 3, 3-trimethyl-2-oxabicyclo[2.2.2]octane〕，松油醇，辣薄荷酮，(*E*)-3-异丙基-6-氧代-2-庚烯醛〔(*E*)-3-isopropyl-6-oxo-2-heptenal〕，(*E*)-8-甲基-5-异丙基-6, 8-壬二烯-2-酮〔(*E*)-8-methyl-5-isopropyl-6, 8-nonadiene-2-one〕，4-(2, 2-二甲基-6-亚甲基环己基)-3-丁烯-2-酮〔4-(2, 2-dimethyl-6-methylenecyclohexyl)-3-buten-2-one〕，α-羟基-4, 6-二甲氧基苯乙酮(α-hydroxy-4, 6-dimethoxyacetophenone)，1, 1-二甲基-4, 4-二烯丙基-5-氧代-2-环己烯(1, 1-dimethyl-4, 4-diallyl-5-oxocyclohex-2-one)，β-古芸烯(β-gurjunene)，长叶烯(longifolene)，α-金合欢烯(α-farnesene)，γ-荜澄茄烯(γ-cadinene)，丁香三环烯(clovene)。

2. 青椒　果皮含挥发油：爰草脑，月桂烯，柠檬烯，α和β-水芹烯，α和β-蒎烯，香桧烯，β-罗勒烯-X，β-罗勒烯-Y，1, 8-桉叶素，α-松油烯，邻甲基苯乙酮(*o*-methylacetophenone)，α-壬酮(α-nonanone)，芳樟醇，4-松油烯醇，α-松油醇，β和γ-橄香烯，反式丁香烯，2-十一酮(2-undecanone)，乙酸松油醇酯，葎草烯，1-甲氧基-4-(1-丙烯基)苯〔1-methoxy-4-(1-propenyl)benzene〕，β和δ-荜澄茄烯，丁香油酚(eugenol)，甲基丁香油酚，橙花叔醇异构体，含茴香脑(anethol)，茴香醚(anisole)，甲基胡椒酚(methylchavicol)。

果皮还含香柑内酯(bergapten)，伞形花内酯(umbelliferone)，茵芋碱，青椒碱(schinifoline)。青椒果实还含香叶木苷(diosmin)，苯甲酸(benzoic acid)。

【药理】 1. 对消化系统的影响　(1) 抗实验性胃溃疡作用　花椒水提取物5 g/kg或10 g/kg灌服，能抑制水浸应激性小鼠胃溃疡和吲哚美辛-乙醇致小鼠胃溃疡形成，也能抑制结扎大鼠幽门性胃溃疡形成，但不抑制盐酸性大鼠胃溃疡形成。相反，花椒醚提取物只抑制盐酸性大鼠胃溃疡形成。

(2) 对肠平滑肌运动的双向作用　小剂量花椒水煎液能显著兴奋家兔的空肠活动，而大剂量则引起抑制作用，能对抗某些药物兴奋平滑肌的作用，显著抑制小鼠的胃推进率，又能显著对抗吗啡和阿托品抑制胃肠推进运动。这些双向调节作用与治疗脾胃虚寒证患者的胃肠功能紊乱有关。花椒水煎剂也能对抗吗啡或阿托品抑制胃肠推进运动，整体实验也显示出花椒兴奋和抑制肠平滑肌的双向作用。

(3) 抗腹泻作用　给小鼠灌服20 g/kg花椒水煎剂抑制蓖麻油引起的刺激小肠性腹泻和番泻叶引起的刺激大肠性腹泻。花椒水提取物5 g/kg或10 g/kg能抑制番泻叶引起的腹泻，作用时间8小时以上，但抗蓖麻油引起的腹泻作用产生缓慢而短暂。而花椒醚提取物3.0 ml/kg或6.0 ml/kg抑制蓖麻油引起的腹泻，作用强且持久，对番泻叶引起的腹泻无作用。由于水提取物能抑制胃肠推进运动作用，而醚提取物则无此作用。

(4) 保肝作用　给大鼠每日灌服一次花椒水提取物2.5 g/kg或5.0 g/kg，连续5日，能防止四氯化碳诱发急性肝损害大鼠血清丙氨酸氨基转移酶(ALT)升高。但对血清天冬氨酸氨基转移酶(AST)升高无保护作用。花椒水提取物和醚提取物，十二指肠给药均无利胆作用。

2. 镇痛抗炎作用　花椒的水煎剂、醚提取物和水提取物都能减少酒石酸锑钾或乙酸引起的小鼠扭体反应次数，延长热痛反应的潜伏期。从青花椒中提取分离出的香豆素类单体化合物香柑内酯，能明显抑制二甲苯所致小鼠耳郭肿胀及10%蛋清所致的大鼠足肿胀，有较明显的镇痛作用，能显著抑制醋酸所致小鼠的扭体反应。同时有非常显著地抑制小鼠腹腔毛细血管通透性的作用。

3. 局部麻醉作用　花椒水浸液、挥发油或水溶物都具有局部麻醉作用，能可逆地阻滞蟾蜍离体坐骨神经冲动传导和降低其兴奋性。随着浓度的提高，神经动作电位消失速度加快、持续时间延长。花椒稀醇浸液也有局部麻醉作用。在家兔角膜的表面麻醉中，效力较地卡因稍弱。在豚鼠的浸润麻醉中，效力强于普鲁卡因。

4. 对实验血栓形成及凝血系统的影响　给大鼠灌服花椒水

提取物10及20 g/kg或醚提取物3.0 ml/kg,都能预防电刺激颈动脉引起血栓形成。凝血功能测定表明,花椒水提取物能延长血浆凝血酶原时间、凝血酶原消耗时间、白陶土部分凝血活酶时间和凝血酶时间。而其醚提取物仅延长凝血酶原消耗时间。此外,花椒水提取物还能呈浓度依赖性地抑制试管内ADP或胶原诱导的兔血小板聚集,0.15 g/ml的水提取物液,抑制率分别为50%和88%。

5. 对脑细胞的作用　野花椒总生物碱250或500 mg/kg能延长小鼠亚硝酸钠性缺氧存活时间和断头张口喘气时间以及双侧颈总动脉结扎后存活时间,还可抑制大鼠急性脑缺血损伤后皮质强啡肽的降低,其作用强于加锡果宁。表明野花椒总生物碱对脑细胞功能有一定的保护作用。

6. 对心肌细胞的作用　花椒粗提取物(水提取物和醚提取物)对冰水应激状态——儿茶酚胺分泌所引起的心肌损伤具有一定保护作用,减少心肌内酶及能量的消耗,同时提高机体活动水平,使心肌细胞膜结合酶的异常变化得到一定的恢复,证明对应激性心肌损伤有保护作用。花椒干燥果实的水和甲醇提取物对培养的小鼠胚胎心肌细胞均能明显增加搏动率。

7. 抑菌和杀疥螨作用　花椒挥发油对11种皮肤癣菌和4种深部真菌均有一定的抑制和杀灭作用,其中羊毛小孢子菌和红色毛癣菌最敏感,实验证明月桂氮䓬酮和二甲亚砜能促进挥发油进入真菌细胞内加速细胞死亡。花椒的氯仿提取物对疥螨具有较强的触杀作用,且杀螨率与药物浓度及触杀的时间呈正相关。动物实验证明对兔疥疗效显著。

毒性　Ames试验表明,花椒对TA_{98}和TA_{100}均呈阳性反应,对TA_{100}作用较弱。

【炮制】 1. 花椒　取原药材,除去椒目、果柄及杂质。

2. 炒花椒　取净花椒,置锅内,用文火炒至出汗,有香气逸出时,取出放凉。

3. 醋炒花椒　取净花椒,置锅内,用文火炒热,陆续喷淋米醋,炒至醋尽,取出,闷使其发汗,晒干。每花椒100 kg,用米醋12 kg。

4. 盐炒花椒　取净花椒,置锅内,用文火炒至有响声,喷淋盐水,炒干,取出放凉。每花椒100 kg,用食盐2 kg。

饮片性状　花椒参见"药材"项。炒花椒形如花椒,外表面焦黄色或棕褐色,内表面深黄色,香气浓郁。醋炒花椒,色泽加深,略带醋气。盐炒花椒,色泽加深,略具咸味。

贮干燥容器内,炒花椒、醋炒花椒、盐炒花椒,密闭,置阴凉干燥处。

【药性】 辛,温,小毒。归脾、胃、肾经。

1.《本经》:"味辛,温。"

2.《别录》:"秦椒,生温,熟寒。有毒。""蜀椒,大热。有毒。"

3.《药性论》:"秦椒,味苦、辛。""蜀椒,有小毒。"

4.《珍珠囊》:"纯阳。"

5.《品汇精要》:"气之厚者,阳也。"

6.《纲目》:"乃手足太阴、右肾命门气分之药。"

7.《本草经疏》:"气味俱厚,入手足太阴,兼入手厥阴经。"

8.《本草汇言》:"入足厥阴血分。"

9.《本草新编》:"入心、脾经。"

【功用主治】 温中止痛,除湿止泻,杀虫止痒。主治脾胃虚寒型脘腹冷痛,蛔虫腹痛,呕吐泄泻,肺寒咳喘,龋齿牙痛,阴痒带下,湿疹皮肤瘙痒。

1.《本经》:"秦椒,主风邪气,温中,除寒痹,坚齿发,明目。久服轻身,好颜色,耐老,增年通神。""蜀椒,主邪气咳逆,温中,逐骨节皮肤死肌,寒湿痹痛,下气。久服之头不白,轻身增年。"

2.《别录》:"秦椒,疗喉痹,吐逆,疝瘕;去老血,产后余疾,腹痛;出汗,利五脏。""蜀椒,除六腑寒冷,伤寒,温疟,大风,汗不出,心腹留饮,宿食,肠澼下利,泄精,女子字乳余疾。散风邪,瘕结,水肿,黄疸,鬼疰,蛊毒。杀虫、鱼毒。开腠理,通血脉,坚齿发,调关节,耐寒暑。"

3.《药性论》:"秦椒,能治恶风,遍身四肢𤸷痹,口齿浮肿摇动。主女人月闭不通,治产后恶血痢、多年痢。主生发,疗腹中冷痛。""蜀椒,能治冷风、顽头风,下泪,腰脚不遂,虚损留结,破血,下诸石水。能治嗽,除齿痛。"

4.《千金方》:"去心下冷气,除五脏六腑寒,百骨节中积冷。"

5.《食疗本草》:"秦椒灭瘢,长毛去血,蜀椒下乳汁。"

6.《日华子》:"蜀椒,破癥结,开胃,治天行时气,温疾,产后宿血,治心腹气,壮阳,疗阴汗,暖腰膝,缩小便。"

7.《本草图经》:"补下,宜用蜀椒也。"

8.《珍珠囊》:"明目,温中,止精泄。"

9. 朱丹溪:"能下肿湿气。"(引自《纲目》)

10.《纲目》:"散寒除湿,解郁结,通三焦,补右肾命门,杀蛔虫,止泄泻。"

【用法用量】 内服:煎汤,3~6 g;或入丸散。外用:煎水洗或含漱;或研末调敷。

【宜忌】 阴虚火旺者禁服,孕妇慎服。

1.《本草经集注》:"(秦椒)恶栝楼、防葵,畏雌黄。""(蜀椒)畏款冬。"

2.《别录》:"(蜀椒)多食令人乏气,口闭者杀人。"

3.《千金方》:"久食令人乏气失明,黄帝云,十月勿食椒,损人心,伤血脉。"

4.《新修本草》:"畏橐吾、附子、防风。"

5. 孟诜:"十月食椒,损气伤心,令人多忘。"(引自《纲目》)

6.《食鉴本草》:"肺胃素有热者,忌服。"

7.《本草经疏》:"肺胃素有火热,或咳嗽生痰,或嘈杂醋心,呕吐酸水,或大肠积热下血,咸不宜用。凡泄泻由于火热暴注而非积寒积冷者忌之。阴痿脚弱,由于精血耗竭而非命门火衰,虚寒所致者,不宜入下焦药用;咳逆,非风寒外邪壅塞者不宜用;字乳余疾,由于本气自病者不宜用;水肿、黄疸因于脾虚而无风湿邪气者不宜用;一切阴虚阳盛,火热上冲,头目肿痛,齿浮、口疮、衄血、耳聋、咽痛、舌赤、消渴、肺痿咳嗽、咯血、吐血等证,法所咸忌。"

8.《随息居饮食谱》:"多食动火堕胎。"

【选方】 1. 治心胸中大寒痛,呕不能食,腹中寒,上冲皮起,出见有头足,上下痛不可触近　蜀椒二合(炒去汗),干姜四两,人参二两。水煎去滓,纳胶饴一升,微火煎,分温再服,如一炊顷,可饮粥二升。(《金匮要略》大建中汤)

2. 治胸中气满,心痛引背　蜀椒(出汗)一升,半夏(洗)一升,附子(炮)一两。上三味捣筛,蜜和为丸,如梧子大。一服五丸,日三。(《外台》引张文仲蜀椒丸)

3. 治膏瘅,其人饮少小便多　秦椒一分,出汗瓜蒂二分。末。水服方寸匕,日三服。(《伤寒类要》)

4. 治水泻无度　以椒二两(去目),醋二升。煮至醋尽,焙干,为末,糊丸,绿豆大,瓷盒收之。每服十丸、十五丸,米饮下。(《小儿卫生总微论方》椒红丸)

5. 治寒疝腹痛　椒二合,干姜四两。水四升,煮取二升,去滓,纳饴一斤,又煎,取半分。再服,数数服之。(《肘后方》)

6. 回乳　花椒10~15 g,加水400~500 ml,浸泡2小时,煎煮至250 ml,加红糖50~100 g。于断奶当日趁热1次服下,每日1次,连用1~3次。(《食物药用指南》)

7. 治齿痛　蜀椒,醋煎含之。(《食疗本草》)

8. 治手足皴裂　椒四合,水煮之去滓。渍之半食顷,出令燥,须臾复浸。干涂羊猪髓脑。(《深师方》)

9. 治久患口疮　蜀椒去闭口者,以水洗之,以面拌煮作粥,空心吞之三五匙,饭压之,再服瘥。(《食疗本草》)

10. 治秃疮　用先洗净,好花椒末不以多少调敷,三五次效。

（《普济方》）

11. 治冻疮　蜀椒（去目并闭口者，炒出汗）、盐各二两。上二味以清酒五升，煎至二升，数数蘸之，其药可五六日用。（《圣济总录》）

【临床报道】 1. 治疗胆道蛔虫病　每剂用花椒 20 粒，食醋 100 g，加水 50 ml，蔗糖少许，煎沸后取出花椒，待温后一次口服。呕吐者，可以少量多次短时间内服用，小儿酌情减量，服药后症状未完全消失者 4 小时后可再服 1 剂。胆道感染较重，或呕吐不能进食者，配用抗生素、输液支持疗法。共治 106 例，治疗标准：临床症状、体征消失后 48 小时无复发为临床治愈，症状明显减轻者为好转。本组 106 例，治愈及好转者 95 例，占 89.62%。

2. 治疗鸡眼　用大蒜 1 头，葱白 10 cm，花椒 3～5 粒，共捣烂如泥，视鸡眼大小取不同量药泥敷于鸡眼上。用卫生纸搓一细条围绕药泥，以便药泥集中于病变部位。胶布包扎，密封，24 小时后去胶布及药泥。3 日后鸡眼开始发黑，逐渐脱落，最多半月即完全脱落。本法最多使用 2 次。共治 158 例，192 个鸡眼，结果全部治愈，且无副作用及后遗症。

3. 治疗顽癣　川椒（去籽）25 g，紫皮大蒜 100 g。先将川椒研粉，再与大蒜混合，舂成药泥，装入瓶内备用。敷药方法：用温水浸泡、洗净、擦干患处，再以棉签敷上薄薄一层药泥，用棉球反复揉搓，使药物渗入皮肤，每日 1～2 次，10 日为 1 个疗程。皮损基本痊愈，即用羊蹄根煎液洗擦患处，每星期 2～3 次，坚持 2～3 月，以巩固疗效。共治疗久治不愈的癣 45 例（头癣 3 例，手足癣 18 例，体癣 11 例，甲癣 13 例，平均病程 1 年），治疗标准以皮损消失半年内无复发为治愈。结果本组病例经 1～3 个疗程全部治愈。随访部分患者 1 年，无 1 例复发。

4. 治疗真菌性阴道炎　花椒油制成栓剂，每晚自行放入阴道 1 粒，5 日为 1 个疗程，停药 2 日复查白带，以未找到真菌孢子体且自觉症状消失者为治愈。共治白带中有真菌孢子体者 418 例（70%有局部瘙痒、白带多，或阴道黏膜充血、水肿等临床表现），结果 1 个疗程治愈者 315 例，占75.36%；2 个疗程治愈者 29 例，占 6.94%；总治愈率为82.3%。临床疗效与制真菌素阴道片相当。

5. 治疗银屑病　取食醋 500 g，入铁锅内煮沸浓缩成50 g，装入干净大口瓶内。将花椒 15 g，苦参 20 g，洗净后放入醋中，浸泡 1 星期后可用。用时先用温开水清洗患处，用消毒棉球蘸药液涂擦病变部位，每日早、晚各 1 次。治疗银屑病 72 例，结果痊愈 65 例，显效 5 例，无效 2 例。一般擦药 4～5 次见效，最多 16 次痊愈。

6. 用于回乳　干燥生花椒 7～8 粒，装入胶囊内，每次 2 个胶囊于引产后开始服用，每日 3 次，连服 3～4 日。此法用于 163 例中期妊娠引产的产妇回乳，有效者 153 例（服药后乳房无肿胀疼痛，无乳汁分泌），占 93.9%。妊娠月份越小，有效率越高。

7. 治疗牙痛　将花椒 9 g，荜茇、樟脑各 6 g，加水 200 ml 浓煎后，置瓶中备用。用时以棉签蘸取药液涂患处，也可以棉球蘸取药液适量置于患处上下牙齿间咬紧，15～30 分钟可达止痛目的，一般 3～5 次可治愈。共治疗 28 例，6 例15～30 分钟治愈，12 例用药 3 次治愈，8 例用药 5 次治愈，2 例用药 2 日后缓解，治愈率达 93%。

【各家论述】 1.《纲目》："椒，纯阳之物。其味辛而麻，其气温以热。入肺散寒，治咳嗽；入脾除湿，治风寒湿痹，水肿泻痢；入右肾补火，治阳衰溲数，足弱，久痢诸证。"

2.《本草经疏》："蜀椒，其主邪气咳逆、皮肤死肌、寒湿痹痛、心腹留饮宿食、肠澼下痢、黄疸、水肿者，皆脾、肺二经受病。肺出气，主皮毛，脾运化，主肌肉。肺虚则外邪客之，为咳逆上气，脾虚则不能运化水谷，为留饮宿食，肠澼下痢，水肿、黄疸，二经俱受风寒湿邪，则为痛痹，或成死肌，或致伤寒温疟，辛温能发汗，开腠理，则外邪从皮肤而出。辛温能暖肠胃，散结滞，则六腑之寒冷除。肠胃得温，则中焦治，而留饮宿食，肠澼下痢，水肿黄疸，诸证悉愈矣。其主女子字乳余疾者，亦指风寒外侵，生冷内停而言。泄精瘕结，由下焦虚寒所致，此药能入右肾命门，补相火元阳，则精自固而结瘕消矣。疗鬼疰蛊毒，杀虫鱼毒者，以其得阳气之正，能破一切幽暗阴毒之物也。外邪散则关节调，内病除则血脉通。"

3.《本草汇言》："椒，性辛烈香散，故前古通治一切寒闭，一切热郁，一切气泄，一切血凝，一切痰风诸症，用此无不流通，如《别录》之治产后老血腹痛，及疝瘕蛔结，孟诜之治上气咳嗽，及齿浮肿痛，甄氏之治经年疟痢，腹中冷胀、冷痛，及寒湿痞满等疾，总不外辛香热散之用也，倘属内热血虚，阴火咳嗽者，咸宜忌之。""其气馨香，其性下行，能使火热下达，不致上冲。凡病肾气上逆，须以蜀椒引之，归经自安，芳草之中，皆不及椒。"

4.《本草求真》："川椒，辛热纯阳，无处不达。治能上入于肺，发汗散寒；中入于脾，暖胃燥湿消食；下入命门，补火治气上逆。凡因火衰寒痼，而见阴衰溲数，阴汗精泄，并齿动摇，目暗，经滞癥瘕，蛔痛鬼疰血毒者，服此辛热纯阳，无不奏效。以其寒去脏温，故能所治皆应。"

2190 花锚 huā máo（《内蒙古中草药》）

【异名】 金锚（《长白山植物药志》）。

【基原】 为龙胆科花锚属植物花锚的全草。

【原植物】 花锚 *Halenia corniculata*（L.）Cornaz.［*Swetia corniculata* L.；*H. sibirica Borkn.*］

一年生草本，高 20～70 cm。茎直立，四棱形。基生叶具柄，长 1～1.5 cm，叶片倒卵形或椭圆形，长 1～3 cm，宽 0.5～0.8 cm；茎生叶对生，几无柄，叶片椭圆状披针形或卵形，长 3～8 cm，宽 1～1.5 cm，先端尖，基部宽楔形，全缘；主脉 3 条，在下面沿脉疏生短硬毛。聚伞花序顶生或腋生，花梗长 0.5～3 cm；萼筒短，花萼 4 深裂，裂片狭三角状披针形；花冠钟形，淡黄色，冠筒长约 5 mm，4 深裂，裂片基部有窝孔并延伸成一长距，距内有蜜腺，形似船锚；雄蕊 4，着生于花冠筒上，内藏，花药丁字着生；雌蕊无柄，子房 1 室，纺锤形，花柱短，柱头 2 裂，外卷。蒴果卵形或长圆形，长 1～1.3 cm，先端 2 瓣开裂。种子多数，褐色。花、果期 7～9 月。

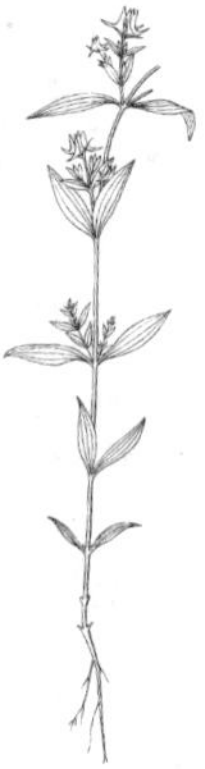

花　锚

生于海拔 200～1 750 m 的林下、林缘、山沟水边湿草地。分布于华北、东北及陕西等地。

【采收加工】 7～10 月采收，晾干。

【成分】 全草含呫吨酮类化合物：1-羟基-2，3，4，5-四甲氧基呫吨酮（1-hydroxy-2，3，4，5-tetramethoxyxanthone），1-羟基-2，3，5-三甲氧基呫吨酮（1-hydroxy-2，3，5-trimethoxyxanthone），1，6-二羟基-2，3，4，8-四甲氧基呫吨酮（1，6-dihydroxy-2，3，4，8-tetrame-thoxyxanthone），1，7-二羟基-2，3，4，5-四甲氧基呫吨酮（1，7-dihydroxy-2，3，4，5-tetramethoxyxanthone），1，7-二羟基-2，3-二甲氧基呫吨酮（1，7-dihydroxy-2，3-dimethoxyxanthone），1-羟基-2，3，5，7-四甲氧基呫吨酮（1-hydroxy-2，3，5，7-tetrame-thoxyxan-thone），花锚苷（haleniaside），2，3，5-三甲氧基-1-*O*-龙胆二糖氧基呫吨酮（2，3，5-trimethoxy-1-*O*-gentiobiosyloxyxanthone），2，3，4，7-四甲氧基-1-*O*-龙胆二糖氧基呫吨酮（2，3，4，7-tetramethoxy-1-*O*-gentiobiosyloxyxanthone），3，7-三甲氧基-1-*O*-龙胆二糖氧基呫吨酮（3，7-trimethoxy-1-*O*-gentiobiosyloxyxan-thone），2，3，4，5，7-五甲氧基-1-*O*-龙胆二糖氧基呫吨酮（2，3，4，5，7-pentamethoxy-1-*O*-gentiobiosyloxyxanthone），7-羟基-2，3，4，5-四甲氧基-1-*O*-龙胆二糖氧基呫吨酮（7-hydroxy-2，3，4，5-tetramethoxy-1-*O*-gentiobiosyloxyxanthone)，2，3，5-三甲氧基-1-*O*-樱草糖氧基呫吨酮(2，3，5-trimethoxy-1-*O*-primeverosyloxyxanthone)，2，3，4，5-四甲氧基-1-*O*-樱草糖氧基呫吨酮(2，3，4，5-tetramethoxy-1-*O*-primeverosyloxyxanthone)，7-羟基-2，3，4，5-四甲氧基-1-*O*-樱草糖氧基呫吨酮(7-hydroxy-2，3，4，5-tetramethoxy-1-*O*-primeverosyloxyxanthone)，1，3-二羟基-2，4，5，7-四甲氧呫吨酮(1，3-dihydroxy-2，4，5，7-tetramethoxyxanthone)，1-羟基-2，7-二甲氧基-3-*O*-*β*-*D*-吡喃葡萄糖呫吨酮(1-hydroxy-2，7-dimethoxy-3-*O*-*β*-*D*-glucopyranosylxanthone)，1，2，3-三羟基-5-甲氧基呫吨酮(1，2，3-trihydroxy-5-methyloxyxanthone)；裂环烯醚萜类化合物：当药苦苷(swertiamarin)，当药苷(sweroside)，断马钱子苷半缩醛内酯(vogeloside)，表断马钱子苷半缩醛内酯(epivogeloside)；黄酮类化合物：7-*O*-樱草糖基木犀草素(7-*O*-primeverosylluteolin)，7-*O*-葡萄糖基木犀草素(7-*O*-glucosylluteolin，cinaroside)，芹菜素(apigenin)及木犀草素(luteolin)。此外还分离到 Corniculoside，即为 7*β*-[(*E*)-4′-*O*-(*β*-*D*-吡喃葡萄糖)咖啡酰氧基]当药苷〔7*β*-[(*E*)-4′-*O*-(*β*-*D*-glucopyranosyl) caffeoyloxyl]sweroside〕。

【药理】 保肝作用　花锚煎剂及其所含花锚苷和去甲氧基花锚苷有明显的保肝作用，可增加核糖核酸，增加肝糖原，促进蛋白质的合成，促进肝细胞的再生，加速坏死组织的修复。

【药性】《内蒙古中草药》："味甘、苦，性寒。"

【功用主治】 1.《内蒙古中草药》："清热解毒，凉血止血。主治肝炎，脉管炎，外伤感染发热，外伤出血。"

2.《长白山植物药志》："治疗神经衰弱，黄疸，胃炎，肠炎及作解热药。"

【用法用量】 内服：煎汤，5～10 g；或入丸、散。外用：捣敷。

【临床报道】 治疗急性肝炎　用花锚醇片(每片含生2 g)，3岁以下每次 1 片，每服 3 次；3 岁以上每次 2 片。治疗小儿急性黄疸型肝炎 259 例，结果 4 星期临床治愈率为76.8%，好转 22%，总有效率为 98.84%，67%的患者在 10 日内退黄；氨基转移酶 4 星期内消退占 97%，无明显副作用。另有报道，用复方花锚(花锚、黄芪、甘草)治疗小儿急性乙型炎 86 例，14 个月治愈率(HbsAg、HbeAg、HbeAb 三项免疫指标阴转)为 22.1%，基本治愈率为 25.6%，好转率为 18.6%，总有效率为 66.3%，使黄疸消退，症状改善，丙氨酸氨基转移酶(ALT)消退时间等项指标均优于对照组，长期服用无毒副作用。

2191 花生衣 huā shēng yī 《全国中草药汇编》

【基原】 为豆科落花生属植物落花生的种皮。

【原植物】 参见"落花生"条。

【采收加工】 在加工油料或制作食品时收集红色种皮，晒干。

【成分】 花生衣含甾醇及脂肪酸类：*β*-谷甾醇(*β*-sitosterol)，棕榈酸(palmitic acid)，硬脂酸(stearic acid)，肉豆蔻酸(myristic acid)，二十四烷酸(lignoceric acid)，胡萝卜苷(daucosterin)；黄酮类：木犀草素(luteolin)，红车轴草素(pratensein)，金圣草素(chrysoeriol)，圣草酚(eriodictyol)，芹菜素(apigenin)，*D*-葡萄糖(*D*-glucose)，无色矢车菊素(leucocyanidin)，无色飞燕草素(leucodelphinidin)。二聚原花色素苷，*D*-(+)-儿茶素。又含大豆皂苷(soyasaponin)Ⅰ，香草酸(vanillic acid)，5，7-二羟基色酮(5，7-dihydroxychromone)。

【药理】 抗凝血作用　花生衣中分得 2 个蛋白组分在体外均无促凝活性，均不能使复钙时间和凝血酶原时间缩短，也不能改善缺少第Ⅷ、第Ⅸ因子血浆的凝血时间。花生衣阻止各种出血症比花生功效强 50 倍。以花生衣萃取物制成注射液可治血友病、血小板减少性紫癜病、肝脏出血、手术出血，疗效可达 80%。

【药性】《全国中草药汇编》："甘、微苦、涩，平。"

【功用主治】《全国中草药汇编》："止血，散瘀，消肿。主治血友病，类血友病，原发性及继发性血小板减少性紫癜，肝病出血，术后出血，癌肿出血，胃、肠、肺、子宫出血。"

【用法用量】 内服：煎汤，10～30 g。

【选方】 1. 治疗血小板减少性紫癜　① 花生衣 60 g，冰糖适量。水炖服。(《福建药物志》)② 花生衣 30 g，大、小蓟各 60 g。煎服。(《浙江药用植物志》)

2. 治血小板减少性紫癜，鼻衄，齿龈出血等症　① 宁血糖浆(生花生衣 500 g，制成 1 000 ml)，每次 10～20 ml(每 1 ml 含生药 0.5 g)，每日 3 次。② 花生衣片，每片 0.3 g。每次服 4～6 片，每日 3 次。饭后服用，儿童酌减。(《全国中草药汇编》)

2192 花生壳 huā shēng ké 《全国中草药汇编》

【基原】 为豆科落花生属植物落花生的果皮。

【原植物】 参见"落花生"条。

【采收加工】 剥取花生时收集荚壳，晒干。

【成分】 花生壳中含 *β*-谷甾醇(*β*-sitosterol)，木犀草素(luteolin)，胡萝卜甾醇(daucosterol)和果胶(pectin)。

【药理】 1. 降压作用　花生壳水提取液有显著降压作用，麻醉犬 8 g/kg 静注可使血压下降 67%，作用维持时间 161 分钟，麻醉猫静注或腹腔注射也有显著降压作用，2.5 g/kg灌服 5 日还可使大鼠血压明显下降。花生壳的醇提取液也有降压效果。临床报告用花生壳治疗高血压病也有明显疗效。

2. 降血脂和对微循环的影响　花生壳的多种制剂有明显的降血脂作用，花生壳水煎的喷雾干燥制剂 5 或10 g/kg给药 7 日，可使大鼠血清胆固醇含量明显下降。临床服用花生壳制剂如花生壳水煎剂、花生壳浸膏也有明显降血脂作用。此外，花生壳制剂还有抑制心肌、减慢心率、扩张小动脉、改善微循环等作用。

3. 抗氧化作用　用菜籽油过氧化值测定法(碘量法)，测得 70 ℃，20 日，0.1%(占油质量分数)提取物/菜籽油的过氧化值花生壳为 87.5，具轻度抗氧化作用。

毒性　花生壳毒性很小，花生壳水或醇提取液给小鼠腹腔注射 40 g/kg 不引起死亡。

【药性】《全国中草药汇编》："淡、涩，平。"

【功用主治】 1.《全国中草药汇编》："敛肺止咳。主治久咳气喘，咳痰带血。"

2.《福建药物志》："消积行滞。""治高胆固醇血症，高血压病。"

【用法用量】 内服：煎汤，10～30 g。

2193 花生油 huā shēng yóu 《纲目拾遗》

【异名】 果油《食物考》，落花生油《纲目拾遗》。

【基原】 为豆科落花生属植物落花生的种子榨出的脂肪油。

【原植物】 参见"落花生"条。

【药材】 花生油 *Arachidis Oleum*　全国大部分地区均产。

性状　本品为淡黄色的澄明液体；有类似落花生种子的香气，味淡。

本品在乙醇中极微溶解，与乙醚、氯仿、石油醚能任意混合。

本品相对密度为 0.911～0.918，折光率为 1.469～1.472，碘价为 84～100，皂化价为 185～195，酸价不大于 3，脂肪酸的凝点为 26～32 ℃。

【成分】 花生油的脂肪酸组成主要有棕榈酸，硬脂酸，亚油酸，花生酸(arachidic acid)，油酸，二十碳烯酸(eicosenoic acid)，二十四烷酸(lignoceric acid)等。花生油中还含有特殊臭味的成分：己醛(hexanal)，*γ*-丁内酯(*γ*-butyrolactone)，壬醛(nonanal)，苯甲醛(benzaldehyde)，苯甲醇(benzyl alcohol)，2-甲氧基-3-异丙基吡嗪(2-methoxy-3-isopropylpyrazine)；芳香成分：1，2，3-三甲基环戊烷(1，2，3-trimethylcyclopentane)，1-乙基-3-甲基环戊烷(1-ethyl-3-

methylcyclopentane),4-乙基-2-甲氧基苯酚(4-ethyl-2-methoxyphenol),4-甲氧基苯酚(4-methoxyphenol),3-(1, 1-二甲基乙基)苯酚〔3-(1, 1-dimethylethyl)phenol〕, 2, 3, 5-三甲基吡嗪(2, 3, 5-trimethylpyra-zine), 2-甲基-5-丙烯基吡嗪(2-methyl-5-propenylpyrazine),糠酸甲酯(methyl furoate), 3, 5-二乙基-2-甲基吡嗪(3, 5-diethyl-2-methylpyrazine), 2-乙酰基吡咯〔1-(1*H*-pyrrole-2-yl)ethanone〕, 2, 4-二甲基噻唑(2, 4-dimethylthiazole) 2, 5-二甲基噻唑(2, 5-dimethylthiazole), 5-甲基-2-糠醛(5-methyl-2-furfural), 2-己基呋喃(2-hexylfuran), 3-己基呋喃(3-hexylfuran), 2-乙酰基-5-甲基呋喃(2-acetyl-5-methylfuran), 2, 3-二氢苯并呋喃(2, 3-dihydrobenzofuran)。芳香成分的总量约 19.77 mg/kg,最主要的成分为吡嗪类化合物,含量 12.33 mg/kg,占花生油芳香成分总量的 61.81%,其中2, 6-二甲基吡嗪(2, 6-dimethylpyrazine)最为重要,含量为3.92 mg/kg,占芳香成分总量的 19.83%;次要的成分为呋喃化合物,其中 2, 3-二氢苯并呋喃含量为 1.61 mg/kg,占芳香成分总量的 8.14%。另含维生素 E。

【药理】 1. 对胃黏膜损伤的保护作用　花生油灌胃(1 ml/200 g和 0.5 ml/200 g),可以明显减轻束缚-浸水应激法建立的应激性胃溃疡模型大鼠的胃黏膜损伤,明显抑制胃运动,但对胃黏膜血流量无影响。

2. 降低胆固醇　花生油可显著降低人血液总胆固醇和有害胆固醇,对有益胆固醇基本无影响,可使心血管疾病发生的概率降低 25%。

【药性】 《食物考》:"甘,平,气腥。"

【功用主治】 润燥,滑肠,去积。主治蛔虫性肠梗阻,胎衣不下,烫伤。

1.《食物考》:"滑肠下积,腻膈痰生。"

2.《福建药物志》:"润燥滑肠。""治蛔虫性肠梗阻,胎衣不下,烫伤。"

【用法用量】 内服:60～125 g。外用:涂抹。

【选方】 1. 治蛔虫性肠梗阻　花生油 60 ml,葱头 9 g,炖服;继用凤尾草 30 g,水煎,冲玄明粉 15 g 服。

2. 治烫伤　花生油 500 ml(煮沸待冷),石灰水(取熟石灰粉 500 g,加冷开水 1 000 ml,搅匀静置,滤取澄清液)500 ml,混合调匀。涂抹患处。(1、2 方出自《浙江药用植物志》)

2194 花红叶 huā hóng yè (《滇南本草》)

【基原】 为蔷薇科苹果属植物花红的叶。

【原植物】 参见"林檎"条。

【采收加工】 5～7 月采叶,鲜用或晒干。

【功用主治】 泻火明目,杀虫解毒。主治眼目青盲,翳膜遮睛,小儿疥疮。

1.《滇南本草》:"治小儿疮疥。"

2.《滇南本草图说》:"采叶煎服,治一切眼目青盲,或火眼膜翳最效。"

【用法用量】 内服:煎汤,3～9 g。外用:煎汤洗。

2195 花蚁虫 huā yǐ chóng (《云南中草药》)

【异名】 黄蚂蚁(《全国中草药新医疗法展览会资料选编》),花腰虫、大花虫、红腰虫(《彝医动物药》)。

【基原】 为隐翅虫科隐翅虫属动物多毛隐翅虫的全虫。

【原动物】 多毛隐翅虫 *Paederus densipennis* Bernhauer

形如蚂蚁,全身散生褐色毛。鞘翅甚短,长方形,颜色深蓝或暗绿。触角丝状,末端为暗褐色。小腮须由 3 节或 4 节组成,第四节甚短,末端成疣状,亦呈暗褐色。后头呈颈状,头及尾端的两节为黑色。前胸背板稍呈卵形,其腹面及足皆为赤褐色。

多生活于田边、沟旁及玉米根周围。全国各地几乎均有分布。

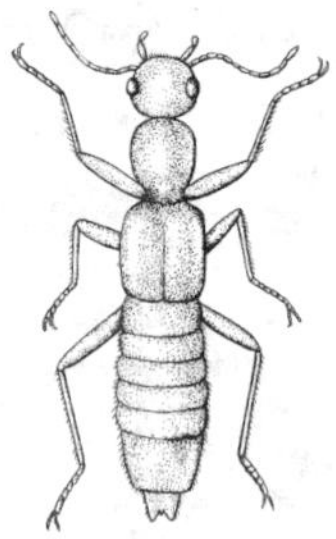

多毛隐翅虫

【采收加工】 夏、秋季捕捉,鲜用。

【药性】 《云南中草药》:"有毒。"

【功用主治】 解毒散结,杀虫止痒。主治瘰疬,牙痛,神经性皮炎,癣疮。

1.《云南中草药》:"解毒杀虫,止痒。治神经性皮炎,癣疮。"

2.《中国动物药》:"治瘜肉。"

3.《彝医动物药》:"能攻瘰疬,愈风火齿痛。"

【用法用量】 外用:捣敷;或取汁、浸酒涂擦。

【宜忌】 《云南中草药》:"本品有毒,不可内服。"

【选方】 1. 治九子疡(瘰疬)　取活花腰虫 4～5 条,在头顶旋窝处搽涂,可消肿止痛,极验。将花腰虫晒干,研末。以其末揉于患处外部皮肤,起泡后可愈。

2. 治牙痛　取活花腰虫捣烂,敷头顶,皮肤起泡,然后牙痛可止。(1、2 方出自《彝医动物药》)

3. 治神经性皮炎,癣疮　花蚁虫适量。用 75%乙醇浸泡 3 日后,取液外擦患处,每 7 日擦 1 次。(《云南中草药》)

4. 治神经性皮炎　黄蚂蚁适量,除去蚁头,挤出内脏浆汁涂患部,6～8 日行 1 次。涂后 4～6 小时,患部皮肤受刺激,出现疼痛红热,形成片状丘疹性皮炎;再敷磺胺软膏,2～3 日结痂,瘙痒消失,4～5 日脱痂,皮肤光滑柔软而愈。(《全国中草药新医疗法资料选编·皮肤科》)

2196 花被单 huā bèi dān (《贵州民间药物》)

【异名】 刀口药(《贵州民间药物》),乳肿药(《广西药用植物名录》)。

【基原】 为报春花科珍珠菜属植物长蕊珍珠菜的全草。

【原植物】 长蕊珍珠菜 *Lysimachia lobelioides* Wall.

一年生草本。全株无毛。茎直立或倾斜,高 25～50 cm,单一或基部分枝成簇生状,微具 4 棱,散生黑色腺点。叶互生,在茎基部有时近对生;叶柄长为叶片的 1/4～2/3,具狭翅。叶片卵形或菱状卵形,长 1.5～5 cm,宽 1～1.3 cm,先端锐尖,基部短渐狭或近圆形而骤然窄缩下延成柄,全缘。总状花序顶生;苞片钻形;花梗长 5～12 mm,果时稍伸长;花萼 5 深裂几达基部,裂片卵状披针形,先端锐尖,具较宽的膜质边缘,背面有黑色粗腺点;花冠白色或淡红色,长约 6 mm,5 深裂,裂片倒卵状匙形,稍长于花萼;雄蕊伸出花冠约 1 倍;花柱与雄蕊等长。蒴果球形,直径约 4 mm。花期 4～5 月,果期 6～7 月。

生于海拔 1 000～2 300 m 的山谷溪边、山坡草地湿润处。分布于广西、四川、贵州、云南等地。

【采收加工】 5～7 月采收,晒干或鲜用。

【药性】 甘,平。

1.《贵州民间药物》:"性平,味甘。"

2.《全国中草药汇编》:"甘、酸、麻,平,有小毒。"

【功用主治】 补虚止咳,消肿解毒,止血生肌。主治肺虚咳嗽,乳痈,刀伤出血。

1.《贵州民间药物》:"治虚弱咳嗽,刀伤。"

2.《贵州草药》:"补虚,镇咳,止血。"

3.《全国中草药汇编》:"拔毒生肌,消炎止痛。"

【用法用量】 内服:煎汤,30～60 g。外用:鲜品捣敷。

【选方】 1. 治虚弱咳嗽　花被单 60 g。炖肉吃。

2. 治刀伤　花被单适量。捣烂,敷伤处,每日换药 2 次。(1、2 方出自《贵州民间药物》)

2197 **花姬蛙**huā jī wā (《广西药用动物》)

【异名】 犁头蚂、三角蚂蚂、犁头蛙(《广西药用动物》)。

【基原】 为姬蛙科动物姬蛙属花姬蛙的全体。

【原动物】 花姬蛙 *Microhyla pulchra* (Hallowell)

体长26～30 mm,头宽略大于头长;吻端尖圆,吻棱不显;鼻孔近吻端,眼间距与眼径等长而大于上眼睑之宽;鼓膜不显;舌卵圆无缺刻;无犁骨齿。前肢极细弱,指、趾端圆,第一指短小,指长顺序3,4,2,1;关节下瘤及掌突极发达。后肢粗短,胫跗关节前达眼至肩部之间,左、右跟部相重叠;趾细长,半蹼,关节下瘤小而显著;内、外跖突均发达,具游离刃,相距较远。皮肤较光滑,具有少数分散的小疣粒;两眼睑后方枕部有横肤沟,并在两外侧向后斜伸至肩部绕腹面咽部成为咽褶,腹面皮肤光滑。生活时背面皮肤粉棕色,具有若干重叠的∧形黑棕色及浅棕色纹,最显著的始自两肩之间,有3个深色∧形纹,有时后端的纹断续∧形而不甚规则,斜伸至胯部及大腿基部。此外,与此深色∧形纹平行者有若干宽窄不等的浅棕色∧形纹;枕部肤沟处有黑色横纹,体侧由眼后至胯有若断若续的斜行黑棕色线纹,胯部至大腿前方为浅黄色。雄蛙体略小,有单咽下外声囊,咽部色深。

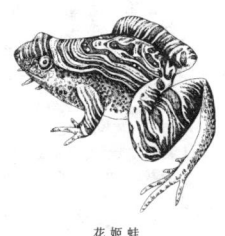

花 姬 蛙

栖息在河边、田边、菜地、草垛、粪堆和房舍旁。夜间和清晨活动取食,白天隐蔽在泥土、土缝中。以小型昆虫为食。分布于浙江、福建、湖北、湖南、广东、广西、贵州、云南等地。

【采收加工】 5～7月份捕捉,酒浸用。

【功用主治】 祛风通络,活血祛瘀。主治风湿痹痛,腰扭伤,跌打损伤,骨折。

1.《广西药用动物》:"祛风,活血,祛瘀生新,补筋骨。主治风湿骨痛,腰痛。"

2.《中国动物药》:"活血祛瘀,舒筋健骨。治风湿痹痛,腰痛,体弱无力,跌打损伤。"

【用法用量】 内服:浸酒,20～30 ml,每日2次。外用:加酒捣敷。

【选方】 1. 治风痹痛　花姬蛙100 g,白酒500 ml。用白酒浸蛙,2～3个月后,饮酒。每次20 ml,每日饮2次。(《中国动物药》)

2. 治风湿骨痛,腰扭伤痛　服用犁头蛙酒(先将犁头蛙活体用清水洗净,等蛙体水分干后,用50度以上的白酒浸泡,每500 g酒配100 g蛙,还可加入少量当归,浸泡2～3个月),每日2次,每次30 ml左右。也可以用这种酒擦扭伤痛处。

3. 治跌打骨折　犁头蛙10只,鲜小接骨、鲜鸭掌菜各30 g。共捣烂,加适量的白米酒,炒到温热时,敷在骨折处。敷前整骨合位,用小夹板固定包扎。

4. 治体弱无力　服用犁头蛙酒(见2方),每日2次,每次30 g左右。(2～4方出自《广西药用动物》)

5. 治竹木刺入肉不出　犁头蚂焙干,研粉,调茶油,敷患处。(《广西民族药简编》)

2198 **花椒叶**huā jiāo yè (《纲目》)

【异名】 椒叶(《日华子》)。

【基原】 为芸香科花椒属植物花椒或青椒的叶。

【原植物】 参见"花椒"条。

【采收加工】 全年均可采收,鲜用或晒干。

【药性】 辛,热。归脾、胃、大肠经。

1.《日华子》:"热,无毒。"

2.《纲目》:"辛,热。"

【功用主治】 温中散寒,杀虫解毒。主治奔豚,寒积,霍乱转筋,脱肛,脚气,风弦烂眼,漆疮,疥疮,毒蛇咬伤。

1.《日华子》:"治贲奔豚,伏梁气及内外肾钓并霍乱转筋。和艾及葱研,以醋汤拌罨并得。"

2.《纲目》:"杀虫,洗脚气及漆疮。"

3.《医林纂要》:"合松叶、金银花煎浴治疥疮,血疮。"

4.《本草求原》:"敷寒湿脚肿,风弦烂眼。"

5.《江苏省植物药材志》:"芳香健胃。"

6.《湖南药物志》:"治脱肛。"

【用法用量】 内服:煎汤,3～9 g。外用:煎汤洗浴,或鲜叶捣敷。

【选方】 1. 治脱肛　花椒叶、土茯苓叶。捣烂,香油调敷。(《湖南药物志》)

2. 治蛇毒　以闭口椒并叶,捣敷之。(《肘后方》)

2199 **花椒茎**huā jiāo jīng (《湖南药物志》)

【基原】 为芸香科花椒属植物花椒的茎。

【原植物】 参见"花椒"条。

【采收加工】 全年均可采,砍取茎,切片晒干。

【药性】 辛,热。无毒。

【功用主治】 治风疹。

【用法用量】 外用:30～60 g,煎水洗。

【选方】 治风疹花　椒茎60 g,翻坛根30 g,藜辣根30 g。煎水洗。(《湖南药物志》)

2200 **花椒根**huā jiāo gēn (《纲目》)

【基原】 芸香科花椒属植物花椒的根。

【原植物】 参见"花椒"条。

【采收加工】 全年均可采收,切片晒干。

【药材】 花椒根 *Zanthoxyli Bungeani Radix*　主产于山东、广西、四川、陕西等地。

性状　根圆柱形,略弯曲,长短不一。表面深黄色,具深纵沟及灰色斑痕。质坚硬,横断面栓皮易碎,深黄色,较粗的根可见环纹,皮部深棕色,木部鲜黄色,味极苦,稍麻舌。

鉴别　(1) 根横切面:外面为落皮层。韧皮部外侧散有少数石细胞,纤维单个或数个成束散在。导管单个或2～4个径向或切向排列。

(2) 薄层色谱:取本品粉末10 g,乙醇回流提取,提取液浓缩至干,以10%盐酸溶解,滤过,滤液用氯仿萃取,回收氯仿至成2 ml,作供试品溶液。另取两面针结晶8,以甲醇溶解成每1 ml含1 mg的对照品溶液。取上述两种溶液各约10 μl点于同一硅胶H-CMC板上,以氯仿展开,展距10 cm。取出晾干,喷雾浓硫酸显色,供试品色谱中,在与对照品色谱相应的位置上显相同的红棕色斑点。

【药性】 辛,温,小毒。

《纲目》:"辛,热,微毒。"

【功用主治】 散寒,除湿,止痛,杀虫。主治虚寒血淋,风湿痹痛,胃痛,牙痛,痔疮,湿疮,脚气,蛔虫病。

1.《纲目》:"(主治)肾与膀胱虚冷,血淋色瘀者。"

2.《本草从新》:"杀虫。煎汤洗脚气及湿疮。"

3.《民间常用草药汇编》:"除风湿,疗胃痛,止牙痛,杀蛔虫。"

4.《湖南药物志》:"通血脉,调关节,杀虫,治风湿痛,寸白虫,蛔虫。"

5. 南药《中草药学》:"温中散寒,行气止痛,治冷气痛等。"

【用法用量】 内服：煎汤，9～15 g。外用：煎汤洗；或烧炭研末敷。

【宜忌】《纲目》："血淋色鲜者勿服。"

2201 花楸果 huā qiū guǒ（《吉林中草药》）

【基原】 为蔷薇科花楸属植物花楸树的果实。

【原植物】 花楸树 *Sorbus pohuashanensis*（Hance）Hedl. [*Pyrus pohuashanensis* Hance] 又名：花楸、马家木（《吉林中草药》），百华花楸（《河北习见树木图说》），臭山槐、百花山花楸（《蒙古中草药》）。

乔木，高达 8 m。小枝粗壮，圆柱形，灰褐色，具灰白色细小皮孔，嫩枝具绒毛；冬芽长大，长圆卵形，具数枚红褐色鳞片，外面密被灰白色绒毛。奇数羽状复叶，连叶柄长 12～20 cm；小叶片 5～7 对，卵状披针形，长 3～5 cm，宽 1.4～1.8 cm，先端急尖，基部偏斜圆形，边缘除基部外有细锐锯齿，上面具稀疏绒毛，下面苍白色，有稀疏或较密集绒毛，下面中脉显著突起；叶轴有白色绒毛；托叶宿存，有尖锐锯齿。复伞房花序具多数密集花朵，总花梗和花梗均密被白色绒毛；花白色，直径 6～8 mm；萼筒钟状，内面有绒毛；萼片三角形，内外面均具绒毛；花瓣宽卵形，长 3.5～5 mm；雄蕊 20；花柱 3。果实近球形，直径 6～8 mm，红色或橘红色，具宿存闭合萼片。花期 6 月，果期 9～10 月。

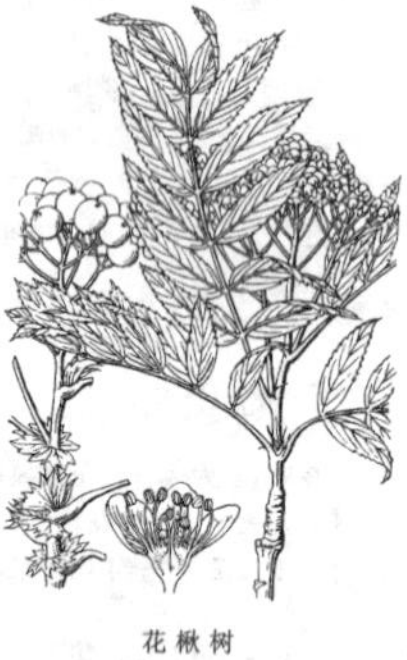
花楸树

生于海拔 900～2 500 m 的山坡或山谷杂木林内。分布于东北及河北、山西、内蒙古、山东、甘肃等地。

本植物的茎皮或茎（花楸茎皮）亦供药用，另设专条。

【采收加工】 9～10 月果实成熟时采摘，鲜用或晒干。

【药材】 花楸果 *Sorbi Pohuashanensis Fructus* 产于东北、华北及甘肃。

性状 本品呈不规则圆球形，直径 5～8 mm。表面橘黄色或橘红色，皱缩起棱，有光泽；一端具小凹窝，为 5 枚三角形萼裂片所掩盖，而遗留有五角星状裂缝，另一端为 1 小圆点状果柄痕；果皮薄膜质；果肉柔软；味酸、微甜。种子常为 3，长卵形，棕色，长约 4 mm；气微，味微甜、苦。

鉴别 粉末特征：黄棕色。果皮外表皮细胞钝多角形或类圆形，内含黄棕色或棕色颗粒状有色体。果肉细胞大型，壁薄，内含颗粒状、条状或形状不规则的有色体，黄棕或棕色。果肉石细胞壁较薄，单个散在或数个成群，壁木化；内果皮石细胞成群，壁厚、木化。纤维成束，具壁沟。种皮外表皮细胞多角形，壁薄，透明。种皮细胞梭形、厚壁、非木化，壁黄棕或棕色。草酸钙结晶呈方形、菱形、不规则形或簇状。子叶细胞含糊粉粒或脂肪油。

【药理】 1. 对呼吸系统的影响 花楸醇提取物具有对抗氨水引起小鼠咳嗽作用，能对抗乙酰胆碱、组胺引起豚鼠药物性哮喘作用，明显松弛气管平滑肌，抑制由乙酰胆碱、组胺所致的豚鼠离体气管平滑肌的收缩反应，但作用比氨茶碱缓慢。

2. 对心脏的作用 花楸醇提取物可剂量依赖性地增加心房收缩力，但减慢心率作用不明显。具有减轻异丙肾上腺素引起大鼠心电图 ST 段位移程度和改善心肌梗死病变程度的作用。

【药性】 甘、苦，平。归肺、脾经。

1.《北方常用中草药手册》："甘、苦，性平，无毒。"

2.《青岛中草药手册》："性平、微寒，味甘、苦。"

【功用主治】 止咳化痰，健脾利水。主治咳嗽，哮喘，脾虚浮肿，胃炎。

1.《北方常用中草药手册》："清肺止咳，补脾生津。主治哮喘，咳嗽，胃炎，胃痛，维生素甲、丙缺乏症。"

2.《全国中草药汇编》："健胃补虚。"

3.《长白山植物药志》："镇咳祛痰，健脾利水。"

【用法用量】 内服：煎汤，30～60 g。

2202 花酸苔 huā suān tái（《云南思茅中草药选》）

【异名】 山海棠、公鸡酸苔（《云南思茅中草药选》），花叶一口血（《南宁药用植物名录》）。

【基原】 为秋海棠科秋海棠属植物花叶秋海棠的全草。

【原植物】 花叶秋海棠 *Begonia cathayana* Hemsl.

多年生肉质直立草本，高 0.6～1 m。根纤维状；地上茎较高大，分枝，密被红棕色长柔毛，并混生少数白柔毛。叶互生；叶柄长 15～18 cm；叶片斜心形，长等于叶柄，先端长渐尖，多少浅裂，裂片为宽三角形，锐尖头，边缘有小牙齿和睫毛，下面深红色，主脉上具疏生柔毛，上面除叶脉为红色外，叶肉为绿色，并有一圈灰绿色或彩色环带。聚伞花序腋生，较叶为短，有花 8～10 朵；花为朱红色，直径 3.5～4.5 cm，被粗毛；雄花被片 4；雌花被片 5。蒴果具粗毛，有 3 枚不等的翅，最长约 2 cm。花期 9 月，果期 10 月。

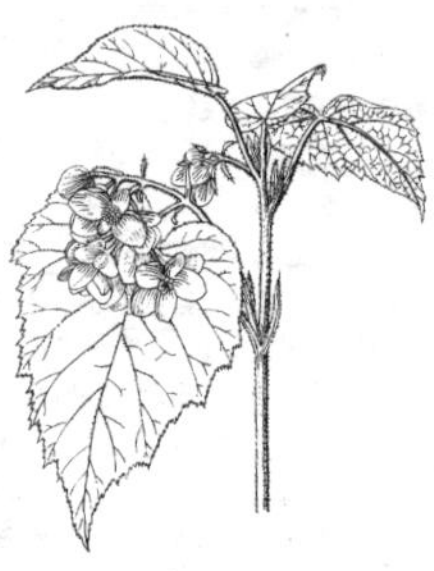
花叶秋海棠

生于林下、溪谷边阴湿处。分布于福建、广西、云南等地。

【栽培】 生物学特性 喜温暖、阴凉的环境。忌高温、干旱及强光。宜在疏松、腐殖质丰富的壤土栽种。

繁殖方法 扦插繁殖。选半荫蔽的地方，以细沙作苗床，于春、秋季插枝繁殖，以秋季较好。选取健壮枝条，去掉叶片，截成长 10～15 cm 的小段作插穗。按行、株距 15 cm×4 cm 斜插入沙中，入沙深度为插穗的 1/2，压紧，浇水保湿，30～40 日生根长叶，按行、株距 20 cm×20 cm 开穴，每穴栽 1 株，压紧，浇足定根水。此外，还可用种子繁殖。

田间管理 定植后，每年除草 3 次，每次除草后追施厩肥、草木灰或堆肥等。生长期间，荫蔽度宜在 40%～50%，同时注意灌溉工作，使土壤经常保持湿润。

【采收加工】 全年均可采，鲜用或晒干。

【药性】《云南中草药》："酸、涩，凉。"

【功用主治】《云南中草药》："清热止咳，散瘀消肿。主治慢性支气管炎，肺热咳嗽，咯血，外感高热，扁桃体炎，百日咳，痢疾，小儿脱肛，尿闭，跌打瘀肿，烧烫伤，痈疮红肿，无名肿毒，风湿，骨折。"

【用法用量】 内服：煎汤，6～9 g。外用：鲜品捣敷；或捣汁涂；或干品研末撒敷。

【选方】 治跌打瘀肿，脱臼 花酸苔、狗闹花适量，捣敷患部。（《云南思茅中草药选》）

2203 花蜘蛛 huā zhī zhū（《本草蒙筌》）

【异名】 斑蜘蛛（《日华子》）。

【基原】 为圆蛛科黄金珠属动物横纹金蛛等的全体或网丝。

【原动物】 横纹金蛛 *Argiope bruennichii*（Scopoli） 又名：布氏黄金蛛（《中国药用动物志》）。

雌蛛体长 18～22 mm，雄蛛体长 5.9 mm。雌蛛头胸部呈卵圆形，背面灰黄色，密被银白色毛。螯肢基节、触肢、颚叶和下唇皆黄色。中窝横向排列，中窝、颈沟和放射沟皆深灰色，胸板中央黄色，边缘棕色。步足黄色，上有黑点及黑色刺，自膝节至后跗节各节都有黑色轮纹。腹部长椭圆形，背面黄色，前端两侧、肩部各有一隆起。自前至后共有 10 条左右黑褐色横纹，故名横纹金蛛。腹部腹面中央有黑色斑，两侧各有 1 条黄色纵纹。雄蛛体色不如雌蛛鲜丽，腹部背面淡黄色，无黑色横纹。

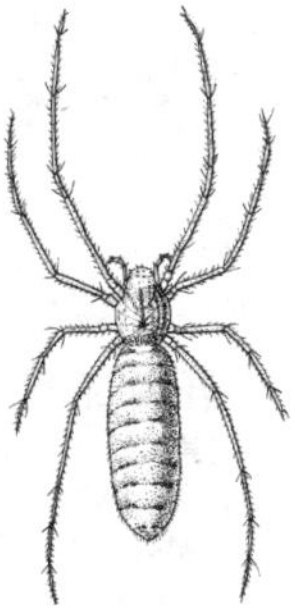

横纹金蛛

生活于阳光照射的草丛、潮湿地带，一般在草上或田边结网。分布于辽宁、吉林、江苏、浙江、福建、江西、山东、湖北、湖南、广东、四川、贵州、云南等地。

【采收加工】 随捕随用，鲜用。

【药材】 花蜘蛛 *Argiope Bruennichii* 产于辽宁、江苏、浙江、江西、湖北、湖南、广东、四川等地。

性状 本品头胸部、腹部与步足都断落不整，但可见完整的椭圆形的腹部，呈淡黄色，上面有黑色横纹，断落的步足淡黄色，带有黑色的轮纹及黑刺，并有褐色的细糙毛。体轻，质脆。气微，味微苦、咸。

【成分】 本品含血蓝蛋白(hemocyanin)，腺含多胺(polyamine)及儿茶酚胺(catecholamine)，5-羟色胺(serotonin)，还含组胺(histamine)。

【药性】 微苦，平，小毒。归肾经。

1.《日华子》："冷，无毒。"

2.《全国中草药汇编》："微苦，微寒，有小毒。"

3.《虫类药的应用》："性微温，入肾经。"

【功用主治】 益肾兴阳，解毒消肿。主治阳痿，痈肿疔毒，痔疮瘘管。

1.《日华子》："治疟疾，疔肿。网取食，令人巧，去健忘。"

2.《本草蒙筌》："丝网：系瘤赘烂消，缠痔瘘脱落，用花蜘蛛丝尤妙。"

3.《全国中草药汇编》："解毒消肿，截疟。治蛇咬伤，温疟，疔毒疮肿等。"

4.《虫类学的应用》："兴阳益肾。治阳痿。"

【用法用量】 内服：研末入丸、散，0.5～1 g，或每日 1 只。外用：研末撒或调敷。

【选方】 1. 治内、外痔 花蜘蛛不拘多少(煅存性为末)，加冰片、轻粉、熊胆、枯矾为末，猪胆调涂痔上，渐消。先宜熏洗。(《疡科选粹》)

2. 治痔疮瘘管 花蜘蛛 1 只，蜣螂虫 3 只，水马 50 只。置瓦上炙存性，加冰片、麝香少许，同研细末。管浅者掺上，管深者则以纸捻送入，以膏药掩之，每日或间日换 1 次，其管渐化为水，后长肉收功。(《虫类药的应用》痔瘘消管方)

3. 治疣瘤初起 柳树上花蜘蛛丝缠之，久则自消。(《简便方》)

2204 花蕊石 huā ruǐ shí (《嘉祐本草》)

【异名】 花乳石(《嘉祐本草》)，白云石(《全国中草药汇编》)。

【基原】 为变质岩类岩石蛇纹石大理岩。

【原矿物】 蛇纹石大理岩主要由矿物方解石形成的大理岩与蛇纹石组成。

1. 大理岩 由方解石形成，参见"方解石"条。

2. 蛇纹石 Serpentine 为硅酸盐类蛇纹石族矿物。

晶体结构属单斜晶系。单个晶体呈片状、针状，但罕见。常呈板状、鳞片状或为显微粒状集合体。以纤维状纹理或斑点状团块分散于方解石晶粒中。一般呈绿色，深浅不等，也有呈白色、浅黄色、灰色、蓝绿色或褐黑色者，作为药用者以黄色为准。透明至半透明。油脂状或蜡状光泽，纤维状或鳞片状者呈丝绢光泽。硬度 2.5～3.5，相对密度 2.5～3.6，抚摸之有滑感。

系由石灰岩经变质作用形成。产于河北、山西、江苏、浙江、河南、湖南、四川、陕西等地。

【采收加工】 采挖后，敲去杂石，选取有淡黄色或黄绿色彩晕的小块作药用。

【药材】 花蕊石 *Ophicalcitum* 主产于江苏、浙江、河南、四川。

性状 本品为粒状和致密块状的集合体，呈不规则的块状，具棱角，而不锋利。白色或浅灰白色，其中夹有点状或条状的蛇纹石，呈浅绿色或淡黄色，习称"彩晕"，对光观察有闪星状光泽。体重，质硬，不易破碎。无臭，味淡。

鉴别 (1) 偏光镜检查：方解石 透射偏光镜下薄片中无色透明。参见"方解石"条。

蛇纹石 透射偏光镜下薄片中无色，呈片状或长纤维状。低正突起。片状者干涉色为Ⅰ级灰色，波浪状消光；长纤维者，干涉色可达到Ⅰ级黄色，近于平行消光，正延长符号。二轴晶，负光性。

(2) 取本品粉末约 0.5 g，加稀盐酸，显碳酸盐反应，而滤液显钙盐的各种反应。参见"方解石"条。

(3) 取上述加稀盐酸反应后的溶液，静置。取上清液 1 ml，滴加氢氧化钠试液，即生成白色沉淀；分离，沉淀加碘试液，转成红棕色(检查镁盐)。

【成分】 花蕊石主含钙、镁的碳酸盐，并混有少量铁盐、铝盐，及锌、铜、钴、镍、铬、镉、铅等元素以及少量的酸不溶物。

【药理】 1. 抗惊厥作用 20%花蕊石混悬液给小鼠灌胃 0.2 ml/10 g，每日 1 次，连续 4 日后，对回苏灵诱发的惊厥有明显抗惊厥作用，且优于龙骨、龙齿。

2. 促凝血作用 用上述给药方法及剂量给小鼠后，毛细管法测定血凝时间，表明花蕊石有缩短正常小鼠凝血时间的作用。

毒性 花蕊石煎剂给小鼠静脉注射的 LD_{50} 为 4.22 g/kg，静脉注射煅花蕊石煎剂的 LD_{50} 则为 21.5 g/kg。

【炮制】 1. 花蕊石 取原药材，除去杂质，洗净，干燥，碾碎。生用质地坚硬，不易粉碎和煎出，但亦有生用者，以化瘀止血为主。

2. 煅花蕊石 取净花蕊石，砸成小块，置无烟炉火上或适宜容器内，用武火加热煅至红透取出放凉。碾碎。煅后性缓，不伤脾胃，易于粉碎和煎出，以收敛止血为主。

3. 醋淬花蕊石 取净花蕊石，装入罐中，置武火上煅至红透，趁热倾入醋中淬透，冷后研碎。每净花蕊石 100 kg，用醋 25 kg。经醋淬后质脆易于粉碎，增强化瘀止血、止痛的作用。

饮片性状 花蕊石参见"药材"项。煅花蕊石呈粉末状，灰褐色，无光泽，质酥，易碎。醋淬花蕊石形如煅花蕊石，具有酸醋气。

贮干燥容器内，置干燥处，防尘。醋淬花蕊石，密闭，置阴凉干燥处。

【药性】 酸、涩，平。归肝经。

1.《纲目》："酸、涩，平，无毒。""厥阴经血分药也。"

2.《本草经疏》："酸、辛，温。"

【功用主治】 化瘀，止血。主治吐血，衄血，便血，崩漏，产妇血晕，胞衣不下，金疮出血。

1.《嘉祐本草》："主金疮止血，又疗产妇血晕，恶血。"

2.《纲目》："治一切失血伤损，内漏，目翳。""又能下死胎，落胞衣。"

3.《本草汇言》："止血生肌，散血定晕。"

4.《玉楸药解》："功专止血。治吐衄、崩漏，胎产，刀杖一切诸血。"

5.《医林纂要》："泻肝行瘀血，敛肺生皮肉。"

6.《得配本草》："掺金疮，跌扑伤损，犬咬至死者。"

【用法用量】 内服：研末，3～6 g。外用：研末掺。

【宜忌】 孕妇禁服。

1.《本草经疏》："无瘀血停留者，不宜内服。不由内伤血凝胸膈板痛，而因火炎血溢以致吐血者，忌之。"

2.《得配本草》："内火逼血妄行者禁用。"

3.《本草求真》："花蕊石原属劫药，下血止后，须以独参汤救补，则得之矣。若使过服，则于肌血有损，不可不谨。"

4.《本草从新》："大损阳血。"

【选方】 1. 治五脏崩损，涌喷血成升斗　花蕊石火煅存性，研为末。用童便一盅，炖温，调末三钱，甚者五钱，食后服下，男子用酒一半，女人用醋一半，与童便和药服，使瘀血化为黄水，后以独参汤补之。(《十药神书》花蕊石散)

2. 治咳血，兼治吐衄，理瘀血，及二便下血　花蕊石三钱(煅存性)，三七二钱，血余一钱(煅存性)。共研细。分两次，开水送服。(《衷中参西录》化血丹)

3. 治金刃箭镞伤中，及打扑伤损，猫狗咬伤，内损血入脏腑，妇人产后败血不尽，血迷血晕，恶血奔心，胎死腹中，胎衣不下　花蕊石(捣为粗末)一两，硫黄(上色明净者，捣为粗末)四两。上二味相拌令匀，固济，瓦罐内煅，取出细研，瓷盒内盛。外伤掺伤处，内损用童便或酒调服一钱。(《局方》花蕊石散)

4. 治诸疮出血不止，并久不生肌　花蕊石、龙骨、黄丹、没药各五钱，黄药子七钱五分，寒水石(煅)一两五钱。上为末。一切金刃伤，以药敷之，绢帛扎定，止痛不作脓，干贴生肌定痛。一方有白及、乳香、轻粉。(《疡科选粹》立应散)

5. 治多年障翳　花蕊石(水飞，焙)、防风、川芎、甘菊花、白附子、牛蒡子各一两，甘草(炙)半两。为末。每服半钱，腊茶下。(《卫生家宝方》)

6. 治脚缝出水　好黄丹入花蕊石末掺之。(《谈野翁试验方》)

7. 治气心风，即是痰迷心窍，发狂乱作　花蕊石(煅)，黄酒淬一次，为末。每服一钱，黄酒送下。(《鲁府禁方》)

【临床报道】 1. 治疗上消化道出血，肺结核咯血，支气管咯血　用煅花蕊石研成极细粉末，每次 4～8 g，每日 3 次。临床使用 224 例，其中显效 136 例，有效 41 例，总有效率 70%。本品对胃及十二指肠等消化道出血，效果较好。临床使用 53 例，其中显效 50 例，有效 2 例，有效率达98.1%。大部分患者在服药后 2～3 日，大便隐血开始转阴。

2. 治疗氟骨症　将患者随机分成两组：治疗组 67 人，其中Ⅰ度 39 人，Ⅱ度 25 人，Ⅲ度 3 人；对照组 20 人，包括Ⅰ度 12 人，Ⅱ度 8 人。治疗组用蛇纹岩片〔$Mg_6Si_4O_{10}(OH)$〕治疗，每人每次 0.6～1.0 g，每日 3 次，连续服用；对照组未予任何安慰剂。结果：治疗组服药后 5 日即可见效，1 星期内见效者占 46.3%，2 星期内见效者占 82.1%，少数患者 1 个月后方见效。合计有效人数 61 人，有效率91.0%。其中 34 例症状、体征完全消失或明显好转，占有效人数的55.7%。证明该药在止痛，增加关节活动度，促进功能恢复方面有较好疗效；Ⅰ度患者的疗效(有效率97.4%)高于Ⅱ度、Ⅲ度患者(82.1%)，差异显著($P < 0.05$)；症状与天气变化无关者的疗效高于阴雨天加重者。未见不良反应。20 名对照组病例，除 1 例有所加重外，其余前后均无变化。

【各家论述】 1.《纲目》："(花蕊石)其功专于止血，能使血化为水，酸以收之也。而又能下死胎，落胞衣，去恶血，恶血化则胎与胞无阻滞之患矣。东垣所谓胎衣不出，涩剂可以下之，故赤石脂亦能下胞胎，与此同义。葛可久治吐血出升斗，有花蕊石散；《和剂局方》治诸血及损伤金疮胎产，有花蕊石散，皆云能化血为水，则此石之功，盖非寻常草木之比也。"

2.《本草经疏》："妇人血晕，恶血上薄也，消化恶血，则晕自止矣。(花蕊石)以酸敛之气，复能化瘀血，故敷金疮即合，仍不作脓也。"

3.《本草述》："花蕊石，其于血证，似以能化瘀为止。缪仲淳氏所云，吐血诸证，多因于火炎迫血以上行，如斯药性非宜，亦是确论也。然有血证不尽因于阴虚者，则此味又为中的之剂矣。"

2205 花脸细辛 huā liǎn xì xīn (《四川常用中草药》)

【异名】 山焦根(《草木便方》)，花叶细辛、花脸猫、翻天印(《四川常用中草药》)，茗叶细辛(《四川中药志》)。

【基原】 为马兜铃科细辛属植物青城细辛的根、根茎或全草。

【原植物】 青城细辛 *Asarum splendens* (Maekawa) C. Y. Cheng et C. S. Yang[*Hetrotropa splendens* Maekawa; *A. chingchengense* C. Y. Cheng et C. S. Yang]。

多年生草本。根茎横走，节间长约 1.5 cm。叶柄长 6～18 cm；芽胞叶长卵形，有睫毛。叶片卵状心形、长卵形或近戟形，长6～10 cm，宽 5～9 cm，先端急尖，基部耳状深裂或近心形，上面中脉两旁有白色云斑，脉上和近边缘有短毛，下面绿色，无毛。花紫绿色，直径 5～6 cm；花梗长约 1 cm；花被管浅杯状或半球状，喉部稍缢缩，有宽大喉孔，喉孔直径约 1.5 cm，膜环不明显，内壁有格状网眼，花被裂片宽卵形，基部有半圆形乳突皱褶区；雄蕊药隔伸出，钝圆形；子房近上位，花柱先端 2 裂或稍下凹，柱头卵形，侧生。花期 4～5 月。

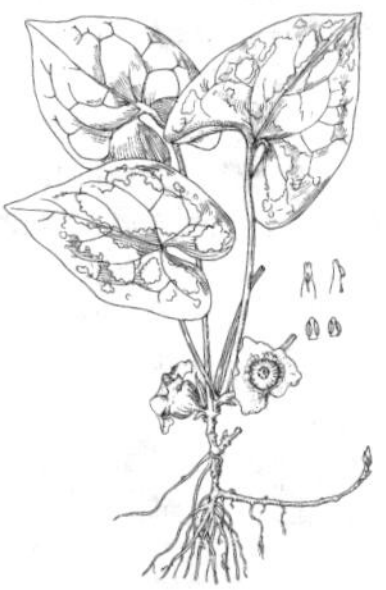

青城细辛

生于竹林下或山坡草丛中。分布于湖北、四川、贵州、云南等地。

【采收加工】 根及根茎秋、冬季采挖，阴干。全草全年可采集，阴干。

【成分】 花脸细辛全草含挥发油：α和β-蒎烯(pinene)，莰烯(camphene)，柠檬烯(limonene)，1，8-桉叶素(1，8-cineole)，异松油烯(terpinolene)，芳樟醇(linalool)，樟脑(camphor)，α-松油醇(α-terpineol)，萘(naphthalene)，3，5-二甲氧基甲苯(3，5-dimethoxytoluene)，黄樟醚(safrole)，反式丁香烯(*trans*-caryophyllene)，甲基丁香油酚(methyl eugenol)，2，3，5-三甲氧基甲苯(2，3，5-trimethoxytoluene)，橙花叔醇(nerolidol)，细辛醚(asaricin)，榄香脂素(elemicin)，异榄香脂素(isoelemicin)等。酰胺类化合物：chingchengenamide A，即为(2*E*，4*E*)-*N*-异丁基-7-(3，4-亚甲二氧苯基)-十七碳-2，4-二烯酰胺〔(2*E*，4*E*)-*N*-isobutyl-7-(3，4-methylenedioxyphenyl) hepta-2，4-dienamide〕，chingchengenamide B，即为(2*E*，4*E*)-*N*-异丁基-7-(3，4-亚甲二氧基-5-甲氧基苯)十七碳-2，4-二烯酰胺〔(2*E*，4*E*)-*N*-isobutyl-7-(3，4-methylenedioxy-5-methoxyphenyl)hepta-2，4- dienamide〕。

【药性】 辛，温，小毒。归肺、肝经。

1.《草木便方》："辛。"

2.《四川常用中草药》："性温，味辛、微苦；入肝、脾二经。"

3.《四川中药志》1982 年版："有小毒。"

【功用主治】 散寒祛风，化瘀止痛。主治风寒感冒，痰饮喘咳，脑疽，背疽，瘰疬，牙痛，头痛，风湿痹痛，蛇犬咬伤。

1.《草木便方》："解大毒，脑疽发背涂消速，散血消肿包瘰疬，蛇犬虎伤一齐除。"

2.《四川常用中草药》:"散寒止咳,祛瘀除风;治风寒湿邪头痛,咳嗽鼻塞声重等症。"

【用法用量】 内服：煎汤,2～3 g;或研末。外用：煎水含漱;或研末吹鼻;或捣烂外敷。

【选方】 治感冒风寒,头痛发热无汗　翻天印研末,每服3 g,热酒调下,少顷饮热茶一杯,促进汗出。(《四川中药志》1982年版)

2206 花楸茎皮 huā qiū jīng pí (《吉林中草药》)

【基原】 为蔷薇科花楸属植物花楸树的茎皮或茎。

【原植物】 参见"花楸果"条。

【采收加工】 4～6月剥取树皮,或采茎枝切段晒干。

【药性】《北方常用中草药手册》:"味苦,性寒,无毒。"

【功用主治】 清肺止咳,解毒止痢。主治慢性支气管炎,肺痨,痢疾。

1.《吉林中草药》:"强壮。治肺结核。"

2.《青岛中草药手册》:"治痢疾,膀胱炎。"

3.《全国中草药汇编》:"清肺止咳。主治肺结核,哮喘,咳嗽。"

【用法用量】 内服：煎汤,9～15 g。

2207 花叶冷水花 huā yè lěng shuǐ huā (《新华本草纲要》)

【基原】 为荨麻科冷水花属植物花叶冷水花的全草。

【原植物】 花叶冷水花 *Pilea cardierei* Gagnep. et Guill.

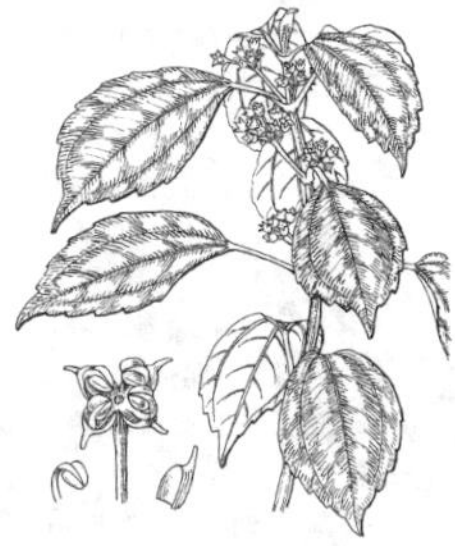

花叶冷水花

多年生草本或半灌木,高15～40 cm。全株无毛。具匍匐根茎,茎肉质。叶多汁,对生;叶柄长0.7～1.5 cm;托叶草质,淡绿色,长圆形,早落;叶片倒卵形,长2.5～6 cm,宽1.5～3 cm,先端骤凸,基部楔形或钝圆,边缘自下部以上有数枚不整齐的浅牙齿或啮蚀状,上面深绿色,中央有2条(有时在边缘也有2条)间断的白斑,下面淡绿色,钟乳体梭形,两面明显;基出脉3条。花雌雄异株;雄花序头状,常成对生于叶腋,花序梗长1.5～4 cm;苞片外层的扁圆形,内层的圆卵形,稍小;雄花倒梨形;花被片4,合生至中部,近兜状,外面密布钟乳体,内面下部疏生绵毛;雄蕊4;退化雌蕊圆锥形,不明显。雌花长约1 mm;花被片4,近等长,略短于子房。花期9～11月。

我国各地温室常见有栽培、观赏。原产越南中部。

【采收加工】 7～10月采收,鲜用或晒干。

【药理】 本品能抑制结核杆菌及钩端螺旋体,对金黄色葡萄球菌、溶血性链球菌均有抑制作用。

【药性】 淡,凉。

【功用主治】 清热解毒,利尿。主治疔疮肿毒,小便不利。

【用法用量】 内服：煎汤,9～20 g。外用：捣敷。

2208 芹花 qín huā (《新修本草》)

【基原】 为伞形科水芹属植物水芹的花。

【原植物】 参见"水芹"条。

【采收加工】 6～7月花开时采收,晒干。

【成分】 花含β-谷甾醇葡萄糖苷(β-sitosteryl glucoside),豆甾醇葡萄糖苷(stigmasteryl glucoside),异鼠李素(isorhamnetin),金丝桃苷(hyperin)。

【药性】 1.《新修本草》:"味苦。"

2.《纲目》:"苦,寒。无毒。"

【功用主治】《新修本草》:"主脉溢。"

【用法用量】 内服：煎汤,3～9 g。

2209 芥子 jiè zǐ (《别录》)

【异名】 芥菜子(《孙天仁集效方》),青菜子(《分类草药性》),黄芥子(《中药志》)。

【基原】 为十字花科芸薹属植物芥菜及油芥菜的种子。

【原植物】 参见"芥菜"条。

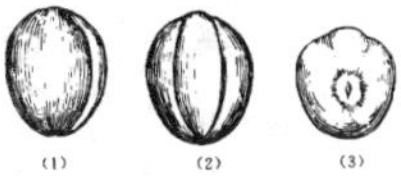

芥子(种子)外形
(1) 侧面　(2) 正面　(3) 底面

【采收加工】 春播于7～8月采收,秋播于5月中、下旬采收,待果实大部分出现黄色时割下全株,后熟数日,选晴天晒干,脱出子粒,簸除杂质即可入药。

【药材】 芥子 *Brassicae Junceae Semen*　全国各地均产。

性状　种子近球形,直径1～2 mm。表面黄色至黄棕色,少数暗红棕色,具细网纹,种脐点状。种皮薄而脆,子叶折叠,有油性。气微,研碎后加水湿润,则产生辛烈的特异臭气,味极辛辣。

鉴别　(1) 种子横切面：表皮细胞1列,切向延长;下皮细胞1列,切向延长,大型,薄壁;栅状细胞1列,细胞近方形或径向延长,其内壁和侧壁均增厚,外壁菲薄;紧靠栅状细胞层为色素层。内胚乳为1列长方形细胞,内含糊粉粒,其下为颓废细胞层。子叶和胚根细胞中含脂肪油滴和糊粉粒。

(2) 取本品粉末约1 g,置硬质试管内,加固体氢氧化钠1小粒,酒精灯上灼热,融熔,放冷,加水2 ml使溶解,滤过。取滤液1 ml,加5%盐酸酸化,即有硫化氢产生,遇新制的醋酸铅试纸,显有光泽的棕黑色;取亚硝基铁氰化钠1小粒,置白瓷板上,加水1～2滴使溶解,加滤液1～2滴,显紫红色(检查异硫氰苷类)。

品质标志　《中华人民共和国药典》2010年版规定：照高效液相色谱法测定,本品按干燥品计算,含芥子碱以芥子碱硫氰酸盐($C_{16}H_{24}NO_5 \cdot SCN$)计,不得少于0.50%。

【成分】 种子含芥子油苷类成分,其中黑芥子苷(sinigrin)占90%,还有葡萄糖芫菁芥素(gluconapin),4-羟基-3-吲哚甲基芥子油苷(4-hydroxy-3-indolylmethyl glucosinolate),葡萄糖芸薹素(glucobrassicin),新葡萄糖芸薹素(neoglucobrassicin),前告伊春(progoitrin)。还含少量芥子酶(myrosin),芥子酸(sinapic acid)以及芥子碱(sinapine)等。另含脂肪油30%～37%,油中主为芥酸(eurcic acid)及花生酸(arachidic acid)的甘油酯,并有少量的亚麻酸(linolenic acid)的甘油酯。

【炮制】 1. 芥子　取原药材,除去杂质,筛去灰屑。用时捣碎。

2. 炒芥子　取净芥子置锅内,用文火加热,炒至棕黄色,有爆裂声,香辣气逸出时,取出放凉。炒后药性缓和,擅长于温肺豁痰利气。

饮片性状　芥子参见"药材"项。炒芥子表面色泽加深,有裂纹,具香气。

贮干燥容器内,密闭,置阴凉干燥处,防潮,防蛀。

【药性】 辛,热,小毒。归胃、肺经。

1.《千金方》:"味辛,有毒。"

2.《宝庆本草折衷》:"味辛、辣,温,无毒。"

3.《纲目》:"辛,热。"

4.《得配本草》:"入手太阴经。"

【功用主治】 温中散寒,豁痰利窍,通络消肿。主治胃寒呕吐,心腹冷痛,咳喘痰多,口噤,耳聋,喉痹,风湿痹痛,肢体麻木,妇人经闭，痈肿，瘰疬。

1.《别录》："主射工及疰气发无常处，丸服之；或捣为末，醋和涂之。"

2.《千金方》："主喉痹，去一切风毒肿。"

3.《日华子》："治风毒肿及麻痹，醋研敷之；扑损瘀血，腰痛肾冷，和生姜研微暖涂贴；心痛，酒醋服之。"

4.《日用本草》："研末水调涂顶囟门，止衄血。"

5.《纲目》："温中散寒，豁痰利窍。治胃寒吐食，肺寒咳嗽，风冷气痛，口噤唇紧，消散痈肿、瘀血。"

6.《本草省常》："发汗散寒，温中开胃，利气豁痰，止痛消肿。"

7.《分类草药性》："消肿毒，止血痢。"

【用法用量】 内服：煎汤，3～9 g；或入丸、散。外用：研末调敷。

【宜忌】 肺虚咳嗽、阴虚火旺者禁服。内服过量可致呕吐。外敷一般不超过 10～15 分钟，时间过长，易起泡化脓。

1.《纲目》："多食昏目动火，泄气伤精。"

2.《得配本草》："阴虚火盛，气虚久嗽者忌用。"

【选方】 1. 治上气呕吐　芥子二升，末之，蜜丸，寅时井花水服，如梧子七丸，日二服；亦可作散，空腹服之；及可酒浸服，并治脐下绞痛。(《千金方》)

2. 治感寒无汗　水调芥子末填脐内，以热物隔衣熨之，取汗出妙。(《简便单方》)

3. 治极冷急症　芥菜子七钱，干姜三钱。上为末，水调作一饼，贴脐上，以绢帛缚住，上置盐，以熨斗熨之数次，汗出为度。(《古今医鉴》助阳散)

4. 治腹内诸气胀满　小芥子半升。上捣碎，以生绢袋盛，用好酒五升，浸七日，每于食前，温一小盏服。(《圣惠方》小芥子酒)

5. 治上气喘促，时有咳嗽　芥子二两，百合二两。上件药，捣罗为末，炼蜜和丸，如梧桐子大。不计时候，以新汲水下七丸。(《圣惠方》)

6. 治耳聋　芥子捣碎，以人乳和，绵裹纳之。(《千金方》)

7. 治面神经麻痹　芥菜子洗净，捣细，加开水调成糊状，敷患侧面部，左歪涂右，右歪涂左，并用注射针头划破患侧颊黏膜，涂少量芥汁。6～8 小时后，可见涂药皮肤呈紫褐色，起泡，应将药除去，停药半个月左右可恢复正常。(《福建药物志》)

【各家论述】《纲目》："芥子，其味辛，其气散，故能利九窍，通经络，治口噤、耳聋、鼻衄之证，消瘀血、痈肿、痛痹之邪，其性热而温中，故又能利气豁痰，治嗽止吐，主心腹诸痛。"

2210 芥菜 jiè cài (《千金方》)

【异名】 芥(《仪礼》)，大芥(《方言》)，雪里蕻(《野菜笺》)，皱叶芥(《纲目》)，黄芥(《中药志》)。

【基原】 为十字花科芸薹属植物芥菜、油芥菜的嫩茎和叶。

【原植物】 1. 芥菜 *Brassica juncea* (L.) Czern. et Coss. [*Sinapis juncea* L.]

一年生草本，高 50～150 cm。无毛，有时具刺毛，常带粉霜。茎有分枝。基生叶叶柄有小裂片；叶片宽卵形至倒卵形，长 15～35 cm，宽 5～17 cm，先端圆钝，不分裂或大头羽裂，边缘有缺刻或齿牙；下部叶较小，边缘有缺刻，有时具圆钝锯齿，不抱茎；上部叶窄披针形至条形，具不明显疏齿或全缘。总状花序花后延长；花淡黄色；花瓣 4，鲜黄色，宽椭圆形或宽楔形，先端平截，全缘，基部具爪；雄蕊 6，4 长 2 短；雌蕊 1，子房圆柱形，花柱细，柱头头状。长角果条形，具细喙。种子近球形，鲜黄色至黄棕色，少数为暗红棕色，表面具网纹。花期 4～5 月，果期 5～6 月。

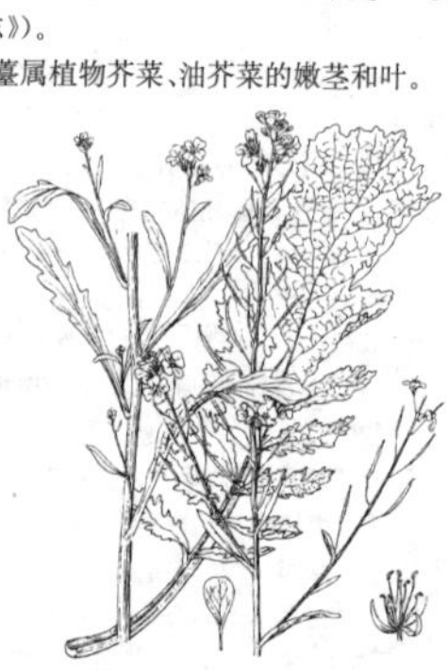

芥　菜

原产中国，为全国各地栽培的常用蔬菜。

2. 油芥菜 *B. juncea* (L.) Czern. et Coss. var. *gracilis* Tsen et Lee　又名：高油菜(《内蒙古植物志》)。

本种特点在于基生叶长圆形或倒卵形，边缘有重锯齿和缺刻。

原产美洲，我国南北各地均有栽培。

以上植物的种子(芥子)、腌制的陈年卤汁(陈芥菜卤汁)亦供药用，另设专条。

【采收加工】 5～10 月采收，鲜用或晒干。

【药材】 芥菜 *Brassicae Junceae Folium*　全国各地均产。

性状　嫩茎圆柱形，黄绿色，有分枝，折断面髓部占大部分，类白色，海绵状。叶片常破碎，完整叶片宽披针形；深绿色、黄绿色或枯黄色，全缘或具粗锯齿，基部下延呈狭翅状；叶柄短，不抱茎。气微，搓之有辛辣气味。

【药理】 防癌作用　采用 EB 病毒早期抗原(EBV-EA)诱导抑制实验的方法，对芥菜的防癌抗促癌活性进行了检测。结果发现芥菜具很高的抑制率。

【药性】 辛，温。归肺、胃、肾经。

1.《别录》："味辛，温，无毒。归鼻。"

2.《日用本草》："归肺。"

3.《纲目》："辛，热。"

4.《本草求真》："入肺、胃，兼入肾。"

5.《随息居饮食谱》："辛、甘而温。"

【功用主治】 利肺豁痰，消肿散结。主治寒饮咳嗽，痰滞气逆，胸膈满闷，砂淋、石淋，牙龈肿烂，乳痈，痔肿，冻疮，漆疮。

1.《别录》："主除肾邪气，利九窍，明耳目，安中，久服温中。"

2.《食疗本草》："主咳逆，下气，明目，去头面风。"

3.《日华子》："除邪气，止咳嗽上气，冷气疾。"

4.《纲目》："通肺豁痰，利膈开胃。"

5.《随息居饮食谱》："补元阳，利肺豁痰，和中通窍，腌食更胜。"

6.《福建药物志》："鲜叶治膀胱结石，小便不通，烫伤，冻疮；老黄叶治白带。"

【用法用量】 内服：煎汤，10～15 g；或用鲜品捣汁。外用：煎水熏洗或烧存性研末敷。

【宜忌】 目疾，疮疡，痔疮，便血及阴虚火旺之人慎食。

1.《外台》："发热动风伤筋骨。"

2.《食疗本草》："煮食之，动气尤胜诸菜；生食，发丹石。"

3.《绍兴本草》："食之过度，善发诸疾。"

4.《日用本草》："有便血痔疾者忌之。"

5.《纲目》："久食则积温成热，辛散太甚，耗人真元，肝木受病，昏人眼目，发人痔疮。"

【选方】 1. 治膀胱结石，小便不通　鲜芥菜 2.5 g，切碎，水适量煎取 3 碗，分数次服。(《福建药物志》)

2. 治牙龈肿烂，出臭水者　芥菜杆，烧存性，研末，频敷之。(《纲目》)

3. 治乳痈结硬疼痛　和泥芥菜半斤。上一味，锉碎，以水四升，煮取三升，倾于瓷瓶内，熏乳肿处，日三五度。(《圣济总录》)

4. 治痔疮肿痛　芥叶，捣饼，频坐之。(《纲目》引《谈野翁试验方》)

5. 治脱肛　野芥菜 500 g，用木杵和瓦钵捣烂取汁，继用第二次淘米的米泔水和适量白糖调服。〔《湖南中医杂志》，1987，(5)：53〕

6. 治漆疮瘙痒　芥菜煎汤洗之。(《千金方》)

2211 **苍术**cāng zhú（《本草衍义》）

【异名】 山精（《神农药经》），赤术（《本草经集注》），马蓟（《说文系传》），青术（张衮《水南翰记》），仙术（《纲目》）。

【基原】 为菊科苍术属植物茅苍术、北苍术、关苍术的根茎。

【原植物】 1. 茅苍术 *Atractylodes lancea*（Thunb.）DC.［*Atractylis lancea* Thunb.；*A. ovata*（Thunb.）DC.］ 又名：茅术、南苍术（《浙江药用植物志》）。

多年生草本。根状茎横走，结节状。茎多纵棱，高 30～100 cm，不分枝或上部稍分枝。叶互生，革质；叶片卵状披针形至椭圆形，长 3～8 cm，宽 1～3 cm，先端渐尖，基部渐狭，中部叶片较大，卵形，边缘有刺状锯齿或重刺齿，上面深绿色，有光泽，下面淡绿色，叶脉隆起，无柄，不裂，或下部叶常 3 裂，裂片先端尖，先端裂片极大，卵形，两侧的较小，基部楔形，无柄或有柄。头状花序生于茎枝先端，叶状苞片 1 列，羽状深裂，裂片刺状；总苞圆柱形，总苞片 5～8 层，卵形至披针形，有纤毛；花多数，两性花或单性花，多异株；花冠筒状，白色或稍带红色，长约 1 cm，上部略膨大，先端 5 裂，裂片条形；两性花有多数羽状分裂的冠毛；单性花一般为雌花，具 5 枚线状退化雄蕊，先端略卷曲。瘦果倒卵圆形，被稠密的黄白色柔毛。花期8～10 月，果期 9～12 月。

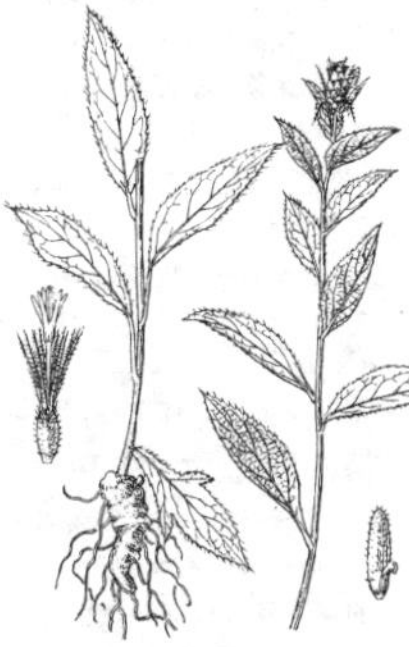

茅苍术

生于山坡灌丛、草丛中。分布于江苏、浙江、安徽、江西、山东、河南、湖北、四川等地，各地多有栽培。

2. 北苍术 *A. lancea*（Thunb.）DC. var. *chinensis*（Bunge）Kitam.［*A. chinensis*（DC.）Koidz.；*Atractylis chinensis*（Bunge）DC.］ 又名：华苍术（《辽宁药材》）。

本种与茅苍术的区别是：叶片较宽，卵形或长卵形，一般羽状 5 深裂，茎上部叶 3～5 羽状浅裂或不裂，叶缘有不规则的刺状锯齿，通常无叶柄。头状花序稍宽，总苞片5～6层，较茅苍术略宽；退化雄蕊先端圆，不卷曲。花期 7～8 月，果期 8～9 月。

生于低山阴坡灌丛、林下及较干燥处。分布于华北、东北及山东、河南、陕西、甘肃、宁夏等地。

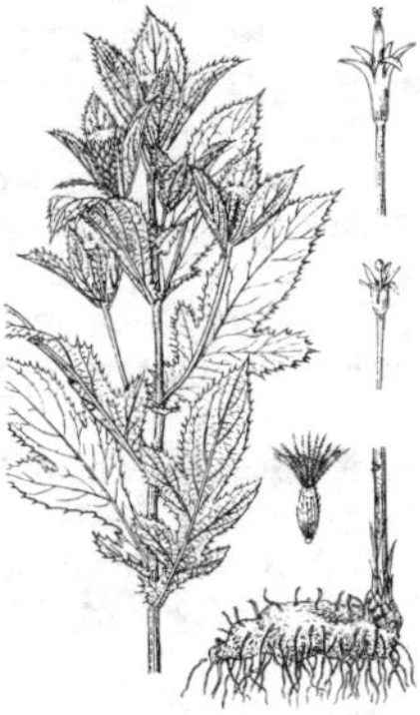

北苍术

3. 关苍术 *A. japonica* Koidz. ex Kitam.［*Atractylis japonica*（Koidz.）Kitag.］ 又名：和苍术（《中药志》）。

本种与上述两种主要区别为：叶有长叶柄，上部叶 3 出，下部叶羽状 3～5 全裂，裂片长圆形，倒卵形或椭圆形，基部渐狭而下延，边缘有平伏或内弯的刚毛状锯齿。花期 8～9 月，果期 9～10 月。

生于山坡、林缘、柞林下或灌丛间。分布于河北、内蒙古、辽宁、吉林、黑龙江等地。

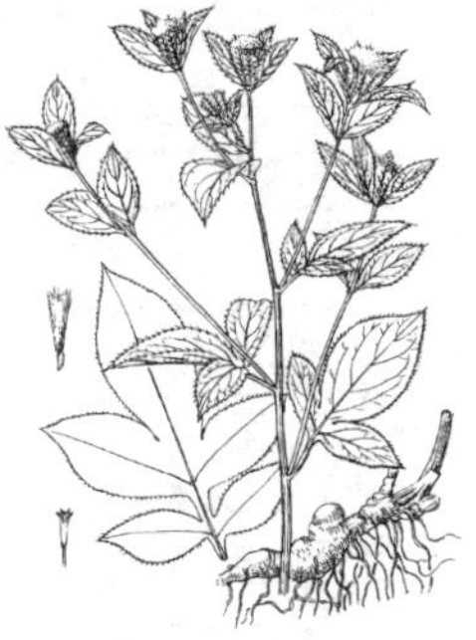

关苍术

【栽培】 生物学特性 喜温暖凉爽、阳光充足的气候，耐寒，耐旱，忌积水。以半阴半阳、土层深厚、疏松肥沃、排水良好、富含腐殖质的砂质壤土栽培为宜。

繁殖方法 用种子或根茎繁殖。种子繁殖：9～10 月待种子外被的软毛呈黄棕色时，分批采摘花序，放阴凉处干燥，脱粒、扬净，装入布袋贮藏备用。常用育苗移栽法。于 4 月上、中旬进行，撒播或条播，覆稻草一层，浇水保湿。温度在 16～18 ℃时经 10～15 日出苗。培育 1～2 年，3 月上旬移栽，按行株距 20 cm×20 cm 开穴，穴深 6～8 cm，随挖随栽，每穴 2～3 株。根茎繁殖：结合收获，挖取根茎，将带芽的根茎切下，其余作药用，待切口晾干后，按行株距20 cm×20 cm 开穴栽种，每穴栽一块，覆土压实。

田间管理 幼苗期勤除草松土，定植后追肥 2 次，施稀人粪尿或硫酸铵，5 月施一次提苗肥，7～8 月增施磷、钾肥，开沟环施，结合培土，以防倒伏；6～8 月抽薹开花时，要摘除花蕾，促进根茎肥大；多雨季节要清理墒沟，排除田间积水，以免烂根。10 月培土保苗越冬。

病虫害防治 病害有根腐病，5、6 月发病，要注意开沟排水，发现病株立即拔除，用退菌特 50%可湿性粉剂 1 000 倍液或 1%石灰水灌浇，亦可用 50%托布津 800 倍液喷射。虫害有蚜虫为害叶片和嫩梢，尤以春、夏季最为严重，可用1：1：10 烟草石灰水防治。另有小地老虎为害。

【采收加工】 栽培 2～3 年后，9 月上旬至 11 月上旬或翌年 2～3 月，挖掘根茎，除净残茎，晒干，去除根须或晒至九成干后用火燎掉须根，再晒至全干。

【药材】 苍术 *Atractylodis Rhizoma* 茅苍术主产于湖北、江苏、河南等地；北苍术主产于河北、山西、陕西等地。

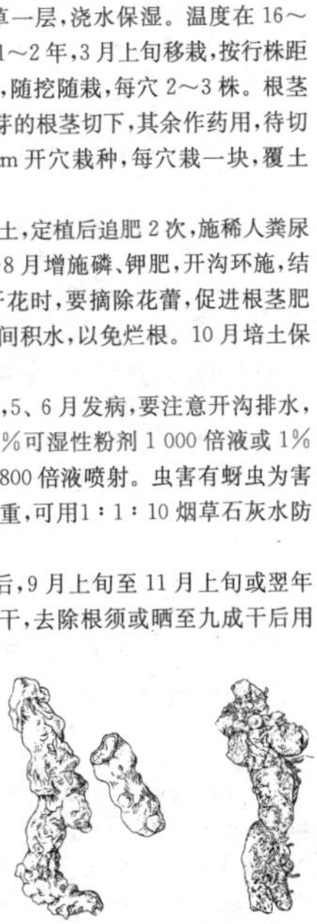

(1)　(2)

苍术(根茎)外形

(1) 茅苍术　(2) 北苍术

性状 茅苍术 根茎呈不规则结节状或略呈连珠状圆柱形，略弯曲，常不分枝，长 3～10 cm，直径 1～2 cm。表面黄棕色至灰棕色，有细纵沟、皱纹及残留须根，节处常有缢缩的浅横凹沟，顶端有残留茎基，偶有茎痕，有的于表面析出白色絮状结晶。质坚实，易折断，断面稍不平，类白色或黄白色，散有多数橙黄色或棕红色油室（俗称朱砂点），暴露稍久，可析出白色细针状结晶。香气浓郁，味微甘而苦、辛。

北苍术 根茎多呈疙瘩块状，有的呈结节状圆柱形，常弯曲并具短分枝，长 4～10 cm，直径 1～4 cm。表面黑棕色，外皮脱落者呈黄棕色。质轻、疏松；断面带纤维性，散有黄棕色油室。香气较弱，味苦辛。

鉴别 (1) 粉末特征：棕色。草酸钙针晶细小，长 5～30 μm，不规则地充塞于薄壁细胞中。纤维大多成束，长梭形，直径约至 40 μm，壁甚厚，木化。石细胞甚多，有时与木栓细胞连结，多角形、类圆形或类长方形，直径 20～80 μm，壁极厚。菊糖多见，表面呈放射状纹理。此外,有网纹及具缘纹孔导管;油室碎片及黄棕色内含物;稀有草酸钙方晶。

(2) 取二种苍术粉末各 1 g,加乙醚 5 ml,振摇浸出15 分钟,滤过。取滤液 2 ml,放于蒸发皿内,待乙醚挥散后,加含 5%对二甲氨基苯甲醛的 10%硫酸溶液 1 ml,则显玫瑰红色,再于 100 ℃烘 5 分钟,则显绿色(检查苍术素)。

(3) 取本品新鲜横切面置紫外线灯下观察,茅苍术不显蓝色荧光,北苍术显亮蓝色荧光。

(4) 薄层色谱:取样品粗粉 50～100 g,用挥发油提取器提取挥发油。吸取一定量挥发油,用乙酸乙酯稀释成 10%溶液,作为供试品溶液。另取苍术酮、苍术素、茅术醇及桉油醇的混合溶液作为对照品溶液。取供试品溶液和对照品溶液,分别点样于同一硅胶 G(青岛)薄层板上。用苯-乙酸乙酯-己烷(15∶15∶70)展开,展距 20 cm。取出晾干。喷以含 5%对二甲氨基苯甲醛的 10%硫酸溶液显色;喷后再于 100 ℃烘 5 分钟。供试品色谱在与对照品的相应位置上,显相同颜色的斑点。即喷显色剂后,苍术酮立刻显红色,烘后呈紫色;苍术素、茅术醇及桉油醇喷显色剂后不显色,烘后苍术素显绿色,茅术醇及桉油醇显棕色。

品质标志 《中华人民共和国药典》2010 年版规定,照高效液相色谱法测定,本品按干燥品计,含苍术素($C_{13}H_{10}O$)不得少于 0.30%。

【成分】 1. 茅苍术 根茎含挥发油:2-蒈烯(2-carene),1, 3, 4, 5, 6, 7-六氢-2, 5, 5-三甲基-2*H*-2, 4*α*-桥亚乙基萘(1, 3, 4, 5, 6, 7-hexahydro-2, 5, 5-trimethyl-2*H*-2, 4*α*-ethanonaphthalene),*β*-橄榄烯(*β*-maaliene),*α* 及 *δ*-愈创木烯(guaiene),花柏烯(chamigrene),丁香烯(caryophyllene),榄香烯(elemene),葎草烯(humulene),芹子烯(selinene),广藿香烯(patchoulene),1, 9-马兜铃二烯(1, 9-aristolodiene),愈创醇(guaiol),榄香醇(elemol),苍术酮(atractylone),芹子二烯酮〔selina-4(14), 7(11)-diene-8-one〕,苍术呋喃烃(atractylodin),茅术醇(hinesol),*β*-桉叶醇(*β*-eudesmol)等。根茎还含糠醛(furaldehyde),3*β*-乙酰氧基苍术酮(3*β*-acetoxyatractylone),3*β*-羟基苍术酮(3*β*-hydroxyatractylone),白术内酯(butenolide)B 等。半萜糖苷:2-(1,4*α*-二甲基-3-葡萄糖氧基-2-酮基-2, 3, 4, 4a, 5, 6, 7, 8-八氢萘-7-基)异丙醇葡萄糖苷〔2-(1, 4a-dimethyl-3-glucosyloxy-2-oxo-2, 3, 4, 4a, 5, 6, 7, 8-octahydronaphthalen-7-yl)- isopropanolglucoside〕,2-(8-甲基-2, 8, 9-三羟基-2-羟甲基双环[5.3.0]癸-7-基)异丙醇葡萄糖苷{2-〔8-methyl-2, 8, 9 -trihydroxy-2-hydroxymethyl-bicyclo[5.3.0]decan-7-yl〕isopropanolglucoside},2-(8-甲基-2, 8-二羟基-9-酮基-2-羟甲基双环[5.3.0]癸-7-基)异丙醇葡萄糖苷{2-〔8-methyl-2, 8-dihydroxy-9-oxo-2-hydroxymethylbicyclo [5.3.0] decan-7-yl〕 isopropanolglucoside},2-(1, 4a-二甲基-2, 3-二羟基十氢萘-7-基)异丙醇葡萄糖苷〔2-(1, 4a-dimethyl-2, 3-dihydroxydecahydroxynaphthalen-7-yl) isopropanol glucoside〕等;炔烯类化合物:2-〔(2′*E*)-3′, 7′-二甲基-2′, 6′-辛二烯〕-4-甲氧基-6-甲基苯酚{2-〔(2′*E*)-3′, 7′-dimethyl-2′, 6′-octadienyl〕-4-methoxy-6-methlyphenol},(3*Z*, 5*E*, 11*E*)-十三碳三烯-7, 9-二炔基-1-*O*-(*E*)-阿魏酸酯〔(3*Z*, 5*E*, 11*E*)-tridecatriene-7, 9-diynyl-1-*O*-(*E*)-ferulate〕,古柯-(1,3*Z*,11*E*)-十三碳三烯-7, 9-二炔-5, 6-二乙酸基〔erythro-(1, 3*Z*, 11*E*)-tridecatriene-7, 9-diyne-5, 6-diyl diacetate〕,(1*Z*)-苍术呋喃烃〔(1*Z*)-atractylodin〕,(1*Z*)-苍术呋喃醇〔(1*Z*)-atractylodinol〕,(1*Z*)-乙酰基苍术呋喃醇〔(1*Z*)-acetylatractylodinol〕,(4*E*, 6*E*, 12*E*)-十四碳三烯-8, 10-二炔-5, 6-二乙酸基〔(4*E*, 6*E*, 12*E*)-tetradecatriene-8, 10-diyne-5, 6-diyl diacetate〕;还含钴、铬、铜、锰、钼、镍、锡、锶、钒、锌、铁、磷、铝、锆、钛、镁、钙等无机元素。

2. 北苍术 根茎含挥发油 1.5%,主含 *β*-桉叶醇和苍术呋喃烃,还含 *β*-芹子烯,左旋的 *α*-甜没药萜醇(*α*-bisabolol),茅术醇,榄香醇,苍术酮,芹子二烯酮等。又含聚乙炔化合物:苍术呋喃烃醇(atractylodinol),乙酰基苍术呋喃烃醇(acetylatractylodinol)。还含有苍术烯内酯丙(atractylenolid Ⅲ),汉黄芩素(wogonin),香草酸(3-methoxy-4-hydroxybenzoic acid),3, 5-二甲氧基-4-羟基苯甲酸(3, 5-dimethoxy-4-hydroxybenzoic),柠檬苦素(limonin),双(5-甲酰基糠基)〔bis(5-formylfurfuryl) ether〕,2-呋喃甲酸(2-furoic acid)。

3. 关苍术 苍术内酯Ⅲ(atractylenolide Ⅲ),香草酸(vanillic acid),*β*-谷甾醇(*β*-sitosterol),胡萝卜苷(daucosterol),2-〔(2′*E*)-3′, 7′-二甲基-2′, 6′-环二烯〕-4-甲氧基-6-甲基苯酚{2-〔(2′*E*)-3′, 7′-dimethyl-2′, 6′-octadienyl〕-4-methoxy-6-methylphenol},多糖。

【药理】 1. 对消化系统的作用 (1) 抗实验性胃炎及胃溃疡作用 苍术水煎剂 1 g/kg 灌胃对大鼠盐酸所致急性胃炎和幽门结扎所致胃溃疡有显著的拮抗作用。提取物对实验性胃溃疡有细胞保护作用。对胃液贮留的幽门结扎溃疡、阿司匹林引起胃黏膜破坏、胃酸过剩引起黏膜溃疡,苍术与北苍术有明显的预防作用,应激性溃疡有显著的抑制作用。关苍术正丁醇萃取物对醋酸型、幽门结扎型、酒精型及吲哚美辛型胃溃疡均有明显的对抗作用,而对应激型和利舍平型胃溃疡的形成则无对抗作用。

(2) 对胃肠运动的影响 苍术对胃肠运动有调节作用,对整体动物用碳末推进实验研究发现苍术丙酮提取物75 mg/kg能明显促进胃肠运动,苍术中的 *β*-桉叶醇和茅术醇为该作用的主要成分。苍术的醇提提液和水溶液对兔十二指肠活动都有较明显的抑制作用,具有对抗乙酰胆碱引起的肠管平滑肌收缩作用,而对弛张后的胃平滑肌则有轻微的增强收缩作用。苍术水煎剂能对抗乙酰胆碱、氯化钡引起的离体豚鼠回肠收缩。苍术水煎液对大鼠小肠酚红推进运动有显著抑制作用。

(3) 对肝脏的影响 苍术水煎剂 10 g(生药)/kg 给小鼠灌胃,连续 7 日,能明显促进肝蛋白合成。苍术及其所含苍术醇、苍术酮、*β*-桉叶醇对四氯化碳和 *D*-氨基半乳糖诱发的一级培养鼠肝细胞损害具有显著的预防作用。研究发现,苍术酮对叔丁基过氧化物诱导的 DNA 损伤及大鼠肝细胞毒性有抑制作用。

2. 对血糖的影响 苍术水煎液、醇浸液灌胃或皮下注射 8 g/kg,使家兔血糖升高,1 小时内达高峰,以后缓慢下降,持续 6 小时以上。苍术提取物可使经链脲霉素前处理的大鼠明显升高的血糖水平降低,经链脲霉素(20 μl/ml)前处理而很快降低的血清胰岛素水平以剂量依赖性地被灌服2.0 g/kg苍术水提取物升高,给予链脲霉素前处理的大鼠逐渐降低的血清淀粉酶水平,给苍术水提取物 8 日后恢复到正常水平。

3. 抗缺氧作用 苍术的丙酮提取物及 *β*-桉叶醇能明显延长氰化钾中毒小鼠的存活时间,降低死亡率,说明其有较强的抗缺氧能力。

4. 利尿作用 苍术通过抑制 Na^+, K^+-ATP 酶的活性产生利尿作用,对乌巴因的利尿作用关苍术醇提取物强于茅苍术。

5. 对烟碱(*N*)受体的阻断作用 小鼠骨骼肌 *N* 受体实验表明 *β*-桉叶醇能降低肌肉紧张性,终板动作电位减少,振幅降低,这是由于 *β*-桉叶醇不仅阻断神经肌肉接点上的 *N* 受体通道,而且是影响通道的打开和关闭两个方面,加速 *N* 受体的脱敏。对小鼠膈肌 *N* 受体,离子通道非收缩性慢流 Ca^{2+} 活动的影响实验,表明 *β*-桉叶醇明显地缩短时程,但很少影响波峰。

6. 抗心律失常作用 关苍术的乙醇提取物对乌头碱引起的室性心律失常、氯化钡所致大鼠心律失常、哇巴因引起的豚鼠心律失常均有保护作用。苍术的抗心律失常作用可能与降低心肌细胞的自律性、延长不应期、保护心肌细胞膜上 Na^+, K^+-ATP 酶的功能等多种因素有关。

7. 抗菌抗病毒作用 苍术对结核菌、金黄色葡萄球菌、大肠杆菌、枯叶杆菌和铜绿假单胞菌有明显灭菌作用。关苍术对 HIV-1 病毒重组蛋白酶有轻微的抑制作用。茅苍术中果聚糖酸对白色酵母感染的小鼠有明显的预防作用，可以延长小鼠存活时间。

8. 其他作用　关苍术中新化合物2-〔(2′E)-3′，7′-二甲基-2′，6′-环二烯〕-4-甲氧基-6-甲基苯酚{2-〔(2′E)-3′，7′-dimethyl-2′，6′-octa dienyl〕-4-methoxy-6-methylphenol}对5-脂氧酶(5-LOX)和环氧酶-1(COX-1)有很强的抑制作用，但只表现微弱的抗氧化作用。5种聚炔类化合物有两种表现出对5-LOX和COX-1强抑制作用。苍术根茎热水提取物有明显的致有丝分裂活性。苍术中多糖对骨髓细胞增殖有刺激性作用。小量苍术挥发油有抑制心搏，使心率减慢，对大脑有镇静作用；大量可致心脏麻痹，使呼吸麻痹而致死。

【炮制】 1. 苍术　取原药材，除去杂质，洗净，润透，切厚片，干燥，过筛。生品辛温，苦燥，以祛湿发汗为主。

2. 制苍术　取净苍术片，用米泔水浸泡片刻，取出，置锅内，用文火炒干，取出放凉。

3. 炒苍术　取净苍术片，置锅内，用文火炒至表面微黄色，取出放凉。

4. 焦苍术　取净苍术片，置锅内，用武火加热，炒至表面焦褐色，取出放凉，筛去灰屑。炒焦后辛燥之性减，以固肠止泻为主。

5. 苍术炭　取净苍术片置锅内，用武火炒至表面黑褐色时，喷淋清水少许，炒干取出晾透。

6. 麸炒苍术　取麸皮撒入锅内，炒至表面深黄色，取出，筛去麸皮，放凉。每苍术片100 kg，用麸皮10 kg。麸炒后缓和燥性，气变芳香，增强健脾燥湿的作用。

7. 土炒苍术　先将灶心土粉置热锅内炒松，倒入净苍术片，用中火炒至闻到苍术固有香气时，取出，筛去土粉，放凉。每苍术片100 kg，用灶心土30 kg。

8. 盐苍术　取净苍术片，置锅内，用武火炒至表面焦黑色，喷淋盐水，炒干，取出放凉。每苍术片100 kg，用盐5 kg。

研究表明，苍术经清炒、麸炒、米泔水炙后其挥发油含量均减少，并以麸炒及米泔水炙效果为佳，去油效果分别为39%和47%，饮片性状也佳。

饮片性状　苍术为不规则的厚片，边缘不整齐，切面黄白色或灰白色，散有多数橙黄色或棕红色的油点(朱砂点)，久置有白色毛状结晶析出(习称起霜)。周边灰棕色或棕黑色，有皱纹和须根痕。质坚实，气香特异，味微甘、辛、苦。制苍术形如苍术片，表面带有黄色斑或显土黄色。略有香气。炒苍术形如苍术片，表面微黄色。焦苍术形如苍术片，表面焦褐色。苍术炭形如苍术片，表面黑褐色。麸炒苍术形如苍术片，表面深黄色，气焦香。土炒苍术形如苍术片，表面土黄色。盐苍术形如苍术片，外皮焦黑色，微有咸味。

贮干燥容器内，制苍术、炒苍术、焦苍术、麸炒苍术、土炒苍术、盐苍术等均宜密闭，置阴凉干燥处，防潮，防泛油；苍术炭散热防复燃。

【药性】 辛、苦，温。归脾、胃、肝经。

1.《本草衍义》："气味辛烈。"

2.《珍珠囊》："甘、辛。阳中微阴。足阳明、太阴。"

3.《医学启源》："气温，味甘。"

4.《品汇精要》："味苦、甘，性温缓。味厚气薄，阴中阳也。臭香。无毒。"

5.《纲目》："甘而辛烈，性温而燥，阴中阳也，可升可降。入足太阴、阳明，手太阴、阳明、太阳之经。"

6.《本草新编》："入足阳明、太阳经。"

7.《本草再新》："入脾、肝二经。"

【功用主治】 燥湿健脾，祛风湿，明目。主治湿困脾胃，倦怠嗜卧，胸痞腹胀，食欲不振，呕吐泄泻，痰饮，湿肿，表证夹湿，头身重痛，痹证湿胜，肢节酸痛重着，痿躄，夜盲。

1.《本草经集注》："除恶气，弭灾疹。"

2. 刘完素："明目，暖水脏。"(引自《纲目》)

3.《珍珠囊》："诸肿湿非此不能除，能健胃安脾。"

4. 李东垣："除湿发汗，健胃安脾，治痿要药。"(引自《纲目》)

5. 朱丹溪："散风益气，总解诸郁。"(引自《纲目》)

6.《纲目》："治湿痰留饮，或挟瘀血成窠囊，及脾湿下流，浊沥带下，滑泻肠风。"

7.《玉楸药解》："燥土利水，泄饮消痰，行瘀开郁，去漏，化癖除癥，理吞酸去腐，辟山川瘴疠，回筋骨之痿软，清溲溺之混浊。"

8.《本草求原》："强脾止水泻，飧泄，伤食暑泻，脾湿下血。"

【用法用量】 内服：煎汤，3～9 g；或入丸、散。

【宜忌】 阴虚内热、气虚多汗者禁服。

1.《药性论》："忌桃、李、雀肉、菘菜、青鱼。"

2.《品汇精要》："忌胡荽、大蒜。"

3.《医学入门》："血虚怯弱，及七情气闷者慎用。误服耗气血，燥津液，虚火动而痞闷愈甚。""忌桃、李、雀、鸽肉。"

4.《本草经疏》："凡病属阴虚血少精不足，内热骨蒸，口干唇燥，咳嗽吐痰，吐血，鼻衄，齿衄，咽塞，便秘滞下者，法咸忌之。"

【选方】 1. 治脾胃不和，不思饮食，心腹胁肋胀满刺痛，口苦无味，胸满短气，呕哕恶心，噫气吞酸，面色萎黄，机体瘦弱，怠惰嗜卧，体重节痛，常多自利　苍术(去粗皮，米泔浸二日)五斤，厚朴(去粗皮，姜汁制，炒香)、陈皮(去白)各三斤二两，甘草(炒)三十两。上为细末。每服二钱，以水一盏，入生姜二片，干枣两枚，同煎至七分，去姜、枣，带热服，空心食前；入盐一捻，沸汤点服亦得。常服调气暖胃，化宿食，消痰饮，辟风寒冷湿四时非节之气。(《局方》平胃散)

2. 治时暑暴泻，壮脾温胃，进美饮食，及疗饮食所伤，胸膈痞闷　神曲(炒)、苍术(米泔浸一宿，焙干)各等分为末。面糊为丸，如梧桐子大。每服三十丸，不拘时，米饮吞下。(《局方》曲术丸)

3. 治太阴脾经受湿，水泄注下，体微重微满，困弱无力，不欲饮食，暴泄无数，水谷不化，如痛甚者　苍术二两，芍药一两，黄芩半两。上锉。每服一两，加淡味桂半钱，水一盏半，煎至一盏，温服。(《保命集》苍术芍药汤)

4. 治飧泄　苍术二两，小椒一两(去目，炒)。上为极细末，醋糊为丸，如桐子大。每服二十丸，或三十丸，食前温水下。一法恶痢不愈者加桂。(《保命集》椒术丸)

5. 治湿气身痛　苍术，泔浸，切，水煎，取浓汁熬膏，白汤点服。(《简便单方》)

6. 治筋骨疼痛因湿热者　黄柏(炒)、苍术(米泔浸炒)。上二味为末，沸汤入姜汁调服。二物皆有雄壮之气，表实气实者，加酒少许佐之。(《丹溪心法》二妙散)

7. 治雀目不计日月　苍术二两。上件捣细，罗为散。每服一钱，不计猪羊子肝一个，用竹刀子批破，掺药在内，却用麻线缠定，用粟米泔一大盏，煮熟为度。令患人熏过眼后，药气绝即晒之，每日未发前服。(《圣惠方》抵圣散)

8. 清神水，退翳膜，昏晕赤隐莫开　苍术(去黑皮)、黄芩(去烂心)、朴硝各二两，甘草七钱半。上为细末，干柿为丸，每两作五丸。每服二丸，细嚼冷水送下，食后服。(《御药院方》)

9. 补虚明目，健骨和血　苍术(泔浸)四两，熟地黄(焙)二两。为末，酒糊丸梧子大。每温酒下三五十丸，每日三服。(《普济方》)

【临床报道】 1. 治疗结膜干燥症　用苍术粉3 g，分3次开水冲服，儿童酌减。治疗夜盲期结膜干燥症患者42例，经治2～3日症状消失。治疗结膜干燥症前期患者35例，服药3～4日；角膜干燥期8人，服药4～5日，自觉症状及结膜损害均消失。

2. 治疗佝偻病　用苍术挥发油微型胶囊(每粒胶囊重0.16 g，相当苍术油0.033 ml)，2～3岁儿童初期病例，每日3次，每次2粒口服，连服1星期；激期病例，连服2星期，并可随年龄增减剂量。停药后1个月复查。观察对象是从对儿童佝偻病普查工作中，选择经查体及X线腕片确诊的佝偻病患儿，共120例，除漏查和废片外，资料完整的共96例。治疗前经检查均有明显症状及体征。投药终止后1个月进行检查，症状、体征大多数病例好转或改善，治疗后腕片明显好转，治愈53例，占55.2%；好转29例，占30.2%；无变化12例，占12.5%；进展2例，占2.1%，有效率为85.4%。

3. 治疗复发性丹毒　取苍术1 500 g，泽泻750 g，加水适量，煎2次取汁，约为4 000 ml及文火煎浓至2 000 ml，加蜂蜜500 ml，调制成膏，低温存贮。每次服20 ml，日服2次，连服60日为1个疗程。共治疗26例，经治1个疗程后痊愈22例，好转和无效2例，治愈率为84.6%。

4. 治疗荨麻疹　用苍术15 g，白皮豇豆30 g，水煎3次，取煎液600 ml，每次服200 ml，日服3次。共治疗56例，结果痊愈38例，好转15例，无效3例。有效率为95%。

5. 治疗胃下垂　取苍术15～20 g，煎汤或用滚开水浸泡，每次煎药2次或冲泡2～3杯，慢慢呷饮，服1～3个月。共治疗38例，结果显效23例，有效12例，无效3例，总有效率为92.1%。

【各家论述】 1.《医学启源》："苍术，主治与白术同，若除上湿发汗，功最大；若补中焦除湿，力少。《主治秘要》云：其用与白术同，但比之白术，气重而体沉。及胫足湿肿，加白术泔浸刮去皮用。"

2. 李东垣："《本草》但言术，不分苍、白，而苍术别有雄壮上行之气，能除湿下安太阴，使邪气不传入脾也。以其经泔浸火炒，故能出汗，与白术止汗特异，用者不可以此代彼，盖有止、发之殊，其余主治则同。"（引自《纲目》）

3. 朱震亨："苍术治湿，上、中、下皆有可用。又能总解诸郁，痰、火、湿、食、气、血六郁，皆因传化失常，不得升降，病在中焦，故药必兼升降，将欲升之，必先降之，将欲降之，必先升之，故苍术为足阳明经药，气味辛烈，强胃健脾，发谷之气，能径入诸药，疏泄阳明之湿，通行敛涩，香附乃阴中快气之药，下气最速，一升一降，故郁散而平。"（引自《纲目》）

4.《纲目》："张仲景辟一切恶气，用赤术同猪蹄甲烧烟，陶隐居亦言术能除恶气，弭灾沴。故今病疫及岁旦，人家往往烧苍术以辟邪气。"（《纲目》）

5.《本草要略》："苍术，气味辛烈，发汗甚速。以黄柏、牛膝、石膏下行之药引用，则治下元湿疾；入平胃散能去中焦湿证，而平胃中有余之气；入葱白、麻黄之类，则能散肉分至皮表之邪。大抵有邪者宜用，无邪者不用。今俗医不分虚闷及七情气闷，皆用苍术。丹溪载：腹中窄狭，须用苍术。医者徒诵其言，而不察其意。所谓苍术乃辛散有湿实邪者用之，则邪散而湿除即止，岂谓不分虚实概用之乎？抑且虚闷者用之，则耗其气血，燥其津液，其虚火益动而愈闷矣。吾知调其正气，则闷自是而散矣。"

6.《本草通玄》："苍术，宽中发汗，其功胜于白术；补中除湿，其力不及白术。大抵卑监之土，宜与白术以培之；敦阜之土，宜与苍术以平之。"

7.《玉楸药解》："白术守而不走，苍术走而不守，故白术善补，苍术善行。其消食纳谷，止呕住泄亦同白术，而泄水开郁，苍术独长。"

2212 苍耳 cāng ěr（《千金方》）

【异名】 卷耳（《诗经》），葹（《楚辞》），枲耳、胡菜、地葵（《本经》），白胡荽（郑玄《毛诗传笺》），常思（《别录》），常思菜、羊负来（《本草经集注》），进贤菜（《记事珠》），喝起草（《斗门方》），佛耳（《履巉岩本草》），野茄、猪耳（《纲目》），痴头婆（《生草药性备要》），粘粘葵（《福建民间草药》），假矮瓜、白猪母络（《广西中药志》），疔疮草（《浙江民间草药》），野落苏、狗耳朵草（《上海常用中草药》），苍子棵（《山东中草药手册》）。

【基原】 为菊科苍耳属植物苍耳或蒙古苍耳的全草。

【原植物】 1. 苍耳 *Xanthium sibiricum* Patrin ex Widder[*X. strumarium* L.]

一年生草本，高20～90 cm。根纺锤状，分枝或不分枝。茎直立不分枝或少有分枝，下部圆柱形，上部有纵沟，被灰白色糙伏毛。叶互生；有长柄，长3～11 cm；叶片三角状卵形或心形，长4～9 cm，宽5～10 cm，近全缘，或有3～5不明显浅裂，先端尖或钝，基出三脉，上面绿色，下面苍白色，被粗糙或短白伏毛。头状花序近于无柄，聚生，单性同株；雄花序球形，总苞片小，1列，密生柔毛，花托柱状，托片倒披针形，小花管状，先端5齿裂，雄蕊5，花药长圆状线形；雌花序卵形，总苞片2～3列，结成囊状卵形，2室的硬体，外面有倒刺毛，顶有2圆锥状的尖端，小花2朵，无花冠，子房在总苞内，每室有1花，花柱线形，突出在总苞外。成熟的具瘦果的总苞变坚硬，卵形或椭圆形，连同喙部长12～15 mm，宽4～7 mm，绿色，淡黄色或红褐色，外面疏生具钩的总苞刺，刺细，长1～1.5 mm，基部不增粗，喙长1.5～2.5 mm；瘦果2，倒卵形，瘦果内含1颗种子。花期7～8月，果期9～10月。

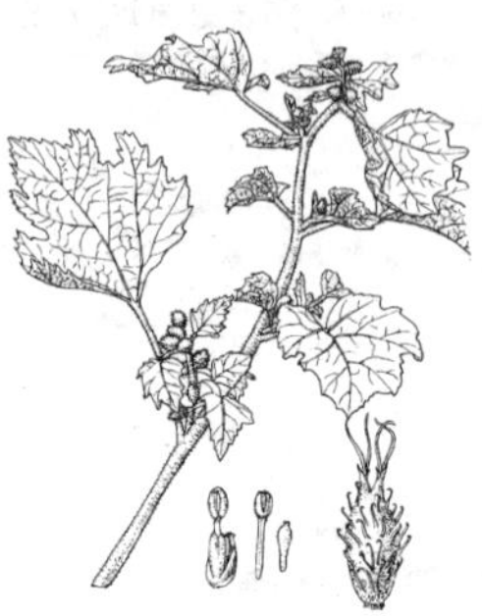

苍　耳

生于平原、丘陵、低山、荒野、路边、沟旁、田边、草地、村旁等处。分布于全国各地。

2. 蒙古苍耳 *X. mongolicum* Kitag.

本种与苍耳的区别是：成熟的具瘦果的总苞椭圆形，连喙长18～20 mm，宽8～10 mm，外面具较疏的总苞刺，总苞刺坚硬，刺长2～5.5 mm（通常5 mm），基部增粗。

生于干旱山坡或砂质荒地。分布于河北（易县）、内蒙古、辽宁、黑龙江。

以上植物的花（苍耳花）、带总苞的果实（苍耳子）、根（苍耳根）均供药用，另设专条。

【栽培】 生物学特性　喜温暖稍湿润的气候。以疏松肥沃、排水良好的砂质壤土栽培为宜。

繁殖方法　用种子繁殖，直播或育苗移栽法。直播：4月按株距45 cm×45 cm开穴，穴深6～8 cm，每穴播8颗左右，覆土，稍加镇压，浇水。育苗移栽法：3～4月育苗，播种后待苗高10 cm左右移栽，每穴3～4株。

田间管理　苗高10 cm时间苗、补苗，每穴留苗2～3株。每年松土除草2～3次，结合追施腐熟人粪尿或尿素。

病虫害防治　虫害有菜青虫、苍耳虫、地老虎等为害。

【采收加工】 5～7月割取全草，切段晒干或鲜用。

【成分】 全草含苍耳苷（strumaroside）即β-谷甾醇葡萄糖苷（β-sitosterol glucoside），隐苍耳内酯（xanthinin），苍耳内酯（xanthumin），8-(3-异戊烯基)-5，7，3′，4′-四羟基黄酮[8-(3-isopentenyl)-5，7，3′，4′-tetrahydroxyflavone]，咖啡酸（caffeic acid），1，4-二咖啡酰奎宁酸（1，4-dicaffeoylquinic acid）。还含xanthatin，8-epi-xanthatin，8-表-银胶菊素（8-epi-tomentosin），6β，9β-dihydroxy-8-epi-xanthatin，chloroxanthanolide，xanthanlides，8-epixanthatin-1β，5β-epoxide-2-hydroxyotomentosin xanthumanol。β-谷甾醇（β-sitosterol），豆甾醇（stigmasterol），二十八醇（octacosanol），β-香树脂醇（β-amyrin）。

【药理】 1. 对心血管系统的作用 苍耳叶浸剂抑制蛙心的兴奋传导,导致心脏阻滞;并能扩张离体兔耳血管;在蛙后肢灌流中,引起血管先扩张后收缩。叶的酊剂对猫静注可引起短暂的血压下降,并抑制脊髓反射的兴奋性。

2. 细胞毒作用 苍耳的粗提取物及叶黄制菌素(苍耳素)对小鼠淋巴细胞白血病 P_{388}、小鼠白血病 L_{1210} 细胞株及人支气管表皮样瘤 NSCL-N_6 细胞株呈现较高的体外细胞毒活性,而体内细胞毒活性较弱。

3. 抗寄生虫作用 苍耳叶的50%乙醇提取物在体内外均有抗锥体虫病活性。

【药性】 苦、辛,微寒,小毒。归肺、脾、肝经。

1.《别录》:"味苦、辛,微寒,有小毒。"

2.《药性论》:"味甘,无毒。"

3.《千金方》:"味苦、辛,微寒、涩,有小毒。"

4.《食疗本草》:"温。"

5.《四川常用中草药》:"入肺、脾二经。"

6.《山西中草药》:"有毒。"

7.《青岛中草药手册》:"入肺、大肠经。"

【功用主治】 祛风散热,除湿解毒。主治感冒,头风,头晕,鼻渊,目赤,目翳,风湿痹痛,拘挛麻木,风癞,疔疮,疥癣,皮肤瘙痒,痔疮,痢疾。

1.《别录》:"治膝痛,溪毒。"

2.《药性论》:"主肝家热,明目。"

3.《新修本草》:"主大风癫痫,头风湿痹,毒在骨髓。""令人省睡,除诸毒螫,杀疳湿䘌。久服益气,耳目聪明,轻身强志。主腰膝中风毒。亦主猘狗毒。"

4.《本草拾遗》:"叶挼安舌下,令涎出,去目黄好睡。"

5.《履巉岩本草》:"去风活血。"

6.《本草蒙筌》:"痔发肛门,煎汤熏妙。"

7.《得配本草》:"治诸风攻脑,头晕闷绝。""大风疠疾。""伏硇砂。"

8.《草木便方》:"发散风湿,清头目。治牙疼,鼻渊,肢痹痛,瘰疬,疔疡。"

【用法用量】 内服:煎汤,6~12 g,大剂量30~60 g;或捣汁;或熬膏;或入丸、散。外用:捣敷;或烧存性研末调敷;或煎水洗;或熬膏敷。

【宜忌】 内服不宜过量;气虚血亏者慎服。

1.《千金方》:"不可共猪肉食。"

2.《新修本草》:"忌米泔。"

3.《纲目》:"最忌猪肉及风邪,犯之则遍身发出赤丹。"

4.《本草从新》:"散气耗血,虚人勿服。"

5.《得配本草》:"忌马肉。"

【选方】 1. 治中风伤寒头痛,又疔肿困重 生捣苍耳根叶,和小儿尿绞取汁,冷服一升,日三度。(《食疗本草》)

2. 治齿风动痛 苍耳一握,以浆水煮,著盐含之。(《外台》)

3. 治妇人血风攻脑,头旋闷绝,忽死倒地,不知人事 喝起草嫩心,阴干为末,以常酒服一大钱。(《斗门方》)

4. 治目上星翳 鲜苍耳草,捣烂涂膏药上,贴太阳穴。(《浙江民间草药》)

5. 治大风及诸风疾 苍耳不以多少,碾为细末,用大风(子)油为丸,如梧桐子大。每服三十丸至四十丸,用荆芥茶送下,不拘时候服。(《履巉岩本草》)

6. 治癞 嫩苍耳、荷叶各等分。为末,每服二钱,温酒调下。(《袖珍方》)

7. 治赤白汗斑 苍耳嫩叶尖和青盐擂烂。五六月间擦之,五七次。(《摘玄方》)

8. 治妇人风瘙隐疹,身痒不止 苍耳花、叶、子等分。捣细箩为末,每服,以豆淋酒调下二钱。(《圣惠方》)

9. 治淋巴结核,无名肿毒 苍耳全棵适量。切碎,用水煮,去渣,将水再熬,直至熬成黑膏。将膏涂布上,贴患处,每7日换1次。(《河南中草药手册》)

【临床报道】 1. 治疗肠伤寒 用苍耳草煎剂(当年新晒干苍耳草6 000 g,水煎浓缩成20 000 ml),每日服4次,每次100~125 ml(相当于生药120~150 g/日),连续服药15日,如服药1星期左右出现厌食、恶心、呕吐者,可停药3~5日续服,并酌情补充葡萄糖盐水1 500~2 000 ml。有肝功能损害者忌用。治疗15例,其中12例体温高者,降温最快者为10小时,3日以内者7例,4~8日者4例,19日者1例。恶寒头痛、烦渴纳差、乏力、重听、腹泻、皮疹等随着体温的控制而逐日好转、消失。肝脾肿大一般在服药后5~7日消失。7例血、粪、胆汁伤寒杆菌培养阳性者,经治疗后全部转阴。2例经西药治疗,体温虽被控制,但先后粪培养5次伤寒杆菌仍持续阳性1个月,而经苍耳草治疗后均获阴转。

2. 治疗风寒湿痹 取中伏生长的鲜苍耳茎叶300 g,拣去杂质,漂洗、切碎,放搪瓷缸中捣烂成泥。用时将药泥均匀涂于薄塑料上,敷于患处。纱布包扎固定,敷3小时(时间过长会起泡)取下。共治疗25例,痊愈13例,有效11例,无效1例,总有效率为96%。

3. 治疗皮肤癌 取嫩苍耳草茎叶适量,洗净切细,武火煎至浓,去滓,文火收膏,入适量研细之冰片调匀,消毒密贮。用时将药膏均匀涂布于油纱布上,以覆盖溃疡面为度,1~2日换药1次,2个月为1个疗程。共治疗38例,结果23例治愈,15例好转。治愈病便随访1年无转移。

2213 苍耳七 cāng ěr qī (《天目山药用植物志》)

【异名】 光板、金苕板(《浙江中药资源名录》),金钱灯塔草(《天目山药用植物志》),白须草、鸡腊草、诗人草(江西《草药手册》)。

【基原】 为虎耳草科梅花草属植物白耳菜的全草。

【原植物】 白耳菜 *Parnassia foliosa* Hook. f. et Thoms.

多年生草本,高20~30 cm。全株无毛。基生叶4~8片,丛生,具长柄;叶片厚,肾状圆形、卵状心形或心形,全缘,基部深心形;茎生叶3~12片,圆肾形,基部深心形,抱茎,全缘,先端微尖。花单生于茎顶,大型;萼片5,基部多少相连,绿色,卵形;花瓣5,白色,卵圆形至三角形,基部极窄,除其爪部外,边缘细裂呈丝状,长约1 cm;雄蕊5,与花瓣互生,有退化雄蕊,生于每1花瓣基部,先端深3裂,裂片先端各有1棒状腺体;子房球形,心皮4,柱头4裂。蒴果,长椭圆形,上部4裂。种子细小,多数,有翅。花期8~9月,果期10~11月。

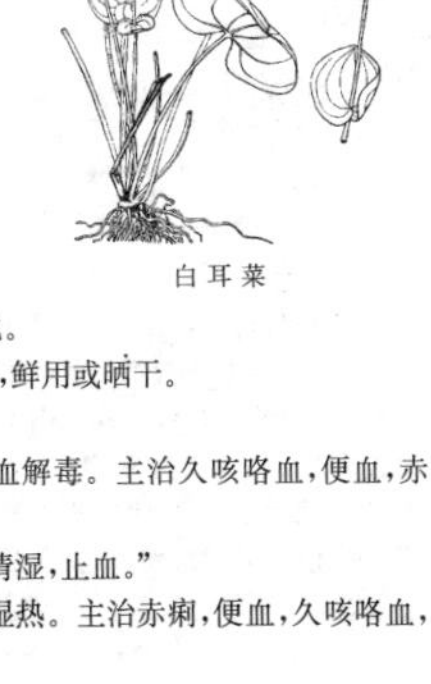

白耳菜

生于山坡路旁草丛中或沟边湿润地方。分布于浙江、安徽、江西、湖南、广西、云南等地。

【采收加工】 7~10月采收,鲜用或晒干。

【药性】 淡,凉。

【功用主治】 润肺止咳,凉血解毒。主治久咳咯血,便血,赤痢,白带,疔疮。

1.《天目山药用植物志》:"清湿,止血。"

2.《浙江药用植物志》:"清湿热。主治赤痢,便血,久咳咯血,白带。"

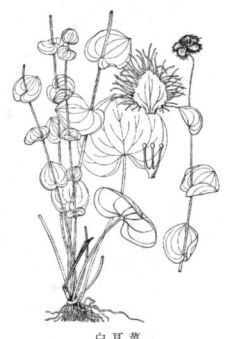

【用法用量】 内服：煎汤，6～12 g，鲜者 30～60 g。外用：鲜品捣敷。

2214 ## 苍耳子 cāng ěr zi（《千金方》）

【异名】 葈耳实（《本经》），羊负来（《本草经集注》），只刺（《千金方》），道人头（《本草图经》），苍耳实（《本草蒙筌》），牛虱子（《贵州民间方药集》），胡寝子（《药材资料汇编》），棉螳螂（《江苏植物药材志》），苍子、胡苍子（《东北药用植物志》），饿虱子（《广西中药志》），苍棵子、苍耳蒺藜（《陕西中草药》）。

【基原】 为菊科苍耳属植物苍耳或蒙古苍耳带总苞的果实。

【原植物】 参见"苍耳"条。

【采收加工】 9～10 月果实成熟，由青转黄，叶已大部分枯萎脱落时，选晴天，割下全株，脱粒，扬净，晒干。

【药材】 苍耳子 *Xanthii Fructus* 全国各地均产。

性状 本品呈纺锤形或卵圆形，长 1～1.5 cm，直径0.4～0.7 cm。表面黄棕色或黄绿色，全体有钩刺，顶端有 2 枚较粗的刺，分离或相连，基部有果梗痕。质硬而韧，横切面中央有纵隔膜，2 室，各有 1 枚瘦果。瘦果略呈纺锤形，一面较平坦，顶端具 1 突起的花柱基，果皮薄，灰黑色，具纵纹。种皮膜质，浅灰色，子叶 2，有油性。气微，味微苦。

鉴别 粉末特征：灰黄色。纤维众多，成束或单个散在，多数呈细长梭形，壁较薄；少数较短，壁稍厚，有明显的纹孔。木薄壁细胞(存在于导管附近)长方形，具单孔。导管少见，网纹导管或螺纹导管。子叶薄壁细胞含糊粉粒及油滴。种皮薄壁细胞类圆形或长方形，淡黄色。

【成分】 1. 苍耳 果实含脂肪油，其中脂肪酸：棕榈酸(palmitic acid)，硬脂酸(stearic acid)，油酸(oleic acid)，亚油酸(linoleic acid)。还含蜡醇(ceryl alcohol)，β，γ及δ-谷甾醇(sitosterol)，卵磷脂(lecithin)，脑磷脂(cephalin)。还含苍耳子苷(strumaroside)；脂肪酸：酒石酸(tartaric acid)，琥珀酸(succinicacid)，延胡索酸(fumaric acid)，苹果酸(malic acid)；氨基酸：亮氨酸，苯丙氨酸，甘氨酸，天冬氨酸，天冬酰胺；酚酸：1，3，5-三-*O*-咖啡酰基奎宁酸(1，3，5-tri-*O*-caffeoylquinic acid)，3，5-二-*O*-咖啡酰基奎宁酸(3，5-di-*O*-caffeoylquinic acid)。

种仁含苍术苷(atracyloside)。

种子壳含羧基苍术苷(carboxyatractyloside)。

2. 蒙古苍耳 种仁中含苍术苷。

【药理】 1. 抗微生物作用 苍耳子煎剂在体外对金黄色葡萄球菌和炭疽杆菌有较强的抗菌作用，对肺炎链球菌、乙型链球菌和白喉杆菌也有抗菌作用，炒制品抗菌作用比生品更强。苍耳子丙酮或乙醇提取物对红色发癣菌、其煎剂对堇色毛癣菌有抗真菌作用。苍耳子煎剂在体外对乙型肝炎病毒 DNA 多聚糖(DNAP)的直接抑制率为 25%～50%，表明其有抗肝炎病毒作用。苍耳子提取液 1∶10 稀释时可抑制 $100TCID_{50}$ 疱疹病毒，在所用的药物浓度范围内，苍耳子提取液对正常的细胞无影响。

2. 降血糖作用 由苍耳子水浸剂中提取的苷类物质 AA_2 是一种有降血糖作用的毒性成分，1.25～5 mg/kg 腹腔注射能明显降低正常大鼠血糖，剂量达 10 mg/kg 时，给药后 2 小时血糖可降至惊厥水平(35～45 mg%)。AA_2 10 mg/kg对大鼠和小鼠的肝糖原均有明显降低作用。AA_2 尚能对抗肾上腺素的升血糖作用，AA_2 的降血糖机制可能与胰岛素不同，而与苯乙双胍相似。苍耳子成分羧基苍术苷口服或注射，对正常兔、大鼠和犬均有显著降低血糖作用，对四氧嘧啶糖尿病大鼠也有降低血糖作用。

3. 对心血管的作用 苍耳子煎剂对离体蛙心和豚鼠心脏有抑制作用，使心率减慢，心收缩力减弱，并能扩张兔耳血管，对蛙血管则先扩张后收缩。苍耳子注射液静注，使兔和犬血压短暂下降。苷类成分 AA_2 对大鼠有轻度降血压作用，并能增强血管通透性。

4. 对血液系统的作用 苍耳提取物 0.2 g(生药)/ml 能显著延长牛凝血酶凝聚人纤维蛋白原的时间，有明显抗凝血酶作用。苍耳子甲醇提取物，对因禁食所致兔胆固醇和三酰甘油的降低，能使其迅速恢复正常，也使磷脂含量有一定程度的回升。

5. 对免疫功能的影响 苍耳子煎剂 0.5 g(生药)/只灌胃，每日 1 次，连续 10 日，经溶血空斑试验(PFC)、巨噬细胞吞噬功能试验和白细胞移动抑制试验表明，苍耳子对C57/BL纯种小鼠的细胞免疫和体液免疫功能均有明显抑制作用。苍耳子使辅助型 T 细胞(TH)和抑制型 T 细胞(TS)细胞数均有减少作用，并使 TH/TS 比值降低。苍耳子对下丘脑和血浆中的β-内啡肽均有显著降低作用。此外，苍耳子尚能降低白介素-2(IL-2)活性和 IL-2 受体含量，能明显降低细胞内组胺的释放，此为苍耳子能用来治疗过敏性疾病的机制之一。

6. 抗氧化作用 苍耳子煎剂 0.5 g 生药/只灌胃，每日 1 次，连续 10 日，能有效地减少脂质过氧化作用，降低组织过氧化脂质(LPO)含量，对超氧化物歧化酶(SOD)活性有提高趋势，表明苍耳子能增强机体对自由基的清除能力，减少自由基对机体的损害。

7. 其他作用 苍耳子热水提取物，在体外对子宫颈癌细胞的抑制率达 50%～70%。用现代生物分析法试验表明，苍耳子提取物对血管紧张素受体、β-羟基-β-甲基戊二酸辅酶 A(HMG-CoA)、钙通道阻滞剂受体和胆囊收缩素等有不同程度的抑制作用。

毒性 25%苍耳子乳剂腹腔注射对家兔的绝对致死量 LD_{100} 为 10 ml/kg；小鼠腹腔注射的 LD_{50} 为 7.5 ml/kg。小鼠和大鼠腹腔注射苷类物质 AA_2 的 LD_{50} 分别为 10 和 4.6 mg/kg。羧基苍术酸钾小鼠腹腔注射的 LD_{50} 为 10.7 mg/kg。羧基苍术苷小鼠腹腔注射、皮下注射和灌胃的 LD_{50} 分别为 2.9、5.3 和350 mg/kg。苍耳子水煎醇提取液，经一次性灌胃予昆明种小鼠，最大耐受量为成人常用量 9 g 的 138 倍。

【炮制】 1. 苍耳子 取原药材，除去杂质。

2. 炒苍耳子 取净苍耳子置锅内，用中火炒至表面黄褐色，有香气逸出时，取出放凉，去刺，筛净。

3. 麸炒苍耳子 取麸皮撒入热锅内，用中火加热，俟冒烟时，加入净苍耳子，拌炒至表面深黄色时，取出，筛去麸皮，放凉。碾去刺，筛去灰屑。每苍耳子 100 kg，用麸皮 45 kg。

饮片性状 苍耳子参见"药材"项。炒苍耳子形如苍耳子，表面黄褐色，略具香气；麸炒苍耳子形如苍耳子，表面焦黄色，略具麸香气。

贮干燥容器内。炒苍耳子、麸炒苍耳子密闭，置阴凉干燥处。

【药性】 苦、甘、辛，温，小毒。归肺、肝经。

1.《本经》："味甘，温。"

2.《别录》："苦。"

3.《品汇精要》："有小毒。气厚味薄，阳中之阴。"

4.《雷公炮制药性解》："入肺经。"

5.《玉楸药解》："入足厥阴肝经。"

6.《本草求真》："专入肝、脾。"

7.《会约医镜》："入肝、肾二经。"

8.《本草用法研究》："入肺、脾二经。"

【功用主治】 散风寒，通鼻窍，祛风湿，止痒。主治鼻渊，风寒头痛，风湿痹痛，风疹，湿疹，疥癣。

1.《本经》："主风头寒痛，风湿周痹，四肢拘挛痛，恶肉死肌。久服益气，耳目聪明，强志轻身。"

2.《本草拾遗》："浸酒，去风补益。"

3.《日华子》："治一切风气，填髓暖腰脚，治瘰疬、疥癣及瘙痒。"

4.《本草蒙筌》："止头痛，善通顶门，追风毒任在骨髓，杀疳虫湿䘌。"

5.《医学入门》："主五痔肿痛，及时疫风寒，头痛鼻涕不止。

凉肝明目，治齿痛且动。”

6.《本草正》：“治鼻渊。”

7.《本草备要》：“善发汗，散风湿，上通脑顶，下行足膝，外达皮肤。治头痛，目暗，齿痛，鼻渊。”

8.《外科全生集》：“治黄疸脾湿。”

【用法用量】 内服：煎汤，3～10 g；或入丸、散。外用：捣敷；或煎水洗。

【宜忌】 本品有毒，剂量过大可致中毒，因此不宜过量服用。

1.《新修本草》：“忌食猪肉、米泔。”

2.《本草从新》：“散气耗血，虚人勿服。”

【选方】 1. 治诸风眩晕，或头脑攻痛　苍耳仁三两，天麻、白菊花各三钱。或丸或散，随病酌用。(《本草汇言》引杨氏方)

2. 治牙痛　以苍耳子五升，水一斗，煮取五升，热含之，疼则吐，吐复含。(《千金方》)

3. 治目暗、耳鸣　苍耳子半分。捣烂，以水二升，绞滤取汁，和粳米半两煮粥食之，或作散煎服。(《圣惠方》苍耳子粥)

4. 治大腹水肿，小便不利　苍耳子灰、葶苈子末等分。每服二钱，水下，每日二服。(《千金方》)

5. 治妇人风瘙瘾疹，身痒不止　苍耳花、叶、子等分。捣细罗为末，每服以豆淋酒调下二钱。(《圣惠方》)

6. 治急性毛囊炎、急慢性湿疹　苍耳子 120 g(打)，苦参60 g，野菊花 60 g。水煎 2 000 ml，洗渍患处，对皮肤增厚之瘙痒性损害，可酌加明矾 30 g，川芎 15 g。(《疮疡外用本草》)

7. 治疥癞，消风散毒　苍耳子炒蚬肉食。(《生草药性备要》)

8. 治久疟不差　苍耳子、根、茎皆可用。上锉碎，为末，酒煮面糊为丸，无时服。(《朱氏集验方》)

9. 疗痔　取五月五日苍耳子阴干，捣末，水服方寸匕，日三，差乃止。(《外台》引《必效方》)

【临床报道】 1. 治疗慢性鼻炎　取苍耳子 160 g(打碎)和辛夷 16 g，加入温热的麻油 1 000 ml 中，浸泡 24 小时，文火煮沸至 800 ml 左右，冷却后过滤，瓶装。每日滴鼻 3～4 次，治疗除鼻窦炎外的慢性鼻炎 1 576 例，结果显效率为73.8%，有效率为 86.9%。其中对干燥性和萎缩性鼻炎疗效较好，有效率分别为 95.5% 及 88.9%。

2. 治疗腰腿痛　将苍耳子制成 30%的苍耳子注射液，每次 2～4 ml 于痛点肌注，隔日 1 次，10 次为 1 个疗程。用于腰部扭伤、腰肌劳损、坐骨神经痛、肥大性腰椎炎、腰椎隐裂等引起的腰腿痛共 163 例。结果治愈 46 例，明显减轻 51 例，减轻 48 例，无效 18 例，有效率为 89%。观察结果表明，苍耳子注射液对腰腿痛有较好的疗效，快者 1 次减轻，一般3～5次疗效较显著，且远期疗效较巩固。本品对急性腰部扭伤或腰肌劳损治疗效果较好，对骶椎隐裂及肥大性腰椎炎的腰痛，疗效不稳定。

3. 治疗急性菌痢　① 苍耳子每日 120～150 g，水煎，分3～4 次服。② 用新鲜干苍耳茎、叶每日 60 g，水煎，分 3～4 次服，1 星期为 1 个疗程。共治 110 例，其中 106 例服用苍耳子煎剂，4 例服用苍耳茎、叶煎剂。结果除 1 例胃肠反应较重改用他药外，余均获痊愈，治愈率为 99.1%。治愈时间最短 2 日，最长 8 日，平均 5 日。治疗过程中，有少数患者有轻微恶心厌食等反应，停药或静脉注射 50%葡萄糖 40～60 ml，1～2 日后症状消失。

4. 治疗皮肤病　用苍耳子油胶丸(每丸相当于生药3.5 g)内服，每次 1 丸，每日 2 次，连用 1～3 星期。治疗荨麻疹、皮炎、湿疹、瘙痒症、痒疹、疖肿等 62 例，结果痊愈 5 例，显效 22 例，有效 33 例，无效 2 例，有效率为 96.8%。另有报道用苍耳子浸泡于 75% 乙醇 50 ml 内 7 日。用棉球蘸药液涂抹患处，每日数次。共治疗寻常疣、扁平疣 104 例。结果痊愈 98 例，有效 5 例，无效 1 例，总有效率为99.1%。1 年来随访，2 例复发，仍用本药治愈。

5. 治疗小儿腹泻　用苍耳子 50～70 g，加水 3 000 ml，清水浸泡 30 分钟后，用武火煎沸，沸后用文火煎 15 分钟。滤出药液，待药液凉至 35～38 ℃。用温液浸浴患儿的小腿及足，每日 3 次。浸浴时，按摩足三里、上巨虚、太白、商丘等穴位。共治疗 48 例，结果治愈 46 例，治愈率为 95.77 %；有效 1 例，有效率为 2.15%；无效 1 例，无效率 2.15%。疗效明显优于西药对照组($P < 0.05$)。

【各家论述】 1.《本草汇言》：“葈耳实，通巅顶，去风湿之药也。甘能益血，苦能燥湿，温能通畅，故上中下一身风湿众病不可缺也。”

2.《本草求真》：“苍耳子，味苦而甘，气温无毒。凡人风湿内淫，气血阻滞，则上而脑顶，下而足膝，内而骨髓，外而皮肤，靡不病证悉形，而致症见疥癣，通身周痹，四肢拘挛，骨节痈肿，顶巅风痛，疳虫湿䘌，恶肉死肌，疔肿痔漏，腰重膝屈。按此苦能燥湿，温能通络，为祛风疗湿之圣药。”

3.《本草正义》：“苍耳子，温和疏达，流利关节，宣通脉络，遍及孔窍肌肤而不偏于燥烈，乃主治风寒湿三气痹著之最有力而驯良者。又独能上达巅顶，疏通脑户之风寒，为头风病之要药。而无辛香走窜、升泄过度、耗散正气之虑，以视细辛、羌活等味，功用近似，而儒将风流，迥与鬑髯翕张、戟手怒目者异其态度；即例以川芎、白芷等物之以气为胜者，犹难同日而语，但和缓有余，恐未易克日奏功耳。”

2215 苍耳花 cāng ěr huā 《纲目》

【基原】 为菊科苍耳属植物苍耳或蒙古苍耳的花。

【原植物】 参见“苍耳”条。

【采收加工】 6～7 月开花时采收，鲜用或阴干。

【功用主治】 1.《纲目》：“主治白癞顽痒。”

2.《南宁药物志》：“治白痢。”

【用法用量】 内服：煎汤，6～15 g。外用：捣敷。

2216 苍耳根 cāng ěr gēn 《食疗本草》

【基原】 为菊科苍耳属植物苍耳或蒙古苍耳的根。

【原植物】 参见“苍耳”条。

【采收加工】 11～12 月采挖，鲜用或切片晒干。

【药性】 微苦，平，小毒。

1.《食疗本草》：“温。”

2.《得配本草》：“苦、辛，微寒，有小毒。”

3. 广州部队《常用中草药手册》：“微苦，平，有小毒。”

【功用主治】 清热解毒，利湿。主治疔疮，痈疽，丹毒，缠喉风，阑尾炎，宫颈炎，痢疾，肾炎水肿，乳糜尿，风湿痹痛。

1.《食疗本草》：“丁肿困重。”

2.《医林纂要》：“治同苍耳子，作浴汤去风润燥。”

3.《得配本草》：“伏硇砂。”

4.《广西中药志》：“治咳嗽。”

5. 广州部队《常用中草药手册》：“祛风散寒，通窍活络，化滞止痛。近人用治高血压，头晕，头痛。”

6.《广西本草选编》：“治宫颈炎，乳糜尿，风湿痹痛。”

7.《福建药物志》：“治阑尾炎，子宫脱垂，多发性脓肿。”

【用法用量】 内服：煎汤，15～30 g；或捣汁；或熬膏。外用：煎水熏洗；或熬膏涂。

【宜忌】 1.《医林纂要》：“忌猪肉、糯米。”

2.《得配本草》：“忌马肉、米泔。”

【选方】 1. 治一切丁肿　苍耳根、茎、苗、子，但取一色，烧为灰。醋、泔淀和如泥涂上，干即易之。(《千金方》)

2. 治痈疽发背，无头恶疮，肿毒疔疖，风痒臁疮，牙疼喉痹　苍耳根、叶数担。洗净，晒萎，细锉，以大锅五口，入水煮烂，以筛滤去粗滓，布绢再滤，复入净锅，武火煎滚，文火熬稠，搅成膏，以新罐贮封。每以敷贴，牙疼即敷牙上，喉痹敷舌上或噙化，每日用酒服

一匙。(《濒湖集简方》万应膏)

3. 治缠喉痹风　苍耳根一把，老姜一块。同研烂滤汁，以温无灰白酒和汁服。(《经验良方》)

4. 治失音　鲜苍耳根茎 250 g，加水 1 000 ml，煎沸20 分钟，加适量食盐调味。每日 1 剂，代茶频饮。〔《广西中医药》1988，(3)：13〕

5. 治尿路感染　苍耳根、车前草各 30 g，白茅根 15～30 g。水煎 2 次服，每日 1 剂。(《广西本草选编》)

6. 治乳糜尿　苍耳根 30 g，地龙干 9 g。水煎服。(《福建药物志》)

7. 治消渴　(糖尿病)苍耳鲜根 15～30 g。煲猪瘦肉服。(《壮族民间用药选编》)

8. 治耳聋气闭　苍耳根 15 g，石菖蒲 9 g，细辛 3 g。煮猪耳食。(《湖南药物志》)

2217 苍耳蠹虫 cāng ěr dù chóng

【异名】 麻虫(《圣济总录》)，苍耳虫(《纲目》)

【基原】 为寄居于菊科苍耳属植物苍耳 *Xanthium sibiricum* Patr. ex. Widd. 茎中的一种昆虫的幼虫。

【采收加工】 夏、秋季寻觅苍耳草梗上有蛀孔者，其内部有蠹虫，用小刀剖取，随用或焙干后密闭贮藏，或油浸备用。

【功用主治】 清热解毒。主治疔肿，痔疮。

1.《纲目》："治疔肿，恶毒。"

2.《民间常用草药汇编》："治痔疮。"

【用法用量】 外用：研末调涂、捣敷或用香油浸后敷。

【选方】 1. 治一切疔肿及无名肿毒恶疮　① 麻虫(炒黄色)、白僵蚕、江茶各等分，为末，蜜调涂之。(《圣济总录》)② 苍耳草梗中虫一条，白梅肉三四分。同捣如泥，贴之。(《保寿堂经验方》)

2. 治痔疮　苍耳虫五分，泡香油外敷。(《民间草药汇编》)

2218 芡实 qiàn shí (《纲目》)

【异名】 卵菱《管子》，鸡瘫(《庄子》)，鸡头实、雁喙实(《本经》)，鸡头、雁头、乌头(《方言》)，芳子《本草经集注》，鸿头(韩愈)，水流黄(《东坡杂记》)，水鸡头(《经验方》)，刺莲蓬实(《药材学》)，刀芡实、鸡头果、苏黄、黄实(《江苏省植物药材志》)。

【基原】 为睡莲科芡属植物芡的种仁。

【原植物】 芡 *Euryale ferox* Salisb. 又名：葰(《方言》)。

一年生大型水生草本。全株具尖刺。根茎粗壮而短，具白色须根及不明显的茎。初生叶沉水，箭形或椭圆肾形，长4～10 cm，两面无刺；叶柄无刺；后生叶浮于水面，革质，椭圆肾形至圆形，直径 10～130 cm，上面深绿色，多皱褶，下面深紫色，有短柔毛，叶脉凸起，边缘向上折。叶柄及花梗粗壮，长可达25 cm。花单生，昼开夜合；萼片 4，披针形，内面紫色；花瓣多数，长圆状披针形，紫红色，成数轮排列；雄蕊多数；子房下位，心皮 8 个，柱头红色，成凹入的圆盘状，扁平。浆果球形，海绵质，暗紫红色。种子球形，直径约10 mm，黑色。花期 7～8 月，果期 8～9 月。

生于池塘、湖沼及水田中。分布于华北、东北、华东、中南及西南等地。

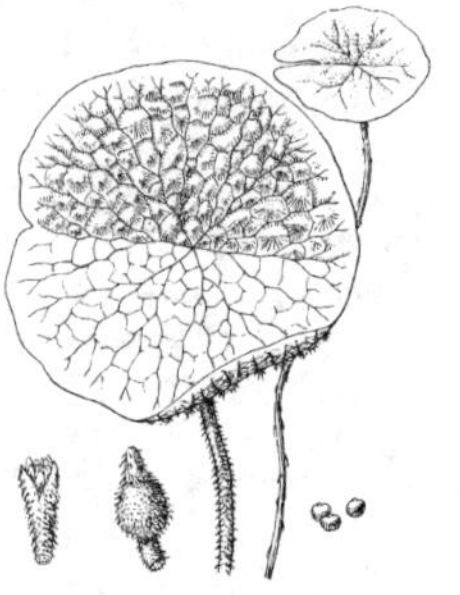

芡

本植物的叶(芡实叶)、花茎(芡实茎)、根(芡实根)亦供药用，另设专条。

【栽培】 生物学特性　喜阳光充足、温暖湿润的气候。水深 60～120 cm。在水位比较稳定，有一定疏松污泥的池塘、水库或沟渠种植。土壤酸性不宜过大，寒冷的地区不宜栽培。

繁殖方法　种子繁殖：直播或育苗移栽。春、秋均可播种。秋播以采集当年种子撒入。春播选颗粒饱满的干种子。播前用黏性泥土将 3～4 粒种子包成一团，然后按行株距 1.6 m×1.3 m 穴播。育苗移栽：催苗取贮藏种子用水漂洗后放盆中浅水浸没，日晒夜盖，日温 25 ℃，夜温 15 ℃以上时，8～10 日种子露白，播于苗池。于播后 30～40 日幼苗长有 2～3 片小叶时移栽，带种子起苗，洗去根部的泥土，将苗排放在木盆中，防止日晒，按 40～60 cm 见方，逐株插入苗池中，灌水 10～50 cm。定植前 7～10 日水位逐渐加深至 30～40 cm。5 月上旬芡实有 4～5 片绿叶，直径达 25 cm 以上时可起苗定植。

田间管理　及时移密补稀。定植后 7～10 日开始除草，追肥 1～2次，注意调节水量，按不同生长期要求掌握春浅、夏深、秋放、冬蓄的规律。

病虫害防治　病害有叶斑病、叶瘤病，在发生期喷 50%多菌灵 500 倍液或 50%托布津 1 000 倍液；霜霉病，用代森锌 65%可湿粉剂 600 倍液喷射。虫害有莲缢管蚜、菱角紫叶蝉，以上两种虫混合发生，都群集叶茎部刺吸汁液。

【采收加工】 在 9～10 月间分批采收，先用镰刀割去叶片，然后再收获果实。并用竹篼捞起自行散浮在水面的种子。采回果实后用棒击破带刺外皮，取出种子洗净，阴干。或用草覆盖 10 日左右至果壳沤烂后，淘洗出种子，搓去假种皮，放锅内微火炒，大小分开，磨去或用粉碎机打去种壳，簸净种壳杂质即成。

【药材】 芡实 *Euryales Semen* 主产于江苏、山东、安徽、湖南、湖北等地。

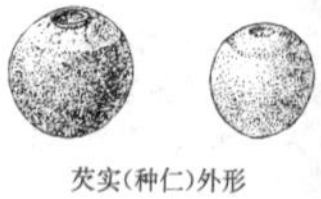

芡实(种仁)外形

性状　种仁呈类球形，多为破粒，完整者直径 5～8 mm。表面有棕红色内种皮，可见不规则的脉状网纹，一端黄白色，约占全体 1/3，有凹点状的种脐痕，除去内种皮显白色。质较硬，断面白色，粉性。无臭，味淡。

鉴别　(1) 粉末特征：类白色。主为淀粉粒，单粒类圆形，直径 1～4 μm，大粒脐点隐约可见；复粒多数由百余分粒组成，类球形，直径 13～35 μm，少数由 2～3 分粒组成。

(2) 薄层色谱：取本品粉末 2 g，加乙醇 10 ml，加热回流 40 分钟，滤过。滤液浓缩至 10 ml，作为供试品溶液。另取齐墩果酸对照品，加乙醇溶解，制成 1 mg/ml 的对照液。吸取上述两种溶液适量，点于同一硅胶 G 板上，用石油醚-乙醚-乙醇(10：10：1)为展开剂。以 25%的磷钼酸乙醇溶液显色，115 ℃加热 5 分钟，供试品色谱中，在与对照品色谱相应的位置上，显相同颜色斑点。

【成分】 种子含淀粉、蛋白质及脂肪。此外，尚含钙、磷、铁和维生素 B_1、B_2、C，烟酸及胡萝卜素；还含有 α-生育酚(α-tocopherol)，β-生育酚(β-tocopherol)，γ-生育酚(γ-tocopherol)，δ-生育酚(δ-tocopherol)。

【炮制】 1. 芡实　取原药材，除去硬壳及杂质。

2. 炒芡实　取净芡实置锅内，用文火加热，炒至表面微黄色，取出放凉。

3. 麸炒芡实　取麸皮，撒入热锅内，用中火加热，俟冒烟时，加入净芡实，迅速拌炒至表面微黄色时，取出，筛去麸皮，放凉。每芡实 100 kg，用麸皮 10 kg。麸炒芡实，多用于脾虚泄泻。

4. 土炒芡实　取伏龙肝粉置锅内，用中火加热至土粉轻松灵活时，加入净芡实，拌炒至药面微黄色，取出，筛去伏龙肝粉，放凉。芡实每 100 kg，用伏龙肝粉 20 kg。

5. 盐炙芡实　取净芡实，用盐水拌匀，闷润至透，置热锅内，用文火加热,炒干,取出放凉。每芡实100 kg,用食盐2 kg。

饮片性状　芡实参见"药材"项。炒芡实,形如芡实,表面微黄色,偶见焦斑。麸炒芡实,表面微黄色,具有麸焦香气。土炒芡实,形如芡实,表面挂土色。盐炙芡实,形如芡实,味微咸。

贮干燥容器内,盐制品密闭。置通风干燥处,防蛀。

【药性】 甘、涩,平。归脾、肾经。

1.《本经》:"味甘,平。"

2.《别录》:"无毒。"

3.《滇南本草》:"甘、涩,平。"

4.《本草蒙筌》:"气寒。"

5.《药鉴》:"气温,味甘。"

6.《雷公炮制药性解》:"入心、肾、脾、胃四经。"

7.《药性切用》:"微温,性涩。"

【功用主治】 固肾涩精,补脾止泻。主治遗精,白浊,带下,小便不禁,大便泄泻。

1.《本经》:"主湿痹腰脊膝痛,补中除暴疾,益精气,强志,令耳目聪明,久服轻身不饥,耐老神仙。"

2.《食疗本草》:"补中焦。"

3.《日华子》:"开胃助气。"

4.《滇南本草》:"止渴益肾。治小便不禁、遗精、白浊、带下。"

5.《本草正》:"健脾养阴止渴,补肾固精,延年耐老。"

6.《本草从新》:"补脾固肾,助气涩精。治梦遗滑精,解暑热酒毒,疗带浊泄泻,小便不禁。"

7.《随息居饮食谱》:"耐饥渴,止崩淋、带浊。"

【用法用量】 内服:煎汤,15～30 g;或入丸、散,亦可适量煮粥食。

【宜忌】 大小便不利者禁服;食滞不化者慎服。

1.《食疗本草》:"生食动风冷气。"

2.《本草衍义》:"食多不益脾胃气,兼难消化。"

3.《药性集要便读》:"大小便不利者忌用。"

4.《本草求原》:"生食动风滞胃。"

【选方】 1. 治遗精白浊　取鸡头去外皮,取实连壳,杂捣令碎,晒干为末,复取糖樱子去外刺并其中子,洗净,捣碎,入甑中蒸令熟,却用所蒸汤淋三两过,取所淋糖樱汁,入银铫慢火熬成稀膏,用以和鸡头末,圆如梧桐子大,每服盐汤下五十丸。久服固真元,悦泽颜色。(《洪氏集验方》水陆二仙丹)

2. 治精滑不禁　沙苑蒺藜(炒)、芡实(蒸)、莲须各二两,龙骨(酥炙)、牡蛎(盐水煮一日一夜,煅粉)各一两。共为末,莲子粉糊为丸,盐汤下。(《医方集解》金锁固精丸)

3. 治浊病　芡实粉、白茯苓粉。黄蜡(化)、蜜和丸,梧桐子大。每服百丸,盐汤下。(《摘玄方》分清丸)

【临床报道】 1. 治疗慢性肾小球肾炎　取芡实30 g,白果10枚,糯米30 g,煮粥,每日1次,10日为1个疗程,间隔服2～4个疗程(食量少者,芡实、糯米用15～20 g)。共治疗73例,总有效率达89.1%,对治疗前后24小时尿蛋白定量、定性比较,均具较好疗效。本方对于慢性肾小球肾炎中、后期,正气虚损,蛋白尿久不消者,服之效果尤显。可将此粥作为治疗原发性肾小球肾炎蛋白尿的辅助食养疗法,长期间歇服用。

2. 治疗慢性肠炎　用生芡实300 g,生鸡金150 g,面粉750 g。将上药研末,与面烙成焦饼。成人为10日量,每日分2次服食,10日为1个疗程。小儿量酌减。共治疗20例,均获治愈(症状消失,大便成形,便次正常)。

【各家论述】 1.《本草新编》:"芡实,视之若平常,用之大有利益,可君可臣,而又可佐使者也。其功全在补肾去湿。夫补肾之药,大多润泽者居多,润泽者则未免少湿矣。芡实补中去湿,性又不燥,故能去邪水而补真水,与诸补阴之药同用,尤能助之以添精,不虑多投以增湿也。芡实不特益精,且能涩精补肾。与山药并用,各为末,日日米饭调服。"

2.《本草经百种录》:"鸡头实,甘淡,得土之正味,乃脾胃之药也。脾恶湿而肾恶燥,鸡头实淡渗甘香,则不伤于湿,质粘味涩,而又滑泽肥润,则不伤于燥。凡脾肾之药,往往相反,而此则相成,故尤足贵也。"

3.《本草求真》:"芡实如何补脾?以其味甘之故;芡实如何固肾?以其味涩之故。惟其味甘补脾,故能利湿,而使泄泻腹痛可治;惟其味涩固肾,故能闭气,而使遗、带、小便不禁皆愈。功与山药相似,然山药之阴,本有过于芡实,而芡实之涩,更有甚于山药;且山药兼补肺阴,而芡实则止于脾肾而不及于肺。"

2219 芡实叶 qiàn shí yè 《纲目》

【异名】 鸡头盘(《本草图经》),刺荷叶(《民间常用草药汇编》)。

【基原】 为睡莲科芡属植物芡的叶。

【原植物】 参见"芡实"条。

【采收加工】 6～8月采集,晒干。

【药材】 芡实叶 *Euryales Folinm*　产地参见"芡实"条。

性状　叶柄长,密生刺,中空。叶片箭形、椭圆状肾形或近圆盾形,直径60～130 cm;上面深绿色,多隆起及皱缩,叶脉分歧处多刺,下面深绿色或带紫色,掌状网脉明显突起,脉上有刺,并密布绒毛。

【药性】 苦、甘,平。

【功用主治】 行气和血,祛瘀止血。主治吐血,便血,妇女产后胞衣不下。

1.《滇南本草》:"主治寒症,漏底水泄,气欲脱,服之立瘥。"

2.《随息居饮食谱》:"治胞衣不下。"

3.《重庆草药》:"行气,和血,止血。治吐血。"

4.《四川中药志》1960年版:"治胎衣不下及血气刺痛。"

【用法用量】 内服:煎汤,9～15 g;或烧存性研末,冲服。

【选方】 1. 治产后,催衣,止血,亦治吐血　芡实叶1张,烧灰和开水服或兑酒吞下。(《重庆草药》)

2. 治胎衣不下　芡叶、荷叶各15 g。水煎服。(江西《草药手册》)

2220 芡实茎 qiàn shí jīng 《纲目》

【异名】 花菆(《本草图经》),鸡头菜(《纲目》)。

【基原】 为睡莲科芡属植物芡的花茎。

【原植物】 参见"芡实"条。

【采收加工】 7～9月采收,晒干。

【药性】 咸、甘,平。

1.《滇南本草》:"气味咸、甘,无毒。"

2.《纲目》:"气味咸、甘,平。"

【功用主治】 清虚热,生津液。主治虚热烦渴,口干咽燥。

【用法用量】 内服:煎汤,15～30 g。

【各家论述】《调疾饮食辨》:"味极甘平,质极柔嫩。生食止渴除烦,退膈间热;煮熟补脾开胃,益气生津,冷不伤气,补不助邪,佳品也。"

2221 芡实根 qiàn shí gēn 《纲目》

【异名】 苍菜(《食性本草》),鸡头根(《法天生意》)。

【基原】 为睡莲科芡属植物芡的根。

【原植物】 参见"芡实"条。

【采收加工】 9～10月采收,晒干。

【成分】 根茎含甾醇类:24-甲基-5-胆甾烯-3*β*-*O*-葡萄糖苷(24-methylcholest-5-enyl-3*β*-*O*-pyranoglucoside),胡萝卜苷(dau-coste-rol)及豆甾醇-3*β*-*O*-葡萄糖苷(24-ethylcholesta-5, 22*E*-dienyl-3*β*-*O*-pyranoglucoside),24-乙基-5-胆甾烯-3*β*-*O*-*β*-*D*-吡喃葡萄糖

棕榈酯(24-ethylcholest-5-en-3β-O-β-D-pyranlglucosyl palmitate),24-乙基-5,22E-胆甾二烯-3β-O-β-D-吡喃葡萄糖棕榈酯(24-ethylcholesta-5,22E-dien-3β-O-β-D-pyranlglucosyl palmitate),N-α-羟基-顺-十八烯-1-O-β-吡喃葡萄糖 sphingosine(N-α-hydroxy-cis-octadecaenoyl-1-O-β-glucopyranosylsphingosine),N-α-羟基-反-十八烯-1-O-β-吡喃葡萄糖 sphingosine(N-α-hydroxy-trans-octadecaenoyl-1-O-β-glucopyranosylsphingosine)。

【药性】 咸、甘,平。

1.《滇南本草》:"气味咸、甘,无毒。"

2.《纲目》:"咸、甘,平。"

3.《重庆草药》:"味辛,性平。"

【功用主治】 散结止痛,止带。主治疝气疼痛,无名肿毒,白带。

1.《食性本草》:"主小腹结气痛。"

2.《滇南本草》:"主治小肠结气疼痛,亦治追心疝,得此症即死,非此药不可。"

3.《药性考》:"疗偏坠小腹痛急。"

4.《重庆草药》:"补脾益肾。治白带。"

【用法用量】 内服:煎汤,30~60 g;或煮熟食。外用:捣敷。

【选方】 1. 治偏坠气块　鸡头根切片,煮熟,盐醋食之。(《法天生意》)

2. 治白带,并治脾肾虚弱,白浊诸证　芡实根 250 g,炖鸡服。(《重庆草药》)

3. 治麻疹不透　(芡实)干根 15~18 g(鲜根 30 g),荔枝壳 6~7 个,水煎服。忌食葱、韭、大蒜。(江西《草药手册》)

2222 苎花 zhù huā (《本草衍义》)

【异名】 苎麻花(《生草药手册》)。

【基原】 为荨麻科苎麻属植物苎麻的花。

【原植物】 参见"苎麻根"条。

【采收加工】 9 月花盛期采收,鲜用或晒干。

【药材】 苎花 *Boehmeriae Niveae Flos*　产地参见"苎麻根"条。

性状　雄花序为圆锥花序,多干缩成条状,花小,淡黄色,花被片 4,雄蕊 4;雌花序簇成球形,淡绿黄色,花小,花被片 4,紧抱子房,花柱 1。质地柔软。气微香,味微辛、微苦。

【药性】 甘,寒。

【功用主治】 清心除烦,凉血透疹。主治心烦失眠,口舌生疮,麻疹透发不畅,风疹瘙痒。

《医林纂要》:"作茹,清心,利肠胃,散瘀。"

【用法用量】 内服:煎汤,6~15 g。

2223 苎麻叶 zhù má yè (《纲目》)

【异名】 苎叶(《普济方》)。

【基原】 为荨麻科苎麻属植物苎麻的叶。

【原植物】 参见"苎麻根"条。

【采收加工】 春、夏、秋季均可采收,鲜用或晒干。

【药材】 苎麻叶 *Boehmeriae Niveae Folium*　产地参见"苎麻根"条。

性状　叶多皱缩,全体绿棕色,有毛,叶片展平后为宽卵形,长达 15 cm 以上,宽 5~10 cm。先端渐尖,基部近圆形或宽楔形,边缘有粗齿。基出脉 3 条,上面微凹,下面微隆起。叶柄较长,长达 7 cm。气微,味微辛、微苦。

【成分】 苎麻叶中含芸香苷(rutin),野漆树苷(rhoifolin);新鲜苎麻叶中含叶黄素(lutein),α 和 β-胡萝卜素(carotene);干燥的苎麻叶中含叶黄素,β-胡萝卜素,谷氨酸。

【药性】 甘、微苦,寒。

1.《纲目》:"甘,寒,无毒。"

2.《北海民间常用中草药手册》:"微苦、甘,寒。"

【功用主治】 凉血止血,解毒消肿。主治咯血,吐血,血淋,尿血,月经过多,外伤出血,跌仆肿痛,脱肛不收,丹毒,疮肿,乳痈,湿疹,蛇虫咬伤。

1.《纲目》:"治金疮伤折血出,瘀血。"

2.《药性考》:"止水泻、冷痢,敷蛇虺蚕咬。"

3.《现代实用中药》:"根、叶并用,治急性淋浊,尿道炎出血,肛门肿痛,脱肛不收,妇人子宫炎,赤白带下。"

4.《浙江药用植物志》:"有止血解毒作用。"

【用法用量】 内服:煎汤,10~30 g;或研末;或鲜品捣汁。外用:研末掺;或鲜品捣敷。

【宜忌】 脾胃虚寒者慎服。

【选方】 1. 治金疮折损　苎麻叶(五月收取),和石灰捣作团,晒干。研末敷之,即时血止,且易痂也。(《纲目》)

2. 治痈疽,发背初觉未成脓者　以苎根、叶熟捣,敷上,日夜数易之,肿消则瘥。(《本草图经》引韦宙方)

3. 治臁疮　苎叶(五月五日收晒干)贴患处。(《普济方》)

4. 治湿疹　苎麻叶(烧灰)15 g,硫黄 6 g。共研细末,麻油调涂。或苎麻、丝瓜、南瓜各用叶适量,研末,茶油调涂。(《福建药物志》)

5. 治脚气　鲜苎麻叶、米糠粉(各适量),加胡椒粉少许。作糕吃。(《广东中草药》)

6. 治水泻不止,或赤白痢疾　苎麻叶焙干研细,以凉开水调下(勿用热水服),每服 3 g(小儿减半),每日 2~3 次。(《全国中草药汇编》)

7. 治毒蛇、毒虫咬伤　鲜野苎麻叶捣烂绞汁 1 杯,加黄酒适量内服,渣敷患处。(《浙江民间常用草药》)

2224 苎麻皮 zhù má pí (《本草备要》)

【基原】 为荨麻科苎麻属植物苎麻的茎皮。

【原植物】 参见"苎麻根"条。

【采收加工】 5~10 月剥取茎皮,鲜用或晒干。

【药材】 苎麻皮 *Boehmeriae Niveae Cortex*　产地参见"苎麻根"条。

性状　茎皮为长短不一的条片,皮甚薄,粗皮易脱落或有少量残留,粗皮绿棕色,内皮白色或淡灰白色。质地软,韧性强,曲而不断。气微,味淡。

【药性】 甘,寒。归胃、膀胱、肝经。

1.《得配本草》:"甘,寒。入足阳明、太阳经血分。"

2.《本草再新》:"味甘,性微寒,无毒。入肾经。"

【功用主治】 清热凉血,解毒利尿,安胎回乳。主治瘀热心烦,天行热病,产后血晕、腹痛,跌打损伤,创伤出血,血淋,小便不通,肛门肿痛,胎动不安,乳房胀痛。

1.《本草拾遗》:"破血,渍苎与产妇温服之;将苎麻与产妇枕之,止血晕;产后腹痛,以苎安腹上则止。"

2.《得配本草》:"治胎前产后心烦,天行热病。兼利小便而通子户,清淫欲之瘀热。配建莲、糯米固胎元;配白银,治胎动腹痛不可忍。"

3.《本草再新》:"治小便不通,痰哮咳嗽,肛门肿痛,脱肛不收。疗血淋。"

4.《天宝本草》:"软筋骨,化痰。(治)腰脚疼痛,跌打损伤。"

5.《草药新纂》:"止痛。治跌打损伤。"

6.《广西民族药简编》:"与猪骨筒煲服,治四肢无力。"

【用法用量】 内服:煎汤,3~15 g;或酒煎。外用:捣敷。

【选方】 1. 治金刃伤　午日取野苎麻,阴干晒燥,搓熟。取白绒敷之,即止血,且不作脓。(《纲目拾遗》引《救生苦海》)

2. 治胎动不安　野苎麻干茎皮 15～60 g，干艾叶 9 g。水煎服。（《福建中草药》）

3. 回乳　苎麻皮 30～45 g。水煎服。〔《新中医》1986，(10)：3〕

4. 治漆疮　苎麻（家麻或野麻）茎上皮适量。水煎，待温，洗患处。洗时避风。（《战备草药手册》）

2225 苎麻根 zhù má gēn（《药性论》）

【异名】 苎根（《别录》），野苎根（《百一选方》），苎麻茹（《陆川本草》）。

【基原】 为荨麻科苎麻属植物苎麻的根和根茎。

【原植物】 苎麻 *Boehmeria nivea* (L.) Gaud. [*Urtica nivea* L.]

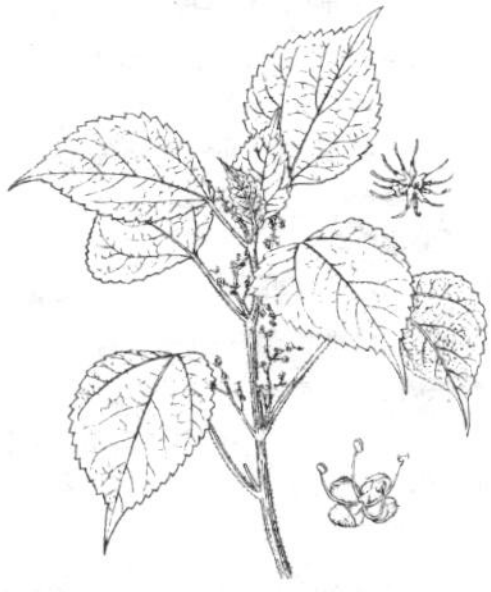
苎　麻

多年生半灌木，高 1～2 m。茎直立，圆柱形，多分枝，青褐色，密生粗长毛。叶互生；叶柄长 2～11 cm；托叶 2，分离，早落；叶片宽卵形或卵形，长 7～15 cm，宽 6～12 cm，先端渐尖或近尾状，基部宽楔形或截形，边缘密生齿牙，上面绿色，粗糙，并散生疏毛，下面密生交织的白色柔毛，基出脉 3 条。花单性，雌雄通常同株；花序呈圆锥状，腋生，雄花序通常位于雌花序之下；雄花小，无花梗，黄白色，花被片 4，雄蕊 4，有退化雌蕊；雌花淡绿色，簇球形，花被管状，宿存，花柱 1。瘦果小，椭圆形，密生短毛，为宿存花被包裹，内有种子 1 颗。花期 9 月，果期 10 月。

在我国山东、河南及陕西以南各地广为栽培，也有野生。

本植物的叶（苎麻叶）、花（苎麻花）、茎皮（苎麻皮）、茎或带叶嫩茎（苎麻梗）亦供药用，另设专条。

【栽培】 生物学特性　喜温暖湿润气候，怕风，忌积水。对土壤适应性强，以土层深厚、疏松肥沃、富含腐殖质、排水良好、土壤 pH 5.5～6.5 的砂质壤土或黏壤土栽培为宜。

繁殖方法　种子、分根、扦插、压条、分株繁殖，亦可用组织培养方法培育试管苗。种子繁殖：用育苗移栽法，选背风向阳、灌排方便、土质疏松之处作苗床。春季 3 月上、中旬或秋季 8 月上、中旬播种，种子可与细土或草木灰拌匀后撒播于苗床，薄覆细土，以不见种子为度，盖草，浇水，保持湿度。出苗后，待有 10～12 片真叶时，即可移栽。分根繁殖：又称分蔸繁殖，将种根挖出，分切成数块，选健壮、无病虫害的带有节及芽的种块，随即栽种。或将细根切成小段，早春育苗，待苗高 20 cm 时移栽。扦插繁殖：选粗壮麻茎，剪成 12～15 cm 小段，具有 3～4 个芽，斜插在苗床上，覆土压实，保持土壤湿度，待生根出苗后移栽。分株繁殖：苗高 15～20 cm时，切取过密较矮的麻苗，稍带细根，摘除部分叶片，剪去梢部栽种。移栽方法，秋末、冬初或早春空穴栽，穴深 10～15 cm，穴径 12～18 cm。栽后填土压实，浇水。

田间管理　头麻追肥 2～3 次，一般施催苗肥、提苗肥、壮苗肥；二、三麻追肥 2 次，施催苗肥、齐苗肥。冬季施有机肥，可沟施或穴施，并结合培土。苗高 1 m 时，可割除茎杆，促进地下部生长，称"破杆"，可兼收 1 次麻。或在植株高 60 cm 时，将麻株扭曲挽成小结，称"闭蔸"。遇雨季要及时排涝。冬季要齐地砍杆，清理麻园。

病虫害防治　病害有立枯病、根腐线虫病、青枯病、疫霉病、白纹羽病、茎腐病、角斑病、褐斑病等。虫害有苎麻赤蛱蝶、苎麻天牛、银纹夜蛾、卷叶虫、苎麻黄蛱蝶、金龟子等为害。

【采收加工】 冬、春季采挖，晒干。一般选择小指粗细的根，太粗者不易切片，药效亦不佳。

【药材】 苎麻根 *Boehmeriae Radix et Rhizoma*　主产于江苏、浙江、安徽。

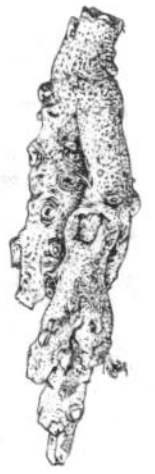
苎麻根外形

性状　根茎呈不规则圆柱形，稍弯曲，表面灰棕色，有纵纹及多数皮孔，并有多数疣状突起及残留须根；质坚硬，不易折断，折断面纤维性，皮部棕色，木部淡棕色，有的中间有数个同心环纹，中央有髓或中空。根略呈纺锤形，表面灰棕色，有纵皱纹及横长皮孔；断面粉性。气微，味淡，有黏性。

鉴别　(1) 根茎横切面：木栓层为数列木栓细胞，外侧破碎。皮层 10 余列细胞，近中柱鞘纤维处为厚角细胞。中柱鞘纤维壁极厚，胞腔小。韧皮射线明显；韧皮纤维单个或数个成束，壁厚，非木化。形成层成环。木质部射线宽 2～10 列细胞；导管单个散在或数个径向排列，少数切向排列。髓部薄壁细胞较大。本品薄壁细胞含淀粉粒，并含草酸钙簇晶，木射线细胞尚含方晶；另有黏液道及含鞣质细胞。

(2) 本品水煎液加三氯化铁试液，显墨绿色。取水煎液滴在滤纸上，于紫外线灯下显蓝色荧光。

【成分】 根含酚酸类：绿原酸（chlorogenic acid），咖啡酸（caffeic acid），奎宁酸（quinic acid）；又含 19α-羟基熊果酸（19α-hydroxyursdic acid），β-谷甾醇（β-silosterol）。

【药理】 止血作用　用野苎麻的提取物浸泡大、小鼠尾端的人工创面，可使出血量减少，出血时间缩短；如给小鼠口服或腹腔注射，也可得到同样的效果。家兔肌内注射提取物后，凝血时间缩短，但血小板计数未见明显变化。用浸有提取物的药棉覆盖于大鼠的肝、肾伤口，未见明显的止血作用。

【炮制】 1. 苎麻根　取原药材，除去杂质，洗净，润透，切厚片，干燥。

2. 苎麻根炭　取净苎麻根片，置锅内，用武火加热，炒至表面呈焦黑色，内部焦黄色时，喷淋清水少许，熄灭火星，取出，凉透。

饮片性状　苎麻根参见"药材"项。苎麻根炭表面焦黑色，内部焦黄色，味微苦。

贮干燥容器内，苎麻根炭密闭，置通风干燥处。炭药应注意摊晾散热，防止复燃。

【药性】 甘，寒。归肝、心、膀胱经。

1.《别录》："寒。"

2.《药性论》："味甘，平。"

3.《日华子》："味甘，滑，冷，无毒。"

4.《品汇精要》："味甘，性寒，平缓，无毒。气之薄者，阳中之阴。"

5.《本草汇》："甘滑气寒，可升可降。臭朽。"

6.《医林纂要》："甘、咸，寒，滑。""入心，入血分。"

7.《得配本草》："入足厥阴经血分。"

8.《要药分剂》："降也，阴也，入肝。"

9.《本草求原》："入心、肾、脾、胃经。"

【功用主治】 凉血止血，清热安胎，利尿，解毒。主治血热妄行所致的咯血、吐血、衄血、血淋、便血、崩漏、紫癜，胎动不安，胎漏下血，小便淋沥，痈疮肿毒，虫蛇咬伤。

1.《别录》："主小儿赤丹，其渍苎汁疗渴。"

2.《新修本草》："《别录》云：根安胎，贴热丹毒肿有效；沤苎汁，主消渴也。"

3.《本草拾遗》："破血，渍苎与产妇温服之；将苎麻与产妇枕之，止血晕；产后腹痛，以苎安腹上则止；蚕咬人，毒入肉，取苎汁饮之。"

4.《日华子》："治心膈热，漏胎下血，产前后心烦闷，天行热疾，大渴大狂，服金石药人心热，罯毒箭、蛇虫咬。”

5.《医学入门》：“治五种淋疾，诸痈疽发背，乳痈初起，热丹毒，肿毒。”

6.《纲目拾遗》：“治诸毒，活血，止血。功能发散，止渴，安胎。通(治)蛊胀，崩淋，哮喘，白浊，滑精，牙痛，喉闭，疝气，跌扑损伤。”

7. 张秉成《本草便读》：“滑窍通淋。”

8.《分类草药性》：“续筋骨，(治)疯狗咬伤。”

9.《现代实用中药》：“根、叶并用，治肛门肿痛，脱肛不收。”

【用法用量】 内服：煎汤，5～30 g；或捣汁。外用：鲜品捣敷；或煎汤熏洗。

【宜忌】《本草经疏》：“病人胃弱泄泻者勿服，诸病不由血热者亦不宜用。”

【选方】 1. 治吐血不止　苎根、人参、白垩、蛤粉各一分。上四味，捣罗为散。每服一钱匕，糯米饮调下，不拘时候。(《圣济总录》苎根散)

2. 治淋证尿血，小便不利　苎麻根、小蓟各 9～15 g，生蒲黄 4.5～9 g。水煎服。(《浙江药用植物志》)

3. 治习惯性流产或早产　鲜苎麻根 30 g，干莲子(去心)30 g，糯米 30 g。清水煮成粥。去苎麻根服，每日 3 次，至足月。(《湖南药物志》)

4. 治痢疾　苎麻根 60 g，野麻草 30 g，冰糖或红糖 15 g。水煎服。(《福建药物志》)

5. 治痰哮咳嗽　苎根煅存性，为末。生豆腐蘸三、五钱，食即效。未痊，可以肥猪肉二三片蘸食，甚妙。(《医学正传》)

6. 治小便不通　苎麻根，洗，研，摊绢上，贴少腹连阴际，须臾即通。(《纲目》引《摘玄方》)

7. 治中焦蓄积瘅热，食已如饥　苎根(锉)二两，松脂三分，槐花(炒)半两。上三味，捣罗为散。每服二钱匕，早、晚食前温糯米饮调下，稍增至三钱匕，以知为度。(《圣济总录》苎根散)

8. 治痈疮脓疡　苎麻根适量，捣烂。未成脓者，加酒糟、生盐少许，调敷患处；已成脓者，加黄糖少许，调敷患处。(《广西民间常用中草药手册》)

9. 治脱肛不收　苎根捣烂。煎汤熏洗之。(《圣惠方》)

10. 治痛风　苎麻根 250 g，雄黄 15 g。共捣烂，敷患处。如痛不止，以莲叶包药，煨热，敷患处。(《广西民间常用中草药手册》)

【临床报道】 1. 治疗上消化道出血　用 200%～300%苎麻根液 60～90 ml，每日 3 次，口服。观察 23 例，至大便隐血试验阴转后 1 日停药；用苎麻根液 30～60 ml，在胃镜直视下喷射到出血病灶处，观察 10 例；用喷射加口服法治疗 22 例。结果除 3 例无效外，余 52 例均治愈，占 94.54%，1～3 日大便隐血阴转占 84.62%，平均 2.48 日。

2. 治疗鼾症　用苎麻根 15 g，牛蒡子 10 g，甘草 6 g，水煎 2 次，合并浓缩至 500 ml，加 60%乙醇沉淀，滤取上清液，回收乙醇，再浓缩至 30 ml。每晚睡前半小时将药液分 2～3 次含漱，每次 3～5 分钟含漱咽下。含漱时头尽量向后仰，使药液达到咽喉部。14 日为 1 个疗程。共治疗 254 例，结果治愈 207 例，好转 36 例，无效 11 例，总有效率为95.66%。

【各家论述】 1.《本草衍义补遗》：“苎，大补肺金而行滞血，方药似未曾用，故表而出之。”

2.《本草经疏》：“(苎根)《别录》专主小儿赤丹，为其寒能凉血也。渍苎汁疗渴者，除热之功也。《日华子》用以治心膈热，漏胎下血，胎前产后心烦，天行热疾，大渴发狂，及服金石药人心热，罯毒箭、蛇虫咬，皆以其性寒能解热凉血故也。”

3.《本草述》：“苎根，丹溪谓其大补阴而即行滞血，是以补为行也。夫甘寒之药能泻火，此味止血淋，治丹毒，或入血分而泻热乎？但就其安胎、治漏血尤效，则补阴活血之功，又岂徒以泻热与他味同论乎。其和血者便在补阴，而能行能止之故可以思矣。”

4.《本草便读》：“苎麻根，甘寒养阴，长于滑窍凉血，血分有湿热者亦属相宜。大抵胎动因瘀血热者多，或因伤血瘀者亦有之。安胎之义，其即此乎。”

5.《本草正义》：“白苎性寒，古方多言其主治小便不通，五淋热结等证，则有泄热通利之力，是以《日华本草》谓其甘寒而滑。乃近人偏以为妊娠安胎之用，盖以苎麻之质坚韧，取其坚固胎元之意。实则既寒且滑，必非胎动者所宜。且根主下行，尤为妊娠禁品。考古今医药诸书，惟《梅师方》用以治胎动忽下黄汁，此外殊不多见。丹溪且言其行滞血，则更与胎动大相刺谬，又何可为安胎套药耶？”

2226 苎麻梗 zhù má gěng (周凤梧《中药学》)

【基原】 为荨麻科植物苎麻的茎或带叶嫩茎。

【原植物】 参见“苎麻根”条。

【采收加工】 5～7 月采收，鲜用或晒干。

【药材】 苎麻梗 *Boehmeriae Caulis Seu Cacumen*　产地参见“苎麻根”条。

性状　茎圆柱形，有粗毛，体较轻而韧，皮易纵向撕裂，韧性足，断面淡黄色，中央为髓。叶对生，叶片多皱缩或破碎，棱绿色，完整者展平后为宽卵形，先端渐尖，基部近圆形或宽楔形，边缘有粗齿。基出脉 3 条，叶背微隆起，两面均有毛。叶柄较长。气微，味微辛、微苦。

【药性】 甘，寒。

【功用主治】 清热解毒。主治痈疽，丹毒，皮肤破损。

【用法用量】 内服：煎汤，6～15 g；或入丸、散。外用：研末调敷；或鲜品捣敷。

【选方】 1. 治皮肤破损　苎麻梗为末，鸡蛋清调敷。(周凤梧《中药学》)

2. 治痘毒　以野苎麻去皮捣敷。(《纲目拾遗》)

3. 治痈疽发背，乳痈，无名肿毒　苎麻嫩茎、叶，捣烂。敷于患部，干则更换，肿消为度。

4. 治丹毒　苎麻嫩茎、叶，捣烂榨汁。涂敷患处。(3、4 方出自《全国中草药汇编》)

2227 芦叶 lú yè (《新修本草》)

【异名】 芦箬《本经逢原》。

【基原】 为禾本科芦苇属植物芦苇的叶。

【原植物】 参见“芦根”条。

【采收加工】 5～10 月均可采收。

【药材】 芦叶 *Phragmitis Communis Folium*　产全国大部分地区。

性状　常皱缩卷曲或纵裂，展平后完整者分叶鞘、叶舌和叶片。叶鞘圆筒形，长 12～16 cm，外表面灰黄色，具细密浅纵沟纹，内表面光亮；叶舌短，高 1～2 mm，下部呈棕黑色横线，上部为白色毛须状；叶片线状披针形，长 30～50 cm，宽 2～3 cm，两面灰绿色，背面下部中脉外突，先端长尾尖，黄色，基部渐窄，两侧小耳状，内卷，全缘。质脆，易折断，断面较整齐，叶鞘可见 1 列孔洞。气微，味淡。

【成分】 叶含 16 种氨基酸：丙氨酸，缬氨酸，甘氨酸，亮氨酸，丝氨酸，苏氨酸(羟丁氨酸)，天冬氨酸，谷氨酸，赖氨酸，组氨酸，甲硫氨酸，半胱氨酸，胱氨酸，苯丙氨酸，色氨酸和酪氨酸及 2 种胺类天冬酰胺和谷酰胺。叶片含亚精胺(spermidine)，精胺(spermine)和腐胺(putrescine)。叶还含维生素 C，戊聚糖(pentosan)，小麦黄素(tricin)。

【药性】 甘，寒。归胃、肺经。

1.《汤液本草》：“气寒，味甘。”

2.《纲目》：“无毒。”

【功用主治】 清热辟秽，止血，解毒。主治霍乱吐泻，吐血，衄血，肺痈。

1.《纲目》："治霍乱呕逆，痈疽。"

2.《本经逢原》："烧存性，治吐衄诸血。"

3.《玉楸药解》："清肺止呕，治背疽，肺痈。灰汁煎膏，蚀瘀肉，去黑子。"

【用法用量】 内服：煎汤，30～60 g；或烧存性研末。外用：研末敷或烧灰淋汁熬膏敷。

【选方】 1. 治霍乱吐泻，烦渴心躁　芦叶一两(锉)，糯米半两。上件药，以水一大盏，入竹茹一分，煎至六分，后入蜜半合，生姜汁半合，煎三两沸，去滓，放温，时时呷之。(《圣惠方》)

2. 治发背溃烂　陈芦叶为末，以葱、椒汤洗净，敷之。(《乾坤秘韫》)

2228 芦花 lú huā (《唐本草》)

【异名】 葭花(《尔雅》)，芦蓬蕽(《小品方》)，蓬茷(《唐本草》)，蓬茸(《本草图经》)，水芦花(《积善堂经验方》)。

【基原】 为禾本科芦苇属植物芦苇的花。

【原植物】 参见"芦根"条。

【采收加工】 7～8 月采收，晒干。

【药材】 芦花 *Phragmitis Communis Flos*　产于全国大部分地区。

性状　完整者为穗状花序组成的圆锥花序，长 20～30 cm。下部梗腋间具白柔毛，灰棕色至紫色。小穗长 15～20 mm，有小花 4～7 朵，第一花通常为雄花，其他为两性花；颖片线形，展平后披针形，不等长，第一颖片长为第二颖片之半或更短；外稃具白色柔毛。质轻。气微，味淡。

【成分】 花含戊聚糖(pentosan)。

【药性】 《纲目》："甘，寒，无毒。"

【功用主治】 止泻，止血，解毒。主治吐泻，衄血，血崩，外伤出血，鱼蟹中毒。

1.《新修本草》："主霍乱。"

2.《本草图经》："主鱼蟹中毒。"

3.《纲目》："烧灰吹鼻，止衄血，亦入崩中药。"

【用法用量】 内服：煎汤，15～30 g。外用：捣敷；或烧存性研末吹鼻。

【选方】 1. 治卒得霍乱，气息危急，食鱼蟹中毒　芦蓬蕽一大把，煮令味浓，顿服二升。(《小品方》)

2. 治诸般血病　水芦花、红花、槐花、白鸡冠花、茅花等分。水二钟，煎一钟服。(《积善堂经验方》)

3. 治刀伤出血　芦花适量敷伤口。(江西《草药手册》)

2229 芦茎 lú jīng (《新修本草》)

【异名】 苇茎(《千金方》)，嫩芦梗(《现代实用中药》)。

【基原】 为禾本科芦苇属植物芦苇的嫩茎。

【原植物】 参见"芦根"条。

【采收加工】 6～9 月采收，晒干或鲜用。

【药材】 芦茎 *Phragmitis Communis Caulis*　产于全国大部分地区。

性状　呈长圆柱形，表面黄白色，光滑，具光泽。有的一侧显纵皱纹，节间长 10～17 cm，节部稍膨大，有的具残存的叶鞘，叶鞘外表面具棕褐色环节纹，其下有的具 3～5 mm 宽的粉带，内表面淡白色，有的具残存的绒毛状髓质横膜。质硬，较难折断，断面粗糙，中空；气微，味淡。

【成分】 茎含戊聚糖(pentosan)和小麦黄素(tricin)。

【药性】 《纲目》："甘，寒，无毒。入心、肺。"

【功用主治】 清肺解毒，止咳排脓。主治肺痈吐脓，肺热咳嗽，痈疽。

1.《纲目》："治肿痈烦热，烧灰淋汁煎膏，蚀恶肉，去黑子。"

2.《本经逢原》："利窍。"

3.《得配本草》："行周身气血。除上焦虚热。"

4.《药性集要便读》："止呕。"

5.《现代实用中药》："止咳，解毒。"

【用法用量】 内服：煎汤，15～30 g，鲜品可用至 60～120 g。外用：烧灰淋汁；熬膏敷。

【选方】 1. 治肺痈，咳有微热，烦满，胸心甲错　苇茎二升，切，以水二斗，煮取五升，去滓；薏苡仁半升，瓜瓣半升，桃仁三十枚。上四味㕮咀，纳苇汁中，煮取二升，服一升，当有所见脓血。(《千金方》)

2. 治痈疽恶肉　芦茎灰煎膏敷之。(《本草易读》)

【各家论述】 1.《纲目》："芦中空虚，故能入心肺，治上焦虚热。"

2.《本经逢原》："苇茎中空，专于利窍，善治肺痈吐脓血臭痰。《千金》苇茎汤以之为君，服之热毒从小便泄去最捷。"

2230 芦荟 lú huì (《本草蒙筌》)

【异名】 卢会(《药性论》)，讷会、象胆(《本草拾遗》)，奴会(《开宝本草》)，劳伟(《生草药性备要》)。

【基原】 为百合科芦荟属植物库拉索芦荟、斑纹芦荟、好望角芦荟的叶汁经浓缩的干燥品。

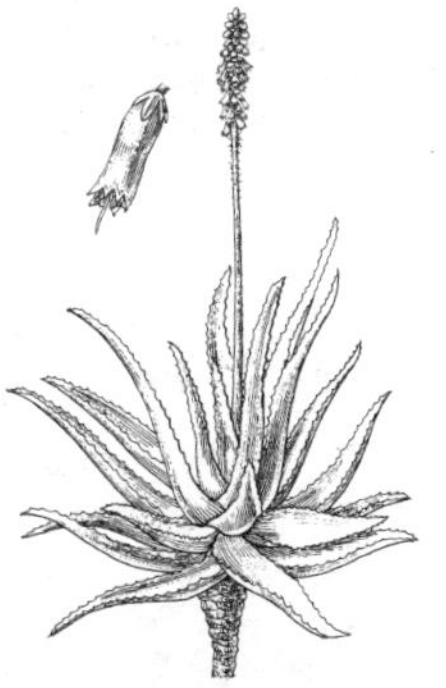

库拉索芦荟

【原植物】 1. 库拉索芦荟 *Aloe vera* L.

多年生草本。茎极短。叶簇生于茎顶，直立或近于直立，肥厚多汁；叶片狭披针形，长 15～36 cm，宽 2～6 cm，先端长渐尖，基部宽阔，粉绿色，边缘有刺状小齿。花茎单生或稍分枝，高60～90 cm；总状花序疏散；花下垂，黄色或有赤色斑点；花被管状，6 裂，裂片稍外弯；雄蕊 6，花药丁字着生；雌蕊 1，3 室，每室有多数胚珠。蒴果，三角状，室背开裂。花期2～3 月。

原产非洲北部地区，目前南美洲及西印度群岛广泛栽培，我国亦有栽培。

2. 斑纹芦荟 *A. vera* L. var. *chinensis* (Haw.) Berger[*A. barbadensis* Mill. var. *chinensis* Haw.；*A. chinensis* (Haw.) Bak.]　又名：油葱(《岭南杂记》)，象鼻草(《纲目拾遗》)，象鼻莲、罗帏草、罗帏花(《植物名实图考》)。

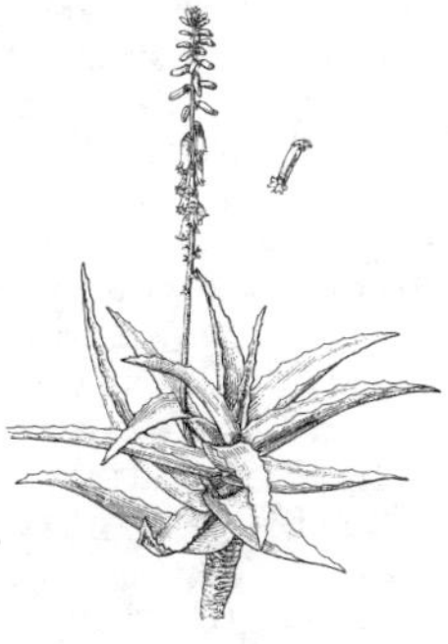

斑纹芦荟

多年生肉质草本。根系须状。茎短或无茎。叶簇生，螺旋状排列，直立，肥厚；叶片狭披针形，长 10～20 cm，宽 1.5～2.5 cm，厚 5～8 mm，先端渐尖，基部阔而包茎，边缘有刺状小齿，下面有斑纹。花茎单生或分枝，高60～90 cm；总状花序疏散；花黄色或有紫色斑点，具膜质苞片；花被筒状，6 裂，裂片稍向外弯；雄蕊 6，有时突出，花药 2 室，背部着生；子房上位，3 室，花柱线形。蒴果三角状。花期 7～8 月。

我国福建、广东、广西、四川、云南、台湾等地有栽培。

3. 好望角芦荟 *Aloe ferox* Mill.

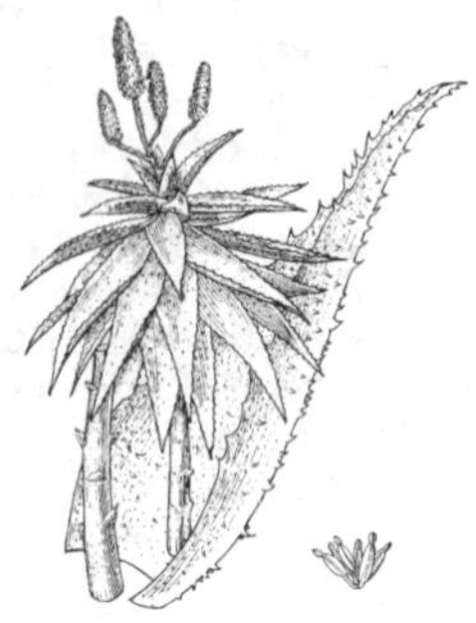

好望角芦荟

茎直立，高 3～6 m。叶 30～50 片，簇生于茎顶；叶片披针形，长 60～80 cm，宽 12 cm，具刺，深绿色至蓝绿色，被白粉。圆锥状花序长达 60 cm 左右；花梗长约 3 cm；花被管状，6 裂，裂片顶端微外弯，淡红色至黄绿色，带绿色条纹；雄蕊 6，花药与花柱外露。蒴果。

分布于非洲南部地区。

斑纹芦荟或库拉索芦荟等的叶（芦荟叶）、斑纹芦荟等的花（芦荟花）、根（芦荟根）亦供药用，另设专条。

【栽培】 生物学特性 喜温暖，怕严寒，耐旱，忌积水。对土壤要求不严，在旱、瘠土壤上叶瘦色黄，在湿润肥沃土壤中叶片肥厚浓绿。宜生长在疏松肥沃、排水良好的海滨沙土中。土壤黏重、过湿、低洼易积水地会造成根、叶腐烂。

繁殖方法 分株和芽插繁殖。分株繁殖：于春季 3～4 月或秋季 9～11 月，将母株周围分蘖苗，连根挖取，切断与母株连接的地下茎，按行株距 50 cm×50 cm 定植，每穴 1 株。芽插繁殖：从母株上切取顶芽和侧芽，长 5～10 cm，扦插育苗，约 20 日生根后定植。

田间管理 生长期勤松土除草，每年 3～4 次，最后一次结合根际培土。每年施肥 3～4 次，夏季天热干燥时须淋水，雨季注意排除积水。

【采收加工】 种植 2～3 年后即可收获，于 8～9 月将中下部生长良好的叶片分批采收。将采收的鲜叶片切口向下直放于盛器中，取其流出的液汁干燥即成。也可将叶片洗净，横切成片，加入与叶片同等量的水，煎煮 2～3 小时，过滤，将过滤液浓缩成黏稠状，倒入模型内烘干或曝晒干，即得芦荟膏。

【药材】 芦荟 *Aloe* 库拉索芦荟主产于南美洲及西印度群岛，习称"老芦荟"；好望角芦荟主产于非洲南部，习称"新芦荟"。2010 版药典仅收库拉索芦荟。

性状 库拉索芦荟 呈不规则块状，常破裂为多角形，大小不一。表面呈暗红褐色或深褐色，无光泽。体轻，质硬，不易破碎，断面粗糙或显麻纹。富吸湿性。有特殊臭气，味极苦。

好望角芦荟 表面呈暗褐色，略显绿色，有光泽。体轻，质松，易碎，断面玻璃样而有层纹。

鉴别 (1) 粉末用乳酸酚（乳酸 1 份，酚 1 份，甘油 2 份混合）封片置显微镜下观察：老芦荟团块表面有细小针状和粒状、短粒状结晶附着。放置 24 小时，粉末稍微溶解，团块上的结晶仍清晰可见。新芦荟团块表面无结晶附着，放置24 小时，粉末全部溶解。

(2) 取本品粉末 0.5 g，加水 50 ml，振摇，滤过，取滤液5 ml，加硼砂 0.2 g，加热使溶解，取溶液数滴，加水 30 ml，振匀，显绿色荧光，置紫外线灯（365 nm）下观察，显亮黄色荧光；再取滤液 2 ml，加硝酸 2 ml，振匀，库拉索芦荟显棕红色，好望角芦荟显黄绿色；再取滤液 2 ml，加等量饱和溴水，生成黄色沉淀（检查芦荟苷）。

(3) 取本品粉末 0.1 g，加三氯化铁试液 5 ml 与稀盐酸5 ml，振摇，置水浴中加热 5 分钟，放冷，加四氯化碳 10 ml，缓缓振摇 1 分钟，分取四氯化碳层 6 ml，加氨试液 3 ml，振摇，氨液层显玫瑰红色至樱红色。

(4) 薄层色谱：取本品粉末 0.5 g，加甲醇 20 ml，置水浴上加热至沸，振摇数分钟，滤过，滤液作为供试品溶液。另取芦荟苷对照品，加甲醇制成每 1 ml 含 5 mg 的溶液，作为对照品溶液。吸取上述两种溶液各 5 μl，分别点于同一硅胶 G 薄层板上，以醋酸乙酯-甲醇-水（100：17：13）为展开剂，展开，取出，晾干，喷以 10% 氢氧化钾甲醇溶液，置紫外线灯（365 nm）下检视。供试品色谱中，在与对照品色谱相应的位置上，显相同颜色的荧光斑点。

品质标志 《中华人民共和国药典》2010 年版规定：照高效液相色谱法，本品含芦荟苷（$C_{21}H_{22}O_9$）不得少于 18.0%。

【成分】 1. 库拉索芦荟 叶含蒽类化合物：芦荟大黄素苷（aloin，aloin A，barbaloin）21.78%，异芦荟大黄素苷（isobarbaloin，aloin B），7-羟基芦荟大黄素苷（7-hydroxyaloin），5-羟基芦荟大黄素苷 A（5-hydroxyaloin A），芦荟色苷（aloeresin）G，异芦荟色苷（isoaloevesin）D，elgonica-dimer A，B，芦荟大黄素（aloeernodin），8-*O*-甲基-7-羟基芦荟苷 B（8-*O*-methyl-7 hydroxyaloin）。含黄酮类：7-羟基-6，3′，4′-三羟基异黄酮-5-*L*-吡喃鼠李糖（1→6）-*O*-*β*-*D*-吡喃葡萄糖苷〔7-hydroxy-6，3′，4′-trimethoxy-isoflavone-5-*L*-rhamnopyranosyl（1→6）-*O*-*β*-*D*-glucopyranoside〕。含萘类：何帕烷 3-醇（hopen-3-ol），3，3′-双（3，4-二氢-4-羟基-6-甲基-2*H*-1-苯并吡喃）〔3，3′-bis（3，4-dihydro-4-hydroxy-6-methoxy-2*H*-1-benzopyran）〕。含5-羟基-3-甲基萘并[2.3-C]呋喃-4（9*H*）-酮〔5-hydroxy-3-methylnaphtho[2.3-C]furan-4（9*H*）-one〕，5-羟基-3-甲基萘并[2.3-C]呋喃-4，9-二酮〔5-hydroxy-3-methylnaphtho[2.3-C]furan-4，9-dione〕，5-羟基-3-甲基萘并[2.3-C]呋喃-4（1*H*）-酮〔5-hydroxy-3-methylnaphtho[2.3-C]furan-4（1H）-one〕，2-丙酮基-7-羟基-8-（3-羟基丙酮基）-5-甲基对氧萘酮〔2-acetonyl-7-hydroxy-8-（3-hydroxyacetonyl）-5-methylchromone〕，2-丙酮基-8-（2-呋喃甲酰甲基）-7-羟基-5-甲基对氧萘酮〔2-acetonyl-8-（2-furoylmethyl）-7-hydroxy-5-methylchromone〕。又含苯并[f]苯并二氢吡喃-3-酮〔benzo[f]-chroman-3-one〕，芦荟树脂鞣酚（aloeresitannol）与桂皮酸（cinnamic acid）相结合的酯。还含 *L*-天冬酰胺，天冬氨酸，*DL*-苏氨酸，*L*-色氨酸等氨基酸；胆甾醇（cholesterol），菜油甾醇（campesterol），*β*-谷甾醇（*β*-sitosterol），羽扇豆醇（lupeol）；苹果酸（malic acid），枸橼酸（citric acid），酒石酸（tartaric acid）等有机酸以及钠、钾、钙、镁、氯等无机元素。还含芦荟多糖（aloeferan）等多糖。

2. 斑纹芦荟 叶含芦荟苦素（aloesin），3，4-二氢化-3，5，7-三羟基-9-甲氧基-1（2*H*）蒽酮〔3，4-dihydro-3，5，7-trihydroxy-9-methoxy-1（2*H*）anthracenone〕，8-*O*-葡萄糖基-5-甲基-对氧萘酮（8-*O*-glucosyl-5-methyl-*p*-chromones），5，4′-二羟基-6，7，3，5′四甲氧基黄酮 5-*O*-*α*-*L*-吡喃鼠李糖-（1→6）-*O*-*β*-*D*-吡喃半乳糖苷〔5，4′-dihydroxy-6，7，3′，5′-tetramethoxy flavone 5-*O*-*α*-*L*-rhamnopytanosyle-（1→6）-*O*-*β*-*D*-galacto-pyranoside〕，芦荟宁（aloenin）。含脂肪酸类：月桂酸（lauric acid），肉豆蔻酸（myristic acid），棕榈酸（palmitic acid），硬脂酸（stearic acid），棕榈油酸（palmitoleic acid），十六碳二烯酸（hexadecadienoic acid），油酸（oleic acid），亚油酸（linoleic acid），亚麻酸（linolenic acid）。另含多糖：A60、A90a、A90b，芦荟多糖。

3. 好望角芦荟 叶含芦荟大黄素苷，异芦荟大黄素苷。又含芦荟树脂（aloeresin）A、B、C、D，其中芦荟树脂 B 就是芦荟苦素。还含异芦荟树脂（isoaloeresin）A，芦荟松（aloesone），好望角芦荟苷元（feroxidin），好望角芦荟苷（feroxin）A 及 B，呋喃芦荟松（furoaloesone），好望角芦荟内酯（feralolide），5-羟基芦荟大黄素苷 A。

【药理】 1. 致泻作用 芦荟大黄素苷以 31.1 mg/kg 给大鼠盲肠内给药，可引起腹泻。芦荟大黄素可在大鼠大肠中产生芦荟大黄素-9-蒽醌（AE-anthrone），此物质不仅可以引起大肠内水分增加，而且促进肠黏膜分泌肠黏液，是芦荟致泻的重要活性物质。

2. 抗菌作用　体外抗菌试验表明，芦荟大黄素对金黄色葡萄球菌209P、大肠杆菌、福氏痢疾杆菌及临床分离的119株金黄色葡萄球菌均有抑制作用，经诱导试验可产生耐药性。芦荟大黄素对临床常见的厌氧菌有很强的抑制作用，对最常见的脆弱类杆菌能抑制90%～100%的菌株。芦荟醇提取物或水提取物，1∶3 000对人型结核菌有抑菌作用，1∶1 000对牛型结核菌有抑菌作用。体外抗真菌试验表明，芦荟水浸液(1∶2)在40%浓度时对14种皮肤真菌中的腹股沟表皮癣菌、红色表皮癣菌及星形奴卡菌有抑菌作用。

3. 对免疫系统的影响　斑纹芦荟中分离得到多糖A60溶液可以促进C57BL/6纯系雄性小鼠的淋巴细胞转化功能，对以^{3}H-TdR掺入DNA为指标的小鼠腹腔巨噬细胞增殖也有促进作用。库拉索芦荟叶的水提取物可以抑制人体血清补体成分反应，从中分离出的一种高活性多糖成分能抑制酵母多糖对人血清的调理作用，可促进特异性抗体产生，诱导变态反应发生。给小鸡肌内注射芦荟多糖后发现：芦荟多糖能有效而持久地增强血液、脾脏中巨噬细胞活性，特别是增加NO分泌能力，且小鸡脾细胞对T细胞有丝分裂原的反应性明显增强，表明芦荟多糖可增强T、B淋巴细胞的分化和增殖。

4. 抗肿瘤作用　斑纹芦荟醇提取物灌胃或腹腔注射对小鼠实体瘤ESC、小鼠肉瘤S_{180}、小鼠黑色素瘤B_{16}、HepS均有抑制作用。芦荟多糖治疗荷瘤的犬和猫，4星期后发现动物体内的肿瘤缩小，并出现坏死和炎症反应，动物的生存时间延长。芦荟大黄素在体内外均有抗神经外胚瘤的活性，抑制神经外胚瘤的生长。芦荟多糖对移植性S_{180}肿瘤小鼠和H_{22}肝癌小鼠的化疗具有增效和减毒的双重作用。芦荟提取物C有诱生BALB/C鼠产生肿瘤坏死因子的作用。芦荟活性成分二乙基己基苯二甲酸酯对K_{562}、HL-60、U_{937}人类白血病细胞系有抑制作用。

5. 保肝作用　给予小鼠腹腔注射芦荟注射液15 ml/kg、总苷225 mg/kg、结晶Ⅲ120 mg/kg，每日1次，连续4日，均显著降低四氯化碳(CCl_4)引起的丙氨酸氨基转移酶(ALT)升高，对肝组织损伤也有不同程度减轻，并能明显降低硫代乙酰胺和氨基半乳糖引起的小鼠ALT升高，证明芦荟对化学性肝损伤有保护作用。

6. 对组织损伤的作用　用1%芦荟治疗家兔实验性Ⅲ度烧伤，每日换药1次，平均6日即可完成溶痂，效果优于磺胺嘧啶银对照治疗组。库拉索芦荟对由烧伤、冻伤、电损伤、远侧动力拍打和动脉内药物滥用引起的进行性皮肤局部缺血均有治疗作用，烧伤治疗组的组织存活率达82%，冻伤治疗组的组织存活率达28.2%。库拉索芦荟可主动抑制局部血栓烷A_2(TXA_2)产生，预防进行性组织损伤，同时还能维持血管内皮以及周围组织自身平衡。冻干芦荟凝胶能明显改善Ⅱ度烧伤大鼠的皮肤微循环及白细胞浸润程度，促进伤口愈合。

7. 降糖作用　芦荟叶肉中提取物对Ⅰ型、Ⅱ型糖尿病均有很好的降糖作用，效果优于格列苯脲，但其凝胶中提取物不能降低Ⅱ型糖尿病的血糖水平，这可能与其活性成分不同有关，有待于进一步研究。

8. 其他作用　芦荟多糖对成纤维细胞有刺激生长作用，给小鼠注射10～25 mg/kg，可解除箭毒和阿托品的毒性。

毒性　芦荟注射液以5和10 g/kg给犬肌内注射，连续6个月，观测血象、丙氨酸氨基转移酶、全血尿素氮及肌酐，并称量体重，结果均正常。6个月后处死解剖，对各脏器镜检，未见实质性病变。高低剂量组个别犬可见局部肌肉坏死。

【药性】 苦，寒。归肝、大肠经。

1.《开宝本草》："苦，寒，无毒。"

2.《纲目》："厥阴经药也。"

3.《雷公炮制药性解》："入心、肝二经。"

4.《本草经疏》："足厥阴、太阴二经药，兼入手少阴经。"

5.《本草正》："味大苦，性大寒，气味俱厚，能升能降。"

6.《生草药性备要》："味劫性平。"

7.《本经逢原》："小毒。入肝厥阴经及冲脉。"

8.《本草再新》："味甘、淡，性寒。"

9. 南药《中草药学》："入肝、胃、大肠经。"

【功用主治】 泻下，清肝，杀虫。主治热结便秘，肝火头痛，目赤惊风，虫积腹痛，疥癣，痔瘘。

1.《药性论》："杀小儿疳蛔，主吹鼻杀脑疳，除鼻痒。"

2.《南海药谱》："兼治小儿诸热。"

3.《开宝本草》："主热风烦闷，胸膈间热气，明目镇心，小儿癫痫惊风，疗五疳，杀三虫及痔病疮瘘。解巴豆毒。"

4.《本草图经》："治湿痒，搔之有黄汁者；又治䘌齿。"

5.《生草药性备要》："凉血止痛，治内伤，洗痔疮如神，敷疮疥，去油腻，同粉庄、糖擂作饮，茶送，止咳嗽神药，槌盐少许，敷疮止痛，以入药理口，治疳疗湿癣。"

6.《全国中草药汇编》："主治肝经实热头晕、头痛、耳鸣、烦躁、便秘。"

7.《浙江药用植物志》："主治慢性肝炎。"

【用法用量】 内服：入丸、散，或研末入胶囊，0.6～1.5 g；不入汤剂。外用：研末敷。

【宜忌】 脾胃虚寒者及孕妇禁服。

1.《本草经疏》："凡儿脾胃虚寒作泻及不思食者禁用。"

2.《本经逢原》："若胃虚少食人得之，入口便大吐逆，每致夺食泄泻，而成羸瘦怯弱者多矣。"

【选方】 1. 治肝胆实火，头晕目眩，神志不宁，谵语发狂，或大便秘结，小便赤涩　当归一两，龙胆草五钱，栀子、黄连、黄柏、黄芩各一两，芦荟、大黄各五钱，木香一钱五分，麝香五分，青黛五钱。上为末，炼蜜为丸，如小豆大，小儿如麻子大，生姜汤下，每服二十丸。(《宣明论方》当归龙荟丸)

2. 治大便不通　真芦荟(研细)七钱，朱砂(研如飞面)五钱，滴好酒和丸，每服三钱，酒吞。(《本草经疏》)

3. 治慢性肝炎活动期、肝原性低热　芦荟、胡黄连各1.5 g，黄柏3 g。水泛为丸，每次吞服3 g，每日2次。(《浙江药用植物志》)

4. 治小儿疳痢久不瘥，肚大有青脉，四肢渐瘦　芦荟一两，粉霜一分。上件药同研为末，以水煎黄连汁至浓和丸，如绿豆大。每服食前以粥饮下五丸。(《圣惠方》芦荟丸)

5. 治痔瘘胀痛，血水淋漓　卢会数分，白酒磨化，和冰片二三厘，调搽。(《本草汇言》引《本草切要》)

6. 治癣疮　用芦荟、大黄为末敷之。(《丹溪治法心要》)

7. 治䘌齿　芦荟四分。杵末，先以盐揩齿令洗净，然后敷少末于上。(《海上集验方》)

8. 治蛔结心痛　卢会一钱。剪碎如米粒大，用乌梅花椒汤吞服。(《本草汇言》引《本草切要》)

【临床报道】 1. 治疗慢性乙型肝炎　用芦荟提取物注射液(每1 ml含生药0.1 g)，每日肌注4 ml，连续用药2月。治疗HBsAg(乙肝表面抗原)均阳性的慢性乙肝患者38例，结果显效17例(44.7%)，有效16例(42.1%)，无效5例(13.2%)，总有效率为86.8%，其中7例HBsAg转阴。

2. 治疗银屑病　将芦荟制成10%注射液，每日肌注1次(3 ml)。观察30例，结果治愈3例，显效7例，进步13例，无效7例，平均用药38.8次。

3. 治疗鼻衄等各种外出血　用芦荟粉共治疗包括拔牙、血友病、血小板减少、高血压病、高热、软组织外伤、肛裂、痔疮、下肢溃疡等原因引起的鼻衄、齿衄、口腔出血、便血、肛裂、痔疮出血、外伤出血患者201例(鼻衄86例)。具体用法：用药棉或纱条蘸芦荟粉填塞或压迫，亦可直接撒敷出血处，或将芦荟粉3～6 g加温开水 10～20 ml 搅化滴鼻，每日 3～5 次。结果滴鼻法 45 例中，1 日止血 37 例，2 日止血 8 例，2 例血小板减少者，停药 7～10 日后再出血；撒敷法 42 例，芦荟粉填塞或加压法 114 例，均 1 次止血。

4. 治疗痤疮　普通膏剂化妆品（药物化妆品）加入芦荟天然叶汁（浓度为 5%～7%），制成芦荟美容膏，使用时按一般用法擦涂，但用量宜稍多，轻度者，每早擦 1 次，中度者，每日早晚各擦 1 次，重度者，每日早、中、晚各 1 次。共治疗 140 例，结果显效 82 例，有效 54 例，无效 4 例。

5. 治疗荨麻疹　取新鲜芦荟叶，洗净去刺剥皮，取其肉汁涂擦患处，每日 4～6 次，7 日为 1 个疗程。共治疗 41 例，结果 33 例痊愈，占 80.49%，有效 7 例，占 17.07%。

【各家论述】 1.《本草经疏》："芦荟，寒能除热，苦能泄热燥湿，苦能杀虫，至苦至寒，故为除热杀虫之要药。其主热风烦闷、胸膈间热气，明目，镇心，小儿癫痫，惊风，疗五疳，杀三虫者，热则生风，热能使人烦闷，热除则风热烦闷及胸膈间热气自解。凉肝故明目，除烦故镇心。小儿癫痫，惊风，热所化也；五疳同为内热脾胃停滞之证；三虫生于肠胃湿热；痔病疮瘘，亦皆湿热下客肠脏，致血凝滞之所生，故悉主之。能解巴豆毒，亦除热之力也。"

2.《本草汇言》："卢会，凉肝杀虫之药也。凡属肝脏为病有热者，用之必无疑也。但味极苦，气极寒，诸苦寒药无出其右者。其功力主消不主补，因内热气强者可用，如内虚泄泻食少者禁之。"

2231 芦根 lú gēn（《别录》）

【异名】 芦茅根（《会约医镜》），苇根（《温病条辨》），芦菰根（《草木便方》），顺江龙（《天宝本草》），水蓢蔃（《岭南采药录》），芦柴根（《南京民间药草》），芦通（《江苏植物药材志》），苇子根（《河北药材》），芦芽根（《山东中药》），甜梗子（《四川中药志》），芦头（《全国中草药汇编》）。

【基原】 为禾本科植物芦苇的根茎。

【原植物】 芦苇 *Phragmites communis* Trin.［*P. australis* (Cav.) Trin.］　又名：苇、葭（《诗经》），芦竹（《药对》），蒲苇（《圣济总录》），苇子草（《救荒本草》）。

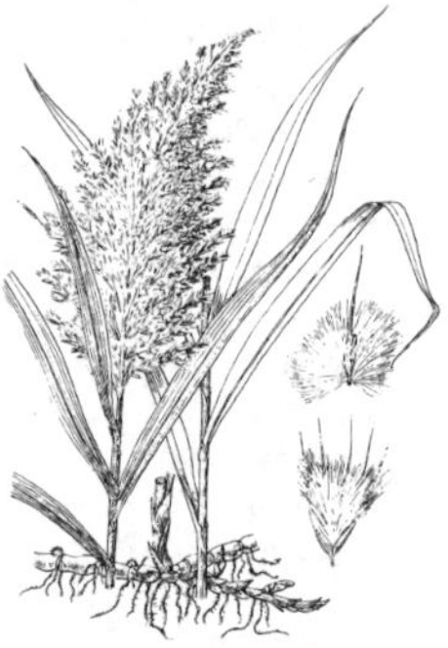
芦　苇

多年生高大草本，高 1～3 m。地下茎粗壮，横走，节间中空，节上有芽。茎直立，中空。叶 2 列，互生；叶鞘圆筒状，叶舌有毛；叶片扁平，长 15～45 cm，宽 1～3.5 cm，边缘粗糙。穗状花序排列成大型圆锥花序，顶生，长 20～40 cm，微下垂，下部梗腋间具白色柔毛；小穗通常有 4～7 花；第一花通常为雄花，颖片披针形，不等长，第一颖片长为第二颖片之半或更短；外稃长于内稃，光滑开展；两性花，雄蕊 3，雌蕊 1，花柱 2，柱头羽状。颖果椭圆形至长圆形，与内稃分离。花、果期 7～10 月。

生于河流、池沼岸边浅水中。全国大部分地区都有分布。

本植物的叶（芦叶）、箨叶（芦竹箨）、花（芦花）、嫩茎（芦茎）、嫩苗（芦笋）亦供药用，另设专条。

【栽培】 生物学特性　喜温暖湿润气候，耐寒。以土层深厚、腐殖质丰富的河流、池沼岸边浅水中栽培为宜。

繁殖方法　根茎繁殖。春、夏、秋季均可栽种。挖起地下根茎，每 2～3 节具芽的切成一段，在浅水处按行株距 80 cm×60 cm 开穴栽种，上覆一层泥土。

田间管理　栽后注意保持浅水，经常清除杂草。

【采收加工】 栽后 2 年即可采挖。一般在 7～10 月挖起地下茎，除掉泥土，剪去须根，切段，晒干或鲜用。

【药材】 芦根 *Phragmitis Rhizoma*　主产于江苏、浙江、安徽、湖北等地。

性状　鲜芦根　呈长圆柱形，有的略扁，长短不一，直径 1～2 cm。表面黄白色，有光泽，外皮疏松可剥离，节呈环状，有残根及芽痕。体轻，质韧，不易折断。切断面黄白色，中空，壁厚 1～2 mm，有小孔排列成环。无臭，味甘。

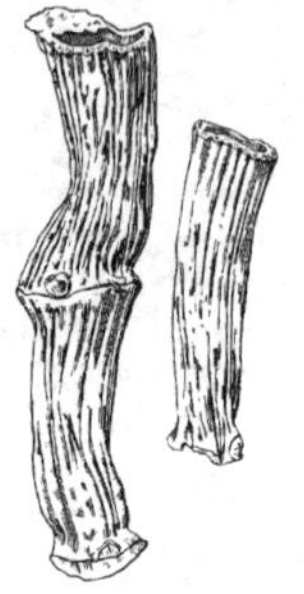
芦根（根茎）外形

干芦根　呈扁圆柱形。节处较硬，节间有纵皱纹。

鉴别　根茎横切面：表皮由长细胞和短细胞构成，长细胞壁波状弯曲，短细胞成对，一个为硅质细胞，腔内含硅质体，另一个为六角形栓化细胞。表皮内为 3～4 层下皮纤维，微木化。皮层宽广，有类方形气腔，排列呈环状；内皮层不明显。中柱维管束 3～4 环列，最外列维管束较小，排列于气腔间，外环的维管束间和内环的维管束间均有纤维连成环带，维管束外韧型，周围有纤维束，原生木质部导管较小，后生木质部各有 2 个大型导管，韧皮部细胞较小，中央髓部大，中空。

【成分】 根茎多量的维生素 B_1、B_2、C 以及蛋白质 5%，脂肪 1%，碳水化合物 51%，天冬酰胺（asparamide）0.1%。含多元酚：咖啡酸（caffeic acid）和龙胆酸（gentisic acid），香草酸（vanillic acid），阿魏酸（ferulic acid），对香豆酸（*p*-coumaric acid）。还含 2，5-二甲氧基-对苯醌（2，5-dimethoxy-*p*-benzoquinone），对羟基苯甲醛（*p*-hydroxybenzaldehyde），丁香醛（syringaldehyde），松柏醛（coniferaldehyde），二氧杂环己烷木质素（dioxanelignin）。另含薏苡素（coixol），小麦黄素（tricin），β-香树脂醇（β-amyrin），蒲公英赛醇（taraxerol），蒲公英赛酮（taraxerone）。又含游离的脯氨酸（proline）和三甲铵乙内酯类（betaines）化合物。

【药理】 1. 免疫促进作用　芦根中提取得到一种多糖具有免疫促进作用，在小鼠脾细胞空斑形成和淋巴细胞转化中显示作用。

2. 护肝作用　芦根提取物灌胃，对四氯化碳肝损伤小鼠具有良好的保护作用，芦根干品提取物的作用较弱。芦根多糖可增强四氯化碳肝损伤小鼠肝细胞抗损伤能力，降低损伤组肝脏内毒物的含量，提高血清和肝脏 GSH-Px 活力，进一步将过氧化物氧化成水和无毒醇。

【炮制】 1. 鲜芦根　取鲜品，除去残茎、膜质状叶片、须根及杂质，洗净泥土，用时切段或捣汁。

2. 芦根　取原药材，除去杂质及须根，洗净，稍润，切段，干燥。

饮片性状　参见"药材"项。

贮干燥容器内，置通风干燥处，防霉，防蛀。鲜芦根埋入湿沙中，防干。

【药性】 甘，寒。归肺、胃、膀胱经。

1.《别录》："味甘，寒。"

2.《本草经集注》："甘、辛。"

3.《药性论》："无毒。"

4.《雷公炮制药性解》："入肺、胃二经。"

5.《医林纂要》："甘、淡，寒。"

6.《得配本草》："入足阳明经。"

7.《要药分剂》："降也，阴也。入肺、脾、肾三经。"

【功用主治】 清热除烦，透疹解毒。主治热病烦渴，胃热呕哕，肺热咳嗽，肺痈吐脓，热淋，麻疹；解河豚鱼毒。

1.《别录》："主消渴客热，止小便利。"

2.《本草经集注》："(解)食诸鱼中毒。"

3.《药性论》："能解大热，开胃，治噎哕不止。"

4.《新修本草》："疗呕逆，不下食，胃中热，伤寒患者，弥良。"

5.《日华子》："治寒热时疾烦闷，妊孕人心热，并泻痢人渴。"

6.《本草蒙筌》："解酒毒。"

7.《天宝本草》："清心益肾，能去目雾、头晕，耳鸣、疮毒皆可治，夜梦颠倒并遗精。"

8.《现代实用中药》："为利尿、解毒药，能溶解胆液凝石，治黄疸、急性关节炎。"

9.《湖南药物志》："祛风，明目，平肝。治牙龈出血，百日咳。"

【用法用量】 内服：煎汤，15～30 g，鲜品 60～120 g；或鲜品捣汁。外用：煎汤洗。

【宜忌】 脾胃虚寒者慎服。

1.《本草经疏》："因寒霍乱作胀，因寒呕吐勿服。"

2.《冯氏锦囊》："脾胃虚寒者禁用。"

3.《得配本草》："忌巴豆。"

【选方】 1. 治肺痈吐血　鲜芦根 1 000 g，炖猪心肺服。(《重庆草药》)

2. 治五噎，心膈气滞，烦闷吐逆，不下食　芦根五两，锉，以水三大盏，煮取二盏，去滓，不计时，温服。(《金匮玉函方》)

3. 治小儿呕吐，心烦热　生芦根一两。净洗，以水一升，煎取七合，去滓，红米一合，于汁中煮粥食之。(《食医心鉴》生芦根粥)

4. 治产后吐利，霍乱，心腹痛　芦根、人参、枇杷叶各一两。上捣筛，每服五钱，水一盏半，煎八分，去滓，温服，不拘时。(《普济方》芦根饮)

5. 治胃气痛，吐酸水　芦根 15 g，香樟根 9 g。煨水服，一日 2 次。(《贵州草药》)

6. 治麻疹不透　芦根 30 g，柽柳 9 g。水煎服。(《山东中草药手册》)

7. 治猩红热　鲜芦根、鲜白茅根各 30 g，白糖适量。水煎，当茶喝。(《河南中草药手册》)

8. 治咽喉肿痛　鲜芦苇根，捣绞汁，调蜜服。(《泉州本草》)

9. 治目暴肿　芦根五两，甘草(炙)一两，粟米三合，甜竹茹鸡子大。上四味，锉如麻豆。每用五钱匕，水二盏，煎取一盏，去滓，食后温服，日三。(《圣济总录》芦根汤)

【临床报道】 治疗便秘　芦根 500 g，蜂蜜 750 g。将芦根放入煎锅中，加水 6 000 ml，浸泡 4 小时，慢火煎煮 2 小时后，去渣，得药液 1 000 ml，浓缩至 750 ml，然后加入蜂蜜 750 g，煎熬收膏。服法：每次 30 ml，每日 3 次，饭前服，儿童酌减。共治 76 例，其中单纯性便秘 68 例，顽固性便秘 8 例。单纯性便秘患者服药第二日大便即能正常排出；顽固性便秘患者服药 3 小时后大便方能解出，服药 10 小时左右，大便可正常。

【各家论述】 1.《纲目》："按《雷公炮炙论》云：益食加觞，须煎芦、朴。注云：用逆水芦根，并厚朴二味等分，煎汤服。盖芦根甘能益胃，寒能降火故也。"

2.《本草经疏》："芦根，味甘寒而无毒。消渴者，中焦有热，则脾胃干燥，津液不生而然也。甘能益胃和中，寒能除热降火，热解胃和，则津液流通而渴止矣。客热者，邪热也，甘寒除邪热，则客热自解。肺为水之上源，脾气散精，上归于肺，始能通调水道，下输膀胱，肾为水脏而主二便，三家有热则小便频数，甚至不能少忍，火性急速故也，肺、肾、脾三家之热解，则小便复其常道矣。火升胃热，则反胃呕逆不下食及噎哕不止；伤寒时疾，热甚则烦闷；下多亡阴，故泻利人多渴；孕妇血不足则心热。甘寒除热安胃，亦能下气，故悉主之也。"

3.《本草述》："芦根之味甘气寒，故益胃而解热；甘寒更能养阴，故治胃热呕哕，为圣药也。然骨蒸肺痿之能治也，云何？盖胃之三脘皆在任脉，此之甘寒除胃热者，固能和胃之元阴而脾阴达肺也，故能疗斯证耳。若然则阳得阴化，而肺阴亦下降，如泻痢人多渴者，下多亡阴也；孕妇心热者，血不足也。宜胥能疗之矣，是岂徒以解热降火尽之哉！"

4.《医学衷中参西录》："芦根，其性凉能清肺热，中空能理肺气，而又味甘多液，更善滋阴养肺。""芦根，其善发痘疹者，以其有振发之性也；其善利小便者，以其体中空且生水中，自能行水也。其善止吐血、衄血者，以其性凉能治血热妄行，且血亦水属，其性能引水下行，自善引血下行也。"

2232 **芦笋** lú sǔn (《本草图经》)

【异名】 灈(《尔雅》)，芦尖《要药分剂》。

【基原】 为禾本科芦苇属植物的芦苇的嫩苗。

【原植物】 参见"芦根"条。

【采收加工】 5～7 月采挖，晒干或鲜用。

【成分】 绿色植株含腐殖酸(humic acid)。

【药性】 甘，寒。

1.《本草图经》："味小苦，极冷。"

2.《日用本草》："味甘，寒，无毒。"

3.《医林纂要》："甘，淡，寒。"

【功用主治】 清热生津，利水通淋。主治热病口渴心烦，肺痈，肺痿，淋病，小便不利。并解食鱼、肉中毒。

1.《日用本草》："治膈寒(《纲目》引作'膈间')客热，止渴，利小便，解诸鱼之毒。"

2.《纲目》："解诸肉毒。"

3.《本草经疏》："除热。"

4.《医林纂要》："快痘毒。"

5.《食物考》："解五噎，截呕。"

6. 张秉成《本草便读》："治肺痈肺痿。"

【用法用量】 内服：煎汤，30～60 g，或鲜品捣汁。

【宜忌】 脾胃虚寒者慎服。

1.《本草经集注》："服药有巴豆勿食芦笋。"

2.《宝庆本草折衷》："亦发病，凡服药者当忌之。"

【选方】 1. 治肺热出血　芦笋 500 g。捣取汁加糖服。(《东北药用植物》)

2. 治热淋　芦笋(切)三升。水五升，煮取二升，三服。(《医心方》引《录验方》)

2233 **芦竹沥** lú zhú lì (《重庆草药》)

【基原】 为禾本科芦竹属植物芦竹茎竿经烧炙后沥出的液汁。

【原植物】 参见"芦竹根"条。

【采收加工】 取鲜芦竹竿，截成 30～50 cm 长，两端去节，劈开，架起，中部用火烤之，两端即有液汁流出，以器盛之。

【药性】 味苦，性寒，无毒。

【功用主治】 治小儿高热惊风。

【用法用量】 内服：开水冲，15～30 g。

2234 **芦竹根** lú zhú gēn (《四川中药志》)

【异名】 芦荻头(《岭南采药录》)，楼梯杆(《四川中药志》)。

【基原】 为禾本科芦竹属植物芦竹的根茎。

【原植物】 芦竹 *Arundo donax* L.　又名：荻芦竹(《本草汇言》)，绿竹(《分类草药性》)。

多年生草本。具根茎，须根粗壮。秆直立，高2～6 m，径 1～1.5 cm，常具分枝。叶鞘较节间为长，无毛或其颈部具长柔毛；叶舌膜质，截平，长约1.5 mm，先端具短细毛；叶片扁平，长30～60 cm，宽 2～5 cm，嫩时表面及边缘微粗糙。圆锥花序较紧密，长30～60 cm，分枝稠密，斜向上升，小穗含 2～4 花；颖披针形，具 3～5 脉，外稃亦具 3～5脉，中脉延伸成短芒，背面中部以下密被略短于稃体的白柔毛，基盘长约 0.5 mm，内稃长约为外稃的一半。花期10～12月。

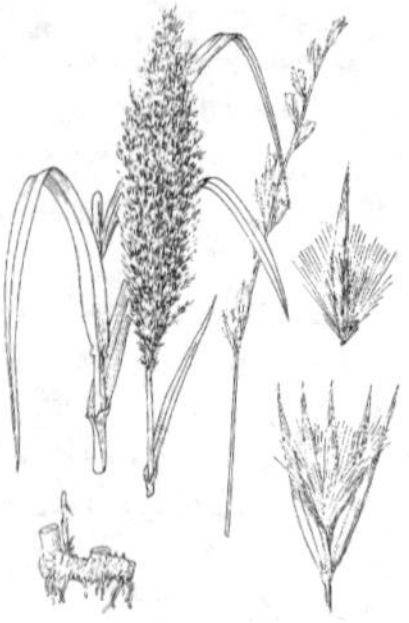

芦　竹

生于溪旁及屋边较潮湿的深厚的土壤处。分布于华南、西南及江苏、浙江、湖南等地。

本植物的茎竿经烧炙后沥出的液汁（芦竹沥）亦供药用，另设专条。

【栽培】 生物学特性　喜温暖湿润气候。对土壤要求不严，但宜选择土层深厚、排水良好的壤土栽培。

繁殖方法　用分株繁殖法。9～10月挖取全丛，分成数蔸，每蔸有茎秆 2～3 根，按行株距 60 cm×50 cm 开窝，深约 25 cm，每窝栽 1 蔸，栽前砍去茎秆上端，栽后盖土，压紧，浇水。

田间管理　当年冬季，天旱时注意浇水。第二年春施人畜粪水，以后每年除 1～2 次杂草，冬季培土壅蔸。

【采收加工】 5～7 月拔取全株，砍取根茎，切片或整条晒干。

【药材】 芦竹根 *Arundinis Donacis Rhizoma*　主产于四川。

性状　根茎呈弯曲扁圆条形，长 10～18 cm，粗 2～2.5 cm，黄棕色，有纵皱纹，一端稍粗大，有大小不等的笋子芽胞突起，基部周围有须根断痕；有节，节上有淡黄色的叶鞘残痕，或全为叶鞘包裹。质坚硬，不易折断。气微，味淡。

【成分】 根茎含生物碱类：*N*，*N*-二甲基色胺（*N*，*N*-dimethyltryptamine），5-甲氧基-*N*-甲基色胺（5-methoxy -*N*-methyltryptamine），蟾蜍色胺（bufotenine），去氢蟾蜍色胺（dehydrobufotenine），蟾毒季铵（bufotenidine）和异羟肟酸（hydroxamic acid）。

根含生物碱类：二聚吲哚生物碱 arundine，ardine，吡咯烷生物碱 donaxanine，四甲基-*N*，*N*-双（2，6-二甲苯基）环丁烷-1，3-二亚胺〔tetramethyl-*N*，*N*-bis(2，6-dimethylphenyl)cyclobutane-1，3-diimine〕，*N*-(4′-溴苯基)-2，2′-二苯基乙酰苯胺〔*N*-(4′-bromophenyl)-2，2′-diphenylacetanilide〕，2-dehydroecdysterone-3-*O*-benzoate，禾草碱（gramine），胡颓子碱（eleagnine），*N*，*N*-二甲基色胺甲基氢氧化物（*N*，*N*-dimethyltryptamine methohydroxide），3，3′-双（吲哚基甲基）二甲铵氢氧化物〔3，3′-bis(indolylmethyl)dimethylammonium hydroxide〕。还含三十烷（triacontane），*α*-香树脂醇乙酸酯（*α*-amyrin acetate），*β*-香树脂醇乙酸酯，三十烷醇（triacontanol），无羁萜（friedelin），豆甾醇（stigmasterol），*β*-谷甾醇（*β*-sitosterol）和菜油甾醇（campesterol）。

【药理】 降压等作用　根茎脱脂乙醇提取物，有降压及解痉作用，能拮抗组胺、5-羟色胺、乙酰胆碱引起的痉挛；根茎中提出的蟾毒季铵具有抗乙酰胆碱作用，在骨骼肌抗乙酰胆碱作用较在平滑肌强，使子宫兴奋，并能释放组胺。

【炮制】 1. 鲜芦竹根取鲜品，除去杂质，洗净，切厚片。

2. 芦竹根取原药材去杂质，洗净，润软，切成厚片，干燥，筛去灰屑。

饮片性状　鲜芦竹根为类圆形的厚片，直径 2～2.5 cm。外表面棕黄色，具光泽，有时可见大小不等的芽胞突起及叶鞘残痕，切面淡黄白色。质坚而韧。气微，味甘。芦竹根为扁圆形厚片。外表面浅黄棕色，具纵向皱纹。

芦竹根贮干燥容器内，置通风干燥处；鲜芦竹根埋于湿沙中，临时取用。

【药性】 苦、甘，寒。归肺、胃经。

1.《草木便方》："苦，大凉。"

2.《岭南采药录》："味甘、淡。"

3.《四川中药志》1960 年版："性寒，味苦，无毒。入肺、胃二经。"

4.《全国中草药汇编》："苦、甘，寒。"

【功用主治】 清热泻火，生津除烦，利尿。主治热病烦渴，虚劳骨蒸，吐血，热淋，小便不利，风火牙痛。

1.《草木便方》："治风火虫牙疼痛，虚劳骨蒸潮热，头昏目赤。"

2.《分类草药性》："治牙痛，火淋，天行热狂，反胃。"

3.《岭南采药录》："清肺热，食瘟马肉中毒，取根捣自然汁煎服。"

4.《四川中药志》1960 年版："退火清热。治寒湿化热。"

5.《全国中草药汇编》："清热泻火。主治热病烦渴，小便不利。"

6.《福建药物志》："清热泻火，止呕除烦，生津止渴。主治发热烦渴、麻疹、呕吐、吐血、淋浊、骨蒸劳热、牙痛。"

【用法用量】 内服：煎汤，15～30 g；或熬膏。外用：捣敷。

【宜忌】《四川中药志》1960 年版："体虚无热者慎用。"

2235 芦竹笋 lú zhú sǔn（《重庆草药》）

【基原】 为禾本科芦竹属植物芦竹的嫩苗。

【原植物】 参见"芦竹根"条。

【采收加工】 4～5 月采收，鲜用。

【药性】《重庆草药》："味苦，性寒，无毒。"

【功用主治】 清热泻火。主治肺热吐血，骨蒸潮热，头晕，热淋，聤耳，牙痛。

1.《分类草药性》："笋汁治耳痛。"

2.《岭南采药录》："嫩笋捣烂能拔腐骨。"

3.《重庆草药》："清火解热，适用于多种发热证候。治骨蒸潮热，火牙痛，头晕，火淋等。"

【用法用量】 内服：煎汤，鲜品 15～60 g；或捣汁；或熬膏。外用：捣汁滴耳。

【选方】 1. 治肺热吐血　芦竹笋 500 g，捣取汁加白糖服。

2. 治热毒灌耳心（中耳炎）　芦竹笋 500 g。捣取汁加冰片滴耳。

3. 治青壮年用脑过度，精神失常　芦竹笋捣汁熬膏加白糖服，每服 1 茶匙。（1～3 方出自《重庆草药》）

2236 芦竹箨 lú zhú tuò（《药对》）

【异名】 芦荻外皮（《圣惠方》）。

【基原】 为禾本科芦苇属植物芦苇的箨叶。

【原植物】 参见"芦根"条。

【采收加工】 春、夏、秋三季均可采收。晒干。

【药材】 芦竹箨 *Phragmitis Communis Folium*　产于全国大部分地区。

性状　多破碎，完整者呈圆筒形或槽状，上部小叶已脱落，长 8～14 cm。外表面灰黄色或黄棕色，具明显的细密纵皱纹；内表面淡黄棕色，光滑，具光泽；中间厚，边缘带膜质。质韧，断面可见 1 列大型孔洞。气微，味淡。

【药性】《药对》："寒。"

【功用主治】《药对》："主金疮，生肉，灭瘢。"

【用法用量】 内服：烧灰研末冲，3～6 g。外用：研末撒。

【选方】 治吐血不止　芦荻外皮，烧灰，勿令白，为末，入蚌粉少许，研匀，麦门冬汤服一二钱。（《圣惠方》）

2237 芦荟叶 lú huì yè （《岭南采药录》）

【基原】 为百合科芦荟属植物斑纹芦荟或库拉索芦荟等的叶。

【原植物】 参见"芦荟"条。

【采收加工】 全年均可采，鲜用或晒干。

【药性】 苦、涩，寒。归肝、大肠经。

1.《生草药性备要》："味涩，性平。"

2.《四川中药志》1960年版："性寒，味苦、涩，无毒。"

3.《广西本草选编》："有毒。"

【功用主治】 泻火，解毒，化瘀，杀虫。主治目赤，便秘，白浊，尿血，小儿惊痫，疳积，烧烫伤，妇女经闭，痔疮，疥疮，痈疖肿毒，跌打损伤。

1.《生草药性备要》："凉血止痛。治内伤，洗痔疮，敷疮疥，去油腻。"

2.《云南府志》："治丹毒。"

3.《纲目拾遗》："治跌扑损伤。"

4.《植物名实图考》："治汤火灼伤。"

5.《四川中药志》1960年版："治湿热白浊，白带。"

6.《福建药物志》："泻火通便，凉血消肿。主治扭伤，脚底深部脓肿炎症期，轻度烧烫伤，甲沟炎，走马牙疳，百日咳，风火赤眼，便秘。"

【用法用量】 内服：煎汤，15～30 g；或捣汁。外用：鲜品捣敷或绞汁涂。

【宜忌】《广西本草选编》："孕妇忌服。""本品水液有毒，服量过多可引起剧烈腹泻，盆腔充血，甚至堕胎。"

【选方】 1. 治白浊　鲜芦荟叶，挤汁6～7茶匙，加淡瓜子仁30枚。稍炖温，饭前服，每日2次。（《福建民间草药》）

2. 治百日咳　芦荟鲜叶捣烂绞汁1茶匙，加糖顿服。（《福建中草药》）

3. 治烧烫伤，蜂螫伤　芦荟鲜叶捣烂外敷，或取汁外涂。（《广西本草选编》）

4. 治脚底深部脓肿炎症期　鲜芦荟叶焙焦，加些黄酒，捣烂，加热敷患处，日换2次。（《福建药物志》）

2238 芦荟花 lú huì huā （《岭南采药录》）

【基原】 为百合科芦荟属植物斑纹芦荟等的花。

【原植物】 参见"芦荟"条。

【采收加工】 7～8月间采收，鲜用或阴干。

【药性】《广西本草选编》："味甘淡，性凉，有毒。"

【功用主治】 止咳，止血。主治咳嗽，咳血，吐血，白浊。

《广西本草选编》："清热利湿，健胃。"

【用法用量】 内服：煎汤，3～6 g。外用：煎水洗。

【宜忌】《广西本草选编》："孕妇忌服。"

【选方】 1. 治支气管炎，肺结核咯血，吐血　芦荟花6～9 g。水煎服。（《广西本草选编》）

2. 治内伤吐血　芦荟花以酒煎服。

3. 治白浊　芦荟花和猪肉煎汤服。

4. 治月内婴儿眼不开　芦荟花煎水洗。（2～4方出自《岭南采药录》）

2239 芦荟根 lú huì gēn （《广东中草药》）

【基原】 为百合科芦荟属植物斑纹芦荟等的根。

【原植物】 参见"芦荟"条。

【采收加工】 全年均可采，切段晒干。

【药性】《广西本草选编》："味甘淡，性凉，有毒。"

【功用主治】 清热利湿，化瘀。主治小儿疳积，尿路感染。

1.《广东中草药》："治尿道感染，尿血"。

2.《广西本草选编》："清热利湿，健胃。"

【用法用量】 内服：煎汤，15～30 g。

【宜忌】《广西本草选编》："孕妇忌服。"

2240 芭茅 bā máo （《纲目》）

【异名】 竿青、竿芒、五节芝茎（《福建药物志》）。

【基原】 为禾本科芒属植物芭茅的茎。

【原植物】 芭茅 *Miscanthus floridulus*（Labill.）Warb.

多年生草本。通常有根茎。秆为白色质软的髓所填满，高2～4 m。叶鞘无毛，或边缘具稀疏纤毛；叶舌长1～3 mm；叶片条状披针形，长50～90 cm，宽15～30 mm，除表面基部具微毛外，余均无毛。圆锥花序顶生，大型，由多数总状花序组成，长30～50 cm，主轴显著延伸，几达花序的顶端，或至少达到花序的2/3以上；分枝的腋间有微毛，通常细弱；小穗柄无毛，先端膨大，短柄长1～1.5 mm，长柄长2.5～3 mm；小穗有1两性花，孪生于穗轴之上；有不等长的柄，基盘具稍长的丝状毛；颖稍不等长，厚膜质或纸质，第一颖两侧内摺成2脊，先端钝或具有2微齿，背部无毛，第二颖先端渐尖，有3脉；第一外稃长圆状披针形，透明膜质，稍短于颖，边缘有小纤毛，先端钝圆，无芒，第二外稃有疏松扭转而膝曲的芒，芒长（5～）7～11 mm，其内稃微小而不存在；雄蕊3，花药长约1.8 mm。花、果期5～11月。

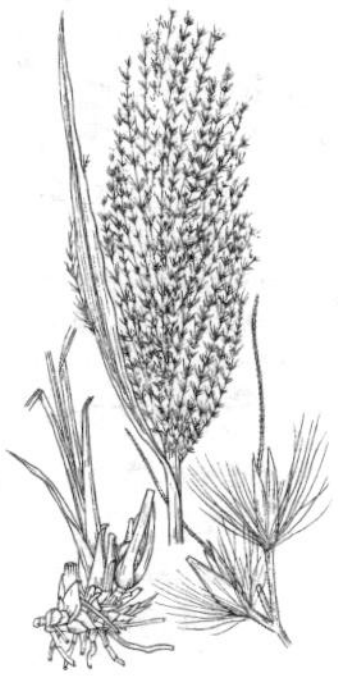

芭　茅

生于山坡、草地及河边。分布于华东、中南、西南等地。

本植物根茎部叶鞘内的虫瘿（芭茅果）亦供药用，另设专条。

【采收加工】 6～11月采收，切段晒干。

【药性】《福建药物志》："甘，平。"

【功用主治】《福建药物志》："祛风除湿，利水通淋。主治热淋，白浊，白带，风湿关节痛，鼻衄，乳糜尿，急性肾盂炎，泌尿道结石。"

【用法用量】 内服：煎汤，15～30 g。

【选方】 1. 治热淋，白浊，白带　五节芒茎30 g，少花龙葵20 g。水煎服。

2. 治急性肾盂炎，泌尿道结石　五节芒茎、菜豆壳、连钱草各15 g，水煎服。（1、2方出自《福建药物志》）

2241 芭茅果 bā máo guǒ （《贵州民间药物》）

【异名】 牛草果（《贵州民间药物》），苦芦骨（《全国中草药汇编》）。

【基原】 为禾本科芒属植物芭茅根茎部叶鞘内的虫瘿。

【原植物】 参见"芭茅"条。

【采收加工】 7～10月采收，晒干。

【药性】 辛、甘，微温。

1.《贵州民间药物》："性温，味辛。"

2.《全国中草药汇编》："甘、温。"

3.《福建药物志》："甘，平。"

【功用主治】 解表透疹，行气调经。主治小儿疹出不透，胃脘痛，疝气，月经不调。

1.《贵州民间药物》："顺气，发表，除瘀。"

2.《全国中草药汇编》："发表，理气，调经。主治小儿疹出不透,小儿疝气,月经不调,胃寒作痛,筋骨扭伤,淋病。”

【用法用量】 内服:煎汤,5～10 g;或浸酒。

【选方】 1. 治小儿疝气 巴茅果3个,茴香根15 g,香附米3个。蒸甜酒服。

2. 治月经不调 巴茅果15～30 g。泡酒250 g,每次服15 g。(1、2方出自《贵州民间药物》)

2242 芭蕉子 bā jiāo zǐ (《食疗本草》)

【基原】 为芭蕉科芭蕉属植物芭蕉的果实。

【原植物】 参见“芭蕉根”条。

【采收加工】 9～10月果实熟时采收,鲜用。

【药性】 《食疗本草》:“子生食大寒;蒸熟暴之令口开,舂(春)取仁性寒。”

【功用主治】 《食疗本草》:“(生食)止渴润肺,(蒸熟取仁)通血脉,填骨髓。”

【用法用量】 内服:生食或蒸熟取仁,适量。

【宜忌】 《食疗本草》:“子生食发冷病。”

2243 芭蕉叶 bā jiāo yè (《本草再新》)

【基原】 为芭蕉科芭蕉属植物芭蕉的叶。

【原植物】 参见“芭蕉根”条。

【采收加工】 7～10月采收,切碎,鲜用或晒干。

【药性】 甘、淡,寒。归心、肝经。

1.《本草再新》:“味甘苦,性大寒,无毒。入心、肝二经。”

2.《江西草药》:“性凉,味淡。”

【功用主治】 清热,利尿,解毒。主治热病,中暑,水肿,脚气,痈肿,烫伤。

1.《本草再新》:“治心火作烧,肝热生风,除烦解暑。”

2.《现代实用中药》:“为利尿药。治水肿脚气,外用消痈肿。”

3.《中国药用植物图鉴》:“皮及叶敷蜂、虻刺伤处,可止痛,并有止血作用。”

【用法用量】 内服:煎汤,6～9 g;或烧存性研末,每次0.5～1 g。外用:捣敷;或烧存性研末调敷。

【选方】 1. 治全身浮肿,阴囊肿 芭蕉叶、山栀子煮汤,作熏洗剂,或作温浴剂。〔《江苏中医》1964,(9):36〕

2. 治肿毒初发 芭蕉叶研末,和生姜汁涂。(《圣惠方》)

3. 治小儿走马牙疳 芭蕉杆或叶,无即用根,烧存性,灰入麝香、轻粉敷之。(《百一选方》)

4. 治吹乳 芭蕉叶捣烂,敷贴。(《卫生易简方》)

5. 治烫火伤 芭蕉叶适量,研末。水泡已破者,麻油调搽;水泡未破者,鸡蛋清调敷。(《江西草药》)

6. 治鱼骨卡喉 芭蕉卷(嫩)叶,烧存性研末,每服0.6～1 g,水或酒送下。〔《江苏中医》1964,(9):36〕

2244 芭蕉花 bā jiāo huā (《日华子》)

【基原】 为芭蕉科芭蕉属植物芭蕉的花。

【原植物】 参见“芭蕉根”条。

【采收加工】 8～9月花开时采收,鲜用或阴干。

【药性】 甘、微辛,凉。

1.《滇南本草》:“味酸、咸,性温。”

2.《江西草药》:“性凉,味淡。”

3.《贵州草药》:“性寒,味甘、微辛。”

【功用主治】 化痰,散瘀,止痛。主治胸膈饱胀,脘腹痞疼,吞酸反胃,呕吐痰涎,头目昏眩,心痛,怔忡,风湿疼痛,痢疾。

1.《日华子》:“治心痹痛。”

2.《滇南本草》:“主治寒痰停胃,呕吐恶心,吞酸吐酸,反胃吐呃,饮食饱胀,呕吐酸痰,胸膈胀满饱闷,胃口肚腹疼痛。暖胃散痰,咸能软坚。”

3.《分类草药性》:“治头眩昏,气痛,散血。”

4.《岭南采药录》:“治红白痢,能通经。”

5.《中国药用植物图鉴》:“干花可治脑溢血,花蕾可治痢。”

【用法用量】 内服:煎汤,5～10 g;或烧存性研末,每次6 g。

【选方】 1. 治反胃,吐呃饮食酸痰,胃口肚腹疼痛,胸膈饱胀 芭蕉花二钱。水煎,点水酒服。忌鱼、羊、生冷、蛋、蒜。(《滇南本草》)

2. 治胃痛 芭蕉花、花椒树上寄生茶各15 g。煨水服,每日2次。(《贵州草药》)

3. 治心痹痛 芭蕉花烧存性,研,盐汤点服二钱。(《日华子》)

4. 治心绞痛 芭蕉花250 g,猪心1个。水炖服。(《江西草药》)

5. 治怔忡不安 (芭蕉)花1朵。煮猪心食。(《湖南药物志》)

6. 治风湿痛 芭蕉花,酒浸,每次饮小半杯,食后服。〔《江苏中医》1964,(9):36〕

7. 治肺痨 芭蕉花60 g,猪肺250 g。水炖,服汤食肺,每日1剂。(《江西草药》)

2245 芭蕉油 bā jiāo yóu (《日华子》)

【异名】 芭蕉汁(《卫生杂兴》),芭蕉树水〔《中级医刊》1959,(5):57〕。

【基原】 为芭蕉科芭蕉属植物芭蕉的茎的汁液。

【原植物】 参见“芭蕉根”条。

【采收加工】 夏、秋季将近茎根部刺破取流出汁液,用瓶子装好,密封备用。或以嫩茎捣烂绞汁亦可。

【药性】 甘,寒。

《日华子》:“冷,无毒。”

【功用主治】 清热,止渴,解毒。主治热病烦渴,惊风,癫痫,高血压头痛,疔疮痈疽,中耳炎,烫伤。

1.《日华子》:“治头风热并女人发落,止烦渴及汤火疮。”

2.《本草图经》:“治暗风痫病,涎作晕闷欲倒者,饮之得吐便瘥。”

3.《本草衍义》:“其苗为布取汁,妇人涂发令黑。”

4.《岭南采药录》:“外涂痈疽,结核热。”

5.《贵州民间方药集》:“治中耳炎。”

6.《四川中药志》1960年版:“内服一小碗治红丝疔疮;外擦脑顶,治高血压头痛。”

【用法用量】 内服:50～250 ml。外用:搽涂;或滴耳;或含漱。

【选方】 1. 小儿截惊 芭蕉汁、薄荷汁,煎匀,涂头顶(留囟门)、涂四肢(留手足心)。(《卫生杂兴》)

2. 治痫病 取芭蕉自然汁,时时呷一两口,甚者服及五升必愈。(《小儿卫生总微论方》)

3. 治风蚛牙,颐颊腮肿痛 芭蕉自然汁一碗。煎及八分,乘热漱牙肿处,漱尽即止。(《普济方》)

4. 治中耳炎 用竹筒斜插在芭蕉茎上,取茎内流出的汁滴入耳心,每日3～4次。(《贵州草药》)

2246 芭蕉根 bā jiāo gēn (《日华子》)

【异名】 芭蕉头(《分类草药性》)。

【基原】 为芭蕉科芭蕉属植物芭蕉的根茎。

【原植物】 芭蕉 *Musa basjoo* Sieb. et Zucc. 又名:甘蕉(《史记》),巴且(《汉书》),天苴(《史记》徐广注),绿天、扇仙(《群芳谱》)。

多年生丛生草本,高2.5～4 m。叶柄粗壮,长达30 cm;叶片长圆形,长2～3 m,宽25～30 cm,先端钝,基部圆形或不对称,叶面鲜绿色,有光泽。花序顶生,下垂;苞片红褐色或紫色;雄花生于花序上部，雄花具雄蕊5，离生；雌花生于花序下部，雌花在每一苞片内10～16朵，2列，合生花被片长4～4.5 cm，具5(3+2)齿裂，离生花被片几与合生花被片等长，先端具小尖头，子房在下位3室，柱头近头状。浆果三棱状，长圆形，长5～7 cm，具3～5棱，近无柄，肉质，内具多数种子。种子黑色，具疣突及不规则棱角。花期8～9月。

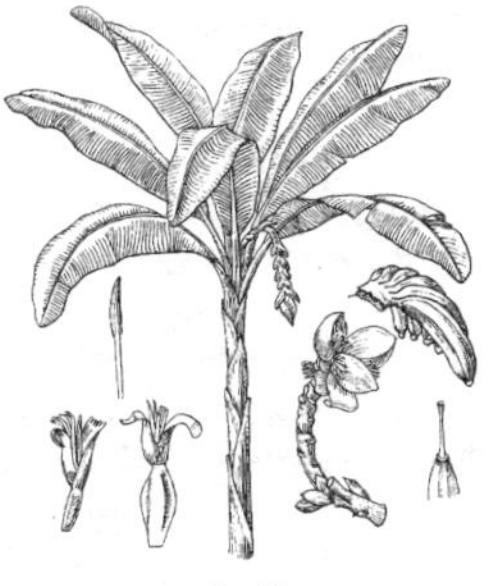
芭 蕉

秦岭淮河以南可以露地栽培，多栽培于庭园及农舍附近。我国台湾可能有野生。

本植物的叶(芭蕉叶)、花(芭蕉花)、果实(芭蕉子)、茎中汁液(芭蕉油)亦供药用，另设专条。

【栽培】 *生物学特性* 喜温暖炎热的气候，忌严寒。宜选择排水良好、肥力充足、水分适度的地块栽培。

繁殖方法 分株繁殖法。3～5月，从蕉园中挖掘分生的吸芽苗，按行株距2 m×2 m挖穴，施足基肥，定植。

田间管理 每年施肥3～6次，中耕除草3～4次。每株留吸芽1株，过多的吸芽砍除。霜冻期用稻草覆盖防寒。

病虫害防治 病害有叶斑病，可用波尔多液喷雾。虫害有象鼻虫，幼虫为害蕉心，可用诱杀或人工捕杀成虫的方法来防治。

【采收加工】 全年均可采挖，晒干或鲜用。

【药理】 抑制肾脏草酸钙结晶形成 芭蕉芯提取液具有抑制实验性高草酸尿症小鼠肾脏草酸钙结晶形成的作用，抑制作用明显比维生素 B_6 强。

【药性】 甘，寒。归胃、脾、肝经。

1.《宝庆本草折衷》："味甘、寒，无毒。"

2.《本草备要》："味甘，大寒。"

3.《药性考》："性滑。"

4.《本草撮要》："入足太阴、厥阴经。"

5.《本草用法研究》："入肺、胃二经。"

【功用主治】 清热解毒，止渴，利尿。主治热病，烦闷，消渴，痈肿疔毒，丹毒，崩漏，淋浊，水肿，脚气。

1.《日华子》："治天行热狂，烦闷，消渴；患痈毒并金石发，热闷口干人，并绞汁服；及梳头长益发；肿毒游风，风疹，头痛，并研署敷。"

2.《医林纂要》："靖火，清金。"

3.《重庆堂随笔》："解猪肉毒。"

4.《药性切用》："宽胀消痈。"

5.《草药新纂》："清血毒，治瘰疬。"

6.《现代实用中药》："为利尿药。治水肿脚气。"

7.《湖南药物志》："消肿，安胎。"

8.《贵州草药》："止痛，平肝，定喘。"

9.《浙江药用植物志》："主治糖尿病，关节肿痛，颈淋巴结核，烫伤。"

【用法用量】 内服：煎汤，15～30 g，鲜品30～60 g；或捣汁。外用：捣敷；或捣汁涂；或煎水含漱。

【宜忌】 《本草用法研究》："阳虚脾弱无实热者，忌用。"

【选方】 1. 治偏风口面㖞斜，一切热毒风攻头面 芭蕉根不以多少，于甑内蒸两炊久，取出烂研，绞取自然汁。每日饭后取二合，生蜜一匙头，以酒调之顿服，日再服。(《圣济总录》)

2. 治血淋，心烦，水道中涩痛 旱莲子一两，芭蕉根一两。上细锉，以水二大盏，煎取一盏三分，去滓，食前分为三服。(《圣惠方》)

3. 治糖尿病 (芭蕉)鲜根60 g。捣烂取汁，和晚蚕沙粉30 g，蜂蜜少许冲服。(《浙江药用植物志》)

4. 治慢性肾脏炎 芭蕉根15 g(鲜根30 g)，煎服；或与接骨木花10 g同煎。〔《江苏中医》1964，(9)：36〕

5. 治乳糜尿 鲜芭蕉根200 g，瘦猪肉200 g。水炖，服汤。分早晚2次服，每隔3日服1剂，总疗程4～6剂。〔《湖北中医杂志》1989，(5)：16〕

6. 治头昏痛 芭蕉头250 g，猪脑花1付。炖服。(《四川中药志》1982年版)

7. 治头晕目眩，哮喘 芭蕉根30 g，杜仲15 g。煨水服。(《贵州草药》)

8. 治打扑伤损 糯米粥热摊布帛上，捣芭蕉根放粥上，乘热裹患处。虽时下甚痛，即便无事。(《百一选方》引孙盈仲方)

2247 苏木 sū mù (《医学启源》)

【异名】 苏枋(《南方草木状》)，苏方(《肘后方》)，苏方木(《新修本草》)，棕木(《中国主要植物图说·豆科》)，赤木(《兽医国药及处方》)，红柴(《四川中药志》)，红苏木(《广西中草药》)，落文树(《玉溪中草药》)。

【基原】 为豆科芸实属植物苏木的心材。

【原植物】 苏木 *Caesalpinia sappan* L.

灌木或小乔木，高5～10 m。树干有刺。小枝灰绿色，具圆形突出的皮孔，新枝被柔毛。二回羽状复叶，长达40 cm，羽片7～13对，对生，叶轴被柔毛；小叶9～17对，对生，长圆形至长圆状菱形，长约14 mm，宽约6 mm，先端钝形微凹，基部歪斜，全缘，上面绿色，无毛，下面具腺点，中脉偏斜。圆锥花序顶生或腋生，长约与叶相等，被短柔毛；苞片大，披针形，早落；花梗被细柔毛；花托浅钟形；萼片5，稍不等，下面1片比较大，呈兜状；花瓣黄色，阔倒卵形，最上面1片基部带粉红色，具柄；雄蕊10，离生，2轮排列，稍伸出，花丝细，上部扭曲，下部密被柔毛；雌蕊1，花柱细长，子房有灰色绒毛，花柱被毛，柱头截平。荚果木质，稍压扁，近长圆形至长圆状倒卵形，基部稍狭，先端斜向平截，先端有喙，红棕色，不开裂。种子3～4颗，长圆形，稍扁，褐黄色。花期5～10月，果期7月至翌年3月。

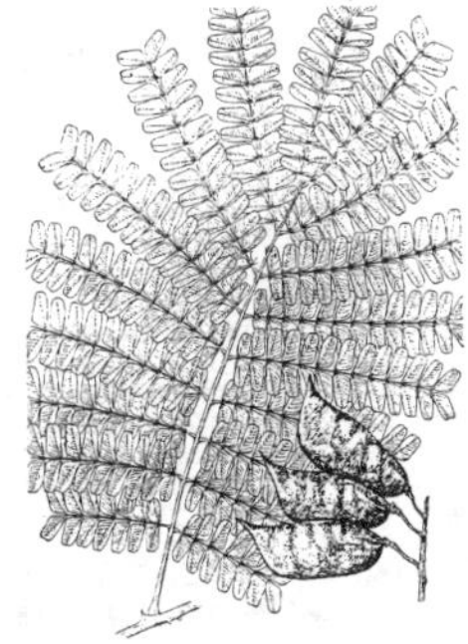
苏 木

生于海拔200～1 050 m的山谷丛林中或栽培。分布于云南金沙江河谷和红河河谷。福建、广东、广西、海南、四川、贵州、云南、台湾等地有栽培。

【栽培】 *生物学特性* 喜温暖、阳光充足的环境，怕荫蔽和积水，耐旱。耐轻霜，热带和南亚热带地区都可种植。对土壤要求不严，适于砂壤及冲积土上种植，但以向阳高燥、土层深厚、疏松肥沃、排水良好、富含腐殖质的砂质壤土栽培为宜。

繁殖方法 种子繁殖，多采用育苗移栽法，也可直播。育苗移栽：2月份选饱满无虫蛀、有光泽、坚实的种子，按行距20 cm×5 cm开沟点播。待苗高30 cm左右时，选择阴雨天移苗定植。大田直播，雨季选阴雨天进行，每穴播种2～3颗，深1.5～2 cm，盖草保湿，出苗时揭去稻草。直播苗高20 cm时间苗，每穴留粗壮苗

1株。

田间管理　苗期经常除草、松土、浇水、保证成活，待苗高1.5～2 m时进行修枝，把主干基部的分枝剪去，促使主干粗大，加速药用心材的增加。高2.5 m以后，管理可以粗放。采伐作药后留下的树桩，进行松土施肥，浇水，促使萌发更新。

病虫害防治　虫害有吹绵介壳虫为害茎叶。

【采收加工】　苏木种植后8年可采收入药。把树干砍下，削去外围的白色边材，截成每段长60 cm，粗者对半剖开，阴干后，扎捆置阴凉干燥处贮藏。以茎基部的心材质量最佳。

【药材】　苏木 *Lignum Sappan*　主产于广东、广西、贵州、云南、台湾等地。

性状　本品呈长圆柱形或对剖半圆柱形，长10～100 cm，直径3～12 cm。表面黄红色至棕红色，具刀削痕和枝痕，常见纵向裂缝。横断面略具光泽，年轮明显，有的可见暗棕色、质松、带亮点的髓部。质坚硬。无臭，味微涩。

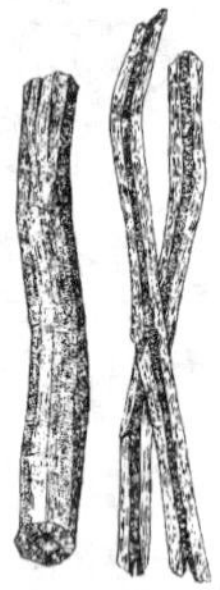

苏木(心材)外形

鉴别　(1) 心材横切面：射线宽1～2列细胞。导管类圆形，直径约至160 μm，常含黄棕色或红棕色物。木纤维多角形，壁极厚。木薄壁细胞壁厚，木化，有的含草酸钙方晶。髓部薄壁细胞不规则多角形，大小不一，壁微木化，具纹孔。

粉末特征：黄红色。木纤维及晶纤维极多，成束，橙黄色或无色。纤维细长，壁厚或稍厚，斜纹孔稀疏，胞腔线形或较宽大。有的纤维束周围细胞中含草酸钙方晶，形成晶纤维，含晶细胞类方形，壁不均匀增厚，木化。木射线径向纵断面碎片较易见，细胞呈长方形，壁连珠状增厚，木化，具单纹孔，切向壁及纹孔较密，孔沟明显；切向纵断面射线宽1～2(～3)列细胞，高约至62个细胞，纹孔显著。具缘纹孔导管大小不一，大者直径约至160 μm，多破碎，具缘纹孔排列较密，互列，纹孔口椭圆形或短缝状，导管中常含棕色块状物。草酸钙方晶较少，板状、长方形、类方形或类双锥形。木细胞长方形或狭长，壁稍厚，木化，纹孔明显。棕色块呈不规则块状。

(2) 取本品1小块，滴加氢氧化钙试液显深红色(检查苏木色素)。

(3) 取本品粉末10 g，加水50 ml，放置4小时，时时振摇，滤过，滤液显橘红色，置紫外线灯(365 nm)下观察，显黄绿色荧光；取滤液5 ml，加氢氧化钠试液2滴，显猩红色，置紫外线灯(365 nm)下观察，显蓝色荧光，再加盐酸使呈酸性后，溶液变为橙色，置紫外线灯(365 nm)下观察，显黄绿色荧光(检查巴西苏木素)。

【成分】　心材含色原烷类化合物：3-(3′, 4′-二羟基苄基)-7-羟基-4-色原烷酮〔3-(3′, 4′-dihydroxybenzyl)-7-hydroxy chroman-4-one〕即是3-去氧苏木酮(3-deoxysappanone)B，3-(3′, 4′-二羟基亚苄基)-7-羟基-4-色原烷酮〔3-(3′, 4′-dihydroxybenzylidene)-7-hydroxy chroman-4-one〕，3-(3′, 4′-二羟基苄基)-3, 7-二羟基-4-色原烷酮〔3-(3′, 4′-dihydroxybenzyl)-3, 7-dihydroxychroman-4-one〕即是苏木酮(sappanone)B，3-(3′, 4′-二羟基苄基)-4, 7-二羟基色原烷醇〔3-(3′, 4′-dihydroxybenzyl)-4, 7-dihydroxy chromanol〕，3-(3′, 4′-二羟基苄基)-7-羟基-4-甲氧基色原烷醇〔3-(3′, 4′-dihydroxybenzyl)-7-hydroxy-4-methoxy chromanol〕的左旋体和右旋体，7-羟基-3-(4′-羟基亚苄基)-4-色原烷酮〔7-hydroxy-3-(4′-hydroxybenzylidene)-chroman-4-one〕，3, 7-二羟基-3-(4′-羟基苄基)-4-色原烷酮〔3, 7-dihydroxy-3-(4′-hydroxybonzyl) chroman-4-one〕即是3′-去氧苏木酮(3′-deoxysappanone)B，7-羟基-8-甲氧基-3-(4′-甲氧基亚苄基)-4-色原烷酮〔7-hydroxy-8-methoxy-3-(4′-methoxybenzylidene)chroman-4-one〕，3, 4, 7-三羟基-3-(4′-羟基苄基)色原烷〔3, 4, 7-trihydroxy-3-(4′-hydroxybenzyl)chroman〕，苏木酚(sappanol)，表苏木酚(episappanol)，3′-去氧苏木酚(3′-deoxysappanol)，3′-*O*-甲基苏木酚(3′-*O*-methylsappanol)，3′-*O*-甲基表苏木酚(3′-*O*-methylepisappanol)，4-*O*-甲基苏木酚(4-*O*-methyl sappanol)，4-*O*-甲基表苏木酚(4-*O*-methylepisappanol)。还含巴西苏木素(brazilin)，3′-*O*-甲基巴西苏木素(3′-*O*-methyl brazilin)和巴西苏木素衍生物(brazilin derivatives)1及2。又含黄酮类成分：商陆黄素(ombuin)，鼠李素(rhamnetin)，槲皮素(quercetin)等黄酮类和4, 4′-二羟基-2′-甲氧基查耳酮(4, 4′-dihydroxy-2′-methoxychalcone)，2′-甲氧基-3, 4, 4′-三羟基查耳酮(2′-methoxy-3, 4, 4′-trihydroxychalcone)即是苏木查耳酮(sappanchalcone)。

含二苯并环氧庚烷类化合物：原苏木素(protosappanin)A、B、C、E-1、E-2及10-*O*-甲基原苏木素B(10-*O*-methylprotosappanin B)。还含苏木苦素(calsalpin)J、P，二十八醇(octacosanol)，β-谷甾醇(β-sitosterol)及蒲公英赛醇(taraxerol)。

【药理】　1. 对循环系统的影响　对于肾上腺素所致小鼠肠系膜微循环障碍，苏木水煎醇提取液能显著促进微动脉血流，促进微循环和管径的恢复。犬静注苏木水煎醇提取液还可增加冠脉流量，降低冠脉阻力，减少心率，减低左室作功，但增加心肌耗氧量。

2. 对血液的影响　对于静注高分子右旋糖酐引起实验性血瘀证家兔的血液，苏木注射液在试管内能显著降低血液黏度。对于ADP诱导的大鼠血小板聚集，100 mg/ml的苏木有抑制作用。

3. 抗癌作用　以人早幼粒白血病细胞株HL-60为靶细胞，苏木水提取液0.5 mg(生药)/ml有细胞毒作用，对小鼠淋巴瘤细胞株Yac-1、人红髓白血病细胞株K_{562}及小鼠成纤维细胞株L_{929}苏木煎剂也有较强作用。EAC荷瘤小鼠苏木煎剂腹腔注射也能显著延长其生存时间。对于小鼠实验性白血病，苏木也能显著延长小鼠白血病P_{388}及L_{1210}的生存时间。25 μg/ml苏木浸膏能明显诱导人类慢性髓性白血病K_{562}细胞凋亡，产生凋亡细胞所具有的典型形态学及生化学特征。

4. 免疫抑制及抗排斥反应作用　苏木水煎液体外对SAC诱导的人B淋巴细胞增殖有明显的抑制作用。苏木有较强的抗排斥反应作用，影响穿孔素和颗粒酶B基因的表达水平，可明显延长同种异位心脏移植物的存活日数，减少环孢A的用量。

5. 其他作用　苏木还有抑制醛糖还原酶抑制作用，其所含山苏查耳酮对该酶的IC_{50}为1.2×10^{-6} mol/L。

毒性　苏木煎剂腹腔注射对小鼠的LD_{50}为18.9 g/kg。

【炮制】　取原药材，除去杂质，锯成长约3 cm的段，劈成片或研成粗粉，或锯段后刨成薄片。

饮片性状　本品为不规则的片块或粗粉或极薄片，片块表面呈红黄色或黄棕色，有时中央可见一条黄白色的髓，少数带有黄白色边材，质致密。粗粉多呈黄棕色。无臭，味淡微涩。

贮干燥容器内，置阴凉干燥处。

【药性】　甘、咸、微辛，平。归心、肝、大肠经。

1.《新修本草》："味甘、咸，平，无毒。"

2.《本草拾遗》："寒。"

3.《医学启源》："《主治秘要》云，性凉，味微辛。又云，甘咸，阳中之阴。"

4.《汤液本草》："甘而酸辛，性平，甘胜于酸辛。"

5.《纲目》："乃三阴经血分药。"

6.《本草正》："味微甘微辛，性温平。"

7.《玉楸药解》："味辛咸，气平。"

8.《本草汇纂》："专入心、胃。"

【功用主治】　活血祛瘀，消肿定痛。主治妇人血滞经闭、痛经、产后瘀阻心腹痛、产后血晕，痈肿，跌打损伤，破伤风。

1.《新修本草》："主破血，产后血胀闷欲死者。"

2.《本草拾遗》:"主霍乱呕逆,及人常呕吐,用水煎服之,破血当以酒煮为良。"

3.《日华子》:"治妇人血气心腹痛、月候不调及蓐劳,排脓止痛,消痈肿、扑损瘀血,女人失音血噤,赤白痢并后分急痛。"

4.《医学启源》:"《主治秘要》云:发散表里风气。破死血。"

5.《医林纂要》:"补心散瘀,除血分妄作之风热。"

6.《本草求原》:"治一切腰腹胁痛,痹痛胀满呕吐之由于败血者,疗产后血肿血晕,产后气喘面黑欲死,虚劳血逭。"

7.《现代实用中药》:"为收敛止血药。适用于女子子宫出血,产后流血过多,头晕目眩。又用于慢性肠炎、赤痢、肠出血等。对于妇女子宫炎、赤白带下,可作煎剂灌洗之。男子睾丸肿痛,及打扑伤等,均可用作热罨。"

8.《福建药物志》:"主治过敏性皮炎、多发性脓肿。"

【用法用量】 内服:煎汤,3～9 g,或研末。外用:研末撒。

【宜忌】 血虚无瘀滞者、月经过多者及孕妇禁服。

1.《纲目》:"煎汁忌铁器。"

2.《本草经疏》:"产后恶露已尽,由血虚腹痛者不宜用。"

3.《本经逢原》:"大便不实者禁用。"

【选方】 1. 治妇人月水不通,烦热疼痛　苏枋木二两(锉),硇砂半两(研),川大黄(末)一两。上药,先以水三大盏,煎苏木至一盏半,去滓,入硇砂、大黄末,同熬成膏。每日空心,以温酒调下半大匙。(《圣惠方》苏枋木煎)

2. 治产后血晕　用苏木三两锉碎,水五盏,煎二盅,入少酒,分作二服。(《卫生易简方》)

3. 治产后在蓐内烦渴狂语　苏枋木一两(锉)。上以水二大盏,煎至一盏,去滓,放温,渐渐服尽,其渴立止。(《圣惠方》)

4. 治虚劳血癖,气壅滞,产后恶露不安(尽),怯起冲心,腹中搅痛及经络不通,男女中风,口噤不语　宜此法研细乳头香细末方寸匕,酒煎苏方,去滓调服,立吐恶物差。(《海药本草》)

5. 治跌打伤损,因疮中风　苏木(槌令烂,研)二两。用酒二升,煎取一升。分三服,空心、午时、夜卧各一服。(《圣济总录》苏木酒)

6. 治偏坠肿痛　用苏木三两,好酒一壶。煮熟频饮。(《濒湖集简方》)

【各家论述】 1.《用药心法》:"苏木,去风与防风同用。"

2.《纲目》:"苏方木乃三阴经血分药,少用则和血,多用则破血。"

3.《本草经疏》:"凡积血与夫产后血胀闷欲死,无非心肝二经为病,此药咸主入血,辛能走散,败浊瘀积之血行,则二经清宁,而诸证自愈。《日华子》主妇人血气心腹痛,月候不调及蓐劳,排脓止痛,消痈肿扑损瘀血,女人失音,血噤。《海药》主虚劳,血癖气壅,产后恶露不尽,心腹搅痛及经络不通。悉取其入血行血,辛咸消散,亦兼有软坚润下之功,故能祛一切凝滞留结之血,妇人产后尤为所须耳。"

4.《药品化义》:"苏木,味甘能润肠胃,味浓能直降下,带咸而能软坚,有苦而能去垢,以此和血逐瘀,善通下部积热,女人经闭,产后血胀发晕,跌扑凝血,同红花、桃仁、元胡索、五灵脂皆血滞所宜,然苏木煎浓红色,与血相合,及红花二品,用破蓄瘀,功力尤效。"

5.《本经逢原》:"苏木,阳中之阴,降多升少。肝经血分药也。性能破血,产后血胀闷欲死者,苦酒煮浓汁服之,本虚不可攻者,用二味参苏饮,补中寓泻之法,凛然可宗,但能开泄大便,临证宜审,若因恼怒气阻经闭者,宜加用之。"

6.《本草求真》:"苏木,功用有类红花,少用则能和血,多用则能破血。但红花性微温和,此则性微寒凉也。故凡病因表里风起,而致血滞不行,暨产后血晕,胀满以死,及血痛、血瘕、经闭、气壅痈肿,跌扑损伤等症,皆宜相症合他药调治。"

2248 **苏头** sū tóu (《四川中药志》)

【异名】 紫苏兜(《四川中药志》),紫苏头(《重庆常用草药手册》),紫苏根(《文山中草药》)。

【基原】 为唇形科紫苏属植物紫苏、野紫苏和白苏的根头部及近根的老茎。

【原植物】 参见"紫苏叶"、"白苏子"条。

【采收加工】 秋季将紫苏或白苏全株拔起,切取根头,晒干。

【药性】 1.《滇南本草》:"味辛,性温,无毒。"

2.《四川中药志》1960 年版:"入肺、脾二经。"

【功用主治】 疏风散寒,降气祛痰,和中安胎。主治头晕,身痛,鼻塞流涕,咳逆上气,胸膈痰饮,胸闷胁痛,腹痛泄泻,妊娠呕吐,胎动不安。

1.《滇南本草》:"洗疮,祛风。"

2.《四川中药志》1960 年版:"除风散寒,祛痰降气。治咳逆上气,胸膈痰饮,头晕身痛及鼻塞流涕。"

【用法用量】 内服:煎汤,6～12 g。外用:煎汤洗。

【宜忌】《四川中药志》1960 年版:"体虚无外感者忌用。"

【选方】 治凉寒入肺,久咳不止　紫苏头 250 g。炖猪心肺服。(《重庆常用草药手册》)

2249 **苏合香** sū hé xiāng (《别录》)

【异名】 帝膏(《药谱》),苏合油(《太平寰宇记》),苏合香油(《局方》),帝油流(《现代实用中药》)。

【基原】 为金缕梅科苏合香属植物苏合香树所分泌的树脂。

【原植物】 苏合香树 *Liquidambar orientalis* Mill.

乔木,高 10～15 m。叶互生;具长柄;托叶小,早落;叶片掌状 5 裂,偶为 3 或 7 裂,裂片卵形或长方卵形,先端急尖,基部心形,边缘有锯齿。花单性,雌雄同株,多数成圆头状花序,小花黄绿色;雄花的花序成总状排列,雄花无花被,仅有苞片,雄蕊多数,花药长圆形,2 室纵裂,花丝短;雌花的花序单生,花柄下垂,花被细小,雌蕊心皮多数,基部愈合,子房半下位,2 室,有胚珠数枚,花柱 2 枚,弯曲。果序圆球状,聚生多数蒴果,有宿存刺状花柱;蒴果先端喙状,成熟时先端开裂。种子 1～2 枚,狭长圆形,扁平,顶端有翅。

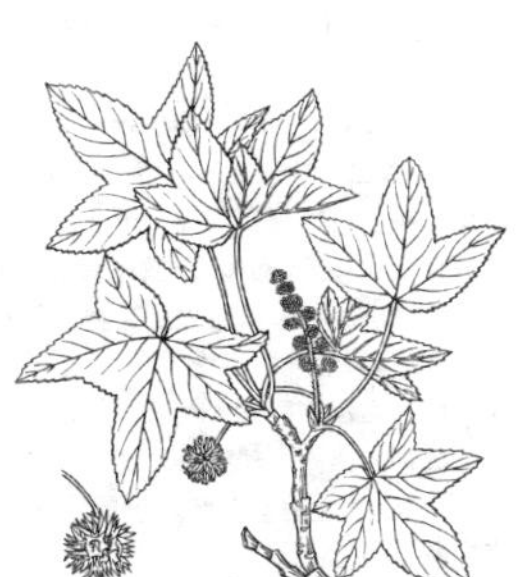

苏合香树

喜生于肥沃的湿润土壤中。原产小亚细亚南部,如土耳其、叙利亚北部地区,现我国广西等南方地区有少量引种栽培。

【采收加工】 初夏将树皮割裂,深达木部,使分泌香脂,浸润皮部。至秋季剥下树皮,榨取香脂;残渣加水煮后再榨,除去杂质和水分,即为苏合香的初制品。如再将此种初制品溶解于乙醇中,过滤,蒸去乙醇,则成精制苏合香。宜置阴凉处,以防止走失香气。

【药材】 苏合香 *Styrax*　原产于土耳其、叙利亚、埃及等国。现我国广西、云南等地有引种生产。

性状　本品为半流动性的浓稠液体,棕黄色或暗棕色,半透明。质黏稠,挑起时呈胶样,连绵不断。较水重。气芳香,味苦、辣,嚼之粘牙。

本品在 90%乙醇、二硫化碳、氯仿或冰醋酸中溶解,在乙醚中微溶。

鉴别 (1) 取本品1 g与细砂3 g混合后,置试管中,加高锰酸钾试液5 ml,微热,即产生显著的苯甲醛香气(检查苏合香烯及桂皮酸)。

(2) 薄层色谱:取本品1 g,加乙醚10 ml溶解,上清液作为供试品溶液。另取桂皮醛和肉桂酸对照品,分别加乙醚制成每1 ml含1 mg的溶液,作为对照品溶液。吸取上述供试品溶液2 μl、对照品溶液各1 μl,分别点于同一以羧甲基纤维素钠为黏合剂的硅胶GF_{254}薄层板上,以石油醚(30～60 ℃)-正己烷-甲酸乙酯-甲酯(10∶30∶15∶1)为展开剂,在10～15 ℃展开,取出,晾干,置紫外光灯(254 nm)下检视。供试品色谱中,在与对照品色谱相应的位置上,显相同颜色的斑点。

品质标志 《中华人民共和国药典》2010年版规定:本品含肉桂酸($C_9H_8O_2$)不得少于5.0%。

【成分】 苏合香树脂含挥发油,内有α及β-蒎烯(pinene),月桂烯(myrcene),莰烯(camphene),柠檬烯(limonene),1,8-桉叶素(1,8-cineole),对聚伞花素(*p*-cymene),异松油烯(terpinolene),芳樟醇(linalool),松油-4-醇(4-terpineol),α-松油醇(α-terpineol),桂皮醛(cinnamic aldehyde),反式桂皮酸甲酯(*trans*-methyl cinnamate),乙基苯酚(ethyphenol),烯丙基苯酚(allylphenol),桂皮酸正丙酯(*n*-propyl cinnamate),β-苯丙酸(β-phenylpropionic acid),1-苯甲酰基-3-苯基丙炔(1-benzoyl-3-phenylpropyne),苯甲酸(benzoic acid),棕榈酸(palmitic acid),亚油酸(linoleic acid),二氢香豆酮(dihydrocoumarone),桂皮酸环氧桂皮醇酯(epoxycinnamyl cinnamate),顺式桂皮酸(*cis*-cinnamic acid),顺式桂皮酸桂皮醇酯(*cis*-cinnamyl cinnamate)等。又含齐墩果酮酸(oleanonic acid),3-表齐墩果酸(3-epioleanolic acid)。

【药理】 1. 抗血栓作用 苏合香可使兔血栓形成长度缩短和重量(湿重和干重)减轻。体内外实验表明苏合香能明显延长血浆复钙时间、凝血酶原时间、白陶土部分凝血活酶时间,降低纤维蛋白原含量和促进纤溶酶活性。

2. 抗血小板聚集 苏合香脂及其成分顺式桂皮酸对家兔、大鼠血小板均有明显抗聚集作用。体外实验,苏合香脂1.2 mg/kg,顺式桂皮酸0.6 mg/kg,以胶原为诱导剂,对兔血小板凝集抑制率分别为33%和52%;对大鼠抑制率分别为24%和42%。以ADP为诱导剂,对兔抑制率为32%和72%,对大鼠为35%和77%。大鼠腹腔注射桂皮酸20 mg/只,对ADP或胶原诱导的血小板聚集有明显的抑制作用。桂皮酸为血栓烷合成酶抑制剂,使血浆血栓烷A_2(TXA_2)水平降低而抗血小板聚集,对前列环素(PGI_2)水平没有影响。

3. 对心血管系统的作用 苏合香灌胃,能提高小鼠常压下的心肌耐缺氧能力,显著降低氯仿诱导的小鼠室颤发生率,提高冠脉流量。能降低血液黏度和血细胞比容,降低血小板聚集率。

【药性】 辛、微甘、苦,温。归心、脾经。

1.《别录》:"味甘,温,无毒。"

2.《本草正》:"味甘、辛,性温。"

3.《玉楸药解》:"入手太阴肺,足厥阴肝经。"

4.《得配本草》:"入足太阴经,性暖气窜。"

5.《本草再新》:"入脾、胃二经。"

6.《本草用法研究》:"味甘,微辛苦,性温。""入心、脾二经。"

【功用主治】 开窍辟秽,开郁豁痰,行气止痛。主治中风,痰厥,气厥之寒闭证;温疟,惊痫,湿浊吐利,心腹卒痛以及冻疮,疥癣。

1.《别录》:"主辟恶,杀鬼精物,温疟,蛊毒,痫痓,去三虫,除邪,令人无梦魇。"

2.《本草正》:"杀虫毒,疗癫痫,温疟,止气逆疼痛。"

3.《本草备要》:"走窜,通窍,开郁,辟一切不正之气。"

4.《玉楸药解》:"利水消肿,治胀,疹痱,气积血癥,调和脏腑。"

5.《中药临床应用》:"用于剧烈吐泻或小儿剧烈吐乳。"

【用法用量】 内服:0.3～1 g,入丸、散;或泡汤;不入煎剂。外用:溶于乙醇或制成软膏、搽剂涂敷。

【宜忌】 脱证禁服;阴虚有热、血燥津伤、气虚者及孕妇慎服。

1.《本草述》:"肺胃风热盛者忌之;阴虚有热者尤为禁药。"

2.《本草求真》:"血燥气弱勿用。"

3.《本草用法研究》:"若类中属虚而脱者不可用也。"

4.《中药临床应用》:"本品对高热昏厥者不宜用,以免助火。自汗虚脱者也不用。孕妇慎用。"

【选方】 1. 治传尸,骨蒸,殗殜,肺痿,卒心痛,霍乱吐利,时气瘴疟,赤白暴利,瘀血月闭,痃癖,丁肿,惊痫,小儿吐乳 白术、青木香、乌犀屑、香附子(炒去毛)、朱砂(研,水飞)、诃黎勒(煨,去皮)、白檀香、安息香(别为末,用无灰酒一升熬膏)、沉香、麝香(研)、丁香、荜拨各二两,龙脑(研)、苏合香油(入安息香膏内)各一两,熏陆香(别研)一两。上为细末,入研药匀,用安息香膏,并炼白蜜和剂。每服旋丸如梧桐子大,早朝取井华水,温冷任意,化服四丸,老人、小儿可服一丸;温酒化服亦得,并空心服之。(《局方》苏合香丸)

2. 治卒大腹水病 真苏合香、水银、白粉等分。蜜丸,服如大豆二丸,日三,当下水。节饮,好自养。(《肘后方》)

3. 治五脏六腑,气窍不通 苏合香一钱,石菖蒲(焙)三钱,姜制半夏(焙)二钱。共为末,以苏合香酒溶化为丸,如龙眼核大。每服一二丸,淡姜汤化下。

4. 治心胆之气虚乏,多患梦魇魂迷之证 苏合香二分,人参五分,生姜一钱。每临卧时泡汤饮之。

5. 治尸虫传染,并尸疰异疾 苏合香、安息香、乳香、沉香各五分。泡汤一碗,空腹饮之。此药可泡十余次,以药尽为度。

6. 治心腹卒痛、吐利时气 苏合香五分,藿香梗一钱,五灵脂二钱,共为末。每服五分,生姜泡汤调下。(3～6方出自《本草汇言》引《局方》)

【临床报道】 治疗冠心病心绞痛 用苏冰滴丸(每6 g含苏合香脂50 mg,冰片100 mg),口服,每次1粒,每日服3次。共治疗301例,结果显效106例,改善145例,无效47例,较前加重者3例,总有效率83.4%。据146例心电图资料分析,其心电图改善疗效不及止痛效果好,其中显效14例,改善32例,无效100例,总有效率为31.5%。

【各家论述】 1.《纲目》:"苏合香气窜,能通诸窍脏腑,故其功能辟一切不正之气。"(《纲目》)

2.《本经逢原》:"凡痰积气厥,必先以此开导,治痰以理气为本也。凡山岚瘴湿之气,袭于经络,拘急弛缓不均者,非此不能除。"

3.《本草从新》:"今人滥用苏合丸,不知诸香走散真气。每见服之,轻病致重,重病即死,唯气体壮实者,庶可暂服一二丸,否则当深戒也。"

2250 苏铁叶 sū tiě yè
(《全国中草药汇编》)

【异名】 番蕉叶、铁树叶(《纲目拾遗》)。

【基原】 为苏铁科苏铁属植物苏铁的叶。

【原植物】 参见"苏铁根"条。

【采收加工】 全年均可采收,鲜用或晒干。

【药材】 苏铁叶 *Cycadis Folium* 产于福建、广东、广西、云南等地。

性状 叶大型,一回羽状,叶轴扁圆柱形,叶柄基部两侧具刺,黄褐色。质硬,断面纤维性。羽片线状披针形,长9～18 cm,宽4～6 mm,黄色或黄褐色,边缘向背面反卷,背面疏生褐色柔毛。质脆,易折断,断面平坦。气微,味淡。

【成分】 叶含黄酮类成分：苏铁双黄酮(sotetsuflavone)，扁柏双黄酮(hinokiflavone)，2, 3-二氢扁柏双黄酮(2, 3-dihydrohinokiflavone)，穗花杉双黄酮(amentoflavone)，2, 3-二氢穗花杉双黄酮(2, 3-dihydroamentoflavone)；又含 *N*-(甘氨酸-丙氨酸-11-硫代)-5-酮-哌啶酸〔*N*-(glycinylanansyl-11-thio)-5-one-pipecoise acid〕，3-(3′-氨基-茚基-2′)-丙氨酸〔3-(3′-amino-indenyl-2′)-alanine〕。

【药性】 甘、淡，平，小毒。入肝、胃经。

1.《本草求原》："淡，微寒。"

2.《浙江民间常用草药》："性寒，味酸。"

3.《江西草药》："性平，味甘。"

4.《青岛中草药手册》："性温。"

【功用主治】 理气止痛，散瘀止血，消肿解毒。主治肝胃气滞疼痛，经闭，吐血，便血，痢疾，肿毒，外伤出血，跌打损伤。

1.《纲目拾遗》："平肝，统治一切肝气痛。"

2.《本草求原》："散瘀止血，活筋骨中血。治下血、吐血、跌打肿痛。加葱头、醋敷之，拔一切毒风、酒风。"

3.《四川常用中草药》："治哽食病。"

4.《安徽中草药》："治肿毒初起，外伤出血，肝癌。"

5.《青岛中草药手册》："收敛止血，活血止痛。主治各种出血症，痢疾，腰痛，胃痛，关节酸痛，经闭。"

6.《全国中草药汇编》："治胃炎，胃溃疡，高血压，神经痛。"

7.《台湾药用植物志》："嫩叶治痘疮，解酒。"

【用法用量】 内服：煎汤，9～15 g；或烧存性，研末。外用：烧灰；或煅存性研末敷。

【选方】 1. 治妇女经闭　苏铁叶(晒干，烧存性，研末)，每次6 g，用红酒送下，日服1次。(《福建民间草药》)

2. 治难产　铁树叶三片，煎水一碗，服之即下。(《纲目拾遗》引《指南方》)

3. 治子宫出血　铁树叶15 g，棕榈炭15 g，荷叶炭15 g。水煎服。(《青岛中草药手册》)

4. 治跌打肿痛　铁树叶同原酒糟敷之。(《本草求原》)

5. 治刀伤　(铁树)叶烧黑研末，撒于患处。(江西《草药手册》)

6. 治肝癌　铁树叶 15 g，蜀羊泉、半枝莲各 30 g。煎服。(《安徽中草药》)

7. 治宫颈癌　铁树叶 125 g，红枣 12 枚。水煎服。数剂后，改用赤地利 120 g，茅莓 60 g，椰榆根片 60 g，蛇床子12 g。水煎服。(《浙江药用植物志》)

2251 苏铁花 sū tiě huā (《广西本草选编》)

【异名】 凤尾蕉花、铁树花、梭罗花(《四川中药志》)。

【基原】 为苏铁科苏铁属植物苏铁的花(大孢子叶)。

【原植物】 参见"苏铁根"条。

【采收加工】 7～9月采摘，鲜用或阴干备用。

【药材】 苏铁花 *Cycadis Megasporophyllum*　产于四川、福建、广东、广西、云南等地。

性状　大孢子叶略呈匙状，上部扁宽，下部圆柱形，长10～20 cm，宽5～8 cm。全体密被褐黄色绒毛，扁宽部分两侧羽状深裂为细条形，下部圆柱部分两侧各生 1～5 枚近球形的胚珠。气微，味淡。

【药性】《四川中药志》1979年版："甘、淡，平。"

【功用主治】 理气祛湿，活血止血，益肾固精。主治胃痛，慢性肝炎，风湿疼痛，跌打损伤，咳血，吐血，痛经，遗精，带下。

1.《四川常用中草药》："治遗精，白带，腰疼，腿痛，跌打损伤。"

2.《全国中草药汇编》："理气止痛，益肾固精。主治胃痛，遗精，白带，痛经。"

3.《福建药物志》："治风湿痛，咯血，吐血。"

【用法用量】 内服：煎汤，15～60 g。

【选方】 1. 治胃痛　苏铁花蕊 30 g，猪心 1 个。水炖服。(《福建药物志》)

2. 治慢性肝炎　(苏铁)花 9～15 g。水煎服。

3. 治支气管炎　(苏铁)花 6～9 g。水煎服。(2、3 方出自《广西本草选编》)

4. 治风湿痛　苏铁花 18 g，猪脚 1 个。水炖服。(《福建药物志》)

2252 苏铁果 sū tiě guǒ (《广西本草选编》)

【异名】 无漏子、无漏果、千年枣、万岁枣、海枣(《现代实用中药》)。

【基原】 为苏铁科苏铁属植物苏铁的种子。

【原植物】 参见"苏铁根"条。

【采收加工】 10～11 月采收，晒干备用。

【成分】 种子含生物碱类：苏铁苷(cycasin)，新苏铁苷(neocycasin)A、B_2、B、C、D、E、F、G，大泽明素(macrozamin)，胡芦巴碱(trigonelline)；含甲基氧化偶氮甲醇(methylazoxymethanol)，2-氨基-3-甲氨基丙酸〔2-amino-3-(methylamino)-propanoic acid〕。还含胆碱(choline)，玉米黄质(mutatoxanthin)。另外苏铁还含(3*R*, 3′*R*)-玉蜀黍黄质〔(3*R*, 3′*R*)-zeaxanthin〕，(3*R*, 3′*S*)-内消旋-玉蜀黍黄质〔(3*R*, 3′*S*)-meso-zeaxanthin〕，(3*S*, 3′*S*)-玉蜀黍黄质〔(3*S*, 3′*S*)-zeaxanthin〕。

【药理】 毒性　1. 致癌作用　苏铁苷长期或一次喂饲或灌肠，可使大鼠发生乳癌、肝癌、肾癌和肠癌，使小鼠发生肺腺瘤，也能使豚鼠、田鼠发生肿瘤。腹腔等非口服途径一般不能致癌，只是在新生小鼠、新生田鼠、新生大鼠的皮肤中存在 *β*-*D*-糖苷酶，所以皮下用药亦能诱发肿瘤。

2. 神经毒性　牛食铁树果种子，可引起麻痹，且常发生肌萎缩性脊髓侧索硬化；薄束及脊小脑背束产生髓鞘脱失，并有嗜锇性物质沉积。大鼠或金田鼠有胎仔在母体内接触苏铁苷元，产后而形成"小头症"(microencephaly)，骨性颅顶盖变狭，但生存时间仍相当长；有些大鼠在 13～15 个月后，有神经胶质瘤。

3. 一般毒性　小鼠口服大剂量苏铁苷后无立即中毒现象，但经 12～18 小时后出现呼吸困难、呼吸肌麻痹死亡。小鼠灌胃的 LD_{50} 为 1.67 g/kg、豚鼠为 1.0 g/kg，大鼠腹腔注射的 *MLD*(最小致死量)为 44 mg/kg。苏铁苷对呼吸、血压、心脏、血管、肠和子宫作用轻微。

【药性】《现代实用中药》："苦、平、酸涩。无毒。"

【功用主治】 平肝降压，镇咳祛痰，收敛固涩。主治高血压病，慢性肝炎，咳嗽痰多，痢疾，遗精，白带，跌打，刀伤。

1.《现代实用中药》："为收敛剂。通经，助消化，镇咳祛痰。治痢疾及呃逆。"

2.《广西本草选编》："治慢性肝炎，高血压引起的头胀痛，遗精，白带。"

3.《全国中草药汇编》："平肝，降血压。"

4.《台湾药用植物志》："治中风，淋病。"

【用法用量】 内服：煎汤，9～15 g；或研末。外用：研末敷。

【宜忌】《南方主要有毒植物》："种子及茎顶部的树心有毒。中毒症状为头晕，呕吐。"

【选方】 治肝炎　苏铁种子 1 粒。米泔水适量，炖服。(《福建药物志》)

2253 苏铁根 sū tiě gēn (《全国中草药汇编》)

【基原】 为苏铁科苏铁属植物苏铁的根。

【原植物】 苏铁 *Cycas revoluta* Thunb.　又名：凤尾蕉、番蕉

(《群芳谱》)，凤尾松(《花镜》)，铁树(《纲目拾遗》)，避火蕉(《中国树木分类学》)，大凤尾(《陆川本草》)。

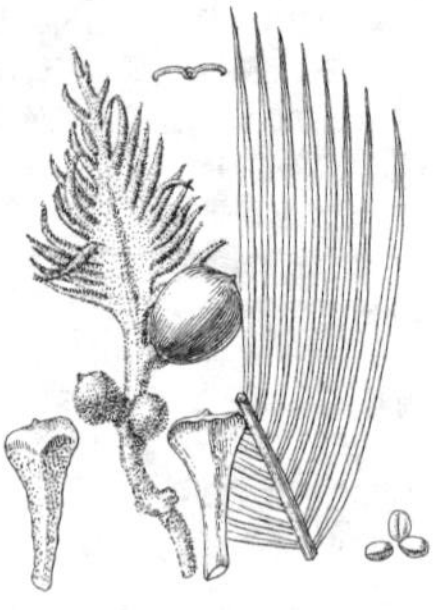
苏 铁

常绿木本植物，不分枝，高1～4 m，稀达8 m以上。密被宿存的叶基和叶痕。羽状叶从茎的顶部生出，长0.5～2 m，基部两侧有刺，刺长2～3 mm，羽片达100对以上，条形，厚革质，长9～18 cm，宽4～6 mm，先端锐尖，边缘显著向下卷曲，基部狭，两侧不对称，上面深绿色，有光泽，中央微凹，下面浅绿色，中脉显著隆起。雌雄异株，雄球花圆柱形，长30～70 cm，直径8～15 cm；小孢子叶长方状楔形，有急尖头，下面中肋及先端密生褐色或灰黄色长绒毛；大孢子叶扁平，长14～22 cm，密生淡黄色或淡灰黄色绒毛，上部顶片宽卵形，边缘羽状分裂，其下方两侧着生数枚近球形的胚珠。种子卵圆形，微扁，顶凹，熟时朱红色。花期6～7月，种子10月成熟。

分布于福建、台湾及华南和西南地区，多栽培于庭园。江苏、浙江及华北各地多栽于盆中，冬季置于温室过冬。

本植物的叶(苏铁叶)、花(苏铁花)、种子(苏铁果)亦供药用，另设专条。

【栽培】 生物学特性　属热带、亚热带植物，喜温暖、向阳、干燥、通风良好的环境，不耐寒。土壤以富含砂石的壤土为好。

繁殖方法　种子或分蘖繁殖，也可用树干切移繁殖。种子繁殖：于秋天采收成熟的种子，播种于高温向阳的砂壤土地段，沟播，沟深6～10 cm，沟距20～40 cm，穴播株距10～15 cm，覆土厚度相当于种子直径的2倍，稍镇压，盖草、浇水保持湿润。出苗后，将盖草撤掉。分蘖繁殖：在树干上切取分蘖，栽种在砂质壤土中，行距20～30 cm，株距10～15 cm，覆土6～8 cm，遮阴，在半阴条件下容易成活。树干切移繁殖：将树干切成10 cm左右的段，埋在砂质土壤中，覆土4～6 cm，经常浇水保持湿润，待干部发出新芽后，即可分栽。

田间管理　播种后要经常保持土壤湿润，出苗后，注意除草、追肥，培育2～3年后，分栽1次。在定植后4～5年内，每年中耕除草3次，在4、6、10月进行；追肥2次，在4月和10月进行，肥料可用人、畜粪水或土杂肥。以后，只在每年春、秋季各中耕1次，并在秋季中耕时施土杂肥。

【采收加工】 四季均可采挖，晒干备用。

【药材】 苏铁根 *Cycadis Radix*　产于福建、广东、广西、云南等地。

性状　根细长圆柱形，略弯曲，长10～35 cm，直径约2 mm。表面灰黄色至灰棕色，具瘤状突起；外皮易横断成环状裂纹。质略韧，不易折断，断面皮部灰褐色，木部黄白色。气微，味淡。

【药性】《全国中草药汇编》："甘、淡，平，有小毒。"

【功用主治】 祛风通络，活血止血。主治风湿麻木，筋骨疼痛，跌打损伤，劳伤吐血，腰痛，白带，口疮。

1.《江西草药》："活血祛瘀，消肿止痛。治跌打损伤，劳伤吐血。"

2.《安徽中草药》："治痢疾。"

3.《全国中草药汇编》："祛风活络，补肾。治肺结核咯血，腰痛，白带，风湿关节麻木疼痛，跌打损伤。"

4.《福建药物志》："治口疮。"

【用法用量】 内服：煎汤，10～15 g；或研末。外用：水煎含漱。

【选方】 1. 治跌打损伤　铁树根晒干研末，每服6 g，水酒兑服。(江西《草药手册》)

2. 治劳伤吐血　铁树根30 g，瘦猪肉120 g。水炖，服汤食肉。(《江西草药》)

3. 治痢疾　铁树根、算盘子根各15 g。煎服。(《安徽中草药》)

2254 苏铁蕨 sū tiě jué (《广西药用植物名录》)

【基原】 为乌毛蕨科苏铁蕨属植物苏铁蕨的根茎。

【原植物】 苏铁蕨 *Brainea insignis* (Hook.) J. Smith[*Boweringia insignis* Hook.]

植株高约1.2 m。根茎木质，粗短，直立；有圆柱状主轴；密被红棕色、长钻形鳞片。叶簇生于主轴顶端；叶柄长6～20 cm，棕禾秆色，基部密被鳞片，向上近光滑；叶片革质，长圆状披针形至卵状披针形，长60～100 cm，宽10～30 cm，先端短渐尖，基部略缩狭，两面光滑，一回羽状；羽片多数，线状披针形，互生或近对生，平展，中部的较长，长10～15 cm，宽10～13 mm，顶端长渐尖，基部为不对称的心形，下侧耳片较大，边缘有细密锯齿，常向下反卷，下部羽片逐渐缩短或略缩短，有时浅裂或呈波状；叶脉羽状，上面稍下凹，下面隆起，中脉两侧各有一行斜上的三角形网眼，网眼外的小脉分离，单一或分叉。孢子囊群幼时沿网脉生长，以后向外满布叶脉；无囊群盖。

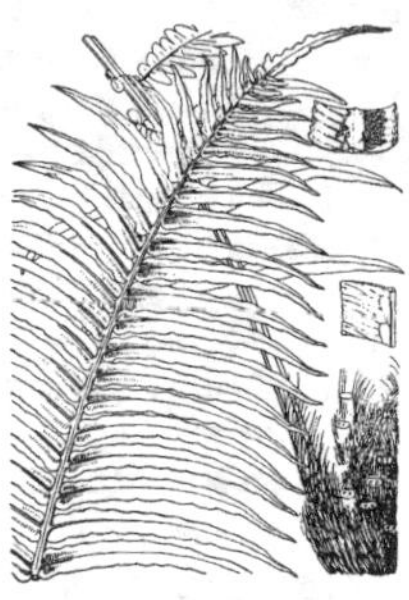
苏铁蕨

生于海拔200～1 800 m的较干旱的荒坡或路边。分布于福建、广东、广西、贵州、云南、台湾等地。

【采收加工】 全年均可采收，晒干或鲜用。

【药材】 苏铁蕨 *Braineae Insignis Rhizoma*　主产于广东、广西等地。

性状　本品呈圆柱形，有时稍弯曲，多纵切成两半或横切、斜切成厚片。根茎粗壮，直径3～5 cm，密被极短的叶柄残基及须根和少量褐色鳞片，或叶柄残基全被削除；质坚硬。横切面圆形，灰棕色至红棕色，密布黑色小点；边缘呈不规则圆齿形，外皮黑褐色；皮内散布多数黄色点状维管束，中柱维管束10余个，多呈"U"、"V"字形或短线形，排成一圆圈，形成花纹。叶柄基部横切面近圆形，直径5～8 mm，密布小黑点，维管束6～10个，环列。气微弱，味涩。

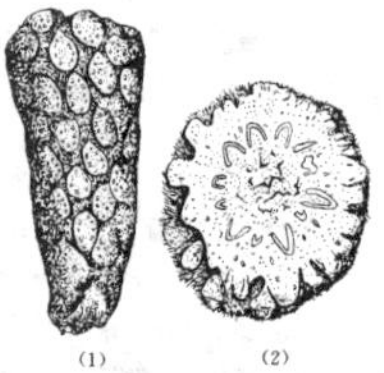
(1)　(2)

苏铁蕨根茎外形
(1) 全形　(2) 横切面

鉴别　(1) 叶柄基部横切面：外侧为数列厚壁细胞，棕色，类圆形或纵向延长。基本组织散在众多红棕色石细胞群，分体中柱6～10个排列成环，周韧型维管束。

根茎横切面：分体中柱约12个，呈肾形、长圆形或"U"形，环状排列，周韧型维管束。

(2) 理化鉴别参见"贯众"条。

【成分】 含东北贯众素(dryocrassin)。

【药理】 抗病毒和杀虫作用　体外试验苏铁蕨有较强抗腺病毒(Ad3)活性。对猪蛔虫有一定的杀伤作用。

【功用主治】 《中国药用孢子植物》:“清热解毒,活血散瘀,驱虫。治感冒,外伤出血,蛔虫病。”

【用法用量】 内服:煎汤,6~15 g。外用:捣敷。

【选方】 1. 治感冒 苏铁蕨 15 g,板蓝根 15 g,金银花9 g。水煎服。

2. 治外伤出血 苏铁蕨(晒干)。研末,敷患处。

3. 驱蛔虫 苏铁蕨 12 g,苦楝皮 9 g。煎服。(1~3 方出自《中国药用孢子植物》)

2255 杜仲 dù zhòng (《本经》)

【异名】 思仙(《本经》),思仲、木绵(《别录》),檰(《本草图经》),石思仙(《本草衍义补遗》),扯丝皮(《湖南药物志》),丝连皮(《中药志》)。

【基原】 为杜仲科杜仲属植物杜仲的树皮。

【原植物】 杜仲 *Eucommia ulmoides* Oliv.

落叶乔木,高达 20 m。树皮灰褐色,粗糙,折断拉开有多数细丝。幼枝有黄褐色毛,后变无毛,老枝有皮孔。单叶互生;叶柄长 1~2 cm,上面有槽,被散生长毛;叶片椭圆形、卵形或长圆形,长 6~15 cm,宽 3.5~6.5 cm,先端渐尖,基部圆形或阔楔形,上面暗绿色,下面淡绿,老叶略有皱纹,边缘有锯齿;侧脉 6~9 对。花单性,雌雄异株,花生于当年枝基部,雄花无花被;雄蕊长约 1 cm,无毛,无退化雌蕊;雌花单生,子房 1 室,先端 2 裂,子房柄极短。翅果扁平,长椭圆形,先端 2 裂,基部楔形,周围具薄翅;坚果位于中央,与果梗相接处有关节。早春开花,秋后果实成熟。

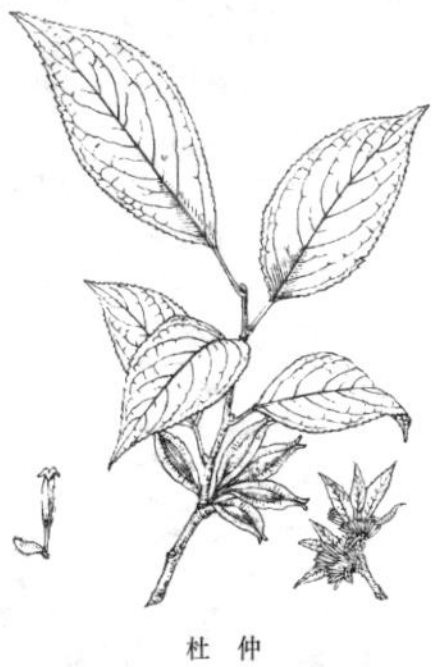

杜 仲

生于海拔 300~500 m 的低山、谷地或疏林中。分布于浙江、河南、湖北、四川、贵州、云南、陕西、甘肃等地。现各地广泛栽种。

本植物的叶或嫩叶(杜仲叶、檰芽)亦供药用,另设专条。

【栽培】 生物学特性 喜温暖湿润气候,耐寒性较强。以阳光充足,土层深厚肥沃、富含腐殖质的砂质壤土、黏质壤土栽培为宜。

繁殖方法 种子、扦插、压条、分蘖、嫁接繁殖,以种子繁殖为主。种子繁殖:选 20~40 年生的生长发育健壮、树皮光滑、无病虫害和未剥过树皮的植株,9~10 月果实成熟后采摘,晾干,扬净,切忌曝晒。尤以有光泽、饱满、新鲜、色呈淡褐色者为优。种子寿命短,不宜用陈种。冬播(11~12 月)为宜。播前将种子在 20~25 ℃温水中浸泡 2~3 日,每日换水 1 次,待种子膨胀后再用湿砂拌匀,每隔 2~3 日翻动 1 次,约经 15 日种子即可萌动。条播,按行距 20~30 cm 开条沟,沟深 4 cm,将种子均匀播入沟内,覆土 1~1.5 cm,稍加镇压,浇水,覆盖草,以防霜冻。苗高 5~7 cm 时,选阴天进行第一次间苗,苗高 15~20 cm 时进行第二次间苗或定苗。苗期适量灌水,保持土壤湿润,7~8 月生长旺盛时,加强施肥,全年施肥 6~8 次,有机肥和无机肥交替施用。培育 1~2 年移植。穴栽,行株距 2.5 m×3 m。扦插繁殖:剪取一年生嫩枝,剪成 5~6 cm 长的插穗,5 月初按行、株距 20 cm×10 cm 开穴扦插,插入土中 2/3,留 1/3 于地面,扦插后搭棚遮阳,保持土壤湿润,待生根后第二年移栽。压条繁殖:用普通压条或高空压条。普通压条在早春(1~2 月)植株未萌动前;高空压条,3~4 月或 6~7 月。分蘖繁殖:用砍树后的枝桩培土,促进萌生新芽,初冬劈开分株栽种。嫁接繁殖:取二年生苗作砧木,选优良品种的一年生枝条作接穗,用切接法于早春进行嫁接。

病虫害防治 病害有立枯病,实行轮作和注意田间排除积水,发病时拔除病株,并用 50%多菌灵 1 000 倍液浇灌;叶枯病,发病期间,可喷 50%多菌灵 1 000 倍液;还有根腐病为害。虫害有六星黑点木蠹蛾、褐蓑蛾、黄刺蛾、扁刺蛾等。在杜仲剥皮后再生新皮时遭受柏夜蛾、樱桃双斜带卷叶蛾、黑色甲虫、蚜虫等为害。

【采收加工】 选栽培 10~20 年的杜仲树,6~7 月高温湿润季节,用半环剥法或环剥法剥取树皮。剥皮宜选多云或阴天,不宜在雨天及炎热的晴天进行。剥下树皮后用开水烫泡,将皮展平,把树皮内面相对叠平,压紧,四周上、下用稻草包住,使其发汗,经 1 星期后,内皮略成紫褐色,取出,晒干,刮去粗皮,修切整齐,贮藏。

【药材】 杜仲 *Eucommiae Cortex* 主产于贵州、陕西、湖北、四川、河南等地。以贵州、四川产量大,质量佳。

性状 树皮呈扁平的板块状、卷筒状,或两边稍向内卷的块片,大小不一,厚 3~7 mm。外表面淡灰棕色或灰褐色,有明显的纵皱纹或不规则的纵裂槽纹,未刮去粗皮者有斜方形、横裂皮孔,有时并可见淡灰色地衣斑。内表面暗紫褐色或红褐色,光滑。质脆,易折断,折断面粗糙,有细密、银白色、富弹性的橡胶丝相连。气微,味稍苦,嚼之有胶状残余物。

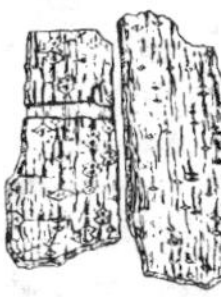

杜仲(树皮)外形

鉴别 (1) 树皮横切面:老树皮有较厚的落皮层。韧皮部极厚,有 5~7 条断续的石细胞环带,每一环带为 3~5 列石细胞,并偶伴有少数纤维,近石细胞环带处尚可见橡胶质团块。纵切面观,此种橡胶质存在于橡胶细胞中。射线宽 2~3 列细胞,穿过石细胞环带并向外辐射。

粉末特征:棕色。橡胶丝成条或扭曲成团,表面呈颗粒性。石细胞甚多,大多成群,类长方形、类圆形、长条形或形状不规则,长约至 180 μm,直径 20~80 μm,壁厚,有的胞腔内含橡胶团块。木栓细胞表面观多角形,直径 15~40 μm,壁不均匀增厚,木化,有细小纹孔;侧面观长方形,壁三面增厚,一面薄,孔沟明显。

(2) 取本品粉末 1 g,加氯仿 10 ml,浸渍 2 小时,滤过。滤液挥干,加乙醇 1 ml,产生具弹性的胶膜。

(3) 本品在紫外线灯下,外表面显暗紫褐色荧光,内表面显黄棕色荧光,断面显紫色荧光。

(4) 取杜仲粉末 2 g,加乙醇 20 ml,在水浴上回流 30 分钟后滤过。滤液滴在滤纸上,喷以 20%氢氧化钠溶液,显浅黄色斑点。

品质标志 《中华人民共和国药典》2010 年版规定:照醇溶性浸出物热浸法测定,本品 75%乙醇浸出物不得少于 11.0%;照高效液相色谱法测定,本品含松脂醇二葡萄糖苷($C_{32}H_{42}O_{16}$)不得少于 0.10%。

【成分】 树皮含多种木脂素及其苷类成分:右旋丁香树脂酚(syringaresinol),右旋丁香树脂酚吡喃葡萄糖苷(syringaresinol-*O*-*β*-*D*-glucopyranoside),丁香丙三醇-*β*-丁香树脂酚醚 4″, 4‴-双吡喃葡萄糖苷(syringylglycerol-*β*-syringaresinol ether 4″, 4‴-di-*O*-*β*-*D*-glucopyranoside),右旋松脂酚(pinoresinol),右旋表松脂酚(epipinoresinol),右旋松脂酚吡喃葡萄糖苷(pinoresinol-*O*-*β*-*D*-glucopyranoside),右旋松脂酚双吡喃葡萄糖苷(pinoresinol-di-*O*-*β*-*D*-glucopyranoside),右旋 1-羟基松脂酚(1-hydroxypinore-sinol),右旋 1-羟基松脂酚-4′-吡喃葡萄糖苷(1-hydroxypinoresinol-4′-*O*-*β*-*D*-glucopyranoside),右旋 1-羟基松脂酚-4″-吡喃葡萄糖苷(1-hydroxypinoresinol-4″-*O*-*β*-*D*-glucopyranoside),右旋 1-羟基松脂酚-4′, 4″-吡喃双葡萄糖苷(1-hydroxypinoresinol-4′, 4″-di-*O*-*β*-*D*-glucopyranoside),二氢去氢二松柏醇(dihydrodehydrodiconiferyl alcohol),苏式二羟基去氢二松柏醇(threo-dihydroxydehydrodiconiferyl alcohol),

赤式二羟基去氢二松柏醇(erythro-dihydroxydehydrodiconiferyl alcohol),去氢二松柏醇-4, γ'-二吡喃葡萄糖苷(dehydrodiconiferyl alcohol-4, γ'-di-*O*-*β*-*D*-glucopyranoside),左旋橄榄树脂素(olivil),左旋橄榄树脂素-4'-吡喃葡萄糖苷(olivil-4'-*O*-*β*-*D*-glucopyranoside),左旋橄榄树脂素-4″-吡喃葡萄糖苷(olivil 4″-*O*-*β*-*D*-glucopyranoside),左旋橄榄树脂素-4', 4″-双吡喃葡萄糖苷(olivil-4', 4″-di-*O*-*β*-*D*-glucopyranoside),右旋环橄榄树脂素(cycloolivil),右旋杜仲树脂酚(medioresinol),杜仲素(eucommin)A即右旋杜仲树脂酚-4'-吡喃葡萄糖苷(medioresinol-4'-*O*-*β*-*D*-glucopyranoside),右旋杜仲树脂酚双吡喃葡萄糖苷(medioresinol-di-*O*-*β*-*D*-glucopyranoside);耳草脂醇C-4″, 4‴-吡喃双葡萄糖苷(hedyotol C-4″, 4‴-di-*O*-*β*-*D*-glucopyranoside),鹅掌楸苷(liriodendrin),柑属苷B(citrusin B)。含黄酮类成分:山柰素(kaempferol),槲皮素(quercetin),陆地棉苷(hirsutin),紫云英苷(astragalin),芦丁(ruthin)。还含多种环烯醚萜类成分:桃叶珊瑚苷(aucubin),杜仲苷(ulmoside)即是桃叶珊瑚苷元-1-*β*-异麦芽糖苷(aucubigenin-1-*β*-isomaltoside),都桷子素(genipin),都桷子苷(geniposide),都桷子苷酸(geniposidic acid),筋骨草苷(ajugoside),哈帕苷乙酸酯(harpagide acetate),匍匐筋骨草苷(reptoside),杜仲醇(eucommiol),杜仲醇苷(eucommioside)Ⅰ,1-二氧化杜仲醇(1-deoxyeucommiol),异杜仲醇(epseuconniol), asperuloside, asperulosidic acid, dealetylasperulosidic acid, 10-acetylscandoside等。又含酚性成分:消旋的苏式-1-(4-愈创木酚基)甘油(threo-guaiacyl glycerol),消旋的赤式-1-(4-愈创木酚基)甘油(erythro-guaiacyl glycerol),赤式-1-(4-愈创木酚基)甘油-*β*-松柏醛醚(erythro-guaiacyl glycerol-*β*-coniferyl aldehyde ether),苏式-1-(4-愈创木酚基)甘油-*β*-松柏醛醚(threo-guaiacyl glycerol-*β*-coniferylaldehyde ether),咖啡酸(caffeic acid),绿原酸(chlorogenic acid),绿原酸甲酯(methyl chlorogenate),香草酸(vanillic acid)。三萜成分:白桦脂醇(betulin),白桦脂酸(betulic acid),熊果酸(ursolic acid),又含苯丙氨酸、赖氨酸、色氨酸、甲硫氨酸、苏氨酸、缬氨酸、亮氨酸、异亮氨酸、谷氨酸、胱氨酸、组氨酸17种游离氨基酸和锗、硒等15种微量元素。另含杜仲烯醇(ulmoprenol),树皮还含杜仲胶,其结构与马来乳胶即固塔波橡胶(guttapercha)相同,为反式异戊二烯聚合物,属硬橡胶类,含量约22.5%。

【药理】 1. 降血压作用 杜仲煎剂给麻醉犬静脉注射,煎剂或醇提取液给麻醉猫静脉注射均可引起快速而持久的降压作用,煎剂优于醇提取物,炒杜仲优于生杜仲,其主要降压成分为右旋松脂酚双葡萄糖苷,对自发性高血压大鼠(SHR)静注30 mg/kg即可显著降低血压。

2. 对免疫功能的影响 杜仲水煎剂醇提取液能抑制2, 4-二硝基氯苯(DNCB)所致小鼠迟发型超敏反应,对抗大剂量氢化可的松所致的T细胞降低,使荷肉瘤S_{180}小鼠外周血中T细胞百分比上升,腹腔巨噬细胞吞噬功能增强,杜仲皮、叶、枝、再生皮的作用相似。杜仲皮、叶、枝、再生皮水煎醇提取液对小鼠血中炭末廓清率和腹腔巨噬细胞吞噬鸡红细胞均有增强作用,并可对抗氢化可的松所致细胞吞噬功能的抑制。

3. 对垂体-肾上腺皮质系统功能的影响 杜仲水煎剂醇提取液给大鼠灌胃6 g(生药)/kg,连续6日,可使大鼠外周血中嗜酸性粒细胞及淋巴细胞减少,肝糖原增加,血糖升高,胸腺萎缩,血浆中皮质醇含量增加。表明杜仲具有兴奋垂体-肾上腺皮质系统的作用。杜仲叶、枝和再生皮作用相似。

4. 对子宫的作用 杜仲煎剂高浓度能对抗垂体后叶素和乙酰胆碱引起的妊娠小鼠离体子宫的兴奋作用。生杜仲、杜仲炭和砂烫杜仲煎剂对大鼠离体子宫也有抑制作用,并能对抗垂体后叶素的兴奋。杜仲煎剂对兔离体子宫也能抑制垂体后叶素的兴奋,但对猫离体子宫则有较弱的兴奋作用。

5. 其他作用 小鼠腹腔注射杜仲水煎醇提取液20 g/kg或灌胃60 g/kg,均可减少其自发活动。采用氢化可的松造成小鼠"类阳虚"模型,生杜仲或盐杜仲煎剂灌服可使低下的红细胞超氧化物歧化酶(SOD)活力升高,肾上腺重量增加,但脾重量不增加。小鼠灌服杜仲水煎醇提取液使血浆cAMP和cGMP明显升高。杜仲叶、枝和再生皮的作用相似。老龄小鼠血浆NO含量、脑组织一氧化氮合酶活性在中年期以前随龄上升,中年期以后随龄下降;肝组织MDA含量随龄增高。杜仲能够增加NO、降低MDA含量,提高NOS活性,具有一定的延缓衰老作用。杜仲的水提液在0.4 mg/ml培养成骨样细胞48小时具有最强的促进细胞增殖作用。

毒性 小鼠腹腔注射杜仲煎剂LD_{50}为17.30±0.52 g/kg。小鼠灌服生杜仲或盐杜仲煎剂120 g/kg,观察7日,无死亡。

【炮制】 1. 杜仲 取原药材,刮去残留粗皮,洗净,切成丝或块,干燥。

2. 盐杜仲 取杜仲丝或块,用盐水拌匀,闷透,置锅内,用文火加热,炒至断丝,表面焦黑色,取出放凉。每杜仲丝或块100 kg,用食盐2 kg。或用盐水拌匀,润透,置锅内,用中火加热,炒或砂烫至丝易断,取出放凉。每杜仲丝或块100 kg,用食盐2 kg。或用盐水润透,放置一夜,蒸1小时,取出,干燥。每杜仲丝或块100 kg,用食盐0.9 kg。盐杜仲增强补肾强腰作用。

除去粗皮的杜仲,其总成分的煎出率比未去粗皮者高。盐杜仲在降压和对子宫的抑制作用方面比生品强。用盐量和加热方式,以2/100的用盐量加水溶化拌匀后再加热为好,加热方法以较低温度长时间加热至断丝为佳,其总成分溶出率和炮制品的收得率均较高。200 ℃烘制品的活性成分溶出率高于炒制品。盐杜仲用75%乙醇按热浸法测定,浸出物不得少于12.0%。

饮片性状 杜仲参见"药材"项。盐杜仲呈焦黑色或焦褐色,断面白丝易断,略具咸味。

贮干燥容器内,盐杜仲密闭,置通风干燥处。

【药性】 甘、微辛,温。归肝、肾经。

1.《本经》:"味辛,平。"

2.《别录》:"甘,温,无毒。"

3.《药性论》:"味苦。"

4. 王好古:"肝经气分药也。"(引自《纲目》)

5.《雷公炮制药性解》:"入肾经。"

6.《本草正》:"味甘、辛、淡,气温平。气味俱薄,阳中有阴。"

【功用主治】 补肝肾,强筋骨,安胎。主治腰膝酸痛,阳痿,尿频,小便余沥,风湿痹痛,胎动不安,习惯性流产。

1.《本经》:"主腰脊痛,补中,益精气,坚筋骨,强志,除阴下痒湿,小便余沥,久服轻身耐老。"

2.《别录》:"(主)脚中酸痛,不欲践地。"

3.《药性论》:"治肾冷肾腰痛也,腰病人虚而身强直,风也。腰不利加而用之。"

4.《日华子》:"治肾劳,腰脊挛。"

5. 王好古:"润肝燥,补肝经风虚。"(引自《纲目》)

6.《本草蒙筌》:"止小水,梦遗。"

7.《医学入门》:"治妇人胎脏不安,产后诸疾。"

【用法用量】 内服:煎汤,6~15 g;或浸酒;或入丸、散。

【宜忌】 阴虚火旺者慎服。

1.《本草经集注》:"恶蛇蜕皮、元参。"

2.《雷公炮制药性解》:"精血燥者,不宜多用。"

3.《本草经疏》:"肾虚火炽者,不宜用。"

4.《本草汇言》:"如肝肾阴虚,而无风湿病,乃因精乏髓枯,血燥液干而成痿痹,成伛偻,以致俯仰屈伸不用者,又忌用之。"

【选方】 1. 治肾虚腰痛如折,起坐艰难,俯仰不利,转侧不能 杜仲(姜汁炒)十六两,胡桃肉二十个,补骨脂(酒浸炒)八两,大蒜(熬膏)四两。为细末,蒜膏为丸。每服三十丸,空腹温酒送下,妇人淡醋汤送下。(《局方》青娥丸)

2. 治中风筋脉挛急，腰膝无力　杜仲（去粗皮，炙，锉）一两半，芎䓖一两，附子（炮裂，去皮、脐）半两。上三味，锉如麻豆，每服五钱匕，水二盏，入生姜一枣大，拍碎，煎至一盏，去滓。空心温服，如人行五里再服，汗出慎外风。（《圣济总录》杜仲饮）

3. 治妇人胞胎不安　杜仲不计多少（去粗皮，细锉，瓦上焙干）。捣罗为末，煮枣肉糊丸，如弹子大。每服一丸，嚼烂，糯米汤下。（《圣济总录》杜仲丸）

4. 治频惯堕胎或三四月即堕者于两月前，以杜仲八两（糯米煎汤，浸透，炒去丝），续断二两（酒浸，焙干）。为末，以山药五六两为末，作糊丸，梧子大。每服五十丸，空心米饮下。（《简便单方》）

5. 治高血压病　杜仲、黄芩、夏枯草各 15 g。水煎服。（《陕西中草药》）

6. 治霍乱转筋　杜仲（去皮，锉，炒）一两一分，桂（去粗皮）一两，甘草（炙，锉）一分。上三味，粗捣筛。每服三钱匕，生姜三片，水一盏，煎至六分，去滓温服。（《圣济总录》杜仲汤）

7. 治肾炎　杜仲、盐肤木根二层皮各 30 g，加猪肉酌量炖服。（《福建药物志》）

【临床报道】　治疗高血压病　杜仲皮片（每片含生药4.9 g），口服，每次 1 片，每日 3 次，将 100 日内测得血压数值求出平均值，与基础血压数值比较，共治疗高血压病 47 例，结果显效 20 例（42.6%），有效 17 例（36.2%），总有效率 78.7%。

【各家论述】　1.《纲目》："杜仲，古方只知滋肾，惟王好古言是肝经气分药，润肝燥，补肝虚，发昔人所未发也。盖肝主筋，肾主骨，肾充则骨强，肝充则筋健，屈伸利用，皆属于筋。杜仲色紫而润，味甘微辛，其气温平，甘温能补，微辛能润，故能入肝而补肾，子能令母实也。"

2.《本草经疏》："杜仲，按《本经》所主腰脊痛，益精气，坚筋骨，脚中酸痛，不欲践地者，盖腰为肾之府，《经》曰，动摇不能，肾将惫矣。又肾藏精而主骨，肝藏血而主筋，二经虚，则腰脊痛而精气乏，筋骨软而脚不能践地也。《五脏苦欲补泻》云：肾苦燥，急食辛以润之；肝苦急，急食甘以缓之。杜仲辛甘俱足，正能解肝肾之所苦，而补其不足者也。强志者，肾藏志，益肾故也。除阴下痒湿，小便余沥者，祛肾家之湿热也。益肾补肝，则精血自足，其主补中者，肝肾在下，脏中之阴也，阴足则中亦补矣。"

3.《本草汇言》："方氏《直指》云：凡下焦之虚，非杜仲不补；下焦之湿，非杜仲不利；腰膝之疼，非杜仲不除；足胫之酸，非杜仲不去。然色紫而燥，质绵而韧，气温而补，补肝益肾，诚为要剂。"

4.《本草求真》："胎因气虚而血不固，用此益见血脱不止，以其气不上升，反引下降也。功与牛膝、地黄、续断相佐而成，但杜仲性补肝肾，直达下部筋骨气血，不似牛膝达下，走于经络血分之中；熟地滋补肝肾，竟入筋骨精髓之内；续断调补筋骨，在于曲节气血之间为异耳。独怪今世安胎，不审气有虚实，辄以杜仲、牛膝、续断等药，引血下行。在肾经虚寒者，固可用此温补以固胎元。若气陷不升，血随气脱而胎不固者，用此则气益陷不升，其血必致愈脱不已。"

2256 杜松 dù sōng（《国药的药理学》）

【基原】　为柏科刺柏属植物杜松的枝叶及球果。

【原植物】　杜松 *Juniperus rigida* Sieb. et Zucc.　又名：刺柏（《内蒙古中草药》），刚桧（《北研丛刊》），软叶杜松（《中国东北裸子植物研究资料》）。

常绿灌木或小乔木。枝皮褐灰色，纵裂；枝条直展，树冠塔形或圆锥形；小枝下垂，幼枝常呈三棱形，无毛。叶条状刺形，3 叶轮生，质厚，坚硬，基部不下延，有关节，先端锐尖，长 12～17 mm，宽约 1 mm，上面凹下成深槽，槽内有 1 条窄白粉带，下面有明显的纵脊。雌雄同株或异株，球花单生叶腋；雄球花椭圆状或近球形。球果圆球形，2～3 年成熟，成熟时淡褐黑色或蓝黑色，有白粉。种子近卵形，先端尖，有 4 条不明显的棱脊。

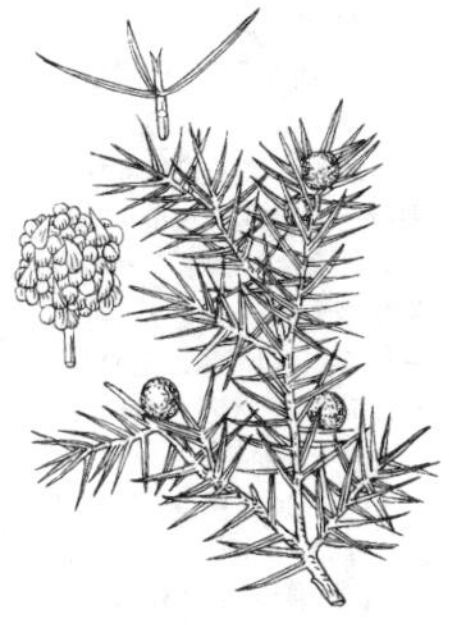

杜　松

在东北地区常生长在海拔 500 m 以下地带，在华北、西北地区生长于海拔 1 400～2 200 m 地带；分布于华北、东北及陕西、甘肃、宁夏等地。

【采收加工】　8～10 月采球果，6～11 月采枝叶，晒干备用。

【药材】　杜松 *Juniperi Rigidae Strobilus*　产于河北、山西、内蒙古、辽宁、吉林、黑龙江、甘肃、宁夏等地。

性状　干燥成熟球果呈球形或椭圆形，直径 7～8 mm，紫褐色或蓝黑色，有光泽，表面稍带白粉。内含种子 2～3 枚，亦有 1 枚或 4 枚者。种子卵圆形，长约 6 mm，褐色，先端尖，有 4 条不显著的棱角。气芳香特殊，味甘。

【成分】　球果含挥发油，主要有 α-蒎烯（α-pinene），月桂烯（myrcene），柠檬烯（limonene），对聚伞花素（p-cymene），β-榄香烯（β-elemene），丁香烯（caryophyllene），葎草烯（humulene），γ-荜澄茄烯（γ-cadinene），4-松油烯醇（4-terpinenol），龙脑（borneol），香茅醇（citronellol）和茴香醚（anethole）等。

叶含穗花杉双黄酮（amentoflavone），竹柏双黄酮（podocarpusflavone）A，扁柏双黄酮（hinokiflavone）。

枝、叶含挥发油，其成分与果实挥发油相似。

心材含 α 和 β-柏木烯（cedrene）等各种萜类化合物及有机酸。

【药理】　抗菌作用　杜松种子石油醚提取物在试管内对金黄色葡萄球菌有抑制作用，稀释至 1∶1 600 仍能制止细菌发育。将石油醚浸膏顺次用 3%碳酸氢钠、3%碳酸钠、3%氢氧化钾处理，发现由氢氧化钾液所得到的部分有抗菌作用，稀释至 1∶12 800亦有作用，但对大肠杆菌、伤寒杆菌及志贺痢疾杆菌则无作用。将此物减压蒸馏所得之蒸馏液对金黄色葡萄球菌在稀释至 1∶12 800时亦有抗菌作用。

【药性】　甘、苦，平。

1.《内蒙古中草药》："味甘，性凉。"

2.《中国民族药志》："苦、涩，凉。"

【功用主治】　祛风，镇痛，除湿，利尿。主治风湿关节痛，痛风，肾炎，水肿，尿路感染。

1.《吉林中草药》："发汗，利尿，镇痛。治关节炎。"

2.《宁夏中草药手册》："利湿。"

3.《内蒙古中草药》："清热，发汗，利尿，祛风湿。（治）尿路感染，肾炎，布氏杆菌病，风湿性关节炎。"

【用法用量】　内服：煎汤，3～9 g。外用：捣敷。

【选方】　治尿路感染　刺柏子、车前子、黄柏皮各 9 g。水煎服或各等分研末，每服 3～4.5 g，开水冲服，每日 2 次。（《内蒙古中草药》）

2257 杜鹃 dù juān（《本草拾遗》）

【异名】　鹈鴂（《离骚》），鷤䲳（《汉书・扬雄传》），巂、子巂鸟《说文》，鶗鴂（张衡《思玄赋》），鷤鴂子鴂（《广雅》），杜宇（《蜀都赋》），子规（《蜀都赋》刘逵注），怨鸟（《禽经》），子归、催归、阳雀（《纲目》）。

【基原】　为杜鹃科杜鹃属动物小杜鹃的肉。

【原动物】　小杜鹃 *Cuculus poliocephalus* Latham

体长 28 cm 左右。上体大都青灰色，但颊部灰色；眼睑黄色。尾羽灰黑色，中央沿羽轴有白色小斑，其外侧有白色横纹。下体白色,杂有细小黑色斑纹。嘴暗黑色,嘴基和下嘴黄色;跗跖、趾和爪等亦黄色。

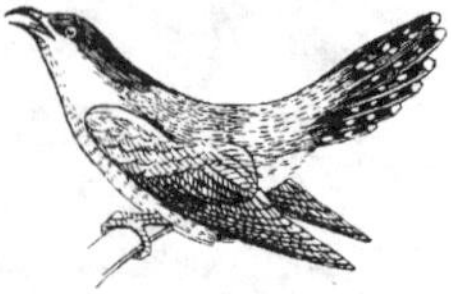

小杜鹃

常栖于浓密的阔叶林中,繁殖期也常在有柳丛或苇塘的水边高树上。不自营巢。善鸣,五声一度,鸣叫不息。以昆虫为主食。分布于我国大部分地区,夏时遍布我国东部。在长江中、下游及以北地区为夏候鸟。

【采收加工】 除去羽毛及内脏,鲜用或晒干。

【药性】 《纲目》:"甘,平,无毒。"

【功用主治】 滋养补虚,活血通络。主治病后体虚,气血不足,疮瘘,跌打肿痛,关节不利。

1.《纲目》:"疮瘘有虫,薄切炙热贴之,虫尽乃已。"

2.《中国动物药》:"滋养补虚,解毒杀虫,活血止痛。治病后体虚,气血不足,诸疮肿痛,跌扑瘀血作痛,关节不利等。"

【用法用量】 内服:煮食,1～2只;或烧存性,研末,每次1.5～3 g。外用:薄切贴敷。

【选方】 治诸疮肿痛 杜鹃1只(烧存性研末),乳香、没药各15 g。打碎,合匀,每服5 g,日服2次。(《中国动物药》)

2258 杜衡 dù héng《别录》

【异名】 杜、土卤(《尔雅》),楚蘅(《范子计然》),土杏(《博物志》),马蹄香(《新修本草》),萩香(《香谱》),杜蘅葵(《尔雅翼》),杜细辛(《土宿本草》),杜葵、土细辛(《纲目》),土辛、马辛(《本草从新》),马蹄细辛(《纲目拾遗》),南细辛(《医林纂要》),泥里花、土里开花(《天目山药用植物志》)。

【基原】 为马兜铃科细辛属植物杜衡和小叶马蹄香的全草、根茎或根。

【原植物】 1. 杜衡 *Asarum forbesii* Maxim.

多年生草本。根茎短。叶柄长3～15 cm;芽胞叶肾状心形或倒卵形,边缘有睫毛;叶片阔心形至肾状心形,长和宽各为3～8 cm,先端钝或圆,基部心形,上面深绿色,中脉两旁有白色云斑,脉上及其近缘有短毛,下面浅绿色。花暗紫色;花梗长1～2 cm;花被管钟状或圆筒状,喉部不缢缩,膜环极窄,内壁具明显格状网眼,花被裂片直立,卵形,平滑,无乳突皱褶;药隔稍伸出;子房半下位,花柱离生。柱头卵状,侧生。花期4～5月。

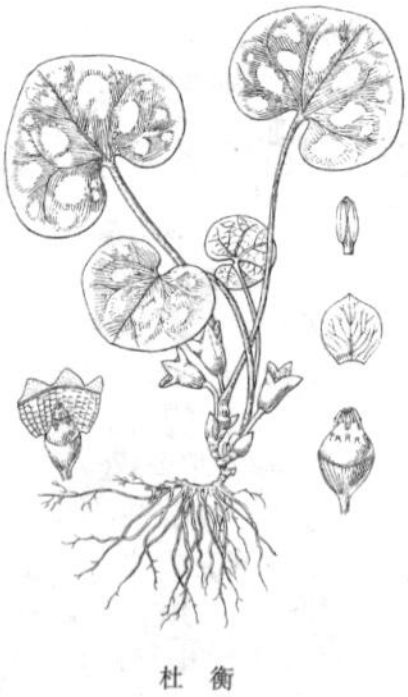

杜 衡

生于林下或沟边阴湿地。分布于江苏、浙江、安徽、江西、河南、湖北、四川等地。

2. 小叶马蹄香 *A. ichangense* C. Y. Cheng et C. S. Yang 又名:宜昌细辛(《湖北植物志》)。

与上种主要区别:芽胞叶卵形或长卵形,边缘有睫毛;叶心形、卵心形、稀近戟形,长3～6 cm,宽3.5～7.5 cm,先端急尖或钝,基部心形,上面通常深绿色,下面浅绿色,或初呈紫色而逐渐消退,或紫色。花紫色;花梗长约1 cm,有时向下弯垂;花被管球状,喉部强度缢缩,花被裂片三角状卵形,基部有乳突皱褶区;药隔伸出,圆形,中央微内凹;子房近上位,花柱6,柱头卵状,顶生。花期4～5月。

生于林下草丛或溪边阴湿处。分布于浙江、安徽、福建、江西、湖北、湖南、广东、广西等地。

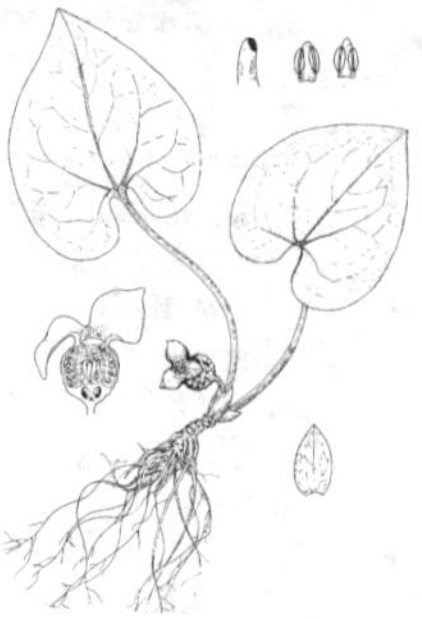

小叶马蹄香

【采收加工】 4～6月采挖,晒干。

【药材】 杜衡 *Asari Forbesii Herba* 杜衡主产于江苏、安徽、浙江、江西、湖北、河南、四川;小叶马蹄香主产于安徽、浙江、江西、福建、湖北、湖南、广东、广西。

性状 杜衡 常卷曲成团。根茎圆柱形,表面浅棕色或灰黄色,粗糙,节间长1～9 mm。根细圆柱形,表面灰白色或浅棕色,断面黄白色或类白色。叶片展平后呈宽心形或肾状心形,先端钝或圆,上面主脉两侧可见云斑,脉上及近叶缘有短毛。偶见花,1～2朵腋生,钟状,紫褐色。气芳香,有浓烈辛辣味,有麻舌感。

小叶马蹄香 根茎短。根灰黄色,断面灰白色。完整叶展开后呈心形、卵状心形,先端急尖或钝,基部心形,上面主脉两侧时有云斑,脉上及边缘有短毛;叶柄长3～15 cm。气芳香,味麻辣,略麻舌。

鉴别 (1)根横切面:杜衡 表皮残存。外皮层细胞1列;皮层有油细胞散在;内皮层明显。初生木质部四原型或五原型。薄壁细胞含淀粉粒。

小叶马蹄香 外皮层细胞切向延长;皮层细胞约19列,有油细胞散在,薄壁细胞含淀粉粒,初生木质部通常三原型。

(2)取本品粉末1 g,加乙醚5 ml振摇后浸出15分钟,滤过。取滤液1 ml置蒸发皿中,待乙醚挥散后加1%香草醛浓硫酸试剂,溶液由浅棕色变为紫棕色(检查挥发油)。

【成分】 1. 杜衡 全草含杜衡素(asarumin)A、B、C、D,榄香脂素(elemicin),细辛脑(asarone)和亚油酸(linoleic acid)。

全草(干品)含挥发油2.6%,主要有甲基丁香油酚(methyl eugenol),甲基异丁香油酚(methylisoeugenol),榄香脂素(elemicin),卡枯醇(kakuol),α-蒎烯(α-pinene),莰烯(camphene),β-蒎烯(β-pinene),月桂烯(myrcene),香桧烯(sabinene),柠檬烯(limonene),1,8-桉叶素(1,8-cineole),对聚伞花素(*p*-cymene),γ-松油烯(γ-terpinene),异松油烯(terpinolene),樟脑(camphor),龙脑(borneol),α-松油醇(α-terpineol),3,5-二甲氧基甲苯(3,5-dimethoxytoluene),黄樟醚(safrole),反式丁香烯(*trans*-caryophyllene),β-古芸烯(β-gurjunene),反式-β-金合欢烯(*trans*-β-faranesene),细辛醚(asaricin),肉豆蔻醚(myristicin),异榄香脂素(isoelemicin)等。

2. 小叶马蹄香 全草(干品)含挥发油0.6%,挥发油中的成分有:1,8-桉叶素,芳樟醇(linalool),龙脑,α-松油醇,萘(naphthalene),2-异丙基-5-甲基茴香醚(2-isopropyl-5-methylanisole),乙酸龙脑酯(bornyl acetate),3,5-二甲氧基甲苯,黄樟醚,反式丁香烯,β-古芸烯(β-gurjunene),反式-β-金合欢烯,葎草烯(humulene),β-橄榄烯(β-maaliene),甲基丁香油酚,2,3,5-三甲氧基甲苯(2,3,5-trimethoxytoluene),橙花叔醇(nerolidol),细辛醚,甲基异丁香油酚,肉豆蔻醚,榄香脂素,异榄香脂素(isoelemicin)和2,4,5-三甲氧基丙烯基苯(2,4,5-trimethoxypropenylbenzene),莰烯(camphene),α-蒎烯,β-蒎烯,月桂烯(myrcene),β-水芹烯(β-phellandrene),β-松油烯(β-terpinene),3,4-二甲基-2,4,6-辛三烯(3,4-dimethyl-2,4,6-octatriene),优葛缕酮(eucarvone),表樟脑(epicamphor),异龙脑(isoborneol),爱草脑(estragole),十五烷(pentadecane),β-甜没药烯(β-bisabolene),2-甲氧基黄樟醚(croweacin),柠

檬烯(limonene),金合欢醇(farnesol),卡枯醇(kakuol),2,5-双叔丁基噻吩(2,5-ditertbutylthiophene),反式细辛脑(*trans*-asarone)。还含β-谷甾醇。

【药理】 1. 镇静、镇痛作用　杜衡提取的挥发油腹腔注射可使小鼠自发活动明显减少,并能明显协同戊巴比妥钠的作用,延长硫喷妥钠的小鼠睡眠时间。小鼠热板法实验证明挥发油腹腔注射有较弱的镇痛作用。

2. 抗惊厥作用　挥发油腹腔注射对小鼠戊四氮惊厥和电惊厥都有明显对抗作用。

3. 降脂作用　给小鼠口服杜衡挥发油 0.2 ml,2 小时后腹腔注射 75%蛋黄乳液 0.5 ml,有较强的降脂反应,其降脂有效成分为卡枯醇。

4. 抗过敏作用　从杜衡的醋酸乙酯提取物中分得几个成分,其中杜衡素 A、B、C 和亚油酸对大鼠被动皮肤过敏反应具有抑制作用。

5. 体内过程　体内药动学研究结果,药-时曲线符合开放型二室动力学模型,口服吸收快,分布迅速、广泛,消除较缓慢。

毒性　杜衡挥发油腹腔注射 170 mg/kg,20 分钟后呈轻度镇静,LD_{50}:挥发油小鼠灌胃1.823 g/kg,腹腔注射0.672 g/kg;解脂丸灌胃5.067 g/kg,腹腔注射1.926 g/kg。

【药性】 辛,温,小毒。

1.《别录》:"味辛,温,无毒。"

2. 广州部队《常用中草药手册》:"有小毒。"

【功用主治】 祛风散寒,消痰行水,活血解毒。主治风寒感冒,痰饮喘咳,水肿,风寒湿痹,跌打损伤,头痛,齿痛,胃痛,痧气腹痛,瘰疬,肿毒,蛇咬伤。

1.《山海经》:"食之已瘿。"

2.《别录》:"主风寒咳逆。作浴汤,香人衣体。"

3.《药性论》:"止气奔喘促,消痰饮,破留血,主项间瘤瘿之疾。"

4.《土宿本草》:"伏硫、砒,制汞。"

5.《纲目》:"下气,杀虫。"

6.《草药新纂》:"行气,健胃,止嗽。"

7.《荷兰药镜》:"根及叶有酷烈之气,内服则呕吐,但其效力缓弱,非用半钱不吐。此根善利小便,又有发汗通经功效,故用于水肿、腹水等。"又"治间歇热,内脏久塞及下利。将根末吹入鼻中,用作轻嚏药,诱泄头中胶黏污液,治顽固头痛等。"(引自《新本草纲目》)

8.《本草推陈》:"治风寒湿邪头痛、咳嗽、鼻塞、声重等症。"

9.《浙江民间常用草药》:"治中暑发痧、瘰疬、口舌生疮。"

10.《江苏省植物药材志》:"含于口中能去口臭。"

【用法用量】 内服:煎汤,1.5～6 g;研末,0.6～3 g;或浸酒。外用:研末吹鼻;或鲜品捣敷。

【宜忌】 体虚多汗、咳嗽咯血患者及孕妇禁服。大量服用可引起头痛、呕吐、黄疸、血压升高、烦躁、痉挛等中毒等症状,严重的可致呼吸麻痹而死亡。

【选方】 1. 治风寒头痛,伤风伤寒,头痛、发热初觉者　马蹄香为末,每服一钱,热酒调下,少顷饮热茶一碗,催之出汗。(《杏林摘要》香汗散)

2. 治哮喘　马蹄香,焙干,研为细末,每服二三钱。如正发时,用淡醋调下,少时吐出痰涎为效。(《普济方》黑马蹄香散)

3. 治噎食膈气　马蹄香四两,为末,好酒三升,熬膏,每服二匙,好酒调下,日三服。(《孙氏集效方》)

4. 治产后血晕　杜衡、牙皂等分,上研末,嗃入鼻孔。(《文堂集验方》)

5. 治肋间神经痛　杜衡 3 g,枳壳 9 g,煎水,加酒少许服。(《安徽中草药》)

6. 治瘰疬(颈淋巴结核)　杜衡根 3 g,威灵仙 9 g,牛膝6 g,水煎,早、晚饭后各服 1 次。忌食猪头肉。

7. 治口舌生疮　杜衡根茎及根加黄连等量,研末敷患处。(6、7 方出自《浙江民间常用草药》)

8. 治无名肿毒,瓜藤疽初起,漫肿无头,木痛不红,连贯而生　杜衡鲜叶 7 片,酌冲开水,炖 1 小时,服后出微汗,日服 1 次;渣捣烂加热敷贴。(《福建民间草药》)

【各家论述】 1.《纲目》:"古方吐药往往用杜衡者,非杜衡也,乃及已也。及已似细辛而有毒,吐人。昔人多以及已当杜衡,杜衡当细辛,故而错误也。杜衡则无毒,不吐人,功虽不及细辛,而亦能散风寒,下气消痰,行水破血也。"

2.《本经逢原》:"杜衡香窜,与细辛相似,故药肆以之代充细辛。但其气浊,不能搜涤少阴经中之寒,稍逊细辛一筹耳。"

2259 杜仲叶 dù zhòng yè (《江苏省中药材标准》)

【基原】 为杜仲科杜仲属植物杜仲的叶。

【原植物】 参见"杜仲"条。

【采收加工】 10～11 月采收,晒干。

【药材】 杜仲叶 *Eucommiae Folium*　主产四川、贵州、云南、湖北、陕西、河南等地。

性状　本品多皱缩,破碎,完整叶片展平后呈椭圆形或卵圆形,长 6～14 cm,宽 3～7 cm,暗黄绿色,先端渐尖,基部圆形或广楔形,边缘具锯齿,下表面脉上有柔毛;叶柄长1～1.5 cm。质脆,折断可见有弹性银白色的橡胶丝相连。气微,味微苦。

鉴别　(1) 粉末特征:棕褐色。非腺毛单细胞,多破碎,完整者长达 350 μm,直径 10～30 μm。橡胶丝较多,呈不规则条状或扭曲成束或团,直径 3～12 μm,表面显颗粒性。气孔为不定式,常单个散离,副卫细胞 4～6 个,角质纹理明显,保卫细胞有环状纹理。

(2) 取本品粗粉约 1 g,加水 10 ml,浸泡 30 分钟,滤过,滤液滴加铁氰化钾-三氯化铁试液 2 滴,显深蓝色(检查绿原酸)。

(3) 取本品粗粉约 2 g,加 50%乙醇 20 ml,浸泡 2 小时,滤过,滤液加活性炭少量,搅匀放置约 10 分钟,滤过。取滤液 5 ml,加乙醇 5 ml,0.5%二甲氨基苯甲醛乙醇溶液 5 ml,盐酸 1 ml,置热水浴(温度不超过 80 ℃)上加热 1 分钟,显暗紫色,逐渐显蓝色(检查桃叶珊瑚苷)。

【成分】 叶含萜类成分:都桷子苷酸(geniposidic acid),杜仲醇(eucommiol),1-去氧杜仲醇(1-deoxyeucommiol),丁香树脂酚二葡萄糖苷(syringaresinol diglucoside),哈帕苷乙酸酯(harpagide acetate),筋骨草苷(ajugoside),匍匐筋骨草苷(reptoside),桃叶珊瑚苷(aucubin)。含有机酸类成分:3-(3-羟苯基)丙酸〔3-(3-hydroxyphenyl)propionic acid〕,二氢咖啡酸(dihydrocaffeic acid),反式-4-羟基环己烷-1-羧酸(*trans*-4-hydroxycyclohexane-1-carboxylic acid),酒石酸(tartaric acid),延胡索酸(fumaric acid),绿原酸(chlorogenic acid)。含多酚类成分:儿茶酚(catechol),愈创木酚基甘油(guaiacylglycerol)。还含鹅掌楸苷(liriodendrin),松脂酚双葡萄糖苷(pinoresinol diglucoside);杜仲胶(guttapercha),2-乙基呋喃基丙烯醛(2-ethylfurylacrolein)为主的挥发性成分,其中包括 7 个醇、3 个醛、4 个酮、2 个酯、18 个烃及 1 个酚;氨基酸有谷氨酸,丝氨酸,脯氨酸,甘氨酸,丙氨酸,缬氨酸,甲硫氨酸,异亮氨酸,组氨酸,苏氨酸,赖氨酸,精氨酸;还含有以亚油酸(linoleic acid)为主的脂肪酸和以钙为主的无机元素等。

【药理】 1. 镇静、镇痛作用　杜仲叶煎剂 20 g/kg 给小鼠灌胃后 1、2、3 小时,小鼠的自发活动次数明显减少,并以 2 小时最明显。热板法实验证实小鼠腹腔注射杜仲叶水煎醇沉液 12 g/kg 能提高小鼠致痛阈,有明显镇痛作用。

2. 对心血管系统的作用　(1) 对心脏的作用　杜仲叶水煎醇沉液 0.2 g 对豚鼠离体心脏具有明显增加冠脉血流量的作用。

家兔静注 20 g/kg，对静注异丙肾上腺素引起的 ST 段抬高和 T 波改变没有对抗作用。

(2) 降压作用　麻醉犬和猫静注杜仲叶水煎剂 0.4 g/kg 后血压迅速下降，维持 5 分钟后即逐渐回升；静注 1 g/kg 以上剂量时，血压显著下降，可维持较长时间。醇提取液也有降压作用，但降压幅度及维持时间都比水煎剂差。麻醉犬和猫的降压试验均证明，杜仲叶水煎剂和醇提取液在短期内重复静注给药可产生快速耐受现象，连续给药 3～4 次甚至不能出现降压效应。杜仲叶的水煎剂和 65%乙醇提取液 6 g/kg 静注均可引起家兔血压明显下降。杜仲叶的水溶液、醇溶液、醚溶液及经过提纯的各个成分如糖类、生物碱、桃叶珊瑚苷、绿原酸给家兔静注，均有不同程度的降压作用。杜仲能明显扩张小鼠耳郭毛细血管的口径，对毛细血管的开放程度有一定促进作用，能加快微循环毛细血管的血流速度。

3. 对免疫功能的影响　小鼠灌服杜仲叶水煎醇沉液10 g(生药)/kg，连用 10 日，能抑制 2, 4-二硝基氯苯(DNCB)所致的迟发型超敏反应，并能对抗大剂量氢化可的松所致的 T 细胞百分比降低，可使荷瘤小鼠外周血中 T 细胞百分比增高，腹腔巨噬细胞吞噬细胞功能增强，对细胞免疫显示双相的调节作用。小鼠每日灌服杜仲叶水煎剂 6 g/kg，共 6 日，具有提高小鼠吞噬碳墨粒的作用。杜仲叶水煎剂 12 g/kg 灌服，对氢化可的松作用下小鼠巨噬细胞吞噬红细胞功能有明显影响，使吞噬活力增加，表明杜仲有增强机体免疫功能的作用。

4. 抗炎作用　大鼠灌服杜仲叶醇提取液 10 g/kg，对蛋清性足肿有抑制作用，但作用比水杨酸钠弱。大鼠灌服杜仲叶水煎剂 6 g/kg，对蛋清性足肿有明显抑制作用。杜仲叶煎剂 10 g/kg，连续 8 日，可使血浆皮质醇含量显著增加，并可使大鼠肾上腺中维生素 C 含量降低。

5. 对糖代谢的影响　杜仲叶煎剂 10 g/kg，每日灌胃 2 次，连用 8 日，可使小鼠肝糖原含量显著增高，使血糖含量亦显著升高。

6. 对骨生长的作用　杜仲叶醇提取物能提高糖尿病合并去势大鼠的股骨线密度、面密度及其血清雌二醇含量，并具有类雌激素样作用。杜仲水煎液内服能促进兔骨折断端矿物质的沉积、促进创伤性骨折的愈合。

7. 对子宫的作用　杜仲叶水煎剂和醇提取液对离体大鼠子宫均有抑制作用，并能对抗乙酰胆碱对子宫的兴奋作用。杜仲叶的醇提取液对脑垂体后叶素引起的家兔子宫兴奋收缩有明显的拮抗作用，水煎剂对肾上腺素引起的家兔子宫兴奋收缩也有明显的拮抗作用。

8. 其他作用　10%杜仲叶水煎剂由小鼠自由饮服 30 日，有明显抗冻作用，能明显延长小鼠在－3 ℃温度下的存活时间。枝叶水浸膏具有抗脂质过氧化作用。采用放射免疫测定法观察到杜仲叶水煎剂 10 g/kg 灌胃能显著提高小鼠血浆中的 cAMP 和 cGMP 水平。

毒性　杜仲叶水煎剂小鼠腹腔注射的 LD_{50} 为 8.64±0.59 g/kg。每日给小鼠灌服杜仲叶水煎醇沉液 40 g/kg，连服 3 日，未见有异常现象。杜仲水煎醇沉液 12 g/kg 给大鼠灌胃，连续 21 日，也未发现有组织学的改变。

【炮制】 1. 杜仲叶　除去杂质，切丝，筛去灰屑。

2. 盐炒杜仲叶　取净杜仲叶，用盐水喷匀，稍闷，炒至有焦斑。每杜仲叶 100 kg，用食盐 2 kg。

饮片性状　参见"药材"项。

贮干燥容器内，置阴凉干燥处。

【药性】 微辛，温。入肝、肾经。

【功用主治】 补肝肾，强筋骨，降血压。主治腰背疼痛，足膝酸软乏力，高血压病。

【用法用量】 内服：煎汤，15～30 g。

2260 杜仲藤 dù zhòng téng《广西药用植物名录》

【异名】 藤杜仲(《陆川本草》)，红杜仲、土杜仲、白杜仲(《广西药用植物名录》)，白皮胶藤、九牛藤(广州空军《常用中草药手册》)，鸡嘴藤、松筋藤、白胶藤(《新华本草纲要》)。

【基原】 为夹竹桃科杜仲藤属植物杜仲藤、红杜仲藤及毛杜仲藤的茎皮和根皮。

【原植物】 1. 杜仲藤 *Parabarium micranthum* (A. DC.) Pierre[*Ecdysanthera micrantha* A. DC.]　又名：白杜仲藤(《全国中草药汇编》)。

粗壮木质攀缘藤本。枝有不明显的皮孔，具乳汁，除花冠外，全株无毛。叶对生；叶柄长 1～1.5 cm，有微毛；叶片椭圆形或卵状椭圆形，长 5～8 cm，宽 1.5～3 cm，先端渐尖，基部锐尖。聚伞花序总状，顶生及腋生，花小密集，水红色；花萼 5 深裂，内面基部腺体不多或缺，裂片披针形；花冠白色或粉红色，坛状，裂片在花蕾中内褶；雄蕊 5，着生于花冠筒基部，花药箭头状，花丝短；花盘环状；子房具微柔毛，花柱短，柱头圆锥状。蓇葖果基部膨大，向先端渐狭尖成长喙状。种子长达 2 cm；种毛长约 4 cm，绢质白色。花期 3～6 月，果期 7～12 月。

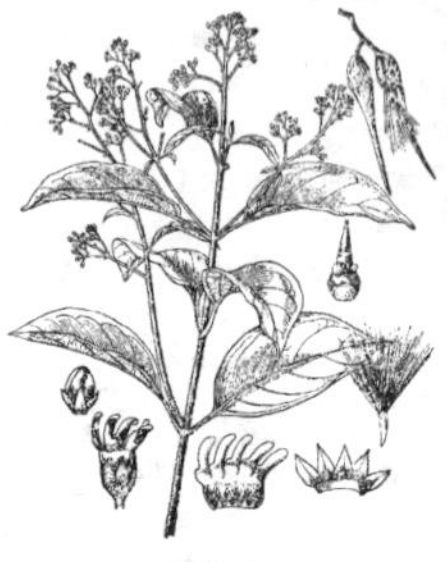

杜 仲 藤

生于海拔 300～800 m 的山谷、疏林或密林、灌木丛、水旁等处。分布于广东、广西、海南、四川、云南等地。

2. 红杜仲藤 *P. chunnianum* Tsiang

本种与杜仲藤的区别在于：叶片卵圆状椭圆形，背面具黑色乳头状腺点。蓇葖果双生或有时 1 个不发育；种毛长约 1.5 cm。花期 4～11 月，果期 8 月至翌年 2 月。

生于海拔 250～500 m 的山林密林中。

分布于广东、广西、海南等地。

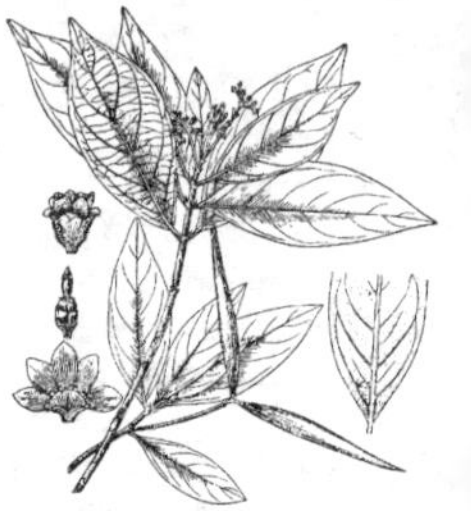

红杜仲藤

3. 毛杜仲藤 *P. huaitingii* Chunet Tsiang　又名：白喉崩、唛卡吐(《中国高等植物图鉴》)，银花藤、鸡头藤、续断(《广西药用植物名录》)，毛杜仲、牛腿子(《广西本草选编》)。

本种与前两种的区别在于：全株除花冠外，均密被锈色柔毛。种毛轮生，长约 3 cm。花期 4～6 月，果期 7 月至翌年 6 月。

生于海拔 200～1 000 m 的热带雨林中、疏林中湿润处。分布于湖南、广东、广西、贵州等地。

上述植物的叶(杜仲藤叶)亦供药用，另设专条。

【采收加工】 9～10 月采收，剥取茎皮和根皮，切片，晒干。

【药材】 杜仲藤 *Parabarii Cortex*　杜仲藤产于海南、广东、广西等地；红杜仲藤产于广东、广西等地；毛杜仲藤产于广东、广西等地。

性状　杜仲藤　树皮呈卷筒状或槽状，厚 1～2.5 mm。外表面带栓皮，灰棕色或灰黄色，有皱纹及横长皮孔，黄白色，刮去栓皮显红棕色，较平坦。内表面红棕色或黄棕色，有细纵纹。折断面有白色胶丝相连，稍有弹性。气微，味微苦、涩。

红杜仲藤　外表面紫褐色或黑褐色，有皱纹及横向裂纹，皮孔稀疏，呈点状，刮去栓皮显紫红色或红褐色。内表面紫红褐色，具细密纵纹。

毛杜仲藤　外表面灰棕色，稍粗糙，无横向裂纹，皮孔稀疏细小，灰白色，刮去栓皮呈棕红色。

鉴别　树皮横切面：木栓层细胞10余列，切向壁稍厚，木化，栓内层明显。皮层窄，有多数石细胞群散在，近栓内层处呈断续环状排列，有的胞腔含棕色物；有的石细胞伴有非木化纤维。韧皮部宽广，有石细胞群和乳汁管散在，有时可见胶质团块。射线宽1～6列细胞。薄壁细胞含草酸钙方晶及细小淀粉粒。

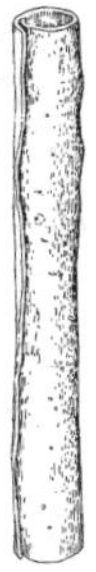

杜仲藤(树皮)外形

【药性】 苦、微辛，微温，小毒。归肝、肾经。

1. 广州部队《常用中草药手册》："微辛，平。"

2.《广西本草选编》："味苦、微酸、涩，性平，有小毒。"

【功用主治】 祛风湿，强筋骨。主治风湿痹痛，腰膝酸软，跌打损伤。

1. 广州部队《常用中草药手册》："通经活络，行气活血。主治风湿性腰腿痛，肾亏腰痛，阳痿，高血压。"

2.《广西本草选编》："祛风活络，壮腰膝，强筋骨。"

3.《全国中草药汇编》："主治风湿痹痛，腰肌劳损，腰腿痛，跌打损伤。外用治外伤出血。"

【用法用量】 内服：煎汤，6～9 g；或浸酒。外用：捣敷或研末撒。

【宜忌】 内服过量有头晕、呕吐等中毒症状。解毒可用甘草60 g，水煎服；或用红糖60 g，生姜15 g，水煎服。本品不可混作杜仲使用。

【选方】 1. 治扭、挫伤，骨折　毛杜仲老藤皮15～30 g，水煎服；并用毛杜仲鲜根皮捣烂外敷。

2. 治外伤出血　毛杜仲根皮适量，研粉撒敷。(1、2方出自《广西本草选编》)

2261 杜茎山 dù jīng shān (《本草图经》)

【异名】 土恒山(《纲目》)，踏天桥、水麻叶(《湖南药物志》)，山茄子(江西《草药手册》)，胡椒树(《广西药用植物名录》)。

【基原】 为紫金牛科杜茎山属植物杜茎山的根或茎叶。

【原植物】 杜茎山 *Maesa japonica* (Thunb.) Moritzi[*Doraena japonica* Thunb.]

灌木，高1～3 m。直立，有时外倾或攀缘；小枝具细条纹，疏生皮孔。叶互生；叶柄长5～13 mm；叶片革质，有时较薄，椭圆形至披针状椭圆形，或倒卵形至长圆状倒卵形，一般长约10 cm，宽约3 cm，先端渐尖、急尖或钝，有时尾状渐尖，基部楔形、钝或圆形，几全缘或中部以上具疏锯齿；背面中脉明显，隆起，侧脉5～8对，不甚明显，尾端直达齿尖。总状花序或圆锥花序，单1或2～3个腋生，长1～3 cm，仅近基部具少数分枝；小苞片广卵形或肾形，紧贴花萼基部，具疏细缘毛或腺点；花萼萼片5，卵形至近半圆形，具明显的脉状腺条纹；花冠筒状钟形，黄白色，裂片5，长为管的1/3或更短，卵形或肾形，边缘略具细齿；雄蕊着生于花冠中部略上，内藏，花丝与花药等长，花药卵形，背部具腺点；子房半下位，花柱圆柱形，柱头分裂。果球形，肉质，具脉状腺条纹，宿存萼包果先端，常冠宿存花柱。花期1～3月，果期10月或翌年5月。

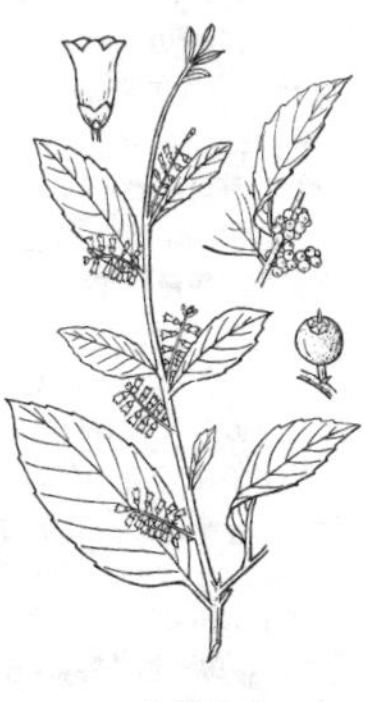

杜茎山

生于海拔300～2 000 m的山坡或石灰山灌丛或疏林下。分布于西南及福建、广东、广西、海南、台湾等地。

【采收加工】 春、秋季采收，切段晒干或鲜用。

【药材】 杜茎山 *Maesae Japonicae Radix seu Ramulus et Folium*　产于福建、广东、广西、四川、贵州、云南等地。

性状　茎类圆柱形，长短不一，表面黄褐色，具细条纹及疏生的皮孔。叶片多破碎，完整者展平后呈椭圆形、椭圆状披针形、倒卵形或长圆状卵形，先端尖或急尖，基部楔形或圆形，边缘中部以上有疏齿。气微，味苦。

鉴别　叶横切面：上下表皮细胞扁方形，外壁角质化，偶见单细胞非腺毛。栅栏组织2列细胞，通过中脉，中脉下表皮内侧有厚角组织；中脉维管束周韧型，外侧围绕纤维束，薄壁组织中散在分泌腔。叶肉及薄壁细胞可见草酸钙簇晶及黄棕色内含物。

【成分】 根中含三萜皂苷类化合物：meajaposides A、B、C、D、E，即为22α-angeloyloxy-13β, 28-oxide-olean-16α, 28α-diol-3-*O*-*β*-*D*-xylopyranosyl-(1→2)-*α*-*L*-rhamnopyranosyl-(1→2)-*β*-*D*-galactopyranosides；22α-[(2)-2-nexenoyloxy]-13β, 28-oxido-olean-16α, 28α-diol3-*O*-*β*-*D*-xylopyranosyl-(1→2)-*α*-*L*-rhamnopyranosyl-(1→2)-*β*-*D*-galactopyranosides；22α-[2′-methylbutanoyl]-13β, 28-oxido-olean-16α, 28α-diol-3-*O*-*β*-*D*-xylopyranosyl-(1→2)-*α*-*L*-rhamnopyranosyl-(1→2)-*β*-*D*-galactopyranosides；21β, 22α-diangelogloxy-13β, 28-oxido-olean-16α, 28α-diol-3-*O*-*β*-*D*-xylopyranosyl-(1→2)-*α*-*L*-rhamnopyranosyl-(1→2)-*β*-*D*-galactopyranosides；21β-angelogloxy-22α-[2′-methylbutanoyl]-13β, 28-oxido-olean-16α, 28α-diol, 21β-angelogloxy-22α-[(*z*)-2′-nexenoyl]-13β, 28-oxido-olean-16α, 28α-diol-3-*O*-*β*-*D*-xylopyranosyl-(1→2)-*α*-*L*-rhamnopyranosyl-(1→2)-*β*-*D*-galactopyranosides。

【药性】 《本草图经》："味苦，性寒。"

【功用主治】 祛风邪，解疫毒，消肿胀。主治热性传染病，寒热发歇不定，身疼，烦躁，口渴，水肿，跌打肿痛，外伤出血。

1.《本草图经》："主温瘴寒热，发歇不定，烦渴，头疼，心躁。取其叶捣烂，以新酒浸，绞汁服之，吐出恶涎甚效。"

2.《湖南药物志》："祛风寒，消肿胀。治腰痛，感冒头痛，眼目晕眩。"

3.《全国中草药汇编》："祛风利尿，止血消肿。根：治头痛，腰痛，水肿，腹水；叶：外用治创伤出血。"

4.《广西民族药简编》："根水煎服治白带，不孕症，腰痛，月经不调；浸酒服兼敷患处治骨折；水煎洗身治浮肿病；茎水煎服治感冒；鲜老茎一段炭火上烤，另一端即流出液体，收集液体滴眼治角膜炎；叶捣烂调洗米水炒热敷患处治跌打肿痛，骨折，扭伤；全株水煎服治风湿痛，跌打损伤；水煎洗身治小儿发热；水煎洗患处治竹木刺入肉。"

【用法用量】 内服：煎汤，15～30 g。外用：煎水洗或捣敷。

【选方】 治水肿　杜茎山根30 g，泡桐根24 g，通草9 g。水煎，取煎液加豆腐一块同煮服。(《湖南药物志》)

2262 杜鹃花 dù juān huā (《纲目》)

【异名】 红踯躅(《洛阳花木记》)，山踯躅、山石榴、映山红(《纲目》)，杜鹃(《广群芳谱》)，艳山红(《分类草药性》)，山归来、艳山花(《贵州民间方药集》)，满山红、清明花(《江西民间草药验方》)，红柴爿花、灯盏红花、山茶花(《浙江民间常用草药》)，虫鸟花、报春花(《江西草药》)。

【基原】 为杜鹃花科杜鹃属植物杜鹃花的花。

【原植物】 杜鹃花 *Rhododendron simsii* Planch.[*R. indicum*

Sweet var. *simsii* Maxim; *R. indicum* (L.) Sweet var. *ignescens* Sweet〕

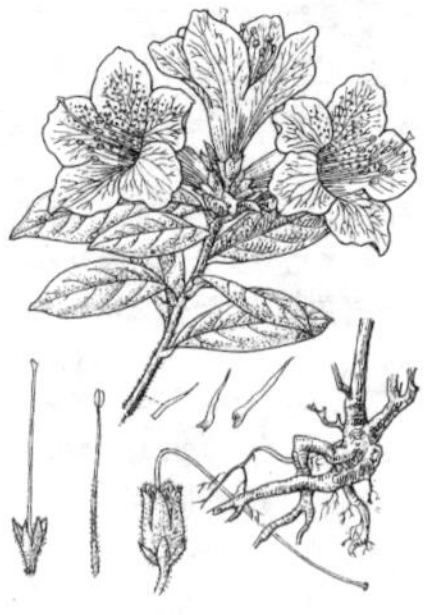
杜鹃花

落叶或半常绿灌木，高2～5 m。多分枝，幼枝密被红棕色或褐色扁平糙伏毛，老枝灰黄色，无毛，树皮纵裂。花芽卵形，背面中部被褐色糙伏毛，边缘有睫毛。叶二型：春叶纸质，较短，夏叶革质，较长，卵状椭圆形或长卵状披针形，长3～6 cm，宽2～3 cm，先端锐尖，具短尖头，基部楔形，全缘，表面疏被淡红棕色糙伏毛，背面密被棕褐色糙伏毛，脉上更多。花2～6朵，成伞形花序，簇生枝端；花萼5深裂，裂片卵形至披针形，长3～7 mm，外面密被糙伏毛和睫毛；花冠宽漏斗状，玫瑰色至淡红色、紫色，5裂，裂片近倒卵形，上方1瓣及近侧2瓣里面有深红色斑点；雄蕊10，稀7～9，花丝中下部有微毛，花药紫色；子房卵圆形，5室，密被扁平长糙毛，花柱细长。蒴果卵圆形，密被棕色糙毛，花萼宿存。花期4～6月，果期7～9月。

生于丘陵山地或平地，疏灌丛中。分布于长江流域以南各地，东至台湾，西到四川、云南。

本植物的叶（杜鹃花叶）、果实（杜鹃花果实）、根（杜鹃花根）亦供药用，另设专条。

【栽培】 生物学特性　喜阳光，但忌烈日曝晒，适于酸性土壤，忌含石灰质的碱土。宜在凉爽湿润的环境栽培。

繁殖方法　用种子繁殖。温度保持在15～20 ℃，湿度60%的条件下，播后2～3星期即可发芽。为保留良种也可分株繁殖。此外，扦插压条也易成活。

【采收加工】 4～5月花盛开时采收，烘干。

【成分】 花含花色苷类和黄酮苷类。花色苷类化合物：矢车菊素3-葡萄糖苷（cyanidin3-glucoside），矢车菊素3-半乳糖苷（cyanidin-3-galactoside），矢车菊素3-阿拉伯糖苷（cyanidin-3-arabinoside），矢车菊素3，5-二葡萄糖苷（cyanidin-3，5-diglucoside），矢车菊素3-半乳糖苷-5-葡萄糖苷（cyanidin 3-galactoside-5-glucoside）；芍药花素3，5-二葡萄糖苷（peonidin 3，5-diglucoside）和锦葵花素3，5-二葡萄糖苷（malvidin 3，5-diglucoside）。黄酮及黄酮苷类化合物：芸香苷（rutin），杜鹃黄苷（azalein），金丝桃苷（hyperoside），槲皮素（quercetin），杜鹃黄素（azaleatin）；山柰酚（kaempferol），5-甲醚3-半乳糖苷（5-methyl ether 3-galactoside），杜鹃黄素3-半乳糖苷（azaleatin 3-galactoside），杜鹃黄素3-鼠李糖苷（az aleatin 3-rhamnoside），杨梅树皮素5-甲醚3-鼠李糖苷（myricetin 5-methyl ether 3-rhamnoside），杨梅树皮素5-甲醚3-半乳糖苷（myricetin 5-methyl ether 3-galactoside），棉花皮素3-半乳糖苷（gossypetin 3-galactoside），槲皮素3-半乳糖苷（quercetin 3-galactoside），槲皮素3-鼠李糖苷（quercetin 3-rhamnoside），槲皮素3-阿拉伯糖苷（quercetin 3-arabinoside）。黄烷酮酮糖苷〔apiofuranosyl-*C*(6)-*β*-*D*-glucopyranosyl-matteucinol〕。另含三萜类成分：19，24二羟基乌苏烯-3-酮-28-糖酸（19，24-dihydroxyurs-12-en-3-one-28-ose acid）。

【药理】 止咳祛痰作用　小鼠腹腔注射映山红煎剂有止咳作用（氨水喷雾引咳法），其醋酸乙酯提取物、氯仿提取物及其母液，分离出的结晶甲和结晶乙（黄酮化合物）也有镇咳作用。小鼠灌服煎剂有祛痰作用（酚红法）。豚鼠腹腔注射煎剂无平喘作用（组胺喷雾法）。

【药性】 甘、酸，平。

1.《纲目》："味酸，无毒。"

2.《分类草药性》："味甜，性温。"

3.《四川中药志》1960年版："性平，味酸、辛。"

4.《全国中草药汇编》："甘、酸，平。"

【功用主治】 和血，调经，止咳，祛风湿，解疮毒。主治吐血，衄血，崩漏，月经不调，带下，咳嗽，风湿痹痛，痈疖疮毒，头癣。

1.《分类草药性》："治吐血、崩症，去风寒，和血。"

2.《四川中药志》1960年版："治腹痛下痢，红崩，吐血，痔出血及内伤咳嗽。"

3.《浙江民间常用草药》："活血调经，消肿止痛。"

4.《贵州草药》："行血，止痛，利湿，止血。治流鼻血。"

5.《全国中草药汇编》："清热解毒，化痰止咳，止痒。主治支气管炎，荨麻疹；外用治痈肿。"

【用法用量】 内服：煎汤，9～15 g。外用：捣敷。

【选方】 1. 治癞痢头　杜鹃花60 g，油桐花30 g。焙干研末，桐油调搽（先剃头）。（江西《草药手册》）

2. 治白带过多　映山红花15 g，猪蹄1对。水炖，食肉喝汤。（《安徽中草药》）

2263 杜仲藤叶 dù zhòng téng yè （《中华本草》）

【异名】 藤杜仲叶（《广西民族药简编》）。

【基原】 为夹竹桃科杜仲藤属植物杜仲藤、红杜仲藤和毛杜仲藤的叶。

【原植物】 参见"杜仲藤"条。

【采收加工】 7～11月采收，晒干。

【药性】 苦、涩，平。

【功用主治】 接骨，止血。主治跌打骨折，外伤出血。

【用法用量】 外用：捣敷或研末撒。

2264 杜鹃花叶 dù juān huā yè （《浙江民间常用草药》）

【异名】 映山红叶（《浙江药用植物志》），迎山红叶（山东）。

【基原】 为杜鹃花科杜鹃花属植物杜鹃花的叶。

【原植物】 参见"杜鹃花"条。

【采收加工】 春、秋间采收，鲜用或晒干。

【成分】 叶和嫩枝中含黄酮类，香豆素，三萜类，有机酸，氨基酸，鞣质，酚类，甾醇强心苷，挥发油等，黄酮类有红花杜鹃素甲和乙，荚果蕨醇（matteucinol）和荚果蕨苷（matteucinin），还含熊果酸（ursolic acid）和梫木毒素（andromedotoxin）。

【药性】 酸，平。

1.《浙江民间常用草药》："性平，味酸、辛。"

2.《福建药物志》："微甘、酸，温，有小毒。"

【功用主治】 清热解毒，止血，化痰止咳。主治痈肿疮毒，荨麻疹，外伤出血，支气管炎。

1.《分类草药性》："梗叶洗风火疮。"

2.《浙江民间常用草药》："消肿止血，应用（于）外伤出血。"

3.《全国中草药汇编》："清热解毒，化痰止咳，止痒。主治支气管炎，荨麻疹，外用治痈肿。"

4.《贵州民间方药集》："止喘。"

【用法用量】 内服：煎汤，10～15 g。外用：鲜品捣敷；或煎水洗。

【宜忌】《全国中草药汇编》："孕妇忌服。"

【选方】 1. 治指疔，各种阳性肿毒　新鲜杜鹃的枝头嫩叶适量，捣烂如泥，敷于患处，每日换药2次。（《江西民间草药验方》）

2. 治荨麻疹　（杜鹃）鲜叶煎汤浴洗。

3. 治外伤出血　杜鹃花鲜叶捣烂，外敷伤口。（2、3方出自《福建中草药》）

4. 治眼外伤红肿　（杜鹃花）嫩叶捣烂，加人乳，外敷。（《浙江民间常用草药》）

5. 治慢性气管炎 （映山红）叶 30 g，鱼腥草 24 g，胡颓子叶 15 g，羊耳菊 9 g。水煎服。（《浙江药用植物志》）

【临床报道】 治疗慢性气管炎 用迎山红干叶研粉。制成 1∶1酊剂，每服 10～20 ml，每日 2 次。治疗 1 000 余例，近期有效率达 80%，以镇咳、祛痰效果显著。亦曾用于普通感冒咳嗽，作止咳药用。副作用较少，如每日用生药量超过 90～120 g 时，可产生头昏恶心、呕吐、心跳变慢等现象，多数在停药后即可消失。

2265 杜鹃花根 dù juān huā gēn （《浙江民间常用草药》）

【异名】 翻山虎、搜山虎（汪连仕《采药书》），映山红根（《安徽中草药》）。

【基原】 为杜鹃花科杜鹃花属植物杜鹃花的根。

【原植物】 参见“杜鹃花”条。

【采收加工】 9～10 月采收，鲜用或切片，晒干。

【药材】 杜鹃花根 *Rhododendri Simsii Radix* 产于长江以南各地。

性状 根呈细长圆柱形，弯曲，有分枝。长短不等，直径约 1.5 cm，根头部膨大，有多数木质茎基。表面灰棕色或红棕色，较光滑，有网状细皱纹。木质坚硬，难折断，断面淡棕色。无臭，味淡。

【药性】 酸、甘，温。

1.《分类草药性》：“味甜，性温。”

2.《四川中药志》1960 年版：“性平，味酸、辛，无毒。”

【功用主治】 活血止血，祛风止痛。主治月经不调，吐血，衄血，便血，崩漏，痢疾，脘腹疼痛，风湿痹痛，跌打损伤。

1. 汪连仕《采药书》：“治疬串，能拔根。医风，合巴山虎（闹羊花根），蒸酒服。”

2.《草木便方》：“治赤白久痢，血崩，肠风下血，痔漏，跌打损伤，生肌肉。”

3.《分类草药性》：“治吐血，崩症，去风寒，和血。”

4.《四川中药志》1960 年版：“治内伤咳嗽。”

5.《浙江民间常用草药》：“活血调经，消肿止血。”

6.《全国中草药汇编》：“祛风湿，活血祛瘀，止血。主治风湿性关节炎，跌打损伤，闭经。外用治外伤出血。”

7.《福建药物志》：“疏风行气，止咳祛痰，活血散瘀。治慢性气管炎，胸闷，胃及十二指肠溃疡，丝虫病淋巴管炎，鼻衄，乳腺炎，白带。”

8.《浙江药用植物志》：“治产后腹痛。”

【用法用量】 内服：煎汤，15～30 g；或浸酒。外用：研末敷；或鲜根皮捣敷。

【宜忌】 《全国中草药汇编》：“孕妇忌服。”

【选方】 1. 治鼻出血 ① 映山红根 15 g，黄芩 6 g，青黛 3 g。煎服。（《安徽中草药》）② （杜鹃花）根 30 g，藕节或荷叶蒂 15 个。水煎服。（《湖南药物志》）

2. 治崩漏 杜鹃花根、金樱根各 30 g，绵毛旋覆花根24 g，茜草根 15 g，粉干葛 12 g。水煎服。（《江西民间草药验方》）

3. 治胃痛 （杜鹃花）根12 g，青木香茎叶15 g，橘饼15 g。甜酒煎服。（江西《草药手册》）

4. 治痛经，闭经，风湿关节痛，跌打损伤 （杜鹃花）根12～15 g，虎刺 12 g，红牛膝 15 g。水煎兑酒服。（《湖南药物志》）

5. 治跌打损伤 杜鹃花根皮（鲜）适量，酒糟少许。捣烂外敷。（《江西草药》）

6. 治气郁胸闷 （杜鹃花）干根 30 g，丛毛榕干根 18 g，猪肋骨 2 支。水炖服。无肝火者加酒服。

7. 治乳痈初起 （杜鹃花）干根 15～30 g，水炖服；外用鲜叶配香附捣烂敷。（6、7 方出自《福建中草药》）

8. 治白带 杜鹃花根、三白草根各 15 g。水煎去渣，用猪肉汤兑服。（《江西民间草药验方》）

2266 杜鹃花果实 dù juān huā guǒ shí （《贵州民间方药集》）

【异名】 映山红子（《贵州草药》）。

【基原】 为杜鹃花科杜鹃花属植物杜鹃花的果实。

【原植物】 参见“杜鹃花”条。

【采收加工】 8～10 月果熟时采收，晒干。

【药性】 甘、辛，温。

【功用主治】 《贵州民间方药集》：“止伤痛。”

【选方】 治跌打疼痛 映山红子（研末）1.5 g。用酒吞服。（《贵州草药》）

2267 杠香藤 gàng xiāng téng （金华《常用中草药单方验方选编》）

【异名】 倒挂金钩（《植物名实图考》），木贼枫藤（《天目山药用植物志》），万刺藤、犁头枫（金华《常用中草药单方验方选编》），青钩藤、闹钩（《广西本草选编》），大力王（《全国中草药汇编》），桶交藤（《台湾药用植物志》），加吊藤、狂狗藤、木本蘿菜癀、木梗犁头尖（《福建药物志》），大叶牛奶香、六角枫藤（《浙江药用植物志》）。

【基原】 为大戟科野桐属植物石岩枫的根、茎、叶。

【原植物】 石岩枫 *Mallotus repandus*（Willd.）Muell.-Arg. var. *chrysocarpus*（Pamp.）S. M. Hwang［*M. chrysocarpus* Pamp.］

灌木或乔木，有时藤本状，长可达13～19 m。小枝、叶柄、幼叶、花序、花萼、果实均密被锈色星状绒毛。单叶互生；叶柄长 2～4 cm；叶片膜质，卵形、长圆形或菱状卵形，长 3.5～9 cm，宽 2～7 cm，先端渐尖或急尖，基部圆或截平或稍呈心形，全缘或作波状，老时上面无毛而有微点及腺体，下面被毛及黄色透明小腺点；基出脉 3 条。花单性异株；雄花序为总状或圆锥状，单一或分枝，腋生或顶生，长 5～15 cm；每一苞片内有花 1～5 朵；雄花萼片 3～4 裂，卵状长圆形，雄蕊 40～75；雌花序总状，顶生或腋生，不分枝或稀有分枝；雌花萼片 3～5 裂，子房球形，通常 2～3 室，花柱 3，分离，柱头羽状，3 裂。蒴果球形，通常有 3 个分果爿，被锈色星状短绒毛；种子近球形，黑色，微有光泽。花期 4～6 月，果期 7～9 月。

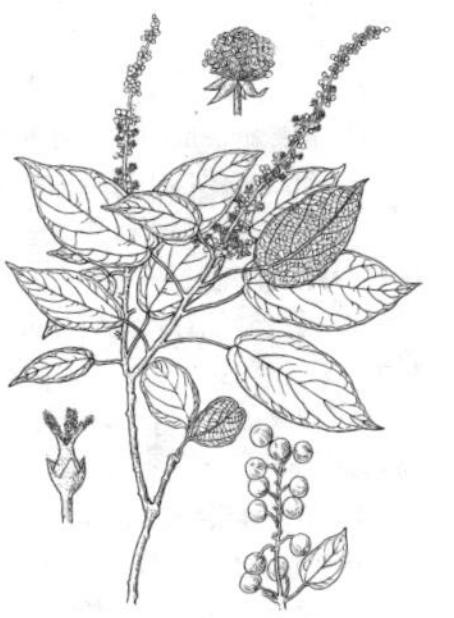

石 岩 枫

生于路旁、河边及灌丛中。分布于江苏、浙江、安徽、福建、湖北、湖南、广东、广西、海南、四川、贵州、云南、陕西、台湾等地。

此外，作杠香藤药用的尚有另一变种大叶石岩枫 *M. repandus*（Willd.）Muell.-Arg. var. *megaphyllus* Croiz，分布于贵州、云南。

【采收加工】 春、秋采根、茎，切片，晒干。夏、秋季采叶，鲜用或晒干。

【成分】 叶含鞣质：石岩枫鞣质（repandusinin），石岩枫酸（repandusinic acid）A、B，石岩枫亭鞣质（mallotinin），葡萄糖没食子鞣苷（glucogallin），丁香色原酮（eugenin），鞣云实精（corilagin），石榴叶鞣质（punicafolin），老鹳草鞣质（geraniin），夫罗星鞣质（furosin），野桐酸（mallotinic acid），野桐鞣酸（mallotusinic acid），短叶老鹳草素-1-羧酸（brevifolin carboxylic acid）；含三萜类成分：羽扇豆醇（lupeol），蒲公英赛醇（taraxerol），无羁萜（friedelin），α-香树脂醇（α-amyrin），熊果酸（ursolic acid），3β-羟基-13α-乌苏烷-28，12β-内酯（3β-hydroxy-13α-ursan-28，12β-olide），3β-羟基-（13α-乌苏烷-28，12β-内酯）苯甲酸酯〔3β-hydroxy-（13α-ursan-28，12β-olide） benzoate], 3α羟基-13α-乌苏烷-28, 12β-内酯(3α-hydroxy-13α-ursan-28, 12β-olide),何帕烯二醇〔21α-hop-22(29)-ene-3β, 30-diol〕及岩白菜素(bergenin)等。还含 A-friedo-oleanan-27, 16α-lactone, A-friedo-oleanan-27, 16α-lactone, A-friedo-oleanan-27, 16α-lactone, 3α-hydroxy-13α-ursan-28, 12β-olides-benzoate, 3α-hydroxy-13α-ursan-28, 12β-epoxides-benzoate。还含石岩枫氰吡酮(mallorepine或 3-cyano-1-methyl-4-pyridone)。还含石岩枫二萜内酯(mallotucin)A、B、C、D。

【药性】 苦、辛,温。

1.《四川常用中草药》:"性温,味苦。有小毒。"

2.《广西本草选编》:"味微辛,性温。"

3.《福建药物志》:"微苦,平。"

【功用主治】 祛风除湿,活血通络,解毒消肿,驱虫止痒。主治风湿痹证,腰腿疼痛,口眼㖞斜,跌打损伤,痈肿疮疡,绦虫病,湿疹,顽癣,蛇犬咬伤。

1.《四川常用中草药》:"除湿,利水。治风湿骨痛,水肿,顽癣,绦虫,白口疮,脚生鸡眼。"

2.《广西本草选编》:"活血祛风,舒筋活络。主治风湿痹痛,腰肌劳损,产后风瘫。"

3.《台湾药用植物志》:"叶用酒炒,外用止痒,杀虫,治座节疮。桶交藤祛风解热,主治风湿病。"

4.《福建药物志》:"清热,解毒,止痒。主治湿疹,皮肤溃疡,过敏性皮炎,慢性喉炎,痈疽疔疮,狂犬咬伤。"

5.《浙江药用植物志》:"祛风湿,消肿止痛,驱虫。主治风湿痹痛,偏坠肿痛,跌打损伤,乳痈,口眼㖞斜,绦虫。"

【用法用量】 内服:煎汤,9~30 g。外用:干叶研末,调敷;或鲜叶捣敷。

【选方】 1. 治风湿痹痛 (石岩枫)茎 30 g,炖猪脚或煮鸡蛋服;或茎叶、五加皮、树参各 9~15 g。水煎服。(《浙江药用植物志》)

2. 治面神经麻痹 石岩枫根 120 g,甘草 12 g。水煎服。

3. 治跌打损伤 石岩枫叶适量。研末,茶油调敷伤处。

4. 治乳痈 石岩枫茎 9~18 g(酒炒)。炖猪肉服。(2~4 方出自《万县中草药》)

5. 治发背 石岩枫根 30 g。水煎或加豆腐炖服。(《福建药物志》)

6. 驱绦虫 (石岩枫)根和叶 9 g。水煎服(《浙江药用植物志》)

7. 治慢性湿疹 石岩枫干叶适量。研粉,调茶油,涂患处。(《福建药物志》)

8. 治腮腺炎 石岩枫根 15 g,雀不站、醉鱼草、板蓝根、路路通各 9 g。水煎服。

9. 治淋巴结核 石岩枫茎 9~18 g。水煎或煮鸡蛋服。(8、9 方出自《万县中草药》)

10. 治偏坠肿痛 (石岩枫)茎 15 g,鸡蛋 1~2 只。同煮食。(《浙江药用植物志》)

2268 杏子 xìng zi (《本草图经》)

【异名】 杏实(《别录》)。

【基原】 为蔷薇科杏属植物杏、山杏等的果实。

【原植物】 参见"杏仁"条。

【采收加工】 6~7 月果实成熟时采收,鲜用或晒干。

【成分】 1. 杏果实 含枸橼酸(citricacid),苹果酸(malicacid),香草酸(vanillicacid), 3, 4-二羟基苯甲酸(3, 4-dihydroxybenzoicacid),绿原酸(chlorogenicacid)等有机酸;槲皮素(quercetin),槲皮苷(quercitrin),芸香苷(rutin),金丝桃苷(hyperoside),山柰酚(kaempferol)等黄酮类化合物。还含挥发性成分:月桂烯(myrcene),柠檬烯(limonene),对聚伞花素(p-cymene),异松油烯(terpinolene),反式的 2-己烯醇(2-hexenol), α-松油醇(α-terpineol),牻牛儿醛(geranial),牻牛儿醇(geraniol), 2-甲基丁酸(2-methylbutyricacid),乙酸,芳樟醇(linalool),顺式及反式的环氧二氢芳樟醇(epoxydihydrolinalool), γ-辛酸内酯(γ-octalactone), γ-癸酸内酯(γ-decalactone)。又含精氨酸,丝氨酸,甘氨酸,谷氨酸,丙氨酸,脯氨酸,苏氨酸,酪氨酸,亮氨酸和很少量的赖氨酸,缬氨酸,甲硫氨酸等氨基酸;维生素(vitamin)B_1、C,烟酸,去氢抗坏血酸(dehydroascorbicacid), β-胡萝卜素(β-carotene)和少量 γ-胡萝卜素(γ-carotene)及番茄烃(lycopene)以及磷、锌等。另含香味成分: 1-丁醇(1-butanol),异丁醇(isobutanol),异戊醛(isovaleraldehyde),乙酸丁酯(butylacetate),乙酸己酯(hexylacetate),苯乙醛(phenylacetaldehyde), 2, 6, 6-三甲基-2-乙烯基-四氢吡喃(2, 6, 6-trimethyl-2-vinyltetrahydropyran),紫罗兰酮(ionone),甲苯(toluene),丁酸(butyricacid),棕榈酸(palmiticacid), 3, 7-二甲基-1-辛烯-3, 7-二醇(3, 7-dimethyloct-1-ene-3, 7-diol), (E)-2, 6-二甲基辛-2, 7-二烯-1, 6-二醇〔(E)-2, 6-dimethylocta-2, 7-diene-1, 6-diol〕, 2, 6-二甲基-1, 8-辛二醇(2, 6-dimethyl-1, 8-octanediol), (2E, 6Z)-3, 7-二甲基-2, 6-辛二烯-1, 8-二醇〔(2E, 6Z)-3, 7-dimethyl-2, 6-octadiene-1, 8-diol〕, 3-羟基-7, 8-二氢-β-紫罗兰酮(3-hydroxy-7, 8-dihydro-β-ionone), 3-氧代-α-紫罗兰醇(3-oxo-α-icnol), 3-羟基-β-紫罗兰醇(3-hydroxy-β-ionol), 3-羟基-7, 8-二氢-β-紫罗兰醇(3-hydroxy-7, 8-dihydro-β-ionol), 3-羟基-β-紫罗兰酮(3-hydroxy-β-ionone), 3-羟基-5, 6-环氧-β-紫罗兰酮(3-hydroxy-5, 6-epoxy-β-ionone),催吐萝芙木醇(vomifoliol),去氢催吐萝芙木醇(dehydrovomifoliol)。

2. 山杏果实 含山梨糖醇(sorbitol),葡萄糖和多糖(polysaccharide)。

【药性】 酸、甘,温。归肺、心经。

1.《千金方》:"味极酸。"

2. 崔禹锡《食经》:"味酸,大热。"

3.《日华子》:"热,有毒。"

4.《本草图经》:"杏之类梅者味酢,类桃者味甘。"

5.《本草崇原》:"苦重于甘,其性带温。"

6. 柴裔《食鉴本草》:"入心经。"

【功用主治】 润肺定喘,生津止渴。主治肺燥咳嗽,津伤口渴。

1.《千金方》:"其中核犹未硬者,采之暴干食之,甚止渴,去冷热毒。"

2.《滇南本草》:"治心中冷热,止渴定喘,解瘟疫。"

3. 柴裔《食鉴本草》:"心病人宜之。"

4.《医林纂要》:"能泄火。"

5.《食物考》:"曝脯去冷,止渴益心。"

【用法用量】 内服:煎汤,6~12 g,或生食,或晒干为脯,适量。

【宜忌】 不宜多食。

1. 扁鹊:"多食动宿疾,令人目盲,须眉落。"(引自《纲目》)

2. 崔禹锡《食经》:"不可多食,生痈疖,伤筋骨。"

3.《本草衍义》:"小儿尤不可食,多致疮痈及上膈热。"

4.《宝庆本草折衷》:"多食伤神,令人目盲。"

5.《日用本草》:"食之无益,伤筋骨,昏精神,生痰热,小儿、产妇忌食。谚云:桃饱杏伤人,良有意也。"

【选方】 治人口生疮 杏子一枚,黄连一节,甘草一寸。凡三物治下,绵絮裹之。内著口中含之。(《医心方》)

2269 杏仁 xìng rén (《雷公炮炙论》)

【异名】 杏核仁(《本经》),杏子(《伤寒论》),木落子(《石药尔雅》),苦杏仁(《临证指南》),杏梅仁(《浙江中药手册》)。

【基原】 为蔷薇科杏属植物杏、野杏、山杏、东北杏的种子。

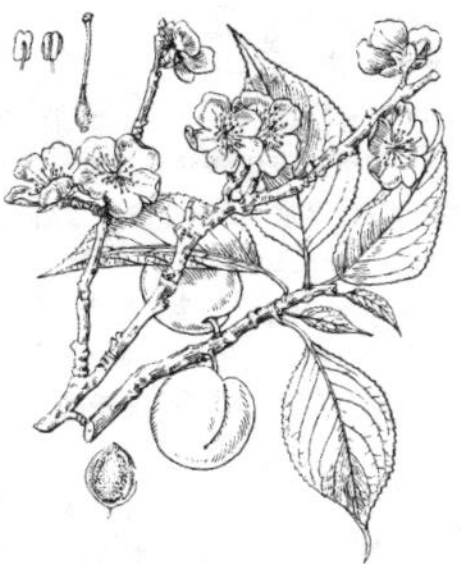

杏

【原植物】 1. 杏 *Armeniaca vulgaris* Lam. [*Prunus armeniaca* L.]

落叶小乔木，高 4～10 m；树皮暗红棕色，纵裂。单叶互生；叶片圆卵形或宽卵形，长 5～9 cm，宽 4～8 cm。春季先叶开花，花单生枝端，着生较密，稍似总状；花几无梗，花萼基部成筒状，外面被短柔毛，上部5裂；花瓣5，白色或浅粉红色，圆形至宽倒卵形；雄蕊多数，着生萼筒边缘；雌蕊单心皮，着生萼筒基部。核果圆形，稀倒卵形，直径2.5 cm以上。种子 1，心状卵形，浅红色。花期 3～4 月，果期 6～7 月。

分布于全国各地，多系栽培。在新疆伊犁一带有野生。

2. 野杏 *A. vulgaris* Lam. var. *ansu* (Maxim.) Yü et Lu[*Prunus armeniaca* L. var. *ansu* Maxim.]

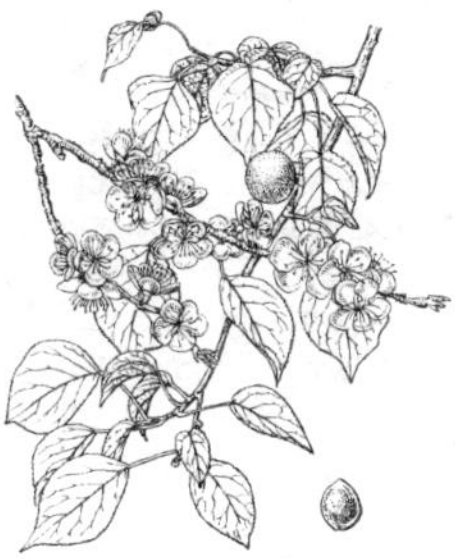

野 杏

本变种的主要特征为：叶片基部楔形或宽楔形；花常 2 朵簇生，淡红色；果实近球形，红色；核卵球形，离肉，表面粗糙而有网纹，腹棱常锐利。

主要产于我国北部地区，栽培或野生，尤其在河北、山西等地普遍野生，山东、江苏等地也产。

3. 山杏 *A. sibirica* (L.) Lam. [*Prunus sibirica* L.]

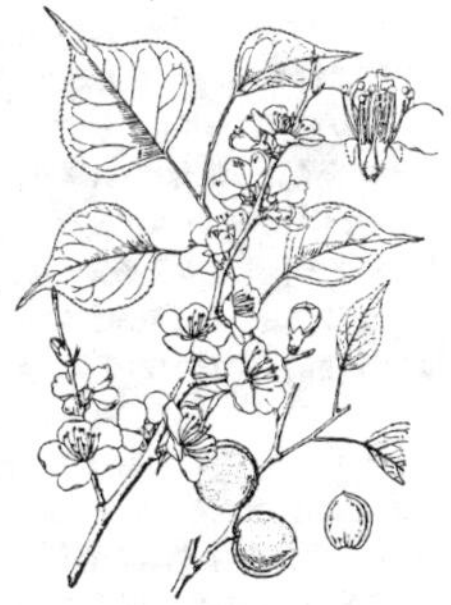

山 杏

灌木或小乔木，高 2～5 m。叶卵形或近圆形，长(3～)5～10 cm，宽(2.5～)4～7 cm。花单生，直径1.5～2 cm；萼片长圆状椭圆形，先端尖；花瓣近圆形或倒卵形，白色或粉红色。果实扁球形，直径 1.5～2.5 cm，两侧扁，果肉薄而干燥，熟时开裂，味酸涩。核易与果肉分离，基部一侧不对称，平滑。花期 3～4 月，果期 6～7 月。

生于海拔 700～2 000 m 的干燥向阳山坡、丘陵草原。分布于东北、华北和甘肃等地。

4. 东北杏 *A. mandshurica* (Maxim.) Skv. [*Prunus mandshurica* (Maxim.) Koehne]

大乔木，高 5～15 m。幼枝无毛。叶椭圆形或卵形，长 6～12 cm，宽 3～8 cm。花粉红色或白色；雄蕊多数；子房密被柔毛。核果近球形，直径 1.5～2.6 cm，黄色；核近球形或宽椭圆形，长13～18 mm，宽 11～18 mm，粗糙，边缘钝。花期 4～5 月，果期 7 月。

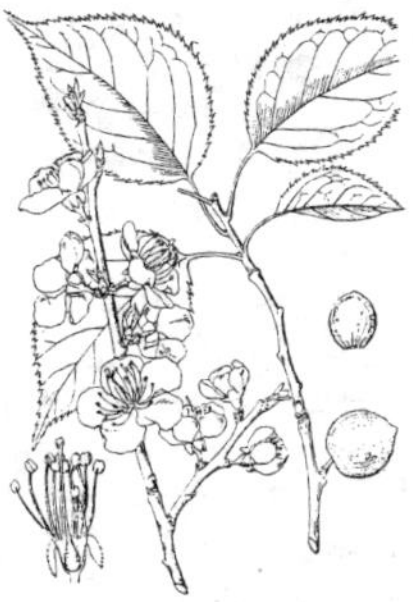

东北杏

生于海拔 400～1 000 m 的开阔的向阳山坡灌木林或杂木林下。分布于吉林、辽宁等地。

上述植物的叶(杏叶)、花(杏花)、果实(杏子)、枝条(杏枝)、树皮(杏树皮)、树根(杏树根)亦供药用，另设专条。

【栽培】 生物学特性　适应性强，耐旱，耐寒，耐瘠薄，抗盐碱。夏季在 43.9 ℃高温下能生长正常；在－40 ℃低温可安全越冬。可栽种于平地或坡地。对土壤要求不严。

繁殖方法　种子繁殖或嫁接繁殖。种子繁殖：采摘成熟果实，搓去果肉，取其种子。以 1∶3 湿沙混合进行冬季沙藏。春播于 3 月下旬，秋播于 11 月下旬(秋播种子可不经过沙藏，放于通风处阴干后即可播种)。常采用大垅播种，每垅播种 1 行，点播株距为 10～15 cm，每穴 1 颗种子，播后覆土厚 5～6 cm(约为种子直径的 3 倍)，镇压。嫁接繁殖：砧木用杏播种的实生苗或山杏苗，枝接于 3 月下旬，芽接于 7 月上旬至 8 月下旬进行。

田间管理　幼苗出现 3～4 片叶时进行疏苗，2～3 星期后进行第二次间苗，并及时灌水，防止风吹伤根，遇天气干旱酌情灌水，7～8 月雨季注意排涝。苗高达 45 cm，可在芽接前 1 个月摘去嫩尖。冬季 11 月至翌年 3 月进行修剪，分 3 种树形：自然圆头形，疏散分层形，自然开心形。4～6 月追灌肥水，在幼芽萌发前与幼果生长期间各追速效肥 1 次，每株成年树可施肥 0.25 kg，然后灌水。

病虫害防治　病害有杏疔叶斑，发芽前喷 5 度石硫合剂，展叶时喷 0.3 度石硫合剂。虫害有杏象鼻虫，另有袋蛾、天牛等。

【采收加工】 6～7 月成熟期采摘果实，除去果肉，洗净，晒干，敲碎果核，取种子，晾干，防虫蛀。

【药材】 杏仁 *Armeniacae Amarum Semen*　杏主产于我国北方各地；野杏主产于河北、山西、陕西；山杏主产于东北；东北杏主产于东北、河北、山西等地。

性状　种子呈扁心形，长1～1.9 cm，宽 0.8～1.5 cm，厚0.5～0.8 cm。表面黄棕色至深棕色，一端尖，另端钝圆，肥厚，左右不对称。尖端一侧有短线形种脐，圆端合点处向上具多数深棕色的脉纹。种皮薄，子叶 2，乳白色，富油性。无臭，味苦。

鉴别　(1) 种子中部横切面：外种皮细胞 1 列，散有长圆形、卵圆形、贝壳形及顶端平截呈梯形的黄色石细胞，上半部凸出于表面，下半部埋在薄壁组织中。埋在薄壁组织部分壁较薄，纹孔及孔沟较多；凸出部分壁较厚，纹孔较少或无。种皮下方为细胞皱缩的营养层，有细小维管束。内种皮细胞 1 列，含黄色物质。外胚乳为数列颓废的薄壁细胞。内胚乳为 1 列长方形细胞，内含糊粉粒及脂肪油。

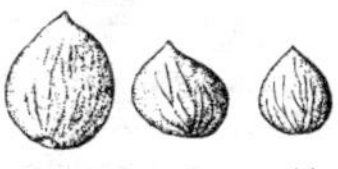

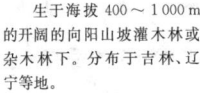

(1)　(2)　(3)

杏仁(种子)外形

(1) 杏　(2) 山杏　(3) 东北杏

(2) 取本品数粒，加水共研，即产生苯甲醛的特殊香气。

(3) 取本品数粒，捣碎，即取约 0.1 g，置试管中，加水数滴使湿润，试管中悬挂一条三硝基苯酚试纸，用软木塞塞紧，置温水浴中，10 分钟后，试纸显砖红色(检查氰苷)。

(4) 薄层色谱：取本品粉末 1 g，加乙醚 50 ml，加热回流 1 小时，弃去乙醚液，药渣用乙醚 25 ml 洗涤后挥干，加甲醇30 ml，加热回流 30 分钟，放冷，滤过，滤液作为供试品溶液。另取杏仁苷对照品，加甲醇制成每 1 ml 含 2 mg 的溶液，作为对照品溶液。吸取上述两种溶液各 5 μl，分别点于同一硅胶 G 薄层板上，以氯仿-醋酸乙酯-甲醇-水(15：40：22：10)5～10 ℃放置 12 小时的下层溶液为展开剂，展开，取出，立即喷以磷钼酸硫酸溶液(磷钼酸 2 g，加水 20 ml 使溶解，再缓缓加入硫酸 30 ml，混匀)，在 105 ℃加热约 10 分钟。供试品色谱中，在与对照品色谱相应的位置上，显相同颜色的斑点。

品质标志 《中华人民共和国药典》2005 年版规定：本品含苦杏仁苷($C_{20}H_{27}NO_{11}$)不得少于 3.0%。

【成分】 1. 杏 种仁含苦味氰苷：苦杏仁苷(amygdalin)约 4%和野樱苷(prunasin)；脂肪油约 50%，油中有 8 种脂肪酸，主要的是亚油酸(linoleic acid)占 27%，油酸(oleic acid)占 67%及棕榈酸(palmitic acid)占5.2%。还含酚酸类：绿原酸(chlorogenic acid)即是 5′-咖啡酰奎宁酸(5′-caffeoylquinic acid)，新绿原酸(neochlorogenic acid)即是 3′-咖啡酰奎宁酸(3′-caffeoylquinic acid)，3′-阿魏酰奎宁酸(3′-feruloylquinic acid)，5′-阿魏酰奎宁酸(5′-feruloylquinic acid)，3′-对香豆酰奎宁酸(3′-*p*-coumaroylquinic acid)，肌醇(inositol)；甾醇类：豆甾醇(stigmasterol)，β-谷甾醇(β-sitosterol)，5-燕麦甾醇(Δ^5-avenasterol)，胆甾醇(cholesterol)，24-胆甾烯醇(Δ^{24}-cholestenol)，17β-雌二醇(17β-estradiol)，甘油三油酸酯(triolein)。另含蛋白质成分：KR-A 和 KR-B，其含量分别为 4.44%和 0.41%。又含与杏仁香味有关的挥发性成分：苯甲醛(benzaldehyde)，芳樟醇(linalool)，4-松油烯醇(4-terpinenol)，α-松油醇(α-terpineol)等。

2. 野杏 种仁含苦杏仁苷约 4.84%，还含挥发油，其中主要成分有：正己醛(*n*-hexanal)占 4.18%，反式-2-己烯醛(2-hexenal)占 11.57%，正己醇(*n*-hexanol)占 14.38%，反式-2-己烯-1-醇(2-hexen-1-ol)占 8.28%，芳樟醇占12.61%，α-松油醇占 5.69%，牻牛儿醇(geraniol)占 2.78%和十四烷酸(tetradecanoicacid)占 3.6%。

3. 山杏 种仁含苦杏仁苷约 4.84%。

4. 东北杏 种仁含苦杏仁苷。

【药理】 1. 止咳平喘作用 所含苦杏仁苷在下消化道被肠道微生物酶分解或被杏仁本身所含苦杏仁酶(emulsin)分解，产生微量氢氰酸，可对呼吸中枢呈镇静作用，而达到镇咳平喘效应。苦杏仁苷对油酸型呼吸窘迫综合征实验动物可促进肺表面活性物质的合成，并使病变得到改善。

2. 对消化系统的影响 杏仁的脂肪油有润肠通便作用。苦杏仁苷在经酶作用分解形成氢氰酸的同时，也产生苯甲醛，后者可抑制胃蛋白酶的活性，从而影响消化功能。杏仁水溶性部分的胃蛋白酶水解产物以 500 mg/kg 的剂量对四氯化碳处理的大鼠给药，发现它能抑制血清天冬氨酸氨基转移酶(AST)、血清丙氨酸氨基转移酶(ALT)水平和羟脯氨酸含量的升高，并抑制优球蛋白溶解时间的延长。在病理学上，杏仁水溶部分的胃蛋白酶水解产物能抑制鼠肝结缔组织的增生，但不能抑制 *D*-半乳糖胺引起的鼠 AST、ALT 水平升高。

3. 抗肿瘤作用 苦杏仁苷及其水解生成的氢氰酸和苯甲醛体外实验均证明有微弱抗癌作用。癌细胞内硫氰化酶较正常细胞少，因此对苦杏仁苷水解释放出的氢氰酸解毒能力差。杏仁热水提取物对子宫颈癌 JTC-26 株的抑制率为 50%～70%，若氢氰酸加苯甲醛或苦杏仁苷加 β-葡萄糖苷酶可明显提高抗癌效力。已发现癌细胞无氧酵解占优势，其产物乳酸形成的偏酸性环境有利于提高 β-葡萄糖苷酶的活性，促使苦杏仁苷在癌细胞中水解出较多的氢氰酸和苯甲醛而发挥更强的抗癌作用。苦杏仁苷在其最佳浓度和时间范围内能提高人肾分泌的Ⅰ型胶原酶活性，抑制人胎肾成纤维细胞增殖及Ⅰ型胶原表达，促进凋亡。

4. 抗炎和镇痛作用 从杏仁中提得的蛋白质成分 KR-A 和 KR-B 都表现明显的抗炎和镇痛作用。对大鼠角叉菜胶性足跖肿胀，KR-A 和 KR-B 经口给药的 ED_{50} 分别为 13.9 和 6.4 mg/kg。此外小鼠扭体法证明上述 2 种成分在 5 mg/kg 静脉注射时都表现镇痛作用。

5. 其他作用 苦杏仁苷 1.5 或 3.5 mg/只给小鼠肌内注射，能明显促进有丝分裂原对小鼠脾脏 T 淋巴细胞的增殖。给小鼠肌内注射 3 或 5 mg 苦杏仁苷后，能明显促进小鼠 NK 细胞的活性，促进 PHA 刺激 T 淋巴细胞的转化增殖。

6. 体内过程 兔快速静脉注射苦杏仁苷 500 mg/kg，体内过程符合二室开放模型。说明药物在体内消除较快，较少引起蓄积。药物除分布于血液及血流量较丰富的器官和组织外，还有相当部分分布于肌肉组织。兔在 48 小时内尿排出原形药占 62%，表明有部分药物在体内有断苷键等结构改变。

毒性 苦杏仁苷的急性毒性试验 LD_{50} 小鼠静脉注射为 25 g/kg；大鼠静脉注射为 25 g/kg，腹腔注射为 8 g/kg。最大耐受量：小鼠、兔、犬静注和肌注均为 3 g/kg，口服均为 0.075 g/kg。人静脉注射为 5 g(约 0.07 g/kg)。小鼠按 500 mg/kg 静注 10 只，均未死亡，而以同样剂量灌胃给药，则 10 只小鼠死亡 8 只。口服给药的毒性所以大于静脉给药，研究证明主要是由于苦杏仁苷被肠道微生物酶水解产生出较多氢氰酸所致，如果处理小鼠使其肠道内微生物抑制，则胃肠给药 300 mg/kg 苦杏仁苷未出现死亡，如未经处理，则相同剂量死亡率为 60%。普通大鼠灌胃给予600 mg/kg 苦杏仁苷，出现昏睡、呼吸困难、痉挛，在 2～5 小时内出现死亡，血中氰化物浓度高达 2.6～4.5 μg/ml；无菌大鼠给予相同剂量药物未表现出任何毒性反应迹象，其血中氰化物浓度低于 0.4 μg/ml，与正常未服苦杏仁苷大鼠无明显差异，说明胃肠道菌群在苦杏仁苷引起的氰化物毒性中起重要作用。

【炮制】 1. 杏仁 取原药材，除去杂质、残留的硬壳及霉烂者，筛去灰屑。用时捣碎。生品常用于新感喘咳及润肠通便。

2. 焯杏仁 取净杏仁，置沸水中略烫，至外皮微胀时捞出，用凉水稍浸，搓去外皮，晒干后簸净种皮。用时捣碎。焯杏仁可用于多种喘咳，无外感者尤宜。

3. 炒杏仁 取焯杏仁置锅内，用文火加热，炒至表面微黄，取出放凉。用时捣碎。炒杏仁能温肺散寒，多用于肺寒久咳。

4. 杏仁霜 取焯杏仁，碾成泥状，用压榨机冷压去油，或粗纸包裹反复压榨至不黏结成饼，碾细，过筛。杏仁霜止咳平喘而无滑肠之虞。

5. 麸炒杏仁 将麸皮撒入热锅内，待冒烟时投入杏仁，用文火炒至微黄色，取出，筛去麸皮，放凉。每杏仁 100 kg，用麸皮 10 kg。麸炒杏仁作用似炒杏仁，但滑肠之力较弱。

6. 蜜杏仁 取焯杏仁，碾成碎块，置热锅内，用文火边炒边加蜜，炒至不粘手为度，取出放凉。每杏仁 100 kg，用蜂蜜 10 kg。蜜杏仁常用于肺燥咳嗽及肠燥便秘。

7. 甘草制杏仁 取净杏仁，加甘草水浸 1 日后，捞出加水煮 20 分钟，稍凉，搓去外皮，干燥，簸去外皮。每杏仁100 kg，用甘草 24 kg。

饮片性状 杏仁参见“药材”项。焯杏仁形如杏仁，或分离为单瓣，无种皮，乳白色。炒杏仁形如杏仁，表面微黄色，偶有焦斑。杏仁霜为乳白色粉末，具苦杏仁的特殊气味。麸炒杏仁形如杏仁，表面微黄色。蜜杏仁呈碎块状，表面棕黄色，微有光泽，有蜜香气，味微甘苦。

贮干燥容器内，密闭，置阴凉干燥处，防蛀。

【药性】 苦，微温，小毒。归肺、大肠经。

1.《本经》：“味甘，温。”

2.《别录》：“苦，冷利，有毒。”

3.《汤液本草》：“有小毒，入手太阴经。”

4.《滇南本草》：“味苦，微辛，性微寒。入脾、肺二经。”

5.《雷公炮制药性解》：“入肺、大肠二经。”

【功用主治】 降气化痰，止咳平喘，润肠通便。主治外感咳嗽喘满，肠燥便秘。

1.《本经》："主咳逆上气雷鸣，喉痹，下气，产乳金疮，寒心奔豚。"

2.《别录》："(主)惊痫，心下烦热，风气去来，时行头痛，解肌，消心下急，杀狗毒。"

3.《本草经集注》："解锡、胡粉毒。"

4. 崔禹锡《食经》："理风噤及言吮不开。"

5.《药性论》："治腹痹不通，发汗，主温病。治心下急满痛，除心腹烦闷，疗肺气咳嗽，上气喘促。入天门冬煎，润心肺。可和酪作汤，益润声气。宿即动冷气。"

6.《食疗本草》："绵裹，内女人阴中治虫疽。"

7.《珍珠囊》："除肺热，治上焦风燥，利胸膈气逆，润大肠气秘。"

8.《医学启源》："《主治秘要》云：其用有三：润肺气一也；消宿食二也；升滞气三也。"

9.《滇南本草》："止咳嗽，消痰润肺，润肠胃，消面粉积，下气。治疳虫。"

10.《医学入门》："解肌发汗，散肺风寒咳嗽，头面风邪，眼眴鼻塞，冷泪，中风半身不遂，失音卒哑，兼治脚气，五痔下血不止，扑损瘀血，卒不得小便。"

11.《纲目》："杀虫，治诸疮疥，消肿，去头面诸风气，皶疱。"

12.《医林纂要》："泻心火，除烦热，泻肺邪，泄气逆，攻坚，杀虫，辟毒。"

13.《药性切用》："炒黑能解郁消积。"

【用法用量】 内服：煎汤，3～10 g；或入丸、散。杏仁用时须打碎，杏仁霜入煎剂须布包。外用：捣敷。

【宜忌】 阴虚咳嗽及大便溏泻者禁服，婴儿慎服。

杏仁有小毒，不宜过量服用。剂量大时，轻者可出现头晕乏力，吐泻，腹痛，上腹部烧灼感，血压升高，呼吸加快；严重者，呼吸明显减慢而表浅，昏迷，并可有强直性、阵发性痉挛，瞳孔散大，血压下降，最后因呼吸或循环衰竭而死亡。

1.《本草经集注》："恶黄芩、黄芪、葛根，畏蘘草。"

2.《千金方》："扁鹊云：杏人不可久服，令人目盲，发落，动一切宿病。"

3.《本草图经》："能使人血溢，少误之，必出血不已，或至萎顿。"

4.《药鉴》："大都中病即已，不可多服，过则令人伤筋骨。泄痢忌用。戒粟米，畏犬肉。"

5.《本草经疏》："阴虚咳嗽，肺家有虚热，热痰者忌之。风寒外邪，非壅逆肺分，喘急息促者不得用；产乳金疮，无风寒击袭者不得用；惊痫喉痹，亦非必须之药，用者详之。双仁者能杀人，本经言有毒，盖指此耳。"

【选方】 1. 治肺寒卒咳嗽　细辛半两(捣为末)，杏仁半两(汤浸，去皮、尖、双仁，麸炒微黄，研如膏)。上药，于铛中熔蜡半两，次下酥一分，入细辛、杏仁，丸如羊枣大。不计时候，以绵裹一丸，含化咽津。(《圣惠方》)

2. 治上气喘急　桃仁、杏仁(并去双人、皮、尖，炒)各半两。上二味，细研，水调生面少许，和丸如梧桐子大。每服十丸，生姜、蜜汤下，微利为度。(《圣济总录》双人丸)

3. 治气喘促浮肿，小便涩　杏仁一两，去皮尖，熬研，和米煮粥极熟，空心吃二合。(《食医心镜》)

4. 治肺燥喘热，大肠秘　杏仁一斤(去皮、尖)，水一升半，研取汁，入生蜜四两，甘草一钱，银石器中慢火熬成稀膏，瓷器盛之。食后夜卧，入少酥沸汤点一匙服，如无上症，入盐点，常服润五脏。(《卫生易简方》)

5. 治小儿久患咳嗽　杏仁一两半(去皮，焙)，茯苓一两，紫菀茸、皂角各半两(去皮、弦、核，蜜炙黄)，上末，每半钱生蜜调人，薄荷汤泡开服。(《仁斋小儿方》杏仁膏)

6. 治咯血　杏仁四十粒研细，用黄蜡炒黄色，入青黛一钱，捏作饼子，同时以柿子一枚破开，以饼置其中合定，湿纸包煨。研，水服。(《医学入门》圣饼子)

7. 治心气痛闷乱　山杏仁(炒令香熟，去皮、尖、双仁)二两，吴茱萸(汤洗，焙干，炒为末)十二钱。上二味，一处研匀，丸如弹子大。每服一丸，温酒化下，如不饮酒，即用热汤，发时服。(《圣济总录》山杏煎)

8. 治虚劳羸瘦，烦热，口舌干燥，不欲饮食　杏仁(汤浸，去皮、尖、双仁，麸炒微黄)、乌梅肉(微炒)、甘草(炙微赤，锉)、天门冬(去心，焙)各一两。上件药，捣罗为末，煮枣肉和，更入少炼成蜜，丸如弹子大。不计时绵裹一丸含咽之。(《圣惠方》)

9. 治大人、小儿暴下水泻及积痢　杏仁(汤浸，去皮、尖)二十粒，巴豆(去心核，油令尽)二十粒。上件研细，蒸枣肉为丸，如芥子大，朱砂为衣。每服一丸，倒流水下，食前。(《杨氏家藏方》朱砂丸)

10. 治卒哑　取杏仁三分去皮尖，熬，别杵，桂一分和如泥。取李核大，绵裹含，细细咽之，日五夜三。(《食疗本草》)

11. 治小肠气痛欲死者　杏仁、茴香各一两，葱白半两(焙干)。同为末，酒调，嚼胡桃肉咽下。(《卫生易简方》)

12. 治瘰疬初起，已溃未溃并治　苦杏仁(去皮、尖)三十粒，蓖麻仁(去衣)四十九粒，松香(研细末)一两。先将杏仁捣至无白星为度，再入蓖麻仁捣如泥，方下松香再捣十下。摊贴。(《疡医大全》)

13. 治五痔下血不止　(杏仁)去皮尖及双仁，水三升，研滤取汁，煎减半，投米煮粥，停冷。空心食之。(《食疗本草》)

14. 治足癣　苦杏仁 100 g，陈醋 300 ml。将上药入搪瓷容器内煎，然后用文火续煎 15～20 分钟(使药液浓缩至150 ml为宜)，冷却后装瓶密封备用。用时先将患处用温开水洗净拭干，再涂药液即可，每日 3 次。〔《广西中医药》1986，(5)：45〕

15. 治鼻中生疮　捣杏仁乳敷之；亦烧核，压取油敷之。(《千金方》)

16. 治小儿疳积　杏仁、皮硝、山栀各 9 g，共研末，加葱白、艾头(1 寸左右)各 3 根，面粉、白酒适量同捣为泥。于睡前敷于脐部，白天除掉，第二日再制一剂敷脐。〔《安徽中医学院学报》1986，(11)：21〕

【临床报道】 1. 治疗老年性慢性支气管炎　用带皮苦杏仁及去皮炒熟苦杏仁研碎，各加等量冰糖分别制成苦杏仁糖。早晚各服 9 g，10 日为 1 个疗程。共治疗 180 例，其中带皮的苦杏仁糖治疗 124 例，有效率 96.8%；去皮苦杏仁糖治疗 56 例，有效率 75.1%。带皮苦杏仁糖对咳、痰、喘，都有良好作用，去皮苦杏仁糖有镇咳祛痰作用，但对止喘效果较差。

2. 治疗外阴瘙痒　杏仁 150 g，炒枯研成细粉，加麻油75 g调成糊状。用时先取桑叶煎水冲洗外阴、阴道，然后用杏仁油糊涂搽，每日 1 次；或用带线棉球蘸杏仁油糊塞入阴道 24 小时后取出。治疗 136 例，有效率约 90%，平均用药 4～7 次痒止。

3. 治疗蛲虫病　取连皮杏仁 30 粒，脱脂药棉 6～10 块。将连皮杏仁研泥，加入沸水淹药面一指深，文火煎浓液，当患者夜间自觉肛门发痒时，将浸湿药棉塞入肛门内，次日晨取出。共治疗 50 余例，80%均取得满意疗效，一般 3～6 次即可治愈，20%因肛门脓肿、脱肛痔漏无效。

【各家论述】 1. 李东垣："杏仁下喘，用治气也；桃仁疗狂，用治血也。桃、杏仁俱治大便秘，当以气血分之。"(引自《汤液本草》)

2.《纲目》："杏仁能散能降，故解肌、散风、降气、润燥、消积，治伤损药中用之。治疮杀虫，用其毒也。""治风寒肺病药中，亦有连皮尖用者，取其发散也。"

3.《长沙药解》："肺主藏气，降于胸膈而行于经络，气逆则胸膈闭阻而生喘咳，脏病而不能降，因此痞塞，经病而不能行，于是肿痛，杏仁疏利开通，破壅降逆，善于开痹而止喘，消肿而润燥，调理气分之郁，无以易此。其诸主治，治咳逆，调失音，止咯血，断血崩，杀虫匿，除痊刺，开耳聋，去目翳，平胬肉，消停食，润大肠，通小便，种种功效，皆其降浊消郁之能事也。"

4.《本草求真》："杏仁，既有发散风寒之能，复有下气除喘之力。缘辛则散邪，苦则下气，润则通秘，温能宣滞行痰，杏仁气味俱备，故凡肺经感受风寒，而且喘嗽咳逆，胸满便秘，烦热头痛，与夫蛊毒，疮疡，狗毒，面毒，锡毒，金疮，无不可以调治。"

2270 杏叶 xìng yè （《滇南本草》）

【异名】 杏树叶（《疡科选粹》）。

【基原】 为蔷薇科杏属植物杏、野杏或山杏等的叶。

【原植物】 参见"杏仁"条。

【采收加工】 7～10月叶长茂盛时采收，鲜用或晒干。

【成分】 1. 杏叶含黄酮类成分：芸香苷（rutin），槲皮素-3-鼠李糖葡萄糖苷（quercetin-3-rhamnoglucoside）；含酚酸类：绿原酸（chlorogenicacid），新绿原酸（neochlorogenicacid）。

2. 野杏叶含黄酮类：槲皮苷（quercitrin），鼠李素-3-*O*-鼠李糖苷（rhamnetin-3-*O*-rhamnoside），鼠李柠檬素-3-*O*-鼠李糖苷（rhamnocitrin-3-*O*-rhamnoside）。

3. 山杏叶含根皮苷（phlorizin）。

【功用主治】 祛风利湿，明目。主治水肿，皮肤瘙痒，目疾多泪，痈疮瘰疬。

1.《滇南本草》："敷大恶疮。"

2.《本草蒙筌》："煎汤，洗眼止泪。"

3.《随息居饮食谱》："煎汤，洗眼癣良。"

【用法用量】 内服：煎汤，3～10 g。外用：煎水洗；或研末调敷；或捣烂敷。

【选方】 1. 治卒肿满，身面皆洪大　杏叶（锉）煮令浓，及热渍之，亦可服之。（《补缺肘后方》）

2. 治风麻疹，顽痒　用杏叶煎汁拭之，杏仁五升（切），根一升（切）。上件药，以水一斗半，煮取二升，去滓。用绵浸药汁揩拭患处，日三两度。（《圣惠方》）

3. 治瘰疬未破者，百药不效　杏树叶五分（阴干为末），蝙蝠（火焙干，为末）、白花蛇蜕（烧灰存性，为末）、人中白（火煅，为末）各二分五厘，蜜蜂七个（焙为末）。上用清水调杏树叶末，再入后四味，调匀敷患处，以绵纸一片针刺小孔贴药上，水干再用清水纸上刷之，每一昼夜换1次。（《疡科选粹》入神散）

2271 杏花 xìng huā （《别录》）

【基原】 为蔷薇科杏属植物杏等的花。

【原植物】 参见"杏仁"条。

【采收加工】 3～4月采花，阴干备用。

【成分】 杏花芽含葡萄糖，果糖，蔗糖，棉子糖，蜜二糖。

【药性】 苦，温。

1.《别录》："味苦，无毒。"

2.《纲目》："苦，温。"

【功用主治】 活血补虚。主治妇女不孕，肢体痹痛，手足逆冷。

《别录》："主补不足，女子伤中，寒热痹，厥逆。"

【用法用量】 内服：煎汤，5～10 g；或研末。

【选方】 1. 治妇人无子　杏花、桃花，阴干为末。和井华水服方寸匕，日三服。（《卫生易简方》）

2. 治粉滓面皯　杏花、桃花各一升。东流水浸七日，洗面三七遍。（《纲目》引《圣济总录》）

2272 杏枝 xìng zhī （《本草图经》）

【基原】 为蔷薇科杏属植物杏、野杏等的枝条。

【原植物】 参见"杏仁"条。

【采收加工】 7～10月采收，切段，晒干。

【成分】 野杏的细枝含黄酮类成分：槲皮苷（quercitrin），鼠李素-3-*O*-鼠李糖苷（rhamnetin-3-*O*-rhamnoside），鼠李柠檬素-3-*O*-鼠李糖苷（rhamnocitrin-3-*O*-rhamnoside）。

【功用主治】 活血散瘀。主治跌打损伤。

《本草图经》："主堕伤。"

【用法用量】 内服：煎汤，30～90 g。

【选方】 治坠马仆损，瘀血在内，烦闷　杏枝三两。细锉微熬，好酒二升，煎十余沸，去渣。分为二服，空心，如人行三四里，再服。（《塞上方》）

2273 杏树皮 xìng shù pí （《全国中草药新医疗法展览选编》）

【基原】 为蔷薇科杏属植物杏、野杏等的树皮。

【原植物】 参见"杏仁"条。

【采收加工】 春、秋季采收，剥取树皮，削去外面栓皮，切碎，晒干。

【成分】 野杏树皮含具蛋白酶抑制和抗病毒活性的原矢车菊素型的鞣质。

【功用主治】 解毒。主治食杏仁中毒。

【用法用量】 内服：煎汤，30～60 g。

【临床报道】 治疗杏仁中毒　取杏树皮60 g，削去外面表皮，仅留中间纤维部分，加水500 ml，煮沸20分钟，过滤候温灌服。治疗80余例，均治愈。一般在服药后2小时即见症状好转，意识渐清，呼吸平稳，恶心呕吐及发绀现象逐渐消失，4小时后可完全恢复正常。

2274 杏树根 xìng shù gēn （《纲目》）

【基原】 为蔷薇科杏属植物杏等的根。

【原植物】 参见"杏仁"条。

【采收加工】 9～11月挖根，切碎，晒干。

【成分】 根中含黄酮类成分：ephedrannin A，entepiafzelechin-3-*O*-*p*-hydroxybenzoate-(4α→8, 2α→*O*→7)-epiafzelochin，entepiafzelechin-(4α→8, 2α→*O*→7)-epiafzelochin，entepiafzelechin-(4α→8, 2α→*O*→7)-(+)-afzelochin，entepiafzelechin-(4α→8, 2α→*O*→7)-(−)-afzelochin，entepiafzelechin-(4α→8, 2α→*O*→7)-(−)-epicatechin，entepiafzelechin-(4α→8, 2α→*O*→7)-catechin。

【功用主治】 解毒。主治杏仁中毒。

1.《本草蒙筌》："主堕胎。"

2.《纲目》："治食杏仁多，致迷乱将死，杏树根切碎，煎汤服，即解。"

【用法用量】 内服：煎汤，30～60 g。

2275 杏叶防风 xìng yè fáng fēng （《滇南本草》）

【异名】 蜘蛛香、山当归（《分类草药性》），马蹄防风（《滇南本草》），九月白花草、满身串、三足蝉（《修订增补天宝本草》），白花草（《民间常用草药汇编》），阳山臭、清当归（《四川中药志》），羊膻臭、马蹄叶、地胡椒（《云南中草药》），小羊膻（《云南思茅中草药选》），骚羊古、九牛燥、羊山臭、大寒药、消气草（《贵州民间方药集》），兔耳防风（《中国高等植物图鉴》），小菊花（《贵州中草药名录》）。

【基原】 为伞形科茴芹属植物杏叶茴芹的根或全草。

【原植物】 杏叶茴芹 *Pimpinella candolleana* Wight et Arn.

多年生草本，高30～100 cm。根细长圆锥形，长5～15 cm，径0.5～1 cm，有数条侧根，棕黄色。茎直立，上部有分枝，有短柔毛或无毛。基生叶叶柄(包括叶鞘)长3～15 cm;叶片心形,不分裂,长2.5～4 cm,宽2～3.5 cm,边缘有圆齿,下面沿脉有短柔毛;茎生叶中下部者为单叶或三出复叶,小叶卵形,侧生小叶偏斜;上部叶较小,叶片3裂或一至二回羽状分裂,裂片披针形,边缘有齿。复伞形花序顶生或侧生,有长梗;无总苞片或有1～5,线形;伞辐(6～)10～25;小总苞片1～6,线形;小伞形花序有花10～25;无萼齿;花瓣白色或微带白色,倒心形,背面有毛;花柱基圆锥形,花柱向两侧弯曲。双悬果卵球形,密生瘤状突起,果棱线形;每棱槽内有油管2～3,或单生,合生面有油管2～4,胚乳腹面平直。花果期6～10月。

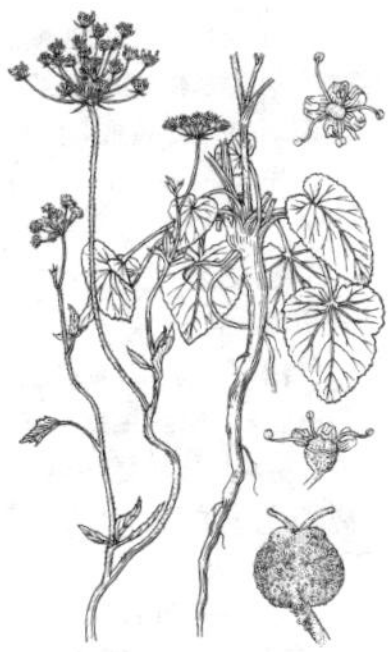

杏叶茴芹

生于路旁、林下、沟边、草坡或灌丛中。分布于西南及广西等地。

【采收加工】 9～11月采收,晒干或鲜用。

【药材】 杏叶防风 *Pimpinellae Candolleanae Radix* 产云南、贵州、四川。

性状 根细长圆锥形,稍弯曲或具分歧,表面黄棕色或红棕色,具多数横向皮孔样突起及侧根断痕,根头部无纤维状物。质坚硬不易折断,断面平坦,皮部白色,可见少数棕红色油点,木质部黄白色。气微,味淡而后略苦。

鉴别 根横切面:木栓细胞4～10列。韧皮部油管少数,多分布于外侧,上皮细胞常为6个,少数可多至15个。木质部导管均为网纹。射线细胞1列,于韧皮部外侧强烈弯曲,细胞多破碎使韧皮部组织间出现裂隙。

【药性】 《滇南本草》:"味辛,性大温。"

【功用主治】 温中散寒,行气止痛,祛风活血,解毒消肿。主治脘腹寒痛,消化不良,痢疾,感冒,咳嗽,惊风,白带,疝气,睾丸偏坠,瘰疬,跌打肿痛,痈肿疮毒,毒蛇咬伤。

1.《滇南本草》:"温中散寒气。治九种胃气痛,胸腹中寒胀气疼,寒疝偏坠,截寒热往来疟疾。"

2.《分类草药性》:"治一切瘰疬痒子,肠风下血,气痛,筋骨疼痛,风湿麻木。"

3.《云南中草药》:"行气健胃,祛风除湿,解毒截疟。主治风湿痛,胃痛,消化不良,疝气,小儿惊风。预防流感。"

4.《贵州民间方药集》:"镇静息风,汁滴治鼻炎。"

5.《四川中药志》1979年版:"温中散寒,行气止痛,消食健脾。用于中寒腹痛,寒疝偏坠,风湿痹痛,脾虚食滞。近有用于治淋巴结结核。"

【用法用量】 内服:煎汤,6～15 g;研末或泡酒。外用:捣敷或绞汁涂。

【选方】 1. 治胃气痛 杏叶防风五钱(焙),草豆蔻二钱,小茴香二钱(炒),共为细末。每服二钱,用热烧酒服。

2. 治面寒疼,胸膈气胀,面寒硬梗,肚腹疼痛 古方单用杏叶防风为末,每服一钱;今或用杏叶防风五钱(焙),香白芷二钱,威灵仙二钱,赤地榆三钱,过山龙一钱,茶匙草三钱,引烧酒一盅,和水酒煎服。或泡药酒亦可。(1、2方出自《滇南本草》)

3. 治食积腹满 杏叶防风、万年荞、紫地榆各12 g。水煎服。

4. 治消化不良,呕吐 杏叶防风6 g,续断6 g,五叶草6 g。水煎,兑米泔水和红糖适量服。

5. 治痧症 杏叶防风15 g,水煎点酒服;或用杏叶防风末9 g,开水点酒送服。

6. 治急性肠绞痛 杏叶防风9 g,马蹄香6 g,重楼9 g。水煎服,红糖为引,腹胀加川芎3 g。

7. 治红白痢疾 杏叶防风15 g,草血竭9 g,翻白叶9 g,胡椒9 g;或杏叶防风12 g,白头翁9 g,小丁香9 g,翻白叶9 g。红痢红糖为引,白痢白糖为引,水煎服。(3～7方出自《曲靖专区中草药》)

8. 治一切疟疾 杏叶防风新鲜捣汁一小盅,点烧酒服,俟欲发之前,将渣于脉膻上包好,过时方解。(《滇南本草》)

9. 治头晕 杏叶防风6 g,续断6 g,五叶草6 g,西芯草9 g。水煎服。(《曲靖专区中草药》)

10. 治七种疝气 杏叶防风二钱,橘核仁一钱半(炒),蛇果草一钱,小茴香一钱(炒),荔枝核三钱(烧),水煨,引点水酒服。(《滇南本草》)

11. 治跌打肿痛 羊山臭根、地檀香、黑骨藤各30 g,泡酒500 g,每日早晚各服15 g。(《西昌中草药》)

2276 杉子 shān zǐ (《纲目》)

【异名】 杉树子(《四川中药志》)。

【基原】 为杉科杉木属植物杉木的种子。

【原植物】 参见"杉木"条。

【采收加工】 7～8月间采摘球果,晒干后收集种子。

【药材】 杉子 *Cunninghamiae Semen* 产于陕西、河南、安徽、江苏、浙江、湖北、广东、广西等地。

性状 种子扁平,长6～8 mm,表面褐色,两侧有狭翅。种皮较硬,种仁含脂肪油丰富。气香,味微涩。

【成分】 种子含杉木酸(cuningharnic acids)A、B。

【药性】 辛,微温。

【功用主治】 《纲目》:"主治疝气痛,一岁一粒,烧,研,酒服。"

【用法用量】 内服:煎汤,5～10 g。

【选方】 治疝气腹痛 杉树子10 g,茴香根10 g,荔枝核10 g。水煎服。(《四川中药志》1979年版)

2277 杉木 shān mù (《新修本草》)

【异名】 杉材(《别录》),杉材木(《新修本草》)。

【基原】 为杉科杉木属植物杉木的心材及树枝。

【原植物】 杉木 *Cunninghamia lanceolata* (Lamb.) Hook. [*Pinus lanceolata* Lamb.] 又名:椴、煔(《尔雅》),杉(《南方草木状》),沙木、檠木(《纲目》),沙树、正杉、正木、刺杉、广叶杉、泡杉、杉树。

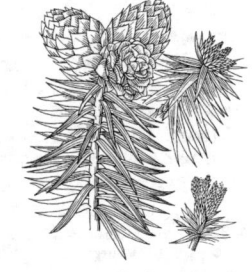

常绿乔木,高达30 m,胸围达2.5～3 m。幼树树冠尖塔形,大树树冠圆锥形。树皮灰褐色,裂成长条片脱落。大枝平展,小枝近对生或轮生。叶在主枝上辐射伸展,在侧枝上排成二列状,条状披针形,革质,微弯,坚硬,长2～6 cm,边缘有细齿,上面中脉两侧有窄气孔带、下面沿中脉两侧各有1条白粉气孔带。雌雄同株;雄球花圆锥状,簇生枝顶;雌球花单生或2～4个集生枝顶,卵圆形,苞鳞与珠鳞结合而生,珠鳞先端3裂,腹面具3胚珠。球果近球形或卵圆形,长2.5～5 cm,径3～4 cm,苞鳞三角状宽卵形,宿存。种子长卵形,扁平,长6～8 mm,宽约5 mm,暗褐色,两侧有窄翅。花期4月,球果10月下旬成熟。

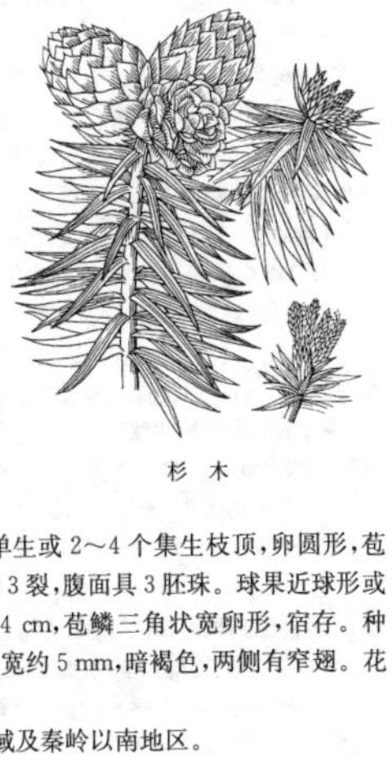

杉 木

广泛栽培于我国长江流域及秦岭以南地区。

本植物的根或根皮(杉木根)、树皮(杉皮)、枝干结节(杉木节)、叶(杉叶)、种子(杉子)、球果(杉塔)及木材中的油脂(杉木油)亦供药用,另设专条。

【栽培】 生物学特性 杉木是亚热带植物,喜生长在土层深厚,质地疏松,富含有机质排水良好的山地酸性土壤中,忌盐碱地。

繁殖方法 育苗移栽和插条繁殖。育苗移栽:2月前后播种,播前种子经过水选和消毒,多采用高畦育苗,畦宽100~120 cm,高20~30 cm,条播或撒播,开1 cm深沟,沟距20 cm,沟宽2~3 cm,播种后覆土0.5~1 cm,畦面盖草。翌年2月起苗移栽,挖深30 cm、直径30~40 cm的穴,每穴1株,随起随栽。插条繁殖:宜选苗壮、挺直、顶芽饱满、无病虫为害的一至二年生枝条,截成50 cm的节段,切口成马耳形,用植树钻钻穴深30~35 cm,插入枝条,截面应朝向山坡上方,入土深应大于穗长的一半以上,插条时间以春分前后较宜。

田间管理 育苗床应在种子发芽后及时揭去盖草,松土除草,幼苗期多施氮磷肥,中期追施氮磷钾肥,后期停施氮肥,苗高5~6 cm时开始间苗。移栽和扦插成活后,应中耕除草,修剪萌蘖,追施土杂肥。

病虫害防治 杉苗猝倒病,防治方法同马尾松猝倒病。参见“松花”条。

【采收加工】 5~11月采树枝,9~11月采心材。鲜用或晒干。

【成分】 木材含挥发油。主要成分为柏木醇(cedrol)等。

【药性】 辛,微温。归肺、脾、胃经。

1.《别录》:“微温,无毒。”

2.《日华子》:“味辛。”

3.《本草经疏》:“入足阳明经。”

4.《药性切用》:“入肝、肺。”

【功用主治】 辟恶除秽,除湿散毒,降逆气,活血止痛。主治脚气肿满,奔豚,霍乱,心腹胀痛,风湿毒疮,跌打肿痛,创伤出血,烧烫伤。

1.《别录》:“主疗漆疮。”

2.《新修本草》:“水煮浸汁,捋脚气肿满;服之疗心腹胀痛,去恶气。”

3.《日华子》:“治风毒贲豚、霍乱上气,并煎汤服,并淋洗。”

4.《本草蒙筌》:“煎服主心腹胀痛及卒暴心痛。淋洗疗风疹痒疮。”

5.《岭南采药录》:“煅灰,治声嘶喉痛,跌打驳骨。”

6.《民间常用草药汇编》:“枝:顺气,消腹肿,痰滞。治肺痈,小儿阴肿。”

7.《天目山药用植物志》:“解毒蕈中毒。”

【用法用量】 内服:煎汤,15~30 g。外用:煎水熏洗;或烧存性研末调敷。

【宜忌】 不可久服和过量。虚人禁服。

1.《本草从新》:“稍挟虚者忌用。”

2.《本草汇纂》:“久服及过服令人泄泻。”

【选方】 1. 治奔豚瘕疝冲筑,胀闷疼痛 真杉木片二两,吴茱萸、青皮、小茴香、橘核各八钱,干姜五钱。煎汁饮。(《圣惠方》)

2. 治平人无故腹胀,卒然成蛊 用真杉木片四两和真紫苏叶三两。煎汤饮之。(《本草汇言》)

3. 治肺壅痰滞,上焦不利,卒然咳嗽 杉木屑一两,皂角(去皮酥炙)三两。为末,蜜丸梧子大。每米饮下十丸,一日四服。(《圣惠方》)

4. 治遍身风湿毒疮,或痒或痛,或干或湿 真杉木片60 g,牛膝、木瓜、槟榔各30 g。煮汤淋洗,三四次愈。(《本草汇言》)

5. 治漆疮 浓煮杉木汁洗之,数数用即除,小儿尤佳。(《外台》引《必效方》)

6. 治风热外肾赤肿痛,日夜啼叫,不数日退皮如鸡卵壳,愈而复作 用老杉木烧灰,入腻粉清油调敷。(《世医得效方》)

7. 治臁疮并风疮 用杉木烧灰存性,为末;五倍子瓦上焙干,为末。先以茶洗疮,后用荆津水洗,以无浆帛拭干贴药。(《卫生易简方》)

8. 治烫伤 杉木烧炭存性,研粉,调植物油外敷患处。(《浙江药用植物志》)

【各家论述】 1.《本草经疏》:“味芬芳,可升可降,阳也。入足阳明经。《本经》主疗漆疮及苏恭疗脚气肿满者,皆从外治,取其芬芳能解漆气之秽恶,辛温能散湿毒之冲逆也。苏恭又云,服之治心腹胀痛,去恶气。《日华子》云治霍乱上气,无非假其下气散邪,辛温开发之功耳。”

2.《本草汇言》:“味辛温直达,开发升窜之性,若毒疮,若脚气,若胀满,若奔豚,四者皆属五气壅逆,不升不降之故。此药气味芬芳,能下逆气,散毒邪,有开达内出之功,大能发扬火郁,疏申肝令,独擅其长者矣。”

2278 杉叶 shān yè (《纲目》)

【异名】 杉树叶(《四川中药志》)。

【基原】 为杉科杉木属植物杉木的叶。

【原植物】 参见“杉木”条。

【采收加工】 春、秋季采收,鲜用或晒干。

【药材】 杉叶 *Cunninghamiae Folium* 产地参见“杉子”条。

性状 叶条状披针形,长2.5~6 cm,先端锐渐尖,基部下延而扭转,边缘有细齿,表面墨绿色或黄绿色,主脉1条,上表面主脉两侧的气孔线较下表面为少。下表面可见白色粉带2条。质坚硬。气微香,味涩。

【成分】 叶含双黄酮类:穗花杉双黄酮(amentoflavone),红杉双黄酮(sequoiaflavone),Ⅰ,Ⅱ 7-二-*O*-甲基穗花杉双黄酮(Ⅰ,Ⅱ 7-di-*O*-methylamentoflavone),异柳杉素(isocryptomerin),扁柏双黄酮(hinkoiflavone),榧双黄酮(kayaflavone),南方贝壳杉双黄酮(robustaflavone);含挥发油,主要成分为α-柠檬烯(α-limonene),α和β-蒎烯(α and β-pinene)等。还含4-表-反式可姆酸(4-epi-*trans*-communic acid),聚戊烯醇-21(prenol-21),聚戊烯醇-18(prenol-18),4-表-反式可姆醇(4-epi-*trans*-communate),β-谷甾醇(β-sitosterol),可姆醛。

【药理】 抗炎、解痉作用 杉叶的热甲醇提取物有抗炎作用,对角叉菜胶足跖肿胀及组胺兴奋豚鼠离体小肠的作用均有拮抗性。

【药性】 辛,微温。

【功用主治】 祛风,化痰,活血,解毒。主治半身不遂初起,风疹,咳嗽,牙痛,天疱疮,脓疱疮,鹅掌风,跌打损伤,毒虫咬伤。

1.《纲目》:“治风虫牙痛,同芎䓖、细辛并酒含漱。”

2.《天目山药用植物志》:“治半身不遂初起。”

3.《安徽中草药》:“治脓疱疮、鹅掌风。”

4.《广西本草选编》:“治跌打扭伤。”

5.《广西民族药简编》:“治蜈蚣咬伤,风疹。”

【用法用量】 内服:煎汤,15~30 g。外用:煎水含漱、捣汁搽或研末调敷。

【选方】 1. 治半身不遂初起 (杉木)新梢干叶15~18 g,加牛膝、毛竹根各15~18 g。水煎,冲黄酒服。(《天目山药用植物志》)

2. 治风疹 取杉叶水煎,洗患处。(《广西民族药简编》)

3. 治风齿肿 杉叶三两,芎䓖、细辛各二两。上三味,切,以酒四升煮取二升半,稍稍含之,取差。勿咽之。(《外台》引《备急方》杉叶汤)

4. 治鹅掌风 先用做豆腐的黄浆水洗净患处,后用鲜杉木叶

烧烟熏患处。(《安徽中草药》)

5. 治天疱疮　杉叶(鲜)适量。捣汁搽。(《江西草药》)

6. 治脓疱疮　鲜杉木叶捣烂外搽。(《安徽中草药》)

7. 治跌打损伤　(杉木)鲜叶捣烂,调酒外敷。(《广西本草选编》)

8. 治毒虫咬伤,风疹　(杉木)嫩叶捣烂敷患处。(《广西民族药简编》)

【临床报道】 治疗慢性气管炎　鲜杉木叶 160 g,煮沸4小时,过滤,滤液浓缩,加糖浆50%使成杉叶糖浆 30 ml,分3次饭后服用,连服10日。观察407例,其中单纯型321例,近期控制20例,显著好转50例,好转168例,总有效率74.1%,无效83例;喘息型86例,近期控制3例,显著好转15例,好转47例,总有效率75.6%,无效21例。对咳、痰、喘的有效率分别为71.8%,70.1%和62.2%。

2279 杉皮 shān pí (《纲目》)

【异名】 杉木皮(《分类草药性》)。

【基原】 为杉科杉木属植物杉木的树皮。

【原植物】 参见"杉木"条。

【采收加工】 春夏之交采剥,鲜用或晒干。

【药材】 杉皮 *Cunninghamiae Cortex*　产地参见"杉子"条。

性状　呈板片状或扭曲的卷状,大小不一,外表面灰褐色或淡褐色,具粗糙的裂纹,内表面棕红色,稍光滑。干皮较厚,枝皮较薄。气微,味涩。

【功用主治】 利湿,消肿解毒。主治水肿,脚气,漆疮,流火,烫伤,金疮出血,毒虫咬伤。

1.《纲目》:"治金疮血出及汤火伤灼,取老树皮烧存性敷之,或入鸡子清调敷。"

2.《分类草药性》:"洗漆疮。治五种水肿。"

3.《重庆草药》:"治各种肿症,风丹、漏症。"

【用法用量】 内服:煎汤,10～30 g。外用:煎水洗或烧存性,研末调敷。

【选方】 1. 治流火　杉皮煎水,洗患处,日2次。(《安徽中草药》)

2. 治脚干肿　杉皮、防风、木瓜、苡仁各30 g,煎水服。

3. 治风丹　杉皮、红浮漂,煎水外洗。(2、3方出自《重庆草药》)

4. 治疮毒脓肿　杉木皮,烧存性,与仙人掌(浸酸醋30分钟后用)、生姜共捣烂敷患处。(《广西民族药简编》)

5. 治蜈蚣咬伤　杉木皮或枝,烧烟熏,立刻止痛。(《串雅外编》)

6. 治脾虚水肿　杉木皮三两,生蚕豆二两,苡仁米一两,大枣十五枚,广糖四片。煎水顿服。(《本草汇纂》)

2280 杉塔 shān tǎ (《全国中草药汇编》)

【异名】 杉果(《民间常用草药汇编》),杉树果(《四川中药志》)。

【基原】 为杉科杉木属植物杉木的球果。

【原植物】 参见"杉木"条。

【采收加工】 7～8月间采摘,晒干。

【药性】 辛,微温。

【功用主治】 温肾壮阳,杀虫解毒,宁心,止咳。主治遗精,阳痿,白癜风,乳痈,心悸,咳嗽。

【用法用量】 内服:煎汤,10～90 g。外用:研末调敷。

【选方】 1. 治阳痿　杉果适量,水煎冲酒服。(《广西民族药简编》)

2. 治白癜风　杉果研末,枝磨水,搽患处。(《民间常用草药汇编》)

3. 治乳痈　杉果5～7枚。水煎,冲甜酒服。(江西《草药手册》)

4. 治慢性气管炎　杉塔(球果)90 g,蒲公英30 g,葶苈子9 g。每日1剂,水煎2次,早晚分服。连服15日为1个疗程。(《全国中草药汇编》)

2281 杉木节 shān mù jié (《本草图经》)

【异名】 杉节(《生草药性备要》)。

【基原】 为杉科杉木属植物杉木枝干上的结节。

【原植物】 参见"杉木"条。

【采收加工】 7～10月采收,鲜用或晒干。

【药性】 辛,微温。

【功用主治】 祛风止痛,散湿毒。主治风湿骨节疼痛,胃痛,脚气肿痛,带下,跌打损伤,臁疮。

1.《本草图经》:"煮汁,浸捋脚气。"

2.《生草药性备要》:"浸酒,祛风止痛。"

3.《草药新纂》:"治诸疮。"

4.《岭南采药录》:"治心气痛,骨节疼痛。"

【用法用量】 内服:煎汤,10～30 g;或为散,或酒浸。外用:煎水浸泡;或烧存性,研末调敷。

【选方】 1. 治脚气发作,恶寒发热,两足肿大,心烦体痛垂死者　杉木节四两,槟榔七个,大腹皮(酒洗)一两,青橘叶四十九片。上细切,作一服。用顺流水三升,煎至一升,分作三服,一日服尽。如大便通利黄水,其病除根;未愈,过数日再煎一剂服之,病根去为度。(《医学正传》)

2. 治妊娠内挟寒冷,腹中冷痛　杉木节半斤(烧存性),干姜一两(烧存性)。上捣罗为散,温酒调下一大钱。不拘时。(《普济方》黑神散)

3. 治血伤兼带下不止　杉木节(烧灰存性),楮皮纸(烧灰)各等分。研令匀细。每服二钱匕,米饮调下。(《圣济总录》杉节散)

4. 治臁疮黑烂　用多年老杉木节烧灰,麻油调敷,箬叶隔之,绢帛包定,数贴而愈。(《医林四书》)

5. 治从高坠损,心胸恶血不散　杉木节(细锉)七两,苏枋木五两(细锉,以水一斗,煎取一升,去渣),醋五合(入于苏枋木汁内)。将杉木于一砂盆内以慢火炒,旋旋滴苏枋木醋汁,相和,炒令汁尽,停冷,捣细,罗为散。每服以童子热小便调下三钱,日三四服,化下恶血。(《圣惠方》杉木节散)

2282 杉木油 shān mù yóu (《纲目拾遗》)

【异名】 杉树油(《湖南药物志》),杉木脂(《天目山药用植物志》),杉树脂(《安徽采药录》)。

【基原】 为杉科杉木属植物杉木的木材沥出的油脂。

【原植物】 参见"杉木"条。

【采收加工】 常年可采制,取碗,先用绳把碗口扎成"十"字形,后于碗口处盖以卫生纸,上放杉木锯末堆成塔状,从尖端点火燃烧杉木,待烧至接近卫生纸时,除去灰烬和残余锯末,碗中液体即为杉木油。

【药性】 苦、辛,温。

【功用主治】 利尿排石,消肿杀虫。主治淋证,尿路结石,遗精,带下,顽癣,疔疮。

1.《纲目拾遗》:"治一切顽癣。"

2.《湖南药物志》:"治淋证。"

3.《天目山药用植物志》:"治遗精,白带。"

4.《福建药物志》:"破结消肿,治疔疮,尿路结石。"

【用法用量】 内服:煎汤,3～20 g;或冲服。外用:搽患处。

【选方】 1. 治淋证　杉树油6 g,研烂,冲白糖、淘米水服。(《湖南药物志》)

2. 治尿路结石,疔疮　杉树脂3 g,研末冲开水服;或3～6 g,水煎服。(《安徽采药录》)

3. 治遗精，白带　杉木脂 21～24 g，加飞来藤(旋花科菟丝子)煎汤，冲白酒。早、晚饭前服。忌食辣椒。(《天目山药用植物志》)

4. 治前列腺肿大　杉树脂 30 g，加白糖适量，水煎服，日 2 次。疗效颇佳。〔《江西中医药》1981，(4)：40〕

5. 治一切顽癣　先用穿山甲刮破，用羊毛软笔蘸(杉木)油涂上，甚加疼痛，停半日再涂，癣自结痂而愈。如已破者，不必刮，癣药极多，都不及此神方也。(《纲目拾遗》)

2283 杉木根 shān mù gēn (《分类草药性》)

【异名】 杉根皮(《江西草药》)，泡杉根、杉树根皮(《四川中药志》)。

【基原】 为杉科杉木属植物杉木的根或根皮。

【原植物】 参见"杉木"条。

【采收加工】 7～10 月采收，晒干或鲜用。

【成分】 含游离氨基酸，甾体化合物，脂肪酸和维生素 C。根中含挥发油成分，主要含 α-蒎烯(α-pinene)，柠檬烯(limonene)，对伞花烃(*p*-cymene)，α-松油醇(α-terpineol)，α-柏木烯(α-cedrene)，α-榄香烯(α-elemene)及β-榄香烯(β-elemene)等，其主要成分为柏木醇(cedarcamphor)。

【药性】 辛，微温。

1.《福建药物志》："微苦、辛，微温。"

2.《四川中药志》1979 年版："辛，微温。"

【功用主治】 祛风利湿，行气止痛，理伤接骨。主治风湿痹痛，胃痛，疝气痛，淋病，白带，血瘀崩漏，痔疮，骨折，脱臼，刀伤。

1.《分类草药性》："治五淋，气痛，心腹胀肿，气喘。"

2.《四川常用中草药》："治疝气痛，消肿，漏症，脚气痛，霍乱转筋及敷金疮疥癣。"

3.《福建药物志》："祛风，止痛，散瘀止血。治风湿关节痛，骨折，血瘀崩漏。"

4.《浙江药用植物志》："治胃痛。"

【用法用量】 内服：煎汤，30～60 g。外用：捣敷或烧存性，研末调敷。

【选方】 1. 治风湿关节痛　① 鲜杉树根皮适量，捣烂加酒焙热，包患处。(《四川中药志》1979 年版)　② 用鲜杉木根45 g。酒水煎服。(南药《中草药学》)

2. 治骨折，脱臼　先将伤部复位后，取鲜杉根或茎二重皮、鲜梧桐皮、毛花桃根各等量，加酒糟酌量，捣烂敷伤部，外以杉木皮固定。(《福建药物志》)

3. 治痔疮肿痛　取生杉树根 500 g，放水 1 500 g，煎至1 000 g 左右，将药水倒入盆内，待水温降至 40 ℃左右时坐浴，每日 2～3 次，每次 10 分钟。〔《新中医》1984，(7)：23〕

2284 杉蔓石松 shān màn shí sōng (《长白山植物药志》)

【异名】 伸筋草(《陕西中草药》)。

【基原】 为石松科石松属植物单穗石松的全草。

【原植物】 单穗石松 *Lycopodium annotinum* L.［*L. annotinum* L. var. *angustatum* Takeda］

植株较大，主茎匍匐状，长可达 1 m，侧枝直立，高达15 cm，不分枝或常一至二回二叉分枝。叶革质，螺旋状排列，平伸或反折向下，披针形或倒披针形，长 5～8 mm，宽1～1.5 mm，基部略狭，先端渐尖，边缘向上部有疏锯齿；中肋不明显。孢子囊穗单生在小枝顶端，长 2.5～4 cm；孢子叶宽卵形，长 3～4 mm，边缘白色，膜质，有不规则的小锯齿，先端呈尾状渐尖。孢子囊生在孢子叶腋，肾形，黄色；孢子四面体圆形。

多生在高山草甸、箭竹林或冷杉林中。分布于东北、西南及内蒙古、陕西、甘肃、台湾、湖北等地。

本植物的孢子(石松子)亦供药用，另设专条。

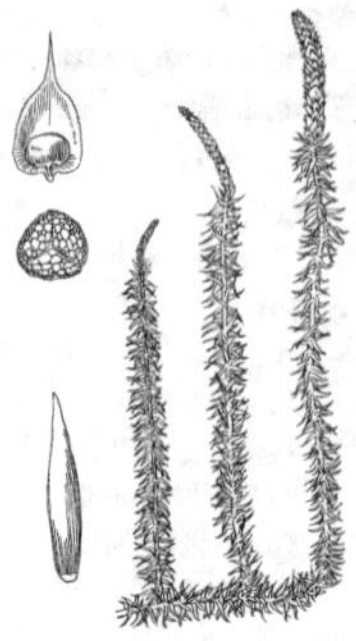

单穗石松

【采收加工】 7～10 月采收，晒干。

【成分】 全草含生物碱类成分：石松碱(lycopodine)，石松定碱(lycodine)，石松诺亭碱(lyconnotine)，石松灵碱(lycodoline)，尖叶石松碱(acrifoline)，乙酰基尖叶石松碱(acetylacrifoline)，α及β-玉柏碱(obscurine)，杉蔓碱(annotine)，杉蔓宁碱(annotinine)，杉蔓波定碱(annopodine)，杉蔓叶碱(annofoline)，法氏石松碱(fawcettine)，石松法星碱(lycofawcine)，利佛灵碱(lyfoline)，乙酰基利佛灵碱(acetyllyfoline)以及代号为 L10 和Ⅳ～Ⅻ的生物碱。含萜类：21-表千层塔烯三醇(21-episerratriol)，21-表石松隐醇(21-epilycocryptol)。又含脂肪酸类：油酸(oleic acid)，亚油酸(linoleic acid)，棕榈酸(palmitic acid)；含甘油酯类：二酯酰甘油基三甲基高丝氨酸(diacylglyceryltrimethyl homoserine)，二酯酰甘油基羟甲基三甲基-β-丙氨酸(diacylglycerylhydroxymethyl trimethyl-β-alanine)。

【药性】 《陕西中草药》："苦、微辛，平。"

【功用主治】 祛风除湿，舒筋活血。主治风湿痹痛，肢体麻木，月经不调，跌打损伤。

1.《陕西中草药》："祛风湿，舒筋活血，调经，镇痛。主治跌打损伤，腰腿筋骨疼痛，风湿麻木，月经不调。"

2.《中国药用孢子植物》："用于关节痛。"

【用法用量】 内服：煎汤，5～10 g，大剂量可用至 30 g；或浸酒。

【选方】 治风湿疼痛　伸筋草 120 g，牛膝 60 g。炖猪蹄，分 2～3日服完。(《陕西中草药》)

2285 杓儿菜 sháo ér cài (《救荒本草》)

【异名】 挖耳草、芸香草、毛叶草(《滇南本草》)，野烟、牛儿草、牛牛草、金挖耳(《草木便方》)，大白泡草(《贵州民间药物》)，倒提壶(《中药形性经验鉴别法》)，野葵花、六氏草、毛叶芸香草、野朝阳柄(《云南中草药》)。

【基原】 为菊科天名精属植物烟管头草的全草。

【原植物】 烟管头草 *Carpesium cernuum* L.　又名：烟袋草(《中国高等植物图鉴》)。

多年生草本，高 50～100 cm。茎直立，分枝，被白色长柔毛。下部叶匙状长圆形，长 9～20 cm，宽 4～6 cm，先端锐尖或钝尖，基部楔状收缩成具翅的叶柄，边缘有不规则的锯齿，两面有白色长柔毛和腺点；中部叶向上渐小，长圆形或长圆状披针形，叶柄短。头状花序在茎和枝的顶端单生，直径 15～18 mm，下垂，基部有数个条状披针形不等长的苞片；总苞杯状，长 7～8 mm；总苞片 4 层，外层卵状长圆形，有长柔毛，中层和内层干膜质，长圆形，无毛；花黄

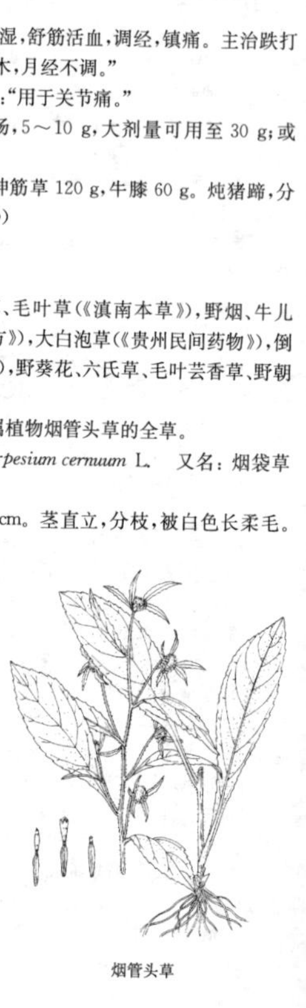

烟管头草

色，外围的雌花筒状，3～5 齿裂，结实；中央的两性花有 5 个裂片。瘦果条形，先端有短喙和腺点；无冠毛。花期秋季。

生于路边、山坡草地及森林边缘。分布几遍及全国各地。

本植物的根（挖耳草根）亦供药用，另设专条。

【采收加工】 秋季初开花时采收，鲜用或切段晒干。

【药材】 杓儿菜 *Carpesii Cernui Herba* 产于云南、四川等地。

性状 茎具细纵纹，表面绿色或黑棕色，被白色茸毛，折断面粗糙，皮部纤维性强，髓部疏松，最外一层表皮易剥落。叶多破碎不全，两面均被茸毛。头状花序着生于分枝的顶端，花梗向下弯曲，近倒悬伏。花黄棕色。气香，味苦，微辣。

【药性】 苦、辛，寒。

1.《滇南本草》："味苦、微辛，性寒。阴中阳也，可升可降。"

2.《四川中药志》1960 年版："性温，味微苦，有小毒。"

3.《贵州民间药物》："性平，味辛微麻。"

4.《云南中草药》："甘，寒。"

5.《四川常用中草药》："性微寒，味苦。"

【功用主治】 清热解毒，消肿止痛。主治感冒发热，高热惊风，咽喉肿痛，痄腮，牙痛，尿路感染，淋巴结结核，疮疡疖肿，乳腺炎，蛇咬伤。

1.《滇南本草》："泻诸经实热、客热，解肌表风寒，清咽喉热毒肿痛、风火牙痛、乳蛾、痄腮，排脓溃散，伤风头痛，虚劳骨蒸，小儿惊风发搐，角弓反张。"

2.《草木便方》："消肿毒，（治）胸胀积痛，风寒喉痹。"

3.《四川中药志》1960 年版："能发汗，治疟疾及喉痹。作外用可洗一切黄水疮、疥疮、脓疱疮及痔疮。"

4.《云南中草药》："清热解毒，消肿祛风。主治口腔炎，喉炎，小儿肺炎，泌尿道感染，疮疖。"

5.《全国中草药汇编》："清热解毒，消肿止痛。主治感冒发热，咽喉肿痛，牙痛，急性肠炎，痢疾，尿路感染，淋巴结结核；外用治疮疖肿毒，乳腺炎，腮腺炎，带状疱疹，毒蛇咬伤。"

6.《河北中草药》："解毒消肿。治疥疮，阴疽，无名肿毒，喉痹，痄腮以及蛇咬伤。"

【用法用量】 内服：煎汤，6～15 g，鲜品 15～30 g；或鲜品捣汁。外用：鲜品捣敷；煎水含漱或洗。

【宜忌】《滇南本草》："芸香草大寒，脾胃虚弱者禁忌，胃寒者忌用，误用令人不思饮食，呕吐。""慢惊不宜服此药，慢惊乃脾气不足，无风可去，无痰可清，忌服。"

【选方】 1. 治伤风头疼发热 芸香草一钱，苏叶一分，白芷三分，川芎一钱。姜皮为引，煎汤服。（《滇南本草》）

2. 治喉痹 金挖耳捣烂，取汁服。（《河北中草药》）

3. 治小儿乳蛾，痄腮红肿疼痛，热核 芸香草二钱，白头翁一钱，赤芍一钱。水煎，点酒服。（《滇南本草》）

4. 治腮腺炎 金挖耳叶 15 g，大葱头 4 个。晒（酒）糟捣烂，炒热外敷。（《河北中草药》）

5. 治阳明实火，牙根肿痛，风火虫牙 芸香草三钱，花椒十五粒。煎汤频频漱口或点酒服。或用根，噙牙上。

6. 治痈疽红肿，有脓者溃，无脓者散 芸香草不拘多少。煎水，点水酒服。（5、6 方出自《滇南本草》）

7. 治溃疡 鲜大白泡草 15 g，生姜 3 g。捣烂敷患处。（《贵州民间药物》）

8. 治疥疮 金挖耳煎水洗患处。（《河北中草药》）

9. 治小儿急惊，角弓反张，发搐，手足蹬摇 芸香草水煎，点水酒服；或加朱砂一分，蚯蚓二条，点水酒服。（《滇南本草》）

2286 杧果 máng guǒ （《岭南采药录》）

【异名】 庵罗果（《食性本草》），香盖（《大明一统志》），望果、蜜望（《广东新语》），檬果、沙果梨（《植物名实图考》），蜜望子、莽果（《肇庆府志》），檬（《岭南采药录》），檬果（《植物学大辞典》），芒果（《中国树木分类学》）。

【基原】 为漆树科杧果属植物杧果的果实。

【原植物】 杧果 *Mangifera indica* L. [*M. austro-yunnanensis* Hu]

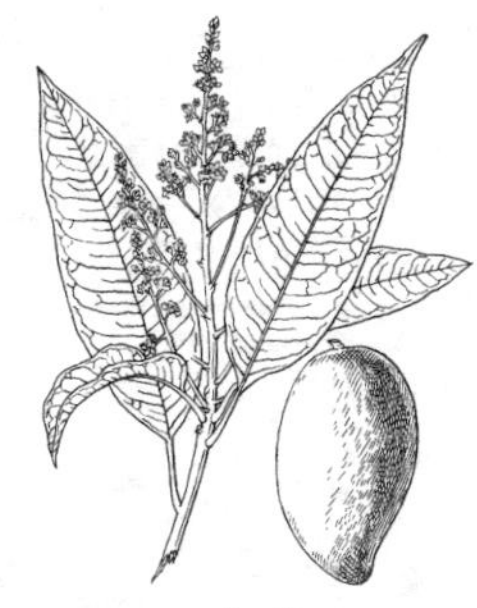
杧 果

常绿大乔木，高 10～20 m。树皮灰褐色，小枝褐色，无毛。单叶互生，聚生枝顶；叶柄长 2～6 cm；叶形和大小变化较大，薄革质，通常为长圆形或长圆状披针形，长 12～30 cm，宽 3.5～6.5 cm，先端渐尖、长渐尖或急尖，基部楔形或近圆形，边缘皱波状，无毛。圆锥花序长 20～25 cm，多花密集，有柔毛；花小，杂性，黄色或淡黄色；萼片 5，卵状披针形，长 2.5～3 mm，有柔毛；花瓣 5，长约为萼的 2 倍；花盘肉质，5 浅裂；雄蕊 5，仅 1 枚发育，花药卵圆形，花丝极短；子房斜卵形，花柱近顶生。核果椭圆形或肾形，微扁，长 5～10 cm，宽 3～4.5 cm，成熟时黄色，中果皮肉质，肥厚，鲜黄色，味甜，果核坚硬。花期 3～4 月，果期 7～8 月。

生于海拔 200～1 350 m 的山坡、河谷或旷野林中。分布于福建、广东、广西、海南、云南、台湾等地。

本植物的果核（杧果核）、叶（杧果叶）、树皮（杧果树皮）亦供药用，另设专条。

【栽培】 生物学特性 喜热带气候，对温度、湿度及光照要求都比较严格，冬季要求比较温暖，春季适当高温干旱，夏季光照充足，秋季雨水均匀。对土壤选择不严，但以土层深厚、排水良好的壤土或砂壤土为宜。

栽培技术 嫁接繁殖。作砧木用的种子多为本地土杧，也有用桃叶杧的。种子从鲜果取出，播前须进行剥壳或剪壳处理，然后经沙床催芽，待种子萌发后，即可移入苗圃育苗，按行株距 25 cm×20 cm播种，或营养袋（20 cm×15 cm）育苗。当苗木生长主干直径 0.8 cm 以上时便可进行嫁接。从优良品种的母树上选取生长充实、胞芽饱满的 1～2 年生枝条作接穗，用补芽接法。嫁接苗抽梢 2～3 次以上便可在翌春 4～5 月出圃定植。种植密度行株距可采用 5 m×4 m、5 m×5 m、6 m×5 m，每亩植 20～30 株。

田间管理 幼树的施肥主要是满足枝梢生长初扩大树冠，磷肥的施用量大于或等于氮肥。随着树龄增长，磷肥的比例逐渐减少。结果树施肥要平衡植株生长与结果的营养矛盾。根据开花结果的需要增加钾肥的施用量，以提高果实产量和品质。整形修剪的树形有：自然形、自然扇形和疏散分层形。

病虫害防治 炭疽病，潮湿多雨的天气病菌容易蔓延，用 1∶1∶100至 3∶3∶100 的波尔多液或 1 000 倍的 50%甲基托布津液喷射。白粉病，主要危害嫩梢、花穗和幼果，喷 0.4 波美度的石硫合剂。流胶病，作业中要防止果树创伤，已发病的涂上托布津或多菌灵。叶斑病，主要危害老叶，用 1∶1∶100 波尔多液或 1 500倍的百菌清液喷射。杧果尾夜蛾，用 800～1 000 倍液敌百虫、50%磷胺，每隔 7～10 日 1 次，连喷 2～3 次。

【采收加工】 7～8 月采摘果实，鲜用或晒干。

【成分】 果实中含挥发油：异戊醇（isoamyl alcohol），α-蒎烯（α-pinene），月桂烯（myrcene），β-蒎烯（β-pinene），柠檬烯（limonene），小茴香酮（fenchone）；含三萜类成分：杧果酮酸（mangiferonic acid），异杧果醇酸（iaomangiferolic acid），阿波酮酸（ambonic acid),阿波醇酸(ambolic acid);含多酚类:没食子酸(gallic acid),间双没食子酸(*m*-digallic acid),并没食子酸(ellagic acid);含黄酮类成分:槲皮素(quercetin),异槲皮素(isoquercitrin),杧果苷(mangiferin)。还含硫胺素(thiamine),核黄素(riboflavine),叶酸(folic acid),β-胡萝卜素(β-carotene),堇黄质(viofaxanthin)。

【药性】 甘、酸,微寒。

1.《食性本草》:"微寒,无毒。"

2.《开宝本草》:"味甘,温。"

3.《纲目拾遗》:"甘,酸。"

【功用主治】 益胃,生津,止呕,止咳。主治口渴,呕吐,食少,咳嗽。

1.《食性本草》:"主妇人经脉不通,丈夫营卫中血脉不行。久食,令人不饥。"

2.《开宝本草》:"食之止渴。"

3.《食物考》:"清胃生津。"

4.《纲目拾遗》:"止船晕。"

5.《全国中草药汇编》:"止咳,健胃,行气。治咳嗽,食欲不振,睾丸炎,坏血病。"

【用法用量】 内服:适量,作食品。

【宜忌】《开宝本草》:"动风气,天行病后及饱食后俱不可食之。又不可同大蒜辛物食,令人患黄病。"

【选方】 治多发性疣 杧果肉1~2枚,分1~2次服。并取果皮擦患处。(《福建药物志》)

【各家论述】《纲目拾遗》:"船晕,北人谓之苦船,此症多呕吐不食,登岸则已,胃弱人多有之。蜜望果(杧果)甘酸,能益胃气,故能止呕晕。"

2287 **杧果叶** máng guǒ yè (《岭南采药录》)

【基原】 为漆树科杧果属植物杧果的叶。

【原植物】 参见"杧果"条。

【采收加工】 全年均可采,随采随用。

【成分】 含杧果苷(mangiferin),抗坏血酸(ascorbic acid),鞣质,树脂,氢氰酸,黄酮类等。

【药性】 甘,凉。

【功用主治】 止渴,化滞,止痒。主治消渴,疳积,湿疹瘙痒,疣。

1.《食性本草》:"叶似茶叶,可以作汤疗渴疾。"

2.《岭南采药录》:"枪弹伤,以其叶煎水洗。铁屑入肉,取叶捣烂敷罨。"

3.《全国中草药汇编》:"止痒。外用治湿疹瘙痒。"

4.《福建药物志》:"止血,消肿。治对口疮,多发性疣。"

【用法用量】 内服:煎汤,15~30 g。外用:煎水洗或捣敷。

2288 **杧果核** máng guǒ hé (《岭南采药录》)

【基原】 为漆树科杧果属植物杧果的果核。

【原植物】 参见"杧果"条。

【采收加工】 食用杧果后,收集果核,晒干备用。

【成分】 果仁含脂肪,主要有饱和甘油酯、甘油一油酸酯(monoolein),甘油二油酸酯(diolein),甘油三不饱和酸酯;其脂肪酸组成是:硬脂酸(stearic acid),油酸(oleic acid),棕榈酸(palmitic acid),花生酸(arachidic acid)和少量肉豆蔻酸(myristis acid)。尚含谷甾醇(sitosterol),淀粉。种子含氢氰酸。

【药性】 酸、涩,平。

1.《广西中药志》:"味酸、涩,性平。"

2.《广东中药》:"苦,平。"

3.《全国中草药汇编》:"酸、甘,平。"

【功用主治】 健胃消食,化痰行气。主治饮食积滞,食欲不振,咳嗽,疝气,睾丸炎。

1.《岭南采药录》:"能消食滞。"

2.《中国药用植物图鉴》:"内果皮粉末作驱虫药。"

3.《广西中药志》:"治睾丸疝气,也可治小儿食滞。"

4.《全国中草药汇编》:"止咳,健胃,行气。治咳嗽,食欲不振,睾丸炎,坏血病。"

【用法用量】 内服:煎汤,6~12 g;或研末。

2289 **杧果树皮** máng guǒ shù pí (《岭南采药录》)

【基原】 为漆树科杧果属植物杧果的树皮。

【原植物】 参见"杧果"条。

【成分】 树皮含杧果苷(mangiferin),高杧果苷(homomangiferin),鞣质(tannin)。树脂含齐墩果醛(oleanolic aldehyde),12-齐墩果烯-3, 28-二醇(olean-12-en-3, 28-diol),杧果酮酸(mangiferonic acid),异杧果醇酸(isomangiferolic acid),羟基杧果醇酸(hydroxy mangiferolic acid),羟基杧果酮酸(hydroxy mangiferolic acid),杧果醇酸(mangiterolic acid),14-甲基杧果醇醛(14-methyl mangiferolic aldehyde),14-甲基-24-亚甲基二氢杧果二醇(14-methy-24-methylene dihydromangiferodiol),14-甲基-24-亚甲基二氢杧果酮酸(14-甲基-24-亚甲基二氢杧果二醇)酯〔14-methyl-24-methylenedihydromangiferonic acid (14-methyl-24-methylene mangiferodiol) ester〕,古柯二醇(erythrodiol),24-(20*S*)达玛烯3β, 20-二醇〔(20*S*)dammar-24-ene-3β, 20-diol〕,阿姆布酮酸(am-bronic acid),环木波萝醇乙酸酯(cycloartanol acetate),香树脂醇乙酸酯(aryrin acetate),羽扇豆醇乙酸酯(lupeol acetate)等。

【采收加工】 全年均可采,剥取树皮,晒干。

【药性】 甘,微寒。

【功用主治】 清暑热,止血,解疮毒。主治伤暑发热,疟疾,鼻衄,痈肿疔疮。

1.《岭南采药录》:"(治)伤暑夹色,身热而恶热。"

2.《福建药物志》:"止血,消肿。治鼻衄,腹股沟痈肿、疔。"

【用法用量】 内服:煎汤,10~30 g。外用:捣敷。

【选方】 1. 治伤暑夹色,身热而恶热 取杧果树皮和露兜竻、鬼箭羽、榕树须、狗肝菜,不拘多少,煎一大碗,尽量饮之。(《岭南采药录》)

2. 治习惯性鼻衄 杧果茎二重皮30 g,猪肉适量,炖服。(《福建药物志》)

2290 **杨梅** yáng méi (《食疗本草》)

【异名】 朹子(《北户录》),圣生梅、白蒂梅(《品汇精要》),椴梅(《台湾药用植物志》)。

【基原】 为杨梅科杨梅属植物杨梅的果实。

【原植物】 杨梅 *Myrica rubra* (Lour.) Sieb. et Zucc. [*Mosella rubra* Lour.]

常绿乔木,高可达12 m。树冠球形。单叶互生;叶片长椭圆形或倒披针形,革质,长8~13 cm,上部狭窄,先端稍钝,基部狭楔形,全缘;或先端有少数钝锯齿,上面深绿色,有光泽,下面色稍淡,平滑无毛,有金黄色腺体。花雌雄异株;雄花序常数条丛生于叶腋,圆柱形,长约3 cm,黄红色;雄花具1苞,卵形,先端尖锐,小苞2~4片,卵形,雄蕊5~6;雌花序为卵状长椭圆形,长约

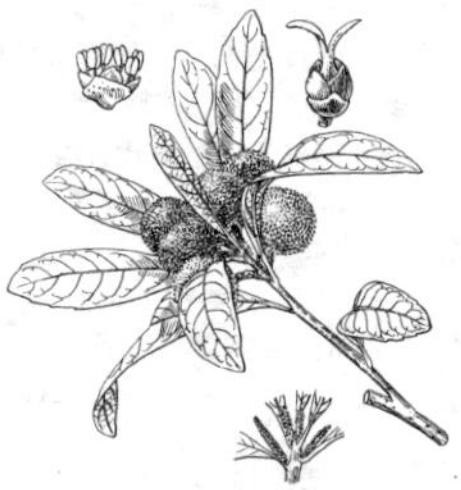

杨 梅

1.5 cm，常单生于叶腋；雌花基部有苞及小苞，子房卵形，花柱极短，有2枚细长柱头。核果球形，径约1.8 cm，外果皮暗红色，由多数囊状体密生而成，内果皮坚硬，径约9 mm，内含无胚乳的种子1枚。花期4月，果期6～7月。

生于低山丘陵向阳山坡或山谷中。分布于江苏、浙江、福建、江西、湖南、广东、广西、四川、贵州、云南、台湾等地。

本植物的叶（杨梅叶）、种仁（杨梅核仁）及树皮、根皮或根（杨梅树皮）亦供药用，另设专条。

【栽培】 生物学特性　喜温暖湿润多云雾气候。稍耐荫，不耐强光，不耐寒。以山地北向或东向，土层深厚，疏松肥沃，排水良好的酸性黄壤土栽种为宜。

繁殖方法　种子繁殖及分株、嫁接繁殖。种子繁殖：选成熟果实，剥去果肉，阴干，用湿沙层积贮藏法。春播，出苗后至第二年可作实生苗用。分株繁殖：挖取老株蔸部二年生的分蘖栽种。嫁接繁殖：选二年生的实生苗作砧木，清明前后皮接或切接，再培育2年移栽，按行株距5 m×5 m开穴，每穴1株，覆土压实，浇水。适当栽种少量雄株，以供授粉用。

田间管理　6月、12月各松土、除草1次。夏季施粪肥、腐熟饼肥，冬季追施厩肥、堆肥，可用开沟环施法。

病虫害防治　虫害有杨梅毛虫、蚜虫、天牛等。

【采收加工】 栽培8～10年结果，6月待果实成熟后，分批采摘，鲜用或烘干。

【成分】 种子含类脂，包括中性类脂、糖脂和磷脂，其中脂肪酸主要为棕榈酸（palmitic acid），油酸（oleic acid）和亚油酸（linoleic acid）。

【药性】 甘、酸，温。归脾、胃、肝经。

1.《食疗本草》："温。"

2.《日华子》："热，微毒。"

3.《开宝本草》："味酸，温，无毒。"

4.《日用本草》："味酸甘，温，无毒。"

5.《本经逢原》："为心家血分之果。兼入肝、脾、心胞。"

6.《玉楸药解》："入手太阴肺经。"

7.《本草再新》："入脾、胃二经。"

【功用主治】 生津止渴，和中消食，解酒，涩肠，止血。主治烦渴，呕吐，呃逆，胃痛，食欲不振，食积腹痛，饮酒过度，腹泻，痢疾，衄血，头痛，跌打损伤，骨折，烫火伤。

1.《食疗本草》："和五脏腹胃，除烦愦恶气，去痰实，甚能断下痢。"

2.《本草拾遗》："止渴。"

3.《日华子》："疗呕逆，吐酒。"

4.《开宝本草》："去痰，止呕哕，消食，下酒。"

5.《玉楸药解》："酸涩降敛，治心肺烦郁，疗痢疾、损伤，止血衄。"

6.《医林纂要》："生津解渴，解暑辟秽，止泻。"

7.《药性切用》："涩肠止痢。"

8.《食物考》："盐藏者，可灭瘢。"

9.《植物名实图考》："《汀州志》：盐藏可治伤破。"

10.《随息居饮食谱》："析酲，止渴，活血，消痰。"

11.《现代实用中药》："治口腔咽喉炎症。"

12.《中国药用植物图鉴》："对心胃气痛及霍乱有效。"

【用法用量】 内服：煎汤，15～30 g；或烧灰；或盐藏。外用：烧灰涂敷。

【宜忌】 多食损齿。

1.《食疗本草》："切不可多食，甚能损齿及筋。"

2.《日华子》："忌生姜。"

3.《开宝本草》："久食令人发热，损齿及筋。"

4.《绍兴本草》："然食之发热致痰及喜生疮疡者固有之，及（即）非疗疾之物。"

5.《日用本草》："有疝病者忌食。"

【选方】 1. 治胃肠胀痛　杨梅入盐腌渍，越久越好，用时取出数颗，以开水泡服。（《泉州本草》）

2. 止吐酒　（杨梅）干作屑，临饮酒时服。（《食物本草》）

3. 治痢疾　用杨梅15 g。水煎服。（江西《草药手册》）

4. 治雷公藤中毒　杨梅鲜果1.5～2.5 kg，捣汁。每隔1小时服100 ml；另取鲜根125 g，水煎2次，浓缩成400 ml，每次服100 ml，与果汁交替服用。（《福建药物志》）

5. 治头痛不止　杨梅为末，以少许嗃鼻取嚏。（《纲目》）

6. 治一切损伤，止血，生肌，无瘢痕　盐藏杨梅和核捣如泥，做成锭子以竹筒中收，凡遇破伤，研末敷之。（《经验后方》）

7. 治鼻息肉或一般肉芽　杨梅（连核）合冷饭粒捣极烂，敷患处。（《泉州本草》）

【各家论述】 1.《宝庆本草折衷》："杨梅有生有干，若去痰呕而治痢疾，此干者（之）益也；若发热病而损齿筋，此生者之患也。"

2.《本经逢原》："杨梅能止渴除烦，烧灰则断痢，盐藏则止呕哕消酒。但血热火旺人不宜多食，恐动经络之血而致衄也。其性虽热，而能从治热郁，解毒。"

3.《本草求真》："杨梅能治心烦口渴，消热解毒。缘人阴虚热浮，气血不归，清之固属不能，表之更属不得，惟借此酸收，则于浮热可除，烦渴可解。并或因其过食而致，见有损伤动血之变矣。设使热从实致，则食此味必不能效。"

2291 杨栌耳 yáng lú ěr（《本草拾遗》）

【异名】 杨庐耳（《本草拾遗》）。

【基原】 为寄生于忍冬科锦带花属植物半边月杨栌 *Weigela japonica* Thunb. var. *sinica* (Rehd.) Bailey 树上的木耳科木耳属植物木耳。

【原植物】 参见"木耳"条。

【采收加工】 7～10月采收，晒干。

【药性】 微甘，平。

1.《本草拾遗》："平，无毒。"

2. 姚可成《食物本草》："味甘，平。"

【功用主治】 化瘀，止血。主治瘀阻血凝，癥瘕结块，痔疮出血。

1.《本草拾遗》："主老血结块，破血止血。"

2.《药用寄生》："破瘀散结，止血。主治瘀血结块，痔疮出血。"

【用法用量】 内服：煎汤，10～12 g；或炖服。

【选方】 1. 治肝脾肿块　杨栌耳10 g，仙人掌（去刺）12 g，猪脾脏1具，炖汤服。

2. 治子宫肌瘤　杨栌耳10～12 g，核桃树寄生15～30 g，墓头回30 g。水煎，分3次服。每日1剂，连服10～15日，停药1星期，再继续服。

3. 治痔疮出血　杨栌耳10～12 g，杉木根30 g。水煎代茶饮。（1～3方出自《药用寄生》）

2292 杨树花 yáng shù huā（《中华人民共和国药典》）

【基原】 为杨柳科杨属植物毛白杨、加拿大杨或同属数种植物的雄花序。

【原植物】 1. 毛白杨 *Populus tomentosa* Carr.　参见"毛白杨"条。

2. 加拿大杨 *P. canadensis* Moench　又名：欧美杨（《中国树木分类学》）。

乔木，高达30余米。干直，树皮深沟裂；萌枝及苗茎棱角明显。芽大，先端弯曲，富黏质。叶片三角形或三角状卵形，长7～

10 cm，长枝和萌枝叶较大，长 10～20 cm。一般长大于宽，先端渐尖，基部截形或宽楔形，边缘半透明，具圆锯齿，近基部有短缘毛；叶柄侧扁而长。雄花序长 7～15 cm，花序轴光滑，每花有雄蕊 15～25(～40)；苞片不整齐，丝状深裂，花盘全缘，花丝细长；雌花序有 45～50 朵花，柱头 4 裂。果序长达 27 cm，蒴果卵圆形，长约 8 mm，2～3瓣裂。花期 4 月，果期5～6月。

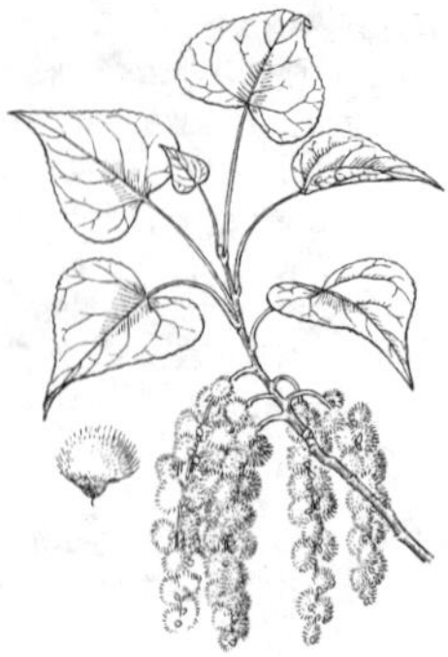

加拿大杨

喜生于温暖湿润的地区。我国除广东、海南、云南、西藏外，各地均有引种。

【栽培】 生物学特性　加拿大杨，适应性很强，喜向阳，耐旱，耐渍，忌在低洼及盐碱地生长。

繁殖方法　用扦插繁殖，选大树上的 1～2 年生枝条，垂直扦插。成活后追肥，以稀粪水追 7～8 次，并除草。秋季掘苗分级假植。第二年早春移植，按行株距 1.2 m×0.8 m 开穴栽种。

田间管理　待萌芽后将 1/2 以下的萌叶去掉，并及时追施速效氮肥。移植后 2～3 年，苗干胸径达 4～5 cm 即可出圃。

病虫害防治　病害有杨叶锈病、白粉病、紫根腐病、根癌病、褐斑病、叶枯病等，虫害有白杨透翅蛾、白杨天社蛾、柳斑蝙蝠蛾、白杨潜叶蛾、光肩星天牛、青杨天牛等。

【采收加工】 3～4 月现蕾开花时，分批摘取雄花序，鲜用或晒干。

【药材】 杨树花 *Populi Flos*　毛白杨花及加拿大杨花均产于全国大部分地区。

性状　毛白杨花　雄花序长条状圆柱形，长6～10 cm，直径 0.4～1 cm，多破碎，表面红棕色或深棕色。芽鳞多紧抱而成杯状，单个鳞片宽卵形，长 0.3～1.3 cm，边缘有细毛，表面略光滑。花序轴上具多数带雄蕊的花盘，花盘扁，半圆形或类圆形，深棕褐色；每雄花雄蕊 6～12，有的脱落，花丝短，花药 2 室，棕色。苞片卵圆形或宽卵圆形，边缘深尖裂，具长白柔毛。体轻。气微，味微苦、涩。

加拿大杨花　雄花序较短细。表面黄绿色或黄棕色。芽鳞片常分离成梭形，单个鳞片长卵形，长可达2.5 cm，光滑无毛。花盘黄棕色或深黄棕色；雄蕊 15～25 枚，棕色或黑棕色，有的脱落。苞片宽卵圆形或扇形，边缘呈条片状或丝状分裂，无毛。体轻，气微，味微。

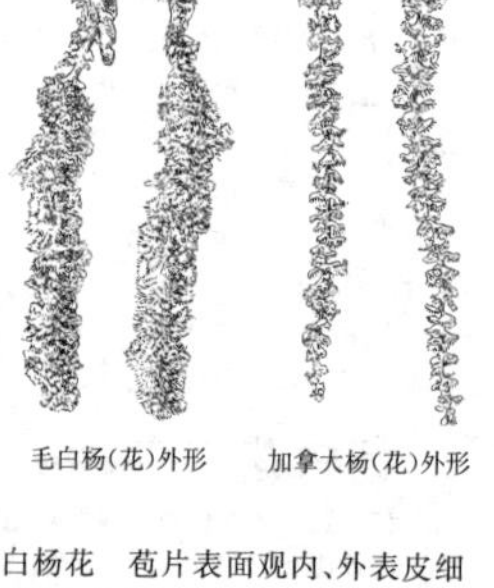

毛白杨(花)外形　　加拿大杨(花)外形

鉴别　(1) 粉末特征：毛白杨花　苞片表面观内、外表皮细胞呈纵向延长的多边形，垂周壁平直或稍弯曲；非腺毛长圆锥形，单细胞。花盘少数薄壁细胞中含草酸钙簇晶，花粉囊纤维层细胞壁具显著的螺纹样增厚。花粉粒球形或类球形，直径 20～40 μm，外壁具极细的颗粒状纹饰，萌发孔不明显。

加拿大杨花　苞片表面观内、外表皮偶见不定式气孔；少数叶肉薄壁细胞含草酸钙簇晶。无非腺毛。花盘多数薄壁细胞含草酸钙簇晶，较大。花粉囊纤维层细胞壁上的螺纹样增厚不显著。花粉粒球形，直径 12～35 μm。

(2) 取本品粉末各 2 g，各加甲醇 10 ml，浸泡过夜，滤过。取滤液 1 ml 于试管中，滴加 1%三氯化铁试液 2 滴，呈蓝黑色(检查酚类物质)；取滤液滴于滤纸上，干燥后用浓氨气熏，在紫外光灯下观察，斑点显黄绿色荧光(检查黄酮)；取滤液浓缩后，加镁粉少量与浓盐酸数滴，显樱红色(检查黄酮)。

【药性】 苦，寒。

【功用主治】 清热解毒，化湿止痢。主治细菌性痢疾，肠炎。

【用法用量】 内服：煎汤，9～15 g。外用：热熨。

【宜忌】 脾胃虚寒者慎服。

【选方】 1. 治腹泻　晒干的杨毛(白杨树之花)，成人30 g，小儿酌减。加水适量，煎后，放红糖少许内服。〔《河南中医》1989，(4)：37〕

2. 治鸡爪疯　白杨花挂穗装入布袋，如手掌少加宽大，将疯手伸入袋内花穗中间，外用热熨斗熨烙，穗干另换，如此数遍。(《续回生集》)

3. 治小儿秃疮初起　山杨花 500 g，水 5 000 g。文火熬 4 小时。将山杨花捞出，再熬成膏。搽患处。(《河北中草药》)

【临床报道】 治疗细菌性痢疾　① 用杨树花 60 g，水煎，加红糖 30 g，早晚分服。共治疗 89 例，全部治愈。急性菌痢不论轻、重型均于 7 日内治愈。慢性痢疾急性发作者疗效稍慢。② 用痢消灵片(加拿大杨或毛白杨的花序制成的糖衣片，杨树花 2 kg，压制 1 000 片)，口服，每次 6 片，每日 4 次(儿童酌减)。治疗 601 例，有效 528 例，总有效率为 88%。与呋喃唑酮组、呋喃唑酮加抗生素(四环素或庆大霉素)或以呋喃唑酮加抗生素及甲氧苄氨嘧啶组对照，均未见显著性差异。

2293 杨梅叶 yáng méi yè 《广西民族药简编》

【基原】 为杨梅科杨梅属植物杨梅的叶。

【原植物】 参见“杨梅”条。

【采收加工】 7～9 月采收，通常在栽培整枝时采，鲜用或晒干。

【药性】 苦、微辛，温。

【功用主治】 《广西民族药简编》：“水煎洗患处治皮肤湿疹。”

2294 杨梅树皮 yáng méi shù pí 《纲目》

【异名】 杨梅皮(《普济方》)。

【基原】 为杨梅科杨梅属植物杨梅的树皮、根皮或根。

【原植物】 参见“杨梅”条。

【采收加工】 9～12 月采收，多在整修时趁鲜剥取茎皮、根皮或挖取全根，鲜用或晒干。

【成分】 茎皮含黄酮类成分：杨梅树皮素(myricetin)，杨梅树皮苷(myricitrin)，杨梅树皮亭(myricatin)；联苯环庚类成分：杨梅联苯环庚醇(myricanol)，杨梅联苯环庚酮(myricanone)，杨梅联苯环庚醇葡萄糖苷(myricanolglucoside)，杨梅联苯环庚醇没食子酰葡萄糖苷(myricanol galloylglucoside)，杨梅联苯环庚醇龙胆二糖苷(myricanol gentiobioside)；三萜成分：杨梅萜二醇(myricadiol)，28-羟基-*D*-弗瑞德齐墩果-14-烯-3-酮(28-hydroxy-*D*-friedoolean-14-en-3-one)，杨梅萜醇醛(myricolal)，齐墩果酸(oleanolic acid)，齐墩果酸乙酸酯(oleanolic acid acetate)，马斯里酸(maslinic acid)，麦珠子酸(alphitolic acid)；没食子原飞燕草素衍生物：3，3′-二-*O*-没食子酰原飞燕草素(3，3′-di-*O*-galloyl prodelphidin)B-1、B-2、B-5，以及 3′-*O*-没食子酰原飞燕草素(3′-*O*-galloylprodelphidin)B-2。又含没食子酸(gallic acid)，消旋的没食子儿茶素(gallocatechin)，左旋的表没食子儿茶素(epigallocatechin)，以及香草酸(vanillic acid)。

【药理】 1. 抑菌作用　树皮、根皮水煎液对痢疾杆菌、大肠杆菌、金黄色葡萄球菌等均有抑菌作用。

2. 止血作用　根皮干粉，对大犬股动脉游离半切断，加压 2 分钟，即见止血。

【药性】　苦、辛、微涩，温。

1.《贵州草药》："性凉，味酸、微涩。"

2.《全国中草药汇编》："苦，温。"

3.《福建药物志》："辛，温。"

【功用主治】　行气活血，止痛，止血，解毒。主治脘腹疼痛，胁痛，牙痛，疝气，跌打损伤，骨折，吐血，衄血，痔血，崩漏，外伤出血，疮疡肿痛，痄腮，牙疳，汤火烫伤，臁疮，湿疹，疥癣，感冒，泄泻，痢疾。

1.《日华子》："煎汤洗恶疮疥癞。"

2.《纲目》："煎水，漱牙痛；服之，解砒毒；烧灰、油调，涂汤火伤。"

3.《随息居饮食谱》："研末烧酒调敷，治远近挛缩。"

4.《贵州民间方药集》："凉血止血，化瘀生新。治吐血，血崩，痔血，痢疾，胃痛。外治骨折，臁疮。"

5.《全国中草药汇编》："主治跌打损伤，骨折，痢疾，胃、十二指肠溃疡；外用治创伤出血，烧烫伤。"

6.《福建药物志》："治哮喘，慢性气管炎，感冒，中暑发痧，腮腺炎，蛀牙痛，无名肿痛，雷公藤中毒。"

【用法用量】　内服：煎汤，9～15 g；或浸酒；或入丸、散。外用：煎汤熏洗、漱口、研末调敷或吹鼻。

【选方】　1. 治胃和十二指肠溃疡，胃痛　杨梅树皮（去粗皮）、青木香各等量，共研细粉，制成蜜丸，每丸重 9 g。每服 2 丸，每日 2 次，温水送服。（《全国中草药汇编》）

2. 治吐血，血崩　杨梅根皮 120 g，炖肉 250 g 吃。（《贵州草药》）

3. 治跌打扭伤肿痛　鲜杨梅树根 1 000 g，南五味子根 60 g（浸于童便中 7 日，取出，洗净，切片，晒干，置瓦上焙焦），加大、小茴香各 6 g，共研细末，早饭前，米酒冲服 3 g。（《福建药物志》）

4. 治风虫牙痛　杨梅根皮（厚者，去粗皮）一两，川芎三钱，麝香少许（另研）。上药细末研匀，每用 1 字，先含温水 1 口，次用药末于两鼻内嗜之，涎出痛止为效。（《杨氏家藏方》立愈散）

5. 治走马牙疳　鲜杨梅根第二重皮，捣极烂，调食盐少许，敷患处。

6. 治臁疮　杨梅树皮 90 g，煨水服；又用杨梅根皮适量，煨水，洗患处。（5、6 方出自《泉州本草》）

7. 治血毒疥癣不已　杨梅树皮 6 g，荆芥 3 g。水煎服，每日 2 剂或 3 剂。（《名医方选》）

8. 治烫火伤　杨梅皮不拘多少，去粗皮，研成末，瓦器内熬成浓汁，以罐盛起。用时鹅毛涂患处，不生痂痕。（《普济方》）

9. 治眼生星翳　① 杨梅树皮 60～120 g。水煎，去滓，放面盆内。熏患眼，1 日 1 次。② 杨梅树皮适量，洗净切碎，加食盐少许，捣烂，做成如铜钱大小的小饼，敷于手腕动脉处，约经 1 小时取下。（《江西民间草药验方》）

10. 治感冒，中暑发痧　杨梅根，研开，吹鼻，刺激喷嚏。（《福建药物志》）

11. 治菌痢　鲜杨梅树皮、叶共 30 g，鲜南天竹 15 g，橘子皮 4.5 g。将上药切碎，共放入砂锅内，加水 400 ml，煎至 200 ml，滤取药液，在药渣中再加水 300 ml，煎至 100 ml，合并两次药液为 1 日量。每次服 100 ml，每日服 3 次。（《全国中草药展览会资料选编》）

2295 杨梅核仁 yáng méi hé rén（《纲目》）

【基原】　为杨梅科杨梅属植物杨梅的种仁。

【原植物】　参见"杨梅"条。

【采收加工】　食用杨梅果实时，留下核仁，鲜用或晒干。

【药理】　杨梅核仁提取液对胃癌（803，823）细胞，在体外培养条件下，具有明显的杀伤和抑制作用。

【功用主治】　主治脚气，牙疳。

《纲目》："主治脚气。"

【宜忌】　《本草求原》："治脚气，须多食。"

【选方】　治牙疳　杨梅种核，烧灰，涂敷。（江西《草药手册》）

2296 李子 lǐ zi（《滇南本草》）

【异名】　李实（《别录》），嘉庆子（《两京记》）、山李子（《湖南药物志》）。

【基原】　为蔷薇科李属植物李的果实。

【原植物】　李 *Prunus salicina* Lindl.

乔木，高 9～12 m。树皮灰褐色，粗糙；小枝无毛，紫褐色，有光泽。叶互生，叶柄近顶端有 2～3 腺体；叶片长方倒卵形或椭圆倒卵形，先端短骤尖或渐尖，基部楔形，边缘有细密浅圆钝重锯齿。花两性；通常 3 朵簇生；萼筒杯状，萼片及花瓣均为 5；花瓣白色；雄蕊多数，排成不规则 2 轮；雌蕊 1，柱头盘状，心皮 1，与萼筒分离。核果球形或卵球形，直径 3.5～5 cm，栽培品种可达 7 cm，先端常稍急尖，基部凹陷，绿、黄或带紫红色，有光泽，被蜡粉；核卵圆形或长圆形，有细皱纹。花期 4～5 月，果期 7～8 月。

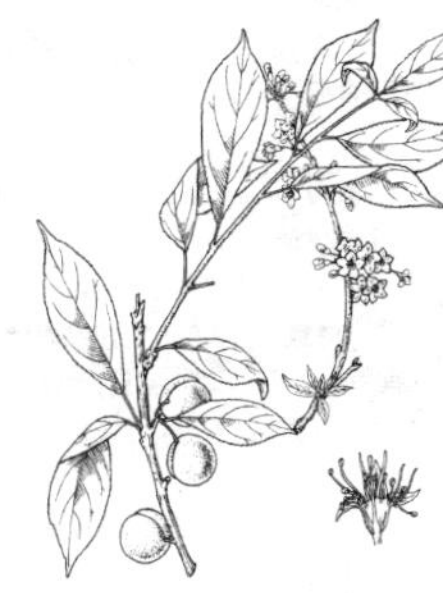

李

生于海拔 400～2 600 m 的山沟路旁或灌木林内。为栽培果树。除内蒙古、新疆、西藏外，全国各地多有分布和栽培。

本植物的根（李根）、根皮（李根皮）、树脂（李树胶）、叶（李树叶）、花（李子花）、种子（李核仁）亦供药用，另设专条。

【栽培】　生物学特性　对气候的适应性强，只要土层较深，有一定的肥力，不论何种土质都可以栽种。对空气和土壤湿度要求较高，极不耐积水，果园排水不良，常致使烂根，生长不良或易发生各种病害。宜选择土质疏松、土壤透气和排水良好，土层较深和地下水位较低的地方建园。

繁殖方法　嫁接繁殖。常用的砧木有毛桃和李砧。芽接一般在 7 月中旬至 9 月，枝接宜于冬季或早春萌芽前进行。苗木质量对定植以后的生长状况关系极大，注意选择壮苗栽培才能早结丰产。为便于田间操作，可采用宽行密株的栽植方式，在立地条件好的果园，可用 4 m×6 m 的行株距，在立地条件差的果园可用 3 m×5 m 的行株距。

田间管理　扩坑改土，深翻施重肥。追肥应以勤施薄施、梢期多施为原则。肥料要先稀后浓，用量随树体扩大而增加，注意整形控梢，培养丰产树型，夏剪主要将徒长枝进行摘心或短剪，并疏剪从主干、主枝萌发出来的徒长枝，冬剪主要是剪去枯枝、病虫枝、下垂拖地枝。

病虫害防治　炭疽病，早春发芽前喷 5 度的石硫合剂，或喷 1∶1∶100 的波尔多液。流胶病，为害干、枝树皮，夏、秋季对已感病的树用 800 倍代森铵或 800 倍托布津喷射，并刮除病部。蚜虫，为害新梢，可用烟叶浸出液，连续喷洒 2～3 次，每隔 7～10 日喷洒 1 次。

【采收加工】　7～8 月果实成熟时采摘，鲜用。

【药材】　李子 *Pruni Salicinae Fructus*　产于甘肃、四川、云南、贵州、广东、广西、河南、河北等地。

性状　果实呈球状卵形，直径2～4 cm，先端微尖，基部凹陷，一侧有深沟，表面黄棕色或棕色。果肉较厚，果核扁平长椭圆形，长6～10 mm，宽4～7 mm，厚约2 mm，褐黄色，有明显纵向皱纹。气微，味酸、微甜。

【成分】 果实含赤霉素A_{32}(gibberellin A_{32})。还含胡萝卜类色素，如β-胡萝卜素(β-carcotene)，隐黄质(cryptoxanthin)，叶黄素(lutein)，堇黄质(violaxanthin)及新黄质(neoxanthin)，并含维生素A。

【药性】 甘、酸，平。

1.《别录》："味苦。"

2.《千金方》："苦、酸，微温，涩，无毒。"

3.《日用本草》："味苦、甘、酸，微毒。"

4.《本草求真》："入肝、兼入肾。"

【功用主治】 清热，生津。主治虚劳骨蒸，消渴。

1.《别录》："除痼热，调中。"

2.《千金方》："宜心。""肝病宜食。"

3.《食疗本草》："去骨节间劳热。"

4.《日华子》："益气。"

5.《滇南本草》："治风湿、气滞血凝。"

6.《医林纂要》："养肝，泻肝，破瘀。"

7.《食物考》："去骨节痛。"

【用法用量】 内服：生食或捣汁。

【宜忌】 不宜多食，脾胃虚弱者慎服。

1.《千金方》："不可食多，黄帝云'令人虚。李子不可和白蜜食，蚀人五内。'"

2.《食疗本草》："临水食之，令发痰疟。不可合雀肉食。"

3.《日华子》："多食令人虚热。"

【选方】 1. 治骨蒸劳热，或消渴引饮　鲜李子捣绞汁冷服。

2. 治肝肿硬腹水　李子鲜食。(1、2方出自《泉州本草》)

3. 治胃痛呕恶　(李子)干果实30 g，鲜鱼腥草根120 g，厚朴15～18 g。水煎，冲红糖，早晚饭前各服1次。(《天目山药用植物志》)

【各家论述】 1.《本草求真》："《素问》言李味属肝，故治多在于肝，正思邈所谓肝病宜李之意也。中有痼热不调，骨节间有痨热不治，得此酸苦性入，则热得酸则敛，得苦则降，而能使热悉去也。"

2.《随息居饮食谱》："李甘酸凉。熟透食之，清肝涤热，活血生津。惟槜李为胜，而不能多得。不论何种，以甘鲜无酸苦之味者佳。多食生痰助湿热，发疟、痢，脾弱者尤忌之。亦可盐曝、糖收、蜜渍为脯。"

2297 李根 lǐ gēn (《本草经集注》)

【异名】 山李子根(《圣惠方》)，李子树根(《滇南本草》)。

【基原】 为蔷薇科李属植物李的根。

【原植物】 参见"李子"条。

【采收加工】 9～10月采收，刮去粗皮，切断，晒干或鲜用。

【药材】 李根 *Pruni Salicinae Radix*　产地参见"李子"条。

性状　根呈圆柱形，长30～130 cm，直径0.3～2.5 cm。表面黑褐色或灰褐色，有纵皱纹及须根痕，质坚硬，不易折断，切断面黄白色或棕黄色，木质部有放射状纹理。气微，味淡。

【药性】 苦，寒。

1.《日华子》："凉，无毒。"

2.《滇南本草》："味苦，涩，性寒。"

【功用主治】 清热解毒，利湿。主治疮疡肿毒，热淋，痢疾。

1.《药性论》："止消渴。"

2.《日华子》："主赤白痢。"

3.《滇南本草》："治膏淋癃闭，马口疼痛。"

4.《重庆草药》："清火，解毒。用于热淋、血痢、牙痛。"

5.《福建药物志》："清热降逆，主治喉痹塞、呃逆、阴疽。"

【用法用量】 内服：煎汤，6～15 g。外用：烧存性研末调敷。

【选方】 1. 治小儿尿灶丹，初从两股起，及脐间走入阴头皆赤色者　烧李根为灰，以田中流水和傅之。(《千金方》)

2. 治口疳疮　山李子根、蔷薇根各细锉五升，以水五升煎半日已来。取汁，于银器中盛，以重汤煮。如无银器，铜器亦得，看稀稠得所，即于磁器内盛，每取少许，含咽之。(《圣惠方》)

3. 治腿头阴疽(髋关节部位)　桃、李各鲜根适量，红糖少许，捣烂敷患处。

4. 治周身酸痛，举步无力，精神困倦　李根10 g，配千日红、通关藤，水煎服。(《西双版纳傣药志》)

5. 治呃逆　李鲜根60 g，冬蜜30 g。水煎服。(《福建药物志》)

2298 李子花 lǐ zi huā (姚可成《食物本草》)

【基原】 为蔷薇科李属植物李的花。

【原植物】 参见"李子"条。

【采收加工】 4～5月间花盛开时采摘，晒干。

【药性】 《纲目》："苦，香，无毒。"

【功用主治】 《纲目》："令人面泽，去粉滓皯黯。"

【用法用量】 外用：6～18 g，研末敷。

2299 李树叶 lǐ shù yè (《日华子》)

【异名】 李叶(《千金方》)。

【基原】 为蔷薇科李属植物李的叶。

【原植物】 参见"李子"条。

【采收加工】 7～10月采叶，鲜用或晒干。

【药材】 李树叶 *Pruni Salicinae Folium*　产地参见"李子"条。

性状　叶大多皱缩，有的破碎。完整叶片呈椭圆状披针形或椭圆状倒卵形，长6～10 cm，宽3～4 cm，边缘有细钝的重锯齿，上下两面均为棕绿色，上面中脉疏生长毛，下面脉间簇生柔毛。叶柄长1～2 cm，上有数个腺点。质脆易碎，气微，味淡。

【成分】 李树叶含绿原酸(chlorogenic acid)。含黄酮类：木犀草素-7-*O*-葡萄糖苷(luteolin-7-*O*-glucoside)，洋槐苷(robinin)，槲皮素(quercetin)，芸香苷(rutin)，槲皮素-3, 7-*O*-二葡萄糖苷(quercetin-3, 7-*O*-diglucoside)。

【药性】 甘、酸，平。

1.《日华子》："平，无毒。"

2.《纲目》："甘、酸、平。"

【功用主治】 清热，解毒。主治壮热，惊痫，肿毒溃烂。

1.《日华子》："治小儿壮热，痁疾，惊痫。"

2.《滇南本草》："治金疮，水肿。"

【用法用量】 内服：煎汤，10～15 g。外用：煎汤洗浴；或捣敷；或捣汁涂。

【选方】 1. 治少小身热　李叶无多少，㕮咀，以水煮，去滓，浴儿。

2. 治恶刺　李叶、枣叶捣绞取汁，点之。(1、2方出自《千金方》)

3. 治肿毒溃烂　李叶捣烂敷。(《湖南药物志》)

2300 李树胶 lǐ shù jiāo (《纲目》)

【基原】 为蔷薇科李属植物李的树脂。

【原植物】 参见"李子"条。

【采收加工】 在李树生长繁茂季节，采收树干上分泌的胶质，晒干。

【药性】 《纲目》："苦，寒，无毒。"

【功用主治】 清热，透疹，退翳。主治麻疹透发不畅，目生翳障。

《纲目》："治目翳，定痛消肿。"

【用法用量】 内服：煎汤，15～30 g。

【选方】 1. 透发麻疹 李树胶 15 g，煎汤，每日服 2 次，每次半茶盅。（徐州《单方验方新医疗法选编》）

2. 治小儿麻疹腹痛 李子树溢出的胶汁，3～5 岁每次 0.2～0.5 g，用开水冲化服之；若服 1 次无效，可隔 2 小时后再服等量 1 次。〔《山东医刊》1962，(12)：封底〕

2301 李核仁 lǐ hé rén（《吴普本草》）

【异名】 李仁、李子仁、小李仁（《四川中药志》）。

【基原】 为蔷薇科李属植物李的种子。

【原植物】 参见"李子"条。

【采收加工】 7～8 月果实成熟时采摘，除去果肉收果核，洗净，破核取仁，晒干。

【炮制】 取原药材，除去杂质，用时捣碎。

饮片性状 参见"药材"项。

贮干燥容器内，置阴凉通风处。

【药性】 苦，平。归肝、大肠经。

1.《别录》："味苦，平，无毒。"

2.《本草药性大全》："味苦，气平。降也，阴中阳也。"

3.《本草求原》："入肝。"

4.《四川中药志》1960 年版："入胃、脾、大肠经。"

【功用主治】 祛瘀，利水，润肠。主治血瘀疼痛，跌打损伤，水肿鼓胀，脚气，肠燥便秘。

1.《别录》："主僵仆跻，瘀血骨痛。"

2.《药性论》："治女子小腹肿满，主踒折骨痛肉伤，利小肠，下水气，除肿满。"

3.《食疗本草》："主臌胀。"

4. 姚可成《食物本草》："治蝎子咬。"

5.《本草求原》："清血海中风气，令人有子。其性散结，解硫黄、白石英、附子毒。"

6.《四川中药志》1960 年版："活血祛瘀，润燥滑肠。治跌打损伤，瘀血作痛，痰饮咳嗽，脚气，大便秘结。"

7.《天目山药用植物志》："治水气浮肿。"

【用法用量】 内服：煎汤，3～9 g。外用：研末调敷。

【宜忌】 脾虚便溏、肾虚遗精、孕妇禁服。

1.《本草元命苞》："和蜜同食，损五脏，浆水合饵作霍乱。"

2.《四川中药志》1960 年版："脾弱便溏、肾虚遗精及孕妇忌用。"

【选方】 1. 治鼓胀 （李）子中人（仁）研，和面作饼子，空腹食之。（《食疗本草》）

2. 治面皯黑子 李核中人（仁）去皮，细研，以鸡子白和如稀饧涂，至晚每以淡浆洗之后，涂胡粉，不过五六日有效。慎风。（《海上集验方》）

3. 治蝎子蛋痛 苦李仁，捣涂良。（《纲目》引《养生必用方》）

2302 李根皮 lǐ gēn pí（《别录》）

【异名】 甘李根白皮（《金匮要略》），李根白皮（《本草药性大全》）。

【基原】 为蔷薇科李属植物李的根皮。

【原植物】 参见"李子"条。

【采收加工】 9～10 月挖根，剥取根皮，晒干。

【药材】 李根皮 *Pruni Salicinae Cortex* 产地参见"李子"条。

性状 根皮呈卷曲筒状，槽状或不规则块片状，长短宽窄不一，厚 0.2～0.5 cm。外表面灰褐色或黑褐色栓皮；内表面黄白色或淡黄棕色，有纵皱纹。体轻，质韧，纤维性强，难折断。气微，味苦而涩。

【药性】 苦、咸，寒。归肝经。

1.《别录》："大寒。"

2.《药性论》："味咸。"

3.《日华子》："凉，无毒。"

4.《滇南本草》："性寒，味苦涩。"

5.《长沙药解》："入足厥阴肝经。"

【功用主治】 清热，下气，解毒。主治气逆奔豚，湿热痢疾，赤白带下，消渴，脚气，丹毒，疮痈。

1.《吴普本草》："治疮。"

2.《别录》："主消渴，止心烦、逆奔气。"

3.《本草经集注》："水煎含之，疗齿痛佳。"

4.《药性论》："治脚下气，主热毒，烦躁。"

5.《食疗本草》："主女人卒赤白下。"

6.《宝庆本草折衷》："主赤白痢。"

7.《纲目》："治小儿暴热，解丹毒。"

8. 姚可成《食物本草》："治喉痹。"

9.《福建药物志》："清热降逆。主治呃逆、阴疽。"

【用法用量】 内服：煎汤，3～9 g。外用：煎汁含漱或磨汁涂。

【选方】 1. 治奔豚气上冲胸，腹痛，往来寒热 甘草、芎䓖、当归各二两，半夏四两，黄芩二两，生葛五两，芍药二两，生姜四两，甘李根白皮一升。上九味，以水二斗，煮取五升，温服一升，日三，夜一服。（《金匮要略》奔豚汤）

2. 治咽喉卒塞 以皂角末吹鼻取嚏，仍以李树近根皮，磨水涂喉外。（《纲目》引《菽园杂记》）

3. 治小儿疳积 李根皮 9 g，水煎服。（《浙江药用植物志》）

4. 治早期血吸虫病 李根皮 120 g，水煎服，日服 3 次。服满 500 g，以后日服 2 次，每次只用 60 g，连服 4～5 日。（《湖南药物志》）

5. 治牙齿痛 鲜李根取白皮细切，水煎浓汁半碗，漱口，含之良久吐出，又含。（《古今医统》）

【各家论述】 1.《纲目》："李根白皮刮去皱皮，炙黄入药用。《别录》不言用何等李根，亦不言其味，但《药性论》云入药用苦李根皮，味咸，而张仲景治奔豚汤中用甘李根白皮，则甘、苦二种皆可用欤？"

2.《本经逢原》："《药性论》云入药用苦李根皮，而仲景治奔豚气贲豚汤用甘李根白皮，时珍疑为二种，不知仲景言甘，是言李之甘，《药性》言苦，是言根之苦，但宜用紫李根皮则入厥阴血分，若黄李根则入阳明气分矣。《别录》治消渴奔豚，大明治赤白痢下，《千金》烧存性敷小儿丹毒，甄权治消渴脚气，孟诜治赤白带下，皆取苦咸降逆气也。"

2303 豆油 dòu yóu（《纲目》）

【基原】 为豆科大豆属植物大豆的种子所榨取之脂肪油。

【原植物】 参见"黑大豆"条。

【药材】 豆油 *Glycini Oleum* 主产于东北、华北。

性状 为黄棕色或淡黄色半透明的液体，油滑腻。气清香，加热时更明显。

在纯乙醇中微溶，与乙醚、氯仿、石油醚能任意混合。相对密度为 0.918～0.930。折光率为 1.473～1.478。碘价为 130～138。皂化价为 190～195。酸价不大于 3。

【成分】 豆油的脂肪酸中，饱和的脂肪酸一般在 10%左右，余为不饱和脂肪酸。前者主要是硬脂酸（stearic acid）和棕榈酸（palmitic acid），后者主要是亚油酸（linoleic acid），油酸（oleic acid）和亚麻酸（linolenic acid）。其余成分 1.5%～2.5%，主要为磷脂。

豆油的甾醇含量为 0.38%～0.53%，其中有 β-谷甾醇（β-sitosterol），豆甾醇（stigmasterol）和菜油甾醇（campesterol），另含 β-胡

萝卜素(β-carotene)0.04～0.2 mg%，维生素 E(即生育酚，tocopherol)90～110 mg%，环木菠萝烯醇(cycloartenol)和角鲨烯(squalene)。

【药性】 辛、甘，温。

1.《纲目》："辛、甘，热，微毒。"

2.《随息居饮食谱》："甘、辛，温。"

【功用主治】 润肠，驱虫。主治大便秘结，肠道梗阻。

1.《纲目》："涂疮疥，解发脏。"

2.《食物考》："肥滑调食，厚胃益气，润肠解结。"

3.《随息居饮食谱》："润燥，解毒，杀虫。"

【用法用量】 内服：炖温，15～30 g。外用：涂搽；或调他药敷。

【临床报道】 治疗肠梗阻　先以胃肠减压管抽尽胃内容物，然后将恒温豆油经胃管注入或口服。剂量：1～2 岁60～80 ml，2～5 岁 80～100 ml，5～10 岁 100～150 ml，10 岁以上 150～200 ml。同时配合腹部热敷，必要时输液，纠正水电解质失衡及控制感染。如经 4～6 小时疗效不显著，可再给豆油 1～2 次。在用豆油后 2～4 小时各用高渗盐水或肥皂水行低压灌肠 1 次。一般使用 1～2 次后即显效果，否则即使多次使用亦未必有效。在使用豆油后经 24～36 小时尚无肯定疗效或病情加重时，即应考虑手术治疗。治疗急性肠梗阻(包括黏连性、蛔虫性及绞窄性)共 130 例，痊愈者 98 例，其中 1 次即获成功者 84 例，2 次者 11 例，3 次者 3 例；无效而采用手术治疗者共 32 例。豆油疗法对于黏连性及蛔虫性肠梗阻疗效最好，成功的 98 例中有 78 例属此类型；但对于绞窄性肠梗阻多属无效。32 例无效病例中，有 24 例属于此类。另有用豆油 60 ml，加入藕粉适量调成糊状，每日 3 次分服，治疗蛔虫性肠梗阻 12 例，服药后8～12 小时内即有蛔虫排出；24 小时腹痛好转，腹部索状肿块亦渐消失；48 小时腹痛消失，腹部索状肿块消失。服后除大便次数增加外，无其他副作用。此外，又有用胃管注入或口服食用豆油 50 ml，上、下午各 1 次，治疗手术后 24～48 小时明显腹胀、未排气排便、肠音弱少者 277 例，结果有效率92.2%，优于腹部热敷。

2304 豆黄 dòu huáng (《食疗本草》)

【异名】 大豆黄(《千金方》)。

【基原】 为豆科大豆属植物大豆的黑色种子经蒸罨加工而成。

【原植物】 参见"黑大豆"条。

【药性】 《纲目》："甘，温，无毒。"

【功用主治】 祛风除湿，健脾益气。主治湿痹，关节疼痛，脾虚食少，阴囊湿痒。

1.《食疗本草》："主湿痹，膝痛，五脏不足气，胃气结积，益气润肌肤。末之，收成炼猪膏为丸，服之能肥健人。"

2.《纲目》："生嚼涂阴痒汗出。"

【用法用量】 内服：煎汤，6～15 g；或研末。外用：研末调敷。

【选方】 1. 治脾气弱，不下食，饵此以当食　大豆黄二升，大麻子三升(熬令香)。上二味，治下筛。饮和服一合，日四五，任情多少。(《千金方》麻豆散)

2. 治跌打、头眼青肿　大豆黄末，和敷之。(《千金方》)

2305 豆腐 dòu fǔ (《本草图经》)

【基原】 为豆科大豆属植物大豆种子的加工制成品。

【原植物】 参见"黑大豆"条。

【药性】 甘，凉。归脾、胃、大肠经。

1.《本草图经》："寒。"

2. 宁源《食鉴本草》："甘，平。"

3.《纲目》："甘、咸，寒，有小毒。"

4.《本草求真》："入脾、胃、大肠。"

5.《随息居饮食谱》："甘，凉。"

【功用主治】 清热解毒，生津润燥，和中益气。主治目赤肿痛，肺热咳嗽，消渴，休息痢，脾虚腹胀。

1. 宁源《食鉴本草》："宽中益气，和脾胃，下大肠浊气，消胀满。"

2.《纲目》："清热散血。"

3.《医林纂要》："清肺热，止咳，消痰。"

4.《本草求真》："治胃火冲击，内热郁蒸，症见消渴、胀满。并治赤眼肿痛。"

5.《本草求原》："解硫黄毒。"

6.《随息居饮食谱》："清热，润燥，生津，解毒，补中，宽肠，降浊。"

【用法用量】 内服：煮食，适量。外用：切片敷贴。

【选方】 1. 治赤眼肿痛　黑神散、消风散等分，白汤调，食后睡时服。仍用豆腐切片敷其上，盐就者可用，酸浆者不可用。(《证治要诀类方》)

2. 治咸哮，痰火吼喘(包括急性支气管哮喘等)　豆腐 1 碗，饴糖 60 g，生萝卜汁半酒杯。混和煮一沸。每日 2 次分服。(《食物中药与便方》)

【各家论述】 1. 姚可成《食物本草》："凡人初到地方，水土不服，先食豆腐，则渐渐调妥。"

2.《本草求真》："豆腐经豆磨烂，加以石膏或卤汁而成，其性非温。故书皆载味甘而咸，气寒微毒，且谓寒能动气。至云能和脾胃，止是火去热除以后安和之语，并非里虚无热、无火温补之谓也。"

2306 豆豉草 dòu chǐ cǎo (《全国中草药汇编》)

【异名】 通经草、岩参、蛇头细辛(《云南中草药》)，疳积药(《全国中草药汇编》)，小蜘蛛香(《贵州中草药名录》)。

【基原】 为败酱科缬草属植物长序缬草的根或全草。

【原植物】 长序缬草 *Valeriana hardwickii* Wall.

大草本，高达1.5 m。根状茎块柱状，上部斜升；茎较粗壮，中空。基生叶3～7 羽状全裂或浅裂；叶柄长约6 cm；中裂片较大，卵形或卵状披针形，长 3.5～7 cm，宽 1.5～3 cm，先端长渐尖，基部近圆形，边缘具齿或全缘，两侧裂片依次稍小，疏离；轴粗壮有窄翅；茎生叶与基生叶相似，上部叶渐小，柄渐短；全部叶多少被短毛。圆锥花序顶生或腋生；苞片线状钻形；小苞片三角状卵形，全缘或具钝齿；花小，白色；花冠漏斗状扩张，裂片 5；雄蕊 3，稍伸出；子房下位，卵形，多少具白毛。成熟果序长 50～70 cm。瘦果卵形，先端常有羽状冠毛。花期 6～8 月，果期 7～10 月。

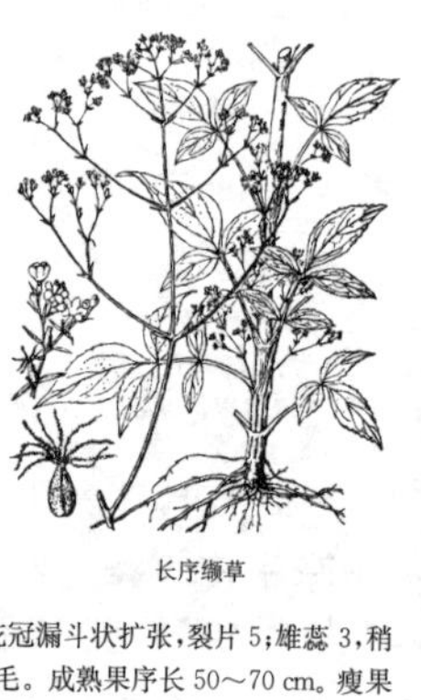

长序缬草

生于海拔2 000～3 500 m 的高山溪流附近，山坡林下及密林边缘。分布于西南及江西、湖北、湖南、广东、广西、西藏等地。

【采收加工】 7～10 月采收，晒干。

【药性】 辛、甘，平。

1.《云南中草药》："甘、淡、辛，平。"

2.《全国中草药汇编》："辛、甘，温。"

【功用主治】 活血调经，祛风利湿，健脾消积。主治月经不调，痛经，经闭，风湿痹痛，跌打肿痛，小便不利，小儿疳积，脉管炎。

1.《云南中草药》："通经活络，除湿利尿。主治风湿性关节炎，腹痛，月经不调，闭经，小便不利，脉管炎。"

2.《全国中草药汇编》："活血调经，散瘀止痛，健脾消积。主治月经不调，痛经，闭经，血栓闭塞性脉管炎，跌打肿痛，腰痛，风湿骨痛，小儿疳积，神经衰弱；外用治身痒。"

【用法用量】 内服：煎汤，10～15 g；或浸酒。外用：煎汤洗。

【宜忌】《云南中草药》："孕妇忌用。"

2307 豆豉姜 dòu chǐ jiāng（《南宁市药物志》）

【异名】 木浆子根（《分类草药性》），澄茄根、木姜子根（《四川中药志》），过山香（《广东中药》），满山香（广州空军《常用中草药手册》），山苍子根（《江西草药》）。

【基原】 为樟科木姜子属植物山鸡椒的根。

【原植物】 参见"澄茄子"条。

【采收加工】 9～10月采挖，晒干。

【药材】 豆豉姜 *Litseae Cubebae Radix* 产于广东、广西、四川等地。

性状 根圆锥形。表面棕色，有皱纹及颗粒状突起。质轻泡，易折断，断面灰褐色，横切面有小孔（导管）。气香，味辛辣。

【成分】 根皮含挥发油 0.2%～1.2%，内含柠檬醛（citral）约 10%，香茅醛（citronellal）8%～12%，芳樟醇（linalool）及其酯类等，异胡薄荷醇（isopulegol）。根还含胡萝卜苷（daucosterol），山鸡椒醇（cubebaol）。

【药理】 1. 抗血栓及对微循环的影响 给兔静注山鸡椒根（豆豉姜）注射液 2 g/kg，能显著抑制血栓形成，抑制率为 57.56%。

2. 健脾益气作用 用大黄煎剂小鼠腹腔注射造成脾虚模型后，给予不同剂量的豆豉姜煎剂，观察其对脾虚小鼠体重、毛发、外观、脾指数及血液流变学方面的影响，结果显示，豆豉姜煎剂具健脾益气作用。

【药性】 辛，温。

1.《分类草药性》："性温。"

2.《四川中药志》1960年版："性温，味辛辣，无毒。"

【功用主治】 祛风散寒除湿，理气通络止痛。主治感冒头身疼痛，胃冷痛，腹痛吐泻，风湿痹痛，跌打损伤。

1.《分类草药性》："治周身筋骨疼痛，发表，散风寒疹子，去膨胀，理气。"

2.《广西中药志》："治感冒，胃痛，风湿等症。"

3.《广东中药》："祛风散寒，息肝风，消肿。治风湿痹痛，筋骨无力，产后脚软，痰湿脚气。"

【用法用量】 内服：煎汤，15～30 g，鲜品 15～60 g；或炖服；或泡酒服。外用：煎水洗。

【选方】 1. 治外感风寒，头痛身痛 木姜子根 30 g，翻天印 6 g，阎王刺根 15 g。水煎服。（《四川中药志》1982年版）

2. 治风湿骨痛，感冒头痛，营养性水肿，肋间神经痛，荨麻疹（豆豉姜）根、茎 15～30 g，水煎服。（广州空军《常用中草药手册》）

3. 治胃冷痛 （豆豉姜）干根 15～30 g，大枣 15 g。水煎服。（《福建中草药》）

4. 治冷气痛、胸口痛 木姜子根、茴香虫（阴阳瓦上烘干）。研末，泡酒服。（《四川中药志》1960年版）

5. 治劳倦乏力 （豆豉姜）干根 30～60 g，或加墨鱼 1 个。水炖服。

6. 治伤暑腹痛吐泻 （豆豉姜）干根 12～15 g。研如粗末，加食盐少许，开水冲服。

7. 治跌打损伤 （豆豉姜）干根 15～30 g。水煎调酒服。（5～7方出自《福建中草药》）

8. 治偏头痛牵引牙痛 木姜子鲜根 30～60 g。煮糯米饭吃。（《恩施中草药手册》）

【临床报道】 治疗脑血栓形成 用200%山鸡椒（根）注射液 5 ml，肌内注射；每日 2 次，20 日为 1 个疗程；或用山鸡椒注射液 20 ml，加等量 10%葡萄糖液静脉注射，每日 1 次，20 日为 1 个疗程。治疗脑血栓 118 例，有效率为92.37%，治愈率为 53.38%，平均住院日数为 28.21 日，对轻症患者较重症患者治愈率为高。本剂能扩张脑血管，增加血流量，对血小板有明显解聚作用，未见任何副作用，对肝、肾功能及造血系统均未发现任何不良影响。

2308 豆蔻花 dòu kòu huā（《饮片新参》）

【基原】 为姜科豆蔻属植物白豆蔻的花。

【原植物】 参见"白豆蔻"条。

【采收加工】 夏季采，晒干。

【药性】 辛，平。

【功用主治】 开胃理气，止呕，宽闷胀。

【用法用量】 内服，煎汤，1.5～4.5 g。

2309 豆腐皮 dòu fǔ pí（《纲目》）

【异名】 豆腐衣（《刘羽仪经验方》）。

【基原】 为豆腐浆煮沸后，浆面所凝结之薄膜。

【原植物】 参见"黑大豆"条。

【药性】 甘、淡，平。

1.《医林纂要》："甘、淡。"

2.《纲目拾遗》："味甘，性平。"

【功用主治】 1.《医林纂要》："清肺热，止咳，消痰。"

2.《纲目拾遗》："养胃，滑胎，解毒。"

【用法用量】 内服：嚼食，适量；或烧存性研末。外用：烧存性，调搽。

【选方】 1. 治冷嗽 干豆腐衣烧灰存性为末，热陈酒调下。吃四五十张即愈。（《纲目拾遗》引《刘羽仪经验方》）

2. 治小儿遍身起罗网蜘蛛疮，臊痒难忍 豆腐皮烧存性，香油调搽。（《体仁汇编》）

3. 治劳及自汗 豆腐皮，每食一张，用热黑豆浆送下。（《回生集》）

2310 豆腐浆 dòu fǔ jiāng（《纲目拾遗》）

【异名】 腐浆（《纲目拾遗》），豆浆（《秘方集验》）。

【基原】 为豆科大豆属植物大豆种子制成的浆汁。

【原植物】 参见"黑大豆"条。

【药性】 甘，平。

1.《食物考》："味甘、微苦，性凉。"

2.《纲目拾遗》："味甘、微咸，性平。"

【功用主治】 清肺化痰，润燥利尿。主治虚劳咳嗽，痰火哮喘，大便秘结，小便淋浊。

1.《食物考》："清热下气，利便通肠，止淋浊。"

2. 陈廷庆："入阴分。泻火，通淋浊。"（引自《纲目拾遗》）

3.《纲目拾遗》："清咽，祛腻，解盐卤毒。"

4.《随息居饮食谱》："清肺补胃，润燥化痰。"

【用法用量】 内服：50～250 ml。

【选方】 1. 治虚羸 腐浆煮粥食。（《纲目拾遗》甜浆粥）

2. 宁嗽补血 豆腐浆，五更冲鸡蛋，白糖点服。（《纲目拾遗》）

3. 治痰火吼喘 饴糖二两，豆腐浆一碗，煮化顿服。（《仙拈集》）

4. 治淋症 用六一散冲腐浆食。

5. 治大便下血 荸荠一斤或半斤，豆腐浆不冲水者一大碗。将腐浆炖极热，捣荸荠汁，趁热冲入饮之。（4～6 方出自《纲目拾遗》）

6. 治血崩　生豆腐浆一碗，生韭菜汁半碗入浆内。空心服一二次。(《纲目拾遗》引《不药良方》)

7. 治脚气肿痛，难走者　热豆腐浆加松香末。捣匀敷。(《纲目拾遗》)

2311 豆腐渣 dòu fǔ zhā (《纲目拾遗》)

【异名】 雪花菜(《慈航活人书》)。

【基原】 为制豆腐时，滤去浆汁后所剩下的渣滓。

【功用主治】 《纲目拾遗》："治一切恶疮，无名肿毒，大便下血。"

【用法用量】 内服：炒黄，清茶调服，9～15 g。外用：涂敷。

【选方】 1. 治大便下血　不见水豆腐渣炒黄，清茶调服。

2. 治一切恶疮，无名肿毒　用豆腐渣，在砂锅内焙热，看红肿处大小，量作饼子贴上，冷即更换，以愈为度。(1、2方《纲目拾遗》引《不药良方》)

3. 治臁疮、裙边疮烂臭起沿　生豆腐渣捏成饼，如疮大小，先用清茶洗净，绢帛拭干，然后贴上，以帛缠之，一日一换，其疮渐小，肉渐平。(《养素园传信方》)

4. 治脚上皮蛀生水孔而皮湿烂者　豆腐渣贴三日即愈，不要落生水。(《纲目拾遗》引《不药良方》)

2312 豆瓣七 dòu bàn qī (《云南药用植物名录》)

【异名】 鱼公草、青鱼胆(《植物名实图考》)，冷青草(《台湾药用植物志》)，石寒公(《广西药用植物名录》)。

【基原】 为荨麻科楼梯草属植物狭叶楼梯草的全草。

【原植物】 狭叶楼梯草 *Elatostema lineolatum* Wight var. *majus* Thw.

多年生草本，高达40 cm。茎上部密生短伏毛，分枝。单叶互生；无柄；托叶钻形；叶片斜狭倒卵形或狭椭圆形，长5～11 cm，宽1.5～3.5 cm，先端长渐尖，基部斜楔形，边缘在中部以上疏生牙齿，上面疏生短柔毛或无毛，钟乳体条形，下面沿脉有紧贴的柔毛。雌雄同株或异株；雄花序托圆形，边缘波状；苞片多数，匙形，边缘生纤毛；雄花有长梗，雄蕊4；雌花序较小，近球形。瘦果小，卵形。花期4～12月。

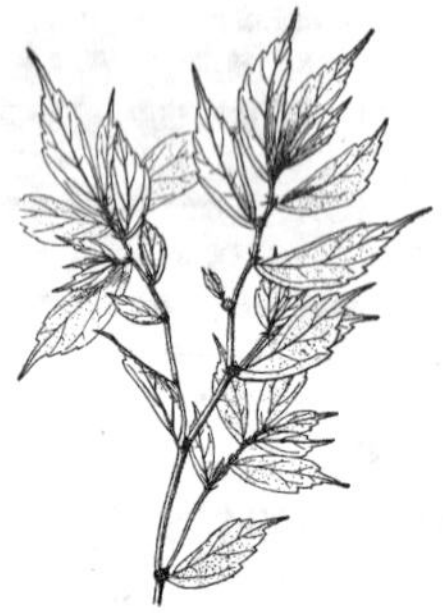

狭叶楼梯草

生于中海拔林谷中的岩石上。分布于福建、广东、广西、海南、云南、台湾等地。

【采收加工】 7～10月采收，鲜用或晒干。

【药性】 苦，寒。

1.《植物名实图考》："性寒。"

2.《云南中草药》："苦，寒。"

【功用主治】 活血通络，消肿止痛，清热解毒。主治风湿痹痛，跌打损伤，骨折，外伤出血，痈疽肿痛。

1.《植物名实图考》："通肢节，止痛，行血。"

2.《云南中草药》："消炎，接骨。主治痈疽，骨折。"

3.《台湾药用植物志》："茎叶捣烂，敷刀伤及打仆伤。"

【用法用量】 内服：煎汤，6～15 g。外用：鲜品捣敷；或干品研末调敷。

2313 豆瓣香 dòu bàn xiāng (《全国中草药汇编》)

【异名】 千年矮、豆瓣叶(《云南药用植物名录》)。

【基原】 为木犀科木犀属植物山桂花的叶及茎皮。

【原植物】 山桂花 *Osmanthus delavayi* Franch.［*Siphonosmanthus delavayi* (Franch.) Stapf］　又名：管花木犀(《云南种子植物名录》)。

常绿灌木，高达5 m。小枝灰褐色，密被柔毛。叶对生；叶柄长2～3 mm，被柔毛，或至少幼时被柔毛；叶片厚革质，长圆形、宽椭圆形或宽卵形，长1～2.5 cm，宽1～1.5 cm，先端锐尖至钝，具小尖头，基部宽楔形，叶缘具锐尖锯齿，腺点在两面呈小针孔状凹点或小针尖状突起，沿上面中脉被柔毛。花序簇生于叶腋或小枝顶端，每腋内具4～8朵花；苞片宽卵形，先端锐尖，边缘具睫毛，通常早落；花芳香；花萼长2～4 mm，裂片与萼管几等长，具睫毛；花冠白色，花冠管长6～10 mm，裂片长4～6 mm；雄蕊着生于花冠管中部，药隔延伸成一明显小尖头；雌蕊长3～4 mm，柱头明显2裂。果椭圆状卵形，长1～1.2 cm，呈蓝黑色。花期4～5月，果期9～11月。

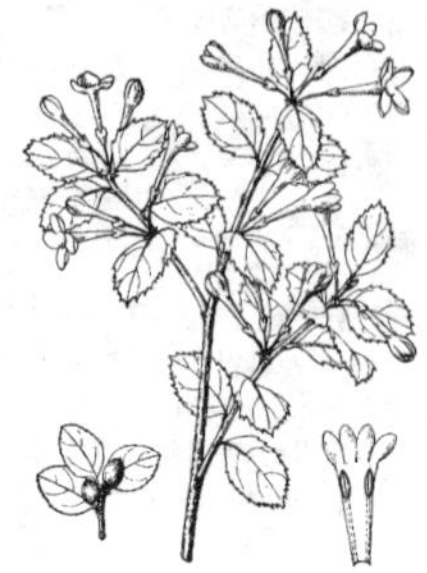

山桂花

生于山地杂木林或灌丛中。分布于四川、贵州、云南。

【采收加工】 5～11月采收，鲜用或晒干。

【药性】 甘、苦，平。

【功用主治】 清热消炎，止血生肌。主治慢性气管炎；外用治骨折，外伤出血，扭伤疼痛等。

【用法用量】 内服：煎汤，6～10 g。外用：捣敷或研末撒。

【选方】 1. 治骨折　豆瓣香鲜皮、叶适量，捣烂。复位后，外包于骨折患处，3～5日换药1次。

2. 治外伤出血，扭伤疼痛等　豆瓣香研末外用或捣烂外敷。

2314 豆瓣绿 dòu bàn lǜ (《植物名实图考》)

【异名】 豆瓣鹿衔草(《植物名实图考》)，豆瓣如意草(《昆明药用植物调查报告》)，瓜子鹿衔、瓜子细辛(《贵州草药》)，岩筋草(《峨眉药用植物志》)，一柱香、三年草(《文山中草药》)，石上开花、石上瓦浆、岩花(《云南中草药》)，岩豆瓣(《广西本草选编》)，豆瓣草(《红河中草药》)，圆叶瓜子菜(广西)，石还魂(四川)。

【基原】 为胡椒科豆瓣绿属植物豆瓣绿或毛叶豆瓣绿的全草。

【原植物】 1. 豆瓣绿 *Peperomia tetraphylla* (Forst. f.) Hook. et Arn.

一年生簇生草本，高10～30 cm；茎肉质，基部匍匐，多分枝，下部数节常生不定根，节间有粗纵棱。叶密集，3～4片轮生，大小近相等；叶柄短，无毛或被短柔毛；叶片椭圆形或近圆形，长9～12 mm，宽5～9 mm，两端钝或圆，无毛或幼叶被疏柔毛，叶脉3条，细弱；叶带肉质，有透明腺点，干时变淡黄色，并显皱纹。穗状花序单生、顶生或腋生，长2～4.5 cm；总花梗被疏毛或近无毛，而花序轴密被毛；苞片近圆形，有短柄，盾状；花小，两性，无花被，与苞片同生于花

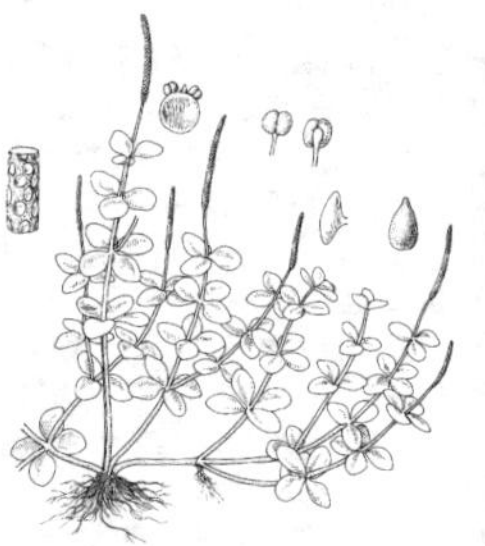

豆瓣绿

序轴凹陷处；雄蕊 2，花丝短，花药近椭圆形；子房卵形，1 室，柱头顶生，近头状，被短柔毛。浆果卵状球形，先端尖。花期 2～4 月及 9～10 月。

生于林下湿地或岩石山与石隙阴湿处，有时生于树干上。分布于福建、广东、广西、海南、四川、贵州、云南、西藏、台湾等地。

2. 毛叶豆瓣绿 *P. tetraphylla*（Forst. f.）Hook. et Arn var. *sinensis*（C. DC.）P. S. Chen et P. C. Zhu

本变种与豆瓣绿不同之点在于植株短小，连花序长 3～5 cm。茎、枝密被硬毛。叶较小，菱状椭圆形，长 6～8 mm，宽 5～6 mm，两面密被硬毛，背面尤甚。花序短，于花期长 7～11 mm，总花梗密被硬毛。花期 4～9 月。

生于溪边石上或树上。分布于贵州、云南。

【采收加工】 7～10 月采收，鲜用或晒干。

【药性】 辛，平。

1.《植物名实图考》："性寒。"

2.《贵州民间药物》："性温，味辛。"

3.《广西本草选编》："味微辛，性平。"

【功用主治】 活血解毒，祛风除湿，化痰止咳。主治风湿筋骨痛，跌打损伤，疮疖肿毒，咽喉炎，口腔炎，痢疾，水泻，宿食不消，小儿疳积，劳伤咳嗽，哮喘，百日咳。

1.《植物名实图考》："治跌打。"

2.《贵州民间药物》："治劳伤咳嗽及小儿疳瘦。"

3.《福建药物志》："治子宫脱垂，无名肿毒。"

4.《全国中草药汇编》："祛风除湿，止咳祛痰，活血止痛。主治风湿筋骨疼痛，肺结核，支气管炎，哮喘，百日咳，肺脓疡，小儿疳积，痛经；外用治跌打损伤，骨折。"

【用法用量】 内服：煎汤，10～15 g；浸酒或入丸、散。外用：鲜品捣敷或绞汁涂，亦可煎汤熏洗。

【选方】 1. 治风湿筋骨疼痛　每用豆瓣如意根 15 g，泡酒服。（《云南中草药》）

2. 治跌打肿痛，骨折　① 用鲜豆瓣绿草捣烂外敷。（《广西本草选编》）② 用豆瓣如意 9 g，水煎或泡酒服。（《云南中草药》）

3. 治疮疖肿毒，无名肿毒　鲜豆瓣绿捣烂，调食盐少许外敷。（《广西本草选编》）

4. 治黄水疮　豆瓣绿 12 g，大野蒜 9 g。生用，共捣烂，包患部。（《曲靖专区中草药手册》）

5. 治中耳炎　鲜豆瓣如意全草捣汁滴耳。（《云南中草药》）

6. 治睑缘炎　一柱香捣烂敷患处，或煎水洗患处，每日 2～3 次。（《文山中草药》）

7. 治痢疾，中暑，乳腺炎　豆瓣如意 9 g。水煎服。（《云南中草药》）

8. 治水泻　豆瓣如意草 9 g（捣细），胡椒 0.9 g，红糖 3 g。水煨服。（《云南中医验方》）

9. 治疝气痛　石还魂（全草）30 g，水煎，去渣，煮醪糟服。〔9、10 方出自《川药校刊》1988，(1)：40〕

10. 治急慢性肝炎　豆瓣绿 12 g，黄草 12 g，白绿叶 15 g，酸浆草 9 g，龙胆草 9 g。水煎服。（《曲靖专区中草药手册》）

11. 治小儿疳瘦　豆瓣绿研末，每次 1.5 g，蒸猪肝或鸡肝食。（《广西本草选编》）

12. 治劳伤咳嗽　瓜子鹿衔 60 g，泡酒服。或用瓜子鹿衔、十二槐花各 9 g，水煎服。（《贵州民间药物》）

13. 治哮喘，百日咳　一柱香根 9 g。水煎服，日 2 次。

14. 治神经衰弱，失眠　一柱香 9 g，调鸡蛋蒸服，日服 2 次。（13、14 方出自《文山中草药》）

2315 豆腐泔水 dòu fǔ gān shuǐ（《随息居饮食谱》）

【异名】 豆腐泔（《慈航活人书》），腐泔（《纲目拾遗》）。

【基原】 为压榨豆腐时沥下之淡乳白色水液。

【药性】《纲目拾遗》："性清凉。"

【功用主治】 通利二便，敛疮解毒。主治大便秘结，小便淋涩，臁疮，鹅掌风，恶疮。

1.《纲目拾遗》："通便，下痰，通癃闭。""腐沫，即豆腐泔水上结沫是也。治鹅掌癣，生手掌及足掌，层层剥皮，血肉外露。"

2.《随息居饮食谱》："一味熬成膏，治臁疮甚效。"

【用法用量】 内服：冷服或温服，30～150 ml。外用：煎熬浓稠后涂搽。

2316 豆腐渣果 dòu fǔ zhā guǒ（《云南思茅中草药选》）

【异名】 豆腐果〔《中草药》1984，15(10)：1〕

【基原】 为山龙眼科山龙眼属植物深绿山龙眼的果实。

【原植物】 参见"豆腐渣果根"条。

【采收加工】 11 月至次年 7 月，果实成熟时采收，晒干。

【成分】 含豆腐果苷（helicid）。

【功用主治】 止痛，安神。主治头痛，失眠。

【用法用量】 提取豆腐果苷，制成片剂。内服：25～75 mg。

【临床报道】 治疗血管性头痛，神经衰弱，神经衰弱综合征，三叉神经痛　共治 26 例，每次服豆腐果苷 25 mg 或 50 mg，少数加量至每次 75 mg 或 100 mg，日剂量 75～300 mg，每星期复诊 1 次，了解病情变化并调整剂量。连续服用 4 星期（21 例），少数 5 星期（4 例），最长 8 星期（1 例）结束。治疗结果：有 8 例（31%）获得基本控制；15 例（58%）好转；3 例（11%）无效。有效率为 89%。以血管性头痛疗效最好。

2317 豆腐渣果根 dòu fǔ zhā guǒ gēn（《云南思茅中草药选》）

【基原】 为山龙眼科山龙眼属植物深绿山龙眼的根。

【原植物】 深绿山龙眼 *Helicia nilagirica* Bedd.［*H. erratica* Hook. f.；*H. erratia* Hook. f. var. *sinica* W. T. Wang］又名：母猪果、山葫芦、苦梨、罗罗果、木札（《云南植物志》）。

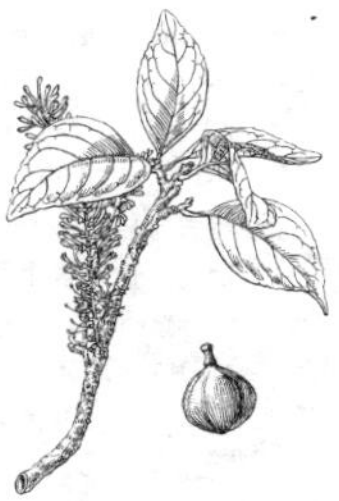

深绿山龙眼

乔木，高 5～12 m。树皮灰色。叶互生；叶柄长 1～3.5 cm；叶片倒卵状长圆形、椭圆形或长圆状披针形，长 5～23 cm，宽 2.8～9 cm，先端短渐尖或钝，基部楔形，稍下延，全缘，有时边缘或上半部具疏锯齿。花两性，总状花序腋生或生于小枝已落叶腋部，长 10～24 cm，密被锈色短毛，后渐脱落；花梗常双生，基部贴生；苞片披针形，被柔毛；花被管白色或淡黄色；雄蕊 4，着生于花被片檐部，花药椭圆状；腺体 4，稀 1～2，延长成丝状附属物，在中部以下呈螺旋状弯曲；子房无毛。坚果稍呈扁的球形，直径 2～3.5 cm，顶端具短尖，基部骤狭呈短柄状，绿色。花期 5～8 月，果期 11 月至翌年 7 月。

生于海拔 1 000～2 000 m 的山地和山谷常绿阔叶林中。分布于云南。

本植物的果实（豆腐渣果）亦供药用，另设专条。

【采收加工】 11 月至次年 2 月采收，鲜用或晒干。

【药性】 涩，凉。

【功用主治】 收敛，解毒。主治肠炎，腹泻，食物中毒，蕈中毒。

【用法用量】 内服：煎汤，30～60 g。

2318 丽春花 lì chūn huā（《纲目》）

【异名】 赛牡丹、锦被花（《游默斋花谱》），百般娇、蝴蝶满园春(《花镜》)。

【基原】 为罂粟科罂粟属植物虞美人的全草或花、果实及种子。

【原植物】 虞美人 *Papaver rhoeas* L.

一年或二年生植物,高 30～90 cm。全体被伸展刚毛。茎直立,有分枝。叶互生;下部的叶具柄,上部者无柄;叶片披针形,长 3～15 cm,宽 1～6 cm,羽状分裂,下部全裂,边缘有粗锯齿,两面被淡黄色刚毛。花单朵顶生,颜色鲜艳,梗长 10 cm,未开放前下垂;萼片 2,椭圆形,绿色,长 1～1.8 cm,外被糙毛;花瓣 4,近圆形,长 2～3.5 cm,紫红色,边缘带白色,基部具深紫色的小紫斑;花药长圆形,黄色;子房倒卵圆形,柱头 5～18,辐射状。蒴果阔倒卵形,高 1～2.2 cm,具不明显的肋,孔裂;花盘平扁,边缘圆齿状。种子多数,肾状长圆形。花期 4～5 月,果期 5～7 月。

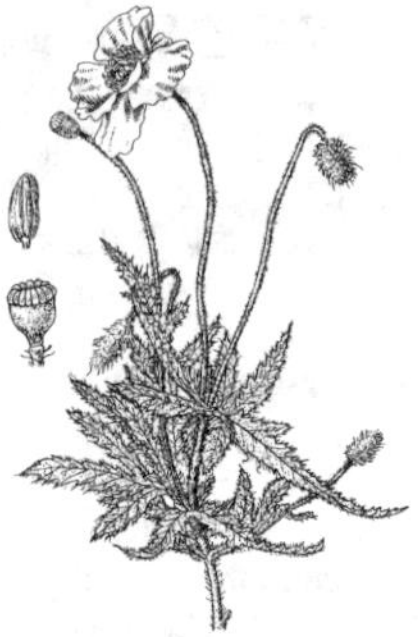

虞美人

我国各地庭园有栽培。

【栽培】 生物学特性 喜温暖湿润、阳光充足的环境条件,耐寒、怕暑热。适宜排水良好、疏松肥沃的砂壤土。忌连作。属深根系植物,不耐移栽,能自播繁衍。

繁殖方法 种子繁殖。北方早春播于温室或阳畦育苗,然后带土移入田间。淮河以南于 9 月下旬直播于露地,冬季盖草保护越冬。东北、西北夏季凉爽的地区,可在 4 月初直接露地撒播,播种地表土保持湿润,下种时因种子很小,需与细砂混合后均匀撒播,萌发适宜温度 20 ℃在此条件下半月可出苗。

田间管理 直播出苗后间苗 2 次,每穴保留 2～3 株,株距 30～40 cm。雨天要及时排水。开花期可根外追肥施过磷酸钙。

【采收加工】 7～10 月采收全草,晒干。果实待蒴果干枯、种子呈褐色时采摘,因成熟期不一致,可分批采收。将蒴果采下,撕开果皮将种子轻轻抖入容器内。放干燥阴凉处保存。

【成分】 全草含生物碱类:黄连碱(coptisine),四氢黄连碱(tetrahydrocoptisine),丽春花定碱(rhoeadine),丽春花宁碱(rhoeagenine),异丽春花定碱(isorhoeadine),原阿片碱(protopine),粉绿罂粟碱(glaudine),白屈菜红碱(chelerythrine),血根碱(sanguinarine),蒂巴因(thebaine),罂粟红碱(papaverrubine)A、B、D、E,左旋四氢表小檗碱(sinactine)。

花中含有酸性成分:花青素(anthocyanidin),矢车菊素(cyanidin),袂康蹄纹天竺苷(mecopelargonin),对羟基苯甲酸(*p*-hydroxybenzoicacid),袂康酸(meconic acid);含生物碱类:丽春花定碱,丽春花宁碱,原阿片碱,蒂巴因,黄连碱。

种子含脂肪油,主要有亚麻酸,油酸,亚油酸。种皮含生物碱类:吗啡(morphine),那可汀(narcotine),蒂巴因。

【药理】 抗肿瘤作用 丽春花种子(果实)中之多糖类有抗肿瘤作用,在动物体内试验中,对吉田肉瘤、艾氏腹水瘤有抑制作用,并能延长动物寿命。它对吉田肉瘤细胞之最小有效量在 20 mg/kg以下。

毒性 全草有毒,果实毒性较大。家畜误食中毒后一般出现狂躁、嗜睡、脉搏加速、呼吸不匀等症状,重则死亡。

【药性】 苦、涩,微寒,有毒。

【功用主治】 止咳,镇痛,止泻。主治咳嗽,偏头痛,腹痛,痢疾。

1.《新本草纲目》:"用作缓和、镇痛、催眠药。"

2.《中国药用植物图鉴》:"花煎剂为镇咳剂。"

3.《全国中草药汇编》:"镇咳,镇痛,止泻。主治咳嗽,腹痛,痢疾。"

【用法用量】 内服:煎汤,花,1.5～3 g;全草,3～6 g。

2319 丽江白薇 lì jiāng bái wēi (《云南药用植物名录》)

【异名】 白薇、莪独莫娘(《西藏常用中草药》),群虎草(《青藏高原药物图鉴》),老君须(《贵州中草药名录》)。

【基原】 为萝藦科白前属植物大理白前的根。

【原植物】 大理白前 *Cynanchum forrestii* Schltr.

多年生直立草本。茎单一,被有单列柔毛,上部密被柔毛。叶对生;叶柄长约 5 mm;叶片薄纸质,宽卵形,长 4～8 cm,宽 1.5～4 cm,先端急尖,基部近心形或钝形,近无毛或在脉上有微毛。伞形聚伞花序腋生或近顶生,着花 10 余朵;花萼裂片披针形,先端急尖;花冠黄色,裂片卵状长圆形,有缘毛,其基部有柔毛;副花冠肉质,裂片三角形,与合蕊柱等长;花粉块每室 1 个,下垂;柱头略为隆起。蓇葖果多数单生,披针形,上尖下狭,无毛,长达 6 cm。种子扁平;种毛长约 2 cm。花期 4～7 月,果期 6～11 月。

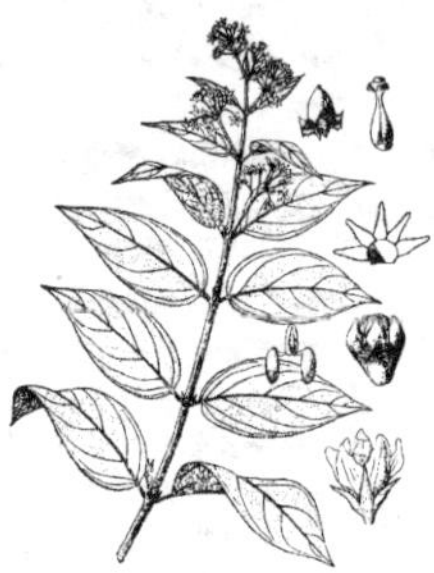

大理白前

生于海拔 1 000～3 500 m 的高原或山地、灌木林缘、干旱草地或路边草地上,有时也生在林下或沟谷林下水边草地上。分布于西南及西藏、甘肃等地。

【采收加工】 7～10 月采挖,切片,晒干。

【成分】 从根中分离得到直立白薇苷(cynatratoside)B 和大理白前苷(cynaforroside)A。

【药性】 苦、咸,寒。

1.《西藏常用中草药》:"性寒,味苦、咸。"

2.《全国中草药汇编》:"苦、咸,凉。"

【功用主治】《西藏常用中草药》:"清热,凉血。主治肺结核潮热,肺热咳嗽,咽喉肿痛,产褥热,小便赤涩,尿路感染等症。"

【用法用量】 内服:煎汤,3～9 g。

2320 丽江山慈菇 lì jiāng shān cí gū (《全国中草药汇编》)

【异名】 草贝母、土贝母(《云南中草药选》),闹狗药、光慈菇(云南)。

【基原】 为百合科山慈菇属植物山慈菇的鳞茎。

【原植物】 山慈菇 *Iphigenia indica* (L.) Kunth [*Melanthium indicum* L.] 又名:闹狗菜(《云南种子植物名录》),益辟坚(《中国种子植物科属辞典》)。

多年生草本,高20 cm左右。地下鳞茎小,圆球形,径约1 cm,外皮赤褐色。茎单一,入土部分白色,地上部分带紫色。叶条形至条状披针形,长约 15 cm,宽约 0.5 cm,先端渐尖,基部成鞘状抱茎。总状花序顶生,有花2～3朵;花梗长 2～3 cm;总苞片叶状,条形,先端弯钩状;花被片 6,紫色。蒴果倒卵形或卵圆形,有棱。花果期 6～7 月。

生于山坡草地或松林下。分布于云南、西藏等地。

【采收加工】 7～10 月采收,晒干。

【药材】 丽江山慈菇 *Iphigeniae Indicae Cormus* 主产于云南、四川、贵州。

性状　球茎呈不规则短圆锥形，直径 0.7～2 cm，高 1～1.5 cm；顶端渐尖，基部常呈脐状凹入或平截。表面黄白色或灰黄棕色，光滑，一侧有自基部伸至顶端的纵沟。质坚硬，碎断面角质样或略带粉质，类白色或黄白色。味苦而微麻。

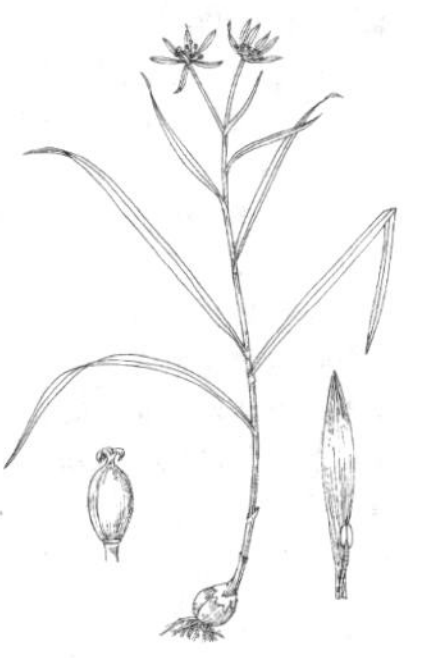
山慈菇

鉴别　（1）球茎横切面：表皮细胞一列，细胞扁平。其内侧为宽广的薄壁组织，有外韧型维管束，稀疏散在，每束有导管 3～7 个，环纹或网纹。本品薄壁细胞含淀粉粒，多单粒，呈不规则圆形或半截米形，脐点呈星状或点状，多数淀粉已糊化。

（2）取本品粉末 1 g，加 85％乙醇 10 ml，在水浴上回流 10 分钟，趁热滤过。取滤液 1 ml，置水浴上蒸干，加 6 mol/L 盐酸溶解，煮沸 2～3 分钟，加三氯化铁试液 1～2 滴，即显榄绿色，加氯仿数滴，振摇，氯仿层显黄褐色。

【成分】　球茎、茎含生物碱类成分：秋水仙碱(colchicine)，角秋水仙碱(cornigerine)，β-光秋水仙碱(β-lumicolchicine)及 *N*-甲酰-*N*-去乙酰秋水仙碱(*N*-formyl-*N*-deacetylcolchicine)等多种生物碱。

【药理】　1. 抗痛风作用　秋水仙碱(Col)是针对痛风性关节炎有效的惟一抗炎剂，对急性痛风性关节炎有选择性抑制作用。Col 对急、慢性椎间盘综合征有较快的止痛作用，静注 Col 1 mg，疼痛缓解，症状、体征也迅速改善。

2. 抗炎作用　Col 可明显抑制角叉菜胶所致的炎性水肿，抑制肥大细胞中组胺的分泌，提高白细胞内 cAMP 的水平，抑制炎症时多核白细胞释放溶酶，抑制多核白细胞和单核细胞的趋化反应及抑制前列腺素和白三烯的合成，并能降低血管通透性，从而有利于减轻组织的炎症反应，减轻组织水肿及减少炎症介质对组织的损伤刺激。Col 能和微管蛋白结合，妨碍了有丝分裂中纺锤体的功能并引起粒细胞和其他可移动细胞中原纤维微管解聚和消失。这一作用显然是 Col 有效作用的基础，即抑制粒细胞移向发炎区，减少粒细胞代谢和吞噬活动。

3. 抗肿瘤作用　Col 对多种动物移植性肿瘤都有抑制作用。其抗瘤作用机制是由于它是特异性细胞有丝分裂中期(M 期)阻滞剂之故。Col 对正常细胞的有丝分裂也同样有选择性阻断作用。

4. 抑制瘢痕增殖　复方秋水仙碱离子导入法对人体皮肤瘢痕增殖有明显的防治作用。通过透射电镜观察，秋水仙碱的作用机制主要是破坏细胞微管系统，干扰成纤维细胞排泌前胶原蛋白，使胶原纤维的形成受阻。

5. 防止黏连形成　用手术方法造成家兔坐骨神经损伤性炎症的病理模型及肠黏连模型，观察秋水仙碱的作用，结果表明秋水仙碱肌内注射每日 125 μg/kg，连续给药 4 星期，对神经周围组织的黏连、纤维化的形成，有明显的抑制作用。家兔腹腔内注入 30 mg/L 秋水仙碱溶液，使黏连组织质脆，疏松易分离。毛细血管增生减少，并以纤维母细胞为主。电镜发现纤维母细胞浆内有成团的中等电子密度颗粒，线粒体变性。腹腔内黏连面积显著减少，但黏连处数量未见明显减少，说明秋水仙碱对家兔腹腔黏连具有肯定的预防作用。

6. 体内过程　用 ^{14}C-Col 给正常小鼠皮下注射，4 小时后观察其体内分布，主要分布在脾脏，为给药量的 40％，其次是肾和小肠，肝中最少，而血液、脑、肌肉和心脏均无放射性 Col 在体内排泄慢，小鼠静脉注射后 16 小时，体内仍保存有 50％左右。Col 在大鼠、犬、猫体内主要经胆汁和小肠排泄，尿中排泄较少。

毒性　急性毒性试验：Col 给小鼠腹腔注射 1 次，其 LD_{50} 为 2.6～2.8 mg/kg；静脉注射的 LD_{50} 为 2.7～3.03 mg/kg。亚急性毒性试验：腹腔注射秋水仙碱 1～2 mg/kg，连续 3 日，可见胃肠蠕动减少，胃肠道充血、溃烂等；家兔静脉注射总量为 3.9 mg/kg 时，可见胃、肠胀气，及肾脏的损害。在到达抗肿瘤剂量时，可使脾脏重量减轻 50％～60％。遗传毒性：应用活体小鼠骨髓嗜多染红细胞核试验(MNT)和小鼠精子畸形试验，测得山慈菇具有致突变性。山慈菇的中、高剂量可明显诱发小鼠精子畸形，其高剂量诱发的小鼠睾丸染色体畸变率也明显增高。表明山慈菇既可诱发体细胞遗传损伤，也可诱发生殖细胞遗传物质的损伤。

【药性】　《云南中草药》："苦，温，有剧毒。"

【功用主治】　《全国中草药汇编》："镇痛，抗癌。主治痛风，乳癌，鼻咽癌，唾腺肿瘤。"

【用法用量】　内服：研末，0.3～0.6 g，同蜂蜜蒸。外用：鲜品捣烂，醋调敷。

【宜忌】　服用过量易中毒。年老体弱，尤其是肾、胃肠或心脏病患者慎服，孕妇禁服。

《云南中草药》："本品鳞茎外形似贝母，常被误食，多食可中毒致死。"

2321 还阳参 huán yáng shēn（《文山中草药》）

【基原】　为菊科还阳参属植物滇川还阳参、驴打滚儿草和长茎还阳参的全草或根。

【原植物】　1. 滇川还阳参 *Crepis rigescens* Diels

多年生草本，高 20～40 cm。根圆柱形。茎直立，木质，不分枝或叉状分枝。叶无柄；茎基部叶小，鳞片状；中部叶条形，长 6～10 cm，宽 3～4 mm，全缘或有细齿，稍反卷，无毛或有短柔毛。头状花序小，均有 12 朵小花，排成疏圆锥花序；总苞圆柱形至钟状，长 8～9 mm，宽 2～2.5 mm；外层总苞片 6，条形或披针形，长为内层的 1/2，内层总苞片 8～12，披针形，近先端有密纤毛；舌状花橘黄色，长约 12 mm。瘦果纺锤形，近扁平，褐色，长 3.5～4 mm，有 10～16 条纵肋；冠毛淡黄白色，长约 5 mm。

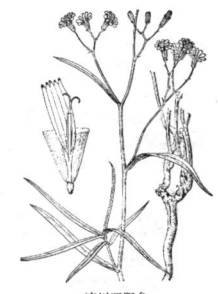
滇川还阳参

生于高山坡开旷的石隙中。分布于四川及云南。

2. 驴打滚儿草 *C. crocea*（Lamk.）Babc.［*C. turczaninowii* C. A. Mey.］　又名：还羊参(《中国高等植物图鉴》)。

多年生草本，高 20～30 cm。茎直立，不分枝或分枝。基生叶丛生，倒披针形，长 4～8 cm，宽 0.8～2 cm，急尖，边缘有波状齿，或倒齿状至羽状半裂，裂片全缘，基部渐狭成具短翅的叶柄，白色或苍白色带紫色；茎上部叶条形，渐尖，无柄；最上部叶小，苞叶状。头状花序较大，单生于枝端；总苞钟状，长 11～14 mm，宽 4～9 mm；外层总苞片 8～13，长为内层总苞片的1/3～1/2，条

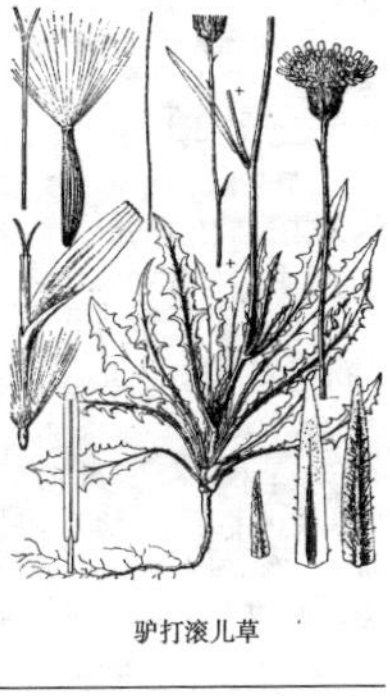
驴打滚儿草

状披针形，渐尖，有毛，内层总苞片披针形，先端钝，边缘膜质，有柔毛；舌状花黄色。瘦果纺锤形，暗紫色或黑色，长5～6 mm，有18条纵肋；冠毛白色，长7～8 mm。

生于山坡、山谷或路旁。分布于华北、东北及西藏。

3. 长茎还阳参 *C. elongata* Babc. [*C. tibetica* Babc.] 又名：铁刷把、有根无叶(《文山中草药》)，西藏还阳参(《西藏植物志》)。

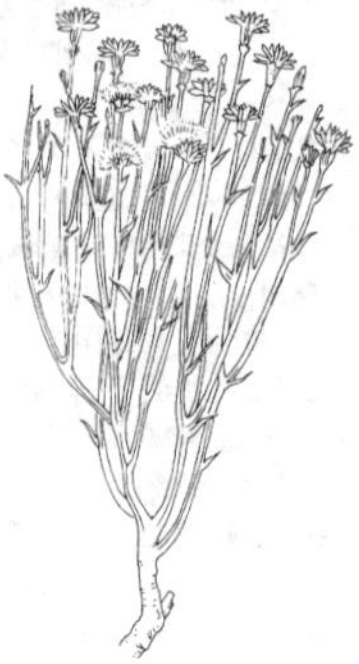

长茎还阳参

多年生草本，高30～50 cm。根圆柱形。茎直立，深绿色，有纵槽纹，分枝多。叶互生，退化成极小的刺状叶，长0.5～1 cm，先端锐尖。头状花序顶生，花黄色。瘦果黑褐色，先端有白色冠毛。花期夏季。

生于山坡、田边、路旁草丛中。分布于广东、广西、云南、西藏等地。

【采收加工】 7～10月采全草，9～10月采根，鲜用或晒干。

【成分】 地上部分含8β-羟基-11β, 13-二氢中美菊素C(8β-hydroxy-11β, 13-dihydrozaluzanin C)，8β-羟基异珀菊内酯(8β-hydroxyisoamberboin)，8-表去酰洋蓟苦素(8-epidesacylcynaropicrin)。

【药性】 苦，平。

1.《文山中草药》："苦，温。"

2.《内蒙古中草药》："味苦，性微寒。"

【功用主治】 止咳平喘，健脾消食，下乳。主治支气管炎，肺结核，小儿疳积。

1.《文山中草药》："健胃消食，补肾壮阳。治小儿消化及营养不良，胃痛，性神经衰弱。"

2.《内蒙古中草药》："益气，止嗽平喘，清热降火。主治支气管炎，肺结核。"

【用法用量】 内服：煎汤，15～30 g；或入膏、丸。外用：熬膏涂敷。

【选方】 1. 治喘息型慢性支气管炎　驴打滚草1 500 g，白芥子500 g，葶苈子120 g，洋金花30 g。以上四味粉碎，过100目筛，水泛为丸如绿豆大。每日2次，每次3 g。(《全国中草药汇编》)

2. 治慢性气管炎　还阳参100 g，地龙90 g(研粉)，大枣500 g，黑豆500 g(用童便两碗浸透，晒干研粉)。将还阳参与大枣用砂锅煮烂，至水尽为度，取枣肉晒干研粉。然后与上药和匀，蜜丸每粒重6 g。每早晚各服2丸，红糖水送服。(《内蒙古中草药》)

3. 治产后腰痛　还阳参适量。煎水洗浴。(《文山中草药》)

4. 催乳　炖鲜猪脚1～2只，加鲜还阳参根30 g。(《怒江中草药》)

5. 治无名肿毒　还阳参熬膏外敷。(《内蒙古中草药》)

2322 还亮草 huán liàng cǎo (《植物名实图考》)

【异名】 还魂草、对叉草、蝴蝶菊(《植物名实图考》)，鱼灯苏(《天目山药用植物志》)，臭芹菜、山芹菜(《福建药物志》)。

【基原】 为毛茛科翠雀草属植物还亮草的全草。

【原植物】 还亮草 *Delphinium anthriscifolium* Hance [*D. cavaleriense* Lévl. et Vant.; *D. anthriscifolium* Hance f. *latilobulatum* W. T. Wang]

一年生草本。茎高12～78 cm，有分枝。近基部叶在开花时常枯萎，叶柄长2.5～6 cm；叶片菱状卵形或三角状卵形，长5～11 cm，宽4.5～8 cm，二至三回羽状全裂，一回裂片斜卵形，长渐尖，二回裂片或羽状浅裂，或不分裂而呈狭卵形或披针形，宽2～4 mm。总状花序有2～15朵花；轴和花梗被反曲短柔毛；基部苞片叶状；花梗长0.4～1.2 cm；小苞片生花梗中部；花两性，两侧对称；萼片5，椭圆形或长圆形，长6～11 mm，堇色或紫色，外面被短柔毛，距长5～15 mm，稍向上弯曲；花瓣2，紫色，无毛，上部变宽；退化雄蕊2，堇色或紫色，瓣片斧形，2深裂近基部；雄蕊多数；心皮3。蓇葖果，长1.1～1.6 cm。种子扁球形，有横膜翅。花期3～5月，果期4～7月。

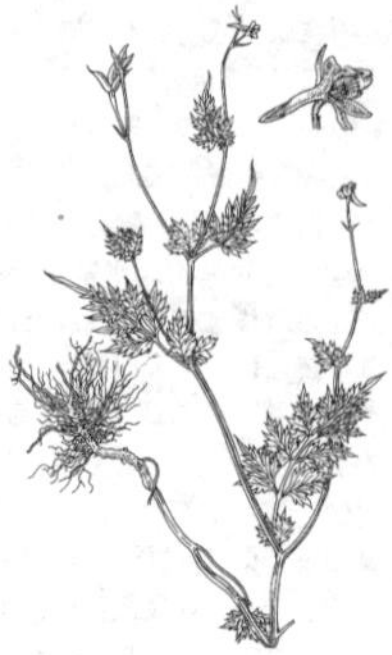

还亮草

生于海拔200～1 200 m的丘陵、低山山坡草地或溪边草地。分布于山西、江苏、浙江、安徽、福建、江西、河南、湖南、广东、广西、贵州。

【采收加工】 7～10月采收，切段，鲜用或晒干。

【药性】 《天目山药用植物志》："性温，味辛，有毒。"

【功用主治】 祛风除湿，通络止痛，消食，解毒。主治风湿痹痛，半身不遂，食积腹胀，荨麻疹，痈疮癣癞。

1.《植物名实图考》："取茎煎水，可洗肿毒。"

2.《天目山药用植物志》："祛风、理湿、解毒、止痛。治风湿骨痛，半身不遂；外涂痈疮癣癞。"

【用法用量】 内服：煎汤，3～6 g。外用：捣敷；或煎汤洗。

【选方】 1. 治风湿关节痛，疮疖，顽癣　鲜还亮草捣烂敷。(《湖南药物志》)

2. 治积食胀满、潮热　还亮草、饭消扭(蔷薇科蓬藟)各30 g，麦芽12～15 g。水煎，冲红糖，早晚饭前各服1次。(《天目山药用植物志》)

3. 治荨麻疹　还亮草煎水熏洗。(《安徽中草药》)

2323 扶芳藤 fú fāng téng (《本草拾遗》)

【异名】 滂藤(《本草拾遗》)，岩青藤、万年青(《贵州民间药物》)，千斤藤、山百足(《广西药用植物名录》)，对叶肾、土杜仲、藤卫矛(《浙江民间常用草药》)，尖叶爬行卫矛、过墙风(《贵州草药》)，攀缘丝棉木(江西《草药手册》)，坐转藤(南川《常用中草药手册》)，小藤仲、爬墙虎(《文山中草药》)，换骨筋(《云南思茅中草药选》)。

【基原】 为卫矛科卫矛属植物扶芳藤的带叶茎枝。

【原植物】 扶芳藤 *Euonymus fortunei* (Turcz.) Hand. -Mazz.

常绿灌木，匍匐或攀缘，高约1.5 m，茎枝常有多数细根及小瘤状突起。单叶对生；具短柄；叶片薄革质，椭圆形、椭圆状卵形至长椭圆状倒卵形，长2.5～8 cm，宽1～4 cm，先端尖或短尖，边缘具细齿，基部宽楔形。聚伞花序腋生，呈二歧分枝；萼片4，花瓣4，绿白色，近圆形，径约2 mm；雄蕊4，着生于花盘边缘；子房与花盘相连。蒴果黄红色，近球形，稍有4凹线。种子被橙红色假种皮。花期6～7月，果期9～10月。

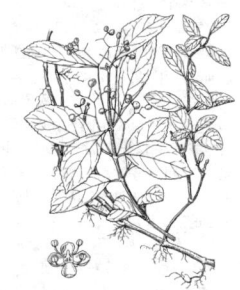

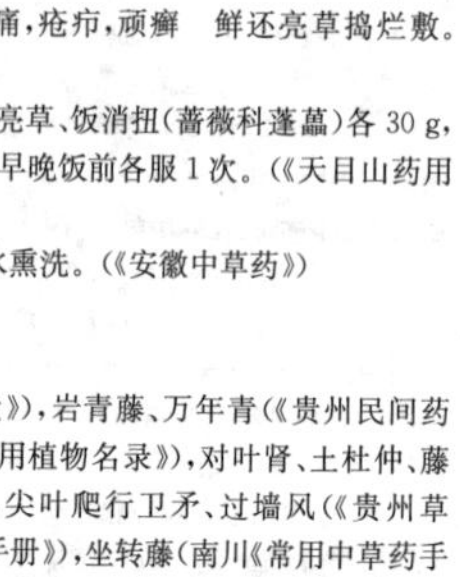

扶芳藤

生于林缘或攀缘于树上或墙壁上。分布于山西、江苏、浙江、安徽、江西、山东、河南、湖北、湖南、广西、贵州、云南、陕西。

【栽培】 生物学特性　喜阴凉湿润的气候。在雨量充沛、云雾多、土壤和空气湿度大的条件下,植株生长健壮。要求含腐殖质多而肥沃的砂质壤土上栽培为宜。

繁殖方法　扦插繁殖:3月,按行株距5 cm×5 cm斜插于土中,入土深度为插穗长度的1/2,浇水,保持湿润。插后40～50日可以定植。按行株距20 cm×15 cm开穴栽,施放基肥,每穴1株,紧压后浇足定根水。

田间管理　定植后,中耕除草3～4次,中耕宜浅,以免伤根。春、秋季各施1次有机肥,施肥后结合培土。如种植在无荫蔽的环境时,需搭荫蔽,荫蔽度宜40%～50%,同时注意灌溉,使土壤经常保持湿润。

【采收加工】 2～11月采收茎、叶,切碎,晒干。

【药材】 扶芳藤 *Euonymi Fortunei Caulis et Folium*　产于山西、陕西、山东、江苏、浙江、安徽、江西、河南、湖北、湖南、广西、贵州、云南等地。

性状　茎枝呈圆柱形。表面灰绿色,多生细根,并具小瘤状突起。质脆易折,断面黄白色,中空。叶对生,椭圆形,先端尖或短锐尖,基部宽楔形,边缘有细锯齿,质较厚或稍带革质,上面叶脉稍突起。气微弱,味辛。

【成分】 全草含卫矛醇(dulcitol)。

种子含前番茄红素(prolycopene)和前-γ-胡萝卜素(pro-γ-carotene)。

【药理】 1. 抗凝血作用　扶芳藤水提液、95%醇提液灌胃1小时后,按毛细管法测定凝血时间,结果均能使小鼠凝血时间和出血时间缩短,提示有止血作用。

2. 对免疫功能的影响　扶芳藤水提液、95%醇提液灌胃后,可使小鼠胸腺和脾脏重量明显增加,说明可能提高机体非特异性免疫功能。

3. 对心血管的作用　扶芳藤水煎醇沉液可延长小鼠心肌缺氧的存活时间,抑制血栓形成,改善去甲肾上腺素(NA)所致的肠系膜微循环障碍,并可扩张耳郭微血管。

毒性　用相当于成人每日的200倍(成人量每日30 g/kg)300%扶芳藤水提液每日0.04 ml/g小鼠灌胃1次,药后观察7日,小鼠均无异常表现,无一死亡,限于药物浓度体积,未能测出小鼠口服半数致死量。

【药性】 辛、苦,微温。

1.《本草拾遗》:"味苦,小温,无毒。"

2.《贵州草药》:"甘、辛,平。"

【功用主治】 行气活血,止血消瘀,利湿止泻。主治腰膝酸痛,风湿痹痛,咯血,吐血,血崩,月经不调,子宫脱垂,水肿,久泻,跌打骨折,创伤出血。

1.《本草拾遗》:"主一切血,一切气,去百病,久服延年,变白不老。大主风血,以酒浸服。"

2.《药性考》:"行气活血,去冷除风。"

3.《贵州民间药物》:"活血,杀虫。治跌打损伤。"

4.《天目山药用植物志》:"行气活血,治腰膝疼痛。"

5.《浙江常用民间草药》:"止泻,治慢性腹泻。"

6.《贵州草药》:"清热定惊。治小儿惊风,骨折后关节强直。"

7.《湖南药物志》:"治半身不遂,胃痛,水肿,两脚转筋,四肢无力,风寒牙痛。"

8.《广西本草选编》:"治子宫脱垂。"

【用法用量】 内服:煎汤,15～30 g;或浸酒,或入丸、散。外用:研粉调敷,或捣敷,或煎水熏洗。

【宜忌】《贵州民间药物》:"孕妇忌服。"

【选方】 1. 治腰肌劳损,关节酸痛　扶芳藤30 g,大血藤15 g,或加梵天花根15 g。水煎,冲红糖、黄酒服。(《浙江民间常用草药》)

2. 治小儿惊风　过墙风15 g。捣绒兑淘米水服。(《贵州草药》)

3. 治子宫脱垂　扶芳藤120 g。水煎,冲黄酒、红糖服。(《广西本草选编》)

4. 治小儿肾炎浮肿　扶芳藤茎叶30～60 g,杠板归9～15 g,荔枝壳30 g。水煎服。(《浙江药用植物志》)

5. 治慢性腹泻或痢疾　扶芳藤30 g,石血15 g,白扁豆30 g,红枣10枚。水煎服。(《浙南本草新编》)

6. 治骨折后关节强直　过墙风90 g,狮子草60 g。煨水,洗患处。(《贵州草药》)

7. 治创伤出血　① 换骨筋茎皮研粉,撒敷。(《云南思茅中草药选》)　②(扶芳藤)鲜叶捣烂外敷。(《广西本草选编》)

8. 治风寒牙痛　扶芳藤茎30～60 g,鸡蛋3枚。蛋煮熟,去药食蛋。(《湖南药物志》)

2324 扶桑叶 fú sāng yè (《纲目》)

【基原】 为锦葵科木槿属植物朱槿的叶。

【原植物】 参见"扶桑花"条。

【采收加工】 随用随采。

【成分】 叶含C16～C32碳氢化物(carbohydron),其中C17、C2、C25、C31碳氢化合物为主,C21～C30高级脂肪醇,其中以C26、异-C28、异-C30、高级醇为主,C8～C28脂肪酸,其中以C8、C12、C14、C16、C18为主,苹婆酸(sterculic acid),锦葵酸(malvalic acid),蒲公英赛醇乙酸酯(tacaxerylacetate),β-谷甾醇(β-sitosterol),还含具抗补体活性的木槿黏液质-RL(hibiscus-mucilage-RL)。

【药性】 甘,平。

1.《纲目》:"甘,平,无毒。"

2.《广西中药志》:"味涩,性平。"

【功用主治】 清热利湿,解毒。主治白带,淋证,疔疮肿毒,痄腮,乳痈,淋巴结炎。

1.《纲目》:"主治痈疽腮肿。"

2.《广西中药志》:"捣烂敷脓疮。"

3. 广州部队《常用中草药手册》:"解毒消肿,清热利水。主治腮腺炎,急性结膜炎,尿路感染,白带,疔疮痈肿。"

4.《广西本草选编》:"主治汗斑,附件炎。"

5.《全国中草药汇编》:"外治乳腺炎,淋巴腺炎。"

【用法用量】 外用:捣敷。内服:煎汤,15～30 g。

【临床报道】 治疗儿童化疗性局部疼痛　治疗组30例,用鲜扶桑叶100 g洗净晾干加赤砂糖20 g充分捣匀,均匀地敷在化疗静脉穿刺局部疼痛处(现做现用),结果:显效20例,有效9例,无效1例,有效率96.67%。对照组34例,用40%硫酸镁甘油湿敷,结果:显效11例,有效14例,无效9例,有效率73.53%。两组差异有显著意义。认为疼痛一旦出现应尽快给予鲜扶桑叶敷泥。敷泥后20分钟内要严密观察局部皮肤情况,如有异常反应,马上停止使用(本组30例患者未见不良反应)。敷泥要厚薄适中(约2 mm),留置到输液结束后20分钟。敷泥不能太接近穿刺针头及穿刺点,避免针头受污染。治愈的局部血管在3日内应避免重复穿刺。

2325 扶桑花 fú sāng huā (《纲目》)

【异名】 花上花(《南越笔记》),大红花(《汉英韵府》),吊丝红花、土红花(《陆川本草》),大红牡丹花、吊钟花(《南宁市药物志》),贼头花(《广东药用植物简编》),紫花兰(《广西药用植物名录》),状元红(云南)。

【基原】 为锦葵科木槿属植物朱槿的花。

【原植物】 朱槿 *Hibiscus rosa-sinensis* L.　又名:赤槿、日及

(《南方草木状》),佛桑(《岭表录异》),桑槿(《酉阳杂俎》),扶桑(《纲目》),舜英、小牡丹(《两粤琐语》),红木槿。

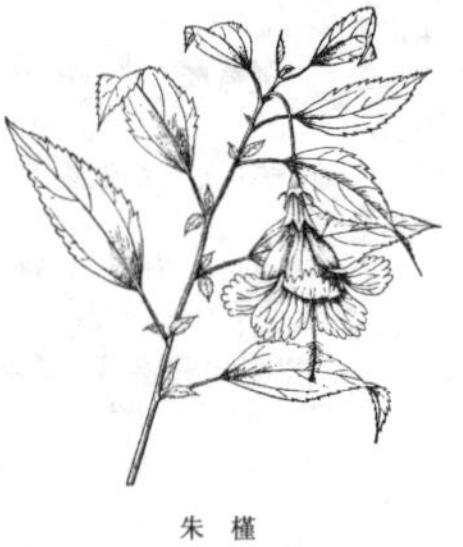

朱　槿

常绿灌木,高 1～3 m。小枝圆柱形,疏被星状柔毛。叶互生;叶柄长 5～20 mm,上面被长柔毛;托叶线形,长 5～12 mm,被毛;叶片阔卵形或狭卵形,长 4～9 cm,宽 2～5 cm,先端渐尖,基部圆形或楔形,边缘具粗齿或缺刻,两面除背面沿脉上有少许疏毛外均无毛。花单生于上部叶腋间,常下垂,花梗长3～7 cm,近端有节;小苞片 6～7,线形,疏被星状柔毛,基部合生;萼钟形,长约 2 cm,被星状柔毛,裂片 5,卵形至披针形;花冠漏斗形,直径 6～10 cm,玫瑰红或淡红、淡黄等色,花瓣倒卵形,先端圆,外面疏被柔毛;雄蕊筒及柱头长 4～8 cm,平滑无毛,有缘。花期全年。

福建、广东、广西、海南、四川、云南、台湾等地有栽培。

本植物的根(扶桑根)、叶(扶桑叶)亦供药用,另设专条。

【栽培】 生物学特性　喜光照充足、温暖湿润的环境,不耐严寒。枝条萌发力强,耐修剪。宜在肥沃而排水良好的土壤栽种。南方露地栽培,北方盆栽适于中温温室。

繁殖方法　用扦插或嫁接繁殖。扦插繁殖:早春至晚秋随时可以扦插。插条以一年生半木质化的枝条最好,长10～12 cm,剪去下部叶片,留顶端叶片,切口要平,插于沙床,并每日喷水,保持18～25 ℃温度,85%左右湿度,20 日后即能生根成活。嫁接繁殖:多用于扦插困难或插期长、成活率低的重瓣品种,枝接和芽接均可,砧木用单瓣扶桑。

田间管理　春、夏施氮肥为主,秋季施磷、钾肥为主,冬季停止施肥。

病虫害防治　虫害有介壳虫、蚜虫和黑斑虫,可用波尔多液喷洒。

【采收加工】 花半开时采摘,晒干。

【药材】 扶桑花 *Hibisci Rosa-sinensis Flos*　产于福建、台湾、广东、广西、四川、云南等地。

性状　本品皱缩成长条状,长 5.5～7 cm。小苞片 6～7 枚,线形,分离,比萼短。花萼黄棕色,有星状毛,5 裂,裂片披针形或尖三角形;花瓣 5,紫色或淡棕红色,有的为重瓣,花瓣顶端圆或具粗圆齿,但不分裂。雄蕊管长,突出于花冠之外,上部有多数具花药的花丝。子房 5 棱形,被毛,花柱 5。体轻,气清香,味淡。

【成分】 花含黄酮类:槲皮素-3-二葡萄糖苷(quercetin-3-diglucoside),槲皮素-3, 7-二葡萄糖苷(quercetin-3, 7-diglucoside),矢车菊素-3, 5-二葡萄糖苷(cyanidin-3, 5-diglucoside),矢车菊素-3-槐糖苷-5-葡萄糖苷(cyanidin-3-sophoroside-5-glucoside),山柰酚-3-木糖基葡萄糖苷(kaempferol-3-xylosylglucoside),矢车菊双苷(cyanin),槲皮素(quercetin),矢车菊素(cyanidin),矢车菊素-3-槐糖苷(cyanidin-3-sopho-roside);还含三十一烷(hentriacontane),β-扶桑甾醇(β-rosasterol)及环肽生物碱。

【药理】 1. 降压作用　朱槿中含苷类物质,对麻醉犬有降压作用,40～80 mg/kg 静脉注射此苷(非纯品)可急剧降压,稍回升后又复降低,持续 1～2 小时,此降压作用不受阿托品影响。

2. 对平滑肌的作用　朱槿对平滑肌(大鼠、兔、豚鼠小肠,大鼠、犬及兔支气管、兔子宫等)有致痉的作用,可被阿托品阻断。能收缩蛙腹直肌并能被筒箭毒所部分拮抗。在小肠平滑肌标本上,0.1～0.3 mg/ml 的苷类物质在引起收缩以后,可转向松弛,并拮抗 5-羟色胺、乙酰胆碱、组胺、氯化钡引起的痉挛。后者乃对平滑肌的直接抑制作用,与兴奋胆碱受体的致痉作用,似乎并非同一物质。

3. 抗生育作用　朱槿花茎提取物 250 mg/kg 灌服雄鼠 30 日,性器官和副性器官减重明显;各种细精管成分明显退化,精母细胞消失,除精原细胞和支持细胞外,其余生精成分均缺。如间质细胞萎缩,副性器官呈无腺性。妊娠5～8 日雌鼠,每日口服朱槿花苯提取物(1 g/kg),终止妊娠率达 92%,此作用与孕激素水平下降有关。

【药性】 甘,寒。

1.《纲目》:"甘,平,无毒。"

2.《本草求原》:"甘,寒。"

【功用主治】 清肺,凉血,利湿,解毒。主治肺热咳嗽,咯血,鼻衄,崩漏,白带,痢疾,赤白浊,痈肿毒疮。

1.《广东新语》:"润容补血。"(引自《纲目拾遗》)

2.《本草求原》:"有红白二种,白者治白痢白浊,红者治红痢赤浊,悦颜益寿。"

3.《岭南采药录》:"清肺热,去痰火,理咳嗽。"

4.《四川常用中草药》:"清热,活血。治月经不调,红崩,白带。"

5.《福建药物志》:"清热消肿。主治尿路感染,腮腺炎,乳腺炎,疔疮疖肿。"

【用法用量】 内服:煎汤,15～30 g。外用:捣敷。

【选方】 治痈疽,腮肿　扶桑叶或花,同白芙蓉叶、牛蒡叶、白蜜研膏敷之。(《纲目》)

2326 扶桑根 fú sāng gēn(《民间常用草药汇编》)

【基原】 为锦葵科木槿属植物朱槿的根。

【原植物】 参见"扶桑花"条。

【采收加工】 10～11 月采挖,晒干。

【成分】 根皮含(*E*)-11-甲氧基-9-氧代-10-十九烯酸甲酯〔methyl(*E*)-11-methoxy-9-oxo-10-nonadecenoate〕,(*E*)-10-甲氧基-8-氧代-9-十八烯酸甲酯〔methyl(*E*)-10-methoxy-8-oxo-9-octadecenoate〕及三种环丙烯类化合物。

【药性】 甘,平。

1.《广西中药志》:"味涩,性平。"

2. 广州部队《常用中草药手册》:"甘,平。"

【功用主治】 调经,利湿,解毒。主治月经不调,崩漏,白带,白浊,痈疮肿毒,尿路感染,急性结膜炎。

1.《广西中药志》:"治白浊,白带。"

2.《民间常用草药汇编》:"与红鸡冠花共煎治红崩,痢疾。"

3.《广西本草选编》:"主治腮腺炎,急性结膜炎,尿路感染。"

4.《全国中草药汇编》:"主治支气管炎,子宫颈炎,月经不调,闭经。"

【用法用量】 内服:煎汤,15～30 g。

【选方】 1. 治小便不利　扶桑根 15 g,榆根白皮、石韦、海金沙藤各 30 g。水煎服。

2. 治急性结膜炎　扶桑根 30 g。水煎服。

3. 治腮腺炎　扶桑根皮、黄独、石蒜各适量。捣烂外敷。(1～3 方出自《浙江药用植物志》)

2327 扶移木皮 fú yí mù pí(《本草拾遗》)

【基原】 为蔷薇科唐棣属植物唐棣的树皮。

【原植物】 唐棣 *Amelanchier sinica* (Schneid.) Chun〔*A. asiatica* var. *sinica* Schneid.〕　又名:移(《尔雅》),扶移(《本草拾遗》),红栒子(《中国高等植物图鉴》)。

小乔木,高 3～5 m。枝条稀疏;小枝紫褐色或黑褐色,疏生长圆形皮孔。单叶互生；叶柄长 1～2.1 cm；托叶披针形，早落；叶片卵形或长椭圆形，长 4～7 cm，宽2.5～3.5 cm，先端急尖，基部圆形，中部以上有细锐锯齿，基部全缘。花两性；总状花序长 4～5 cm；花梗长 8～28 mm；苞片线状披针形，早落；花直径 3～4.5 cm；萼筒杯状，萼片 5；花瓣 5，白色；雄蕊 20；花柱 4～5，基部密被黄白色绒毛，柱头头状。梨果近球形或扁圆形，蓝黑色；萼片宿存，反折。花期 5 月，果期 9～10 月。

唐 棣

生于海拔 1 000～2 000 m 的山坡灌木丛中。分布于河南、湖北、四川、陕西、甘肃等地。

【采收加工】 全年均可采剥，切片，晒干。

【药性】 《本草拾遗》："味苦，平，有小毒。"

【功用主治】 祛风活血，止痛，止带。主治脚气疼痹，折损瘀血，白带。

1.《本草拾遗》："去风血脚气疼痹，踠损瘀血，痛不可忍，取白皮火炙，酒浸服之。和五木皮煮作汤，捋脚气疼肿，杀瘃虫风瘙。"

2.《纲目》："去风和血。"

【用法用量】 内服：煎汤 9～15 g。外用：煎水熏洗。

【选方】 治妇人白崩　扶移皮半斤，牡丹皮四两，升麻、牡蛎(煅)各一两。每用一两，酒二钟，煎一钟，食前服。(《濒湖集简方》)

2328 **连翘** lián qiào (《本经》)

【异名】 旱连子(《药性论》)，大翘子(《新修本草》)，空翘、空壳(《中药志》)，落翘(《新华本草纲要》)。

【基原】 为木犀科连翘属植物连翘的果实。

【原植物】 连翘 *Forsythia suspensa* (Thunb.) Vahl [*Syringa suspensa* Thunb.]　又名：连、异翘(《尔雅》)，兰华、折根、轵、三廉(《本经》)，连草(《尔雅》郭璞注)，大翘(《新修本草》)，黄花杆、黄寿丹(《中国植物志》)，黄花树、黄链条花、黄花条、黄绶丹(《新华本草纲要》)。

落叶灌木。小枝土黄色或灰褐色，略呈四棱形，疏生皮孔，节间中空，节部具实心髓。叶通常为单叶，或 3 裂至 3 出复叶；叶柄长 0.8～1.5 cm，无毛；叶片卵形、宽卵形或椭圆状卵形至椭圆形，长 2～10 cm，宽 1.5～5 cm，先端锐尖，基部圆形至楔形，叶缘除基部外具锐锯齿或粗锯齿。花通常单生或 2 至数朵着生于叶腋，先于叶开放；花萼绿色，裂片 4，长圆形或长圆状椭圆形，边缘具睫毛；花冠黄色，裂片 4，倒卵状椭圆形，长 1.2～2 cm，宽 6～10 mm；雄蕊 2，着生在花冠管基部；花柱细长，柱头 2 裂。蒴果卵球形，2 室，长 1.2～2.5 cm，宽 0.6～1.2 cm，先端喙状渐尖，表面疏生瘤点。花期 3～4 月，果期 7～9 月。

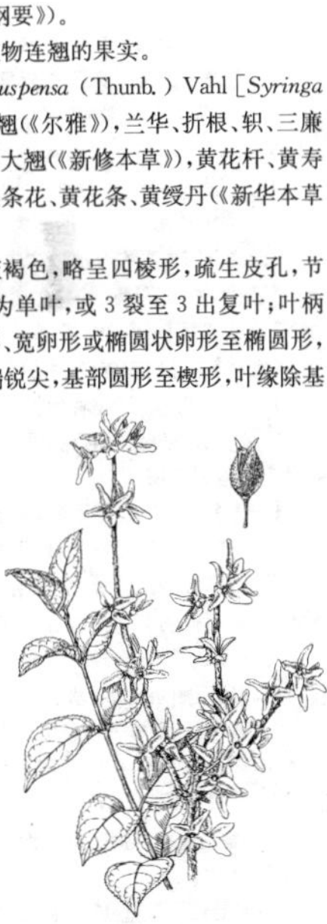
连 翘

生于山坡灌丛、疏林及草丛中。分布于河北、山西、江苏、安徽、山东、河南、湖北、四川、陕西、甘肃等地。现有栽培。

本植物的根(连翘根)、茎叶(连翘茎叶)亦供药用，另设专条。

【栽培】 生物学特性　喜温暖潮湿气候。适应性强，耐寒、耐瘠薄。喜阳光充足。对土壤要求不严，腐殖土及砂质砾土中都能生长。

繁殖方法　种子繁殖或压条、扦插繁殖。种子繁殖：3 月上旬～4 月上旬播种。播前将种子在 50 ℃的温水中浸泡 10～12 小时，取出，晾干后播种。或在 9～10 月种子用湿沙进行层积处理，翌春取出播种，可以提高发芽率。行距 30 cm 左右，覆土 1～2 cm，再盖草保持土壤湿润。苗高 15～20 cm时间苗，按株距 10 cm 定苗，并追施人畜粪水，当年秋季或第二年早春移栽。压条繁殖：在雨季到来之前，将母株上较长的当年生枝条向下压弯，埋入母株附近的土中 3～4 cm，然后灌水，经常保持湿润，第二年早春移栽。扦插繁殖：在秋季落叶后或早春发芽前选用 1～2 年生健壮枝条，按行株距 25 cm×15 cm 插入苗床中，使插条露出土面 1～2 个节，插后立即灌水，经常保持湿润，扦插成活后 20～30 日开始施肥，当年即可移栽。移栽时按穴距 2 m×1.5 m 开穴，施少量腐熟堆肥或厩肥，栽时使根自然舒展，埋土压实。连翘的结果率很低，在移栽时必须使长花柱植株和短花柱植株相间栽培，才能提高结果率。

田间管理　生长期中必须进行合理修剪，去弱留强，才能多结果实。冬季修剪时，以疏剪为主，短截为辅。除每墩保持 3～7 条旺盛的主干外，其余瘦弱的、枯老的枝条可视情况剪除。修剪后应施追肥或厩肥、堆肥加过磷酸钙等，在株旁开沟施入后覆土。6 月间应清除从基部新发的多余徒长枝，并按具体情况进行中耕除草、摘心等工作。

病虫害防治　病害有立枯病。虫害有地老虎等。

【采收加工】 连翘定植 3～4 年后开花结实。药用分"青翘"、"老翘"两种。青翘在 9 月上旬果皮呈青色尚未成熟时采下，置沸水中稍煮片刻或放蒸笼内蒸约 0.5 小时，取出晒干。老翘在 10 月上旬果实熟透变黄，果壳裂开时采收，晒干，筛去种子及杂质。

【药材】 连翘 *Forsythiae Fructus*　主产于山西、河南、陕西、山东等地，以山西、河南产量最大。

性状　果实长卵形至卵形，稍扁，长 1～2.5 cm，直径 0.5～1.3 cm。表面有不规则的纵皱纹及多数凸起的小斑点，两面各有 1 条明显的纵沟。顶端锐尖，基部有小果梗或已脱落。青翘多不开裂，表面绿褐色，凸起的灰白色小斑点较少；质硬；种子多数，黄绿色，细长，一侧有翅。老翘自顶端开裂或裂成两瓣，表面黄棕色或红棕色，内表面多为浅黄棕色，平滑，具一纵隔；质脆；种子棕色，多已脱落。气微香，味苦。

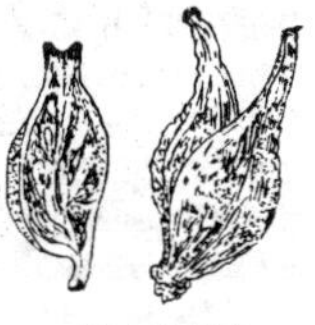

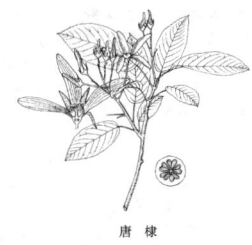
连翘(果实)外形

鉴别　(1) 果皮横切面：外果皮为 1 列扁平细胞，外壁及侧壁增厚，被角质层。中果皮外侧薄壁组织中散有维管束；中果皮内侧为多列石细胞，长条形、类圆形或长圆形，壁厚薄不一，多切向排列成镶嵌状，并延伸至纵隔壁。内果皮为 1 列薄壁细胞。

(2) 取本品粉末 1 g，加 70%乙醇 10 ml 热浸，浸出液蒸干。残渣以 1 ml 冰醋酸溶解后，倾入小试管，沿管壁加入硫酸 1 ml，两液层间出现紫红色环(检查三萜皂苷)。

(3) 取本品粉末 0.5 g，加乙醚 5 ml，振摇 5 分钟，滤过，滤液置小试管中，加 7%盐酸羟胺甲醇溶液 3 滴，20%氢氧化钾甲醇溶液 3 滴，于水浴中微热 2 分钟，放冷，加 1%盐酸，使呈微酸性，再加 1%三氯化铁乙醇溶液 2 滴，呈紫红色(检查香豆素)。

(4) 薄层色谱：取本品粉末 3 g，加水 20 ml，煎煮 30 分钟，加 6 mol/L盐酸，调节 pH 至 2，即用乙醚 20 ml 提取，回收乙醚后的残渣，再溶于乙醇 0.5 ml 中，作为供试品溶液。另取齐墩果酸配制成对照品溶液。吸取上述两种溶液，分别点于同一硅胶 H-1% CMC

薄层板上，以氯仿-甲醇(20：1)为展开剂，展开，取出，晾干，喷以10%硫酸，于110 ℃烤10分钟，供试品色谱中，在与对照品色谱相应的位置上，显相同的灰黑色斑点。或碘熏后，呈相同的黄棕色斑点。

品质标志　《中华人民共和国药典》2010年版规定：照醇溶性浸出物冷浸法测定，本品65%乙醇浸出物，"青翘"不得少于30.0%，"老翘"不得少于16.0%。照高效液相色谱法测定，本品含连翘苷($C_{29}H_{36}O_{15}$)不得少于0.15%；含连翘酯苷A($C_{29}H_{36}O_{15}$)不得少于0.25%。

【成分】 果实含木脂素类化合物：连翘苷(forsythin，phillyrin)，连翘苷元(phillygenin)，右旋松脂酚(pinoresinol)，右旋松脂醇葡萄糖苷(pinoresinol-*β*-*D*-glucoside)，右旋表松脂醇葡萄糖苷〔(+)-eppinoresinol-*β*-*D*-glucoside〕；黄酮类化合物：芸香苷(rutin)；苯乙烷类衍生物：连翘脂苷(forsythoside)A、C、D、E，连翘种苷(suspensaside)，连翘种苷(suspensaside)A、B，毛柳苷(salidroside)；乙基环己醇类衍生物：桃木苷(cornoside)，连翘环己醇(rengyol)，异连翘环己醇(isorengyol)，连翘环己醇氧化物(rengyoxide)，连翘环己醇酮(rengyolone)，连翘环己醇苷(rengyoside)A、B、C；三萜类化合物：白桦脂酸(betulinic acid)，齐墩果酸(oleanolic acid)，熊果酸(ursolic acid)，*β*-香树脂醇乙酸酯(*β*-amyrin acetate)，异降香萜烯醇乙酸酯(isobauerenyl acetate)，20(*S*)-达玛-24-烯-3*β*，20-二醇-3-乙酸酯〔20(*S*)-dammar-24-ene-3*β*，20-diol-3-acetate〕；呋喃单内酯化合物：乙酸奥寇梯木酯(6′-*O*-棕榈酰)-谷甾醇-3-*O*-*β*-*D*-葡萄糖苷〔ocotillol monoacetate(6′-*O*-palmitoyl)-sitosterol-3-*O*-*β*-*D*-glucoside〕等。

【药理】 1. 抗微生物作用　连翘是一种广谱而有效的抗微生物药物，体外试验对许多种细菌有抑制作用，对其最敏感的细菌有：金黄色葡萄球菌、溶血性链球菌、卡他球菌、铜绿假单胞菌、猪霍乱杆菌、炭疽杆菌、白喉杆菌；中度敏感的细菌有绿色链球菌、肺炎杆菌、大肠杆菌、肠炎杆菌、伤寒杆菌、甲型副伤寒杆菌、乙型副伤寒杆菌、福氏痢疾杆菌、宋内痢疾杆菌、志贺痢疾杆菌、斯密兹痢疾杆菌、霍乱弧菌、鼠疫杆菌、人型结核杆菌；较低敏感度的细菌有普通变形杆菌。总的来看，连翘对金黄色葡萄球菌等革兰阳性菌抗菌作用强，对伤寒杆菌、奇异变形杆菌等革兰阴性菌抗菌作用弱。连翘对某些真菌亦有抑制作用，它们是许兰黄癣菌、堇色毛癣菌、须癣毛癣菌、同心性毛癣菌、石膏样小芽胞癣菌、犬小孢子菌、絮状表皮癣菌、紧密着色芽生菌和星形奴卡菌。连翘的抗微生物主要成分为连翘脂苷和连翘酚(即连翘苷)，后者在试管中对金黄色葡萄球菌的最小抑菌浓度为1/5 120，对志贺痢疾杆菌为1/1 280，对白喉杆菌及副伤寒(甲)杆菌为1/640。实验表明，连翘所含的苯丙苷类有很强的抗菌活性，抑制金黄色葡萄球菌的最低浓度为：连翘种苷，4.1 mmol/L(2.6 mg/ml)；连翘脂苷A 3.2 mmol/L(2.0 mg/ml)。连翘脂苷B为抗真菌活性成分。无论在鸡胚内还是鸡胚外试验，连翘种子挥发油都显示了明显的抗流感病毒活性，皮下注射连翘种子挥发油，对流感病毒感染的小鼠有明显的保护作用。此外，连翘对阴道滴虫亦有一定的抑制作用。

2. 抑制磷酸二酯酶、脂氧酶作用　连翘的苯丙苷有抑制脂氧酶活性的作用。木脂素类有抑制磷酸二酯酶活性的作用，而苷元部分比苷的作用强。不同成分对cAMP的磷酸二酯酶的抑制作用是不同的。连翘种苷的IC_{50}为18.3×10^{-5} mol/L；连翘脂苷A的IC_{50}为11.0×10^{-5} mol/L。

3. 镇吐作用　连翘能抑制洋地黄对鸽静脉注射的催吐作用，减少呕吐次数，但不改变呕吐的潜伏期，其镇吐效果与注射氯丙嗪2小时后的作用相仿。它又能抑制犬皮下注射阿扑吗啡所引起的呕吐，故推测其镇吐作用原理可能是抑制延脑的催吐化学感受区。

4. 抗肝损伤作用　连翘对用四氯化碳造成肝损伤的大鼠有明显减轻肝脏变性及坏死的作用，使大多数动物的肝糖原及核糖核酸含量恢复或接近正常，血清丙氨酸氨基转移酶活性显著降低，这表明其有抗肝损伤作用。连翘的这种作用可能与其含有齐墩果酸和熊果酸有关，该成分尚有降低链脲佐菌素引起的大鼠糖尿病模型和尿糖的作用。

5. 其他作用　连翘水提取液静脉注射对自发高血压大鼠有明显降压作用，连翘苷和连翘苷元亦有降压作用。

【炮制】 1. 连翘　取原药材，除去杂质及果柄，抢水洗净，晒干。筛去脱落的心及灰屑。

2. 朱连翘　取净连翘用水喷湿，置容器内搅拌均匀，将朱砂粉撒匀稍拌，取出晾干。每连翘100 kg，用朱砂粉2 kg。

3. 连翘炭　取净连翘置锅内，用武火加热炒至七八成黑色。取出凉透。

饮片性状　连翘参见"药材"项。朱连翘表面挂有微量的细朱砂粉。连翘炭表面黑色。贮干燥容器内，置通风干燥处，连翘炭及时散热，防复燃。

【药性】 苦，微寒。归肺、心、胆经。

1.《本经》："味苦，平。"

2.《别录》："无毒。"

3.《汤液本草》："苦，微寒，气味俱轻，阴之阳也，无毒，手足少阳经、阳明经药。"

4.《纲目》："乃少阴心经、厥阴包络气分主药也。"

5.《雷公炮制药性解》："入心、肝、胆、胃、三焦、大肠六经。"

【功用主治】 清热解毒，消肿散结。主治风热感冒，温病，热淋尿闭，痈疽，肿毒，瘰疬，瘿瘤，喉痹。

1.《本经》："主寒热，鼠瘘瘰疬，痈肿恶疮，瘿瘤，结热，蛊毒。"

2.《别录》："去白虫。"

3.《药性论》："主通利五淋，小便不通，除心家客热。"

4.《日华子》："通小肠，排脓，治疮疖，止痛，通月经。"

5.《医学启源》："泻心经客热，一也；去上焦诸热，二也；为疮疡须用，三也。"

6. 李杲："散诸经血结气聚，消肿。"(引自《纲目》)

7. 王好古："治耳聋浑浑焞焞。"(引自《纲目》)

8.《本草衍义补遗》："泻心火，降脾肾湿热。"

9.《医学入门》："散火解郁。"

10.《医林纂要》："活血止痛生肌。"

11.《山西中草药》："治湿疹。"

12.《全国中草药汇编》："主治风热感冒，咽喉肿痛，急性肾炎，肾结核，斑疹，丹毒，痈疖肿毒。"

【用法用量】 内服：煎汤，6～15 g；或入丸、散。

【宜忌】 脾胃虚弱者，慎服。

1.《本草蒙筌》："虚者勿投。"

2.《本草经疏》："痈疽已溃勿服，火热由于虚者勿服，脾胃薄弱易于作泄者勿服。"

【选方】 1. 治太阴风温、温热、温疫、冬温，初起但热不恶寒而渴者　连翘一两，银花一两，苦桔梗六钱，薄荷六钱，竹叶四钱，生甘草五钱，芥穗四钱，淡豆豉五钱，牛蒡子六钱。上杵为散。每服六钱，鲜苇根汤煎，香气大出，即取服，勿过煮。病重者，约二时一服，日三服，夜一服；轻者三时一服，日三服，夜一服；病不解者，作再服。(《温病条辨》银翘散)

2. 治疮疡疖肿，一切恶疮，疼痛，烦渴，大便溏泄，虚热不宁　连翘、山栀子、甘草、防风各等分。上为粗末，每服三钱，水一盏，煎至七分，去滓，温服，不拘时候。(《外科精义》连翘散)

3. 治乳腺炎　连翘15 g，蒲公英30 g，王不留行9 g，野菊花15 g。水煎服。

4. 治肠痈　连翘15 g，黄芩、栀子各12 g，金银花18 g。水煎服。(3、4方出自《青岛中草药手册》)

5. 治瘰疬结核不消　连翘、鬼箭羽、瞿麦、甘草(炙)各等分。上为细末。每服二钱,临卧米泔水调下。(《杨氏家藏方》连翘散)

6. 治舌破生疮　连翘五钱,黄柏三钱,甘草二钱。水煎含漱。(《玉樵医令》)

7. 治口臭　连翘为末糊丸,食蒜韭之后,茶吞二三钱,口中浊气化为清气。(《赤水玄珠》内府治口臭方)

8. 治过敏性紫癜　连翘 12 g,红枣 30 g。水煎服。(《宁夏中草药手册》)

9. 治耳病,忽然昏闭不闻　连翘一两,苍耳子二两。水煎浓汁徐徐服。(《玉樵医令》)

10. 治便秘　将干燥连翘去梗洗净曝干,装罐备用。每次用 15~30 g,沏水或煎沸当茶饮。持续服 1~2 星期,亦可便下停服。〔《山东中医杂志》1985,(5):44〕

【临床报道】　治疗急性肺脓疡　将连翘制成每 1 ml 含1 g的注射液,用气管内滴入合并肌内注射法治疗。气管内滴入一般 1 次用 6~10 ml,急性期每日 1 次,症状好转后隔日 1 次,脓肿趋向萎缩或闭合时 1 星期 2 次。共治疗 25 例,结果:痊愈 14 例;好转 10 例;死亡 1 例,有效率为 96%。其中 13 例空洞闭合,3 例缩小,2 例未闭,7 例无空洞,病灶炎症均有不同程度的吸收消散。伴有发热的 20 例中,除 1 例反复发热,1 例低热外,其余 18 例的退热时间平均为12.38 日,住院日数平均为50.13 日。平均滴入总剂量 239.96 ml,平均滴入次数为 26.8 次。药物对气管刺激引起咳嗽,故初期可用较小剂量,用 3~4 ml(但往往疗效不明显),待习惯后逐渐增加,用 6~10 ml。如仍用刺激咳嗽,可手术前给予镇静剂。

【各家论述】　1. 李东垣:"连翘,十二经疮药中不可无,此乃结者散之之义。"(引自《纲目》)

2.《本草经疏》:"(连翘),《本经》虽云苦平无毒,平应作辛乃为得之。其主寒热、鼠瘘、瘰疬、瘿瘤、结热者,以上来诸症,皆以足少阳胆经气郁有热而成。此药正清胆经之热,其轻扬芬芳之气,又足以解足少阳之郁气,清其热,散气郁,靡不瘳矣。痈肿恶疮,无非营气壅遏,卫气郁滞而成,清凉以除瘀热,芬芳轻扬以散郁结,则营卫通和而疮肿消矣。湿热盛则生虫,清其热而苦能泄,虫得苦即伏,故去白虫。"

3.《药品化义》:"(连翘)总治三焦诸经之火。心肺居上,脾居中州,肝胆居下,一切血结气聚无不调达而通畅也。但连翘治血分功多,柴胡治气分功多。同牛蒡子善疗疮疡,解痘毒尤不可缺。"

4.《本草崇原》:"连翘,主治寒热鼠瘘瘰疬者,治鼠瘘瘰疬之寒热也。(若)以寒热二字句逗,谓连翘主治寒热,出于神农之言,凡伤寒中风之寒热,一概用之,岂知风寒之寒热起于皮肤,鼠瘘之寒热起于血脉,风马牛不相及也。"

5. 香月牛山《药笼本草》:"治吐乳,不问攻补之药中必加连翘一味,阅古今诸本草,无治吐乳之言,然贯通诸说,则有此理。夫连翘,少阳、阳明、少阴之药,如吐病皆属炎上热火,故用之以泻心火,解肝胆郁热,除脾胃湿热,清利胸膈滞气,则吐乳自止。不啻治小儿吐乳,治大人呕吐及胎前恶阻,应手而有效。"

6.《神农本草经百种录》:"连翘气芳烈而性清凉,故凡在气分之郁热皆能已之,又味兼苦辛,故又能治肝家留滞之邪毒也。"

7.《衷中参西录》:"连翘具升浮宣散之力,流通气血,治十二经血凝气聚,为疮家要药。能透肌解表,清热逐风,又为治风热要药。且性能托毒外出,又为发表疹瘾要药。为其性凉而升浮,故又善治头目之疾,凡头疼、目疼、齿疼、鼻渊,或流浊涕成脑漏证,皆能主之。""按连翘诸家皆未言其发汗,而以治外感风热,用至一两,必能出汗,且其发汗之力甚柔和,又甚绵长。""连翘善理肝气,既能舒肝气之郁,又能平肝气之盛。曾治一媪,年过七旬,其手连臂肿疼数年不愈,其脉弦而有力,遂于清热消肿药中,每剂加连翘四钱,旬日肿消疼愈。其家人谓媪从前最易愤怒,自服此药后不但病愈,而愤怒全无,何药若是之灵妙也!由是观之,连翘可为理肝气要药矣。"

8.《本草正义》:"连翘,能散结而泄化络脉之热,《本经》治瘘疬、痈肿疮疡、瘿瘤结热、蛊毒,固以诸痛痒疮,皆属于热,而疏通之质,非特清热,亦以散其结滞也。又心与小肠为表里,故清心之品,皆通小肠,又能泄膀胱,利小水,导下焦之湿热。"

2329 连翘根 lián qiào gēn (《本经逢原》)

【异名】　连轺(《伤寒论》)。

【基原】　为木犀科连翘属植物连翘的根。

【原植物】　参见"连翘"条。

【采收加工】　10~12 月挖根,切段或片,晒干。

【药性】　苦,寒。

1.《汤液本草》:"气寒,味苦。"

2.《本经逢原》:"寒,降。"

【功用主治】　清热解毒,利湿退黄。主治黄疸,发热。

1.《纲目》:"治伤寒瘀热欲发黄。"

2.《本经逢原》:"专下热气。治湿热发黄。"

【用法用量】　内服:煎汤,15~30 g。

【选方】　治伤寒瘀热在里,身发黄　麻黄(去节)二两,连轺(连翘根是)二两,杏仁(去皮、尖)四十个,赤小豆一升,大枣(擘)十二枚,生梓白皮(切)一升,生姜(切)二两,甘草(炙)二两。以水一斗,先煮麻黄,再沸,去上沫,纳诸药,煮取三升,去滓,分温三服,半日服尽。(《伤寒论》麻黄连轺赤小豆汤)

【各家论述】　《衷中参西录》:"其性与连翘相近,其发表之力不及连翘,而其利水之力则胜于连翘,故仲景麻黄连轺赤小豆汤用之,以治瘀热在里,身将发黄,取其能导引湿热下行也。"

2330 连翘茎叶 lián qiào jīng yè (《纲目》)

【基原】　为木犀科连翘属植物连翘的嫩茎叶。

【原植物】　参见"连翘"条。

【采收加工】　5~6 月采收,鲜用或晒干。

【成分】　叶含连翘脂苷(forsythoside)A,连翘苷(forsythin, phillyrin),连翘苷元(forsythigenin, phillygenin),连翘属苷(forsythiaside),连翘种苷(suspensaside),洋丁香酚苷(acteoside),右旋松脂酚(pinoresinol),芸香苷(rutin)和微量右旋松脂酚葡萄糖苷(pinoresinol-*β*-*D*-glucoside)。

【功用主治】　《纲目》:"主心肺积热。"

【用法用量】　内服:煎汤,6~9 g。

2331 抓地龙 zhuā dì lóng (《新乡中草药》)

【异名】　山文竹(南药《中草药学》),糙叶天冬、毛叶天冬、霸天王(《沙漠地区药用植物》),寄马桩(《甘肃中草药手册》)。

【基原】　为百合科天门冬属植物攀缘天门冬的块根。

【原植物】　攀缘天门冬 *Asparagus brachyphyllus* Turcz.　又名:海滨天冬(《东北植物检索表》)。

攀缘植物。块根近圆柱形,肉质,直径 7~15 mm。茎有分枝,表面平滑无毛,长 20~100 cm,分枝具纵凸纹,常见有软骨质齿。叶状枝每 4~10 枚组成一簇,呈扁平圆柱形,略有几条棱,伸直或呈弧状弯曲,长 4~20 mm,有软骨质齿,或不明显;叶呈鳞片状,基部有刺状短距,有时距不明显。花呈淡紫褐

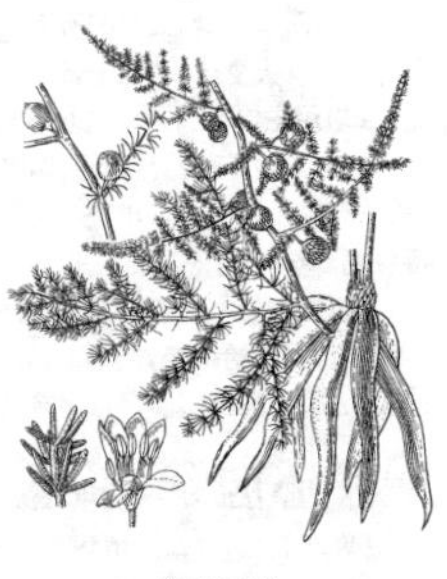

攀缘天门冬

色,常每 2～4 朵腋生;花梗长 3～6 mm,关节位于近中部;雄花花被长 7 mm,花丝中部以下贴生于花被片上;雌花较小。浆果熟时红色,通常含种子4～5粒。花期 5～6 月,果期 8 月。

生于中低山的山坡、灌木丛中或田野、村边。分布于河北、山西、辽宁、吉林、陕西和宁夏等地。

【采收加工】 7～9 月采挖,洗净,煮沸约 30 分钟,捞出,剥除外皮,晒干或鲜用。

【药性】 苦、微辛,温。

1.《青藏高原药物图鉴》:"苦,温。"

2.《甘肃中草药手册》:"苦,微寒。"

【功用主治】 祛风湿,止痒解毒。主治风湿痹痛,湿疹,皮肤瘙痒,毒肿疮疡。

1.《青藏高原药物图鉴》:"滋补,抗老,祛风,除湿。治风湿性腰背关节痛,局部性浮肿,瘙痒性渗出性皮肤病。"

2.《沙漠地区药用植物》:"祛风除湿。外用治各种疮疖红肿,风湿性腰腿痛。"

3.《甘肃中草药手册》:"清热解毒。"

【用法用量】 内服:煎汤,6～9 g。外用:捣敷。

2332 护心草 hù xīn cǎo (《四川中药志》)

【异名】 附心草(《分类草药性》)。

【基原】 为莎草科莎草属植物旋鳞莎草的全草。

【原植物】 旋鳞莎草 *Cyperus michelianus* (L.) Link [*Scirpus michelianus* L.]

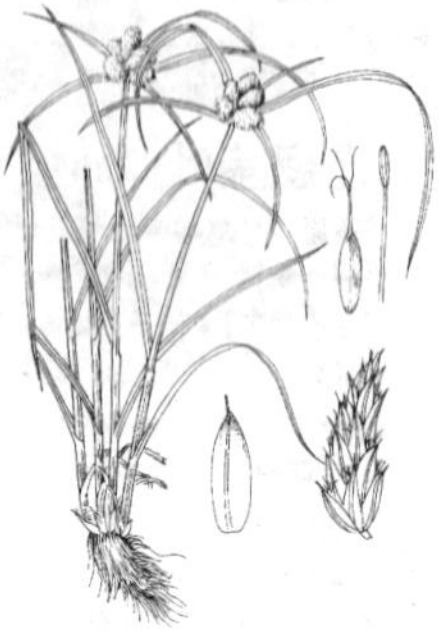

旋鳞莎草

一年生草本,高 5～25 cm。须根众多。秆丛生,三棱形,平滑。叶长于或短于秆,宽 1～2.5 mm,叶鞘紫红色。叶状苞片 3～6,基部宽,远长于花序。聚伞花序卵状球形,直径 5～15 mm,有多数密集小穗,小穗卵形或披针形,长 3～4 mm,浅黄白色,有 3～5 脉,背面龙骨状,先端有短尖;雄蕊 2,花药长圆形;花柱长,柱头 2,有黄色疣状突起。小坚果狭长圆形,有三棱。花、果期 6～9 月。

生于水边、路旁、潮湿空旷处。分布于河北、黑龙江、江苏、浙江、安徽、河南、广东、四川、云南等地。

【采收加工】 7～9 月结果时采收,晒干。

【药性】 辛、淡,平。

1.《分类草药性》:"性热。"

2.《四川中药志》1960 年版:"味淡、辛,性平。"

3.《重庆草药》:"微辛,性平。"

【功用主治】 行气活血,调经。主治月经不调,痛经。

1.《分类草药性》:"养血调经。"

2.《四川中药志》1960 年版:"行气调经。治妇女月经痛及经行愆期,或 1 月 2～3 次者。"

【用法用量】 内服:煎汤,9～15 g;或研末。

【选方】 治痛经,经期提前　护心草、水案板等分,炕干研粉。每次 12 g,煮醪糟服。(《重庆草药》)

2333 护心胆 hù xīn dǎn (《广西实用中草药新选》)

【异名】 地锦苗(《植物名实图考》),紫花荷包牡丹(《广西本草选编》),七寸高、三月烂、飞菜(《贵州中草药名录》),红花鸡距草(《广西中草药》)。

【基原】 为罂粟科紫堇属植物尖距紫堇的全草或块茎。

【原植物】 尖距紫堇 *Corydalis sheareri* S. Moore [*C. suaveolens* Hance]

多年生草本,高 15～40 cm,无毛。块茎多少横走,肥厚成短柱状。茎 1～2 条,上部分枝。基生叶及茎下部的叶长 10～30 cm,柄长占全长的 1/2～2/3;叶片轮廓三角形至卵形,二回羽状全裂,一回裂片 5～7 枚,具短柄,末回裂片宽倒卵形,中部以上再3～5 浅裂。总状花序腋生,长约 10 cm;苞片狭倒卵形,通常全缘;萼片小,近扇形;花冠淡紫红色,长 20～28 mm,外轮上瓣边缘不具齿,距狭圆锥形,长约为花瓣全长的3/5,平直或略上弯,末端钻形。蒴果条形,长 25～30 mm。种子多数。花期 2～4 月,果期 4～6 月。

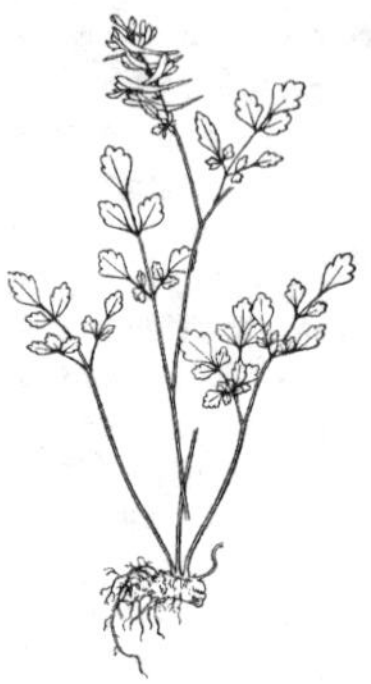

尖距紫堇

生于海拔达 1 600 m 的山地林下沟边阴处。分布于江苏、浙江、安徽、福建、江西、湖北、湖南、广东、广西、四川、贵州、云南等地。

【采收加工】 4～6 月采集全草;冬、春季采挖块茎,均鲜用或晒干。

【药材】 护心胆 *Corydalis Sheareri Rhizoma seu Herba*　主产于安徽、广东、广西、四川、贵州。

性状　块茎倒卵圆形至长椭圆形,基部狭小而渐尖,长1～3 cm,直径 0.5～1.5 cm。表面黄棕色或灰褐色,具多数类三角状突起的侧芽,并可见须根及须根痕。质坚脆,受潮后稍变软,断面深黄色至暗绿色。略具焦糖气,味极苦。

鉴别　块茎横切面:木栓细胞 6～7 列。皮层外侧有石细胞散在;叶迹维管束多个。中柱维管束 3～6,环状排列。髓较小,薄壁细胞淀粉粒少见。

粉末特征:石细胞较多,类圆形或椭圆形。导管以环纹和网纹多见,螺纹较少见。淀粉粒单粒类圆形或广卵形,脐点点状或飞鸟状,层纹明显;复粒由 2 分粒组成。

【成分】 块茎含生物碱类成分:原阿片碱(protopine),紫堇醇灵碱(corynoline)和异紫堇醇灵碱(isocorynoline),乙酰紫堇醇灵碱(acetylcorynoline),乙酰异紫堇醇灵碱(acetylisocorynoline)。

【药性】《广西中草药》:"味苦,性寒,有小毒。"

【功用主治】《广西中草药》:"消炎解毒,消肿止痛。主治痈疮肿毒,目赤肿痛,毒虫、毒蛇咬伤,胃热痛。"

【用法用量】 内服:煎汤,3～6 g;研末,1.5～3 g。外用:捣敷。

【选方】 1. 治湿热胃痛,腹痛泄泻　护心胆块茎 3～6 g。水煎服或嚼服。(《广西本草选编》)

2. 治疮痈肿毒,目赤肿痛,毒虫、毒蛇咬伤　鲜红花鸡距草。捣烂敷患处。(《广西中草药》)

2334 扭曲草 niǔ qū cǎo (《南宁市药物志》)

【异名】 珊瑚枝(《生草药性备要》),百足草、玉带根(《南宁市药物志》),止血草(《广西中草药》),蚕豆七、金刚跌打(《云南思茅中草药选》),青竹标(《云南药用植物名录》),红雀掌(《全国中草药汇编》)。

【基原】 为大戟科红雀珊瑚属植物红雀珊瑚的全草。

【原植物】 红雀珊瑚 *Pedilanthus tithymaloides* (L.) Poir. [*Euphorbia tithymaloides* L.]

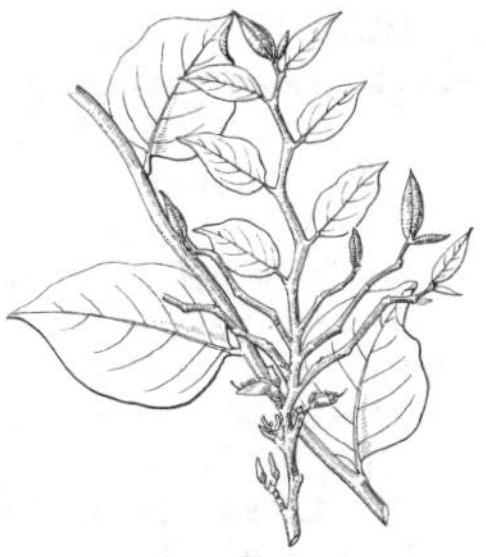

红雀珊瑚

多年生肉质大草本，高1～2 m。茎直立，常作“之”字形折曲，肉质，绿色或深绿色，有乳液。单叶互生；近无柄；叶片卵形至卵状披针形，长5～10 cm，先端渐尖，全缘或微波状，中脉于叶背隆起。杯状聚伞花序成密集顶生的复聚伞花序；总苞鲜红色或紫色，长约1 cm，左右对称，除顶裂片稍有睫毛外，余均秃净，上侧基部成一短距，状如拖鞋，基部上有腺体；雄花与雌花均突出总苞之外。蒴果长约6 mm。花期7～8月，果期9～10月。

分布于热带美洲。我国广东、广西、云南等地露地栽培，其他地区多为温室栽培。

【采收加工】 7～10月采收，鲜用或晒干。

【成分】 全草含黄酮苷，酚类，氨基酸，表无羁萜醇乙酸酯(epifriedelanol acetate)，无羁萜(friedelin)，表无羁萜醇(epifriedelanol)，1-三十二烷醇(1-dotriacontanol)，β-谷甾醇(β-sitosterol)。

【药理】 抗炎作用　本品所含表无羁萜醇、无羁萜，有抗炎作用。表无羁萜醇给大鼠腹腔注射30 mg/kg，对角叉菜胶所致足跖水肿有抑制作用。无羁萜给大鼠腹腔注射30 mg/kg除对角叉菜胶所致足跖水肿有一定抑制作用外，还能抑制真菌的生长。

【药性】 酸、微涩，寒，小毒。

1.《广西中草药》：“酸、微涩，性寒。有小毒。”

2.《福建药物志》：“苦，寒。”

【功用主治】 清热解毒，散瘀止血。主治疮疡肿毒，疥癣，目赤肿痛，跌打瘀肿，骨折，外伤出血。

1.《生草药性备要》：“敷大疮，杀蜷癞，取些点搽癣。”

2.《广西本草选编》：“清热，消肿，止痛。主治疮疡肿痛，跌打瘀肿，外伤出血。”

3.《全国中草药汇编》：“治眼结膜炎。”

4.《福建药物志》：“治毒虫或魟鱼骨刺伤、无名肿毒、刀伤出血。”

5.《广西民族药简编》：“治骨折。”

【用法用量】 内服：煎汤，3～9 g。外用：捣敷。

【宜忌】 体质虚寒者及孕妇禁服。

《岭南采药录》：“少入服剂。”

【选方】 1. 治疮疡肿痛　扭曲草、土牛膝、南蛇勒苗各适量，共捣烂敷患处。(《广西中草药》)

2. 治蜈蚣咬伤　红雀珊瑚鲜叶适量和食盐少许，捣烂外敷患处。(《福建药物志》)

3. 治目赤肿痛　扭曲草叶适量，冰片少许，共捣烂，外敷患眼。(《广西中草药》)

4. 治刀伤出血　红雀珊瑚鲜叶适量，和饭粒少许，捣烂外敷。(《福建药物志》)

2335 扭肚藤 niǔ dù téng (《岭南采药录》)

【异名】 假素馨(《纲目拾遗》)，白花菜(《岭南采药录》)，毛毛茶(《广西药用植物名录》)。

【基原】 为木犀科茉莉属植物扭肚藤的枝叶。

【原植物】 扭肚藤 *Jasminum elongatum* (Bergius) Willd. [*J. undulatum* Ker-Gawl.；*J. amplexicaule* Buch.-Ham.]　又名：青藤仔花(《纲目拾遗》)，白花茶、左扭藤(《岭南草药志》)，谢三娘、白金银花(《中国植物志》)，断骨草(《广西药用植物名录》)。

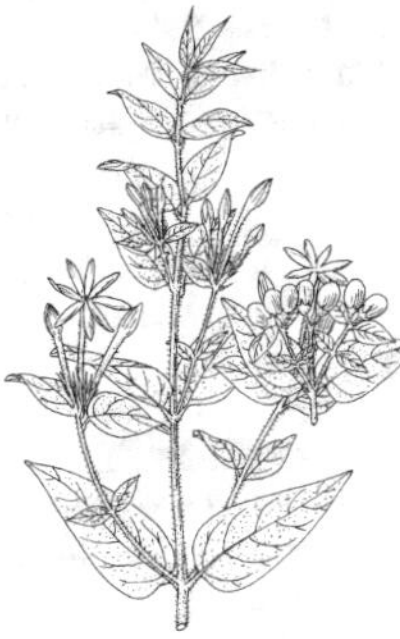

扭肚藤

攀缘灌木，高1～7 m。小枝圆柱形，疏被短柔毛至密被黄褐色绒毛。叶对生，单叶；叶柄长2～5 mm；叶片纸质，卵形、狭卵形或卵状披针形，长3～11 cm，宽2～5.5 cm，先端短尖或锐尖，基部圆形、截形或微心形，两面被短柔毛。聚伞花序密集，通常着生于侧枝顶端，有花多朵；苞片线形或卵状披针形；花梗短，密被黄色或疏被短柔毛；花微香；花萼密被柔毛或近无毛，内面近边缘处被长柔毛，裂片6～8枚，锥形，长0.5～1 cm，边缘具睫毛；花冠白色，高脚碟状，花冠管长2～3 cm，裂片6～9枚，披针形，长0.8～1.1 cm，宽3～5 mm，先端锐尖。果长圆形或卵圆形，长1～1.2 cm，呈黑色。花期4～12月，果期8月至翌年3月。

生于灌木丛、混交林及沙地。分布于广东、广西、海南、云南。

【采收加工】 7～10月采收，鲜用或晒干。

【成分】 茎叶中含有扭体藤苷(jasamplexoside)A、B、C，10-羟基女贞苷(10-hydroxyligustroside)和素馨属苷(jasminoside)等断环烯醚萜苷类化合物。

【药性】 微苦，凉。

《岭南草药志》：“味微苦，性凉。”

【功用主治】 清热，利湿，解毒。主治湿热泻痢，腹痛里急后重，风湿热痹，四肢肿痛，瘰疬，疮疥。

1.《纲目拾遗》：“煎汤洗疥疮良。”

2.《岭南采药录》：“治湿热腹痛，大便不畅，煎服。”

3.《岭南草药志》：“清热利湿及消滞。”

4.《广东中药》：“治湿热痢疾，可作凉茶药料。”

5. 广州部队《常用中草药手册》：“治肠炎，痢疾，消化不良，风湿性关节炎，跌打骨折。”

【用法用量】 内服：煎汤，15～30 g。外用：煎水洗、研末撒；或捣敷。

【选方】 1. 治急性胃肠炎，痢疾　扭肚藤15～30 g。水煎服。(《广西本草选编》)

2. 治四肢麻痹肿痛(风湿热并病引起)　假素馨适量，与猪蹄煎汤服。

3. 治乳疮　扭肚藤30 g，赶狗草6 g。水煎服。

4. 治鼠疬　白花茶叶、老鼠柏。共炖酒内服，其渣外敷。

5. 治牙骹蛇(牙骹附近患淋巴管炎，很快令牙关不能开合)　扭肚藤叶、不七草、水瓜叶、白菊花各15 g。捣烂取水服，药渣加三黄散敷患处。

6. 治流血不止　扭肚藤晒干研末，密封，适量内服或外用。(2～7方出自《岭南草药志》)

2336 卤碱 lǔ jiǎn (《纲目》)

【异名】 卤咸(《本经》)，卤盐、寒石(《吴普本草》)，石碱(《本草衍义补遗》)，卤水(《纲目》)，盐卤(东北习称)。

【基原】 为卤块(固体卤水)经加工煎熬制成的白色结晶体。

【制法】 取卤块用水洗净，打碎，入盆内加热溶化，用纱布或白布过滤后，将滤液煎熬，再加等量水，用急火煎熬，保持沸腾状态，勿搅拌，待水分蒸干，刺激性气体挥散，并由深褐色液体变成白色固体，即为卤碱。

【药材】 卤碱 *Bischofitum*　主产于天津汉沽和塘沽地区。

性状　本品为团块状。可见到分层现象，一般分为三层：上层较薄，表面皱缩不平；灰色或灰褐色。中层较厚，呈垂直柱状或蜂窝状；白色或灰白色；具弱玻璃光泽。底层较中层薄，呈致密土状物；主要为灰白色；光泽暗淡。用手敲之有空声，触之有疏松感。有潮解性。气微，味苦咸。

鉴别　取本品约1 g，加水10 ml溶解，滤过。取滤液1 ml，加硝酸使成酸性后，加硝酸银试液，即生成白色凝乳状沉淀（检查氯化物）。

【成分】　主要为氯化镁($MgCl_2$)；其次还含有钠(Na)，钾(K)，钙(Ca)，硫酸根(SO_4^{2-})，二氧化硅(SiO_2)，氟(F)，锶(Sr)，铁(Fe)，硼(B)，溴(Br)；以及微量的锂(Li)，铝(Al)，锰(Mn)，锌(Zn)，铜(Cu)，钛(Ti)，铬(Cr)，硒(Se)，镍(Ni)，碘(I)，汞(Hg)，银(Ag)，钍(Th)，锗(Ge)等。海盐、湖盐、井盐和盐碱地盐四种卤水和卤碱的成分有所不同。四种的主要成分都为氯化镁，但镁的含量不同，依次为海盐、盐碱地盐、湖盐和井盐；氯的含量依次为井盐、海盐、湖盐和盐碱地盐；井盐卤水和卤碱中钙的含量显著高于另外三者；盐碱地盐卤水和卤碱中硫酸根和氟的含量显著高于其余三者，但未检出锰，而另外三种均有相当量的锰；井盐卤水和卤碱中锂含量明显高于其余三种。

【药理】　增强放射效应作用　放射加卤碱阳离子导入，有增强放射效应作用，肿瘤增长速度均较其他各组明显变缓。

【药性】　苦、咸，寒。

1.《本经》："味苦、咸，寒。"

2.《别录》："无毒。"

【功用主治】　清热泻火，化痰，软坚，明目。主治大热烦渴，风热目赤涩痛，克山病，大骨节病，甲状腺肿，风湿性心脏病，风湿性关节炎，高血压病，慢性支气管炎。

1.《本经》："主大热、消渴、狂烦，除邪，及下蛊毒，柔肌肤。"

2.《别录》："去五脏肠胃留热结气，心下坚，食已呕逆，喘满，明目，目痛。"

3.《本草蒙筌》："能软积坚，除多年瘕凝痛，去湿热，消痰癖，洗涤垢腻有功，浆糯房中必用。"

4.《本经逢原》："消痰磨积。"

5.《吉林中草药》："强心，镇静，助消化，抗痉厥，消炎。治慢性克山病，甲状腺肿，大骨节病，慢性胃炎，慢性肾炎，肝炎，慢性支气管炎，高血压，皮炎，肿瘤。"

6.《全国中草药汇编》："治矽肺。"

【用法用量】　内服：开水溶化后冷服，成人每次1～2 g，每日2～3次；6～10岁，每次0.3～0.5 g；10～15岁，每次0.5～1 g；15岁以上同成人量。外用：制成膏剂涂搽；溶液点眼或洗涤。

【宜忌】　应用时宜先小剂量，不宜超过最大剂量。常用量一般不会发生重大副作用，但部分患者可出现口干、恶心、腹泻、皮疹等，可酌情减量或停药。静脉注射，偶可发生过敏反应现象，如荨麻疹、发烧等；少数患者沿注射血管有疼痛感。个别由于体弱、空腹或月经期，注射后出现颜面苍白、出冷汗，甚至发生呕吐，停药后稍休息即可恢复。卤碱制剂注射速度过快或浓度过高，均可造成中毒甚至引起严重后果。主要是中枢神经系统受抑制（呼吸中枢的抑制尤为明显）和横纹肌松弛，呼吸肌的麻痹又可加重呼吸抑制程度。其次是心脏功能的抑制和血压下降。因此，角膜反射的消失和呼吸数的明显减少应看做是中毒的早期指征。

《本经逢原》："性能发面，故面铺中无不用之。病人食之，多发浮肿，故方后每忌湿面。"

【选方】　1. 治风热赤眼，虚肿涩痛　卤碱一升，青梅二十七个，古钱二十一文。新瓶盛，密封，汤中煮一炊时，三日后取点，日三五度。（《圣惠方》）

2. 治齿腐龈烂，不拘大人小儿　用上好碱土，热汤淋取汁，石器熬干刮下，入麝香少许，研，掺之。（《宣明论方》）

【临床报道】　1. 防治克山病　① 预防：在10 L水中加入卤碱粉、生石膏粉各3 g及药用浓硫酸0.1 ml，可以改进病区水质。② 治疗：急性型以0.5%～2%浓度（浓度过高会引起头晕、发热、口干、心慌、烦躁甚至抽搐等不良反应）注射液行静脉注射或静脉滴注。成人每日总量3～4 g，2～5岁0.5～1 g，6～10岁1～2 g；11～16岁2～3 g，用25%葡萄糖液稀释后静注或5%葡萄糖液稀释后静滴。病情不见好转时，可于3～4小时后重复用药，但不能超过每日用药总量。病情好转后，可改为口服，每次1～2 g。慢性型一般口服卤碱粉（须用水溶化后服）或片。成人每日6～9 g，分3次饭后服；10～15岁3～5 g，10岁以下2～3 g，疗程约2个月。对于增进食欲，改善睡眠和周身状态等有一定作用，尤其对心力衰竭较轻的患者疗效较好。绝大多数病例在2～4星期出现疗效。潜在型亦采用口服法。据81例观察，治疗3个月大部分病例自觉症状有不同程度的改善，但体征和心电图均未见显著改变。停药2～3个月后，部分病例症状有反复。

2. 治疗氟骨症　用20%卤碱注射液20 ml与10%～25%葡萄糖注射液20 ml混合静脉缓注，每日1次；10%～20%卤碱上清液50 ml，每日3次口服。治疗64例，痊愈49例，显效10例，好转4例。

3. 治疗风湿性心脏病　用卤碱粉剂，每日6 g，溶于水中分3次服，具有利尿、止喘、镇静、增进食欲等作用。据32例观察，多数患者用药后心慌、气喘、水肿等有不同程度的改善，心率亦有下降。Ⅰ、Ⅱ级心功能不全者可单独使用，Ⅲ级者须合并其他强心药。据治疗复合瓣膜病疗效较好的结果推断，卤碱治疗心脏病的作用可能以增加冠状动脉血流量，改善心肌营养为主。

4. 治疗慢性气管炎　一般采用10%卤碱水口服，每日3次，每次15～20 ml，疗程2～4星期不等。多数服药2星期左右即可收效，首先表现为咳嗽、咯痰的减少，其后为呼吸困难的好转。对某些疗效迟缓的病例，在口服的基础上，可加用针剂肌内注射，每日1～2次，每次200～400 mg，疗程14日，可使症状较快改善。静脉注射或滴注奏效较快，故对伴有喘息的患者较为合适，用药后可使气喘症状很快缓解。静脉注射每次600～800 mg，每日1～2次；静脉滴注每日800～1 500 mg；7～10日为1个疗程。对合并感染病情较重的患者，应适当配合其他药物治疗。用上法共观察436例，总有效率在85%上下。

5. 治疗小儿喘息性支气管炎　第一次取10%卤碱注射液6 ml加10%葡萄糖14 ml，缓缓由静脉注入（20～25分钟注完）。以后卤碱注射液每次递增2 ml，总量可增至16～20 ml，随年龄而异；10%葡萄糖逐次减量。每次注射总量为20 ml。每日1次，每星期休息1日，连续注射2～4星期。据114例观察，有效率达96.4%。但有效时间较短，达到完全缓解的只占43.8%，经一段时间后有的患者又出现了反复；另外，对于少数炎症严重的患者，治疗效果不显著。但如配合脐带块组织穴位埋藏及内科中药等综合处理，则疗效可得到进一步巩固和提高。

6. 治疗宫颈糜烂　将卤碱研成细末，加凡士林和适量液体石蜡调制成3%软膏。用时以带线棉球涂上药膏塞入阴道，置于宫颈糜烂处，5～10小时取出。治疗中、重度单纯性宫颈糜烂100例，痊愈20例，好转79例。

7. 治疗慢性鼻炎　用10%卤碱液于下鼻甲前端缓慢注入，每侧1～2 ml。对慢性单纯性鼻炎、过敏性鼻炎，行鼻甲黏膜下浅注射；对肥厚性鼻炎行鼻甲海绵体内深注射。隔日1次，4次为1个疗程，一般2～3次即可见效。共治疗单纯性、过敏性及肥厚性鼻炎45例，结果临床痊愈30例，显效12例，有效1例，总有效率95.6%。其中33例经0.5～7个月观察，除1例外均维持原有疗效。据临床观察，治疗后慢性单纯性鼻炎可见消肿、消炎、下鼻甲黏膜转为正常；而肥厚性鼻炎主要显示硬化剂作用，使下鼻甲缩小，顽固性鼻阻塞症状解除；过敏性鼻炎可见消肿，苍白的黏膜转为淡红,自觉症状消失。

8. 治疗中枢性瘫痪　采用5%～10%卤碱注射液作穴位注射,隔日注射1次,15次为1个疗程,休息1个月后可再行第二个疗程,体穴常选督脉穴为主,头皮穴常选运动、感觉区、语言区、视区、晕听区、舞蹈震颤控制区。共治27例,基本治愈(器官的功能基本恢复到病前水平)8例(29.6%),有效(器官的功能有明显恢复)18例(66.7%),无效(器官的功能无明显改善)1例(3.7%)。

9. 治疗冠心病　用塘沽海盐卤碱制成10%注射液(以氯化镁含量计算)。55例患者均住院治疗。剂量每日0.5～1.0 g,分2次肌注,疗程30日。结果:① 有心绞痛的45例,治疗后显效率为48.9%,总有效率为91.1%。② 55例治疗前均有心电图异常,治疗后显效20例,改善13例,无变化22例,显效率及总有效率分别为36.4%和60%。③ 同时有心绞痛及心电图异常者43例,治疗后心电图有效26例,其中22例为缺血型ST-T改变,此26例心绞痛的总有效率92.3%。④ 合并心衰的10例中,除1例急性左心衰入院时用过1次毛花苷丙(西地兰)(0.4 mg)外,余均单独用卤碱治疗获效。心衰基本控制的时间平均7～10日。当心功能改善时,常伴有明显的尿量增加。⑤ 治前有高血压病者26例。治疗前后收缩压平均为19.95±2.33 kPa(150±17.5 mmHg)和16.09±2.94 kPa(121±22.1 mmHg),治疗前后舒张压分别为12.97±1.20 kPa(97.5±9.0 mmHg)和11.33±1.49 kPa(85.2±11.2 mmHg)。下降均十分显著($P<0.01$)。⑥ 本组在治疗中均无明显不良反应,仅少数在注射局部出现疼痛硬结,深部肌注可减轻疼痛,热敷后,数日可消失。50例治疗前后肝、肾功能均在正常范围内,5例治疗前有轻度肝功及肾功能异常,治疗未见加重,血清镁测定均在正常范围。

10. 对鼻咽癌颈部转移癌的放射增敏作用　将30例鼻咽癌伴颈淋巴结转移者随机分成二组,观察卤碱局部导入对颈部转移灶的放射增敏作用。治疗方法:离子导入用直流感应电疗机,电极板大小与转移灶相一致,电流为0.1～0.15 mA/cm^2,20分钟/次×30次,放疗用^{60}Co治疗机,对颈部转移灶行双颈切线照射,Dm为60 Gy,对疗前转移灶>5 cm,当疗终残留灶>2 cm时,加小野垂直照射10～20 Gy。试验组对颈部淋巴结转移灶行20%卤碱阳极离子导入加放疗,对照组行无离子阳极导入放疗。结果:试验组颈淋巴结转移灶在放疗不同照射剂量时,其缩小程度明显优于对照组;肿瘤缩小50%所需剂量分别为19 Gy和39 Gy;试验组和对照组疗终时颈部转移灶完全消退率分别为66.7%(10/15)和33.3%(5/15);平均消退时间分别为21.9日和33.8日($P<0.05$);放疗中两组离子导入处皮肤出现放射反应的时期及程度无明显差别,但试验组行离子导入部位的皮肤较自身对侧相应部位的皮肤放射反应出现得早,且程度亦较重,干性脱皮发生率分别为66.7%和25%,均未出现湿性皮炎。随访5年,试验组和对照组局部复发率分别为20%(3/15)和53.3%(8/15),远处转移率分别为53.3%(8/15)和60%(9/15)。可见局部卤碱导入对鼻咽癌颈部转移癌具较好的放射增敏作用,不仅能提高局部控制率,降低复发率,且无明显副作用。但其机制尚不清楚。

2337 卤地菊 lǔ dì jú (《福建民间草药》)

【异名】 黄花龙舌草(《福建民间草药》),龙舌三尖刀、龙舌草、三尖刀、黄花冬菊、黄野蒿(《中国药用植物图鉴》),尖刀草(《广东潮阳中草药》)。

【基原】 为菊科蟛蜞菊属植物卤地菊的全草。

【原植物】 卤地菊 *Wedelia prostrata* (Hook. et Arn.) Hemsl. [*Verbesina prostrata* Hook. et Arn.]

一年生草本。茎匍匐,长25～80 cm或更长;基部茎节生不定根,节间长2～4 cm,或在上部可达6～8 cm;茎圆形,密被短糙毛,糙毛有时成钩状。叶对生;叶无柄或有短柄;叶片披针形或长圆状披针形,连叶柄长1～4 cm,宽4～9 mm,先端钝,基部稍狭,边缘有1～3对不规则粗齿或细齿,两面密被基部为疣状的短糙毛,中脉和近基发出的1对侧脉,不明显,无网状脉。头状花序少数,径约10 mm,单生茎顶或上部叶腋,无花序梗或有短花序梗;总苞近球形,径约9 mm;总苞片2层,外层叶质,绿色,卵形至卵状长圆形,长4～6 mm,先端钝或略尖,内层倒卵形或倒卵状长圆形,先端三角状短尖;托片折叠成倒卵状长圆形;舌状花1层,黄色,舌片长圆形,长7～9 mm,先端3浅裂,管部约与子房等长;管状花黄色,长6～7 mm,檐部5裂,裂片近三角形。瘦果倒卵状三棱形,长约4 mm,先端截平,中央凹入处密被短毛;无冠毛及冠毛环。花期6～10月。

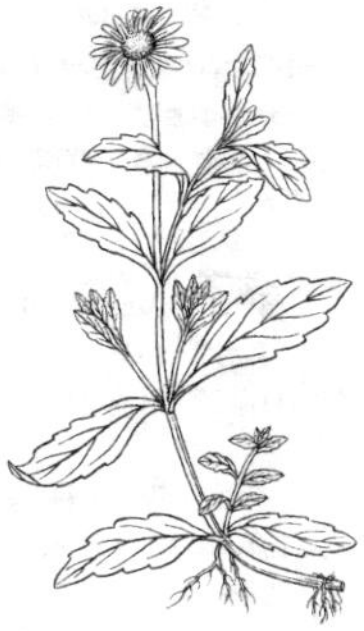

卤 地 菊

生于海岸干燥沙土地。分布于浙江、福建、广东、广西、海南、台湾等地。

【采收加工】 5～7月采收,鲜用或切段晒干。

【药材】 卤地菊 *Wedeliae Prostratae Herba*　产于福建等地。

性状　多缠绕成团,茎细长,节上生细根,被硬刚毛。单叶对生,叶皮多破碎,完整的叶片披针状卵形,长1.5～4.5 cm,宽4～9 mm,表面绿褐色,被硬刚毛。可见小头状花序生于茎顶端,花黄棕色。气微,味微涩。

【成分】 叶含贝壳杉衍生物:3α-巴豆酰氧基-对映贝壳杉-16-烯酸(3α-tigloyloxy-*ent*-kaur-16-enic acid),3α-桂皮酰氧基-对映贝壳杉-16-烯酸(3α-cinnamoyloxy-*ent*-kaur-16-enic acid);内酯化合物:1β-乙酰氧基-4α, 9α-二羟基-6β-异丁酰氧基-卤地菊内酯(1β-acetoxy-4α, 9α-dihydroxy-6β-isobutyroxyprostatolide),1β-乙酰氧基-4α, 9α-二羟基-6β-异丁烯酰氧基卤地菊内酯(1β-acetoxy-4α, 9α-dihydroxy-6β-methacryloxyprostatolide),1β, 9α-二乙酰氧基-4α-羟基-6β-异丁酰氧基卤地菊内酯(1β, 9α-diacetoxy-4α-hydroxy-6β-isobutyoxyprostatolide),1β, 9α-二乙酰氧基-4α-羟基-6β-异丁烯酰氧基卤地菊内酯(1β, 9α-diacetoxy-4α-hydroxy-6β-methacryloxyprostatolide)。eudesmanolide sesquiterpenes Ⅰ、Ⅱ。

【药性】 广州部队《常用中草药手册》:"甘、淡,凉。"

【功用主治】 清热凉血,祛痰止咳。主治感冒,喉蛾,喉痹,百日咳,肺热喘咳,肺结核咯血,鼻衄,高血压病,痈疖疔疮。

1. 广州部队《常用中草药手册》:"清热解毒,祛痰止咳。主治流感,感冒,白喉,咽喉炎,急性扁桃体炎,支气管炎,肺炎,哮喘,高血压,疔疮疖肿。"

2. 南药《中草药学》:"治百日咳。"

【用法用量】 内服:煎汤,9～18 g,鲜品30～60 g;或捣汁。外用:捣敷;或捣汁含漱。

【选方】 1. 治流行性感冒　岗梅根30 g,卤地菊30 g,麦门冬15 g。每日1剂,水煎,分2次服。(广州部队《常用中草药手册》)

2. 治麻疹初起　卤地菊煎汤代茶。(福建《民间实用草药》)

3. 治喉痹　卤地菊鲜的全草一握,用冷开水或淘米水洗净并捣烂,绞汁,和等量的冬蜜调服。或取鲜的全草15 g(干的9 g),和醋煎开,漱喉。(《福建民间草药》)

4. 治白喉　卤地菊45 g,冰糖15 g。开水一杯冲炖服。

5. 治百日咳　卤地菊15 g,山东梨3片。炖服。(4、5方出自福建《民间实用草药》)

6. 治肺病痨热　卤地菊鲜的全草一握。洗净并捣烂,绞汁,和等量冬蜜,开水冲服,日服2次。(《福建民间草药》)

7. 治肺炎高热喘咳　鲜卤地菊全草 30 g(儿童减半)。洗净,捣烂绞汁,调蜜炖热温服,每日 2 次。

8. 治乳腺炎　酌取鲜卤地菊叶及嫩芽,和稀饭捣烂敷患处。

9. 治蛇咬伤　鲜卤地菊全草 60 g,洗净,捣烂和酒绞汁内服;渣敷患处。(7~9 方出自《泉州本草》)

2338 旱芹 hàn qín (《履巉岩本草》)

【异名】 云芎、芹菜、南芹菜(《滇南本草》),香芹、蒲芹(《本草推陈》),药芹、水英(《中国药用植物图鉴》),野芹(《上海常用中草药》)。

【基原】 为伞形科芹属植物旱芹的带根全草。

【原植物】 旱芹 *Apium graveolens* L.

一年生或多年生草本,高 15~150 cm。有强烈香气。根细圆锥形,土黄色,支根多数。茎直立,光滑,下部分枝,斜上开展。根生叶,柄长 2~26 cm,基部扩大成膜质鞘;叶片轮廓为长圆形至倒卵形,长 7~18 cm,宽 3.5~8 cm,通常 3 裂达中部或 3 全裂,裂片近菱形,边缘有圆锯齿或锯齿,叶脉两面突起;较上部的茎生叶有短柄,叶片轮廓为阔三角形,通常分裂为 3 小叶,小叶倒卵形,中部以上边缘疏生钝锯齿以至缺刻。复伞形花序顶生或与叶对生,通常无总苞片或小总苞片;伞辐3~16,长 0.5~2.5 cm,小伞形花序有花 7~29,花柄长 1~1.5 mm;萼齿小或不明显;花瓣白色或黄绿色,圆卵形,长约1 mm,先端有内折的小舌片;花柱向外反曲。分生果圆形或长椭圆形,长约 1.5 mm,果棱尖锐,每棱槽内有油管 1,合生面油管 2。花期 4~7 月。

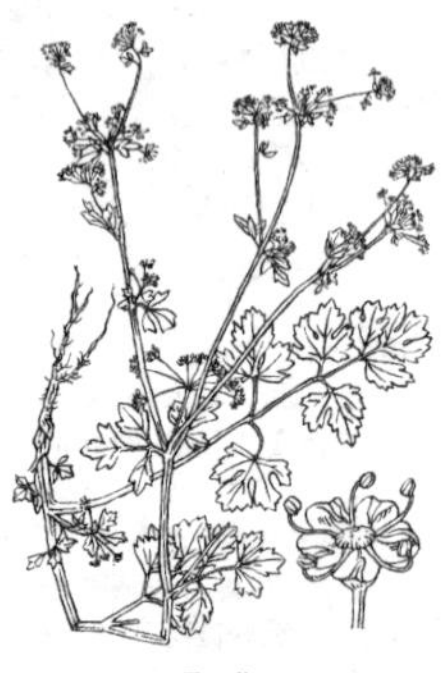

旱　芹

我国南北各地均有栽培。分布于欧、亚、非及美洲。

【采收加工】 4~7 月采收,多为鲜用。

【成分】 全草含香豆素类:补骨脂素(psoralen),花椒毒素(xanthotoxin),香柑内酯(bergapten),异茴芹香豆素(isopimpinellin)。还含挥发油,其主要成分有:*d*-柠檬烯(*d*-limonene),月桂烯(myrcene),异丁酸(isobutyric acid),缬草酸(valeric acid),3-异亚丁基-3*α*, 4-二氢苯酞(3-isobutylidene-3*α*, 4-dihydrophtha-lide),3-异亚戊基-3*α*, 4-二氢苯酞(3-isovalidene-3*α*, 4-dihydrophthalide),3-异亚丁基苯酞(3-isobutylidenephthalide),3-异亚戊基苯酞(3-isovalidene phthalide),顺式-3-己烯基丙酮酸酯(*cis*-3-hexen-1-yl-pyruvate)。

芹菜籽含香豆素类:芹菜甲素即 3-丁基苯酞(3-*n*-butylphthalide),芹菜乙素(3-*n*-butyl-4,5-dihydrophthalide)。

根含香豆素类:丁基苯酞(butylphthalide)、新川芎内酯(neocnidilide),川芎内酯(cnidilide),(*Z*)-藁本内酯〔(*Z*) ligustilide〕,洋川芎内酯(senkyunolide)。

叶含香豆素类:补骨脂素、花椒毒素,香柑内酯 ,抗坏血酸胆碱(choline ascorbate)。叶的挥发油含辛烯-4, 5-二酮(octene-4, 5-dione),2-异丙基氧化乙烷(2-isopropyloxyethane),香桧酰基乙酸酯(sabinyl acetate),1, 4-丁二醇(1, 4-butanediol)。

种子含香豆素类:邪蒿素(seselin),香柑内酯,芸香亭(rutaretin),洋芹素(celereoin),洋芹苷(celeroside),芹菜香豆素苷(apiumoside),异槲皮苷(isoquercitrin),危勒联因(vellein),芹菜香豆素(apiumetin),紫花前胡苷(nodakenin),肉豆蔻醚酸(myristicic acid),8-羟基-5-甲氧基补骨脂素(8-hydroxy-5-methoxypsoralen),伞形花内酯(umbelliferone),(—)-2, 3-二氢-2(1-羟基-1-羟异苯基)-7*H*-呋喃(3, 2 g)[1]-苯并吡喃-7-酮〔(—)-2, 3-dihydro-2(1-hydroxy-1-hydroxy-methylethyl)-7*H*-furo(3, 2 g)[1]-benzopyran-7-one〕,紫花前胡苷元(nodakenetin)。

【药理】 1. 抗惊厥和抗癫痫作用　芹菜甲素 100 或 150 mg/kg,芹菜乙素 200 或 300 mg/kg,分别腹腔注射,均有对抗小鼠和大鼠最大电休克作用。甲素和乙素 50 或 250 mg/kg 可对抗小鼠最小电休克作用。由戊四唑诱发的小鼠阵挛性惊厥,甲素和乙素 250 mg/kg,腹腔注射抗惊率可达 70%~80%。甲素和乙素对大鼠听源性惊厥也有明显的对抗作用。用马桑内酯 0.9~1.5 mg/kg肌内注射制造的实验性癫痫慢性发作模型,芹菜甲素 700 mg/kg 灌胃能明显降低大鼠癫痫发作的程度和次数,延长潜伏期。脑形态学结果表明,芹菜甲素对大鼠大脑顶叶皮质细胞、胶质细胞和小脑蚓部蒲肯野细胞均有一定的保护作用。芹菜子挥发油对小鼠有镇静和抗惊厥作用,生物碱部分能对抗苯丙胺的兴奋和电休克所致的惊厥,但不能对抗戊四唑及士的宁惊厥。

2. 对学习记忆的影响　小鼠每日灌胃芹菜提取液 1 ml(内含芹菜甲素和乙素约 0.074 8 g)连续 1 个月,对中老年和青年小鼠的学习记忆有明显的促进作用,在 Y-迷宫中,中年鼠起初仅是记忆得到改善,随着小鼠逐渐进入老年期并持续服用提取液其学习和记忆能力得到显著地改善。

3. 降压作用　芹菜乙醇浸膏酸性部分的提取物,在一定剂量范围内对大鼠降压作用和作用持续时间随着剂量的增加而增强,且降压作用温和、稳定。芹菜粗提取物静脉注射可使犬、兔血压明显下降;血管灌流,可引起血管扩张;主动脉弓灌流法中,它能对抗烟碱、山梗菜碱引起的升压反应,其作用可能与主动脉弓化学感受器反射作用有关。

4. 其他作用　芹菜甲素 9.5×10^{-7} mol/L 有较强的解除乙酰胆碱和氯化钡引起的大鼠离体回肠痉挛作用。芹菜乙醇提取物可增加犬尿量,减少氯离子和尿素排出。芹菜子挥发油对荚膜组织胞浆菌、白念珠菌等多种真菌有抑制作用。

毒性　小鼠口服 *dl*-芹菜甲素,LD_{50} 为 3.0±0.9 g/kg。犬亚急性毒性及慢性毒性试验,大鼠抗生育试验均未见明显异常。

【药性】 甘、辛、微苦,凉。归肝、胃、肺经。

1.《履巉岩本草》:"性温,无毒。"

2.《滇南本草》:"味辛,性温。入肝、肺二经。""味甘,性平。"

3.《本草求真》:"专入肺、胃、肝。"

4.《本草撮要》:"味甘、寒,入足阳明、厥阴经。"

【功用主治】 平肝,清热,祛风,利水,止血,解毒。主治肝阳眩晕,风热头痛,咳嗽,黄疸,小便淋痛,尿血,崩漏,带下,疮疡肿毒。

1.《滇南本草》:"发散疮痈,攻疮毒,治头热,止头疼,祛风。""补中益气,兼治黄疸,亦治妇人赤白带下,烦躁最良,同南苏叶煎服。"

2.《生草药性备要》:"补血,祛风,去湿。敷洗诸风之症。"

3.《中国药用植物图鉴》:"捣汁可治小便淋痛,小便出血。"

4.《上海常用中草药》:"利尿止血,降血压。主治小便出血,高血压。"

5. 南药《中草药学》:"主治高血压动脉硬化,乳糜尿,神经痛,关节痛。"

6.《河北中草药》:"止咳,清热。用于风热咳嗽,月经不调。"

7.《台湾药用植物志》:"(治)肺胃肠三部有内热困聚以致发生出血症等现象,如牙龈出血、鼻腔出血、大便出血等。""治心脏病、疼痛、冻伤。"

【用法用量】 内服:煎汤,9~15 g,鲜品 30~60 g;或绞汁;或入丸剂。外用:捣敷;或煎水洗。

【宜忌】 1.《滇南本草》："肚腹有积滞，食之令人发病。"

2.《生草药性备要》："生疥癞人勿服。"

【选方】 1. 治高血压病、高血压动脉硬化 (旱芹)鲜草适量捣汁，每服 50～100 ml；或配鲜车前草 60～120 g，红枣 10 只，煎汤代茶。(南药《中草药学》)

2. 降胆固醇 芹菜根 10 个，大枣(红枣)10 枚。洗净后捣碎，将渣及汁全部放入锅中，加水 200 ml，煎熬后去渣，为一日量。每次 100 ml，每日服 2 次，连服 15～20 日。以鲜芹菜根效果为好。〔《上海中医药杂志》1965，(2)：16〕

3. 治肺热咳嗽，多痰 芹菜根 30 g，冰糖适量。水煎服。(《西宁中草药》)

4. 治肺痈 芹菜根、鱼腥草各鲜用 30 g，猪瘦肉酌量。炖服。(《福建药物志》)

5. 治湿气 (旱芹)不以多少，干为细末，面糊为丸，如梧桐子大。每服三十丸至四十丸，空心食前，温酒、盐汤服之。大能杀百虫。(《履巉岩本草》)

6. 治小便不通 鲜芹菜 60 g。捣绞汁，调乌糖服。(《泉州本草》)

7. 治妇女月经不调，崩中带下，或小便出血 鲜芹菜30 g，茜草 6 g，六月雪 12 g。水煎服。(《全国中草药汇编》)

8. 治痈肿 鲜芹菜 30～60 g，散血草、红泽兰、铧头草各适量。共捣烂，敷痈肿处。(《陕西草药》)

9. 治反胃呕吐 鲜芹菜根 30 g，甘草 15 g。水煎，加鸡蛋 1 个冲服。(《河北中草药》)

2339 旱柳 hàn liǔ (《沙漠地区药用植物》)

【基原】 为杨柳科柳属植物旱柳的嫩叶、枝或树皮。

【原植物】 旱柳 *Salix matsudana* Koidz. 又名：河柳(《中国经济植物志》)，杨树〔《中医杂志》1987，(6)：21〕。

乔木，高达 18 m。大枝斜上，幼枝被毛。叶片披针形，长 5～10 cm，宽 1～1.5 cm，上面绿色，有光泽，下面苍白色，边缘具细腺锯齿，幼叶有丝状柔毛；叶柄短，在上面有长柔毛。花序与叶同时开放；雄花序圆柱形，长 1.5～2.5(～3) cm，轴有长毛；雄蕊 2，花丝基部有长毛；腺体 2；雌花序较雄花序短，长达 2 cm，有 3～5 小叶生于短花序梗上；子房长椭圆形，无花柱或很短；腺体 2，背生和腹生。果序长达 2(～2.5) cm。花期 4 月，果期 4～5 月。

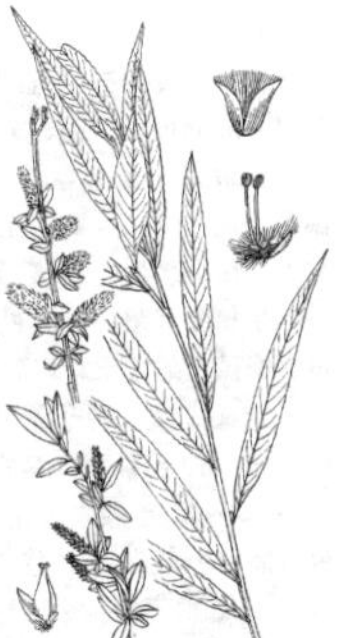
旱 柳

生于河岸及高原、固定沙地。分布于华北、东北平原、西北黄土高原，西至甘肃、青海，南至淮河流域及江苏、浙江。

【采收加工】 4～5 月采收嫩叶及枝条，鲜用或晒干。

【药材】 旱柳 *Salicis Matsudanae Folium seu Caulis* 产于华北、东北、西北及江苏、浙江等地。

性状 嫩叶多纵向卷曲，完整叶展平呈披针形，上表面黄绿色，下表面灰绿色，幼叶有丝状柔毛，薄纸质；叶柄短，亦有柔毛。气微，味微苦、涩。嫩枝圆柱形，浅褐黄色，表面略具纵棱，有光泽，节上有芽或脱落后呈三角形的瘢痕。质轻，易折断，横断面皮部极薄，木部黄白色，疏松，中央有白色髓部。气微，味微苦。

鉴别 叶片横切面：上、下表皮各 1 列细胞，外被角质层，均有平轴式气孔，栅栏组织和海绵组织分化不明显。主脉维管束外韧型。薄壁细胞含有草酸钙簇晶。

茎横切面：表皮细胞 1 列，外被较厚角质层。皮层散有少数长圆形或长形石细胞，并常见愈伤组织，外侧薄壁细胞含有草酸钙簇晶。中柱鞘纤维束数少。韧皮部纤维束与筛管群及薄壁细胞相间断续排列成环节。韧皮射线宽 1 列细胞。木质部发达，占茎径的 2/3。中央具髓部。

【成分】 叶含黄酮类成分：芹菜素-7-*O*-*β*-*D*-吡喃葡萄糖醛酸苷(apigenin-7-*O*-*β*-*D*-glucopyranoside)，木犀草素-7-*O*-*β*-*D*-吡喃葡萄糖醛酸苷(luteolin-7-*O*-*β*-*D*-glucopyranoside)，间羟基苯基吡喃葡萄糖苷(*m*-hydro phenyl glucopyranoside)。

【药理】 对凝血因子的影响 从旱柳叶中分离出 3 种化合物，即芹菜素-7-*O*-*β*-*D*-吡喃葡萄糖醛酸苷(Ⅰ)、木犀草素-7-*O*-*β*-*D*-吡喃葡萄糖醛酸苷(Ⅱ)、间羟基苯基吡喃葡萄糖苷(Ⅲ)。化合物Ⅰ、Ⅱ、Ⅲ均可选择性抑制花生四烯酸代谢产物 12-HETE 的生成；化合物(Ⅰ)水解后的苷元——芹菜素对 TXB_2 的生成有一定的抑制作用，但对 12-HETE 的生成无抑制作用。

【药性】 苦，寒。

1.《沙漠地区药用植物》："味微苦，性寒。"

2.《全国中草药汇编》："苦，寒。"

【功用主治】 清热利湿，祛风止痛。主治黄疸，急性膀胱炎，小便不利，关节炎，黄水疮，疮毒，牙痛。

1.《沙漠地区药用植物》："散风，祛湿，清湿热。"

2.《全国中草药汇编》："清热除湿，消肿止痛。主治急性膀胱炎，小便不利，黄水疮，疮毒，牙痛。"

【用法用量】 内服：煎汤，9～15 g。外用：捣敷。

【选方】 1. 预防及治疗黄疸型传染性肝炎 旱柳芽9 g。开水泡，当茶喝，亦可酌加红糖。

2. 治关节炎肿痛 鲜旱柳枝叶，煎汤外洗。或旱柳枝15 g，寄生 9 g，桑枝 9 g，透骨草 6～9 g，五加皮 9 g。水煎服。

3. 治口臭，口苦，胃口不好 嫩旱柳枝放口中嚼，咽汁吐渣。

4. 治甲状腺肿大 鲜(旱柳)叶 500 g。加水 2 500 ml，煎至 1 000 ml，每次服 200 ml。

5. 治牛皮癣，湿疹 旱柳树叶 30 g，葱白 24 g，猪油、食盐适量，明矾 1.5 g。共捣烂，布包涂患处，每日 3 次，6 日为 1 个疗程。(1～5 方出自《沙漠地区药用植物》)

【临床报道】 治疗面瘫 鲜杨树皮(痂瘤皮)60～100 g，加水 1 000 ml 左右，煎沸后趁热熏患侧面颊部，每次 40～60 分钟。热熏一次未恢复正常者，隔 2 日行第二次或第三次治疗。治疗 30 例，痊愈 17 人，占 56.7%；显效 6 人，占 20%；无效 7 人，占 23.3%。本法对病程较短的单纯性面瘫效果满意。

2340 旱田草 hàn tián cǎo (《全国中草药汇编》)

【异名】 鸭嘴癀、调经草(《福建中草药》)，小号虎舌癀、虎舌蜈蚣草、田素馨、地下茶、锯镰草(《全国中草药汇编》)，田素香、定经草、菜瓜香、白花仔、双头镇、八十缺(《福建药物志》)，锯齿草(《广西药用植物名录》)，鸭舌癀、耳环草(《新华本草纲要》)。

【基原】 为玄参科母草属植物旱田草的全草。

【原植物】 旱田草 *Lindernia ruellioides* (Colsm.) Pennell 又名：剪席草(《广东药用植物手册》)。

一年生草本，高 10～15 cm。茎柔弱，少直立，多分

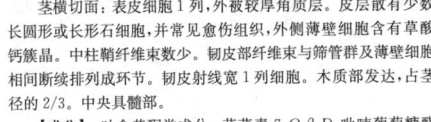

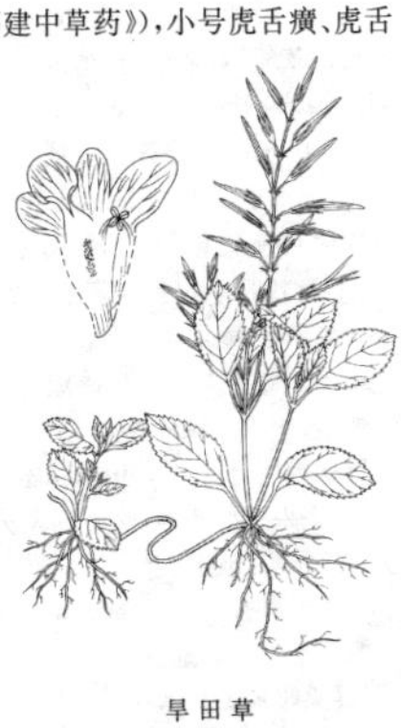
旱田草

枝而长蔓,节上生根,近无毛。叶对生;柄长3～20 mm,基部多少抱茎;叶片长圆形、椭圆形、卵状长圆形或圆形,长1～4 cm,宽0.6～2 cm,先端圆钝或急尖,基部宽楔形,边缘有明显的急尖细锯齿,两面被粗涩的短毛。总状花序顶生,花2～10朵;苞片披针状条形;花梗短;花萼5深裂,裂片线状披针形;花冠紫红色,花冠管圆柱状,上唇直立,2裂,下唇扩展,3裂,裂片几相等;雄蕊4,前方2枚不育,后方2枚能育,无附属物;花柱有宽而扁的柱头。蒴果圆柱形,长1.5～2 cm。种子椭圆形,褐色。花期6～9月,果期7～11月。

生于草地、平原、山谷及林下。分布于福建、江西、湖北、湖南、广东、广西、四川、贵州、云南、西藏、台湾。

【采收加工】 7～10月采收,鲜用或晒干。

【药性】 《全国中草药汇编》:"甘、淡,平。"

【功用主治】 理气活血,解毒消肿。主治月经不调,痛经,闭经,乳痈,瘰疬,跌打损伤,蛇犬咬伤。

1.《全国中草药汇编》:"理气活血,消肿止痛。主治闭经,痛经,胃痛,乳腺炎,颈淋巴结核;外用治跌打损伤,痈肿疼痛,蛇及狂犬咬伤。"

2.《福建药物志》:"理血行气。主治月经不调,遗精,心绞痛,扁桃体炎,白浊,带下,背痈,瘰疬。"

【用法用量】 内服:煎汤,15～30 g;或炖服。外用:捣敷。

【选方】 1. 治闭经 旱田草30～60 g。酒水炖服。

2. 治乳痈、背痈 鲜旱田草30～60 g。酒水煎服,渣调冷饭或红糖捣烂外敷。

3. 治跌打肿痛 鲜旱田草60～90 g。酒炖服。(1～3方出自《福建中草药》)

4. 治毒蛇咬伤 旱田草、狭叶韩信草各15 g,两面针9 g。水煎,加米酒服。

5. 治心绞痛 旱田草30～45 g。和母鸡炖服。(4、5方出自《福建药物志》)

2341 旱冬瓜 hàn dōng guā (《云南思茅中草药选》)

【异名】 蒙自赤杨、冬瓜树皮(《贵州民间药物》),蒙自桤木(《贵州草药》),水冬瓜树(《云南思茅中草药选》),水冬瓜、桤木树(《云南中草药》)。

【基原】 为桦木科桤木属植物尼泊尔桤木的树皮。

【原植物】 尼泊尔桤木 *Alnus nepalensis* D. Don 又名:冬瓜树(《中国高等植物图鉴》)。

乔木,高达15 m。树皮灰色或暗灰色,平滑;枝条紫褐色,无毛,有棱;小枝疏生短柔毛。叶柄长1～2.5 cm;叶片近革质,宽卵形、卵形或倒卵圆形,长4～16 cm,宽2.5～10 cm,先端骤尖或锐尖,基部楔形或宽楔形,边缘全缘或具疏细锯齿,上面无毛,下面粉绿色,密生腺点;沿脉生黄色短柔毛,脉腋簇生髯毛。雄花序多数,排成圆锥状,下垂。果序多数,呈圆锥状排列,长约2 cm;果苞木质,宿存,长约4 mm,有5枚浅裂片;小坚果宽卵圆形;膜质翅宽为果的1/2。花期6～10月,果于次年3～5月成熟。

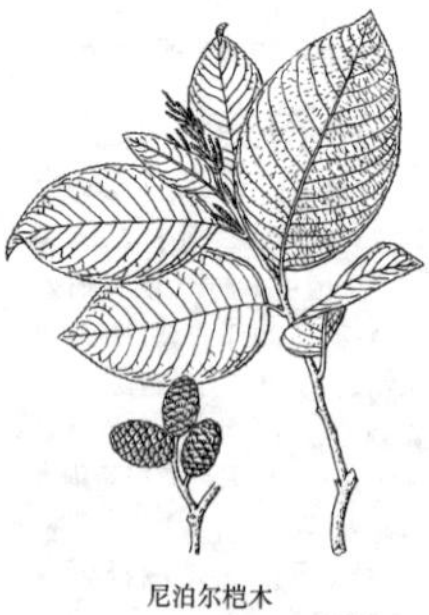

尼泊尔桤木

生于海拔600～3 600 m的河岸、山坡林中及村落附近。分布于西南及广西等地。

【采收加工】 春末、夏初采剥,切片,晒干或鲜用。

【成分】 根含甾醇类:β-谷甾醇(β-sitosterol),羽扇豆醇(lupeol),白桦脂醇(betulin),白桦脂酸(betulinic acid),蒲公英赛醇(taraxerol),蒲公英赛酮(taraxerone)。

【药性】 苦、涩,平。

1.《贵州民间药物》:"性温,味辛。"

2.《云南中草药》:"苦、涩,平。"

【功用主治】 清热解毒,利湿止泻,接骨续筋。主治腹泻,痢疾,水肿,疮毒,骨折,跌打损伤。

1.《贵州民间药物》:"治水肿。"

2.《云南中草药》:"止泻,消炎,接骨。主治腹泻,痢疾,鼻衄,骨折,跌打损伤。"

3.《中草药通讯》1977,(11):28:"消肿,拔毒,消炎。用于无名肿毒。"

【选方】 1. 治水肿 冬瓜树皮煎水,熏洗患处。(《贵州民间药物》)

2. 治无名肿毒,疮疡 旱冬瓜树皮、杨梅树皮、多依树皮、锥栗树皮、山胡椒树皮各等量。以上各药鲜皮煎煮3次,浓缩至稠膏状,外敷,每日或隔日换药1次。〔《中草药通讯》1977,(11):28〕

2342 旱莲花 hàn lián huā (《广西中草药》)

【异名】 金莲花、大红鸟(《植物名实图考》)。

【基原】 为旱金莲科旱金莲属植物旱金莲的全草。

【原植物】 旱金莲 *Tropaeolum majus* L.

一年生或多年生攀缘状肉质草本,全株光滑无毛。根有时块状。叶互生;叶柄长10～20 cm,着生于叶片近中心处;叶盾状近圆形,宽5～10 cm,有主脉9条,由叶柄着生处向四方发出,边缘有波状钝角,下面通常被毛或有乳凸点。花单生于叶腋,有长梗;多为黄色或橘红色,宽2.5～5 cm;萼片5,基部合生,其中1片延长成为一长距;花瓣5,上面2瓣常较大,下面3瓣较小,基部狭窄成爪状,近爪处边缘有毛状裂;雄蕊8,花丝分离,不等长;子房3室,花柱1,柱头3裂,线形。果实成熟时分裂成3个小核果。花期春、夏季。

我国南、北方各地常见栽培,广西、云南有时逸为野生。

【栽培】 生物学特性 喜温暖湿润气候,喜阳光充足,不耐寒。南方多年生栽培;北方作一年生植物栽培。以疏松肥沃、富含腐殖质的壤土栽培为宜。

繁殖方法 种子繁殖或扦插繁殖。种子繁殖:春季将种子用40～45 ℃温水浸泡1日,再行播种于苗床,5月移栽于盆钵中或露地栽培。扦插繁殖:选嫩枝作插穗,插穗具有3～5个芽,除去下部叶片,扦插后需遮荫。约经2星期即能生根再移栽。

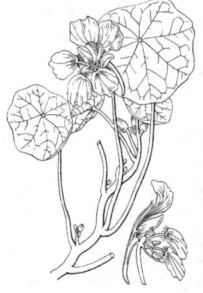

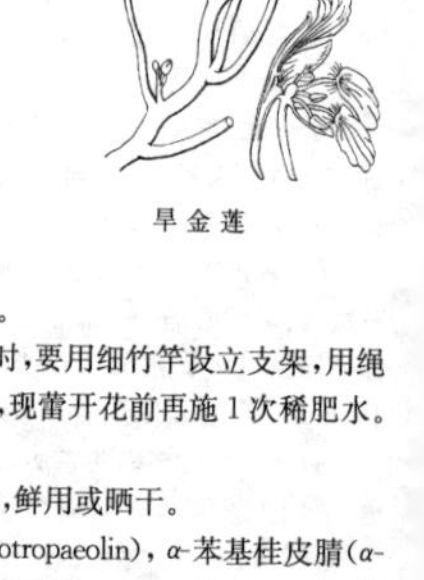

旱金莲

田间管理 幼苗生长高20 cm时,要用细竹竿设立支架,用绳缚牢,以利生长,并追施稀粪水1次,现蕾开花前再施1次稀肥水。并经常浇水,保持一定的湿度。

【采收加工】 5～7月割取全草,鲜用或晒干。

【成分】 种子含旱金莲苷(glucotropaeolin),α-苯基桂皮腈(α-phenylcinnamicacidnitrile),异硫氰酸苄酯(benzylisothiocyanate);精油含旱金莲素(tropaeolin)。

茎叶含异槲皮苷(isoquercitroside),槲皮素-3-三葡萄糖苷(quercetin-3-tri-glucoside),绿原酸(chlorogenicacid)。

花含山柰酚葡萄糖苷(kaempferolglucoside),并含多种类胡萝卜素，含量较多的有叶黄素(lutein)，玉蜀黍黄素(zeaxanthin)，α-胡萝卜素(α-carotene)，β-胡萝卜素(β-carotene)等。

全草含木质素(lignin)，另含一种旱金莲硫代葡萄糖苷。

【药理】 1. 抗菌作用 种子所含异硫氰酸苄酯为广谱抗菌药，对酵母菌、20种真菌和几十种其他菌株均有抗菌作用。对革兰阴性或阳性菌的抑菌浓度为一百万分之一至三百万分之一。

2. 对心血管作用 旱金莲挥发油成分旱金莲素对猫静脉注射1.5 μl/kg，可扩张冠脉，增加冠脉流量70%～118%，增加心收缩幅度22%，血管扩张作用可持续30～60分钟。

3. 对黑素细胞的作用 建立鼠B_{16}黑素瘤细胞培养体系，在添加旱金莲提取物后进行测定，结果显示旱金莲提取物抑制人黑素细胞酪氨酸酶活性及黑素合成，具有药物浓度依赖性关系，对黑素细胞的活力影响较小。

毒性 异硫氰酸苄酯给小鼠及大鼠腹腔注射LD_{50}分别为76～107 mg/kg及72 mg/kg。口服时LD_{50}分别为134 mg/kg及128 mg/kg。旱金莲素给小鼠口服LD_{50}为16 μl/kg，大鼠为250 μl/kg，猫为22 μl/kg。

【药性】《广西本草选编》："味辛酸，性凉。"

【功用主治】 清热解毒，凉血止血。主治目赤肿痛，疮疖，吐血，咯血。

1.《广西民间常用中草药手册》："清热解毒。治目赤肿痛，恶毒大疮。"

2.《广西本草选编》："凉血止血。主治吐血，咯血。"

3.《台湾药用植物志》："治支气管炎。"

4.《福建药物志》："治结膜炎。"

【用法用量】 内服：煎汤，鲜品15～30 g。外用：捣烂敷；或煎水洗。

【选方】 1. 治目赤肿痛 金莲花、野菊花适量。共捣烂，敷眼眶。

2. 治恶毒大疮 金莲花、雾水葛、木芙蓉各适量。共捣烂，敷患处。(1、2方出自《广西民间常用中草药手册》)

2343 吴茱萸 wú zhū yú (《本经》)

【异名】 食茱萸(《新修本草》)，榄子(《本草拾遗》)，吴萸(《草木便方》)。

【基原】 为芸香科吴茱萸属植物吴茱萸、石虎及毛脉吴茱萸未成熟的果实。

【原植物】 1. 吴茱萸 *Evodia rutaecarpa* (Juss.) Benth.

常绿灌木或小乔木，高3～10 m。树皮青灰褐色，幼枝紫褐色，有细小圆形的皮孔；幼枝、叶轴及花轴均被锈色绒毛。奇数羽状复叶对生，连叶柄长20～40 cm；叶柄长4～8 cm，小叶柄长2～5 mm；小叶5～9，椭圆形至卵形，长5.5～15 cm，宽3～7 cm，先端骤狭成短尖，基部楔形至广楔形或圆形，全缘或有不明显的钝锯齿，侧脉不明显，两面均被淡黄褐色长柔毛，脉上尤多，有明显的油点，厚纸质或纸质。雌雄异株，聚伞圆锥花序，顶生；花轴基部有狭小对生苞片2枚；萼片5，广卵形，被短柔毛；花瓣5，白色，长圆形，长4～6 mm；雄花具5雄蕊，插生在极小的花盘上，退化子房先端4～5裂；雌花的花瓣较雄花瓣大，退化雄蕊鳞片状，子房上位，长圆形，心皮5，花后增宽成扁圆形，有粗大的腺点，花柱粗短，柱头先端4～5浅裂。果实扁球形，成熟时裂开成5个果瓣，紫红色，表面有腺点，每分果有种子1个，黑色，有光泽。花期6～8月，果期9～10月。

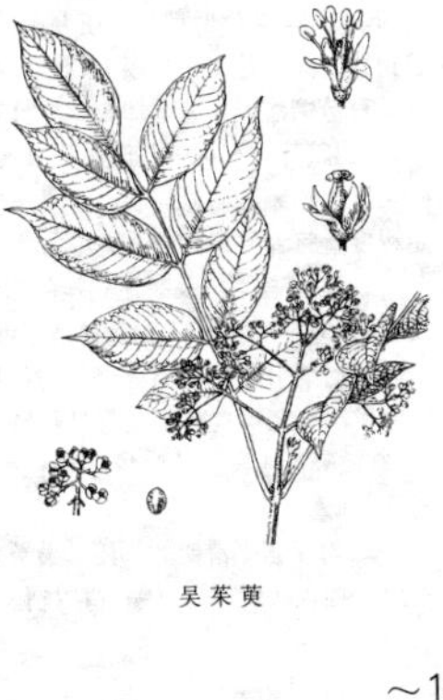

吴茱萸

生于低海拔向阳的疏林下或林缘旷地。分布于浙江、安徽、福建、湖北、湖南、广东、广西、四川、贵州、云南、陕西、甘肃、台湾。

2. 石虎 *E. rutaecarpa* (Juss.) Benth. var. *officinalis* (Dode) Huang

本变种与正种很相似。区别点为具有特殊的刺激性气味。小叶3～11，叶片较狭，长圆形至狭披针形，先端渐尖或长渐尖，各小叶片相距较疏远，侧脉较明显，全缘，两面密被长柔毛，脉上最密，油腺粗大。花序轴常被淡黄色或无色的长柔毛。成熟果序不及正种密集。种子带蓝黑色。花期7～8月，果期9～10月。

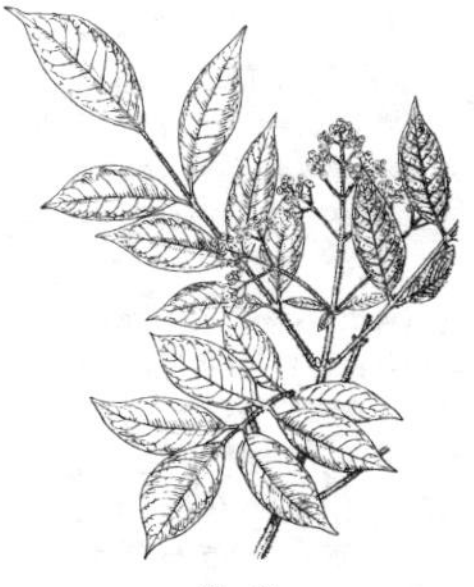

石 虎

生于山坡草丛中。分布于浙江、江西、湖北、湖南、广西、四川、贵州。

3. 毛脉吴茱萸 *E. rutaecarpa* (Juss.) Benth. var. *bodinieri* (Dode) Huang 又名：波氏吴茱萸(《植物分类学报》)，疏毛吴茱萸(《中华人民共和国药典》)。

与上种相似。小枝被黄锈色或丝光质的疏长毛。叶轴被长柔毛；小叶5～11，叶形变化较大，长圆形、披针形、卵状披针形，上表面中脉略被疏短毛，下面脉上被短柔毛，侧脉清晰，油腺点小。花期7～8月，果期9～10月。

生于村边路旁、山坡草丛中。分布于江西、湖南、广东、广西及贵州。

本植物的根(吴茱萸根)、叶(吴茱萸叶)亦供药用，另设专条。

【栽培】 生物学特性 喜温暖湿润气候，不耐寒冷、干燥。以选阳光充足、土层深厚、疏松肥沃、排水良好的砂质壤土和腐殖质壤土栽培为宜，低洼积水地不宜栽培。

繁殖方法 多分株、扦插繁殖。分株繁殖：12月下旬，可在母株旁距0.6 m处，将侧根的表土刨开，露出较粗的侧根，每隔7 cm砍一伤口，再覆土，施粪肥。春季伤口处长出幼苗，待幼苗长大后，即可与母株分离。扦插繁殖：枝插法，11～12月或1～2月植株萌芽前，剪取1～2年生健壮枝条为插穗，长20～25 cm，具3～4个芽，两端剪成斜面，扦插于苗床，露出地面5～10 cm，覆草一层，注意浇水，遮荫。扦插后1～2个月生根。第二年苗高30 cm移栽。根插法，选树龄4～6年，于2月上旬前后，选较粗壮的侧根，截成15～18 cm的小段作插穗，按行株距15 cm×15 cm开穴，每穴斜插一段，覆土，浇水。育苗第二年就可移栽，定植移栽时间3～4月或11～12月，按行株距(1.5～2) m×(1.5～2) m开穴，穴径60 cm，深45 cm，施入腐熟厩肥，幼苗根部蘸黄泥浆后栽种，覆土，压实，浇水。

田间管理 每年需中耕除草，结合施追肥2～3次，早春萌芽前追施人粪尿，孕蕾前再施1次。开花后增施磷、钾肥，可防止落果，促进种子饱满成熟。整枝修剪，幼龄树离地面80 cm处打顶，促使形成一定的树冠；成年树要剪除重叠枝、下垂枝、枯枝、病虫枝、老弱枝。修剪工作可在落叶后进行。并要培土保暖防冻。移栽后幼龄树行间可套种花生、薯类、大豆或除虫菊等。

病虫害防治 病害有煤烟病，5～6月杀死传染病源，可喷1：

1∶200 倍的波尔多液。锈病，5 月中旬发病时喷波美 0.2～0.3 度石硫合剂或 25%粉锈宁 100 倍液。还有树脂病等为害。虫害有褐天牛，可用人工捕捉。另有蚜虫、红蜡介壳虫等为害。

【采收加工】 栽后 3 年，早熟品种 7 月上旬，晚熟品种 8 月上旬，待果实呈茶绿色而心皮未分离时采收，在露水未干前采摘整串果穗，切勿摘断果枝，晒干，用手揉搓，使果柄脱落，扬净。如遇雨天，用微火炕干。

【药材】 吴茱萸 *Euodiae Fructus* 主产于贵州、广西、湖南、四川、云南、陕西及浙江。

商品规格 分大粒统货和小粒统货。大粒统货：呈五棱扁球形，表面黑褐色，顶部五瓣多裂口，香气浓郁。小粒统货：呈圆球形，裂瓣不明显，表面绿色或灰绿色，香气较淡。

性状 果实类球形或略呈五角状扁球形，直径 2～5 mm。表面暗绿黄色至褐色，粗糙，有多数点状突起或凹下油点。顶端有五角星状的裂隙，基部残留被有黄色茸毛的果梗。质硬而脆，横切面可见子房室，每室有淡黄色种子 1 粒。气芳香浓郁，味辛辣而苦。

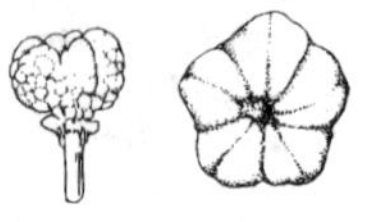

(1)　　(2)

吴茱萸(果实)外形

(1) 侧面观　(2) 顶面观

鉴别 (1) 果实横切面：类圆形，中央分为 5 室。外果皮表皮细胞 1 列，类圆形，排列整齐，大多含橙皮苷结晶；可见多数气孔和少数非腺毛及非腺毛脱落后的瘢痕。中果皮较厚，散有纤维束和多数大型油室，直径 120～180 μm，薄壁细胞含草酸钙簇晶，近内果皮尤密，簇晶直径 12～16 μm。内果皮 4～5 列薄壁细胞，长方形，切向排列，较中果皮细胞小。果实每室内有 1 粒种子，类三角形，种皮石细胞呈栅栏状排列，壁较厚，种皮内全为胚乳组织。

粉末特征：褐色。非腺毛 2～6 细胞，长 140～350 μm，壁疣明显，有的胞腔内含棕黄色至棕红色物。腺毛头部 7～14 细胞，椭圆形，常含黄棕色内含物；柄 2～5 细胞。草酸钙簇晶较多，直径 10～25 μm；偶有方晶。石细胞类圆形或长方形，直径 35～70 μm，胞腔大。油室碎片有时可见，淡黄色。

(2) 取本品粉 0.5 g，加盐酸溶液(1→100)10 ml，用力振摇数分钟，滤过。取滤液 2 ml，加碘化汞钾试液 1 滴，振摇后，生成黄白色沉淀(检查生物碱)；另取滤液 1 ml，缓缓加入对二甲氨基苯醛试液 2 ml，置水浴上加热，两液接界处生成红褐色环(检查吲哚类生物碱)。

品质标志 《中华人民共和国药典》2010 年版规定：照高效液相色谱法测定，本品含吴茱萸碱($C_{19}H_{17}N_3O$)和吴茱萸次碱($C_{18}H_{13}N_3O$)的总量不得少于 0.15%；柠檬古素($C_{26}H_{30}O_8$)不得少于 1.0%。

【成分】 种子含顺式-5, 8-十四碳二烯酸(*cis*-5, 8-tetradecadienic acid)。果实的挥发油中含吴茱萸烯(evodene)，吴茱萸内酯醇(evodol)，柠檬苦素(limonin)。含生物碱类化合物：吴茱萸碱(evodiamine)，吴茱萸次碱(rutaecarpine)，吴茱萸卡品碱(evocarpine)，羟基吴茱萸碱(hydroxyevodiamine)，吴茱萸因碱(wuchuyine)，吴茱萸酰胺(wuchuyuamide)Ⅰ、Ⅱ，咔波林(*β*-carboline)，1, 2, 3, 4-tetrahydro-1-oxo-*β*-carboline，罗勒烯(ocimene)，吴茱萸啶酮(evodione)，吴茱萸精(evogin)，吴茱萸苦素(rutaevin)，7-羧基吴茱萸碱(7-carboxyevodiamine)，二氢吴茱萸次碱(dihydrorutaecarpine)，14-甲酰吴茱萸次碱(14-formyl rutaecarpine)，1-甲基-2-壬基-4(1*H*)-喹诺酮〔1-methyl-2-nonyl-4(1*H*)-quinolone〕，*N*，*N*-二甲基-5-甲氧基色胺(*N*，*N*-dimethyl-5-methoxytryptamine)，*N*-甲基邻氨基苯甲酰胺(*N*-methylanthranoylamide)，辛弗林(synephrine)，去氢吴茱萸碱(dehydroevodiamine)，去甲基吴茱萸酰胺〔*N*-(2-methylaminobenzoyl)tryptamine〕，吴茱萸果酰胺(goshuyuamide)Ⅰ。含 6*α*-乙酰氧基-5-表柠檬苦素(6*α*-acetoxy-5-epi-limonin)，6*β*-乙酰氧基-5-表柠檬苦素(6*β*-acetoxy-5-epi-limonin)，黄柏酮(obacunone)，罗旦梅交酯(jangomolide)，吴茱萸苦素乙酸酯(rutaevineacetate)，臭辣树交酯(graucin)A。含喹诺酮类衍生物：1-甲基-2〔(*Z*)-6-十一碳烯〕-4(1*H*)-喹诺酮{1-methyl-2〔(*Z*)-6-undecenyl〕-4(1*H*)-quinolone}，1-甲基-2-〔(*Z*)-10-十五碳烯〕-4(1*H*)-喹诺酮{1-methyl-2-〔(*Z*)-10-pentadecenyl〕-4(1*H*)-quinolone}，1-甲基-2-〔(*Z*)-6-十五碳烯〕-4(1*H*)-喹诺酮{1-methyl-2-〔(*Z*)-6-pentadecenyl〕-4(1*H*)-quinolone}，1-甲基-2-〔(6*Z*, 9*Z*)-6, 9-十五碳二烯〕-4(1*H*)-喹诺酮{1-methyl-2-〔(6*Z*, 9*Z*)-6, 9-pentadecadienyl〕-4(1*H*)-quinolone}，1-甲基-2-〔(4*Z*, 7*Z*)-4, 7-十三碳二烯〕-4(1*H*)-喹诺酮{1-methyl-2-〔(4*Z*, 7*Z*)-4, 7-tridecadienyl〕-4(1*H*)-quinolone}，吴茱萸果酰胺(goshuyuamide)Ⅰ、Ⅱ。此外，果实中还含天冬氨酸，色氨酸，苏氨酸，丝氨酸及胱氨酸等十八种氨基酸。

石虎果实含吴茱萸内酯(evodin)又称柠檬苦素(limonin)，吴茱萸碱，吴茱萸次碱，羟基吴茱萸碱，石虎甲素(Shih-Hu A)，吴茱萸卡品碱，二氢吴茱萸卡品碱(dihydroevocarpine)，1-甲基-2-十一烷基-4(1*H*)-喹诺酮〔1-methyl-2-undecyl-4(1*H*)-quinolone〕，1-甲基-2-〔(*Z*)-6-十一烯基〕-4(1*H*)-喹诺酮{1-methyl-2-〔(*Z*)-6-undecenyl〕-4(1*H*)-quinolone}，2-羟基-4-甲氧基-3(3′-甲基-2′-苯基)-喹啉〔2-hydroxy-4-methoxy-3-(3′-methyl-2′butenyl)-quinoline〕。

【药理】 1. 对消化系统的作用 ① 抗实验性胃溃疡的作用：口服 2 g/kg 的 50%甲醇提取物，具有抗大鼠水浸应激性溃疡的作用，抑制率达 66.6%。水煎剂 10 和 20 g/kg 灌胃，还具有抗小鼠盐酸性胃溃疡和吲哚美辛(消炎痛)加乙醇性胃溃疡作用，对水浸应激性和结扎幽门性胃溃疡有抑制形成的倾向。② 对胃肠运动的影响：5×10^{-3} g/ml 的吴茱萸水煎剂抑制大鼠胃条的自发活动，洗去药液后，活动可恢复，还能对抗乙酰胆碱和氯化钡引起的胃条痉挛性收缩，对肾上腺素引起的胃条运动抑制无拮抗作用。吴茱萸煎液既能拮抗烟碱、毒扁豆碱、乙酰胆碱、组胺、氯化钡、酚妥拉明、利舍平对离体小肠的兴奋作用，又能拮抗六烃季胺、阿托品和肾上腺素对离体兔小肠的抑制作用，但不能拮抗苯海拉明、罂粟碱、维拉帕米、美散痛对离体小肠的抑制作用。③ 保肝利胆作用：每日分别灌服吴茱萸水煎剂 5 或 10 g/kg，连续 5 日，能对抗四氯化碳引起大鼠血清 ALT 和 AST 值升高，并具有短暂的促进胆汁分泌作用。

2. 对中枢神经系统的作用 静注吴茱萸的 10%乙醇提取物，可使兔体温升高。也可提高电刺激兔齿髓引起的口边肌群挛缩的阈值，其作用强度与氨基比林相当。吴茱萸水煎剂 10 g/kg 灌胃能减少乙酸引起的小鼠扭体反应次数和延长热刺激痛反应潜伏期。吴茱萸水煎剂 5 和 20 g/kg 都能显著延迟痛觉反应时间，持续 2.5 小时以上。其镇痛成分为吴茱萸碱、吴茱萸次碱。

3. 降压作用 吴茱萸煎剂、蒸馏液和冲剂过滤后，分别给正常兔、犬和实验性肾型高血压犬进行静注，均有明显的降压作用，且持续时间长达 3 小时以上；煎剂给犬灌胃，也呈明显降压作用。吴茱萸蒸馏液能显著增加蟾蜍血管灌流量，且作用长达 3 小时以上，表明其降压与扩张外周血管有关。吴茱萸甲醇提取物及三种喹诺酮生物碱能明显抑制血管紧张素与大鼠肝膜受体的结合，一定程度上解释吴茱萸调节血压的功效。

4. 对血栓形成及凝血功能的影响 吴茱萸次碱有抗血小板活性，它抑制磷脂酶 C，导致磷酸肌醇分解下降，抑制血栓烷形成，抑制激动剂引起的血小板聚集时细胞内钙的运动。体内抗血栓实验发现吴茱萸次碱能显著延长肠系膜小静脉血栓形成的潜伏期，有效降低小鼠急性肺栓塞死亡率，延长大鼠肠系膜动脉出血时间。

5. 对子宫平滑肌的作用 吴茱萸热水提取物对大鼠离体子宫由 5-羟色胺引起的收缩有拮抗作用。从水溶性部分中分离的对羟基福林能使小鼠离体子宫肌松弛,除去对羟基福林后的残存液,对大鼠子宫呈现明显的收缩作用。其兴奋子宫成分为去氢吴茱萸碱、吴茱萸次碱和芸香胺。

6. 支气管收缩作用　吴茱萸碱对豚鼠离体支气管的作用呈剂量相关。该作用可拮抗阿托品,辣椒素受体拮抗剂能竞争性抑制吴茱萸碱的作用,提示吴茱萸碱激活辣椒素受体。

7. 其他作用　吴茱萸果实的乙醇提取物对中国仓鼠肺细胞(V-79)有显著细胞毒作用。从中分离的有效成分为吴茱萸碱。进一步用 V-79 细胞、人鼻咽癌细胞(KB)和鼠淋巴细胞性白血病细胞(P_{388})所作的细胞毒试验中,它们的 IC_{50} 值分别为 V-79 为 0.19 μg/ml; KB 为 0.98 μg/ml; P_{388} 为 0.43 μg/ml。此外,吴茱萸果实甲醇提取物灌服或腹腔注射对氰化钾产生的缺氧有明显抗缺氧作用,可明显降低死亡率和延长存活时间,有效成分为吴茱萸碱和吴茱萸次碱。吴茱萸次碱对小鼠肝肾细胞色素 P450 依赖的单加氧酶有诱导作用,对人和小鼠肝微粒体细胞色素 P450-1A 有选择性抑制作用,对 K^+ 通道有阻滞作用。吴茱萸次碱能松弛乙酰胆碱引起的兔肛门括约肌收缩,并呈浓度依赖性,此作用不依赖于黏膜,与NO-cGMP系统无关,可能涉及钙的作用。对人的肛肠括约肌作用更明显,有一定的临床意义。

【炮制】 1. 吴茱萸　取原药材,除去杂质及果柄、枝梗。

2. 制吴茱萸　取净甘草片置锅内,加水(1∶5)煎煮两次,去渣,趁热加入吴茱萸拌匀,稍润,待吸尽汁液,用文火炒干,取出放凉。每吴茱萸 100 kg,用甘草 6 kg。以甘草水制可降低其毒性和燥性。

3. 盐炒吴茱萸　取净吴茱萸于适当容器内,加入盐水拌匀,稍润至尽,置锅内,用文火炒至裂开,稍鼓起时,取出放凉。每吴茱萸 100 kg,用食盐 2 kg。

4. 黄连制吴茱萸　取净黄连片或碎块,置锅内,加入适量水煎汤,捞出黄连渣,投入净吴茱萸,闷润至黄连水吸尽时,用文火炒至微干,取出晒干。每吴茱萸 100 kg,用黄连 12 kg。

5. 酒炒吴茱萸　取净吴茱萸用黄酒拌匀,闷润酒尽,置锅内,用文火炒至裂开为度,取出放凉。每吴茱萸 100 kg,用黄酒 20 kg。

6. 醋炒吴茱萸　取净吴茱萸用醋拌匀,闷润至醋尽,置锅内,用文火炒至裂开为度,取出放凉。每吴茱萸 100 kg,用米醋 18 kg。

7. 姜制吴茱萸　取净吴茱萸用姜汁拌匀,用文火炒干为度。每吴茱萸 100 kg,用生姜 25 kg。

饮片性状　吴茱萸参见"药材"项。制吴茱萸色泽加深,气味稍淡。盐炒吴茱萸表面焦黑色,色香浓郁,味辛辣,微苦咸。黄连制吴茱萸表面黄褐色,气香,味苦。酒炒吴茱萸裂开,色泽加深,微有酒气。醋炒吴茱萸裂开,表面深褐色,微有醋气。姜制吴茱萸裂开,色泽加深,具有姜气味。

贮干燥容器内,制吴茱萸、盐炒吴茱萸、黄连制吴茱萸、酒炒吴茱萸、醋炒吴茱萸、姜制吴茱萸,密闭,置阴凉干燥处。

【药性】 辛、苦,热,小毒。归肝、脾、胃经。

1.《本经》:"味辛,温。"

2.《别录》:"大热,有小毒。"

3.《药性论》:"味苦、辛,大热,有毒。"

4.《汤液本草》:"人足太阴经、少阴经、厥阴经。"

5.《雷公炮制药性解》:"人肝、脾、胃、大肠、肾经。"

【功用主治】 散寒,温中,解郁,燥湿。主治脘腹冷痛,厥阴头痛,疝痛,痛经,脚气肿痛,呕吐吞酸,寒湿泄泻。

1.《本经》:"主温中下气,止痛,咳逆寒热,除湿血痹,逐风邪,开腠理。"

2.《别录》:"去痰冷,腹内绞痛,诸冷实不消,中恶,心腹痛,逆气,利五脏。"

3.《药性论》:"主心腹疾,积冷,心下结气,疰心痛;治霍乱转筋,胃中冷气,吐泻腹痛不可胜忍者;疗遍身顽痹,冷食不消,利大肠壅气。"

4.《食疗本草》:"主痢,止泻,厚肠胃,肥健人。"

5.《本草拾遗》:"食茱萸杀鬼魅及恶虫毒,起阳,杀牙齿虫痛。"

6.《日华子》:"健脾,通关节。治霍乱泻痢,消痰破癥癖,逐风。治腹痛,肾气,脚气,水肿,下产后余血。"

7. 王好古:"治痞满塞胸,咽膈不通,润肝燥脾。"(引自《纲目》)

8.《纲目》:"开郁化滞。治吞酸,厥阴痰涎头痛,阴毒腹痛,疝气,血痢,喉舌口疮。"

【用法用量】 内服:煎汤,1.5～5 g;或入丸、散。外用:研末调敷;或煎水洗。止呕,黄连水炒;治疝,盐水炒。

【宜忌】 不宜多服久服,无寒湿滞气及阴虚火旺者禁服。

1.《本草经集注》:"蓼实为之使。恶丹参、消石、白垩。畏紫石英。"

2. 孙思邈:"多食伤神,令人起伏气,咽喉不通。"(引自《纲目》)

3.《本草蒙筌》:"肠虚泄者尤忌。"

4.《纲目》:"走气动火,昏目发疮。"

5.《本草经疏》:"呕吐吞酸属胃火者不宜用;咳逆上气,非风寒外邪及冷痰宿水所致者不宜用;腹痛属血虚有火者不宜用;赤白下垢者不宜用;小肠疝气,非骤感寒邪及初发一二次者不宜用;霍乱转筋,由于脾胃虚弱冒暑所致,而非寒湿生冷干犯肠胃者不宜用;一切阴虚之证及五脏六腑有热无寒之人,法所咸忌。"

6.《王氏医存》:"吴茱萸能燥肝血,以黄连制之。"

【选方】 1. 治心中寒,心背彻痛　吴茱萸一升,桂心、当归各二两。上三味,捣罗为末,炼蜜为丸,如梧桐子大。每服三十丸,温酒下,渐加至四十丸。(《圣济总录》茱萸丸)

2. 治呕吐涎沫,头痛及少阴病吐利、手足逆冷、烦躁欲死者　吴茱萸(洗)一升,人参三两,生姜(切)六两,大枣(擘)十二枚。以水七升,煮取二升,去滓。温服七合,日三服。(《伤寒论》吴茱萸汤)

3. 治蛔心痛　吴茱萸(水浸一宿,焙干炒)半两,鹤虱(微炒)一两半。上为细散。每服二钱,空心温酒调下。(《普济方》吴茱萸散)

4. 治远年近日小肠疝气,偏坠搐疼,脐下撮痛,以致闷乱,及外肾肿硬,日渐增长,阴间湿痒成疮　吴茱萸(去枝梗)一斤(四两用酒浸,四两用醋浸,四两用汤浸,四两用童子小便浸,各浸一宿,同焙干),泽泻二两。上为细末,酒煮面糊丸如梧桐子大。每服五十丸,空心食前盐汤或酒吞下。(《局方》夺命丹)

5. 治霍乱心腹痛,呕吐不止　吴茱萸(汤浸,焙,炒)、干姜(炮)各一两,甘草(炙)一两半。上三味,粗捣筛。每服二钱匕,水一盏,煎至七分,去滓温服,不拘时。(《圣济总录》吴茱萸汤)

6. 治脾受湿气,泄利不止,米谷迟化,脐腹刺痛,小儿疳气下痢　黄连(去须)、吴茱萸(去梗,炒)、白芍药各五两。上为细末,面糊为丸,如梧桐子大。每服二十丸,浓煎米饮下,空心日三服。(《局方》戊己丸)

7. 治赤白带下　榄子、石菖蒲等分,为末。每旦盐酒温服二钱。(《经验方》)

8. 治脚气人腹冲心,大便不通　吴茱萸、木瓜、大黄各等分,大黄或随其病加减。米糊丸如绿豆大。每五十丸,粳米、枳壳汤下。未应,加丸数再服,以通为度。(《赤水玄珠》三将军丸)

9. 治肾气上哕,肾气自腹中起上筑于咽喉,逆气连属而不能吐,或至数十声,上下不得喘息　吴茱萸(醋炒)、橘皮、附子各一两。为末,面糊丸,梧子大。每姜汤下七十丸。(《仁存堂经验方》)

10. 治中风口噤,闷乱不知人,汤饮不下　吴茱萸(汤洗七次,炒)一两,豉(炒令微干)三两。上粗捣筛。每服四钱匕,以水一盏半,煎取七分,去滓温服,早晚各二服。一方单用吴茱萸,和酒煮服之,尤良。(《普济方》)

11. 治小便多利　吴茱萸、蜀椒、干姜。上等分为末,用干蒸

饼为末，入水内拌匀和捣熟，丸如绿豆大。每服十丸，加至二十丸，空心盐汤下。（《普济方》吴茱萸丸）

12. 治牙齿疼痛　吴茱萸煎酒，含漱之。（《食疗本草》）

13. 治口疮口疳　茱萸末，醋调涂足心。亦治咽喉作痛。（《濒湖集简方》）

【临床报道】 1. 治疗高血压病　每晚临睡前将1包（18 g）吴茱萸粉调以白醋，成浓稠酱状，分敷两侧足心穴（涌泉穴稍后方），外覆盖塑料薄膜，绷带固定12小时。每日用药1包，14日为1个疗程，血压正常后改每星期敷药1～2次。治疗原发性高血压27例，结果：20例血压降至正常；改善者5例；无效者2例；总有效率为92.6%。血压降至正常的20例，平均敷药6.4次，最短1次，最长14次。

2. 治疗口腔炎　将吴茱萸晒干捣成面，加适量的醋调成糊状，置于清洁布上，敷于两脚涌泉穴及周围，24小时后取下即可。用量：1岁以下用4.5～6 g，1～5岁用6～9 g，5～15岁用9～12 g，15岁以上用12～15 g。用于溃疡性口腔炎256例，均用药1次，在3～5日内溃疡愈合247例，治愈率为96.48%。其中舌溃疡171例：治愈169例，好转2例；齿龈溃疡8例，治愈5例，好转1例，无效2例；唇溃疡31例，治愈29例，好转1例，无效1例；两颊黏膜溃疡46例，治愈44例，好转1例，无效1例。

3. 治疗婴幼儿腹泻　取吴茱萸20 g研细，加米醋适量调成糊状，敷在脐周，覆盖穴位以神阙穴为中心，包括下脘、天枢（双）、气海穴，24小时取下。观察96例，敷药1次治愈37例，敷药2次治愈51例，敷药3次治愈5例，好转3例。

4. 治疗哮喘鸣　将吴茱萸粉末用凉开水调成稠糊状敷于双侧涌泉穴，每次1～2 g，每晚1次，次日清晨取下。6次为1个疗程。共治疗69例，1个疗程痊愈49例，2～3个疗程痊愈20例，总有效率为100%。

【各家论述】 1.《本草衍义》："吴茱萸下气最速，肠虚人服之愈甚。"

2.《医学启源》："《主治秘诀》云，（吴茱萸）气浮而味降，其用有四：去胸中寒一也；止心痛二也；感寒腹痛三也；消宿酒，为白豆蔻之佐四也。"

3. 王好古："冲脉为病，逆气里急，宜此（吴茱萸）主之。震、坤合见，其色绿。故仲景吴茱萸汤、当归四逆汤方，治厥阴病及温脾胃，皆用此也。"（引自《纲目》）

4.《纲目》："茱萸辛热，能散能温，苦热，能燥能坚，故其所治之证，皆取其散寒温中、燥湿解郁之功而已。"

5.《本草经疏》："凡脾胃之气，喜温而恶寒，寒则中气不能运化，或为冷实不消，或为腹内绞痛，或寒痰停积，以致气逆发咳，五脏不利。（吴茱萸）辛温暖脾胃而散寒邪，则中自温，气自下，而诸证悉除。"

6.《药性通考》："吴茱萸入四神丸中以治肾泄，非用之以祛寒耶？然而非尽祛寒也，亦借其燥性以去湿耳。夫肾恶燥而泻久又苦湿，吴茱萸正喜以燥投肾之欢，入肾脏之中逐其水，外走于膀胱，不走于大肠也。"

7.《本草便读》："吴茱萸，辛苦而温，芳香而燥，本为肝之主药，而兼入脾胃者，以脾喜香燥，胃喜降下也。其性下气最速，极能宣散郁结，故治肝气郁滞，寒浊下踞，以致腹痛疝瘕等疾，或病邪下行极而上，乃为呕吐吞酸胸满诸病，均可治之。即其辛苦香燥之性，概可想见其功。然则治肝治胃以及中下寒湿滞浊，无不相宜耳。"

2344 吴茱萸叶 wú zhū yú yè（《日华子》）

【基原】 为芸香科吴茱萸属植物吴茱萸等的叶。

【原植物】 参见"吴茱萸"条。

【采收加工】 7～10月采摘，鲜用或晒干用。

【药材】 吴茱萸叶 *Evodiae Folium*　产地参见"吴茱萸"条。

性状　多为小叶，完整的叶为单数羽状复叶；叶轴略呈圆柱形，黄褐色，被黄白色柔毛。小叶常皱缩破碎，完整者展平后呈椭圆形至卵圆形，长5～15 cm，宽2.5～6 cm，先端短尖或急尖，基部楔形，全缘，黄褐色，上面在放大镜下可见透明油点，下面密被黄白色柔毛，主脉突起，侧脉羽状。质脆，易碎。气微香，味辛、苦、辣。

【成分】 吴茱萸叶含黄酮类化合物：橙皮素（hesperetin），柚皮素（naringenin）及4′，5，7-三羟基-6-（或8）-（3-甲基-2-丁烯基）-黄烷酮二葡萄糖苷〔4′，5，7-trihydroxy-6（or 8）-（3-methylbut-2-enyl）flavanone diglucoside〕，还含羟基吴茱萸碱（hydroxyevodiamine）。

【药性】 《纲目》："辛、苦，热。"

【功用主治】 散寒，止痛，敛疮。主治霍乱转筋，心腹冷痛，头痛，疮疡肿毒。

1.《日华子》："治霍乱，下气，止心腹痛，冷气，内外肾钓痛，盐研署之。"

2.《广西民族药简编》："水煎洗伤口，治毒蛇咬伤，捣烂敷患处，治无名肿毒。"

【用法用量】 外用：加热外敷；或煎水洗。

【选方】 1. 治霍乱脚转筋　吴茱萸叶和艾，以醋汤拌署。（《日华子》）

2. 治大寒犯脑头痛　以酒拌吴茱萸叶，袋盛蒸熟，更互枕熨之，痛止为度。（《纲目》）

3. 治偏头痛　吴茱萸叶微火烤软，擦头部。

4. 治疮毒久烂不愈　吴茱萸叶9 g。捣烂敷患处。又方：叶捣汁，加水洗患处。（3、4方出自《湖南药物志》）

5. 治手术后肠麻痹　用鲜吴茱萸叶45 g（或果30 g），捣烂炒热用纱布包敷脐部，外加热水袋。孕妇慎用。（《广西本草选编》）

2345 吴茱萸根 wú zhū yú gēn（《本经》）

【异名】 茱萸根（《集验方》）。

【基原】 为芸香科吴茱萸属植物吴茱萸等的根或根皮。

【原植物】 参见"吴茱萸"条。

【采收加工】 7～11月采挖（剥），切片晒干。

【药性】 《纲目》："辛、苦，热，无毒。"

【功用主治】 温中行气，杀虫。主治脘腹冷痛，泄泻，痢疾，风寒头痛，经闭腹痛，寒湿腰痛，疝气，蛲虫病。

1.《本经》："杀三虫。"

2.《别录》："根白皮：杀蛲虫，治喉痹咳逆，止泄注，食不消，女子经产余血，疗白癣。"

3.《药性论》："皮：能疗漆疮，主中恶，腹中刺痛，下痢不禁，治寸白虫。"

4.《食疗本草》："皮：止齿痛。"

5.《宝庆本草折衷》："主痔病，烧末服。"

6.《分类草药性》："根：治动气痛，膀胱疝气，阴寒蛸气。"

7.《重庆草药》："行气，暖中，温肾，燥湿。治心胃冷气痛，寒湿腰腹胀痛，脾虚腹寒，油泻冷痢，虚寒湿滞，血冷，经闭腹痛，疝气，凉寒身痛，风寒头痛。"

8.《广西民族药简编》："根水煎服，治风湿骨痛。"

【用法用量】 内服：煎汤，9～15 g，大量可用至30～60 g；或浸酒；或入丸、散。

【宜忌】 《重庆草药》："胃肠有热者不宜。"

【选方】 1. 治头风痛　吴茱萸根30～60 g，炖猪肉60 g服。

2. 治寒气经停，经闭腹痛　吴茱萸根60 g，五谷根30 g，柑子根30 g，水案板15 g，橙子根30 g，炖杀口肉服。（1、2方出自《重庆草药》）

3. 治寸白虫　吴茱萸根（干，去土，切）一升。以酒一升浸一

宿，平旦分二服。(《千金方》)

4. 治月蚀疮　茱萸根、地榆根、蔷薇根各等分，为散，作汤洗疮，取药涂疮上，日三。(《外台》引《集验方》)

5. 治小儿下部疳䘌疮　吴茱萸根白皮一两，桃白皮一两。上细锉，以酒一大盏，浸一宿，看儿大小，渐渐分服之。(《普济方》)

6. 治脾劳热，有白虫在脾中为病，令人好呕　吴茱萸根(大者)一尺，大麻子八升，橘皮(切)二两。上三味，锉茱萸根，捣麻子，并和以酒一斗，渍一宿，微火上薄暖之，三上三下，绞去滓。平旦空腹为一服取尽，虫便下出，或死或半烂，或下黄汁。(《删繁方》茱萸根下虫酒方)

7. 治肝劳生长虫，在肝为病，恐畏不安，眼中赤　鸡子五枚(去黄)，干漆四两，蜡、吴茱萸根皮各二两，粳米粉半斤。上五味，捣茱萸皮为末，和药铜器中煎，可丸如小豆大。宿勿食，旦饮服一百丸，小儿五十丸，虫当烂出。(《千金方》)

2346 吹云草 chuī yún cǎo (《南宁市药物志》)

【异名】 吹魂草、公儿草、一碗泡(《广西药用植物名录》)，川风(《全国中草药汇编》)，过路蛇(《广西本草选编》)，小腻药、细黄药(云南)。

【基原】 为远志科齿果草属植物齿果草的全草。

【原植物】 齿果草 *Salomonia cantoniensis* Lour.　又名：莎萝莽(《海南植物志》)。

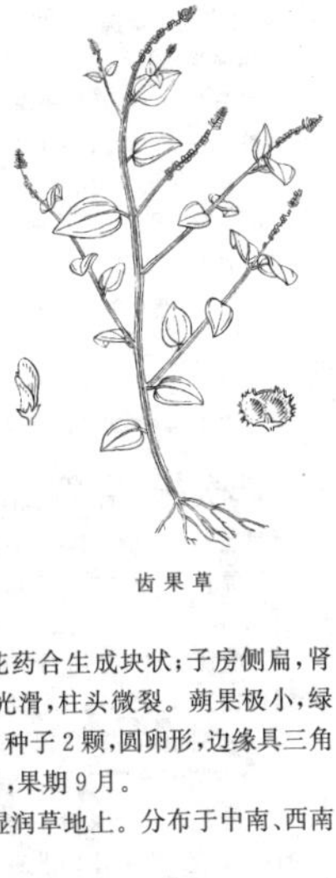

齿果草

一年生草本。根纤细，芳香。茎高 5～20 cm，直立，多分枝，细弱，无毛，具狭翅。单叶互生；叶柄长 1.5～2 mm；叶膜质，心形至卵状三角形，长 5～16 mm，宽 3～12 mm，先端钝或具突尖，基部多少心形，全缘或微波状，无毛；基出 3 脉。穗状花序顶生，花两性，多数，长 1～6 cm，上部稠密，下部较疏。花极小，长约 2～3 mm，无花梗；小苞片极小，早落；萼片 5，线状钻形，基部连合，宿存；花瓣 3，淡红色，侧生花瓣较龙骨瓣短，基部与花丝鞘贴生，龙骨瓣舟状，顶端无鸡冠状附属物；雄蕊 4，花丝几乎全部合生成鞘，被珠丝状毛，花药合生成块状；子房侧扁，肾形，边缘具长三角状齿，2 室，花柱光滑，柱头微裂。蒴果极小，绿色，肾形，两侧边缘具三角状尖齿。种子 2 颗，圆卵形，边缘具三角形裂齿，亮黑色，无种阜。花期 8 月，果期 9 月。

生长于海拔 600～1 450 m 的湿润草地上。分布于中南、西南和福建、江西等地。

【栽培】 生物学特性　喜温暖湿润的气候。忌干旱。对土壤要求不严，但以肥沃疏松的砂质壤土栽培为好。

繁殖方法　种子繁殖。秋后种子变黑色时采种，晾干后，放入布袋置通风凉爽处贮藏。翌年 3 月即可播种。直播，行距 15 cm，因种子极小，覆土不宜过厚，盖草浇水，经常保持土壤湿润。幼苗出土时，立即揭草。

田间管理　幼苗长至高 5 cm 左右时，施追稀薄人粪尿或尿素，以后每月追施氮施肥 1 次。每次中耕除草结合追肥。

【采收加工】 7～10 月采收全草，鲜用或晒干。

【药材】 吹云草 *Salomoniae Cantoniensis Herba*　产于福建、河南、湖北、湖南、广西、广东、四川、贵州、云南等地。

性状　本品长 10～20 cm，茎有窄翅，多分枝。单叶互生，具短柄；叶多皱缩，完整叶呈卵状三角形，先端钝或凸尖，基部略呈心形，全缘或稍呈波状，下面带紫色，主脉 3～5 掌状基出。质脆。气微，味麻辣。

【药性】《云南中草药》："气香，微辛、平。"

【功用主治】 解毒消肿，散瘀止痛。主治痈肿疮疡，无名肿毒，喉痹，毒蛇咬伤，跌打损伤，风湿关节痛，牙痛。

《云南中草药》："解毒消肿，散瘀镇痛。主治毒蛇咬伤，无名肿毒。"

【用法用量】 内服：煎汤，3～10 g。外用：捣敷；煎汤含漱或熏洗。

【选方】 1. 治毒蛇咬伤　一碗泡鲜全草 3～9 g。水煎服。另用鲜品捣烂敷伤口周围。(《广西本草选编》)

2. 治牙痛　吹云草煎浓汁含漱。

3. 治眼生白膜　吹云草煮沸，熏洗。(2、3 方出自《南宁市药物志》)

2347 吹火筒 chuī huǒ tǒng (《陕西中草药》)

【异名】 千颗米(《云南中草药》)。

【基原】 为蔷薇科绣线菊属植物狭叶绣线菊的全株。

【原植物】 狭叶绣线菊 *Spiraea japonica* L. f. var. *acuminata* Franch.　又名：尖叶绣线菊。

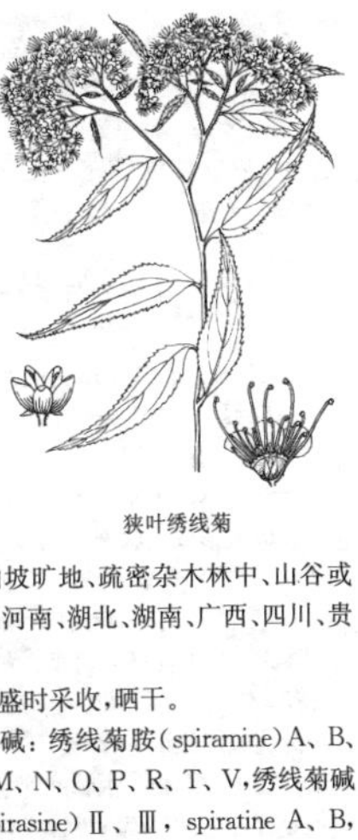

狭叶绣线菊

灌木，高达 2 m。小枝细长，棕红色。单叶互生，具短柄；叶片长卵形至披针形，长 3.5～8 cm，宽 1.5～3.5 cm，先端渐尖，基部楔形，边缘有尖锐重锯齿，下面苍白色，网状脉突起，脉上有短柔毛。复伞房花序，生于当年枝条的顶端，直径 10～14 cm，有时达 18 cm；花小，粉红色；萼筒及裂片外面均被柔毛；花瓣卵形至圆形。蓇葖果无毛。花期 6～7 月，果期 8～9 月。

生于海拔 950～4 000 m 的山坡旷地、疏密杂木林中、山谷或河沟旁。分布于江苏、浙江、安徽、河南、湖北、湖南、广西、四川、贵州、云南、陕西、甘肃等地。

【采收加工】 6～9 月花叶茂盛时采收，晒干。

【成分】 狭叶绣线菊含生物碱：绣线菊胺(spiramine)A、B、C、D、E、F、G、H、I、J、K、L、M、N、O、P、R、T、V，绣线菊碱(spiradine)D、F，绣线菊新碱(spirasine)Ⅱ、Ⅲ，spiratine A、B，spiramidine A、B，19-*O*-去乙酰绣线菊胺 N(19-*O*-deethylspiramine N)，此外还含绣线菊胺 N 及绣线菊二萜醇(spiraminol)，spriamacetal，spiramadol，绣线菊内酯(spiramilactone) B、C、D，deacetylspiramine F、S。

【药性】 微苦，平。

1.《陕西中草药》："味微苦，性平。"

2.《云南中草药》："苦，凉。"

【功用主治】 清热解毒，活血调经，通利二便。主治流感发热，月经不调，便秘腹胀，小便不利。

1.《陕西中草药》："通经，通便，利尿。主治闭经，月经不调，便结腹胀，小便不利。"

2.《云南中草药》："清热解表，活血止血。"

【用法用量】 内服：煎汤，10～15 g。

2348 岗松 gǎng sōng (《药学通报》1958，(5)：228)

【异名】 扫卡木(《陆川本草》)，扫把枝、松毛枝、蛇虫草、鸡儿松(《广西中药志》)，香柴、扫帚子(江西《草药手册》)，观音扫、长松、沙松(《广西药用植物名录》),蚊仔苏、蚊松(《福建药物志》)。

【基原】 为桃金娘科岗松属植物岗松的枝叶。

【原植物】 岗松 *Baeckea frutescens* L.

灌木或小乔木。嫩枝纤细,多分枝。叶小,对生;无柄,或有短柄;叶片狭线形或线形,长 5～10 mm,宽约 1 mm,先端尖,上面有沟,下面突起,有透明油腺点;中脉 1 条,无侧脉。花小,白色,单生于叶腋内;苞片早落;萼管钟状,萼齿 5,细小三角形;花瓣 5,圆形,长约 1.5 mm,基部狭窄成短柄;雄蕊 10 枚或稍少,成对与萼齿对生;子房下位,3 室,花柱短,宿存。蒴果小;种子扁平,有角。花期 7～8 月,果期 9～11 月。

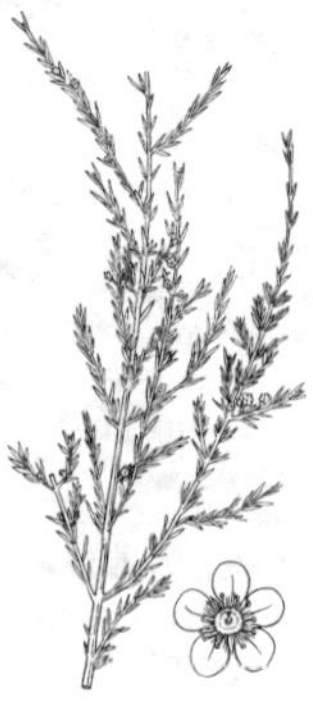

岗　松

生于低丘及荒山草坡与灌丛中。分布于福建、江西、广东、广西、海南等地。

本植物的根(岗松根)亦供药用,另设专条。

【栽培】 生物学特性　喜温暖的环境,稍耐旱、耐寒。生长适温 25～30 ℃。一般土壤均能种植。低洼积水地不宜栽培。

繁殖方法　种子繁殖。春季直播,按行株距 40 cm×40 cm 开穴,每穴播 8～10 粒种子,覆盖细土 2 cm,浇水。亦可育苗移栽,将种子均匀地撒于苗床上,覆盖细土 2 cm,浇水。当苗高 10～15 cm 时,选阴雨天气按行株距直播移栽,每穴栽4 株。

田间管理　直播幼苗高 4～5 cm时间苗,每穴留苗 4～5 株。生长期应每 2 个月中耕除草 1 次,追肥每年 4 次。

【采收加工】 7～10 月收割,晒干。

【药材】 岗松 *Baeckeae Frutescentis Folium*　产于广西、海南、广东、江西和福建等地。

性状　本品为附有少量短嫩枝的叶。嫩枝长 5～10 mm,具对生叶。叶线形或线状锥形,全体黄绿色,无毛,长 5～10 mm,宽不及 1 mm,全缘,先端尖,基部渐狭,叶面有槽,背面凸起,侧脉不明显,具透明的油点,无柄或具短柄。气微香,味苦、涩。

鉴别　(1) 叶横切面观:表皮细胞类方形至长方形,外被厚角质层,表皮细胞内侧有大形油细胞。叶肉组织等面型,绝大部分叶肉分化成栅栏组织,细胞 2～3 列,贯穿于主脉的上下方,海绵组织仅残存少数细胞。主脉维管束外韧型,木质部不发达,仅见数个细小导管,韧皮部狭窄;维管束有 2～4 列中柱鞘纤维,纤维周围薄壁细胞中含有草酸钙簇晶。

叶表面观:上表皮细胞多角形或类圆形,垂周壁平直,栅表比 4.5～6.5,气孔颇多,不定式。下表皮栅表比 4.2～5.5,气孔分布不均匀。

(2) 薄层色谱:取本品 1 g,粉碎,加乙醚 5 ml,冷浸 30 分钟,滤过。取滤液作供试品液。以 β-蒎烯为对照品。点于硅胶 H 板上,以石油醚(60～90 ℃)-乙酸乙酯(5∶1)为展开剂,展距 10 cm。用 2%高锰酸钾溶液显色,供试品色谱在与对照品色谱相对应的位置处显相同的黄色斑点。

【成分】 叶含挥发油,主要成分为 α-蒎烯(α-pinene),对聚伞花素(p-cymene),反式香芹醇(*trans*-carveol),桃金娘醛(myrtenal),桉叶素(cineole),葛缕酮(d-carvone),柠檬烯(limonene),α-玷玔烯(α-copaene),芳樟醇(linalool),4-松油烯醇(4-terpinenol),金钟柏醇(occidentalol),愈创木薁(guaiazulene),龙脑(borneol),榄香醇(elemol),橙花醇(nerol),百里香酚(thymol),丁香烯(caryophyllene),菖蒲烯(calamenene),荜澄茄醇(cadinol)等 19 种。

地上部分含 3 个色原酮化合物:5-hydroxy-7-methoxy-2-isopropyl-6-methyl chromone,5-hydeoxy-7-methoxy-2-isopropyl-8-methyl chromone,5-hydeoxy-7-methoxy-2-isopropyl chromone;5 个色原酮苷:6-β-*C*-glucopyranosyl-5,7-dihydroxy-2-isopropychromone,6-β-*C*-glucopyranosyl-5,7-dihydroxy-2-methlchromone,8-β-*C*-glucopyranosyl-5,7-dihydroxy-2-isopropychromone,6-β-*C*-(2′-galloylglucopyranosyl)-5,7-dihydroxy-2-isopropychromone,8-β-*C*-(2′-galloylglucopyranosyl)-5,7-dihydroxy-2-isopropychromone;5 个苯并二氢吡喃-4-酮类化合物:2,5-dihydroxy-7-methoxy-2,6-dimethyl chromanone,2,5-dihydroxy-7-methoxy-2,8-dimethyl chromanone,2,5-dihydroxy-7-methoxy-2-isopropyl chromanone,2,5-dihydroxy-7-methoxy-2-isopropyl-6-methyl chromanone,2,5-dihydroxy-7-methoxy-2-isopropyl-8-methyl chromanone。倍半萜内酯:sesquiterpene (—)-clovene-2,9-diol。

【药性】 苦、辛,凉。

1.《广西中药志》:"味苦、涩,性寒,无毒。"

2.《福建药物志》:"辛、苦,涩,凉。"

【功用主治】 化瘀止痛,清热解毒,利尿通淋,杀虫止痒。主治跌打瘀肿,肝硬化,热泻,热淋,小便不利,阴痒,脚气,湿疹,皮肤瘙痒,疥癣,水火烫伤,虫蛇咬伤。

1.《广西中药志》:"通淋利尿。治膀胱热,小便不利,阴痒,皮肤热气。煎水洗皮肤烂痒、湿疹;将叶嚼碎后可敷蜈蚣咬伤;枝叶蒸油,治疮癞。"

2.《广西本草选编》:"治肠炎腹泻。"

【用法用量】 内服:煎汤,10～30 g。外用:捣敷或煎汤洗。

【选方】 1. 治跌打瘖伤瘀血　扫卡木叶 18 g,捣烂冲开水绞汁,过滤,加白糖 120 g,顿服。(《陆川本草》)

2. 治肝硬化　岗松、地耳草、娃儿藤、葫芦茶各 9 g。水煎服,每日 1 剂。(江西《草药手册》)

3. 治肠炎腹泻　岗松叶研粉压片,每片 0.5 g,每次 6 片,每日 3 次。(《广西本草选编》)

4. 治小便不利　扫把枝 30 g,车前草 30 g。水煎服。

5. 治皮肤湿疹　扫把枝、九里明、苦楝树叶各适量。水煎外洗。(4、5 方出自《北海民间常用中草药手册》)

2349 岗松根 gǎng sōng gēn (江西《草药手册》)

【异名】 扫把枝根(《北海民间常用中草药手册》)。

【基原】 为桃金娘科岗松属植物岗松的根。

【原植物】 参见"岗松"条。

【采收加工】 9～10 月采挖,切段,晒干或鲜用。

【药性】 苦、辛,寒。归肺、脾、肝经。

1.《风科集验方》:"味微苦,清香。无毒。"(引自《普济方》)

2.《全国中草药汇编》:"辛、苦、涩,凉。"

【功用主治】 祛风除湿,解毒利尿。主治感冒发热,风湿痹痛,胃痛,肠炎,黄疸,小便淋痛,脚气,湿疹,虫蛇咬伤。

1.《风科集验方》:"类人参,服之益人,兼解诸虫毒。"(引自《普济方》)

2.《曲洧旧闻》:"治(大)风疾,眉发俱脱,手足腐烂。"(引自《续医说》)

3.《杏苑生春》:"解诸虫蛇毒。食之毛发复生。"

4.《广西中草药》:"祛风行气,利水通淋。主治胃痛,肠炎腹泻,风湿骨痛,膀胱炎。"

5.《广西本草选编》:"清热解毒。治感冒高热。"

6.《全国中草药汇编》:"祛风除湿,解毒利尿。主治黄疸型肝炎,风湿关节痛,脚气病。"

【用法用量】 内服:煎汤,9～30 g。外用:捣敷或煎汤洗。

【选方】 1. 治心脏病　鲜岗松根、茶树根、猕猴桃根各 60 g,猪心 1 个。共炖服。(江西《草药手册》)

2. 治蛇咬伤　扫把枝根、千斤拔、乌桕木根、马鞭草各适量。共捣烂用酒冲服。渣涂伤口四周。(《北海民间常用中草药手册》)

2350 **岗梅叶** gǎng méi yè (《岭南草药志》)

【基原】 为冬青科冬青属植物梅叶冬青的叶。

【原植物】 参见"岗梅根"条。

【采收加工】 随时可采,鲜用。

【成分】 含对香豆酰三萜类(asprellic acid) A、B、C。

【药理】 细胞毒作用　其所含成分对-香豆酰三萜类 A、B、C, A对 RPMI-7951 细胞系有较强细胞毒性, ED_{50} 为0.62 μg/ml, C对 RPMI-7951 细胞系的细胞毒性微弱, ED_{50} 为5.5 μg/ml, A和C均显示对 KB细胞系有细胞毒性, ED_{50} 分别为3.75 和2.86 μg/ml, B对以上2种细胞系均无细胞毒作用, ED_{50} 大于10 μg/ml。

【药性】 《全国中草药汇编》:"苦、甘,凉。"

【功用主治】 发表清热,消肿解毒。主治感冒,跌打损伤,痈肿疔疮。

《全国中草药汇编》:"外用治跌打损伤,痈疖肿毒。"

【用法用量】 内服:煎汤,鲜品30～60 g。外用:捣敷。

【选方】 1. 治痈毒　秤星树叶和米糟或鸡蛋,共捣匀敷患处。(《岭南草药志》)

2. 治过敏性皮炎　秤星树叶、食盐各适量,揉烂后擦患处。(《福建药物志》)

2351 **岗梅根** gǎng méi gēn (《生草药性备要》)

【异名】 槽楼星(《生草药性备要》),金包银、土甘草(《南宁市药物志》),天星根(《广西中草药》),七星蓪、山梅根(《南方主要有毒植物》),乌皮柴、西解柴(湖南)。

【基原】 为冬青科冬青属植物梅叶冬青的根。

【原植物】 梅叶冬青 *Ilex asprella* (Hook. f. et Arn.) Champ. ex Benth.　又名:岗梅(《生草药性备要》),点秤星(《岭南草药志》),秤星树(《植物名实图考》)。

落叶灌木,高3 m。小枝无毛,绿色,干后褐色,长枝纤细,有白色皮孔。叶互生;叶柄长3～8 mm;叶片膜质,卵形或卵状椭圆形,长3～7 cm,宽1.5～3 cm,先端渐尖成尾状,基部宽楔形,边缘具钝锯齿,上面或仅脉上有微毛,下面无毛。花白色,雌雄异株;雄花2～3朵簇生或单生叶腋,花4～5数,花萼直径2.5～3 mm,无毛,裂片阔三角形或圆形,基部结合;雌花单生叶腋,花梗长2～2.5 cm,果时可长达3 cm,无毛,4～6数,花萼直径2.5～3 mm,花瓣基部结合,子房球状卵形,花柱明显,柱头盘状。果球形,熟时黑紫色,分核4～6颗。花期4～5月,果期7～8月。

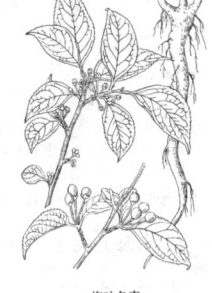

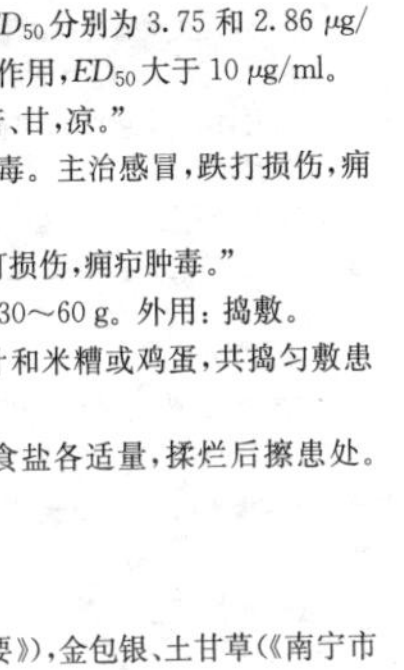

梅叶冬青

常生于海拔400～1 000 m的山谷路旁灌丛中或阔叶林中。分布于福建、江西、湖南、广东、广西、台湾等地。

本植物的叶(岗梅叶)亦供药用,另设专条。

【栽培】 生物学特性　喜温暖湿润的气候。对土壤要求不严,除盐碱地和渍水地外,在肥沃或瘦瘠的地方均可生长,但需要荫蔽,适宜在疏松、排水良好的砂质壤土上栽培。

繁殖方法　用种子繁殖。秋季采收成熟果实,晾干后放布袋贮藏。翌年春条播,按30 cm的行距开浅沟,播后,覆细土,盖草,浇水保湿。当苗高30～35 cm时,按行株距150 cm×150 cm开坑种植。

【采收加工】 9～10月采挖根部,晒干。

【药材】 岗梅根 *Ilicis Asprellae Radix*　主产广东、广西。

性状　根略呈圆柱形,稍弯曲,有分枝;长30～50 cm,直径1.5～3 cm。表面灰黄色至灰褐色,有纵皱纹及须根痕。质坚硬,不易折断。气微,味先苦后甜。商品为近圆形片或段,皮部较薄,木部较宽广,浅黄色,可见放射状纹理及多数不规则环纹。

鉴别　(1) 根横切面:木栓层为10余列木栓细胞。中柱鞘为多数石细胞,断续排列成环,石细胞呈长圆形或类方形,壁较厚,有壁孔。韧皮部狭窄。束内形成层明显。木质部导管呈单行或2～3个排列;木纤维发达;射线宽2～10数列细胞,径向延长,有壁孔;整个木质部可见由1～2列扁平细胞形成的生长轮。薄壁细胞中含淀粉粒。

(2) 取本品细粉0.5 g,加50%乙醇10 ml,回流提取30分钟,滤过,滤液蒸干,残渣用冰醋酸1 ml和醋酐1 ml溶解,再滴加浓硫酸,立即变为紫色,4小时后也不褪色(检查三萜皂苷)。

(3) 取本品细粉0.5 g,加乙醇10 ml,回流提取30分钟,滤液蒸干,加稀盐酸10 ml溶解残渣,滤过。取滤液加碘化铋钾试液,发生棕红色沉淀;加碘化汞钾试液,发生黄色沉淀;加硅钨酸试液,发生浅黄色沉淀(检查生物碱)。

【药理】 对心血管的作用　岗梅根以乙醇、硫酸氢钠处理制成的注射液对离体豚鼠心脏灌流有扩张冠状血管、增加冠脉流量和加强心收缩力的作用。家兔以脑垂体后叶素所致急性心肌缺血实验,给予岗梅根注射液后心电图显示对T波高耸有改善作用,对S-T段偏移及心律紊乱亦有改善作用。

【炮制】 取原药材,取去杂质,洗净,润透,切厚片,干燥。

饮片性状　为类圆形厚片。表面灰白色至灰黄色,有微细的放射状纹理。周边粗糙,浅棕褐色,有细纵皱纹。质坚硬,气微,味苦而后甜。

贮干燥容器内,置通风干燥处。

【药性】 苦、甘,寒。

1.《岭南采药录》:"味苦。"

2.《岭南草药志》:"味先苦后甘凉,性凉。"

【功用主治】 清热,生津,散瘀,解毒。主治感冒,头痛,眩晕,热病烦渴,痧气,热泻,肺痈,百日咳,咽喉肿痛,痔血,淋病,疔疮肿毒,跌打损伤。

1.《生草药性备要》:"杀蛔,理跌打损伤。"

2.《福建药物志》:"主治感冒,肺痈,急性扁桃腺炎,咽喉炎,淋浊,风火牙痛,瘰疬,痈疽疮肿,过敏性皮炎,疔疮,痔疮出血,蛇伤,跌打损伤。"

3.《浙江药用植物志》:"主治咽喉炎,气管炎,百日咳,肠炎,痢疾,传染性肝炎。"

【用法用量】 内服:煎汤,30～60 g。外用:捣敷。

【选方】 1. 治感冒　秤星树根、卤地菊各30 g,生姜3 g。水煎服。

2. 治扁桃体炎,咽喉炎　鲜秤星树根、蜂蜜各适量。捣烂,纱布包好,口内含咽。(1、2方出自《福建药物志》)

3. 治偏正头痛　岗梅鲜根90 g,鸡矢藤60 g,鸭蛋2个。水煎,服蛋和汤。

4. 治头目眩晕　岗梅鲜根60 g,臭牡丹根30 g。水煎服。

5. 治小儿百日咳　岗梅根30 g,白茅根30 g。水煎,酌加蜂蜜兑服。(3～5方出自江西《草药手册》)

6. 治肺痈　岗梅根250～500 g。水煎,连服数次。

7. 治痔疮出血　岗梅根240 g,去皮切碎,煮猪肉食。

8. 治双单喉蛾　岗梅根30 g,竹蜂4只,陈皮6 g,细辛3 g。水煎服。(7～9方出自《岭南草药志》)

【临床报道】 1. 治疗冠心病　用岗梅根制成浸膏糖衣片,每日口服量相当于原生药 94 g。共治疗冠心病 100 例，观察 1～3 个月，近期总有效率 76%，心绞痛有效率 77%，心电图改变近效率 54%。

2. 防治各种感染 将岗梅根制成 100%注射液，每次2 ml，每日 2～3 次，肌内注射。用于 171 例各种大小手术后，均未发现术后感染及感染扩散情况；使用于外伤骨折、烧伤、泌尿系结石、肠梗阻、脑血管意外等 50 例，亦未发现继发感染；治疗胆道感染、肺部感染、子宫内膜炎及附件炎等多种感染性疾病 84 例，有效率在 95%上下。据部分病例统计，用药后平均退热(20 例)3.5 日，白细胞下降至正常(13 例)4.5 日，肺部啰音消失 7.5 日。用药过程中一般无严重副作用，但注射局部较疼痛，并发现 2 例支气管哮喘患者注射后有畏寒、呼吸困难等类似过敏反应，可能与患者的过敏体质有关，临床应予注意。

2352 针砂 zhēn shā (《本草拾遗》)

【异名】 钢砂(《本草拾遗》)，铁砂(《医学入门》)，铁针砂(《中国医学大辞典》)。

【基原】 为制钢针时磨下的细屑。

【采收加工】 现多从各制针厂中收集。

【药材】 针砂 *Aci Pulvis* 主产上海、福建、江苏。

性状 本品为细粉状，黑色、灰黑色或钢灰色。不透明；具金属光泽。用手捻之具砂质感，不染手。体重，质坚。气微，味弱。

鉴别 (1) 本品能被磁石吸起成长条状。

(2) 取本品约 0.5 g，置试管中，加盐酸 5 ml，振摇，使溶解，静置，取上清液 1 ml，滴加亚铁氰化钾试液 7～8 滴，发生深蓝色沉淀；再加 20%氢氧化钠溶液 5 ml，发生棕褐色沉淀(检查铁盐)。

品质标志 《江苏省中药材标准》1989 年版规定：本品含铁(Fe)不得少于 96.0%。

【成分】 主要成分为铁，含碳量应在 0.04%～0.2%范围内，可含氧化铁等杂质，常含碳、磷、硅、硫等元素。

【炮制】 1. 针砂 取原药材，除去杂质，簸去灰屑，砸碎，碾粉。

2. 醋针砂 取净针砂置适宜的容器内，用无烟武火加热煅至红透，趁热倒入醋内浸淬，取出，晾干。每针砂 100 kg，用醋 20 kg。

饮片性状 针砂参见“药材”项。醋针砂为黑色粉末，无金属光泽，有醋气味。贮干燥容器内，置干燥处，防尘。

【药性】 酸、辛、咸，微寒。归肝、脾、大肠经。

1.《本草拾遗》：“性平，无毒。”

2.《握灵本草》：“甘，平。”

3.《本经逢原》：“酸、辛，寒，降。”

4.《本草用法研究》：“入肝、脾、大肠三经。”

【功用主治】 镇心平肝，健脾消积，补血，利湿，消肿。主治惊悸癫狂，血虚黄肿，泄泻下痢，尿少水肿，风湿痹痛，项下气瘿。

1.《本草拾遗》：“和没食子染须至黑。飞为粉，功用如铁粉。”

2. 许叔微：“化痰，抑肝气。”(引自《要药分剂》)

3.《纲目》：“消积聚、肿满、黄疸，平肝气，散瘿。”

4.《本经逢原》：“治湿热脾劳黄病，消脾胃坚积黄肿。”

【用法用量】 内服：煎汤，9～15 g；或入丸、散。外用：和药敷熨。

【选方】 1. 治食积与黄肿，又可借为制肝燥脾之用 针砂二两(醋炒红)，陈皮、苍术、厚朴、三棱、蓬术、青皮各五两，香附一斤，甘草一两。上为末，醋糊丸，空心姜、盐汤下；午后饭食，可酒下。忌犬肉果菜。(《丹溪心法》大温中丸)

2. 治黄胖 针砂二两(炒醋汁)，绿矾四两(姜汁煮)，五倍子、神曲各半斤。上为末，大枣半斤，取肉为丸。此方神效，但愈后宜忌食荞麦、母猪肉、诸毒物，若犯之即死。(《直指方》绿矾丸)

3. 治呕吐不下食 针砂醋浸一夜，去醋炒，直候铫子红色无烟乃止，放冷研细，更用醋团，火烧通赤，取候冷，再研极细，面糊丸，如梧桐子大。每服四十丸，粥饮下，服讫，便啜一盏粥已，不吐。如未定，再服决定，小儿小丸三，随儿大小与之。(《圣济总录》紫粉丸)

4. 治一切虚寒下痢赤白，或时腹痛，肠滑不禁，心腹冷极 针砂四两，白矾二两，桂一两。上件和匀，只作一包，冷水调摊在皮纸上，贴脐上下，以帛系之，如觉大热即以水衬之，药干再以水湿，其热如初，可用四五次。(《普济方》玉抱肚)

5. 治水肿尿少 针砂(醋煮炒干)、猪苓、生地龙各三钱。为末，葱涎研和。敷脐中约一寸厚，缚之，待小便多为度，日二易之。入甘遂更妙。(《纲目》引《德生堂经验方》)

6. 治男女腰痛腿冷，妇人胎冷，小肠疼痛不止 针砂一两，硇砂半两。上先将硇砂为细末，次后共针砂相和一处，用冷水拌匀，候少痛时，用好夹绵纸重包前药，于痛冷处熨之，用罢就摊药干。(《普济方》透骨丸)

7. 治项下气瘿 针砂入水缸中浸之，饮食皆用此水，十日一换砂，半年自消散。(《直指方》)

2353 牡蛎 mǔ lì (《本经》)

【异名】 蛎蛤(《本经》)，古贲(杨孚《异物志》)，左顾牡蛎(《肘后方》)，牡蛤(《别录》)，蛎房、蠔山、蠔莆(《本草图经》)，左壳(《中药志》)，蠔壳(《浙江中药手册》)，海蛎子壳、海蛎子皮(《山东中药》)。

【基原】 为牡蛎科牡蛎属动物近江牡蛎、长牡蛎及大连湾牡蛎等的贝壳。

【原动物】 1. 近江牡蛎 *Ostrea rivularis* Gould

贝壳呈圆形、卵圆形、三角形或略长，壳坚厚，较大者壳长 100～242 mm，高 70～150 mm，左壳较大而厚，背部为附着面，形状不规则。右壳略扁平，表面环生薄而平直的鳞片，黄褐色或暗紫色，1～2年生的个体鳞片平薄而脆，有时边缘呈游离状；2 年至数年的个体鳞片平坦，有时后缘起伏略呈水波状；多年生者鳞片层层相叠，甚为坚厚。壳内面白色或灰白色，边缘常呈灰紫色，凹凸不平，铰合部不具齿，韧带槽长而宽，如牛角形，韧带紫黑色。闭壳肌痕甚大，位于中部背侧，淡黄色，形状不规则，常随壳形变化而异，大多为卵圆形或肾脏形。

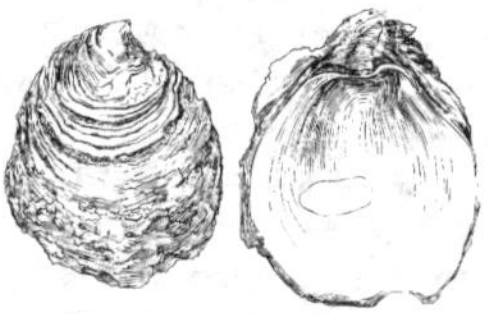

近江牡蛎

生活于低潮线附近至水深 7 m 左右的江河入海近处，适盐度为 1.0%～2.5%。杂食性，以细小浮游生物为食。繁殖季节 5～9 月。我国沿海均有分布，山东、福建、广东沿海已人工养殖。

2. 长牡蛎 *O. gigas* Thunberg

贝壳呈长条形，坚厚，一般壳长 140～330 mm，高 57～115 mm，长比高约大 3 倍，已知最大的长达 722 mm。左壳稍凹，壳顶附着面小，右壳较平如盖，背腹缘几乎平行，壳表面淡紫色、灰白色或黄褐色。自壳顶向后缘环生排列稀疏的鳞片，略呈波状，层次甚少，没有明显放射肋。壳内面瓷白色，

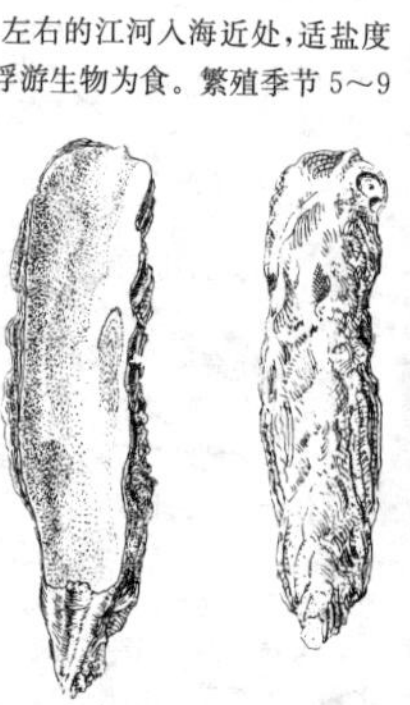

长牡蛎

韧带槽长而宽大，闭壳肌痕大，位于壳的后部背侧，呈棕黄色马蹄形。

栖息于从潮间带至低潮线以下 10 多米深的泥滩及泥沙质海底，通常在正常海水中生活的个体小；在盐度较低海水中生活的个体大。我国沿海均有分布，为河口及内湾养殖的优良品种。

3. 大连湾牡蛎 *O. talienwhanensis* Crosse

贝壳略呈三角形，壳坚厚，一般壳长 55～63 mm，高 95～130 mm，壳顶尖，至后缘渐加宽。右壳较扁平，如盖状，壳顶部鳞片趋向愈合，较厚；渐向腹缘鳞片渐疏松，且起伏呈波状，无显著放射肋。壳表面淡黄色，杂以紫褐色斑纹，左壳突起，自顶部开始有数条粗壮放射肋，边缘肋上的鳞片坚厚翘起。壳内面凹陷如盒状，白色，铰合部小，韧带槽长而深呈长三角形。闭壳肌痕白色或带紫色，位于背后方。

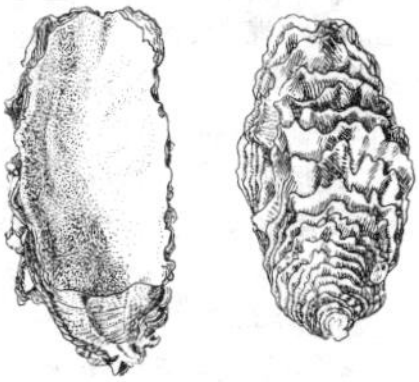
大连湾牡蛎

栖息于潮间带的蓄水处及低潮线以下 20 m 左右的岩礁上，适盐度高。繁殖期 6～8 月。我国分布于北方沿海。

本动物的肉（牡蛎肉）亦供药用，另设专条。

【养殖】 生活习性　牡蛎分布于热带和温带各海域，从高潮线至水深 10 多米的范围内都有，一般固着于浅海物体或海边礁石上，以开闭贝壳运动进行摄食、呼吸。以细小的浮游动物、硅藻和有机碎屑等为主要食料。牡蛎多为雌雄异体，体外受精，但是由于环境条件的优劣变化可引起性转换现象。牡蛎产卵其所需的温度随种类而不同，密鳞牡蛎、大连湾牡蛎的水温约 20 ℃，近江牡蛎的水温约 30 ℃，繁殖盛期在 5～10 月间。受精卵发育成幼体，在海水中浮游一个阶段后，遇到适宜环境，即附着变态而成成体。

养殖技术　养殖场划分采苗区和养成区。养殖用的蛎苗一般采集自然苗种，根据牡蛎附着的习性和附着条件选用插竹、投石、立石等方法，使蛎苗附着于竹或石上。蛎苗的育苗期约 9 个月，此后即把采苗区的小牡蛎移植到养成区进行肥育。

饲养管理　育苗期经常检修养殖场，发现有倒状的附着基，要及时排好，并保持行行平正。如遇敌害，及时清除。

【采收加工】 牡蛎收获期是在每年的 5～6 月，即牡蛎生殖腺高度发达而又未进行繁殖，软体部最肥时进行。采收时，将牡蛎捞起，开壳去肉，取壳洗净，晒干。

【药材】 牡蛎 *Ostreae Concha*　长牡蛎主产山东以北至东北沿海；大连湾牡蛎主产辽宁、山东、河北等地沿海；近江牡蛎产区较广，北起东北，南至海南岛沿海。

性状　长牡蛎　呈长片状，背腹缘几平行，长 10～50 cm，高 4～15 cm。右壳较小，鳞片坚厚，层状或层纹状排列。壳外面平坦或具数个凹陷，淡紫色、灰白色或黄褐色；内面瓷白色，壳顶二侧无小齿。左壳凹陷深，鳞片较右壳粗大，壳顶附着面小。质硬，断面层状，洁白。无臭，味微咸。

大连湾牡蛎　呈类三角形，背腹缘呈八字形。右壳外面淡黄色，具疏松的同心鳞片，鳞片起伏成波浪状，内面白色。左壳同心鳞片坚厚，自壳顶部放射肋数个，明显，内面凹下呈盒状，铰合面小。

近江牡蛎　呈圆形、卵圆形或三角形等。右壳外面稍不平，有灰、紫、棕、黄等色，环生同心鳞片，幼体者鳞片薄而脆，多年生长后鳞片层层相叠，内面白色，边缘有的淡紫色。

鉴别　(1) 将贝壳折断或锯开成三种断面。纵断面为与生长线相垂直方向；横断面为与生长线相平行方向；表平行断面为贝壳自然平放的方向。将上述三种断面平放磨石上磨薄至显微镜下能看清为一层结构时，置 90%乙醇→95%乙醇→无水乙醇各 10 分钟，乙醚 30 分钟，二甲苯 10 分钟后封片镜检。长牡蛎叶片状结构，叶片条纹大部分平行排列，也有较弯曲的条纹呈不甚规则的顺序排列。大连湾牡蛎叶片不规则弯曲，宽 3～11 μm，平行排列，偶有细小的交错。近江牡蛎叶片不规则并弯曲，宽 5～10 μm，紧密排列。

粉末特征：长牡蛎粉末灰白色，微粒常聚集，可见到较多长条状叶片状已破碎的结构。大连湾牡蛎粉末米色，微粒多聚集，分散的微粒多呈不规则条状，边缘不整齐，从微透明的片状微粒中可见细微的叶片状结构。近江牡蛎粉末雪白色，镜下白色不透明小粒，边缘钝圆，偶可见连成小珊瑚状的棕红、紫黑色微粒。

(2) 取粉末置紫外光灯下观察，大连湾牡蛎显浅灰色荧光，近江牡蛎显紫灰色荧光。

【成分】 1. 近江牡蛎贝壳含碳酸钙 90%以上，并含磷酸钙、硫酸钙。贝壳含少量的镁、钠、锶、铁、铝、硅，微量的钛、锰、钡、铜、锌、钾、磷、铬、镍等多种元素，还含蛋白质，水解液含天冬氨酸、甘氨酸、谷氨酸等 17 种氨基酸，总氨基酸含量为 0.15%～0.24%。软体部分含多种氨基酸、维生素、蛋白质、脂肪等，其水解后可得甘氨酸、谷氨酸、牛磺酸等 17 种氨基酸。近江牡蛎肉含糖原 63.5%，牛磺酸 1.3%，多种必需氨基酸 1.3%，谷胱甘肽，维生素 A、B_1、B_2、D 及 F(即亚麻酸和亚油酸)，无机盐（铜、锌、锰、钡、磷、钙）17.6%，含碘 $(1\sim11.53)\times10^{-6}$（干重）。另含微量元素镁、铁、硒、钴、镍、铬、钼。其脂类中含一种糖脂，其糖由 2 分子葡萄糖和 1 分子岩藻糖构成；另有一种鞘类磷脂(sphingolipid)，含糖（葡萄糖，阿拉伯糖，岩藻糖）22.0%，氨基己糖 7.26%，甲基戊糖 10.45%，磷 0.47%。

2. 长牡蛎贝壳含碳酸钙 90%以上，并含磷酸钙、硫酸钙。贝壳含少量的镁、钠、锶、铁，微量的铝、硅、钛、锰、钡、铜、锌、钾、磷、铬、镍等多种元素，还含蛋白质，水解液含天冬氨酸、甘氨酸、谷氨酸、半胱氨酸(cysteine)等 15 种氨基酸，总氨基酸含量为 0.24%。而贝壳经煅制后不再存在蛋白质，微量元素含量却大多明显增加。贝壳中有机质约占 1.72%。带软体的全动物含有糖原，牛磺酸，10 种必需氨基酸，谷胱甘肽，无机质如铜、锌、锰、钡、磷及钙等，维生素 A、B_1、B_2、D、E，并含有岩藻糖等。长牡蛎油脂中含多种脂肪酸，脂肪酸含量为 1.5%，其中 ω3 脂肪酸（二十碳五烯酸和二十二碳六烯酸）的含量为15.6%。另报道，长牡蛎含有鞘类磷脂；其脂类物质中含甾醇，它的氢化产物似为菜子甾醇(brassicasterol)。

3. 大连湾牡蛎贝壳含碳酸钙 90%以上，有机质约1.72%，含少量硅酸盐、硫酸盐、磷酸盐及氯化物，煅烧后碳酸盐分解，产生氧化钙等，有机质则被破坏。贝壳中含少量的镁、钠、锶、硅，微量的铁、铝、钛、锰、钡、铜、铬、钾、磷、锌等多种元素，还含蛋白质，水解液含天冬氨酸、甘氨酸、丝氨酸(serine)等 16 种氨基酸，总氨基酸含量为0.31%。大连湾牡蛎肉含糖原 63.5%，牛磺酸 1.3%，10 种必需氨基酸 1.3%，无机质（铜、锌、锰、钡、磷、钙）17.6%，谷胱甘肽，维生素 A、B_1、B_2、D 及 F（即亚麻酸和亚油酸），含碘 $(1\sim11.53)\times10^{-6}$（干重）。脂类中含一种糖脂，其糖由 2 分子葡萄糖和 1 分子岩藻糖构成；另有一种鞘类磷脂，含糖（葡萄糖、阿拉伯糖、岩藻糖）22.0%，氨基己糖 7.26%，甲基戊糖 10.45%，磷 0.47%。另报道，大连湾牡蛎全体（鲜体）含水 81.0%，脂肪 3.9%，总脂肪酸中含有多烯脂肪酸，如二十碳五烯酸、二十二碳六烯酸、十八碳三烯酸，少量十八碳二烯酸，微量二十碳四烯酸。

【药理】 1. 增强免疫作用　应用溶血空斑测定法发现长牡蛎热水提取物可使动物脾脏抗体产生细胞数明显增多。牡蛎壳亦有相似作用。而且以天然产的作用较强。浓度为 999～2 775 μg/ml 牡蛎水提取液能显著抑制小鼠腹腔巨噬细胞一氧化氮释放。牡蛎水提取物对腹腔巨噬细胞功能有显著影响，并能提高外周血 T

淋巴细胞转化率、延长小鼠耐缺氧时间。牡蛎醇提取物除能提高小鼠外周血T淋巴细胞阳性百分率外，对小鼠抗体强度有显著增高作用。

2. 镇静作用　小鼠每日灌服牡蛎悬浊液 0.5 g/kg，有延长环己巴比妥睡眠时间的倾向。

3. 局部麻醉作用　4%牡蛎水提取物的悬浮上清液在离体实验中对青蛙坐骨神经具有明显的局部麻醉作用。

4. 抗实验性胃溃疡作用　比较生牡蛎(Ⅰ)、煅牡蛎(900 ℃，1小时，Ⅱ)和煅牡蛎(350 ℃，8小时，Ⅲ)3种煎剂灌服对大鼠实验性胃溃疡的作用，Ⅱ对盐酸所致胃溃疡的预防作用最好，对溃疡形成的抑制达94.8%，Ⅰ抑制3%，Ⅲ无抑制作用；对无水乙醇诱发的胃溃疡，3种制剂均有抑制作用，但Ⅱ的作用最强；对幽门结扎诱发的胃溃疡，Ⅱ有抗溃疡形成的作用，并使胃液分泌量减少，pH降低，胃蛋白酶活性降低，Ⅰ和Ⅲ作用不明显。

5. 抗动脉粥样硬化作用　牡蛎提取物 10 g/kg 胃内连续给药8星期后，鹌鹑主动脉、冠状动脉内膜动脉粥样硬化斑块形成的程度明显减轻，于动脉粥样硬化造型4星期时测定血浆总胆固醇、三酰甘油、低密度脂蛋白胆固醇和载脂蛋白B分别为 17.47±0.78、1.16±0.35、10.94±3.17 mmol/L和 2.47±0.78 g/L，均较模型组明显减少。于动脉粥样硬化造型8星期后血浆总胆固醇、三酰甘油、低密度脂蛋白胆固醇和载脂蛋白B水平仍明显低于模型组，心肌及主动脉壁中的总胆固醇和三酰甘油含量显著降低，血清中超氧化物歧化酶升高。

【炮制】 1. 牡蛎　取原药材，除去杂质及附着物，洗净，干燥，碾碎。

2. 煅牡蛎　取净牡蛎，置无烟的炉火上或适宜的容器中，用武火加热，煅至酥脆时取出，放凉，碾碎。

3. 醋牡蛎　取净牡蛎置无烟的炉火上或于适宜容器内，武火加热，煅至红透时取出，喷洒醋，冷后研碎。每净牡蛎 100 kg，用醋 12.5 kg。

4. 盐牡蛎　取净牡蛎，置适宜容器内，用武火加热，煅至红透时，取出，加盐水拌匀，冷后研碎。

饮片性状　牡蛎为不规则碎块，表面淡紫棕色、灰白色、黄色或黄褐色，内面瓷白色。质硬，碎断面层状或层纹状排列，洁白。气微腥，味微咸。煅牡蛎形如牡蛎，青灰色，质松脆。醋牡蛎形如煅牡蛎，略有醋气。盐牡蛎形如煅牡蛎，味咸。贮干燥容器内，置干燥处。防尘。

【药性】 咸，微寒。归肝、肾经。

1.《本经》："味咸，平。"

2.《别录》："微寒，无毒。"

3.《本草正》："味微咸、微涩，气平。"

4.《本草经疏》："入足少阴、厥阴、少阳经。"

5.《本草三家合注》(叶注)："入手太阴肺经、足太阳膀胱经、足少阴肾经。"

【功用主治】 平肝潜阳，重镇安神，软坚散结，收敛固涩。主治眩晕耳鸣，惊悸失眠，瘰疬瘿瘤，癥瘕痞块，自汗盗汗，遗精，崩漏，带下。

1.《本经》："主伤寒寒热，温疟洒洒，惊恚怒气，除拘缓鼠瘘，女子带下赤白。久服强骨节，杀邪鬼，延年。"

2.《别录》："除留热在关节荣卫，虚热去来不定，烦满，止汗，心痛气结，止渴，除老血，涩大小肠，止大小便，疗泄精，喉痹，咳嗽，心胁下痞热。"

3.《药性论》："主治女子崩中，止盗汗，除风热，止痛。治温疟。又和杜仲服，止盗汗。末，蜜丸，服三十丸，令人面光白，永不值时气。又鬼交精出，病人虚而多热加用之，并地黄、小草。"

4.《本草拾遗》："捣为粉，粉身，主大人小儿盗汗。和麻黄根、蛇床子、干姜为粉，去阴汗。"

5.《海药本草》："主男子遗精，虚劳乏损，补肾正气。止盗汗，去烦热，治伤热疾。能补养安神，治孩子惊痫，久服身轻。"

6.《珍珠囊》："软痞积。又治带下，温疟，疮肿。为软坚收涩之剂。"

7.《纲目》："化痰软坚，清热除湿。止心脾气痛，痢下，赤白浊；消疝瘕积块，瘿疾结核。"

8.《得配本草》："收往来潮热，消胃膈胀满。凡肝虚魂升于顶者，得此降之而魂自归也。"

9.《药性切用》："涩精敛汗，潜热益阴，为虚热上浮专药。又能软坚消瘿。潜热生研，涩脱火煅。"

10.《衷中参西录》："止呃逆。"

11.《现代实用中药》："为制酸剂，有和胃镇痛作用，治胃酸过多，身体虚弱，盗汗及心悸动惕、肉瞤等。对于怀孕妇女及小儿钙质缺乏与肺结核等有效。"

【用法用量】 内服：煎汤，15～30 g，先煎；或入丸、散。外用：研末干撒或调敷。除收敛固涩宜煅用外，余均生用。

【宜忌】 本品多服久服，易引起便秘和消化不良。

1.《本草经集注》："贝母为之使。得甘草、牛膝、远志、蛇床良。恶麻黄、吴茱萸、辛夷。"

2.《本草经疏》："凡病虚而多热者宜用，虚而有寒者忌之，肾虚无火、精寒自出者非宜。"

3.《冯氏锦囊·药性》："久服亦能寒中。"

【选方】 1. 治眩晕　牡蛎 18 g，龙骨 18 g，菊花 9 g，枸杞子 12 g，何首乌 12 g。水煎服。(《山东中草药手册》)

2. 治百合病，渴不瘥者　栝蒌根、牡蛎(熬)等分。为细末，饮服方寸匕，日三服。(《金匮要略》栝蒌牡蛎散)

3. 治一切渴　大牡蛎不计多少，黄泥裹煅通赤，放冷为末，用活鲫鱼煎汤调下一钱匕，小儿服半钱匕。(《证类本草》引《经验方》)

4. 治诸虚不足及新病暴虚，津液不固，体常自汗，夜卧即甚，久而久之，羸瘠枯瘦，心忪惊惕，短气烦倦　黄芪(去苗、土)、麻黄根(洗)、牡蛎(米泔浸，刷去土，火烧通赤)各一两。上三味为粗散，每服三钱，水一盏半，小麦百余粒，同煎至八分，去渣热服，日二服，不拘时候。(《局方》)

5. 治崩中漏下赤白不止，气虚竭　牡蛎、鳖甲各三两。上二味，治下筛，酒服方寸匕，日三。(《千金方》)

6. 治白带　牡蛎粉、艾叶、茴香各一两，糯米半合(炒熟)。上为末，滴水为丸，如梧子大。温米饮下，空心，每服五十丸。(《澹寮方》)

7. 治温病下后，大便溏甚，周十二时三四行，脉仍数者　生牡蛎二两。研细，水八杯，煎服三杯，分温三服。(《温病条辨》一甲煎)

8. 治大病差后，小劳便鼻衄　牡蛎十分，石膏五分。捣末，酒服方寸匕，日三四。亦可蜜丸如梧子大服之。(《肘后方》)

9. 治胃酸过多　牡蛎、海螵蛸各 15 g，浙贝母 12 g。共研细粉，每服 9 g，每日 3 次。(《山东中草药手册》)

10. 治一切丈夫、妇人瘰疬　牡蛎(煅)四两，玄参三两。捣罗为末，以面糊丸如桐子大，早晚食后、临卧各服三十丸，酒下。(《证类本草》引《经验方》)

11. 治紫癜风　牡蛎、胆矾各半两。上二味生用为散。酽醋调摩患处。(《圣济总录》牡蛎散)

【各家论述】 1.《汤液本草》："牡蛎，入足少阴。咸为软坚之剂，以柴胡引之，能去胁下之硬；以茶引之，能消结核；以大黄引之，能除股间肿；地黄为之使，能益精收涩，止小便。本肾经之药也。"

2.《纲目》："补阴则生捣用，煅过则成灰，不能补阴。"

3.《本草思辨录》："鳖甲、牡蛎之用，其显然有异者，自不致混于所施，惟其清热软坚，人每视为一例，漫无区分，不知此正当明辨而不容忽者……《本经》于鳖甲主心腹癥瘕坚积，于牡蛎主惊恚怒气拘缓。仲圣用鳖甲于鳖甲煎丸，所以破癥瘕；加牡蛎于小柴胡汤，所以除胁满……由斯以观，凡鳖甲之主阴蚀、痔核、骨蒸者，岂能代以牡蛎？牡蛎之主盗汗、消渴、瘰疬颈核者，岂能代以鳖甲？鳖甲去恶肉而亦敛溃痈者，以阴既益而阳遂和也。牡蛎治惊恚而又止遗泄者，以阳既戢而阴即固也。”

4.《衷中参西录》：“（牡蛎）若专取其收涩，可以煅用。若用以滋阴，用以敛火，或取其收敛，兼取其开通者，皆不可煅。若作丸、散，亦可煅用，因煅之则其质稍软，与脾胃相宜也。然宜存性，不可过煅，若入汤剂仍以不煅为佳。今用者一概煅之，殊非所宜。”

2354 牡蒿 mǔ hāo （《别录》）

【异名】 齐头蒿（《新修本草》），水辣菜（《救荒本草》），布菜（《民间常用草药汇编》），土柴胡（《陆川本草》），猴掌草（《江西民间草药》），流尿蒿（《四川中药志》），臭艾、碗头青、油艾（《闽东本草》），油蒿、油蓬、奶疳药、花艾草、老鸦青、马莲蒿、马根柴、鹅草药（《浙江民间常用草药》），牛尾蒿、白花蒿、熊掌草（《江苏药材志》），菊叶柴胡（《广西中草药》）。

【基原】 为菊科蒿属植物牡蒿的全草。

【原植物】 牡蒿 *Artemisia japonica* Thunb.　又名：蔚（《诗经》），牡菣（《尔雅》）。

多年生草本，高 50～150 cm。根状茎粗壮。茎直立，常丛生，上部有开展和直立的分枝。下部叶倒卵形或宽匙形，花期萎谢，长 3～8 cm，宽 1～2.5 cm，下部渐狭，有条形假托叶，上部有齿或浅裂；中部叶匙形，长 2.5～4.5 cm，宽 0.5～2 cm，上端有 3～5 枚浅裂片或深裂片；上部叶近条形，三裂或不裂。头状花序多数，卵球形或近球形，于分枝端排成复总状，有短梗及条形苞叶；总苞球形或长圆形，直径 1～2 mm，无毛；总苞片 3～4 层，背面多少叶质，边缘宽膜质；雌花 3～8 朵，能孕；内层为两性花 5～10 朵，不孕育。瘦果小，倒卵形，无毛。花果期 7～10 月。

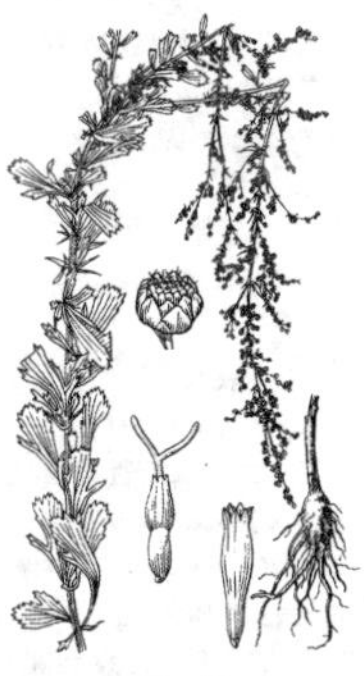

牡　蒿

生于林缘、林下、旷野、山坡、丘陵、路旁及灌丛下。广布我国南北各地。

本植物的根（牡蒿根）亦供药用，另设专条。

【采收加工】 7～9 月采收全草，晒干。

【药材】 牡蒿 *Artemisiae Japonicae Herba*　主产于江苏、四川等地。

性状　干燥的全草，茎圆柱形，直径 0.1～0.3 cm，表面黑棕色或棕色；质坚硬，折断面纤维状，黄白色，中央有白色疏松的髓。残留的叶片黄绿色至棕黑色，多破碎不全，皱缩卷曲，质脆易脱。花序黄绿色，片内可见长椭圆形褐色种子数枚。气香，味微苦。

【成分】 牡蒿地上部分含挥发油，其成分为月桂烯（myrcene），对聚伞花素（*p*-cymene），柠檬烯（limonene），紫苏烯（perillene），α-蒎烯（α-pinene），β-蒎烯（β-pinene），α-松油醇（α-terpineol），乙酸龙脑酯（bornylacetate），莰烯（camphene），菖蒲烯（calamenene），玷𤥔烯（copaene），甲基丁香油酚（methyleugenol），萘（naphthalene）。黄酮类成分：8，4′-二羟基-3，7，2′-三甲氧基黄酮（8，4′-dihydroxy-3，7，2′-trimethoxyflavone），3，5-二羟基-6，7，3′，4′-四甲氧基黄酮（3，5-dihydroxy-6，7，3′，4′-tetramethoxyflavone），芹菜素-7-*O*-葡萄糖苷（apigenin-7-*O*-glucoside），木犀草素-7-*O*-葡萄糖苷（luteolin-7-*O*-glucoside）。香豆素类成分：β-香树脂醇（β-amyrin），7，8-二甲氧基香豆素（7，8-dimethoxycoumarin）6，7-二甲氧基香豆素（6，7-dimethoxycoumarin）即蒿属香豆素（scoparone），茵陈色原酮（capillarisin）；含酚酸类成分：桂皮酸（cinnamic acid），对甲氧基苯甲酸（*p*-methoxybezene carboxylic acid），阿魏酸（ferulic acid）；又含三十烷酸（triacontauoic acid），β-谷甾醇和豆甾醇的混合物（β-sitosterol & stigmasterol），脱肠草素（herniarin），东莨菪素（scopoletin），茵陈二炔酮（capillin），茵陈素（capillarin）。

【药性】 苦、微甘，凉。

1.《别录》：“味苦，温，无毒。”

2.《纲目》：“苦、微甘，温，无毒。”

3.《医林纂要》：“辛、苦，寒。”

【功用主治】 清热，凉血，解毒。主治夏季感冒，肺结核潮热，咯血，小儿疳热，衄血，便血，崩漏，带下，黄疸型肝炎，丹毒，毒蛇咬伤。

1.《别录》：“主充肌肤，益气，令人暴肥。”

2.《纲目》：“擂汁服，治阴肿。”

3.《医林纂要》：“治口疮，除疳，去虫䘌。”

4.《分类草药性》：“治伤寒结胸，热症发狂，补五痨七伤，治痔疮酒毒下血。”

5.《江西民间草药》：“小儿食积痞块，发热。”

6.《四川中药志》1960 年版：“清血热、肝热，退潮热。治咳嗽，大小便不通。”

7.《浙江药用植物志》：“清热解毒，退虚热，止血。用于暑热感冒，扁桃体炎，肺结核潮热，疟疾，便血，衄血，子宫出血，外伤出血，疥疮湿疹，毒蛇咬伤。”

【用法用量】 内服：煎汤，10～15 g，鲜品加倍。外用：煎水洗；或鲜品捣烂敷。

【选方】 1. 治肺结核潮热，低热不退　牡蒿、枸杞根各 15 g。水煎服。（《浙江药用植物志》）

2. 治痨伤咳血　齐头蒿 60 g，石枣子 30 g。炖肉服。（《万县中草药》）

3. 治妇人血崩　牡蒿 30 g，母鸡 1 只。炖熟后去滓，食鸡肉与汁。（《闽东本草》）

4. 治白带　齐头蒿叶 15 g，研末，蒸绿壳鸭蛋服。（《万县中草药》）

5. 治黄疸型肝炎　牡蒿 25～50 g，煎水服。（《彝药志》）

6. 治急性丹毒　先用韭菜适量，水煎洗后，再用鲜牡蒿 30 g，鲜地龙适量，捣烂敷患处。（《福建药物志》）

2355 牡丹皮 mǔ dān pí （《珍珠囊》）

【异名】 牡丹根皮（《纲目》），丹皮（《本草正》），丹根（贵州）。

【基原】 为芍药科芍药属植物牡丹的根皮。

【原植物】 牡丹 *Paeonia suffruticosa* Andr.［*P. moutan* Sims；*P. yunnanensis* Fang］又名：鼠姑、鹿韭（《本经》），白术（《广雅》），百两金（《新修本草》），木芍药（《开元天宝遗事》），花王（《洛阳名园记》），洛阳花（《群芳谱》），云南牡丹（《植物分类学报》）。

落叶小灌木，高 1～2 m。根粗大。茎直立，枝粗壮，树皮黑灰色。叶互生，纸质；叶柄长 5～11 cm，无毛；叶通常为二回三出复叶，或二回羽

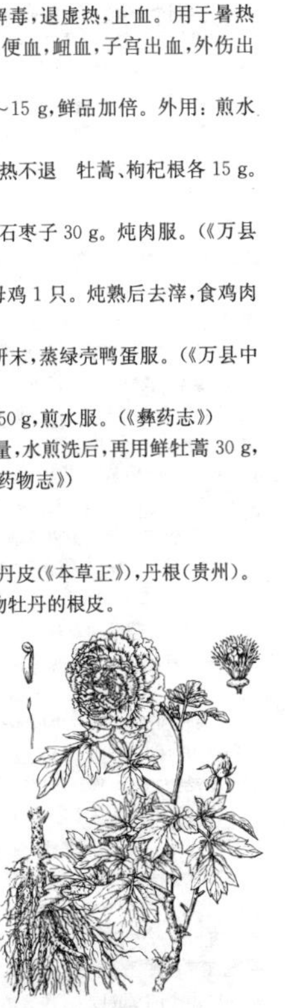

牡　丹

状复叶，近枝顶的叶为三小叶，顶生小叶常深3裂，长7～8 cm，宽5.5～7 cm，裂片2～3浅裂或不裂，上面绿色，无毛，下面淡绿色，有时被白粉，小叶柄长1.2～3 cm；侧生小叶狭卵形或长圆状卵形，长4.5～6.5 cm，宽2.5～4 cm，2～3浅裂或不裂，近无柄。花两性，单生枝顶，直径10～20 cm；花梗长4～6 cm；苞片5，长椭圆形，大小不等；萼片5，宽卵形，大小不等，绿色，宿存；花瓣5，或为重瓣，倒卵形，长5～8 cm，宽4.2～6 cm，先端呈不规则的波状，紫色、红色、粉红色、玫瑰色、黄色、豆绿色或白色，变异很大；雄蕊多数，长1～1.7 cm，花丝亦具紫红等色，花药黄色；花盘杯状，革质，顶端有数个锐齿或裂片，完全包裹心皮，在心皮成熟时裂开；心皮5，稀更多，离生，绿色，密被柔毛。蓇葖果长圆形，密被黄褐色硬毛。花期4～5月，果期6～7月。

全国各地多有栽培供观赏。

牡丹皮药材来源除上述正品牡丹外，在西北（陕西、甘肃、青海）、西南（四川、云南）地区，尚有用芍药科牡丹组（Sect. Moutan DC.）其他一些种的根皮作为牡丹皮应用。根据产区分为西北牡丹皮和西南牡丹皮两大类。① 西北牡丹皮，为芍药科植物矮牡丹 *P. suffruticosa* Andr. var. *spontanea* Rehd. 和紫斑牡丹 *P. suffruticosa* Andr. var. *papaveracea*（Andr.）Kerner 的根皮。② 西南牡丹皮，为芍药科植物野牡丹 *P. delavayi* Franch.、黄牡丹 *P. delavayi* Franch. var. *lutea*（Delavay ex Franch.）Finet et Gagnep.、狭叶紫牡丹 *P. delavayi* Franch. var. *angustifolia* Rehd. et Wils. 和四川牡丹 *P. szechuanica* Fang 的根皮。

本植物的花（牡丹花）亦供药用，另设专条。

【栽培】 生物学特性　喜温暖湿润气候，较耐寒、耐旱，怕涝、怕高温，忌强光。喜土层深厚、排水良好、肥沃疏松的砂质壤土或粉砂壤土。盐碱地、黏土地不宜栽培。忌连作。

繁殖方法　种子繁殖、分株繁殖或嫁接繁殖。种子繁殖：牡丹种子具有上胚轴休眠特性，以秋播为好。8月上旬至10月下旬播种。种子播前以50 ℃温水浸24～30小时，促使发芽。选地施足基肥，撒均匀，深翻15～30 cm，耙平，做长方形高畦，按行距6～9 cm开浅沟将种子均匀播于沟中，覆土盖平稍镇压，越冬覆保墒土6 cm，或牛马粪1.5～3 cm，再盖草以保温保湿。翌年早春去掉覆盖物，随地温回升，再扒去保墒土。在幼苗出土前浇1次催芽水，幼苗出齐后追肥1～2次。秋季选健壮幼苗按行株距30 cm×50 cm移栽，栽后培土6～9 cm，保护过冬。分株繁殖：整地作成高垄，在收获牡丹皮时选择健壮、无病虫害小根，按根丛形状分劈，每根留芽子2～3个，防止感染。按行株距40 cm×60 cm栽于整好地内，栽后浇水、保墒，封冻前培土。嫁接繁殖：此方法多用于观赏品种，大面积栽培上不用。

田间管理　每月中耕除草1～2次，幼龄期中耕宜浅，全年松土7～10次，春、秋各追施土杂肥2 500～3 000 kg，或饼肥150～250 kg，于行间沟施。北方寒冷地区，需防寒越冬，于10月下旬在植株四周培土或畦面盖草。

病虫害防治　灰霉病，喷波尔多液1∶1∶100倍液，每10日1次。斑点病，喷600倍代森锰锌。

【采收加工】 播种生长4～6年，分株繁殖3～4年收获，9月下旬至10月上旬地上部枯萎将根挖起，趁鲜抽出木心，晒干，即为原丹皮；刮去皮后，称刮丹皮。

【药材】 牡丹皮 *Moutan Cortex*　全国各地均有栽培。主产于安徽、四川、湖南、湖北、陕西、山东、甘肃、贵州等地。

商品规格　商品按加工方法及产区分有凤丹皮（安徽铜陵凤凰山，习称凤丹皮）、原丹皮（连丹皮）和刮丹皮3种，均分为1～4个等级。凤丹皮、原丹皮一等：长6 cm以上，中部围粗2.5 cm以上；二等：长5 cm以上，中部围粗1.8 cm以上；三等：长4 cm以上，中部围粗1 cm以上；四等：不符合一、二、三等的细条及断支碎片，最小围粗不低于0.6 cm。刮丹皮一等：长6 cm以上，中部围粗2.4 cm以上；二等：长5 cm以上，中部围粗1.7 cm以上；三等：长4 cm以上，中部围粗0.9 cm以上；四等：不合一、二、三等长度的断支碎片。

性状　原丹皮　根皮呈筒状、半筒状或破碎成片状，有纵剖开的裂隙，两面多向内卷曲，长5～20 cm，直径0.5～1.2 cm，厚0.1～0.4 cm。外表面灰褐色或紫褐色，粗皮脱落处显粉红色，有微突起的长圆形横生皮孔及支根除去后的残迹；内表面棕色或淡灰黄色，有细纵纹，常见发亮的银星（牡丹酚结晶）。质硬而脆，易折断，断面较平坦，显粉性，外层灰褐色，内层粉白或淡粉红色，略有圆形环纹。有特殊浓厚香气，味微苦凉，嚼之发涩，稍有麻舌感。

刮丹皮　外表有刀刮伤痕，表面红棕色或粉黄色，有多数色浅的横生瘢痕及支根残迹，并有极少数灰褐色斑点，系未去净之粗皮。

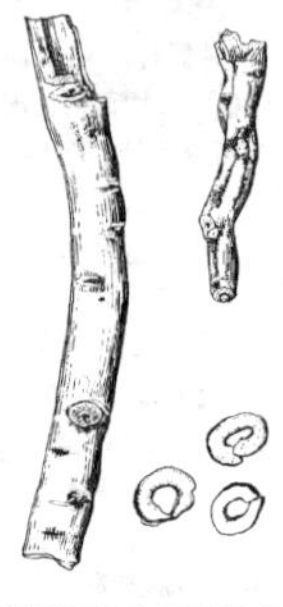

牡丹皮（根皮）外形及饮片

鉴别　(1) 根皮横切面：木栓层为4～8列木栓细胞，浅棕红色，类长方形或类方形。皮层十数列薄壁细胞，多切向延长，靠近木栓层3～5列细胞壁稍厚。韧皮部宽广，约占横切面径向的4/5，筛管群明显；韧皮射线宽1～3列细胞。薄壁细胞含淀粉粒；有的含草酸钙簇晶。

粉末特征：淡红棕色。淀粉粒甚多，单粒类圆形或多角形，直径3～16 μm，脐点点状、裂缝状或飞鸟状；复粒由2～6分粒组成。草酸钙簇晶直径9～45 μm，有时含晶细胞连接，簇晶排列成行，或一个细胞含数个簇晶。木栓细胞长方形，壁稍厚，浅红色。

(2) 取本品粉末作微量升华，升华物在显微镜下观察，为长柱形结晶或针状、羽状簇晶，滴加三氯化铁醇溶液，则结晶溶解而显暗紫色（检查牡丹酚）。

(3) 取本品粉末2 g，置50 ml烧瓶中，加蒸馏水15 ml，瓶口插有一玻璃导管的橡皮塞，加热煮沸，产生的蒸汽导入盛有氯亚胺基2, 6-二氯苯醌试剂（取氯亚胺基2, 6-二氯苯醌0.1 g，加硼砂3.2 g，研磨均匀即得）0.1 g与蒸馏水1 ml中，2分钟内溶液显蓝色。

(4) 紫外光谱：取本品粉末0.15 g，加无水乙醇250 ml，振摇数分钟，滤过，取滤液1 ml，加无水乙醇至25 ml，测定，在274 nm的波长处有最大吸收。

(5) 薄层色谱：取本品粉1 g，加乙醚10 ml，密塞，振摇10分钟，滤过，滤液挥干，残渣加丙酮2 ml使溶解，作为供试品溶液。另取丹皮酚对照品，加丙酮制成每1 ml含5 mg的溶液，作为对照品溶液。吸取上述两种溶液各10 μl，分别点于同硅胶G薄层板上，以环己烷-醋酸乙酯（3∶1）为展开剂，展开，取出，晾干，喷以盐酸酸性5%三氯化铁乙醇溶液，加热至斑点显色清晰。供试品色谱中，在与对照品色谱相应的位置上，显相同的蓝褐色斑点。

品质标志　《中华人民共和国药典》2010年版规定：本品含丹皮酚（$C_9H_{10}O_3$）不得少于1.20%。

【成分】 根皮含环烯醚萜苷：芍药苷（paeoniflorin），氧化芍药苷（oxypaeoniflorin），苯甲酰芍药苷（benzoylpaeoniflorin），牡丹酚（paeonol），牡丹酚苷（paeonoside），牡丹酚原苷（paeonollide），牡丹酚新苷（apiopaeonoside），苯甲酰基氧化芍药苷（benzoyloxypaeoniflorin）。还含2, 3-二羟基-4-甲氧基苯乙酮（2, 3-dihydroxy-4-methoxyacetophenone），3-羟基-4-甲氧基苯乙酮（3-hydroxy-4-methoxyacetophenone），1, 2, 3, 4, 6-五没食子酰基葡萄糖（1, 2, 3, 4, 6-pentagalloylglucose），没食子酸（gallic acid）等。

【药理】 1. 中枢抑制作用　牡丹皮流浸膏可剂量依赖性对抗小鼠最大电惊厥及戊四唑、士的宁、氨基脲所致小鼠惊厥作用。

牡丹皮流浸膏作用峰时为1～2小时；牡丹皮流浸膏可增强苯巴比妥抗最大电惊厥作用。此外牡丹皮流浸膏可剂量依赖性抑制小鼠自发活动。电生理研究表明，牡丹酚对中脑网状结构、丘脑下部激活系统及皮质反应通路有影响，与其催眠、镇静作用有关。

2. 对心血管系统的作用　静脉注射牡丹皮提取物1 g(生药)/kg对犬冠脉结扎所致心肌缺血有明显保护作用，使左室作功量减少，心肌耗氧量降低，冠脉流量增加，并有降血压和减少心排血量作用。对体外培养乳鼠心肌细胞，牡丹皮提取物0.125～1.0 mg/ml，能剂量依赖性地抑制动作电位幅度、时程和零相最大上升速度。牡丹酚0.125～1.0 mg/ml对正常及钙反常培养乳鼠心肌细胞内过氧化脂质含量均有剂量依赖性降低作用，0.05～0.4 mg/ml，除显著抑制心肌细胞搏动频率外，尚能剂量依赖性地抑制钙反常心肌细胞Ca^{2+}摄取和降低细胞内过氧化脂质含量，因此牡丹酚对钙反常培养心肌细胞的保护作用与阻止Ca^{2+}内流及抗氧化有关。

3. 对血液系统的作用　牡丹皮在体外有显著抗凝血作用，其有效成分为牡丹酚。牡丹皮和牡丹酚抑制血小板聚集的机制是影响花生四烯酸代谢，抑制环氧合酶，使血栓烷A_2合成减少。牡丹酚100 mg/kg腹腔注射，连用6星期能显著抑制兔食饵性动脉粥样硬化斑块形成，其机制与抑制血小板聚集和释放有关。此外牡丹皮在体外有浓度依赖性纤溶抑制作用。

4. 抗炎作用　丹皮总苷25、50、100 mg/kg给药均可显著抑制角叉菜胶诱导的大鼠急性足爪肿胀和二甲苯诱导的小鼠耳片水肿，且呈明显的剂量依赖性关系，致炎前1小时给予丹皮总苷(20～100 mg/kg)对佐剂性关节炎大鼠原发性炎症有明显抑制作用，而致炎后12日开始灌胃丹皮总苷(25～100 mg/kg)，连续11日，可显著抑制佐剂性关节炎大鼠的继发性炎症反应。牡丹酚0.5～1 g/kg灌胃或50～200 mg/kg腹腔注射对角叉菜胶、蛋清、甲醛、组胺、5-羟色胺和缓激肽性大鼠足肿，二甲苯性小鼠耳郭肿胀及醋酸和内毒素所致腹腔毛细血管通透性升高，均有显著抑制作用。牡丹皮和牡丹酚的抗炎作用不依赖于垂体-肾上腺系统，其机制可能是多方面的：直接对抗炎症介质，抑制白细胞游走及与抑制前列腺素E_2(PGE_2)的生物合成等有关。

5. 对免疫功能的影响　牡丹皮的甲醇提取物400 mg/kg，牡丹酚25或50 mg/kg灌胃，能显著增强小鼠网状内皮系统的吞噬功能，使体内碳廓清时间明显缩短，腹腔渗出液中细胞数明显增加；牡丹皮的正丁醇提取物100 μg/ml或其中分离出的单萜苷50 μg/ml，也能增强体外培养巨噬细胞对胶粒的吞噬能力。牡丹皮中所含芍药苷，氧化芍药苷和苯甲酰芍药苷也有相似作用。应用丹皮提取的丹皮多糖PSM2b在体外实验，能直接促进小鼠脾细胞增殖，并能协同ConA诱导的脾细胞增殖。丹皮多糖对小鼠腹腔巨噬细胞亦有激活作用，可增强小鼠腹腔巨噬细胞吞噬中性红；诱导巨噬细胞合成一氧化氮。

6. 降血糖作用　丹皮多糖粗品100或200 mg/kg，1日1次灌胃给药，可使正常小鼠血糖显著降低；200或400 mg/kg，1日1次灌胃给药，对葡萄糖诱发的小鼠高血糖有显著降低作用。丹皮多糖粗品优于提纯品。不同方法提取牡丹皮多糖的纯品，在降血糖活性上有显著差异，蒸馏水浸提到的纯品PSM2b降血糖率为59.9%(50 mg/kg体重)和53.1%(100 mg/kg体重)。温水提取的纯品PSM3b降低血糖率为55.8%和45.95%，沸水提取的纯品PSM4c无降糖活性。

7. 体内过程　牡丹酚30 mg/kg给兔静脉注射，符合双室模型，分布$t_{1/2\alpha}$为20分钟，消除$t_{1/2\beta}$为3.5小时，表明本药进入体内后能迅速分布发挥药效。^{14}C-标记牡丹酚20 mg/kg灌胃，尿中和粪中排泄的放射性为给药量的83%～98%，小鼠、大鼠、豚鼠和兔粪中排泄的放射性分别占10.6%，4.7%，2.9%和0.8%。

【炮制】 1. 牡丹皮　取原药材，除去杂质，抢水洗净，切薄片，干燥。

2. 牡丹皮炭　取牡丹皮片，置锅内用中火加热，炒至表面黑褐色时，喷洒少量清水，灭尽火星，取出晾干，凉透。

3. 酒丹皮　取牡丹皮片，用黄酒拌匀，闷透，置锅内，用文火加热，炒干，取出放凉。每牡丹皮片100 kg，用黄酒12 kg。

4. 炒丹皮　取牡丹皮片，置锅内，用文火加热，微炒至黄色，取出放凉。

饮片性状　牡丹皮为空心圆形薄片，参见“药材”项。牡丹皮炭形如牡丹皮，呈黑褐色，气微香，味微苦而涩。酒丹皮形如牡丹皮，微有酒气。炒丹皮形如牡丹皮，气芳香，味微苦涩。

贮干燥容器内，密闭，置阴凉处。防霉。牡丹皮炭凉透后贮存，防止复燃。

【药性】 苦、辛，微寒。归心、肝、肾经。

1.《本经》：“味辛，寒。”

2.《吴普本草》：“神农、岐伯：辛。李氏：小寒。雷公、桐君：苦，无毒。黄帝：苦，有毒。”

3.《珍珠囊》：“入手厥阴、足少阴。”

4.《纲目》：“治手足少阴、厥阴四经血分伏火。”

5.《雷公炮制药性解》：“入肺经。”

【功用主治】 清热凉血，活血散瘀。主治温热病热入血分，发斑，吐衄，热病后期热伏阴分发热，骨蒸潮热，血滞经闭，痛经，癥瘕，痈肿疮毒，跌扑伤痛，风湿热痹。

1.《本经》：“主寒热，中风瘈疭、惊痫邪气，除癥坚瘀血留舍肠胃，安五脏，疗痈疮。”

2.《别录》：“除时气头痛，客热，五劳，劳气，头腰痛，风噤，癫疾。”

3.《药性论》：“治冷气，散诸痛。治女子经脉不通，血沥腰疼。”

4.《日华子》：“除邪气，悦色，通关腠血脉，排脓，通月经，消扑损瘀血，续筋骨，除风痹，落胎下胞，产后一切女人冷热血气。”

5.《珍珠囊》：“治肠胃积血，衄血，吐血，无汗骨蒸。”

6.《滇南本草》：“破血，行血，消癥瘕之疾，除血分之热，堕胎。”

7.《纲目》：“和血、生血、凉血，治血中伏火，除烦热。”

【用法用量】 内服：煎汤6～9 g；或入丸、散。清营、除蒸、消痈宜生用；凉血、止血宜炒用；活血散瘀宜酒炒。胃虚者，酒拌蒸；实热者生用。

【宜忌】 血虚、虚寒诸证，孕妇及妇女月经过多者禁服。

1.《古今录验方》：“忌胡荽。”

2.《新修本草》：“畏贝母、大黄。”

3.《日华子》：“忌蒜、胡荽，伏砒。”(引自《纲目》)

4.《本经逢原》：“自汗多者勿用，为能走泄津液也；痘疹初起勿用，为其性专散血，不无根脚散阔之虑。”

5.《得配本草》：“胃气虚寒，相火衰者，勿用。”

【选方】 1. 治伤寒及温病应发汗而不汗之内蓄血者，及鼻衄、吐血不尽，内余瘀血，面黄，大便黑　犀角一两，生地黄八两，芍药三两，牡丹皮二两。上四味，㕮咀，以水九升，煮取三升，分三服。喜妄如狂者，加大黄二两，黄芩三两。其人脉大来迟，腹不满自言满者为无热，但依方，不得加也。(《千金方》犀角地黄汤)

2. 治妇人骨蒸，经脉不通，渐增瘦弱　牡丹皮一两半，桂(去粗皮)一两，木通(锉，炒)一两，芍药一两半，鳖甲(醋炙，去裙襕)二两，土瓜根一两半，桃仁(汤浸，去皮、尖、双仁，炒)。上七味粗捣筛。每服五钱匕，水一盏半，煎至一盏，去滓，分温二服，空心食后各一。(《圣济总录》牡丹汤)

3. 治妇人月水不利，或前或后，乍多乍少，腰疼腹痛，手足烦热　牡丹皮一两一分，苦参半两，贝母三分(去心称)。上三味，捣罗为末，炼蜜和剂捣熟，丸如梧桐子大。每服二十丸，加至三十丸，

空腹米饮下，日三。(《圣济总录》牡丹丸)

4. 治产后血晕，血崩，经水不调，远年干血气　红花、干荷叶、牡丹皮、当归、蒲黄(炒)各等分。上药共为细末，每服五钱，酒煎，连渣温服。(《保命集》红花散)

5. 治肾虚腰痛　牡丹皮、萆薢、白术、桂(去粗皮)等分。上四味，捣罗为散。每服三钱匕，温酒调下。(《圣济总录》牡丹散)

6. 治肠痈，小腹肿痞，按之即痛，小便如淋，时时发热，自汗，恶寒，其脉迟紧者，脓未成，可下之，当有血，(脉)洪数者，脓已成，不可下也　大黄四两，牡丹一两，桃仁五十个，瓜子半升，芒硝三合。上五味，以水六升，煮取一升，去滓，内芒硝，再煎沸，顿服之。有脓当下，如无脓当下血。(《金匮要略》大黄牡丹皮汤)

7. 治肺痈胸乳间皆痛，口吐脓血，气作腥臭　牡丹皮、赤芍药、地榆、苦桔梗、薏苡仁、川升麻、黄芩、北甘草各等分。上锉散。每一两，水一升半，煎五合，温服，日三。(《普济方》牡丹散)

8. 治金疮内漏，血不出　牡丹皮为散，水服三指撮，立尿出血。(《千金方》)

【临床报道】 1. 治疗高血压病　牡丹皮 30～45 g，水煎成 120～150 ml，每日 3 次分服；或初次量用 15～18 g，如无不良反应增至 30 g。治疗 20 余例，一般服药 5 日左右血压即有明显下降，症状改善；经服药 6～33 日，舒张压平均下降 1.33～2.67 kPa(10～20 mmHg)，收缩压平均下降 2.67～5.33 kPa(20～40 mmHg)。本组病例近期内均能使血压下降到正常范围或接近正常范围，症状亦随之消失或改善，但远期疗效有待继续观察。个别患者服药后有呕心、头昏等副作用，无需停药即能自然消失。

2. 治疗过敏性鼻炎　① 用 10% 的牡丹皮煎剂，每晚服 50 ml，10 日为 1 个疗程。治疗 31 例，痊愈 12 例，又治疗 9 例，服药后症状很快好转，但是无一例根治。② 牡丹皮煎剂(牡丹皮干品 1 500 g，蒸馏成 2 000 ml 乳白色溶液，装入滴瓶备用)，每日 3 次滴鼻。1976～1981 年共治疗 140 例过敏性鼻炎。其中男 121 例，女 19 例；年龄 9～50 岁；病程 2 个月～13 年。结果：显效 36 例(鼻塞、鼻痒、喷嚏、头痛等主要症状消失，鼻黏膜水肿消失)，好转 86 例(症状及检查有改善)，总有效率为 87.1%。其中坚持局部用药 3 星期者 97 例，有效率 91.5%；坚持局部用药 2 星期者 18 例，有效率 88.88%。本疗法效果好，方法简便、经济，无副作用。

3. 治疗湿疹类皮肤病　用 5% 丹皮粉霜(用牡丹皮加工提取而制成的白色微黄霜剂)，外涂局部皮损处。临床治疗局限性急性湿疹 27 例，脂溢性皮炎 10 例，接触性皮炎 2 例，神经性皮炎 1 例；病程 3 日至 3 年，大多数病程不满 1 个月。结果：27 例急性湿疹用药 2～20 日，8 例痊愈，5 例显效，6 例好转，8 例无效；10 例脂溢性皮炎用药 5～14 日，2 例痊愈，6 例好转，2 例无效；2 例接触性皮炎用药 3～5 日，1 例痊愈，1 例无效；1 例神经性皮炎用药半月无效。有效病例中 4 例停药后数日皮疹复发，另 2 例用药局部出现潮红、发痒和灼热而停药。

4. 治疗皮肤瘙痒症　肌注丹皮酚注射液(原名徐长卿注射液)4 ml，每日 2 次。治疗 34 例皮肤瘙痒症，其中男 32 例，女 2 例；年龄 8～72 岁，病程 1 个月～8 年。用药 2 星期症状无明显好转者作为无效。结果：治愈 26 例，占 76.4%；好转 4 例，占 11.8%；无效 4 例，占 11.8%。未发现不良反应。

5. 治疗各种痛证　5% 丹皮酚磺酸钠注射液(牡丹酚经磺化得到水溶性针状结晶配制而成)，每 1 ml 含 50 mg，肌内注射，每次 2～4 ml，每日 1～2 次。用于各种手术后疼痛，以及急性腰腿痛、风湿痛、胃及十二指肠溃疡痛、病毒性心肌炎后遗症痛、泌尿系结石痛、Ⅱ度烧伤创面痛等 132 例，有较好的镇痛作用。镇痛效果出现时间一般在 15 分钟左右，最早为 5 分钟；有效镇痛时间约 2 小时。132 例中显效 104 例(注射后 20 分钟内痛感基本消失或显著减轻)，有效 13 例(注射后 20 分钟内自觉痛感减轻)，无效 15 例(痛感无变化)，总有效率为 88.6%。其中手术后疼痛 76 例，显效 61 例，有效 7 例，无效 8 例，有效率 89.5%。用于风湿痛及其他痛 56 例，显效 43 例，有效 6 例，无效 7 例，有效率为 87.5%。长期使用本品无成瘾性及其他副作用。

【各家论述】 1. 张洁古："牡丹能泻阴胞中之火，四物汤加之，治妇人骨蒸。""牡丹皮入手厥阴、足少阴，故治无汗之骨蒸；地骨皮入手足少阴、手少阳，故治有汗之骨蒸。神不足者手少阴，志不足者足少阴，故仲景八味丸用之，能泻阴胞中之火。"

2. 李东垣："心虚，肠胃积热，心火炽甚，心气不足者，以牡丹皮为君。"(引自《纲目》)

3.《纲目》："牡丹皮治手足少阴厥阴四经血分伏火，盖伏火即阴火也，阴火即相火也。古方惟以此治相火，故仲景肾气丸用之，后人乃专以黄柏治相火，不知牡丹之功更胜也。此乃千载秘奥，人所不知，今为拈出。"

4.《本草正》："丹皮，赤者行性多，白者行性缓。总之，性味和缓，原无补性。但其微凉辛，能和血、凉血、生血，除烦热，善行血滞。滞去而郁热自解，故亦退热。用此者，用其行血滞而不峻。"

5.《本草新编》："夫地骨皮未尝不治无汗之骨蒸，牡丹皮未尝不治有汗之骨蒸也。此前人之成说。牡丹皮乃阳中之阴，亦宜有汗之骨蒸，而不仅宜治无汗之骨蒸矣。总之，牡丹皮乃治骨蒸之圣药，原不必分有汗无汗也。""牡丹皮之解骨蒸，解骨中之髓热也；地骨皮之解骨蒸，解骨中之血热也。骨中不止有髓，髓之外必有血以裹之，骨中髓之蒸热必耗其骨中之血矣；骨外之血热，必燥其骨中之髓矣。故治骨蒸者，二味必须兼用，不可以有汗则地骨皮，无汗用牡丹皮也。""牡丹皮在六味地黄丸中更有奇义。肾有补无泻，用熟地、山药以补肾，又何必用丹皮以滋其骨中之髓也？若云泻火，则已有泽泻矣，若云健脾则已用茯苓矣，若用涩精，则已用山萸矣，然则何所取，而又用丹皮哉？不想牡丹皮所以佐五味之不足也。补阴之药过于寒，则阴不能生；而过于热，则阴亦不能生。六味丸不寒不热，全赖丹皮之力，调和于心肝脾肾之中，使骨中之髓温和，而后精闭于肾内，火泻于膀胱，水湿化于小便，肺气清肃，脾气健旺，而阴愈生矣。"

6.《本草经解》："丹皮气寒，禀天冬寒之水气，入手太阳寒水小肠经；味辛无毒，得地西方之金味，入手太阴肺经。气味降多于升，阴也。寒水太阳经，行身之表而为外藩者也。太阳阴虚，则皮毛不密切而外藩不固，表邪外入而寒热矣。其主之者，气寒可以清热，味辛可以散寒解表也。肝者风木之脏也，肺经不能制肝，肝风挟浊火上逆，中风瘈疭惊痫之症生矣。丹皮辛寒，益肺平肝，肝不升而肺气降，诸症平矣。小肠者受盛之官，与心为表里。心主血，血热下注，留舍小肠，瘀积成瘕，形坚可征。丹皮寒可清热，辛可散结，所以入小肠而除瘕也。五脏藏阴者也，辛寒清血，血清阴足而脏安也。荣血逆于肉里，乃生痈疮。丹皮辛寒，可以散血热，所以和荣而疗痈疮也。"

7.《重庆堂随笔》："丹皮虽非热药，而气香味辛为血中气药。专于行血破瘀，故能堕胎消癖。所谓能止血者，瘀去则新血自安，非丹皮真能止血也。血虚而感风寒者，可用以发汗。若无瘀而血热妄行及血虚而无外感者，皆不可用。惟入于养阴剂中，则阴药藉以宣行而不滞，并可收其凉血之功。故阴虚人热入血分而患赤痢者，最为妙品。然气香而浊，极易作呕，胃弱者服之即吐。诸家本草皆未言及，用者审之。"

2356 牡丹花 mǔ dān huā (《四川中药志》)

【基原】 为芍药科芍药属植物牡丹的花。

【原植物】 参见"牡丹皮"条。

【采收加工】 4～5 月间采收，鲜用或干燥。

【成分】 牡丹花主要含紫云英苷(astragalin)，牡丹花苷(paeonin)，蹄纹天竺苷(pelargonin)。

【药性】 《四川中药志》1960 年版："性平，味苦淡，无毒。"

【功用主治】《四川中药志》1960年版："治妇女月经不调，经行腹痛。"

【用法用量】 内服：煎汤，3～6 g。

2357 牡荆子 mǔ jīng zǐ（《本草经集注》）

【异名】 小荆实(《本经》)，牡荆实(《别录》)，荆条果(《药材学》)，黄荆子(《全国中草药汇编》)。

【基原】 为马鞭草科牡荆属植物牡荆的果实。

【原植物】 牡荆 *Vitex negundo* L. var. *cannabifolia* (Sieb. et Zucc.) Hand.-Mazz. [*V. cannabifolia* Sieb. et Zucc.; *V. negundo* L. f. *intermedia* Pèi] 又名：楚(《诗经》)，荆(《广雅》)。

落叶灌木或小乔木，植株高1～5 m。多分枝，具香味。小枝四棱形，绿色，被粗毛，老枝褐色，圆形。掌状复叶，对生；小叶5，稀为3，中间1枚最大；叶片披针形或椭圆状披针形，基部楔形，边缘具粗锯齿，先端渐尖，表面绿色，背面淡绿色，通常被柔毛。圆锥花序顶生，长10～20 cm；花萼钟状，先端5齿裂；花冠淡紫色，先端5裂，二唇形。果实球形，黑色。花、果期7～10月。

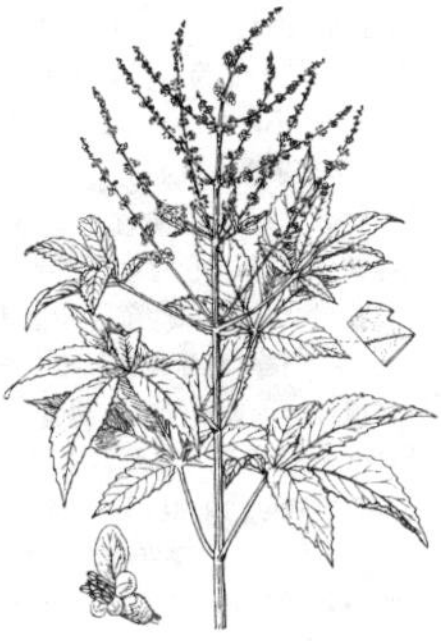

牡 荆

生于低山向阳的山坡路边或灌丛中。分布于华东及河北、湖北、湖南、广东、广西、四川、贵州。

本植物的叶(牡荆叶)、茎(牡荆茎)、茎用火烤灼而流出的液汁(牡荆沥)、根(牡荆根)亦供药用，另设专条。

【采收加工】 9～10月果实成熟时采收，用手搓下，扬净，晒干。

【药材】 牡荆子 *Viticis Negundo Fructus* 产于全国大部分地区。

性状 果实圆锥形或卵形，上端略大而平圆，有花柱脱落的凹痕，下端稍尖。长约3 mm，直径2～3 mm。宿萼灰褐色，密被灰白色细绒毛，包被整个果实的2/3或更多，萼筒先端5齿裂，外面有5～10条脉纹。果实表面棕褐色，坚硬，不易破碎。断面果皮较厚，棕黄色，4室，每室有黄白色种子1枚或不育。气香，味苦、涩。

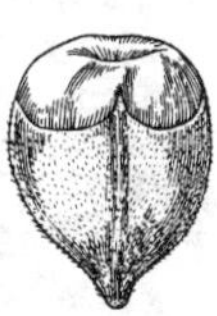

牡荆子(果实)外形

鉴别 (1) 取本品粉末1 g，用石油醚脱脂后，再以95%乙醇10 ml浸泡4～6小时，滤过。滤液浓缩至1 ml分置于2支试管中，分别加入盐酸-镁粉、盐酸-锌粉试剂，依次显现橙黄色和樱红色(检查黄酮)。

(2) 薄层色谱：将上述石油醚提取液浓缩至0.5 ml，作为供试品溶液，另以牡荆内酯为对照。分别点样在同一硅胶(青岛)-0.3% CMC板上，以石油醚-乙酸乙酯(3:2)为展开剂，展距10 cm。喷2%香草醛硫酸液显色。供试品色谱中，在与对照品色谱的相应位置上，显相同颜色的斑点。

【成分】 牡荆子含有机酸丁香酸(syringic acid)，香草酸(vanillic acid)，以及棕榈酸(palmitic acid)，硬脂酸(stearic acid)，油酸(oleic acid)和亚油酸(linoleic acid)。还含木脂素类：牡荆木脂素(vitexlignan) 6-hydroxy-4-(4-hydroxy-3-methoxyphenyl)-3-hydroxymethyl-7-methoxy-3,4-dihydro-2-naphthaldehyde。另含挥发油，主要存在于宿萼中，含量约为0.05%，另含黄酮苷类成分。

【药理】 1. 平喘作用 牡荆子煎剂或其黄酮苷能对抗乙酰胆碱或组胺引起的豚鼠支气管哮喘；离体豚鼠肺灌流试验表明，牡荆子煎剂、乙醇提取物、黄酮苷或其含强心苷部分均有不同程度的扩张气管和支气管的作用，牡荆子乙醇提取物中的有效成分牡荆木脂素0.06和0.125 mg/ml，给小鼠离体肺支气管灌流，可使流量明显增加；对豚鼠离体支气管片，也可使其张力降低，并能部分对抗组胺的收缩作用，对组胺所致肺溢流量增加有明显对抗作用；牡荆木脂素4或5 mg/kg腹腔注射能显著延长乙酰胆碱和组胺混合液对豚鼠引喘的潜伏期。牡荆子对药物性哮喘有明显的保护作用，能明显降低组胺或乙酰胆碱对气管和回肠平滑肌痉挛收缩的反应性。

2. 镇咳作用 牡荆子挥发油1.25或2.5 g/kg口服，能明显延长小鼠浓氨水喷雾引咳的潜伏期；牡荆子的乙醇和石油醚提出物也有相似的镇咳作用。牡荆黄酮苷静脉注射，能对抗电刺激麻醉猫喉上神经所致咳嗽，并随剂量增加，镇咳作用增强，表明其镇咳作用可能与抑制咳嗽中枢有关。

3. 祛痰作用 小鼠酚红法试验，牡荆子油0.8和3.2 g/kg灌胃，有明显祛痰作用。挥发油灌服也有明显祛痰作用。

4. 抗菌作用 25%牡荆子水煎液在体外对金黄色葡萄球菌，大肠杆菌和铜绿假单胞菌有不同程度的抑制作用。其煎剂对卡他球菌也有抗菌作用。

5. 其他作用 牡荆子醇提取物有降血压作用，牡荆子黄酮苷对麻醉猫和犬有稳定、持久的降血压作用。牡荆子乙醇提出物200 g(生药)/kg口服，能使幼鼠胸腺明显萎缩，表明其有增强肾上腺皮质功能的作用。

毒性 牡荆子煎剂200 g/kg 1次口服，观察72小时，10只小鼠仅1只死亡。牡荆子挥发油小鼠灌胃的LD_{50}为9.6或13 ml/kg，腹腔注射的LD_{50}为0.47 g/kg。牡荆黄酮苷小鼠腹腔注射的*MLD*为6.0 g/kg，口服9.6 g/kg，未见动物死亡。亚急性毒性试验给小鼠口服牡荆子油每日1/10和1/20 LD_{50}，连续14日，动物全部存活，体重增长，主要器官的形态和组织学检查均无异常；给猫口服每日50 mg/kg连用20日，心电图检查猫的心率，S-T段和T波均无明显变化。

【炮制】 1. 牡荆子 取原药材，除去杂质，筛去灰屑。用时打碎。

2. 炒牡荆子 取净牡荆子，置锅内，用文火加热，炒至微鼓起，有香气，取出，放凉。用时打碎。

饮片性状 牡荆子参见"药材"项。炒牡荆子形如牡荆子，表面棕褐色，鼓起，微有香气。

贮干燥容器内。炒牡荆子，密闭，置通风干燥处，防蛀。

【药性】 苦、辛，温。归肺、大肠经。

1. 《别录》："味苦、温。无毒。"

2. 《纲目》："辛，温。"

【功用主治】 化湿祛痰，止咳平喘，理气止痛。主治咳嗽气喘，胃痛，泄泻，痢疾，疝气痛，脚气肿胀，白带，白浊。

1. 《别录》："主除骨间寒热，通利胃气，止咳逆，下气。"

2. 朱丹溪："炒焦为末，饮服。治心痛及妇人白带。"(引自《纲目》)

3. 《医林纂要》："补行肝气，祛风燥湿。能发汗行水，治水肿身黄，又消食和脾胃。"

4. 《药性考》："除寒热，疗风止咳，心痛疝疾，带浊耳聋，服之有益。"

5. 《全国中草药汇编》："止咳平喘，理气止痛。主治咳嗽哮喘，胃痛，消化不良，肠炎，痢疾。"

6. 《福建药物志》："治中暑、感冒、流感、支气管炎、胃肠炎、痢疾。"

7. 《浙江药用植物志》："健脾止痛。"

【用法用量】 内服：煎汤，6～9 g；或研末；或浸酒。

【宜忌】 1.《本草经集注》："得术、柏实、青葙疗头风。防风为之使。恶石膏。"

2.《本草经疏》："病非干外邪者一概不宜用。"

【选方】 1. 治寒咳，哮喘　牡荆子 12 g。炒黄研末，每次 6～9 g，每日 3 次，开水送服。(《江西草药》)

2. 治慢性气管炎　牡荆子 9 g，胡颓子叶、鱼腥草(后下)、枇杷叶各 15 g。水煎服。(《浙江药用植物志》)

3. 治哮喘　治胃痛　牡荆果实、樟树二层皮各 15 g，生姜 2 片(火烘赤)。水煎服。(《福建药物志》)

4. 治胃肠绞痛，手术后疼痛　黄荆子 18 g。研细粉，每服 6 g，每日 3 次。

5. 治痢疾，肠炎，消化不良　黄荆子 500 g，酒药子(酒糟) 30 g，白糖 250 g。黄荆子、酒药分别炒黄，共研细粉，加白糖拌匀。每服 4～6 g，小儿 1～2 g，每日 4 次。(4、5 方出自《全国中草药汇编》)

6. 治中暑发痧　干牡荆果实 15 g，水浓煎；或研末为丸，每次 3 g，开水送服。(《福建中草药》)

7. 治小肠疝气　牡荆子半升。炒熟，入酒一盏，煎一沸，热服。(《纲目》)

8. 治湿痰白浊　牡荆子炒为末，每酒服三钱。(《濒湖集简方》)

9. 治停乳奶胀　牡荆子 12 g。研末，温开水加酒少许调服。(《湖南药物志》)

10. 治酒后伤风　牡荆子、葛花各 9 g。水煎服。(《闽东本草》)

11. 治耳聋　牡荆子一升，捣碎。上件药以酒五升，浸七日，去滓，任性尽服。三十年聋者皆瘥。(《圣惠方》)

【临床报道】 1. 治疗小儿咳喘　用牡荆(叶、籽)45 g，加水煎成 100 ml，加糖，每日服 3 次，每次 10 ml。对有并发症的，结合辨证加用其他中药。共观察治疗小儿迁延性气管炎所致的咳喘 22 例和上呼吸道感染引起的咳嗽 36 例，结果在 3～4 日内分别有 18 例和 23 例咳喘消失，3 例和 7 例咳喘明显减轻，其余无效。其中有合并症的 11 例，治后 9 例痊愈，2 例无效。对再发病例应用仍然有效，但对急性期效果较差。认为牡荆子有化痰止咳作用，能促进呼吸道炎症分泌物的吸收，但抗菌力不强。对下呼吸道疾病如肺炎所引起的咳嗽，可以减轻症状。治疗中部分患儿服药后略有出汗，余无副作用。

2. 治疗慢性气管炎　① 用牡荆子挥发油胶丸治疗慢性气管炎，观察其近期疗效。单方组 41 例。每例每日 3 丸(每丸 17 mg)，分 3 次服。复方组 34 例，每例每日服牡荆子挥发油胶丸 3 丸，胎盘片 15 片(每片 0.2 g)，分 3 次服。皆 10 日为 1 个疗程，重症配合休息，轻症后期照常工作。2 个疗程结束，按 1972 年全国防治慢性气管炎会议标准判定疗效。结果，单方组有效率 97.6%，显效率 68%。复方组有效率 94.2%，显效率 59%。经统计学处理，单方与复方疗效，无明显差异。对咳、痰、喘及肺部啰音等单项症状的疗效，未见明显差异。从中西医结合观点来看，该药气味苦温，对肺热咳喘型的疗效略低于脾虚痰湿型和肾虚喘息型。部分患者服药后食欲增加，腹胀消除。通过血、尿、大便常规及肝功能、心电图、血压等项检查，证明该药对心、肝、肾等无明显毒副作用。对高血压病患者有一定降压作用。对尿 17-羟、17-酮都有明显升高作用。② 用牡荆子挥发油单方(即牡荆子挥发油胶丸、每丸 17 mg)、复方(即单方加胎盘糖衣片)观察慢性气管炎患者治疗过程中痰液的变化，共 50 例。治疗后，临床 3 例无效，有效率 94%，显效率 52%。通过痰液细胞学检查，痰液酸性黏多糖纤维总量及形态变化的观察，和对痰液黏度的测定，发现治疗后各项指标都呈减少的趋势，且变化明显。说明牡荆子油是一较好的祛痰药，通过祛痰解除支气管阻塞而收到消炎的作用。

【各家论述】 《本草经疏》："牡荆实，味苦气温无毒，可升可降，阳也。入足阳明、厥阴经。其主骨间寒热、通利胃气、止咳逆、下气者，盖足阳明为十二经脉之长，厥阴为风木之位，外邪伤于二经，则寒热留连于筋骨而胃气壅滞，苦温能通行散邪，则胃气利而寒热自除。咳逆亦邪气壅胃所致，邪散气下，则咳逆自止矣。"

2358 牡荆叶 mǔ jīng yè (《别录》)

【异名】 荆叶(《别录》)。

【基原】 为马鞭草科牡荆属植物牡荆的叶。

【原植物】 参见"牡荆子"条。

【采收加工】 生长季节均可采收，鲜用或晒干。

【药材】 牡荆叶 *Viticis Negundo Folium*　产于江苏、浙江、安徽、江西、福建、湖南、广西、贵州等地。

性状　本品为掌状复叶，小叶 5 片或 3 片，披针形或椭圆状披针形，中间小叶长 5～10 cm，宽 2～4 cm，两侧小叶依次渐小，先端渐尖，基部楔形，边缘具粗锯齿；上表面绿色，下表面淡绿色，两面叶沿叶脉有短茸毛，嫩叶下表面毛较密；总叶柄长 2～6 cm，有一浅沟槽，密被灰白色茸毛。气芳香，味辛微苦。

鉴别　(1) 叶横切面：上表皮细胞排列较整齐，上、下表面均有毛茸，下表面毛茸较多。叶肉栅栏组织为 3～4 列细胞，海绵组织较疏松。主脉维管束外韧型，呈月牙形或"U"字形，"U"形的凹部另有 1～5 个较小的维管束，周围薄壁细胞可见纹孔；上、下表皮内方有数列厚角细胞。

叶表面观：上表皮细胞呈类多角形或不规则形，垂周壁波状弯曲；非腺毛 1～4 细胞，先端细胞较长，表面有疣状突起；腺鳞头部 4 细胞，直径约至 55 μm，柄单细胞；小腺毛少见，头部 1～4 细胞，直径约至 25 μm，柄1～3 细胞，甚短。下表皮细胞较小，长17～30(45)μm，直径 12～25 μm，垂周壁微弯曲或较平直；气孔类圆形，直径 15～20 μm，副卫细胞 3～6 个，不定式；非腺毛、腺鳞和小腺毛较多。

(2) 取本品粉末 1 g，用石油醚脱脂，滤过，残渣加乙醇10 ml，浸泡过夜，滤过。滤液浓缩至 1 ml。于 2 支试管中各加浓缩液 2 滴，再分别加入盐酸-镁粉、盐酸-锌粉试剂，依次显现橙黄色和樱红色(检查黄酮)。

【成分】 牡荆叶含挥发油约 0.1%，其中主成分为 β-丁香烯(β-caryophyllene)，含量达 44.94%，其次为香桧烯(sabinene)，含量 10.09%，还含 α-侧柏烯(α-thujene)，α 及β- 蒎烯(pinene)，莰烯(camphene)，月桂烯(myrcene)，α-水芹烯(α-phellandrene)，对聚伞花素(p-cymene)，柠檬烯(limonene)，1, 8-桉叶素(1, 8-cineole)，α 及γ-松油烯(terpinene)，异松油烯(terpinolene)，芳樟醇(linalool)，4-松油烯醇(4-terpinenol)，α-松油醇(α-terpineol)，乙酸龙脑酯(bornyl acetate)，乙酸橙花醇酯(neryl acetate)，β 及 δ -榄香烯(elemene)，乙酸松油醇酯(terpinyl acetate)，玷玔烯(copaene)，β-波旁烯(β-bourbonene)，葎草烯(humulene)，γ-衣兰油烯(γ-muurolene)，β-荜澄茄油烯(β-cubebene)，佛术烯(eremophilene)，β-甜没药烯(β-bisabolene)，δ-荜澄茄烯(δ-cadinene)，菖蒲烯(calamenene)，丁香烯氧化物(car yophyllene oxide)，β-桉叶醇(β-eudesmol)。

【药理】 1. 祛痰作用　牡荆叶挥发油 1.04 g/kg 和 1.73 g/kg灌胃，小鼠酚红法实验表明有显著祛痰作用。此作用主要通过迷走神经，切断迷走神经后祛痰作用减弱。给小鼠灌服或注射牡荆煎剂或粗提牡荆黄酮苷后，可由肺部排出，其祛痰作用也可能与此相关。

2. 镇咳作用　牡荆叶油 1.04 g/kg 灌胃，对氨水喷雾引咳的小鼠有显著镇咳作用，0.52 g/kg 时作用较弱。粗提牡荆黄酮苷静注能抑制电刺激麻醉猫喉上神经所致的咳嗽，其作用强度随剂量增加而增强，表明其镇咳作用与抑制咳嗽中枢有关。

3. 平喘作用　豚鼠恒压组胺喷雾法试验表明，牡荆叶油乳剂 1 g/kg 灌服，能明显延长组胺Ⅳ级反应开始时间，并减少Ⅳ级反应发作鼠数，表明有一定平喘作用；离体气管法试验，牡荆叶油也有一定抗组胺作用。

4. 降血压作用　牡荆叶油乳剂 100 mg/kg 十二指肠给药，1 小时后兔血压平均下降 31%，持续 2 小时；牡荆叶油石油醚洗脱物 5 和 10 mg/kg 静脉注射，血压分别下降 23% 和 39%。牡荆叶油的降压作用不受乙酰胆碱、阿托品或切断迷走神经影响，表明与胆碱能神经无直接关系。

5. 对机体免疫功能的影响　牡荆挥发油每日 0.35 ml/kg 灌胃，连续 6 日，有增强腹腔巨噬细胞对鸡红细胞吞噬作用的趋势。牡荆叶油主成分丁香烯能增加血清 IgG 水平，表明有增强体液免疫的作用。另有报道，牡荆叶油大剂量（1/8LD_{50}）灌胃，能降低网状内皮系统对炭粒的吞噬能力。

6. 镇静催眠作用　小鼠灌服牡荆叶油 30 分钟后能显著延长腹腔注射戊巴比妥钠 40 mg/kg 所致催眠作用时间，也能增加腹腔注射阈下剂量（30 mg/kg）引起催眠小鼠只数，表明有一定镇静催眠作用。

毒性　① 急性毒性试验：牡荆叶挥发油小鼠灌胃的 LD_{50} 为 7.40 或 8.68 g/kg；牡荆叶挥发油乳剂小鼠灌胃的 LD_{50} 为 5.20 g/kg，腹腔注射为 0.34 g/kg。② 亚急性毒性试验：小鼠口服牡荆叶挥发油 1/10 和 1/20 LD_{50}，连续 14 日，全部存活，体重及主要器官的形态和组织学检查均未见异常。

【药性】　辛、苦，平。

1.《别录》："味苦，平，无毒。"

2.《纲目》："苦，寒。"

3.《医林纂要》："辛、甘，温。"

4. 南药《中草药学》："入肺、大肠经。"

【功用主治】　祛风化湿，祛痰平喘，解毒。主治伤风感冒，咳嗽哮喘，胃痛，腹痛，暑湿泻痢，脚气肿胀，风疹瘙痒，脚癣，乳痈肿痛，蛇虫咬伤。

1.《别录》："主久痢，霍乱转筋，血淋，下部疮，湿𧏾薄脚。主脚气肿满。"

2.《医林纂要》："去风湿。"

3.《草药新纂》："利尿通经。"

4.《福建中草药》："祛风解表，调气和胃。"

5. 南药《中草药学》："解表化湿。"

6.《福建药物志》："治小儿腹泻、皮炎、湿疹、香港脚（足癣）、白癣。"

【用法用量】　内服：煎汤 9～15 g，鲜者可用至 30～60 g；或捣汁饮。外用：捣敷；或煎水熏洗。

【选方】　1. 治风寒感冒　鲜牡荆叶 24 g，或加紫苏鲜叶 12 g。水煎服。

2. 预防中暑　牡荆干嫩叶 6～9 g。水煎代茶饮。（1、2 方出自《福建中草药》）

3. 治中暑（或兼腹痛泄泻）　牡荆茎或叶、枫香叶、星宿菜各适量。水煎服。（《福建药物志》）

4. 治急性胃肠炎　牡荆鲜茎叶 30～60 g。水煎服。（《福建中草药》）

5. 治久痢不愈　牡荆鲜茎叶 15～24 g。和冰糖，冲开水炖 1 h，饭前服，每日 2 次。（《福建民间草药》）

6. 治腰脚风湿痛不止　牡荆叶不限多少，蒸置大瓮中，其下着火温之，以病人置叶中，须臾当汗出。蒸时，常旋旋吃饭，稍倦即止。便以被盖避风，仍进葱豉酒及豆酒亦可，以瘥为度。（《海上集验方》）

7. 治脚气肿胀　牡荆叶 60 g，丝瓜络 21 g，紫苏 21 g，水菖蒲根 21 g，艾叶 21 g。水煎熏洗。（《江西民间草药》）

8. 治风疹　牡荆干叶 9～15 g，水煎服；或另用叶煎汤熏洗。（《福建中草药》）

9. 治头癣　① 取鲜牡荆叶 500 g，加开水 1 000 g，浸泡 15 分钟后过滤。用滤液洗头 5～8 分钟，每日 1 次。② 用鲜叶 250 g 捣烂，涂擦患处，每日 2 次。洗擦后头部用布包扎。一般洗擦 4 日后头皮痒感消失，脓疮、糠皮状鳞屑减少，2 个月后长发。〔《浙江医学》1962，3(6)：260〕

10. 治足癣　牡荆鲜叶、马尾松鲜叶、油茶子饼各等量。煎汤熏洗患处。（《福建中草药》）

11. 治乳痈初起　① 牡荆叶 24 g。酒水各半煎服。（《江西民间草药》）② 牡荆叶（适量），擂，酒敷。（《医学入门》）

12. 治小便出血　捣牡荆叶取汁，酒服二合。（《千金方》）

【临床报道】　治疗慢性气管炎　取牡荆叶，提取挥发油及其有效化学成分或部分（β-丁香烯、叶油低沸点部分）和叶油通氧后产物，制成牡荆挥发油胶丸或乳剂（每丸含挥发油 17 mg），每日 3 次，每次 1 丸，加量者则每次服 2 丸，乳剂用量与胶丸相同。部分病例配合辨证用药：肺虚咳痰型加黄芪、沙参；脾虚痰湿型加苍术、知母；肾虚喘息型加仙灵脾、枸杞子。共治疗慢性气管炎 598 例，其中叶油胶丸 254 例，叶油胶丸加辨证用药 220 例，叶油乳剂 26 例，叶油乳剂有效成分 24 例，叶油氧化物乳剂 20 例，叶油低沸点部分乳剂 25 例，β-丁香烯（乳剂）29 例。显效率为 60%，有效率为 90%。临床观察证明，牡荆挥发油止咳作用显著，且有平喘作用，对慢性气管炎有较好的近期疗效及一定的远期疗效。以原油作用效果最好，β-丁香烯乳剂次之，低沸点部分乳剂和叶油氧化物乳剂效最差。服用本药剂量小，起效快，无明显副作用，仅有少数患者在服油后出现口渴、咽部干燥和胃部不适，不需特殊处理，一般在数日内可自行消失。

2359 牡荆沥 mǔ jīng lì 《纲目》

【异名】　荆沥（《千金方》），牡荆汁（《登真隐诀》），黄荆茎沥（《安徽中草药》）。

【基原】　为马鞭草科牡荆属植物牡荆的茎用火烤灼而流出的液汁。

【原植物】　参见"牡荆子"条。

【药性】　甘，凉，归心、肝经。

1.《登真隐诀》："冷而甜。"（引自《通志·虫鱼草木略》）

2.《纲目》："甘，平，无毒。"

3.《本草汇言》："味甘，气平，可升可降。入手少阴、太阴，足阳明、厥阴经。"

4.《本草述》："凉。"

【功用主治】　除风热，化痰涎，通经络，行气血。主治中风口噤，痰热惊痫，头晕目眩，喉痹，热痢，火眼。

1.《登真隐诀》："治心风第一。"（引自《通志》）

2.《千金方》："治头风，服荆沥不限多少，取瘥止。治喉痹，烧荆汁服之。"

3.《本草拾遗》："饮之去心闷，烦热，头风旋，目眩，心头漾漾欲吐，卒失音，小儿心热惊痫；止消渴，除痰唾，令人不睡。"

4.《丹溪心法》："开经络，行气血。"

【用法用量】　内服：沸水冲，30～60 ml。外用：涂敷；或点眼。

【选方】　1. 治中风口噤　荆沥，每服一升。（《范汪方》）

2. 治高热痉挛，痰鸣气急　牡荆沥、竹沥，开水冲服。（《湖南药物志》）

3. 治赤白痢五六年者　烧大荆如臂，取沥，服五六合，即得差。

4. 治目卒痛　烧荆木出黄汁敷之。（3、4 方出自《肘后方》）

5. 治火眼　牡荆沥汁点眼。（《湖南药物志》）

6. 治疮　荆木烧取汁，敷之。（《僧深集方》）

【各家论述】　1.《丹溪心法》："中风，大率主血虚有痰。治痰，气实而能食用荆沥，气虚少食用竹沥，必用姜汁助之。”

2.《纲目》：“荆沥，化痰祛风为妙药。故孙思邈《千金翼》云，凡患风人多热，常宜以竹沥、荆沥、姜汁五合和匀热服，以瘥为度。陶弘景亦云，牡荆汁治心风为第一。《延年秘录》云，热多用竹沥，寒多用荆沥。”

3.《本草述》：“按《延年秘录》云，热多用竹沥，寒多用荆沥，似以荆沥为温也。夫荆叶方谓其苦寒，而沥乃茎叶之所出，谓其为温可乎？如牡荆汁冷而甜，在陶隐居言之；而丹溪又云气虚不能食者用竹沥，气实能食者用荆沥，则兹味之气，非温而凉明矣。且参之荆叶治九窍出血者，似能于阳中守阴，如血固所主，此隐居所以谓之治心风也。更参之心虚惊悸一方，是又非泛然以寒胜热也，即方书治肝中风，心神烦热，言语蹇涩，不得眠卧者，似有以合于离中之坎，而守其清明之神者也。然则先哲谓为治心风第一者，岂无所见哉，然与竹沥各有攸宜之用，非徒以气实气虚分也。”

2360 **牡荆茎** mǔ jīng jīng（《别录》）

【异名】 牡荆条（《安徽药材》）。

【基原】 为马鞭草科牡荆属植物牡荆的茎。

【原植物】 参见“牡荆子”条。

【采收加工】 7～10月采收，切段晒干。

【药性】 辛、微苦，平。

【功用主治】 祛风解表，解毒止痛。主治感冒，喉痹，牙痛，脚气，疮肿，烧伤。

1.《别录》：“疗灼烂。”

2.《本草拾遗》：“洗灼疮及热焱疮。”

3.《江苏省植物药材志》：“内服治感冒；外用煎水洗皮肤病，消疮肿及风湿等。”

【用法用量】 内服：煎汤，10～15 g。外用：煎水洗；或含漱。

【选方】 1. 治风牙痛　牡荆茎同荆芥、荜茇煎水漱。（《纲目》）

2. 治脚气诸病　用荆茎于坛中烧烟，熏涌泉穴及痛处，使汗出则愈。（《永类钤方》）

2361 **牡荆根** mǔ jīng gēn（《别录》）

【基原】 为马鞭草科牡荆属植物牡荆的根。

【原植物】 参见“牡荆子”条。

【采收加工】 10～11月采收，切片，晒干。

【药性】 辛、微苦，温。

1.《别录》：“味甘、苦，平，无毒。”

2.《纲目》：“微苦、辛，温。”

【功用主治】 祛风解表，除湿止痛。主治感冒头痛，牙痛，疟疾，风湿痹痛。

《别录》：“水煮服，主心风，头风，肢体诸风，解肌发汗。”

【用法用量】 内服：煎汤，10～15 g。

【选方】 1. 治感冒头痛　牡荆根 9～15 g。冲开水炖服，每日2次。（《福建民间草药》）

2. 治疟疾　牡荆根 30 g，水煎。第一煎于疟发作前2小时加冰糖 30 g 冲服，第二煎当茶饮。（《江西民间草药》）

3. 治关节风湿痛　牡荆根 30 g。水炖服。（《福建中草药》）

【各家论述】 《纲目》：“牡荆，苦能降，辛温能散，降则化痰，散则祛风，故风痰之病宜之。其解肌发汗之功，世无知者。按《王氏奇方》云，一人病风数年，予以七叶黄荆根皮、五加根皮、接骨草等分，煎汤日服，遂愈。盖得此意也。”

2362 **牡蛎肉** mǔ lì ròu（《本草拾遗》）

【异名】 蛎黄（《纲目》）。

【基原】 为牡蛎科牡蛎属动物近江牡蛎、长牡蛎、大连湾牡蛎等的肉。

【原动物】 参见“牡蛎”条。

【采收加工】 5～6月采收，去壳，取肉，鲜用或晒干。

【药性】 甘、咸，平。

1.《纲目》：“甘，温，无毒。”

2.《医林纂要》：“甘、咸，微寒。”

3.《随息居饮食谱》：“甘，平。”

【功用主治】 养血安神，软坚消肿。主治烦热失眠，心神不安，瘰疬。

1. 崔禹锡《食经》：“治夜不眠，志意不定。”

2.《食疗本草》：“火上炙，令沸，去壳食之，甚美。令人细润肌肤，美颜色。”

3.《本草拾遗》：“煮食，主虚损，妇人血气，调中，解丹毒。于姜醋中生食之，主丹毒，酒后烦热，止渴。”

4.《医林纂要》：“清肺补心，滋阴养血。”

5.《中国药用海洋生物》：“镇惊，滋阴养血。用于烦热失眠，心神不安，颈淋巴结核等。”

【用法用量】 内服：煮食，30～60 g。外用：捣敷。

【宜忌】 脾虚精滑者慎服。

1.《七卷食经》：“有癞疮不可食。”

2.《本草求原》：“脾虚精滑忌。”

【选方】 治颈淋巴结结核　牡蛎肉捣烂外敷。（《中国药用海洋生物》）

2363 **牡蒿根** mǔ hāo gēn（《浙江民间常用中草药》）

【异名】 齐头蒿根（《海上名方》）。

【基原】 为菊科蒿属植物牡蒿的根。

【原植物】 参见“牡蒿”条。

【采收加工】 9～10月采挖，晒干。

【药性】 《浙江民间常用草药》：“性温，味苦、微甘。”

【功用主治】 祛风，补虚，杀虫截疟。主治产后伤风感冒，风湿痹痛，劳伤乏力，虚肿，疟疾。

【用法用量】 内服：煎汤，15～30 g。

【选方】 1. 治产后伤风发热　齐头蒿根 15 g，鸡蛋1个共煮，服汤吃蛋。（《万县中草药》）

2. 治风湿痹痛，头痛　牡蒿根 30 g。水煎服。（《浙江民间常用草药》）

3. 治劳倦乏力　牡蒿根 30～60 g，蚕豆酌量。水、酒各半煎服。（《福建药物志》）

4. 治寒湿浮肿　牡蒿根 30～60 g。用水1碗煎至半碗，冲黄酒 60 g 饮服。（《浙江民间常用中草药》）

5. 治疟疾寒热　齐头蒿根、滴滴金根各一把。擂生酒一钟，未发前服，以滓敷寸口，男左女右。（《海上名方》）

6. 治丝虫病淋巴管炎　牡蒿根 60 g。洗净切碎，和小雉鸡1只，宰净去肚杂，酒水炖服。（《福建药物志》）

2364 **牡鼠粪** mǔ shǔ fèn（《别录》）

【异名】 鼠矢、两头尖（《本草经集注》），雄鼠粪（《日华子本草》），豭鼠粪（《类证活人书》）。

【基原】 为鼠科鼠属动物雄性褐家鼠、黄胸鼠等的干燥粪便。

【原动物】 参见“鼠”条。

【药性】 苦、咸，寒，小毒。

1.《别录》：“微寒，无毒。”

2.《纲目》：“甘，微寒”，“有小毒”，“入足厥阴肝经”。

3.《本草经疏》：“苦，咸”，“入足阳明、足厥阴经”。

4.《本草新编》：“入肺、胃、大肠三经。”

5.《本草再新》：“入肾经。”

【功用主治】 清热通瘀，导浊行滞。主治伤寒劳复发热，疝瘕,经闭,腹痛,淋浊,疳积,乳痈,鼠瘘,疔肿。

1.《别录》:"主小儿痫疾,大腹,时行劳复。"

2.《日华子》:"明目。"

3.《纲目》:"治伤寒劳复发热,男子阴易腹痛,通女子月经,下死胎;研末服,治吹奶乳痈;涂鼠瘘疮;烧存性,敷疔肿诸疮、猫犬伤。"

4.《本草述》:"疗中风、积聚及痨风。"

5.《本草再新》:"治痨伤发热,暖肠温中,治阴蚀、阳蚀。"

6.《重庆堂随笔》:"通淋浊,已疳胀,消疝瘕。"

【用法用量】 内服:煎汤,4.5~9 g;或研末。外用:烧研调涂。

【宜忌】 《纲目》:"食中误食,令人目黄成疸。"

【选方】 1. 治伤寒劳复　鼠屎(两头尖者)二七枚,栀子二七枚(擘),豉五合。上三味,以浆水二升,煮取一升,去滓,顿服。(《外台》鼠屎汤)

2. 治伤寒病后,男子阴易　韭根一大把,豭鼠粪十四枚。上二味,煎取半升,去滓再煎,三沸,温温尽服,必有粘汗出为效,未汗再作服。亦治诸劳复。(《类证活人书》豭鼠粪汤)

3. 治室女月水不通　用鼠屎一两,烧灰,研,空心温酒调下半钱。(《千金方》)

4. 治乳痈　大黄、鼠屎(湿者)、黄连各一分。为末,以黍米粥清和,敷乳四边。无黍米,用粳米并得。(《补缺肘后方》)

5. 治鼠瘘　以新鼠屎一百粒,收密器中五六十日,杵碎,即敷疮孔。(《千金方》)

6. 治从高坠下,伤损筋骨,疼痛叫唤不得,瘀血着在肉　以鼠屎烧末,以猪脂和敷痛上,急裹。(《梅师集验方》)

7. 治小儿白秃　鼠屎瓦煅存性,同轻粉、麻油涂之。(《百一选方》)

【各家论述】 1.《纲目》:"鼠屎入足厥阴经,故所治皆厥阴血分之病。"

2.《本草经疏》:"牡鼠粪入足阳明、足厥阴经。其主小儿痫疾、大腹及时行劳复者,皆热邪在阳明也,苦寒能除是经之热,所以主之。古方治男子阴易腹痛,妇人吹乳乳痈,皆取其除热软坚泄结,走肝入胃之功耳。"

2365 秃疮花 tū chuāng huā(《陕西中草药》)

【异名】 秃子花(《陕西中草药》),勒马回(《新华本草纲要》)。

【基原】 为罂粟科秃疮花属植物秃疮花的全草。

【原植物】 秃疮花 *Dicranostigma leptopodum*(Maxim.)Fedde [*Chelidonium franchetianum* Prain; *D. franchetianum*(Prain) Fedde]

多年生草本,高25~80 cm。全株含淡黄色液汁。主根圆柱形。茎多数,绿色,具白粉,上部具多数分枝。基生叶丛生;叶柄长 2~5 cm;叶片狭倒披针形,长 10~15 cm,宽 2~4 cm,羽状深裂,裂片再次深裂或浅裂,背面疏被白色短柔毛;茎生叶少数,生于茎上部,长 1~7 cm,无柄。花 1~5 朵于茎及分枝顶端排列成聚伞花序;花梗长 2~2.5 cm,无毛;萼片 2,卵形,先端细小,绿色,早落;花瓣 4,倒卵形或圆形,长 1~1.6 cm,黄色;雄蕊多数;雌蕊 1,子房狭圆柱形,密被疣状短毛。蒴果线形,长 4~7.5 cm,无毛,2 瓣自先端开裂至近基部。种子卵圆形,具网纹。花期 3~5 月,果期 6~7 月。

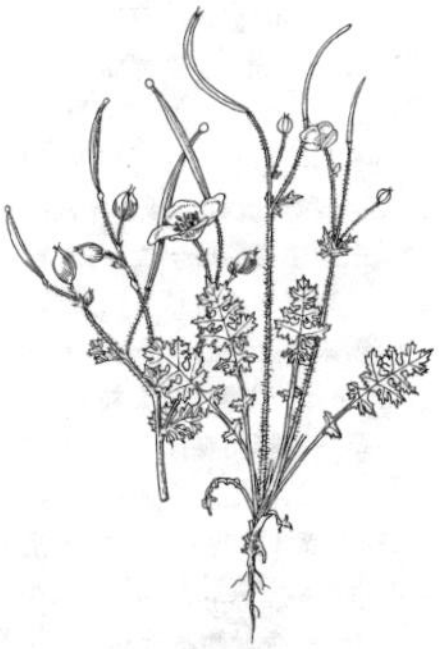

秃疮花

生于丘陵草坡、路边或墙上。分布于山西、河南、四川、云南、陕西、甘肃、青海、西藏等地。

【采收加工】 4~5 月开花期采挖,阴干或鲜用。

【成分】 全草含生物碱:异紫堇定碱(isocorydine),紫堇定碱(corydine),原阿片碱(protopine),血根碱(sanguinarine),别隐品碱(allocr yptopine),海罂粟碱(glaucine),异紫堇杷明碱(isocorypalmine),蝙蝠葛任碱(menisperine),木兰花碱(magnoflorine),紫堇块茎碱(corytuberine)。

根含生物碱:白屈菜红碱(chelerythrine),血根碱,原阿片碱,别隐品碱,隐品碱(cryptopine)。

【药理】 1. 镇痛作用　异紫堇定碱对小鼠有较明显的镇痛作用,腹腔注射 25 mg/kg 和灌胃 50 mg/kg,可明显延长小鼠因热刺激出现疼痛反应的潜伏期,其痛阈升高百分率分别为 87.7% 及 64.1%。

2. 对心血管系统的作用　异紫堇定碱 2.5 或5.0 mg/kg给麻醉犬静脉注射时,脑血管阻力降低,血流量增加,维持 30 分钟以上。对外周血流动力学的影响,除总外周阻力短时降低外,肢体血流、肾血流均无显著变化。静脉注射异紫堇定碱后,麻醉犬心率减慢约 10%,维持 30 分钟以上。冠脉流量及其阻力未见明显改变,血压于 1 分钟显著降低,但很快恢复,心排血量增加,特别是每搏排血量显著增加。左心室作功及心肌耗氧量无显著改变。

3. 对平滑肌的作用　异紫堇定碱对离体豚鼠回肠的收缩反应及乙酰胆碱的释放有明显抑制作用。异紫堇定碱 $(2 \sim 5) \times 10^{-5}$ g/ml 对氯化钡、组胺、乙酰胆碱诱发的豚鼠回肠痉挛有对抗作用。在 2.5×10^{-5} g/ml浓度下对大鼠离体子宫平滑肌稍有松弛作用,5×10^{-5} g/ml 时,可使平滑肌显著松弛,张力降低。静脉注射 10 mg/kg 10 分钟后,可明显对抗组胺引起的猫和豚鼠支气管平滑肌的痉挛。

4. 对免疫系统的作用　秃疮花可诱发小鼠腹腔巨噬细胞(PMΦ)产生强烈的呼吸爆发作用,并能提高 PMΦ 的吞噬功能和溶菌酶水平,且具有剂量效应关系。在体外试验时,剂量为 50~100 mg/ml 秃疮花提取物能有效促进 PMΦ 的活化,提高其吞噬能力和溶菌酶活力,其中 100 mg/ml 秃疮花提取物诱发 PMΦ 产生超氧阴离子的效应最为显著;体内试验时发现,0.5~2 g/kg 秃疮花提取物对 PMΦ 的活化作用及其吞噬能力有显著作用,其中1 g/kg 对诱导 PMΦ 产生超氧阴离子、提高 PMΦ 吞噬能力和溶菌酶水平均有显著性效果。

毒性　小鼠尾静脉和腹腔注射异紫堇定碱的 LD_{50} 分别为 55.8±6.4 mg/kg 和 103.6±11.9 mg/kg。

【药性】 苦,寒。

1.《陕西中草药》:"味苦、涩,性凉。"

2.《全国中草药汇编》:"苦、涩,凉,有毒。"

【功用主治】 《陕西中草药》:"清热解毒,消肿,止痛,杀虫。治扁桃体炎,牙痛,咽喉痛,淋巴结结核(瘰疬),秃疮,疖疮疥癣,痈疽等症。"

【用法用量】 内服:煎汤,9~15 g。外用:捣敷;或煎水洗。

【选方】 1. 治牙痛,咽喉痛　秃疮花 12 g。水煎,加白糖适量服。(《陕西中草药》)

2. 治秃疮,顽癣　秃疮花适量。捣烂敷患处。

3. 治老鼠疮,寻常疣(瘊子)　秃疮花、白杨树花等量。熬膏,敷患处。(2、3 方出自《延安地区中草药手册》)

4. 治阴囊癣,妇女阴户肿　秃疮花、蒲公英、艾叶、全葱各适量。煎水洗。(《陕西中草药》)

2366 秀丽野海棠 xiù lì yě hǎi táng(《浙江民间常用草药》)

【异名】 活血丹(《浙江民间常用草药》),野海棠、金石榴、活血藤(《全国中草药汇编》),高脚山茄、山糖浆、白矮茶(《浙江药用植物志》)。

【基原】 为野牡丹科野海棠属植物秀丽野海棠的根或全株。

【原植物】 秀丽野海棠 *Bredia amoena* Diels [*B. chinensis* Merr.]

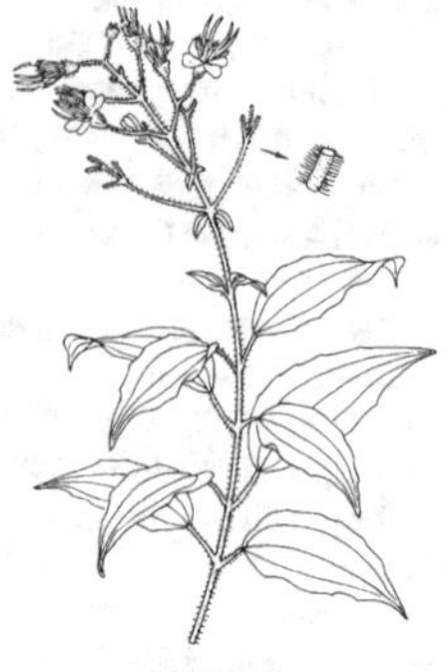
秀丽野海棠

小灌木,高30～70 cm。茎圆柱形,分枝多。小枝略四棱形,幼枝及地上各部均密被柔毛及腺毛。叶对生;叶柄长8～25 mm;叶片纸质,卵形至椭圆形,长4～10.5 cm,宽2.5～5 cm,先端渐尖或急尖,具短尖头,基部圆形至广楔形,全缘,具细波齿;基出主脉3,细脉不明显。聚伞花序组成圆锥花序,顶生,长7～10 cm,宽2.5～5 cm;花梗长约3 mm;花4数;花萼钟状漏斗形,具4棱,裂片短三角形;花瓣玫瑰色或紫色,长圆形,长约8 mm,先端渐尖,略偏斜;雄蕊4长4短,长者长约13 mm,花药长6 mm,药隔下延呈短柄,短者长约9 mm,花药披针形,长约4 mm,药隔下延至花药基部;子房半下位,卵状球形,先端具4小突起。蒴果近球形,为宿存萼所包。花期7～8月,果期8～9月。

生于海拔400～1 100 m的山谷,山坡疏、密林下,溪边或路旁。分布于浙江、安徽、福建、江西、湖南、广东、广西等地。

【采收加工】 7～10月挖根或连根采取全株,晒干。

【药性】 微苦,平。

1.《浙江民间常用草药》:"性平。"

2.《浙江药用植物志》:"微苦,平。"

【功用主治】《浙江民间常用草药》:"祛风利湿,活血调经。治风湿性关节炎,月经不调,流火,白带,跌打损伤,毒蛇咬伤,疝气。"

【用法用量】 内服:煎汤,15～30 g。外用:煎水熏洗。

2367 何首乌 hé shǒu wū (《日华子》)

【异名】 首乌、地精(《何首乌传》),赤敛(《理伤续断方》),陈知白(《开宝本草》),红内消(《外科精要》),马肝石、疮帚、山奴、山哥、山伯、山翁、山精(《纲目》),夜交藤根(《药材学》),黄花污根、血娃娃、小独根(《云南药用植物名录》),田猪头、铁秤砣(《中药志》),赤首乌、山首乌、药首乌、何相公(《中药材品种论述》)。

【基原】 为蓼科蓼属植物何首乌的块根。

【原植物】 何首乌 *Polygonum multiflorum* Thunb. 又名:野苗、交茎、交藤、夜合、桃柳藤(《何首乌传》),赤葛、九真藤(《斗门方》),芮草、蛇草(《汉英韵府》),金香草(《新本草纲目》),多花蓼(《中国北部植物图志》)。

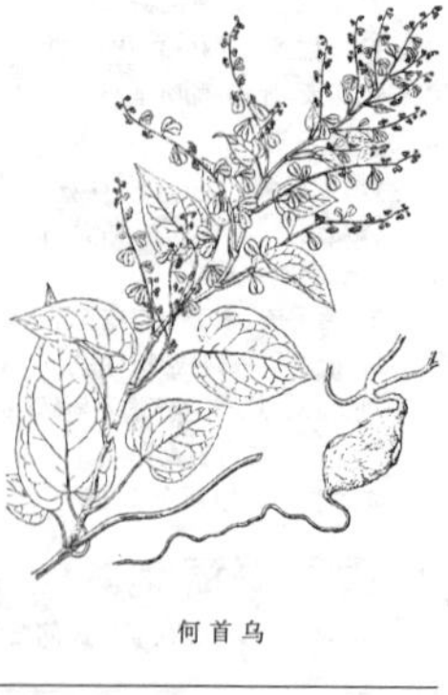
何首乌

多年生缠绕藤本。根细长,末端成肥大的块根,外表红褐色至暗褐色。茎基部略呈木质,中空。叶互生;具长柄;托叶鞘膜质,褐色;叶片狭卵形或心形,长4～8 cm,宽2.5～5 cm,先端渐尖,基部心形或箭形,全缘或微带波状,上面深绿色,下面浅绿色,两面均光滑无毛。圆锥花序。小花梗具节,基部具膜质苞片;花小,花被绿白色,5裂,大小不等,外面3片的背部有翅;雄蕊8,不等长,短于花被;雌蕊1,柱头3裂,头状。瘦果椭圆形,有3棱,黑色,光亮,外包宿存花被,花被具明显的3翅。花期8～10月,果期9～11月。

生于草坡、路边、山坡石隙及灌木丛中。分布于华东、中南及河北、山西、四川、贵州、云南、陕西、甘肃、台湾等地。

本植物的叶(何首乌叶)、藤茎或带叶的藤茎(夜交藤)亦供药用,另设专条。

【栽培】 生物学特性 喜温暖潮湿气候,怕干旱和积水,以选土层深厚、疏松肥沃、排水良好、腐殖质丰富的砂质壤土栽培为宜。忌黏土及低洼易积水地。

整地播种 种子繁殖或扦插繁殖。种子繁殖:直播,也可育苗移栽。3～4月上旬播种,条播行距30～35 cm,施人畜粪水后将种子均匀播入沟中,覆土3 cm。苗高5 cm时间苗,株距30 cm左右。扦插繁殖:3～4月上旬选生长旺盛、健壮无病虫植株的茎藤,剪成长25 cm左右的插条,每根应具节2～3个。行距30～35 cm,株距30 cm左右,穴深20 cm左右,每穴放2～3条,切忌倒插。覆土压紧,施人畜粪肥。

田间管理 播种和扦插均应保持田间湿润。生长期应注意结合中耕除草进行追肥。苗高30 cm左右,应插竹竿或树枝,供茎藤缠绕生长。12月倒苗时,结合清除枯藤,施腐熟堆肥或土杂肥1次,并在根际培土。

病虫害防治 叶斑病可在发病初期喷1∶1∶120波尔多液,每星期喷1次,连续喷2～3次。还有蚜虫为害。

【采收加工】 培育3～4年即可收获,在秋季落叶后或早春萌发前采挖。除去茎藤,将根挖出,大的切成2 cm左右的厚片,小的不切。晒干或烘干即成。

【药材】 何首乌 *Polygoni Multiflori Radix* 主产于河南、湖北、广西、广东、贵州、四川、江苏。

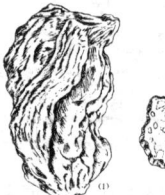

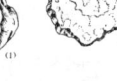

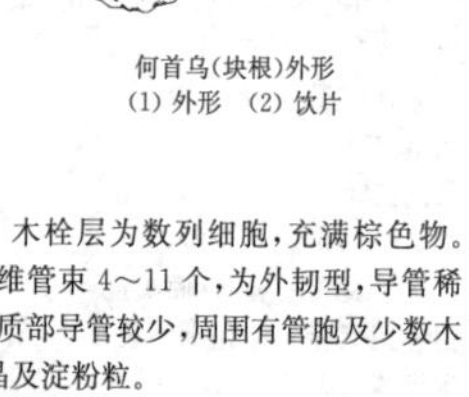
何首乌(块根)外形
(1) 外形 (2) 饮片

性状 块根呈团块状或不规则纺锤形,长6～15 cm,直径4～12 cm。表面红棕色或红褐色,皱缩不平,有浅沟,并有横长皮孔及细根痕。体重,质坚实,不易折断,断面浅黄棕色或浅红棕色,显粉性,皮部有4～11个类圆形异型维管束环列,形成云锦状花纹,中央木部较大,有的呈木心。气微,味微苦而甘涩。

鉴别 (1) 块根横切面:木栓层为数列细胞,充满棕色物。韧皮部较宽,散有类圆形异型维管束4～11个,为外韧型,导管稀少。根的中央形成层成环;木质部导管较少,周围有管胞及少数木纤维。薄壁细胞含草酸钙簇晶及淀粉粒。

粉末特征:棕色。淀粉粒单粒类圆形,直径4～50 μm,脐点人字形、星状或三叉状,大粒者隐约可见层纹;复粒由2～9分粒组成。草酸钙簇晶直径10～80(160) μm,偶见簇晶与较大的方形结晶合生。棕色细胞类圆形或椭圆形,壁稍厚,胞腔内充满淡黄棕色、棕色或红棕色物质,并含淀粉粒。具缘纹孔导管直径17～178 μm。棕色块散在,形状、大小及颜色深浅不一。

(2) 取本品粉末约0.1 g,加氢氧化钠溶液(1→10)10 ml,煮沸3分钟,冷后滤过。取滤液,加盐酸使成酸性,再加等量乙醚,振摇,醚层应显黄色。分取醚层 4 ml,加氨试液 2 ml,振摇,氨液层显红色(检查蒽醌化合物)。

(3) 取本品粉末约 0.2 g,加乙醇 5 ml,置水浴中煮沸3分钟,不断振摇,趁热过滤,放冷。取滤液 2 滴,置蒸发皿中蒸干,趁热加三氯化锑的氯仿饱和液 1 滴,即显紫红色(检查甾醇类)。

(4) 薄层色谱:取本品粉末 5 g,用 95%乙醇回流提取,浓缩后作供试品溶液。另以大黄素、大黄素甲醚为对照品。分别点于同一硅胶 G-CMC 板上,以氯仿-甲醇(80∶20)展开,展距 10 cm。取出晾干,在可见光下,供试品色谱中,在与对照品色谱相应的位置上,显相同的色斑;于紫外光下显相同的荧光斑点。

品质标志 《中华人民共和国药典》2010 年版规定:照高效液相色谱法测定,本品含 2,3,5,4′-四羟基二苯乙烯-2-*O*-*β*-*D*-葡萄糖苷($C_{20}H_{22}O_9$)不得少于 1.0%。

【成分】 块根含蒽醌类化合物,主为大黄素(emodin),大黄酚(chrysophanol)以及大黄素甲醚(physcion),大黄酸(rhein),大黄酚蒽酮(chrysophanolanthrone),1, 3-二羟基-6, 7-二甲基蒽酮-1-*O*-*β*-*D*-葡萄糖苷(1, 3-dihydroxy-6, 7-dimethylanthone-1-*O*-*β*-*D*-glucoside)又称为何首乌乙素,含二苯乙烯类化合物 2, 3, 5, 4′-四羟基二苯乙烯-2, 3-二-*O*-*β*-*D* 葡萄糖苷(2, 3, 5, 4′-tetrahydroxy-stilbene-2, 3-*O*-*β*-*D*-glucoside)又称为何首乌丙素,白藜芦醇(resveratrol),云杉新苷(piceid)。又含芪类化合物 2, 3, 5, 4′-四羟基芪-2-*O*-*D*-*β*-吡喃葡萄糖苷(2,3, 5, 4′-tetrahydroxystilbene-2-*O*-*β*-*D*-glucopyranoside),2, 3, 5, 4′-四羟基芪-2-*O*-*β*-*D*-吡喃葡萄糖苷-2″-*O*-没食子酸酯(2, 3, 5, 4′-tetrahydroxystilbene-2-*O*-*β*-*D*-glucopyranoside-2″-*O*-monogalloylester),2,3,5,4′-四羟基芪-2-*O*-*β*-*D*-吡喃葡萄糖苷-3″-*O*-没食子酸酯(2, 3, 5, 4′-tetrahydroxystilbene-2-*O*-*β*-*D*-glucopyranoside-3″-*O*-monogalloylester),四羟基芪-2-*O*-(6″-*O*-乙酰基)-*β*-吡喃葡萄糖苷〔2, 3, 5, 4′-tetrahydroxystilbene-2-*O*-(6″-*O*-acetyl)-*β*-*D*-glucopyranoside〕。还含 6-甲氧基-2-乙酰基-3-甲基-1, 4-萘醌-8-*O*-*β*-*D*-吡喃葡萄糖苷(6-methoxy-2-acetyl-3-methyl-1, 4-naphthoquinone-8-*O*-*β*-*D*-gluco-pyranoside),*N*-反式阿魏酰酪胺(*N*-*trans*-feruloyltyramine),*N*-反式阿魏酰基-3-甲基多巴胺(*N*-*trans*-feruloyl-3-methyldopamine),没食子酸(gallicacid),右旋儿茶素(catechin),右旋表儿茶素(epicatechin),3-*O*-没食子酰(−)-儿茶素〔3-*O*-galloyl(−)-catechin〕,3-*O*-没食子酰(−)-表儿茶素〔3-*O*-galloyl(−)-epicatechin〕,3-*O*-没食子酰原矢车菊素(3-*O*-galloyl-procyanidin)B-2, 3, 3′-二-*O*-没食子酰原矢车菊素(3, 3′-di-*O*-galloyl-procyanidin)B-2,*β*-谷甾醇(*β*-sitosterol),1, 2-二羟基十九酮-3(1, 2-dihydroxynonadecone-3),卵磷脂。

【药理】 1. 降血脂及抗动脉粥样硬化作用 何首乌对兔、鸽、大鼠、鹌鹑等多种高脂动物模型都有明显的降脂作用。家兔急性高脂血症模型实验表明,何首乌能使其血中的高胆固醇较迅速下降至近正常水平,连续给药 7 日,能显著降低血浆总胆固醇。何首乌水煎液给正常大鼠灌胃 7~8 日后,血清胆固醇水平下降 26.9%。制首乌 95%乙醇提取物可提高动脉粥样硬化模型鹌鹑血浆中高密度脂蛋白胆固醇/总胆固醇比值,降低血浆总胆固醇、胆固醇酯和三酰甘油含量,而抑制动脉内膜斑块形成和脂质沉积,防止动脉粥样硬化发生和发展,降低病变率,减少主动脉病变严重程度。提取液喂养家兔 1 个月,可明显提高家兔血清中的磷脂酰胆碱、胆固醇酰基转移酶活性,提高血清高密度脂蛋白胆固醇的含量,促进 HDL 转运胆固醇。心肌缺血再灌注损伤犬的何首乌提取液组脂质过氧化物(LPO)进行性下降,而 SOD 和过氧化氢酶(CAT)却有升高趋势,心肌梗死范围明显较对照组缩小,且程度轻。说明何首乌提取液对犬心肌缺血再灌注损伤具有预防作用。何首乌醇提物对家兔红细胞磷脂成分及电泳率影响的实验表明,何首乌有降低血小板与红细胞聚集的作用,同时也减弱了两者与血管内皮的吸附,有效避免微血栓的形成,从而增强血小板和红细胞的功能,促进血液流动。

2. 增强免疫功能 何首乌可明显延缓性成熟后小鼠胸腺退化萎缩,增加胸腺重量,提高脾脏空斑形成细胞数量,显著增强刀豆蛋白 A 诱导的胸腺和脾脏 T 淋巴细胞增殖反应,提高巨噬细胞吞噬能力,激活 T 淋巴细胞,提高淋巴细胞转化率。采用醋酸纤维薄膜电泳分离小鼠的血清蛋白,发现何首乌能使可的松、柴胡所致小鼠胸腺萎缩和血清 γ-球蛋白下降有所增加,而对正常动物的体液免疫反应则呈显著抑制。何首乌能改善胸腺微环境、促进胸腺细胞的分化成熟,有明显抵抗环磷酰胺诱导胸腺细胞凋亡的作用。

3. 延缓衰老 何首乌能缩短果蝇幼虫的发育时间,延长成虫的寿命;能增加老龄小鼠、青年小鼠脑和肝中蛋白质的含量,降低丙二醛含量,并增加脑组织单胺递质 5-羟色胺、去甲肾上腺素和多巴胺含量;能明显提高老龄大鼠外周淋巴细胞 DNA 损伤的修复能力;显著对抗老龄大、小鼠心、肝、脑、血等组织中超氧化物歧化酶活性的降低。何首乌还能促进细胞分裂、增殖,延长大鼠皮肤二倍体纤维细胞的传代数,使细胞进入衰老期明显延迟;降低脑内单胺氧化酶-B 的活性,影响生物体中枢神经递质的含量,从而调节中枢神经活动,延缓大脑的衰老。老年大鼠何首乌喂药组与同月龄大鼠相比,神经降压肽神经元的细胞数减少程度、灰度值的升高及细胞面积的增加幅度均显著降低。提示何首乌延缓衰老的作用是一种综合作用。

4. 对循环系统的作用 制首乌煎剂灌胃每日 5 g/kg,1 日或 3 日,对脑垂体后叶素所致家兔心肌缺血引起的心电图 T 波高耸明显减轻,并可拮抗脑垂体后叶素引起的心率减慢,但对脑垂体后叶素引起的心律紊乱无拮抗作用。何首乌注射液可轻度增加离体兔心的冠脉流量,静脉注射何首乌注射液对异丙肾上腺素加快的兔心率无拮抗作用。

5. 抗遗传损伤作用 以小鼠骨髓多染红细胞微核率为指标,发现何首乌有明显的抗环磷酰胺遗传损伤的作用。提示何首乌具有保护 DNA 免受损伤、促进 DNA 修复的作用。

6. 抗炎、镇痛作用 何首乌乙醇提取物对二甲苯致小鼠耳急性炎症肿胀和角叉菜胶致足跖肿胀有明显抑制作用,对醋酸所致小鼠腹腔毛细血管通透性亢进也具有显著抑制作用;何首乌对蛋清所致足肿胀同样显示了较强的抑制作用。另外,在醋酸致小鼠扭体反应实验中发现,何首乌也具有一定的镇痛作用。

毒性 何首乌内含有致泻作用的蒽醌衍生物,故大便溏泄者不宜服用。生首乌毒性较制首乌大,如生首乌醇渗漉液小鼠灌胃 LD_{50} 为 50 g/kg,腹腔注射 LD_{50} 为 2.7 g/kg,制首乌的醇冷浸液给小鼠腹腔注射的毒性比生首乌醇浸液小 54.5 倍以上,制首乌醇渗漉液对小鼠灌胃毒性比生首乌醇渗漉液小 20 倍以上,由此可见,临床多使用制首乌是有依据的。

【炮制】 1. 何首乌 取原药材,除去杂质,大小分开,洗净,稍浸,润透,切厚片或小块片,干燥。

2. 制何首乌 ① 黑豆制:取净何首乌片或块,用黑豆汁拌匀。置非铁质的适宜容器内,密闭,隔水加热或用蒸汽加热,炖至汁液被吸尽;或用黑豆汁拌匀,闷透后,置蒸笼或木甑内,蒸至棕褐色时,取出干燥。每何首乌片或块 100 kg,用黑豆 10 kg。黑豆汁制法:取黑豆 10 kg,加水适量,煮4 小时,熬汁约 15 kg;豆渣再加水煮 3 小时,熬汁约 10 kg,合并得豆汁约 25 kg。黑豆拌制后能补肝肾,益精血,乌须发,强筋骨。② 酒制:取何首乌片或块,用黄酒拌匀,润 4~6 小时,置蒸笼屉内蒸 6 小时,取出稍晾,再加入锅内汁水,候汁吸尽,捞起再蒸,以蒸黑为度,取出晒干或烘干。每何首乌 100 kg,用黄酒 12 kg。③ 黑豆黄酒制:取何首乌块倒入盆内,用黑豆汁与黄酒拌匀,置罐内或适宜容器内,密闭,坐水锅中隔水炖至汁液吸尽,取出,晒干。每何首乌 100 kg,用黑豆10 kg,黄酒 25 kg。或取何首乌片或块,先用黑豆汁与黄酒拌匀,隔水加热,蒸8小时，闷8小时，取出，晒干。每何首乌片100 kg，用黑豆10 kg，黄酒20 kg。

3. 蒸何首乌 将干何首乌，除去杂质，分档，浸透，洗净，捞起，大只劈开，中途淋水，润透，置蒸笼内蒸足8小时，闷过夜，翌晨上下翻动1次，再蒸。如此反复蒸至内外滋润都呈黑色，取出，晒至半干，切厚片，将蒸时所得原汁拌入，使之吸尽，干燥，筛去灰屑。

饮片性状 何首乌参见"药材"项。蒸何首乌表面黑色或棕褐色，具光泽。味淡而微甜。酒何首乌，表面黑色，略具酒香气，味微甜。黑豆黄酒制何首乌，表面黑色，略具酒香气，味微甜。贮干燥容器内，密闭，置通风干燥处。

【药性】 苦、甘、涩，微温。归肝、心、肾经。

1.《何首乌传》："味甘，温，无毒。"

2.《开宝本草》："味苦、涩，微温。"

3.《纲目》："足厥阴、少阴药也。"

4.《本草经解》："入足少阳胆经、手少阳三焦经、手少阴心经、足少阴肾经。"

5.《本草再新》："入脾、肺、肾三经。"

【功用主治】 养血滋阴，润肠通便，祛风，解毒。主治头昏目眩，心悸，失眠，腰膝酸软，须发早白，耳鸣，遗精，肠燥便秘，久疟体虚，风疹瘙痒，疮痈，瘰疬，痔疮。

1.《何首乌传》："治五痔，腰膝之病，冷气心痛，积年劳瘦，痰癖，风虚败劣，长筋力，益精髓，壮气，驻颜，黑发，延年，妇人恶血痿黄，产后诸疾，赤白带下，毒气入腹，久痢不止。"

2.《日华子》："久服令人有子，治腹脏宿疾，一切冷气及肠风。"

3.《开宝本草》："主瘰疬，消痈肿，疗头面风疮，疗五痔，止心痛，益血气。"

4. 王好古："泻肝风。"（引自《纲目》）

5.《本草元命苞》："常饵明目，轻身。"

6.《滇南本草》："涩精，坚肾气，止赤白便浊，缩小便，入血分，消痰毒。治赤白癜风，疮疥顽癣，皮肤瘙痒。截疟，治痰疟。"

7.《药品化义》："益肝，敛血，滋阴。治腰膝软弱，筋骨酸痛，截虚疟，止肾泻，除崩漏。"

8.《本草述》："治中风，头痛，行痹，鹤膝风，痫证，黄疸。"

9.《药性通考》："养血祛风。"

10.《本草再新》："补肺虚，止吐血。"

【用法用量】 内服：煎汤，10～20 g；熬膏、浸酒或入丸、散。外用：煎水洗、研末撒或调涂。养血滋阴，宜用制何首乌；润肠通便，祛风，截疟，解毒，宜用生何首乌。

【宜忌】 大便溏泄及有湿痰者慎服。忌铁器。

1.《何首乌传》："忌猪肉、血、无鳞鱼。"

2.《开宝本草》："忌铁。"

3.《宝庆本草折衷》："恶萝卜。"

4.《纲目》："忌葱、蒜。"

【选方】 1. 乌须发，壮筋骨，固精气 赤、白何首乌各一斤（米泔水浸三四日，瓷片刮去皮，用淘净黑豆三升，以砂锅木甑铺豆及首乌，重重铺盖，蒸至豆熟取出，去豆，暴干，换豆再蒸，如此九次，暴干为末），赤、白茯苓各一斤（去皮，研末，以水淘去筋膜及浮者，取沉者捻块，以人乳十碗浸匀，晒干，研末），牛膝八两（去苗，浸酒一日，同何首乌第七次蒸之，至第九次止，晒干），当归八两（酒浸，晒），枸杞子八两（酒浸，晒），菟丝子八两（酒浸生芽，研烂，晒），补骨脂四两（以黑脂麻炒香，并忌铁器，石臼捣为末）。炼蜜和丸弹子大一百五十丸。每日三丸，侵晨温酒下，午时姜汤下，卧时盐汤下。其余并丸梧子大，每日空心酒服一百丸，久服极验。（《积善堂经验方》七宝美髯丹）

2. 治骨软风，腰膝疼，行履不得，遍身瘙痒 首乌大而有花纹者，同牛膝（锉）各一斤。以好酒一升，浸七宿，曝干，于木臼内捣末，蜜丸。每日空心食前酒下三五十丸。（《经验方》）

3. 治脚气流注，历节疼痛，皮肤麻痹，两脚痹挛 何首乌不计多少（切作半寸厚，以黑豆不计多少，水拌令匀湿，就甑内蒸，用豆一重，何首乌一重，蒸令豆烂为度。去豆暴干，称用一斤），仙灵脾（切）、牛膝（锉）各一斤（黄酒浸一宿，焙干），乌头（去皮、脐）半斤（切，入盐二两半，炒黄色，去盐用）。上为散，每服二钱，温酒调下，日三服；粥饮亦可调服。（《普济方》何首乌散）

4. 治妇人血风，久虚风邪停滞，手足痿缓，肢体麻痹及皮肤瘙痒，五痔下血 何首乌一斤（赤白各半斤），芍药二两（赤白各一半）。上为细末，煮面糊和丸，如梧桐子大。每服三四十丸，空心米饮送下。（《普济方》）

5. 治气血俱虚，久疟不止 何首乌自三钱以至一两（随轻重用之），当归二三钱，人参三五钱（或一两，随宜），陈皮二三钱（大虚不必用），煨生姜三片（多寒者用三五钱）。水二钟，煎八分。于发前二三时温服之；若善饮者，以酒浸一宿，次早加水一钟煎服亦妙，再煎不必用酒。（《景岳全书》何人饮）

6. 治遍身疮肿痒痛 防风、苦参、何首乌、薄荷各等分。上为粗末。每用药半两，水、酒各一半，共用一斗六升，煎十沸，热洗，于避风处睡一觉。（《外科精要》何首乌散）

7. 治疥癣满身作疮不可疗，甚解痛生肌 何首乌、艾各等分（锉为末）。上相和，度疮多少用药，并水煎令浓，盆内盛洗。（《博济方》）

8. 治瘰疬并便毒，一切毒疮 何首乌（大者佳，有血者用雌，未破者用雄）三斤，土茯苓（竹刀刮去皮，推碎）八斤，当归一斤八两，金银花一斤。共熬成膏，入白糖霜一斤，磁罐贮之。或冲茶白滚汤，如粥饭内，冲酒饮。有生杨梅疮者，百药无效，服此一料，觉病稍疗，又一料痊愈，知此方之妙也。（《心医集》）

9. 治大肠风毒，泻血不止 何首乌二两，捣细罗为散。每于食前，以温粥饮调下一钱。（《圣惠方》）

10. 治自汗不止 何首乌末，津调，封脐中。（《濒湖集简方》）

11. 治破伤血出 何首乌末敷之即止。（《卫生杂兴》）

【临床报道】 1. 治疗高脂血症 用首乌片（上海中药制药一厂生产，内含70%浸膏及30%制首乌粉），口服，每次5片，每日3次，连服4个月为1个疗程。治疗高脂血症40例，其中高β-脂蛋白的总有效率为88.57%；高胆固醇血症的总有效率为94.44%，服药后大部分降至正常范围或下降幅度较大，对三酰甘油增高的疗效不显，总有效率为28%，大部分病例服首乌片后三酰甘油有不同程度的升高，故对于单纯高三酰甘油血症的患者，不宜单独服用首乌片。

2. 治疗失眠症 用20%何首乌注射液，肌注，每次4 ml，每日1～2次，15～30日为1个疗程，隔15～30日，可进行第二个疗程；或服复方何首乌片（每片0.5 g，内含何首乌、丹参、五味子、黄连），每次5～7片，每日2～3次，或每晚睡前服6～10片；或先以注射液治疗20～30日，后服片剂。治疗失眠症141例，治愈率为53.9%，好转率为44.7%，总有效率为98.6%。

3. 治疗白发 以制首乌、熟地黄各30 g，当归15 g，浸于1 000 ml粮食白酒中，10～15日后开始饮用。每日1～2盅（15～30 ml），连续饮至见效。共观察36例，其中局限性20例，弥漫性16例，病程为1～10年。结果痊愈24例，好转8例，总有效率88.89%。

4. 治疗女阴白色病变 40%何首乌注射液，在病变部位与上髎穴交替注射，病变部位每次2 ml，上髎穴有针感后注射，每穴1 ml。每日1次，10日为1个疗程，每疗程间隔7日，连续3个疗程。治疗女阴白色病变29例，痊愈20例，有效8例，无效1例，其中硬化性萎缩性苔藓型效果最好。

【各家论述】 1.《纲目》："肾主闭藏，肝主疏泄。此物气温，味苦涩。苦补肾，温补肝，涩能收敛精气。所以能养血益肝，固精益肾，健筋骨，乌髭发，为滋补良药。不寒不燥，功在地黄、天门冬诸药之上。"

2.《本草汇言》："惟其（何首乌）性善收涩，其精滑者可用，痢泄者可止，久疟虚气散漫者可截，此亦莫非意拟之辞耳。倘属元阳不固而精遗，中气衰陷而泄痢，脾元困疲而疟发不已，此三证，自当以甘温培养之剂治之，又不必假此苦涩腥劣，寒毒损胃之物所取效也。"

3.《本经逢原》："何首乌，生则性兼发散，主寒热痎疟，及痈疽背疮皆用之。今人治津血枯燥及大肠风秘，用鲜者数钱，煎服即通，以其滋水之性最速，不及封藏，即随之而下泄也，与苁蓉之润燥通大便无异，而无助火之虞。"

4.《本草求真》："何首乌，诸书皆言滋水补肾，黑发轻身，备极赞赏，与地黄功力相似。独冯兆张辩论甚晰，其言首乌苦涩微温，阴不甚滞，阳不甚燥，得天地中和之气。熟地、首乌，虽俱补阴，然地黄蒸虽至黑，则专入肾而滋天一之真水矣，其兼补肝肾者，因滋肾而旁及也。首乌入通于肝，为阴中之阳药，故专入肝经以为益血祛风之用，其兼补肾者，亦因补肝而兼及也。一为峻补先天真阴之药，故其功可立救孤阳亢烈之危；一系调补后天营血之需，以为常服，长养精神，却病调元之饵。先天、后天之阴不同，奏功之缓急轻重，亦有大异也。况补血之中，尚有化阳之力，岂若地黄功专滋水，气薄味厚，而为浊中浊者，坚强骨髓之用乎？斯言论极透辟，直冠先贤未有，不可忽视。"

5.《本草经读》："何首乌，余于久疟久痢多取用之。盖疟少阳之邪也，久而不愈，少阳之气惯为疟邪所侮，俯首不敢与争，任其出入往来，绝无忌惮，纵旧邪已退，而新邪复乘虚入之，则为疟，纵新邪未入，而荣卫不调之气自袭于少阳之界亦为疟。首乌妙在直入少阳之经，其气甚雄，雄则足以折疟邪之势；其味甚涩，涩则足以堵疟邪之路，邪若未净者，佐以柴、芩、橘、半；若已净者，佐以参、术、芪、归，一二剂效矣。设初疟而即用之，则闭门逐寇，其害有不可胜言者矣。久痢亦用之者，以土气久陷，当于少阳求其生发之气也，亦以首乌之味最苦而涩，苦以坚其肾，涩以固其脱。宜温者与姜、附同用；宜凉者与芩、连同用，亦捷法也。此外，如疽疮、五痔之病，则取其通经络；瘰疬之病，则取其入少阳之经；精滑、泄泻、崩漏之病，则取其涩以固脱。若谓首乌滋阴补肾，能乌须发，益气血，悦颜色，长筋骨，益精髓，延年，皆耳食之误也。凡物之能滋润者，必其脂液之多也；物之能补养者，必气味之和也。试问涩滞如首乌，何以能滋？苦劣如首乌，何以能补？今之医辈，竟奉为补药上品者，盖惑于李时珍《纲目》不寒不燥，功居于地黄之上之说也。"

6.《本草正义》："首乌，专入肝肾，补养真阴，且味固甚厚，稍兼苦涩，性则温和，皆与下焦封藏之理符合，故能填益精气，具有阴阳平秘作用，非如地黄之偏于阴凝可比。好古谓泻肝风，乃是阴不涵阳，水不养木，乃致肝木生风。此（何首乌）能补阴，则治风先治血，血行风自灭，亦其所宜。但此是滋补以息风，必不可误以为泻肝。"

2368 何首乌叶 hé shǒu wū yè（《纲目》）

【基原】 为蓼科蓼属植物何首乌的叶。

【原植物】 参见"何首乌"条。

【采收加工】 7～10月采收，鲜用。

【药性】 微苦，平。

【功用主治】 解毒散结，杀虫止痒。主治疮疡，瘰疬，疥癣。

1.《现代实用中药》："生叶贴肿疡。"

2.《广西本草选编》："拔脓毒，去疮毒。"

【用法用量】 外用：捣敷；或煎水洗。

【选方】 1. 治风疮疥癣作痒　何首乌叶，煎汤洗浴。（《纲目》）

2. 治瘰疬结核，或破或不破，下至胸前　何首乌叶捣涂之，并取何首乌根洗净，日日生嚼。（《斗门方》）

3. 治慢性溃疡　鲜何首乌叶适量，揉软贴患处，每日换药1次。（《江西草药》）

2369 伸筋草 shēn jīn cǎo（《分类草药性》）

【异名】 宽筋藤、太岁葛（《生草药性备要》），火炭葛（《本草求原》），铺筋草、抽筋草、分筋草、过筋草、地棚窝草（《重庆草药》）。

【基原】 为石松科石松属植物石松、华中石松及灯笼草属植物灯笼草的全草。

【原植物】 1. 石松 *Lycopodium japonicum* Thunb　又名：过山龙、穿山藤（《滇南本草》），筋骨草（《陕西中药志》），蜈蚣藤、大地毛公、缠身龙、通伸草、山猫儿、老虎垫坐、盘龙草、宽筋草、穿山龙、地套（《浙江民间常用草药》），万岁藤（《安徽中草药》）。

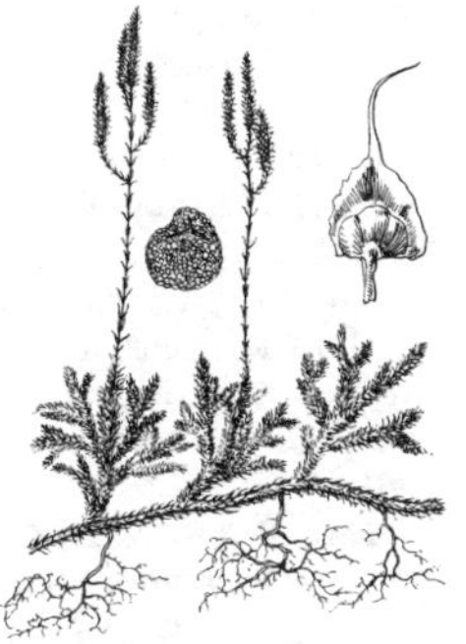

石　松

主茎匍匐状，长2～3 m，侧枝直立，高达15 cm，直径约6 mm，多回二叉分枝。主枝的各回小枝以钝角作广叉开的分出，末回小枝广叉开形成"Y"样，指向两侧。叶螺旋状排列，线状披针形，长3～5 mm，宽0.3～0.8 mm，基部宽，先端渐尖并具折断的膜质长芒，全缘，纸质。孢子囊穗圆柱形，3～6个生于孢子枝顶端，长3～5 cm；孢子叶菱状卵形，长约2 mm，先端芒状，边缘有啮状齿，膜质。孢子囊生于孢子叶腋，肾形，黄色。

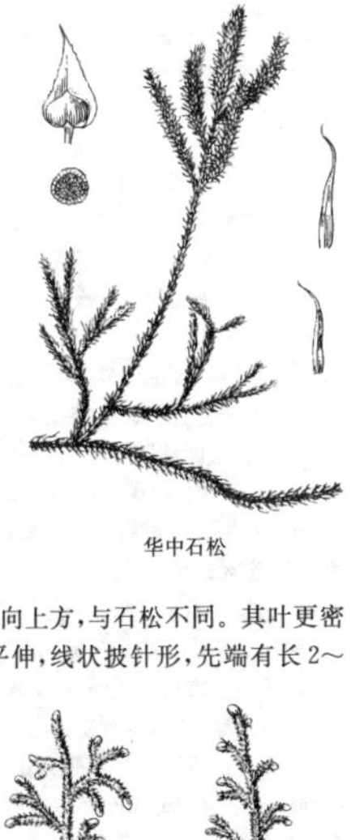

华中石松

生于山坡草地、灌丛或松林下酸性土中。分布于东北、华东、中南、西南及内蒙古、陕西、新疆等地。

2. 华中石松 *L. centrochinense* Ching

主茎匍匐状，侧枝直立，高10～15 cm。多回二叉分枝，直径7～8 mm。其各回小枝以锐角分出，斜向上或直立，彼此密集，末回小枝间的夹角尖而狭，指向上方，与石松不同。其叶更密集，螺旋状排列，略内曲或近于平伸，线状披针形，先端有长2～3 mm的膜质长芒。孢子囊着生与形态和石松相似。

生于山坡草地或灌木丛中。分布于江西、湖北、湖南、广东、广西、四川、贵州、云南等地。

3. 灯笼草 *Palhinhaea cernua*（L.）Franco et Vasc.［*Lycopodium cernuum* L.］又名：筋骨草、小伸筋（《植物名实图考》），凤尾伸筋、龙须草（《江西中药》），铺地蜈蚣（《湖南药物志》），垂穗石松（《中国高等植物图鉴》）。

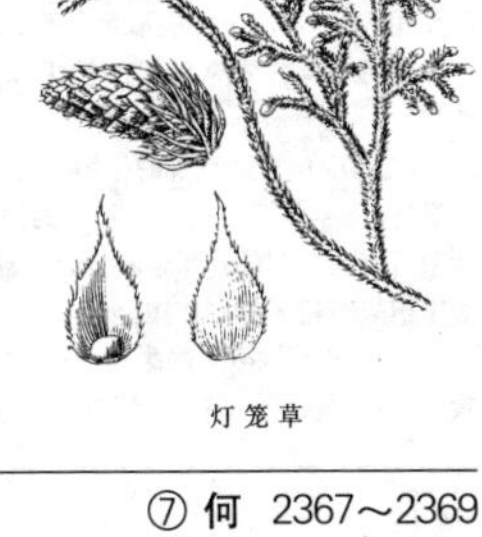

灯 笼 草

主茎直立，高达40 cm，

直径约 2 mm，草质，上部多分枝，绿色，侧枝平伸，多回不等二叉状分枝，直径 1～1.5 mm。叶密生，螺旋状排列，条状钻形，长 2.5～3.5 mm，宽 0.2～0.5 mm，基部下延贴生于小枝上，先端略向上内弯，顶端刺芒状，全缘，质薄而软。孢子囊穗小，圆柱形，长 4～7 mm，单生于小枝顶端，成熟时下垂；孢子叶卵状菱形，长约 1.5 mm，先端尾状，边缘有流苏状不规则钝齿。孢子囊生于孢子叶腋，圆肾形，淡黄色。

多生于低山的酸性土草地、阔叶林边及马尾松林中。分布于长江以南各地。

【采收加工】 7～10 月茎叶茂盛时采收，鲜用或晒干。

【药材】 伸筋草 *Lycopodii Herba* 主产于湖北、浙江、贵州、四川、福建、江苏、山东。

性状 本品匍匐茎呈细圆柱形，略弯曲，长可达 2 m，直径 1～3 mm，其下有黄白色细根；直立茎作二叉状分枝。叶密生茎上，螺旋状排列，皱缩弯曲，线形或针形，长 3～5 mm，黄绿色至淡黄棕色，无毛，先端芒状，全缘，易破碎。质柔软，断面皮部浅黄色，木部类白色。无臭，味淡。

鉴别 (1) 茎横切面：表皮细胞 1 列。皮层宽广，有叶迹维管束散在，表皮下方和中柱外侧各有 10～20 余列厚壁细胞，其间有 3～5 列细胞壁略增厚；内皮层不明显。中柱鞘为数列薄壁细胞编织中柱，木质部束呈不规则的带状或分枝状，韧皮部束交错其间，有的细胞含黄棕色物。

(2) 取本品粉末 2 g，加 1% 硫酸 10～15 ml，水浴温热 15～30 分钟，滤过。滤液加碘化铋钾试剂，生成棕黄色沉淀(检查生物碱)。

【成分】 石松含生物碱：石松碱(lycopodine)，棒石松宁碱(clavolonine)，棒石松毒(clavatoxin)及烟碱(nicotine)等；萜类化合物：α-芒柄花醇(α-onocerin)，石松三醇(lycoclavanol)，石松四醇酮(lycoclavanin)，千层塔烯二醇(serratenediol)，二表千层塔烯二醇(diepiserratenediol)，21-表千层塔烯二醇(21-episerratenediol)，16-氧代二表千层塔烯二醇(16-oxodiepiserratenediol)，16-氧代-21-表千层塔烯二醇(16-oxo-21-episerratenediol)，16-氧代千层塔烯二醇(16-oxoserratenediol)，棒石松醇(clavatol)，石松四醇(lyclaninol)，二表石松稳四醇(diepilycocryptol)，16-氧代石松三醇(16-oxolycoclavanol)及 16-氧代石松五醇(16-oxolyclanitin)等；植物甾醇：β-谷甾醇(β-sitosterol)，豆甾醇(stigmasterol)和菜油甾醇(campesterol)的 β-D-葡萄糖苷。还含有机酸香草酸(vanillic acid)，阿魏酸(ferulic acid)，壬二酸即杜鹃花酸(ajelaic acid)和大黄素甲醚(physcion)。

灯笼草含生物碱：垂石松碱(cernuine)，羟基垂石松碱(lycocernuine)，去氧垂石松碱(deoxocernuine)，烟碱等；萜类化合物：21-表千层塔烯二醇，千层塔烯二醇，21-表千层塔烯三醇(21-episerratriol)，16-氧代石松三醇，二表千层塔烯二醇，α-芒柄花醇，16-氧代-21-表千层塔烯三醇(16-oxo-21-episerratriol)，千层塔三醇(tohogenol)，垂石松酸(lycernuic acid)A 及 B；植物甾醇：β-谷甾醇，豆甾醇，菜油甾醇，还含垂石松黄酮苷(cernoside)。

【药理】 1. 消炎镇痛作用 伸筋草氯仿提取部位、正丁醇提取部位和水提取部位对热致痛有良好的镇痛作用，其中以氯仿提取部位作用最强，但 3 个提取部位对醋酸引起的扭体反应无影响。3 个提取部位均对二甲苯致小鼠耳炎、醋酸致腹膜炎具有显著抑制作用，其中均以氯仿提取部位作用最强；氯仿提取部位对甲醛致大鼠踝关节肿胀有显著的消炎作用，而其他两个部位则无此作用。

2. 对中枢神经系统的作用 100% 伸筋草混悬液 0.5 ml/只小鼠灌胃，能显著延长戊巴比妥钠的睡眠时间；能明显增强小鼠由盐酸可卡因引起的步履歪斜、窜行、环行等毒性反应，而对士的宁等中枢兴奋药无抑制作用。

3. 对实验性矽肺的影响 200% 伸筋草透析外液治疗大鼠实验性矽肺每次 2 ml/只，每星期 3 次，共 9 星期，使大鼠的血蓝蛋白明显下降，血清丙氨酸氨基转移酶在正常范围。全肺干重、湿重及胶原含量接近正常值。肺部及肺门淋巴结病变减轻，伸筋草对实验性矽肺有良好的疗效。用超滤法制备的注射液预防性治疗给药对大鼠实验性矽肺有较好疗效，而用水醇法制备的注射液疗效不佳。

4. 对平滑肌的作用 石松碱对离体大鼠和豚鼠小肠有兴奋作用，对兔离体小肠的蠕动有增强作用，亦有收缩豚鼠离体子宫及兴奋兔离体子宫的作用。

毒性 石松生物碱 50～200 mg/kg 注入蛙淋巴囊内可引起肌肉运动不协调、麻痹等。

【炮制】 取原药材，除去杂质，洗净，稍润，切段，干燥。

饮片性状 伸筋草为不规则的小段状，根、茎、叶混合。参见“药材”项。

贮干燥容器内，置通风干燥处。

【药性】 苦、辛，平。

1.《本草拾遗》：“味苦、辛，温，无毒。”

2.《滇南本草》：“其性走而不守，其用沉而不浮。”

3.《牛草药性备要》：“味甜，性和。”

4.《本草求原》：“甘，涩，平。”

【功用主治】 祛风除湿，舒筋活血，止咳，解毒。主治风寒湿痹，关节酸痛，皮肤麻木，四肢软弱，黄疸，咳嗽，跌打损伤，疮疡，疱疹，烫伤。

1.《本草拾遗》：“主人久患风痹，脚膝疼冷，皮肤不仁，气力衰弱。”

2.《滇南本草》：“下气，消胸中痞满横膈之气，推胃中隔宿之食，去年久腹中之坚积，消水肿。”

3.《生草药性备要》：“消肿，除风湿。浸酒饮，舒筋活络。其根治气结疼痛，损伤，金疮内伤，去痰止咳。”

4.《药性考》：“疗血痢瘙痒。”

5.《植物名实图考》：“为调和筋骨之药。”

6.《分类草药性》：“治转筋，疝气。”

7.《江西中药》：“舒筋活络，利尿，止血。内服适用于风湿骨节痛，风疹块，黄疸，大便下血等症。外用治汤火伤疮。”

8.《湖南药物志》：“祛风散湿，通经行气。”“舒筋活络，活血。”

9. 广州部队《常用中草药手册》：“清肝明目，止咳。治目赤肿痛，慢性咳嗽。”

【用法用量】 内服：煎汤，9～15 g；或浸酒。外用：捣敷。

【宜忌】 《四川中药志》1960 年版：“孕妇及出血过多者忌服。”

【选方】 1. 治关节酸痛 石松 9 g，虎杖根 15 g，大血藤 9 g。水煎服。(《浙江民间常用草药》)

2. 治关节酸痛，手足麻痹 凤尾伸筋草 30 g，丝瓜络 15 g，爬山虎 15 g，大活血 9 g。水、酒各半煎服。(江西《中草药学》)

3. 治水肿，气实者用，虚者忌 过山龙五分(细末)，糠瓢一钱五分(火煅存性)，槟榔一钱。用槟榔、糠瓢煨汤吃过山龙末，以泻为度。(《滇南本草》)

4. 治肺痨咳嗽 石松、紫金牛、枇杷叶各 9 g。水煎服。(《湖南药物志》)

5. 治跌打损伤 伸筋草 15 g，苏木、土鳖虫各 9 g，红花 6 g。水煎服。(《陕甘宁青中草药选》)

6. 治跌仆扭伤疼痛 伸筋草、大血藤、一支箭各 60 g，红花 18 g。白酒泡服。每服 9～15 g，每日 2 次。(《四川中药志》1982 年版)

7. 治带状疱疹 石松(焙)研粉，青油或麻油调成糊状，涂患处，每日数次。(《浙江民间常用草药》)

8. 治小儿发热惊风 铺地蜈蚣 15 g，双蝴蝶 9 g。水煎服，冰糖为引。(《江西草药》)

9. 治小儿麻痹后遗症　石松、南蛇藤根、松节、寻骨风各15 g，威灵仙9 g，茜草6 g，杜衡1.5 g。水煎服。每日1剂。（《民间常用草药》）

【临床报道】　治疗脑卒中后手足拘挛　用伸筋草汤泡浸法治疗脑血管意外后遗症手足拘挛67例，治疗方法：伸筋草、透骨草、红花各3 g，置于搪瓷盆中，加清水2 kg，煮沸10分钟后取用，药液温度以50～60 ℃为宜，浸泡15～20分钟。汤液温度降低后需加热，再浸泡一遍。手足拘挛者，先浸泡手部，后浸泡足部。浸泡时，手指、足趾在汤液中进行自主伸屈活动。每日3次，1个月为1个疗程，2个疗程判定疗效。治疗结果：显效35例；好转29例；无效3例。

2370 伴蛇莲 bàn shé lián（《广西药用植物名录》）

【异名】　鸡爪大王（《广西药用植物名录》），拳参（《广西实用中草药新选》），马蜂七（《广西本草选编》），草血竭（《药用植物简编》）。

【基原】　为蓼科蓼属植物革叶蓼的根茎。

【原植物】　革叶蓼 *Polygonum coriaceum* Sam.

多年生草本，高达50 cm。根茎肥厚弯曲，黑褐色，具多数须根，有残存叶柄；茎直立，不分枝，无毛。基生叶叶柄长6～8 cm，茎生叶几无柄；托叶鞘膜质，褐色；叶片革质，长椭圆形，长10～18 cm，宽2～5 cm，先端钝或锐尖，基部楔形或常有狭翅，叶缘脉反卷，上面无毛，下面叶脉有疏毛。穗状花序顶生，长4～7 cm；两性花；苞片膜质；花被5深裂，红色或粉红色，小花梗伸出苞片外；雄蕊8，长于花被，花药紫红色；柱头3枚。瘦果。花期7～8月。

生于高山草地、山坡路旁。分布于广西、贵州、云南等地。

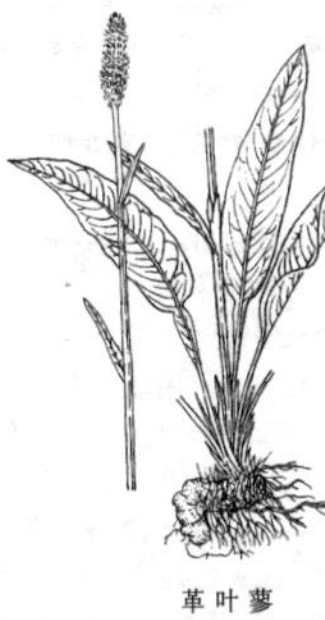

革叶蓼

【采收加工】　9～11月采挖，晒干或鲜用。

【成分】　根茎中含3-*O*-没食子酰-7-*O*-〔*O*-(6-*O*-没食子酰)-*β*-*D*-吡喃葡萄糖酰基〕-(－)-表棓儿茶素-(4*β*-8)-(－)-表棓儿茶素-3-*O*-棓酸盐{3-*O*-galloyl-7-*O*-〔*O*-(6-*O*-galloyl)-*β*-*D*-glucopyranosyl〕-(－)-epigallocatechin-(4*β*-8)-(－)-epigallocatechin-3-*O*-gallate}，(－)-表棓儿茶素-(4*β*-8)-〔3-*O*-没食子酰-(－)-表棓儿茶素〕-(4*β*-8)-(－)-表棓儿茶素-(4*β*)-(＋)-儿茶素{(－)-epicatechin-(4*β*-8)-〔3-*O*-galloyl-(－)-epigallocatechin〕-(4*β*-8)-(－)-epicatechin-(4*β*)-(＋)-catechin}。

【药性】　苦，寒。

1.《广西本草选编》："味苦、涩，性平。"

2.《全国中草药汇编》："苦，寒，有毒。"

【功用主治】　清热解毒。主治湿热痢疾，腹泻，痈肿，痔疮，牙龈肿痛，口糜，汤火伤，毒蛇咬伤。

1.《广西本草选编》："清热解毒，收敛生肌。"

2.《全国中草药汇编》："主治急性细菌性痢疾，口腔炎，牙龈炎，痈肿，痔疮。"

【用法用量】　内服：煎汤，6～12 g；或研末。外用：捣敷；或研末调敷。

【选方】　1. 治痢疾，腹泻　用革叶蓼根茎6～12 g。水煎服，或研粉每次用1.5～3 g，开水送服。

2. 治痈疮疖肿　用革叶蓼鲜根茎捣烂敷患处。

3. 治烧烫伤　用革叶蓼根茎研粉调油外涂。

4. 治毒蛇咬伤　用革叶蓼鲜根茎捣烂敷伤口周围。（1～4方出自《广西本草选编》）

2371 皂荚 zào jiá（《本经》）

【异名】　鸡栖子（《广志》），皂角（《肘后方》），大皂荚（《千金方》），长皂荚（《本草图经》），悬刀（《外丹本草》），长皂角（《直指方》），乌犀、大皂角（《纲目》）。

【基原】　为豆科皂荚属植物皂荚的果实或不育果实。前者称皂荚，后者称猪牙皂。

【原植物】　皂荚 *Gleditsia sinensis* Lam.

乔木，高达15 m。刺粗壮，通常分枝，长可达16 cm，圆柱形。小枝无毛。一回偶数羽状复叶，长12～18 cm；小叶6～14片，长卵形、长椭圆形至卵状披针形，长3～8 cm，宽1.5～3.5 cm，先端钝或渐尖，基部斜圆形或斜楔形，边缘有细锯齿，无毛。花杂性，排成腋生的总状花序；花萼钟状，有4枚披针形裂片；花瓣4，白色；雄蕊6～8；子房条形，沿缝线有毛。荚果条形，不扭转，长12～30 cm，宽2～4 cm，微厚，黑棕色，被白色粉霜。花期4～5月，果期9～10月。

生于路边、沟旁、住宅附近。分布于华北、东北、华东、中南以及四川、贵州等地。

本植物的棘刺（皂角刺）、种子（皂荚子）、叶（皂荚叶）、茎皮和根皮（皂荚木皮）亦供药用，另设专条。

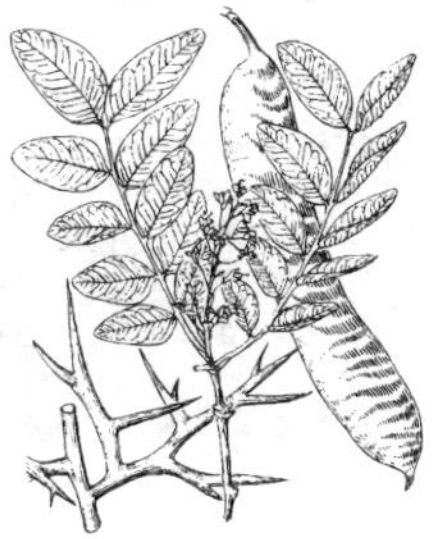

皂　荚

【栽培】　生物学特性　喜温暖向阳的地区，对土壤要求不严，只要排水良好即可，山区、平坝、边角隙地均可栽培。

繁殖方法　种子繁殖：10月采下果实，取出种子，随即播种；若春播，需将种子在水里泡胀后，再行播种。育苗时，开1.3 m宽的高畦，撒施一层腐熟堆肥作为基肥，然后按行距33 cm，开深6～10 cm的横沟，把种子每隔4～6 cm播1粒，播后施人畜粪水，并盖草木灰，最后盖土与畦面齐平。如遇天旱，要经常浇水。苗出齐后，要浅薅，并施人畜粪水，以后再中耕除草结合追肥2～3次。第二年再进行1～2次，到秋后即可移栽。移栽可按株距7～10 m开穴，栽前把幼苗挖起，稍加修剪，每穴栽苗1株，盖土压实，最后再覆松土，使稍高于地面，浇水定根。

田间管理　栽后3～4年，每年要在穴边松土除草，并施草木灰或渣滓肥，促使迅速生长。

【采收加工】　栽培5～6年后即结果，秋季果实成熟变黑时采摘，晒干。

【药材】　皂荚 *Gleditsiae Fructus*　全国大部分地区均产。

性状　皂荚　果实呈扁长的剑鞘状而略弯曲，长15～20 cm，宽2～3.5 cm，厚0.8～1.5 cm，表面深紫棕色至黑棕色，被灰色粉霜，种子所在处隆起，基部渐狭而略弯，有短果柄或果柄痕。两侧有明显的纵棱线，摇之有响声，质硬，剖开后，果皮断面黄色，纤维性。种子多数，扁椭圆形，黄棕色，光滑。气特异，有强烈刺激性，粉末嗅之有催嚏性，味辛辣。

猪牙皂　果实圆柱形，略扁，弯曲作镰刀状，长4～12 cm，直径0.5～1.2 cm。表面紫棕色或紫黑色，被灰白色蜡质粉霜，擦去后有光泽，并有细小疣状突起及线状或网状裂纹，先端有鸟喙状花柱残基，基部

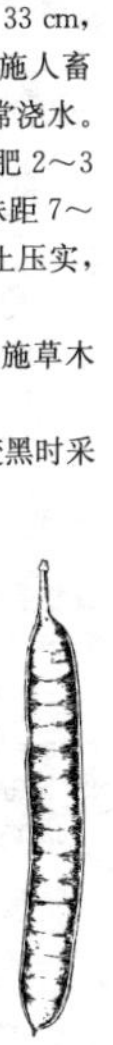

皂荚(果实)外形

具果梗痕。质硬脆，断面棕黄色，外果皮革质，中果皮纤维性，内果皮粉性，中间疏松，有灰绿色或淡棕黄色丝状物。纵向剖开可见整齐的凹窝，偶有发育不全的种子。气微，有刺激性，味微苦、辛，粉末有催嚏性。

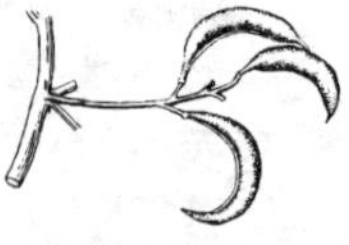
猪牙皂(不育果实)外形

鉴别　(1) 猪牙皂果实(中部)横切面：外果皮1列细胞，类方形，排列紧密，外具角质层。中果皮外侧有石细胞组成的断续环带，维管束常斜向排列，纤维束多位于维管束内侧或外侧，草酸钙棱晶常见于石细胞群及维管束旁的薄壁细胞中，并有少数草酸钙簇晶；中果皮内侧有厚壁性孔纹细胞1至数列，类方形或长方形，其内外侧常伴有少量纤维束。内果皮厚，白色，由径向延长的薄壁细胞组成，并可见少数草酸钙小簇晶。

(2) 取本品粉末0.5 g，加乙醇5 ml，煮沸2～3分钟，放冷，滤过，取滤液0.5 ml，置小瓷皿中，蒸干，放冷，加醋酐3滴，搅匀，加硫酸2滴，渐呈红紫色(检查三萜类皂苷)。

(3) 取生理盐水稀释的2%新鲜兔血1 ml，沿管壁加入本品生理盐水浸液(1∶0.1 g)若干，迅速发生溶血现象(检查皂苷)。

(4) 薄层色谱：取本品粗粉1 g，加甲醇30 ml，加热回流6小时，滤过，滤液蒸干，残渣溶于20 ml水中，用乙醚提取2～3次，回收醚液，水层再用饱和的正丁醇提取3次，合并正丁醇提取液，减压浓缩至干，残渣用少量甲醇溶解，作供试品液，以皂角苷C作对照品。分别点样于同一硅胶G薄层板，以正丁醇-乙醇-氨水(10∶2∶5)展开，用20%磷钼酸乙醇液喷雾后，于120 ℃烘烤10分钟，供试品色谱中在与对照品色谱的相应位置上，显相同的深蓝色斑点。

【成分】 荚果含三萜皂苷：皂荚苷(gledinin)，其苷元为皂荚苷元(gledigenin)，皂荚皂苷(gleditschia saponin)。尚含蜡醇(ceryl alcohol)，二十九烷(nonacosane)，正二十七烷(heptacosane)，豆甾醇(stigmasterol)，谷甾醇(sitosterol)，鞣质(tannin)等。

【药理】 1. 祛痰作用　本品含皂苷可刺激胃黏膜，反射地引起呼吸道黏膜分泌增加。属恶心性祛痰药。皂荚煎剂1 g/kg给麻痹猫灌胃，呼吸道分泌液较给药前明显增加。

2. 抗菌作用　皂荚浸剂在试管内对堇色毛癣菌、星形奴卡菌和某些皮肤真菌有抑制作用。

3. 其他作用　猪牙皂在体外有杀死丝虫幼虫和溶血作用。

毒性　皂荚有溶血作用。但高等动物一般对其吸收很少，故口服并无溶血毒性，而主要表现为局部黏膜刺激作用。但如服用量过大或胃肠黏膜有损伤，则可产生溶血和其他组织细胞毒作用，特别是中枢神经系统，可致先痉挛后麻痹，最后呼吸衰竭死亡。

【炮制】 1. 皂荚　取原药材，拣去杂质，洗净，干燥，用时捣碎。

2. 猪牙皂　取原药材，除去杂质，洗净，干燥。用时捣碎。

3. 炒猪牙皂　取净砂子置锅内，用中火炒热，加入净猪牙皂，拌炒至疏松鼓起，呈深棕色，取出，筛去砂子，放凉。或取净猪牙皂置锅内，用文火炒至表面色泽加深、发亮时取出，放凉。

饮片性状　皂荚、猪牙皂参见"药材"项。炒猪牙皂微鼓起，色泽深棕色，有光泽，气微香，有刺激性。贮干燥容器内，置通风干燥处，防蛀。

【药性】 辛、咸，温，有毒。归肺、肝、胃、大肠经。

1.《本经》："味辛、咸，温。"

2.《别录》："有小毒。"

3.《汤液本草》："引入厥阴经药。"

4.《纲目》："入手太阴、阳明经气分。"

5.《药性通考》："入足厥阴、手少阴、手太阴三经。"

【功用主治】 祛痰止咳，开窍通闭，杀虫散结。主治痰咳喘满，中风口噤，痰涎壅盛，神昏不语，癫痫，喉痹，二便不通，痈肿疥癣。

1.《本经》："主风痹死肌，邪气，风头泪出，利九窍，杀精物。"

2.《别录》："疗腹胀满，消谷，除咳嗽囊结，妇人胞不落，明目益精。"

3.《药性论》："主破坚癥，腹中痛，能堕胎。将皂荚于酒中取尽其精，于火内煎之成膏，涂帛贴一切肿毒，兼能止疼痛。"

4.《日华子》："通关节，除头风，消痰，杀劳虫，治骨蒸，开胃及中风口噤。"

5. 王好古："搜肝风，泻肝气。"(引自《纲目》)

6. 汪机："烧烟，熏久痢脱肛。"(引自《纲目》)

7.《纲目》："通肺及大肠气，治咽喉痹塞，痰气喘咳，风疠疥癣。"

8.《本草述》："主治中暑风，喉塞肿痛，风邪痫疾，风涎眩晕，胸膈痞塞，痰逆呕吐反胃，除风湿肿满，利二便关膈。"

9.《得配本草》："开窍通关，达三焦之气，宣膀胱之滞，搜风逐痰，辟邪化谷。"

【用法用量】 内服：1～3 g，多入丸、散。外用：研末搐鼻；或煎水洗；或研末掺或调敷；或熬膏涂；或烧烟熏。

【宜忌】 体虚及孕妇、咯血者禁服。

1.《别录》："不入汤。"

2.《本草经集注》："柏实为之使。恶麦门冬。畏空青、人参、苦参。"

3.《品汇精要》："妊娠不可服。"

4.《本草备要》："年老气虚人忌用。"

5.《得配本草》："阴虚痰盛、热极生风者禁用。"

【选方】 1. 治咳逆上气，时时唾浊，但坐不得眠　皂荚八两(刮去皮，用酥炙)末之，蜜丸梧子大，以枣膏和汤服三丸，日三夜一服。(《金匮要略》皂荚丸)

2. 治卒中风口㖞　大皂荚一两(去皮、子，研末下筛)。以三年大醋和，左㖞涂右，右㖞涂左，干更涂之。(《千金方》)

3. 治急慢惊风，昏迷不醒　猪牙皂角一钱，生半夏一钱，北细辛三分，共碾细末。用灯心蘸药入鼻孔，得嚏为验，不则难疗。用姜汤调少许服之，亦效。(《婴童类萃》通关散)

4. 治风湿手足腰腿疼痛等症　用猪牙皂角(不蛀者)一斤。锉碎为细末，用多年米醋，熬成膏子。夹纸摊贴大效。(《普济方》)

5. 治头风头痛，暴发欲死　长皂荚一梃(去皮、弦、子)。切碎，蜜水拌微炒，研为极细末。每用一二厘吹入鼻内，取嚏；再用一分，以当归、川芎各一钱，煎汤调下。(《余居士选奇方》)

6. 治大小便不通，关格不利　烧皂荚，细研。粥饮下三钱，立通。(《证类本草》引孙真人方)

7. 治发背内疼如刺，脓未溃，发渴狂躁，止内疼　皂角(烧存性)、生甘草。上二味，各四两。为末。每服一钱，无灰酒调下，不拘时。(《刘涓子鬼遗方》调脓散)

8. 治便毒痈疽　皂角(用尺以上者)一条，捶碎，法醋煮烂，研成膏敷之。(《直指方》)

9. 治乳痈　皂荚(烧存性，研细)、蛤粉等分。上研匀。温酒调下半钱，未散稍加服药，次仍以手揉之。(《卫生家宝产科备要》)

10. 治小儿毒气攻腮赤肿　皂角二两(去核)，天南星二钱(生用)，糯米一合为末。上为细末，姜汁调涂。(《普济方》)

11. 治九种喉痹，急喉痹，缠喉风，结喉烂，重舌，木舌，飞丝入口　大皂角四十梃。切碎，用水三斗浸一夜，煎至一斗半；入人参末五钱，甘草末一两，煎至五升，去渣，入无灰酒一升，釜煤二匕，煎如饧，入瓶封埋地中一夜。每温汤送服一匙，或扫入喉内，以恶涎吐尽为度，后含甘草片少许。(《串雅内编》黑龙膏)

12. 治失音　用皂角一梃去皮、子，萝卜三枚，切片。水二盏，煎一盏服之，不过三四服，即声出。(《卫生易简方》)

13. 治大肠风毒，泻血不止　皂荚(长一尺二寸者)五梃(去黑皮，涂酥三两，炙尽为度)，白羊精肉十两。上药，先捣皂荚为末，后与肉同捣令熟，丸如梧桐子大。每于食前以温水下二十丸。(《圣惠方》)

14. 治落眉　皂角(焙)、鹿角(煅灰)，等分为末。用生姜擦匀频擦眉棱骨上，则眉渐生。(《解围元薮》生眉方)

15. 治白癜风　猪牙皂角四两，草乌头半两，硫黄、白芷各一两。上为末。先用生姜揩患处，如面药一般洗之。(《普济方》)

16. 治食诸鱼骨鲠，久不出　以皂荚末少许吹鼻中，使得嚏，鲠出。(《圣惠方》)

17. 治齿痔风䘌　皂荚(不翻者)二两，升麻一两，二味入瓶子内，固济，留一孔，烧令烟绝，取出细研；杏仁(去皮、尖、双仁，研)一两，凝水石(捣末)二两。上四味，共研匀。每用一钱匕，患处贴之。(《圣济总录》皂荚散)

18. 治癣疥疮痒不可忍　皂角三枚(煨，去皮、子)，黄连半两为末，腻粉二钱半。上将皂角为末，用米醋二大盏同煎如稀饧，用绵滤去柤，入黄连末、腻粉调令匀。候癣发时恶水出，即先用构树白皮，搔破后涂药，三两上便愈。(《证治准绳》)

【临床报道】 1. 治疗急性肠梗阻　① 猪牙皂 60 g，捣开，放文火上烧烟，对准肛门熏 10～15 分钟，即有肠鸣声；如未见效，再用前法熏 1～2 次。治疗便秘、肠梗阻、肠扭转 10 例，9 例见效。② 用葛根、皂角各 500 g，加水4 000 ml，放于铁锅内熬 40 分钟，去渣置火炉上，使药液温度适宜；另用 10 层纱布制成 0.33 m×0.33 m 纱垫 4 块，浸药液后稍稍除去水分，即置于腹部热敷，每日 2～3 次，每次反复更换，持续 1 小时，并根据病情适当给予抗生素、补液及胃肠减压，治疗 44 例，治愈 37 例，好转 1 例，失败 6 例。一般热敷 1～6 小时即有缓解倾向。若热敷后症状加重者，应积极准备手术。

2. 治疗小儿厌食症　用皂角置于铁锅内，先武火，后文火煅存性，剥开荚口，以内无生心为度，研细为末，瓶装备用。每次 1 g，每日 2 次，用糖拌匀吞服。治疗小儿厌食症 110 例，痊愈 86 例，好转 18 例，无效 6 例，有效病例疗程3～10 日，平均 5 日。

3. 治疗产后急性乳腺炎　用皂角研末，75%乙醇或白酒调湿，再以纱布将药末包成大小约 1 cm×0.5 cm×0.5 cm 的小包，塞在患乳同侧鼻孔内，如为双侧乳腺炎，可以交替塞鼻。观察 43 例，治愈 36 例。

4. 治疗呃逆　取干燥皂荚 10 g，放在药臼中，嘱患者自己动手将其反复捶捣。在此过程中，患者鼻孔对准药臼，使因用力捣臼而飞扬起来的皂荚粉末及其辛窜之气吸入鼻腔内，即可引起连续打喷嚏，呃逆也就会随之而立刻停止。用少许新研细的皂荚粉末直接吸入鼻腔内，亦可收到同样的效果。治疗 73 例呃逆患者，经用皂荚粉末鼻腔吸入法后，其中 72 例均能取嚏而呃逆随之控制。但少数顽固型病例呃逆停止后于数小时或 1～2 日内又有复发，用原方治疗仍有效。据统计，经 1 次治愈者 57 例，2 次治愈者 11 例，3 次以上治愈者 4 例，另 1 例用皂荚粉末鼻内吸入法反复试用几次，均不能引起喷嚏，呃逆亦未能控制，故列为无效。

【各家论述】 1.《纲目》："皂角味辛而性燥，气浮而散。吹之导之，则通上下诸窍；服之则治风湿痰喘肿满，杀虫；涂之则散肿消毒，搜风治疮。"

2.《药品化义》："皂荚味大辛主升散，气雄窜主利窍，为搜痰快药。凡痰在肠胃间，可下而愈；若蓄于胸膈上，则横入脂膜，胶固稠浊，消之不能行，泻之不能下，以致气壅喘急，甚则闷、胀、痛齐作，或神呆昏愦，或时常吐浊，但能坐而不得眠，以此同海石为丸，每日少用数丸，横胸浊痰，使渐消化，搜出凝结，大有神功。又用为稀涎散，治中风不省，急喉痹塞，即刻宣去顽痰，为救急圣药。"

3.《本草新编》："凡心疼之病，随愈而随发者，必用皂荚，始可除根，此《本草》所未言也。张夫子曾传余治心疼之方，实有皂荚火炒一两，炒栀子一两，炙甘草五钱，白芍二两，广木香三钱，为细末，老黄米煮粥为丸，如半米大，滚水送下，即愈，永不再发。是皂荚又可以治心疼也。然而皂荚非治心疼之药，借其开窍，引入于心之中，使诸药直攻其邪也。""皂荚熟用则无益矣，必生用为佳，而生用切不可用蛀者。研为细末，即包在纸包之内，亦必须时常取出经风，以防其再蛀。有一法制之最佳，用麝香同包，断无再蛀之理，且又可借麝香之香气，引入鼻空，而开关更灵也。"

4.《长沙药解》："皂荚辛烈，开冲通关透窍，搜罗痰涎，洗荡瘀浊，化其粘联胶热之性，失其根据攀附之援，脏腑莫容，自然外去，虽吐败浊，实非涌吐之物也。其诸主治开口噤、通喉痹、吐老痰、消恶疮、熏久痢脱肛、平妇人吹乳，皆其通关行滞之效也。"

5.《本经疏证》："皂荚之治，始终只在风闭。风闭之因有二端，一者外闭毛窍，如风痹死肌邪气；一者内壅九窍，如风头泪出是已。"

2372 皂角刺 zào jiǎo cì (《本草衍义补遗》)

【异名】 皂荚刺(《圣惠方》)，皂刺(《医学入门》)，天丁明(《纲目》)，皂角针(《江苏植物药材志》)，皂针(《中药材手册》)。

【基原】 为豆科皂荚属植物皂荚和山皂荚的棘刺。

【原植物】 1. 皂荚 *Gleditsia sinensis* Lam.　参见"皂荚"条。

2. 山皂荚 *G. japonica* Miq. [*G. horrida* (Thunb.) Makino] 又名：日本皂荚《中国主要植物图说·豆科》。

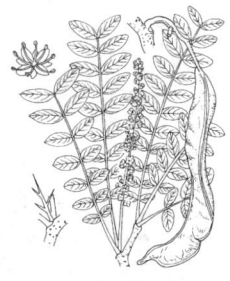

山皂荚

乔木，高可达 25 m。刺略扁，长 5～10 cm，常有分枝。幼枝淡紫色。一回偶数羽状复叶，长 25～30 cm；小叶 8～12 对，长椭圆形或卵状长椭圆形，长 1～4 cm，全缘或有疏圆齿，上面有光泽，中肋上有短柔毛，下面无毛；长枝上为二回偶数羽状复叶，有 3～6 对羽片；小叶 5～10 对，狭卵形、卵状长圆形或卵状披针形；叶轴有短柔毛。细长总状花序；花有短梗；杂性异株，花黄绿色；雄花花瓣椭圆形，雄蕊 8；两性花的雄蕊较小。荚果长 25～30 cm，宽 2～3.5 cm，扭曲，并有泡状隆起，种子靠近中部；种子卵状椭圆形，稍扁，栗褐色。花、果期 6～11 月。

生于山地林中。分布于河北、辽宁、吉林、江苏、浙江、安徽、山东、河南等地。

【采收加工】 9 月至翌年 3 月间采收，切片晒干。

【药材】 皂角刺 *Gleditsiae Spina*　主产于河南、江苏、湖北、广西等地。

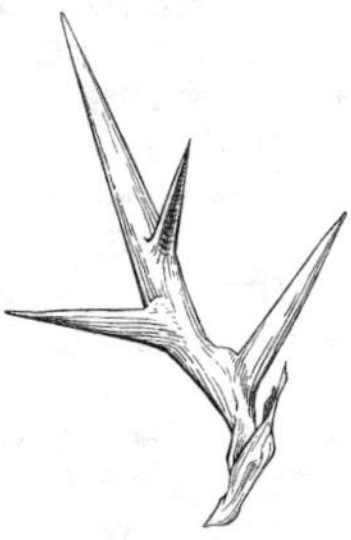

皂荚刺(棘刺)外形

性状　本品为主刺及 1～2 次分枝的棘刺。主刺长3～15 cm或更长，直径0.3～1 cm；分枝刺长 1～6 cm，刺端锐尖。表面紫棕色或棕褐色。体轻，质坚硬，不易折断。切片厚0.1～0.3 cm，常带有尖细的刺端；木部黄白色，髓部疏松，淡红棕色；质脆，易折断。无臭，味淡。

鉴别　本品横切面：表皮细胞 1 列，外被角质层，有时可见单细胞非腺毛。皮层为 2～3 列薄壁细胞，细胞中有的含棕红色物。中柱鞘纤维束断续排列成环，纤维束周围的薄壁细胞有的含草酸钙方晶,偶见簇晶,纤维束旁常有单个或2~3个相聚的石细胞,壁薄。韧皮部狭窄。形成层成环。木质部连接成环,木射线宽1~2列细胞。髓部宽广,薄壁细胞含少量淀粉粒。

鉴别 (1)刺横切面:最外一层表皮细胞外被角质层。皮层薄,有的薄壁细胞含少量淀粉粒。中柱鞘处有厚壁纤维和厚壁细胞断续环列。薄壁细胞常含草酸钙方晶或簇晶。韧皮部呈新月形,极小。木质部发达,由木化的木薄壁细胞、纤维和导管组成。髓宽广,占整个断面的一半以上,髓细胞大形,不规则,常含少量棕色物质。

粉末特征:棕褐色,纤维性。表皮细胞有棕色内含物及小颗粒状晶体,表面观可见气孔。中柱鞘纤维多碎断,微黄色,壁厚,胞腔不明显,周围薄壁细胞含草酸钙方晶、簇晶,形成晶鞘纤维。纤维束厚壁性,分隔纤维,薄壁性纤维有的具单纹孔。木薄壁细胞方形或类多角形,具纹孔。螺纹导管及具缘纹孔导管碎片散在。髓细胞大形,具众多单纹孔。

(2)取本品粉末1 g,加乙醇20 ml,置水浴上回流15分钟,滤过。取滤液1 ml,加镁粉少量与盐酸3~4滴,显红色(检查黄酮)。

【炮制】 取原药材,除去杂质。未切片者,略泡,润透,切厚片,干燥。已切片者,筛去灰屑。

饮片性状 本品为不规则的厚片。表面木部黄白色,髓呈海绵状淡红棕色,周边棕紫色或棕褐色,质脆,易折断。无臭,味淡。

贮于箱或仓内,置干燥处。

【药性】 辛,温。归肝、肺、胃经。

1.《纲目》:"辛,温,无毒。"

2.《药鉴》:"有小毒。"

3.《医林纂要》:"辛咸,温。"

4. 沈文彬《药论》:"入肺、肝。"

5.《四川中药志》1960年版:"入肺、大肠二经。"

6. 南药《中草药学》:"入肝、胃经。"

【功用主治】 消肿透脓,搜风,杀虫。主治痈疽肿毒,瘰疬,疠风,疮疹顽癣,产后缺乳,胎衣不下。

1.《本草图经》:"米醋熬嫩刺针作浓煎,以敷疮癣有奇效。"

2. 杨士瀛:"能引诸药上行,治上焦病。"(引自《纲目》)

3.《本草衍义补遗》:"治痈疽已溃,能引至溃处,甚验。"

4.《纲目》:"治痈肿,妒乳,风疠恶疮,胞衣不下,杀虫。"

5.《本草崇原》:"去风化痰,败毒攻毒。定小儿惊风发搐,攻痘疮起发,化毒成浆。"

6.《本草求原》:"能出风毒于血中,治风杀虫,破散痈疽恶疮,腹内肠脏生疮。"

7.《江苏植物药材志》:"搜风杀虫,治瘰疬恶疮。"

8.《四川中药志》1960年版:"治风热疮、疹疮,并能通乳。"

9.《吉林中草药》:"活血散瘀。治跌扑,疮肿未溃。"

10.《全国中草药汇编》:"活血消肿,排脓通乳。主治痈肿疔毒未溃,急性乳腺炎,产后缺乳。"

【用法用量】 内服:煎汤,3~9 g;或入丸、散。外用:醋煎涂;或研末撒;或调敷。

【宜忌】 疮痈已溃者及孕妇禁服。

1.《本草经疏》:"凡痈疽已溃不宜服,孕妇亦忌之。"

2.《四川中药志》1960年版:"疮毒已溃及孕妇忌用。"

【选方】 1. 治痈疽,癌,瘰,恶疮 生发(烧,留性)三分,皂荚刺(烧,带生)二分,白及一分。上为细末。干掺或井水调敷。

2. 治乳痈 皂荚刺(半烧带生)半两,真蚌粉三钱。上药研细。每服一钱,酒调下。(1、2方出自《仁斋直指方》)

3. 治产后乳汁不泄,结毒 皂角刺、蔓荆子各烧存性,等分为末。每温酒服二钱。(《袖珍方》)

4. 治疮肿无头 皂角刺,烧灰阴干为末。每服三钱,酒调,嚼葵花子三五个,煎药送下。(《儒门事亲》)

5. 治痔疾,肛边痒痛不止 皂荚刺二两(烧令烟尽),臭樗皮一两(微炙),防风一两(去芦头),赤芍药一两,枳壳一两(麸炒微黄,去瓤)。上药捣罗为末,用酽醋一斤,熬一半成膏,次下余药,和丸,如小豆大。每于食前,煎防风汤下二十丸。(《圣惠方》皂荚刺丸)

6. 治腹内生疮在肠脏 皂角刺不拘多少,好酒一碗,煎至七分,温服。不饮酒者,水煎亦可。(《纲目》引《蔺氏经验方》)

7. 治大风疠疮,体废肢损,形残貌变者 皂角刺飞尖一斤(微炒,研为极细末),赤链蛇一条(切碎,酒煮,去骨取肉,焙),胡麻仁三两,生半夏二两,真铅粉一两。俱炒燥,研为末,和皂荚刺末,一总水泛为丸,如绿豆大,晒干,入净磁瓶内。每早晚各服三钱,白汤下。(《本草汇言》)

8. 治胎衣不下 皂角刺烧为末。每服一钱,温酒调下。(《纲目》引《熊氏妇人良方补遗》)

9. 治小儿重舌 皂角刺烧灰,入脑子少许。漱口,掺入舌下,涎出自效。(《普济方》)

10. 治顽癣 新鲜皂角刺2 500 g。将皂角刺捣碎,按熬清膏法熬成稠膏,再加入糖醋少许,使稀稠适度。先用细磁片将癣部白皮刮去,然后将药膏抹上一层,少时毒水泌出,应注意拭去。每日1次,数次即效,停2~3日再抹第二次。(《天津中草药》)

11. 治乳汁不足 皂角刺、王不留行各6 g,黄芪15 g,猪蹄2只。煎煮至肉烂,去药渣,吃肉喝汤。(《安徽中草药》)

12. 治鼻咽癌 皂刺和皂角树枝360 g。煎汤至黄酒色,每日服3次,分2日服完。(《抗癌本草》)

【各家论述】 1.《医学入门》:"皂刺,凡痈疽未破者,能开窍;已破者能引药达疮所,乃诸恶疮癣及疠风要药也。"

2.《纲目》:"皂荚刺治风杀虫,功与荚同,但其锐利直达病所为异耳。"

3.《本草汇言》:"皂荚刺,拔毒祛风。凡痈疽未成者,能引之以消散,将破者,能引之以出头,已溃者能引之以行脓。于疡毒药中为第一要剂。又泄血中风热风毒,故疠风药中亦推此药为开导先锋也。"

2373 皂荚子 zào jiá zǐ (《雷公炮炙论》)

【异名】 皂角子(《千金方》),皂子、皂儿(《博济方》),皂角核(《妇人良方》)。

【基原】 为豆科皂荚属植物皂荚的种子。

【原植物】 参见"皂荚"条。

【采收加工】 秋季果实成熟时采收,剥取种子,晒干。

【药材】 皂荚子 *Gleditsiae Semen* 产于山东、四川、云南、贵州、陕西等地。

性状 干燥种子呈长椭圆形,一端略狭尖,长1.1~1.3 cm,宽0.7~0.8 cm,厚约0.7 cm。表面棕褐色,平滑而带有光泽,较狭尖的一端有微凹的点状种脐,有的不甚明显。种皮剥落后可见2片大型鲜黄色的子叶,质极坚硬,气微,味淡。

【成分】 种子含树胶(gum)。种子内胚乳含由半乳糖(galactose)与甘露糖(mannose),按摩尔比1∶3.9~1∶4.0组成的多糖。

【炮制】 取原药材,筛去灰屑,拣去杂质,打碎。

置干燥容器内,防蛀。

【药性】 辛,温。归肺、大肠经。

1.《纲目》:"辛,温,无毒。"

2.《本草经疏》:"味辛咸,温,有小毒。"

【功用主治】 润肠通便,祛风散热,化痰散结。主治大便燥结,肠风下血,痢疾里急后重,痰喘肿满,疝气疼痛,瘰疬,肿毒,疮癣。

1.《本草图经》:"核中白肉,入治肺药。又炮核取中黄心,嚼饵之，治膈痰吞酸。”

2.《本草衍义》：“疏导五脏风热壅。”

3. 李东垣：“和血润肠。”（引自《纲目》）

4.《纲目》：“治风热大肠虚秘，瘰疬，肿毒，疮癣。”

5.《本草崇原》：“治疝气并睾丸肿痛。”

6.《医林纂要》：“益心润肺，通大肠燥结，杀痔虫。”

7.《天目山药用植物志》：“消痰破坚，通窍，搜风，杀虫。治中风口噤、急喉痹、风痫痰喘肿满。”

【用法用量】 内服：煎汤，5～9 g；或入丸、散。外用：研末调敷。

【宜忌】《广东中药志》：“孕妇及体弱、气虚阴亏者禁用。”

【选方】 1. 治大肠风秘　皂荚子三百粒。破作两片，慢火炒燥，入酥一枣大，又炒燥，又入酥，炒至焦黑为度。为细末，蜜丸桐子大。每服三十丸，煎蒺藜、酸枣仁汤，空心下，良久未利，再服，渐加至百丸，以通为度。（《妇人良方》）

2. 治肠风下血　皂荚子、槐实各一两。用黏谷糠炒香，去糠为末。陈粟米饮下一钱。（《圣惠方》神效散）

3. 治痢疾里急后重　枳壳、皂荚子等分。炒令干燥为末，米饮为丸，如梧桐子大。每服三十丸，空心米饮下。（《普济方》）

4. 治腰脚风痛，不能履地　皂角子。洗净，以少酥熬香为末，蜜丸，梧子大。每空心以蒺藜子、酸枣仁汤下三十丸。（《千金方》）

5. 治气毒结成瘰疬，肿硬如石，疼痛　皂荚子一两（烧灰），槲白皮末一两。同研令细。每于食前以温酒调下二钱。（《圣惠方》）

6. 治一切疔肿　皂荚子取仁，作末敷之。（《千金方》）

【各家论述】 1.《纲目》：“皂荚，能通大肠阳明燥金，乃辛以润之之义，非得湿则滑也。”

2.《本经逢原》：“皂荚子烧灰存性，能治大肠风秘燥结，祛风逐秽之性可知。”

2374 皂荚叶 zào jiá yè（《纲目》）

【基原】 为豆科皂荚属植物皂荚的叶。

【原植物】 参见“皂荚”条。

【采收加工】 5～6 月春季采叶，晒干。

【成分】 叶含黄酮苷：木犀草素-7-葡萄糖苷（luteolin-7-glucoside），异槲皮苷（isoquercitrin），牡荆素（vitexin），异牡荆素（isovitexin），荭草素（orientin），异荭草素（isoorientin）。

【功用主治】 祛风解毒，生发。主治风热疮癣，毛发不生。《纲目》：“入洗风疮，渫用。”

【用法用量】 外用：10～20 g，煎水洗。

【选方】 治发不长　皂荚叶适量，揉搓，煎水，洗头。（《普济方》）

2375 皂荚木皮 zào jiá mù pí（《纲目》）

【异名】 木乳（《普济方》）。

【基原】 为豆科皂荚属植物皂荚的茎皮和根皮。

【原植物】 参见“皂荚”条。

【采收加工】 秋、冬季采收，切片晒干。

【药性】《纲目》：“辛，温，无毒。”

【功用主治】 解毒散结，祛风杀虫。主治淋巴结核，无名肿毒，风湿骨痛，疥癣，恶疮。

1.《纲目》：“主治风热痰气，杀虫。”

2.《四川中药志》1960 年版：“通关利窍，除风解毒。治风湿骨痛，痒子，疮毒及无名肿毒。”

【用法用量】 内服：煎汤，3～15 g；或研末。外用：煎水熏洗。

【选方】 1. 治淋巴结核及疮毒　皂角树根、天葵子、老君须、九子连环草、红土茯苓、刺龙包根、何首乌各 9 g，蒲公英、夏枯草各 30 g。水煎服。（《秦岭巴山天然药物志》）

2. 治肺风恶疮，皮肤瘙痒　木乳（阴干，炙煮）、蒺藜子（炙，去角）、黄芪（锉）、人参、枳壳（去瓤，麸炒）、甘草（炮）等分。上为散。每服一钱，沸汤点服。（《普济方》木乳散）

3. 治产后子宫脱垂　皂角树皮、川楝树皮各半斤，皂角核一合，石莲一合（炒，去心）。为粗末，煎汤，乘热以物固定，坐熏洗之，挹干，便吃补气丸药一服，仰睡。（《妇人大全良方》皂角散）

2376 佛手花 fó shǒu huā（《随息居饮食谱》）

【异名】 佛柑花（《四川中药志》）。

【基原】 为芸香科柑橘属植物佛手的花朵和花蕾。

【原植物】 参见“佛手柑”条。

【采收加工】 4～5 月早晨日出前疏花时采摘，或拾取落花，晒干或炕干。

【药材】 佛手花 *Citri Sarcodactylis Flos*　主产于浙江、四川、广东等地。

性状　本品长约 1.5 cm，呈淡棕黄色，基部带有短花梗；花萼杯状，略有皱纹；药瓣四枚，呈线状矩圆形，外表可见众多的凹窝，质厚，二边向内卷曲；雄蕊多数，着生于花盘的周围；子房上部较尖。气微、味微苦。

【药性】 微苦，微温。

1.《本草用法研究》：“味苦、酸，性平，气香。”

2.《四川中药志》1979 年版：“微苦，温。”

【功用主治】 疏肝理气，和胃快膈。主治肝胃气痛，食欲不振。

1.《本草用法研究》：“平肝理气，开郁和胃。”

2. 南药《中草药学》：“治胃气痛。”

3.《四川中药志》1979 年版：“醒脾开胃，快膈止呕。”

【用法用量】 内服：煎汤，3～6 g。

【选方】 治夏日伤暑，湿浊中阻，胃纳不佳　佛手花 10 g，扁豆花 10 g，厚朴花 10 g，石菖蒲 3 g。水煎温服。（《四川中药志》1979 年版）

2377 佛手柑 fó shǒu gān（《滇南本草》）

【异名】 佛手（《中馈录》），佛手香橼（《闽书》），蜜筩柑（《黔书》），蜜罗柑（《古州杂记》），五指柑（《广西中药志》），福寿柑（《民间常用中草药汇编》）。

【基原】 为芸香科柑橘属植物佛手的果实。

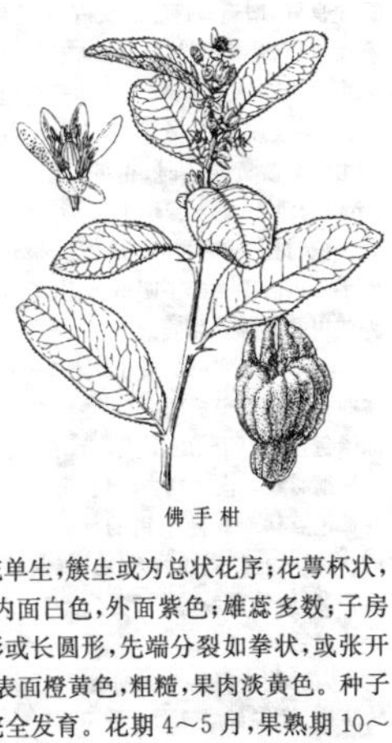

佛手柑

【原植物】 佛手 *Citrus medica* L. var. *sarcodactylis*(Noot.)Swingle

常绿小乔木或灌木。老枝灰绿色，幼枝略带紫红色，有短而硬的刺。单叶互生；叶柄短，长 3～6 mm，无翼叶，无关节；叶片革质，长椭圆形或倒卵状长圆形，长 5～16 cm，宽 2.5～7 cm，先端钝，有时微凹，基部近圆形或楔形，边缘有浅波状钝锯齿。花单生，簇生或为总状花序；花萼杯状，5 浅裂，裂片三角形；花瓣 5，内面白色，外面紫色；雄蕊多数；子房椭圆形，上部窄尖。柑果卵形或长圆形，先端分裂如拳状，或张开似指尖，其裂数代表心皮数，表面橙黄色，粗糙，果肉淡黄色。种子数颗，卵形，先端尖，有时不完全发育。花期 4～5 月，果熟期 10～12 月。

生于热带、亚热带。我国浙江、福建、江西、广东、广西、四川、云南等地有栽培。

本植物的果实蒸馏液(佛手露)、花朵和花蕾(佛手花)、根(佛手柑根)亦供药用,另设专条。

【栽培】 生物学特性 喜温暖湿润气候,怕严霜、干旱,耐荫、耐瘠、耐涝。最适生长温度22～24℃,越冬温度5℃以上,年降水量以1 000～1 200 mm最适宜。喜阳光,年日照时数1 200～1 800小时,以土层深厚、疏松肥沃、富含腐殖质、排水良好的微酸性砂质壤土栽培为宜。

繁殖方法 扦插、嫁接繁殖。扦插繁殖:春、夏、秋三季均可扦插。选7～8年生植株。4～6月,硬枝扦插或软枝扦插。硬枝扦插,选取成年植株上的1年生枝条,长15 cm,带3～5个芽,除去下部叶片,斜削成马蹄形,上部留叶,可剪去一半,斜插于苗床或盆中,露出地面1/3。露地扦插育苗,按行株距20 cm×6 cm扦插,扦插后要搭荫棚。约培育2个月可成活,待生根发芽后,随即除去荫棚。苗期进行松土除草,浇水,追肥。冬季地面覆草防冻。扦插1年后移栽。嫁接繁殖:用切接法,砧木选用枳、红橘、香橼、柠檬的种子或扦插培育的幼苗。将砧木于早春未萌芽前离地面5～7 cm处剪平,劈一切口,深2～3 cm;接穗具有2～3个芽,下端削成楔形,插入砧木切口内,使两者紧密结合,用绳缚扎牢,涂上黄泥,再用塑料带紧包切口,使接穗顶芽露出,半月后可愈合抽芽生长,45～60日抽新梢,再除去包扎物。嫁接苗成活后,培育1～3年移栽。定植,春季或秋季,以早春最为适宜。按行株距1 m×1 m开穴,呈三角形排列,穴径50 cm,深30 cm,先施一层堆肥或厩肥,覆土一层,苗可带土团或蘸泥浆后栽种,每穴1株,填土压实,浇水。

田间管理 定植2～3年间,初期遇缺株要补苗,并可与粮食、蔬菜、豆科植物间、套作。每年中耕除草、施肥2～3次。中耕除草前期宜深,后期宜浅。施肥,幼树期宜少施低浓度肥,萌芽和抽枝前各施1次人粪尿,生长旺盛期施人粪尿和饼肥;亦可施尿素加过磷酸钙的混合液进行根外追肥;结果植株在现蕾时可停止施肥,结果后每隔半月施肥1次。采果后要重施饼肥、粪肥、过磷酸钙。整形修剪,树冠修成自然圆头形,先在主干30 cm处摘心,选留3～4个骨干枝,再进行摘心疏芽,经2～3年培育,使形成一定的树冠。成年树修剪,以轻剪为主,春、秋季要剪去枯枝、病枝、弱枝、徒长枝、密枝、刺等。开花时要除去多余的雌花和雄花,每一短枝留1～2朵花。结果太多的枝条要设立支架。

病虫害防治 病害有煤烟病,可摘除病叶,适当修剪,使通风透光良好,增施磷钾肥。炭疽病,可喷1∶1∶150倍波尔多液。另有溃疡病、疮痂病为害。虫害有柑橘金爪螨、潜叶蛾幼虫、吹绵蚧壳虫、柑橘凤蝶、橘锈螨、中华鳃金龟子等。

【采收加工】 栽培4～5年开花结果,分批采收,多于晚秋果皮由绿变浅黄绿色时,用剪刀剪下,选晴天,将果实顺切成4～7 mm的薄片,晒干或烘干。

【药材】 佛手柑 *Citri Sarcodactylis Fructus* 分川佛手和广佛手。川佛手主产于四川、云南等地;广佛手主产于广东。习惯认为四川产的佛手品质最优。

性状 果实卵形或长圆形,先端裂瓣如拳或指状,常皱缩或卷曲。外表面橙黄色、黄绿色或棕绿色,密布凹陷的窝点,有时可见细皱纹。内表面类白色,散有黄色点状或纵横交错的维管束。质硬而脆,受潮后柔软。气芳香,果皮外部味辛微辣,内部味甘而后苦。

佛手(果实)外形

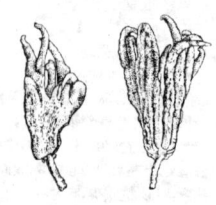

商品为类椭圆形或卵圆形的薄片,常皱缩或卷曲,长6～10 cm,宽3～7 cm,厚0.2～0.4 cm。顶端稍宽,常有3～5个手指状的裂瓣,基部略窄,有的可见果梗痕。外皮黄绿色或橙黄色,有皱纹及油点。果肉浅黄白色,散有凹凸不平的线状或点状维管束。质硬而脆,受潮后柔韧。气香,味微甜后苦。川佛手片片小质厚,不平整。绿边白瓤,稍有黄色花纹。质较坚,易折断。气清香,味甜微苦。广佛手片片大质薄,多抽皱。黄边白瓤,花纹明显,质较柔。气味较淡薄。

鉴别 (1) 粉末特征:淡棕黄色。中果皮薄壁组织众多,细胞呈不规则形或类圆形,壁不均匀增厚。果皮表皮细胞表面观呈不规则多角形,偶见类圆形气孔。草酸钙方晶成片存在于多角形的薄壁细胞中,呈多面形、菱形或双锥形。油室碎片较多。簇针状橙皮苷结晶,黄色。

(2) 取本品粉末少许进行微量升华,可得黄色针状或羽毛状结晶。结晶加95%乙醇溶解后滴于滤纸上,于紫外光灯下(254 nm)检视有紫色荧光(检查香豆素类)。

(3) 取本品0.5 g,加乙醇适量浸提,滤过,滤液加镁粉少量,混匀,滴加浓盐酸数滴,溶液呈橙色(检查黄酮类)。

(4) 取本品0.5 g,加5%冰醋酸适量浸提,滤过,滤液加溴水数滴,可见溴水褪色(检查内酯类)。

品质标志 《中华人民共和国药典》2010年版规定:照醇溶性浸出物热浸法测定,本品乙醇浸出物不得少于10.0%;照高效液相色谱法测定,本品含橙皮苷($C_{28}H_{34}O_{15}$)不得少于0.03%。

【成分】 成熟佛手果实中含黄酮类:3, 5, 8-三羟基-4′, 7-二甲氧基黄酮(3, 5, 8-trihydroxy-4′, 7-dimethoxyflavone),3, 5, 6-三羟基-4′, 7-二甲氧基黄酮(3, 5, 6-trihydroxy-4′, 7-dimethoxyflavone)及3, 5, 6-三羟基-7, 3′, 4′-三甲氧基黄酮(3, 5, 6-trihydroxy-7, 3′, 4′-trimethoxyflavone),还含痕量的香叶木苷(diosmin)和橙皮苷(hesperidin),还含柠檬油素(citropten, limonin),顺式头-尾-3, 4, 3′, 4′-柠檬油素二聚体(*cis*-head-to-tail-limettin dimer),顺式头-头-3, 4, 3′, 4′-柠檬油素二聚体(*cis*-head-to-head-limettin dimer),闹米林(nomillin),胡萝卜苷(daucosterol),β-谷甾醇(β-sitosterol),对羟基苯丙烯酸(*p*-hydroxyphenylpropenoic acid),棕榈酸(palmitic acid),琥珀酸(succinic acid),7-dimethoxycoumarin。

【药理】 1. 平喘作用 川佛手煎剂可对抗组胺引起的豚鼠离体气管收缩;广佛手的作用较弱。柠檬油素对组胺所致豚鼠离体气管收缩,也有对抗作用;对蛋清致敏的回肠和离体气管,显示抗过敏活性。麻醉猫肺溢流试验,静注柠檬油素5～10 mg/kg,有一定的抗组胺作用。

2. 对胃、肠平滑肌作用 佛手醇提取物对大鼠、兔离体肠管有明显解痉作用。静脉给药对麻醉猫、兔在体肠管也有抑制效应。对乙酰胆碱引起的兔十二指肠痉挛有显著解痉作用,但对氯化钡引起的肠管痉挛,解痉作用较差。醇提取物2.25 g/kg静注,能迅速缓解氨甲酰胆碱所致的麻醉猫胃、肠和胆囊的张力增加。

3. 对中枢的抑制作用 小鼠腹腔注射佛手醇提取物20 g/kg,自发活动明显减少并维持2小时。同剂量可显著延长小鼠戊巴比妥钠睡眠时间,并能延长小鼠士的宁惊厥的致死时间和戊四唑或咖啡因引起的惊厥发生时间与致死时间,且降低其死亡率。并能明显抑制酒石酸锑钾和电刺激引起的痛觉反应,可见扭体反应次数减少和嘶叫的痛觉反应时间延长,显示有一定的镇痛作用。

4. 对心血管系统的作用 佛手醇提取物能显著增加豚鼠离体心脏的冠脉流量和提高小鼠的耐缺氧能力,对大鼠因垂体后叶素引起的心肌缺血有保护作用,并使豚鼠因结扎冠状动脉引起的心电图变化有所改善,对氯仿、肾上腺素引起的心律失常也有预防作用。香叶木苷100～300 mg/kg腹腔注射具有维生素P样作用,降低兔毛细血管渗透性作用较儿茶酚水合物、陈皮苷、槲皮苷和芦丁强。有维生素C样作用,能增强豚鼠毛细血管的抵抗力和减少肾上腺抗坏血酸耗竭。

5. 抗炎作用 香叶木苷腹腔注射时,对角叉菜胶引起的大鼠足跖肿有消肿作用，其 ED_{50} 为 100 mg/kg。

毒性　柠檬油素小鼠口服观察 24 小时的 LD_{50} 为3.95 g/kg。香叶木苷小鼠口服的 LD_{50} 为 10 g/kg，腹腔注射 LD_{50} 为 4 g/kg。

橙皮苷的药理参见“陈皮”条。

【炮制】 取原药材，除去杂质；或喷淋清水，稍润，切碎，晒干。

饮片性状　参见“药材”项。贮干燥容器内，置阴凉干燥处。

【药性】 辛、苦，温。归肝、脾、肺经。

1.《滇南本草》：“味甘、微辛，性温。入肝、胃二经。”

2.《滇南本草图说》：“辛、甘，平，无毒。”

3.《纲目》：“辛、酸。”

4.《药性纂要》：“入足厥阴、太阴经。”

5.《本经逢原》：“辛、苦、甘，温。”

【功用主治】 疏肝理气，和胃化痰。主治肝气郁结之胁痛、胸闷，肝胃不和、脾胃气滞之脘腹胀痛、嗳气、恶心，久咳痰多。

1.《滇南本草》：“补肝暖胃，止呕吐，消胃家寒痰，治胃气疼，止面寒疼，和中行气。”

2.《纲目》：“煮酒饮，治痰气咳嗽。煎汤，治心下气痛。”

3.《本经逢原》：“专破滞气。治痢下后重。”

4.《本草再新》：“治气舒肝，和胃化痰，破积。治噎膈反胃，消癥瘕、瘰疬。”

5.《福建药物志》：“理气宽胸，化痰消胀。治胸腹胀痛，神经性胃痛，呕吐，喘咳。”

6.《广西本草选编》：“治疝气痛。”

【用法用量】 内服：煎汤，3～10 g；或泡茶饮。

【宜忌】 阴虚有火、无气滞者慎服。

1.《本经逢原》：“痢久气虚，非其所宜。”

2. 张秉成《本草便读》：“阴血不足者，亦嫌其燥耳。”

3.《四川中药志》1960 年版：“阴虚有火，无气滞者忌用。”

【选方】 1. 治面寒痛，胃气痛　佛手柑。新瓦焙，为末（黄色）。烧酒送下，每服三钱。（《滇南本草》）

2. 治食欲不振　佛手、枳壳、生姜各 3 g，黄连 0.9 g。水煎服，每日 1 剂。

3. 治肝胃气痛　鲜佛手 12～15 g，开水冲泡，代茶饮。或佛手、延胡索各 6 g，水煎服。（2、3 方出自《全国中草药汇编》）

4. 治臌胀发肿　佛手（去瓤）四两，人中白三两。共为末。空腹白汤下。（《岭南采药录》）

5. 治湿痰咳嗽　佛手、姜半夏各 6 g，砂糖等分。水煎服。（《全国中草药汇编》）

2378 佛手露 fó shǒu lù（《纲目拾遗》）

【基原】 为芸香科柑橘属植物佛手的果实蒸馏液。

【原植物】 参见“佛手柑”条。

【药性】 微辛、淡，平。

《纲目拾遗》：“气香，味淡。”

【功用主治】 行气解郁。主治胸膈郁闷不舒。

《纲目拾遗》：“能疏膈气，治气膈，解郁，大能宽胸。”

【用法用量】 内服：隔水炖温，30～60 g。

2379 佛甲草 fó jiǎ cǎo（《本草图经》）

【异名】 火烧草、火焰草（《履巉岩本草》），佛指甲（《纲目》），半支连（《医宗汇编》），铁指甲（王安卿《采药志》），狗牙半支（《纲目拾遗》），龙牙草、回生草（《草木便方》），禾雀舌（《岭南采药录》），万年草、午时花（《福建民间草药》），金枪药（《江西民间草药》），狗牙瓣、小佛指甲（《贵阳民间草药》），尖叶佛甲草（《浙江民间草药》），枉开口（《本草推陈》），鼠牙半枝莲、猪牙齿（《江西草药》），土三七、养鸡草（《广西中草药》）。

【基原】 为景天科景天属植物佛甲草的茎叶。

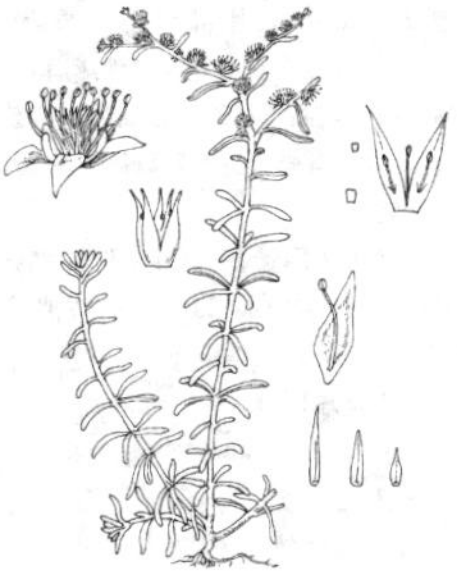

佛 甲 草

【原植物】 佛甲草 *Sedum lineare* Thunb.［*S. obtusolineare* Hayata］ 又名：禾雀脷（《广州植物志》），狗牙菜（《秦岭植物志》）。

多年生肉质草本，高 10～20 cm。全株无毛。根多分枝，须根状。茎纤细倾卧，着地部分节节生根。叶 3～4 片轮生，少数对生或互生；近无柄；叶片条形至披针形，质肥厚，长 2～2.5 cm，宽约 2 mm，先端钝尖，基部有短距。聚伞花序，顶生，有2～3 分枝；花细小，疏生，无梗；萼片 5，线状披针形，不等长，长 1.5～7 mm；花瓣 5，黄色，长圆状披针形，长 4～6 mm，先端急尖，基部渐狭；雄蕊 10，2 轮，均较花瓣短；鳞片 5，宽楔形至四方形，上端截形或微缺；心皮 5，开展。蓇葖果，成熟时呈五角星状。种子细小，卵圆形，具小乳状突起。花期 5～6 月，果期 7～8 月。

生于低山阴湿处或山坡、山谷岩石缝中。分布于中南及江苏、浙江、安徽、福建、江西、四川、贵州、云南、陕西、甘肃、台湾等地。

【成分】 全草含金圣草素（chrysoeriol），红车轴草素（pratensein），香豌豆苷（orobosıde），香豌豆苷-3′-甲醚（oroboside-3′-methylether），三十三烷（tritriacontane）及δ-谷甾醇（δ-sitosterol）。

【栽培】 生物学特性　喜阴凉、湿润环境，怕严寒。以疏松、肥沃、排水良好的夹沙土较好，过黏或积水的地不宜栽培。

繁殖方法　用扦插繁殖，4、5 月在选好的土地上作畦，按行株距 25 cm×25 cm 栽种。栽时，剪取茎枝，长 10～15 cm，每穴栽 3～4 根，栽深 3～5 cm，浇水保持土壤湿润。由于佛甲草喜阴凉环境，若成畦栽种，畦边可套种 1 行玉米。

【采收加工】 鲜用随采；或夏、秋两季，拔出全株，放开水中烫一下，捞起，晒干或炕干。

【药理】 1. 抗脂质过氧化和延缓衰老作用　佛甲草提取液显著降低小鼠血清、肝组织丙二醛含量，升高超氧化物歧化酶活性，增强小鼠耐寒、耐热功能，延长小鼠游泳时间。

2. 提高缺氧耐受力　佛甲草提取液延长小鼠在常压缺氧、特异性心肌缺氧、亚硝酸钠中毒性缺氧及脑缺血缺氧条件下的存活时间。

3. 对肝损伤的保护作用　佛甲草提取液明显降低四氯化碳中毒小鼠血清、肝组织丙二醛含量，升高超氧化物歧化酶的活性。佛甲草提取液对四氯化碳中毒小鼠肝损伤的保护作用与其抗脂质过氧化有关。

【药性】 甘、淡，寒。

1.《本草图经》：“味甘、寒，微毒。”

2.《草木便方》：“味淡。”

【功用主治】 清热解毒，利湿，止血。主治咽喉肿痛，目赤肿痛，热毒痈肿，疔疮，丹毒，缠腰火丹，烫火伤，毒蛇咬伤，黄疸，湿热泻痢，便血，崩漏，外伤出血，扁平疣。

1.《本草图经》：“烂研如膏，以贴汤火疮毒。”

2.《草木便方》：“（治）跌损金刃，止血崩、肠风下血，除血痢，热毒鼻䶑犬伤。”

3.《岭南采药录》：“治红白痢疾，水煎服。捣烂敷疮散毒。”

4.《荷兰药镜》：“生汁能退壮热，祛焮热，止烦渴，消咽喉口舌之焮肿，治泄泻，赤痢亦验。患鹅口疮、咽喉口舌等焮痛、溃疡、浸淫疮、火伤等症，取叶绞汁含漱，或涂患处。”

5.《本草推陈》：“对于各种化脓病发热烦闷，脓毒病（疔疮走黄),毒蛇伤,血中毒,大量鲜草捣汁饮,有急救解毒之功。"

6.《福建药物志》:"清热解毒,消肿止痛。主治肝炎,胆囊炎,咽喉炎,乳腺炎,烫火伤,带状疱疹,甲沟炎,创伤出血。"

7.《秦岭巴山天然药物志》:"活血止痛,清热消肿,接骨,抗癌。"

【用法用量】 外用:鲜品捣敷;或捣汁含漱、点眼。内服:煎汤,9~15 g,鲜品 20~30 g;或捣汁。

【宜忌】《得配本草》:"已溃者勿用。"

【选方】 1. 治咽喉肿痛　鲜佛甲草 60 g。捣绞汁,加米醋少许,开水一大杯冲漱喉,日数次。(《闽东本草》)

2. 治喉癣　狗牙半支捣汁,加陈京墨磨汁,和匀。漱喉,日咽四五次。(《救生苦海》)

3. 治眼目焮肿,或角膜生斑翳　取(佛甲草)叶汁点之。(《荷兰药镜》)

4. 治乳痈红肿　狗牙瓣、蒲公英、金银花。加甜酒捣烂外敷。(《贵阳民间药草》)

5. 治诸疖毒,火丹,头面肿胀将危者　铁指甲,少入皮硝捣罨之。(《李氏草秘》)

6. 治漆疮　鲜狗牙瓣捣烂外敷。(《贵阳民间药草》)

7. 治痔疮焮痛　以(佛甲草)叶入乳汁,煮如膏贴患处。(《荷兰药镜》)

8. 治汤火伤　用火焰草晒干,为末,冷水调敷患处。(《卫生易简方》)

9. 治黄疸型肝炎,迁延性肝炎　佛甲草 30 g,当归 9 g,红枣 10 枚。水煎服。(《秦岭巴山天然药物志》)

10. 治牙疼　铁指甲煅末,擦之。(王安卿《采药志》)

【临床报道】 治疗扁平疣　鲜佛甲草 20 g,白矾 5 g,磨成糊状。先用汁后用渣,每日外擦 3~5 次,皮疹消失后继续擦药 3~5 日,以巩固疗效。共治疗 42 例,痊愈 35 例,无效 7 例,治愈率 84%。

2380 佛肚花 fó dù huā(《浙江民间常用草药》)

【异名】 华东佛肚苣苔、岩青菜(《全国中草药汇编》),石燕三七、金丝草、虎皮(《浙江药用植物志》),岩白菜、小荷草。

【基原】 为苦苣苔科粗筒苣苔属植物浙皖粗筒苣苔的根或全草。

【原植物】 浙皖粗筒苣苔 *Briggsia chienii* Chun

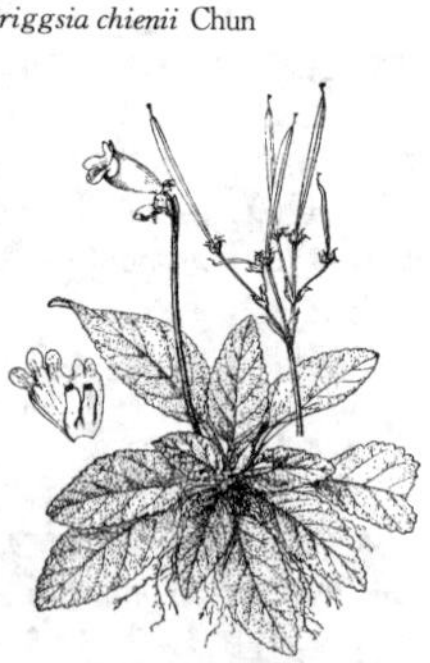

浙皖粗筒苣苔

多年生草本。叶全部基生;叶柄长 1.2~4 cm,被锈色绵毛;叶片椭圆状长圆形或狭椭圆形,长 4~10 cm,宽 2~2.5 cm,先端钝,基部宽楔形,稍不对称,边缘有锯齿,上面密被短柔毛,下面沿叶脉密被锈色绵毛,其余部分疏生短柔毛。花葶 2~4 条,高 10~16 cm;聚伞花序 1~2 次分枝,每花序具 1~5 花;花序梗长 11~17 cm,疏被锈色绵毛;苞片 2,狭倒卵形至线状披针形,被毛;花萼长约 1 cm,5 裂至基部,外面密被锈色绵毛;花冠紫红色,长约 4 cm,外面疏被短柔毛,内面具紫色斑点,下方肿胀,上唇 2 裂,裂片圆形,下唇 3 裂,裂片长圆形;雄蕊 4,花药成对连着;花盘环状;子房狭线形,花柱短,被微柔毛。蒴果倒披针形,长 4.5~7 cm,先端具短尖头。种子多数,细小,表面光滑。花期 8~9 月,果期 10~11 月。

生于海拔 500~1 000 m 的潮湿岩石上及草丛中。分布于浙江、安徽及江西。

【采收加工】 7~10 月采收,鲜用或晒干。

【药性】 微苦,平。

【功用主治】 祛风解表,活血消痈。主治感冒头痛,劳伤,筋骨酸痛,痈疮、无名肿毒。

【用法用量】 内服:煎汤,10~15 g。外用:捣敷;或取汁敷。

【选方】 1. 治小儿惊风、感冒头痛　佛肚花全草 12~15 g。水煎服。

2. 治劳伤、筋骨酸痛　佛肚花根 12~15 g。水煎,冲黄酒、红糖服。

3. 治外耳道渗出性湿疹　鲜佛肚花全草捣烂,取汁滴敷患处。(1~3 方出自《浙江民间常用草药》)

2381 佛指甲 fó zhǐ jiǎ(《浙江药用植物志》)

【异名】 瓦松(《滇南本草》),瓦花、滇瓦花、石花、九头狮子草、岩如意(《云南中草药》)。

【基原】 为景天科景天属植物多茎景天的茎叶或根。

【原植物】 多茎景天 *Sedum multicaule* Wall. [*S. mekongense* Praeg.]

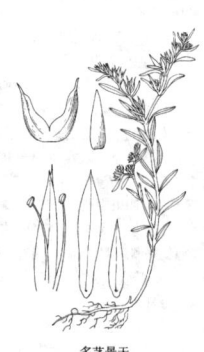

多茎景天

多年生草本,高 5~15 cm。全株无毛。茎淡红色,上有突起的紫红色细斑点,上部多分枝,着地部分节节生根。叶互生;叶片线形至狭长圆形,长 10~15 mm,宽 1~2 mm,先端渐尖,基部有短距。蝎尾状聚伞花序,顶生,有数个分枝;花细小,近无梗;萼片 5,不等长,线形至线状披针形,先端渐尖,有细尖头;花瓣 5,黄色,卵状长圆形,长 4~6 mm,先端有长锐尖,基部稍合生;雄蕊 10,2 轮,均较花瓣稍短;鳞片 5,细小,匙状四方形,先端微凹;心皮 5,极开展,腹面囊状突起。蓇葖果,星状开裂。种子多数,卵圆形,有乳头状突起。花期 7~8 月,果期 9~10 月。

生于海拔 1 300~3 500 m 的山坡岩石上或灌木丛中。分布于四川西部、云南、西藏、陕西、甘肃等地。

【采收加工】 4~6 月采收全草,将茎、叶和根切断分开,鲜用或晒干。

【药性】 甘、微辛,微寒。

1.《滇南本草》:"味甘、微辛,性微寒。"

2.《滇南本草图说》:"入足少阴;根入足(厥)阴。"

【功用主治】 清热解毒,凉血止血,祛风湿。主治咽喉肿痛,口腔溃疡,湿疹疮毒,鼻衄,咳血,咯血,风湿痹痛,风热头痛,角膜云翳。

1.《滇南本草》:"治咽喉肿痛,消乳蛾,行经络风寒湿痹,筋骨疼痛,洗疮湿热毒。"

2.《滇南本草图说》:"采根捣敷囟门,止鼻衄不止,包打伤亦良。"

3.《全国中草药汇编》:"祛风清热,降血压。治喉炎,扁桃体炎,口腔炎,角膜云翳,高血压,风热头痛,风湿关节痛;外用治湿疹疮毒。"

【用法用量】 内服:煎汤,10~15 g;或捣汁,鲜品 50~100 g。外用:鲜品捣敷;或煎水洗。

【选方】 1. 治咽喉肿,乳蛾疼痛　新鲜瓦松不拘多少,捣烂,加清水搅浊后澄清,去渣不用。能饮酒者,点酒服;不饮酒者,点醋服。

2. 治鼻疳烂通其孔,不收口者　瓦松烧存性,研末搽之。(1、2方出自《滇南本草》)

3. 治风热头昏,眼雾,高血压病　瓦花 3～9 g。水煎服。(《云南中草药》)

2382 佛手柑根 fó shǒu gān gēn (《福建药物志》)

【基原】 为芸香科柑橘属植物佛手的根。

【原植物】 参见"佛手柑"条。

【采收加工】 9～11月采挖根,切片晒干或鲜用。

【药性】《福建药物志》:"辛、苦,平。"

【功用主治】《福建药物志》:"理气宽胸,化痰消胀。治脾肿大,十二指肠溃疡,癫痫。"

【用法用量】 内服:煎汤,15～30 g。

【选方】 1. 治十二指肠溃疡　佛手鲜根 30 g,醋制鳖甲粉 9 g,猪心 1 个。水炖服。

2. 治癫痫　佛手根 30 g,雌白绒鸡 1 只,宰净。炖服。(1、2方出自《福建药物志》)

3. 治男人下消,四肢酸软　鲜佛手根 15～24 g,猪小肚 1 个洗净。水适量煮服。(《闽南民间草药》)

2383 伽蓝菜 qié lán cài (广州部队《常用中草药手册》)

【异名】 青背天葵、鸡爪三七(广州部队《常用中草药手册》),五爪三七、假川连(广州空军《常用中草药手册》),五爪田七(《福建药物志》),小灯笼草、大还魂(《台湾植物志》)。

【基原】 为景天科伽蓝菜属植物伽蓝菜的全草。

【原植物】 伽蓝菜 *Kalanchoe laciniata* (L.) DC. [*Cotyledon laciniata* L.]　又名:裂叶落地生根(《经济植物手册》)。

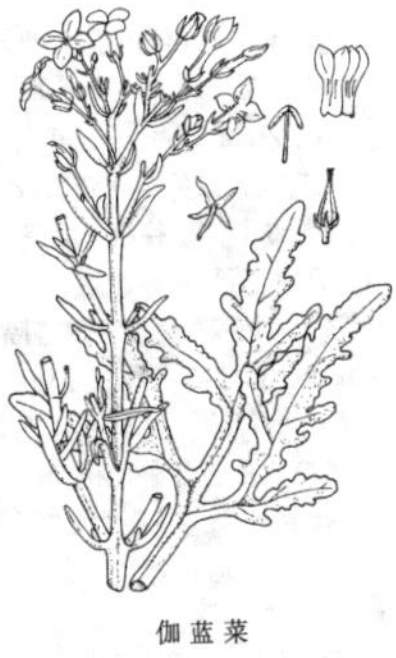

伽 蓝 菜

多年生肉质草本,高 20～100 cm。全株蓝绿色,老枝变红,无毛。叶对生;叶柄长 2.5～4 cm;叶片三角状卵形或长圆状倒卵形,长 8～15 cm;中部叶羽状深裂,叶片条形或条状披针形,边缘有浅锯齿或浅裂;顶生叶较小,披针形。聚伞花序圆锥状或伞房状,顶生,长 10～30 cm;苞片线形;萼片 4 深裂,线状披针形;花冠高脚碟状,黄色或橙红色,长 1.5～2 cm,花冠管伸出花萼外,膜质,裂片急尖;雄蕊 8,2 轮,花丝短,着生在花冠管喉部;鳞片 4,线形;心皮 4,披针形。蓇葖果,长圆形。种子多数。花期 3 月。

生于湿热的气候条件下,湿润沙质地上,多为栽培。分布于福建、广东、广西、云南、台湾等地。

【采收加工】 7～10月采收,多鲜用。

【药性】 甘、微苦,寒。

【功用主治】 广州部队《常用中草药手册》:"清热解毒,散瘀消肿,治毒蛇咬伤,疮疡脓肿,跌打损伤。"

【用法用量】 内服:煎汤,10～15 g。外用:捣敷;或捣汁涂。

【选方】 1. 治跌打损伤,扭伤　伽蓝菜绞汁 30～50 ml,黄酒等量冲服;另取鲜草揉烂蘸酒擦伤部。

2. 治痈肿初起　伽蓝菜、椰榆叶各等量。捣烂敷患处。(1、2方出自《福建药物志》)

3. 治毒蛇咬伤　伽蓝菜鲜叶 30～60 g。捣烂取汁冲酒服,渣敷伤口周围。(《广西本草选编》)

2384 余甘子 yú gān zǐ (《本草图经》)

【异名】 菴摩勒(《南方草木状》),余甘、庵摩勒(《新修本草》),庵摩落迦果(《本草拾遗》),土橄榄(《云南记》),望果(《中国树木分类学》),油甘子(《广州植物志》),牛甘子(《南宁市药物志》),橄榄子(《四川中药志》),喉甘子、鱼木果(《广西药用植物名录》),滇橄榄(《云南中草药选》)。

【基原】 为大戟科叶下珠属植物余甘子的果实。

【原植物】 余甘子 *Phyllanthus emblica* L.　又名:油柑(《岭南采药录》)。

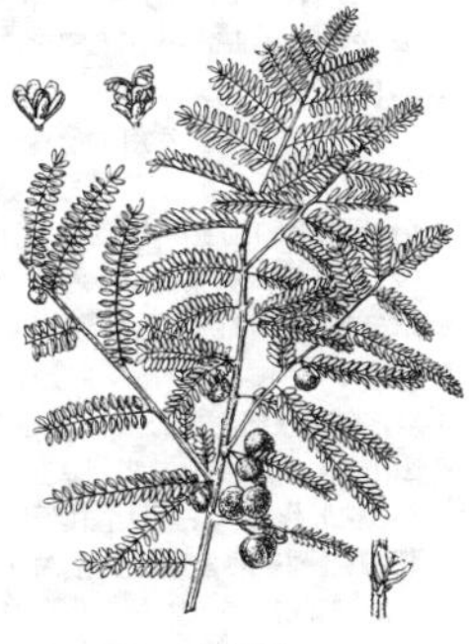

余 甘 子

落叶小乔木或灌木,高 3～8 m。树皮灰白色,薄而易脱落,露出大块赤红色内皮。叶互生于细弱的小枝上,2 列,密生,极似羽状复叶;近无柄;落叶时整个小枝脱落;托叶线状披针形;叶片长方线形或线状长圆形,长 1～2 cm,宽 3～5 mm。花簇生于叶腋,花小,黄色;单性,雌雄同株,具短柄;每花簇有 1 朵雌花,花萼 5～6 片,无瓣;雄花花盘成 6 个极小的腺体,雄蕊 3,合生成柱;雌花花盘杯状,边缘撕裂状,子房半藏其中。果实肉质,径约 1.5 cm,圆而略带 6 棱,初为黄绿色,成熟后呈赤红色,味先酸涩而后回甜。花期 4～5 月,果期 9～11 月。

生于海拔 300～1 200 m 的疏林下或山坡向阳处。分布于福建、广东、广西、海南、四川、贵州、云南、台湾等地。

本植物的叶(油柑叶)、树皮(油柑皮)、根(油柑根)亦供药用,另设专条。

【栽培】 生物学特性　喜温暖湿润气候,怕寒冷,遇霜容易落叶、落花,甚至冻坏嫩枝条。对土壤要求不严,南方各类山地均可种植。以向阳山坡、梯田和园地栽培为宜。

繁殖方法　种子繁殖或嫁接繁殖。种子繁殖:春季播种育苗,待苗木生长到 70～100 cm,可和优良品种进行嫁接。嫁接繁殖:选取 2～4 年野生余甘子为砧木,取 2 年生的优良品种枝条为接穗,于 2～5 月间嫁接。成活后按行株距 4 m×3 m 或 4 m×4 m 移栽。

田间管理　每年春、夏和秋季各施一次肥,有条件地区应施复合肥或套种绿肥,以改良土壤肥力。平时要勤除杂草、松土和培土。

病虫害防治　虫害有木毒蛾、介壳虫、蚜虫等。

【采收加工】 9～10月果熟时采收,开水烫透或用盐水浸后,晒干。

【药材】 余甘子 *Phyllanthi Fructus*　主产于云南。

性状　果实球形或扁球形,直径 1.2～2 cm。表面棕褐色至墨绿色,有淡黄色颗粒状突起,具皱纹及不明显的 6 棱,果梗长约 1 mm,果肉(中果皮)厚 1～4 mm,质硬而脆。内果皮黄白色,硬核样,表面略具 6 棱,背缝线的偏上部有数条维管束,干后裂成 6 瓣。种子 6,近三棱形,棕色。气微,味酸涩,回甜。

鉴别　果皮横切面:外果皮由胞壁增厚的多角形细胞 2～7 列组成。中果皮较厚,为薄壁细胞组成,有维管束通过,薄壁细胞内常有草酸钙柱晶和方晶等。内果皮为多列较小的石细胞组成,胞腔明显,层纹不甚清楚。

【成分】 果实含鞣质,其中有葡萄糖没食子鞣苷(glucogallin),没食子酸(gallic acid),并没食子酸(ellagic acid),鞣料云实素(corilagin),原诃子酸(terchebin),诃黎勒酸(chebulagic acid),诃子酸(chebulinic acid),诃子次酸(chebulic acid),3, 6-二没食子酰葡萄糖(3, 6-digalloylglucose),干果含黏酸(mucic acid)4%~9%。果皮含没食子酸,油柑酸(phyllemblic acid),余甘子酚(emblicol)。油柑酸(phyllaemblic acids) B、C、D,2-羧基甲基苯-*O*-*β*-*D*-吡喃葡萄糖苷(2-carboxylmethylphenol-*O*-*β*-*D*-glucopyranoside),2, 6-二甲氧基-4-(2-羟基)甲基苯-*O*-*β*-*D*-吡喃葡萄糖苷〔2, 6-dimethoxy-4-(2-hydroxymethyl)phenol-*O*-*β*-*D*-glucopyranoside〕。

种子含油约 26%,油中含亚麻酸(linolenic acid),亚油酸(linoleic acid),油酸(oleic acid),硬脂酸(stearic acid),棕榈酸(palmitic acid),肉豆蔻酸(myristic acid),脂肪酸等。

【药理】 1. 抗炎作用 余甘子能显著抑制大鼠琼脂性足跖肿胀和二甲苯所致小鼠耳壳肿胀,显著抑制组胺所致的毛细血管通透性增强和白细胞游出,而对慢性增生性炎症抑制作用不明显。

2. 抗菌作用 余甘子干燥果实,先以 80%甲醇提取,再用醚萃取,经酸化后可得到良好的抗菌活性成分,对葡萄球菌、伤寒杆菌、副伤寒杆菌、大肠杆菌及痢疾杆菌均有抑制作用。

3. 抑制致癌物的合成 体外实验中,余甘果汁能有效阻断 *N*-亚硝基化合物的合成,阻断率高达 93%。

4. 护肝作用 各剂量余甘子可显著降低 CCl_4 所致肝纤维化小鼠肝脏羟脯氨酸含量及血清 ALT、AST 的活性,抑制白蛋白的降低,减轻肝组织病理损害程度,其作用呈剂量依赖性。

5. 抑制主动脉粥样硬化 余甘子可以减少食饵性高脂血症家兔实验性颈动脉粥样硬化斑块面积,降低动脉粥样硬化斑块级别,减少动脉粥样硬化斑块内弹力纤维含量,减少动脉粥样硬化斑块内泡漠细胞层数。

毒性 小鼠对余甘子口服液一次灌胃的最大耐受量为 66 g/kg,按体重计算,其相当于临床推荐用量的 198 倍。长期毒性试验采用大鼠灌胃余甘子口服液,分成低、中、高(8、16、32 g/kg)三个剂量组(按体重计算,分别为临床用量的 24、48、96 倍),每日灌胃 1 次,持续 2 个月,动物未出现任何中毒反应及死亡,血常规、血液生化指标和重要脏器病理检查及脏器系数均未发现异常。

【药性】 苦、甘、酸,凉。归肝、肺、脾、胃经。

1.《新修本草》:"味苦、甘,寒。无毒。"

2.《海药本草》:"味苦、酸、甘,微寒。"

3.《四川中药志》1960 年版:"入脾、胃二经。"

【功用主治】 清热利咽,润肺化痰,生津止渴。主治感冒发热,咳嗽,咽痛,白喉,烦热口渴,高血压病。

1.《新修本草》:"主风虚热气。"

2.《本草拾遗》:"主补益,强气力。取子压取汁,和油涂头生发,去风痒。初涂发脱,后生如漆。"

3.《海药本草》:"主丹石伤肺,上气咳嗽。久服轻身,延年长生。"

4.《本草衍义》:"解金石毒,为末作汤点服。"

5.《绍兴本草》:"作果实食之,以解酒毒。"

6.《纲目》:"解硫黄毒。"

【用法用量】 内服:煎汤,15~30 g;或鲜品取汁。

【宜忌】 脾胃虚寒者慎服。

《本草省常》:"同一切辣味食,令人患黄病。"

【选方】 1. 治感冒发热,咳嗽,咽喉痛,口干烦渴,维生素 C 缺乏症(坏血病)每用(余甘子)鲜果 10~30 个,水煎服。(广州部队《常用中草药手册》)

2. 治白喉(滇)橄榄 500 g,玄参、甘草各 30 g。冷开水泡至起霜花,取霜用棉纸铺开晒干后,加马尾龙胆粉 6 g,冰片 1.5 g,炒白果仁粉 1.5 g,吹喉用。

3. 治哮喘(滇)橄榄 21 个,先煮猪心肺,去浮沫再加橄榄煮熟连汤吃。(2、3 方出自《昆明民间常用草药》)

4. 治食积呕吐,腹痛,泄泻(余甘子)果 5~10 枚或盐渍果 5~8 枚嚼食;或盐浸果液 1 汤匙,开水冲服。(《福建中草药》)

5. 治高血压病 用(余甘子)鲜果 5~8 枚生食,日服 2 次。(《福建药物志》)

2385 **谷芽** gǔ yá (《纲目》)

【异名】 蘖米(《别录》),谷蘖(《澹寮集验方》),稻蘖(《纲目》),稻芽(《中药材手册》)。

【基原】 为禾本科稻属植物稻的颖果经发芽而成。

【原植物】 参见"粳米"条。

【药材】 谷芽 *Setariae Germinatus Fructus* 主产于我国北方各地。

性状 本品呈类圆球形,直径约 2 mm,顶端钝圆,基部略尖。外壳为革质的稃片,淡黄色,具点状皱纹,下端有初生的细须根,长 3~6 mm,剥去稃片,内含淡黄色或黄白色颖果(小米)1 粒。无臭,味微甘。

鉴别 (1) 粉末特征:黄白色。胚乳细胞含有淀粉粒,单粒呈不规则的多角形,边缘尖锐,直径 2~10 μm,偶见凹形脐点,层纹不明显,复粒由多数单粒组成,全形多呈卵圆形。外稃上可见单细胞非腺毛,长 150~250 μm。

(2) 取本品粉末 2 g,加水 4 ml 置乳钵中研磨,静置片刻,吸取上层清液,滤过。滤液点于滤纸上,喷洒茚三酮试剂,在 100 ℃左右的烘箱中,放置 1~2 分钟,呈现紫色斑块(检查氨基酸)。

(3) 取上述的水提取液,点于滤纸上,喷洒苯胺-邻苯二甲酸试剂,在 105 ℃烘 5 分钟,呈现棕色斑点(检查糖类)。

品质标志 《中华人民共和国药典》2010 年版规定:取本品 5 g,按药材取样法取对角两份样品,检查出芽粒数与总粒数,计算出芽率(%)。本品出芽率不得少于 85%。

【成分】 含蛋白质,脂肪油,淀粉,淀粉酶,麦芽糖(maltose),腺嘌呤(adenine),胆碱(choline),以及天冬氨酸(asparticacid),*γ*-氨基丁酸(*γ*-aminobutyricacid)等 18 种氨基酸。还含 6 个 5-*n*-(2′-氧代)烷基间苯二酚类化合物〔5-*n*-(2′-oxo)-alkylresorcinds〕。

【炮制】 1. 谷芽 取谷芽除去杂质即可。生谷芽养胃消食,用于胃阴不足,食欲减退。

2. 炒谷芽 取净谷芽置锅内,用文火炒至表面深黄色,略有焦斑,取出,摊凉。炒谷芽偏于消食,用于不饥食少。

3. 焦谷芽 取净谷芽置锅内,用中火炒至表面焦褐色,取出,摊凉。焦谷芽善化积滞,用于积滞不消。

饮片性状 谷芽参见"药材"项。炒谷芽形如谷芽,表面深黄色,有裂隙,略具香气。焦谷芽形如谷芽,表面焦褐色,有裂隙,具焦香气。

贮干燥容器内,置通风干燥处,防鼠,防蛀。

【药性】 甘,平。归脾、胃经。

1.《别录》:"味苦,无毒。"

2.《纲目》:"甘,温。"

3.《本草汇言》:"通入脾、胃二经。"

4.《本草经解》:"入足厥阴肝经,手少阴心经。"

【功用主治】 消食化积,健脾开胃。主治食积停滞,胀满泄泻,脾虚少食,脚气浮肿。

1.《别录》:"主寒中,下气,除热。"

2.《本草经集注》:"末其米脂和傅面,亦使皮肤悦泽。"

3.《日华子》:"能除烦,消宿食,开胃。"

4.《纲目》:"快脾开胃,下气和中,消食化积。"

5.《本草汇言》:"消宿食,行滞气之药也。"

6.《中药材手册》:"治脾虚,心胃痛,胀满,热毒下痢,烦渴,消瘦。"

7.《四川中药志》1960年版:"治胃弱食滞胀满,食欲不佳及营养不良之脚气等症。"

【用法用量】 内服:煎汤,10~15 g,大剂量30 g;或研末。

【宜忌】《四川中药志》1960年版:"胃下垂者忌用。"

【选方】 1. 启脾进食 谷蘖四两,为末,入姜汁、盐少许,和作饼,焙干。入炙甘草、砂仁、白术(麸炒)各一两。为末,白汤点服之,或丸服。(《澹寮集验方》谷神丸)

2. 治小儿消化不良,面黄肌瘦 谷芽9 g,甘草3 g,砂仁3 g,白术6 g。水煎服。

3. 治饮食停滞,胸闷胀痛 谷芽12 g,山楂6 g,陈皮9 g,红曲6 g。水煎服。(2、3方出自《青岛中草药手册》)

【各家论述】 1.《药性纂要》:"(谷芽)能醒运脾胃,助益生气,以消虚胀,而不损真元,汤剂中加而用之,比之麦芽尤纯,而作饮代茶常服,更能启脾进食。"

2.《本经逢原》:"谷芽,启脾进食,宽中消谷,而能补中,不似麦芽之克削也。"

2386 谷皮藤 gǔ pí téng(《浙南本草新编》)

【异名】 藤葡蟠、黄皮藤(《浙南本草新编》)。

【基原】 为桑科构树属植物谷皮藤的全株或根、根皮。

【原植物】 谷皮藤 *Broussonetia kaempferi* Sieb. et Zucc.

落叶攀缘灌木。树皮柔韧,多纤维。叶互生;卵形至长圆状披针形,长7~12 cm,先端渐尖,基部圆心形至微心形,两面被短柔毛,边缘有钝锯齿。花单性,雌雄异株;雄花成圆柱状葇荑花序,雌花聚集成球形的头状花序;花被片4;雄花雄蕊与花被片同数而对生;雌花子房1室,花柱侧生,丝状。聚花果干燥,直径不逾1 cm。花期3~4月,果期4~5月。

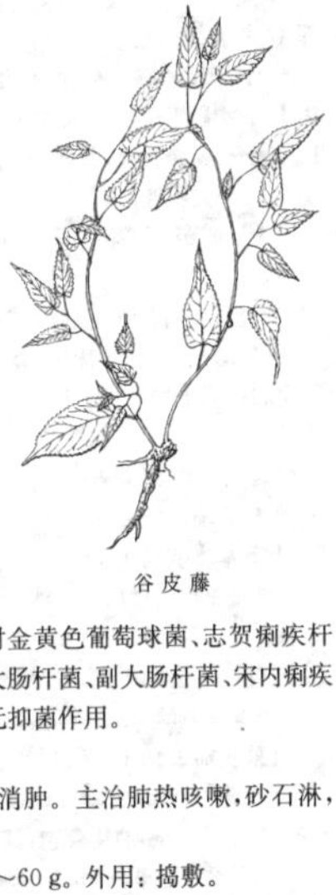
谷皮藤

生于村边、路旁、灌丛中。分布于华中、华南各地。

【采收加工】 4~11月采挖,切片,晒干或鲜用。

【药理】 抑菌作用 谷皮藤对金黄色葡萄球菌、志贺痢疾杆菌有抑菌作用,对铜绿假单胞菌、大肠杆菌、副大肠杆菌、宋内痢疾杆菌、福氏痢疾杆菌、炭疽杆菌均无抑菌作用。

【药性】 微甘,平。

【功用主治】 清热利尿,活血消肿。主治肺热咳嗽,砂石淋,黄疸,跌打损伤。

【用法用量】 内服:煎汤,30~60 g。外用:捣敷。

【选方】 1. 治泌尿系结石 谷皮藤250 g。先煎去渣,加绿豆60 g,水煎作茶饮。

2. 治肺热咳嗽 谷皮藤30~60 g。水煎代茶。(1、2方出自《全国中草药选编》)

3. 治传染性黄疸型肝炎 藤葡蟠120 g。切成碎片,加水1 500 ml,煎至500 ml,早、晚分服。开始一二剂配猪肚1个同煎服。

4. 治跌打损伤 藤葡蟠根皮同糯米饭共捣成糊,供伤科外敷用。(3、4方出自《浙南本草新编》)

2387 谷精草 gǔ jīng cǎo(《本草拾遗》)

【异名】 戴星草(《开宝本草》),文星草、流星草(《纲目》),移星草(《现代实用中药》),珍珠草(《江苏省植物药材志》),鱼眼草(《陆川本草》),天星草(《南宁市药物志》),佛顶珠、灌耳草(《四川中药志》),翳子草、满天星、羊壳珠、金箍棒(《湖南药物志》),鼓锤草(《湖北中草药志》),谷星草(《植物名释札记》),谷精子(福建),耳朵刷子、挖耳朵草、衣钮草(浙江),癞痢头草(江苏)。

【基原】 为谷精草科谷精草属植物谷精草带花茎的头状花序。

【原植物】 谷精草 *Eriocaulon buergerianum* Koern. 又名:连萼谷精草(《台湾植物志》)。

一年生草本,呈莲座状。须根多数,细软,稠密。无茎。叶基生,线状披针形,长6~20 cm,中部宽3~4 mm,基部最宽可达8 mm,先端稍钝,有纵脉10余条,叶片上有纵横脉构成的透明小方格。花葶多数,长短不一,高者达30 cm;头状花序近球形,直径4~6 mm,总苞片倒卵形,长2~2.5 mm;花单性,雌雄花生于同一花序上。雄花较少,外轮花被片合生成倒卵形苞状,先端3片裂,钝,有短毛,内轮花被片合生成倒圆锥状筒形;雄蕊6,花药黑色;雌花多数,生于花序周围;外轮花被片合生成椭圆形苞状,内轮花被片3,离生,匙形,先端有一黑色腺体,有细长毛;雌蕊1,子房3室,柱头3裂。蒴果三棱状球形。种子长椭圆形,有毛茸。花、果期7~12月。

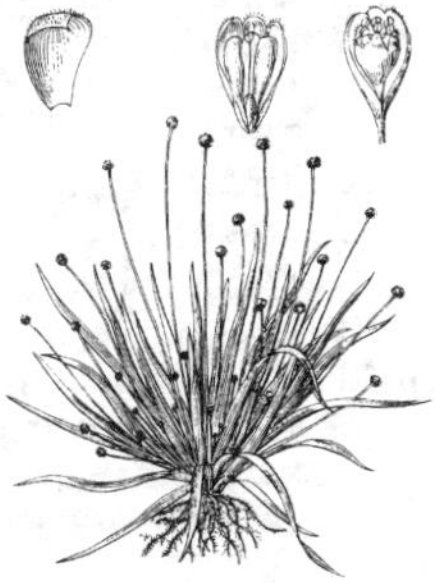
谷精草

生于沼泽、溪沟和田边阴湿处。分布于华东、西南及湖南、台湾等地。

此外,同等入药的还有:白药谷精草 *E. cinereum* R. Br. 分布于华东、中南及山西、贵州、陕西、台湾等地;华南谷精草 *E. sexangulare* L. 分布于福建、湖南、广东、广西、海南、台湾等地;毛谷精草 *E. australe* R. Br. 分布于广东、广西、海南、四川、云南等地。

【栽培】 生物学特性 喜温暖潮湿气候,忌干旱、忌严寒。宜选择水田或低湿地栽培。

繁殖方法 种子繁殖:秋季采收成熟花葶,晒干,搓碎后收集种子待播。春季,均匀撒播,播种时放干田水,发芽出苗后灌浅水养护。

田间管理 生长期拔除杂草3~4次,追肥1~2次;定期灌水,保持土壤湿润。

【采收加工】 9~10月采收,将花茎拔出,晒干。

【药材】 谷精草 *Eriocauli Flos* 主产于浙江、湖北、江苏。以浙江、江苏产的质量佳。

性状 本品头状花序呈半球形,直径4~5 mm;底部有苞片层层紧密排列,苞片淡黄绿色,有光泽,上部边缘密生白色短毛;花序顶部灰白色。揉碎花序,可见多数黑色花药及细小黄绿色未成熟的果实。花茎纤细,长短不一,直径不及1 mm,淡黄绿色,有数条扭曲的棱线。质柔软。无臭,味淡。

鉴别 (1)粉末特征:黄绿色。腺毛头部长椭圆形,1~4细胞,表面有细密网状纹理;柄单细胞。非腺毛甚长,2~4细胞。种皮表皮细胞,表面观扁长六角形,壁上衍生伞形支柱。花茎表皮细胞表面观长条形,表面有纵直角质纹理,气孔类长方形。果皮细胞表面观类多角形,垂周壁豆粒状增厚。花粉粒类圆形,具螺旋状萌发孔。

(2)取本品醇提液点于滤纸上,置紫外光灯下观察,可见淡蓝色荧光,喷三氯化铝试液后荧光增强。

【药理】 抗菌作用 在试管内水浸剂对须疮癣菌、絮状表皮癣菌、石膏样小芽胞癣菌、羊毛状小芽胞癣菌有抑制作用。水浸剂(1∶6)在试管内对奥杜盎小芽胞癣菌、铁锈色小芽胞癣菌等皮肤真菌均有不同程度的抑制作用。谷精草煎剂在体外对铜绿假单胞菌有抗菌作用。

【炮制】 取原药材,除去根及杂质,切段,筛去灰屑。

饮片性状 本品为不规则段状,参见"药材"项。

贮干燥容器内,置通风干燥处。

【药性】 辛、甘,平。归肝、胃经。

1.《本草拾遗》:"味甘,平。"

2.《日华子》:"凉。"

3.《开宝本草》:"味辛,温。无毒。"

4.《滇南本草》:"味微苦,入肝、脾二经。"

5.《本草汇言》:"味苦,微辛,气寒。入足厥阴、阳明经。"

【功用主治】 祛风散热,明目退翳。主治目赤翳障,羞明流泪,雀目,头痛,鼻渊,喉痹,牙痛,风疹瘙痒。

1.《开宝本草》:"主疗喉痹,齿风痛,及诸疮疥。"

2.《本草元命苞》:"治偏正头痛,主诸疮疥癣。"

3.《滇南本草》:"为清热明目之品。退翳膜,散火热,疗疮疥。"

4.《纲目》:"治大风痛,目盲翳膜,痘后生翳,止血。"

5.《眼科全书》:"治胃热,齿痛,益精。"

【用法用量】 内服:煎汤,9~12 g;或入丸、散。外用:煎汤外洗;或烧存性,研末外撒;或为末吹鼻、烧烟熏鼻。

【宜忌】 血虚目疾慎服;忌用铁器煎药。

1.《医学广笔记》:"土瓜为之使,忌铁,伏汞砂。"

2.《得配本草》:"血虚病目者禁用。"

【选方】 1. 治风毒赤眼,无问久新 谷精草去根,一两,井泉石净洗,研,半两,豉焙干,一合,井中苔焙干,半两。上四味,捣罗为细散。每服二钱匕,空心,以井花水调服。(《圣济总录》)

2. 治目中翳膜 谷精草、防风等分。为末,米饮服之。(《纲目》引《明目方》)

3. 治小儿雀目,至夜不见物 谷精草半两,甘草半两,炙微赤,锉,干姜一分,锉。上捣为末,用面一两,作烧饼子样。用药三钱入在中间,安慢火内,煨,令熟,用好茶下之。每日早晨一服,至三日后见物。(《普济方》)

4. 治偏正头痛 谷精草一两。为末,白面调摊纸花上,贴痛处,干又换。(《姚僧坦集验方》)

5. 治脑痛眉痛 谷精草二钱,地龙三钱,乳香一钱。为末,每服半钱,烧烟筒中随左右熏鼻。(《本草述》)

6. 治鼻衄 用谷精草捣罗为末,以热面汤调下二钱。(《圣惠方》)

7. 治小儿中暑吐泻 谷精草全草 30~60 g,鱼首石 9~15 g。水煎内服,每日服 2 次,连服数次可愈。(《泉州本草》)

8. 治一切遗症、白浊白淋难愈者 谷精草、猪骨髓各一两。酒煎服,以好为度。(《文堂集验方》)

【各家论述】 1.《纲目》:"谷精草体轻性浮,能上行阳明分野,凡治目中诸病,加而用之,甚良。明目退翳之功,似在菊花之上也。"

2.《本草述》:"洁古《用药式》,谷精草入肝补气,是固风剂也。有治暗风方,用谷精草为末少许,水噙,时复搐左右鼻。愚于风虚头痛,同诸味用之累效,然则又为风证之补剂。张洁古先生洵能察物哉。"

3.《本草正义》:"其质轻清,故专行上焦,直达巅顶,能疏散头痛风热,治目疾头风;并疗风气痹痛者,亦以轻清之性,善于外达也。性温味辛,故能上升外散,非其他明目之药以凉降为功之比,则散风火而无寒凉遏抑之虞,尤为良剂。"

2388 含羞草 hán xiū cǎo (《岭南采药录》)

【异名】 知羞草(《南越笔记》),怕羞草(《生草药性备要》),喝呼草(《广西通志》),惧内草(《植物名实图考》),怕丑草(《广州植物志》),感应草(广西)。

【基原】 为豆科含羞草属植物含羞草的全草。

【原植物】 含羞草 *Mimosa pudica* L.

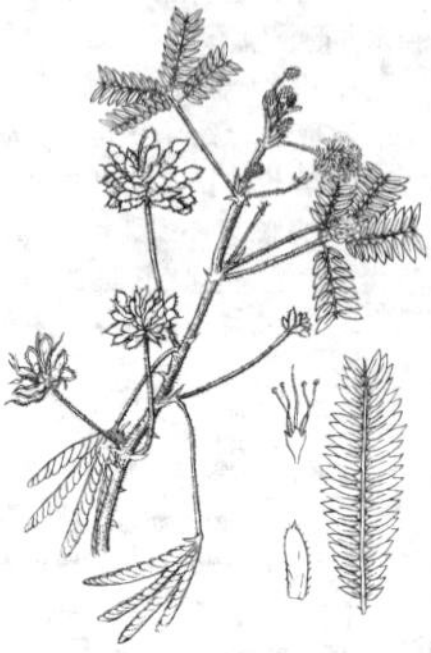

含羞草

披散半灌木状草本,高可达 1 m。有散生、下弯的钩刺及倒生刚毛。叶对生,羽片通常 4,掌状排列;叶柄长 1.5~4 cm;托叶披针形,长 5~10 mm,有刚毛。小叶 10~20 对,触之即闭合而下垂;小叶片线状长圆形,长 8~13 mm,先端急尖,基部近圆形,略偏斜,边缘有疏生刚毛。头状花序具长梗,单生或 2~3 个生于叶腋,直径约 1 cm;花小,淡红色;苞片线形,边缘有刚毛;萼漏斗状,极小,短齿裂;花冠钟形,上部 4 裂,裂片三角形,外面有短柔毛;雄蕊 4,基部合生,伸出花瓣外;子房有短柄,花柱丝状,柱头小。荚果扁平弯曲,长约 14 mm,先端有喙,有 3~4 节,每节有 1 颗种子,荚缘波状,具刺毛,成熟时荚节脱落。种子阔卵形。花期 3~4 月,果期 5~11 月。

生于旷野、山溪边、草丛或灌木丛中。长江南北有栽培,主要供观赏。分布于西南及福建、广东、广西、海南、台湾等地。

本植物的根(含羞草根)亦供药用,另设专条。

【栽培】 生物学特性 喜温暖、湿润而向阳的环境。丘陵和平坝的一般土壤都可生长。

繁殖方法 种子繁殖。3~4 月播种。在整好的地上,开 1.3 m宽的畦,按行株距各约 33 cm 开穴,深约 7 cm,作到穴大、底平、土松。播时先施人畜粪水,然后把种子匀撒穴里,每穴 10~15 粒,上盖草木灰约 1 cm厚。

田间管理 播后天旱注意浇水,保持土壤湿润。苗高约 7 cm 时匀苗、补苗,每穴留苗 4 或 5 株,并除草、追肥 1 次。在 5~6 月再中耕除草、追肥 1 次。肥料一般都用畜粪水。

病虫害防治 虫害有蛞蝓,可在早晨撒鲜石灰粉防治。

【采收加工】 6~7 月采收,鲜用,或扎成把,晒干。

【成分】 叶含含羞草碱(mimosine),含羞草苷(mimoside),*D*-松醇(*D*-pinitol)和硒化合物,其中一种为亚硒酸盐(selenite)。

全草含含羞草碱(mimosine),含羞草苷,*D*-松醇(*D*-pinitol),硒化合物,其中一种为亚硒酸盐,mimopudine,鞣质,2″-*O*-鼠李糖基荭草素(2″-*O*-rhamnosylorientin)和 2″-*O*-鼠李糖基异荭草素(2″-*O*-rhamnosylisoorientin)。

种子含油约 17%,性质似大豆油,油中的脂肪酸组成为:亚麻酸(linolenic acid),亚油酸(linoleic acid),油酸(oleic acid),棕榈酸(palmitic acid),硬脂酸(stearic acid),另含谷甾醇(sitosterol),蟾二烯羟酸内酯(bufadienolide)。亦含山嵛酸(behenic acid)5.7%,黏液质(mucilage),硒化合物,其中一种为亚硒酸盐。

【药理】 毒性 含羞草碱能轻度抑制碱性磷酸酶,对含金属的酶系统抑制不显著。饲料中含 0.5%~1.0%的含羞草碱即可使大鼠或小鼠生长停滞、脱发、白内障。

【药性】 甘、涩、微苦,微寒,小毒。

1.《生草药性备要》:"味甘,性寒。"

2.《广西中药志》:"有小毒。入脾、肾二经。"

3. 广州部队《常用中草药手册》:"甘、涩,微寒。"

【功用主治】 凉血解毒,清热利湿,镇静安神。主治感冒,小儿高热,支气管炎,肝炎,胃炎,肠炎,结膜炎,泌尿系结石,水肿,劳伤咳血,鼻衄,血尿,神经衰弱,失眠,疮疡肿毒,带状疱疹,跌打损伤。

1.《生草药性备要》:"止痛消肿。"

2.《本草求原》:"敷疮。"

3.《岭南采药录》:"治眼热作痛。"

4.《广西中药志》:"止痛,消肿,散瘀。治跌打损伤,痈疮。"

5. 广州部队《常用中草药手册》:"安神镇静。主治神经衰弱,失眠。"

6.《广西本草选编》:"凉血止血。主治急性肝炎,肺结核咯血,鼻衄,血尿,小儿疳积,结膜炎,带状疱疹。"

7.《青岛中草药手册》:"清热利水。主治肠炎,肾炎,疝气,感冒,疟疾。"

8.《全国中草药汇编》:"清热利尿,化痰止咳。主治小儿高热,支气管炎,泌尿系结石。"

【用法用量】 内服:煎汤,15～30 g,鲜品 30～60 g;或炖肉。外用:捣敷。

【宜忌】《广西中药志》:"孕妇忌服。有麻醉作用,内服不宜过量。"

【选方】 1. 治胃肠炎、泌尿系结石　含羞草 15 g,木通 10 g,海金沙 10 g,车前草 15 g。水煎服。(《四川中药志》1979 年版)

2. 治劳伤咯血　含羞草 9 g,仙鹤草、旱莲草、藕节各15 g。水煎服。或含羞草、姜黄各等量研末,每次 1.5～3 g,每日 2 次,酌情加酒冲服。

3. 治神经衰弱,失眠　含羞草 9 g,夜交藤 30 g。水煎服。(2、3 方出自《安徽中草药》)

4. 治跌打损伤　含羞草、伸筋草各 15 g。煎水,加酒少许温服。(《安徽中草药》)

2389 含羞草根 hán xiū cǎo gēn (《云南中草药》)

【基原】 为豆科含羞草属植物含羞草的根。

【原植物】 参见"含羞草"条。

【采收加工】 7～8 月采挖,鲜用或晒干。

【成分】 根含生物碱、内脂性物质和黄酮苷,根含血红蛋白(hemoglobin)和数种硒类化合物,其中一种为亚硒酸盐(selenite)。

【药理】 1. 止咳、祛痰作用　小鼠灌服根煎剂有明显止咳作用(氨水喷雾法),但祛痰作用不显著(酚红法)。

2. 对平滑肌的作用　根煎剂对离体兔回肠有明显的抗乙酰胆碱作用,抽提物 1 号(生物碱)作用也很显著,抽提物 3 号(黄酮苷)及 4 号(内酯性物质)抗乙酰胆碱作用均较弱。

3. 抗菌作用　根在试管内对金黄色与白色葡萄球菌、卡他双球菌有较强的抑菌作用,对大肠杆菌亦有作用,但对肺炎链球菌、甲型和乙型链球菌及流感杆菌作用微弱。总生物碱和根煎剂对亚洲甲型流感病毒有明显抑制作用,对鼻病毒 17 型有抑制,对腺病毒 7 型不敏感(人胚肾原代单层细胞培养法)。

毒性　小鼠服根煎剂 200 g/kg,活动减少,5 只中 1 只腹泻,24 小时内无死亡。服 250 g/kg,活动减少,腹泻,5 只中 2 只死亡。

【药性】 涩、微苦,温,有毒。

1.《云南中草药》:"涩,微苦,温。"

2.《云南中药志》:"有毒。"

【功用主治】《云南中草药》:"利湿通络,明目,镇静。主治风湿痛,闭经,慢性胃炎,小儿消化不良,头痛失眠,眼花。"

【用法用量】 内服:煎汤,9～15 g,鲜品 30～60 g;或浸酒。外用:捣敷。

【宜忌】《云南中草药》:"忌酸冷。"

【选方】 1. 治慢性支气管炎　含羞草根(鲜)60 g,红丝线根(鲜)18 g。水煎,每日 1 剂,分 2 次服。10 日为 1 个疗程,连续 2 个疗程。(《全国中草药汇编》)

2. 治风湿痛　含羞草根 15 g。酒泡服。(《云南中草药》)

2390 肝风草 gān fēng cǎo (《福建中草药》)

【异名】 玉帘(《福建中草药》),惊风草(《福建药物志》),白花独蒜(《广西药用植物名录》)。

【基原】 为石蒜科葱莲属植物葱莲的全草。

【原植物】 葱莲 *Zephyranthes candida* (Lindl.) Herb. [*Amaryllis candida* Lindl.]

多年生草本。鳞茎卵形,直径约 2.5 cm,具有明显的颈部。叶狭线形,肥厚,亮绿色,长 20～30 cm,宽2～4 mm。花茎中空;花单生于花茎顶端,下有带褐红色的佛焰苞状总苞,总苞片先端 2 裂;花梗长约 1 cm;花白色,外面常带淡红色,几无花被管,花被片 6,长 3～5 cm,近喉部常有很小的鳞片;雄蕊 6,长约为花被的 1/2;花柱细长,柱头不明显 3 裂。蒴果近球形,直径约 1.2 cm,3 瓣开裂;种子黑色,扁平。花期秋季。

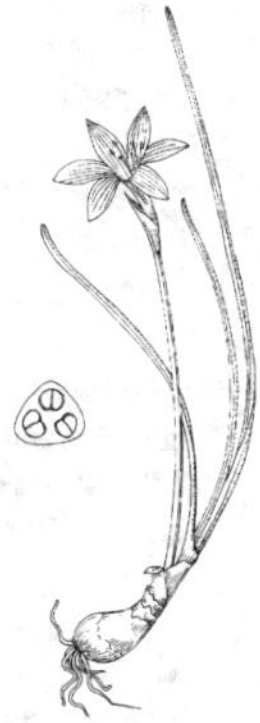
葱　莲

我国南方有引种栽培。原产南美洲。

【采收加工】 7～10 月采收,多为鲜用。

【药性】《福建药物志》:"苦、甘,平,有毒。"

【功用主治】《福建药物志》:"平肝熄风,镇痉解痛。主治小儿惊风,疳热,癫痫,破伤风。"

【用法用量】 内服:煎汤,3～4 株;或绞汁饮。外用:捣敷。

【宜忌】《福建药物志》:"有催吐作用,不宜多用,以防中毒。"

【选方】 1. 治小儿急惊风　玉帘鲜全草 3～4 株,水煎调冰糖服。另用鲜全草 3～4 株,食盐 3～6 g,同捣烂,分为 2 丸,贴于左右额角(太阳穴),外用纱布覆盖固定。

2. 治小儿癫痫　玉帘鲜全草 3 株。水煎,调冰糖服。(1、2 方出自《福建中草药》)

2391 龟甲 guī jiǎ (《本经》)

【异名】 神屋(《本经》),龟壳(《淮南子》),败龟甲(《小品方》),败龟(《日华子》),龟筒(《本草衍义》),龟下甲(朱丹溪),龟版(《纲目》),龟底甲(《药品化义》),龟腹甲(《医林纂要》),拖泥板、元武版、坎版(《药材学》),乌龟壳、龟板(俗称)。

【基原】 为龟科乌龟属动物乌龟的甲壳。

【原动物】 乌龟 *Chinemys reevesii* (Gray)　又名:龟(《周礼》),水龟(《尔雅》),神龟(《本经》),元绪(崔豹《古今注》),泥龟、墨龟(《浙江动物志》),田龟(《便民食疗》)。

体呈扁椭圆形,背腹均有硬甲,甲的长宽高一般为 120 mm×85 mm×55 mm,最长者可达200 mm以上。头顶前端光滑,后部覆被细粒状小鳞;吻端尖圆,颌无齿而具角质硬喙;眼略突出;耳鼓膜明显;颈部细长;周围均被细鳞,颈能伸缩。背、腹甲的上面为表皮形成的角质板;下面为真皮起源的骨板,背脊中央及其两

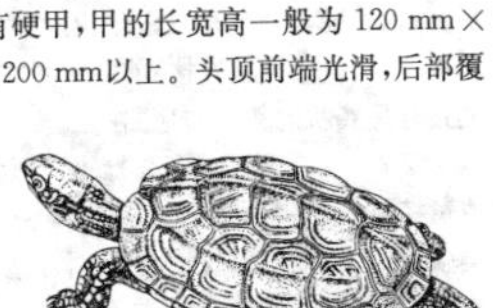
乌　龟

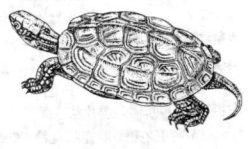

侧有3条较显著的纵棱，但雄龟不太明显。背甲棕褐色或黑色，颈角板前窄后宽，椎角板5块，两侧对称排列肋角板各4块，缘角板每侧11块，臀角板2块近长方形。腹甲与背甲几乎等长，腹甲淡黄色，少数褐色，共有6对；喉角板2块，呈三角形；肱角板2块，外缘宽凸；胸、腹角板各2块，均较大；股角板2块，外缘较宽于中线；肛角板2块，后缘凹陷。背腹甲在体两侧由甲桥相连，形成体腔。四肢较扁平，前肢具5指及爪，后肢具趾，除第五趾无爪外，余皆有爪，指或趾间具蹼；尾中等长度，一般20～30 mm，较细。头侧及喉侧有带黑边的黄绿色纵线，头颈部背面深褐色，腹面稍浅。背甲各角板边缘外呈黄色，角板上的花纹形似金钱，故又有金钱龟之称。腹甲每块角板的外侧下方色较深，四肢背面灰褐色或深棕褐色，腹面色稍浅。尾部背面棕褐色。泄殖孔周围色浅，往后呈棕褐色。

生活于河流、池塘。吃虾、小鱼及植物性食物。分布于河北、江苏、浙江、安徽、江西、山东、河南、湖北、湖南、广东、广西、贵州、云南、陕西、台湾等地。

本动物的肉(龟肉)、血(龟血)、胆汁(龟胆汁)、甲壳所熬之胶(龟甲胶)亦供药用，另设专条。

【养殖】 生活习性　乌龟为半水栖爬行动物。喜欢栖息于水浅、温度高、水草较多的静水水域，如池塘、沼泽、湖泊水中，有时在稻田里和潮湿的陆地活动。食性较广，吃蠕虫、螺类、虾及小鱼等动物，也吃植物茎叶及粮食。喜群居，耐饥饿。有冬眠习性。

养殖技术　乌龟体重达250 g以上性成熟。每年4～5月初开始交配，5～8月为产卵期。产前爬到土质疏松且隐蔽的地方挖穴，产后用土将卵盖好。无护卵习性。产后30～48小时将卵收集进行人工孵化，孵化温度控制在24～28 ℃，孵化土含水10%～20%，则孵化期为60～70日。孵化率可达70%以上。

饲养管理　乌龟有争饵习性，应分级池养。稚龟饵料要求细、软，以动物性饵料为主。幼、成龟的饵料可用谷芽粉混以鲜蚌肉为主，辅以鱼、虾等饵料。投的饵料放在饵料台上，或浅水岸边。残食要及时清除。越冬期要加深水位，以利越冬。如采用加温饲养法，可大大缩短生长周期。

【采收加工】 常年均可采收。将龟杀死，除去筋骨。龟甲洗净晒干，称“血版”，煮后晒干，称“烫版”。

【药材】 龟甲 *Testudinis Carapax et Plastrum*　主产江苏、浙江、安徽、湖北、湖南等地。

性状　本品背甲及腹甲由甲桥相连，背甲稍长于腹甲，与腹甲常分离。背甲呈长椭圆形拱状，长7.5～22 cm，宽6～18 cm；外表面棕褐色或黑褐色，脊棱3条；颈盾1块，前窄后宽；椎盾5块，第一椎盾长大于宽或近相等，第二至第四椎盾宽大于长；肋盾两侧对称，各4块；缘盾每侧11块；臀盾2块。腹甲呈板片状，近长方椭圆形，长6.4～21 cm，宽5.5～17 cm；外表面淡黄棕色至棕黑色，盾片12块，每块常具紫褐色放射状纹理，腹盾、胸盾和股盾中缝均长，喉盾、肛盾次之，肱盾中缝最短；内表面黄白色至灰白色，有的略带血迹或残肉，除净后可见骨板9块，呈锯齿状嵌接；前端钝圆或平截，后端具三角形缺刻，两侧残存呈翼状向斜上方弯曲的甲桥。质坚硬。气微腥，味微咸。

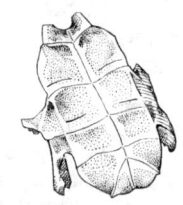

龟甲(腹甲)外形

鉴别　(1) 显微特征：骨碎块形状大小不一，灰白色、灰黄色或黄棕色；表面有纵向或不规则细密纹理及细点状孔隙。骨陷窝类多角形、长多角形或长梭形；骨小管大多隐约，角质板碎片不规则形，灰棕色、黄棕色或灰白色。表面有不整齐波状纹理，有的密布棕色颗粒，断面呈层片状。

(2) 薄层色谱：取样品粗粉0.5 g，加70%乙醇10 ml，沸水浴上加热30分钟，放冷滤过，滤液浓缩至0.5 ml，作供试品液，以多种氨基酸作对照品。同点于硅胶G板上，以正丁醇-乙醇-冰醋酸-水(4∶1∶1∶2)为展开剂展开，展距14 cm。用0.5%茚三酮丙酮液，喷雾后，于105 ℃烤5分钟，可见氨基酸斑点，除脯氨酸为黄色外，赖氨酸、丙氨酸、缬氨酸及其他斑点均为紫色。

【成分】 乌龟的龟甲(腹甲)含胆甾醇(cholesterol)，甾醇-4-烯-3-酮(cholesterol-4-ene-3-one)，十二碳烯酸胆甾醇酯(dodecenoic acid cholesterol ester)，天冬氨酸，苏氨酸，丝氨酸，谷氨酸，脯氨酸，甘氨酸，丙氨酸，胱氨酸，甲硫氨酸，异亮氨酸，亮氨酸，酪氨酸，苯丙氨酸，赖氨酸，组氨酸，精氨酸，γ-氨基丁酸等18种氨基酸。另含铬、锰、铜、锌、磷、镁、铁、钾、钙、铝、钠、锶等10多种无机元素，其中锶含量较高，其次是锌、铜，并含氧化钙、氧化镁、五氧化二磷、二氧化硅等含氧化合物，其中SiO_2的含量较高。又含有骨胶原(collagen)，角蛋白，腹甲的甾体类化合物。

【药理】 1. 对甲状腺功能的影响　用三碘甲状腺氨酸(T_3)造成的甲亢型大鼠每日灌服100%龟甲煎液(10 ml/kg)，连续6日，可降低甲亢大鼠血清中T_3、T_4的含量，降低红细胞膜Na^+，K^+-ATP酶活性、血浆cAMP和血浆黏度，使萎缩的甲状腺恢复生长；能降低大鼠的整体耗氧量，升高血糖，提高痛阈，减慢心率，使大鼠的饮水量减少，增加尿量，体重增加。表明龟甲能有效地降低甲亢型大鼠的甲状腺功能。

2. 对免疫功能的影响　每日灌服20%龟甲胶液0.5 ml/只，可使小鼠白细胞数量明显升高。每日每只腹腔注射龟甲提取液85 mg，连续7日，能促使小鼠腹腔巨噬细胞数量增加，体积增大，伪足增多。用T_3造成的甲亢型大鼠每日灌服100%龟甲煎液(10 ml/kg)，可使萎缩的胸腺恢复生长，使淋巴细胞转化率提高，血清中IgG含量增加，提高细胞免疫及体液免疫功能。

3. 对肾上腺功能的影响　用T_3造成的甲亢型大鼠每日灌服100%龟甲煎液(10 ml/kg)，连续6日，能使肾上腺皮质恢复生长，皮质球状带增厚，束状带单位面积细胞数虽减少，但胞体增大，胞质丰满，肾上腺重量增加，使血浆皮质醇及尿17-羟类固醇含量降低，能有效地降低甲亢型大鼠的肾上腺皮质功能。

4. 对子宫的作用　100%龟甲煎剂10～30 mg/ml对大鼠、豚鼠、家兔和人的离体子宫均有明显的兴奋作用。将5 g/kg龟甲煎剂灌胃，对家兔在体子宫也显示兴奋作用。

5. 对微量元素的影响　给用T_3造成的甲亢型大鼠每日灌服100%龟甲胶2 ml/只，连续6日，可使大鼠血清铜和铜/锌比值明显下降。

6. 延缓衰老作用　2 mg/ml的龟甲提取液能显著促进体外培养第三十五代人胚肺二倍体成纤维细胞(2Bs细胞)的生长增殖，表明对细胞具有延缓衰老作用。

7. 对骨生长的影响　龟甲在实验不同时期(2、8、12个月)均可明显降低尿羟脯氨酸排泄量，增加骨密度和骨钙、镁含量，并使血清碱性磷酸酶活性有升高趋势。

8. 对神经干细胞的作用　龟版对局灶性脑缺血后神经干细胞有促进增殖作用，可减轻神经损伤症状。

【炮制】 1. 龟甲　取原药材，用水浸泡，置锅内蒸45分钟，取出，放入热水中，立即用硬刷除净皮肉，洗净，晒干。

2. 醋龟甲　取砂子置锅内，用武火炒热，加入净龟甲片，拌炒表面黄色酥脆时，取出，筛去砂子，立即投入醋中淬之，捞出，干燥。每龟甲片100 kg，用醋20 kg。

3. 酒龟甲　取净河沙子置锅内，用武火炒热加入净龟甲，拌炒至深黄色，酥脆时取出，筛去沙子，趁热放入酒内淬酥，捞出晒干。每龟甲100 kg，用酒18 kg。

饮片性状　龟甲(腹甲)为不规则的小碎块，表面淡黄色或黄白色，有放射状纹理。边缘呈锯齿状，质坚硬。醋龟甲形如龟甲，表面黄色，质松脆，略有醋气。酒龟甲形如醋龟甲，略有酒气。

贮干燥容器内，置阴凉干燥处，密闭，防潮，防蛀。

【药性】 咸、甘，微寒。归肝、肾、心经。

1.《本经》："味咸，平。"

2.《别录》："甘，有毒。"

3.《雷公炮制药性解》："入心、脾、肝三经。"

4.《本草从新》："咸，寒，通心入肾。"

5.《本草求真》："专入肾，兼入心，甘，咸，微寒。"

【功用主治】 滋阴潜阳，补肾健骨，补心安神，固经止血。主治阴虚潮热，骨蒸盗汗，头晕目眩，虚风内动，手足蠕动，筋骨痿弱，小儿囟门不合，惊悸失眠，健忘，月经过多，崩中漏下。

1.《本经》："主漏下赤白，破癥瘕，痎疟，五痔，阴蚀，湿痹，四肢重弱，小儿囟不合，久服轻身不饥。"

2.《别录》："主头疮难燥，女子阴疮及惊恚气，心腹痛，不可久立，骨中寒热，伤寒劳复，或肌体寒热欲死。益气资智，亦使人能食。"

3.《药性论》："(烧)灰亦治脱肛。"

4.《四声本草》："主风脚弱，炙之，末，酒服。"

5.《日华子》："治血麻痹。"

6.《本草衍义》："补心。"

7.《日用本草》："治腰膝酸软，不能久立。"

8.《本草衍义补遗》："补阴之功力猛，而兼去瘀血、续筋骨，治劳倦。""治阴血不足，止血，治四肢无力。"

9.《本草蒙筌》："专补阴衰，善滋肾损。"

10.《纲目》："治腰脚酸痛。补心肾，益大肠，止久痢久泄，主难产，消痈肿。烧灰敷臁疮。"

11.《医林纂要》："治骨蒸劳热，吐血衄血，肠风痔血，阴虚血热之证。"

12.《得配本草》："通血脉，疗蒸热，治腰脚血结及疟邪成癖。"

【用法用量】 内服：煎汤，10～30 g，先煎；或熬膏；或入丸、散。外用：烧灰存性，研末掺或油调敷。

【宜忌】 脾胃虚寒及孕妇禁服。

1.《本草经集注》："恶沙参、蜚蠊。"

2.《药性论》："畏狗胆。"

3.《本草经疏》："妊妇不宜用，病人虚而无热者不宜用。"

4.《本草备要》："恶人参。"

【选方】 1. 治痿厥，筋骨软，气血俱虚甚者 黄柏(炒)、龟版(酒炙)各一两半，干姜二钱，牛膝一两，陈皮半两。上为末，姜汁和丸，或酒糊丸。每服七十丸，白汤下。(《丹溪心法》补肾丸)

2. 治虚损精极者，梦泄遗精，瘦削少气，目视不明等证 龟版一斤，鹿角三斤，枸杞子六两，人参三两。上将鹿角截碎，龟版打碎，长流水浸三日，刮去垢，用砂锅河水慢火鱼眼汤，柴煮三昼夜，不可断火，当添热水，不可添冷水，三日取出晒干，碾为末，另用河水将末并枸杞、人参又煮一昼夜，滤去渣，再慢火熬成膏。初服一钱五分，渐加至三钱，空心，酒服。(《摄生秘剖》龟鹿二仙膏)

3. 治小儿解颅 龟版五钱，地黄一钱。水煎，分早中晚三服。(《温氏经验良方》解颅煎)

4. 治心失志善忘 龟甲(炙)、木通(锉)、远志(去心)、菖蒲各半两。捣为细散。空心酒服方寸匕，渐加至二钱匕。(《圣济总录》龟甲散)

5. 治崩中漏下，赤白不止，气虚竭 龟甲、牡蛎各三两。上二味治下筛，酒服方寸匕，日三。(《千金方》)

6. 治妇女白带，腹时痛 龟版(酒炙)二两，黄柏(炒)一两，干姜(炒)一钱，栀子二钱半。共为末，酒糊丸，桐子大。每服七十丸，日服二次。(《直指方》)

7. 治无名肿毒，对口疔疮，发背流注，无论初起、将溃、已溃 血龟版一大个，白蜡一两。将龟版安置炉上烘热，将白蜡渐渐掺上，掺完版自炙枯，即移下退火气，研为细末。每服三钱，日服三次，黄酒调下，以醉为度。服后必卧，得大汗一身。(《梅氏验方新编》龟蜡丹)

8. 治乳头破烂 龟版(炙)研末，加冰片研匀，麻油调搽。(《潜斋简效方》)

9. 治臁疮朽臭 生龟一枚取壳，醋炙黄，更煅存性，出火气，入轻粉、麝香，葱汤洗净，搽敷之。(《急救方》)

10. 治五痔，结硬焮痛不止 龟甲二两(涂醋炙令黄)，蛇蜕皮一两(烧灰)，露蜂房半两(微炒)，麝香一分(研入)，猪后悬蹄甲一两(炙令微黄)。上药捣细，罗为散，每于食前，以温粥饮调下一钱。(《圣惠方》龟甲散)

【各家论述】 1.《本草经疏》："龟、鳖二甲，《本经》所主大略相似。今人有喜用鳖甲，恶用龟甲者，皆一偏之见也。二者咸至阴之物，鳖甲走肝益肾以除热，龟甲通心入肾以滋阴，用者不可不详辨也。"

2.《本草通玄》："龟甲咸平，肾经药也，大有补水制火之功，故能强筋骨，益心智，止咳嗽，截久疟，去瘀血，止新血。大凡滋阴降火之药，多是寒凉损胃，惟龟甲益大肠，止泄泻，使人进食。"

3.《药品化义》："龟底甲纯阴，气味厚浊，为浊中浊品，专入肾脏。主治咽痛口燥，气喘咳嗽，或劳热骨蒸，四肢发热，产妇阴脱发躁，病系肾水虚，致相火无依，非此气柔贞静者，不能息其炎上之火。又取其汁润滋阴，味咸养脉，主治朝凉夜热，盗汗遗精，神疲力怯，腰痛腿酸，瘫痪拘挛，手足虚弱，久疟血枯，小儿囟颅不合，病由真脏衰，致元阴不生，非此味浊纯阴者，不能补其不足之阴。古云，寒养肾精，职此义耳。"

2392 **龟肉** guī ròu (《别录》)

【基原】 为龟科乌龟属动物乌龟的肉。

【原动物】 参见"龟甲"条。

【采收加工】 常年均可捕捉，但以秋、冬为多，取肉鲜用或烘干。

【药性】 甘，咸，平。

1.《食疗本草》："温，味酸。"

2.《日用本草》："味酸，温，有小毒。"

3.《纲目》："甘，酸，温，无毒。"

4. 姚可成《食物本草》："味甘、咸，平。"

5.《广西药用动物》："入心、肝、脾、肾经。"

【功用主治】 益阴补血。主治劳热骨蒸，久嗽咯血，久疟，血痢，肠风下血，筋骨疼痛，老人尿频尿急。

1.《别录》："肉作羹臛，大补。"

2.《新修本草》："酿酒，主大风缓急，四肢拘挛，或久瘫缓不收。"

3.《食疗本草》："主除温瘴气，风痹，身肿，折。"

4.《日用本草》："大补阴虚，作羹臛，截久疟不愈。"

5.《纲目》："治筋骨疼痛及一二十年寒嗽，止泻血、血痢。"

6.《医林纂要》："治骨蒸劳热，吐血，衄血，肠风血痔，阴虚血热之症。"

7.《四川中药志》1960年版："治女子干病，老人尿多及流血不止。"

【用法用量】 内服：煮食，0.5～1只；或入丸、散。

【选方】 1. 治虚劳失血咯血，咳嗽寒热，补阴降火 田龟，煮取肉，和葱、椒、酱、油煮食。(《便民食疗》)

2. 治久咳嗽上气 生龟三枚。治如食法，去肠，以水五升，煮取三升，以渍曲，酿秫米四升，如常法，熟。饮二升，令尽。(《补缺肘后方》)

3. 治痢及泻血 乌龟肉，以沙糖水拌，椒和，炙煮食之，多度。(《普济方》)

4. 治肠风痔漏 江湖大乌龟一个，先用柴火烧热地，以罩盖龟，地热逼出臭屁，待屁尽，以秆绳都身包缚，外用黄泥封固，灰火中煨熟捞起，剥净取肉，研如泥。其壳用牛骨髓炙五七次，泌透酥干为末，又用黄连一两，九蒸九晒，归尾三钱三分，为末，和前龟肉捣丸梧子大。每服四五十丸，白汤下，大能扶衰益弱，补阴壮阳。（《医学入门》活龟丸）

5. 治热气湿痹，腹内激热　龟肉同五味煮食之，微泄为效。（《普济方》）

6. 治老人尿多　龟肉 500 g，地骨皮 1.5 g，小公鸡肉酌量。共炖熟服。

7. 治慢性肾炎，蛋白尿经久不消　活乌龟 3 只，先在水中放 2 日，让它吐出泥土，然后剁成小块，和猪肝 1 个（洗净切块），加水用文火炖成糊状，不放或放少量盐。早晚分服。配合服壮腰健肾丸（成药），每日 2 次，每次服 1 丸。孕妇忌服。（6、7 方出自《广西药用动物》）

2393 **龟血** guī xuè（《药性论》）

【基原】　为龟科乌龟属动物乌龟的血液。

【原动物】　参见“龟甲”。

【采收加工】　常年可捕捉，捕捉后取血，鲜用。

【药性】　咸，寒。

《纲目》：“咸，寒，无毒。”

【功用主治】　养血和络。主治闭经，跌打损伤，脱肛。

1.《药性论》：“治脱肛。”

2.《纲目》：“治打扑损伤，和酒饮之。”

【用法用量】　内服：适量，和酒饮或煮食。

【宜忌】　孕妇禁服。

【选方】　治妇女干病　龟血和甜酒煮熟服。孕妇忌服。（《广西药用动物》）

2394 **龟甲胶** guī jiǎ jiāo（《本草崇原》）

【异名】　龟胶（《本草汇言》），龟版膏（《本草正》），龟版胶（《临证指南医案》）。

【基原】　为龟科乌龟属动物乌龟等的甲壳熬成的固体胶块。

【原动物】　参见“龟甲”条。

【药材】　龟甲胶 *Testudinis Carapacis et Plastri Colla*　主产于湖北、安徽、湖南、江苏、浙江等地。

性状　本品呈长方形或方形扁块，深褐色。质硬而脆，断面光亮，对光照视透明，气微腥，味淡。

鉴别　(1) 取本品 10 g，置烧杯中加热水（98 ℃）30 ml，在搅拌下观察：龟甲胶于 1 分钟全部溶解，溶液呈浅棕红色混浊，8 分钟后析出少量白色物，液面有极少的油滴，放置后不凝集。

(2) 取本品 4 g，打碎或剪成薄片，置坩埚内，缓缓炽热，至完全炭化，逐渐升高温度至 600～700 ℃，灰化 6～8 小时。灰分呈灰褐色，并有绿色熔融物与坩埚粘结。

【药理】　对血液系统的作用　每日给每只小鼠灌服 20%龟甲胶液 0.5 ml，连续 11 日，尾静脉采血细胞计数表明龟胶能明显升高小鼠白细胞数量。龟甲胶对贫血小鼠有补血作用，增加贫血小鼠的 RBC 和 Hb；缩短小鼠出血时间；对抗泼尼松对网状内皮系统吞噬功能的抑制作用。龟甲胶还有升血小板的作用。

【药性】　甘、咸，平。归肝、肾经。

1.《医林纂要》：“甘、咸，寒。”

2.《得配本草》：“甘，平，入足少阴经。”

3.《四川中药志》1960 年版：“性平，味甘、微咸，无毒。入肝、肾二经。”

【功用主治】　滋阴，补血。主治阴虚血亏，劳热骨蒸，盗汗，心悸，肾虚腰痛，脚膝痿弱，吐血，衄血，崩漏，带下。

1.《本草汇言》：“主阴虚不足，发热口渴，咳咯血痰，骨蒸劳热，腰膝痿弱，筋骨疼痛，寒热久发，疟疾不已，妇人崩带淋漏，赤白频来，凡一切阴虚血虚之证，并皆治之。”

2.《医林纂要》：“滋补养肺。”

3.《得配本草》：“镇肾中之火，收孤阳之汗，安欲脱之阴，伏冲任之气。”

4.《四川中药志》1960 年版：“养阴补肾，潜阳止血。治年老衰弱，肾虚腰痛及男女贫血等症。”

【用法用量】　内服：烊化，3～15 g。

【宜忌】　1.《本草备要》：“恶人参。”

2.《本草从新》：“恶沙参。”

3.《得配本草》：“脾胃虚寒，真精冷滑，二者禁用。”

4.《四川中药志》1960 年版：“阳虚胃弱及消化不良者忌用。”

【选方】　1. 治诸虚百损，精少髓枯，肾衰，水道竭亡，血液干涸，一切阴不足之证　龟壳十斤或数十斤，水浸五七日，视上黑皮浮起，即取刮净纯白。如灼过，以刀剜去焦迹，再洗净，石臼中捣碎，入磁坛中包固，再坐大锅中，隔水煮。水干，旋以温水添足，不断火。一二昼夜。视版酥烂汁稠，滤去版滓，将汁入锡锅中，或磁锅，桑火缓缓熬收，不住搅动，至滴水不散，用铜杓兜入磁器中，冷即成饼。每服不拘多少，滚水，温酒任化下。（《医灯续焰》）

2. 治寒热久发，疟疾不止　龟胶一两，肉桂五钱，于白术（土拌炒）二两。分作五贴。煎服。

3. 治妇人淋带赤白不止　龟胶三钱。酒溶化，每日清晨调服。（2、3 方出自《本草汇言》）

4. 治阴虚血热，月经过多　龟版胶、黄柏、黄芩、生白芍、制香附各 15 g。水煎服。日服 2 次。（《常见药用动物》）

5. 治初期肝硬化　龟版胶 30 g。加红糖适量，均 2 次早晚分服。（《中国动物志》）

6. 治真阴肾水不足，不能滋养营卫，渐至衰弱，或虚热往来，自汗盗汗，或神不守舍，血不归原，或虚损伤阴，或遗淋不禁，或气虚昏运，或眼花耳鸣，或口燥舌干，或腰酸腿软　大淮熟地八两，山药（炒）四两，枸杞四两，山茱萸肉四两，川牛膝（酒洗，蒸熟，精滑者不用）三两，菟丝子（制）四两，鹿胶（敲碎，炒珠）四两，龟胶（切碎，炒珠；无火者不必用）四两。上先将熟地蒸烂杵膏，加炼蜜丸如桐子大。每食前，用滚汤或淡盐汤送下百余丸。（《景岳全书》左归丸）

【各家论述】　1.《本草正》：“龟膏，功用亦同龟版，而性味浓厚，尤属纯阴，能退孤阳。阴虚劳热，阴火上炎，吐血，衄血，肺热咳喘，消渴，烦扰，热汗，惊悸，谵妄，狂躁之要药。然性禀阴寒，善消阳气，凡阳虚假热，及脾胃命门虚寒等证皆切忌之，毋混用也；若误用，久之则必致败脾妨食之患。”

2.《本草求真》：“龟胶，经版煎就，气味益阴，故《本草》载版不如胶之说，以版炙酥煅用，气味尚淡……补阴分之阴，用版不如用胶。然必审属阳脏，于阴果属亏损，凡属微温不敢杂投，得此浓云密雨以为顿解，则阳得随阴化，而阳不致独旺。否则阴虚仍以熟地为要，服之阴既得滋，而阳仍得随阴而不绝也。是以古人滋阴，多以地黄为率，而龟版、龟胶，止以劳热骨蒸为用，其意实基此矣。使不分辨明晰，仅以此属至阴，任意妄投，其不损阳败中者鲜矣。”

2395 **龟胆汁** guī dǎn zhī（《纲目》）

【基原】　为龟科乌龟属动物乌龟的胆汁。

【原动物】　参见“龟甲”条。

【采收加工】　常年可捕捉，捕捉后杀死取胆汁，鲜用。

【药性】　《纲目》：“苦，寒，无毒。”

【功用主治】　《纲目》：“治痘后目肿，经月不开，取点之。”

【用法用量】　外用：点眼。

2396 **角蒿** jiǎo hāo（《雷公炮炙论》）

【异名】　羊角草（《东北植物药图志》），羊角蒿（《东北常用中草药手册》），羊羝角棵（《北方常用中草药手册》），落豆秧、透骨草、草藤（《吉林中草药》），大力草、野芝麻、老鹳嘴棵、鳖肚草、独角虎（《河南中草药手册》），羊犄角（《内蒙古中草药》），鸡嘴儿（《中国沙漠地区药用植物》），猪牙菜（《云南中药资源名录》）。

【基原】 为紫葳科角蒿属植物角蒿的全草。

【原植物】 角蒿 *Incarvillea sinensis* Lam. [*I. variabilis* Batalin; *I. sinensis* Lam. subsp. *variabilis* (Batalin) Grierson] 又名：莪蒿、萝蒿（《救荒本草》）。

一年生至多年生草本，具分枝的茎，高达 80 cm。根近木质而分枝。叶互生；叶柄长 1～3 cm；叶片二至三回羽状细裂，形态多变异，小叶不规则细裂，末回裂片线状披针形，具细齿或全缘。顶生总状花序，疏散，长达 20 cm；小苞片绿色，线形；花萼钟状，绿色带紫红色，长、宽均约 5 mm，萼齿间皱褶 2 浅裂；花冠淡玫瑰色或粉红色，钟状漏斗形，先端 5 裂，裂片圆形；雄蕊 4，2 强，花药成对靠合；子房上位，2 室，柱头 2 裂。蒴果淡绿色，细圆柱形，先端尾状渐尖，长 3.5～5.5（～10）cm。种子扁圆形，细小，四周具透明的膜质翅，先端具缺刻。花期 5～9 月，果期 10～11 月。

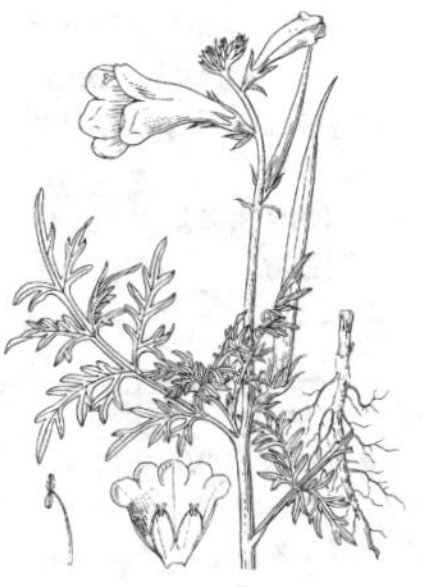

角 蒿

生于山坡、田野。分布于东北、河北、山西、内蒙古、山东、河南、四川、云南、西藏、陕西、甘肃、青海、宁夏。

【采收加工】 7～10 月采收，切段，晒干。

【药材】 角蒿 *Incarvilleae Sinensis Herba* 主产于辽宁、吉林、黑龙江、内蒙古、河北、山东等地。

性状 全草长 30～100 cm。茎圆柱形，多分枝，表面淡绿色或黄绿色，略具细棱或纵纹，光滑无毛；质脆，易折断，断面黄白色，髓白色。叶多破碎或脱落，茎上部具总状排列的蒴果，呈羊角状，多开裂，内具中隔。种子扁平，具膜质的翅。气微，味淡。

鉴别 取全草粗粉 2 g，加入 95%乙醇 20 ml，水浴回流 10 分钟，滤过。取滤液 1 ml，加入 1%三氯化铁乙醇液数滴，产生绿色（检查酚类）；取滤液 1 ml，加入浓盐酸 4～5 滴，加少量镁粉，在水浴上加热，产生红色（检查黄酮类）。

【成分】 地上部分含生物碱：角蒿酯碱（incarvine）A、B、C，角蒿原碱（incarvilline），角蒿特灵酯碱（incarvillateine）。含大环精胺类生物碱：角蒿素（incasines）A、A′、B、B′、C。

【药理】 镇痛作用 小鼠随机分组，镇痛实验采用醋酸诱发小鼠腹痛和用热板诱发小鼠足痛。结果角蒿对两种疼痛模型均有镇痛作用，均能对抗醋酸诱发的小鼠腹腔毛细血管通透性增加。

【药性】 辛、苦，寒，小毒。

1.《新修本草》："味辛、苦，平，有小毒。"

2.《医林纂要》："辛苦，寒。"

【功用主治】 祛风湿，解毒，杀虫。主治风湿痹痛，跌打损伤，口疮，齿龈溃烂，耳疮，湿疹，疥癣，阴道滴虫病。

1.《新修本草》："主干湿䘌，诸恶疮有虫者。"

2.《本草衍义》："治口齿绝胜。"

3.《黑龙江常用中草药手册》："治干湿皮疹，阴道滴虫病，疥疮，齿龈腐烂及耳疮，烧灰涂擦；治风湿痹痛，筋骨疼痛，煎汤熏洗。"

【用法用量】 外用：烧存性研末掺，或煎汤熏洗。

【选方】 1. 治齿龈宣露 角蒿灰夜敷龈间使满，勿食油。

2. 治口中疮久不瘥，入胸中并生疮 角蒿灰敷之，有汁吐之，不得咽也。（1、2 方出自《千金方》）

3. 治月蚀耳疮 （角）蒿灰掺之良。（《濒湖集简方》）

2397 角叉菜 jiǎo chā cài （《全国中草药汇编》）

【异名】 鹿角菜（台湾）。

【基原】 为杉藻科角叉菜属植物角叉菜的藻体。

【原植物】 角叉菜 *Chondrus ocellatus* Holm.

藻体红紫色，软骨质，强韧。丛生，高 5～12 cm，基部亚圆柱形，逐渐向上则扁压成楔形，上部叉状分枝 2～7 次，腋角宽圆，扇形，扁平，顶端舌状或二裂浅凹，钝形，边全缘略厚，或有简单分叉、楔形、舌状、短或长的小育枝。髓部由许多纵走与表皮平行排列的长形藻丝组成。四分孢子囊散布于分枝上部的两面，呈不规则的圆点状。成熟的囊果椭圆形，于藻体的一面突出；另一面凹陷。固着器壳状。

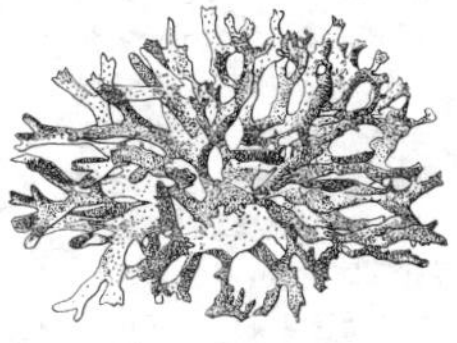

角 叉 菜

生于高潮带至低潮带岩石上或风浪较平静的中潮带石沼中。分布于浙江、福建、山东、广东、海南、台湾等沿海。

【采收加工】 7～10 月采收，采后洗净晒干。

【药材】 角叉菜 *Chondri Alga* 产于我国东南沿海。

性状 藻体紫红色，片状，多分枝，呈扇形，长约 7cm，软骨质。主枝基部扁圆柱形，有壳状固着器，上部扁平，具有 2～7 次叉状分枝。囊果椭圆形，在藻体的一面突出，相对面下陷，对着日光观察，可见中央部分较暗，四周呈半透明环状，形似眼球。气微腥，味微咸。

【成分】 含角叉菜胶（carrageenan），*D*-红藻酸（*D*-rhodic acid）。

【药理】 1. 抗病毒作用 从角叉菜中提取的角叉菜胶，是以 *D*-半乳糖为骨架构成的硫酸化多糖。体外试验中，将 10 μg/ml 角叉菜胶加入单纯疱疹粉病毒Ⅰ型感染不久的人宫颈癌（HeLa）细胞中，有抑制病毒复制的作用。其机制不是因为抑制了病毒进入细胞或附着细胞，而是抑制了病毒进入细胞后的某一复制步骤。角叉菜胶对人类免疫缺陷病毒有抑制作用。

2. 致炎作用 1%浓度的角叉菜胶 0.1 ml 注射于大鼠右侧后足跖腱膜下，可使大鼠足踝关节肿胀，现已被广泛用于制备炎症动物模型。

3. 降糖作用 角叉菜造模小鼠的血糖水平明显低于空白对照组，是有效的降糖海产中药。

【药性】 《海洋药物》1982，（3）：47："味甘、咸，性寒。"

【功用主治】 清热解毒，和胃通便。主治感冒寒热，痄腮，咽喉肿痛，跌打损伤，胃脘疼痛，肠燥便秘。

1.《全国中草药汇编》："胶可作轻泻剂，同时亦用于骨科，可促进结缔组织增生。"

2.《海洋药物》1982，（3）：47："清热解毒，和胃通便。用于胃酸过多引起的胃溃疡。"

【用法用量】 内服：煎汤，5～20 g。外用：捣敷。

2398 角果木 jiǎo guǒ mù （《海洋药物》1984，（4）：45）

【异名】 细蕊红树（《台湾药用植物志》）。

【基原】 为红树科角果木属植物角果木的树皮。

【原植物】 角果木 *Ceriops tagal* (Perr.) C. B. Rob. [*Rhizophora tagal* Perr.] 又名：剪子树、海枷子、海淀仔（《海南植物志》）。

灌木或小乔木，高 2～5 m，树干常弯曲，树皮灰褐色，有细小的裂纹；茎基部有很多小支柱根；枝有明显的环形叶痕。单叶，交互对生;叶柄长 1～3 cm;托叶长 1～2.5 cm;叶片革质,倒卵形至倒卵状长圆形,长 5～12 cm,宽 2.5～4.5 cm,先端钝或圆,基部狭长,全缘;中脉两面均凸起,光亮。聚伞花序常腋生于新枝近顶端的节上,具梗,长约 2.5 cm;花长约 5.5 mm;萼裂片 5,花时直立,果时反卷;花瓣 5～6,生于肉质花盘基部,白色,长圆状倒卵形,有 3～4 条微小的棒状附属体;雄蕊 10～12,长短相间,生于花盘裂片间;子房半下位,3 室,花柱短。果棍棒状,长 1～2 cm,有宿存花萼。种子 1,于果离母树前发芽,胚轴长棒状,稍柔弱,长 15～30 cm,中部以上略粗大。花期秋、冬季,果期冬季。

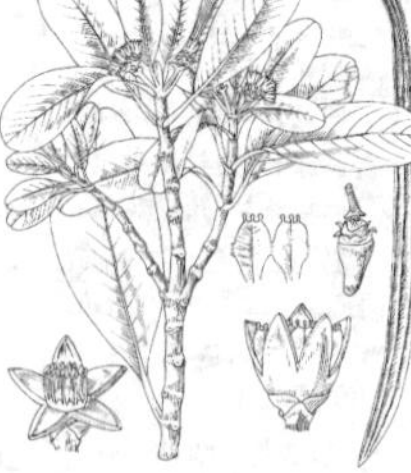

角果木

生于海滩红树林中。分布于广东、海南、台湾等地。

本植物的叶(角果木叶)、种子的脂肪油(角果木子油)亦供药用,另设专条。

【采收加工】 4～11 月间采收,鲜用或晒干。

【成分】 角果木树皮中富含鞣质(tannin)。枝中含1*D*-1-*O*-甲基-黏肌醇(1*D*-1-*O*-methyl-muco-inositol)。

【功用主治】 解毒敛疮,止血。主治疮疡溃烂,外伤出血。

1.《台湾药用植物志》:"本树所含之鞣质不宜人药,但产妇以树皮煎水服。树皮煎水洗溃疡。有时将树皮与老叶合用为收敛剂。"

2.《海洋药物》1984:"树皮捣碎可以止血、收敛、通便和疗恶疮。"

2399 角茴香 jiǎo huí xiāng (《沙漠地区药用植物》)

【异名】 山黄连(《秦岭巴山天然药物志》),野茴香(《沙漠地区药用植物》)。

【基原】 为罂粟科角茴香属植物直立角茴香的根或全草。

【原植物】 直立角茴香 *Hypecoum erectum* L.[*Chiazospermum erectum*(L.)Bernh.]

一年生草本,高 5～30 cm。根圆锥形。茎圆柱形,二歧式分枝。基生叶多数,丛生;叶柄细长,基部扩大成鞘;叶片披针形,长 3～8 cm,多回羽状分裂,末回裂片线形,茎生叶与基生叶同形,但较小,裂片丝状,无柄。二歧聚伞花序具多花,花大;苞片钻形;萼片 2,狭卵形;花瓣 4,淡黄色,外面 2 枚倒卵形或近楔形,3 浅裂,内面 2 枚倒三角形,自中部以上 3 分裂;雄蕊 4,花丝宽线形,中部以下连合,膜质,上部分离,丝状,花药狭长圆形,黄色;雌蕊子房条形,花柱 2。蒴果长角果状,成熟时分裂成 2 果瓣。种子多数,两面具十字形突起,深褐色。花期 5～6 月,果期 7～8 月。

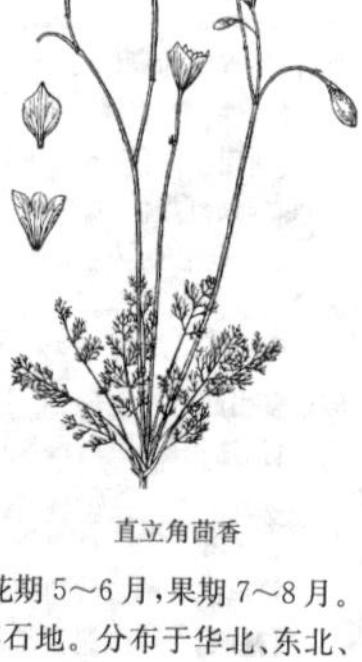

直立角茴香

生于干燥山坡、草地、沙地、砾质碎石地。分布于华北、东北、西北地区及西藏。

【采收加工】 春季开花前挖根及全草,晒干。

【成分】 全草含角茴香碱(hypecorine),角茴香酮碱(hypecorinine),原阿片碱(protopine),黄连碱(coptisine),别隐品碱(allocryptopine),刻叶紫堇胺(corydamine),左旋的 *N*-甲基四氢小檗碱(*N*-methylcanadine),直立角茴香碱(hyperectine),异直立角茴香碱(isohyperectine)。

【药性】 苦、辛,凉。

1.《沙漠地区药用植物》:"味辛,性凉。"

2.《藏药标准》:"有小毒。"

【功用主治】 清热解毒,镇咳止痛。主治感冒发热,咳嗽,咽喉肿痛,肝热目赤,肝炎,胆囊炎,痢疾,关节疼痛。

1.《沙漠地区药用植物》:"泻火,解热,镇咳。""根治菌痢。"

2.《藏药标准》:"清热,解毒,消炎,镇痛。用于感冒发烧,肺炎咳嗽,热性传染病之高烧,关节疼痛,咽喉肿痛,目赤,解食物中毒。"

【用法用量】 内服:煎汤,6～9 g;研末,1～1.5 g。

【选方】 治气管炎咳嗽 细叶角茴香全草 6 g,杏仁4.5 g,甘草 6 g。水煎服。(《沙漠地区药用植物》)

2400 角果木叶 jiǎo guǒ mù yè (《台湾药用植物志》)

【基原】 为红树科角果木属植物角果木的叶。

【原植物】 参见"角果木"条。

【采收加工】 7～10 月采收,鲜用或晒干。

【功用主治】 解毒截疟。主治疟疾。

《海洋药物》1984,(4):45:"叶煎汁,曾作奎宁代用品,治疟疾。"

【用法用量】 内服:煎汤,6～15 g。

2401 角果木子油 jiǎo guǒ mù zǐ yóu 〔《海洋药物》1984,(4):45〕

【基原】 为红树科角果木属植物角果木种子的脂肪油。

【原植物】 参见"角果木"条。

【采收加工】 冬季采成熟果实,晒干,压碎,去壳,榨油。

【功用主治】 《海洋药物》1984,(4):45:"种子榨油,可以止痒治疥癣,也可治冻疮。"

【用法用量】 外用:涂敷。

2402 迎山红 yíng shān hóng (《吉林中草药》)

【异名】 满山红、映山红(《吉林中草药》)。

【基原】 为杜鹃花科杜鹃花属植物迎红杜鹃的叶。

【原植物】 迎红杜鹃 *Rhododendron mucronulatum* Turcz. 又名:尖叶杜鹃(《全国中草药汇编》)。

落叶灌木,高 1～2 m。树皮淡灰色或暗灰色,茎多分枝,小枝细长,疏生腺鳞。单叶互生;叶柄长 3～5 mm;叶片较薄,长圆形或卵状披针形,长 3～7 cm,宽 1.5～3.5 cm,先端锐尖,基部楔形,近全缘,表面无毛,散生白色腺鳞,背面色淡,有腺鳞。花 1～3 朵生于去年的枝端,先叶开放,花梗长 5～10 mm,具白色腺鳞;花萼极短,5 裂,有鳞片;花冠宽漏斗状,淡紫红色,长 4～5 cm,5 裂,裂片外面有微毛,边缘呈波状;雄蕊 10,花丝不等长,花药顶孔开裂;子房上位,5 室,被鳞片,花柱比花冠长。蒴果圆柱形,长 1～1.5 cm,暗褐色,密生鳞片,先端开裂。花期 4～5 月,果期 6 月。

生于山地林下或灌丛中。分布于华北、东北、江苏北部及山东。

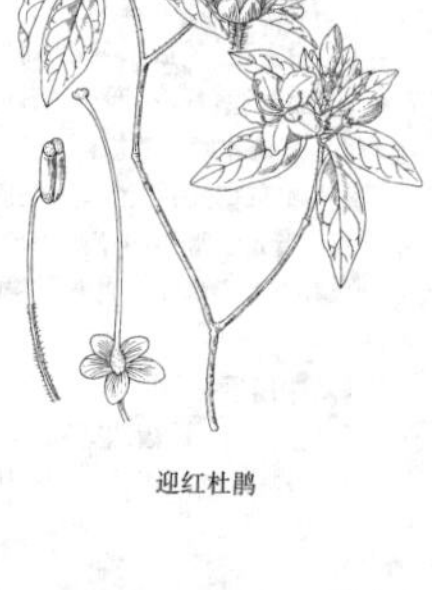

迎红杜鹃

【采收加工】 7～10 月

采收,鲜用或阴干。

【药材】 迎山红 *Rhododendri Mucronulati Folium* 主产于内蒙古等地。

性状 叶片多反卷,有的皱缩破碎,完整者展平后呈长圆形或卵状披针形,长 2.5～6 cm,宽 1～2 cm,先端钝尖或有短尖头,基部宽楔形或钝圆,边缘有细密圆齿或全缘,上面亮绿色,有散生腺鳞,下面淡绿色,腺鳞稍密。叶柄长 3～5 mm,具鳞斑。革质。气芳香,味涩。

【成分】 叶中含黄酮类:槲皮素(quercetin),棉花皮素(gossypetin),杜鹃黄素(azaleatin),5-甲基山柰酚(5-methylkaempferol)和(或)5-甲基杨梅树皮素(5-methyl myricetin),二氢槲皮素(dihydroquercetin),又含香豆素类(coumarins)。萹蓄苷(avicularin),金丝桃苷(hyperoside)。此外,叶含 4 种酚酸:对羟基苯甲酸(p-hydroxybenzoic acid),原儿茶酸(protocatechuic acid),香草酸(vanillic acid)和丁香酸(syringic acid)。叶中还含过氧化物酶异酶(peroxidaseisoenzymes),鞣质及挥发油,挥发油的一元酸主要包括:丁酸(butyricacid),戊酸(valeric acid),己酸(caproic acid),庚酸(enanthic acid),辛酸(caprylicacid),壬酸(pelargonic acid),癸酸(capric acid),十三酸(tridecylic acid)。

【药理】 1. 祛痰、镇咳作用 小鼠灌服煎剂 4 g(生药)/只或迎山红挥发油 0.2 ml/只有明显的祛痰作用(酚红法)。小鼠灌服迎山红挥发油有明显镇咳作用(氨水喷雾引咳法),水煎剂作用不明显。

2. 抑菌作用 煎剂在试管内对金黄色葡萄球菌有抑菌作用,有效浓度为 0.125 g/ml。

毒性 小鼠灌服煎剂 LD_{50} 为 116.5 g/kg。

【药性】《全国中草药汇编》:"苦,平。"

【功用主治】 解表,止咳化痰。主治感冒,咳嗽气喘,痰多。

1.《吉林中草药》:"解表,清肺,止咳。治感冒,头疼咳嗽,支气管炎等。"

2.《全国中草药汇编》:"解表,化痰,止咳,平喘。主治感冒头痛,咳嗽,哮喘,支气管炎。"

【用法用量】 内服:煎汤,3～15 g;或浸酒。

【选方】 治咳嗽,喘息 映山红 15 g。白酒 500 g,浸5 小时。每次饮酒 1 盅,每日服 2 次。(《吉林中草药》)

2403 迎春花 yíng chūn huā《纲目》

【异名】 金腰带(《群芳谱》),清明花(《贵州民间药物》),金梅花(《云南中草药》)。

【基原】 为木犀科茉莉属植物迎春花的花。

【原植物】 迎春花 *Jasminum nudiflorum* Lindl. 又名:金梅(《滇志》),黄梅(《植物学大辞典》),阳春柳(《云南中草药》),四方消(《陕西中药名录》)。

落叶灌木,直立或匍匐,高 0.3～5 m。小枝四棱形,棱上多少具狭翼。叶对生,三出复叶,小枝基部常具单叶;叶轴具狭翼,叶柄长 3～10 mm;小叶片卵形、长卵形或椭圆形、狭椭圆形,先端锐尖或钝,具短尖头,基部楔形,叶缘反卷;顶生小叶片较大,长 1～3 cm,宽 0.3～1.1 cm,无柄或基部延伸成短柄,侧生小叶片较小;单叶为卵形或椭圆形,有时近圆形。花单生于去年生小枝的叶腋,稀生于小枝顶端;苞片小叶状,披针形、卵形或椭圆形;花梗长 2～3 mm;花萼绿色,裂片 5～6 枚,窄披针形,先端锐尖;花冠黄色,径 2～2.5 cm,花冠管长 0.8～2 cm,向上渐扩大,裂片 5～6 枚,长圆形或椭圆形,长0.8～1.3 cm,先端锐尖或圆钝;雄蕊 2,着生于花冠筒内;子房 2 室。花期 4～5 月。

生于山坡灌丛。分布于四川、云南、西藏、陕西、甘肃。各地有栽培。

本植物的叶(迎春花叶)、根(迎春花根)亦供药用,另设专条。

【栽培】 生物学特性 喜半阴湿润环境,耐寒,耐旱,耐碱,忌涝。对土壤要求不严,但以肥沃为好。

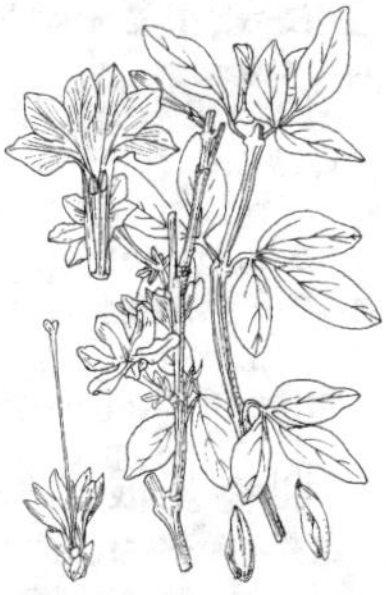

迎春花

繁殖方法 扦插繁殖、分株繁殖或压条繁殖。多用扦插繁殖,于春季进行,成活率很高,分株宜在早春萌芽前进行。压条随时都可进行,新根生出后移栽。

【采收加工】 3～4 月开花时采收,鲜用或晾干。

【药材】 迎春花 *Jasmini Nudiflori Flos* 产于我国长江流域一带及山东、河南、山西、陕西、甘肃、云南、四川等地。

性状 花皱缩成团,展开后,可见狭窄的黄绿色叶状苞片;萼片 5～6 枚,条形或长圆状披针形,与萼筒等长或较长;花冠棕黄色,直径约 2 cm。花冠筒长 1～1.5 cm,裂片通常 6 枚,倒卵形或椭圆形,约为冠筒长的 1/2。气清香,味微涩。

【成分】 含迎春花苷(nudiflosides)A、B、C,jasnudifloside A、B、C、D、E。

【药性】 苦、微辛,平。

1.《贵州民间药物》:"性平,味苦。"

2.《陕西中草药》:"味甘、涩,性平。"

3.《四川药志》1979 年版:"苦、微辛,平。"

【功用主治】 清热解毒,活血消肿。主治发热头痛,咽喉肿痛,小便热痛,恶疮肿毒,跌打损伤。

1.《贵州民间药物》:"解热利尿。治发热头痛,小便热痛。"

2.《贵州草药》:"解毒。治无名肿毒,发高烧。"

【用法用量】 内服:煎汤,10～15 g;或研末。外用:捣敷或调麻油搽。

【选方】 1. 治咽喉肿痛 迎春花 15 g,点地梅、甘草各3 g。水煎服。(《万县中草药》)

2. 治小便热痛 金腰带花、车前草各15 g。煎水服。(《贵州民间药物》)

3. 治肿毒恶疮 迎春花为末,酒调服,出汗即愈。(《卫生易简方》)

2404 迎春花叶 yíng chūn huā yè《纲目》

【基原】 为木犀科茉莉属植物迎春花的叶。

【原植物】 参见"迎春花"条。

【采收加工】 7～10 月采收,鲜用或晒干。

【成分】 叶中含有毛蕊花苷(verbascoside),金石蚕苷(poliumoside),连翘脂苷(forsythoside)B。

【药性】 苦,寒。

1.《纲目》:"苦、涩,平,无毒。"

2.《云南中草药》:"苦,寒。"

【功用主治】 清热,利湿,解毒。主治感冒发热,小便淋痛,外阴瘙痒,肿毒恶疮,跌打损伤,刀伤出血。

1.《纲目》:"治肿毒恶疮。"

2.《中国药用植物图鉴》:"发汗,利尿。"

3.《陕西中草药》:"活血散毒,消肿止痛。主治跌打损伤,刀伤出血。"

4.《四川中药志》1979 年版:"清热解毒,活血散瘀,利尿止痛。用于感冒,小便淋漓涩痛。"

5.《秦岭巴山天然药物志》:"治口腔炎,外阴瘙痒。"

【用法用量】 内服:煎汤,10～20 g。外用:煎水洗;或捣敷。

【选方】 1. 治风热感冒　迎春花茎叶、水荆芥、车前草各10 g。水煎服。

2. 治小便淋漓涩痛　迎春花茎叶、银花藤、马鞭草、车前草各10 g。水煎服。(1、2方出自《四川中药志》1979年版)

3. 治阴道滴虫病　① 迎春花叶尖捣绒消毒后,用纱布包药,晚上塞入阴道,次晨取出。(《云南中草药》)　② 迎春花叶、苦参各适量,水煎冲洗阴道。(《四川中药志》1979年版)

4. 治痈疮肿毒　迎春花花或叶30 g。水煎服;或用嫩尖和叶捣烂外敷患处。(《四川中药志》1979年版)

2405 迎春花根 yíng chūn huā gēn (《四川中药志》)

【异名】 金腰带根(《贵州草药》)。

【基原】 为木犀科茉莉属植物迎春花的根。

【原植物】 参见"迎春花"条。

【采收加工】 9～10月采挖,切片或切段,晒干。

【药性】 苦,平。

1.《贵州草药》:"性平,味苦。"

2.《云南中草药》:"苦,寒。"

3.《四川中药志》1979年版:"苦、微辛,平。"

【功用主治】 清热息风,活血调经。主治肺热咳嗽,小儿惊风,月经不调。

1.《云南中草药》:"清热消炎。"

2.《四川中药志》1979年版:"活血散瘀。"

【用法用量】 内服:煎汤,15～30 g。外用:研末撒或调敷。

【选方】 1. 治热淋,小儿热咳　迎春花3～6 g。水煎服。

2. 治小儿惊风　迎春花根6 g,香油数滴为引,水煎服。(1、2方出自《云南中草药》)

3. 治月经不调　迎春花根30 g,红泽兰根15 g。炖猪肉服。(《四川中药志》1979年版)

4. 治烧伤　迎春花根适量,烧灰,调麻油涂患处;伤面流黄水者,以细粉掺患处。(《万县中草药》)

2406 饭豆 fàn dòu (《日用本草》)

【异名】 白豆(《孙真人食忌》),眉豆、白目豆、甘豆(《广州植物志》),白饭豆(《常见抗癌本草》)。

【基原】 为豆科豇豆属植物饭豇豆的种子。

【原植物】 饭豇豆 *Vigna unguiculata* (L.) Walp. var. *cylindrica* (L.) Ohashi [*Phaseolus cylindricus* L.; *Dolichos catjang* Burm. f.; *V. cylindrica* (L.) Skeels]

一年生草本,高20～40 cm,有时顶端缠绕。三出复叶;叶柄长6～11 cm;顶生小叶片卵状菱形,长5～8 cm,宽4～7.5 cm,先端急尖,基部宽楔形或近圆形,全缘,两侧小叶片斜卵形;托叶长椭圆状披针形,基部着生处下延为短距。总状花序腋生,花2～3朵生于序轴上部;总花梗长4～11 cm,在序轴与总花梗间有一肉质蜜腺;花长约2 cm;萼筒状,浅绿色,萼齿披针形,上面2萼齿常合生;花冠蝶形,黄白色,略带紫色,旗瓣圆形,龙骨瓣弯拱;雄蕊2束(9)+1;子房有胚珠数粒,花柱沿腹面有毛。荚果线状圆柱形,略扁,长7～13 cm。种子5～10颗,长椭圆形或近肾形,长7～9 mm,黄白色,或暗红色。花期7～8月,果期9～10月。

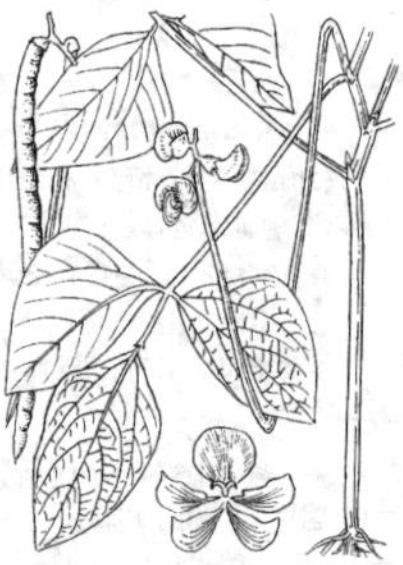

饭豇豆

我国各地均有栽培。

【采收加工】 9～10月果实成熟时采收,剥取种子,晒干。

【药性】 甘、咸,平。归脾、肾经。

1.《孙真人食忌》:"味咸。"

2.《嘉祐本草》:"平,无毒。"

3.《绍兴本草》:"甘,平。"

4.《本草蒙筌》:"走肾经。"

5.《本草求真》:"入肠、胃、肾。"

【功用主治】 补中益气,健脾益肾。主治脾肾虚损,水肿。

1.《孙真人食忌》:"肾病宜食。"

2.《食疗本草》:"补五脏,调中,助十二经脉。"

3.《日华子》:"暖肠胃。"

4.《食物考》:"调中益肾助脉。"

5.《福建药物志》:"调中益气,健脾益肾。"

【用法用量】 内服:煮食,90～150 g。

【选方】 治水肿　白饭豆140 g,蒜米20 g,白糖30 g。水煎服。(《常见抗癌本草》)

【各家论述】 《本草求真》:"白豆,即饭豆中小豆之白者也。气味甘平无毒。按据书载,肾病宜食,并补五脏,暖肠胃,益气和中,兼调经脉。盖缘凡物质大则气浮,质小则气沉,味甘则中守,味咸则入肾。白豆质小味甘,故既能入肾,入血调经,复入大肠与胃,而使中和气益也。然必假以炒熟,则服始见有益,若使仅以生投,保无呕吐泄泻伤中之候乎?须细详之可耳。"

2407 冻青叶 dòng qīng yè (《昆明民间常用草药》)

【异名】 云南冻青叶(《全国中草药汇编》)。

【基原】 为樟科润楠属植物滇润楠的叶。

【原植物】 参见"狗爪樟皮"条。

【采收加工】 冬、春季采收,晒干。

【药性】 苦、涩,凉。

【功用主治】 清热解毒,消肿止痛。主治痄腮,疮毒,水火烫伤,风湿痹痛,跌打骨折。

【用法用量】 外用:研末,以开水、蜂蜜或白酒等调敷。内服:煎汤,10～15 g。

【选方】 1. 治腮腺炎、疮毒　冻青叶、柏枝叶等分,研末,调鸡蛋清外敷。

2. 治水火烫伤　冻青叶研末,紫草皮捣烂,冷开水泡后去渣,二味药混合后外敷。

3. 治风湿,跌打骨折　冻青叶、绿葡萄、升麻、化血丹,研末,用开水、蜂蜜或白酒调敷。(1～3方出自《云南中药志》)

2408 冻绿叶 dòng lǜ yè (《广西民族药简编》)

【异名】 黑午茶(《陕西草药》)。

【基原】 为鼠李科鼠李属植物冻绿的叶。

【原植物】 参见"鼠李"条。

【采收加工】 7～8月采收,鲜用或晒干。

【药性】 苦,凉。

【功用主治】 止痛,消食。主治跌打内伤,消化不良。

【用法用量】 内服:捣烂,冲酒,15～30 g;或泡茶。

【选方】 治跌打内伤　冻绿叶30 g,捣烂冲酒服。(《广西民族药简编》)

2409 冻绿刺 dòng lǜ cì (《湖南药物志》)

【异名】 鸭屎树、野苦楝子、洞皮树、老鹳眼《湖南药物志》,山绿柴、黑鸟枝刺《浙江药用植物志》,黑旦子、偶栗子《新华本草纲要》,冻绿(浙江),冻绿树(安徽)。

【基原】 为鼠李科鼠李属植物圆叶鼠李的茎、叶或根皮。

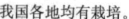

【原植物】 圆叶鼠李 *Rhamnus globosa* Bunge [*R. chlorophora*

Decne.]

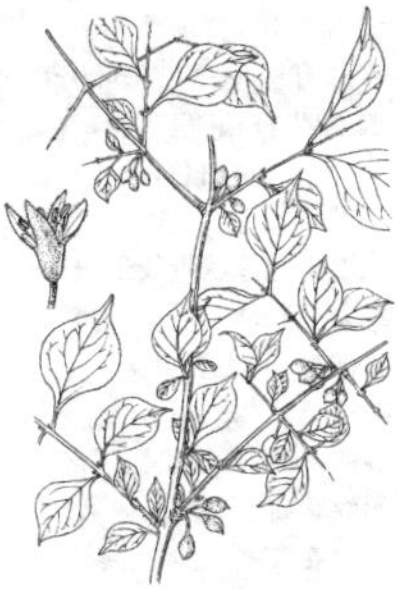
圆叶鼠李

落叶灌木，高2～4 m。小枝对生，灰褐色，顶端具针刺，当年生幼枝被短柔毛。叶近对生，或簇生于短枝上；叶柄长4～6 mm，被密柔毛；托叶线状披针形，宿存，被微毛；叶片近圆形、倒卵状圆形或卵圆形，长2～6 cm，宽1.2～4 cm，先端突尖或短渐尖，基部宽楔形或近圆形，边缘具锯齿，上面绿色，初时被密柔毛，下面淡绿色，被柔毛。花单性，雌雄异株，聚伞花序腋生；花黄绿色，有短柔毛；花萼4裂；花瓣4，匙形；雄蕊4，与花瓣几等长；子房圆球形，花柱2～3浅裂或半裂。核果球形或倒卵状球形，径约6 mm，基部有宿存萼筒，具2分核，成熟时黑色。种子黑褐色，有光泽，背面基部有纵沟。花期5～6月，果期7～10月。

生于海拔1 600 m以下的山坡裸岩旁或灌丛中、山脚乱石堆、沟边，常栽培作绿篱。分布于河北、山西、辽宁、江苏、安徽、浙江、江西、山东、河南、湖南、陕西、甘肃。

【采收加工】 7～11月季采收，晒干。

【药性】 苦、涩，微寒。

【功用主治】 杀虫，下气，祛痰，消食。主治寸白虫，哮喘，瘰疬。

【用法用量】 内服：煎汤，9～15 g。

【选方】 1. 治寸白虫　圆叶鼠李茎叶12 g，柿树根9 g，陈石灰3 g。水煎服。

2. 治哮喘　圆叶鼠李根皮240 g，斑鸠石、海金沙各60 g，鸡蛋9枚。(蛋)煮熟，分3个早晨食完，每次服药汁1小杯。

3. 治瘰疬　圆叶鼠李茎枝30 g。水煎服。(1～3方出自《湖南药物志》)

2410 疔毒草 dīng dú cǎo (《吉林中草药》)

【基原】 为堇菜科堇菜属植物裂叶堇菜的全草或根、根茎。

【原植物】 裂叶堇菜 *Viola dissecta* Ledeb.　又名：深裂叶堇菜(《拉汉种子植物名称》)。

多年生草本。植株高度变化大，花期高3～17 cm，果期高4～34 cm。根茎垂直，缩短，生数条黄白色较粗的须状根。叶基生；叶柄长1.5～24 cm；托叶披针形，约2/3以上与叶柄合生，边缘疏生细齿。叶片圆形、肾形或宽卵形，长1.2～9 cm，宽1.5～10 cm，通常掌状3全裂，两侧裂片具短柄，常2深裂，中裂片3深裂，裂片线形、长圆形或狭卵状披针形，最终裂片全缘。花较大，淡紫色至紫堇色；花梗通常与叶等长或稍超出于叶；在花梗中部以下有2枚线形小苞片；萼片卵形、长圆状卵形或披针形，先端渐尖，边缘狭膜质，具3脉，基部附属物短；花瓣5，不等大；距明显，圆筒形；花柱棍棒状，柱头前方具短喙，喙端具明显的柱头孔。蒴果长圆形或椭圆形，先端尖，果皮坚硬，无毛。花期4～9月，果期5～10月。

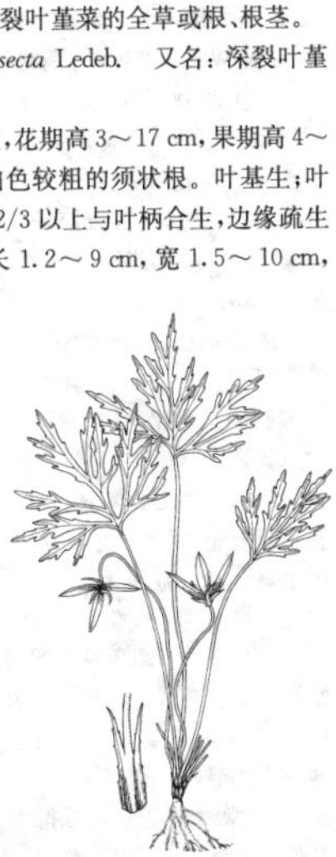
裂叶堇菜

生于山坡草地、林缘、灌丛及田边、路旁。分布于华北、东北及浙江、山东、四川、西藏、陕西、甘肃等地。

【采收加工】 7～10月采挖，鲜用或晒干。

【药性】 《全国中草药汇编》："微苦，凉。"

【功用主治】 清热解毒，利湿消肿。主治疔疮肿毒，麻疹热毒，肺痨，肺炎，胸膜炎，淋浊，白带，肾炎。

1.《吉林中草药》："清热解毒，消痈肿。治无名肿毒，疮疖。"

2.《全国中草药汇编》："治麻疹热毒。"

3.《长白山植物药志》："根及根茎藏医用于治疗肺结核、肺炎及胸膜炎。"

【用法用量】 内服：煎汤，9～15 g；或捣汁。外用：捣敷。

【选方】 1. 治各种疮毒，疖肿　鲜疔毒草适量，白矾少许。共捣如泥，敷患处。

2. 治麻疹热毒　疔毒草9 g，金银花9 g。水煎，每日服2次。

3. 治无名肿毒　鲜疔毒草捣汁，每次1酒杯，每日服2次。(1～3方出自《吉林中草药》)

2411 冷水花 lěng shuǐ huā (《贵州民间药物》)

【异名】 水麻叶、土甘草(《贵州民间药物》)，山羊血、白山羊(《福建药物志》)，甜草(《湖南药物志》)。

【基原】 为荨麻科冷水花属植物冷水花的全草。

【原植物】 冷水花 *Pilea notata* C. H. Wright　又名：长柄冷水麻(《台湾植物志》)。

多年生草本。茎肉质，高25～65 cm，无毛。叶对生，2枚稍不等大；叶柄每对不等长；叶片膜质，狭卵形或卵形，长4～11 cm，宽1.6～4.8 cm，先端渐尖或长渐尖，基部圆形或宽楔形，边缘在基部之上有浅锯齿或浅牙齿，钟乳体条形，在叶两面明显而密，在脉上也有；基出脉3条。雌雄异株；雄花序聚伞状，长达4 cm；雄花直径约1.5 mm，花被片4，雄蕊4，较花被片长，花药白色；雌花序较短而密，长在1.2 cm以下；雌花花被片3，狭卵形，中间1枚较长，外面具钟乳体，柱头画笔头状。瘦果卵形，淡黄色，表面有疣状点。花期7～9月，果期9～11月。

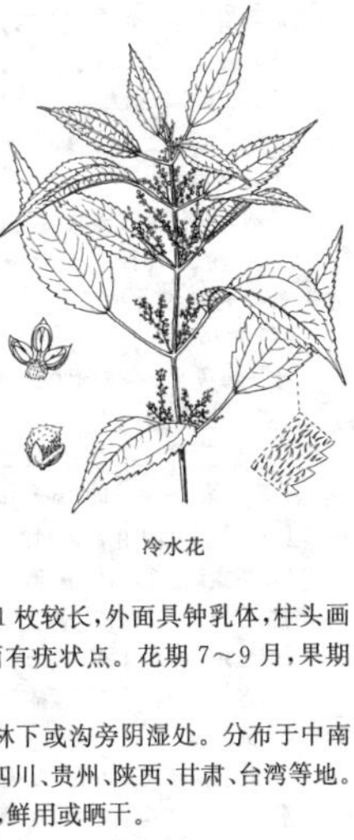
冷水花

生于海拔350～1 400 m的林下或沟旁阴湿处。分布于中南及江苏、浙江、安徽、福建、江西、四川、贵州、陕西、甘肃、台湾等地。

【采收加工】 7～10月采收，鲜用或晒干。

【药性】 淡、微苦，凉。

1.《贵州民间药物》："性凉，味淡、微苦。"

2.《湖南药物志》："微甘、酸，微凉，无毒。"

【功用主治】 清热利湿，消肿散结，健脾和胃。主治湿热黄疸，赤白带下，淋浊，尿血，小儿夏季热，疟母，消化不良，跌打损伤。

1.《贵州民间药物》："利湿，清热，退黄。"

2.《全国中草药汇编》："治黄疸，肺结核。"

3.《福建药物志》："破结消肿。主治疟母，跌打损伤，外伤感染。"

4.《湖南药物志》："清热利湿，生津止渴，退黄护肝，和胃补虚。"

【用法用量】 内服：煎汤，15～30 g；或浸酒。外用：捣敷。

【宜忌】 《贵州民间药物》："孕妇忌服。"

【选方】 1. 治急性黄疸型肝炎 冷水花全草 30 g,田基黄 30 g,黄毛耳草 30 g。水煎服。(《湖南药物志》)

2. 治肺痨 水麻叶 30 g。泡酒服。(《贵州草药》)

3. 治小儿夏季热,消化不良,神经衰弱 冷水花全草、淮山药各 30 g。炖猪瘦肉或鸡蛋吃。(《湖南药物志》)

4. 治疟母 冷水花 95 g,鸡 1 只宰净,放鸡腹内,酒炖服。

5. 治跌打损伤 冷水花 30 g。酒水各半,炖服。(4、5 方出自《福建药物志》)

2412 冷杉果 lěng shān guǒ (《四川中药志》)

【基原】 为松科冷杉属植物苍山冷杉的种子。

【原植物】 苍山冷杉 *Abies delavayi* Franch. 又名:高山枞(《中国裸子植物志》),塔杉(《山西中草药》)。

常绿乔木,高达 25 m,胸围达 1 m。树皮灰褐色,粗糙,纵裂;大枝平展,树冠塔形。小枝无毛,一年生枝红褐色或褐色,二至三年生枝暗褐色。叶密生,辐射伸展,或枝条下面之叶排成 2 列,上面之叶斜上伸展,条形,通常微呈镰状,边缘向下反卷,长 0.8~3.2 cm,宽 1.7~2.5 mm,先端凹缺,上面亮绿色,下面中脉两侧各有 1 条粉白色气孔带,白粉带常被反卷的叶缘遮盖;树脂道 2 个,边生。雌雄同株,球花单生于去年枝上的叶腋,雄球花呈穗状圆柱形,下垂;雌球花直立。球果圆柱形或卵状圆柱形,长 6~10 cm,径 3~4 cm,熟时黑色,被白粉,有短梗;中部种鳞扇状四方形,苞鳞露出,先端有急尖的长尖头,外曲。种子窄三角状卵形,种翅较种子为短。花期 5 月,果熟期 10 月。

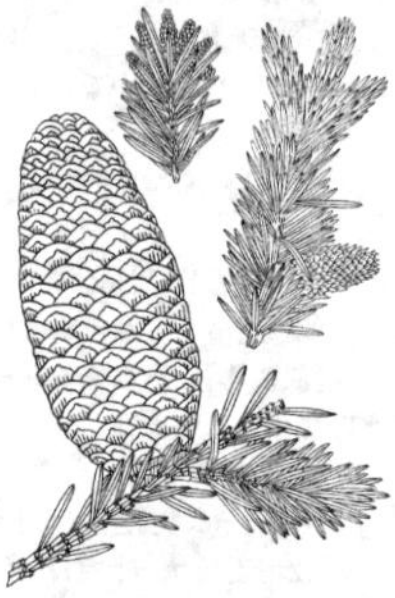
苍山冷杉

生于海拔 2 800~4 400 m 的高山地带,多为纯林。分布于四川、云南、西藏等地。

【采收加工】 9~10 月球果近成熟时采摘,轻轻打下鳞片及种子,然后筛出种子,生用或炒用。

【药性】 《四川中药志》1960 年版:"性温,味辛,无毒。"

【功用主治】 《四川中药志》1960 年版:"理气散寒,治发痧气痛、胸腹冷痛及小肠疝气等症。"

【用法用量】 内服:煎汤,9~12 g;或浸酒;或煅存性研末。

【选方】 1. 治胃寒、腹痛 冷杉果 6 g,胡椒、吴茱萸各 3 g。研末,兑酒冲服。

2. 治小肠疝气 冷杉果、荔枝核、山茴香、澄茄、橘核各 6 g。水煎服。(1、2 方出自《青岛中草药手册》)

2413 辛夷 xīn yí (《本经》)

【异名】 辛矧、侯桃、房木(《本经》),辛雉(《甘泉赋》),迎春(《本草拾遗》),木笔花(《蜀本草》),毛辛夷(《山西中药志》),姜朴花(《四川中药志》)。

【基原】 为木兰科木兰属植物望春玉兰、玉兰、武当玉兰等的干燥花蕾。

【原植物】 1. 望春玉兰 *Magnolia biondii* Pamp. [*M. fargesii* (Finet et Gagnep.) Cheng]

落叶乔木,高 6~12 m。小枝黄绿色或淡棕黄色,光滑或近梢处有毛;冬芽卵形,苞片密生淡黄色茸毛。单叶互生;叶柄长 1~2 cm,基部有托叶痕;叶片长圆状披针形或卵状披针形,长 10~18 cm,宽 3.5~6.5 cm,先端渐尖,基部圆形或楔形,全缘,表面深绿色,光滑,背面淡绿色,沿脉有疏毛。花先叶开放,单生枝顶,呈钟状,直径 6~8 cm,白色,外面基部带紫红色,芳香;外轮花被 3,萼片状近线形,长约为花瓣的 1/4;中、内轮花被各 3,匙形,长 4~8 cm,宽约 2.5 cm;雄蕊多数,在伸长的花托下部螺旋状排列;雌蕊多数,排列在花托上部。聚合蓇葖果,圆筒形,稍扭曲,木质,长 8~13 cm。种子倒卵形,深红色。花期 2~3 月,果期 9 月。

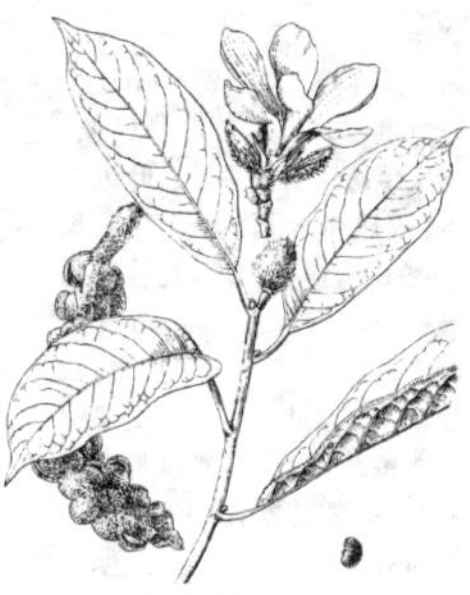
望春玉兰

生于海拔 400~2 400 m 的山坡林中。分布于河南西部、湖北西部及四川、陕西南部、甘肃等地。

2. 玉兰 *M. denudata* Desr. [*M. heptapeta* (Buchoz) Dandy; *M. obovata* Thunb. var. *denudata* (Desr.) DC.]。

本种与望春玉兰的区别在于:小枝粗壮,被柔毛;叶片通常倒卵形、宽倒卵形,先端宽圆、平截或稍凹缺,常具急短尖,基部楔形,叶柄及叶下面有白色细柔毛。花被 9 片,白色,有时外面基部红色,倒卵状长圆形。花期 2~3 月,果期 8~9 月。

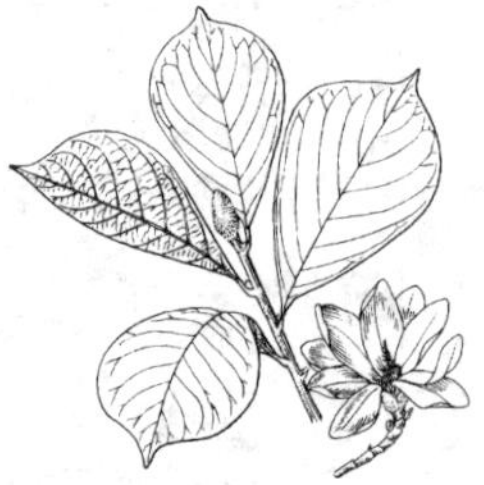
玉 兰

生于海拔 1 200 m 以下的常绿阔叶树和落叶阔叶树混交林中,现庭园普遍栽培。分布于浙江、安徽、江西、湖南、广东等地。

3. 武当玉兰 *M. sprengeri* Pamp. [*M. denudata* Desr. var. *purpurascens* (Maxim.) Rehd. et Wils.; *M. denudata* Desr. var. *elongata* Rehd. et Wils.] 又名:湖北木兰(《中国树木分类学》)。

与上两种区别在于:叶先端急尖、急渐尖或具突起的小尖头。花被片 12~14,外面玫瑰红色,里面较淡,有深紫色纵纹。花期 3 月,果期 6~7 月。

生于海拔 1 300~2 000 m 的常绿、落叶阔叶混交林中。分布于河南、湖北、四川、陕西、甘肃等地。

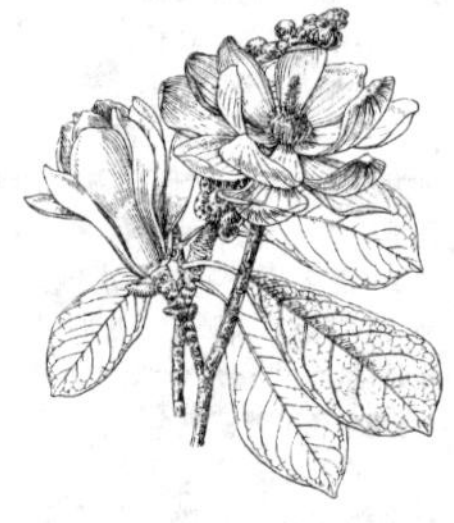
武当玉兰

【栽培】 生物学特性 喜温暖湿润、阳光充足环境,较耐寒、耐旱,忌积水。以选阳光充足、肥沃、酸性或微酸性的砂壤土栽培为宜。

繁殖方法 多用种子繁殖,嫁接繁殖、扦插繁殖或压条繁殖亦可。种子繁殖:应选 15 年生以上健壮母株采种,用层积法贮藏种子,3 月中、下旬,在苗床上按行距 33 cm 开深 3~4 cm 的沟,将种子按株距 3 cm 播入沟内,覆土与沟面平,轻轻压实。幼苗期要遮荫,经常喷水,及时中耕除草,结合浇水适施稀薄人畜粪水或尿素等。培育 2 年,即可定植。嫁接繁殖:芽接、枝接(切接、劈接)均可,但因辛夷砧木髓心大,所以芽接比枝接成活率高。在初春幼芽萌发前和秋季新梢成熟后进行芽接为宜。砧木以2～3年生，茎粗1～1.5 cm木兰实生苗为优，接穗应选一年生粗壮枝条上的饱满芽体，采用削芽腹接法。扦插繁殖：在5月初～6月中旬，选择幼年树的当年生健壮枝条长10～12 cm，留叶2片，下端切口留芽带踵，在10^{-3}吲哚丁酸溶液中快速蘸一下，随即扦插。苗床用干净湿砂做成，按行株距15 cm×4 cm插入，使叶片倒向一边，切勿重叠或贴地。插后浇透水，用塑料薄膜覆盖，其上再盖草帘遮荫。插条成活后，要勤除草、追肥。培育1年即可定植。一般在秋季落叶和早春萌芽前定植。

田间管理　定植后至成林前，每年在夏、秋两季各中耕除草1次，并将杂草覆盖根际。定植时应施足基肥，在冬季适施堆肥，或在春季施人畜粪水，促进苗木迅速成林。始花后，每年应在冬季增施过磷酸钙，使蕾壮花多。为了控制树形高大，矮化树干，主干长至1 m高时打去顶芽，促使分枝。在植株基部选留3个主枝，向四方发展，各级侧生短、中枝条一般不剪，长枝保留20～25 cm。每年修剪的原则是，以轻剪长枝为主，重剪为辅，以截枝为主，疏枝为辅，在8月中旬还要注意摘心，控制顶端优势，促其翌年多抽新生果枝。

病虫害防治　病害有根腐病，可用50%甲基托布津1 000～1 500倍液浇注根部。虫害有大蓑蛾，可捕杀。

【采收加工】 2～3月，齐花梗处剪下未开放的花蕾，白天置阳光下曝晒，晚上堆成垛发汗，使里外干湿一致。晒至五成干时，堆放1～2日，再晒至全干。如遇雨天，可烘干。

【药材】 辛夷 *Magnoliae Flos*　望春花主产于河南、四川、陕西、湖北等地；玉兰主产于浙江、安徽、江西；武当玉兰主产于四川、湖北、陕西等地。

性状　望春花　花蕾呈长卵形，似毛笔头，长1.2～2.5 cm，直径0.8～1.5 cm。基部常具短梗，长约5 mm，梗上有类白色点状皮孔。苞片2～3层，每层2片，两层苞片间有小鳞芽，苞片外表面密被灰白色或灰绿色茸毛，内表面类棕色，无毛。花被片9，类棕色，外轮花被片3，条形，约为内两轮长的1/4，呈萼片状，内两轮花被片6，每轮3，轮状排列。雄蕊和雌蕊多数，螺旋状排列。体轻，质脆。气芳香，味辛凉而稍苦。

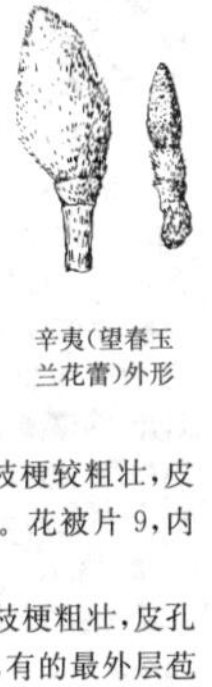

辛夷(望春玉兰花蕾)外形

玉兰　长1.5～3 cm，直径1～1.5 cm。基部枝梗较粗壮，皮孔浅棕色。苞片外表面密被灰白色或灰绿色茸毛。花被片9，内外轮同型。

武当玉兰　长2～4 cm，直径1～2 cm。基部枝梗粗壮，皮孔红棕色。苞片外表面密被淡黄色或淡黄绿色茸毛，有的最外层苞片茸毛已脱落而呈黑褐色。花被片10～12(15)，内外轮无显著差异。

鉴别　(1) 粉末特征：灰绿色或淡黄绿色。非腺毛甚多，散在，多碎断；完整者2～4细胞，亦有单细胞，壁厚4～13 μm，基部细胞短粗膨大，细胞壁极度增厚似石细胞。石细胞多成群，呈椭圆形、不规则形或分枝状，壁厚4～20 μm，孔沟不甚明显，胞腔中可见棕黄色分泌物。油细胞较多，类圆形，有的可见微小油滴。苞片表皮细胞扁方形，垂周壁连珠状。

(2) 薄层色谱：取本品粗粉1 g，加氯仿10 ml，密塞，超声处理30分钟，滤过，滤液蒸干，残渣加氯仿2 ml使溶解，作为供试品溶液。另取木兰脂素对照品，加甲醇制成每1 ml含1 mg的溶液，作为对照品溶液。吸取上述两种溶液各2～10 μl，分别点于同一以羧甲基纤维素钠为黏合剂的硅胶H薄层板上，以氯仿-乙醚(5∶1)为展开剂，展开，取出，晾干，喷以10%硫酸乙醇溶液，在90 ℃加热至斑点显色清晰。供试品色谱中，在与对照品色谱相应的位置上，显相同的紫红色斑点。

品质标志　《中华人民共和国药典》2010年版规定：本品含挥发油不得少于1.0%(ml/g)；照高效液相色谱法测定，本品含木兰脂素($C_{23}H_{28}O_7$)不得少于0.40%。

【成分】 1. 望春玉兰　花蕾含挥发油3.4%，其中主成分为β-蒎烯(β-pinene)，1，8-桉叶素(1，8-cineole)及樟脑(camphor)，还含：α-蒎烯(α-pinene)，α及β-水芹烯(phellandrene)，香桧烯(sabinene)，α及γ-松油烯(terpinene)，叔丁基苯(*tert*-butylbenzene)，水化香桧烯(sabinene hydrate)，沉香醇(agarol)，α及β-松油醇(terpineol)，4-松油醇(4-terpineol)，β-榄香烯(β-elemene)，顺式及反式的丁香烯(caryophyllene)，β-芹子烯(β-selinene)，β，γ及δ-荜澄茄烯(cadinene)，香榧醇(torreyol)，4-松油醇，莰烯(camphene)，蒈烯(carene)，α及γ-松油醇(terpineol)，水化香桧烯，聚伞花素(cymene)，α-松油烯，甲基庚烯酮(methyl heptenone)，樟脑，乙酸龙脑酯(bornyl acetate)，丁香烯，α-葎草烯(α-humulene)，双环榄香烯(bicyc loelemene)，柠檬醛(citral)a、b，香茅醇(citronellol)，牻牛儿醇(geraniol)，甲基丁香油酚(methyleugenol)，榄香醇(elemol)，香榧醇，橙花叔醇(nerolidol)，荜澄茄油烯(cubebene)，金合欢醇(farnesol)，反牻金合欢醛(farnesal)，芳樟醇(linalool)，反式水化香桧烯(*trans*-sabinene hydrate)，δ-荜澄茄烯，邻苯二甲酸二乙酯(diethyl phthalate)等。花蕾还含木脂素成分：松脂酚二甲醚(pinoresinol dimethyl ether)，望春花素(magnolin)，鹅掌楸树脂醇B二甲醚(lirioresinol B dimethyl ether)，发氏玉兰素(fargesin)，刚果荜澄茄脂素(aschantin)，去甲氧基刚果荜澄茄脂素(demethoxy aschantin)，望春玉兰脂素(biondinin)A，玉兰脂素(denuda-tin)B，发氏玉兰脂酮(fargesone)A、B、C。

2. 玉兰　花蕾和花分别含挥发油0.29%～0.67%和0.08%～0.09%，其中主成分是1，8-桉叶素，还含α及β-蒎烯，莰烯，香桧烯，β-月桂烯，柠檬烯，对聚伞花素(*p*-cymene)，顺式的3-己烯-1-醇(3-hexen-1-ol)，顺式及反式的芳樟醇氧化物(linalooloxide)，正十五烷(*n*-pentadecane)，α-玷㺃烯(α-copaene)，β-旁波烯(β-bourbonene)，右旋的4-松油醇，左旋的乙酸龙脑酯，β-丁香烯，α-松油醇，α-葎草烯，α及γ-衣兰油烯(muurolene)，大牻牛儿烯(germacrene)D，α-乙酸香茅醇酯(α-citronellyl acetate)，β-芹子烯，乙酸牻牛儿醇酯(geranyl acetate)，α、γ及δ-荜澄茄烯，牻牛儿醇，对聚伞花素-8-醇(*p*-cymen-8-ol)，菖蒲烯(calamenene)，正十九烷(*n*-nonadecane)，丁香烯氧化物(caryophyllene oxide)，右旋反式橙花叔醇(*trans*-nerolidol)，榄香醇，β-桉叶醇(β-eudesmol)等。花还含黄酮类成分：芸香苷(rutin)，槲皮素-7-葡萄苷(quercetin-7-glucoside)。

3. 武当玉兰　花蕾含挥发油，其中主成分是乙酸龙脑酯，反式丁香烯，丁香烯氧化物，β-桉叶醇，还含α及β-蒎烯，莰烯，月桂烯，柠檬烯，桉叶素，γ-松油烯，对聚伞花素，樟脑，芳樟醇，葎草烯，香橙烯(aromadendrene)，佛术烯(eremophilene)，顺式及反式-β-金合欢烯(β-farnesene)，芳-姜黄烯(*ar*-curcumene)，γ-荜澄茄烯，α及γ-衣兰油烯，香茅醇，菖蒲烯，甲基丁香油酚，榄香醇，γ-桉叶素，香榧醇等。

【药理】 1. 抗过敏与抗炎作用　大鼠腹腔肥大细胞组胺释放抑制试验及被动皮肤变态反应(PCA)试验表明，辛夷水提取物有抑制组胺释放作用，水和甲醇提取物对PCA有抑制作用，其有效成分为腺苷类化合物。辛夷挥发油也有明显抗过敏作用，其对慢性反应物质(SRS-A)、组胺和乙酰胆碱(Ach)所致豚鼠离体回肠收缩的ID_{50}分别为30 μg/ml、18 μg/ml和18 μg/ml，对SRS-A所致豚鼠肺条收缩，卵蛋白致敏豚鼠回肠的过敏性收缩和过敏性哮喘也有明显拮抗作用。用致敏豚鼠回肠法和小鼠皮肤毛细血管通透性试验观察发现辛夷有明显的抗过敏作用，有明显抑制组胺引起的毛细血管通透性增高的作用。辛夷挥发油能显著抑制磷酸组胺、氯化乙酰胆碱引起的豚鼠离体回肠收缩，对致敏豚鼠离体回肠的过敏性收缩有较强的抑制作用，并能明显阻止大鼠肥大细胞脱颗粒。辛夷挥发油能够降低炎症组织毛细血管的通透性，抑制炎症性肿胀,抑制炎症介质的产生,但不影响肾上腺皮质激素的合成与分泌,其抗炎性肿胀作用也不依赖于肾上腺的存在。

2. 降压作用　辛夷酊剂 0.1～0.2 g(生药)/kg 静脉注射,1.0 g(生药)/kg 腹腔注射或肌内注射对麻醉犬或大鼠均有显著降压作用;0.1～0.2 g(生药)/kg 肌内注射对未麻醉犬也有降压作用,剂量增至 1 g(生药)/kg 时,血压可降低 45%。对原发性肾性高血压犬,辛夷 0.5 g/kg 口服,每日 3 次,2 星期后有显著降压作用。对实验性肾性高血压大鼠 1.0 g(生药)/kg 肌内注射也有显著降压作用,每日 1 g(生药)/kg 腹腔注射有明显治疗作用,而口服无效。

3. 子宫兴奋作用　辛夷煎剂和流膏能兴奋子宫,在未明显影响呼吸和血压的剂量时,无论静注和灌胃给药,都呈现这种作用,其中的成分是溶于水及乙醇的非挥发性物质。

4. 抗血小板作用　望春花花蕾所含木质素类成分能对抗血小板活化因子(PAF)的作用,抑制其与兔血小板的结合,其 ED_{50} (μmol/L)分别为发氏玉兰素 1.3,松脂酚二甲醚 1.7,去甲氧基刚果荜澄茄脂素 2.8,望春花素 4.4,鹅掌楸树脂醇 B 二甲醚 5.2 和刚果荜澄茄脂素 10.0。

5. 其他作用　望春花花蕾的酚性生物碱对蛙腹直肌及坐骨神经缝匠肌标本有箭毒样作用,而水煎剂对蛙腹直肌有乙酰胆碱样作用。望春花花蕾的氯仿提取物对豚鼠带结肠(taenia coli)有阻 Ca^{2+} 作用,其有效成分为木脂素类成分发氏玉兰脂酮 A, B, C 和玉兰脂素 B。小鼠耳郭微循环的实验证明,辛夷挥发油溶液局部应用不改变血管管径大小,但可增加血流速度,改善微循环。

毒性　辛夷酊剂(去醇)大鼠腹腔注射 LD_{50} 为 22.5 g(生药)/kg,小鼠为 19.9 g(生药)/kg,中毒症状有不安,呼吸减慢,耳壳及脚掌血管扩张、发绀,最后惊厥致死。1～2 小时不死者可逐渐恢复。亚急性毒性试验,醇浸膏 18 和 9 g(生药)/kg,水浸膏 30 和 15 g(生药)/kg 给大鼠灌胃,连续 1 个月,各项生化指标及病理切片未见异常。

【炮制】 1. 辛夷　取原药材,除去杂质、残留的枝梗及灰屑。

2. 炒辛夷　取辛夷,除去杂质,用清炒法炒至绒毛呈黑色为度,取出,筛去灰屑。

3. 蜜辛夷　先将蜜熬至红黄色,加入碎辛夷花,炒至不粘手为度,取出放凉。每辛夷花 100 kg,用炼蜜 12 kg。

饮片性状　辛夷参见"药材"项。炒辛夷形如辛夷,呈微黑色。蜜辛夷形如辛夷,呈黄色,有蜜香气。

贮干燥容器内,炒辛夷、蜜辛夷密闭,置阴凉干燥处。

【药性】 辛,温。归肺、胃经。

1.《本经》:"味辛,温。"

2.《别录》:"无毒。"

3.《滇南本草》:"味辛、微苦,性温。"

4.《纲目》:"气味俱薄,浮而散,阳也。入手太阴、足阳明经。"

5.《本草新编》:"入肺、胆二经。"

【功用主治】 散风寒,通鼻窍。主治风寒头痛,鼻塞,鼻渊,鼻流浊涕。

1.《本经》:"主五脏身体寒热,风头脑痛,面䵟。久服下气,轻身明目,增年耐老。"

2.《别录》:"温中解肌,利九窍,通鼻塞、涕出,治面肿引齿痛,眩冒,身兀兀如在车船之上者。生须发,去白虫。"

3.《药性论》:"能治面生䵟皰。面脂用,主光华。"

4.《日华子》:"通关脉,明目。治头痛、憎寒、体噤、瘙痒。"

5.《滇南本草》:"治脑漏鼻渊,祛风,新瓦焙为末。治面寒疼,胃气疼,热酒服。"

6.《玉楸药解》:"泄肺降逆,利气破壅。"

7.《医林纂要》:"快胃气,泻肺邪,通关利窍,去热祛风。亦能解肌发汗。"

【用法用量】 内服:煎汤,3～10 g,宜包煎;或入丸、散。外用:研末搐鼻;或以其蒸馏水滴鼻。

【宜忌】 阴虚火旺者慎服。

1.《本草经集注》:"芎䓖为之使。恶五石脂,畏菖蒲、蒲黄、黄连、石膏、黄环。"

2.《本草经疏》:"辛香走窜之性,气虚人不宜服,虽偶感内寒,鼻窍不通,亦不得用。头脑痛属血虚火炽者不宜用。齿痛属胃火者不宜用。"

3.《本草求原》:"气虚火盛者忌服。"

【选方】 1. 治鼻渊　辛夷半两,苍耳子二钱半,香白芷一两,薄荷叶半钱。上并晒干,为粗末。每服二钱,用葱、茶清食后调服。(《济生方》苍耳散)

2. 治鼻渊、鼻鼽、鼻窒、鼻疮及痘后鼻疮　用辛夷研末,入麝少许,葱白蘸入(鼻)数次,甚良。(《纲目》)

3. 治鼻尖微赤及鼻中生疮　辛夷碾末,入脑、麝少许。绵裹纳之。(《丹溪心法》)

4. 治鼻内窒塞不通,不得喘息　辛夷、芎䓖各一两,细辛(去苗)七钱半,木通半两。上为细末,每用少许,绵裹塞鼻中,湿则易之。五七日瘥。(《证治准绳》芎䓖散)

5. 治鼻塞不知香臭味　皂角、辛夷、石菖蒲等分。为末,绵裹塞鼻中。(《梅氏验方新编》)

6. 治齿牙作痛,或肿或牙龈浮烂　辛夷一两,蛇床子二两,青盐五钱。共为末掺之。(《本草汇言》)

【临床报道】 治疗鼻炎及鼻窦炎　① 取辛夷花 3 g,偏风寒犯肺者加藿香 10 g,偏风热壅盛者加槐花 10 g。放入杯中,用开水冲,闷 5 分钟左右,频饮,每日 1～2 剂。治疗过敏性鼻炎 120 例,痊愈 67 例,显效 29 例,好转 18 例,无效 6 例,总有效率为 95%。② 用蒸馏法将辛夷制成 30% 辛夷注射液。先以 1% 狄卡因麻黄素棉片麻醉收敛双侧下鼻甲前端 3～5 分钟,于每侧下鼻甲前端黏膜下各注入辛夷注射液 1 ml,放入棉球压迫,30 分钟后取出,隔日 1 次,10 次为 1 个疗程。治过敏性鼻炎 202 例,结果暂时治愈 148 例,好转 50 例,无效 4 例,总有效率为 98.1%。鼻腔分泌物涂片镜检,嗜酸粒细胞明显减少或消失,说明本剂能抑制过敏反应。③ 取辛夷 200 g,加水蒸馏得液 500 ml,用棉片浸湿塞入鼻腔,亦可用辛夷蒸馏液滴鼻。治疗过敏性鼻炎 82 例,慢性鼻炎 18 例。结果:过敏性鼻炎和慢性鼻炎基本治愈率分别为 80.49% 和 66.6%;好转率分别为 18.2% 和 27.7%。有效病例多数在用药 1～2 次见效。一般第一、第二次用药时鼻腔分泌物增多,待排出后通气立即改善。本药对肥厚性鼻炎通气作用欠佳。④ 取辛夷花经蒸馏加 0.2% 桉叶油配制成 2% 溶液,每用 2 ml 行上颌窦穿刺冲洗,每星期 1 次,治疗慢性上颌窦炎 40 例 62 个窦腔,结果 28 个窦腔治愈,22 个窦腔好转,12 个窦腔无效。本法与青霉素疗效相等,且无副作用。

【各家论述】 1.《纲目》:"鼻气通于天,天者,头也、肺也。肺开窍于鼻,而阳明胃脉环鼻而上行。脑为元神之府,而鼻为命门之窍,人之中气不足,清阳不升,则头为之倾,九窍为之不利。辛夷之辛温走气而入肺,其体轻浮,能助胃中清阳上行通于天,所以能温中治头面目鼻九窍之病。"

2.《本草汇言》:"辛夷,温肺气,通鼻窍之药也。故善走三阳,除风寒风湿于头面耳鼻齿牙诸分,若头眩昏冒,兀兀如欲吐;若面肿面痒,隐隐如虫行;若耳闻耳鸣,或痒或痛;若鼻渊鼻塞,或胀或疮;若齿痛齿肿,或牙龈浮烂等证,咸宜用之。此药辛温上达,能解肌散表,芳香清洁,能上窜头目,逐阳分之风邪,疏内窍之寒郁,则诸证自愈矣。"

3.《本草新编》:"辛夷,通窍而上走于脑舍,(治)鼻塞鼻渊之症,无他用,存之以备用可耳。且辛散之物多用,则真气有伤,可暂用而不可久用也。"

2414 **羌活** qiāng huó《本经》

【异名】 羌青、护羌使者(《本经》),胡王使者(《吴普本草》),羌滑(《本草蒙筌》),退风使者(《国药的药理学》),黑药(《青海药材》)。

【基原】 为伞形科羌活属植物羌活或宽叶羌活的根茎和根。

【原植物】 1. 羌活 *Notopterygium incisum* Ting ex H. T. Chang 又名:裂叶羌活(《中药志》),竹节羌活(四川马尔康)。

多年生草本,高 60～150 cm。根茎粗壮,圆柱形或不规则块状,暗棕色至棕红色,顶端有枯萎叶鞘,有特殊香气。茎直立,圆柱形,中空,表面淡紫色,有纵直细条纹。基生叶及茎下部叶有长柄,叶柄由基部向两侧扩展成膜质叶鞘,抱茎;叶片为三出三回羽状复叶,小叶 3～4 对,末回裂片卵状披针形至长圆卵形,长 2～5 cm,宽 0.5～2 cm,边缘缺刻状浅裂至羽状深裂;茎上部叶简化成鞘状,近无柄,先端有羽状分裂的小叶片。复伞形花序顶生或腋生,直径 3～13 cm,侧生者常不育,总苞片 3～6,线形,早落;伞辐 7～18(～39),长 2～10 cm;小伞形花序直径 1～2 cm,小总苞片 6～10,线形;花多数,萼齿卵状三角形;花瓣 5,白色,倒卵形,先端钝而内凹;雄蕊的花丝内弯,黄色;花柱 2,很短,花柱基平压,稍隆起。分果长圆形,长 4～6 mm,宽约 3 mm,主棱均扩展为宽约 1 mm的翅;油管明显,每棱槽内 3～4,合生面 5～6;胚乳腹面内凹成沟槽状。花期 7～9 月,果期 8～10 月。

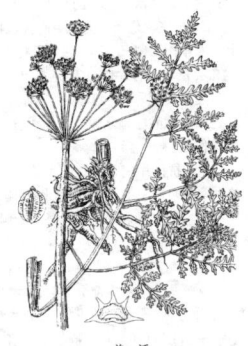

羌 活

生于海拔 2 000～4 200 m 的林缘、灌丛下、沟谷草丛中。分布于四川、西藏、陕西、甘肃、青海等地。

2. 宽叶羌活 *N.franchetii* de Boiss.(*N. forbesii* de Boiss) 又名:福氏羌活(《中药志》)。

本种与羌活的区别点在于:植株高 80～180 cm。叶片大,三出二至三回羽状复叶,末回裂片长圆状卵形至卵状披针形,长 3～8 cm,宽 1～3 cm,先端钝或渐尖,基部略带楔形,边缘有粗锯齿,脉上及叶缘有微毛;茎上部叶少数,叶片简化,仅有 3 小叶。复伞形花序有伞辐 10～17(～23),花瓣淡黄色。分生果近圆形,长约 5 mm,宽约 4 mm;每棱槽内有油管 3～4,合生面有油管 4。花期 7～8月,果期 8～9月。

生于海拔 1 700～4 500 m 的林缘及灌丛内。分布于山西、内蒙古、湖北、四川、陕西、甘肃、青海、宁夏等地。

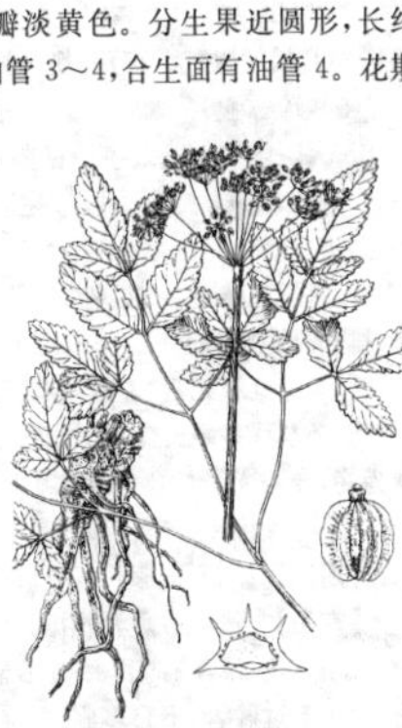

宽叶羌活

【栽培】 生物学特性 喜凉爽湿润气候,耐寒,稍耐荫。适宜在土层深厚、疏松、排水良好、富含腐殖质的砂壤土栽培,不宜在低温地区栽种。

繁殖方法 种子繁殖或根茎繁殖。种子繁殖:秋季采收成熟种子,晒干,于春季解冻后直播,按行距 33 cm,穴距 23～27 cm开穴,深 5～7 cm,每穴播种子 10 多粒,盖堆肥或腐殖质土为 1～2 cm,浇水。根茎繁殖:于秋季或春季收获时进行,选具有芽的根茎,切成小段,每段有 1～2 芽。条栽,按行距 33 cm开沟,沟深 15～17 cm,宽 15 cm,把根茎横放沟内,每隔 8～10 cm 放 1 段,盖土杂肥或细土 14～16 cm,浇水。

田间管理 种子直播的苗高 8～10 cm 时匀苗、补苗,每穴留苗 2～3 株。生长期中每年中耕除草 3 次,结合追肥。冬季培土越冬,施腐熟厩肥、堆肥、土杂肥、过磷酸钙等。用根茎繁殖的,除无匀苗工作外,其余管理与直播相同。

病虫害防治 虫害主要是蚜虫,春、夏季发生,可用1∶1∶10烟草石灰水防治。

【采收加工】 栽培 3～4 年秋季倒苗后至早春萌芽前挖取根茎,砍去芦头,切成 10～13 cm 长的短节,晒干或烘干。

【药材】 羌活 *Notopterygii Rhizoma et Radix* 主产于四川、云南、甘肃、青海等地。以四川为主产区者称川羌,川羌中多为蚕羌。西北地区为主产区者称西羌,西羌中多为大头羌、竹节羌和条羌。

商品规格 川羌分蚕羌、条羌二等;西羌分蚕羌、大头羌、条羌三等;出口商品分蚕羌、羌王、副羌三等。

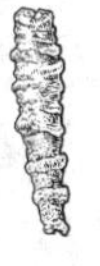

羌活(根茎)外形

性状 羌活 为圆柱形略弯曲的根茎,长 4～13 cm,直径 0.6～2.5 cm。顶端具茎痕。表面棕褐色至黑褐色,外皮脱落处呈黄色。节间缩短,呈紧密隆起的环状,形似蚕(习称蚕羌);或节间延长,形如竹节状(习称竹节羌)。节上有多数点状或瘤状突起的根痕及棕色破碎鳞片。体轻,质脆,易折断。断面不平整,有多数裂隙,皮部黄棕色至暗棕色,油润,有棕色油点,木部黄白色,射线明显,髓部黄色至黄棕色。气香,味微苦而辛。

宽叶羌活 根茎类圆柱形,顶端具茎及叶鞘残基,根类圆锥形,有纵皱纹及皮孔;表面棕褐色,近根茎处有较密的环纹,长 8～15 cm,直径 1～3 cm(习称条羌)。有的根茎粗大,不规则结节状,顶部具数个茎基,根较细(习称大头羌)。质松脆,易折断。断面较平坦,皮部浅棕色,木部黄白色。气味较淡。

鉴别 (1) 粉末特征:棕黄色。分泌道纵断面分泌细胞多狭长,壁薄或稍厚,内有淡黄色分泌物及淀粉粒溶化后的痕迹;并有金黄色条状分泌物。薄壁细胞纵长条形,常含淡黄色分泌物或油滴。导管为网纹、具缘纹孔。木栓细胞内充满黄棕色或棕色物。

(2) 取粉末 0.5 g,加入乙醚适量,冷浸 1 小时,滤过,滤液浓缩至 1 ml,加 7%盐酸羟胺甲醇液 2～3 滴、20%氢氧化钾乙醇液 3 滴,在水浴上微热,冷却后,加稀盐酸调节 pH 至3～4,再加 1%三氯化铁乙醇溶液 1～2 滴,于醚层界面处显紫红色(检查香豆素和内酯类)。

品质标志 《中华人民共和国药典》2010 年版规定:本品含挥发油不得少于 1.4%(ml/g);照高效液相色谱法测定,以干燥品计,含羌活醇($C_{21}H_{22}O_5$)和异欧前胡素($C_{16}H_{14}O_4$)的总量不得少于 0.40%。

【成分】 1. 羌活 根茎含香豆素类化合物:异欧前胡素(isoimperatorin),8-甲氧基异欧前胡素(cnidilin),羌活醇即 5′-羟基香柑素(notopterol, 1.2%),香柑内酯(bergapten),8-(3′, 3′-二甲基烯丙基)-5-去甲基香柑内酯(demethylfuropinnarin)即 5-羟基-8-(3′, 3′-二甲基烯基)-补骨脂内酯〔5-hydroxy-8-(3′, 3′-dimethylallyl)-psoralen〕,5-去甲基香柑醇(bergaptol),紫花前胡苷元(nodakenetin),紫花前胡苷(nodakenin),香柑醇-*O-β-D*-吡喃葡萄糖苷(bergaptol-*O-β-D*-glucopyranoside),6′-*O*-反-阿魏酰紫花前胡苷(6′-*O*-*trans*-feruloylnodakenin),二氢山芹醇(columbianetin)、二氢山芹醇苷(columbiananine)、欧前胡内酯(imperatorin)、印度素(marmesin);酚性化合物:花椒毒酚(xanthotoxol),佛手柑亭(bergamottin),对羟基间甲氧基苯甲酸(*p*-hydroxy-m-methoxy-benzonic acid),孕甾

烯醇酮(pregnenolone),对羟基苯乙基茴香酸酯(p-hydroxyphenethyl anisate)、阿魏酸(ferulic acid);甾醇类化合物:β-谷甾醇葡萄糖苷(β-sitosterol glucoside),β-谷甾醇(β-sitosterol);挥发油(约2.7%),其成分有α-侧柏烯(α-thujene),α、β-蒎烯(α,β-pinene)、β-罗勒烯(β-ocimene),γ-松油烯(γ-terpinene),柠檬烯(limonene),4-松油烯醇(4-terpinenol),乙酸龙脑酯(bornylacetate),α-玷㞗烯(α-copaene),反式-β-金合欢烯(β-farnesene),欧芹脑(apiol),愈创井醇(guaiol)及苯甲酸苄酯(benzylbenzoate)等;脂肪酸类:十四碳酸甲酯(methyltetradecanoate),12-甲基十四碳酸甲酯(12-methyltetradecanoic acid methyl ester),十六碳酸甲酯(methylhexadecanoate),4,8,12-三甲基十三碳酸甲酯(4,8,12-trimethyltridecanoic acid methyl ester),14-甲基十六碳酸甲酯(14-methylhexadecanoic acid methyl ester),油酸甲酯(methyl-9-octadecenoate),硬脂酸甲酯(methyloctadecanoate),二十碳酸甲酯(methyleicosanoate),11-二十碳烯酸甲酯(methyl-11-eicosenoate)等14种;氨基酸类:天冬氨酸,谷氨酸,精氨酸,亮氨酸,异亮氨酸,缬氨酸,苏氨酸,苯丙氨酸及甲硫氨酸等19种;糖类,鼠李糖,果糖,葡萄糖及蔗糖。羌活还含苯乙基阿魏酸酯(phenethylferulate)。

2. 宽叶羌活　地下部分含香豆素类化合物:香柑素(bergamottin,bergaptin),异欧前胡素,8-甲氧基异欧前胡素,羌活醇,香柑内酯,8-(3′,3′-二甲基烯丙基)-5-去甲氧基香柑内酯,香柑醇,紫花前胡苷元,紫花前胡苷香柑醇-O-β-D-吡喃葡萄糖苷,6′-O-反-阿魏酰紫花前胡苷,二氢山芹醇;酚性化合物:对羟基苯乙基茴香酸,阿魏酸。还含β-谷甾醇葡萄糖苷及挥发油,挥发油主要成分为α-蒎烯,β-蒎烯,柠檬烯;此外,还有己醛(hexanal),庚醛(heptanal),辛醛(octanal),香桧烯(sabinene),莰烯(camphene),月桂烯(myrcene),α-水芹烯(α-phellandrene),3-蒈烯(3-carene),2-蒈烯(2-carene),对聚伞花素(p-cymene),α、γ-松油烯,4-松油烯醇,乙酸龙脑酯及β-芹子烯(β-selinene)等20种。

【药理】 1. 解热作用　2%羌活挥发油2 ml/kg腹腔注射,对肌注酵母引起发热的家兔有明显解热作用,但其效不及安乃近。羌活挥发油1.328 ml/kg灌胃或0.133 ml/kg腹腔注射,对皮下注射酵母引起发热的大鼠也均有显著解热作用。

2. 镇痛作用　2%羌活挥发油10 ml/kg腹腔注射,小鼠热板法试验能明显提高痛阈。羌活挥发油1.328 ml/kg灌胃或0.133 ml/kg腹腔注射,均能提高热刺激痛阈;如连续给药3日,能显著减少小鼠醋酸扭体反应次数。羌活水提取物对小鼠扭体反应的抑制作用比醇提取物强,但小鼠夹尾法或烫尾法实验表明无镇痛作用。小鼠醋酸扭体法实验表明羌活镇痛作用的有效成分为5′-羟基香柑素。

3. 抗炎作用　羌活挥发油灌胃,能抑制二甲苯所致耳壳水肿;灌胃或腹腔注射对大鼠角叉菜胶性足肿,灌胃对大鼠右旋糖酐性足肿,也均有明显抑制作用。如连续给药2日,对大鼠肾上腺内维生素C含量有降低趋势,表明其抗炎作用可能与垂体-肾上腺皮质系统相关。血管通透性抑制试验,表明5′-羟基香柑素是羌活抗炎作用的有效成分。羌活水提液也有一定的抗炎镇痛作用,其有效单体为紫花前胡苷。

4. 抗过敏作用　羌活醇提取物对豚鼠离体气管有明显的抗组胺作用。羌活挥发油1.328 ml/kg灌胃或0.133 ml/kg腹腔注射,连续10日,对2,4-二硝基氯苯(DNCB)所致迟发型超敏反应有一定抑制作用。

5. 增加脑血流量的作用　静脉注射羌活对麻醉犬和麻醉猫均有选择性地增加脑血流量的作用,同时不增加外周血流量,不加快心率,不升高血压,此为羌活在心脑血管系统的作用特点。

6. 抗心律失常作用　羌活水提取物10 g/kg灌胃能明显对抗乌头碱所致大鼠心律失常,使潜伏期延长,持续时间缩短;当剂量为5 g/kg时仅能缩短持续时间。剂量为20 g/kg时也能延长氯化钙所致室颤的潜伏期。

7. 抗血栓形成作用　羌活水煎醇沉溶液浓度为0.1 g/ml时可抑制离体兔血小板血栓形成、血小板聚集、纤维蛋白血栓形成和血栓增长速度,使体外血栓形成时间延长。

8. 抗癫痫作用　以电刺激引起小鼠休克为指标,50%羌活煎剂0.5 ml给小鼠灌胃,每日2次,连续6日,有明显抗电休克作用,使产生休克反应的鼠数及因休克致死的鼠数明显减少。如仅给药2日或1次大量用药则无效。

9. 抗氧化作用　羌活甲醇提取物能明显抑制因CCl_4所致肝脏组织中丙二醛(MDA)、硫代巴比土酸反应物质(TBA-RS)、共轭键和荧光物质的过高的生成量,表明羌活有抗脂质过氧化作用,此作用羌活提取物强于宽叶羌活提取物。羌活氯仿提取物中的苯乙基阿魏酸酯是高强抗氧化成分,异欧前胡内酯也有一定的抗氧化作用。

10. 抗菌作用　平皿法实验,羌活油0.008和0.004 ml/ml浓度时,对痢疾杆菌、大肠杆菌、伤寒杆菌、铜绿假单胞菌和金黄色葡萄球菌有明显抑制作用。此外,羌活挥发油对布氏杆菌,羌活水煎剂对变形杆菌、枯草杆菌、蜡样芽胞杆菌和金黄色葡萄球菌等,也有一定抑制作用。

毒性　羌活水溶部分,以最大浓度和允许体积12 g/kg灌胃,观察72小时,小鼠活动正常,无死亡和异常反应发生。2%羌活注射液10 ml/kg(相当临床剂量125倍)给兔静脉注射,也未见异常反应。羌活挥发油小鼠灌胃的LD_{50}为6.64或2.83 g/kg。

【炮制】 取原药材,除去杂质,大小分开,抢水洗净,润透,切厚片,晒干或低温干燥。

饮片性状　参见"药材"项。

贮干燥容器内,密闭,置阴凉干燥处,防蛀。

【药性】 辛、苦,温。归膀胱、肾经。

1.《药性论》:"味苦、辛,无毒。"

2.《医学启源》:"气微温,味甘、苦。手足太阳经风药也。《主治秘要》云:性温,味辛。气味俱薄,浮而升,阳也。"

3.《珍珠囊补遗药性赋》:"味苦、甘,平。""阴中之阳也。乃手足太阳表里引经药也。"

4.《汤液本草》:"足太阳经、厥阴经药。太阳经本经药也。"

5.《本草蒙筌》:"手、足太阳,足少阴、厥阴经。"

【功用主治】 散表寒,祛风湿,利关节,止痛。主治外感风寒,头痛无汗,风寒湿痹,风水浮肿,疮疡肿毒。

1.《药性论》:"治贼风,失音不语,多痒血癞,手足不遂,口面㖞邪,遍身㾓痹。"

2.《新修本草》:"疗风宜用独活,兼水宜用羌活。"

3.《日华子》:"治一切风并气,筋骨拳挛,四肢羸劣,头旋,眼目赤疼及伏梁水气,五劳七伤,虚损冷气,骨节酸疼,通利五脏。"

4.《珍珠囊》:"太阳经头痛,去诸骨节疼痛,亦能温胆。"

5.《医学启源》:"《主治秘要》云:其用有五:手足太阳引经,一也;风湿相兼,二也;去肢节疼痛,三也;除痈疽败血,四也;风湿头痛,五也。"

6.《品汇精要》:"主遍身百节疼痛,肌表八风贼邪,除新旧风湿,排腐肉疽疮。"

7.《寿世保元》:"表散风寒,头痛身痛,退热解烦。"

8.《本草备要》:"泻肝气,搜肝风,治风湿相搏,本经头痛,督脉为病,脊强而厥,刚痉柔痉,中风不语,头旋目赤。"

9.《会约医镜》:"治邪闭憎寒,壮热无汗。"

【用法用量】 内服:煎汤,3~10 g;或入丸、散。

【宜忌】 气血亏虚者慎服。

1.《本草约言》:"若血虚不能荣筋,肢节筋骨酸痛者,宜审用。""汗多过膝者,不宜多服。"

2.《药鉴》:"气虚则勿用。"

3.《本草经疏》："血虚头痛及遍身疼痛骨痛因而带寒热者，此属内证，误用反致作剧。"

【选方】 1. 解利伤寒　羌活一两半，防风一两半，苍术一两半，细辛五分，川芎一两，香白芷一两，生地黄一两，黄芩一两，甘草一两。上㕮咀，水煎服。若急汗，热服，以羹粥投之；若缓汗，温服，而不用汤投之。(《此事难知》九味羌活汤)

2. 治太阳经头痛　防风二分，羌活三分，红豆二个。为末，鼻内嗃之。(《玉机微义》)

3. 治眉骨痛不可忍　炙甘草(夏月生用)、羌活、防风各三钱，酒黄芩一钱(冬月不用此一味，如能食、热痛倍加之)。上㕮咀，每服五钱，水二盏，煎至一盏，去柤，食后服之。(《兰室秘藏》选奇汤)

4. 治头风眩晕，闷起欲倒　川芎、羌活、蔓荆子、防风、白芷、细辛、藁本、石膏各等分。水煎服。(《医学启蒙》川芎羌活散)

5. 治手太阳气郁不行，肩背痛不可回顾；足太阳经不通，脊痛项强，腰似折，项似拔者　羌活、独活各一钱，藁本、防风、甘草(炙)、川芎各五分，蔓荆子三分。上㕮咀，都作一服，水二盏，煎至一盏，去渣。大温服，空心食前。(《内外伤辨惑论》羌活胜湿汤)

6. 治风湿相搏，身体疼烦，掣痛不可屈伸，或身微肿不仁　羌活(去芦)、附子(炮，去皮、脐)、白术、甘草(炙)各等分。上㕮咀，每服四钱，水一盏半，生姜五片，煎至七分，去滓，温服，不拘时候。(《济生方》羌附汤)

7. 治肝脏壅实，目赤昏涩，热泪不止，筋脉拘急，背膊劳倦，及头昏项颈紧急疼痛　羌活、甘菊花、蔓荆子、芎䓖各一分。上为细末，每服二钱，水一中盏，加酸枣仁、鼠粘子各五十粒(研碎)同煎至七分，去滓，不以时。(《鸡峰普济方》羌活散)

8. 治风热毒气结瘰疬　羌活(去芦头)一两半，白僵蚕(炙)一两。上二味，捣罗为散。每日空心，以蜜酒调下四钱匕，夜再服。(《圣济总录》内消羌活散)

9. 治产后恶血不尽，及胎衣不下　羌活、川芎各等分。上为细末，每服二大钱，酒少许，水七分，煎七沸，调服。(《产乳备要》二圣散)

【临床报道】 治疗早搏　用羌活提取物制成脉齐液(每1 ml相当于羌活生药1 g)口服，每日60～105 ml，分3～4次服，疗程7～14日。服用脉齐液前停服影响心律、心率的药物5～14日，早搏数均以24小时动态心电图检查为准，服药前及疗程结束后各1次，每日3次心电示波，每次5～15分钟。共观察74例患者，结果：69例室性早搏中，显效(早搏基本消失≥90%)及好转(早搏次数减少≥50%)39例；1例房性早搏好转；4例交界性早搏中3例显效或好转。总有效率为58.1%。对冠心病及不明原因引起的室性早搏疗效较好。85%的有效病例在服药后1星期内生效，但停药后大多复发，也有可保持疗效1～3个月者。服药后心率平均每分钟增加10次，并见心功能好转。不良反应发生率为6.8%，有胃肠反应、头痛头晕、血糖轻度升高等，但反应轻微，减量或停药后消失，血及二便常规、肝肾功能等均无明显变化。

【各家论述】 1.《本草汇言》："羌活，苦辛之剂。功能条达肢体，通畅血脉，攻彻邪气，发散风寒风湿。故疡证以之能排脓托毒，发溃生肌；目证以之治羞明隐涩，肿痛难开；风证以之治痿、痉、癫痫，麻痹厥逆。盖其体轻而不重，气清而不浊，味辛而能散，性行而不止，故上行于头，下行于足，遍达肢体，以清气分之邪也。"

2.《本草新编》："古人谓羌活系君药，以其拨乱反正，有旋转之功也；而余独以为止可充使，而并不可为臣佐。盖其味辛而气温，而性过于散，可用之为引经，通达上下，则风去而湿消。若恃之为君臣，欲其调和气血，燮理阴阳，必至变出非常，祸生反掌矣。故羌活止可加之于当、芎、术、苓之内，以通邪返正，则有神功耳。"

3.《本草述钩元》："凡便秘属风者，方药中类用羌活，即此可悟风血相关之义，盖便秘患于燥，燥者血不足，用羌活举阴以升而裕血之用，原非以燥为功。要知风和则血裕，风淫则血燥。羌活不徒达阳以化湿，亦且畅阴以和风，可漫以风剂例视乎哉。"

4.《本草正义》："羌活本含辛温之质，其治疗宜于风寒风湿，而独不宜于湿热。以湿邪化热即为温病，似无再用辛温之理。然此惟内科证治为然，若外疡之属于湿热者，苟肿势延蔓，引及骨节筋肉，伸缩不利，非以羌、独之善走宣通为治，则效力必缓，故虽热病亦不避用。但仅以为向导而任佐使之职，则分量甚轻。"

2415 **羌活鱼** qiāng huó yú (《四川中药志》)

【异名】 杉木鱼(《四川中药志》)，雪鱼(《常见药用动物》)。

【基原】 为小鲵科山溪鲵属动物山溪鲵的全体。

【原动物】 山溪鲵 *Batrachuperus pinchonii* (David)　又名：秉氏鲵(《四川中药志》)。

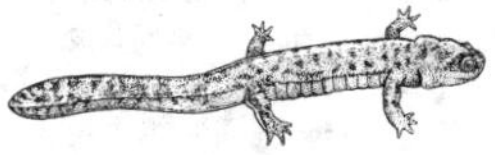
山溪鲵

体形呈圆柱形而略扁，全长12～16 cm。头部扁平，头顶较为平坦，头长、宽几相等。吻端圆阔；鼻孔近吻端；眼大；上、下颌有细齿；舌大，长椭圆形。四肢的指、趾扁平，末端钝圆，基部无蹼。尾长为全长之半或略长。周身皮肤光滑，掌指、跖趾底部覆以棕色角质鞘，指、趾末端具棕色的角质爪状物。体侧有肋沟12条左右。体色变异较大，一般为橄榄绿色，背面有深色细点纹交织成麻斑。腹面色浅，麻斑少。雄性肛孔小而略成一短横缝；雌性的为一纵裂缝。

生活于高山溪中或林下阴湿处，以昆虫、软体动物、蚯蚓等为食。分布于湖北、四川、甘肃、西藏等地。

【采收加工】 7～10月捕捉，捕得后用酒醉死，晒干或以微火烘干，或鲜用。

【药材】 羌活鱼 *Batrachuperus Pinchonii*　主产于四川、湖北。

性状　全体皮肉皱缩，长12～15 cm，头部口眼模糊不清，四肢枯瘦，趾尚明显可辨。头圆，尾扁，四肢多完整，脊部可见明显的脊柱骨棱，腹面皱缩。背部棕褐色，腹部黄棕色，气微腥。

【炮制】 1. 羌活鱼　取原药材，除去灰屑及杂质，洗净，切段，干燥。

2. 酒羌活鱼　取净羌活鱼，加酒拌匀，闷透，置锅内用文火微炒，取出，放凉。每羌活鱼100 kg，用白酒10 kg。

饮片性状　羌活鱼呈褐色或浅褐色，全体密被黑色的小斑点，胸部灰白色，腹部黄棕色，粉末暗褐色，有腥气。酒羌活鱼，形如羌活鱼，有酒香气。

贮干燥容器内，密闭，置干燥处，防蛀。

【药性】《四川中药志》1960年版："性平，味辛、咸，无毒，归肝、胃二经。"

【功用主治】 行气止痛。主治肝胃气痛，跌打损伤。

1.《四川中药志》1960年版："能行气止痛。治肝胃气痛，及血虚脾弱，面色萎黄等症。"

2.《常见药用动物》："续筋接骨，行气止痛。主治跌打损伤，骨折，血虚，脾虚等症。"

【用法用量】 内服：煎汤，90～150 g；或研末，2～3 g。

【宜忌】《四川中药志》1960年版："无气滞作痛者忌用。"

【选方】 1. 治肝胃气痛　羌活鱼2条，红蔻5 g，当归10 g，延胡索10 g，楝实5 g。水煎服，每日服2次。

2. 治跌打损伤，骨折　羌活鱼焙干，研末。每服2 g，每日服3次，黄酒送下。(1、2方出自《中国动物药志》)

3. 治小儿急性腮腺炎　鲜山溪鲵捣烂，敷患处。(《常见药用动物》)

2416 **沙枣** shā zǎo (《植物名实图考长编》)

【异名】 四味果(《纲目》)，红豆(《中国高等植物图鉴》)，吉格达(《内蒙古中草药》)。

【基原】 为胡颓子科胡颓子属植物沙枣、东方沙枣和尖果沙枣的成熟果实。

【原植物】 1. 沙枣 *Elaeagnus angustifolia* L. 又名：银柳(《中国高等植物图鉴》)，银柳胡颓子(《东北木本植物图志》)，桂香柳、香柳(《全国中草药汇编》)。

落叶灌木或小乔木，高5～10 m。枝干受伤后流出透明褐色胶汁。常具亮棕红色硬刺，幼枝密被银白色鳞片，老枝鳞片脱落，栗褐色，光滑；皮孔明显，点状横裂。单叶互生，薄纸质；叶柄长0.5～1 cm；叶片椭圆状披针形或披针形，长2.5～8.5 cm，宽0.5～2 cm，先端尖，基部楔形，全缘，上面幼时被银白色鳞片，后部分脱落，下面有光泽，密被银白色鳞片。花1～3朵生于叶腋，两性；花被筒呈钟状或漏斗状，先端4裂，外面银白色，里面黄色，有香味；花盘先端无毛；雄蕊几无花丝；花柱长于雄蕊，先端环状弯曲。果实椭圆形，长约1.5 cm，粉红色，被银白色鳞片。花期5～6月，果期9月。

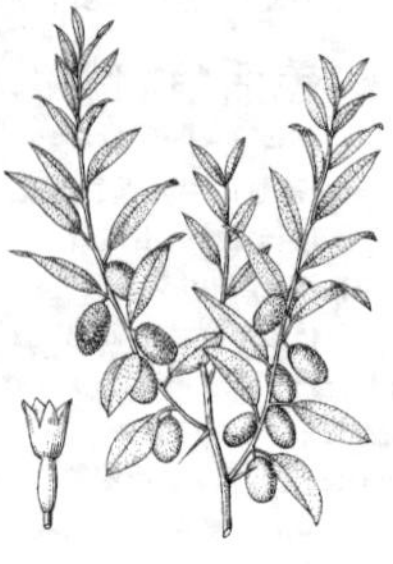

沙 枣

生于沙漠地区，耐旱、耐寒，并在沙地、盐渍化土地和村边、田边广泛栽培。分布于华北、西北及辽宁等地。

2. 东方沙枣 *E. angustifolia* L. var. *orientalis* (L.) Kuntze[*E. orientalis* L.]

与正种的区别在于：本变种花枝下部的叶片阔椭圆形，宽1.8～3.2 cm，上部的叶片披针形或椭圆形，两端钝；花盘无毛或有时微被小柔毛；果实大，阔椭圆形，长1.5～2.5 cm，栗红色或黄色。

生境同沙枣。分布于内蒙古、甘肃、宁夏、新疆等地。

3. 尖果沙枣 *E. oxycarpa* Schlecht. 又名：黄果沙枣(《东北林学院植物研究室汇刊》)。

本种与前两种的区别在于：叶片窄长圆形至线状披针形；枝具明显的棘针；花盘先端有毛，萼筒漏斗形或钟形；果实较小，长5～10 mm，乳黄色或橙黄色。花期5～6月，果期9～10月。

生于海拔400～660 m的戈壁沙滩或沙丘的低洼潮湿地区和田边、路边，野生或栽培。分布于内蒙古西部、甘肃河西走廊和新疆等地。

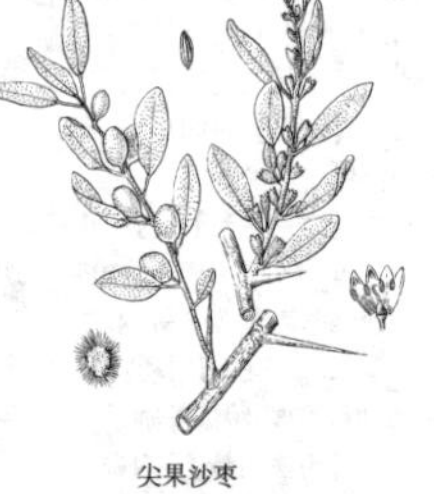

尖果沙枣

沙枣的花(沙枣花)、树皮和根皮(沙枣树皮)、茎枝渗出的胶汁(沙枣胶)亦供药用，另设专条。

【采收加工】 9月果实成熟时分批采摘，鲜用或烘干。

【药材】 沙枣 *Elaeagni Fructus* 沙枣主产于甘肃、陕西、内蒙古、新疆；东方沙枣产于内蒙古、宁夏、甘肃、新疆；尖果沙枣主产于甘肃、新疆。

性状 沙枣 果实矩圆形或近球形，长1～2.5 cm，直径0.7～1.5 cm。表面黄色、黄棕色或红棕色，具光泽，被稀疏银白色鳞毛。一端具果柄或果柄痕，另端略凹陷，两端各有放射状短沟纹8条，密被鳞毛。果肉淡黄色，疏松，细颗粒状。果核卵形，表面有灰白色至灰棕色棱线和褐色条纹8条，纵向相间排列，一端有小突尖，质坚硬，剖开后内面有银白色鳞毛及长绢毛。种子1颗。气微香，味甜、酸、涩。

东方沙枣 果实宽椭圆形，较大。

尖果沙枣 果实卵圆形或近圆形，较小，1～1.3 cm，表面乳黄色或橙黄色。

【成分】 沙枣果实含油，其中脂肪酸成分有：棕榈酸(palmitic acid)，棕榈油酸(palmitoleic acid)，硬脂酸(stearic acid)，油酸(oleic acid)，亚油酸(linoleic acid)，亚麻酸(linolenic acid)，非皂化部分中有：胡萝卜素(carotene)，生育酚(tocophenol)。还含黄酮类成分：异鼠李素(isorhamnetin)，异鼠李素-3-*O*-*β*-*D*-吡喃半乳糖苷(isorhamnetin-3-*O*-*β*-*D*-galactopyranoside)，另含咖啡酸(caffeic acid)。果汁中含钾、钠、镁、钙、铁、铜、锌、锰。种子及果皮中均含二十九烷(nonacosane)55%以上，种子油中主含亚油酸占59.1%以上。

【药理】 诱变及抗诱变作用 小鼠骨髓微核试验显现出沙枣有诱变作用，但Ames试验、小鼠骨髓微核试验又显现出沙枣具抗诱变作用。

【药性】 酸、微甘，凉。

1. 姚可成《食物本草》："甘、苦、酸、辛，无毒。"

2.《食物中药与便方》："酸、甘，凉。"

【功用主治】 养肝益肾，健脾调经。主治肝虚目眩，肾虚腰痛，脾虚腹泻，消化不良，带下，月经不调。

1.《纲目》："能止饥渴。"

2. 姚可成《食物本草》："主明目养肝，宁神定志，和胃进食，下气止咳。"

3.《食物中药与便方》："健脾止泻。"

4.《内蒙古中草药》："强壮，调经活血，镇静，健胃，止泻。"

5.《沙漠地区药用植物》："止泻，镇静。"

6.《全国中草药汇编》："治消化不良。"

7.《河北中草药》："益气健脾，补虚固精，调经养血。治脾虚腹泻，胃痛，月经不调，带下，小便不利，虚烦，肺热咳嗽。"

【用法用量】 内服：煎汤，15～30 g。

【选方】 治肾虚腰痛，不能反侧 四味果适量，同狗腰子煮食，每日1次。(姚可成《食物本草》)

2417 沙果 shā guǒ (《云南中草药》)

【异名】 枝热、火炭头果(《云南中草药》)。

【基原】 为杜鹃花科白珠树属植物红粉白珠的根、果或全株。

【原植物】 红粉白珠 *Gaultheria hookeri* C. B. Clarke [*G. fragrantissima* Wall. var. *hirsuta* Franch.; *G. veitchiana* Craib]

常绿灌木，高约50 cm。枝圆柱形，密被褐色刚毛，老枝灰白色，具脱落后的刚毛痕迹。单叶互生；叶柄短，顶端膨大有关节；叶片革质，椭圆形，长4～5(～8) cm，宽2～3 cm，先端浑圆或急尖，基部钝圆或楔形，边缘有锯齿，叶面绿色，背面较淡，被刚毛，中脉在表面下陷，背面明显隆起。总状花序顶生或腋生，花序轴长3～4 cm，被白色柔毛，基部具总苞，苞片大，椭圆形，先端具凸尖；花梗纤细，被微毛；小苞片对生，着生花梗中部以上；花萼5裂，裂片卵形；花冠卵状坛形，粉红色或白色，口部5浅裂，裂片小，圆形，微反折；雄蕊8～10，花丝扁平，中部以下扩大，被白色短柔毛，花药2室，每室先端具2芒，顶孔开裂；子房被柔毛，花盘齿裂，花柱长2 mm。浆果状蒴果，卵球

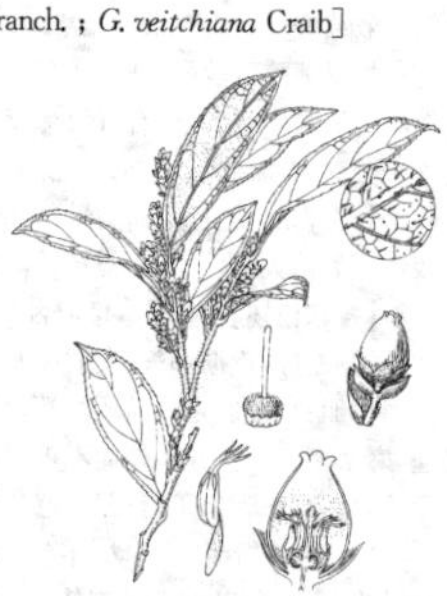

红粉白珠

形，紫红色，花柱宿存。花期 6～7 月，果期7～11 月。

生于海拔 1 600～3 200 m 的沟边或岩坡上、向阳山坡处。分布于四川、云南、西藏。

【采收加工】 9 月至次年 2 月挖根，切片；7～11 月果熟时采摘果实，晒干；7～10 月采收全株，切碎晒干。

【药性】 辛、甘，凉。

1.《云南中草药》："气香，甘、微涩，凉。"

2.《全国中草药汇编》："辛、涩、微甘，平。"

【功用主治】 祛风湿，止咳平喘。主治风湿痹痛，咳嗽气喘，胸膜炎。

1.《云南中草药》："消炎止咳，舒筋活络。主治咳嗽，风湿，胸膜炎。"

2.《全国中草药汇编》："祛风除湿，止咳平喘。主治风湿关节痛，跌打损伤，胸膜炎，咳嗽。"

【用法用量】 内服：煎汤，6～15 g；或泡酒。

2418 沙参 shā shēn（《本经》）

【异名】 知母（《本经》），白沙参（《范子计然》），苦心、虎须、白参、志取、文虎（《吴普本草》），文希（《别录》），羊婆奶（《纲目》），南沙参（《本经逢原》），铃儿参（《得配本草》），泡参（《中药形性经验鉴别法》），桔参（《药材资料汇编》），山沙参、沙獭子（南药《中草药学》）。

【基原】 为桔梗科沙参属植物沙参、杏叶沙参、轮叶沙参及其同属数种植物的根。

【原植物】 1. 沙参 *Adenophora stricta* Miq.

多年生草本，茎高 40～80 cm。不分枝，常被短硬毛或长柔毛。基生叶心形，大而具长柄；茎生叶无柄，或仅下部的叶有极短而带翅的柄；叶片椭圆形、狭卵形，基部楔形，长 3～11 cm，宽1.5～5 cm。先端急尖或短渐尖，边缘有不整齐的锯齿，两面疏生短毛或长硬毛，或近于无毛。花序常不分枝而成假总状花序，或有短分枝而成极狭的圆锥花序；花梗长不足 5 mm；花萼常被短柔毛或粒状毛，少数无毛，筒部常倒卵状，裂片 5，狭长，多为钻形；花冠宽钟状，蓝色或紫色，外面无毛或有硬毛，裂片 5，三角状卵形；花盘短筒状，无毛；雄蕊 5，花丝下部扩大成片状，花药细长；花柱常略长于花冠，柱头 3 裂，子房下位，3 室。蒴果椭圆状球形，长 6～10 mm。种子多数，棕黄色，稍扁，有 1 条棱。花、果期 8～10 月。

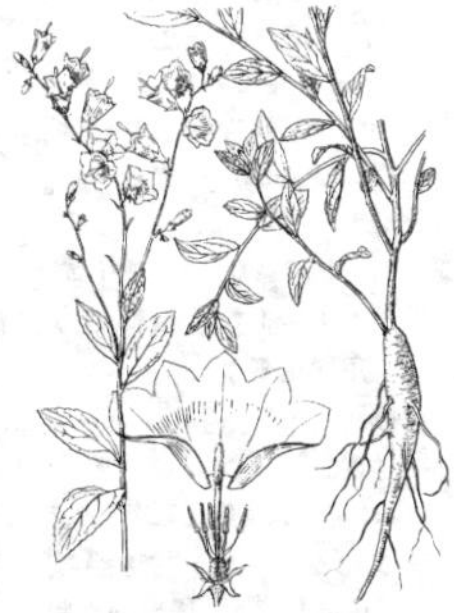
沙 参

多生于低山草丛中和岩石缝内，也有生于海拔 600～700 m的草地上或 1 000～3 200 m 的开旷山坡及林内者。分布于江苏、浙江、安徽、江西、湖南等地。

沙参亚种无柄沙参 *A.stricta* Miq. subsp.*sessilifolia* Hong 茎叶被短毛。花萼多被短硬毛或粒状毛，少无毛的；花冠外面无毛或仅顶端脉上有几根硬毛。

生于海拔 600～2 000 m 的草地或林缘草地中。分布于西南及广西、陕西、甘肃等地。

2. 杏叶沙参 *A. hunanensis* Nannf.

本种与沙参的区别在于：茎生叶在茎上部的无柄或仅有楔状短柄，叶基部常楔状下延，基生叶具长柄。花序分枝粗壮，几乎平展或弓曲向上；花萼裂片卵形至长卵形，最宽处在中下部，通常多少重叠，宽1.5～4 mm；花盘多数有毛，少无毛；花柱与花冠等长。花期 7～9 月。

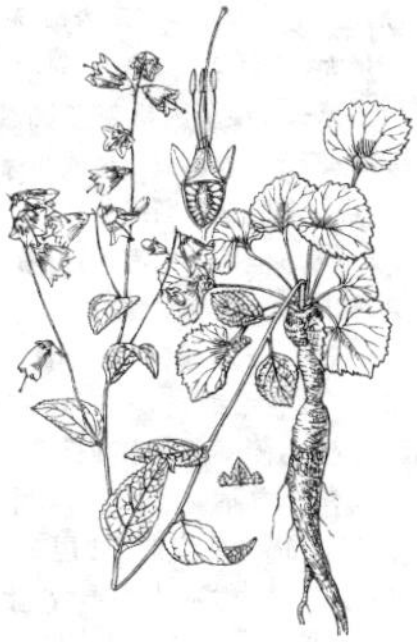
杏叶沙参

生于山地草丛中。分布于河北、山西、江西、河南、湖北、湖南、广东、广西、四川、贵州、陕西等地。

杏叶沙参亚种华东杏叶沙参 *A. hunanensis* Nannf. subsp. *huadungensis* Hong 茎叶近无柄或仅茎下部的叶有很短的柄，极少叶柄长达 1.5 cm。花萼裂片较窄，宽 1.5～2.5 mm；花盘长 1～2 mm，多数无毛。分布于江苏、浙江、安徽、福建、江西。

3. 轮叶沙参 *A. tetraphylla*（Thunb.）Fisch. ［*A. verticillata* Fisch.；*Campanula tetraphylla* Thunb.］ 又名：四叶沙参（通称）。

本种与前两种的区别在于：叶 3～6 轮生，卵圆形至线状披针形。花序分枝也常轮生；花盘较短，长 2～4 mm，直径不超过 1 mm；花冠细小，近于筒状，口部稍收缢，裂片长约 2 mm。花期 7～9 月。

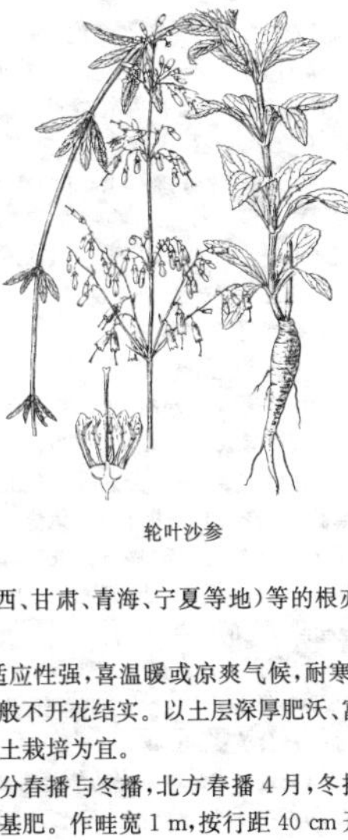
轮叶沙参

生于草地或灌木丛中。分布于东北、华北、华东、西南及华南。

此外，云南沙参 *A. khasiana*（Hook. f. et Thoms.）Coll. et Hemsl.（分布于四川、云南、西藏）、泡沙参 *A. potaninii* Korsh.（分布于山西、四川、陕西、甘肃、青海、宁夏等地）等的根亦作沙参药用。

【栽培】 生物学特性 适应性强，喜温暖或凉爽气候，耐寒，耐干旱。当年播种的沙参，一般不开花结实。以土层深厚肥沃、富含腐殖质、排水良好的砂质壤土栽培为宜。

繁殖方法 用种子繁殖，分春播与冬播，北方春播 4 月，冬播在 11 月上冻以前。整地施足基肥。作畦宽 1 m，按行距 40 cm 开浅沟，把种子均匀撒入沟内，覆土 1～1.5 cm，稍镇压，浇水，并经常保持土壤湿润，春播种子约 2 星期后出苗。冬播种子第二年春季出苗。

田间管理 幼苗出土后要注意除草、松土，苗高 3 cm 左右间苗 1 次，高 10～15 cm 时定苗，每隔 10～15 cm 留壮苗 1 棵。为防止倒伏，在生长期间，可结合施肥进行培土壅根。追肥，苗期需勤施薄肥，保持幼苗健壮，以后除每年植株枯萎后和出苗前，各追肥 1 次外，还需在 5、7、9 月各追肥 1 次，以人畜粪为主。在植株高 45 cm 时，及时打顶，控制植株高度，减少养分消耗，有利根部生长。

病虫害防治 病害有根腐病，可用退菌特 50%可湿性粉剂 500 倍液喷射。褐斑病可用代森锌 65%可湿性粉剂 500 倍液喷射。虫害有蚜虫、地老虎等。

【采收加工】 播种后 2～3 年采收，9～10 月挖取根部，趁新鲜时用竹片刮去外皮，切片，晒干。

【药材】 沙参 *Adenophorae Radix* 沙参主产于安徽、江苏、浙江。轮叶沙参主产于贵州、河南、黑龙江、内蒙古、江苏，以贵州产量大，安徽、江苏、浙江质佳。

性状　根呈圆锥形或圆柱形，略弯曲，长 7～27 cm，直径 0.8～3 cm。表面黄白色或淡棕黄色，凹陷处常有残留粗皮，上部多有深陷横纹，呈断续的环状，下部有纵纹及纵沟。顶端具 1 或 2 个根茎。体轻，质松泡，易折断，断面不平坦，黄白色，多裂隙。无臭，味微甘。

鉴别　(1) 根横切面：沙参　落皮层由木栓石细胞和木栓层组成。木栓石细胞 1～3 环，每环 1 列细胞，细胞长方形，侧壁常增厚成倒"U"字形，有的外壁呈脊状增厚突入胞腔内；木栓细胞 2～4 环，每环 3～7 列细胞。皮层窄，可见狭长的乳汁管。中柱三生构造明显，次生构造略偏心；近中央的三生维管束与次生维管束相嵌排列；形成层和额外形成层呈断续的弧状；三生维管束的木质部束常短宽，单束或分叉；射线明显，常挤压破碎。本品乳汁管常与筛管群伴生；菊糖仅见在少数导管或导管附近薄壁细胞中。

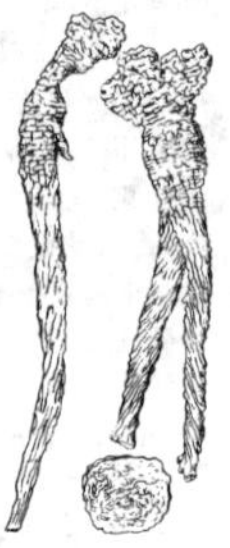

沙参(根)外形

轮叶沙参　木栓石细胞 1～8 环，每环厚 1～2 列细胞。木栓细胞厚 3～7 列细胞。乳汁管稀少，多聚集在筛管群附近。菊糖结晶多，存在于韧皮部。

(2) 取本品粗粉 2 g，加水 20 ml，置水浴中加热 10 分钟，滤过。取滤液 2 ml，加 5%α-萘酚乙醇溶液 2～3 滴，摇匀，沿管壁缓缓加入硫酸 0.5 ml，两液接界处即显紫红色环。另取滤液 2 ml，加碱性酒石酸铜试液 4～5 滴，置水浴中加热 5 分钟，生成红棕色氧化亚铜沉淀(检查糖类)。

(3) 薄层色谱：取药材粉末 2 g，置索氏提取器中，加氯仿 60 ml 回流提取 4 小时，回收氯仿后，残渣以 1 ml 氯仿溶解作为供试品液。另取 β-谷甾醇及 β-谷甾醇棕榈酸酯各 1 mg，加氯仿 1 ml 溶解作为对照品液。分别吸取上述供试品液和对照品液各 10 μl，点于同一硅胶 G 薄板上。以氯仿-苯(9∶1)展开至 1/2 处，吹干，再以氯仿-苯(7∶3)展开。取出，晾干，喷以 10%硫酸乙醇液，110 ℃加热 5 分钟。供试品色谱中，在与对照品色谱相应位置上显相同颜色的斑点。

【成分】　沙参根中分离得 4 个化合物：β-谷甾醇(β-sitosterol)，β-谷甾醇-β-D-吡喃葡萄糖苷(β-sitosterol-O-β-D-glucopyranoside)，蒲公英赛酮(taraxerone)及二十八碳酸(octacosanoic acid)。

【药理】　1. 对免疫功能的影响　100%水煎剂对巨噬细胞(MΦ)吞噬功能、血清溶菌酶水平、迟发型超敏反应(DTH)有非常显著的促进作用；对 B 细胞增殖也有显著促进作用，但对 T 细胞增殖有非常显著抑制作用。10%水煎剂对 MΦ 吞噬功能、DTH 有非常显著促进作用。20%醇沉液对 B 细胞增殖有非常显著抑制作用。5%醇沉液对 MΦ 吞噬功能、血清溶菌酶水平、DTH 有非常显著的促进作用，对血清抗体水平有显著的促进作用；对 B 细胞增殖有非常显著的抑制作用。20%多糖对 MΦ 吞噬功能有非常显著的促进作用；对血清抗体水平有显著促进作用；对 T、B 细胞增殖能力均有非常显著抑制作用。5%多糖对 MΦ 吞噬功能有显著促进作用，对 B 细胞增殖有非常显著抑制作用。

2. 祛痰作用　按 1 g/kg 剂量给家兔灌服沙参煎剂表明具有一定的祛痰作用，其作用可持续 4 小时以上，但作用强度不及紫菀等。

3. 抗真菌作用　沙参水浸剂(1∶2)在试管内对奥杜盎小芽胞癣菌、羊毛样小芽胞癣菌等皮肤真菌有不同程度的抑制作用。

【炮制】　1. 沙参　现行，取原药材，除去杂质和芦头，洗净，润透，切厚片，干燥。

2. 蜜沙参　现行，取炼蜜用适量开水稀释后，加入南沙参片中拌匀，闷透，置锅内，用文火加热，炒至黄橙色，不粘手为度，取出放凉。每南沙参片 100 kg，用炼蜜 25 kg。

饮片性状　沙参为圆形或类圆形厚片，参见"药材"项。蜜沙参形如南沙参片，表面橙黄色或焦黄色，偶见焦斑，味甜。

【药性】　甘、微苦，微寒。归肺、胃经。

1.《本经》："味苦，微寒。"

2.《吴普本草》："神农、黄帝、扁鹊：无毒。岐伯：咸。李当之：大寒。"

3.《别录》："无毒。"

4. 王好古："味甘、微苦。厥阴本经之药，又为脾经气分药。"(引自《纲目》)

5.《滇南本草》："味甘，性平，微寒，入肺经。"

【功用主治】　养阴清热，润肺化痰，益胃生津。主治阴虚久咳，痨嗽痰血，燥咳痰少，虚热喉痹，津伤口渴。

1.《本经》："主血积惊气，除寒热，补中，益肺气，久服利人。"

2.《别录》："疗胃痹心腹痛，结热邪气，头痛，皮间邪热，安五脏，补中。"

3.《药性论》："去皮肌浮风，疝气下坠，治常欲眠，养肝气，宣五脏风气。"

4.《日华子》："补虚，止惊悸，益心肺，并一切恶疮疥癣及身痒，排脓消肿毒。"

5.《滇南本草》："补肺气以及六腑之阴气。"

6.《品汇精要》："清肺热，除惊气。"

7.《纲目》："清肺火，治久咳肺痿。"

8.《本草正》："能养肝气，治多眠，除邪热，益五脏阴气，清肺凉肝，滋养血脉，散风热瘙痒，头面肿痛，排脓消肿长肌肉，止惊烦，除疝痛。"

9.《药性通考》："补阴泻火，专补肺气，清肺养肝，兼益脾胃。"

10.《玉楸药解》："清肺气，生肾水，涤心胸烦热，凉头目郁蒸，治瘰疬，斑疹，鼻疮，喉痹，疡疮热痛，胸膈燥渴，溲便红涩，膀胱癃闭。"

11.《医林纂要》："泄上逆之气，润燥清金，布膻中之治令。"

12.《药性考》："清胃，泻火解毒，止嗽宁肺。"

【用法用量】　内服：煎汤，10～15 g，鲜品 15～30 g，或入丸、散。

【宜忌】　风寒咳嗽禁服。

1.《本草经集注》："恶防己，反藜芦。"

2.《本草经疏》："脏腑无实热，肺虚寒客之作嗽者，勿服。"

【选方】　1. 治燥伤肺胃阴分，或热或咳者　沙参三钱，玉竹二钱，生甘草一钱，冬桑叶一钱五分，麦冬三钱，生扁豆一钱五分，花粉一钱五分。水五杯，煮取二杯，日再服。久热久咳者，加地骨皮三钱。(《温病条辨》沙参麦冬汤)

2. 治慢性支气管炎，咳嗽，痰不易吐出，口干　南沙参 9 g，麦冬 9 g，生甘草 6 g，玉竹 9 g。水煎服。(《青岛中草药手册》)

3. 治阳明温病，下后汗出，胃阴受损，身无热，口干咽燥，舌干苔少，脉不数者　沙参三钱，麦门冬五钱，冰糖一钱，生地黄五钱，玉竹一钱五分。水煎服。(《温病条辨》益胃汤)

4. 治虚火牙痛　杏叶沙参根 15～60 g。煮鸡蛋服。(《湖南药物志》)

5. 治诸虚之症　沙参一两，嫩鸡一只去肠，入沙参在鸡腹内，用砂锅水煎烂食之。(《滇南本草》)

6. 治卒得诸疝，小腹及阴中相引痛如绞，自汗出欲死　捣沙参末，筛，服方寸匕，立差。(《肘后方》)

7. 治睾丸肿痛　轮叶沙参 60 g，猪肚一个，炖服，也可加豆腐同煮服。(《福建药物志》)

8. 治赤白带下，皆因七情内伤，或下元虚冷　米饮调沙参末

服。(《证治要诀类方》)

9. 治产后无乳　杏叶沙参根12 g,煮猪肉食。(《湖南药物志》)

10. 治产后关节痛　轮叶沙参30 g,酒炒蚕豆45 g,红糖酌量,炖服。(《福建药物志》)

【各家论述】　1. 张洁古:"肺寒者用人参,肺热者用沙参代之,取其味甘也。"(引自《纲目》)

2.《纲目》:"人参甘苦温,其体重实,专补脾胃元气,因而益肺与肾,故内伤元气者宜之。沙参甘淡而寒,其体轻虚,专补肺气,因而益脾与肾,故金能受火克者宜之。一补阳而生阴,一补阴而制阳,不可不辨之也。"

3.《本草新编》:"说者谓其能安五脏,与人参同功,又云人参补五脏之阳,沙参补五脏之阴,皆不知沙参之功用,而私臆之也。夫沙参止入肺肝二经,诸经不能俱入也,既不能俱入,何以本草言其能安五脏,不知人身肺肝病,则五脏不安矣。沙参善温肺气,则上焦宁谧,而中下二焦,安有乱动之理,沙参又善通肝气,肝气通,则中下二焦之气亦通,下气既通,岂有逆而上犯之变哉。此上焦亦安其位,而无浮动之病也,安五脏之义如此,而古今人差会其意,谓沙参能安五脏,用之以代人参误矣。然则沙参非补阴之物乎?沙参不补阴,如何能入肝肺之经?沙参盖补肺肝二脏之阴,而非补心脾肾三经脏之阴也,且阴阳之功用不同。人参补阳,能回阳于顷刻;沙参补阴,则不能回阳于须臾,故人参可以少用成功,而沙参非多用必难取效,是沙参不可以代人参亦明矣。"

4.《本经逢原》:"沙参专泄肺气之热,故喘嗽气壅,小便赤涩不利,金受火尅,阴虚失血,或喘咳寒热及肺痿等疾宜之。"

5.《本草正义》:"沙参之味,虽不甚苦,而寒性独著。体质轻清,气味俱薄,具有轻扬上浮之性,故专主上焦,而走肺家。《本经》称其益肺气者,去其邪热,即所以益其正气,本非补益之正义,而后人竟误认为补肺专药,不知肺有余热,清之固宜,而肺气不足,清之已谬。虽曰沙参轻清,尚不至如葳、麦、知母之腻滞,然寒性颇盛,肺无热邪,亦足以暗戕生机而酿寒变,缪仲醇仅禁用于肺寒咳嗽,犹嫌其疏而未密耳。李濒湖《纲目》以沙参主肺痿,亦取其补肺也。若申言之,则肺痈、肺痿证情近似,而一实一虚,大相反背。痈者壅塞,本是实热,急须清泄,不嫌寒凉;痿者痿败,已是虚怯,所宜扶持,岂容苦寒!惟肺痿一候,固多咳呛浓痰,虚火犹炽,则沙参清热而不腻,犹为相宜。""沙参古无南北之别,石顽《逢原》始言沙参有南北二种,北者质坚性寒,南者质松力微,赵氏《纲目拾遗》引《药性考》谓南沙参形粗,似党参而硬,味苦性凉,清胃,泻火解毒,止嗽宁肺。颐按今市肆中北沙参坚实而瘦,南沙参空松而肥,皆微甘微苦,气味轻清,而富脂液,故专主上焦,清肺胃之热,养肺胃之阴,性情功用,无甚区别。"

2419 沙柳 shā liǔ (《高原中草药治疗手册》)

【异名】　筐柳(《甘肃中草药手册》)。

【基原】　为杨柳科柳属植物乌柳的枝叶、树皮或须状根。

【原植物】　乌柳 *Salix cheilophila* Schneid.

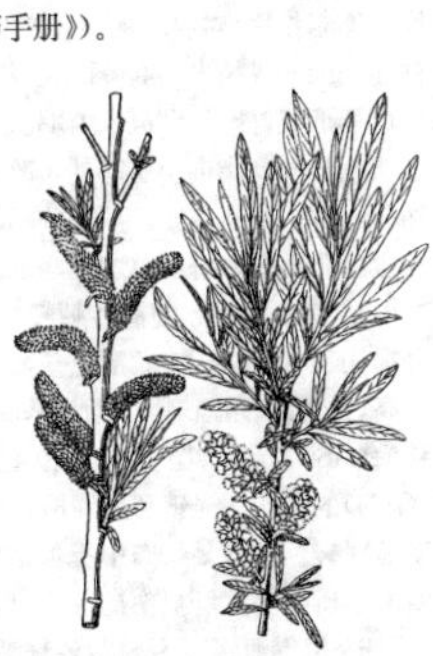

乌　柳

灌木或小乔木。枝初被绒毛,后无毛。芽具长柔毛。叶片线形,长2.5～5 cm,宽3～7 mm,上面绿色,疏被柔毛,下面灰白色,密被柔毛;叶缘外卷,上部具腺锯齿,下部全缘;叶柄具柔毛。花序与叶同时开放,基部具2～3小叶;雄花序长1.5～2.3 cm,密花;雄蕊2,完全合生,花药4室,黄色;苞片基部具柔毛;腺体1,腹生;雌花序长1.3～2 cm,密花,花序轴具柔毛;子房密被短毛;腺体1。蒴果长约3 mm。花期4～5月,果期5月。

生于海拔750～3 000 m的山河沟边。分布于河北、山西、江苏、安徽、山东、河南、四川、云南、西藏、陕西、甘肃、青海、宁夏等地。

【采收加工】　5～6月采收枝叶,7～10月采收须状根,5～6月采收树皮,鲜用或晒干。

【药性】　辛、苦,微寒。

1.《沙漠地区药用植物》:"味苦,性寒。"

2.《甘肃中草药手册》:"苦、辛,微寒。"

【功用主治】　祛风清热,散瘀止痛。主治麻疹初起,斑疹不透,皮肤瘙痒,疮疖痈肿,腰扭伤。

1.《沙漠地区药用植物》:"清热消肿。主治疮疖痈肿。"

2.《甘肃中草药手册》:"散瘀消肿。主治急性腰扭伤。"

3.《全国中草药汇编》:"解表祛风。主治麻疹初起,斑疹不透,皮肤瘙痒,慢性风湿。"

【用法用量】　内服:煎汤,3～9 g。外用:捣敷。

【选方】　1. 治急性腰扭伤　柳须根30 g,地骨皮9 g,木香6 g。水煎服。(《甘肃中草药手册》)

2. 治疮疖痈肿　沙柳树皮捣烂,敷于患处。(《沙漠地区药用植物》)

2420 沙棘 shā jí (《内蒙古中草药》)

【异名】　达尔、沙枣(《高原中草药治疗手册》),醋柳果、大尔卜兴(《西藏常用中草药》),醋柳、酸刺子、酸柳柳、其察日嘎纳(《内蒙古中草药》),酸刺、黑刺(《沙漠地区药用植物》),黄酸刺、酸刺刺(《新华本草纲要》)。

【基原】　为胡颓子科沙棘属植物中国沙棘和云南沙棘的果实。

【原植物】　1. 中国沙棘 *Hippophae rhamnoides* L. subsp. *sinensis* Rousi [*H. rhamnoides* L. var. *procera* Rehd.]

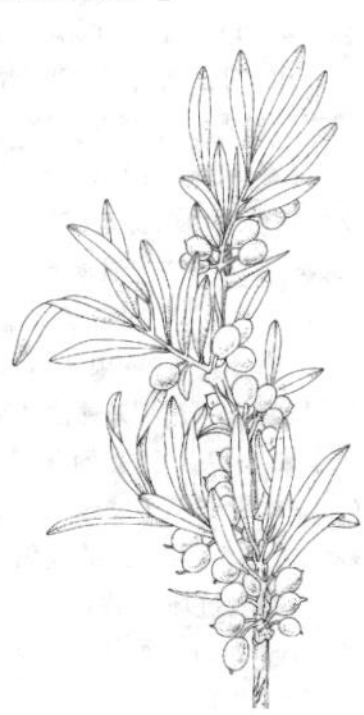

中国沙棘

落叶灌木或乔木,高1～5 m,可达10 m以上。棘刺较多,粗壮,顶生或侧生;嫩枝褐绿色,密被银白色而带褐色鳞片或有时具白色星状毛,老枝灰黑色,粗糙;芽大,金黄色或锈色。单叶通常近对生;叶柄极短;叶片纸质,狭披针形或长圆状披针形,长3～8 cm,宽约1 cm,两端钝形或基部近圆形,上面绿色,初被白色盾形毛或星状毛,下面银白色或淡白色,被鳞片。花雌雄异株;短总状花序腋生于头年枝上,花小,淡黄色,花被2裂;雄花花序轴常脱落,雄蕊4;雌花比雄花后开放,花被筒囊状,顶端2裂。果实圆球形,直径4～6 mm,橙黄色或橘红色;果梗长1～2.5 mm。种子小,黑色或紫黑色,有光泽。花期4～5月,果期9～10月。

生于海拔800～3 600 m的阳坡、沙漠地区河谷阶地、平坦沙地和砾石质山坡。分布于华北、西北及四川等地。

2. 云南沙棘 *H. rhamnoides* L. subsp. *yunnanensis* Rousi

本亚种与中国沙棘的区别为:叶互生,叶片下面通常被锈色鳞片,稀为带灰白色;果实圆球形,直径5～6 mm;种子黑色,椭圆形,长约3.5 mm。

生于海拔 2 200～3 700 m 的干涸河谷沙地、石砾地或山坡密林中至高山草地。分布于四川、云南、西藏等地。

【栽培】 生物学特性　喜光，耐低温，宜栽培在河谷、河滩、小溪和湖泊沿岸、沼泽地边缘以及盐渍草甸。

繁殖方法　种子繁殖或扦插繁殖。种子繁殖：春播前将种子浸胀，按行距 10～15 cm 条播，深度 3 cm。1 星期后出苗，当出现第一对真叶后，开始间苗，出现第四对真叶时，第二次间苗，株距保持 5 cm。秋播宜在晚秋进行，播后畦面覆盖，冬季浇水封冻，翌年出苗。扦插繁殖：插条选择中等成熟的生长枝，插期以 6 月中旬至 8 月末为好，插时行株距为 (10～15)cm×(5～10)cm。第二年春季移植，行、株距为 (30～60)cm×(15～17)cm。用 1～2 年无性繁殖苗造林，种植密度以密植为好，行、株距 4 m×2 m。对果实成熟期不同的类型或品种，可分片栽植，便于管理。栽植时，注意雌雄合理的配比，一般 8 株雌株配植 1 株雄株。

田间管理　为提高土壤肥力，要注意中耕除草，沙棘对磷肥比较敏感，可酌情施过磷酸钙，以利植株生长。

【采收加工】 9～10 月果实成熟时采收，鲜用或晒干。

【药材】 沙棘 *Hippophae Fructus*　产于华北、西北及四川。

性状　果实呈类球形或扁球形，有的数个粘连，单个直径 5～8 mm。表面橙黄色或棕红色，皱缩，顶端有残存花柱，基部具短小果梗或果梗痕。果肉油润，质柔软，种子斜卵形，长约 4 mm，宽约 2 mm；表面褐色，有光泽，中间有一纵沟；种皮较硬，种仁乳白色，有油性。气微，味酸、涩。

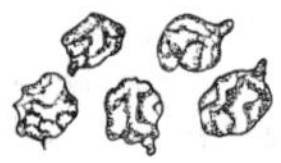

沙棘药材(果实)外形

鉴别　(1) 果实横切面：外果皮细胞一列，壁稍厚，外被白色鳞状毛。中果皮较宽阔，细胞壁薄，内含众多橙黄色或鲜黄色颗粒状物及油滴。维管束外韧型，位于中果皮内侧，排列成环。内果皮为 1 列无色的镶嵌细胞，种皮细胞紧密排列成栅状。子叶细胞充满糊粉粒及脂肪油。

果皮表面观：果皮表皮细胞多角形，垂周壁稍厚。表皮上鳞毛较多，由 100 多个单细胞毛毗连而成，末端分离，单个细胞长 80～220 μm，直径约 5 μm，毛脱落后的瘢痕由 7～8 个圆形细胞聚集而成，细胞壁稍厚。果肉薄壁细胞含多数橙红色或橙黄色颗粒状物。鲜黄色油滴甚多。

(2) 取本品粉末 1 g，加乙醇 10 ml，加热回流 10 分钟，滤过。取滤液点于滤纸上，喷以三氯化铝试液，干后，置紫外光灯(365 nm)下观察，显黄绿色荧光；另取滤液 1 ml，加镁粉少量及盐酸 3～4 滴，必要时置水浴上稍加热，显红色(检查黄酮)。

【成分】 沙棘果实含黄酮类成分：异鼠李素(isorhamnetin)，异鼠李素-3-*O*-*β*-*D*-葡萄糖苷(isorhamnetin-3-*O*-*β*-*D*-glucoside)，异鼠李素-3-*O*-*β*-芸香糖苷(isorhamnetin-3-*O*-*β*-rutinoside)，芸香苷(rutin)，紫云英苷(astragalin)以及槲皮素(quercetin)和山柰酚(kaempferol)为苷元的低糖苷。还含维生素(vitamin) A、B_1、B_2、C、E，去氢抗坏血酸(dehydroascorbic acid)，叶酸(folic acid)，胡萝卜素(carotene)，类胡萝卜素(carotenoid)，儿茶素(catechin)，花色素(anthocyanin)等。

种子含油，其中脂肪酸为：棕榈酸(palmitic acid)，硬脂酸(stearic acid)，油酸(oleic acid)，亚油酸(linoleic acid)，亚麻酸(linolenic acid)；类胡萝卜素：玉蜀黍黄质(zeaxanthin)，隐黄质(cryptoxanthin)，*α*、*γ* 和 *δ*-胡萝卜素(carotene)。还含谷甾醇(sitosterol)，*β*-谷甾醇-*β*-*D*-葡萄糖苷(*β*-sitosterol-*β*-*D*-glucoside)，以及磷脂(phosphatide)。

皮含 5-羟色胺(serotonin)，葡萄糖欧鼠李苷(glucofrangulin)。

【药理】 1. 对免疫功能的影响　小鼠口服沙棘粉 10 g/kg，连续 7 日，可促进脾淋巴细胞转化；如于服药第二日腹腔注射绵羊红细胞(SRBC)，服药 7 日后测血清抗体水平(以半数溶血值 HC_{50} 表示)，可明显增加 HC_{50}；每日服沙棘粉 5 mg/kg 或 10 mg/kg，连续 7 日，可明显增强腹腔巨噬细胞对鸡红细胞的吞噬功能。大鼠灌服沙棘油 2 星期，血清中 IgG、IgM、C_3 水平均增高。小鼠腹腔注射沙棘总黄酮(TFH) 5 mg/kg，连续 6 日，可明显增加血清溶菌酶含量；腹腔注射 3 mg/kg，连续 6 日，可增高豚鼠血清补体水平；腹腔注射 2 mg/kg 连续 8 日，可明显增加正常小鼠抗体水平(以 HC_{50} 表示)，并能明显保护小鼠因环磷酰胺所致的抗绵羊红细胞溶血素生成的减少，腹腔注射 5 mg/kg 连续 6 日，能提高脾细胞分泌溶血素水平，提高末梢血 T 淋巴细胞百分率；腹腔注射 2 mg/kg 连续 6 日，可提高正常鼠脾特异玫瑰花形成细胞(SRFC)数，并能对抗环磷酰胺引起的 SRFC 数量下降。皮下注射 TFH 2 mg/kg，连续 7 日，可明显增强小鼠腹腔巨噬细胞对鸡红细胞的吞噬功能。荷瘤(S_{180})小鼠腹腔注射沙棘汁 60 mg/鼠能明显提高 NK 细胞和淋巴因子激活的杀伤细胞(LAK)的活性。

2. 抗肿瘤作用　小鼠前腋皮下接种肉瘤 S_{180} 细胞，口服沙棘汁 250 mg/kg，连服 8 日，荷瘤重量比对照组显著下降。沙棘汁和沙棘油腹腔注射或灌胃对移植性肿瘤肉瘤 S_{180}、黑色素瘤 B_{16} 和淋巴细胞白血病 P_{388} 有明显抗肿瘤作用。在体外，沙棘汁能杀伤 S_{180}、P_{388}、L_{1210} 和人胃癌 SGC-9901 等癌细胞。沙棘茎皮醇提取物在体外对小鼠移植性肝癌 H_{22} 有较强的杀伤作用，荷瘤小鼠(H_{22})口服亦有效。从沙棘原种中提取的柚皮苷(naringin)和柚皮素能选择性抑制癌细胞生长，可用于抗化疗和抗放疗的癌症。柚皮苷在体内可强力抑制人癌组织(乳腺、结肠和肝)，但对正常的人组织(骨髓、脾)没有这种作用。沙棘汁能有效阻断 *N*-亚硝基化合物在大鼠体内合成及诱癌，其防癌效果优于等量的抗坏血酸。

3. 对心血管系统的作用　沙棘黄酮可以通过清除活性氧自由基起到抗心律失常、抗心肌缺血、缩小心肌梗死面积、缓解心绞痛、改善心功能的作用。沙棘总黄酮抑制牵张诱导的心肌细胞 NF-κB 的激活，其抑制作用与沙棘总黄酮存在浓度依赖关系。沙棘总黄酮(TFH)可增加小鼠心肌营养性血流量，改善心肌微循环，降低心肌氧耗等作用。对心绞痛患者的有效率达 94%，较好地改善心肌供血状态，增进心功能。TFH 对离体大鼠心脏可明显延长缺氧性心律失常出现时间，提高室颤阈值，延缓房室传导，减慢心率，减弱心肌收缩力和对抗由缺氧引起的心率减慢及心肌收缩力减弱的作用。TFH 还可轻度延长离体豚鼠左房功能不应期，明显对抗乌头碱诱发离体豚鼠右房节律失常的作用。

4. 对血液系统的作用　在体外，沙棘果原汁对粒系祖细胞(CFU-C)集落细胞培养体系能增加大鼠和成人的集落数，说明沙棘汁对造血细胞有促进作用。沙棘枝醇提物静脉给药能降低大鼠全血黏度，口服给药则无显著作用，静注与口服给药能显著延长小鼠凝血时间，在体外则能显著延长家兔血浆复钙时间和凝血酶原时间。沙棘籽油口服对胶原或 ADP 诱导的大鼠血小板聚集均有抑制作用，对胶原诱导者抑制作用较强。一次灌胃给药沙棘种油 5 g/kg 或棘果油 5 g/kg 对去甲肾上腺素加胶原静注所致小鼠血栓形成，能显著降低动物死亡率，延缓症状出现时间，减轻形态学改变。高脂饲料引起的实验性大鼠高脂血症，同时饲以沙棘油 5 ml/kg，共 4 星期，可明显降低血清总胆固醇，升高血清高密度脂蛋白胆固醇和肝脏总胆固醇。

5. 保肝作用　灌服沙棘籽油能明显对抗小鼠和大鼠化学性肝损伤(四氯化碳、对乙酰氨基酚和乙醇)所致肝脏丙二醛含量的升高，并能降低血清丙氨酸氨基转移酶(ALT)和天冬氨酸氨基转移酶(AST)活性，阻止对乙酰氨基酚中毒小鼠肝脏谷胱甘肽(GSH)的耗竭。光镜和电镜检查均证实沙棘籽油能使大鼠肝损伤明显减轻。从沙棘果肉中提取的沙棘果油对四氯化碳和对乙酰氨基酚所致小鼠肝损伤也有相似效果。

6. 抗胃溃疡　灌服沙棘籽油 1.5 或 3.0 ml/kg，对无水乙醇和阿司匹林引起的大鼠胃黏膜损伤均有保护作用，使黏膜损伤总面积减小，且有剂量依赖性。从去油沙棘种子提得酰化β-谷甾醇-β-D-葡萄糖苷，经碱性水解得多种脂肪酸及β-谷甾醇-β-D-葡萄糖苷，后者对醋酸诱发的小鼠胃溃疡有明显保护作用。认为β-谷甾醇-β-D-葡萄糖苷是沙棘籽油和去油种子的抗溃疡有效成分。

7. 抗氧化作用　沙棘油与维生素E相似，对高脂血清损伤的血管平滑肌细胞有保护作用，能明显降低高脂损伤平滑肌细胞内增高的脂质过氧化物(LPO)的含量，并能明显升高超氧化物歧化酶(SOD)的活性，能减轻高脂血清对细胞膜的损伤，保护并促进细胞的健康生长。沙棘总黄酮对大鼠心肌缺血再灌注损伤的保护作用是由于其有提高自由基清除酶活性及抑制脂质过氧化反应等作用。

8. 其他作用　沙棘籽油对小鼠急性放射病有防护作用。沙棘粉混悬液可以提高小鼠在低温环境下的耐寒能力，延长小鼠在低温下的游泳时间，提高抗疲劳能力，还可延长小鼠在常压下耐缺氧的时间。沙棘叶乙酸乙酯提出物2.91和1.46 g/kg给小鼠灌胃给药，具有明显的祛痰、镇咳平喘作用。

毒性　小鼠灌胃沙棘果汁膏 LD_{50} 为20.4±2.6 g/kg。

【药性】《西藏常用中草药》："性温，味酸、涩。"

【功用主治】 止咳化痰，健胃消食，活血散瘀。主治咳嗽痰多，肺脓肿，消化不良，食积腹痛，胃痛，肠炎，闭经，跌打瘀肿。

1.《西藏常用中草药》："活血散瘀，化痰宽胸，补脾健胃。治跌打损伤，瘀肿，咳嗽痰多，呼吸困难，消化不良。"

2.《内蒙古中草药》："止咳祛痰，通经。治肺脓肿，经闭。"

3.《青藏高原药物图鉴》："补肺，活血。治月经不调，子宫病，胃病，肺结核，胃酸过多，胃溃疡。"

4.《沙漠地区药用植物》："健胃，止血，消炎解毒。能防治铅、苯类职业性中毒，治胃痛，消化不良，胃溃疡，皮下出血，月经不调，咽喉疼痛。与油剂配用可治烧伤。"

5.《新疆药用植物志》："滋补肝肾。用于身体虚弱及维生素缺乏症。外用治皮肤放射线损伤。"

【用法用量】 内服：煎汤，3～9 g；或入丸、散。外用：捣敷或研末撒。

【选方】 1. 治咳嗽痰多　沙棘、甘草、白葡萄干、栀子、广木香各等分。为末，加冰片少许。每次1.5～3 g，温开水送服。(《内蒙古中草药》)

2. 治胃痛，消化不良，胃溃疡，皮下出血，月经不调　沙棘干品3～9 g，水煎服。或将成熟果实砸烂加水煎煮，药汁溶于水后，滤去渣，取滤液浓缩为膏，适量服用。

3. 治咽疼痛　沙棘鲜果揉烂，用纱布包，挤压其汁液，加白糖，用温开水冲服。(2、3方出自《沙漠地区药用植物》)

【临床报道】 治疗黄褐斑　对60例黄褐斑患者随机分成治疗组40例，对照组20例。其中男性8例，女性52例。年龄25～45岁，平均36岁。两组病例的性别、年龄、病程和皮损面积大致相似。治疗组口服中华沙棘油，早晚各服10 ml(每支10 ml)，月经不正常者桃红四物汤调经活血。对照组口服维生素C、E，每次100 mg，2次/日，外用3%氢醌霜，1日2次。1个月为1个疗程。全组病例最多服用3个疗程。疗程结束后进行对比。再随访半年。结果：治疗组38例痊愈(占95%)，有效2例(占5%)，无效0例。对照组痊愈5例(占25%)，有效10例(占50%)，无效5例(占25%)，两组治愈率差异显著($P<0.01$)，且对照组半年复发率达90%[1]。

2421 沙冬青 shā dōng qīng (《宁夏中草药手册》)

【异名】 蒙古沙冬青、蒙古黄花木(《内蒙古中草药》)。

【基原】 为豆科沙冬青属植物沙冬青或小沙冬青的茎、叶。

【原植物】 1. 沙冬青 *Ammopiptanthus mongolicus* (Maxim. ex Kom.) Cheng f. [*Piptanthus mongolicus* Maxim. ex Kom.]

常绿灌木，高1～2 m。小枝密生平贴短柔毛；木质枝具暗褐色髓。叶为掌状三出复叶，少有单叶；叶柄长5～10 mm，密生银白色短柔毛；托叶小，三角形或三角状披针形，与叶柄结合；小叶菱状椭圆形至宽披针形，长1.5～4 cm，宽6～20 mm，先端锐尖或钝，基部楔形，两面密被银白色绒毛。总状花序顶生或侧生，花8～12朵；苞片宽卵形，被白色绒毛；花梗近无毛；萼筒钟形，齿三角形，有时2齿结合成1大齿；花冠黄色，旗瓣倒卵形，长20～22 mm，翼瓣长于旗瓣，长圆形，爪长约为瓣片的1/4，龙骨瓣两片分离；雄蕊分离；子房具柄，无毛。荚果长圆形，扁，长5～8 cm，先端锐尖，无毛。种子2～5颗，圆肾形。花期4～5月，果期5～6月。

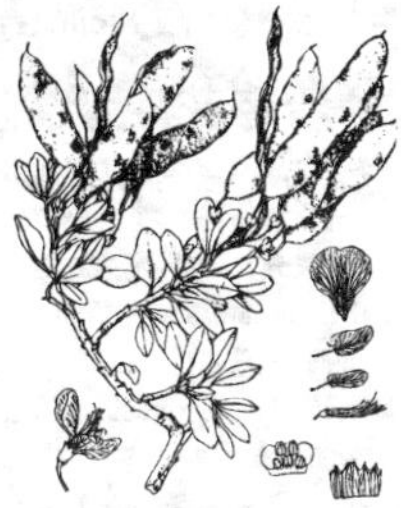
沙冬青

生于沙丘、山坡、河边。分布于内蒙古、甘肃、宁夏。

2. 小沙冬青 *A. nanus* (Popov) Cheng f. [*Piptanthus nanus* Popov]　又名：新疆沙冬青(《中国树木志》)。

本种与上种的区别是：高40～70 cm。老枝粗达1.5 cm，草褐色或黄绿色，木质部淡黄色。托叶披针形，被短柔毛；叶为单叶，极少为三出复叶；小叶宽椭圆形、宽倒卵形或倒卵形，长2～2.5 cm，宽1～2 cm，先端锐尖，基部宽楔形或稍圆，具3主脉，两面密被短柔毛，呈灰绿色。花梗长6～9 mm，被短柔毛。荚果稍膨胀，有皱纹。种子1～5颗。花期5～6月，果期7～8月。

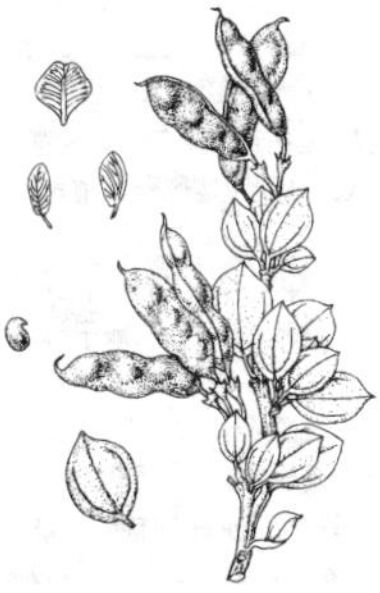
小沙冬青

生于砾石山坡、多砾石河床上。分布于新疆喀什地区。

【采收加工】 7～10月采收，鲜用或晒干。

【成分】 沙冬青叶含黄酮成分：7, 3′-二羟基-4′-甲氧基异黄酮(7, 3′-dihydroxy-4′-methoxyisoflavone)，4-甲氧基异黄酮-7-β-D-吡喃葡萄糖苷(4′-methoxyisoflavone-7-β-D-glucopyranoside)，7-羟基-4′-甲氧基异黄酮(7-hydroxy-4′-methoxyisoflavone)，刺芒柄花素(formononetin)，3′-羟基刺芒柄花素(3′-hydroxyformononetin)，6, 4′-二羟基-7-甲氧基异黄酮(kakkatin)，芒柄花苷(ononin)。含生物碱成分：左旋黄花木碱(piptanthine)，右旋羽扇豆碱(lupanine)，α-异鹰爪豆碱(α-isosparteine)，黄花木碱，黄花木胺(piptamine)。本品还含白藜芦醇(resveratrol)，鹰爪豆碱(sparteine)，大豆素(daidzein)。

【药性】《内蒙古中草药》："辛，味苦，微温。有毒。"

【功用主治】 祛风除湿，舒筋活血。主治风湿性关节疼痛，冻伤。

1.《内蒙古中草药》："舒筋活血，止痛。"

2.《全国中草药汇编》："祛风除湿，活血散瘀。""主治冻伤，慢性风湿性关节痛。"

【用法用量】 外用：煎水洗；或浓缩成膏涂患处。

【宜忌】《全国中草药汇编》："只作外用，不可内服。"

【选方】 1. 治疗慢性风湿性关节痛　沙冬青枝叶500 g，沙红柳1 000 g，小白蒿1 500 g，侧柏叶500 g。煎水熏洗，每日1次，7日为1个疗程(热型患者忌洗)。

2. 治疗冻伤　沙冬青叶、茄梗各等量，加水煎熬5小时，取3次滤液合并浓缩成膏，涂患处。治疗Ⅰ、Ⅱ、Ⅲ度冻伤，效果良

好。(1、2方出自《全国中草药汇编》)

2422 沙枣花 shā zǎo huā (《沙漠地区药用植物》)

【基原】 为胡颓子科胡颓子属植物沙枣的花。

【原植物】 参见“沙枣”条。

【成分】 含挥发油0.1%,其中主要成分为反式桂皮酸乙酯(ethyl cinnamate),还有1,2-苯二甲酸二丁酯(dibutyl 1,2-phthalate),苯乙醇(phenyl ethyl alcohol),6,10,14-三甲基-2-十五烷酮(6,10,14-trimethyl-2-pentadecanone),桂皮酸异丁酯(isobutyl cinnamate),3-羟基-2-丁酮(3-hydroxy-2-butanone),双环[4.2.0]-1,2,5-辛三烯〔bicyclo[4.2.0]-octa-1,2,5-triene〕,苯甲酸苯乙酯(phenylethyl benzoate)等共47个成分。又含黄酮苷,其苷元为山柰酚(kaempferol)。还含花白苷(leacoanthocyanin)。

【采收加工】 5～6月采花,晾干。

【药性】《沙漠地区药用植物》:“味甘、涩,性温。”

【功用主治】 止咳,平喘。主治慢性支气管炎。

1.《沙漠地区药用植物》:“止咳,平喘。”

2.《新疆药用植物志》:“果枝、叶及花可治疗烧伤,白带,慢性支气管炎,闭合性骨折,消化不良,神经衰弱,肠炎及心脏病。”

【用法用量】 内服:煎汤,3～6 g;或入丸、散。

【选方】 治慢性支气管炎 沙枣花(蜜炙)干品6 g(鲜品9～15 g)。水煎服,每日2次。或沙枣花30 g(蜜炙),白芥子、杏仁(去皮,蜜炙)、前胡各9 g,甘草3 g。共研细末。每次服9 g,每日2～3次。(《沙漠地区药用植物》)

2423 沙枣胶 shā zǎo jiāo (《新疆中草药手册》)

【基原】 为胡颓子科胡颓子属植物沙枣的茎枝渗出的胶汁。

【原植物】 参见“沙枣”条。

【采收加工】 将茎枝渗出的汁液,取下晒干备用。

【成分】 沙枣胶含糖酸11.2%,由*L*-鼠李糖(*L*-rhamnose)7.47%,*L*-阿拉伯糖(*L*-arabinose)53.15%,*D*-甘露糖(*D*-mannose)2.00%,*D*-半乳糖(*D*-galactose)23.28%和糖醛酸(glycuronic acid)11.12%所组成。

【药性】 涩、微苦,平。

【功用主治】《内蒙古中草药》:“强壮,调经活血,续筋骨,治骨折。”

【用法用量】 外用:调敷。

【选方】 治骨折 茜草10 g,曼陀罗子15 g,沙枣胶23 g,硫酸镁30 g,明矾10 g。共为细末,每10 g加蛋清1个调敷患部。(《新疆中草药手册》)

2424 沙拐枣 shā guǎi zǎo (《沙漠地区药用植物》)

【异名】 头发草(《沙漠地区药用植物》)。

【基原】 为蓼科沙拐枣属植物沙拐枣的根或带果全草。

【原植物】 沙拐枣 *Calligonum mongolicum* Turcz.

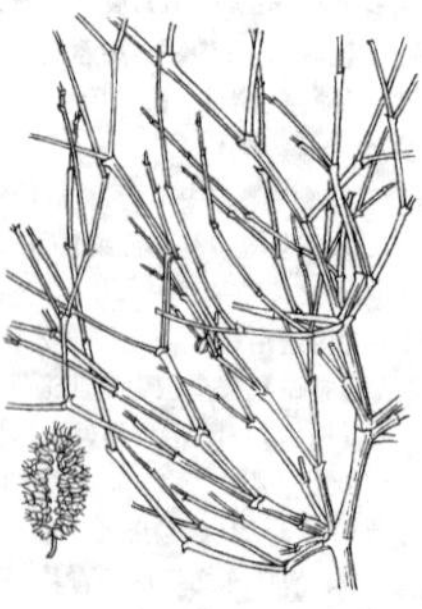

沙拐枣

灌木,高1～1.5 m。老枝灰白色,开展;一年生枝草质,绿色,有关节,节间长1～3 cm。叶线形,长2～4 mm;托叶鞘膜质,极小。花两性,淡红色,通常2～3朵簇生叶腋;花梗细弱,下部有关节;花被片5,卵形,大小不等,果期水平伸展;雄蕊12～16,与花被近等长;子房椭圆形,有4棱,花柱4,较短,柱头头状。瘦果宽椭圆形,不扭转或稍扭转,先端急尖,基部狭窄,连刺毛直径约10 mm;肋状突起不明显,每一肋状突起有3行刺毛;刺毛稀疏,有分枝,细弱而脆。花、果期5～7月。

生于沙丘、沙地。分布于内蒙古、甘肃、宁夏、新疆等地。

【采收加工】 7～10月挖根,5～7月果熟期采收全草,晒干。

【药性】《甘肃中草药手册》:“苦,微寒。”

【功用主治】《甘肃中草药手册》:“清热解毒,利尿。主治热淋尿浊,疮疖疔毒,皮肤皲裂等。”

【用法用量】 内服:煎汤,15～30 g。外用:研末调敷或煎水洗。

【选方】 1.治小便混浊 沙拐枣根15～30 g。水煎服。

2.治皮肤皲裂 沙拐枣全草,研末,调油膏外涂或煎水外洗。(1、2方出自《沙漠地区药用植物》)

2425 沙糖木 shā táng mù (《广西药用植物名录》)

【异名】 沙塘木(广州空军《常用中草药手册》),沙柑木(《广西药用植物名录》),甜饼木(《中国民间生草药原色图谱》)。

【基原】 为芸香科山油柑属植物山油柑的心材或根。

【原植物】 山油柑 *Acronychia pedunculata* (L.) Miq. [*Jambolifera pedunculata* L.]

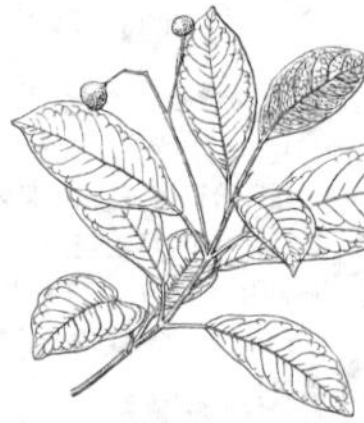

山油柑

常绿乔木,高10～20 m。幼枝及花序被毛茸。单叶对生,叶柄长1～2 cm,顶端有1结节;叶片长圆形至长椭圆形,长6～15 cm,宽2.5～6 cm,两端狭尖,有时先端略圆或微凹,基部阔楔形,密生腺点。聚伞花序具长柄,顶生或腋生;花两性;萼片4;花瓣4,青白色,狭披针形或线形,长5～6 mm,两侧边缘内卷;雄蕊8;子房上位,4室,花柱细长。核果黄色,平滑,半透明,直径8～10 mm。种子黑色,有肉质胚乳。花期4～8月,果期8～12月。

生于低湿丘陵地及阔叶疏林中。分布于广东、广西、海南、云南、台湾等地。

本植物的叶(山油柑叶)、果实(山油柑果实)亦供药用,另设专条。

【采收加工】 8～12月采收,锯段,劈开或切片,晒干。

【药材】 沙糖木 *Acronychiae Pedunculatae Lignum seu Radix* 主产于广东、广西、云南等地。

性状 本品呈长条形或不规则形,长短不一。表面暗紫红色,较光滑,具刀削痕及纵直细槽纹。质坚硬而重,不易折断,锯断面红紫色。气微香,燃烧时香气更浓,味微苦。

【成分】 根皮含呋喃喹啉生物碱:茵芋碱(skimmianine),白鲜碱(dictamine),香草木宁碱(kokusaginine);根皮中还含酚性成分降真香素(acronylin),降真香双素(acrovestone),1-(2′,4′-二羟基-3′,5′-二异戊烯基-6′-甲氧基)-苯乙酮〔1-(2′,4′-dihydroxy-3′,5′-diisopentenyl-6′-methoxy)-phenylethanone〕,1-〔2′,4′-二羟基-3′-(3″-异戊基-2″-烯)-5′-(1‴-乙氧基-3″-异戊基)-6′-甲氧基〕苯乙酮{1-〔2′,4′-dihydroxy-3′-(3″-methylbut-2″-enyl)-5′-(1‴-ethoxy-3″-methylbutyl)-6′-methoxy〕phenylethanone};香豆素化合物香柑内酯(bergapten)和三萜化合物*β*-香树脂醇(*β*-amyrin)。

心材中含生物碱吴茱萸呋喹碱(evolitrine)及*β*-谷甾醇(*β*-sitosterol)。此外,本品还含山油柑碱(acronycine)。山油柑茎皮含降香萜烯醇(bauerenol),草酸钾和降真香双素。

【药理】 1. 抗肿瘤作用　本品所含山油柑碱有抗肿瘤作用。小鼠皮下接种 L_{615} 白血病脾细胞后，口服山油柑碱 40 mg/kg，生存时间超过 60 日，而对照组仅生存 8.6 日。山油柑碱对接种网织细胞腹水瘤的小鼠也有一定治疗作用，可延长生存期 5～6 日。对小鼠肝癌，口服山油柑碱 20 及 40 mg/kg，抑制率分别为 48% 和 57%，有显著治疗作用。对小鼠宫颈癌 U_{14}，口服给药 20 及 40 mg/kg，也有显著治疗作用，抑制率分别为 59% 和 55.2%。本品根茎皮中还含有降真香双素，也有细胞毒作用，体外细胞培养中对 A_{549}，P_{388} 和 L_{1210} 肿瘤细胞抑制的 ED_{50} 为 0.98 μg/kg、3.28 μg/ml 和 2.95 μg/ml。

2. 对小鼠肝脏核酸含量的影响　给 615 系正常小鼠和白血病 L_{615} 小鼠口服山油柑碱 20 mg/kg，连续 5 日，小鼠肝脏重量、肝脏 RNA 和 DNA 含量均无明显变化，仅使白血病 L_{615} 小鼠的脾脏减轻，RNA 含量减少，而 DNA 含量不变。说明山油柑碱抗白血病的机制可能是抑制了白血病发病的主要脏器脾中 RNA 的合成，而对正常动物脾 RNA 合成无影响。

3. 体内分布　山油柑碱给大鼠口服后，在胃肠道的半量消失时间为 2.2 小时，吸收后能分布到肝、脾、心、肺、肾、肌肉等组织，也能通过血脑屏障，达到脑中。药物在体内按二室开放式模型处置，消除速度较慢。该生物碱主要由尿排泄，72 小时尿排泄量占 58.7%，由粪便排泄的累计量仅为口服给药量的 4.5%。

【药性】 辛、苦，平。

1. 广州部队《常用中草药手册》："甘，平。"

2.《海南岛常用中草药手册》："微辛、苦，微温。"

【功用主治】 行气活血，化痰止咳。主治风湿性腰腿痛，胃痛，疝气痛，跌打损伤，感冒咳嗽，气管炎。

1.《中国药用植物图鉴》："有行瘀活血，止血，消肿，定痛，辟恶气的功能。主治胃痛，金疮出血，跌扑损伤，瘀血肿痛等。"

2. 广州部队《常用中草药手册》："行气活血，健脾，止咳。治风湿性腰痛，跌打瘀痛，心胃气痛。"

3.《广西本草选编》："根行气止痛，化痰止咳。主治急、慢性胃炎，胃溃疡，感冒咳嗽，气管炎。"

4.《全国中草药汇编》："治疝气痛。"

【用法用量】 内服：煎汤，15～30 g；或浸酒服。

2426 沙糖根 shā táng gēn《云南中草药》

【异名】 荞花黄连、节节乌、黑节草、中参、小伸筋草、接骨丹、梵兰花、小兰花、土红参（《云南中草药》），小头凉喉草（《云南药用植物名录》），头花耳草、聚花藤（《西双版纳傣药志》）。

【基原】 为茜草科耳草属植物小头凉喉茶的全株。

【原植物】 小头凉喉茶 *Hedyotis capitellata* Wall. ex G. Don [*Oldenlandia capitellata*（Wall. ex G. Don）O. Kuntze]

亚灌木状攀缘藤本，长 1～3 m。单叶对生；叶柄长 3～5 mm；托叶长 3～4 mm；叶片膜质，卵状椭圆形或披针形，长 6～10 cm，宽 1.5～3 cm，先端尖，基部圆，全缘，上面深绿色，下面棕色，叶脉 3～5 对。头状聚伞花序，顶生或腋生；花淡绿色。蒴果小。种子多数，很小。花、果期 3～11 月。

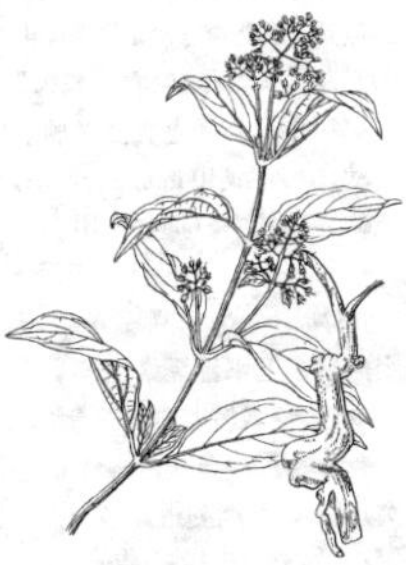

小头凉喉茶

生于山野疏林、灌木丛中。分布于广东、广西、云南。

【采收加工】 3～11 月采收全株，鲜用或切片晒干。

【成分】 全株含有 2 个吲哚类生物碱：hedyocapilelline，hedyocapitine。

【药性】 淡，温。

1.《云南中草药》："淡，温。"

2.《西双版纳傣药志》："性凉，味微苦。"

【功用主治】 散寒截疟，养血通络。主治风寒感冒，疟疾，妇女月经不调，产后乳汁不通，干咳，漆疮，骨折伤损。

1.《云南中草药》："散寒通络，养血，截疟。主治疟疾，感冒，骨折，气血亏损。"

2.《西双版纳傣药志》："治月经不调，乳汁不通，痢疾，干咳，漆树过敏。"

【用法用量】 内服：煎汤，6～15 g。外用：鲜品捣敷；或煎水洗。

2427 沙苑蒺藜 shā yuàn jí lí《纲目》

【异名】 白蒺藜（《本草图经》），沙苑子（《临证指南医案》），沙苑蒺藜子（《本草求原》），潼蒺藜（《本草便读》），沙蒺藜（《增订伪药条辨》）。

【基原】 为豆科黄芪属植物背扁黄芪的种子。

【原植物】 背扁黄芪 *Astragalus complanatus* R. Br. ex Bunge 又名：蔓黄芪（《中国高等植物图鉴》）。

多年生高大草本，高达 1 m 以上，全株被短硬毛。主根粗长。茎平卧，有角棱，多由基部分歧。奇数羽状复叶，互生；具短柄；托叶狭披针形，长约 3 mm；小叶 9～21 枚，叶片椭圆形，长 6～14 mm，宽 3～7 mm，先端钝或微缺，有细尖，基部钝形至钝圆形，全缘，上面绿色，无毛，下面灰绿色。总状花序腋生，花 3～9 朵；总花梗细长；小花梗基部有 1 线状披针形的小苞片；花萼钟形，绿色，先端 5 裂，萼筒基部有 2 枚卵形的小苞片；花冠蝶形，黄色，旗瓣近圆形，先端微凹，基部有爪，长约 10 mm，翼瓣稍短，龙骨瓣与旗瓣等长；雄蕊 10，二体，(9)+1；雌蕊超出雄蕊之外，子房上位，密被白色柔毛，有子房柄，花柱无毛，柱头画笔状被白色髯毛。荚果纺锤形，长 3～4 cm，先端有较长的尖喙，腹背稍扁，内含种子 20～30 颗。种子圆肾形。花期 8～9 月；果期 9～10 月。

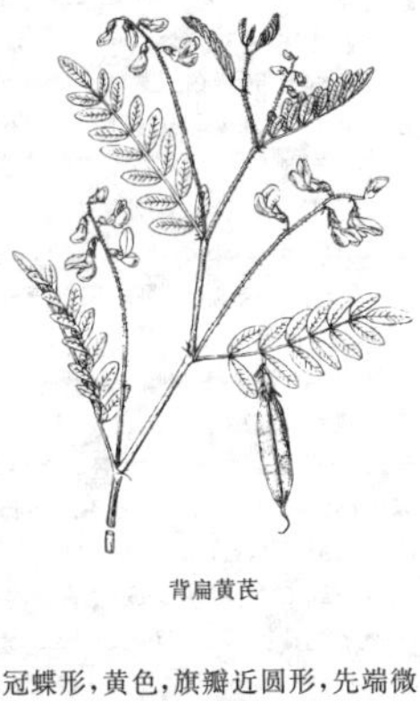

背扁黄芪

生于山野、沟边及荒地。分布于华北、东北及陕西、甘肃等地。

【栽培】 生物学特性　喜温暖气候，耐寒，耐旱，怕高温、怕涝。对土壤要求不严，砂质壤土、黏壤土均可栽培。忌连作。选前茬禾本科作物为好。

繁殖方法　种子繁殖。秋播 8 月，春播 4～5 月。条播按行距 30 cm，开 2 cm 深的沟，将种子均匀撒入沟内，覆土 0.5～1 cm。

田间管理　苗高 6～10 cm 时，按丛距 10～12 cm 定苗，每丛留壮苗 2～3 株。出苗前适当灌水，以利出苗，北方地冻前需浇冻水。翌年返青时施厩肥，促进返青生长。孕蕾期结合松土锄草追施人粪尿或硫酸铵 2 次，以后每年收获后，应追施越冬肥可连续收获 3～4 年。

病虫害防治　病害有白粉病，发病初期用 50% 托布津可湿性粉剂 800～1 000 倍液喷雾。

【采收加工】 10 月当荚果 80% 以上呈黑色时，离地面 6 cm 割下晒干，打出种子，除去杂质，于干燥处保存。

【药材】 沙苑蒺藜 *Astragali Complanati Semen* 主产于陕西。以陕西潼关者为著，称潼蒺藜。

性状 种子略呈肾形而稍扁，长 2～2.5 mm，宽 1.5～2 mm，厚约 1 mm。表面光滑，褐绿色或灰褐色，边缘一侧微凹处具圆形种脐。质坚硬，不易破碎。子叶 2，淡黄色，胚根弯曲，长约 1 mm。无臭，味淡，嚼之有豆腥味。

鉴别 (1) 种子横切面：种皮表皮栅状细胞 1 列，种脐部位 2 列，外被角质层，栅状细胞侧壁自内向外渐厚，外壁厚，有细纵沟纹，靠外侧 1/8～1/5 处有一条光辉带。支持细胞 1 列，短哑铃状，有纵向条状增厚纹理，营养层为数列薄壁细胞，多皱缩。

(2) 取本品 1 g，捣碎，加乙醚 10 ml，置温水浴上回流10 分钟，滤过，弃去醚液，药渣挥尽乙醚，加甲醇 5 ml，加热回流 10 分钟，滤过。取滤液 1 滴，点于色谱滤纸上，置紫外光灯(365 nm)下观察，显紫红色荧光，再加甲醇 2 滴使斑点扩散，紫红色环内有一亮黄色环(检查黄酮类)。

【成分】 沙苑蒺藜含 14 种氨基酸，其中谷氨酸占 68%，天冬氨酸约占 14%，并有赖氨酸，苏氨酸，缬氨酸，甲硫氨酸，苯丙氨酸，亮氨酸，异亮氨酸等 7 种人体必需氨基酸。又含黄酮类成分：沙苑子苷(complanatuside)，沙苑子新苷(neocomplanoside)，沙苑子杨梅苷(myricomplanoside)，鼠李柠檬素-3-*O*-*β*-*D*-葡萄糖苷(rhamnocitrin-3-*O*-*β*-*D*-glucoside)，紫云英苷(astragalin)，山柰酚(kaempferol)，山柰酚-3-*O*-*α*-*L*-阿拉伯糖苷(kaempferol-3-*O*-*α*-*L*-arabinoside)，杨梅树皮素(myrice-tin)，毛蕊异黄酮-7-葡萄糖苷(calycosin-7-*O*-glucoside)，芒柄花苷(ononin)，3-*O*-*β*-*D*-吡喃葡萄糖基-4′-*O*-(3-*O*-二氢红花菜豆酰-*β*-*D*-吡喃葡萄糖基)鼠李柠檬素〔3-*O*-*β*-*D*-glucopyranosyl-4′-*O*-(3-*O*-dihydrophaseoyl-*β*-*D*-glucopyranosyl) rhamnocitrin〕，3-*O*-〔5-*O*-对香豆酰-*β*-*D*-呋喃芹菜糖基(1→2″)-*β*-*D*-吡喃葡萄糖基〕鼠李柠檬素{3-*O*-〔5-*O*-*p*-coumaroyl-*β*-*D*-apiofuranosyl(1→2″)-*β*-*D*-glucopyranosyl〕rhamnocitrin}，3-*O*-〔5-*O*-阿魏酰-*β*-*D*-呋喃芹菜糖基(1→2″)-*β*-*D*-吡喃葡萄糖基〕鼠李柠檬素{3-*O*-〔5-*O*-feruloyl-*β*-*D*-apiofuranosyl(1→2″)-*β*-*D*-glucopyranosyl〕-rhamnocitrin}。还含齐墩果烯型三萜苷类成分：黄芪苷Ⅷ甲酯(astragaloside Ⅷ methylester)，大豆皂苷Ⅰ甲酯(soyasaponin Ⅰ methyl ester)，3-*O*-*α*-*L*-吡喃鼠李糖基(1→2)-*β*-*D*-吡喃木糖基(1→2)-6-*O*-甲基-*β*-*D*-吡喃葡萄糖醛酸基大豆皂醇 B-22-*O*-*β*-*D*-吡喃葡萄糖苷〔3-*O*-*α*-*L*-rhamnopyranosyl(1→2)-*β*-*D*-xylopyranosyl-(1→2)-6-*O*-methyl-*β*-*D*-glucuronopyranosylsoyasapogenolB-22-*O*-*β*-*D*-glucopyranoside〕，3-*O*-*α*-*L*-吡喃鼠李糖基(1→2)-*β*-*D*-吡喃半乳糖基(1→2)-6-*O*-甲基-*β*-*D*-吡喃葡萄糖醛酸基-大豆皂醇 B-22-*O*-*β*-*D*-吡喃葡萄糖苷〔3-*O*-*α*-*L*-rhamnopyranosyl (1→2)-*β*-*D*-galactopyranosyl(1→2)-6-*O*-methyl-*β*-*D*-glucuronopyranosyl-soyasapogenol B-22-*O*-*β*-*D*-glucopyranoside〕，3-*O*-*α*-*L*-吡喃鼠李糖基(1→2)-*β*-*D*-吡喃木糖基(1→2)-6-*O*-甲基-*β*-*D*-吡喃葡萄糖醛酸基-3*β*, 22*β*, 24-三羟基-11-氧代-12-齐墩果烯〔3-*O*-*α*-*L*-rhamnopyranosyl(1→2)-*β*-*D*-xylopyranosyl(1→2)-6-*O*-methyl-*β*-*D*-glucuronopyranosyl-3*β*,22*β*, 24-trihydroxy-11-oxoolean-12-ene〕，3-*O*-*α*-*L*-吡喃鼠李糖基(1→2)-*β*-*D*-吡喃半乳糖基(1→2)-6-*O*-甲基-*β*-*D*-吡喃葡萄糖醛酸基-3*β*, 22*β*, 24-三羟基-11-氧代-12-齐墩果烯〔3-*O*-*α*-*L*-rhamnopyranosyl(1→2)-*β*-*D*-galactopyranosyl-(1→2)-6-*O*-methyl-*β*-*D*-glucuronopyranosyl-3*β*, 22*β*, 24-trihydroxy-11-oxoolean-12-ene〕。又含沙苑子胍酸(complanatin)，*N*-(3-丙基羧基)-*N*-(3-甲基-2-丁烯基)胍〔*N*-(3-carboxypropyl)-*N*-(3-methyl-2-butenyl)guanidine〕，*β*-谷甾醇(*β*-sitosterol)，铁、硒等 9 种微量元素及沙苑子多糖。种子含油约 5%，内含脂肪酸 3-庚烯酸(3-heptenoic acid)，肉豆蔻酸(myristic acid)，正十五酸(*n*-pentadecanoic acid)，棕榈酸(palmitic acid)，油酸(oleic acid)，硬脂酸(stearic acid)，亚油酸(linoleic acid)，亚麻酸(linolenic acid)，7, 10-十八碳二烯酸(7, 10-octadecadienoic acid)，10, 13-十八碳二烯酸(10, 13-octadecadienoic acid)，9, 11-十八碳二烯酸(9, 11-octadecadienoic acid)，花生酸(arachidic acid)，11-二十碳烯酸(11-eicosenoic acid)，山萮酸(behenic acid)。

【药理】 1. 强壮作用 沙苑蒺藜可显著增加小鼠体重，明显提高小鼠游泳持续时间，增强小鼠耐寒能力。

2. 增强免疫功能 沙苑蒺藜煎剂 5 或 10 g/kg 灌服，可显著提高小鼠脾细胞或血清溶菌酶的活力，明显促进正常及植物血凝素(PHA)刺激下小鼠脾脏对^{3}H-TdR 的掺人，但不影响胸腺对^{3}H-TdR 的摄取，也不增加脾脏重量。另有实验表明，沙苑子的甲醇或乙醇提取物 5 或 10 g/kg 灌服，能显著增加胸腺、脾脏湿重，并显著促进单核巨噬细胞对碳粒的廓清，明显增加绵羊红细胞免疫所致小鼠溶血素的生成，对 2, 4-二硝基氯苯(DNCB)所致小鼠耳迟发型超敏反应也能显著增强之，表明沙苑子的上述提取物能增强非特异吞噬活性及特异性体液和细胞免疫。

3. 抗炎、解热作用 沙苑蒺藜煎剂具有显著的抗炎作用，5 和 10 g/kg 腹腔注射或 20 和 30 g/kg 灌服对于角叉菜胶、甲醛所致大鼠足跖肿胀，组胺皮内注射所致皮肤毛细血管通透性亢进均有显著的抑制作用，还能显著抑制大鼠棉球肉芽肿的形成。

4. 对血压、脑血流量的影响 沙苑蒺藜水煎醇沉液 0.125 或 0.25 g/kg 静注，可使麻醉犬血压显著降低，持续 30 分钟，同时可见心肌张力时间指数也明显降低。沙苑子静注对大鼠也有显著降压效果。可使犬脑血流减少更为显著而且维持时间亦长。沙苑子总黄酮静注 25 和 50 mg/kg 对麻醉大鼠也有显著降压效果，同时可见心率减慢，此作用随剂量加大而增强。

5. 降脂、抑制血小板聚集和改善血液流变性作用 对于喂饲高脂饲料所致高脂血症大鼠，相当于生药 30 g/kg 剂量的沙苑蒺藜总黄酮有显著的降血脂作用，能使升高的胆固醇和三酰甘油显著降低，高密度脂蛋白胆固醇有所升高。对于实验性高脂血症大鼠血液的浓、聚状态，沙苑子总黄酮可使全血比黏度、全血还原黏度明显下降，血细胞比容升高，红细胞电泳加快，症状改善。沙苑子总黄酮还有显著抗血小板聚集作用，1.25 mg/ml 浓度可显著抑制 ADP 及胶原诱导的大鼠血小板聚集，浓度加大，作用增强；1.25、2.5 及 5.0 mg/ml 浓度对 ADP 诱导的血小板聚集抑制百分率为 43%、65%和 93%；对胶原诱发者抑制的百分率分别为 39%、85%和 97%。

6. 保肝作用 沙苑蒺藜 5 g/kg 的煎剂可使正常小鼠体重增加，肝三酰甘油下降，肝糖原及肝总蛋白显著降低，还可使四氯化碳肝损伤大鼠丙氨酸氨基转移酶(ALT)及肝中胆固醇含量显著降低；沙苑蒺藜水溶性部分也能显著降低肝损伤大鼠 ALT 及血中三酰甘油；黄酮部分不但有降酶降脂作用，并使低下的肝糖原显著升高；氨基酸部分也能降低肝损伤大鼠肝内三酰甘油，升高肝中总蛋白。

7. 镇痛及对中枢神经系统的影响 热板法试验表明，沙苑蒺藜煎剂 20 或 40 g/kg 灌服，可显著延迟小鼠的舔脚反应。10 或 20 g/kg可显著减少酒石酸锑钾所致小鼠扭体反应，表明沙苑蒺藜有镇痛作用。光电管法试验表明，沙苑蒺藜可显著增加小鼠自发活动，但 20 或40 g/kg的沙苑蒺藜煎剂灌服却可协同阈下剂量的硫喷妥钠的中枢抑制作用。

8. 其他作用 沙苑蒺藜灌服可显著减少小鼠尿量，作用持续 4 小时以上。沙苑蒺藜等中药对酪氨酸酶活性有显著抑制作用，用药后多巴阳性黑素细胞数及含黑素颗粒细胞数较对照组明显减少，对色素沉着具有抑制作用。

毒性 沙苑蒺藜毒性很小，其煎剂灌服 100 g/kg 以上(分 2 次)，LD_{50}不能测得。沙苑蒺藜水煮醇沉制剂腹腔注射对小鼠的 LD_{50}为 37.8±1.1 g/kg。

【炮制】 1. 沙苑蒺藜 取原药材，除去杂质，洗净，干燥。生品偏于养肝明目。

2. 炒沙苑蒺藜　取净沙苑蒺藜，微炒后研细，或用微火炒至棕褐色，体膨胀有香气为度。炒沙苑蒺藜温涩作用较强。

3. 盐沙苑蒺藜　取净沙苑蒺藜，加入盐水拌匀，稍闷润后，用文火加热，炒至棕黄色，鼓起，有香气逸出，取出放凉。每沙苑蒺藜 100 kg，用食盐 2 kg。盐沙苑蒺藜补肾固精缩尿作用较强。

饮片性状　沙苑蒺藜，参见"药材"项。炒沙苑蒺藜表面棕褐色，体略膨胀，微有香气。盐炒沙苑蒺藜表面鼓起，棕黄色，微有咸味。

贮干燥容器内，密闭，置通风干燥处。

【药性】　甘，温。归肝、肾经。

1.《纲目》："甘，温，无毒。"

2.《本草通玄》："善走肝肾二经。"

3.《得宜本草》："入足少阴、少阳经。"

4.《药义明辨》："入肺肾两经气分。"

【功用主治】　补肾固精，益肝明目。主治肝肾不足，腰痛膝软，遗精早泄，尿多遗沥，白浊带下，耳鸣眩晕，眼目昏花。

1.《本草衍义》："补肾。"

2.《纲目》："补肾，治腰痛泄精，虚损劳乏。"

3.《本草汇言》："补肾固精，强阳有子，兼止小便遗沥。"

4.《本草从新》："补肾，强阴，益精，明目。治虚劳腰痛遗精，带下，痔瘘，阴痨。性能固精。"

5.《医林纂要》："坚肾水，泻邪湿，去癥瘕痔瘘。"

6.《本草求原》："能导肺归脾，下行直入于肾。""补肾，治肺痿，肾冷尿多遗溺，明目，长肌肉，亦治肝肾风毒攻注。"

【用法用量】　内服：煎汤，6～9 g；或入丸、散；或熬膏。益肝明目多生用，补肾固精，缩尿止遗多炒用。

【宜忌】　相火偏旺之遗精、膀胱湿热之淋浊带下慎服。

1.《本经逢源》："肾与膀胱偏热者禁用。"

2.《本草用法研究》："命门火炽，湿热淋浊等证仍不可用，以其性温固摄也。""可治遗尿症，然遗尿而尿管作痛者禁用，遗精而热者忌用之。"

【选方】　1. 治肾虚精关不固，遗精滑泄，腰酸耳鸣，四肢乏力，舌淡苔白，脉细弱　沙苑蒺藜(炒)、芡实(蒸)、莲须各二两，龙骨(酥炙)、牡蛎(盐水煮一日一夜，煅粉)各一两。共为末，莲子粉糊为丸，盐汤下。(《医方集解》金锁固精丸)

2. 治男子精薄无嗣，久患梦遗，妇人滑胎不孕等　黄鱼鳔胶(白净者一斤，切碎，用蛤粉炒成珠，以无声为度)，沙苑蒺藜八两(马乳浸两宿，隔汤煮一炷香久取起，焙干)。上为末，炼蜜丸如梧桐子大。每服八十丸，空心温酒、白汤任下。忌食鱼及牛肉。(《证治准绳》聚精丸)

3. 治翳障(如早期老年性白内障)　沙苑子、石菖蒲、女贞子、生地黄、菟丝子、夜明砂各 30 g。共研细末，每服12 g，水煎服。(《中药临床应用》补肾明目散)

【各家论述】　1.《本草汇言》："沙苑蒺藜，补肾涩精之药也。其气清香，能养肝明目，润泽瞳人。能补肾固精，强阳有子，不烈不燥，兼止小便遗沥，乃和平柔润之剂也。"

2.《本经逢原》："沙苑蒺藜，性降而补，益肾，治腰痛，为泄精虚劳要药，最能固精，故聚精丸用此佐鳔胶，大有殊功。以之点汤代茶，亦甚甘美益人。"

2428 沙枣树皮 shā zǎo shù pí (《陕甘宁青中草药选》)

【基原】　为胡颓子科胡颓子属植物沙枣的树皮和根皮。

【原植物】　参见"沙枣"条。

【成分】　茎皮和枝含生物碱类：胡颓子碱(eleagnine)即四氢哈尔满(tetrahydroharman)，四氢哈尔醇(tetrahydroharmol)，*N*-甲基四氢哈尔醇(*N*-methyltetrahydroharmol)，哈尔满(harman)，二氢哈尔满(dihydroharman)，2-甲基-1，2，3，4-四氢-*β*-咔啉(2-methyl-1，2，3，4-tetrahydro-*β*-carboline)，哈尔明碱(harmine)。还含鞣质(tannin)，右旋儿茶素(catechin)，左旋表儿茶素(picatechin)，色素等。

【采收加工】　7～10月采剥内层树皮，9～11月挖根，剥取根皮，晒干。

【药性】　《陕甘宁青中草药选》："味涩、微苦，性凉。"

【功用主治】　清热解毒，利湿，止痛，止血。主治慢性气管炎，胃痛，肠炎，急性肾炎，黄疸型肝炎，白带，烧烫伤，外伤出血。

1.《陕甘宁青中草药选》："收敛止痛，清热凉血。主治烧伤，白带，外用止血。"

2.《新疆中草药》："平肝泻火，清湿热。"

3.《全国中草药汇编》："主治慢性气管炎，胃痛，肠炎，白带；外用治烧烫伤，止血。"

【用法用量】　内服：煎汤，9～15 g。外用：煎汁涂；或研末撒。

【选方】　1. 治黄疸型肝炎　沙枣树皮 9 g，龙胆草 6 g，刺黄柏 12 g，茵陈、车前草各 15 g。水煎服。

2. 治急性肾炎　沙枣根皮 3 g(研细)，刺黄柏、土黄连粉各 1.5 g。开水送服，第一日服 3 剂，第二日服 2 剂，3 日后每日服 1 剂，忌食鱼、辣。(1、2 方出自《新疆中草药》)

3. 治白带　沙枣树皮(内皮)2 份，锁阳 3 份，研细末。每次服 9 g，每日 2 次。(《沙漠地区药用植物》)

4. 治烧烫伤　沙枣树皮适量，以 75%乙醇制成 1∶1 浸液，涂敷患处。(《新疆中草药》)

2429 沙旋覆花 shā xuán fù huā (《沙漠地区药用植物》)

【异名】　绞蛆爬(《内蒙古中草药》)，沙地旋覆花、秃女子草、黄喇嘛、黄花蒿(《沙漠地区药用植物》)，黄蓬花(《全国中草药汇编》)。

【基原】　为菊科旋覆花属植物蓼子朴的全草或花序。

【原植物】　蓼子朴 *Inula salsoloides* (Turcz.) Ostenf. [*Conyza salsoloides* Turcz.]

多年生亚灌木，高达 45 cm。地下茎分枝长，横走，疏生膜质披针形鳞叶。茎下部木质，基部有密集的长分枝。叶互生；披针形或长圆状线形，长 5～10 mm，宽 1～3 mm，先端钝或稍尖，基部心形或有小耳，半抱茎，全缘，上面无毛，下面具腺毛及短毛，稍肉质。头状花序径 1～5 cm，单生于枝端；总苞片 4～5 层，外层渐小，黄绿色；舌状花雌性，较总苞长半倍，舌片浅黄色，椭圆状线形，长约 6 mm，先端有 3 个细齿，花柱分枝细长；中央为管状花，两性，花冠上部狭漏斗状；冠毛白色。瘦果长约 1.5 mm，有多数细沟、被腺和疏粗毛。花期 5～8月，果期 7～9月。

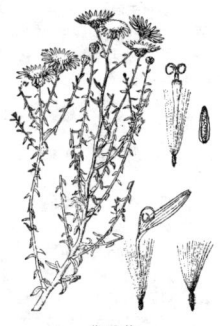

蓼子朴

生于海拔 500～2 000 m的干旱草原、半荒漠和荒漠地区的戈壁滩地、流砂地、固定沙丘、湖河沿岸冲积地、黄土高原的风沙地和丘陵顶部。在河北、山西、内蒙古、辽宁西部、陕西、甘肃、青海北部和东部、新疆都有广泛分布。

【采收加工】　7～10月全草采收，5～8月采收花序，晒干。

【药材】　沙旋覆花 *Inulae Salsoloidis Herba*　主产于华北、东北及西北等地。

性状　全草长 20～40 cm，茎多分枝。叶互生，窄长圆形至条状披针形，先端尖，基部稍成耳状，边缘常向下反卷。质硬，有见头状花序生于枝顶，花黄色。瘦果略呈圆柱形，冠毛白色。

【成分】 全草含15-去氧沙地旋覆花内酯(inulasal solin)，沙地旋覆花内酯(inulasalsolide)，泽兰内酯(eupatolide)，巴德来因(budlein)B。

地上部分含甾醇类：蒲公英甾醇(taraxasterol)，蒲公英甾醇乙酸酯(taraxasteryl acetate)，蒲公英甾醇棕榈酸酯(taraxasteryl palmitate)，胡萝卜苷(daucosterol)，木犀草素(luteolin)，豆甾烷醇(stigmastanol)，β-谷甾醇(β-sitosterol)，蜂花酸(melissic acid)。含内脂类：泽兰内酯(eupatolide)，11β，13-二氢泽兰内酯(11β，13-dihydroeupatolide)，卵南美菊素(ovatifolin)，桉叶内酯类(eudesmanolides)，买兰坡草内酯类(melampolides)，光刺苞果菊内酯(glabratolide)，5-乙酰氧基-12-羟基金合欢醇(5-acetoxy-12-hydroxyfarnesol)，5-羟基-12-氧代金合欢醇(5-hydroxy-12-oxofarnesol)，4α，5β-环氧泽兰内酯(4α，5β-epoxyeupatolide)，4α，5β-环氧去乙酰卵南美菊素(4α，5β-epoxydesacetylovatifolin)，4α，5β-环氧卵南美菊素(4α，5β-epoxyovatifolin)，8-表-11β，13-二氢齿叶黄皮素A(8-epi-11β，13-dihydro-dentatin A)，4α，5β-环氧-8β-异缬草酰氧基-14-氧代刺苞菊内酯(4α，5β-epoxy-8β-isovaleroyloxy-14-oxoacanthospermolide)，4α，5β-环氧-8β-羟基-14-氧代刺苞菊内酯(4α，5β-epoxy-8β-hydroxy-14-oxoacanthospermolide)及羽扇豆醇(lupeol)，角鲨烯(squalene)，2，5-二甲氧基-对聚伞花素(2，5-dimethoxy-p-cyme-ne)，10-异丁酰氧基-8，9-环氧-百里香酚异丁酸酯(10-iso-butyroyloxy-8，9-epoxy-thymol-isobutyrate)，含黄酮类：柚皮素(naringenin)，10-羟基-8，9-二氢百里香酚(10-hydroxy-8，9-dihydrothymol)，多梗白菜氏菊内酯(baileyin)等。

【药理】 细胞毒作用　沙旋覆花地上部分所含成分蒲公英甾醇棕榈酸酯和泽兰内酯具有明显的细胞毒作用。

【药性】 苦、辛，寒。

1.《内蒙古中草药》："味苦，性寒。"

2.《沙漠地区药用植物》："味辛，性凉。"

【功用主治】 清热解毒，利湿。主治外感头痛，肠炎，痢疾，浮肿，小便不利，疮痈肿毒，黄水疮，湿疹。

1.《内蒙古中草药》："清热解毒。主治疮痈肿毒，黄水疮，湿疹。"

2.《沙漠地区药用植物》："清热，利尿。主治外感头痛，浮肿，小便不利，预防流感。"

3.《全国中草药汇编》："清热利湿。治急慢性痢疾，急慢性肠炎。"

【用法用量】 内服：煎汤，3～9 g。外用：研末撒或调敷。

【选方】 1. 预防流感　沙旋覆花全草9 g，或花6 g。水煎服。(《沙漠地区药用植物》)

2. 治急性细菌性痢疾，急慢性肠炎　沙旋覆花全草50～100 g。水煎服，每日1～2次，连服2～3日。对慢性肠炎可酌加麦芽、六曲。(《东北药用植物》)

3. 治黄水疮　沙旋覆花适量。炒黄研末，撒于患处；如不流黄水者，可用麻油调敷患处。(《内蒙古中草药》)

2430 沙生风毛菊 shā shēng fēng máo jú (《甘肃中草药手册》)

【基原】 为菊科风毛菊属植物沙生风毛菊的叶。

【原植物】 沙生风毛菊 *Saussurea arenaria* Maxim.

多年生草本，高3～5 cm。根茎顶端分枝，颈部被棕色的残存叶柄鞘。茎极短，被白色绒毛。单叶互生；叶柄长3.5～4 cm，被腺毛；叶片狭长圆形，长4～7 cm，宽1.2～1.8 cm，先端急尖或渐尖，基部渐狭成柄，边缘具深波状齿，上面绿色，密被腺毛，下面密被白色绒毛。头状花序单生，直径约1.5 cm，总苞卵形，长约2 cm，总苞片5层，卵状披针形，绿色，有的带紫色，疏被白色绒毛，内层条形；管状花深紫色，长约1.5 cm。瘦果长3 mm，具黑色花纹。果期7～9月。

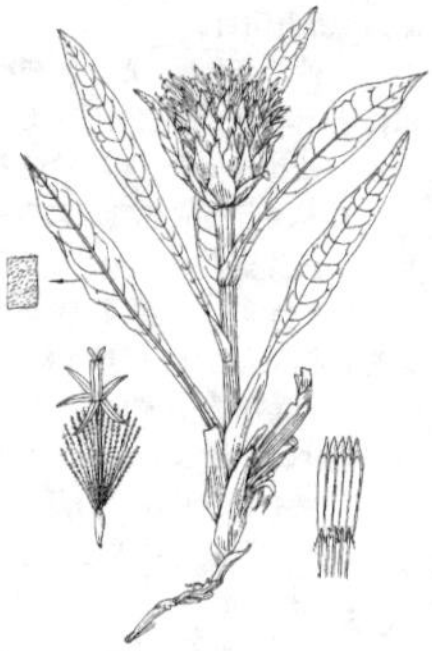

沙生风毛菊

生于海拔3 300～4 300 m的山坡、砂地、干河滩地。分布于西藏、甘肃、青海等地。

【采收加工】 6～7月开花时采收，晾干。

【成分】 全草的挥发油中主含β-芹子烯(β-selinene)，含量达39.950%，还含二氢去氢木香内酯(dihydrodehydrocostuslactone)，4-甲基-2，6-二叔丁基苯酚(4-methyl-2，6-di-tert-butylphenol)，6，10，14-三甲基-2-十五碳酮(6，10，14-trimethyl-2-pentadecanone)，十八烷(octadecane)，十九烷(nonadecane)，1，1，4，7-四甲基-1a，2，3，4，4a，5，6，7b-八氢-1H-环丙[e]薁〔1，1，4，7-tetramethyl-1a，2，3，4，4a，5，6，7b-octahydro-1*H*-cycloprop[e]azulene〕，十五烷(pentadecane)，4-甲氧基-1-叔丁氧基苯〔4-methoxy-1-(1，1-dimethylethoxyl)benzene〕，1，3-二甲基环戊烷(1，3-dimethylcyclopentane)，2-甲基十氢萘(2-methyldecahydronaphthalene)，1，8a-二甲基-7-异丙烯基-1，2，3，5，6，7，8，8a-八氢萘(1，8a-dimethyl-7-isopropenyl-1，2，3，5，6，7，8，8a-octahydronaphthalene)，γ-广藿香烯(γ-patchoulene)，7aβ-甲基-3aβ，4，5，6，7，7a-六氢-1β-茚基甲酮(7aβ-methyl-3aβ，4，5，6，7，7a-hexahydro-1β-indenylmethyl ketone)，4，4，7a-三甲基-5，6，7，7a-四氢苯并呋喃-2-酮(4，4，7a-trimethyl-5，6，7，7a-tetrahydrobenzofuran-2-one)，邻苯二甲酸二丁酯(dibutylphthalate)，橙花叔醇(nerolidol)，十七烷(heptade-cane)，苯甲酸苄酯(phenylmethylbenzoate)，7，10-十五碳二炔酸(7，10-pentadecadiynoic acid)，α-松油醇(α-terpineol)，罗汉柏烯(thujopsene)，麦由酮(mayurone)等共37种成分。

【药性】 苦，寒。

【功用主治】 清热解毒，止血。主治感冒发烧，疮疡痈肿，食物中毒，外伤出血等症。

【用法用量】 内服：煎汤，3～10 g；或研末。外用：研末调敷。

【选方】 1. 治疮疡，外伤出血　沙生风毛菊适量。研细末，外敷患处。

2. 治食物(肉)中毒　沙生风毛菊适量。研末内服，每次3 g，每日2～3次。

2431 没药 mò yào (《药性论》)

【异名】 末药(《纲目》)。

【基原】 为橄榄科没药属植物没药树及同属植物树干皮部渗出的油胶树脂。

【原植物】 没药树　*Commiphora myrrha* Engl.［*C. molmol* Engl.］

低矮灌木或乔木，高约3 m。树干粗，具多数不规则尖刺状的粗枝；树皮薄，光滑，小片状剥落，淡橙棕色，后变灰色。叶散生或丛生，单叶或三出复叶；小叶倒长卵形或倒披针形，中央1片较大，长7～18 mm，宽4～8 mm，钝头，全缘或末端稍具锯齿；叶柄短。花小，丛生于短枝上；萼杯状，宿存，上具4钝齿；花冠白色，4瓣，长圆形或线状长圆形，直立；雄蕊8枚，从短杯状花盘边缘伸出，直立，不等长；子房3室，花柱短粗，柱头头状。核果卵形，尖头，光滑，棕色，外果皮革质或肉质。种子1～3颗，仅1颗成熟，其余均萎缩。花期夏季。

生于海拔 500～1 500 m 的山坡地。分布于热带非洲和亚洲西部。

【采收加工】 11 月至翌年 2 月采收。树脂可由树皮裂缝自然渗出；或将树皮割破，使油胶树脂从伤口渗出。初呈淡黄白色黏稠液，遇空气逐渐凝固成红棕色硬块。采得后去净杂质，置干燥通风处保存。

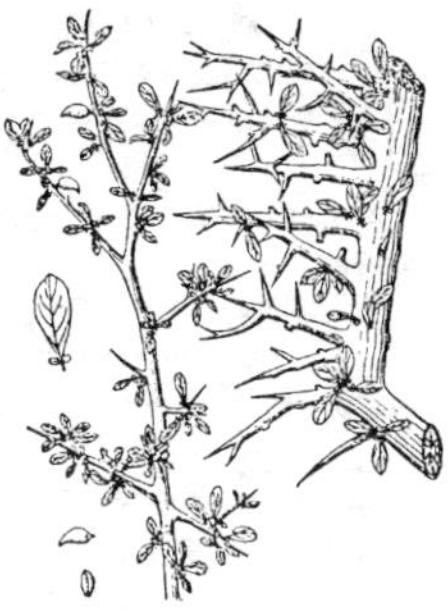

没药树

【药材】 没药 *Myrrha* 主产于索马里、埃塞俄比亚以及阿拉伯半岛南部。以索马里所产质量最佳。我国进口的商品有两种：一种称天然没药，直接由索马里和埃塞俄比亚进口。另有一种称胶质没药，原植物与上种不同，但品种尚不清楚。

性状 本品呈不规则颗粒状或粘结成团块，直径约2.5 cm，有较小或更大的。表面黄棕色至红棕色或黄棕色相间，无光泽或有时无光泽部分与有光泽部分相间。有时夹有树皮、木屑。质坚脆，破碎面颗粒状，有油样光泽，打碎后的薄片有亮光或半透明。气香而特异，味极苦，嚼时粘牙。

鉴别 (1) 本品与水研磨，形成黄棕色乳状液。

(2) 本品乙醚浸出物或挥发油置于蒸发皿中，待乙醚挥发散后，皿底的薄膜状残渣用溴或发烟硝酸蒸气熏后，即显紫红色(检查挥发油)。

(3) 取本品粉末少许，加新鲜配制的香草醛盐酸试液数滴，挥发油含量高者，立即显紫红色，含量低者则初显黄色，渐变成紫红色(检查挥发油)。

【成分】 含树脂 25%～35%，挥发油 2.5%～9%，树胶 57%～65%，树脂含 α 及 β 罕没药酸(heerabomyrrholic acid)，α、β 及 γ 没药酸(commiphoric acid)，没药尼酸(commiphorinic acid)，α 及 β 罕没药酚(heerabomyrrhol)，罕没药树脂(heeraboresene)，没药萜醇(commiferin)。挥发油含丁香油酚(eugenol)，间甲苯酚(*m*-cresol)，枯醛(cuminaldehyde)，蒎烯(pinene)，柠檬烯(limonene)，桂皮醛(cinnamic aldehyde)，罕没药烯(heerabolene)等，并含多种呋喃倍半萜类化合物：8α-甲氧基莪术呋喃二烯(8α-methoxyfuranodiene)，8α-乙酰基莪术呋喃二烯(8α-acetylfuranodiene)，莪术呋喃烯(curzerene，isofuranogermacrene)，乌药根烯(lindestrene)，呋喃桉-1，3-二烯(furanoeudesma-1，3-diene)，莪术呋喃二烯(furanodiene)。又含反式和顺式-4，17(20)-孕甾-3，16-二酮(E，Z-guggulsterone)。

【药理】 1. 降血脂作用 同属植物穆库尔没药含油树脂部分能降低饲氢化植物油所致雄兔高胆固醇血症，并能防止动脉壁斑块的形成，也能使家兔体重有所减轻。从该树脂分离出 2 个固醇类，即反式和顺式-4，17(20)-孕甾-3，16-二酮，在离体和整体试验证明有降血脂和分解脂肪作用，并可抑制肝匀浆胆固醇的合成。反式和顺式-4，17(20)-孕甾-3，16-二酮并能明显抑制 ADP、肾上腺素和 5-羟色胺诱发的血小板抑制。

2. 甲状腺素样作用 大鼠每日服顺式 4，17(20)-孕甾-3，16-二酮 10 mg/kg，可使其甲状腺摄碘增加，甲状腺过氧化物酶和蛋白酶活性增加，肝脏和二头肌耗氧量增加。

3. 收敛作用 没药酊剂对黏膜有收敛作用，口腔、咽部溃疡时可用于口腔洗剂中；亦可用于胃肠无力时以兴奋肠蠕动。

4. 抗炎、镇痛与退热作用 没药的多种同属植物均被发现有抗炎等作用。如没药的油树脂石油醚提取物500 mg/kg给大鼠灌胃，可明显抑制角叉菜胶与棉球肉芽肿所致炎症，此提取物在小鼠也有明显的退热作用。没药生品、清炒品与醋制品制成煎剂、散剂和混悬剂，以小鼠足跖的外伤肿胀数为指标，对外伤引起的血瘀肿胀均有显著的消肿作用，各剂型的药效相近，各剂量组之间药效无显著性差异。

5. 抗菌作用 没药水浸剂(1∶2 即 50%浓度)在试管内对堇色毛癣菌、同心性毛癣菌、许兰黄癣菌等多种致病真菌有不同程度的抑制作用。

【炮制】 1. 没药 取原药材，除去杂质，捣碎或剁碎。

2. 炒没药 取净没药，大小个分开，置锅内，用文火炒至冒烟，表面显油亮光泽时，取出放凉。炒后缓和刺激性，便于服用。

3. 醋没药 取净没药，大小个分开，置锅内，用文火炒至冒烟，表面微熔，喷淋米醋。再炒至表面显油亮光泽时，取出放凉。每没药 100 kg，用米醋 5 kg。醋制增强活血止痛，收敛生肌作用。

4. 灯心制没药 取净没药碎块，置锅内，用文火炒至出油时，加入灯心同炒，至油被灯心吸尽，没药膨胀呈球状为度，取出簸去灯心，放凉。每没药 100 kg，用灯心 3 kg。

5. 煮没药 取没药，加水浸 1 日，连同水倒入锅内，煮至熔化，滤过，残渣加适量水再煮，滤过，弃去残渣，合并滤液，浓缩成膏状，继续加热至黑烟冒尽转冒青烟时，取出，摊放在平面板上，趁热切成方块，晾凉。

现代研究表明，水浴加热溶化没药，滤除杂质，水浴浓缩成膏，60 ℃烘至不粘手，收得率较传统水煮法高。水、醇浸出物及挥发油含量均较高，薄层图谱基本上与原生药一致，同时杂质少、洁净、色泽均匀、无焦化现象，刺激性较小，容易粉碎。

饮片性状 没药参见“药材”项。炒没药为小碎块状或类圆颗粒状，表面黑褐色或棕黑色，有光泽，气微香。醋没药为小碎块状或圆颗粒状，表面黑褐色或棕褐色，油亮，略有醋气。灯心制没药，圆颗粒状，表面棕褐色，油亮有光泽，气特异。煮没药为小方块形，表面黄棕色，油光光洁，质脆，气特异。

贮干燥容器内，炒没药、醋没药、灯心制没药、煮没药密闭，置阴凉干燥处，防蛀，防霉。

【药性】 苦，平。归心、肝、脾经。

1.《药性论》：“味苦、辛。”

2.《海药本草》：“味苦、辛，温。无毒。”

3.《开宝本草》：“味苦，平。”

4.《本草新编》：“入脾、肾二经。”

5.《本草求真》：“专入心，兼入肝。”

6.《衷中参西录》：“气淡薄，味辛而酸。”

【功用主治】 祛瘀，消肿，定痛。主治胸腹痛，痛经，经闭，癥瘕，跌打肿痛，痈肿疮疡，目赤肿痛。

1.《药性论》：“主打磕损，心腹血瘀，伤折踒跌，筋骨瘀痛，金刃所损，痛不可忍，皆以酒投饮之。”

2.《海药本草》：“主折伤马坠，推陈置新，能生好血，凡服皆须研烂，以热酒调服。堕胎，心腹俱痛及野鸡漏痔，产后血气痛，并宜丸、散中服。”

3.《日华子》：“破癥结宿血，消肿毒。”

4.《开宝本草》：“主破血止痛，疗金疮、杖疮，诸恶疮，痔漏卒下血，目中翳晕痛，肤赤。”

5. 王好古：“(治)心胆虚，肝血不足。”(引自《纲目》)

6.《纲目》：“散血消肿，定痛生肌。”

7.《本草述》：“久服舒筋膜，通血脉，固齿牙，长须发。”

8.《冯氏锦囊》：“治痘余毒成痈，破血理气。”

9.《药性考》：“通散结气，行经活血，清心肝滞。”

10.《现代实用中药》：“为健胃驱风药，用于消化不良，大便秘结等症。”

【用法用量】 内服：煎汤，3～10 g；或入丸、散。外用：研末调敷。

【宜忌】 胃弱者慎服，孕妇及虚证无瘀者禁服。部分患者服用后可引起药疹或皮肤过敏。

1.《品汇精要》："妊娠不可服。"

2.《本草经疏》："凡骨节痛与夫胸腹胁肋痛，非瘀血停留而因于血虚者不宜用。产后恶露去多，腹中虚痛者不宜用。痈疽已溃不宜用。目赤肤翳非血热甚者不宜用。"

【选方】 1. 治一切心肚疼痛，不可忍者　没药、乳香各三钱，川山甲(炙)五钱，木鳖子四钱。上为末。每服半钱至一钱，酒大半盏，同煎温服，不计时候。(《宣明论方》没药散)

2. 治脓血杂痢，后重疼痛，日久不瘥　没药(研)、五灵脂(去砂石研)、乳香(研)各一钱，巴豆霜(研)半钱。上同研匀，滴水为丸，如黄米大。每服七丸，食前煎生木瓜汤下，小儿服三丸，随岁加减。(《证治准绳》通神丸)

3. 治中风舌强不语　没药(研)、琥珀(研)各一分，干蝎(全者，炒)七枚。上三味，捣研为末。每服三钱匕，用鹅梨汁半盏，皂荚末一钱匕，浓煎汤一合，与梨汁相和调下，须臾吐出涎毒，便能语。(《圣济总录》三圣散)

4. 治小儿盘肠气痛，腰曲，干啼　没药、乳香等分。为末。木香磨水煎沸，调一钱服。(《鲟溪单方选》)

5. 治筋骨损伤　米粉四两(炒黄)，入没药、乳香末各半两。酒调成膏。摊贴之。(《御药院方》)

6. 治小便浑浊如精之状　没药、木香、当归各等分。上为末，以刺棘心自然汁为丸，如梧桐子丸。每服五七丸，食前盐汤下。(《世传神效名方》)

7. 治小儿吐　没药一钱，樟脑一字。上为末。以药点其舌上。(《普济方》)

8. 治小儿诸般吊症，角弓反张，胸高脐凸　用透明没药一味为末，姜汤调下一钱匕。(《婴童百问》异香散)

9. 治肠痈腹痛，脉小数，将有脓者　瓜蒌一个，甘草四钱，没药二钱，乳香一钱五分。研末。酒调服。(《症因脉治》四圣散)

10. 治痈疽疮毒，腐去新生　乳香、没药各等分。安箬叶上火炙去油，乳细擦上，以膏贴之。此药毒未尽则提脓外出，如毒已尽则收口。(《疡医大全》海浮散)

11. 治漏眼脓血　没药、大黄(蒸，少用)、朴硝。上为末。每服三钱。酒调下，茶亦可。(《银海精微》没药散)

12. 治血灌瞳人，外障疼痛　没药二两，麒麟竭一两，大黄一两半，芒硝一两半。上捣罗为末，令细。食后热茶调下一钱。(《眼科龙木论》没药散)

13. 治产后血晕，语言颠倒，健忘失志　没药、血竭等分。细研为末，产后用童子小便与温酒各半盏，煎一二沸，调下二钱，良久再服，其恶血自下。(《伤寒保命集》夺命散)

【临床报道】 1. 治疗高脂血症　将没药制成胶囊剂(每粒含没药浸膏 0.1 g)，口服，每日 3 次，每次 2～3 粒，疗程 2 个月。观察 52 例，结果降胆固醇有效率为 65.7%，降三酰甘油有效率为 47.8%。治疗前血浆纤维蛋白原增高的 28 例，治疗后明显下降，前后对比有极显著性差异。可使血清纤维蛋白裂解产物含量显著下降。说明没药可明显降低血胆固醇及血浆纤维蛋白原，对高凝状态所致的继发性纤溶亢进有治疗作用。治疗中未见严重毒副作用，对一部分合并冠心病的患者，还能减轻心绞痛及胸痛。

2. 治疗冠心病　取纯印度穆库尔没药，打碎成蚕豆大小，按用量炒至内外皆成黑色(没有炭化)，去除部分挥发油(其树脂含量较高，药效较好)。打碎成粉，装空心胶囊(以防药粉黏附于食管壁上)，备用。8.0 g/日，分 4 次口服，连用 3 个月。临床治疗 68 例，其中 50%的患者心电图 ST 段降低，T 波倒置。结果心前区不适及疼痛消失或减轻 67 例，活动后呼吸困难消失 42 例，临床效果明显。

【各家论述】 1.《本草衍义》："没药，大概通滞血，打扑损疼痛，皆以酒化服。血滞则气壅淤，气壅淤则经络满急，经络满急，故痛且肿。凡打扑着肌肉须肿胀者，经络伤，气血不行，壅淤，故如是。"

2.《医学入门》："此药推陈致新，故能破宿血，消肿止痛，为疮家奇药也。"

3.《得配本草》："然气血之瘀滞，亦有气虚不行，血虚不动者，有邪气入于肌肉，致气血凝滞者。宜审其虚实，或补或散，以乳没为佐。勿专恃散血活血之剂以为功也。"

2432 没食子 mò shí zǐ (《海药本草》)

【异名】 墨石子(《雷公炮炙论》)，无食子(《药性论》)，没石子(《子母秘录》)，无石子(《酉阳杂俎》)，麻荼泽(《方舆志》)，无余子(《玉楸药解》)。

【基原】 为没食子蜂科瘿蜂属昆虫没食子蜂的幼虫寄生于壳斗科栎属植物没食子树幼枝上所产生的虫瘿。

【原植物】 没食子树 *Quercus infectoria* Oliv.

分布于地中海沿岸希腊、土耳其、叙利亚、伊朗及印度等地。我国无分布记载。

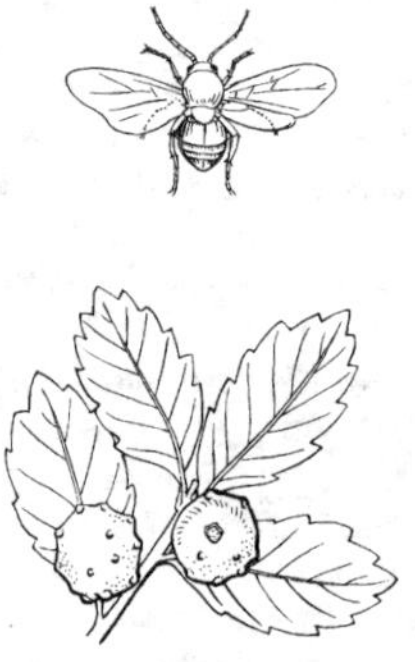
没食子蜂和没食子树

寄生动物没食子蜂 *Cynips gallae-tinctoriae* Oliv. 体小，长约 6 mm，色黑。头部有复眼 1 对；单眼 3 个；触角 1 对，正直而细长。翅 2 对，膜质，透明；前翅无缘纹，翅脉亦少，静止时平叠。足 3 对，发达。腹部呈球形而侧扁；雌虫的腹下有直沟，中藏产卵器。幼虫形如蛆，体极微小。没食子蜂寄生于没食子树幼枝上，当雌虫产卵时，先以产卵器刺伤杆物的幼芽，旋即产卵于伤口中，至孵化成幼虫后，则能分泌含有酶的液体，使植物细胞中的淀粉迅速转变为糖类，从而刺激植物细胞的分生。当幼虫周围细胞的淀粉粒消失，遂收缩而形成虫瘿；幼虫成长后，即穿孔飞出。

【采收加工】 3～9 月间，采集尚未穿孔的虫瘿，晒干。

【药材】 没食子 *Galla Turcica*　主产于地中海沿岸土耳其、叙利亚、伊朗及印度等地。

性状　略呈球形，有短柄，直径 1～2.5 cm。外表面灰色或灰褐色，有疣状突起。质坚厚，断面不平坦，呈黄白色或淡黄色，有光泽，常见有幼蜂的尸体。虫已飞出者，则中间有一孔道，与表面的小孔相连，内部并遗有虫壳。无臭，味涩而苦。

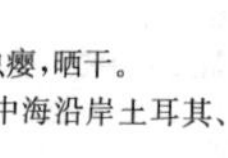
没食子药材

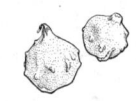

鉴别　(1) 取本品水浸出液，加三氯化铁试液数滴，产生深蓝色沉淀(检查鞣质)。

(2) 取水浸液，加 10%氰化钾溶液数滴，显红色。

(3) 取粉末升华后，形成多数针晶束及针晶。

【成分】 没食子虫瘿含土耳其没食子鞣质(turkish gallotannin)50%～70%，没食子酸(gallic acid)2%～4%及并没食子酸(ellagic acid)，树脂等。又含 β-谷甾醇(β-sitosterol)，白桦脂酸甲脂(methyl betulinate)，齐墩果酸甲酯(methyl oleanolate)。

【药理】 对神经系统的作用　经丙酮处理的没食子甲醇提取物对大鼠有止痛作用，并可显著降低家兔血糖浓度。氯仿-甲醇提取物对中枢神经系统有抑制作用，踏板实验表明该提取物对运动协调性有影响，睡眠实验表明可显著协同延长巴比妥的睡眠时间。此外，该提取物可延缓震颤素诱导的震颤发作时间并减弱其程度，有中等程度的抗震颤作用。完全阻断离体蛙坐骨神经传导而表现明显局部麻醉作用。

【药性】 苦，温。归肺、脾、肾经。

1.《新修本草》："味苦，温，无毒。"

2.《海药本草》："温，平。"

3.《本草求真》："入肾，兼入脾、胃。"

4.《会约医镜》："入肺、肾二经。"

【功用主治】 涩肠，固精，敛肺，止血。主治久泻久痢，遗精，盗汗，咳嗽，咯血，便血，创伤出血，疮疡久不收口。

1.《药性论》："治大人、小儿大腹冷，滑利不禁。"

2.《新修本草》："主赤白痢，肠滑，生肌肉。"

3.《海药本草》："主肠虚冷痢，益血生精，乌须发，和气安神。治阴毒、痿，烧灰用。"

4.《开宝本草》："主小儿疳䘌，能黑须发，治阴疮，阴汗，温中和气。"

5.《本草从新》："涩精固气，强阴助阳，止遗淋。"

6.《现代实用中药》："治遗精、滑精、盗汗，以及慢性气管炎，痰多咳嗽，咯血咳血等症；外用于刀伤出血，慢性皮肤病等症。"

【用法用量】 内服：煎汤，5～10 g；或入丸、散。外用：研末撒或调敷。

【宜忌】 泻痢初起或内有湿热或积滞者禁服。

1.《雷公炮炙论》："凡用勿令犯铜、铁。"

2.《本草经疏》："赤白痢由于湿热郁于肠胃兼积滞多者不宜用。"

3.《本草从新》："性偏止涩，不宜多用、独用。"

4.《中国药学大辞典》："凡有实邪者禁用。"

【选方】 1. 治小儿洞泄下痢，羸困　没石子（微煨）、诃黎勒（煨）用皮各半两。为细散，每服以粥饮调下半钱，日三四服。量儿大小加减。（《普济方》没石子散）

2. 治血痢，不问远近　没石子一两。细研，以软饭和丸，如小豆大。每服于食前以粥饮下十丸。（《普济方》）

3. 治产后痢　没石子一个。烧，为末。和酒服方寸匕，冷即酒服，热即饮下。（《子母秘录》）

4. 治直肠溃疡，或内痔出血　没食子 15 g，地榆 15 g，槐花 10 g。水 500 ml，煎至 200 ml，去渣滤过，待温，用玻璃水节（灌肠器）灌肛门内，每次 60～100 ml。（《现代实用中药》）

5. 治小儿一切口疮，止疼痛　没石子三分（微火炙），甘草一分。上药捣细罗为散。每于疮上薄掺，盖令遍。（《圣惠方》）

6. 治牙齿疼痛　没石子不拘多少，捣罗为散。以绵裹一钱，当痛处咬之即定，有涎吐之。（《圣济总录》没石子散）

7. 治鼻面酒皶　南方没石子有孔者，水磨成膏，夜夜涂之。（《世医得效方》）

8. 治肉刺　无食子三枚，肥皂荚一挺。上烧令烟尽，细研，以酽醋于砂盆内别磨皂荚如糊。和末敷之，立效。（《奇效良方》无食膏）

【各家论述】 《本草求真》："没食子，功专入肾固气，凡梦遗精滑，阴痿齿痛，腹冷泄泻，疮口不收，阴汗不止，一切虚火上浮，肾气不固者，取其苦以坚肾，温以暖胃健脾，黑以入肾益气补精。俾气按纳丹田，不为走泄，则诸病自能克愈矣。至书所云安神定魄，亦是神气既收，不为外浮之意。他如烧黑灰煎汤以治阴毒，合他药以染须发，为末以擦牙齿，皆是赖其收涩之力，以为保护，无他道也。"

2433 沉香 chén xiāng（《别录》）

【异名】 蜜香、栈香（《南方草木状》），沉水香（《桂海虞衡志》），奇南香（《本草乘雅半偈》），琪璃（《宦游笔记》），伽俑香（《纲目拾遗》）。

【基原】 为瑞香科沉香属植物沉香、白木香含树脂木材。

【原植物】 1. 沉香　*Aquilaria agallocha* Roxb.　又名：沉水香树、落水沉香树、伽罗树（《中药材品种论述》），奇南香木（台湾）。

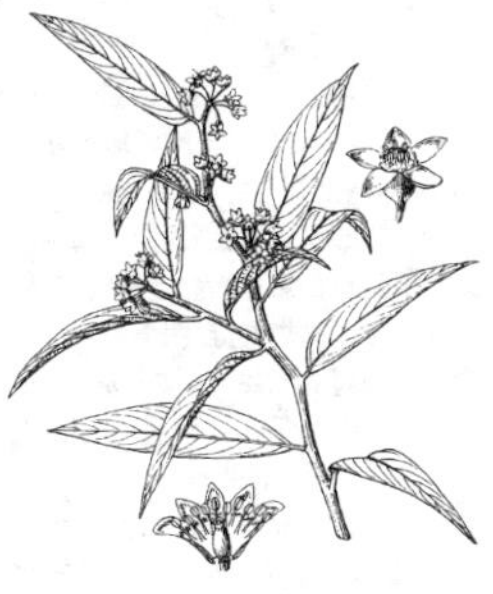

沉　香

常绿乔木，高达30 m。幼枝被绢状毛。叶互生，稍带革质；具短柄，长约 3 mm；叶片椭圆状披针形、披针形或倒披针形，长 5.5～9 cm，先端渐尖，全缘，下面叶脉有时被绢状毛。伞形花序，无梗，或有短的总花梗，被绢状毛；花白色，花被钟形，5 裂，裂片卵形，喉部密被白色绒毛的鳞片 10 枚；雄蕊 10，着生于花被管上，其中有 5 枚较长；子房上位，长卵形，密被柔毛，2 室，花柱极短，柱头扁球形。蒴果倒卵形，木质，扁压状，密被灰白色绒毛，基部有略为木质的宿存花被。种子通常 1 颗，卵圆形，基部具有角状附属物。花期 3～4 月，果期 5～6 月。

野生或栽培于热带地区。国外分布于印度尼西亚、马来西亚、越南、柬埔寨和印度等国。我国热带地区有引种。

2. 白木香　*A. sinensis* (Lour.) Gilg [*Ophispermum sinense* Lour.；*A. grandiflora* Benth.]　又名：土沉香（《桂海虞衡志》），女儿香（《纲目拾遗》），六麻树、牙香树、莞香。

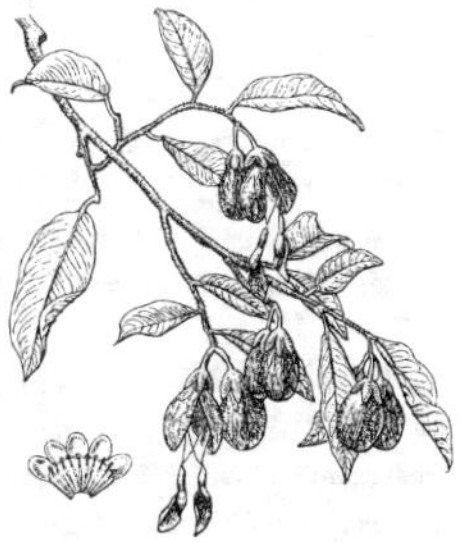

白 木 香

常绿乔木，高达 15 m。树皮灰褐色；小枝叶柄及花序均被柔毛或夹白色绒毛。叶互生；叶柄长约 5 mm；叶片革质，长卵形、倒卵形或椭圆形，长 5～14 cm，宽 2～6 cm，先端渐尖，基部楔形，全缘。伞形花序顶生和腋生；花黄绿色，被绒毛；花被钟形，5 裂，矩圆形，先端钝圆，花被管喉部有鳞片 10 枚，密被白色绒毛，长约 5 mm，基部连合成一环；雄蕊 10 枚，花丝粗壮；子房卵形，密被绒毛。蒴果倒卵形，木质，扁压状，密被灰白色毛，基部具稍带木质的宿存花被。种子黑棕色，卵形，长约 1 cm，先端渐尖，种子基部延长为角状附属物，红棕色。花期 4～5 月，果期 7～8 月。

生于平地、丘陵土岭的疏林酸性黄壤土或荒山中，并有栽培。分布于广东、广西、海南、台湾等地。

【栽培】 生物学特性　喜温暖湿润气候，耐短期霜冻，耐旱。幼龄树耐阴，成龄树喜光，对土壤的适应性较广，可在红壤或山地黄壤上生长，在富含腐殖质、土层深厚的壤土上生长较快，但结香不多。在瘠薄的土壤上生长缓慢，长势差，但利于结香。

繁殖方法　种子繁殖，育苗移栽。在秋季果熟期，采摘果皮开裂的种子，播于苗床上，按行株距 15 cm×10 cm 下种。幼苗经培育 1 年，苗高 50～80 cm，按行株距 2 m×1.5 m 挖穴移栽定植。

田间管理　幼龄树期每年除草松土 4～5 次，并于 2～3 月和 10～11 月各追肥 1 次，以追施人畜粪水和复合肥为主。成龄树施肥量适当增加。

病虫害防治　虫害有卷叶蛾，每年夏、秋间幼虫吐丝将叶片卷起，在内蛀食叶肉。卷叶前或卵初孵期用80%敌敌畏乳油800～1 000倍液，进行喷洒，每5～7日一次连续2～3次。

【采收加工】　7～10月采收，种植10年以上，树高10 m、胸径15 cm以上者取香质量较好。

结香的方法有：在树干上，凿一至多个宽2 cm、长5～10 cm、深5～10 cm的长方形或圆形洞，用泥土封闭，让其结香；在树干的同一侧，从上到下每隔40～50 cm开一宽为1 cm、长和深度均为树干径1/2的洞，用特别的菌种塞满小洞后，用塑料薄膜包扎封口。当上下伤口都结香而相连接时，整株砍下采香。将采下的香，用刀剔除无脂及腐烂部分，阴干。

【药材】　沉香 *Aquilariae Lignum Resinatum*　白木香产于海南、广西、广东等地。沉香产于印度尼西亚、马来西亚，现进口较少。

性状　白木香　本品呈不规则块状、片状及小碎块状，有的呈盔帽状，大小不一。表面凹凸不平，淡黄白色，有黑褐色树脂与黄白色木部相间的斑纹，并有加工刀痕，偶见孔洞，孔洞及凹窝表面多呈朽木状。质较坚硬，不易折断，断面呈刺状，棕色，有特殊香气，味苦。燃烧时有油渗出，发浓烟。

沉香　本品呈不规则的棒状、片状或盔帽状。表面褐色，常有黑色、黄色交错的纹理，稍具光泽。入水下沉、半沉水或浮水。质坚实，难折断，破开面灰褐色。有特殊香气，味苦。燃烧时有油渗出，香气较白木香浓烈。

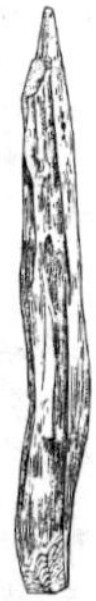
沉香(木材)外形

鉴别　(1)白木香横切面：导管近多角形，有的含棕色树脂。木纤维壁稍厚，木化。木间韧皮部常与射线相交，呈扁长椭圆形或带状，细胞壁薄，非木化，腔内充满棕色树脂，其间散有少数纤维，有的薄壁细胞含草酸钙柱晶。射线宽1～2列细胞，内含树脂。

(2)取本品10 g，加乙醇回流提取，滤过，浓缩至干，进行微量升华，得黄褐色油状物，香气浓郁；于油状物上加盐酸1滴与香草醛颗粒少量，再滴加乙醇1～2滴，渐显樱红色，放置后颜色加深(检查挥发油)。

品质标志　《中华人民共和国药典》2010年版规定：照醇溶性浸出物热浸法测定，本品乙醇浸出物不得少于10.0%。

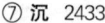

【成分】　1. 沉香　含挥发油，其中倍半萜成分有：沉香螺醇(agarospirol)，沉香醇(agarol)，石梓呋喃(gmelofuran)，α及β-沉香呋喃(agarofuran)，二氢沉香呋喃(dihydroagarofuran)，去甲沉香呋喃酮(norketoagarofuran)，4-羟基二氢沉香呋喃(4-hydroxydihydroagarofuran)，3，4-二羟基二氢沉香呋喃(3，4-dihydroxydihydroagarofuran)，α-愈创木烯(α-guaiene)，α-布藜烯(α-bulnesene)，枯树醇(kusunol)，卡拉酮(karanone)，二氢卡拉酮(dihydrokaranone)，沉香螺醇醛(oxoagarospirol)，1(10)，11-愈创木二烯-15-醛〔guaia-1(10)，11-dien-15-al〕，3，11-芹子二烯-9-酮(seline-3，11-dien-9-one)，3，11-芹子二烯-9-醇(seline-3，11-dien-9-ol)，沉香雅槛蓝醇(jinkoheremol)，苄基丙酮(benzylacetone)，对甲氧基苄基丙酮(*p*-methoxybenzylacetone)，氢化桂皮酸(hydrocinnamic acid)等；又含沉香木质素(aquillochin)，鹅掌楸碱(liriodenine)。另含2-(2-苯乙基)色酮类〔2-(2-phenylethyl) chromone〕及其二聚体、三聚体，成分：AH_1、AH_{1a}、AH_2、AH_{2a}、AH_{2b}、AH_3、AH_4、AH_5、AH_6、AH_7、AH_8、AH_9、AH_{10}、AH_{11}、AH_{12}、AH_{13}、AH_{14}、AH_{15}、AH_{16}、AH_{17}、AH_{18}、AH_{19a}、AH_{19b}、AH_{20}、AH_{23}。其中AH_1又称为沉香四醇(agarotetrol)，AH_2又称为异沉香四醇(isoagarotetrol)。

2. 白木香　含挥发油，其中倍半萜成分：沉香螺醇，白木香酸(baimuxinic acid)，白木香醛(baimuxinal)，白木香醇(baimuxinol)，去氢白木香醇(dehydrobaimuxinol)，白木香呋喃醛(sinenofuranal)，白木香呋喃醇(sinenofuranol)，β-沉香呋喃，二氢卡拉酮，异白木香醇(isobaimuxinol)。还含其他挥发成分：苄基丙酮，对甲氧基苄基丙酮，茴香酸(anisic acid)。又含2-(2-苯乙基)色酮类成分：6-羟基-2-(2-苯乙基)色酮〔6-hydroxy-2-(2-phenylethyl) chromone〕即是AH_3，6-甲氧基-2-(2-苯乙基)色酮〔6-methoxy-2-(2-phenylethyl) chromone〕即是AH_4，6，7-二甲氧基-2-(2-苯乙基)色酮〔6，7-dimethoxy-2-(2-phenylethyl) chromone〕即是AH_5，6-甲氧基-2-〔2-(3′-甲氧基苯)乙基〕色酮｛6-methoxyl-2-〔2-(3′-methoxyphenyl) ethyl〕chromone｝即是AH_{1b}，2-(2-苯乙基)色酮〔2-(2-phenylethyl) chromone〕即是AH_8，6-羟基-2-〔2-(4′-甲氧基苯)乙基〕色酮｛6-hydroxy-2-〔2-(4′-methoxyphenyl) ethyl〕chromone｝，5，8-二羟基-2-(2-对甲氧基苯乙基)色酮｛5，8-dihydroxy-2-〔2-(*p*-methoxyphenyl) ethyl〕chromone｝，6，7-二甲氧基-2-(2-对甲氧基苯乙基)色酮｛6，7-dimethoxy-2-〔2-(*p*-methoxyphenyl) ethyl〕chromone｝，5，8-二羟基-2-(2-苯乙基)色酮〔5，8-dihydroxy-2-(2-phenylethyl) chromone〕。又含羟基何帕酮(3-oxo-22-hydroxyhopane)。

【药理】　1. 对消化系统的作用　沉香的水煮液和水煮醇沉液能抑制离体豚鼠回肠的自主收缩，对抗组胺、乙酰胆碱引起的痉挛性收缩；对整体动物腹腔注射沉香水煮醇沉液0.2 ml〔2 g(生药)/ml〕能使新斯的明引起的小鼠肠推进运动减慢，呈现肠平滑肌解痉作用；使麻醉猫注射乙酰胆碱产生的肠管收缩幅度减少，蠕动减慢。沉香能降低胃窦环行肌收缩波平均振幅，对其他肌条无影响。

2. 对中枢神经系统的作用　沉香的苯提取组分给小鼠灌胃能明显延长小鼠环己巴比妥的睡眠时间。此组分经色谱分离得Ba组分，Ba组分给药10～20分钟后，小鼠自发运动量减少，20～30分钟后也可看到减少的倾向，但60分钟则没有看到差别。脑内胺的含量中，60分钟后的5-羟色胺含量高于对照组。

【药性】　辛、苦，温。归肾、脾、胃经。

1.《别录》："微温。"

2.《海药本草》："味苦，温，无毒。"

3.《日华子》："味辛，热。"

4.《纲目》："咀嚼香甜者性平，辛辣者性热。"

5.《雷公炮制药性解》："入肾、命门二经。"

6.《药品化义》："入肺、肾二经。"

7.《本草求原》："辛甘而苦。"

【功用主治】　温中降逆，暖肾纳气。主治脘腹冷痛，呕吐呃逆，气逆喘息，腰膝虚冷，大肠虚秘，小便气淋，精冷早泄。

1.《别录》："疗风水毒肿，去恶气。"

2.《本草经集注》："疗恶核毒肿。"

3.《海药本草》："主心腹痛，霍乱，中恶邪，鬼疰，清人神，并宜酒煮服之；诸疮肿宜入膏用。"

4.《日华子》："调中，补五脏，益精壮阳，暖腰膝，去邪气，止转筋吐泻，冷气，破癥癖，(治)冷风麻痹，骨节不任，湿风皮肤痒，心腹痛，气痢。"

5. 李东垣："补脾胃，及痰涎，血出于痹。"(引自《纲目》)

6.《纲目》："治上热下寒，气逆喘急，大肠虚闭，小便气淋，男子精冷。"

7.《医林纂要》："坚肾，润命门，温中，燥脾湿，泻心，降逆气，凡一切不调之气皆能调之，并治噤口毒痢及邪恶冷风寒痹。"

8.《药性考》："下气辟恶，风痰闭塞，通窍醒神。"

9.《纲目拾遗》："固脾保肾。入汤剂，能闭精固气。"

10.《本草再新》："治肝郁，降肝气，和脾胃，消湿气，利水开窍。"

【用法用量】　内服：煎汤，2～5 g，后下；研末，0.5～1 g；或磨汁服。

【宜忌】 阴虚火旺，气虚下陷者慎服。

1.《本草经疏》："中气虚，气不归元者忌之；心经有实邪者忌之；非命门真火衰者，不宜入下焦药用。"

2.《本草汇言》："阴虚气逆上者切忌。"

3.《本经逢原》："气虚下陷人，不可多服。久服每致失气无度，面黄少食，虚证百出矣。"

4.《本草从新》："阴亏火旺者，切勿沾唇。"

【选方】 1. 治腹胀气喘，坐卧不安　木香、枳壳各五钱，萝卜子炒一两。每服五钱，姜三片，水煎服。(《赤水玄珠》沉香饮)

2. 治久心痛　沉香(锉)，鸡舌香各一两，熏陆香半两(研)，麝香一分(研，去筋膜)。上四味，捣为细末。每服三钱匕，水一中盏，煎至七分，去滓，食后温服。(《圣济总录》沉香汤)

3. 治冷痰虚热，诸劳寒热　沉香、附子(炮)。上㕮咀，煎露一宿，空心服。(《澹寮集验方》冷香汤)

4. 治咳嗽　沉香半两，阿胶半两(槌碎，慢火炒)，人参一两，桑白皮一两(碎，锉)。上件为散。不以大人、小儿、妊妇，每服二钱，水八分盏，入生姜二片，煎至五七沸，和渣食后服，小儿半钱。(《卫生家宝》沉香阿胶散)

5. 治一切哮症　沉香二两，莱菔子(淘净，蒸熟，晒干)五两。上为细末，生姜汁为细丸。每服八分，白滚汤送下。(《丹台玉案》二仙丹)

6. 治胸中痰热，积年痰火，无血者　沉香二两，半夏曲八两(用姜汁一小杯，竹沥一大盏制)，黄连二两(姜汁炒)，木香一两。为细末，甘草汤泛为丸。空心淡姜汤下二钱。(《张氏医通》沉香化痰丸)

7. 治瘴疾上热下寒，腿足寒厥　沉香磨汁、附子(制)各三钱。水盏半，生姜三片。煎八分，去渣，入沉香汁，放冷服。(《古今医统》沉附汤)

8. 治胃冷久呃　沉香、紫苏、白豆蔻各一钱。为末。每服五七分，柿蒂汤下。(《活人心统》)

9. 治产后利下赤白，里急后重，疞刺疼痛　桃胶(瓦上焙干)、沉香、蒲黄(纸隔炒)各等分。上为末。每服二钱，陈米饮调下，空心服。(《产育宝庆集》沉香桃胶散)

10. 治大肠气滞，虚闭不行　沉香磨汁八分，以当归、枳壳、杏仁泥、肉苁蓉各三钱，紫菀一两。水煎，和沉香汁服。(《本草汇言》引《方脉正宗》)

11. 治一切积聚脾湿肿胀，肚大青筋，羸瘦恶证　沉香二钱，海金沙一钱半，轻粉一钱，牵牛头末一两。上同研末，研独料蒜如泥为丸，如梧桐子大。每服三十至五十丸，煎百沸灯心通草汤送下，空腹食前。(《医学发明》沉香海金沙丸)

【各家论述】 1.《雷公炮制药性解》："沉香属阳而性沉，多功于下部，命肾之所由入也。然香剂多燥，未免伤血，必下焦虚寒者宜之。若水脏衰微，相火盛炎者，误用则水益枯而火益烈，祸无极矣。今多以为平和之剂，无损于人，辄用以化气，其不祸人者几希。"

2.《本草通玄》："沉香，温而不燥，行而不泄，扶脾而运行不倦，达肾而导火归元，有降气之功，无破气之害，洵为良品。"

3.《本草新编》："沉香，温肾而又通心，用黄连、肉桂以交心肾者，不若用沉香更为省事，一药两用之也。但用之以交心肾，须用之一钱为妙，不必水磨，切片为末，调入于心肾补药中同服可也。"

4.《本草从新》："诸木皆浮，而沉香独沉，故能下气而坠痰涎，能降亦能升，故能理诸气调中。"

5.《药论》："沉香降逆气而决痰涎，功犹破竹；祛恶气而行积聚，力抵刺犀；借曰温中，未尝助火；虽云决气，亦不伤真；大肠气闭可通，小便气淋可利。"

2434 沉香曲 chén xiāng qū (《饮片新参》)

【基原】 为沉香等多种药末和以神曲糊制成的曲剂。

【制法】 沉香、广木香各 60 g，广藿香、檀香、绛香、羌活各 90 g，葛根、前胡、桔梗、枳壳、槟榔、炒谷芽、炒麦芽、白芷、青皮、广皮、防风各 120 g，柴胡、川朴、广郁金、白豆蔻、春砂仁各 30 g，生甘草 45 g，乌药 300 g。将以上各药分别研成细粉，除沉香外，将其他各药混合均匀。另取六神曲 600 g 做成稀薄浆糊，和上列之混合粉末掺合均匀，做成软材，压入已用沉香粉荡过的模型中，然后取出干燥即可应用。(南京)

另方：沉香 300 g，檀香、川朴各 150 g，神曲 1 250 g，面粉适量。取诸药研细，加面粉与水打成糊状，用模子做成方块，晒干。(北京)

【药性】《饮片新参》："苦香，温。"

【功用主治】 1.《饮片新参》："理脾胃气，止痛泻，消胀满。"

2.《药剂学》："治感冒风寒，食积气滞，胸腹胀痛，呕吐吞酸。"

【用法用量】 内服：煎汤，9 g。

【宜忌】《饮片新参》："阴虚内热者慎服。"

2435 诃子 hē zǐ (《本草图经》)

【异名】 诃黎勒(《金匮要略》)，诃黎(《千金方》)，诃梨(《外台》)，随风子(刘禹锡《传信方》)。

【基原】 为使君子科榄仁树属植物诃子和微毛诃子的果实。

【原植物】 1. 诃子 *Terminalia chebula* Retz.

落叶乔木，高 18～30 m。皮孔细长，白色或淡黄色，幼枝黄褐色，被绒毛。叶互生或近对生；叶柄粗壮，长 1.8～2.3 cm，距顶端 1～5 mm 处有 2(～4)腺体；叶片卵形或椭圆形，长 7～14 cm，宽 4.5～8.5 cm，先端短尖，基部钝圆或楔形，偏斜，全缘或微波状，两面无毛，密被细瘤点。穗状花序腋生或顶生，有时又组成圆锥花序；花两性；花萼管杯状，淡绿带黄色，5 齿裂，三角形，外面无毛，内面被黄棕色的柔毛；花瓣缺；雄蕊 10，高出花萼之上，花药小，椭圆形；子房下位，1 室，圆柱形，被毛，花柱长而粗，锥尖。核果，卵形或椭圆形，表面粗糙，成熟时变黑褐色，通常有 5 条钝棱。花期 5 月，果期 7～9 月。

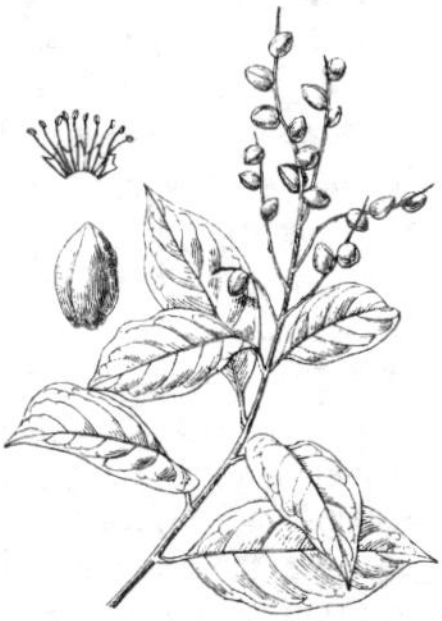

诃　子

生于海拔 800～1 800 m 的疏林中。分布于云南西部和西南部，广东、广西有栽培。

本植物的叶(诃子叶)、幼果(藏青果)、果核(诃子核)亦供药用，另设专条。

2. 微毛诃子　*T. chebula* Retz. var. *tomentella* Kurz.

本变种与诃子的区别在于：幼枝、幼叶全被铜色平伏长柔毛；苞片长过于花；花萼外无毛；核果卵形，长不足 2.5 cm。花期 6～8 月，果期 8～10 月。

生于海拔 800～1 100 m 的阳坡林缘。分布于云南，缅甸也有。

【栽培】 生物学特性　喜高温湿润气候。耐旱、耐霜。喜阳光充足。多生于海拔 950～1 850 m 之间，对土壤要求不甚严格，但宜选疏松肥沃、排水良好的土壤栽培。

繁殖方法　种子繁殖或嫁接繁殖。种子育苗移栽：4～10 月播种。播种前用锤子等器具打破内果皮，取出种仁，用清水浸泡 48 小时，在苗床上按行株距 30 cm×15 cm 开沟点播，覆土 3 cm。育苗 1 年，按行株距 6 m×3 m 开穴定植。

嫁接繁殖：用芽接法，选株高1 m左右的实生苗作砧木，用优良母树的枝条作接穗，在雨季树皮易剥离时进行芽接。育成的苗在秋季落叶后或早春末发芽前移栽。

田间管理　定植后头3年，结合中耕除草，分别于春季或秋季追肥各1次。进行摘顶、整枝、整形，使树冠均匀生长。结果树在采果后及时追肥1次，以促进开花及恢复树势。

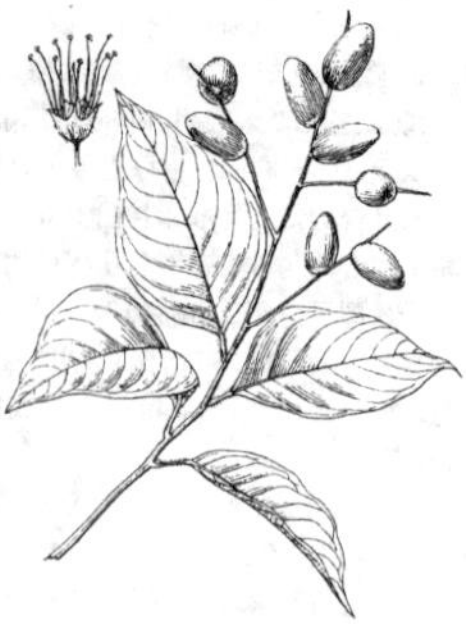

微毛诃子

病虫害防治　病害有立枯病，用50%退菌特可湿性粉剂600倍液灌注；发病初期用1∶1∶140的波尔多液喷雾防治。虫害有褐天牛、诃子瘤蚜。

【采收加工】 秋末冬初果实成熟时，选晴天采摘。采收的成熟果实，晒干或烘干即为药材诃子。采收未木质化的幼果，放入水中烫2～3分钟后，取出晒干即为藏青果。

【药材】 诃子 *Chebulae Fructus*　主产于云南。

性状　果实呈长圆形或卵圆形，长2～4 cm，直径2～2.5 cm，表面黄棕色或暗棕色，略具光泽，有5～6条纵棱线及不规则的皱纹，基部有圆形果梗痕。质坚实。果肉厚0.2～0.4 cm，黄棕色或黄褐色。果核长1.5～2.5 cm，直径1～1.5 cm，浅黄色，粗糙，坚硬。种子狭长纺锤形，长约1 cm，直径0.2～0.4 cm，种皮黄棕色，子叶2，白色，相互重叠卷旋。气微，味酸涩后甜。

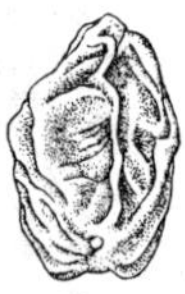

诃子(果实)外形

鉴别　(1) 果皮横切面：外果皮为5～8列厚壁细胞，细胞内含棕色物。中果皮由薄壁组织、厚壁细胞环及维管束等组成。薄壁细胞圆形，在外果皮内侧与索状组织之间有2～5层薄壁细胞，色浅黄，壁较厚，细胞内有棕色树脂团块(遇氯化高汞试液呈黑色)及较大油滴。厚壁细胞环由多数纤维状厚壁细胞纵横交错构成，多切向延长。维管束多为不规则走向，有时分枝，近外果皮的导管较小，以孔纹较常见；近果核的导管较大。散布于近导管的薄壁细胞含草酸钙簇晶。

(2) 薄层色谱：① 取本品粉末3 g，加水30 ml，浸泡3小时，滤过，取滤液2 ml，加三氯化铁试液1滴，生成深蓝色沉淀；另取滤液2 ml，加氯化钠明胶试液1滴，生成白色沉淀(检查鞣质)。② 薄层色谱：取本品去核粉末3 g，加乙醇10 ml，超声处理20分钟，滤过，滤液作为供试品溶液。另取没食子酸对照品，加甲醇制成每1 ml含0.5 mg的溶液，作为对照品溶液。吸取上述两种溶液各3 μl，分别点于同一硅胶G薄层板上，以氯仿-乙酸乙酯-甲酸(6∶4∶1)为展开剂，展开，取出，晾干，喷以2%三氯化铁乙醇溶液。供试品色谱中，在与对照品色谱相应的位置上，显相同颜色的斑点。

【成分】 诃子的果实含鞣质23.60%～37.36%，内含：诃子酸(chebulinic acid)，诃黎勒酸(chebulagic acid)，鞣料云实精(corilagin)，诃子鞣质(terchebulin)，2, 3-*O*-连二没食子酰石榴皮鞣质(punicalagin)，榄仁黄素(terflavin) A，原诃子酸(terchebin)，葡萄糖没食子鞣苷(glucogallin)，1, 3, 6-三没食子酰葡萄糖(1, 3, 6-trigalloyl-*β*-glucose)，1, 2, 3, 4, 6-五没食子酰葡萄糖(1, 2, 3, 4, 6-pentagalloyl-*β*-glucose)，没食子酸(gallic acid)，并没食子酸(ellagic acid)，1-*O*-没食子酰基-2, 4-诃子酰基-*β*-*D*-吡喃葡萄糖苷(1-*O*-galloyl-2, 4-chebuloyl-*β*-*D*-glucopyranodose)。又含三萜类成分：榄仁萜酸(terminoic acid)，阿江榄仁苷元(arjugenin)，阿江榄仁酸(arjunolic acid)，诃五醇(chebupentol)。还含莽草酸(shikimic acid)，去氢莽草酸(dehydroshikimic acid)，奎宁酸(quinic acid)，三十烷酸(triacontanoic acid)，棕榈酸(palmitic acid)，没食子酸乙酯(ethyl gallate)，诃子次酸三乙酯(triethyl chebulate)，胡萝卜苷(daucosterol)，*β*-谷甾醇(*β*-sitosterol)，番泻苷(sennoside)A，诃子素(chebulin)。

【药理】 1. 抗氧化作用　诃子对活性氧有清除作用。醇提取物作用比水提取物强。诃子醇提取物10～20 μg/ml，水提取物200～400 μg/ml能显著抑制维生素C合并硫酸亚铁诱发的小鼠肝与肺匀浆及线粒体膜脂质过氧化。诃子醇提取物25 μg/ml，水提取物100 μg/ml能明显清除核黄素加光产生的过氧阴离子和对抗H_2O_2引起的溶血。诃子醇提取物20 μg/ml显著抑制十四酰基佛波醇乙酸酯(TPA) 20 ng/ml诱发的人白细胞化学发光，50 μg/ml明显对抗TPA100 ng/ml和香烟烟雾凝集物400 μg/ml引起的人白细胞DNA断链。诃子提取的鞣质亦有抗氧自由基和促癌物的作用。小鼠灌胃诃子鞣质25～50 mg/kg可有效对抗亚硝酸钠和氨基比林引起的小鼠肝脏的急性损伤，减少NO_2^-离子的生成。诃子鞣质2.5 μg/ml即有明显清除氧自由基作用，10～20 μg/ml显著抑制维生素C合并硫酸亚铁诱发的小鼠肝线粒体脂质过氧化，明显抑制H_2O_2和HPD(血卟啉衍生物)加光引起的溶血。

2. 其他作用　诃子、诃子肉煎剂在体外对痢疾杆菌、伤寒杆菌、铜绿假单胞菌、变形杆菌、金黄色葡萄球菌、溶血链球菌、肺炎链球菌及白喉杆菌均有明显抑制作用。对志贺、福氏Ⅱa和Ⅲ以及宋内痢疾杆菌均有显著抑制作用。诃子有较强的抗淋球菌作用，其MIC_{50}和MIC_{90}为0.625 mg/ml和1.25 mg/ml。诃子素对平滑肌有解痉作用，与罂粟碱类似。从中提取的几种鞣质具有明显的抗肿瘤活性及抗艾滋病毒活性。

【炮制】 1. 诃子　取原药材，除去杂质，洗净干燥。用时捣碎。

2. 诃子肉　取净诃子，用清水略浸，捞出，闷润至软，去核取肉，干燥。生品多用于久咳肺虚，咽痛失音。

3. 炒诃子肉　取净诃子肉置锅内，用文火加热，炒至深黄色，取出，放凉。

4. 麸炒诃子肉　取麸皮，撒在锅内，加热至冒烟时，加入净诃子肉，用武火炒至黄褐色时，取出，筛去麸皮，放凉。

5. 诃子炭　取净诃子，置锅中，用武火炒至焦黑色，喷水灭火星，取出，放凉，去核。

6. 烫诃子　先将砂子置锅内炒松，倒入净诃子，用中火炒至表面呈焦黄色，鼓起，取出，筛去砂子，放凉，剥去核。

7. 土炒诃子　先将灶心土置锅内炒松，倒入净诃子，用武火炒至焦黄色，鼓起，取出筛去土，放凉，剥去核。每诃子500 kg，用灶心土25 kg。

8. 煨诃子　用面裹煨法，煨至面皮焦黄，剥去面皮，临用时打碎。

9. 蒸诃子　取净诃子，加水润透，置笼或罐内，蒸至发黑，取出，放凉，剥去核，晒干。

现代对诃子的炮制有去核用肉，面煨、麸炒、土炒等法，认为生用治久咳失音，制熟用于止泻。诃子药材中的鞣质含量与炮制方法有关，据报道鞣质含量：生诃子为15.70%，炒诃子为38.97%，面煨诃子140～160 ℃为17.29%，240～260 ℃为24.59%，砂烫诃子160～180 ℃为33.88%，260～280 ℃为31.97%。带核诃子各炮制品的鞣质含量均有显著性差异($P < 0.01$)，以炒诃子含量最高。诃子核各炮制品鞣质含量：生诃子核为4.16%，炒诃子核为7.05%，面煨诃子核为4.66%。诃子核各炮制品间鞣质含量均有显著性差异，以炒诃子核含量最高。诃子核占带核诃子重量的40.7%。古代和现今大多采用去核，是为了除去诃子质次部分以增强疗效。

饮片性状　诃子参见"药材"项。诃子肉为不规则块状，表面黄棕色或黄褐色。炒诃子肉形如诃子肉，表面深黄色，微有焦斑，气微香。煨诃子，形如诃子，表面焦褐色，质松，有焦香气。诃子炭，表面焦黑色。

贮干燥容器内，密闭，置干燥通风处，防蛀。

【药性】　苦、酸、涩，平。归肺、大肠、胃经。

1.《药性论》："味苦、甘。"

2.《新修本草》："味苦，温，无毒。"

3.《四声本草》："苦，酸。"

4.《海药本草》："味酸、涩，温。"

5.《汤液本草》："苦而酸，性平。味厚，阴也，降也。苦重酸轻。"

6.《雷公炮制药性解》："入肺、肝、脾、肾、大肠五经。"

7.《药品化义》："性寒，能降，性气轻而味重浊。"

8.《本草求真》："入大肠、胃经。"

【功用主治】　涩肠下气，敛肺利咽。主治久泻久痢，脱肛，喘咳痰嗽，久咳失音。

1.《南方草木状》："作饮，变白髭发令黑。"

2.《药性论》："能通利津液，主破胸膈结气，止水道，黑髭发。"

3.《新修本草》："主冷气心腹胀满，下食。"

4.《四声本草》："下宿物，止肠澼，久泄赤白痢。"

5.《海药本草》："主五膈气结，心腹虚痛，赤白诸痢及呕吐、咳嗽，并宜使皮，其主嗽。肉炙，治眼涩痛。"

6.《本草图经》："治痰嗽咽喉不利，含三数枚殊胜。"

7.《本草通玄》："生用则能清金行气，煨用则能暖胃固肠。"

8.《雷公炮制药性解》："生津止咳，治嗽开音。"

9.《本草从新》："治泻痢脱肛。"

10.《萃金裘本草述录》："治鱼骨鲠，烧灰调服。"

【用法用量】　内服：煎汤，3～6 g；或入丸、散。敛肺清火宜生用，涩肠止泻宜煨用。

【宜忌】　外邪未解，内有湿热积滞者慎服。

1.《品汇精要》："气虚人忌多服。"

2.《医学入门》："气虚及暴嗽初泻，不可轻用。"

3.《本草经疏》："咳嗽因于肺有实热，泄泻因于湿热所致，气喘因于火逆冲上，带下因于虚热而不因于虚寒，及肠澼初发，湿热正盛，小便不禁因于肾家虚火，法并忌之。"

4.《本草正》："上焦元气虚陷者，当避其苦降之性。"

5.《医林纂要》："凡有外邪病初起者，未可猝用。"

6.《本草求真》："虚人不宜独用。"

【选方】　1. 治腹痛渐已，泄下微少　诃子皮（生熟各半）一两，木香半两，黄连、炙甘草各三分。上为细末，每服二钱，以白术芍药汤调下。（《保命集》诃子皮散）

2. 治气利　诃黎勒（煨）十枚。为散，粥饮和，顿服。（《金匮要略》诃黎勒散）

3. 治老人久泻不止　诃黎勒三分（煨，用皮），白矾一两（烧灰）。上药捣细罗为散。每服不计时候，以粥饮调下二钱。（《圣惠方》诃黎勒散）

4. 治脱肛日久，服药未验，复下赤白脓痢，作里急后重，白多赤少，不任其苦　御米壳（去蒂萼，蜜炒）、橘皮各五分，干姜（炮）六分，诃子（煨，去核）七分。上为细末，都作一服，水二盏，煎至一盏，和渣空心热服。（《兰室秘藏》诃子皮散）

5. 治小儿久痢，肠头脱出　诃子（泡）、赤石脂、龙骨各等分。上为末。腊茶少许，和掺肠头上，绵帛揉入。（《保婴撮要》涩肠散）

6. 治肠风泻血　诃黎勒十个（酒润，草纸裹，煨熟，肉与核共捣细），白芷、防风、秦艽各一两。俱微炒，研为末，米糊丸，梧桐子大。每早晚各服三钱，白汤下。（《本草汇言》）

7. 治小儿风痰壅闭，语音不出，气促喘闷，手足动摇，似搐非搐　诃子（大者半生半炮，去核）十个，大腹皮（洗净，焙干）五钱。上㕮咀，每服二钱，水一盏，煎七分，不拘时候温服。（《活幼心书》二圣散）

8. 治一切风气痰冷，霍乱食不消，大便涩　诃梨勒三颗，捣取皮，和酒顿服，三五度则瘥。（《外台》引《近效方》诃梨勒散）

9. 治嗽，气嗽久者亦主之　生诃黎一枚，含之咽汁。瘥后口爽不知食味，却煎槟榔汤一碗服之。（《经验方》）

10. 治产后胃虚呕吐，胸满不食　诃子肉一两半，人参一两，炙甘草半两。每剂五钱，姜水煎服。（《赤水玄珠》开胃散）

11. 治失音不能言语者　诃子四个（半炮半生），桔梗一两（半炙半生），甘草二寸（半炙半生）。上为细末，每服二钱半，用童子小便一盏，煎至五七沸，温服。（《宣明论方》诃子汤）

12. 治久咳语声不出　诃子（去核）一两，杏仁（泡，去皮、尖）一两，通草二钱五分。上细切，每服四钱，水一盏，煨生姜切五片，煎至八分，去滓，食后温服。（《济生方》诃子饮）

13. 治肺损，吐血不止　诃黎勒（生，为末）、白面（炒）。上二味等分。每服二钱匕，糯米粥调下。（《圣济总录》）

14. 治奔豚气　诃黎勒、槟榔（鸡心者）各五个。上各将两个半，炮过带性，余两个半只生用，并切作㕮咀，分四服，用水二大盏，入新紫苏三十叶，若陈者添十叶，煎至八分，通口，遇发时，半饥半饱服，急时不拘时。（《百一选方》）

15. 治肾虚脱精　诃子、龙骨各一两。上为末，滴水为丸如小指头顶大，朱砂为衣。每服一丸，早晨空心葱汤下。（《普济方》诃子丸）

16. 治臁疮　用诃子不以多少，烧灰为末，香油调搽。（《普济方》）

17. 治嵌甲流脓，经久不瘥　诃子二枚，降真香、青黛各一钱，研，五倍子半两。上为末，次入青黛，一处研匀。先用葱盐汤洗净，剪去指甲，用药干贴缝内，或用麻油调敷。（《证治准绳》诃子散）

18. 治唇紧疼及疮　诃子肉、五倍子各等分。上为末。用少许干粘唇上，立效。（《卫生宝鉴》）

19. 治口疮经久不愈　诃黎勒五个（酒润，草纸裹煨熟，肉与核共捣细），取好冰片一分。共研匀细，不时掺入少许，口含徐徐咽下。（《本草汇言》）

20. 治飞血赤脉疼痛，漠漠昏暗，兼热泪磣涩　诃黎勒（去核）两枚。上一味，细锉，以绢裹，用水半盏，渍一宿。次日，频点。（《圣济总录》）

【各家论述】《本草衍义》："诃黎勒，气虚人亦宜，缓缓煨熟，少服。此物虽涩肠，而又泄气，盖其味苦涩。"

1.《本草求原》："苦能泻气消痰，酸能敛肺降火，能收脱止泻，温能开胃调中，下逆气，泻结气，通积聚，利咽喉，开音止渴。历考古方，或用其苦降，或用其收敛，总要主治合宜，不必疑其收涩而谓火嗽、湿热痢之当禁也。但嗽与痢，不论新久，必先除病根，乃可收敛，先后之序，主辅之间，所宜细商也。"

2.《医林纂要》："生用肉，清金降逆，止渴开音，治气逆喘咳痰嗽；煨熟和胃进食，治寒气腹胀，膈气呕逆，下行以固涩大肠收脱。"

3.《本草述钩元》："方书于诃子有止用皮者，有止用肉者。其肉先涩次苦，而涩不敌苦，又次酸及甘，乃甚微，是肉之为用，降泻居多，而泻中犹有收义，更合于中土之气而不尽泻也；其皮涩与苦等，次止有甘，亦甚微，是皮之涩能敌苦，泻犹未极，又止带甘，则泻中尤有缓也。二者须索其味之有异以施治，乃为得之。"

4.《本草思辨录》："诃黎勒苦温能开，酸涩能收。开则化痰涎，消胀满，下宿食，发音声；收则止喘息，已泻痢。然苦多酸少，虽涩肠而终泄气，古方用是物皆极有斟酌。仲圣诃黎勒散治气利。气利者，气与矢俱失也，必有痰涎阻于肠中。诃黎勒既涩肠而又化痰涎，最于是证相得。又以粥饮和服，安其中气。是诃黎勒之泄，亦有功无过矣。《千金》诃黎勒丸治气满闭塞，不能食喘息。不能食喘息由于气满闭塞，气满闭塞非有痰涎宿食不尔。然去其痰涎宿食，而既逆在上之气，岂能即返，诃黎勒能一物而两治之。两治之物，无冲和之性，蜜丸又所以和之也。与仲圣用诃黎勒之意正复无异。若诃子清音汤治中风不语，是但用其泄矣；协以甘桔，则不至过泄而音可开。真人养脏汤治脱肛，是但用其涩矣；协以参术归芍诸药，则不至徒涩而痢止肛可收。凡此皆用药之权衡，不可不知者。"

2436 诃子叶 hē zǐ yè（《纲目》）

【基原】 为使君子科榄仁树属植物诃子的叶。

【原植物】 参见"诃子"条。

【采收加工】 5～7 月采叶，晒干。

【药性】 苦、微涩，平。归肺、胃、大肠经。

【功用主治】 降气化痰，止泻痢。主治痰咳不止，久泻，久痢。

1.《纲目》："下气消痰，止渴及泄痢，煎饮服。"

2.《台湾药用植物志》："治小儿腹泻。"

【用法用量】 内服：煎汤，3～10 g。

【选方】 治小儿腹泻 生树瘿的诃子叶 4～5 g。水煎，每隔 2～3 h 服 1 次。（《台湾药用植物志》）

2437 诃子核 hē zǐ hé（《本草图经》）

【基原】 为使君子科榄仁树属植物诃子和微毛诃子的果核。

【原植物】 参见"诃子"条。

【功用主治】 1. 刘禹锡《传信方》："取其核入白蜜研注目中，治风赤涩痛。"

2.《纲目》："止咳及痢。"

2438 补血草 bǔ xuè cǎo（《福建中草药》）

【异名】 匙叶草、海赤芍、海萝卜、海金花、土地榆（《福建中草药》）。

【基原】 为白花丹科补血草属植物补血草的根。

【原植物】 补血草 *Limonium sinense*（Girard）O. Kuntze ［*Statice sinensis* Girard］ 又名：中华补血草、华矶松、盐云草（《中国高等植物图鉴》）。

多年生草本，高 20～60 cm。根肉质，肥厚。茎下部呈红色。基生叶簇生呈莲座状；叶片倒卵状长圆形、长圆状披针形，长 4～12 cm，宽 1.3～2.5 cm，先端钝，有一突尖，基部渐狭成具翅的柄，叶基同叶脉及花葶下部均呈红色。花序伞房状或圆锥状顶生，花序轴具 4 个棱角或沟棱，多次两歧分枝，分枝处有苞片 2 枚，披针形，淡棕色；花侧生，数朵密集成穗状，被第一内苞包裹的 1～2 花常迟开放或不开放，外苞卵形；萼白色，漏斗形，缘部 5 浅裂，折叠；花瓣 5，淡黄色；雄蕊 5，生于花冠基部；花柱 5，分离。蒴果具 5 棱，包于宿萼内。花期：北方 7 月上旬至 11 月中旬，南方 4～12 月。

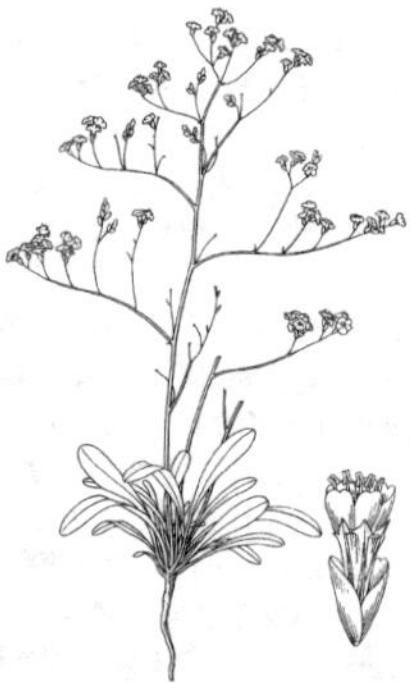

补血草

生于沿海潮湿盐土或砂土地。分布于我国南北沿海地区及台湾等地。

【采收加工】 9～12 月采挖，切片鲜用。

【成分】 根含各种黄酮类化合物：杨梅糖苷（myricetrin），芸香苷，杨梅树皮素鼠李糖葡萄糖苷，杨梅树皮素，异鼠李素（isorhamnetin），槲皮素，杨梅素皮素甲醚，四羟基黄酮（tetrahydroxyflavone）。另含花色素缩合鞣质。

【药性】 《福建药物志》："微咸，凉。"

【功用主治】 祛湿，止血。主治湿热便血，血淋，月经过多，白带，脱肛，痈肿疮毒。

1.《福建中草药》："祛风，清热，止血。"

2.《全国中草药汇编》："祛湿，清热，止血。用治血淋，湿热便血，痔疮下血，血热，月经过多。"

3.《福建药物志》："治便血，胃溃疡，月经痛，白带，背痈，魟鱼刺伤。"

【用法用量】 内服：煎汤，15～30 g，鲜品可用至 60 g。外用：捣烂敷；或水煎坐浴。

【选方】 1. 治湿热便血，血淋 鲜匙叶草根 30～60 g。水煎服。

2. 治血热月经过多 鲜匙叶草根 30 g。水煎服。

3. 治湿热带下 鲜匙叶草根 15～21 g，冰糖 15 g。水煎服。

4. 治背痈 鲜匙叶草根 60 g，酒炖服；渣调糯米饭捣烂外敷。

5. 治痔疮下血 鲜匙叶草根 60 g，猪肉水炖服。

6. 治脱肛 鲜匙叶草全草 120 g，水煎坐浴。（1～6 方出自《福建中草药》）

2439 补血薯 bǔ xuè shǔ（《广西本草选编》）

【异名】 七叶薯（《广西本草选编》），血参、七爪金龙（《广西药用植物名录》）。

【基原】 为薯蓣科薯蓣属植物七叶薯蓣的块茎。

【原植物】 七叶薯蓣 *Dioscorea esquirolii* Prain et Burkill

缠绕草质藤本。全株除叶片有较疏的柔毛，老时脱落，或叶脉有柔毛外，其余密被淡褐色绒毛。茎有刺。掌状复叶互生；叶柄长达15 cm，有时有刺；有 3～5（～7）小叶，叶片长 7～23 cm，宽 3～8.5 cm，先端尾状渐尖，全缘或边缘波状，背面灰绿色；中间小叶片披针状长椭圆形至椭圆形或宽倒披针形，最外侧的小叶片斜披针形至斜卵状长椭圆形。雄花序为总状花序，2～4 个或单个着生在无叶的花枝上；外轮花被片三角状卵形，内轮近长圆形；雄蕊 3，着生外轮花被片基部，与 3 枚退化雄蕊互生；雌花序为穗状花序，2～3 个着生叶腋。蒴果反折，三棱状长方倒卵形。种子着生每室中轴顶部，种翅向蒴果基部伸长。花期 10 月至翌年 2 月，果期 12 月至翌年 4 月。

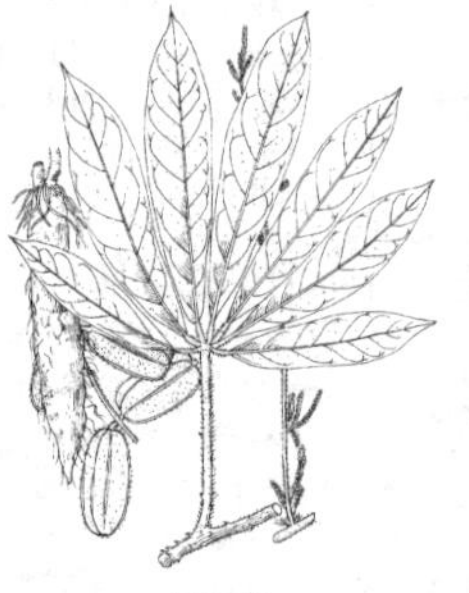

七叶薯蓣

生于海拔 600～1 430 m 的山坡、山谷林下阴湿处。分布于广西、贵州、云南等地。

【采收加工】 9～12 月采挖，切片晒干或鲜用。

【药性】 辛、微甘，凉。

1.《广西本草选编》："性凉，味辛、微甘。"

2.《全国中草药汇编》："辛、微甘、苦，凉。"

【功用主治】 《广西本草选编》："凉血止血，消肿止痛。治产后腹痛，痛经，肺结核咳血，跌打损伤。"

【用法用量】 内服：煎汤，6～15 g。外用：捣敷。

【选方】 1. 治产后腹痛，痛经，肺结核咯血 七叶薯块根 6～9 g。水煎服或炖猪骨服。

2. 治跌打损伤 七叶薯块根 9～15 g。水煎服，并用鲜块根

捣烂外敷。(1～2方出自《广西本草选编》)

2440 **补骨脂** bǔ gǔ zhī (《雷公炮炙论》)

【异名】 胡韭子(徐表《南州记》),婆固脂、破故纸(《药性论》),补骨鸱(《本草图经》),黑故子、胡故子(《中药志》),吉固子(《江西中药》),黑固脂(云南)。

【基原】 为豆科补骨脂属植物补骨脂的果实。

【原植物】 补骨脂 *Psoralea corylifolia* L.

一年生草本,高 50～150 cm。枝坚硬,具纵棱;全株被白色柔毛和黑褐色腺点。单叶互生,有时枝端侧生有长约1 cm的小叶;叶柄长 2～4 cm,被白色绒毛;托叶成对,三角状披针形,膜质;叶片阔卵形,长 4～11 cm,宽 3～8 cm,先端钝或圆,基部心形或圆形,边缘具粗锯齿,两面均具显著黑色腺点。花多数密集成穗状的总状花序,腋生;花梗长 6～10 cm;花萼钟状,基部连合成管状,先端 5 裂,被黑色腺毛;花冠蝶形,淡紫色或黄色,旗瓣倒阔卵形,翼瓣阔线形,龙骨瓣长圆形,先端钝,稍内弯;雄蕊 10,花药小;雌蕊 1,子房上位,倒卵形或线形,花柱丝状。荚果椭圆形,不开裂,果皮黑色,与种子粘贴。种子 1 颗,有香气。花期 7～8 月,果期9～10 月。

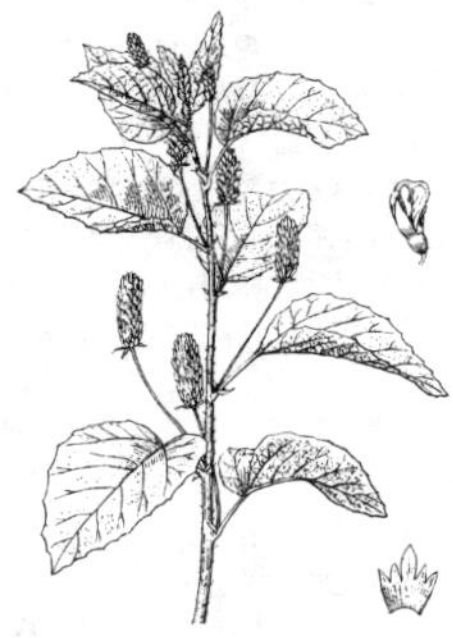

补 骨 脂

生长于山坡、溪边或田边,或栽培。分布于山西、江苏、安徽、江西、河南、广东、四川、贵州、云南、陕西等地。

【栽培】 生物学特性 喜温暖湿润气候,宜向阳平坦、日照充足的环境。苗期忌水淹。喜肥,基肥充足,土壤肥沃则生长茂盛。对土壤要求不严,一般土地都可种植,但以富含腐殖质的砂质壤土为最好,黏土较差。种子在 20 ℃左右,有足够湿度的土壤中,7～10日出苗。

繁殖方法 种子繁殖:春季播种,播种前,土地于前年秋季结合秋耕,施足底肥,春季耙平后播种,条播,行距 30～50 cm,开浅沟,将种子均匀撒入,覆土 1～2 cm,稍镇压后浇水。

田间管理 苗期注意管理,及时松土除草,勿使土壤表层板结,植株封垄后可停止松土。如土干时,应及时浇水。苗高 10 cm 左右,间苗,株距 15～20 cm。定苗后,沟施追肥,施后覆土浇水。

病虫害防治 根腐病,应选排水良好的地方种植,发病期间可用多菌灵浇灌病株。虫害有地老虎。

【采收加工】 9 月果实开始成熟时,分批采摘已变黑或接近变黑的果实,晒干,打出种子。

【药材】 补骨脂 *Psoraleae Fructus* 主产于四川、河南、安徽等地。商品将主产于四川者称"川故子",主产于河南者称"怀故子"。

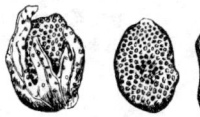

性状 果实扁圆状肾形,一端略尖,少有宿萼。怀补骨脂长 4～5.5 mm,宽 2～4 mm,厚约 1 mm;川补骨脂较小。表面黑棕色或棕褐色,具微细网纹,在放大镜下可见点状凹凸纹理。质较硬脆,剖开后可见果皮与外种皮紧密贴生,种子凹侧的上端略下处可见点状种脐,另一端有合点,种脊不明显。外种皮较硬,内种皮膜质,灰白色;子叶 2 枚,肥厚,淡黄色至淡黄棕色,陈旧者色深,其内外表面常可见白色物质,于放大镜下观察为细小针晶;胚很小。宿萼基部连合,上端 5 裂,灰黄色,具毛茸,并密布褐色腺点。气芳香特异、味苦微辛。

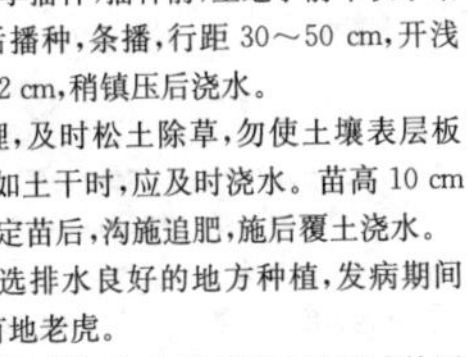

补骨脂外形

鉴别 (1) 果实横切面:果皮波状起伏。表皮细胞 1 列,有时可见小形腺毛;表皮下为薄壁组织,内有众多碗形壁内腺(内生腺体)沿周边排列,内含油滴;并散有维管束。种皮表皮为 1 列栅状细胞,壁略呈倒"V"字形增厚,其下为 1 列哑铃状支持细胞,向内为数列薄壁细胞,散有外韧型维管束;色素细胞 1 列,扁平。种皮内表皮细胞 1 列。子叶细胞类方形、多角形,充满糊粉粒与油滴。

粉末特征:灰黄色。种皮表皮栅状细胞侧壁上部较厚,下部渐薄,内壁薄,光辉带位于上侧;顶面观多角形,胞腔极小,孔沟细而清晰;底面观类多角形或类圆形,壁薄,胞腔内含红棕色物。种皮支持细胞断面观哑铃状,上端较宽大,侧壁中部厚;表面观类圆形,可见环状增厚壁(侧壁增厚部分)。果皮表皮细胞壁皱缩,细胞界限不清,表面观可见密集的大型内生腺体及少数小腺毛。气孔小,退化。内生腺体自果皮表皮向内着生,形大,常破碎。完整者断面观略呈半球形,由十数个至数十个纵向延长细胞放射状排列而成,表面观类圆形,中央由多数多角形表皮细胞集成类圆形细胞群(腺体基部)。小腺毛头部 4～5 细胞,有的细胞界限不明显;无柄。草酸钙小柱晶成片存在于中果皮碎片中。

(2) 取本品粉末 0.5 g,加乙醇 5 ml,水浴温浸 30 分钟,滤过。取滤液 1 ml,加新配制的 70%盐酸羟胺甲醇溶液 2～3 滴,20%氢氧化钾甲醇溶液 2 滴,水浴加热 1～2 分钟,加 10%盐酸至酸性,再加入 10%三氯化铁乙醇溶液 1～2 滴,溶液呈红色(检查香豆素)。

(3) 取本品粉末少量,进行微量升华,可见针状、簇针状结晶(检查香豆素)。

(4) 薄层色谱:取本品粉末 0.5 g,加醋酸乙酯 20 ml,超声处理 15 分钟,滤过,滤液蒸干,残渣加醋酸乙酯 1 ml 使溶解,作为供试品溶液。另取补骨脂素、异补骨脂素对照品,加醋酸乙酯制成每 1 ml 各含 2 mg 的混合溶液,作为对照品溶液。吸取上述两种溶液各 2～4 μl,分别点于同一硅胶 G 薄层板上,以正己烷-醋酸乙酯(4∶1)为展开剂,展开,取出,晾干,喷以 10%氢氧化钾甲醇溶液,置紫外光灯(365 nm)下检视。供试品色谱中,在与对照品色谱相应的位置上,显相同的两个蓝白色荧光斑点。

【成分】 果实、种子含香豆素类:补骨脂素(psoralen),异补骨脂素(isopsoralen)即是白芷素(angelicin),花椒毒素(xanthotoxin)即是 8-甲氧基补骨脂素(8-methoxypsoralen),补骨脂定(psoralidin),异补骨脂定(isopsoralidin),补骨脂呋喃香豆素(bakuchicin),补骨脂定2′, 3′-环氧化物(psoralidin 2′, 3′-oxide),双羟异补骨脂定(corylidin),补骨脂香豆雌烷(bavacoumestan) A 及 B,槐属香豆雌烷(sophoracoumestan) A,新补骨脂素(neopsoralen)等。黄酮类:紫云英苷(astragalin)。双氢黄酮类中有:补骨脂双氢黄酮(bavachin)即是补骨脂甲素(corylifolin),异补骨脂双氢黄酮(isobavachin),补骨脂双氢黄酮甲醚(bavachinin)等;查耳酮类中有:补骨脂乙素(corylifo-linin)即是异补骨脂查耳酮(isobavachalcone),补骨脂查耳酮(bavachalcone),补骨脂色烯查耳酮(bavachromene),新补骨脂查耳酮(neobavachalcone),异新补骨脂查耳酮(isoneobavachalcone),补骨脂呋喃查耳酮(bakuchalcone),补骨脂色酚酮(bavachromanol)等;异黄酮类中有:补骨脂异黄酮(corylin),新补骨脂异黄酮(neobavaisoflavone),补骨脂异黄酮醛(corylinal),补骨脂异黄酮醇(psoralenol),6-羟基-6″, 6″-二甲基吡喃-(2″, 3″, 4″, 3′)-异黄酮〔6-hydro-6″, 6″-dimethylpyrano-(2″, 3″, 4″, 3′)-isoflarone〕等。单萜酚类有:补骨脂酚(bakuchiol)。还含苯并呋喃类衍生物:补骨脂苯并呋喃酚(corylifonol),异补骨脂苯并呋喃酚(isocorylifonol)。又含对羟基苯甲酸(*p*-hydroxybenzoic acid),豆甾

醇(stigmasterol)，β-谷甾醇-D-葡萄糖苷(β-sitosterol-D-glucoside)，三十烷(triacontane)等。另含脂类化合物；还含补骨脂多糖和一种相对分子质量为55 000、含12个氨基酸的胰蛋白酶抑制剂(trypsin inhibitor)。又含钾、锰、钙、铁、铜、锌、砷、锑、铷、锶、硒等元素。油中的脂肪酸，主要有棕榈酸(palmitic acid)，油酸(oleic acid)和亚油酸(linoleic acid)，还有硬脂酸(stearic acid)，亚麻酸(linolenic acid)和二十四酸(lignoceric acid)。

【药理】 1. 对心血管系统的作用　异补骨脂查耳酮能显著扩张冠状动脉，增加冠脉血流量，离体心脏灌流实验中，$10^{-5}\sim10^{-6}$ mol/L浓度即有显著效果，并能对抗脑垂体后叶素对冠状动脉的收缩，能加强豚鼠、大鼠的心肌收缩力；能兴奋蛙心，并对抗乳酸引起的蛙心心力衰竭。犬静注20 mg/kg时，冠脉血流量增加80%以上，冠脉阻力明显下降，每搏心排血量及作功量均增加，而心肌耗氧量则增加不明显，心肌呼吸商却有所提高。异补骨脂查耳酮对家兔实验性缓慢心律还有明显提高作用，其效果可与阿托品相当。

2. 抗肿瘤作用　补骨脂素注射液对小鼠移植性肿瘤的抑制率分别为：小鼠肉瘤S_{180}为40.2%、小鼠艾氏腹水癌(EAC)为68.0%、肺癌H_{22}为20.5%。用白血病L_{615}小鼠脾细胞与补骨脂素20 μg/ml预孵1小时，加紫外光照射10分钟后再接种，可使L_{615}小鼠生存期超过100日。补骨脂素作用于人黏液表皮样癌MEC-1细胞后，细胞发生凋亡。补骨脂素对乳腺癌细胞EMT-6的生长也有明显抑制作用。补骨脂种子能抑制50%以上的实体肿瘤A_{549}细胞粘连。

3. 促黑色素生成作用　补骨脂素和异补骨脂素能促进皮肤黑色素的合成，并使之沉积于皮下。95%乙醇的补骨脂提取物对酪氨酸酶有明显的激活作用。而酪氨酸是人体内黑色素生物合成的关键酶，因此认为补骨脂系通过提高酪氨酸酶的活性使黑色素生成的速度和数量增加。

4. 抗早孕和雌激素样作用　异补骨脂素、补骨脂酚对小鼠有明显的抗着床作用。补骨脂酚对去卵巢雌鼠可引起动情期变化，使子宫重量明显增加，有较强的雌激素样作用。

5. 对平滑肌的作用　补骨脂提取物能使离体和在位肠管兴奋。对支气管平滑肌，补骨脂酒浸膏、补骨脂素有舒张作用，补骨脂定有收缩作用，异补骨脂素无作用。

6. 抗病原体作用　40%补骨脂水煎液对阴道毛滴虫有较强的杀灭作用，体外实验30分钟即可使虫体消失，效果强于大黄。补骨脂水煎液对囊尾蚴有杀伤作用，40%浓度作用24小时，能杀死囊尾蚴88.0%；4%浓度时能杀死47.5%。

7. 其他作用　20%补骨脂水煎液浸泡桑叶能延长家蚕幼虫期和家蚕寿命。动物实验表明，补骨脂对粒系祖细胞(CFU-D)的生长有促进作用，并能保护动物在注射环磷酰胺后引起的白细胞下降。补骨脂对大剂量醋酸氢化可的松对肝细胞的损伤有一定保护调节作用。补骨脂素对多种辐射有增敏作用。补骨脂中的异巴库查耳酮、新补骨脂异黄酮能抑制花生四烯酸、血小板活化因子和胶原诱导的血小板凝集作用。

毒性　补骨脂酚、异补骨脂素及补骨脂总油(醚提取物中分得)给小鼠灌胃的LD_{50}分别为2.3±0.18 ml/kg、180±29.6 mg/kg及38.0±3.5 g(生药)/kg；异补骨脂素小鼠腹腔注射的LD_{50}为138.0±10.9 mg/kg，小鼠分别灌服补骨脂酚0.125～1.0 ml/kg连续1～4星期，均可引起肾脏病变，1.0 ml/kg，可引起进行性肾损害，但其他脏器无损伤。

【炮制】 1. 补骨脂　取原药材，除去杂质，洗净，干燥。

2. 炒补骨脂　取净补骨脂，置锅内，用武火炒至发出爆裂声时，取出放凉。

3. 盐补骨脂　取净补骨脂，加入盐水拌匀，闷透，置锅内，用文火炒至微鼓起，有香气逸出时，取出放凉。每补骨脂100 kg，用食盐2 kg。

饮片性状　补骨脂参见"药材"项。炒补骨脂形如补骨脂，具白色裂口。盐补骨脂形如补骨脂，微鼓起。色泽加深，气微香，味微咸。

贮干燥容器内，置通风干燥处，盐补骨脂密闭。

【药性】 辛、苦，温。归肾、脾经。

1.《雷公炮炙论》："性本大燥，毒。"

2.《药性论》："味苦、辛。"

3.《开宝本草》："味辛，大温，无毒。"

4.《雷公炮制药性解》："入肾经。"

5.《本草经疏》："阳中微阴，降多升少。入手厥阴、心包络、命门、足太阴脾经。"

6.《本草经解》："入足阳明胃经、手太阴肺经、足少阴肾经。"

【功用主治】 补肾助阳，固精缩尿，暖脾止泻。主治虚寒腰痛，阳痿滑精，遗尿，尿频，久泻，虚喘，白癜风，斑秃，银屑病。

1.《药性论》："主男子腰疼、膝冷、囊湿，逐诸冷痹顽，止小便利，腹中冷。"

2.《日华子》："兴阳事，治冷劳，明耳目。"

3.《开宝本草》："主五劳七伤，风虚冷，骨髓伤败，肾冷精流及妇人血气堕胎。"

4.《品汇精要》："固精气。"

5.《纲目》："治肾泄，通命门，暖丹田，敛精神。"

6.《玉楸药解》："温暖水土，消化饮食，升达肝脾，收敛滑泄、遗精、带下、溺多、便滑诸证。"

7.《医林纂要》："治虚寒喘嗽，能纳气归肾。"

【用法用量】 内服：煎汤，6～15 g；或入丸、散。外用：酒浸涂。

【宜忌】 阴虚内热者禁服。

1.《海药本草》："恶甘草。"

2.《本草图经》："禁食芸薹、羊血。"

3.《纲目》："忌诸血。"

4.《本草经疏》："凡病阴虚火动，阳道妄举，梦遗，尿血，小便短涩及目赤，口苦、舌干，大便燥结，内热作渴，火升目赤，易饥嘈杂，湿热成痿，以至骨乏无力，皆不宜服。"

5.《得配本草》："阴虚下陷，内热烦渴，眩晕气虚，怀孕心胞热，二便结者禁用。"

【选方】 1. 治腰疼　破故纸为末，温酒下三钱匕。(《经验后方》)

2. 治打坠凝瘀，腰疼通用　破故纸(炒香，研)，茴香(炒)、辣桂等分。上为末。每服二钱，热酒调，食前进。(《直指方》茴香酒)

3. 治寒湿气滞，腰疼脚膝肿满，行走艰难　破故纸一两(炒)，黑牵牛(研取头末)二两。上为细末。每服三钱，橘皮汤调下，食前，以利为度。(《杨氏家藏方》补骨脂散)

4. 治小便白浊　破故纸(炒)、青盐各四两，白茯苓、五倍子各二两。上为细末，酒煮糊为丸，如梧桐子大。每服三十丸，空心，用温酒或盐汤送下。(《奇效良方》锁精丸)

5. 治肾气虚冷，小便无度　破故纸(大者盐炒)、茴香(盐炒)。上等分为细末，酒糊为丸如梧桐子大。每服五十丸或百丸，空心温酒、盐汤下。(《魏氏家藏方》破故纸丸)

6. 治小儿遗尿　破故纸一两(炒)。为末，每服一钱，热汤调下。(《补要袖珍小儿方论》破故纸散)

7. 治脾肾虚弱，全不进食　破故纸四两(炒香)、肉豆蔻二两(生)。上为细末，用大肥枣四十九个，生姜四两切片同煮，枣烂去姜，取枣剥去皮核用肉，研为膏，入药和杵，丸如梧桐子大。每服三十丸，盐汤下。(《本事方》二神丸)

8. 治赤白痢及水泻　破故纸一两(炒香熟)，罂粟壳四两(去穰、顶蒂，新瓦上煿燥)。上二味，为细末，炼蜜为丸如弹子大。每

服一丸，水一盏化开，姜二片，枣一个，煎取七分，如小儿分作四服。(《百一选方》)

9. 治脾肾虚弱，大便不实，或五更作泻　破故纸四两(炒)、吴茱萸四两(炒)、肉豆蔻二两(生用)、五味子二两(炒)，各为末，生姜四两，红枣五十枚。上用水一碗煮姜枣，水干去姜，取枣肉，丸桐子大。每服五七十丸，空心日前服。(《内科摘要》四神丸)

10. 治小儿气卵之疾　破故纸、萝卜子、牵牛子、橘核各等分。炒各令焦以黄色，上为细末，酒糊为丸如绿豆大。每服三十丸，盐汤下。(《普济方》)

11. 治赤白带下　破故纸、石菖蒲等分(并锉，炒)。上为末。每服二钱，用菖蒲浸酒调，温服。(《妇人良方》破故纸散)

12. 治牙痛日久，肾虚也　补骨脂二两，青盐半两。炒，研，擦之。(《御药院方》)

13. 治皮肤白斑、白癜风、斑秃等　补骨脂 60 g，菟丝子 60 g，栀子 60 g。以上三味，粉碎成细粉，用 70%乙醇适量浸提，取浸出液 1 000 ml。外搽患处，每日 2～3 次。搽药后，患处在日光下照 20 分钟，疗效更佳。(南京市卫生局《医院制剂规范》1989 年白斑酊)

【临床报道】 1. 治疗子宫出血　用补骨脂浸膏(1∶4)及赤石脂等量轧制成片剂(每片合 3 g)，在月经量有增多倾向时，即开始服药，每日 3 次，连服 3 日，必要时可适当延长。观察 300 余例，止血效果在 90%以上。但对出血时间长或过多的患者，需并用其他止血措施。对其他出血疾病，如血友病、鼻出血、上消化道溃疡出血等，经个别试用，亦见到止血效果。

2. 治疗白细胞减少症　用补骨脂微炒，研为细末，炼蜜为丸，每丸重约 6 g。每服 1～3 丸，每日 3 次，盐开水送下；或将其粉 3 g，盐开水冲服。4 星期为 1 个疗程。如果效果不显者可停药 10 日，再开始第二个疗程。观察 19 例，14 例痊愈，4 例好转，1 例无效。

3. 治疗银屑病　用 100%补骨脂注射液深部肌内注射，每日 1 次，每次 4 ml。注射 10 次为 1 个疗程。1 个疗程未愈者间歇 3 日，可继续下一疗程的治疗。观察 800 例，治愈(皮损全部消退，自觉症状消失，残留色素沉着斑或色素减退斑)125 例；显效(皮损消退 80%以上，自觉症状消失或显著减轻)238 例；进步(皮损消失 30%以上，但不足 80%，自觉症状减轻)381 例；无效(治疗 3 个疗程后，继续观察 1 星期，皮损及自觉症状均无改善或反见增多、扩大、加重)56 例。总有效率为 93%。进行期、静止期、退行期患者的有效率分别为 91.0%、95.5%、86.7%，三者疗效比较，有显著性差异。800 例中，治愈和显效病例的获效时间最短为 15 日，最长为 78 日，平均为 33.5 日；用药剂量最少为 60 ml，最多为 312 ml，平均用药剂量为 134 ml。被治愈的 125 例，经追踪观察 1 年，均未发现有复发者。本组病例用药出现畏寒发热、头晕者各 2 例，心悸者 1 例，食欲不振、恶心者 6 例，肌注部位形成硬结者 7 例。以上副作用均于停药或减量后消失。

4. 治疗白癜风　用祛白素(即补骨脂素及异补骨脂素的混合物，以未经炮制的补骨脂粗粉提取而成)片，每片含量为 5 mg，自每日 15 mg 分 3 次口服开始，无反应者逐渐加量，最高达每日 120 mg，分 3 次口服。大部分患者加用 1%祛白素药水外涂。有的患者加用紫外线或日光照射。共治疗白癜风患者 31 例。因外出等原因中断治疗 4 例外，总共连续观察 27 例。痊愈 2 例；显效 9 例；有效 14 例；无效 2 例，总有效率为 92.8%。起效时间，最短为 5 日，最长为50 日，大部分于 7～10 日开始。部分皮损在色素沉着前有发红、肿胀，个别灼痛起水疱。此后色素沉着以两种形式进行，一为于毛孔口开始发生点状色素沉着，逐渐扩大融合成片。二为自皮损周边或一侧发生色素沉着，渐向中央扩大。本药的副作用，表现有明显红肿、水疱者共 11 例，占 40.7%，停用或加用皮质激素软膏即可消退。27 例中 1 例在停药 1 个月后发现肝炎，经治疗后已痊愈。

5. 治疗外阴白斑　用补骨脂浸膏(补骨脂与等量之 95%乙醇浸泡 1 星期，将浸出液用文火煮沸浓缩而成，一般500 ml乙醇浸出液浓缩到 50 ml)在外阴部常规消毒后，均匀地涂于患处，隔日 1 次。局部有炎症或兼有白带多者，可配合中药消白饮(蛇床子、紫石英、苍术、黄柏、白鲜皮、荆芥，蒲公英、吴茱萸、赤芍、地肤子、肉桂、灶心土、豨莶草)内服与外洗。治疗 53 例。治愈 50 例(萎缩型 14 例，混合型 17 例，增生型 19 例)，占 94.3%；好转 3 例(混合型 1 例，增生型 2 例)，占 5.7%。有 7 例患者经 3～4 次治疗后发生药物性皮炎，其中 2 例较重，但停药或作一般对症治疗后均可缓解。

6. 治疗秃发　用 50%补骨脂液肌内注射，每日 1 次5 ml；同时紫外线照射，由每次 2 分钟逐渐增至 10 分钟，15 次后，休息 2 星期继续治疗。观察 45 例，经 3～6 个月，痊愈(毛发完全恢复)16 例，显效(毛发基本恢复)18 例，有效(毛发部分恢复)4 例，无效 7 例，总有效率 84.4%。

7. 治疗遗尿　补骨脂(盐炒)60 g，益智仁(盐炒)60 g。上药研细末过筛，分成 6 包，每日晨用米汤泡服 1 包(成人倍量)，6 日为 1 个疗程。共治 60 例，均愈，随访 5 年无 1 例复发。

8. 引起光感型药疹　患者，男，10 岁，因经常夜间尿床煎服中药补骨脂 1 剂，次日被阳光照射，当日晚上于头面、前胸、四肢皮肤暴露部位出现红肿、烧痛。第三日出现大小不等的红斑、水疱。用中药煎洗，肌注盐酸苯海拉明，均未见明显好转入院。患者急性病容，头皮、面部、前胸及四肢远端皮肤可见大片弥漫性鲜红或暗红色斑片，红斑上有大小不等的水疱，部分水疱已溃破，可见潮红糜烂面。触痛瘙痒明显，尼氏征阴性。既往曾口服补骨脂后皮肤暴露部位出现红斑和水疱。诊断：光感型药疹。予地塞米松、维生素 C、10%葡萄糖酸钙静脉点滴，红霉素、维生素 C、氯苯那敏口服，局部用 3%硼酸溶液湿敷及对症处理，1 星期后痊愈。

【各家论述】 1.《纲目》："按白飞霞《方外奇方》云：破故纸属火，收敛神明，能使心胞之火与命门之火相通，故元阳坚固，骨髓充实，涩以治脱也。胡桃属木，润燥养血，血属阴恶燥，故油以润之，佐破故纸有木火相生之妙。故语云：破故纸无胡桃，犹水母之无虾也。又破故纸恶甘草而《瑞竹堂方》青娥丸内加之何也？岂甘草能和百药，恶而不恶耶？又许叔微学士《本事方》云：孙真人言补肾不若补脾。予曰补脾不若补肾。肾气虚弱则阳气衰劣，不能熏蒸脾胃，脾胃气寒，令人胸膈痞塞，不进饮食，迟于运化，或腹胁虚胀，或呕吐痰涎，或肠鸣泄泻，用破故纸补肾，肉豆蔻补脾，二药虽兼补，但无斡旋，往往常加木香以顺其气，使之斡旋空虚仓廪，仓廪空虚则受物矣。"

2.《本草经疏》："补骨脂，能暖水脏，阴中生阳，壮火益土之要药也。其主五劳七伤，盖缘劳伤之病，多起于脾肾两虚，以其能暖水脏，补火以生土，则肾中真阳之气得补而上升，则能腐熟水谷，蒸糟粕而化精微，脾气散精上归于肺，以荣养乎五脏，故主五脏之劳、七情之伤所生病。"

3.《轩岐救正论》："(补骨脂)亦惟禀阴藏而命火不充，下元虚冷，一切症属沉寒者宜之。若阳藏而肠胃燥热者则反为害耳。是在人之有宜有不宜。若以为燥毒则谬论也。予每用此与参附治元气上脱，脉浮沉无力者，不拘阴阳屡验，可知其为纳气归原，温补真阳之善药也。"

4.《本草经读》："《开宝》云)堕胎者，言其人素有堕胎之病，以此药治之，非谓此药堕之也。盖胎藉脾气以长，藉肾气以举。此药温补脾肾，所以大有固胎之功。数百年来，误以黄芩为安胎之品，遂以温药碍胎，见《开宝》有堕胎二字，遽以'堕'字不作病情解，另作药功解。或问《本经》牛膝本文，亦有堕胎二字，岂以堕字作药功解乎？曰，彼顶'逐血气'句来，惟其善逐，所以善堕，古文错综变化，难与执一。"

5.《本草正义》："补骨脂，味辛气温而燥，肾家阳药。甄权谓治男子腰疼膝冷，逐诸冷痹顽，止小便，腹中冷，皆以胜寒温肾而言。又谓治囊湿，则肾囊之湿外溢，此物温燥，故能治之，然亦惟偏寒者宜之，而湿火外溢者又当别论。《开宝》谓治风虚冷，骨髓伤冷，肾冷精流，皆是温涩之用。又谓治五劳七伤，则过甚言之。且古之所谓虚劳，固专以虚寒言也。又谓治妇人血气堕胎，则太嫌浑漠，几不可解。盖言血气虚寒之不能固护者耳。《大明》谓兴阳事；濒湖谓治肾泄，通命门，暖丹田，其旨皆同。若《大明》又谓明耳目，濒湖又谓敛精神，则因其固涩而充分以言之矣。”

2441 君迁子 jūn qiān zǐ（《本草拾遗》）

【异名】 梬枣、小柿、楔枣（《广志》），牛奶柿（崔豹《古今注》），软枣（《千金方》），丁香柿（《日用本草》），红蓝枣（《纲目》）。

【基原】 为柿树科柿树属植物君迁子的果实。

【原植物】 君迁子 *Diospyros lotus* L. 又名：黑枣（《中国高等植物图鉴》）。

落叶乔木，高可达30 m。树皮灰黑色或灰褐色；幼枝灰绿色，有短柔毛。单叶互生；叶柄长5～25 mm；叶片椭圆形至长圆形，长5～13 cm，宽2.5～6 cm，先端渐尖或急尖，基部钝圆或阔楔形，上面深绿色，初时密生柔毛，有光泽，下面近白色。花单性，雌雄异株，簇生于叶腋；花淡黄色至淡红色；雄花1～3朵；花萼钟形，4裂，稀5裂，裂片卵形，先端急尖，内面有绢毛；花冠壶形，4裂，边缘有睫毛；雄蕊16枚，每2枚连生成对；子房退化；雌花单生，几无梗；花萼4裂，裂至中部，两面均有毛，裂片先端急尖；花冠壶形，裂片反曲；退化雄蕊8；花柱4。浆果近球形至椭圆形，初熟时淡黄色，后则变为蓝黑色，被白蜡质。花期5～6月，果期10～11月。

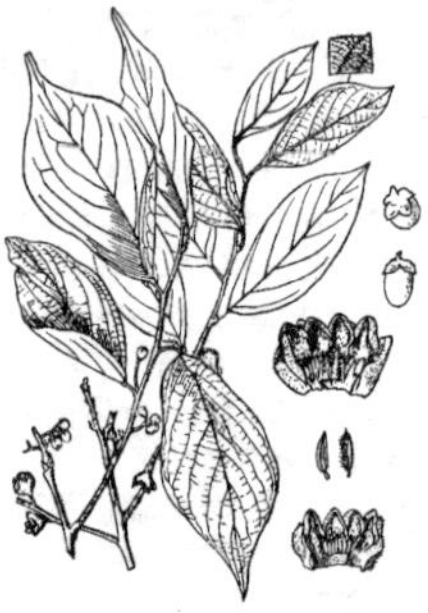

君迁子

生于海拔500～2 300 m的山坡、山谷或林缘，各地多有栽培。分布于华东、中南、西南及河北、山西、辽宁、陕西、甘肃等地。

【栽培】 生物学特性　喜阳光，耐严寒，根系发达，适应性强。对土壤选择不严。

繁殖方法　用种子繁殖。采成熟果实，搓去果肉，取出种子，在小雪节前后，用湿沙层积，第二年春季播种，也可在11月下旬至12月上旬直播田间，越冬前浇次透水，翌春即可出苗。

【采收加工】 10～11月果实成熟时采收，晒干或鲜用。

【成分】 果实含鞣质。

【药理】 抗突变和抗癌变作用　以原植物的叶加工成黑枣叶茶，用该茶的醇提取物10 mg/只灌胃，对由肌氨酸乙酯亚硝胺合成法诱发的小鼠前胃（食管的延伸部分）和食管上皮增生有显著的预防和抑制其发生癌变的作用，小鼠前胃癌变抑制率为70%以上，食管肿瘤抑制率为40%以上。提前14日让受试小鼠自由饮用5%黑枣叶茶水，能明显降低由环磷酰胺诱发的骨髓嗜多染红细胞（PCE）微核率，差异极为显著，表明黑枣叶有较强的抗诱变能力，具有修复染色体损伤的功能。

【药性】 甘、涩，凉。

1.《千金方》："味苦、涩，冷，无毒。"

2.《本草拾遗》："味甘，平。"

3.《海药本草》："微寒。"

【功用主治】 清热，止渴。主治烦热，消渴。

1.《本草拾遗》："止渴，去烦热，令人润泽。"

2.《海药本草》："主消渴，烦热，镇心。久服轻身，亦得悦人颜色也。"

【用法用量】 内服：煎汤，15～30 g。

【宜忌】 脾胃虚寒者慎服。

1.《千金方》："多食动宿病，益冷气，发咳嗽。"

2.《食物考》："多餐引痰，忌同蟹食，腹痛吐泻，木香解得。"

2442 灵芝 líng zhī（《本草原始》）

【异名】 三秀（《楚辞》），茵、芝（《尔雅》），灵芝草（《滇南本草》），木灵芝（《杭州药用植物志》），菌灵芝（《全国中草药汇编》）。

【基原】 为多孔菌科灵芝属真菌灵芝、紫芝等的子实体。

【原植物】 1. 灵芝 *Ganoderma lucidum*（Leyss. ex Fr.）Karst. 又名：赤芝、丹芝（《本经》），潮红灵芝（《全国中草药汇编》）。

腐生真菌，子实体，有柄，木栓质。菌盖半圆形或肾形，直径10～20 cm，盖肉厚1.5～2 cm，盖表褐黄色或红褐色，盖边渐趋淡黄，有同心环纹，微皱或平滑，有亮漆状光泽，边缘微钝。菌肉乳白色，近管处淡褐色。菌管长达1 cm，每1 mm间4～5个。管口近圆形，初白色，后呈淡黄色或黄褐色。菌柄圆柱形，侧生或偏生，偶中生。长10～19 cm，粗1.5～4 cm，与菌盖色泽相似。皮壳部菌丝呈棒状，顶端膨大。菌丝系统三体型，生殖菌丝透明，薄壁；骨架菌丝黄褐色，厚壁，近乎实心；缠绕菌丝无色，厚壁弯曲，均分枝。孢子卵形，双层壁，顶端平截，外壁透明，内壁淡褐色，有小刺，大小（9～11）μm×（6～7）μm，担子果多在秋季成熟，华南及西南可延至冬季成熟。

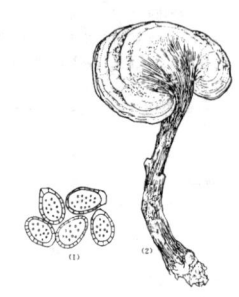

灵　芝

(1) 孢子（放大）　(2) 子实体

生于向阳的壳斗科和松科松属植物等根际或枯树桩上。我国普遍分布，但以长江以南为多。

2. 紫芝 *G. sinense* Zhao, Xu et Zhang [*G. japonicum*（Fr.）Lloyd] 又名：木芝（《本经》）。

与前种不同点是：紫芝的菌盖多呈紫黑色至近褐黑色；菌肉呈均匀的褐色、深褐色至栗褐色；孢子顶端脐突形，内壁突出的小刺明显，孢子较大，大小（9.5～13.8）μm×（6.9～8.5）μm。

生于阔叶树或松科松属的树桩上。引起木材白色腐朽。为我国特有种，分布于长江以南高温多雨地带。

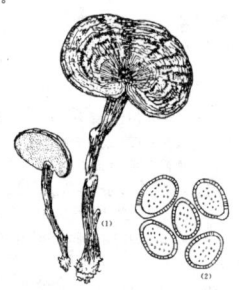

紫　芝

(1) 子实体　(2) 孢大（放大）

【栽培】 生物学特性　灵芝为腐生菌，由于可寄生在活树上，故又称为兼性寄生菌。生长的温度为3～40 ℃范围，以26～28 ℃最佳。在基质含水量接近200%，空气相对湿度90%，pH5～6的条件下生长良好。灵芝为好气菌，子实体培养时应有充足的氧气和散射的光照。

繁殖方法　(1) 菌种分离和培养菌种分离可用PDA培养基（马铃薯200 g去皮后煮水1 000 ml，加入琼脂20 g，葡萄糖20 g），高压灭菌后倒入无菌培养皿内一薄层，采新鲜灵芝用75%乙醇进行表面消毒，切取菌盖与菌柄之间一小块组织，接种于培养基上；也可在无菌条件下采孢子，播种于培养基上，在25～28 ℃下培养3～4日，菌丝发出后转管即为母种。母种在PDA培养基上转接扩大培养成原种，即可用来接二级菌种。

(2) 栽培方法人工栽培可采用瓶(袋)栽或段木栽培。① 瓶栽和袋栽：以瓶栽较普遍，也可用塑料袋栽。二级菌种培养基成分为阔叶树锯木屑70%，麸皮28%，蔗糖2%，调至含水量200%，装瓶或袋。高压灭菌后〔压力147.1 kPa (1.5 kg/cm^2)，2小时〕，接入原种，温度控制在28 ℃左右，15～20日菌丝即可长好，即为二级菌种。栽培种培养基配方及温度等条件与培养二级种相同，也可用棉子皮75%，麸皮25%，加水后灭菌，接入二级菌种，在室内暗光下培养，约25日菌丝便可长满瓶或袋。打开瓶盖温度仍控制在26～28 ℃，相对湿度85%～95%，散射光、通气良好的条件下，45～60日便可完成现蕾、子实体成熟、散撒孢子等过程。② 段木栽培：在100 ml水中加蔗糖2 g，麦麸5 g配制成营养液，选硬质树枝截成2 cm长小节，放入液中煮30分钟，取出后将树枝4份与麦麸和木屑1份混合，装瓶灭菌后接入原种，菌丝长满后即可接段木。选直径8～15 cm的榆、杨、桦、栎、桉、洋槐等树种，秋冬落叶后砍伐，截成段架晒，次年5月下旬接种，在段木含水量40%～45%时，在其上打孔，放入少量木屑菌种后打入菌枝，如用纯木屑菌种，加盖后用蜡封孔。接种后码成"井"字形，高1 m，用塑料薄膜覆盖，保持25～28 ℃下发菌，并常翻堆使发菌均匀，20～30日发菌结束，将段木横卧地面，用湿砂土覆盖，保持湿度，塑料薄膜覆盖，并搭设荫棚，常浇水保湿，越冬加厚盖木，翌年清明前后取出染菌棒，截成15～20 cm长节，垂直埋入砂质酸性壤土中，深度为段木全长的2/3～3/4，露出地面3～4 cm，加强遮荫、喷水等措施，保持芝场空气相对湿度90%左右，2个月后即可采收。

田间管理　段木栽培灵芝，越冬期间仍应保持沙土湿度，防止菌丝脱水死亡，第二年气温回升至25 ℃以上时再按上述方法管理，较大段木可产芝2～3年。

【采收加工】 子实体开始释放孢子前可套袋收集孢子(子实体放射孢子的时间常维持1个月左右)。待菌盖外缘不再生长，菌盖下面管孔开始向外喷射担孢子，表示已成熟，即可采收，从菌柄下端拧下整个子实体，晾干或低温烘干(温度不超过55 ℃)收藏，并要通风，防止霉变。

【药材】 灵芝 *Ganodermae*　赤芝产于华东、西南及吉林、河北、山西、江西、广东、广西等地；紫芝产于浙江、江西、湖南、四川、福建、广西、广东等地。均有人工栽培。

性状　赤芝　子实体伞形，菌盖(菌帽)坚硬木栓质，半圆形或肾形，直径10～18 cm，厚约2 cm。皮壳硬坚，初黄色，渐变为红褐色，有光泽，具环状棱纹及辐射状皱纹，边缘薄而平截，常稍内卷。菌肉近白色至淡褐色；菌盖下表面菌肉白色至浅棕色，由无数细密管状孔洞(菌管)构成，菌管内有担子器及担孢子。菌柄圆柱形，侧生，长7～15 cm，粗1～4 cm，红褐色至紫褐色，有漆样光泽。孢子细小，黄褐色。气微香，味苦涩。

紫芝　皮壳呈紫黑色或褐黑色，有漆样光泽。菌肉与菌盖下面的菌管均为锈褐色。菌柄长17～23 cm。

栽培灵芝　子实体较粗壮、肥厚，直径12～22 cm，厚1.5～4 cm。皮壳外常被有大量粉尘样的黄褐色孢子。

鉴别　粉末特征：淡棕色、棕褐色至紫褐色。菌丝散在或粘结成团，无色或淡棕色，细长，微弯曲，有分枝，直径2.5～6.5 μm。孢子褐色，卵形，顶端平截，外壁无色，内壁疣状突起，长8～12 μm，直径5～8 μm。

【成分】 灵芝孢子粉含13种氨基酸：精氨酸，色氨酸，天冬氨酸，甘氨酸，丙氨酸，苏氨酸，丝氨酸，谷氨酸，脯氨酸和微量的甲硫氨酸，亮氨酸，酪氨酸，苯丙氨酸。又含脂肪酸类：硬脂酸(stearic acid)，棕榈酸(palmitic acid)，二十四烷酸(tetracosanoic acid)，十九烷酸(nonadecanoic acid)，山萮酸(behenic acid)；含生物碱类：胆碱(choline)，甜菜碱(betaine)。还含有机锗及钙、镁、钠、锰、铁、锌、铜、硫等元素。又含类脂，内有磷脂酰乙醇胺(phospha-tidylethanolamine)，磷脂酰胆碱(phosphatidylcholine)。灵芝中含有多种多糖类成分：一种具抗肿瘤活性的水溶性多糖(polysaccharide) GL-1，灵芝多糖(ganoderan) A、B、C，多糖BN_3C。

灵芝的子实体、菌丝体、孢子粉含100余种三萜类成分，多数为高度氧化的羊毛甾烷衍生物：灵芝酸(ganoderic acid) A、B、C_1、C_2、E、F、G、H、I、J、K、L、M、Ma、Mb、Mc、Md、Me、Mf、Mg、Mh、Mi、Mj、Mk、N、O、P、Q、R、S、T、U、V、W、X、Y、Z，灵芝-22-烯酸(ganoderenic acid) a、b、c、d，灵芝草酸(ganodermic acid) Ja、Jb、N、O、P1、P2、Q、R、S、T-N、T-O、T-Q，22, 23-二亚甲基灵芝草酸(22, 23-dimethylene ganodermic acid) R、S，赤芝酸(lucidenic acid) A、B、C、D1、D2、E1、E2、F、G、H、I、J、K、L、M，丹芝酸(ganolucidic acid) A、B、C、D、E，灵芝孢子酸(ganosporeric acid) A，丹芝醇(ganoderiol) A、B、C、D、E、F、G、H、I，灵芝醇(ganoderol) A、B，灵芝萜烯二醇(ganodermadiol)，灵芝萜烯三醇(ganodermatriol)，灵芝萜烯酮醇(ganodermenonol)，灵芝萜酮二醇(ganodermanondiol)，灵芝萜酮三醇(ganodermanontriol)，灵芝醛(ganoderal) A、B，环氧灵芝醇(epoxyganoderiol) A、B、C，赤芝萜酮(lucidone) A、B、C，赤芝孢子内酯(ganosporelactone) A、B，灵芝甾酮(ganodosterone)。还含麦角甾醇(ergosterol)，麦角甾醇过氧化物(ergosterolperoxide)，麦角甾醇棕榈酸酯(ergosterolpalmitate)，麦角甾-7, 22-二烯-3β-醇(ergosta-7, 22-dien-3β-ol)，麦角甾-7, 22-二烯-3β-醇亚油酸酯(ergosta-7, 22-dien-3β-ol-linoleate)，麦角甾-7, 22-二烯-3β-醇棕榈酸酯(ergosta-7, 22-dien-3β-ol-palmitate)，8, 9-环氧麦角甾-5, 22-二烯-3β, 15-二醇(8, 9-epoxyergosta-5, 22-dien-3β, 15-diol)，5α, 8α-表二氧麦角甾-6, 9(11), 22-三烯-3β-醇〔5α, 8α-epidioxyergosta-6, 9(11), 22-trien-3β-ol〕，5α, 8α-表二氧麦角甾-6, 22-二烯-3β-醇亚油酸酯(5α, 8α-epidioxyergosta-6, 22-dien-3β-ol-linoleate)，麦角甾-7, 22-二烯-3β, 5α, 6β-三醇(ergosta-7, 22-dien-3β, 5α, 6β-triol)，麦角甾-7, 9(11), 22-三烯-3β, 5α, 6α-三醇〔ergosta-7, 9(11), 22-trien-3β, 5α, 6α-triol〕，22β-乙酰氧基-3α, 15α-二羟基羊毛甾-7, 9(11), 24-三烯-26-羧酸〔22β-acetoxy-3α, 15α-dihydroxylanosta-7, 9(11), 24-trien-26-oic acid〕，3β, 15α-二乙酰氧基-22α-羟基羊毛甾-7, 9(11), 24-三烯-26-羧酸〔3β, 15α-diacetoxy-22α-hydroxylanosta-7, 9(11), 24-trien-26-oic acid〕，羊毛甾-7, 9(11), 24-三烯-3α-乙酰氧基-15α-羟基-23-氧-26-羧酸〔lanosta-7, 9(11), 24-trien-3α-acetoxy-15α-hydroxy-23-oxo-26-oic acid〕，羊毛甾-7, 9(11), 24-三烯-3α-乙酰氧基-15α, 22β-二羟基-26-羧酸〔lanosta-7, 9(11), 24-trien-3α-acetoxy-15α, 22β-dihydroxy-26-oic acid〕，羊毛甾-7, 9(11), 24-三烯-3α-乙酰氧基-26-羧酸〔lanosta-7, 9(11), 24-trien-3α-acetoxy-26-oic acid〕，羊毛甾-7, 9(11), 24-三烯-3α, 15α-二乙酰氧基-23-氧-26-羧酸〔lanosta-7, 9(11), 24-trien-3α, 15α-diacetoxy-23-oxo-26-oic acid〕，3β, 15α, 22β-三羟基羊毛甾-7, 9(11), 24-三烯-26-羧酸〔3β, 15α, 22β-trihydroxylanosta-7, 9(11), 24-trien-26-oic acid〕，3α, 15α, 22α-三羟基羊毛甾-7, 9(11), 24-三烯-26-羧酸〔3α, 15α, 22α-trihydroxylanosta-7, 9(11), 24-trien-26-oic acid〕，3α, 15α-二乙酰氧基-22α-羟基羊毛甾-7, 9(11), 24-三烯-26-羧酸〔3α, 15α-diacetoxy-22α-hydroxy lanosta-7, 9(11), 24-trien-26-oic acid〕，3β, 15α-二乙酰氧基羊毛甾-8, 24-二烯-26-羧酸(3β, 15α-diace toxylanosta-8, 24-dien-26-oic acid)，麦角甾-7, 22-二烯-3-酮(ergosta-7, 22-dien-3-one)，麦角甾-4, 7, 22-三烯-3, 6-二酮(ergosta-4, 7, 22-trien-3, 6-dione)，麦角甾-4, 6, 8(14), 22-四烯-3-酮〔ergosta-4, 6, 8(14), 22-tetraen-3-one〕，6α-羟基麦角甾-4, 7, 22-三烯-3-酮(6α-hydroxyergosta-4, 7, 22-trien-3-one)，6β-羟基麦角甾-4, 7, 22-三烯-3-酮(6β-hydroxyergosta-4, 7,

22-trien-3-one)，24-甲基胆甾-7-烯-3β-醇(24-methylcholesta-7-en-3β-ol)，24-甲基胆甾-7，22-二烯-3β-醇(24-methylcholesta-7，22-dien-3β-ol)，24-甲基胆甾-5，7，22-三烯-3β-醇(24-methylcholesta-5，7，22-trien-3β-ol)，β-谷甾醇(β-sitosterol)等。还含腺苷(adenosine)。紫芝含麦角甾醇，麦角甾-7，22-二烯-3β-醇，海藻糖(trehalose)，氯化钾(potassium chloride)，还含顺蓖麻酸(ricinoleic acid)，延胡索酸(fumaric acid)等有机酸，葡萄糖胺(glucosamine)，甜菜碱，γ-三甲铵基丁内盐(γ-butyrobetaine)等生物碱，树脂及天冬氨酸、苏氨酸、丝氨酸、谷氨酸、甘氨酸、丙氨酸、胱氨酸、缬氨酸、甲硫氨酸、亮氨酸、异亮氨酸、酪氨酸、苯丙氨酸、赖氨酸、精氨酸、组氨酸、色氨酸等游离氨基酸和水解氨基酸。又含多糖类：葡聚糖(glucan)G～A，灵芝多糖。

【药理】1. 对中枢神经系统的作用　赤芝酊、赤芝发酵浓缩液、菌丝体醇提取液及孢子粉脱脂后的醇提取物腹腔注射时均可减少小鼠自发活动。赤芝热水浸出物灌服亦可明显减少小鼠自发活动，ED_{50}为2.65 g/kg，并可显著加强戊巴比妥钠的镇静作用。小鼠扭体法和热板法均表明其可提高痛阈。赤芝中分离的腺苷亦可减少小鼠自发活动，提高小鼠痛阈，延长咖啡因中毒死亡发生时间和松弛小鼠骨骼肌。

2. 对心血管系统的作用　自发性高血压大鼠和Wistar大鼠灌服灵芝水浸膏100～200 mg/kg，可见血压下降，子实体伞部分具有较强的降压作用，降压作用有持续性。此外，赤芝浸膏能对抗氯化钡引起的室性心律失常，对烫伤大鼠心肌线粒体有稳定保护作用，能提高血浆和心肌cAMP水平，降低小鼠耗氧量和提高耐缺氧能力。赤芝甲醇提取物对自发高血压大鼠有降压作用，有效成分为羊毛甾烷(lanostane)衍生物，包括灵芝酸S、丹芝醇A和B、灵芝醛A等。甲醇提取物及其有效成分在体外对血管紧张素转变酶(ACE)有抑制作用，作用最强为灵芝酸F，其余从强到弱依次为灵芝酸H、K、B、C、Y、S，灵芝醇A和B及灵芝醛A的作用较弱。

3. 抗血小板聚集及抗血栓作用　紫芝注射液在体外对ADP和胶原诱导的人血小板聚集有明显抑制作用。赤芝水提取物在体外对凝血酶诱发的牛血小板聚集有抑制作用，其有效成分为腺苷。大鼠灌服赤芝浸膏对实验血小板血栓形成和纤维蛋白血栓形成均有抑制作用，并能提高人体老化的红细胞变形能力。

4. 降低血糖的作用　赤芝孢子粉提取物灌胃能对抗正常小鼠因静注葡萄糖或肾上腺素引起的高血糖，对四氧嘧啶性糖尿病小鼠有预防和治疗作用，还能改善糖尿病小鼠的糖耐量。灵芝多糖可明显促进胰岛细胞胰岛素的分泌。

5. 保肝作用　小鼠灌服紫芝和赤芝的醇提取物对四氯化碳所致氨基转移酶升高有降低作用，后者还可明显降低肝中三酰甘油的蓄积，并能减轻乙硫氨酸引起的脂肪肝，提高小鼠肝脏代谢戊巴比妥钠的功能，促进部分切除肝脏小鼠的肝再生，对洋地黄毒苷和吲哚美辛(消炎痛)中毒，两种制剂有明显保护作用。灵芝多糖(每只小鼠0.5～2 mg，灌胃)显著降低卡介苗免疫肝损伤小鼠一氧化氮(NO)生成，抑制iNOS蛋白表达，并剂量依赖性地减轻肝损伤时产生的病理组织学改变。减少卡介苗肝损伤小鼠肝脏肉芽肿形成。

6. 抗实验性胃溃疡的作用　野生紫芝醇提取液对应激性和幽门结扎型胃溃疡有明显的保护作用，对乙酸性慢性胃溃疡有促进愈合的作用，并可对抗毛果芸香碱的胃液分泌效应，但对消炎痛型溃疡无效，对组胺释放胃酸作用也无影响。灵芝防治实验性胃溃疡的作用可能是通过抑制迷走神经兴奋性及抑制胃酸分泌作用而实现的。

7. 抗氧化、延缓衰老作用　赤芝多糖对超氧阴离子自由基的产生和红细胞脂质过氧化均有抑制作用，并对羟基自由基有清除作用，具有超氧化物歧化酶样活性。灵芝多糖对人胚肺二倍体细胞DNA合成和细胞分裂代数的影响，显示其有促进DNA合成和延缓衰老的作用。

8. 抗肿瘤作用　赤芝热水提出物中分离的多种多糖腹腔注射，对小鼠S_{180}移植性肿瘤有抑制作用。口服则无效。灵芝有延缓细胞增殖周期的作用，使M_1期细胞比例增高，M_3期细胞比例减少。

9. 抗放射作用　小鼠经致死量^{60}Co照射可致急性放射病引起死亡。如在照射前灌服赤芝子实体醇提取物20日，照射后继续给予2星期，能明显降低小鼠的死亡率；如果只在照射后腹腔给予灵芝，虽对^{60}Co的致死作用无影响，但可使动物平均存活时间延长。表明灵芝对放射损伤有一定防护效应。对雄性小鼠X线照射，灵芝浸膏腹腔注射可预防放射线损伤。

10. 免疫调节作用　赤芝中分离的蛋白多糖腹腔注射可使小鼠腹腔渗出液中的细胞、巨噬细胞、多形核白细胞增加，表明有免疫加强作用，灵芝多糖在体外均显著增加正常小鼠脾细胞IL-2的产生，可恢复老年小鼠脾细胞产生IL-2的能力，部分对抗氢化可的松或环孢素A对小鼠脾细胞IL-2产生的抑制。赤芝菌丝体中所含的一种蛋白质对于用牛血清白蛋白作抗原致CFW小鼠产生的Ⅰ型变态反应，静注或腹腔注射该蛋白质，有100%的抑制作用；应用该蛋白处理过的淋巴细胞，Ⅳ型变态反应也减轻(从100%减为20.4%)。赤芝孢子粉醇提水溶部分(GLSE)腹腔注射，对2，4-二硝基氯苯引起的小鼠皮肤过敏反应、SRBC引起的小鼠足跖的迟发型过敏反应、注射同种异型脾细胞引起的迟发型过敏反应均有明显的抑制作用。赤芝菌丝体的碱提取物能激活补体C3，并能激活小鼠网状内皮系统，增加碳廓清率，也能增加脾脏溶血空斑形成细胞，其有效成分含多糖及蛋白质。在健康人外周血单核细胞或T淋巴细胞培养液中加入灵芝子实体多糖的共同培养上清液可明显促进巨噬细胞生成IL-1β、TNFα和IL-6，并促进T淋巴细胞生成IFNγ。

毒性　灵芝毒性较小，小鼠腹腔注射赤芝渗漉液LD_{50}为38.3±1.04 g/kg，赤芝热醇提取液腹腔注射，小鼠的LD_{50}为6.75 g/kg，灌胃的MLD为165 g/kg。冷醇提取液毒性更小，每日给大鼠灌胃1.2及12 g/kg，共30日，对生长发育、肝功能、心电图等均无中毒表现。

【药性】甘，平。归肺、心、脾经。

1.《本经》："赤芝苦，平。""紫芝甘，温。"

2.《别录》："无毒。"

3.《药性论》："紫芝甘，平。"

4.《青岛中草药手册》："性温，味淡、微辛。入肾、脾经。"

【功用主治】益气强壮，养心安神。主治虚劳羸弱，食欲不振，心悸，失眠，头晕，神疲乏力，久咳气喘，冠心病，高血压病，高脂血症，矽肺。亦用于肿瘤放化疗后体虚。

1.《本经》："赤芝主胸中结，益心气，补中，增智慧不忘。久食轻身不老延年神仙。""紫芝主耳聋，利关节，保神，益精气，坚筋骨，好颜色。久服轻身不老延年。"

2.《本草经集注》："紫芝疗痔。"

3.《新修本草》："赤芝安心神。"

4.《纲目》："紫芝疗虚劳。"

5.《中国药用植物图鉴》："治神经衰弱、失眠、消化不良等慢性疾病。"

6.《全国中草药汇编》："滋养强壮。主治头晕，失眠，神经衰弱，高血压病，血胆固醇过高症，肝炎，慢性支气管炎，哮喘，矽肺，风湿性关节炎；外用治鼻炎。"

7.《中国传统补品补药》："养心安神，补肺益肝。适用于血不养心，心悸失眠健忘，肺虚咳喘，日久不愈，以及肝炎恢复期，神疲纳呆等症。"

8.《灵芝》："治老年慢性气管炎咳嗽气喘。"

【用法用量】 内服：煎汤，10～15 g；研末，2～6 g；或浸酒。

【宜忌】《本草经集注》："薯预为之使。得发良。恶恒山。畏扁青、茵陈蒿。"

【选方】 1. 治积年胃病　木灵芝 1.5 g，切碎，用老酒浸泡服用。（《杭州药用植物志》）

2. 治神经衰弱，心悸头晕，夜寐不宁　灵芝 1.5～3 g。水煎服，每日 2 次。

3. 治慢性肝炎，肾盂肾炎，支气管哮喘　灵芝焙干研末，开水冲服，每服 0.9～1.5 g，每日 3 次。

4. 治冠心病　灵芝切片 6 g，加水煎煮 2 小时，服用，早晚各 1 次。

5. 治误食毒菌中毒　灵芝 120 g，水煎服。（2～5 方出自刘波《中国药用真菌》）

6. 治鼻炎　灵芝 500 g，切碎，小火水煎 2 次，每次 3～4 h，合并煎液，浓缩后用多层纱布过滤，滤液加蒸馏水至500 ml，滴鼻，每次 2～6 滴，每日 2～4 次。（《全国中草药汇编》）

7. 治乳腺炎　灵芝 30～60 g。水煎服。

8. 治对口疮　灵芝研碎，桐油调敷患处。（7、8 方出自《湖南药物志》）

9. 治慢性气管炎、支气管炎和支气管哮喘　灵芝 110 g，黄连素 10 g，白色葡萄球菌（灭活）3.75 g，大肠杆菌（灭活）3.75 g。取以上四味，制成 1 000 片，包糖衣。口服，每次3～4 片，每日 3 次。20～30 日为 1 个疗程。（《江苏省药品标准》1985 年长白灵咳喘片）

【临床报道】 1. 治疗慢性支气管炎　采用灵芝制剂治疗慢性支气管炎 392 例，其中：① 灵芝液，每日口服 2 次，每次 25～50 ml。② 20%灵芝酊，每日 3 次，每次 10 ml。③ 复方灵芝片（灵芝与复方中药片剂同时应用），灵芝，每日口服 3 次，每次 1 片（含量相当于灵芝生药 0.5 g）；复方中药片剂，每日口服 4 次，每次 4 片（每日总量相当于紫花地丁30 g，侧柏叶 30 g，葶苈子 9 g）。疗程 1～3 个月。治疗结果：灵芝液组 133 例，近期治愈 8 例，显效 42 例，好转 63 例，无效 20 例；总有效率为 85.0%。灵芝酊组 121 例，近期治愈 9 例，显效 32 例，好转 46 例，无效 34 例；总有效率为 71.9%。复方灵芝片组 138 例，近期治愈 5 例，显效 34 例，好转 71 例，无效 28 例；总有效率为 79.9%。认为灵芝一般在服后 1～2 星期出现疗效，对咳嗽、咯痰、气喘三种症状均有效，对喘息型的疗效优于单纯型，中医分型中的痰湿型优于虚寒型，大多数患者服后食欲增加，睡眠好转，抗寒能力增强，感冒明显减少，并有较好远期疗效。其副作用很少，少数患者出现咽干、腹胀、头晕、便秘，一般不需停药。

2. 治疗支气管哮喘　小儿患者每日注射灵芝注射液 1～2 ml（每 1 ml 含 0.5～1 g 生药），连续注射 1 个月左右。治疗 27 例，显效 9 例，有效 14 例，无效 4 例。又以灵芝注射液每日 1 次 2 ml，于双侧定喘、丰隆、孔最等穴，交替行穴位注射，10 日为 1 个疗程。治疗 14 例，显效 4 例，有效 5 例，无效 5 例。

3. 治疗白细胞减少　采用人工培养的固体灵芝菌丝制成片剂，治疗化学因素、慢性疾病等导致的白细胞减少 60 例。每日 2 次，每次 3 片（每片 0.4 g），饭后服，10 日为 1 个疗程。结果显效 12 例，总有效率为 81.7%。多数患者自觉症状亦有改善。服药前后白细胞数增加值有非常显著性差异。与服用固体白木耳菌丝组比较亦有非常显著性差异。疗程以 20～30 日为宜，少数病例服后有轻微腹部不适和恶心，不需停药，可自行消失。另有报道用灵芝片（每片含生药 1 g）治疗白细胞减少，也收到了满意疗效。

4. 治疗冠心病　口服菌灵芝糖浆，每日 2 次，每次 6 ml。共观察冠心病与可疑冠心病患者 92 例。结果：心绞痛及心前区闷胀或紧压感的缓解率为 71.69%，心跳、气短等症状的好转率为 64.57%。半数以上患者服药期间食欲、睡眠好转，精神好。本品无直接降压作用，但对降压药物似有一定辅助作用。对心律失常基本无效，对心电图的变化影响不大。对降低血胆固醇的疗效并不满意，但对降低血三酰甘油有较好疗效。72 例中有 37 例下降，升高者仅 10 例，说明对高脂蛋白血症的Ⅳ型疗效较好。一般无副作用，少数患者头晕、失眠、面潮红、胃部不适、恶心、食欲不振、口干、腹泻，个别出现头痛、心慌；均较轻微，历时短暂，不治自愈。

5. 治疗克山病　用人工培养灵芝（赤芝和薄树芝两种）混合制成的子实体糖浆和孢子糖浆两组药物，前者由子实体 20 g，菌丝体 130 g，白糖 400 g，苯甲酸钠 5 g，香精适量，制成 1 000 ml（含灵芝 15%）。饭前服，每次 15 ml，每日 2 次（含生药 4.5 g）。后者由担孢子 6 g，白糖 400 g，苯甲酸钠 5 g，香精适量，制成 1 000 ml。饭前服，成人每日 2 次，每次 15～17 ml（含生药 0.2 g），对 100 例潜在型、慢型克山病治疗观察 3 个月，结果：治疗 45 日后，普遍食欲增进，睡眠改善，其他诸症状可收到 50%的效果。3 个月后，头昏消失及减轻占 89.5%，心悸消失及减轻占 85.8%，气短消失及减轻占 85%，其余症状改善更突出。治疗后血压有所下降，部分患者脉压由偏低恢复正常。心杂音减轻者40.4%，其中 30 例Ⅱ级以上杂音转为心音不纯。心界扩大消失及减轻者占 86.6%，心音减弱消失及减轻者占 83.3%，肝肿大及下肢浮肿消失和减轻者各占 78.2%。19 例心功能Ⅱ级患者有 8 例恢复至Ⅰ级。43 例心界扩大患者有 16 例恢复正常。46 例异常心电图患者有 10 例恢复正常。孢子组对慢型克山病的疗效高于潜在型；而子实体组对潜在型的疗效高于慢型。

6. 治疗肝炎　用菌灵芝注射液（每支 2 ml，相当于生药2 g）每日肌注 1 次，每次 2 ml，2 个月为 1 个疗程，治疗慢性迁延性肝炎及慢性活动性肝炎 74 例。结果：单纯血清丙氨酸氨基转移酶升高及合并浊度试验增高者 56 例，显效 46 例，有效 4 例，总有效率为 89.6%；降酶时间为 1～2 个月。单纯浊度试验增高及合并丙氨酸氨基转移酶增高者 44 例，显效 12 例，有效 10 例。13 例乙肝表面抗原阳性者，治疗 2 个月后 3 例转阴。多数患者治疗后食欲增加，肝区疼痛减轻，睡眠改善。肝脾肿大改变不明显。副作用有注射局部疼痛，约1/4病例出现全身或局部荨麻疹。

7. 治疗神经衰弱　服用灵芝粉糖衣片，每片含灵芝粉0.25 g。每日口服 3 次，每次 4 片，少数患者每日 2 次，每次 4～5 片。据 100 例观察，治疗 1 个月以上，显著好转者 61 例，好转 35 例，无效 4 例，总有效率为 96%。副作用：100 例患者中有 8 例便秘，7 例口干、舌苦，3 例咽干、唇起泡，3 例食欲差，3 例腹泻、腹胀，2 例胃反酸水，1 例胃痛。上述各例中除 1 例食欲差未持续用药外，其他症状在持续用药过程中自行消失。

8. 治疗小儿特发性血小板减少性紫癜　用灵芝露（每1 ml含生药 0.175 g）口服，每次 10～15 ml，每日 3 次，疗程 2 星期至 2 个月，共治 27 例，慢性型 14 例中显效 7 例，良效 2 例，进步 1 例，无效 4 例；急性型 13 例中显效 12 例，良效 1 例。服本药期间停用激素、免疫抑制剂等药物。

9. 治疗萎缩性肌强直　用赤芝孢子粉注射液肌内注射，每日 1 次，每次 400 mg，个别病例短期每次 800 mg（注射总量，最少 96 支，最多的 450 支）。治疗 10 例，治疗结果：显效 5 例，进步 2 例，症状略有改善者 3 例。患者大多是食欲和睡眠先改善，继则体重增加，肌强直缓解，以后肌力逐渐增加。近期疗效较好，远期疗效则以年龄较小、病程较短、病情较轻者较好；反之较差。

10. 治疗内脏多动症　用赤芝孢子粉制剂（即肌生）肌内注射，每日 1 次，每次 400～800 mg。治疗 2 例，所有症状消失出院，随访 8 年，未见复发。

11. 治疗慢性胆囊炎　每日取灵芝干品 10 g，切片放入带盖的水杯中，加开水 200～300 ml，浸泡 30～40 分钟后即可代茶饮用。服药期间，停用抗生素及其他药物。大部分患者服药 2 日自觉症状明显减轻，症状体征消失时间<5 日者 9 例，6～10 日者 23

例，11～15日者5例，全部有效。

12. 治疗鹅膏毒蕈中毒　取灵芝200 g，加水煎成600 ml液体，口服，每日3次，每次200 ml。以7日为1个疗程，一般用1～2个疗程。治疗25例，临床症状均全部消失，STB、BA、ALT、AST检测指标均恢复正常或接近正常。

2443 灵砂 líng shā（《证类本草》）

【异名】 二气砂（《证类本草》），神砂（《增广验方新编》），平口砂、马牙砂、人造朱砂（《中药志》）。

【基原】 以水银和硫黄为原料，经人工加热升华而制成的硫化汞（HgS）。

【药材】 灵砂 *Cinnabar Artificial*　主产黑龙江、广东、四川、贵州。

性状　本品为针柱状集合体，呈扁平块状，完整者呈盆状，上表面平坦，底面圆滑，或一面平坦另面粗糙，有小孔；侧面结晶呈直立针柱状，似栅状排列。红色、暗红色或紫红色；条痕红色，不透明；晶面金刚光泽。体重，质脆而软，易碎。无臭，味淡。

鉴别　(1) 反射偏光镜下：灰色、微黄色。内反射亮红色。偏光颜色常被内反射掩盖。反射率27%（伏黄）。斜交解理明显，相当强的非均质性。

透射偏光镜下：为红色，透明。具多色性：*Ne*橙红-红色，*No*暗红色。平行消光。一轴晶。正光性。

(2) 取本品粉末，用盐酸湿润后，在光洁的铜片上摩擦，铜片表面显银白色光泽。加热烘烤后，银白色即消失（检查汞盐）。

(3) 取本品粉末2 g，加盐酸与硝酸（3∶1）的混合液2 ml，使溶解，蒸干，加水2 ml使溶解，滤过，滤液显汞盐与硫酸盐的鉴别反应。参见“朱砂”条。

(4) X射线衍射分析：3.61(1)，3.38(2)，2.88(>10)，2.38(1)。

品质标志　《中华人民共和国卫生部药品标准》规定：本品含硫化汞（HgS）不得少于98.0%。

【成分】 主要含硫化汞（HgS）。

【药理】 毒性　给大鼠口服给予硫化汞5、50、250及500 mg/kg连续3日，肝脏中之谷胱甘肽及8-羟脱氧鸟苷（8-OH-dG）并未随硫化汞之投予而有降低或升高之现象；肾脏中未发现脂质过氧化现象，但是谷胱甘肽有下降之现象，而且肾脏细胞中之8-OH-dG呈剂量关系之上升。肾脏中汞之含量亦随给予汞剂量之增加而升高，电子显微镜镜检则发现肾小管近端细胞内之溶酶体有明显增加之趋势。说明汞对肾细胞上的DNA造成氧化性伤害，但其作用机制仍待更进一步之研究。

【药性】 甘，温，有毒。归心、胃经。

1.《证类本草》：“味甘，性温。无毒。”

2.《本草求真》：“入胃。”

【功用主治】 祛痰降逆，安神定惊。主治头晕吐逆，反胃，小儿惊吐噎膈，心悸，怔忡，失眠。

1.《青霞子》：“可疗风冷。”

2.《证类本草》：“主五脏百病，养神，安魂魄，益气明目，通血脉，止烦满，益精神，杀精魅恶鬼气，久服通神明，不老轻身神仙，令人心灵。”

3. 苏东坡：“治久患反胃，及一切吐逆，小儿惊吐。”（引自《纲目》）

4.《绍兴本草》：“升降阴阳，止逆定吐。”

5.《局方》：“善治荣卫不交养，阴阳不升降。上盛下虚，头旋气促，心腹冷痛，翻胃吐逆，霍乱转筋，脏腑滑泄，赤白下痢。”

6. 李东垣：“定心脏之怔忡，久服令人心灵。一切痼冷，五脏百病皆治，坠痰涎，益气力，通血脉，止烦，辟恶，明目。”（引自《医学入门》）

7.《普济方》：“正胃回阳，能止呕吐，温利痰涎。”

【用法用量】 内服：研末，0.3～1 g，每日1次；或入丸、散。

【宜忌】 不宜久服，不能过量。虚证者慎服。孕妇禁服。入药忌用火煅。

1.《证类本草》：“恶磁石，畏咸水。”

2.《局方》：“忌猪羊血、绿豆粉、冷滑之物。”

3.《纲目》：“不可久服。”

4.《本草经疏》：“凡胃虚呕吐，伤暑霍乱，肺热生痰，病属于虚，非关骤发者，咸在所忌。”

【选方】 1. 治脾疼翻胃　灵砂一两，蚌粉一两（二味同炒略变色，研细），丁香、胡椒各四十九粒。上为末，生姜自然汁煮半夏糊丸，梧桐子大。每服三十丸，翻胃生姜汤吞，虚人脾痛炒盐汤下，煨汤尤佳。（《普济方》粉灵砂）

2. 治翻胃鬲食肠结呕吐　灵砂一钱，玄明粉三钱。上为末，每服五分，拌豆腐吃下毕，饮酒一杯。（《古今医统》灵砂玄明粉）

3. 治冷气乘心作痛　灵砂三分，五灵脂二分。研极细，稀糕糊丸，麻子大。每服二十丸，食前石菖蒲，生姜汤下。（《仁斋直指附遗方》灵砂丹）

4. 治虚人夜不得睡，梦中惊魇，自汗，心悸　灵砂一钱（研），人参半钱，酸枣仁一钱。为末，红枣去核取肉为丸。临卧时枣汤送下五七丸。（《简易普济良方》）

5. 治精脱自泄　灵砂（水飞）、龙骨（火煅，飞）各一两，缩砂仁、诃子（最小者，热灰略炮，取出捶取肉）各五钱。上为末，糯米糊为丸，如绿豆大。每服十丸、十五丸，至二十丸、三十丸，早晨温酒下，临卧熟水下。（《普济方》秘精丹）

【各家论述】 1.《纲目》：灵砂“升降阴阳，既济水火，为扶危拯急之神丹，但不可久服耳。苏东坡言，此药治久患反胃，及一切吐逆，小儿惊吐，其效如神，有配合阴阳之妙故也。时珍常以阴阳水送之尤妙。”

2.《本草经疏》：“灵砂虽称水火既济，阴阳配合，然而硫汞有毒，性亦下坠，止可借其坠阳交阴，却病于一时，安能资其养神益气，通灵于平日哉。”

3.《本草求真》：“盖水银性秉最阴，硫黄性秉纯阳，同此煎熬，合为一气，则火与水交，水与火合，而无亢腾飞越之弊矣。故凡阳邪上浮，下不交而至虚烦狂躁、寤寐不安、精神恍惚者，用此坠阳交阴，则精神镇摄，而诸病悉去。”

2444 灵寿茨 líng shòu cí（《陕西中草药》）

【基原】 为清风藤科泡花树属植物泡花树和笔罗子的根皮。

【原植物】 1. 泡花树 *Meliosma cuneifolia* Franch.　又名：黑果木、龙须木（《中国树木分类学》），降龙木（《陕西中草药》），山漆槁（《中国植物志》），降龙树（《四川省中药资源普查名录》）。

落叶灌木或乔木，高3～9 m。树皮黑褐色，小枝暗黑色，无毛。单叶互生；叶柄长1～2 cm；叶片倒卵状楔形或狭倒卵状楔形，长8～12 cm，宽2.5～4 cm，先端短渐尖，中部以下渐狭，约3/4以上具侧脉伸出的锐尖齿，叶面初被短粗毛，叶背被白色平伏毛；侧脉每边16～20条，纸质。花两性，圆锥花序顶生，长15～20 cm，被短柔毛；萼片5，宽卵形，外面2片具缘毛；花瓣5，外面3片近圆形，有缘毛，内面2片较小，2裂达中部，裂片狭卵形，锐尖，外边具缘毛；发育雄蕊2；花盘具5细齿；雌蕊长约1.2 mm，子房高约0.8 mm。

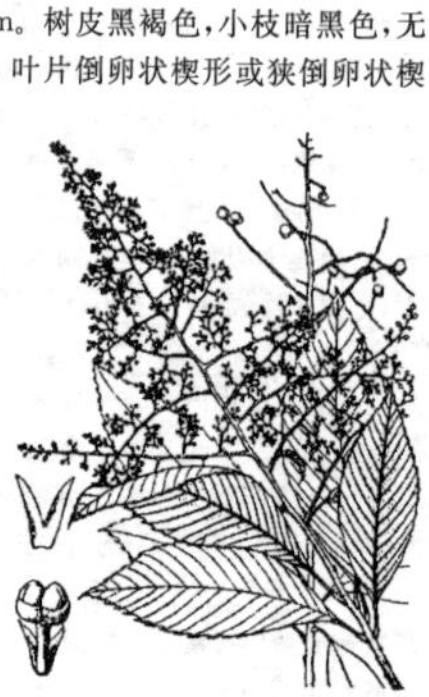

泡花树

核果扁球形，核三角状卵形，顶基扁，腹部近三角形，具不规则的纵条凸起或近平滑，中肋在腹孔一边显著隆起延至另一边，腹孔稍下陷。花期6～7月，果期9～11月。

生于海拔650～3 300 m的落叶阔叶树种或针叶树种的疏林或密林中。分布于西南及河南、湖北、西藏、陕西、甘肃等地。

2. 笔罗子 *M. rigida* Sieb. et Zucc. 参见"笔罗子"条。

【采收加工】 9～12月采挖根部，剥取根皮，鲜用或晒干。

【药性】 甘、微辛，平。

1.《陕西中草药》："味甘、微辛，性平。"

2.《全国中草药汇编》："酸，平。"

【功用主治】《陕西中草药》："清热解毒，镇痛，利水。主治无名肿毒，毒蛇咬伤，臌胀水肿。"

【用法用量】 内服：煎汤，6～15 g。外用：鲜品捣敷。

【选方】 治无名肿毒 鲜笔罗子根皮、鲜独蒜兰各适量。捣烂外敷患处。(《浙江药用植物志》)

2445 灵香草 líng xiāng cǎo (《广西中药志》)

【异名】 蒙州零陵香(《本草图经》)，排草(《植物名实图考》)，香草、零陵香、广零陵香、熏草(《广西中药志》)，熏衣草(《广西本草选编》)，驱蛔虫草、驱虫草、闹虫草(《云南中草药选》)，尖叶子(云南)。

【基原】 为报春花科珍珠菜属植物灵香草的全草。

【原植物】 灵香草 *Lysimachia foenum-graecum* Hance

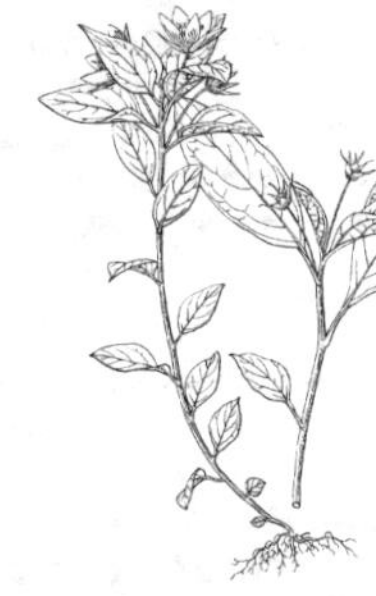

灵香草

多年生草本，高20～60 cm。全株平滑无毛，干后有浓烈香气。越年老茎匍匐，发出多数纤细的须根，当年生茎部为老茎的单轴延伸，上升或近直立，草质，具棱，棱边有时呈狭翅状，绿色。叶互生，位于茎端的通常较下部的大1～2倍；叶柄长5～12 mm，具狭翅；叶片广卵形至椭圆形，长4～11 cm，宽2～6 cm，先端锐尖或稍钝，具短骤尖头，基部渐狭或为阔楔形，边缘微皱呈波状，草质，干时两面密布极不明显的下陷小点和稀疏的褐色无柄腺体，侧脉3～4对，网脉通常不明显。花单出腋生；花梗纤细；花萼淡绿色，5深裂，裂片卵状披针形或披针形，先端渐尖，有时呈钻状，草质，两面多少被褐色无柄腺体；花冠黄色，5深裂，裂片长圆形，先端圆钝；雄蕊5，花丝基部与花冠合生约0.5 mm，分离部分极短，基部心形，顶孔开裂；子房上位，1室，胚珠多数，花柱棒状。蒴果近球形，果皮灰白色，膜质，不开裂或先端浅裂。种子细小，多数，黑褐色，有棱角。花期5月，果期8～9月。

生于海拔800～1 700 m的山谷溪边和林下腐殖质土壤中。分布于湖南、广东、广西、四川、贵州、云南等地。

【栽培】 生物学特性 喜阴凉和湿润气候，夏秋高温季节日均温度不超过30 ℃为宜。土壤宜选深山阴凉湿润，具有落叶层而富含腐殖质排水良好的杂木林地。

繁殖方法 扦插繁殖。扦插繁殖：每年4～5月进行，选取粗壮、无病虫害的当年生植株，剪取长4～5 cm的插条，每插条带1～2片叶，按行株距6 cm×5 cm扦插，入土3/4为宜，然后压紧，浇水，保持土壤湿润。

田间管理 每年除草两次，第一次在开花前(2～3月)，第二次在10～11月。同时结合施氮磷钾复合肥2次，可提高产量。

病虫害防治 有细菌性软腐病和排草斑枯病，为害叶片、茎秆等，① 田间病叶率达到1%～2%或烂顶率达0.1%，可用农用链霉素加75%百菌清可湿性粉剂500倍液防治，效果可达90%以上。残效期1个月左右。② 冬季清园处理和烧毁残体，减少越冬病源。③ 种植时进行种苗消毒。

【采收加工】 以冬季采收为好，其产量多，质量好。将全株拔起，去净泥沙，烘干或阴干。为了继续生产，只采收地上部分，从根部4～5 cm处割收，不除掉根，以利再生。

【药材】 灵香草 *Lysimachiae Foenumgraeci Herba* 主产于广西、广东、四川、云南、贵州等地。

性状 根须状，棕褐色，茎呈类圆柱形，表面灰绿色或暗绿色，有纵纹及棱翅，棱边多向内卷，茎下部节上生有细根；质脆，易折断，断面类圆形，黄白色。叶互生，叶片多皱缩，展平后呈卵形、椭圆形，先端微尖，基部楔形具翼，纸质，有柄。叶腋有时可见球形蒴果，类白色，果柄细长，具宿萼，果皮薄，内藏多数细小的棕色种子，呈三角形。气浓香，味微辛、苦。

鉴别 (1) 茎横切面：类圆形，有5个突出的棱脊。表皮细胞类方形或略切向延长，外壁厚，角质层明显，有少数腺毛。皮层细胞5～7列，类圆形或椭圆形，棱脊处17～19列薄壁细胞，其下方有一维管束。中柱鞘部位纤维束断续排列成环。木质部导管、木薄壁细胞、射线细胞均木化。髓大，细胞多角形，有壁孔。

(2) 取本品200 g提取挥发油。将油溶于乙醇2 ml中。取挥发油乙醇液0.5 ml 3份移入3只小试管中。一管加5%香草醛浓硫酸试剂2滴，溶液呈紫色(检查芳樟醇)；二管加5%三氯化铁乙醇溶液2滴，溶液呈褐色(检查酚类)；三管加2，4-二硝基苯肼试剂2滴，溶液析出红色沉淀(检查醛酮类)。

(3) 薄层色谱：取本品挥发油的(1∶10)乙醚溶液作供试品液；另取芳樟醇、十六酸、邻甲酚、麝香草酚作对照品，点样于硅胶G(青岛)薄板上，以正己烷-乙酸乙酯(8.5∶1.5)展开，用以下显色剂显色：5%香草醛浓硫酸、0.5%溴酚蓝乙醇溶液、5%三氯化铁乙醇溶液，后于80 ℃烤5分钟。供试品色谱中，在与对照品色谱的相应位置上显相同颜色的斑点。

【成分】 全草含挥发油，有机酸，烷烃，萜类，酚类等。主要成分有二十九烷(nonacosane)，三十一烷(hentriacontane)，豆甾醇(stigmasterol)，豆甾醇-3-*O*-*β*-*D*-葡萄糖苷(stigmasterol-3-*O*-*β*-*D*-glucoside)，*α*-菠菜醇(*α*-spinasterol)，12-甲基十三烷酸(12-methyl tridecoic acid)，二十二烷酸(docosanoic acid)，16-甲基十七烷酸甲酯(16-methyl heptadecanoic acid methyl ester)，十六酸(hexadecanoic acid)，十七酸(heptadecanoic acid)和六氢金合欢烯酰丙酮(hexahydrofarnesyl acetone)。

【药理】 1. 抗病毒作用 本品水煎剂(75%)在鸡胚内有抑制及灭活流感病毒的作用。

2. 对生殖的影响 本品的乙醇浸出物有抑制大鼠和家兔排卵的作用。小鼠服本品后取其卵巢，切片染色，可观察到黄体显著减少或消失及成熟卵的减少现象。经初步实验，本品的总苷可能有抑制小鼠受精卵着床作用。

【药性】 辛、甘，平。

1.《广西中药志》："味甘，气香，性平，无毒。"

2.《湖南药物志》："甘、微辛，平。无毒。有特异香气。"

【功用主治】 解表，辟秽，镇痛，驱蛔。主治流感、瘟疫头痛，咽喉肿痛，牙痛，胸腹胀满，蛔虫病。

1.《广西中药志》："散风寒，辟瘟疫岚瘴。治时邪感冒头痛。"

2.《广西本草选编》："清热行气，止痛驱虫。主治牙痛，咽喉肿痛，胸腹胀满，蛔虫病。"

3.《湖南药物志》："用于头风旋运，痰逆恶心，懒食。"

【用法用量】 内服：煎汤，9～15 g；或煎水含漱。

【选方】 1. 治感冒头痛，胸腹胀满 灵香草茎、叶9～15 g。

水煎服。

2. 治牙痛　灵香草茎、叶水煎含漱，或加升麻、细辛。

3. 治头风眩晕，痰逆恶心，懒食　灵香草茎、叶，配藿香、香附等分研末。每次茶送服 6 g，每日 3 次。（1～3 方出自《湖南药物志》）

4. 治蛔虫症　驱蛔虫草 9～15 g。水煎，于睡前 1 次内服；亦可用 15～30 g 鲜叶，或鲜嫩枝尖切细，炖鸡蛋 1 次服。小儿用量减半。（《云南中草药选》）

2446 灵猫肉 líng māo ròu（《纲目》）

【基原】 为灵猫科灵猫属动物大灵猫和小灵猫属动物小灵猫的肉。

【原动物】 参见“灵猫香”条。

【采收加工】 捕得灵猫后杀死，取肉煮食。

【药性】 《纲目》：“甘，温，无毒。”

【功用主治】 温中，助阳。主治脘腹冷痛，阳痿。

1. 《本草求原》：“暖胃。”

2. 《广西药用动物》：“温补助阳。”

【用法用量】 内服：煮食，125～250 g。

2447 灵猫香 líng māo xiāng（《国药的药理学》）

【异名】 灵猫阴（《本草拾遗》）。

【基原】 为灵猫科灵猫属动物大灵猫、小灵猫属动物小灵猫香腺囊中的分泌物。

【原动物】 1. 大灵猫 *Viverra zibetha* Linnaeus　又名：文狸（《楚辞》），灵狸（杨孚《异物志》），灵猫（《本草拾遗》），香狸（《酉阳杂俎》），香猫（《丹铅杂录》），山狸（《坤舆图说》），九节狸、九江狸、五间狸、七支狸、青鬃、禾狸（《中国动物药志》）。

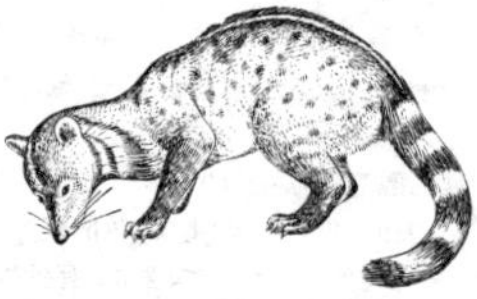

大灵猫

大小与家犬相似，体长 60～80 cm，体重 6～10 kg。体形细长，吻部略尖，四肢较短，尾长过体长之半。体毛粗硬，尾毛柔软致密。雌雄体于肛门与外生殖器间均有发达的外分泌腺（香腺囊）。腺口有一突出的片状薄瓣，可启闭。体毛浅灰棕色，并点缀有不甚规则的黑褐色斑纹；头、额、唇均为灰白色；沿中央从头后直到尾基部，有一条黑色的鬣毛纵纹；四肢黑褐色；尾有黑白相间的闭锁色环，白窄黑宽。

生活于丘陵山地的树林或灌木丛地带。夜行性，听觉灵敏，行动敏捷。杂食，但以动物性食料为主。分布于我国秦岭和长江流域以南及西藏等地。

2. 小灵猫 *Viverricula indica* Desmarest［*Veverra indica* Desmarest］　又名：笔猫、斑灵猫、麝猫、七间狸、乌脚狸、包公狸、果子狸（《中国药用动物志》）。

体形小于大灵猫，个体几与家猫相近，体长 40～60 cm，体重 2～4 kg。耳短宽，双耳前缘甚为靠近；前额较窄；尾长约为头及体长的 1/3；背部无黑色鬣毛带纹。香囊不如大灵猫发达，但仍能分泌灵猫香。体毛为深灰棕色。背中与两侧的 5 条棕黑色带纹较为明显，其体两侧带纹下方具有大小不等的黑纵列斑点；尾有 6～8 个黑色环，其间隔有灰白色环；尾尖为灰白色。

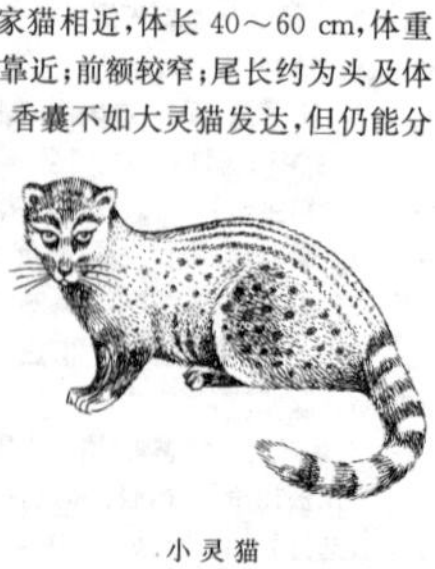

小灵猫

栖息于多树的山地、灌丛、草丛等地。昼伏夜出，杂食。分布于我国淮河流域、长江流域、珠江流域以及福建、湖南、海南、云南、西藏、台湾等地。

大灵猫、小灵猫均为国家二级保护动物，禁止滥捕。

本动物的肉（灵猫肉）亦供药用，另设专条。

【养殖】 生活习性　大灵猫昼伏夜出，营独居生活，行动敏捷，听觉灵敏。以小兽、小鸟、鱼、蛙、蟹为食，也食昆虫、野果及家禽。泌香量大于小灵猫。小灵猫喜独居，夜行性，喜攀树，能游泳，行动灵敏，胆小怕惊。爱干燥和清洁，一般不在洞中排便。主要活动在丘陵地带，栖居于各种洞穴之中。食性广而杂，以小型兽类、鸟、蛇、蜥蜴、蛙、鱼及其卵类、昆虫和野菜、根茎等为食。

养殖技术　在人工养殖条件下，2 岁以上即有繁殖能力。雌兽春、秋季均可发情，发情期 3～5 日。发情时雌兽叫声频繁，这时，选择健壮的雄性灵猫，放对到雌兽笼中，使之求偶、交配。交配时间很短，多在夜间进行。妊娠期为 78～116 日，大多在 90 日左右。已确定妊娠的母兽应立即与雄兽分开单笼饲养。保持环境安静，多供给动物性饲料。临产前 1 星期即停止打扫笼舍，切勿惊扰雌兽。产仔时严禁外人参观。初生仔猫体长 20～30 cm，体重 75～120 g。每胎 1～5 仔，多为 3 仔。初生仔猫闭眼嗜睡。1 星期后睁眼，35 日后即可爬行到舍外活动，3 月龄时可断奶分窝。幼猫每日饲喂 2 次。

饲养管理　灵猫为杂食性。人工饲养时可投给蚕蛹、虾壳、杂鱼、畜禽内脏等动物性饲料；玉米饼、糠麸、大麦芽及瓜菜类植物性饲料；并配合以骨粉、微量元素及维生素添加剂等。煮拌成粥状，每日下午 4～5 时饲喂 1 次。一般在前半夜都吃完，后半夜在穴室内静卧。对灵猫的笼舍应每日清洗，保持清洁卫生，防寒保暖。尤其是在冬季或梅雨季节，勿使雪、雨浸袭湿透皮毛而影响健康。

【采收加工】 灵猫经常在笼舍四壁摩擦，分泌出具有香味的油质膏，春季发情时泌香量最大。初泌的香膏为黄白色，经氧化而色泽变深，最后形成褐色。初香带有腥臊味，日渐淡化。

取香有三种方式：一为“刮香”。即是将灵猫隔离，然后用竹刀将抹在木质上的香膏刮下，每隔 2～3 日取 1 次。二为“挤香”，将灵猫渡入取香笼中，人工予以固定，拉起尾巴，紧握后肢，擦洗外阴部，扳开香囊开口，用手捏住囊后部，轻轻挤压，油质状香膏即可自然泌出，及时收集。取香后要在外阴部涂抹甘油，遇有充血现象可抹抗生素或磺胺软膏，防止发炎。三为“割囊取香”（即杀猫取香）。人工养殖的灵猫有的冬季取皮或意外伤亡，即可割下香囊，而后将香囊阴干或烘干，或将香囊中的香膏挖出，这种香一般称为“死香”。

【药材】 灵猫香 *Zibethum*　主产于浙江、四川、云南等地。销全国。

性状　鲜品为蜂蜜样的稠厚液，白色或黄白色，经久则色泽渐变，由黄色变成褐色，质稠呈软膏状。气香似麝香而浊，味苦。

取本品置于手掌中，搓之成团，染手；取本品少量，用火点之，则燃烧而发明焰；将本品投入水中，不溶。

【成分】 1. 大灵猫分泌物　灵猫香中含多种大分子环酮：灵猫香酮（civetone），即 9-顺环十七碳烯-1-酮（9-*cis*-cycloheptadecen-1-one），5-顺-11-顺环十七碳二烯酮（5-*cis*-11-*cis*-cycloheptadecadienone）；环十七碳酮（cycloheptadecanone）；9-顺环十九碳烯酮（9-*cis*-cyclononadecenone）6%；6-顺环十七碳烯酮（6-*cis*-cycloheptadecenone）；环十六碳酮（cyclohexadecanone）以及相应的醇和酯。尚含吲哚（indole）。

2. 小灵猫分泌物　小灵猫分泌物含多个大分子环酮：灵猫香酮（civetone），环十五酮（cyclopentadicanone）为主。

【药理】 1. 抗炎作用　灵猫香醇提取物对巴豆油所致小鼠耳水肿及醋酸所致小鼠腹膜炎有明显抑制作用，但对琼脂及鲜酵母所致大鼠足底肿与棉球所致大鼠肉芽肿的炎症模型，只有在很大剂量下才显示抗炎作用；灵猫香醇提取物可协同蟾蜍或牛黄的消炎作用。

2. 镇痛作用　灵猫香醇提取物 0.5～2.0 g/kg 及总大环酮 0.16 g/kg，口服经小鼠和大鼠扭体法实验证明有镇痛作用，且有剂量依赖关系。总大环酮小鼠醋酸法的 ED_{50} 为 0.21±0.12 g/kg，醇提取物小鼠醋酸法、小鼠乙酰胆碱法与大鼠醋酸法的 ED_{50} 分别为 1.68±0.86，1.14±0.39，0.51±0.22 g/kg。在小鼠热板法，总大环酮口服的 ED_{50} 为 0.18±0.07 g/kg，醇提取物腹腔给药的 ED_{50} 为 0.36±0.18 g/kg，醇提取物的作用于给药后 30 分钟出现，1～2 小时达高峰，4 小时后恢复。总大环酮的作用出现稍迟，但到 4 小时仍显示作用。醇提取物腹腔给药时小鼠电刺激法的 ED_{50} 为 34±0.15 g/kg，其作用持续至 2 小时后已趋恢复。

3. 对中枢神经的作用　灵猫香对大鼠的戊巴比妥钠的催眠实验表明，灵猫香可缩短其睡眠时间，而且可拮抗戊巴比妥的毒性。受试动物血中及全脑中的戊巴比妥含量均显著低于对照组。灵猫香对小鼠抗惊厥实验表明较苯妥英钠抗电惊厥作用强。而对雄性小鼠的硝酸士的宁实验表明有协同作用，对照组抽痉发生率为 60%，灵猫香组为 90%，说明灵猫香对低级中枢有兴奋作用。

4. 对子宫的作用　灵猫香对多数未孕大鼠子宫有兴奋作用。对早孕家兔子宫均呈兴奋作用，但有时出现痉挛现象。对离体子宫具有兴奋作用，不论雄性、雌性的灵猫香，均与麝香具有相同的兴奋作用。

毒性　灵猫香对小鼠口服的半数致死量（LD_{50}）为 33.5 ml/kg，其毒性较低。灵猫香与蟾蜍合用可显著增强蟾蜍的毒性，可致受试小鼠发生剧烈抽痉、死亡。

【药性】 辛，温。

1.《本草拾遗》："辛，温，无毒。"

2.《广西药用动物》："性温，味辛、苦。"

【功用主治】 辟秽行气，止痛安神。主治心腹卒痛，疝痛，骨折疼痛，梦寐不安。

1.《本草拾遗》："主中恶，鬼气，飞尸，蛊毒，心腹卒痛，狂邪鬼神，功似麝。"

2.《广西药用动物》："宣窍，行气，止痛。"

3.《中国动物药》："治疝痛及骨折疼痛。"

4.《常见药用动物》："辟秽。"

【用法用量】 内服：入丸、散，每次 0.3～1 g。外用：研末调敷。

2448 尾花细辛 wěi huā xì xīn （《贵州中草药名录》）

【异名】 白三百棒、白马蹄香、魂筒草、铁螃蟹（《贵州草药》），花脸细辛、小麻药、土细辛、蜘蛛香、金耳环（《云南中草药》），马蹄香、马蹄金（《福建药物志》），白倒插花（《贵州中草药名录》）。

【基原】 为马兜铃科细辛属植物尾花细辛、花叶尾花细辛的全草。

【原植物】 1. 尾花细辛 *Asarum caudigerum* Hance

多年生草本，全株被散生柔毛。根茎粗壮。叶柄长 5～20 cm，有毛；芽胞叶卵形或卵状披针形，背面和边缘密生柔毛；叶片阔卵形、三角状卵形或卵状心形，长 4～10 cm，宽 3.5～10 cm，先端急尖至长渐尖，基部耳状或心形，上面深绿色，疏被长柔毛，下面毛较密。花被绿色，被紫红色圆点状短毛丛；花梗长 1～2 cm，有柔毛；花被裂片直立，喉部稍缢缩，内壁有柔毛和纵纹，先端骤窄成细长尾尖，尾长可达 1.2 cm，外面被柔毛；雄蕊比花柱长，花丝比花药长，药隔伸出，锥尖或舌状；子房下位，花柱先端 6 裂，柱头顶生。蒴果近球形，直径约 1.8 cm，具宿存花被。花期 4～5 月，云南、广西可晚至 11 月。

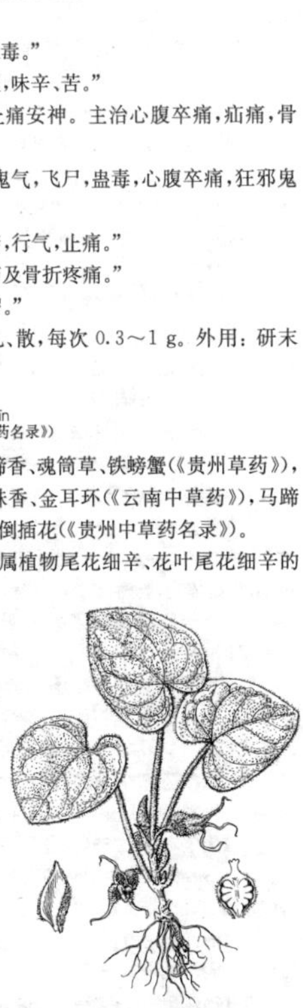

尾花细辛

生于林下阴湿处或溪边。分布于浙江、福建、江西、湖北、湖南、广东、广西、四川、贵州、云南、台湾等地。

2. 花叶尾花细辛 *A. caudigerum* Hance var. *cardiophyllum* (Franch.) C. Y. Cheng et C. S. Yang

与尾花细辛相似，但叶面有白色点状或块状花斑。花期 3 月。

生于林下阴湿地。分布于四川、贵州、云南等地。

【采收加工】 4 月至 11 月采收，阴干。

【药材】 尾花细辛 *Asari Caudigeri Herba*　尾花细辛主产于广东、广西、云南、四川、湖南、江西、福建、浙江；花叶尾花细辛主产于四川、贵州、云南。

性状　尾花细辛　根茎不规则圆柱形，具短分枝；表面灰棕色，粗糙，有环形的节。根细长，密生节上；表面浅灰色，有纵皱纹。质脆，易折断，断面灰黄色。叶片阔卵形、三角状卵形、卵状心形，上面深绿色，疏生长柔毛，下面毛较密。气芳香，味麻辣，略有麻舌感。

花叶尾花细辛　叶上面有白色点状或块状花斑。

【成分】 尾花细辛全草（干品）含挥发油 0.4%，主要成分有：龙脑（borneol），4-松油烯醇（4-terpinenol），α-松油醇（α-terpineol），萘（naphthalene），乙酸龙脑酯（bornyl acetate），黄樟醚（safrole），乙酸松油醇酯（terpinyl acetate），甲基丁香油酚（methyl eugenol），甲基异丁香油酚（methyl isoeugenol），肉豆蔻醚（myristicin），榄香脂素（elemicin），异榄香脂素（isoelemicin）。

【药性】 1.《贵州草药》："辛，温，有小毒。"

2.《云南中草药》："微辛、涩。"

【功用主治】 温经散寒，化饮，止痛。主治风寒感冒，头痛，咳嗽哮喘，风湿痹痛，跌打损伤，牙痛，口舌生疮，疮疡肿毒。

1.《贵州草药》："散寒，祛痰止咳，活血。"

2.《云南中草药》："散瘀消肿，止咳止痛。主治感冒咳嗽，支气管炎，哮喘，口腔炎，喉炎，胃痛，风湿关节痛，小儿疳积，神经衰弱，阳萎，跌打肿痛，骨折。"

3.《福建药物志》："主治颈淋巴结核，无名肿毒。"

4.《广西民族药简编》："治大腿骨髓炎（仫佬族），胃寒痛（壮、侗族）。"

【用法用量】 内服：煎汤，3～6 g。外用：鲜草，捣敷。

【宜忌】 阴虚头痛，肺热咳嗽及孕妇禁服。

【选方】 1. 治痰饮咳嗽，喉痒，吐清痰　白三百棒 3～6 g。煎水服，每日 3 次。或用白三百棒 6 g，煎酒 120 g，分 3 次服完。

2. 治跌打损伤　白三百棒 6 g，土鳖虫 9 g，泡酒 90 g。每次服 15 g，每日 3 次。亦可搽患处，或将药渣捣烂敷患处。（1、2 方出自《贵州草药》）

3. 治神经衰弱，阳萎　尾花细辛 9 g。煎服或炖肉吃。（《云南中草药》）

4. 治腿部骨髓炎　尾花细辛叶捣烂敷。（《广西民族药简编》）

5. 治蛀牙痛　土细辛（尾花细辛）鲜叶适量，搓烂塞蛀牙洞内；另用土细辛 6 g，石膏 60 g，水煎服。（《福建药物志》）

2449 尾叶稀子蕨 wěi yè xī zǐ jué （《中国药用孢子植物》）

【基原】 为稀子蕨科稀子蕨属植物尾叶稀子蕨的全草。

【原植物】 尾叶稀子蕨 *Monachosorum flagellare* (Maxim.) Hayata [*Polypodium flagellare* Maxim.]

陆生蕨类，植株高约40 cm。根茎短，平卧而斜升，顶部有棕色短腺毛，下部密生须根。叶簇生，直立；叶柄细瘦，长7～18 cm，粗1～1.5 mm，腹面有狭沟，连同叶轴疏生淡棕色短腺毛；叶片膜质，宽披针形或长卵形，长20～30 cm，宽8～16 cm，先端长渐尖或长尾状，有时着地生根，三回羽状分裂，羽片20～30对，互生或下部近于对生，有短柄，基部1对略短，第二对起长5～8 cm，宽1.5～2 cm，披针形或线状披针形，二回羽片10～14对，无柄，顶部以下有狭翅汇合，斜卵形，近三角形，长6～12 mm，宽4～6 mm；末回裂片3～4对，长圆形，先端有时有1～2个尖齿；叶脉羽状，侧脉分叉。孢子囊群圆而小，每小羽片有2～3个，生于叶背面小脉先端，无囊群盖。

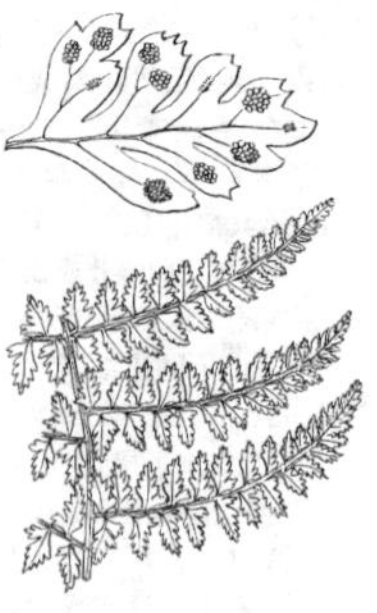

尾叶稀子蕨

生于海拔800～1 500 m的密林下或灌木林下。分布于西南及江西等地。

【采收加工】 7～11月采收，晒干。

【药材】 尾叶稀子蕨 *Monachosori Herba* 主产于江西、贵州。

性状 根状茎短圆柱形，上方簇生多数叶，下方有众多须根。叶柄禾秆色，下面圆，上面有一纵狭的沟，内密生腺状毛；叶片长圆卵形，顶部成长尾形，膜质，褐色；小羽片无柄，略呈三角形，基部不对称；小裂片三角状，少有锯齿，叶脉不明显，叶下表面疏生细腺状毛；有时可见孢子囊群，生于向顶的一边，每小羽片2～3个。气微，味微苦。

【成分】 含蕨根苷(ptaquiloside)，稀子蕨内酯(mukagolactone)，稀子蕨素(monachosorin)A、B、C，4′-*O*-甲基稀子蕨素(4′-*O*-methylmonachosorin)。

【药性】 微苦，平。

【功用主治】 治痛风。

【用法用量】 内服：煎汤，9～15 g。

2450 陆英 lù yīng (《本经》)

【异名】 蒴藋(《别录》)，接骨草(《纲目》)，排风藤、铁篱笆(《植物名实图考长编》)，臭草(《草木便方》)，苛草(《天宝本草》)，英雄草(《分类草药性》)，走马箭(《岭南采药录》)，排风草(《中国药用植物志》)，八棱麻(《贵州民间方药集》)，大臭草(《民间常用草药汇编》)，七叶麻(《江西民间草药》)，马鞭三七、落得打、珍珠连(《浙江民间草药》)，秧心草(《四川中药志》)，乌鸡腿、小接骨丹、水马桑(《陕西中草药》)，走马风(广州部队《常用中草药手册》)，顺筋枝(《青岛中草药手册》)，七叶根、水椿皮、七爪阳姜、屎缸杖、掌落根、散血椒、梭草、七叶莲、七叶黄香(《福建药物志》)。

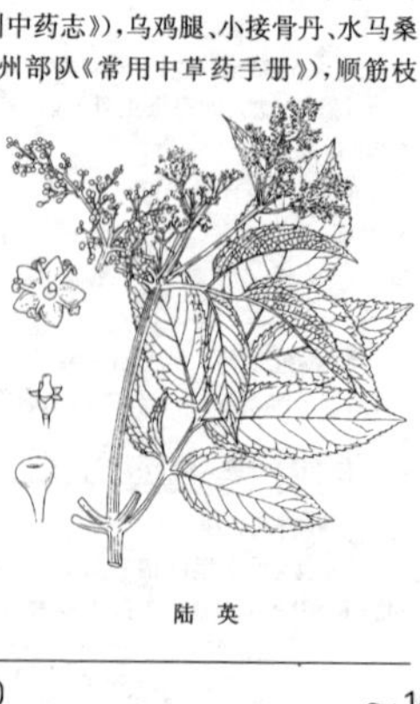

陆 英

【基原】 为忍冬科接骨木属植物陆英的茎叶。

【原植物】 陆英 *Sambucus chinensis* Lindl. [*S. javanica* auct. non Reinw. ex Bl.]

高大草本或半灌木，高达2 m。茎有棱条，髓部白色。奇数羽状复叶对生；托叶小、线形或呈腺状突起；小叶5～9，最上1对小叶片基部相互合生，有时还和顶生小叶相连，小叶片披针形，长5～15 cm，宽2～4 cm，先端长而渐尖，基部钝圆，两侧常不对称，边缘具细锯齿，近基部或中部以下边缘常有1或数枚腺齿；小叶柄短。大型复伞房花序顶生；具由不孕花变成的黄色杯状腺体；苞片和小苞片线形至线状披针形，长4～5 mm；花小，萼筒杯状，萼齿三角形；花冠辐状，冠筒长约1 mm，花冠裂片卵形，反曲；花药黄色或紫色；子房3室，花柱极短，柱头3裂。浆果红色，近球形；核2～3粒，卵形，表面有小疣状突起。花期4～5月，果期8～9月。

生于林下、沟边或山坡草丛，也有栽种。分布于华东及河北、湖北、湖南、广东、广西、四川、贵州、云南、陕西、甘肃、青海、台湾等地。

本植物的根(陆英根)、果实(陆英果实)亦供药用，另设专条。

【栽培】 生物学特性 喜阴湿环境，对土壤要求不严，房前、屋后、边地、山坡等处均可栽种。

繁殖方法 主要用分根繁殖。2月中旬将地下根茎挖起，选粗壮(径约5 cm)带芽者，剪成10～20 cm长根段备用。按沟距24～33 cm，沟深10 cm开成横沟，然后将根段横向按在沟内，上盖垃圾泥和焦泥灰，再覆土压实。

田间管理 苗出后追施猪粪或人粪肥1次，要适当除草和松土。

【采收加工】 7～10月采收，切段，鲜用或晒干。

【药材】 陆英 *Sambuci Chinensis Caulis et Folium* 产于全国大部分地区。

性状 茎具细纵棱，呈类圆柱形而粗壮，多分枝，直径约1 cm。表面灰色至灰黑色。幼枝有毛。质脆易断，断面可见淡棕色或白色髓部。羽状复叶，小叶2～3对，互生或对生；小叶片纸质，易破碎，多皱缩，展平后呈狭卵形至卵状披针形，先端长渐尖，基部钝圆，两侧不等，边缘有细锯齿。鲜叶片揉之有臭气。气微，味微苦。

【成分】 陆英全草含黄酮类、酚性成分、鞣质、糖类、绿原酸(chlorogenic acid)，种子含氰苷类。

【药性】 甘、微苦，平。归肝经。

1.《本经》："味苦，寒。"

2.《别录》："味酸，温。"

3.《药性论》："味苦、辛，有小毒。"

4.《日华子》："味苦，凉，有毒。"

5.《长沙药解》："味酸，微凉。入足厥阴肝经。"

6. 广州部队《常用中草药手册》："酸，平。"

7.《全国中草药汇编》："甘淡、微苦，平。"

【功用主治】 祛风除湿，舒筋活血。主治风湿痹痛，中风偏枯，水肿，黄疸，癥积，痢疾，跌打损伤，产后恶露不行，风疹，丹毒，疥癞，扁桃体炎，乳痈。

1.《本经》："主骨间诸痹，四肢拘挛疼酸，膝寒痛，阴痿，短气不足，脚肿。"

2.《别录》："主风瘙瘾疹，身痒湿痹，可作浴汤。"

3.《药性论》："能捋风毒，脚气上冲，心烦闷绝，主水气虚肿。风瘙皮肌恶痒，煎取汤入少酒，可俗(浴)之。"

4.《长沙药解》："行血通经，消瘀化凝。疗水肿，逐湿痹，下癥块，破瘀血，洗隐疹风瘙，敷脚膝肿痛。"

5.《天宝本草》："洗痣、疮，去毒。"

6. 广州部队《常用中草药手册》："发汗利尿。主治肾炎水肿，脚气水肿。"

7.《浙江药用植物志》："活血祛瘀，消肿止痛。治跌打损伤，烫伤，风湿痹痛，荨麻疹。"

8.《福建药物志》："利水消肿，除湿止痛。治肝炎，痢疾，扁桃体炎；外伤出血，乳腺炎，骨折。"

【用法用量】 内服：煎汤，9～15 g，鲜品 60～120 g。外用：捣敷；或煎水洗；或研末调敷。

【宜忌】 孕妇禁服。

【选方】 1. 治风湿性关节炎　顺筋枝茎枝 15～30 g。水煎服。(《青岛中草药手册》)

2. 治偏枯冷痹，缓弱疼重，或腰痛挛脚重痹　蒴藋叶火燎，厚安席上，及热眠上，冷复燎之。冬月取根，春取茎熬，卧之佳。其余薄熨不及蒴藋蒸也。诸处风湿，亦用此法。(《千金方》)

3. 治卒患肿满(曾有人忽脚趺肿，渐上至膝，足不得践地，诸疗不瘥)　蒴藋茎叶埋热灰中，令极热，以薄肿上，冷又易。一日夜消尽。(《外台》引《备急方》)

4. 治肾炎水肿　陆英全草 30～60 g。水煎服。(《全国中草药汇编》)

5. 治打扑伤损及闪朒骨节　用接骨草叶捣烂罨患处。(《卫生易简方》)

6. 治产后恶露不行　顺筋枝茎或根 30 g。水煎服。(《青岛中草药手册》)

7. 治慢性支气管炎　鲜陆英茎、叶 120 g。水煎 3 次，浓缩，为 1 日量，分 3 次服，10 日为 1 个疗程。(《全国中草药汇编》)

8. 治风瘾疹，百计不差　蒴藋茎叶五斤。细锉，以水五斗，煮至三斗。去滓，看冷热，洗浴。(《圣惠方》)

9. 治小儿五色丹　捣蒴藋叶敷之。(《千金方》)

10. 治疥癞，牛皮癣疮　用陆英叶阴干为末，小油调涂。(《卫生易简方》)

11. 治痈肿恶肉不尽者　蒴藋灰、石灰。上二味各淋取汁，合煎如膏。膏成敷之。食恶肉，亦去黑子。此药过十日后不中用。(《千金方》)

【临床报道】 1. 治疗急性病毒性肝炎　用陆英冲剂(每包相当于陆英干全草 30 g)，成人每次 1 包，每日 3 次，温开水冲服，6 岁以下儿童药量减半。7 日为 1 个疗程，可连续服用。服用 1～4 个疗程。治疗 302 例。治愈 263 例，显效 22 例，好转 13 例，无效 6 例，总有效率 98%。平均治愈日数 17.4 日。不同类型的病毒性肝炎之间，成人与儿童之间疗效无显著差异。未见对心、肾等脏器的损害。

2. 治疗急性化脓性扁桃体炎、急性菌痢、多发性疖肿　用陆英注射液(每 1 ml 相当于陆英地上部分 2 g)，每次4 ml，每日 2 次，肌内注射。治疗急性化脓性扁桃体炎 20 例，全部有效；治疗菌痢 57 例，总有效率为 93%；治疗多发性疖肿 4 例，全部治愈。

3. 治疗多种疼痛　八棱麻全草粉末装人胶囊，每粒0.3 g。痛时服 2 粒。用于各种手术后切口痛，牙痛，腹痛等 100 例，92 例用药后 15～30 分钟疼痛明显减轻或消失，有效率达 92%。

2451 陆英根 lù yīng gēn (《全国中草药汇编》)

【异名】 蒴藋根(《别录》)。

【基原】 为忍冬科接骨木属植物陆英的根。

【原植物】 参见“陆英”条。

【采收加工】 10～11 月挖根，鲜用或切片晒干。

【药材】 陆英根 *Sambuci Chinensis Radix*　产于全国大部分地区。

性状　根呈不规则弯曲状，长条形，有分枝，长 15～30 cm，有的长达 50 cm，直径 4～7 mm。表面灰色至灰黄色，有纵向细而略扭曲的纹及横长皮孔；偶留有纤细须根。质硬或稍软而韧，难折断，切断面皮部灰色或土黄色，木部纤维质，黄白色，易与皮部撕裂分离。气微，味淡。

【药性】 甘、酸，平。

1.《别录》：“味酸，温，有毒。”

2.《日华子》：“味苦，凉，有毒。”

3.《草木便方》：“甘，温。”

4.《分类草药性》：“味淡、苦。”

5. 广州部队《常用中草药手册》：“酸，平。”

6.《陕西中草药》：“味涩、淡，性平。”

【功用主治】 祛风利湿，活血解毒。主治头风痛，腰腿痛，黄疸，水肿，小便不利，脚气，赤白带下，跌打骨折，风疹瘙痒，疮肿。

1.《别录》：“主风瘙瘾疹，身痒湿痹，可作浴汤。”

2.《日华子》：“治瘑癞风痹，并煎汤浸，并叶用。”

3.《草木便方》：“……补形，黄疸肿胀消不停，劳伤脾胃水湿利，清痰快气黄汗灵。”

4.《分类草药性》：“治筋骨痛，女(并)能消气血，两足疼痛并跌打损伤。”

5.《民间常用草药汇编》：“利水消肿，除湿，治腰痛。”

6.《陕西中草药》：“舒筋活血，散瘀消肿，止痛。主治跌打损伤，骨折，劳伤，腰腿疼痛。”

7.《福建药物志》：“治肝炎、痢疾、扁桃体炎；跌打损伤、风湿痛、流火、遗精、白带、坐骨神经痛、痔疮、丹毒、糖尿病、咯血、肾炎水肿、腰膝酸痛。”

【用法用量】 内服：煎汤，9～15 g，鲜品 30～60 g。外用：捣敷；或煎水洗。

【选方】 1. 治头风　捣蒴藋根一升，酒二升渍服。汗出止。(《千金方》)

2. 治水肿，坐卧不得，头面身体悉肿　蒴藋根刮去皮，捣汁一合，和酒一合，暖空心服，当微吐利。(《梅师集验方》)

3. 治脚气初发，从足起至膝胫骨肿疼者　蒴藋根捣碎，和酒糟三分，根一分，合蒸热，及热封裹肿上，日二。亦治不仁顽痹。(《千金方》)

4. 治肾炎、全身浮肿　陆英根 60 g，金丝草、兖州卷柏各30 g。水煎服。(《福建药物志》)

5. 治五淋　蒴藋鲜根每次 90～120 g。合猪赤肉炖服。

6. 治妇人赤白带　蒴藋鲜根每次 90 g。合猪小肠炖服，连服 3～5 次。(5、6 方出自《泉州本草》)

7. 治跌打受伤及骨折疼痛　(蒴藋)根 18 g。酒水各半煎滤去渣，加白糖 30 g，搅和服。

8. 治打伤或扭筋肿痛　(蒴藋)鲜根切碎，同连须葱白、酒糟捣烂敷患处，每日换 1 次。(7、8 方出自《江西民间草药》)

9. 治暴得癥　蒴藋根一小束。净洗沥去水，细切，以醇酒浸之，取淹根三宿，服五合，至一升，日三。若欲速得，可与热灰中温令药味出，服之。(《外台》引《古今录验方》)

10. 治咯血　陆英根 60 g，猪瘦肉适量。水炖服。(《福建药物志》)

11. 治风瘾疹，顽痒　杏叶(切)五斤，蒴藋根(切)一斤。上件药，以水一斗半，煮取二升，去滓，用绵浸药汁揩拭所患处，日三两度。(《圣惠方》杏叶煎)

12. 治红肿痈毒　(蒴藋)鲜根或叶切碎捣烂，稍加鸡蛋白捣敷患处。(《江西民间草药》)

【临床报道】 治疗骨折　取陆英根茎洗净、烘干后研成细末，用时掺入少许面粉(4∶1)，以白酒调成泥状，平铺在纱布上敷于骨折处，再用夹板固定，每 5～10 日换药 1 次，每隔 1 日滴入白酒 1 次，以加强药性作用。定期作 X 线检查，一般不同时并用牵引法。早期抬高患肢并作自主性肌肉收缩活动以利消肿，以后适当活动促使功能恢复。共治疗各部位闭合性骨折 45 例，平均治愈时间 33～48 日。

2452 陆英果实 lù yīng guǒ shí

【异名】 蒴藋赤子(《外台》)。

【基原】 为忍冬科接骨木属植物陆英的果实。

【原植物】 参见"陆英"条。

【采收加工】 9～10月采收,鲜用。

【功用主治】 张文仲:"治手足忽生疣目 蒴藋赤子,挼,使坏疣目上,亦令以涂之,即去。"(引自《外台》)

2453 **阿胶** ē jiāo (《本经》)

【异名】 傅致胶(《本经》),盆覆胶(《本草经集注》),驴皮胶(《千金方》)。

【基原】 为马科驴属动物驴的去毛之皮经熬制而成的胶。

【原动物】 驴 *Equus asinus* Linnaeus 又名:毛驴(俗称)。

体型比马小,体重一般200 kg左右。驴的头型较长,眼圆,其上生有1对显眼的长耳。颈部长而宽厚,颈背鬃毛短而稀少。躯体匀称,四肢短粗,蹄质坚硬。尾尖端处生有长毛。驴的体色主要以黑、栗、灰三种为主。中国著名的品种关中驴,体型高大,繁殖力强。

驴性情较为温驯,饲养管理方便,饲料粗劣。主要以麦秸、谷草为食,也吃高粱、大麦、豆类。中国北部地区均有饲养。

本动物的头(驴头)、肉(驴肉)、骨(驴骨)、毛(驴毛)、蹄甲(驴蹄)、脂肪(驴脂)、乳汁(驴乳)、雄性的外生殖器(驴阴茎)亦供药用,另设专条。

【采收加工】 一般在10月至翌年5月为阿胶生产季节。先将驴皮放到容器中,用水浸泡软化,除去驴毛,剁成小块,再用水浸泡使之白净,放入沸水中,皮卷缩时捞出,再放入熬胶锅内进行熬炼。熬好后倾入容器内,待胶凝固后取出,切成小块,晾干。

【药材】 阿胶 *Asini Corii Colla* 主产山东、河南、江苏、浙江、河北及上海、北京、天津等地。

性状 本品呈整齐的长方形或方形块。通常长约8.5 cm,宽约3.7 cm,厚约0.7 cm或1.5 cm。表面棕褐色或黑褐色,有光泽。质硬而脆,断面褐棕色,具玻璃样光泽,碎片对光照视呈棕色半透明。气微,味微甘。

鉴别 (1) 取本品粉末1 g,加温水溶化,滤液置两试管中。一管加鞣酸试液1～2滴,即有黄白色絮状沉淀(检查蛋白质);另一管加0.2%茚三酮试剂数滴,置沸水浴上加热数分钟,溶液显紫色(检查氨基酸)。

(2) 圆二色谱:用蒸馏水将本品粉末配成0.3 mg/ml浓度的样品液,调pH至6.8,备用。结果:本品在220～240 nm处有非常明显的负性康顿效应,并且在康顿效应最明显的230 nm附近裂出明显的3个峰形良好的尖峰,形成了三重峰,出现了精细结构,整个峰形变宽,峰面积较大,摩尔椭圆度也就越大,即[θ]较大。

【成分】 阿胶是一类明胶蛋白,水解可产生多种氨基酸,主要有:甘氨酸,脯氨酸,谷氨酸,丙氨酸,精氨酸,天冬氨酸,赖氨酸,苯丙氨酸,丝氨酸,组氨酸,半胱氨酸,缬氨酸,甲硫氨酸,异亮氨酸,亮氨酸,酪氨酸,色氨酸,羟脯氨酸,苏氨酸等。并有20种金属元素,为钾、钠、钙、镁、铁、铜、铝、锰、锌、铬、铂、锡、铅、银、溴、钼、锶、钡、钛、锆。

【药理】 1. 促进造血功能 阿胶具有提高红细胞数和血红蛋白,促进造血功能的作用。大量抽血造成犬失血性贫血后,用阿胶溶液灌胃10日,每日30 g,能加快红细胞和血红蛋白增加的速度。对失血性贫血的家兔也有升高血红蛋白、红细胞数和白细胞数的作用。小鼠每日灌胃20%阿胶液0.5 ml/只,连续11日,亦可明显增加血红蛋白含量。

2. 抗辐射作用 阿胶口服后有抗辐射损伤作用。照射前给药3日或7日能提高^{60}Co照射小鼠的存活率,照射前给药7日比照射前给药3日的防护效力强。对接受过一次照射的小鼠,阿胶溶液灌胃9日后,血红蛋白、血细胞比容明显上升。每日灌胃阿胶1.56 g/kg后,可使经^{60}Co照射小鼠血中血红蛋白、白细胞数和骨髓有核细胞数明显增高。

3. 对免疫功能的影响 小鼠灌胃阿胶溶液后,可明显提高腹腔巨噬细胞的吞噬能力。小鼠灌胃阿胶溶液2.5 g/kg和5.0 g/kg,脾脏的免疫特异性玫瑰花结形成细胞和特异性玫瑰花率明显增加。炭廓清实验表明,阿胶对小鼠肝、脾单核吞噬细胞有促进作用。小鼠连续服阿胶7日后,能使自然杀伤细胞活性显著增强。阿胶有促进健康人淋巴细胞转化作用。

4. 耐缺氧、耐寒冷、抗疲劳作用 小鼠口服阿胶实验表明,阿胶能够显著提高小鼠耐缺氧能力,明显增强动物的耐寒冷能力,非常显著地增强游泳试验中小鼠的抗疲劳作用。

5. 止血作用 实验证明,口服阿胶能非常显著地促进家兔的凝血过程,使凝血时间缩短。其止血机制可能是通过提高血液中血小板含量来阻止因血小板减少引起的出血,也有认为因阿胶含有胶原蛋白,具黏滞性,当被人体吸收后附着在毛细血管表面,缩短了血液的凝固时间,起到止血作用。此作用只用于吐血、衄血等内出血,对外部大出血效果不明显。

6. 对钙代谢的影响 阿胶中钙含量较高,服用后可增加体内钙的摄入量,有效地改善因缺钙而导致的骨钙丢失,钙盐外流,骨质疏松和骨质增生及各类骨折。

7. 抗休克作用 将5%精制阿胶溶液给失血性休克或组胺休克猫静脉输入,可使血压很快恢复。阿胶口服给予灵杆菌复制的肠内毒素休克模型,能使内毒素引起的血压下降,总外周阻力升高,血黏度上升以及球结膜微循环障碍减轻或尽快恢复正常。阿胶具有防血管渗漏作用,这可能是其抗休克作用的机制之一。实验证明,阿胶可使烫伤兔耳的血浆渗出减少,并减轻静脉注射油酸后造成的肺血管渗出性病变;又有实验证明阿胶可使注入内毒素后血液黏滞性增加程度有所下降。这都说明阿胶具有对抗病理性血管通透性增高的作用,这种作用可减少血浆渗出,在一定程度上维持了有效循环量,有利于微循环的血流灌注恢复正常,使血液动力学状况得到改善。

【炮制】 1. 阿胶 取原药材,捣成碎块或烘软切成小块(丁)。生用滋阴补血。

2. 阿胶珠 取适量蛤粉或蒲黄置锅内,用文火炒热,放入阿胶丁,拌炒至鼓起面圆形,呈黄白色,内无溏心时,迅速取出,筛去蛤粉或蒲黄,放凉。清肺化痰蛤粉炒,止血蒲黄炒。

饮片性状 阿胶,参见"药材"项。阿胶珠呈小类圆球形,表面灰白色或深土黄色,质脆,中空略成海绵状,不粘连,无枯焦,易碎,味淡。

贮干燥容器内,密闭,置阴凉干燥处,防潮。

【药性】 甘,平。归肝、肺、肾经。

1.《本经》:"味甘,平。"

2.《别录》:"微温,无毒。"

3.《医学启源》:"《主治秘要》云:性平,味淡。气味俱薄,浮而升,阳也。"

4.《汤液本草》:"甘、辛,平。味薄气厚,升也,阳也。入手太阴经,足少阴经、厥阴经。"

5.《雷公炮制药性解》:"味甘、咸。"

6.《本草求真》:"专入肝,兼入肺、肾、心。"

【功用主治】 补血止血,滋阴润肺。主治血虚眩晕,吐血,衄血,便血,血痢,妊娠下血,崩漏,虚烦失眠,肺虚燥咳。

1.《本经》:"主心腹内崩,劳极洒洒如疟状,腰腹痛,四肢酸疼,女子下血。安胎。久服轻身益气。"

2.《别录》:"(主)丈夫小腹痛,虚劳羸瘦,阴气不足,脚酸不能久立,养肝气。"

3.《药性论》:"主坚筋骨,益气止痢。"

4.《千金方》:"治大风。"

5.《食疗本草》:"治一切风毒骨节痛,呻吟不止者,消和酒服。"

6.《日华子》:“治一切风,并鼻洪,吐血,肠风,血痢及崩中带下。”

7.《珍珠囊》:“补肺,补虚。”

8.《本草元命苞》:“咳脓血非此不补,续气止嗽,补血安胎,止女子崩中下血,疗瘫痪。”

9.《本草正》:“实腠理,止虚汗,托补痈疽肿毒。”

10.《医林纂要》:“补心和血,散热滋阴。”

【用法用量】 内服:烊化兑服,5~10 g;炒阿胶可入汤剂或丸、散。

【宜忌】 脾胃虚弱、消化不良者慎服。

1.《药性论》:“薯蓣为之使。”

2.《本草经集注》:“畏大黄。”

3.《本草经疏》:“性黏腻,胃弱作呕吐者勿服,食不消者亦忌之。”

4.《本草汇言》:“胃有寒痰留饮者当忌之。”

5.《本草崇原》:“忌烧酒。”

6.《本草备要》:“泻者忌用。”

7.《得配本草》:“肺气下陷、食积呕吐、脾胃虚弱三者禁用。”

【选方】 1. 治衄血 阿胶一两(杵碎,炒令黄燥),贝母半两(煨令微黄)。上件药,捣筛为散。每服不计时候,以温水调下一钱。(《圣惠方》)

2. 治大人小儿吐血 阿胶(炒)、蛤粉各一两,辰砂少许。上为末,藕节捣汁,和蜜调下,食后服。(《赤水玄珠》辰砂散)

3. 治便血如小豆汁 阿胶(炙令燥)、赤芍药、当归(切,焙)各一两,甘草(炙,锉)半两。上四味,粗捣筛。每服五钱匕,水一盏半,入竹叶二七片,同煎至八分,去滓,食前温服。(《圣济总录》阿胶芍药汤)

4. 治妊娠尿血 阿胶二两(捣碎,炒令黄燥),熟干地黄二两。上件药,捣细罗为散。不计时候,以葱汤调下二钱。(《圣惠方》)

5. 治损动母胎,去血腹痛 阿胶二两(炙),艾叶二两。上二味,以水五升,煮取二升半,分三服。(《小品方》胶艾汤)

6. 治产后恶露不绝 阿胶(炙令燥)、牛角腮(烧灰)、龙骨(煅)各一两。上三味,捣罗为散。每服二钱匕,薄粥饮调服。(《圣济总录》阿胶散)

7. 治产后下痢 粳米一合,蜡(如鸡子)一枚,阿胶、当归各六分,黄连十分。上五味切,以水六升半先煮米,令蟹目沸,去米内药,煮取二升,入阿胶、蜡消烊。温分三二服。(《僧深集方》胶蜡汤)

8. 治肺虚咳嗽 阿胶(粉炒)一钱半,苏叶一钱,乌梅少许。每服四字,水煎服。(《幼科发挥》小阿胶散)

9. 治久嗽 阿胶(炙燥)一两,人参二两。上二味,捣罗为散,每服三钱匕,豉汤一盏,入葱白少许,同煎三沸,放温,遇嗽时呷三五呷;依前温暖,备嗽时再呷之。(《圣济总录》阿胶饮)

10. 治少阴病,得之二三日以上,心中烦,不得卧 黄连四两,黄芩二两,芍药二两,鸡子黄二枚,阿胶三两。上五味,以水五升,先煮三物,取二升,纳胶烊尽,小冷,纳鸡子黄,搅令相得,温服七合,日三服。(《伤寒论》黄连阿胶汤)

11. 治瘫缓风及诸风手脚不遂,腰脚无力者 驴皮胶炙令微起,先煮葱豉粥一升别贮;又以水一升,煮香豉二合,去滓,内胶更煮六七沸,胶烊如饧,顿服之;及暖吃煎葱豉粥任意多少。如冷吃,令人呕逆。(《广济方》)

12. 治老人虚人大便秘涩 阿胶(炒)二钱,连根葱白三片,蜜二匙。新水煎,去葱,入阿胶、蜜溶开,食前温服。(《直指方》胶蜜汤)

13. 治遗尿 阿胶三钱,牡蛎四钱,鹿茸四钱。上锉末。挑三分,水一盏半,煎至一盏,空心服,米饮调亦得。(《普济方》)

14. 治虫蚀下部痒,谷道中生疮 阿胶(炙燥)、当归(切,焙)、青葙子(炒)各一两。上三味,粗捣筛。每服五钱匕,水一盏半,入艾叶十余片,同煎至一盏,去滓,空腹服,午食前、近晚各一。(《圣济总录》阿胶汤)

【临床报道】 1. 治疗肺结核咯血 取阿胶研成细末,每次20~30 g,每日2~3次,温开水送服,或熬成糊状饮服。对于大咯血不止者,先用脑垂体后叶素(每次注射5~10 u)或其他西药止血剂,待咯血减少后用阿胶口服,中小量咯血单用阿胶即可。治疗肺结核咯血56例,显效37例,有效15例,无效4例,总有效率92.9%。无任何副作用。

2. 治疗慢性溃疡性结肠炎 取阿胶块置茶缸内,隔水加热使之软化,取出剪成重1.5~2 g的阿胶小块,然后放进沸水中待充分软化后,用手捏成椭圆形栓剂备用。用时先将阿胶栓放进热水中软化,让患者采取膝胸卧式或膀胱截石位,将阿胶栓立即塞入肛门,再用肛门管(26号)送入,送入的深度和用阿胶栓枚数,以病位高低和病变范围大小、多少而定,一般1~2枚,每日大便后上药1次,7~10日为1个疗程,2个疗程间停药4日。治疗200例,显效118例;有效76例;无效6例,有效率占97%。

【各家论述】 1.《纲目》:“阿胶,大要只是补血与液,故能清肺益阴而治诸证。按陈自明云:补虚用牛皮胶,去风用驴皮胶。成无己云:阴不足者,补之以味,阿胶之甘,以补阴血。杨士瀛云:凡治喘嗽,不论肺虚、肺实,可下可温,须用阿胶以安肺润肺,其性和平,为肺经要药。小儿惊风后瞳人不正者,以阿胶倍人参煎服最良,阿胶育神,人参益气也。又痢疾多因伤暑伏热而成,阿胶乃大肠之要药,有热毒留滞者则能疏导,无热毒留滞者则能平安。数说足以发明阿胶之蕴矣。”

2.《本草述》:“阿胶,其言化痰,即阴气润下,能逐炎上之火所化者,非概治湿滞之痰也。其言治喘,即治炎上之火,属阴气不守之喘,非概治风寒之外束,湿滞之上壅者。其言治血痢,如伤暑热痢之血,非概治湿盛化热之痢也。其言治四肢酸痛,乃血涸血污之痛,非概治外淫所伤之痛也。即治吐衄,可徐徐奏功于虚损,而暴热为患者,或外感抑郁为患者,或怒气初盛为患者,亦当审用。”

3.《本草三家合注》叶注:“阿胶,味甘无毒,入手太阴肺经、足太阴脾经,气味降多于升,色黑质润,阴也。心腹者,太阴行经之地也,内崩劳极者,脾血不统,内崩而劳极也。阴者中之守,阴虚则内气馁而洒洒恶寒,如疟状也,其主之者,味甘可以益脾阴也。腰腹皆藏阴之处,阴虚则空痛,阿胶色黑益阴,所以止痛。四肢,脾主之,酸痛者血不养筋也,味甘益脾,脾统血,四肢之痛自安。女子下血,脾血不统也,味甘以统脾血,血自止也。安胎者,亦养血之功也。久服轻身益气者,气平益肺主气,气足身轻也。”

4.《本草求真》:“阿胶,味甘气平质润,专入肝经养血,何书又言除风化痰,盖以血因热燥,则风自生。阿胶气味俱阴,既入肝经养血,复入肾经滋水,水补而热自制,故风自尔不生。又胶润而不燥,胶性既能润肺,复能趋下降浊,使痰不至上逆耳。”

5.《本草思辨录》:“阿胶为补血圣药,不论何经,悉其所任。味厚为阴,阿胶之味最厚,用必以补,不宜补者勿用。白头翁汤加阿胶,则曰下痢虚极。内补当归汤,则曰去血过多加阿胶。仲景、孙真人皆有明训。然非填补比,不得与熟地、山药同论也。”

2454 阿魏 ā wèi (《新修本草》)

【异名】 熏渠(《新修本草》),魏去疾(侯宁极《药谱》),阿虞、形虞(《酉阳杂俎》),哈昔泥(《纲目》),五彩魏(《中药志》),臭阿魏(《新疆中草药手册》)。

【基原】 为伞形科阿魏属植物阿魏、新疆阿魏、阜康阿魏等分泌的树脂。

【原植物】 1. 阿魏 *Ferula assafoetida* L.

多年生草本,具强烈蒜臭。初时仅有根生叶,至第五年始抽花茎。根生叶近肉质,早落;近基部叶三至四回羽状全裂,长达50 cm,叶柄基部略膨大;末回裂片长方披针形或椭圆状披针形,灰绿色，下面常有毛；茎上部叶一至二回羽状全裂。花茎粗壮，高达 2 m，具纵纹。花单性或两性；复伞形花序顶生，中央花序有伞梗 20～30 枝，每枝又有小伞梗多枝；两性花和单性花各成单独花序，或两性花序中央着生 1 雌花序；两性花黄色；萼齿 5，小；花瓣 5，椭圆形；雄蕊 5，长于花瓣；雄花与两性花相似；雌花白色，花盘肥大，2 心皮合生，被毛。双悬果卵形、长卵形或近方形，背面无毛，果棱 10 条，丝状，略突起，油管多数，极狭。花期 3～4 月，果期 4～5 月。

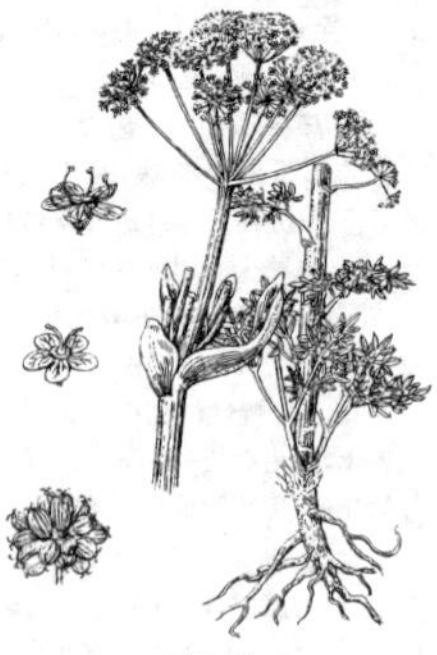

阿 魏

生于沙地、荒漠。分布于中亚地区及伊朗和阿富汗。

2. 新疆阿魏 *F. sinkiangensis* K. M. Shen

多年生一次结果草本，高 0.5～1.5 m。全株有强烈的葱、蒜样特殊臭气。根粗大，纺锤形或圆锥形，根头残存枯萎的叶鞘纤维。茎粗壮，通常单一，有柔毛，从基部向上分枝成圆锥状，下部枝互生，上部枝轮生，通常带紫红色。叶柔软，叶三出式三至四回羽状全裂，末回裂片广椭圆形，长 10 mm，基部下延，上部具齿或浅裂；灰绿色，上面有疏毛，下面被密集的短柔毛；基生叶有短柄，柄基部鞘状；茎生叶较小，基部鞘呈卵状披针形，半抱茎。复伞形花序生于茎枝顶端；伞辐 5～20，近等长，密被柔毛；侧生花序 1～4，较小，在枝上对生或轮生；小伞形花序有花 10～20，小总苞片宽披针形，脱落；萼齿小；花瓣椭圆形，黄色，外面有毛；花柱基扁圆锥状，边缘增宽，波状，花柱延长，柱头头状。分生果椭圆形，背腹扁压，有疏毛，果棱突起；每棱槽内有油管 3～4，大小不等，合生面有油管 12～14。花期4～5 月，果期 5～6 月。

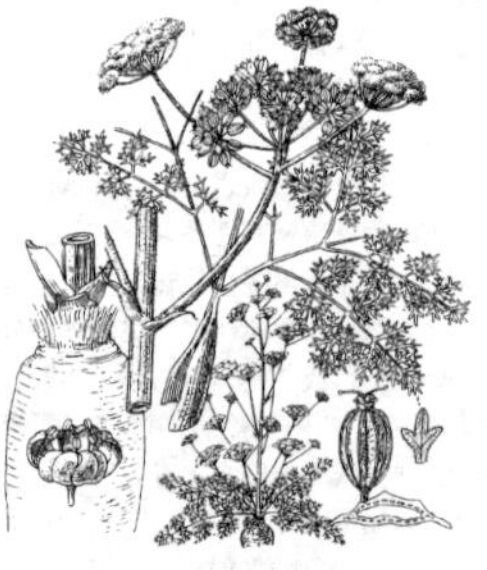

新疆阿魏

生于海拔 850 m 左右的荒漠中和带砾石的黏质山坡上。分布于新疆伊犁等地。

3. 阜康阿魏 *F. fukangensis* K. M. Shen

本种与新疆阿魏的主要区别为：茎近无毛；叶片三出二回羽状全裂，裂片长 2 cm；伞辐近无毛；果实长于果柄。

生于沙漠边缘地区，海拔约 700 m 的黏质土壤的冲沟边。分布于新疆阜康、西泉等地。

【采收加工】 未开花前采收。挖松泥土，露出根部，将茎自根头处切断，即有乳液自断面流出，上面用树叶覆盖，约经 10 日渗出液凝固如脂，即可刮下。再将其上端切去一小段。如此反复采收，每隔 10 日 1 次，直至枯竭为止。也可在春天和初夏，将根部挖出，洗去泥沙，切碎，压取汁液，置适宜的容器中，放通风干燥处，蒸去多余水分即得。

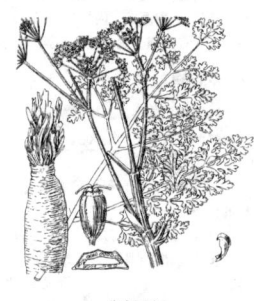

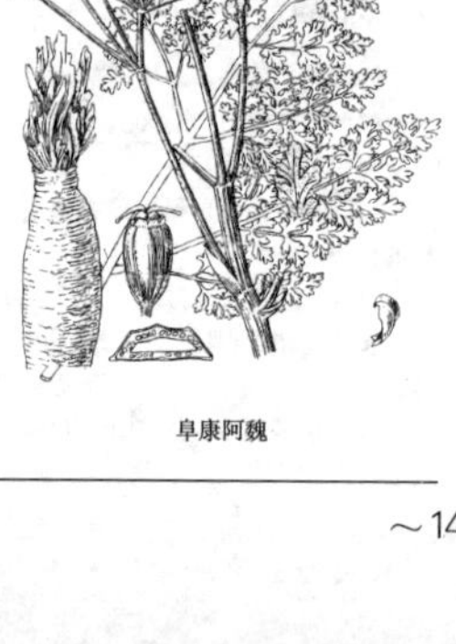

阜康阿魏

【药材】 阿魏 *Ferulae Resina* 新疆阿魏主产于新疆伊宁；阜康阿魏主产于新疆阜康等地。

商品规格 本品历史规格依其色彩分为五彩阿魏、含沙阿魏和块状阿魏。现行规格即为统货。

性状 本品为不规则的块状和脂膏状。颜色深浅不一，表面蜡黄色至棕黄色。块状者体轻，质地似蜡，断面稍有孔隙；新鲜切面颜色较浅，放置后色渐深。脂膏状者黏稠，灰白色。具强烈而持久的蒜样特异臭气，味辛辣，嚼之有灼烧感。

鉴别 (1) 取本品少量，加硫酸数滴使溶解，显黄棕色至红棕色，再滴加氨试液使呈碱性，置紫外光灯(365 nm)下观察，显亮天蓝色荧光(检查伞形花内酯)。

(2) 取本品少量，加盐酸 0.5 ml，煮沸，显淡黄棕色或淡紫红色，再加间苯三酚少量，颜色即变浅，继续煮沸，变为褐色(检查阿魏酸)。

(3) 取本品块状者切断，在新鲜切面上滴加硝酸 1 滴，由草绿色渐变为黄棕色。

(4) 紫外光谱：取本品 0.2 g，置 10 ml 刻度试管中，加无水乙醇至刻度，用玻璃捣碎，浸渍 30 分钟，滤过，取滤液0.2 ml，置50 ml 量瓶中，加无水乙醇至刻度，摇匀，测定其紫外光谱。本品在 323 nm的波长处应有最大吸收。

品质标志 《中华人民共和国药典》2010 年版规定：本品含挥发油不得少于 10.0％ml/g。

【成分】 含挥发油：主成分为(*R*)-仲丁基 1-丙烯基二硫醚〔(*R*)-2-butyl 1-propenyldisulfide〕，1(1-甲硫基丙基)1-丙烯基二硫醚〔1(1-methylthiopropyl)1-propenyl disulfide〕，仲丁基 3-甲硫基烯丙基二硫醚(2-butyl 3-methylthioa llyldisulfide)，二甲基三硫醚(dimethyl trisulfide)，仲丁基甲基二硫醚(2-butylmethyl disulfide)，仲丁基甲基三硫醚(2-butylmethyl trisulfide)，二-仲丁基二硫醚(di-2-butyl disulfide)，二-仲丁基三硫醚(di-2-butyltrisulfide)，二-仲丁基四硫醚(di-2-butyltetrasulfide)等多种硫醚化合物，前三种硫醚化合物为本品具特殊臭味的来源，还含 α-蒎烯(α-pinene)，水芹烯(phelladrene)及十一烷基磺酰乙酸(undecylsulfonyl acetic acid)等；香豆素类化合物：法尼斯淝醇(farnesiferol) A、B、C，巴德拉克明(badrakemin)，柯拉多宁(coladonin, koladonin)，萨玛坎亭乙酸酯(samarcandin acetate)，左旋-波利安替宁(polyanthinin)，卡矛洛醇(kamdonol)，多胶阿魏素(gummosin)，阿魏种素(assafoetidin)及圆锥茎阿魏星(ferocolicin)等。还含酚酸类：阿魏酸酯(ferulic acid ester)和阿魏酸(ferulic acid)。

【药理】 1. 对子宫的作用 阿魏混悬液 4×10^{-3} g(生药)对未孕小鼠和家兔离体子宫的自发性收缩有明显抑制作用，在一定范围内增加阿魏剂量其抑制作用随之增强。对垂体后叶素、麦角新碱引起的子宫痉挛性收缩有拮抗作用，但对孕兔离体子宫则表现兴奋作用。当体内雌激素水平较高时，阿魏对子宫的抑制作用增强，若体内孕酮水平较高时，则对子宫的兴奋作用增强。

2. 终止妊娠作用 阿魏脂溶性成分经硅胶色谱分析，以石油醚和石油醚-乙酸乙酯(9∶1)洗脱后的两种油状物均具有抗生育作用，其中石油醚-乙酸乙酯的洗脱物活性较强。阿魏两种脂溶性成分 180 mg/kg 灌胃，每日 2 次，连续 3 日，对小鼠妊娠早期(7 日)终止率为 100％，对妊娠中期(11 日)终止率分别为 92％和 93％。

3. 抗过敏、抗炎和免疫抑制作用 阿魏挥发油水乳剂具有抗过敏、抗炎和免疫抑制作用，抑制腹腔巨噬细胞的吞噬功能和对抗抗原、组胺及慢反应物质-A 引起的豚鼠支气管哮喘的作用。阿魏水乳剂可使大鼠腹腔巨噬细胞内，小鼠血浆、脾脏及豚鼠气管平滑肌内 cAMP 含量增加，并降低大鼠腹腔巨噬细胞内和气管平滑肌内 cGMP 含量，使 cAMP/cGMP 的比值升高。阿魏挥发油水乳剂 10 mg/kg 对大鼠角叉莱胶和完全福氏佐剂所致足跖肿胀有明显的抑制作用，亦能明显抑制组胺或 5-羟色胺(5-HT)引起的血管通透性增加。它还能明显抑制绵羊红细胞(SRBC)致敏的小鼠迟发性超敏反应(DTH)及降低由植物血凝素(PHA)诱导的淋巴细胞转化反应，使[^{3}H]-TdR 的掺入量显著减少。

4. 对心脏的作用　新疆阿魏水煎剂及水-醇提取液能降低离体蛙心的心跳振幅，增加心率。

【炮制】 1. 阿魏　取原药材，除去杂质，切成小块或打碎。或取原药材，加水熔化后，滤去杂质及残渣，干燥，切成小块或打碎。

2. 制阿魏　取净阿魏置锅内，用文火炒净烟，至灰黑色存性，取出放凉。

饮片性状　阿魏参见“药材”项。制阿魏形如阿魏，表面灰黑色，内部棕褐色，质轻，具有蒜样特异臭气。

贮干燥容器内，密闭，置阴凉干燥处。防潮。

【药性】 辛、苦，温。归肝、脾、胃经。

1.《新修本草》：“味辛，平，无毒。”

2.《海药本草》：“味辛，温。”

3.《日华子》：“热。”

4.《雷公炮制药性解》：“入胃经。”

5.《本草正》：“味苦、辛，性热，有毒。”

6.《本草新编》：“入脾、胃、大肠。”

7.《玉楸药解》：“入足太阴脾、足厥阴肝经。”

【功用主治】 化癥消积，杀虫，截疟。主治癥瘕痞块，食积，虫积，小儿疳积，疟疾，痢疾。

1.《新修本草》：“主杀诸小虫，去臭气，破癥积，下恶气，除蛊毒。”

2.《千金方》：“主一切疰恶气。”

3.《海药本草》：“善主于风邪鬼注，并心腹中冷。”

4.《日华子》：“治传尸，破癥癖冷气，辟瘟治疟，兼主霍乱心腹痛，肾气，温瘴，御一切蕈菜毒。”

5. 朱丹溪：“消肉积。”(引自《纲目》)

6. 汪机：“解自死牛、羊、马肉诸毒。”(引自《纲目》)

7.《医学入门》：“兼治小儿疳积。”

8.《本草汇言》：“化积，堕胎，杀虫，疗蛊。”

9.《本草通玄》：“截疟，止痢，解毒，止臭。”

10.《本草求原》：“治癥疝痛，小儿盘肠内吊腹痛，噎膈。”

【用法用量】 内服：入丸、散，1～1.5 g。外用：熬膏或研末入膏药内敷贴。

【宜忌】 脾胃虚弱及孕妇禁服。

1.《本草经疏》：“凡脾胃虚弱之人，虽有痞块坚积，不可轻用。”

2.《本草新编》：“宜于外治而不宜于内治也。”

3.《医林纂要》：“多服耗气，昏目。”

4. 南药《中草药学》：“孕妇忌服。”

【选方】 1. 治诸积　鸡子五枚，阿魏五分，黄蜡一两。锅内一处煎。分作十服，温汤空心服。(《赤水玄珠》脾积膏)

2. 治男妇痞块　阿魏一两，生漆(滤过)、苍耳各四两，蜂蜜六两。和匀入锡罐内，密封罐口，置锅内水煮三炷香久，取起候冷。每服二茶匙，食远烧酒调下，日三次。忌油腻发毒物。(《医学入门》生漆膏)

3. 治疟疾　烟脂、阿魏各一大豆许，同研。以大蒜肉研和为膏，用大核桃一枚，劈开去仁，取一片以药膏子填在核内。疟发时，用药核桃覆在手虎口上，男左女右，令药着肉，以绯帛系定，经宿乃去。(《圣济总录》扼虎膏)

4. 治疟母结癖，寒热无已　真阿魏、雄黄各二钱半，朱砂一钱半。上沸汤泡阿魏研散，雄、朱为末和之，稀面糊丸桐子大。每一丸，人参煎汤，候冷，空心服。瘴疟，桃枝煎汤，冷服。临发，磨一丸，敷鼻头、口畔。(《直指方》经效疟丹)

5. 治败精恶物不出，结成疝，痛不可忍　阿魏二两(酢和荞麦面裹，火煨熟)，槟榔(大者)二个，刮空，滴乳香满盛，刮下来，用荞麦拌作饼，慢火煨。上细末，入硇砂一钱，赤芍一两，同为末，面糊搜和丸，如梧子大。盐酒下。(《脉因证治》应痛丸)

6. 治白虎风身体疼痛不可忍，转动不得　阿魏半钱匕，地龙十五条(白色少泥者，微炒)，乳香(研)、好茶末各一钱匕。上为细散。分两服，空心热酒调下，更吃热豆淋酒、热姜稀粥，以衣被覆取微汗。(《圣济总录》阿魏散)

7. 治牙痛　阿魏、臭豆各一分。上药同研如粉，以面糊和丸，如绿豆大。每用一丸，绵裹，随患处左右插在耳门内。(《圣惠方》)

【各家论述】 1.《本草经疏》：“其气臭烈殊常，故善杀诸虫，专辟恶气；辛则走而不守，温则通而能行，故能消积利诸窍，除秽恶邪鬼蛊毒也。”“阿魏之气臭烈，人之血气闻香则顺，闻臭则逆，故凡脾胃虚弱之人，虽有痞块坚积，不可轻用，当先补养胃气，胃气强则坚积可渐磨而消矣，故古人治大积大聚，消其大半而止，正此谓也。”

2.《本草求真》：“阿魏，味辛气平而温，且极臭烈，故书载能杀虫辟恶；又其味既兼辛与温，则气更活不滞，故书载治痞辟秽，是以温疟鬼魅，蛊毒传尸，恶气痞积等症，服之最为得宜。”

2455 阿育魏实 ā yù wèi shí (《新疆中草药手册》)

【基原】 为伞形科糙果芹属植物阿育魏的果实。

【原植物】 阿育魏 *Trachyspermum ammi* (L.) Sprague

一年生草本，高 30～100 cm。茎从基部开始分枝，有细纵沟纹。叶三回羽状分裂，末回裂片狭线形，长 5～10 mm，近无毛；叶柄扩展成鞘状。复伞形花序顶生和侧生，伞辐通常 8～12，不等长；总苞片 4～6，披针形，长 6～10 mm；小伞形花序具花多数；小总苞片与总苞片同形；花白色；萼齿不明显；花瓣卵圆形，顶端浅 2 裂，有内折的小舌片，边缘具缘毛；花柱基扁圆锥形，花柱向外反折。果实卵形，具极短的乳突状毛，果棱线形，胚乳腹面平直，棱槽内有油管 1，合生面有油管 2。花期 5 月，果期 6 月。

我国新疆和田、喀什地区普遍栽培。

【采收加工】 6 月果实成熟时采收，晒干。

【药材】 阿育魏实 *Trachyspermi Ammi Fructus*　产于新疆。

性状　本品为双悬果，卵圆形或广卵形，略扁，长约 2 mm，直径 1.5～2 mm；表面浅灰棕色或灰黄绿色，顶端残留有小突起的花柱基，圆锥形，基部有时带有纤细的果柄。分果呈长卵形，纵肋线 5 条，肋间凹陷处色泽较浓，表面密被乳突状毛，接合面平坦，中部色稍深。横切面略呈钝五角形。具特异香气，味辛。

鉴别　(1) 果实横切面：外果皮细胞 1 列，长方形或多角形，有较多乳突状单细胞腺毛、非腺毛，中果皮细胞 6～7 列，多角形、长圆形、类圆形或不规则形，切线延长，此层有油管 6 条，较大，椭圆形，黄棕色，在棱脊间各 1 条，接合面 2 条，棱脊处有维管束 1 个，接合面有种脊维管束 1 个。内果皮细胞 1 层，长方形，切线向延长；种皮细胞浅黄棕色；胚乳细胞长方形、方形或

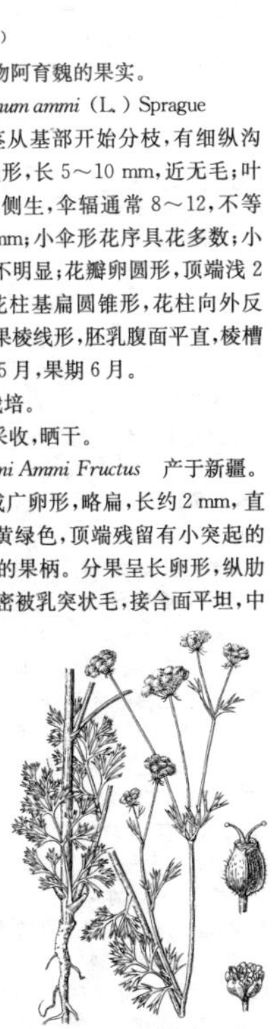

阿育魏

多角形，内含糊粉粒、油滴和小方晶；中央为胚。

粉末特征：棕绿或黄绿色。单细胞腺毛呈乳突状，长 50～270 μm；单细胞非腺毛，长 50～120 μm；胚乳细胞多角形，含油滴及糊粉粒，有时可见小方晶；木纤维常具缘纹孔，直径9～20 μm；内种皮网纹细胞，壁木化；升华物为黄色针晶。

(2) 取本品粗粉 2 g，加乙醇 10 ml 浸渍 30 分钟，滤过。取滤液 1 ml，加水 0.3～0.4 ml 稀释，加 5%亚硝酸钠、5%硝酸铝溶液各 3 滴，再加 10%氢氧化钠溶液 4～6 滴。显樱红色。另取滤液 1 ml，加水 0.5 ml 稀释后，加 3%三氯化铁试液 1～2 滴，显蓝褐色。

【成分】 含挥发油(精油)，内有百里香酚(thymol)即麝香草酚。

【药性】 《新疆中草药》："辛、苦，温。"

【功用主治】 散寒止痛，解毒。主治脘腹冷痛，消化不良，痛经，尿路结石，疮疖肿毒。

1.《新疆中草药》："祛寒除湿，理气开胃，止痛。治瘫痪，抽搐，胃寒腹痛，消化不良，膀胱及尿道结石。"

2.《中国民族药志》："健脾胃，软坚消炎。用于心阳虚，妇女痛经，疝气，筋骨发紧，肠炎，痢疾，疮疖肿毒及其他皮肤病。"

【用法用量】 内服：煎汤，3～6 g；或研末。外用：煎汤洗。

【宜忌】 阴虚火旺者禁服。

【选方】 1. 治消化不良，胃寒腹痛　阿育魏实炒至鼓起，研成细末，每服 3～6 g，开水冲下。

2. 治膀胱及尿道结石　阿育魏实、黑种子草、车前子各9 g。水煎服。

3. 治瘫痪，抽搐　阿育魏实 3～6 g。水煎服。(1～3 方出自《新疆中草药》)

4. 治疮疖肿毒　阿育魏实适量。煎水洗患处。(《中国民族药志》)

2456 阿尔泰紫菀 ā ěr tài zǐ wǎn (《内蒙古中草药》)

【异名】 燥原蒿(《沙漠地区药用植物》)，铁杆蒿(《全国中草药汇编》)。

【基原】 为菊科狗哇花属植物阿尔泰狗娃花的根、花或全草。

【原植物】 阿尔泰狗娃花 *Heteropappus altaicus* (Willd.) Novopokr. [*Aster altaicus* Willd.] 又名：阿尔泰狗哇花(《中国高等植物图鉴》)。

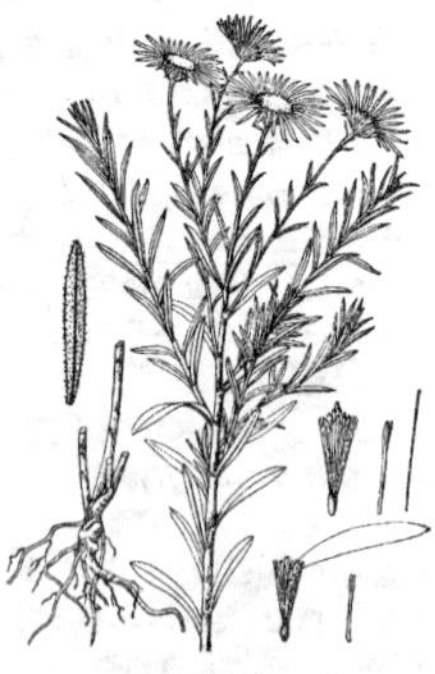

阿尔泰狗娃花

多年生草本。有横走或垂直的根。茎直立，高 20～60 cm，稀达 100 cm，有分枝，被腺点和毛。叶互生；下部叶条形或长圆状披针形、倒披针形或近匙形，长 2.5～6 cm，宽0.7～1.5 cm，全缘或有疏浅齿，两面或下面被粗毛或细毛，常有腺点，上部叶渐小，条形。头状花序直径 2～3.5 cm，生于枝端排成伞房状；总苞半球形，径 0.8～1.8 cm，总苞片 2～3 层，近等长或外层稍短，长圆状披针形或条形，草质，被毛，常有腺，边缘膜质；舌状花约 20 个，舌片浅蓝紫色，长圆状条形；管状花，裂片 5，其中 1 裂片较长，被疏毛。瘦果扁，倒卵状长圆形，灰绿色或浅褐色，被绢毛，上部有腺点；冠毛污白色或红褐色，有不等长的微糙毛。花、果期 5～9 月。

生于草原、荒漠地、沙地及干旱山地。分布于华北、东北、内蒙古、湖北、四川、陕西、甘肃、青海、新疆等地。

本种的根，在新疆地区作"紫菀"入药。

【采收加工】 春、秋季挖根，去地上部分，晒干，切段；7～10 月开花时采收花或全草，阴干或鲜用。

【成分】 地上部分含萜类成分：大牻牛儿烯(germacrene)D，丁香烯环氧化物(caryophyllen-1*β*, 10*α*-epoide)，金合欢醇(farnesol)，左旋哈氏豆属酸(hardwickiic acid)，车桑子酸(hautriwaic acid)，12*α*-(2-甲基丁酰氧基)-哈氏豆属酸甲酯〔12*α*-(2-methyl butyryloxy)-hardwickiic acid methyl ester〕，12*α*-羟基车桑子酸-19-内酯(12*α*-hydroxyhautriwaic acid-19-lactone)，7*α*, 12*α*-二羟基车桑子酸-19-内酯(7*α*, 12*α*-dihydroxyhautriwaic acid-19-lactone)，12*α*-(2-甲基丁酰氧基)-劲直假莲酸甲酯〔12*α*-(2-methylbutyryloxy)-strictic acid methyl ester〕，1-乙酰氧基-11-甲酯基-3, 7, 15-三甲基-十六碳-2*E*, 6*E*, 10*E*, 14-四烯(1-acetoxy-11-carbomethoxy-3, 7, 15-trime thyl-hexa deca-2*E*, 6*E*, 10*E*, 14-tetraene)。含黄酮类成分：5-*O*-去甲基川陈皮素(5-*O*-desmethylnobiletin)，异鼠李素-3-*O*-芸香糖苷(isorhamnetin-3-*O*-rutinoside)，芸香苷(rutin)，烟花苷(nicotiflorin)，狗娃花皂苷(heteropappussaponin)5、7。

【药性】 微苦，凉。

1.《内蒙古中草药》："味微苦，性凉。"

2.《沙漠地区药用植物》："味苦，性温。"

【功用主治】 清热降火，排脓止咳。主治肺痈吐脓，咳嗽，淋证，疱疹疮疖。

1.《内蒙古中草药》："清热降火，排脓。主治传染性热病，肝胆火旺，疱疹疮疖。"

2.《沙漠地区药用植物》："散寒润肺，降气化痰，止咳利尿。治阴虚咳血，肺脓疡，虚劳咳嗽，慢性支气管炎，膀胱炎。"

【用法用量】 内服：煎汤，5～10 g。外用：捣敷。

【选方】 1. 治阴虚咳血　阿尔泰紫菀、五味子、知母、麦冬各9 g。水煎服。

2. 治膀胱炎　阿尔泰紫菀花 6～9 g，或全草 15～30 g。水煎服。(1、2 方出自《沙漠地区药用植物》)

2457 阿尔泰瑞香 ā ěr tài ruì xiāng (《新疆中草药》)

【基原】 为瑞香科瑞香属植物阿尔泰瑞香的根及全株。

【原植物】 阿尔泰瑞香 *Daphne altaica* Pall.

落叶小灌木，高 40～60 cm。老枝灰褐色，新枝棕红色。叶簇生于新枝上部，倒披针形，全缘，无柄。聚伞花序生于新枝顶端，常具 3～5 朵花；花萼筒圆筒状，纤细；花冠白色，上部 4 裂，窄卵形或宽椭圆形，具小尖头；雄蕊 8，2 轮，贴生于花冠筒上；子房卵球形，柱头头状。浆果状核果，球形，成熟时黑色。花期 5～6 月，果期 7～9月。

生于山坡、灌木丛中。分布于我国新疆北部。

【采收加工】 6～7 月采收，晒干。

【药材】 阿尔泰瑞香 *Daphnes Altaicae Radix seu Herba*　主产于新疆北部地区。

性状　根弯曲细长，直径 1～5 mm，表面呈褐色，有纵皱纹，主根不明显，支根较粗，偶有须根。质地坚韧，不易折断，断面显黄色，纤维性。茎圆柱形，直径 2～4 mm，表面棕褐色，无毛；有节，断面黄白色，纤维性。叶互生；多破碎，展开后呈披针形，无毛，先端尖锐或钝圆，基部渐狭，棕红色。

【成分】 枝、叶含瑞香芬(daphene)。

【药性】 辛，温，有毒。

【功用主治】 发汗解表，止咳祛痰，止痛。主治风寒感冒，咳嗽，胃痛。

【用法用量】 内服：煎汤，0.6～1.5 g；或研末。

【宜忌】 本品毒性较大，如发现全身无力和头昏，应减少剂量或停药。

【选方】 1. 治风寒感冒、咳嗽 瑞香皮 1.5 g，黄麻 3 g，柴胡 9 g。水煎服。

2. 治气管炎 瑞香皮 0.6 g，贝母、牛蒡子各 6 g。研末，白糖水冲服。

2458 阿克苏黄芪 ā kè sū huáng qí（《新疆中草药》）

【异名】 黄芪（《新疆中草药手册》）。

【基原】 为豆科黄芪属植物阿克苏黄芪的根。

【原植物】 阿克苏黄芪 *Astragalus aksuensis* Bunge

多年生草本，高 50～80 cm。根纺锤形或棒状，上端有环纹。茎直立，中空，具条棱，几无毛或疏生白毛。奇数羽状复叶，互生；叶柄基部有三角状披针形托叶；小叶通常 7 片，长卵形或长卵状披针形，长 3～7 cm，宽 1～2.5 cm，先端钝，具短尖头，基部圆形，两面无毛或仅下面疏被柔毛。总状花序顶生或腋生；花萼钟状，具黑色毛；花冠蝶形，黄色，翼瓣和龙骨瓣黏贴；雄蕊 10，二体；子房 1 室，具细长的子房柄。荚果膜质，梭形，稍膨胀。种子小，8～12 颗，肾形，黑色。

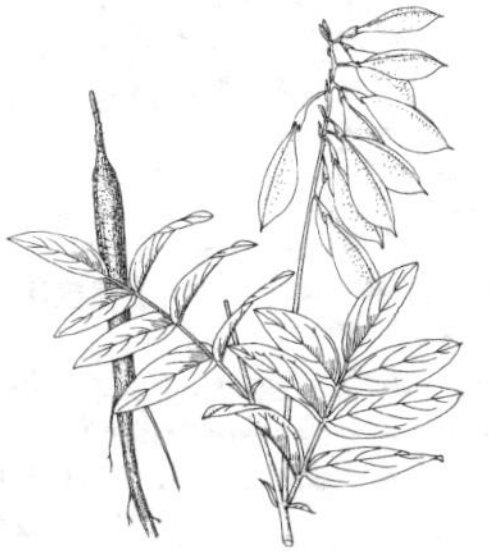

阿克苏黄芪

生于海拔 2 000～2 400 m的山地森林带的林缘、林间空地和亚高山草甸的肥沃土壤中。分布于新疆（天山、阿尔泰山）。

【采收加工】 春、秋季采挖，晒干。

【成分】 根含胆碱（choline），甜菜碱（betaine），氨基酸，黄酮类等。

【药理】 提高免疫功能 阿克苏黄芪能提高正常及免疫低下小鼠的非特异免疫功能和特异性细胞免疫功能，对免疫低下小鼠的特异性体液免疫功能具有明显对抗作用。

【药性】 甘，温。

【功用主治】 补气固表，利尿，托毒生肌。主治久病体虚，短气乏力，自汗，盗汗，脱肛，子宫脱垂，水肿，气虚闭经，疮溃不敛。

【用法用量】 内服：煎汤，6～15 g；或入丸、散。

【选方】 1. 治久病体弱 黄芪 60 g，党参 30 g。炖羊肉，吃肉喝汤。

2. 治肾炎水肿 生黄芪 30 g，白茅根 30 g，西瓜皮 60 g，肉苁蓉 12 g。水煎服。

3. 治闭经（面黄、头昏、心跳、气短、腰腿酸痛者） 黄芪 15 g，当归 15 g，牛膝 12 g。水煎服。（1～3 方出自《新疆中草药手册》）

2459 陈皮 chén pí（《食疗本草》）

【异名】 橘皮（《本经》），贵老（侯宁极《药谱》），黄橘皮（《鸡峰普济方》），红皮（《汤液本草》），橘子皮（《滇南本草》），广橘皮（《得宜本草》）。

【基原】 为芸香科柑橘属植物橘及其栽培变种的成熟果皮。

【原植物】 参见“橘”、“柑”条。

【采收加工】 9～12 月果实成熟时摘下果实，剥取果皮，阴干或晒干。

【药材】 陈皮 *Citri Reticulatae Pericarpium* 分为陈皮和广陈皮。陈皮为橘、福橘、朱橘、柑等的果皮，产于四川、浙江、福建、江西、湖南等地。广陈皮为茶枝柑、四会柑等的果皮，产于广东新会、四会等地，品质佳。

商品规格 陈皮 一等：呈不规则片状，片张较大。表面橙红色或红黄色，有无数凹入的油点（鬃眼）。对光照视清晰。内面白黄色。质稍硬而脆。易折断。气香，味辛苦。二等：片张较小，间有破块。表面黄褐色或黄红色，暗绿色。内面类白色或灰黄色，较松泡。

广陈皮 一等：剖成 3～4 瓣，裂瓣多向外反卷。表面橙红色或棕紫色，显皱缩，有无数大而凹入的油点。内面白色，略呈海绵状，质柔。片张较厚。断面不齐。气清香浓郁，味微辛。不甚苦。二等：剖成 3～4 瓣和不规则片张，片张较薄。三等：皮薄而片小。表面红色或带有青色。

性状 陈皮 常剥成数瓣，基部相连，有的呈不规则的片状，厚 1～4 mm。外表面橙红色或红棕色，有细皱纹及凹下的点状油室；内表面浅黄白色，粗糙，附黄白色或黄棕色筋络状维管束。质稍硬而脆。气香，味辛、苦。

广陈皮 常 3 瓣相连，形状整齐，厚度均匀，约 1 mm。点状油室较大，对光照视，透明清晰。质较柔软。

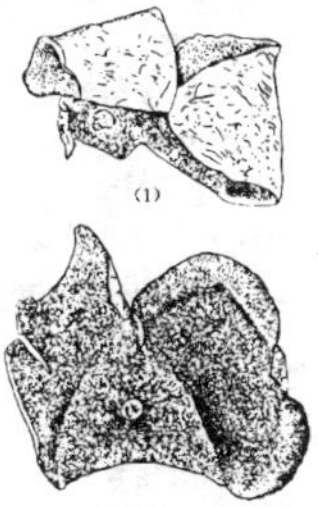

(1)

(2)

陈皮（果皮）外形
(1) 陈皮 (2) 广陈皮

鉴别 (1) 粉末特征：黄白色至黄棕色。中果皮薄壁组织众多，细胞形状不规则，壁不均匀增厚，有的作连珠状。果皮表皮细胞表面观多角形、类方形或长方形，垂周壁增厚，气孔类圆形，直径 18～26 μm，副卫细胞不清晰；侧面观外被角质层，靠外方的径向壁增厚。草酸钙方晶成片存在于中果皮薄壁细胞中，呈多面形、菱形或双锥形，直径 3～34 μm，长 5～53 μm，有的一个细胞内含有两个多面体构成的平行双晶或 3～5 个方晶。橙皮苷结晶大多存在于薄壁细胞中，黄色或无色，呈圆形或无定形团块，有的可见放射状条纹。螺纹、孔纹和网纹导管及管胞较小。

(2) 取本品粉末 0.3 g，加甲醇 10 ml，加热回流 20 分钟，滤过，取滤液 1 ml，加镁粉少量与盐酸 1 ml，溶液渐呈红色（检查橙皮苷）。

(3) 薄层色谱：取本品粉末 0.3 g，加甲醇 10 ml，加热回流 20 分钟，滤过，取滤液 5 ml，浓缩至约 1 ml，作为供试品溶液。另取橙皮苷对照品，加甲醇制成饱和溶液，作为对照品溶液。吸取上述两种溶液各 2 μl，分别点于同一用 0.5%氢氧化钠溶液制备的硅胶 G 薄层板上，以醋酸乙酯-甲醇-水（100∶17∶13）为展开剂，展至约 3 cm，取出，晾干，再以甲苯-醋酸乙酯-甲酸-水（20∶10∶1∶1）的上层溶液为展开剂，展至约 8 cm，取出，晾干，喷以三氯化铝试液，置紫外灯（365 nm）下检视。供试品色谱中，在与对照品色谱相应的位置上，显相同颜色的荧光斑点。

品质标志 《中华人民共和国药典》2010 年版规定：照高效液相色谱法测定，本品含橙皮苷（$C_{28}H_{34}O_{15}$）不得少于 3.5%。

【成分】 橘及其栽培变种的干燥成熟果皮含挥发油 1.198%～3.187%，有柠檬烯（limonene），还含 β-月桂烯（β-myrcene），α 及 β-蒎烯（pinene），α-松油烯（α-terpinene），α-侧柏烯（α-thujene），香桧烯（sabinene），辛醛（octanal），α-水芹烯（α-phellandrene），对聚伞花素（p-cymene），α-罗勒烯（α-ocimene），γ-松油烯（γ-terpinene），异松油烯（terpinolene），芳樟醇（linalool），3, 7-二甲基-7-辛烯醛（3, 7-dimethyl-7-octenal），4-松油醇（4-terpineol），α-松油醇（α-terpineol），癸醛（decanal），香茅醇（citronellol），4-叔丁基苯甲醇〔4-(1, 1-dimethylethyl)-benzenemethanol〕，紫苏醛（perillaldehyde），香荆芥酚（carvacrol），α-金合欢烯（α-farnesene），以及苯甲醇（benzyl alcohol），橙花醇（nerol），橙花醛（neral），辛醇（octanol），百里香酚（thymol），香茅醛（citronellal），水化香桧烯（sabinenehydrate）。又含

黄酮类成分：5，7，4′-三甲氧基黄酮(5，7，4′-trimethoxy flavone)，5，7，8，3′，4′-五甲氧基黄酮(5，7，8，3′，4′-pentamethoxy flavone)，5，7，8，4′-四甲氧基黄酮(5，7，8，4′-tetramethoxy flavone)，5-羟基-7，8，4′-三甲氧基黄酮(5-hydroxy-7，8，4′-trimethoxy flavone)，5，4′-二羟基-7，8-二甲氧基黄酮(5，4′-dihydroxy-7，8-dimethoxy flavone)，5，6，7，3′，4′-五甲氧基黄酮(5，6，7，3′，4′-pentamethoxy flavone)即是甜橙素(sinensetin)，5-羟基-6，7，3′，4′-四甲氧基黄酮(5-hydroxy-6，7，3′，4′-tetramethoxy flavone)，5，6，7，8，3′，4′-六甲氧基黄酮(5，6，7，8，3′，4′-hexamethoxy flavone)即是川陈皮素(nobiletin)，5-羟基-6，7，8，3′，4′-五甲氧基黄酮(5-hydroxy-6，7，8，3′，4′-pentamethoxy flavone)，5，7，4′-三羟基-6，8，3′-三甲氧基黄酮(5，7，4′-trihydroxy-6，8，3′-trimethoxy flavone)即是苏达齐黄酮(sudachi flavone)，5，6，7，8，4′-五甲氧基黄酮(5，6，7，8，4′-pentamethoxy flavone)即是福橘素(tangeritin)，5-羟基-6，7，8，4-四甲氧基黄酮(5-hydroxy-6，7，8，4′-tetramethoxy flavone)，4′-羟基-5，6，7，8-四甲氧基黄酮(4′-hydroxy-5，6，7，8-tetramethoxy flavone)，5，4′-二羟基-6，7，8-三甲氧基黄酮(5，4′-dihydroxy-6，7，8-trimethoxy flavone)即是黄姜味草醇(xanthomicrol)以及橙皮苷(hesperidin)，新橙皮苷(neohesperidin)，米橘素(citromitin)，5-*O*-去甲米橘素(5-*O*-desmethyl citromitin)。还含β-谷甾醇(β-sitosterol)，柠檬苦素(limonin)，阿魏酸(ferulic acid)，5，5′-氧联二亚甲基-双-(2-呋喃甲醛)〔5，5′-oxydimethylene-bis(2-furalde-hyde)〕。

【药理】 1. 对消化系统的作用　陈皮所含挥发油，对胃肠道有温和的刺激作用，可促进消化液的分泌，排除肠管内积气，显示了芳香健胃和驱风下气的效用。陈皮煎剂对离体兔十二指肠有抑制作用，并能对抗乙酰胆碱引起的兔肠收缩，反之，乙酰胆碱也可拮抗陈皮对肠管的抑制，如先用阿托品使其紧张性降低，则陈皮可使之进一步舒张。陈皮也可拮抗毛果芸香碱和氯化钡引起的肠管痉挛性收缩。陈皮能缩短绵羊小肠的移行性综合肌电的周期，改善小肠的消化功能，作用比较缓和，以调理为主。

2. 对心血管系统的作用　陈皮水溶性总生物碱静脉推注可显著增加实验动物的心排血量和收缩幅度，增加脉压差和每搏心排出量，提高心脏指数、心搏指数、左室作功指数，并可短暂地增加心肌耗氧量和外周血管阻力，升高血压。维持升压4分钟，心率在给药20秒内明显减少，2分钟后则显著增加，9分钟后恢复正常。麻醉犬或兔静注市售橘皮或柑皮煎剂或醇提取物，可使血压迅速升高。反复给药，不发生快速耐受性。橘皮果胶3.6 g/kg(1日量)喂饲家兔，可显著减少高脂饲料造模的主动脉粥样硬化斑块面积，并能显著减轻肝细胞脂变程度。表明橘皮果胶对高脂饮食引起的动脉硬化有一定的预防作用。

3. 对呼吸系统的作用　① 祛痰作用：陈皮所含挥发油有刺激性祛痰作用，使痰液易咯出，发挥此一作用的成分，主要为柠檬烯和蒎烯。② 平喘作用：市售鲜橘皮煎剂于家兔气管灌流，流速稍加快，显示它对支气管有微弱的扩张作用。陈皮醇提取物对豚鼠离体气管有较强的松弛作用，对芸香科11种理气药试验结果，发现以橘皮的平喘效价较高。其醇提取物0.02 g(生药)/ml，可完全拮抗组胺所致豚鼠离体气管的收缩。葛缕酮对豚鼠药物性哮喘有保护作用，直接松弛离体气管，并抗氧甲酰胆碱，抑制豚鼠肺组织SRS-A的释放，拮抗SRS-A收缩回肠，抑制致敏离体气管的Schultz-Dale反应。

4. 对生殖系统的作用　橘皮煎剂对小鼠离体子宫有抑制作用，高浓度时可使其完全松弛。煎剂静注时对麻醉兔在位子宫先呈强直性收缩，逾15分钟后恢复。对处于静止状态的子宫，反应亦敏感。

5. 对免疫功能的影响　橘皮水煎醇沉100%注射液皮下注射，对豚鼠血清溶菌酶含量、血清血凝抗体滴度、心脏血T淋巴细胞E玫瑰花环形成率均有显著增强作用，但对T淋巴细胞转化率却有明显的抑制作用。

6. 抗炎作用　甲基橙皮苷50 mg/kg或100 mg/kg对兔皮下注射，可抑制氯仿引起的血管通透性增加；0.5或1 g/kg给小鼠腹腔注射，可抑制蝮蛇毒素引起的血管通透性增加，与维生素C和K并用，能增强其抑制效应。

7. 抗氧化作用　陈皮提取物可清除次黄嘌呤氧化酶系统产生的氧自由基和Fenton反应产生的羟自由基，抑制氧自由基发生系统诱导的小鼠心肌匀浆组织脂质过氧化，具抗氧化作用。

8. 其他作用　陈皮溶液给小鼠和兔灌胃，可缩短小鼠出血和家兔凝血时间，炮制成炭后的散剂，较生药作用强。

9. 体内过程　陈皮水溶性总生物碱静脉推注后0.5～5分钟，动物体内残余药量呈一级消除。

毒性　50%鲜橘皮煎剂3 ml/kg给犬灌胃，或50%干品煎剂给动物多次1 ml/kg静脉给药，均未见急性中毒。

橙皮苷、川陈皮素的药理参见“枳实”条。

【炮制】 1. 陈皮　取原药材，除去杂质，抢水洗净，润透，切丝，晒干或阴干。

2. 陈皮炭　取净陈皮丝，置热锅内，用中火炒至黑褐色，喷淋清水少许，灭尽火星，取出凉透。

3. 土炒陈皮　取灶心土(伏龙肝)粉，置锅内，用中火炒粉，加入净陈皮丝，炒至焦黄色为度，取出，筛去土粉，放凉。每陈皮100 kg，用灶心土50 kg。

4. 麸炒陈皮　取麸皮撒入热锅内，用中火加热，候冒烟时，加入净陈皮丝，拌炒颜色变深为度，取出，筛去麸皮，放凉。

5. 盐炒陈皮　取净陈皮丝，用盐水拌匀，闷至尽，置锅内，用文火炒干，取出放凉。每陈皮100 kg，用食盐2 kg。

6. 蜜炙陈皮　取炼蜜用适量开水稀释，加入净陈皮丝，拌匀闷润至尽，置热锅内，用文火炒至黄色，不粘手为度，取出放凉。每陈皮100 kg，用炼蜜20 kg。

7. 法制陈皮　取陈皮洗净切碎，晒至8成干，加入(Ⅰ)组药汁拌匀润1夜，蒸2日至熟透为度，取出再加(Ⅱ)组粉末，边筛边拌，再蒸2小时，晒干。每陈皮10 kg，用乌梅0.5 kg，大茴香、薄荷叶、麻黄、杏仁各300 g，共熬汁(Ⅰ)；川贝600 g，洋参600 g，砂仁、法夏各300 g，共研细末(Ⅱ)。或取陈皮加水漂2日，加入洋参、川贝细末，与生蜜糖拌匀蒸透即可。每陈皮1 kg，用洋参、川贝各30 g，生蜜糖60 g。或取广陈皮加水漂去辣味，切成小块晒干，加青盐水拌蒸1日，晒干，加川贝及洋参末拌匀，蒸1日晒干，又加冰糖蒸1日，晒干。每广陈皮5 kg，用青盐120 g，川贝母24 g，洋参末120 g，冰糖0.5 g。或取广橘皮用水浸润，剪成小三角形块，用微火煮去苦辣味，再加水漂2小时，晒至6～7成干，加(Ⅰ)组药物过滤浓汁浸泡至药液浸干，取出晒干；再加(Ⅱ)组药物浓汁同样操作，最后以(Ⅲ)组药料洒上和匀，干燥即可。每广橘皮5 kg，用甘松250 g，生姜500 g，云茯苓皮180 g，甘草120 g，煎浓汁(Ⅰ)；党参180 g，五味子、寸冬、甘草各120 g，青盐180 g，煎浓汁(Ⅱ)；川贝母、洋参、甘草各300 g，沉香120 g，小茴香、肉桂、檀香粉各180 g，共研细末与冰糖250 g(溶化)，梨膏250 g，青盐180 g(溶化去沫)枇杷露适量混合(Ⅲ)。

8. 制陈皮　取陈皮加酒、醋、盐水拌匀，闷半日吸干后，用大火蒸透至上气为度，晒干。每陈皮100 kg，用醋3 kg，黄酒、食盐各5 kg。或取陈皮加盐、姜汁、醋浸15分钟，蒸至有香味时，停火闷1日，使色转黑后晾干。每陈皮100 kg，用盐10 kg，生姜5 kg捣汁，醋2.5 kg。

饮片性状　陈皮参见“药材”项。陈皮炭形如陈皮丝，表面黑褐色，内部棕褐色，质松脆易碎。气微，味淡。土炒陈皮形如陈皮丝，表面焦黄色。盐炒陈皮形如陈皮丝，色泽略深。蜜炙陈皮形如陈皮丝，表面黄色。法制陈皮形如陈皮碎块，外表深棕黄色或棕褐色。气香，味甜、微咸。制陈皮形如陈皮，外表深棕褐色或棕黑色，气香，味微咸、酸。

贮干燥容器内，麸炒陈皮、土炒陈皮、盐炒陈皮、蜜炙陈皮、法制陈皮，制陈皮密闭，置阴凉干燥处。陈皮炭散热，防复燃。

【药性】 辛、苦，温。归脾、胃、肺经。

1.《本经》："味辛，温。"

2.《别录》："无毒。"

3.《药性论》："味苦、辛。"

4.《日用本草》："味辛、苦、甘，平。"

5.《品汇精要》："性温散，气厚于味。行手太阴、足太阴经。"

6.《雷公炮制药性解》："入肺、肝、脾、胃四经。"

【功用主治】 理气调中，降逆止呕，燥湿化痰。主治胸膈满闷，脘腹胀痛，不思饮食，呕吐，哕逆；咳嗽痰多。乳痈初起。

1.《本经》："主胸中瘕热、逆气，利水谷。久服去臭，下气，通神。"

2.《别录》："下气，止呕咳，除膀胱留热，停水，五淋，利小便，主脾不能消谷，气冲胸中，吐逆霍乱，止泄，去寸白。"

3.《药性论》："治胸膈间气，开胃，主气痢，消痰涎，治上气咳嗽。"

4.《日华子》："破癥瘕痃癖。"

5.《医学启源》："《主治秘要》：去胸中寒邪一也，破滞气二也，益脾胃三也。"

6.《汤液本草》："解酒毒。"

7.《本草蒙筌》："止脚气冲心。"

8.《纲目》："疗呕哕反胃嘈杂，时吐清水，痰痞，痎疟，大肠闷塞，妇人乳痈。入食料，解鱼腥毒。"

9.《医林纂要》："上则泻肺邪，降逆气；中则燥脾湿，和中气；下则舒肝木，润肾命。主于顺气，消痰，去郁。"

10.《随息居饮食谱》："解鱼蟹毒。化痰化气，治咳逆，呕哕，噫噎，胀闷，霍乱，疳，疟，泻痢，便秘，脚气诸病。"

【用法用量】 内服：煎汤，3～10 g；或入丸、散。

【宜忌】 气虚、阴虚者慎服。

1.《汤液本草》："白檀为之使。"

2.《医学启源》："《主治秘要》云：其多及独用则损人。"

3.《本草经疏》："中气虚、气不归原者，忌与耗气药同用；胃虚有火呕吐，不宜与温热香燥药同用；阴虚咳嗽生痰，不宜与半夏、南星等同用；疟非寒甚者，亦勿施。"

4.《本草汇言》："亡液之证不可用，因其辛以散之也；自汗之证不可用，因其辛不能敛也；元虚之人不可用，因其辛不能守也；吐血之证不可用，因其辛散微燥，恐有错经妄行也。"

5.《本草崇原》："阳气外浮者，宜禁用之。"

6.《本草从新》："无滞勿用。"

【选方】 1. 治元气虚弱，饮食不消，或脏腑不调，心下痞闷　橘皮、枳实（麸炒黄色）各一两，白术二两。上为极细末，荷叶裹烧饭为丸，如绿豆一倍大。每服五十丸，白汤下，量所伤加减服之。（《兰室秘藏》橘皮枳术丸）

2. 治反胃吐食　真橘皮，以壁土炒香为末，每服二钱，生姜三片，枣肉一枚，水二钟，煎一钟，温服。（《仁斋直指方》）

3. 治大便秘结　陈皮（不去白，酒浸）煮至软，焙干为末，复以温酒调服二钱。（《普济方》）

4. 治卒食噎　橘皮一两（汤浸去瓤）。焙去末，以水一大盏，煎取半盏，热服。（《食医心镜》）

5. 治小儿脾疳泄泻　陈橘皮一两，青橘皮、诃子肉、甘草（炙）各半两。上为粗末。每服二钱，水一盏，煎至六分，食前温服。（《幼科类萃》益黄散）

6. 治干呕哕逆，手足厥冷　橘皮四两，生姜半斤。二物以水七升，煮取三升，一服一升。（《医心方》引自《小品方》橘皮汤）

7. 治产后大小便不通　陈皮、苏叶、枳壳（麸炒）、木通各等分。上锉散。每服四钱，水煎温服。（《济阴纲目》通气散）

8. 治血淋不可忍　陈皮、香附子、赤茯苓各等分。上锉散。每服三钱，水煎空心服。（《世医得效方》通秘散）

9. 治湿痰因火泛上，停滞胸膈，咳唾稠黏　陈橘皮半斤，入砂锅内，下盐五钱，化水淹过，煮干。粉甘草二两，去皮，蜜炙。各取净末，蒸饼和丸梧桐子大，每服百丸，白汤下。（《纲目》引自丹溪方润下丸）

10. 治感冒咳嗽　陈皮 20 g，榕树叶 30 g，枇杷叶（去毛）20 g。每日 1 剂，水煎，分 2 次服。（《壮族民间用药选编》）

11. 治胸痹，胸中气塞，短气　橘皮一斤，枳实三两，生姜半斤。上三味，以水五升，煮取二升，分温再服。（《金匮要略》橘皮枳实生姜汤）

12. 治妊娠卒心痛欲死不可忍者　橘皮三两，豆豉三两。上为细末，炼蜜为丸，如梧桐子大。温水下二十丸，无时服。（《普济方》）

13. 治卒失声，声噎不出　橘皮五两。水三升，煮取一升，去滓，顿服。（《肘后方》）

14. 治寒湿脚气肿痛　花椒、陈皮各四两。同炒热，用绢袋装在火箱上，以脚底踏袋熏之最效，不可水洗。（《万病回春》）

15. 治断乳后乳房胀痛　陈皮 30～40 g，柴胡 10 g。水煎服，每日 1 剂，连服 2～3 日。〔《江苏中医杂志》1984，（5）：29〕

16. 治寸白虫　橘皮四分，牙子、芜荑各六分。上三味捣筛，蜜丸如梧子。以浆水下三十丸，先食，日再服。（《外台》引自《范汪方》橘皮丸）

17. 治嵌甲作痛，不能行履者　浓煎陈皮汤浸良久，甲肉自离，轻手剪去，以虎骨末敷之，即安。（《纲目》引《医林集要》）

【临床报道】 治疗急性乳腺炎　用陈皮 20 g，甘草 6 g，加水 150 ml，文火煎至一半左右，过滤后加水再煎，分两次服。一般每日 1 剂，严重者可每日 2 剂（分 4 次服）。共治 88 例，绝大部分在发病后 1～2 日内接受治疗。结果除 3 例脓肿者行切开引流术外，余 85 例全部治愈，平均治愈时间为 2 日。服 1～2 剂治愈者 67 例，服 3～5 剂治愈者 18 例，平均为 2 剂。

【各家论述】 1.《日用本草》："惟广东出者为上，余皆次之，多年者更妙。"

2.《纲目》："橘皮，苦能泻能燥，辛能散，温能和。其治百病，总是取其理气燥湿之功，同补药则补，同泻药则泻，同升药则升，同降药则降。脾乃元气之母，肺乃摄气之籥，故橘皮为二经气分之药，但随所配而补泻升降也。"洁古张氏云：陈皮、枳壳，利其气而痰自下，盖此义也。同杏仁治大肠气闷，同桃仁治大肠血闷，皆取其通滞也。按方勺《泊宅编》云：橘皮宽膈降气、消痰饮极有殊功。他药贵新，惟此贵陈。

3.《理虚元鉴》："若杂症之有胸膈气滞，皆由于寒湿侵胃，故用陈皮之辛以利之，诚为至当。乃世医不察虚劳、杂症之分，但见胸口气滞，辄以陈皮理气，不知陈皮味辛而性燥，辛能耗肺气之清纯，燥能动阴虚之相火，本以理气，气反伤矣。惟清金之久，化源初动，脾气未健，胃口渐觉涎多，可少加陈皮以快之，使中宫一清，未为不可。又或时气偶来，脾虚濡泻，亦可暂用数剂，以清理之，然亦须去病则已，不宜常用。"

4.《本草正》：陈皮，气实痰滞必用。留白者微甘而性缓，去白者用辛而性速。

5.《本草崇原》：按上古诸方，止曰橘皮个用不切，并无去白之说，李东垣不参经义，不体物性，承雷敩炮制，谓留白则理脾健胃，去白则消痰止嗽。后人习以为法，每以橘红治虚劳咳嗽……若去其白，其味但辛，止行皮毛，风寒咳嗽，似乎相宜，虚劳不足，益辛散矣。

2460 陈仓米 chén cāng mǐ 《食性本草》

【异名】 陈廪米(《别录》),陈米(《百一选方》),火米、老米、红粟(《纲目》)。

【基原】 为禾本科稻属植物稻经加工储存年久的粳米。

【原植物】 参见"粳米"条。

【药性】 甘、淡,平。归脾、胃、大肠经。

1.《别录》:"味咸、酸,温,无毒。"

2.《千金方》:"味咸、酸,微寒。"

3.《宝庆本草折衷》:"味咸、酸、苦,平。"

4.《医学入门》:"咸、酸、涩,温。"

5.《得宜本草》:"人手阳明经。"

6.《本草从新》:"甘、淡,平。"

7.《本草求真》:"人胃,兼入心、脾。"

8.《本草述钩元》:"味淡咸酸,其性多凉,炒食则温。"

【功用主治】 调肠胃,利小便,除烦渴。主治脾胃虚弱,食少吐泻,噤口痢,烦渴。

1.《别录》:"主下气,除烦渴,调胃,止泻。"

2.《食疗本草》:"炊作干饭食之,止痢;又补中益气,坚筋,通血脉,起阳道。北人炊之于瓮中,水浸令酸,食之暖五脏六腑气。久陈者蒸作饭和醋封毒肿。又研服之,去卒心痛,粳米汁主心痛,止渴,断热毒痢。"

3.《食性本草》:"平胃口,止泄泻,暖脾去惫气。"

4.《日华子》:"补五脏,涩肠胃。"

5.《日用本草》:"平胃宽中,下气消食,除烦止痢,多食易饥。"

6.《本草药性大全》:"调脾胃,疏血,易消化,多滋润,竟解渴烦,开胃进食。"

7.《医学入门》:"调胃缓脾,消食涩肠。"

8.《纲目》:"调肠胃,利小便,止渴除热。"

9.《得宜本草》:"治脾虚泄泻,胃反噎塞。"

【用法用量】 内服:煎汤;或入丸、散。

【宜忌】 《本草拾遗》:"和马肉食之发痼疾。"

【选方】 1. 治脾胃虚弱,不进饮食,翻胃不食 陈仓米一升(用黄土炒,米熟去土不用),白豆蔻仁二两,丁香一两,缩砂仁二两。共为细末,用生姜自然汁,为丸,如梧桐子大。每服百丸,食后用淡姜汤送下。(《济生续方》太仓丸)

2. 治暑月吐泻 陈仓米二升,麦芽四两,黄连四两(切)。同蒸熟,焙,研为末,水丸梧子大。每服百丸,白汤送下。(《纲目》)

3. 治吐痢后大渴,饮水不止 陈仓米(水淘净)二合,用水二盏,煎至一盏,去滓,空心温服,晚食前再煎服。(《圣济总录》陈米汤)

4. 治小腹冷气积聚,结成冷痢,日夜三四十行 仓粳米半升(净淘、干漉),薤白一握(去青切细),羊脂一升(熬),豆豉三升(以水一升,煎取五升,澄清)。上四味,先以羊脂煎薤白令黄,并米内豉汁中煎,取四升,旦空腹温服一升,如行十里,更进一升,得快痢止,若痢不止,更服如前,痢后进粳米豉粥。若复作,更服一剂。(《千金方》仓米汤)

5. 治食积、茶积,饮食减少,面黄腹痛 陈仓米半升,用巴豆七粒去壳,同米炒令赤色,去巴豆不用。上为细末,好醋和丸,如豌豆大。每服二十丸,食后,淡姜汤下。(《济生方》脾积丸)

6. 治肺痈 陈仓米半升煮,入陈芥卤半碗,煮数沸,食数顿。(《何氏济生论》)

【各家论述】 1.《纲目》:"陈仓米煮汁不浑,初时气味俱尽,故冲淡可以养胃,古人多以煮汁煎药,亦取其调肠胃,利小便,去湿热之功也。《千金方》治洞注下利,炒此米研末饮服者,亦取此义。《日华子》谓其涩肠胃,寇氏谓其冷利,皆非中论。"

2.《本草述》:"五谷为养,而更取其陈者,谓其气味俱尽,还归于淡。淡乃五味之主,可以养胃气,且淡能渗湿,即化滞热,是又可以裕脾阴。故方书中疗滞下噤口有仓廪汤,因胃气虚而热乘之,故用参、苓,乃以羌、独、柴胡升达胃气,并散其毒气,必入陈米养脾阴,使不为热毒所并。又吐利后大渴不止,独以陈仓米汤疗之。是二者足征其于脾胃之阴气大有裨也。正言其养胃者,殊未亲切,试思下多则亡阴,而兹味之主治,在泻利居多,犹得泛然以养胃为其功乎哉?"

3.《本草求真》:"陈仓米,即米多年陈积于仓而未用者也。凡米存积未久,则性仍旧未革,煮汁则胶粘不爽,食亦壅滞不消。至于热病将愈,胃气未复,犹忌食物恋膈,热与食郁,而烦以生,必得冲淡甘平以为调剂,则胃乃适。陈米津液既枯,气味亦变,服此正能养胃,除湿去烦,是以古人载此,既有煮汁养胃之功,复有祛湿除烦之力。一切恶疮百药不效者,用此作饭成团,火煅存性,麻油腻粉调敷,可知冲淡和平,力虽稍逊,而功则大,未可忽也。"

2461 陈壶卢瓢 chén hú lú piáo 《纲目》

【异名】 旧壶卢瓢(《海上方》),破瓢(《孙天仁集效方》),败瓢(《纲目》),败瓠(《食物本草会纂》),葫芦壳(《药材学》),葫芦瓢(南药《中草药学》),陈瓠壳(《福建药物志》)。

【基原】 为葫芦科葫芦属植物葫芦、瓠瓜和小葫芦的老熟果实或果壳。

【原植物】 参见"壶卢"、"苦壶卢"条。

【采收加工】 葫芦和瓠瓜:秋末冬初采取老熟果实,切开,除去瓤心种子,打碎,晒干。小葫芦:秋季采取外壳呈黄色的老熟果实,用瓷片刮去外层薄皮后晒干。

【药材】 陈壶卢瓢 *Lagenariae Fructus* 主产于江苏、浙江、安徽、山东等地。

性状 葫芦 果实呈哑铃状,中部缢细,上部和下部膨大。下部小,卵形,连于果柄;上部大,类球形,顶端有花柱基。表面黄棕色,较光滑。质坚硬。气微,味淡。

瓠瓜 多为破碎的果壳块片,形状不规则,大小不一,厚4~7 mm。外表面淡黄色,较光滑;内表面黄白色。质坚硬。

小葫芦 果实较小,长8~10 cm。

鉴别 (1) 粉末特征:灰黄色。木化薄壁细胞成片,多破碎,完整者呈类多角形、类圆形、长方形或不规则形,有时可见数个纹孔相集成圆形纹孔域。石细胞黄色,多成群,长椭圆形、三角状、不规则形,壁厚,纹孔孔沟明显。螺纹导管木化。

(2) 取本品粉末1 g,加水适量并加热提取,滤过,取滤液1 ml,加入新鲜配制的碱性酒石酸铜试液5滴,在沸水浴中加热,溶液由绿色变为红棕色,静置后有红棕色沉淀产生(检查糖类)。

(3) 取本品粉末1 g,加50%乙醇10 ml,浸约2小时,滤过,滤液滴于滤纸上,喷茚三酮试液,烘后即显紫红色斑点(检查氨基酸)。

(4) 取本品粉末0.5 g,加乙醇20 ml,置水浴上温浸30分钟,滤过,滤液置蒸发皿中蒸干,加5%磷钼酸乙醇液2滴,烘烤后显深蓝色(检查葫芦素)。

【成分】 瓢含黄酮类:芹菜素(apigenin),异荭草素(isoorilentin),异牡荆素(isoritexin),肥皂草苷(saponarin),7, 4′-二葡萄糖基-6-*L*-葡萄糖苷(7, 4′-diglucosyl-6-*L*-glucoside)。

【药性】 甘、苦,平。

1.《纲目》:"苦,平,无毒。"

2.《饮片新参》:"淡,平。"

3.《药材学》:"性平、滑,味甘。入心、小肠二经。"

【功用主治】 利水消肿。主治水肿,黄疸,臌胀,便血,崩漏。

1.《纲目》:"消胀杀虫,治痔漏下血,崩中,带下赤白。"

2.《饮片新参》:"利水,消皮肤肿胀。"

3.《陕西中药志》:"主治各种水肿,消渴,小便淋痛,痈肿恶疮等症。"

4.《四川中药志》1982年版:"清热除烦。用于黄疸,口舌生疮,心热烦躁。"

5.《福建药物志》:"润肺止渴。"

【用法用量】 内服:煎汤,10～30 g;或烧存性研末。外用:烧存性研末调敷。

【宜忌】《药材学》:"凡多食令人吐利,虚寒滑泄者禁用。"

【选方】 1. 治水肿　陈瓠壳60 g,红糖30 g。水煎,饭前服。(《福建药物志》)

2. 治中满臌胀　用三五年陈壶卢瓢一个,以糯米一斗作酒,待熟,以瓢于炭火上炙热,入酒浸之,如此三五次,将瓢烧存性,研末。每服三钱,酒下,神效。(《余居士选奇方》)

3. 治热淋,小便短赤　葫芦壳30 g,金钱草12 g,石韦12 g,薏苡根12 g。水煎服。

4. 治口舌生疮,心热烦躁　葫芦壳30 g,水蜡烛根12 g,水灯心12 g。水煎服。(3、4方出自《四川中药志》1982年版)

5. 治大便下血　败瓢(烧存性)、黄连等分研末。每空心温酒服二钱。(《纲目》引《简便方》)

6. 治赤白崩中　旧壶卢瓢(炒存性)、莲房(煅存性)等分。研末。每服二钱,热水调服。三服,有汗为度,即止。甚者五服止,最妙。忌房事、发物、生冷。(《纲目》引《海上方》)

7. 治胎动不安　葫芦瓜壳10 g,益母草10 g。水煎服。(《湖南药物志》)

8. 治汤火伤灼　旧壶卢瓢烧灰,敷之。(《濒湖集简方》)

2462 陈冬菜卤汁 chén dōng cài lǔ zhī (《纲目拾遗》)

【基原】 为盐腌十字花科芸薹属植物青菜的陈年卤汁。

【原植物】 参见"菘菜"条。

【药性】 咸,寒。

【功用主治】 清肺火痰嗽,解咽喉肿痛。

2463 陈芥菜卤汁 chén jiè cài lǔ zhī (《纲目拾遗》)

【异名】 腌芥卤(《随息居饮食谱》)。

【基原】 为十字花科芸薹属植物芥菜的陈年卤汁。

【原植物】 参见"芥菜"条。

【药性】《纲目拾遗》:"味咸,性凉。"

【功用主治】 清肺利咽,祛痰排脓。主治肺痈喘胀,咳痰脓血腥臭,及咽喉肿痛。

1.《纲目拾遗》:"下痰,清热,定嗽。治肺痈喘胀,用陈久色如泉水(者),缓呷之。"

2.《随息居饮食谱》:"为肺痈、喉证神药。"

【用法用量】 内服:炖温,每次30～100 ml,日3～4次。

【各家论述】《本草经疏》:"治肺痈,用百年芥菜卤久窨地中者,饮数匙立效。其义以芥菜辛温,得盐水久窨之气,变为辛寒,辛寒能散痰热,芥菜主通肺气,所以治肺痈,真良法也。"

2464 附子 fù zǐ (《本经》)

【基原】 为毛茛科乌头属植物乌头(栽培品)的侧根(子根)。

【原植物】 参见"川乌头"条。

【采收加工】 6月下旬至8月上旬挖出全株,摘取子根(附子),即是泥附子,需立即加工。其加工品有下列几种:① 选择个大、均匀的泥附子,洗净,浸入食用胆巴的水溶液中,过夜,再加食盐,继续浸泡,每日取出晒晾,并逐渐延长晒晾时间,直到表面出现大量结晶盐粒(盐霜)、质地变硬为止,习称"盐附子"。② 取泥附子,洗净,浸入食用胆巴的水溶液中数日,连同浸液煮至透心,捞出,水漂,纵切成约5 mm的厚片,再用水浸漂,用调色液使附片染成浓茶色,取出,蒸到出现油面、光泽后,烘至半干,再晒干或继续烘干,习称"黑顺片"。③ 选择大小均匀的泥附子,洗净,浸入食用胆巴的水溶液中数日,连同浸液煮至透心,捞出,剥去外皮,纵切成约3 mm的薄片,用水浸漂,取出,蒸透,晒至半干,以硫黄熏后晒干,习称"白附片"。

【药材】 附子 *Aconiti Lateralis Radix Preparata* 主产于四川、陕西。

商品规格　分盐附子、黑顺片、白附片三种规格,各分不同等级。

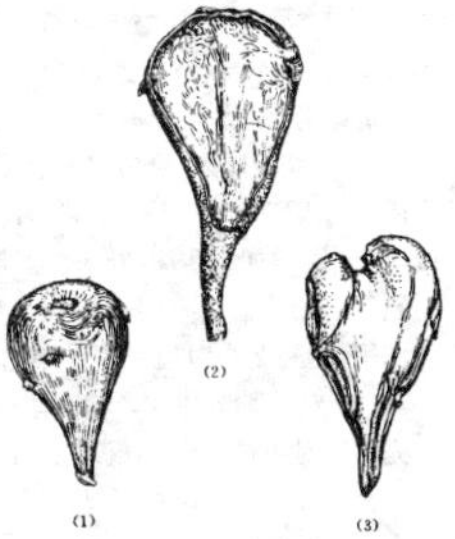

附子(侧根)外形
(1) 盐附子　(2) 黑顺片　(3) 白附片

性状　盐附子　呈圆锥形,长4～7 cm,直径3～5 cm。表面灰黑色,被盐霜,顶端有凹陷的芽痕,周围有瘤状突起的支根或支根痕。体重。横切面灰褐色,可见充满盐霜的小空隙及多角形的形成层环纹,环纹内侧筋脉(导管束)排列不整齐。气微,味咸而麻,刺舌。

黑顺片　为纵切片,上宽下窄,长1.7～5 cm,宽0.9～3 cm,厚2～5 mm。外皮黑褐色,切面暗黄色,油润具光泽,半透明状,并有纵向筋脉(导管束)。质硬而脆,断面角质样。气微,味淡。

白附片　为纵切片,无外皮,黄白色,半透明,厚约3 mm。

鉴别　(1) 乌头(侧根)横切面:后生皮层最外为1列黄色木栓化细胞,其余为8～9列扁缩的细胞,壁黄色,木栓化,有少数石细胞散在,内皮层细胞较小。韧皮部占大部分,细胞中含淀粉粒,散有小形筛管群;偶见1至数个异型维管束。形成层环略呈五至七角形。木质部通常位于形成层角隅的内侧,导管略呈"V"形或放射状排列;木薄壁组织较发达。髓部薄壁细胞含淀粉粒。

粉末特征:灰黄白色。淀粉粒极多,单粒类球形或圆多角形,少数长圆形,脐点呈点状、十字状、人字状;复粒由2～7粒或更多复合而成。后生皮层碎片少见,表面观呈多角形,垂周壁不均匀增厚,有的呈瘤状突入细胞腔,胞腔内含棕色物。石细胞少见,散在,纹孔明显。导管具缘纹孔及网纹。制附片主要为含糊化淀粉粒的薄壁组织碎片。

(2) 紫外光谱:取黑顺片或白附片粗粉4 g,加乙醚30 ml与氨试液5 ml,振摇20分钟,滤过。滤液置分液漏斗中,加硫酸液(0.25 mol/L)20 ml,振摇提取,分取酸液,用分光光度法测定,在231 nm和274 nm波长处有最大吸收。

品质标志　《中华人民共和国药典》2010年版规定:用液相色谱法检查乌头碱限量,本品含双酯型生物碱以新乌头碱($C_{33}H_{45}NO_{11}$)、次乌头碱($C_{33}H_{45}NO_{10}$)和乌头碱($C_{34}H_{47}NO_{11}$)的总量计,不得过0.020%;照高效液相色谱法测定,按干燥品计算,含苯甲酰新乌头原碱($C_{31}H_{43}NO_{10}$)、苯甲酰乌头原碱($C_{32}H_{45}NO_{10}$)和苯甲酰次乌头原碱($C_{31}H_{43}NO_9$)的总量,不得少于0.010%。

【成分】 附子含生物碱类:乌头碱(aconitine),新乌头碱即中乌头碱(mesaconitine),次乌头碱(hypaconitine),塔拉乌头胺(talatisamine)和乌胺(higeramine)即是消旋去甲基衡州乌药碱(demethylcoclaurine),棍掌碱氯化物(coryneine chloride),异飞燕草碱(isodelphinine),苯甲酰新乌头原碱(benzoyl mesaconine),苯甲酰乌头原碱(benzoyl aconitine),苯甲酰次乌头原碱(benzol hapaconitine),新乌宁碱(neoline),附子宁碱(fuziline),北乌头碱(beiwutine),多根乌头碱(karakoline),去氧乌头碱(deoxyaconitine),附子亭碱(fuzitine),准噶尔乌头碱(songorine),尿嘧啶(uracil),江油乌头碱(jiangyouaconitine),新江油乌头碱(neojiangyouaconitine),去甲猪毛菜碱(salsolinol),aldohypaconitine等。

【药理】 1. 对心血管系统的影响　(1) 强心作用　附子煎剂、久煎煎剂、水溶性部分等对蛙、蟾蜍及温血动物心脏,不论是正常状态或处于衰竭状态均有明显强心作用。附子的强心成分主要有消旋去甲基乌药碱、棍掌碱氯化物、去甲猪毛菜碱等。消旋去甲基乌药碱在附子中含量甚少，但活性很强，将其稀释至 10^{-9} 即可使离体蟾蜍心脏收缩增强，$10^{-8}\sim5\times10^{-6}$ 则可使其收缩幅度增加 22%～98%，心排血量增加 15%～80%。对于温血动物心脏，如兔、豚鼠、犬等也有明显强心作用。静注0.5 mg/kg使兔心收缩力增加 51.6%，麻醉犬和豚鼠每分钟2 μg/kg静注，可使左心室内压(LVP)增加 12%和 58%，左室内压最大上升速率($LVdp/dt_{max}$)分别增加 73%和 26%。血清药理学方法也证明，口服附子粗制剂后动物血清有明显增强心肌收缩力和加快心肌收缩速度的作用，给药 2 小时后血清作用达高峰。

(2) 对心脏节律的影响　附子正丁醇提取物、乙醇提取物及水提物均对氯仿所致小鼠室颤有预防作用。其中尤以水提物作用最为明显。乌头碱给予达一定剂量均可引起多种温血动物心律失常，随剂量增大，先后出现心动过缓、心动过速、室性期外收缩、室性心动过速、室颤，直至心跳停止。不含乌头碱的附子水溶性部分无论灌服或静注均可对抗乌头碱所致大鼠心律失常，并迅速扭转已发生的心律失常。

(3) 抗心肌缺血缺氧作用　附子注射液可显著提高小鼠耐缺氧能力，拮抗垂体后叶素所致大鼠心肌缺血缺氧及心律失常，减少麻醉开胸犬的急性心肌缺血性损伤。附子的这一作用与其能降低心肌耗氧量，增加缺血心肌供血供氧有关。

(4) 对血压和血管的影响　附子对血压的影响报道不一，此可能与实验样品制备方法及动物模型不同有关。对于二肾一夹型高血压大鼠血压，附子可增高之；而对肾上腺皮质再生型高血压大鼠，附桂却降低其血压，并改善胸主动脉内膜的高血压性损害。

(5) 抗休克作用　附子对多种休克有明显防治效果。如对猫的内毒素性休克，附子水溶性部分可减慢其血压降低、心率减慢、心收缩力减弱等变化，使血压、左心室收缩压力(LVP)及左心室压力上升最大速率($LVdp/dt_{max}$)的下降程度明显改善，并显著延长休克动物生存时间。

2. 对血液系统的影响　曾有研究表明：在体外附子可促进血小板聚集，促进血凝，静注也见血小板聚集性增强。但另有研究附子煎剂灌服能明显延长凝血酶原消耗时间、白陶土部分凝血活酶时间，还能使血栓形成时间延长，表明有抑制凝血功能和抗血栓形成作用。附子水煎剂能使大鼠在冰水应激状态下内源性儿茶酚胺分泌增加所致血小板聚集造成心肌损伤有一定的保护作用，并能使心肌细胞结合膜的异常变化得到一定的恢复。

3. 抗炎作用　附子有显著的抗炎作用，能抑制蛋清、角叉菜胶、甲醛等所致大鼠足跖肿胀，抑制醋酸所致毛细血管通透性亢进，抑制肉芽肿形成及佐剂性关节炎，不同的附子制剂抗炎作用略有不同。附子抗炎作用的主要有效成分被认为是乌头碱类化合物，对于巴豆油所致小鼠耳肿胀，乌头碱的半数抑制剂量(ID_{50})为 0.07 mg/kg，较吲哚美辛强得多，0.05 mg/kg 腹腔注射对蛋清、角叉菜胶、甲醛等所致大鼠足跖肿胀即有显著抗炎效果。中乌头碱的作用与乌头碱相似，而次乌头碱的抗炎作用强度仅为乌头碱的 1/5～1/8。

4. 对中枢神经系统的影响　新乌头碱和乌头碱分别对腹腔注射醋酸所致小鼠及电流刺激尾部所致大鼠的疼痛反应有明显镇痛作用。新乌头碱、次乌头碱也有镇痛作用，前者作用较乌头碱强 2 倍，后者则弱于乌头碱。此外，3-乙酰乌头碱也有一定的镇痛活性。生附子还有一定中枢镇静作用，可减少小鼠自发活动，延长环己巴比妥钠所致麻醉时间，在附子所含成分中，乌头碱也有镇静作用。

5. 对外周神经的影响　乌头碱、3-乙酰乌头碱等均具有局部麻醉作用。消旋去甲基乌药碱为部分 β 受体激动剂，并可阻断 α_1 受体而激动 α_2 受体。

6. 对免疫功能的影响　附子注射液皮下注射，可明显促进绵羊红细胞免疫所致小鼠脾脏抗体形成细胞数增加及血清抗体的生成，并提高豚鼠血清补体含量，可使玫瑰花结形成细胞数及 T 淋巴细胞转化率明显增加。

7. 抑瘤作用　附子粗多糖和酸性多糖对 H_{22} 荷瘤小鼠肿瘤有显著的抑瘤作用，灌胃给药的抑瘤率分别为 45.30% 和 59.36%，腹腔给药的抑瘤率分别为 49.65%和 69.28%。两种多糖对 S_{180} 荷瘤小鼠肿瘤也有较显著的抑制作用。附子多糖对 S_{180} 和 H_{22} 荷瘤小鼠有延长存活时间的作用。两种多糖均明显增大了小鼠脾脏的重量，提高了荷瘤小鼠的淋巴细胞转化能力和 NK 细胞活性，提高了抑癌基因 p_{53} 和 *Fas* 的表达，并且提高了肿瘤细胞凋亡率。

8. 对肠道平滑肌的影响　附子具有胆碱样、组胺样及抗肾上腺素作用，能显著兴奋离体肠管的自发性收缩，但抑制胃排空。乌头碱 1.5×10^{-6} mol/L 可明显增强离体回肠收缩。中乌头碱在低浓度时能使胆碱能神经末梢释放乙酰胆碱而使肠管收缩。

9. 体内过程　以急性毒性为指标测得腹腔注射附子煎剂的药动学符合二室模型，分布相半衰期为 1.15 小时，消除相半衰期为 17 小时，血药浓度-时间曲线下面积(*AUC*)为每小时 142.7 g/kg。

毒性　附子毒性受多种原因的影响而有很大差异，如产地、采收加工、炮制、水煎时间等，凡影响附子乌头碱类生物碱含量的因素均可影响其毒性。乌头碱给小鼠灌服、皮下注射、腹腔注射或静注的 LD_{50} 为 1.8、0.295、0.3～0.38、0.12～0.27 mg/kg，大鼠静注的最小致死量为 0.102 mg/kg，蛙、兔、豚鼠的 LD_{50} 分别为 0.075～1.65、0.04～0.05、0.06～0.12 mg/kg。中乌头碱小鼠灌服、皮下注射、腹腔注射和静注的 LD_{50} 分别为 1.9、0.2～0.26、0.21～0.30、0.1～0.13 mg/kg，而次乌头碱则分别为 5.8、1.19、1.10 mg/kg 和 0.47 mg/kg。

【炮制】 黑顺片、白附片均可直接入药。

1. 淡附片　取净盐附子，用清水浸漂，每日换水 2～3 次，至盐分漂尽，与甘草、黑豆共煮透心，至切开后口尝无麻舌感时取出，除去甘草、黑豆，切薄片，干燥。每盐附子 100 kg，用甘草 5 kg，黑豆 10 kg。淡附片作用缓和，毒性较低。

2. 炮附片　取净河砂置锅内，用武火炒热，加入附片，拌炒至鼓起、微变色时取出，筛去河砂，放凉。炮附片毒性低，质疏脆，可直接供丸散剂配方用。

饮片性状　黑顺片、白附片参见“药材”项。炮附片形如白附片，色泽加深，质疏脆，略鼓起。淡附片为纵切薄片，表面灰白色，质硬脆。气微、味淡，无麻舌感。

贮干燥容器内，置通风干燥处。防潮。

【药性】 辛、甘，热，有毒。归心、肾、脾经。

1.《本经》：“味辛，温。”

2.《吴普本草》：“岐伯、雷公：甘，有毒。李氏：苦，有毒，大温。”

3.《别录》：“味甘，大热，有大毒。”

4.《医学启源》：“气热，味大辛，其性走而不守。通行诸经引用药也。”

5.《汤液本草》：“入手少阳经三焦、命门之剂。”

6.《本草经解》：“入足厥阴肝经、足少阴肾经、手太阴肺经。”

7.《本草再新》：“入心、肝、肾三经。”

【功用主治】 回阳救逆，散寒除湿。主治阴盛格阳，大汗亡阳，吐泻厥逆，心腹冷痛，冷痢，脚气水肿，风寒湿痹，阴疽疮漏及一切沉寒痼冷之疾。

1.《本经》：“主风寒咳逆邪气，温中，金疮，破癥坚积聚，血瘕，寒湿踒躄，拘挛膝痛，不能行步。”

2.《别录》：“脚疼冷弱，腰脊风寒，心腹冷痛，霍乱转筋，下痢赤白，坚肌骨，强阴。又堕胎，为百药长。”

3.《本草拾遗》：“醋浸削如小指，内耳中去聋，去皮炮令坼，以蜜涂上炙之，令蜜入内，含之勿咽其汁，主喉痹。”

4. 张洁古：“温暖脾胃，除脾湿肾寒，补下焦之阳虚。”（引自《纲目》）

5.《医学启源》：“《主治秘要》云，其用有三：去脏腑沉寒一也；补助阳气不足二也；温暖脾胃三也。”

6. 李东垣：“除脏腑沉寒，三阴厥逆，湿淫腹痛，胃寒蛔动；治经闭；补虚散壅。”（引自《纲目》）

7. 王好古：“治督脉为病，脊强而厥。”（引自《纲目》）

8.《纲目》：“治三阴伤寒，阴毒寒疝，中寒中风，痰厥气厥，柔痓癫痫，小儿慢惊，风湿麻痹，肿满脚气，头风，肾厥头痛，暴泻脱阳，久痢脾泄，寒疟瘴气，久病呕哕，反胃噎膈，痈疽不敛，久漏冷疮。合葱涕，塞耳治聋。”

9.《本草正》：“功能除表里沉寒，厥逆，寒噤，温中强阴，暖五脏，回阳气，格阳喉痹，阳虚二便不通及妇人经寒不调，小儿慢惊等证。”

【用法用量】 内服：煎汤，3～9 g，回阳救逆可用 18～30 g；或入丸、散。外用：研末调敷，或切成薄片盖在患处或穴位上，用艾炷灸之。内服宜制用，宜久煎；外用多用生品。

【宜忌】 阴虚阳盛，真热假寒及孕妇均禁服。服药时不宜饮酒，不宜以白酒为引。反半夏、瓜蒌、白蔹、白及、贝母。本品用之不当，可引起中毒，症状参见“川乌头”条。

1.《本草经集注》：“地胆为之使。恶蜈蚣。畏防风、黑豆、甘草、黄芪、人参、乌韭。”

2.《珍珠囊》：“与防风相反。”

3.《汤液本草》：“非身表凉而四肢厥者不可僭用。”

4. 王好古：“服附子以补火，必妨涸水。”（引自《纲目》）

5.《品汇精要》：“妊娠不可服。”

6.《纲目》：“畏绿豆、乌韭、童溲、犀角。忌豉汁、稷米。”

7.《本草经疏》：“误用之于阴虚内热，血液衰少，伤寒、温病、热病阳厥等证，靡不立毙。”

【选方】 1. 治吐利汗出，发热恶寒，四肢拘急，手足厥冷者　甘草二两（炙），干姜一两半，附子一枚（生用，去皮，破八片）。上三味，以水三升，煮取一升二合，去滓。分温再服。强人可大附子一枚，干姜三两。（《伤寒论》四逆汤）

2. 治阴毒伤寒，面青，四肢厥逆，腹痛身冷，一切冷气　大附子三枚（炮制，去皮、脐），为末。每服三钱，姜汁半盏，冷酒半盏，调服。良久脐下如火暖为度。（《济生方》回阳散）

3. 治漏风汗出不止　附子一两半（炮裂，去皮、脐），蜀椒（去目并闭口，炒出汗）半两，杏仁（去皮、尖、双仁，炒出汗）半两，白术二两。上四味，锉如麻豆，以水五升，煮至二升，去滓，分温四服，日三夜一。（《圣济总录》附子汤）

4. 治肾气上攻，项背不能转侧　大附子一枚（六钱以上者。炮，去皮、脐，末之），上每末二大钱，好川椒二十粒，用白面填满，水一盏半，生姜七片，同煎至七分，去椒入盐，空心服。（《本事方》椒附散）

5. 治胸痹，寒气客在胸中，郁结不散，坚满痞急　附子（炮，去皮、脐）、蓬莪术（煨）各一两，胡椒、枳实（麸炒）各半两。上为散。每服三钱，热酒调下。（《普济方》四温汤）

6. 治头痛　附子（炮）、石膏（煅）等分。为末，入脑、麝少许。茶酒下半钱。（《传家秘宝方》）

7. 治脏寒脾泄，及老人中气不足，久泄不止　肉豆蔻二两（煨熟），大附子（去皮、脐）一两五钱。为末，粥丸梧子大。每服八十丸，莲肉煎汤下。（《纲目》）

8. 治霍乱吐泻转筋　附子一枚（生），胡椒一百粒。上为末。每服半钱，浆水一小盏，煎至四分，温服。（《小儿卫生总微论方》斗门散）

9. 治休息痢及赤白痢　附子（炮裂，去皮、脐）半两，鸡子二枚（去黄取白）。上二味，先将附子捣罗为末，以鸡子白和为丸，如梧桐子大。一时倾入沸汤内，煮数沸滤出，分作两服，米饮下，空心，日午各一服。（《圣济总录》附子丸）

10. 治肠风下血久不止，大肠虚冷　附子一两（炮裂，去皮、脐），白矾一两（烧灰）。上药捣细，罗为散。每于食前以粥饮调下二钱。（《圣惠方》）

11. 治风寒流注，偏正头痛，年久不愈　大附子一个（生切片，以姜汁一盏，浸炙，再浸再炙，汁尽乃止），高良姜等分。为末。每服一钱，腊茶清调下。忌热物少时。（《三因方》必效散）

12. 治中风偏痹，经络不通，手足缓弱，臂膝酸疼　附子二枚（炮，去皮、脐），木香二钱。上药为细末。每服三钱，水一盏半，生姜十片，煎至一盏，温服，食前。（《杨氏家藏方》附香散）

13. 治湿伤肾经，腰重冷痛，小便自利　附子（炮，去皮、脐）、白术各一两，杜仲（去皮，炒丝去）半两。每服四钱，水一盏，姜七片，煎七分。空心温服。（《卫生易简方》）

14. 治溃疡气血虚寒，不能收敛　炮附子（去皮、脐），研末，以唾津和为饼。置疮口处，将艾装于饼上灸之。每日灸数次，但令微热，勿令痛。如饼干，再用唾津和做，以疮口活润为度。（《外科发挥》附子饼）

15. 治虚寒阴火之喉痹　生川附切片，涂白蜜，火炙透黑收贮。临用取如细粞一粒，口含咽津。（《外科证治全生集》）

16. 治鼻面酒皶疱及恶疮　附子二两（生，去皮、脐），川椒二合（去目），野葛半两。上件药，细锉，醋浸一宿，滤出。以猪肝半斤同煎。以附子黄为度，去滓，时涂之。（《圣惠方》）

17. 治阴虚牙痛　生附子研末，口津调敷两足心，极效。（《华佗神医秘传》）

【临床报道】 1. 治疗缓慢性心律失常　以附子Ⅰ号（消旋去甲基乌药碱）1支（含 2.5 mg）溶于 2 ml 注射用水中，加入 5%～10%葡萄糖 100～150 ml 中静脉滴注。滴速自 15～25 μg/分钟开始，逐渐加大，至出现明显作用或副作用为止，最大滴速一般在 30～60 μg/分钟。共观察 68 例，包括窦性心动过缓 39 例，窦房阻滞 6 例，交界区心律 3 例，房室传导阻滞 20 例，其中属病窦综合征者 44 例。结果显示：全部病例心率均有不同程度增加，窦性心动过缓平均增加心率 24.6 次/分钟，Ⅱ度窦房阻滞平均增加心率 18.5 次/分钟，且用药后阻滞消失。将上药 5 mg 加入 10%葡萄糖液 250 ml 中静脉滴注，2 星期为 1 个疗程。总有效率为 77%。附子Ⅰ号能使病窦综合征患者心率提高，窦房阻滞和房室传导阻滞病变改善或消失。在用药过程中均未发现室性早搏并发症的出现。

2. 治疗冻疮　用小杯倒入白酒 50 g，加入附子 10 g 浸入酒中，半小时后文火慢煎，煎沸 3 分钟后趁热用棉球蘸酒液涂于患处。每晚睡前涂搽 5 次，且每晚用后再向杯中加入少许白酒备来晚再用。治疗未溃破之冻疮 32 例，疗程 1～2 星期。痊愈 20 例，好转 10 例，无效 2 例。

【各家论述】 1. 吴绶：“附子，乃阴证要药，凡伤寒传变三阴及中寒夹阴，虽身大热而脉沉者必用之，或厥冷腹痛，脉沉细，甚则唇青囊缩者，急须用之，有退阴回阳之力，起死回生之功。近世阴证伤寒，往往疑似不敢用附子，直待阴极阳竭而用之已迟矣。且夹阴伤寒，内外皆阴，阳气顿衰，必须急用人参健脉以益其原，佐以附子温经散寒，舍此不用，将何以救之？”（引自《纲目》）

2.《纲目》：“按《王氏究原方》云：附子性重滞，温脾逐寒。川乌头性轻疏，温脾去风。若是寒疾即用附子，风疾即用川乌头。一云：凡人中风，不可先用风药及乌附。若先用气药，后用乌附乃宜也。又凡用乌附药，并宜冷服者，热因寒用也。盖阴寒在下，虚阳上浮。治之以寒，则阴气益甚而病增；治之以热，则拒格而不纳。

热药冷饮，下嗌之后，冷体既消，热性便发，而病气随愈。不违其情而致大益，此反治之妙也。昔张仲景治寒疝内结，用蜜煎乌头。《近效方》治喉痹，用蜜炙附子，含之咽汁。朱丹溪治疝气，用乌头、栀子。并热因寒用也。乌附毒药，非危病不用，而补药中少加引导，其功甚捷。有人才服钱匕即发燥不堪，而昔人补剂用为常药，岂古今运气不同耶？荆府都昌王，体瘦而冷，无他病。日以附子煎汤饮，兼嚼硫黄，如此数岁。蕲州卫张百户，平生服鹿茸附子药，至八十余，康健倍常。宋张杲《医说》载：赵知府耽酒色，每日煎干姜熟附汤吞硫黄金液丹百粒，乃能健啖，否则倦弱不支，寿至九十。他人服一粒即为害。若此数人，皆其脏腑禀赋之偏，服之有益无害，不可以常理概论也。又《琐碎录》言：滑台风土极寒，民啖附子如啖芋栗。此则地气使然尔。"

3.《本草经读》："附子味辛气温，火性迅发，无所不到，故为回阳救逆第一品药。《本经》云：风寒咳逆邪气，是寒邪之逆于上焦也；寒湿踒躄、拘挛、膝痛、不能行步，是寒邪着于下焦筋骨也；癥坚积聚血瘕，是寒气凝结，血滞于中也。考《大观本草》，咳逆邪气句下，有温中金疮四字，以中寒得暖而温，血肉得暖而合也。大意上而心肺，下而肝肾，中而脾胃，以及血肉筋骨营卫，因寒湿而病者，无有不宜。即阳气不足，寒气内生，大汗、大泻、大喘、中风、卒倒等症，亦必仗此大气大力之品，方可挽回。此《本经》言外意也。误药大汗不止为亡阳，仲景用四逆汤、真武汤等法以迎之。吐利厥冷为亡阳，仲景用通脉四逆汤、姜附汤以救之。且太阳之标阳，外呈而发热，附子能使之交于少阴而热已；少阴之神机病，附子能使自下而上而脉生，周行通达而厥愈。合苦甘之芍、草而补虚，合苦淡之苓、芍而温固……仲景用附子之温有二法：杂于苓、芍、甘草中，杂于地黄、泽泻中，如冬日可爱，补虚法也；佐以姜、桂之热，佐以麻、辛之雄，如夏日可畏，救阳法也。用附子之辛，亦有三法：桂枝附子汤、桂枝附子去桂加白术汤、甘草附子汤，辛燥以祛除风湿也；附子汤、芍药甘草附子汤，辛润以温补水脏也；若白通汤、通脉四逆汤加人尿猪胆汁，则取西方秋收之气，保复元阳，则有大封大固之妙矣。"

4.《本草正义》："附子，本是辛温大热，其性善走，故为通行十二经纯阳之要药。外则达皮毛而除表寒，里则达下元而温痼冷，彻内彻外，凡三焦经络，诸脏诸腑，果有真寒，无不可治。但生者尤烈，如其群阴用事，汩没真阳，地加于天，仓猝暴病之肢冷肤清，脉微欲绝，或上吐下泻，澄澈清冷者，非生用不为功。而其他寒症之尚可缓缓图功者，则皆宜用炮制，较为驯良。惟此物善腐，市肆中皆是盐制之药，而又浸之水中，去净咸味，实则辛温气味，既一制于盐之咸，复再制于水之浸，久久炮制，真性几于尽失，故用明附片者，必以干姜、吴萸等相助为理，方有功用，独以钱许，其力甚缓。寿颐尝于临症之余，实地体验，附片二钱，尚不如桂枝三五分之易于桴应，盖真性久已淘汰，所存者寡矣。是以苟遇大症，非用至一二钱，不能有效，甚者必三五钱，非敢孟浪从事，实缘物理之真，自有非此不可之势。若用生附，或兼用乌头、草乌，终嫌毒气太烈，非敢操必胜之券矣。"

5.《衷中参西录》："附子、肉桂，皆气味辛热，能补助元阳，然至元阳将绝，或浮越脱陷之时，则宜用附子而不宜用肉桂。诚以附子但味厚，肉桂则气味俱厚，补益之中实兼有走散之力，非救危扶颠之大药。观仲景《伤寒论》少阴诸方，用附子而不用肉桂可知也。"

2465 **附地菜** fù dì cài
（《植物名实图考》）

【异名】 鸡肠草（《别录》），鸡肠（《本草经集注》），搓不死、豆瓣子棵（《山东经济植物》），地胡椒（《贵州草药》），伏地菜（《全国中草药汇编》），伏地草、山苦菜（《福建药物志》），地瓜香（《长白山植物药志》）。

【基原】 为紫草科附地菜属植物附地菜的全草。

【原植物】 附地菜 *Trigonotis peduncularis*（Trev.）Benth.［*Myosotis peduncularis* Trev.；*M. chinensis* DC.］

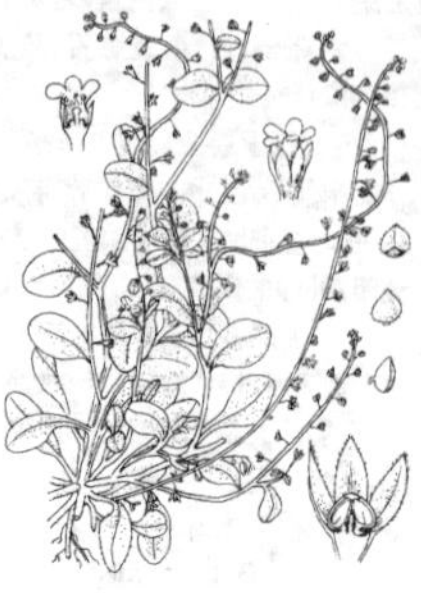
附地菜

一年生草本，高5～30 cm。茎基部略呈淡紫色，通常自基部分枝，纤细，直立或斜升，具平伏细毛。单叶互生；下部叶无柄，上部叶具短柄或长柄；叶片匙形、椭圆形或长圆形，长2～5 cm，宽5～20 mm，先端圆钝或尖锐，基部宽楔形或渐狭，两面均具糙伏毛。聚伞花序成总状，顶生，幼时卷曲，后渐次伸长，长5～20 cm；花小，通常生于花序的一侧；叶状苞片2～3；花梗短，花后延长；花萼5深裂，裂片卵形；花冠蓝色，稀紫色或白色，5裂，裂片倒卵形，平展，喉部具5枚白色或带黄色附属物；花冠筒与花冠裂片等长；雄蕊5，内藏，着生在花冠筒上部，不伸出花冠外；雌蕊1，子房4深裂，花柱基生，柱头头状。小坚果4，斜三棱锥状四面体形，黑色有光泽，表面具细毛，有短柄，背面具3锐棱。花期4～6月，果期7～9月。

生于田野、路旁、荒草地或丘陵林缘、灌木林间。分布于华北、东北、华东、西南及广东、广西、西藏、陕西、新疆等地。

【采收加工】 6月采收，鲜用或晒干。

【成分】 附地菜的花含黄酮类：飞燕草素-3，5-二葡萄糖苷（delphinidin-3，5-diglucoside）。

地上部分含有挥发油，其中含有74种成分，包括：21种脂肪酸，20种醇，14种碳氢化合物，12种羰基化合物等。内有牻牛儿醇（geraniol），α-松油醇（α-terpineol），萜类化合物等。

【药性】 苦、辛，平。

1.《别录》："微寒。"

2.《药性论》："苦。"

3.《食疗本草》："温。"

4.《纲目》："微辛苦，平，无毒。"

5.《贵州草药》："性温，味辛。"

【功用主治】 健胃止痛，解毒消肿，摄小便。主治胃痛吐酸，手脚麻木，遗尿，热毒痈肿，湿疮。

1.《别录》："主毒肿，止小便利。"

2.《本草经集注》："疗蠼螋溺。"

3.《药性论》："洗手足水烂，主遗尿。"

4.《食疗本草》："作灰和盐，疗一切疮，及风丹遍身如枣大痒痛者，捣封上，日五六易之。亦可生食，煮作菜食益人，去脂膏毒气。又烧敷疳䘌。亦疗小儿赤白痢，可取汁一合，和蜜服之甚良。"

5.《贵州草药》："驱风，镇痛。"

6.《全国中草药汇编》："温中健胃，消肿止痛，止血。"

【用法用量】 内服：煎汤，15～30 g，或研末服。外用：捣敷；或研末擦。

【选方】 1. 治胃痛吐酸吐血　附地菜3～6 g，煎服；研粉冲服0.9～1.5 g。（《全国中草药汇编》）

2. 止小便利　鸡肠草一斤。于豆豉汁中煮，调和作羹食之，作粥亦得。（《食医心镜》）

3. 治热肿　鸡肠草敷。（《补缺肘后方》）

4. 治气淋，小腹胀，满闷　石韦（去毛）一两，鸡肠草一两。上件药，捣碎，煎取一盏半，去滓，食前分为三服。（《圣惠方》）

5. 治风热牙痛，浮肿发歇，元脏气虚，小儿疳积　鸡肠草、旱莲草、细辛等分。为末，每日擦三次。（《普济方》去痛散）

6. 治手脚麻木　地胡椒 60 g。泡酒服。

7. 治胸肋骨痛　地胡椒 30 g。煎水服。(6、7 方出自《贵州草药》)

2466 忍冬藤 rěn dōng téng (《本草经集注》)

【异名】 老翁须、金钗股、大薜荔、水杨藤、千金藤(《苏沈良方》),鸳鸯草(《墨庄漫录》),鹭鸶藤(《履巉岩本草》),忍寒草(《洪氏集验方》),通灵草、蜜桶藤(《造化指南》),金银花藤(《丹溪心法》),忍冬草(《证治要诀》),左缠藤(《余居士选奇方》),金银藤(《乾坤秘韫》),金银花杆(《滇南本草》),过冬藤(《本草药性大全》),甜藤(《本草述》),右篆藤(《分类草药性》),右旋藤(《贵州民间方药集》),二花秧、银花秧(《河南中药手册》)。

【基原】 为忍冬科忍冬属植物忍冬、华南忍冬、菰腺忍冬、黄褐毛忍冬等的茎枝。

【原植物】 参见"金银花"条。

【采收加工】 秋、冬两季割取,捆成束或卷成团,晒干。

【药材】 忍冬藤 *Lonicerae Caulis*　主产于浙江、四川、江苏、河南、山东、广西等地。以浙江产量最大,江苏产的质量最佳。

性状　本品常捆成束或卷成团。茎枝呈长圆柱形,多分枝,常缠绕成束,直径 1.5～6 mm。表面棕红色至暗棕色,有的灰绿色,光滑或被茸毛;外皮易剥落。枝上多节,节间长 6～9 cm,有残叶及叶痕。质脆,易折断,断面黄白色,中空。无臭,老枝味微苦,嫩枝味淡。

鉴别　细枝横切面:表皮细胞 1 列;单细胞非腺毛壁厚,有疣状突起;腺毛柄较长。皮层较宽,纤维成环,内侧皮层细胞较小或已产生木栓层。韧皮部较窄,有的射线细胞含草酸钙簇晶;较粗茎的韧皮部有少数纤维。形成层成环。木质部导管散列,木射线宽 1～2 列细胞,有纹孔。髓周细胞壁木化,中央呈空洞。

【成分】 藤含绿原酸(chlorogenic acid),异绿原酸(isochlorogenic acid)。

地上部分含环烯醚萜苷类:马钱子苷(loganin),断马钱子苷二甲基缩醛(secologanin dimethylacetal),断马钱子苷半缩醛内酯(vogeloside),表断马钱子苷半缩醛内酯(epivogeloside);含常春藤皂苷元形成的一糖苷 1 个,双糖苷 2 个,三糖苷 2 个,四糖苷 5 个:如常春藤皂苷元-3-*O*-α-*L*-吡喃阿拉伯糖苷(hederagenin-3-*O*-α-*L*-arabinopyranoside),常春藤皂苷元-3-*O*-β-*D*-吡喃葡萄糖基(1→2)-α-*L*-吡喃阿拉伯糖苷〔hederagenin-3-*O*-β-*D*-glucopyranosyl(1→2)-α-*L*-arabinopyranoside〕,常春藤皂苷元-3-*O*-α-*L*-吡喃阿拉伯糖基-28-*O*-β-*D*-吡喃葡萄糖基(1→6)-β-*D*-吡喃葡萄糖苷〔hederagenin-3-*O*-α-*L*-arabinopyranosyl-28-*O*-β-*D*-glucopyranosyl(1→6)-β-*D*-glucopyranoside〕,常春藤皂苷元-3-*O*-β-*D*-吡喃葡萄糖基(1→2)-α-*L*-吡喃阿拉伯糖基-28-*O*-β-*D*-吡喃葡萄糖基(1→6)-β-*D*-吡喃葡萄糖苷〔hederagenin-3-*O*-β-*D*-glucopyranosyl(1→2)-α-*L*-arabinopyranosyl-28-*O*-β-*D*-glucopyranosyl(1→6)-β-*D*-glucopyranoside〕等。含齐墩果酸型皂苷,双糖苷 1 个,三糖苷 1 个,四糖苷 2 个:如齐墩果酸-3-*O*-β-*D*-吡喃葡萄糖基(1→2)-α-*L*-吡喃阿拉伯糖苷〔oleanolic acid-3-*O*-β-*D*-glucopyranosyl(1→2)-α-*L*-arabinopyranoside〕,齐墩果酸-3-*O*-α-*L*-吡喃阿拉伯糖基-28-*O*-β-*D*-吡喃葡萄糖基(1→6)-β-*D*-吡喃葡萄糖苷〔oleanolic acid-3-*O*-α-*L*-arabinopyranosyl-28-*O*-β-*D*-glucopyranosyl (1→6)-β-*D*-glucopyranoside〕,齐墩果酸-3-*O*-β-*D*-吡喃葡萄糖基(1→2)-α-*L*-吡喃阿拉伯糖基-28-*O*-β-*D*-吡喃葡萄糖基(1→6)-β-*D*-吡喃葡萄糖苷〔oleanolic acid-3-*O*-β-*D*-glucopyranosyl(1→2)-α-*L*-arabinopyranosyl-28-*O*-β-*D*-glucopyranosyl(1→6)-β-*D*-glucopyranoside〕。还含铁、钡、锰、锌、钛、锶、铜等微量元素。

幼枝含断氧化马钱子苷(secoxyloganin)。

叶含酚性成分:木犀草素(luteolin),忍冬素(loniceraflavone),3′-甲氧基-5,7,4′-三羟基黄酮(3′-methoxy-5,7,4′-trihydroxyflavone),木犀草素-7-鼠李葡萄糖苷即忍冬苷(luteolin-7-rhamnoglucoside, lonicerin),木犀草素-7-*O*-双半乳糖苷(luteolin-7-*O*-digalactoside),忍冬素-6-鼠李葡萄糖苷(loniceraflavone-6-rhamnoglucoside),异绿原酸及咖啡酸(caffeic acid),香草酸(vanillic acid);又含喜树次碱(venoterpine)等。

菰腺忍冬地上部分含左旋-4-羟基-2,6-二-(4′-羟基-3′-甲氧基)苯基-3,7-二氧双环[3.3.0]辛烷〔4-hydroxy-2,6-di-(4′-hydroxy-3′-methoxy)phenyl-3,7-dioxobicyclo[3.3.0]octane〕,正-10-二十九醇(*n*-10-nonaconsanol),东莨菪素(scopoletin),丁香酸(syringic acid),β-谷甾醇(β-sitosterol)及β-谷甾醇葡萄糖苷(β-sitosterol glucoside)。

【药性】 甘,寒。归心、肺经。

1.《别录》:"味甘、温,无毒。"

2.《药性论》:"味辛。"

3.《本草拾遗》:"小寒。云温非也。"

4.《要药分剂》:"味甘,性寒。入肺经。"

5.《本草再新》:"味甘、苦,性微寒。入心、肺二经。"

6.《萃金裘本草述录》:"入手厥阴经。"

【功用主治】 清热解毒,通络。主治温病发热,痈疽肿毒,肠痈,乳痈,热毒血痢,风湿热痹。

1.《别录》:"主寒热身肿。久服轻身,长年益寿。"

2.《本草经集注》:"煮汁以酿酒,补虚疗风。"

3.《药性论》:"主治腹胀满,能止气下澼。"

4.《本草拾遗》:"主热毒血痢,水痢。"

5.《履巉岩本草》:"治筋骨疼痛。"

6.《造化指南》:"取汁能伏硫制汞。"(引自《纲目》)

7.《滇南本草》:"能宽中下气,消痰,祛风热,清咽喉热痛。"

8.《纲目》:"一切风湿气及诸肿毒,痈疽疥癣,杨梅恶疮,散热解毒。"

9.《药性切用》:"清经活络良药,痹症挟热者宜之。"

【用法用量】 内服:煎汤,10～30 g;或入丸、散;或浸酒。外用:煎水熏洗,或熬膏贴,或研末调敷,亦可用鲜品捣敷。

【宜忌】 1. 吴普:"虚寒作泻者忌用。"(引自《要药分剂》)

2.《萃金裘本草述录》:"虚甚及痈疽败疮日久者不可单服。"

【选方】 1. 治痈疽发背、肠痈、奶痈、无名肿毒,焮作疼痛,憎寒壮热,类若伤寒　忍冬草(去梗)、黄芪(去芦)各五两,当归一两二钱,甘草(炙)八两。上为细末,每服二钱,酒一盏半,煎至一盏。若病在上食后服,病在下食前服。少顷再进第二服,留渣外敷。未成脓者内消,已成脓者即溃。(《局方》神效托里散)

2. 治诸般肿痛,金刃伤疮,恶疮　金银藤四两,吸铁石三钱,香油一斤熬枯去滓,入黄丹八两,待熬至滴水不散,如常摊用。(《纲目》引《乾坤秘韫》忍冬膏)

3. 治恶疮不愈　左缠藤一把。捣烂,入雄黄五分,水二升,瓦罐煎之,以纸封七重,穿一孔,待气出,以疮对孔熏之,三时久。大出黄水后,用生肌药取效。亦治轻粉毒痈。(《普济方》引《余居士选奇方》)

4. 治消渴愈后,预防发痈疽,宜先服此　用忍冬草根茎花叶皆可,不拘多少,入瓶内,以无灰好酒浸,以糠火煨一宿,取出晒干,入甘草少许,碾为细末,以浸药酒打面糊,丸梧子大。每服五十至百丸,汤酒任下。此药不特治痈疽,大能止渴。(《外科精要》忍冬丸)

5. 治筋骨疼痛　鹭鸶藤捣为细末,每服二钱,热酒调服。如只锉碎,用木瓜、白芍药、官桂、当归、甘草一处,用酒、水各半盏,煎至八分,去滓,空心食前热服,善治脚气。(《履巉岩本草》)

6. 治野蕈毒　急采鸳鸯藤啖之,即忍冬草也。(《纲目》引《夷坚志》)

【临床报道】 治疗细菌性痢疾及肠炎　单用忍冬藤100 g,切碎，置于瓦罐内，加水 200 ml，放置 12 小时后，用文火煎煮 3 小时，加入适量蒸馏水，使成 100 ml，经纱布滤后，加入少量 0.1% 安息香酸钠作为防腐剂。每日每 1 kg 体重服 1.6～2.4 ml，按病情轻重，酌予增减。一般初服 20 ml，每 4 小时 1 次；症状好转后，改为 20 ml，每日 4 次，至泄泻停止后 2 日为止。治疗菌痢 60 例，肠炎 90 例，除 4 例服药 1～2 日未继续服用外，其余 146 例均获良好效果。症状平均消失时间为：腹痛 3 日，退热 2 日，里急后重 2.5 日，泄泻停止 2 日，大便成形 4.4 日，未见不良反应。

【各家论述】 1.《医学真传》："余每用银花，人多异之，谓非痈毒疮疡，用之何益？夫银花之藤，乃宣通经脉之药也。通经脉而调气血，何病不宜，岂必痈毒而后用之哉？"

2.《本草正义》："忍冬，《别录》称其甘温，实则主治功效，皆以清热解毒见长，必不可以言温。故陈藏器谓为小寒，且明言其非温；甄权则称其味辛，盖惟辛能散，乃以解除热毒，权说是也。今人多用其花，实则花性轻扬，力量甚薄，不如枝蔓之气味俱厚。古人只称忍冬，不言为花，则并不用花入药，自可于言外得之。观《纲目》所附诸方，尚是藤叶为多，更是明证。《别录》谓主治寒热身肿，盖益指寒热痈肿之疮疡而言，与陈自明《外科精要》之忍冬酒、忍冬丸同意，非能泛治一切肿胀。甄权谓治腹胀满，恐有误会；虽味辛能散，而性本寒凉，必非通治胀满之药。甄权又谓能止气下，则热毒蕴于肠腑之积滞下，此能清之，亦犹陈藏器谓治热毒血痢耳。藏器又谓治水痢，则谓大便自利之水泄，惟热痢或可用之，而脾肾虚惫之自利，非其所宜。濒湖谓治诸肿毒痈疽疥癣，杨梅诸恶疮，散热解毒。则今人多用其花，寿颐已谓不如藤叶之力厚，且不仅煎剂之必须，即外用煎汤洗涤亦大良。随处都有，取之不竭，真所谓简、便、贱三字毕备之良药也。"

2467 鸡子 jī zǐ（《本经》）

【异名】 鸡卵（《食疗本草》），鸡蛋（《随息居饮食谱》）。

【基原】 为雉科雉属动物家鸡的卵。

【原动物】 参见"鸡肉"条。

【药理】 鸡蛋可用于制取卵磷脂（磷脂酰胆碱，lecithin），其药理作用可参见"猪脑"和"鸡子黄"。鸡蛋各部分的药理作用尚可参见"凤凰衣"、"鸡子白"和"鸡子壳"等。

【药性】 甘，平。

1.《纲目》："甘，平。"

2.《药性论》："味甘，微寒，无毒。"

3.《本草便读》："生凉，熟温。"

【功用主治】 滋阴润燥，养血安胎。主治热病烦闷，燥咳声哑，目赤咽痛，胎动不安，产后口渴，小儿疳痢，疟疾，烫伤，皮肤瘙痒，虚人羸弱。

1.《本经》："主除热火疮，痫痉。"

2.《药性论》："治目赤痛。"

3.《食疗本草》："治产后血不止，大人及小儿发热。"

4.《日用本草》："去邪热，镇心压惊。治汤火疼痛。"

5.《本草汇言》："益气养血，清火清毒。"

6.《医林纂要》："补心安神，活血去瘀，散妄热，定惊悸，止咳嗽，补虚劳骨蒸，利产安胎，去伤杀虫。"

7.《随息居饮食谱》："补血安胎，濡燥除烦，解毒息风，润下止逆。"

【用法用量】 内服：煮、炒，1～3 枚；或生服；或沸水冲；或入丸剂。外用：取黄、白调敷。

【宜忌】 1.《本草汇言》："但性质凝滞，如胃中有冷痰积饮者，脾脏冷滑，常泄泻者，胸中有宿食，积滞未清者，俱勿宜用。"

2.《随息居饮食谱》："多食动风、阻气，诸外感及疟、疸、疳、痞、肿满、肝郁、痰饮、脚气、痘疹，皆不可食。"

【选方】 1. 治伤寒时气温病已六七日，热极，心下烦闷，狂言欲起走　鸡子三枚，芒硝方寸匕，酒三合。合搅，散消尽，服之。（《肘后方》）

2. 治水痢，脐腹疞痛　鸡子三枚，打去壳，醋炒熟，入面少许，和作饼子炙熟，空心食之。（《圣济总录》鸡子饼）

3. 治咳嗽不止　鸡蛋 1 只，打碎去壳，取黄、白，另用白糖 1～2 匙，水半碗，煮沸，乘热将蛋冲入，搅和，随即加入生姜汁少许，搅匀服之，每日早晚各 1 次。（《食物中药与便方》）

4. 治妊娠胎不安　鸡子一枚，阿胶（炒令燥）一两。上二味，以清酒一升，微火煎胶令消后，入鸡子一枚，盐一钱，和之，分作三服，相次服。（《圣济总录》鸡子羹）

5. 治妇人产后口干舌缩，渴不止　打鸡子一个，水一盏冲之，様盖少时服。（《经验后方》）

6. 治神经性皮炎　新鲜鸡蛋 3～5 个，放入大口瓶内，泡入好浓醋，以浸没鸡蛋为度，密封瓶口，静置 10～14 日后，取出蛋打开，将蛋清蛋黄搅和，涂患处皮肤上，经 3～5 分钟，稍干再涂 1 次，每日 2 次。（《食物中药与便方》）

7. 治虚损羸瘦　白面四两，鸡子四两，白羊肉四两炒作臛。上以鸡子清，溲作索饼，于豉汁中煮令熟，入五味和臛，空腹食之。（《圣惠方》鸡子索饼）。

8. 治蝎、蜘蛛、蛇毒　鸡卵轻敲，小孔合咬处即瘥。（《医垒元戎》）

【临床报道】 1. 治疗痛经　川芎 30 g，当归 20 g，土鸡蛋 1 枚。每次月经干净后 3 日内，煎上方 1 剂，食蛋服汤药。连用 3 个月。如仍有疼痛，继续服上方至 6 个月。治疗痛经 53 例，全部临床治愈。

2. 治疗偏头痛　鸡蛋 1 枚，将较大一端打破成一直径约 2 cm 的小孔，将荆芥研成末，加入鸡蛋中，用筷子将鸡蛋与药调匀，直至荆芥末加满为止。用湿纸糊住鸡蛋小孔，放入火中烧熟，将鸡蛋同药服食，每日 1 枚，连服 3 枚。治疗 21 例，9 例服食荆芥鸡蛋 3 枚后头痛消失，随访 1 年未复发。9 例症状明显缓解，偶有轻微发作。3 例症状无改善。

3. 治疗虚寒性胃脘痛　取鸡蛋一枚打入碗中，黑胡椒大而饱满者 7 粒研细末，入于鸡蛋中搅匀。用沸水将鸡蛋冲熟，饮服，不加其他任何佐料。每日清晨空腹服 1 剂或睡前加服 1 剂。1 个月为 1 个疗程。治疗虚寒性胃脘痛 62 例，治疗 1 个疗程后 39 例症状消失。继用 3～6 个疗程后获愈，随访半年未复发。15 例服 3 个疗程后症状消失，随访半年偶有胃痛发作，但症状较前减轻。8 例症状无改善，或虽有减轻但仍时有发作。

【各家论述】 1.《纲目》："卵白象天，其气清，其性微寒；卵黄象地，其气浑，其性温；卵则兼黄白而用之，其性平。精不足者，补之以气，故卵白能清气，治伏热、目赤、咽痛诸疾。形不足者，补之以味，故卵黄能补血，治下痢、胎产诸疾。卵则兼理气血，故治上列诸疾也。"

2.《本草经疏》："鸡子，味甘，气平无毒。凡痫痉皆火热为病，鸡子之甘，能缓火之标，平即兼凉，能除热，故主痫痉及火疮，并治伤寒少阴咽痛。"

3.《本草便读》："鸡子内黄外白，入心肺，宁神定魄，和合熟食，亦能补益脾胃；生冲服之，可以养心营，可以退虚热。"

2468 鸡头 jī tóu（《本经》）

【基原】 为雉科雉属动物家鸡的头部。

【原动物】 参见"鸡肉"条。

【采收加工】 宰杀时，取头部去毛洗净，烘干备用。

【成分】 鸡冠含透明质酸（hyaluronic acid）。

【药理】 1. 对眼睛的作用　从公鸡冠制取的透明质酸（玻璃酸 HA）注入兔眼前房，取代房水，无抗原性和致炎性，眼前部组织反应良好，不会引起组织病理改变，可用于眼前部手术。透明质酸是角膜的保护剂，与纤维结合膜素结合形成的复合物，可促进角膜上皮细胞再生，可作为理想的角膜创伤治疗剂。

2. 对皮肤的作用　实验表明HA涂后使皮肤光滑，其吸湿和保湿能力远大于山梨醇和甘油。HA黏度大，保湿力强，使用含HA化妆品后在皮肤上可形成一层薄膜，以保持皮肤水分。HA还可透过皮肤吸收部分，刺激末梢血管，改善血液循环，促进皮肤代谢，保护皮肤健康。

3. 对骨关节的作用　在兔膝关节部分滑液膜切除后注入HA，对关节软骨的退行性改变有减轻和防止作用。HA是滑膜液的主要成分，有润滑关节和防止炎症的作用，有成功用于马关节治疗的报道。HA在关节腔内并非均匀分布，在软骨和滑膜表面浓度高，不但起润滑作用，尚可起到分子筛作用，透过营养物，防止细菌侵入。

4. 其他作用　HA能调节细胞外液和电解质，促进创伤愈合。在胰岛素滴眼剂中加入HA，可使药物长时间滞留在眼内。给摘除胰脏犬按10 μg/kg量滴入眼内，胰岛素能被迅速吸收，使血糖浓度迅速下降，显示其对糖尿病的有效治疗作用。

【药性】《本草再新》："味甘，性温，无毒。入肝、肾二经。"

【功用主治】 补益肝肾，宣阳通络。主治小儿痘浆不起，时疹疮毒，蛊毒。

1.《纲目》："治蛊，禳恶，辟瘟。"

2.《本草再新》："养肝益肾，宣阳助阴，通经活血。治小儿痘浆不起，时疹毒疮，堕死胎，安生胎。"

【用法用量】 内服：烧灰酒服。

2469 鸡肉 jī ròu （《本经》）

【基原】 为雉科雉属动物家鸡的肉。

【原动物】 家鸡 *Gallus gallus domesticus* Brisson　又名：烛夜（崔豹《古今注》）。

家禽。嘴短而坚，略呈圆锥状，上嘴稍弯曲。鼻孔裂状，被有鳞状瓣。眼有瞬膜。头上有肉冠，喉部两侧有肉垂，通常呈褐红色；肉冠以雄者为高大，雌者低小；肉垂也以雄者为大。翼短；羽色雌、雄不同，雄者羽色较美，有长而鲜丽的尾羽；雌者尾羽甚短。足健壮，跗、跖及趾均被有鳞板；趾4，前3趾，后1趾，后趾短小，位略高。雄者跗趾部后方有距。家鸡因饲养杂交的关系，品种繁多，形体大小及毛色不一。食物主要为植物的种子、果实及昆虫等。雄鸡善啼。全国各地有饲养。

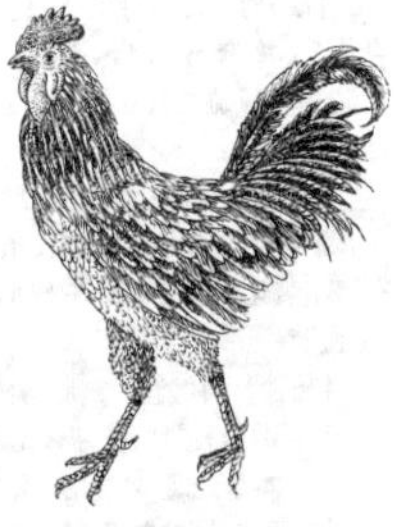

家　鸡

本动物的头（鸡头）、血液（鸡血）、肝脏（鸡肝）、肠子（鸡肠）、胆囊（鸡胆）、脑髓（鸡脑）、嗉囊（鸡嗉）、砂囊内膜（鸡内金）、翅羽（鸡翮羽）、卵（鸡子）、卵的硬外壳（鸡子壳）、孵鸡后蛋壳内的卵膜（凤凰衣）、蛋清（鸡子白）、蛋黄（鸡子黄）、鸡子黄油、雄鸡口涎等亦供药用。另设专条。

【采收加工】 宰杀后除去羽毛及内脏，取肉鲜用。

【成分】 每100 g鸡肉约含蛋白质23.3 g，脂肪1.2 g，灰分1.1 g，钙11 mg，磷190 mg，铁1.5 mg，硫胺素0.03 mg，核黄素（riboflavin）0.09 mg，烟酸（nicotinic acid）8 mg。尚含维生素A、C及E 2.5 ng/g。灰分含氧化铁0.013%，氧化钙0.015%，氧化镁0.061%，钾0.56%，钠0.128%，全磷酸0.58%，氯0.06%，硫0.29%。另含胆甾醇（cholesterol）60～90 mg%。并含3-甲基组氨酸（3-methylhistidin）。鸡肉含不饱和脂肪酸及$C_{18:2}$脂肪酸。

【药性】 甘，温。归脾、胃经。

1.《本经》："丹雄鸡：味甘，微温。"

2.《别录》："丹雄鸡：微寒，无毒。白雄鸡：味酸，微温。黄雌鸡：味酸、甘，平。"

3.《食疗本草》："乌雌鸡：温，味酸。"

4.《饮膳正要》："乌雄鸡：甘、酸，无毒。"

5.《日用本草》："白雌鸡：味酸、甘，平。"

6.《纲目》："泰和老鸡：甘、辛，热，无毒。"

7.《本草求真》："入肝。"

8.《本草撮要》："入手足太阴、阳明经。"

【功用主治】 温中，益气，补精，填髓。主治虚劳羸瘦，病后体虚，食少纳呆，反胃，泻痢，消渴，水肿，小便频数，崩漏，带下，产后乳少。

1.《本经》："丹雄鸡：主女人崩中漏下，赤白沃，补虚，温中止血，杀毒。"

2.《别录》："丹雄鸡：主久伤乏疮。白雄鸡：主下气，疗狂邪，安五脏，伤中消渴。黄雌鸡：主伤中，消渴，小便数不禁，肠澼泄利，补益五脏，续绝伤，疗劳益气。乌雄鸡：主补中止痛。"

3.《食疗本草》："黄雌鸡：主腹中水癖，水肿，补丈夫阳气，治冷气。瘦着床者，渐渐食之良。乌雌鸡：主除风寒湿痹，治反胃、安胎及腹痛，踒折骨疼，乳痈。"

4.《纲目》："泰和老鸡：内托小儿痘疮。"

5.《本草求真》："补虚温中。"

6.《随息居饮食谱》："暖胃，强筋骨，续绝伤，活血调经，拓痈疽，止崩带，节小便频数，主娩后虚羸。"

【用法用量】 内服：煮食或炖汁。

【宜忌】 1.《医林纂要》："肥腻壅滞，有外邪者皆忌食之。"

2.《随息居饮食谱》："多食生热动风。"

【选方】 1. 治虚损积劳，或大病后不复　乌雌鸡一头，治如食法，以生地黄一斤（切），饴糖一升，纳腹内缚定，铜器贮，于瓶中蒸五升米熟，取出，食肉饮汁，勿用盐。一月一作。（《纲目》引《姚僧坦集验方》）

2. 治产后虚羸　黄雌鸡一只，去毛及肠肚，生百合净洗，择一颗，白粳米饭一盏，上三味，将粳米饭、百合入在鸡腹内，以线缝定。用五味汁煮鸡令熟。开肚取百合粳米饭，和鸡汁调和食之，鸡肉食之亦妙。（《圣济总录》黄雌鸡饭方）

3. 治五噎食饮不下，胸膈妨塞，瘦弱无力　黄雌鸡一只（去毛、肠）炒作臛。面半斤，桂心末一分，赤茯苓一分（末）。上以桂心等末和面，溲作索饼，于豉汁中煮熟，入臛食之。（《圣惠方》黄雌鸡臛索饼）

4. 治脾虚滑痢　黄雌鸡一只，炙，以盐、醋涂，煮熟干燥，空心食之。（《食医心镜》）

5. 治水气浮肿　小豆一升，白雄鸡一只。治如食法，以水三斗煮熟食之，饮汁令尽。（《肘后方》）

【各家论述】《纲目》："鸡虽属木，分而配之，则丹雄鸡得离火阳明之象，白雄鸡得庚金太白之象，故辟邪恶者宜之；乌雄鸡属木，乌雌鸡属水，故胎产宜之；黄雌鸡属土，故脾胃宜之。""按李鹏飞云：黄鸡宜老人。乌鸡宜产妇，暖血。马益卿云：妊妇宜食牡鸡肉，取阳精之全于天产者。更烂煮牡鸡取汁，作粳米粥与食，自然无恙，乃和气之效也。盖牡鸡汁性滑而濡。不食其肉，恐难消也。""黄雌鸡肉：黄者土色，雌者坤象，味甘归脾，气温益胃，故所治皆脾胃之病也。"

2470 鸡血 jī xuè （《别录》）

【基原】 为雉科雉属动物家鸡的血液。

【原动物】 参见"鸡肉"条。

【采收加工】 宰杀时收集血液，鲜用。

【成分】 红细胞数及血红蛋白含率,比牛、猪等低,鸡血含血红蛋白(hemoglobin)10.3 g/100 ml,而牛、猪等都在13 g/100 ml左右。鸡的红细胞每1 g干物含维生素K8D.G.u,血浆每1 g干物含20D.G.u。

【药理】 鸡血可用于提取超氧化物歧化酶(SOD),鸡红细胞的SOD含有金属离子铜和锌,为铜锌超氧化物歧化酶(Cu、Zn-SOD)。SOD的药理作用详见"牛血"和"猪血"。

【药性】 咸,平。归肝、心经。

1.《别录》:"平,无毒。"

2.《纲目》:"咸,平。"

3.《本草再新》:"鸡血:味辛,性热,无毒。入心、肝二经。鸡冠血:味甘,性温,无毒。入肝、肺、肾三经。"

【功用主治】 祛风,活血,通络,解毒。主治小儿惊风,口面歪斜,目赤流泪,木舌舌胀,中恶腹痛,痿痹,跌打骨折,痘疮不起,妇女下血不止,痈疽疮癣,毒虫咬伤。

1.《别录》:"主踒折,骨痛及痿痹,中恶腹痛。鸡冠血主乳难。"

2.《食疗本草》:"目泪不出者,以三年乌雄鸡冠血傅目睛上,日三度。"

3.《痘疹正宗》:"鸡冠血和酒服,发痘最佳。"

4.《纲目》:"疗经络间风热。涂颊治口喎不正。涂面治中恶。卒饮之治缢死欲绝,及小儿卒惊客忤。涂诸疮癣。"

5.《本草再新》:"鸡血:治心血枯,肝火旺,利关节,通经络。""鸡冠血:专理血分气分,无血可生,血多可破;气弱可补,气逆可舒;补中益肾,利水通经。"

【用法用量】 内服:生血热饮,每次20 ml,每日2次。外用:涂敷;或点眼、滴耳。

【选方】 1. 治中风口面喎僻不正　雄鸡血煎热涂之,正则止。或新取者血,使涂之亦佳。涂缓处一边为良。(《圣济总录》鸡血涂方)

2. 治磕扑损伤接骨　即将折处凑上绑定,用雄鸡一只取血,以好酒一碗,旋热就刺血在内,搅匀饮之。(《卫生易简方》)

3. 治痘青紫黑陷,血热毒盛　穿山甲,土炒成珠,研细末,每用五六分。刺老雄鸡冠血数滴,调匀热服。(《医方一盘珠》鸡冠酒)

4. 治发背痈疽　雄鸡冠血滴疽上,血尽再换。(《保寿堂经验方》)

5. 治对口毒疮　热鸡血频涂之,取散。(《坦仙皆效方》)

6. 治燥癣作痒　雄鸡冠血频频涂之。(《范旺方》)

【各家论述】 《本草汇言》:"鸡冠血,发痘点,解百虫,定惊痫客忤之药。祝多士曰,按李氏方云,鸡为阳禽,冠为阳分,冠血乃诸阳所聚,大能祛风活血,使阳气充溢,反阴为阳,从里出表。凡风中血脉而口角偏喎,或中恶卒死而惊痫客忤,或痘疮初发而闭逆不出,或毒虫咬伤而疼痛不止,此乃咸能走血,以血治血。如风邪火邪,惊气毒气,壅遏营道而不清者,冠顶之血,至清至高,使风可散痘可拔,中恶惊忤可回,毒虫伤痛可定,或取之敷涂,或和之酒饮,奏效颇奇捷也。如天行痘子,虚寒者用此,可资起发,倘因血热而干枯焦黑者,用之亦无验也。"

2471 鸡纵 jī zōng (《纲目》)

【异名】 鸡㙡(《通雅》),鸡纵蕈(《广菌谱》),鸡菌(《纲目》),蚁夺(《贵州通志》),鸡纵菜(《本草求原》),鸡脚蘑菇、三坛蘑、鸡肉丝菇(刘波《中国药用真菌》),斗鸡菇(《中国药用真菌图鉴》)。

【基原】 为白蘑科蚁巢伞属真菌鸡纵菌的子实体。

【原植物】 鸡纵菌 *Termitomyces albuminosus* (Berk.) Heim [*Collybia albuminosa* (Berk.) Petch]

菌盖宽3~23.5 cm,幼时圆锥形至钟形,渐伸展,顶部显著凸起呈斗笠状,浅土黄色或灰褐色至黑褐色,老时辐射状开裂,有时边缘翻起。菌褶白色至乳白色,老时带黄色,弯生或近离生,稠密,窄,不等长,边缘波状。菌肉白色,较厚。菌柄较粗壮,长3~15 cm,粗0.7~2.4 cm,白色或同盖色,中实,基部膨大,具有褐色或黑褐色的细长假根,长可达40 cm。孢子印奶油色或带粉红色。孢子椭圆形,光滑,无色。

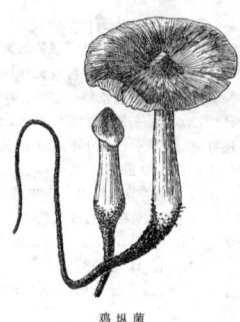

鸡纵菌

生于山坡、草地、田野及林缘,其假根与地下白蚁窝相连。分布于江苏、福建、广东、广西、贵州、云南、台湾等地。

【采收加工】 7~9月采收,晒干。

【药性】 甘,平。归肺、脾经。

1.《纲目》:"味甘,平,无毒。"

2.《本草撮要》:"入手、足太阴经。"

3. 刘波《中国药用真菌》:"性寒,味甘。"

【功用主治】 《纲目》:"益胃,清神,治痔。"

【用法用量】 内服:煎汤,6~9 g。

2472 鸡肝 jī gān (《别录》)

【基原】 为雉科雉属动物家鸡的肝脏。

【原动物】 参见"鸡肉"条。

【采收加工】 宰鸡时剖腹取内脏,摘下肝脏,鲜用或烘干备用。

【成分】 食部每100 g约含蛋白质18.2 g,脂肪3.4 g,碳水化合物2 g,2灰分1.4 g,钙21 mg,磷260 mg,铁8.2 mg,维生素A 50 900 u,硫胺素0.38 mg,2核黄素1.63 mg,烟酸10.4 mg,抗坏血酸7 mg。

【药理】 鸡肝可用于提取超氧化物歧化酶(SOD),鸡雏肝中含有铜锌超氧化物歧化酶(Cu、Zn-SOD),而在鸡肝的线粒体中含有锰超氧化物歧化酶(Mn-SOD)。SOD的药理作用详见"牛血"和"猪血。"

【药性】 甘,温。归肝、肾、脾经。

1.《纲目》:"甘、苦,温,无毒。"

2.《本草经疏》:"味甘,微苦。入足厥阴、少阴经。"

【功用主治】 补肝肾,明目,消疳,杀虫。主治肝虚目暗,目翳,夜盲,小儿疳积,妊娠胎漏,小儿遗尿,妇人阴蚀。

1.《别录》:"主起阴。"

2.《食疗本草》:"补肾。"

3.《纲目》:"疗风虚目暗。治女人阴蚀疮,切片纳入,引虫出尽,良。"

4.《本草经疏》:"治小儿疳积,眼目不明。"

5.《医林纂要》:"杀虫。"

【用法用量】 内服:煎汤;或入丸、散。外用:鲜品切片用。

【选方】 1. 治老人肝脏风虚,眼暗　乌雄鸡肝一具,切碎,以豉和米作羹粥食之。(《寿亲养老新书》乌鸡肝粥)

2. 治夜盲症和眼目视物模糊　鸡肝10个,苍术6 g。以苍术煎水煮鸡肝食之,日服2次。(《山东药用动物》)

3. 治小儿疳膨食积,虫气上攻,至晚不能视物,目生翳障　鸡肝一个(不落水,竹刀切片),用牡蛎粉七分,加辰砂少许。水飞末,拌匀,掺入肝上,饭锅上蒸熟食之,如此十次。当时忌食余汤油腻。(《良朋汇集》鸡肝散)

4. 治妊娠下血不止　雄鸡肝三个，地榆二钱，酒一碗，煮熟食之。即止。(《丹台玉案》奇圣散)

5. 治睡中遗尿　雄鸡肝、桂心等分，捣丸小豆大，每服一丸，米饮下，日三服；遗精加白龙骨。(《纲目》)

【各家论述】《本草汇言》："鸡肝，补肾安胎，消疳明目之药也。王嘉生曰，目乃肝窍，疳本肝疾，小儿肝热致虚，故成疳疾，目暗者，以鸡肝和药服，取其导引入肝，气类相感之用也。妇人胎妊虽系胞中，而实厥阴肝藏主之，今胎妊有不安血欲堕者，以鸡肝入养荣诸丸，取其保固胞蒂，养肝以安藏血之脏也。"

2473 鸡肠 jī cháng (《本经》)

【基原】为雉科雉属动物家鸡的肠子。

【原动物】参见"鸡肉"条。

【采收加工】宰鸡时剖腹取出肠子，洗净，鲜用或干燥。

【成分】含血管活性肠肽(vasoactiveintestinal peptide, VLP)，胆囊收缩素(cholecystokinin, CCK)，蛙皮素(bombesin)，胰高糖素(glucagon)及P物质等。

【药理】抗遗尿作用　兔离体膀胱括约肌和逼尿肌在37 ℃的乐氏液中多有自律性收缩。在40 ml乐氏液内加入8%鸡肠生理盐水混悬液(鸡肠液)5滴，可使2种平滑肌兴奋，按肌肉收缩高度超出正常并持续5分钟以上者为阳性计算，则括约肌为阳性者14/18，逼尿肌阳性者6/14，即鸡肠液使括约肌的兴奋性强于逼尿肌。8 mg/kg鸡肠液灌胃能显著减少兔的尿量。2.4%鸡肠液0.25 ml/10 g灌胃，对腹腔注射0.3%戊巴比妥钠0.1 mg/10 g的小鼠在10分钟内的入睡动物数及睡眠小鼠持续睡眠时间均显著减少。表明有中枢兴奋作用。上述作用能初步说明鸡肠治疗遗尿症的道理。鸡肠上述作用可能与肠内所含多种生物活性物质有关。如P物质可兴奋平滑肌，促进抗利尿素释放；蛙皮素对膀胱有强烈收缩作用并刺激肾血管收缩，降低肾小球滤过率，从而有抗利尿作用；血管活性肠肽(VIP)和胆囊收缩素(CCK)有中枢兴奋作用等均可能与鸡肠的抗遗尿作用相关。

【功用主治】益肾，固精，止遗。主治遗尿，小便频数、失禁，遗精，白浊，痔漏，消渴。

1.《本经》："主遗溺。"

2.《别录》："主小便数不禁。"

3.《纲目》："止遗精，白浊，消渴。"

【用法用量】内服：焙干研末，3～6 g；或煮食。

【选方】1. 治遗尿不禁　雄鸡肠一具，炙黄，捣细罗为散。每于食前，以温浆水调下一钱。(《圣惠方》)

2. 治虚冷小便数　鸡肠一具，治如食。上切作臛，和酒饮之。(《食医心镜》)

3. 治痔漏生管　鸡肠子一挂(带粪)，棉花子半斤，地龙半斤。后药装入鸡肠内，用阴阳瓦焙金黄色，研为细末，看药面多少，外加槐花若干，合匀。每服三钱，一日三次，白水送下。(《奇效良方》鸡肠散)

2474 鸡胆 jī dǎn (《别录》)

【基原】为雉科雉属动物家鸡的胆囊。

【原动物】参见"鸡肉"条。

【采收加工】宰鸡时剖腹取内脏，摘下胆囊，烘干备用。

【成分】鸡胆汁含4种胆汁酸：鹅脱氧胆酸(chenodeoxycholic acid)80%，胆酸(cholic acid)17%，别胆酸(allocholic acid)5%，均与牛磺酸(taurine)结合，3β，7α-二羟基-4，5-胆烯酸(3β，7α-dihydroxy-$\Delta^{4,5}$-diene-cholic acid)，3α-羟基-7-酮基胆烷酸(3α-hydroxy-7-oxocholanic acid)。

【药理】1. 利胆作用　给猴每日口服鸡胆汁的主要成分鹅脱氧胆酸(CDCA)150 mg，除增加胆汁及胆酸盐的分泌外，也使磷脂类及胆固醇分泌增加，对具有正常胆汁酸池的恒河猴，使胆固醇在胆汁中的溶解度降低；给麻醉犬与胆管瘘犬静注CDCA，也使胆汁和胆盐分泌增加。

2. 溶胆石作用　CDCA是一种胆固醇系胆结石溶解剂，能改变胆汁中胆汁酸的构成，增大体内胆汁贮存，减少肝的胆固醇合成和分泌，使胆汁中胆固醇浓度显著降低，使胆石形成率降低，同时又使胆汁中胆固醇去饱和，从而使已形成的胆石逐渐溶解，缩小，以至消失。

3. 对消化系统的作用　胆汁可乳化不溶于水的脂肪，利于胰脂肪酶对脂肪的消化，促进脂肪消化产物和脂溶性维生素(A、D、K、E)的吸收，麻醉犬结肠灌注CDCA，能减少水和电解质的吸收。人口服CDCA，能减少食欲，并易致腹泻，从而导致体重减轻。

4. 对呼吸系统的作用　鸡胆汁37.5 ml/kg灌胃，对氨雾所致小鼠咳嗽有明显镇咳作用，其效强于猪和羊胆汁。鸡胆汁的主要成分CDCA的镇咳作用更显著。鸡胆汁50 ml/kg灌胃，小鼠酚红法试验证明有显著祛痰作用，其效强于羊和猪胆汁；鹅脱氧胆酸钠0.15 g/kg灌胃，能抑制组胺喷雾所致豚鼠的哮喘发作，表明鸡胆汁有平喘作用。

5. 对心血管系统的作用　鸡胆汁50 mg/kg静注，除能极显著地降低大鼠正常血压外，还能极显著地降低大鼠由麻黄碱引起的高血压；鸡胆汁以$1\,000 \times 10^{-6}$浓度灌注于离体蛙心，可明显地抑制离体蛙心的收缩力，收缩频率和输出量；家兔静注鸡胆汁50 mg/kg，其心电图未见显著变化。

6. 其他作用　鸡胆汁在试管内对百日咳杆菌有显著抑制作用，其效强于猪和羊胆汁。鹅去氧胆酸(CDCA)和牛磺酸鹅去氧胆酸(TCDCA)是鸡胆汁的主要有效成分，两者对体外培养的革兰阴性菌——大肠杆菌均无抗菌作用，而对体外培养的革兰阳性菌——金黄色葡萄球菌均有明显的抗菌作用，且在相同浓度下TCDCA的抗菌作用显著强于CDCA。鸡胆汁提取的CDCA，在试管内对四联球菌、白色葡萄球菌、甲型链球菌、奈氏双球菌等也有明显抗菌作用。鸡胆汁能显著地抑制角叉菜胶和甲醛致炎后的大鼠足而肿胀和炎性组织中的PGE_2含量。胆酸(CA)为鸡胆汁的另一成分，其药理作用见"牛胆汁"。

毒性　急性毒性试验，CDCA的LD_{50}，小鼠灌胃为1.005 g/kg，小鼠皮下注射为961 mg/kg；大鼠灌胃为2.70 g/kg，主要症状有腹泻、便血，剖检可见幽门及肠壁出血。亚急性毒性，CDCA每日300、450和600 mg/kg，给大鼠口服，连续14星期，无严重不良反应，仅高剂量组雄鼠生长稍受抑制，中、高剂量组雌鼠血清氨基转移酶升高。慢性毒性，恒河猴每日口服CDCA 40、80和120 mg/kg连续6个月，均引起肝损害，表现为胆小管上皮增生和单核细胞浸润。鸡胆汁另一成分胆酸(CA)的毒性见"牛胆汁"。

【药性】苦，寒。

1.《别录》："微寒。"

2.《纲目》："苦，微寒，无毒。"

【功用主治】祛痰，止咳，泻火，明目。主治百日咳，目赤流泪，翳障，耳后湿疮，砂淋，痔疮。

1.《别录》："主疗目不明，肌疮。"

2.《日华子》："治疣目，耳病疮，日三敷。"

3.《纲目》："灯心蘸点胎赤眼甚良，水化搽痔疮亦效。"

4.《山东药用动物》："清热，去火。主治百日咳。"

【用法用量】内服：1～3个，鲜鸡胆取汁加糖服；或烘干研粉。外用：取鲜鸡胆汁点眼。

【选方】1. 治百日咳　鸡苦胆1个，白糖适量，用针刺破鸡苦胆，挤出胆汁加入适量白糖，每日2～3次。患儿1周岁以下3日服1个；2周岁以下2日服1个；2周岁以上每日服1个。鲜鸡苦胆存放不便时，也可将鸡苦胆焙干研末，加糖适量调匀，放胶囊内白开水送服。(《天津中草药》)

2. 治目不明，泪出　乌鸡胆临卧敷之。(《千金方》)

3. 治眼热流泪　五倍子、蔓荆子煎汤，洗后，用雄鸡胆点之。(《摘玄方》)

4. 治沙石淋沥　雄鸡胆(干者)半两，鸡屎白(炒)一两。研匀，温酒服一钱，以利为度。(《十便良方》)

5. 治月蚀疮绕耳根　以乌雌鸡胆汁敷之，日三。(《食疗本草》)

【临床报道】　治疗慢性胆囊炎、胆石症　复方鸡胆粉胶囊，鸡胆粉：取新鲜鸡胆汁过滤，浓缩，烘干，研细，过 60 目筛。兔脑粉：取新鲜兔脑制成匀浆，经有机溶剂研磨，过滤，真空干燥，过 60 目筛。将上述两粉按比例(1∶2)混合，每粒胶囊含 0.15 g。治疗慢性胆囊炎 250 例，显效 43 例，有效 79 例，改善 122 例，无效 6 例，总有效率 97.6%。治疗胆石症 52 例，显效 6 例，有效 12 例，改善 24 例，无效 10 例，总有效率 80.7%。

2475 鸡根 jī gēn (《云南中草药选》)

【异名】　黄金卵、吊吊黄、黄花鸡骨(《江西草药》)，桂花岩托、金不换、小荷包(《云南中草药》)，白糯消、观音倒座(《云南思茅中草药选》)，土黄芪(《湖北中草药志》)，鸡根远志(《贵州中草药名录》)，阳雀花、花岩陀、黄杨参(《新华本草纲要》)，小鸡脚花、老母鸡咀、鸡肚子根(《云南植物志》)。

【基原】　为远志科远志属植物荷包山桂花的根。

【原植物】　荷包山桂花 *Polygala arillata* Buch.-Ham.　又名：黄花远志《中国高等植物图鉴》。

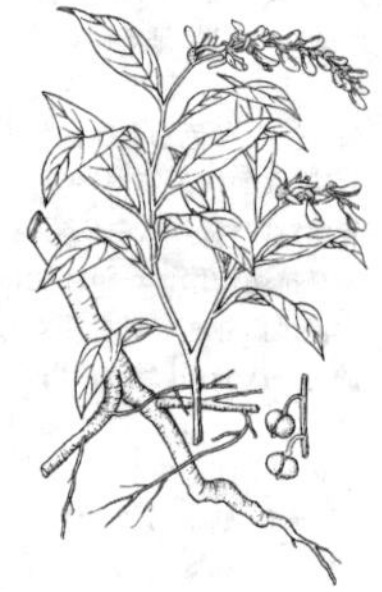
荷包山桂花

灌木或小乔木，高 1～5 m。根木质，皮肉质，淡褐色，内面淡黄色。茎直立。小枝圆柱形，有时具纵棱，密被短柔毛。单叶互生；叶柄长约 1 cm，被短柔毛；叶纸质，椭圆形或长圆状椭圆形至长圆状披针形，长 6.5～14 cm，宽 2～2.5 cm，先端渐尖，基部楔形或钝圆，全缘，具缘毛，幼时两面均疏被短柔毛；主脉在上表面微凹，在背面隆起，侧脉每边 5～6 条。花两性，总状花序单一，与叶对生，下垂，长 7～10 cm，具纵棱及槽，密被短柔毛，果时延长达 25～30 cm；花被短柔毛，具三角状苞片 1 枚；萼片 5 枚，外面 2 枚小，中间 1 枚深兜状，里面 2 枚大，呈小卵形，花瓣状，红紫色，长圆状倒卵形，与花瓣成直角着生；花瓣 3 枚，肥厚，黄色，侧生花瓣 2/3 以下与龙骨瓣合生，龙骨瓣盔形，具丰富的条裂鸡冠状附属物；雄蕊 8，2/3 以下合生成鞘，与花瓣贴生，花药卵形，顶孔开裂；子房圆形，具缘毛，基部具 1 肉质花盘，花柱细，先端喇叭状 2 裂，柱头藏于下裂片内。蒴果阔肾形至略心形，浆果状，幼果绿色，熟时紫红色，具缘毛，基部具花盘和花被脱落后的环状瘢痕，果爿具同心环状棱。种子球形，红棕色，疏被白色短柔毛。花期 5～10 月，果期 6～11 月。

生于海拔 1 000～2 800 m 的沟边或石山杂木林下。分布于西南及浙江、安徽、福建、江西、湖北、广东、广西、陕西等地。

【采收加工】　9～12 月采收，鲜用或切片晒干。

【药材】　鸡根 *Polygalae Arillatae Radix*　产于陕西、江西、湖北、四川、云南等地。

性状　本品多切成不规则的块片或长短不一的段。表面淡黄褐色至棕褐色，有明显皱纹和沟纹。质坚韧。断面木部淡黄色，有数个环纹。气微，味淡、微麻。

鉴别　(1) 根横切面：木栓层细胞数列。其近处可见石细胞带。皮层薄壁细胞数十列，细胞长椭圆形或类圆形，部分细胞内含油滴。维管束外韧型，韧皮部有筛管群。形成层为 2～3 列扁平的薄壁细胞。木质部发达，由导管及木纤维组成，射线细胞 1～3 列，木纤维及木射线细胞壁皆木化，部分射线细胞内含有油滴。

(2) 本品粗粉在紫外灯下观察显蓝色荧光(检查香醇)。

(3) 取本品粗粉约 0.5 g，加水 10 ml，振摇 1 分钟，放置 10 分钟，蜂窝状泡沫不退(检查皂苷)。

(4) 取本品粗粉 2 g，加甲醇 10 ml，水浴回流，滤过。取滤液 1 ml，加盐酸羟胺甲醇液 2～3 滴，加氢氧化钾甲醇液 2～3 滴，水浴微沸，放冷，用稀盐酸调 pH 至 3～4，加三氯化铁乙醇液 1～2 滴，振摇，溶液显紫红色(检查香醇)。

【成分】　根中含呫吨酮类化合物：1，7-二羟基-2，3-亚甲基二氧基呫吨酮(1，7-dihydroxy-2，3-methylenedioxyxanthone)，1，6，7-三羟基-2，3-亚甲基二氧基呫吨酮(1，6，7-trihydroxy-2，3-methylenedioxyxanthone)，1-甲氧基-2，3-亚甲基二氧基呫吨酮(1-methoxy-2，3-methylenedioxyxanthone)，1，3-二羟基-2，3-亚甲基二氧基呫吨酮(1，3-dihydroxy-2，3-methylenedioxyxanthone)，7-羟-1-甲氧基-2，3-亚甲基二氧基呫吨酮(7-hydroxy-1-methoxy-2，3-methylenedioxyxanthone)，1，3-二羟基-2-甲氧基呫吨酮(1，3-dihydroxy-2-methoxyxanthone)，1-羟基-2，3-二甲基呫吨酮(1-hydroxy-2，3-dimethoxyxanthone)。呫吨酮苷：黄花远志素 D{2-*O*-〔*α*-*L*-arabinopyranosyl-(1→6)〕-*β*-*D*-glucopyranosyl-3，4-dimethoxyxanthone}，黄花远志素 E{3-*O*-〔*α*-*L*-arabinopyranosyl-(1→6)〕-*β*-*D*-glucopyranosyl-1-hydroxyl-2-methoxyxanthone}。三萜皂苷：黄花远志皂苷(arillatanoside) A〔28-*O*-*α*-*L*-arabinopyranosyl-(1→3)-*β*-*D*-xylopyranosyl-(1→4)-*α*-*L*-rhamnopyranosyl-(1→2)-*β*-*D*-fucopyranosyl presenedenin-3-*O*-*β*-*D*-glucopyranoside〕，黄花远志皂苷 B{28-*O*-*β*-*D*-galactopyranosyl-(1→4)-〔*α*-*L*-arabinopyranosyl-(1→3)〕-*β*-*D*-xylopyranosyl-(1→4)-*α*-*L*-rhamnopyranosyl-(1→2)-〔4-*O*-acetyl〕-*β*-*D*-fucopyranosyl presenedenin-3-*O*-*β*-*D*-glucopyranoside}，黄花远志皂苷 C{28-*O*-*β*-*D*-galactopyranosyl-(1→4)-〔*α*-*L*-arabinopyranosyl-(1→3)〕-*β*-*D*-xylopyranosyl-(1→4)-*α*-*L*-rhamnopyranosyl-(1→2)-*β*-*D*-fucopyranosyl presenedenin-3-*O*-*β*-*D*-glucopyranoside}，黄花远志皂苷 D{28-*O*-*β*-*D*-galactopyranosyl-(1→4)-〔*α*-*L*-arabinopyranosyl-(1→3)〕-*β*-*D*-xylopyranosyl-(1→4)-〔*β*-*D*-apiofuranosyl-(1→3)〕-*α*-*L*-rhamnopyranosyl-(1→2)-*β*-*D*-fucopyranosyl presenedenin-3-*O*-*β*-*D*-glucopyranoside}，远志苷(polygalasponin)，arilloside A、B、C、D、E、F。蔗糖酯类：黄花远志素(arillanin) A{*α*-*D*-(6-*O*-sinapoyl)-glucopyranosyl(1→2)-*β*-*D*-〔3-*O*-feruloyl〕-fructofuranose}，黄花远志素 B{*α*-*D*-glucopyranosyl (1→2)-*β*-*D*-〔3-*O*-feruloyl〕-fructofuranose}，黄花远志素 C〔*α*-*D*-(6-*O*-sinapoyl)-glucopyranosyl(1→2)-*β*-*D*-fructofuranose〕。酚苷类：黄花远志素 F{3，4，5-trimethoxyphenyl-1-*O*-〔*α*-*L*-arabinopyranosyl(1→6)〕-*β*-*D*-glucopyranoside}，黄花远志素 G(3，5-di-*C*-*β*-*D*-glucopyranosyl-2，4，6-trihydroxyl-benzophenone)。还含有对羟基苯甲酸(*p*-hydroxybenzoic acid)，远志醇(polygalitol)，豆甾醇(stigmasterol)，豆甾醇-*β*-*D*-吡喃葡萄糖苷(stigmasterol-3-*O*-*β*-*D*-glucopyranoside)，1-*O*-*α*-*L*-阿拉伯吡喃糖基(1→6)-*β*-*D*-葡萄吡喃糖基-水杨酸甲酯{methyl-1-*O*-〔*α*-*L*-arabinopyranosyl(1→6)〕-*β*-*D*-glucopyranosyl salicylate}。

【药性】　甘、微苦，平。

1.《江西草药》："甘，微温。"

2.《云南中草药》："甘、辛，平。"

【功用主治】　祛痰除湿，安神益智。主治咳嗽痰多，风湿痹痛，失眠，小便淋痛，水肿，脚气，黄疸，食欲不振，小儿疳积。

1.《江西草药》："祛痰利窍，安神益智。"

2.《云南中草药》："清热解毒，祛风除湿，补虚消肿。治风湿疼痛，跌打损伤，肺痨，水肿，产后虚弱，泌尿道感染，早期乳腺炎，肝炎，上呼吸道感染，肺炎。"

3.《西双版纳傣药志》："治消化不良，食欲不振，失眠多梦，月经不调，腰痛。"

【用法用量】 内服：煎汤，10～15 g，鲜品加倍。

【选方】 1. 治慢性支气管炎　鸡根、青叶胆、臭灵丹各5 g。水煎服。(《中国民族药志》)

2. 治肺结核　鲜黄花远志根 60 g，猪肺 120 g。水煎，服汤食肺。(《江西草药》)

3. 治营养不良，水肿　鸡根 10～15 g，煎服或炖肉服。(《中国民族药志》)

4. 治失眠　黄花远志根 15～30 g，茯神 15 g。水煎服。(《江西草药》)

5. 治跌打损伤　鲜黄花远志根 60 g，杜衡根 3 g。水煎服。(《江西草药》)

2476 鸡脑 jī nǎo (《新修本草》)

【基原】 为雉科雉属动物家鸡的脑髓。

【原动物】 参见"鸡肉"条。

【采收加工】 宰杀时，除净头部羽毛，取脑髓鲜用或烘干备用。

【成分】 鸡脑含组氨酸，鹅肌肽(anserine)；又有以下氨基酸：天冬氨酸，谷氨酸，丝氨酸，苏氨酸，脯氨酸，甘氨酸，丙氨酸，β-丙氨酸，γ-氨基丁酸，缬氨酸，苯丙氨酸，酪氨酸，赖氨酸，精氨酸。

【药理】 抑制神经生长作用　成年鸡脑膜提取物具有导致背根神经节生长冠萎缩的活性，随纯度的增加，活性也增加。100 kD的蛋白质与致萎缩活性紧密相关。

【功用主治】《新修本草》："主产难，烧灰，酒服之。""主小儿惊痫。"

【用法用量】 内服：烧灰，3～6 g，酒调。

【选方】 1. 治小儿惊痫　以鸡脑烧灰，酒服之。(《普济方》)

2. 治少小痫候，夜啼不止　雄鸡脑、丹砂各二分，片黄、当归各一分。上为末，以鸡脑和杵七百下，丸如麻子大。百日儿服一丸，日二服。量儿大小，加减服。(《普济方》鸡脑丸)

2477 鸡嗉 jī sù (《纲目》)

【异名】 鸡喉咙(《卫生易简方》)。

【基原】 为雉科雉属动物家鸡的嗉囊。

【原动物】 参见"鸡肉"条。

【采收加工】 宰鸡时取下嗉囊，鲜用或烘干。

【功用主治】《纲目》："治小便不禁，及气噎食不消。"

【用法用量】 内服：煮食；或研末。外用：焙研撒或调搽。

【选方】 1. 治气噎不通　鸡嗉两枚连食，以湿纸包，黄泥固，煅存性为末，入木香、沉香、丁香末各一钱，枣肉和，丸梧子大，每汁下三丸。(《纲目》)

2. 治小便不禁　雄鸡喉咙，及肶胵，并屎白，等分为末。麦粥清服之。(《卫生易简方》)

3. 治发背肿毒　鸡嗉及肶内黄皮焙研。湿则干掺，干则油调搽之。(《医林正宗》)

2478 鸡子白 jī zǐ bái (《本草经集注》)

【异名】 鸡卵白(《别录》)，鸡子清(《食疗本草》)，鸡蛋白(通称)。

【基原】 为雉科雉属动物家鸡的蛋清。

【原动物】 参见"鸡肉"条。

【采收加工】 敲碎蛋壳的一端，使蛋清流出，收集生用，或将蛋煮熟，取蛋白用。

【成分】 每 100 g 鸡子白约含蛋白质 10 g，脂肪 0.1 g，碳水化合物 1 g，灰分 0.6 g，钙 19 mg，磷 16 mg，铁 0.3 mg，核黄素 0.26 mg，烟酸 0.1 mg，硫胺素 0.216 μg/g，泛酸，对氨基苯甲酸(*p*-aminobenzoic acid)0.055(干卵白)μg/g，按水分和固形物所占比重，则含水分 87%，固形物 13%，固形物中大约 90%是蛋白质，其中：卵白蛋白 75%，卵类黏蛋白 15%，卵黏蛋白 7%，伴白蛋白 3%。卵白蛋白是一种含磷的蛋白质，含 1.7%的甘露糖，卵类黏蛋白含 9.2%的混合糖类，由 3 份甘露糖与 1 份半乳糖组成。卵黏蛋白含 14.9%的混合糖类，其中甘露糖与半乳糖含量相等。伴白蛋白含 2.8%的混合糖类，其中甘露糖 3 份，半乳糖 1 份。全鸡子白还含约 0.4%的游离葡萄糖。卵类黏蛋白是一个混合物，其中含有溶菌酶(lysozyme)，卵抑制剂(ovoinhibitor)，卵类黏蛋白，卵糖蛋白(ovoglycoprotein)，卵黄素蛋白(ovoflavoprotein)。鸡子白含脂类(lipid)甚少，但也有微量的脂肪，痕迹的卵磷脂，胆甾醇及脂溶性色素叶黄素(lutein)。

【药性】 甘，凉。

1.《别录》："微寒。"

2.《纲目》："甘，微寒，无毒。"

【功用主治】 润肺利咽，清热解毒。主治伏热咽痛，失音，目赤，烦满咳逆，下痢，黄疸，疮痈肿毒，烧烫伤。

1.《别录》："疗目热赤痛，除心下伏热，止烦满咳逆，小儿下泄，妇人产难，胞衣不出。醯渍之一宿，疗黄疸，破大烦热。"

2.《食疗本草》："(治)人热毒发。"

3.《本草拾遗》："解热烦。"

4.《纲目》："和赤小豆末，涂一切热毒、丹肿，腮痛。"

【用法用量】 内服：煮食，1～3 枚；或生服。外用：涂敷。

【宜忌】《食疗本草》："动心气，不宜多食。""鸡子白共鳖同食损人。"

【选方】 1. 治少阴病，咽中伤生疮，不能言语，声不出者　半夏(洗，破如枣核)十四枚，鸡子一枚(开孔去黄)。纳半夏著苦酒中，以鸡子壳安火上，令三沸，去滓。少少含咽之，不瘥，更作三剂。(《伤寒论》苦酒汤)

2. 治目暴赤热毒　蕤仁一分(捣成膏)，吴黄连一分，鸡子白一枚。上三味，以棉裹二味内鸡子白中，渍一宿，涂眼四五度，厚则洗之。(《必效方》)

3. 治小儿(一岁以上，二岁以下)赤白痢久不瘥　鸡子二枚(取白)，胡粉二钱，蜡一两。上三味，熬蜡消，下鸡子、胡粉，候成饼。平时空腹与吃，可三顿。(《必效方》鸡子饼)

4. 治汤火烧、浇，皮肉溃烂疼痛　鸡蛋清、好酒淋洗之。(《海上方》)

5. 治吐血衄血　鸡子白三个，好香墨二两。上件药，捣墨细罗为末，以鸡子白和丸，如梧桐子大。不计时候。以生地黄汁下十丸。(《圣惠方》)

【临床报道】 1. 治疗复发性口腔溃疡　鸡蛋内膜用清水冲洗去腥味，用以贴敷患处，每日 3～5 次，直至溃疡面愈合，最多用 14 日。鸡蛋清每次 1 个口服，每日 2 次，服用7～14 日。治疗期间停用其他中西药物。治疗复发性口腔溃疡 161 例，结果痊愈 84 例，有效 72 例，无效 5 例，总有效率 96.89%。

2. 治疗流行性腮腺炎、急性颌下淋巴结炎(未溃)、痈疮初期(未溃)　取地下深层新鲜黄土适量，用鲜鸡蛋清搅拌成糊状(黄蛋膏)，现制现用。温水清洗患部后做常规消毒。取不同大小的消毒纱布块，涂上黄蛋膏，敷于患处，然后用橡布膏或布兜固定。每日换 1 次。治疗腮腺炎 73 例，痊愈 63 例，好转 8 例，无效 2 例，总有效率为 97%。治疗颌下淋巴结炎 56 例，痊愈 45 例，好转 10 例，无效 1 例，总有效率为 98%。治疗痈疮初期 39 例，痊愈 30 例，好转 8 例，无效 1 例，总有效率为 97%。

3. 防治鼻咽癌放疗后口咽黏膜反应　鸡蛋清 20 ml，维生素 E 1 500 mg，葡萄糖酸锌 60 mg 制成试验液。患者口含 10 ml 试验液10～15分钟，再缓慢吞服，每日早、中、晚及睡前，共4次。用于45例鼻咽癌放化疗患者，结果治疗组Ⅰ度口咽黏膜反应发生率为27%，Ⅱ度口咽黏膜反应发生率为49%，Ⅲ度口咽黏膜反应发生率为22%，Ⅳ度口咽黏膜反应发生率为2%。治疗组重度口咽黏膜反应显著低于0.2%呋喃西林溶液漱口的对照组。

4. 治疗化疗药物渗漏引起局部坏死　清除局部坏死组织后，用生理盐水冲洗，再用0.5%碘伏消毒局部，最后用消毒的压舌板将蛋清涂于整个创面，每日6～8次，随着创面逐渐新鲜干燥，可改为每日4～6次，7～10日即可治愈。治疗因化疗药物渗漏引起组织坏死20例，疗效显著。

【各家论述】《本草求原》："卵白象天，甘，微寒，无毒。得巽木清阳上浮之气，以包举浮火下降，为从治之法。"

2479 鸡子壳 jī zǐ ké（《日华子》）

【异名】 鸡卵壳（《医学入门》），混沌池、凤凰蜕（《纲目》），混沌皮（《医林纂要》），鸡子蜕（《中国医学大辞典》），鸡蛋壳（通称）。

【基原】 为雉科雉属动物家鸡卵的硬外壳。

【原动物】 参见"鸡肉"条。

【采收加工】 食用鸡蛋时收集蛋壳，烘干。

【药材】 鸡子壳 *Galli Chorion Ovi*　全国各地均产。

性状　本品呈坚硬薄片，大小不等，外表面微红色或类白色，内表面纯白色。质坚而脆。气微腥，味微甘。

【成分】 壳含碳酸钙（calcium carbonate）91.96%～95.76%，有机物3.55%～6.45%，碳酸镁，磷酸钙及胶质等。壳的色素有卟啉（porphyrin）。

【药理】 补充钙质作用　将鸡蛋壳及蛋皮用10%醋酸浸泡烘干，使不溶性碳酸钙转化为可溶性醋酸钙，加入AOAC配方的纯合成饲料中喂养雄性大鼠，28日后检查表明加醋蛋皮组动物的增重和饲料利用率与碳酸钙和奶粉组无明显差异；从动物钠代谢和股骨钙存留率看，除低钙组外，其他各组也无显著差异。因此，醋蛋皮中的活性钙在动物体内的吸收率与全脂奶粉碳酸钙一致，能够维持动物血清Ca，Ca/P及碱性磷酸酶在正常范围内。总之，以醋蛋蛋壳作为活性钙的来源，其在体内的吸收和利用良好，能有效地补充钙质，并且对降低血压也是有益的。

【药性】《全国中草药汇编》："淡、平。"

【功用主治】 制酸，止痛，壮骨，明目。主治胃脘痛，反胃，吐酸，小儿佝偻病，目生翳膜，疳疮痘毒。

1.《日华子》："研摩障翳。"

2.《纲目》："烧灰油调，涂癣及小儿头身诸疮，酒服二钱，治反胃。"

3.《本草求原》："治目翳、痘毒、癣及白秃、头身诸疮。"

4.《全国中草药汇编》："收敛制酸，补钙。"

【用法用量】 内服：焙研1～9 g。外用：煅研，撒敷；或油调敷。

【选方】 1. 治胃酸过多，胃、十二指肠溃疡疼痛　① 鸡蛋壳焙燥研极细末，每次3 g，饭前以温开水送服，每日2～3次。（《食物中药与便方》）② 鸡蛋壳（炒）50 g，天花粉1 g。以上二味，磨成细粉，过筛，混合均匀，分装即得。口服，每次4.5～13.5 g，每日2～3次。（《广东省药品标准》1987年天凤胃痛散）

2. 治小儿佝偻病　鸡蛋壳烤干，研极细。6个月～1岁每次0.5 g，1～2岁每次1 g，每日2次。〔《大众中医药》1990，(4)：23〕

3. 治眼卒生翳膜　鸡子壳（抱子者，去膜，取白壳皮研）一分，贝齿三枚（烧灰）。上药同研令细，入瓷盒子盛，每取少许，日三五度点之。（《圣惠方》鸡子壳散）

4. 治头上软疖　抱出鸡卵壳，烧存性，研末，入轻粉少许，清油调敷。（《世医得效方》）

5. 治耳疳出脓　抱出鸡卵壳，炒黄为末，油调灌之。（《杏林摘要》）

【临床报道】 治疗胃、十二指肠溃疡　用鸡蛋壳炭3份，生鸡内金2份，丁香1份，共研细粉。口服，每日3次，每次4 g，7日为1个疗程。治疗158例，结果治愈103例，好转47例，无效8例，总有效率94.9%。

2480 鸡子黄 jī zǐ huáng（《别录》）

【异名】 鸡卵黄（《纲目》），鸡蛋黄（通称）。

【基原】 为雉科雉属动物家鸡的蛋黄。

【原动物】 参见"鸡肉"条。

【成分】 每100 g卵黄约含蛋白质13.6 g，脂类30 g，碳水化合物1 g，灰分1.6 g，钙134 mg，磷532 mg，铁7 mg；维生素A 3 500 u，硫胺素0.27 mg，核黄素0.35 mg，烟酸微量，对氨基苯甲酸（*p*-aminobenzoic acid）（干燥卵黄）0.8 μg/g。蛋白质有卵黄磷蛋白（vitellin），卵黄球蛋白（livetin），其含率比约为3.6∶1。还含至少5种唾液酸糖蛋白（sialoglyco-protein）。

鸡子黄含大量脂肪性物质（鸡子白只含约0.1%），其中约10%是磷脂（phospholipids），而磷脂中又以卵磷脂（lecithin）为主；上述卵黄磷蛋白，在鸡子黄中是与卵磷脂相结合的。脂肪性物质中的脂肪酸（fatty acid），主要是油酸（oleic acid）（占脂肪酸46.7%），亚油酸（linoleic acid）19%，亚麻酸（linolenic acid）2.9%，饱和脂肪酸（saturated fatty acid）31.4%。鸡子黄含胆甾醇（cholesterol）约1.3%，葡萄糖（化合及游离）约0.3%。还含叶黄素（lutein）和叶黄素的多种异构物，也含少量胡萝卜素（不超过0.02 mg/100 g）。

【药理】 1. 调血脂作用　卵黄可用来制取卵磷脂（磷脂酰胆碱，lecithin）。卵磷脂是保持体内胶体溶液稳定的必需物质，它可促进胆固醇和蛋白质结合而降低血浆胆固醇，减轻脂质对血管壁的浸润。血中卵磷脂浓度越高，胆固醇/卵磷脂的比值越小，胆固醇及其他脂质越不易在组织中沉积。但应注意蛋黄是一种高胆固醇食物，用大鼠实验证明，对幼年鼠和成年鼠均可引起血清总胆固醇（TC）显著升高，但在幼年鼠血清TC升高的速度和幅度不及成年鼠。成年鼠摄取胆固醇或蛋黄后血清载脂蛋白A-I（apo A-I）降低，高密度脂蛋白胆固醇（HDL-Ch）明显低于基础饲料组，而幼年鼠则无明显变化。实验表明成年鼠和幼年鼠对高胆固醇（如蛋黄）摄入的反应性有年龄差异。

2. 强身健脑作用　实验证明，在标准饲料中加入5%的蛋黄粉，对促进大鼠的生长发育有特殊良好作用。蛋黄粉对婴幼儿的营养价值不低于人奶和牛奶粉。

【药性】 甘，平。归心、肾、脾经。

1.《纲目》："甘，温，无毒。"

2.《长沙药解》："微温，入足太阴脾、足阳明胃经。"

3.《本草再新》："味甘，性平，无毒。入心、肺、肾三经。"

【功用主治】 滋阴润燥，养血息风。主治心烦失眠，热病痉厥，虚劳吐血，呕逆，下痢，烫伤，热疮，肝炎，小儿消化不良。

1.《药性论》："和常山末为丸，竹叶煎汤下，治久疟不差。治漆疮，涂之。醋煮，治产后虚及痢，主小儿发热。煎服，主痢，除烦热。炼之，主呕逆。"

2.《千金方》："主除热，火灼，烂疮，痓。"

3.《纲目》："补阴血，解热毒，治下痢。"

4.《本草再新》："补中益气，养肾益阴，润肺止咳，能使心肾交，能教肺肾还。虚劳吐血，均有功焉。"

【用法用量】 内服：煮食，1～3枚；或生服。外用：涂敷。

【宜忌】《本草求真》："多食则滞。"

【选方】 1. 治少阴病，得之二三日以上，心中烦，不得眠　黄连四两，黄芩二两，芍药二两，鸡子黄二枚，阿胶三两。上五味，以水六升，先煮三物，取二升，去滓，纳胶烊尽，小冷，纳鸡子黄，搅令相得，温服七合，日三服。（《伤寒论》黄连阿胶汤）

2. 治温邪久踞下焦，既厥且哕，脉细而劲　鸡子黄一枚（生用），真阿胶二钱，生龟版六钱，童便一杯，淡菜三钱。水五杯，先煮龟版、淡菜，约二杯，去滓入阿胶，上火烊化，纳鸡子黄，搅令相得，再冲童便，顿服之。（《温病条辨》小定风珠）

3. 治小儿惊痫　鸡子黄和乳汁，量儿大小，服之。（《普济方》）

4. 治卒腹痛，下赤白痢，数日不绝　鸡卵一枚，取出黄，去白，纳胡粉令满，壳烧成屑，以酒服一钱匕。（《肘后方》）

5. 治妊娠血下不止，名曰漏胎，血尽子死　鸡子十四枚，取黄，以好酒二升煮，使如饧，一服之未瘥，更作服之，以瘥为度。（《普济方》）

6. 治孩子热疮　鸡子五枚（去白取黄），乱发如鸡子许大，二味相和于铁铫子中，炭火熬，初甚干，少顷即发焦，遂有液出，旋取置一瓷碗中，以液尽为度，取涂热疮上，即以苦参末粉之。（刘禹锡《传信方》乱发鸡子膏）

【各家论述】 1.《纲目》："鸡子黄，气味俱厚，阴中之阴，故能补形，昔人谓其与阿胶同功，正此意也。其治呕逆诸疮，则取其除热引虫而已。"

2.《长沙药解》："补脾精而益胃液，止泄利而断呕吐。《伤寒》黄连阿胶汤，用之治少阴病，心中烦，不得卧者，以其补脾而润燥也。《金匮》百合鸡子汤，用之治百合病吐之后者，以其涤胃而降逆也。排脓散用之，以其补中脘而生血肉也。""鸡子黄温润淳浓，体备土德，滋脾胃之精液，泽中脘之枯槁，降浊阴而止呕吐，升清阳而断泄利，补中之良药。"

2481 鸡内金 jī nèi jīn（《本草蒙筌》）

【异名】 鸡肶胵里黄皮（《本经》），鸡肶胵（《千金方》），鸡肫内黄皮（《日华子》），鸡肫皮（《滇南本草》），鸡黄皮（《现代实用中药》），鸡食皮（《河南中药手册》），鸡合子（《山东中药》），鸡中金、化石胆、化骨胆（《山西中药志》）。

【基原】 为雉科雉属动物家鸡的砂囊内膜。

【原动物】 参见"鸡肉"条。

【采收加工】 宰杀时，取出砂囊，立即剥下内壁，洗净，晒干。

【药材】 鸡内金 *Galli Gigerii Endothelium Corneum*　全国各地均产。

性状　本品为不规则卷片，厚约 2 mm。表面黄色、黄绿色或黄褐色，薄而半透明，具明显的条状皱纹。质脆，易碎，断面角质样，有光泽。气微腥，味微苦。

【成分】 鸡内金含胃液素（胃激素 ventriculin），角蛋白（keratin），微量胃蛋白酶（pepsin），淀粉酶（diastase），多种维生素。出生 4～8 星期的小鸡砂囊内膜还含有胆汁三烯（bilatriene）和胆绿素的黄色衍生物，并含赖氨酸，组氨酸，精氨酸，谷氨酸，天冬氨酸，亮氨酸，苏氨酸，丝氨酸，甘氨酸，丙氨酸，半胱氨酸，缬氨酸，甲硫氨酸，异亮氨酸，酪氨酸，苯丙氨酸，脯氨酸，色氨酸等 18 种氨基酸及铝、钙、铬、钴、铜、铁、镁、锰、钼、铅、锌等微量元素。

【药理】 1. 对动物胃肠功能的影响　鸡内金生品以及清炒品、砂烫品、醋炒品和烘品分别以 15% 的混悬液给小鼠按 0.2 ml/10 g 剂量灌服，60 分钟后，各组游离酸、胃蛋白酶均显著提高，其中烘品组和砂烫品组总酸度也明显提高，与生品组比较，烘品组和砂烫组的游离酸、胃蛋白酶含量的升高更加显著，其他两种与生品比较也有增加，但不显著。各炮制品灌胃 60 分钟组与灌胃 30 分钟组比较，游离酸显著提高，其中烘品组和砂烫品组的胃蛋白酶和总酸度也有显著提高。上述各炮制品分别以 15% 的混悬液或 100% 煎液按 0.2 ml/10 g 剂量灌服，小鼠胃肠推进功能虽有增强趋势，但不显著。提示鸡内金的消食作用并不是药物在胃内的局部作用或直接刺激胃肠运动引起的。但是也有动物实验显示，鸡内金对小鼠胃肠运动呈抑制作用，对胃液、胆汁分泌无明显影响，对胰液分泌有促进作用，体外实验能增强胃蛋白酶、胰脂肪酶活性。

2. 加速放射性锶的排泄　鸡内金水煎剂对加速排除放射性锶有一定作用。其酸提取物效果较煎剂好，尿中排出的锶比对照组高 2～3 倍。从鸡内金中提得的氯化铵为促进锶排泄的有效成分之一。

3. 抗动脉粥样硬化作用　高脂饲料喂养家兔复制动脉粥样硬化模型，同时每日灌服鸡内金提取冻干粉，鸡内金有抗凝及改善血液流变学的作用，动脉血管壁病理检查表明鸡内金能减轻动脉粥样硬化程度。

【药性】 甘，涩，平。归脾、胃、膀胱经。

1.《日华子》："平，无毒。"

2.《纲目》："甘，平。"

3.《本草备要》："甘，平，性涩。"

4.《要药分剂》："入肝、脾、大肠、膀胱四经。"

5.《本草再新》："入脾、胃二经。"

【功用主治】 健脾胃，消食积，化石。主治食积，泄泻，小儿疳积，胆石症，石淋，砂淋，癥瘕经闭，喉痹乳蛾，牙疳口疮。

1.《本经》："主泄利。"

2.《别录》："主小便利，遗溺，除热止烦。"

3.《日华子》："止泄精，并尿血、崩中、带下、肠风、泻痢。"

4.《滇南本草》："宽中健脾，消食磨胃。治小儿乳食结滞，肚大筋青，痞积疳积。"

5.《纲目》："治小儿食疟，疗大人（小便）淋漓、反胃，消酒积，主喉闭、乳蛾，一切口疮、牙疳诸疮。"

6.《本经逢原》："治眼目障翳。"

7.《本草再新》："健脾开胃，消食化痰，理气利湿。"

8.《衷中参西录》："善化瘀积，治痃癖癥瘕，通经闭。"

【用法用量】 内服：煎汤，3～10 g；研末，1.5～3 g；或入丸、散。外用：研末调敷或生贴。

【宜忌】《本草害利》："有积消积，无积消人元气，堕胎。"

【选方】 1. 治食积腹满　鸡内金研末，乳服。（《本草求原》）

2. 治反胃，食即吐出，上气　鸡肶胵烧灰，酒服。（《千金方》）

3. 治小儿疳病　鸡肫皮二十个（勿落水，瓦焙干，研末），车前子四两（炒，研末）。二物和匀，以米汤溶化，拌入与食。忌油腻、面食、煎炒。（《寿世新编》）

4. 消导酒积　鸡内金、干葛（为末）等分。面糊丸，梧子大。每服五十丸，酒下。（《袖珍方》）

5. 治夜梦遗精　公鸡肫皮七个。焙干为末，每服一钱，空心酒下。（《沈氏经验方》）

6. 治消肾，小便滑数白浊，令人羸瘦　鸡肶胵一两（微炙），黄耆半两，五味子半两。上药，粗捣，以水三大盏，煎至一盏半，去滓，食前分温三服。（《圣惠方》）

7. 治喉闭乳蛾　鸡肫黄皮勿洗，阴干烧末，用竹管吹之。（《青囊杂纂》）

8. 治一切口疮　鸡内金烧灰，敷之。（《活幼新书》）

9. 治走马牙疳　鸡肫黄皮（不落水者）五枚，枯矾五钱。研搽。（《经验方》）

【临床报道】 1. 治疗婴幼儿腹泻　车前子 150 g（包煎），车前草 350 g，鸡内金 20 g，上药加水 1 000 ml，煎取 500 ml，和米汤 250 ml，加少量食盐，即成车前饮。每次服 30～50 ml。治疗轻中型腹泻 315 例，治愈 289 例，有效 7 例，平均治愈时间 2 日，不拘时服；重型腹泻 23 例，治愈 18 例，有效 5 例平均治愈时间 5.5 日。

2. 治疗扁平疣　生鸡内金 100 g，黑龙江白米醋 300 ml，装广口瓶内，浸泡 30 小时后即得"金醋消疣液"。用镊子夹消毒棉球蘸药液，涂擦患处。每日 3 次，10 日为 1 个疗程。共治疗 126 例，痊愈 80 例，好转 20 例，无效 26 例。

3. 治疗泌尿系结石　琥珀、生鸡内金、滑石以 1∶4∶6 比例共研细末。早晚两次空腹服用,每次 6 g,同时用金钱草适量备茶送服。治疗泌尿系结石 53 例,临床治愈 48 例,无效 5 例,总有效率 90.5%。

4. 治疗胆石症　鸡内金,鱼脑石,广郁金,生大黄按 6∶15∶2∶1加工成粉末,装入胶囊,每粒含生药 0.4 g。口服,每日 3 次,每次 6～8 粒,饭后温开水送服,1 个月为 1 个疗程。一般用药 2～4 个疗程。治疗胆石症 114 例,治愈 45 例,显效 54 例,有效 12 例,无效 3 例,总有效率97.37%。

【各家论述】 1.《要药分剂》:"小儿疳积病,乃肝脾二经受伤,以致积热为患。鸡肫皮能入肝而除肝热,入脾而消脾积,故后世以此治疳病如神也。"

2.《衷中参西录》:"其味酸而性微温,中有瓷、石、铜、铁皆能消化,其善化瘀积可知。《内经》谓:'诸湿肿满,皆属于脾。'盖脾中多回血管,原为通彻玲珑之体,是以居中焦以升降气化。若有瘀积,气化不能升降,是以易致胀满。用鸡内金为脏器疗法,若再与白术等分并用,为消化瘀积之要药,更为健补脾胃之妙品,脾胃健壮,益能运化药力以消积也。""不但能消脾胃之积,无论脏腑何处有积,鸡内金皆能消之,是以男子痃癖,女子癥瘕,久久服之皆能治愈。又凡虚劳之证,其经络多瘀滞,加鸡内金于滋补药中,以化其经络之瘀滞而病始可愈。至以治室女月信一次未见者,尤为要药,盖以其能助归、芍以通经,又能助健补脾胃之药,多进饮食以生血也。""盖鸡内金善化瘀血,即能催月信速于下行也。然月信通者服之,或至过通;而月信之不通者服之,即不难下通。"

2482 鸡爪乌 jī zhǎo wū (《中国药用植物简编》)

【异名】 细草乌(云南)。

【基原】 为毛茛科翠雀属植物康定翠雀花的根。

【原植物】 康定翠雀花 *Delphinium tatsienense* Franch.［*D. soonmingense* Chen］ 又名:箭炉飞燕草(《经济植物手册》)。

多年生草本。茎高30～80 cm,密被反曲贴伏的短柔毛,上部分枝。基生叶在开花时常枯萎,茎下部叶有长柄;叶柄长 5.5～17.5 cm,密被反曲贴伏的短柔毛;叶片五角形或近圆形,长 3.2～6.2 cm,宽 4.5～8.5 cm,3 全裂,中央全裂片菱形,二至三回近羽状细裂,小裂片披针状三角形,或披针状线形,侧全裂片斜扇形,2 深裂至近基部,上面被短伏毛,下面被长柔毛。总状花序有花 3～12 朵,呈伞房状排列;苞片线形;花梗密被反曲短柔毛,常混生腺毛;小苞片生于花梗近中部;花两性,两侧对称;萼片 5,椭圆状倒卵形或宽椭圆形,深紫蓝色,外面有短柔毛,内面无毛,距长 2～2.5 cm;花瓣 2,蓝色,无毛,先端圆形;退化雄蕊 2,蓝色,瓣片宽倒卵形,先端不裂或微凹,腹面有黄色髯毛;雄蕊多数,被短毛或无毛;心皮 3,密被短柔毛。蓇葖果长约 1.2 cm。种子倒卵状四面体形,沿棱有狭翅。花期7～9月,果期8～10月。

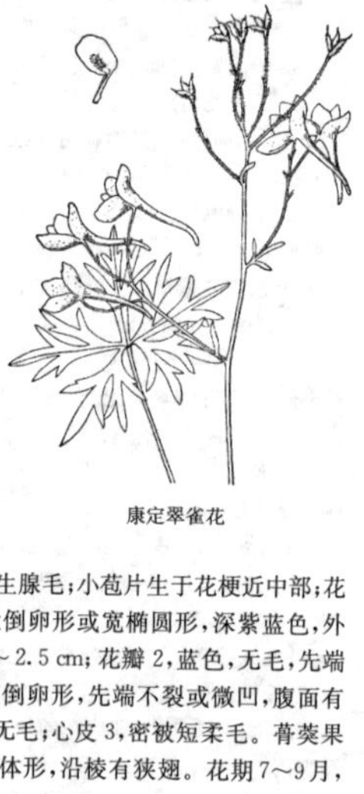

康定翠雀花

生于海拔 2 300～3 250 m 的山地草坡。分布于四川、云南。

【采收加工】 9～11 月采挖,晒干。

【药材】 鸡爪乌 *Delphinii Tatsienensis Radix*　主产于云南、四川。

性状　根圆锥形或长圆锥形,长 1～7.5 cm,直径 1～5 mm。表面黑褐色,有纵纹及须根痕,有的表皮脱落,露出棕黄色纤维;根头残留纤维状叶柄残基及中空的茎基。质韧,不易折断,断面纤维性,黄色。气微,味苦。

【成分】 康定翠雀花根含生物碱:康丁翠雀碱(tatsiensine),去乙酰多态飞燕草碱(deacetylambiguine),布氏翠雀花碱(browniine),硬飞燕草次碱(delcosine),核替生酮(hetisinone),核替生(hetisine),狼毒乌头碱(lycoctonine),洋翠雀康宁(ajaconine),康定翠雀宁(tatsinine),翠雀它星(deltatsine),康定翠雀定(tatsidine),康定翠雀任(tatsirine),网果翠雀碱(dictysine),翠雀拉亭(delelatine)。

【药性】 辛、微苦,热,有毒。

【功用主治】 温中止痛。主治腹中冷痛,劳伤筋骨疼痛。

【用法用量】 内服:研末,0.3～0.6 g,开水送服。

2483 鸡爪芋 jī zhǎo yù (《新华本草纲要》)

【异名】 鞋板芋、南星头、南芋(广东)。

【基原】 为天南星科磨芋属植物疣柄磨芋的块茎。

【原植物】 疣柄磨芋 *Amorphophallus virosus* N. E. Brown

块茎扁球形,直径约 20 cm,高约10 cm。叶单一(稀 2 枚);叶柄长 50～80 cm,深绿色,具苍白色斑块;叶片 3 全裂,裂片二歧分裂或羽状分裂,小裂片长圆形、三角形或卵状三角形,骤尖,下延;侧脉近平行,近边缘连接成集合脉。花序柄粗短,圆柱形,长 3～5 cm,粗 2～3 cm。佛焰苞长约 20 cm 以上,喉部宽 25 cm,卵形,外面绿色,饰以紫色条纹和绿白色斑块,内面具疣,深紫色,漏斗状;檐部广展,绿色,边缘波状。肉穗花序极臭;花单性,无花被;雌花序长 5～7 cm,圆柱形,紫褐色;雄花序倒圆锥形,黄绿色,长 3～5 cm,基部粗 2 cm,上部粗 4～5 cm;附属器圆锥形,钝圆,青紫色,长 7～12 cm,海绵质;雄花花丝长 5 mm;子房球形,柱头 2 裂。果序柄亮褐色,圆柱形,具不明显的三棱,表面具同色疣状突起;果序长 16～20 cm,圆柱形,粗达 7 cm。浆果椭圆形,橘红色,有圆形黑色残存花柱,2 室,每室种子 1 颗。种子长圆形,光滑,外种皮肉质,褐色,内种皮薄,白色。花期 4～5 月,果期 10～11 月。

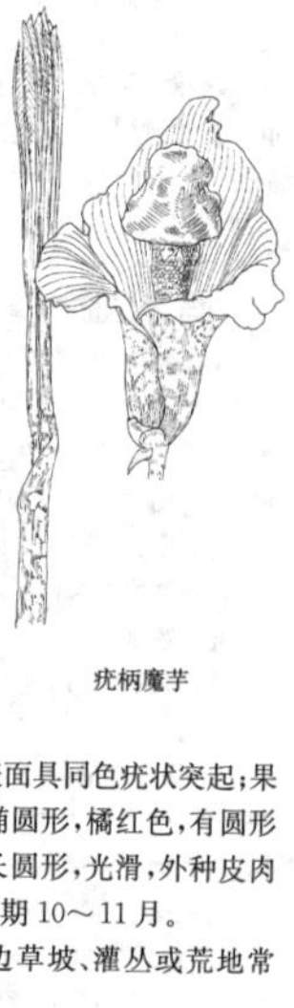

疣柄魔芋

生于海拔 750 m 以下的热带地区,江边草坡、灌丛或荒地常见。分布于广东、广西、云南等地。

【采收加工】 9～10 月采挖,切片,晒干。

【药性】 辛、甘,微温。

【功用主治】 疏肝健脾,解毒散结。主治慢性迁延性肝炎。

【用法用量】 内服:水提取物制成颗粒剂,每次 1 包(相当于生药 75 g),每日 2 次;或入丸剂。

【选方】 治慢性迁延性肝炎　鸡爪芋 150 g,甘草 3 g。将鸡爪芋、甘草加水煎煮 2 次,合并煎液,滤过,浓缩为稠膏。按每克药丸含干膏 0.5 g 计,加适量淀粉混匀,干燥,磨成细粉,过筛,水泛为丸,干燥,包衣,得"益肝丸"。口服,每次 3 g,每日 2 次。功能益气养肝,健脾开胃,祛湿解毒。(《广东省药品标准》1987 年版)

2484 鸡爪花 jī zhǎo huā (《植物名实图考》)

【异名】 鸡爪藤(《贵州民间药物》),黑骨头(《贵州中草药名录》)。

【基原】 为木犀科茉莉花属植物丛林素馨的根。

【原植物】 丛林素馨 *Jasminum duclouxii* (Lévl.) Rehd.　又名:杜氏素馨、夹竹桃素馨(《中国植物志》),花内草(贵州)。

攀援灌木，高 2.5～5 m。小枝暗紫红色，具不明显棱角或呈圆柱状。单叶对生；叶柄粗壮，长 2～10 mm，具沟，扭转；叶片革质，披针形、椭圆形或长椭圆形，稀卵形，长 5.5～18.5 cm，宽 2～5 cm，先端尾状渐尖或锐尖，基部圆形。通常为伞房状聚伞花序，稀总状聚伞花序，对生于叶腋或 4 枚花序簇生于枝顶；花序梗短，长不超过 2 cm；苞片微小，鳞片状；花萼钟形，萼齿 5 枚；花冠粉红色、紫色或白色，近漏斗状，花冠管长 1.1～2 cm，基部直径 1～3 mm，裂片 4～5 枚，长圆形或卵形，先端截形、钝圆或具短尖头。果球形，呈黑色。花期 12 月至翌年 5 月，果期 5～12 月。

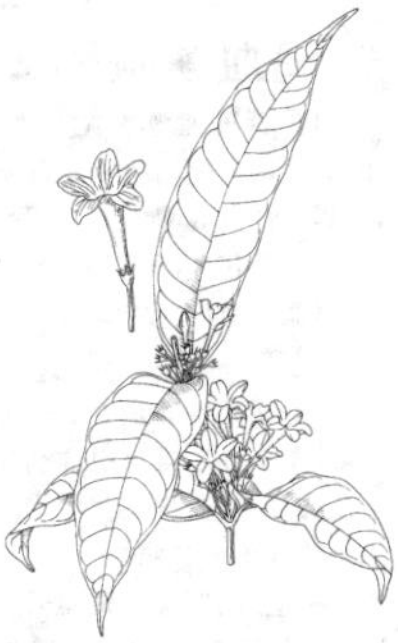

丛林素馨

生于石灰岩灌木林或河谷常绿阔叶林中。分布于广西、云南。

【采收加工】 9～10 月挖取根部，切片，晒干。

【药性】 《贵州民间药物》："味辛，性温。"

【功用主治】 《贵州民间药物》："清热，散郁。治眼睑肿，腹痛。"

【用法用量】 内服：煎汤，6～12 g。

2485 鸡爪槭 jī zhǎo qì（《天目山药用植物志》）

【异名】 小叶五角鸦枫（《天目山药用植物志》），阿斗先、柳叶枫（《贵州中药资源》）。

【基原】 为槭树科槭属植物鸡爪槭的枝、叶。

【原植物】 鸡爪槭 *Acer palmatum* Thunb.

落叶小乔木。树皮深灰色；小枝细瘦，当年生枝紫色或紫绿色，多年生枝淡灰紫色或深紫色。叶对生；叶柄长 4～6 cm，细瘦，无毛；叶纸质，外貌近圆形，直径 7～10 cm，基部心形或近心形，5～9 掌状分裂，通常 7 裂，裂片长圆卵形或披针形，先端锐尖或长锐尖，边缘具紧贴的尖锐锯齿，裂片间的凹缺钝尖或锐尖，深达叶片直径的 1/2 或 1/3，上面深绿色，无毛，下面淡绿色，在叶脉的叶腋被有白色丛毛。伞房花序，花紫色，杂性，雄花与两性花同株；花萼与花瓣均为 5；雄蕊 8，无毛；花盘微裂，位于雄蕊外侧；子房无毛，花柱长，2 裂，柱头扁平，花梗细瘦，无毛。翅果嫩时紫红色，成熟时淡棕黄色；小坚果球形，脉纹显著；翅与小坚果张开成钝角。花期 5 月，果期 9 月。

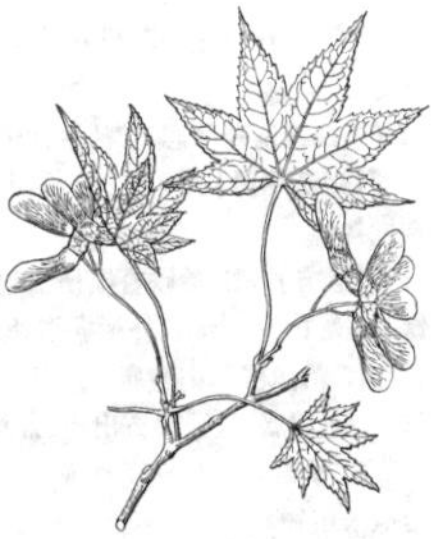

鸡 爪 槭

生于海拔 200～1 200 m 的林边或疏林中。分布于江苏、浙江、安徽、江西、山东、河南、湖北、湖南、贵州等地。

【栽培】 生物学特性　喜疏荫的环境，夏日怕日光曝晒，抗寒性强，能忍受较干旱的气候条件。多生于阴坡湿润山谷，耐酸碱，不耐水涝，凡日晒及潮风所到地方，生长不良。要求湿润和富含腐殖质的土壤。

繁殖方法　种子繁殖和嫁接繁殖。种子繁殖：10 月采收种子后即可播种，或用湿砂层积至翌年春播种，播后覆土1～2 cm，浇透水，盖稻草，出苗后揭去覆草。嫁接繁殖：在砧木生长最旺盛时嫁接。小苗须经过 2～3 次移植。移植在落叶后至萌动前进行，需带宿土。

【采收加工】 6～7 月采收枝叶，晒干，切段。

【成分】 叶含黄酮类：杜荆素（vitexin），肥皂草苷（saponaretin），荭草素（orientin），合模荭草素（homoorientin），矢车菊素单糖苷（cyanidin monoglycoside），飞燕草素单糖苷（delphindin monoglycoside），芍药素单糖苷（peonidin monoglycoside）。

【药性】 辛、微苦，平。

1.《贵州草药》："性温，味辛微苦。"

2.《全国中草药汇编》："辛、微苦，平。"

【功用主治】 行气止痛，解毒消痈。主治气滞腹痛，痈肿发背。

1.《贵州草药》："清热解毒，行气止痛。"

2.《全国中草药汇编》："主治腹痛，外用治痈疖肿毒。"

【用法用量】 内服：煎汤，5～10 g。外用：煎水洗。

【选方】 1. 治腹痛　鸡爪槭 6～9 g。煨水服，每日3 次。

2. 治背花（痞背）　鸡爪槭适量，煨水洗患处；并用 15 g 煨水服。（1、2 方出自《贵州草药》）

2486 鸡血七 jī xuè qī（《陕西中草药》）

【异名】 红孩儿、红血儿（《陕西中草药》），鸡心七、荞麦七（陕西《中草药研究资料》），蜈蚣七、倒生莲（《陕甘宁青中草药选》），血三七、血地榆（《湖南药物志》），倒丝莲（《湖北中草药志》）。

【基原】 为蓼科蓼属植物中华抱茎蓼的根茎。

【原植物】 中华抱茎蓼 *Polygonum amplexicaule* D. Don var. *sinense* Oliv.　又名：华抱茎蓼（《湖北植物志》），中华蓼（《云南种子植物名录》）。

多年生草本，高 30～60 cm。茎直立或斜生，上部常分枝。根茎圆柱状，肥厚，外面紫褐色，断面淡紫红色。叶互生，具细梗；托叶鞘膜质，管状，褐色，易破裂；叶心状卵形，长 6～13 cm，宽 4～8 cm，先端渐尖，基部心形，表面绿色，背面淡绿色，边缘具乳头状突起。顶生或腋生总状花序，总花梗细，苞片膜质，内含花 1～3 朵；花梗顶端有关节；花小，花被红色，5 深裂；雄蕊 8；花柱 3，柱头头状。瘦果椭圆形，黑褐色，有光泽。花期 7～8 月，果期 8～10 月。

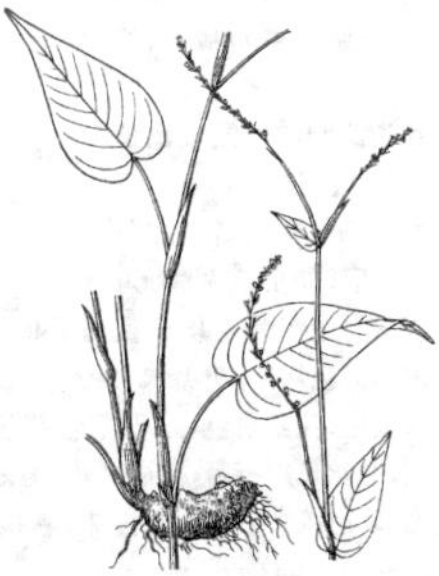

中华抱茎蓼

生于阴湿、水边沙地，林下或草丛中。分布于湖北、湖南、四川、云南、陕西等地。

【采收加工】 9～10 月采挖，去粗皮，鲜用或晒干。

【药理】 1. 抗病毒　本品除鞣质处理的煎剂在鸡胚外试验对亚洲甲型流感病毒（京科 68-1 株）和 Ⅰ 型副流感病毒（仙台株）有明显抑制作用。鸡胚内试验对仙台株，在感染前、同时或后，用本品 10.25% 0.1 ml 尿囊腔注入有抗病毒作用，对京科 68-1，仅在感染前或同时注入有效。

2. 抗菌作用　本品煎剂在试管内对金黄色葡萄球菌、奈瑟球菌、福氏痢疾杆菌、大肠杆菌、甲型和乙型链球菌等有明显抑制作用，除鞣质后则作用降低。此外对白念珠菌、热带念珠菌有一定的抗真菌作用。

【药性】 酸、苦，平，有毒。

1.《陕西中草药》："味涩、微苦，性平，有小毒。"

2.《陕甘宁青中草药选》："味酸、微苦，性平。"

【功用主治】 行气活血，止血生肌，清热解毒。主治胃脘痛，痛经，崩漏，跌打损伤，外伤出血，泄泻，痢疾。

1.《陕西中草药》："活血舒筋，行气止痛，抗菌消炎，止血生肌，收敛止泻。主治跌打损伤，外伤出血，劳伤，菌痢，胃肠炎。"

2.《陕甘宁青中草药选》："清热解毒，收敛止泻，活血止痛。"

【用法用量】 内服：煎汤，3～10 g；或浸酒；或研末。外用：捣烂敷或研末撒。

【宜忌】《陕西中草药》："反鸡冠花、钩藤。"

【选方】 1. 治胃痛　中华抱茎蓼根状茎 3 g。磨水服。

2. 治血崩，痛经　中华抱茎蓼根状茎 1.5～3 g。研末服。

3. 治跌打损伤　中华抱茎蓼根状茎 15～30 g。酒浸分多次服。

4. 治外伤出血　中华抱茎蓼鲜根状茎捣烂敷或干品研粉撒布。(1～4 方出自《湖南药物志》)

2487 鸡血李 jī xuè lǐ (《分类草药性》)

【异名】 红李(《全国中草药汇编》)。

【基原】 为蔷薇科梅属植物杏李的根或叶。

【原植物】 杏李 *Prunus simonii* Carr [*P. simonii* Decaisne] 又名：玉皇李(《云南种子植物名录》)，秋根李(河北)。

乔木，高 5～8 m。树冠金字塔形，直立分枝；老枝紫红色；树皮常有裂痕；小枝浅红色，粗壮，节间短，无毛。叶互生；叶柄长 1～1.3 cm，通常在先端两侧各有 1～2 腺体；托叶膜质，线形，边缘有腺，早落；叶片长圆倒卵形或长圆披针形，长 7～10 cm，宽 3～5 cm，先端渐尖或急尖，基部楔形或宽楔形，边缘有细密圆钝锯齿，两面无毛；侧脉直出呈弧形，基部与主脉呈锐角。花两性；花 1～3 朵簇生；萼筒钟状，萼片 5，长圆形，边缘有腺细齿；花瓣白色，先端圆钝，基部有爪，着生在萼筒边缘；雄蕊多数，花丝长短不等，排成 2 轮；雌蕊 1，心皮无毛。核果扁球形，红色，果肉淡黄色，有浓香味，黏核；核小，扁球形，有纵沟。花期 6～7 月。

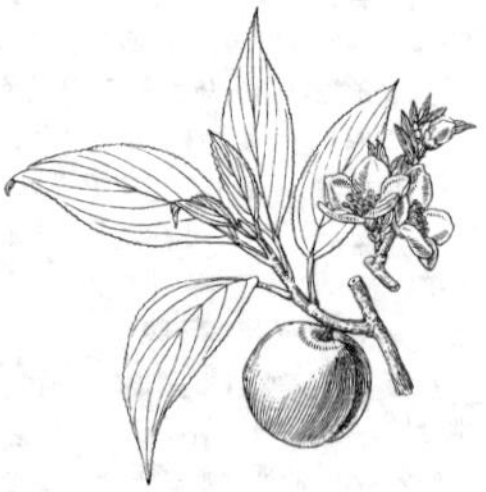

杏　李

产我国华北地区。广泛栽培为果树。

【采收加工】 9～10 月挖根，切段，晒干。6～7 月采叶，鲜用或晒干。

【药性】 苦，寒。

1.《四川中药志》1960 年版："性寒，味甘、微苦，无毒。"

2.《贵州草药》："性寒，味苦、涩。"

【功用主治】 清热除烦，利水通淋，止血散瘀。主治消渴，心烦，白浊，水肿，吐血，崩漏，闭经，跌打损伤。

1.《分类草药性》："散血，消气。治跌打，血气痛，男子吐血。"

2.《民间常用草药汇编》："治消渴，心烦，吐血，妇女赤白带下，小儿暴热。"

3.《贵州草药》："和血通经，利水通淋，治经闭，白浊，水肿，刀伤。"

【用法用量】 内服：煎汤，9～60 g。外用：捣敷。

【选方】 1. 治白浊　鸡血李根 60 g，木贼 30 g。煨水服。

2. 治水肿　鸡血李叶 60 g，车前草 30 g。煨水服。

3. 治刀伤　鸡血李叶适量，捣绒敷伤口。(1～4 方出自《贵州草药》)

2488 鸡血莲 jī xuè lián (《四川常用中草药》)

【异名】 地苏木、过山龙、蕨萁钻石黄(《四川常用中草药》)，土当归、活血莲、散血莲(《湖南药物志》)，凤尾七(《贵州药用植物目录》)，铁板金、铁蕨鸡(《贵州中草药名录》)。

【基原】 为金星蕨科新月蕨属植物披针新月蕨的根茎或叶。

【原植物】 披针新月蕨 *Pronephrium penangianum* (Hook.) Holtt. [*P. penangianum* Hook.; *Abacopteris penangiana* (Hook.) Ching] 又名：潘南新月蕨(《中国主要植物图说·蕨类植物门》)，光株新月蕨(《中国药用孢子植物》)。

植株高 120～200 cm。根茎长而横生，偶有披针形鳞片。叶近生；叶柄长达 100 cm，淡红棕色；叶片纸质，干后多呈浅紫色，长 40～80 cm，无毛，一回羽状；羽片近对生，稍斜上，中部以下的羽片长 20～30 cm，宽 2～2.7 cm，基部圆楔形，边缘具软骨质尖齿或大锯齿，顶生羽片同形，有长柄；侧脉羽状，小脉除顶部 2～3 对分离外，均连接成 2 行长方形网眼。孢子囊群圆形，背生于小脉中部或中部稍下处；无囊群盖。

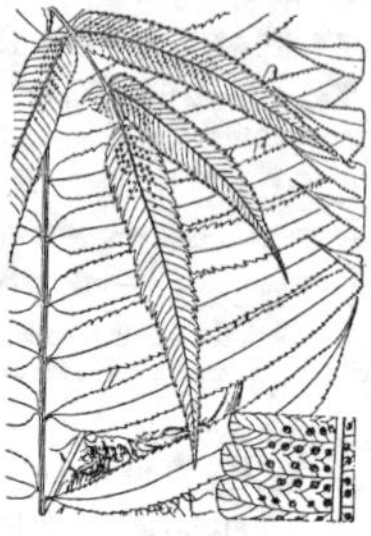

披针新月蕨

生于海拔 200～3 600 m 的疏林下或路边。分布于中南、西南及江西、陕西、甘肃等地。

【采收加工】 7～10 月采收，晒干或鲜用。

【药性】 1.《四川常用中草药》："性凉，味苦、涩。"

2.《湖南药物志》："微苦、涩，平。"

【功用主治】 散瘀，调经，除湿。主治月经不调，崩漏，跌打伤痛，风湿痹痛，痢疾，水肿。

1.《四川常用中草药》："能散瘀血，除湿。治跌打腰痛，血凝，气滞。"

2.《湖南药物志》："活血调经，散瘀止痛。"

【用法用量】 内服：煎汤，9～18 g；或浸酒。外用：捣敷；或浸酒搽。

【选方】 1. 治跌打损伤　地苏木 30 g。泡白酒半日后即可饮，每次 10～20 ml。外用搽伤处。

2. 治风湿肌肉酸痛　地苏木 18 g，石楠藤、五加皮、威灵仙各 12 g。水煎服。(1、2 方出自《万县中草药》)

3. 治痢疾　光株新月蕨 15 g，翻白草 15 g。煎服。(《中国药用孢子植物》)

2489 鸡血藤 jī xuè téng (《纲目拾遗》)

【异名】 血风藤(《中药志》)，马鹿藤、紫梗藤(《云南思茅中草药选》)，猪血藤、九层风(《广西植物名录》)，红藤、活血藤(《云南药用植物名录》)。

【基原】 为豆科密花豆属植物密花豆的藤茎。

【原植物】 密花豆 *Spatholobus suberectus* Dunn [*Butea suberecta* (Dunn) Blatter] 又名：小豆花(《云南思茅中草药选》)，三叶鸡血藤(《广西植物名录》)。

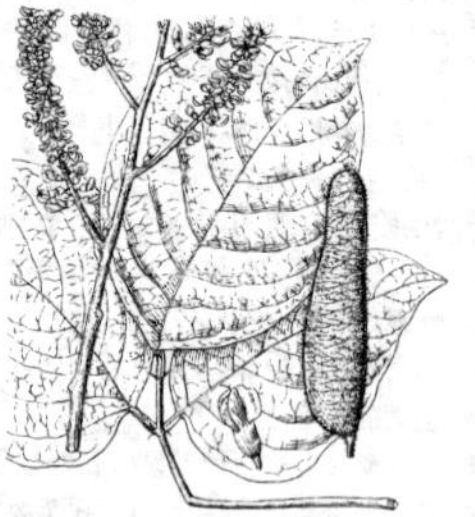

密花豆

木质藤本，长达数十米。老茎砍断时可见数圈偏心环，鸡血状汁液从环处渗出。三出复叶互生；顶生小叶阔椭圆形，长12～20 cm，宽7～15 cm，先端锐尖，基部圆形或近心形，上面疏被短硬毛，背面脉间具黄色短髯毛，侧生小叶基部偏斜，小叶柄长约6 mm；小托叶针状。圆锥花序腋生，大型，花多而密，花序轴、花梗被黄色柔毛；花长约10 mm；花萼肉质筒状，5齿，上面2齿合生，两面具黄色柔毛；花冠白色，肉质，旗瓣近圆形，具爪，翼瓣与龙骨瓣均长约7 mm，具爪及耳；雄蕊10，2组，花药5大5小；子房具白色硬毛。荚果舌形，有黄色柔毛；种子1颗，生荚果先端。花期6～7月，果期8～12月。

生于山谷林间、溪边及灌丛中。分布于福建、广东、广西、云南。

【采收加工】 9～11月采收茎藤，锯成段，晒干；或鲜时切片，晒干。

【药材】 鸡血藤 *Spatholobi Caulis* 主产于广西、福建。

性状 茎藤呈扁圆柱形，稍弯曲，直径2～7 cm。表面灰棕色，有时可见灰白色斑，栓皮脱落处显红棕色，有明显的纵沟及小形点状皮孔。质坚硬，难折断，折断面呈不整齐的裂片状。血藤片为椭圆形、长矩圆形或不规则的斜切片，厚3～10 mm。切面木部红棕色或棕色，导管孔多数，不规则排列，皮部有树脂状分泌物，呈红棕色至黑棕色，并与木部相间排列成3～10个偏心性半圆形或圆形环。髓小，偏于一侧。气微，味涩。

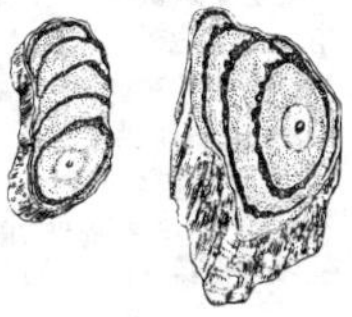

鸡血藤(茎)外形

鉴别 (1) 茎藤横切面：木栓细胞数列，含棕红色物。皮层较窄，散有石细胞群，胞腔内充满棕红色物；薄壁细胞含草酸钙方晶。维管束异型，由韧皮部与木质部相间排列成数轮。韧皮部最外侧为石细胞群与纤维束组成的厚壁细胞层；射线多被挤压；分泌细胞甚多，充满棕红色物，常数个至10多个切向排列成层；纤维束较多，非木化至微木化，周围细胞含草酸钙方晶，形成晶纤维，含晶细胞壁木化增厚；石细胞群散在。木质部射线有的含棕红色物；导管多单个散在，类圆形，直径约至400 μm；木纤维束亦均形成晶纤维；木薄壁细胞少数含棕红色物。

(2) 薄层色谱：取本品细粉2 g，用乙醇回流提取，提取液减压，浓缩至浸膏状，加入浸膏重3倍量的硅胶拌匀后室温晾干(或烤干)，装入短柱中用氯仿洗脱至洗脱液几乎无色，后改用氯仿-甲醇(8∶2)洗脱。两种洗脱液分别浓缩后，作供试品液，以芒柄花素和原儿茶酸为对照品。同点于硅胶G高效薄层预制板上，以氯仿-甲醇(9∶1)为展开剂。展距10 cm。在紫外光灯(254 nm)下观察。供试品色谱中，在与对照品色谱相应的位置上显暗紫色荧光斑点。

【成分】 藤茎含黄酮类成分：刺芒柄花素(formononetin)，芒柄花苷(ononin)，樱黄素(prunetin)，3，7-二羟基-6-甲氧基二氢黄酮醇(3，7-dihydroxy-6-methoxy-dihydroflavonol)，3，4，2′，4′-四羟基查耳酮(3，4，2′，4′-tetrahydroxy chalcone)，甘草查耳酮(licochalcone)A，木豆异黄酮(cajanin)，异甘草苷元(isoliquiriti genin)；含谷甾醇类成分：胡萝卜苷(daucosterol)，β-谷甾醇(β-sitosterol)，7-酮基-β-谷甾醇(7-oxo-β-sitosterol)。又含阿佛洛莫生(afrormosin)，大豆素(daidzein)，另含表无羁萜醇(friedelan-3β-ol)，表儿茶素(epicatechin)，苜蓿酚(medicagol)，原儿茶酸(protocatechuic acid)，9-甲氧基香豆雌酚(9-methoxycoumestrol)。

【药理】 1. 扩血管作用 电磁流量计记录犬股动脉血流量和血管阻力，鸡血藤水提醇沉制剂20 mg/kg直接注入股动脉，注射后10分钟内股动脉血流量增加值为42.7%；峰值时增加值达133%；血管阻力减少45.3%。鸡血藤乙醇提取物使苯肾上腺素(Phe)、氯化钾和氯化钙收缩大鼠血管环的量-效曲线均右移，并抑制最大效应，明显减弱Phe收缩反应中Ca^{2+}内流依赖性部分，但对Phe所引起的依内Ca^{2+}释放收缩部分没有明显的松弛作用，提示鸡血藤乙醇提取物扩血管的作用机制可能与细胞膜上的电压依赖性Ca^{2+}通道或受体操纵性Ca^{2+}通道的抑制有关。

2. 抗血小板聚集作用 鸡血藤生药水煎醇沉制剂在100 mg/kg浓度时，在试管内对二磷酸腺苷诱导的大鼠血小板聚集有明显抑制作用，此作用较同时检查的当归和赤芍为强。

3. 刺激造血系统的作用 鸡血藤单体成分SS8可显著刺激骨髓抑制小鼠造血祖细胞CFU-GM，CFU-E，BFU-E，CFU-Meg生长，随时间延长、剂量增加，刺激作用逐渐加强。鸡血藤灌胃组对放、化疗引起的贫血小鼠外周血白细胞数、骨髓有核细胞数与粒系细胞分裂指数下降均有升高作用。

4. 促进磷代谢 给小鼠注射^{32}P后，测组织之总^{32}P“相对比放射性”，表明鸡血藤对小鼠肾总磷代谢有促进作用。还可促进小鼠子宫24小时总磷代谢。

毒性 静脉注射鸡血藤水提醇沉制剂2 g/kg，实验两犬均迅速死亡，说明注射给药有一定毒性。丹参和鸡血藤配伍后制成的注射液，用含等剂量的鸡血藤注射，则死亡率为20%，提示丹参配伍可降低鸡血藤的毒性。

【药性】 苦、微甘，温。归肝、肾经。

1.《本草再新》：“入心、脾二经。”

2.《本草正义》：“温。”

3.《饮片新参》：“苦、涩、香、微甘。”

【功用主治】 活血舒筋，养血调经。主治手足麻木，肢体瘫痪，风湿痹痛，贫血，月经不调，痛经，闭经。

1.《纲目拾遗》：“活血，暖腰膝，已风瘫。”

2.《饮片新参》：“去瘀血，生新血，流利经脉。治暑痧，风血痹症。”

3.《现代实用中药》：“为强壮性之补血药，适用于贫血性神经麻痹症，如肢体及腰膝酸痛，麻木不仁等。又用于妇女月经不调，月经闭止等，有活血镇痛之效。”

【用法用量】 内服：煎汤，10～15 g，大剂量可用至30 g；或浸酒。

【选方】 1. 治风湿痹痛、月经不调 鸡血藤500 g，蔗糖830 g，苯甲酸钠3 g。口服，每日3次，每次10 ml。(《安徽省药品标准》1987年鸡血藤糖液)

2. 治老人血管硬化、腰背神经痛 鸡血藤20 g，杜仲15 g，五加皮10 g，生地15 g。水500 ml，煎至200 ml，去渣。每日分3次服用。(《现代实用中药》)

3. 治经闭 鸡血藤、穿破石各30 g。水煎服，每日1剂。(《益寿中草药选解》)

4. 治疗再生障碍性贫血 鸡血藤60～120 g，鸡蛋2～4个，红枣10个。加水8碗，煎至大半碗(鸡蛋熟后去壳放入再煎)。鸡蛋与药汁同服，每日1剂。(《全国中草药汇编》)

5. 治疗白细胞减少症 鸡血藤15 g，黄芪12 g，白术、茜草根各9 g。水煎服，每日1剂。(《益寿中草药选解》)

【临床报道】 1. 治疗坐骨神经痛 鸡血藤250 g，川牛膝100 g，桑寄生100 g，老母鸡1只。药物布包与鸡同煮，至肉脱骨为度。食肉喝汤，连服3～7只鸡。共治疗单纯性坐骨神经痛33例，结果痊愈23例，显效4例，好转4例，无效2例，总有效率93.9%。

2. 防治肿瘤化疗后白细胞减少 鸡血藤100 g，加以600 ml，煎成200 ml。口服，每日早晚2次，每次100 ml。由化疗当日起至第三星期末(即第一到第二十一日)。对30例恶性肿瘤患者在化疗同时辅以鸡血藤煎剂口服，结果治疗组白细胞下降比对照组轻，而两组在白细胞平均最低值及白细胞低于4.0×10^9/L的平均持续时间有显著差异[2]。

3. 治疗急性泄泻　鸡血藤 60 g，加清水 600 ml，煎到200 ml，分 2～3 次服，每日 1 剂。治疗急性腹泻 18 例，结果痊愈 16 例，好转 1 例，无效 1 例，总有效率 94%。

2490 鸡谷草 jī gǔ cǎo 《广西民间常用草药》

【异名】 竹节草、紫穗茅香(《岭南科学杂志》第七卷)，粘人草(《广州常见经济植物》)，草子花(《广州植物志》)，粘身草、蜈蚣草、过路蜈蚣草、鬼谷草(《广西民间常用草药》)。

【基原】 为禾本科金须矛属植物鸡谷草的全草或根。

【原植物】 鸡谷草 *Chrysopogon aciculatus* (Retz.) Trin.

多年生草本。具根茎及匍匐茎。秆直立，高约 50 cm。叶鞘无毛或鞘口疏生柔毛，多聚集跨生于匍匐茎上，茎生者短于节间；叶舌短小，长约 0.5 mm；叶片生于匍匐茎和秆基者，长达 8 cm，宽 3～6 mm，茎生者甚退化，基部圆形，先端钝，两面无毛或基部疏被柔毛，边缘小刺状粗糙。圆锥花序直立，线状长圆形，长 5～9 cm，带紫色；分枝细弱，向上直升，数枚轮生于 1 节；无柄小穗线形，从中部以上渐狭窄，先端钝，具有 4～6 mm而被锈色短柔毛之基盘；第一颖具 2 脊，脊部微隆起，脊之上部具刺状小纤毛，第二颖舟形，先端渐尖并有小短芒，其脊上部具有刺状小柔毛；第一外稃稍短于颖，第二外稃等长而较窄于第一小花者，先端全缘，具 4～7 mm 的直芒；雄蕊 3，花药长 0.8 mm；雌蕊具分离花柱；有柄小穗长约 6 mm，具长 2～3 mm之柄，颖纸质，披针形，具 3 脉。花、果期 6～10月。

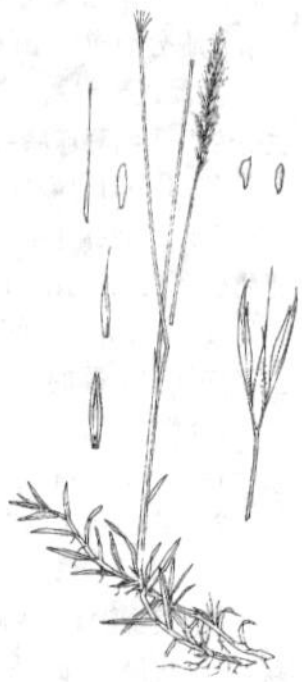

鸡 谷 草

生于山坡草地或荒野。分布于广东、广西、海南、云南、台湾等地。

【药性】 《广西民间常用草药手册》："微苦、甘，凉，无毒。"

【功用主治】 清暑，利湿，解毒。主治暑热小便赤涩，暑湿泄泻，风火牙痛，跌打肿痛，毒蛇咬伤。

1. 《广西民间常用草药手册》："清热利水，清肿止痛。治金创肿痛，湿热腹痛。"

2. 《全国中草药汇编》："主治急性胃肠炎，暑热小便短赤。"

【用法用量】 内服：煎汤，9～15 g；鲜品 30～60 g。

【选方】 1. 治小儿风热　鸡谷草 30 g，淡竹叶 15 g，葫芦茶 9 g。水煎，日分 3 次服。(《广西中草药》)

2. 治湿热腹痛　鸡谷草根 30 g，香附 9 g，番桃木叶30 g，鬼画符 15 g。煎汤服。

3. 治痧症泄泻腹痛　鸡谷草 60 g，蚯蚓 4～6 条(捣烂)。先将鸡谷草用水适量，煎成 1 碗，冲蚯蚓，待澄清时去滓，1 次服。

4. 治暑热小便赤涩　鸡谷草根 30 g，淡竹叶 18 g，坡芝麻 15 g。煎汤服。(2～4 方出自《广西民间常用草药手册》)

5. 治毒蛇咬伤　鸡谷草根与酒等量煎服。(《广州植物志》)

2491 鸡肝散 jī gān sǎn 《云南中草药》

【异名】 白香薷(《中国经济植物志》)，沙虫药(《贵州草药》)，黑头草(《云南思茅中草药选》)，四棱蒿、滇香薷(《云南中草药选》)，细野苏子(《红河中草药》)。

【基原】 为唇形科香薷属植物四方蒿的全草。

【原植物】 四方蒿 *Elsholtzia blanda* (Benth.) Benth. [*Aphanochilus blandus* Benth; *Mentha blanda* Wall. ex Hook.]

亚灌木，高 1～1.7 m。茎直立，基部木质，上部多分枝，四棱形，密被短柔毛。叶对生；叶柄长 3～15 mm，密被柔毛；叶片椭圆形或椭圆状披针形，长 3～16 cm，宽 8～45 mm，边缘具锯齿，上面被微柔毛及腺点，下面叶脉被平伏毛。轮伞花序 7～10 花，密集排列近偏向一侧，长 4～8 cm，最长可达 20 cm的顶生或腋生假穗状花序；苞片钻形或披针状钻形，长 1.5～3 mm，外被短柔毛；花萼近筒状，外被平伏毛，萼齿 5，后齿较前齿稍长，果时花萼基部略膨大呈卵球形；花冠白色，上唇直立，先端微缺，下唇 3 裂，中裂片近圆形，稍内凹，侧裂片半圆形，全缘；雄蕊 4，前对较长，伸出，花丝近无毛，花药 2 室；子房 4 裂，花柱长于雄蕊，柱头 2 浅裂。小坚果长圆形，黄褐色。花期 6～10月，果期 7～12 月。

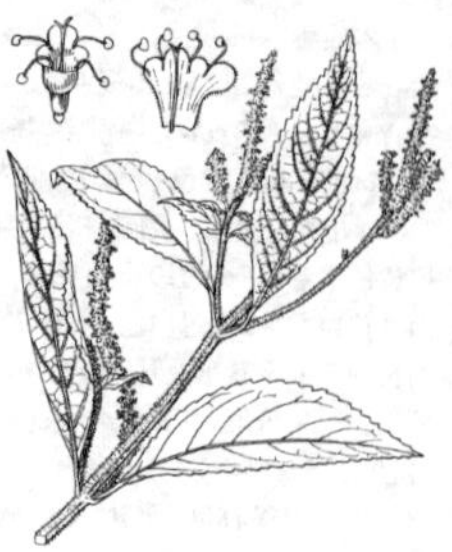

四 方 蒿

生于海拔 700～2 500 m 的林缘、沟边、路旁草地或林中旷处。分布于广西西部、贵州东南部、云南西南部及西藏南部和东南部。

【采收加工】 7～11 月采收，鲜用或阴干。

【药材】 鸡肝散 *Elsholtziae Blandae Herba*　主产于云南、广西、贵州等地。

性状　茎呈方柱形，长 50～150 cm，密被柔毛；质脆，断面有髓，叶卷曲皱缩，展平后呈椭圆状披针形，边缘有锯齿；上面暗绿色，有黄色发亮的腺点，下面灰绿色，叶脉上有平伏毛，具叶柄。通常可见顶生或腋生的轮伞花序，花冠多存在，淡棕色或黄白色。有特异清香。味辛、凉。

【成分】 茎、叶、花序、果序均含挥发油。鲜茎出油率为 0.095%，鲜叶为 0.45%，鲜果为 0.81%。

全草含挥发油，其主要成分有：牻牛儿醇乙酸酯(geranyl acetate)7.1%，*E*-β-罗勒烯(*E*-β-ocimene)2.96%，β-丁香烯(β-caryophyllene)1.75%，α-香柑油烯(α-bergamotene)1.7%，芳樟醇乙酸酯(linalyl acetate)1.13%等 28 种成分，芳樟醇(linalool)，苯乙酮(phenyl alcohone)，反氧化芳樟醇(*trans*-linalool oxide)，龙脑(borneol)，牻牛儿醇(geraniol)，δ-荜澄茄醇(δ-cadinol)，顺氧化芳樟醇(*cis*-linalool oxide)，樟脑(camphor)，橙花醛(neral)，还含少量的三环烷(tricyclane)，香桧烯(sabinene)，β-蒎烯(β-pinene)，α-松油烯(α-terpinene)，4-松油烯醇(4-terpinenol)，α-松油醇(α-terpineol)，龙脑甲酸酯(bornyl formate)，波旁烯(bourbonene)，葎草烯(humulene)等 30 个成分。

全草中含有黄酮类化合物：5, 5′-二羟基-7-乙酰基-6, 8, 3″, 3″-四甲基吡喃(3′, 4′)黄酮〔5, 5′-dihydroxy-7-acetoxyl-6, 8, 3″, 3″-tetramethylpyran(3′, 4′) flavone〕即四方蒿素(sifanghaoine)Ⅰ，5, 5′-二羟基-7-(α-甲基)丁酰氧基-6, 8, 3″, 3″-四甲基吡喃(3′, 4′)黄酮〔5, 5′-dihydroxy-7-(α-methyl)butyroxyl-6, 8, 3″, 3″-tetramethylpyran(3′, 4′) flavone〕即四方蒿素Ⅱ，5, 5′-二羟基-6, 7-二氧亚甲基-8, 3″, 3″-三甲基吡喃(3′, 4′)黄酮〔5, 5′-dihydroxy-6, 7-methyllenedioxy-8, 3″, 3″-trimethylpyran(3′, 4′) flavone〕即四方蒿素Ⅲ，5, 2′-二甲氧基-6, 7-亚甲二氧基二氢黄烷酮(5, 2′-dimethoxy-6, 7-methylene dioxyflavanone)，5-羟基-7-甲氧基-6-*O*-〔α-*L*-鼠李糖(1→2)-β-*D*-岩藻糖〕黄酮苷{5-hydroxy-7-methoxy-6-*O*-〔α-*L*-rhamnopyranosyl (1→2)-β-*D*-fucopyranosyl〕flavone glycoside}。还含有 5, 6-二氢-6-苯乙烯吡喃-2-酮(5, 6-dihydro-6-styry-2-pyrone)，木栓酮(fridelin)，4-羟基-3-甲氧基苯乙烯(4-hydroxy-3-methoxystyrene)。

【药性】 苦、辛，平。

1.《贵州草药》："性温，味苦。"

2.《云南中草药》："微苦、辛，平。"

【功用主治】 清热，利湿，解毒。主治湿热泻痢，黄疸，小便不利，脚癣，烧伤，感冒。

1.《贵州草药》："除湿，杀虫。治脚丫溃烂、痒，白壳癞及疮疥。"

2.《云南中草药》："健脾利湿，消炎止痛。主治夜盲症，痢疾，感冒，腹痛，腋臭，火烧伤，肾盂肾炎。"

【用法用量】 内服：煎汤，3～10 g；或捣汁。外用：捣汁涂；或研末调敷。

【选方】 1. 治痢疾　鸡肝散鲜叶 30～60 g。捣汁内服。(《红河中草药》)

2. 治肾盂肾炎　四方蒿用全草研末，每次 6 g，日服 2 次，开水送服。(《云南中草药》)

3. 治脚丫溃烂、痒　鲜沙虫药少许。搓绒塞脚丫，或用干的研末，调油敷患处。(《贵州草药》)

4. 治火烧伤　四方蒿用全草研末，捣鸡蛋清搽患处，每日 3 次。(《云南中草药》)

2492 鸡肫草 jī zhūn cǎo (《重庆草药》)

【异名】 白侧耳(《贵阳民间药草》)，水侧耳(《四川中药志》)，韦氏苍耳七(《南川常用中草药手册》)，鸡腒草(《四川常用中草药》)，肥猪草、鸡眼草(《湖北中药资源名录》)，铜钱草、黄梅花草、白侧耳草(《湖北中草药志》)，荞麦叶、疔疮草(《秦岭巴山天然药物志》)。

【基原】 为虎耳草科梅花草属植物鸡眼梅花草的全草。

【原植物】 鸡眼梅花草 *Parnassia wightiana* Wall. ex Wight et Arn.　又名：鸡肫梅花草(《西藏植物志》)。

多年生草本，高 20～50 cm。根茎短粗，须根多。茎具棱脊，无毛。基生叶丛生；叶柄长 3～15 cm；叶片肾脏形或圆卵形，肥厚，长 3～5 cm，宽为 4～7 cm，先端圆形或稍凸尖，基部心形，全缘；茎中部以上具一无柄叶片，抱茎，与基生叶同形。单花顶生，径约 1 cm；萼片 5，基部多少连合，倒卵形，宿存；花瓣 5，白色或淡黄色，脉纹明显，呈倒卵状匙形至倒葫芦形，边缘中部以下具流苏状细裂；雄蕊 5，与退化雄蕊间生，退化雄蕊 5，具 3～5 裂，先端头状；子房近上位，卵状椭圆形，三心皮合生，1 室，花柱短，先端 3 裂，微钝圆形。蒴果扁圆形。种子多数，椭圆形。花期 7～8 月，果期 8～9 月。

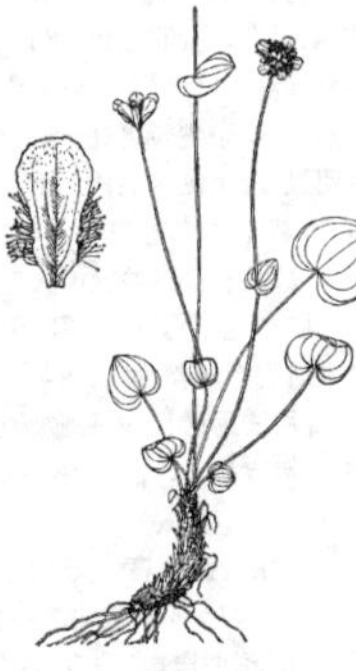

鸡眼梅花草

生于海拔 1 600 ～ 2 600 m 的大山地土坎上和沟边阴湿处。分布于西南及福建、湖北、广东、广西、西藏、陕西、甘肃等地。

【采收加工】 8～9 月采收全草，晒干或鲜用。

【药性】 淡，凉。

1.《全国中草药汇编》："淡，平。"

2.《四川中药志》1982 年版："苦、涩，凉。"

【功用主治】 清肺止咳，化石通淋。主治肺热咳嗽，咯血，吐血，肾结石，胆结石，白带，湿热疮毒。

1.《全国中草药汇编》："清肺止咳。治疟疾，肾结石，胆石症。"

2.《四川中药志》1982 年版："清热利湿，止咳，止血。"

【用法用量】 内服：煎汤，15～30 g。外用：捣敷。

【选方】 1. 治肺结核咯血，崩漏下血　鸡肫草 15 g，鹿衔草 9 g，卷柏 9 g。水煎服。(《四川中药志》1982 年版)

2. 治妇女白带　白侧耳 60 g，白木槿花 15 g。炖猪肉或煎水服。(《贵阳民间药草》)

2493 鸡油菌 jī yóu jūn (《全国中草药汇编》)

【异名】 黄菌(《滇南本草》)，杏菌、鸡蛋黄菌(《全国中草药汇编》)。

【基原】 为鸡油菌科鸡油菌属真菌鸡油菌的子实体。

【原植物】 鸡油菌 *Cantharellus cibarius* Fr.

子实体肉质，肥厚，全株呈蛋黄色。菌盖幼时上凸，渐平展近圆形，长成时呈漏斗状，多数两侧不对称，宽 3～9 cm；边缘波状，常上翘，常有不规则的瓣状浅裂。菌柄圆柱形，(2.5 ～ 9) cm × (0.5 ～ 2) cm，同粗或向下渐细，与盖面同色或稍淡，光滑，中实，中生或稍偏生。子实层下延，有狭窄、稀疏、分叉的或相互交织的棱纹(褶棱)。孢子椭圆形，光滑，无色，(7 ～ 10) μm × (5 ～ 8) μm。

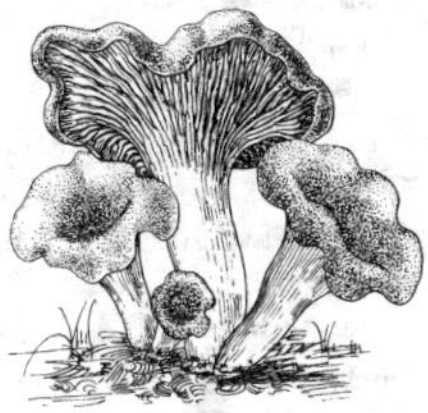

鸡 油 菌

生于针叶林或针阔叶混交林中地上。分布于河北、内蒙古、吉林、黑龙江、江苏、浙江、安徽、福建、湖南、四川、云南、西藏、陕西、甘肃等地。

【采收加工】 9～10 月采收，晒干。

【成分】 含尿素(urea)，甜菜碱(betaine)，1-辛烯-3-醇(1-octen-3-ol)，阿糖醇(arabitol)，麦角甾醇(ergosterol)，麦角甾醇过氧化物(ergosterol peroxide)，啤酒甾醇(cerevisterol)。还含脂质：油酸(oleic acid)，亚油酸(linoleic acid)，棕榈酸(palmitic acid)。子实体含脂肪酸。

【药性】 甘，平。

1.《滇南本草》："味甘，性温、平。"

2.《全国中草药汇编》："甘，寒。"

【功用主治】 明目，润燥，益肠胃。主治夜盲症，结膜炎，皮肤干燥。

1.《滇南本草》："温中健胃。"

2.《全国中草药汇编》："清目，利肺，益肠胃。经常食用此菌可以预防视力失常，眼结膜炎，夜盲，皮肤干燥，黏膜失去分泌能力。可抵御某些呼吸道及消化道感染的疾病。"

【用法用量】 内服：煎汤，30～60 g。

【各家论述】《滇南本草》："黄菌虽能温中健胃，但湿气居多，食之往往令人气胀。欲食者，须以姜同炙之，方能解其湿气。世人多以大蒜同煮，以为有毒蒜黑，不知蒜见毒未必即黑，姜见毒则必黑，何若以姜验之为愈也。"

2494 鸡树条 jī shù tiáo (《东北常用中草药手册》)

【异名】 鸡树条子(《吉林中草药》)，山竹子(《新华本草纲要》)。

【基原】 为忍冬科荚蒾属植物鸡树条或欧洲荚蒾的枝、叶。

【原植物】 1. 鸡树条 *Viburnum opulus* L. var. *calvescens* (Rehd.) Hara [*V. sargentii* Koehne]　又名：天目琼花(《中国树木分类学》)，糯米条(《中国经济植物志》)，鸡树条荚蒾(《中国高等植物图鉴》)，春花子、少毛鸡条树(《浙江药用植物志》)。

落叶灌木，高2～3 m。当年小枝有棱；树皮厚而多少呈木栓质。叶对生；叶柄粗壮，长1～2 cm，近端处有腺点，基部有2钻形托叶；叶圆卵形至广卵形或倒卵形，长6～12 cm，宽5～10 cm，通常3裂，具掌状三出脉，基部圆形、截形或浅心形，裂片先端渐尖，边缘具不整齐粗牙齿，中裂片伸长，侧裂片略向外开展，叶下面脉腋集聚簇生毛，或有时脉上有少数长伏毛。复伞形式聚伞花序顶生，大多周围有大型不孕的花；总花梗粗壮，长2～5 cm，无毛；能育花在中央，花萼筒倒圆锥形，萼檐5齿裂；花冠白色，辐状，裂片近圆形；雄蕊的花药紫红色；柱头2裂；不孕花白色。核果近球形。种子圆形。

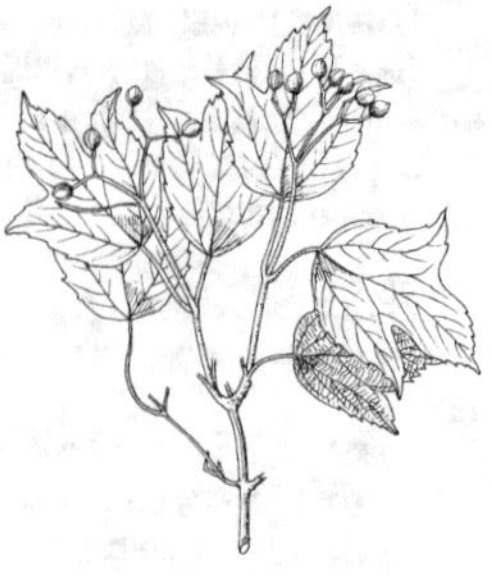

鸡树条

生于海拔1 000～1 650 m的溪谷边、疏林下或灌丛中。分布于华北、东北及浙江、安徽、江西、山东、河南、湖北、四川、陕西、甘肃等地。

2. 欧洲荚蒾 *V. opulus* L. 又名：荚蒾(《新疆中草药手册》)。

本种与鸡树条的区别是：树皮薄而非木栓质；花药黄白色。生于海拔1 000～1 600 m的河谷云杉林下。分布于新疆。

本植物的果实(鸡树条果)亦供药用，另设专条。

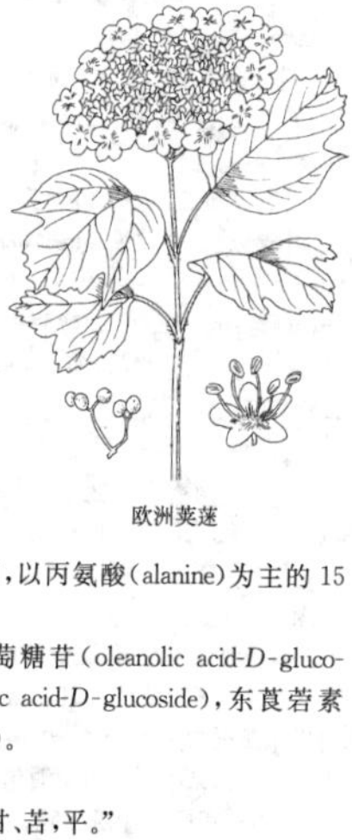

欧洲荚蒾

【采收加工】 7～9月采收嫩枝叶，鲜用或切段晒干。

【成分】 欧洲荚蒾叶含酚酸类：绿原酸(chlorogenic acid)，新绿原酸(neochlorogenic acid)，咖啡酸(caffeic acid)。又含熊果苷(arbutin)，折伤木环烯醚萜苷酯(opulus iridoid)Ⅰ～Ⅷ，以丙氨酸(alanine)为主的15种氨基酸，鞣质(tannin)，多糖等。

欧洲荚蒾含齐墩果酸-*D*-葡萄糖苷(oleanolic acid-*D*-glucoside)，熊果酸-*D*-葡萄糖苷(ursolic acid-*D*-glucoside)，东莨菪素(scopoletin)，折伤木二醛(viopudial)。

【药性】 甘、苦，平。

1.《东北常用中草药手册》："甘、苦，平。"

2.《新疆中草药》："苦、涩，平。"

【功用主治】 通经活络，解毒止痒。主治腰腿疼痛，腰扭伤，疮疖，疥癣，皮肤瘙痒。

1.《吉林中草药》："通经活络，止血，镇痛。治腰酸腿疼。"

2.《全国中草药汇编》："解毒止痒。"

【用法用量】 内服：煎汤，9～15 g；鲜品加倍；或研末。外用：捣敷；或煎水洗。

【选方】 1. 治腰酸腿痛 鸡树条子适量，水煎，常洗。(《吉林中草药》)

2. 治闪腰岔气，关节疼痛 (鸡树条)嫩枝叶干品9～12 g，鲜品15～30 g。水煎服。(《东北常用中草药手册》)

3. 治子宫出血及其他出血 荚蒾树皮9 g，槐米6 g。水煎服。

4. 治赤白痢，肠胃炎 荚蒾叶15 g，土木香6 g，唇香草3 g。水煎服。(3、4方出自《新疆中草药》)

5. 治疮疖，疥癣，瘙痒 单用鸡树条枝、叶、果实(适量)煎水洗患处。(《东北常用中草药手册》)

2495 鸡骨头 jī gǔ tóu (《秦岭巴山天然药物志》)

【异名】 合骨韦(《广西药用植物名录》)。

【基原】 为虎耳草科绣球属植物大枝绣球的叶。

【原植物】 大枝绣球 *Hydrangea longipes* Franch. var. *rosthornii* (Diels) W. T. Wang [*H. rosthornii* Diels; *H. robusta* Hook. f. et Thoms.] 又名：粗壮绣球(《西藏植物志》)，南川绣球(《云南种子植物名录》)。

落叶灌木或小乔木，高2～5 m。小枝四棱形，疏被褐色糙伏毛，有时具褐色长柔毛。叶对生；叶柄长4～20 cm，密被毛；叶片阔卵形至近圆形，长10～35 cm，宽6～20 cm，先端渐尖或骤尖，基部通常圆形、截形至截平，上面疏被而背面密被糙伏毛，边缘具小齿牙，齿尖有硬尖。大型复伞房花序，长10～19 cm，多花；花序梗与花梗均被小伏毛；不育花萼片4，白色，花瓣状，倒阔卵形、阔椭圆形至圆形，边缘有锯齿，基部具短爪，两面和边缘具褐色偃毛、网脉明显，花梗长达4 cm；能育花小；萼筒基部被长柔毛，裂片5，三角形，无毛；花瓣白色，近椭圆形，腹面凹陷，通常连合成一冠盖花冠；雄蕊10，蓝色；子房下位，半球形，花柱2，叉开。蒴果半球形，上部平截，不露出萼筒外，先端孔裂。种子近椭圆形，两端具短翅。花期7月，果期8～9月。

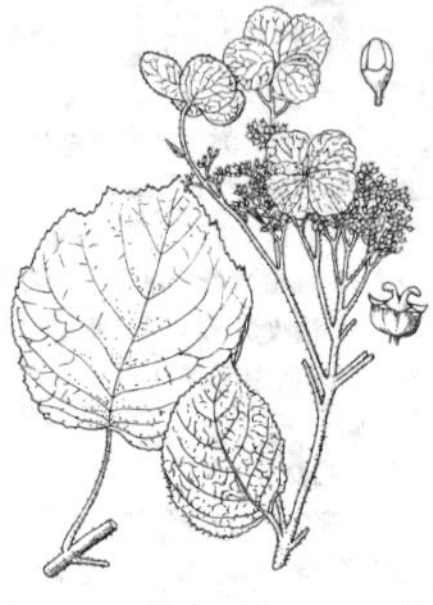

大枝绣球

生于海拔600～2 500 m的林下或灌丛中。分布于西南及河南、湖北、广西、陕西、台湾。

【采收加工】 7～10月采叶，鲜用或晒干。

【药材】 鸡骨头 *Hydrangeae Rosthornii Folium* 产于河南、陕西、湖北、广西、四川、贵州、云南、西藏等地。

性状 叶片多皱缩破碎。完整者展平后呈阔卵形或矩圆状卵形，先端渐尖，基部圆形或截形，边缘有小齿牙，上面黑褐色，叶脉明显，疏生糙伏毛，下面浅黄褐色，密生糙伏毛。叶柄具疏毛。质脆，易碎。气微，味苦。

【药性】《秦岭巴山天然药物志》："苦、辛，微寒。有小毒。"

【功用主治】《秦岭巴山天然药物志》："清热，抗疟，活血。主治风热头痛，咽喉肿痛，疟疾，骨折及妇人腹中包块等症。"

【用法用量】 内服：煎汤，9～12 g；或泡酒。外用：捣敷。

【选方】 1. 治风热头痛 鸡骨头、薄荷、菊花各9 g。水煎服。

2. 治骨折 鸡骨头12 g。水煎服或适量捣敷患处。

3. 治妇女腹中包块 鸡骨头30 g，血当归、白芍各18 g，益母草25 g。泡酒服。(1～3方出自《秦岭巴山天然药物志》)

2496 鸡骨草 jī gǔ cǎo (《岭南采药录》)

【异名】 黄头草、黄仔蕹、大黄草(《岭南采药录》)，假牛甘子、红母鸡草(《南宁市药物志》)，猪腰草(《广东中药》)，黄食草、小叶龙鳞草(广州部队《常用中草药手册》)。

【基原】 为豆科相思子属植物广东相思子的全草。

【原植物】 广东相思子 *Abrus cantoniensis* Hance [*A. fruticulosus* Wall. ex Wight et Arn.]。

攀缘灌木，长达 1 m；小枝及叶柄被粗毛。主根粗壮，长达 60 cm。茎细，深红紫色，幼嫩部分密被黄褐色毛。偶数羽状复叶；小叶7～12 对，倒卵形或长圆形，先端截形而有小芒尖，基部浅心形，上面疏生粗毛，下面被紧贴的粗毛，小脉两面均突起；托叶成对着生。总状花序短，腋生；花长约 6 mm；萼钟状；花冠突出，淡红色；雄蕊 9，合生成管状，与旗瓣紧贴，上部分离；子房近于无柄，花柱短。荚果长圆形，扁平，被疏毛，有种子 4～5 颗。种子长圆形，扁平，褐黑色，种阜明显，蜡黄色，中间有孔，边缘为 1 长圆形的环，脐褐色针刺状，紧靠荚缘。花期 8 月，果期 9～10 月。

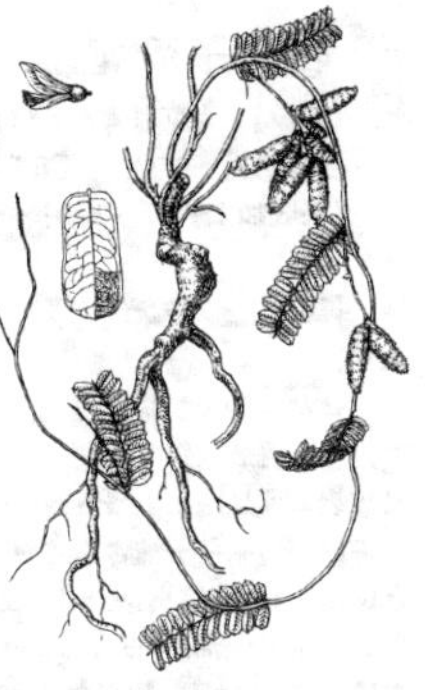

广东相思子

生于山地或旷野灌木林边。分布广东、广西等地。

【栽培】 生物学特性　喜温暖、潮湿、怕寒冷，耐旱，忌涝。以疏松、肥沃的壤土、砂质壤土、轻黏土、pH 5～6.5的环境为适宜。

繁殖方法　种子繁殖，育苗移栽：2～5 月播种，点播或撒播。点播株行距 2 cm×3 cm，播后盖 1 cm 厚的砂土或火灰，喷水保湿，并盖稻草一层。播后 4～7 日出苗，出齐后 10 日施 1 次人畜粪水(每 1 kg 兑水 20 kg)，或施用少量的复合化肥，30～45 日当苗高 10～12 cm 时即可移植至大田。行株距为 30 cm×40 cm 或 30 cm×30 cm，栽后及时淋水。

田间管理　生长期间，每月除草、松土 1～2 次。4～9 月，每月施肥 1 次。当茎藤蔓高 30 cm 时(4～6 月)，在株间插好支架以利蔓茎攀缘。

病虫害防治　① 根腐病：注意雨季排水，撒施草木灰，喷施 1∶1∶100 波尔多液或 1 000 倍多菌灵防治。② 炭疽病：雨天注意排水，发病时用 1∶3∶300 波尔多液喷洒，或用 1 500 倍甲基托布津防治。③ 蚜虫：可用化学药剂防治。

【采收加工】 11～12 月或清明后连根挖出，除去荚果(种子有毒)，去净根部泥土，将茎藤扎成束，晒至八成干，发汗再晒足干即成。

【药材】 鸡骨草 *Abri Herba*　产于广西、广东。

性状　本品根多呈圆锥形，上粗下细，有分枝，长短不一，直径 0.5～1.5 cm；表面灰棕色，粗糙，有细纵纹，支根极细，有的断落或留有残基；质硬。茎丛生，长 50～100 cm，直径约 0.2 cm；灰棕色至紫褐色，小枝纤细，疏被短柔毛。羽状复叶互生，小叶 8～11 对，多脱落，小叶矩圆形，长0.8～1.2 cm，先端平截，有小突尖，下表面被伏毛。气微香，味微苦。

鉴别　(1) 粉末特征：灰绿色。非腺毛单细胞，先端尖或长尖，长 60～970 μm，直径 12～22 μm，壁厚 3～6 μm，层纹明显，有疣状突起。气孔平轴式。纤维束周围细胞含草酸钙方晶，形成晶纤维，含晶细胞壁不均匀增厚。石细胞类圆形、类方形或长圆形，直径 16～40 μm，有的壁稍厚。木栓细胞黄棕色。草酸钙方晶直径 5～11 μm。

(2) 取本品粗粉约 10 g，加 70％乙醇 100 ml，加热回流 30 分钟，滤过，滤液分为二份，蒸干。其中一份残渣加水 10 ml 使溶解，滤过，取滤液 2 ml，加 0.1％三氯化铁冰醋酸溶液 2 ml，摇匀，沿管壁缓缓加入硫酸 2 ml，接界面即显红棕色。

(3) 取(2)项下另一份残渣，加 1％盐酸溶液 10 ml 使溶解，滤过，残渣加 10％氢氧化钠溶液 10 ml，加热回流30 分钟，放冷，移至分液漏斗中，加乙醚 20 ml 振摇提取，分取乙醚液，蒸干，残渣加冰醋酸使溶解，加醋酐 19 份与硫酸 1 份的混合液 1 ml，即显黄色，渐变为污绿色(检查甾类)。

【成分】 全草粗皂苷水解产物含多种三萜类皂苷元：相思子皂醇(abrisapogenol)A、C、B、D、E、F、G，相思子皂醇(abrisapogenol)L，3-*O*-*β*-fabatriosyl abrisapogenol A、D，3-*O*-*β*-fabatiosyl cantonien-sistriol，大豆皂醇(soyasapogenol)A、B，葛根皂醇(kudzusapogenol)A，槐花二醇(sophoradiol)，广东相思子三醇(cantoniensistriol)，甘草次酸(glycyrrhetinic acid)，光果甘草内酯(glabrolide)[1]。含三萜皂苷类化合物：3-*O*-*α*-*L*-rhanopyranosyl-(1→2)-〔*O*-*β*-*D*-glucopyranosyl-(1→3)〕-*β*-*D*-galactopyranosyl-(1→2)-*β*-*D*-glucuronopyranosyl sophoradiol，3-*O*-*β*-abritetraosyl sophoradiol 22-*O*-*β*-*D*-xylopyranoside，3-*O*-*β*-abritetraosyl abrisapogenol D，3-*O*-*β*-abritetraosyl abrisapogenol *D* 22-*O*-*β*-*D*-glucopyranoside，3-*O*-*β*-abritetraosyl abrisapogenol F，3-*O*-*β*-abritetraosyl abrisapogenol B，soyasaponin Ⅰ和 kaikasaponin Ⅲ。还含相思子皂苷(abrisaponin)1，胆碱(choline)和相思子碱(abrine)。

根中含大黄酚(chrysophanol)和大黄素甲醚(physcion)。

【药理】 1. 保肝作用　鸡骨草粗皂苷对四氯化碳(CCl_4)所致肝损伤有保护效果。全株中的三萜皂苷 soyasaponin Ⅰ和 kaikasaponin Ⅲ降低大鼠肝细胞 CCl_4 造成的异常升高的丙氨酸氨基转移酶和天冬氨酸氨基转移酶。

2. 对肠平滑肌的影响　鸡骨草根煎剂增强正常离体家兔回肠收缩幅度，麻醉兔灌胃或肌注煎剂也提高在位肠管张力，蠕动略增强。高浓度煎剂抑制乙酰胆碱所致离体豚鼠回肠的收缩，但对组胺所致仅有轻度抑制，对氯化钡所致者无影响。

3. 其他作用　鸡骨草根煎剂灌服增强小鼠游泳耐力。鸡骨草乙醇提取物体外有抗氧化能力，抑制亚油酸空气自动氧化。鸡骨草中的相思子碱腹腔注射，降低小鼠肩部炎症反应。高浓度时抑制羊血细胞的溶解。

毒性　鸡骨草根煎剂腹腔注射 526 或 630 g/kg，或灌服 420 g/kg，3 日内均不引起死亡。

【药性】 甘、微苦，凉。

1.《岭南草药志》："味微甘，性凉。"

2.《广西本草选编》："甘、苦。"

3.《全国中草药汇编》："甘，淡，凉。"

【功用主治】 清热利湿，散瘀止痛。主治黄疸，胃痛，风湿骨痛，跌打瘀痛，乳痈。

1.《中国药用植物图鉴》："治风湿骨痛，跌打瘀血内伤，并作清凉解热药。"

2.《岭南草药志》："清郁热，舒肝和脾，续折伤。"

3. 广州部队《常用中草药手册》："清热利湿，舒肝止痛。治急慢性肝炎，肝硬化腹水，胃痛，小便刺痛，蛇咬伤。"

4.《广西本草选编》："活血散瘀。"

【用法用量】 内服：煎汤，15～30 g；或入丸、散。外用：鲜品捣敷。

【宜忌】 本品种子有毒，用时须将豆荚摘除，以防中毒。

【选方】 1. 治黄疸　鸡骨草 60 g，红枣七八枚。水煎服。(《岭南草药志》)

2. 治外感风热　鸡骨草 60 g。水煎，每日分 2 次服。(《广西民间常用中草药手册》)

3. 治瘰疬　鸡骨草 3 000 g，豨莶草 2 000 g。研末，蜜丸，每丸重 3 g。每次 2 丸，每日服 3 次，连服 2～4 星期。(广西《中草药新医疗法处方集》)

4. 治蛇咬伤　鸡骨草(去骨)30 g。煎水饮。(《岭南草药志》)

【临床报道】 治疗急性传染性肝炎　取鸡骨草全草60～90 g(儿童 30～60 g)，瘦猪肉 60 g，加水 1 000 ml 同煎，沸后文火煎至 300 ml，每日分 3 次服，直至痊愈为止。治疗急性传染性肝炎 44

例，治愈 42 例，治愈时间平均 21 日，黄疸消失平均 15 日，肝功能一般 18～21 日恢复，肝肿大也随之恢复。治疗中未见不良反应。另据报道，成人每日取鲜鸡骨草 120 g(干品 60 g)，加红糖 60 g，分 2 次煎服，儿童减半，至症状消失为止。治疗 70 例各型肝炎，均取得较好疗效，儿童疗效尤佳，对慢性者似无效。

2497 鸡骨香 jī gǔ xiāng（《生草药性备要》）

【异名】 山豆根、水沉香(《生草药性备要》)，土沉香、驳骨消(《岭南采药录》)，滚地龙、黄牛香(广州部队《常用中草药手册》)，鸡脚香(《广西本草选编》)，矮脚猪、滚地龙、透地龙(《全国中草药汇编》)，金锦枫(《香港中草药》)，过山香(福建)。

【基原】 为大戟科巴豆属植物鸡骨香的根。

【原植物】 鸡骨香 *Croton crassifolius* Geisel.

小灌木，高 30～50 cm，有时可达 1 m。枝、叶和花序密被星状茸毛或粗毛。叶互生；叶柄长 1.5～4 cm，顶端两侧各有杯状腺体 1，有柄；托叶钻状，脱落，长 2～3 mm；叶卵形、卵状披针形或长圆形，长 4～13 cm，宽 2～6.5 cm，先端钝，基部圆或稍呈心形，有具短柄的杯状腺体，全缘或有细齿，齿间有时具小的杯状腺体，叶上面被星状粗毛，下面密被星状绒毛；基出脉 3～5 条。总状花序顶生，长 5～11 cm；花单性，雌雄同株；雄花在花序轴上部，雌花在下部，花淡黄色；雄花小，簇生，花梗比雌花梗短；苞片分裂，线形，边缘疏生具长柄的杯状腺体而似撕裂状；花萼 5 片，卵形，外面被星状绒毛；花瓣 5，长圆形，约与花萼等长或稍短，边缘被绵状毛；雄蕊约 20 枚，花丝被微柔毛；雌花萼片 5，卵状披针形，外被星状绒毛，边缘有疏离具柄的小腺体；无花瓣；子房球形，直径约 3 mm，3 室，花柱 4 深裂，花柱枝 12 或稀有不完全分裂而仅有 10 枚。蒴果球形，被锈色星状粗毛。种子阔椭圆形，腹区压扁，褐色。花期 2～4 月，果期 6 月。

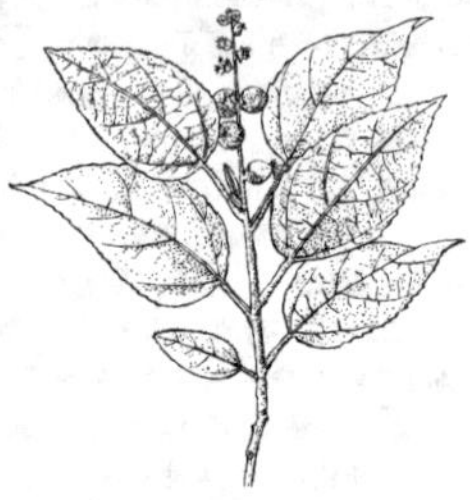
鸡 骨 香

生于山坡灌丛或空旷荒地上。分布于广东、广西、海南、云南等地。

【采收加工】 5～11 月挖根，切片，晒干。

【药材】 鸡骨香 *Crotonis Crassifolii Radix* 产于西南地区。

性状 本品根细长条状，直径 2～10 mm，表面黄色或淡黄色，有纵纹及突起，有时栓皮脱落。质脆易断，断面不平坦，纤维性。皮部占半径的 1/4～1/3，呈淡黄色。木部黄色。气微香，味苦涩。

【药性】 微苦、辛，温，小毒。

1.《生草药性备要》："味辛、苦，性温。"

2.《广西本草选编》："味微苦，气香，性温，有小毒。"

【功用主治】 理气止痛，祛风除湿。主治脘腹胀痛，风湿痹痛，疝气痛，痛经，咽喉肿痛及跌打肿痛。

1.《生草药性备要》："治咽喉肿痛，心气痛。"

2.《本草求原》："祛风，壮筋骨，消疬。"

3. 广州部队《常用中草药手册》："行气止痛，舒筋活络。治风湿性关节炎，胃及十二指肠溃疡，胃肠功能紊乱，胃肠胀气。外治毒蛇咬伤。"

4.《全国中草药汇编》："治痛经。"

【用法用量】 内服：煎汤，6～15 g；研末 0.9～1.5 g；或浸酒。外用：研末调敷。

【宜忌】《广西本草选编》："本品中毒症状似巴豆。"

2498 鸡冠子 jī guān zǐ（《本草拾遗》）

【基原】 为苋科青葙属植物鸡冠花的种子。

【原植物】 参见"鸡冠花"条。

【采收加工】 7～10 月种子成熟时割取果序，日晒，取种子，晒干。

【药材】 鸡冠子 *Celosiae Cristatae Semen* 全国各地均有栽培。

性状 种子呈扁圆形，直径约 1.5 mm。表面棕红色至黑色，有光泽。置放大镜下观察，见有细密纹理及凹点状种脐。种皮脆，易破裂。偶见胞果上残留的花柱，长 2～3 mm。气微，味淡。

【成分】 种子油含脂肪酸类：月桂酸(lauric acid)，肉豆蔻酸(myristic acid)，棕榈酸(palmitic acid)，硬脂酸(stearic acid)，油酸(oleic acid)，亚油酸(linoleic acid)，亚麻酸(linolenic acid)。种子蛋白质含有：白蛋白，球蛋白，醇溶蛋白和谷蛋白。还含 β-胡萝卜素(β-carotene)，视黄醇(retinal)，维生素 B_1、B_2、C、E，18 种氨基酸和 22 种无机元素。

种皮中含(3*z*)-己烯基-1-*O*-(6-*O*-a-吡喃葡萄糖基-对吡喃葡萄糖苷〔(3*z*)-hexenyl-1-*O*-(6-*O*-a-rhamnopyranosyl-*p*-glucopymnoside)〕，(3*z*)-己烯基-1-*O*-对吡喃葡萄糖苷〔(3*z*)-hexenyl-1-*O*-*p*-glucopymnoside)〕，(7*E*)-6, 9-dihydromegastigma-7-ene-3-one-9-*O*-*o*-glucopyranside，反阿魏酸(*trans*-ferulic acid)。

【药理】 鸡冠子对大鼠灌胃的 LD_{50} 大于 15 000 mg/kg，属无毒类物质[1]。

【药性】 甘，凉。归肝、大肠经。

1.《纲目》："甘，凉。"

2.《玉楸药解》："味苦，微凉。入足厥阴肝经。"

【功用主治】 凉血止血，清肝明目。主治便血，崩漏，赤白痢，目赤肿痛。

1.《本草拾遗》："止肠风泻血，赤白痢。"

2.《日华子》："治妇人崩中带下。"

3.《玉楸药解》："清风退热，止衄敛营，治吐血、血崩、血淋诸失血证。"

4.《现代实用中药》："治肝脏病及眼病。"

【用法用量】 内服：煎汤，4.5～9 g；或入丸、散。

2499 鸡冠花 jī guān huā（《滇南本草》）

【异名】 鸡髻花、鸡公花(《闽东本草》)，鸡角枪(《福建中草药》)，鸡冠头(《全国中草药汇编》)，鸡骨子花、老来少(《新华本草纲要》)。

【基原】 为苋科青葙属植物鸡冠花的花序。

【原植物】 鸡冠花 *Celosia cristata* L.〔*C. argentea* L. var. *cristata* (L.) O. Kuntze〕

一年生直立草本，高 30～80 cm。全株无毛，粗壮，分枝少，近上部扁平，绿色或带红色，有棱纹凸起。单叶互生，具柄；叶片长椭圆形至卵状披针形，长 5～13 cm，宽 2～6 cm，先端渐尖或长尖，基部渐窄成柄，全缘。穗状花序顶生，成扁平肉质鸡冠状、卷冠状或羽毛状，中部以下多花；花被片淡红色至紫红色、黄白或黄色；苞片、小苞片和花被片干膜质，宿存；花被片 5，椭圆状卵形，端尖；雄蕊 5，花丝

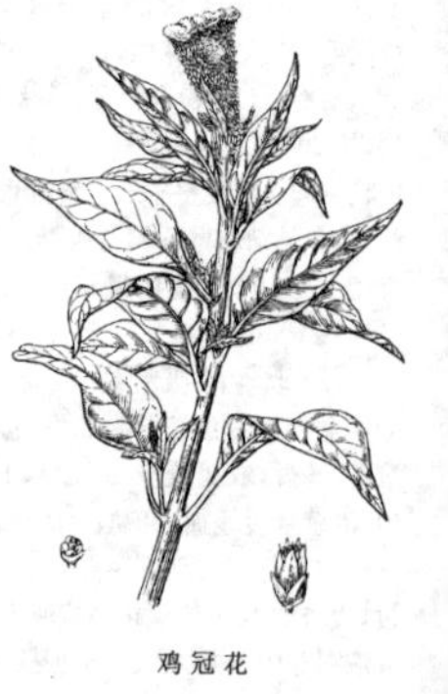
鸡 冠 花

下部合生成杯状。胞果卵形，熟时盖裂，包于宿存花被内。种子肾形，黑色，光泽。花期5～8月，果期8～11月。

原产亚洲热带。我国南北各地区均有栽培，广布于温暖地区。

本植物的种子（鸡冠子）、茎叶（鸡冠苗）亦供药用，另设专条。

【栽培】 生物学特性　喜温暖湿润气候。对土壤要求不严。以排水良好的砂质壤土栽培为宜。

繁殖方法　种子繁殖，直播或育苗移栽。8～9月，采收种子，晒干备用。直播，3月播种，将种子与拌有人畜粪水的火灰混匀，使成种子灰。播时，在畦上按行株距各约33 cm开穴，深约3 cm，先施人畜粪水，再播入种子灰。

田间管理　苗高6～10 cm时，匀苗、补苗，每穴留壮苗4～5株。除草、追肥2次，第一次在匀苗后，第二次在5月，可施人畜粪水，遇干旱要浇水。

病虫害防治　虫害有蛞蝓、跳岬，可在清晨撒生石灰粉防治。

【采收加工】 当年8～9月采收。把花序连一部分茎秆割下，捆成小把晒或晾干后，剪去茎秆即成。

【药材】 鸡冠花 *Celosiae Cristatae Flos*　全国大部分地区均产。

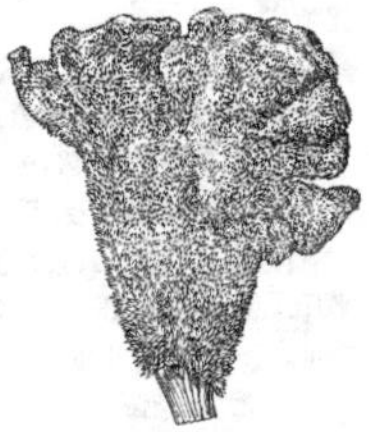

鸡冠花药材

性状　穗状花序多扁平而肥厚，似鸡冠状。长8～25 cm，宽5～20 cm。上缘宽，具皱褶，密生线状鳞片，下端渐狭小，常残留扁平的茎。表面红色、紫红色或黄白色。中部以下密生多数小花，各小花宿存的苞片及花被片均呈膜质。果实盖裂，种子圆肾形，黑色，有光泽。体轻，质柔韧。气无，味淡。

鉴别　粉末特征：苞片细胞排列整齐，壁薄，微作波状弯曲。花被下表皮细胞作波状突起，细胞形状模糊，几不可辨，有时在花被的基部，可见散在的气孔。非腺毛由数个细胞组成，壁薄，顶端细胞微有皱缩。花粉粒极少，圆球形，外壁微有纵直纹理。

【成分】 花含山柰苷（kaempferitrin），苋菜红苷（amaranthin），松醇（pinite）及多量硝酸钾。黄色花序中含微量苋菜红素，红色花序中主要含苋菜红素。

【药理】 1. 对生殖系统的作用　鸡冠花注射液宫腔内给药，对已孕小鼠、豚鼠和家兔等有中期引产作用。鸡冠花水浸液增强兔与豚鼠子宫肌收缩力。试管法证明鸡冠花煎剂对人阴道毛滴虫有杀灭作用。

2. 降脂作用　鸡冠花乙醇提取物灌胃，降低高脂模型大鼠血清总胆固醇（TC），升高血清高密度脂蛋白胆固醇，预防脂肪肝；并使模型大鼠血清和肝脏铜下降、锌升高，血清钙、铁无显著变化，但肝脏铁升高、钙下降。鸡冠花提取物灌胃，还增加高脂大鼠红细胞超氧化物歧化酶（SOD）水平，降低动脉壁TC、丙二醛（MDA）及血清LDH、钙含量。

3. 抗凝作用　鸡冠花液灌胃，缩短家兔凝血时间，增高血中维生素C和钙质量浓度。小鼠灌胃鸡冠花水煎剂，缩短出血时间。家兔给以鸡冠花水煎剂，凝血酶原时间、血浆复钙时间等缩短，优球蛋白溶解时间延长。

4. 对骨代谢的影响　鸡冠花提取物乙醇喂饲，提高氟中毒大鼠体重，降低肝MDA、尿羟脯氨酸、尿氟含量，减少饮食高氟对大鼠骨代谢影响。鸡冠花黄酮类化合物促进体外培养新生大鼠颅骨成骨细胞的增殖、分化及矿化结节形成，并有促进转化生长因子-β_1的分泌和胰岛素生长因子-1的阳性表达的功能，预防骨质疏松症的发生。

5. 抗肿瘤、增强免疫作用　鸡冠花水煎液、搅拌液灌胃，降低肉瘤S_{180}荷瘤小鼠的瘤重，提高胸腺和脾脏重量。鸡冠花水提液灌胃，增强小鼠特异和非特异性免疫功能，对环磷酰胺所致的免疫损伤有恢复和保护作用。

6. 其他作用　鸡冠花提取液灌胃，提高*D*-半乳糖致衰老小鼠血清SOD、谷胱甘肽过氧化物酶活性及总抗氧化能力，降低MDA和肝脏脂褐质含量。鸡冠花提取液灌胃，增强小鼠耐缺氧、耐高温、游泳实验时间，增加小鼠肌糖原、肝糖原储备。

【药性】 甘、涩，凉。归肝、大肠经。

1.《滇南本草》："味苦、微辛，性寒。"

2.《纲目》："甘，凉，无毒。"

3.《玉楸药解》："入足厥阴肝经。"

4.《药性考》："入肠。"

【功用主治】 凉血止血，止带，止泻。主治诸出血证，带下，泄泻，痢疾。

1.《滇南本草》："止肠风血热，妇人红崩带下。赤痢下血，用红花效；白痢下血，用白花效。"

2.《纲目》："治痔漏下血，赤白下痢，崩中，赤白带下。"

3.《玉楸药解》："清风退热，止衄敛营。治吐血，血崩，血淋诸失血证。"

4.《药性考》："泻肝热，疗痔疮。"

【用法用量】 内服：煎汤，9～15 g；或入丸、散。外用：煎汤熏洗；或研末调敷。

【宜忌】 1.《集效方》："忌鱼腥猪肉。"

2.《本草用法研究》："湿滞未尽者，不宜早用。"

3.《生草药性备要》："白者可同冬瓜皮洗痔疮，最效。"

【选方】 1. 治小儿痔疮下血不止及肠风下血　鸡冠花（焙令香）一两，棕榈（烧灰）二两，羌活一两。上件药捣细罗为散，每服以粥调下半钱，日三四服。（《圣惠方》鸡冠花散）

2. 治五痔肛边肿痛，或生鼠乳，或穿穴，或生疮，久而不愈，变成漏疮　鸡冠花、风眼草各一两。上为粗末。每用药半两，水一碗半，煎三五沸，热淋渫患处。（《御药院方》鸡冠散）

3. 治经水不止　红鸡冠花一味，晒干为末。每服二钱，空心酒调下。忌鱼腥猪肉。（《集效方》）

4. 治赤白带下　鸡冠花、椿根皮各15 g。水煎服。（《河北中草药》）

5. 治伤寒鼻衄不止　鸡冠花一两，麝香一分（细研）。上件药，捣细罗为散。与麝香同研令匀。以生地黄汁一合，冷水半盏，搅令匀，不计时候，调下二钱，频服，以瘥为度。（《圣惠方》鸡冠花散）

6. 治肠炎、痢疾　鸡冠花15 g，石榴果皮9 g，刺黄柏6 g。水煎服。（《新疆中草药》）

2500 ## 鸡冠苗 jī guān miáo（《纲目》）

【基原】 为苋科青葙属植物鸡冠花的茎叶或全草。

【原植物】 参见“鸡冠花”条。

【采收加工】 6～7月采收，鲜用或晒干。

【药理】 对核酸的作用　鸡冠苗中的抗病毒蛋白对酵母菌的核糖体RNA有去嘌呤作用，在兔网织红细胞试验中抑制雀麦草花叶病毒等的转译。

毒性　鸡冠花叶对大鼠灌胃的LD_{50}大于15 000 mg/kg，属无毒类物质。

【药性】 《纲目》："甘，凉，无毒。"

【功用主治】 清热凉血，解毒。主治吐血，衄血，妇人阴疮，崩漏，痔疮，痢疾，荨麻疹。

1.《纲目》："治痔疮及血病。"

2.《岭南采药录》："煎水洗妇人阴部疮及火疮。取叶煎服治痢疾。"

【用法用量】 内服：煎汤，9～15 g。外用：捣敷；或煎水洗。

【选方】 1. 治荨麻疹 鸡冠花全草，水煎，内服外洗。

2. 治蜈蚣咬伤 鸡冠花全草，捣烂敷患处。(1、2方出自江西《草药手册》)

3. 治痔疮、妇人阴部疮及火疮 鸡冠花茎叶一二斤，冬瓜皮半斤。煎水洗。(《岭南采药录》)

2501 鸡冠草 jī guān cǎo (《宁夏中草药手册》)

【异名】 地红花、黄瓜瓜苗、土地榆、二裂叶委陵菜(《内蒙古中草药》)，痔疮草(《陕西草药》)，二裂翻白草(《宁夏中草药手册》)，黄瓜绿草(《甘肃中草药手册》)，花椒草(《西宁中草药》)。

【基原】 为蔷薇科委陵菜属植物二裂委陵菜因病态枝条缩短、叶片卷曲而变为紫红色，形如鸡冠花样疣状物的红色全草。

【原植物】 二裂委陵菜 *Potentilla bifurca* L. 又名：叉叶委陵菜(《东北植物检索表》)，黄丝瓜草、老虎蹄(陕西)。

多年生草本或亚灌木，高5～20 cm。根圆柱形，纤细，木质。花茎直立或上升，密披疏柔毛或微硬毛。羽状复叶，小叶5～8对，常对生，稀互生，最上面2～3对小叶基部下延与叶轴汇合；叶柄被疏柔毛或微硬毛，小叶片无柄；基生叶托叶膜质，褐色，外被微硬毛，茎生叶托叶草质，卵状椭圆形，常全缘稀有齿；小叶片椭圆形或倒卵椭圆形，长0.5～1.5 cm，宽0.4～0.8 cm，先端常2裂，稀3裂或不裂，基部楔形或宽楔形，两面被伏生疏柔毛。聚伞花序近伞房状，顶生；花两性；萼片5，卵圆形，先端急尖；副萼片5，椭圆形，先端急尖或钝，比萼片短或近等长，外被疏柔毛；花瓣5，倒卵形，先端圆钝，黄色；雄蕊通常20；雌蕊多数，心皮沿腹部有稀疏柔毛，花柱侧生，棒形，柱头扩大。瘦果表面光滑。花、果期5～9月。

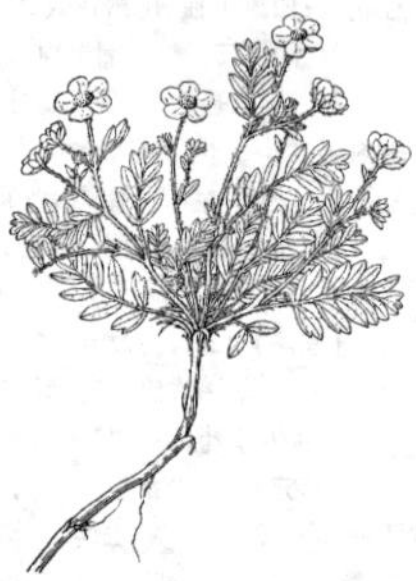
二裂委陵菜

生于海拔800～3 600 m的地边、道旁、沙滩、山坡草地、黄土坡上、半干旱荒漠草原及疏林下。分布于华北、东北、西北及四川等地。

【采收加工】 7～10月采病态枝叶，扎成把晒干。

【药性】 甘、微苦，微寒。

1.《宁夏中草药手册》："甘，凉。"

2.《甘肃中草药手册》："苦，微寒。"

【功用主治】 凉血，止血，解毒。主治崩漏，产后出血，痢疾，痔疮。

1.《宁夏中草药手册》："凉血，止血。主治子宫出血。"

2.《陕西草药》："治痔。"

3.《陕甘宁青中草药选》："治痢疾。"

【用法用量】 内服：煎汤，15～30 g。外用：鲜叶捣敷。

【选方】 1. 治妇女崩漏 黄瓜绿草6～9 g。水煎调红糖服。(《甘肃中草药手册》)

2. 治产后出血 地红花15～30 g，水煎。黄酒为引，温服。(《内蒙古中草药》)

3. 治痔疮 痔疮草酌量，捣烂敷于肛门，用手指多次揉捻。(《陕西草药》)

2502 鸡屎白 jī shǐ bái (《本经》)

【异名】 鸡矢(《素问》)，鸡子粪(《本草经集注》)，鸡粪(《千金方》)。

【基原】 雉科雉属动物家鸡粪便上的白色部分。

【药性】 苦、咸，凉。归膀胱经。

1.《别录》："微寒。"

2.《纲目》："微寒，无毒。"

3.《医林纂要》："苦、咸，寒。"

4.《长沙药解》："入膀胱经。"

【功用主治】 利水，泄热，祛风，解毒。治臌胀积聚，黄疸，淋证，风痹，破伤中风，筋脉挛急。

1.《本经》："主消渴，伤寒，寒热。"

2.《别录》："破石淋及转筋，利小便，止遗溺，灭瘢痕。"

3.《本草拾遗》："和黑豆炒浸酒，主贼风、风痹，破血。"又："炒服之，主虫咬毒。"

4.《日华子》："治中风失音，淡(痰)逆，消渴，破石淋，利小便余沥，敷疮痍，灭瘢痕。炒服，治小儿客忤，朱雄鸡粪治白虎风，并敷痛风。"

5.《品汇精要》："丹雄鸡屎白敷蚰蜒咬良，又烧研水服方寸匕，疗食药中毒，发狂、闷、吐下欲死，及疗妒乳并乳头破裂及痈肿。"

6.《纲目》："下气，通利大小便，治心腹臌胀，消癥瘕。以水淋汁服，解金银毒。以醋和涂蜈蚣、蚯蚓咬毒。"

【用法用量】 内服：晒干，文火焙炒，炒时洒入白酒少许，研末为丸散，3～6 g，或浸酒。

【选方】 1. 治臌胀心腹满，旦食则不能暮食 腊月干鸡矢白半斤。袋盛，以酒醅一斗，渍七日。温服三杯，日三；或为末服二钱亦可。(《素问》鸡矢醴。用量、制法、服法据《纲目》引何大英补)

2. 治茎中有石 取鸡矢白半斤，暴干，熬之令香，捣筛为散。以酪浆饮方寸匕，日三服，到一二日当下石。(《范汪方》)

3. 治小儿血淋 鸡矢尖白如粉者，炒研，糊丸绿豆大。每服三五丸，酒下四五次。(《纲目》)

4. 治身体角弓反张，四肢不随，烦乱欲死者 清酒五升，鸡矢白一升(捣、筛)。合和扬之千遍，乃饮之，大人服一升，日三，少小五合。(《补缺肘后方》)

5. 治产后中风及百病，并男子中一切风 鸡粪一升(熬令黄)，乌豆一升(熬令声绝不焦)。上二味，以清酒三升半，先淋鸡粪，次淋豆取汁，一服一升，温服取汗，病重者凡四五日服之。(《千金方》鸡粪酒)

6. 治转筋之为病，其人臂脚直，脉上下行，微弦，转筋入腹者 鸡屎白，为散，取方寸匕，以水六合，和温服。(《金匮要略》鸡屎白散)

7. 治妒乳及痈 鸡屎为末，服方寸匕，须臾，三服。(《经效产宝》)

8. 治瘰疬瘘横阔作头状，若杏仁形 雄鸡屎灰，腊月猪脂和封之。(《千金方》)

9. 治黄疸 鸡矢白、小豆、秫米各二分。捣筛为末，分为三服，黄汁当出，此通治面目黄。(《补阙肘后方》)

10. 治反胃吐食 乌骨鸡一只，与水饮四五日，勿与食，将五蒲蛇二条，竹刀切与食，待鸡下粪，取阴干，为末，水丸米粟大，每服一分，桃仁汤下五七服。(《证治发明》)

11. 治耳聋 鸡矢白半升(熬令黄色)，乌豆一升(熬令爆声绝)。上二味，先取无灰酒二升，及热以沃之，良久，滤去滓，分温服，厚取汗，其耳如鼓鞞，勿讶。(孟诜《必效方》)

12. 治产后小便不禁 鸡屎烧作灰研细，空腹，酒服方寸匕。(《广济方》)

13. 治小儿腹胀黄瘦 干鸡矢一两，丁香一钱。为末，蒸饼丸，小豆大，每米汤下十丸，日三服。(《活幼全书》)

【临床报道】 1. 治疗肩关节周围炎 取鸡屎、麦麸各半斤，放锅内用慢火炒热时加乙醇，混匀后用布包好敷于患处，热散后取下。次日可再炒热后加酒精使用，连用4～5次后弃去。每日1

次,7～10日为1个疗程。治疗肩关节周围炎15例,有的病程近3年,经治7次即愈,观察2年未再复发。此外,亦用于治疗腰肌劳损,急性腰扭伤及其他关节炎。

2. 治疗角膜瘢痕　将公鸡粪焙干,取白色部分研末,按0.1 g与人乳2 ml的比例混合制成白色乳剂,装入滴眼瓶内滴眼(人乳易变性,最好用时配制),每日4～6次。用时必须摇匀。同时配用蝉衣或蚕衣冲茶服。治疗42例,疗效尚好。有1例双目角膜斑翳,治疗40日,视力由半尺指数上升到1.0,观察半年,未见退步,且白斑已大部吸收成为很薄的云翳;有的角膜白斑很厚,经治54日角膜大部分透明,只留下轻度浑浊,视力由0.03进步到0.1。

【各家论述】 1.《纲目》:"蛊胀生于湿热,亦有积滞成者,鸡屎能下气消积,通利大小便,故治臌胀有殊功,此岐伯方也。"

2.《长沙药解》:"鸡屎白,性微寒,利水而泄热,达木而舒筋。《金匮》鸡屎白散治转筋为病,臂脚直,脉上下为弦,转筋入腹。筋司于肝,水寒土湿,肝木不舒,筋木挛急,则病转筋。鸡屎白利水道而泄湿寒,则木达而筋舒也。"

3.《医林纂要》:"鸡屎用雄者。《内经》以鸡矢醴治蛊胀,取其降浊气,燥脾湿,软坚去积,又能下达以去太阴之结,且能杀百蛊毒。凡小儿食癖皆可随所嗜作引以治之。打跌伤,酒和鸡屎白饮之,瘀即散而筋骨续矣。"

2503 鸡屎藤 jī shǐ téng 《生草药性备要》

【异名】 女青、主屎藤(《质问本草》),却节(《李氏草秘》),皆治藤、臭藤根(《纲目拾遗》),牛皮冻(《植物名实图考》),臭藤(《天宝本草》),毛葫芦(《岭南采药录》),五香藤、臭狗藤(《民间常用草药汇编》),香藤、母狗藤(《四川中药志》),狗屁藤(《中国药用植物图鉴》),清风藤(《福建中草药》),臭屎藤(《云南文山中草药》),鸡脚藤(《云南中草药选》),解暑藤(《全国中草药汇编》),大鸡屎藤、鸭屎藤(《万县中草药》),苦藤、玉明砂(《福建药物志》),鸡屙藤(《浙江药用植物志》),雀儿藤(《广西药用植物名录》)。

【基原】 为茜草科鸡矢藤属植物鸡矢藤的全草或根。

【原植物】 鸡矢藤 *Paederia scandens* (Lour.) Merr.

多年生草质藤本,长3～5 m。基部木质,多分枝。叶对生;叶柄长1.5～7 cm;托叶三角形,长2～3 mm,早落;叶片卵形、椭圆形、长圆形至披针形,长5～15 cm,宽1～6 cm,先端急尖至渐尖,基部宽楔形,两面无毛或下面稍被短柔毛;叶纸质,新鲜揉之有臭气。聚伞花序排成顶生的带叶的大圆锥花序或腋生而疏散少花;花紫色,几无梗;萼狭钟状;花冠筒长7～10 mm,先端5裂,镊合状排列,内面红紫色,被粉状柔毛;雄蕊5;子房下位,2室。浆果球形,成熟时光亮,草黄色。花期7～8月,果期9～10月。

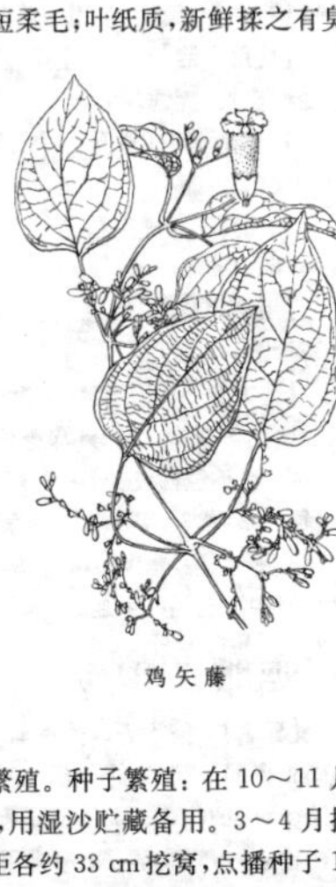

鸡矢藤

生于溪边、河边、路边及灌木林中,常攀缘于其他植物或岩石上。广布于长江流域及其以南各地。

本植物果实(鸡屎藤果)亦供药用,另设专条。

【栽培】 生物学特性　喜温暖湿润条件。土壤以肥沃、深厚、湿润的砂质壤土为好。

繁殖方法　种子繁殖或扦插繁殖。种子繁殖:在10～11月采成熟果实,堆积腐烂,搓去果皮,用湿沙贮藏备用。3～4月播种,整地开1.3 m宽的畦,按行窝距各约33 cm挖窝,点播种子10粒左右。扦插繁殖:在2～3月,选二年生老藤,剪成25～30 cm长有3节以上的插条,在1.3 m畦上按行窝距各33 cm挖窝,每窝栽3根插条,填土压紧。注意淋水,保持土壤湿润。

田间管理　苗高5 cm时匀苗、补苗,每窝留苗2～3株,并中耕除草、追肥,藤长30 cm左右时,再中耕除草、追肥1次,同时要插支柱,以供攀缘,9～10月收割后,再行中耕除草,追肥1次过冬,以后每年管理与第一年相同,肥料春夏可用人畜粪水,冬季可用堆肥。

【采收加工】 9～10月,割取地上部分,晒干或晾干;或挖根,切片,晒干。

【药材】 鸡矢藤 *Paederiae Scandentis Herba*　产于长江流域及其以南各地。

性状　茎呈扁圆柱形,稍扭曲,无毛或近无毛,老茎灰棕色,直径3～12 mm,栓皮常脱落,有纵皱纹及叶柄断痕,易折断,断面平坦,灰黄色;嫩茎黑褐色,直径1～3 mm,质韧,不易折断,断面纤维性,灰白色或浅绿色。叶对生,多皱缩或破碎,完整者展平后呈宽卵形或披针形,先端尖,基部楔形、圆形或浅心形,全缘,绿褐色,两面无柔毛或近无毛;叶柄无毛或有毛。聚伞花序顶生或腋生,前者多带叶,后者疏散少花,花序轴及花均被疏柔毛,花淡紫色。气特异,味微苦、涩。

鉴别　幼茎横切面:表皮细胞1列,外壁稍增厚,被角质层;有的可见非腺毛残基。皮层7～8列细胞,外侧1～2列为厚角细胞,维管束外韧型。韧皮部有油细胞,韧皮部外侧有纤维,单个或数个成群断续排列成环,壁非木化。木质部导管常数个至十数个相聚成12～14个导管群,木纤维发达,木薄壁细胞稀少。髓部较大,呈长圆形。本品薄壁细胞含草酸钙针晶。

老茎横切面:韧皮部外侧可见木栓层,木质部呈圆形环,髓部扁圆形,略偏心形。

叶表面观:表皮细胞多角形,垂周壁较平直,平周壁有明显角质层纹理。上、下表皮均有平轴式气孔,副卫细胞2个。草酸钙针晶束较多,长达150 μm。叶脉部分常有非腺毛分布,由3～15个细胞组成,壁具角质层纹理。

【成分】 全株含环烯醚萜苷类:鸡屎藤苷(paederoside),鸡屎藤次苷(scandoside),鸡屎藤苷酸(paederoside acid),车叶草苷(asperuloside),去乙酰车叶草苷(deacetyl asperuloside)。还含矢车菊素糖苷(cyanidin glycoside),矮牵牛素糖苷(petunidin glycoside),飞燕草素(delphinidin),锦葵花素(malvidin),芍药花素(peonidin),蹄纹天竺素(pelargonidin),含β及γ-谷甾醇(sitosterol),表无羁萜醇(epifriedelanol),摁贝素(embelin)及一饱和羰基混合物。

叶中含熊果苷(arbutin),挥发油。

【药理】 1. 镇静、镇痛和抗惊厥作用　鸡屎藤总生物碱腹腔注射能抑制小鼠自发性活动,延长戊巴比妥钠睡眠时间。小鼠腹腔注射鸡屎藤叶或根,提高热板法痛阈。鲜鸡屎藤水蒸馏浓缩液腹腔注射,对电刺激小鼠法也有镇痛效果,并对戊四唑诱发的小鼠惊厥有保护作用。总挥发油经过精馏后获得的主要成分之一——二甲基二硫化物对家兔膈神经电位发放具有兴奋-抑制双相效应,阻滞蟾蜍外周神经干兴奋传导,抑制心率和脑电活动,易化青霉素所致大鼠大脑皮层癫痫放电,这可以导致动物产生惊厥。部分动物用药后出现呼吸抑制、心率减慢、心电图波形改变以及一过性脑波等电位现象,提示其有中枢神经毒作用。因此,鸡屎藤抗惊厥作用可能是阻滞外周神经干的肌肉松弛,而非中枢抗惊厥作用。

2. 抗菌作用　鸡屎藤煎剂体外抑制金黄色葡萄球菌和福氏痢疾杆菌,浸膏对金黄色葡萄球菌及肺炎链球菌也有抑菌作用。小鼠腹腔注射鲜鸡屎藤注射液,对腹腔感染大肠杆菌、福氏痢疾杆菌均有保护作用。

3. 对平滑肌作用　鸡屎藤总生物碱能抑制肠肌收缩,拮抗乙酰胆碱所致的肠肌挛缩。注射液能拮抗组胺所致的肠肌挛缩,但对氯化钡引起的肠肌挛缩无效。

4. 其他作用　鸡屎藤注射液和乙醚提取物对蟾蜍坐骨神经腓肠肌标本，均有传导阻滞的局麻作用。体外EB病毒激活实验中，鸡屎藤酒精提取物与鸡屎藤苷有抗肿瘤促进作用。鸡矢藤(鸡屎藤)粉或其浸膏口服液口服，对小鼠四氯化碳肝损伤仅有轻微保护作用。

【药性】 甘、微苦，平。

1.《本草求原》："苦、辛，温。"

2.《岭南采药录》："味辛、苦，平。"

3.《岭南草药志》："味微甘、微涩，性平。根涩性较大而微苦，性微温。"

【功用主治】 祛暑利湿，消积，解毒。主治中暑，风湿痹痛，食积，小儿疳积，痢疾，黄疸，肝脾肿大，瘰疬，肠痈，脚气，烫伤，湿疹，皮炎，跌打损伤，蛇咬蝎螫。

1.《生草药性备要》："其头治新内伤，煲肉食，补虚益肾，除火补血；洗疮止痛，消热散毒。其叶擂末加糖煎食，止痢。"

2.《李氏草秘》："煎洗腿足诸风，寒湿痛，拘挛不能转舒。"(引自《纲目拾遗》)

3.《纲目拾遗》："中暑者以根、叶作粉食之。虚损者杂猪胃煮服。""治瘰疬用根煎酒，未破者消，已溃者敛。"

4.《本草求原》："理脚湿肿烂，蛇伤。根解洋烟积。"

5.《植物名实图考》："为洗药，解毒，去风，清热，散寒。""敷无名肿毒，并补筋骨。"

6.《岭南草药志》："预防暑毒，消肠胃积滞，化五淋；固阴气耗散。用于痢疾，黄疸，肺痨咯血，咳嗽，百日咳，胃痛，大便下血，疝气偏坠，风寒湿痹，烫火伤，毒蛇咬伤。"

【用法用量】 内服：煎汤，10～15 g，大剂量 30～60 g；或浸酒。外用：捣敷；或煎水洗。

【选方】 1. 治风湿关节痛　鸡屎藤、络石藤各 30 g。水煎服。(《福建药物志》)

2. 治慢性气管炎　鸡矢藤 30 g，百部 15 g，枇杷叶 10 g。水煎，加盐少许内服。(《全国中草药汇编》)

3. 治带状疱疹，热疖肿毒，跌打肿痛，毒蛇咬伤　鲜鸡矢藤嫩叶捣烂敷患处。(《安徽中草药》)

4. 治阑尾炎　鲜鸡屎藤根或茎叶 30～60 g。水煎服。

5. 治皮肤溃疡久不收口　鲜鸡矢藤叶或嫩芽适量，捣烂搽患处，每次搽 5 分钟，每日 2～3 次，连用 7 日。(1、2 方出自《全国中草药汇编》)

6. 治神经性皮炎　鲜鸡矢藤叶揉烂擦患处。(《安徽中草药》)

【临床报道】 1. 治疗慢性骨髓炎　用鸡屎藤 30 g，红孩儿 15 g，加蔗糖为引制成的鸡红汤内服，每日 2～3 次。有脓者用鸡荞粉外敷疮口，每日 1 次；有死骨者用樟蜣散外敷疮口，每日 1 次。有窦道或瘘管者，加用红升丹药线插窦道及瘘管中。治疗 198 例，结果痊愈 63 例，显效 87 例，有效 31 例，无效 17 例。临床治愈时间最短 58 日，最长 370 日，平均 90 日。

2. 减轻急性肾衰竭肾功能损伤　鸡矢藤注射液 30 ml，加 5% 葡萄糖注射液 250 ml 静脉滴注，苄胺唑啉 10 mg 加 5% 葡萄糖注射液 250 ml 静脉滴注，每日 1 次，共用 14 日。对照组单用苄胺唑啉静脉滴注，用法同观察组。两组均配合利尿及纠正水电解质失衡对症处理，但不用 HD 治疗。确诊 ARF 住院患者(非少尿型 ARF 除外)共 30 例，其中因鱼胆中毒 14 例，毒蕈中毒 12 例，流行性出血热 4 例。随机分为观察组与对照组各 15 例。结果观察组血尿素氮、血清肌酐的升高明显低于对照组，说明鸡矢藤注射液对减轻肾功能损害、促进肾功能恢复有一定作用。

3. 治疗电光性结膜炎　用鸡屎藤 2 000 ml 蒸馏液(每1 ml含生药 5 g)，加入黄连素 2 g，梅片 1 g，氯化钠适量，制成等渗液，调节 pH 为 7～7.4，制成复方鸡屎藤眼药水。每眼点 2～3 滴，频频滴眼。治疗 100 例，眼痛、羞明等症状均于当日消失，检查结膜充血明显减轻以至消失，未见不良反应。

2504 鸡娃草 jī wá cǎo (《陕甘宁青中草药选》)

【异名】 蓝雪草、小蓝雪草(《高原中草药治疗手册》)，刺矶松(《青海常用中草药手册》)。

【基原】 为白花丹科小蓝雪花属植物鸡娃草的全草。

【原植物】 鸡娃草 *Plumbagella micrantha* (Ledeb.) Spach [*Plumbago micrantha* Ledeb.]　又名：小蓝雪花(《中国种子植物科属辞典》)。

一年生草本，高20～40 cm。茎直立或斜上，通常有 6～9 节，基节以上均可分枝，有条棱，紫红色或绿色，沿棱有稀疏小皮刺。单叶互生；茎下部的叶片披针形，长 2～10 cm，宽 1～3 cm，先端渐尖，基部箭形或耳形而抱茎，全缘或近全缘；中部叶最大，下部叶片上部最宽，匙形至倒卵状披针形，愈向茎的上部叶片渐变为中部最宽至基部最宽，狭披针形至卵状披针形，先端急尖至渐尖，基部由无耳(最下部的叶)至有耳抱茎而沿棱下延，叶缘具不整齐的小刺。穗状花序短或成头状；苞片卵形，膜质；萼筒状，有腺毛，长于花冠，花后膨大，有 5 棱，棱间非膜质，先端 5 齿裂，裂片两侧有具柄的腺毛，结果时萼筒的棱脊上生出鸡冠状突起；花冠狭钟状，5 裂，粉红色或淡蓝紫色；雄蕊 5，花丝基部扩大，花药淡红色，花丝白色；子房 1 室。蒴果环裂，暗红褐色，有 5 条淡色条纹。种子红褐色。花期 7～8 月，果期 7～9 月。

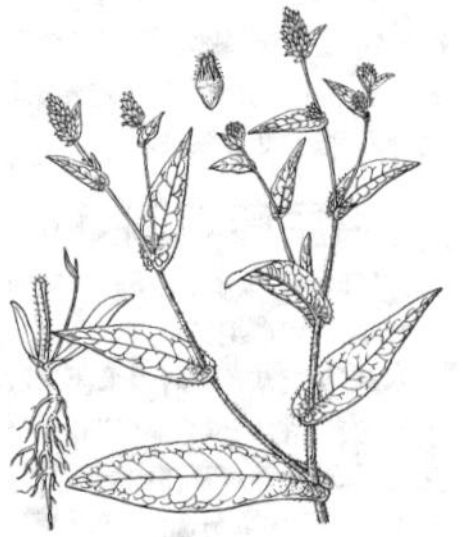

鸡娃草

生于海拔 2 000～3 500 m 的山坡、路边、沟渠旁、田间。分布于西北及四川、西藏等地。

【采收加工】 7～8 月采收，鲜用或晒干研粉。

【成分】 叶含白花丹素(plumbagin)。

【药性】 《青海常用中草药手册》："苦，寒。"

【功用主治】 杀虫止痒，腐蚀疣痣。主治体癣，头癣，手足癣，神经性皮炎，疣痣。

1.《青海常用中草药手册》："解毒，杀虫。主治足癣，头癣，体癣，手癣。"

2.《陕甘宁青中草药选》："杀虫止痒。主治神经性皮炎，牛皮癣。"

【用法用量】 外用：鲜草捣糊，湿敷局部；浸酒涂；研末制成油膏涂敷。

【选方】 1. 治足癣、头癣、体癣、手癣　鸡娃草 60 g，加 95% 乙醇适量。浸泡 5 日，外涂患处。(《青海常用中草药手册》)

2. 治神经性皮炎，牛皮癣　鲜鸡娃草，捣烂成糊状，湿敷局部，每日 2 次，3～7 日为 1 个疗程。(《陕甘宁青中草药选》)

3. 治疣痣，恶肉　蓝雪草茎叶，晒干碾末，调制成油膏涂敷。(《高原中草药治疗手册》)

2505 鸡眼草 jī yǎn cǎo (《救荒本草》)

【异名】 掐不齐(《救荒本草》)，人字草(《本草求原》)，小蓄片(《南京民间草药》)，妹子草、红花草、地兰花(《中医药实验研究》)，满路金鸡、细花草(《贵州民间药物》)，鸳鸯草、夜关门、铺地龙(《湖南药物志》)，蚂蚁草(《上海常用中草药》)，花花草、夏闭草、白萹蓄(《浙江民间常用草药》)，红骨丹(《福建中草药》)。

【基原】 为豆科鸡眼草属植物鸡眼草和竖毛鸡眼草的全草。

【原植物】 1. 鸡眼草 *Kummerowia striata* (Thunb.) Schneidl. [*Hedysarum striata* Thunb.] 又名：公母草(《植物名实图考》),三叶人字草(《广西本草选编》)。

一年生草本,高 10～30 cm。茎直立,斜升或平卧,基部多分枝,茎及枝上疏被向下倒生的毛。叶互生;托叶膜质;三出复叶,小叶被缘毛;叶片倒卵形或长圆形,长 5～20 mm,宽 3～7 mm,先端圆形,有时凹入,基部近圆形或宽楔形,两面中脉及边缘有白色长硬毛。花通常 1～2 朵腋生,稀 3～5 朵;花梗基部有 2 苞片,不等大;萼基部具 4 枚卵状披针形小苞片;花萼钟形,萼齿 5,宽卵形,带紫色;花冠淡红紫色,长 5～7 mm,旗瓣椭圆形,先端微凹;雄蕊 10,二体。子房椭圆形,花柱细长,柱头小。荚果宽卵形或椭圆形,稍扁,长 3.5～5 mm,顶端锐尖,成熟时与萼筒近等长或长达 1 倍,表面具网纹及毛。种子 1 颗。花期 7～8 月,果期 8～9 月。

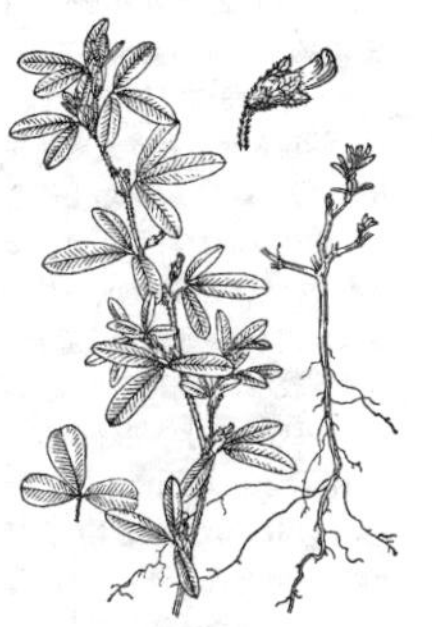
鸡眼草

生于林下、田边、路旁,为习见杂草。分布于东北、华北、华东、中南、西南各地。

2. 竖毛鸡眼草 *K. stipulacea* (Maxim.) Makino 又名：长萼鸡眼草(《中国高等植物图鉴》)。

与上种主要区别：枝和茎常有稀疏向上的柔毛;托叶有短缘毛;花梗有毛;萼较成熟的荚果短 3～4 倍;成熟的种子平滑黑色。

生于山地、丘陵、田野,为常见杂草。分布于华北、东北、华东、中南、西南、西北等地。

【采收加工】 7～8 月采收,鲜用或晒干。

【药材】 鸡眼草 *Kummerowiae Herba* 产于东北、河北、山东、江苏、浙江、江西、湖北、湖南、福建、广东、云南、贵州、四川等地。

性状 鸡眼草 茎枝圆柱形,多分枝,长 5～30 cm,被白色向下的细毛。三出复叶互生,叶多皱缩,完整小叶长椭圆形或倒卵状长椭圆形,叶端钝圆,有小突刺,叶基楔形;沿中脉及叶缘疏生白色长毛,托叶 2 片。花腋生,花萼钟状,深紫褐色,蝶形花冠浅玫瑰色,较萼长 2～3 倍。荚果卵状矩圆形,顶端稍急尖,有小喙,长达 4 mm。种子 1 粒,黑色,具不规则褐色斑点,气微,味淡。

竖毛鸡眼草 茎多分枝,较粗壮,长 10～25 cm,疏被向上生长的硬毛。三小叶,完整小叶倒卵形或椭圆形,叶端圆或微凹,具短尖,叶基楔形;上面无毛,下面中脉及叶缘有白色长硬毛。花簇生于叶腋,花梗有白色硬毛,花萼钟状,花冠暗紫色。荚果卵形,长约 3 mm。种子黑色,平滑。

鉴别 茎横切面：表皮细胞 1 列,细胞多为椭圆形,外被角质层,尚有非腺毛或其残基。表皮下可见 1～3 列细胞组成的厚角组织,常连续成环。韧皮部外侧具帽状纤维束,其周围可见草酸钙方晶,纤维壁微木化。形成层成波状环。木质部纤维众多,其束间形成层内方几全为纤维束,细胞壁木化。髓部宽大。

叶表面制片：上表皮细胞垂周壁浅波状弯曲。下表皮细胞垂周壁波状弯曲。上下表皮均有平轴式气孔。非腺毛常为 2(1～3) 个细胞,基部细胞甚短,顶细胞长,先端渐尖,壁密生壁疣。

【成分】 鸡眼草茎叶含黄酮类：染料木素(genistein),异荭草素(isoorientin),异槲皮苷 (isoquercitrin),异牡荆素(isovitexin),山柰酚(kaempferol),木犀草素-7-*O*-葡萄糖苷 (luteolin-7-*O*-glucoside),槲皮素(quercetin),芸香苷(rutin),芹菜素(apigenin),山柰酚-3-*O*-*β*-*D*-吡喃葡萄糖苷(kaempferol-3-*O*-*β*-*D*-glucopyranoside),芹菜素-7-*O*-*β*-*D*-吡喃葡萄糖苷(apigenin-7-*O*-*β*-*D*-glucopyranoside),芹菜素-7-*O*-新橙皮苷(apigenin-7-*O*-neohesperidoside),白杨素(chrysin)。

种子中含有黎豆胺(stizolamine)。

【药理】 1. 抗菌、抗病毒作用 鸡眼草煎剂能抑制金黄色葡萄球菌。竖毛鸡眼草水浸液体外对弗氏、舒氏、志贺痢疾杆菌均有一定的抗菌作用。鸡眼草中的白杨素和芹菜素-7-*O*-*β*-*D*-吡喃葡萄糖苷有抗艾滋病病毒的作用。

2. 其他作用 鸡眼草中的木犀草素-4′-*O*-葡萄糖苷剂量依赖性地抑制白介素-5 的生物活性。

【药性】 甘、辛、微苦,平。

1.《救荒本草》:"味微苦,性温。"

2.《本草求原》:"甘、辛、平。"

【功用主治】 清热利湿,解毒消肿。主治感冒,暑湿吐泻,黄疸,痢疾,疳积,痈疖疔疮,血淋,咯血,衄血,跌打损伤,赤白带下。

1.《本草求原》:"治跌打扑肿,解毒。"

2.《植物名实图考》:"除火毒。中暑捣取汁,凉水饮之。"

3.《民间常用草药汇编》:"治吐血,下痢及小儿疳疾。"

4.《浙江民间常用草药》:"利湿健脾,解热止痢。治小儿疳积,黄疸肝炎,赤白久痢。"

【用法用量】 内服：煎汤,9～30 g,鲜品 30～60 g 或捣汁;或研末。外用：捣敷。

【选方】 1. 治腹泻、痢疾 鸡眼草、马齿苋、地锦草各30 g(均鲜品)。水煎服。

2. 治黄疸型肝炎 鲜鸡眼草、鲜车前草各 60 g。水煎服。(1～2方出自《安徽中草药》)

3. 治小儿疳积 鸡眼草全草 15 g。水煎服,连服 3 d。(《浙江民间常用草药》)

4. 治跌打损伤 鲜鸡眼草 60 g。酒、水各半煎,白糖调服。或鲜叶捣烂外敷。(《内蒙古中草药》)

【临床报道】 1. 治疗婴幼儿腹泻 鸡眼草 20 g,加水 100 ml,制成煎剂。口服 10～20 ml/次,每日 3 次,连服 3 日。治疗婴幼儿腹泻 257 例,显效 69 例,有效 123 例,无效 47 例,总有效率 89.1%。

2. 治疗过敏性紫癜 鲜鸡眼草 60 g(10 岁以下儿童15～30 g),每日 1 剂,水煎早晚各服 1 次,7 日为 1 个疗程,服用 1 个疗程未痊愈者,可继服第二个疗程。共治疗 33 例,服药1～2 个疗程后,痊愈 19 例,显效 9 例,有效 3 例,无效 2 例。总有效率为 93.90%。

2506 鸡翎草 jī líng cǎo (《内蒙古中草药》)

【异名】 长肉芽草(《内蒙古中草药》)。

【基原】 为豆科棘豆属植物多叶棘豆的全草。

【原植物】 多叶棘豆 *Oxytropis myriophylla* (Pall.) DC. [*Phaca myriophylla* Pall.] 又名：狐尾藻棘豆(《中国主要植物图说·豆科》)。

多年生草本,高 20～30 cm。根长而粗壮。无地上茎或茎极缩短。叶为轮生小叶的复叶,长 10～20 cm,通常有 25～32 轮,每轮有小叶(6)4～8(10)片;托叶卵状披针形,膜质,下部与叶柄合生,密被黄色长柔毛。叶片线状披针形,先端渐尖,干后边缘反卷,两面密被长柔毛。总状花序

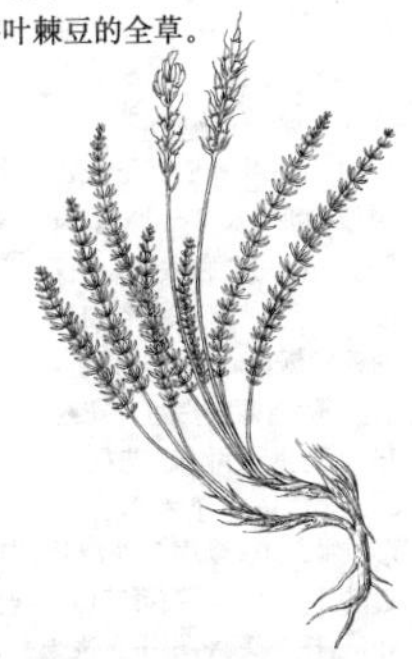
多叶棘豆

生于花葶顶端，约有10余朵花；花梗极短或近无梗；苞片披针形，比萼短；萼筒状，长8～12 mm，宽3～4 mm，萼齿5，条形，苞片及萼均被长柔毛；花淡红紫色，长2～2.5 cm，旗瓣长圆形，先端圆形或微凹，基部渐狭成爪，翼瓣和龙骨瓣均短于旗瓣，龙骨瓣先端有长而尖的喙；雄蕊10，二体，(9)+1；子房圆形，被毛。荚果披针状长圆形，先端具喙，表面密被长柔毛，内具较厚的假隔膜。花期5～6月，果期7～8月。

生于海拔1 700 m的山坡、平缓草原、丘陵、干河沟、沙丘上。分布于华北、东北。

【采收加工】 7～9月采收全草，晒干。

【药材】 鸡翎草 *Oxytropis Myriophyllae Herba* 产于河北、内蒙古等地。

性状 皱缩成团，全株密被长柔毛。主根粗壮，长6～10 cm，有分枝。湿润展平后，羽状复叶丛生在根茎上，小叶对生或数片轮生，25～30轮；小叶片线形或披针形。总状花序，花排列紧密，淡紫色，总花梗长于叶。荚果椭圆形，被长柔毛，先端具10 mm长的喙。气微，味微苦、甘。

【成分】 含黄酮类：山柰酚-3-*O*-〔*β*-*L*-吡喃鼠李糖基(1→6)-*β*-*D*-吡喃葡萄糖基〕-7-*O*-*α*-*L*-吡喃鼠李糖苷{oxytroside, kaempferol-3-*O*-〔*β*-*L*-rhamnopyranosyl(1→6)-*β*-*D*-glucopyranosyl〕-7-*O*-*α*-*L*-rhamnoside}。

花含三种黄酮苷：乙酰狐尾藻苷(acetyloxymyrioside)，狐尾藻苷(oxymyrioside)和香豆酰异狐尾藻苷(coumaroylisooxymyrioside)。

【药理】 抗氧化作用 鸡翎草(多叶棘豆)体外有一定的清除和抑制超氧阴离子、羟自由基和脂质过氧化物生成的能力。

【药性】 甘，寒。

【功用主治】 清热解毒，消肿止血。主治流感，咽喉肿痛，痈疮肿毒，跌扑损伤，瘀血肿胀，各种出血。

【用法用量】 内服：煎汤，6～9 g；或研末，2～3 g。外用：研末敷；或煎水洗。

【选方】 治咽喉肿痛 瞿麦、草乌叶、多叶棘豆各等分。共为细末。每服2.4～3 g，水煎，连渣温服或开水送服，每日2次。

2507 鸡脚刺 jī jiǎo cì（江西《草药手册》）

【异名】 三颗针(《四川常用中草药》)，九莲小檗(《经济植物手册》)，鸡足黄连(云南)。

【基原】 为小檗科小檗属植物豪猪刺的根或茎。

【原植物】 豪猪刺 *Berberis julianae* Schneid. 又名：老鼠刺、山黄连、三甲刺、黄荆刺(《湖北植物志》)。

常绿灌木，高2～3 m。多分枝，幼枝淡黄色，具显著的棱，老枝灰黄色，表面散布黑色细小疣点，刺粗壮，3分叉，长1～4 cm。叶常5片簇生，革质；叶柄长1～4 mm；叶片椭圆形或广倒披针形，长3～8 cm，宽2～3 cm，先端急尖，基部楔形，边缘具10～20个细长的针状锯齿，上面深绿色，有光泽，下面灰白色。花约15朵簇生于叶腋，花梗长8～15 mm；小苞片3，卵圆形或披针形；萼片6，花瓣状，排成2轮；花黄色，花瓣6，先端微缺，近基部具2个长圆形腺体；雄蕊6，熟时瓣裂；雌蕊1，内含1～2个胚珠，柱头头状，扁平。浆果椭圆形，熟时蓝黑色，表面被淡蓝色粉，柱头宿存，具明显的短花柱。种子通常1颗。花期5～6月，果期8～10月。

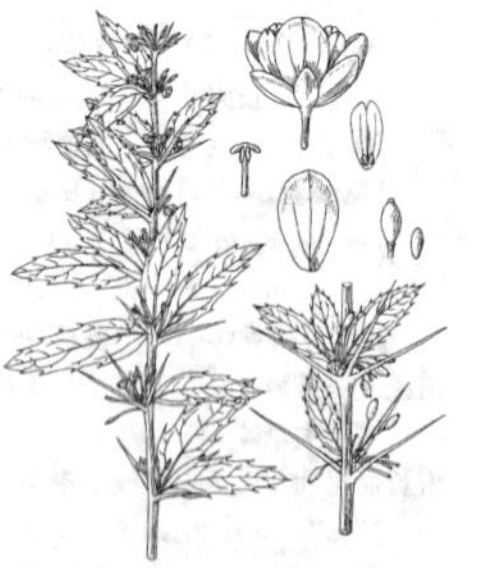

豪猪刺

生于海拔1 100～1 700 m的向阳杂木林中。分布于江西、湖北、四川、陕西。

【栽培】 生物学特性 野生于山坡丘陵地带，生长环境为草坡、杂木林林缘及林下灌木丛中。能耐旱、耐寒。适宜肥沃土层深厚、排水良好的土壤。

繁殖方法 种子繁殖，育苗移栽。8～10月采收成熟果实，用湿沙混合贮藏，至次年2～3月播种。播前适当翻耕土地，耙细整平，开约1.3 m的高畦，按行距25 cm开横沟，沟深约6 cm，播幅10～13 cm，每沟播种子100～150粒，施人畜粪水后盖细土约1 cm厚。培苗2年后在春天雨季移栽。先深耕整平，按行株距各66 cm开穴，每穴栽苗1株，填土压紧，盖土至与地面平齐，浇水定根。

田间管理 种子出苗后要勤除杂草、浅松土并适当间苗，每年春、夏、秋季各追施人畜粪水或氮肥1次。在春季中耕除草后追施人畜粪水，冬季追施土杂肥，中除时翻入土中。移栽后1～2年内植株较小，行间可间种蔬菜或豆类作物。

【采收加工】 栽后5～6年即可收获，秋季采收为佳。全株挖起，砍下茎干，鲜用或干用。干用时先把新鲜粗根或茎干斜切成约0.5 cm厚的薄片，细根则切成约3 cm长的短节，炕干、烤干或太阳下晒干，但不宜于烈日下曝晒。干品用篾包包装运输或贮藏，放置于干燥处，防止受潮而发霉变质。

【成分】 根含生物碱类：小檗碱(berberine)3%，小檗胺(berbamine)2.13%，掌叶防己碱(palmatine)0.6%，药根碱(jatrorrhizine)0.1%，九莲碱(julianine)，海罂粟碱(glaucine)。

【药性】 《贵州民间草药》："苦，寒，无毒。"

【功用主治】 《四川常用中草药》："清热解毒，消炎抗菌。治目赤，赤痢，劳伤吐血，咽喉肿痛，腹泻，齿痛，耳心痛，跌打损伤红肿。"

【用法用量】 内服：煎汤，6～9 g。外用：乳汁泡点眼；或研末调敷。

【选方】 1. 治急性胃肠炎，口腔、咽喉炎，眼结膜炎 三颗针茎叶60 g，煎水代茶饮。

2. 治无名肿毒，丹毒，湿疹，烫伤，跌打瘀肿 三颗针根、茎适量，刮去粗皮，切片焙干，研细末，水调敷；或用麻油、凡士林调成30%软膏，涂一薄层于纱布上，敷贴患处。(1、2方出自江西《草药手册》)

2508 鸡蛋花 jī dàn huā（《岭南采药录》）

【异名】 缅栀子(《植物名实图考》)，蛋黄花、擂捶花(《广东中药》)，鸭脚木、大季花(《广西药用植物名录》)，番缅花(华南)，蕃花、蕃花仔(台湾)。

【基原】 为夹竹桃科鸡蛋花属植物鸡蛋花的花朵或茎皮。

【原植物】 鸡蛋花 *Plumeria rubra* L. cv. *acutifolia*

落叶小乔木，高达5 m。枝条粗壮肥厚肉质，全株具丰富乳汁。叶互生；叶柄长4～7.5 cm，上面基部具腺体；叶片厚纸质，常聚集于枝上部，长圆状倒披针形或长椭圆形，长20～40 cm，宽7～11 cm，先端短渐尖，基部狭楔形，两面无毛；侧脉每边30～40条，未达叶缘网结成边脉。聚伞花序顶生，长16～25 cm，宽约15 cm；总花梗三歧，肉质，绿色；花梗淡红色；花萼5裂，裂片小，卵圆形，不张开而压紧花冠筒；花冠外面白色，内面黄色，裂片狭倒卵

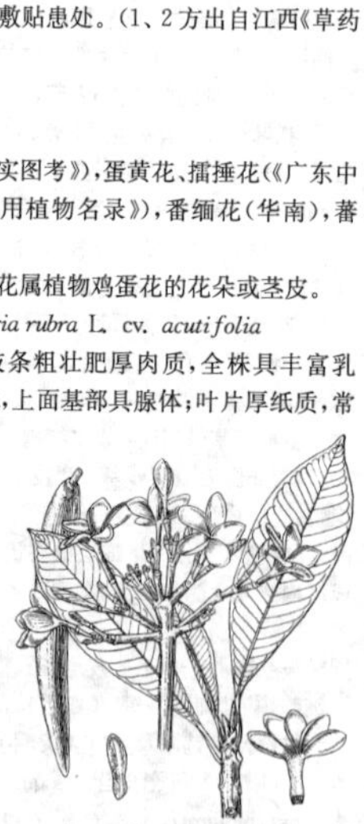

鸡蛋花

形，向左覆盖，比花冠筒长1倍，花冠筒圆筒形，内面密被柔毛，喉部无鳞片；雄蕊5，着生于花冠筒基部，花丝极短，花药长圆形；心皮2，离生，花柱短，柱头长圆形，中间缢缩，先端2裂。蓇葖果双生，广歧，圆筒形，向端部渐尖。种子斜长圆形，扁平，先端具长圆形膜质翅。花期5～10月，果期一般为7～12月。栽培者极少结果。

我国福建、台湾、广东、海南、广西、云南等地有栽培。原产墨西哥。

【采收加工】 7～10月采剥茎皮，花开时采花，晒干或鲜用。

【药材】 鸡蛋花 *Plumeriae Flos seu Cortex* 产于福建、广东、广西、云南等地。

性状 花多皱缩成条状，或扁平三角状，淡棕黄或黄褐色。湿润展平后，花萼较小。花冠裂片5，倒卵形，呈旋转排列，下部合生成细管。雄蕊5，花丝极短。有时可见卵状子房。气香，味微苦。

【成分】 树皮含萜类：α-香树脂醇(α-amyrin)，β-香树脂醇(β-amyrin)，β-谷甾醇(β-sitosterol)，东莨菪素(scopoletin)等。含环烯醚萜类化合物：鸡蛋花苷(plumieride)，13-*O*-咖啡酰鸡蛋花苷(13-*O*-caffeoylplumieride)，13-去氧鸡蛋花苷(13-deoxyplumieride)，β-二氢鸡蛋花新酸葡萄糖酯苷(β-dihydroplumericinic acid glucosyl ester)，1α-鸡蛋花苷(1α-plumieride)，原鸡蛋花素(1α-protoplumericin)A，8-异鸡蛋花苷(8-isoplumieride)。还含有6α-羟基-3-表石竹素酸(6α-hydroxy-3-epioleanolic acid)，3α，27-二羟基-12-齐墩果烯(3α，27-dihydroxy-olean-12-ene)，taraxasteryl acetate，羽扇醇(lupeol)，豆甾醇(stigmasterol)，石竹素酸(oleanolic acid)，cycloart-22-ene-3α，25-diol，rubrinol，3β，30-dihydroxy-12-urusene。

【药理】 抗菌通便等作用 鸡蛋花苷抑制革兰阴性和阳性细菌。鸡蛋花苷对小鼠还有通便作用。红鸡蛋花茎、皮、叶及带皮茎的水提取液对兔、豚鼠、猫和小鼠均有局麻作用和解痉作用。

【药性】 《广西本草选编》："味甘，气香，性凉。"

【功用主治】 清热，利湿，解暑。主治感冒发热，肺热咳嗽，湿热黄疸，泄泻痢疾，尿路结石，预防中暑。

1.《岭南采药录》："治湿热下痢，里急后重。又能润肺解毒。"

2.《广西本草选编》："清热利湿，化痰止咳。治痢疾，肠炎，急性支气管炎。"

3.《福建药物志》："清热利湿，祛暑止咳。主治腹泻，肝炎，咳嗽，小儿疳积，预防中暑。"

【用法用量】 内服：煎汤，花5～10 g；茎皮10～15 g。外用：捣敷。

【选方】 1. 治感冒发热 鸡蛋花叶15～30 g。水煎服。(《广西本草选编》)

2. 治百日咳，气管炎 鸡蛋花或茎皮3～9 g，配灯台树叶。水煎服。

3. 治传染性肝炎 鸡蛋花或茎皮3～9 g。水煎服。(2、3方出自《云南思茅中草药选》)

4. 治细菌性痢疾 鸡蛋花、土棉花、金银花各9 g。水煎服。

5. 治泌尿道结石 鸡蛋花茎皮25 g(或配长管假茉莉)。水煎服。(4、5方出自《全国中草药汇编》)

2509 **鸡蛋果** jī dàn guǒ (《福建药物志》)

【异名】 土罗汉果、芒葛萨(《福建药物志》)，洋石榴(云南)。

【基原】 为西番莲科西番莲属植物鸡蛋果的果实。

【原植物】 鸡蛋果 *Passiflora edulis* Sims

多年生草质藤本，长约6 m。茎圆柱形或嫩茎有时近四棱形，全株无毛。叶互生；叶柄长1.5～2 cm，近顶端有2个杯状腺体；叶纸质，黄绿色，掌状三深裂，长6～13 cm，宽8～14 cm，先端短渐尖，基部宽楔形或心形，中裂片卵形，侧裂片卵状长圆形，边缘具细锯齿；近裂片基部有1～2个杯状小腺体。聚伞花序退化仅存1花，生于叶腋，白色，芳香；苞片绿色，宽卵形或菱形，边缘有不规则细齿；萼片近海绵质，长圆形，背面近顶端有一角状附属物；花瓣披针形，约与萼片等长；副花冠裂片4～5轮，外面2轮丝状，基部淡绿色，中部白紫色，上部白色；雄蕊5，花丝基部合生；子房倒卵形，花柱3，扁棒状。浆果卵形，果皮坚硬，熟时紫色。种子极多，具淡黄色黏质假种皮。花期6～7月，果期9～10月。

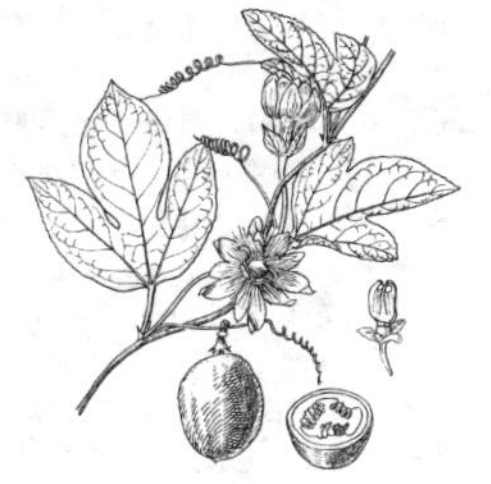

鸡蛋果

江苏、福建、台湾、湖南、广东、海南、广西、贵州、云南等地有栽培，原产巴西。

【栽培】 生物学特性 喜温暖湿润气候。春末至夏末高温多雨季节，在阳光充足条件下生长最迅速，茎藤增长最快，枝叶繁茂。鸡蛋果是喜肥植物，在土质稍差、肥料不足时，叶子黄化，茎藤短弱。以土质肥沃疏松、排水良好的砂质壤土栽培为宜。

繁殖方法 种子繁殖或分株繁殖。种子繁殖：8～11月分期分批采收个大、饱满的果实留种，去掉果皮和果肉，取出种子，洗净晾干贮藏。翌年春季3月播种。将种子均匀撒播于苗床上，覆盖细土2 cm，浇水保湿，育苗1年可定植。分株繁殖：利用植株根部萌发的分蘖苗挖出来定植。按行株距30 cm×20 cm开穴，每穴栽种1株。

田间管理 育苗者苗高8 cm左右定苗，间去过密弱苗，株距4～5 cm留苗1株。定植后，每年中耕除草4次，在秋季收果和春季返青时分别施肥1次，以厩肥、磷、钾肥为主。茎藤长30 cm以上搭架引藤攀缘。孕蕾至结果期间，遇干旱天气，应及时灌溉。

【采收加工】 用实生苗栽培2年后结果，分株苗定植的当年能结果。8～11月当果皮紫色时即成熟，应分批采收。鲜用或晒干。

【成分】 果实含果胶(pectin)1%，果胶中的主成分为82.02%的半乳糖醛酸(galacturonic acid)和7.9%的甲基硝类化合物。果实中含有的醇和酸类成分有：甲醇(methyl alcohol)，乙醇(ethyl alcohol)，丁醇(butanol)，已醇(hexanol)，辛醇(octanol)，2-戊醇(2-pentanol)，2-庚醇(2-heptanol)，2-壬醇(2-nonanol)，顺式和反式的3-已烯-1-醇(hex-3-en-1-ol)，顺式-4-已烯-1-醇(*cis*-hex-4-en-1-ol)，顺式-3-辛烯醇(*cis*-3-octenol)，顺式-3-癸烯醇(*cis*-3-decenol)，苯甲醇(benzylalcohol)，3，7-二甲基-1，5-辛二烯-3，7-二醇(3，7-dimethylocta-1，5-diene-3，7-diol)，3，7-二甲基-1，7-辛二烯-3，6-二醇(3，7-dimethylocta-1，7-diene-3，6-diol)，3，7-二甲基-1-辛烯-3，7-二醇(3，7-dimethyloct-1-ene-3，7-diol)，3，7-二甲基-1-辛烯-3，6，7-三醇(3，7-dimethyloct-1-ene-3，6，7-triol)，乙酸(acetic acid)，丁酸(butanoic acid)，已酸(hexanoic acid)，辛酸(octanoic acid)，苹果酸(malic acid)，枸橼酸(citric acid)，草酸(oxalic acid)，琥珀酸(succinic acid)，奎宁酸(quinic acid)，3-已烯酸(hex-3-enoic acid)，3-辛烯酸(oct-3-enoic acid)，3-羟基已酸(3-hydroxyhexanoic acid)；羰基化合物成分有乙醛(acetaldehyde)，丙酮(acetone)，2-戊酮(2-pentanone)，2-庚酮(2-heptanone)，2-壬酮(2-nonanone)，2-十一碳酮(2-undecanone)；酯类成分有：顺式的4，7-辛二烯酸乙酯(ethyl *cis*-4，7-octadienoate)，顺式-3，5-已二烯醇丁酸酯(*cis*-3，5-hexadienyl butyrate)；单萜及其相关成分有(*E*)-β-罗勒烯〔(*E*)-β-ocimene〕，1，8-桉叶素(1，8-cineole)，芳香醇(linalool)，α-松油醇(α-terpineol)，香茅醇(citronellol)，乙酸香茅醇酯(citronellyl acetate)，牻牛儿醇(geraniol)，顺式的和反式的芳樟醇氧化物(linalool oxide), 1, 1, 6-三甲基-1, 2-二氢萘(1, 1, 6-trimethyl-1, 2-dihydronaphthalene), β-紫罗兰酮(β-ionone), 4-羟基-β-紫罗兰醇(4-hydroxy-β-ionol), 4-氧代-β-紫罗兰醇(4-oxo-β-ionol), 4-羟基-7, 8-二氢-β-紫罗兰醇(4-hydroxy-7, 8-dihydro-β-ionol), 4-氧代-7, 8-二氢-β-紫罗兰醇(4-oxo-7, 8-dihydro-β-ionol), 3-氧代-α-紫罗兰醇(3-oxo-α-ionol), 3-氧代-7, 8-二氢-α-紫罗兰醇(3-oxo-7, 8-dihydro-α-ionol), 3-羟基-1, 1, 6-三甲基-1, 2, 3, 4-四氢萘(3-hydroxy-1, 1, 6-trimethyl-1, 2, 3, 4-tetrahydronaphthalene), 催吐萝芙木醇(vomifoliol), 去氢催吐萝芙木醇(dehydrovomifoliol), 3-(2′-羟丙基)-4, 4-二甲基-1, 3, 4, 5, 6, 7-六氢-2-苯并呋喃〔3-(2′-hydroxypropyl)-4, 4-dimethyl-1, 3, 4, 5, 6, 7-hexahydro-2-benzofuran〕, 3-(2′-氧代丙基)-4, 4-二甲基-1, 3, 4, 5, 6, 7-六氢-2-苯并呋喃〔3-(2′-oxoprophyl)-4, 4-dimethyl-1, 3, 4, 5, 6, 7-hexahydro-2-benzofuran〕, 以及鸡蛋果素(edulan) Ⅰ、Ⅱ, 后两者分别是3, 5, 6, 8a-四氢-2, 5, 5, 8a-四甲基-2*H*-1-苯并吡喃〔3, 5, 6, 8a-tetrahydro-2, 5, 5, 8a-tetramethyl-2*H*-1-benzopyran〕的反式体和顺式体; 内酯类成分有: γ-己内酯(γ-hexalactone), γ-庚内酯(γ-heptalactone), γ-辛内酯(γ-octalactone), γ-壬内酯(γ-nonalatone), γ-癸内酯(γ-decalactone), γ-十二碳内酯(γ-dodecalactone), 以及2-羟基-2, 6, 6-三甲基环亚己烯基乙酸内酯(of 2-hydroxy-2, 6, 6-trimethylcyclohexylidene acetic acid lactone); 香味成分有: (*Z*, *E*)和(*E*, *E*)的6-(2-亚丁烯基)-1, 5, 5-三甲基-1-环己烯〔6-(but-2-enylidene)-1, 5, 5-trimethyl cyclohex-1-ene〕, (2*R*, 4*S*, 4a*S*, 8a*S*)-4, 4a-环氧-4, 4a-二氢鸡蛋果素〔(2*R*, 4*S*, 4a*S*, 8a*S*)-4, 4a-epoxy-4, 4a-dihydroedulan〕, (2*R*, 3*S*, 8a*S*)-3-羟基鸡蛋果素〔(2*R*, 3*S*, 8a*S*)-3-hydroxyedulan〕。还含苷类成分, 其中有氰苷: 野樱苷(prunasin); 甾苷: 鸡蛋果苷(passiflarine), 其结构为(22*R*), (24*S*)-22, 31-环氧-24-甲基-1α, 3β, 24, 31-四羟基-9β, 19-羊毛甾烷-28-酸-β-*D*-葡萄糖酯〔(22*R*), (24*S*)-22, 31-epoxy-24-methyl-1α, 3β, 24, 31-tetrahydroxy-9β, 19-lanostan-28-oicacid β-*D*-glucosyl ester〕。又含隐黄质(cryptoxanthin), 硫胺(thiamine), 烟酸(niacin), 核黄素(riboflavin), α及β-胡萝卜素(carotene), 维生素C以及钾、钠、钙、镁、铁、锌等元素。种子含脂类(lipid) 29.4%, 内有亚油酸(linoleic acid)约70%。

【药理】 抑制蛋白酶作用　鸡蛋果水提物抑制白明胶酶MMP-2、MMP-9, 这两种金属-蛋白酶与肿瘤入侵、代谢和血管生成有关。

【药性】《全国中草药汇编》: "味甘、酸, 性平。"

【功用主治】 清肺润燥, 镇痛, 安神。主治咳嗽, 咽干, 声嘶, 大便秘结, 失眠, 痛经, 关节痛, 痢疾。

1.《全国中草药汇编》: "清热解毒, 镇痛安神。主治痢疾、痛经、失眠。"

2.《台湾药用植物志》: "主治关节炎、骨膜炎。"

3.《福建药物志》: "清肺润燥。主治咳嗽、咽干、声嘶、大便秘结。"

【用法用量】 内服: 煎汤, 10～15 g。

2510 鸡蛋参 jī dàn shēn (《昆明药用植物调查报告》)

【异名】 金线吊壶芦(《植物名实图考》), 山鸡蛋(《云南思茅中草药选》), 牛尾参、补血草(《云南中草药》), 鸡嗉子、鸡腰子(《西昌中草药》)。

【基原】 为桔梗科党参属植物鸡蛋参和松叶鸡蛋参的根。

【原植物】 1. 鸡蛋参 *Codonopsis convolvulacea* Kurz [*C. convolvulacea* Kurz var. *typica* Anthony]

多年生缠绕草本。具乳汁, 长在1 m以上, 无毛。根肉质, 近球状, 直径1～2 cm, 表面灰黄色。单叶互生或有时对生; 叶柄长2～12 mm; 叶片纸质, 卵形至条状披针形, 长2～7 cm, 宽0.4～1.5 cm, 叶基圆钝或楔形, 通常全缘, 极少波状。花单生于主茎及侧枝顶端; 花梗长2～12 cm; 花萼贴生于子房顶端, 筒部倒长圆锥状, 裂片狭三角状披针形, 全缘; 花冠辐状而近于5全裂, 裂片淡蓝色或蓝紫色, 先端急尖; 花丝基部扩大, 内密被长柔毛。蒴果上位部分短圆锥状, 下位部分倒圆锥状, 有10条脉棱。种子极多, 长圆状, 无翼, 棕黄色, 有光泽。花、果期7～10月。

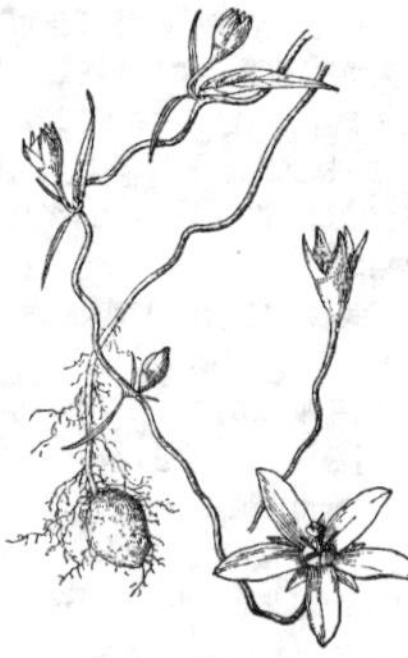

鸡蛋参

生于海拔1 000～3 020 m的草坡或灌丛中。分布于四川、云南。

2. 松叶鸡蛋参 *Codonopsis convolvulacea* Kurz var. *pinifolia* (Hand. -Mazz.) Nannf. [*C. limprichtii* Lingel et Borza var. *pinifolia* Hand. -Mazz.]　又名: 野萝卜花(《植物名实图考》), 松叶党参(《中国高等植物图鉴》)。

本变种与鸡蛋参的不同处在于: 茎短, 长60 cm以下, 少较长的; 叶常集中于茎中下部, 密集, 它处几乎无叶, 叶片极狭长, 通常条形或近于针状, 长可达10 cm, 宽不过0.5 cm。

生于海拔3 000 m以下的草地及松林下。分布于四川、贵州、云南等地。

【采收加工】 9～11月采挖, 鲜用或切片晒干。

【成分】 根中含蒽醌类化合物: 1, 3-二羟基-2-乙酰氧基-9, 10-蒽醌(1, 3-dihydroxy-2-carboethoxy-9, 10-anthraquinone), 1, 3, 5-三羟基-2-乙酰氧基-9, 10-蒽醌(1, 3, 5-trihydroxy-2-carboethoxy-9, 10-anthraquinone), 1, 5-二羟基-2-甲氧基-9, 10-蒽醌(1, 5-dihydroxy-2-methoxy-9, 10-anthraquinone)。还含(2*E*)-2-乙基-二十九-2-烯醛〔(2*E*)-2-ethyl-2-nonacosenal〕, 1, 2-丙二醇双十七酸酯(methyl-1, 2-ethyl-diheptaecanotate), 豆甾烷醇(stigmastanol), α-菠甾醇(α-spinasterot), α-菠甾酮(α-spinasterone), 二十五烷(pentacosane), 木栓酮(friedelin), β-香树脂醇乙醇酯(β-amyrin acetate), 羽扇豆醇乙酯(lupeol acetate)。

【药性】 甘、微苦, 微温。

1.《云南中草药》: "甘、微苦, 微温。"

2.《西藏常用中草药》: "性平, 味甘涩。"

【功用主治】 补气养血, 润肺生津。主治贫血, 自汗, 乳汁稀少, 肺虚咳嗽, 神经衰弱, 疝气。

1.《植物名实图考》: "根磨醋, 敷乳吹。"

2.《云南中草药》: "补气血, 润肺生津。主治贫血, 体虚自汗, 肺虚咳嗽。"

3.《全国中草药汇编》: "主治肺阴虚咳嗽, 神经衰弱。"

【用法用量】 内服: 煎汤, 15～30 g; 或炖肉服。

【选方】 1. 治贫血、体虚自汗　鸡嗉子120 g, 黄芪、党参各30 g。炖肉服。

2. 治乳少　鸡嗉子60 g。炖猪蹄服。

3. 治子宫脱垂　鸡嗉子、黄芪各15 g, 老茄子根、八月瓜根各9 g。炖肉服。

4. 治疝气　鸡嗉子15 g, 鸡肾草、阴桃子各9 g。煎水服。(1～4方出自《西昌中草药》)

2511 鸡筋参 jī jīn shēn (《湖南药物志》)

【异名】 黄鸡胖、黄鸡郎。

【基原】 为茜草科虎刺属植物长叶数珠树的根。

【原植物】 长叶数珠树 *Damnacanthus indicus* Gaertn. var. *giganteus* Makino[*D. macrophyllus* Sieb. ex Miq. var. *giganteus* (Makino) Koidz.]

多年生常绿小灌木,高0.5～1.5 m。根粗壮,侧根有多数不规则的断续膨大部分,肉质,黄褐色,有透明感,中心木质。叶对生;叶柄长0.3～0.5 cm;叶片披针形,长8～15 cm,宽2～4 cm,先端长尖,基部楔形,边缘有不整齐的浅波或浅皱折,上面绿色,背面淡绿色。花小,腋生;花萼钟形;花冠白色,花冠筒细长,先端4裂;雄蕊4;柱头4裂。核果球形,熟时红色,内有黄白色核仁1颗。花期5～6月,果期6～10月。

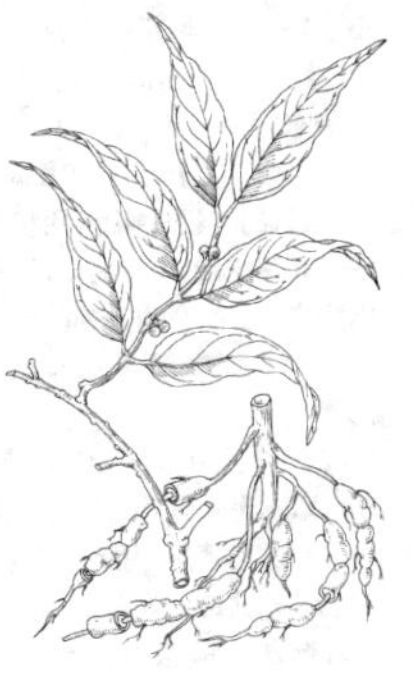

长叶数珠树

生于林下阴湿处。分布于湖南。

【采收加工】 秋后采收,切片,晒干。

【药材】 鸡筋参 *Damnacanthi Gigantei Radix* 产于湖南。

性状 根常缢缩成连珠状,肉质,长短不一,直径约1 cm。表面黄褐色,有透明感,皮部断裂处露出木部,木部细小,有细纵纹。气微,味微苦、涩。

【成分】 根中含蒽醌类化合物:5-甲氧基-1,2-亚甲基二蒽醌(5-methoxy-1,2-methylenedioxyanthraquinone),1,6-二羟基-2,4-二甲氧基蒽醌(1,6-dihydroxy-2,4-dimethoxyanthraquinone),1,6-二羟基-2-甲氧基蒽醌(1,6-dihydroxy-2-methoxyanthraquinone),1-羟基-2-甲氧基蒽醌(1-hydroxy-2-methoxyanthraquinone),大黄素甲醚(physcione)。

【药性】 微苦、甘,平。

【功用主治】 补养气血,收敛止血。主治妇女血崩,肠风下血,体弱血虚。

【用法用量】 内服:煎汤,鲜品30～240 g;或干品研末,10～15 g。

【选方】 1. 治妇女血崩,肠风下血 鲜鸡筋参(去木心)250～500 g。炖鸡1只,内服。

2. 治体弱血虚 用法同上,或将鸡筋参晒干研末,每日服1～2次,每次15 g,米汤调服。

2512 鸡翮羽 jī hé yǔ (《本经》)

【异名】 鸡翅(《肘后方》),鸡翮翎(《纲目》)。

【基原】 为雉科雉属动物家鸡的翅羽。

【原动物】 参见"鸡肉"条。

【功用主治】 破瘀,消肿,祛风。主治血闭,痈疽,阴癞,骨鲠,产后小便不禁,小儿遗尿,皮肤瘙痒。

1.《本经》:"主下血闭。"

2.《别录》:"左翅毛起阴。"

3.《纲目》:"治妇人小便不禁,消阴癞,疗骨鲠,蚀痈疽,止小儿夜啼。"

【用法用量】 内服:烧研,0.3～0.9 g。外用:烧灰调敷;或煎水熏洗。

【选方】 1. 治产后小便不禁 鸡毛烧灰,细研。以温酒调下二钱,日三四服。(《圣惠方》)

2. 治少小睡中遗尿不自觉 赤鸡翅烧末,酒服三指撮,日三。(《肘后方》)

3. 治小儿痈有脓,令溃 取鸡羽毛七根,烧末,服之。即溃。(《圣济总录》)

4. 治男子阴卒肿痛 鸡翅六枚(烧),蛇床子(末)等分,合服。少随卵左右,敷卵。(《肘后方》)

5. 治阴疝肿缩 鸡翅(左右俱用)不限多少(烧灰)。上一味,细研为末。每服二钱匕,温酒调下,不拘时。(《圣济总录》鸡翅灰散)

2513 鸡子黄油 jī zǐ huáng yóu (《日华子》)

【异名】 蛋黄油、卵黄油(通称)。

【基原】 为雉科雉属动物家鸡的蛋黄油。

【原动物】 参见"鸡肉"条。

【制法】 将煮熟的鸡蛋,去蛋白留下蛋黄,置铜锅内以文火加热,待水分蒸发后再用大火,即熬出蛋黄油,过滤装瓶,高温灭菌备用。

【药性】 甘,平。归脾经。

【功用主治】 消肿解毒,敛疮生肌。主治烫火伤,耳脓,湿疹,皮肤瘙痒,溃疡久不收口,疮疖疖癣,手足皲裂,外伤,诸虫疮毒。

1.《日华子》:"黄,炒取油和粉,敷头疮。"

2.《医林纂要》:"卵黄煎出油,同发灰治痢血,又外敷击伤,及诸虫疮毒。"

3.《吉林中草药》:"解毒,消炎。治烧伤,湿疹,耳脓。"

【用法用量】 内服:0.5～5 ml;或装入胶囊吞服。外用:涂搽或滴耳。

【选方】 1. 治汤火烧疮 熟鸡子一十个,取黄炒取油,入十文腻粉搅匀,用鸡翎扫疮上。(《集验方》)

2. 治中耳炎流脓 蛋黄油,加冰片少许,滴入耳内,每日滴3次左右。

3. 治褥疮,慢性皮肤溃疡,慢性湿疹 鸡蛋1～2个,将鸡蛋黄放在锅内煎取蛋油。患处作常规消毒后,将蛋油涂在疮面,每日1～2次。(2、3方出自《广西药用动物》)

4. 治骨结核、冻疮 蛋黄油涂患处。(《山东药用动物》)

5. 治下肢溃疡,痔瘘漏管 清洁患部后,涂以鸡蛋黄油,可促使愈合。(《食物中药与便方》)

【临床报道】 1. 治疗烧伤 鸡子黄10枚(约150 g),生大黄30 g,生地榆30 g,冰片5 g,芝麻油适量。将鸡子黄加工成鸡子黄油,加入其他药物细粉,再加入麻油调匀,制成复方鸡子黄油。经过清创后,用羽毛或干净的毛笔蘸取复方鸡子黄油涂搽创面,用药次数不限,以保持创面湿润为度。治疗浅深Ⅱ度烧伤300例。结果:治疗前已感染的31例,均以本油剂外用为主。配合抗炎、支持等疗法,所有的感染创面都及时地得到控制。其余病例无1例出现再感染化脓现象。

2. 治疗乳头皲裂 冰枯鸡子油(明矾10 g,冰片2 g,鸡子油6 ml)。将乳头用温淡盐开水洗净后用冰枯鸡子油均匀涂抹患部。每日3～5次,7日为1个疗程。治疗妇女乳头皲裂100例,痊愈65例,显效20例,有效10例,无效5例,总有效率为95%。

3. 治疗痔疮 将浸透鸡蛋黄油的药棉或纱布敷于患处。每日睡前敷用,晨起取出。治疗痔疮24例,治愈23例。

4. 治疗新生儿硬肿症 在采用保温箱保暖、抗感染、纠正酸中毒、支持疗法及合理的护理措施及护理的基础上,加用鸡蛋黄油除擦皮肤硬肿处,每日3～4次,直至硬肿消退。治疗新生儿硬肿症220例,显效128例,有效85例,无效7例,总有效率96.8%。

2514 鸡爪枝皮 jī zhǎo zhī pí (《陆川本草》)

【基原】 为番荔枝科假鹰爪属植物假鹰爪的枝皮。

【原植物】 参见"酒饼叶"条。

【采收加工】 7～10月采收,鲜用或晒干。

【药材】 鸡爪枝皮 *Desmoris Chinensis Cortex* 产于海南、广

东、广西、云南、贵州等地。

性状　枝皮半筒状或条片状，直径约1 cm，厚约2 mm。外表面浅棕色，具细纵皱纹和横裂纹，并有众多黄棕色点状皮孔，栓皮脱落处显暗黄棕色，有明显弯曲的纵向棱线；内表面黄棕色，具细密纵皱纹。质稍脆，易折断，断面纤维性。气微香，味微辣。

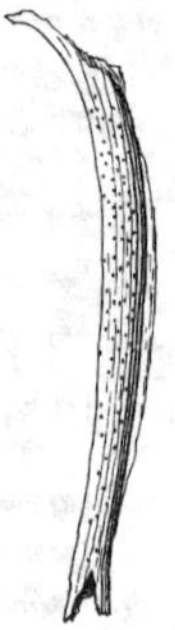
鸡爪枝皮外形

鉴别　(1) 枝皮横切面：木栓层为数列木栓细胞。皮层狭窄，有棕黄色分泌细胞散在，老茎树皮的皮层有石细胞分布。韧皮部宽厚，韧皮纤维束与薄壁组织相间排列达10余层，韧皮束两侧有草酸钙方晶伴存。本品韧皮射线及皮层细胞含淀粉粒。

(2) 取本品粗粉5 g，加乙醇适量，置水浴中温浸1小时，滤过。取滤液1 ml，加入数滴浓盐酸及少量镁粉，溶液显红色(检查黄酮类)；另取滤液1 ml，滴加碘化铋钾试液2滴，即产生橘红色沉淀(检查生物碱)。

【成分】 枝皮中含黄酮类化合物：5-羟基-6-甲酰基-7-甲氧基-8-甲基双氢黄酮(5-hydroxy-6-formyl-7-methody-8-methyl-dihydroflavone)又称假鹰爪素(cochinine)A，4，7-二羟基-5-甲氧基-6-甲基-8-甲酰基黄酮(4，7-dihydroxy-5-methoxy-6-methyl-8-formyl flavane)，5，7-二羟基-6，8-二甲基-双氢黄酮(5，7-dihydroxy-6，8-dimethyl-dihydroflavone)，5，7-二羟基-8-甲酰基-6-甲基黄酮(unonal)，去甲氧基杜鹃花素(desmethoxy-matteucinol)，去甲氧基杜鹃花素-7-甲醚(desmethoxy-matteucinol 7-methyl ether)，黄芩素-7-甲醚(negletenin)，desmosal，letein，lawinal。还含豆甾醇(stigmasterol)，苯甲酸(benzoic acid)。

【药性】 辛，温。

【功用主治】 止痛，截疟，杀疥癣虫。主治跌打损伤，风湿骨痛，寒疟，汗斑，疥癣。

【用法用量】 内服：煎汤，9～15 g。外用：酒炒敷；或捣烂加酒擦；或加醋煎浓汁洗。

【选方】 治脱鱼鳞癣　鸡爪枝皮120 g，醋500 g。煲浓汁洗1～2次可脱。

2515 鸡肚肠草 jī dù cháng cǎo (《浙江民间常用草药》)

【异名】 繁缕、细叶辣椒草(《天目山药用植物志》)，永草、满天星、小鸡草、鱼肚肠草(《浙江民间常用中草药》)，鸡儿肠(《河南中草药手册》)，鹅儿肠(《全国中草药汇编》)。

【基原】 为石竹科繁缕属植物赛繁缕的全草。

【原植物】 赛繁缕 *Stellaria neglecta* Weihe　又名：易忽繁缕(《云南种子植物名录》)。

一或二年生小草本，高15～20 cm。全株淡绿色，稍分枝，被一列毛。根纤细，茎由基部丛生，疏具柔毛，有纵纹，节间长于叶。单叶对生；下部叶柄长3～5 mm，上部叶无柄；叶片卵形或卵状披针形，叶长7～10 mm，宽4～7 mm，先端急尖，基部圆形或钝圆，两面无毛，中脉较明显，边缘基部具柔毛。二歧聚伞花序顶生，花序的分枝较长，被一列毛；苞片较小，叶状；萼片5，卵状披针形或卵状长圆形，长3～4 mm，先端较钝，边缘膜质，背面被腺柔毛；花瓣白色，2深裂，短于萼片；雄蕊通常8～10，花丝扁线形，基部稍宽；子房卵圆形，具3花柱。蒴果卵形，长于萼片，6瓣裂。种子多数，近扁圆形，褐色，具稍尖的疣状突起。花期6～7月，果期7～8月。

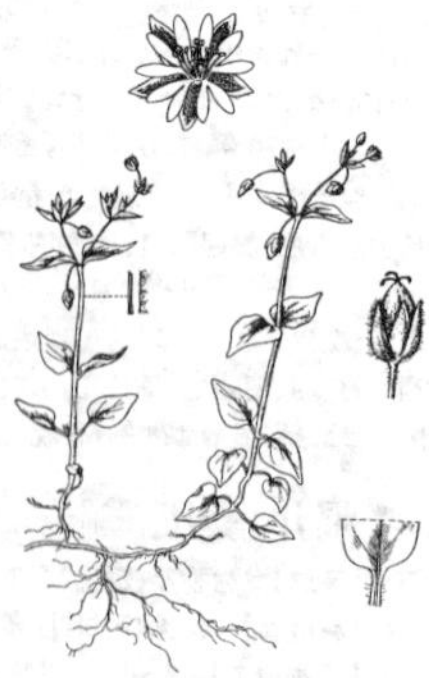
赛繁缕

生于向阳的山坡路边、山麓、田埂边及庭园草丛中。分布于东北、华东、西南及河南等地。

【采收加工】 7～10月采集，鲜用或晒干。

【药性】 《天目山药用植物志》："性平，味酸。"

【功用主治】 清热解毒，通淋化瘀。主治痈疮肿毒，癣疹，乳痈，痔疮，痢疾，牙痛，热淋，产后腹痛。

1.《浙江民间常用草药》："抗菌消炎。治牙痈、疖肿、乳腺炎。"

2.《全国中草药汇编》："解毒祛瘀，清热利尿，下乳。主治痔疮肿痛，阑尾炎，热淋，尿路感染。"

【用法用量】 内服：煎汤，15～30 g；鲜品捣汁。外用：捣敷；或烧灰研末撒；或煎水洗。

【选方】 1. 治中暑呕吐　繁缕全草18～21 g，加坚漆柴叶、观音柴叶、白牛膝各9～12 g。水煎饭前服。(《天目山药用植物志》)

2. 治痔疮肿疼　繁缕120 g。水煎取浓汁，加食盐少许溶化，熏洗患处。

3. 治肠痈　繁缕90 g，金银花30 g，大血藤21 g，黄酒60 g。水煎，兑黄酒服，每日2～3次。(2、3方出自《河南中草药手册》)

4. 治乳腺炎　鸡肚肠草30 g。水煎服。(《浙江民间常用草药》)

2516 鸡树条果 jī shù tiáo guǒ (《吉林中草药》)

【异名】 荚蒾果(《新疆中草药手册》)。

【基原】 为忍冬科荚蒾属植物鸡树条及欧洲荚蒾的果实。

【原植物】 参见"鸡树条"条。

【采收加工】 9～10月采摘，鲜用或晒干。

【成分】 欧洲荚蒾果实含维生素C，花色苷类(anthocyanins)，白花色苷类，儿茶素类，黄酮醇类，绿原酸(chlorogenic acid)，新绿原酸(neochlorogenic acid)，β-胡萝卜素(β-carotene)，16种氨基酸包括7种必需氨基酸，微量元素。还含β-谷甾醇(β-sitosterol)，熊果酸(ursolic acid)。又含大量多不饱和三酰甘油(甘油三酯)类，亚油酸(linoleic acid)和油酸(oleic acid)等脂肪酸。

【药性】 《东北常用中草药手册》："味甘、苦，平。"

【功用主治】 《吉林中草药》："止咳。治咳嗽。"

【用法用量】 内服：煎汤，6～15 g；鲜品15～30 g；或捣汁。

【选方】 治肺热咳嗽　荚蒾果9 g，贝母3 g。水煎加白糖服。(《新疆中草药》)

2517 鸡屎藤果 jī shǐ téng guǒ (《中国药用植物》)

【基原】 为茜草科鸡矢藤属植物鸡矢藤的果实。

【原植物】 参见"鸡屎藤"条。

【采收加工】 9～10月采摘，鲜用或晒干。

【成分】 果实含熊果苷(arbutin)0.69%，齐墩果酸(oleanolic acid)1.5%，三十烷(triacontane)，氢醌(hydroquinone)以及酚、萜醛、丁醛、乙酸、丙酸等挥发性成分。种子含油约9%，其中棕榈酸(palmitic acid)，油酸(oleic acid)，亚油酸(linoleic acid)含量都在10%以上；非皂化部分含甾醇(sterol)约20%。果实中含挥发油成分：乙氧基戊烷(1-ethoxyl pentane)，乙酸异戊酯(isopentyl acetate)，苯甲醛(benzaldethde)，己酸乙酯(ethyl hexanoate)，甲酸苯甲酯(phenylmethyl formate)，乙酸苯甲酯(phenylmethyl acetate)，乙酯-α-苯乙酯(α-phenylethyl acetate)，5，6，7，7a-四氢-4，4，7a-三甲基-2(4H)-苯并呋喃酮〔5，6，7，7a-tetrahydro-4，4，7a-trimethyl-2(4H)-benzofuranone〕，十五碳酸乙酯(pentadecanoic acid ethyl ester)，十六碳

酸(hexadecenoic acid),癸酸异戊酯(isopentyl decanoate)。

【功用主治】 解毒生肌。主治毒虫螫伤,冻疮。

【用法用量】 外用:捣敷。

2518 鸡脚草乌 jī jiǎo cǎo wū(《全国中草药汇编》)

【基原】 为毛茛科翠雀花属植物滇川翠雀花和云南翠雀花的根。

【原植物】 1. 滇川翠雀花 *Delphinium delavayi* Franch. [*D. delavayi* Franch. f. aurea W. T. Wang] 又名:细草乌(云南)。

多年生草本。茎高 60~100 cm,密被反曲短糙毛。茎下部叶具长柄;叶柄长于叶片2~3倍,基部有鞘;叶片五角形,长 4.5~6 cm,宽 7.5~11 cm,3深裂,中央深裂片菱形,3浅裂,浅裂片有缺刻状小裂片和牙齿,侧深裂片斜扇形,不等2深裂,两面被糙伏毛。总状花序狭长,有多数花;苞片叶状或线状披针形,密被糙毛;轴和花梗密被白色短糙毛和黄色短腺毛;花梗长 1.2~3.5 cm;小苞片生花梗顶端或花下,狭披针形;花两性,两侧对称;萼片5,宽椭圆形,蓝紫色,外面有短柔毛,距长 1.6~2.1 cm,末端稍向下弯;花瓣2,蓝色,无毛;退化雄蕊2,蓝色,瓣片长方形,2浅裂,腹面有白色或黄色髯毛;雄蕊多数,无毛;心皮3,密被柔毛。蓇葖果长 1.6~2.4 cm。种子倒卵球形,密生鳞状横翅。花期7~11月,果期8~12月。

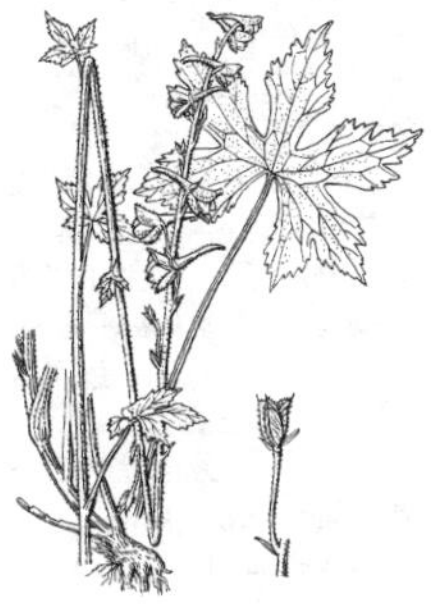

滇川翠雀花

生于海拔 2 600~3 600 m 的山地草坡或疏林中。分布于四川、云南。

2. 云南翠雀花 *D. yunnanense* Franch. [*D. denudatum* Wall. var. *yunnanense* Franch.] 又名:月下参(《植物名实图考》),小草乌(云南),倒提壶(贵州)。

与上种主要区别:茎自中下部有分枝,疏生4~6叶。最下部叶在开花时枯萎,下部叶有长柄;叶片五角形,3深裂至近基部,中央深裂片菱状楔形,3深裂,二回裂片狭三角形或狭披针形,全缘或有1~2个小裂片,总状花序疏生3~10朵花;苞片叶状或披针状线形;小苞片生花梗上部;花两性,两侧对称;萼片5,椭圆状倒卵形,蓝紫色,外面疏被短柔毛,距稍向下弯曲;花瓣2,紫色;退化雄蕊2,紫色,瓣片倒卵形,2裂至中部,腹面有黄色髯毛;雄蕊多数,花丝无毛或有短毛;心皮3,密被短伏毛。蓇葖果长约 1.8 cm。种子小,沿棱有狭翅。花期8~10月,果期9~11月。

生于海拔 1 000~2 400 m 的山地草坡或灌木林边。分布于四川、贵州、云南。

【采收加工】 9~10月采挖,取根放入石灰水中浸泡1~2日取出,洗净石灰,晒干。

【药材】 鸡脚草乌 *Delphinii Radix* 产于云南、四川、贵州。

性状 滇川翠雀花 根多呈结节状,有的两端膨大成哑铃状,长 1.5~5 cm,直径 4~12 mm。表面灰褐色,具纵纹,有的表皮脱落,可见棕色纤维,具较多的不规则突起和须根痕;顶端残留叶柄残基及中空的茎基,下部丛生须根。质韧,不易折断,断面纤维状,黄色。气微,味辛、苦。

云南翠雀花 根圆柱形,长 2~6 cm,直径 1~6 mm。表面棕褐色,具弯曲纵纹及须根痕;根头处残留叶柄残基及中空的茎基。质脆,易折断,断面黄白色,较平坦。气微,味辛、苦。

【成分】 云南翠雀花根含生物碱:硬飞燕草碱(delsoline),云南翠雀碱(yunadelphinine)及二种待定的微量成分。

【药性】 辛、苦,温,有毒。

1.《滇南本草》:"味苦,平,性温热。"

2.《全国中草药汇编》:"苦、微辛,温,有毒。"

【功用主治】 祛风湿,止痛,定惊。主治风寒湿痹,胃痛,癫痫,小儿惊风,跌打损伤。

1.《滇南本草》:"治九种胃气疼痛,能开胃健脾,消宿食,止面寒背寒,胸膈噎食,宽中调胃,痞满肝积,左右胁痛,呕吐作酸。"

2.《云南中草药》:"祛风燥湿,止痛定惊。治风湿疼痛,小儿惊风,小儿肺炎,癫痫,蛔虫,胃痛,外伤疼痛。"

【用法用量】 内服:煎汤,3~6 g;研末,0.3~0.6 g。外用:研末调敷;或泡酒搽。

【宜忌】 本品毒性与草乌头相似,内服宜慎。

【选方】 1. 治风湿关节痛 倒提壶 30 g。泡酒服。(《贵州草药》)

2. 治胃寒痛 小草乌 30 g,小楠木香 15 g。研末,酒送服,每服 0.9 g。(《昆明民间常用草药》)

3. 治噎食病,饮食不下,胸膈胀满,胁肋疼痛,肩背胀痛 月下参(小草乌)三两,檀香三钱,白豆蔻二钱,木香一钱。共为细末,每服二钱,开水点酒服。(《滇南本草》)

2519 鸡嗉子叶 jī sù zǐ yè(《云南中草药》)

【异名】 野荔枝叶(《四川中药志》)。

【基原】 为山茱萸科山茱萸属植物头状四照花的叶。

【原植物】 参见"鸡嗉子果"条。

【采收加工】 5~6月采收,鲜用或晒干。

【药性】 苦、涩,平。

1.《云南中草药》:"苦、涩,凉。"

2.《全国中草药汇编》:"苦、涩,平。"

【功用主治】 消积,杀虫,解毒,利尿。主治食积,小儿疳积,虫积腹痛,黄疸,臌胀,烫伤,外伤出血,疮疡。

1.《云南中草药》:"清热解毒,杀虫。主治烧伤,伤外出血,蛔虫,胎盘不下。"

2.《全国中草药汇编》:"清热解毒,利胆行水,消积杀虫。主治食积气胀,小儿疳积,肝炎,蛔虫病。"

【用法用量】 内服:煎汤,6~15 g;或研末。外用:研末撒或调搽;或煎水洗;或捣敷。

【选方】 1. 治食积,气胀 鸡嗉子叶研末,每次 3 g,开水送服,每日 2~3 次。

2. 治小儿疳积 鸡嗉子叶研末,每用 3 g,蒸鸡蛋或猪肝服。(1、2方出自《全国中草药汇编》)

3. 治蛔虫症 (鸡嗉子)叶 9 g。煎服。

4. 治烧烫伤 (鸡嗉子)干叶适量。研粉外撒伤处。(3、4方出自《云南中草药选》)

5. 治外伤出血 (鸡嗉子)叶研末外撒。(《云南中草药》)

2520 鸡嗉子果 jī sù zǐ guǒ(《云南中草药》)

【异名】 鸡嗉果(《云南中草药》),山覆盆(《昆明民间常用草药》),野荔枝果(《四川中药志》),一枝箭、云母树、节节枝(《新华本草纲要》)。

【基原】 为山茱萸科山茱萸属植物头状四照花的果实。

【原植物】 头状四照花 *Dendrobenthamia capitata* (Wall.) Hutch. [*Cornus capitata* Wall.] 又名:野荔枝、山荔枝(《中国高等植物图鉴》),鸡嗉子(《中国植物志》)。

常绿小乔木,高 3~15 m。嫩枝密被白色贴生短柔毛。叶对生;叶柄长 1~1.4 cm,密被白色贴生短柔毛,上面有浅沟,下面圆形;叶革质或薄革质,长圆形或长圆状披针形,长 5.5~10 cm,宽

2～3.4 cm，先端锐尖，基部楔形，两面均被贴生白色短柔毛，下面极为稠密，中脉在上面稍明显，下面凸出，脉腋常有凹穴。头状花序近球形，约为100朵花聚集而成，直径约1.2 cm，具4枚白色花瓣状总苞片，总苞片倒卵形，先端尖；花萼筒状，4裂，裂片圆而钝；花瓣4，黄色；雄蕊4；花盘环状，略有4浅裂；子房下位，2室。果序扁球形，成熟时紫红色；总果柄粗壮。花期5～6月，果期9～10月。

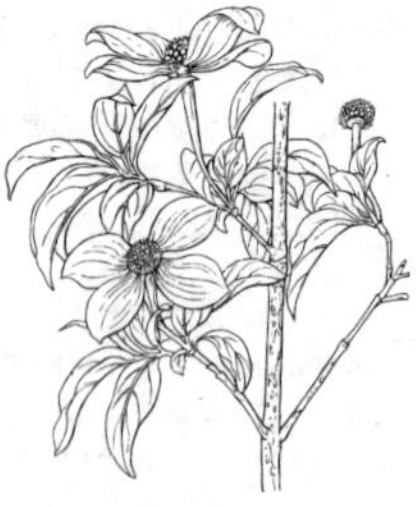

头状四照花

生于海拔1 300～3 150 m的中山混交林中。分布于西南及浙江、湖北、广西、西藏等地。

本植物的叶（鸡嗉子叶）、根（鸡嗉子根）亦供药用，另设专条。

【采收加工】 9～10月采摘，去果柄，晒干。

【药性】 甘、苦，平。

1.《四川常用中草药》："性温，味辛、甘。"

2.《全国中草药汇编》："甘、苦，平。"

【功用主治】 杀虫消积，理气止痛，利尿。主治蛔虫病，食积，乳痛，牙痛，疝气，肺热咳嗽，肝炎，臌胀。

1.《四川常用中草药》："消胀，定痛。治乳痛，风寒牙痛，疝气，咳嗽恶寒等症。"

2.《全国中草药汇编》："清热解毒，利胆行水，消积杀虫。主治食积气胀，小儿疳积，肝炎，蛔虫病。"

【用法用量】 内服：煎汤，6～15 g。

【选方】 1. 治蛔虫症　鸡嗉子果9 g。煎服。（《云南中草药选》）

2. 治肺热咳嗽　野荔枝果10 g，金丝桃根15 g。水煎服。（《四川中药志》1979年版）

3. 治肝炎，腹水　鸡嗉子果9～15 g。水煎服。（《全国中草药汇编》）

2521 鸡嗉子根 jī sù zǐ gēn（《四川中药志》）

【异名】 野荔枝根。

【基原】 为山茱萸科山茱萸属植物头状四照花的根。

【原植物】 参见"鸡嗉子果"条。

【采收加工】 9～11月采收，晒干。

【药理】 抗氧化作用　鸡嗉子不定根乙酸乙酯提取物在超氧阴离子等试验中有清除自由基的抗氧化作用[1]。

【药性】 甘、涩、微苦，凉。

【功用主治】 清热解毒，止泻，驱虫。用于湿热泻痢，肺热咳嗽，虫积腹痛，烧伤。

【用法用量】 内服：煎汤，10～15 g，大剂量30 g。

【选方】 治里急后重，赤白泻痢　野荔枝根皮30 g，委陵菜30 g。水煎服。

2522 驱风通 qū fēng tōng（《全国中草药汇编》）

【异名】 有刺盐肤木、刺椿木、天星木（《广西本草选编》），满天星、木满天星（《广西药用植物名录》）。

【基原】 为芸香科花椒属植物大叶臭花椒的茎、枝叶。

【原植物】 大叶臭花椒 *Zanthoxylum myriacanthum* Wall. ex Hook. f. ［Z. rhetsoides Drake；Z. odoratum（Lévl.）Lévl.］

乔木，高达15 m。树干上常有基部为圆环状凸出的锐刺，树皮灰褐色，当年生的枝髓部常大而中空。奇数羽状复叶互生，坚纸质至革质；小叶柄长2～4 mm；小叶片9～15，卵形、广卵形或为卵状长圆形，长7～15 cm，宽3.5～7 cm，先端急尖或为短尾状尖，钝头而微凹，生于叶轴上部的小叶片通常基部为圆形而不等，生于叶轴下部的小叶片狭楔形而相等，且较细小，边缘具浅的圆锯齿，齿缝处有透明腺点，上面深绿色，有光泽，下面青绿色，干后两面为棕红色，中脉稍下陷，在下面凸出。伞房圆锥花序顶生，花轴略被短毛，长10～30 cm，花枝斜出，白色，芳香，花轴及花枝上着生短刺；苞片细小，卵形；萼片5，广卵形；花瓣5，长圆形；雄花的雄蕊5，花丝线形，花药广椭圆形，药隔先端有半透明的腺点1颗，退化心皮细小，先端2～3叉裂；雌花的退化雄蕊极短，心皮3，花柱极短，柱头头状。蓇葖果棕红色，分果爿的表面有粗大的腺点。种子卵球形，棕黑色，有光泽。花期7～8月，果期9～10月。

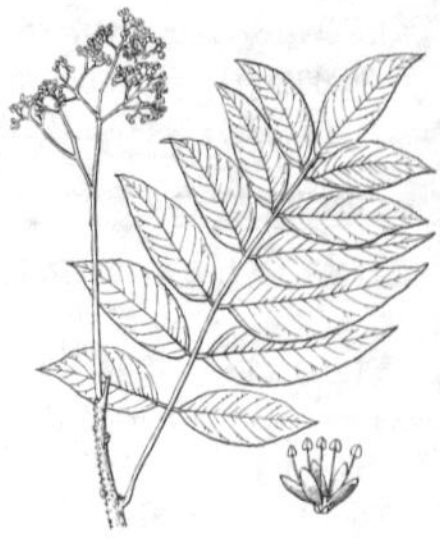

大叶臭花椒

生于疏林、路旁湿润处。分布于浙江、福建、湖南、广东、广西、海南、贵州、云南等地。

【采收加工】 7～10月采收，茎、枝切片晒干；叶鲜用或晒干研粉。

【成分】 含生物碱类成分：*N*-nornitidine，7，9-dimethoxy regioisomer。

【药性】《广西本草选编》："味辛、微苦，性温。"

【功用主治】 祛除风湿，消肿解毒。主治风寒感冒，风湿痹痛，跌打骨折，外伤出血，烧伤，毒蛇咬伤。

1.《广西本草选编》："祛风除湿，活血散瘀，消肿止痛。主治风湿骨痛，感冒风寒，小儿麻痹后遗症，跌打骨折，外伤出血，烧烫伤。"

2.《全国中草药汇编》："主治毒蛇咬伤。"

【用法用量】 内服：煎汤，茎枝10～25 g；叶6～15 g。外用：适量，茎枝水煎外洗；干叶研粉撒布；或鲜叶捣烂，加酒调敷。

【选方】 1. 治烧烫伤　驱风通茎枝适量，水煎外洗；并用叶研粉撒布患处。（《广西本草选编》）

2. 治毒蛇咬伤　驱风通干叶或鲜叶捣烂，加酒或酒糟热敷患处；或用干粉同鲜薄荷叶加酒少许，捣烂外敷。（《全国中草药汇编》）

2523 驱虫斑鸠菊 qū chóng bān jiū jú（《中国民族药志》）

【异名】 野茴香〔《中草药通讯》1997，(3)：35〕。

【基原】 为菊科斑鸠菊属植物驱虫斑鸠菊的果实。

【原植物】 驱虫斑鸠菊 *Vernonia anthelmintica*（L.）Willd. 又名：印度山茴香（《中国植物志》）。

一年生高大草本。茎直立，粗壮，高达60 cm，上部多分枝，具明显的沟槽，被腺状柔毛。叶互生；叶基部渐狭成1 cm的叶柄；叶片膜质卵形，卵状披针形或披针形，长6～15 cm，宽1.5～4.5 cm，顶端尖或渐尖，边缘具粗或锐锯齿，侧脉8对或更多，网状，两面被短柔毛，在下面脉上毛较密，具腺点。头状花序较多数，较大，直径15～20 mm，在

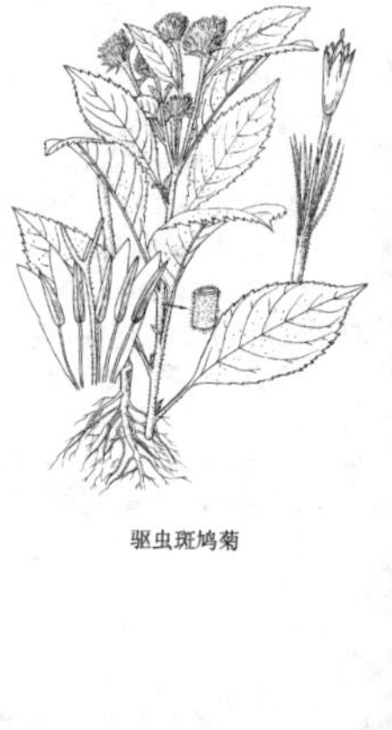

驱虫斑鸠菊

茎和枝端排列成疏伞房状;花序梗长 5～15 mm,先端较增粗,被短柔毛及腺点;总苞半球形,总苞片约 3 层,近等长,外层线形,稍展开,绿色,叶质,中层长圆状线形,先端尖,上面常缩狭,内层长圆形,从基部向先端渐膜质,先端尖;总苞片在结果后全部反折;花托平或稍凹,有蜂窝状突起;小花 40～50 个,淡紫色,全部结实,花冠管状,管部细长,檐部狭钟状,有 5 个披针形裂片。瘦果近圆柱形,黑色,具 10 条纵肋,被微毛;冠毛 2 层,淡红色,外层极短,近膜状,宿存;内层糙毛状,短于瘦果的 2 倍,易脱落。花期 7～9 月,果期 8～10 月。

生于宅旁荒地或路旁,有引种栽培。分布于云南、新疆等地。

【采收加工】 秋季果实成熟时采收,除去杂质,晒干。

【成分】 果实含挥发油,主要为丁香烯(caryophyllene)43.08%,β-蒎烯(β-pinene)21.66%,其次为乙基丁基醚(ethylbutylether)6.4%,冰片烯(bornylene)2.87%,4-蒈烯(4-carene)2.67%及芹子烯(silinene)3.57%等。

种子含黄酮类成分:斑鸠菊黄烷苷-对羟基苯甲酯(p-hydroxybenzoyl-vernovan),斑鸠菊黄烷苷(vernovan),斑鸠菊醇(vernodalol),斑鸠菊大苦素(vernodalin),紫铆花素(butein),3, 4, 2′, 4′, 5′-五羟基-6′-甲氧基-2-甲基查耳酮(3, 4, 2′, 4′, 5′-pentahydroxy-6′-methoxy-2-methylchaltone),斑鸠菊酸(vernolic acid)。含甾醇类:β-香树脂醇(β-amyrin),胡萝卜苷(daucosterol),豆甾醇(stigmasterol),α-香树脂醇(α-amyrin),羊齿烯醇(fernenol),蒲公英赛醇(taraxerol, D-friedoolean-14-enol),环木菠萝烯醇(cycloartenol, 9β, 19-cyclolanost-24-enol),羽扇豆醇(lupeol),24-亚甲基环木菠萝烯醇〔24-methylenecycloartanol, 24-methyl-9β, 19-cyclolanost-24(24′)-enol〕,甘遂-7, 24-二烯醇(tirucalla-7, 24-dienol),4α-甲基麦角甾-7, 24(24′)-二烯醇〔4α-methylergosta-7, 24(24′)-dienol, gramiserol〕,柠檬甾二烯醇〔citrostadienol, 4α-methylstigmata-7, 24(24′)-Z-dienol〕,4α-甲基豆甾-8, 14, 24(24′)-Z-三烯醇〔4α-methylstigmata-8, 14, 24(24′)-Z-trienol, 4α-methylvernosterol〕,24-甲基-31-去甲羊毛甾-8, 24(24′)-二烯醇〔24-methyl-31-norlanosta-8, 24(24′)-dienol, obtusitoliol〕,环桉烯醇〔cycloeucalenol, 24-methyl-9β, 19-cyclo-31-norlanost-24(24′)-dienol〕,豆甾-7, 24(24′)-Z-二烯醇〔stigmasta-7, 24(24′)-Z-dienol, avenasterol〕,豆甾-8, 14, 24(24′)三烯醇〔stigmasta-8, 14, 24(24′)-Z-trienol, vernosterol〕,豆甾烷醇(stigmastanol),胆甾醇(cholesterol),菜油甾醇(campesterol),22-二氢菜油甾醇(22-dihydrobrassicasterol),谷甾醇(sitosterol),豆甾-5, 24(24′)-Z-二烯醇〔stigmasta-5, 24(24′)-Z-dienol, isofucosterol〕,24-亚甲基胆甾醇(24-methylenecholesterol),24α/R-麦角甾-7-烯醇(24α/R-ergost-7-enol),24β/S-麦角甾-7-烯醇(24β/S-ergost-7-enol, fungisterol),24α/R-豆甾-7-烯醇(24α/R-stigmast-7-enol, schottenol),菠菜甾醇(spinasterol),麦角甾-7, 24(24′)-二烯醇〔ergosta-7, 24(24′)-dienol, episterol〕,24α/S-麦角甾-5, 22-二烯醇(24α/S-ergosta-5, 22-dienol, crinosterol),24β/R-麦角甾-5, 22-二烯醇(24β/R-ergosta-5, 22-dienol, brassicasterol)。

【药性】《中国民族药志》:"苦,凉。"

【功用主治】《中国民族药志》:"清热消炎,活血化瘀,杀虫去斑。用于白癜风,蛔虫,蛲虫,疮疖肿痛。"

【用法用量】 内服:入丸、散,2～4 g。外用:研细粉调敷。

【选方】 1. 治白癜风　驱虫斑鸠菊 220 g,除虫菊 42 g,白鲜皮 44 g,姜黄 44 g。共研细粉,加蜂蜜适量制丸,丸重 3 g。每服 1 丸,每日 2～3 次。并辅以日光浴或紫外线照射。(《中国民族药志》复方艾特力拉力丸)

2. 治蛔虫、蛲虫　驱虫斑鸠菊研末。温开水冲服,每次 2 g,每日 2 次。

3. 治疮疖肿痛　驱虫斑鸠菊细粉,温开水调敷患处。(2、3 方出自《中国民族药志》)

【临床报道】 治疗白癜风　以野茴香注射液Ⅰ号或Ⅱ号(每 1 ml 含生药 1 g)3 ml,每日 1 次或隔日 1 次,肌内注射,个别病例每 3 日 1 次。于注射后的当日或每日在日光或紫外线灯下对白斑部位进行照射,逐日增加照射剂量,日光开始照射 1 分钟,根据耐受情况逐次增加照射时间;紫外线则先测定个体的生物剂量,初次可照 1 个生物剂量,以后可酌情逐渐增加。共治疗 31 例,可供统计者 15 例,12 例有效,3 例无效,有效率为 80%。12 例中疗效出现最早者于注射 6 针后,最晚者在 34 针后,平均见效针数为 15.8 针。所有病例均无不良反应,仅于注射部位出现暂时疼痛,一般次日即可消失。另用复方艾特力拉力(维吾尔族语,即驱虫斑鸠菊)丸等治疗 1 033 例白癜风患者,佐以日光浴,亦有一定疗效。

2524 孜然 zī rán (《新疆中草药》)

【异名】 马芹子(《台湾药用植物志》)。

【基原】 为伞形科孜然芹属植物孜然芹的果实。

【原植物】 孜然芹 *Cuminum cyminum* L.　又名:香旱芹(《藏药标准》),马芹、罗马香旱芹菜(《台湾药用植物志》)。

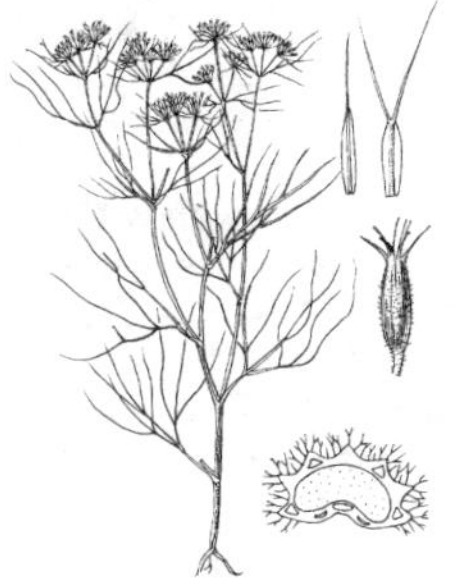

孜 然 芹

一年生或二年生草本,高 20～40 cm。全株(除果实外)光滑无毛。叶柄长 1～2 cm,有狭披针形的鞘;叶片三出式二回羽状全裂,末回裂片狭线形,长 1.5～5 cm,宽 0.3～0.5 mm。复伞形花序多数,顶生或腋生,多呈二歧式分枝;总苞片 3～6,线形或线状披针形,边缘膜质,白色,顶端有长芒状的刺,有时 3 深裂,反折;伞辐 3～5,不等长,小伞形花序通常有 7 花;小总苞片 3～5,与总苞片相似,先端针芒状,反折;花瓣粉红色或白色,长圆形,先端微缺,有内折小舌片;萼齿钻形,长超过花柱;花柱基圆锥状,花柱短,叉开,柱头头状。分生果长圆形,两端狭窄,密被白色刚毛;每棱槽内有油管 2,合生面油管,胚乳腹面微凹。花期 4 月,果期 5 月。

原产埃及、埃塞俄比亚。我国新疆、台湾有栽培。

【采收加工】 5 月果熟时采收,晒干。

【成分】 果实中含黄酮类:芹菜素-5-O-吡喃葡萄糖苷(apigenin-5-O-glucopyranoside),芹菜素-7-O-吡喃葡萄糖苷(apigenin-7-O-glucopyranoside),木犀草素-7-O-吡喃葡萄糖苷(luteolin-7-O-glucopyranoside)。果实中还含挥发油 2%～5%;对聚伞花素(p-cymol),α、β-蒎烯(α、β-pinene),枯醇(cuminalcohol),枯醛(cuminaldehyde),α、β-水芹烯(α、β-phellandrene),紫苏醛(perillaldehyde),α-松油醇(α-terpineol),丁香酚(syringol),月桂烯(myrcene),α、γ-松油烯(α、γ-terpinene),柠檬烯(limonene),桉叶素(cineole),对-3-萜烯-7-醛(p-menth-3-en-7-al),1, 3-对萜二烯-7-醛(1, 3-p-menthadien-7-al),1, 4-对萜二烯-7-醛(1, 4-p-menthadien-7-al),香叶醛(geranial),水芹醛(phellandral),丁香烯(caryophyllene),β-金合欢烯(β-farnesene),β-甜没药烯(β-bisabolene)。种子脂类成分含中性脂类(neutral lipids)84.8%,糖脂(glycolipids)10.1%,磷脂(phospholipids)5.1%。其中,磷脂的主要成分为磷脂酰乙醇胺(phosphatidylethanolamine)和磷脂酰胆碱(phosphatidylcholine)。种子脂肪中含少量 5, 6-十八碳烯酸($\Delta^{5,6}$-octadecenoic acid)。种子中有五种主要成分:β-蒎烯,对聚伞花素,α-松油烯,枯醛,1, 3-萜二烯-7-醛和少量的α-蒎烯,α-松油醇,紫苏醛,枯醇,β-水芹烯,二戊烯(dipentene),共含挥发油 3%～5%。还含有 14 种黄酮苷,

其中7种苷元为芹菜素(apigenin),5种苷元为木犀草素(luteolin),2种苷元为金圣草素(chrysoeriol)。孜然芹种子尚含有多种无机元素:钾、钠、氯、铁、锰、锌、铬、铷、溴、铜、镍、钴、铝、钡、锂、硅、钛等。此外,孜然芹还含胆碱(choline)。

【药性】 辛,温。

【功用主治】 散寒止痛,理气调中。主治脘腹冷痛,消化不良,寒疝坠痛,月经不调。

1.《新疆中草药》:"祛寒除湿,理气开胃止痛。治消化不良,胃寒腹痛。"

2.《新疆药用植物志》:"理气止痛,调中和胃,行瘀血,散风寒。治寒疝,睾丸肿痛下坠,月经不调,胃寒腹痛。"

3.《台湾药用植物志》:"健胃祛风。治腹泻,淋病。外用治蝎螫伤。"

【用法用量】 内服:煎汤,3～9 g;或研末。外用:研末调敷。

【宜忌】 阴虚火旺者慎服。

2525 驳骨丹 bó gǔ dān (《生草药性备要》)

【异名】 接骨草(《群芳谱》),小还魂(《岭南采药录》),百节芒(《广州植物志》),小叶金不换、小驳骨、小接骨草(《南宁市药物志》),驳骨消、驳骨草、骨碎草、大力王(《广西药用植物名录》),尖尾峰、接骨筒(《台湾植物药材志》),细骨风(广州部队《常用中草药手册》)。

【基原】 为爵床科接骨草属植物驳骨丹的茎叶或全株。

【原植物】 驳骨丹 *Gendarussa vulgaris* Nees [*Justicia gendarssa* Burm. f.] 又名:裹篱樵。

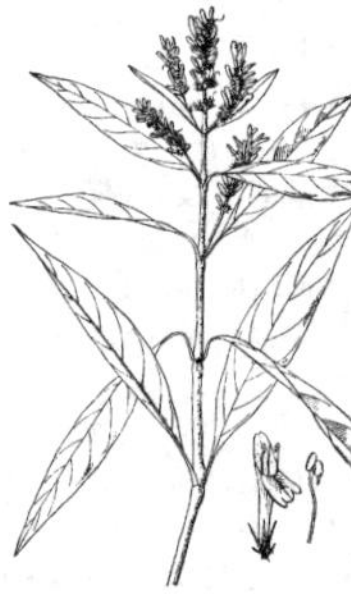

驳骨丹

亚灌木,直立无毛,高约1 m。茎圆柱形,节膨大,分枝多,嫩枝常深紫色。叶对生;纸质;叶柄长不及1 cm;叶片狭披针形至披针状线形,长5～10 cm,宽5～10 mm,先端渐尖,基部渐狭,全缘;侧脉每边6～8条,呈深紫色。穗状花序顶生,上部密生,下部间断;苞片对生,每苞片中有花2至数朵;萼近相等的5裂,裂片三角状披针形;花冠管圆筒状,喉部稍扩大,冠檐二唇形,白色或粉红色,上唇长圆状卵形,下唇浅3裂;雄蕊2,花丝稍扁,花药具阔而斜的药隔,药室2;子房上位,花柱线形。蒴果棒状。花期春季。

【采收加工】 7～10月采收,切段,晒干或鲜用。

【药材】 驳骨丹 *Gendarussae Herba* 主产于广东、广西。

性状 茎圆柱形,多分枝,小枝有四棱线,节处膨大,嫩枝绿色。叶多皱缩,完整叶片狭披针形或披针状线形,先端渐尖,基部楔形,全缘,上面青绿色,下面黄绿色,光亮;中脉粗大,与侧脉均呈深紫色,或有时侧脉半透明。气微,味淡。

【成分】 叶含β-谷甾醇(β-sitosterol)。

根含生物碱爵床脂素(justicin)和挥发油。

【药性】 辛,苦,平。

1.《生草药性备要》:"味辛,性温。"

2.《本草拾遗》:"性平。"

3.《广西民间常用草药》:"味微酸,性平。无毒。"

【功用主治】 祛风湿,散瘀血,续筋骨。主治风湿痹痛,痛经,跌打损伤,骨折。

1.《生草药性备要》:"治风邪,理跌打,调酒服。"

2.《纲目拾遗》:"跌打骨节,捣烂敷之,可以接骨。"

3.《岭南采药录》:"内服能祛瘀生新。"

4.广州部队《常用中草药手册》:"祛风湿。主治风湿性关节炎。"

5.《广西民族药简编》:"叶水煎洗眼,治结膜炎;全草水煎洗身,治新生儿软骨病(壮族)。"

6.《香港中草药》:"治疮疡肿毒。"

【用法用量】 内服:煎汤,15～30 g;或研末;或泡酒。外用:鲜品捣敷;或煎汤熏洗。

【宜忌】 孕妇慎服。

【选方】 1.治月经不调 尖峰尾、益母草、鸭舌癀各40 g。半酒水炖赤内服。

2.治痛经 接骨筒40 g。水煎服。

3.治跌打伤 接骨筒茎及根40～75 g,水煎服;或全草捣烂,酒炒后,趁热推跌打骨折。(1～3方出自《台湾植物药材志》)

4.治无名肿毒 鲜小驳骨全草,捣烂敷患处。(广州部队《常用中草药手册》)

2526 驳骨草 bó gǔ cǎo (《新华本草纲要》)

【异名】 木贼、节节草、豆根草(《滇南本草》),接骨蕨、笔塔草(《广西野生资源植物》),笔头草、塔草、毛筒草、博节草(《广西中药志》),土木贼(《广东中药》),木贼草(《广西民间常用中草药手册》)。

【基原】 为木贼科木贼属植物笔管草的全草。

【原植物】 笔管草 *Hippochaete debilis* (Roxb.) Ching [Equisetum debile Roxb] 又名:纤弱木贼(云南)。

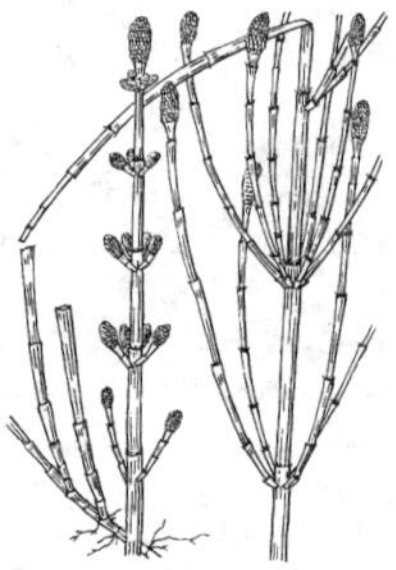

笔管草

多年生草本,根茎横走,黑褐色。茎一型,不分枝或不规则的分枝,通常高可达1 m,直径2～15 mm,中空,表面有脊和沟,脊6～30条,近平滑,沟中有2组分离的气孔;小枝1条,或2～3条一组,很少4～5条的,小枝也可能再分枝。叶鞘常为管状或漏斗状,紧贴,顶部常为棕色,鞘齿狭三角形,上部膜质,淡棕色,早落,留下截形基部,因而使鞘之顶端近全缘,叶鞘的脊部扁平。孢子囊穗顶生,先端短尖或小凸尖。

生于河边或山涧旁的卵石缝隙中或湿地上。分布于华南、西南及江西、湖南等地。

【采收加工】 9～10月选择身老体大者采挖,鲜用或晒干。

【药材】 驳骨草 *Hippochaetes Debilis Herba* 主产于云南、广东、广西等地。

性状 茎淡绿色至黄绿色,长约50 cm,有细长分枝,表面粗糙,有纵沟,中空。叶鞘呈短筒状,紧贴于茎,鞘肋背面平坦,鞘齿膜质,先端钝头,基部平截,有一黑色细圈。气微,味淡。

【成分】 茎含生物碱类:烟碱(nicotine);黄酮类:山柰酚-3-槐糖苷(kaempferol-3-sophoroside),山柰酚-3-槐糖-7-葡萄糖苷(kaempfe-rol-3-sophoroside-7-glucoside),还含硅化合物。

【药性】 甘,微苦,凉。

1.《滇南本草》:"味辛、酸,性微寒。"

2.《广西中药志》:"味甘、微苦,性凉,无毒。"

3.《广西本草选编》:"味甘、苦,性平。"

【功用主治】 清热,明目,利湿,止血。主治目赤肿痛,翳膜遮睛,湿热黄疸,五淋,崩漏带下。

1.《滇南本草》:"散肝家流结成翳,治暴赤火眼珠胀痛,退翳膜,消弩肉遮睛,兼治五淋,玉茎疼痛,小便赤白浊症。根治妇人白带淋沥，破血积，通妇人经闭，止大肠下血。”

2.《广西中药志》：“疏表，利湿，退翳。治浮肿，去翳膜，疗砂淋。”

3.《广西本草选编》：“治肠炎腹泻，黄疸型肝炎，崩漏，铅中毒，顽固性荨麻疹，药物疹。”

【用法用量】 内服：煎汤，9～15 g，鲜品 15～30 g。

【宜忌】《广西中药志》：“体寒多尿者忌用。”

【选方】 1. 治迎风流泪(急慢性泪囊炎) 干木贼草15 g，木耳 30 g(烧存性)。共为细末。每服 3 g，每日 2 次。

2. 治目赤肿痛 干木贼草 30 g，干野菊花 9 g。水煎服。

3. 治砂淋 干木贼草 30 g，金钱草 30 g，白茅根 30 g。水煎，每日分 2 次服。(1～3 方出自《广西民间常用中草药手册》)

4. 治顽固性荨麻疹、药物疹 驳骨草鲜茎 30 g，洗净，切碎，加水过药面，煎成半量。冲红糖，早晚分服。(《广西本草选编》)

2527 纵条肌海葵 zòng tiáo jī hǎi kuí (《中国药用海洋生物》)

【异名】 海菊花、石奶(《中国药用海洋生物》)，纵条海葵(《拉汉海洋生物名称》)，西瓜海葵、金线海葵、滨玫瑰〔《海洋药物杂志》1982，1(2)：54〕。

【基原】 为银冠海葵科纵条肌海葵属动物纵条肌海葵的全体。

【原动物】 纵条肌海葵 *Haliplanella luciae* (Verrill)

体长筒形，完全伸展时，上部呈喇叭形，躯干部呈柱状，稍狭，基部略宽。体高一般为 10～50 mm(包括触手)，口盘绿色，间有黄色的辐射纹，口唇淡红色，触手较纤细，为灰白色、粉红色或淡黄色，排列成 12，16，24，48，共 4 列。体壁光滑，仅在躯干部均匀地分布着许多小壁孔；受到刺激时从壁孔中射出白色或淡黄色枪丝。体壁为褐绿色、墨绿色或橄榄绿色等，并分布为数不定的橙黄色纵条(也有不明显的)。

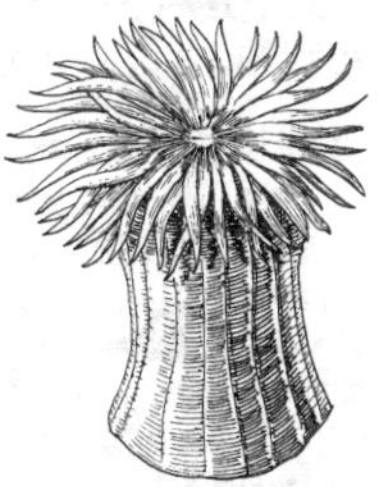

纵条肌海葵

生长于海区沿岸潮间带岩石上和养殖场的贝壳等附着物上。我国沿海均有分布。

【采收加工】 春季至冬季均可采收，鲜用。

【成分】 组织含 *L*-精氨酸，*L*-丙氨酸，章鱼肉碱(octopine)，阿兰碱脱氢酶(alanopine dehydrogenase)。

【药理】 1. 镇静、镇痛、镇咳作用 纵条肌海葵乙醇提取物给小鼠腹腔注射，减少自发活动；在电刺激法、热板法和化学刺激法实验中均有镇痛作用；小鼠氨水引咳法也显示有止咳作用。

2. 降压作用 海葵醇提取物给兔和犬静脉注射，均呈降压效应，这可能是抑制交感中枢，亦可能与本品抑制离体兔心有关。乙醇提取物静脉注射，对正常大鼠及高血压大鼠均有降压作用，降压时不伴有反射性增快心率，降压效应与直接扩张血管有关。

3. 其他作用 海葵提取液减少离体兔心、兔耳和豚鼠气管的灌流量；家兔静脉注射，减少尿量并对抗呋塞米的利尿作用；其对家兔离体十二指肠和子宫的自主活动均有兴奋作用。海葵降低小鼠在负压缺氧环境下的死亡率。海葵水煎醇沉液给小鼠腹腔注射，延长凝血时间。

毒性 海葵 50%醇提取物给小鼠腹腔注射的 LD_{50} 为 113±12.5 g/kg。

【药性】《中国药用海洋生物》：“辛，温。”

【功用主治】《中国药用海洋生物》：“滋阴壮阳，止泻，驱虫。用于痔疮，白带过多，腹泻，蛲虫病，体癣等。”

【用法用量】 内服：煎汤，15～30 g。外用：捣敷。

【选方】 1. 治痔疮，脱肛 鲜海葵 1 个。撒冰片少许，化水后敷于肛门。

2. 治体癣 鲜海葵捣碎，外敷患处。

3. 治蛲虫病 将鲜海葵剪 1 块塞入肛门，每晚 1 次，连用 1 星期。(1～3 方出自《中国药用海洋生物》)

2528 驴毛 lǘ máo (《食疗本草》)

【基原】 为马科驴属动物驴的毛。

【原动物】 参见“阿胶”条。

【采收加工】 取驴毛，晾干。

【功用主治】 主治头风，小儿中风。

【用法用量】 内服：炒焦研末，每次 3～6 g；或浸酒。

【选方】 1. 治头中一切风 (驴)毛一片，炒令黄，投一斗酒中，渍三日。空心细细饮，使醉。衣覆卧取汗。明日更依前服。忌陈仓米、麦面等。(《食疗本草》)

2. 治少小新生中风 驴毛一把(取背前交脊上会中，拔取如手拇指大一把)，麝香二豆大。上以乳汁和，铜器中微火煎令焦熟出，末之。小儿不能饮，以乳汁和之，苇筒贮，泻著咽中，然后饮乳，令入腹。(《千金方》二物驴毛散)

2529 驴头 lǘ tóu (《千金方》)

【基原】 为马科驴属动物驴的头。

【原动物】 参见“阿胶”条。

【采收加工】 将驴宰杀后，割下头颅，去毛，鲜用。

【药性】 甘，平。

【功用主治】 祛风止痉，解毒生津。主治中风头眩，风瘫，消渴，黄疸。

1.《千金方》：“头烧却毛，煮取汁，以浸曲酿酒，甚治大风动摇不休者。”

2.《食疗本草》：“煮头汁，令服三二升，治多年消渴。”

3.《日华子》：“头汁，洗头风，风屑。”

【用法用量】 内服：适量，煮食。

【选方】 1. 治中风头眩，心肺浮热，手足无力，筋骨烦疼，言语似涩，一身动摇 乌驴头一枚，洗如法，蒸令极熟，细切，更于豉汁内煮，着五味调，点少酥食。

2. 治大风手足瘫缓，一身动摇 乌驴头一枚。上焨洗如法，煮熟，和汁浸曲，如常家酝酒法，候熟，任性饮之。(1、2 方出自《食医心镜》)

3. 治黄疸百药不差者 驴头一枚。煮熟，以姜齑啖之，并随多少饮汁。(《外台》引《集验方》)

2530 驴肉 lǘ ròu (《千金方》)

【基原】 为马科驴属动物驴的肉。

【原动物】 参见“阿胶”条。

【采收加工】 将驴宰杀后，取肉，鲜用或冷藏。

【药性】 甘、酸，平。

1.《千金方》：“味酸，平，无毒。”

2.《日华子》：“凉。”

3.《饮膳正要》：“味甘，寒。”

4.《随息居饮食谱》：“有毒。”

【功用主治】 补益血气。主治劳损，风眩，心烦。

1.《千金方》：“主风狂，愁忧不乐，能安心气。”

2.《日华子》：“解心烦，止风狂，酿酒治一切风。”

3.《饮膳正要》：“野驴，食之能治风眩。”

4.《纲目》：“补血益气，治远年劳损；煮汁空心饮，疗痔引虫。”

5.《青藏高原药物图鉴》：“治寒气。”

6.《内蒙古药用动物》：“饮驴肉汤有驱蛔虫的作用。”

【用法用量】 内服：适量，煮食。

【宜忌】 1.《饮食须知》："与荆芥茶相反，同食杀人。同凫茈食，令人筋急。多食动风，脂肥尤甚，屡试屡验。凡驴无故自死者，疫死者，力乏病者，并有毒，忌食。疥癞及破烂瘦损者，食之生疔肿。妊妇食之，令子难产。勿同猪肉食，伤气。"

2.《本草省常》："动风发痼疾，多食泄泻，同猪肉食成霍乱，同荸荠食成筋急病。孕妇忌之。"

【选方】 治风狂，忧愁不乐，安心气　乌驴肉不以多少。切，干豆豉中烂煮熟，入五味，空心食之。(《饮膳正要》驴肉汤)

2531 **驴乳** lǘ rǔ (《千金方》)

【基原】 为马科驴属动物驴的乳汁。

【原动物】 参见"阿胶"条。

【采收加工】 雌性驴生产后，挤出乳汁，鲜用或冷藏。

【成分】 驴的乳汁含水分 90.12%，酪蛋白(casein)0.79%，清蛋白(albumin)1.06%，脂肪 1.37%，乳糖(lactose)6.19%，灰分 0.47%。

【药性】 甘，寒。

1.《千金方》："味酸，寒。一云大寒，无毒。"

2.《蜀本草》："味甘，性冷利。"

【功用主治】 清热解毒，润燥止渴。主治黄疸，小儿惊痫，风热赤眼，消渴。

1.《千金方》："主大热，黄疸，止渴。"

2.《新修本草》："主小儿热，急黄。"

3.《本草拾遗》："主蜘蛛咬，以物盛浸之。蚰蜒入耳，取驴乳灌耳中，当消成水。"

4.《四声本草》："主热黄，小儿热惊邪，赤痢。"

5.《蜀本草》："疗消渴。"

6.《日华子》："治小儿痫，客忤，天吊，风疾。"

7.《纲目》："频热饮之，治气郁，解小儿热毒，不生痘疹，浸黄连取汁，点风热赤眼。"

【用法用量】 内服：煮沸，200～600 ml。外用：点眼；或浸泡或涂搽。

【宜忌】《新修本草》："多服使痢。"

【选方】 1. 治婴小热黄胎疸　取驴乳汁，少少与服。(《小儿卫生总微论方》)

2. 治心热风痫　黑驴乳，食上暖服三大合，日再服。(《广利方》)

3. 治小儿口噤　驴乳、猪乳各一升。上二味合煎，得一升五合，服如杏仁许，三四服差。(《千金方》)

4. 治重舌口中涎出　驴乳一升，猪乳一升。上二味相和，煎至半升，不计时候，服半匙。(《圣惠方》)

5. 治久耳聋　乌驴乳一合，皂荚半挺(为末)，蜡一两。上三味相和，于铫子内熔成膏，堪丸即丸如枣核大。用针穿透，安耳中一宿，至来日看之，有物下来在耳门中，即便取却，再用一两度，即差。(《圣济总录》)

6. 治卒心痛，绞结连腰脐　驴乳三升。热服之。(《食疗本草》)

2532 **驴骨** lǘ gǔ (《食疗本草》)

【基原】 为马科驴属动物驴的骨骼。

【原动物】 参见"阿胶"条。

【采收加工】 将驴宰杀后，剖开，剔取骨骼，晾干。

【药性】 甘，平。

【功用主治】 补肾，壮骨。主治耳聋，消渴，历节风。小儿解颅。

1.《食疗本草》："煮作汤，浴渍身，治历节风。"

2.《纲目》："牝驴骨煮汁服，治多年消渴。""头骨烧灰和油涂小儿解颅。""髓主治耳聋。"

【用法用量】 内服：煎汤。外用：烧灰调涂；或煎汤浸洗。

【选方】 治耳聋，无问年月及老少　取驴前蹄胫骨，打破，于日阳中，以瓷盆子盛，沥取髓，候尽，收贮。每用时，以绵乳子点少许于所患耳内，良久，即倾耳侧卧候药行。其髓不得多用。重者不过一两度，如新患，点一上便有效。其髓带赤色者，此是乏髓，不堪，白色者为上也。(《圣惠方》)

2533 **驴脂** lǘ zhī (《食疗本草》)

【异名】 驴膏(《外台》引张文仲方)。

【基原】 为马科驴属动物驴的脂肪。

【原动物】 参见"阿胶"条。

【采收加工】 将驴宰杀后，剖腹，取出脂肪，生用或熬成脂肪油。

【功用主治】 主治咳嗽，疟疾，水肿，耳聋，疮癣。

1.《食疗本草》："生脂和生椒熟捣，绵裹塞耳中，治积年耳聋。狂癫不能语，不识者，和酒服三升良。"

2.《日华子》："敷恶疮，疥及风肿。"

3.《青藏高原药物图鉴》："外用治皮肤痒，皮癣。"

【用法用量】 内服：酒调，3～6 g，或为丸剂。外用：涂敷。

【选方】 1. 治卒咳，亦疗上气　温清酒一升，驴膏一升。上服之。(《外台》引张文仲方)

2. 治多年疟　驴脂和乌梅为丸。未发时服三十丸。(《食疗本草》)

3. 治耳聋　鲫鱼胆一枚，乌驴脂一分，生油半两。上件药，相和令匀，纳蒌葱管中，一七日后倾出。每用少许，滴于耳中。

4. 治身体手足卒风肿　驴脂四两，盐二两。上都捣令熟，用敷肿上，日三易之。(3、4 方出自《圣惠方》)

2534 **驴蹄** lǘ tí (《纲目》)

【基原】 为马科驴属动物驴的蹄甲。

【原动物】 参见"阿胶"条。

【采收加工】 将驴宰杀后，剁下蹄甲，晾干或烘干。

【药理】 抗溃疡作用　驴蹄粉对消化性溃疡的疗效优于甲氰咪胍或丙谷胺。用五肽胃泌素测定胃酸分泌功能，证明驴蹄粉对胃酸分泌无明显影响，其抗溃疡机制有待进一步研究。

【功用主治】《纲目》："烧灰敷痈疽，散脓水；和油敷小儿解颅。"

【用法用量】 内服：煎汤，15～30 g；或入丸剂。外用：烧灰调敷或干掺。

【选方】 1. 治肾脏风毒，下注生疮　驴蹄二十片(烧灰)，密陀僧(研)一分，轻粉一钱匕，麝香半钱匕。上四味，再同研匀。先拭去脓汁，次用药干掺，日三四次。(《圣济总录》驴蹄散)

2. 治天柱疮生脊大椎上，如钱大，赤色出黄汁不止　驴蹄(削，烧灰)二十片，胡粉(熬)一分，麝香(研)少许。上三味合研。未破，以醋煮面糊，和成膏涂入；已破干掺。(《圣济总录》败蹄散)

3. 治诸般肿毒　驴蹄(细切，炒)一两，荞麦面一两，白盐半两，草乌四钱(去皮)。上为末，水调作饼子，慢火炙黄，出火毒，研。米醋调成膏，用白纸摊贴患处，毒自毛窍而出，其肿自退。(《证治准绳·疡医》)

4. 治疟　白驴蹄二分(蒸)，大黄四分，绿豆三分(末)，砒霜二分，光明砂半分，雄黄二分。捣，蜜丸如梧子。发日平旦冷水服二丸。七日内忌油。(《肘后方》)

2535 **驴阴茎** lǘ yīn jīng (《纲目》)

【异名】 驴鞭(《本草新编》)，驴三件(《河北药材》)，驴肾(《山西中药志》)。

【基原】 为马科驴属动物驴的雄性外生殖器。

【原动物】 参见“阿胶”条。

【采收加工】 将雄驴宰杀后，取其阴茎及睾丸，剔除残肉及油脂，悬挂于通风处阴干或晾干。

【药材】 驴阴茎 *Asini Penis et Testis* 主产于山东等地。

性状 本品为圆柱形长条或稍弯曲，长约 30 cm，直径3～4 cm，前端圆形，较大，黑色；基部两侧各有一大型睾丸，肉质，坚硬。气腥。

【炮制】 1. 驴阴茎 取原药材，洗净，润软，或置沸水中略煮，切片，干燥。

2. 炒驴阴茎 取驴阴茎片，用细沙或滑石粉炒烫至微鼓起，外表呈现黄色，取出晾凉。

饮片性状 驴阴茎呈不规则块片状。表面淡黄白色，质坚韧，切面海绵状。有腥气。炒驴阴茎形似生品驴阴茎，表面为焦黄色，微鼓起，有焦香气。

贮干燥容器内，密闭。置通风阴凉处，防蛀。

【药性】 甘、咸，温。

1.《纲目》：“甘，温，无毒。”

2.《四川中药志》1960 年版：“性温，味甘、咸。”

【功用主治】 补肾壮阳，强筋壮骨。主治阳痿阴冷，筋骨酸软，骨结核，骨髓炎，妇女乳汁不足。

1.《纲目》：“强阴壮筋。”

2.《四川中药志》1960 年版：“补肾壮阳。治阳痿不举，筋骨酸软及肾囊现冷等症。”

3.《吉林中草药》：“强筋，壮骨，滋阴补虚。治骨结核，骨髓炎，血虚气弱，妇女乳汁不足。”

【用法用量】 内服：煎汤，9～15 g；或入丸、散。

【选方】 1. 治妇女乳汁不足 生黄芪 30 g，王不留行 15 g。水 3 kg，煎至 2 kg，去药。用此汤煮驴肾，熟烂后，吃驴肾，饮汤。(《吉林中草药》)

2. 治习惯性流产 驴肾 1 个，阿胶 90 g。驴肾阴干如法炮制，阿胶炒珠，共研细末混匀。早、晚各服 9 g。(《内蒙古药用动物》)

2536 驴蹄草 lǘ tí cǎo 《天目山药用植物志》

【异名】 马蹄叶(《四川中药志》)，马蹄草(《天目山药用植物志》)。

【基原】 为毛茛科驴蹄草属植物驴蹄草、三角叶驴蹄草、薄叶驴蹄草的全草。

【原植物】 1. 驴蹄草 *Caltha palustris* L.

多年生草本，高20～48 cm，无毛。须根肉质。茎直立，实心，具细纵沟，中部或中部以上分枝，稀不分枝。基生叶3～7，草质，有长柄；柄长7～24 cm；叶片圆形、圆肾形或心形，先端圆，基部深心形，边缘密生小牙齿；茎生叶较小，具短柄或无柄。单歧聚伞花序生于茎或分枝顶端，通常有 2 朵花；花梗长 2～10 cm；花两性；萼片 5，花瓣状，黄色，倒卵形或狭倒卵形，先端圆；花瓣无；雄蕊多数，花丝狭线形，花药长圆形；心皮 7～12，与雄蕊近等长，无柄，花柱短。蓇葖果，有横脉纹，喙长约 1 mm。种子多数，狭卵球形，黑色，有光泽，具少数纵皱纹。花期 5～9 月，果期6～10 月。

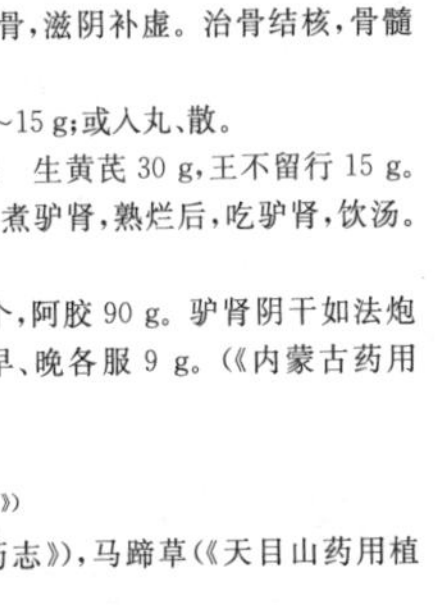

驴 蹄 草

生于海拔 600～4 000 m 的山地溪谷边、湿草甸或草坡、林下较阴湿处。分布于河北、山西、内蒙古、浙江、河南、四川、云南、西藏、陕西、甘肃、新疆。

2. 三角叶驴蹄草 *C. palustris* L. var. *sibirica* Regel [*C. sibirica* (Regel) Tolm.]

本种与驴蹄草的主要区别在于：叶多为宽三角状肾形，基部宽心形，边缘只在下部有小牙齿，其他部分微波状或近全缘。花期 5～6 月，果期 6～8 月。

生于沼泽地、河边草地、山谷边或浅水中。分布于东北、内蒙古、山东东部。

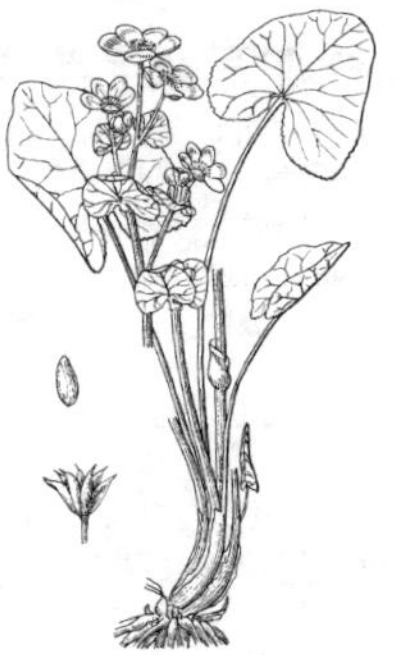

三角叶驴蹄草

3. 薄叶驴蹄草 *C. palustris* L. var. *membranacea* Tur-cz. [*C. membranacea* (Turcz.) Schipcz.] 又名：膜叶驴蹄草(《中国植物志》)。

本种植物形态与驴蹄草相近，主要区别在于：叶质地较薄，近膜质；花梗常较长，长达 14 cm；基生叶多为圆肾形，有时三角状肾形，边缘均有小牙齿，有时上部边缘的牙齿浅而钝。花期5～6 月，果期 6～8 月。

生于溪边、沼泽地或林下。分布于东北地区。

【采收加工】 7～10 月采集，鲜用或晒干。

【成分】 全草含生物碱类：紫堇块茎碱(corytuberine)，木兰花碱(magnoflorine)，烟碱(nicotine)；内酯类化合物：驴蹄草内酯(caltholide)，表驴蹄草内酯(epicaltholide)，4α-羟甲基驴蹄草内酯(palustrolide)；三萜类：常春藤皂苷元(heteragenin)，常春藤酸(hederagenic acid)，16，17-二羟基贝壳杉烷-19-酸(16，17-dihydroxykauran-19-oic acid)，β-谷甾醇(β-sitosterol)，胡萝卜苷(daucosterol)，东莨菪素(scopoletin)，伞形花内酯(umbelliferone)等。

花含三萜皂苷：常春藤皂苷元-3-吡喃阿拉伯糖苷(hederagenin-3-*O*-α-*L*-arabinopyranoside)，齐墩果酸-3-吡喃鼠李糖阿拉伯糖苷(oleanolic acid-3-*O*-α-*L*-rhamnopyranosyl-α-*L*-arabinopyranoside)，常春藤皂苷元-3-吡喃鼠李糖阿拉伯糖苷(hederagenin-3-*O*-α-*L*-rhamnopyranosyl-α-*L*-arabinopyranoside)，3′-*O*-二去氢叶黄素(3′-*O*-didehydrolutein)，3′-表叶黄素(3′-epilutein)，α-隐黄质(α-cryptoxanthin)。叶含原白头翁素(protoanemonin)，原阿片碱(protopine)。

根含嚏根草碱(veratrin)，嚏根草毒素(helleborin)。

【药性】 辛、微苦，凉。

1.《四川中药志》1960 年版：“性微温，味辛，无毒。”

2.《全国中草药汇编》：“辛、微苦，凉。”

3.《长白山植物药志》：“微苦，寒。”

【功用主治】 解表清暑，活血消肿。主治伤风感冒，中暑发痧，跌打损伤，烧伤。

1.《四川中药志》1960 年版：“除风散寒。治头目昏眩及周身疼痛。”

2.《天目山药用植物志》：“治发痧，跌伤，扭伤。”

3.《全国中草药汇编》：“清热利湿，解暑。治中暑，尿路感染；外用治烧烫伤，毒蛇咬伤。”

4.《长白山植物药志》：“清热消炎，止咳。主治气管炎，烫火伤，皮肤病。”

【用法用量】 内服：煎汤，9～15 g；或泡酒。外用：捣敷；或煎水洗。

【选方】 治跌伤、扭伤 驴蹄草鲜根加蛇葡萄根捣烂，拌酒糟，烘热敷伤处。(《天目山药用植物志》)

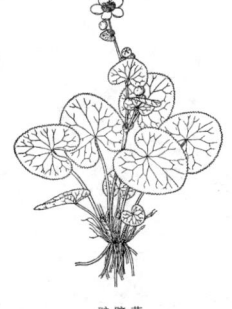

2537 驴耳风毛菊 lǘ ěr fēng máo jú 《内蒙古中草药》

【异名】 狗舌头、驴耳朵、风毛菊(《内蒙古中草药》)。

【基原】 为菊科风毛菊属植物草地风毛菊的全草。

【原植物】 草地风毛菊 *Saussurea amara* (L.) DC. [*S. glomerata* Poir.]

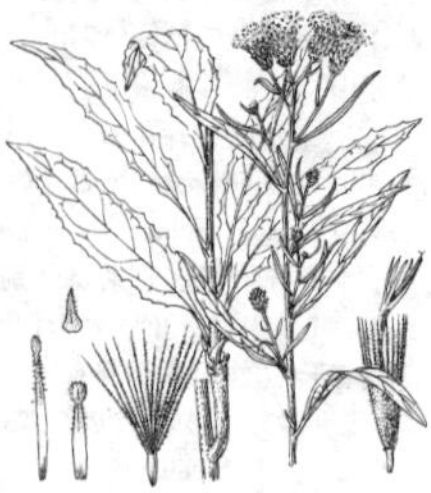

草地风毛菊

多年生草本,高可达60 cm。具根状茎;地上茎近无毛。叶互生;叶片椭圆形或长椭圆形,先端渐尖,基部楔形,全缘或有波状齿;上部叶渐小,全缘,下面有腺点;基生叶与下部叶有1～2.5 cm的叶柄,上部叶无柄。头状花序排成伞房状,直径1～1.5 cm;总苞钟状,总苞片4层,外面具蛛丝状毛及短微毛,外层先端有细齿或3裂,中层有膜质粉红色具锯齿的附片;管状小花,花冠粉红色,有腺点。瘦果长圆形;冠毛白色。

生于荒地或森林草地。分布于华北、东北、西北等地。

【采收加工】 7～10月采收,鲜用或晒干。

【药性】 苦,寒。

【功用主治】 消肿解毒。主治瘰疬,痄腮,疖肿。

【用法用量】 外用:捣敷;或熬膏敷。

【选方】 1. 治颈淋巴结结核 鲜风毛菊叶、猫眼草等量。熬膏外敷。

2. 治腮腺炎,疖肿 风毛菊熬膏或加入樟丹少许,调膏外敷。

八　画

2538 武靴藤 wǔ xuē téng 《实用中草药》

【异名】 断肠苦蔓、小羊角扭、小羊角木（《广西药用植物名录》），羊角藤（《广西本草选编》），金刚藤、蛇天角、饭杓藤（《全国中草药汇编》），武也藤（《福建药物志》）。

【基原】 为萝藦科匙羹藤属植物匙羹藤的根或嫩枝叶。

【原植物】 匙羹藤 *Gymnema sylvestre*（Retz.）Schult. [*Periploca sylvestris* Retz.；*G. alterniflorum* Merr.]

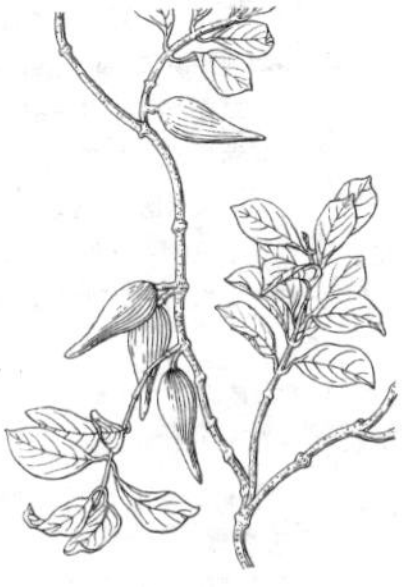
匙羹藤

木质藤本，长达4 m。全株具乳汁；茎皮灰褐色，具皮孔，幼枝被微毛。叶对生；叶柄长3～10 mm，被短柔毛，先端具丛生腺体；叶片倒卵形或卵状长圆形，长3～8 cm，宽1.5～4 cm，仅叶脉被微毛；侧脉4～5对，弯拱上升。聚伞花序伞形状，腋生；花序梗和花梗被短柔毛；花萼片5，裂片被缘毛，内面基部有5个腺体；花冠略向右覆盖；副花冠着生于花冠裂片弯缺下，厚而成硬条带；雄蕊5，着生于花冠筒的基部；花药先端具膜片；花粉块每室1个，长圆形，直立；柱头伸出花药之外。蓇葖果羊角状，先端渐尖，基部膨大。种子卵圆形，先端轮生白色绢质种毛。花期5～9月，果期10月至翌年1月。

生于山坡林中或灌木丛中。分布于浙江、福建、广东、广西、海南、云南、台湾等地。

【采收加工】 根全年可采，洗净切片，晒干或鲜用；枝叶春季采收，鲜用。

【成分】 叶中含多种三萜皂苷成分：武靴叶属酸（gymnemic acid）Ⅰ、Ⅱ、Ⅲ、Ⅳ、Ⅴ、Ⅵ、Ⅶ、Ⅷ、Ⅸ、Ⅹ、Ⅺ、Ⅻ、XV、XVI、XVII、XVIII，匙羹藤皂苷（gymnenasaponin）Ⅰ、Ⅱ、Ⅲ、Ⅳ、Ⅴ，武靴藤皂苷（gymnemaside）Ⅰ、Ⅱ、Ⅲ、Ⅳ、Ⅴ、Ⅵ、Ⅶ和绞股蓝苷（gypenoside）Ⅹ、XVIII、XXXVII、LV、LXII、L等；还含3-*O*-[*β*-*D*-glucopyranosyl(1→3)-*β*-*D*-glucuronopyranosyl]-22-*O*-tigloylgymnemanol，3-*O*-[*β*-*D*-glucopyranosyl(1→3)-*β*-*D*-glucuronopyranosyl] gymnemanol，3-*O*-*β*-*D*-glucopyranosyl 22-*O*-tigloylgymnemanol，3-*O*-*β*-*D*-glucopyranosyl gymnemanol，3*β*，16*β*，22*α*，23，28-pentadroxyolean-12-one，longispinogenin-3-*O*-*β*-*D*-glucuronopyranoside，21*β*-benzoylsitakisogenin-3-*O*-*β*-*D*-glucuronipyranoside，3-*O*-*β*-*D*-glucopyranosyl(16)-*β*-*D*-glucopyranosyl oleanolic acid 28-*O*-*β*-*D*-glucopyranosyl ester，oleandic acid 3-*O*-*β*-*D*-xylopyranosyl(16)-*β*-*D*-glucopyranosyl(16)-*β*-*D*-glucopyranoside，3-*O*-*β*-*D*-xylopyranosyl(16)-*β*-*D*-glucopyranosyl oleanolic acid 28-*O*-*β*-*D*-glucopyranosyl ester，3-*O*-*β*-*D*-glucopyranosyl(16)-*β*-*D*-glucopyranosyl oleanolic acid 28-*O*-*β*-*D*-glucopyranosyl(16)-*β*-*D*-glucopyranosyl ester；生物碱：武靴叶胺（gymnamine）；还含牛奶菜醇（conduritol）A。

叶另含多肽，命名为武靴藤多肽（gurmarin）。

【药性】 微苦，凉，有毒。

1.《广西本草选编》："味微苦，性凉，有毒。"

2.《全国中草药汇编》："苦，平。"

【功用主治】 祛风除湿，解毒消肿。主治风湿痹痛，湿疹，乳蛾，瘰疬，乳痈，痈疽疔疮，跌打损伤，毒蛇咬伤。

1.《广西本草选编》："消肿止痛。主治跌打肿痛，骨折。"

2.《全国中草药汇编》："清热解毒，祛风止痛。主治风湿关节痛，痈疖肿毒，毒蛇咬伤。"

3.《福建药物志》："清热解毒，消肿止痛。主治扁桃体炎，风湿关节痛，瘰疬，乳腺炎，外伤感染，痈，疽，疔，湿疹，无名肿毒，跌打损伤。"

【用法用量】 内服：煎汤，15～30 g。外用：鲜品捣敷。

【宜忌】《福建药物志》："孕妇慎用。"

【选方】 1. 治痈，疽，疔　匙羹藤根30 g，银花15 g。水煎服。

2. 治无名肿毒、湿疹　匙羹藤根30 g，土茯苓15 g。水煎服。（1、2方出自《福建药物志》）

2539 青皮 qīng pí 《珍珠囊》

【异名】 青橘皮（《品汇精要》），青柑皮（《本草求原》）。

【基原】 为芸香科柑橘属植物橘 *Citrus reticulata* Blanco 及其栽培变种的幼果或未成熟果实的果皮。

【原植物】 参见"橘"条。

【采收加工】 5～6月收集自落的幼果，晒干，习称"个青皮"；7～8月采收未成熟的果实，在果皮上纵剖成四瓣至基部，除尽瓤瓣，晒干，习称"四化青皮"，又称"四花青皮。"

【药材】 四化青皮 *Citri Reticulatae Pericarpium Viride*　主产于福建、四川、广西、贵州、广东、云南；个青皮 *Citri Fructus Immaturus*　主产于福建、江西、四川、湖南、浙江、广西、广东。

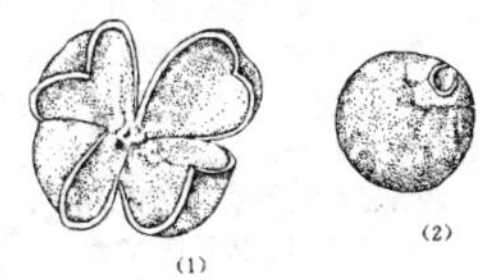
(1)　　(2)
青皮（果皮或果实）外形
(1) 四化青皮　(2) 个青皮

性状　四化青皮　果皮剖成四裂片，裂片长椭圆形，长4～6 cm，厚0.1～0.2 cm。外表面灰绿色或黑绿色，密生多数油点（油室）；内表面类白色或黄白色，粗糙，附黄白色或黄棕色小筋络。质稍硬，易折断，断面外缘有油点1～2列。气香，味苦、辛。

个青皮　幼果类球形，直径0.5～2 cm。表面灰绿色或黑绿色，微粗糙，有细密凹下的油点，顶端有稍突起的柱基，基部有圆形果梗痕。质硬，断面果皮黄白色或淡黄棕色，厚1～2 mm，外缘有油点1～2列。瓤囊8～10瓣，淡棕色。气清香，味酸、苦、辛。

鉴别　(1) 粉末特征：四化青皮　灰绿色或淡灰棕色。中果皮薄壁组织众多，细胞形状不规则，壁稍增厚，有的作连珠状。果皮表皮细胞表面观多角形或类方形，垂周壁增厚，气孔长圆形，直径20～28 μm，副卫细胞5～7个；侧面观外被角质层，靠外方的径向壁稍增厚。草酸钙方晶存在于近表皮的薄壁细胞中，呈多面形、菱形或方形，直径8～28 μm，长24～32 μm。橙皮苷结晶棕黄色，呈半圆形、类圆形或无定形团块。螺纹、网纹导管细小。

个青皮　瓤囊表皮细胞狭长，壁薄，有的呈微波状，细胞中含有草酸钙方晶，并含橙皮苷结晶。

(2) 取粉末0.3 g，加甲醇10 ml，加热回流20分钟，滤过。取滤液1 ml，加镁粉少量与盐酸数滴，溶液渐呈樱红色（检查黄酮类）。

(3) 薄层色谱：取本品粉末 0.3 g，加甲醇 10 ml，加热回流 20 分钟，滤过，取滤液 5 ml，浓缩至约 1 ml，作为供试品溶液。另取橙皮苷对照品，加甲醇制成饱和溶液，作为对照品溶液。吸取上述两种溶液各 2 μl，分别点于同一用 0.5%氢氧化钠溶液制备的硅胶 G 薄层板上，以醋酸乙酯-甲醇-水(100∶17∶13)为展开剂，展至约 3 cm，取出，晾干，再以甲苯-醋酸乙酯-甲酸-水(20∶10∶1∶1)的上层溶液为展开剂，展至约 8 cm，取出，晾干，喷以三氯化铝试液，置紫外光灯(365 nm)下检视。供试品色谱中，在与对照品色谱相应的位置上，显相同颜色的荧光斑点。

品质标志　《中华人民共和国药典》2010 年版规定：照高效液相色谱法测定，本品含橙皮苷($C_{28}H_{34}O_{15}$)不得少于5.0%。

【成分】 青皮含升压有效成分：左旋辛弗林乙酸盐(synephrine acetate)；还含天冬氨酸，谷氨酸，脯氨酸，甘氨酸，丙氨酸，胱氨酸，缬氨酸，亮氨酸，异亮氨酸，苯丙氨酸，组氨酸，精氨酸，酪氨酸等氨基酸。

其余成分参见“陈皮”条。

【药理】 1. 调整胃肠功能　青皮煎剂增强绵羊皱胃幽门窦、十二指肠和空肠的峰电活动，缩短小肠移行性综合肌电的周期，延长空肠移行性综合肌电Ⅲ相的时程，触发小肠位相性收缩，产生移行性运动复合波，促进排便和排尿。青皮水煎液增强大鼠胃及十二指肠平滑肌峰电活动。青皮水煎液体外抑制大鼠离体结肠平滑肌肌条的收缩活动，对大鼠离体小肠纵行肌条的抑制作用比陈皮强。这可能是对平滑肌的直接作用或部分经由肾上腺素能 α 受体介导。

2. 利胆作用　青皮注射液静脉注射增加大鼠的胆汁排出，舒张豚鼠离体胆囊平滑肌，对抗氨甲酰胆碱引起的胆囊收缩。青皮水煎剂十二指肠给药，对正常及四氯化碳肝损伤大鼠均有促进胆汁分泌、提高胆汁流量、保护肝细胞功能的作用。

3. 平喘作用　麻醉猫静脉注射青皮醇提取物，对抗组胺引起的支气管收缩，舒张豚鼠离体气管。青皮注射液能拮抗组胺引起的离体支气管痉挛性收缩，并能减轻组胺引起的豚鼠支气管肺灌流量减少。

4. 对心脑血管系统的作用　静脉注射青皮注射液可使麻醉猫、兔、大鼠产生升压效应。静脉注射青皮注射液对犬、猫、兔、大鼠等的创伤性休克、内毒素性休克、失血性休克、输血性休克及戊巴比妥钠中毒性休克均有疗效，对豚鼠和家兔急性过敏性休克和组胺引起的休克也有一定的保护和预防作用。青皮注射液对蟾蜍心肌的兴奋性、传导性、收缩性和自律性，均有正性作用，缩短蟾蜍在体心脏的心动周期、窦-室兴奋传导时间等以及有效不应期，使心肌收缩力加强。青皮注射液腹腔滴注对大鼠局灶性脑缺血再灌注损伤有保护作用。青皮提取液体外有抗血栓形成作用。青皮水煎液抑制体外肾上腺素诱导的人血小板聚集。

5. 其他作用　小鼠灌胃青皮水提取液或大鼠骨骼肌细胞体外实验，均降低骨骼肌细胞能荷值。给慢性缺氧诱导能量代谢障碍模型小鼠灌胃青皮水提取液，也提高耗氧速度、呼吸控制率与肌酸激酶活力，降低肝细胞能荷值。青皮水煎剂对人工动情期大鼠离体子宫平滑肌条有抑制作用，可能是通过作用于平滑肌细胞膜的肾上腺素能 β 受体而实现。青皮不同炮制品灌胃，在小鼠扭体法、热板法显示青皮经醋制后镇痛作用较强而持久。

辛弗林和川陈皮素的药理参见“枳实”条。

【炮制】 1. 青皮　取原药材，除去杂质，洗净，闷润，切丝或薄片，晒干。

2. 醋青皮　取青皮丝或片，用醋拌匀，闷透，置锅内，用文火加热，炒干，取出放凉。青皮丝或片每 100 kg，用醋20 kg。

3. 麸炒青皮　取麸皮撒入热锅内，用中火加热，俟冒烟时，投入青皮丝或片，迅速拌炒至黄色，取出，筛去麸皮，放凉。青皮丝或片每 100 kg，用麸皮 10 kg。

饮片性状　青皮为类圆形薄片或不规则的丝状。外表面灰绿色或墨绿色，内表面黄白色，气清香，味苦、辛。醋青皮表面色泽加深，略有醋气。麸青皮表面色泽加深。

贮干燥容器内，密闭，置阴凉干燥处。

【药性】 苦、辛，温。归肝、胆、胃经。

1.《本草图经》：“味苦。”

2.《珍珠囊》：“苦、辛、咸。阴中之阳。”

3.《医学启源》：“气温，味辛。《主治秘要》云，性寒，味苦。”

4. 张洁古：“入厥阴、少阳经。”(引自《纲目》)

5.《雷公炮制药性解》：“入肝、脾二经。”

6.《本草正》：“味苦、辛、微酸。”

7.《本草经解》：“入足厥阴肝经、手太阴肺经、手少阴心经。”

【功用主治】 疏肝破气，消积化滞。主治胁肋、乳房、胃脘胀痛，乳核，乳痈，疝气，食积，癥瘕积聚，久疟癖块。

1.《本草图经》：“主气滞，下食，破积结及膈气。”

2.《医学启源》：“《主治秘要》云，其用有五：厥阴、少阳之分有病则用之，一也。破坚癖，二也。散滞气，三也。去下焦诸湿，四也。治左胁有积气，五也。”(“有积气”，《纲目》作“肝经积气”)

3.《纲目》：“治胸膈气逆，胁痛，小腹疝气，消乳肿，疏肝胆，泻肺气。”

4.《本草备要》：“除痰消痞。治肝气郁结，胁痛多怒，久疟结癖。”

5.《增订治疗汇要》：“解疔毒。”

【用法用量】 内服：煎汤，3～10 g；或入丸、散。

【宜忌】 气虚者慎服。

1.《直指方》：“有汗者不可服。”

2.《本草蒙筌》：“切勿过服，恐损真气；老弱虚羸，尤当全戒。”

3.《医学入门》：“气虚弱者少用，气短者全禁。”

【选方】 1. 治肝气不和，胁肋刺痛如击如裂者　青橘皮八两(酒炒)，白芥子、苏子各四两，龙胆草、当归尾各三两。共为末。每早晚各服三钱，韭菜煎汤调下。(《本草汇言》引《方脉正宗》)

2. 治因久积忧郁，乳房内有核如指头，不痛不痒，五七年成痈，名乳癌　青皮四钱。水一盏半，煎一盏，徐徐服之，日一服，或用酒服。(《纲目》引丹溪方)

3. 治乳痈初发　青皮(去瓤)、穿山甲(炒)、白芷、甘草、贝母各八分。上为细末。温酒调服。(《疡科选粹》青皮散)

4. 治疝气　青皮(炒黄色)、小茴香(炒黄)。上为末，空心酒调服。(《众妙仙方》偏气方)

5. 治妇人无故经水不行，腹胀如膨，非病，非孕，饮食如常，精神亦平者，此名气分　青皮四两，白术六两，砂仁一两。共为末，饴糖为丸，梧桐子大。每早空心服五钱，酒送。(《本草汇言》)

6. 治伏梁　青皮(白马尿浸三日令软透，切)三十个，巴豆(去皮)十五个(与青皮同炒干，去巴豆不用)，羌活半两。上为末，白面糊为丸，如绿豆大。饮下五粒，未知，渐加至十粒。(《全生指迷方》伏梁丸)

7. 安神调气，消食解酒益胃，不拘老人小儿　用青皮一斤(浸去苦味，去穰拣尽)，白盐花五两，炙甘草六两，舶茴香四两。甜水一斗煮之，不时搅，勿令着底，候水尽，慢火焙干，勿令焦。去甘草、茴香，只取青皮密收用。(《纲目》引《易简方》)

8. 治心胃久痛不愈，得饮食米汤即痛极者　青皮五钱，玄胡索三钱(俱醋拌炒)，甘草一钱，大枣三个。水煎服。(《本草汇言》引《方脉正宗》)

9. 治腹肿大腹　陈皮一两，巴豆十粒，青皮一两(去瓤)，甘遂三钱。上药同炒，去巴豆、甘遂，只以二皮为末。用萝卜子煎汤，候

冷，临卧时调一钱匕，至中夜亦调服半钱匕。(《普济方》)

10. 治小儿食积　青皮(炒黄)、干姜(炮存性)、五灵脂、莪术各一两。为末和匀，药末一两，肥巴豆去油一钱，研拌和，粳米饭糊丸麻子大，每服三五丸，饥时米饮下。(《古今医统》五珍丸)

11. 治伤寒呃逆　四花青皮(全者)。研末。每服二钱，白汤下。(《纲目》引《医林集要》)

12. 治脚气久肿不消，或胀坠疼痛　青皮一二两，红枣肉二两。同煮，每日空心食枣肉十余枚，渐消。(《本草汇言》)

【临床报道】 1. 治疗阵发性室上性心动过速　将青皮注射液 4 ml(相当于生药 4 g)，加入 25%葡萄糖注射液40 ml 中，静脉缓慢注射，速度一般掌握在 5 ml/分钟左右。结果：青皮组 49 例，有效 42 例，无效 7 例。青皮注射液对阵发性室上性心动过速的即刻转律作用有效率达 85.7%，与对照组苯福林比较，青皮注射液的转律时间短，一般在3～5 分钟内即可见效，用药量少，一般只需 1～2 g 生药。49 例中，除 2 例有短暂偶发早搏外，未见其他副作用。有36.7%的病例虽同时伴有其他心血管系统的疾病，但均有效。并可反复应用，无耐药性。青皮注射液中主要含有新福林样成分，也有少量降压成分，故大部分患者的血压(包括收缩压及舒张压)有所升高，但血压升高的绝对值不如新福林对照组高，而且时间短暂，不经任何处理，停药后很快就恢复正常。还有少数患者用药后血压有不同程度下降。

2. 治疗休克　用青皮注射液治疗出血热低血压休克期 32 例。方法：发热及低血压两期重叠者，清热解毒中药与青皮注射液同时应用；低血压、少尿两期重叠者，先以本品抗休克治疗，休克逆转后再利尿或导泻。低血压者用青皮注射液 10～15 ml(每 1 ml 含生药 4 g)加 10%葡萄糖液250 ml 静脉滴注，视血压变动情况调整滴速。凡收缩压低于 6.65 kPa(50 mmHg)时，先用本品 2 ml 加 10%葡萄糖液20 ml 静脉缓慢注射，当血压回升至正常后静脉滴注维持。经观察，本品有明显的升压效果，治疗组 30 例有效，2 例无效，有效率为 93.7%，明显高于对照组(多巴胺或加阿拉明)($P<0.01$)。治疗组血压复常平均时间为8.19(±1.78)小时；药后休克反复者 3 例，为 9.37%；死亡 2 例，病死率为 6.25%；均明显低于对照组($P<0.05$)，且无毒副作用。青皮注射液对感染性休克、心源性休克、过敏性休克、神经源性休克也有效。先将青皮注射液 0.1～0.5 ml(每 1 ml 含生药 1 g)稀释在 25%葡萄糖溶液 20 ml 中，作静脉缓慢注射，继将本品 5～10 ml 加入 500 ml 的补液中，作连续静脉滴注。个别病例可重复推注，药量视病情而定。不再使用其他血管活性药物及激素等。青皮注射液对休克患者的脉象和血压影响敏感。长期连续使用，易产生快速耐受现象，但经停药后重新使用，作用仍可恢复。可改善末梢循环和四肢厥冷症状，但对心率、呼吸、尿量等基本上无明显影响。

【各家论述】 1.《纲目》："青橘皮，其色青气烈，味苦而辛，治之以醋，所谓肝欲散，急食辛以散之，以酸泄之，以苦降之也。陈皮浮而升，入脾肺气分；青皮沉而降，入肝胆气分，一体二用，物理自然也。小儿消积，多用青皮，最能发汗，有汗者不可用。说出杨仁斋《直指方》，人罕知之。"

2.《本草经疏》："青皮，性最酷烈，削坚破滞是其所长，然误服之，立损人真气，为害不浅。凡欲施用，必与人参、术、芍药等补脾药同用，庶免遗患，必不可单行也。"

2540 青鱼 qīng yú (《本草经集注》)

【异名】 鲭(《日华子》)，乌青、乌鲻、螺蛳青(《随息居饮食谱》)，青鲩、乌鲩、青棒、铜青(《中国经济动物志》)。

【基原】 为鲤科青鱼属动物青鱼的肉。

【原动物】 青鱼 *Mylopharyngodon piceus* (Richardson)

体延长，前部略呈圆筒形，向后渐侧扁，腹部圆，无腹棱。头顶部宽平。吻钝尖，口端位，呈弧形，下颌稍短。下咽齿 1 行，呈臼齿状，齿面光滑。圆鳞，侧线完整，侧线鳞 39 $\frac{6\sim7}{4\sim5-V}$45。背鳍 3，7～8，无硬刺，起点与腹鳍相对。臀鳍 3，8～9，无硬刺。胸鳍下侧位，不达腹鳍。腹鳍起点在背鳍第二分支鳍条下方，末端不达肛门。尾鳍深叉，上、下叶约等长。体背及体侧上半部青黑色，腹部灰白，各鳍均呈黑灰色。属中下层淡水鱼类，栖息于江河港道，沿江湖泊及附属水体中，主要以软体动物为食，也食虾和昆虫幼体。

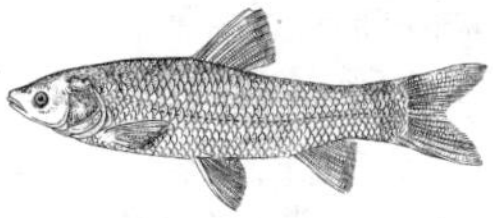

青　鱼

广泛分布于长江流域，上至金沙江，下至河口及长江以南的平原地区，华北比较稀少。

本动物的枕骨(青鱼枕)、胆(青鱼胆)亦供药用，另设专条。

【采收加工】 常年均可捕捞，捕得后，除去鳞片及内脏，洗净，鲜用。

【成分】 青鱼肉每 100 g 含蛋白质 19.5 g，脂肪5.2 g，灰分 1 g；钙 25 mg，磷 171 mg，铁 0.8 mg，硫胺素(thiamine)0.13 mg，核黄素(riboflavine)0.12 mg，烟酸(nicotinic acid)1.7 mg。

【药性】 甘，平。归肝经。

1.《日华子》："平，微毒。"

2.《开宝本草》："甘，平，无毒。"

3.《本草汇言》："人足厥阴、阳明经。"

4.《医林纂要》："甘，温。"

5.《本草求真》："入肝，兼入脾。"

【功用主治】 化湿除痹，益气和中。主治脚气湿痹，腰脚软弱，胃脘痛，痢疾。

1. 崔禹锡《食经》："主血利，补中，安肾气。"

2.《食疗本草》："主脚气烦闷，又和韭白煮食之，治脚气脚弱，烦闷，益心力。"

3.《日华子》："益气力。"

4.《开宝本草》："主脚气湿痹。"

5.《四声本草》："疗卒气，止腹痛。治脚气、脚弱、气心痛。"

6.《医林纂要》："滋阴平肝，逐水，截疟，治痢。"

7.《随息居饮食谱》："补气养胃，化湿，祛风。"

8.《中国药用动物志》："主治疟疾，血淋。"

【用法用量】 内服：煮食，100～200 g。

【宜忌】 1.《日华子》："服术人忌之。""不可同葵、蒜食之。"

2.《药性纂要》："不可合生胡荽、豆藿同食。"

3.《本草求原》："忌豆酱。"

2541 青梅 qīng méi (《宝庆本草折衷》)

【异名】 生梅子(《本草经集注》)，梅实(《本草拾遗》)，梅子(《日华子》)。

【基原】 为蔷薇科杏属植物梅的未成熟果实。

【原植物】 参见"乌梅"条。

【采收加工】 果实未成熟时采摘，鲜用。

【药材】 参见"白梅"条。

性状　果实类球形，直径 2～3 cm。表面青黄至黄棕色，可见柔毛。果肉稍厚肉质。果核椭圆形。气清香，味酸甜。

【药性】 酸，平。

1.《千金方》："味酸、平、涩，无毒。"

2.《日华子》："暖。"

3.《绍兴本草》："酸，温。"

4.《滇南本草》："酸，寒。"

【功用主治】 利咽，生津，涩肠止泻，利筋脉。主治咽喉肿痛，喉痹，津伤口渴，泻痢，筋骨疼痛。

1.《本草拾遗》："止渴。"

2.《日用本草》："生津液，止焦渴。"

3.《滇南本草》："治一切瘟疫，暑热，头痛发热。"

4.《医林纂要》："能泻木敛肺，去痧。"

5.《本草省常》："涩肠，敛肺，消肿解毒，醒酒，杀虫。"

【用法用量】 内服：煎汤，6～9 g，或噙咽津液；或入丸剂。外用：浸酒擦；或熬膏点眼。

【宜忌】 不宜多食久食。

1.《千金方》："多食坏人齿。"

2.《本草拾遗》："令人膈上热。"

3.《日华子》："多啖伤骨，蚀脾胃，令人发热。""服黄精人忌食之。"

4.《日用本草》："小儿、产妇忌食。"

5.《医林纂要》："多食发疮。"

6.《随息居饮食谱》："梅，多食损齿，生痰助热，凡痰嗽、疳膨、痞积、胀满、外感未清、女子天癸未行，及妇女汛期、产前、产后、痧痘后并忌之。"

【选方】 1. 治喉痹　生梅子百枚，蚰蜒百条。同入瓦罐内，蚰蜒化为水，浸透梅子，每取梅子晒而又浸，浸而又晒，以汁干为度。喉患则取梅子一枚，噙咽吐涎，多病自减。(《喉科金钥》蚰蜒丹)

2. 治胃肠炎　鲜梅适量，去核，捣烂取汁，文火煎成胶状。每次 3 g，每日 3 次，饭前服。(《福建药物志》)

3. 治夏季痧气，腹痛呕吐，泻痢(包括肠炎、食物中毒性胃肠病)　未熟青梅若干，放置瓶中，用高粱烧酒浸泡，以浸没青梅，高出 3～6 cm 为度，密封 1 个月后即可食用，此酒以越陈越好。每次饮用适量，或吃酒浸的青梅 1 个。(《食物中药与便方》青梅酒)

4. 治痢疾　木香、木通、黄芩、紫苏、砂仁、薄荷各一斤，青梅十斤，火酒十斤。端午日入瓶内，封固，一月可用，只吃两个即愈。(《串雅外编》药梅)

5. 治风湿筋骨痛，坐骨神经痛，扭挫伤，腰肌劳损，腰痛　青梅酒擦拭患部。(《食物中药与便方》)

【各家论述】 《药性纂要》："梅实，味酸气平。花开于冬，实熟于夏，味最酸，得木气之全，为肝之果，肝病宜食。肝为乙木，胆为甲木，舌下有四窍，两窍通胆液，食梅则津生者，类相应也。《素问》云：味过于酸，肝气已津。又云：酸走筋，筋病勿多食酸。不然，物之味酸者多矣，何独梅能生津耶？"

2542 青葙 qīng xiāng (《本经》)

【异名】 草蒿、萋蒿(《本经》)，昆仑草(《新修本草》)，野鸡冠、鸡冠苋(《纲目》)，鸡冠菜、土鸡冠(《江苏植物药材志》)，狐狸尾、指天笔(《南宁市药物志》)，犬尾鸡冠花(《闽东本草》)。

【基原】 为苋科青葙属植物青葙的茎叶或根。

【原植物】 参见"青葙子"条。

【采收加工】 6～7 月采收，鲜用或晒干。

【成分】 全草含多量草酸(oxalic acid)等。

【药理】 抗菌作用　青葙叶乙醇粗提物体外能抑制从烧伤感染患者分离出的病菌。

【药性】 苦，寒。归肝、膀胱经。

1.《本经》："味苦，微寒。"

2.《别录》："无毒。"

3.《本草汇言》："人足厥阴肝经。"

【功用主治】 燥湿，清热，杀虫，凉血。主治湿热带下，小便不利，尿浊，泄泻，阴痒，疮疥，风瘙身痒，痔疮，衄血，创伤出血。

1.《本经》："主邪气，皮肤中热，风瘙身痒，杀三虫。"

2.《别录》："治恶疮疥虱，痔蚀，下部䘌疮。"

3.《新修本草》："捣汁单服，大疗温疠、甘䘌。"

4.《日华子》："止金疮血。"

5.《本草蒙筌》："塞鼻衄来红。"

6.《本草汇言》："清解风热之药也。""厥阴风药。"

7.《福建药物志》："全草治痢疾，小便浑浊，尿道感染。"

【用法用量】 内服：煎汤，10～15 g。外用：捣敷；或煎汤熏洗。

【选方】 1. 治痧气　青葙全草、腐婢、仙鹤草各 15 g。水煎，早、晚饭前服。(江西《草药手册》)

2. 治小儿小便浑浊　(青葙)鲜全草 15～30 g，青蛙(田鸡)1 只。水炖服。(《福建中草药》)

3. 治风湿身疼痛　青葙子根 30 g。猪脚节或鸡鸭炖服(《泉州本草》)

4. 治妇女阴痒　青葙茎叶 90～120 g。加水煎汁，熏洗患处。

5. 治皮肤风热疮疹瘙痒　青葙茎叶，水煎洗患处，洗时须避风。(4、5 方出自江西《草药手册》)

6. 治支气管炎、胃肠炎　青葙茎叶 3～10 g。水煎服。

7. 治痈疮疖肿　青葙鲜茎叶，捣烂外敷。(6、7 方出自《广西本草选编》)

2543 青蛙 qīng wā (《日华子》)

【异名】 蛙、长股(《别录》)，蛤鱼(《南齐书》)，田鸡、青鸡、坐鱼(《纲目》)。

【基原】 为蛙科蛙属动物黑斑蛙或金线蛙除去内脏的全体。

【原动物】 1. 黑斑蛙 *Rana nigromaculata* Hallowell

体长 70～80 mm，雄蛙略小，头长略大于宽，吻钝圆，吻棱不显；鼻孔距眼较距吻端为近，眼间距窄，为上眼睑宽之 1/2；鼓膜大，为眼径的 2/3～4/5，犁骨齿两小团，左右不相遇。前肢短，指趾端钝尖，指长顺序 3，1，2，4；指侧有窄的缘膜，第二指的最显著。关节下瘤明显。后肢较短而肥硕，胫跗关节前达眼部，左右跟部仅相遇或不相遇，趾间几为全蹼，第五趾外侧缘膜发达；关节下瘤小而明显；外跖突小，内跖突窄长，有游离的刃状突出。皮肤不光滑，背面有 1 对较粗的背侧褶，二脊侧褶间有四行至六行不规则的短肤褶，若断若续，长短不一，变异颇大，侧褶到体侧的皮肤也不光滑，腹面皮肤光滑。雄蛙有 1 对颈侧外声囊，第一指基部有粗肥的灰色婚垫，满布细小白疣。生活时颜色变异颇大，背面的基色为黄绿色或深绿色或带灰棕色，具有不规则的黑斑，背中央常有 1 条宽窄不一的浅色的纵脊线，由吻端直到肛部；北方的雌性蛙多有深酱色或黑色者；背侧褶处色较浅，为金黄或黄或浅棕色，四肢背面有黑色横斑。

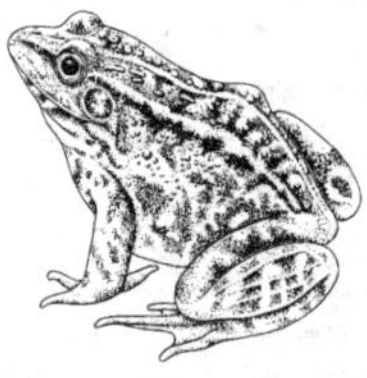

黑斑蛙

常栖于池塘、水沟或小河内。产卵季节 3～6 月；蝌蚪体形大，灰绿色；尾较细弱，有斑纹，尾端尖；角质颌适中。全国大部分地区均有分布。

2. 金线蛙 *R. plancyi* Lataste

体长 50 mm 左右，雄蛙略小，头略扁，头长宽几相等，吻钝圆，吻棱不显，眼间距小于鼻间距或上眼睑之宽，鼻孔在吻与眼之间；鼓膜大而明显，几与眼径等大，紧接在眼后；犁骨齿两小团。指趾端尖圆，指长顺序 3，1，4，2；第一、第三指几等长，关节下瘤小而明显。后肢粗短，胫跗关节前达眼与鼓膜之间，左右跟部仅相遇，趾间几全蹼，第四、第五跖间之蹼达跖基部，关节下瘤小而明显，内跖突发达成刃状，外跖突小。背面及体侧的皮肤有分散的疣，背侧有 1 对宽厚的背侧褶自眼后至胯部，有时在后端不连续，褶的最宽部分几与上眼睑等宽，颞褶不显；腹面光滑，肛部有疣。生活时背面色绿或橄榄绿；背侧褶及鼓膜棕黄色；后肢背面棕色横纹不显，股后方有1条黄色纵纹，这纵纹下面有1条较宽的酱色纵纹，腹鲜黄色或带有棕色点，尤以咽及胸部更为明显。雄性有1对咽侧内声囊，第一指有婚垫。

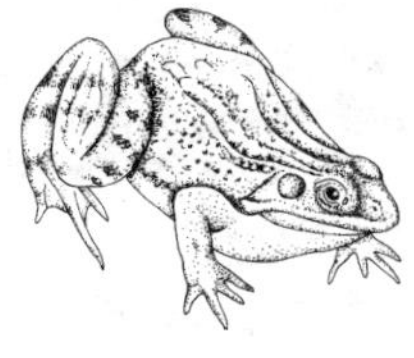
金线蛙

习居于有莲花的池塘内，平时多匍匐在荷叶上或居于较大的池塘内或湖边。产卵季节4～6月；蝌蚪后肢发育良好时，全长38～45 mm；尾端尖细，口角及下唇有唇乳突。分布于河北、山西、江苏、浙江、安徽、山东、河南、湖北、湖南等地。

本动物的胆汁（青蛙胆）、幼体（蝌蚪）亦供药用，另设专条。

【采收加工】 春、夏、秋三季均可捕捉，采得后去皮及内脏，鲜用或炙干。

【成分】 黑斑蛙躯体含脂质（lipid），新鲜肌肉含维生素 B_1。骨骼肌含磷肌酸（phosphocreatine），三磷酸腺苷（ATP），肌酸（creatine），肌肽（carnosine），氨基酸（amino acid），蛋白质（protein），糖原（glucogen）等。肉中可能含邻多酚酶（*o*-polyphenolase）。皮肤含3种肽类，其一组成为苯丙氨酸-丝氨酰-脯氨酰-苯丙氨酰-精氨酸（Phe-Ser-Pro-Phe-Arg），其一为缓激肽（bradykinin），还有一为9-去精氨酸缓激肽（9-dearginine-bradykinin）。皮肤组织尚含脂肪酸（fatty acid）。

脑中含3种神经节苷脂，分别为二唾液酰基神经节四糖神经酰胺（disialosylgangliotetraosylceramide），三唾液酰基神经节四糖神经酰胺（trisialosylgangliotetraosylceramide），四唾液酰基神经节四糖神经酰胺（tetrasialosylgangliotetraosylceramide）。脑、神经组织还含 *N*-乙酰基-*L*-天冬氨酸（*N*-acetyl-*L*-aspartic acid），*N*-乙酰基-*α*-天冬酰谷氨酸（*N*-acetyl-*α*-aspartyl glutamic acid），*β*-枸橼酰-*L*-谷氨酸（*β*-citryl-*L*-glutamic acid），亚油酸（linoleic acid）。脑和肾上腺含微量哌啶（piperidine）。肝细胞含鸟嘌呤（guanine）和胞嘧啶（cytosine），还含尿囊素酶（allantoinase）和尿囊酸酶（allantoicase）。

视网膜含乙酰胆碱酯酶（acetylcholinesterase），眼球中分离出7种荧光色素，称蛙色素（ranachromes），其中蛙色素1是荧光青（fluorescyanine）或称鱼鳞蝶呤（ichthyopterin），蛙色素4也称白蝶呤（leucopterin）B即异黄蝶呤（isoxanthopterin）。

舌黏膜含三磷酸腺苷酶（ATP酶）和碱性磷酸酶（alkaline phosphatase）。

卵含外源凝集素（lectin），胚总脂中含葡萄糖和半乳糖。

【药性】 甘，凉。归肺、脾、膀胱经。

1.《别录》："味甘，寒，无毒。"

2.《本草衍义》："性平。"

3.《日用本草》："味甘，微凉，无毒。"

4.《本草求真》："入膀胱、肠、胃。"

5.《本草撮要》："入手、足太阴经。"

【功用主治】 利水消肿，清热解毒，补虚。主治水肿，臌胀，黄疸，虾蟆瘟，小儿热疮，痢疾，疳疾，劳热，产后体弱。

1.《别录》："主小儿赤气肌疮，脐疮，止痛，气不足。"

2.《日华子》："治小儿热疮。杀尸疰病虫，去痨劣，解热毒。"

3.《本草图经》："补虚损，尤宜产妇。"

4.《本草衍义》："解劳热。"

5.《日用本草》："治小儿赤毒热疮，脐肠腹痛，疳瘦肚大，虚劳烦热，胃气虚弱诸症。"

6.《纲目》："利水消肿。烧灰，涂月蚀疮。"

7.《医林纂要》："助阳道。"

8.《食物考》："疗痢噤口。"

9.《本草求原》："解酒毒。"

10.《中国动物药》："清热解毒，补虚止嗽。治水肿，臌胀，咳嗽，喘息，麻疹，毒痢，黄疸，月经过多等症。"

【用法用量】 内服：煎汤或煮食，1～3只；或入丸、散。外用：捣敷或调敷。

【宜忌】 不宜多服。

1.《纲目》："蛙骨热食之，小便苦淋。妊娠食蛙，令子寿夭。小蛙多食令人尿闭，脐下酸痛，有至死者，擂车前草水饮可解。"

2.《随息居饮食谱》："多食助湿、生热。"

3.《广西民族药简编》："用于治疗蛇头疮时忌吃鸡肉、牛肉。"

【选方】 1. 治浮肿，咳嗽痰中带血　青蛙1个，砂仁、莱菔子各9 g。置于青蛙腹中，缝好，外用黄泥包裹，烧存性，去泥研末。分作3次。黄酒冲服，每日1次。（《吉林中草药》）

2. 治水臌腹大（包括肾病浮肿，肝病腹水）　黑斑蛙2只（砂炒），蝼蛄10只（焙干），陈葫芦31 g。共研细末或为丸。每服6 g，每日服2次，空腹时以温黄酒送下。（《山东药用动物》）

3. 治心脏性或肾脏性水肿　青蛙2只，韭菜根3～5棵。将青蛙2只，不剖肚不洗水，与韭菜根、叶共煮水半碗服。也可将煮熟之青蛙蘸醋嚼食。（江西《草药手册》）

4. 治湿热黄疸，小便不利　青蛙1只，生藕25 g。合炖服，每日服2次。（《中国动物药》）

5. 治毒痢噤口　水蛙一个。并肠肚捣碎，瓦上烘热，入麝香五分，作饼贴脐上。气通即能进食。（《纲目》）

6. 治诸痔　青色蛙长脚者，取一个，烧存性，为末，雪糕丸桐子大。每服十五丸，空心先吃饭二匙，次以胡桃肉切细煎汤，调枳壳散送下。若产妇发痔，里急作疼，用黑豆一百粒，陈米一合，夹（胡桃夹）煎汤下，亦先吃饭二匙。（《直指方》青蛙丸）

7. 治小儿疳瘦　青蛙剥去皮，每日2只，煮食。（《山东药用动物》）

8. 治骨结核　青蛙1个，红糖60 g，白酒60 g，百部9 g。煮熟后1次食之，每日1次。（内蒙古《中草药新医疗法资料选编》）

9. 治噎膈反胃　青蛙7个，泥封，火烧存性，研末，1次服，连服3日。（《吉林中草药》）

10. 治哮喘　大青蛙1只，白鸡产的蛋1个，将鸡蛋置于青蛙腹内，然后以纸包青蛙，再用瓦2片，反覆盖好，外涂泥15 cm厚，置于火炉烤干。候蛋熟时，取下将瓦打开，取出鸡蛋食之，后饮黄酒60 g，发汗即愈。（江西《草药手册》）

2544 青蒜 qīng suàn（《滇南本草》）

【基原】 为百合科葱属植物大蒜的叶。

【原植物】 参见"大蒜"条。

【药性】 辛，温。

【功用主治】 醒脾气，消谷食。

【宜忌】 青蒜多吃令人胃中痰动，心胃嘈杂，伤肝，昏眼目。咳嗽忌食。

2545 青蒿 qīng hāo（《本经》）

【异名】 蒿（《诗经》），菣（《毛诗传》），草蒿、方溃（《本经》），犼蒿（《蜀本草》），臭蒿（《日华子》），香蒿（《本草衍义》），三庚草（《履巉岩本草》），蒿子、草青蒿、草蒿子（《全国中草药汇编》）。

【基原】 为菊科蒿属植物黄花蒿的全草。

【原植物】 黄花蒿 *Artemisia annua* L.

一年生草本，高40～150 cm。全株具较强挥发油气味。茎直立，具纵条纹，多分枝，光滑无毛。基生叶平铺地面，开花时凋谢；茎生叶互生，幼时绿色，老时变为黄褐色，无毛，有短柄，向上渐无柄；叶片通常为三回羽状全裂，裂片短细，有极小粉末状短柔毛，上面深绿色,下面淡绿色,具细小的毛或粉末状腺状斑点;叶轴两侧具窄翅;茎上部的叶向上逐渐细小呈条形。头状花序细小,球形,具细软短梗,多数组成圆锥状;总苞小,球状;花全为管状花,黄色,外围为雌花,中央为两性花。瘦果椭圆形。花期 8～10 月,果期 10～11 月。

生于旷野、山坡、路边、河岸等处。分布于我国南北各地。

本植物的根(青蒿根)、果实(青蒿子)亦供药用,另设专条。

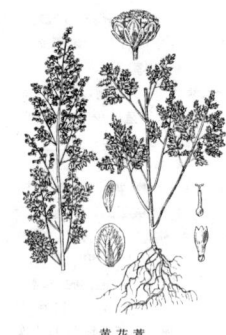

黄花蒿

【栽培】 生物学特性　喜温暖湿润气候,不耐荫蔽,忌涝。种子发芽温度 8～25 ℃。以阳光充足,疏松肥沃,富含腐殖质,排水良好的砂质壤土栽培为宜。

繁殖方法　种子繁殖或分株繁殖。种子繁殖:直播,于 3～4 月将种子与细沙混合后,按行株距 30 cm×20 cm 开穴播种。分株繁殖:3～4 月挖掘老株,分株移栽,每穴 1～2 株,覆土压实,浇水。亦可用自繁方法。

田间管理　幼苗期要及时除草,施稀人粪尿,采收嫩梢后,加强田间管理。一般每年中耕除草 2～3 次,并结合施人粪尿 2～3 次。

病虫害防治　病害有菌核病、根腐病。虫害有蚜虫、蚂蚁、地老虎等为害。

【采收加工】 花蕾期采收,切碎,晒干。

【药材】 青蒿 *Artemisiae Annuae Herba*　全国各地均产。

性状　茎呈圆柱形,上部多分枝,长 30～80 cm,直径 0.2～0.6 cm;表面黄绿色或棕黄色,具纵棱线;质略硬,易折断,断面中部有髓。叶互生,暗绿色或棕绿色,卷缩易碎,完整者展平后为三回羽状深裂,裂片及小裂片矩圆形或长椭圆形,两面被短毛。气香特异,味微苦。

鉴别　(1) 叶表面观:上下表皮细胞形状不规则,垂周壁波状弯曲,脉脊上的表皮细胞呈窄长方形。气孔椭圆形,不定式。表面布满非腺毛和腺毛。非腺毛于中脉附近多见,为 T 字形毛,臂细胞横向延伸或在柄处折成 V 字形,柄由 3～8 细胞组成,单列,基部柄细胞较大,臂细胞常脱落。腺毛椭圆形,无柄,两个半圆形分泌细胞相对排列,常充满淡黄色挥发油。

(2) 取本品叶粉末 1 g,加甲醇 50 ml 浸泡。取甲醇提取液,挥去溶剂,加 7%盐酸羟胺的甲醇溶液与 10%氢氧化钾的甲醇溶液(1∶1)1 ml,在水浴中微热,冷却后用 10%盐酸调 pH 至 3～4,加 1%三氯化铁的乙醇溶液 1～2 滴,即显紫色(检查内酯类)。

(3) 薄层色谱:取本品粉末 3 g,加石油醚(60～90 ℃)50 ml,加热回流 1 小时,滤过,滤液蒸干,残渣加正己烷30 ml使溶解,用 20%乙腈溶液提取 3 次,每次 10 ml,合并乙腈液,蒸干,残渣加乙醇 0.5 ml 使溶解,作为供试品溶液。另取青蒿素对照品,加乙醇制成每 1 ml 含 1 mg 的溶液,作为对照品溶液,吸取上述两种溶液各 5 μl,分别点于同一硅胶 G 薄层板上,以石油醚(60～90 ℃)-乙醚(3∶2)为展开剂,展开,取出,晾干,喷以 10%硫酸乙醇溶液,在 105 ℃加热至斑点显色清晰,置紫外光灯(365 nm)下检视。供试品色谱中,在与对照品色谱相应的位置上,显相同颜色的荧光斑点。

【成分】 地上部分含萜类:青蒿素(qinghaosu, artemisinin, arteannuin),青蒿素Ⅰ(qinghaosu Ⅰ, artemisinin A, arteannuin A),青蒿素Ⅱ(qinghaosu Ⅱ, artemisinin B, arteannuin B),青蒿素Ⅲ即氢化青蒿素,去氧青蒿素(qinghaosu Ⅲ, hydroartemisinin, deoxyartemisinin),青蒿素Ⅳ(qinghaosu Ⅳ),青蒿素Ⅴ(qinghaosu Ⅴ),青蒿素Ⅵ(qinghaosu Ⅵ),青蒿素 C(artemisinin C, arteannuin C),青蒿素 G(arteannuin G),去氧异青蒿素 B(deoxyisoartemisinin B, epideoxyarteannuin B),去氧异青蒿素 C(deoxyisoartemisinin C),青蒿烯(artemisi tene),青蒿酸(qinghao acid, artemisic acid, artemisinic acid, arteannuic acid),去氢青蒿酸(dehydroartemisinic acid),环氧青蒿酸(epoxyartemisinic acid),11*R*-左旋二氢青蒿酸(11*R*-dihydroartemisinic acid),青蒿酸甲酯(methyl artemisinate),青蒿醇(artemisinol),去甲黄花蒿酸(norannuic acid),二氢去氧异青蒿素 B(dihydroepideoxyarteannuin B),黄花蒿内酯(annulide),无羁萜(friedelin)及 3β-无羁萜醇(friedelan 3β-ol)等;黄酮类:槲皮万寿菊素-6, 7, 3′, 4′-四甲醚(quercetagetin-6, 7, 3′, 4′-tetramethy lether),猫眼草酚(chrysosplenol, chrysosplenol D),蒿黄素(artemetin),3′-甲氧基猫眼草酚即猫眼草黄素(3′-methoxychrysosplenol, chrysosplenetin),3, 5, 3′-三羟基-6, 7, 4′-三甲氧基黄酮(3, 5, 3′-trihydroxy-6, 7, 4′-trimethoxyflavone),5-羟基-3, 6, 7, 4′-四甲氧基黄酮(5-hydroxy-3, 6, 7, 4′-tetramethoxyflavone),紫花牡荆素(casticin),中国蓟醇(cirsili-neol),5, 3′-二羟基-6, 7, 4′-三甲氧基黄酮(eupatorin),5, 4′-二羟基-3, 6, 7-三甲氧基黄酮(penduletin),5, 7, 3′, 4′-四羟基-3, 6-二甲氧基黄酮(axillarin),去甲中国蓟醇(cirsiliol),柽柳黄素(tamarixetin),鼠李素(rhamnetin),槲皮素-3-甲醚(quercetin-3-methy lether),滨蓟黄素(cirsimaritin),鼠李柠檬素(rhamnocitrin),金圣草素(chrysoeriol),5, 2, 4′-三羟基-6, 7, 5′-三甲氧基黄酮(5, 2′, 4′-trihydroxy- 6, 7, 5′-trimethoxyflavone),5, 7, 8, 3′-四羟基-3, 4′-二甲氧基黄酮(5, 7, 8, 3′-tetrahydroxy-3, 4′-dimethoxyflavone),槲皮万寿菊素-3, 4′-二甲醚(quercetagetin-3, 4′-dimethylether),山柰酚(kaempferol),槲皮素(quercetin),木犀草素(luteolin),万寿菊素(patuletin),槲皮素-3-芸香糖苷(quercetin-3-rutinoside),木犀草素-7-*O*-糖苷(luteolin-7-*O*-glycoside),山柰酚-3-*O*-糖苷(kaempferol-3-*O*-glycoside),槲皮素-3-*O*-糖苷(quercetin-3-*O*-glycoside),万寿菊素-3-*O*-糖苷(patuletin-3-*O*-glycoside)及 6-甲氧基山柰酚-3-*O*-糖苷(6-methoxykaempferol-3-*O*-glycoside)等;香豆素类:东莨菪素(scopoletin),6, 8-二甲氧基-7-羟基香豆素(6, 8-dimethoxy-7-hydroxycoumarin),5, 6-二甲氧基-7-羟基香豆素(5, 6-dimethoxy-7-hydroxycoumarin)及蒿属香豆素(scoparon)等;挥发油:其成分有左旋-樟脑(camphor),β-丁香烯(β-caryophellene),异蒿属酮(isoartemisia ketone),β-蒎烯(β-pinene),乙酸乙脑酯(bornyl acetate),1, 8-桉叶素(1, 8-cineole),香芹醇(carveol),苄基异戊酸(benzylisovalerate),β-金合欢烯(β-farnesene),玷㶲烯(copaene),γ-衣兰油烯(γ-muurolene),三环烯(tricyclene),α-蒎烯(α-pinene),小茴香酮(fenchone),蒿属酮(artemisia ketone),芳樟醇(linalool),异龙脑(isoborneol),α-松油醇(α-terpineol),龙脑(borneol),莰烯(camphene),月桂烯(myrcene),柠檬烯(limonene),γ-松油醇(γ-terpineol),异戊酸龙脑酯(bornyl isovalerate),γ-荜澄茄烯(γ-cadinene),δ-荜澄茄烯,α-榄香烯(α-elemene),β-榄香烯,γ-榄香烯,水杨酸(salicylic acid),β-松油烯(β-terpinene),α-侧柏烯(α-thujene),4-蒈烯(4-carene),乙酸异龙脑酯(isobornyl acetate),4-松油醇(4-terpineol),4-乙酸松油醇酯(4-terpinyl acetate)及乙酸芳樟醇酯(linalyl acetate)等;其他:棕榈酸(palmitic acid),豆甾醇(stigmasterol),β-谷甾醇(β-sitosterol),石南藤酰胺乙酸酯(aurantiamide acetate),5-十九烷基间苯二酚-3-*O*-甲醚(5-nonadecylresorcinol-3-*O*-methylether),二十九醇(nonacosanol),2-甲基三十烷-8-酮-23-醇(2-methyltriacosan-8-one-23-ol),三十烷酸三十一醇酯(hentriacontanyl triacontanoate),2, 29-二甲基三十烷(2, 29-dimethyltriacontane),黄花蒿双环氧化物(annuadiepoxide),本都山蒿环

氧化物(ponticaepoxide)及相对分子质量分别为 150 000、100 000 的 β-糖苷酶(β-glycosidase)Ⅰ、Ⅱ等。

【药理】 1. 抗菌抗病毒作用 0.25%青蒿挥发油对所有皮肤真菌有抑制作用,1%有杀灭作用。青蒿水煎液对表皮葡萄球菌、卡他球菌、炭疽杆菌、白喉杆菌有较强的抑制作用,对金黄色葡萄球菌、铜绿假单胞菌、痢疾杆菌等也有一定的抑制作用。青蒿乙醇提取物在试管内对钩端螺旋体的抗菌浓度为 7.8 mg/ml,效力与连翘、黄柏、蚤休相似,而弱于黄连、荔枝草、黄芩与金银花。青蒿素对流感病毒 A3 型京科 79-2 株有抗病毒作用。青蒿中的谷甾醇和豆甾醇有抗病毒作用。

2. 抗寄生虫作用 (1) 抗疟作用 小鼠腹腔接种伯氏鼠疟后 3~4 日,一次口服青蒿素 200~400 mg/kg,经 6~10 小时后可明显抑制疟原虫的发育,其半数转阴量为 138.8 (±20)mg/ kg。应用猴疟模型,血液转种,于接种 8 日后寄生率达 10%以上时,服用青蒿素 200 mg/kg 连续 3 日,治疗子孢子诱发初次感染的猴,于用药后 2~3 日原虫全部转阴。用青蒿素喂感染鸡疟原虫的阳性蚊,电镜观察蚊体内卵囊发育不良。青蒿乙醚提取物、稀乙醇浸膏及青蒿素对鼠疟、猴疟、人疟均呈显著抗疟作用。体外青蒿素可明显抑制恶性疟原虫无性体的生长,有直接杀伤作用,且其作用可被增加氧分压所提高。青蒿素及其衍生物抗疟的机制一致被认为与疟原虫的膜系结构被损坏有关,用药后原虫的食物泡膜、限制膜、线粒体膜和核膜均出现肿胀且膜间隙增宽。有人证实,在恶性疟原虫的体外培养中,青蒿素对原虫的作用有赖于氧压,而抗氧化剂则降低青蒿素的抗疟效果,因而氧化作用被认为是青蒿素抗疟作用的机制。研究发现,氯化高铁血红素(hemin)是青蒿素类化合物抗疟作用中的重要因子。疟原虫进行蛋白生物合成所需的氨基酸主要来自 3 个途径,其中之一就是利用宿主血红蛋白分解后释放的氨基酸,而血红蛋白被水解的同时,也产生大量的 hemin。青蒿素与 hemin 反应生成一个分子量为 914 的加合物,同时产生副产物活性氧,而活性氧的产生及氧的损害是其抗疟作用的关键。青蒿素类药物的抑制蛋白合成作用是直接的而不是通过抑制核苷酸代谢而继发的。

(2) 抗其他类寄生虫的作用 采用体外蚀斑形式试验,对青蒿素及其衍生物双氢青蒿素与蒿甲醚的抗弓形虫作用进行研究,发现青蒿素有抑制弓形虫在成纤维细胞中形成蚀斑的作用。青蒿素对小鼠体内血吸虫成虫有明显杀灭作用,对雌虫作用更明显。青蒿酯和蒿甲醚治疗感染血吸虫的兔及小鼠,疗效达 90%左右,但在治疗剂量时蒿甲醚可引起宿主肝脏较明显的损害,使小鼠肝细胞水样变性,肝糖原、碱性磷酸酶及 RNA 明显减少甚至消失。给大鼠口饲青蒿素及衍生物 200 mg/kg 连续 7 日以上,减虫率为 100%,其衍生物亦有很好的杀虫抑虫效果。青蒿素、青蒿酯还有抗环形泰勒焦虫及双芽巴贝斯焦虫的作用。

3. 对免疫系统的作用 青蒿素类药物在低浓度(<50 μmol/L)时能增强 T 细胞产生 IL-2,促进淋巴细胞增殖,因此能增强免疫应答,但在高浓度时表现出中等程度的免疫抑制作用,并观察到青蒿素对分裂旺盛细胞具有抑制作用。

4. 解热作用 青蒿全草水提物不仅可以明显降低大鼠正常体温,而且降低高温环境中的大鼠皮肤温度,还对酵母致热大鼠有非常明显的解热作用;同时乙酸乙酯和正丁醇提取物也有相似作用。

5. 抗肿瘤作用 青蒿素及其诸多衍生物在体外对多种肿瘤细胞如小鼠艾氏腹水瘤、人鼻咽癌细胞、人宫颈癌细胞具有抑制作用。水溶性衍生物青蒿琥酯在体内实验中显示出较好的抗肿瘤作用。对鼠移植性肝癌及 S_{180} 实体瘤均有明显抑制作用。给药的剂量和抑瘤率没有正相关关系,中剂量抑瘤率反而比低剂量抑瘤率低。对 55 种癌细胞株的研究发现,青蒿琥酯对白血病细胞和结肠癌细胞显示出最强的抗癌活性,但对小细胞性肺癌细胞的活性最低。青蒿素类抑制细胞增殖的机制可能是该类化合物产生自由基,自由基作用于对氧化损伤敏感的蛋白质(尤其是巯基蛋白质),而这些蛋白质对肿瘤细胞的过度增殖起关键作用。不同的肿瘤细胞有不同的靶蛋白,这与实验中该类化合物对不同肿瘤细胞活性不同的结果相一致。另外自由基亦可能作用于调节肿瘤细胞生长的某种信号系统。

6. 抗心律失常作用 青蒿素 40、80 及 160 mg/kg 能分别明显对抗大鼠乌头碱、冠脉结扎和电刺激所诱发的心律失常。青蒿素 80 mg/kg 和 160 mg/kg 能明显对抗垂体后叶素引起的大鼠 ST 段和 T 波的变化。

7. 其他作用 蒿甲醚对小鼠有辐射防护作用,青蒿素对实验性矽肺有明显疗效。用鲜青蒿采取蒸馏法制备的滴鼻剂,对局部创伤、鼻黏膜干燥和溃疡性鼻出血疗效显著。

8. 体内过程 青蒿素口服给药吸收快但不完全。平均吸收时间为 0.78 小时,大鼠静注 150 mg/kg 所测定的组织分布结果表明,肺部浓度最高,肾脏浓度也相当高,其次为心、脑、肝、肌肉、脂肪、脾和胚胎等组织中分布很少。但口服给药 900 mg/kg,最高浓度是在肝脏,分布速率非常快,分布相在 20 分钟完成。脑组织中高浓度的结果表明青蒿素能通过大鼠的血脑屏障。青蒿素也能透过大鼠胎组织,但比起其他组织的分布要慢。肝脏是青蒿素的主要代谢部位,肾脏与肺部也代谢很少部分的药物。青蒿素体内消除半衰期非常短,口服后仅 1~2 小时。肌注后消除半衰期可能由于改善了吸收速率而较长。此外,不论何种给药途径,都有极少量药物原形经尿和粪便排除。

毒性 青蒿油乳剂小鼠灌胃 LD_{50} 为 2.10±0.08 g/kg,小鼠口服青蒿素的 LD_{50} 为 5 105 mg/kg,治疗指数为36.8。采用多种动物,多种途径连续给予青蒿素,给药 3~7 日(100~1 600 mg/kg),当剂量相当于临床用量 70 倍时,未见犬、猫、兔、豚鼠、大鼠等心血管系统及肝肾功能有异常变化,仅小鼠口服青蒿素 800 mg/kg 连续 3 日组给药4 日出现丙氨酸氨基转移酶(ALT)的一过性升高,病理组织检查有肝细胞浊肿。对恒河猴心肌超微结构研究表明,每日肌注大剂量青蒿素 96 mg/kg,早期可引起心肌超微结构损伤,然而可逆,恢复较快。中毒的最敏感指标为外周血网织红细胞减少以及骨髓中幼红细胞成熟障碍。青蒿琥酯可以抑制骨髓红系造血细胞线粒体中亚铁螯合酶活性,使原卟啉区和 Fe^{2+} 不能经该酶催化生成血红素,导致血红蛋白合成受阻和骨髓幼红细胞成熟障碍。青蒿琥酯的该毒性作用是由于其结构中的过氧桥在体内形成自由基,造成膜的脂质过氧化,引起线粒体膜蛋白和酶蛋白结构变性造成的。

【炮制】 1. 青蒿 取原药材,除去杂质,喷淋清水,稍润,切段,阴干。

2. 炒青蒿 取净青蒿段置锅内,用文火炒至微黄色,或褐黄色微焦时,取出放凉。

3. 鳖血青蒿 取净青蒿段,置大盆内,淋入用温水少许稀释的鳖血,拌匀,稍闷,置锅内,用文火炒干,取出放凉。每青蒿 100 kg,用鳖血 12.5 kg。

4. 醋青蒿 取净青蒿段,放入锅内,用武火炒,再加 10%醋边洒边炒,炒至黄褐色时,取出放凉,筛去灰屑。每青蒿段 100 kg,用醋 10 kg。

饮片性状 青蒿为不规则小段,茎、叶、花蕾混合,性状参见"药材"项。炒青蒿形如青蒿,微黄色或褐黄色略有焦斑。鳖血青蒿形如青蒿,色泽加深,具血腥气。醋青蒿形如炒青蒿,黄褐色,略具醋气。

贮干燥容器内,鳖血青蒿、醋青蒿密闭。置阴凉干燥处,防蛀。

【药性】 苦、微辛,寒。归肝、胆经。

1.《本经》:"味苦,寒。"

2.《别录》:"无毒。"

3.《滇南本草》:“入脾、胃。”

4.《纲目》:“黄花蒿,辛、苦,凉,无毒。”“青蒿,少阳、厥阴血分。”

5.《雷公炮制药性解》:“入心经。”

6.《本草正》:“味苦、微辛,性寒。”

【功用主治】 清热,解暑,除蒸,截疟。主治暑热、暑湿、湿温,阴虚发热,疟疾,黄疸。

1.《本经》:“主疥瘙痂痒,恶疮,杀虱,留热在骨节间,明目。”

2.《新修本草》:“生挼傅金疮,大止血,生肉,止疼痛良。”

3.《食疗本草》:“益气长发,能轻身补中,不老明目,煞风毒。捣敷疮上,止血生肉,自然香醋淹为菹,益人。治骨蒸,以小便渍一、两宿,干,末为丸,甚去热劳。烧灰淋汁,和石灰煎,治恶疮瘢靥。”

4.《本草拾遗》:“主鬼气尸疰伏连,妇人血气,腹内满,及冷热久痢。秋冬用子,春夏用苗,并捣绞汁服;亦曝干为末,小便冲服;如觉冷,用酒煮。”

5.《日华子》:“补中益气,轻身补劳,驻颜色,长毛发,发黑不老,兼去蒜发,心痛热黄,生捣汁服并傅之。泻痢,饭饮调末五钱匕(服)。”

6.《履巉岩本草》:“绞汁服,血衄极验。”

7.《纲目》:“青蒿,治疟疾寒热。”又“黄花蒿,治小儿风寒惊热。”

8.《本草新编》:“退暑热。”

9.《玉楸药解》:“清肝退热,泄湿,除蒸。”

10.《医林纂要》:“清血中湿热,治黄疸及郁火不舒之证。”

【用法用量】 内服:煎汤,6~15 g,治疟疾可用 20~40 g,不宜久煎;鲜品用量加倍,水浸绞汁饮;或入丸、散。外用:研末调敷;或鲜品捣敷;或煎水洗。

【宜忌】 1.《滇南本草》:“体虚者忌之。”

2.《本草经疏》:“产后血虚,内寒作泻,及饮食停滞泄泻者勿用。凡产后脾胃薄弱,忌与当归、地黄同用。”

【选方】 1. 治中暑 用青蒿嫩叶捣烂,手捻成丸,黄豆大。新汲水吞下,数丸立愈。(《本草汇言》)

2. 治暑毒热痢 青蒿叶一两,甘草一钱。水煎服。(《圣济总录》)

3. 治劳瘦 青蒿嫩者(细锉)一升。以水三升,童子小便五升,同煎成膏,丸如梧桐子大。每服十丸,温酒下,不以时。(《鸡峰普济方》青蒿煎)

4. 治急劳,骨蒸烦热 青蒿一握(细研),猪胆一枚(取汁),杏仁二十七粒(大者,汤浸,去皮、尖、双仁,麸炒微黄)。上件药一处,以童子小便一大盏,煎至五分,去滓,空心温服。(《圣惠方》)

5. 治虚劳,盗汗、烦热、口干 青蒿一斤。取汁熬膏,人人参末、麦冬末各一两,熬至可丸,丸如梧桐子大。每食后米饮下二十丸。(《圣济总录》青蒿丸)

6. 治温病夜热早凉,热退无汗,热自阴来者 青蒿二钱,鳖甲五钱,细生地四钱,知母二钱,丹皮三钱。水五杯,煮取二杯,日再服。(《温病条辨》青蒿鳖甲汤)

7. 治温疟痰甚,但热不寒 青蒿二两(童子小便浸,焙),黄丹半两。为末。每服二钱,白汤调下。(《仁存堂经验方》)

8. 治少阳三焦湿遏热郁,气机不畅,胸痞作呕,寒热如疟者 青蒿脑钱半至二钱,淡竹茹三钱,仙半夏钱半,赤茯苓三钱,青子芩钱半至三钱,生枳壳钱半,广陈皮钱半,碧玉散(包)三钱。水煎服。(《通俗伤寒论》蒿芩清胆汤)

9. 治酒痔便血 青蒿(用叶不用茎,用茎不用叶)为末,粪前(便血用)冷水、粪后(便血用)水酒调服。(《永类钤方》)

10. 治鼻中衄血 青蒿捣汁服之,并塞鼻中。(《卫生易简方》)

11. 治聤耳脓血出不止 青蒿捣末,绵裹纳耳中。(《圣惠方》)

12. 治牙齿肿痛 青蒿一握,煎水漱之。(《济急仙方》)

13. 治日晒疮 青蒿(捣碎)一两,以冷水冲之,取汁饮之;将渣敷疮上。如不愈,另用柏黛散(黄柏、青黛各二钱,各研末,以麻油调搽)敷之。(《洞天奥旨》青蒿饮)

14. 治瘊子 新汲水挼青蒿汁,调蛤粉敷之。(《百一选方》)

15. 治蜂螫人 嚼青蒿敷之。(《肘后方》)

【临床报道】 1. 治疗疟疾 用青蒿素(青蒿非挥发性成分)制成的片剂、油剂、油混悬剂与水混悬剂治疗疟疾,疗程均为 3 日,总剂量分别为 2.5~3.2 g、0.5~0.8 g、0.8~1.2 g、1.2 g。片剂口服,每日 2~4 次;其余制剂均肌注给药。治间日疟 1 511 例,恶性疟 588 例和抗氯喹株恶性疟 143 例,全部临床治愈。治脑型疟 141 例,治愈 131 例。青蒿素各种制剂与氯喹相比,退热和原虫转阴均较快,但近期复燃率较高,一般在 10%~30%之间,青蒿素片甚至高达 85%~100%,加大剂量肌注可减少复燃。青蒿各种制剂治疗的所有病例均未见明显毒副作用。其中 139 例治疗前后进行 ALT 和心电图检查,72 例进行非蛋白氮测定,均未见异常。对心、肝、肾疾患或怀孕的患者,亦未见不良影响。

2. 治疗登革热 成人每剂用青蒿 25~30 g,每日 3 剂,加水煎煮,煎沸时间不得超过 3 分钟,每剂仅煮 1 次,连服5~6 日。治疗 21 例,全部治愈。其中 5 日内治愈者占66.7%;6~7 日内治愈者占 33.3%,平均治愈时间 5.1 日。服药期间,除个别患者有恶心外,未发现其他毒副作用。

3. 治疗慢性气管炎 用青蒿油丸(由鲜青蒿加水蒸馏而得的挥发油;每丸含原油 30 mg)每日服 3 次,每次 2 丸,10 日为 1 个疗程。治慢性迁延期气管炎 302 例,经治 2 个疗程观察,临床控制 43 例,显效 88 例,好转 146 例,无效 25 例,有效率 91.72%,显效以上者占 43.37%。镇咳、祛痰、平喘显控率分别为 42.14%、46.26%、47.72%。单纯型比喘息型疗效为高,病程越长疗效越差。服药过程中,少数患者服药后有胃部不适或咽干,无需处理,可自行消失。

4. 治疗盘形红斑狼疮 用青蒿蜜丸(将青蒿 500 g 研末,加蜂蜜 1 000~1 500 ml 制丸,每丸 10 g)每日 4~6 丸,饭后服;青蒿浸膏片(每片约含青蒿生药 1 g)每日 30~45 片,分2~3次服;青蒿素口服 0.3 g/日,渐增至 0.4~0.9 g/日。疗程 60~180 日不等。共治 50 例,经治后获缓解或基本缓解达 90%以上。其中自觉症状及实验检查明显改善者 60%,有效 30%,无效 10%。缓解或基本缓解病例,一般治疗 2~3 个月皮疹消退,部分病例要坚持用药半年以上。以红斑型效果较好,角化萎缩型及肥大型效果较差。

5. 治疗口腔黏膜扁平苔藓 每日口服青蒿蜜丸(青蒿研细,加等量炼蜜为丸,每丸 9 g)4~6 丸,或青蒿醚片 75~100 mg,服药 1~5 个月不等。共治 30 例,显效 14 例,好转 11 例,无效 5 例,有效率 83.3%。临床观察表明,青蒿醚疗效优于青蒿丸;青蒿丸对充血糜烂病变有一定效果,对普通型的角化病变效果较差;而青蒿醚对普通型及糜烂型病变均有一定疗效。但这两种制剂对病程长、顽固的糜烂型扁平苔藓疗效均不理想。

6. 治疗尿潴留 取鲜青蒿 200~300 g,捣碎(注意勿让汁水流掉)敷于脐部,上面覆盖 25 cm×30 cm 塑料薄膜及棉垫,胶布固定,排尿后即可去药。治 45 例,一般多在敷药后 30~60 分钟内排尿。但对前列腺肥大所致的尿潴留无效。

7. 治疗神经性皮炎 用青蒿油外搽治 30 例,痊愈 28 例,无效 2 例(均为播散型神经性皮炎)。病史越长、皮损面积愈大,疗程也越长。

8. 治疗癣 用 5%青蒿油搽剂外用治疗体癣、股癣、手足癣 44 例。治愈 34 例,有效 7 例,无效 3 例。有效率 93.18%。一般用药 2 星期。有 63.91%患者涂药后局部有灼热感,一般 1~3 分钟即消失,随即痒感也减轻。个别患者出现皮肤红肿,但停药后很快消失,无需特殊处理。

【各家论述】 1.《本草新编》:“青蒿,专解骨蒸劳热,尤能泄暑热之火,泄火热而不耗气血,用之以佐气血药,大建奇功,可君可臣,而又可佐可使。但必须多用,因其体既轻,而性兼补阴,少用转不得力。又青蒿之退阴火,退骨中之火也,然不独退骨中之火,即肌肤之火,未尝不共泻也,故阴虚而又感邪者最宜用耳。又青蒿最宜沙参、地骨皮共用,则泻阴火更捷,青蒿能引骨中之火,行于肌表,而沙参、地骨皮只能凉骨中之火,而不能外泄也。”

2.《冯氏锦囊》:“凡苦寒之药,多伤胃气,惟青蒿芬芳入脾,独宜于血虚有热之人,宜其不伤胃气故也。但无补益之功,必兼气血药而用之,方有济也。”

3.《本经逢原》:“青蒿亦有两种,一种发于早春,叶青如绵茵陈,专泻丙丁之火,能利水道,与绵茵陈之性不甚相远;一种盛于夏秋,微黄似地肤子,为少阳、厥阴血分之药,茎紫者为良。”

4.《重庆堂随笔》:“青蒿,专解湿热,故为湿温疫疠要药。又清肝胆血分之伏热,故为女子淋带、小儿痉痫疳䘌神剂,《本草》未言,特为发之。”

5.《读医随笔》:“青蒿,苦微辛,微寒,清而能散,入肝胆,清湿热,开结气,宣气之滞于血分者。凡芳香而寒者,皆能疏化湿盛气壅之浊热及血滞气虚之郁热。”

2546 青稞 qīng kē (《本草拾遗》)

【异名】 青稞麦(《齐民要术》),油麦(《山西志》),莜麦(《植物名实图考》)。

【基原】 为禾本科燕麦属植物青稞的种仁。

【原植物】 青稞 *Avena chinensis* (Fisch. ex Roem. et Schult.) Metzg. [*A. nuda* L. var. *chinensis* Fisch. ex Roem. et Schult.]

一年生草本。须根外面常具沙套。秆直立,丛生,高 60~80 cm,通常具 2~4 节。叶鞘松弛,基生者长于节间,常被微毛;叶舌透明膜质,长约 3 mm。叶片扁平,质软,长 8~40 cm,宽 3~16 mm;微粗糙,边缘基部有时疏生纤毛。圆锥花序开展,呈金字塔形,长 15~20 cm,分枝具角棱,刺状粗糙;小穗含 3~6 朵小花,小穗轴坚韧,无毛,常弯曲;颖草质,近相等,具 7~11 脉;外稃无毛,草质而较柔软,具 9~11 脉,先端通常 2 裂,第一外稃长 20~25 mm,无芒,或在第一外稃上部 1/4 以上处具有一长 1~2 cm 的芒,其芒细弱,直立或反曲,内稃甚短于外稃,具 2 脊,先端延伸成芒尖,脊上具纤毛;雄蕊 3,花药长约2 mm。颖果与内外稃分离。花、果期 6~8 月。

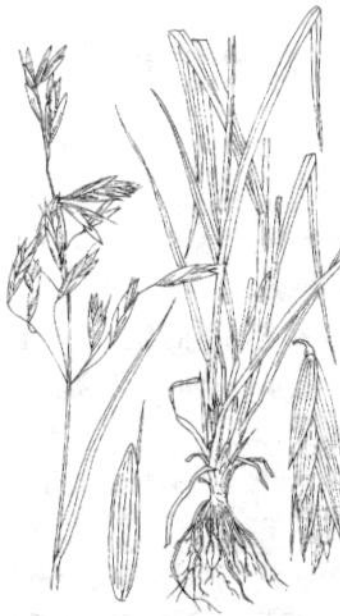

青 稞

我国西北、西南、华北和湖北等地有栽培。亦有野生于山坡路旁、高山草甸及潮湿处。

【采收加工】 9 月采收,晒干。

【药性】 《纲目拾遗》:“味咸,性平凉。”

【功用主治】 《纲目拾遗》:“下气宽中,壮筋益力,除湿,发汗,止泄。”

【用法用量】 内服:煎汤,30~60 g;或制成食品、酒等服用。

【宜忌】 《纲目拾遗》:“多食脱发,损颜色。”

2547 青箭 qīng jiàn (《广西药用植物名录》)

【异名】 竹叶青(《广东省惠阳地区中草药》),竹儿王(《梧州地区中草药》),竹节王、拔弹藤(《广西本草选编》),柔枝节骨草、鳄嘴花(《云南中药资源名录》)。

【基原】 为爵床科扭序花属植物扭序花的全草。

【原植物】 扭序花 *Clinacanthus nutans* (Burm. f.) Lindau [*Justicia nutans* Burm. f.]

高大草本。直立或有时攀缘状;茎圆柱形,干时黄色,有细密的纵条纹。叶对生;叶柄长约 6 mm;叶片披针形或卵状披针形,长 5~11 cm,宽1~4 cm,先端弯尾状渐尖,基部稍偏斜,近全缘;侧脉每边5~6 条。花序紧缩成头状,生于分枝顶端,被腺毛;苞片线形,先端急尖;萼 5 深裂,裂片线状披针形,被腺毛;花冠深红色,花冠管基部较狭而稍弯曲,向上渐大,冠檐二唇形,上唇直立,披针形,2 浅裂,下唇长圆状三角形,3 浅裂;雄蕊 2,着生近花冠管喉部,花药 1 室;花盘环状,子房,每室有 2 个胚珠,花柱细线状,柱头单一。蒴果。花期 4~5 月。

生于疏林或灌丛内。分布于广东、广西、海南、云南等地。

【采收加工】 7~10 月采收,切段,鲜用或晒干。

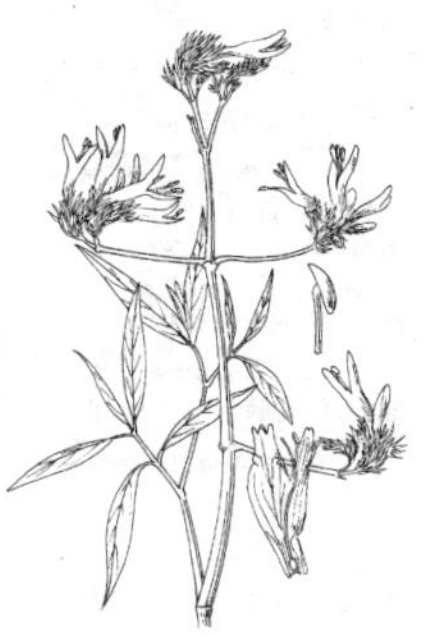

扭 序 花

【成分】 根茎含三萜类:羽扇豆醇(lupeol),白桦脂醇(betulin);黄酮类:牡荆素(vitexin),异牡荆素(isovitexin),荭草素(orientin),异荭草素(isoorientin),异粟米草素-7-*O*-*β*-*D*-吡喃葡萄糖苷(isomollupentin7-*O*-*β*-*D*-glucopyranoside),shaftoside。

【药性】 淡、微苦,凉。

1.《广西本草选编》:“味微涩,性凉。”

2.《西双版纳傣药志》:“性微温,味微甜。”

【功用主治】 清热除湿,活血消肿。主治湿热黄疸,痹证,月经不调,跌打肿痛,骨折。

1.《广西本草选编》:“清热除湿,散瘀拔弹。主治黄疸,风湿痹痛,月经不调,跌打,骨折,刀伤,弹片入肉。”

2.《西双版纳傣药志》:“续筋接骨,强壮补肾。”

【用法用量】 内服:煎汤,15~30 g。外用:捣敷或捣汁涂。

【选方】 1. 治急慢性肝炎 竹叶青 30 g,水煎服。或竹叶青、野菠萝各 15 g,梧桐根 30 g,水煎服。(《广东省惠阳地区中草药》)

2. 治腰骨痛 竹节王 60 g。水煎冲鸡蛋,睡前服。(《广西民族药简编》)

3. 治风湿,跌打肿痛 竹叶青根 30~60 g。捣烂,加酒适量,蒸热,内服少许,外擦患处。

4. 治骨折 竹叶青适量,捣敷患处;或竹叶青、透骨消、落地生根、大驳骨、寄生各等量,加酒适量,捣烂,取汁内服少许,余药外擦患处。(3、4 方出自《广东省惠阳地区中草药》)

5. 治钩端螺旋体病初期 竹儿王 30 g,茅根 60 g,栀子 15 g,紫珠草 30 g。水煎服。(《梧州地区中草药》)

2548 青黛 qīng dài (《药性论》)

【异名】 靛花(《简便单方》),青蛤粉(《纲目》),青缸花(《外科正宗》),靛青花(《惠直堂经验方》)、蓝露、淀花(《手板发蒙》),靛沫花(《中药形性经验鉴别法》)。

【基原】 为爵床科马蓝属植物马蓝、蓼科蓼属植物蓼蓝、豆科木蓝属植物木蓝、十字花科菘蓝属植物菘蓝的叶或茎叶经加工制得的干燥粉末或团块。

【原植物】 1. 马蓝 *Baphicacanthus cusia* (Nees) Bremek. [*Goldfussia cusia* Nees; *Strobilanthes cusia* (Nees) O. Kuntze] 又名:葴(《尔雅》),大叶冬蓝(《尔雅》郭璞注),大蓝(刘禹锡《传信

方》)，青蓝(《履巉岩本草》)，板蓝(《纲目》)。

多年生草本，高 30～70 cm。干时茎叶呈蓝色或墨绿色。根茎粗壮，断面呈蓝色。地上茎基部稍木质化，略带方形，稍分枝，节膨大，幼时被褐色微毛。叶对生；叶柄长1～4 cm；叶片倒卵状椭圆形或卵状椭圆形；先端急尖，微钝头，基部渐狭细，边缘有浅锯齿或波状齿或全缘，上面无毛，有稠密狭细的钟乳线条，下面幼时脉上稍生褐色微软毛，侧脉 5～6 对。花无梗，成疏生的穗状花序，顶生或腋生；苞片叶状，狭倒卵形，早落；花萼裂片5，条形，通常一片较大，呈匙形；花冠漏斗状，淡紫色，5 裂近相等，先端微凹；雄蕊4，2 强，花粉椭圆形，有带条，带条上具两条波形的脊；子房上位，花柱细长。蒴果为稍狭的匙形。种子 4 颗，有微毛。花期 6～10 月，果期 7～11 月。

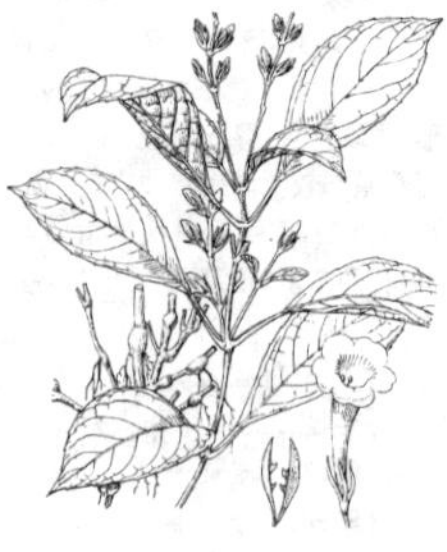

马 蓝

生于山地、林缘潮湿的地方，野生或栽培。分布于江苏、浙江、福建、湖北、广东、广西、四川、贵州、云南等地。

本植物的茎叶(南板蓝叶)、根和根茎(南板蓝根)亦供药用，另设专条。

2. 蓼蓝 *Polygonum tinctorium* Ait.

一年生草本，高 50～80 cm。茎圆柱形，分枝或不分枝，无毛，具明显的节。单叶互生；叶柄长5～10 mm；基部有鞘状膜质托叶，淡褐色，先端截形，边缘有长睫毛；叶片卵形或卵状披针形，先端钝，基部圆形或楔形，全缘，有缘毛，干后两面均蓝绿色。穗状花序顶生或腋生，排列紧密；苞片钟形，近革质，有睫毛；花小，红色，花被 5 裂，裂片倒卵形，淡红色；雄蕊6～8；雌蕊1，花柱不伸出，柱头 3 叉。瘦果椭圆状三棱形或两凸形，有光泽，包于宿存花被内。花期 7～9 月，果期8～10 月。

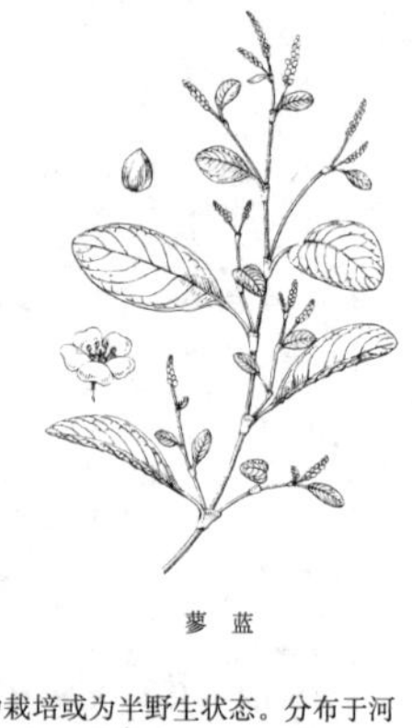

蓼 蓝

野生于旷野或水沟边。多为栽培或为半野生状态。分布于河北、辽宁、山东、陕西等地。现东北至广东均有野生或少有种植。

3. 木蓝 *Indigofera tinctoria* L.

小灌木，高50～80 cm，罕更高。茎直立，小枝被银白色短毛。叶互生；奇数羽状复叶，长 2.5～5 cm，小叶对生；托叶小，锥形；小叶9～13，叶片卵状长圆形或倒卵状椭圆形，先端钝圆，有小尖，基部楔形，全缘，两面被丁字毛，叶干时常带蓝色。总状花序疏松，通常腋生，有花约 20 朵；萼钟形，被银白色毛，上部 5 齿裂；花冠蝶形，红黄色，旗瓣宽卵形至长圆形，外面有毛，翼瓣卵圆形，微与龙骨瓣相连，龙骨瓣匙形，爪上有距；雄蕊 10，两体；子房无柄，花柱短，内弯，柱头头状。荚果线状圆柱形，直或稍弯，棕黑色。种子长圆形，5～12 颗。花期 5～6 月，果期 7～8 月。

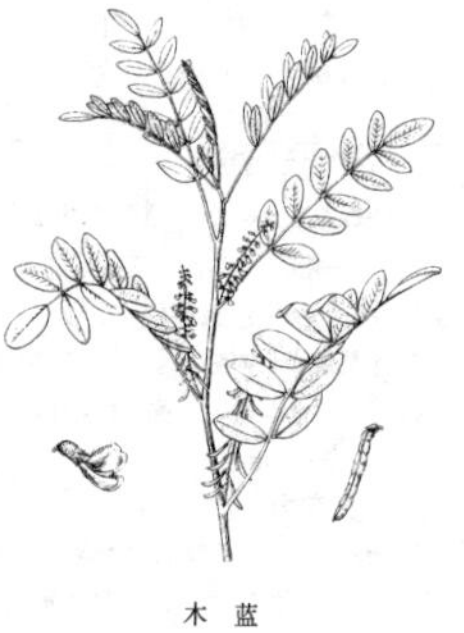

木 蓝

野生于山坡草丛中，南方各地时有栽培。分布于华东及湖北、湖南、广东、广西、四川、贵州、云南、台湾等地。

4. 菘蓝 *Isatis indigotica* Fort.

原植物参见“板蓝根”条。

【采收加工】 7～10 月采收茎叶，置缸中，加清水浸 2～3 日，至叶腐烂、茎脱皮时，将茎枝捞出，加入石灰(每 100 kg 加石灰 8～10 kg)，充分搅拌，至浸液由深绿色转为紫红色时，捞出液面泡沫，于烈日下晒干，即得。

【药材】 青黛 *Indigo Naturalis* 主产于福建、河北、云南、江苏、安徽等地。

性状 本品为深蓝色的粉末，体轻，易飞扬；或呈不规则多孔性的团块，用手搓捻即成细末。微有草腥气，味淡。

鉴别 (1) 取本品少量，用微火灼烧，有紫红色的烟雾发生。

(2) 取本品少量，滴加硝酸，产生气泡并显棕红色或黄棕色。

(3) 薄层色谱：取本品 50 mg，加氯仿 5 ml 充分搅拌，滤过，滤液作为供试液。另取靛蓝及靛玉红对照品，加氯仿制成每 1 ml 各含 1 mg 的混合溶液，作为对照品溶液。吸取上述两种溶液各 5～10 μl，分别点于同一硅胶 G 薄层板上，以苯-氯仿-丙酮(5∶4∶1)展开，取出，晾干。供试品色谱中，在与对照品色谱相应的位置上，显相同的蓝色和浅紫红色的斑点。

品质标志 《中华人民共和国药典》2010 年版规定：本品含靛蓝($C_{16}H_{10}N_2O_2$)不得少于 2.0%；靛玉红($C_{16}H_{10}N_2O_2$)不得少于 0.13%。

【成分】 马蓝制得的青黛含靛玉红(indirubin)，靛蓝(indigo)，异靛蓝(isoindigo)。

蓼蓝制得的青黛含靛玉红，靛蓝，*N*-苯基-2-萘胺(*N*-phenyl-2-naphthylamine)，*β*-谷甾醇(*β*-sitosterol)，虫漆蜡醇(laccerol)，靛苷(indican)，松蓝苷(isatan)B，色氨酮(tryptan thrine)，青黛酮(qingdainone)。

木蓝制得的青黛含靛玉红。

菘蓝制得的青黛含靛玉红，靛蓝，色氨酮，青黛酮，靛红(isatin)，正二十九烷(*n*-nonacosane)。

【药理】 1. 抗肿瘤作用 青黛中成分靛玉红具有抗肿瘤活性。靛玉红吐温混悬剂每日以 200 mg/kg 给荷瘤大鼠皮下注射、腹腔注射或灌胃，连续 6～10 日，对大鼠 W_{256} 实体瘤抑制率可分别达 47%～52%、50%～58%及55.7%。靛玉红 200 mg/kg 皮下注射 2 次，也可延长腹水型 W_{256} 大鼠的生存时间。靛玉红每日 500 mg/kg 灌胃，连续9～10 日，对小鼠 Lewis 肺癌抑制率达 43%，对小鼠乳腺癌、小鼠肉瘤 S_{180} 亦有一定抑制作用。但对小鼠淋巴细胞白血病 L_{7212}、P_{338}、L_{1210} 等无显著抑制作用。用核素标记前体分别掺入肿瘤组织的 DNA、RNA 及蛋白质的方法研究表明，靛玉红可以抑制慢粒和急粒患者白血病细胞、大鼠 W_{256} 实体瘤、小鼠腹水肝癌及艾氏腹水癌细胞的 DNA 合成代谢，对 RNA 合成轻微抑制，对蛋白质合成则无明显影响。靛玉红可降低大鼠白细胞膜流动性。靛玉红分子还可以直接降低人工膜脂质体的流动性。经其治疗的慢粒患者外周白细胞的 DNA 聚合酶Ⅰ活性有显著降低。用体外试验测定靛玉红丙酮溶液和靛玉红-脂质体分别对慢粒细胞和 E. coli DNA 聚合酶Ⅰ的影响，也表现出明显的抑制作用。

2. 对免疫系统的作用 青黛对胸腺 T 淋巴细胞和脾脏 T 淋巴细胞有促进增殖的作用，且在检测范围内药量与药效有较明显的剂量关系。每日给 W_{256} 实体瘤大鼠皮下注射靛玉红 200 mg/kg，连续 6 日，可使荷瘤大鼠腹腔渗出液巨噬细胞吞噬鸡红细胞百分率上升，使之恢复到正常大鼠水平。

3. 抗炎镇痛作用　青黛颗粒给药，明显降低小鼠扭体次数，对大鼠棉球肉芽肿和大鼠足肿胀有显著的抑制作用。

4. 抗溃疡作用　给大鼠溃疡性结肠炎模型 SD 大鼠连续给予青黛颗粒 2 星期，大鼠的溃疡数和充血指数显著低于模型组，结肠重量和肠重指数都有显著增加，血清乳酸脱氢酶水平较模型对照组有降低趋势，有使动物降低之血清淀粉酶明显恢复的作用。

5. 抗菌作用　体外试验证明青黛煎剂对金黄色葡萄球菌、炭疽杆菌、志贺痢疾杆菌、霍乱弧菌等具有抑制作用。从蓼蓝、菘蓝叶中及所制青黛中分离得到色胺酮，对羊毛状小孢子菌、断发癣菌、石膏样小孢子菌、紫色癣菌、石膏样癣菌、红色癣菌、絮状表皮癣菌等 7 个皮肤病真菌有较强的抑制作用。

6. 体内过程　^{3}H-靛玉红给小鼠灌胃，可经消化道缓慢吸收，10 分钟后血液可测得放射性，12 小时达高峰，72 小时血中仍存在。在消化系统组织中分布较高，骨髓亦有分布，并能通过血脑屏障。所有组织消除均较缓慢，与血液中药物变化相似。本品生物利用度为 6.48%，静脉或灌胃给药均在肝胆代谢，主要随粪便排泄。尿和肝的氯仿提取物中，除有少量靛玉红原形外，大部分为其代谢产物。小鼠单次灌胃靛玉红的药代动力学参数为：半吸收期($t_{1/2Ka}$)为5.9 小时；消除半衰期($t_{1/2Ke}$)为 21.0 小时；理论峰值达到时间($T_{\max}$)为 15.1 小时；生物利用度(F)为 46.5%。靛玉红小鼠静脉注射半衰期为 17.5 小时。

毒性　小鼠一次灌胃靛蓝 32 g/kg、靛玉红 25 g/kg，均不引起动物死亡；而靛蓝和靛玉红 1 次腹腔注射的 LD_{50}分别为 2.20±0.23 g/kg 和 1.11±0.14 g/kg。大鼠每日灌胃靛玉红 500 mg/kg、1 000 mg/kg，连续 1 个月，未见体重、血象、骨髓象、肝肾功能、心电图改变。家犬灌服靛玉红 20～40 mg/kg(小剂量组)、80～100 mg/kg(中剂量组)、200 mg/kg(大剂量组)，每日 1 次，连续2～6 个月，在小剂量组未发生任何毒性反应；中剂量组体重稍有下降，均出现稀便，个别便血，血清丙氨酸氨基转移酶上升，切片可见个别肝脏灶性肝细胞坏死；大剂量组普遍出现食欲下降，体重减轻，反复出现稀便和便血，血清丙氨酸氨基转移酶普遍升高，病理切片均可出现严重中毒性肝炎病变。

【药性】　咸，寒。归肝、肺、胃经。

1.《药性论》："味甘，平。"

2.《开宝本草》："味咸，寒，无毒。"

3.《雷公炮制药性解》："入肝、脾二经。"

4.《医林纂要》："辛、咸，寒。"

5. 张秉成《本草便读》："入肝、肺、胃。"

【功用主治】　清热，凉血，解毒。主治温毒斑疹，吐血，衄血，咯血，小儿惊痫，肝火犯肺咳嗽，咽喉肿痛，丹毒，痄腮，疮肿，蛇虫咬伤。

1.《药性论》："解小儿疳热消瘦，杀虫。"

2.《本草拾遗》："解毒。小儿丹热，和水服之。"

3.《开宝本草》："主解诸药毒，小儿诸热，惊痫发热，天行头痛寒热，并水研服之。亦摩敷热疮、恶肿，金疮、下血、蛇犬等毒。"

4.《本草衍义补遗》："能收五脏之火，解热毒，泻肝，消食积。"

5.《本草蒙筌》："泻肝，止暴注，清上膈痰火，驱时疫头痛，敛伤寒赤斑。"

6.《纲目》："去热烦，吐血、咯血，斑疮，阴疮，杀恶虫。"

7.《本草述》："治中风，头风，胁痛，瘛疭，颤振，眩晕，咳嗽，久嗽，呕吐，舌衄，咳嗽血，疝。"

8.《本草新编》："杀虫除热。消赤肿疔毒，实火喉痹。"

9.《本经逢原》："治温毒发斑及产后热痢下重。"

10.《要药分剂》："除热解毒，兼能凉血。"

11.《岭南采药录》："可涂疮及痄腮。又治眼热有膜及吐血。"

【用法用量】　内服：研末，1.5～6 g；或入丸剂。外用：干撒或调敷。

【宜忌】　虚寒及阴虚内热者禁服。

1.《本草经疏》："非血分实热而病生于阴虚内热，阳无所附，火气因虚上炎，发为吐衄等证，用之非宜。"

2.《本草新编》："能败胃气，久服则饮食不能消。"

3.《本草从新》："中寒者勿使。"

【选方】　1. 治小儿斑疮及疹豆疮，心神烦躁，眠卧不安　青黛半两，细研为散。每服，暖磨刀水调下半钱，日三服。(《圣惠方》青黛散)

2. 治久疟　青黛(澄去灰土)、雄黄(水飞)各等分。为末。每岁一分，空心及夜，淡醋汤下，块消其病即止。(《仙拈集》久疟饮)

3. 治咳血　青黛、瓜蒌仁、诃子、海粉、山栀。上为末，以蜜同姜汁丸。噙化。(《丹溪心法》)

4. 治急惊身热，面红唇赤引颈，手足抽掣，大小便黄　青黛、轻粉各一钱，天竺黄二钱(如无，以天花粉代)，牵牛(生，末)半两。上为末，炼蜜丸樱桃大。每服一丸，薄荷汤化下。(《活幼全书》利惊丸)

5. 治膈上凝结老痰　青黛不拘多少。为细末，每用五分，甚者一钱，凉水调化下。(《众妙仙方》青黛散)

6. 治肺痿咳吐脓血，或自汗，呕吐，消渴，大小便不利等症　青黛(末)二钱，川蜜三钱，红枣九枚。共入猪肺一具(不用吹的，洗净血膜)内扎定，下锅煮熟食之，二三次，以尽为度。至重不过一二具肺自安。(《外科启玄》千金煮肺汤)

7. 治胃脘痛，病久成郁，郁则成热　青黛以姜汁入汤调服。(《医学正传》)

8. 治走马牙疳　青黛、黄柏末、枯白矾、五倍子(炒)各一钱。上为末。先用米泔水漱口，掺患处。(《古今医鉴》立效散)

9. 治热毒上攻，咽喉肿痛　寒水石、石膏各四两，研，青黛二两。上为细末，拌和，青黛水浸，蒸饼研糊，丸龙眼大。每一丸，食后井花水化下。(《直指方》青黛解毒丸)

10. 治大头瘟，项肿腮大，形如虾蟆　靛青花三钱，鸡子清一个，烧酒一碗。共打匀，吃下即愈。(《惠直堂经验方》福靛散)

11. 治面疮有黄水者　青黛三钱，松香三钱，硫黄一钱。上为末，香油调搽，如湿干搽。(《众妙仙方》三金散)

12. 治诸疳泻痢，毛焦羸瘦　青黛研为细散，水调服之，量大小与。(《小儿卫生总微论方》青黛散)

13. 治中毒及蛇虫咬伤　好青黛、雄黄等分为末。新汲水调二钱服。(《卫生易简方》)

14. 治疗黄疸型肝炎　青黛 40 g，血余炭 40 g，枯矾20 g。取枯矾、青黛分别置乳钵内研成细粉，过筛；再取人发，除去杂质，用碱水洗去油垢，清水漂净，晒干，焖煅成炭，放凉，研细。过筛，混匀。口服，每次 1.5 g，每日 2 次。(《宁夏回族自治区医院制剂》退黄散)

【临床报道】　1. 治疗拔牙后干槽症　取青黛粉、氧化锌粉等量，用丁香油调成稍有流动性的糊剂。拔牙窝先用 3%过氧化氢(双氧水)或生理盐水洗清，拭干，用水门汀充填器将糊剂轻轻放入拔牙窝内，操作下颌时应使糊剂自动流入拔牙窝内，避免加压，以防疼痛。在操作上颌时，应让患者头部尽量向后倾斜，俟糊剂稍凝后再闭口，次日洗清，再封糊剂直至有新生肉芽组织形成，共治疗 45 例，平均愈合时间为 5.6 日。

2. 治疗银屑病　将 207 例观察病例分为 2 组，第一组 104 例，单纯用靛玉红(青黛中提取的有效成分)150 mg/日，分 3 次口服；第二组 103 例，靛玉红 75～150 mg/日，分 3 次口服，外搽 4%靛玉红软膏。每日搽药前尽可能用热水清洗，搽药比一般软膏略厚，皮损密集或是地图状大片部位处，搽药后用绷带包扎，结果第一组基本治愈 38 例，显著好转 41 例，好转 17 例，无效 8 例，总有效率 92.3%。第二组基本治愈 57 例，显著好转 27 例，好转 13 例，无效 6 例,总有效率为 94.17%。另设对照组 44 例,每次口服乙亚胺 100 mg,每日 3 次,总有效率 86.36%。两组比较有显著差异。但靛玉红出现消化道副作用,个别患者呈痢疾样血便,停药或对症处理即可缓解。

3. 治疗慢性粒细胞性白血病　用全合成靛玉红口服,每日 100～200 mg,分 3 次服,少数每日达 500 mg,连续服药,最短 3 星期,最长 11 个月,平均 4 个月。共治疗 86 例,完全缓解 22 例,部分缓解 27 例,进步 22 例,无效 15 例,总有效率 82.6%。副作用主要为消化道反应,血小板减少。

4. 治疗恶性肿瘤　用青黛配合放疗、化疗,治疗恶性肿瘤 213 例,结果发现:放疗、化疗同时加用青黛,可减轻甚至消除放疗和化疗的毒性反应;放疗过程中加用青黛,可减少放射剂量,缩短疗程;加用青黛局部外敷,可以镇痛并促进肿块变软、变小甚则消散,特别对鼻咽癌颈淋巴结转移效果较好;合并使用青黛,可使放疗、化疗效果更加显著,常能改善患者全身状况,增强抵抗力。用法:青黛片(提取靛玉红后的副产品,每片 110 mg),每日 3 次,每次 1～2片,或每日 2 次,每次 2～3 片。亦可日服青黛粉 2～3 次,每次 9 g,用稀饭或蜂蜜调服。部分病例配合外敷,用稀米汤先调匀,然后涂于包块表面,范围大小与肿块相等,不宜涂抹过厚,以免产生疼痛。口服者个别患者产生口涎过多,腹泻,恶心,但未经处理,3～4 日后症状会自行消失。

【各家论述】 1.《本草汇言》:"青黛清脏腑郁火,化膈间热痰,为大人之圣剂。定惊痫,杀虫气,消癖积,乃童稚之灵丹。其味咸寒,主一切热毒疮肿,并蛇虺虫螫、毒物及鼠犬所伤,敷贴立奏效也。既禀水土阴寒之气以成,解毒除热,固其所长,古方多有用之。"

2.《本草求真》:"青黛色青,大泻肝经实火及散肝经火郁,故凡小儿风热惊痫,疳毒、丹热、痈疮、蛇犬等毒,金疮血出,噎膈虫食,并天行头痛,瘟疫热毒,发斑,吐血,咯血,痢血等证,或应作丸为衣,或用为末干掺,或同水调敷,或入汤同服,或作饼子投治,皆取苦寒之性,以散风郁燥结之义。"

2549 青藤 qīng téng (《纲目》)

【异名】 寻风藤、清风藤(《纲目》),滇防己(《植物名实图考》),大青木香、大青藤、排风藤(《贵州民间药物》),过山龙、追骨风、爬地枫、毛防己(《陕西中草药》),青防己(《全国中草药汇编》),风龙(《广西植物志》),青风藤、苦藤(《浙江药用植物志》)。

【基原】 为防己科防己属植物青藤或毛青藤的藤茎。

【原植物】 1. 青藤*Sinomenium acutum* (Thunb.) Rehd. et Wils.[*Menispermum acutum* Thunb.]

木质大藤本,长可达20 m 多。茎灰褐色,有不规则裂纹;小枝圆柱状,有直线纹,被柔毛或近无毛。叶纸质至革质,心状圆形或卵圆形,长7～15 cm,宽 5～10 cm,先端渐尖或急尖,基部心形或近截形,全缘或 3～7 角状浅裂,上面绿色,下面灰绿色,嫩叶被绒毛,老叶无毛或仅下面被柔毛,掌状脉通常 5 条;叶柄长 5～15 cm。圆锥花序腋生,大型,有毛;花小,单性异株;萼片 6,2 轮,背面被柔毛;花瓣 6,淡黄绿色;雄花雄蕊 9～12;雌花的不育雄蕊丝状,心皮 3。核果扁球形,稍歪斜,红色至暗红色。花期夏季,果期秋季。

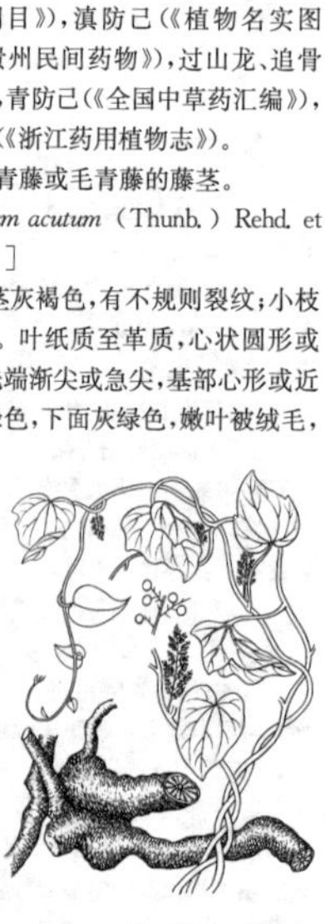

青　藤

生于林中、林缘、沟边或灌丛中,攀缘于树上或石山上。分布于长江流域及其以南各地,南至广东北部。

2. 毛青藤 *S. acutum* (Thunb.) Rehd. et Wils. var. *cinereum* (Diels) Rehd. et Wlis.

本变种与正种青藤形态极相似。主要区别在于:毛青藤的叶表面被短绒毛,下表面灰白色,绒毛更密;花序及幼茎也具短绒毛。

【采收加工】 6～7 月割取藤茎,除去细茎枝和叶,晒干,或用水润透,切段,晒干。

【药材】 青风藤 *Sinomenii Caulis*　主产于西南、中南和华东等地。

性状　茎呈长圆柱形,常微弯曲,长 20～70 cm 或更长,直径 0.5～2 cm。表面绿褐色至棕褐色,有的灰褐色,有细纵纹及皮孔。节部稍膨大,有分枝。体轻,质硬而脆,易折断,断面不平坦,灰黄色或淡灰棕色,皮部窄,木部射线呈放射状排列,髓部淡黄白色或黄棕色。气微,味苦。

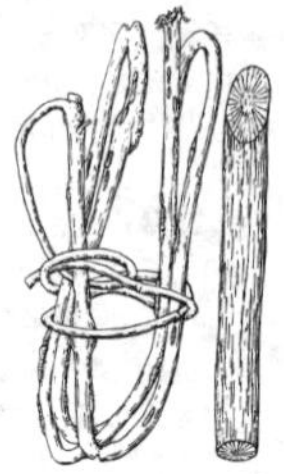

青藤药材外形

鉴别　(1) 茎横切面:表皮细胞 1 列,被厚角质层,有的具木细胞。皮层散有纤维及石细胞。中柱鞘纤维群新月形,其内侧常为 2～5 列石细胞,并切向延伸与射线中的石细胞群连接成环。维管束外韧型。韧皮射线向外渐宽,可见锥形或分枝状石细胞;韧皮部细胞大多颓废,有的外侧散有 1～3 个纤维,内侧有数列薄壁细胞。木质部导管单个散在或数个切向连接。环髓细胞壁稍厚,纹孔明显。薄壁细胞含淀粉粒及草酸钙针晶。

粉末特征:黄褐色或灰褐色。表皮细胞黄色或黄棕色,断面观类圆形或矩圆形,直径 24～78 μm,被有角质层。石细胞淡黄色或黄色,类方形、梭形、椭圆形或不规则形,壁较厚,孔沟明显。皮层纤维微黄色或黄色,直径 27～70 μm,壁极厚,胞腔狭窄。草酸钙针晶细小,存在于薄壁细胞中。

(2) 薄层色谱:取本品粉末 2 g,加乙醇 25 ml,加热回流 1 小时,滤过,滤液蒸干,残渣加乙醇 1 ml 使溶解,作为供试品溶液。另取青藤碱对照品,加乙醇制成每 1 ml 含 1 mg 的溶液,作为对照品溶液。吸取上述两种溶液各 5 μl,分别点于同一用 2%氢氧化钠溶液制备的硅胶 G 薄层板上,以甲苯-醋酸乙酯-甲醇-水(2∶4∶2∶1)10 ℃以下放置的上层溶液为展开剂,展开,取出,晾干,依次喷以碘化铋试液和亚硝酸钠乙醇试液。供试品色谱中,在与对照品色谱相应的位置上,显相同颜色的斑点。

品质标志　《中华人民共和国药典》2010 年版规定:照高效液相色谱法测定,本品含青藤碱($C_{19}H_{23}NO_4$)不得少于 0.50%。

【成分】 青藤茎、根含生物碱类:青风藤碱(sinoacutine),尖防己碱(acutumine),*N*-去甲尖防己碱(*N*-acutumidine),白兰花碱(michelalbine),光千金藤碱(stepharine),青藤碱(sinomerine),双青藤碱(disinomenine),木兰花碱(magnoflorine),四氢表小檗碱(sinactine),异青藤碱(isosinomenine),土藤碱(tuduranine)。含内酯类成分:(4*R*, 6*R*)-2-双氢蝙蝠葛内酯〔(4*R*, 6*R*)-2-dihydromenisdaurilide〕,(4*R*, 6*S*)-2-双氢异蝙蝠葛内酯〔(4*R*, 6*S*)-2-dihydroaquilegiolide〕,消旋丁香树脂酚(syringaresinol)以及十六烷酸甲酯(methyl palmitate)。

【药理】 1. 镇痛、镇定作用　青藤碱有镇痛作用,其镇痛作用部位在中枢神经系统。青藤碱能明显减少小鼠自发活动和被动活动,能降低士的宁对小鼠的惊厥阈。

2. 抗炎作用　青藤碱对实验性关节炎有显著的消退作用,其机制可能是通过下丘脑影响垂体-肾上腺系统,而与组胺释放无关。佐剂性关节炎后滑膜细胞内 TNF-αmRNA、IL-1βmRNA、IL-10mRNA 的表达均显著升高,青藤碱在一定的浓度范围内呈浓度依赖性抑制 TNF-αmRNA、IL-1βmRNA 的表达,而对 IL-10mRNA 的抑制效应与浓度无关。青藤碱对脂多糖刺激状态下正常人外周血单个核细胞前列腺素 E_2 合成的抑制作用明显高于不加脂多糖的状态，间接反映青藤碱对环氧化酶-2 的抑制作用较强。RT-PCR 结果表明青藤碱对人环氧化酶-1 及环氧化酶-2 的基因表达无明显影响。

3. 抗过敏作用　青藤水提物抑制化合物 48/80 和抗二硝基酚 IgE 诱导的大鼠腹腔肥大细胞释放组胺，还抑制抗二硝基酚 IgE 诱导的 α 肿瘤坏死因子的产生，对化合物 48/80 诱导的全身过敏反应和抗二硝基酚 IgE 诱导的局部过敏反应有抑制作用。

4. 免疫抑制作用　青藤碱 25 mg/kg、50 mg/kg 及 100 mg/kg 腹腔注射或肌内注射明显降低小鼠炭廓清率及脾脏和胸腺的重量，并显著抑制小鼠腹腔巨噬细胞的吞噬功能及引起血浆中 cGMP/cAMP 比值的下降，对肿瘤相伴免疫与移植物抗宿主反应有较强的抑制作用。

5. 对心肌的作用　离体豚鼠心房实验，青藤碱能降低心肌的收缩性，抑制肾上腺素诱发的自律性。在整体及离体实验中均观察到青藤碱的负性频率作用，并可拮抗异丙肾上腺素的正性变时作用。青藤碱可以降低豚鼠心房肌兴奋性，延长功能不应期，青藤碱对快钠内流有抑制作用，对慢钙内向电流有抑制作用，对 Mg^{2+} 引起的 Mg^{2+}/Ca^{2+} 混合电位有非选择性抑制作用，这些结果表明青藤碱直接阻断了钙通道。青藤碱 10～40 mg/kg 静脉注射对不同类型的心律失常均有一定程度的拮抗作用，青藤碱对酶解分离的豚鼠单个心室肌细胞膜钠离子电流具浓度和频率依赖性阻滞作用，可能作用于其失活状态，青藤碱对 *L* 型钙电流具浓度依赖性阻滞作用。这可能为其抗心律失常的重要机制。

6. 降压作用　麻醉犬静脉注射青藤碱 0.5～2.0 mg/kg 后，立即出现心排血量、心率、收缩压、舒张压、左心收缩期压力、左心室压力最大变化速率、心指数及外周阻力显著降低。青藤碱降压作用系外周阻力降低、心肌收缩力降低、心排血量减少所致。青藤碱明显抑制血管平滑肌细胞增殖反应及 DNA 合成，呈剂量依赖关系。

7. 阻断神经节及神经肌肉传递作用　青藤碱对神经节动作电位具有浓度依赖性抑制作用，其 ID_{50} 为 1.2 mmol/L，对节前纤维的兴奋和传导无明显影响，表明其作用部位在神经节。青藤碱能可逆性阻滞神经肌肉的传递，呈浓度依赖性抑制作用，对神经干的兴奋性和传导性无明显影响，新斯的明不能拮抗青藤碱对神经肌肉传递的阻滞作用，且有加强作用，提示青藤碱具有去极化型肌松药的某些作用特点。

8. 释放组胺作用　给犬静脉注射青藤碱，血浆中组胺含量上升，血压下降，门脉压上升，促进淋巴生成。

9. 对受体的作用　从青风藤中分离出的生物碱，初步筛选证实其对多巴胺受体、脑啡肽受体、肾上腺素受体、血管紧张素Ⅱ受体等均有较显著的作用。

10. 对药物戒断症状的作用　青藤碱可剂量依赖性地缩短小鼠在吗啡伴药箱的时间，对吗啡慢性作用引起的小鼠脑内 cAMP 含量增加具有抑制作用。青藤碱对吗啡身体依赖性大鼠、小鼠的戒断症状及豚鼠离体回肠的戒断性收缩具有抑制作用，能显著抑制纳洛酮催促后 30 分钟内小鼠的跳台次数，降低纳洛酮催促后 1 小时内大鼠的戒断症状分值及抑制体重下降。

11. 抗氧化作用　从青藤中分离的某化合物在黄嘌呤/黄嘌呤氧化酶反应系统中有清除超氧阴离子的作用。

毒性　青藤碱小鼠口服 LD_{50} 为 580±51 mg/kg，皮下注射为 535±41.9 mg/kg。猫腹腔注射青藤碱的致死量为 75 mg/kg。犬和猴分别口服青藤碱 45 mg/kg 及95 mg/kg，呈现镇静及轻度胃肠反应，但静脉给药(5～13.5 mg/kg)立即出现高度衰竭，血压下降、呼吸困难，此种严重反应于 1 小时后恢复。静脉注射或亚急性毒性试验中皆未发现肝肾功能之改变。

【药性】 苦、辛，平。有毒。

1.《药性考》："辛、微甘，气温。"

2. 张秉成《本草便读》："苦，平。"

3.《中国药用植物志》："苦，凉。"

4.《北方常用中草药手册》："辛、苦，温。有毒。"

【功用主治】 祛风除湿，利尿消肿。主治风湿痹痛，历节风，鹤膝风，脚气肿痛，水肿。

1.《纲目》："治风湿流注，历节鹤膝，麻痹瘙痒，损伤疮肿。入药酒中用。"

2.《药性考》："湿痹骨痛，脚腿转筋，鹤膝风痠，麻木肤疼，熬膏浸酒，治风有灵。"

3.《中国药用植物图鉴》："本品有祛风行水，泻下焦血分湿热的功能。主作利尿剂，用治水肿，风肿，脚气湿肿，风湿关节疼痛，痈肿，恶疮等症。"

4.《甘肃中草药手册》："祛风湿，治劳伤，止痛，利尿，主治风湿骨痛，劳伤骨痛，感冒，咳嗽，胃气疼痛，皮肤痒疹，水肿等症。"

【用法用量】 内服：煎汤，9～15 g；或泡酒或熬膏。外用：煎水洗。

【宜忌】 服药后可出现皮肤发红、瘙痒、皮疹、头昏头痛、腹痛、畏寒发热、过敏性紫癜、血小板减少、白细胞减少等副作用，应予注意。

【选方】 1. 治风湿痹痛　青藤根三两，防己一两㕮咀，入酒一瓶，煮饮。(《纲目》引《普济方》)

2. 治关节疼痛　青藤 15 g，红藤 15 g。水煎服，每日 1 次，酒为引。(《陕西中草药》)

【临床报道】 1. 治疗类风湿关节炎　① 用青风藤(青藤)的根或茎制成针剂、汤剂及片剂，黄酒为引，治疗 311 例，总有效率 93.4%，其中显效率 13.1%。汤剂常规剂量为青风藤 96 g，加麻黄 6 g，首次服用半剂或 1/3 剂，随后加至常规剂量。本药的副作用：服药后开始普遍出现全身瘙痒，颜面充血，眼睑浮肿及关节灼热感，部分患者有恶心，心慌不适等。1～2 小时后自行减轻或消失。服药至显效时，部分患者可再次出现上述反应。311 例中发生过敏性紫癜者 7 例，血小板减少 6 例，严重皮疹 14 例，全血下降尚未出血者 3 例(0.9%)。15 例作骨髓检查，有细胞中毒颗粒及空泡变性，一般增生良好，唯全血下降者中 1 例骨髓呈增生抑制，停药后血象均恢复至正常。对肝肾无明显毒副作用。② 用毛青藤总碱治疗 172 例，剂量由 120 mg/日开始，于 2 星期内渐增至 300 mg/日，维持此量，共用 3 月，总有效率 90.3%，显效时间为 10 日至 1 月。统计 165 例，出现皮疹 59 例，白细胞减少 14 例，血小板减少 4 例。用药后血清 IgG、IgM 下降明显，认为能促进细胞免疫，纠正 T 抑制细胞功能低下，增强对抗体过量产生的监视作用，使体液免疫恢复正常。

2. 治疗心律失常　临床观察 60 例，用其片剂由每次20～40 mg开始，逐渐增至 60～80 mg，每日 3 次，疗程 2 星期，表明对部分由器质性原因引起的房性或室性早搏有一定疗效。

2550 青蟹 qīng xiè (《中国药用海洋生物》)

【异名】 朝蟹(《中国药用海洋生物》)。

【基原】 为梭子蟹科青蟹属动物锯缘青蟹的全体。

【原动物】 锯缘青蟹 *Scylla serrata* (Forskal)

头胸甲呈横椭圆形，长约为宽的 2/3，一般长约 98 mm，宽 142 mm 左右，背面隆起而光滑，青绿色。胃区及心区间有明显的"H"形凹痕。胃区、鳃区各具一微细的横行颗粒线。额分 4 个突

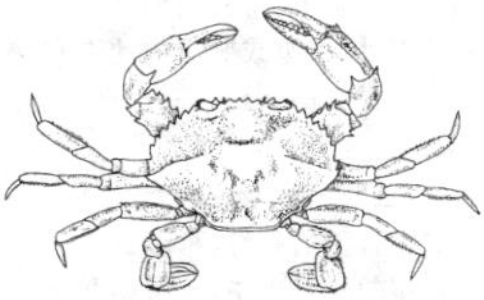

锯缘青蟹

出的三角形齿,前侧缘各有等大的三角齿9个。螯足不对称,右螯较大,长节前缘具3刺,腕节外末缘具2钝齿;内末角具1壮刺。掌节在雄体很强大,两指间空隙明显,内缘具粗大的钝齿。前3对步足指节的前、后缘具刷状短毛,第四对的前节与指节均扁平,呈桨状,边缘有短毛。雄性腹部呈宽三角形,雌性腹部呈宽圆形。

生活于温暖和盐度较低的浅海中,杂食性,全年产卵,盛产期5~7月,母蟹常到近海中去产卵,孵出的幼蟹常随潮流返回近岸或河口觅食而成长。分布于浙江、福建、广东、广西、台湾等沿海。现已进行人工养殖。

【采收加工】 随时可捕,鲜用或腌制。

【成分】 全体含 Na^+, K^+, Mg^{2+}-ATP酶,Na^+, K^+-ATP酶,神经组织含5-羟色胺(serotonin)和5-羟吲哚乙酸(5-hydroxyinololylacetic acid)。肌肉、鳃、中肠腺含游离氨基酸,丙氨酸转移酶,天冬氨酸转移酶;肌肉及肝含二十二碳六烯酸(docosahexaenoic acid),二十碳五烯酸(eicosapentaenoic acid);鳃和肝胰腺含微量元素铜,汞,钙,锌,锰,钴,镍,铁。全血含葡萄糖124 mg/100 ml,血淋巴含蛋白质与结合钙和少量游离钙。此外,还含蛋白质,脂质,糖原,组氨酸,亮氨酸,苯丙氨酸,胱氨酸,苏氨酸,角质蛋白。

【药性】 《中国药用海洋生物》:"咸、寒。"

【功用主治】 化瘀,利尿,补虚。主治产后腹痛,乳汁不足,体虚水肿。

1.《中国药用海洋生物》:"全体:滋补,消肿;壳:活血化瘀。"

2.《中国药用动物志》:"治产后腹痛,水肿,乳汁不足等。"

【用法用量】 内服:蟹肉煮食,每次1只;壳研末。

【选方】 1. 治产后宫缩痛及恶露多 青蟹壳晒干,研粉,冲服。

2. 治水肿 青蟹全体1只,同糯米煮食。

3. 治食虾过敏 青蟹壳煮水服和洗身。(1~3方出自《中国药用海洋生物》)

2551 青天葵 qīng tiān kuí (《岭南采药录》)

【异名】 独叶莲(《陆川本草》),珍珠草、独脚莲(《南宁市药物志》),珍珠叶(《广西中药志》),坠千斤、铁帽子、山米子(《云南思茅中草药选》),天葵(《广西本草选编》),入地珍珠、假天麻(《广西药用植物名录》)。

【基原】 为兰科芋兰属植物毛唇芋兰的块茎和全草。

【原植物】 毛唇芋兰 *Nervilia fordii* (Hance) Schltr.

多年生宿根小草本。块茎球形或扁球形,肉质,白色,直径5~15 mm。叶基生,常1片,稀2片;叶柄长5~20 cm,下部为管状、紫红色的叶鞘包围;叶片膜质,卵状心形,长5~10 cm,宽8~12 cm,先端急尖,边缘波状,约具20条明显的叶脉,小脉纵横交错成网状。总状花序从块茎抽出,高15~30 cm,有花4~9朵。花先于叶开放,常下垂,淡绿色,具反折的线形小苞片;萼片与花瓣几相等,线状披针形,仅上部略张开;唇瓣白色带紫,合抱蕊柱,上部3裂,先端和中部密被白色长柔毛。花期4~5月。

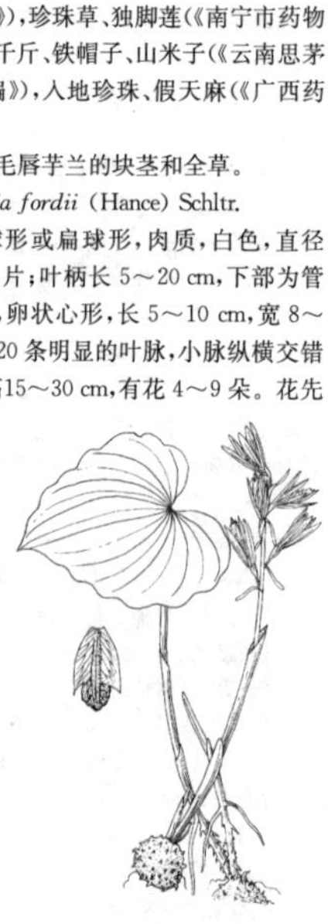
毛唇芋兰

多生于海拔400~600 m的石山疏林下、石山山脚或密林阴湿处,田边或肥沃的地方也有生长。分布于广东、广西、四川、云南等地。

【栽培】 生物学特性 喜生长在背阴的石缝、草丛或林下潮湿的腐殖土中,土壤偏酸性,年均温度19~22 ℃。休眠的球茎4月初萌动,4月底至5月中旬出土,5~9月份叶片生长,9月下旬枯萎,全生育期6个月左右。一般每株1年只长1张叶片,少数2~3片。

繁殖方法 球茎繁殖。4~5月到野外采挖刚出叶的青天葵苗,选较荫凉的地方集中栽培,行株距为10 cm×10 cm,培育供第二年生产用的球茎,当年形成的新球茎留在地里越冬,次年春挖起作种。3~4月份球茎萌芽前,提前4~5日将培育的球茎挖起,按大小分别放在室内通风处晾1~2日,然后选晴天播种,按行株距17 cm×12 cm开行点播,播深5~6 cm,覆土后畦面盖一层落叶保湿。

田间管理 较大的球茎先抽薹开花,后出叶,如不是留种者应将花薹摘去,让球茎抽新叶。5~6月份是青天葵叶片生长最快阶段,在此期间要加强管理,及时拔除杂草,经常保持湿润,防止太阳直射,最好施稀薄粪水1~2次。

病虫害防治 斑点病,为害叶片,发现后及时用1:1:200波尔多液喷洒,隔2~3日喷1次。蜗牛,早晚舔食叶片,于早晨和黄昏蜗牛活动时捕捉,或用90%敌百虫1 000倍液定期喷洒畦边、畦沟,以驱除蜗牛。

【采收加工】 7~8月用刀齐地面割取叶片,洗净后生晒或用热水烫。用热水(80 ℃)烫过的叶片放在竹席上,置于阳光下曝晒,晒至半干时用手将每片叶搓成粒状,搓后再晒干。

【药材】 青天葵 *Nerviliae Fordii Herba seu Rhizoma* 主产于广东、广西等地。

性状 全草卷缩成团粒状或缠绕成团。块茎肉质,皱缩成不规则的扁平状,类白色或黄白色,多已与茎叶脱落。叶皱缩,灰绿色或黄绿色,膜质柔韧,展平后呈卵圆形或卵状心形,先端钝或微尖,基部心形,边缘微波状,基出弧形脉约20条,呈膜翅状突起;叶柄稍扁,灰黄色或黄白色,有细纵纹,基部有时残留管状叶鞘及从两侧伸出的纤细不定根。气微有草菇香,味微甘。

鉴别 叶横切面:上、下表皮细胞各1列,长方形或方形,上表皮细胞较小。气孔在下表皮多见。叶肉组织未分化,均为类圆形或类多角形的薄壁细胞,内含叶绿体。维管束为外韧型。两粗脉维管束间有1~2细脉维管束,在叶中部的较粗脉维管束小。叶肉组织中散有黏液细胞,含针晶束。在粗脉突起处亦有针晶束分布。

球茎横切面:最外层为表皮及2~4列厚壁细胞。基本组织为薄壁细胞,呈类多角形,内含颗粒状多糖类物质。靠外缘有黏液细胞,内含草酸钙针晶束。维管束外韧型,散生,纵横走向。中部的薄壁细胞无黏液细胞,无多糖物质。

【药性】 甘,凉。

1.《岭南采药录》:"味甘,性和。"

2.《广西中药志》:"味甘凉,性寒,无毒。"

【功用主治】 清热润肺,解毒消肿。主治肺痨咯血,肺热咳嗽,口疮,咽喉肿痛,瘰疬,疮疡肿毒,跌打损伤。

1.《岭南采药录》:"治瘰疬,和肉煎汤服或炒食;理痰火咳血,消火疮,水煎服;浸酒服,治内伤。"

2.《广西本草选编》:"润肺止咳,清热解毒。主治肺结核咳嗽,支气管炎,小儿肺炎,疮疖肿痛。"

3.《全国中草药汇编》:"清肺止咳,健脾消积,镇静止痛,清热解毒,散瘀消肿。主治肺结核咳嗽咯血,支气管炎,小儿疳积,小儿肺炎,精神病,跌打肿痛,口腔炎,急性喉头炎,疮毒。"

【用法用量】 内服:煎汤,9~15 g。外用:捣敷。

【选方】 1. 治口腔炎,急性喉头炎 青天葵鲜全草1株。生嚼含。(《全国中草药汇编》)

2. 治疮疖肿痛 青天葵鲜叶捣烂,调红糖外敷。(《广西本草选编》)

3. 治小儿疳积,疝气痛 青天葵鲜块茎6~12 g。炖瘦猪肉

或鸡蛋吃。(《全国中草药汇编》)

2552 **青木香** qīng mù xiāng (《本草蒙筌》)

【异名】 马兜铃根、兜铃根(《肘后方》),土青木香、独行根(《新修本草》),云南根(《本草图经》),土木香(《本草正》),青藤香(《草木便方》),蛇参根(《分类草药性》),铁扁担(《陕西中药志》),痧药(江西《草药手册》),野木香根、水木香根、白青木香(《中药材品种论述》)。

【基原】 为马兜铃科马兜铃属植物马兜铃和北马兜铃的根。

【原植物】 参见“马兜铃”条。

【采收加工】 10～12月采收,切片晒干。

【药材】 青木香 *Aristolochiae Radix* 主产于江苏、安徽、浙江、山东、江西、河南、湖北、湖南、广东、广西等地。

性状 根呈圆柱形或扁圆柱形,略弯曲,长 3～15 cm,直径 0.5～1.5 cm。表面黄褐色或灰棕色,粗糙不平,有纵皱纹及须根痕。质脆,易折断,断面不平坦,皮部淡黄色,木部宽广,射线乳白色,木质部束淡黄色,呈放射状,导管孔明显,形成层环明显。香气特异,味苦。

鉴别 (1) 根横切面:木栓层为数列棕色木栓细胞。皮层中散有油细胞,内含黄棕色油滴。韧皮部较宽,亦散有油细胞。形成层成环。木质部薄壁组织发达,木射线宽广;木质部导管束有两束自根的中央向外分叉放射状排列,其余导管束较短。本品薄壁细胞内含淀粉粒。

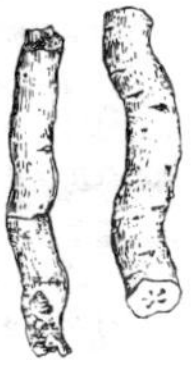

青木香(根)外形

(2) 取本品粉末 1 g,加 0.5%盐酸乙醇溶液 7 ml,冷浸过夜,滤过。滤液用氨水调至中性,蒸干,残渣加 5%盐酸2 ml溶解,1 份滴加改良碘化铋钾溶液,产生橙红色沉淀;另 1 份滴加碘化汞钾试液,产生灰白色沉淀(检查生物碱)。

(3) 薄层色谱:取本品细粉 3 g,加乙醇 50 ml,加热回流1 小时,滤过,滤液蒸干,残渣加乙醇 5 ml 使溶解,作为供试品液。另取马兜铃酸对照品,加乙醇制成每 1 ml 含 0.5 mg 的溶液,作为对照品溶液。吸取上述两种溶液各 5 μl,分别点于同一硅胶 H 板上,以苯-甲醇-冰醋酸(5∶0.8∶0.1)为展开剂,展开,取出,晾干,分别置日光及紫外光灯(365 nm)下检视。供试品色谱中,在与对照品色谱相应的位置上,显相同颜色的斑点或荧光斑点。

【成分】 1. 马兜铃 根含倍半萜类成分:马兜铃酸(aristolochic acid)A、B、C,7-羟基马兜铃酸(7-hydroxyaristolochic acid)A,7-甲氧基马兜铃酸(7-methoxyaristolochic acid)A,马兜铃酸 C-6-甲醚(aristolochic acid C-6-methyl ether),马兜铃酸 A 甲酯(aristolochic acid A methyl ester),马兜铃酸 D-6-甲醚(aristolochic acid D-6-methyl ether),马兜铃内酰胺的 *N*-六碳糖苷,青木香酸(debilic acid)和尿囊素(allantoin)等。

地下部分(即块根)含 9 个马兜铃烷型倍半萜(aristolane type sesguiterpenes)成分及 3-氧代马兜铃烷(3-oxoishwarane);含生物碱类:粉防己碱(tetrandrine),轮环藤酚碱(cyclanoline)。

2. 北马兜铃 根含尿囊素,马兜铃酸 A、E,木兰花碱(magnoflorine),β-谷甾醇(β-sitosterol)和胡萝卜苷(daucosterol)。此外,还含有 4, 5-二氧代去氢巴婆碱(4, 5-dioxodehydroasimilobine)和观音莲明(lysicamine)。

【药理】 1. 镇痛抗炎作用 马兜铃根、家种及野生北马兜铃根煎剂灌胃皆可抑制小鼠的冰醋酸所致疼痛和二甲苯所致耳郭肿胀作用。

2. 对肌肉的作用 青木香提取液静脉注射抑制在位肠管及慢性肠瘘犬的肠道运动。青木香成分轮环藤酚碱对横纹肌有松弛作用。

3. 抗微生物作用 青木香水提取物可抑制Ⅰ型单纯疱疹病毒。青木香总生物碱体外抑制金黄色葡萄球菌、铜绿假单胞菌、大肠杆菌及变形杆菌。北马兜铃根中的-糖苷成分能抗革兰阳性菌。青木香挥发油对猪蛔虫有杀灭作用。

4. 降压作用 青木香粗制剂对多种动物均有降压效果。静脉注射常引起血压骤降,肌内注射血压下降较慢,口服更慢。静脉注射青木香精制浸膏,使麻醉犬、切断减压神经或封闭颈动脉窦的高血压犬的血压下降。青木香中的木兰花碱静脉注射或口服,对麻醉犬、不麻醉大鼠和肾性高血压犬,均有降压作用,对舒张压的作用尤为明显。降压作用主要与神经节阻断作用相关。

5. 其他作用 青木香煎剂、流浸膏和盐酸浸出液对小鼠呈镇静作用。青木香醚溶液酸性部分对鸽和犬有催吐作用,挥发油亦有较弱的催吐作用。青木香注射液抑制体外培养的成纤维细胞合成基质的作用,降低细胞^{3}H-羟脯氨酸掺入值、胶原合成率及纤维连结素产量。青木香水煎液体外抑制肾上腺素诱导的人血小板聚集。

【药性】 辛、苦,寒,小毒。归肺、胃、肝经。

1.《新修本草》:“辛、苦,冷,有毒。”

2.《日华子》:“无毒。”

3.《本经逢原》:“入足少阴。”

4.《本草求真》:“专入肺。”

5.《青岛中草药手册》:“入肝、胃经。”

【功用主治】 行气,解毒,消肿。主治脘腹胀痛,疝气,泄泻,痢疾,咳喘,高血压病,蛇虫咬伤,痈肿疔疮,秃疮,湿疹,皮肤瘙痒。

1.《新修本草》:“主鬼疰积聚,诸毒热肿,蛇毒。疗疔肿大效。”

2.《日华子》:“治血气。”

3.《本草图经》:“治气下膈,止刺痛。”

4.《履巉岩本草》:“主肺热咳嗽,痰结喘促,血痔瘘疮,生肌。治五种蛊毒。”

5.《纲目》:“利大肠。治头风,瘙痒,秃疮。”

6.《本经逢原》:“治痈肿,痰结,气凝诸痛。”

7.《会约医镜》:“能散气,故疝家必需。”

8.《草木便方》:“发表,除风。治风湿瘫痪,腰脚疼痛,跌打损伤。”

9.《草药新纂》:“为行气药,能清血毒,调经。”

10.《南京民间药草》:“治腹痛、胃气痛。”

【用法用量】 内服:煎汤,3～9 g;研末,1.5～2 g,每日 2～3 次。外用:研末调敷;或磨汁涂。

【宜忌】 脾胃虚寒者慎服。

1.《新修本草》:“不可多服,吐利不止。”

2.《本经逢原》:“肺寒咳嗽,寒痰作喘,胃虚畏食人勿服,以其辛香走窜也。”

3.《本草汇纂》:“惟虚寒切禁,以味辛与苦,恐泄人真气也。”

【选方】 1. 治肠炎,腹痛下痢 土青木香 9 g,槟榔 4.5 g,黄连 4.5 g。共研细末,温开水冲服。(《现代实用中药》)

2. 治中暑腹痛 青木香根(鲜)9～15 g,捣汁,温开水送服;亦可用青木香根 3～6 g,研末,温开水送服。(《江西草药》)

3. 治上气喘急 马兜铃根一两,木香、楝实(微炮)各三分。上三味捣罗为散。每服二钱匕,浓煎乌梅蜜汤调下,食后临卧服。(《圣济总录》)

4. 治疔疮、蛇伤、犬咬、鼠咬 青木香(土者,根、梗均可用),上末,每服一钱,蜜水调下。(《证治准绳》)

5. 治蜘蛛疮(单纯疱疹) 土青木香,研极细末,柿漆(即柿油)调搽。(《中医药实验研究》)

6. 治因剥割瘴死牛马猪羊,不避其气,以中其毒,或因食瘴死牛马猪羊之肉,或手足各处发疔毒,或起紫泡,或起堆核,初则创人，渐次肿大，疼痛不可忍，瞀闷发热，口渴心烦，四肢强痛，头目昏花，一切瘴毒　苦花子(又名毛连子、小叶金鸡舌，梗叶俱用)、土木香、仙人薯(用根、新鲜生者为妙，干者次之)各二两，晚蚕砂一两。上铡碎，擂水和煮粽汁冷服。热极加芭蕉心，小便不利加琉璃草(又名耳环尻)，擂，和前药服之。先服此药，次服劫瘴消毒散。(《证治准绳》四神丹)

7. 治咽喉内卒肿痛　马兜铃根一两，甘草一分(生，锉)。上件药，捣，粗罗为散。每服二钱，以水一中盏，煎至六分，去滓，不计时候，温服。(《圣惠方》)

8. 治牙痛　青木香鲜品一块，放牙痛处咬之。(《东北常用中草药手册》)

9. 治妇人小便出血不止　马兜铃根、刺蓟根各一两。上件药，捣，细罗为散。每服食前，当归酒调下二钱。(《圣惠方》)

10. 治腋气　用青木香作厚片，好醋浸一宿，夹腋下数次，即愈。(《卫生易简方》)

11. 治秃头疮、头癣　青木香 50 g，苦楝子(打碎)50 g。上二味，浸泡于 75%乙醇 400 ml 中，7 日后可用。涂搽患处，每日 5～8 次，或以纱布浸药液湿敷。(《中药精华》)

【临床报道】　治疗高血压病　① 流浸膏：每 1 ml 含生药 1 g，每服 5～10 ml，每日 4 次，病情好转后逐渐减少剂量及服药次数，2 个月为 1 个疗程。治疗 50 例。治疗后舒张压下降 20 mmHg 以上者 20 例，下降 10～19 mmHg 者 17 例，效差者 13 例。临床症状亦有不同程度的改善。本品降压效果一般在用药后 21 日左右开始显效；血压降低后停药，仍可维持一段时间不回升；减少用药量或减少服药次数，可起到维持量的作用。② 提取液：每 1 ml 相当于生药 1 g。饭后服，每日 3 次，第一星期每次 3 ml，第二星期每次 4 ml，第三星期及以后每次 6 ml。治疗Ⅱ、Ⅲ期高血压病患者 40 例，经用药，收缩压、舒张压下降 10 mmHg 以上者 18 例，不足 10 mmHg 者 17 例。用药 6 星期以上者有效率较高。对临床症状的改善不理想。③ 多种剂型交替使用：以青木香粉剂，流浸膏、片剂等交替使用，治疗 84 例，服药时间在 28 日以上，总有效率 78.6%。舒张压下降 20 mmHg 以上者 19 例，下降 10 mmHg 以上者 47 例。对临床症状的头痛，眩晕，心悸，视力模糊，失眠，气急等均有一定改善。同时，观察到青木香的降压疗效，似乎不受年龄、眼底病变、血清总胆固醇量、血清非蛋白氮量、尿蛋白的影响；对心脏及主动脉无明显扩大者疗效较优，有效率为 81.6%，已见扩大者，疗效则差。

青木香的副作用主要表现为恶心、呕吐、胸闷、腹胀腹痛、口苦、口干、乏力等。有的甚至不能坚持用药。其中似乎以流浸膏较为明显。多种剂型交替使用，或加入健胃镇呕的流浸膏，或将流浸膏上浮起的一层油质除去，副作用大为减少。

【各家论述】　1.《本草求真》："青木香，诸书皆言可升可降，可吐可利。凡人感受恶毒而致胸膈不快，则可用此上吐，以其气辛而上达也。感受风湿而见阴气上逆，则可用此下降，以其苦能泄热也。"

2.《本草正义》："土青木香其味甚苦而气极青芬，力能舒郁开胸，醒脾胃，清湿热。长夏郁蒸之令，脾胃清阳之气受其蒙蔽，而恒觉无气以动，倦怠纳呆者，以少许细嚼吞之，即觉神情为之一振，去湿化浊，具有捷效。盖香本天地之正气，自能扫荡阴霾，而苦味泄降，更能导去蕴积之浊垢，而恢复其胸中太和之元气，功不在广木香、茅术、藿香之下，而又能久藏不腐，且气味亦不以年久改变。坚质之性，草药中尤不易得。"

2553 青叶胆 qīng yè dǎn (《云南中草药》)

【异名】　肝炎草、小青鱼胆、土疸药(《云南中草药》)。

【基原】　为龙胆科獐牙菜属植物青叶胆、滇獐牙菜和美丽獐牙菜的全草。

【原植物】　1. 青叶胆 *Swertia mileensis* T. N. Ho et W. L. Shi 又名：胆炎草(《云南药用植物名录》)。

一年生草本，高 15～45 cm。主根棕黄色。茎直立，四棱形，具窄翅。叶对生；无柄；叶片狭长圆形、披针形至线形，长 2～5 cm，宽 1.5～10 mm，先端急尖，基部楔形，具 3 脉。圆锥状聚伞花序顶生或腋生，开展，侧枝生单花，花梗细，长 0.4～3 cm，基部有 2 个苞片；花萼绿色，4 裂，裂片线状披针形；花冠淡蓝色，4 裂，裂片长圆形或卵状披针形，先端急尖具小尖头，花瓣基部具 2 个蜜腺，蜜腺杯状，先端具柔毛状流苏；雄蕊 4，着生于花冠基部，花丝扁平，花药蓝色；子房卵状长圆形，花柱明显，柱头小。蒴果椭圆状卵形或长椭圆形。种子棕褐色，卵球形。花期 9～10 月，果期10～11 月。

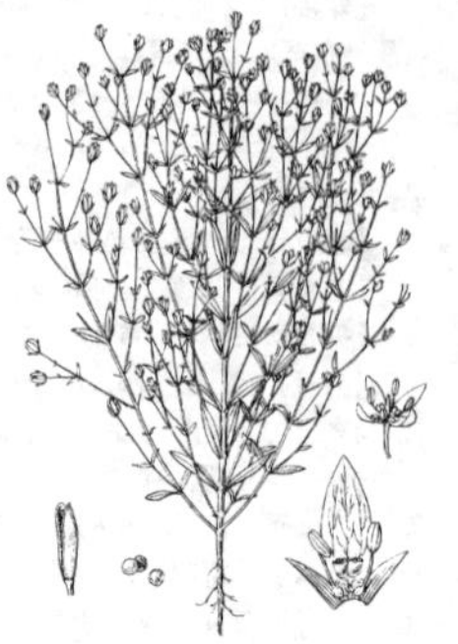

青叶胆

生于海拔1 300～1 650 m的山坡草丛中。分布于云南。

2. 滇獐牙菜 *S. yunnanensis* Burk. 又名：走胆草、青鱼胆(《云南中草药选》)，云南獐牙菜(《植物分类学报》)，紫花胆草、小龙胆獐(《云南药用植物名录》)。

与青叶胆不同点在于：其特征为茎具 4 棱。茎中上部叶片线状披针形或线形。花大，5 数，花萼长达花冠的 2/3，裂片线形；花冠裂片长 7～12 mm，腺窝具少数裂片状流苏；柱头 2 裂。

生于海拔 1 100～3 800 m的草坡林下或灌丛中。分布于四川、贵州、云南等地。

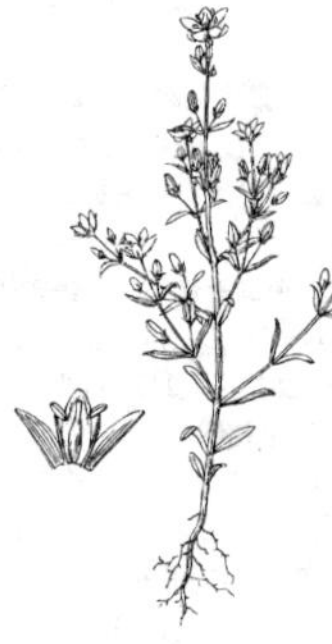

滇獐牙菜

3. 美丽獐牙菜 *S. angustifolia* Buch. -Ham. ex D. Don var. *pulchella* (D. Don) Burk. [*S. pulchella* Buch. -Ham.; *Ophelia pulchella* D. Don; *S. vacillans* Maxim.]　又名：青叶丹、思茅獐牙菜(《云南思茅中草药选》)，青鱼草、水黄连(《湖南药物志》)。

与青叶胆不同点：茎直立，上部多分枝。叶片披针形或披针状椭圆形，两端渐狭，具 1～3 脉。圆锥状聚伞花序有多花，花萼 4 裂，裂片线状披针形，背面有突起的 3 脉；花冠黄色或淡黄绿色，4 裂，裂片卵状长圆形，先端钝圆，有小尖头，中上部具紫色斑点，基部具 1 个蜜腺，蜜腺圆形，深陷，上半部边缘具短流苏，基部有 1 个膜片，盖在腺窝上；雄蕊 4，花丝线形；子房狭卵形，花柱短，明显，柱头 2 裂。蒴果宽卵形。种子长圆形，褐色。花、果期 8～9 月，在广东可至翌年 1 月。

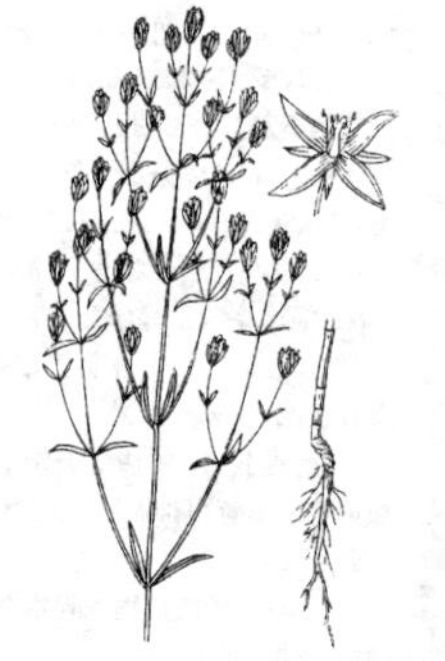

美丽獐牙菜

生于海拔 150～3 300 m 的田

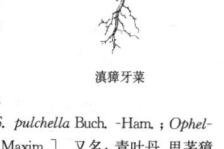

边、草坡荒地。分布于福建、江西、湖北、湖南、广东、广西、海南、贵州、云南等地。

【采收加工】 4～7月采集，晒干或鲜用。

【药材】 青叶胆 *Swertiae Mileensis Herba* 产于云南等地。

性状 本品长15～45 cm。根长圆锥形，长2～7 cm，直径约0.2 cm，有的有分枝；表面黄色或黄棕色。茎四棱形，棱角具极狭的翅，直径0.1～0.2 cm；表面黄绿色或黄棕色，下部常显红紫色，断面中空。叶对生，无柄；叶片多皱缩或破碎，完整者展平后呈条形或狭披针形，长1～4 cm，宽0.2～0.7 cm。圆锥状聚伞花序，萼片4，条形，黄绿色；花冠4，深裂，黄色，裂片卵状披针形，内侧基部具2腺窝；雄蕊4。蒴果狭卵形，种子多数，细小，棕褐色。气微，味苦。

鉴别 (1) 粉末特征：绿色或黄绿色。石细胞类圆形、类长方形、长条形或长梭形，有的有突起或一端延长，长100～120 μm，直径40～50 μm，木化，壁厚5～10 μm，孔沟明显。纤维长梭形，长180～220 μm，直径8～10 μm，木化，壁厚约2.5 μm，孔沟明显。叶上表皮细胞壁波状；下表皮细胞角质纹理不甚明显，气孔多数，不等式或不定式。草酸钙结晶呈杆状、针状或片状，多存在于叶肉细胞中。花粉粒圆形，直径30～37 μm，具3孔沟，表面有细网状纹理。

(2) 取本品粉末5 g，加甲醇45 ml，加热回流30分钟，滤过，取滤液1滴，点于滤纸上，烘干，加三氯化铝试液1滴，待干后，置紫外光灯(365 nm)下观察，显绿黄色荧光(检查5-羟基黄酮类，1-羟基呫吨酮类)。

(3) 取(2)项下的滤液2 ml，加7%盐酸羟胺甲醇溶液2～3滴，再加10%氢氧化钾甲醇溶液2～3滴，置水浴上微热，冷却后，加稀盐酸调节pH至3～4，滤过，滤液加三氯化铁试液1～2滴，显紫色。

(4) 薄层色谱：取(2)项下的剩余滤液浓缩至约10 ml，作为供试品溶液。另取齐墩果酸对照品，加甲醇制成每1 ml含2 mg的溶液，作为对照品溶液。吸取上述两种溶液各2 μl，分别点于同一硅胶G薄层板上，以甲苯-醋酸乙酯-冰醋酸(12：4：0.5)为展开剂，展开，取出，晾干，喷以10%硫酸乙醇溶液，在105 ℃加热至斑点显色清晰。供试品色谱中，在与对照品色谱相应的位置上，显相同的紫红色斑点。

(5) 取上述供试品溶液1 ml，加于中性氧化铝柱上，用甲醇约2 ml洗脱，洗脱液蒸干，残渣加甲醇2 ml使溶解，作为供试品溶液。另取獐牙菜苷对照品，加甲醇制成每1 ml含8 mg的溶液，作为对照品溶液。吸取上述两种溶液各1～2 μl，分别点于同一硅胶GF_{254}薄层板上，以氯仿-甲醇(17：3)为展开剂，展开，取出，晾干，置紫外光灯(254 nm)下检视。供试品色谱中，在与对照品色谱相应的位置上，显相同颜色的斑点。

【成分】 青叶胆全草含齐墩果酸(oleanolic acid)，日本当药素(swertia-japonin)即木犀草素-7-甲醚6-*C*-*β*-葡萄糖苷(7-*O*-methyl luteolin-6-*C*-*β*-*D*-glucoside)，当药素(swertisin)即6-*C*-*β*-葡萄糖芫花素(6-*C*-*β*-glucose-genkwanin)。五种呫吨酮成分：即1，8-二羟基-3，5-二甲氧基呫吨酮(1，8-dihydroxy-3，5-dimethoxy xanthone)，1，8-二羟基-3，7-二甲氧基呫吨酮(1，8-dihydroxy-3，7-dimethoxy xanthone)，1-羟基-3，7，8-三甲氧基呫吨酮(1-hydroxy-3，7，8-trimethoxy xanthone)，1-羟基-2，3，4，5-四甲氧基呫吨酮(1-hydroxy-2，3，4，5-tetramethoxy xanthone)，1-羟基-2，3，5-三甲氧基呫吨酮(1-hydroxy-2，3，5-trimethoxy xanthone)。含萜类成分：当药苷(sweroside)，红白金花内酯(erythrocentaurin)，青叶胆内酯(swermirin)，当药苦苷(swertiamarin)，2′-*O*-乙酰基当药苦苷(2′-*O*-acetylswertiamarin)，狭叶獐牙菜苦苷(angustiamarin)，狭叶獐牙菜苷(angustioside)，表优士特莫苷(epi eustomoside)，4′-*O*-反式对香豆酰当药苦苷(4′-*O*-*trans*-*p*-coumaroyl swertiamatin)，2′-*O*-乙酰基-4′-*O*-顺式对香豆酰当药苦苷(2′-*O*-acetyl-4′-*O*-*cis*-*p*-coumaroyl swertiamarin)，2′-*O*-乙酰基-*O*-反式对香豆酰当药苦苷(2′-*O*-acetyl-*O*-*trans*-*p*-coumaroyl swertiamarin)，2′-*O*-乙酰基-4′-*O*-顺式阿魏酰当药苦苷(2′-*O*-acetyl-4′-*O*-*cis*-feruloyl swertiamarin)，2′-*O*-乙其基-4′-*O*-顺式阿魏酰当药苦苷(2′-*O*-acetyl-4′-*O*-*trans*-feruloyl swertiamarin)，2′-*O*-乙酰基当药苦苷(2′-*O*-acetyl swertiamarin)，thysanolactone。全草还含1，7，8-三羟基-3-甲氧基　吨酮(swertianin)，1，8-二羟基-3，5-二甲氧　吨酮(methylbellidifolin)。

【药理】 1. 保肝作用 齐墩果酸、青叶胆黄酮，苦味质给大鼠皮下注射，对四氯化碳引起的丙氨酸氨基转移酶(ALT)的升高有降低作用。

2. 其他作用 青叶胆中的植物配糖体对人肠道厌氧菌群生长有促进作用。

【药性】 苦，寒。

1.《云南中草药》："苦，寒。"

2.《湖南药物志》："大苦，大寒。有如黄连。"

【功用主治】 清热解毒，利湿退黄。主治湿热黄疸，热淋，急性胃炎，痢疾。

1.《云南中草药》："清肝胆湿热，除胃中伏火。主治肝炎，泌尿系感染。"

2.《湖南药物志》："清热解毒，利胆健胃。治急性胃炎，急性菌痢。"

【用法用量】 内服：煎汤，10～15 g。外用：鲜品捣敷或煎水洗。

【宜忌】 虚寒者慎服。

【临床报道】 治疗急性肝炎 用青叶胆浸膏片(每片含生药0.3 g)，每次6片，日服3次；或青叶胆注射液(每1 ml含生药1 g)，每次2 ml，每日2次，肌内注射。小儿酌减。凡发热、深度黄疸，同时给予适当补液，内服维生素B和C等。用于急性病毒性黄疸型肝炎422例，治愈392例，好转18例，无效12例，总有效率97.2%，平均治愈日数28.36日。多数患者用药后尿量增加，恶心、厌油、腹胀等症状消失较快，6日左右食欲恢复正常；黄疸消失时间平均11.83日，肝肿大平均15.31日回缩至正常；丙氨酸氨基转移酶平均28日以内恢复正常。两种制剂对肝功全项恢复正常无显著差别。个别患者服青叶胆片引起胃痛、腹泻、纳差等副作用。

2554 青头菌 qīng tóu jūn 《滇南本草》

【异名】 青面子菌、青面子、飑面子(《吴蕈谱》)。

【基原】 为红菇科红菇属真菌绿红菇的子实体。

【原植物】 绿红菇 *Russula virescens* (Schaeff.) Fr. [*Agaricus virescens* Schaeff.] 又名：变绿红菇、青冈菌、绿菇(刘波《中国药用真菌》)，青蛙菌、青汤菌、青盖子、绿豆菌(《中国药用真菌图鉴》)。

菌盖宽3～10 cm，扁半球形，后平展。成熟后中央下凹，浅绿色、灰绿色，表皮往往具深绿色斑块，且多龟裂，盖缘条纹放射状，极明显。菌肉白色。菌褶白色，直生。褶间近盖处有横脉相连。菌柄长2～10 cm，粗0.5～2 cm，白色。孢子透明，(6.1～9)μm×(5.2～7)μm，近球形、卵圆形，有小疣，连成微细不完整的网纹。

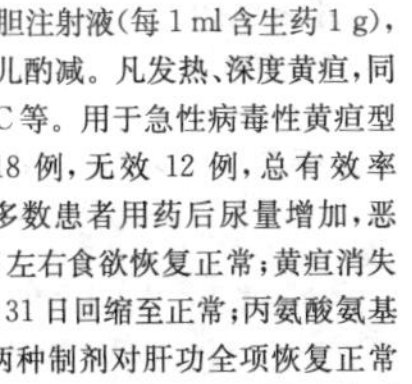
绿红菇

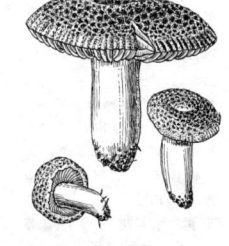

生于针、阔叶混交林下。初茬菌，部分人食后有幻觉现象，但无毒。夏、秋季单生或群

生。分布于西南及内蒙古、辽宁、吉林、江苏、浙江、福建、湖南、广东、西藏、台湾等地。

【采收加工】 7～10月雨后采摘，晒干备用。

【成分】 子实体内含丰富的蛋白质、磷、钙、铁和硫胺素等。

【药性】 甘、微酸，寒。

1.《滇南本草图说》："气味甘、淡、微酸，无毒。"

2. 刘波《中国药用真菌》："性寒。"

【功用主治】《滇南本草图说》："主治眼目不明，能泻肝经之火，散热舒气，妇人气郁服之最良。"

【用法用量】 内服：煎汤，10～30 g；或入丸、散。

【宜忌】《滇南本草图说》："不可多食。""食之宜以姜为使。"

2555 青丝龙 qīng sī lóng（《湖南药物志》）

【异名】 阳痧草、阴痧草、晒不死、地松杉。

【基原】 为石杉科马尾杉属植物闽浙马尾杉的全草。

【原植物】 闽浙马尾杉 *Phlegmariurus mingcheensis* Ching [*Lycopodium mincheense* Ching] 又名：哈氏石松。

常绿多年生附生植物，高25～35 cm。茎直立或上部略下弯，单一或一至多回二叉分枝。叶互生，螺旋状排列，线状披针形，长约2 cm，宽约1.8 mm，先端新尖，基部渐狭略成短柄，全缘，有光泽；孢子叶与营养叶同形。孢子囊肾形，单生于叶腋，不集生成孢子囊穗，散布于整个茎枝上，成熟时2瓣裂。

附生于林下树干或岩石上。分布于浙江、安徽、福建、江西、湖南等地。

【采收加工】 7～10月采收，晒干或鲜用。

【药性】 苦，寒。

【功用主治】 清热破血，消肿止痛。主治泄泻，头痛，高热，咳嗽，肿毒，头虱。

【用法用量】 内服：煎汤，5～15 g。外用：捣敷。

【宜忌】 根多食易引起反胃。

【选方】 1. 治高热 哈氏石松15 g，水箭9 g，乌泡叶（芽）9枚，老鼠黄9 g，千年灰6 g。水煎服，每日服3次。

2. 治咳嗽 哈氏石松根6 g，茶石红9 g，丝毛花9 g。水煎服。

3. 治肿毒 哈氏石松、蜈蚣七、山乌龟、草乌、铁马线。共捣烂，敷患处。

2556 青羊参 qīng yáng shēn（《植物名实图考》）

【异名】 白石参、毒狗药（《云南中医验方》），青阳参、地藕、小白蔹、白药、白芪、青洋参（《云南中草药选》），闹狗药、牛尾参（《昆明民间常用草药》），牛尾七（《贵州中草药名录》）。

【基原】 为萝藦科鹅绒属植物青羊参的根。

【原植物】 青羊参 *Cynanchum otophyllum* Schneid. 又名：小绿牛角藤（《全国中草药汇编》）。

多年生草质藤本，长2～5 m。根单一或数条，圆柱形，肥大，外皮灰黑色或黄褐色，直径约8 mm，内面白色，折断有乳汁。茎纤细坚韧，圆柱形，绿色，被2列毛。叶对生；具长柄，叶柄内有2枚小形叶片；叶片三角状卵圆形或卵状披针形，长7～10 cm，宽4～8 cm，先端长渐尖，基部深耳状心形，叶耳圆形，下垂，全缘，两面均被柔毛。伞形聚伞花序腋生，着花20余朵；花萼5，外面被微毛，基部内面有腺体5个；花圆形，白色，花冠裂片5，内被微毛；副花冠杯状，比合蕊柱略长，裂片中间有1小齿，或有褶皱或缺；花粉块每室1个，下垂；柱头先端略为2裂。蓇葖双生或仅1枚发育，短披针形，向端部渐尖，基部较狭，外果皮有直条纹。种子卵形；种毛白色绢质。花期6～10月，果期8～10月。

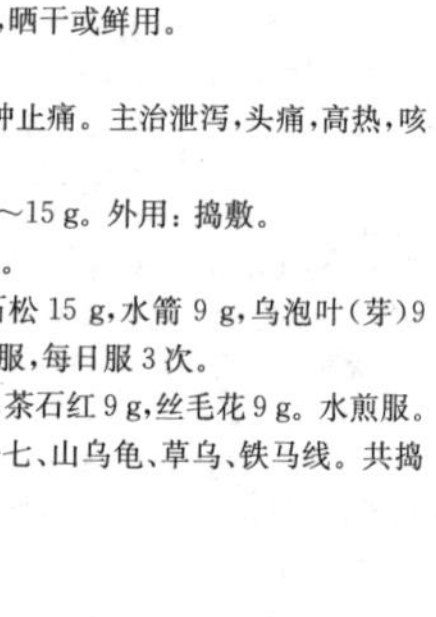

青羊参

生于海拔1 500～2 800 m的山坡、溪谷疏林中或山坡路边。分布于西南及湖南、广西、西藏等地。

【采收加工】 9～10月采挖，切片，晒干。

【药材】 青羊参 *Cynanchi Otophylli Radix* 主产于云南等地。

性状 根头疙瘩状，长2.5 cm，上有茎痕或残茎。根呈圆柱状，长20～40 cm，直径1.5～3 cm，表面黄褐色至棕褐色，有纵皱纹和纵沟槽，具横向气孔；外皮脱落处显黄褐色。质硬，易折断，折断时有粉尘，断面类白色，可见淡黄色小孔（导管）散列。气辛香，味苦、微甜。

鉴别 （1）根横切面：木栓细胞数列。皮层较狭窄，外侧的石细胞群断续环列。韧皮部较宽广，筛管群明显。形成层不明显。木质部由导管、木纤维、木射线组成，导管群排列不规则，木射线宽广。本品薄壁细胞含淀粉及草酸钙簇晶。

粉末特征：淡黄色。石细胞黄色，类方形、椭圆形、多边形，孔沟明显并可见增厚的层纹。草酸钙簇晶棱角尖或钝尖。淀粉粒类圆形、多边形，可见点状、裂隙状、飞鸟状的脐点，层纹不明显。具缘纹孔导管易见。木纤维黄绿色，木化，纹孔明显。木栓细胞多角形，淡棕色。

（2）取本品粗粉2 g，加入乙醇20 ml，置水浴上加热回流20分钟，滤过，取滤液2 ml，置白色蒸发皿中，水浴上蒸干，冷后，加醋酐2 ml，溶解残渣，再加硫酸2滴，溶液显紫红色，速转为绿色，最后显蓝绿色（检查甾醇类）。

【成分】 根含棕榈酸甲酯（palmitic acid methyl ester），β-谷甾醇（β-sitosterol），香草酸（vanillic alid），喙牛奶菜碱（rostratamine），青阳参苷元（qingyangshengenin），牛皮消素（caudatin），洋地黄毒糖（digitoxose），青阳参苷（otophylloside）A、B。

【药理】 1. 抗惊厥作用 青羊参氯仿提取物腹腔注射较大剂量可引起惊厥，一定剂量又有抗惊厥作用。氯仿提取物抑制大鼠听源性惊厥发作；单用对小鼠最大电休克无效，但增强苯巴比妥钠和苯妥英钠的作用。青阳参总苷有对抗硫代氨基脲所致小鼠惊厥作用，这可能是增高脑抑制性氨基酸γ-氨基丁酸，降低兴奋性氨基酸谷氨酸和天冬氨酸，还与其能保护脑内谷氨酸脱羧酶活性有关。

2. 抗癫痫作用 氯仿提取物抑制慢性实验性癫痫大鼠的点燃效应。连续腹腔注射，最初加强多数动物点燃效应，过后始有较多大鼠呈抗点燃效果。青阳参腹腔注射，阻断大鼠杏仁核快速点燃癫痫模型脑内增强的 *c-fos*、*c-jun* 基因表达，减少阳性细胞数量。氯仿提取物静注对硫酸亚铁所致家兔慢性癫痫模型有治疗效果。青阳参苷A、B抑制大鼠听源性癫痫发作。

3. 其他中枢作用 总苷减少小鼠自发活动，灌服提高热板所致小鼠痛阈，镇痛部位主要在脊髓以上中枢。氯仿提取物腹腔注射抑制小鼠电击回避条件和非条件反射。家兔大剂量静注氯仿提取物，少数可产生典型的阵挛性惊厥，大脑皮质电图（ECoG）呈持续性棘波和棘慢波，多数动物外观安静而ECoG异常。

4. 对免疫功能的影响 本品提取物肌注对环磷酰胺所致小鼠α-酸性萘酯酶（ANAE）阳性淋巴细胞数的下降有保护作用，对淋巴细胞DNA也有保护效果。

毒性 青羊参片口服对小鼠的LD_{50}为217.5 mg/kg，对雄大鼠为183.3 mg/kg，雌大鼠为123.2 mg/kg。氯仿提取物腹腔注射对小鼠的LD_{50}为252±4 mg/kg，氯仿提取物150～250 mg/kg腹腔注射后可引起步态不稳、摇晃、震颤以至强直性惊厥。犬静注

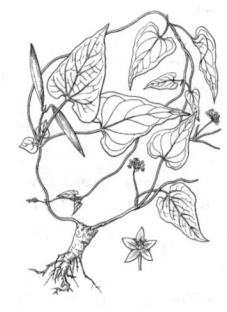

25～30 mg/kg 后可引起呕吐、排便、流涎、共济失调、强直性瘫痪。氯仿提取物6 mg/kg 对大鼠多次注射也可引起死亡。苯巴比妥钠对本品所致惊厥有拮抗效果，丙戊酸钠、三唑氯安定作用较差，苯妥英钠无效。

【药性】 甘、辛，温，小毒。

1.《云南中草药》："甘、微苦，温。"

2.《全国中草药汇编》："甘、辛，温，有小毒。"

【功用主治】 祛风湿，强筋骨，健脾胃。主治风湿痹痛，肾虚腰痛，跌打损伤，食积腹胀，小儿疳积，蛇、犬咬伤。

1.《云南中草药》："益肾强筋，健脾和胃，驱虫。治虚咳，食积，胃痛，腹胀满，小儿疳积，惊风，蛔虫，风湿关节炎，经期腰痛，贫血，头晕，白带，狂犬病，癫痫，毒蛇咬伤，中气不足，肾虚，虚肿，刀伤。"

2.《全国中草药汇编》："祛风除湿，解毒镇痉。"

3.《彝药志》："强筋接骨，活血散瘀。治骨折及腰肌劳损，跌仆闪挫。"

【用法用量】 内服：煎汤，15～25 g；或炖肉服。

【宜忌】 1.《云南中草药》："忌酸、冷。本品对动物有毒性作用。"

2.《彝药志》："忌食豆类。"

【选方】 治跌仆闪挫，肌肉扭伤 青羊参 50 g，加酒泡服。也可用青羊参 100 g，炖肉吃。（《彝药志》）

2557 青杠碗 qīng gāng wǎn（《贵州草药》）

【异名】 青㭎转、毛猴儿、虫波罗（《四川常用中草药》），橡子肉（《河北中草药》），青㭎碗（《万县中草药》）。

【基原】 为壳斗科栎属植物栓皮栎的果壳或果实。

【原植物】 栓皮栎 *Quercus variabilis* Bl. 又名：软木栎、粗皮栎、白麻栎（《中国高等植物图鉴》），厚皮青冈（《贵州植物志》）。

落叶乔木，高达 30 m。树皮栓皮发达；小枝灰棕色，无毛。叶互生；叶柄长 1～5 cm；叶片卵状披针形或长椭圆状披针形，先端渐尖，基部圆形或宽楔形，边缘具芒状锯齿，上面深绿色，下面具灰白色短绒毛，侧脉 13～18 对，直达齿端。花单性，雌雄同株；雄花序长达14 cm，花序轴被褐色绒毛，花被2～4 裂；雄蕊通常 5；雌花生于新枝叶腋，有短梗。壳斗杯形，包坚果约 2/3，连小苞片径 2.5～4 cm，小苞片钻形，反曲，有短毛；坚果近球形或宽卵形，先端平圆。花期 3～4 月，果期翌年 9～10 月。

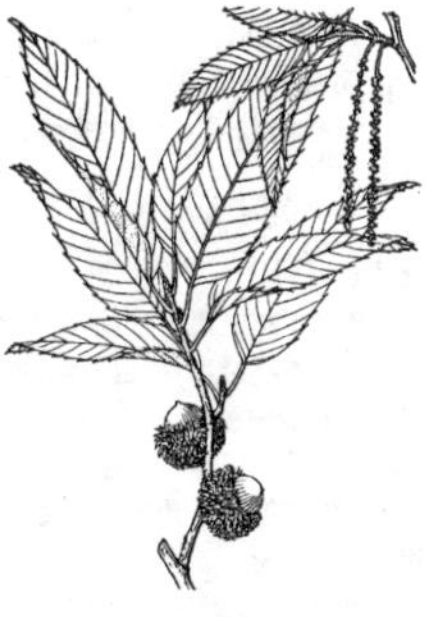

栓皮栎

生于海拔 3 000 m 以下的阳坡灌木丛中。分布于华东、中南、西南及河北、山西、辽宁、陕西、甘肃、台湾等地。

【采收加工】 9～10 月采收，晒干。

【药性】《贵州草药》："性平，味苦、涩。"

【功用主治】 收敛，解毒。主治咳嗽，久泻，久痢，痔漏出血，头癣。

1.《贵州草药》："止咳，涩肠。"

2.《四川常用中草药》："消肿，涩肠，止泻。治乳房红肿，哮喘，腹泻，痢疾。"

3.《河北中草药》："涩肠止痢。用于慢性腹泻，久痢，尤对胃肠有寒滞者为佳。用治痔漏出血、脱肛，亦有收敛、止血之效。"

4.《全国中草药汇编》："主治咳嗽，水泻。"

【用法用量】 内服：煎汤，10～15 g。外用：研末调敷。

【选方】 1. 治慢性肠炎，久痢，大便带血或脱肛 橡子肉 30 g，水浸泡 1 日，捞了煮烂，加红糖内服。（《河北中草药》）

2. 治头癣 青杠碗适量，研末，调菜油搽患处。（《贵州草药》）

3. 治急性乳腺炎 青㭎碗、蒲公英、瓜蒌壳各 15 g。水煎服。（《万县中草药》）

2558 青刺尖 qīng cì jiān（《滇南本草》）

【基原】 为蔷薇科扁核木属植物扁核木的叶。

【原植物】 扁核木 *Prinsepia utilis* Royle 又名：蒙自扁核木（《全国中草药汇编》），悬状扁核木（《贵州中草药名录》）。

常绿或落叶灌木，高 1～5 m。老枝粗状，灰绿色；小枝被黄褐色短柔毛，常为粗刺状，枝刺长达 3.5 cm，刺上生叶，近无毛。单叶互生；叶柄长约 5 mm；叶片卵形至狭长椭圆形，先端急尖或渐尖，基部宽楔形或近圆形，边缘有锯齿或全缘。花两性；总状花序顶生或腋生；萼筒杯状，上部 5 裂，裂片半圆形或宽卵形，边缘有齿；花瓣 5，白色，基部有短爪；雄蕊多数，2～3 轮着生于花盘上；心皮 1，子房上位。核果长倒卵形或椭圆形，暗紫红色，有粉霜，宿萼反折，核平滑，紫红色。花期 4～5 月，果期 8～9 月。

生于海拔 1 000～2 560 m 的山坡溪边或灌木丛中。分布于西南、台湾等地。

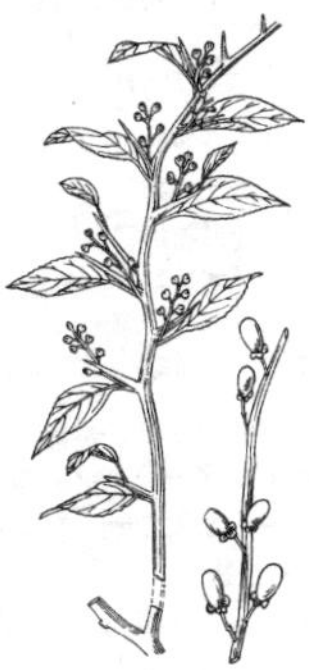

扁核木

本植物的果实（梅花刺果）、根（梅花刺根）亦供药用，另设专条。

【采收加工】 7～10 月采叶，晒干或鲜用。

【药材】 青刺尖 *Prinsepiae Utilis Folium* 产于四川、贵州、云南、台湾等地。

性状 叶多皱缩、破裂，完整叶片呈狭卵形至披针形，长 3～6 cm，宽 1～2.5 cm，先端渐尖。边缘具细锯齿或全缘，基部钝圆或楔尖。外表暗绿色，两面无毛。叶柄长5～10 mm，上有宿存细小托叶。质脆易碎。气微，味微苦。

【成分】 茎含左旋-表儿茶素（epicatechin），β-谷甾醇-β-葡萄糖苷（β-sitosteryl-β-glucoside），青刺尖木脂醇（prinsepiol）。

【药性】 苦、微辛，凉。

1.《滇南本草》："性微寒，味苦。"

2.《云南中草药》："淡、微辛，平。"

【功用主治】 活血散结，消肿拔毒。主治乳痈，痄腮，痰核，痔疮，跌打损伤，月经不调。

1.《滇南本草》："主攻一切痈疽毒疮，有脓者出头，无脓者立消。散结核，嚼细用酒服。"

2.《云南中草药》："活血祛瘀，接骨消肿，补虚，主治骨折，枪伤，贫血。"

3.《全国中草药汇编》："清热解毒，活血消肿。主治淋巴腺炎，腮腺炎，乳腺炎，风湿性关节炎，痔疮，跌打损伤，月经不调，贫血，牙龈出血。"

【用法用量】 内服：煎汤，9～15 g。外用：捣敷。

【选方】 1. 治骨折，枪伤 青刺尖叶适量，捣烂敷患处或配伍内服。

2. 治贫血 青刺尖叶 15 g，炖猪脚吃。（1、2 方出自《云南中草药》）

3. 治牙痛　青刺尖嫩尖 15 g，水煎当茶饮。(《全国中草药汇编》)

2559 **青鱼枕** qīng yú zhěn (《食疗本草》)

【基原】 为鲤科青鱼属动物青鱼头中的枕骨。

【原动物】 参见“青鱼”条。

【采收加工】 捕得后，取出头中的枕骨(鱼脑石)，晒干。

【功用主治】 散瘀止痛，利水。主治心腹疼痛，水气浮肿。

1.《食疗本草》：“疗卒心痛，平水气。以水研服之。”

2.《日华子》：“用醋磨，治水气，血气心痛。”

3.《开宝本草》：“蒸取干，代琥珀用之，摩服主心腹痛。”

4.《药性考》：“石淋必用，砒菌蛊毒，消解却疢。”

【用法用量】 内服，水研磨。

2560 **青鱼胆** qīng yú dǎn (《食疗本草》)

【基原】 为鲤科青鱼属动物青鱼的胆囊。

【原动物】 参见“青鱼”条。

【采收加工】 捕得后，剖腹，取出胆囊，取胆汁鲜用或晾干。

【药性】 苦，寒，有毒。归肝、胆经。

1.《纲目》：“苦，寒，无毒。”

2.《本草求真》：“入肝、胆。”

3.《本草再新》：“入肝、肾二经。”

4.《中国有毒鱼类和药用鱼类》：“有毒。”

【功用主治】 清热解毒，明目退翳。主治目赤肿痛，翳障，喉痹，热疮。

1.《食疗本草》：“益人眼。主目暗，亦涂热疮。”

2.《日用本草》：“治喉痹，疗目疾。”

3.《纲目》：“消赤目肿痛，吐喉痹痰涎及鱼骨鲠。”

4.《本经逢原》：“点痔疮，与熊胆同功。”

5.《医林纂要》：“泻肝胆相火，明目。”

6.《本草求原》：“凉血，明目退翳，去风热。”

7.《中国有毒鱼类和药用鱼类》：“消炎。主治结膜炎，扁桃体炎，暴聋。”

【用法用量】 外用：鲜汁或研末，点眼、吹喉，或涂搽。内服：入丸、散，1.5～2 g。

【宜忌】《本草经疏》：“目病非风热盛而由于血虚昏暗者，不宜用。”

【选方】 1. 治目赤障翳　青鱼胆频频点之。一方，加黄连、海螵蛸末等分。(《纲目》)

2. 治恶疮白秃　青鱼胆、木鳖子、牛耳大黄(各适量)，共研细，调匀涂。(《四川中药志》1960 年版)

2561 **青琅玕** qīng láng gān (《本经》)

【异名】 石珠(《本经》)，青珠(《别录》)，石栏干(《本草拾遗》)。

【基原】 为鹿角珊瑚科鹿角珊瑚属动物鹿角珊瑚群体的骨骼及其共肉(软体部分)。

【原动物】 1. 佳丽鹿角珊瑚 *Acropora pulchra* (Brook)

珊瑚骨骼树枝状，分枝短粗，由于分枝顶端渐尖，使轴珊瑚体显得更大，为显著特征。轴珊瑚体圆柱形，直径 2.5～3 mm，少数径 2 mm，杯孔 1.5～2 mm，突出 2～3 mm，第一轮隔片 6 个发育良好，第二轮发育不全，较狭，壁沟槽状。辐射珊瑚体半管唇状，于分枝基部为唇状突起或少数隐埋，第一轮隔片发育不全，2 个直接隔片显著较大，其余均为刺状或大小不等，壁沟槽刺状或刺网状。生活时为咖啡色，有时为青绿色；基部为咖啡色。

2. 鹿角珊瑚 *Acropora sp.*

鹿角珊瑚绝大部分呈分枝状，在分枝或小枝顶端有一个“轴珊瑚体”和众多的“辐射珊瑚体”，其形状、大小以及颜色和隔片的轮数为分类的主要特征。该属由于变异太大，是石珊瑚鉴定中最困难的一属，目前分类极为混乱。有些种名暂难统一和确定。

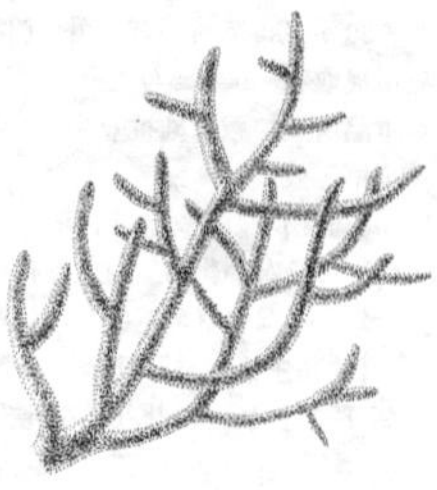

鹿角珊瑚

鹿角珊瑚是浅水造礁石珊瑚中的主要成员。我国西沙群岛及海南岛的珊瑚礁平台和向海斜坡上，在水质清洁、底质坚硬及浪小较稳定的环境均有分布。

【采收加工】 用网采收，或用锥子、凿子等工具进行潜水采集，一般采后洗净，晾干，击碎即可。不能用淡水浸泡，以免其肉腐烂脱落。也可根据化学提取要求，用有机溶剂浸泡，或快速冷冻。

【药理】 1. 对心血管系统的作用　腹腔注射柳珊瑚甾醇(Gs)对清醒和麻醉大鼠均有明显降压作用，对氯化钾引起的离体主动脉条收缩有拮抗作用，但对离体兔耳血管则有收缩作用；对离体兔心则可减少冠脉流量，减慢心率和抑制心肌收缩力；小鼠腹腔注射 Gs，对乌头碱引起的心律失常有明显拮抗作用；对垂体后叶素引起的大鼠心肌缺血也有明显拮抗作用。Gs 尚可延长小鼠常压耐缺氧的时间。

2. 促进骨缺损部位修复　珊瑚具有良好的生物相容性和降解性，骨传导作用良好，促进骨缺损愈合，不干扰骨愈合过程，同时珊瑚骨本身的微细结构具有载体作用，吸附抗生素后的缓释作用可抑制局部感染，是一种理想的人体骨替代材料。

【药性】 辛，平。

1.《本经》：“味辛，平。”

2.《别录》：“无毒。”

3.《新修本草》(唐本余)：“味甘。”

【功用主治】 杀虫，解毒，行瘀。主治皮肤瘙痒，白秃，痈疡，产后瘀血内停，石淋。

1.《本经》：“主身痒，火疮，痈伤(‘伤’，《纲目》引作‘疡’)，疥瘙死肌。”

2.《别录》：“(主)白秃，侵淫在皮肤中。煮炼服之，起阴气，可化为丹。”

3.《本草经集注》：“杀锡毒。”“疗手足逆胪(音闾)。”

4.《本草拾遗》：“主石淋，破血，产后恶血。磨服，亦煮汁服，亦火烧投酒中服。”

5.《品汇精要》：“主火疮，止痒。”

【用法用量】 内服：研末，0.3～0.6 g；或煎汤，15～30 g。外用：研末调涂。

【宜忌】《本草经集注》：“畏鸡骨。”“得水银良。”

2562 **青葙子** qīng xiāng zǐ (《本经》)

【异名】 草决明(《本经》)，野鸡冠花子(《医学入门》)，狗尾巴子(《四川中药志》)，牛尾巴花子(《中药材手册》)。

【基原】 为苋科青葙属植物青葙的种子。

【原植物】 青葙 *Celosia argentea* L.

一年生草本，高 30～90 cm。茎直立，通常上部分枝，绿色或红紫色，具条纹。单叶互生；叶柄长 2～15 mm，或无柄；叶片纸质，披针形或长圆状披针形，长 5～9 cm，宽 1～3 cm，先端尖或长尖，基部渐狭且稍下延，全缘。花着生甚密，初为淡红色，后变为银白色，穗状花序单生于茎顶或分枝顶，呈圆柱形或圆锥形，长 3～10 cm；苞片、小苞片和花被片干膜质，白色光亮；花被片 5，白色或粉红色，披针形；雄蕊 5，下部合生成杯状，花药紫色。胞果卵状椭圆形，盖裂，上部作帽状脱落，顶端有宿存花柱，包在宿存花被片内。种子扁圆形，黑色，光亮。花期5～8月，果期6～10月。

生于坡地、路边、平原较干燥的向阳处。全国大部分地区均有野生或栽培。

本植物的茎叶或根（青葙）、花序（青葙花）亦供药用，另设专条。

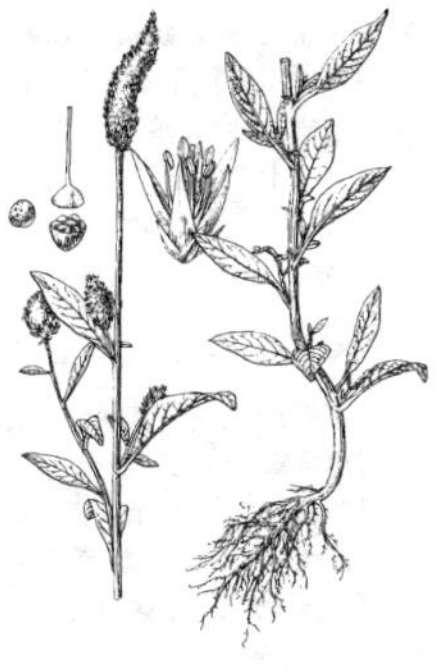

青　葙

【栽培】 生物学特性　喜温暖湿润气候。对土壤要求不严，以肥沃、排水良好的砂质壤土栽培为宜。忌积水，低洼地不宜种植。

繁殖方法　种子繁殖。应选穗长、分枝多、产量高的植株采种子作种用。青葙与鸡冠花易杂交，显著影响产量，故留种应注意与鸡冠花隔离种植，以保证纯种。春播，3～4月，开1.3 m的畦，条播，按行距30 cm开浅沟，把种子均匀撒在沟内，覆土0.5 cm，稍加镇压，浇水。穴播，按行株距各约25 cm开穴，深5～6 cm，做到穴浅底平，施人畜粪水后，拌少量火灰，作成种子灰，匀撒穴里，再盖火灰一层。

田间管理　出苗后，中耕除草3次，第一次在苗高4～7 cm时，松土除草；第二次在苗高17 cm左右时，浅薅除草，并进行匀苗、补苗，每穴苗3～4株；第三次在初现花时进行，结合培土，防止倒伏。在每次中耕除草后，结合追肥，施人粪尿、硫酸铵、过磷酸钙。

病虫害防治　虫害有蚜虫等。

【采收加工】 7～9月种子成熟时，割取地上部分或摘取果穗晒干，搓出种子，过筛或簸净果壳等杂质即可。

【药材】 青葙子 *Celosiae Semen*　全国大部分地区均产。

性状　种子呈扁圆形，少数呈圆肾形，直径1～1.5 mm。表面黑色或红黑色，光亮，于放大镜下观察，可见网状纹理，中央微隆起，侧边微凹处为种脐。种子易粘手，种皮薄而脆，胚乳类白色。气无，味淡。

鉴别　粉末特征：黑灰色。种皮表皮细胞暗棕红色。侧面观类多角形或长多角形，具致密网状增厚纹理。种皮内表皮细胞多角形，具细密平行的角质纹理。另有色素层细胞、胚乳细胞及草酸钙方晶。

【成分】 青葙子含脂肪油约15%、淀粉30.8%、烟酸约14 μg/g及丰富的硝酸钾。所含脂肪油称为青葙子油脂（celosia oil）。含β-谷甾醇（β-sitosterol），3，4-二羟基苯甲酸（3，4-dihydroxy benzoic acid），4-羟基苯甲酸（4-hydroxy benzoic acid），3，5-二羟基苯甲醛（3，5-dihydroxy benzaldehyde），胆甾醇棕榈酸酯（cholesteryl palmitate），β-*D*-果糖正丁苷（*n*-butyl-β-*D*-fructoside），1-(4-*O*-β-吡喃葡萄糖基-3-甲氧基苯基)-2-丙烯〔1-(4-*O*-β-glucopyranosyl-3-methoxypheny)propane-2-ene〕，(3*Z*)-己烯基1-*O*-β-吡喃葡萄糖苷〔(3*Z*)-hexenyl-1-*O*-β-glucopyranoside〕，(3*Z*)-己烯基-1-*O*-(6-*O*-α-吡喃鼠李糖-β-吡喃葡萄糖苷)〔(3*Z*)-hexenyl-1-*O*-(6-*O*-α-rhamnopyranosyl-β-glucopyranoside)〕，3-*O*-β-吡喃葡萄糖基-1*H*-吲哚(3-*O*-β-glucopyranosyl-1*H*-indole)，5-甲基-6，7-亚甲二氧基-2′-羟基异黄酮(5-methoxy-6，7-methylenedioxy-2′-hydroxyiso flavone)，celogentinA、B、C，moroidi。

【药理】 1. 对眼睛的作用　青葙子煎剂灌胃，眼压轻度下降，作用温和而慢，且不能阻止水负荷所致兔眼压升高。青葙子水提液对芬顿反应所致的兔晶状体氧化损伤模型有防护作用，能提高超氧化物歧化酶、谷胱甘肽、谷胱甘肽过氧化物酶含量。青葙子油脂有扩瞳作用。

2. 保肝作用　青葙子中的celosian抑制大鼠四氯化碳性肝损伤、小鼠*D*-半乳糖胺/脂多糖或痤疮杆菌/脂多糖诱发的暴发性肝炎，体外抑制过氧化脂质产生，对由人重组肿瘤坏死因子α诱发的*D*-半乳糖胺敏感性小鼠肝损伤也有保护作用。

3. 对肿瘤及免疫功能的影响　青葙子提取物腹腔注射，抑制结肠癌26-L5接种引起的肝脏转移，这与其诱生细胞因子白介素-12、白介素-2和γ干扰素，激活巨噬细胞至杀肿瘤状态有关。青葙子中的celogentins A、B、C及moroidi有抗有丝分裂的作用，抑制微管蛋白聚合。青葙提取物腹腔注射，抑制小鼠抗二硝基苯酚IgE产生，但IgG应答不受影响。celosian诱导小鼠肿瘤坏死因子α产生，在巨噬细胞系J774也诱导白介素1β和NO产生，诱导人单核细胞白介素1β分泌，提高小鼠脾细胞刀豆蛋白诱导的γ干扰素产生。

4. 其他作用　青葙子乙醇提取物降低四氧嘧啶性糖尿病大鼠血糖，防止其体重下降。动物实验证明青葙子有降血压作用。

【炮制】 1. 青葙子　取原药材，除去杂质，筛去灰屑。

2. 炒青葙子　取净青葙子置锅内，用文火加热，炒至有爆声，并有香气逸出时，取出放凉。

饮片性状　青葙子参见"药材"项。炒青葙子表面焦黑色，有香气。

贮干燥容器内，置通风干燥处。

【药性】 苦，寒。归肝经。

1.《药性论》："味苦，平。无毒。"

2.《宝庆本草折衷》："微寒。"

3.《滇南本草》："性寒，味甘、微苦。入肝经。"

4.《雷公炮制药性解》："入心、肝二经。"

【功用主治】 散风热，清肝火，明目退翳。主治目赤肿痛，眼生翳膜，视物昏花，高血压病，鼻衄，皮肤瘙痒，疮癣。

1.《本经》："疗唇口青。"

2.《药性论》："治肝脏热毒冲眼，赤障，青盲，翳肿。主恶疮疥瘙，治下部虫䘌疮。"

3.《日华子》："治五脏邪气，益脑髓，明耳目，镇肝，坚筋骨，去风寒湿痹。"

4.《宝庆本草折衷》："主皮肤热风。"

5.《滇南本草》："明目。治泪涩难开，白翳遮睛，花凌青翳。"

6.《本草蒙筌》："除心经火邪。聪耳。"

7.《医林纂要》："坚肾水，去妄火。"

8.《药性考》："入肝祛风，(治)疮疥痔漏，退障启聋，坚筋益脑，寒痹堪攻，除湿清脏，止衄有功。"

【用法用量】 内服：煎汤，3～15 g。外用：研末调敷；捣汁灌鼻。

【宜忌】 瞳孔散大、青光眼患者禁服。

1.《本草备要》："瞳子散大者忌服。"

2.《四川中药志》1960年版："虚寒火衰者勿用。"

3.《全国中草药汇编》："青光眼患者禁服。"

4.《浙江药用植物志》："肝虚者勿用。"

【选方】 1. 治目生黑花，渐成内障及开睛偏视，风毒攻眼，肿痛涩痒，短视，倒睫，雀目　羌活(去芦)、独活(去芦)、青葙子、菊花各一两。上为细末。每服三钱匕，羊肝子一叶(锉细)，淡竹叶数片同裹，如粽子大；别用黑豆四十九粒，米泔一碗，银石器内同煮，豆烂泔干为度，取肝细嚼，温酒下，又将豆食，空心日午夜卧服。(《银海精微》煮肝散)

2. 治夜盲目翳　青葙子15 g，乌枣30 g。开水冲炖，饭前服。(《闽东本草》)

3. 治视物不清　青葙子6 g，夜明砂60 g。蒸鸡肝或猪肝服。

(《四川中药志》1960 年版)

4. 治虹膜睫状体炎(瞳孔缩小)　青葙子 12 g,柴胡、寒水石各 9 g,刺黄柏 6 g,生地 15 g。水煎服。(《新疆中草药》)

5. 治头昏痛伴有眼、眉棱骨痛　青葙子 9 g,平顶莲蓬 5 个。水煎服。(江西《草药手册》)

6. 治妇人血崩　青葙子、夏蚕蛹灰、棕皮灰。上为末,用霹雳酒调下二钱,空心服。(《普济方》)

7. 治白带,月经过多　青葙子 18 g,响铃草 15 g。配猪瘦肉炖服。(《西昌中草药》)

8. 治鼻衄血不止　青葙子汁灌鼻中。(《广利方》)

9. 治疳湿䘌蚀口齿及下部　青葙子、苦参、甘草(生,锉)各一两。上三味,捣罗为散,每服一钱匕,食前暖生地黄汁调下。(《圣济总录》青葙子散)

10. 治干癣积年生痂,搔之黄水出,每逢阴雨即痒　取青葙子末以口脂调,先用浆水净洗后,敷之。(《普济方》)

【各家论述】 1.《纲目》:"青葙子治眼,与决明子、苋实同功。《本经》虽不言治眼,而云一名草决明,主唇口青,则其明目之功可知矣。目者肝之窍,唇口青者足厥阴经之证,古方除热亦多用之,青葙子之为厥阴药,又可知矣。况用之治目,往往有验,尤可征。"

2.《本草求真》:"凡人一身风痒,虫疥得蚀,口唇色青,青盲翳肿,多缘热盛风炽所致,书言服此目疾皆愈,唇青即散,三虫皆杀,风痒即绝,无非因其血热除,血脉和,而病自可愈耳,无他义也。"

2563 青葙花 qīng xiāng huā (《草药新纂》)

【异名】 笔头花(《草药新纂》)。

【基原】 为苋科青葙属植物青葙的花序。

【原植物】 参见"青葙子"条。

【采收加工】 7～8 月采收,晒干。

【药性】 《江西草药》:"性微寒,味苦。"

【功用主治】 凉血,清肝,利湿,明目。主治吐血,衄血,崩漏,赤痢,血淋,热淋,白带,目赤肿痛,目生翳障。

1.《草药新纂》:"治目痛。"

2.《江西草药》:"清肝凉血,明目退翳。"

【用法用量】 内服:煎汤,15～30 g;或炖猪肉等服。外用:煎水洗。

【选方】 1. 治吐血、血崩、赤痢　红青葙花 15 g,水煎服;或与猪瘦肉炖服。

2. 治月经过多、白带　白青葙花 60 g,猪瘦肉 90 g,水煎,服汤食肉。

3. 治鼻衄　青葙花 60 g,卷柏 30 g,红糖少许,水煎服。(1～3 方出自《江西草药》)

4. 治视网膜出血　青葙花适量,水煎洗眼。(《江西草药》)

5. 治吐泻　青葙花、杏仁、樟树皮,泡水服。(江西《草药手册》)

6. 治肝热泪眼　青葙干花序 15～30 g,水煎服。

7. 治头风痛　青葙干花序 15～30 g,水煎服。(6、7 方出自《福建中草药》)

8. 治失眠　青葙花 15 g,铁扫帚根 30 g,煮汁炖猪蹄食。(江西《草药手册》)

2564 青蛙胆 qīng wā dǎn (《吉林中草药》)

【基原】 为蛙科蛙属动物黑斑蛙或金线蛙的胆汁。

【原动物】 参见"青蛙"条。

【采收加工】 捕得青蛙后,剖腹取胆,鲜用。

【药性】 《山西中草药》:"苦,寒。"

【功用主治】 清热解毒。主治麻疹咳喘,咽喉糜烂,白喉。

1.《山西中草药》:"清热解毒。主治咽部糜烂或轻症咽白喉。"

2.《山东药用动物》:"治麻疹并发肺炎、咽部糜烂。"

【用法用量】 内服:吞服,1～2 个。外用:胆汁涂患处。

【选方】 1. 治麻疹并发肺炎　青蛙胆 1 个,白矾少许。日服 2 次。(《吉林中草药》)

2. 治咽部糜烂,轻症咽白喉　青蛙胆 2 个,吞服,每日 1 次,连用 3 日。并外用青蛙胆汁涂患处,每日 2 次。(《山西中草药》)

2565 青蒿子 qīng hāo zǐ (《食疗本草》)

【基原】 为菊科蒿属植物黄花蒿的果实。

【原植物】 参见"青蒿"条。

【采收加工】 秋季果实成熟时,割取果枝,打下果实晒干。

【药性】 《日华子本草》:"味甘,冷,无毒。"

【功用主治】 清热明目,杀虫。主治劳热骨蒸,目涩目糊,痢疾,恶疮,疥癣,风疹。

1.《本草拾遗》:"主妇人血气腹内满,及冷热久痢。秋冬用子,春夏用苗,并捣绞汁服,或暴干为末,小便冲服,如觉冷用酒煮。"

2.《日华子》:"明目,开胃,炒用;治劳,壮健人小便浸用;治恶疮、疥癣、风疹,杀虱,煎洗。"

【用法用量】 内服:煎汤,3～6 g;或研末。外用:煎水洗。

【选方】 治积热眼涩　采青蒿花或子,阴干为末,每井华水空心服二钱。(《十便良方》青金散)

2566 青蒿根 qīng hāo gēn (《滇南本草》)

【基原】 为菊科蒿属植物黄花蒿的根。

【原植物】 参见"青蒿"条。

【采收加工】 9～12 月采挖,切段,晒干。

【成分】 根中含铁屎米酮(canthin-6-one),10-羟基铁屎米酮(10-hydroxy canthin-6-one),8-羟基铁屎米酮(8-hydroxy canthin-6-one),1-羟基铁屎米酮(1-hydroxy canthin-6-one),1-甲氧基铁屎米酮(1-methoxy canthin-6-one),1-乙烯基-β-咔啉(1-vinyl-β-carboline),4-甲氧基-1-乙烯基-β-咔啉(4-methoxy-1-vinyl-β-carboline),1-*O*-丙酰乙基-β-咔啉(1-*O*-propionylethyl-β-carboline)。

【功用主治】 主治劳热骨蒸,关节酸疼,便血。

【用法用量】 内服:煎汤,3～15 g。

【选方】 1. 治虚痨发热　青蒿根一钱,地骨皮一钱,柴胡根一钱(炒),鳖甲一钱(炙),石斛一钱。引用清明柳一钱,煨,点童便服。(《滇南本草》)

2. 治风湿性关节炎　青蒿根 15～30 g,牛尾或猪脚 7 寸。炖 2 小时许,饭前服。(《闽东本草》)

2567 青粱米 qīng liáng mǐ (《别录》)

【基原】 为禾本科狗尾草属植物粱或粟品种之一的种仁。

【原植物】 参见"粟米"条。

【采收加工】 9～10 月果实成熟时收割,打下种仁,晒干。

【成分】 种仁含 4-丙烯醇香豆素(4-proenoxycoumarin),4,14,24-destrimethyl-7(8),20(21)-diencycloeuphordane-3α,14α-26-triol;含甾体类成分:9β,19-环胆甾烷-7,20(21)-二烯-3β,14α,18-三醇〔9β,19-cyclocholesta-7,20(21)-dien-3β,14α,18-triol〕,24ξ-乙基-5α-胆甾基-7-烯-3-酮(24ξ-ethyl-5α-cholest-7-en-3-one),24ξ-乙烯-5α-胆甾基-7,22ξ-二烯-3-酮(24ξ-ethyl-5α-cholest-7,22ξ-dien-3-one),24ξ-乙烯-5α-胆甾基-24(28)-烯-3-酮〔24ξ-ethyl-5α-cholest-24(28)-en-3-one〕。

【药性】 甘,微寒。

1.《别录》:"甘、微寒,无毒。"

2.《绍兴本草》:"味甘,平。"

【功用主治】 健脾养胃,固精,利尿。主治脾虚食少,消渴,遗精，淋证。

1.《别录》："主胃痹，热中消渴，止泄痢，利小便，益气补中，轻身长年。"

2.《日华子》："健脾，治泄精。"

3.《普济方》："主骨痹热中。"

4.《本草药性大全》："涩精，调胃和脾。"

5.《食物考》："青粱补气，泻痢食良，通淋利便，疏理膀胱。"

【用法用量】 内服：煎汤，30～90 g；或煮粥。

【选方】 1. 治老人脾虚气弱，食不消化，泄痢无定　神曲二两(炙，捣罗为末)，青粱米四合(淘净)。上相和煮粥，空心食之。(《寿亲养老书》曲米粥)

2. 治消渴　青粱米半升，淘净，以水三升，煮稀粥饮之，以瘥为度。(《圣济总录》)

3. 治老人五淋病，身体烦热，小便痛不利　浆水三升(酸美者)，青粱米三合(研)。上煮作饮，空心渐饮之，日二三服。(《寿亲养老书》浆水饮)

2568 青榨槭 qīng zhà qī (《湖南药物志》)

【异名】 光陈子、飞故子(《湖南药物志》)，鸡脚手、五龙皮(《彝药志》)。

【基原】 为槭树科槭属植物青榨槭的根、树皮。

【原植物】 青榨槭 *Acer davidii* Franch.　又名：青虾蟆(《中国树木分类学》)，大卫槭(《峨眉植物图志》)。

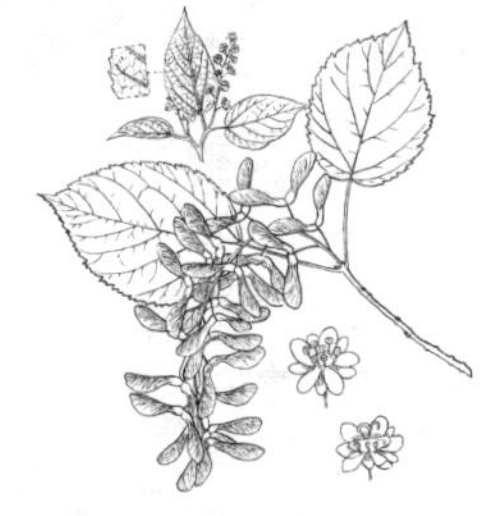

青榨槭

落叶乔木，高 10～15 m。树皮暗褐色或灰褐色。常纵裂成蛇皮状；小枝细瘦，圆柱形，当年生枝绿色，有稀皮孔，老枝灰褐色。叶对生；叶柄细瘦，长 2～8 cm；叶片纸质，卵形或长圆状卵形，长 6～11 cm，宽 4～9 cm，先端渐尖或锐尖，常有尖尾，基部近心形或圆形，边缘具不整齐钝圆齿，上面深绿色，无毛，下面淡绿色，嫩时沿叶脉有褐色短柔毛，后渐无毛，羽状脉；中脉上面凹下，侧脉 11～12 对。花黄绿色，杂性，雄花与两性花同株，成下垂总状花序，顶生于着叶嫩枝；雄花 9～12 朵，花身及花梗均较短；两性花 15～30 朵；萼片 5，椭圆形；花瓣 5，倒卵形，与萼片等长；雄蕊 8，无毛；花盘在雌蕊内侧；子房有红褐色短柔毛，花柱无毛。翅果嫩时淡绿色，老时黄褐色，小坚果椭圆形，脉纹显著，翅宽在中部，裂开成钝角或近水平。花期 4～5 月，果期 8～9 月。

生于海拔 500～1 800 m 的疏林或山脚湿润处稀林中。分布于华北、华东、中南、西南各地。

【采收加工】 7～10 月采收根和树皮，切片晒干。

【成分】 根含杨梅树皮素(myricetin)，无色飞燕草素(leucodelphinidin)，没食子酸(gallic cd)。

【药性】《彝药志》："性凉，味苦辛，有小毒。"

【功用主治】《彝药志》："祛风除湿，活血化瘀。主治风湿骨痛，跌打扭伤。"

【用法用量】 内服：煎汤，6～15 g；研末，3～6 g；或浸酒。外用：研末调敷。

【选方】 1. 治风湿麻木，手足不能活动，卧床不起　青榨槭根研末。每用 6 g，用白酒少许和温开水送服，每日 2 次。(《彝药志》)

2. 治风湿腰痛　青榨槭根皮或树皮 9～15 g，大伸筋、石南藤、木瓜、牛膝各 9 g。水煎或浸酒服。(《湖南药物志》)

2569 青藤子 qīng téng zǐ (《广西本草选编》)

【异名】 牛腿虱(《广西本草选编》)，千里藤(《广西药用植物名录》)，金丝藤、牛腿风、鸡骨香、香花藤、大素馨花(《新华本草纲要》)。

【基原】 为木犀科茉莉属青藤仔的茎、叶或花。

【原植物】 青藤仔 *Jasminum nervosum* Lour. [*J. cinnamomifolium* Kobuski var. *axillare* Kobuski]　又名：侧鱼胆、蟹角胆藤(《中国植物志》)。

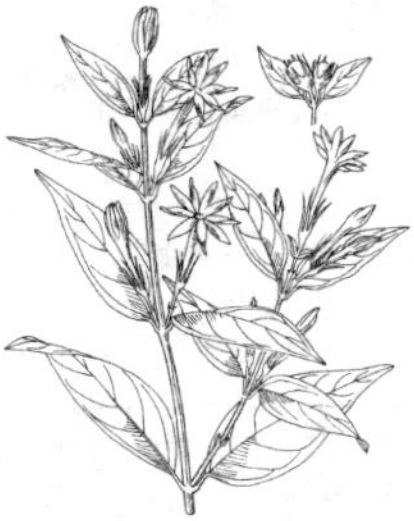

青藤仔

攀缘灌木，高 1～5 m。小枝圆柱形，光滑无毛或微被短柔毛。叶对生，单叶；叶柄长 2～10 mm，具关节；叶片纸质，卵形或卵状披针形，长 2.5～13 cm，宽 0.7～6 cm，先端急尖、钝、短渐尖至渐尖，基部宽楔形、圆形或截形，稀微心形。聚伞花序顶生或腋生，有花 1～5 朵；花序梗长 0.2～1.2 cm或缺；苞片线形；花梗无毛或微被短柔毛；花萼常呈白色，无毛或微被短柔毛，裂片 7～8 枚，线形，果时常增大；花冠白色，高脚碟状，花冠管裂片 8～10 枚，披针形，先端锐尖至渐尖。果球形或长圆形，成熟时由红变黑。花期 3～7 月，果期 4～10 月。

生于山坡灌丛、沙地或混交林中。分布于广东、广西、海南、贵州、云南、西藏、台湾。

【采收加工】 7～10 月采收茎、叶，鲜用或切碎晒干；3～7 月采花，鲜用或晒干。

【药材】 青藤子 *Jasmini Nervosi Herba*　产于广西、广东、云南、贵州等地。

性状　茎略呈圆柱形，直径约 5 mm，表面光滑无毛，质硬，断面有明显的髓；叶对生或脱落，多卷曲皱缩，叶片展平后呈椭圆状披针形，先端略呈尾状，三出脉明显，叶柄有节。花常顶生、腋生或脱落，多揉缩成团，浅黄白色，有较长的花萼筒。气香，味淡。

【药性】《广西本草选编》："味微苦，性凉。"

【功用主治】 清利湿热，拔毒敛疮。主治痢疾，疟疾，疮疡肿毒，外伤，劳伤腰痛。

1.《广西本草选编》："清湿热，拔脓生肌。主治痢疾，劳伤腰痛，疮疡脓肿，疮疡溃烂。"

2.《广西民族药简编》："治疟疾，伤寒夹经，小儿咳嗽；外敷，治骨折，伤口溃疡。"

【用法用量】 内服：煎汤，10～15 g，鲜品加倍。外用：水煎洗、捣敷或研末撒。

【选方】 1. 治痢疾　青藤仔花 9～15 g。水煎，冲蜜糖 30 g服。

2. 治疮疡溃烂　青藤子茎叶或花适量，水煎外洗；并用茎叶研粉撒患处。

3. 治劳伤腰痛　青藤子茎 30 g。水煎，冲米酒 30 g 服。(1～3 方出自《广西本草选编》)

2570 青礞石 qīng méng shí (《嘉祐本草》)

【异名】 礞石(《嘉祐本草》)。

【基原】 为变质岩类黑云母片岩、绿泥石化云母碳酸盐片岩。

【原矿物】 1. 黑云母片岩 Biotite　Schist

主要由黑云母及少量石英、中长石、绿帘石等矿物组成的集合体。呈不规则扁块状，无明显棱角，其中有鳞片状矿物具定向排列，彼此相连。断面可见明显的片状构造，鳞片状变晶结构。岩石呈黑色，有的带暗绿色调，珍珠光泽，质软而脆，易剥碎。

产于接触变质区域变质基中酸碱性浸入岩及火成岩、伟晶岩中，是中酸性火成岩的主要造岩矿物之一。

2. 绿泥石化云母碳酸盐片岩 Mica Carbonate Schist by Chloritization

主要由方解石、白云石、金云母（部分转变为绿泥石，即绿泥石化）、绢云母、石英等矿物组成的集合体。呈不规则块体。其中粒状矿物和鳞片状矿物定向排列为片状结构，鳞片花岗变晶结构，但不甚明显。岩石呈灰绿色，夹于其中的鳞片状矿物显珍珠光泽。质较疏松，易剥碎。遇稀盐酸即有气泡发生。

以上两类青礞石分布于江苏、浙江、河南、湖北、湖南、四川等地。

【采收加工】 常年可采，采得后除净杂石、泥土即可。

【药材】 青礞石 *Chloriti Lapis* 黑云母片岩主产河南省新乡地区；绿泥石化云母碳酸盐片岩主产浙江省淳安地区。

性状 黑云母片岩 主为鳞片状或片状集合体。呈不规则扁块状或长斜块状，无明显棱角。褐黑色或绿黑色。具玻璃样光泽。质软，易碎，断面呈较明显层片状。碎粉主为黑色或绿黑色鳞片（黑云母），有似星点样闪光。气微，味淡。

绿泥石化云母碳酸盐片岩 为鳞片状或粒状集合体，呈不规则块状。灰色或绿灰色，夹有银色或淡黄色鳞片，具珍珠样光泽。质松软，易碎，碎粉为灰绿色小鳞片（绿泥石化云母片）和类白色颗粒（主为碳酸盐），片状者具星点样闪光。遇稀盐酸发生气泡，加热后泡沸激烈。气微，味淡。

鉴别 (1) 显微特征：黑云母片岩 主为黑云母及少量石英、中长石组成。黑云母：薄片中呈黄褐色至褐色；片状依一定方向排列；正突起中度；多色性和吸收性很强，*Ng*、*Nm* 为深褐色，*Np* 为黄色；$Ng \geqslant Nm > Np$；解理沿{001}极完全。最高干涉色为Ⅲ级红色；近于平行消光；正延长符号。二轴晶；负光性。石英：薄片中无色透明；粒状；分布于黑云母片间；低正突起；无解理。最高干涉色为Ⅰ级黄白色；具波状消光现象。一轴晶；正光性。中长石：薄片无色或淡灰色；分布于黑云母片间；低正突起。最高干涉色为Ⅰ级灰色；可见钠长石双晶。二轴晶；正光性。

绿泥石化云母碳酸盐片岩 主为碳酸盐、金云母（部分绿泥石化）、绢云母及少量石英组成。方解石：参见"方解石"条。金云母：薄片中呈淡褐黄色；片状，沿方解石边缘分布，具微弱多色性；解理完全；低正突起；含有黑褐色针状包裹体，呈放射状排列（转变为绿泥石者薄片中呈淡绿色，多色性明显）。干涉色为Ⅱ级绿色（转变为绿泥石者为Ⅰ级灰色）；近于平行消光；正延长符号。二轴晶；负光性；光轴角很小。绢云母：薄片中无色，有时带有很弱的绿色；小鳞片状；低正突起。干涉色似织锦缎，绚烂五彩。

(2) X射线衍射：黑云母片岩 黑云母 10.05（>10）、3.18(5)；透闪石 3.14(1)；石英 4.22(1)、3.35(>10)。

绿泥石化云母碳酸盐片岩 绿泥石 4.94(1)；石英 4.23(1)、3.33(>10)。说明黑云片岩母以黑云母为主，并含少量石英、透闪石等；绿泥石化云母碳酸盐片岩以绿泥石为主，含少量石英、透闪石。

【成分】 黑云母片岩主要含钾、镁、铁、铝的硅酸盐〔$K(Mg \cdot Fe)_2(AlSi_3O_{10})(OH, F)_2$〕，尚含有钛、钙、锰等杂质。

【炮制】 1. 青礞石 取原药材，除去杂质及泥土，砸碎或碾成粉末。

2. 煅青礞石 取净青礞石，置适宜耐火容器内，用无烟武火加热，煅至红透，取出放凉，碾细。

饮片性状 青礞石参见"药材"项。煅青礞石呈粉末状，青黄绿色，质软，略有光泽。

贮干燥容器内，置干燥处，防尘。

【药性】 甘、咸，平。归肺、心、肝、胃经。

1.《医学入门》："味淡，无毒。"

2.《纲目》："甘、咸，平，无毒。""其性下行，阴也，沉也，乃厥阴之药。"

3.《雷公炮制药性解》："入肺、大肠、胃三经。"

4.《本草经疏》："辛、咸，平。"

5.《本草从新》："甘、咸，有毒，体重沉坠。"

【功用主治】 坠痰下气，平肝定惊，消食攻积。主治顽痰咳喘，癫痫发狂，烦躁胸闷，惊风抽搐，宿食癖积，癥瘕。

1.《嘉祐本草》："治食积不消，留滞在脏腑，宿食块久不瘥，及小儿食积羸瘦，妇人积年食，攻刺心腹。"

2.《品汇精要》："坠痰，消食。"

3.《纲目》："治积痰惊痫，咳嗽喘急。"

4.《本草从新》："能平肝下气，为治顽痰癖结之神药。"

【用法用量】 内服：入丸、散，3～6 g；煎汤，10～15 g，布包。

【宜忌】 脾胃虚弱及孕妇禁服。

1.《嘉祐本草》："得硇砂、巴豆、大黄、京三棱良。"

2.《纲目》："气弱脾虚者，不宜久服。"

3.《本草从新》："气弱血虚者大忌。"

【选方】 1. 通治痰为百病 礞石、焰硝各二两（煅过，研飞，晒干，一两），大黄（酒蒸）八两，黄芩（酒洗）八两，沉香五钱。为末，水丸梧子大。常服一二十丸，欲利大便则服一二百丸，温水下。（《养生主论》滚痰丸）

2. 治大人小儿食积成痰，胃实多眩晕者 青礞石七钱，火硝七钱（同研炒，以火硝过性为度），枳实、木香、白术各二两。共为末，红曲二两为末，打糊丸梧子大。每早服三钱，白汤下。（《方脉正宗》）

3. 治百日咳 青礞石 27 g，白矾 9 g，芒硝 18 g。共为细末，分30份，每次1份，每日3次。（《河南省秘验单方集锦》）

4. 治急慢惊风，痰潮壅滞，塞于喉间，命在须臾 青礞石一两。入臼窝内，同焰消一两，用白炭火煅令通红，须消尽为度，候药冷如金色取出。上为细末。急惊风痰发热者，薄荷自然汁入蜜调服；慢惊脾虚者，有以青州白丸子再碾，煎稀糊，入熟蜜调下。（《医方大成》引汤氏方夺命散）

5. 治诸积癖块，攻刺心腹，下利赤白，及妇人崩中漏下，一切虚冷之疾，尤治饮食过多，脏腑滑泄，久积久痢 青礞石半斤，捣罗过，用消石二两，细研，于坩埚内，铺头盖底，按实，用圆瓦覆口，用炭二十斤煅之，取出，入赤石脂二两，同研极细，滴水为丸，如小鸡头大。候干，再入坩埚内，用少火煅红收之。每有虚冷病，服一丸至二三丸，空心温水送下，以少食压之，久病泄泻，加至五七丸或十丸亦不妨。（《杨氏家藏方》金宝神丹）

6. 治一切积，不同虚实冷热酒食，远年日久 青礞石二两（研），滑石一两（研），青黛半两，轻粉三钱。上同研匀。每服一钱，面汤调下，急以水漱口。未服药前一日，先吃淡粥，至晚服药；候次日晚未动，再服半钱，取下恶物，更以汤粥将息三二日，如是无积，药随大便下，并无所损忌，次日将息。（《普济方》礞石散）

【临床报道】 治疗食管、贲门癌梗阻 取青礞石、鼠妇各等量，研细末，每次1～2 g，每日4～6次，放舌根部含服。共治48例，其中食管癌29例，贲门癌19例，结果明显缓解食管癌37例；部分缓解6例；无效5例。

【各家论述】 《本草经疏》："礞石禀石中刚猛之性，体重而降，能消一切积聚痰结，消积滞，坠痰涎，诚为要药。然而攻击太过，性复沉坠，凡积滞结脾胃壮实者可用，如虚弱者忌之；小儿惊痰食积实热，初发者可用，虚寒久病者忌之。如王隐君制滚痰丸，谓百病皆生于痰，不论虚实寒热概用，殊为未妥。不知痰有二因，因于脾胃不能运化积滞生痰，或多食酒面湿热之物，以致胶固稠黏，咯唾难出者用之，豁痰利窍，除热泄结，应如桴鼓；因于阴虚火炎，煎熬津液，凝结为痰，或发热声哑，痰血杂出者，如误投之，则阴气愈虚，阳火反炽，痰热未退而脾胃已为败矣，可见前人立方不能无弊，是在后人善于简择耳。”

2571 青鱼胆草 qīng yú dǎn cǎo《贵州民间药物》

【异名】 蔓龙胆(《贵州民间药物》)，鱼胆草、对叶林、抽筋草、喷七(《贵州药用植物目录》)，鱼鳅藤(《贵州中草药名录》)。

【基原】 为龙胆科双蝴蝶属植物峨眉双蝴蝶的全草。

【原植物】 峨眉双蝴蝶 *Tripterospermum cordatum* (Marq.) H. Smith [*Gentiana cordata* Marq.]

多年生缠绕草本。具根茎，根细，黄褐色。茎通常黄绿色，螺旋状扭转，下部粗壮，节间短，长4~5 cm，上部节间长10~17 cm。叶对生；叶柄长1~4.5 cm；叶片心形、卵形或卵状披针形，长1.5~12 cm，宽1~5 cm，先端渐尖或急尖，常具短尾，基部心形或圆形，边缘膜质，细波状，叶脉3~5条，叶片下面淡绿色或带紫色。花单生或成对着生于叶腋，有时2~6朵呈聚伞花序；花梗较短，具1~4对披针形的小苞片；花萼钟形，不开裂，稀一侧开裂，明显具翅，裂片基部下延呈翅；花冠紫色，钟形，裂片卵状三角形，褶宽三角形，先端微波状；雄蕊5，着生于冠筒下部，不整齐，花丝线形，花药长圆形；子房椭圆形，基部具5浅裂的环状花盘，花柱细长，柱头线形，2裂。浆果紫红色，内藏，长椭圆形，稍扁，近无柄。种子暗紫色，椭圆形或卵形，三棱状，边缘具棱，无翅。花、果期8~10月。

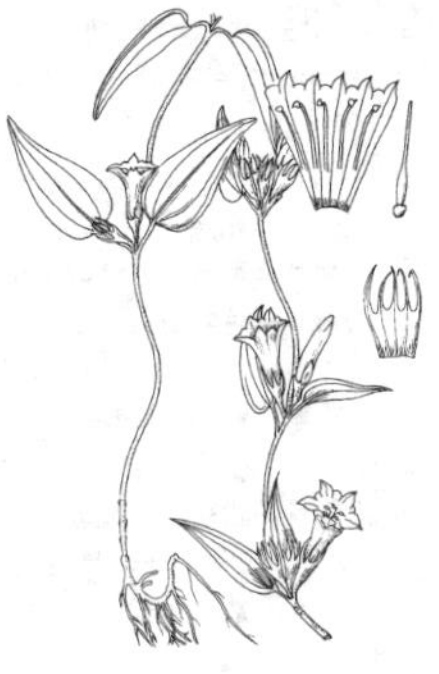

峨眉双蝴蝶

生于海拔700~3 200 m的山坡林下、林缘灌木丛中及低山河谷。分布于西南及湖北、湖南、陕西等地。

【采收加工】 9~10月采收，晒干或鲜用。

【药材】 青鱼胆草 *Tripterospermi Cordati Herba* 主产贵州。

性状 全草缠绕。茎细近圆形，表面黄绿色或带有紫色，具细条棱，叶对生，多皱缩。完整者展平后呈卵状披针形或长卵圆形，先端渐尖，基部心形或圆形，全缘，叶脉3出。有时可见叶腋具花或残留花萼。花淡紫色，萼筒有翅。气微，味微苦。

【药性】《贵州民间药物》：“性凉，味苦。”

【功用主治】《贵州草药》：“清热，利湿，健脾，止咳，疏风，杀虫。治倒胆，风热咳嗽，蛔虫，风湿。”

【用法用量】 内服：煎汤，15~30 g；或泡酒；或煮粥食。外用：煎水熏洗。

【选方】 1. 治风热咳嗽 鲜青鱼胆草30~60 g，炖猪肉吃。

2. 治风湿 青鱼胆草根150 g，泡酒服；亦可用藤煎水熏洗。

3. 治蟾虫(蛔虫) 青鱼胆草15 g，玉竹9 g，大米1把。煮成稀饭，分2次吃完。(1~3方出自《贵州民间药物》)

2572 青兔耳风 qīng tù ěr fēng《四川中药志》

【异名】 走马丹(《峨嵋药用植物》)，紫背金牛、紫背草(《民间常用草药汇编》)，走马胎、土兔耳风、血筋草、罗汉草(《四川中药志》)。

【基原】 为菊科兔耳风属植物红脉兔耳风的全草。

【原植物】 红脉兔耳风 *Ainsliaea rubrinervis* Chang

多年生草本，高为20~60 cm。根茎匍匐，须根多数，稍长。叶基生；叶柄长3~11 cm，具棕色绒毛；叶片卵状长椭圆形，长3~10 cm，宽2~5 cm，先端钝尖，全缘或呈疏波状，基部浅心形，上面绿色，下面苍白，仅具紫红色的脉，两面及边缘皆具棕色绒毛。头状花序排列成长穗状花序；总苞圆筒状；苞片质硬，呈覆瓦状排列；管状花两性，3或4朵；花冠5裂，裂片线形；雄蕊5，花药基部箭形。瘦果倒披针形，冠毛羽状，白色。花期秋季。果期翌年3~4月。

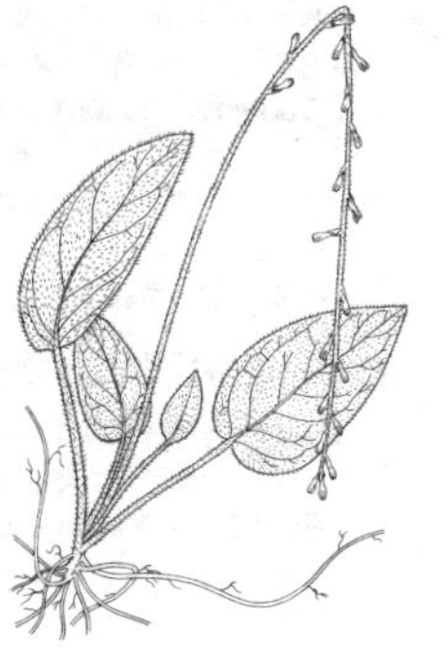

红脉兔耳风

生于山区悬崖陡壁上或林边岩石上。分布于四川等地。

【采收加工】 5~7月采收，鲜用或切段晒干。

【药性】 辛、苦，温。

1.《四川中药志》1979年版：“辛、苦，凉。”

2.《全国中草药汇编》：“苦、辛，温。”

【功用主治】《全国中草药汇编》：“祛风散寒，止咳，止痛。主治风寒咳嗽，头痛，风湿疼痛，跌打损伤；外用治淋巴结结核，毒蛇咬伤。”

【用法用量】 内服：煎汤，9~15 g。外用：捣敷；或研末调敷。

【宜忌】《全国中草药汇编》：“孕妇及热症咳嗽忌用。”

【选方】 1. 治风寒咳嗽，哮喘 青兔耳风、紫苏子、杏仁各9 g。水煎服。

2. 治牙痛，跌打损伤 青兔耳风15 g。煎水服。

3. 治深部脓肿，淋巴结核 鲜青兔耳风90 g。加少量白酒，捣绒敷患处。(1~3方出自《万县中草药》)

4. 治毒蛇咬伤 青兔耳风、瓜子金各等量。研末，醋调敷患处。(《四川中药志》1979年版)

2573 青胡桃果 qīng hú táo guǒ《纲目》

【基原】 为胡桃科胡桃属植物胡桃未成熟的果实。

【原植物】 参见“胡桃仁”条。

【采收加工】 夏季采收未成熟的果实，洗净，鲜用或晒干。

【药理】 抗炎镇痛作用 青胡桃果外果皮醇提取液灌胃对巴豆油所致的小鼠耳壳肿胀、大鼠角叉菜胶性足肿胀、醋酸引起的小鼠腹腔毛细血管通透性增高均有抑制作用，对小鼠热传导及化学刺激引起的拟痛反应有镇痛作用。胡桃青皮药液给小鼠灌胃的最大耐受量为304 g(生药)/kg。

【药性】 苦、涩，平。

【功用主治】 止痛，乌发。主治胃脘痛，须发早白。

【用法用量】 内服：煎汤，9~15 g；或浸酒。外用：研、搽。

【选方】 乌髭发 青胡桃三枚，和皮捣细，入乳汁三盏，于银石器内调匀，搽须发三五次，每日用胡桃油润之，良。(《圣济总录》)

【临床报道】 治疗胃痛 农历六月上旬采青皮核桃3 kg，打碎瓶装，加60度烧酒5 kg，曝晒20~30日。待酒变为黑色后用纱布过滤，加入单糖浆1 350 ml即制成核桃酒。用于胃、十二指肠溃疡及胃炎之疼痛2 020人次，每次服10 ml，每日1~2次，10分钟内止痛者98.2%。若用治妇女痛经，可用黄酒5 kg浸泡本品。生品对皮肤有轻度刺激，酒浸后服未发现副作用。

2574 青盐陈皮 qīng yán chén pí《百草镜》

【基原】 芸香科柑橘属植物橘及其栽培变种的成熟果皮用

甘草、乌梅、川贝、青盐等加工制成。

【制法】 制青盐陈皮：陈皮二斤，河水浸一日，竹刀轻刮去浮白，储竹筐内，沸汤淋三四次，用冷水洗净，不苦为度，晒至半干，可得净皮一斤。初次用甘草、乌梅肉各四两，煎浓汁，拌晒夜露，俟酥捻碎如豆大。再用川贝母去心四两，青盐三两，研为细末，拌匀晒露，干收储。

【功用主治】 消痰降气，生津开郁，运脾调胃，解毒安神。

2575 青海防风 qīng hǎi fáng fēng（《青海药材》）

【异名】 防风（《青海常用中草药手册》）。

【基原】 为伞形科葛缕子属植物葛缕子的根。

【原植物】 参见"藏茴香"条。

【采收加工】 7～10 月挖根，稍晾，置沸水中烫后去外皮，晒干或烘干即得。

【药材】 青海防风 *Cari Carvi Radix* 产于华北、东北、西北等地。

性状 根呈圆柱形或纵剖成条形，略弯曲或呈扭曲状，单一，罕见分歧者。顶端根头部宽大，有明显的凹陷茎基痕。表面稍粗糙，有纵皱纹或沟纹。质坚脆，易折断，断面粗糙，皮层呈土黄色，木质部呈鲜明的黄色。气弱，味微甘而略苦。

鉴别 (1) 根横切面：木栓层易脱落，剩余为 3～6 列细胞组成，多呈切向延长，皮层窄。韧皮部宽广，散布有众多分泌道。形成层成环状。木质部呈放射状排列，射线宽窄不一。根茎中央有髓，髓部薄壁细胞较大，略呈类长圆形。

粉末特征：类白色。分泌道中含有树脂样分泌物。木栓细胞类长方形，壁增厚。导管多为网纹或环纹。纤维长梭形，壁薄有纹孔。含草酸钙柱晶、方晶及不规则结晶。

(2) 紫外光谱：取本品粗粉以氯仿浸渍 1 小时，滤过，滤液用氯仿稀释至 10 mg/ml，测定紫外光谱，本品在 285、242 nm 处有最大吸收。

【药理】 抗肿瘤作用 青海防风抑制肿瘤细胞株MK-1、HeLa和 B16F10 的增殖。

【药性】 《青海常用中草药手册》："辛、甘，微温。"

【功用主治】 《甘肃中草药手册》："发表祛风，除湿止痛。治外感风寒，头痛身痛，关节疼痛，脊痛项强，四肢挛痛，破伤风，目赤疮疡。"

【用法用量】 内服：煎汤，3～10 g。

【宜忌】 体虚多汗者慎服。

2576 青蒿蠹虫 qīng hāo dù chóng（《纲目》）

【异名】 青蒿蛀虫（《品汇精要续集》），青蒿虫（《本草推陈》）。

【基原】 为寄居于菊科蒿属植物黄花蒿茎节中的一种昆虫的幼虫。

【功用主治】 1.《纲目》："治急慢惊风。"

2.《本草推陈》："治流行性乙型脑炎、脑膜炎痉挛抽搐，有镇静镇痉之效。成人痉挛性疾患，亦可应用。"

【用法用量】 内服：入丸、散。

【选方】 治急慢惊风：青蒿蠹虫捣和朱砂、汞粉各五分，丸粟粒大，一岁一丸，乳汁服。（《纲目》）

2577 青荚叶茎髓 qīng jiá yè jīng suǐ（《广西药用植物名录》）

【基原】 为山茱萸科青荚叶属植物青荚叶、西域青荚叶和中华青荚叶的茎髓。

【原植物】 参见"叶上珠"条。

【采收加工】 秋季割下枝条，截断，趁鲜用木棍顶出茎髓，理直晒干。

【药性】 甘、淡，平。

【功用主治】 通乳。主治乳少，乳汁不畅。

【用法用量】 内服：煎汤，3～9 g。

2578 青藏虎耳草 qīng zàng hǔ ěr cǎo（《陕甘宁青中草药选》）

【异名】 松吉斗（《青藏高原药物图鉴》），松吉蒂（《中国民族药志》）。

【基原】 为虎耳草科虎耳草属植物青藏虎耳草的全草。

【原植物】 青藏虎耳草 *Saxifraga przewalskii* Engl. 又名：大同虎耳草（《中国高等植物图鉴》补编）。

多年生草本，高 4～12 cm。丛生；茎不分枝，具褐色卷曲柔毛。基生叶具柄；叶柄长 1～3 cm，基部扩大，边缘具褐色卷曲柔毛；叶片卵形、椭圆形至长圆形，上面无毛，下面和边缘具褐色卷曲柔毛；茎生叶卵形至椭圆形，长 1.5～2 cm，向上渐变小。聚伞花序伞房状，具花 2～6 朵，花梗密被褐色卷曲柔毛；萼片卵形至狭卵形，先端钝，在花期反曲，边缘具褐色卷曲柔毛，3～5 脉先端不汇合；花瓣表面淡黄色且其中下部有红色斑点，背面紫红色，卵形、狭卵形至长圆形，基部具爪，具 2 痂体；雄蕊花丝钻形；子房半下位，周围具环状花盘。花期 7～8 月。

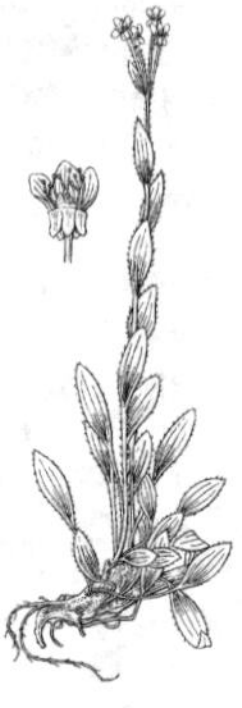
青藏虎耳草

生于海拔 3 700～4 250 m 的林下、高山草甸和碎石隙。分布于西藏、甘肃、青海等地。

【采收加工】 6～7 月采收，晾干。

【药性】 《青藏高原药物图鉴》："微苦、辛，寒。"

【功用主治】 《陕甘宁青中草药选》："清肝胆之热，健胃。主治肝炎，胆囊炎，流感发烧，消化不良。"

【用法用量】 内服：煎汤，6～9 g。

2579 玫瑰花 méi guī huā（姚可成《食物本草》）

【异名】 徘徊花（《群芳谱》），笔头花、湖花（《浙江中药手册》），刺玫花（《河北药材》），刺玫菊（《山东中草药手册》）。

【基原】 为蔷薇科蔷薇属植物玫瑰和重瓣玫瑰的花。

【原植物】 1. 玫瑰 *Rosa rugosa* Thunb.

直立灌木，高约2 m。枝干粗壮，有皮刺和刺毛，小枝密生绒毛。羽状复叶；叶柄及叶轴上有绒毛及疏生小皮刺和刺毛；托叶大部附着于叶柄上；小叶 5～9，椭圆形或椭圆状倒卵形，长2～5 cm，宽 1～2 cm，边缘有钝锯齿，质厚，上面光亮，多皱，无毛，下面苍白色，有柔毛及腺体，网脉显著。花单生或3～6 朵聚生；花梗有绒毛和刺毛；花瓣 5 或多数；紫红色或白色，芳香；花柱离生，被柔毛，柱头稍突出。果扁球形，红色，平滑，萼片宿存。花期5～6 月，果期 8～9 月。

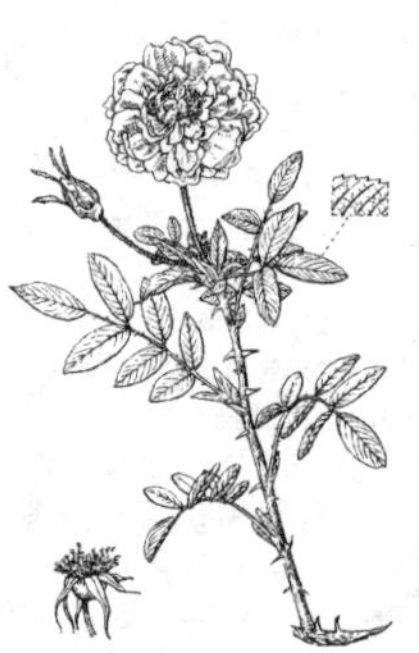
玫 瑰

原产中国北部。全国各地均有栽培。以山东、江苏、浙江及广东最多。

2. 重瓣玫瑰 *R. rugosa* Thunb. f. *plena* (Regel) Byhouwer [*R. rugosa* Thunb. var. *plena* Regel]

本变型花紫红色，重瓣，区别于上种。

本植物的根（玫瑰根）及玫瑰花的蒸馏液（玫瑰露）亦供药用，另设专条。

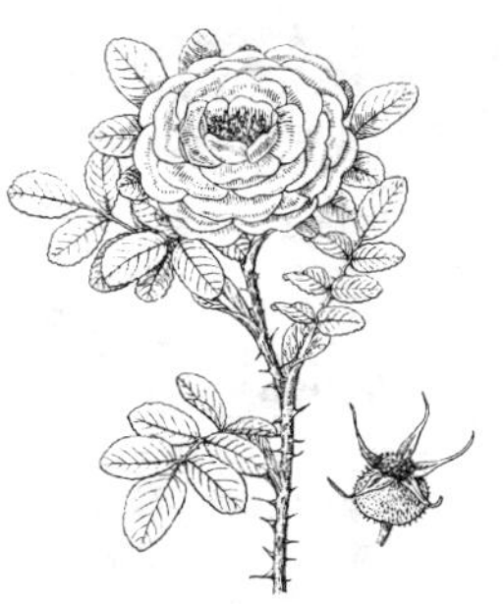

重瓣玫瑰

【栽培】 生物学特性　玫瑰是喜阳植物，对气候、土壤适应性强，耐寒、耐旱，怕涝。常选阳光充足、通风良好、地势较高燥平整的地块栽种。低洼积水地不宜种植。

繁殖方法　分株繁殖、压条繁殖扦插繁殖法。分株繁殖：在3月中下旬未发芽前，将母株周围萌蘖芽长成的新株挖出，连根带土移植。压条繁殖：7～9月间，选当年生健壮的新枝，将枝条弯曲牵引压入土穴内，覆土压紧，让枝梢露出地面。待长出新根后，至10月中旬或次年春季与母株分离移植。扦插繁殖：在早春发芽前，剪取1年生枝条，剪成15～20 cm长的插条，插入苗床中，待生根发芽后移植。大田定植时，按行株距 50 cm×30 cm开穴栽种。

田间管理　植株萌动时施1次人粪尿，花苞露红至采花前夕施1次人粪或硫酸铵等。入冬施1次以厩肥为主的越冬肥，肥源不足时，可酌施开花肥及越冬肥。开花后，对病枝、虫咬枝、衰老枝进行修除工作，使植株不断复壮。生长4～5年后的植株，花产量逐年下降，趋于老化。此时在腊月里，进行翻挖分切重新栽种，又可更新复壮。用此法栽种后翌年无花，以后连续3年花较多。若安排较多地块，逐年分栽，产量可稳定上升。入冬后将玫瑰地普遍翻一下，在近根部施越冬肥后，即行培土，一则防冻，二则将叉枝扶正。培土厚薄视花墩枝条疏密情况而定。疏者多培，促进枝条萌发；反之则少培。

病虫害防治　病害有锈病，可于早春发芽前喷波美3～4度石硫合剂，生长季节根据病情用25%粉锈宁1 000倍液喷雾防治。虫害有黄多带天牛和蔷薇三节叶蜂。黄多带天牛为害应抓住化蛹、羽化及爬出蛹室的时期及时防治，进行根际培土、除草和更新修剪，增加抵抗力，并注意保护天敌广喙蝽、蚂蚁和蠼螋；冬季翻动植株周围的土，可灭部分越冬蔷薇三节叶蜂虫源，8月上旬，叶蜂幼虫幼龄期可喷2.5%敌杀死2 000倍液防治。

【采收加工】 5～6月盛花期前，采摘已充分膨大但未开放的花蕾。文火烘干或阴干；或采后装入纸袋，贮石灰缸内，封盖，每年梅雨期更换新石灰。

【药材】 玫瑰花 *Rosae Rugosae Flos*　主产于浙江、江苏，以浙江长兴产者质量最佳。销全国。

性状　花蕾略呈半球形或不规则团块，直径1～2.5 cm。花托半球形，与花萼基部合生；萼片5，披针形，黄绿色或棕绿色，被有细柔毛；花瓣多皱缩，展平后宽卵形，呈覆瓦状排列，紫红色，有的黄棕色；雄蕊多数，黄褐色。体轻，质脆。气芳香浓郁，味微苦涩。

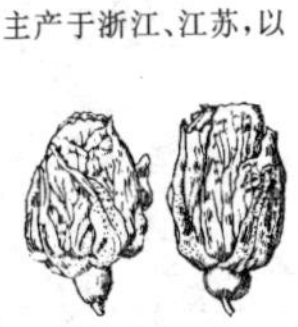

玫瑰花
（花蕾）外形

鉴别　(1) 萼片表面观：上表面非腺毛较密，单细胞，多弯曲，长136～680 μm，壁厚，木化。下表面具多细胞腺毛，头部多细胞，扁球形，直径64～180 μm，柄部多列性，长50～340 μm，基部有时可见单细胞分枝。气孔不定式。草酸钙簇晶直径9～25 μm。

花粉粒：极面观略呈三角形，直径25～30 μm，赤道面观椭圆形，长轴22～30 μm，短轴20～25 μm。具3孔沟，内孔类圆形，直径4～6.2 μm。表面具条状雕纹。

(2) 取本品粗粉2 g，加乙醚20 ml，振摇浸泡1小时，滤过。滤液2 ml置蒸发皿中，挥干乙醚，滴加数滴5%香草醛浓硫酸液，即显紫红色（检查挥发油）。

(3) 紫外光谱：取本品醇浸液，用95%乙醇配成0.05%的溶液，测定紫外光谱，本品在210、264、354 nm处有最大吸收峰。

【成分】 花含挥发油，内主含芳樟醇（linalool），芳樟醇甲酸酯（linalyl formate），β-香茅醇（β-citronellol），香茅醇甲酸酯（citronellyl formate），香茅醇乙酸酯（citronellyl acetate），牻牛儿醇（geraniol），牻牛儿醇甲酸酯（geranyl formate），牻牛儿醇乙酸酯（geranyl acetate），苯乙醇（phenylethanol），橙花醇（nerol）以及3-甲基-1-丁醇（3-methyl-1-butanol），反式-β-罗勒烯（*trans*-β-ocimene），十五烷（pentadecane），2-十三烷酮（2-tridecanone），1-戊醇（1-pentanol），1-己醇（1-hexanol），3-己烯醇（3-hexenol），乙酸己酯（hexyl acetate），乙酸-3-己烯酯（3-hexenyl acetate），苯甲醇（benzyl alcohol），丁香油酚（eugenol），甲基丁香油酚（methyl eugenol），6-甲基-5-庚烯-2-酮（6-methyl-5-hepten-2-one），橙花醛（neral），牻牛儿醛（geranial），香茅醇乙酸酯，乙酸橙花醇酯（nerylacetate），牻牛儿基丙酮（geranyl acetone），十五烷，2-十一烷酮（2-undecanone），2-十三烷酮，2-十五烷酮（2-pentadecanone），十四烷醛（tetradecanal），十六烷醛（hexadecanal），乙酸十四烷醇酯（tetradecyl acetate），β-苯乙醇，丁香油酚，甲基丁香油酚，乙酸-β-苯乙醇酯（β-phenylethyl acetate）。对玫瑰香气起重要作用的微量成分为：β-突厥酮（β-damascone），玫瑰醚（roseoxide），α-白苏烯（α-naginatene）。花还含槲皮素（quercetin），矢车菊双苷（cyanin），有机酸，β-胡萝卜素（β-carotene），脂肪油等。花托含鞣质成分：玫瑰鞣质（rugosin）A、B、C、D、E、F、G，小木麻黄素（strictinin），异小木麻黄素（isostrictinin），长梗马兜铃素（pedunculagin），木麻黄鞣亭（casuarictin），新唢呐素（tellimagrandin）Ⅰ及Ⅱ，1，2，3-三-*O*-没食子酰葡萄糖（1，2，3-tri-*O*-galloyl-β-*D*-glucose），1，2，6-三-*O*-没食子酰葡萄糖（1，2，6-tri-*O*-galloyl-β-*D*- glucose）。

果含有机酸类：枸橼酸（citric acid），苹果酸（malic acid），奎宁酸（quinic acid），抗坏血酸（ascorbic acid）；黄酮类：槲皮素，异槲皮素（isoquercetin）；植物黄质（phytoxanthin），玉红黄质（rubixanthin），番茄烃（lycopene），γ-胡萝卜素（γ-carotene），葡萄糖，果糖，木糖，蔗糖等。

种子油中含多量的不饱和脂肪酸，并含β-谷甾醇（β-sitosterol）。种子含维生素E及F。

茎叶含槲皮素，芸香苷（rutin）等黄酮类化合物。

叶含异槲皮素，芹菜素（apigenin）等黄酮类成分和6-去甲氧基-4′-*O*-甲基茵陈色原酮（6-demethoxy-4′-*O*-methylcapillarisin），6-去甲氧基茵陈色原酮（6-demethoxycapillarisin）等色原酮类成分。又含多种倍半萜类成分：玫瑰萜醛（rugosal）A、D，表玫瑰萜醛（epirugosal）D，玫瑰酸（rugosic acid）A、B、C、D，1，4-胡萝卜二烯醛（carota-1，4-dienal），1，4-胡萝卜二烯酸（carota-1，4-dienoic acid），玫瑰没药萜醇（bisaborosaol）A、B_1、B_2、C_1、C_2、D、E_1、E_2、F，哈曼拉希酸（hamanasic acid）A，胡萝卜烯醛（daucenal），环氧胡萝卜烯醛（epoxydaucenal）A、B，异胡萝卜烯醛（isodaucenal），异胡萝卜烯酸（isodaucenoic acid），11-羟基-12-氢化异胡萝卜烯醛（11-hydroxy-12-hydroisodaucenal），11，12-去氢胡萝卜烯醛（11，12-dehydrodaucenal），11，12-去氢胡萝卜烯酸（11，12-dehydrodaucenoic acid），羟基异胡萝卜烯醛（hydroxyisodaucenal），异胡萝卜烯醇（isodaucenol），玫瑰醛（carotarosal）A，玫瑰螺烯酮（rosacorenone），玫瑰螺烯醇（rosacorenol），断玫瑰醛（secocarotanal），胡萝卜烯（daucene），异胡萝卜烯（isodaucene），1，4-胡萝卜二烯（carota-1，4-diene），3(4)，8(15)-菖蒲二烯〔acora-3(4)，8(15)-diene〕，3(4)，7(8)-菖蒲二烯〔acora-3(4)，7(8)-diene〕。还含酯类成分：4′-羟基-顺-桂皮酸二十二醇酯（4′-hydroxy-*cis*-cinnamic acid docosyl ester)，4′-羟基-2，3-二氢桂皮酸二十五醇酯(4′-hydroxy-2，3-dihydrocinnamic acid pentacosyl ester)，4′-羟基-顺-桂皮酸二十六醇酯(4′-hydroxy-*cis*-cinnamic acid hexacosyl ester)，4′-羟基-顺-桂皮酸二十八烷酯(4′-hydroxy-*cis*-cinnamic acid octacosyl ester)。

【药理】 1. 对心血管系统及微循环的影响 玫瑰花水煎液灌胃，降低大鼠缺血性心电图ST段抬高的幅度，对抗异丙肾上腺素所致大鼠心肌缺血性改变，提高缺血心肌的超氧化物歧化酶活性，抑制肌酸激酶的释放。酸性和中性玫瑰花水煎剂扩张去甲肾上腺素预收缩离体兔主动脉平滑肌条，此作用有内皮依赖性，与NO有关。玫瑰花总提取物局部滴加可增加小鼠肠系膜微动脉的血流速度，加快肾上腺素导致微循环障碍的恢复。玫瑰鞣质E诱导兔和人血小板聚集，玫瑰鞣质E对兔血小板可能是ADP受体激动剂。

2. 其他作用 玫瑰花提取物对人免疫缺陷病病毒(艾滋病病毒)、白血病病毒和T细胞白血病病毒均有抗病毒作用。其所含长梗马兜铃素和新唢呐素Ⅰ对感染小鼠白血病病毒细胞的逆转录酶有抑制作用。玫瑰能抗氧化，清除DPPH自由基。玫瑰果汁对白血病HL-60细胞有诱导分化作用，还抑制多种肿瘤细胞株，但对正常人细胞毒性甚低。

【药性】 甘、微苦，温。归肝、脾经。

1. 姚可成《食物本草》："味甘、微苦，温。无毒。"

2.《纲目拾遗》："入脾、肝经。"

3.《随息居饮食谱》："甘、辛，温。"

【功用主治】 理气解郁，和血调经。主治肝气郁结，脘胁胀痛，乳房作胀，月经不调，痢疾，泄泻，带下，跌打损伤，痈肿。

1. 姚可成《食物本草》："主利肺脾，益肝胆，辟邪恶之气，食之芳香甘美，令人神爽。"

2.《药性考》："行血破积，损伤瘀痛。"

3.《纲目拾遗》："和血行血，理气，治风痹。"

4.《本草再新》："舒肝胆之郁气，健脾降火。治腹中冷痛，胃脘积寒，兼能破血。"

5.《随息居饮食谱》："调中，活血，舒郁结，辟秽，和肝。酿酒可消乳癖。"

6.《现代实用中药》："用于妇人月经过多，赤白带下及一般肠炎下痢等。"

7.《河北中草药》："治消化不良，上部食道痉挛，咽喉有异物感。"

【用法用量】 内服：煎汤，3～10 g；浸酒或泡茶饮。

【宜忌】《本草用法研究》："阴虚有火者勿用。"

【选方】 1. 治肝胃气痛 玫瑰花阴干，冲汤，代茶服。(《纲目拾遗》)

2. 治肝风头痛 玫瑰花4～5朵，合蚕豆花9～12 g。泡开水，代茶频饮。

3. 治肺病咳嗽吐血 鲜玫瑰花捣汁，炖冰糖服。(2～3方出自《泉州本草》)

4. 治上部食管痉挛，咽中有异物感 玫瑰花、白梅花各3 g。沏水代茶饮。(《天津中草药》)

5. 治痢疾 玫瑰花、黄连各6 g，莲子9 g。煎服。(《安徽中草药》)

6. 治白带 玫瑰花9 g，乌贼骨12 g，白鸡冠花9 g。水煎服。(《山东中草药手册》)

7. 治肝郁吐血，月汛不调 玫瑰花蕊三百朵，初开者，去心蒂，新汲水砂铫内煎取浓汁，滤去渣，再煎，白冰糖一斤收膏，早晚开水冲服。如专调经，可用糖收膏。(《饲鹤亭集方》玫瑰膏)

8. 治新久风痹 玫瑰花(去净蕊蒂，阴干)三钱，红花、全当归各一钱。水煎去渣，好酒和服，七剂。(《百草镜》)

9. 治肿毒初起 玫瑰花(去心蒂，焙为末)一钱，好酒和服。(《百草镜》)

10. 治乳痈 玫瑰花7朵，母丁香7粒。无灰酒煎煮。(《纲目拾遗》)

【各家论述】《本草正义》："玫瑰花，香气最浓，清而不浊，和而不猛，柔肝醒胃，流气活血，宣通窒滞而绝无辛温刚燥之弊，推断气分药之中，最有捷效而最为驯良者，芳香诸品，殆无其匹。"

2580 玫瑰根 méi guī gēn (江西《草药手册》)

【异名】 三白草根(江西《草药手册》)

【基原】 为蔷薇科蔷薇属植物玫瑰的根。

【原植物】 参见"玫瑰花"条。

【采收加工】 9～10月采挖，切片，晒干。

【成分】 根含槲皮素，儿茶素(catechin)，胡萝卜苷(daucosterol)，菜油甾醇葡萄糖苷(campesterol glucoside)，委陵菜酸-28-*O*-葡萄糖酯苷(tormentic acid 28-*O*-glucoside)，野雅椿酸-28-*O*-葡萄糖酯苷(euscaphic acid 28-*O*-glucoside)，异阿江榄仁酸-28-*O*-葡萄糖酯苷(arjunic acid 28-*O*-glucoside)。

【药理】 降脂作用 大鼠喂饲玫瑰根甲醇提取物减少肝脏三酰甘油含量，对血清三酰甘油无影响。玫瑰地下部分甲醇提取物腹腔注射，降低正常大鼠、链脲佐菌素诱发的高血糖大鼠及高血脂大鼠血清胆固醇含量。有效成分为儿茶素。

【药性】 甘、微苦，微温。

【功用主治】 活血，调经，止带。主治月经不调，带下，跌打损伤，风湿痹痛。

【用法用量】 内服：煎汤，9～15 g；或浸酒。

【选方】 1. 治月经过多 玫瑰根9 g，三白草根15 g，精肉90 g。水煎服，每日1剂。(江西《草药手册》)

2. 治赤白带下 玫瑰根15 g，鸡冠花9 g，益母草9 g，地锦草9 g。煎水，服时加红糖少许。(《安徽中草药》)

3. 治跌打损伤，风湿麻痹，腰腿疼痛 玫瑰根30～60 g。泡酒服。(《恩施中草药手册》)

2581 玫瑰露 méi guī lù (《纲目拾遗》)

【基原】 为蔷薇科蔷薇属植物玫瑰花的蒸馏液。

【原植物】 参见"玫瑰花"条。

【药性】《纲目拾遗》："味淡。"

【功用主治】 抑肝和胃，养颜泽发。主治肝气犯胃，脘腹胀痛，肤发枯槁。

1.《金氏药帖》："专治肝气胃气。"

2.《纲目拾遗》："能和血，平肝养胃，宽胸散郁。"

3.《随息居饮食谱》："蒸落熏茶，糖收作馅，浸油泽发，烘粉悦颜。"

4.《眼科锦囊》："治风眼疫眼，其他外翳有脓气者。"

【用法用量】 内服：温饮，30～60 g。

2582 茉莉叶 mò lì yè (广州部队《常用中草药手册》)

【异名】 末利花叶(《龙门石窟药方》)。

【基原】 为木犀科茉莉属植物茉莉的叶。

【原植物】 参见"茉莉花"条。

【采收加工】 7～10月采收，鲜用或晒干。

【成分】 叶中含有无羁萜(friedelin)，羽扇豆醇(lupeol)，白桦脂醇(betulin)，白桦脂酸(betulinic acid)，熊果酸(ursolic acid)，齐墩果酸(oleanolic acid)，α-香树脂醇(α-amyrin)，β-谷甾醇(β-sitosterol)，茉莉苷(sambawside)A、E、F，茉莉木脂素苷(sambacolignoside)。

【药材】 茉莉叶 *Jasmini Sambac Folium* 主产于江苏、四川、

广东等地。

性状　叶多卷曲皱缩，展平后呈阔卵形或椭圆形，长 4～12 cm，宽 2～7 cm，两端较钝，下面脉腋有黄色簇生毛；叶柄短，长 2～6 mm，微有柔毛。气微香，味微涩。

【药性】 辛、微苦，温。

1. 广州部队《常用中草药手册》："辛，凉。"

2.《福建药物志》："微苦，温，有小毒。"

【功用主治】 解表，消肿，解毒。主治外感发热，泄泻，痢疾，脚气，毒虫螫伤。

1. 广州部队《常用中草药手册》："清热解表。治外感发热，腹胀腹泻。"

2.《福建药物志》："消肿止痛。治脚气痛，蜈蚣及蜂螫伤。"

【用法用量】 内服：煎汤，6～10 g。外用：煎水洗或捣敷。

【选方】 治赤白痢　末利花叶捣车前草汁，和蜜一匙，顿服一升，日三。(《龙门石窟药方》)

2583 茉莉花 mò lì huā《纲目》

【异名】 白末利(《北户录》)，小南强(《清异录》)，柰花(《铅丹杂录》)，鬘华(《群芳谱》)，末梨花(《中国树木分类学》)。

【基原】 为木犀科茉莉属植物茉莉的花。

【原植物】 茉莉 *Jasminum sambac* (L.) Ait.　又名：末利(《南方草木状》)，抹历(《洛阳名园记》)，没利(《梅溪诗集》)，末丽(洪迈)。

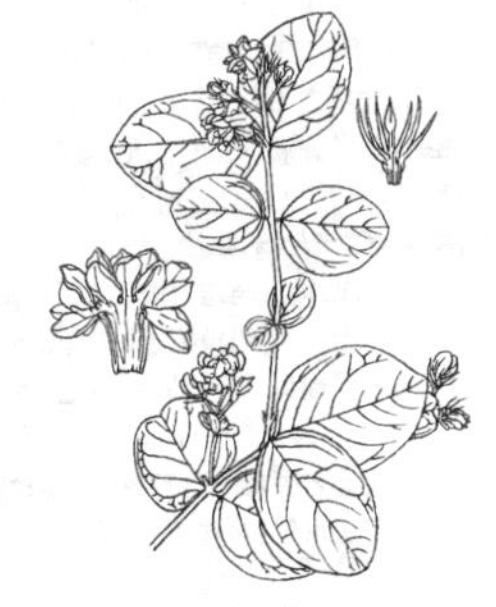

茉　莉

直立或攀缘灌木，高达 3 m。小枝圆柱形或稍压扁状，有时中空，疏被柔毛。单叶对生；叶柄长 2～6 mm，被短柔毛，具关节。叶片纸质，圆形、卵状椭圆形或倒卵形，两端圆或钝，基部有时微心形，除下面脉腋间常具簇毛外，其余无毛。聚伞花序顶生，通常有花 3 朵，有时单花或多达 5 朵；花序梗长 1～4.5 cm，披短柔毛；苞片微小，锥形；花梗长 0.3～2 cm；花极芳香；花萼无毛或疏被短柔毛，裂片线形；花冠白色，花冠管裂片长圆形至近圆形。果球形，呈紫黑色。花期 5～8 月，果期 7～9 月。

我国南方各地广为栽培。原产印度。

本植物的叶(茉莉叶)、根(茉莉根)及茉莉花的蒸馏液(茉莉花露)亦供药用，另设专条。

【栽培】 生物学特性　喜温暖、湿润。以富含腐殖质和排水良好的砂质壤土为好。

繁殖方法　扦插繁殖。7～8 月栽种，截取长 15～20 cm 带有 2～3 个芽的枝条，斜插于苗床，保持苗床湿润，温度在 25～35 ℃，约 1 个月生根。按行、株距 1 m×1 m 定植。

【采收加工】 6～7 月花初开时采收，立即晒干或烘干。

【药材】 茉莉花 *Jasmini Sambac Flos*　主产于江苏、四川、广东等地。

性状　花多呈扁缩团状，长 1.5～2 cm，直径约 1 cm。花萼管状，有细长的裂齿 8～10 个。花瓣展平后呈椭圆形，长约 1 cm，宽约 5 mm，黄棕色至棕褐色，表面光滑无毛，基部连合成管状；质脆。气芳香，味涩。

【成分】 花香成分主要有芳樟醇(linalool)，乙酸苯甲酯(benzyl acetate)，顺式丁香烯(*cis*-caryophyllene)，乙酸 3-己烯酯(3-hyexenyl acetate)，苯甲酸甲酯(methyl benzoate)，顺-3-苯甲酸己烯酯(*cis*-3-hexenyl benzoate)，邻氨基苯甲酸甲酯(methyl anthranilate)，吲哚(indole)，顺式茉莉酮(*cis*-jasmone)，素馨内酯(jasminelactone)及茉莉酮酸甲酯(methyl jasmonate)等数十种。从花的乙醇提取物中分得 9′-去氧迎春花苷元(9′-deoxyjasminigenin)，迎春花苷(jasminin)和 8, 9-二氢迎春花苷(8, 9-dihydrojasminin)。花中还含糖苷类：芳樟醇-*β*-*D*-吡喃葡萄糖苷(Linalyl-*β*-*D*-glucopyranoside)，6-*O*-*β*-*D*-吡喃木糖基-*β*-*D*-吡喃葡萄糖苷(6-*O*-*β*-*D*-xylopyranosyl-*β*-*D*-glucopyranoside)，2-苯乙基-6-*O*-*β*-*L*-吡喃鼠李糖基-*β*-*D*-吡喃葡萄糖苷(2-phenylethyl-6-*O*-*β*-*L*-rhamopyranosyl-*β*-*D*-glucopyranoside)。花中含 molihuasides A、B、C、D、E。

【药理】 1. 抑癌作用　腹腔注射茉莉花粗多糖，延长接种腹水肝癌细胞的小鼠生命期，抑制癌细胞，提高脾指数、巨噬细胞吞噬功能和 T 淋巴细胞转化。

2. 抑乳作用　茉莉花减少血清泌乳素水平，抑制乳汁分泌。

毒性　小鼠腹腔注射茉莉花粗多糖的 LD_{50} 为 1.936±0.3 g/kg，毒性很低。

【药性】 辛、微甘，温。归脾、胃、肝经。

1.《纲目》："辛，热，无毒。"

2.《药性切用》："性味辛温，入肺、脾。"

3.《本草再新》："味甘、辛，性热。"

4.《饮片新参》："苦、微甘。"

5.《四川中药志》1960 年版："入脾、胃二经。"

【功用主治】 理气开郁，辟秽和中。主治泻痢腹痛，胸脘闷胀，头晕，头痛，目赤肿痛。

1. 姚可成《食物本草》："主温脾胃，利胸膈。"

2.《药性切用》："功专辟秽治痢，虚人宜之。"

3.《本草再新》："解清虚火，能去积寒。并能治疮毒，消疽瘤。"

4.《随息居饮食谱》："和中下气，辟秽浊。治下痢腹痛。"

5.《饮片新参》："平肝解郁，理气止痛。"

6.《现代实用中药》："洗眼，治结膜炎。"

7.《四川中药志》1960 年版："能避瘟疫，醒脑。治目赤肿痛，耳心痛。"

8.《福建药物志》："安神。治头痛、头晕。"

【用法用量】 内服：煎汤，3～10 g；或代茶饮。外用：煎水洗目或菜油浸滴耳。

【选方】 1. 治湿浊中阻，脘腹闷胀，泄泻腹痛　茉莉花 6 g(后下)，青茶 10 g，石菖蒲 6 g。水煎温服。(《四川中药志》1979 年版)

2. 治头晕头痛　茉莉花 15 g，鲢鱼头 1 个。水炖服。(《福建药物志》)

3. 治目赤肿痛，迎风流泪　茉莉花、菊花各 6 g，金银花 9 g。水煎服。(《中国药用花卉》)

4. 治耳心痛　茉莉花用菜油浸泡，滴入耳内。(《四川中药志》1960 年版)

5. 治妇人难产　用茉莉花 7 朵，泡汤，连花吞下，即产。(柴裔《食鉴本草》)

【各家论述】 《本经逢原》："茉莉花，古方罕用，近世白痢药中用之，取其芳香散陈气也。"

2584 茉莉根 mò lì gēn《纲目》

【基原】 为木犀科茉莉属植物茉莉的根。

【原植物】 参见"茉莉花"条。

【采收加工】 9～12 月挖根，切片，鲜用或晒干。

【药理】 1. 中枢抑制作用　茉莉根醇浸膏灌胃，减少小鼠醋酸引起的扭体次数，抑制小鼠的自主活动，对戊巴比妥钠阈上剂量催眠有协同作用，可用于对抗毒品依赖者戒毒过程中出现的戒断症状。小鼠腹腔注射茉莉根乙醇提取物，还使小鼠被动活动能力降低(滚棒法实验)。其水浸液腹腔注射,对蛙、大鼠、豚鼠、兔和犬等均有不同程度的镇静和催眠作用;根的氯仿提取物能使小鼠翻正反射消失。

2. 其他作用　茉莉根较大剂量对离体蛙心、兔心呈现抑制作用,使离体兔耳和青蛙后肢血管扩张,抑制离体兔肠的蠕动,兴奋家兔及小鼠的离体子宫。

毒性　茉莉根乙醇提取物小鼠腹腔注射的 LD_{50} 为 8.37±0.89 g/kg。小鼠中毒后,呈现昏睡状态,但反射活动并未完全消失,最后因中枢抑制、呼吸麻痹而死亡。

【药性】 苦,热,有毒。

1.《纲目》:"热,有毒。"

2.《本草从新》:"辛,热。有毒。"

3.《湖南药物志》:"苦,温,有毒。"

【功用主治】 麻醉,止痛。主治跌打损伤,龋齿疼痛,头痛,失眠。

1.《本草会编》:"以酒磨一寸服,则昏迷一日乃醒,二寸二日,三寸三日。凡跌损骨节脱臼接骨者用此,则不知痛。"(引自《纲目》)

2.《现代实用中药》:"有麻醉作用。"

3.《湖南药物志》:"安眠,麻醉。治失眠,龋齿痛,头顶痛。"

【用法用量】 内服:研末,1～1.5 g;或磨汁。外用:捣敷;或塞龋洞。

【宜忌】 1.《湖南药物志》:"本品有麻醉性,宜慎用。"

2.《四川中药志》1960 年版:"孕妇和体虚者忌内服。"

【选方】 1. 续筋接骨止痛　茉莉根捣绒,酒炒包患处。(《四川中药志》1960 年版)

2. 治骨折、脱臼、跌打损伤引起的剧烈疼痛　茉莉根1 g,川芎3 g。研细末,酒冲服。(《四川中药志》1979 年版)

3. 治头顶痛　茉莉根、蚤休根,捣烂敷痛处;并先以磁针轻扎头部。

4. 治龋齿　茉莉根研末,熟鸡蛋黄,调匀,塞入龋齿。

5. 治失眠　茉莉根 0.9～1.5 g。磨水服。(3～5 方出自《湖南药物志》)

2585 茉莉花露 mò lì huā lù (《纲目拾遗》)

【基原】 为木犀科茉莉属植物茉莉的花之蒸馏液。

【原植物】 参见"茉莉花"条。

【药性】 《纲目拾遗》:"气香味淡。"

【功用主治】 辟秽,理气,美容,泽肌。主治胸膈陈腐之气,并作香体、护肤品。

1.《纲目》:"蒸油取液作面脂,头泽长发,润燥香肌。亦入茗汤。"

2.《纲目拾遗》:"其气上能透顶,下至小腹,解胸中一切陈腐之气。"

3.《江苏省植物药材志》:"健脾理气。"

【用法用量】 内服:点茶。外用:涂搽;或兑水烧汤沐浴。

【宜忌】 《纲目拾遗》:"止可点茶,不宜久服,令人脑漏。"

2586 苦丁 kǔ dīng (《四川中药志》)

【异名】 小山萝卜、龙喳口(《草木便方》),叉头草(《四川中药志》),蛾子草〔《中草药通讯》1972,(3):58〕,大叶蜈蚣草、杨梅蒜、羊奶草(《湖南药物志》),野苦麻、高脚蒲公英(《浙江余江草药验方》),丁萝卜(《全国中草药汇编》),双股金钗(《浙江药用植物志》),台湾山苦荬(《台湾植物志》)。

【基原】 为菊科莴苣属植物台湾莴苣的根或全草。

【原植物】 台湾莴苣 *Lactuca formosana* Maxim.

一年或二年生草本,高 80～120 cm。全株均有白色乳汁。主根数个,圆锥形。茎单一,直立,上部多分枝。叶互生;通常无柄;叶片披针形或长圆状披针形,长 6～14 cm,羽状分裂,先端裂片较大,两侧裂片略下倾,先端尖锐或渐尖,或钝,基部呈耳状抱茎,边缘复作齿牙状,上面绿色,下面浅绿色,主脉上具长毛。头状花序顶生,排成圆锥花丛;总苞圆筒状,苞片覆瓦状排列;花淡黄色,全部舌状;雄蕊 5,着生花冠管上;子房下位,花柱纤细,柱头 2 裂。瘦果卵圆形,扁平,黑色,先端具喙,冠毛白色,细软。花期 5～9 月。

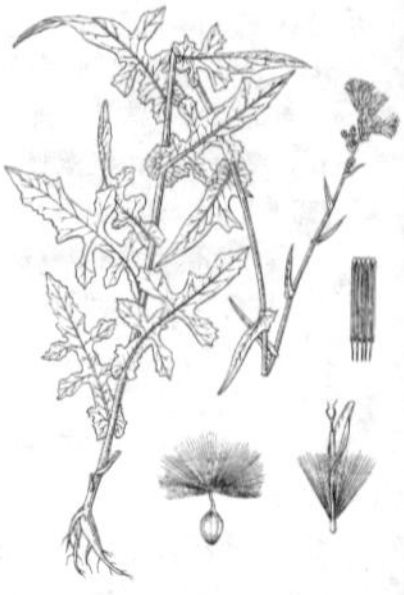

台湾莴苣

生于路边及荒野。分布于河北、山西、江苏、浙江、安徽、福建、江西、河南、湖北、四川、贵州、陕西、甘肃、台湾等地。

【采收加工】 5～6 月采收,鲜用或晒干。

【药性】 苦,寒。

1.《草木便方》:"苦。"

2.《四川中药志》1960 年版:"性寒,味苦,无毒。"

3.《浙江药用植物志》:"有小毒。"

【功用主治】 清热解毒,祛风湿,活血。主治疔疮痈肿,乳痈,肠痈,咽喉肿痛,疥癣,痔疮,蛇咬伤,风湿痹痛,跌打损伤。

1.《草木便方》:"解毒,散热,清火,利筋骨。治中恶,羊疔,同藠用。蛇伤起皰,捣涂。"

2.《四川中药志》1960 年版:"调经种子。"

3.《浙江药用植物志》:"清热解毒,祛风湿。治扁桃体炎,乳腺炎,风湿性关节炎,疥癣,痔疮,毒蛇咬伤。"

4.《食物中药与便方》:"清热解毒,消肿散结。适用于一切疮疖痈疽、无名肿毒等各种感染化脓性炎症。也有用治阑尾炎者。"

【用法用量】 内服:煎汤,15～30 g;或泡酒。外用:捣敷;或煎水洗。

【选方】 1. 治指疔　苦丁鲜根适量。洗净捣烂,略加轻粉少许,研匀,涂敷患处,每日换药 2 次。

2. 治慢性阑尾炎及阑尾周围脓肿　台湾莴苣全草 60 g,红花 3 g,桃仁 9 g,大血藤 30 g。黄酒与水合煎服,每日 2 次。

3. 治毒蛇咬伤　苦丁鲜根捣烂,加入少量雄黄搅和,敷于伤口周围。另用根或全草 30～60 g。水煎服(或用鲜草捣烂,以开水冲服)。

4. 治跌打损伤,吐血　苦丁全草 30 g(鲜草 90 g),瘦猪肉 30 g。煮汤服。(1～4 方出自《食物中药与便方》)

【临床报道】 1. 治疗高血压病　用苦丁茶原生茶叶,每天 5～10 g,水煎或焗泡当茶喝,观察 2 个月后评定疗效。治疗高血压病患者 35 例,明显降压者 2 例,中度降压者 18 例,轻度降压者 10 例,无变化者 5 例,总有效率 85.7%。

2. 治疗扁桃体炎　用蛾子草未抽薹幼苗的主根,鲜者 9～15 g,干者 3～9 g,水煎 2 次,混合,分 3 次服。或制成丸、散剂服用,每次 1.5～3 g。据 100 例的随访,一般服药 1～2 日即获痊愈。

2587 苦木 kǔ mù (《中国药用植物志》)

【异名】 黄楝瓣树(《四川中药志》),山熊胆〔《新医学》1972,(3):26〕,熊胆树、苦胆树(《云南中草药》),黄楝树、苦皮树、臭辣子、苦树(《湖南药物志》),苦木霜(《浙江药用植物志》),鱼胆树、青鱼胆、狗胆木。

【基原】 为苦木科苦木属植物苦木的木材。

【原植物】 苦木 *Picrasma quassioides* (D. Don) Benn. [*Rhus*

ailanthoides Bunge; *P. ailanthoides*(Bunge) Planch.]

落叶灌木或小乔木，高7～10 m。树皮灰黑色，幼枝灰绿色，无毛，具明显的黄色皮孔。奇数羽状复叶互生，常集生于枝端，长20～30 cm；小叶9～15，卵状披针形至阔卵形，长4～10 cm，宽2～4 cm，先端渐尖，基部阔楔形，两侧不对称，边缘具不整齐锯齿。二歧聚伞花序腋生，总花梗长达12 cm，密被柔毛；花杂性，黄绿色；萼片4～5，卵形，被毛；花瓣4～5，倒卵形，比萼片长约2倍；雄蕊4～5，着生于4～5裂的花盘基部；雌花较雄花小，子房卵形，4～5室，花柱4～5，彼此相拥扭转，基部连合。核果倒卵形，肉质，蓝至红色，3～4个并生，基部具宿存花萼。花期4～5月，果期8～9月。

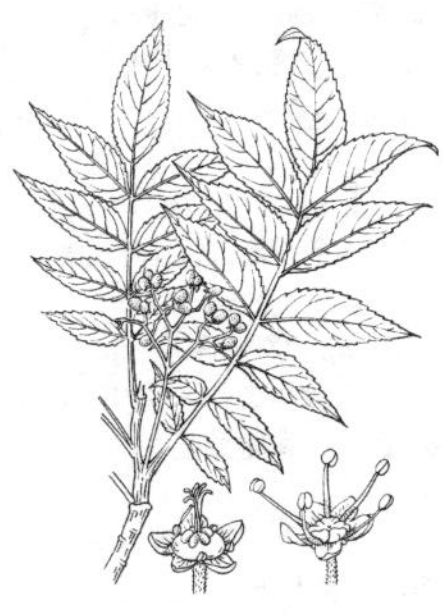

苦 木

生于海拔2 400 m以下的湿润而肥沃的山地、林缘、溪边、路旁等处。分布于黄河以南各地。

本植物的叶(苦木叶)、茎皮(苦树皮)、根或根皮(苦木根)亦供药用，另设专条。

【栽培】 *生物学特性* 阳性，耐干旱，忌水涝，以向阳、排水良好且灌溉方便的砂质壤土或轻黏壤土为好。

繁殖方法 种子繁殖。播种育苗：种前圃地开沟作床，苗床宽1.3 m，长不超过30 m，两端与周围排水沟流水方向一致，苗床中间略高，两边稍低。立春前后2～3日播种。先用温水浸种24小时，捞出阴干，用风化石灰粉拌种。条播、撒播均可。条播：开播种沟，沟距15～20 cm，纵沟、沟宽、深及沟距同横沟一样。种子均匀撒于条沟内，边播边覆盖。撒播：播后立即用本土没种，厚2～2.5 cm。

田间管理 雨季注意排水，防止渍水，做到床面不积水，步道不停水。幼苗期勤除草、追肥，以稀薄人粪尿或尿素为主，少量多次施。

病虫害防治 长期阴雨低温，出现枝叶卷缩并有脱落现象时，用400倍代森锰锌或600倍瑞枯霉液全株喷射1～2次。

【采收加工】 全年均可采，除去茎皮，切片，晒干。

【药材】 苦木 *Picrasmae Ramulus et Folium* 主产于湖南、广东、广西等地。

性状 本品枝呈圆柱形，长短不一，直径0.5～2 cm；表面灰绿色或棕绿色，有细密的纵纹及多数点状皮孔；质脆，易折断，断面不平整，淡黄色，嫩枝色较浅且髓部较大。叶为单数羽状复叶，易脱落；小叶卵状长椭圆形或卵状披针形，近无柄，长4～16 cm，宽1.5～6 cm；先端锐尖，基部偏斜或稍圆，边缘具钝齿；两面通常绿色，有的下表面淡紫红色，沿中脉有柔毛。气微，味极苦。

鉴别 (1) 粉末特征：黄绿色。叶的上表皮细胞多边形；下表皮细胞气孔甚多，气孔不定式。叶肉细胞中含众多草酸钙簇晶。纤维成束，细长，周围薄壁细胞含草酸钙簇晶，偶见方晶，形成晶纤维。

(2) 取本品粗粉2 g，加乙醇提取，蒸去乙醇后，加适量蒸馏水溶解，再以氯仿提取，蒸干，加蒸馏水2 ml溶解。取1 ml溶液置紫外光灯下观察，显天蓝色荧光，滴加氢氧化铵试液后，显淡黄绿色荧光(检查内酯)。

(3) 取上述溶液1 ml，加异羟肟酸铁试液2～3滴，溶液呈紫红色(检查内酯)。

(4) 薄层色谱：取本品粉末1 g，加甲醇10 ml冷浸过夜，滤过，滤液作为供试品溶液，以苦木碱B、C、D、F为对照品，分别点样于同一硅胶G薄层板上，用氯仿为展开剂，展距18 cm。以改良Dragendorff-Wagner(1∶1)试剂为显色剂显色，置紫外光灯(365 nm)下观察，供试品色谱中，在与对照品色谱相对应的位置处显相同颜色的荧光斑点。

【成分】 茎含生物碱：苦木碱(kumujian)A、B、C、D、E、F、G[苦木碱A即1-乙氧甲酰基-*β*-咔啉(1-carboethoxy-*β*-carboline)，苦木碱B即1-甲氧甲酰基-*β*-咔啉(1-carbomethoxy-*β*-carboline)，苦木碱C即1-甲酰基-*β*-咔啉(1-formyl-*β*-carboline)，苦木碱D即4,5-二甲氧基铁屎米酮(4,5-dimethoxy-canthin-6-one)，苦木碱E即铁屎米酮(canthin-6-one)，苦木碱F即4-甲氧基铁屎米酮(4-methoxy-canthin-6-one)，苦木碱G即1-乙烯基-4,8-二甲氧基-*β*-咔啉(1-vinyl-4,8-dimethoxy-*β*-carboline)]，苦木西碱(pricrasidine)C、D、E、X、Y、W，4-羟基-5-甲氧基铁屎米酮(4-hydroxy-5-methoxy-canthin-6-one)。

树干含苦木素(quassin)，异苦木素(picrasmin)，苦树素(picrasin)A、B、C、D、E、F、G，苦木半缩醛(nigakihemiacetal)A、B、C，苦木内酯(nigakilactone)A、B、C、D、E、F、G、H、I、J、K、L、M。

嫩枝含四环三萜类化合物：(24*Z*)-27-羟基-3-氧代-7,24-甘遂二烯-21-醛[(24*Z*)-27-hydroxy-3-oxo-7,24-tirucalladien-21-al]，(24*Z*)-27-羟基-7,24-甘遂二烯-3-酮[(24*Z*)-27-hydroxy-7,24-tirucalldien-3-one]，(24*Z*)-3*α*-氧代-3*α*-高-27-羟基-7,24-甘遂二烯-3-酮[(24*Z*)-3*α*-oxo-3*α*-homo-27-hydroxy-7,24-tirucalldien-3-one]，(24*Z*)-27-羟基-3-氧代-7,24-甘遂二烯-21-酸甲酯[methyl(24*Z*)-27-hydroxy-3-oxo-7,24-tirucalladien-21-oate]，(24*Z*)-7,24-甘遂二烯-3*β*,27-二醇[(24*Z*)-7,24-tirucalladiene-3*β*,27-diol]，(24*Z*)-3*β*,27-二羟基-7,24-甘遂二烯-21-醛[(24*Z*)-3*β*,27-dihydroxy-7,24-tirucalladien-21-al]；生物碱类：1-乙烯基-4,9-二甲氧基-*β*-咔啉(1-vinyl-4,9-dimethoxy-*β*-carboline)，*β*-咔啉基-[3-(4,8-二甲氧基-*β*-咔啉基)-1-甲氧基丙基]甲酮[*β*-carbolin-1-yl-3-(4,8-dimethoxy-*β*-carbolin-1-yl)-1-methoxypropylketone]，1-乙基-4-甲氧基-*β*-咔啉(1-ethyl-4-methoxy-*β*-carboline)，5-甲氧基铁屎米酮(5-methoxy canthin-6-one)，铁屎米酮(canthin-6-one)，1-乙烯基-4-甲氧基咔啉，1-乙烯基-4,8-二甲氧基-*β*-咔啉，1-甲酰基-*β*-咔巴啉，1-羟甲基-*β*-咔啉(1-hydroxymethyl-*β*-carboline)，1-甲氧甲酰基-*β*-咔啉，苦木酮碱，甲基苦木酮碱，3-甲基铁屎米-5,6-二酮，含苦目碱H、I。此外，还含有苦树素苷(picrasinoside)A、B。

【药理】 1. 抗微生物作用 苦木总碱对溶血性乙型链球菌、金黄色葡萄球菌、宋内痢疾杆菌和八叠球菌等有抑制作用。苦木中的苦味素体外可抗肺结核。苦木中的*β*-咔啉在体外有抗单纯性疱疹病毒的活性。

2. 对心血管系统及血流量的影响 苦木总碱降低大鼠心排血量，减少左心室作功，降低心肌耗氧量；尚能减慢心率，改善心肌营养性血流量，延长P-R间期及减慢房室传导。苦木总生物碱对麻醉犬、兔静脉注射和对正常大鼠、肾型高血压大鼠灌胃均有降压作用。苦木中的铁屎米酮给兔静注，能增加兔肠和胃的血流率。而苦木碱D、B等仅增加兔肠的血流率。苦木基部分离到的1-甲氧基羰基-*β*-咔啉等对牛心cAMP磷酸二酯酶有抑制作用。

3. 其他作用 苦木中的苦树素苷B在体外对小鼠淋巴细胞性白血病P_{388}细胞株的生长有抑制作用。苦木总碱可降低四氯化碳严重中毒性肝炎家兔血清的丙氨酸氨基转移酶。苦木能抑制二甲苯所致的小鼠耳部炎症和蛋清性足肿。

【药性】 苦，寒，小毒。

1.《天目山药用植物志》："苦，有毒。"

2.《广西本草选编》："味苦，性寒，有小毒。"

【功用主治】 清热解毒，燥湿杀虫。主治上呼吸道感染，肺炎，急性胃肠炎，痢疾，胆道感染，疮疖，疥癣，毒蛇咬伤，湿疹，水火烫伤。

1.《天目山药用植物志》："为杀虫剂。"

2.《广西本草选编》："清热解毒，祛湿杀虫。主治眼镜蛇、青竹蛇咬伤，疮疖，体癣，湿疹。"

3.《浙江药用植物志》："清热燥湿，健胃杀虫。主治痢疾，胆道感染；外治痈疖疮毒，疥癣，烫伤。"

4.《湖北中草药志》："解毒杀虫。用于大叶性肺炎，支气管肺炎，上呼吸道感染，消化道感染。"

【用法用量】 内服：煎汤，6～15 g，大剂量 30 g；或入丸、散。外用：煎水洗；研末撒或调敷；或浸酒搽。

【宜忌】 本品有一定毒性，内服不宜过量。孕妇慎服。

【选方】 1. 治菌痢　苦木茎枝 9～15 g。研粉，分 3～4 次吞服。(《浙江药用植物志》)

2. 治局部化脓性感染和预防外伤感染　苦木 500 g，粉碎过 120 目筛，与凡士林 500 g 制成软膏。化脓处先用苦木水洗净，外敷，每日 1～2 次。〔《中草药通讯》1977，(9)：28〕

3. 治阿米巴痢疾　苦木茎枝 15 g，石榴皮 15 g，竹叶椒根 9 g。水煎，分 2 次服。

4. 治疮疖，体癣，湿疹　(苦树)茎适量，水煎外洗。(3、4 方出自《广西本草选编》)

【临床报道】 治疗高血压病　① 口服苦木乙醇浸膏片(每片含生药 1.5 g)，每日 3 次，每次 1～2 片，个别患者服至 3 片，总疗程为 4 星期。治疗 52 例原发性高血压病患者，结果，显效 33 例，有效 10 例，总有效率为 82.69%。疗效与降压灵相似。治疗期间除 3 例耳鸣，2 例口干，2 例视物模糊外，未见其他副作用。部分患者于治疗前后作肝、肾功能对比检查，未发现异常改变。② 用苦木片(每片含总生物碱 3 mg)口服，每日 3 次，每次 1 片。第一个疗程 10 日，第二个疗程 20 日，第三个疗程 30 日，共 60 日。第二个疗程时如疗效不显著，可增至每次 2～3 片。结果：城市点苦木组高血压病患者 52 例，治疗 10 日后有效率 65.4%，与复降片组 49 例(有效率 67.4%)对比，疗效基本相同；治疗 60 日后，有效率为 65.4%，而复降片组则高达 83.7%，两者有显著差异。农村点苦木组与复降片组各 74 例，治疗 10 日后有效率分别为 44.6%及 60.8%，60 日后为 81.1%及 85.1%，两组疗效无明显差异。本品降压疗效与高血压病分期关系不大。个别患者有口干、恶心或腹胀的副作用。治疗前后胸透、心电图、眼底及血糖、血脂、肝功能、血、尿常规检查均未发现明显改变。③ 用苦木内酯甲片，每次 0.03～0.06 mg，每日 3 次，口服，连服 5 星期，治疗高血压病 136 例，其中Ⅰ期 45 例，Ⅱ期 91 例。结果，显效 76 例，有效 39 例，总有效率 84.5%，与用降压灵片治疗的对照组无显著差异。观察表明，本品对不同期高血压的降压疗效相似；随着疗程延长，疗效相应提高。服药期间有 5 例出现面部发热感，不停药自行消失。对心、肝、肾、血象无明显不良影响。

2588 苦艾 kǔ ài（《新疆中草药》）

【异名】 洋艾(《江苏南部种子植物手册》)。

【基原】 为菊科蒿属植物中亚苦蒿的叶和花枝。

【原植物】 中亚苦蒿 *Artemisia absinthum* L.

多年生草本，高 60～150 cm。主根单一，垂直。根状茎稍粗短，垂直。茎单一或 2～3 个，直立，密被灰白色短柔毛，上部斜上分枝。茎下部叶二至三回羽状全裂；中部叶长卵形或卵形，二回羽状全裂；上部叶羽状全裂或 5 全裂；苞片叶 3 深裂或不分裂。头状花序球形或近球形，下垂，于茎端或分枝上排成穗状花序式的总状花序；总苞片 3～4 层，中、外层总苞片有白色柔毛，内层者近膜质，几无毛；花序托密生白毛；雌花 1 层，15～25 朵，花冠狭圆锥状，花冠檐部有 2 裂齿，花柱线形，伸出花冠外，先端分叉；两性花 4～6 层，30～90 朵，花冠管状，花药披针形，花柱与花冠等长，先端 2 叉，柱头有睫毛。瘦果长圆形。花、果期 8～11 月。

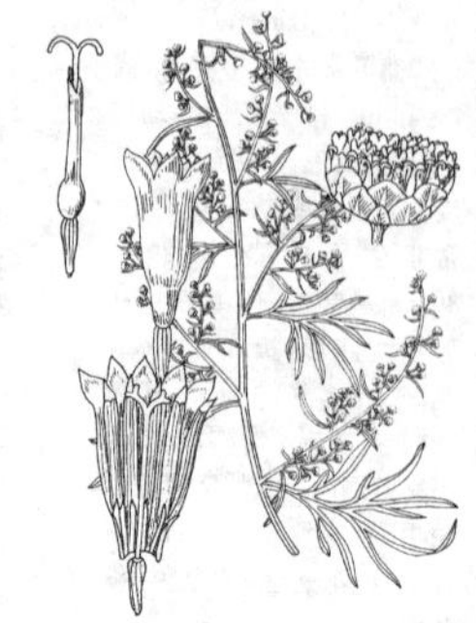

中亚苦蒿

生于海拔 1 100 ～ 1 500 m的山坡、草原、林缘及灌丛中。分布于新疆；我国南京等地有栽培。

【采收加工】 6～7 月开花前割取花枝或采叶，晒干。

【成分】 地上部分含有洋艾双内酯(artenolide)，帕氏万带兰素(parishin)B、C，1-〔(*E*)-8-异丙基-1，5-二甲基-4，8-壬二烯〕-4-甲基-2，3-二氧-双环[2.2.2]-5-辛烯{1-〔(*E*)-8-isopropyl-1，5-dimethyl-nona-4，8-dienyl〕-4-methyl-2，3-dioxa-bicyclo [2.2.2] oct-5-ene}，异-1-〔(*E*)-8-异丙基-1，5-二甲基-4，8-壬二烯〕-4-甲基-2，3-二氧-双环[2.2.2]-5-辛烯{iso-1-〔(*E*)-8-isopropyl-dimethyl-nona-4，8-dienyl〕-4-methyl-2，3-dioxa-bicyclo [2.2.2]oct-5-ene}，素馨苦苷(jasminin)。

全草中含香豆素类：东莨菪素(scopoletin)，伞形花内酯(umbelliferone)；酚酸类：咖啡酰奎宁酸(caffeoylquinic acid)，绿原酸(chlorogenic acid)；内脂化合物：洋艾种双内酯(absintholide)，客多佩楞内酯-A(ketopelenolide-A)，洋艾素(absinthin)，洋艾内酯(artabsin)；24ζ-乙基胆甾-7，22-二烯-3β-醇(24ζ-ethylcholesta-7，22-dien-3β-ol)，α-山道年(α-santonin)，2-丙烯基-*O*-松柏醛(2-propenal-*O*-coniferaldehyde)，2-甘油基-邻-松柏醛(2-glyceryl-*o*-coniferaldehyde)，(－)-balanophonin。全草挥发油中含有 β-侧柏酮(β-thujone)。

【药理】 对中枢神经的作用　洋艾所含挥发油主要成分为 β-侧柏酮，能产生与樟脑相似的中枢兴奋作用。若猫或兔静脉注射洋艾油，能引起知觉消失和惊厥等症状。洋艾乙醇提取物中的 24ξ-乙基胆甾-7，22-二烯-3β-醇，对酵母菌所致家兔发热有解热作用。

【药性】 《新疆中草药》："苦，寒，有毒。"

【功用主治】 清热燥湿，杀虫止痒。主治关节肿痛，湿疹瘙痒，疖肿疮毒，蛔虫病，食欲不振。

【用法用量】 内服：煎汤，3～6 g。外用：煎水洗；或熬膏敷。

【选方】 1. 治关节炎　苦艾 90～150 g。煎汤熏洗患部，或熬膏外敷。

2. 治湿疹，疮疖　苦艾、刺黄柏等分。煎水洗患部。

3. 治蛔虫　苦艾 3～5 g。水煎服。(1～3 方出自《新疆中草药》)

2589 苦瓜 kǔ guā（《滇南本草》）

【异名】 锦荔枝、癞葡萄(《救荒本草》)，红姑娘(《群芳谱》)，凉瓜(《广州植物志》)，癞瓜(《民间常用草药汇编》)，红羊(《泉州本草》)。

【基原】 为葫芦科苦瓜属植物苦瓜的果实。

【原植物】 苦瓜 *Momordica charantia* L.

一年生攀缘草本。多分枝，茎枝被细柔毛。卷须不分枝，纤细，被柔毛。叶柄细，初时被白色柔毛，后变近无毛；叶片轮廓为卵状椭圆状肾形或近圆形，膜质，长宽均为4～12 cm，两面被柔毛，5～7深裂，裂片卵状长圆形，叶脉掌状。雌雄同株；雄花单生，有柄，长 5～15 cm，中部或基部有苞片，苞片肾状圆心形，裂片卵状披针形，花冠黄色，5 裂，长 1.5～2 cm，雄蕊 3，贴生于萼筒之喉部；雌花单生，有柄，长 5～10 cm，基部有苞片，子房纺锤形，具刺瘤，先端有喙，花柱细长，柱头 3 枚。果实为长椭圆形、卵形或两端狭窄，长 8～30 cm，全体具钝圆不整齐的瘤状突起，成熟时橘黄色，自先端 3 瓣开裂。种子椭圆形扁平，两端均有角状齿，两面均有凹凸不平的条纹，包于红色肉质的假种皮内。花期 6～7月，果期 9～10 月。

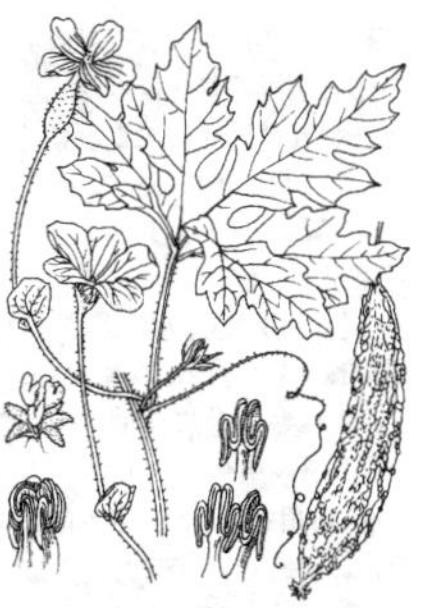

苦 瓜

广泛栽培于世界热带到温带地区。我国南北各地均普遍栽培。

本植物的种子（苦瓜子）、叶（苦瓜叶）、花（苦瓜花）、根（苦瓜根）、茎（苦瓜藤）亦供药用，另设专条。

【栽培】 生物学特性　喜温暖气候。较耐热、耐低温，喜湿，但不耐渍。宜选土层深厚、肥沃、排水便利的砂质壤土，pH5.5～6.5。忌连栽，适于与水稻、豆类作物轮栽。

繁殖方法　用种子繁殖，直播或育苗移栽法。直播，3～4 月播种，播前种子经浸种、催芽，后按行株距 1 m×0.4 m 开穴点播，每穴下种 2～3 粒，覆土 2～3 cm。育苗移栽，春播，于 2～3 月，用营养钵育苗，幼苗长 2～3 片真叶时，按上法移栽定植。

田间管理　苗期勤施淡肥，当进入旺盛生长期前，应施以充足的肥料。夏季高温干旱时，宜适时灌水和加强追肥。幼苗开始抽蔓时，及时插人字形支架或搭棚架，人工引蔓上架或上棚。适当剪除基部细弱的侧枝及过密的衰老黄叶，以利通风透光。

病虫害防治　病害为炭疽病，在初果期每隔 7～10 日喷 1 次波尔多液。虫害有瓜实蝇、蚜虫、白粉虱等。

【采收加工】 9～10 月采收果实，切片晒干或鲜用。

【药材】 苦瓜 *Momordicae Charantiae Fructus*　产于全国各地。

性状　干燥的苦瓜片呈椭圆形或矩圆形，厚 2～8 mm，长 3～15 cm，宽 0.4～2 cm，全体皱缩，弯曲，果皮浅灰棕色，粗糙，有纵皱或瘤状突起，中间有时夹有种子或种子脱落后留下的孔洞，质脆，易断。气微，味苦。

【成分】 果实含苦瓜混苷（charantin），是 *β*-谷甾醇-*β*-*D*-葡萄糖苷（*β*-sitosterol-*β*-*D*-glucoside）和 5，25-豆甾二烯醇-3-葡萄糖苷（5，25-stigmastadien-3*β*-ol-*β*-*D*-glucoside）等分子混合物。还含 5-羟色胺和谷氨酸，丙氨酸（alanine），*β*-丙氨酸，苯丙氨酸，脯氨酸，*α*-氨基丁酸，瓜氨酸等多种氨基酸以及半乳糖醛酸，果胶。又含类脂，其中脂肪酸为棕榈酸（palmitic acid），硬脂酸（stearic acid），油酸（oleic acid），亚油酸（linoleic acid），亚麻酸（linolenic acid），桐酸（elaeostearic acid）。

【药理】 1. 降血糖作用　正常饥饿小鼠口服苦瓜水提物 4 g/kg可改善对葡萄糖的耐受性，明显降低口服和腹腔注射葡萄糖后的小鼠血糖。苦瓜水提物在体外能促进离体胰岛的胰岛素释放。苦瓜冻干粉（生药量 20 和 40 g/kg）对药物性高血糖小鼠具有显著的降血糖作用，同时对正常小鼠血糖没有影响。苦瓜冻干粉的小鼠口服 LD_{50} 为生药量 704.8 g/kg，其产生降糖药效的剂量仅为其 LD_{50} 的 1/35～1/17。苦瓜未成熟果实水提取物可强力刺激肥胖高血糖小鼠离体胰岛 *β*-细胞胰岛素的释放，这种刺激作用部分可逆。苦瓜果汁在体外可增加大鼠组织对葡萄糖的摄取，并不增加组织呼吸。葡萄糖负荷前口服苦瓜汁可增加大鼠肝脏和肌肉肝糖原含量。苦瓜的未被加热的直接压榨的果汁较其他方法提取的有效部位的降血糖效果好，推断其降血糖的活性成分可能为水溶性的受热易被破坏的成分。从苦瓜果实的酸性乙醇提取物中进一步分离得 P、F_1 和 F_2 三部分，果实的 P 部分对仓鼠脂肪细胞有抗脂肪分解和刺激[^3H]葡萄糖参入脂质的作用，含皂苷的 F_1 部分可抑制脂肪分解和[^3H]葡萄糖参入脂质，F_2 部分则增加[^3H]葡萄糖参入脂质。提示苦瓜果实中存在拟似胰岛素作用的化合物。从苦瓜果实中分离到一种降血糖肽，最小分子量约 11 000（166 个残基），皮下注射对动物和人均有显著降血糖作用。

2. 抗癌作用　苦瓜粗提物能剂量依赖性杀死人白血病性淋巴细胞，而同样剂量并不影响正常人淋巴细胞活力。含有鸟苷酸环化酶抑制成分的苦瓜水提物在体外可阻断大鼠前列腺腺癌的生长，也可阻断[^3H]胸腺嘧啶脱氧核苷掺入 DNA，可抑制细胞周期 G_2＋M 相，肿瘤内升高的鸟苷酸环化酶活性受抑制，肿瘤内 cGMP 水平也降低。从苦瓜提纯的一种细胞抑制因子，对人白血病淋巴细胞 IM_9 具有细胞抑制作用，对正常组织培养细胞优先抑制 RNA 合成，对蛋白质合成也有一定抑制作用。*α*-苦瓜素和 *β*-苦瓜素对小鼠 S_{180} 实体瘤均有显著的抑制作用，抑瘤率分别为 71.2%和 68.6%。两种苦瓜素对人胃癌 NKM 细胞株的 DNA、RNA 和蛋白质的合成也均有明显的抑制作用。

3. 抗病毒、抗菌作用　从果实中分离得一种人类免疫缺陷病毒（HIV）的新抑制剂，定名为 MAP_{30}，有较强的 HIV 的抗活性，且对未感染细胞无毒，以后研究表明，它还能加强弱 HIV 拮抗剂地塞米松的作用，且不伴随细胞毒作用。MAP_{30} 在体外实验中还可抑制单纯疱疹病毒（HSV），并且无明显细胞毒作用。苦瓜提取物可抑制艾滋病毒，有选择性地杀死被 HIV 感染的淋巴细胞和巨噬细胞。苦瓜素在体内外对CVB_3的 RNA 复制均有明显的抑制作用。苦瓜提取物对革兰阳性球菌（金葡菌、表皮葡萄球菌）、革兰阳性杆菌（枯草杆菌）和革兰阴性杆菌（大肠杆菌、铜绿假单胞菌、痢疾杆菌、伤寒杆菌等）都有抑制作用。苦瓜提取液（5 g/ml）对 11 种 165 株革兰阳性球菌，革兰阳性杆菌和革兰阴性杆菌具有抑制作用，对肉类食品具有抑菌防腐作用。

4. 其他作用　犬每日服苦瓜果实醇提物 1.75 g，共 60 日，可使睾丸重量明显减轻，副睾重量未有改变，75%细精管完全缺乏 1～8步精细胞，睾丸中 RNA、蛋白质、唾液酸和酸性磷酸酶均减少，而胆固醇含量却升高，可产生不育。用微核试验证明苦瓜绿色果实含有抗突变有效成分。苦瓜皂苷能显著降低剧烈运动后各组织 MDA 升高幅度，能显著升高各组织 SOD 活力，还能明显升高血清、肝脏中 GSH-Px 活力。苦瓜提取液 10 和 5 g/kg 均能抑制小鼠耳郭及腹腔毛细血管通透性，对大鼠角叉菜胶所致足肿胀 1、3、5、8、24 小时各个时间均有明显抑制作用，并能抑制大鼠棉球肉芽肿。

毒性　正常成年大鼠喂饲含 0.02%、0.1%和 0.5%苦瓜（干重）饲料 8 星期，对动物进食、生长和器官重量无不良影响，血常规也正常。犬服苦瓜果实醇提取物每日1.75 g，共 60 日，对体重无明显影响，血清丙氨酸氨基转移酶、碱性和酸性磷酸酶，血清蛋白、胆固醇、胆红素、磷脂、三酰甘油、游离胆固醇、磷酸肌酸、血糖、血中尿素均在正常范围，非酯化脂肪酸升高，除白细胞轻度上升外，血常规无异常。

【药性】 苦，寒。归心、脾、肺经。

1.《滇南本草》："味苦，性寒。入心、脾、肺三经。"

2.《纲目》："无毒。"

3.《本经逢原》："生则性寒，熟则性温。"

4.《本草求真》："入心、肝、肺。"

【功用主治】 祛暑涤热，明目，解毒。主治暑热烦渴，消渴，赤眼疼痛，痢疾，疮痈肿毒。

1.《滇南本草》："泻六经实火，清暑益气，止烦渴。"

2.《生生编》："除邪热，解劳乏，清心明目。"（引自《纲目》）

3.《湖南药物志》:"止痛消肿。民间应用蚊虫咬。"

4.《全国中草药汇编》:"主治肠炎,便血;外用治痱子。"

5.《浙江药用植物志》:"主治消化不良。"

【用法用量】 内服:煎汤,6～15 g,鲜品 30～60 g;或煅存性研末。外用:鲜品捣敷;或取汁涂。

【宜忌】 脾胃虚寒者慎服。

1.《滇南本草》:"脾胃虚弱吃之,令人作泄腹痛。"

2.《本草求原》:"火盛翳胀及噎膈病愈后均忌。"

3.《随息居饮食谱》:"中寒者勿食。"

【选方】 1. 治中暑暑热 鲜苦瓜截断去瓤,纳好茶叶再合起,悬挂阴干。用时取 6～9 g 煎汤,或切片泡开水代茶服。

2. 治烦热消渴引饮 苦瓜绞汁调蜜冷服。

3. 治痢疾 鲜苦瓜捣绞汁 1 小杯泡蜂蜜服。

4. 治痈肿 鲜苦瓜捣烂敷患处。(1～4 方出自《泉州本草》)

5. 治汗斑 鲜苦瓜去瓤及种子,用砒霜 0.6 g,研末,纳入瓜内,以物盖口,用火烤出汁,取汁涂患处。(《福建药物志》)

【临床报道】 治疗糖尿病 用苦瓜片剂(每片含生药0.5 g),每次口服 15～25 片,每日 3 次,餐前 1 日服,2 个月为 1 个疗程。治疗糖尿病 29 例,其中轻型 12 例,中型 12 例,重型 3 例,危型 2 例。服药 1～2 个疗程后,显效 19 例,好转 4 例,无效 2 例,4 例加重;显效率 65.5%,有效率为79.3%;主要副作用为腹痛、肠鸣、腹泻等消化道反应。

【各家论述】 1.《本经逢原》:"锦荔枝,有长短二种。生青熟赤,生则性寒,熟则性温。闽、粤人以长者去子,但取青皮煮肉充蔬,为除热解烦,清心明目之品。短者性温,其子苦甘,内藏真火,故能壮阳益气,然须熟赤,方有殊功。"

2.《随息居饮食谱》:"苦瓜青则苦寒,涤热,明目,清心。可酱可腌,鲜时烧肉,先瀹去苦味,虽盛夏而肉汁能凝,中寒者勿食。熟则色赤,味甘性平,养血滋肝,润脾补肾。"

2590 苦苣 kǔ jù (《嘉祐本草》)

【异名】 野苣(《千金方》),褊苣(《嘉祐本草》),东北苦菜(《东北植物检索表》),兔仔菜(《广州植物志》)。

【基原】 为菊科苦荬菜属植物苦苣的全草或根。

【原植物】 苦苣 *Ixeris chinensis* (Thunb.) Nakai subsp. *versicolor* (Fisch. ex Link) Kitam. [*Lactuca versicolor* (Fisch.) Sch.-Bip.]

多年生草本,高15～30 cm。全株无毛。根茎柔弱,平生。叶大部分基生,具柄;叶片线形或线状长圆形,长 7～10 cm,全缘或间有疏离的锯齿;茎叶少,无柄,有时略抱茎。头状花序小,组成一疏松、柔弱、伞房花序式的圆锥花序;总苞长约6 mm,约有等长的苞片 8 枚,最外的数枚极小;花舌状,黄色;雄蕊 5,着生花冠管上;子房下位,柱头 2 裂。瘦果略扁平,有棱起的脉,稍有极小的突点,喙约与果身等长,冠毛白色。花期春末至秋初。

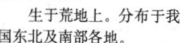

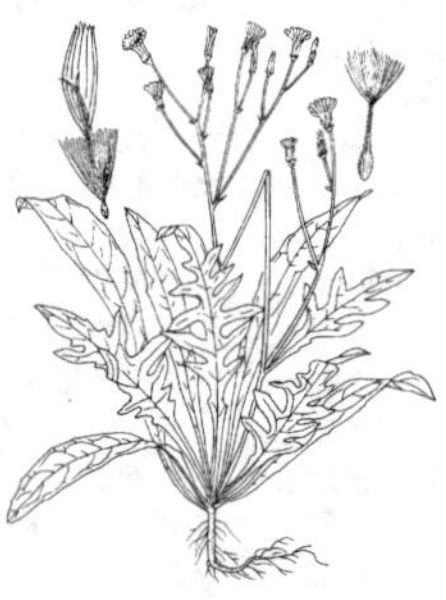

苦 苣

生于荒地上。分布于我国东北及南部各地。

【采收加工】 5～7 月采收,鲜用或晒干。

【药理】 1. 保肝作用 苦苣全草提取物腹腔注射,对大鼠四氯化碳诱导的肝损伤有降低丙氨酸氨基转移酶和天冬氨酸氨基转移酶的作用,抑制肝脏脂肪变性与中央小叶的坏死。苦苣提取物还对小鼠四氯化碳或对乙酰氨基酚诱导的急性肝损伤及 β-D-氨基半乳糖诱导的大鼠肝损伤有保护作用。

2. 其他作用 苦苣甲醇粗提物体外抑制白介素-1β 和白介素-6 激活的人肾小球系膜细胞增殖,并抑制白介素-1β 和肿瘤坏死因子α 产生。

【药性】 苦,寒。

1.《千金方》:"味苦,平,无毒。"

2.《嘉祐本草》:"味苦,平。一云寒。"

3.《湖南药物志》:"苦、甘,寒。"

【功用主治】 清热解毒。主治黄疸,胃炎,痢疾,肺热咳嗽,肠痈,睾丸炎,疔疮,痈肿,黄水疮。

1.《千金方》:"久服轻身少睡。"

2.《嘉祐本草》:"除面目及舌下黄,强力不睡;折取茎中白汁,傅丁肿出根;又取汁滴痈上立溃;碎茎、叶傅蛇咬;根主赤白痢及骨蒸,并煮服之。今人种为菜,生食之,久食轻身少睡,调十二经脉,利五脏。霍乱后胃气逆烦,生捣汁饮之,虽冷,甚益人。"

3.《河北中草药》:"治肠痈,跌打损伤,肺热咳嗽,肺结核,痔疮,黄水疮。"

4.《湖南药物志》:"清热,解毒,散结。全草主治胃炎,黄疸,子宫颈炎,睾丸炎,乳腺炎,痈,疔;根治痢疾。"

【用法用量】 内服:煎汤,9～15 g;或捣汁。外用:捣敷;或研末调敷;或煎水洗。

【宜忌】 1.《千金方》:"不可共蜜食之。"

2.《嘉祐本草》:"不可同血食(一本作蜜),食作痔疾。"

【选方】 1. 治睾丸炎 鲜兔仔菜 30 g,猪瘦肉 125 g。水炖服。(《福建药物志》)

2. 治黄水疮 东北苦菜研末,香油调敷患处。(《河北中草药》)

2591 苦芙 kǔ ǎo (《本草经集注》)

【异名】 钩芙(《尔雅》),苦板(《纲目》),苦菜、败酱(《内蒙古中草药》)。

【基原】 为菊科莴苣属植物蒙山莴苣的全草。

【原植物】 蒙山莴苣 *Lactuca tatarica* (L.) C. A. Mey. [*Sonchus tataricus* L.]

多年生草本,高 30～100 cm。茎分枝。叶互生;下部叶长圆形,灰绿色,基部收窄,半抱茎,羽状或倒向羽状深裂或浅裂,质厚,稍肉质;茎中部叶披针形或狭披针形,不分裂,全缘;上部叶全缘,抱茎;有时全部叶全缘而不分裂。头状花序多数,有 20 个小花,在茎枝顶端排成开展圆锥状花序;舌状花紫色或淡紫色。瘦果长圆状条形,灰色至黑色,有 5～7 条纵肋,果颈渐窄,较长,灰白色,冠毛白色。

生黏土或砂质土壤上,常见于河边、湖边。分布于华北、东北及西北等地。

【采收加工】 7～9 月采收,晒干。

【成分】 开花的地上部分含山莴苣苦素(lactupicrin),山莴苣素(lactucin),α-香树脂醇(α-amyrin);含黄酮类成分:芹菜素(apigenin),芹菜素-7-*O*-β-吡喃葡萄糖苷(apigenin-7-*O*-β-glucopyranoside),木犀草素(luteolin),木犀草素-7-*O*-β-吡喃葡萄糖苷

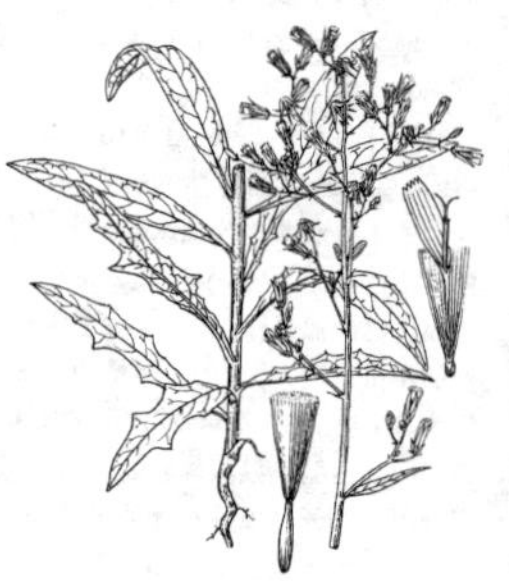

蒙山莴苣

(luteolin-7-*O*-β-glucopyranoside)，山柰素-3-*O*-β-吡喃葡萄糖苷(kaempferol-3-*O*-β-glucopyranoside)，槲皮素-3-*O*-β-吡喃葡萄糖苷(quercetin-3-*O*-β-glucopyranoside)；含 3β, 11β, 14-三羟基-11, 13-二氢闭鞘姜酯-3-β-吡喃葡萄糖苷(3β, 11β, 14-trihydro-11, 13-dilydrocostunolide-3-β-glucopyranoside)，11β*H*, 13-二氢山莴苣素-8-*O*-对-甲氧基苯乙酸(11β*H*, 13-dihydrolactucin-8-*O*-*p*-methoxyphenylacetate)。

【药性】 苦，微寒。

1.《别录》："微寒。"

2.《药性论》："味苦，无毒。"

【功用主治】 清热解毒，凉血止血。主治暑热烦闷，漆疮，丹毒，痈肿，痔疮，外伤出血，跌打伤痛。

1.《别录》："主面目通身漆疮。"

2.《本草经集注》："烧作灰以疗金疮甚验。"

3.《日华子》："治丹毒。"

4. 汪颖《食物本草》："煎汤洗痔。"

5.《纲目》："下气解热。"

6.《医林纂要》："解暑去热。"

【用法用量】 内服：煎汤，15～30 g；或生嚼。外用：捣敷；或烧灰敷；或煎汤洗。

【宜忌】《食疗本草》："不堪多食尔。"

2592 苦茄 kǔ qié (《国药的药理学》)

【异名】 千年不烂心、天泡草、毛和尚草、蜀羊泉(《中国药用植物图鉴》)，排风藤、毛秀才、白毛藤(《贵州草药》)，六甲草(《全国中草药汇编》)，毛藤子(《云南中药资源名录》)。

【基原】 为茄科茄属植物欧白英的全草。

【原植物】 欧白英 *Solanum dulcamara* L.

多年生无刺草质藤本。叶互生；叶片卵圆状椭圆形或提琴形，先端渐尖，基部戟形，齿裂或 3～5 羽状深裂，中裂片较长，两面均疏被短柔毛。聚伞花序腋外生，多花；总花梗长约 1.5 cm；萼杯状，5 裂，裂片三角形；花冠紫色或白色，5 裂，裂片椭圆状披针形；雄蕊 5，着生于花冠管口，花丝极短而扁；雌蕊 1，子房卵形，2 室，花柱纤细，丝状，柱头小，头状。浆果球状或卵状，成熟后红色；种子扁平，近卵形，直径1.5～2 mm。花期夏季，果熟期秋季。

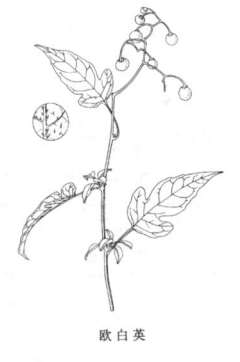

欧白英

生长于林边坡地。分布于四川、云南。

【采收加工】 7～10 月采收，鲜用或晒干。

【药材】 苦茄 *Solani Dulcamarae Herba* 主产于四川、云南等地。

性状 茎呈圆柱形，外表黄绿或棕绿色，被稀疏短柔毛，质硬脆，易折断，断面纤维性，中上部常中空。叶互生，叶片皱缩卷曲，展平后呈卵圆状椭圆形或提琴形，齿裂或 3～5 羽状深裂或不裂，裂片有波状齿或浅裂，两面疏被短柔毛。果实黄绿色或暗红色，内藏多数种子。气微，味苦。

【成分】 全草中含黄酮类成分：山柰酚 (kaempfenrol)，山柰酚-3-葡萄糖苷 (kaempfenrol-3-gluciside)，山柰酚-3-鼠李葡萄糖苷 (kaempfenrol-3-rhamnogluciside)，槲皮素 (quercethin)，槲皮素-3-葡萄糖苷 (quercethin-3-gluciside)，槲皮素-3-鼠李葡萄糖苷 (quercethin-3-rhamnogluciside)，3-*O*-α-*L*-吡喃鼠李糖基-(1→2)-β-*D*-吡喃葡萄糖基薯蓣皂苷元芸香苷〔3-*O*-α-*L*-rhamnopyranosyl-(1→2)-β-*D*-glucopyranosyl diosgenin rutin〕；生物碱类成分：soladulcine AB，trigogenin-3-*O*-β-solatrioside，蜀羊泉次碱葡萄糖苷 solalyrantines A、B，3α, 7β-二羟基去甲基托品 (3α, 7β-dihydroxy nortropane)，2α, 7β-二羟基去甲基托品 (2α, 7β-dihydroxy nortropane)，2α, 3β-二羟基托品 (2α, 3β-dihydroxy tropane)；乌苏烷类皂苷成分：latifoloside I；还含 β-谷甾醇-β-*D*-葡萄糖苷 (β-sitosterol-β-*D*-glucoside)，二十四烷酸 (tetracosanoic acid)，十六碳二烯酸 (hexadecanoic acid)，二十二烷二酸 (docosanoic acid)，二十烷 (eicosane)，二十二烷 (docosane)，二十三烷 (tricosane)，二十四烷 (tetracosane)，二十五烷 (pentacosane)，二十六烷 (hexacosane)，三十一烷 (hentricontane)，三十五烷 (pentatriacotane)，三十六烷 (hexatriacontane)，8-己基-十五烷 (8-hexyl pentaclecane)，2, 6, 10, 15-四甲基十七烷 (2, 6, 10, 15-tetramethyl heptadecane)，豆甾烷-5, 23-二烯-3-β-醇 (stigmasta-5, 23-dien-3-β-ol)。

【药理】 1. 抗菌作用 苦茄(欧白英)抑制血小板活化因子导致的胞吐作用。欧白英所含的甾体皂苷有抗真菌作用，对金黄色葡萄球菌、痢疾杆菌、铜绿假单胞菌和伤寒杆菌也有抑制作用。

2. 增强免疫功能 欧白英能促进抗体形成以及蛋白合成，可以增强机体非特异性免疫功能。

毒性 欧白英全草大剂量服用可引起喉头灼烧感及呕吐、恶心、眩晕、瞳孔散大，出现惊厥性肌肉运动，同时表现全身衰弱。服用未成熟果实后呈现茄碱毒性反应。未成熟果实还能引起小猪先天颅面畸形。

【药性】 苦、辛，寒。

1.《贵州草药》："性寒，味苦、辛。"

2.《全国中草药汇编》："甘，寒。"

【功用主治】 驱风除湿，清热解毒。主治风湿疼痛，破伤风，痈肿，恶疮，疥疮，外伤出血。

1.《贵州草药》："驱风，除湿，解热，熄风，解毒。"

2.《全国中草药汇编》："清热解毒。主治恶疮，疥疮，食管癌，子宫癌，乳腺癌，外伤出血。"

【用法用量】 内服：煎汤，15～30 g。外用：鲜叶捣敷；或全草研末，撒敷。

【选方】 1. 治风湿劳伤 排风藤 90 g，泡酒 500 g 服。

2. 治半边风 排风藤 60～120 g，熬水洗全身；又可用排风藤叶研末，每次 3 g，用酒吞服。

3. 治小儿破伤风 排风藤、五皮风、地星宿草、小马蹄草各 9 g。煎水服，每日 3 次。

4. 治小儿病痱耳心(中耳炎) 排风藤叶捣绒泡水，滴入耳内。

5. 治小儿惊风 排风藤嫩尖 7 个，阎王刺、车前草各9 g，生姜 3 片。煎水服。(1～5 方出自《贵州草药》)

2593 苦参 kǔ shēn (《本经》)

【异名】 苦骨(《纲目》)，川参(《贵州民间方药集》)，凤凰爪(《广西中兽医药用植物》)，牛参(《湖南药物志》)，地骨(《全国中草药汇编》)，野槐根、山槐根(南药《中草药学》)，地参(《新华本草纲要》)。

【基原】 为豆科槐属植物苦参的根。

【原植物】 苦参 *Sophora flavescens* Ait. [*S. angustifolia* Sieb. et Zucc.]

落叶半灌木，高 1.5～3 m。根圆柱状，外皮黄白色。奇数羽状复叶，长 20～25 cm，互生；小叶 15～29，叶片披针形至线状披针形，长 3～4 cm，宽 1.2～2 cm，先端渐尖，基部圆，有短柄，全缘，背面密生平贴柔毛；托叶线形。总状花序顶生，长 15～20 cm，被短毛,苞片线形;萼钟状,扁平,长6～7 mm,5 浅裂;花冠蝶形,淡黄白色;旗瓣匙形,翼瓣无耳,与龙骨瓣等长;雄蕊 10,花丝分离;子房柄被细毛,柱头圆形。荚果线形,先端具长喙,成熟时不开裂,长 5～8 cm。种子间微缢缩,呈不明显的串珠状,疏生短柔毛。种子 3～7 颗,近球形,黑色。花期 5～7 月,果期7～9 月。

生于砂地或向阳山坡草丛中及溪沟边。分布于全国各地。

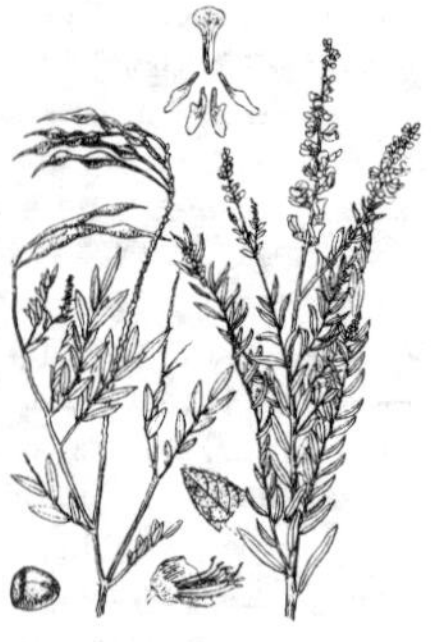

苦 参

本植物的种子(苦参实)亦供药用,另设专条。

【栽培】 生物学特性 喜温和或凉爽气候,对土壤要求不严,以土层深厚、肥沃、排水良好的砂质壤土为佳。

繁殖方法 种子繁殖和分根繁殖。种子繁殖:播种前温水浸种 10～12 小时,或进行沙藏,1∶3 混合放在 0～10 ℃条件下处理 20～30 日,3～4 月播种,按行距 65 cm,株距30 cm 穴播,每穴播种 8～10 粒,细土拌草木灰覆盖 2～3 cm。苗高 15～16 cm 时,匀苗、补苗,每穴留苗 3～4 株。分根繁殖:采用采挖的鲜活根作种,择选新鲜、肥厚的中、上部根块,截成 15 cm 左右长的小段,并将其下端削成马耳形备用。深翻土地,除杂草,耙细平整泥土,打坑,坑距 30～40 cm,行距 50 cm,坑深 20～30 cm,底肥施于坑中。将选择好的种根植于坑中,每坑植 1～2 段,削成马耳形的一端朝下,覆盖 8～10 cm 厚的细泥土。120 日左右冒芽出土。

田间管理 及时除草、浇水、培土,第一次中耕除草在播种后次年 6 月,后追施复合肥,第二次在 12 月,清除干枯的倒苗和杂草,并中耕培土。第三次在播种后的第三年 3 月,疏松表土,除杂草,并追施复合肥和农家肥。第四次在第三年 6 月。开花期,除留种子外,摘除带花蕾的整个花序。

【采收加工】 9～10 月挖取全株,用刀分割成单根,晒干或烘干。

【药材】 苦参 *Sophorae Flavescentis Radix* 全国各地均产。

性状 根呈长圆柱形,下部常分枝,长 10～30 cm,直径 1～2.5 cm。表面棕黄色至灰棕色,具纵皱纹及横生皮孔。栓皮薄,常破裂反卷,易剥落,露出黄色内皮。质硬,不易折断,折断面纤维性;切片厚 3～6 mm,切面黄白色,具放射状纹理及裂隙,有的可见同心性环纹。气微,味极苦。

鉴别 (1) 根横切面:木栓层为 8～12 列细胞,有时栓皮剥落。韧皮部有多数纤维常数个至数十个成束。束间形成层有的不明显。木质部自中央向外分叉为 2～4 束,木质部束导管 1～2 列,木纤维常沿切向排列。射线宽 5～15 列细胞,中央有少数细小导管及纤维束散在。薄壁细胞中含众多淀粉粒及草酸钙方晶。

粉末特征:淡黄色。纤维众多,成束,非木化,平直或稍弯曲,纤维周围的细胞中含草酸钙方晶,形成晶纤维。导管主为具缘纹孔导管,淡黄色或黄色,具缘纹孔椭圆形,排列紧密,有的数个纹孔口连成线状。木栓细胞表面观多角形,多层重叠,平周壁表面有不规则细裂纹。薄壁细胞类圆形或类长方形,有的垂周壁呈不均匀连珠状,胞腔内含细小草酸钙针晶。此外,有众多淀粉粒及少数石细胞。

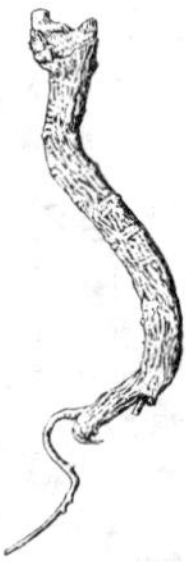

苦参(根)外形

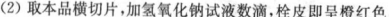

(2) 取本品横切片,加氢氧化钠试液数滴,栓皮即呈橙红色,渐变血红色,久置不消失。木质部不呈现颜色反应(检查色素)。

(3) 取本品粗粉 1 g,加含 0.5%盐酸乙醇溶液 20 ml,加热回流 1 小时,滤过,滤液加氨试液使呈中性,蒸干,残渣加 1%盐酸溶液 10 ml 使溶解,滤过,取滤液分置三支试管中,一管中加碘化铋钾试液,生成红棕色沉淀;一管中加碘化汞钾试液,生面黄白色沉淀;另一管中加碘化钾碘试液,生成棕褐色沉淀(检查生物碱)。

(4) 取本品粉末 0.5 g,加甲醇 10 ml,加热回流 10 分钟,滤过。取滤液 1 ml,置试管中,加镁粉少量与盐酸 3～4 滴,加热,显红色;另取滤液点于滤纸上,喷以 5%三氯化铝乙醇溶液,晾干,置紫外光灯(254 nm)下观察,显黄绿色荧光(检查黄酮)。

(5) 薄层色谱:取本品粉末 0.5 g,加氯仿 25 ml、浓氨试液 0.3 ml,放置过夜,滤过,滤液蒸干,残渣加氯仿 0.5 ml,使溶解,作为供试品溶液。另取氧化苦参碱和槐定碱对照品,加乙醇制成每 1 ml 含 0.2 mg 混合溶液,作为对照品溶液。吸取上述两种溶液各 4 μl,分别点于同一用 2%氢氧化钠溶液制备的硅胶 G 薄层板上,以苯-丙酮-甲醇(8∶3∶0.5)为展开剂,展开,展距约 8 cm,取出,晾干,再以甲苯-醋酸乙酯-甲醇-水(2∶4∶2∶1)10 ℃以下放置后的上层溶液为展开剂,展开,展距同上,取出,晾干,依次喷以碘化铋钾试液和亚硝酸钠乙醇试液。供试品色谱中,在与对照品色谱相应的位置上,显相同的两个橙色斑点。

品质标志 《中华人民共和国药典》2010 年版规定:本品含苦参碱($C_{15}H_{24}N_2O$)和氧化苦参碱($C_{15}H_{24}N_2O_2$)的总量不得少于 1.2%。

【成分】 根中含生物碱:苦参碱(matrine),氧化苦参碱(oxymatrine),*N*-氧化槐根碱(*N*-oxysophocarpine),槐定碱(sophoridine),右旋别苦参碱(allomatrine),右旋异苦参碱(isomatrine),右旋槐花醇(sophoranol),(+)槐花醇 *N*-氧化物(sophoranol *N*-oxide),左旋槐根碱(sophocarpine),左旋槐胺碱(sophoramine),右旋-*N*-甲基金雀花碱(*N*-methylcytisine),左旋臭豆碱(anagyrine),赝靛叶碱(baptifoline)。黄酮类化合物:苦参新醇(kushenol)A、B、C、D、E、F、G、H、I、J、K、L、M、N、O,苦参查耳酮(kuraridin),苦参查耳酮醇(kuraridinol),苦参醇(kurarinol),新苦参醇(neokurarinol),降苦参醇(norkurarinol),异苦参酮(isokurarinone),刺芒柄花素(formoronetin),苦参酮(kurarinone),降苦参酮(norkurarinone),甲基苦参新醇 C(methylkushenol C),1-山槐素(1-maackiain),三叶豆紫檀苷(trifolirhizin)及三叶豆紫檀苷丙二酸酯(trifolirhizin-6″-*O*-malonate),苦参素(kushenin),异脱水淫羊藿素(isoanhydroicaritin),降脱水淫羊藿素(noranhydroicaritin),黄腐醇(xanthohumol),异黄腐醇(isoxanthohumol),高丽槐素(maackiain),4-甲氧基高丽槐素(4-methoxy maackiain),砂生槐黄烷酮(sophoraflavanone)B (6-isopentenyl-5, 7, 4′-trihydroxy flavanone),木犀草素-7-葡萄糖苷(luteolin-7-glucoside),(2*R*, 3*R*)-5, 7, 2′, 4′-四羟基-6-(3-羟基-3-甲基丁基)-8-薰衣草黄酮〔(2*R*, 3*R*)-5, 7, 2′, 4′-tetrahydroxy-6-(3-hydroxy-3-methylbutyl)-8-lavanduly flavanonol〕,(2*R*, 3*R*)-5, 7, 2′, 4′-四羟基-6-异戊烯-8-薰衣草黄烷醇〔(2*R*, 3*R*)-5, 7, 2′, 4′-tetrahydroxy-6-isopentenyl-8-lavanduly flavanol〕。三萜皂苷:苦参皂苷(sophoraflavoside)Ⅰ、Ⅱ、Ⅲ、Ⅳ,大豆皂苷(soyasaponin)Ⅰ。醌类化合物:苦参醌(kushequinone) A。

【药理】 1. 对心血管系统的作用 ① 对心脏的作用:苦参中所含的苦参碱、槐根碱、氧化苦参碱、槐定碱、槐胺碱等生物碱对离体豚鼠乳头肌标本均呈剂量依赖的正性肌力作用,过量时,出现自发性收缩或兴奋性降低。给麻醉大鼠静注苦参总黄酮 30 g/kg和 60 g/kg,呈现明显的负性频率作用和负性传导作用。苦参碱 200 μmol/L 能显著减慢离体大鼠右心房自发频率,拮抗异丙肾上腺素诱发的心率加快,认为苦参碱有抗 *β*-肾上腺受体作用。② 抗心律失常作用:苦参碱和氧化苦参碱能显著对抗氯化钡、乌头碱和氯仿-肾上腺素诱发的大鼠心律失常,氯仿诱发的小鼠心室纤颤，提高乌头碱诱发大鼠心律失常所需的量，还可对抗结扎冠脉前降支所致的大鼠心律失常。③ 抗心肌缺血作用：大鼠急性失血性心脏停搏和兔静注垂体后叶素所致急性心肌缺血，预先腹腔注射 200%苦参注射液 2 ml/kg 可显著延缓大鼠心脏停搏时间，对心肌缺血造成的心电图病理变化也有一定改善作用。④ 对血管及血压的影响：苦参碱(1 mmol/L)能明显对抗血管紧张素Ⅱ引起的血管中层平滑肌细胞增殖及肥大，其作用机制是苦参碱可抑制血管紧张素Ⅱ引起的血管中层平滑肌细胞内钙超载，从而对抗血管中层平滑肌细胞增殖。50 mg/kg 苦参碱能显著降低大鼠实验性高脂血症的血清三酰甘油，降低血液黏度，改善血液流变学各项指标。另一方面，苦参碱能抑制纤维蛋白纤维蛋白原降解产物的作用，表现在能显著抑制大鼠主动脉内皮细胞释放乳酸脱氢酶及平滑肌细胞的增殖，减少小鼠腹腔巨噬细胞分泌白介素-1。

2. 对中枢神经系统的作用　苦参碱、氧化苦参碱能明显抑制小鼠的自主活动，拮抗苯丙胺和咖啡因的中枢兴奋作用。增强戊巴比妥钠及水合氯醛的中枢抑制作用，扭体法与热刺激法测痛试验显示苦参碱具有显著的镇痛作用，苦参碱、氧化苦参碱尚有降低大鼠正常体温的作用。

3. 平喘及抗过敏作用　苦参流浸膏、苦参煎剂、苦参总碱和苦参结晶碱对组胺引起的豚鼠哮喘具有明显的对抗作用，且可维持 2 小时以上。苦参总黄酮 0.8 g/kg 有明显的祛痰作用。氧化苦参碱可以减轻二硝基氯苯诱发的变应性接触性皮炎反应，抑制同系种细胞介导的肥大细胞脱颗粒，抑制率 46%～63%。槐根碱对乙酰胆碱和组胺所致的豚鼠哮喘有显著的对抗作用，其肌注平喘的 ED_{50} 为 1.8±0.9 mg/kg。

4. 对免疫系统的影响　苦参碱、氧化苦参碱和槐根碱等苦参碱型生物碱在 1/5 LD_{50} 剂量下对小鼠免疫功能都有抑制作用，即抑制巨噬细胞的吞噬功能，减少空斑形成细胞数和抗体几何平均滴度，但对溶菌酶含量无影响。氧化苦参碱尚能抑制机体排异反应，明显延长小鼠异体游离移植心肌存活期。苦参碱强烈抑制活化 T 细胞的增殖及辅助 T 细胞产生 IL-2 的能力，但不明显抑制脾细胞增殖，显著抑制 2, 4-二硝基氟苯所致小鼠迟发型超敏反应。苦参碱还有明显降低巨噬细胞抑制 P_{185} 肿瘤细胞增殖效应，表明苦参碱对巨噬细胞有直接细胞毒作用。

5. 对血液系统的作用　静注或肌注 30 mg/kg 苦参总碱和 100 mg/kg 氧化苦参碱对正常家兔外周白细胞有明显的升高作用，对家兔经 X 线全身照射所致的白细胞减少症有显著治疗作用。氧化苦参碱尚能防止因丝裂霉素 C(MMC) 所致的白细胞减少症。

6. 抗肿瘤作用　苦参碱可抑制人肝癌 SMMC-7721、人胃腺癌 SGC-7901 细胞的增殖，可使细胞聚集于 S 期，起到诱导分化作用。苦参碱 5 mg/L 可明显抑制肿瘤细胞与内皮细胞的黏附，抑制黏附因子 CD44、CD49 的表达，减轻内皮细胞的通透性，减少肿瘤的转移。苦参碱不仅可诱导药物敏感细胞 K_{562} 凋亡，同样对多药耐药细胞株 K_{562}/vin, K_{562}/dox 也有诱导凋亡作用，凋亡在 24 小时内即可发生。苦参碱和氧化苦参碱对小鼠肉瘤 S_{180} 均有明显抑制活性，以氧化苦参碱的作用更为明显。脱氢苦参碱对某些动物移植性肿瘤，如艾氏腹水癌等有抑制作用。氧化苦参碱可提高环磷酰胺的代谢激活，并使其剂量减少一半，而抑瘤作用仍相当于原剂量，与环磷酰胺合用对艾氏腹水癌有协同抑制作用，并可使环磷酰胺引起白细胞降低的毒性明显减轻。苦参尚可促进 K_{562} 人类红白血病细胞系的诱导分化，使细胞增殖能力明显下降。

7. 抗肝炎和肝纤维化作用　苦参碱可降低血清 TNF 和 ALT 水平及小鼠对致死毒性的敏感性，并可在体外抑制经痤疮丙酸杆菌预刺激的小鼠腹腔巨噬细胞释放 TNF，能够抑制乙型肝炎病毒的复制。苦参碱 50～100 mg/kg 均能显著减轻肝细胞变性坏死及纤维组织增生，降低不同实验阶段血清丙氨酸氨基转移酶、透明质酸、肝组织羟脯氨酸含量，具有抗四氯化碳诱发的实验大鼠肝纤维化作用。对其作用机制的研究发现，苦参碱在 5～0.31 μmol/L 浓度范围内，浓度越高，对大鼠贮脂细胞株 $HSCT_6$ 增殖、胶原和 HA 合成的抑制作用越强，表明苦参碱是通过抑制贮脂细胞的增殖及细胞外基质的合成，发挥抗肝纤维化作用。

8. 体内过程　家兔静注苦参碱，血药浓度-时间曲线呈双指数型，符合开放式二室模型，大鼠灌胃苦参碱后组织含量依次为肾、肝、肺、脑、心、血，48 小时尿，24 小时粪及 12 小时胆汁的原形药累积排出量分别为给药量的 53.7%、0.36%和 0.27%。

毒性　苦参总碱小鼠灌服的 LD_{50} 为 1.18±0.1 g/kg。小鼠肌注和静注氧化苦参碱的 LD_{50} 为 256.74±57.36 mg/kg 和 144.2±22.8 mg/kg。另有报道槐胺碱、苦参碱和氧化苦参碱腹腔注射小鼠的 LD_{50} 分别为 142.63 mg/kg、150 mg/kg 和 750 mg/kg。槐根碱和槐定碱灌胃小鼠的 LD_{50} 为 241.5 mg/kg 和 243 mg/kg。苦参生物碱对冷血和温血动物均有引起痉挛和麻痹呼吸中枢的作用，较大剂量可使小鼠出现躁跳、痉挛性抽搐等兴奋现象，家兔静注可因呼吸困难而死亡。

【炮制】 取原药材，除去残留芦头及杂质，大小个分开，洗净，略浸，润透，切厚片，干燥。

1. 苦参　取原药材，除去残留芦头及杂质，大小个分开，洗净，略浸，润透，切厚片，干燥。

2. 苦参炭　取苦参片，置热锅中，用武火炒至表面焦黑色，内部焦黄色，喷淋清水少许，灭尽火星，取出，凉透。苦参炭止血治痢，常用于热痢、便血。

3. 麸苦参　取麸皮撒在热锅中，加热至冒烟时，投入苦参片，迅速翻动，炒至表面现黄色，取出，筛去麸皮，放凉。每苦参片 100 kg，用麸皮 18 kg。

饮片性状　苦参参见“药材”项。气微，味极苦。苦参炭形如苦参，表面焦黑色，内部焦黄色，气微，味微苦。麸苦参形如苦参，表面黄色，气微，味苦。

贮干燥容器内，置通风干燥处。苦参炭散热防复燃。

【药性】 苦，寒。归心、肺、肾、大肠经。

1.《本经》：“味苦，寒。”

2.《别录》：“无毒。”

3.《本草经集注》：“味至苦恶。”

4.《滇南本草》：“味苦，性大寒。”

5.《本草新编》：“入心、肺、肾、大肠经。”

6.《本草求真》：“专入肾，兼入脾胃。”

【功用主治】 清热燥湿，祛风杀虫。主治湿热泻痢，肠风便血，黄疸，小便不利，水肿，带下，阴痒，疥癣，麻风，皮肤瘙痒，湿毒疮疡。

1.《本经》：“主心腹结气，癥瘕积聚，黄疸，溺有余沥，逐水，除痈肿，补中，明目止泪。”

2.《别录》：“养肝胆气，安五脏，定志益精，利九窍，除伏热肠澼，止渴，醒酒，小便黄赤，疗恶疮下部䘌，平胃气，令人嗜食轻身。”

3.《本草经集注》：“病人酒渍饮之多差，患疥者一两服亦除，盖能杀虫。”

4.《药性论》：“治热毒风，皮肤烦燥生疮，赤癞眉脱，主除大热嗜唾(《纲目》作‘睡’)，治腹中冷痛，中恶腹痛，除体闷，治心腹积聚。”

5.《新修本草》：“治胫酸，疗恶虫。”

6.《日华子》：“杀疳虫。炒带烟出为末，饭饮下，治肠风泻血并热痢。”

7.《本草图经》：“古今方用治疮疹最多，亦可治癞疾。”

8.《珍珠囊》：“祛湿。”

9.《滇南本草》：“凉血，解热毒，疥癞，脓窠疮毒最良。疗皮肤瘙痒，血风癣疮，顽皮白屑，肠风下血，便血。消风，消肿毒，消痰毒。”

10.《本草从新》：“治梦遗滑精。”

【用法用量】 内服：煎汤，3～10 g；或入丸、散。外用：煎水熏洗；或研末敷；或浸酒搽。

【宜忌】 脾胃虚寒者禁服。反藜芦。

1.《本草经集注》：“恶贝母、漏芦、菟丝子。”

2.《医学入门》：“胃弱者慎用。”

3.《本草经疏》：“久服能损肾气，肝肾虚而无大热者勿服。”

4.《本草用法研究》：“凡恶寒腹泻，体温低，尿多而清白者，皆当禁服。孕妇亦忌。”

【选方】 1. 治血痢不止　苦参炒焦为末，水丸梧子大。每服十五丸，米饮下。（《仁存堂经验方》）

2. 治痔漏出血，肠风下血，酒毒下血　苦参（切片，酒浸湿，蒸晒九次为度，炒黄为末，净）一斤，地黄（酒浸一宿，蒸熟，捣烂）四两，加蜂蜜为丸。每服二钱，白滚汤或酒送下，日服二次。（《外科大成》苦参地黄丸）

3. 治谷胆，食毕头旋，心怫郁不安而发黄，由失饥大食，胃气冲熏所致　苦参三两，龙胆一合。为末，牛胆丸如梧子大。以生麦汁服五丸，日三服。（《肘后方》）

4. 治妊娠小便难，饮食如故　当归、贝母、苦参各四两。上三味，末之，炼蜜丸如小豆大。饮服三丸，加至十丸。（《金匮要略》当归贝母苦参丸）

5. 治赤白带下　苦参二两，牡蛎一两五钱。为末，以雄猪肚一个，水三碗煮烂，捣泥和丸，梧子大。每服百丸，温酒下。（《积善堂经验方》）

6. 治疥疮　苦参、蛇床子、白矾、荆芥穗各等分。上四味煎汤，放温洗。（《济生方》苦参汤）

7. 治时气壮热不解，心神烦闷，毒气在胸膈　苦参二两（锉），黄芩一两，川升麻二两。上件药，捣筛为散。每服五钱，以水一大盏，煎至五分，去滓。不计时温服，频服，当吐为效。（《圣惠方》苦参散）

8. 治漏脓肥疮，脓窠疮，腊梨头，遍身风癞，瘾疹疥癣，瘙痒异常，麻木不仁，诸风手足酸痛，皮肤破烂，阴囊痒极，并妇人阴痒，湿痒　苦参（为末）一斤，鹅毛（香油炒存性）六两。黄米糊丸，朱砂为衣。茶汤送下，日进二次。或随病作散擦或洗、贴。（《王秋泉家秘》神功至宝丹）

9. 治鼠漏诸恶疮　苦参二斤，露蜂房二两，曲二斤，水三斗，渍药二宿，去滓，黍米二升，酿熟稍饮，日三。一方加猬皮更佳。（《肘后方》）

10. 治阴蚀疮　苦参、防风、露蜂房、甘草（炙）各等分。上㕮咀，水煎浓汁洗疮。（《证治准绳》洗毒汤）

11. 治心肺积热，肾脏风毒攻于皮肤，时生疥癣，瘙痒难忍，时出黄水，及大风手足烂坏，眉毛脱落，一切风疾　苦参三十二两，荆芥（去梗）十六两。上为细末，水糊为丸，如梧桐子大。每服三十丸，好茶吞下，或荆芥汤下，食后服。（《局方》苦参丸）

12. 治酒皶鼻　苦参净末四两，当归身末二两。用酒糊丸，如梧桐子大，每服七八十丸，食后热茶下。（《古今医鉴》参归丸）

13. 治白癞风　苦参五斤，露蜂房五两，刺猬皮一个。上药咀片，水三斗煮一斗去渣用汁，细酒曲五斤，炊黍米三斗作饭，拌曲同药汁，如酿酒法，酒成榨去糟，食前温服一二杯。（《疡医大全》白癞风酒）

14. 治瘰疬结核　苦参四两捣末，牛膝汁丸如绿豆大。每暖水下二十丸，日三服。（张文仲《备急方》）

15. 治中耳炎　苦参 1.5 g，冰片 0.3 g，麻油（或用菜油）9 g。将麻油煎沸，加入苦参，炸焦变黑捞出，稍冷加入冰片细粉，冷后使用。用时用药棉蘸尽耳内脓液，再用药油滴耳，每日 2～3 次。（南药《中草药学》）

16. 治小儿口疮　苦参、黄丹、五倍子、青黛各等分，研为末，敷。（《外科理例》）

17. 治嗜睡眠　苦参三两，白术二两，大黄一两。捣末蜜丸如梧子大。每食后服三十丸。（《医心方》）

18. 治梦遗食减　苦参三两，白术五两，牡蛎粉四两。为末，用雄猪肚一具，洗净，砂罐煮烂，石臼捣和药，干则入汁，丸小豆大。每服四十丸，米汤下，日三服。（《保寿堂方》）

19. 治卒头痛如破，非中冷，又非中风　苦参、桂、半夏等分。捣，下筛，苦酒和以涂痛则瘥。（《肘后方》）

【临床报道】 1. 治疗细菌性痢疾　① 将苦参制成 50% 的煎剂、注射剂及含生药 0.5 g 的片剂，煎剂每次 20～30 ml，每日服 3 次；注射剂每次 2～4 ml，每日 2 次，肌内或静脉注射，或 4～8 ml 加入 10% 葡萄糖液 500 ml 内静脉滴注；片剂每次 2～4 片，每日服 4 次。均 7～10 日为 1 个疗程。系统观察 129 例，结果全部治愈。大便次数恢复正常时间：最长者 10 日，最短者 1 日，平均 4 日。粪便色泽与形状恢复正常时间：最长者 10 日，最短者 1 日，平均 4.4 日。② 用无味苦参碱片（每片 0.3 g），成人每次 0.6 g，每日服 3 次，饭后服用；儿童按每日 40～50 mg/kg，总量分 3 次口服，5～7 日为 1 个疗程。用于治疗菌痢、肠炎 200 多例，平均有效率达 95%。一般无不良副作用，极少数患者可出现轻微而短暂的头昏、恶心。③ 用 100% 苦参注射剂行双侧天枢、止泻穴穴位注射，每穴 1 ml，每日 1 次，连续 5～19 日。用于菌痢 40 例，其中急性菌痢 37 例，慢性菌痢急性发作者 3 例。结果：治愈 38 例，好转 1 例，总有效率为 97.5%，无效 1 例。平均治疗时间为 5.55 日。1 个月内无复发病例。

2. 治疗急性肾炎　两组同时采用常规疗法，治疗组在常规疗法的基础上加苦参丸，15 岁以上者每次 10 g，一日 3 次，15 岁以下者每次服 6 g，一日 3 次，治疗急性肾炎 25 例。治疗结果，治疗组各项临床指标恢复时间均短于对照组。

3. 治疗滴虫性肾盂肾炎　用苦参胶囊丸（每丸含生药5 g），每次 4 丸，每日服 3 次，连服 15 日；对照组用甲硝唑，每次 600 mg，每日服 3 次，疗程 15 日。苦参组治 91 例，甲硝唑组治 83 例。结果：苦参组治愈 87 人，好转 2 人，无效 2 人，复发 6 人，总有效率为 97.8%；甲硝唑组治愈 76 人，好转 3 人，无效 4 人，复发 9 人，总有效率为 95.2%。两组疗效相近，但临床症状、体征消失，尿常规恢复正常所需的平均日数苦参组均较甲硝唑组短，其副作用也少于甲硝唑组。

4. 治疗放射性食管炎　取苦参 100 g，加水 600 ml，浸泡 20 分钟后文火水煎至约 200 ml，过滤后取该水煎剂每次10 ml 频频口服，不拘时间，治疗放射性食管炎 60 例；对照组给予泼尼松 60 mg 口服或地塞米松 10 mg 静脉点滴，吞咽疼痛较重者分次吞食适量局麻药。1 星期为 1 个疗程，两组均治疗 2 个疗程后进行疗效评定。治疗结果：① 临床症状体征疗效比较：在吞咽不利、口吐黏液、胸骨后疼痛等症状上，治疗组和对照组的疗效无显著差异（$P > 0.05$）；治疗组烧灼感、吞咽疼痛消失率分别为 55.6%、69.1%，显著高于对照组的 34.8%、51.8%，差异有显著性（$P < 0.05$）；② 两组 X 线表现疗效比较：治疗组、对照组组内比较，放疗时间和病程愈短，X 线表现消失率和有效率愈高，治疗组总消失率为35.7%，有效率为 83.1%；对照组总消失率为35.9%，治疗组和对照组比较差异无显著性（$P > 0.05$）。

5. 治疗晚期肿瘤　取 0.9%氯化钠 250 ml，加复方苦参注射液（每支 2 ml，含苦参碱不少于 30 mg）20～30 ml，以每分钟 40～60 滴的速度滴入，10～12 日为 1 个疗程，每例患者均治疗 1 个疗程以上，在治疗期间未用任何其他药物，分别于治疗前后记录患者生存质量变化及对治疗的反应情况，治疗晚期肿瘤 300 例。结果，对癌性疼痛的疗效：本组有轻度以上疼痛者 161 例，完全缓解 48

例，占 29.8%，部分缓解 64 例，占 39.8%，无效 49 例，占 30.4%，总缓解率 69.6%；体力状态观察结果：治疗前 KS 评分 30～70 分，治疗后提高 20 分以上者 44 例，提高 10 分以上者 187 例；其他症状和体征的疗效：治疗前 300 例患者均纳呆，治疗后食欲明显增加者 240 例，无改善者 60 例。肺癌咯血者 17 例，14 例治疗后完全得到缓解。

6. 治疗失眠　用 50%苦参糖浆，成人 20 ml，小儿 5～15 ml，1 次口服或鼻饲，以代替镇静催眠药。观察 101 人次，有效率达 95%，速效 51 例，占 50.5%，显效 31 例，占30.7%；良效者 14 例，占 13.8%；无效（服药后 60 分钟以上入睡或未睡）者 5 例，占 5.0%。入睡最快者为 3 分钟，睡眠维持时间 3～12 小时。对感染性患者的催眠作用尤佳，未见明显副作用。

7. 治疗心律失常　① 以 30%苦参煎剂每日上下午各服 50 ml；或以苦参片剂（每片含生药 1.5 g）每日服 4 次，每次 5 片，均连服 2～8 星期。用于频发性室性早搏 32 例，结果显效 13 例，进步 16 例，无效 3 例，总有效率 90.6%。② 以苦参片剂（每片含生药 2 g）每次服 3～10 片（平均 5 片左右），每日 3 次（个别患者以苦参注射液肌内注射，每次2～4 ml，每日 2 次。4～8 星期后改服苦参片）。疗程最短 8 星期，最长 9 个月，平均 11 星期。治快速心律失常 167 例，均有一定疗效，其中期前收缩者 150 例。显效 39 例，有效 54 例，有效率为 62%。

8. 治疗白细胞减少症　以苦参结晶碱注射液肌注，每次 200～400 mg，每日 1～2 次，3～7 日查白细胞总数 1 次。共观察 251 例，总有效率 72.5%，其中放疗引起的 30 例，显效 22 例，总有效 28 例，白细胞升高率 72.6%；化疗引起的 20 例，显效 8 例，总有效 13 例，白细胞升高率 52.2%。可见对放疗引起的白细胞降低较化疗引起的白细胞降低者效果为好。

9. 治疗老年急性非淋巴细胞白血病　苦参注射液500 mg 加入 5%葡萄糖 500 ml 静滴，每日 1 次，共治 26 例。设对照组 32 例，予阿糖胞苷 10 mg，每日 2 次皮下注射；维生素 D330 万 u 肌注，每日或隔日 1 次。苦参组与对照组均 4 星期为 1 个疗程。结果两组分别为完全缓解 4 例、7 例，部分缓解为 8 例、10 例，未缓解为 14 例、15 例，总缓解率为 46.2%、53.1%。两组疗效比较无显著性差异（$P>0.05$）。治疗过程中无明显毒副作用，仅 1 例出现皮肤散在皮疹。

10. 治疗宫颈炎　以苦参总碱为主要原料制成“妇得康”泡沫气雾剂，宫颈上药，每星期 2 次，5 次为 1 个疗程。治疗宫颈炎 748 例，总有效率达 98.9%，治愈率 69.6%，基本治愈 16.5%，好转 12.8%，无效 1.1%。

【各家论述】 1.《本草衍义补遗》：“苦参，能峻补阴气，或得之而致腰重者，因其气降而不升也，非伤肾之谓也。”

2.《神农本草经百种录》：“苦参以味为治，苦入心，寒除火，故苦参专治心经之火，与黄连功用相近。但黄连似去心脏之火为最多，苦参似去心腑小肠之火为多，则以黄连之气味清，而苦参之气味浊也。”

3.《本草求真》：“古书有云：虽在五参之外，云（苦）参亦属有补。然究止属除湿导热之品，于补奚济乎？凡味惟甘为正，惟温为补，苦参味等黄柏，寒类大黄，阴似朴硝，号为极苦极寒，用此杀虫除风，治水去疸，扫疥治癞，开窍通道，清痢解疲，或云有益。若谓于肾有补，纵书立有是说，亦不过以湿除热祛之后而言，岂真补阴益肾之谓哉。”

4.《本草求原》：“苦寒之性，少用则去湿热，以助阴明目；多用倍用则伤肾，每致腰重脚弱。”

5.《本草正义》：“苦参亦苦寒燥湿之品。主心腹结气、癥瘕积聚，皆湿热蕴结之证也。黄疸为胃中之湿热，溺有余沥、小溲黄赤，则膀胱之湿热也。逐水者，以蕴热而水道不利，非通治虚寒之蓄水。痈肿，则湿热凝结之肿疡也。目泪乃肝经湿热之病，泄湿退热则目自明而泪自止。”“苦参，大苦大寒，退热泄降，荡涤湿火，其功效与芩、连、龙胆皆相近，而苦参之苦愈甚，其燥尤烈，故能杀湿热所生之虫，较之芩、连力量益烈。近人乃不敢以入煎剂，盖不特畏其苦味难服，亦嫌其峻厉而避之也。然毒风恶癞，非此不除。今人但以为洗疮之用，恐未免因噎而废食耳。”

2594 苦草 kǔ cǎo （《纲目》）

【异名】 带脚小草、小节草（《江苏植物志》）。

【基原】 为水鳖科苦草属植物苦草的全草。

【原植物】 苦草 *Vallisneria natans* （Lour.）Hara.［*Physkium natans* Lour.］

多年生沉水草本。匍匐枝纤细。叶基生；无柄；叶片长条形，随水深浅而长短不一，长可达 2 m，短不及 15 cm，宽 5～20 mm，绿色或略带紫红色，质薄，半透明，全缘或有尖锐锯齿。花单性，雌雄异株；雄花佛焰苞长 1.5～2 cm，每佛焰苞内含雄花 200 余朵或更多，开放时雄花从苞中脱出，浮于水面上，萼片 3，大小不等，成舟形；雌花佛焰苞绿色或暗紫色，长 1.5～2 cm，梗纤细，长 30～50 cm，开花时伸出水面，受精后花序柄旋卷，将子房带入水中，萼片 3，绿紫色，花瓣白色。果实圆柱形，长 5～30 cm。种子倒长卵形，有腺毛状凸起。花期 8～9 月。

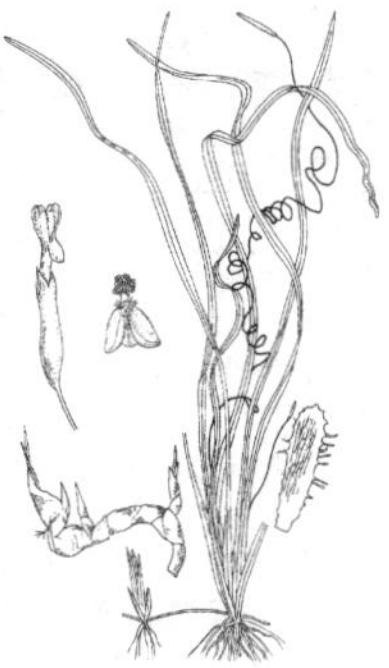

苦　草

生于池沼、溪流中。分布于华东、中南及河北、吉林、四川、贵州、云南、陕西、台湾等地。

【栽培】 生物学特性　生长水域较浅，沿岸浅滩地带，底质有淤泥者较好。

繁殖方法　种子繁殖。将苦草籽用水浸泡 1 日，再把泡软的果实揉碎，把果实里细小的种子搓出来，加入约 10 倍的细沙壤土，拌匀后均匀撒开。播种时水位控制在 15 cm 左右，水温 15 ℃以上，10 日左右绝大部分可发新芽，同时新植株可萌发匍匐茎，进行无性繁殖，故夏至之前的水位控制在 30 cm 以内。

田间管理　及时清除水体中的槐叶萍、喜旱莲子草等杂草，不能用化学除草剂。播种当年尽量减少草食性鱼的放养，第二年开始可以投放草食性鱼，但在上半年应投喂颗粒饲料或草料。以放养河蟹为主的水域，在苦草发芽期应投喂饲料，在河蟹摄食旺季，及时捞除水面上被河蟹吃剩的残渣腐叶。

【采收加工】 4～5 月采收，鲜用或晒干。

【成分】 全草含粉苞苣甾醇（chondrillasterol），β-谷甾醇（β-sitosterol），二十（烷）醇（eicosanol），磷脂酰胆碱（phosphatidylcholine），磷脂酰乙醇胺（phosphatidylethanolamine），磷脂酰甘油（phosphatidylglycerol），磷脂酰肌醇（phosphatidylinositol）。

【药性】 《本经逢原》：“苦，温，无毒。入足厥阴肝经。”

【功用主治】 燥湿止带，行气活血。主治带下色白，产后恶露不尽。

1.《纲目》：“妇人白带，煎汤服。”

2.《本经逢原》：“理气中之血。产后煎服，能逐恶露。”

【用法用量】 内服：煎汤，6～10 g。

【选方】 治嗜食干茶不已，面黄无力　苦草为末，和炒脂麻不时干嚼之。（《本经逢原》）

【各家论述】 《本经逢原》：“苦草，香窜，味苦伐胃，气窜伤脑，膏粱柔脆者服之，减食作泻，过服则晚年多患头风。昔人畏多产育，以苗子三钱，经行后，曲淋酒服，则不受妊，伤血之性可知。”

2595 苦菜 kǔ cài（《本经》）

【异名】 荼草（《本经》），游冬（《别录》），野苦荬（《唐瑶经验方》），苦马菜（《滇南本草》），苦苣、苦荬、天香菜（《纲目》），老鸦苦荬（《医林纂要》），滇苦菜（《植物名实图考》）。

【基原】 为菊科苦苣菜属植物苦苣菜的全草。

【原植物】 苦苣菜 *Sonchus oleraceus* L.

一或二年生草本，高 30～100 cm。根纺锤状。叶互生；下部叶叶柄有翅，基部扩大抱茎，中上部无柄，基部宽大戟耳形，叶柔软无毛，大头状羽状全裂或羽状半裂，顶裂片大或先端裂片与侧生裂片等大，少有不分裂叶，边缘有刺状尖齿。头状花序，顶生，数枚，排列成伞房状；梗或总苞下部初期有蛛丝状毛，有时有疏腺毛；总苞钟状，暗绿色，总苞片 2～3 列；舌状花黄色，两性结实；雄蕊 5；子房下位，花柱细长，柱头 2 深裂。瘦果，长椭圆状倒卵形，压扁，成熟后红褐色，冠毛白色，毛状，细软。花期 4～6 月。

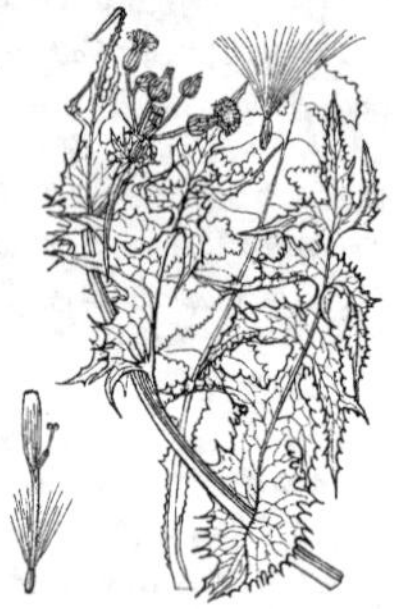

苦苣菜

生于田边、山野、路旁。分布于全国各地。

本植物的根（苦菜根）亦供药用，另设专条。

【采收加工】 夏季开花前采收，鲜用或晒干。

【药材】 苦菜 *Sonchi Oleracei Herba* 全国各地均产。

性状 根呈纺锤形，灰褐色，有多数须根。茎呈圆柱形，上部呈压扁状，表面黄绿色，茎基部略带淡紫色，具纵棱，上部有暗褐色腺毛；质脆，易折断，断面中空。叶互生，皱缩破碎，完整叶展平后呈椭圆状广披针形，琴状羽裂，裂片边缘有不整齐的短刺状齿。有的在茎顶可见头状花序，舌状花淡黄色，或有的已结果。气微，味微咸。

【成分】 本品地上部分含一新二糖类化合物，含苦苣菜苷（sonchuside）A、B、C、D，葡萄糖中美菊素（glucoza luzanin）C，9-羟基葡萄糖中美菊素（macroliniside）A，假还阳参苷（crepidiaside）A 及毛连菜苷（picriside）B、C。还含木犀草素-7-*O*-吡喃葡萄糖苷（cinaroside），金丝桃苷（hyperoside），蒙花苷（linarin），芹菜素（apigenin），槲皮素（quercetin），山柰酚（kaempferol）等黄酮类化合物。

花含黄酮类：木犀草素（luteolin），槲皮素，槲皮黄苷（quercimeritrin），木犀草素-7-*O*-吡喃葡萄糖苷及木犀草素-7-*β*-*D*-吡喃葡萄糖醛酸苷（luteolin 7-*β*-*D*-glucuronopyranoside）。

种子油中含斑鸠菊酸（vernolic acid）13.7%。

叶中还含维生素 C，*α*-香树素（*α*-amyrin），*β*-谷甾醇（*β*-sitosterol）。

【药理】 1. 提高应激和适应能力 苦菜水提液腹腔注射延长小鼠常压缺氧和结扎动脉耐缺氧的存活时间，对小鼠脑和心肌缺氧保护作用，对垂体后叶素致兔急性心肌缺血具有保护作用。灌服水提物，延长饥饿小鼠的存活时间和小鼠游泳时间，增加幼龄鼠、成年鼠的脾脏重量及胸腺重量。

2. 其他作用 苦菜煎剂体外对金黄色葡萄球菌、伤寒杆菌、痢疾杆菌、乙型溶血性链球菌等有抑制作用。苦菜在 DPPH 自由基清除和过氧化氢等试验中有清除自由基等抗氧化作用。苦菜根水提物灌服，增加小鼠尿量，利尿作用温和、缓和、持久。饮用野生苦菜提取物水溶液，抑制小鼠沥青诱发的皮肤癌，注入肿物能治疗小鼠皮肤癌。苦菜总黄酮灌胃对四氯化碳、乙醇所致的小鼠肝损伤有保护作用，可能与苦菜总黄酮减少肝脏谷胱甘肽耗竭、抑制肝脂质过氧化作用有关。

【药性】 苦，寒。归心、脾、胃、大肠经。

1.《本经》："味苦，寒。"

2.《别录》："无毒。"

3.《千金方》："大寒、滑。"

4.《本草经疏》："入心、脾、胃三经。"

【功用主治】 清热解毒，凉血止血。主治肠炎，痢疾，黄疸，淋证，咽喉肿痛，口疮，痈疮肿毒，乳痈，痔瘘，虫蛇咬伤，吐血，衄血，咯血，尿血，便血，崩漏。

1.《本经》："主五脏邪气，厌谷，胃痹。久服安心益气，聪察少卧，轻身耐老。"

2.《别录》："（疗）肠道，渴，热中疾，恶疮。耐饥寒，高气不老。"

3.《本草拾遗》："捣叶敷小儿闪癖；煮汁服，去暴热目黄、秘塞。"

4.《日华子》："敷蛇咬。"

5.《本草衍义》："（叶）折之白乳汁出，常常点瘊子自落。（花）去中热，安心神。"

6.《珍珠囊补遗药性赋》："主头疼。痢生（疾）腹痛，除痰下气消宿食。"

7.《滇南本草》："凉血。治血热妄行，止一切血症：吐血，呕血，咯血，咳血，衄血，大肠下血，女子逆经倒血，消痰，消瘿瘤，消咽喉结气，化痰毒，洗疮毒。"

8.《本草会编》："明目。主诸痢。"

9.《纲目》："治血淋，痔瘘。"

10.《医林纂要》："泻心解暑，去热除烦，通乳。"

【用法用量】 内服：煎汤，15～30 g。外用：鲜品捣敷；或煎汤熏洗；或取汁涂搽。

【宜忌】 1.《本草经疏》："脾胃虚寒者忌之。"

2.《随息居饮食谱》："不可共蜜食。"

【选方】 1. 治暴热身黄，大便闭塞 苦菜煮汁服之。（《普济方》）

2. 治肝硬化 苦苣菜、酢酱草各 30 g。用猪肉炖服。（《长白山植物药志》）

3. 治对口恶疮 野苦荬擂汁一钟，入姜汁一匙。和酒服，以渣敷。（《纲目》引《唐瑶经验方》）

4. 治吐血，鼻衄，咳血 苦马菜、韭菜各等量。榨取自然汁 20 ml，陈石灰烧后浸水，取 20 ml，兑入上药剂中服用。

5. 治大肠下血 苦马菜根 15 g，草血竭 15 g，五叶草根 15 g。水煎服。（4、5 方出自云南《曲靖中草药手册》）

2596 苦蒿 kǔ hāo（《新疆中草药》）

【基原】 为菊科顶羽菊属植物顶羽菊的地上部分。

【原植物】 顶羽菊 *Acroptilon repens*（L.）DC.

多年生草本，高约 60 cm。叶互生；无柄；叶片披针形至条形，长 2～10 cm，先端锐尖，边缘有稀锐齿或裂片，或全缘，两面生灰色绒毛，有腺点，有时边缘有糙毛。头状花序单生枝端，直径 1～1.5 cm；总苞卵形或宽卵圆形；苞片数层，覆瓦状排列，外层宽卵形，长约 5 mm，上半部透明，膜质，有柔毛，下半部绿色，质厚，内层披针形或宽披针形，

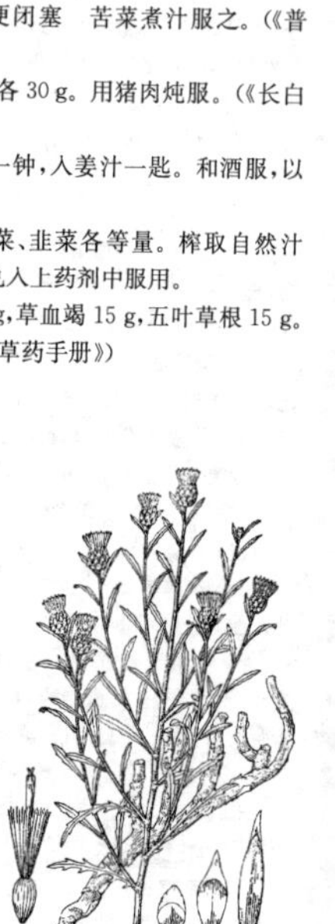

顶羽菊

长约1 cm,先端狭尖,密生长柔毛;花冠淡红紫色,长15～20 mm。瘦果宽卵圆形,长约4 mm,略扁平;冠毛白色,长8～10 mm。

生于干燥山坡、路旁、田野等处。分布于华北及陕西、甘肃、宁夏、新疆等地。

【采收加工】 7～11月采收,切段晒干。

【成分】 地上部分含倍半萜内酯成分顶羽菊素(repin)。

【药理】 毒性 马食人顶羽菊,可引起黑质中性细胞坏死。所含的顶羽菊素对鸡胚感觉神经有较高的毒性。

【药性】《新疆中草药》:“辛、苦,寒。”

【功用主治】 祛风湿,解热毒。主治风湿痹痛,痈肿疮毒。

1.《新疆中草药》:“清热解毒,活血消肿。”

2.《全国中草药汇编》:“主治痈疽疖疮,无名肿毒,关节炎。”

【用法用量】 内服:煎汤,5～10 g。外用:煎水熏洗。

【选方】 1. 治关节炎 苦蒿、独活、防风、秦艽、车前草各9 g,水煎服。并以苦蒿、骆驼蓬等量,煎水洗患部。

2. 治痈肿疮疖 苦蒿、板蓝根、牛蒡子各9 g,水煎服。并以苦蒿煎水熏洗患处。(1、2方出自《新疆中草药》)

2597 苦蘵 kǔ zhí (《本草拾遗》)

【异名】 蘵、黄蒢(《尔雅》),蘵草(《尔雅》郭璞注),小苦耽(《本草拾遗》),灯笼草、鬼灯笼、天泡草、爆竹草、劈柏草(《江西民间草药》),响铃草、响泡子(《湖南药物志》)。

【基原】 为茄科酸浆属植物苦蘵的全草。

【原植物】 苦蘵 *Physalis angulata* L.[*P. esquirolii* Lévl. et Vant.;*P. bodinieri* Lévl. et Vant.]

一年生草本,高30～50 cm。茎多分枝,分枝纤细。叶柄长1～5 cm;叶片卵形至卵状椭圆形,先端渐尖,基部楔形,全缘或有不等大牙齿,两面近无毛。花单生于叶腋,花梗纤细;花萼钟状,5中裂,裂片披针形,花冠淡黄色,5浅裂,喉部常有紫斑;雄蕊5,花药蓝紫色或有时黄色。浆果球形,直径1.2 cm,包藏于宿萼之内。宿萼膀胱状,绿色,具棱,棱脊上疏被短柔毛,网脉明显。种子圆盘状,长约2 mm。花、果期5～12月。

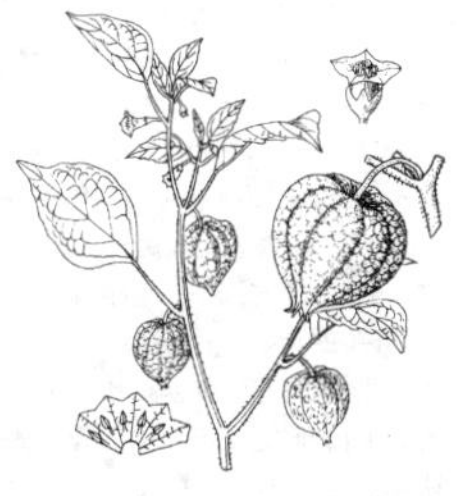

苦 蘵

生长于山谷林下及村边路旁。分布于我国华东、华中、华南及西南。

本植物的果实(苦蘵果实)与根(苦蘵根)亦供药用,另设专条。

【成分】 苦蘵全草含魏察苦蘵素(withangulatin),14α-羟基黏果酸浆内酯(14α-hydroxyixocarpanolide),24, 25-环氧维他内酯D(24, 25-epoxyvitanolide D),酸浆双古豆碱(phygrine)。

茎、叶含酸浆苦味素(physalin)B、D、E、F、G、H、I、J、K,5, 6-二羟基二氢酸浆苦味素B(5, 6-dihydroxydihydrophysalin B),苦蘵内酯(physagulin)A、B、C、D、E、F、G,叶中还含14α-羟基-20-去羟基黏果酸浆内酯(vamonolide)及炮仔草内酯(physangulide)。

【药理】 抗癌作用 苦蘵全株乙醇提取物中分离得到酸浆苦味素F(Ⅰ)和D(Ⅱ)。化合物Ⅰ在体外试验中对5种人肿瘤细胞株(肝癌HA-22T、宫颈癌HeLa、鼻咽癌KB、直肠癌Colo-205、肺癌Calu-1)和3种动物肿瘤细胞株(黑素瘤H_{1477}、喉表皮癌Hep2、神经胶质瘤8401)有效,其中抗肝癌作用最强,对HeLa细胞作用次之。在小鼠白血病P_{388}体内试验中,Ⅰ也表现出抗癌活性。而化合物Ⅱ体内、体外皆无效。

【药性】 苦、酸,寒。

1.《上海常用中草药》:“酸,平。”

2.《福建药物志》:“微甘,寒。”

【功用主治】 清热,解毒,利尿,消肿。主治感冒,肺热咳嗽,咽喉肿痛,牙龈肿痛,湿热黄疸,痢疾,水肿,热淋,天疱疮,疔疮。

1.《江西民间草药》:“治天疱疮,大头风,指疔,牙龈肿痛,湿热黄疸,咽喉红肿疼痛,肺热咳嗽,热淋。”

2.《上海常用中草药》:“清热解毒,利尿止血,消肿散结。治咽喉肿痛,肺痈,腮腺炎;小便不利,血尿;牙龈肿痛,天疱疮。”

3.《福建药物志》:“主治高血压病,急性气管炎,肺脓疡,急性肋膜炎,淋浊,急性肾盂肾炎,糖尿病,肠炎,菌痢,乳腺炎,白带,睾丸炎,疔疮疖肿。”

【用法用量】 内服:煎汤,15～30 g;或捣汁。外用:捣敷;煎水含漱或熏洗。

【宜忌】 孕妇禁服。

【选方】 1. 治百日咳 苦蘵15 g。水煎,加适量白糖调服。(《江西民间草药验方》)

2. 治湿热黄疸,咽喉红肿疼痛,肺热咳嗽,热淋 苦蘵5～24 g。水煎服。(《江西民间草药》)

3. 治小儿菌痢 鲜苦蘵15 g,车前草6 g,狗肝菜、马齿苋、海金砂各9 g。水煎服。

4. 治睾丸炎 鲜苦蘵、截叶铁扫帚各15 g。水煎服。(3、4方出自《福建药物志》)

5. 治大头风,头面浮肿放亮,起疙瘩块,作痒 苦蘵茎叶60 g。煎水,放面盆内,用布围住熏之。鲜草更好。(《江西民间草药》)

2598 苦丁茶 kǔ dīng chá (《纲目拾遗》)

【基原】 为冬青科冬青属植物枸骨、大叶冬青、苦丁茶冬青的嫩叶。

【原植物】 1. 枸骨 *Ilex cornuta* Lindl. ex Paxt.(参见“功劳叶”条)。

2. 大叶冬青 *I. latifolia* Thunb. 又名:宽叶冬青(《云南种子植物名录》)。

常绿大乔木,高达20 m,胸径约60 cm。树皮赭黑色或灰黑色,粗糙有浅裂。叶片厚革质,长圆形或卵状长圆形,长8～28 cm,宽4.5～9 cm,先端短渐尖或钝,基部宽楔形或圆形,边缘有疏锯齿,中脉上面凹入,下面隆起。花序簇生叶腋,圆锥状;花4数;雄花序每枝有3～9花,花萼裂片圆形,花冠反曲,花瓣卵状长圆形,基部稍结合,雄蕊与花冠等长;雌花序每枝有1～3花,花瓣卵形,子房卵形。果球形,直径约7 mm,红色,外果皮厚,平滑,宿存柱头盘状;分核4颗,长圆状椭圆形,背部有3条纵脊,内果皮骨质。花期4～5月,果期6～11月。

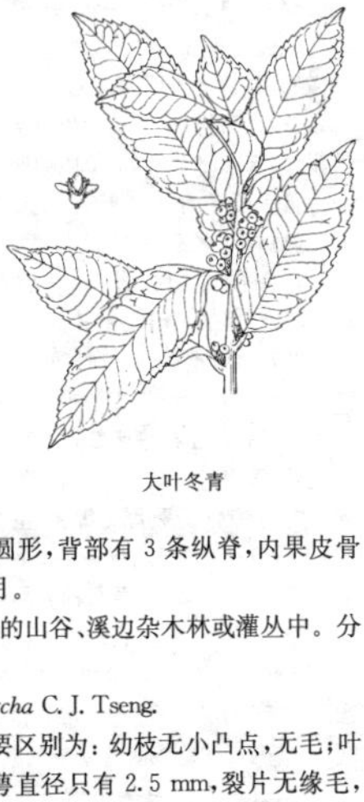

大叶冬青

常生长于海拔400～800 m的山谷、溪边杂木林或灌丛中。分布于长江以南各地。

3. 苦丁茶冬青 *I. kudingcha* C. J. Tseng.

形态与大叶冬青相似。主要区别为:幼枝无小凸点,无毛;叶片长圆状椭圆形,基部楔形;花萼直径只有2.5 mm,裂片无缘毛,花瓣长圆形至倒卵形，雄蕊比花瓣短；果实较大，直径1～1.2 cm。

生于沟谷或山坡疏林中，也有栽培。分布于湖北、湖南、广东、广西。

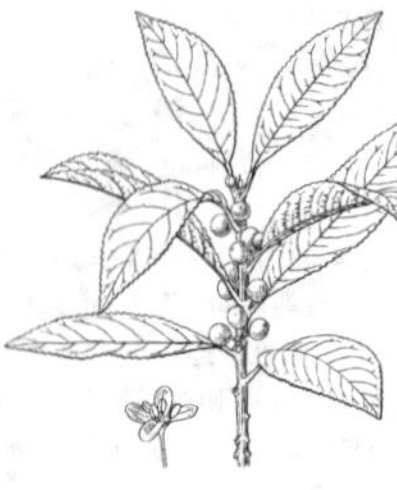

苦丁茶冬青

【栽培】 生物学特性　苦丁茶冬青属偏阴树种，喜温喜湿，喜阳怕渍，适合在土层深厚、肥沃、湿润、排灌良好、略呈酸性的砂质壤土上种植，忌低洼地和黏土地。最适于亚热带温暖的生态环境条件。北方种植时冬季须加盖大棚保护。

繁殖方法　用播种育苗和扦插育苗。播种育苗：11月左右果实成熟时，摘下堆沤发热数日，在水中搓洗掉果皮和果肉，种子捞出阴干，用湿砂贮藏。选取大粒饱满的种子，播前用60 ℃温水浸泡24小时后，再与小砂粒混合，用手摩擦，使种皮变薄，而后按行株距20 cm×15 cm点播，覆土，浇水，保持土壤湿润。扦插育苗：在母树上采集一年生木质化的枝条，插条剪成12～15 cm长，扦插前用5×10^{-5} IBA溶液浸12小时后，扦插在砂床上，插条行株距仍为20 cm×15 cm。待苗高40～80 cm时选择阴雨天移植。坡地株距4～6 m，缓坡地及平地株距6 m，品字形开穴定植。

田间管理　茶园地表铺草减少土壤水分蒸发，保持土壤疏松，合理施肥，茶苗萌芽期，应薄施氮、磷、钾肥（用清水按1∶2∶2稀释），隔50～60日施肥1次，追肥用沼气肥或速效化肥，宜在芽前及采摘过后进行，迟效肥重施农家有机肥。同时查苗补苗。

病虫害防治　病害有茶芽枯病、云纹叶枯病、轮斑病、炭疽病及茶饼病等，用甲基托布津500倍液喷治，平时可选配波尔多液进行防治。虫害有红蜘蛛、蚜虫、绿叶蝉、小卷叶蛾和钻心虫等。

【采收加工】 成林苦丁茶树在清明前后摘取嫩叶，头轮多采，次轮少采，长梢多采，短梢少采。叶采摘后，放在竹筛上通风，晾干或晒干。

【药材】 苦丁茶 *Ilicis Immaturi Folium*　枸骨叶主产于江苏、河南等地；大叶冬青叶产于浙江、福建、广西等地；苦丁茶冬青叶产于广东、广西、湖南、湖北等地。

性状　枸骨叶　参见“功劳叶”条。

大叶冬青叶　叶片卵状长椭圆形或长椭圆形，有的破碎或纵向微卷曲，长8～17 cm，宽4.5～7.5 cm；先端锐尖或稍圆，基部钝，边缘具疏齿；上面黄绿色或灰绿色，有光泽，下表面黄绿色；叶柄粗短，长15～20 mm；革质而厚；气微，味微苦。

苦丁茶冬青叶　叶片长圆状椭圆形，长10～16 cm，宽4～8 cm，边缘有锯齿，主脉于上表面凹下，于下表面凸起，侧脉每边10～14条，叶柄直径2～3 mm。表面橄榄绿色或淡棕色。叶片厚硬、革质。气微，味苦、微甘。

鉴别　叶横切面：枸骨叶　参见“功劳叶”条。

大叶冬青叶　表皮细胞类方形，外壁厚，外被厚角质层，下表皮可见气孔。栅栏细胞2列，可见3列，占叶肉组织1/4～1/6，通过主脉，海绵组织疏松。主脉于下表面凸出，上表面略凹，主脉下表皮内侧具4～5列厚角细胞，主脉维管束外韧型，其下方具纤维群，上方可见纤维单个或2～3个成束散列。薄壁细胞含草酸钙簇晶，尤以主脉处多见，草酸钙方晶可见。

苦丁茶冬青叶　表皮细胞长方形，外被角质层。栅栏组织由2列细胞组成，约占叶肉的1/4。主脉维管束外韧型，束鞘纤维10数列，位于韧皮部的外侧，木质部发达，导管3～9个排列成行，射线1～2列。薄壁细胞含草酸钙簇晶。

【成分】 大叶冬青叶含三萜类：熊果酸（ursolic acid），熊果醇（uvaol），β-香树脂醇（β-amyrin），羽扇豆醇（lupeol）；甾醇类：蒲公英赛醇（taraxerol）和β-谷甾醇（β-sitosterol）。

果实含熊果酸和蹄纹天竺素-3-木糖葡萄糖苷（pelargonidin-3-xylosylglucoside）。

叶含内酯类成分：3-*O*-β-*D*-吡喃葡萄糖基-（1→2）-β-*D*-吡喃葡萄糖基-（1→3）-[α-*L*-吡喃鼠李糖基-（1→2）]-α-*L*-吡喃阿糖基-β-苦丁内酯〔3-*O*-β-*D*-glucopyranosyl-（1→2）-β-*D*-glucopyranosyl-（1→3）-[α-*L*-rhamnopyranosyl-（1→2）]-α-*L*-arabinopyranosyl-β-kudinlactone〕，3-*O*-β-*D*-吡喃葡萄糖基-（1→3）-[α-*L*-吡喃鼠李糖基-（1→2）]-α-*L*-吡喃阿糖基-β-苦丁内酯〔3-*O*-β-*D*-glucopyranosyl-（1→3）-[α-*L*-rhamnopyranosyl-（1→2）]-α-*L*-arabinopyranosyl-β-kudinlactone〕，3-*O*-β-*D*-吡喃葡萄糖基-（1→2）-β-*D*-吡喃葡萄糖基-（1→3）-α-*L*-吡喃阿糖基-β-苦丁内酯〔3-*O*-β-*D*-glucopyranosyl-（1→2）-β-*D*-glucopyranosyl-（1→3）-α-*L*-arabinopyranosyl-β-kudinlactone〕，α-苦丁内酯（α-kudinlactone），β-苦丁内酯（β-kudinlactone）。含三萜皂苷类成分：苦丁苷（kudinoside）D、E、F、G、I、J，latifoloside A、B、C、D、E、L、K，3-*O*-〔α-*L*-吡喃鼠李糖基-（1→2）〕-〔β-*D*-吡喃葡萄糖基-（1→2）〕-β-*D*-吡喃葡萄糖基毛冬青皂苷元B 28-*O*-〔α-*L*-吡喃鼠李糖基-（1→2）〕-β-*D*-吡喃葡萄糖苷{3-*O*-〔α-*L*-rhamnopyranosyl（1→2）〕-〔β-*D*-glucopyranosyl-（1→2）〕-β-*D*-glucopyranosyl ilexgenin B 28-*O*-〔α-*L*-rhamnopyranosyl-（1→2）〕-β-*D*-glucopyranoside}，3-*O*-〔α-*L*-吡喃鼠李糖基-（1→2）〕-〔β-*D*-吡喃葡萄糖基-（1→3）〕-α-*L*-吡喃阿糖基 熊果酸28-*O*-〔α-*L*-吡喃鼠李糖基-（1→2）〕-β-*D*-吡喃葡萄糖苷{3-*O*-〔α-*L*-rhamnopyranosyl（1→2）〕-〔β-*D*-glucopyranosyl-（1→3）〕-α-*L*-arabinopyranosyl pomolic acid 28-*O*-〔α-*L*-rhamnopyranosyl-（1→2）〕-β-*D*-glucopyranoside}，3-*O*-〔α-*L*-吡喃鼠李糖基-（1→2）〕-〔β-*D*-吡喃葡萄糖基-（1→3）〕-α-*L*-吡喃阿拉伯糖基斯阿树酯醇酸28-*O*-〔α-*L*-吡喃鼠李糖基-（1→2）〕-β-*D*-吡喃葡萄糖苷{3-*O*-〔α-*L*-rhamnopyranosyl（1→2）〕-〔β-*D*-glucopyranosyl-（1→3）〕-α-*L*-arabinopyranosyl siaresinolic acid 28-*O*-〔α-*L*-rhamnopyranosyl-（1→2）〕-β-*D*-glucopyranoside}。还含齐墩果酸（oleanolic acid），古柯二醇（erythrodiol），白桦酯酸（betulinic acid），熊果酸-3-*O*-乙酸酯（uvanol-3-*O*-acetate）。

【药理】 1. 抗菌作用　苦丁茶浸液对变形杆菌、铜绿假单胞菌、白念珠菌等有抑制作用。苦丁茶汤液体外能完全抑制痢疾杆菌的生长，但无杀灭作用。苦丁茶煎液（大叶冬青）对金黄色葡萄球菌、脆弱类杆菌、伤寒杆菌、乙型溶血性链球菌的抑制作用较强。苦丁茶（大叶冬青）提取液灌服能提高大肠杆菌、痢疾杆菌、肺炎球菌及乙链球菌感染小鼠的存活率。

2. 对心血管系统的作用　苦丁茶冬青叶的水提取液增加离体豚鼠心脏冠脉流量。腹腔注射水提取液提高小鼠耐缺氧能力。水提取液静注对垂体后叶素所致大鼠急性心肌缺血有保护作用，并增加麻醉兔的脑血流量，降低脑血管阻力和血压。苦丁茶冬青叶提取物静注，使麻醉犬血压下降，灌胃给药可使清醒二肾-夹型高血压大鼠和自发性高血压大鼠的血压下降。大叶冬青叶水提物增加大鼠离体心脏收缩力，降低收缩频率。水提物抑制大鼠心肌膜、大鼠微粒体和猪纯化的Na^+，K^+-ATP酶，也抑制Ca^{2+}依赖性的ATP酶。苦丁茶（苦丁茶冬青）皂苷类物质可对抗去甲肾上腺素、氯化钙（$CaCl_2$）所致离体兔胸主动脉血管收缩，但对氯化钾所致的收缩无明显影响。

3. 降血脂、减肥作用　苦丁茶煎液灌胃，改善正常大鼠脂蛋白代谢，提高高密度脂蛋白（HDL）及载脂蛋白A水平。苦丁茶冬青沸水泡煮后灌胃，降低高脂血症大鼠的血清总胆固醇（TC）、三酰甘油（TG）及低密度脂蛋白（LDL），提高HDL/LDL比值。苦丁茶冬青叶提取物灌胃，减少正常和肥胖大鼠腹部皮下脂肪组织指数。苦丁茶水（大叶冬青）灌胃，降低实验性高脂血症小鼠的血清总TC、TG、LDL及降低密度脂蛋白含量，提高HDL含量和卵磷脂胆固醇酰基转移酶活性。苦丁茶煎液(大叶冬青)灌胃还降低高脂饮食大鼠肝组织三酰甘油和腹部脂肪重量。

4. 抗生育、兴奋子宫作用　大叶冬青煎剂给大鼠皮下或腹腔注射,均有抗早孕、抗着床作用,但灌胃给药无效。大叶冬青煎剂可兴奋大鼠、小鼠、豚鼠、家兔的离体子宫平滑肌条。

5. 提高适应能力　苦丁茶煎液(大叶冬青)灌胃,提高小鼠耐缺氧、耐低温与运动耐受能力。苦丁茶提取液喂养有显著提高果蝇热耐力作用,促进热适应能力。

6. 其他作用　苦丁茶(大叶冬青)能舒张豚鼠离体气管平滑肌,对抗 $CaCl_2$、组胺和乙酰胆碱的收缩功能。苦丁茶煎液(大叶冬青)灌胃,抑制肾上腺素所致大鼠血糖升高。苦丁茶煎液(大叶冬青)灌胃,增强小鼠腹腔巨噬细胞的吞噬功能,提高脾细胞溶血空斑数目,增强和调节机体免疫功能。苦丁茶(苦丁茶冬青)对大鼠离体肝组织有抗氧化作用,抑制脂质过氧化产物丙二醛(MDA)的含量。人红白血病 K_{562} 细胞经苦丁茶苷处理前后差异表达基因 48 条,有 41 条与诱导分化药物羟基脲处理相同。

毒性　小鼠腹腔注射苦丁茶冬青叶提取物的 LD_{50} 为 3.6±0.6 g/kg。苦丁茶(大叶冬青)水提液给小鼠灌胃,最大耐受量为 168 g/kg,属于无毒性级。大鼠长期毒性试验中,苦丁茶对大鼠的生长发育、造血功能、血液生化指标等均无不良影响。

苦丁茶中有关枸骨叶的药理作用参见"功劳叶"。

【药性】 甘、苦,寒。归肝、肺、胃经。

1.《医林纂要》:"苦、甘,大寒。"

2.《纲目拾遗》:"甘、苦。"

3.《本草再新》:"入脾、肺二经。"

4.《四川中药志》1960 年版:"入肝、胆、胃经。"

5.《广西本草选编》:"味苦、甘,性凉。"

6.《安徽中草药》:"性寒,味苦、涩。"

【功用主治】 疏风清热,明目生津。主治风热头痛,齿痛,目赤,聤耳,口疮,热病烦渴,泄泻,痢疾。

1.《本经逢原》:"止痢。"

2.《医林纂要》:"治天行狂热。"

3.《纲目拾遗》:"逐风、活血、绝孕。"

4.《本草再新》:"消食化痰,除烦止渴,利二便,去油腻,清头目。"

5.《本草求原》:"清肺脾。"

6.《四川中药志》1960 年版:"能清热散风,除烦解渴。治头痛、齿痛、耳鸣、目赤及食滞有痰。"

7.《广西本草选编》:"清暑解毒。主治伤暑高烧,急性胃肠炎,疟疾,乳腺炎。"

8.《浙江药用植物志》:"清热解毒,平肝。主治风热头痛,目赤肿痛,鼻炎,口腔炎;外治乳腺炎初起,烫伤,黄水疮,骨折肿痛。"

【用法用量】 内服:煎汤,3～9 g;或入丸剂。外用:煎水熏洗,或涂搽。

【选方】 1. 治口腔炎　大叶冬青叶 30 g,水煎咽下。

2. 治烫伤　大叶冬青叶适量。水煎外洗,并用叶研粉,茶油调涂。(1、2 方出自《浙江药用植物志》)

3. 治外伤出血　鲜苦丁茶捣烂绞汁涂搽;或干叶研细末,麻油调搽。(《安徽中草药》)

2599 苦马豆 kǔ mǎ dòu (《救荒本草》)

【异名】 羊尿泡(《救荒本草》),马尿泡(《植物名实图考》),羊卵泡、尿泡草(《陕甘宁青中草药选》)。

【基原】 为豆科苦马豆属植物苦马豆的果实或枝叶。

【原植物】 苦马豆 *Swainsonia salsula* Taub.[*Sphaerophysa salsula* (Pall.) DC.]

矮小灌木,高 20～100 cm。全株疏生短伏毛。奇数羽状复叶,互生,小叶 13～21,小叶片倒卵状椭圆形或长椭圆形,长 5～15 mm,宽 3～6 mm,先端钝圆或微凹,基部宽楔形,上面无毛,背面有白色伏毛;小叶柄极短;托叶披针形。总状花序腋生,花 4～9,疏生,淡红色,长约 12 mm;萼杯状,5 齿,被白毛;旗瓣圆形,先端凹,基部有爪,两侧外卷,翼瓣顶尖,具耳,龙骨瓣长于翼瓣;雄蕊 10,二体;子房具柄,有柔毛。荚果膜质,黄白色,长圆形,有长柄,表面光滑。种子肾状圆形,褐色。花期 4～5 月,果期 7～8 月。

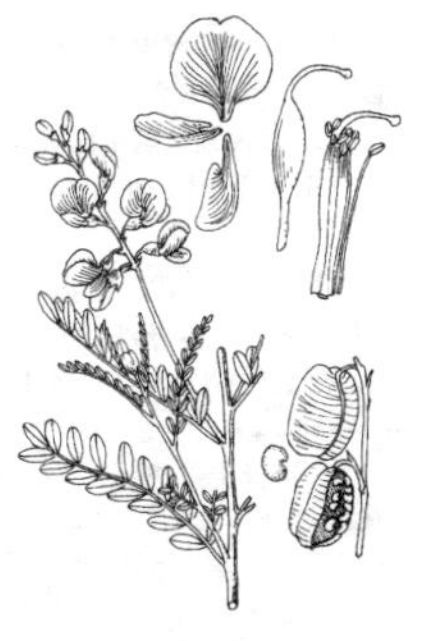

苦马豆

生于海拔 300～600 m 的河边、沟旁、地埂、砂质土地和盐碱地上。分布于华北、东北、西北及河南等地。

本植物的根(苦马豆根)亦供药用,另设专条。

【采收加工】 7～8 月采摘果实,7～10 月采收枝叶,晒干。

【药材】 苦马豆 *Swainsoniae Salsulae Fructus seu Ramulus et Folium*　主产于陕西、甘肃、河北等地。

性状　果实呈卵球形或长圆球形,长 1.5～3 cm,直径1.5～2 cm,果柄较长。表面黄白色,较光滑。果皮膜质而脆,内有多数种子。种子肾状圆形,表面棕褐色,长约1.5 mm。小枝圆柱形,羽状复叶,小叶多脱落,小叶片长椭圆形,先端钝或微凹,全缘。气微,味苦。

【成分】 全株含异鼠李素-3-芸香糖苷(isorhamnetin-3-rutinoside)等黄酮苷类成分。又含苦马豆素(spherosin),β-谷甾醇(β-sitosterol),6-甲氧基-7-羟基香豆素(6-methoxy-7-hydroxycoumarin),总黄酮苷(total flavonoidal glycosides)。地上部分含生物碱:苦马豆碱(sphaerophysine),麦角碱(ergotine)。

【药理】 1. 中枢抑制作用　苦马豆全草水提物抑制实验动物的自发活动,对抗氯胺酮的中枢兴奋副作用,延长戊巴比妥钠的睡眠时间,抑制电刺激诱发的激怒反应。

2. 降压作用　苦马豆浸膏能降低麻醉犬的动脉血压和外周阻力,升高心排血量、心脏指数及心搏指数,对心肌收缩力和心率无明显影响。静脉注射苦马豆总黄酮苷对麻醉犬、猫、大鼠、清醒兔和自发性高血压大鼠均有降压作用。降压特点是起效快、持续时间短。降压机制与交感神经节阻断作用和直接扩张血管作用有关。

3. 其他作用　浸膏提高小鼠对缺氧的耐受力,延长存活时间。苦马豆总黄酮苷灌胃,抑制小鼠二甲苯所致耳部炎症和蛋清性足肿胀,还对抗醋酸所致毛细血管通透性的增高。苦马豆中的苦马豆素是甘露糖苷酶Ⅱ抑制剂,抑制蛋白质的糖基化过程。其具有免疫双向调节作用并抑制糖酯的合成。苦马豆素能减轻环磷酰胺对 C_{57}BL/6 荷瘤鼠骨髓细胞的毒性,且不会影响环磷酰胺抑制肿瘤生长的作用。苦马豆素对癌细胞有潜在的杀伤作用,能阻止癌细胞的转移。

毒性　小鼠静脉注射苦马豆总黄酮苷的 LD_{50} 为 186 mg/kg。绵羊长期采食苦马豆,出现以神经症状为主征的临床表现以及脑神经细胞病变、心肌、肝、肾小管上皮变性等为主的病理变化,主要有毒成分为苦马豆素。

【药性】 微苦,平,小毒。

1.《陕甘宁青中草药选》:"味微苦,性平。"

2.《青海常用中草药手册》:"苦,平,微寒。"

3.《沙漠地区药用植物》:"有小毒。"

【功用主治】 利尿,消肿。主治水肿,小便不利,鼓胀。

1.《陕甘宁青中草药选》:"利尿。主治肝硬化腹水,血管神经性水肿,慢性肝炎浮肿。"

2.《沙漠地区药用植物》:"补肾,利尿,消肿,固精,止血。"

【用法用量】 内服:煎汤,全草 9~15 g,果实 20~30 枚;或浸酒。

【选方】 1. 治心性、肾性水肿　苦马豆干全草 1.5~9 g(鲜品 15~60 g)。水煎,分 2 次服,每日 1 剂。也可取苦马豆的果实 20 g,浸泡在 40 度的小麦酒 100 ml 中,每次服10~20 ml。(《全国中草药汇编》)

2. 治肾炎　苦马豆全草(鲜)30 g,艾叶、荆芥各 12 g。水煎服。

3. 治肝硬化腹水,慢性肝炎浮肿　苦马豆果实 30 个。加水 600 ml,煎至 300 ml,每日 2 次,每次 100 ml。(2、3 方出自《沙漠地区药用植物》)

2600 苦木叶 kǔ mù yè (《贵州草药》)

【基原】 为苦木科苦木属植物苦木的叶。

【原植物】 参见"苦木"条。

【采收加工】 7~10 月采收,切碎,鲜用或晒干。

【药材】 苦木叶 *Picrasmae Quassioidis Folium*　主产于广东、广西等地。

性状　叶为单数羽状复叶,易脱落;小叶卵状长圆形或卵状披针形,长 4~16 cm,宽 1.5~6 cm;先端锐尖,基部偏斜或稍圆,近无柄,柄上具柔毛;边缘具钝齿,叶面通常绿色,有的为淡紫红色,沿中脉有柔毛。气微,味极苦。

鉴别　(1) 表面制片:上表皮由 1 列扁平多角形细胞组成,外被角质层,表面观垂周壁近平直,具细密角质纹理。下表皮细胞表面观垂周壁略波状弯曲,气孔密集,不定式,副卫细胞 3~7 个,具细密角质纹理。

(2) 取本品粗粉 2 g,加乙醇 20 ml,置水浴上回流 1 小时,趁热过滤,滤液加少量活性炭,温热脱色,滤过。取滤液 2 滴滴于滤纸上,挥干乙醇,置紫外灯下观察,显蓝色荧光,遇碱液呈蓝绿色荧光;另取滤液 2 滴滴于滤纸上,滴加 10%氢氧化钾乙醇溶液 1~2 滴,即显棕红色,稍放置,棕红色逐渐消失而呈黄色(检查内酯)。

(3) 取(2)滤液 15 ml,置蒸发皿中,水浴上蒸干,残渣加 5%盐酸溶液 2 ml 溶解,滤过。取 1 ml 滤液分置 2 支试管中,一管滴加碘化铋钾试液 2~3 滴,即产生棕红色沉淀;另一管滴加碘化汞钾试液 2~3 滴,即产生淡黄色沉淀(检查生物碱)。

【药理】 抗蛇毒作用　苦木枝叶制成的注射液皮下注射,对银环蛇毒中毒的小鼠和犬有保护作用。

【药性】 苦,寒,小毒。

1.《贵州草药》:"性平,味苦、涩。"

2.《湖南药物志》:"苦,寒,无毒。"

3.《广西本草选编》:"有小毒。"

4.《湖北中草药志》:"有毒。"

【功用主治】 清热解毒,燥湿杀虫。主治疮疖痈肿,无名肿毒,体癣,烫伤,外伤出血。

1.《贵州草药》:"祛风除湿。治风湿关节痛。"

2.《湖南药物志》:"清热燥湿,健胃杀虫,消炎抗菌。主治无名肿毒,烫火伤,水田皮炎,烂疮发臭。"

3.《广西本草选编》:"清热解毒,祛湿杀虫。主治疮疖,体癣,湿疹,外伤出血。"

4.《湖北中草药志》:"解毒杀虫。用于大叶性肺炎,支气管肺炎,上呼吸道感染,消化道感染,痈疖肿毒,疥癣等症。"

【用法用量】 外用:煎水洗;研末撒;或调敷;或鲜品捣敷。

【宜忌】《广西本草选编》:"苦树叶有毒,食过量引起咽痛、胃痛、呕吐、下泻、眩晕、抽搐,严重者休克。"

【选方】 1. 治烫火伤　(苦树)叶研末,麻油调敷。

2. 治烂疮发臭　(苦树)叶研末,加少量冰片混匀,撒患处。可除恶臭气。(1、2 方出自《湖南药物志》)

2601 苦木根 kǔ mù gēn (《天目山药用植物志》)

【基原】 为苦木科苦木属植物苦木的根或根皮。

【原植物】 参见"苦木"条。

【采收加工】 全年均可采挖,切片,晒干;或剥取根皮,切段晒干。

【成分】 根含生物碱:1-乙酰-β-咔啉(1-acetyl-β-carboline),4,8-二甲氧基-1-乙基-β-咔啉(4,8-dimethoxy-1-ethyl-β-carboline),3-甲基铁屎米-2,6-二酮(3-methylcanthin-2,6-dione),苦木西碱(picrasidine)A、B,苦木西碱(picrasidine)M、P、N、O、Q、V,1,2,3,4-四氢-1,3,4-三氧代-β-咔啉(1,2,3,4-tetrahydro-1,3,4-trioxo-β-carboline)。

【药性】 苦,寒,小毒。

1.《天目山药用植物志》:"性寒,味苦。根的皮有毒。"

2.《贵州草药》:"性平,味苦、涩。"

3.《湖南药物志》:"无毒。"

【功用主治】 清热解毒,燥湿杀虫。主治感冒发热,急性胃肠炎,痢疾,胆道感染,毒蛇咬伤,蛔虫病,疮疖,疥癣,湿疹,烫伤。

1.《天目山药用植物志》:"清热燥湿,健胃杀虫。内服能驱蛔,外用治疗疥癣。"

2.《贵州草药》:"祛风除湿。治风湿关节痛。"

3.《湖南药物志》:"根皮消炎抗菌。"

4.《广西本草选编》:"清热解毒,祛湿杀虫。主治感冒高热,急性胃肠炎,眼镜蛇、青竹蛇咬伤。"

5.《浙江药用植物志》:"主治痢疾,胆道感染;外治痈疖疮毒,疥癣,烫伤。"

【用法用量】 内服:煎汤,6~15 g,大剂量 30 g;或研末。外用:煎水洗;或研末涂敷;或浸酒搽。

【宜忌】 本品有一定毒性,内服不宜过量,孕妇慎服。

《广西本草选编》:"(苦树)根皮有毒,食过量引起咽痛、胃痛、呕吐、下泻、眩晕、抽搐,严重者休克。"

【选方】 1. 治阿米巴痢疾　(苦木)根15 g,石榴皮15 g,竹叶椒根 9 g。水煎,分 2 次服。

2. 治菌痢　(苦木)根 9~12 g。研粉,分 3~4 次吞服。(1、2 方出自《浙江药用植物志》)

3. 治蛔虫腹痛　(苦木)根 30 g。水煎,冲黄酒、红糖服。(《天目山药用植物志》)

2602 苦石莲 kǔ shí lián (《增订伪药条辨》)

【异名】 石莲子(《生草药性备要》),老鸦枕头(《药材资料汇编》),土石莲子、青蛇子(《南宁市药物志》),猫儿核(《广西中药志》),广石莲子、苦石莲子(《四川中药志》),石花生(《广西药用植物名录》),盐棒头果(《云南药用植物名录》)。

【基原】 为豆科云实属植物喙荚云实的种子。

【原植物】 喙荚云实 *Caesalpinia minax* Hance

有刺藤本,高约4 m。各部均被短柔毛。根圆柱形,浅黄色。二回羽状复叶,互生,长达 45 cm,托叶锥状而硬;羽片 5~8

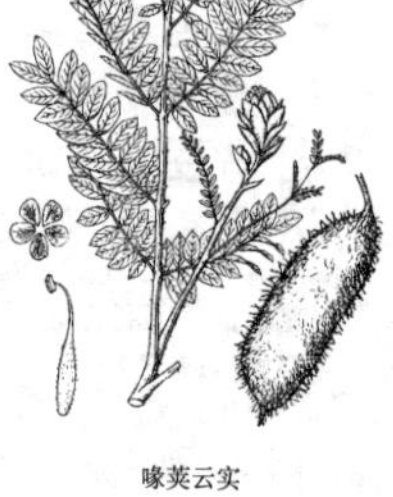

喙荚云实

对，小叶6～12对，椭圆形或长圆形，先端钝圆或急尖，基部圆形，微偏斜，两面沿中脉被短柔毛，小叶柄甚短，其下有1枚小倒钩刺。总状花序或圆锥花序顶生，苞片卵状披针形，先端短渐尖；萼片5，长约13 mm，密生黄色绒毛；花冠蝶形，白色，有紫色斑点，最上1枚倒卵形，长约18 mm，先端圆钝，基部靠合，外面和边缘有毛；雄蕊10，离生，2轮排列，花丝下部密被长柔毛；子房密生细刺，花柱稍超出于雄蕊，无毛。荚果长圆形，长7.5～13 cm，宽4～4.5 cm，先端圆钝而有喙，果瓣外面密生针状刺。种子4～8颗，长椭圆形，长约18 mm，宽约10 mm，一侧稍洼，有环状纹。花期4～5月，果期7月。

生于海拔400～1 500 m的山沟、溪旁或灌丛中。分布于福建、广东、广西、四川、贵州、云南。

本植物的嫩茎叶(南蛇簕苗)、根(南蛇簕根)亦供药用，另设专条。

【采收加工】 7～8月间采收成熟果实，取出种子，晒干。

【药材】 苦石莲 *Caesalpiniae Minacis Semen* 主产于广东、广西、云南、四川、贵州等地。

性状 种子呈椭圆形，两端钝圆，长1.2～2.2 cm，直径0.7～1.2 cm。表面乌黑色，有光泽，有时可见横环纹或横裂纹。基部有珠柄残基，其旁为小圆形的合点。质坚硬，极难破开。种皮厚约1 mm，内表面灰黄色，平滑而有光泽，除去种皮后，内为2片棕色肥厚的子叶，富油质，中央有空隙。气微弱，味极苦。

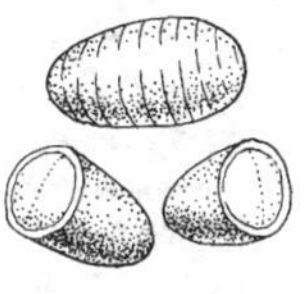

苦石莲

鉴别 (1) 种子横切面：外种皮薄，外具角质层，内层种皮细胞栅状，镶嵌状排列，最内侧的数层细胞较致密，细胞内有小方晶。子叶外具一层细小的表皮细胞，基本薄壁组织外侧有分泌腔散在，薄壁细胞充满细小的淀粉粒。

粉末特征：灰黑色。种皮栅状细胞多见，横断面观栅状，外被角质层，细胞狭长，壁厚，胞腔狭细，近中部有一条明显的光辉带；表面观呈类圆形，壁厚，胞腔裂隙状，孔沟明显。种皮中层细胞不规则类圆形，胞壁不均匀增厚，内含红棕色物。种皮内侧细胞呈多角形或长多角形，细胞内含草酸钙方晶。子叶细胞类圆形，壁稍厚，细胞间有时可见串珠状空隙，细胞内含淀粉粒。草酸钙方晶呈多面体形、正方形、双锥形或长方形。淀粉粒较多，单粒呈类圆形，脐点点状、裂缝状或星状，层纹不明显；复粒由2～3分粒组成。

(2) 取本品粉末1 g，加水10 ml，振摇提取，滤过。取滤液1 ml，加5% α-萘酚乙醇溶液2～3滴，沿管壁滴加浓硫酸0.5 ml，两液界面出现深红色环，上层液显淡红色，下层液显绿色(检查糖类)；另取滤液点于滤纸上，加茚三酮试剂，1滴，于105 ℃烘烤，显紫红色斑点(检查氨基酸类)。

【成分】 种子含呋喃二萜型内酯：caesalmin A、B、C。

【药理】 抗病毒作用 苦石莲中的caesalmin C等体外有抗Para3病毒活性。

【药性】 苦，凉。

1.《增订伪药条辨》："味极苦涩。"

2.《广西中药志》："味苦，性寒无毒。"

3.《广东中药》："有小毒。"

4.《云南中草药》："苦，凉。"

5.《广东中药志》："归大肠、脾经。"

【功用主治】 清热化湿，散瘀止痛。主治风热感冒，痢疾，淋浊，哕逆，痈肿，疮癣，跌打损伤，毒蛇咬伤。

1.《生草药性备要》："治跌打伤，止痛。"

2.《广西中药志》："清心火，除湿热。治噤口痢，梦遗，淋浊等症，民间用治流行性感冒。"

3.《广东中药》："治瘕痧症；并治夹色伤寒，煎水洗头癞。""清热，治瘕痧大热症，流感。"

4.《广西本草选编》："清热解毒，祛瘀消肿，杀虫止痒。治外感风热，膀胱炎，小便淋沥，急性胃肠炎，痢疾，瘰疬，痈肿。"

5.《云南中草药》："疏风解表，清热解毒。治毒蛇咬伤。"

6.《四川中药志》1979年版："清热解毒。外用于疮肿及毒蛇咬伤；内服有利尿和泻下作用。"

【用法用量】 内服：煎汤，6～9 g。外用：煎水洗，或捣敷。

【宜忌】 脾肾虚寒者慎服。

1.《广西中药志》："虚寒无火者忌用。"

2.《广西本草选编》："孕妇忌服。"

【选方】 1. 治水肿实证 苦石莲子3 g(研碎)，玉米须30 g，苡仁30 g，接骨木花6 g。水煎服。

2. 治疮肿，毒蛇咬伤 苦石莲子适量研末，醋调敷患处。(1、2方出自《四川中药志》1979年版)

2603 苦白蹄 kǔ bái tí (刘波《中国药用真菌》)

【异名】 阿里红、落叶松茸(《新疆中草药手册》)，药用层孔菌(刘波《中国药用真菌》)。

【基原】 为多孔菌科拟层孔菌属真菌药用拟层孔菌的子实体。

【原植物】 药用拟层孔菌 *Fomitopsis officinalis* (Vill. ex Fr.) Bond. et Sing. [*Fomes officinalis* (Vill. ex Fr.) Ames]

子实体多年生。木质，蹄形、球形至钟形，侧生无柄，(5～13)cm×(4～19)cm，厚5～18 cm。盖面白色至灰白色，常有一层薄薄的绒毡层，后渐脱落至光滑，有污白色至土黄色的污斑，老熟后呈淡灰黑色，表面变粗糙，出现不规则的龟裂；盖缘钝，全缘。管口面白色；管口圆形，管壁较厚，每1 mm间4个，老熟后或干后管口面呈污灰色至淡灰黑色；菌管多层，每层厚约1 cm，初期白色，后期渐成淡黄色。菌肉灰白色，幼时近肉质，软而脆，老熟后成白垩质或干酪质，易碎，味甚苦。孢子卵圆形，光滑，无色，(4～5)μm×(3.5～4)μm。

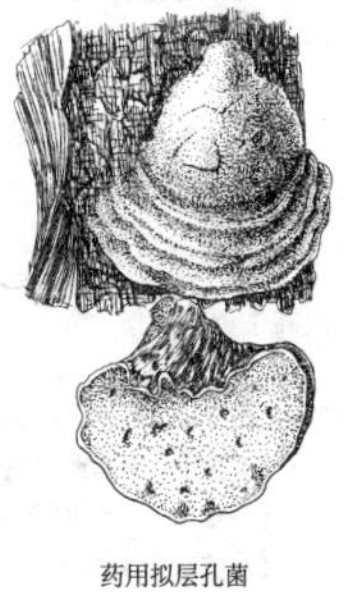

药用拟层孔菌

生于海拔3 500 m左右的衰老的落叶松树干基部或伐桩上，也生于其他针叶树上，偶见生于栎等阔叶树树干上。分布于华北及吉林、黑龙江、四川、云南、西藏等地。

【采收加工】 7～10月采收，切去粗糙外皮，晒干，磨碎。

【药材】 苦白蹄 *Fomitopsis Officinalis Fructificatio* 产于黑龙江、吉林、河北、内蒙古、山西、新疆、四川、云南等地。

性状 子实体多呈马蹄形，或不规则瘤状。表面淡黄色或灰棕色，较粗糙，有时可见同心环纹或不规则裂隙，边缘钝。管口面类白色或淡黄色，管口圆形，每1 mm间3～4个。纵剖面可见菌管多层。质轻，疏松，易碎，并有粉尘飞出。气微，味苦、微甘。

鉴别 (1) 粉末特征：灰黄色。菌丝无色、无隔，有分枝，直径3～4 μm。孢子圆形或卵圆形，直径3.5～5 μm。

(2) 本品粉末易溶于氨水或碱液，遇水呈黏稠状。

(3) 取本品粗粉1 g，加乙醇10 ml，浸渍30分钟，滤过。取滤液点于滤纸上，干后，喷溴酚蓝试液，在蓝色背景下显黄色斑点(检查有机酸)。另取滤液1 ml于蒸发皿中蒸干，残渣加冰醋酸及醋酐各1 ml溶解，加硫酸1～2滴，溶液由棕黄色渐变棕红色，并有污绿色荧光(检查三萜类)。

【成分】 全草含羊毛甾醇(lanosterol)，硫色多孔菌酸(sulphurenic acid)，齿孔酸(eburicoic acid)，去氢齿孔酸(dehydroeburicoic acid)，齿孔醛(eburical)，齿孔醇(eburicol)，齿孔二醇(eburicodiol)，16α-羟基齿孔酸(tumulosic acid)，去氢齿孔酮酸(dehydroeburiconic acid)，苦白蹄酸(officinalic acid)。

【药理】 收缩血管等作用 齿孔酸使动物汗腺周围血管收缩而止汗，但不影响汗腺分泌，亦不扩瞳。内服齿孔酸，对胃有刺激作用。

【药性】 甘、苦，温。

1.《新疆中草药手册》："甘、苦，温。无毒。"

2. 刘波《中国药用真菌》："性温，味苦。"

【功用主治】 止咳喘，祛风湿，利尿。主治咳喘，痹证，胃痛，胃酸过多，咽喉肿痛，牙龈肿痛，尿路结石，水肿，毒蛇咬伤。

1.《新疆中草药手册》："温肺化痰，降气平喘，祛风除湿，解毒。主治咳嗽，哮喘，胃痛，胃酸过多，尿路结石，肾炎，慢性风湿性关节炎，毒蛇咬伤，咽喉炎，牙周炎。"

2. 刘波《中国药用真菌》："清肺化痰，健胃，泻下，通便。主治腹痛，感冒，慢性气管炎，盗汗。"

【用法用量】 内服：煎汤，3～6 g；或研末。外用：研末醋调敷。

【宜忌】 不宜过量服用。过量可引起伞菌酸中毒。

【选方】 1. 治咳嗽，哮喘 阿里红 3 g，甘草 6 g。水煎服。或阿里红 3 g，八角茴香 4.5 g。水煎服。

2. 治尿路结石，肾炎 阿里红、缬草各 4.5 g。水煎取汁，加蜂蜜服。

3. 治风湿性关节炎 阿里红、刺糖各 3 g。温开水冲服。(1～3 方出自《新疆中草药手册》)

4. 治腹痛，感冒，肺结核患者盗汗，毒蛇咬伤 苦白蹄0.6 g。水煎服，每日 2 次。(刘波《中国药用真菌》)

【临床报道】 治疗慢性支气管炎 阿里红 4.5～9 g。煎服，每日 2 次，10 日为 1 个疗程。共治 105 例，均为 5 个疗程，结果：近期控制 13 例，显效 49 例，好转 36 例。总有效率 93.9%。经观察，镇咳平喘效果较祛痰为好，单纯型疗效高于喘息型，中、轻型疗效高于重型。

2604 苦瓜子 kǔ guā zǐ (《纲目》)

【基原】 为葫芦科苦瓜属植物苦瓜的种子。

【原植物】 参见"苦瓜"条。

【采收加工】 9～10 月采收成熟果实，收取种子，晒干。

【成分】 种子中含巢菜碱苷(vicine)，24β-乙基-5α-胆甾-7，反式-22*E*，25(27)-三烯-3β-羟基-3-*O*-β-*D*-吡喃葡萄糖苷〔3-*O*-β-*D*-glucopyranosyl-24β-ethyl-5α-chole sta-7，*trans*-22*E*，25(27)-trien-3β-ol〕，苦瓜子苷(momorcharaside)A、B，苦瓜脑苷(momor-cerebroside)，大豆脑苷(soya-cerebroside)，苦瓜亭(charantin)，尿嘧啶(uracil)，β-谷甾醇(β-sitosterol)。种仁中含蛋白 α 和 β-苦瓜素(momorcharin)。

【药理】 1. 堕胎作用 从苦瓜种子分离所得的 α 与 β-苦瓜素均能引起小鼠早期和中期流产，对培养的小鼠胚胎早期器官发生阶段有致畸作用，从而导致流产。α 和 β-苦瓜素在较低浓度时可抑制无需完整细胞的蛋白质合成。从苦瓜种子中提取的核糖体失活蛋白质(RIP)也有堕胎作用。在体外，RIPs 对人滋养细胞和绒毛膜癌细胞(BeWo)的蛋白质合成的抑制作用比对其他细胞抑制强。

2. 对免疫功能的影响 给小鼠一次注射无毒微克量苦瓜素，可明显抑制迟发型超敏反应以及对绵羊红细胞抗体的形成。同样，巯基乙酸酯诱发的巨噬细胞移行也被抑制，而整体试验中对 NK 细胞的激活则不受明显影响。

3. 对物质代谢的影响 苦瓜种子中分离的皂苷对促皮质素、胰高血糖素和肾上腺素促进离体大鼠脂肪细胞的脂肪分解作用具有非竞争性抑制作用，对双丁酰 cAMP 诱导的脂肪分解也有拮抗作用。该皂苷对[^{3}H]葡萄糖掺入脂肪组织也有抑制作用，但脂肪细胞活力及其 ATP 含量则不受影响。提示其对脂肪生成的抑制作用并非由于其对细胞活力的不良影响所引起。从种子的酸性乙醇提取物中进一步分离得 P、F_1 和 F_2 三部分，含皂苷的 F_1 部分可抑制脂肪分解和[^{3}H]葡萄糖参入脂质，F_2 部分则增加葡萄糖掺入脂质。提示苦瓜种子中存在拟示胰岛素作用的化合物。去皮种子有些部分对大鼠离体脂肪细胞有抗脂肪分解和脂肪生成作用。

4. 抗癌作用 苦瓜种子的抗白血病作用与其激活鼠淋巴细胞有关。从苦瓜种子提纯的一种植物凝血素(lectin)和另一种蛋白质(苦瓜抑制蛋白)，对正常人外周血淋巴细胞由丝裂原刺激的蛋白质和 DNA 合成有抑制作用，对白血病患者的外周血淋巴细胞的蛋白质和 DNA 合成也有抑制作用。植物凝血素的作用比苦瓜抑制蛋白更快、更显著，可能由于前者更易穿透入细胞所致。苦瓜种子中所含苦瓜子苷 A 在 100 μg/ml 时对移植性肿瘤细胞肉瘤 S_{180} 的 DNA 和 RNA 生物合成的抑制率分别为 58%和 55%。

5. 抗病毒作用 从苦瓜种子中分离得到一种人类免疫缺陷病毒(HIV)的新抑制剂，定名为 MAP_{30}，具有明显的抗 HIV1 作用，对 HIN1 P_{24} 抗原的 50%抑制浓度(IC_{50})为0.9 μmol/L，对 HIV1 的致细胞病变效应也有抑制作用。

6. 其他作用 苦瓜未成熟果实阴干后取出种子，磨粉用苯、甲醇和 50%乙醇提取，只有甲醇提取物有明显镇痛作用，小鼠扭体试验时，其 ED_{50} 为皮下注射 5 mg/kg，小鼠夹尾试验的 ED_{50} 为皮下注射 6.7 mg/kg，纳洛酮不能逆转其镇痛作用。对大鼠的镇痛作用则小得多。苦瓜子蛋白 SOD 活性为 16.7IU/mg 蛋白，具有抗氧化作用。苦瓜子蛋白质具Ⅰ型 DNA 拓扑异构酶的生物学活性，能使超盘旋双链 DNA 发生解旋，单链 DNA 发生断链，极微量的蛋白质即表现出很强的作用。

【药性】《纲目》："苦、甘，无毒。"

【功用主治】 温补肾阳。主治肾阳不足，小便频数，遗尿，遗精，阳痿。

1.《纲目》："益气壮阳。"

2.《本草求原》："解误食疔牛中毒，擂水灌。"

【用法用量】 内服：煎汤，9～15 g。

2605 苦瓜叶 kǔ guā yè (《滇南本草》)

【基原】 为葫芦科苦瓜属植物苦瓜的叶。

【原植物】 参见"苦瓜"条。

【采收加工】 7～10 月采收，鲜用或晒干。

【药性】 苦，凉。

【功用主治】 清热解毒。主治疮痈肿毒，梅毒，痢疾。

1.《滇南本草》："治一切丹火毒气，疗恶疮结毒，或遍身已成芝麻疔、大疔疮，疼难忍者，取叶晒干为末，每服三钱，无灰酒下神效；又治杨梅疮。"

2. 李承祜《药用植物学》："治胃痛，下痢，驱虫。"

【用法用量】 内服：煎汤，10～15 g，鲜品 30～60 g；或研末。外用：煎水洗、捣敷或捣汁涂。

【选方】 1. 治疗毒痛不可忍 苦瓜叶晒干研末，酒送服 9 g，极效。

2. 治热毒疮痈 苦瓜鲜叶捣绞汁抹患处。(1、2 方出自《泉州本草》)

3. 治杨梅疮 取苦瓜叶，晒干为末，每服三钱，无灰酒下。(《滇南本草》)

4. 治痢疾 苦瓜鲜叶 60～90 g，地苳 30 g，毛茎紫金牛 60 g。捣烂取汁，炖温服。(《福建药物志》)

5. 治鹅掌风　先用苦瓜叶煎汤洗，后以米糠油涂之。(《福州台江验方汇集》)

2606 苦瓜花 kǔ guā huā (《闽南民间草药》)

【基原】 为葫芦科苦瓜属植物苦瓜的花。

【原植物】 参见"苦瓜"条。

【采收加工】 6～7月开花时采收，鲜用或烘干。

【药性】 苦，寒。

【功用主治】《滇南本草》："煅为末，治胃气疼，开水下；治眼疼，灯草汤下。"

【用法用量】 内服：煎汤，6～9 g；或焙焦研末入散。

【选方】 治痢疾　取鲜苦瓜花12个，捣烂取汁，和蜜适量；赤痢加入红曲3 g，白痢加入六一散9 g，开水冲服。(《闽南民间草药》)

2607 苦瓜根 kǔ guā gēn (《民间常用草药汇编》)

【基原】 为葫芦科苦瓜属植物苦瓜的根。

【原植物】 参见"苦瓜"条。

【采收加工】 8～10月采挖根部，切段，鲜用或晒干。

【药性】《四川中药志》1960年版："性凉，味苦，无毒。"

【功用主治】 清热解毒。主治湿热泻痢，便血，疔疮肿毒，风火牙痛。

1.《民间常用草药汇编》："退热解毒，治火牙痛。外洗治疮毒。"

2.《浙江药用植物志》："健脾止泻。主治肠炎、阿米巴痢疾、结肠炎、消化不良。"

3.《福建药物志》："治胎衣不下。"

【用法用量】 内服：煎汤，10～15 g，鲜品30～60 g。外用：煎水洗；或捣敷。

【选方】 1. 治肠炎，阿米巴痢疾，结肠炎，消化不良　(苦瓜)根30 g，白糖适量。水煎服。(《浙江药用植物志》)

2. 治白喉　苦瓜根30 g，苋菜根30 g。捣烂，冲二道淘米水服。(《湖南药物志》)

3. 治疔疮　苦瓜根研末调蜂糖敷。

4. 治风火牙痛　苦瓜根捣烂敷下关穴。(3、4方出自江西《草药手册》)

2608 苦瓜藤 kǔ guā téng (《民间常用草药汇编》)

【异名】 苦瓜茎(《陆川本草》)。

【基原】 为葫芦科苦瓜属植物苦瓜的茎。

【原植物】 参见"苦瓜"条。

【采收加工】 7～10月采收，切段，鲜用或晒干。

【药性】 苦，寒。

【功用主治】 清热解毒。主治痢疾，疮痈肿毒，胎毒，牙痛。

1.《民间常用草药汇编》："退热解毒。治火牙痛，外洗疮毒。"

2.《四川中药志》1979年版："清肺止咳。治肺热咳嗽。"

【用法用量】 内服：煎汤，3～12 g。外用：煎水洗或捣敷。

【选方】 1. 治红白痢疾　苦瓜藤一握。红痢煎水服，白痢煎酒服。(江西《草药手册》)

2. 治疮毒　苦瓜藤适量捣敷疮毒或煎水洗。(《梧州草药及常见病多发病处方选》)

3. 治小儿胎毒　用苦瓜茎适量煎水洗。(《陆川本草》)

2609 苦地丁 kǔ dì dīng (《中药志》)

【异名】 地丁(《辽宁常用中草药手册》)，地丁草(《中国高等植物图鉴》)，小根地丁(《辽宁经济植物志》)，紫堇(《中华人民共和国药典》)。

【基原】 为罂粟科紫堇属植物地丁紫堇的全草。

【原植物】 地丁紫堇 *Corydalis bungeana* Turcz.

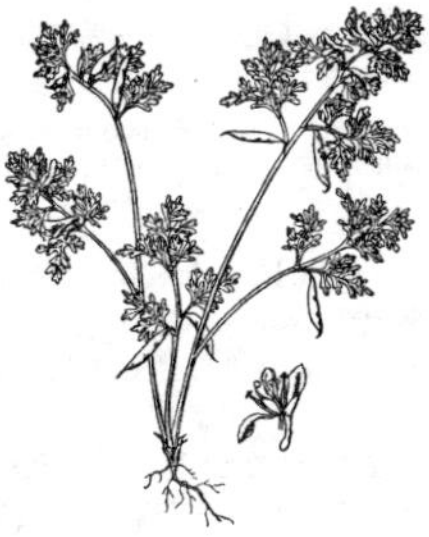

地丁紫堇

多年生草本，高10～30 cm，基本无毛。根细直，长3～10 cm，少分枝，淡黄棕色。茎3～4条，丛生。茎生叶互生；叶柄长0.4～4 cm；2至3回羽状全裂，末裂片倒卵形，上部常2浅裂成3齿。总状花序顶生，长1～6.5 cm，果期可达12 cm；苞片叶状，羽状深裂；花梗长1～3 mm；萼片2枚，小，早落；花淡紫色，长10～12 mm；花瓣4，外轮2瓣，先端兜状，中下部狭细成距，距长4.5～6.5 mm，内轮2瓣形小；雄蕊6，每3枚花丝合生，形成2束；子房狭椭圆形，外被柔毛。蒴果狭扁椭圆形，长1.2～2 cm，花柱宿存，内含种子7～12枚。种子扁球形，直径1.5～2 mm，黑色，表面光滑，具白色膜质种阜。花期4～5月，果期5～6月。

生于旷野、宅旁草丛中或丘陵、山坡疏林下。分布于河北、山西、内蒙古、辽宁、山东、河南、陕西、甘肃、宁夏等地。

【采收加工】 6～7月采收，晒干，切段。

【药材】 苦地丁 *Corydalis Bungeanae Herba*　主产于内蒙古、辽宁、甘肃、陕西、山西、山东、河北等地。

性状　全草皱缩成团，伸展后长5～30 cm。主根扁圆柱形；表面棕黄色或黄白色，较粗糙，有纵沟及皱纹，常呈二股扭曲状，有支根和须根；质较硬，易折断，断面平坦，黄白色，中心棕色。根茎较短，有节，可见叶痕；质硬，断面黄白色，中心有白色髓或中空。茎丛生，纤细，有5个棱脊及纵纹，灰绿色或黄绿色，节间较长；质柔软，易压扁，断面中空，略呈纤维性。叶多皱缩破碎，暗绿色或灰绿色，有长柄；叶片二至三回羽状全裂，裂片纤细；柔软。花淡紫色，少见或已皱缩破碎。蒴果灰绿色或黄绿色，扁长椭圆形；果皮质脆，常破碎或裂成2片，留有两条棕黄色的种框。种子扁心形，黑色，有光泽。气青草样，味苦而持久。

鉴别　(1) 茎横切面：略呈五角形。表皮细胞1列，外被较厚的角质层；气孔有的略下陷。皮层薄壁细胞形状不规则，棱脊处有厚角细胞7～10列，中柱鞘纤维环有1～2列纤维，棱脊处为4～5列；纤维胞腔较大，壁非木化。外韧型维管束位于棱脊处。韧皮部狭窄。木质部由导管、管胞、木纤维和木薄壁细胞组成，壁均非木化。髓部中央有大空腔。

叶表面观：上表皮细胞垂周壁稍平直；气孔少数，不定式。下表皮细胞垂周壁呈波状弯曲；气孔较多，副卫细胞3～6个。

(2) 取本品粉末1 g，加甲醇10 ml，在水浴上回流10分钟，滤过。滤液稍浓缩后，取1 ml，加浓盐酸4～5滴及镁粉(或锌粉)少许，在沸水浴中加热3分钟，溶液呈粉红色(检查黄酮类)。

(3) 薄层色谱：取本品粉末约1 g，酸性乙醇回流提取，滤过。滤液回收乙醇，残渣加2%盐酸约5 ml溶解，用氨水碱化，氯仿提取3次，合并提取液，用无水硫酸钠脱水，滤过。滤液浓缩至1 ml，作为供试品液。以普罗托品、紫堇灵为对照品。分别点样于同一碱性硅胶G薄层板上，以氯仿-乙醚-乙醇-氨水(18∶2∶1∶0.05)展开10 cm。取出，晾干，喷以改良碘化铋钾试剂，供试品色谱中，在与对照品色谱相应位置处，显相同的橘红色斑点。

【成分】 全草含多种生物碱：消旋的和右旋的紫堇醇灵碱(corynoline)，乙酰紫堇醇灵碱(acetylcorynoline)，四氢黄连碱(tetrahydrocoptisine)，原阿片碱(protopine)，右旋异紫堇醇灵碱(isocorynoline)，四氢刻叶紫堇明碱(tetrahydrocorysamine)，二氢血根碱(dihydrosanguinarine)，乙酰异紫堇醇灵碱(acetylisocorynoline)，11-

表紫堇醇灵碱(11-epicorynoline),紫堇文碱(corycavine),比枯枯灵碱(bicuculline),12-羟基紫堇醇灵碱(12-hydroxycorynoline),斯氏紫堇碱(scoulerine),碎叶紫堇碱(cheila nthifoline),大枣碱(yuziphine),去甲大枣碱(noryuziphine),异波尔定碱(isoboldine),右旋地丁紫堇碱(bungeanine),右旋13-表紫堇醇灵碱(13-epicorynoline)。

【药理】 1. 抗菌作用　苦地丁全草注射液体外对甲型链球菌、卡他球菌、痢疾杆菌、铜绿假单胞菌、葡萄球菌、八叠球菌等有抑制作用。苦地丁注射液还抑制副流感病毒仙台株。

2. 抗炎、镇痛作用　苦地丁粗粉混悬液及水煎液灌胃,对大鼠蛋清所致的足跖急性炎症和小鼠二甲苯所致耳郭急性炎症均有抗炎作用,在小鼠热板法和醋酸扭体实验中有镇痛作用。

3. 对中枢系统的影响　地丁紫堇总生物碱(总碱)给小鼠腹腔注射小剂量呈现镇静作用,大剂量翻正反射能消失。小鼠皮下注射总碱,抑制自主活动,协同阈下催眠剂量的戊巴比妥钠和水合氯醛的中枢抑制作用,拮抗去氧麻黄碱诱发的小鼠运动亢进作用。单独静注总碱,对小鼠也有催眠作用。总碱给小鼠腹腔注射,有易化士的宁惊厥的作用。但大剂量总碱能对抗戊四唑所致惊厥。

4. 保肝作用　小鼠灌胃紫堇灵、乙酰紫堇灵或原鸦片碱,对四氯化碳(CCl_4)、硫代乙酰胺、对乙酰氨基酚所致的肝损伤均有保护作用,在体外均能抑制 CCl_4 引起的肝微粒体脂质过氧化及 CCl_4 转化为CO,对肝药酶有先抑制后诱导作用。乙酰紫堇灵灌胃对小鼠由对乙酰氨基酚所致的肝损伤也有保护作用,选择性调节P450同工酶,诱导谷胱甘肽巯基转移酶活性。

5. 其他作用　小鼠灌胃苦地丁水煎剂,抑制小鼠免疫功能,可使脾和胸腺萎缩,巨噬细胞吞噬功能降低,淋巴细胞增殖反应受到抑制,IL-2活性减弱。苦地丁注射液对麻醉猫与犬静脉注射,可见暂时性血压下降;给离体蛙心灌注,有抑制心脏的作用。

毒性　小鼠腹腔注射的 LD_{50} 为281.00±27.82 mg/kg。孕鼠连续经口给予苦地丁生物碱,引起胎鼠脑露、小头畸形等外观畸形和顶骨、顶间骨、枕骨、胸骨骨化不全和缺失及胸骨错位等骨骼畸形。

【药性】 苦,寒。归心、肝、大肠经。

1.《辽宁常用中草药手册》:"苦、辛,寒。"

2.《青岛中草药手册》:"入心、肝经。"

【功用主治】 清热毒,消痈肿。主治流行性感冒,上呼吸道感染,扁桃体炎,传染性肝炎,肠炎,痢疾,肾炎,腮腺炎,结膜炎,急性阑尾炎,指疔,痈肿,丹毒,瘰疬。

1.《辽宁常用中草药手册》:"清热解毒。治痈疽疔肿,淋巴结核。"

2.《河北中药手册》:"治急性传染性肝炎。"

3.《全国中草药汇编》:"清热解毒,活血消肿。主治流行性感冒,上呼吸道感染,支气管炎,急性肾炎,黄疸,肠炎,疔疮肿毒,淋巴结结核,眼结膜炎,角膜溃疡。"

【用法用量】 内服:煎汤,9～15 g,鲜品30～60 g;或捣汁。外用:捣敷。

【选方】 1. 治麻疹热毒　地丁9 g,连翘12 g,菊花9 g。煎服。(《青海常用中草药手册》)

2. 治水痘　苦地丁6 g,甘草3 g。水煎服。(南药《中草药学》)

3. 治急性黄疸型肝炎　地丁、茵陈各15 g。水煎服。(《山西中草药》)

4. 治痢疾　地丁草配火线草、地榆。煎汤服。(《高原中草药治疗手册》)

5. 治湿热疮疡　地丁、金银花、蒲公英各30 g,大青叶9 g。水煎服。(《辽宁常用中草药手册》)

【临床报道】 1. 治疗感染性疾病　用苦地丁制成注射液,每2 ml相当于生药2 g。每次2～4 ml肌内注射。小儿酌减。每日2次,或根据病情增减。治疗流感,上感,支气管炎,支气管肺炎,扁桃体炎,急性肾炎,急、慢性肾盂肾炎等共297例,治愈184例(62.3%),有效70例(23.3%),无效43例(14.4%),平均治疗日数为5.2日。

2. 治疗痔疮　口服苦地丁细粉胶囊,每日3次,每次4 g。3日为1个疗程,连服3个疗程、详细记录治疗期间和治疗前后的症状和体征的变化。治疗结果:湿热壅滞型痔疮总有效率为95%;痊愈和显效率为73.4%,痔核消失和变小率为73.3%,临床主要症状和体征消除和缓解率为89.3%～97.2%。

2610 苦地胆 kǔ dì dǎn (《生草药性备要》)

【异名】 苦龙胆草(《滇南本草》),天芥菜、鸡疴粘(《纲目》),土柴胡、马驾百兴(《生草药性备要》),草鞋底(《岭南采药录》),牛插鼻、铁灯台、披地挂、地枇杷、牛托鼻(《福建民间草药》),土蒲公英、吹火根、毛兜细辛(《广西中兽医药用植物》),铺地娘(《南宁市药物志》),铁扫帚、铁丁镜、一针刺(《闽东本草》),兔耳风(《贵州草药》),草鞋根(《北海民间常用中草药手册》),牛吃埔、铁灯盏(《全国中草药汇编》),儿童草(《浙江药用植物志》)。

【基原】 为菊科地胆草属植物地胆草或白花地胆草的全草。

【原植物】 1. 地胆草 *Elephantopus scaber* L.　又名:地胆头、磨地胆(《广州植物志》),鹿耳草(《海南植物志》)。

多年生草本,高30～60 cm。根状茎平卧或斜升;茎直立,粗壮,二歧分枝,茎枝被白色粗硬毛。单叶,大都为基生;叶片匙形、长圆状匙形或长圆状披针形,长5～18 cm,宽达2～4 cm,先端钝圆,基部渐狭,边缘有圆齿状锯齿,两面被白色长粗毛,下面沿脉及叶缘的毛较密;茎生叶少而小。头状花序约有小花4个;总苞片8枚;多数头状花序密集成复头状花序,被通常3枚、卵形至长圆状卵形、长1～1.5 cm的叶状苞片所包围;花冠筒状,淡紫色;全为两性花,先端4裂,一边开裂。瘦果有棱,被白色柔毛,先端具长硬刺毛;冠毛1层,污白色;中上部细长,基部宽阔。花期7～11月,果期11月至次年2月。

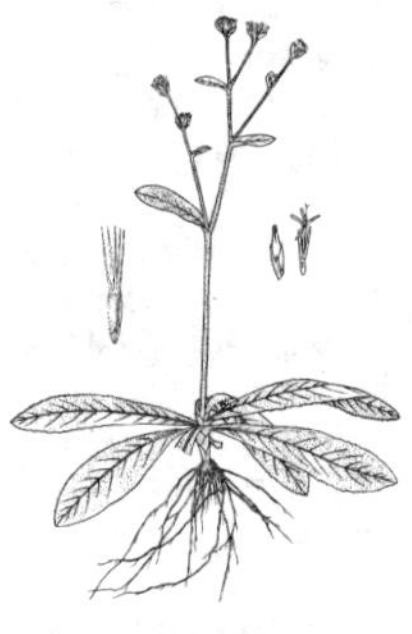

地胆草

生于山坡、路旁、山谷疏林中。分布于福建、江西、广东、广西、贵州及云南、台湾等地。

本植物的根(苦地胆根)亦供药用,另设专条。

2. 白花地胆草 *E. tomentosus* L. [*E. elatus* Bertol.]　又名:牛舌草(《海南植物志》)。

多年生草本,高0.8～1 m,或更高。根茎粗壮。茎直立,多分枝,具腺点。叶互生;最下部叶常密集呈莲座状;基部叶在花期常凋萎;下部叶长圆状倒卵形,先端尖,基部渐狭成具翅的柄,稍抱茎;上部叶椭圆形或长圆状椭圆形,近无柄或具短柄,最上部叶极小,全部具有小尖的锯齿,稀近全缘,上面皱而具疣状突起,被疏或较密短柔毛,下面密被长柔毛和腺点。头状

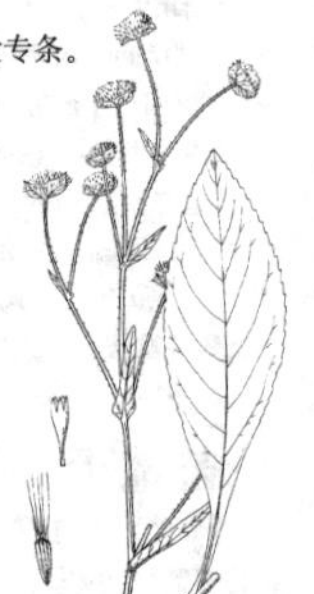

白花地胆草

花序12～20个在茎枝顶端密集成团球状复头状花序，复头状花序基部有3个卵状心形的叶状苞片，具细长的花序梗，排成疏伞房状；总苞长圆形，长8～10 mm，宽1.5～2 mm；总苞片绿色，或有时先端紫红色。花4个，花冠白色，漏斗状，裂片披针形，无毛。瘦果长圆状线形，具10条肋，被短柔毛；冠毛污白色，具5条硬刚毛，基部急宽成三角形。花期8月至翌年5月。

生于山坡旷野、路边或灌丛中。分布于福建、广东、海南、台湾的沿海地区。

【采收加工】 8～9月采收，鲜用或晒干。

【药材】 地胆草 *Elephantopi Herba* 产于广东、广西、福建、江西等地。

性状 本品全长15～40 cm。根茎具环节，密被紧贴的灰白色茸毛，质坚，不易折断，断面黄白色，根茎下簇生多数皱缩须根，棕褐色，具不规则的纵皱纹。茎圆柱形，常二歧分枝，密被紧贴的灰白色粗毛。叶多基生，展平后完整叶呈匙形或倒披针形，黄绿色至绿褐色，具较多腺点，先端钝或急尖，基部渐狭，边缘稍具钝齿；两面均被紧贴的灰白色粗毛，幼叶尤甚，叶柄短，稍呈鞘状，抱茎；茎生叶少而小。气微，味微苦。

鉴别 根茎横切面：表皮细胞1列，切向延长，外被较密的多细胞非腺毛残基。皮层较宽，较老的根茎皮层可见少量石细胞单个散在，微木化。内皮层细胞1列，凯氏点明显，细胞内含有油滴。维管束外韧型，韧皮部狭窄，薄壁细胞多压缩，可见少量单个或成束的纤维存在。形成层不明显，木质部导管较小，多径向断续相连。射线2～10数列。髓较大，可见少量微木化壁薄的石细胞单个散在。在薄壁组织中可见众多草酸钙簇晶、方晶及大量的菊糖。

粉末特征：灰绿色。非腺毛众多，有两种，一种单细胞非腺毛，壁较厚，可见纵细线纹，不木化；另一种非腺毛，由2～3个细胞组成，顶端细胞较长，基部细胞较短小，微木化。导管较小，有螺纹及网纹导管。纤维长梭状。叶表皮碎片，气孔不等式。可见草酸钙簇晶、方晶及菊糖。

【成分】 1. 地胆草全草含表无羁萜醇(epifriedelinol)，羽扇豆醇(lupeol)，羽扇豆醇乙酸酯(lupeol acetate)，去氧地胆草内酯(deoxyelephantopin)，地胆草内酯(elephantopin)，异去氧地胆草内酯(isodeoxyelephantopin)，豆甾醇(stigmasterol)，豆甾醇-3-β-吡喃葡萄糖苷(stigmasteryl-3-β-glucopyranoside)，去酰洋蓟苦素(deacylcynaropicrin)，葡萄糖中美菊素(glucozaluzanin)C，还阳参属苷(crepiside)E，4，5-二咖啡酰奎宁酸(4，5-dicaffeoyl quinic acid)，3，5-二咖啡酰奎宁酸(3，5-dicaffeoyl quinic acid)，11，13-二氢去氧地胆草内酯(11，13-dihydrodeoxyelephantopin)。

2. 白花地胆草含内脂类成分：二氢地胆草内酯(dihydroelephantopin)，白花地胆草内酯(tomenphantopin)A、B，地胆草内酯及地胆草新内酯(elephantin)。

【药理】 1. 抗菌作用 地胆草水提物对突变链球菌血清型c、d有抗菌作用。

2. 镇痛、抗炎作用 苦地胆煎剂给大鼠灌胃，对大鼠蛋清性关节炎有抑制作用；乙醇制剂灌胃，对甲醛性关节炎亦有抑制作用。白花地胆草煎剂灌胃，抑制大鼠蛋白性关节炎。地胆草浸提液在小鼠醋酸扭体和伊文氏蓝试验中有镇痛和抗炎作用。地胆草对大鼠角叉菜胶诱导的急性关节炎和完全弗氏佐剂诱导的慢性关节炎都有抗炎作用。

3. 保肝作用 地胆草可保护四氯化碳诱导的大鼠慢性肝损伤。水提物对*D*-氨基半乳糖和对乙酰氨基诱导的大鼠急性肝损伤也有保护作用。

4. 抗肿瘤作用 苦地胆全草所含的去氧地胆草内酯抑制大鼠W_{256}肉瘤。白花地胆草内酯及地胆草新内酯体内外对鼻咽癌(KB)细胞有细胞毒活性。地胆草内酯抑制小鼠白血病P_{388}。白花地胆草中白花地胆草内酯有细胞毒性。

5. 其他作用 地胆草水提物和水醇提取物腹腔注射可使小鼠出现扭体、肌张力下降、运动失调、卧倒和死亡。提取物腹腔注射对酵母菌引起的大鼠发热有退热作用，而灌胃无效。提取物静注均降低大鼠血压与心率。阿托品可阻断以上作用。

【药性】 苦、辛，寒。归肺、肝、肾经。

1.《滇南本草》："味苦，性大寒。"

2.《生草药性备要》："味辛，性平。"

3.《北海民间常用中草药手册》："味苦，性微寒，无毒。"

4.《云南中草药》："苦，凉，小毒。"

【功用主治】 清热，凉血，解毒，利湿。主治感冒，百日咳，扁桃体炎，咽喉炎，眼结膜炎，黄疸，疟疾，肾炎水肿，月经不调，白带，疮疖，乳痈，腋痈，湿疹，虫蛇咬伤。

1.《滇南本草》："治咽喉疼痛，洗疥疮肿毒。"

2.《生草药性备要》："散疮，凉血解毒，去痰，理鼠咬、蛇伤，亦能止血。"

3.《纲目拾遗》："叶，可贴热毒疮。"

4.《广西中药志》："清热解毒。治痧气热病，捣烂敷热疮，煎汤熏洗兼内服治眼睛上膜。"

5.《浙江民间常用草药》："逐水消肿，清肺止咳。治慢性肾炎，急慢性气管炎，肺脓疡。"

6.《海南岛常用中草药手册》："清热凉血，去湿消肿。主治感冒，头痛发热，急慢性肝炎，黄疸，菌痢，咽喉炎，扁桃体炎，风湿骨痛，疖肿，湿疹，毒蛇咬伤。"

7.《云南中草药》："清热祛风，止咳除痰，止痢。"

8.《广西本草选编》："主治阑尾炎，月经不调，白带，小儿阴茎水肿。"

9.《广西民族药简编》："治胃热痛，牙龈肿痛，肝炎，肾炎，消化不良，痧病，小儿高热惊风。"

【用法用量】 内服：煎汤，6～15 g，鲜品30～60 g；或捣汁。外用：捣敷；或煎水熏洗。

【宜忌】 1.《广西中药志》："寒症勿用。"

2.《云南中草药》："中毒解救，用红糖煮鸡蛋服。"

【选方】 1. 治阳黄疸 地胆头连根叶洗净，鲜者120～180 g。煮猪肉食，连服4～5日。

2. 治糖尿病 地胆头10株(连根叶)，生姜15 g。水煎代茶饮。(1、2方出自《岭南草药志》)

3. 治百日咳 儿童草、天胡荽、马蹄金各9 g，三叶青3 g。水煎服。(《浙江药用植物志》)

4. 治肝硬化腹水 (地胆草)鲜草60 g，同瘦猪肉或墨鱼1只炖服。或用本品30 g研末，鸡蛋1个调匀煎熟，分2次，以党参、茯苓各15 g，当归9 g煎汤送服。(《浙南本草新编》)

5. 治眼结膜炎 地胆草、小叶榕树叶各30 g。水煎服，每日1剂。(《全国中草药汇编》)

【临床报道】 1. 治疗急性扁桃体炎 用鲜地胆草(紫花、白花均可)150～250 g，洗净捣烂取汁，加适量蜂蜜先含服，后慢慢咽下，每日5～6次。治疗30例，观察2～5日，全部有效。

2. 治疗多种急性炎症 将地胆头制成注射液，每2 ml含生药6 g，每日肌内注射2～3次，每次2～4 ml。共观察112例，其中肺炎29例，上呼吸道感染24例，淋巴腺炎18例，肠伤寒12例，肺气肿合并感染10例，急性肝炎9例，支气管炎8例，皮肤感染2例。结果治愈68例，好转38例，无效6例。未发现明显副作用。

3. 治疗口腔溃疡 地胆头干品30 g，水煎服，每日1剂。经治22例，18例治愈，平均治愈时间3日。观察3个月无复发。副作用：个别患者服后腹部不适，老人及小儿宜慎用。

4. 治疗水肿 地胆草30 g(生品60 g)，生姜30 g，水煎两遍，取药液150 ml，加入红糖60 g溶化。每剂分为2日服，于每日早晚空腹各服1次。观察156例，不论患者全身或局部浮肿、患病时间久暂，除肝硬化恶液质、心肾器质病变者外，用药 2～4 小时后，尿量即能激增至 2～3 倍。浮肿迅速消退，特别是下肢浮肿消退更速，无其他不良反应。服药 2 剂后，有 70%以上患者全身浮肿消退，治愈率达 98%。

2611 苦竹叶 kǔ zhú yè（《本草经集注》）

【异名】 伞柄竹（《中国树木分类学补编》）。

【基原】 为禾本科苦竹属植物苦竹的嫩叶。

【原植物】 苦竹 *Pleioblastus amarus* (Keng) Keng f. (*Arundinaria amara* Keng)

植株呈小乔木或灌木状。竿直立，高 3～5 m，粗 1.5～2 cm，竿壁厚约 6 mm。幼竿淡绿色，具白粉，老时绿黄色，被灰白色粉斑；竿散生或丛生，圆筒形，竿环很隆起；每节有 3～7 分枝，鞘环有 1 圈褐色箨鞘基部残留物，箨鞘厚纸质和革质，绿色，无或有细小的紫色斑点，有棕色或白色小刺毛，基部与竿相连处较密，内面光滑而有光泽，边缘密被金黄色的纤毛；箨耳很小；箨舌截平；箨叶细长披针形；叶鞘无毛，有横脉；叶舌质坚硬，截平，长 0.5～2 mm；叶片披针形，质坚韧，表面深绿色，背面淡绿色，有微毛，尤以基部为甚；叶柄长 2～7 mm。花枝基部有苞片，花序分枝与小穗柄略扁平，常呈波状曲折，小穗绿色，小穗有 8～12 小花，长4～6 cm，绿色或淡紫色；颖 3～5，有锐尖头，边缘有纤毛；外稃披针形，近革质，有横脉，边缘粗糙，内稃背部 2 脊间有沟纹，鳞被 3；雄蕊 3，有细长而互相分离的花丝，花药黄色，药隔不伸出；花柱 1，柱头 3，羽毛状。颖果长圆形。花期4～5 月。

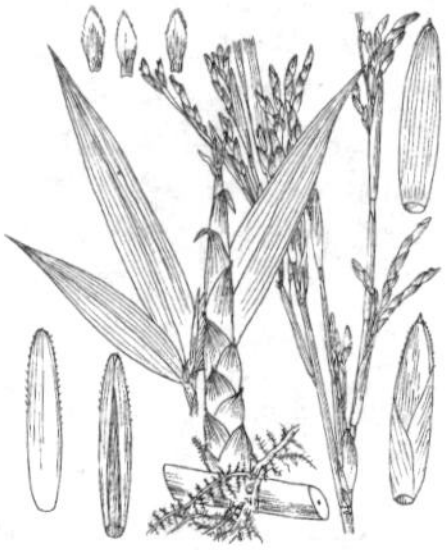

苦　竹

生于向阳山坡或平原，多为栽培。分布于江苏、浙江、安徽、福建、江西、湖北、湖南、四川、贵州、云南等地。

本植物的茎竿经火烤后流出的液汁（苦竹沥）与茎竿除去外皮后刮下的中间层（苦竹茹）、根茎（苦竹根）、嫩苗（苦竹笋）、枯死的幼竹茎秆（仙人杖）亦供药用，另设专条。

【采收加工】 6～10 月采摘，鲜用或晒干。

【药材】 苦竹叶 *Pleioblasti Amari Folium*　产于江苏、安徽、浙江、江西等地。

性状　干燥叶多呈细长卷筒状。展开后叶片为披针形，长 6～12 cm，宽 10～15 mm。先端尖锐，基部圆形，叶柄长 6～10 mm，上面灰绿色，光滑，下面粗糙有毛，主脉较粗，两侧脉 8～16 条。边缘的一侧有细锯齿。质脆而有弹性。气弱，味微苦。

【药性】 苦，寒。归心、肝经。

1.《日华子》："味苦、冷、无毒。"

2.《全国中草药汇编》："甘、淡、寒。"

【功用主治】 清心，利尿，明目，解毒。主治热病烦渴，失眠，小便短赤，口疮，目痛，失音，烫伤。

1.《别录》："疗口疮，目痛，明目，利九窍。"

2.《日华子》："治不睡，止消渴，解酒毒，除烦热发汗，治中风失音。"

3.《纲目》："杀虫。"

4.《分类草药性》："治烦热，解毒，退小儿潮热，煅（末敷）汤火伤。"

5.《全国中草药汇编》："解渴利尿。主治口渴，尿少色黄。"

【用法用量】 内服：煎汤，6～12 g。外用：烧存性研末调敷。

【选方】 1. 治卒失声，声噎不出　浓煮苦竹叶服之。（《补缺肘后方》）

2. 治小儿头疮，耳上生疮　竹叶烧末和猪脂涂上。又以鸡子白敷之亦妙。（《子母秘录》）

2612 苦竹沥 kǔ zhú lì（《别录》）

【基原】 为禾本科苦竹属植物苦竹的茎竿经火烤后流出的液汁。

【原植物】 参见"苦竹叶"条。

【采收加工】 参见"竹沥"条。

【药性】 苦，寒。

【功用主治】 清火，解毒，利窍。主治目赤，牙痛，口疮。

1.《别录》："疗口疮目痛，明目，利九窍。"

2.《药性论》："治眼赤。"

3.《日华子》："苦竹作沥，功用与淡竹同。"

4.《纲目》："治牙疼。"

【用法用量】 内服：冲服，30～60 g；或入丸剂。外用：点眼或揩牙。

【选方】 1. 治目赤眦痛如刺，不得开，肝经实热所致，或生障翳　苦竹沥五合，黄连二分（绵裹入竹沥内，浸一宿）。以点目中，数度令热泪出。（《梅师集验方》）

2. 治卒齿痛　苦竹烧一头，一头得汁，多揩齿上瘥。（《姚僧坦集验方》）

2613 苦竹茹 kǔ zhú rú（《食疗本草》）

【基原】 为禾本科苦竹属植物苦竹的茎竿除去外皮后刮下的中间层。

【原植物】 参见"苦竹叶"条。

【采收加工】 参见"竹茹"条。

【药性】 苦，凉。

【功用主治】 清热，化痰，凉血。主治烦热呕逆，痰热咳喘，小便涩痛，尿血。

《食疗本草》："主下热壅。"

【用法用量】 内服：煎汤，5～10 g。

2614 苦竹根 kǔ zhú gēn（《食疗本草》）

【基原】 为禾本科苦竹属植物苦竹的根茎。

【原植物】 参见"苦竹叶"条。

【采收加工】 全年均可采挖，切段，鲜用或晒干。

【药性】 苦，寒。

【功用主治】 清热，除烦，祛痰。主治发热，烦闷，咳嗽痰黄。

《食疗本草》："大下心肺五脏毒气。细锉一斤，水五升，煮取汁一升，分三服。"

【用法用量】 内服：煎汤，10～15 g，鲜品 30～60 g。

2615 苦竹笋 kǔ zhú sǔn（《本草拾遗》）

【异名】 苦笋（《食疗本草》）。

【基原】 为禾本科苦竹属植物苦竹的嫩苗。

【原植物】 参见"苦竹叶"条。

【采收加工】 5～6 月笋期采收。

【药性】 苦，寒。

1.《纲目》："苦、甘，寒。"

2.《本草求原》："苦，寒，无毒。"

【功用主治】 清热除烦，除湿，利水。主治热病烦渴，湿热黄疸，小便不利，脚气。

1.《本草拾遗》："主不睡，去面目并舌上热黄，消渴，明目，解酒毒，除热气，健人。"

2.《食疗本草》："主逆气。"

3.《食医心镜》："理心烦闷，益气力，止渴，主消渴，利水道，下气，理风热，脚气，蒸煮食之。"

4. 汪颖《食物本草》："治出汗，中风失音。"

5.《纲目》："干者烧研入盐，擦牙痛。"

【用法用量】 内服：煎汤，60～70 g；或煮食。

【宜忌】《品汇精要》："动气发，不可多食。"

2616 苦豆子 kǔ dòu zǐ（《新疆中草药》）

【基原】 为豆科槐属植物苦豆子的种子。

【原植物】 参见"苦豆根"条。

【采收加工】 6～7 月采收，切段晒干。

【成分】 种子含生物碱：槐根碱（sophocarpine），氧化槐根碱（oxysophocarpine），苦参碱（matrine），槐定碱（sophoridine），槐胺（sophoramine），氧化苦参碱（oxymatrine），金雀花碱（cytisine），*N*-甲基金雀花碱（*N*-methylcytisine），槐定碱 *N*-氧化物（sophoridine*N*-oxide），苦豆碱（aloperine）。还含有胡萝卜素（carotene），生育酚（tocophenol）。油中的脂肪酸有：油酸（oleic acid），亚油酸（linoleic acid），棕榈酸（palmitic acid）。又含苦豆子胶 12.8%，苦豆双黄酮苷〔6-*β*-*D*-glucopyranosyl-5,7-dihydro-xy-2-(4-hydroxyphenyl)-8,7-hydroxy-2-(4-hydroxyphenyl)-5-methoxy-6-*β*-*D*-xylopyranosyl-4-oxo-4*H*-1-benzopyran-8-yl-4*H*-1-benzopyran-4-one〕。

【药理】 1. 抗微生物作用　苦豆子总碱体外有广谱抗菌作用，但抗菌活性较弱。苦豆碱体外抑制淋球菌、大肠杆菌及伤寒沙门菌等。苦豆总碱和苦参碱、氧化苦参碱、苦豆碱、槐定碱、氧化槐定碱、槐果碱体外能抗柯萨奇 B 组 3 型病毒（CVB_3）。苦豆碱还抑制脊髓灰质炎病毒Ⅲ型等。苦豆子干馏油抑制石膏样毛癣菌等生长。

2. 抗炎作用　苦豆子干馏油外涂对角叉菜胶引起的小鼠足趾炎症和巴豆油引起的小鼠耳部炎症有抗炎作用。苦豆碱灌胃抑制角叉菜胶、制霉菌素等所致大鼠足肿胀，抑制组胺所致毛细血管通透性亢进及白细胞游走。小鼠腹腔注射苦豆碱，促进前列腺素环加氧酶的活力。

3. 对免疫功能的影响　苦豆碱抑制小鼠巨噬细胞产生白介素-1、刀豆蛋白 A 诱导的 T 细胞增殖反应及脂多糖诱导的 B 淋巴细胞增殖反应等。苦豆碱还抑制大鼠 Arthus 反应、被动皮肤过敏反应及结核菌素所致迟发型超敏反应等。槐果碱灌胃升高正常小鼠 NK 活性，增加CVB_3性心肌炎模型小鼠脾脏白介素-2 诱生量。槐果碱皮下注射可提高正常小鼠血清肿瘤坏死因子（TNF）含量；灌胃升高CVB_3感染小鼠血清和脾细胞诱生 α-干扰素活性；皮下注射、灌胃均降低感染小鼠血清中 TNF 活性。但有报告苦豆子总碱能提高小鼠细胞免疫功能。

4. 中枢抑制作用　苦豆子总生物碱抑制小鼠自发活动，扭体法及烫尾法实验表明对小鼠有镇痛作用，还降低正常大鼠体温。但总碱增强士的宁的致惊厥作用。所含生物碱的中枢作用可能与它们对脑内单胺介质的合成、贮存和释放的影响有关。

5. 对心血管系统的作用　苦豆子总黄酮减慢离体豚鼠右心房肌的收缩频率，抑制肾上腺素诱发的左心房肌的自动节律。静脉注射苦豆碱，降低猫心率、动脉压等，对大鼠乌头碱或结扎冠状动脉诱发的心律失常有保护作用。静脉注射苦参碱，抑制犬急性心肌缺血室颤发生。低浓度的氧化苦参碱经 α 受体介导减慢乳鼠心肌细胞搏动频率，高浓度则可经 β 受体介导产生正性频率作用。静脉注射苦豆碱对异丙肾上腺素诱发的大鼠心肌损伤有保护作用。苦参碱体外对豚鼠左心房、大鼠输精管有正性肌力作用。槐胺松弛前列腺素 $F_{2\alpha}$ 致收缩的冠状动脉条，扩张犬动脉与静脉。

6. 其他作用　腹腔注射苦豆子总碱可促进 $^{60}Co\gamma$ 照射致辐射损伤小鼠血相指标等恢复，提高免疫器官脏器指数，降低骨髓嗜多染红细胞微核率，抗脂质过氧化。苦豆子水煎剂可增高离体豚鼠胆囊肌条的张力。种子提取物 B、C 体外对肺癌细胞系 H69/P 等有抑制作用。腹腔注射总生物碱，延长小鼠对多种耐缺氧模型的耐受时间。苦豆碱灌胃，降低小鼠肝匀浆中过氧化脂质产物含量、提高肝匀浆中过氧化氢酶活力。苦豆碱抑制低浓度花生四烯酸和胶原诱导的兔血小板聚集及兔血小板形成血栓烷B_2。苦参碱灌胃，对四氯化碳诱导的大鼠肝纤维化有防治作用。槐定碱抑制精子，但不抑制阴道正常菌群乳酸杆菌的生长繁殖。

毒性　小鼠腹腔注射总生物碱的 LD_{50} 为 130.66 ± 22.64 mg/kg。苦豆子籽渣煎剂给小鼠灌胃的 LD_{50} 大于 167 g/kg。

【药性】《新疆中草药》："苦，寒，有毒。"

【功用主治】 清热燥湿，解毒杀虫。主治急性痢疾，肠炎，带下，胃痛，胃癌，顽癣，前列腺炎。

《新疆中草药》："清热燥湿，止痛，杀虫。"

【用法用量】 内服：炒黑研末，每次 5 粒。外用：研末，煎水洗；或用其干馏油制成软膏搽。

【宜忌】 本品毒性较大，注意控制剂量。炒黑可减轻毒性。中毒现象有头晕、头痛、恶心、呕吐、烦躁、腹痛、腹泻、胸闷、心慌、面色苍白、血压下降、呼吸困难等，宜及时救治。有心脏病或肾脏病患者慎服。

【选方】 1. 治胃痛，微吐酸水　苦豆子 5 粒，生姜 3 g，蒲公英 6 g，氢氧化铝 0.6 g。共研细粉，开水冲服。亦可单用苦豆子 5 粒，研末冲服。

2. 治胃癌　苦豆子 5 粒，生姜 3 g，蒲公英 6 g。共研细粉，开水送服。

3. 治疹、顽癣　苦豆子干馏油，配 10%软膏外擦。（1～3 方出自《新疆中草药手册》）

4. 治滴虫性肠炎　苦豆子种子 5～7 粒。研粉，装胶囊口服。

5. 治白带过多　苦豆子籽 10～15 粒。生服（服时不咬破，籽破服后则有头晕、头疼之感），每日服 1 次。（4～5 方出自《沙漠地区药用植物》）

【临床报道】 1. 治疗急性菌痢　用苦豆子炒至冒烟，呈黑色，研粉过筛。成人每次 1 g，每日 3 次，白开水冲服。小儿按年龄和体重递减。治疗 200 例，有效率达 95%。其中服药总量 9 g 以下，3 日治愈 142 例；服药总量 9～15 g 之间，3～5 日内治愈 48 例；无效 6 例；出现头晕、恶心、呕吐、烦躁、心慌、面色苍白等副作用 4 例，其原因可能与剂量过大（一次服药 2 g）及药物炒制减毒不合要求有关。此外，原有风湿性心脏病或肾脏病的患者亦易出现副作用。本品使用时，必须经过炒制减毒合格后方可应用。

2. 治疗慢性前列腺炎　苦豆子总碱 7 g，羊毛脂、蒸馏水各适量，半合成脂肪酸甘油酯加至 205 g，共制 100 枚直肠栓，每枚 2 g，含苦豆子总生物碱 70 mg。使用方法：每次 1 枚，每晚 1 次，嘱患者睡前排便后，温水坐浴 20 分钟后塞肛，20 日为 1 个疗程，所有患者均治疗 2 个疗程，治疗慢性前列腺炎 82 例。结果：临床治愈 11 例，显效 48 例，有效 15 例，无效 8 例。

3. 治疗宫颈糜烂　苦豆子片剂、散剂均系自采自制，片剂每片 0.25 g，每 2 片相当原生药 3.0 g，散剂每 0.5 g 相当原生药 2.5 g。月经干净 3～5 日开始治疗，将苦豆子片剂 2 片或散剂的 0.5 g，在直视下放到宫颈外口糜烂面处，以无菌棉球阻塞防其脱落，每日 1 次，5～7 次为 1 个疗程，合并阴道炎者可同时治疗，治疗 1 个疗程至 3 个月评定疗效。治疗宫颈糜烂 75 例，痊愈 70 例，有效 3 例，无效 2 例（1 例患糖尿病），1 个疗程治愈率为 93.3%，总有效率 97.3%。

2617 苦豆草 kǔ dòu cǎo（《中华人民共和国药典》）

【基原】 为豆科槐属植物苦豆子的全株。

【原植物】 参见"苦豆根"条。

【采收加工】 6～7月采收，切段晒干。

【药材】 苦豆草 *Alopecuroidis Herba* 主产于内蒙古、甘肃、新疆。

性状 茎呈圆柱形，上部分枝，密被白色柔毛；质硬，折断面皮部黄绿色，髓部类白色。叶互生，奇数羽状复叶；小叶多脱落或破碎，完整者椭圆状矩形，灰绿色，两面被白色柔毛，稍革质。偶见总状花序顶生，花冠蝶形，黄白色。气微，味苦。

鉴别 取本品粗粉 5 g，加含 0.5%硫酸的乙醇 50 ml，水浴上回流 10 分钟，趁热过滤。取滤液 15 ml，加氨试液使成中性，置水浴上蒸干，加 5%硫酸溶液 3 ml 使溶解，滤过。取滤液 1 ml，加碘化汞钾试液 1～2 滴，即发生白色沉淀（检查生物碱类）。

【成分】 地上部分含生物碱：槐根碱（sophocarpine），槐定碱（sophoridine），槐胺（sophoramine），新槐胺（neosophoramine），苦豆碱（aloperine），金雀花碱（cytisine），*N*-羟乙基金雀花碱〔*N*-(2-hydroxyethyl)cytisine〕，3α-羟基槐定碱（3α-hydro-xysophoridine），赝靛叶碱（baptifolin），莱曼碱（lehmannine），13，14-去氢槐定碱（13，14-dehydrosophoridine），槐定碱 *N*-氧化物（sophoridine *N*-oxide），*N*-甲基苦豆碱（*N*-methylaloperine），*N*-羟基-13，14-去氢槐定碱（*N*-hydroxy-13，14-dehydrosophoridine），*N*-羟基槐定碱（*N*-hydroxysophoridine），苦参碱（matrine），氧化苦参碱（oxymatrine），*N*-甲基金雀花碱（*N*-methylcytisine），11-去氢苦豆碱（Δ^{11}-dehydroaloperine）和槐根碱 *N*-氧化物（sophocarpine *N*-oxide）等。含黄酮类成分：苦豆根酮（alopecurone）A、B、C、D、E、F，砂生槐黄烷酮（sophoraflavanone）I、H，勒奇黄烷醇（leachianols）A、B、C、D、E、F、G。

叶中还含苍白粉藤醇（pallidol），hopeaphenol，葡萄糖，果糖和赖氨酸，甘氨酸，苏氨酸，丝氨酸，丙氨酸，酪氨酸，缬氨酸，亮氨酸。

【药理】 1. 抗炎作用 苦豆草生物总碱（SAA）腹腔注射，能抑制二甲苯诱发的小鼠耳肿或蛋清诱发的大鼠后足炎肿，使蛋清或酵母致大鼠后足炎症渗出液中PGE_2含量降低。SAA 使蛋清诱导的小鼠炎足中的丙二醛生成减少；花生四烯酸则使之增加，此作用可被 SAA 完全取消，提示 SAA 抑制 PG 环加氧酶。

2. 其他作用 SAA 有拮抗组胺、5-羟色胺和过敏慢反应物质收缩豚鼠回肠的作用。苦豆碱、槐定碱、槐果碱及苦豆草生物总碱对抗去甲肾上腺素所致兔主动脉条收缩，但不影响高钾去极化引起的兔主动脉条收缩。苦豆碱也不抑制钙离子载体诱导的大鼠中性白细胞内游离钙离子浓度，提示此类药抑制细胞内钙离子动员而不影响细胞外钙离子流入。苦豆碱对活化白细胞氧自由基形成有抑制作用。苦豆子（全株）乙醇提取物有一定的抗氧化性能。

毒性 苦豆草煎剂给小鼠灌胃的 LD_{50} 为167.30 g/kg，病理变化可见各脏器组织充血、出血和水肿，组织细胞不同程度变性坏死。

苦豆草中所含生物碱药理作用参见"苦豆子"条。

【药性】《河北中草药》："苦，寒。有毒。"

【功用主治】《河北中草药》："清肠燥湿，止痛，杀虫。"

【用法用量】 内服：煎汤，1.5～3 g。

【选方】 治急慢性痢疾、阿米巴痢疾 苦豆子草 500 g，加水 1 000 ml，煎煮，滤取药液，浓缩至 500 ml。每次服2 ml，每日 3～4 次。（《新疆中草药手册》）

【临床报道】 治疗急性菌痢 治疗组用苦豆草片治疗 194 例，成人每次 2～6 片，每日 2～3 次，小儿剂量按成人量折算。7 日为 1 个疗程。对照组治疗 79 例，用呋喃唑酮（痢特灵），成人每次 0.1 g，每日 3 次，黄连素 0.3 g，每日 3 次，7 日为 1 个疗程。治疗结果：苦豆草片组临床治愈 186 例，好转 8 例；对照组临床治愈 72 例，好转 7 例。两组对比治愈率无显著性差异，但临床治愈时间，苦豆草片组为4.8 日，对照组为 8.2 日，$P < 0.001$。治疗组全部病例均未发现有肝、肾功能损害，极少数病例出现轻度胃肠反应，如恶心呕吐、上腹部不适等，停药后即可消失。

2618 苦豆根 kǔ dòu gēn（《中药志》）

【异名】 西豆根、粉豆根、苦甘草（《内蒙古中草药》）。

【基原】 为豆科槐属植物苦豆子的根。

【原植物】 苦豆子 *Sophora alopecuroides* L.

灌木。枝多成帚状，密被灰色平伏的绢毛。奇数羽状复叶，互生，长 6～15 cm；小叶 15～25，灰绿色，长圆形，长 1.5～2.5 cm，宽 7～10 mm，叶两面及叶轴均被绢毛，顶端小叶较小，带革质，先端钝，基部近圆，托叶小，钻形，宿存。总状花序顶生，长 12～15 cm；花密生；萼钟状，长约 8 mm，萼齿短三角状，密生平贴绢毛；花冠蝶形，黄色，较萼长 2～3 倍，旗瓣先端微凹，基部渐窄或具爪，翼瓣具耳；雄蕊 10，1/2～1/4 合生。荚果串珠状，长 3～7 cm，密生短细而伏的绢毛。种子多数，淡黄色，卵形。花期 6 月，果期7～8 月。

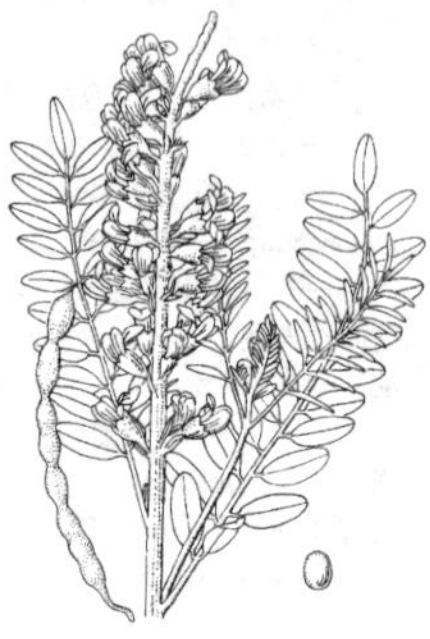

苦豆子

生于阳光充足、排水良好的石灰性土壤上。分布于华北、西北及河南、西藏。

本植物的种子（苦豆子）与全株（苦豆草）亦供药用，另设专条。

【采收加工】 春秋季采挖，晒干。

【成分】 根含黄酮类成分：苦豆根酮（alopecurone）A、B、C、D、E、F、G。

【药理】 抗菌作用 苦豆根中的苦豆根酮 A-C 对 21 种甲氧西林耐药的金黄色葡萄球菌有抑制作用。

苦豆根中所含生物碱药理作用参见"苦豆子"条。

【药性】《内蒙古中草药》："味苦，性寒。"

【功用主治】《内蒙古中草药》："清热解毒。主治痢疾，湿疹，牙痛，咳嗽。"

【用法用量】 内服：煎汤，3～6 g。外用：煎水洗；或研末调敷。

【选方】 1. 治痢疾，黄疸热病，狂躁 苦豆子根 6～9 g，煎汤服。（《沙漠地区药用植物》）

2. 治湿疹，皮肤瘙痒 苦豆子根 15～30 g。水煎服或熏洗患处。

3. 治烫伤 苦豆子根适量。研末，油调外敷。（2、3 方出自《内蒙古中草药》）

【临床报道】 治疗恶性葡萄胎 从苦豆子的根茎中提取西豆根总碱（粗制剂）治疗恶性葡萄胎 12 例，提取西豆根甲碱（单体）治疗 100 例。治疗方法有全身给药和局部用药两种。全身用药：以西豆根总碱 10 ml（含生药 5 g/ml）或西豆根甲碱 200～400 mg（常用量为 400 mg）加入 5%葡萄糖液 500 ml，静脉点滴，4～6 小时滴完，每日 1 次，10 日为 1 个疗程，每 1 个疗程间隔 5～7 日；少数患者采用西豆根甲碱肌内注射，每日 200 mg，每日 2～3 次，疗程同前。局部用药：适用于阴道转移者。以西豆根总碱 10 ml 或西豆根甲碱200～400 mg，从肿瘤结节与健康组织交界处进针，在肿瘤结节之基底部作放射状注射，注射 2～3 次后，可同时从瘤体中心注入，每日或隔日 1 次，至转移结节干枯、脱落。结果：近期疗效，112 例中获临床治愈者 97 例，无效 15 例。对获临床治愈的 97

例进行随访，出院后生存时间最短3个月，最长达6年，计1年以下2例，1～2年31例，2～3年33例，3年以上22例。出院后复发9例，其中2例再次入院，经化疗治愈，其余7例死亡。临床结果表明，大部分患者在西豆根治疗后食欲增进，体重增加，个别患者食欲减退，2例患者出现恶心、呕吐，或偶有腹痛、腹泻等。对6例患者在注射西豆根前后作心电图检查，均无异常发现。8例患者在注射西豆根前后测血压、心率及呼吸，其中3例注射后血压有轻度下降，5例心率平均增加2～4次/分钟，另有5例患者呼吸增加2～4次/分钟；自觉症状有面红、稍感胸闷、心悸，注射完后很快消失。在不加用放疗的105例患者中，有18例患者白细胞下降至$(4\sim3)\times10^9$/L，7例下降至$(3\sim2)\times10^9$/L，均未给予对症治疗，但未影响治疗的继续进行。

2619 苦良姜 kǔ liáng jiāng（《云南中药资源名录》）

【基原】 为薯蓣科薯蓣属植物小花盾叶薯蓣的根茎。

【原植物】 小花盾叶薯蓣 *Dioscorea parviflora* C. T. Ting

缠绕草质藤本。根茎横生，圆柱形，指状或不规则分枝，干后除去须根常留有白色点状痕迹。茎左旋，无毛，有时在分枝或叶柄基部两侧微凸起，或具短刺。单叶互生；叶片近革质，绿色，干后灰褐色，三角状卵形、长卵形或卵圆形，有时3～5浅裂，中间裂片三角状卵形，两侧裂片圆耳状，边缘浅波状，有时边缘膜质，先端渐尖，基部宽心形、心形或近于截形，两面无毛。雄花序单生或2～3个簇生于叶腋；雄花无梗，常2～3簇生，再排列成穗状，每簇花常仅1～2朵发育，基部常有膜质苞片3～4枚，苞片卵形或三角状卵形；花被6裂，裂片卵形，紫红色，干后黑色；雄蕊6，着生于花托的边缘，花丝极短，药内向。雌花序与雄花序相似；退化雄蕊成丝状。蒴果三棱形，每棱翅状，半月形，干后蓝黑色，表面常有白粉；每室种子2颗，四周围有薄膜状翅。花期3～8月，果期8～12月。

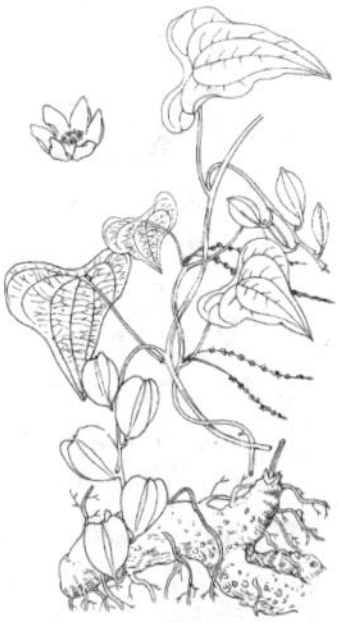
小花盾叶薯蓣

生于海拔400～2 000 m的山坡石灰岩干热河谷地区的稀疏灌木丛或竹林中。分布于云南泸水、永胜、禄劝、开远及弥勒。

【采收加工】 6～7月采挖，切段鲜用。

【成分】 根含薯蓣皂苷元（diosgenin），雅姆皂苷元（gamogenin），甾体皂苷及苷元：纤细薯蓣皂苷（gracillin），原纤细薯蓣皂苷（protogracillin），三角叶薯蓣皂苷（deltonin），三角叶薯蓣混苷（deltoside），盾叶薯蓣根皂苷（zingiberenin）A，原盾叶薯蓣根皂苷（protozingiberenin）A。

【功用主治】 清热，解毒，活血。主治痈疖肿毒，挫伤，蜂螫虫咬。

【用法用量】 外用：鲜品捣敷。

2620 苦参实 kǔ shēn shí（《新修本草》）

【异名】 苦参子（《纲目》），苦豆（《全国中草药新医疗法展览会资料选编》）。

【基原】 为豆科槐属植物苦参的种子。

【原植物】 参见"苦参"条。

【采收加工】 7～8月果实成熟时采收，晒干，打下种子。

【成分】 种子中含生物碱：左旋5α-羟基槐根碱（5α-hydroxysophocarpine），左旋槐根碱（sophocarpine），左旋*N*-甲基金雀花碱（*N*-methylcytisine），右旋9α-羟基苦参碱（9α-hydroxymatrine），左旋5α，9α-二羟基苦参碱（5α，9α-dihydroxymatrine），右旋苦参碱-*N*-氧化物（matrine-*N*-oxide），右旋槐根碱-*N*-氧化物（sophocarpine *N*-oxide）和右旋槐花醇-*N*-氧化物（ophoranol-*N*-oxide）。

【药性】 《纲目》："苦，寒。"

【功用主治】 清热解毒，通便，杀虫。主治急性菌痢，便秘，蛔虫症。

《新修本草》："久服轻身不老，明目。"

【用法用量】 内服：研末，0.6～1.5 g，每日4次。

2621 苦荞头 kǔ qiáo tóu（《贵州民间方药集》）

【异名】 荞叶七（《陕西草药》）。

【基原】 为蓼科荞麦属植物苦荞麦的根及根茎。

【原植物】 苦荞麦 *Fagopyrum tataricum*（L.）Gaertn.［*Polygonum tataricum* L.］ 又名：苦荞（《纲目》），鞑靼荞麦（《中国种子植物分类学》），鞑靼蓼（《中国北部植物》），万年荞、野南荞（《贵阳民间药草》），野荞麦（《内蒙古中草药》）。

一年生草本，高50～90 cm。茎直立，分枝，绿色或带绿色，有细条纹。叶互生；有长柄；托叶鞘膜质，黄褐色；叶片宽三角形，长2～7 cm，宽2.5～8 cm，先端急尖，基部心形，全缘。总状花序；花梗细长；花排列稀疏，白色或淡红色；花被5深裂，裂片椭圆形，长约2 mm；雄蕊8，短于花被；花柱3，较短，柱头头状。瘦果锥状卵形，有3棱，棱上部锐利，下部圆钝，黑褐色，有3条深沟。花、果期6～9月。

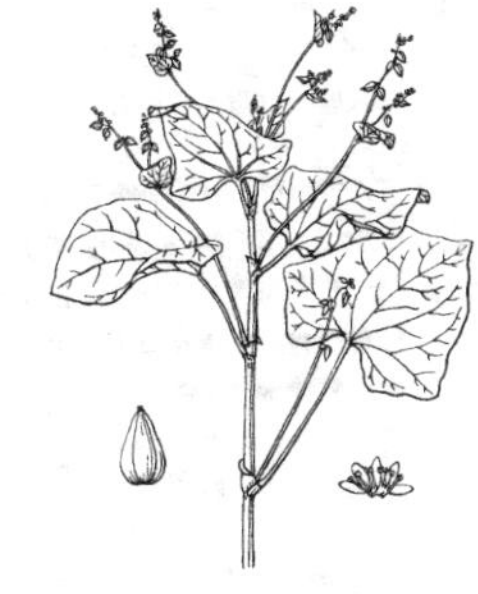
苦荞麦

生于湿润的沟谷、村边、草地。我国东北、西南、西北山区有栽培。亦有野生。

【采收加工】 8～10月采收，晒干。

【药理】 1. 抗乙肝表面抗原作用 用酶联免疫吸附检测（ELISA）技术测定抗乙肝病毒表面抗原（HBsAg）试验表明，苦荞头水煎剂对HBsAg有明显灭活作用。

2. 降血糖、血脂作用 给糖尿病患者每日服用苦荞麦面条200 g，连用3个月，空腹血糖、糖化血红蛋白和糖化血清蛋白均有明显降低，血三酰甘油和胆固醇也有下降，并能明显减少降糖药物的用量。给四氧嘧啶性高血糖大鼠，每日服用苦荞麦粉10 g，连续6星期，有显著降血糖作用；连续5星期，对高脂饲料所致高血脂大鼠，有明显降低血胆固醇和三酰甘油的作用。苦荞麦的黄酮提取物（150 g/kg）连续灌胃15日，可提高正常小鼠糖耐量水平，使糖负荷后1小时血糖值明显降低。

3. 抗氧化、促进生长作用 从苦荞中提取蛋白复合物（TBPc），通过对小鼠饲喂TBPc期间体重的变化观察，小鼠体重增重，得出TBPc可作为小鼠生长所需的蛋白源。饲喂TBPc后实验小鼠血液、肝脏和心脏中，丙二醛（MDA）含量与对照组相比均有明显降低。其中心脏中MDA降低的程度最为显著，这说明TBPc对机体内的脂质过氧化物有一定的清除作用。苦荞叶片中含有高活力的SOD等抗氧化酶，苦荞叶提取物对模型小鼠灌胃实验表明小鼠体内MDA含量随灌胃的苦荞叶提取物浓度的增加而明显下降，这表明：苦荞叶提取物具有增强抗氧化酶活性，抗脂质过氧化的作用。

【药性】 苦、甘，平，小毒。

1.《纲目》："甘、苦，温，有小毒。"

2.《医林纂要》:"苦,寒。"

3.《食物考》:"有毒。"

【功用主治】 理气止痛,解毒消肿。主治胃脘胀痛,痢疾,腰腿痛,跌打损伤,恶疮肿毒。

1.《贵州民间方药集》:"健胃顺气,祛风除痰。治狂犬咬伤;外治恶疮,虫、蛇咬伤。"

2.《内蒙古中草药》:"除湿止痛,解毒消肿,健胃。治跌打损伤,腰腿疼痛,疮痈肿毒,消化不良。"

【用法用量】 内服:煎汤,10～15 g;研末或浸酒。外用:捣敷。

【宜忌】 不宜多食。脾胃虚弱者慎服。

《纲目》:"多食伤胃,发风动气,能发诸病,黄疾人尤当禁之。"

【选方】 1. 治胃痛 苦荞头 18 g,香樟根皮 9 g,共研末和匀。每服 3 g,日 3 服,饭前开水送服。

2. 治小儿疳积 苦荞头、鸡屎藤、臭牡丹各 120 g。研末,调面粉作粑吃。

3. 治痢疾 苦荞头 15 g,朱砂莲 6 g。煎水服。(1～3 方出自《贵阳民间药草》)

4. 治劳伤发损 苦荞头 30 g,算盘子根 15 g,血当归15 g。泡酒或煎水服。(《贵州草药》)

2622 苦茶叶 kǔ chá yè (《贵州民间方药集》)

【异名】 小白蜡、苦味散、苦丁茶(《贵州民间药物》)。

【基原】 为木犀科女贞属植物日本女贞的叶。

【原植物】 日本女贞 *Ligustrum japonicum* Thunb.

大型常绿灌木,高 3～5 m。幼枝圆柱形,稍具棱,节处稍压扁。单叶,对生;叶柄长 0.5～1.3 cm,上面具深而窄的沟;叶片厚革质,椭圆形或宽卵状椭圆形,长 5～8 cm,宽 2.5～5 cm,先端锐尖或渐尖,基部楔形至圆形,叶缘平或微反卷,下面具不明显腺点。圆锥花序塔形;花序轴和分枝轴具棱,第二级分枝长达 9 cm;花梗极短;小苞片披针形;花萼长 1.5～1.8 mm,先端近截形或具不规则齿裂;花冠长5～6 mm;花药长圆形,稍伸出于花冠管外;柱头棒状,先端浅 2 裂。果长圆形或椭圆形,长 8～10 mm,呈紫黑色,外被白粉。花期 6 月,果期 11 月。

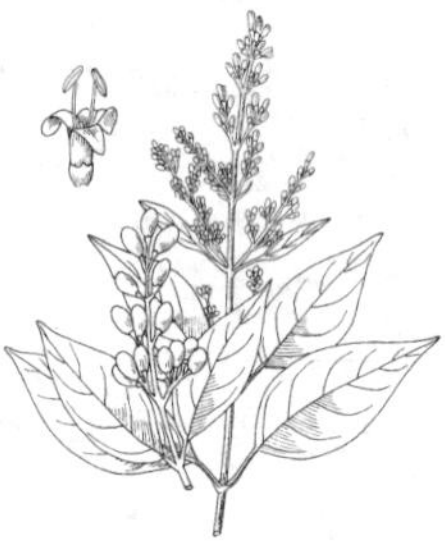

日本女贞

我国各地有栽培。原产于日本。

【采收加工】 6～10 月采收,鲜用或晒干。

【药材】 苦茶叶 *Ligustri Pubescentis Folium* 产于贵州。

性状 叶多破碎,部分数片黏合,呈绿褐色、茶褐色或棕褐色。完整叶片展平后呈椭圆形、卵状椭圆形至卵状披针形,长 4～8 cm,宽 1.5～4 cm,先端渐尖,基部楔形或圆形,全缘,上面平滑光亮,下面主脉突起;叶柄长 0.3～1.2 cm。革质,质脆。微具焦糖气,味苦、甜。

【药理】 1. 对心血管的作用 本品的醇提取物,能提高离体蛙心的收缩幅度,静脉注射于猫,也可见心肌收缩增强(在位心脏直接描记)。树脂样物质的醇溶液或叶的醇提取物,能降低血压,对离体兔耳血管呈收缩作用。

2. 对血脂代谢及动脉粥样硬化的影响 用苦茶叶浸膏粉 2 g/日〔相当 20 g(生药)/日〕喂养 1、2、3 个月后使高血脂兔的血总脂、总胆固醇较对照组低;用药后 1、2 个月测血过氧化脂质也较对照组低;3 个月末剖杀动物见主动脉粥样硬化面积小于对照组;3 个月末血细胞比容较对照组低,与安妥明结果相近。本品抑制和减轻动脉粥样硬化的形成不如绞股蓝明显。

【药性】 《贵州民间药物》:"性凉,味苦、微甘。"

【功用主治】 清热,平肝,解毒,敛疮。主治头目眩晕,火眼,口疳,齿䘌,乳痈,肿毒,汤火伤。

1.《贵州民间药物》:"清热解毒。"

2.《贵州草药》:"平肝。治高血压头目眩晕。"

【用法用量】 内服:煎汤,10～15 g;代茶饮;熬膏。外用:熬膏贴、煎水洗、研末撒或调敷。

【选方】 1. 治火眼初起 苦茶叶 2.5～3 kg,熬浓汁过滤,再继续熬成膏,摊纸上,做成膏药,外贴两眼,每晚 1 次,贴 3～4 次。又治一切无名肿毒,湿疮烂疡,膏布摊外贴。又治小儿口中发热腐烂,膏调温开水,日服 3 次,并治腹中热痛。

2. 治乳痈已溃烂,流黄水者 苦茶叶、糯叶各 30 g,晒干研末,另用苦茶叶煎水洗,又用此药水调药末,外敷患处,但须留头,1 日 1 换。(1、2 方出自《贵州民间药物》)

2623 苦荬菜 kǔ mǎi cài (《救荒本草》)

【异名】 苦荬(《嘉祐本草》),老鹳菜(《救荒本草》),盘儿草(《陕西中草药》),鸭舌草、苦球菜(《湖南药物志》),兔仔草、牛舌草、土蒲公英(《福建药物志》),黄花菜(《广西药用植物名录》),苦碟子、苦丁菜(《烟台中草药》)。

【基原】 为菊科苦荬菜属植物苦荬菜的全草。

【原植物】 苦荬菜 *Ixeris denticulata* (Houtt.) Stebb. [*Lactuca denticulata* (Houtt.) Maxim.] 又名:秋苦荬菜(《江苏植物志》)。

多年生草本,高 30～80 cm。全株无毛。茎直立,多分枝,紫红色。基生叶丛生,花期枯萎,卵形、长圆形或披针形,长 5～10 cm,宽2～4 cm,先端急尖,基部渐窄成柄,边缘波状齿裂或羽状分裂,裂片边缘具细锯齿;茎生叶互生,舌状卵形,无柄,长 4～8 cm,宽 1～4 cm,先端急尖,基部微抱茎,耳状,边缘具不规则锯齿。头状花序排成伞房状,具细梗;总苞长约7 mm,外层总苞片小,内层总苞片 8,条状披针形;花全为舌状花,黄色,舌片长 4～6 mm,先端 5 齿裂。瘦果黑褐色,纺锤形,稍扁平,长 1～2 mm,喙长约0.8 mm,冠毛白色。花期 4～6 月,果期 7～10 月。

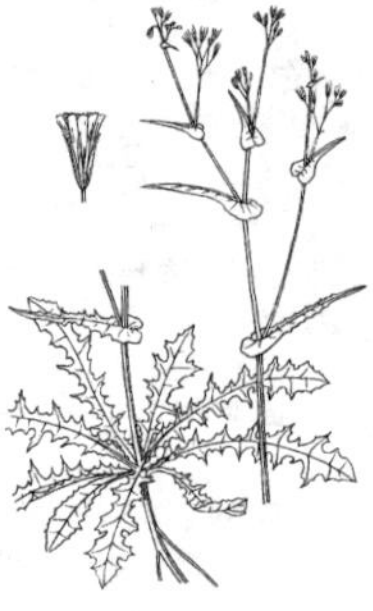

苦荬菜

生于低山的山坡、田野、路旁。分布于我国南北各地。

【采收加工】 3～5 月采收,鲜用或阴干。

【药材】 苦荬菜 *Ixeritis Denticulatae Herba* 主产于江苏、四川、浙江、安徽、湖南、陕西等地。

性状 本品长约 50 cm。茎呈圆柱形,直径 1～4 mm,多分枝,光滑无毛,有纵棱;表面紫红色至青紫色;质硬而脆,断面髓部呈白色。叶皱缩,完整者展开后呈舌状卵形,长8～16 cm,宽 1.5～2.5 cm,先端尖,基部耳状,微抱茎,边缘具不规则锯齿,无毛,表面黄绿色。头状花序着生枝顶,黄色,冠毛白色;总苞圆筒形。果实纺锤形或圆形,稍扁平。气微,味淡、微咸。

鉴别 (1) 茎横切面:表皮细胞 1 列。皮层薄壁细胞类圆形,3～5 列,内含叶绿体,棱脊处有厚角组织;内皮层明显。维管束外韧型,环状排列,束间形成层明显,每个维管束的木质部间有纤维束相连,纤维多角形,壁厚,木化;木质部导管 2～5 个呈半径向排列，木薄壁细胞和木纤维均木化。髓部由大形薄壁细胞组成，中央呈空洞。

叶表面观：上表皮细胞垂周壁稍呈波状弯曲，无气孔或罕见不定式气孔；下表皮细胞多边形，垂周壁较平直，气孔不定式，众多。上下表皮均无毛茸。

(2) 取本品粉末 1 g，加乙醇 10 ml，加热回流，滤过，滤液用石油醚 20 ml 萃取，得乙醇液及石油醚液。取乙醇液 1 ml，加镁粉少许，再滴入浓盐酸数滴，呈红色(检查黄酮类)。取乙醇液 1 ml，加盐酸羟胺醇液 5 滴及氢氧化钠醇液 10 滴，水浴加温数分钟，冷后用盐酸使成弱酸性，加 1% 三氯化铁试液，呈红褐色(检查内酯)。取石油醚液，加 2% 氢氧化钠 50 ml，回流 1 小时，分取石油醚层蒸干，加 1 ml 冰乙酸使其溶解，再加 1 ml 醋酐，沿试管壁渐渐滴入 5～10 滴浓硫酸，两液交界面呈红棕色，混匀后呈深红棕色(检查甾萜)。

【药性】 苦，凉。

1.《嘉祐本草》："冷，无毒。"

2.《陕西中草药》："味苦，性凉。"

【功用主治】 清热，解毒，消肿。主治黄疸，血淋，疔疖，乳痈，咽喉肿痛。

1.《嘉祐本草》："治面目黄，强力止困，敷蛇虫咬；又汁敷疔肿，即根出。"

2.《陕西中草药》："清热解毒，消肿。主治无名肿毒，乳痈，疖肿。"

3.《全国中草药汇编》："清热解毒，散瘀止痛，止血，止带。主治子宫颈糜烂，白带过多，子宫出血，下腿淋巴管炎，跌打损伤，烧、烫伤，阴道滴虫病。"

【用法用量】 内服：煎汤，9～15 g，鲜品 30～60 g。外用：适量，捣敷；或捣汁涂；或研末调搽；煎水洗或漱。

【选方】 1. 治痢疾　苦荬菜 30 g，枫香树叶 15 g。水煎服。(《浙江药用植物志》)

2. 治血淋尿血　苦荬菜 1 把。酒、水各半煎服。(《针灸资生经》)

3. 治乳痈，淋巴腺炎　苦荬菜 9～15 g，青壳鸭蛋 1 个，水煎服；另取鲜苦荬菜叶捣烂敷患处。(《福建药物志》)

4. 治急性扁桃体炎　苦荬菜、土牛膝各 15 g，薄荷 6 g(后下)。煎水嗽咽。

5. 治急性眼结膜炎　鲜苦荬菜、鲜菊花茎叶各 60 g。煎服，药渣煎水熏洗。(4、5 方出自《安徽中草药》)

2624 苦树皮 kǔ shù pí (《中国药用植物志》)

【异名】 苦皮子(《四川中药志》)，熊胆树茎皮(《云南中草药》)，土苦楝茎皮(《贵州草药》)。

【基原】 为苦木科苦木属植物苦木的茎皮。

【原植物】 参见"苦木"条。

【采收加工】 全年均可采，剥取树皮，切段晒干。

【药材】 苦树皮 *Picrasmae Quassioidis Cortex*　主产于广东、广西等地。

性状　树皮呈单卷状、槽状或长片状，长 20～55 cm，宽 2～10 cm，大多数已除去栓皮。未去栓皮的幼皮表面棕绿色，皮孔细小，淡棕色，稍突起；去栓皮的老皮表面棕褐色，圆形皮孔纵向排列，中央下凹，四周突起，常附有白色地衣斑纹。内表面黄白色，平滑。质脆，易折断，折断面略粗糙，可见微细的纤维。气微，味苦。

鉴别　(1) 树皮横切面：木栓层由 10 多层细胞组成，壁木栓化，内含黄棕色物质；木栓形成层不明显；栓内层薄壁组织中散布草酸钙簇晶及单晶，较老的树皮中尤多，并含少量淀粉粒。中柱鞘纤维束稀疏散列，由 20～60 个纤维细胞组成，壁木化，胞壁厚 6～8 μm。韧皮部纤维束很发达，幼皮约 8 层，老皮可达 30～40 层，与筛管群和韧皮薄壁细胞相间排列成长条形，胞壁薄，不木化；筛管群由 1～2 列皱缩的细胞组成；在纤维束之间常有 1 种长方形的多壁孔薄壁细胞，在薄壁细胞中有淀粉粒及草酸钙单晶或簇晶散在，有些薄壁组织中充满着排列成行的草酸钙簇晶，包围着纤维束形成结晶鞘。射线细胞宽 1～5 列，径向延长。

粉末特征：黄棕色。中柱鞘纤维碎片，胞壁厚，木化，有倾斜的单纹孔，并常有含草酸钙簇晶的薄壁细胞(结晶鞘)伴在。韧皮纤维胞壁薄，不木化，有倾斜的单纹孔。草酸钙簇晶及单晶随处可见，单晶直径 6～25 μm，簇晶直径 8～20 μm。淀粉粒细小，圆形或类圆形，直径 1～4 μm，层纹、脐点均不明显。多壁孔的韧皮薄壁细胞长方形，有时一端倾斜，长 120～230 μm，宽 20～25 μm。

(2) 参见"苦木"条鉴别(2)、(3)、(4)。

【成分】 含苦木西碱(picrasidine)I、J、K、T。

【药性】 《四川中药志》1960 年版："性寒，味苦，有毒。"

【功用主治】 清热燥湿，解毒杀虫。主治湿疹，疮毒，蛔虫病，疥癣。

1.《中国药用植物志》："能泻湿热，杀蛔虫及治疥癣。"

2.《四川中药志》1960 年版："洗疮毒，治虫疮。"

3.《四川常用中草药》："治湿疹痒疮。"

【用法用量】 内服：煎汤，3～9 g；研末，每次 1.5～3 g；或泡酒。外用：煎水洗；或研末撒。

【宜忌】 《广西本草选编》："(苦)树皮有毒，食过量引起咽痛、胃痛、呕吐、下泻、眩晕、抽搐，严重者休克。"

【选方】 1. 治一切疮毒　(苦皮子)配千里光、大蒜梗、野花椒熬水洗。(《四川中药志》1960 年版)

2. 治蛔虫腹痛　(苦木)树皮 30 g。水煎，冲黄酒、红糖服。(《天目山药用植物志》)

3. 治急性胃肠炎　(熊胆树茎皮)适量，研末。每次 1.5 g，开水送服。

4. 治麻风　(熊胆树茎皮)适量。泡酒服。(3、4 方出自《云南中草药》)

5. 治风湿关节痛　土苦楝茎皮 9 g，煎水兑酒服。另用土苦楝根、叶熬水熏洗患处。(《贵州草药》)

【临床报道】 治疗毒蛇咬伤　用苦木(茎皮醇提物)注射液(每支 2 ml，含生药 8 g)肌内注射，每次 2～4 ml，每日 3 次；再对症治疗局部伤口及全身。共治 63 例，其中金环蛇咬伤 3 例，蝰蛇咬伤 11 例，眼镜蛇咬伤 27 例，竹叶青蛇咬伤 18 例，不明蛇咬伤 4 例。结果：除 1 例入院时合并肾功能衰竭死亡外，其余 62 例全部治愈。一般 1～8 日可愈，无后遗症。早期应用效果显著，后期较差，对溶血素所致的组织坏死、急性肾功能衰竭疗效尤差。

2625 苦壶卢 kǔ hú lú (《纲目》)

【异名】 苦匏(《国语》)，蒲卢(《礼记》)，苦瓠(《本经》)，约壶、约腹壶(《广志》)，苦瓠瓢(《新修本草》)，亚腰壶卢(《简便单方》)，长柄茶壶卢(《濒湖集简方》)，药壶卢(《纲目》)，细颈葫芦、长柄葫芦(《本经逢原》)，金葫芦(《药材资料汇编》)，京葫芦(《江苏植物药材志》)。

【基原】 为葫芦科葫芦属植物小葫芦的果实。

【原植物】 小葫芦 *Lagenaria siceraria* (Molina) Standl. var. *microcarpa* (Naud.) Hara

一年生攀缘草本。茎、枝具沟纹，被软柔毛。叶互生；叶柄长 10～20 cm，顶端有 2 腺体，被毛；卷须纤细，上部分 2 歧，初时被微柔毛；叶片卵状心形或肾状卵形，长、宽均 10～30 cm，不分裂或 3～5 裂，先端锐尖，基部心形，弯缺开张，边缘有不规则的齿；掌状脉 5～7。雌雄花均单生；雄花花梗细，比叶柄稍长；花萼筒漏斗状，裂片披针形；花冠白色，裂片皱波状；雄蕊 3，药室折曲。雌花花梗比叶柄稍短或近等长；花萼和花冠似雄花；子房中间缢缩，花柱粗短，柱头3，2裂。植株结实较多；果实哑铃状，下部大于上部，长不足10 cm。花期7～8月，果期8～9月。

我国各地均有栽培。

本植物的种子（苦壶卢子）、花（苦壶卢花）、茎藤（苦壶卢蔓）、老熟果实或果壳（陈壶卢瓢）亦供药用，另设专条。

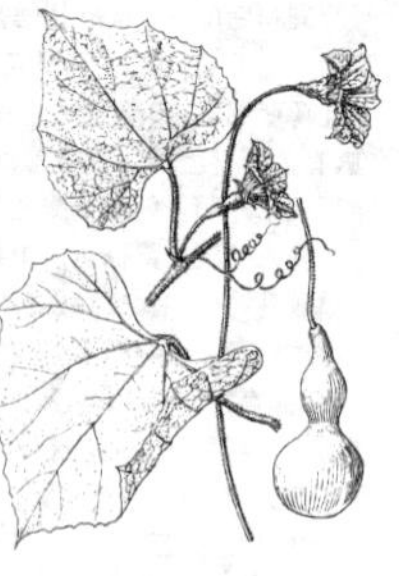

小葫芦

【采收加工】 8～9月果实成熟时采收，剖开果实，除去种子，晒干。

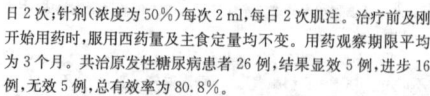

【药性】 苦，寒。

1.《本经》："味苦，寒。"

2.《别录》："有毒。"

3.《宝庆本草折衷》："微毒。"

【功用主治】 利水，消肿，清热，散结。主治水肿，鼓胀，湿热黄疸，癃闭，痈疽恶疮，疥癣。

1.《本经》："主大水，面目、四肢浮肿。下水，令人吐。"

2.《药性论》："治气疾。"

3.《新修本草》："主水肿、石淋，吐呼（'呼'一作'呀'）嗽，囊结，疰蛊，痰饮。又煮汁，渍阴，疗小便不通。"

4.《本草拾遗》："煎取汁滴鼻中，出黄水，去伤寒鼻塞，黄疸。主急黄又取未破者（《医心方》作'未硬者'），煮令热，解开，熨小儿闪癖。"

5.《纲目》："治痈疽恶疮，疥癣，龋齿有虫䘌者。"

【用法用量】 内服：煎汤，6～9 g；或入丸、散。外用：煎水熏洗、煮汁涂或滴鼻。

【宜忌】 虚寒体弱者禁服。

《新修本草》："服之过分，令人吐利不止。"

【选方】 1. 治水通身肿 ① 苦瓠膜二分，葶苈子五分。上二味合捣为丸。服如小豆大五丸，日三。② 大枣七枚，苦瓠膜如枣核大。一服三丸，如十五里，又服三丸，水出更服一丸。（《千金方》）

2. 治水肿 苦瓠一枚。以水一石煮一炊久，去滓，煎汁令堪丸，如胡豆。一服二丸，当小便下，后作小豆羹饭，慎勿饮水。（《外台》引《必效方》）

3. 治石水，四肢瘦，腹肿 杏仁（汤浸，去皮、尖，炒）、苦瓠（取膜微炒）各一两。上二味，捣罗为末，煮面糊为丸，如小豆大。每服十丸，米饮下，日三服，水出为度。（《圣济总录》杏仁丸）

4. 治黄疸 苦葫芦瓤如大枣许，以童子小便二合浸之，三两食顷。取两酸枣许汁，分纳两鼻孔中。（《外台》引崔氏方）

5. 治诸疮癣疥，小儿疥癣浸淫疮，渐展不止 苦瓠二两，蛇蜕皮半两（烧灰），露蜂房半两（微炒）。为细末。生油调涂故帛上贴。（《幼科证治大全》苦瓠散）

6. 治腋下瘿瘤 长柄茶壶卢（烧存性），研末搽之，以消为度。（《濒湖集简方》）

7. 治胬肉血翳 秋间取小柄壶卢，或小药壶卢，阴干，于紧小处锯断，内挖一小孔如眼孔大。遇有此病，将眼皮上下用手挣开，将壶卢孔合定。初虽甚痛苦，然瘀肉、血翳皆渐下，不伤睛也。（《保寿堂经验方》）

8. 治头风 苦瓠搅碎取汁，苇管之属搐入鼻。其药上冲脑门，须臾恶涎流下稠脓，勿以昏晕为疑。（《圣惠方》）

9. 治痔疮肿痛 苦壶卢、苦荬菜。煎汤，先熏后洗，乃贴熊胆、密陀僧、胆矾、片脑末。（《摘元方》）

【临床报道】 治疗糖尿病 取亚腰葫芦（苦壶卢）每日30 g，煎服，每日2次；片剂每片0.3 g（含生药0.2 g），每次3～5片，每日2次；针剂（浓度为50%）每次2 ml，每日2次肌注。治疗前及刚开始用药时，服用西药量及主食定量均不变。用药观察期限平均为3个月。共治原发性糖尿病患者26例，结果显效5例，进步16例，无效5例，总有效率为80.8%。

【各家论述】 1.《本草汇言》："苦壶卢，行水之劫剂也。张龙泉曰前古治大水溃肌肉中，面目四肢浮肿，以此煎水饮之消，故时贤诸方书，用治黄疸脚气及水胀不行之证，捷如桴鼓。如胃家实而能食者，投之确当，倘胃虚不能食、脾气亏损易水胀者；久病脾阳不运而成肿满者，误服立见危败。"

2.《本经逢原》："苦瓠，本经治大小浮肿，又云下水令人吐，大伤中气，今人治黄疸水气，大小便不通，或浸火酒饭上蒸，或实糖霜煅存性，必暴病实证，庶可劫之。若久病胃虚误服，必致吐利不止，往往致毙，可不慎欤！其子煎汁或酒浸，治鼻窒气塞，少少滴入，又目疾胬肉血翳药中，亦有用者，取苦寒以降火也。"

2626 苦菜根 kǔ cài gēn（《纲目》）

【基原】 为菊科苦苣菜属植物苦苣菜的根。

【原植物】 参见"苦菜"条。

【功用主治】 治血淋，利小便。

【用法用量】 内服：煎汤，30～45 g。

2627 苦楝子 kǔ liàn zǐ（《本草图经》）

【异名】 土楝实（《本草汇言》），苦心子（《福建药物志》）。

【基原】 为楝科楝属植物楝 *Melia azedarach* L. 的果实。

【原植物】 参见"苦楝皮"条。

【采收加工】 秋、冬两季果实成熟呈黄色时采收，或收集落下的果实，晒干、阴干或烘干。

【药材】 苦楝子 *Meliae Azedarach Fructus* 产于山西、甘肃、山东、江苏、浙江、湖南、广东、广西、云南、湖北、贵州等地。

性状 核果长圆形至近球形，长1.2～2 cm，直径1.2～1.5 cm。外表面棕黄色至灰棕色，微有光泽，干皱。先端偶见花柱残痕，基部有果梗痕。果肉较松软，淡黄色，遇水浸润显黏性。果核卵圆形，坚硬，具4～5棱，内分4～5室，每室含种子1颗。气特异，味酸、苦。

【成分】 果实中含有苦楝子酮（melianone），苦楝子醇（melianol），苦楝子内酯（melialactone），7-二十三醇（7-tricosanol），儿茶素（catechin），羽扇豆醇（lupeol），β-谷甾醇（β-sitosterol），β-谷甾醇-3-O-葡萄糖苷（β-sitosteryl-3-O-glucoside），香草醛（vanillin），桂皮酸（cinnamic acid），印楝子素（azadirachtin），1-桂皮酰苦楝子醇酮（1-cinnamoylmelianolone），苦楝子二醇（melianodiol），苦楝新醇（melianoninol）。种子中含萜类：6-乙酰氧基-11α-羟基-7-酮基-14β，15β-环氧苦楝子新素-1，5-二烯-3-O-α-L-吡喃鼠李糖苷（6-acetoxy-11α-hydroxy-7-oxo-14β，15β-epoxymeliacin-1，5-diene-3-O-α-L-rhamnopyranoside），印楝沙兰林（salannin），印楝德林（meldenin），6-乙酰氧基-7-酮基-14β，15β-环氧苦楝子新素-1，5-二烯-3-O-β-D-吡喃木糖苷（6-acetoxy-7-oxo-14β，15β-epoxymeliacin-1，5-diene-3-O-β-D-xylopyranoside），6，11-二乙酰氧基-7-酮基-14β，15β-环氧苦楝子新素-1，5-二烯-3-O-β-吡喃葡萄糖苷（6，11-diacetoxy-7-oxo-14β，15β-epoxymeliacin-1，5-diene-3-O-β-glucopyranoside）。种子油含多种脂肪酸，其中不饱和酸约占85%，主要成分为亚油酸（linoleic acid），油酸（oleic acid）；果实油含肉豆蔻酸（myristic acid），亚油酸，油酸，棕榈酸（palmitic acid），棕榈油酸（palmitoleic acid），1，4-苯二甲酸-二甲酯（1，4-benzendicarboxylic acid dimethyl ester）。

【药性】 苦，寒，小毒。

《得配本草》："微苦，寒。"

【功用主治】 行气止痛，杀虫。主治脘腹胁肋疼痛，疝痛，虫积腹痛，乳痈，头癣，冻疮。

1.《得配本草》:"泄阳明、厥阴之邪热,专主中焦乳病。"

2.《岭南采药录》:"煎水洗,能治手足爆坼及冻疮等。"

3.《现代实用中药》:"果实有收敛作用。治心腹疝痛,蛔虫腹痛。"

【用法用量】 内服:煎汤,3～10 g。外用:研末调涂。行气止痛炒用,杀虫生用。

【宜忌】 脾胃虚寒者禁服。不宜过量及长期服用。

【选方】 1. 治胃痛,肝气不舒的胸胁痛、疝痛 苦楝子、延胡索各9 g,水煎服。(《北方常用中草药手册》)

2. 治头疮 苦楝子十四枚,杏仁七枚。上件药炒令烟尽,捣罗为末。入腻粉半钱,更研令匀,以生油调涂。(《圣惠方》)

3. 治乳疬溃烂经年,将穿膜者 土楝实一两(经霜者佳),雄鼠粪七钱,露蜂房五钱。俱炒微焦,研细末。每用三钱,食后酒调服,间日一服。服药完,痛即止,不数日,脓血收敛。(《本草汇言》)

4. 治肾消膏淋,病在下焦 苦楝子、茴香等分。为末,每温酒服一钱。(《圣惠方》)

5. 治痔 苦楝子二十枚,白矾一两。上二味,炒焦为散,入麝香研末。临卧贴之。(《圣济总录》苦楝散)

【临床报道】 1. 治疗急性乳腺炎 将苦楝子连皮和仁,捣碎晒干炒黄,研细末。每次以苦楝子末9 g,红糖60 g,用黄酒或开水100～200 ml冲服,每日1～2次,连服2～5日。共治43例,其中初诊时未化脓者34例,服药2～4次,均在3日内治愈。已化脓之9例,在切开排脓或抽脓后服药6～12次,一般4～8日后亦愈。

2. 治疗头癣 苦楝子烤黄研成细末,用熟猪油或植物油调成50%油膏。将患者头发剃光或剪短,用清水洗净,再用5%～10%明矾水洗一遍,擦干,涂油膏(厚2～3 mm),每日1次,连续10日为1个疗程。上法共治头癣150例,一般2～3个疗程即愈。有效率98%。

2628 苦楝叶 kǔ liàn yè (《纲目》)

【基原】 为楝科楝属植物楝和川楝的叶。

【原植物】 参见"苦楝皮"、"川楝子"条。

【采收加工】 全年均可采收,鲜用或晒干。

【成分】 1. 楝叶 含黄酮类:芸香苷(rutin),山柰酚-3-芸香糖苷(kaempferol-3-*O*-*β*-rutinoside)。

2. 川楝叶 含川楝子甾醇(toosendansterol)A及B,黑麦草内酯(loliolide),川楝子苷(toosendanoside),苦楝子紫罗醇苷(meliaionoside)A及B。

【药理】 抗病毒作用 苦楝叶的不完全纯化物能抑制病毒对哺乳类动物细胞的感染,其抑制高峰出现在作用后的2小时,且能维持15小时以上,随后下降,但如再次加入苦楝叶提取物,又能出现抑制高峰。与苦楝叶提取物一起培养的细胞的上清液中未测到干扰素,细胞提取物中双链RNA依赖蛋白激酶也未增加。苦楝叶提取物作用后细胞的抗病毒的状态不能通过细胞间的流动物传递也不能通过细胞之间的直接接触传递。苦楝叶提取物的作用依赖于细胞活跃的新陈代谢,而放线菌素D可部分逆转之。以上说明苦楝叶的该提取物非干扰素样物质,其抗病毒的活性机制尚待进一步研究。

【功用主治】 燥湿,行气,止痛,杀虫。主治湿疹瘙痒,疮癣疥癞,疝气疼痛,跌打肿痛,蛇虫咬伤。

1.《医学入门》:"皮、叶治游风疹疮疥癞,小儿壮热,煎汤浸洗。"

2.《纲目》:"疝入囊痛,临发时煎酒饮。"

【用法用量】 外用:煎水洗、捣敷或绞汁涂。内服:煎汤,5～10 g。

【选方】 1. 治干癣、湿癣、风癣,不拘年月 楝实半升(如无实,以根皮代之),楝叶及嫩枝(细锉)、凌霄花及藤(锉细)各一升,枳壳(去穰)、蛇床子、地榆、丹参、皂荚(并细锉)各三两。煎水淋洗。(《证治准绳》)

2. 治疝气走入肾囊痛 苦楝树叶,碎切。临发时,酒煎下。(《急救良方》)

3. 治肿毒 苦楝树叶、乌桕树蕊二味酌量。捣烂敷患处。(《岭南草药志》)

4. 治蜈蚣蜂伤 楝树枝、叶汁,涂之良。(《纲目》引《简便单方》)

5. 治疟疾 苦楝树叶、亚婆子叶各9 g。清水煎服,不拘时。孕妇忌用。(《岭南草药志》)

【临床报道】 治疗化脓性皮肤病 取苦楝树叶洗净切碎,每500 g加水3 000 ml,煎沸40～60分钟,冷却过滤,装入消毒玻璃瓶中备用。每1 000 ml溶液内加入10%石炭酸溶液5 ml防腐。用法:先用苦楝树叶溶液洗涤创口表面脓痂,然后用消毒纱布浸透药液作创面湿敷,每3～4小时在纱布上加滴该药液以保持湿润。如创面广泛或患部不宜湿敷时,可每日用该药液洗涤创面3次。一般用药后第一日即见创面干燥、红晕消退、瘙痒显著减轻,续治2～4日后即结痂落屑。共治疗脓疱疮、湿疹样皮炎、慢性湿疹等疾患34例,痊愈25例。

2629 苦楝皮 kǔ liàn pí (《证类本草》)

【异名】 楝木皮、楝树枝皮(《千金方》),苦楝树白皮、东行楝根白皮(《圣惠方》),楝皮(《斗门方》),楝根皮(《奇效良方》),楝根木皮(《纲目》),苦楝树皮(《湖南药物志》),苦楝根皮(《安徽中草药》)。

【基原】 为楝科楝属植物楝和川楝的树皮及根皮。

【原植物】 1. 楝 *Melia azedarach* L. 又名:苦楝(《云南药用植物名录》),楝树(《广西药用植物名录》)。

落叶乔木,高15～20 m。树皮暗褐色,纵裂,老枝紫色,有多数细小皮孔。二至三回奇数羽状复叶互生;小叶卵形至椭圆形,长3～7 cm,宽2～3 cm,先端长尖,基部宽楔形或圆形,边缘有钝尖锯齿,上面深绿色,下面淡绿色,幼时有星状毛,稍后除叶脉上有白毛外,余均无毛。圆锥花序腋生或顶生;花淡紫色,长约1 cm;花萼5裂,裂片披针形,两面均有毛;花瓣5,平展或反曲,倒披针形;雄蕊管通常暗紫色,长约7 mm;子房上位。核果圆卵形或近球形,长1.5～2 cm,淡黄色,4～5室,每室具1颗种子。花期4～5月,果熟期10～11月。

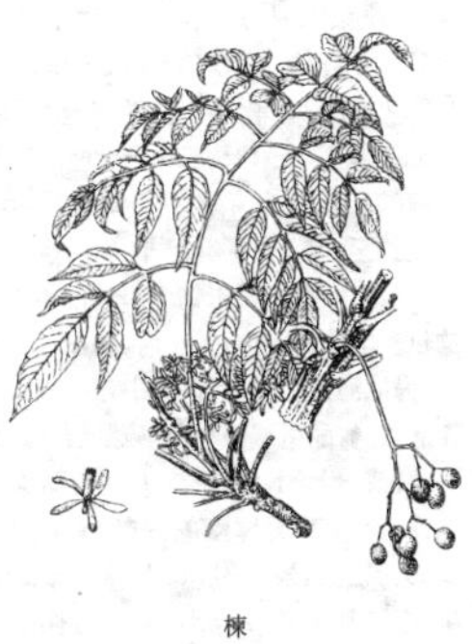

楝

生于旷野或路旁,常栽培于屋前房后。分布北至河北,南至广西、云南,西至四川等地。

2. 川楝 *M. toosendan* Sieb. et Zucc.

参见"川楝子"条。

本植物的果实(苦楝子)、叶(苦楝叶)及花(苦楝花)亦供药用,另设专条。

【栽培】 生物学特性 喜温暖湿润气候,耐寒、耐碱、耐瘠薄。适应性较强。以土层深厚、疏松肥沃、排水良好、富含腐殖质的砂质壤土栽培为宜。

繁殖方法 种子繁殖。育苗移栽:10～11月选择20年以上的老树,进行采种。春季4月播种前用温水浸种4～5日,按行距

30～45 cm开条沟，沟深6 cm，将种子播入，覆土压实。培育1年，翌年春季移栽。按行株距5 m×5 m开穴，穴径1.2 m，深80 cm，底层施厩肥，上覆细土10 cm，每穴栽种1株，栽种时要使根部舒展，土壤与根部密接，覆土压实，浇水。

田间管理　幼树栽种后，每年要松土除草、施肥2～3次，冬季进行培土，遇雨季要及时开沟排除积水。

病虫害防治　病害有溃疡病、褐斑病、丛枝病、花叶病、叶斑病；虫害有黄刺蛾、扁刺蛾、斑衣蜡蝉、星天牛等。

【采收加工】 4～5月剥取茎皮，全年可采收根皮，切段晒干。

【药材】 苦楝皮 *Meliae Cortex*　主产于四川、湖北、安徽、江苏、河南、贵州。

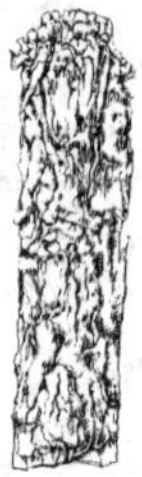

苦楝皮（根皮）外形

性状　干皮呈不规则块片状、槽状或半卷筒状，长宽不一，厚2～6 mm。外表面灰棕色或灰褐色，粗糙，有交织的纵皱纹及点状灰棕色皮孔。除去粗皮者淡黄色；内表面类白色或淡黄色。质韧，不易折断，断面纤维性，呈层片状，易剥离成薄片，层层黄白相间，每层薄片均可见极细的网纹。无臭，味苦。

根皮呈不规则片状或卷曲，厚1～5 mm。外表面灰棕色或棕紫色，微有光泽，粗糙，多裂纹。

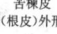

鉴别　(1) 干皮横切面：外侧有3～4条木栓组织层带。木栓层常深入到韧皮部。老皮多不见皮层。韧皮部有切向延长的纤维束与薄壁组织相间排列成层；纤维束周围的薄壁细胞中含草酸钙方晶形成晶鞘纤维；方晶直径6～31 μm，纤维壁厚，木化。初生射线喇叭形，开口处的细胞常含有草酸钙簇晶。薄壁细胞中含淀粉粒，圆形、类圆形或卵圆形，单粒或由2～5个分粒组成的复粒。

粉末特征：红棕色。纤维甚长，直径15～27 μm，壁极厚，木化；纤维束周围的细胞常含草酸钙方晶，形成晶纤维；含晶细胞壁不均匀木化增厚，厚约至14 μm，方晶正立方形或多面形，直径13～29 μm。木化韧皮薄壁细胞常紧附纤维束旁，类长方形、长条形或类圆形，长43～130 μm，直径15～37 μm，壁稍厚，微木化，具稀疏纹孔。此外，有木栓组织碎片，有的含红棕色物；淀粉粒单粒，直径约至13 μm；稀有簇晶。

(2) 取本品粉末约1 g，加乙醚10 ml，浸渍2小时，时时振摇，滤过。取滤液1 ml，挥干后，滴加对二甲氨基苯甲醛试液数滴，显红色；另取滤液1 ml，置试管中，挥干后，加醋酐1 ml，搅拌，沿管壁加硫酸数滴，醋酐层显绿色，硫酸层显红色至紫红色（检查三萜类）。

【成分】 1. 楝树皮中含有萜类：川楝素（toosendanin），苦楝酮（kulinone），苦楝萜酮内酯（kulactone），苦楝萜醇内酯（kulolactone），苦楝萜酸甲酯（methylkulonate），苦楝子三醇（melianotriol），7α-乙酰基-14β，15β-环氧-1-葛杜宁烯-3-*O*-*β*-*D*-吡喃葡萄糖苷（7α-acetoxy-14β，15β-epoxy-gedunan-1-ene-3-*O*-*β*-*D*-glucopyranoside），异川楝素（isotoosendanin），蒽醌类：1，8-二羟基-2-甲基蒽醌-3-*O*-*β*-*D*-吡喃半乳糖苷（1，8-dihydroxy-2-methylanthraquinone-3-*O*-*β*-*D*-galactopyranoside），1，5-二羟基-8-甲氧基-2-甲基蒽醌-3-*O*-*α*-*L*-吡喃鼠李糖苷（1，5-dihydroxy-8-metho-xy-2-methylanthraquinone-3-*O*-*α*-*L*-rhamnopyranoside），4′，5-二羟基黄酮-7-*O*-*α*-*L*-吡喃鼠李糖基-（1→4）-*β*-*D*-吡喃葡萄糖苷〔4′，5-dihydroxyflavone-7-*O*-*α*-*L*-rhamnopyranosyl-（1→4）-*β*-*D*-glucopyranoside〕。另有β-谷甾醇（β-sitosterol），正十三烷及水溶性成分。楝树木材中含印楝波灵（nimbolin）A及B，秦皮酮（fraxinellone），葛杜宁（gedunin）。楝树根中含芹菜素-5-*O*-*β*-*D*-吡喃半乳糖苷（apigenin-5-*O*-*β*-*D*-galactopyranoside）。

2. 川楝树皮含川楝素、异川楝素，新楝皮素（A-dneoazedarachin）A～D。

【药理】 1. 驱虫作用　该药煎剂或醇提取物均对猪蛔虫有抑制以致麻痹作用。驱蛔作用的有效成分为川楝素，比乙醇提取物的作用强。川楝素能直接作用于蛔虫肌肉，扰乱其能量代谢，导致收缩性疲劳而痉挛。对蛔虫神经-肌肉的兴奋作用不被阿托品所阻断，提示川楝素并非拟胆碱药，在体外对小鼠蛲虫也有麻痹作用。

2. 对呼吸中枢的影响　大剂量的川楝素（每只大鼠，静脉或肌内注射2 mg）能引起大鼠呼吸衰竭。主要是由于该成分对中枢的抑制作用。中枢兴奋药尼可刹米对川楝素引起的呼吸抑制有轻微的对抗作用。

3. 对神经肌肉传递功能的影响　川楝素对大鼠能不可逆地阻遏间接刺激引起的肌肉收缩，刺激神经诱发的乙酰胆碱释放。电子显微镜观察表明川楝素对小鼠神经肌肉接头的亚显微结构有明显的作用，表现在突触间隙宽度增加和突触囊泡数目减少。这两种变化不同时出现在同一个接头。

4. 抗肉毒中毒　川楝素对肉毒中毒动物具有治疗保护作用。此外川楝素能明显增强抗毒血清对肉毒中毒小鼠和家兔的治疗作用。

5. 对心乳头肌电和机械特性的影响　川楝素浓度依赖性地使快反应电位复极至90%的时程（APD_{90}）延长，用氯化钡阻断Ik_1，可取消川楝素延长APD_{90}的作用，川楝素使慢反应电位的APD延长和收缩力（FC）增强，用氯化钡后，可取消川楝素的上述作用，提示川楝素抑制Ik_1，其正性肌力作用是继发于APD的延长及钙通道的失活减慢。川楝素可使离体蛙心收缩节律异常，持续1小时左右可自动恢复。

6. 其他作用　川楝素（200 mg/kg）家兔灌胃以及浓度为0.2×10^{-4} mg的川楝素均对在位兔及离体兔肠的张力和收缩力有显著增加。浓度为0.2×10^{-3} mg的川楝素能使肠肌呈现痉挛性收缩。此兴奋作用能被苯海拉明所对抗，而不被阿托品所阻断。10%苦楝皮水浸液对多种致病性真菌有抑制作用。苦楝根皮提取物治疗小鼠实验性曼氏血吸虫病，从动物体内存活虫数及孵化试验等方面证实，有一定疗效。

7. 体内过程　恒河猴身上作药代动力学研究表明，其在体内分布迅速而广泛，在组织中贮存量较大，分布浓度由高到低依次为胆、肝、十二指肠、脾、肾、胃、延脑，4次重复给药后组织中药物有蓄积。

毒性　川楝素对胃有刺激性，其程度因动物种类而异，口服川楝素后，大鼠胃黏膜发生水肿、炎症及溃疡，部分犬呕吐，还可引起犬、兔、猴肝细胞肿胀变性、肝窦极度狭窄，小鼠血浆ALT升高。灌服大剂量川楝素，可引起动物急性中毒致死，死亡原因是由于血管通透性增加，引起内脏出血，血压下降而形成急性循环衰竭。小鼠蓄积性毒性的LD_{50}为18.7 mg/kg，蓄积系数为1.13，属强蓄积性药物。猴亚急性中毒最明显的表现是ALT升高，其次是肌无力。大体解剖发现，各剂量组的动物均有不同程度的内脏淤血。

【药性】 苦，寒，有毒。归脾、胃、肝经。

1.《别录》："微寒。"

2.《日华子》："苦，微毒。"

3. 南药《中草药学》："人肝、脾、胃经。"

【功用主治】 杀虫，清热，燥湿。主治蛔虫病，钩虫病，蛲虫病，阴道滴虫病，疥疮，头癣，风疹瘙痒，湿疮。

1.《别录》："疗蛔虫，利大肠。"

2.《本草经集注》："根，以苦酒摩涂疥甚良。"

3.《日华子》："治游风热毒，风疹，恶疮疥癞，小儿壮热，并煎汤浸洗。"

4.《滇南本草》："根皮，杀小儿寸白虫。"

5.《生草药性备要》："治虫积肚痛，消热毒。"

【用法用量】 内服：煎汤，6～15 g，鲜品15～30 g；或入丸、散。外用：煎水洗或研末调敷。

【宜忌】 体弱及肝肾功能障碍者、孕妇及脾胃虚寒者均慎服。亦不宜持续和过量服用。苦楝皮过量服用轻者出现头痛、头晕、恶心、呕吐、腹痛等症状，重者可出现内脏出血、中毒性肝炎、精神失常、呼吸中枢麻痹，甚至休克、昏迷死亡。

《新修本草》："此有两种，有雄有雌。雄者根赤无子有毒，服之多使人吐不能止，时有至死者。雌者根白有子微毒，用当取雌者。"

【选方】 1. 治小儿蛔虫　楝根白皮，去粗，二斤，切。水一斗，煮取三升，砂锅（熬）成膏，五更初温酒服一匙，以虫下为度。（《简便单方》）

2. 治小儿虫痛不可忍者　苦楝根白皮二两，白芜荑半两。为末，每服一钱，水一小盏，煎取半盏，放冷，待发时服，量大小加减，无时。（《小儿卫生总微论方》抵圣散）

3. 治钩虫病　苦楝皮（去粗皮）5 000 g，加水 25 000 g，熬成 5 000 g；另用石榴皮 240 g，加水 2 500 g，熬成 1 000 g。再把两种药水混合搅匀，成人每次服 30 g。（《湖南药物志》）

4. 杀蛲虫　楝根皮二钱，苦参二钱，蛇床子一钱，皂角五分。共为末，以蜜炼成丸，如枣大，纳入肛门或阴道内。（《药物图考》楝皮杀虫丸）

5. 治浸淫疮　苦楝根，晒干，烧存性，为末。猪脂调敷。湿则干掺。先用苦参、大腹皮煎汤洗。（《外科集验方》苦楝散）

6. 治瘘疮　楝树白皮、鼠肉、当归各二两。熬成膏，敷之孔上，令生肉。（《刘涓子鬼遗方》坐肉膏）

7. 治疥疮风虫　楝根皮、皂角（去皮、子）各等分。为末，猪脂调涂。（《奇效良方》）

【临床报道】 1. 治疗胆道蛔虫病　复方苦楝皮煎剂，取苦楝皮 60 g，使君子 30 g，茵陈 20 g，加水 500 ml，煎煮至250 ml。胆道蛔虫病单纯型患者，用该煎剂每日 2 剂，每剂煎 2 次分服；感染型患者，用该煎剂加大黄、芒硝各 15 g，用法同上。共治疗 86 例，结果 3 日内全部治愈。

2. 治疗阴道滴虫　新鲜的楝树根皮 200 g，放入 1 000～1 500 ml的普通水中煮沸 20 分钟过滤得棕色味苦的液体，经窥阴器每晚 5 ml 注入阴道，再放入浸有该液的纱布球，次日晨起取出，5～10 次为 1 个疗程。或将楝根皮用其有效成分与甘油明胶做成 3～5 g 如指头大的栓剂，每晚睡前塞 1 枚于阴道内，隔日 1 次，5 次为 1 个疗程。共治疗滴虫性阴道炎患者 33 例，1 个疗程或不到 1 个疗程后全部治愈。白带悬滴复查，滴虫均示阴性。

3. 治疗钩虫病　新鲜苦楝树二层皮 60 g（成人每日量）水煎 2～3 小时，煎成药液 20～30 ml 作 1 次服，连服 3 日。治疗钩虫阳性患者 121 例，服药 7 日后进行复检，钩虫转阴人数为 109 例，阳性 12 例，疗效达 90%。另以本药材 90 g，如前法煎服和复查，治疗钩虫阳性患者 200 例，结果转阴人数为 196 例，阳性 4 例，疗效达 98%。在 321 例服药过程中，仅有 1 例出现腹泻，另 1 例有头晕、腹痛现象，余无任何不良反应[3]。

2630 苦楝花 kǔ liàn huā 《纲目》

【基原】 为楝科楝属植物楝和川楝的花。

【原植物】 参见"苦楝皮"、"川楝子"条。

【采收加工】 4～5 月采收，晒干、阴干或烘干。

【功用主治】 清热，杀虫。主治热痱，头癣。

1.《纲目》："热痱，焙末撒之。铺席下，杀蚤、虱。"

2.《本经逢原》："烧烟辟蚊虫。"

【用法用量】 外用：研末撒或调涂。

【选方】 治痱子瘙痒　苦楝花不拘多少，焙干，捣罗为细末，入蚌粉、滑石末各少许，研匀。日频敷之。（《圣济总录》）

2631 苦蘵根 kǔ zhí gēn 《江西民间草药》

【基原】 为茄科酸浆属植物苦蘵的根。

【原植物】 参见"苦蘵"条。

【采收加工】 6～9 月采挖，鲜用或晒干。

【药性】《江西民间草药验方》："性寒，味苦，无毒。"

【功用主治】 清热，利水，通淋。主治水肿腹胀，黄疸，热淋。

1.《江西民间草药》："治水肿腹胀。"

2.《江西民间草药验方》："除湿清热，利尿通淋，止咳化痰。"

【用法用量】 内服：煎汤，15～30 g；或鲜品捣汁冲服。

【宜忌】《江西民间草药》："孕妇忌服。"

【选方】 治唇疔　苦蘵根捣烂取汁，冲米泔水服。（《湖南药物志》）

2632 苦碟子 kǔ dié zǐ 《全国中草药汇编》

【异名】 满天星（《黑龙江省主要野生药用植物的鉴别及中草药新制剂》），苦荬菜（《全国中草药汇编》）。

【基原】 为菊科苦荬菜属植物抱茎苦荬菜的全草。

【原植物】 抱茎苦荬菜 *Ixeris sonchifolia* (Bunge) Hance [*I. denticulata* Stebb. subsp. *sonchifolia* Stebb.]

多年生草本，高 30～80 cm。全株无毛。根粗壮而垂直。茎直立。基生叶多数，长圆形，长 3.5～8 cm，宽 1～2 cm，先端急尖或圆钝，基部下延成柄，边缘具锯齿或不整齐的羽状深裂；茎生叶较小，卵状长圆形，先端急尖，基部耳形或戟形抱茎，全缘或羽状分裂。头状花序密集成伞房状，有细梗；总苞长 5～6 mm，外层总苞片 5，极小，内层总苞片 8，披针形；舌状花黄色，长7～8 mm，先端截形，5 齿裂。瘦果黑色，纺锤形，长 2～3 mm，有细条纹及粒状小刺，喙长约 0.5 mm，冠毛白色。花、果期 4～7 月。

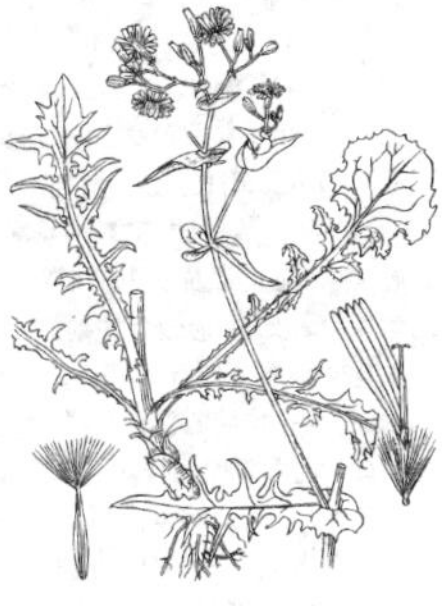
抱茎苦荬菜

生于荒野、山坡、路旁、河流旁及疏林下。分布于华北、东北和华东。

本种的变种秋抱茎苦荬菜 *I. sonchifolia* (Bunge) Hance var. *serotina* (Maxim.) Kitag. 在民间常与苦碟子同等入药。

【采收加工】 5～7 月间采收，晒干或鲜用。

【药材】 苦碟子 *Ixeritis Sonchifoliae Herba*　主产于东北、华北等地。

性状　本品长短不一。根呈倒圆锥形，具少数分枝。茎呈细长圆柱形，上部具分枝，直径 1.5～4 mm，表面绿色、深绿色至黄棕色，有纵棱，无毛，节明显；质轻脆，易折断，折断时有粉尘飞出，断面略呈纤维性，外圈黄绿色，髓部呈白色。叶互生，多皱缩、破碎，完整叶展平后呈卵状长圆形，先端急尖，基部耳状抱茎。头状花序，密集成伞房状，有细梗，总苞片 2 层。舌状花，黄色，雄蕊 5，雌蕊 1 枚，柱头 2 裂，子房上端具多数丝状白色冠毛。瘦果，黑色，类纺锤形。气微，味微甘苦。

鉴别　（1）粉末特征：呈灰绿色。冠毛断片甚多，直径约 10 μm，呈疏锯齿分枝状。花粉粒随处可见，类圆形，萌发孔 5～6，表面具刺状凸起，直径 16.8～22.4 μm。木纤维碎片易见，单个散在或 2 至多个成束，直径为 14～23 μm。花冠碎片易见，表皮细胞呈乳头状突起。丁字毛多见，但多不完整。叶表皮气孔不等式。茎表皮气孔可见，保卫细胞类扁长方形。梯纹导管或螺纹导管碎片多见，单个或 2～3 列存在，直径 16～30 μm。

（2）取本品粉末 5 g，加 70%乙醇液 35 ml，浸渍 30 分钟，回流加热30分钟，趁热滤过，滤液在水浴上蒸干，残渣加水10 ml煮沸，趁热滤过，滤液用石油醚(60～90 ℃)适量除去色素，水液再用乙酸乙酯10 ml提取，提取液置水浴上蒸干，残渣用95%乙醇6 ml溶解。取乙醇提取液1 ml，加少量镁粉，加浓盐酸5滴，沸水浴上加热3分钟，溶液由黄变到橙色。取乙醇提取液，用毛细管点于滤纸上，在紫外灯下观察显灰蓝色荧光，点加3%碳酸钠溶液后，斑点显黄色，在紫外灯下观察，显亮黄色荧光(检查黄酮类)。

【成分】 全草含香豆素类腺嘌呤核苷(adenosine)，东莨菪素(scopoletin)；黄酮类：木犀草素(luteolin)，木犀草素-7-*O*-*β*-*D*-吡喃葡萄糖醛酸苷乙酯(luteolin-7-*O*-*β*-*D*-glucuronideethylester)，木犀草素-7-*O*-*β*-*D*-吡喃葡萄糖醛酸苷甲酯(luteolin-7-*O*-*β*-*D*-glucuronide methylester)，芹菜素(apigenin)；有机酸酯：(*E*)-2, 5-二羟基桂皮酸〔(*E*)-2, 5-dihydroxycinnamic acid〕，邻苯二甲酸双-(2-乙基)己酯〔bis-(2-ethylhexyl)phthalate〕。又含(+)-丁香脂素〔(+)-syringarensinol〕，对羟基苯甲醛(*p*-hydroxybenzaldehyde)，1, 4-苯二甲醇(1, 4-benzenedimethanol)，蒲公英烷-20-烯-3*β*, 16*α*-二羟基-3-乙酯(taraxaster-20-en-3*β*, 16*α*-diol-3-acetate)，蒲公英甾醇乙酯(taraxasterylacetate)，棕榈酸(palmitic acid)和*β*-谷甾醇(*β*-sitosterol)。

【药理】 1. 对心脑血管功能的影响 (1) 增加冠脉流量 苦碟子注射液可使离体豚鼠、麻醉犬冠脉流量增加并降低心肌耗氧量；可对抗垂体后叶素引起的兔心肌缺血；腹腔注射可增加小鼠心肌摄取^{86}Rb的能力，增加心肌营养血流量。

(2) 降低氧代谢、提高耐缺氧能力 苦碟子注射液19.5 g/kg腹腔注射，对正常及皮下注射肾上腺素小鼠均能提高对减压缺氧的耐受力；25 g/kg腹腔注射，明显降低小鼠的氧代谢，小鼠死亡时平均临界氧分压降低，而存活时间显著延长。显著抑制心肌细胞的氧代谢，均使心肌的乳酸含量显著降低。

(3) 抗心肌梗死作用 家兔前降支高位双道结扎法形成实验心肌梗死后，以苦碟子注射液及其有效成分腺苷注射液治疗，结果证明两者能明显降低心肌梗死范围。苦碟子及腺苷明显抑制心肌梗死后血清肌酸磷酸激酶(CPK)活性升高，能减轻或恢复心肌梗死引起的红细胞电泳速度减慢。家兔静注苦碟子注射液2 g/kg能明显对抗垂体后叶素引起的心肌缺血，但对垂体后叶素引起的部分动物ST段升高和心律紊乱等未见明显影响。碟脉灵注射液(苦碟子)舌下静脉注射对大鼠既有抗急性心肌缺血作用，又能防治急性心肌缺血时的高黏综合征。苦碟子及其腺苷能扩张心肌血管，降低整体犬的心肌代谢，增加侧支循环，改善心肌缺氧，使心肌供血有明显改善。

(4) 增加脑血流量、改善微循环 家兔静注苦碟子注射液4 g/kg后，使脑血管阻力显著降低，降低范围为15%～37%，表明该药能增加脑血流量，改善脑循环。苦碟子对腹静脉注射细菌毒素引起蟾蜍肠系膜微循环障碍有明显的治疗作用，能使毛细血管血流速度加快，使已接近停滞的血流重新恢复流动。

2. 对血液系统的影响 (1) 对血小板聚集的抑制作用 苦碟子注射液在试管内对ADP和胶原诱导的血小板聚集有显著抑制作用，家兔体内实验，对ADP诱导的血小板聚集，仅有轻度抑制，但无统计学意义。

(2) 增强纤维蛋白溶解酶的活性 家兔、豚鼠、犬一次静脉注射苦碟子注射液4 g/kg后，20分钟、50分钟纤维蛋白溶解时间显著缩短，90分钟后作用明显减弱或恢复正常。家兔连续静脉给药7日(每日4 g/kg)，末次给药后20分钟，纤维蛋白溶解酶活性显著增强，停药24小时后已没有明显作用。犬连续给药27日(每日4或8 g/kg)，结果无论大小剂量，凡在前次给药后24小时，测纤维蛋白酶活性均无明显增强作用。说明苦碟子有效作用时间较短。

3. 镇痛镇静作用 苦碟子注射液19.5 g/kg腹腔注射，小鼠热板法试验表明有镇痛作用。并可降低小鼠自主活动；7.5 g/kg、15 g/kg、30 g/kg腹腔注射，可协同戊巴比妥钠的催眠作用，增加小鼠入睡率。

4. 抗肿瘤作用 不同剂量的苦碟子对小鼠肉瘤S_{180}的抑制率分别为39.86 %、38.14%和35.73%，苦碟子也延长荷艾氏腹水瘤小鼠的存活期，生命的延长率分别为41.27%、29.78%和17.88%。

毒性 苦碟子注射液小鼠静注的LD_{50}为44.3±8.1 g/kg。大鼠每日以苦碟子浸膏4.2 g/kg(相当于生药32 g/kg)连续灌胃20日，结果给药组动物体重比对照组增长略快，非蛋白氮比对照组略低，给药后凝血时间比给药前有所延长，其他白细胞和红细胞总数、氨基转移酶、尿常规等给药前后和给药组与对照组之间均无明显差异，各脏器肉眼检查和组织切片检查无明显病理变化。

【药性】 苦、辛，寒。

1.《全国中草药汇编》："苦、辛，平。"

2.《长白山植物药志》："苦、辛，微寒。"

【功用主治】 止痛，清热，解毒，消肿。主治头痛，牙痛，胃脘痛，手术后疼痛，跌打伤痛，肠痈，泄泻，肺脓肿，咽喉肿痛，痈肿疮疖。

1.《全国中草药汇编》："止痛。主治头痛、牙痛、胃肠痛及外伤、中小手术后疼痛。"

2.《长白山植物药志》："镇痛，清热，解毒，消肿。治阑尾炎，肠炎，肺脓肿，痈肿疮疖。"

3.《秦岭巴山天然药物志》："主治痢疾，疮疖痈肿，吐血，衄血。"

【用法用量】 内服：煎汤，9～15 g；或研末。外用：水煎熏洗；或研末调敷；或捣敷。

【选方】 1. 治阑尾炎 抱茎苦荬菜15 g，薏苡仁30 g，附子6 g。水煎，日服2次。(《秦岭巴山天然药物志》)

2. 治实热嗓子嘶哑，咽喉肿痛 (苦碟子)、麦冬、甘草、薄荷各等量。共为细粉。每次3～4.5 g，每日1～3次，水煎温服。(《中国民族药志》)

3. 治黄水疮 抱茎苦荬菜，研末，香油调敷。

4. 治痔疮 抱茎苦荬菜，切碎，煎水熏洗。(3、4方出自《秦岭巴山天然药物志》)

【临床报道】 治疗冠心病 苦碟子全草制成碟脉灵注射液。用碟脉灵注射液10～20 ml(相当于生药20～40 g)加入5%葡萄糖液250 ml中静滴，每日1次，28日为1个疗程，一般1～2个疗程。收治107例，72例有明显心绞痛，治疗后显效64例，改善4例，无效4例，总有效率94.4%，心绞痛消失在1星期左右。有胸闷、心悸、气短等症状者103例，治疗后除9例无效外，其余94例症状全部消失，一般消失时间在3～4星期。107例冠心病患者心电图均见阳性改变，治疗后显效45例，好转28例，无效34例，心电图总有效率68.2%。临床发现对胃痛、头痛等有一定止痛作用；对心肌梗死所致的疼痛也有明显止痛作用。个别患者用药初期有腹部隐痛，大便次数略增(1～3次/日)，继续用药自行消失，一般无明显副作用。

2633 苦檀子 kǔ tán zǐ (《草木便方》)

【异名】 土大风子(《草木便方》)，冲天子(《中国主要植物图说》)，苦蚕子、猪腰子(《贵州民间药物》)，日头鸡(《四川中药志》)。

【基原】 为豆科鸡血藤属植物厚果崖豆藤的种子。

【原植物】 厚果崖豆藤 *Millettia pachycarpa* Benth. 又名：厚果鸡血藤(《广西药用植物名录》)。

多年生攀缘灌木，茎粗大。枝干圆柱形，幼枝时有疏绒毛。叶互生，具长柄，奇数羽状复叶，长30～50 cm；小叶13～17，叶片长圆状披针形，长14～16 cm，宽3～4 cm，先端钝，基部略圆形，上面无毛，有光泽，下面被锈黄色绢毛。圆锥花序腋生，长15～30 cm，总花梗较叶柄长；花2～5朵簇生于序轴的节上；苞片卵圆形，少毛；萼钟形，5齿裂，裂片三角形，浅绿色，有短茸毛；花冠蝶形，花5瓣，紫红色；雄蕊10，单体，上部分离；雌蕊1，线形，花柱弯曲，柱头圆形。荚果厚，木质，卵球形或矩圆形，长至23 cm，黄灰绿色，并有斑点，膨胀。种子1～5颗，肾形，长4 cm，红棕色至黑褐色。花期3～4月，果期10～11月。

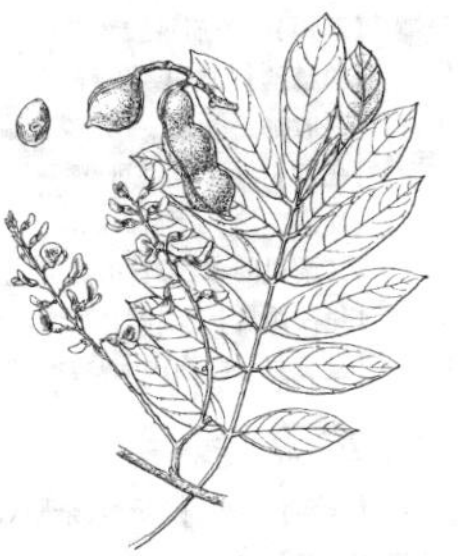

厚果崖豆藤

生于溪边、疏林下及灌木丛中。分布于福建、广西、四川、贵州、云南等地。

本植物的叶(苦檀叶)、根(苦檀根)亦供药用，另设专条。

【采收加工】 10～11月果实成熟后采收。除去果皮，将种子晒干。

【药材】 苦檀子 *Millettiae Pachycarpae Semen* 产于云南、广西等地。

性状 种子扁圆而略呈肾形，着生在荚果两端的种子，一面圆形，另一面平截；居于荚果中间的种子，两面均平截；长约4 cm，厚约3 cm。表面红棕色至黑褐色，有光泽，或带有灰白色的薄膜，脐点位于中腰陷凹处。子叶2片，肥厚，角质样，易纵裂；近脐点周围有不规则的突起，使子叶纵裂而不平。气微，味淡而后带窜透性的麻感。

【成分】 种子含鱼藤酮(rotenone)和类鱼藤酮(rotenoids)。

【药性】 苦、辛，热，大毒。

1.《草木便方》："苦辛，有毒。"

2.《广西中药志》："味苦，性寒，有剧毒。"

3.《贵州民间药物》："性热，味苦、辛。"

【功用主治】 攻毒，消积，杀虫。主治疥癣疮癞，痧气腹痛，小儿疳积。

1.《草木便方》："杀虫，攻毒。涂久匶，洗搽疥、癣、疳、癞。"

2.《贵州草药》："止痛，消积，杀虫。治小儿疳积，腹痛时症，痧气痛。"

【用法用量】 外用：研末调敷。内服：研末或煅存性研末，0.9～1.5 g；或磨汁。

【宜忌】 内服宜慎。过量服用可引起中毒，出现呕吐、腹痛、眩晕、黏膜干燥、呼吸迫促、神志不清等症状。对神经先兴奋后麻痹。

1.《广西中药志》："有剧毒，严禁内服。"

2.《全国中草药汇编》："毒性较大，常作外用，口服宜慎。"

2634 苦檀叶 kǔ tán yè (《草木便方》)

【基原】 为豆科鸡血藤属植物厚果崖豆藤的叶。

【原植物】 参见"苦檀子"条。

【采收加工】 6～7月采，鲜用。

【成分】 地上部分含黄酮类：5，7，4′-三羟基-6，8-二异戊二烯基异黄酮(5，7，4′-trihydroxy-6，8-diprenylisoflavone)，5，7，4′-三羟基-6，3′-二异戊二烯基异黄酮(5，7，4′-trihydroxy-6，3′-diprenylisofla-vone)，5，7，3′，4′-四羟基-6，8-二异戊二烯基异黄酮(5，7，3′，4′-tetrahydroxy-6，8-diprenylisoflavone)，(2*R*，3*R*)-5，4′-二羟基-8-异戊二烯基-6″，6″-二甲基吡喃酮[2″，3″：7，6]-二氢黄酮醇〔(2*R*，3*R*)-5，4′-dihydroxy-8-prenyl-6″，6″-dimethylpyrano[2″，3″：7，6]dihydroflavonol〕，苦檀子异戊二烯基异黄酮a、b。茎叶中含萜类：无羁萜(friedlin)，无羁萜-3β-醇(friendelan-3β-ol)；甾醇类：菜油甾醇(campesterol)，豆甾醇(stigmasterol)，谷甾醇(sitosterol)。

【药理】 抗病毒作用 苦檀叶的提取物对鼠逆病毒转录酶有很强的抑制作用，其半数抑制浓度 IC_{50} 为0.4 μg/ml，对DNA聚合酶也有抑制作用，IC_{50} 为0.9 μg/ml。

【功用主治】 祛风，杀虫，消肿。主治皮肤麻木，癣疥，脓肿。

1.《草木便方》："(治)一切皮风，叶煎洗。"

2.《贵州民间药物》："治癣疥，煎水洗或捣烂敷。"

3.《贵州民间方药集》："煎汤洗，治皮肤麻木。"

4.《福建药物志》："消肿散结，治小腿腓肠肌脓肿。"

【用法用量】 外用：煎水洗或捣敷。

2635 苦檀根 kǔ tán gēn (《全国中草药汇编》)

【基原】 为豆科鸡血藤属植物厚果崖豆藤的根。

【原植物】 参见"苦檀子"条。

【采收加工】 6～9月采挖，鲜用或切片晒干。

【成分】 含β-谷甾醇(sitosterol)，齐墩果酸(oleanolic acid)，水黄批素(karanjin)，厚果鸡血藤甲素(pachycarin A)，厚果鸡血藤乙素(pachycarin B)，厚果鸡血藤丙素(pachycarin C)，厚果鸡血藤丁素(pachycarin D)和厚果鸡血藤戊素(pachycarin E)。

【功用主治】 《全国中草药汇编》："外用治跌打损伤，骨折。"

【用法用量】 外用：捣敷。

【宜忌】 本品有毒，不宜内服。

2636 苦马豆根 kǔ mǎ dòu gēn (《沙漠地区药用植物》)

【基原】 为豆科苦马豆属植物苦马豆的根。

【原植物】 参见"苦马豆"条。

【采收加工】 8～9月挖取根，切段，晒干。

【成分】 含苦马豆素(spherosin)，苦马豆宁(sphe-rosinin)，β-谷甾醇(β-sitosterol)及香豆素(coumarin)。又含黄酮类：3′，7-二羟基2′，4′-二甲氧基异黄烷(glyasperin H)，4′，7-二甲氧基异黄酮(4′，7-dimethoxyisoflavone)，3′，7-二羟基-4′-甲氧基异黄酮(3′，7-dihydroxy-4′-methoxyisoflavone)。

【药性】 《沙漠地区药用植物》："味苦性平，有小毒。"

【功用主治】 固肾，止血。主治尿崩证，遗精，各种出血。

《沙漠地区药用植物》："补肾，利尿，消肿，固精，止血。"

【用法用量】 内服：煎汤，9～15 g。

2637 苦地胆根 kǔ dì dǎn gēn (《生草药性备要》)

【异名】 草鞋根(《广西民间用药选编》)。

【基原】 为菊科地胆草属植物地胆草的根。

【原植物】 参见"苦地胆"条。

【采收加工】 全年均可采收，鲜用或晒干。

【药性】 苦，寒。

【功用主治】 清热，除湿，解毒。主治中暑发热，头痛，牙痛，咳嗽，肾炎水肿，菌痢，肠炎，月经不调，白带，乳痈，痈肿。

1.《本草求原》："解暑热。治牙痛。"

2.《云南中草药》："清热祛风，止咳除痰，止痢。主治感冒发热，虚热咳嗽，小儿咳嗽，百日咳，风湿痛。"

3.《广西本草选编》："治月经不调，白带。"

【用法用量】 内服：煎汤，9～15 g，或泡酒。外用：捣敷；或煎水含漱。

【选方】 1. 治暑热 苦地胆根，同白豆、片糖煲水饮。(《生草药性备要》)

2. 治头风 鲜苦地胆根60 g，鸡1只。酌加开水炖熟后，再加少许红酒，分2～3次服。(《福建民间草药》)

3. 治牙痛 (草鞋根)、食盐少许。共捣烂，用鲜菜叶包住，放入火炭中煨热，放到牙痛处轻轻咬住。(《广西民间用药选编》)

4. 治咳嗽　(地胆草)鲜根 60 g,白茅鲜根 60 g,鲜百合 30 g。同煎代茶饮。(《常用青草药选编》)

5. 治肾炎,脚气水肿　(地胆草)鲜根头 7 个。洗净,捣烂,调鸡蛋 2 枚,共煎成饼吃,连吃 3~4 日。(《福州中草药临床手册》)

2638 苦壶卢子 kǔ hú lú zǐ (《纲目》)

【异名】 苦瓠子、苦葫芦子(《圣惠方》)。

【基原】 为葫芦科葫芦属植物小葫芦的种子。

【原植物】 参见"苦壶卢"条。

【采收加工】 8~9 月果实成熟时采收,剖开果实,取出种子,晒干。

【药性】 《纲目》:"苦,寒,有毒。"

【功用主治】 利水,杀虫,解毒。主治水肿,小便不利,鼻塞,鼻息肉,龋齿,聤耳,疥癣。

1.《纲目》:"治痈疽恶疮,疥癣,龋齿有虫䘌者。"

2.《本草求真》:"治诸般齿病或目翳、鼻塞。"

【用法用量】 内服:3~6 g,入丸、散。外用:煮汁涂;煎水含漱;或研末撒。

【选方】 1. 治大腹水肿,诸药无效　苦葫芦子二两,微炒。上件药,捣细罗为散。不计时候,以粥饮调下二钱。

2. 治小便不通,腹胀气急闷　蝼蛄三枚,微炒,苦瓠子三十粒,微炒。上件药,捣细罗为散。每服,以冷水调下一钱。

3. 治鼻塞,眼昏头疼,胸闷　苦葫芦子一两,以童子小便一盏浸之,夏一日,冬七日。取汁少许,滴入鼻中。(脑泻散)

4. 治鼻内息肉　苦葫芦子、苦丁香等分。入麝香少许,为末。纸拈点之。

5. 治聤耳出脓　干苦葫芦子一分,黄连半钱。为末。以绵先缴净,吹入半字,日二次。(1~5 方出自《圣惠方》)

2639 苦壶卢花 kǔ hú lú huā (《纲目》)

【基原】 为葫芦科葫芦属植物小葫芦的花。

【原植物】 参见"苦壶卢"条。

【采收加工】 7~8 月花开时采,晒干。

【功用主治】 《纲目》:"治一切鼠瘘。"

【用法用量】 外用:研末撒敷。

【选方】 治鼠瘘　苦壶卢花曝干,捣罗为末,敷之。(《圣惠方》)

2640 苦壶卢蔓 kǔ hú lú màn (《纲目》)

【基原】 为葫芦科葫芦属植物小葫芦的茎藤。

【原植物】 参见"苦壶卢"条。

【采收加工】 8~9 月采收,切段,晒干。

【功用主治】 《仇远稗史》:"麻疮,煎汤浴之。"

【用法用量】 外用:煎水洗浴。

【选方】 治小儿白秃　苦壶卢蔓同裹盐荷叶,煎浓汁洗三五次。(《圣济总录》)

2641 苦菜花子 kǔ cài huā zǐ (汪颖《食物本草》)

【基原】 为菊科苦苣菜属植物苦苣菜的花及种子。

【原植物】 参见"苦菜"条。

【药性】 《纲目》:"甘,平。无毒。"

【功用主治】 1.《本草衍义》:"花,去中热,安心神。"

2. 汪颖《食物本草》:"黄疸疾,连花子研细二钱,水煎服,日 2 次。"

2642 苦职果实 kǔ zhí guǒ shí (《江西民间草药》)

【异名】 苦职果(《湖南药物志》)。

【基原】 为茄科酸浆属植物苦职的果实。

【原植物】 参见"苦职"条。

【采收加工】 8~9 月果实成熟时采收,鲜用或晒干。

【药性】 《江西民间草药验方》:"性平,味酸,无毒。"

【功用主治】 解毒,利湿。主治牙痛,天疱疮,疔疮。《江西民间草药》:"治天疱疮。"

【用法用量】 内服:煎汤,6~9 g。外用:捣汁涂,或含痛处。

【宜忌】 《江西民间草药》:"孕妇忌服。"

2643 苹果 píng guǒ (《滇南本草》)

【异名】 柰(《别录》),柰子(《千金方》),平波(《饮膳正要》),超凡子、天然子(《滇南本草》),频婆(《纲目》),频果(《植物名实图考》),西洋苹果(《中国树木分类学》)。

【基原】 为蔷薇科苹果属植物苹果的果实。

【原植物】 苹果 *Malus pumila* Mill.

乔木,高达 15 m。小枝幼嫩时密被绒毛,老枝紫褐色,无毛。叶互生;叶柄长 1.5~3 cm,被短柔毛;托叶披针形,全缘,早落;叶片椭圆形、卵形至宽椭圆形,长 4.5~10 cm,宽 3~5.5 cm,边缘有圆钝锯齿,幼时两面有短柔毛。花两性;伞房花序,具花 3~7朵,集生于小枝顶端;花梗长1~2.5 cm,密被绒毛;花白色或带粉红色,直径 3~4 cm;雄蕊 20;花柱 5。果实扁球形,直径在 2 cm以上,先端常有隆起,萼柱下陷,萼裂片宿存,果梗粗短。花期 5 月,果期 7~10 月。

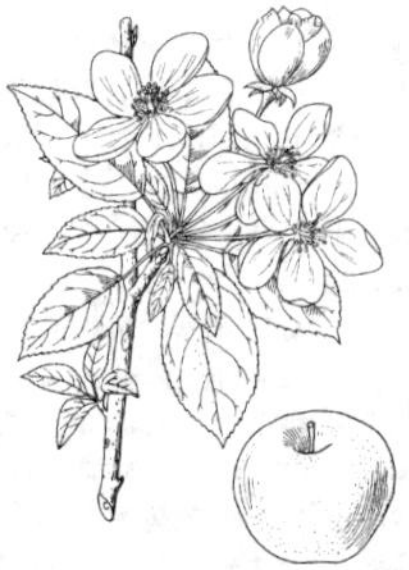

苹　果

生于海拔 50~2 500 m 的山坡、平原旷野以及黄土丘陵等处。原产于欧洲及亚洲中部。我国河北、山西、辽宁、江苏、山东、四川、云南、西藏、陕西、甘肃等地有栽培。

本植物的叶(苹果叶)、果皮(苹果皮)亦供药用,另设专条。

【采收加工】 早熟品种 7~8 月采收,晚熟品种 9~10 月采收。保鲜,包装贮藏,及时调运。

【药材】 苹果 *Mali Pumilae Fructus*　主产于东北、华北、华东。

性状　果实呈梨形或扁球形,青色、黄色或红色,直径 5~10 cm,或更大,顶部及基部均凹陷;外皮薄,革质、果肉肉质,内果皮坚韧,分为 5 室,每室有种子 2 枚。气清香,味甜、微酸。

【成分】 含小分子脂肪酸:*L*-苹果酸(*L*-malic acid),延胡索酸(fumaric acid),琥珀酸(succinic acid),丙酮酸(pyruvic acid),二羟乙酸(glyoxyli acid),草乙酸(oxalacetic acid),2-酮戊二酸(2-ketoglutaric acid),酒石酸(tartaric acid),草酸(oxalic acid),枸橼酸(citric acid),糖醛酸(uronic acid),异枸橼酸(isocitric acid),3-吲哚乙酸(3-indole acetic acid);氨基酸:谷氨酸,多酚氧化酶(polyphenoloxidase),缬氨酸,鸟氨酸,赖氨酸,半胱氨酸,去甲缬氨酸,天冬氨酸,*β*-苯基-*β*-丙氨酸(*β*-phenyl-*β*-alanine),组氨酸,色氨酸,甘氨酸;维生素 C;醇类:乙醇(ethylalcohol),正丙醇(*n*-propylalchol),正丁醇(*n*-butyl alcohol),异丁醇(isobutyl alcohol),正戊醇(*n*-amyl alcohol),正己醇(*n*-hexyl acohol),(−)-2-甲基-2-丁醇〔(−)-2-methyl-2-butanol〕,3-己烯醛(3-hexenal);酯类:乙酸丙酯(*n*-propyl acetate),乙酸丁酯(*n*-butyl acetate),醋酸戊酯(*n*-amyl acetate),乙酸己酯(*n*-hexyl acetate);醛类:甲醛(formaldehyde),乙醛(acetaldehyde),正丙醛(*n*-propional-dehyde),正丁醛(*n*-butylaldehyde),2-己

烯醛(2-hexenal),壬醛(nonylaldehyde),异戊酸(isovaleric acid),己酸(caproic acid),苯甲酸(benzoic acid);黄酮类:金丝桃苷(hyperin),越枯花青苷(idaein),果胶酸,阿拉伯聚糖,半乳聚糖,矢车菊素-7-阿拉伯糖苷(cyanidin-7-arabinoside),矢车菊素-3-半乳糖苷(cyanidin-3-galactoside),矢车菊素-3-阿拉伯糖苷(cyanidin-3-arabinoside)。

【药理】 1. 对胃肠运动的影响 除去果胶之苹果注射液能使离体兔肠之异常运动(以阿托品、乙酰胆碱、镁盐或钡盐引起过度兴奋或过度抑制)正常化。

2. 抗癌作用 苹果果胶具有抑癌作用与活性氧抑制作用。

【药性】 甘、酸,凉。

1.《别录》:"味苦,寒。"

2.《千金方》:"味酸、苦,寒,涩,无毒。"

3.《滇南本草》:"气味甘,微酸。"

4.《随息居饮食谱》:"甘,凉。"

【功用主治】 生津,除烦,益胃,醒酒。主治津少口渴,脾虚泄泻,食后腹胀,饮酒过度。

1.《千金方》:"益心气,耐饥。"

2.《食疗本草》:"主补中焦诸不足气,和脾,卒患食后气不通,生捣汁服之。"

3.《饮膳正要》:"止渴生津。"

4.《滇南本草图说》:"搽疮红晕可散,烧灰存性治水中之毒。"

5.《随息居饮食谱》:"润肠悦心,生津开胃,醒酒。"

【用法用量】 内服:适量,生食;或捣汁;或熬膏。外用:捣汁涂。

【宜忌】 不宜多食,过量易致腹胀。

1.《别录》:"多食令人胪胀,病人尤甚。"

2.《滇南本草》:"小儿不可多食,多食发疳积。"

【选方】 1. 治消化不良,少食腹泻,或久泻而脾阴不足 苹果30 g,山药30 g,共研细末,每次15~20 g,加白糖适量,用温开水送服。(《食疗本草学》苹果山药散)

2. 治轻度腹泻 苹果1 000 g,洗净、去皮、去核,捣烂如泥食用,每次100 g,每日4次。

3. 治高血压病 将苹果洗净挤汁服,每次100 g,每日3次,10日为1个疗程;或每次吃250 g,每日3次,连续食用。(2、3方出自《果蔬食疗》)

4. 治胃阴不足,咽干口渴 鲜苹果1 000 g,捣烂取汁,熬成稠膏,加蜂蜜适量混匀,每次1汤匙。(《食疗本草学》)

5. 治妊娠呕吐 取鲜苹果60 g,大米30 g炒黄,与水同煎代茶饮用。(《果蔬食疗》)

2644 苹果叶 píng guǒ yè (《滇南本草》)

【基原】 为蔷薇科苹果属植物苹果的叶。

【原植物】 参见"苹果"条。

【采收加工】 6~10月采摘,晒干。

【成分】 叶含β-吲哚乙酸(β-indolylacetic acid)。

【功用主治】 凉血解毒。主治产后血晕,月经不调,热毒疮疡,烫伤。

1.《滇南本草》:"敷脐上治阴症。又治产后血迷,经水不调,蒸热发烧,服之效。"

2.《滇南本草图说》:"贴火毒疮,烧灰调油搽之。"

【用法用量】 内服:煎汤,30~60 g。外用:鲜叶贴敷;烧灰存性,调搽。

2645 苹果皮 píng guǒ pí (《滇南本草图说》)

【基原】 为蔷薇科苹果属植物苹果的果皮。

【原植物】 参见"苹果"条。

【采收加工】 采收成熟果实,取皮,晒干。

【成分】 果皮含类胡萝卜素:胡萝卜素(carotenes),叶黄质(xanthophylls)。黄酮素:槲皮素(quercetin),槲皮苷(quercitrin),矢车菊素-3-半乳糖苷,矢车菊素-3-葡萄糖苷(cyanidin-3-glucoside),矢车菊素-3-阿拉伯糖苷,矢车菊素-3-木糖苷(cyanidin-3-xyloside),4-(5′-羟基根皮苷-2′-基)根皮苷〔4-(5′-hydroxyphlorizin-2′-yl) phlorizin〕,芸香苷(rutin),金丝桃苷(hyperin),槲皮苷(quercitrin),槲皮素葡萄糖苷(quercetin glucoside),花色苷(anthocyanin)。三萜类:20-β-羟基熊果酸(20-β-hydroxy ursolic acid),2ε′,20β-二羟基熊果酸(2ε′,20β-dihydroxyursolic acid)。

【功用主治】 《滇南本草图说》:"治反胃吐痰。"

【用法用量】 内服:煎汤,15~30 g;或沸汤泡饮。

2646 苜蓿 mù xù (《别录》)

【异名】 荍蓿(《尔雅》郭璞注),木粟(《尔雅翼》),怀风、光风、连枝草(《西京杂记》),光风草(《纲目》)。

【基原】 为豆科苜蓿属植物南苜蓿和紫苜蓿的全草。

【原植物】 1. 南苜蓿 *Medicago hispida* Gaertn. [*M. denticulate* Willd. non L.]

一年或多年生草本。茎匍匐或稍直立,高约30 cm,基部多分枝。三出复叶;小叶柄长约5 mm,有柔毛;托叶卵形,边缘有细裂锯齿。叶片阔倒卵形或倒心形,长1~1.5 cm,宽0.7~1 cm,先端钝圆或微凹,有细锯齿,基部楔形,上面无毛,下面被疏柔毛,两侧小叶略小。总状花序腋生,有花2~6朵;花萼钟状,深裂,萼齿披针形,有疏柔毛;蝶形花冠,黄色,旗瓣倒卵形,翼瓣椭圆形,龙骨瓣直立;雄蕊10,二体。荚果螺旋形,直径约0.6 cm,边缘具有钩的刺。种子3~7颗,肾形,黄褐色。花期4~5月,果期5~6月。

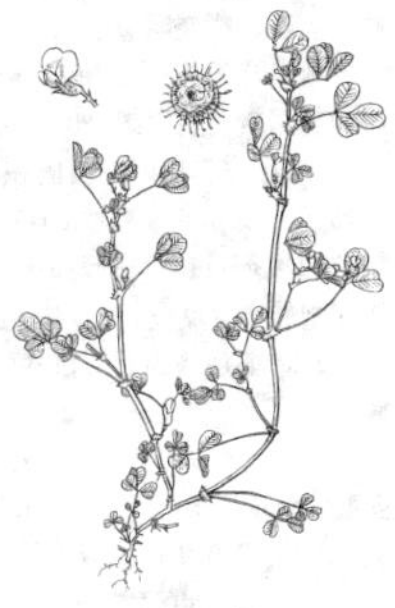

南苜蓿

栽培或生于排水良好的土壤。分布于江苏、浙江、安徽、江西等地。

2. 紫苜蓿 *M. sativa* L.

多年生草本,高30~100 cm。根粗而长。茎直立或有时斜升,多分枝,无毛或疏生柔毛。三出复叶;托叶狭披针形或锥形,全缘或稍有齿,下部与叶柄合生;小叶长圆状倒卵形、倒卵形或倒披针形,长7~30 mm,宽3.5~13 mm,先端钝或圆,具小刺尖,基部楔形,叶缘上部有锯齿,中下部全缘,上面无毛或近无毛,下面疏生柔毛。短总状花序腋生,具5~20多朵花,花通常较密集;苞片小,条状锥形;花萼筒状钟形,有毛,萼齿锥形或狭披针形;花紫色或蓝紫色。荚果螺旋形,通常卷曲1~2.5圈,密被毛,无刺。种子小,肾形,1~10颗。花期6~7月,果期7~8月。

生于旷野和田间,我国大部分地区有栽培。分布于黄河中下游及西北地区。

本植物的根(苜蓿根)亦供药用,另设专条。

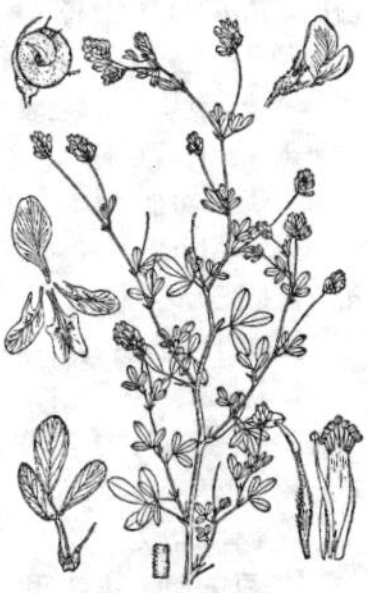

紫苜蓿

【采收加工】 6~10月收割,

鲜用或切段晒干备用。

【成分】 1. 南苜蓿种子含胡萝卜素(carotene)。全草含皂苷：南苜蓿三萜皂苷(hispidacin)，大豆皂苷(soyasaponin)Ⅰ。甾醇类：植物甾醇(phytosterol)，植物甾醇酯(phytosterol esters)。

2. 紫苜蓿全草含皂苷(saponin)，卢瑟醇(lucernol)，苜蓿二酚(sativol)，香豆雌酚(coumestrol)，刺芒柄花素(formononetin)，大豆素(daidzein)等异黄酮衍生物，小麦黄素(tricin)，瓜氨酸(citrulline)，刀豆酸(canaline)。腐草含双香豆酚(dicoumarol)。叶含β-甲基-D-葡萄糖苷(β-methyl-D-glucoside)，4-O-甲基内消旋肌醇(ononitol)，1-半乳庚酮糖(1-galactoheptulose)。花含花色苷：本种的蓝色和紫色花主要含飞燕草素-3, 5-二葡萄糖苷(delphi nicin-3, 5-diglucoside)，矮牵牛素(petunidin)和锦葵花素(malvi-din)。花中挥发油成分有：芳樟醇(linalool)，月桂烯(myrcene)及柠檬烯(limonene)。种子含高水苏碱(homostachydrine)，水苏碱(stachy drine)及唾液酸(sialic acid)。叶茎含果胶酸(pectic acid)。此外，本品还含4种苜蓿苷(medicoside)。

【药理】 1. 抗动脉粥样硬化作用 本品地上部分制得的总皂苷有显著的降血脂、抗动脉粥样硬化作用，对于兔、大鼠及猴的实验性高脂血症和动脉粥样硬化均有明显防治效果，还可使猴冠脉和主动脉病变明显消退。对于高胆固醇饲料家兔血清脂质，喂饲苜蓿皂苷1.2及2.4 g/只可使血清总胆固醇(Tch)明显降低，对高密度脂蛋白胆固醇(HDL-C)无明显影响而HDL-C/Tch明显增高，主动脉内膜粥样斑块面积明显缩小，主动脉壁中Tch及胆固醇酯(CE)沉积明显减少，但对三酰甘油(TG)及肝内Tch无明显影响，2.4 g/只还可显著抑制高脂血症家兔冠状动脉内膜下平滑肌细胞的增生反应，改善右冠脉主干及大支的阻塞程度。苜蓿皂苷1 g/kg能使高胆固醇血症大鼠血清Tch及低密度脂蛋白胆固醇(LDL-C)均明显下降，也不影响HDL-C水平。苜蓿皂苷降脂作用机制可能与其能防止内、外源性胆固醇在肠中的吸收，促进胆固醇降解成胆酸排出，以及增强网状内皮系统(RES)功能从而加速LDL的非受体途径清除等有关。所含皂苷用酸处理可使其预防高胆固醇血症的能力至少增强5倍，于大鼠及猴均可抑制其对肠内胆固醇吸收的能力。用苜蓿蛋白饲料喂饲1.5个月的大鼠血清Tch和HDL水平显著高于其他豆类蛋白饲料组，粪便中胆固醇的排出量也较高。

2. 对免疫功能的影响 苜蓿皂苷1 g/kg饲服，可显著增强大鼠RES对血中炭粒的吞噬廓清，使吞噬系数α明显增高，$t_{1/2}$时间明显缩短。从本品根中提得的苜蓿多糖具有显著的免疫增强效果，完全拮抗环磷酰胺对脂多糖(LPS)刺激所致抗体生成的抑制。本品皂苷所含苜蓿酸钠盐及其苷均可抑制淋巴细胞的分裂指数、存活率、生长率及生存时间。

3. 其他作用 分得的槲皮素也有抗氧化活性。从本品中分得的4个苜蓿苷每日10 mg/kg灌服，可增强大鼠体力，延长游泳时间。从本品根中分得一种化合物对10种酵母菌的最低抑菌浓度(MIC)为3～15 μg/ml，最低杀菌浓度(MBC)为6～24 μg/ml。本品种子和地上部分胰蛋白酶有较强抑制作用。

毒性 苜蓿皂苷2.4 g/只喂饲家兔3～5个月未见对体重、肝、肾、造血功能等有明显毒性，小鼠灌服的LD_{50}为26.6±3.6 g/kg，相当于生药90.3±12.4 g/kg，胃内过度膨胀使膈肌上抬可能是死因之一。

【药性】 苦、甘，凉。

1.《别录》："味苦、平，无毒。"

2.《千金方》："味苦、平，涩。"

3.《日华子》："凉。"

4.《本草衍义》："微甘、淡。"

【功用主治】 清热，利湿，通淋，排石。主治湿热黄疸，泄泻，痢疾，浮肿，砂淋，石淋，痔疮出血。

1.《别录》："主安中，利人，可久食。"

2.《食疗本草》："利五脏，轻身，洗去脾胃间邪气、诸恶热毒。"

3.《日华子》："去腹藏邪气，脾胃间热气，通小肠。"

4.《本草药性大全》："祛诸恶，解热毒，退酒疸，利通小肠，安中益气。"

5.《现代实用中药》："治尿酸性膀胱结石。"

【用法用量】 内服：煎汤，15～30 g；或捣汁，鲜品90～150 g；或研末，3～9 g。

【宜忌】 1.《食疗本草》："少食好，多食当冷气入筋中，即瘦人。"

2. 姚可成《食物本草》："苜蓿不可同蜜食，令人下利。"

【选方】 治热病烦满，目黄赤，小便黄，酒疸 (苜蓿)捣汁，服一升，令人吐利即愈。(《新修本草》)

2647 苜蓿根 mù xù gēn (《新修本草》)

【基原】 为豆科苜蓿属植物南苜蓿和紫苜蓿的根。

【原植物】 参见"苜蓿"条。

【采收加工】 6～7月采挖，鲜用或晒干。

【药材】 苜蓿根 *Medicaginis Sativae Radix* 产于我国大部分地区。

性状 根圆柱细长，直径0.5～2 cm，分枝较多。根头部较粗大，有时具地上茎残基。表面灰棕色至红棕色，皮孔少且不明显。质坚而脆，断面刺状。气微弱，略具刺激性，味微苦。

【成分】 紫苜蓿的根含糖类，2-氨基己二酸(2-aminoadipic acid)等。

【药性】 苦，寒。

1.《新修本草》："寒。"

2. 宁源《食鉴本草》："无毒。"

3.《全国中草药汇编》："苦、微涩，寒。"

【功用主治】 清热，利湿，通淋。主治热病烦满，湿热黄疸，砂淋，石淋。

1.《新修本草》："主热病烦满，目黄赤，小便黄，酒疸。"

2.《纲目》："治砂石淋痛。"

3.《药性考》："通淋泻热，除烦。"

【用法用量】 内服：煎汤，15～30 g；或捣汁。

【选方】 治夜盲证 鲜苜蓿根30 g。切碎，水煎服。(《浙江药用植物志》)

2648 苘麻 qǐng má (《新修本草》)

【异名】 䔰(《诗经》)，蹟(《汉书》郑玄注)，白麻(《古今录验方》)，青麻(《中国药用植物志》)，野棉花、叶生毛(《湖南药物志》)，磨盘草、车轮草(江西《草药手册》)，点圆子草、馒头姆、孔麻(《上海常用中草药》)，磨仔盾、毛盾草、野火麻(《福建药物志》)，野芝麻、紫青、绿箐、野苘、野麻、鬼馒头草、金盘银盏(《新华本草纲要》)。

【基原】 为锦葵科苘麻属植物苘麻的全草或叶。

【原植物】 苘麻 *Abutilon theophrasti* Medic. [*A. avicennae* Gaertn.]

一年生亚灌木状草本，高达1～2 m。茎枝被柔毛。叶互生；叶柄长3～12 cm，被星状细柔毛；托叶早落；叶片圆心形，长5～10 cm，先端长渐尖，基部心形，两面均被星状柔毛，边缘具细圆锯齿。花单生于叶腋，花梗长1～3 cm，被柔毛，近顶端具

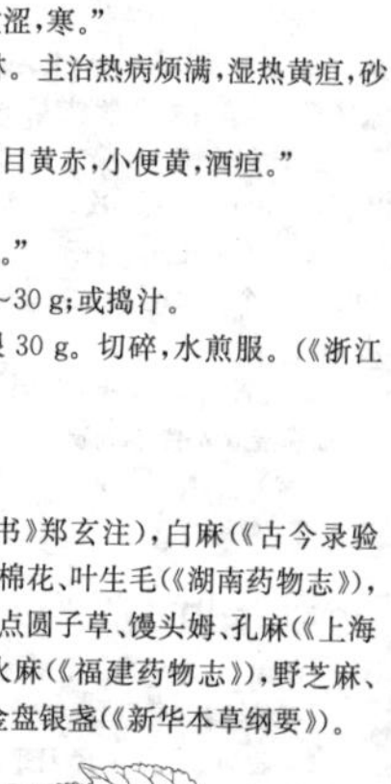

苘 麻

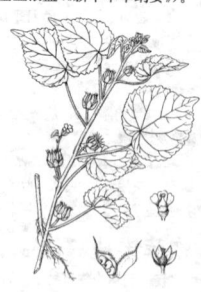

节;花萼杯状,密被短绒毛,裂片5,卵形,长约6 mm;花黄色,花瓣倒卵形,长约1 cm;雄蕊柱平滑无毛;心皮15~20,长1~1.5 cm,先端平截,具扩展、被毛的长芒2,排列成轮状,密被软毛。蒴果半球形,直径约2 cm,分果爿15~20,被粗毛,顶端具长芒2。种子肾形,褐色,被星状柔毛。花期7~8月。

常见于路旁、荒地和田野间。我国除青藏高原不产外,其他各地均产,东北各地也有栽培。

本植物的种子(苘麻子)、根(苘麻根)亦供药用,另设专条。

【采收加工】 夏季采收,鲜用或晒干。

【成分】 叶含芸香苷(rutin)。

【药性】 苦,平。

1.《上海常用中草药》:"苦,平。"

2.《福建药物志》:"甘、淡,凉。"

【功用主治】 清热,利湿,解毒。主治痢疾,中耳炎,睾丸炎,化脓性扁桃体炎,痈疽肿毒。

1.《上海常用中草药》:"解毒,祛风。治痢疾,中耳炎,耳鸣,耳聋,关节酸痛。"

2.《福建药物志》:"清热利湿。主治中耳炎、睾丸炎、痢疾、化脓性扁桃体炎。"

【用法用量】 内服:煎汤,10~30 g。外用:适量,捣敷。

【选方】 1. 治慢性中耳炎 苘麻鲜全草60 g,猪耳适量,水煎服;或苘麻15 g,糯米30 g,毛蚶20粒,水煎服。(《福建药物志》)

2. 治小儿聤耳有疮及恶肉 白麻稭(取皮)一合,花燕脂十颗(雄黄少许)。上捣筛,细研,敷耳中令满,一两度愈。(《外台秘要》引《古今录验方》雄黄散)

3. 治化脓性扁桃体炎 苘麻、一枝花各15 g,天胡荽9 g。水煎服或捣烂绞汁服。(《福建药物志》)

4. 治痈疽肿毒 苘麻鲜叶和蜜捣敷。如漫肿无头者,取鲜叶和红糖捣敷,内服子实1枚,日服2次。(《福建民间草药》)

5. 治小便不通 蕣麻烧灰,黄酒调服。(《鲁府禁方》)

2649 苘麻子 qǐng má zǐ (《圣济总录》)

【异名】 苘实(《新修本草》),莔麻子(《杨氏产乳方》),蕣实(《圣济总录》),蕣麻子(《鲁府禁方》),空麻子、野苎麻子、冬葵子(《江苏省植物药材志》),青麻子、苘麻种子(《北京中草药手册》),莔子、野棉花子、白麻子(《全国中草药汇编》)。

【基原】 为锦葵科苘麻属植物苘麻的种子。

【原植物】 参见"苘麻"条。

【采收加工】 8~9月果实成熟时采收,晒干后,打下种子。

【药材】 苘麻子 *Abutili Semen* 主产于四川、河南、江苏、湖北。

性状 种子呈三角状肾形,长3.5~6 mm,宽2.5~4.5 mm,厚1~2 mm。表面灰黑色或暗褐色,有白色稀疏绒毛,凹陷处有类椭圆状种脐,淡棕色,四周有放射状细纹。种皮坚硬,子叶2,重叠折曲,富油性。气微,味淡。

鉴别 种子横切面:表皮细胞1列,扁长方形,有的分化成单细胞非腺毛,壁稍厚,微木化;下皮细胞1列,略径向延长。栅状细胞1列,长柱形,长约至88 μm,壁极厚,上部可见线形胞腔,其末端膨大,内含细小球状结晶。色素层4~5列细胞,含黄棕色或红棕色物。胚乳及子叶细胞含脂肪油和糊粉粒,子叶细胞并含少数细小草酸钙簇晶。

【成分】 含油15%~17%,其中58%为亚油酸(linoleic acid)。

【药性】 苦,平。

1.《新修本草》:"味苦,平,无毒。"

2.《四川常用中草药》:"入肝、大肠二经。"

【功用主治】 清热利湿,解毒散结。主治赤白痢疾,小便淋痛,乳痈,痈疽肿毒,瘰疬,目翳。

1.《新修本草》:"主赤白冷热痢,散服饮之;吞一枚,破痈肿。"

2.《纲目》:"主眼翳瘀肉,起倒睫拳毛。"

【用法用量】 内服:煎汤,6~12 g;或入散剂。

【选方】 1. 治赤白痢 莔麻子一两。炒令香熟,为末,以蜜浆下一钱,不过再服。(《杨氏产乳方》)

2. 治乳汁不通 苘麻子12 g,王不留行15 g,穿山甲6 g。水煎服。(《长白山植物药志》)

3. 治一切眼疾 苘麻子一升(拣去土,杵为末)。上一味,以猿猪肝一片如手大,薄批作五七片,于药末中,蘸匀炙干,再蘸再炙,末尽为度,捣为散,每服一字,空心,临卧,陈米饮调下,服五七服半字,又五七服,加至半钱止。(《圣济总录》炙肝散方)

4. 治瘰疬 苘麻果实连壳研末,每星期6~9 g(小儿减量),以豆腐干1块切开,将药末夹置豆腐干内,水煎,以汤内服,以豆腐干贴患处。(《江西民间草药》)

2650 苘麻根 qǐng má gēn (《蜀本草》)

【基原】 为锦葵科苘麻属植物苘麻的根。

【原植物】 参见"苘麻"条。

【采收加工】 立冬后挖取,晒干。

【成分】 黏液质中含戊糖,戊聚糖,甲基戊聚糖,糖醛酸,甲基戊糖及痕量己糖。

【功用主治】 利湿解毒。主治小便淋痛,痢疾,急性中耳炎,睾丸炎。

1.《本草图经》:"治痢。"

2.《福建药物志》:"清热利湿。主治中耳炎,睾丸炎。"

【用法用量】 内服:煎汤,30~60 g。

【选方】 1. 治急性中耳炎 苘麻根30 g,夏枯草9 g,小毛毡苔15 g。水煎服。

2. 治睾丸炎 苘麻根、苦蒩根、苍耳草根各15 g,鸭蛋1个。酒水煎服。(1、2方出自《福建药物志》)

2651 茑萝松 niǎo luó sōng (《植物名实图考》)

【异名】 翠翎草(汪连仕《采药书》),金凤毛(《纲目拾遗》),女罗(《汉英韵府》),锦屏封(《广州植物志》),金丝线(《广西药用植物名录》)。

【基原】 为旋花科茑萝属植物茑萝的全草或根。

【原植物】 茑萝 *Quamoclit pennata* (Desr.) Boj. [*Convolvulus pennatus* Desr.]

一年生柔弱缠绕草本,长可达4 m。全株无毛。叶互生;叶柄长0.8~4 cm,基部常具假托叶;叶片卵形或长圆形,长2~10 cm,宽1~6 cm,羽状深裂至中脉,具10~18对线形至丝状的细裂片,裂片平展,先端锐尖。由少数花组成聚伞花序,腋生;总花梗大多超过叶,长1.5~10 cm,花直立,花柄长0.9~2 cm,在果时增粗呈棒状;萼片绿色,5枚,稍不等长,椭圆形至长圆状匙形;花冠高脚碟状,深红色,花冠管上部稍膨大,冠檐开展,5浅裂;雄蕊5,伸出花冠外;柱头头状。蒴果卵圆形,4室,4瓣裂,隔膜宿存,透明。种子4颗,卵状长圆形,长5~6 mm,黑褐色。花、果期春季至秋季。

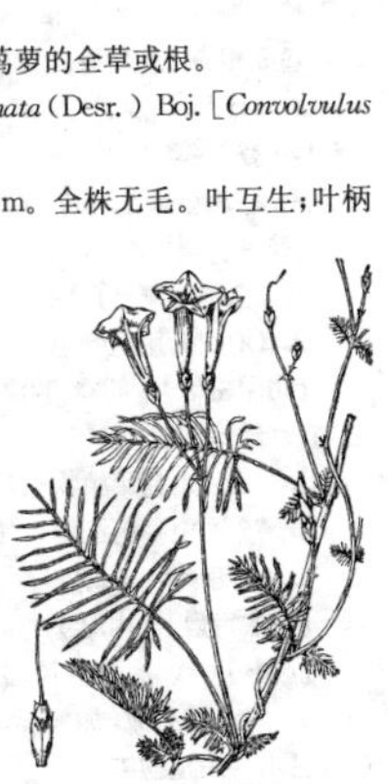

茑 萝

我国南北各地均有栽培,为庭园观赏植物。原产于热带美洲。

【采收加工】 6～9月采收,晒干;鲜用多随采随用。

【药性】 甘,寒。

【功用主治】 解毒,凉血。主治耳疔,痔漏,蛇咬伤。

【用法用量】 内服:煎汤,6～9 g。外用:鲜品捣敷;或煎水洗。

2652 苞蔷薇叶 bāo qiáng wēi yè (《浙江民间常用草药》)

【基原】 为蔷薇科蔷薇属植物硕苞蔷薇的叶。

【原植物】 参见“苞蔷薇根”条。

【采收加工】 全年均可采,鲜用或晒干。

【药性】 微苦,凉。

1.《福建药物志》:“苦,温。”

2.《浙江药用植物志》:“微苦,凉。”

【功用主治】 清热,解毒,消肿。主治疔疮肿毒,烧烫伤。

1.《天目山药用植物志》:“治肿毒。”

2.《浙江民间常用草药》:“主治烧伤、烫伤。”

3.《福建药物志》:“消肿解毒。治疔、对口疮。”

【用法用量】 外用:研末;或捣敷。

2653 苞蔷薇花 bāo qiáng wēi huā (《全国中草药汇编》)

【基原】 为蔷薇科蔷薇属植物硕苞蔷薇的花。

【原植物】 参见“苞蔷薇根”条。

【采收加工】 5～7月采花,晾干。

【药性】 甘,平。

【功用主治】 润肺止咳。主治肺痨咳嗽。

1.《全国中草药汇编》:“润肺止咳。主治肺结核咳嗽。”

2.《福建药物志》:“治久咳。”

【用法用量】 内服:煎汤,6～15 g。

2654 苞蔷薇果 bāo qiáng wēi guǒ (《天目山药用植物》)

【异名】 猴柿刺(《福建药物志》),糖钵(《浙江药用植物志》)。

【基原】 为蔷薇科蔷薇属植物硕苞蔷薇的果实。

【原植物】 参见“苞蔷薇根”条。

【采收加工】 8～9月果实成熟时采摘,鲜用或晒干。

【成分】 果实含脂肪酸酯:枸橼酸三甲酯(trimethyl citrate),3-羧基-3-羟基戊酸(dimethyl-3-carboxyl-3-hydroxypentanedioate),3-羟基-3-甲氧基羰基戊二酸(3-hydroxy-3-methoxycarbonyl-pentanedioic acid);黄酮类:槲皮素(quercetin);又含齐墩果酸(oleanolic acid),*β*-谷甾醇(*β*-sitisterol),3-*O*-*β*-*D*-葡萄糖(6-*O*-对羟基反式香豆酰基)山柰素苷(tiliroside)和山柰素(kaempferol)。

【药性】 甘、酸,平。

1.《全国中草药汇编》:“甘、酸,温。”

2.《浙江药用植物志》:“甘,平。”

【功用主治】 健脾,利湿,祛风,调经。主治腹泻,痢疾,风湿痹痛,月经不调。

1.《天目山药用植物志》:“治关节风痛及月经不调。”

2.《全国中草药汇编》:“健脾利湿。主治痢疾,脚气病。”

3.《福建药物志》:“补脾益肾。治腹泻。”

【用法用量】 内服:煎汤,30～60 g。

【选方】 1. 治关节风痛,月经不调 苞蔷薇果(去毛,不去子)60～90 g。水煎,加红糖、黄酒。早晚空腹服,连服3～5剂。(《天目山药用植物志》)

2. 治急、慢性菌痢,阿米巴痢疾 苞蔷薇鲜果 90 g,地锦草60 g,人苋 30 g。水煎服。(福建晋江《中草药手册》)

2655 苞蔷薇根 bāo qiáng wēi gēn (《福建民间草药》)

【异名】 猴局根、大红袍(《杭州药用植物志》),金柿根(《闽东本草》)。

【基原】 为蔷薇科蔷薇属植物硕苞蔷薇的根。

【原植物】 硕苞蔷薇 *Rosa bracteata* Wendl.

常绿灌木,高 2～5 m。茎蔓生或平卧,茎枝有弯曲的皮刺;小枝有柔毛,并混生针刺和腺毛。羽状复叶;小叶 5～9,连叶柄长 5～9 cm;托叶大部分离生,呈篦齿状深裂,边缘有腺毛;小叶片椭圆形或倒卵形,长 1.5～2.5 cm,宽0.6～1.4 cm,先端钝或带突尖,基部宽楔形或近圆形,边缘具细圆齿,上面有光泽,下面沿叶脉有柔毛。花两性;单生或2～3朵集生,直径5～7 cm,基部有大而细裂的苞片数枚;萼裂片 5,开展,三角状卵形,密被黄褐色柔毛和腺毛;花瓣 5,倒心形,白色,先端微凹;雄蕊多数。果球形,直径2～3.5 cm,橙红色,密被黄褐色柔毛;萼裂片宿存。花期 5～7月,果期8～11月。

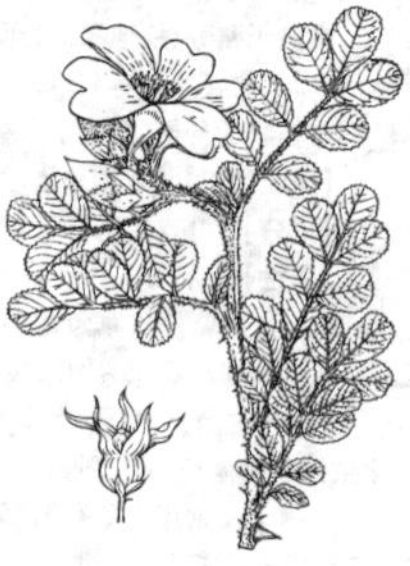

硕苞蔷薇

生于海拔 100～300 m 的溪边、路旁和灌木丛中。分布于江苏、浙江、福建、江西、湖南、贵州、云南、台湾等地。

本植物的叶(苞蔷薇叶)、花(苞蔷薇花)、果实(苞蔷薇果)亦供药用,另设专条。

【采收加工】 全年均可采,挖根,鲜用或晒干。

【炮制】 取原药材,除去杂质,洗净,润透,切厚片,干燥。

饮片性状 为类圆形或椭圆形厚片。表面棕黄色。周边棕褐色。质硬。无臭,味淡。

贮干燥容器内,置通风干燥处。

【药性】 苦、涩,温。

1.《福建民间草药》:“甘,温。”

2.《闽东本草》:“入脾肾二经。”

3.《福建药物志》:“苦、涩,温。”

【功用主治】 补肾,固涩,活血,消肿。主治遗精,久泻,盗汗,脱肛,阴挺,疝气,睾丸肿痛,脚气,月经不调,闭经,风湿痹痛。

1.《浙江中药资源名录》:“祛风活血,通经补肾。”

2.《天目山药用植物志》:“治咳嗽气喘,疝气睾丸偏坠,梦遗。”

3.《浙江民间常用草药》:“主治阑尾炎,阑尾脓肿,子宫脱垂。”

4.《全国中草药汇编》:“益气健脾,固涩。主治盗汗,久泻,脱肛,白带。”

5.《福建药物志》:“治脚气,胃溃疡,闭经,睾丸炎,风湿关节痛。”

【用法用量】 内服:煎汤,15～30 g。外用:适量,捣敷。

【选方】 1. 治遗精 苞蔷薇根 60 g,酸枣仁 15 g,猪小肚 1个,酒水各半炖服。(《福建药物志》)

2. 治脱肛 苞蔷薇鲜根 60 g,猪大肠 1 段。水炖,早晚空腹服。(《福建中草药》)

3. 治疝气 苞蔷薇鲜根 60 g,橘核 30 g,荔枝核 15 g。水煎,冲黄酒服。(《浙江民间常用草药》)

4. 治月经不多 大红袍 9 g,地苏木 9 g,桃仁 4.5 g。煎服。(《杭州药用植物志》)

5. 治风湿痛 苞蔷薇根 120 g,猪蹄 250 g;或鳗鱼 2 条,黄酒60 g。水煎服。(《福建民间草药》)

【临床报道】 治疗脚气病 取苞蔷薇根 90 g,大蒜梗 120 g

(或大蒜瓣 60 g)，水两碗半，文火煎 1 碗，早晚分服。5～7 日为 1 个疗程，连服 1～2 个疗程或更长。治疗 5 000 多例，90%以上有效。轻度病例 5～7 剂即愈，较重病例应服 2～3 个疗程。水肿型者服药后尿量增多，水肿迅速消退，下肢沉重感减轻，麻木和酸软无力逐步改善，膝反射在症状改善后 1～2 星期亦见恢复。部分患者服药后出现口干、便秘现象，停药后可自行消失。

2656 直萼黄芩 zhí è huáng qín (《云南中草药》)

【异名】 半枝莲、滇紫花地丁(《云南中草药》)，屏风草(《云南中草药选》)，小黄芩、兰花地丁(《全国中草药汇编》)。

【基原】 为唇形科黄芩属植物直萼黄芩的全草。

【原植物】 直萼黄芩 *Scutellaria orthocalyx* Hand. -Mazz.

多年生直立草本。根状茎横行或斜向，纤细而匍匐；茎高 6～25 cm，被向上紧贴的短柔毛。叶具极短的柄；茎下部叶片卵状披针形至卵形，茎上部者呈条形，长1～2.1 cm，宽 2.2～5.5(7)mm，全缘而稍内卷，两面均被稀疏的微柔毛，下面密生凹腺点。花序总状，顶生，常占枝长之半；苞片条形，小苞片针形，极微小；花萼长 1.5～2.5 mm，盾片高 1 mm，果时均增大；花冠紫至蓝紫色，长 1.2～1.7 cm，冠筒近基部前方膝曲，下唇中裂片卵圆形；雄蕊 4，2 强；花盘环状，前方隆起。小坚果黑褐色，近球形。花期 6～8 月，果期 8～10 月。

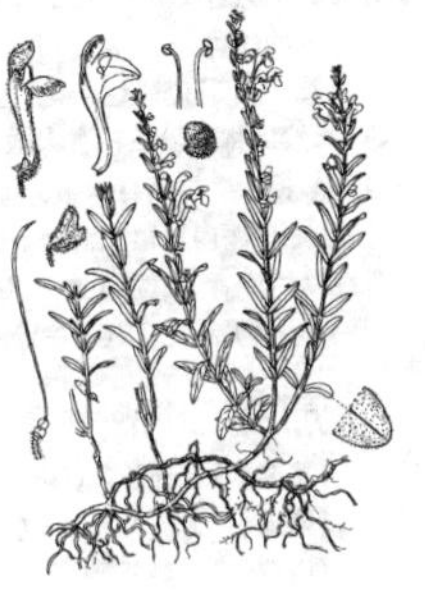

直萼黄芩

生于草丛或林下。分布于四川、云南。

【采收加工】 4～7 月采收，鲜用或晒干。

【药性】 《云南中草药》："苦、微辛，凉。"

【功用主治】 泻火，解毒，消肿。主治肺热咳喘，热毒泻痢，肠痈，痈疽肿毒，咽喉肿痛，走马牙疳，毒蛇咬伤。

《云南中草药》："解毒消肿。主治痈疽肿毒，疥癞癣疮，小儿走马牙疳。"

【用法用量】 内服：煎汤，6～15 g；或研末。外用：捣敷；或研末撒。

【选方】 1. 治小儿肺炎　屏风草 4.5 g，一棵松 3 g，牛至(香薷)6 g，生姜 1 片，红糖 1.5 g。水煎服。

2. 治慢性胃炎　屏风草、搜山虎、重楼各等分。研细，开水送服，每服 3 g，日服 3 次。(1、2 方出自《曲靖专区中草药手册》)

2657 茄子 qié zǐ (《本草拾遗》)

【异名】 落苏(《本草拾遗》)，昆仑瓜(《大业杂记》)，草鳖甲(《养生主论》)，酪酥(《五代贻子录》)，白茄、青水茄、紫茄、黄茄(《本草图经》)，东风草(《滇南本草》)，银茄(《纲目》)，黄水茄、酱茄、糟茄(《纲目拾遗》)，昆仑紫瓜(《植物名实图考》)，矮瓜、吊菜子(《广州植物志》)，鸡蛋茄(《广西药用植物名录》)，卵茄(《广西植物名录》)。

【基原】 为茄科茄属植物茄的果实。

【原植物】 茄 *Solanum melongena* L. [*S. esculentum* Dunal; *S. melongena* L. var. *esculentum*(Dunal) Nees]

一年生草本至亚灌木，高 60～100 cm。茎直立、粗壮，上部分枝，绿色或紫色，无刺或有疏刺，全体被星状柔毛。单叶互生；叶柄长 2～4.5 cm；叶片卵状椭圆形，长 8～18 cm，宽 5～11 cm，先端钝尖，基部不相等，叶缘常波状浅裂，表面暗绿色，两面具星状柔毛。能孕花单生，不孕花蝎尾状与能孕花并出；花萼钟形，顶端 5 裂，裂片披针形，具星状柔毛；花冠紫蓝色，直径约 3 cm，裂片三角形，长约 1 cm；雄蕊 5，花丝短，着生于花冠喉部，花药黄色，分离，先端孔裂；雌蕊 1，子房 2 室，花柱圆球形，柱头小。浆果长椭圆形、球形或长柱形，深紫色、淡绿色或黄白色，光滑，基部有宿存萼。花期 6～8 月，花后结实。

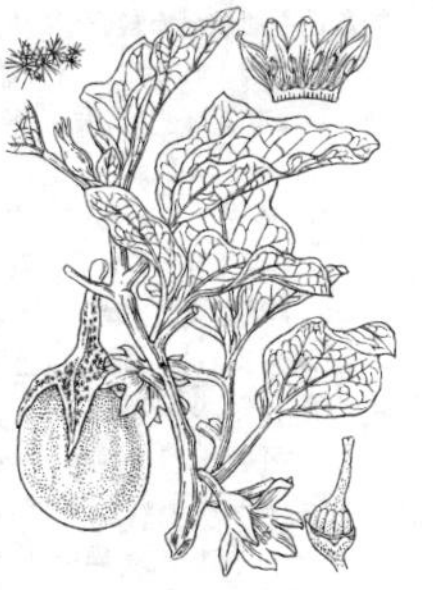

茄

原产于亚洲热带，Sendtner 认为原产于阿拉伯。我国各地均有栽培。

本植物的叶(茄叶)、花(茄花)、根(茄根)、宿萼(茄蒂)亦供药用，另设专条。

【采收加工】 8～9 月采收，多鲜用。

【药材】 茄子 *Solani Melongenae Fructus*　全国各地均产。

性状　果实呈不规则圆形或长圆形，大小不等。表面棕黄色，极皱缩，先端略凹陷，基部有宿萼和果梗。宿萼灰黑色，具不明显的 5 齿，果梗具纵直纹理，果皮革质，有光泽。种子多数，近肾形，稍扁，淡棕色，长 2～4 mm，宽 2～3 mm。气微，味苦。

【成分】 果实含生物碱：胡芦巴碱(trigonelline)，水苏碱(stachydrine)，茄碱(solanine)；飞燕草苷(delphin)，对香豆酸(*p*-caumaric acid)，飞燕草素-3-葡萄糖苷(delphinidin-3-monoglucoside)，飞燕草素-3-〔4-(对香豆酰)-鼠李糖基(1→6)葡萄糖苷〕-5-葡萄糖苷{delphinidin-3-〔4-(*p*-coumaroyl)-rhamnosyl(1→6)glucoside〕-5-glucoside}，紫苏宁(shisonin)，罗必明(lubimin)，δ-羟基谷氨酸(δ-hydroxyglutamic acid)，甲羟戊酸(mevalonic acid 即 hiochic acid)，倍半萜；β-谷甾醇(β-sitosterol)，豆甾醇(stigmasterol)，绿原酸(chlorogenic acid)。种子中含甾体皂苷：替告皂苷元(tigogenin)，薯蓣皂苷元(dios-genin)；三萜类化合物：8-羊毛甾烯-3β-醇(lanost-8-en-3β-ol)，羊毛甾醇(lanosterol)，24-亚甲基-8-羊毛甾烯-3β-醇(24-methylenelanost-8-en-3β-ol)，环木菠萝烷醇(cycloartanol)，环木菠萝烯醇(cycloartenol)，24-亚甲基环木菠萝烷醇(24-methylenecycloartanol)，羽扇豆醇(lupeol)，β-香树脂醇(β-amyrin)。

【药理】 1. 对血中胆甾醇水平和生长的影响　从茄子种子中分离出的甾体皂苷，可使实验性高胆甾醇血症家兔肝细胞线粒体和胞浆脂酶活性部分正常化；使升高的碱性磷酸酶活性升高更为明显，特别是线粒体；皂苷也可提高降低的胞浆胆碱酯酶活性。绞碎的茄子在 95%乙醇中浸泡，可产生褐色物质。以含该物质的浸液(0.5 ml/只或1.0 ml/只)给雄性大鼠每日食用，可使其生长受到抑制。该物质还可引起血清胆甾醇水平升高。新鲜茄子冻干粉(含 20%的饲料)喂饲，也可抑制大鼠生长。

2. 对某些酶的抑制作用　茄子外果皮中有 4 种以上蛋白酶抑制成分。其主要的抑制成分和某种较少量的抑制成分对胰蛋白酶抑制作用强于糜蛋白酶，其余少量抑制成分对糜蛋白酶作用更强些。茄子外果皮一种不能透析的蛋白酶抑制剂 1 μg 可完全抑制 3.6～3.7 μg 胰蛋白酶活性。从茄子乙醇提取物中得到的褐色物质，以酪蛋白作底物，对胰蛋白酶有不可逆的非竞争性抑制作用。

3. 其他作用　茄子叶 80%乙醇提取物在足肿胀和棉球肉芽肿试验中表现抗炎活性。茄子水溶性透析液可以抑制苯并芘等物质的致突变性。茄子汁预先静注，可促进小鼠肿瘤坏死因子产生。实验表明茄子根生物碱对物理、化学刺激引起的疼痛均有明显的镇痛作用，并且有良好的抗凝血作用，对脑垂体后叶素引起的急性心肌缺血有较强的缓解作用。

【药性】 甘，凉。归脾、胃、大肠经。

1.《本草拾遗》："味甘，平，无毒。"

2.《开宝本草》："味甘，寒。"

3.《本草求真》："入肠、胃。"

4.《本草再新》："入肝、脾二经。"

5.《随息居饮食谱》："凉。"

【功用主治】 清热，活血，消肿。主治肠风下血，跌打损伤，热毒疮痈，乳痈，皮肤溃疡。

1.《本草拾遗》："醋摩傅痈肿。亦主瘴。"

2.《食疗本草》："主寒热，五藏劳。又醋摩之。敷肿毒。"

3.《日华子》："治温疾，传尸劳气。"

4.《滇南本草》："散血，止乳疼，消肿宽肠，烧灰米汤饮。治肠风下血不止及血痔。"

5.《随息居饮食谱》："活血，止痛，消痈，杀虫，已疟，瘕疝诸病。"

【用法用量】 内服：煎汤，15～30 g；或入丸、散。外用：适量，焙干研末调涂；或鲜品捣敷、切片擦。

【宜忌】《食疗本草》："不可多食，动气，亦发痼疾。熟者少食之，无畏。患冷人不可食，发痼疾。"

【选方】 1. 治大风热痰　大黄老茄子不计多少。以新瓶盛贮，埋之土中。经一年尽化为水，取出，入苦参末同丸，如梧子。食已及欲卧时，酒下三十粒。(《本草图经》)

2. 治久患肠风泻血　茄子大者三枚，上一味，先将一枚湿纸裹，于煻火煨熟，取出入磁罐子，趁热以无灰酒一升半沃之，便以蜡纸封闭，经三宿，去茄子，暖酒空心分服。录是更作，不过三度。(《圣济总录》茄子酒)

3. 治磕扑损肌肤青肿　茄子通黄极大者，切作片如一指厚，新瓦上焙干为末，欲卧酒调二钱匕，一夜消尽，无痕迹也。(《政和本草》引《胜金方》)

4. 治热疮　生茄子一枚，割去二分，令口小，去瓤三分，似一罐子，将合于肿上角。如已出脓，再用，取瘥为主。(《圣济总录》茄子角方)

5. 治妇人乳裂　秋月冷茄子裂开者，阴干，烧存性，研末，水调涂。(《妇人良方》补遗)

6. 治寻常疣　取经霜茄子 1 只，用刀切去蒂部，切面在火上烘热使其汁流出即搽疣部，以局部发热为宜，日搽 2～3 次，连续使用 7～10 日，逐渐脱落而愈。治疗扁平疣亦有效。〔《中医杂志》1986,27(9)：39〕

7. 治年久咳嗽　生白茄子 30～60 g。煮后去渣，加蜂蜜适量，每日 2 次分服。

8. 治蜈蚣咬、蜂螫　生茄子切开，擦搽患处。或加白糖适量，一并捣烂涂敷。(7、8 方出自《食物中药与便方》)

2658 茄叶 qié yè (《开宝本草》)

【基原】 为茄科茄属植物茄的叶。

【原植物】 参见"茄子"条。

【采收加工】 6～7 月采收，鲜用或晒干。

【药性】 甘、辛，平。

【功用主治】 散血消肿。主治血淋，血痢，肠风下血，痈肿，冻伤。

1.《开宝本草》："枯茎叶主冻脚疮，煮汤渍之良。"

2.《纲目》："散血消肿。治血淋，下血，血痢，阴挺，齿䘌，口蕈。"

【用法用量】 内服：研末，6～9 g。外用：适量，煎水浸洗；捣敷；或烧存性研末调敷。

【选方】 1. 治血淋疼痛　茄叶熏干为末。每服二钱，温酒或盐汤下。隔年者尤佳。(《经验良方》)

2. 治肠风下血　茄叶熏干为末。每服二钱，米饮下。(《纲目》)

3. 治钩虫初感染　茄茎叶煎浓洗。(《陆川本草》)

4. 治背痈未溃　白茄叶捣烂，和黑醋煮敷。(《岭南采药录》)

5. 治冻伤　① 茄秧适量，花椒少许，水煎，睡前熏洗患处。(《内蒙古中草药》)　② 茄秧 1 000 g，辣椒 500 g。上药放铁锅内水熬 5 小时，取 3 次滤液合并浓缩成膏，涂患处；或将膏溶于水中熏洗，每日 1 次。(内蒙古《中草药新医疗法资料选编》)

【临床报道】 1. 治疗慢性气管炎　每日取经霜茄棵(去根，切碎)125 g，加水浓煎至 100 ml，分 2 次，饭后服。观察 119 例，临控 28 例，显效 44 例，好转 41 例，无效 6 例，总有效率为 94.93%。在 119 例患者中，有 102 例并发肺气肿，药后，其病情、病变均有不同程度的改善。

2. 治疗乳癌溃烂恶臭　取鲜茄叶晒干，研细。用时先将疮面洗净，然后将药粉撒在腐肉最多处(不要撒在新鲜肉芽或正常皮肤上)，覆盖 2 层消毒纱布。每日用药 1～2 次。当恶臭已除、渗液停止、疮口腐肉脱落或清除干净，即停止上药。临床用于不同类型乳癌溃烂患者 50 例，上药后均见效果。但本药对乳癌溃烂恶臭无根治作用，仍需配合其他治癌方法。

2659 茄花 qié huā (《纲目》)

【异名】 紫茄子花(《内蒙古中草药》)。

【基原】 为茄科茄属植物茄的花。

【原植物】 参见"茄子"条。

【采收加工】 6～9 月采收，晒干。

【药性】 甘，平。

【功用主治】《纲目》："主治金疮，牙痛。"

【用法用量】 内服：烘干研末，2～3 g。外用：适量，研末涂敷。

【选方】 1. 治牙痛　秋茄花干之，旋烧研涂痛处。(《海上名方》)

2. 治妇女白带如崩　白茄花 15 g，土茯苓 30 g。水煎服。(《食物中药与便方》)

2660 茄根 qié gēn (《开宝本草》)

【异名】 茄母(《摘玄方》)，茄子根(《全国中草药汇编》)。

【基原】 为茄科茄属植物茄的根。

【原植物】 参见"茄子"条。

【采收加工】 9～10 月间，全植物枯萎时连根拔起，晒干。

【药材】 茄根 *Solani Melongenae Radix*　全国各地均产。

性状　商品多切成小段。主根通常不明显，有的略呈短圆锥形，具侧根及多数错综弯曲须根，表面浅灰黄色。质坚实，不易折断，断面黄白色。茎近圆柱形，直径 1～2 cm，有分枝，表面黄白色至浅灰黄色，有细密纵皱纹和点状皮孔；叶痕半月形，并有枝条残基或枝痕。体轻，质坚硬，断面不平坦，纤维性，黄白色，中央有淡灰绿色髓部或呈空洞状。气微，味微咸。

鉴别　根横切面：木栓层 2～3 列木栓细胞。皮层薄壁细胞含草酸钙砂晶，偶见方晶。韧皮部狭窄，韧皮纤维断续成环。形成层成环。木质部占大部分，木射线宽 1～3 列细胞。

粉末特征：黄白色。草酸钙砂晶细胞众多，内充满草酸钙砂晶。韧皮纤维多断碎，完整者长 1 768～3 536 μm，直径 40～57 μm，壁厚约 16 μm，或更厚，胞腔大的有的含草酸钙小方晶，纤维一侧壁可见波状弯曲。草酸钙方晶直径 7～17 μm。导管为具缘纹孔，常与木纤维并存。

【成分】 根皮中含薯蓣皂苷元(diosgenin)。根含苯丙素类：

香草醛(vanillin),异东莨菪素(isoscopoletin),对氨基苯甲醛(*p*-aminobenzaldehyde),咖啡酸乙酯(ethyl caffeate),*N*-反式阿魏酰基酪胺(*N-trans*-feruloyltyramine),*N*-反式阿魏酰基去甲辛弗林(*N-trans*-feruloyloctopamin),*N*-反式对香豆酰基酪胺(*N-trans-p*-coumaroyltyramine),*N*-反式对香豆酰基去甲辛弗林(*N-trans-p*-coumaroyloctopamine),反式阿魏酸(*tran*-serulic acid)。

【炮制】 取原药材,除去杂质及须根,洗净,闷润,切厚片,干燥,筛去灰屑。

饮片性状 为不规则的椭圆形或圆形厚片。根细小而弯曲,质坚实,易折断,断面黄白色。茎表面棕灰色,光滑,具细密的纵皱纹和黄白色点状皮孔,有的可见微隆起的半月形叶痕;质轻而坚硬;切面黄白色,纤维性,可见膜状的髓或中空。气微,味淡。

贮干燥容器内,置通风干燥处,防蛀。

【药性】 甘、辛,寒。

1.《滇南本草》:"性寒,味甘、微苦。"

2.《医林纂要》:"辛、咸,寒。"

【功用主治】 祛风利湿,止血散瘀。主治久痢,便血,痔血,风湿痹痛,脚气,妇女阴痒,皮肤瘙痒,冻疮。

1.《开宝本草》:"主冻疮,可煮作汤,渍之良。"

2.《滇南本草》:"行肝气,洗皮肤瘙痒之风,洗游面走诸风,祛妇人下阴湿痒,阴浊疮。""根、叶蒸热治瘫痪。"

3.《纲目》:"散血消肿。治血淋,下血,血痢,阴挺,齿䘌,口蕈。"

4.《天宝本草》:"(治)脚气。"

5.《分类草药性》:"洗痔疮。"

【用法用量】 内服:煎汤,9~18 g;或入散剂。外用:煎水洗;捣汁或烧存性研末调敷。

【选方】 1. 治慢性风湿性关节炎 茄子根 15 g,水煎服;或茄子根 90 g,浸白酒 500 ml,浸泡 7 日后取服,每服药酒 15 ml,每日 2 次。(《全国中草药汇编》)

2. 治久痢不止 茄根(烧灰)、石榴皮等分。为末,以砂糖水服之。(《纲目》引《简便单方》)

3. 治女阴挺出 茄根烧存性,为末,油调在纸上,卷筒安人内,一日一上。(《纲目》引《乾坤秘蕴》)

4. 治痔肿肛垂 茄根 60 g,苦参 15 g。煎水熏洗,并温罨托上,纳入之。(《食物中药与便方》)

5. 治口中生蕈 用醋漱口,以茄母(烧灰)、飞盐等分,末,醋调稀,时时擦之。(《纲目》引《摘元方》)

6. 治牙齿䶢痛 ① 茄根捣汁,频涂之。② 陈茄根烧灰敷之,先以露蜂房煎汤漱过。(《海上名方》)

7. 治夏月趾肿,不能行走者 九月收茄根悬檐下,逐日煎汤洗之。(《简便单方》)

2661 茄蒂 qié dì (《履巉岩本草》)

【基原】 为茄科茄属植物茄的宿萼。

【原植物】 参见"茄子"条。

【采收加工】 6~9 月采收,鲜用或晒干。

【功用主治】 凉血,解毒。主治肠风下血,痈肿,对口疮,牙痛。

1.《本草衍义补遗》:"治口疮。"

2.《纲目》:"烧灰,治口齿疮䘌。生切,擦癜风。"

3.《岭南采药录》:"治发背及痈毒初起,用十四至二十一个,水、酒煎服。"

【用法用量】 内服:煎汤,6~9 g,或研末。外用:适量,研末掺或生擦。

【选方】 1. 治肠风下血不止 茄蒂,烧存性为末,每服三钱,米饮下。(《履巉岩本草》)

2. 治风蛀牙痛 茄蒂烧灰掺之,或加细辛末等分,日用之。(《仁存堂经验方》)

3. 治对口疮 鲜茄蒂、鲜何首乌等分煮饮。(《本草经疏》)

4. 治癜风 用茄蒂蘸硫、附末掺之。(《纲目》)

2662 茄稞虫 qié kē chóng (《纲目拾遗》)

【基原】 为寄居于茄科茄属植物茄子茎中的一种昆虫的幼虫。

【功用主治】 《纲目拾遗》:"治男女童痨。"

【选方】 治男女童痨,其症不必如大人咳嗽、吐血、泄精,只是身体瘦弱,皮毛焦枯,肌肤微热,急宜早治 用野茄稞内虫,取数十条,私和在食物之内,与病者吃数次。(《刘羽仪经验方》)

2663 茅瓜 máo guā (《贵州民间药物》)

【异名】 解毒草(《滇南本草》),老鼠瓜(《陆川本草》),山熊胆、金丝瓜(《南宁市药物志》),老鼠黄瓜、老鼠香瓜(《云南中草药选》),狗黄瓜、银丝莲、野黄瓜(《昆明民间常用草药》),老鼠拉冬瓜(《疟疾防治中草药选》),大种老鼠拉冬瓜(广州部队《常用中草药手册》),天瓜(《云南中草药》),耗子瓜、小苦瓜蒌(《贵州中草药》),王瓜、土瓜、野甜瓜(《福州中草药》)。

【基原】 为葫芦科茅瓜属植物茅瓜的块根。

【原植物】 茅瓜 *Solena amplexicaulis*(Lam.) Gandhi[*Bryonia amplexicaulis* Lam.; *S. heterophylla* Lour.; *Melothria heterophylla*(Lour.) Cogn.] 又名:异叶马瓟儿。

攀缘草本。块根呈纺锤状,径粗 1.5~2 cm。茎枝柔弱,无毛,具沟纹。叶柄纤细而短,初时被黄色的短柔毛,后渐脱落。叶片薄纸质,多型,变化大,卵形、长圆形、卵状三角形或戟形,不分裂或3~5浅裂到深裂,裂片长圆状披针形或三角形,长 8~12 cm,宽 1~5 cm,上面深绿色,稍粗糙,脉上有微柔毛,下面灰绿色,叶脉突起,几无毛。卷须纤细,不分歧。雌雄异株;雄花 10~20 朵生于 2~5 mm长的花序梗的顶端,呈伞房状花序,花极小,花梗纤细,花萼筒钟状,基部圆,花冠黄色,外面被短柔毛,裂片开展,三角形,雄蕊 3,分离,着生于花丝基部;雌花单生于叶腋,被微柔毛,子房卵形,长 2.5~3.5 mm,无毛或被黄褐色茸毛,柱头 3。果实红褐色,长圆状或近球形,长 2~6 cm,表面近平滑。种子数枚,灰白色,近圆球形或倒卵形,长5~7 mm,边缘不拱起。花期 5~8 月,果期 8~11 月。

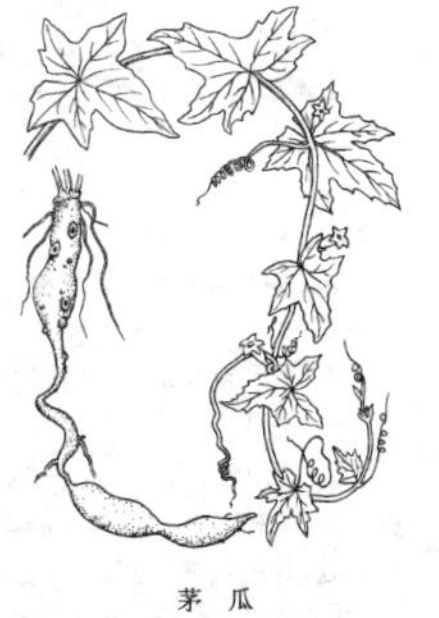

茅 瓜

常生长于海拔 600~2 600 m 的山坡路旁、林下、杂木林中或灌木丛中。分布于福建、江西、广东、广西、四川、贵州、云南、台湾等地。

本植物的叶(茅瓜叶)亦供药用,另设专条。

【采收加工】 全年或 8~11 月采挖,刮去粗皮,切片,鲜用或晒干。

【药材】 茅瓜 *Solenae Amplexicaulis Radix* 主产于云南、贵州、四川、广东、广西、福建、台湾等地。

性状 块根纺锤形或纺锤状圆柱形,长 10~15 cm,直径 0.8~2 cm,下部有时分枝。表面黄棕色或红棕色,较平滑,有多数近椭圆形的横长突起。断面粉性或稍纤维状。气微,味淡微苦。

鉴别 根横切面:木栓层为 5~18 列细胞,石细胞层 1~4 列细胞断续排列成环;木质部导管 5~25 个成群;周围有 8~25 列木纤维及木薄壁细胞，中央可见近星状的初生木质部。薄壁细胞中有多数淀粉粒。

【成分】 块根含脂肪酸：二十四烷酸(lignoceric acid)，二十三烷酸(tricosanoic acid)和山萮酸(behenic acid)。又含7-豆甾烯醇(Δ^7-stigmastenol)，葫芦箭毒素(calebassine)，瓜氨酸，精氨酸，赖氨酸，γ-氨基丁酸，天冬氨酸，谷氨酸等，还含钾、镁、钙、磷、钡、钛、锰、钴、铬、铜、镍、锶、锌等无机元素。

【药理】 块根水冷浸液给小鼠单次口服 LD_{50} 为10.8 g(生药)/kg。加热后毒性未见明显减弱，LD_{50} 为11.5 g(生药)/kg。

【药性】 苦，寒。

1.《滇南本草》："味苦，性寒。"

2.《生草药性备要》："味甘，性寒。"

【功用主治】 清热解毒，利湿活血。主治肺痈，疮痈肿毒，痢疾，酒疸，风湿痹痛，跌打损伤。

1.《滇南本草》："治肺痈，排脓，消烦渴，止肺热，消跌打损伤瘀血，清化日久老痰黄痰，下气，解疮毒，治痈疮肿毒，并止咳嗽带血。"

2.《滇南本草图说》："治梅疮攻鼻，红肿陷落，一切疮证。"

3.《生草药性备要》："治瘫痪四肢无力，浸酒。补血，产后炖鸡食。""治酒顶，消小肠气发，敷恶疮，理蛇口闭。"

4.《云南中草药》："主治热病口渴，毒蛇咬伤，痢疾等。"

【用法用量】 内服：煎汤，15～30 g，或研末；或浸酒。外用：鲜品捣敷。

【宜忌】 虚寒证及孕妇慎服。

1.《贵州民间药物》："忌盐，孕妇忌服。"

2.《云南中草药》："虚寒甚者忌用。"

【选方】 1. 治肺痈　茅瓜45 g，玉叶金花15 g。糖适量，水煎服。

2. 治背痈　茅瓜、一枝黄花各30 g。酒水各半炖服。(1、2出自《福建药物志》)

3. 治痔漏　茅瓜鲜块根30 g。酌加猪大肠，水煎服。(《福建中草药》)

4. 治水肿　茅瓜、厚朴花各6 g，煎甜酒服；或以茅瓜根3 g，研末，开水吞服。

5. 治眼红，蛊毒　金丝瓜3 g，雄黄1.5 g。研末，冷开水吞服。如系蛊毒，其头顶有肿的症状，可在头线上刺破，将金丝瓜粉敷患处，并用烟油搽。(4、5方出自《贵州民间药物》)

【临床报道】 治疗感染性炎症　茅瓜根晒干，去粗皮，研细粉，每次3～6 g(小儿酌减)口服，每日1～3次；或以冷开水调药粉外搽患处，每日1～3次。治疗急性肠炎、胆道蛔虫并发感染、烫伤并发感染、牙龈炎、扁桃体炎、泌尿道感染、毒蛇咬伤等患者计140例。结果治愈130例，无效10例。治疗中未发现明显副作用。对于辨证属热证者疗效较好，属寒证者疗效较差。

2664 茅瓜叶 máo guā yè (《福建药物志》)

【基原】 为葫芦科茅瓜属植物茅瓜的叶。

【原植物】 参见"茅瓜"条。

【采收加工】 6～9月采收，鲜用或晒干。

【功用主治】 止血。主治外伤出血。

【选方】 治外伤出血　经霜的茅瓜叶浸童便7 d，漂露7 d，阴干，研成粉末，撒于出血处。(《福建药物志》)

2665 茅草叶 máo cǎo yè (《重庆草药》)

【基原】 为禾本科白茅属植物白茅的叶。

【原植物】 参见"白茅根"条。

【采收加工】 全年可采。

【成分】 叶和茎中得到无羁萜(friedelin)，山柑子萜醇(arborinol)及其甲醚，羊齿烯醇(fernenol)及其甲醚，山柑子萜酮(arborinone)，芦竹素(arundoin)等三萜化合物。

【功用主治】 祛风除湿。主治风湿痹痛，皮肤风疹。

【用法用量】 内服：煎汤，15～30 g。外用：煎水洗。

【选方】 1. 治妇女产后风湿痛　老茅草叶、石菖蒲、陈艾各适量。煎水外洗。

2. 治发风丹　茅草叶、南木叶、糠壳(炒)各30 g。以水煎服。(1、2方出自《重庆草药》)

2666 茅香根 máo xiāng gēn (《沙漠地区药用植物》)

【基原】 为禾本科茅香属植物茅香的根茎。

【原植物】 茅香 *Hierochloe odorata* (L.) Beauv.　又名：香草(《种子植物名称》)。

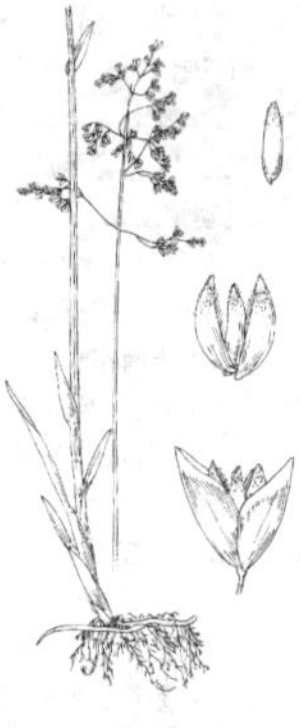

茅　香

多年生草本，有香气。根茎细长。秆高50～60 cm，具3～4节，上部长裸露。叶鞘无毛，长于节间；叶舌透明膜质，长2～5 mm，先端啮蚀状；叶片披针形，质较厚，上面被微毛，长达5 cm，宽约7 mm，分蘖上者可长达40 cm。圆锥花序长约10 cm，卵形或金字塔形；小穗淡黄褐色，有光泽，长约5 mm，含3小花，下方2枚为雄性，顶生者两性；小穗轴脱节于颖上，但不在小花间折断，3小花同时脱落；颖几等长，薄膜质，宽卵形，先端尖，具1～3脉；雄性小花含3雄蕊，外稃略短于颖，上部被微毛；两性小花含2雄蕊，外稃长约3.5 mm，上部被短毛。花、果期6～9月。

生于海拔2 500～3 000 m的山谷草丛或林缘。分布于华北、西北及云南等地。

【采收加工】 春、秋季采挖，切段，鲜用或晒干。

【成分】 含香豆素类化合物(coumarin compounds)。

【功用主治】 凉血，止血，利尿。主治吐血，尿血，肾炎浮肿，热淋。

1.《沙漠地区药用植物》："凉血，止血，清热利尿。"

2.《全国中草药汇编》："主治吐血，尿血，急、慢性肾炎浮肿，热淋。"

【用法用量】 内服：煎汤，30～60 g。

2667 茅栗仁 máo lì rén (《天目山药用植物》)

【基原】 为壳斗科栗属植物茅栗的种仁。

【原植物】 参见"茅栗根"条。

【采收加工】 8～9月，总苞由青转黄，微裂时采收，剥出种子，晒干。

【药材】 茅栗仁 *Castaneae Seguinii Semen*　主产于云南、贵州、广东、江西、福建、浙江、湖南、河南、陕西等地。

性状　种仁扁球形，直径0.8～1.3 cm，黄白色，粉质。气微，味微甜。

【药性】 《甘肃中草药手册》："甘，微温。"

【功用主治】 安神。主治失眠。

【用法用量】 内服：炖服，15～30 g。

【选方】 治失眠　(茅栗)种仁30 g，莲子(去心)30 g，红枣5～7个，白糖60～120 g，炖服。忌食酸辣、芹菜、萝卜菜。(《天目山药用植物志》)

2668 茅栗叶 máo lì yè (《浙江药用植物志》)

【基原】 为壳斗科栗属植物茅栗的叶。

【原植物】 参见“茅栗根”条。

【采收加工】 6～9月采摘，鲜用或晒干。

【功用主治】 消食健胃。主治消化不良。

【用法用量】 内服：煎汤，15～30 g。

2669 茅栗根 máo lì gēn（江西《草药手册》）

【基原】 为壳斗科栗属植物茅栗的根。

【原植物】 茅栗 *Castanea seguinii* Dode　又名：栵、栭（《尔雅》），栭栗（《尔雅》郭璞注），栵栗（《纲目》），金栗、野茅栗、毛栗（江西《草药手册》）。

落叶灌木或小乔木。幼枝被柔毛。叶互生；叶柄长0.6～1 cm，有短毛；叶片薄革质，长椭圆形或倒卵状长椭圆形，长6～14 cm，宽3～7 cm，先端渐尖，基部楔形、圆钝或略近心形，常一侧偏斜，边缘具短刺状小锯齿，上面光亮，脉上有毛，下面褐黄色，具鳞状腺点。花单性，雌雄同株；雄花序穗状，单生于新枝叶腋，直立，长6～7 cm，单被花，雄蕊10～14；雌花生于雄花序下部，通常三花聚生，子房下位，6室。总苞近球形，直径3～4 cm，外面生细长尖刺，每壳斗有3～7个坚果；坚果扁球形，直径1～1.5 cm，褐色。花期5月，果期9～10月。

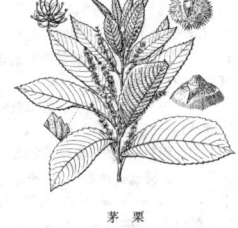

茅　栗

喜光，耐干旱、瘠薄，均系野生。常生于海拔2 000 m以下的低山丘陵向阳灌木丛中。分布于华东、中南、西南及山西、陕西、台湾等地。

本植物的种仁（茅栗仁）、叶（茅栗叶）亦供药用，另设专条。

【采收加工】 全年可采挖，晒干。

【功用主治】 安神，消食，解毒。主治失眠，消化不良，肺炎，肺结核，丝虫病。

《全国中草药汇编》：“根治失眠，消食化气，肺结核，肺炎。”

【用法用量】 内服：煎汤，15～30 g。外用：煎水洗。

【选方】 治丝虫病　茅栗幼树根45 g，淡墨鱼1个（不去骨头）。水煎服，每日1次，发作时服。（《浙江药用植物志》）

2670 茅膏菜 máo gāo cài（《本草拾遗》）

【异名】 石龙芽草（《植物名实图考》），山胡椒（《分类草药性》），胡椒草（《四川中药志》），夏无踪、白花叶（《湖南药物志》），黄金丝、滴水不干（《江苏药材志》），山地皮（《贵州中草药名录》），捕虫草、食虫草、柔鱼草（《福建中草药》），苍蝇草、捕蝇草、苍蝇网、珍珠草（《云南中草药》），露珠草、无风自动草（《广西本草选编》），地下明珠〔《中草药通讯》1977，(6)：41〕。

【基原】 为茅膏菜科茅膏菜属植物茅膏菜或光萼茅膏菜的全草。

【原植物】 1. 茅膏菜 *Drosera peltata* Smith var. *multisepala* Y. Z. Ruan[*D. peltata* Smith var. *lunata* auct. non Clarke]　又名：盾叶茅膏菜（《中国植物志》）。

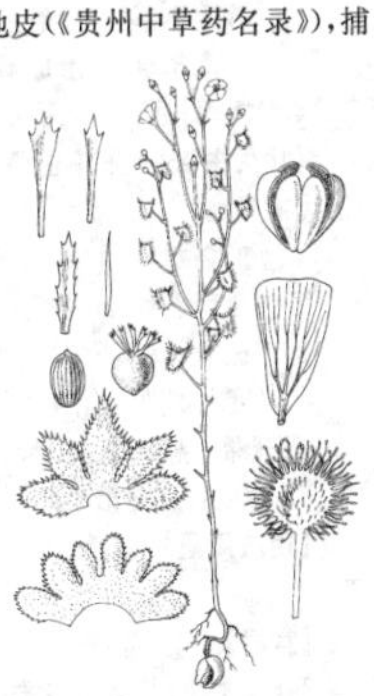

茅　膏　菜

多年生草本。直立或有时呈攀缘状，高9～32 cm，有紫红色汁液。鳞茎状球茎紫色，直径约6 mm。基生叶密集成近一轮或最上几片着生于节间伸长的茎上；退化基生叶线状钻形，长约2 mm；不退化基生叶圆形或扁圆形，花时枯凋；茎生叶互生，盾状，半月形或半圆形，长2～3 mm，边缘或叶上面有多数头状腺毛，分泌黏液，形成露珠状。螺状聚伞花序生于枝顶和茎顶；苞片楔形或倒披针形，具花3～22朵；花萼5～7，背面疏或密被长腺毛，边缘具长腺毛；花瓣5，楔形，白色、淡红色或红色并具有色纵纹；雄蕊5；雌蕊单一，子房上位，1室，花柱3～5。蒴果长2～4 mm，2～4室背开裂。种子细小，椭圆形，种皮脉纹加厚成蜂房格状。花、果期6～9月。

生于海拔1 200～3 650 m的山坡潮湿地的松林下、草丛中或溪沟边。分布于四川、贵州、云南和西藏。

2. 光萼茅膏菜 *D. peltata Smith* var. *glabrata* Y. Z. Ruan　本变种与前变种主要不同之处在于萼背无毛，稀基部具短腺毛；花白色，花柱2～4，稀5；果瓣2～4，稀5。

生于山坡、溪边草丛、灌木丛和疏林下。分布于江苏、浙江、安徽、福建、江西、湖北、湖南、广东、广西、海南、台湾等地。

以上植物的球茎（地下明珠）亦供药用，另设专条。

【采收加工】 5～6月采，鲜用或晒干。

【药材】 茅膏菜 *Droserae Multisepalae Herba*　产于福建、广东、云南等地。

性状　全草纤细，长5～25 cm。块茎球形，表面灰黑色，粗糙，先端可见凹点状茎痕；质轻，断面粉性，黄色至棕黄色，可见排列不规则的维管束小点。茎圆形，表面棕黑色，具纵棱，多中空。叶片半月形，边缘有多数棕色的丝毛状物；叶柄细长。茎顶常具花或小蒴果。气微，味甘。

鉴别　(1) 茎横切面：表皮细胞类方形，少数向外突起；外被角质层。皮层较窄，内侧为约3列厚壁细胞环带，壁木化。维管束周木型；导管壁木化，韧皮部压缩状，有单个或成束的纤维，壁厚木化，胞腔内多含棕黑色物。髓周薄壁细胞类圆形或多边形，中央多已中空。

粉末特征：灰褐色。淀粉粒甚多，单粒椭圆形或类三角形，少数具点状脐点，直径5～33 μm。纤维碎片多见，侧壁平滑，端壁平钝，胞腔内含棕黑色物，直径6～20 μm，壁木化。具缘纹孔导管多见，梯纹、螺纹和环纹导管较少，直径13～37 μm。花瓣表皮碎片可见多数气孔。花粉粒常数个相聚，表面有刺状突起，萌发孔不明显，直径30～33 μm。腺毛的头部和柄部均为多细胞，棕黄色，直径100～115 μm。

(2) 取本品3 g，切成小段，加水200 ml浸渍过夜，再加热蒸馏，收集黄色蒸馏液约80 ml。取蒸馏液两份各2 ml，一份加1%硫酸铜溶液1滴，显红色，用稀盐酸酸化后红色消失，再用10%氢氧化钠溶液碱化至pH12，溶液又转为红色；另一份加1%醋酸镍乙醇液2滴，溶液呈红色（检查矶松素）。

(3) 薄层色谱：取上述蒸馏液约70 ml，用乙醚20 ml振摇提取，分取乙醚溶液，蒸干，残渣用0.5 ml乙醇溶解作为供试液，以矶松素乙醇液作对照液，点样于同一硅胶G薄层板上，用苯-无水乙醇(8：2)或环乙烷-氯仿-乙醇(20：2.5：1)展开，在日光下供试品色谱在与对照品色谱相应的位置上显相同的黄色斑点，喷5%氢氧化钠溶液后则在与对照品相应的位置上出现相同的红色斑点。

【成分】 全草含矶松素（plumbagin），茅膏醌（droserone）等萘醌类成分。

【药理】 1. 抗菌作用　茅膏醌在体外有抑制$H_{37}RV$人型结核杆菌作用，最低抑菌浓度(*MIC*)为25 μg/ml。所含矶松素（白花丹醌）对葡萄球菌等多种细菌有抗菌作用。对结核杆菌的*MIC*为7.8 μg/ml，与双氢链霉素的强度相近。在体外对流感病毒也有杀灭作用。矶松素萘醌类除对革兰阳性及阴性菌有效外，对白念珠菌、溶组织阿米巴原虫及阴道滴虫均有效。对酵母菌也有特殊抗菌活性。

2. 心血管作用　矾松素抑制心脏并扩张血管引起血压下降。大鼠口服 1 mg/100 g 可增加凝血酶原时间。

3. 抗生育作用　大鼠口服矾松素有抗着床和堕胎作用，对兔并有抑制排卵作用。

毒性　小鼠口服矾松素 LD_{50} 为 40 mg/kg，大鼠为65 mg/kg，用 0.1%溶液给豚鼠皮下试验，72 小时后出现大的红斑。

【药性】 甘、辛，平，有毒。

1.《本草拾遗》："味甘，平，无毒。"

2.《四川中药志》1960 年版："性温，味辛。"

3.《天目山药用植物志》："有毒。"

【功用主治】 活血行气，除湿解毒。主治胃痛，痢疾，小儿疳积，风湿痹痛，跌打损伤，瘰疬，湿疹，疥疮。

1.《本草拾遗》："主赤白久痢。"

2.《分类草药性》："下气。治跌打损伤。"

3.《全国中草药汇编》："治腰肌劳损，疟疾，角膜云翳，湿疹，神经性皮炎。"

【用法用量】 内服：煎汤，3～9 g；或浸酒服。外用：捣敷；或研末撒敷，或敷贴有关穴位。

【宜忌】 本品有毒，内服宜慎。孕妇禁服。叶的水浸液接触皮肤可引起灼痛、发炎。

【选方】 1. 治食积腹胀，胃痛，跌打损伤，腰肌劳伤，风湿性关节炎，淋巴结核　茅膏菜 5～15 g。煎服，或泡酒（1∶10），1 次 25 ml，1 日 3 次。

2. 治小儿疳积，神经衰弱　茅膏菜（干品）2.5～5 g，研末炖肉吃。（1、2 方出自《中国民族药志》）

3. 治风湿关节痛　茅膏菜 9 g，桑寄生 15 g，水煎服。（《福建药物志》）

4. 治神经性皮炎　茅膏菜洗净，去球茎后，用 75%乙醇制成 10%酊剂，外搽患处。（《江西省中草药新医疗法展览资料汇编》）

5. 治疥疮　茅膏菜茎、叶研粉与猪油调匀配成约 5%油膏外涂，30 分钟后洗去。或用茎、叶适量，水煎外洗。（《广西本草选编》）

【临床报道】 1. 治疗结核病　采集新鲜地下明珠（茅膏菜）1 000 g，阴干后（不洗），经蒸馏得药液 2 000 ml，再蒸馏成 1 000 ml，加普鲁卡因 20 ml，供深部肌内注射，每次2 ml，每日 2 次。16 岁以下每日 1 次，40～60 日为 1 个疗程，疗程间歇期 1 个月。用以治疗结核病 31 例（其中肺门淋巴结核 5 例，颈淋巴结核 4 例，慢性纤维空洞型肺结核 1 例，浸润型肺结核 21 例）。治愈 26 例，好转 4 例，无效 1 例。除 4 例注射后发生局部暂时性肿胀和硬结外，其余均无不良反应。

2. 治疗神经性皮炎　用鲜茅膏菜全草（包括块根）适量，捣烂外擦患处，擦至皮肤有灼热感、轻度疼痛时为止，每日 1 次，7 日为 1 个疗程。如无鲜草时，可用干草加黄酒捣烂外擦。外擦后保留 24 小时后方可洗去药汁。用于神经性皮炎 32 例，在治疗 1 个疗程后，痊愈 27 例，进步 2 例，无效 3 例。

2671 林檎 lín qín （《千金方》）

【异名】 文林郎果（《本草拾遗》），来禽（《本草图经》），花红果（《滇南本草》），沙果（《品汇精要》），五色林檎、金林檎、红林檎、水林檎、蜜林檎、黑林檎（《纲目》），蜜果（《群芳谱》），联珠果、频婆果（《植物名实图考长编》）。

【基原】 为蔷薇科苹果属植物花红的果实。

【原植物】 花红 *Malus asiatica* Nakai

小乔木，高 4～6 m。小枝粗壮，幼时密生柔毛，老枝暗紫褐色，无毛。叶互生；叶柄长 1.5～5 cm，有短柔毛；叶片卵形或椭圆形，长 5～11 cm，宽 4～5.5 cm，先端急尖或渐尖，基部圆形或宽楔形，边缘有细锐锯齿，上面有短柔毛，逐渐脱落，下面密被短柔毛。花两性；伞房花序，具花 4～7 朵，集生于小枝顶端；花梗长 1.5～2 cm，密被柔毛；花直径 3～4 cm；萼筒钟状，外面密被柔毛；萼片 5，三角披针形，长 4～5 mm，先端渐尖，全缘，内外两面密被柔毛；花瓣 5，倒卵形或长圆倒卵形，长 8～13 mm，基部有短爪，淡粉红色，雄蕊 17～20，花丝长短不等，比花瓣短；花柱 4(5)，比雄蕊稍长。梨果卵形或近球形，直径 4～5 cm，黄色或红色，宿存萼肥厚隆起。花期 4～5 月，果期 8～9 月。

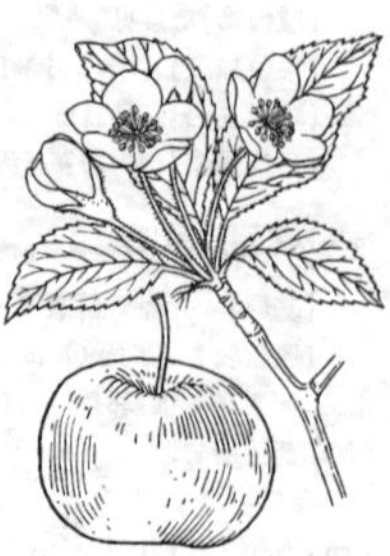

花　红

生于海拔 50～2 800 m 的山坡阳处、平原沙地。分布于华北、西南及辽宁、山东、河南、湖北、陕西、甘肃、新疆等地。

本种因长期栽培，品种颇多，果实形状、颜色、香味、成熟期都相差很大。河北的沙果（包括冷沙果、热沙果、花脸沙果、净面沙果）、花红、槟子、槟楸、果楸、柰子，山东的冬果、秋果、夏果、半夏，陕西的白果、槟果均属于本种。

本植物的叶（花红叶）、根（林檎根）亦供药用，另设专条。

【采收加工】 8～9 月果实将成熟时采摘，鲜用或切片晒干。

【药材】 林檎 *Mali Asiaticae Fructus*　产于长江黄河一带。

性状　本品梨果扁球形，直径 2.5～4 cm，表面黄色至深红色，有点状黄色皮孔。顶端凹而有竖起的残存萼片，底部深陷。气清香，味微甜、酸。

【药理】 1. 抑菌作用　将林檎叶用水、乙醇、石油醚浸泡，以上述提取物质对小鼠进行动物体内抗菌试验，结果表明林檎叶提取液所含的鞣质和皂苷具有明显的体内抑菌作用。

2. 抗氧化作用　高质量浓度的林檎叶水和乙醇提取液对羟自由基的清除和对动物肝匀浆脂质过氧化的抑制有反作用，但乙醇提取进一步分离的氢氧化钠溶解组和乙酸乙酯溶解组对羟自由基的清除和对动物肝匀浆脂质过氧化的抑制有明显的促进作用，这可能是由于多酚类化合物特别是黄酮类化合物以及苷类化合物是其主要的活性物质有关。

3. 提高免疫功能　林檎叶的水提取物和乙醇提取物能明显提高小鼠的免疫功能。

【药性】 酸、甘，平。归胃、大肠经。

1.《千金方》："味酸、苦，平，涩。无毒。"

2.《开宝本草》："味酸、甘，温。"

3.《滇南本草》："走足阳明、厥阴二经。"

4.《本草撮要》："入手足太阴、阳明经。"

【功用主治】 生津止渴，消积止痢。主治消渴，痰饮积食，霍乱，泻痢腹痛。

1.《千金方》："止渴、好唾。"

2.《食疗本草》："主谷痢，泄精。"

3.《日华子》："下气，治霍乱肚痛，消痰。"

4.《滇南本草》："治一切冷积痞块，中气不足，似疟非疟，化一切风痰气滞。熬食令人延年。"

5.《纲目》："主治小儿闪癖。"

【用法用量】 内服：煎汤，30～90 g；或捣汁。外用：研末调敷。

【宜忌】 不宜多食。

《开宝本草》："不可多食，发热涩气，令人好睡，发冷痰，生疮疖，脉闭不行。"

【选方】 1. 治水痢　林檎十枚半熟者，以水二升，煎取一升，和林檎空心食。(《食医心镜》)

2. 治小儿痢　林檎、构子同杵汁，任意服之。

3. 治小儿闪癖，头发竖黄，瘰疬羸瘦　杵林檎末，以和醋敷上。(2、3方出自《子母秘录》)

2672 林问荆 lín wèn jīng (《长白山植物药志》)

【基原】 为木贼科木贼属植物林问荆的全草。

【原植物】 林问荆 *Equisetum sylvaticum* L.　又名：林下木贼(《蕨类名词及名称》)。

多年生草本，高 20～60 cm。根茎细，黑褐色。春季孢子囊穗的茎褐色，不分枝，有轮生钟形叶鞘。叶鞘齿膜质，红褐色，每 2～3 齿连接成 3～4 宽齿，呈卵状三角形永存。孢子囊穗长椭圆形，有梗，钝头，长 1.2～2.8 cm；每盾状孢子叶下有孢子囊6～9个；孢子成熟后，其茎上又生出多数绿色轮状分枝，孢子囊穗在脱离后，营养茎再数次分枝，绿色，展开，茎先端平，棱脊有 2 行刺状突起，分枝的叶鞘齿狭披针形，开展。

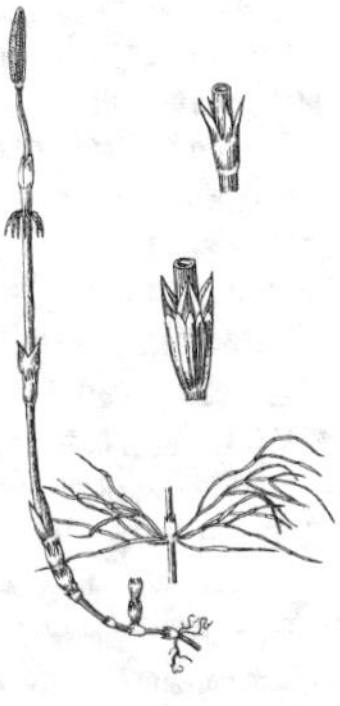

林问荆

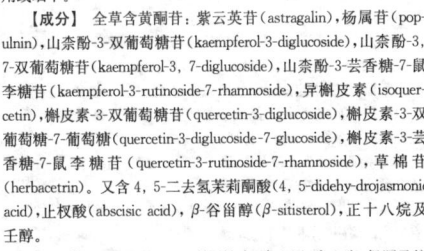

生于林缘、森林草地及灌木丛杂草中。分布于华北、东北等地。

【采收加工】 7～9 月采挖，鲜用或晒干。

【成分】 全草含黄酮苷：紫云英苷(astragalin)，杨属苷(populnin)，山柰酚-3-双葡萄糖苷(kaempferol-3-diglucoside)，山柰酚-3,7-双葡萄糖苷(kaempferol-3, 7-diglucoside)，山柰酚-3-芸香糖-7-鼠李糖苷(kaempferol-3-rutinoside-7-rhamnoside)，异槲皮素(isoquercetin)，槲皮素-3-双葡萄糖苷(quercetin-3-diglucoside)，槲皮素-3-双葡萄糖-7-葡萄糖(quercetin-3-diglucoside-7-glucoside)，槲皮素-3-芸香糖-7-鼠李糖苷(quercetin-3-rutinoside-7-rhamnoside)，草棉苷(herbacetrin)。又含 4, 5-二去氢茉莉酮酸(4, 5-didehy-drojasmonic acid)，止杈酸(abscisic acid)，β-谷甾醇(β-sitisterol)，正十八烷及壬醇。

【药理】 具有收敛止血、利尿镇痛、降血压、降血脂、保肝及抗肿瘤等多方面生物活性。

【功用主治】《长白山植物药志》："可用于咯血、风湿症、痛风、淋病、血尿等，具有止血、镇痛和收敛作用；作为利尿剂，用于肾病和膀胱炎；地上部分煎剂可治疗癫痫、子痫等；加强子宫收缩，可作为流产药。"

【用法用量】 内服：煎汤，5～10 g。外用：捣敷；或研末调敷。

2673 林檎根 lín qín gēn (《食疗本草》)

【基原】 为蔷薇科苹果属植物花红的根。

【原植物】 参见"林檎"条。

【采收加工】 全年可采，挖根，切片，晒干。

【功用主治】《食疗本草》："(林檎)东行根治白虫、蛔虫、消渴好睡。"

【用法用量】 内服：煎汤，15～30 g。

2674 杯苋 bēi xiàn (《海南岛常用中草药手册》)

【异名】 蛇见怕(《海南植物志》)，镜面草、蛇惊慌、细叶蛇总管、拔子弹草(《海南岛常用中草药手册》)，小马鞭草(《广西本草选编》)，细样倒扣草(《全国中草药汇编》)。

【基原】 为苋科杯苋属植物杯苋的地上部分。

【原植物】 杯苋 *Cyathula prostrata* (L.) Bl. [*Achyranthes prostrata* L.]

多年生草本，高 30～50 cm。根细长。茎上升或直立，钝四棱形，具分枝，有灰色长柔毛，节部带红色，加粗，基部数节生不定根。叶对生；叶柄长 1～7 mm，有长柔毛；叶片菱状倒卵形或菱状长圆形，长 1.5～6 cm，宽 6～30 mm，先端圆钝，微凸，中部以下骤然变细，基部圆形，上面绿色，幼时带红色，下面苍白色，两面有长柔毛，具缘毛。总状花序由多数花丛集成，顶生和最上部叶腋生，直立，长 4～35 cm；总梗延伸，不分枝，密生灰色柔毛；花丛初直立，后开展，最后反折，下部花丛由 2～3 朵两性花及数朵不育花而成，愈向花序上部，花丛内的不育花数目愈减少，最上部花丛仅有 1 朵两性花，而无不育花，果实成熟时，整个花丛脱落；苞片长 1～2 mm，先端长渐尖，授粉后反折；两性花花被片卵状长圆形，长2～3 mm，淡绿色，先端渐尖，具凸尖，外面有白色长柔毛，具 3～5 脉；雄蕊花丝长 3～4 mm，基部连合；退化雄蕊长方形，长 0.5 mm。胞果球形，直径约 0.5 mm，无毛，带绿色；不育花的花被片及苞片黄色，长约 1.5 mm，花后稍延长，先端钩状，基部有长柔毛。种子卵状长圆形，极小，褐色，光亮。花、果期 6～11 月。

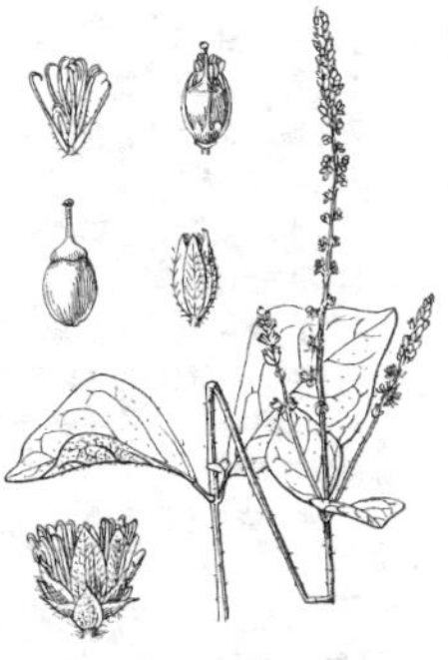

杯苋

生于山坡灌木丛或小河边。分布于华南及云南、台湾等地。

本植物的根(杯苋根)亦供药用，另设专条。

【采收加工】 6～7 月植株生长盛期采收，鲜用或晒干用。

【成分】 全草中含蜕皮甾酮(ecdysterone)。

【药性】 苦，凉。

1.《海南岛常用中草药手册》："苦、涩，微凉。"

2.《广西本草选编》："味淡，性凉。"

【功用主治】 清热，解毒，散瘀。主治痈疮肿毒，跌打瘀肿，毒蛇咬伤。

1.《广西本草选编》："散瘀消肿。治跌打瘀肿，疮疡肿毒。"

2.《全国中草药汇编》："消积除痰，消肿止痛。治小儿疳积，肺结核，蛇咬伤。"

【用法用量】 内服：煎汤，30～60 g。外用：捣敷。

2675 杯苋根 bēi xiàn gēn (《广西本草选编》)

【基原】 为苋科杯苋属植物杯苋的根。

【原植物】 参见"杯苋"条。

【采收加工】 全年采收，鲜用或晒干用。

【药性】 苦，凉。

《广西本草选编》："味淡，性凉。"

【功用主治】《全国中草药汇编》："清热解毒，主治细菌性痢疾。"

【用法用量】 内服：煎汤，9～15 g。

2676 枇杷 pí pá (《别录》)

【基原】 为蔷薇科枇杷属植物枇杷的果实。

【原植物】 参见"枇杷叶"条。

【采收加工】 枇杷果实因成熟期不一致，宜分次采收，采黄留青,采熟留生。

【药材】 枇杷 *Eriobotryae Fructus* 产于四川。

性状 果实圆形或椭圆形,直径2～5 cm,外果皮黄色或橙黄色,具柔毛,顶部具黑色宿存萼齿,除去萼齿可见一小空室。基部有短果柄,具糙毛。外果皮薄,中果皮肉质,厚3～7 mm,内果皮纸膜质,棕色,内有一至多颗种子。气微清香,味甘、酸。

【药性】 甘、酸,凉。归肺、脾经。

1.《食疗本草》:"温。"

2.《蜀本草》:"味甘、酸。"

3.《开宝本草》:"味甘,寒。无毒。"

4.《本草求真》:"入脾、肺,兼入肝。"

【功用主治】 润肺,下气,止渴。主治肺燥咳嗽,吐逆,烦渴。

1.《食疗本草》:"利五脏。"

2.《本草元命苞》:"除肺热在上焦,止吐逆于胸膈。"

3.《滇南本草》:"治肺痿、痨伤吐血、咳嗽吐痰、哮吼。又治小儿惊风发热。"

4. 姚可成《食物本草》:"止渴下气,利肺气,凉上焦热,润五脏。"

5.《药性切用》:"润肺定咳,止渴除烦。"

【用法用量】 内服:生食;或煎汤,30～60 g。

【宜忌】 不宜多食。

1.《绍兴本草》:"多食发痰热。"

2.《随息居饮食谱》:"多食助湿生痰,脾虚滑泄者忌之。"

【选方】 治肺热咳嗽 鲜枇杷肉60 g,冰糖30 g。水煎服。(《福建药物志》)

【各家论述】《本经逢原》:"必极熟,乃有止渴、下气、润五脏之功;若带生味酸,力能助肝伐脾,食之令人中满泄泻。"

2677 枇杷叶 pí pá yè (《别录》)

【异名】 巴叶、芦桔叶(《中药材手册》)。

【基原】 为蔷薇科枇杷属植物枇杷的叶。

【原植物】 枇杷 *Eriobotrya japonica* (Thunb.) Lindl. [*Mespilus japonica* Thunb.]

常绿小乔木,高约10 m。小枝粗壮,黄褐色,密生锈色或灰棕色绒毛。叶片革质;叶柄短或几无柄,长6～10 mm,有灰棕色绒毛;托叶钻形,有毛;叶片披针形、倒披针形、倒卵形或长椭圆形,长12～30 cm,宽3～9 cm,先端急尖或渐尖,基部楔形或渐狭成叶柄,上部边缘有疏锯齿,上面光亮、多皱,下面及叶柄密生灰棕色绒毛,侧脉11～21对。圆锥花序顶生,总花梗和花梗密生锈色绒毛;花直径1.2～2 cm;萼筒浅杯状,萼片三角卵形,外面有锈色绒毛;花瓣白色,长圆形或卵形,长5～9 mm,宽4～6 mm,基部具爪,有锈色绒毛;雄蕊20,花柱5,离生,柱头头状,无毛。果实球形或长圆形,直径3～5 cm,黄色或橘红色;种子1～5颗,球形或扁球形,直径1～1.5 cm,褐色,光亮,种皮纸质。花期10～12月,果期5～6月。

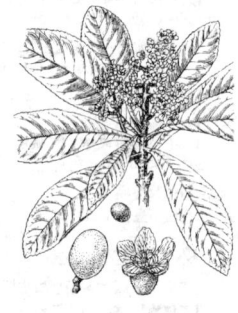

枇 杷

常栽种于村边、平地或坡边。分布于中南及江苏、浙江、安徽、福建、江西、四川、贵州、云南、陕西、甘肃、台湾等地。

本植物的果实(枇杷)、花(枇杷花)、种子(枇杷核)、根(枇杷根)、叶的蒸馏液(枇杷叶露)及树干的韧皮部(枇杷木白皮)亦供药用,另设专条。

【栽培】 生物学特性 喜温暖湿润环境。年均温度12～15 ℃以上,年降水量在1 000 mm以上地区均能生长。对土壤要求不严,但以土层深厚、排水良好、富含腐殖质的砂质土为好。

繁殖方法 种子繁殖或嫁接繁殖。种子繁殖:5～6月种子成熟后,随采随播,条播或点播。播后覆土,盖草,浇水,保持湿润,1个月后发芽。培育1年后,于第二年春季移栽。嫁接繁殖:用台湾枇杷、石楠苗等作砧木。多采用枝接,小砧木一般用切接或腹接,大砧木采用劈接或皮接,于3～6月嫁接。培育1～2年即可移栽定植。

田间管理 每年施肥4次,第一次在2～3月春梢抽生前;第二次在3月底至4月上旬果实膨大期;第三次在6月采果后至夏梢抽生前;第四次在10月开花前施用。肥料氮、磷、钾比例是4∶2.5∶3。春、夏季还须注意修剪。

病虫害防治 灰斑病,为害叶和果实,要及时清除被害叶及果实并烧毁,注意通风透光。枇杷黄毛虫幼虫为害枝梢嫩叶,发生期用90%敌百虫1 000倍液喷杀。

【采收加工】 全年皆可采收,以6～7月采收者为多。采下后晒至七八成干,扎成小把,再晒至足干。此法所得成品不易破碎,质量较好。亦有拾取自然落叶晒干者,其色较紫。

【药材】 枇杷叶 *Eriobotryae Folium* 产于华东、中南、西南及陕西、甘肃等地,广东及江苏产量较大。多为栽培品。

性状 叶呈长椭圆形或倒卵形,长12～30 cm,宽4～9 cm。先端尖,基部楔形,边缘上部有疏锯齿,基部全缘。上表面灰绿色、黄棕色或红棕色,较光滑;下表面淡灰色或棕绿色,密被黄色茸毛,主脉于下表面显著突起,侧脉羽状;叶柄极短,被棕黄色茸毛。革质而脆,易折断。气微,味微苦。

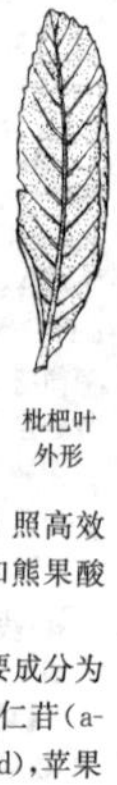

枇杷叶外形

鉴别 叶横切面:上表皮细胞扁方形,外被厚的角质层;下表皮有多数单细胞非腺毛,近主脉处多弯曲呈人字形;气孔不定式。栅栏组织3～4列细胞。海绵组织疏松,均含草酸钙方晶及簇晶。主脉维管束外韧型,近环状;中柱鞘纤维束排列成不连续的环,壁木化,周围薄壁细胞含草酸钙方晶,形成晶纤维;薄壁组织中散有黏液细胞,并有草酸钙方晶。

品质标志 《中华人民共和国药典》2010年版规定:照高效液相色谱法测定,本品干燥品含齐墩果酸($C_{30}H_{48}O_3$)和熊果酸($C_{30}H_{48}O_3$)的总量不得少于0.70%。

【成分】 新鲜叶含挥发油0.045%～0.108%,其主要成分为橙花叔醇(nerolidol)和金合欢醇(farnesol)。叶中含苦杏仁苷(amygdalin);有机酸:酒石酸(tartaric acid),枸橼酸(citric acid),苹果酸(malic acid);三萜:齐墩果酸(oleanolic acid),熊果酸(ursolic acid),2*α*-羟基熊果酸(2*α*-hydroxyursolic acid),6*α*, 19*α*-二羟基熊果酸(6*α*, 19*α*-dihydroxyursolic acid),马斯里酸(maslinic acid),马斯里酸甲酯(methyl maslinate),野鸦椿酸(euscaphic acid),枇杷呋喃(eriobofuran),枇杷佛林(loguatifolin) A,金丝桃苷(hyperoside),以及4个倍半萜苷:橙花叔醇-3-*O*-*α*-*L*-吡喃鼠李糖基-(1→2)-*β*-*D*-吡喃葡萄糖苷[nerolidol-3-*O*-*α*-*L*-rhamnopyranosyl-(1→2)-*β*-*D*-glucopyranoside],橙花叔醇-3-*O*-*α*-*L*-吡喃鼠李糖基-(1→4)-*α*-*L*-吡喃鼠李糖基-(1→2)-*β*-*D*-吡喃葡萄糖苷[nerolidol-3-*O*-*α*-*L*-rhamnopy-ranosyl-(1→4)-*α*-*L*-rhamnopyranosyl-(1→2)-*β*-*D*-glucopyranoside],橙花叔醇-3-*O*-*α*-*L*-吡喃鼠李糖基-(1→4)-*α*-*L*-吡喃鼠李糖基-(1→6)-*β*-*D*-吡喃葡萄糖苷[nerolidol-3-*O*-*α*-*L*-rhmnopyranosyl-(1→4)-*α*-*L*-rhamnopyranosyl-(1→6)-*β*-*D*-glucopyranoside],橙花叔醇-3-*O*-[*α*-*L*-吡喃鼠李糖基(1→4)-*α*-*L*-吡喃鼠李糖基(1→2)-*α*-*L*-吡喃鼠李糖基(1→6)]-*β*-*D*-吡喃葡萄糖苷{nerolidol-3-*O*-[*α*-*L*-rhamnopyranosyl (1→4)-*α*-*L*-rhamnopyranosyl(1→2)-*α*-*L*-rhamnopyranosyl(1→6)]-β-D-glucopyranoside}；还含23-反-对香豆酰委陵菜酸(23-*trans*-*p*-coumaroyltormentic acid)，23-顺-对香豆酰委陵菜酸(23-*cis*-*p*-coumaroyltormentic acid)，3-*O*-反-咖啡酰委陵菜酸(3-*O*-*trans*-caffeoyltormentic acid)，3-*O*-反-对香豆酰救必应酸(3-*O*-*trans*-*p*-coumaroylrotundic acid)，坡模酸(pomolic acid)。

【药理】 1. 祛痰，镇咳，平喘作用　所含苦杏仁苷在下消化道被微生物酶分解出微量氢氰酸，后者对呼吸中枢有镇静作用，故有平喘镇咳作用。有效成分总三萜酸和熊果酸等均具有良好的抗炎、止咳效果。良园枇杷叶膏口服给药能增加小鼠支气管酚红的排泌量及促进鸽气管纤毛黏液流运动；推迟小鼠对浓氨水刺激的咳嗽潜伏期及减少咳嗽次数；对抗乙酰胆碱致豚鼠哮喘作用；具有较好的祛痰，镇咳，平喘作用。成年的枇杷叶比幼年的枇杷叶对止咳、祛痰效果要明显。在对止咳、祛痰作用上，灌胃要比腹腔注射效果好。

2. 其他作用　枇杷叶的乙醚冷浸提取物局部应用对角叉菜胶性浮肿有强大抑制作用，抑制率达52%(角叉莱胶注射后2小时)，其活性成分经分离已证明为熊果酸和2α-羟基-亚油酸甲酯，后者与马斯里酸的甲酯化物相当。枇杷叶中熊果酸有抗肿瘤作用。此外，枇杷叶的甲醇提取物中的倍半萜葡萄糖苷和多羟基三萜烯苷可显著降低遗传糖尿病小鼠的尿糖，并且后者还可降低正常小鼠的血糖。主要成分三萜酸具有抗炎、降血糖、抗病毒作用。

【炮制】 1. 枇杷叶　取原药材，除去杂质及绒毛，用水喷润，切丝，干燥。生品常用于肺热咳嗽。

2. 蜜枇杷叶　取炼蜜，用适量开水稀释后，加入枇杷叶丝中拌匀，闷透，置锅内，用文火加热，炒至微黄色、不粘手时，取出放凉。每枇杷叶100 kg，加炼蜜20 kg。蜜枇杷叶多用于肺燥咳嗽。

3. 炒枇杷叶　取净枇杷叶，置锅内，用文火加热，炒至微焦，有香气，取出放凉。炒枇杷叶常用于和胃止呕。

饮片性状　枇杷叶呈丝条状，表面灰绿色、黄棕色或红棕色，背面无绒毛，革质而脆。无臭，味微苦。

贮干燥容器内，蜜枇杷叶、炒枇杷叶密闭，置通风干燥处。

【药性】 苦，凉。归肺、胃经。

1.《别录》："味苦、平。无毒。"

2.《药性论》："味甘。"

3.《滇南本草》："性微寒，味苦、辛。入肺。"

4.《本草经疏》："入手太阴、足阳明经。"

5.《本草经解》："入手太阴肺经、手少阴心经。"

【功用主治】 清肺，和胃，降气，止渴。主治肺热咳嗽，阴虚劳嗽，胃热呕哕，妊娠恶阻，消渴，肺风面疮，酒齄鼻赤。

1.《别录》："主卒啘不止，下气。"

2.《新修本草》："主咳逆，不下食。"

3.《食疗本草》："煮汁饮之，止渴。治肺气热嗽及肺风疮，胸、面上疮。"

4.《日华子》："疗妇人产后口干。"

5.《滇南本草》："止咳嗽，消痰定喘，能断痰丝，化顽痰，散吼喘，止气促。"

6.《医学入门》："清肺止渴，治肺咳嗽气逆，消渴及久嗽身热肌瘦，将成痨者。"

7.《药性切用》："煎汁收膏，润燥止咳。"

8.《本草再新》："止吐血、呛血，治痈痿热毒。"

【用法用量】 内服：煎汤，9～15 g，大剂量可用至30 g；鲜品15～30 g；或熬膏，或入丸、散。

润肺下气止咳逆，宜蜜汁炒用；和胃下气止呕哕，宜姜汁炒用。

【宜忌】 入汤剂，需包煎。胃寒呕吐及风寒咳嗽证禁服。

1.《新修本草》："须火炙，布拭去毛，不尔，射人肺，令咳不已。"

2.《本草经疏》："胃寒呕吐及肺感风寒咳嗽者，法并忌之。"

3.《药性通考》："止可用以治阴虚之咳，他嗽不可用也。"

【选方】 1. 治肺热咳嗽　枇杷叶9 g，桑白皮12 g，黄芩6 g，水煎服。或蜜炙枇杷叶12 g，蜜炙桑白皮15 g，水煎服。(《陕西中草药》)

2. 治肺燥咳嗽　干枇杷叶(去毛)9 g，干桑叶9 g，茅根15 g，水煎服。(《广西民间常用中草药手册》)

3. 治呕吐　枇杷叶15 g，鲜竹茹15 g，灶心土60 g。水煎服。(《恩施中草药手册》)

4. 治老幼暴吐，服药不止者　枇杷叶(净刷去叶后毛，锉碎)二两重，半夏(㕮咀，净者)四两重。上件用生姜四两重，切作绿豆大，拌匀，酿一宿，慢火炒令微焦色，以皮纸盛于地上候冷，每服二两，水一盏，煎七分，去渣，空心少与，缓投，可入诸药内同煎服亦效。(《活幼心书》至圣散)

5. 治小儿吐乳不定　枇杷叶一分(拭去毛，微炙黄)，母丁香一分。上件药，捣，细罗，为散，乳头上涂一字，令儿咂便止。(《圣惠方》枇杷叶散)

6. 治热病烦渴、饮水过多，时有呕逆方　枇杷叶二两(拭去毛，炙微黄)，茅根一两(锉)，葛根一两(锉)。上件药，捣筛为散，以水三大盏，煎至一盏半，去滓，不计时候，分温三服。(《圣惠方》)

7. 治五噎　枇杷叶一两(拭去毛，炙微黄)，陈橘皮一两(汤浸，去白瓤，焙)，生姜半两。上件药，都以水二盏半，煎至一盏半，去滓，不计时候，分温三服。(《圣惠方》治五噎立效方)

8. 治霍乱心烦懊不得安卧　枇杷叶(拭去毛)一分，芦根(洗，焙)三分，人参一分。上三味，粗捣筛。每服五钱匕，水一盏，入薤白五寸，煎至一盏，去滓，温服，有顷再服。(《圣济总录》枇杷叶饮)

9. 治鼻赤　枇杷叶(去毛)、大山栀、苦参、苍术(米泔浸炒)，各等分为末，每服一钱半，酒调白滚汤咽下。(《证治准绳》)

10. 治肺风、粉刺、鼻齄，初起红色，久则肉皰发肿者　枇杷叶(去毛刺)八两，黄芩(酒炒)四两，甘草一两，天花粉四两。共为末，新安酒跌丸，桐子大。每服一钱五分，食后并临睡白滚汤、茶汤俱可送下，忌火酒、煎炒。(《外科正宗》枇杷叶丸)

11. 治翻花痔　枇杷叶(蜜涂炙燥)为末，乌梅肉(焙燥)为末，和匀，先以痔洗净，次以药敷之。(《古今医统》)

【临床报道】 1. 治疗慢性气管炎　取枇杷叶90 g，茄梗150 g，加水3 000 ml煎成2 000 ml，再加单糖浆240 ml。日服3次，每次10 ml，20日为1个疗程。共治疗167例，结果近期控制42例，显效60例，好转35例，无效30例，总有效率为81%。观察结果表明，止咳作用强，祛痰作用差；对单纯型气管炎较好，对哮喘无效。

2. 治疗蛲虫病　用鲜枇杷叶刷去背毛，洗净，加水煮沸1 h，将煎液浓缩过滤，每200 ml药液含生药100 g。服药对象为5～7岁儿童。治疗122例，每人于睡前及次晨空腹时，各服药液100 ml，15日后复查虫卵，结果：阴转率67.21%，肛周成虫阴转率为78.85%，肛周虫减少率为88.14%。服药后副作用一般无需处理即可渐消，部分服药前胃肠功能较差者，服香砂六君丸、姜汤或654-2片剂，可使反应缓解。

【各家论述】 1.《纲目》："治肺胃之病，大都取其下气之功耳，气下则火降痰顺，而逆者不逆，呕者不呕，渴者不渴，咳者不咳矣。"

2.《本草经疏》："《经》曰：诸逆冲上，皆属于火。火气上炎，则为卒啘不止。枇杷叶性凉，善下气，气下则火不上升，而胃自安，故卒啘止也。其治呕吐不止、妇人产后口干、男子消渴、肺热咳嗽、喘息气急、脚气上冲，皆取其下气之功。又治妇人发热咳嗽，经事先期，佐补阴清热之药服之，可使经期正而受孕。"

3.《本草汇言》："枇杷叶安胃气、润心肺、养肝肾之药也。沈孔庭曰：主呕哕、反胃而吐食不止，安胃气也；或气逆痰滞而咳嗽靡宁，润肺气也；或虚火烦灼而舌干口燥，养肾气也；或瘟疫暑暍而热渴不解，凉心气也。能使五脏成调，六腑清畅。他如《圣惠方》治衄血不止，《本事方》之治酒齇赤鼻诸证，总不外润养气道，清解热血之疾也。”

4.《重庆堂随笔》：“枇杷叶，凡风温、温热、暑、燥诸邪在肺者，皆可用以保柔金而肃治节；香而不燥，凡湿温、疫疠、秽毒之邪在胃者，皆可用以澄浊气而廓中州。《本草》但云其下气治嗽啘，则伟绩未彰，故发明之。”

5.《本草求原》：“气平清肺，味甘和胃，苦降下气。凡肺胃阴微阳亢概用之，盖气下则火降痰消。其治呕哕、反胃、噎膈者，胃阳和也；治热嗽劳嗽、失血、消渴、产妇口干、伤暑气逆、利水者，心肺之阳降也。”

2678 枇杷芋 pí pá yù（《陕西中草药》）

【异名】 草苁蓉、枇杷玉（《陕西中药志》），千斤重（《全国中草药新医疗法展览会资料选编》），千斤坠、一支腊、蒙茯苓、西域丁座草（《云南中草药》），半夏（《西宁中草药》）。

【基原】 为列当科草苁蓉属植物丁座草的根茎。

【原植物】 丁座草 *Boschniakia himalaica* Hook. f. et Thomas [*Xylanche himalaica*（Hook. f. et Thomas）G. Beck]

寄生草本。高 15～45 cm，近无毛。根茎球形或近球形，直径 2～5 cm，常仅有一条直立的茎。茎不分枝，肉质，圆柱状，褐色。叶宽三角形、三角状卵形至卵形，长 1～2 cm，宽 0.6～1.2 cm。总状花序，长 8～20 cm，花多密集；苞片 1 枚，三角状卵形；小苞片无或 2 枚，早落或宿存，线状披针形；花梗长 6～10 mm，花序上部渐变短；花萼浅杯状，先端 5 裂，裂片不等长；花冠唇形，黄褐色或淡紫色，筒部稍膨大，上唇盔状，下唇 3 浅裂，裂片常反折；雄蕊 4，常伸出于花冠之外，花药卵状长圆形；雌蕊由 2（稀 3）心皮组成；子房长圆形，花柱长约1 cm，柱头盘状，常 3 浅裂。蒴果近圆球形或卵状长圆形，长1.5～2.2 cm，常 3 瓣开裂。种子不规则球形。花期 4～6 月，果期 6～9 月。

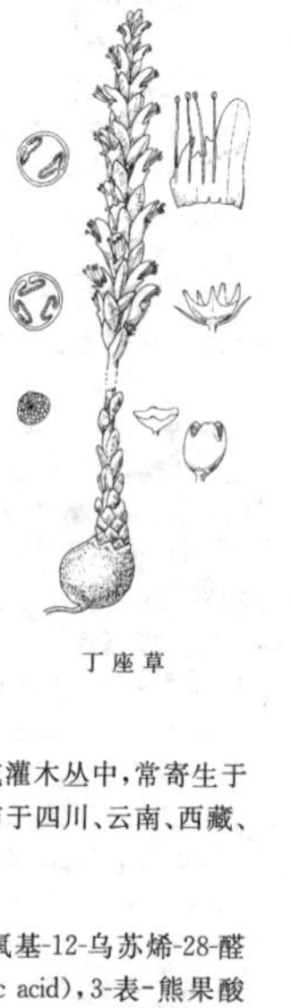

丁座草

生于海拔 2 500～4 400 m 的高山林下或灌木丛中，常寄生于杜鹃花属（*Rhododendron*）植物的根上。分布于四川、云南、西藏、陕西、甘肃、青海等地。

【采收加工】 3～4 月发苗时采，晒干。

【成分】 块茎中含三萜类：3-表-乙酰氧基-12-乌苏烯-28-醛（3-epi-acetoxyurs-12-en-28-al），熊果酸（ursolic acid），3-表-熊果酸（3-epi-ursoli acid）；木脂素类：右旋松脂素（pinoresinol），右旋松脂素单葡萄糖苷（pinoresinol monoglucoside）。

【药理】 抑制内皮素作用 从本植物全草分离提取的熊果酸类成分，能用于治疗高血压病、心脑血管疾病、肾脏疾病及哮喘。此类成分是内皮素受体抑制剂，能抑制内皮素与从大鼠胚胎胸动脉衍生的 A_{10} 细胞上的受体结合。

【药性】 辛、微苦，温，小毒。

1.《云南中草药》：“淡，平，有小毒。”

2.《陕西中草药》：“味涩、微苦，性温。”

3.《全国中草药汇编》：“辛，平，有小毒。”

【功用主治】 理气止痛，利湿活络。主治脘腹胀痛，疝气，风湿痹痛，跌打损伤，血吸虫病，咽喉肿痛，痄腮。

1.《陕西中药志》：“治胃痛，咳嗽。”

2.《云南中草药》：“杀菌解毒，利湿活络。治血吸虫病，跌打，月经不调，风湿，草乌中毒，腮腺炎。”

3.《陕西中草药》：“理气止痛，止咳祛痰，消胀健胃。治腹胀胃痛，疝气，劳伤咳嗽。”

【用法用量】 内服：煎汤，3～6 g；或泡酒；入散剂，0.3～0.6 g。外用：研末调敷；或干掺。

【宜忌】 内服不可过量，阴虚火旺及燥热咳嗽者禁服。

《陕西中草药》：“反芋儿七，此药性猛烈，不可多用。多用则头昏。”

【选方】 1. 治头风痛 千斤坠块茎、双参、杏叶、防风各 5 g。研细粉，配猪脑蒸吃，白糖为引。

2. 治跌打损伤，劳伤筋骨痛 千斤坠块茎 6 g，用酒浸泡 4～5 日，每晚睡前服 5～10 ml；或配伍叶下花 15 g，珠子参 30 g，杜仲 15 g。水煎服，点酒为引。

3. 治功能性不孕，月经不调，淋沥不尽 千斤坠块茎5 g，佛掌（手掌）参 15 g，酒 200 ml。浸泡，睡前服 5 ml。（1～3 方出自《大理中药资源志》）

4. 治小儿虫疾（积） 千斤坠 0.6～0.9 g。为末，肉汤冲服，或蒸鸡蛋服。

5. 治肾盂肾炎，淋症 千斤坠 1.5 g，松树寄生 15 g。水煎服。（4、5 方出自《丽江中草药》）

2679 枇杷花 pí pá huā（《纲目》）

【异名】 土冬花（《民间常用草药汇编》）。

【基原】 为蔷薇科枇杷属植物枇杷的花。

【原植物】 参见“枇杷叶”条。

【采收加工】 冬、春季采花，晒干。

【药材】 枇杷花 *Eriobotryae Flos* 主产于四川。

性状 圆锥花序，密被绒毛。苞片凿状，有褐色绒毛。花萼 5 浅裂，萼管短，密被绒毛。花瓣 5，黄白色，倒卵形，内面近基部有毛。雄蕊 20～25；子房下位，5 室，每室有胚珠 2 枚，花柱 5，柱头头状。气微清香，味微甘、涩。

【成分】 三萜类：齐墩果酸（oleanolic acid），熊果酸（ursolicacid），2α，3α，19α-三羟基-5，12-乌苏烯二烯-28-酸（2α，3α，19α-trihydroxyurs-5，12-dien-28-acid），2β，3β，23α-三羟基-12-齐墩果烯-28-酸（2β，3β，23α-trihydroxyolean-12-en-28-acid）。

【药性】 淡，平。

《重庆草药》：“味淡，微温。”

【功用主治】 疏风止咳。主治头风，鼻塞流涕，虚劳久嗽，痰中带血。

1. 姚可成《食物本草》：“治头风，鼻流清涕。”

2.《重庆草药》：“治枯痨咳嗽，痰中带黑血。”

【用法用量】 内服：煎汤，6～12 g；研末，每次 3～6 g，吞服；或入丸、散。外用：捣敷。

【选方】 治头风，鼻流清涕 枇杷花、辛夷等分，研末，酒服二钱，日二服。（《纲目》）

2680 枇杷核 pí pá hé（《本经逢原》）

【基原】 为蔷薇科枇杷属植物枇杷的种子。

【原植物】 参见“枇杷叶”条。

【采收加工】 5～6 月果实成熟时，鲜用，捡拾果核，晒干。

【药材】 枇杷核 *Eriobotryae Semen* 主产于四川。

性状 种子呈圆形或偏圆形，直径 1～1.5 cm，表面棕褐色，有光泽。种皮纸质，子叶 2 片，外表为淡绿色或类白色，内面为白色，富油性。气微香，味涩。

鉴别 种子横切面：种皮细胞数列，外被角质层，外侧种皮细胞内含棕褐色物质。胚乳细胞 2～3 列，排列紧密。子叶发达，细胞较大类圆形，有的细胞内含油滴，并可见子叶维管束。

【成分】 核中含 4-亚甲基脯氨酸（4-methylene-*DL*-proline），

二十六烷醇(ceryl alcohol),棕榈酸二十六醇酯(ceryl palmitate)和苦杏仁苷(amygdalin),有机卤化合物反式-4-羟甲基-*D*-脯氨酸(*trans*-4-hydroxymethyl-*D*-proline);种子油含脂肪酸由饱和 C_{12}～C_{20}脂肪酸及C_{14}～C_{20}不饱和脂肪酸组成,不皂化物中含高级醛类、酮类及甾醇。

【药性】 苦,平,小毒。归肺、肝经。

1.《本经逢原》:"大寒。"

2.《本草再新》:"入肾经。"

3.《现代实用中药》:"微苦。"

【功用主治】 化痰止咳,疏肝行气。主治咳嗽痰多,疝气,瘰疬,水肿。

1.《纲目拾遗》:"治肝有余诸症,气实者可用。化痰。"

2.《本草再新》:"治疝气,消水肿,利骨节;治瘰疬。"

【用法用量】 内服:煎汤,6～15 g。外用:研末调敷。

【宜忌】 内服不宜过量。过量内服易中毒,甚则死亡。

1.《上海常用中草药》:"有毒,只能煎汁服,不可炒熟吃。"

2.《青岛中草药手册》:"误食未炒熟去皮的枇杷核能引起中毒。"

2681 枇杷根 pí pá gēn《四川中药志》

【基原】 为蔷薇科枇杷属植物枇杷的根。

【原植物】 参见"枇杷叶"条。

【采收加工】 全年均可采挖,切片,晒干。

【药材】 枇杷根 *Eriobotryae Radix* 主产于四川。

性状 根表面棕褐色,较平,无纵沟纹。质坚韧,不易折断,断面不平整,类白色。气清香,味苦、涩。

【药性】 《四川中药志》1960年版:"性平,味苦,无毒。"

【功用主治】 止咳,下乳,止痛。主治虚劳咳嗽,乳汁不通,风湿痹痛。

1.《民间常用草药汇编》:"镇痛,下乳。"

2.《四川中药志》1960年版:"治久年咳嗽,疗虚劳咳嗽。"

3.《全国中草药汇编》:"清肺止咳。主治肺结核咳嗽,风湿筋骨疼痛,乳汁不通。"

【用法用量】 内服:煎汤,6～30 g,鲜者用至120 g。外用:适量,捣敷。

【选方】 1. 治关节疼痛 鲜枇杷根120 g,猪脚节1只,黄酒酌量,水煎服。

2. 治遗精 鲜枇杷根30～120 g,猪脚节1只,炖服,连服3次。(1、2方出自福建晋江《中草药手册》)

3. 治传染性肝炎 取鲜枇杷根120～160 g,切碎,加水与童雌鸡1只或瘦猪肉240～360 g,共煮1～2小时,浓缩至1小碗,除去表面油腻,喝汤,也可吃鸡肉。〔《武汉医学院学报》1959,(2):211〕

2682 枇杷叶露 pí pá yè lù《纲目拾遗》

【异名】 枇杷露(《生草药性备要》)。

【基原】 为蔷薇科枇杷属植物枇杷叶的蒸馏液。

【原植物】 参见"枇杷叶"条。

【药性】 淡,平。

1.《生草药性备要》:"味淡,性平。"

2.《中国医学大辞典》:"苦,平,无毒。"

【功用主治】 清肺止咳,和胃下气。主治肺热咳嗽,呕逆,口渴。

1.《生草药性备要》:"解热和气,止咳下痰。治呃逆。"

2.《金氏药帖》:"清肺宁嗽,润燥解渴。"

3.《中国医学大辞典》:"清肺和胃,下气降火,消痰止嗽。治肺有伏热,久嗽不止,呕逆口渴。"

【用法用量】 内服:隔水炖温,30～60 ml。

2683 枇杷木白皮 pí pá mù bái pí《本草图经》

【异名】 枇杷树二层皮(《恩施中草药手册》)。

【基原】 为蔷薇科枇杷属植物枇杷树干的韧皮部。

【原植物】 参见"枇杷叶"条。

【采收加工】 全年均可采,剥取树皮,去除外层粗皮,晒干或鲜用。

【药材】 枇杷木白皮 *Eriobotryae Cortex* 主产于四川。

性状 本品表面类白色,易被氧化成淡棕色,外表面较粗糙,内表面光滑,带有黏性分泌物。质柔韧。气清香,味苦。

【药性】 苦,平。

【功用主治】 降逆和胃,止咳,解毒。主治呕吐,呃逆,久咳,久泻,痈疡肿痛。

1.《千金方》:"主啘不止,下气。"

2.《本草图经》:"止吐逆不下食。"

3.《贵州民间方药集》:"治咳。"

【用法用量】 内服:煎汤,3～9 g;或研末3～6 g。外用:研末调敷。

【选方】 1. 治啘不止 削取(枇杷)生树皮嚼之,少少咽汁,亦可煮汁冷服之。(《千金方》)

2. 治慢性腹泻 枇杷树二层皮,研粉,每用6 g,煎鸡蛋吃。

3. 治慢性溃疡 枇杷树二层皮,焙干,研粉,以鸡蛋黄熬油,调膏,外敷。(2、3方出自《恩施中草药手册》)

2684 板蓝根 bǎn lán gēn《纲目》

【异名】 靛青根(《本草便读》),蓝靛根(《分类草药性》)。

【基原】 为十字花科菘蓝属植物菘蓝的根。

【原植物】 菘蓝 *Isatis indigotica* Fort.

二年生草本,植株高50～100 cm。光滑无毛,常被粉霜。根肥厚,近圆锥形,直径2～3 cm,长20～30 cm,表面土黄色,具短横纹及少数须根。基生叶莲座状,叶片长圆形至宽倒披针形,长5～15 cm,宽1.5～4 cm,先端钝尖,边缘全缘,或稍具浅波齿,有圆形叶耳或不明显;茎顶部叶宽条形,全缘,无柄。总状花序顶生或腋生,在枝顶组成圆锥状;萼片4,宽卵形或宽披针形,长2～3 mm;花瓣4,黄色,宽楔形,长3～4 mm,先端近平截,边缘全缘,基部具不明显短爪;雄蕊6,4长2短;雌蕊1,子房近圆柱形,花柱界限不明显,柱头平截。短角果近长圆形,扁平,无毛,边缘具膜质翅,尤以两端的翅较宽,果瓣具中脉。种子1颗,长圆形,淡褐色。花期4～5月,果期5～6月。

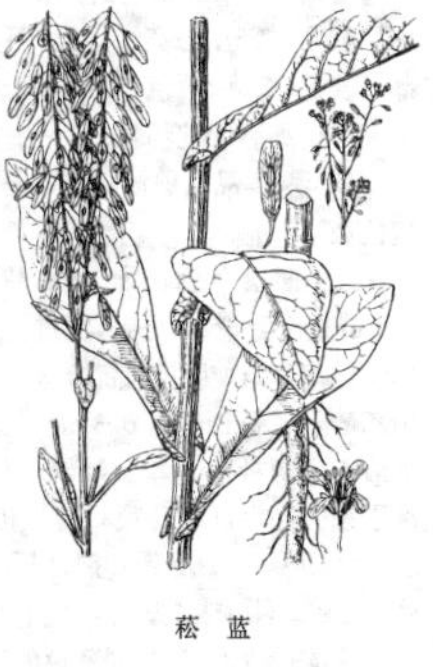

菘 蓝

原产于我国,现各地均有栽培。

本植物的叶或茎叶经加工制得的干燥粉末或团块(青黛)、制造青黛时的沉淀物(蓝靛)亦供药用,另设专条。

【栽培】 生物学特性 适应性较强,对环境和土壤要求不严。喜温暖环境,耐寒、怕涝,宜选土层深厚、排水良好、疏松肥沃的砂质壤土。

繁殖方法 种子繁殖。留种,在收获时选无病残健壮根条按行、株距50 cm×25 cm,移栽到留种田内,栽后浇水,11月底防寒过冬。翌年返青及时浇水、松土、施肥。5～6月种子成熟,采下晒干。春播在4月上旬清明前后，秋播一般在8月中、下旬。条播，行距20～25 cm开1.5 cm浅沟，将浸过的种子用细沙拌和后，均匀撒入沟内，播后再施一层薄粪和细土2～3 cm。播后7日左右出苗。当苗高6～10 cm时，间苗和补苗；苗高15 cm时，结合中耕除草，按株距7～8 cm定苗。近年研究以高平畦栽种可提高产量20%左右，做宽50 cm，高1.5～20 cm高平畦，按行距15 cm开沟，深2～3 cm，下种后盖平、稍压，沟内浇水，以畦面湿润为度。可避免因雨季积水造成烂根。

田间管理　定苗后在5月下旬至6月上旬，按每亩追施人粪尿750～1 000 kg，或饼肥45～55 kg，或硫酸铵75 kg，过磷酸钙11～15 kg，混合深施行间，6月下旬、8月中下旬采收叶后随即追肥补水，培土。

病虫害防治　病害有霜霉病，注意排水通风透光，在发病前和发病初期用50%退菌特1 000倍液或65%代森锌500倍液喷雾防治；菌核病，增施磷钾肥，雨季注意排水，施石硫合剂于植株茎部，或用70%甲基托布津可湿性粉剂1 500～2 000倍喷雾；白锈病，发病初期喷洒1∶2∶20的波尔多液；根腐病，用70%甲基托布津WP溶液淋穴，并拔出病株烧毁；黑斑病，发病初期可喷1∶1∶100波尔多液、65%代森锌600倍液、50%代森锰锌600倍液、50%扑海因800倍液。虫害有菜粉蝶和小菜蛾，用90%敌百虫晶体800倍液或Bt乳液100～150 g兑水60 kg喷雾或用每克含孢子100亿的青虫菌粉500倍液喷雾。

【采收加工】 8～9月挖根，晒干，或切片后晒干或烘干，存放阴凉干燥处，以防受潮和虫蛀。

【药材】 板蓝根 *Isatidis Radix*　主产于河北安国及江苏如皋、南通等地。

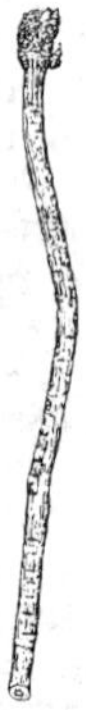

板蓝根外形

性状　根圆柱形，稍扭曲，长10～20 cm，直径0.5～1 cm。表面淡灰黄色或淡棕黄色，有纵皱纹及横生皮孔，并有支根或支根痕。根头略膨大，可见轮状排列的暗绿色或暗棕色叶柄残基、叶柄痕及密集的疣状突起。体实，质略软，折断面略平坦，皮部黄白色，木部黄色。气微，味微甜后苦涩。

鉴别　(1) 根横切面：木栓层为2～8列木栓细胞。皮层狭窄。韧皮部宽广，射线明显。形成层成环。木质部导管1～3列，黄色，类圆形，直径约至80 μm；有纤维束。薄壁细胞含淀粉粒。

(2) 取本品水煎液，置紫外光灯(365 nm)下观察，显蓝色荧光。

(3) 薄层色谱：① 取本品粉末0.5 g，加稀乙醇20 ml，超声处理20分钟，滤过，滤液蒸干，残渣加稀乙醇1 ml使溶解，作为供试品溶液。另取精氨酸对照品，加稀乙醇制成每1 ml含0.5 mg的溶液，作为对照品溶液。吸取上述两种溶液各1～2 μl，分别点于同一以羧甲基纤维素钠为黏合剂的硅胶G薄层板上(自然干燥)，以正丁醇-冰醋酸-水(19∶5∶5)为展开剂，展开，取出，热风吹干，喷以茚三酮试液，在105 ℃加热至斑点显色清晰。供试品色谱中，在与对照品色谱相应的位置上，显相同颜色的斑点。② 取本品粗粉1 g，加氯仿20 ml，水浴上回流2小时，滤过，滤液浓缩至2 ml作供试品溶液。另取靛蓝、靛玉红加氯仿制成1 ml各含1 mg的溶液作对照品溶液。吸取二溶液各5～10 μl，分别点于同一硅胶G薄层板上，以氯仿-乙酸乙酯(4∶1)、氯仿-丙酮(9∶1)、石油醚-乙酸乙酯-氯仿(1∶1∶8)3种溶剂系统展开，展距12 cm，取出，晾干。供试品色谱中在与对照品色谱相应的位置上，分别显相同的蓝色斑点和紫色斑点。

品质标志　《中华人民共和国药典》2010年版规定：照醇溶性浸出物测定法热浸法测定，本品含45%乙醇浸出物不得少于25.0%；照高效液相色谱法测定，含(*R*, *S*)-告依春(C_5H_7NOS)不得少于0.020%。

【成分】 菘蓝根含靛蓝(indigotin, indigo)，靛玉红(indirubin)，β-谷甾醇(β-sitosterol)，γ-谷甾醇(γ-sitosterol)，以及多种氨基酸：精氨酸，谷氨酸，酪氨酸，脯氨酸，缬氨酸，γ-氨基丁酸。还含黑芥子苷(sinigrin)，靛苷(indoxyl-β-glucoside)，色胺酮(tryptanthrin)，1-硫氰酸-2-羟基丁-3-烯(1-thiocyano-2-hydroxy-3-butene)，*R*, *S*告伊春(*R*, *S* epigoitrin)，腺苷(adenosine)，棕榈酸(palmitic acid)，蛋白多糖，(+)-异落叶松树脂醇〔(+)-isolariciresinol〕，5-羟甲基糠醛(5-hydroxymethy furaldehyde)，5-羟甲基糠酸(5-hydroxymethyl furoic acid)，3-羟苯基喹唑酮〔3-(2′-hydroxypheny1)-4(3*H*)-quinazolinone〕，依靛蓝酮(isaindigodione)，依靛蓝双酮(isaindigotidione)，(*E*)-二甲氧羟苄吲哚酮〔(*E*)-3-(3′, 5′-dimethoxy-4′-hydroxybenzylidene)-2-indolinone〕，板蓝根二酮(tryptanthrin B)。

【药理】 1. 抗细菌、病毒作用　体外试验，100%板蓝根水煎液对金黄色葡萄球菌、表皮葡萄球菌有抑菌作用。单层Vero-E6的细胞用50%组织细胞感染量($TCID_{50}$)出血热病毒吸附，板蓝根注射液做抗病毒实验，结果，1∶100板蓝根对肾病综合征出血热病毒有明显的杀灭作用。板蓝根抽提物能抑制甲型流感病毒、乙型脑炎病毒、腮腺炎病毒、流感病毒侵染并有抑制增殖作用，对出血热病毒、单疱病毒有明显的杀灭作用。

2. 抗内毒素作用　经鲎试验法、家兔热原检查法及电子显微镜观察内毒素结构形态变化等实验研究证实板蓝根有抗大肠杆菌O_3B_4内毒素作用。10 kGy及以下剂量的γ射线辐照板蓝根药材不会影响其抗内毒素作用。1%板蓝根氯仿提取物溶液有抗大肠杆菌O_3B_4内毒素作用。用电子显微镜观察内毒素结构形态，发现经药液作用后的内毒素由链状变为片状。当实验法证实，该药液稀释32倍仍有抗内毒素作用。

3. 抗癌作用　在体外细胞培养时，50%板蓝根注射液对小鼠Friend红白血病3CL-8细胞有强大的直接杀伤作用，皮下注射对实体瘤有一定治疗作用，但腹腔注射本品对3CL-8瘤细胞无杀伤作用。板蓝根二酮B具有抑制肝癌BEL-7402细胞、卵巢癌A_{278}细胞增殖的能力，且具有诱导分化作用，可降低端粒酶活性的表达，具有体外抗肿瘤活性。

4. 对免疫调节作用　板蓝根多糖25 mg/kg、50 mg/kg和100 mg/kg腹腔注射可明显增强小鼠对二硝基氯苯(DNCB)的迟发型变态反应，诱导体内淋巴细胞转化和增强脾细胞的自然杀伤(NK)细胞活性。腹腔注射板蓝根多糖50 mg/kg可显著促进小鼠免疫功能，其表现为：能明显增加正常小鼠脾重，白细胞总数及淋巴细胞数，对氢化可的松所致免疫功能抑制小鼠脾指数，白细胞总数和淋巴细胞数的降低有明显对抗作用，显著增强DNCB所致正常及环磷酰胺所致免疫抑制小鼠的迟发型过敏反应；此外，还能增强抗体形成细胞功能，增加小鼠静注炭廓清速率。

【炮制】 取原药材，除去杂质，洗净，润透，切薄片，干燥。

饮片性状　为圆形薄片，切面黄白色，木部黄色，周边淡灰黄色或淡棕黄色。气微，味微甜后苦涩。

贮干燥容器内，密闭，置通风干燥处，防霉，防蛀。

【药性】 苦，寒。归心、肺、肝、胃经。

1. 李东垣："苦，寒。"(引自《东垣试效方》)

2. 《本草述》："无毒。"

3. 张秉成《本草便读》："入肝、胃血分。"

【功用主治】 清热，解毒，凉血，利咽。主治风热感冒，流感，流脑，乙脑，大头瘟疫，烂喉丹痧，丹毒，痄腮，咽喉肿痛，黄疸，水痘，麻疹。

1. 《日华子》："治天行热毒。"(引自《本草述》)

2. 阎孝忠："治疮(一作痘)疹出不快及倒靥。"(引自《阎氏小儿方论》)

3. 张秉成《本草便读》："凉血，清热，解毒，辟疫，杀虫。"

4.《现代汉医实用药物学》:"消肿止痛。主治温疫邪热,丹毒,赤肿,咽痛。"

5.《中药志》:"凉血止血。治热病发斑,吐血衄血。"

6.《北京中草药手册》:"治猩红热,流感,麻疹,病毒感染。"

7.《东北常用中草药手册》:"治急慢性肝炎,痢疾,肠炎,口舌生疮。"

8.《浙江药用植物志》:"治钩端螺旋体病。"

【用法用量】 内服:煎汤,15~30 g,大剂量可用60~120 g;或入丸、散。外用:煎汤熏洗。

【宜忌】 脾胃虚寒、无实火热毒者慎服。

【选方】 1. 治流行性感冒初起,高烧头痛,口干咽痛 ① 板蓝根30 g,羌活15 g。煎汤,每日2次分服,连服2~3日。(《江苏验方草药选编》) ② 板蓝根、大青叶各15 g,荆芥9 g。水煎服。(《甘肃中草药手册》)

2. 预防流感,猩红热,流脑,乙脑 板蓝根、贯众各9 g。水煎服,连服3日。(《河北中草药》)

3. 治乙型脑炎轻型或中型 板蓝根30 g,大青叶15 g,银花15 g,连翘15 g,玄参15 g,生地30 g,生石膏30 g(先煎),黄芩12 g,干地龙9 g。水煎服。(中山医学院《中药临床应用》板蓝大青汤)

4. 治流行性脑脊髓膜炎 板蓝根125 g。水煎服。每2小时服1次。(《山西中草药》)

5. 治大头天行,初觉憎寒体重,次传头面肿盛,目不能开,上喘,咽喉不利,舌干口燥 黄芩、黄连各半两,人参三钱,橘红(去白)、玄参、生甘草、柴胡、桔梗各二钱,连翘、黍黏子、板蓝根、马勃各一钱,白僵蚕(炒)、升麻各七分。上件为细末,半用汤调,时时服之;半蜜为丸,噙化之。或加防风、薄荷、川芎、当归身。㕮咀如麻豆大。每服称五钱,水二盏,煎至一盏,去滓,稍热,时时服之。食后如大便硬,加酒煨大黄一钱或二钱,以利之。肿势甚者,宜砭刺之。(《东垣试效方》普济消毒饮子)

6. 治猩红热 板蓝根9 g,马勃6 g,金银花9 g。共为细末。1日3次,白开水送服,须连服四五日。1~2岁,每次0.3至0.9 g;3~4岁,每次0.9~1.5 g;年长儿童酌加量。(《常见病验方研究参考资料》)

7. 治丹毒 板蓝根18 g,金银花、甘草各9 g。水煎服。(《内蒙古中草药》)

8. 治腮腺炎 板蓝根30 g,夏枯草12 g。水煎服。(《常见病验方研究参考资料》)

9. 治肝炎 板蓝根、茵陈各15 g,赤芍9 g,甘草3 g。水煎服。氨基转移酶高者加夏枯草6 g。(《新疆中草药》)

10. 治疮(一作痘)疹出不快及倒靥 板蓝根一两,甘草三分(锉,炒)。共为细末。每服半钱或一钱,取雄鸡冠血三两点,同温酒少许,食后同调下。(《阎氏小儿方论》蓝根散)

11. 治鹅口疮 板蓝根9 g。水煎汁,反复涂擦患处,每日5~6次。〔《新中医》1974,(3):21〕

12. 解砒毒及巴豆毒 用板蓝根、砂糖二味相和,擂水服之。更入薄荷汁尤妙。(楼英《医学纲目》)

【临床报道】 1. 治疗流行性乙型脑炎 取净板蓝根,5岁以下每日62 g,5~14岁每日93 g,成人每日125 g。每31 g加水500 ml,煎成100 ml。每日2次分服。或以50%板蓝根注射液(按上述原生药用量折算用量)与5%~10%葡萄糖注射液静脉滴注。症轻者连用7~10日,重者连用14日。并配合西药降温、镇痉、抗呼吸衰竭等对症治疗。共治106例,痊愈101例,好转2例,死亡3例,治愈率95.28%。大多患者7日内退热,静脉点滴者疗效更著,一般高热用药1~2日即降至38 ℃以下;头痛、呕吐、嗜睡等症状大多在1~2日内消失或减轻,抽搐、呼吸衰竭等症状被迅速控制。静脉用药的个别患者见畏寒、皮疹等反应。

2. 治疗慢性咽炎 ① 取板蓝根注射液,用注射器(采用口腔5号针头)注入咽后壁两侧黏膜下,每侧黏膜上下两点各注1 ml。每星期3次,2星期为1个疗程。对照组口服清音丸、哦喉宁片,疗程同上。连续治疗3个疗程。观察62例,显效47例,好转12例,无效3例,总有效率为95.2%。对照组62例,总有效率仅为66%。② 治疗组单纯用板蓝根冲剂,成人每日2次,每次2袋;儿童1/2袋至1袋,每日2次。10日为1个疗程。对照组口服吗啉胍、复方新诺明、无味红霉素。两组发热者均给肌注阿尼利定(安痛定)、柴胡注射液,对部分化脓性扁桃体炎症状较重者适当应用青霉素。结果治疗组80例,1个疗程治愈26例,2个疗程治愈30例,好转20例,无效4例,总有效率95%。对照组40例,治愈6例,好转13例,无效21例,总有效率47.5%。两组疗效经统计学处理差异非常显著($P<0.01$)。

3. 治疗水痘 取板蓝根,每日30~50 g。水煎,分次代茶饮服。对照组口服吗啉胍、溶菌酶。两组瘙痒者均给予1%薄荷炉甘石洗剂外用,感染时适当配服复方新诺明内服。共治184例,均在2~5日内治愈。较对照组(62例)治愈日数明显缩短,且无副作用。认为板蓝根为治疗小儿水痘的较理想药物。

4. 治疗肝炎 ① 乙肝表面抗原(HBsAg)阳性:每日用干板蓝根30 g,制成30 ml糖浆。每次10 ml,分3次,饭后服。3个月为1个疗程。每月复查1次。观察52例,阴转32例,占62%。明显高于自然阴转率(30%)。用药期间出现头晕、便溏、口干等轻微反应各1例。停药10个月后随访阴转者中的29例,复转阳性者仅3例,26例仍保持阴性,肝功能各项检查均正常。可见板蓝根治疗HBsAg携带者的近、远期疗效均显著。② 迁延性、慢性病毒性肝炎:取板蓝根25 kg,甘草10 kg,粉碎过100目筛,留粗渣与茵陈25 kg共煎2次,取浓缩成膏状,再加适量炼蜜与板蓝根、甘草细粉混合制丸,每丸9 g,含生药55 g。每日服2丸。共观察59例,其中迁肝43例,降ALT总有效率为74.4%;慢肝16例,降ALT总有效率为43.75%,经统计学处理有显著性差异($P<0.01$)。对HBsAg阳性者降ALT总有效率为40.9%;HBsAg阴性者降ALT总有效率为72.4%;另有9例为未查。对降TTT疗效不好,HBsAg阴转疗效也不佳。③ 急性黄疸型传染性肝炎:以肝宁注射液2 ml(板蓝根、茵陈、栀子,比例为2∶2∶1)肌注,每日1次;儿童5岁以下1 ml。14~20日为1个疗程,多数病例治疗1~2个疗程,个别严重者配合输液及激素治疗。共观察80例。结果:显效68例,有效10例,无效2例。仅1例注射后5分钟有头昏外,余均无全身反应。多数感到局部疼痛,但能耐受,并很快消失。

5. 治疗小儿病毒性上呼吸道感染 取板蓝根注射液肌注。新生儿0.5 ml/次,体重4~6 kg者1 ml/次,7~10 kg者1.5 ml/次,10 kg以上者2 ml/次,每日2次,2~4日为1个疗程,热退后维持用药1日。或用板蓝根冲剂口服,新生儿1/5包/次,体重4~6 kg者1/4包/次,7~10 kg者1/3包/次,11~15 kg者1/2包/次,15 kg以上者1包/次。每日3次,3~4日为1个疗程。对照组口服依托红霉素与复方磺胺甲噁唑等。观察期间一般不用退热药,以药后自然降温为主要指标。用针剂治疗82例,显效60例,有效12例;冲剂治疗50例,显效20例,有效16例。对照组共治50例,显效19例,有效15例。经统计学处理,针剂治疗组在治愈率、降温及缩短病程方面均比其他两组效果好,与利巴韦林相似。

6. 治疗眼疾 ① 流行性出血性结膜炎:取板蓝根注射液(每支2 ml,相当于生药1 g)点眼,每日4次,每次2~4滴。对照组以0.25%氯霉素眼药水点眼。板蓝根组共治75例,141只眼,全部治愈,平均治愈日数为3日。而对照组治73例,120只眼,虽全部治愈,但平均治愈天数却为7日。经统计学处理差异显著($P<0.01$)。或取板蓝根、菊花、决明子各50 g,制成至1 000 ml滴眼

剂(有效期1星期)。治疗急性结膜炎128例,每日点4次,每次每眼1～2滴。大多在3～5日内治愈;少数1星期后渐愈。② 沙眼:以板蓝根注射液(每支2 ml,相当于生药1 g)点眼,每只眼各点2滴,每日4次。亦可用10%～30%板蓝根液点眼。共治30例,痊愈22例,好转8例,随访1年,3例复发。对进行期效佳,退行期效较差。③ 泪囊炎:取净板蓝根制成40%溶液,每次以注射器抽取药液5 ml,换上6号无尖针头,按常规泪道冲洗法冲洗泪道,至泪道无脓血性分泌物为止。冲洗完后,结膜内滴板蓝根液2～3滴。如鼻泪管不通时,先行常规探通,再行冲洗。每日1次,1星期为1个疗程。共治100例,其中急性者22例,显效17例,有效4例,无效1例;慢性者78例,显效65例,有效11例,无效2例。总有效率97%。对照组以0.9%生理盐水冲洗后,再加四环素软膏点眼,观察100例,总有效率仅87%。

7. 治疗扁平疣　取板蓝根注射液4 ml,每日肌注1次,连用30次为1个疗程,未愈者再加10次。共治扁平疣患者30例,痊愈11人,好转12人,无效7人。未发现明显副作用。

【各家论述】《本草便读》:"板蓝根即靛青根,其功用性味与靛叶相同,能入肝胃血分,不过清热、解毒、辟疫、杀虫四者而已。但叶主散,根主降,此又同中之异耳。"

2685 松节 sōng jié (《别录》)

【异名】 黄松木节(《圣惠方》),油松节(《药材资料汇编》),松郎头(《药材学》)。

【基原】 为松科松属植物油松、马尾松、赤松、云南松等枝干的结节。

【原植物】 1. 油松 *Pinus tabulaeformis* Carr.

2. 马尾松 *P. massoniana* Lamb.

3. 赤松 *P. densiflora* Sieb. et Zucc.

以上3种原植物参见"松花"条。

4. 云南松 *P. yunnanensis* Franch.　又名:长毛松、青松、飞松(《云南种子植物名录》)。

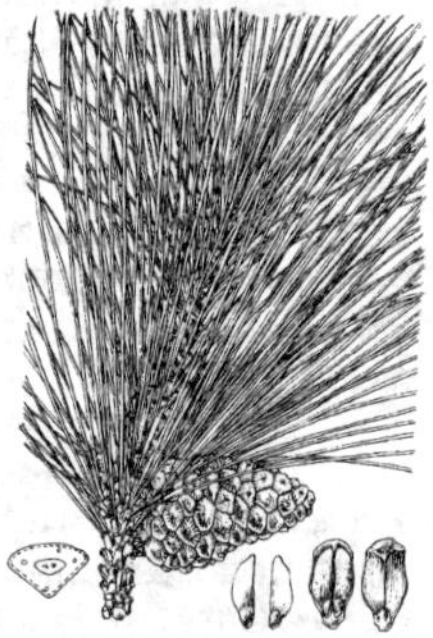

云南松

乔木,高达30 m,胸围1 m。树皮灰褐色,不规则鳞片状深裂,易脱落。一年生枝粗壮,红褐色,二三年生小枝上苞片状鳞叶易脱落,露出褐色内皮;冬芽圆锥状卵形,红褐色,芽鳞披针形,先端散开,有白色丝状毛。针叶3针一束,长10～30 cm,径约1.2 mm,柔软,稍下垂,横切面扇状三角形,树脂道4～5个,中生与边生并存,叶鞘宿存。球果圆锥状卵圆形,长5～11 cm,梗长约5 mm,熟时栗褐色或黄褐色;鳞盾肥厚隆起,有横脊;鳞脐微凹或微隆起,有短刺。种子近卵圆状倒卵形,边翅长1.6～1.9 cm。花期4～5月,果熟期翌年10～11月。

本植物的针叶(松叶)、球果(松球)、嫩枝尖端(松笔头)亦供药用,另设专条。

在产地以枝干的结节入药者,还有同属植物华山松 *P. armandi* Franch.　分布于山西、河南、湖北、四川、贵州、云南、西藏、陕西及甘肃等地;思茅松 *P. kesiya* Royle ex Gord. var. *langbianensis*(A. Chev.) Gaussen　分布于四川、云南等地。

【采收加工】 多于采伐时或木器厂加工时锯取之,经过选择整修,晒干或阴干。

【药材】 松节 *Pini Lignum Nodi*　油松主产于辽宁、河北、山东、河南、山西、陕西、甘肃等地;马尾松主产于江苏、浙江、安徽、江西、福建、湖北;赤松主产于黑龙江、吉林、辽宁、山东及江苏;云南松主产于云南、四川、贵州等地。

性状　油松　呈扁圆节段状或呈不规则的片状或块状,长短粗细不一。表面黄棕色、灰棕色或红棕色,稍粗糙,有时带有棕色至黑棕色油脂斑,或有残存的栓皮。质坚硬而重。横断面木部淡棕色,心材色稍深,可见有同心环纹,有时可见散在棕色小孔状树脂道,显油性;髓部小,淡黄棕色,纵断面纹理直或斜,不均匀。有松节油香气,味微苦辛。

马尾松　表面黄棕色、浅黄棕色或红棕色,纵断面纹理直或斜,较均匀。

鉴别　本品横切面:油松　年轮宽0.4～0.5 mm。早材管胞直径20～40 μm,壁厚约1.7 μm;晚材管胞直径9～27 μm,壁厚约3.5 μm。树脂道直径60～146 μm。径向切面交叉场纹孔窗格状,1～3个,多为1个,木射线管胞内壁具锐锯齿。切向切面射线高1～13个细胞。

马尾松　年轮宽1.5～6 mm。早材管胞直径30～95 μm,壁厚约3 μm;晚材管胞直径15～36 μm,壁厚约7 μm。树脂道直径可达200 μm。径向切面交叉场纹孔窗格状,稀松木型,多1～2个,射线管胞内壁多为钝浅锯齿。切向切面射线细胞1～24个。

【成分】 含树脂酸、脂肪酸、单萜、倍半萜类等。

【药性】 苦,温。归肝、肾经。

1.《别录》:"温。"

2.《日华子》:"无毒。"

3.《滇南本草》:"味酸,性平。"

4.《本草药性大全》:"味苦,气温。"

5.《医林纂要》:"苦、辛,温。"

6.《本草再新》:"入心、脾二经。"

7.《本草用法研究》:"入肝、脾、肾三经。"

【功用主治】 祛风,燥湿,舒筋,活络,止痛。主治风寒湿痹,历节风痛,转筋挛急,脚痹痿软,鹤膝风,跌打伤痛。

1.《别录》:"主百节久风,风虚,脚痹疼痛。"

2.《日华子》:"治脚软,骨节风。"

3.《宝庆本草折衷》:"主转筋挛急。亦宜酿酒,主历节风。"

4.《本草通玄》:"搜风舒筋。"

5.《分类草药性》:"治鹤膝风,通气和血。"

【用法用量】 内服:煎汤,10～15 g;或浸酒、醋等。外用:适量,浸酒涂擦;或炒研末调敷。

【宜忌】 阴虚血燥者慎服。

1.《本草汇言》:"倘情欲斫丧之人,阴虚髓乏,血燥有火者,宜斟酌用之。"

2.《本草从新》:"燥性过于松脂,血虚尤忌。"

【选方】 1. 治百节风虚,脚痹疼痛　松节十斤(捶碎,以水一石煮取汁五斗,去滓),糯米五斗(炊熟),细曲五斤(捣碎)。上三味拌和,入瓮密封,三七日开,取酒。可温饮一盏,日三。(《圣惠方》松节酒)

2. 治大骨节病　松节7.5 kg,蘑菇0.75 kg,红花0.5 kg,加水50 kg,煮沸至25 kg,滤过加白酒5 kg。每次服20 ml,每日2次。(《陕甘宁青中草药选》)

3. 治脚转筋疼痛挛急　松节一两(细锉如米粒),乳香一钱。上件药用银石器内,慢火炒令焦,只留一二分性,出火毒,研细。每服一钱至二钱,热木瓜酒调下。(《孙尚药方》)

4. 治从高坠损,恶血攻心,胸膈烦闷　黄松木节五两,细锉。用童子小便五合,醋五合,于砂盆内以慢火炒,旋滴小便并醋,以尽为度,炒令干,捣细罗为散。每服以童子热小便调下二钱,日三四服。(《圣惠方》松节散)

5. 治齿风，疼痛不止　槐白皮、地骨皮各一两，松节一两（剉）。上药，捣筛为散，每用五钱，以浆一（二）中盏，煎五七沸，热含冷吐。（《圣惠方》槐白皮散）

6. 治水田皮炎　松节、艾叶各适量，制成松艾酒精，涂擦患处。（《陕甘宁青中草药选》）

【各家论述】 1.《纲目》："松节，松之骨也。质坚气劲，故筋骨间风湿诸病宜之。"

2.《本草汇言》："松节，气温性燥，如足膝筋骨，有风有湿，作痛作酸，痿弱无力者，用之立痊。"

3.《本草述》："（松脂）有用治历节风者，而松节亦用之，讵知其所用有殊，不可不审。松脂治血中之风，松节则纯乎阳，乃治血中之湿，丹溪言之矣。血中之风，阳中之阴不足，血中之湿，阴中之阳不足也。然（松节）既燥湿矣，何以又云治风，盖血中之湿不化，则风生焉，是为阳虚之风也，《别录》言（疗）虚风者，其有确见哉。"

2686 松叶 sōng yè（《别录》）

【异名】 猪鬃松叶（《圣惠方》），松毛（《简便单方》），山松须（《生草药性备要》），松针（广州部队《常用中草药手册》）。

【基原】 为松科松属植物华山松、黄山松、马尾松、黑松、油松、云南松、红松等的针叶。

【原植物】 1. 华山松 *Pinus armandi* Franch.　又名：五叶松（《中国裸子植物》）。

乔木，高达35 m，胸围达1 m。幼树树皮灰绿色或淡灰色，平滑，老树呈灰色。一年生枝绿色或灰绿色，无毛。冬芽近圆柱形，褐色，微有树脂。5针一束，长8～15 cm，边缘有细锯齿，仅腹面两侧各具4～8条白色气孔线；横切面三角形，树脂道通常3个，中生或背面2个边生，腹面1个中生，中央有1个维管束。雄球花黄色，卵状圆柱形，长约1.4 cm，基部围有10枚卵状匙形的鳞片。球果圆锥状长卵圆形，长10～22 cm，径5～9 cm，幼时绿色，熟时黄色或褐黄色，果梗长2～3 cm，熟时种鳞张开，种子脱落；中部种鳞斜方状倒卵形，长3～4 cm，鳞盾近斜方形或宽三角状斜方形，鳞脐不明显。种子倒卵形，黄褐色、暗褐色或黑色，长1～1.5 cm，无翅有棱。花期4～5月，球果翌年9～10月成熟。

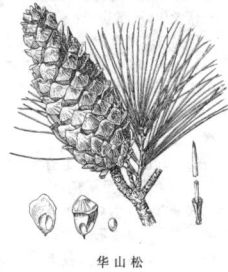

华山松

生于海拔1 000～3 300 m针阔叶混交林中。分布于山西、河南、湖北、四川、贵州、云南、西藏、陕西、甘肃等地。

2. 黄山松 *P. taiwanensis* Hayata [*P. hwangshanensis* Hsia] 又名：台湾松（《经济植物手册》），长穗松（《中国裸子植物志》），台湾二叶松（《植物分类学报》）。

本种与华山松的区别在于：松叶长7～10（～13）cm，2针一束，微粗硬，边缘有细齿，树脂道中生。球果卵圆形或圆卵形，长3～5 cm，径3～4 cm，熟时褐色或暗褐色，近无梗，宿存树上，多年不落；鳞盾扁菱形，横脊显著，鳞脐具短刺。花期4～5月，球果翌年10月成熟。

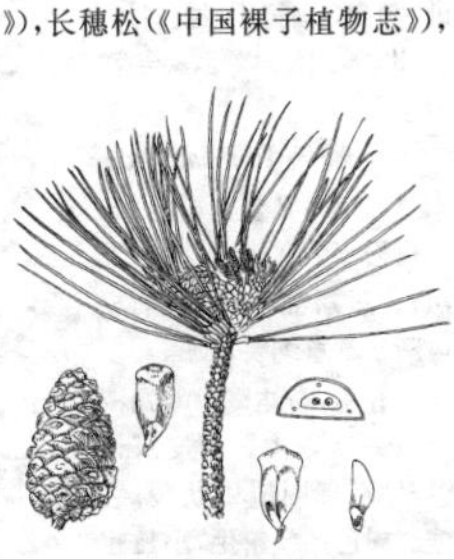

黄山松

生于海拔600～2 800 m的山地上，常成纯林或混交林。分布于浙江、安徽、福建、江西、河南、湖北、湖南、台湾等地。

3. 马尾松 *P. massoniana* Lamb.

4. 黑松 *P. thunbergii* Parl.

5. 油松 *P. tabulaeformis* Carr.

以上3种原植物参见"松花"条。

6. 云南松 *P. yunnanensis* Franch.

原植物参见"松节"条。

7. 红松 *P. koraiensis* Sieb. et Zucc.

原植物参见"海松子"条。

【栽培】 生物学特性　华山松喜凉爽、湿润及向阳的气候环境，稍耐严寒，忌高温、干燥。分布地区年平均温度在15 ℃以下，降雨量600～1 500 mm，相对湿度大于70%。能适应多种土壤，在土层深厚、湿润、疏松、微酸性的森林棕壤中生长最好。

繁殖方法　种子繁殖，育苗移栽和直播造林。育苗移栽：育苗种子采自适龄健壮母树，4～5月上旬播种，播前整地，施足基肥，种子用温水浸或与沙层积催芽，条播，条距20 cm左右，覆土2～3 cm，每亩播种子50～75 kg。播后盖草并常浇灌保持土壤湿度。出苗后及时撤除盖草，松土除草，并在苗生长前期追施氮肥。二年生苗即可定植，株行距1.5 m×1.5 m，成活后每年松土除草1～2次，并及时修枝间伐。直播造林：选择阴坡、半阴坡，土壤湿润的山坡。穴播或混荞撒播，每亩播种子2.5～4 kg。穴播，每穴播4～6粒种子，撒播，10月收荞时留下下部荞秆以保护松苗，使松苗成活率高，生长快。

病虫害防治　病害有松瘤病，又称松栎锈病，应避免营造松栎混交林，清除林下栎类杂灌木，砍除病树或病枝。鸟兽对播种造林为害严重，可采用催芽以缩短发芽期、拌药、人工看守等措施防护。

【采收加工】 5～10月采收，鲜用或晒干。

【药材】 松叶 *Pini Folium*　全国有松树分布的地区均产。

性状　叶呈针状，长6～18 cm，直径约0.1 cm。华山松叶5针一束，黄山松、马尾松及油松叶均2针一束，基部有长约0.5 cm的鞘，叶片深绿色或枯绿色，表面光滑，中央有一细沟。质脆。气微香，味微苦涩。

鉴别　叶横切面：呈半圆形。表皮细胞壁厚，外被厚角质层，气孔下陷至表皮下的厚壁组织中。表皮内方有数列厚壁细胞。叶肉细胞的壁向内突起，伸入到细胞腔内，叶绿体沿伸入的突起表面分布，叶肉组织内散有树脂道。内皮层环明显，内有2个维管束，中间有薄壁细胞。

【药理】 1. 对中枢神经系统的作用　（1）镇静作用　红松叶挥发油0.217和0.109 ml/kg分别给小鼠腹腔注射，可明显减少小鼠自主活动次数并协同阈下剂量的戊巴比妥钠的睡眠。

（2）对体温的影响　小鼠腹腔注射红松叶油后，能使正常体温降低，随着时间的延长，其降温作用逐渐减弱。腹腔注射红松叶油0.109 ml/kg对干啤酒酵母粉引起的发热大鼠体温有非常显著的解热作用。

（3）镇痛作用　红松叶挥发油0.217 ml/kg腹腔注射可明显延长小鼠的痛反应时间（热板法），0.217 ml/kg腹腔注射及4.34 ml/kg灌胃，对醋酸引起的小鼠扭体反应均有明显的抑制作用。

2. 抗炎作用　红松叶油0.217和0.109 ml/kg腹腔注射，4.34 ml/kg灌胃，对角叉菜胶致大鼠足肿胀及二甲苯引起的小鼠耳肿胀均有明显的抑制作用。

3. 降血脂作用　松针水提液5或10 g/kg灌胃对蛋黄乳诱发的小鼠高脂血症和高脂饲料诱发的大鼠高脂血症均有显著的调血脂作用，明显降低总胆固醇和低密度脂蛋白胆固醇，相对升高高密度脂蛋白胆固醇。

4. 延缓衰老作用　采用果蝇生存试验法证明，松针水提取液在浓度为1.0%～4.0%范围内，能使果蝇成虫的寿命极显著地延长，还有抗基因突变及抗DNA损伤的作用，并能提高小鼠红细胞超氧化物歧化酶(SOD)活性，还能抑制小鼠脑组织的B型单胺氧化酶(MAO-B)活性，这些作用都与延缓衰老有关。此外，松叶还具有溶解人体内老化物，调整和促进身体、组织功能，增进人体健康的作用。

5. 抗病毒作用　用组织培养技术观察，马尾松水与乙醇提取物(含生药10 g/ml)有抗Ⅰ型单纯疱疹病毒的作用，马尾松水提取液(300 μg/50 μl)有抗乙型肝炎病毒表面抗原的作用。

6. 其他作用　红松、偃松中的α-蒎烯、月桂烯和柠檬烯含量较高，而且具有明显的镇咳、祛痰作用，亦有极强的抗菌作用。松针煎剂和氨基酸提取部分给小鼠灌胃，每日5.34 g生药/10 g，连续1星期，结果表明，鼠食欲均明显增强，活动增加，毛色光亮。

毒性　红松叶油小鼠腹腔注射的LD_{50}为2.17±0.028 ml/kg。

【药性】　苦，温。归心、脾经。

1.《别录》："味苦，温。"

2.《日华子》："暖，无毒。"

3.《本草再新》："入心、脾二经。"

【功用主治】　祛风燥湿，杀虫止痒。主治风湿痿痹，历节风痛，湿疮，疥癣，风疹瘙痒。预防流脑、流感。

1.《别录》："主风湿疮，生毛发，安五脏。守中，不饥，延年。"

2.《日华子》："炙署冻疮、风湿疮佳。"

3.《纲目》："去风痛脚痹，杀米虫。"

4.《本草汇言》："炒黑善去风湿，顽癣湿烂，浸渍不干；并敷冬月冻疮。生取捣烂作丸，能治大风癞疾，或历节风痛，或脚气痿痹，或头风头痛等证。"

5.《生草药性备要》："杀螆，干水，止痒，埋口(合疮口)，洗疳疮，治螆疥。"

6. 广州部队《常用中草药手册》："治神经衰弱，维生素丙缺乏，营养性水肿，防治流脑、流感。"

7.《全国中草药汇编》："治夜盲症，高血压病。"

【用法用量】　内服：煎汤，6～15 g，鲜品30～60 g；或浸酒。外用：鲜品捣敷或煎水洗。

【宜忌】　血虚、阴虚及内燥者慎服。

《本草汇言》："凡关风湿致患者相宜，倘因血虚风燥致病者，禁用之。"

【选方】　1. 治脚弱十二风痹不能行　松叶六十斤，细切之，以水四石，煮取四斗九升，以酿五斗米，如常法；别煮松叶汁以渍米并饭，泥酿封头，七日发。澄饮之即醉。(《千金方》松叶酒)

2. 治头风头痛　生鲜松毛四两，捣烂，焙燥，浸酒。时时饮之，其渣取出，贴顶门，用布裹头三日，乃愈。(《本草汇言》引《方脉正宗》)

3. 治大风癞疮，并历节风痛，脚弱痿痹　松毛取生新者捣烂焙燥。每用松毛二两，枸杞子二两，浸酒饮，时时服，不得大醉，久服效。(《外科正宗》)

4. 治风湿顽癣，并治冻疮　用松毛(炒黑)一两，轻粉、樟脑各二钱。湿则干掺，燥则用油调搽；如痒极者，以米醋调敷。(《本草汇言》)

5. 治带状疱疹　鲜松叶不拘多少，放石臼内捣烂，用生鸡蛋清调成糊状，涂抹患处，干后揭掉复涂。一般用药1小时后痛止，10日内即可痊愈。〔《中国乡村医生》1992，(1)：36〕

6. 治血小板减少性紫癜症　鲜松针60 g，鲜茅根15 g，藕节15 g，仙鹤草15 g。水煎，2次分服，每日1剂。

7. 治夜盲症　松针30 g，苍术15 g，黑芝麻30 g。研末，每服9 g。(6、7方出自《四川中药志》1979年版)

8. 治齿根肿　以松叶一撮，盐一合，好酒三升，含之。(《普济方》)

9. 治跌打损伤　松毛(要寻孤松树四周围无树倚靠者)十两，清水洗净带潮切碎，石臼内捶碎作饼，先以葱汤洗患处，敷贴处以皮纸包裹，至重者一日一换。九日拔出青伤自愈。(《疡医大全》)

10. 治肋间神经痛　鲜松针15 g，鸡蛋2只。水煮熟喝汤吃蛋。(《浙江药用植物志》)

【临床报道】　1. 治疗慢性气管炎　取松针、扁柏各90 g(鲜用250 g)，洗净切碎，加水适量煮沸1 h，过滤，滤渣再加水煎煮；两次滤液合并浓缩至200 ml，加糖浆100 ml或蜂糖60 g，共成300 ml(每1 ml含生药1.5 g)。日服3次，每次100 ml，10日为1个疗程。临床试治80例，近期有效率达91.25%。

2. 治创伤性肌腱炎　鲜松针500 g，食盐30 g。将松针切碎或研磨后，加入少量食盐拌炒10～15分钟，取出，然后加入白酒拌匀即可。治疗30例创伤性肌腱炎，1～2日后，多数患者局部疼痛消失，行动自如。

2687 **松花** sōng huā (《新修本草》)

【异名】　松黄(《新修本草》)，松粉(《玄英先生集》)。

【基原】　为松科松属植物马尾松、油松、赤松、黑松等的花粉。

【原植物】　1. 马尾松 *Pinus massoniana* Lamb.

乔木，高达45 m，胸围1.5 m。树皮红褐色，下部灰褐色，呈不规则长块状裂。小枝常轮生，淡黄褐色；冬芽卵状圆柱形，褐色，先端尖，芽鳞边缘丝状，先端尖或有长尖头。叶针形，2针一束，长12～30 cm，细长而柔软，叶缘有细锯齿，树脂道4～8个，在背面边生，或腹面也有2个边生；叶鞘初呈褐色，后渐变成灰黑色，宿存。雄球花淡红褐色，圆柱形，弯垂，长1～1.5 cm，聚生于新枝下部苞腋，穗状；雌球花单生或2～4个聚生于新枝顶端，淡紫红色。球果卵圆形或圆锥状卵形，长4～7 cm，径2.5～4 cm，有短梗，下垂，熟时栗褐色；中部种鳞近长圆状倒卵形，长约3 cm；鳞盾菱形，微隆起或平，鳞脐微凹，无刺。种子长卵圆形，长4～6 mm，连翅长2～2.7 cm。花期4～5月，果熟期翌年10～12月。

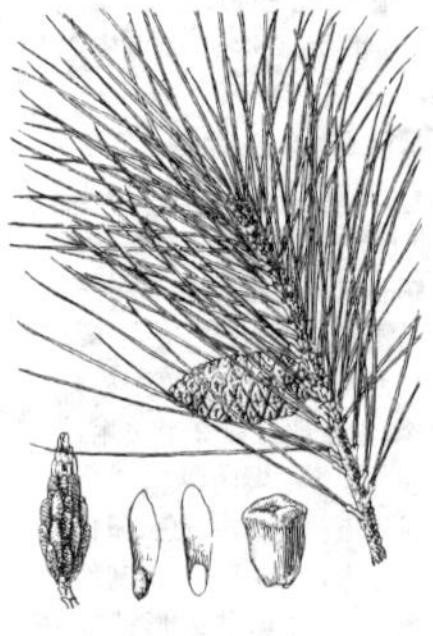

马尾松

生于海拔1 500 m以下山地。分布于江苏、浙江、安徽、福建、江西、河南、湖北、湖南、广东、广西、四川、贵州、云南、陕西、台湾等地。

2. 油松 *P. tabulaeformis* Carr.　又名：短叶松、红皮松、短叶马尾松、东北黑松、紫翅油松、巨果油松(《新华本草纲要》)。

乔木，高达25 m，胸围可达1 m以上。树皮灰褐色，呈不规则鳞甲状裂，裂隙红褐色。枝轮生，小枝粗壮，淡橙黄色或灰黄色；冬

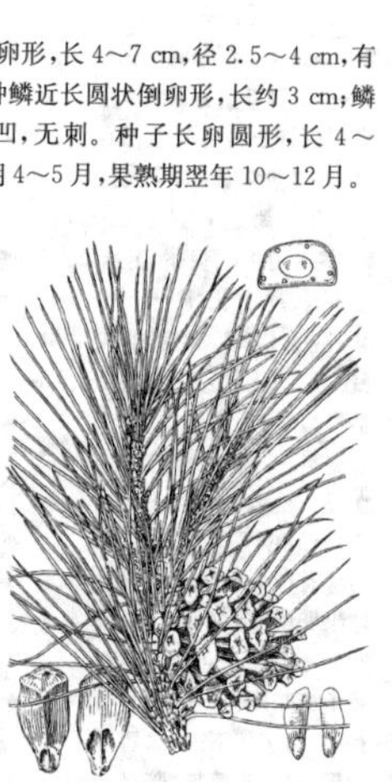

油　松

芽宽椭圆形，先端尖，红褐色。叶针形，2针一束，深绿色，粗硬，长10～15 cm，边缘有细齿，两面有气孔线；叶鞘初时淡褐色，渐变成暗灰色。雄球花圆柱形，长1.2～1.8 cm，在新枝上聚生成穗状；雌球花序阔卵形，长7 mm，紫色，着生于当年新枝上。球果卵形或圆卵形，长4～9 cm，有短梗，向下弯垂，熟时淡黄色或淡褐黄色，宿存数年之久；中部种鳞近长圆状倒卵形，长1.6～2 cm，鳞盾肥厚，隆起或微隆起，扁菱形或菱状多角形，横脊显著，鳞脐凸起有尖刺。种子卵圆形或长卵圆形，淡褐色，有斑纹，连翅长1.5～1.8 cm。花期4～5月，果熟期翌年10月。

生于海拔100～2 600 m的山地。分布于华北、东北、西北及江苏、山东、河南等地。

3. 赤松 *P. densiflora* Sieb. et Zucc. 又名：日本赤松(《中国树木分类学》)、灰果赤松、短叶赤松、辽东赤松(《东北木本植物志》)。

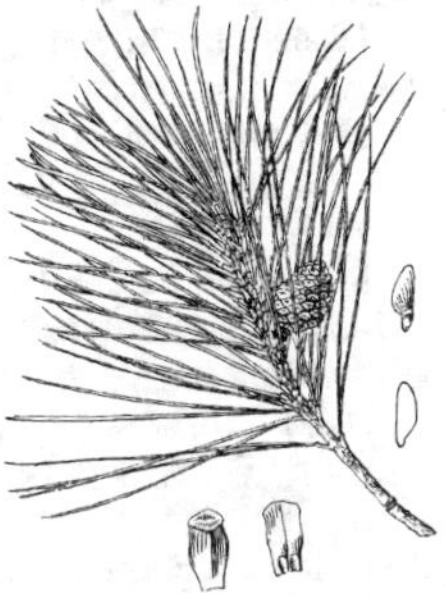

赤 松

乔木，高达30 m，胸围达1.5 m。树皮橘红色，不规则鳞片状脱落。一年生枝淡黄色或红黄色，微有白粉；冬芽长圆状卵圆形，暗红褐色。针叶2针一束，长5～12 cm，先端微尖，两面有气孔线，边缘有细锯齿，横切面半圆形，树脂道4～6个，边生。雄球花淡红黄色，圆筒形，长5～12 mm，聚生于新枝下部呈短穗状；雌球花淡红紫色，单生或2～3个聚生，一年生小球果的种鳞先端有短刺。球果熟时暗黄褐色或淡褐黄色；种鳞张开，易脱落，有微隆起的横脊，鳞脐平或微凸起，有短刺。种子倒卵状椭圆形或卵圆形，连翅长1.5～2 cm，种翅宽5～7 mm。花期4月，果熟期翌年9～10月。

生于温带沿海山地和平原。分布于辽宁、吉林、黑龙江、江苏、山东等地；南京一带有栽培。

4. 黑松 *P. thunbergii* Parl. 又名：日本黑松(《中国树木分类学》)。

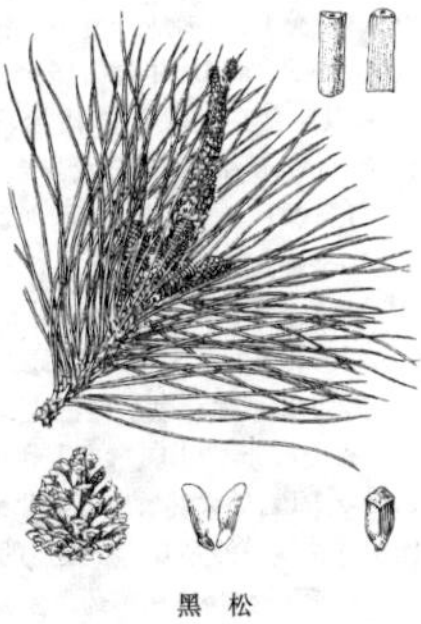

黑 松

乔木，高达30 m，胸围可达2 m。幼树皮暗灰色，老时灰黑色，粗厚，不规则块裂。一年生枝淡褐黄色，无毛；冬芽银白色，圆柱状椭圆形或圆柱形，顶尖，芽鳞披针形，边缘白色丝状。针叶2针一束，深绿色，有光泽，粗硬，长6～12 cm，边缘有细锯齿，两面均有气孔线，横切面有树脂道6～11个，中生。雄球花淡红褐色，圆柱形，长1.5～2 cm；雌球花单生或2～3个聚生新枝近顶端，直立，卵圆形，淡紫红色。球果熟时褐色，圆锥状卵圆形或卵圆形，长4～6 cm，有短梗，向下弯垂，中部种鳞卵状椭圆形，鳞盾稍肥厚，横脊显著，鳞脐有短刺。种子倒卵状椭圆形，连翅长1.5～1.8 cm，种翅灰褐色。花期4～5月，果熟期翌年10月。

生于东部沿海山地。分布于辽宁、江苏、山东等地；南京、上海、杭州、武汉等地多有栽培。

以上4种植物的枝干的结节(松节)、针叶(松叶)、油树脂(松油)、除去挥发油的固体树脂(松香)、幼根和根皮(松根)、球果(松球)、树皮(松木皮)、挥发油(松节油)、嫩枝尖端(松笔头)亦供药用，另设专条。

同属植物高山松 *P. densata* Mast. 分布于四川、云南、西藏、青海等地；思茅松 *P. kesiya* Royle ex Gord. var. *langbianensis*(A. Chev.) Gaussen 分布于四川、云南等地；华山松 *P. armandi* Franch. 分布于山西、河南、湖北、四川、贵州、云南、西藏、陕西、甘肃等地。其花粉在产区亦作松花药用。

【栽培】 生物学特性 1. 马尾松 属亚热带植物，要求温暖湿润气候，年平均温度13～22 ℃，年降雨量800 mm以上的地区生长良好，温度过低的地区不适宜生长，能耐干旱、瘠薄的土壤，怕水涝，不耐盐碱，喜阳光和酸性土壤，在pH4.5～6.5的山地生长最好。

2. 油松 属温带植物，适应性强，耐旱、喜光、耐寒，可耐受－25 ℃低温。适生于森林棕壤、褐色土及黑垆土，喜微酸性及中性土壤，不耐盐碱。

繁殖方法 1. 马尾松 种子繁殖，育苗移栽。10月中旬至12月上旬成熟，选冠形匀称、干直、健壮、无病害、生于向阳地段的母树采种，采下的球果经堆积或加热干燥处理，使种子脱落。2～3月上旬播种育苗。苗圃地选地势平坦、阳光充足的砂质壤土，早春进行多次犁耙，施足底肥，开沟作高畦，畦高15～21 cm，宽100～115 cm，畦面垫一层由距地面0.3 cm以下采挖的过筛黄心土，厚度为0.5～1.0 cm。播种前用30 ℃温水或冷水浸种12～24小时，捞去浮子。为预防病害，种子用0.5%硫酸铜溶液浸种4～6小时消毒，或用0.3%的甲醛溶液喷洒种子后闷30分钟，选阴天播种，畦面开横沟条播，沟距17～20 cm，深0.5～0.8 cm，播后覆土，稍行镇压随即盖草，以保持床面湿润。移栽：苗床培育1年后，于1月中、下旬至2月下旬移栽，株行距1.7 m×1.7 m或1 m×1.7 m，每亩栽240～400株苗。应随起苗随栽植，严防苗木失水。

2. 油松 种子繁殖，育苗移栽：春、秋季播种，以春播为好。播前应进行催芽和消毒。育苗，苗床长10 m，宽1 m，高15～20 cm。开沟条播，条距约20 cm，播幅3～7 cm，覆土1～1.5 cm，稍加镇压。

田间管理 1. 马尾松 幼苗出土后分批揭去盖草，并注意鸟害，经常松土除草，5月中、下旬间苗，7月上、中旬定苗，苗距4～5 cm，雨天排涝防止立枯病，移栽成林后应修枝间伐，保持合理的密度。

2. 油松 油松幼苗期耐旱怕涝，要勤松土除草，追肥前期以氮肥为主，后期追磷钾肥。春秋选二年生苗移栽，穴距为0.7～1.5 m或1.0 m×1.5 m，每亩栽苗240～400株。

病虫害防治 1. 马尾松 主要病害有松苗猝倒病，可选择排水良好、疏松肥沃的土壤育苗，并可用敌克松1～1.5 kg/亩，或用硫酸亚铁15～20 kg/亩配制药土撒施。发病期可喷洒敌克松500～800倍液或苯扎溴铵5 000倍液。虫害主要是松毛虫，可用白僵蚕、苏云金杆菌等微生物制剂防治，幼苗越冬期可用1 000～1 500倍50%马拉松乳剂或50%杀螟松乳剂喷杀。

2. 油松 松苗猝倒病，苗床可用多菌灵消毒，或淋洒敌克松，出苗后每隔7～10日喷0.5%～1.0%等量式波尔多液或0.5%～1.5%硫酸亚铁溶液。虫害有油松毛虫为害，幼虫可冬季捕杀，也可采用白僵菌和赤眼蜂进行生物防治。

【采收加工】 4～6月开花期间采收雄花穗，晾干，搓下花粉，过筛，收取细粉，再晒。

【药材】 松花 *Pini Pollen* 马尾松主产于江苏、浙江、安徽、江西、福建、湖北；油松主产于辽宁、河北、山东、河南、山西、陕西、甘肃；赤松主产于黑龙江、吉林、辽宁、山东及江苏；黑松主产于辽宁、山东。

性状 本品为淡黄色的细粉，质轻，易飞扬，手捻有滑润感，不沉于水。气微香，味有油腻感。

鉴别 显微特征：花粉粒椭圆形，长45～55 μm，直径

29～40 μm，表面光滑，两侧各有一膨大的气囊，气囊外壁有明显的网状纹理，网眼多角形。

【成分】 马尾松花粉中含油脂，蛋白质、核酸等营养成分；并含丰富的微量元素，其中以钾、镁、硫、锰、锌、铁的含量较多。赤松花粉中含去氢分支酸（dehydrochoismic acid）和多种酶：苹果酸合成酶（malate synthase），酸性磷酸酶（acid phosphatase），异枸橼酸裂合酶（isocitrate lyase），羟基苯甲酸酯葡萄糖基转移酶（hydroxybenzoate glucosyl transferase）。

【药理】 1. 对免疫功能的影响　松花粉富含蛋白质、核酸、磷脂、维生素、游离氨基酸、矿物质和微量元素等多种营养物质，松花粉破壁后氨基酸含量高于天然松花粉，能增强体液免疫功能，并增加锌的利用度。

2. 降血脂作用　松花粉能够有效降低高脂血症血清中的血脂。

3. 对细胞生长的作用　松花粉作用于人肺成纤维细胞能够明显促进细胞群体倍增水平，降低死亡细胞数目，且呈剂量依赖关系，通过促进细胞生长而影响细胞增殖。

【药性】 甘，平。归肝、脾经。

1.《纲目》："甘，温，无毒。"

2.《本草经解》："入足厥阴肝经，足太阴脾经。"

【功用主治】 益气，燥湿，止血。主治久泻久痢，胃脘疼痛，湿疹湿疮，创伤出血。

1.《新修本草》："酒服，轻身疗病。"

2.《纲目》："润心肺，益气，除风止血。"

3.《本草汇言》："疗久痢，解酒毒，清血热。"

4.《本经逢原》："除风湿，治痘疮湿烂。"

5.《随息居饮食谱》："酿酒主养血息风。"

6.《陕西中药志》："治心肺热，头晕，吐血，衄血，皮肤风疹湿疮。"

【用法用量】 内服：煎汤，3～9 g；或冲服。外用：干撒或调敷。

【宜忌】 血虚、内热者慎服。

1.《本草衍义补遗》："多食能发上焦热。"

2.《四川中药志》1960年版："体弱便结，溺黄者忌用。"

【选方】 1. 治风旋头旋肿痹，皮肤顽急　松树始抽花心（状如鼠尾者佳，蒸，细切）二升，用绢囊裹，入酒五升，浸五日。空腹饮三合，再服大妙。（《元和纪用经》松花酒）

2. 治小儿久泻身热　炒黑松花一钱，炒红曲二钱。共研，白糖调下。（《鲟溪单方选》）

3. 治疫毒下痢　松花二钱，薄荷叶煎汤，入蜜一匙调服。（《惠直堂经验方》）

4. 治酒毒发作，头痛目眩，或咽喉闭闷，或下利清水，日数十行，形神委顿　松花一两（焙），陈皮五钱，川黄连三钱，甘草二钱。俱微炒，磨为末，与松花和匀。每早晚各服二钱，白汤调服，二日即愈。（《本草汇言》）

5. 治新生儿红臀，小儿夏季汗疹　松花粉外扑，并保持局部干燥。（《浙江药用植物志》）

6. 治心经蕴热，舌上血出，及诸失血　熟艾（以糯米半合同炒）、松黄、柏叶（炙）各半两。每服三钱匕，水一盏，煎七分，去渣，不拘时温服。（《证治准绳》引《奇效良方》）

【各家论述】《本草经解》："松花，其主润心肺者，饮食入胃，脾气散精，输于心肺。松花味甘益脾，气温能行，脾为胃行其津液，输于心肺，所以能润心肺也。益气者，气温益肝之阳气，味甘益脾气之阴气也。风气通肝，气温散肝，所以除风。脾统血，味甘和脾，所以止血也。可以酿酒者，清香芳烈，宜于酒也。"

2688 松油 sōng yóu（《纲目拾遗》）

【异名】 松滋（《新修本草》），沥油（《纲目拾遗》）。

【基原】 为松科松属植物马尾松、油松或其同属植物木材中的油树脂。

【原植物】 参见"松花"条。

【采收加工】 采集树脂有上升式（即V形法）、下降式（即Y形法）采脂法及化学药剂处理法。我国现以采用下降式采脂法为主。选直径20～50 cm的松树，在距地面2 m高的树干处开割口。在开割割口前先要刮去粗皮，但不要损伤木质部，刮面长度50～60 cm，宽25～40 cm；在刮面中央开割长35～50 cm，宽1～1.3 cm，深入木质部1～1.2 cm的中沟，中沟基部装一受脂器，再自中沟开割另一对侧沟，可将油树脂不断收集起来。以在30～35 ℃采收为宜，即长江以南在5～10月，华北及东北在6～9月。

【功用主治】《纲目拾遗》："治疮疥久远不愈，百药不效，以此油新浴后擦之，或加白矾末少许和擦，更妙。"

【用法用量】 外用：涂擦。

2689 松香 sōng xiāng（《滇南本草》）

【异名】 松脂、松膏、松肪（《本经》），松胶香（《刘涓子鬼遗方》），沥青（《卫生宝鉴》），白松香（《滇南本草》），松胶（《纲目》），黄香（《本草原始》），松脂香（《草木便方》）。

【基原】 为松科松属若干种植物中渗出的油树脂，经蒸馏或提取除去挥发油后所余固体树脂。

【原植物】 参见"松花"条。

【采收加工】 参见"松油""松节油"条。

【药材】 松香 *Colophonum*　主产于广东。其他各地亦产。

性状　本品呈透明或半透明不规则块状物，大小不等，颜色由浅黄到深棕色。常温时质地较脆，破碎面平滑，有玻璃样光泽，气微弱。遇热先变软，而后融化，经燃烧产生黄棕色浓烟。本品不溶于水，部分溶于石油醚，易溶于乙醇、乙醚、苯、氯仿及乙酸乙酯等溶剂中。

鉴别　(1) 取本品粉末0.1 g，加乙醚2 ml溶解后，加10%醋酸铜溶液1 ml，振摇后，醚层呈绿色（检查松香酸）。

(2) 取本品粉末0.1 g，加醋酐5 ml，稍加热使溶解，冷后，加浓硫酸1滴，初显紫红色，后变蓝紫色。

【成分】 主要成分为松香酸酐（abietic anhydride）及游离的松香酸（abietic acid），并含树脂烃、挥发油，主要为α及β-蒎烯（pinene）及小量左旋莰烯，二戊烯，还含黄酮类：槲皮素（quercetin），山柰酚（kaempferol）的苷及苦味物质。

【药理】 1. 对胃肠平滑肌的作用　从松香内提取的松香酸 5×10^{-4} g/ml浓度时对小鼠离体肠肌自发性收缩有明显的抑制作用。小鼠灌服100倍成人用药量能明显抑制空肠蠕动。2×10^{-3} g/ml浓度对大鼠离体胃肌自发活动收缩幅度有抑制作用；对毛果芸香碱或氯化钡所致的大鼠胃肌痉挛有抑制作用和解痉作用。松香酸 5×10^{-3} g/ml和银屑平（松香粗提取物）2.5×10^{-3} g/ml对毛果芸香碱或氯化钡所致的家兔肠痉挛也有相似的作用。这些可能是其治疗腹痛的基础。

2. 镇咳祛痰作用　药理实验证实松香中α-蒎烯、β-蒎烯具有镇咳祛痰作用。

3. 其他　15%～30%松香乙醇溶液涂于家兔皮肤，能防止血吸虫尾蚴感染。单味松香炮制的松香散具有抗凝作用。松香提取物银屑平对白细胞具有双向调节作用，可使治疗前低于或高于正常值的白细胞，服药后均恢复正常；并有免疫增强作用。马尾松脂对麻醉大鼠、猫有降压作用。

4. 药动学　^{3}H松香酸小鼠一次灌胃的药动学符合开放型两室模型，T_{max}为0.48小时；分布半衰期（$t_{1/2}\alpha$）为0.712 4小时；消除半衰期（$t_{1/2}\beta$）为37.66小时。口服吸收迅速，分布广泛，排泄缓慢。脂溶性部分可通过皮肤脂层吸收，主要在肝脏代谢。松香酸主要从粪、尿排泄，排泄速度较慢。

毒性　松香的粗提取物银屑平，急性毒性试验小鼠灌胃LD_{50}为1.725 ± 0.166 g/kg。亚急性毒性试验，分别用0.28 g/kg和0.3 g/kg，每日1次，连续30日和3个月后，观察大鼠和犬的肝、肾功能，结果均无明显影响。组织形态学观察心、肝、脾、肺、肾也未见明显毒性，无致畸作用。主要副作用表现为食欲减退、恶心、呕吐，少数患者有腹泻等胃肠道反应；精神症状表现为头昏、精神委靡、嗜睡，个别患者出现梦游样活动。一般不需停药。经适当对症处理1～2日即可消失。

【炮制】 1. 松香　取原药材，拣去杂质，置锅内，用文火加热熔化，除去木屑等杂质后倾入水中，放凉，取出，晾干，用时捣碎。

2. 炒松香　取净松香，加热熔化后，取出澄清部分，放冷，用微火炒后研细。

3. 制松香　取鲜葱加约20倍量水煎汁，滤过，滤液煮沸，加入净松香粉，文火加热煮至松香完全熔化，趁热倒入冷水中，待凝固后，取出，阴干即得。每生松香100 kg，用鲜葱10 kg。

饮片性状　松香为不规则半透明块状，大小不一。表面淡黄色，似琥珀，常有一层黄白色霜粉。常温时质坚而脆，易碎，断面光亮而透明，似玻璃状。具有松节油香气，味苦。加热则软化或熔化，燃烧时产生棕色浓烟。炒松香形如松香，表面光亮。制松香形如松香，颜色加深，味微苦。

贮干燥容器内，密闭，置阴凉干燥处，防火，防热。

【药性】 苦、甘，温。归肝、脾经。

1.《本经》："味苦，温。"

2.《别录》："甘。无毒。"

3.《药性论》："味甘，平。"

4.《雷公炮制药性解》："入脾、肺二经。"

5.《本草正》："味苦、辛，温。"

6.《本草汇》："入手太阴、足阳明经。"

7.《本草求真》："入肝、脾。"

8.《全国中草药汇编》："有小毒。"

【功用主治】 燥湿，拔毒，生肌，止痛。主治痈疽，恶疮，痔瘘，瘰疬，疥癣湿疮，臁疮，白秃，疠风，金疮，风湿痹痛，脱疽。

1.《本经》："主疽恶疮，头疡白秃，疥瘙风气，安五藏，除热。久服轻身，不老延年。"

2.《别录》："(主)胃中伏热，咽干消渴及风痹死肌。"

3.《药性论》："杀虫用之，主耳聋，牙有蚛孔，少许咬之不落，虫自死。能贴诸疮脓血，煎膏生肌止痛，抽(祛)风。"

4.《滇南本草》："疗赤白癜风，疠风等症。"

5.《医学入门》："除历节酸痛，生津止渴，固齿，聪耳明目；入滋补药和服，壮阳，实阴茎，令人有子。"

6.《纲目》："治崩带。"

7.《本草正》："傅刺入肉中自出，加铜末研掺入治金疮折伤。"

8.《本草备要》："祛风去湿，化毒杀虫。"

【用法用量】 外用：研末干掺；或调敷。内服：煎汤，3～5 g；或入丸、散，亦可浸酒服。

【宜忌】 血虚者、内热实火者禁服。不可久服。未经严格炮制不可服。

1.《本草经疏》："病人血虚有火，及病不关风寒湿所伤而成者，咸不宜服。"

2.《本草求真》："火实有热者勿服。"

【选方】 1. 治一切肿毒　松香八两，铜青二钱，蓖麻仁五钱。同捣作膏，摊贴甚妙。(《怪症奇方》)

2. 治痈疽肿毒溃破，脓水淋漓，脓头不出　炼过松脂一两，滴明乳香、真没药(俱放瓦上，焙出油)各五钱，樟脑一钱。共为细末。掺入毒内，拔脓散毒。(《外科全书》)

3. 治一切瘘　炼成松脂末，填疮孔令满，日三四度。(《圣惠方》)

4. 治瘰疬已溃，腐肉不去，疮口不合者　白矾(煅)三钱，松香(净)一两。上为末。掺少许于疮口上，外贴膏药。(《证治准绳》如神散)

5. 治阴囊湿痒欲溃者　板儿松香为末，纸卷作筒，每根入花椒三粒，浸灯盏内三宿，取出点烧，淋下油搽之；先以米泔洗过。(《简便单方》)

6. 治臁疮(损伤性下肢溃疡，静脉曲张性下肢溃疡，麻风病所致之神经营养性溃疡，褥疮等)　松香250 g，樟丹120 g，银朱60 g，铜绿30 g。各研极细末，和匀。临用以香油调成稀糊状，摊于纱布上，于摊药一面再加一层纱布，然后贴于溃疡面上，每日或隔日换药1次。(《疮疡外用本草》)

7. 治小儿白秃疮　炼过松脂、黄丹各五钱，轻粉三钱。共为细末，茶油调搽；先用米泔汤洗净搽药，每日1次。(《简集方》)

8. 治手足皲涩，皮肤裂开疼痛，不能见风　珠子沥青四两，白黄蜡八钱，乳香二钱。先用火熬沥青，随下黄蜡、乳香，次入麻油一二匙，至软硬适度，以新棉滤净，入水中拔扯之，以白为度。每用先于火上将药制软，同时将皲裂处烤热用手捻合，即用此药涂于患处，裂口即合。(《证治准绳》东垣润肤膏)

9. 治灸疮及汤火伤　松脂、羊脂、猪脂、黄蜡各等分。切细，放在含油脂之松柴上烧之，诸物皆消，以杯盛汁。敷之。(《证治准绳》止痛膏)

10. 治肩周关节炎　松香2.5 kg，铅丹1 kg，研细和匀。取油纸一方(塑料布亦可)，根据疼痛部位大小，将药末均匀摊在油纸上，再用白酒喷湿，敷于患处，外用棉花、绷带包扎，3日换1次，连敷4次即可。〔《四川医学》1982，3(3)：162〕

11. 治金疮初伤出血不止　枯矾七钱，松香三钱。各为细末，和匀。掺伤处。(《疡医大全》黄龙散)

12. 治耳久聋　松脂三两(炼)，巴豆一两。相和熟捣可丸。以薄棉裹入耳孔中塞之，日一度易。(《梅师集验方》)

13. 治虫蛀牙痛　炼过松脂一两，菜油三钱，火上熬化，将冷凝，加入真蟾酥五分，用箸搅匀。取米粒大，内入牙痛隙处。(《梅师集验方》)

【临床报道】 1. 治疗银屑病　用纯净松香粗粉，口服，每次3～4 g，早晚各1次，饭后凉开水冲服。服药后，若有消化道反应明显者，可减量、增次或粗粉装入胶囊服用(一次有效量不低于3 g)。共治疗71例，近期疗效：治愈46例，显效22例。远期疗效：经对治愈46例随访，其中1～3年复发者23例，3年以上复发者4例，复发率58.7%，所有复发病例再用本剂治疗仍然有效，可获得与初发使用本剂同样的效果。

2. 治疗黄水疮　将松香20 g碾碎成粉，将粉末装进鲜大葱叶，用线将葱叶扎紧，放入锅中加水煮沸10分钟，再把葱叶取出放入冷水中，待松香凝固后，将葱叶壳去掉，碾碎成粉，将制松香粉撒在黄水疮面，每日1～2次。共治疗50例，治愈率达90%以上。此法还可用于各种化脓性皮肤感染。

3. 治疗血栓性脉管炎　用炮制好的松香散(亦可装入胶囊)口服，每次3～5 g，每日3次，先从小剂量开始，最大剂量不超过每次5 g，以避免胃肠道反应，30～60日为1个疗程。共治疗80例，结果：治愈72例，好转6例，无效2例，总有效率达97.5%。共随访62例，治愈患者中获随访57例，复发9例，其中6例再经服用松香散治愈；好转患者中获随访5例，其中1例治愈，2例病情稳定，2例恶化。

4. 治疗慢性气管炎　取松香粉与等量甘草粉混合调匀成散剂，日服3次，每次1.5 g，10日为1个疗程。治疗256例，1个疗程后近期控制38例，显效53例，好转117例，无效48例；有效率为81.2%。其中单纯型疗效高于喘息型。

【各家论述】 1.《本草经疏》："松香，味苦而兼甘，性燥。燥则除湿散风寒；苦而燥则能杀虫；甘能除热，胃中伏热散，则咽干消渴自止。痹者,风寒湿合而为病也。地之湿气感则害人皮肉筋脉,此死肌之所由来也。湿热之邪散,则血不瘀败,荣气通调而无壅滞,故主疽恶疮;荣和热散,则头疡(癣)、白秃、疥瘙、风气自愈矣。热消则荣血和,风湿去则卫气安,脾胃健五脏无病,可知。”

2.《本草汇言》:“如入疡科敷贴料中,可去脓拔毒,腐秽初作,或初溃者可用,如久溃疡脓血已尽,气虚血寒,肉泛而不敛者,用此不惟不能生新肌,反增溃烂,延流及肉,损人筋脉,不可胜言,用者当细审之。”

3.《本经逢原》:“松脂得风木坚劲之气。其津液流行皮干之中,积岁结成,芳香燥烈,允为方士辟谷延龄之药。然必蒸炼,始堪服食。《本经》所主诸病,皆取风燥,以祛湿热之患耳。今生肌药中用之者,取其涩以敛之也。”

4.《本草求真》:“(松香)属松木津液,流于皮干之中,经久结成,其液如脂。芳香燥结,内可祛风除湿去痹,外可贴疮长肉杀虫。”

2690 松根 sōng gēn (《别录》)

【基原】 为松科松属植物马尾松或其同属植物的幼根或根皮。

【原植物】 参见“松花”条。

【采收加工】 四季均可采挖,或剥取根皮,切段或片,晒干。

【药性】 《日华子本草》:“味苦,温,无毒。”

【功用主治】 祛风,活络,止血。主治风湿骨痛,风疹,白带,跌打吐血,牙痛。

1.《别录》:“主辟谷不饥。”

2.《日华子》:“补五劳,益气。”

3. 广州部队《常用中草药手册》:“祛风通络,益胃安神,止血生肌。”

【用法用量】 内服:煎汤,30～60 g;或研末,3 g。外用:鲜品捣敷;或煎水洗。

【选方】 1. 治白带 马尾松鲜根 30～45 g,煎水冲鸡蛋服。(江西《草药手册》)

2. 治呕血,打伤吐血 马尾松根去粗皮,焙干炒黑研成极细末,每次服 3 g,每日 2 次,用温甜酒送下。(《江西民间草药验方》)

3. 治风虫牙痛 马尾松幼树根 30 g,切片,猪瘦肉120 g。水煎,于晚上临睡前服下。(江西《草药手册》)

2691 松球 sōng qiú (《纲目拾遗》)

【异名】 松实(《别录》),松元、松果(《重庆草药》),小松球(《云南中草药选》),松塔(《河北中草药》)。

【基原】 为松科松属植物马尾松、油松、云南松等的球果。

【原植物】 参见“松花”、“松节”条。

【采收加工】 5～6 月采集,鲜用或干燥备用。

【炮制】 取原药材,除去杂质,用时捣碎。

饮片性状 为类球形或卵圆形,由木质化螺旋状排列的种鳞组成。直径 4～6 cm,多已破碎。表面棕色或棕褐色。种鳞背面先端宽厚隆起,鳞脐钝尖。基部有残存的果柄或果柄痕,质硬,有松脂特异香气,味微苦涩。

贮干燥容器内,置通风干燥处。

【药性】 甘、苦,温。

1.《别录》:“味苦,温,无毒。”

2.《滇南本草》:“性走足太阳经。”

3.《本草药性大全》:“味甘、苦,气温。”

【功用主治】 祛风,除湿,止咳,润肠。主治久痹,咳喘,白癜风,便秘,痔疮。

1.《别录》:“主风痹寒气,虚羸少气,补不足。”

2.《纲目拾遗》:“治白点风。”

3.《本草求原》:“补气,散风寒。”

4.《河北中草药》:“宣肺通气,止咳祛痰。用于风寒咳嗽,痰喘,胸中满闷,慢性支气管炎等症。”

【用法用量】 内服:煎汤,9～15 g;或入丸、散。外用:适量,鲜果捣汁搽或水煎洗。

【选方】 1. 治慢性腰腿痛 松球 60 g,泡酒 500 g,浸酒七日即可服。每次服 10 ml,每日 3 次。(《云南中草药选》)

2. 治支气管炎 马尾松果实 95 g,紫苏、陈皮各 15 g。水煎服。(《福建药物志》)

3. 治白癜风 先以葱、花椒、甘草三味煎汤洗,再以青嫩松球,蘸鸡子白、硫黄同磨如粉,搽上,八九次除根。(《纲目拾遗》引《家宝方》)

4. 治糖尿病 马尾松鲜果实(以盐腌 4 个月备用)、莲子各 30 g,放在猪肚内炖服。(《福建药物志》)

【临床报道】 治疗慢性气管炎,哮喘性支气管炎 松塔 90 g,洗净后水煎服,每剂煎 4 次,日服 2 次。共治疗 578 例,有效率 92.7%。一般服药后立即感到咳嗽减轻,止喘效果明显,睡眠好转,食欲增加,精神状况改善。个别病例偶有面部浮肿、潮红发痒,停药 2～3 日后即自愈。

【各家论述】 《本草经疏》:“松实味甘气温性和而无毒。《本经》言苦者,误也。以其属阳,故亦主风痹寒气,其主虚羸少气补不足者,精不足补之以味,甘能益血,是以形不足温之以气。温能和气,是以服饵延年轻身不饥。”

2692 松萝 sōng luó (《本经》)

【异名】 女萝(《诗经》),松上寄生(《纲目》),松落(《国药的药理学》),天棚草、雪风藤、山挂面、龙须草(《四川中药志》),金钱草、关公须(江西《草药手册》),天蓬草(《陕西草药》),树挂(《黑龙江中药》),飞天蜈蚣、松毛(《甘肃中草药手册》),海风藤、石丝线、飞山翅、仙人头发、金丝藤(《湖南药物志》),云雾草、老君须(《青岛中草药手册》),胡须草(《浙江药用植物志》),茶须、过山龙、石须(《福建药物志》)。

【基原】 为松萝科松萝属植物长松萝、环裂松萝的地衣体。

【原植物】 1. 长松萝 *Usnea longissima* Ach. 又名:长枝松萝(《甘肃中草药手册》)。

地衣体大型,长 20～40 cm,有时长可达 1 m 以上,丝状悬垂,主枝及初级分枝极短,二级分枝柔软而细长,其上密生垂直的小枝,无三级分枝。表面灰绿色、草绿色,老枝灰草黄色。主枝具有皮层,二级分枝缺乏皮层。

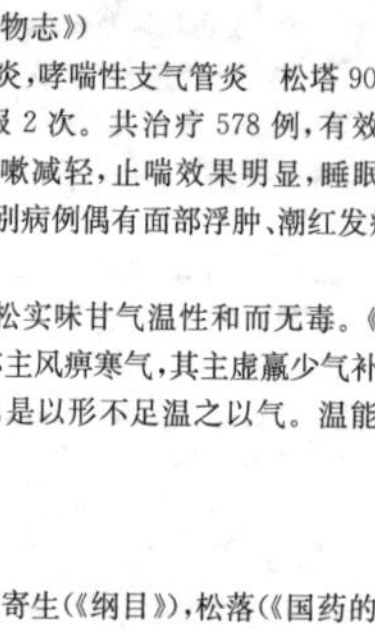

松 萝
(1) 长松萝 (2) 环裂松萝

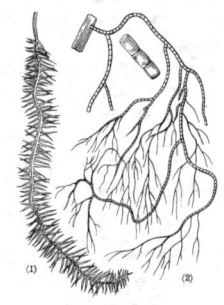

生于树干和树枝上。分布于内蒙古、吉林、黑龙江、浙江、福建、四川、云南、西藏、陕西、甘肃、台湾等地。

2. 环裂松萝 *U. diffracta* Vain 又名:破茎松萝(《陕西中草药》)。

地衣体枝状,悬垂型,长达 15～50 cm。淡灰绿色至淡黄绿色。枝体基部直径约 3 mm,主枝粗 3～4 mm,次生分枝整齐或不整齐多回二叉分枝,枝圆柱形,少数末端稍扁平或有棱角。枝干具环状裂隙,如脊椎状。

生于树干上、枝干上。分布于东北及山西、内蒙古、浙江、安徽、福建、江西、陕西、甘肃、台湾等地。

【采收加工】 6～9月采收，切段，晒干。

【药材】 松萝 *Usnea* 长松萝产于东北及西南等地；环裂松萝产于东北等地。

性状 长松萝 地衣体丝状，柔软，浅黄绿色。主枝短，具皮层，有环裂；次生分枝极长，无皮层，有稠密的小纤毛，表面常有颗粒状小疣。

环裂松萝 地衣体丝状，较粗壮，淡灰绿色或淡黄棕色。枝体表面有多数环状裂沟。横断面可见中央有线状强韧性的中轴，具弹性，由菌丝组成；其外为藻环，常由环状沟纹分离成短筒状。

【成分】 长松萝的地衣丝状体含有机酸巴尔巴地衣酸（barbatic acid），松萝酸（usnic acid），地弗地衣酸（diffractaic acid），拉马酸（ramalic acid），多糖：地衣聚糖（lichenin），长松萝多糖，扁枝衣酸乙酯（ethyl everninate）。环裂松萝的地衣丝状体含巴尔巴地衣酸，松萝酸，地弗地衣酸。

【药理】 1. 抗菌作用 松萝的抗菌主要有效成分为松萝酸，具有很强的抗菌作用，以结核杆菌及革兰阳性细菌为敏感，在试管中对肺炎链球菌、溶血性链球菌、白喉杆菌的抑制浓度为1～5 μg/ml至50 μg/ml，可完全抑制细菌的生长。对结核杆菌、金黄色葡萄球菌及革兰阴性的百日咳、枯草、肺炎、大肠和变形杆菌亦有效。松萝酸对毛发芽胞菌、尖镰孢菌、白念珠菌、阴道滴虫、草履虫等有一定抑制作用。

2. 对免疫功能的影响 松萝酸钠12 mg/kg灌胃，连续7日，可刺激小鼠网状内皮系统的吞噬功能；但剂量增至36 mg/kg时，对网状内皮系统吞噬功能的刺激作用完全消失。松萝酸钠每日9 mg/kg，连续7日，对抗体生成有刺激作用；对溶血素产生无明显影响。

3. 抗炎作用 大鼠灌服松萝酸，对于棉球肉芽组织增生有明显抑制作用。但松萝酸钠对角叉莱胶引起的大鼠足肿胀无明显影响。

4. 其他作用 *d*-松萝酸钠能抑制豚鼠、蛙的离体心脏。当以10 mg/kg松萝酸钠静注于麻醉猫，可引起呼吸加深加快、过度换气、氧耗增加、体温明显上升。松萝酸能降低离体大鼠横膈对葡萄糖的利用及其糖原含量。松萝提取物尚能显著增强小鼠气管的排泌而显示祛痰作用。对于部分切除肝脏之大鼠及部分切除肝脏后在剩留的尾叶移种瓦克氏癌细胞的大鼠，松萝酸均可促进动物肝组织再生。

毒性 松萝酸钠给小鼠灌胃的LD_{50}为180±27 mg/kg。小鼠静注的LD_{50}为23.2±0.71 mg/kg，皮下注射为67.8 mg/kg。分别给犬灌服松萝酸钠36或18.9 mg/kg，连续给药21日，结果表明：在所用剂量下，对犬外周血象及肝肾功能均无明显影响；高剂量组中的一只犬丙氨酸氨基转移酶（ALT）略有升高，病检发现肝细胞轻度肿胀，体重略有减轻，但对其他脏器均无明显影响。

【炮制】 取原药材，除去杂质，洗净，切段，干燥，筛去灰屑。

饮片性状 长松萝为乱丝状小段，灰绿色外表粗松，切断面中心质地坚密，气特异，嚼之有弹性而酸。环裂松萝外表有明显的环状裂口。

贮干燥容器内，密闭，置阴凉干燥处。

【药性】 苦、甘，平。

1.《本经》："味苦，平。"

2.《别录》："味甘，无毒。"

3.《药性论》："味苦、辛，微热。"

4.《本草汇言》："味苦、微甘。"

【功用主治】 祛痰，清肝，解毒，止血。主治咳嗽痰多，肺痨，痰疟，头痛，目赤，目翳，痈肿疮毒，瘰疬，乳痈，外伤出血，崩漏，白带，风湿痹痛，烫火伤。

1.《本经》："主瞋怒邪气，止虚汗，头风，女子阴寒肿痛。"

2.《别录》："疗痰热温疟，可为吐汤，利水道。"

3.《药性论》："治寒热，能吐胸中客痰涎，去头疮，主项上瘤瘿。"

4.《日华子》："令人得眠。"

5.《纲目》："平肝邪，去寒热。"

6.《本草汇言》："散头风头痛，风痰风癣之药也。"

7.《纲目拾遗》："治蛇虎伤、汤火烙伤及顽疮等症。"

【用法用量】 内服：煎汤，6～9 g。外用：煎汤洗；或研末敷。

【宜忌】 《陕西中草药》："忌生姜。"

【选方】 1. 治慢性气管炎 松萝30 g，贝母3 g，乙醇100 ml。制成酊剂，每服10～15 ml，日3次。（《辽宁常用中草药手册》）

2. 治小儿疟，胸膈间痰涎，发歇寒热 松萝三分，恒山一两，甘草三分（炙微赤，锉）。上件药，捣粗罗为散，每服一钱，以水一小盏，煎至五分，去滓温服。量儿大小，以意加减，以吐为效，不吐更服。（《圣惠方》松萝散）

3. 降血压 松萝9 g，苦丁茶6 g，夏枯草9 g。水煎服。（《青海常用中草药手册》）

4. 治结膜炎，角膜云翳 云雾草（环裂松萝）15 g，鹿衔草12 g，海金砂6 g。水煎服。

5. 治痈肿，无名肿毒 天蓬草9 g，楤木根皮15 g，细辛6 g。共研细粉，水或酒调敷。（4、5方出自《陕西中草药》）

【临床报道】 1. 镇咳，祛痰，平喘 长松萝干燥全草煎水，弃植物蛋白浓缩到糖浆而制成片剂（每片含相当生药量500 mg），一般每次服4～6片，日服3次。最短服数月，最长服2年以上。共治疗711例（其中肺气肿213例，肺癌345例，矽肺16例，气管炎85例，哮喘35例和肺结核13例），结果表明松萝片有明显的平喘止咳，镇咳祛痰疗效，总有效率76.23%。其中显效179例，有效199例，好转170例，无效168例。对肺气肿合并咳喘者疗效更为满意。长期服药后，除个别病例略有胃肠不适外，未见任何毒副作用。

2. 治疗肺结核 用松萝中提取的松萝酸钠制成片剂或粉剂内服，成人每次30 mg，每日3次；或按每日1.5 mg/kg计算，用药3个月左右，需停药1星期，再继续使用。共治疗肺结核30例，治愈24例，显效1例，好转5例，疗程平均71.1日。以对浸润灶及薄壁空洞者疗效为佳。在用松萝酸钠口服液治疗时，常见副作用为胃不适、食欲降低、咽干，严重者可见血清ALT上升、视力不佳，也可引起全身广泛皮疹，并伴发热。上述副作用有时可高达20%。如出现上述副作用，可用健胃药及鱼肝油解除，不影响继续服药。如仅ALT上升，经停药行保肝治疗15～30日后恢复正常。

3. 治疗慢性气管炎 采用松萝煎剂和3种化学提出物片剂，共观察91例，有效率60%左右，平均生效时间为5～7日。其中以松萝酸粗晶（Ⅰ、Ⅱ号混合物）疗效较好，治疗的56例中，8例显效，26例好转。其主要作用为镇咳祛痰，平喘较差。对单纯型比喘息型或有合并症者疗效较好。制剂及用法：① 煎剂：松萝50 g，加水煎至200 ml，每日2次分服。② 松萝酸粗晶（Ⅰ、Ⅱ号混合物）：制成片剂，每片30 mg。日服3次，每次1片。③ 松萝酸钠片：每片15 mg，日服3次，每次2片。上述药均以10日为1个疗程。其副作用为口干、头昏、胃部嘈杂感，停药后能自行消失。

【各家论述】 1.《纲目》："松萝，同瓜蒂诸药则能吐痰，非松萝能吐人也。"

2.《本经逢原》："《别录》疗痰热温疟，可为吐汤，利水道。故《肘后方》同瓜蒂、杜衡酒浸再宿，量饮一合，取吐胸中痰热；《千金方》同瓜蒂、恒山、甘草、水酒和煎，取吐胸膈痰瘀，以其清轻上涌，故吐药用之。"

2693 松蒿 sōng hāo（《贵州草药》）

【异名】 糯蒿、细绒蒿、土茵陈（《贵州草药》），小盐灶菜（《全国中草药汇编》），大叶蓬蒿、红壶瓶、草茵陈、铃茵陈（《浙江药用植物志》)，鸡冠草(《广西药用植物名录》)。

【基原】 为玄参科松蒿属植物松蒿的全草。

【原植物】 松蒿 *Phtheirospermum japonicum*(Thunb.) Kanitz [*Geradia japonica* Thunb.]

一年生草本，高可达 100 cm。全株被腺毛，有黏性。茎直立，或弯曲而后上升，多分枝。叶对生；具有带狭翅的柄；叶片长三角状卵形，长 1～7 cm，下端羽状全裂，向上渐变深裂至浅裂，裂片长卵形，边缘具细齿。花单生于叶腋；花梗长 2～7 mm；萼钟状，5 裂，果期增大；花冠紫红色或淡紫红色，筒状，长 1.5～2 cm，2 唇形，外被柔毛，上唇裂片三角状卵形，稍盔状，下唇有两条横的大皱褶；雄蕊 4，药室基部延长成短芒。蒴果卵状圆锥形，长约 1 cm，室背 2 裂。种子卵圆形，扁平。花期 7～8 月，果期 8～10 月。

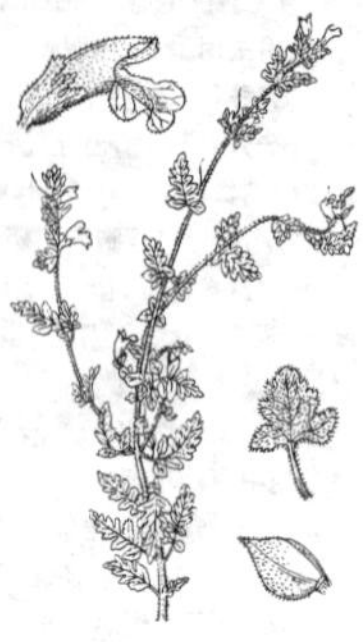

松 蒿

生于山坡、砂质地、草地。分布于除青海、新疆以外的各地。

【采收加工】 6～9 月采收，鲜用或晒干。

【药材】 松蒿 *Phtheirospermi Japonici Herba* 产于四川、云南、贵州等地。

性状 全草长 30～60 cm，茎直立，上部多分枝，具腺毛，有黏性。叶对生，多皱缩而破碎；完整叶片三角卵形，羽状深裂，两侧裂片长圆形，顶端裂片较大，卵圆形，边缘具细锯齿，叶两面均有腺毛。穗状花序顶生，花萼钟状，5 裂；花冠淡红紫色。味微辛。

【成分】 松蒿地上部分含糖苷：松蒿苷(phtheirospermoside)，洋丁香酚苷(acteoside)，天人草苷(leucosceptoside) A，角胡麻苷(martynoside)，桃叶珊瑚苷(aucubin)，都桷子苷酸(geniposidic acid)，车前醚苷(plantarenaloside)，连翘脂苷(forsythoside) B。

【药性】 微辛，凉。

1.《贵州草药》："性平，味微辛。"

2.《四川中药志》1982 年版："微辛，凉。"

【功用主治】 清热利湿，解毒。主治黄疸，水肿，风热感冒，口疮，疮疖肿毒。

1.《贵州草药》："清热，利湿。治黄疸病，水肿，风热感冒，鼻蟹，口蟹，牙蟹。"

2.《四川中药志》1982 年版："外用治疮肿。"

【用法用量】 内服：煎汤，15～30 g。外用：煎水洗；或研末调敷。

2694 松鼠 sōng shǔ (《医林纂要》)

【异名】 栗鼠(《医林纂要》)，灰鼠(《中国动物药》)。

【基原】 为松鼠科 松鼠属动物松鼠除去内脏的全体。

【原动物】 松鼠 *Sciurus vulgaris* Linnaeus

为树栖啮齿动物，身体细长，体长 18～26 cm，尾长而大，超过体长之半。前肢较后肢短。前足掌裸露，掌垫 2，指垫 3。后足跖被毛，有 4 指垫，无跖垫。4 足具钩状爪。全身为褐灰色，腹毛全白，尾呈棕黑色，耳郭灰黑色。个体毛色差异较大，有青灰色、灰色、深灰褐色、黑褐色等。

栖息于针叶林或针阔叶混交林中，居树洞中或筑巢于树枝间。食松子和其他核果、蘑菇及嫩枝、嫩芽等。分布于东北大小兴安岭、长白山及河北、山西、新疆北部阿尔泰山、河南等地。

【药性】《医林纂要》："甘，咸，平。"

【功用主治】 理气调经，杀虫消积。主治妇女月经不调，痛经，肺结核，胸膜炎，疳积，痔瘘。

1.《医林纂要》："杀疳，治瘘，消瓜果积。"

2.《中国动物药》："理气调经。治肺结核，肋膜炎，月经不调，痔疮等。"

3.《常见药用动物》："有理气，调经，消积，止痛的功能。"

【用法用量】 内服：焙焦研末，5～10 g。外用：焙焦研末，撒布。

【选方】 1. 治月经不调 松鼠 1 只，烧黑研末。每服 5 g，日服 2 次。(《中国动物药》)

2. 治肺结核，肋膜炎 松鼠，烧黑，研末。每日 2～9 g，3 次分服。

3. 治痔疾 松鼠烧黑，研细粉。撒布之。(2、3 方出自《动植物民间药》)

2695 松蕈 sōng xùn (《纲目》)

【异名】 松菌(《滇南本草》)，松蘑(《全国中草药汇编》)，松茸(刘波《中国药用真菌》)，鸡丝菌(《中国药用真菌图鉴》)，大花菌、大脚菇(《云南中药资源名录》)。

【基原】 为口蘑科口蘑属真菌松口蘑的子实体。

【原植物】 松口蘑 *Tricholoma matsutake*(S. Ito et Imai) Sing. [*Armillaria matsutake* S. Ito et Imai]

菌盖宽 5～20 cm。扁半球形至近平展，污白色，具黄褐色至栗褐色平伏的丝毛状鳞片，表面干燥。菌肉白色，厚。菌褶白色或稍带乳黄色，密、弯生，不等长。菌柄较粗壮，长 6～13.5 cm，粗 2～3 cm，菌环以上污白色，并有粉粒，菌环以下具栗褐色纤毛状鳞片，中实，基部有时稍膨大，菌环以上较平滑。菌环生于柄的上部，膜质，上面白色，下面与柄同色。孢子无色，光滑，宽椭圆形至近球形，(6.5～7.5)μm×(4.5～6.2)μm。

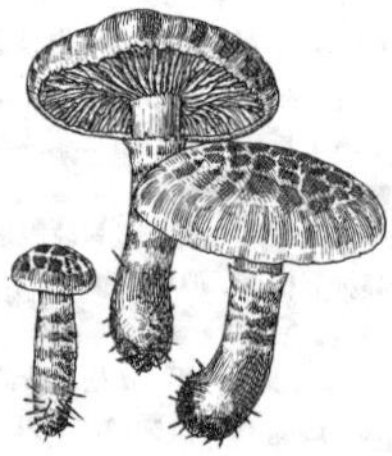

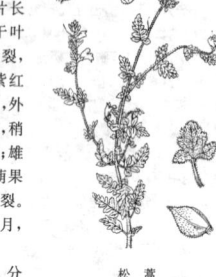

松口蘑

生于松林或针阔叶混交林中地上，秋季单生或形成蘑菇圈。分布于东北及西藏、台湾等地。

【栽培】 生物学特性 菌丝在 8 ℃开始生长，适温为 20～24 ℃，在32 ℃停止生长。出菇时空气相对湿度约 85%。土壤主要为棕色林土、山地红壤、山地黄壤。土壤 pH 一般在 4.5～5.5 之间。腐殖质层较薄，通常不超过3 cm。我国东北地区松口蘑多发生在坡度 20°～40°，坡向西、西南或西北，地势高燥、排水良好的地段。产菇的林龄一般不低于 50 年。

培育技术 适宜松口蘑生长的赤松成林的密度为每亩 100～200 株。要保持 60%的荫蔽度。春节前后，将 3～5 年生赤松苗的主根尖端剪去一部分，栽在直径 30 cm、高50 cm 底壁带孔的无毒塑料框内，假植半年或 1 年，使其长出大量须根。秋季或次年春季，将赤松苗框埋在盛产松口蘑的赤松林的蘑菇圈外 15～20 cm 处。经 1～2 年后，移植的赤松苗与林地内松口蘑菌根、菌丝密切接触，被感染，根部长出白色的菌丝体，形成感染苗。将感染苗连框移入赤松林内定植坑中，用土将周围压实，上面再覆盖少许枯枝落叶保湿。随着松口蘑菌丝体的不断生长，蘑菇圈每年向外推进 10～20 cm。5～6 年后，松口蘑子实体就会逐渐发生。在出菇良好的地段，用塑料棚覆盖蘑菇圈，并加强管理。在棚内人工调节温、湿度的情况下，一般可以提前 1 星期采收，产量也显著提高。

【采收加工】 8～11 月采收，采后切去菌柄基部泥沙部分，晒干。

【药材】 松蕈 *Tricholomatis Matsutakis Fructificatio* 产于

辽宁、吉林、安徽、台湾、四川、贵州、云南、西藏等地。

性状　菌盖扁半球形或稍平展，直径5～20 cm，污白色，表面有栗褐色或黄褐色纤毛状鳞片，边缘内卷。菌肉厚，致密，白色或淡褐色。菌褶密，弯生，不等长，白色或浅乳黄色。菌柄长6～13.5 cm，直径1.5～3 cm，基部膨大，菌环以上污白色，被白粉，菌环以下土黄色，有栗褐色纤毛状鳞片，中实。菌环生于菌柄上部，白色或栗褐色，膜质或蛛丝状。气香，味淡。

【成分】 松蕈含松茸醇(matsutakeol)即1-辛烯-3-醇(1-octen-3-ol)，异松茸醇(isomatsutakeol)即2-辛烯醇(2-octenol)，麦角甾醇(ergosterol)，维生素B_2、C、D_2，抗毒嘧啶(antoxopyrimidine)，桂皮酸甲酯(methyl cinnamate)等十几种挥发性芳香化合物。另外还含羧基蛋白酶(carboxyl proteinase)及蛋白质。

【药理】 抑制肿瘤作用　给皮下植入肉瘤S_{180}小鼠腹腔注射松蘑去蛋白粗提取物20 mg/kg，连续11日，可显著增加脾脏重量，提高组织cAMP水平，此作用与抑瘤率呈正相关。

【药性】 甘，平。

1.《滇南本草》："味苦、涩而淡，性平。"

2.《纲目》："甘，平，无毒。"

【功用主治】 利尿别浊。主治小便淋浊。

1.《菌谱》："治溲浊不禁。"

2.《滇南本草》："专治小便不通或不禁，可以分利水道，亦治五淋白浊，食之最良。"

3. 刘波《中国药用真菌》："强身，益肠胃，止痛，化痰理气。"

4.《全国中草药汇编》："主治腰腿疼痛，手足麻木，筋络不舒，痰多气短，大便干燥。"

【用法用量】 内服：煎汤，9～15 g；或研末。

2696 松蘑 sōng mó (刘波《中国药用真菌》)

【基原】 为牛肝菌科黏盖牛肝菌属真菌褐环乳牛肝菌、点柄乳牛肝菌的子实体。

【原植物】 1. 褐环乳牛肝菌 *Suillus luteus* (L. ex Fr.) Gray [*Boletus luteus* L. ex Fr.]　又名：褐环粘盖牛肝菌、土色牛肝菌、蘑菇(刘波《中国药用真菌》)。

菌盖宽3～12 cm，扁平球形至平展。盖表黏而光滑。淡褐色、黄褐色、红褐色。菌肉淡黄色，受伤不变色。菌管芥黄色，管口有腺点。菌柄近柱状，基部稍膨大，草黄色，有散生的褐黑色小点，柄长3～8 cm，径1～2.5 cm。菌环膜质，生柄之上部。孢子浅黄色，近梭形至长方形，(14～27)μm×(4～7)μm。

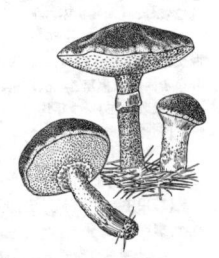

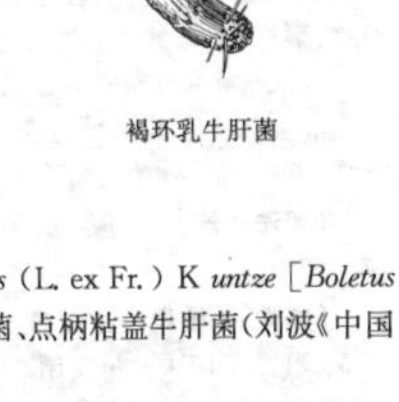

褐环乳牛肝菌

生于松林或针阔叶混交林地。夏、秋季常见。分布于东北及江苏、福建、山东、湖南、云南、西藏等地。

2. 点柄乳牛肝菌 *S. granulatus* (L. ex Fr.) Kuntze [*Boletus granulatus* Fr.]　又名：栗壳牛肝菌、点柄粘盖牛肝菌(刘波《中国药用真菌》)。

菌盖宽4.5～11 cm。近扁平。表面平滑。有光泽，淡黄色、黄褐色。菌肉淡黄色，伤后不变色。菌管直生至微延生，淡黄色。管孔处具淡褐色腺点，幼时管口并具小乳滴。柄圆柱形，上部具明显腺点，柄淡黄色。孢子淡黄色，长方形、椭圆形，(6.5～9.1)μm×(2.5～3.5)μm。

生于松林下，与三针松类具外生菌根关系。夏、秋季常见。分布于东北、华东、西南及广东、西藏、陕西、台湾等地。

【采收加工】 6～9月采收，采后切去菌柄基部泥沙部分，晒干。

【药材】 松蘑 *Suilli Fructificatio*　褐环乳牛肝菌产于东北及山东、江苏、湖南、云南、西藏等地；点柄乳牛肝菌产于吉林、黑龙江、山东、陕西、四川等地。

性状　褐环乳牛肝菌　菌盖半球形或扁平，直径3～12 cm，表面褐色或红褐色。菌肉淡黄色。菌管朱黄色。管口近多角形，有腺点。菌柄圆柱形，长3～8 cm，直径约2 cm，中实，散有小腺点，顶端网纹，上部有菌环，膜质，黑褐色，有时只残留环痕。气微，味淡。

点柄乳牛肝菌　菌盖有时中央稍下凹，黄褐色。菌肉淡黄色。管口近多角形，有腺点。菌柄上部有腺点，顶端偶有网纹，无菌环。

【成分】 1. 褐环乳牛肝菌　含厚环乳牛肝菌素(grevillin) D，蛋白质；氨基酸有谷氨酸，缬氨酸，脯氨酸，丙氨酸，亮氨酸，赖氨酸，鸟氨酸及精氨酸；B族维生素含有维生素B_1，烟酸及泛酸(pantothenic acid)。

2. 点柄乳牛肝菌　含吲哚-3-乙酸(indol-3-acetic acid)；硒、锌等微量元素；氨基酸有谷氨酸，亮氨酸，赖氨酸，鸟氨酸，精氨酸，丙氨酸；维生素B_1，烟酸，泛酸。

【药理】 抗癌作用　本品提取物对肉瘤S_{180}抑制率为80%，对艾氏腹水癌抑制率为70%。

【功用主治】 散寒止痛，消食。主治大骨节病，消化不良。

1.《全国中草药汇编》："治疗大骨节病。"

2.《秦岭巴山天然药物志》："治消化不良，关节疼痛。"

【用法用量】 内服，煎汤，9～12 g；或研末。

【选方】 治大骨节病　土色牛肝菌750 g，松节7 500 g，红花500 g。加水50 kg，煮沸至25 kg，过滤后加白酒5 000 g，制成酊剂，每次服20 ml，日服2次。(刘波《中国药用真菌》)

2697 松木皮 sōng mù pí (《纲目》)

【异名】 赤松皮(《千金方》)，赤龙鳞、松皮(《永类钤方》)，松树皮(《普济方》)，赤龙皮(《纲目》)。

【基原】 为松科松属植物思茅松、马尾松或同属植物的树皮。

【原植物】 1. 思茅松 *Pinus kesiya* Royle ex Gord var. *langbianensis* (A. Chev.) Gaussen

乔木，高达30 m。树皮褐色，裂成龟甲状薄块脱落。树枝每年生长2至数轮，一年生枝淡褐色或黄色，有光泽。针叶3针一束，长10～22 cm，细柔，边缘有细齿，树脂道3～6，边生。球果成熟后宿存树上多年不落，卵圆形，长5～6 cm，基部稍偏斜；鳞盾斜方形，显著隆起呈锥状，横脊显著，鳞脐小，稍凸起，有短刺。种子椭圆形，连翅长1.7～2 cm。

生于海拔600～1 600 m的山地、宽谷、盆地等处。分布于四川、云南等地。

本植物的嫩枝尖端(松笔头)亦供药用，另设专条。

2. 马尾松 *P. massoniana* Lamb.

原植物参见"松花"条。

【采收加工】 全年均可采剥，切段，晒干。

【成分】 含左旋海松酸(pimaric acid)。

【药性】 苦，温。

《四川中药志》1979年版："苦、涩，温。"

【功用主治】 祛风，胜湿，活血，敛疮。主治风湿骨痛，跌打扭伤，肠风下血，久痢，痈疽久不收口，湿疹，金疮，烧烫伤。

1.《纲目》："主治痈疽疮口不合，生肌止血，治白秃，杖疮，汤火疮。"

2.《草药新纂》："通小便，治淋浊。"

3. 广州部队《常用中草药手册》："治风湿骨痛，跌打瘀痛。"

【用法用量】 内服：煎汤，9～15 g；或研末。外用：研末调敷;或煎水洗。

【选方】 1. 治肠风下血过多　松木皮(先刮去粗浮者,取贴木嫩皮)锉细,焙令半干,再入铫子内,慢火炒干,为细末。每服一钱,入腊茶一钱,白汤点服,食前。(《杨氏家藏方》松皮散)

2. 治久痢　赤松皮(去上苍皮)切一斗为散,面粥和一升服之,日三,差即止。(《千金方》)

3. 治汤烫,火烧,痛不可忍,或溃烂成恶疮　松树皮剥下,阴干,为细末,入轻粉少许,生油调稀敷。如敷不住,纱绢裹缚定,即生痂,神效不可言。然宜预先合下,以备急,自剥落而薄者尤妙。(《百一选方》紫雪)

4. 治臁疮　马尾松老树皮(研末)、冰片、茶油各适量,调涂。(《福建药物志》)

2698 松节油 sōng jié yóu (《广西本草选编》)

【基原】 为松科松属若干植物中渗出的油树脂,经蒸馏或提取得到的挥发油。

【原植物】 参见"松花"条。

【采收加工】 参见"松油"条。

将收集的松油脂与水共热,滤去杂质,通水蒸气蒸馏,所得的馏出物分离除去水分,即为松节油。蒸馏后所余物质,放冷凝固,即是松香。

【药材】 松节油 *Turpentine Oil*　主产于广东。

性状　本品为无色至黄色澄清液体;臭特异;久贮或暴露空气中,臭渐增强,色渐变黄。本品易燃,燃烧时产生浓烟。本品在乙醇中易溶,与氯仿、乙醚或冰醋酸能任意混合,在水中不溶。

品质标志　《中华人民共和国药典》2010年版规定:本品相对密度应为0.850～0.870;折光率应为1.466～1.477;照气相色谱法测定,本品含α-蒎烯($C_{10}H_{16}$)不得少于80.0%。

【成分】 含脂肪酸、单萜、倍半萜类等。

【药理】 1. 抗菌作用　松根提取物松根油体外抑菌实验及对动物实验性体癣、癣菌病治疗观察表明具有较强的抗真菌(白念珠菌等)作用;对金黄色葡萄球菌、大肠杆菌等也有一定的抑制作用。

2. 溶石作用　体外溶石实验表明:5%医用松节油乳剂能使胆色素型结石在60小时后全溶;松节油中的主要成分α-蒎烯、β-蒎烯和两者的混合物也能使胆色素型结石溶为碎块。体内外实验和临床观察证明,α-蒎烯和β-蒎烯混合乳剂均呈现较明显的溶石效果,作用虽不及医用松节油强,但对胃肠道和胆道均无明显的刺激作用,局部组织无充血、出血、黏膜坏死和炎症浸润等现象,毒副作用较弱。

【功用主治】 《广西本编选编》:"舒筋活络,消肿止痛。治关节扭伤肿痛。"

【用法用量】 外用:涂擦。

2699 松笔头 sōng bǐ tóu (《滇南本草》)

【异名】 松树蕊(《滇南本草》),松尖(《云南中草药》),松树梢(《全国中草药汇编》)。

【基原】 为松科松属植物云南松、思茅松、马尾松等的嫩枝尖端。

【原植物】 参见"松节"、"松花"、"松木皮"条。

【采收加工】 4～6月松树嫩梢长出时采,鲜用或晒干。

【药性】 苦、涩,凉。

1.《滇南本草》:"味苦,微涩,性微寒。"

2.《全国中草药汇编》:"苦、涩,温。"

【功用主治】 祛风利湿,活血止痛。主治风湿痹痛,淋证,尿浊,跌打损伤,乳痈。

1.《滇南本草》:"行经络,止茎中痛,止便浊。治膏淋疼痛不可忍,磨水酒服之,五淋俱可服。"

2.《浙江民间常用草药》:"活血镇痛,涩精。"

【用法用量】 内服:煎汤,10～30 g。外用:捣敷。

【选方】 1. 治夜盲症,视幻觉　马尾松嫩枝5～6条。水煎,取汁煮饭或煮粥吃。(《浙江药用植物志》)

2. 治遗精　松树嫩梢二两,金樱子根、金灯藤各一两。水煎服。(《浙江民间常用草药》)

3. 解木薯、钩吻(断肠草)中毒　松树梢8条(去叶),韭菜(全草)1把,铺地蜈蚣(马鹿角)15～30 g。共捣烂,冲水半碗,去渣取水服。(《全国中草药汇编》)

2700 松寄生 sōng jì shēng (《生草药性备要》)

【异名】 松上寄生(《纲目拾遗》)。

【基原】 为桑寄生科钝果寄生属植物松柏钝果寄生的带叶茎枝。

【原植物】 松柏钝果寄生*Taxillus caloreas* (Diels) Danser [*T. matsudai* (Hayata) Danser; *Loranthus caloreas* Diels]

灌木,高0.5～1 m。嫩枝、叶密被褐色星状毛,稍后毛全脱落;小枝黑褐色,具瘤体。叶互生或簇生于短枝上,革质;叶柄长1～2.5 mm;叶片近匙形或线形,长2～3 cm,宽3～7 mm,先端圆钝,基部楔形,干后暗褐色,中脉明显。伞形花序,1～2个腋生,具花2～3朵,花梗长1～2 mm;苞片阔三角形或阔卵形,顶端急尖;花鲜红色;花托卵球形,被褐色绒毛;副萼环状;花冠花蕾时管状,长2～2.7 cm,无毛,稍弯,下半部稍膨胀,顶部椭圆状,裂片4枚,披针形,长7～8 mm,反折;花柱线状,柱头头状。浆果近球形,直径3～5 mm,紫红色,果皮具颗粒状体。花期7～8月,果期翌年4～5月。

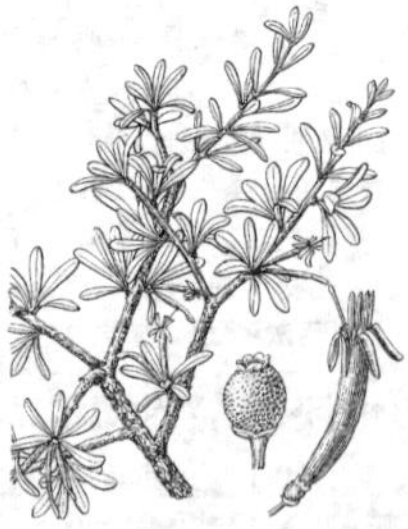

松柏钝果寄生

生于海拔900～2 800(～3 100)m的山地针叶林或针叶阔叶混交林中,寄生于松属、油杉属、铁杉属、云杉属或雪松属植物上。分布于西南及福建、湖北、广东、广西、台湾等地。

【采收加工】 全年均可采,扎成束,晾干。

【药性】 辛,平。

1.《生草药性备要》:"味香,性平。"

2.《本草求原》:"辛,温。"

【功用主治】 祛风除湿,化痰止咳。主治风湿痹痛,胃痛,咳嗽,疥癞,湿疹。

1.《生草药性备要》:"洗蛀癞,止痒,其节浸酒祛风湿。"

2.《中国中药资源志要》:"用于风湿关节痛,哮喘,肺痨,胃痛。"

【用法用量】 内服:煎汤,9～15 g;或浸酒。外用:捣敷;或研末调敷。

【选方】 治淋巴结结核(瘰疬)　松寄生、猫爪草、疬子草各30 g。共晒干研末。每次用6～9 g,米汤送服,连服10日为1个疗程。(《药用寄生》)

2701 松橄榄 sōng gǎn lǎn (《滇南本草》)

【异名】 树疙瘩、荷包菌、木鱼菌、香木菌(《中国药用孢子植物》),香木兰(《新华本草纲要》)。

【基原】 为多孔菌科隐孔菌属真菌隐孔菌的子实体。

【原植物】 隐孔菌 *Cryptoporus volvatus* (Peck) Hubb. [*Pol-*

yporus volvatus Peck]

隐孔菌

子实体无柄或有柄状基部，球形至扁半球形，(1.5～6)cm×(2～5)cm。盖面平滑，有粉褐色至淡红褐色的皮壳，具油漆光泽，无环纹；盖缘钝圆，淡色，向腹面扩展与菌幕相连。菌幕白色至淡粉红色，初期将菌管全部覆盖，孢子成熟时在近基部开一小孔，直径 2～4 mm。菌肉白色至淡色，软木栓质，厚 2～8 mm。菌管单层，长 2～5 mm；管口圆形至多角形，每1 mm间 4～5 个；管口面初期白色，渐呈淡黄褐色至淡褐色。孢子椭圆形至长椭圆形，有喙，光滑，无色，(10～13)μm×(4～6)μm。

生于针叶树树干上，也生于阔叶树上。分布于西南及河北、吉林、黑龙江、福建、湖北、广东、广西等地。

【采收加工】 全年可采收，去菌柄，晒干。

【药材】 松橄榄 *Cryptopori Volvati Fructificatio* 产于吉林、河北、福建等地。

性状 菌盖类球形或扁球形，直径 1.5～4.5 cm，表面光滑，栗色、浅红褐色或粉褐色，边缘与菌幕相连。管口面浅粉灰色，管口圆形，每毫米间 3～4 个。气微，味淡。

【成分】 含松橄榄酸(cryptoporic acid)A、B、C、D、E、F、G、H。还含麦角甾醇(ergosterol)，蛋白质多糖。

【药性】 微苦，平。

1.《滇南本草》："味苦、甘，性微寒。"

2.《中国药用孢子植物》："微苦，平。"

【功用主治】 止咳，平喘，解毒。主治支气管炎，哮喘，痔疮。

1.《滇南本草》："治大肠下血，积热之毒。疗内外九种痔疮。"

2.《中国药用孢子植物》："止咳，平喘。治气管炎和哮喘，也可用于小儿断奶。"

【用法用量】 内服：煎汤，6～10 g。

【选方】 1. 治气管炎 隐孔菌 6 g，金荞麦 15 g，蔊菜12 g。煎服。

2. 治哮喘 隐孔菌 6 g，千日红 12 g，旋覆花 9 g。煎服。(1、2 方出自《中国药用孢子植物》)

3. 治牙疼 将松橄榄于疼牙上咬住，疼即止。(《滇南本草》)

2702 松叶防风叶 sōng yè fáng fēng yè (《云南中药资源名录》)

【基原】 为伞形科西风芹属植物松叶西风芹的叶。

【原植物】 参见"云防风"条。

【采收加工】 6～7 月采收，晒干。

【功用主治】 疏风清热。主治风热感冒。

【用法用量】 内服：煎汤，3～9 g。

2703 松叶防风花 sōng yè fáng fēng huā (《云南中药资源名录》)

【基原】 为伞形科西风芹属植物松叶西风芹的花。

【原植物】 参见"云防风"条。

【采收加工】 8～9 月花开时采摘，晒干。

【功用主治】 祛风理气止痛。主治头痛，脘腹痛，骨节痛。

【用法用量】 内服：煎汤，3～9 g。

2704 枪刀药 qiāng dāo yào (《广西药用植物名录》)

【异名】 青丝线(广州空军《常用中草药手册》)，红丝绒(《广东省惠阳地区中草药》)。

【基原】 为爵床科枪刀药属植物枪刀药和三花枪刀药的全草。

【原植物】 1. 枪刀药 *Hypoestes purpurea* (L.) Soland. [*Justicia purpurea* L.；*H. sinica* Miq.]

多年生草本或亚灌木，高 1～1.5 m。茎直立或外倾，下部常膝状弯拐，上部具棱，被微柔毛。叶对生；柄长 5～20 mm；叶片纸质；卵形或卵状披针形，长 4～8 cm，宽 1.5～3 cm，先端渐尖，基部楔形下延，全缘，两面被微柔毛或近于无毛。花序腋生，穗状，由数个头状花序组成，长 1～2 cm；总苞片 4，2 轮，对生，在外的一对合生成管，有 2 枚苞片为钻形，被柔毛，在内的一对较小，披针形，其内通常仅有花 1 朵；萼小，藏于总苞内，5 裂，裂片线状披针形；花冠紫蓝色，长 2～2.5 cm，被柔毛，花冠管细长，喉部稍扩大，冠檐二唇形，上唇全缘，下唇阔，3 浅裂；雄蕊 2，着生于花冠喉部，花药 1 室；子房每室有 2 胚珠，柱头 2 裂。蒴果长圆形，长约10 mm，下部藏于宿存的总苞内。种子近圆形，两侧呈压扁状，表面有小疣点。花期 10～11 月。

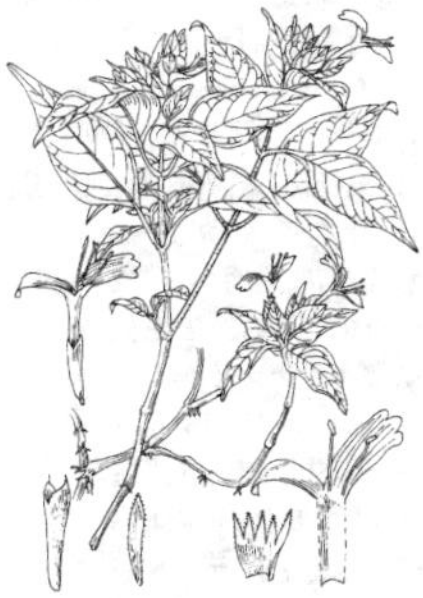

枪刀药

生于近村庄的灌木丛中。分布于广东、广西、海南、台湾等地。

2. 三花枪刀药 *H. triflora* (Forssk.) Roem. et Schult. [*Justicia triflora* Forssk.] 又名：大青草、小九头(《西昌中草药》)。

多年生草本，高达 1.5 m。叶对生；有柄；叶片椭圆形至椭圆状长圆形，长 3～10 cm，先端渐尖，基部楔形，两面疏被短柔毛，边缘具浅锯齿。聚伞花序，1～5 枝，花序生于枝端或上部叶腋，近无总梗；总苞 2，叶状，长 10～14 mm；花萼 4 裂，裂片条状披针形，长约 5 mm；花冠蓝紫色，长约 15 mm，外生短柔毛，冠檐二唇形，上唇线状披针形，下唇阔，3 浅裂；雄蕊 2，花药 1 室。蒴果长约 9 mm，上部有种子 4 颗，下部实心。种子有小疣状点。

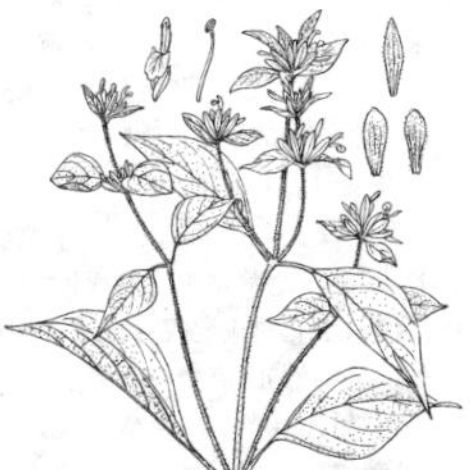

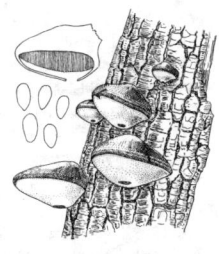

三花枪刀药

生于路边或林下。分布于四川、云南等地。

本植物的根(三花枪刀药根)亦供药用，另设专条。

【采收加工】 6～10 月采收，鲜用或晒干。

【药性】 《全国中草药汇编》："微涩，凉。"

【功用主治】 《全国中草药汇编》："枪刀药：主治支气管炎，吐血，外伤出血。三花枪刀药：清热解毒，止咳化痰，止血生肌。"

【用法用量】 内服：煎汤，9～15 g，鲜品 15～30 g。外用：捣敷。

【宜忌】 孕妇慎服。

【选方】 1. 治热咳痰多 大青草、青蛙草各 30 g。煎水服。

2. 治燥咳痰血、小便带血 大青草、茜草、地榆各 30 g。煎水服。

3. 治黄疸型肝炎 大青草、小马蹄草各 30 g，马鞭草15 g。煎水服。

4. 治热性腹泻　大青草 30 g，地蜂子 15 g。煎水服。(1～4 方出自《西昌中草药》)

2705 枫柳皮 fēng liǔ pí (《新修本草》)

【异名】 枫杨皮(《湖南药物志》)。

【基原】 为胡桃科枫杨属植物枫杨的树皮。

【原植物】 枫杨 *Pterocarya stenoptera* C. DC. [*P. stenoptera* C. DC. var. *sinensis* Graebn.] 又名：柜柳(《尔雅》郭璞注)，枫柳(《新修本草》)，榉柳、鬼柳(《广群芳谱》)，麻柳(《草木便方》)，大叶柳、鬼杨柳、鬼柳树(《湖南药物志》)，鬼叶柳(《贵州植物志》)

落叶乔木，高 18～30 m。树皮黑灰色，深纵裂，幼树具长柔毛和皮孔，叶痕明显。冬芽细长有柄，裸露，被锈褐色毛。髓部薄片状。叶互生，多为偶数羽状复叶，长 8～16 cm，叶轴两侧有狭翅，小叶 10～28 枚，长圆形至长椭圆状披针形，长 8～12 cm，宽 2～3 cm，先端钝圆或短尖，基部偏斜，边缘有细锯齿，表面有细小的疣状突起，中脉和侧脉腋内有 1 簇极短的星状毛。葇荑花序，与叶同时开放，花单性，雌雄同株，雄花序单生于去年生的枝腋内，长 6～10 cm，下垂，雄花有 1 苞片和 2 小苞片，并有 1～2 枚发育的花被片，雄蕊 6～18；雌花序单生新枝顶端，长 10～20 cm，雌花单生苞腋内，左右各有 1 小苞片，花被片 4，贴生于子房，子房下位，2 枚心皮组成，花柱短。果序长 20～45 cm，小坚果长椭圆形，长 6～7 mm，常有纵脊，两侧有由小苞片发育增大的果翅。花期4～5 月，果期 8～9 月。

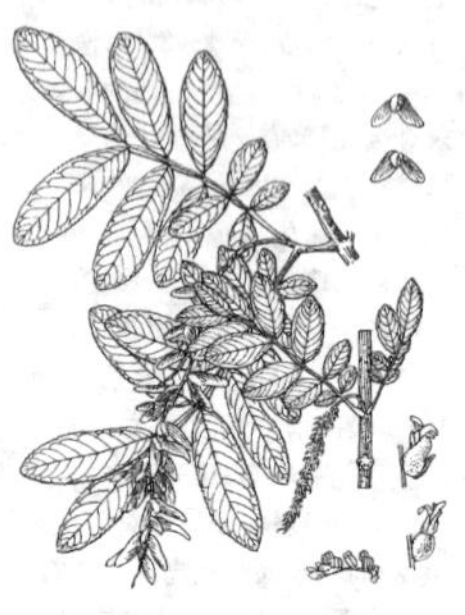

枫　杨

生于海拔 1 500 m 以下的平原溪涧河滩、阴湿山地杂木林中，喜光，现已广泛栽培于庭园或道旁。分布于华东、中南、西南及陕西、台湾，华北和东北仅有栽培。

本植物的叶(麻柳叶)、果实(麻柳果)、根或根皮(麻柳树根)亦供药用，另设专条。

【栽培】 生物学特性　喜温暖湿润气候，较耐寒、怕霜冻，耐旱又耐湿，喜光，稍耐荫。对土壤要求不严，在酸性和微酸性土壤上均能生长。

繁殖方法　种子繁殖。9～10 月待翅果由绿变黄褐色时采收，随即播种，或翌春 3 月中旬将种子用 45 ℃的温水浸泡 2～3 日，每日换水 1～2 次，取出种子后用湿布盖住，置于漏水的容器中，放向阳温暖处，每日喷水 1～2 次，待种皮开裂露折时即可播种。开浅沟条播，沟距 30 cm，覆土 3～4 cm。保持床土湿润，苗高 10 cm 时按 30～40 cm 株距间苗，当年苗高 1.5 m 以上，可出圃造林。冬末春初穴状整地，规格 80 cm 见方，穴施塘泥或土杂肥 50 kg，3 月中下旬栽植，先将表土填入树穴，距地表 20 cm，放入苗木，培土踏紧，提苗使根部与土壤密接，后踏实浇水，封堆。栽后截干。移植时株距不应太大，因树木易弯曲，要待株高 3～4 m 时再扩大行株距，一般在 5～6 年后进行隔株间伐；幼树萌蘖应及时除去；修剪宜在树液流动前进行，保留树冠的 2/3，一般需连续修枝 3 年。

田间管理　育苗期在 5 月下旬、7 月中下旬各追施尿素或复合肥 1 次，每亩每次 15 kg。

病虫害防治　病害有丛枝病、枫杨白粉病，虫害有枫杨跳象、牯岭腹露蝗、桑白蚧、刺蛾、蚜虫、白蚁、核桃扁叶甲、桑粒肩天牛等。

【采收加工】 6～9 月剥取树皮，鲜用或晒干。

【药理】 抑菌作用　小构树叶子的丙酮提取物有抑制葡萄球菌生长的活性作用。

【药性】 辛、苦，温，小毒。

1.《新修本草》："味辛，大热，有毒。"

2.《草木便方》："苦，寒。"

【功用主治】 祛风，止痛，杀虫。主治风湿骨痛，龋齿痛，疥癣，烫伤。

1.《新修本草》："主风、龋齿痛。"

2.《草木便方》："(治)头颅伤痛，断痢。"

3.《东北药用植物志》："洗疥疮等皮肤病。"

4.《民间常用草药汇编》："止痒杀虫，加盐可以治癣。"

5.《四川中药志》1960 年版："涂汤火伤及久疮，止牙痛。"

【用法用量】 外用：煎水含漱或熏洗；或乙醇浸搽。

【宜忌】 有毒，不宜内服。

《民间常用草药汇编》："禁口服。"

【选方】 1. 治牙痛　麻柳皮捣绒，塞患处，或噙用。(《四川中药志》1960 年版)

2. 治疥癣　枫杨皮、藜辣根、羊蹄根，用乙醇浸，搽。(《湖南药物志》)

3. 治鬎鬁头　枫杨鲜树皮 120 g，皂荚子 60 g(捣碎)。水煎，洗患处。(《福建中草药》)

4. 治灼伤　枫杨树二层皮 1 kg，乌桕叶、地榆根各250 g。水煎浓缩成 500 ml，pH 7.0，加适量防腐剂，装瓶供喷雾用。每日喷雾数次，每次 15 分钟。(《福建药物志》枫榆雾剂)

2706 枫香脂 fēng xiāng zhī (《新修本草》)

【异名】 白胶香(《新修本草》)，枫脂(《通典》)，白胶(《儒门事亲》)，芸香(《本草原始》)，胶香(《国药的药理学》)。

【基原】 为金缕梅科枫香树属植物枫香树的树脂。

【原植物】 枫香树 *Liquidambar formosana* Hance　又名：欇欇(《尔雅》)，枫木(《说文》)，枫香树(《尔雅》郭璞注)，香枫、枫人(《纲目》)，枫仔树(《植物名汇》)，三角枫、三角尖(《岭南采药录》)。

落叶乔木，高 20～40 m。树皮灰褐色，方块状剥落。叶互生；叶柄长 3～7 cm；托叶线形，早落；叶片心形，常 3 裂，幼时及萌发枝上的叶多为掌状 5 裂，长 6～12 cm，宽 8～15 cm，裂片卵状三角形或卵形，先端尾状渐尖，基部心形，边缘有细锯齿，齿尖有腺状突。花单性，雌雄同株，无花被；雄花淡黄绿色，成葇荑花序再排成总状，生于枝顶；雄蕊多数，花丝不等长；雌花排成圆球形的头状花序；萼齿 5，钻形；子房半下位，2 室，花柱 2，柱头弯曲。头状果序圆球形，直径 2.5～4.5 cm，表面有刺，蒴果有宿存花萼和花柱，两瓣裂开，每瓣 2 浅裂。种子多数，细小，扁平。花期 3～4 月，果期 9～10 月。

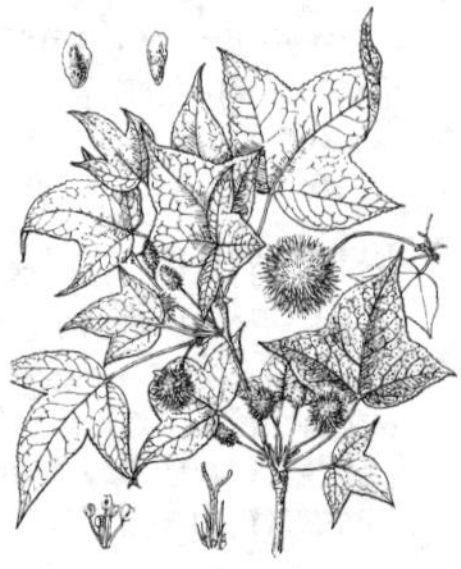

枫 香 树

生于山地常绿阔叶林中。分布于秦岭及淮河以南各地。

本植物的叶(枫香树叶)、树皮(枫香树皮)、根(枫香树根)、果实(路路通)亦供药用，另设专条。

【采收加工】 选择生长 20 年以上的粗壮大树，于 7～8 月间凿开树皮，从树根起每隔 15～20 cm 交错凿开一洞。到 11 月至次年 3 月间采收流出的树脂。晒干或自然干燥。

【药材】 枫香脂 *Liquidambaris Resina* 产于浙江庆元、龙泉及江西、福建、云南等地。

性状 本品呈不规则块状，或呈类圆形颗粒状，大小不等，直径多在 0.5～1 cm 之间，少数可达 3 cm。表面淡黄色至黄棕色，半透明或不透明。质脆易碎，破碎面具玻璃样光泽。气清香，燃烧时香气更浓，味淡。

鉴别 (1) 取本品少量，用微火灼烧，有浓烟及火焰，具特异香气。

(2) 取本品约 50 mg，置试管中，加四氯化碳 5 ml，振摇使溶解，沿管壁加硫酸 2 ml，两液接界处显红色环。

(3) 取本品约 0.2 g，加四氯化碳 5 ml，振摇使成混悬液，加硝酸 3 ml，轻轻摇匀，待分层，上层液显淡红色至红橙色。

【成分】 枫香树脂含有机酸：阿姆布酮酸（ambronic acid）即模绕酮酸（moronic acid），阿姆布醇酸（ambrolic acid）即模绕酸（morolic acid），阿姆布二醇酸（ambradiolic acid），路路通酮酸（liquidambronic acid），路路通二醇酸（liquidambrodiolic acid），枫香脂熊果酸（forucosolic acid），枫香脂诺维酸（liquidambronovicacid）。

【药理】 抗血栓作用 枫香脂及其挥发油体外实验可使兔血栓长度缩短和重量（湿重和干重）减轻，在体实验显示可明显抑制大鼠血栓形成；试管法实验表明可明显提高纤溶酶活性，显著提高血小板内 cAMP 含量。表明枫香脂及其挥发油抗血栓作用与促进纤溶活性和提高血小板 cAMP 有关。

【药性】 辛、苦，平。归脾、肺、肝经。

1.《新修本草》："味辛、苦，平，无毒。"

2.《雷公炮制药性解》："入脾、肝经。"

3.《医林纂要》："苦、咸、辛，平。"

4.《得配本草》："入脾、肺二经。"

【功用主治】 活血，解毒，止痛，凉血。主治痈疽，疮疹，跌扑损伤，骨折肿痛，瘰疬，齿痛，痹痛，吐血，衄血，咯血，外伤出血。

1.《新修本草》："主瘾疹风痒浮肿，齿痛。"

2.《纲目》："治一切痈疽疮疥，金疮，吐、衄、咯血，活血，生肌，止痛，解毒。烧过揩牙，永无牙疾。"

3.《本草求原》："治中风，腰痛，行痹，痿厥，脚气，脾虚久泻。"

4. 南药《中草药学》："祛痰。"

【用法用量】 外用：适量，研末撒或调敷或制膏摊贴，亦可制成熏烟药。内服：煎汤，3～6 g；一般入丸、散剂。

【宜忌】 孕妇禁服。

《得配本草》："内服多不宜。"

【选方】 1. 治瘰疬，一切恶疮软疖 白胶香一两，瓷器内溶开，去滓，再予溶开后，以蓖麻子六十四个，作泥，入胶内搅匀，入小油半匙头，柱点水中，试硬软添减胶油，如得所，量疮大小，以绯帛摊膏药贴之，一膏药可治三五疖。(《儒门事亲》玉饼子)

2. 治一切恶疮疼痛不可忍者 枫香脂一分（纸衬干地上须令脆细研），腻粉一分。上两味同细研，合匀。每有患者，令洗后以药末敷疼痛立止，贴至瘥为度。(《安老怀幼书》白香散)

3. 治下疳 透明白胶香为末，入轻粉、麝香少许，用油调敷。(《袖珍方》)

4. 治小儿疥癣杂疮 白胶香、黄柏、轻粉。上药研为细末，羊骨髓调涂癣上。(《儒门事亲》)

5. 治瘰疬未破 白胶香、海螵蛸、降真香取心各等分。上为末掺患处，外以湿纸掩之，一夕而退。(《疡科选粹》破坚散)

6. 治虚劳咯血不止 枫香脂不计多少，细研为散。每服一钱匕，煎人参糯米饮调下，不计时候。(《圣济总录》独圣散)

7. 治衄血 蛤粉、白胶香等分。以好松烟墨汁调服。(《百一选方》)

8. 治舌上出血如泉 五倍、胶香、牡蛎粉末掺之。(《普济方》)

【各家论述】《本草经疏》："枫香脂，为活血凉血之药。凡热则生风，又血热则壅而发瘾疹，风火相搏则为浮肿，苦平能凉血热，兼辛又能散风，故主血热生风之证。风火既散，则肌肉和而浮肿自消。齿痛亦因风热上攻，风热既散，则痛自止矣。"

2707 枫荷梨 fēng hé lí (《江西草药》)

【基原】 为五加科树参属植物树参或变叶树参的根、茎或树皮。

【原植物】 1. 树参 *Dendropanax dentiger* (Harms ex Diels) Merr. [*Gilibertia dentiger* Harms ex Diels; *D. chevalieri* (Vig.) Merr.; *D. chevalieri* (Vig.) Merr. var. *dentigerus* (Harms ex Diels) Li] 又名：铁楸树（《贵州民间药物》），半枫荷、梨荷枫、鸭掌柴、白山鸡骨、金鸡趾（《浙江民间常用草药》），偏荷枫、鸭脚木、半荷枫（《江西草药》），枫荷桂（《广西药用植物名录》），木荷枫、风气树、半边枫（《浙江药用植物志》），白半枫荷（《广东植物志》）。

乔木或灌木，高 2～8 m。树皮灰褐色，枝条具细纵纹。叶互生；叶柄长 0.5～5 cm，无毛；叶片厚纸质或革质，密生粗大半透明红棕色腺点；叶形变异大，不分裂叶通常为椭圆形、长椭圆形、椭圆状披针形至披针形，长 7～10 cm，宽 1.5～4.5 cm；分裂叶生于枝顶，为倒三角形，有 2～3 掌状深裂；叶先端渐尖，基部钝形或楔形，边缘全缘或有锯齿；三出脉，侧脉 4～6 对。伞形花序单个顶生或 2～5 个组成复伞形花序，有花 20 朵以上；萼缘有 5 齿，长 2 mm；花瓣 5，三角形或卵状三角形，长 2～2.5 mm；雄蕊 5 枚；子房下位，5 室；花柱 5，基部合生。果近球形，直径 5～6 mm，有 5 棱，宿存花柱长 1.5～2 mm。花期 8～10 月，果期 10～12 月。

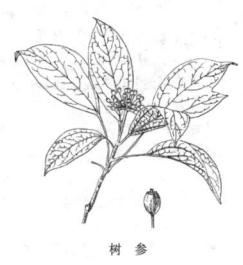

树 参

生于海拔 1 800 m 以下的常绿阔叶林或灌木丛中。分布于西南及浙江、安徽、福建、江西、湖北、湖南、广东、广西、台湾等地。

2. 变叶树参 *D. proteus* (Champ. ex Benth.) Benth. [*Hedera protea* Champ. ex Benth.; *D. parviflorus* Benth.; *D. acuminatissimus* Merr.] 又名：三层楼（《广西药用植物名录》）。

本种与树参的区别为：叶革质或纸质，无腺点，叶形变化大，不分裂叶椭圆形、椭圆状披针形至线状披针形，分裂叶为倒三角形，2～3 深裂，全缘或有少数不明显的细锯齿，羽状脉或三出脉，侧脉 5～20 对。伞形花序单生或 2～3 枚聚生；花柱合生为柱状。果核果状，无棱，宿存花柱短，长不及 1 mm。花期 8～9 月，果期 9～11 月。

生于山谷溪边较阴湿的密林下或山坡路旁。分布于福建、江西、湖南、广东、广西、云南等地。

【采收加工】 8～11 月采挖根部，砍取茎枝或剥取树皮，切片，鲜用或晒用。

【药材】 枫荷梨 *Dendropanacis Radix* 树参主产于江西、浙江、福建、广东；变叶树参主产于广东、广西。

性状 树参 根呈圆柱形，稍弯曲或扭曲，多分枝，

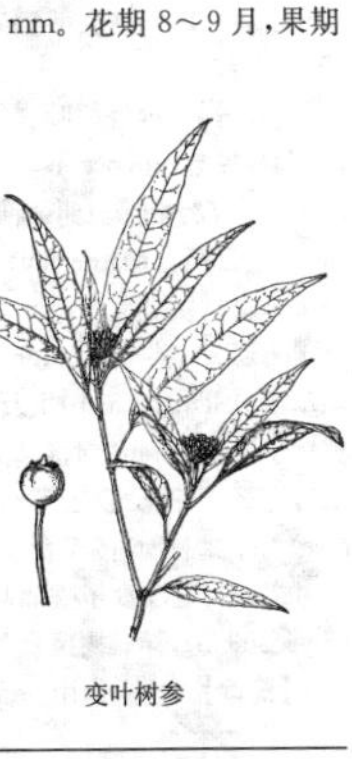

变叶树参

长15～30 cm,直径0.5～2.5 cm。表面浅棕黄色或浅灰棕色,有细纵皱纹,皮孔横向延长或类圆形。质坚脆,易折断,断面不平坦,皮部灰黄色,木部浅黄白色。气微香,味淡。

鉴别　根横切面:树参　木栓细胞4～5列,壁厚,木化,木栓形成层1～3列细胞,栓内层2～4列细胞。皮层薄壁细胞含草酸钙簇晶,偶见分泌道。韧皮薄壁细胞含草酸钙簇晶,韧皮射线细胞含较多的淀粉粒;韧皮部无分泌道,老根中偶见单个纤维或纤维束。形成层成环。木质部导管2～4个切向排列,木射线细胞含淀粉粒,木纤维发达,胞腔内含大量淀粉粒及众多细小的草酸钙簇晶。

【成分】 树参根茎含鹅掌楸苷(liriodendrin),丁香苷(syringin),β-谷甾醇(β-sitosterol)和硬脂酸(stearic acid)。

【药性】 甘、微辛,温。

1.《贵州民间药物》:"性温,味甘、微涩。"

2.《广西本草选编》:"味甘、微辛。"

【功用主治】 祛风除湿,活血止痛。主治风湿痹痛,头痛,月经不调,跌打损伤,疮肿。

1.《贵州民间药物》:"治红肿,疮毒,外伤。"

2.《江西草药》:"祛风利湿,调经活血。"

3.《浙江民间常用草药》:"止痛。"

4.《广西本草选编》:"主治风湿痹痛,腰肌劳损,小儿麻痹后遗症,半身不遂,跌打损伤,月经不调。"

5.《全国中草药汇编》:"治偏头痛和臂丛神经炎。"

【用法用量】 内服:煎汤,15～30 g,大剂量可至45 g;或浸酒。外用:捣敷;或煎水洗。

【宜忌】 孕妇慎服。

【选方】 1. 治风湿痹痛　树参根、大血藤各30 g;或树参根、忍冬藤各30 g。水煎服。(《福建药物志》)

2. 治偏头痛　枫荷梨茎60 g,水煎去渣,煮鸡蛋1个,服汤食蛋。

3. 治月经不调　枫荷梨根15 g,酒炒。水煎空腹服,每日1剂。(2、3方出自《江西草药》)

4. 治偏坠(睾丸一侧肿痛)　半荷枫根、野南瓜根各21～30 g,用猪瘦肉125 g煮汤,以汤煎药服。(《战备草药手册》)

2708 枫香树叶 fēng xiāng shù yè (《纲目》)

【基原】 为金缕梅科枫香树属植物枫香树的叶。

【原植物】 参见"枫香脂"条。

【采收加工】 4～7月采摘,鲜用或晒干。

【药材】 枫香树叶 *Liquidambaris Folium*　产于江苏、浙江、江西、湖北、四川等地。

性状　叶多破碎,完整叶片阔卵形,掌状3裂,长5～12 cm,宽7～17 cm;中央裂片较长且先端尾状渐尖,基部心形,边缘有细锯齿;上面灰绿色,下面浅棕色,掌状脉3～5条,在叶下面明显突起;叶柄长7～11 cm,基部鞘状。质脆,易破碎。揉之有清香气,味辛、微苦涩。

【成分】 枫香树叶含黄酮类:杨梅树皮素-3-O-(6″-O-没食子酰)葡萄糖苷〔myricetin-3-O-(6″-O-galloyl)-glucoside〕,槲皮素-3-O-(6″-O-没食子酰)葡萄糖苷〔quercetin-3-O-(6″-O-galloyl)-glucoside〕,紫云英苷(astragalin),三叶豆苷(trifolin),异槲皮苷(isoquercitrin),金丝桃苷(hyperin),杨梅树皮素-3-葡萄糖苷(myricetin-3-O-glucoside),芸香苷(rutin),水晶兰苷(monotropein)。鞣质:新唢呐草素(tellimagrandin)Ⅰ及Ⅱ,长梗马兜铃素(pedunculagin),木麻黄鞣宁(casuarinin),木麻黄鞣质(casuariin),木麻黄鞣亭(casuarictin),1,2,6-三没食子酰葡萄糖(1,2,6-tri-O-galloyl-β-D-glucose),1,2,4,6-四没食子酰葡萄糖(1,2,4,6-tetra-O-galloyl-β-D-glucose),五没食子酰葡萄糖(penta-O-galloyl-glucose),枫香鞣质(liquidambin),异皱褶菌素(isorugosin)A、B、D。

【药理】 止血作用　枫香叶醇提取物制成10%止血粉,对犬股动脉、肝、脾切口的止血,有效率达90%以上,药物的吸水性、黏合性强,与血液接触后在适当压力下即形成富有弹性的膜状物附着在创面。但药物受潮后止血效果明显降低。枫香叶提取物(5%水溶液)兔腹腔注射0.5 g/kg,在注药前后分别取心血测定,表明能增加血小板黏附和聚集功能,缩短血液凝固时间和增大血栓弹力度作用。又将兔耳浸于枫香叶5%的水溶液中,浸药后能明显缩短耳出血时间。此外,枫香叶提取物可使红细胞发生聚集,其程度提取物浓度有关。

【药性】 辛、苦,平。

1.《闽南民间草药》:"辛、平,有小毒。"

2.《泉州本草》:"辛苦,性平,无毒。入脾、肾、肝三经。"

【功用主治】 祛风除湿,行气止痛。主治胃脘疼痛,痢疾,泄泻,痈肿发背,湿疹,创伤出血。

1.《纲目》:"治痈疽已成,擂酒饮,以滓贴之。"

2.《岭南采药录》:"取叶,连细枝煎水洗浴,治产后风,风瘫,风肿等症。"

3.《浙江药用植物志》:"祛风除湿,行气止痛。治痢疾,肠炎,消化不良,胃痛。"

【用法用量】 内服:煎汤,15～30 g;或鲜品捣汁。外用:捣烂敷。

【选方】 1. 治伤风感冒　枫香干嫩叶芽15 g,茶叶6 g。煎服。(《安徽中草药》)

2. 治痢疾,肠炎,腹泻　鲜枫香树叶30 g,鲜辣蓼叶15 g。共捣烂绞汁服。(《江西民间草药验方》)

3. 治中暑　枫香树叶、野木瓜各15 g。水煎服。(《福建药物志》)

4. 治小儿脐风　枫香树嫩尖,捣烂取汁内服。(《湖南药物志》)

【临床报道】 治疗出血症　取枫香树叶干粉75 g,明胶200 g,盐酸小檗碱2 g,甲醛12 ml,制成止血粉(庐山止血粉)。外用治疗出血症880例,其中创伤出血328例,手术创面出血536例,其他原因出血16例;共172个伤、病种。显效占90.8%,有效占5.9%,无效占3.3%,总有效率达96.7%。未发现副作用和其他不良反应。且有一定抗菌作用。

2709 枫香树皮 fēng xiāng shù pí (《新修本草》)

【异名】 枫皮(《本草拾遗》),枫香木皮(《纲目》)。

【基原】 为金缕梅科枫香树属植物枫香树的树皮。

【原植物】 参见"枫香脂"条。

【采收加工】 四季均可剥去树皮,晒干或烘干。

【药材】 枫香树皮 *Liquidambaris Cortex*　产于河南、江苏、浙江、江西、湖北等地。

性状　干皮呈板片状,长20～40 cm,厚0.3～1 cm。外表面灰黑色,栓皮易呈长方块状剥落,有纵槽及横裂纹;内表面浅黄棕色,较平滑。质硬脆,易折断,断面纤维性。气清香,味辛、微苦涩。

【成分】 枫香树皮含β-谷甾醇(β-sitosterol)与水晶兰苷(monotropein)。3-α乙酰基-25-羟基-12-烯-28-齐墩果酸(3α-acetoxyl-25-hydroxy olean-12-en-28-oiacid)。

【药性】 辛、微涩,平。

1.《新修本草》:"辛,平,有小毒。"

2.《本草拾遗》:"性涩。"

【功用主治】 祛风,止泻,止痢。主治痢疾,泄泻,大风癞疮。

1.《新修本草》:"主水肿,下水气,煮汁用之。"

2.《本草拾遗》:"止水痢。"

3.《日华子》:"止霍乱。刺风、冷风,煎汤浴之。"

【用法用量】 内服:煎汤,鲜品30～60 g。外用:煎水洗;或研末调敷。

【选方】 治大风癞疮　枫香木皮,烧存性,和轻粉各等分。为

细末，麻油调搽。(《世医得效方》)

【各家论述】 《本草拾遗》："枫皮，本功外，性涩，止水痢。苏云下水肿，水肿非涩药所疗，苏为误尔。又云有毒，转明其谬。水煎，止下痢为最。"

2710 枫香树根 fēng xiāng shù gēn (《纲目》)

【异名】 枫果根、杜东根(《福建民间实用草药》)。

【基原】 为金缕梅科枫香树属植物枫香树的根。

【原植物】 参见"枫香脂"条。

【采收加工】 8～12月采挖，去粗皮，晒干。

【药材】 枫香树根 *Liquidambaris Radix* 产于江苏、浙江、福建等地。

性状 根圆锥形，稍弯曲，直径2～6 cm，长20～30 cm。表面灰黑色或灰棕色，外皮剥落处显黄白色。质坚硬，不易折断，断面纤维性，皮部黑棕色，木部黄白色。气清香，味辛、微苦涩。

【药性】 辛、苦，温。

《浙江药用植物志》："苦，温。"

【功用主治】 祛风止痛，解毒消肿。主治风湿痹痛，牙痛，泄泻，痢疾，痈疽疔疮。

1.《纲目》："治痈疽已成。"

2.《浙江药用植物志》："祛风止痛。治风湿性关节炎，牙痛。"

【用法用量】 内服：煎汤，15～30 g；或捣汁。外用：适量，捣敷。

【选方】 1. 治痢疾，胃肠炎，腹泻 枫香树根、野麻草(铁苋)各15 g，凤尾蕨24 g。水煎服。(《福建药物志》)

2. 治痈疽已成 枫香树根，擂酒饮，以滓贴之。(《纲目》)

3. 治乳痈 枫香树根30 g，犁头草9 g。酒水各半煎服。初起者可使内消；已成脓者，可使易溃。(《江西民间草药验方》)

4. 治痈疔 鲜枫果根60 g，红糖30 g，酒糟15 g。共捣烂，敷患处。(《福建民间实用草药》)

【临床报道】 治疗急性胃肠炎及小儿消化不良 取鲜枫香树根5 kg，洗净切碎，加水7.5 kg，煮沸1小时，过滤去渣，将滤液小火浓缩至5 kg左右，制成100%煎剂5 000 ml。成人每次口服枫香树根煎剂50 ml，每日2～3次，用温开水冲稀后服用；疗效不理想时，每次口服量可加大到100 ml。小儿每次口服10～20 ml，每日3～4次。治疗急性胃肠炎87例，1日治愈的80例，2日治愈的5例，3日治愈的2例，有效率为100%。治疗小儿消化不良13例，1日治愈的6例，2日治愈的5例，好转1例，无效1例，有效率为92%。

2711 枫香寄生 fēng xiāng jì shēng (《生草药性备要》)

【异名】 吊杀猢狲、上树猢狲、铁角猕儿(汪连仕《采药书》)，枫上寄生(《纲目拾遗》)，虾蚶草(《本草求原》)，百子痰梗(《岭南采药录》)，路路通寄生、风饭寄生(《常用中草药彩色图谱》)，大叶枫寄生(《台湾药用植物志》)，枫香槲寄生(《广西药用植物名录》)。

【基原】 为桑寄生科槲寄生属植物枫香槲寄生或扁枝槲寄生的带叶茎枝。

【原植物】 1. 枫香槲寄生 *Viscum liquidambaricolum* Hayata

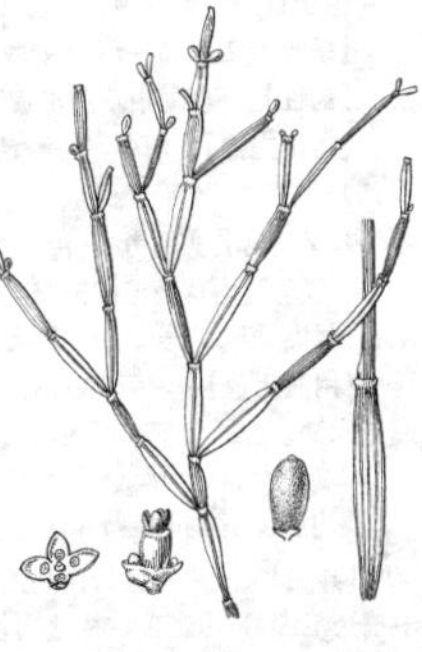
枫香槲寄生

灌木，高0.5～0.7 m。茎基部近圆柱状，枝和小枝均扁平；枝交叉对生或二歧分枝，节间长2～4 cm，宽4～8 mm，干后边缘肥厚，纵肋5～7条，明显。叶退化呈鳞片状。聚伞花序，1～3个腋生；总苞舟形，长1.5～2 mm，具花1～3朵，通常仅具1朵雌花或雄花，或中央1朵为雌花，侧生的为雄花；雄花花蕾时近球形，长约1 mm，萼片4枚，花药圆形，贴生于萼片下半部；雌花花蕾时椭圆形，长2～2.5 mm；花托长卵球形，萼片4枚，三角形，柱头乳头状。浆果椭圆形，长5～7 mm，有时卵球形，成熟时橙红色或黄色，果皮平滑。花期4～12月。

生于海拔200～2 500 m的山地阔叶林中或常绿阔叶林中，寄生于枫香、油桐、柿树或壳斗科等多种植物上。分布于西南及浙江、福建、江西、湖北、湖南、广东、广西、西藏、陕西、甘肃、台湾等地。

2. 扁枝槲寄生 *V. articulatum* Burm. f. 又名：螃蟹夹、栗寄生(《四川中药志》)，无叶槲寄生、枫木寄生(《广西药用植物名录》)，柿寄生(《云南中草药》)，麻栎寄生(《云南药用植物名录》)。

本种与枫香槲寄生的区别为：茎枝扁平，枝的节间宽2～3.5 mm，干后边缘薄，纵肋3条。浆果球形，直径3～4 mm，白色或青白色。

生于海拔50～1 700 m的沿海平原或山地南亚热带季雨林中。分布于华南及云南等地。

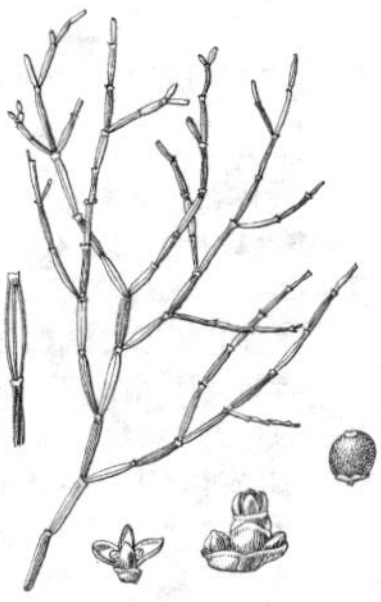
扁枝槲寄生

【采收加工】 6～10月间采，扎成束，晾干。

【成分】 扁枝槲寄生全株含三萜类：齐墩果酸(oleanolic acid)，古柯二醇(erythrodiol)，α-香树脂醇(α-amyrin)，羽扇豆醇(lupeol)，白桦脂醇(betulin)和白桦脂酸(betulinic acid)。黄酮苷：高圣草素-7-*O*-β-*D*-葡萄糖苷-4′-*O*-β-*D*-(5‴-桂皮酰基)-芹菜糖苷〔homoeridictyol-7-*O*-β-*D*-glucoside-4′-*O*-β-*D*-(5‴-cinnamoyl)-apioside〕，高圣草素-7-*O*-β-*D*-葡萄糖苷(homoeriodictyol-7-*O*-β-*D*-glucoside)，圣草酚-7-*O*-β-*D*-葡萄糖苷(eriod ictyol-7-*O*-β-*D*-glucoside)，生松黄烷酮-7-*O*-β-*D*-芹菜糖(1→2)-β-*D*-葡萄糖苷〔pinocembrin-7-*O*-β-*D*-apiosyl(1→2)-β-*D*-glucoside〕，高圣草素-7-*O*-β-*D*-葡萄糖苷-4′-*O*-β-*D*-芹菜苷(homoeriodictyol-7-*O*-β-*D*-glucoside-4′-*O*-β-*D*-apioside)即槲寄生新苷Ⅰ，生松黄烷酮-7-*O*-β-*D*-芹菜糖(1→5)-β-*D*-芹菜糖(1→2)-β-*D*-葡萄糖苷〔pinocembrin-7-*O*-β-*D*-apiosyl(1→5)-β-*D*-apiosyl(1→2)-β-*D*-glucoside〕，高圣草素-7-*O*-β-*D*-芹菜糖(1→5)-β-*D*-芹菜糖(1→2)-β-*D*-葡萄糖苷〔homoeriodictyol-7-*O*-β-*D*-apiosyl(1→5)-β-*D*-apiosyl(1→2)-β-*D*-glucoside〕。

【药性】 辛、苦，平。归肺、脾、肾经。

1.《生草药性备要》："味辛，性平。"

2.《四川中药志》1960年版："性温，味苦、涩，无毒。"

【功用主治】 祛风，除湿，活络，止咳，化痰。主治腰膝酸痛，风湿骨痛，跌打肿痛，劳伤咳嗽，赤白痢，崩漏带下，产后血气痛，疮疥。

1.《生草药性备要》："祛风去湿。洗疮疥，癞风，毒烂，酒风。"

2.《岭南采药录》："脚弱，以之浸酒服。又治红白痢，水煎服。"

3.《四川中药志》1960年版："治虚损劳伤咳嗽，红崩白带，产后血气痛及小儿惊风。"

4.《全国中草药汇编》："舒筋活血。"

【用法用量】 内服：煎汤，10～15 g；炖肉，30～60 g；或浸酒。外用：煎水洗或研末调敷。

【宜忌】 孕妇慎服。

《广西本草选编》:“孕妇忌服。”

【选方】 1. 治跌打疼痛 螃蟹夹、巴岩姜各 30 g,煎汤兑酒适量服。

2. 治骨折 螃蟹夹 60 g,硫黄 12 g。研末混匀,用布包好,酒 1 000 g 浸泡,每次服 30 g;另用药渣包患处。(1、2 方出自《贵州草药》)

3. 治慢性支气管炎 扁枝槲寄生 60 g,晒干或焙干,研为细末,每次用 9 g。每日服 3 次,温开水调蜂蜜适量和匀送服,10 日为 1 个疗程。

4. 治内伤咳嗽,痰中带血 扁枝槲寄生、松树寄生各15 g,猪肺 150 g。加水 500 ml,文火煎至 200 ml,喝汤吃猪肺,分 3 次服,每次 60 ml,每日 1 剂。(3、4 方出自《药用寄生》)

5. 治牛皮癣 扁枝槲寄生研末,用鸡蛋油调匀搽患处。(《云南中草药》)

2712 构皮麻 gòu pí má (《贵州民间方药集》)

【异名】 九得藤、狗额藤、谷沙藤、斑沙藤(《广西药用植物名录》),藤葡蟠、黄皮藤(《浙南本草新编》),剥皮藤、杉皮藤、乳藤草(《福建药物志》),皮藤、楮皮、纸皮、细叶构皮柴、谷皮藤(《浙江药用植物志》)。

【基原】 为桑科构树属植物小构树的全株或根、根皮。

【原植物】 小构树 *Broussonetia kazinoki* Sieb. et Zucc. 又名:葡蟠(《海南植物志》)。

落叶灌木。枝显著地伸长而呈蔓生,有乳汁。单叶互生;叶柄长 1~2 cm;叶片卵形或卵状椭圆形,长 3~13 cm,宽 2~5 cm,先端渐尖,基部心形或近心形,有 2~3 个乳头状腺体,不裂或 2~3 深裂,上面绿色,被伏毛或近无毛,下面淡绿色,被细柔毛,边缘有细锯齿;基出脉 3 条。花单性,雌雄同株;雄花序为圆柱状葇荑花序,长 1~1.5 cm;雄花花被 4 裂;雄蕊 4;雌花序为头状,直径 4~6 mm;雌花具短梗或近无梗;花被管先端有 2~3 锐齿;子房倒卵形,花柱近侧生,柱头线形。聚花果球形,直径 0.7~1 cm,肉质,成熟时红色。小核果椭圆形,表面有疣。花期 4~5 月,果期 5~6 月。

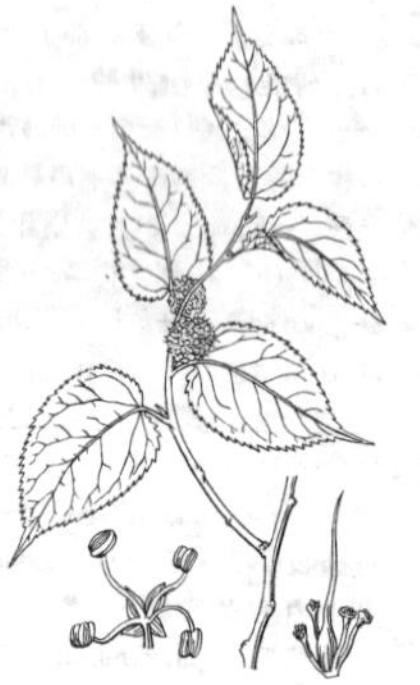

小 构 树

生于海拔 200~1 700 m 的山坡灌木丛、溪边路旁或次生杂木林中。分布于长江中下游以南各地及陕西。

本植物的叶(小构树叶)、树汁(小构树汁)亦供药用,另设专条。

【采收加工】 全年均可采剥,晒干。

【成分】 根皮含小构树醇(kazinol)C、D、E、F、G、H、K、J、L、M、N、P 及楮树黄酮醇(broussofla vonol)。

【药性】 甘、淡,平。

1.《湖南药物志》:“平,淡,无毒。”

2.《全国中草药汇编》:“甘、淡,平。”

【功用主治】 祛风除湿,活血止痛。主治风湿痹痛,泄泻,痢疾,黄疸,浮肿,痈疖,跌打损伤。

1.《湖南药物志》:“利尿消肿,强壮筋骨,祛风解毒,健胃止痢。”

2.《全国中草药汇编》:“散瘀止痛。治跌打损伤,腰痛。”

3.《浙江药用植物志》:“主治痢疾,急性胃肠炎,黄疸型肝炎,水肿,扁桃体炎,痈疖,外伤感染。”

【用法用量】 内服:煎汤,30~60 g。

【选方】 1. 治黄疸型肝炎 小构树全株 125 g,猪肚半只。水煮服,连服 3~7 剂。(《浙江药用植物志》)

2. 治虚弱浮肿 构皮麻嫩尖 30 g,同煮稀饭 1 碗吃,每日 1 次,连用 7 日。(《贵州民间方药集》)

3. 治腰痛 葡蟠根 60 g,圆叶猪屎豆根 30 g,棉毛旋覆花根 30 g。均鲜品加鸡蛋煮,服汤食蛋。(江西《草药手册》)

4. 治跌打损伤 葡蟠根皮、苦参根各 30 g。水煎冲酒,每日早、晚饭前各服 1 次。(《天目山药用植物志》)

2713 枕材 zhěn cái (《本草拾遗》)

【基原】 为樟科山胡椒属植物红果钓樟的木材。

【原植物】 参见“钓樟根皮”条。

【药性】 味辛,小温,无毒。

【功用主治】 主咳嗽痰饮,积聚胀满,煮汁服之。亦可作浴汤浸脚气及小儿疮疥。

【用法用量】 内服:煎汤,9~15 g。

2714 画眉草 huà méi cǎo (《植物名实图考》)

【异名】 榧子草(《植物名实图考》),星星草(《植物名汇》),蚊子草(《种子植物名称》)。

【基原】 为禾本科画眉草属植物画眉草的全草。

【原植物】 画眉草 *Eragrostis pilosa*(L.) Beauv.

一年生草本。秆直立,或斜上升,高 20~60 cm,通常具 4 节,光滑。叶鞘稍压扁,鞘口常具长柔毛;叶舌退化为 1 圈纤毛;叶片线形,长 6~20 cm,宽 2~3 mm,扁平或内卷,背面光滑;表面粗糙。圆锥花序较开展,长 15~25 cm,分枝腋间具长柔毛,小穗成熟后,暗绿色或带紫黑色,长3~10 mm,有 4~14 朵小花;颖披针形,先端钝或第二颖稍尖;外稃侧脉不明显,第一外稃广卵形先端尖,具 3 脉,内稃作弓形弯曲,脊上有纤毛,迟落或宿存;雄蕊 3。颖果长圆形,长约 0.8 mm。花、果期 8~11 月。

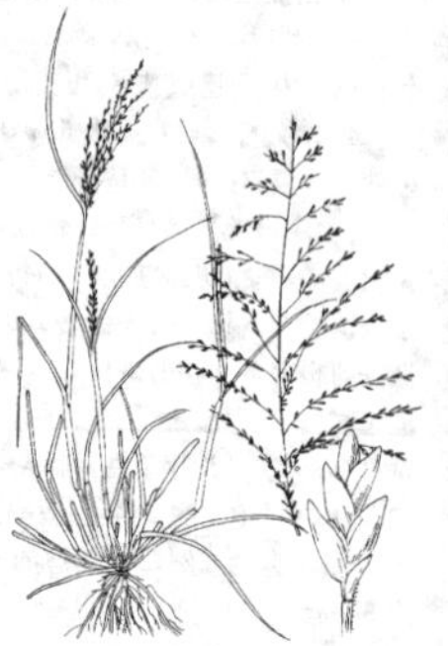

画 眉 草

生于荒芜田野草地上。分布几遍全国。

【采收加工】 6~10 月采收,晒干。

【药性】 《全国中草药汇编》:“甘、淡,凉。”

【功用主治】 清热,利尿,活血。主治热淋,石淋,目赤,跌打损伤。

1.《植物名实图考》:“治跌打损伤。”

2.《全国中草药汇编》:“疏风清热,利尿。主治膀胱结石,肾结石,肾炎,肾盂肾炎,膀胱炎,结膜炎,角膜炎。”

【用法用量】 内服:煎汤,9~15 g。外用:烧存性研末调搽或煎水洗。

2715 刺瓜 cì guā (《全国中草药汇编》)

【异名】 土人参(《云南药用植物名录》),野苦瓜、乳蚕(《全国中草药汇编》),山苦瓜(《福建药物志》),小刺瓜、乳汁藤(《广西药用植物名录Ⅱ》)。

【基原】 为萝藦科鹅绒藤属植物刺瓜的全草或果实。

【原植物】 刺瓜 *Cynanchum corymbosum* Wight[*Cynoctonum corymbosum* Decne.]

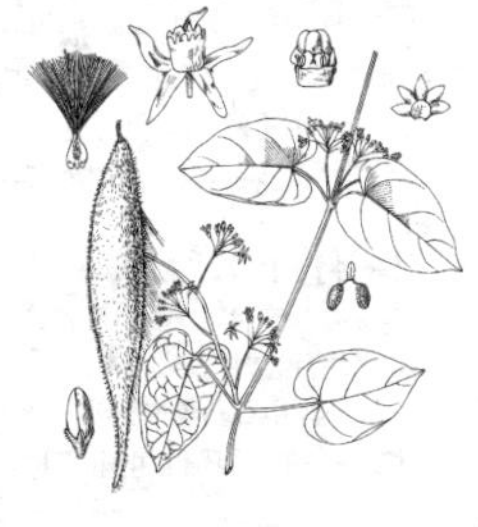

刺　瓜

多年生草质藤本。块根粗壮。茎的幼嫩部分被2列柔毛。叶对生；叶柄长1～2 cm；叶片薄纸质；卵形或卵状长圆形，长4.5～8 cm，宽3.5～6(～10)cm，先端短尖，基部心形，上面深绿色；侧脉约5对。伞房状或总状聚伞花序腋外生，有花约20朵；花萼被柔毛，5深裂；花冠绿白色，近辐状；副花冠大型，杯状或高钟状，先端5个圆形齿与5个锐尖的齿互生；花粉块每室1个，下垂。蓇葖果大，纺锤状，长9～12 cm，先端渐尖，中部膨胀，外果皮具弯刺。种子卵形，先端具白色绢质长3 cm的种毛。花期5～10月，果期8月至翌年1月。

生于海拔100～2 100 m的山地溪边、河边灌木丛中及疏林潮湿处。分布于福建、广东、广西、四川、云南等地。

【采收加工】 8～12月采收，鲜用或晒干。

【药性】《全国中草药汇编》："甘、淡，平。"

【功用主治】 益气，下乳，解毒。主治神经衰弱，慢性胃炎，慢性肾炎，乳汁不足，疮疖。

1.《全国中草药汇编》："益气，催乳，解毒。主治乳汁不足，神经衰弱，慢性肾炎。有谓对睾丸炎，血尿，闭经，肺结核，肝炎，也可应用。"

2.《福建药物志》："主治慢性胃炎。"

【用法用量】 内服：煎汤，15～30 g。

【选方】 治乳汁不足　刺瓜果2枚，炖猪脚，服汤食肉。(《香港中草药》)

2716 刺梨 cì lí (《纲目拾遗》)

【异名】 茨梨(《分类草药性》)，文光果(《四川中药志》)，团糖二(《四川常用中草药》)，油刺果(《湖南药物志》)。

【基原】 为蔷薇科蔷薇属植物缫丝花和单瓣缫丝花的果实。

【原植物】 1. 缫丝花 *Rosa roxburghii* Tratt.

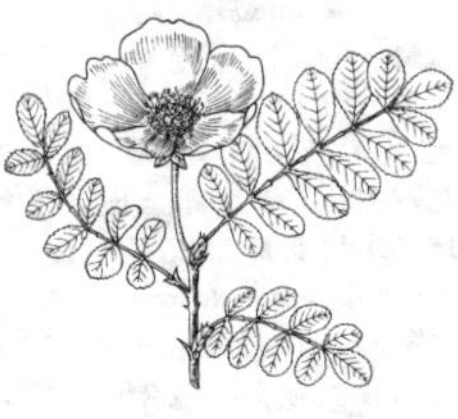

缫 丝 花

灌木，高1～2.5 m；树皮灰褐色，成片状剥落；小枝常有成对皮刺。羽状复叶；小叶9～15，连叶柄长5～11 cm；叶柄和叶轴疏生小皮刺；托叶大部贴生于叶柄；小叶片椭圆形或长圆形，长1～2 cm，宽0.5～1 cm，先端急尖或钝，基部宽楔形，边缘有细锐锯齿，两面无毛。花两性；花1～3朵生于短枝顶端；萼裂片5，通常宽卵形，两面有绒毛，密生针刺；花直径5～6 cm；重瓣至半重瓣，外轮花瓣大，内轮较小，淡红色或粉红色，微芳香；雄蕊多数，着生在杯状萼筒边缘；心皮多数，花柱离生。果扁球形，直径3～4 cm，绿色，外面密生针刺，宿存的萼裂片直立。花期5～7月，果期8～10月。

分布于西南及浙江、安徽、福建、江西、湖北、湖南、西藏、陕西、甘肃等地。野生或栽培。

2. 单瓣缫丝花 *R. roxburghii* Tratt. f. *normalis* Rehd. et Wils. 又名：野刺梨(《广西植物名录》)。

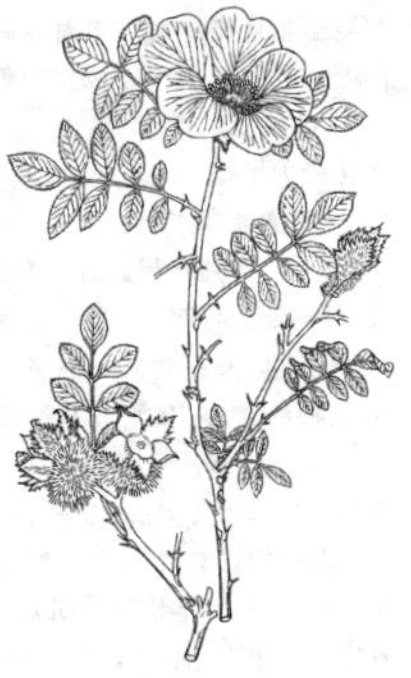

单瓣缫丝花

本变型花为单瓣，粉红色，直径4～6 cm。

生于海拔500～ 2 500 m的向阳山坡、沟谷、路旁及灌木丛中。分布于西南及福建、江西、湖北、广西、陕西、甘肃等地。

本植物的花(刺梨花)、叶(刺梨叶)、根(刺梨根)亦供药用，另设专条。

【采收加工】 8～11月采收，晒干。

【药材】 刺梨 *Roxburghii Fructus Rosae* 主产于贵州。

性状　果实呈扁球形或圆锥形，稀纺锤形，直径2～4 cm。表面黄褐色或黄绿色，密被针刺，有的并具褐色斑点；先端常有黄褐色宿存的花萼5瓣，亦被披针刺。纵剖面观：果肉黄白色；种子多数，着生于萼筒基部凸起的花托上，卵圆形，浅黄色，直径1.5～3 mm，骨质。气微香，味酸、涩、微甜。

【成分】 1. 缫丝花果肉中含维生素A、B_2、C、E、K；还含β-谷甾醇(β-sitosterol)，委陵菜酸(tormentic acid)，野雅春酸(euscaphic acid)，原儿茶酸(procatechuic acid)，以硬脂酸及二十一烷酸为主的脂肪酸，刺梨酸(roxburic acid)又称$2\beta, 3\alpha, 7\beta, 19\alpha$-四羟基-12-乌苏烯-28-羧酸($2\beta, 3\alpha, 7\beta, 19\alpha$-tetrahydroxyursolu-12-ene-28-carboxylic acid)。未成熟果实含刺梨素(roxbin)A、B，蔷薇素(rogosin)F，长梗马兜铃素(pedunculagin)，木麻黄素(casuaricin)，桤木素(alnusiin)，旌节花素(stachyurin)，新唢呐草素(tellimagrandin)，2,3-*O*-(*S*)-六羟基联苯二甲酰-*D*-葡萄糖〔2,3-*O*-(*S*)-hexahydroxydiphenoyl-*D*-glucose〕，(＋)-儿茶酚〔(＋)catechol〕；含人体8种必需氨基酸，其中含量较高的有缬氨酸、组氨酸、异亮氨酸、亮氨酸、赖氨酸等；又含9种脂肪酸，以亚麻酸(linolenic acid)、肉豆蔻酸(myristic acid)、棕榈酸(palmitic acid)为主，而油酸(oleic acid)与亚油酸(linoleic acid)含量较高(11.58%，6.25%)；含24种矿质元素，有常量元素钙、钾、钠、镁和微量元素铁、锰、钼、钴。含鞣质，胡萝卜素(carotene)。果实含维生素E及胡萝卜素。

2. 单瓣缫丝花成熟鲜果肉含维生素C及其他多种维生素，如烟酸、维生素A、维生素B_2、维生素K和维生素E等。

【药理】 1. 对消化系统功能的影响　(1) 对胃肠道平滑肌的作用　刺梨95%乙醇提取物(R_7)及R_7的乙醚提取物(B部分)，对大鼠或兔的离体回肠的自发活动都有明显的抑制作用，R_7和B部分均能明显地对抗乙酰胆碱(ACh)和组胺回缩肠肌的效应，但对氯化钡引起的肠痉挛无拮抗作用。在灌服刺梨汁后，大鼠胃或小肠平滑肌基本电节律几乎无改变，但是能促进胃肠平滑肌峰电活动，尤其以小肠平滑肌为显著。大鼠灌服1∶2稀释的刺梨汁可加速胃肠的排推作用。给刺梨汁后1小时内有增加家兔胆道压力的作用。

(2) 对消化液分泌的影响　① 胰液分泌：刺梨汁有促进胰液及胰酶(除胰淀粉酶外)分泌的作用。② 胃液分泌：果汁40 g/kg灌胃，可使结扎幽门大鼠胃液量、总酸度、总酸排出量和胃蛋白酶活性均升高。而R_7和B部分则除使胃蛋白酶活性有所升高外，使上述这些指标均明显降低，B部分对毛果芸香碱及组胺有拮抗作用，可使其对胃液量，总酸排出量和胃蛋白酶分泌的作用活性降低，而对五肽胃泌素的拮抗作用则不明显。③ 胆汁分泌：胆汁分泌量增加的同时，胆汁内固体物的含量也明显增加。

2. 降血脂及抗动脉粥样硬化　能使血脂水平显著降低，尤其是降低低密度脂蛋白胆固醇(LDL-C)更为明显。能降脂,延缓或阻断动脉粥样硬化(AS)斑块的形成和发展。

3. 抗氧化作用　刺梨果汁可使体内脂质过氧化速率降低,抗氧化能力增强,有利于自由基清除。

4. 抗肿瘤作用　能有效地阻断脯氨酸和亚硝酸钠在大鼠体内合成 *N*-亚硝基脯氨酸。能阻断孕鼠体内 *N*-亚硝基乙基脲的合成,使对照组仔鼠 100% 发生神经系统为主的肿瘤下降为 14%。刺梨汁能阻断正常人体内 *N*-亚硝基化合物合成,并且对内源性 *N*-亚硝基脯氨酸的合成有很好的抑制效果。

5. 保肝作用　经刺梨汁预处理的大鼠血清丙氨酸氨基转移酶(ALT)和天冬氨酸氨基转移酶(AST)活性,肝组织谷胱甘肽(GSH)和丙二醛(MAD)含量与四氯化碳(CCl_4)对照组均有显著差异;肝脏组织学检查表明刺梨汁预处理大鼠肝损害明显轻于四氯化碳对照组,对 CCl_4 的肝损害具有一定的保肝作用。

6. 对免疫功能的影响　刺梨多糖(PRR_7)对免疫功能,尤其非特异性免疫和体液免疫有明显的增强作用。刺梨 3 种主要成分 R-5(野雅春酸)、R-5-1 以及一种刺梨多糖(EPS),R-5 体内试验有作用,R-5-1 只有体外试验有作用,而 EPS 无作用。对于植物凝集素(PHA)及刀豆球蛋白 A(Con A)诱导的 T 细胞增殖反应,R-5 无论体内、体外给药均有显著的作用,而其他成分无作用。对于 B 细胞的增殖反应,R-5, R-5-1 仅体外试验能增强脂多糖(LPS)诱导的 B 细胞增殖反应。

7. 其他　刺梨汁可明显改善慢性氟中毒的一般状况,可拮抗慢性氟中毒对胶原组织的损害,增强慢性氟中毒机体和组织抗氧化能力,降低脂质过氧化程度,从而拮抗慢性氟中毒对机体和组织的损害,这与刺梨含有大量抗氧化物质维生素 C 和维生素 E 和 SOD 有关。

毒性　刺梨果汁灌胃最大浓度最大容量每日 3 次,未见小鼠死亡。小鼠静注刺梨果汁的 LD_{50} 为 13.34±0.009 g/kg,刺梨总提取物静注的 LD_{50} 为 5.36±0.002 g/kg。

【药性】 甘、酸、涩,平。

1.《宦游笔记》:"味甘而酸涩。"

2.《四川中药志》1960 年版:"味甘、酸、涩,性平,无毒。"

【功用主治】 健胃,消食,止泻。主治食积饱胀,泄泻。

1.《四川中药志》1960 年版:"解暑,消食。治维生素 C 缺乏病。"

2.《贵州民间方药集》:"健胃,消食积饱胀,并滋补强壮。"

3.《湖南药物志》:"止泄。"

【用法用量】 内服:煎汤,9~15 g;或生食。

【选方】 治婴幼儿秋季腹泻　鲜刺梨子 3 000 g,加水 3 000 ml,文火煎煮,浓缩至 1 500 ml。1 岁以内每次服10 ml,1~2 岁 15 ml,2 岁以上 20 ml。每日 3 次,空腹,温开水送服。〔《中医杂志》1985,(6):71〕

2717 刺蜜 cì mì (《本草拾遗》)

【异名】 羊刺蜜(《北史》),草蜜、给勃罗(《本草拾遗》),刺糖、骆驼刺糖(《新疆药材》)。

【基原】 为豆科骆驼刺属植物骆驼刺叶中分泌液凝结而成的糖粒。

【原植物】 参见"骆驼刺"条。

【采收加工】 6~7 月有糖粒时,在植株下铺布,敲打植株,糖颗粒即落下,收集糖粒除去杂质。

【药材】 刺蜜 *Alhagi Pseudalhagi Saccharum*　主产于内蒙古、甘肃、新疆等地。

性状　本品呈颗粒状,直径 1~5 mm,外表淡黄色至棕黄色,略具黏性,气微,味甜。常混有原植物的小刺及倒卵形革质的小叶片。

鉴别　(1) 取本品 1 g,加水 10 ml,振摇 5 分钟,滤过。取滤液 1 ml,加碱性酒石酸铜试液 4~5 滴,在沸水浴上加热 3~5 分钟,溶液产生橙红色沉淀。

(2) 纸色谱:取上述滤液点样,以果糖作对照。分别点于 Whatman No. 1 色谱滤纸上,用正丁醇-冰醋酸-水(4:1:5),取上层 15 ml,加甲醇 3 ml 作为展开剂,展距 15 cm,用 2.5% α-萘酚硫酸乙醇试液显色,显 3 个蓝色斑点,其中上方 1 个斑点与果糖相对应。

【药性】 甘、酸,平。

1.《本草拾遗》:"味甘,无毒。"

2.《纲目》:"甘,平,无毒。"

3.《新疆中草药手册》:"甘、酸,温。"

【功用主治】 涩肠,止痛。主治痢疾,腹泻,脘腹胀痛,头痛,牙痛。

1.《本草拾遗》:"主骨热,痰嗽,痢暴下血,开胃,止渴除烦。"

2.《全国中草药汇编》:"涩肠,止痛。主腹痛、腹泻、痢疾。"

【用法用量】 内服:煎汤,10~15 g。

【选方】 1. 治痢疾,腹泻,腹痛　刺糖、土木香各等分,共研细末。每服 9~15 g,开水冲服。

2. 治胃脘胀痛　刺糖、阿里红、五灵脂(炒)各等分,共研细末。每服 15 g,温开水冲服,早晚服。(1、2 方出自《新疆中草药》)

3. 治顽固性头痛　刺糖 2 g,骆驼蓬草 1 g,骆驼蹄草2 g。共研末,每日服 3 次,每次 1~2 g。(《新疆中草药单方验方选编》)

2718 刺人参 cì rén shēn (《吉林中草药》)

【异名】 东北刺人参(《长白山植物药志》)。

【基原】 为五加科刺参属植物刺参的根及茎。

【原植物】 刺参 *Oplopanax elatus* Nakai[*Echinopanax elatum* Nakai]

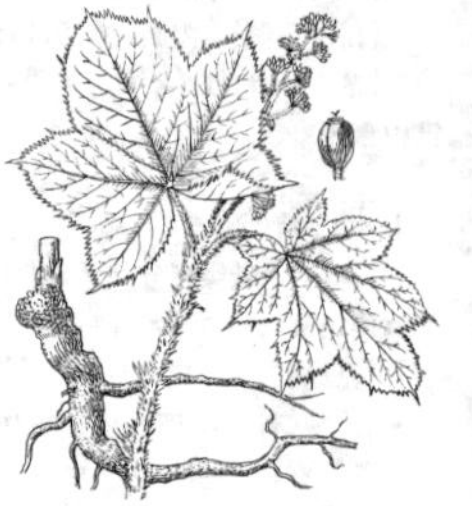

刺　参

多刺落叶灌木,高约 1 m。根粗大而长,呈棒状,侧根少。茎直立,少分枝,有刺,节部刺多。树皮淡灰黄色,髓部大,呈白色;芽鳞褐色,密生刺毛。单叶互生;叶柄长 4~18 cm,密生针刺,基部膨大抱茎;叶片掌状 3~5 裂,长 8~20 cm,宽 12~32 cm,裂片三角形或阔三角形,上面无毛或疏生刚毛,下面沿脉有短柔毛,基部心形,边缘有不整齐的锯齿或牙齿,生有刺毛,上面暗绿色,主脉凸起,疏生刺毛,下面淡灰绿色,沿脉密被刺毛,侧脉和网脉均明显。圆锥花序近顶生,长 8~18 cm,主轴密生短刺和刺毛;伞形花序直径 9~13 mm,有花 6~10 朵,棕黄褐色;花萼 5,无毛,边缘有 5 小齿;花瓣 5,长圆状三角形,白绿色;雄蕊 5;子房下位,2 室,花柱 2,基部合生或合生至中部,长约 3 mm。果实为浆果状核果,略呈扁球形,直径 7~12 mm,黄红色,宿存花柱长 4~4.5 mm。花期 6~7 月,果期 8~9 月。

生于海拔 1 400~1 550 m 的针叶林、针阔叶混交林、落叶阔叶林带。分布于东北地区。

【采收加工】 6~9 月采茎或挖取根部,切片,晒干。

【成分】 根含左旋芝麻素(sesamin),齐墩果酸(olea- nolic acid),丁香苷(syringin),丁香树脂酚双葡萄糖苷(syringaresinol di-*O*-glucoside),刺五加苷(eleutheroside) A、B、B_1、C、D、E、F、G,β-谷甾醇(β-sitosterol),胡萝卜苷(daucosterin),正二十七烷醇(*n*-heptacosanol),异油酸(isooleic acid),壬二酸(azelaic acid),3-羟基十

六烷酸(3-hydroxyhexadecanoic acid)。根茎含挥发油,橙花叔醇(nerolidol),香榧醇(torreyol),布藜醇(bulnesol),α-十二碳烯醛(α-dodecenal),3, 7, 11-三甲基-2, 6, 10-十二碳三烯-1-醇(3, 7, 11-trimethyl-2, 6, 10-dodecatrien-1-ol),δ及γ-荜澄茄烯(cadinene),愈创薁醇(guaiol),柏木醇(cedrol),α及β-蒎烯(pinene),正辛醛(n-octanal),罗勒烯(ocimene),紫苏烯(perillene),2, 6-二甲基庚醛烯(2, 6-dimethylheptalene),龙脑(borneol),乙酸龙脑酯(bornyl acetate),十四烷醛(tetradecanal),长叶烯(longifolene),金合欢醇(farnesol)等成分。

【药理】 1. 对中枢神经系统的作用　刺人参油乳剂(1 ml含挥发油 0.09 ml)1.38 或 2.76 ml/kg 腹腔注射,对小鼠自主活动有明显的抑制作用,其作用与剂量大小成正比。与氯丙嗪、甲丙氨酯(眠尔通)合用可增强抑制作用。与戊巴比妥钠、水合氯醛合用可显著增强中枢抑制作用,使清醒动物进入深睡眠。对戊四唑引起的惊厥或电惊厥有对抗作用。对醋酸引起的扭体反应有明显的抑制作用。对皮下注射啤酒酵母引起的人工发热大鼠有明显的解热作用,并具有降低正常大鼠体温的作用。

2. 抗炎作用　刺人参油乳剂对角叉菜胶、组胺或前列腺素F_2(PGF_2)引起的正常大鼠和切除肾上腺大鼠的足肿胀均有抑制作用;能降低炎症组织渗出液中组胺或PGF_2 的含量;并对抗组胺或PGF_2 引起的毛细血管通透性增加;对白细胞游走及大鼠棉球肉芽肿均有抑制作用。刺人参茎40%乙醇提取物 10 g/kg 给大鼠灌胃,能够明显地抑制其甲醛性、蛋白性、右旋糖酐性关节炎的产生,以及炎性肉芽肿的形成。刺人参茎兴奋神经-垂体-肾上腺皮质功能的作用,可能是其治疗实验性关节炎的机制之一。

3. 延缓衰老作用　1%刺人参提取物可使右旋半乳糖形成糖代谢紊乱所致的亚急性小鼠衰老病理模型的衰老症状逆转,有促进胸腺恢复的增重作用;清除心、肝、脑中脂褐素;显著增加动物皮肤的羟脯氨酸含量;降低血糖含量,并有非常显著的降血脂作用。提高小鼠耐缺氧能力达64.08%。耐低温能力延长 80.63%。

4. 其他作用　刺人参根的挥发油对小孢子癣菌及发癣菌有抑杀作用。

毒性　刺人参挥发油小鼠腹腔 1 次注射的LD_{50}为 1.02±0.11 ml/kg。刺人参油乳剂静脉注射的LD_{50}为10.54 ml/kg。小鼠注射刺人参油乳剂 0.5 ml/kg(1 ml 乳剂含 0.09 ml 挥发油)30 分钟内动物安静、活动减少,1 ml/kg 小鼠眼睑下垂,静卧、活动明显减少;4 ml/kg 动物安静不动,保持对外界刺激的反应,6~8 ml/kg 可出现呼吸深而慢、共济失调、翻正反射消失,多数小鼠呈麻痹性抑制,最后因呼吸停止而死亡。

【药性】 甘、微苦,温。

1.《全国中草药汇编》:"甘,温。"

2.《长白山植物药志》:"辛、苦,温。"

【功用主治】 补气助阳,止咳,通络。主治气虚体弱,神经衰弱,精神抑郁,阳痿,体虚久咳,风寒久痹。

1.《吉林中草药》:"解热,镇咳。"

2.《全国中草药汇编》:"滋补强壮,调整血压。治体虚咳嗽,高血压症。"

3.《长白山植物药志》:"补气助阳,兴奋中枢神经。治神经衰弱,精神抑郁,阳痿,精神分裂症及糖尿病。"

【用法用量】 内服:煎汤,3~15 g;或制为酊剂,每次30~40滴,每日 2~3 次,饭前服。

【临床报道】 治慢性风湿性关节炎　口服刺人参茎浸膏胶囊,每次 2 粒(每粒 25 mg),每日 2 次,1 个月为 1 个疗程。对照组口服以赋型剂制成的胶囊(每粒 25 mg),用量、服法及疗程同上。刺人参组观察 123 例,结果痊愈 35 例,显效 44 例,有效 23 例,无效 21 例,总有效率为 82.92%;对照组 52 例,结果痊愈 2 例,显效 3 例,有效 6 例,无效 41 例,总有效率 21.15%。两组对比差异显著。

2719 刺五加 cì wǔ jiā 《东北药用植物志》

【异名】 刺拐棒、老虎镣子(《长白山植物药志》)。

【基原】 为五加科五加属植物刺五加的根、根茎或茎叶。

【原植物】 刺五加 *Acanthopanax senticosus*(Rupr. et Maxim.) Harms[*Eleutherococcus senticosus*(Rupr. et Maxim.) Maxim.]

落叶灌木,高达 2 m。茎通常密生细长倒刺。掌状复叶,互生;叶柄长 3.5~12 cm,有细刺或无刺;小叶 5,稀 4 或 3,小叶柄长 0.5~2 cm,被褐色毛;叶片椭圆状倒卵形至长圆形,长 7~13 cm,宽 2~6 cm,先端渐尖或突尖,基部楔形,上面暗绿色,下面淡褐色,沿脉上密生淡褐色毛,边缘具重锯齿或锯齿。伞形花序顶生,单个或 2~4 聚生成稀疏的圆锥花序,总花梗长达 8 cm;花梗1~2 cm;萼筒绿色,与子房合生,萼齿 5;花瓣 5,卵形,黄色带紫;雄蕊 5;子房 5 室,花柱细柱状。核果浆果状,紫黑色,近球形,花柱宿存。种子 4~6,扁平,新月形。花期 6~7 月,果期 7~9 月。

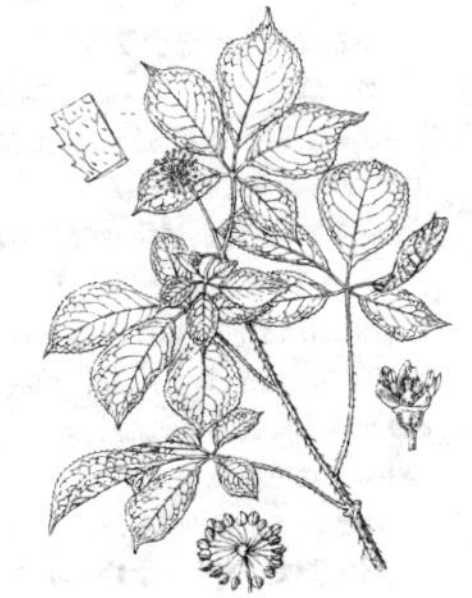

刺 五 加

生于海拔 500~2 000 m 的落叶阔叶林、针阔混交林的林下或林缘。分布于东北及河北、山西等地。

【栽培】 生物学特性　喜温暖湿润气候,耐寒、耐微荫蔽。宜选向阳、腐殖质层深厚、土壤微酸性的砂质壤土。种子有胚后熟特性,种胚要经过形态后熟和生理后熟之后才能萌发。

繁殖方法　种子繁殖、扦插繁殖或分株繁殖。种子繁殖:9~10 月采收成熟果实,浸泡 1~2 日,搓去果皮,混拌 2 倍湿砂,在 20 ℃左右温度下催芽,每隔 7~10 日翻动 1 次,约 3 个月。待种子有 50%左右裂口时,放在 3 ℃以下低温处贮藏,于第二年 4 月中旬,按8 cm×8 cm 等距播种,每穴 2~3 颗种子,覆土 2 cm 左右,盖 3~5 cm 厚树叶。5 月出苗,除去覆盖物,浇水保持湿润,生长 2 年后移栽。扦插繁殖:在 6 月中、下旬剪取半木质化嫩枝,留一片掌状复叶或将叶片剪去一半,将插条在吲哚丁酸稀释液中蘸一下,促进生根。插床上覆盖薄膜或搭帘遮阳,每日浇水 1~2 次,约 20 日生根,去掉薄膜,生长 1 年后移栽,按行株距 2 m×2 m 挖穴定植。分株繁殖:早春将分蘖株剪下,挖穴定植。

田间管理　苗高 6 cm 时,间除过密的苗,适当松土除草,秋末培土约 3 cm。

【采收加工】 人工栽培的分蘖株要生长 3~4 年后采收,实生苗需要更长的时间才能采收。9 月下旬至 10 月中旬或春季树液流动前采收根、根茎及茎,去掉泥土,切成 30~40 cm 长,晒干后捆成小捆,或切成 5 cm 长小段,晒干后装袋保存。叶可在 8 月采摘,干燥后保存。

【药材】 刺五加 *Acanthopanacis Senticosi Radix et Rhizoma seu Caulis*　产于辽宁、吉林、黑龙江、河北、陕西等地。

性状　根茎呈结节状不规则圆柱形,直径 1.4~4.2 cm。根呈圆柱形,多扭曲,长 3.5~12 cm,直径 0.3~1.5 cm;表面灰褐色或黑褐色,粗糙,有细纵沟及皱纹,皮较薄,有的剥落,剥落处呈灰黄色。质硬,断面黄白色,纤维性。有特异香气,味微辛、稍苦、涩。

茎呈长圆柱形,多分枝,长短不一,直径 0.5~20 cm。表面浅灰色,老枝灰褐色,具纵裂沟,无刺;幼枝黄褐色,密生细刺。质坚硬,不易折断,断面皮部薄,黄白色,木部宽广,淡黄色,中心有髓。

气微，味微辛。

鉴别　(1) 根横切面：木栓细胞数十列。皮层菲薄，散分分泌道；薄壁细胞大多含草酸钙簇晶，直径 11～64 μm。韧皮部外侧有较多纤维束，向内渐稀少；分泌道类圆形或椭圆形，径向 25～51 μm，切向 48～97 μm；薄壁细胞含簇晶。形成层成环。木质部占大部分，射线宽 1～3 列细胞；导管壁较薄，多数个相聚；木纤维发达。

根茎横切面：韧皮部纤维束较根为多；有髓。

茎横切面：髓部较发达。

(2) 薄层色谱：取本品粉末约 5 g，加 75％乙醇 50 ml，加热回流 1 小时，滤过，滤液蒸干，残渣加水 10 ml 使溶解，置分液漏斗中，用氯仿提取 2 次，每次 5 ml，合并氯仿液，蒸干，残渣加甲醇 1 ml使溶解，作为供试品溶液。另取异秦皮啶对照品，加甲醇制成每 1 ml 含 1 mg 的溶液，作为对照品溶液。吸取上述两种溶液各 10 μl，分别点于同一以羧甲基纤维素钠为黏合剂的硅胶 G 薄层板上，以氯仿-甲醇(19∶1)为展开剂，展开，取出，晾干，置紫外光灯(254 nm)下检视。供试品色谱中，在与对照品色谱相应的位置上，显相同的蓝色斑点。

品质标志　《中华人民共和国药典》2010 年版规定：照高效液相色谱法测定，本品（干燥品）含紫丁香苷($C_{17}H_{24}O_9$)不得少于 0.050％。

【成分】 根含刺五加苷(eleutheroside) A、B、B_1、C、D、E，刺五加苷 A 即胡萝卜苷(daucosterol)，刺五加苷 B 即丁香苷(syringin)；根还含芥子醛葡萄糖苷(sinapaldehyde glucoside)，松柏醛葡萄糖苷(coniferaldehyde glucoside)，松柏苷(coniferin)，鹅掌楸苷(liriodemdrin)，苦杏仁苷(amygdalin)，3*β*-〔*O*-*β*-*D*-吡喃葡萄糖基(1→3)-*O*-*β*-*D*-吡喃半乳糖基-(1→4)-[*O*-*α*-*L*-吡喃鼠李糖基-(1→2)]-*O*-*β*-*D*-吡喃葡萄糖醛酸基〕-16*α*-羟基-13*β*, 28-环氧齐墩果烷{3*β*-〔*O*-*β*-*D*-glucopyranosyl-(1→3)-*O*-*β*-*D*-galactopyranosyl-(1→4)-[*O*-*α*-*L*-rhamnopyranosyl-(1→2)]-*O*-*β*-*D*-glucoronopyranosyl〕-16*α*-hydroxy-13*β*, 28-epoxyoleanane}，3*β*-〔*O*-*α*-*L*-吡喃鼠李糖基(1→4)-*O*-*α*-*L*-吡喃鼠李糖基(1→4)-[*O*-*α*-*L*-吡喃鼠李糖基-(1→2)]-*β*-*D*-吡喃葡萄糖基-(1→*x*)-*O*-*β*-*D*-吡喃葡萄糖醛酸基〕-16*α*-羟基-13*β*, 28-环氧齐墩果烷{3*β*-〔*O*-*α*-*L*-rhamnopyranosyl-(1→4)-*O*-*α*-*L*-rhamnopyranosyl(1→4)[*O*-*α*-*L*-rhamnopyranosyl(1→2)]-*O*-*β*-*D*-glucopyranosyl(1→*x*)-*O*-*β*-*D*-glucoronopyranosyl〕-16*α*-hydroxy-13*β*, 28-epoxyoleanane}，芝麻素(sesamin)，松柏醛(coniferylaldehyde)，香草醛(vanillin)，异秦皮定(isofraxidin)，丁香树脂酚(syringaresinol)，丁香酸(syringic acid)，香草酸(vanillic acid)，羟基苯甲酸(hydroxybenzoic acid)，对香豆酸(*p*-coumaric acid)，阿魏酸(ferulic acid)，绿原酸(chlorogenic acid)，咖啡酸(caffeic acid)，1, 5-二-*O*-咖啡酰奎宁酸(1, 5-di-*O*-caffeoylquinic acid)，油酸甲酯(methyloleate)，油酸乙酯(ethyloleate)，10, 13-十八碳二烯酸甲酯(10, 13-octadecadienoic acid methylester)，10, 13-十八碳二烯酸乙酯(10, 13-octadecadienoic acid ethyl ester)，9, 11-十八碳二烯酸(9, 11-octadecadienoic acid)，十六碳三烯酸(hexadecatrienoic acid)，肉豆蔻酸(myristic acid)，棕榈酸(palmitic acid)，硬脂酸(stearic acid)，白桦脂酸(betulic acid)及 *β*-谷甾醇(*β*-sitosterol)。根含刺五加多糖 AS-Ⅱ、AS-Ⅲ及水溶性刺五加多糖 PES-A、PES-B。茎皮含异秦皮定-7-*O*-*β*-*D*-葡萄糖苷(isofraxidin-7-*O*-*β*-*D*-glucoside)即刺五加苷 B_1，丁香苷，右旋丁香树脂酚-二-*O*-*β*-*D*-葡萄糖苷(syringaresinol-di-*O*-*β*-*D*-glucoside)，右旋丁香树脂酚-*O*-*β*-*D*-葡萄糖苷(syringaresinol-*O*-*β*-*D*-glucoside)，右旋松脂酚-二-*O*-*β*-*D*-葡萄糖苷(pinoresinol-di-*O*-*β*-*D*-glucoside)，右旋松脂酚-*O*-*β*-*D*-葡萄糖苷(pinoresinol-*O*-*β*-*D*-glucoside)，右旋杜仲松脂酚-二-*O*-*β*-*D*-葡萄糖苷(medioresinol-di-*O*-*β*-*D*-glucoside)，绿原酸及 2, 6-二甲氧基苯醌(2, 6-dimethoxybenzoquinone)。叶含三萜皂苷：刺五加苷 I、K、L、M，刺五加叶苷(ciwujianoside) A_1、A_2、A_3、A_4、B、C_1、C_2、C_3、C_4、D_1、D_2、D_3、E，常春藤皂苷 B(hederasaponin B)，齐墩果酸-3-*O*-*α*-吡喃鼠李糖基(1→2)-*O*-*α*-吡喃阿拉伯糖苷〔3-*O*-*α*-rhamnopyranosyl(1→2)-arabinopyranosyl oleanolic acid〕及 30-去甲-12, 20(29)-齐墩果二烯-28-酸-3-*O*-*α*-吡喃阿拉伯糖苷〔3-*O*-*α*-arabinopyranosyl-30-norolean-12, 20(29)-dien-28-oic acid〕。叶还含金丝桃苷(hyperin)，酚苷类化合物刺五加酮(ciwujiatong)，新木脂素类化合物新刺五加酚(neociwujiaphenol)。树皮含 3, 4-二羟基苯甲酸(3, 4-dihydroxy benzoic acid)。

【药理】 1. 对中枢神经系统的作用　刺五加对家兔脑电图有轻度激活作用，可减弱水合氯醛、巴比妥钠和氯丙嗪的抑制作用。本品有镇静作用，减少环己巴比妥睡眠潜伏期，延长其睡眠时间。能明显抑制苯甲酸钠咖啡因引起的小鼠自发活动增加。能显著延长印防己毒素引起的小鼠惊厥的潜伏期。可能是通过改变某些脑区 MAO 及其同工酶活性，影响单胺类介质水平而改善神经系统的功能。

2. 对非特异性刺激的作用　(1) 抗疲劳作用　刺五加根的提取物及刺五加总苷对多种疲劳动物模型均有抗疲劳作用。刺五加水提取物和丁香苷对应激小鼠性行为减少及肛温降低有保护作用。

(2) 耐缺氧作用　刺五加叶总黄酮、茎水提取物、金丝桃苷有显著的耐低压缺氧作用。刺五加花果醇提取物、挥发油显著延长常压缺氧小鼠生存时间，但水提取物作用不明显。

(3) 抗应激作用　刺五加 1 mg/kg 能显著降低抓握颈背部悬吊 24 小时应激法所致大鼠组织中过氧化脂质的含量，并使几乎耗竭的生育酚含量恢复。腹腔注射刺五加苷5 mg/kg，由于其抗氧化及对胆固醇代谢的作用，亦可使此应激效果减弱。刺五加能改变机体应激反应的病理过程，使此过程中产生的肾上腺肥大、肾上腺中胆固醇含量降低、胸腺萎缩及胃出血等情况减少，有明显的抗应激作用。刺五加还能延长应激反应的抵抗期，可阻止肾上腺缩小，胆固醇降低，以及胸腺、脾脏、肝脏、肾脏及心脏的重量相对降低。刺五加提取液灌服 9 日，能够拮抗游泳应激所致的小鼠 T、B 淋巴细胞协作功能，以及自然杀伤细胞(NK 细胞)活性和非特异性抑制细胞功能变化。

(4) 解毒作用　刺五加可提高机体对磷酸三甲苯酚酯和吉他林的解毒能力。刺五加多糖(PES)对四氯化碳与硫代乙酰胺所致鼠肝中毒有明显改善。

3. 延缓衰老作用　刺五加喂饲 22 月龄大鼠 2 个月后，红细胞脂质过氧化物降低，Na^+，K^+-ATP 酶活性升高，提示有延缓衰老作用。刺五加中的金丝桃苷和绿原酸对大鼠肝微粒体中的脂质过氧化有抑制作用。

4. 对免疫功能的影响　(1) 对细胞吞噬功能的影响　刺五加醇提水溶液明显增加单核-吞噬细胞和腹腔巨噬细胞吞噬能力。刺五加花果醇提取物显著提高小鼠腹腔巨噬细胞吞噬鸡红细胞的吞噬百分率和吞噬指数，水提取物显著提高其吞噬百分率，挥发油则相反，降低其吞噬指数。刺五加水溶性多糖(PES-W)及其分离的单体 PES-A、PES-B 100 mg/kg 能促进巨噬细胞吞噬功能，能阻止由氯喹引起的小鼠腹腔巨噬细胞及单核-巨噬细胞系统吞噬功能的下降。

(2) 对淋巴细胞功能的影响　刺五加提取物明显阻止因游泳疲劳所致的 T、B 淋巴细胞及 NK 细胞、非特异性免疫功能下降。刺五加粗多糖(ASPS)明显加强小鼠由牛血清白蛋白(BSA)引起的迟发型超敏反应。PES 能明显增强细胞毒 T 淋巴细胞(CTL)杀伤靶细胞的活性，同时对小鼠全脾细胞以及去 T 细胞后的脾细胞都有强的促有丝分裂作用，并能促进 Con A 刺激小鼠脾细胞分泌白介素-2。刺五加乙醇提取物，在体外具有诱导和激活鼻咽癌患者外周血 T 调节细胞亚群(T_4 和 T_8)的作用，能使 EB 病毒感染 B

细胞的^{3}H-TdR掺入量、EB病毒核抗原(EBNA)阳性细胞百分率及3种Ig分泌量明显减少，提示自体T淋巴细胞经刺五加诱导后，能抑制EB病毒感染B细胞的活化、增殖与分化过程。

(3) 对抗体形成的影响 PES明显增加小鼠分泌IgG和IgM的抗体分泌细胞(PFC)，提示有增强特异性体液免疫功能。刺五加促进抗体生成。

(4) 对干扰素的影响 PES显著提高细胞产生干扰素的能力。

(5) 升白细胞作用 本品对苯引起小鼠及家兔白细胞减少症有显著的预防作用，对皮下注射环磷酰胺所致白细胞下降有保护作用。对环磷酰胺引起骨髓有核细胞减少有明显保护作用，对注射牛奶引起的白细胞增多反应有抑制作用。

5. 抗肿瘤作用 刺五加提取物对动物实验性移植瘤、药物诱发瘤、癌的转移和小鼠自发白血病都有一定的抑制作用，还能减轻抗癌药物的毒性。PES可明显抑制小鼠胸腺瘤(EL-4)生长，延长荷瘤小鼠存活时间。PES对小鼠肉瘤S_{180}细胞，人白血病K_{562}细胞体外增殖均有强烈抑制作用，其抗肿瘤机制与细胞膜生化特性改变有关，其中对膜磷脂含量、脂肪酸组成和作为膜磷脂组分之一的肌醇磷脂代谢的影响是重要环节。刺五加提取物对某些化学物质所致的动物肿瘤和自发性肿瘤亦有抑制作用。能减少乌拉坦诱发的肺腺瘤数目。能抑制6-甲基硫氧嘧啶所致的大鼠甲状腺肿瘤。对抗吲哚诱发的小鼠骨髓白血病和减少小鼠自发性白血病等。刺五加根或根茎的醇提取物加入饮水中还能抑制大鼠的SSK肉瘤及克氏癌瘤的转移性扩散。刺五加根水提取物与阿糖胞苷联用对小鼠白血病L_{1210}有相加作用。

6. 抗炎作用 可明显抑制二甲苯所致耳部炎症。明显抑制甲醛性及角叉菜胶性足肿胀；抑制棉球肉芽肿。对佐剂所致大鼠足部早期渗出性炎症及后期迟发变态反应性炎症均有显著的抑制作用。可抑制蛋清所致毛细血管渗透性增加。对切除肾上腺的大鼠，均能阻止甲醛性脚肿的发展，可减轻烫伤性水肿。

7. 对心血管系统的作用 颈静脉注入金丝桃苷能降低或恢复垂体后叶素引起的ST段上移，减少T波增高，加快心率，对抗心律失常。增加小鼠心脏^{86}Rb摄取率。能显著缩小心肌梗死范围，降低血清磷酸肌酸激酶和乳酸脱氢酶(LDH)活性，明显降低LAD急性阻断3小时和6小时血清游离脂肪酸(FFA)水平。增加心肌血流量，降低冠脉阻力；亦可明显减慢心率，降低血压，同时减少心肌耗氧量及心肌耗氧指数，降低心肌氧利用率。能扩张脑血管，改善大脑供血量。能使猫的低血压恢复正常，使肾上腺素引起的高血压降至正常范围。能缓和结扎颈动脉或脑动脉引起的犬急性脑缺血的病理过程，减轻缺血代偿反应引起的低血压、低血红蛋白、低红细胞数和心电图的变化。能明显延长小鼠双侧颈总动脉结扎后的存活时间，也能延长亚硝酸钠组织中毒的存活时间，对异丙肾上腺素所致心肌耗氧量增加，其增强耐缺氧作用尤为明显。显著提高钙调素含量和肾上腺素激活的腺苷酸环化酶(AC)活性，提示刺五加通过环核苷酸系统途径改善心脏功能。

8. 对血小板聚集的作用 对花生四烯酸(AA)、腺苷二磷酸(ADP)诱导的血小板聚集有明显的抑制作用，并能抑制AA诱发的血小板血栓烷B_2(TXB_2)的生成。对胶原、肾上腺素诱导的小鼠血栓形成具有减少动物死亡和麻痹的作用。刺五加叶总黄酮抑制实验性血栓的形成。

9. 对内分泌系统的作用 刺五加根提取物能降低肾上腺素引起的家兔高血糖及人的营养性高血糖。刺五加能调节内分泌功能紊乱。刺五加苷在去势雄性动物身上有预防精囊和前列腺萎缩的作用。含有刺五加根的干粉量为0.3%的饲料能明显促进成年尤其是老龄鼠的生殖能力。刺五加叶的制剂能防止家兔进食氧化的向日葵籽油所造成的性功能降低，精子的浓度和活动能力降低以及减少雌兔的自然流产和死胎。防止由于氧化脂肪引起的毛发脱落和口周坏死以及肝、心肌的病理变化。

10. 对代谢的影响 (1) 对能量代谢和糖代谢的影响 刺五加在肌肉负载时能更有效地利用能量储备。它的兴奋作用可能与加强骨骼肌无氧氧化，增加氧化底物有关。提高血糖、肌糖原和肝糖原以及血清中无机磷，降低肝中和血清中的乳酸盐和提高肌肉中的乳酸盐。提高肝糖原异生作用和钾、钙的新陈代谢。可以部分地预防肌肉内腺苷三磷酸(ATP)和糖原或肌肉内磷酸盐的减少以及乳酸、丙酮酸增加。能提高小鼠骨骼肌的氧化酶活性，并增加其有氧途径的代谢率。

(2) 对蛋白质和核酸的影响 刺五加提取物则可使肌内NH_3、残余N和氨基N减少，组织蛋白水解活性也减少，肌内谷氨酰胺含量增加，更加有效地利用了能量储备。能预防蛋白质和核酸合成的减少。促进脑内DNA、RNA和蛋白质的生物合成。PES和总苷可促进核酸与蛋白质合成，提高有丝分裂的细胞数，强化DNA合成。刺激组织再生，减少肝脏双倍体细胞数目，促进mRNA修复与葡萄糖-6-磷酸的合成。

(3) 对脂质代谢的影响 刺五加能提高机体的无氧氧化反应，机体较早地利用脂类氧化作为能源。对豚鼠血清总胆固醇及高密度脂蛋白胆固醇的浓度无明显的影响。能降低胆甾醇引起的肝脏胆甾醇生物合成的抑制作用。对蛋黄乳剂快速形成的小鼠高胆固醇血症有明显的改善作用。

(4) 对无机盐代谢的影响 给实验性的前胃张力障碍的牛皮下注射阿托品，使血清中钙、钾、磷、胡萝卜素含量低于正常，而刺五加提取物肌注可使之趋向正常。

11. 抗菌抗病毒作用 对白色葡萄球菌、奈瑟氏菌、大肠杆菌有一定抑制效果。明显提高对李司忒菌感染的抵抗力。PES对结核菌感染有一定的抵御作用。对豚鼠或小鼠的蜱媒脑炎，皮下注射或口服刺五加提取物可兴奋其特异性抗病毒免疫力。

12. 对呼吸系统的作用 小鼠氨雾引咳法测定半数动物咳嗽时间(EDT_{50})表明，口服刺五加根醇浸水溶液10 g/kg、20 g/kg及40 g/kg与对照组比较有显著的止咳作用。小鼠酚红法表明10 g/kg、15 g/kg及20 g/kg剂量与对照组比较均呈明显祛痰作用。

毒性 小鼠皮下注射刺五加总苷的LD_{50}为4.75 g/kg。

【炮制】 取原药材，除去杂质，洗净，润透，切薄片，干燥。

饮片性状 为不规则形的薄片。切面黄白色，显纤维性，周边灰褐色或黑褐色。参见“药材”项。

贮干燥容器内，置通风干燥处，防潮。

【药性】《陕西中药志》：“辛，温，入肝、肾二经。”

【功用主治】 益气，补肾，安神，活血。主治脾虚乏力，气虚浮肿，失眠多梦，健忘，腰膝酸软，小儿行迟，胸痹疼痛，久咳，风湿痹痛。

1.《东北药用植物志》：“为强壮剂。有驱风、化湿、利尿、健胃之效，治阴痿、筋骨疼痛、四肢不遂及疝气腹痛等症。”

2.《黑龙江常用中药手册》：“治慢性关节炎，风湿痛，腰痛，足膝痛，遗尿，水肿，囊湿，小便余沥，女子阴痒。有祛风湿、壮筋骨、逐瘀、活血作用。”

3.《宁夏中草药手册》：“利尿。治小儿筋骨痿软，行走较迟，气虚浮肿。”

4.《全国中草药汇编》：“治跌打损伤。”

5.《长白山植物药志》：“补气益精，祛风湿，强筋骨。主治神经衰弱，气虚乏力，高血压症，低血压症，冠心病，心绞痛，高血脂症，糖尿病，风湿症，慢性支气管炎，慢性中毒，肿瘤切除后辅助治疗。”

【用法用量】 内服：煎汤，6～15 g；或入丸、散；泡酒。外用：适量，研末调敷；或鲜品捣敷。

【宜忌】 阴虚火旺者慎服。

【选方】 1. 治小儿筋骨痿软，行走较迟 五加皮9 g，茜草、木瓜、牛膝各 6 g。水煎服。

2. 治脚气浮肿　五加皮 12 g，黄芪 30 g。水煎服。（1、2 方出自《宁夏中草药手册》）

3. 治水肿，小便不利　五加皮、陈皮、生姜皮、茯苓皮、大腹皮各 9 g。水煎服。（《陕甘宁青中草药选》）

【临床报道】 1. 治疗白细胞减少症　① 每日服刺五加片或胶囊(每片或每胶囊含生药 0.3 g)3.62 g，平均服药 2 星期。共观察 27 例，因多种原因白细胞均下降至 4 000/mm^3 (4×10^9/L) 以下。经服 3～15 日后，因化疗、放疗减少者，白细胞回升到正常水平，能继续接受化疗或放疗，疗效非常显著 ($P<0.1$)，其余均不同程度上升。又，16 例为原发性肝癌患者，用喜树碱混悬剂治疗，平均每人剂量为 50 mg±20 mg，同时给予刺五加片或胶囊，剂量与用法同上，结果仅 1 例出现白细胞减少，发生率为 6.3%。另治 42 例早期原发性肝癌患者，单用喜树碱混悬治疗，剂量与用法同上，结果有 16 例出现白细胞减少，发生率 38%。证明刺五加片或胶囊确有防止化疗致白细胞减少的作用。② 口服刺五加片，每次 4 片，日 3 次，视病情持续治疗 1～3 个月，定期复查白细胞计数及分类。共治 22 例，其中 3 例曾接触过放射线，1 例有肝炎史，3 例曾服用过氯霉素及地巴唑等，15 例原因不明。白细胞计数为 2 400～3 600/mm^3 (2.4×10^9～3.6×10^9/L)，低于 3 000/mm^3 (3×10^9/L) 者有 6 例。部分病例骨髓穿刺未见异常，所有患者疗前曾用他药治疗效果不满意。经用药 30～45 日后，19 例临床症状显著改善，白细胞上升至 4 000/mm^3 (4×10^9/L)以上，其中 2 例升至5 000/mm^3 (5×10^9/L)以上。另外 3 例，1 例用药时上升，停药后又下降；1 例用药半年白细胞不上升；1 例服药 14 日出现牙龈出血、鼻衄，自行停药。

2. 治疗缺血性脑血管病　取刺五加注射液(每支 20 ml) 40 ml，加入 5%葡萄糖液 500 ml 中，每日静滴 1 次，疗程28 日；对照组取丹参注射液(每支 2 ml)16 ml，加入 5%葡萄糖液 500 ml 中，每日静滴 1 次，疗程 28 日。两组治疗前后均查血、尿常规，肝功能、肾功能，血糖及血钾、钠、氯，并做心电图检查。治疗中每星期测血压 1～2 次。共观察 80 例，刺五加组与丹参组各 40 例，诊断均符合 1978 年全国第二届神经精神科学术会议制定的标准，均经 CT 检查证实。入院时刺五加组血栓形成轻中型 24 例，脑梗死轻中型 14 例、重型 2 例。丹参组脑血栓形成轻中型 25 例，脑梗死轻中型 14 例，重型 1 例。两组性别、年龄及病程病情等方面差无显著性差别。结果：近期疗效：刺五加组对头痛、头晕、血压及肢体活动的有效率分别为 87.5%、92.5%、62.5%、95%，总有效率 84%；丹参组分别为 62.5%、70%、82.5%、77.5%，总有效率 73% ($P<0.05$)；但对血压的疗效，丹参组有效率(82.5%)优于刺五加组(62.5%)，$P<0.05$。头部 CT 观察：刺五加组轻中型 38 例中 34 例病灶区消失，患者生活基本自理；丹参组轻中型 39 例，其中 20 例病灶区消失，9 例变小，病灶边缘清晰，生活基本自理。观察表明，刺五加注射液对脑组织缺氧有保护作用，对心、肝、肾、骨髓造血功能无损害，对血糖、电解质无影响，其他不良反应亦未见。

3. 治疗神经衰弱　口服复方刺五加糖浆(每 100 ml 中含刺五加 40 g，五味子 20 g，糖 50 g，尼泊金 0.05 g)，每次10 ml，每日 3 次。经治 120 例，结果显效 116 例，疗效不显 3 例，无效 1 例，总有效率为 96.7%。

4. 治疗冠心病心绞痛　① 刺五加注射液(每支 20 ml)，每日剂量 60～100 ml 加入 5%葡萄糖液或生理盐水 250～500 ml 静脉滴注，2 星期为 1 个疗程，2 个疗程间休息 7 日，发作期间含服硝酸甘油类药物控制症状，停用其他抗心绞痛及 β 受体阻滞剂。共观察 83 例，按心绞痛疗效评定标准，结果：劳累型 79 例，显效 42 例，改善 36 例，无效 1 例，总有效率 98.73%；自发型 3 例，改善 2 例，无效 1 例；不稳定型 1 例无效。② 刺五加注射液，每支 20 ml，取 40～60 ml 加入 5%葡萄糖盐水或 10%葡萄糖液 500 ml 内，每分钟 30～50 滴，静脉滴注，每日 1 次，2 星期为 1 个疗程。其中用药 1 个疗程者 7 例，2 个疗程者 23 例，3 个疗程者 2 例。共观察 32 例，结果显效 21 例，有效 8 例，无效 3 例，总有效率 90.6%。其中 1 个疗程有效率为 21.8%，2 个疗程为68.8%。对冠心病不稳定型心绞痛疗效不佳，无效 3 例。对冠心病合并自主神经功能紊乱或妇女更年期综合征者疗效较明显。治疗过程中有 2 例出现头晕、头胀，停药或减慢滴速后可消失，未发现其他副作用。对有效病例中的 22 例随访 3 个月，疗效稳定，效果满意。③ 用刺五加制剂治疗近 200 例冠心病心绞痛患者，观察 1～3 个月，结果总有效率约为 80%，心电图改善有效率为 53%。在治疗过程中，观察到该药具有益气、安神、活血三方面功能，并起到互相协同作用。对缓解心绞痛、心悸、胸闷、气短等症状有较好疗效。

5. 治疗心室晚电位(VLP)阳性症　鉴于现有的抗心律失常药物均不能使 VLP 阳性转阴，试以刺五加多苷治冠心病、心肌炎 VLP 阳性者。方法：治疗组以刺五加注射液40 ml，加入 5%葡萄糖液 300 ml 中静脉滴注，每日 1 次；对照组给予葡萄糖液 500 ml，加入 10%氯化钾注射液 10 ml，胰岛素 8 u，每日 1 次。2 组均以 15 次为 1 个疗程。在观察期不用他药，1 个疗程后复查 VLP。结果：治疗组冠心病 24 例，VLP 转阴者 18 例；心肌炎 7 例，VLP 转阴者 5 例，总转阴率 74.2%。对照组冠心病 18 例，VLP 转阴者 7 例；心肌炎 8 例，VLP 转阴者 2 例，总转阴率 34.6%。两组总转阴率比较，$P<0.01$。说明刺五加多苷注射液治疗冠心病、心肌炎患者，使 VLP 阳性转阴效果满意。

6. 治疗高脂血症　用刺五加叶总黄酮制成冠心宁胶囊，每次服 3 粒，每日 3 次，连服 1～3 个月。共观察 53 例，其中高胆固醇血症 26 例，高三酰甘油血症 46 例。经用药后，降胆固醇有效率为 88.47%；降三酰甘油有效率为 86.96%。

7. 治疗下肢深静脉血栓形成恶脉　刺五加注射液40 ml，加入 500 ml 5%葡萄糖液或右旋糖酐 40 中，缓慢静脉滴注。每日 1 次，14 日为 1 个疗程，休息 4～6 日，进行第二个疗程。共观察 32 例，结果临床治愈 21 例，显效 5 例，有效 4 例，无效 2 例。

8. 治疗血栓闭塞性脉管炎　刺五加注射液 80 ml，加入 5%葡萄糖液 500 ml 中静滴，每日 1 次，14 次为 1 个疗程。并设对照组，以 500 ml 右旋糖酐 40 静滴，每日 1 次，14 次为 1 个疗程。如局部感染重，溃疡面积较大者，两组均加用抗生素治疗。刺五加组观察 67 例，对照组 20 例。结果：刺五加组临床治愈 38 例，显效 16 例，好转 5 例，无效 8 例，治愈率为 56.7%，总有效率为 89.1%。而对照组治愈率仅 20%，总有效率 65%。两组治愈率与总有效率差异均非常显著 ($P<0.001$)。

9. 治疗雷诺病　取刺五加注射液 60 ml(每支 20 ml，所有患者均按每日 1 ml/kg，粗算即此量)，加入 5%葡萄糖盐水 300 ml 内，以每分钟 30 滴静脉滴注，每日 1 次，连用 2 星期为 1 个疗程。其中用药 1 个疗程 6 例，2 个疗程者 11 例。结果显效 15 例，有效 2 例，全部有效。13 例随访 6 个月以上无复发。未见明显毒副作用。

10. 治疗消化道溃疡病　入院后按溃疡病常规药物治疗 2 星期，症状改善不明显者，即作为观察对象。治疗组 45 例加用刺五加 40 mg，加入 10%葡萄糖 500 ml 中静滴，每日 1 次，10～14 日为 1 个疗程，停药 3 日，可再重复疗程，出院后继服刺五加胶囊或刺五加冲剂；对照组 30 例，加用氯氮䓬(利眠宁)10 mg、谷维素 20 mg，每日 3 次，14 日为 1 个疗程，可重复疗程。结果：治疗组显效 14 例，有效 26 例，无效 5 例，总有效率达 88.9%；对照组显效 3 例，有效 15 例，无效 12 例，总有效率仅 60%。两组疗效对比，差异非常显著 ($P<0.005$)。治疗组起效平均 15 日，而对照组为 25 日。未见副作用。

11. 治疗慢性气管炎　口服刺五加片剂或酊剂，每日 8～

22 g，分 3 次服。共治 180 例，结果患者自觉体力增强，食量显增，有一定平喘祛痰作用，肺活量增加 50%(对照组仅 28.6%)。

12. 治疗黄褐斑　每次口服刺五加片 5 片，每日 4 次，30 日为 1 个疗程，治疗多为 3～6 个疗程。观察 30 例，结果痊愈 11 例，显效 8 例，有效 7 例，无效 4 例，总有效率为86.6%。服药期间未见不良反应。

2720 刺龙牙 cì lóng yá (《东北常用中草药手册》)

【异名】 刺老牙、鹊不踏(《黑龙江中药》)，刺老鸦(《黑龙江常用中草药手册》)，虎阳刺(《东北常用中草药手册》)。

【基原】 为五加科楤木属植物辽东楤木的根皮和树皮。

【原植物】 辽东楤木 *Aralia elata* (Miq.) Seem. [*Dimorphanthus elatus* Miq.; *Aralia mandshurica* Maxim.]　又名：龙牙楤木(《植物检索表》)，楤木(《青岛中草药手册》)。

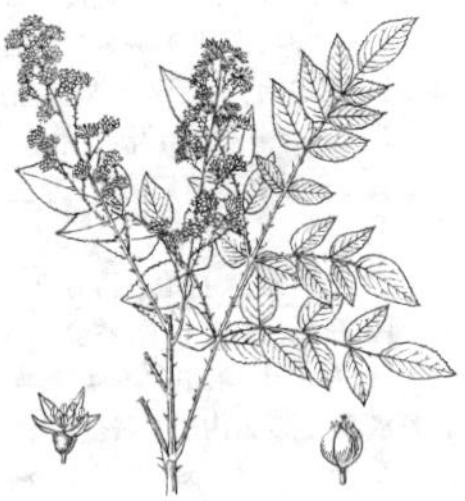
辽东楤木

灌木或小乔木，高 1.5～6 m。小枝疏生多数细刺，刺长 1～3 mm，基部膨大；幼枝上常有细长直刺，长达 1.5 cm。叶为二至三回羽状复叶，长 40～80 cm；叶柄长 20～40 cm；托叶和叶柄基部合生，分离部分线形，长约 3 mm，边缘有毛；羽片有小叶 7～11，基部有 1 对小叶，叶片卵形至卵状椭圆形，长 5～15 cm，宽 2.5～8 cm，先端渐尖，基部圆形至心形，上面绿色，下面灰绿色。伞形花序聚生为顶生圆锥花序，长 30～45 cm，伞形花序直径 1～1.5 cm；苞片和小苞片披针形，膜质；花黄白色；萼无毛，长约 1.5 mm，先端 5 齿裂，裂片卵状三角形；花瓣与萼等长，卵状三角形，花时反曲；雄蕊 5；子房下位，5 室，花柱 5，离生或基部合生。核果圆球形，浆果状，黑色，直径 4 mm，有 5 棱。花期 6～8 月，果期 9～10 月。

生于海拔约 1 000 m 的山地森林中。分布于辽宁、吉林、黑龙江等地。

本植物的嫩叶及芽(龙牙楤木叶)、果实(龙牙楤木果)亦供药用，另设专条。

【采收加工】 春、秋季挖取根部，剥取根皮或剥取树皮，切段或片，鲜用或晒干。

【药材】 刺龙牙 *Araliae Elatae Cortex*　主产于吉林、辽宁、黑龙江等地。

性状　根皮呈筒状、单卷或双卷筒状，微弯曲或不规则扭曲，长 15～36 cm，厚 1.5～3.0 mm；外表面浅棕色或暗灰棕色，有的栓皮呈鳞片状剥落，剥落处有纵皱纹，内表面暗棕黄色或黄白色；皮孔圆形或椭圆形，突起或横生。质脆，易折断，断面不平坦，浅黄白色或类白色，置紫外灯下显浅蓝色荧光。气微，味微涩而后苦，咀嚼之无纤维渣感。

干皮多呈卷曲不紧的单卷或双卷筒状，较直，少数弯曲；外表面呈叠积状皱裂，粗糙，内表面与根皮相似。质硬脆，易折断，断面纤维性。气微，味微涩而后苦，咀嚼之有粗糙感。

鉴别　根皮横切面：木栓层为数列至十数列细胞。皮层狭窄。韧皮射线宽 2～4 列细胞，外侧常波状弯曲，内侧较平直，分泌道多数，切向环列，直径 46～127 μm。本品薄壁细胞含细小淀粉粒，有的含草酸钙结晶。

【成分】 根皮及根茎含齐墩果酸-28-*O*-*β*-*D*-吡喃葡萄糖苷(oleanolic acid-28-*O*-*β*-*D*-glucopyranoside)，胡萝卜苷(daucosterol)，齐墩果酸(oleanolic acid)，胡萝卜苷-6′-棕榈酸酯[(6′-*O*-palmitoyl)-*β*-sitosterol-3-*O*-*β*-*D*-glucoside]，楤木皂苷(araloside) A、C、G，楤木皂苷 A 甲酯(araloside A methylester)，罗盘草苷(silphioside) A，竹节人参皂苷(chikusetsusaponin) Ib，屏边三七皂苷(stipuleanosides) R_1 和 R_2，无梗五加苷(acanthoside)D，二十四碳酸(tetracosanoic acid)，*α*-曲二糖(*α*-kojibiose)，辽东楤木皂苷(elatosides) A、C、E、F，齐墩果酸 3-*O*-*β*-*D*-葡萄糖醛酸苷(oleanolic acid-3-*O*-*β*-*D*-glucuronopyranoside)，龙牙楤木皂苷(tarasaponin) Ⅰ、Ⅱ、Ⅲ、Ⅳ、Ⅴ、Ⅵ、Ⅶ，龙牙楤木皂苷Ⅲ甲酯(tarasaponin Ⅲ methyl ester)，竹节人参皂苷Ⅳ甲酯(chiku se tsusaponin Ⅳ methyl ester)，假人参皂苷(pseudoginsenoside) RT_1，辽东楤木皂苷(congmunoside) Ⅻ～ⅩⅣ。又含十五酸甲酯(methyl pentadecanoate)，十六酸甲酯(methyl hexadecanoate)，辽东楤木皂苷(congmunoside) A、B，十八酸甲酯(methyl octadecanoate)，二十酸甲酯(methyl eicosanoate)，二十六烷(hexacosan)，二十六醇(1-hexacosanol)，豆甾醇(stigmasterol)，谷甾醇(sitosterol)和挥发油。

【药理】 1. 对心血管作用　辽东楤木总皂苷对异丙肾上腺素诱发心肌缺血损伤和结扎冠脉所致大鼠心肌梗死，均有良好的保护作用。总皂苷 5 mg/kg 腹腔注射，能显著改善异丙肾上腺素所致心肌缺血时的心电图变化；显著减少缺血心肌组织肌酸磷酸激酶(CPK)的释放，降低缺血动物心肌组织和血浆中游离脂肪酸，并有保护心肌组织中超氧化物歧化酶的活性。

2. 对缺氧耐力的影响　小鼠灌胃辽东楤木总皂苷可明显提高缺氧耐力，降低氧耗速率；对由氰化钾或亚硝酸钠所致的小鼠组织中毒性缺氧和结扎两侧颈总动脉所致脑循环障碍性缺氧有保护作用，对动物大脑缺氧有改善作用。总皂苷还可使氧分压显著升高，加大动静脉氧分压差。证明了总皂苷可增加血液中氧的输送，改善组织对氧的利用，同时对缺氧引起的碱中毒亦有改善作用。

3. 其他作用　辽东楤木总皂苷的生理盐水给小鼠腹腔注射，连续 7 日，能显著刺激前列腺素 E_2 和 $E_{2\alpha}$ 的合成，使 cAMP 含量明显增加，cGMP 含量明显下降，对组胺释放无影响。辽东楤木对肠管有兴奋作用，使收缩加强；对离体子宫平滑肌也有一定的兴奋作用，而对在体子宫则表现抑制作用。

毒性　辽东楤木醇浸液小鼠灌胃 2 g/kg 可使大部分动物死亡；兔灌胃 5 g/kg 也可引起死亡。总皂苷小鼠灌胃的 LD_{50} 为 724 mg/kg。蓄积毒性实验，未见毒副作用。微核实验及显性致死实验表明，总苷对生存胎仔数、死亡胎仔数及致突变指数与蒸馏水对照组比较均无显著差异，无致突变作用。睾丸染色体畸变实验表明，总皂苷对小鼠睾丸精细胞染色体无致畸变作用。辽东楤木有腹泻作用。

【药性】 辛、微苦，平。

1.《东北常用中草药手册》："辛，平。有小毒。"

2.《全国中草药汇编》："甘、苦，平。"

【功用主治】 益气安神，祛风活血。主治气虚乏力，健忘，失眠多梦，肾虚阳痿，消渴，风湿骨痹，跌打损伤，水肿，脱肛。

1.《吉林中草药》："收敛，健胃，治糖尿病，胃溃疡。利尿，治水肿。"

2.《黑龙江常用中草药手册》："祛风湿，强筋骨。治风湿痹痛，脚腿无力，性神经衰弱。"

3.《东北常用中草药手册》："祛风除湿，活血止痛。治肝炎，糖尿病，胃痉挛，便秘，风湿性关节炎，外伤出血。"

4.《辽宁常用中草药手册》："治跌打损伤，骨折，肾炎，肝硬化腹水。"

5.《青岛中草药手册》："祛风除湿，清热解毒，散瘀消肿。治风湿性关节痛，腰酸痛，跌打损伤，脱肛，疥癣，糖尿病，胃癌，肺癌。"

【用法用量】 内服：煎汤，15～30 g，鲜品加倍；或泡酒。外用：适量，捣敷；或煎汤熏洗；或浸酒涂。

【宜忌】 肝阳上亢者慎服。

【选方】 1. 治胃、十二指肠溃疡，慢性胃炎　龙牙楤木根皮5 kg。加水25 kg，熬成膏。每服3～5 ml，每日3次。（《全国中草药汇编》）

2. 治风湿性腰腿痛　龙牙楤木根皮15 g。水1碗，黄酒半碗，煎为1碗，早晚各服1剂。（《长白山植物药志》）

3. 治跌打损伤　鲜楤木根18 g，土鳖虫9 g。酒煎内服，亦可外洗。（《青岛中草药手册》）

4. 治肝硬化腹水　刺老牙根皮、猪瘦肉各125 g。加水炖熟后喝汤食肉。（《辽宁常用中草药手册》）

5. 治脱肛　楤木根、五倍子各15～30 g。煎水熏洗。（《青岛中草药手册》）

2721 刺竹叶 cì zhú yè（《全国中草药汇编》）

【基原】 为禾本科簕竹属植物车筒竹的叶。

【原植物】 参见“刺竹笋”条。

【采收加工】 全年均可采，随采随用。

【功用主治】 凉血，清热。主治小儿高热，感冒风热，尿路感染，鼻衄。

【用法用量】 内服：煎汤，6～15 g。

2722 刺竹茹 cì zhú rú（《全国中草药汇编》）

【基原】 为禾本科簕竹属植物车筒竹的茎秆除去外皮后刮下的中间层。

【原植物】 参见“刺竹笋”条。

【采收加工】 全年均可采，砍取茎秆，刮去外层皮，然后将中间层刮成丝状，晒干。

【功用主治】 清热。主治胃热呕吐，呃逆。

【用法用量】 内服：煎汤，3～9 g。

2723 刺竹笋 cì zhú sǔn（《纲目》）

【异名】 簕竹笋（赞宁《笋谱》），竻竹笋（《岭南采药录》），竹笋（《全国中草药汇编》）。

【基原】 为禾本科簕竹属植物车筒竹的嫩茎、芽。

【原植物】 车筒竹 *Bambusa sinospinosa* Mc Clure　又名：竻竹、簕竹、笒篥竹、樆竹、苣竹（《竹谱详录》），芭竹（《纲目》），大竹、水簕竹、大簕竹、穣竹、刺竹（《岭南科学杂志》11卷），簕楠竹（《中国竹类植物志略》）。

高大竹类。竿高15～24 m，直径8～15 cm，尾梢略弯；节间长20～26 cm，常光滑无毛，惟其基部1～2节常于节下环生1圈灰白色绢毛；节处稍突起，解箨后在其箨环上暂时留有1圈稠密的暗棕色刺毛；分枝常自竿基部第一、第二节上即开始，竿下部的为单枝，向下弯拱，其上的小枝多短缩为硬刺，且相互交织而成密刺丛，竿中上部分枝为3至数枝丛生。箨鞘迟落，革质，近底缘处密生暗棕色刺毛，先端近截形；箨耳近相等，长圆形至倒卵形，有波状皱褶；箨舌边缘齿裂并被流苏状毛；箨片直立或外展，卵形。叶鞘近无毛，边缘一侧被短纤毛；耳叶不甚发达；叶舌先端斜截形，全缘；叶片线状披针形，长7～17 cm，宽12～16 mm，先端渐尖，基部近圆形。假小穗线状披针形，长达4 cm，单生或数枚簇生于花枝各节；小穗含两性小花6～12朵；小穗轴节间长2～4 mm；颖常缺；外稃卵状长圆形，内稃通常稍长于外稃，具2脊；鳞被3，不相等，倒卵形，边缘密生纤毛；花丝分离，花药先端钝；子房狭窄，先端增厚而被短硬毛，花柱细长，被短硬毛，柱头3分，羽毛状。笋期5～6月，花期8～12月。

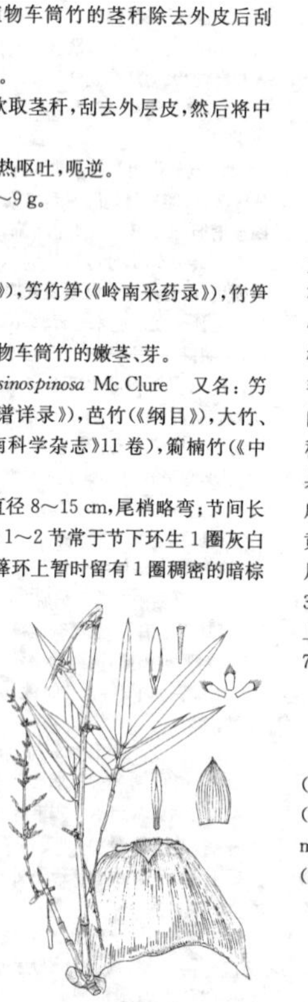

车 筒 竹

生于河流两岸或村落附近。分布于华南、西南诸地。亦有栽培。

本植物的叶（刺竹叶）、茎秆除去外皮后刮下的中间层（刺竹茹）亦供药用，另设专条。

【采收加工】 5～6月采收，鲜用或晒干。

【药性】 甘、苦，凉。

1. 赞宁《竹谱》：“甘、苦，有小毒。”（引自《纲目》）

2. 《岭南采药录》：“味苦。”

3. 《全国中草药汇编》：“甘、酸，平。”

【功用主治】 消积，止痢。主治消化不良，痢疾。

1. 《岭南采药录》：“治竹木刺入肉。”

2. 《全国中草药汇编》：“凉血止痢，清热生津。主治消化不良，痢疾。”

【用法用量】 内服：煎汤，30～60 g。外用：捣敷。

【宜忌】 赞宁《竹谱》：“食之落人发。”（引自《纲目》）

【选方】 1. 治消化不良，痢疾　竹笋30～60 g，水煎服；或用竹笋水30～60 g，内服。（《全国中草药汇编》）

2. 治竹木刺入肉　竻竹笋、酒糟、车前子、盐。四味同捣敷患处。（《岭南采药录》）

2724 刺血红 cì xuè hóng（广州空军《常用中草药手册》）

【异名】 七星剑、血路草（广州空军《常用中草药手册》）。

【基原】 为爵床科假杜鹃属植物花叶假杜鹃的全株。

【原植物】 花叶假杜鹃 *Barleria lupulina* Lindl.

灌木，高约2 m。茎直立，多分枝。叶对生；有短柄；叶片披针形，长4～8 cm，先端渐尖，基部楔形，两面均被白色柔毛；在叶柄基部有一对向下的针刺，紫红色。穗状花序顶生或腋生；具多数大苞片；萼片4，成对，外面一对较大；花黄色，花冠管状，5裂，裂片近相等；发育雄蕊2～3，退化雄蕊1～2；子房上位，2室，花柱长。蒴果卵形，中部以下有种子4颗。花期5～7月。

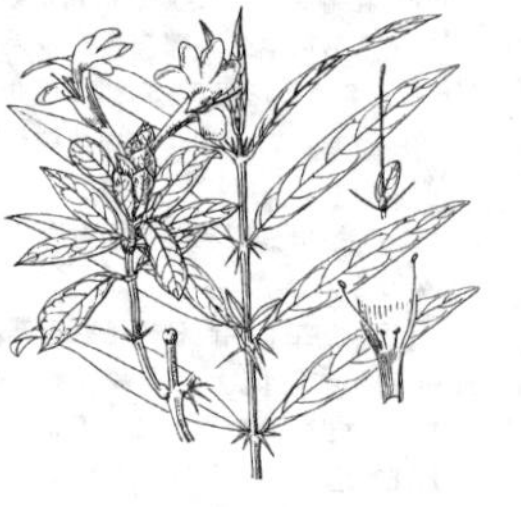

花叶假杜鹃

生于山谷湿地、村旁或路边，也有栽培。分布于广东。

【采收加工】 全年可采，切段，鲜用或晒干。

【成分】 地上部分含环烯醚萜苷类化合物：山栀苷甲酯（shanzhiside methyl ester），假杜鹃素（barlerin），乙酰基假杜鹃素（acetylbarlerin），6-*O*-乙酰基山栀苷甲酯（6-*O*-acetylshanzhiside methyl ester），7-乙酰基野芝麻新苷（ipolamiidoside）。另含甜菜碱（etaine）。

【药性】 辛、苦，平。

1. 《全国中草药汇编》：“辛、苦，温。”

2. 《西双版纳傣药志》：“凉。”

【功用主治】 活血，续筋，解毒。主治跌打肿痛，骨折，外伤出血，痈肿，毒蛇咬伤。

1.《全国中草药汇编》："通经活络，解毒消肿。主治毒蛇咬伤，犬咬伤，跌打损伤，痈肿，外伤出血。"

2.《西双版纳傣药志》："续筋接骨。治鸡眼。"

【用法用量】 内服：煎汤，6～10 g。外用：鲜品捣敷。

【宜忌】《全国中草药汇编》："孕妇忌服。"

2725 刺沙蓬 cì shā péng（《中国药用植物图志》）

【异名】 猪毛菜、大翅猪毛菜（《东北植物药图志》），扎蓬棵（《中国药用植物图鉴》），风滚草（《吉林中草药》）。

【基原】 为藜科猪毛菜属植物刺沙蓬的全草。

【原植物】 刺沙蓬 *Salsola ruthenica* Iljin[*S. kali auct.* non L.；*S. pestifer* auct. non A. Nelson]

一年生草本，高 20～100 cm。茎直立，自基部分枝，小枝硬，平散，通常有白绿色或紫红色条纹，无毛或有极短的乳头状刚毛。叶互生；无柄；叶片半圆柱形或圆柱形，肉质，长 1.5～4 cm，宽 1～2 mm，近基部处扩展，先端刺状尖锐，绿色。花两性，腋生，通常在各枝上端形成穗状花序；苞片 2 枚，锥形或卵形，先端具细尖；花被片 5，锥形或尖卵形，直立，覆瓦状排列，果时变硬，自背面中部生翅；翅 3 个较大，2 个较狭窄，花被及果实（包括翅）直径 7～10 mm；雄蕊 5；柱头长丝状，二歧。胞果球形，粉红色，先端截形，包于带翅的花被片内。种子横生。花期 7～9 月，果期 9～10 月。

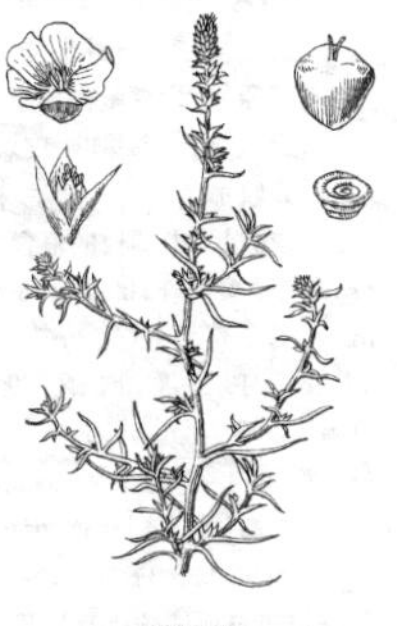

刺沙蓬

生于砂质土、沙丘、草原、石质山坡及海边。分布于华北、东北、西北及江苏、山东、西藏等地。

【采收加工】 7～8 月开花时拔取全草，切段晒干。

【成分】 全草含甜菜碱（betaine），琥珀酸，草酸，以及由阿拉伯糖、半乳糖、鼠李糖、木糖、半乳糖醛酸及氨基糖构成的多糖。果实期的叶、茎、种子、根均含右旋猪毛菜碱（salsoline）和左旋猪毛菜定（salsolidine）。从花粉分得 2 个糖蛋白 RT_1 和 RT_2。

【药理】 降压作用　刺沙蓬（夏季开花时割取地上部分）之水浸液与醇浸液（1∶0.66）给麻醉猫静脉注射均使血压明显降低，醇浸液较水浸液的降压持续时间长。刺沙蓬所含甜菜碱对麻醉动物有轻度降压作用，但对高血压犬无效；其皂苷成分能使麻醉犬和高血压大鼠血压降低。

刺沙蓬与猪毛菜为同属植物，含猪毛菜碱及猪毛菜定碱，其作用可参见"猪毛菜"条。

毒性　刺沙蓬水浸液 37.5～57 g/kg 给予豚鼠，75～114 g/kg 给予家兔灌胃，连续 1 星期未发现任何中毒现象。

【药性】 苦，凉。

1.《青海常用中草药手册》："淡，凉。"

2. 南药《中草药学》："酸，寒。"

【功用主治】 平肝降压。主治高血压病，头痛，眩晕。

《青海常用中草药手册》："降压。"

【用法用量】 内服：煎汤，15～30 g；或用水烫作菜吃。

【选方】 治原发性高血压病　猪毛菜 15～30 g，水煎服。或经沸水烫后当菜吃。连服 5～6 个月。（《青海常用中草药手册》）

2726 刺玫花 cì méi huā（《东北常用中草药手册》）

【基原】 为蔷薇科蔷薇属植物山刺玫的花。

【原植物】 参见"刺玫果"条。

【采收加工】 6～7 月花将开放时采摘，晾干或晒干。

【药材】 刺玫花 *Rosae Davuricae Flos*　主产于吉林、辽宁、黑龙江等地。

性状　花蕾略呈类球形，直径 1～2 cm，偶有苞片 2 枚。花托类球形与花萼合生，花梗具短腺毛；萼片 5，卵状披针形，边缘具短柔毛和腺毛，萼筒无毛；花瓣深玫瑰红色，久贮呈棕褐色，倒卵形；花柱短于雄蕊，柱头圆形密被绒毛。气微，味涩微苦。

鉴别　粉末特征：红棕色。腺毛长 84～255 μm，多着生于花萼表面，头部为多细胞，扁球形，直径 61～150 μm，柄部细胞多列性。非腺毛长 130～680 μm，密生于花萼内表面，外表面较少，单细胞多弯曲，表面光滑。草酸钙簇晶多分布于花萼及花冠表面。花粉粒极面观类三角形，大小为 23(21～27)μm × 25(22～30)μm，赤道面观类圆形，大小为 25(22～30)μm × 26(22～30.4)μm；具 3 孔沟；表面有点状雕纹。气孔多为不定式。

【药性】 微苦、酸，温。

1.《东北常用中草药手册》："酸，温。"

2.《北方常用中草药手册》："味微苦，性温，无毒。"

【功用主治】 行气，活血，止血。主治气滞胃痛，月经不调，痛经，崩漏，吐血，肋间神经痛。

1.《东北常用中草药手册》："养血调经。主治月经过多。"

2.《河北中草药》："与果实同功，但偏于理气活血，多用于行经不畅，经闭，痛经之症。"

3.《长白山植物药志》："止血，理气，解郁，调经。主治吐血，血崩，肋间神经痛，肺结核咳嗽，腹泻。"

【用法用量】 内服：煎汤，3～6 g。

【选方】 1. 治肝胃气痛　山刺玫花 10 g。水煎，每日服 2 次；或加香附 15 g。

2. 治吐血　山刺玫花 100 朵（去心蒂），用水两碗，煎成半碗，去渣加白糖 250 g。分 6 次，空腹服，每日 2 次。（1、2 方出自《长白山植物药志》）

2727 刺玫果 cì méi guǒ（《东北常用中草药》）

【异名】 刺莓果（《黑龙江中药》），刺木果（南药《中草药学》）。

【基原】 为蔷薇科蔷薇属植物山刺玫、光叶山刺玫的果实。

【原植物】 1. 山刺玫 *Rosa davurica* Pall.

直立灌木，高 1～2 m。枝无毛，小枝及叶柄基部常有成对的黄色皮刺，刺弯曲，基部大。羽状复叶，小叶 7～9，连叶柄长 4～10 cm；叶柄和叶轴有柔毛、腺毛和稀疏皮刺；托叶大部贴生于叶柄，边缘有带腺锯齿，下面被柔毛；小叶片长圆形或宽披针圆形，长 1.5～3 cm，宽 0.8～1.5 cm，先端急尖或圆钝，基部宽楔形，边缘近中部以上有锐锯齿，上面无毛，下面灰绿色，有白霜、柔毛或腺点。花单生或数朵簇生；花瓣粉红色，直径约 4 cm；花梗具腺毛；花柱离生，柱头稍伸出花托口部。果球形或卵球形，直径 1～1.5 cm，红色。萼片宿存，直立。花期 6～7 月，果期 8～9 月。

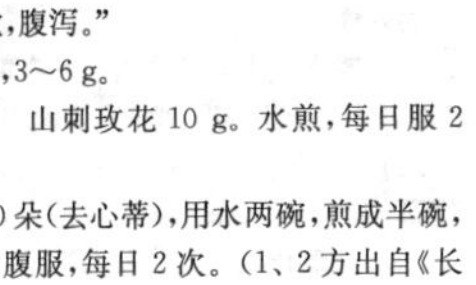

山刺玫

生于海拔 430～2 500 m 的山坡阳处或杂木林边、丘陵草地。分布于华北、东北等地。

2. 光叶山刺玫 *R. davurica* Pall. var. *glabra* Liou

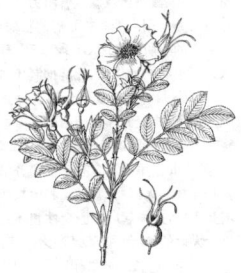

本变种与山刺玫的区别为：小叶长达4 cm，下面无粒状腺体，通常无毛，仅沿脉有短柔毛。

生于山坡阳处。分布于东北地区。

本植物的花(刺玫花)、根(刺玫根)亦供药用，另设专条。

【采收加工】 8～9月果实近成熟时摘下，晒干，除去宿存萼片，或将新鲜果实切成两半，除去果核，晒干。

【成分】 山刺玫的果实含酚性化合物：花白素(leucoanthocyanindin)，花色素(anthocyanindin)，儿茶素(catechin)，微量元素(钙、氟、镁等)，银椴苷(tiliroside)，木麻黄鞣亭(casuarictin)，1，2，3，6-四-*O*-没食子酰-*β*-*D*-葡萄糖(1，2，3，6-tetra-*O*-galloyl-*β*-*D*-glucose)，1，2，3，4，6-五-*O*-没食子酰-*β*-*D*-葡萄糖(1，2，3，4，6-penta-*O*-galloyl-*β*-*D*-glucose)，仙鹤草素(agrimoniin)，金樱子鞣质(laevigatin)D、F，刺玫果素(davuriciin)M_1、D_1、D_2、T_1及齐墩果酸(oleanolic acid)。

【药理】 1. 延缓衰老作用　刺玫果冲剂能够提高培养的人淋巴细胞和绵羊红细胞的超氧化物歧化酶(SOD)活性。在培养基中加入1%的刺玫果粉时，可使果蝇的平均寿命和最高寿命显著延长，大鼠血清过氧化脂质(LPO)含量下降，红细胞中SOD活性增强。2%刺玫果浸膏的浓汁灌服可提高小鼠肝脏SOD活性，抑制小鼠肝脏LPO和心肌脂褐素形成，并能极显著地降低小鼠尾腱的羟脯氨酸的含量。刺玫果浸膏胶囊对于中老年人主观感觉变化、睡眠、食欲、精力、体力有明显改善，并能提高智力，尤其以提高思维记忆能力与锥体外系功能为明显，而对心肺功能亦有不同程度的改善。

2. 对免疫系统的作用　刺玫果对噪声引起的免疫功能低下有良好的扶正作用。可增强带瘤小鼠的细胞免疫功能。并能使小鼠血清半数溶血值(HC_{50})明显升高，表明它有增强体液免疫的作用。

3. 抗癌作用　刺玫果乙醇提取物，能明显阻断二甲基亚硝胺(DMN)的合成，其阻断率与刺玫果汁量有正相关关系。能提高机体自由基清除能力、免疫能力而对抗乌拉坦诱发的小鼠肺腺瘤，且使诱癌小鼠外周血中SOD活性、谷胱甘肽过氧化物酶(GSH-Px)活性升高、血清溶血素水平升高。而使LPO含量下降。刺玫果水提浓浸膏有提高^{60}Co辐射后大鼠红细胞中SOD含量及全血中GSH-Px活力的作用，证明其有一定的抗辐射损伤的作用。

4. 对心血管系统的作用　刺玫果水提物具有松弛兔主动脉条，降低大鼠血压及脑血管阻力，明显增加猫冠脉血流量，减少冠脉阻力的作用。抑制兔心房的收缩，减慢心率，对抗家兔垂体后叶素引起的心肌缺血时ST段上升，对抗小鼠常压缺氧及异丙肾上腺素引起的缺氧作用，并能抑制兔血小板聚集及大鼠血栓形成。

5. 保肝作用　能降低实验性四氯化碳、乙醇、亚硝胺等对肝脏的损伤，改变人体血清丙氨酸氨基转移酶(ALT)和浊度异常，减轻和消除肝细胞的变性和坏死，减轻组织炎性反应和纤维化过程，其保肝作用与其含有丰富的齐墩果酸有关。给予亚硝酸钠和氨基比林的大鼠血清ALT和山梨醇脱氢酶(SDH)活力比正常组增高1倍，并引起肝细胞变性和坏死，在同样条件下，同时给刺玫果汁大鼠的ALT和SDH活力保持正常水平，肝细胞也未受损伤。

6. 抗疲劳、耐缺氧作用　刺玫果干燥粉经乙醇回流提取，回收乙醇后再经乙酸乙酯萃取，回收乙酸乙酯后将残渣制成1%的混悬液，小鼠腹腔注射药液0.5 ml，2小时后，小鼠耐缺氧试验的生存时间显著高于对照组，并在小鼠荷重游泳试验中，游泳时间显著高于对照组。

7. 其他　刺玫果灌胃能明显地促进小鼠骨髓细胞核酸和蛋白质代谢。刺玫果中提取分离的纯品银椴苷，对培养条件下的人胚肺成纤维细胞(2BS-C)DNA损伤有修复作用，能明显阻断二甲基亚硝胺(DMN)的合成，其阻断率为98.49%。

毒性　刺玫果水提取物和醇提取物小鼠静脉注射，其LD_{50}分别为4.5和5.0 g/kg，刺玫果总黄酮小鼠静注的LD_{50}为956 mg/kg。亚急性毒性试验表明，对心、肝、肾重要脏器无毒性反应。

【药性】 酸、苦，温。

1.《东北常用中草药手册》："酸，温。"

2.《北方常用中草药手册》："味微苦，性温，无毒。"

【功用主治】 健脾消食，理气活血。主治消化不良，脘腹胀痛，腹泻，月经不调，痛经。

1.《东北常用中草药手册》："健脾理气，养血调经。主治消化不良，气滞腹泻，食欲不振，胃痛，月经不调。"

2.《北方常用中草药手册》："主治腹胀，痛经。"

3.《长白山植物药志》："助消化。主治小儿食积。预防出血，可用于动脉粥样硬化，维生素C缺乏症，肺结核咳嗽。"

【用法用量】 内服：煎汤，6～10 g。

2728 刺玫根 cì méi gēn (《黑龙江常用中草药》)

【异名】 野玫瑰根(《吉林医药资料》)。

【基原】 为蔷薇科蔷薇属植物山刺玫的根。

【原植物】 参见"刺玫果"条。

【采收加工】 6～10月采挖，切段，晒干。

【成分】 山刺玫的根含酚性化合物：右旋-花旗松素-3-*O*-*β*-*D*-呋喃芹菜糖苷(taxifolin-3-*O*-*β*-*D*-apifuranoside)，仙鹤草素(agrimoniin)，刺莓果素(davuriciin)M_1、D_1、D_2、T_1，木麻黄鞣亭(casuaricitin)，1，2，3，6-四-*O*-没食子酰-*β*-*D*-葡萄糖(1，2，3，6-tetra-*O*-galloyl-*β*-*D*-glucose)，1，2，3，4，6-五-*O*-没食子酰-*β*-*D*-葡萄糖(1，2，3，4，6-penta-*O*-galloyl-*β*-*D*-glucose)。

【药理】 1. 对免疫功能的影响　刺玫根煎剂，每1 ml含生药1 g，给小鼠25 g/kg灌胃给药，连续2星期，能够提高或增强成年与老年小鼠血清溶菌酶活性，腹腔巨噬细胞吞噬功能，血清抗绵羊红细胞特异性抗体效价，脾脏抗体生成细胞百分率，外周血乙酸萘酯酶(ANAE)阳性率与淋巴细胞绝对值以及胸腺重量，而对老龄小鼠免疫功能增强更为明显。刺玫根煎剂增强免疫功能可能与其促进淋巴细胞绝对值、核酸含量的增加有关。提示刺玫根可作为一种有效的免疫增强剂。

2. 抗炎作用　刺玫根1 g/ml，每日25 g/kg给小鼠灌胃，对小鼠急慢性炎症、小鼠耳郭肿胀和足跖肿胀有明显的抑制作用；与地塞米松合用，能增强其抗炎效果而减轻其副作用。

3. 镇咳、祛痰和平喘作用　刺玫根水煎液5～25 g/kg给小鼠腹腔注射，有一定的镇咳作用(氨雾刺激法)。200%刺玫根水煎液、甲醇提取液、乙酸乙酯提取液10 ml/kg分别给小鼠腹腔注射，均有祛痰作用(酚红法)，刺玫根水剂20 g/kg有一定平喘作用(豚鼠组胺喷雾法)。

【药性】《长白山植物药志》："苦、涩，平。"

【功用主治】《长白山植物药志》："止咳祛痰、止痢，止血。主治慢性支气管炎、肠炎、细菌性痢疾、胃功能失调、膀胱炎、功能性子宫出血、跌打损伤。"

【用法用量】 内服：煎汤，5～15 g。外用：捣敷。

2729 刺桐叶 cì tóng yè (广州部队《常用中草药手册》)

【异名】 鹦哥叶(《贵州草药》)。

【基原】 为豆科刺桐属植物刺桐及乔木刺桐的叶。

【原植物】 参见"海桐皮"条。

【采收加工】 8～10月采收，晒干。

【药性】 苦，平。

1. 广州部队《常用中草药手册》："苦平。"

2.《贵州草药》："性平，味苦、辛。"

【功用主治】 消积驱蛔。主治小儿疳积，蛔虫症。

1. 广州部队《常用中草药手册》："治小儿疳积，蛔虫症。"

2.《台湾药用植物志》:“治溃疡,解热,催眠,为泻剂。”

【用法用量】 内服:研末,2～3 g。外用:捣敷。

【选方】 1. 治蛔虫症 刺桐叶 3 g,猪脚疳、鹅不食草各 6 g。同瘦肉煲服。(《梧州地区中草药》)

2. 治头胀痛 鹦哥叶适量。捣绒,在火上烤热,包两太阳穴。(《贵州草药》)

2730 刺桐花 cì tóng huā (《本草图经》)

【基原】 为豆科刺桐属植物刺桐及乔木刺桐的花。

【原植物】 参见“海桐皮”条。

【采收加工】 3 月花开时采集,晒干。

【成分】 种子含生物碱:刺桐定碱(erysodine),刺桐文碱(erysovine),刺桐平碱(erysopine),下箴刺桐碱(hypaphorine),刺桐星碱(erythrascine),近东罂粟灵碱(orientaline),刺桐福林碱(erysophorine),异刺桐匹诺福林碱(isoerysopinophorine)。果荚中含有刺桐定碱,近东罂粟灵碱,下箴刺桐碱,刺桐狄诺福林碱(erysodinophorine),刺桐匹诺福林碱(erysopinophorine)。

【功用主治】 主金疮,止血。

【用法用量】 外用:研末敷。

2731 刺黄芩 cì huáng qín (《贵州草药》)

【异名】 十大功劳、老鼠刺、刺黄连(《贵州草药》)。

【基原】 为小檗科十大功劳属植物大叶刺黄柏的全株。

【原植物】 大叶刺黄柏 *Mahonia fargesii* Takeda

常绿灌木,高 1.5～2 m。茎直立,粗壮。羽状复叶,通常有小叶 9～15,或更多;小叶片革质,卵形或长圆形,长约7 cm,宽约 4.5 cm,先端渐尖,边缘反卷,有 2～7 个大刺状锯齿,无小叶柄。总状花序丛生于茎顶,近于直立;花黄色,微下垂;花梗细短。浆果卵圆形,先端柱头宿存,熟时暗蓝色,外有白粉。

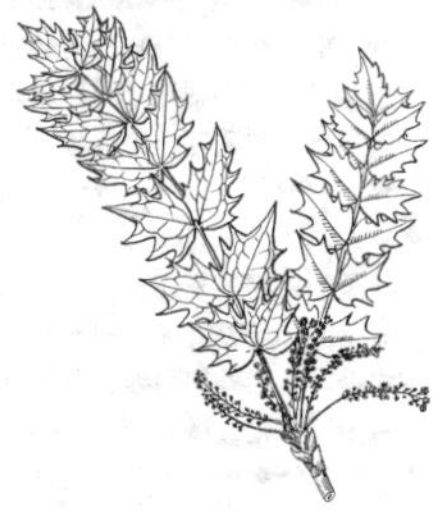

大叶刺黄柏

生于路旁或丛林中。分布于贵州。

【采收加工】 四季均可采收,晒干。

【药性】 《贵州草药》:“性寒,味苦。”

【功用主治】 清热,利湿,解毒。主治风热感冒,黄疸,腹泻,痢疾,目赤肿痛,湿疹。

《贵州草药》:“清热解毒。”

【用法用量】 内服:煎汤,9～15 g。外用:适量,研末调敷,或煎水洗患处。

【选方】 1. 治风热感冒 刺黄芩叶、六月雪枝叶各15 g。煨水服。

2. 治黄疸病 刺黄芩、虎杖、鬼针草各 15 g。煨水服。

3. 治肠炎,痢疾 刺黄芩根、虎杖根各 15 g。煨水服。

4. 治火眼或头晕耳鸣 刺黄芩 30 g,夏枯草 15 g。煨水服。

5. 治湿疹 刺黄芩、苦参各 15 g。煨水洗患处。(1～5 方出自《贵州草药》)

2732 刺黄柏 cì huáng bò (《四川中药志》)

【异名】 老鼠刺、木黄连(《草木便方》),刺黄芩(《天宝本草》),山黄芩、野黄芩(《民间常用草药汇编》)。

【基原】 为小檗科十大功劳属植物密叶十大功劳、细梗十大功劳、滇刺黄柏和长阳十大功劳的根和茎。

【原植物】 1. 密叶十大功劳 *Mahonia ganpinensis* (Lévl.) Fedde 又名:甘平十大功劳(《四川中药志》),山黄连(《中国药用植物志》)。

常绿灌木,高达 2 m。老茎灰色,断面呈淡黄绿色。叶为奇数羽状复叶;叶柄短,扁阔;托叶线形,长约 1 cm;叶革质,小叶 4～7 对,叶片卵状椭圆形至长椭圆形,长 4～7 cm,宽1～1.5 cm,先端长尖,基部楔形或稍偏斜,上面绿色,有光泽,下面淡绿色,边缘具刺状齿 2～7 对,叶脉在下面不明显。总状花序长 6～12 cm,3～7 个簇生茎顶,花梗长约 3 mm,小苞片卵形;萼片 9,排成 3 轮,呈花瓣状;花瓣 6,卵状长椭圆形,较花萼为短;雄蕊 6;雌蕊 1,几无花柱,柱头头状;子房 1 室,内含 2 粒胚珠。浆果卵圆形,长约 7 mm,蓝色,有白粉。花期8～9月,果期 10～12 月。

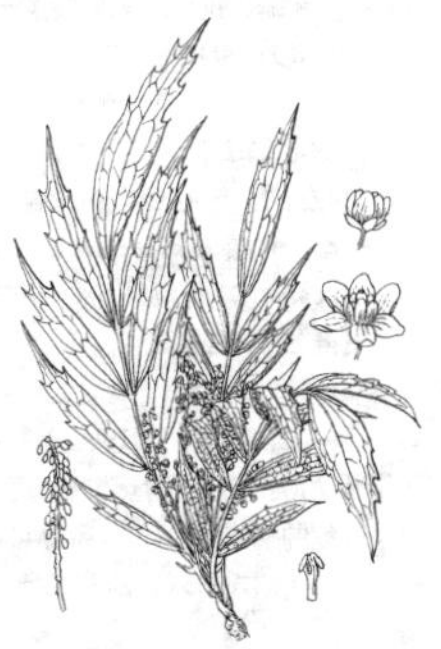

密叶十大功劳

生于山坡林下灌木丛中。分布于湖北、四川、贵州。

2. 细梗十大功劳 *M. gracilipes*(Oliv.) Fedde

常绿灌木,高 1～2 m。茎直立,断面呈黄色。叶互生;羽状复叶,小叶 5～7 片,厚革质;叶片椭圆形、椭圆状倒卵形,基部小叶较小,向上渐大,长 4～15 cm,宽 1.5～5 cm,先端渐尖,呈刺状,基部楔形,每边有 2～5 个疏锯齿,齿端呈刺状,上面深绿色,有光泽,下面黄绿色,被蜡状白粉,侧生小叶无柄,顶生小叶有柄,长 3～7 cm。总状花序长约 20 cm,2～3 个簇生,由芽鳞的腋内抽出;花梗细,丝状,长约 1 cm,小苞片 1;萼片 9,排成 3 轮,卵形;花深紫色,较稀疏,花瓣 6,椭圆形,基部有 1 对蜜腺;雄蕊 6,离生;子房卵形,柱头扁平,中间微凹,无花柱。浆果卵形,暗蓝色。花期 8～9月,果期 10～12 月。

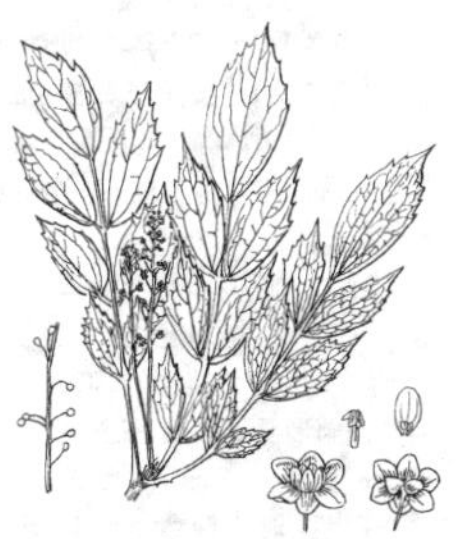

细梗十大功劳

生于山地林边或灌木丛中。分布于湖北、四川、云南。

3. 滇刺黄柏 *M. mairei* Takeda 又名:梅氏十大功劳(《常用中草药植物简编》),十大功劳(《云南中草药选》)。

常绿灌木,高 1～2 m。茎直立,树皮粗糙,褐色,断面黄色。叶互生;羽状复叶,长 25～50 cm,小叶通常 9～16 对,多时有 21 对;叶片卵圆状披针形,基部的叶较小,长 3.5～4.5 cm,宽 2.5～3 cm,上部的叶逐渐增长,长达 8 cm,先端长尖,具刺,基部宽楔形或近截形,边缘有 2～3 个刺状锯齿,上面绿色,下面黄绿色,网脉不显。总状花序长达20 cm,3～5 枝簇生于茎顶;萼片 9,每轮 3 片;花黄色,直径约 5 mm,花瓣 6,基部有 1 对蜜腺。浆果圆球形,熟时蓝黑色,被白粉。花期 3～4 月,果期 6～8 月。

生于向阳山地、山区村寨附近,偶有栽培。分布于云南。

4. 长阳十大功劳 *M. sheridaniana* Schneid.

常绿灌木,高约 1 m。叶互生;羽状复叶,小叶 7～11 片;叶片卵形,长 1.5～5 cm,宽 1～3 cm,先端短渐尖,基部宽圆形或近楔形,边缘有针刺齿 3～4;顶生小叶柄长 1.5～2.5 cm,椭圆状披针形,长可达 10 cm,宽 3～3.5 cm。总状花序长 5～7 cm,常 3 个簇生;花序苞片长1 cm;花梗长4 mm;外萼片长圆状卵形,中萼片卵形,内萼片椭圆形;花瓣倒卵形,长 6 mm,基部有 2 枚蜜腺;雄蕊6;子房有2个胚珠。浆果椭圆形,长约1.5 cm,被粉,无宿存花柱。花期7～8月,果期9～11月。

生于海拔约2 500 m的山地杂木林中。分布于湖北。

【采收加工】 4～7月采收,晒干。

【成分】 密叶十大功劳含小檗碱(berberine)。细梗十大功劳含氧化小檗碱(oxyberberine),巴马汀(palmatine),非洲防己胺(columbamine),药根碱(jatrorrhizine)。

【药性】 苦,寒。

1.《草木便方》:"苦,凉。"

2.《四川中药志》1960年版:"性寒,味苦,无毒。"

【功用主治】 清热燥湿,泻火解毒。主治湿热黄疸,腹泻,痢疾,目赤肿痛,热毒疮疡,风湿热痹。

1.《草木便方》:"通利二便,清利头目,除风热。治疯狗咬伤,杀虫。"

2.《天宝本草》:"清火退热。治目内翳症,癫狂。"

3.《四川中药志》1960年版:"清热解毒。治湿热痢疾,目赤肿痛,痈肿疮毒及风湿红肿等症。"

【用法用量】 内服:煎汤,10～15 g,鲜品 30～60 g。外用:研末调敷。

2733 刺萆薢 cì bēi xiè(《昆明民间常用草药》)

【异名】 红萆薢、美人扇、龙须叶(《昆明民间常用草药》)。

【基原】 为百合科菝葜属植物长托菝葜的根茎。

【原植物】 长托菝葜 *Smilax ferox* Wall. ex Kunth 又名:大菝葜(《中国高等植物图鉴》),刺菝葜(《中国植物志》)。

攀缘灌木。茎与枝条多少具纵条纹,疏生刺。叶互生;叶柄长5～25 cm,占全长的1/2～3/4具鞘,通常只有少数叶柄具卷须,脱落点位于鞘上方;叶片厚革质至坚纸质,椭圆形、卵状椭圆形至长圆形,长3～16 cm,宽1.5～9 cm,下面通常苍白色,极少绿色。伞形花序生于叶尚幼嫩的小枝上;总花梗长1～2.5 cm,花序托常延长而使花序多少呈总状;花单性,雌雄异株;花被片6,黄绿色或白色;雄花具雄蕊6;雌花比雄花小,具6枚退化雄蕊,子房3室,柱头3裂。浆果球形,直径8～15 mm,熟时红色。花期3～4月,果期10～11月。

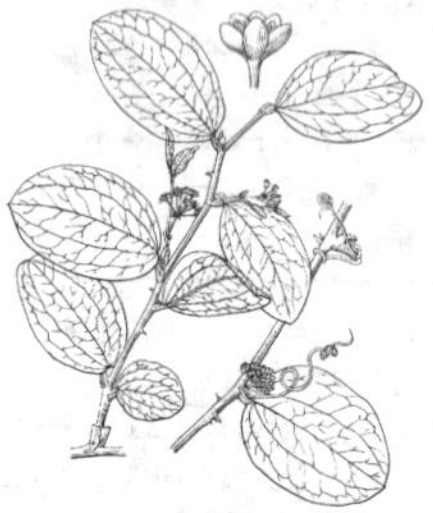

长托菝葜

生于林下、灌木丛中或山坡荫蔽处。分布于西南及湖北、广东、广西等地。

【采收加工】 8～12月及春季采挖,切片晒干。

【药性】 《全国中草药汇编》:"苦,平。"

【功用主治】 《全国中草药汇编》:"祛风利湿,解毒。主治风湿筋骨疼痛,小便浑浊,臁疮,皮肤过敏,湿疹。"

【用法用量】 内服:煎汤,9～15 g。外用:煎水洗。

2734 刺梨叶 cì lí yè(《草木便方》)

【异名】 茨藜叶(《贵阳民间药草》)。

【基原】 为蔷薇科蔷薇属植物缫丝花和单瓣缫丝花的叶。

【原植物】 参见"刺梨"条。

【采收加工】 6～10月采叶,鲜用或晒干。

【药性】 酸、涩,微寒。

1.《贵阳民间药草》:"酸、涩,平,无毒。"

2.《湖南药物志》:"酸、涩,微寒。"

【功用主治】 清热,解毒,消肿。主治热毒痈疖,痔疮,暑热倦怠,外伤出血。

1.《草木便方》:"疗疥、痈、金疮。"

2.《贵阳民间药草》:"清热解毒,疗痔。"

3.《湖南药物志》:"解暑,止血。治暑热倦怠,外伤出血。"

【用法用量】 内服:煎汤,3～9 g。外用:研末,麻油调;或鲜品捣敷。

2735 刺梨花 cì lí huā(《草木便方》)

【基原】 蔷薇科蔷薇属植物缫丝花和单瓣缫丝花的花。

【原植物】 参见"刺梨"条。

【采收加工】 5～7月开花时采收,鲜用或烘干。

【功用主治】 1.《草木便方》:"疗疥、痈、金疮。"

2.《贵阳民间药草》:"治小儿热疮,捣敷;外痔,焙干,研末,麻油调敷。亦可煎服。"

2736 刺梨根 cì lí gēn(《草木便方》)

【异名】 茨藜子根(《天宝本草》),茨藜根(《贵阳民间药草》)。

【基原】 为蔷薇科蔷薇属植物缫丝花和单瓣缫丝花的根。

【原植物】 参见"刺梨"条。

【采收加工】 全年均可采,挖根,切片,晒干。

【药材】 刺梨根 *Rosae Roxburghii Radix et Rhizoma* 产于贵州、四川、陕西、甘肃、湖南、湖北、广西、江西等地。

性状 根和根茎呈圆柱形,表面棕褐色,具细纵纹及侧根痕,少数有细须根残存。皮部薄,易剥离,皮脱落处表面呈棕红色。质坚硬,不易折断,断面纤维性,木部呈浅红棕色与黄白色间杂的放射状纹理。气微,味涩。

鉴别 根茎横切面:木栓细胞数列,外侧有落皮层,有的可见1～2列木栓形成层和数列栓内层细胞,其内散有单个或数个成束的纤维。无限外韧型维管束排列成环,韧皮部纤维束排成断续的1～2层,木化或微木化,有的纤维鞘薄壁细胞中含草酸钙方晶。木质部导管多单个散在,周围有木纤维,壁木化。射线细胞类方形或长方形,5～11(～16)列,有的细胞孔沟明显。年轮清晰可见。髓部细胞壁木化。

粉末特征:棕黄色。韧皮纤维成束或单个散在,胞腔窄,具孔沟。晶鞘纤维结晶长方形或多角形。木纤维直径约18 μm,胞腔狭窄。导管多为网纹,直径50～80 μm。草酸钙结晶方形、短柱形或规则形。

【炮制】 取原药材,除去杂质。产地未切片者,洗净,润透,切薄片,干燥。

饮片性状 为不规则薄片。表面黄白色,粗糙。周边灰黑色或棕褐色。参见"药材"项。

贮干燥容器内,置通风干燥处。

【药性】 甘、酸,平。

1.《草木便方》:"甘、酸、涩。"

2.《分类草药性》:"味苦。"

3.《贵阳民间药草》:"酸、涩,平。无毒。"

【功用主治】 健胃,消食,收涩,止血。主治胃胀痛,泻痢,遗精,崩漏,带下,痔疮出血。

1.《草木便方》:"止痢。治牙痛,崩带。"

2.《分类草药性》:"止泻,止吼,治喉痛,吐血。"

3.《贵阳民间药草》:"健胃止痛,消食去胀。治久咳、久痢。"

4.《四川中药志》1960年版:"治痔疮,赤白痢疾。牙龈肿痛,并能发乳,止遗精。"

5.《湖南药物志》："止血。""治月经过多，崩漏，痔血。"

【用法用量】 内服：煎汤，9～15 g；或研末，每次 0.15 g。

【选方】 1. 治胃痛 刺梨根、苦荞头各 250 g，切片晒干研末。每次 0.3 g，开水吞服，每日 3 次。

2. 治红白痢 刺梨根 30 g，委陵菜根 15 g。煨水服。（1、2 方出自《贵州草药》）

3. 治赤白崩症 刺梨根 250 g，金毛狗脊 120 g。泡酒，早晚各服 1 酒杯。（《重庆草药》）

2737 刺鲀皮 cì tún pí （《中国动物药志》）

【异名】 龟鱼皮（《中国动物药物》）。

【基原】 为刺鲀科短刺鲀属动物刺额短刺鲀及刺鲀属动物、六斑刺鲀、九斑刺鲀的皮。

【原动物】 1. 刺额短刺鲀 *Chilomycterus echinatus* (Gronow) 又名：辣乖、刺抱（《中国药用海洋生物》），刺乖、刺臼、辣龟、抱鲀（《中国药用动物志》）。

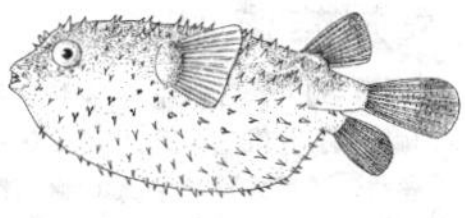

刺额短刺鲀

体长卵圆形，一般长 10～26 cm。头宽大，平扁。吻宽短，圆钝。眼稍大，上侧位，眼间隔宽，中央略凹，周缘眼皮发达。口小，前位，上颌较下颌稍长，两颌各具 1 个愈合成的牙板，无中央缝。唇发达，在口缘具绒状突起。鳃孔小，直立。体无鳞，具粗短小棘，各具 3 棘根，不能活动。前额鼻突起之间有 1 棘，眼间隔有 2 棘。自前额起至背鳍前方具棘约 11 横行。吻部及尾柄后部较光滑。无侧线。背鳍始于肛门前上方，略圆形。臀鳍与背鳍同形。胸鳍宽短。尾鳍后端圆形。体背侧灰褐色，侧下方渐淡，微带灰绿色，腹侧白色。体背侧各棘基部大多具一白斑；头体侧下方各棘基部大多具一小黑斑。各鳍淡灰色，微带蓝绿色。胸鳍及尾鳍微带黄色。

为热带近海底层鱼类。主食虾、蟹、幼鱼等。胃中大，前腹侧扩大成气囊，能使头体腹侧非常膨大以作自卫。我国分布于南海。

2. 六斑刺鲀 *Diodon holacanthus* Linnaeus 又名：刺乖、刺龟（《中国动物药志》）。

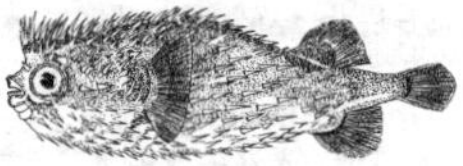

六斑刺鲀

全体均被长棘，棘基具 2 棘根，能活动。额棘很长，比胸鳍后方棘还长。吻及尾柄光滑。背侧面灰褐色。具 6 个黑色斑纹及许多小斑点。腹面白色，有时也有稀疏小黑斑点。各鳍灰白色。

我国分布于黄海、东海、南海。

3. 九斑刺鲀 *D. novemaculatus* Bleeker

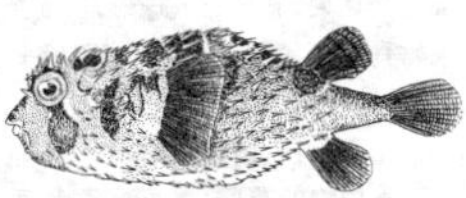

九斑刺鲀

全体被长棘，前方诸棘各具 2 棘根，能活动；后方诸棘各具 3 棘根，不能活动。额棘短，胸鳍后上方棘较长。吻部及尾柄光滑。背侧黄褐色，具 9 个大黑斑，斑周缘为白色环纹状。腹面黄白色。各鳍黄色微带绿。

我国分布于南海。

【采收加工】 全年均可捕捉，捕后将鱼皮整张剥出，晒干。

【药理】 升高白细胞 刺鲀皮 1∶1 的提取液对环磷酰胺所致小鼠的白细胞减少有对抗作用，其外周白细胞数给药组为 $7\,141 \pm 465/mm^3$，而对照组为 $5\,008 \pm 304/mm^3$。

毒性 刺鲀皮 1∶1 提取液小鼠腹腔注射的 LD_{50} 为 15 mg/kg。

【药性】 《中国海洋药用生物》："咸，平。"

【功用主治】 补肾，益肺，养肝。主治老年寒咳，哮喘，遗精，遗尿，神经衰弱，浮肿。

1.《中国海洋药用生物》："补肾益肝，润肺。治老年寒咳，哮喘，体弱多梦，遗精，遗尿，神经衰弱，浮肿，血尿，肝炎等。"

2.《中国动物药》："主治产妇乳汁不足。"

【用法用量】 内服：适量，干皮水煮软后去刺，加冰糖炖；或与猪脚、猪肉炖。

【宜忌】 《中国动物药》："（刺鲀）内脏及生殖腺有毒！渔人认为六斑刺鲀的肉也有毒！均不可食用。"

【选方】 1. 治老人虚寒咳喘 刺鲀皮适量，煮软去刺，加冰糖炖食（九斑刺鲀的皮较好）。

2. 治肝炎 刺鲀皮适量，煮软去刺，加红糖、糯米煮粥食（九斑刺鲀的皮较好）。（1、2 方出自《中国动物药》）

2738 刺猬皮 cì wèi pí （《本草原始》）

【异名】 猬皮（《本经》），仙人衣（《山东中药》）。

【基原】 为猬科普通刺猬属动物刺猬及刺猬属动物、达乌尔猬、大耳猬的皮。

【原动物】 1. 刺猬 *Erinaceus europaeus* Linnaeus 又名：猬、毛刺（《尔雅》），白刺猬（《杨氏家藏方》），猬鼠（《纲目》），偷瓜鳈（姚可成《食物本草》），刺鼠（《随息居饮食谱》）。

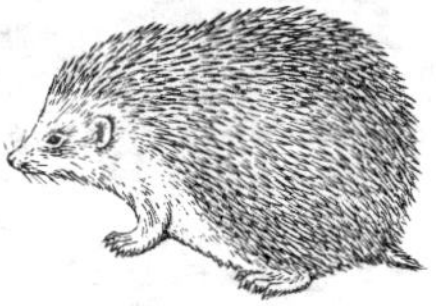

刺 猬

体型肥短，体长 16～27 cm，体重 400～900 g。头宽而吻尖，眼小，耳短，其长度不超过周围的刺长。体背面及两侧密生尖刺，刺粗而硬，四肢短小，爪较发达，尾短。刺猬脸部色较深为褐色。全身的尖刺颜色变异较大，大致可分为：一为纯白色，为数较少。一为基部白色或土黄色，中间棕色或黑褐色，尖端又为白色，因而整个体背呈土棕色。腹面及四肢有细而硬的白毛。四足浅褐色，尾上也覆有白毛。

栖息于山地森林、平地草原、开垦地及荒地、灌木或草丛等各种类型的环境中，但以平原丘陵、灌木丛中为多。广泛分布于东北及河北、山西、江苏、浙江、安徽、山东、河南、湖北、湖南、陕西等地。

2. 达乌尔刺猬 *Hemiechinus dauricus* Sundevall

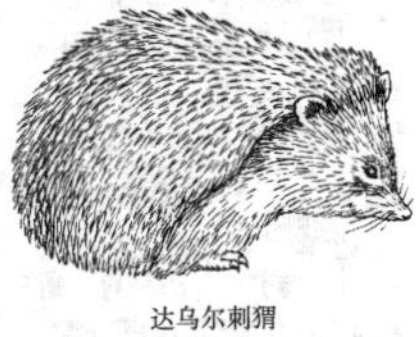

达乌尔刺猬

体型较刺猬略小，体长 17.5～25 cm。耳较长，超过其周围尖刺之长。刺短而细，棕褐色与白色相间，无纯白色尖刺。体背为浅棕褐色，体侧及腹面长有粗硬的污白色毛。

栖息于干旱地区草原地带的低洼地及半荒漠地区的灌木丛中。分布于东北及山西、陕西、宁夏等地。

3. 大耳猬 *H. auritus* Gmelin

体型较小，体长 17～23 cm。吻部甚尖，耳大，耳长为 37～50 mm，耳尖钝圆，显然超过其周围的尖刺。躯体背面覆有硬刺构成的甲胄，由头部耳后方开始，往后一直伸展到尾基部之前。体背部的尖刺为暗褐色与白色相间，也有少数全白色的刺。尾极短为棕褐色。为荒漠、半荒漠地带典型的种类。

栖息于农田、庄园，砾石荒漠也能见到。分布于内蒙古、陕西、甘肃、宁夏、新疆等地。

本动物的肌肉（猬肉）、脂肪油（猬脂）、脑髓（猬脑）、胆汁（猬胆）、心脏和肝脏（猬心肝）亦供药用，另设专条。

【采收加工】 多在春、秋季捕捉，捕后杀死、剥皮，刺毛向内，除去油脂、残肉等，用竹片将皮撑开悬放在通风处，阴干。

【药材】 刺猬皮 *Erinacei Seu Hemiechini Corium* 主产于河北、山东、江苏、河南、陕西、甘肃、内蒙古、浙江、安徽等地。

性状 干燥的皮呈多角形板刷状或直条状，有的边缘卷曲呈筒状或盘状，长 3～4 cm。外表面密生错综交叉的棘刺，刺长 1.5～2 cm，坚硬如针，灰白色、黄色、灰褐色不一。腹部的皮上有灰褐色软毛。皮内面灰白色或棕褐色。具特殊腥臭气。

【成分】 刺猬皮上层刺主要含角蛋白(keratin)；下层真皮层主要含胶原(collagen)，弹性硬蛋白(elastin)，脂肪等。

【炮制】 1. 刺猬皮 取原药材，稍浸，刷去杂质，剁成小块，干燥。

2. 制刺猬皮 取滑石粉置锅内，用文火炒热后，加入净刺猬块，拌炒至黄色，鼓起，刺尖秃时取出，筛去滑石粉，放凉。

3. 炒刺猬皮 取净刺猬皮，烫去刺毛，用热水(加碱少许)洗去灰屑污垢，再换清水洗净，干燥，去头足，切小方块，置锅内，用文火加热，炒至微焦。

饮片性状 刺猬皮参见"药材"项。制刺猬皮形如刺猬皮，表面黄色，鼓起，刺枯焦，皮部边缘向内卷曲，黄枯易折断，微有腥臭气。炒刺猬皮，形如刺猬皮，刺枯焦、弯曲，显焦黄色。

贮干燥容器内，密闭，置通风干燥处，防蛀。

【药性】 苦，平。归胃、大肠、肾经。

1.《本经》："味苦，平。"

2.《别录》："无毒。"

3.《药性论》："味甘，有小毒。"

4.《本草经疏》："味苦兼辛。"

5.《本草求真》："专入肠、胃经。"

6.《本草撮要》："入手足太阴、阳明经。"

【功用主治】 散瘀，止痛，止血，涩精。主治胃脘疼痛，反胃吐食，疝气腹痛，肠风，痔漏，遗精，遗尿，脱肛，烧烫伤。

1.《本经》："主五痔阴蚀下血，赤白五色血汁不止，阴肿痛引腰背，酒煮杀之。"

2.《别录》："疗腹痛疝积，烧为灰，酒服之。"

3.《药性论》："主肠风泻血，痔病有头，多年不瘥者，炙末白饮下方寸匕；烧末吹主鼻衄。"

4.《食疗本草》："烧灰酒服治胃逆，又煮汁服止反胃。"

5.《医学入门》："兼治小儿卒惊啼。"

6.《本草备要》："凉血。"

7.《医林改错》："治遗精。"

【用法用量】 内服，煎汤，3～10 g；研末，1.5～3 g；或入丸剂。外用：研末调敷。

【宜忌】 孕妇慎服。

1.《本草经集注》："畏桔梗、麦门冬。"

2.《四川中药志》1960年版："无湿瘀者忌用。"

【选方】 1. 治反胃 猬皮烧作灰，煮绿豆粥半升和一匕服，差为度。(《龙门石窟药方》)

2. 治虚劳吐血 猬皮一两(烧灰)，硫黄一分。上件药，都研令匀细。每服空心，以温酒调下一钱。(《圣惠方》猬皮散)

3. 治鼻衄 猬皮一枚，烧为灰，细研。每用半钱，绵裹纳鼻中，数易之。(《圣惠方》塞鼻散)

4. 治肠风下血 ① 白刺猬皮一枚(于铫子内煿针焦，去皮，只用针)，木贼半两(炒黄)。上为细末。每服二钱，热酒调下，空心食前。(《杨氏家藏方》猬皮散) ② 猬皮一枚(炙令焦黄)，皂荚三挺(去黑皮，涂酥炙黄焦，去子)。上药捣罗为末，以软粟米饭和丸，如梧桐子大。每于食前以粥饮下十五丸。(《圣惠方》)

5. 治五色痢并血痢 刺猬皮烧灰，为末。每服一钱，温酒调下。(《卫生易简方》)

6. 治痔漏 刺猬皮三四个(酒浸，焙)，经霜槐角子一斤，当归三两。共为末，炼蜜丸，桐子大。每服一二百丸，温酒送下。(《疡医大全》猬皮丸)

7. 治肛门脱出不收 猬皮一枚，磁石四两，桂心一尺。上三味，治下筛。饮服方寸匕，日一服。(《千金方》)

8. 治遗精，梦而后遗，不梦而遗，虚实皆效 刺猬皮一个。瓦上焙为末，黄酒调，早服。(《医林改错》刺猬皮散)

9. 治小儿阴癞，日夜疼痛 猬皮一个，烧存性，研细。临卧，热酒调下一钱五分。(《普济方》)

10. 治臁疮 刺猬皮烧灰存性，入轻粉，生油调涂。(《普济方》)

【各家论述】《本草经疏》："猬皮，味苦兼辛，能治大肠湿热、血热为病，及五痔阴蚀下血，赤白五色血汁不止也。阴肿痛引腰背，腹痛疝积，皆下焦湿热邪气留结所致，辛以散之，苦以泄之，故主之也。"

2739 刺蒺藜 cì jí lí (《本草衍义》)

【异名】 茨(《诗经》)，蒺藜(《毛诗传》)，蒺藜子、旁通、屈人、止行、豺羽、升推(《本经》)，即藜(《别录》)，白蒺藜子(《药性论》)，杜蒺藜(《圣惠方》)，土蒺藜(《御药院方》)，白蒺藜(《医学入门》)，旱草(《本草经解》)，三角蒺藜(《本草求真》)，三角刺(《中国药用植物志》)，八角刺(《青海药材》)，蒺骨子、野菱角、地菱(《江苏省植物药材志》)，硬蒺藜(《中药材品种论述》)，蒺藜蓇葖(《山东中药》)。

【基原】 为蒺藜科蒺藜属植物蒺藜和大花蒺藜的果实。

【原植物】 1. 蒺藜 *Tribulus terrestris* L.

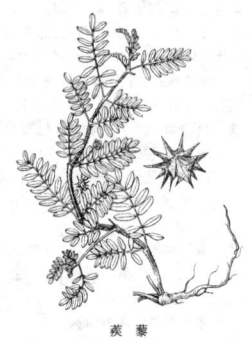

蒺 藜

一年生草本。茎通常由基部分枝，平卧地面，具棱条，长可达 1 m 左右；全株被绢丝状柔毛。托叶披针形，形小而尖，长约 3 mm；叶为偶数羽状复叶，对生，一长一短；长叶长3～5 cm，宽 1.5～2 cm，通常具 6～8 对小叶；短叶长 1～2 cm，具3～5 对小叶；小叶对生，长圆形，长 4～15 mm，先端尖或钝，表面无毛或仅沿中脉有丝状毛，背面被以白色伏生的丝状毛。花淡黄色，小型，整齐，单生于短叶的叶腋；花梗长4～10 mm；萼 5，卵状披针形，渐尖，长约 4 mm，背面有毛，宿存；花瓣 5，倒卵形，先端略呈截形，与萼片互生；雄蕊 10，着生于花盘基部，基部有鳞片状腺体；子房 5 心皮。果实为离果，五角形或球形，由 5 个呈星状排列的果瓣组成，每个果瓣具长短棘刺各 1 对，背面有短硬毛及瘤状突起。花期 5～8 月，果期 6～9 月。

生于荒丘、田边及田间。分布于全国各地。

本植物的花(蒺藜花)、茎叶(蒺藜苗)、根(蒺藜根)亦供药用，另设专条。

2. 大花蒺藜 *T. cistoides* L.

多年生草本。枝匍匐或上升，密被柔毛。叶对生，长2.5～4.5 cm，有小叶 4～7 对；小叶近无柄或具短柄，纸质，长圆形或倒卵状长圆形，先端近圆形而急尖，基部偏斜；托叶对生，披针形或近镰刀状，长约 6 mm。花大，单生叶腋，直径约 3 cm，花梗约与叶等长；萼片披针形，长约 8 mm，外面被长柔毛；花瓣倒卵状长圆形，长约 20 mm；子房被淡黄色硬毛，花柱粗壮，柱头裂片小。分果瓣长 8～12 mm，有小瘤体和锐刺 2～4 条。花期 5 月。

生于海滨沙滩或荒地上。分布于海南、云南。

【栽培】 生物学特性　喜温暖湿润气候，耐干旱，怕涝。以阳光充足、疏松肥沃、排水良好的砂质壤土适宜栽培，多雨地区及黏土、洼地均不宜栽种。

繁殖方法　种子繁殖：因果壳坚硬，在播种前要碾磨果实，使果瓣分离，再磨去果刺，进行播种。作高畦，按行株距 50 cm×40 cm 开穴，穴深 10 cm，每穴播种子 5～6 颗，覆土，稍加镇压。

田间管理　幼苗高 6～8 cm 时间苗，除去密苗和弱苗，遇缺株补苗，并及时松土除草。5 月开花前施氮肥 1 次，以人粪尿为主，增施过磷酸钙。要经常清理墒沟，以免田间积水。若久旱需及时灌溉。

【采收加工】 8～9 月果实由绿色变成黄白色，大部分已成熟时，割取全株，晒几天，脱粒，再晒干。

【药材】 刺蒺藜 *Tribuli Fructus*　蒺藜主产于河南、河北、山东、安徽、江苏、四川、陕西等地；大花蒺藜产于云南。

性状　蒺藜　复果多由 5 分果瓣组成，放射状排列呈五棱状球形，直径 7～12 mm。商品常裂为单一的分果瓣，斧状三角形，长 3～6 mm，淡黄绿色，背面隆起，有纵棱及多数小刺，并有对称的长刺和短刺各 1 对，成八字形分开，两侧面粗糙，有网纹，灰白色；果皮坚硬，木质，内含种子 3～4 粒。种子卵圆形，稍扁，有油性。气微，味苦。

大花蒺藜　分果瓣背部只有 1 对强大针刺；分果含种子 4～6 粒。

鉴别　(1) 粉末特征：蒺藜　灰黄色或黄绿色。内果皮石细胞椭圆形、类三角形、长条形或不规则形，有的纹孔较密，壁厚者胞腔不明显。内果皮纤维常上下数层纵横交错排列；纤维长短不一，壁厚，木化。中果皮薄壁细胞含草酸钙方晶。种皮细胞表面观类多角形，垂周壁连珠状增厚，内平周壁具条状增厚，木化；断面观类方形，垂周壁条状增厚，向内向外约至细胞的 1/2。另可见内胚乳细胞及导管。

(2) 取本品粉末 5 g，加水 20 ml，水浴锅上加热 15 分钟，滤过。取滤液 5 ml，置具塞试管中，强烈振摇后，放置15 分钟，泡沫无明显消失；取本品粉末 5 g，加 70%乙醇20 ml，浸泡 3 小时，滤过。取滤液 5ml，置蒸发皿中蒸干，残渣加少量醋酐溶解，再加浓硫酸数滴，呈红紫色(检查皂苷)。

【成分】 果实含黄酮类：刺蒺藜苷(tribuloside)即银椴苷(tiliroside)，山柰酚(kaempferol)，山柰酚-3-葡萄糖苷(kaempferol-3-glucoside)，山柰酚-3-芸香糖苷(kaempferol-3-rutinoside)，槲皮素(quercetin)，维生素 C。还含薯蓣皂苷元(diosgenin)。种子油中的主要脂肪酸有棕榈酸(palmitic acid)，硬脂酸(stearic acid)，油酸(oleic acid)，亚油酸(linoleic acid)及亚麻酸(linolenic acid)等。另含哈尔满(harman)，大黄素甲醚(physcion)，蒺藜酰胺(terrestriamide)，*N*-反式对羟基苯乙基咖啡酰胺(*N-trans*-caffeoyltyramine)。

【药理】 1. 降压及抗心肌缺血作用　麻醉犬服用水提取物有轻度降压作用，醇提物 20 mg/kg，可使血压迅速下降，生物碱部分对犬血压无影响。因刺蒺藜提取物有抗胆碱酯酶活性，其降压作用乃由胆碱能神经功能加强所致。内服阿托品或切断两侧迷走神经，能阻断降压作用。蒺藜皂苷尚具明显的抗心肌缺血作用。

2. 延缓衰老作用　蒺藜总皂苷口服 100 或240 mg/kg，连续 35 日，对 *D*-半乳糖所致的小鼠亚急性衰老模型动物的体重减轻、脾脏及胸腺萎缩有抑制作用，并降低其血胆固醇及血糖水平，延长大鼠的游泳时间，增加幼年小鼠肝及胸腺重量，对老年小鼠脾内色素颗粒的沉着和聚积呈明显改善趋势。

3. 性强壮作用　刺蒺藜所含主要为呋甾醇二糖苷类，给雄性大鼠灌服，可促进其精子形成，兴奋赛托利细胞活性，增强性反射和性欲；雌性大鼠服用后，可促进发情，提高生殖能力。此种制剂毒性很小，不致畸。男性患者应用上述制剂可增加性欲，改善和延长勃起时间，增加精子的数目和运动。对女性可改善卵巢功能，对性欲缺乏和不孕症有效。还可预防更年期综合征。

4. 其他作用　刺蒺藜果实的生物碱部分对离体大鼠小肠和蛙腹直肌可抑制乙酰胆碱产生的收缩，并有中等利尿作用；水提取部分对大鼠小肠也有抗乙酰胆碱作用，其利尿作用不显著。本品的利尿作用是由于所含的钾盐和生物碱引起，轻度腹水和水肿患者应用生物碱部分也有轻度利尿作用。

【炮制】 1. 蒺藜　取原药材，除去杂质。

2. 炒蒺藜　取净蒺藜置锅内，用文火炒至微黄色，取出放凉，去刺。

3. 盐蒺藜　取净蒺藜用盐水拌匀，闷透，置锅内，用文火炒至表面黄色，取出放凉。每蒺藜 100 kg，用食盐 2 kg。

饮片性状　蒺藜为放射状五棱形，直径 6～10 mm，表面绿白色或灰白色，背部隆起，有许多网纹及小刺。质坚硬，剖面可见白色而有油性的种仁。无臭，味苦、辛。炒蒺藜为不规则的三棱形颗粒，表面微黄色。盐蒺藜形如蒺藜，表面浅黄色，味微咸。

贮干燥容器内，炒蒺藜、盐蒺藜密闭，置阴凉干燥处。

【药性】 苦、辛，平。归肝、肺经。

1.《本经》："味苦，温。"

2.《别录》："辛，微寒，无毒。"

3.《药性论》："味甘，有小毒。"

4.《雷公炮制药性解》："入肺、肝、肾三经。"

5.《本草经解》："入足厥阴肝、手少阴心经。"

【功用主治】 平肝，解郁，明目，祛风。主治头痛，眩晕，胸胁胀痛，乳房胀痛，癥瘕，目赤翳障，风疹瘙痒，白癜风，痈疽，瘰疬。

1.《本经》："主恶血，破癥结积聚，喉痹，乳难。久服长肌肉，明目，轻身。"

2.《别录》："主身体风痒，头痛，咳逆伤肺，肺痿，止烦，下气，小儿头疮，痈肿，阴㿉。"

3.《药性论》："治诸风疬疡，破宿血，疗吐脓，主难产，去躁热。"

4.《日华子》："治风，明目最良。""治奔豚肾气，肺气胸膈满，催生并堕胎。益精，疗肿毒，及水脏冷，小便多，止遗沥、泄精、溺血。"

5.《本草蒙筌》："疗双目赤疼，翳生不已。治遍身白癜，瘙痒难当。"

6.《纲目》："治风秘，及蛔虫心腹痛。"

7.《本草正》："除喉痹、癣疥、痔瘘、癜风、通身湿烂、恶疮、乳岩、带下。""凉血养血，亦善补阴。"

8.《本草备要》："泻肺气而散肝风。"

【用法用量】 内服：煎汤，6～9 g，或入丸、散。外用：水煎洗；或研末调敷。

【宜忌】 血虚气弱及孕妇慎服。

1.《本草汇言》："阴虚不足，精髓血津枯燥致疾者，俱禁用之。"

2.《得配本草》："肝虚、受孕，二者禁用。"

【选方】 1. 治伤寒头痛，身热，百节疼痛　蒺藜子(炒，去刺)、白芷、附子(炮)、白僵蚕(炒)等分。上四味捣罗为散，每服二钱匕。茶清或酒调下，不拘时候。(《圣济总录》四白散)

2. 治肝肾风毒上攻，目赤痛痒，昏花羞明，多泪　黄芪、独活、白蒺藜各等分为末。每服二钱，薄荷酒调服。(《医学入门》四生散)

3. 治胸痹，膈中胀闷不通或作痛　刺蒺藜一斤(带刺炒)，磨为细末。每早、午、晚各服四钱，白汤调服。

4. 治乳胀不行，或乳岩作块作痛　刺蒺藜二三斤(带刺炒)，为末。每早、午、晚不拘时，白汤作糊调服。

5. 治恶血积聚或成癥瘕　刺蒺藜一斤(带刺炒)，干漆二两

(炒)。俱为末,水发为丸,绿豆大。每晚饭后、临睡服二钱,酒下。

6. 治一切脚气,不同虚实寒热　刺蒺藜八两(带刺炒),木瓜五两(炒)。共为末。每早服五钱,白汤调服。

7. 治黄疸　刺蒺藜五两(带刺炒),茵陈草四两(炒),俱为末。每早晚各取五钱,水二碗煎汤饮。(3～7方出自《本草汇言》引《方龙潭家秘》)

8. 治阴疝牵引小腹痛　蒺藜(去角炒)、附子(炮,去皮、脐)、栀(子)各等分。上为末。每服三钱,水一盏半,煎至六分,去滓,食前温服。(《宣明论方》蒺藜汤)

9. 行经　当归、杜蒺藜各等分。上为末,米饮汤调服,食前。(《儒门事亲》当归散)

10. 治瘰疬脓溃不干　刺蒺藜八两(带刺炒),牡丹皮三两(炒),当归身四两(炒)。共为末,蜜丸早晚用。(《本草汇言》引《方龙潭家秘》)

【临床报道】 1. 治疗白癜风　取白蒺藜浸膏(10∶1),加糖粉(1∶4)制成冲剂。每包重30 g,每服半包,每日2次,温开水冲服。共治27例,结果痊愈4例,显效7例,好转11例,无效5例,总有效率81.5%。观察还表明,病程短者见效快。血压偏低及孕妇慎用。

2. 治疗手部脱屑发痒症　白蒺藜、生甘草各100 g,浸于75%乙醇300 ml内,过滤备用。先将患部洗净,再用棉球蘸药液擦患部,每日2～3次。共治40例,除1例因故中断治疗外,余39例均获愈。半年后随访30例,仅1例复发,症状较前轻而不痒,再用本法治愈。

3. 治疗疖痈　取鲜蒺藜果或干蒺藜去刺,粉碎为面,加红糖等量,醋调成糊状敷患处,盖以塑料布或油纸,包扎固定,药糊干后再敷,至炎症消失为止。治疗疖肿21例,乳腺炎7例,痈3例,除1例加服中药外,其余均单用该方外敷而获效。一般用药3～7日痊愈。

4. 治疗小儿秋季腹泻　2岁以内者用刺蒺藜30～40 g,2岁以上者40～60 g,加水煎至500 ml左右,温洗双下肢膝以下部位(水温以能耐受为度),并不断搓揉足底、足背及腓肠肌,每次温洗15～20分钟,每日早晚各1次。用治30例,除有脱水现象补液外,未用其他药物。结果:止泻时间平均为3.11日,退热和腹胀消失时间平均分别为2.31日和3.51日。

5. 治疗冠心病心绞痛　蒺藜皂苷胶囊(即心舒通胶囊)或片。分为两个剂量组,一组口服0.1 g(2粒或2片),另一组口服0.15 g(3粒或3片),饭后服用,连服2星期为1个疗程,疗程间不间断。共治疗406例,其中合并高血压病患者72例,高血脂(三项值增高)者27例,糖尿病者2例。经1～2个疗程的治疗后缓解心绞痛症状334例,总有效率为82.3%,显著高于对照组疗效(67.2%)。

6. 治疗高血压病　由白蒺藜提取的有效成分和银杏叶中的黄酮苷,按11∶4的比例,制成复合制剂"银蒺胶囊",每粒22.5 mg,用于高血压病属血瘀证患者。口服,每次45 mg,每日3次,2个月为1个疗程。共治疗32例,结果显效11例,有效18例,无效3例,总有效率90.6%。

【各家论述】 1.《本草汇言》:"刺蒺藜,去风下气,行水化癥之药也。其性宣通快便,能运能消,行肝脾滞气,多服久服,有去滞之功。《别录》主身体风痒,燥涩顽痹,一切眼目翳障等疾。甄氏方主筋结疬疡,肺痈肺痿,咳逆脓血等疾。苏氏方主水结浮肿,气膸喘满,黄疸脚气等疾。李氏方主血结成癥,奔豚瘕疝,喉痹胸痹,乳难、乳岩等疾。总而论之,《别录》所主者风,甄氏所主者气,苏氏所主者水,而李氏所主者,即取其化癥之意也。然四家之说虽有不同,究其三角四棱,善于磨运,去滞生新,是其专成,故妇科方中以此催生堕胎,良有以焉。"

2.《本草正》:"白蒺藜,凉血养血,亦善补阴。用补宜炒熟去刺,用凉宜连刺生捣。去风解毒,白者良。"

3.《本草新编》:"蒺藜子,沙苑者为上,白蒺藜次之,种类虽异,而明目去风则一。但白蒺藜善破癥结,而沙苑蒺藜则不能也。沙苑蒺藜善止遗精溺,治白带,喉痹,消阴汗,而白蒺藜则不能也。"

4.《本经逢原》:"白蒺藜,为治风明目要药,风入少阴,厥阴经者为向导。目病为风木之邪,风盛则目病,风去则目明矣。《本经》专破恶血积聚,治喉痹、乳难,以苦能泄,温能宣,辛能润也,此言刺蒺藜之功用耳。久服长肌肉,明目轻身,以其入肾益精气也,此则专指沙苑蒺藜而言。其治痰消痈肿,搜肾脏风气,又须刺者为破敌之先锋。"

5.《植物名实图考》:"蒺藜,近时《临证指南》一书,用以开郁,凡胁上、乳间,横闷滞气,痛胀难忍者,炒香入气药,服之极效。余屡试之,兼以治人,皆愈。盖其气香,可以通郁,故能横行排荡,非他药直达不留者可比。"

6.《本草便读》:"白蒺藜,善行善破,专入肺、肝,宣肺之滞,疏肝之瘀,故能治风痹、目疾、乳痈、积聚等症,温苦辛散之品,以祛逐为用,无补药之功也。"

2740 刺楸茎 cì qiū jīng (《湖南药物志》)

【基原】 为五加科刺楸属植物刺楸的茎枝。

【原植物】 参见"刺楸树皮"条。

【采收加工】 全年均可采收,切片,鲜用或晒干。

【药材】 刺楸茎 *Kalopanacis Septemlobi Ramulus*　产于江苏、浙江、安徽、湖南、四川、贵州。

性状　枝条呈圆柱形,长10～20 cm,直径1 cm。表面灰色至灰棕色,有黄棕色圆点状皮孔和淡棕色的角状刺,刺尖锐,侧扁,基部扁而宽阔,呈长椭圆形,微有光泽。质坚硬,折断面木部纤维性或裂片状,中央可见白色髓部。气微,味淡。

【成分】 茎中含刺楸根皂苷(kalopanaxsaponin)Ⅰ和Ⅱ。威灵仙苷元-3-*O*-α-*L*-吡喃鼠李糖(1→2)-α-*L*-吡喃阿糖苷(pictoside)A,威灵仙苷元-3-*O*-α-*L*-吡喃阿糖苷(pictoside)B。

【炮制】 取原药材,除去杂质,刮去刺,润透,切薄片,干燥。

饮片性状　为类圆形薄片,切面表皮及韧皮部甚薄,中央具有白色柔软的髓部,嫩茎髓部宽广,木部狭窄;老茎髓部较小,木部宽广,质轻松,气微,味微苦、微辛。

贮干燥容器内,置通风干燥处。

【药性】 辛,平。

【功用主治】 祛风,除湿,止痛。主治风湿痹痛,胃脘痛。

【用法用量】 内服:煎汤,9～15 g。外用:煎水洗。

【宜忌】 孕妇慎服。

2741 刺槐花 cì huái huā (《贵州民间方药集》)

【基原】 为豆科洋槐属植物刺槐的花。

【原植物】 刺槐 *Robinia pseudoacacia* L.　又名:洋槐(《内蒙古中草药》)。

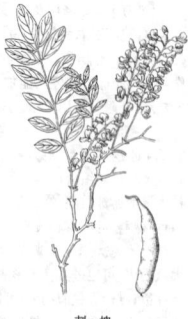

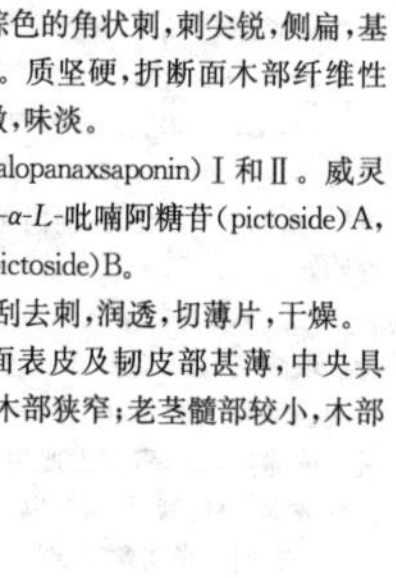

刺　槐

落叶乔木,通常高约15 m。树皮灰褐色,深纵裂;小枝暗褐色,具刺针,无毛;冬芽小,在落叶前藏于叶柄基部内。奇数羽状复叶,叶轴具浅沟,基部膨大;小叶7～19,椭圆形、长圆形或卵圆形,长2～5.5 cm,宽1～2 cm,先端圆形或微凹,时有小尖刺,基部圆或宽楔形,全缘,上面无毛或幼时背面微有细毛;小叶柄长约2 mm,具刺状小托叶。总状花序腋生,下垂,长10～20 cm,花轴有毛,花梗长7 mm,有密毛;花萼钟状,先端浅裂成5齿，微呈二唇形，具柔毛；花冠白色，芳香，旗瓣近圆形，有爪，基部有2黄色斑点，翼瓣弯曲，龙骨瓣向内弯，下部连合；雄蕊10，二体，上部分离或半分离；花柱头状，先端具柔毛。荚果条状长椭圆形，扁平，长5～10 cm，赤褐色，腹缝线上有窄翅，种子间不具横隔膜。种子3～10颗，肾形，黑褐色。花期4～6月，果期7～8月。

生于公路旁及村舍附近。全国各地广为栽培。

本植物的根（刺槐根）亦供药用，另设专用。

【采收加工】 5～7月花盛开时采收花序，摘下花，晾干。

【药材】 刺槐花 *Robiniae Pseudoacaciae Flos* 全国各地广为栽培。

性状 本品略呈飞鸟状或未开放者为钩镰状，长1.3～1.6 cm。下部为钟状花萼，棕色，被亮白色短柔毛，先端5齿裂，基部有花柄，其近上端有1关节，节上略粗，节下狭细。上部为花冠，花瓣5，皱缩，有时残破或脱落，其中旗瓣1枚，宽大，常反折，翼瓣2枚，两侧生，较狭，龙骨瓣2枚，上部合生，钩镰状，雄蕊10枚，9枚花丝合生，1枚花丝下部参与连合，子房线形棕色，花柱弯生，先端有短柔毛。质软，体轻。气微，味微甘。

鉴别 粉末特征：淡黄绿色。花瓣破片上表皮细胞垂周壁波状弯曲、略弯曲或平直，爪部细胞纵向伸长，细胞外壁具明显的角质层纹理，下表皮细胞形似上表皮。花萼上表皮细胞多角形，花萼基部细胞纵向伸长，有时可见非腺毛；下表皮细胞形同上表皮，但非腺毛密生，且见气孔。非腺毛随处可见，直生或稍弯曲，多为2细胞，基部细胞短小，顶细胞长。花萼内薄壁细胞可察见，有的细胞内含黄棕色或浅红紫色物质。花丝内、外表皮细胞狭长方形。子房外表皮破片有时可见，细胞狭小。花粉粒直径30～35 μm，壁平滑。导管细小，常为螺纹。草酸钙方晶长4～10 μm。

【成分】 含洋槐苷（robinin）等，黄酮类。

【药性】 甘，平。

【功用主治】 平肝，止血。主治头痛，肠风下血，咯血，吐血，血崩。

1.《贵州民间方药集》："治大肠下血，咯血，吐血，血崩。"

2.《沙漠地区药用植物》："泡茶治高血压病。"

【用法用量】 内服：煎汤，9～15 g；或泡茶饮。

2742 刺槐根 cì huái gēn（《天目山药用植物志》）

【基原】 为豆科洋槐属植物刺槐的根。

【原植物】 参见"刺槐花"条。

【采收加工】 8～10月挖根，切片，晒干。

【药性】 苦，微寒。

【功用主治】 凉血止血，舒筋活络。主治便血，咯血，吐血，崩漏，劳伤乏力，风湿骨痛，跌打损伤。

1.《天目山药用植物志》："治劳伤乏力，面黄肌瘦。"

2.《内蒙古中草药》："凉血止血。主治便血，咯血，吐血，子宫出血。"

【用法用量】 内服：煎汤，9～30 g。

【选方】 治劳伤乏力，面黄肌瘦 （刺槐）根30 g，九节萝卜（百部）21～24 g。水煎，冲黄酒、红糖，早晚空腹各服1次，忌食酸辣。（《天目山药用植物志》）

2743 刺榆叶 cì yú yè（《天目山药用植物志》）

【基原】 为榆科刺榆属植物刺榆的叶。

【原植物】 参见"刺榆皮"条。

【采收加工】 4～7月采摘，鲜用或晒干。

【药材】 刺榆叶 *Hemipteleae Folium* 产于吉林、辽宁、内蒙古、河北、山西、河南、安徽、江苏、浙江、江西、湖南等地。

性状 本品为椭圆形或椭圆状长圆形，长2～6 cm，宽1～3 cm；叶柄长1～4 mm；先端微钝，基部圆形或广楔形，边缘有粗锯齿；上面深绿色，疏生柔毛或具黑色圆形凹痕，下面黄绿色，具疏柔毛或无毛。气微，味淡。

【药性】 淡，微寒。

【功用主治】 利水，解毒。主治水肿，疮疡肿毒，毒蛇咬伤。

1.《天目山药用植物志》："治水肿，嫩叶作羹食。"

2.《广西本草选编》："解毒消肿。"

3.《全国中草药汇编》："主治痈肿。"

【用法用量】 内服：煎汤，3～6 g。外用：鲜叶捣敷。

【选方】 治毒蛇咬伤 （刺榆）鲜叶，捣烂，敷伤口周围。（《广西本草选编》）

2744 刺榆皮 cì yú pí（《本草拾遗》）

【基原】 为榆科刺榆属植物刺榆的树皮、根皮。

【原植物】 刺榆 *Hemiptelea davidii*（Hance）Planch.［*Planera davidii* Hance；*Zelkova davidii* Bean］ 又名：枢（《诗经》），荎（《尔雅》），柘榆、梗榆（《广雅》），钉枝榆（《中国树木分类学》），刺榔（《天目山药用植物志》），骚夹菜（《广西药用植物名录》），骚夹紫（《广西本草选编》），刺叶子（《新华本草纲要》）。

落叶乔木，高达10 m。树皮灰色，粗糙而深沟裂；一年生枝密生短毛；小枝具粗而长的枝刺，刺长1.5～8 cm，刺上有淡褐色的皮孔。叶互生；叶柄长1～4 mm，密被短茸毛；托叶早落；叶片椭圆形或椭圆状长圆形，长2～6 cm，宽1～3 cm，两端渐尖而略圆，边缘具粗锯齿，上面被脱落性柔毛，毛落后留有圆形黑色的凹痕，下面沿叶脉初具疏生柔毛，后渐脱落；花叶同时开放。花杂性（两性花和单性花同株），1～4朵生于小枝的苞腋和下部的叶腋；花被合生，上部4～5裂；雄蕊4（偶5），花药2室；雌蕊歪生，花柱2。翅果黄绿色，扁平，具歪形的翅，顶部2裂成鸡头张喙状，基部有宿存花萼。花期4～5月，果期7～9月。

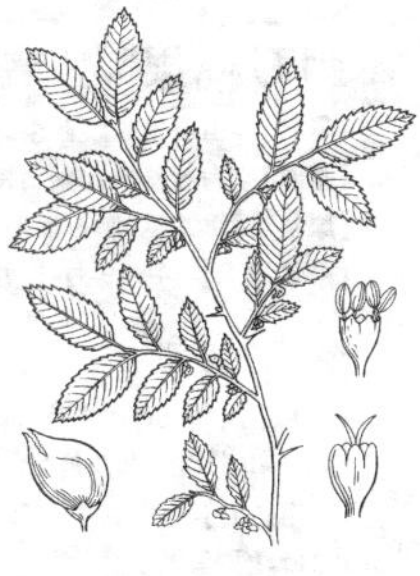

刺 榆

生于山麓、山坡路旁，通常栽植于村落附近。分布于华北、东北、华东、华中、西北各地。

本植物的叶（刺榆叶）亦供药用，另设专条。

【采收加工】 全年均可采收，刮去外层粗皮，鲜用。

【药材】 刺榆皮 *Hemipteleae Cortex* 产于吉林、辽宁、内蒙古、河北、山西、河南、江苏、浙江、江西、湖南等地。

性状 本品为扁平的板块状或两边稍向内卷的块片，厚2～7 mm。外表面暗灰色，粗糙且具条状深沟裂；内表面灰褐色，光滑。易折断，断面纤维性。气微，味淡、微涩。

【药性】 苦、辛，微寒。

【功用主治】 解毒消肿。主治疮痈肿毒，毒蛇咬伤。

《广西本草选编》："解毒消肿。"

【用法用量】 内服：煎汤，3～6 g。外用：鲜者捣敷。

2745 刺山茶果 cì shān chá guǒ（《万县中草药》）

【基原】 为卫矛科美登木属植物刺茶的果实。

【原植物】 刺茶 *Maytenus variabilis*（Loes.）C. Y. Cheng［*Gymnosporia variablis* Loes.］ 又名：刺茶裸实、牛王刺（《中国高等植物图鉴》），寡母刺、大布母（《万县中草药》）。

灌木，高达3 m。1～2年小枝刺状。叶柄长5～10 mm；叶片窄椭圆形或椭圆状披针形，长3～8 cm，宽1～3.5 cm，先端钝或圆，边缘有细密浅锯齿。聚伞花序腋生，总花梗长约1 cm，先端二歧分枝，分枝上各有1个一至二回分枝的小聚伞；花黄白色，直径达5 mm，5数；花盘稍肥厚；雄蕊着生花盘之下；子房3室，花柱短，柱头3裂。蒴果紫棕色，倒圆锥形，直径1～1.5 cm，果梗长约1 cm。种子每室1～2颗，紫棕色，基部有细小假种皮。

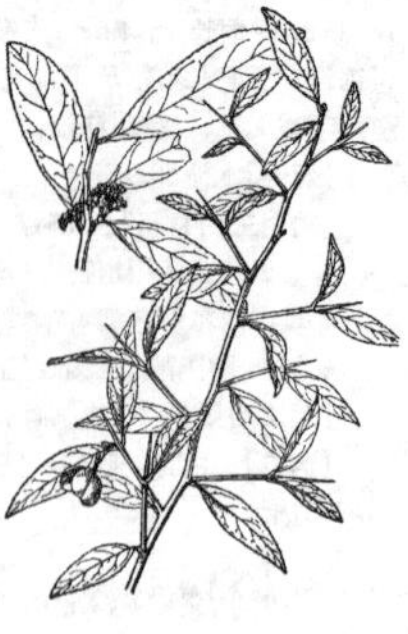

刺　茶

生于山坡、河岸。分布于湖北、四川、贵州。

本植物的根皮（刺山茶根皮）亦供药用，另设专条。

【采收加工】 8～9月，果熟时采集，晒干。

【功用主治】 止痢。主治痢疾。

【用法用量】 内服：煎汤，9～12 g。

【选方】 治痢疾　刺山茶果、马齿苋、地锦草各9 g，刺黄芩15 g。水煎服。（《万县中草药》）

2746 刺石榴果 cì shí liú guǒ（《陕西中草药》）

【异名】 山石榴（《陕西中草药》）。

【基原】 为蔷薇科蔷薇属植物峨眉蔷薇的果实。

【原植物】 参见“刺石榴根”条。

【采收加工】 7～9月果实成熟时采摘，除去萼片及果柄，晒干。

【药性】 酸、涩，平。

1.《陕西中草药》：“味苦、涩，性平。”

2.《四川常用中草药》：“性平，味酸、涩。”

【功用主治】《陕西中草药》：“止血，止痢。主治吐血、衄血、崩漏，白带，痢疾。”

【用法用量】 内服：煎汤，9～15 g；或研末，每次3 g，每日3次。

【宜忌】 忌铁器。

【选方】 1. 治赤白痢疾　刺石榴9 g，炒黄研粉。5岁以下每服1 g；成人每服3 g，每日3次，红白糖为引，开水送下。（《陕西中草药》）

2. 治妇女崩漏　刺石榴、地榆。共为细末，用蝎子七煎水冲服。

3. 治虫痔痒痛　刺石榴烧酒烟熏，其痒自止，3次即愈。（2、3方出自《陕西草药》）

2747 刺石榴根 cì shí liú gēn（《秦岭巴山天然药物志》）

【异名】 山石榴（《四川常用中草药》）。

【基原】 为蔷薇科蔷薇属植物峨眉蔷薇的根。

【原植物】 峨眉蔷薇 *Rosa omeiensis* Rolfe

灌木，高3～4 m。小枝红褐色，常有扁而基部膨大的皮刺。羽状复叶，小叶9～17；连叶柄长3～6 cm；叶柄和叶轴散生小皮刺；托叶大部分贴生于叶柄；小叶片长圆形或椭圆状长圆形，长8～30 mm，宽4～10 mm，先端急尖或圆钝，基部圆钝或宽楔形，边缘有锐锯齿，上面无毛或在下面中肋上有短柔毛。花单生，无苞片，花梗和花托均无毛；花白色，直径2.5～3.5 cm；萼裂片4，披针形，宿存；花瓣4，倒卵形，先端微凹；花柱离生，被长柔毛。果梨形，长8～15 mm，鲜红色，有黄色肉质果梗，萼片直立宿存。花期5～6月，果期7～9月。

生于海拔750～4 000 m的山坡、山脚下或灌木丛中。分布于湖北、四川、云南、西藏、陕西、甘肃、青海、宁夏等地。

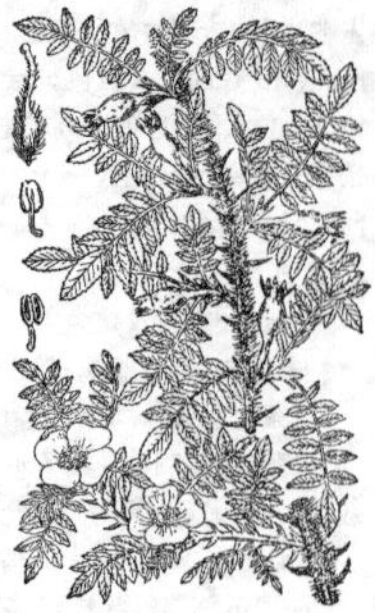

峨眉蔷薇

本植物的花瓣（峨眉蔷薇花）、果实（刺石榴果）亦供药用，另设专条。

【采收加工】 全年均可采，挖根，切片，晒干。

【药性】《四川常用中草药》：“性平，味酸、涩。”

【功用主治】 止血，止痢，杀虫。主治吐血，崩漏，白带，痢疾，蛔虫症。

《四川常用中草药》：“治吐血、崩带。”

【用法用量】 内服：煎汤，6～15 g。

【宜忌】《陕西中草药》：“忌铁器。”

2748 刺叶苏铁 cì yè sū tiě（《新华本草纲要》）

【基原】 为苏铁科苏铁属植物华南苏铁的根或种子。

【原植物】 华南苏铁 *Cycas rumphii* Miq.　又名：龙尾苏铁（《海南植物志》），印度苏铁（《台湾药用植物志》），华东苏铁（《安徽省中药资源名录》）。

树干圆柱形，高4～8 m。上部有残存的叶柄。羽状叶长1～2 m，近直展，上部拱弯，叶轴下部通常有短柄；羽状裂片50～80对，对排成2列，长披针状条形或条形，稍弯曲或直，长15～30 cm，宽1～1.5 cm，革质，绿色，有光泽，两面中脉微凹，或微反曲。雄球花有短梗，椭圆状长圆形，长12～25 cm；小孢子叶楔形，长2.5～5 cm，密被红色或褐红色绒毛；大孢子叶长20～30 cm，羽状分裂，初被绒毛，后渐脱落，柄长，胚珠1～3。种子扁球形或卵圆形，先端有时微凹，中央微有凸尖，径3～4.5 cm。花期5～6月，种子10月成熟。

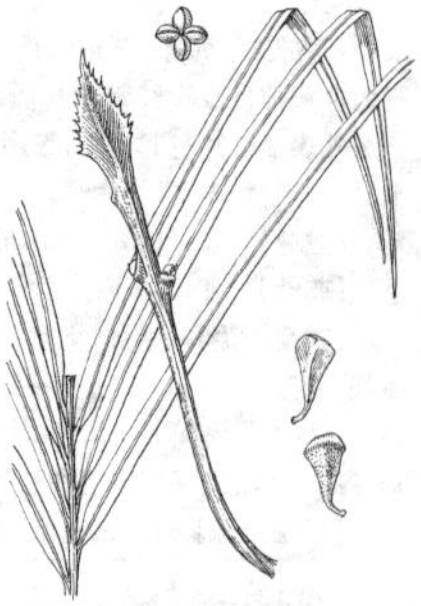

华南苏铁

原产于印度尼西亚、澳大利亚北部、越南、缅甸、印度及非洲马达加斯加等地。我国华南各地广为栽培，长江流域有盆栽。

【采收加工】 全年可采根，10月采收成熟种子，晒干。

【成分】 含一系列挥发的醇类、酮类与酯类。

【功用主治】《台湾药用植物志》：“种子治创伤，湿疹肤痒及其他皮肤病。”

【用法用量】 内服：煎汤，根10～15 g；种子6～9 g。外用：研末调涂。

2749 刺黄柏叶 cì huáng bò yè（《新疆中草药》）

【基原】 为小檗科小檗属植物黑果小檗的叶。

【原植物】 参见“黑果小檗”条。

【采收加工】 4～7月采收，晒干。

【功用主治】 主治肺结核。

【用法用量】 内服：煎汤，10～15 g。

2750 刺葡萄根 cì pú táo gēn（《天目山药用植物志》）

【基原】 为葡萄科葡萄属植物刺葡萄的根。

【原植物】 刺葡萄 *Vitis davidii*(Roman.) Foex.[*V. armata* Diels et Gilg] 又名:山葡萄(《全国中草药汇编》),野葡萄(《秦岭巴山天然药物志》),小葡萄(《贵州中草药名录》)。

木质藤本。枝条粗壮,老枝树皮呈长片状剥落,幼枝密生皮刺,刺直立或先端稍弯曲;卷须分枝。单叶互生;叶柄长6~13 cm,通常疏生小皮刺;叶片宽卵形至卵圆形,长5~15 cm,宽6.5~14 cm,先端短渐尖,有时有不明显的3浅裂,基部心形,边缘具深波状的锯齿,除下面叶脉和脉腋有短柔毛外,余均无毛。花杂性异株,圆锥花序与叶对生,长5~15 cm;花小,直径约2 mm;花萼为不明显的5浅裂,无毛;花瓣5,上部互相合生,早落;雄蕊5,与花瓣对生,子房埋于花盘中。浆果球形,熟时蓝紫色,直径1~1.5 cm。花期5~7月,果期8~10月。

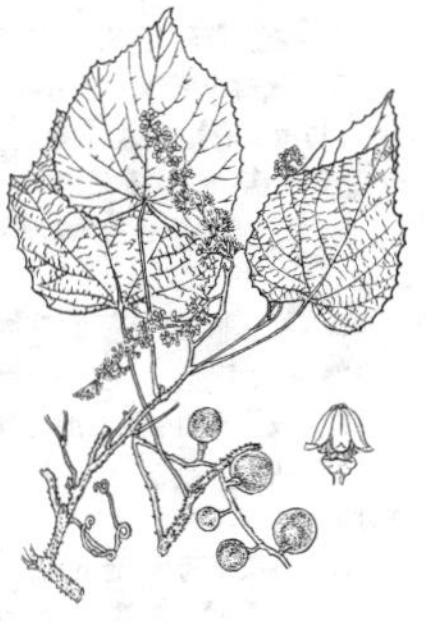

刺葡萄

生于海拔1 400 m以下的山坡灌木丛中。分布于华中、西南及江苏、浙江、安徽、福建、江西、陕西、甘肃等地。

【采收加工】 9~12月采挖,切片,鲜用或晒干。

【药性】《重庆草药》:"味甘,性平,无毒。"

【功用主治】 行气消积,活络止痛。主治吐血,腹胀癥积,久痹,筋骨伤痛。

1.《重庆草药》:"行气,活血,消积。治吐血,消肿胀。"

2.《全国中草药汇编》:"祛风湿,利小便。治慢性关节炎,跌打损伤。"

【用法用量】 内服:煎汤,30~60 g,鲜品倍量;或浸酒。

2751 刺楸树叶 cì qiū shù yè (《救荒本草》)

【异名】 乌不宿叶(《周益生家宝方》),刺楸叶(《广西本草选编》)。

【基原】 为五加科刺楸属植物刺楸的叶。

【原植物】 参见"刺楸树皮"条。

【采收加工】 6~10月采收,多鲜用。

【药性】《救荒本草》:"味甘。"

【功用主治】 解毒,祛风,活血。主治疮疡肿痛或溃破,风疹,风湿骨痛,跌打肿痛。

1.《广西本草选编》:"治跌打肿痛,骨折。"

2.《广西民族药简编》:"水煎洗患处,治风湿骨痛,洗身治感冒。"

3.《长白山植物药志》:"治皮肤感染或溃疡。"

【用法用量】 外用:煎水洗;或捣烂炒热敷。

【选方】 治难产 乌不宿叶一两,甘草五钱。好酒二碗,煎一碗,一次或分二次服。(《纲目拾遗》引《周益生家宝方》)

2752 刺楸树皮 cì qiū shù pí (《四川中药志》)

【异名】 丁桐皮、钉皮(《四川中药志》),刺楸皮、山上虎、狼牙棒(《陕西中草药》),海桐皮(《安徽中草药》),野海桐皮(《浙江药用植物志》),刺五加(《贵州中草药名录》)。

【基原】 为五加科刺楸属植物刺楸的树皮。

【原植物】 刺楸 *Kalopanax septemlobus*(Thunb.) Koidz. [*Acer septemlobum* Thunb.; *K. pictum* Nakai] 又名:刺楸树(《救荒本草》),乌不宿、乌不踏(汪连仕《采药书》),老虎草、昏树、晚娘棒(《纲目拾遗》),钉皮树、丁桐树(《陕西中草药》),五叶刺枫(《浙江药用植物志》),勤枫树、刺枫树、刺大木(《湖南药物志》)。

落叶大乔木,高约10 m。树皮暗灰棕色,小枝圆柱形,淡黄棕色或灰棕色,具鼓钉状皮刺,刺长5~6 mm,基部宽6~7 mm。叶在长枝上互生,在短枝上簇生,叶柄细长,长8~50 cm,无毛;叶片近圆形或扁圆形,掌状5~7浅裂,茁壮枝上的叶片分裂较深,裂片先端渐尖,基部心形,边缘有细锯齿,上面深绿色,无毛,下面淡绿色,仅脉上具淡棕色软毛或除基部脉腋外无毛。伞形花序聚生为顶生圆锥花序,长15~25 cm,直径20~30 cm;伞形花序直径1~2.5 cm,有花数朵;花萼无毛,边缘有5齿;花瓣5,三角状卵形,长约1.5 mm,白色或淡黄绿色;雄蕊5,长约2.5 mm,内曲;子房下位,2室;花盘隆起,花柱2,合生成柱状,柱头离生。核果近球形,成熟时蓝黑色,直径约5 mm;花柱宿存。种子2,扁平。花期7~10月,果期9~12月。

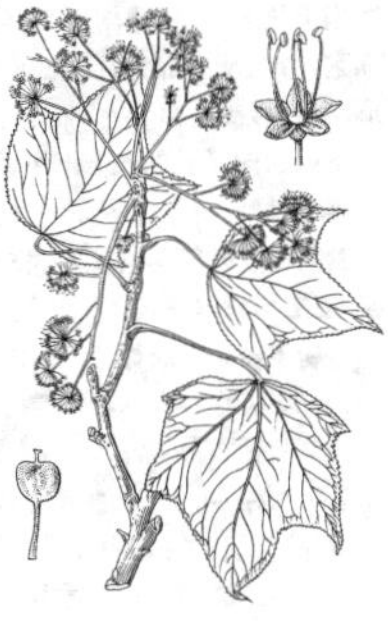

刺楸

生于海拔200~1 400 m的山坡稀疏灌木丛中。分布于华北、东北、华东、中南、西南及陕西、西藏等地。

本植物的茎枝(刺楸茎)、叶(刺楸树叶)、根(刺楸树根)亦供药用,另设专条。

作刺楸树皮用的原植物尚有:① 深裂刺楸 *K. septemlobus*(Thunb.) Koidz. var. *maximowiczii*(V. Houtte) Hand.-Mazz. 分布于辽宁、上海、江苏、浙江、山东、河南。② 毛叶刺楸 *K. septemlobus*(Thunb.) Koidz. var. *magnificus*(Zabel) Hand.-Mazz. 分布于浙江、湖北、四川、云南。

【栽培】 生物学特性 适应性强,抗性好,在阳光充足、土质肥沃地段生长良好,不耐干旱也不耐低湿水涝,在湿润肥沃的酸性或中性土壤中生长迅速。

繁殖方法 种子繁殖或根插繁殖。种子繁殖:春季将种子用50 ℃温水浸3~4日,捞出与湿砂层积催芽10日左右,有30%的种子破胸裂口,即可播种,培育2年,高1 m左右时移栽。根插繁殖:11月从母株周围挖取1~2 cm粗的根,剪成15~20 cm长的小段,层积贮藏在阴凉处,第二年2月扦插,当苗高66~100 cm时,于冬季落叶后至第二年发芽前移栽,按行株距各约3 m开穴,每穴栽苗1株。

田间管理 种子繁殖的,当苗出齐后,要浅薅,追肥1次,以后在6、8、11月各再中耕除草1次,11月中耕除草后追肥1次,第二年3、5月各中除1次,并在3月中耕除草后追肥1次。根插者,在4、6月各中耕除草追肥1次。

病虫害防治 幼树期五加叶点霉易发生,从5月中旬开始每隔10日喷洒1次75%百菌清300倍液或退菌特600倍液或敌克松500~1 000倍液,喷洒叶面防治。

【采收加工】 栽后15~20年,胸围达20 cm以上,才能采伐。全年均可采,剥取树皮,晒干。

【药材】 刺楸树皮 *Kalopanacis Septemlobi Cortex* 主产于江苏、浙江、安徽、湖南、四川、贵州。

性状 干燥树皮呈卷筒状或弧状弯曲条块状,长宽不一,厚1.3~3.5 mm。外表面灰白色至灰褐色,粗糙,有灰黑色纵裂隙及横向裂纹,散生黄色圆点状皮孔,不明显;皮上有钉刺,纵向延长呈椭圆形,先端扁平尖锐,钉刺脱落可露出黄色内皮。内表面棕黄色或紫褐色,光滑,有明显细纵纹。质坚韧,不易折断,折断面外部灰棕色,内部灰黄色,强纤维性,呈明显片层状。气微香,味苦。

鉴别 (1) 树皮横切面:木栓组织由数至十数列细胞组成,

细胞类长方形，壁略增厚，木化；钉刺部位基部为径向延长的木化细胞，边缘及尖部为纤维。皮层较窄，有石细胞散在，石细胞类圆形、类方形或类多角形，簇晶直径 11～168 μm。韧皮部纤维组成 4～8条切向延长的长方形束，每束由数个及至数十个纤维组成；筛管颓废；韧皮薄壁细胞亦含众多的草酸钙结晶，射线宽 1～3 细胞。较老的树皮外侧为落皮层，皮层由数层至十数层木栓细胞环带组成；皮层与较薄树皮类同；韧皮部较宽，纤维束环带可达十数列。

粉末特征：灰棕色。草酸钙簇晶极多，直径 12～120 μm，以 50 μm 以上的为多见，有的棱角宽大或带方形，也有簇晶与方晶合生。草酸钙方晶大小不一，直径 16～85 μm。韧皮纤维较多，成束或单个散在，甚长，平直或稍弯曲，末端钝圆，壁甚厚，木化，孔沟明显，胞腔狭细。钉刺中纤维大多成束，淡黄色或黄棕色，呈长梭形，末端斜尖或钝圆，壁厚，木化，斜纹孔稀少，孔沟一般不明显。石细胞呈类长圆形、类长方形或纺锤形。分泌道多破碎，分泌细胞含有细小油滴。木栓细胞无色或淡棕色。表面观呈类多角形，壁薄或稍厚，纹孔有的可见。筛管分子端壁极倾斜，复筛板易察见，筛域十数个，呈梯状排列。淀粉粒稀少，类圆形，直径 2～3 μm。此外，落皮层组织碎片甚多，黄棕色或红棕色，纹孔及孔沟明显。

(2) 取本品粉末 0.5 g，置试管中，加蒸馏水 10 ml，于水浴中加热 10 分钟，放冷，取上清液，置带塞试管中，用力振摇，产生持久性泡沫(检查皂苷)。

(3) 取本品粉末 1 g，加 70%乙醇 10 ml 热浸，浸出液滤过，水浴上蒸干，加浓硫酸-乙酸酐试液 2 滴，颜色由黄变至红、紫色，后为蓝色(检查萜类皂苷)。

【成分】 含刺楸根皂苷(kalopanaxsaponin)A，生物碱，皂苷类，鞣质和挥发油。

【药理】 抗炎作用　茎皮提取物刺楸皂苷 A 和 pictoside A 具有显著的抗炎活性，口服剂量为 50 mg/kg 时，明显抑制小鼠血管透性。

【药性】 辛、苦，平。

1.《四川中药志》1960 年版："性平，味甘、苦。无毒。入脾、胃二经。"

2.《陕西中草药》："味辛，微苦，性平。"

【功用主治】 祛风，除湿，活血，杀虫。主治风湿痹痛，跌打损伤，疮癣。

1.《江苏省植物药材志》："治霍乱，赤白痢，并用于风湿痹痛，脚气，腰膝痛，有收敛镇痛作用。外用于皮肤疥癣及牙痛等。"

2.《四川中药志》1960 年版："祛风行血，除湿杀虫。"

3.《长白山植物药志》："化痰止嗽。治慢性气管炎咳嗽。"

【用法用量】 内服：煎汤，9～15 g；或泡酒。外用：煎水洗；或捣敷；或研末调敷。

【宜忌】 孕妇慎服。

《四川中药志》1960 年版："非风湿者忌用。"

【选方】 1. 治风湿腰腿筋骨痛　鲜刺楸茎皮 9 g，桑寄生 30 g，鸡血藤 12 g。水煎服。(《河北中草药》)

2. 治腰膝疼痛　刺楸皮 30 g，五加皮 15 g。白酒适量，浸 10 日，饮酒，每次 1 酒盅，日服 3 次。(《吉林中草药》)

3. 治疥癣　海桐皮、蛇床子等量。研末，凡士林或猪油调膏外敷。(《安徽中草药》)

2753 刺楸树根 cì qiū shù gēn (《四川中药志》)

【异名】 刺根白皮(汪连仕《采药书》)，鸟不宿根皮(《百草镜》)，钉木树根、刺五加(《贵州民间药物》)，刺楸根(《重庆草药》)。

【基原】 为五加科刺楸属植物刺楸的根或根皮。

【原植物】 参见"刺楸树皮"条。

【采收加工】 多于 7～8 月采挖，切片或剥取根皮切片，鲜用或晒干。

【成分】 根含多糖，刺楸根皂苷(kalopanaxsaponin)A、B。

【药性】 苦，平。

1. 汪连仕《采药书》："性温。"

2.《纲目拾遗》："性热。"

3.《四川中药志》1960 年版："性凉，味苦，无毒。"

4.《重庆草药》："味苦，性平。"

5.《陕西中草药》："有小毒。"

【功用主治】 凉血散瘀，祛风除湿。主治肠风下血，风湿骨痛，跌打损伤，疮疡，瘰疬，痔疮。

1. 汪连仕《采药书》："行血追风，治紫云风，大麻风，筋骨疼痛。"

2.《纲目拾遗》："下虫。""追风定痛，有透骨之妙。治风毒流注风痹，跌打劳怯，合保生丸，治虚劳如神，下胎催生。"

3.《民间常用草药汇编》："治痔疮，清热解毒。"

4.《四川中药志》1960 年版："散血清热，除风湿，治肠风下血，跌打损伤及风湿痛。"

5.《重庆草药》："治小儿脱肛，瘰疬，痒子。"

【用法用量】 内服：煎汤，9～15 g；或泡酒。外用：捣敷；或煎水洗。

【宜忌】 脾胃虚寒及孕妇慎服。

1.《民间常用草药汇编》："孕妇忌服。"

2.《重庆草药》："血虚气弱者慎用。"

【选方】 1. 治肠风下血　刺楸根 125 g，漏芦根 30 g。炖猪大肠头服。(《四川中药志》1960 年版)

2. 治筋骨痛　鲜刺楸根 60 g，杜衡 3 g，鸡血藤 30 g。水煎服。(江西《草药手册》)

3. 治跌打损伤　刺楸根 125 g，活土鳖 30 g。酒煎内服、外搽，每日服 1～2 次，每次服 1 杯。

4. 治痒子　刺楸根、骚羊牯、天葵子各 60 g。炖五花肉服。

5. 治小儿脱肛　刺楸根、五倍子各 15～30 g。熬水，待温熏洗。(3～5 方出自《重庆草药》)

2754 刺山茶根皮 cì shān chá gēn pí (《万县中草药》)

【基原】 为卫矛科美登木属植物刺茶的根皮。

【原植物】 参见"刺山茶果"条。

【采收加工】 四季均可采，挖取根部，剥取外皮，晒干。

【功用主治】 祛风，除湿，散瘀。主治风湿骨痛，跌打损伤。

【用法用量】 内服：煎汤，9～12 g；或浸酒。

【选方】 治跌打损伤　刺山茶根皮、倒莲花根各 9 g。泡酒服。(《万县中草药》)

2755 刺苞南蛇藤 cì bāo nán shé téng (《黑龙江常用中草手册》)

【异名】 爬山虎(《东北常用中草药手册》)。

【基原】 为卫矛科南蛇藤属植物刺南蛇藤的根、茎。

【原植物】 刺南蛇藤 *Celastrus flagellaris* Rupr.

藤状灌木，长达 8 m。茎枝常有随生根。最外 1 对芽鳞宿存，呈尖硬钩状刺，常钩附于树上。单叶互生，近膜质，宽卵形或近圆形，长 3～5.5 cm，宽 2～5 cm，先端短渐尖，基部近圆形或阔楔形，叶缘具硬毛状细齿。聚伞花序腋生 1～3 花或多花成簇；花单性，淡黄色，5 数，萼钟形，5 裂；花瓣匙状长圆形；雄花的花丝着生于

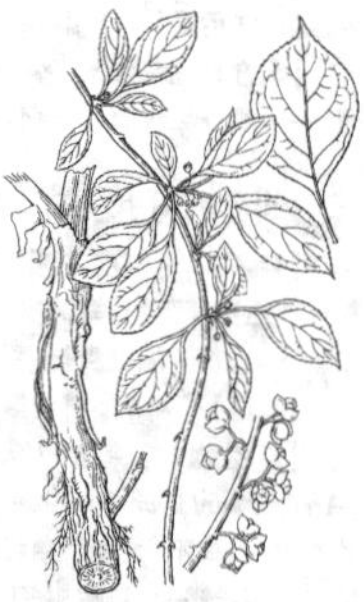

刺南蛇藤

花盘的边缘，子房退化；雌花的花丝极短，子房3室，花柱柱状，柱头3裂，裂端再深2裂，反折。蒴果球形，黄绿色，3瓣裂。种子3～6颗，暗红色，被橙红色假种皮。花期6月，果期10月。

生于旷野、林下、河边及石坡上。分布于东北及河北、浙江、山东。

本植物的叶(刺苞南蛇藤叶)、果实(刺苞南蛇藤果)亦供药用，另设专条。

【采收加工】 春秋季采收，晒干。

【药性】 《东北常用中草药手册》："甘，平。"

【功用主治】 《黑龙江常用中草药手册》："祛风湿，强筋骨，消肿止痛，活血。主治风湿痛，关节炎，跌打损伤肿痛，无名肿毒，蛇咬伤。"

【用法用量】 内服：煎汤，15～30 g。外用：研末调涂。

【宜忌】 孕妇禁服。

【选方】 1. 治风湿关节炎　刺苞南蛇藤根50 g，猪蹄1个，合酒、水各半炖食；或刺苞南蛇藤50 g，穿山龙25 g，白酒500 g，浸泡7日。每服10 ml，每日3次。

2. 治跌打损伤　刺苞南蛇藤200 g，研末。每服10 g，白开水送服，每日2次；如伤处未破，并用烧酒调刺苞南蛇藤末，外敷伤处。(1、2方出自《东北药用植物》)

2756 刺齿凤尾蕨 cì chǐ fèng wěi jué (《中国药用孢子植物》)

【异名】 半边双、半边旗(《广西药用植物名录》)。

【基原】 为凤尾蕨科凤尾蕨属植物刺齿凤尾蕨的全草。

【原植物】 刺齿凤尾蕨 *Pteris dispar* Kunze　又名：半凤尾蕨(《广西药用植物名录》)。

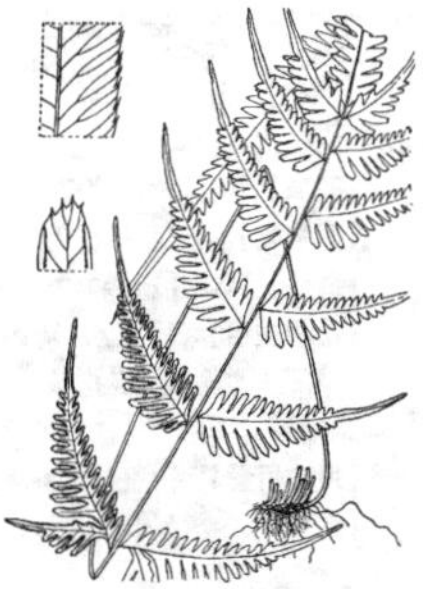

刺齿凤尾蕨

陆生多年生蕨类植物，植株高30～80 cm。根茎短而横生，密生棕色披针形鳞片。叶草质，密生，二型；营养叶柄栗色至栗褐色，长8～12 cm，3～4棱，光滑，仅在基部有棕色线形鳞片，叶轴及羽轴两侧隆起的狭边上有短刺；叶片长圆形至长圆状披针形，长15～40 cm，宽6～15 cm，先端尾状，二回单数深羽裂或二回半边深羽裂；侧生羽片4～6对，柄极短，羽片三角状披针形或三角形，基部偏斜，先端尾状，羽裂几达羽轴，第一对最大，长5～8 cm，宽2～3 cm；裂片4～9枚，长圆形或狭长圆形，仅顶部有刺尖锯齿；侧脉分叉，小脉伸于锯齿内。孢子叶与营养叶相似而较长，叶片狭卵形；侧生羽片5～7对，裂片先端渐尖。孢子囊群线形，生于羽片边缘的小脉上，仅顶部不育；囊群盖线形，膜质，灰绿色，全缘。

生于海拔400～950 m的阔叶林中或疏林下。分布于江苏、浙江、安徽、福建、江西、湖南、广西、四川、贵州、台湾等地。

【采收加工】 全年均可采收，鲜用或晒干。

【成分】 含萜类：异蕨苷(isopteroside)C，对映-11α-羟基-15-氧代-贝壳杉-16-烯-19-羧酸(*ent*-11α-hydroxy-15-oxo-kaur-16-en-19-carboxylic acid)，对映-11α-羟基-15-氧代-16*S*-贝壳杉烷-19-羧酸(*ent*-11α-hydroxy-15-oxo-16*S*-kaurane-19-carboxylic acid)，对映-11α-羟基-15-氧代-16*R*-贝壳杉烷-19-羧酸(*ent*-11α-hydroxy-15-oxo-16*R*-kaurane-19-carbo-xylic acid)，对映-7α，9-二羟基-15-氧代-16*S*-贝壳杉烷-19，6β-内酯(*ent*-7α，9-dihydroxy-15-oxo-16*S*-laurane-19，6β-olide)，对映-7α，9-二羟基-15-氧代-贝壳杉-16-烯-19，6β-内酯(*ent*-7α，9-dihydroxy-15-oxo-kaur-16-en-19，6β-olide)，还含刺齿凤尾蕨苷(pteris dispar)A、B、C。

【药性】 《中国药用孢子植物》："苦、涩，凉。"

【功用主治】 《中国药用孢子植物》："清热解毒，止血祛瘀。治肠炎，痢疾，流行性腮腺炎，疮毒，跌打损伤等。"

【用法用量】 内服：煎汤，15～30 g。外用：捣敷。

【选方】 治流行性腮腺炎　刺齿凤尾蕨15 g，大青叶15 g。煎服。(《中国药用孢子植物》)

2757 刺苞南蛇藤叶 cì bāo nán shé téng yè (《东北药用植物》)

【基原】 为卫矛科南蛇藤属植物刺南蛇藤的叶。

【原植物】 参见"刺苞南蛇藤"条。

【采收加工】 4～7月采收，鲜用或晒干。

【药性】 苦，平。

【功用主治】 《东北药用植物》："解毒，散瘀。主治跌打损伤，多发性疖肿，毒蛇咬伤。"

【用法用量】 内服：适量，捣汁冲酒服。外用：捣敷。

【宜忌】 《东北药用植物》："孕妇忌用。"

2758 刺苞南蛇藤果 cì bāo nán shé téng guǒ (《黑龙江常用中草药手册》)

【基原】 为卫矛科南蛇藤属植物刺南蛇藤的果实。

【原植物】 参见"刺苞南蛇藤"条。

【采收加工】 10～11月采收，晒干。

【成分】 种子含南蛇藤黄质(celaxanthin)，玉蜀黍黄质(zeaxanthin)，1-α-乙酰氧基-2α，9β-二桂皮酰氧基-β-二氢沉香呋喃(celastrine)B。

【药性】 苦、辛，平。

【功用主治】 活络，止痛，解毒。主治筋骨疼痛，腰腿麻木，牙痛，疮疡肿毒。

《黑龙江常用中草药手册》："治无名肿毒，蛇咬伤。"

【用法用量】 内服：煎汤，6～25 g。

2759 枣叶 zǎo yè (《本经》)

【基原】 为鼠李科枣属植物枣的叶。

【原植物】 参见"大枣"条。

【药性】 甘，温。

1. 《日华子》："温，无毒。"

2. 《纲目》："甘，温，微毒。"

【采收加工】 4～7月采收，鲜用或晒干。

【功用主治】 清热解毒。主治小儿发热，疮疖，热痱，烫火伤。

1. 《本经》："覆麻黄，能令出汗。"

2. 《别录》："枣叶散服使人瘦，久即呕吐，揩热痱疮良。"

3. 《日华子》："治小儿壮热，煎汤浴。和葛粉裛痱子佳及治热瘤。"

4. 《药性考》："止反胃。"

5. 《本草求原》："洗疳、痔、疔、烂脚、结毒。"

【用法用量】 内服：煎汤，3～10 g。外用：煎水洗。

【选方】 1. 治小儿天行五日以后，热不歇者　枣叶一握，麻黄一两(去根、节)，葱白(切)一合，豉一合。上四味切，以童子小便二升煮煎，取九合，去滓。分服之。(《外台秘要》)

2. 治火灼疮　枣叶、菊花。上煎汤，用猪胆水汤和浴。(《普济方》)

3. 治伏热遍身痱痒　枣叶一升，好滑石二两。用水数碗，共合一处，熬三炷香。趁热浴洗，二三次即愈。(《鲁府禁方》)

4. 治反胃，呕吐食，数日不定　干枣叶一两，藿香半两，丁香二(一)分。上件药，捣细罗为散。每服二钱，以水一小盏，入生姜半分，煎至六分，即去生姜。不计时候，和滓热服。(《圣惠方》)

2760 **枣核** zǎo hé（《别录》）

【基原】 为鼠李科枣属植物枣的果核。

【原植物】 参见"大枣"条。

【采收加工】 加工枣肉食品时，收集枣核。

【药性】 苦，平。

1.《别录》："味苦。"

2.《纲目》："苦，平，无毒。"

【功用主治】 解毒，敛疮。主治臁疮，牙疳。

1.《别录》："主腹痛邪气。"

2.《纲目》："核，烧，研，掺胫疮良。"

【用法用量】 外用：适量，烧后研末敷。

【选方】 1. 治内外臁疮 用北枣核烧灰，干敷之。(《普济方》)

2. 治走马牙疳 陈年南枣核烧灰研末撒之。(《不药良方》)

3. 治红线锁目(眼疾) 南枣核二十一粒。将核截两断，去仁净，以铜绿塞孔中，仍将枣核合上，以纸贴封，一起放炉中烧红以碗盖，存性。每日只用七个，研极细末，调生男乳，水抹三日立效。(《纲目拾遗》)

2761 **枣树皮** zǎo shù pí（《纲目》）

【基原】 为鼠李科枣属植物枣的树皮。

【原植物】 参见"大枣"条。

【采收加工】 全年皆可采收，春季最佳，用月牙形镰刀，从枣树主干上将老皮刮下，晒干。

【药性】《青岛中草药手册》："性温，味涩。"

【功用主治】 止泻，祛痰，镇咳，止血。主治泄泻，痢疾，咳嗽，崩漏，外伤出血，烧烫伤。

1.《青岛中草药手册》："止泻，止血。治腹泻，痢疾，崩漏，外伤出血等。"

2.《全国中草药汇编》："消炎。治气管炎，肠炎。"

【用法用量】 内服：煎汤，6～9 g；研末，1.5～3 g。外用：煎水洗；或研末撒。

【选方】 1. 治腹泻 枣树皮一束，炒焦为末。车前子9 g，煎汤送下，早晚各服1.5 g，饭前服。

2. 治刀伤 枣树皮9 g，当归3 g。各炒为极细末，瓶装备用。如遇刀伤，流血不止，以此药粉干撒患处，结痂牢固，不易感染。〔1、2方出自《中药通报》1956，2(3)：122〕

3. 治目昏不明 枣树皮、老桑树皮等分。烧研。每用一合，井水煎，澄，取清洗目，一日三洗。昏者复明。忌荤、酒、房事。(《纲目》)

【临床报道】 1. 治疗腹泻 枣树皮，炒成炭灰状，压成细粉。成人每次6 g，每日3次，连服3日为1个疗程，可连服1～2个疗程。共治2 843例，痊愈者1 657例，治愈率达58%。无毒副作用。对各种腹泻均有疗效，对饮食失调所致者效果尤好。

2. 治疗慢性气管炎 用枣树皮制成提纯枣树片(每片150 mg，相当于生药3 g)，每次1片，每日服2次；或用枣树皮研粉制成生药片，每次1 g，每日服3次。观察686例，近期总有效率为84.6%，其中提纯枣树片组253例，总有效率达92.4%。服药后一般痰量减少，由浓变稀，咳嗽减轻，多数患者睡眠好，食欲增加。服生药片患者，多数有口干，少数有胃脘胀闷，鼻衄，便秘等不良反应。另外，曾用枣树皮提取物与猪胆汁配伍制成复方枣树片，于发病高峰的秋冬季治疗老年性慢性气管炎127例，结果有效率为73.2%。

3. 治疗烧伤 取枣树皮(不含木质之粗皮)，碎为粗粉，加95%乙醇5 000 ml浸渍1日，再加蒸馏水至10 000 ml浸渍3～5日。过滤制成枣树皮酊。用时每100 ml加利多卡因注射液0.2 g，以喷雾器喷于创面，每日数次，结痂后酌减。治疗Ⅱ度烧伤257例，当日即可形成痂膜，平均3日硬痂形成；Ⅲ度烧伤21例，平均7日焦痂脱落；另15例Ⅱ度烧伤感染者，4日硬痂形成，感染控制。共治293例，未发现毒副作用。

2762 **枣树根** zǎo shù gēn（《纲目》）

【异名】 枣根(《本草经集注》)，枣子根(《四川中药志》)。

【基原】 为鼠李科枣属植物枣的根。

【原植物】 参见"大枣"条。

【采收加工】 10～12月采挖，鲜用或切片晒干。

【药性】 甘，温。

1.《四川中药志》1960年版："性平，味甘。无毒。"

2.《重庆草药》："味甜，性温。"

【功用主治】 调经止血，祛风健脾。主治月经不调，不孕，崩漏，胃痛，痹痛，脾虚泄泻，风疹，丹毒。

1.《分类草药性》："治吐血，崩症。调经种子。"

2.《四川中药志》1960年版："治湿气及小儿风丹。"

3.《重庆草药》："行气活血，调经助孕，为妇科用药。治月经不调，多用于月经提前或不孕，红崩白带，兼配合用于吐血。"

【用法用量】 内服：煎汤，10～30 g。外用：适量，煎水洗。

【选方】 1. 治胃痛 鲜枣树根60 g，猪舌头1个。炖熟吃。

2. 治关节酸痛 枣树根30 g，五加皮15 g。水煎服。(1、2方出自江西《草药手册》)

3. 治乳疳 枣树根60 g。炖猪肺食。(《湖南药物志》)

4. 治荨麻疹(风丹) 枣子根同樟树皮煎水洗浴，日2次。(《四川中药志》1960年版)

2763 **枣槟榔** zǎo bīng láng（《饮片新参》）

【异名】 枣儿槟榔(《随息居饮食谱》)，槟榔干(《中药志》)，枣儿槟、壳槟榔(《药材学》)。

【基原】 为棕榈科槟榔属植物槟榔的未成熟果实。

【原植物】 参见"槟榔"条。

【药性】《饮片新参》："甘，微苦、涩。"

【功用主治】 1.《饮片新参》："消食，醒酒，宽胸腹，止呕恶。"

2.《药材学》："消痰止咳。治胸膈闷滞，呕吐。作通经药、收敛药。"

【用法用量】 内服：煎汤，4.5～9 g；或研末作散剂。

【宜忌】 中虚气弱者忌服。

2764 **雨韭** yǔ jiǔ（汪连仕《草药方》）

【异名】 浮蔷(《救荒本草》)，青茨菇花(汪连仕《草药方》)，水白菜(《全国中草药汇编》)。

【基原】 为雨久花科雨久花属植物雨久花的全草。

【原植物】 雨久花 *Monochoria korsakowii* Regel et Maack. 又名：蓝鸟花(《植物名汇》)。

水生草本，高50～90 cm。全株无毛。根茎粗壮，纤维根发达。基生叶纸质；叶柄长约30 cm；叶片卵形至卵状心形，长3～13 cm，宽3～12 cm，先端急尖或渐尖，基部心形，全缘；茎生叶柄较短，基部扩大成鞘，抱茎。总状花序顶生，有花10多朵；花梗长5～10 mm；花直径约2 cm；花被

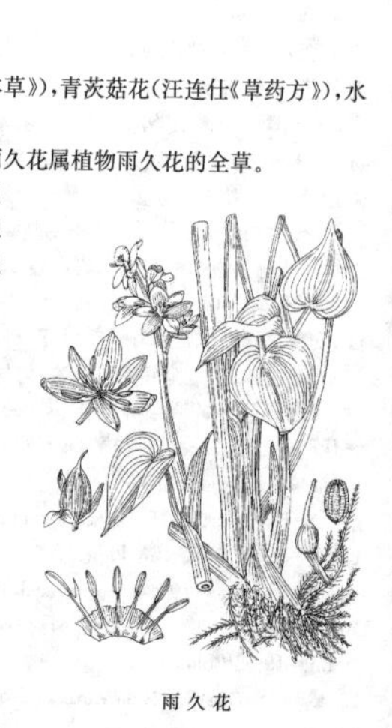

雨久花

裂片6，蓝色，椭圆形，长约1 cm，先端圆钝。蒴果卵形。花、果期7～10月。

生于池塘、湖边或稻田。分布于华北、东北、华东及河南等地。

【采收加工】 7～10月采收，鲜用或切段晒干。

【药材】 雨韭 *Monochoriae Korsakowii Herba* 主产于东北、华北。

性状 参见"原植物"项。

鉴别 茎横切面：表皮细胞1列，外被角质层。表皮下可见2～4列色素细胞层（细胞内含叶绿体）。通气薄壁组织宽厚，细胞圈链状排列，气腔内可见内生腺毛及其亮棕色分泌物，有的薄壁细胞内含草酸钙针晶束。维管束散在，韧皮部外侧有厚角组织，木质部内侧各有一气道。中心为一大型髓腔呈片状，由一层多角形薄壁细胞组成，散在有草酸钙针晶束。

【药性】《沙漠地区药用植物》："味甘，性寒。"

【功用主治】 清热，利湿，解毒。主治小儿高热咳喘，湿热黄疸，丹毒，疮疖。

1. 汪连仕《草药方》："去湿之功同茵陈。"（引自《纲目拾遗》）

2.《纲目拾遗》："散一切疖肿，消痔漏，明目。"

3.《吉林中草药》："清热定喘，解毒消肿。治高热，小儿丹毒。"

【用法用量】 内服：煎汤，3～10 g。外用：捣敷。

2765 雨蛙 yǔ wā（《动植物民间药》）

【异名】 青蛙（《彝医动物药》）。

【基原】 为雨蛙科雨蛙属动物无斑雨蛙或东北雨蛙的全体。

【原动物】 1. 无斑雨蛙 *Hyla arborea immaculata* Boettger

体长30～40 mm，头宽大于头长，吻圆而高，眼间距大于鼻间距；鼓膜圆，舌圆厚；指扁，基部有极不显的蹼迹，掌部小，疣粒颇多。后肢短，胫跗关节前达肩部。足比胫长，指端与趾端同，趾间无蹼。背部皮肤光滑，胸腹部及股的腹面密布扁平疣。背部绿色，体侧及腹面为白色，体侧及前后肢上都有黑色斑点，颞褶明显隆起，在眼、鼓膜和体侧处无棕色线纹。雄性第一指上的婚垫乳白色。

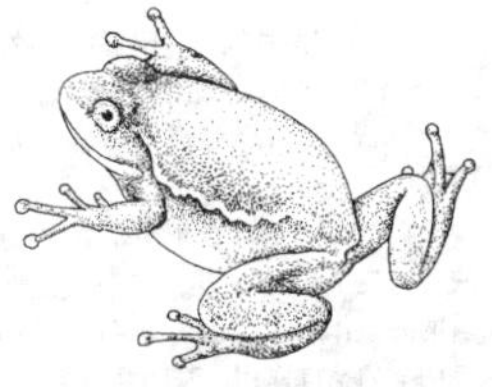

无斑雨蛙

多栖于近水草丛、灌木林间或潮湿地上，经常停于草叶或树叶上，以昆虫为食。分布于河北、内蒙古、江苏、浙江、安徽、福建、江西、河南、湖北、陕西等地。

2. 东北雨蛙 *H. japonica* Güenther

与上种的区别是：背部有斑纹，四肢有横斑。

分布于内蒙古、吉林、黑龙江。

【采收加工】 7～10月捕捉，鲜用或焙干。

【成分】 无斑雨蛙含9种同功酶(isoenzyme)。

【药性】《彝医动物药》："性平，味甘咸，入心、肾二经。"

【功用主治】 解毒杀虫。主治湿癣。

1.《中国动物药》："解毒杀虫。治湿癣。"

2.《彝医动物药》："治心脏衰弱，解烟毒，祛风湿，止痛。"

【用法用量】 外用：贴敷。

【选方】 1. 治湿癣 取腹部带赤色之生蛙，将其腹部紧贴患处，连蛙包扎之，每日3次。（《动植物民间药》）

2. 治大烟中毒 将活青蛙缚于心口部位，待青蛙死后，即可解毒，或将青蛙舂烂捣绒，贴于心口位置。（《彝医动物药》）

2766 郁金 yù jīn（《药性论》）

【异名】 马蒁（《新修本草》），五帝足、黄郁、乌头（《石药尔雅》）。

【基原】 为姜科姜黄属植物温郁金、姜黄、广西莪术、莪术或川郁金的块根。

【原植物】 1. 温郁金 *Curcuma wenyujin* Y. H. Chen et C. Ling 又名：温州蓬莪茂（《本草图经》）。

多年生草本，高80～160 cm。主根茎陀螺状，侧根茎指状，内面柠檬色。须根细长，末端常膨大成纺锤形块根，内面白色。叶片4～7，2列，叶柄短，长不及叶片的一半；叶片宽椭圆形，长35～75 cm，宽14～22 cm，先端渐尖或短尾状渐尖，基部楔形，下延至叶柄，下面无毛。穗状花序圆柱状，先叶于根茎处抽出，长20～30 cm，直径4～6 cm，上部无花的苞片长椭圆形，长5～7 cm，宽1.5～2.5 cm，蔷薇红色，中下部有花的苞片宽卵形，长3～5 cm，宽2～4 cm，绿白色；花萼筒白色，先端具不等的3齿；花冠管漏斗状，白色，裂片3，膜质，长椭圆形，后方一片较大，先端略呈兜状，近先端处有粗糙毛；侧生退化雄蕊花瓣状，黄色；唇瓣倒卵形，外折，黄色，先端微凹；能育雄蕊1，花药基部有距；子房被长柔毛，花柱细长。花期4～6月。

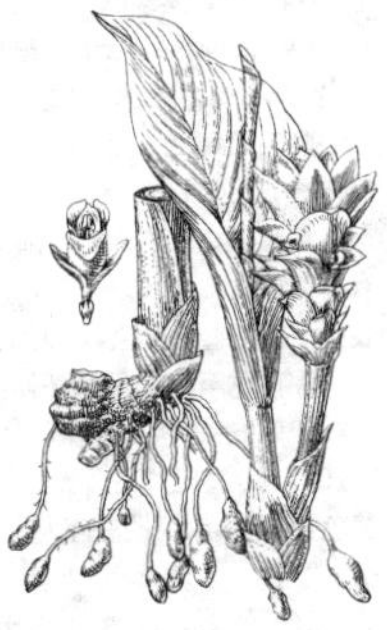

温郁金

本植物的根茎（莪术）亦供药用，另设专条。

2. 姜黄 *C. longa* L.

原植物参见"姜黄"条。

3. 广西莪术 *C. kwangsiensis* S. G. Lee et C. F. Liang

原植物参见"莪术"条。

4. 莪术 *C. aeruginosa* Roxb.

原植物参见"莪术"条。

【栽培】 生物学特性 喜温暖湿润气候、阳光充足、雨量充沛的环境，怕严寒霜冻，怕干旱积水。宜在土层深厚、上层疏松、下层较紧密的砂质壤土栽培。忌连作，栽培多与高秆作物套种。

繁殖方法 根茎繁殖。收获时，选无病虫害、无损伤的根茎作种。种根茎置室内干燥通风处堆放贮藏过冬，春季栽培时取出。栽种前将大的根茎纵切成两半或小块，每块具2个芽以上，为了防止种根茎腐烂，待切面稍晾干后下种，也可边切边沾上石灰或草木灰后，立即栽种。畦栽，行距33～40 cm，穴距27～33 cm，每穴栽根茎3～5块，芽朝上，覆土，稍加镇压。每亩用种量150～200 kg。

田间管理 齐苗后要及时进行中耕除草，常年进行3～4次，并结合追肥。肥料以人粪尿或硫酸铵等氨肥为主。9月间重施磷钾肥，以促进块根生长。干旱时，特别是在块根形成膨大期，必须注意灌溉，当水分过多、四周积水时，必须及时排除，以免根腐。

病虫害防治 病害有黑斑病，为害叶片，发病初期及时摘除病叶，用50%托布津500倍液或65%代森锌可湿性粉剂400～800倍液喷射。虫害有地老虎和蛴螬，在幼苗期咬食须根，使块根不能形成，可人工捕捉或毒饵诱杀。还有姜弄蝶、玉米螟等为害。

【采收加工】 在栽种当年12月中、下旬，茎叶逐渐枯萎，选晴天干燥时，将地上叶苗割去，挖出地下部分，摘下块根，蒸或煮约15分钟，晒干或烘干，撞去须根即成。

【药材】 郁金 *Curcumae Radix* 温郁金主产于浙江瑞安；姜黄主产于四川温江及乐山地区；广西莪术主产于广西；蓬莪术主

产于四川温江及乐山地区。前两者分别习称“温郁金”和“黄丝郁金”，其余按性状不同习称“桂郁金”和“绿丝郁金”。

商品规格　商品按产地分为川郁金、温郁金和桂郁金。川郁金根据性状分有黄丝和绿丝两种规格，平均以每千克 600 粒以内为一等，600 粒以外、直径不少于 0.5 cm为二等。温郁金有绿丝规格，每千克 280 粒以内为一等，280 粒以外、直径不少于 0.5 cm 为二等。桂郁金不分规格和等级。

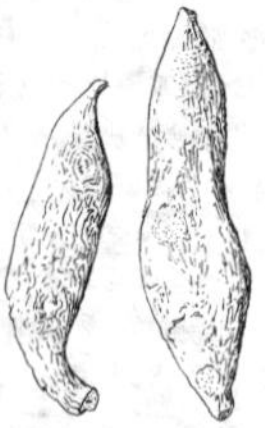
温郁金(块根)外形

性状　温郁金　块根呈长圆形或卵圆形，稍扁，有的微弯曲，两端渐尖，长 3.5～7 cm，直径1.2～2.5 cm。表面灰褐色或灰棕色，具不规则的纵皱纹，纵纹隆起处色较浅。质坚实，断面灰棕色，角质样；内皮层环明显。气微香，味微苦。

黄丝郁金　又名：广郁金。块根呈纺锤形，有的一端细长，长 2.5～4.5 cm，直径 1～1.5 cm。表面棕灰色或灰黄色，具细皱纹。断面橙黄色，外周棕黄色至棕红色。气芳香，味辛辣。

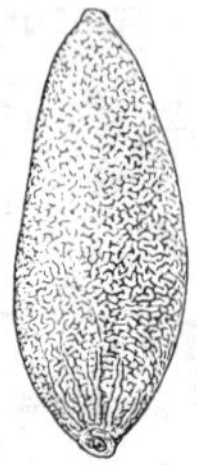
黄丝郁金(块根)外形

桂郁金　块根呈长锥形或长圆形，长 2～6.5 cm，直径 1～1.8 cm。表面暗棕色或土黄色，具疏浅纵纹或较粗糙网状皱纹。气微，味微辛苦。

绿丝郁金　块根呈长椭圆形，较粗壮，长 1.5～3.5 cm，直径 1～1.2 cm。气微，味淡。

鉴别　(1) 块根横切面：温郁金表皮细胞有时残存，外壁稍厚。根被狭窄，为 4～8 列细胞，壁薄，略呈波状，排列整齐。皮层宽约为根直径的 1/2，油细胞难察见，内皮层明显。中柱韧皮部束与木质束各 40～55 个，间隔排列，木质部束导管 2～4 个，并有微木化的纤维，导管多角形，壁薄，直径20～90 μm。薄壁细胞中的淀粉粒均糊化。

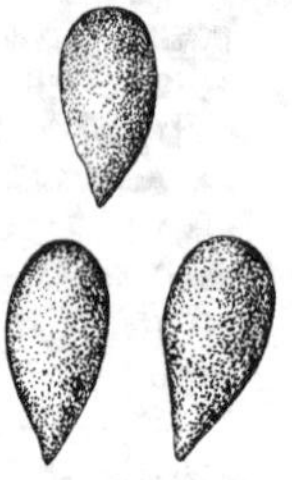
绿丝郁金(块根)外形

黄丝郁金　根被最内层细胞壁增厚。有的木质部导管与纤维连接成环。油细胞众多。薄壁组织中随处散有色素细胞。

桂郁金　根被细胞偶有增厚，根被内方有 1～2 列厚壁细胞，成环，层纹明显。导管类圆形，直径可达 160 μm。

绿丝郁金　根被细胞无增厚。中柱外侧的皮层外常有色素细胞。韧皮部皱缩，木质部束较多，64～72 个，导管扁平。

(2) 薄层色谱：取本品粉末 100 g，用水蒸气蒸馏，取微量挥发油点样于硅胶薄层板上，以莪术醇、姜黄酮为对照品，己烷-乙酸乙酯(85∶15)展开，10%磷钼酸乙醇溶液显色，供试品色谱在与对照品色谱的相应位置上，有相同的斑点。

【成分】 1. 温郁金　块根含姜黄素衍生物：姜黄素(curcumin)，去甲氧基姜黄素(demethoxycurcumin)，双去甲氧基姜黄素(bisdemethoxycurcumin)。

2. 姜黄　块根含姜黄素衍生物：姜黄素、去甲氧基姜黄素、双去甲氧基姜黄素；挥发油姜黄酮(turmerone)，芳香-姜黄酮(*ar*-turmerone)，大牻牛儿酮(germacrone)，松油烯(terpinene)，姜黄烯(curcumene)，芳香-姜黄烯(*ar*-curcumene)，莪术二酮(curdiene)，莪术醇(curcumol)，桉叶素(cineole)，丁香烯(caryophyllene)，柠檬烯(limonene)，芳樟醇(linalool)，α-蒎烯(α-pinene)，β-蒎烯(β-pinene)，莰烯(camphene)及异龙脑(isoborneol)等。

3. 广西莪术　挥发油：β-蒎烯，桉叶素，龙脑(borneol)，异龙脑，丁香烯，樟脑(camphor)，β-榄香烯(β-elemene)，δ-榄香烯(δ-elemene)，葎草烯(humulene)，α-松油烯，芳樟醇，乌药烯(linderazulene)，异莪术烯醇(isocurcumenol)，桂莪术内酯(gweicurculactone)等。还含β-谷甾醇(β-sitosterol)，胡萝卜苷(daucosterol)及棕榈酸(palmitic acid)。

4. 莪术　块根含姜黄素，去甲氧基姜黄素，双去甲氧基姜黄素。

【药理】 1. 对免疫功能的影响　郁金 1 号注射液(内含 0.5%郁金挥发油)对正常小鼠溶血素产生有明显抑制作用，对溶血空斑形成细胞(PFC)也有明显影响，郁金 1 号注射液对小鼠脾淋巴细胞体外转化也有明显的抑制作用。

2. 对中枢神经系统的影响　姜黄二酮 1∶1 注射针剂(用 1 g 郁金生药制备 1 ml 姜黄二酮)腹腔注射(1 ml/kg)，能明显延长家猫的各期睡眠，包括慢波睡眠Ⅰ期(SWSⅠ)、慢波睡眠Ⅱ期(SWSⅡ)和快动眼睡眠(REM)。提示姜黄二酮具有明显的中枢神经抑制效应。另有实验表明，姜黄二酮能对离体海马脑片 CA1 区锥体细胞群诱发场电位产生明显的抑制效应。

3. 对肝损伤的保护作用　温郁金 1 号注射液能降低四氯化碳(CCl_4)中毒大鼠血清丙氨酸氨基转移酶，增加血清总蛋白和白蛋白的含量。温郁金 1 号注射液腹腔注射 20 ml/kg，连续 7 日，能明显升高正常小鼠和 CCl_4 中毒小鼠肝微粒体细胞色素 P450 的含量，明显增加肝脏还原型谷胱甘肽含量，对半胱氨酸、硫酸亚铁激发小鼠肝匀浆脂质过氧化有非常明显的抑制作用，抑制率为 48.5%。

4. 改善血液流变性作用　郁金能降低红细胞的聚集性，提高红细胞的变形能力及抗氧化、免疫黏附能力，减少自由基对红细胞膜的损伤，延长其寿命，维护正常的血液黏度，从而改善血液流变性。

5. 抗自由基损伤　辐射可导致过氧化脂质(LPO)含量增高，CuZn-SOD、Mn-SOD 活力降低，而温郁金提取液可使增高的 LPO 明显降低，CuZn-SOD 活力明显升高，GSH-PX 活力应激性亦明显升高。

6. 抗孕作用　温郁金水煎剂和煎剂乙醇沉淀物水溶液，无论腹腔或皮下注射，对小鼠早、中、晚期妊娠和家兔早期妊娠均有显著的终止作用，口服无效，黄体酮对温郁金所致的小鼠早期流产有明显的拮抗作用。温郁金对未孕或早孕小鼠及家兔离体子宫有明显兴奋作用，其作用随剂量增加而加强。

【炮制】 1. 郁金　取原药材，除去杂质，大小分开，洗净，润透，切斜或横薄片，干燥。

2. 炒郁金　取净郁金片，置锅内用文火加热，炒至深黄色。

3. 醋郁金　醋炒：取净郁金片加米醋拌匀，闷透，至米醋被吸尽，置锅内用文火加热炒至带火色时，取出放凉。每郁金片 100 kg，用米醋 10 kg。醋煮：取净郁金，用清水洗净，泡透，捞出，移入锅内，加醋、水同煮至水尽，取出，晾至半干时，切斜片，晒干。每郁金 0.5 kg，用醋 0.12 kg。醋蒸：取净郁金，加醋 10%及水适量，浸约 2 日，常翻拌，吸透后，入甑内用武火蒸 2～3 小时，取出切 2 mm 厚顺片，干燥。

4. 酒制郁金　取净郁金片与黄酒拌匀，置锅内用文火炒至微干，取出晾干。每郁金 0.5 kg，用黄酒 0.06 kg。

饮片性状　郁金参见“药材”项。炒郁金形如郁金，表面深黄色，带焦斑。醋郁金形如郁金，表面黄褐色，略有醋气。酒郁金形如郁金，色泽加深，略有酒气。

贮干燥容器内，置通风干燥处；炒郁金、醋郁金、酒郁金密闭，置阴凉干燥。

【药性】 辛、苦、寒。归心、肝、胆经。

1.《新修本草》：“味辛，苦，寒，无毒。”

2.《纲目》："入心及包络。"

3.《雷公炮制药性解》："性温，入心、肺二经。"

4.《本草经疏》："入手少阴、足厥阴，兼通足阳明经。"

【功用主治】 活血止痛，行气解郁，清心凉血，利胆。主治胸腹胁肋诸痛，痛经，癥瘕，热病神昏，癫狂，吐血，衄血，血淋，砂淋，黄疸。

1.《药性论》："治女人宿血气心痛，冷气结聚。"

2.《新修本草》："主血积，下气，生肌，止血，破恶血，血淋，尿血，金疮。"

3.《本草衍义补遗》："治郁遏不能散。"

4.《纲目》："治血气心腹痛，产后败血冲心欲死，失心颠狂，蛊毒。"

5.《本草正》："止吐血、衄血，单用治妇人冷气血积，结聚气滞，心腹作痛。"

6.《本草述》："治发热，郁，咳嗽，齿衄，咳嗽血，溲血，头痛眩晕，狂痫，带下，淋，并眼目鼻舌咽喉等证。"

7.《本草备要》："行气，解郁，泄血，破瘀。凉心热，散肝郁。治妇人经脉逆行。"

8.《要药分剂》："凉血。"

【用法用量】 内服：煎汤，3～10 g；或入丸、散。

【宜忌】 阴虚失血及无气滞血瘀者禁服，孕妇慎服。

1.《本草汇言》："胀满、膈逆、疼痛，关乎胃虚血虚者，不宜用也。"

2.《得配本草》："阴虚火炎，气虚胀滞，吐血不关气郁者，禁用。"

【选方】 1. 治气郁血郁之胸痛　木香、郁金。气郁为主木香加倍，血郁为主郁金加倍。为末，每服二钱，老酒调下。(《医宗金鉴》颠倒木金散)

2. 治一切厥心(痛)、小肠膀胱痛不可忍者　附子(炮)，郁金，干姜。上各等分，为细末，醋煮糊和丸，如梧桐子大，朱砂为衣。每服三十丸，男子温酒下，妇人醋汤下，食远服。(《奇效良方》辰砂一粒金丹)

3. 治癫狂因忧郁而得，痰涎阻塞包络心窍者　白矾三两，郁金七两。米糊为丸，梧子大。每服五十丸，水送下。(《续本事方》白金丸)

4. 治呕血　郁金(锉)、甘草(炙)各一两。上二味，捣罗为散。每服二钱匕，井华水调下，不拘时。(《圣济总录》郁金散)

5. 治血淋，心头烦，水道中涩痛，及治小肠积热，尿血出者　生干地黄、郁金、蒲黄等分，为细末。每于食前煎车前子叶汤，调下一钱，酒调下亦得。(《普济方》郁金散)

6. 治石淋疼痛难忍　郁金，海金砂，滑石，甘草。为末。每服一至二钱，灯心、木通汤下。(《婴童类萃》金砂散)

7. 治一切热毒痢，下血不止　川郁金、槐花、甘草(炒)各一分。上为细末。每服三钱，豆豉汤调下，食前服。(《普济方》郁金散)

8. 治杖疮、金疮，颠扑皮破，汤火伤，久年恶疮，止血定疼，且无瘢痕，治冻疮尤妙　川郁金三两，生地黄二两，粉草一两，腊猪板脂一斤。上锉细，入脂内煎焦黑色，滤去滓，入明净黄蜡四两熬化，搅匀，以瓷器贮之，水浸久，去水收。用时先以冷水洗疮，拭干，却敷药在疮上，外以白纸贴之。若汤烫火烧，不须水洗。(《证治准绳》灵异膏)

9. 治急性化脓性皮肤疾患初期，皮肤炎症，化脓肿胀　郁金 40 g，黄柏 20 g。取胡麻油 1 000 ml，炼至无泡沫后加黄蜡 380 g 熔化，滤过，稍冷后加入郁金、黄柏细粉混匀，即得。外用，涂敷患处。〔《辽宁中医》1979，(2)：封三中黄膏〕

10. 治自汗证　广郁金 30 g，五倍子 9 g。以上二味，共研细粉，过筛。取 10～15 g，用蜂蜜调成药饼，贴两乳头上，用纱布固定，每日换药 1 次。〔《中医杂志》1983，(11)：52 五郁散〕

【临床报道】 1. 治疗病毒性肝炎　取郁金粉每次 5 g，每日服 3 次。共用 6～52 日，疗程平均 31 日；用药总量 90～780 g，平均 462 g。共治疗 33 例(急性 22 例，慢性 11 例)，结果自觉症状消失者 21 例，减轻者 11 例，1 例无改变；有明显体征的 26 例中，14 例完全消失，9 例减轻，3 例无改变。据本组病例观察，郁金对止痛、退黄、使肝脾缩小等方面都有较好的效果。但用药时间应当不少于 1 个月，因肝功能的改善多见于第二、第三星期。

2. 治疗早搏　将川郁金研粉，或制成片剂，初服每次 5～10 g，每日 3 次；如无不适反应加量至 10～15 g，每日 3 次。3 个月为 1 个疗程。共治疗过早搏动 56 例，均经心电图和心电示波证实，其中室性早搏 52 例，房性和交界区性早搏各 2 例。结果：室性早搏者中基本治愈 14 例，显效 11 例，好转 9 例，无效 18 例，总有效率为 65%。交界区性早搏 2 例中基治愈 1 例，无效 1 例。2 例房性早搏均无效。对不同病因早搏患者有效率：高血压病组为 77%，冠心病组为 67%，病因不明组为 60%，心肌炎后组为 40%。

3. 治乳痈　取红枣 3 枚，用温水浸泡去核，与郁金 9 g、冰片 3 g，共捣烂成泥状。每次用 1/4 量塞鼻(左侧乳痈塞左侧鼻孔，反之亦然)，每日 1 次。一般 2 次即愈。经治 70 余例，有效率达 96%。

【各家论述】 1.《雷公炮制药性解》："郁金，味辛苦，性温无毒，入心肺二经，主下气破血开郁，疗尿血、淋血、金疮。楚产蝉肚者佳。按郁金《本草》言其性寒，自《药性论》始言其治冷气，今观其主疗，都是辛散之用，性寒而能之乎？夫肺主气，心主血，郁金能行气血，故两入之。丹溪云，属火而有土与水，古人用以治郁遏不散者，故名。"

2.《本草经疏》："郁金，本入血分之气药，其治已上诸血证者，正谓血之上行，皆属于内热火炎，此药能降气，气降即是火降，而其性又入血分，故能降下火气，则血不妄行，丹溪不达此理，乃谓其上行治血则误矣。"

3.《本草汇言》："郁金，清气、化痰、散瘀血之药也。其性轻扬，能散郁滞，顺逆气，上达高巅，善行下焦，心肺肝胃气血火痰郁遏不行者最验。故治胸胃膈痛，两胁胀满，肚腹攻疼，饮食不思等证，又治经脉逆行，吐血衄血，唾血血腥。此药能降气，气降则火降，而痰与血亦各循其所安之处而归原矣。"

4.《本草新编》："郁金，又能开郁通滞气，故治郁需之，然而终不可轻用也。因其气味寒凉，有损胃中生气，郁未必开而胃气先弱，殊失养生之道矣。或问郁金解郁，自然不宜多用，但入之补剂之内，不知可常服乎？夫郁金开郁，全恃补剂，无补剂则郁不能开，多补剂则郁且使闭。故郁金可暂用于补之中，而不可久用于补之内。"

5.《药义明辨》："姜黄本于卫之阳以入血，宣血中结滞之邪而利之也；郁金本于营之阴以入血，畅血中精微之化而行之也。如止以为相近而辨之弗明，不几失其真乎！"

6.《本草思辨录》："《唐本草》于郁金曰辛苦寒，甚是。于姜黄曰辛苦大寒，其实温而非寒。邹氏不察，亦言其误。并以姜黄主心腹结积，为治在上；郁金主血淋、尿血，为治在下。意在求精求切，而不知其实非也。姜黄辛苦温而色黄，故入脾治腹胀，片子姜兼治臂痛，是为脾家血中之气药。郁金苦寒而外黄内赤，性复轻扬，故入心去恶血，解心包络之热。其治淋血、尿血与妇人经脉逆行，皆相因而致之效，是为心家之血药。此皆历试不爽者，《唐本草》可不必过执矣。"

2767 郁李仁 yù lǐ rén (《本经》)

【异名】 郁子(《医心方》)，郁里仁(《珍珠囊》)，李仁肉(《药材学》)，小李仁(《全国中草药汇编》)。

【基原】 为蔷薇科郁李属植物郁李、欧李及榆叶梅属植物榆叶梅、长梗扁桃等的种仁。

【原植物】 1. 郁李 *Cerasus japonica* (Thunb.) Lois [*Prunus japonica* Thunb.] 又名：常棣(《尔雅》)，白棣(《说文》)，爵李(《本经》)，雀李、车下李(《吴普本草》)，山李、爵梅、郁(《广雅》)，雀梅(《本草经集注》)，奥李(《毛诗草木鸟兽虫鱼疏》)，棣梨(《滇南本草》)，秧李、穿心梅(《植物名实图考》)。

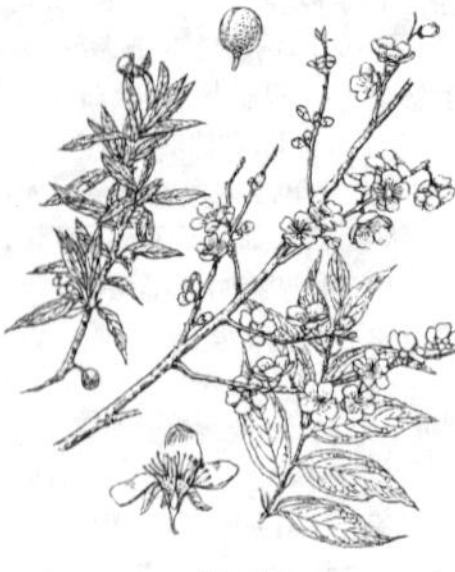

郁 李

落叶灌木，高1～1.5 m。树皮灰褐色，有不规则纵条纹；幼枝黄棕色，光滑。叶互生；叶柄长2～3 mm，被短柔毛，托叶2枚，线形，早落；叶片通常为长卵形或卵圆形，长3～7 cm，宽1.5～2.5 cm，先端渐尖，基部圆形，边缘有缺刻状尖锐重锯齿，上面深绿色，无毛，下面淡绿色，脉上无毛或有稀疏柔毛。花先叶开放或花叶同开，1～3朵簇生，花梗长5～10 mm，有棱；萼筒陀螺形，无毛，萼片椭圆形，先端圆钝，边有细齿；花瓣白色或粉红色，倒卵状椭圆形；雄蕊约32；花柱与雄蕊近等长，无毛。核果近球形，深红色，直径约1 cm；核表面光滑。花期5月，果期7～8月。

生于向阳山坡、路旁或小灌木丛中。分布于东北及河北、浙江、山东等地。

2. 欧李 *C. humilis* (Bge.) Sok. [*Prunus humilis* Bge.]

落叶灌木，高0.4～1.5 m。小枝灰褐色或棕褐色，被短柔毛。叶互生；叶柄长2～4 mm，无毛或被稀疏短柔毛；托叶线形，长5～6 mm，边缘有腺体；叶片倒卵状长椭圆形或倒卵状披针形，长2.5～5 cm，宽1～2 cm，中部以上最宽，先端急尖或短渐尖，基部楔形，边缘有单锯齿或重锯齿，上面深绿色，下面淡绿色，无毛或被稀疏短柔毛。花与叶同时开放，单生或2～3朵簇生；花梗长5～10 mm，被稀疏短柔毛；萼筒长宽近相等，外面被稀疏柔毛，萼片三角卵圆形，先端急尖或圆钝；花瓣白色或粉红色，长圆形或倒卵形；雄蕊30～35；花柱与雄蕊近等长，无毛。核果成熟后近球形，红色或紫红色，直径1.5～1.8 cm；核表面除背部两侧外无棱纹。花期4～5月，果期6～10月。

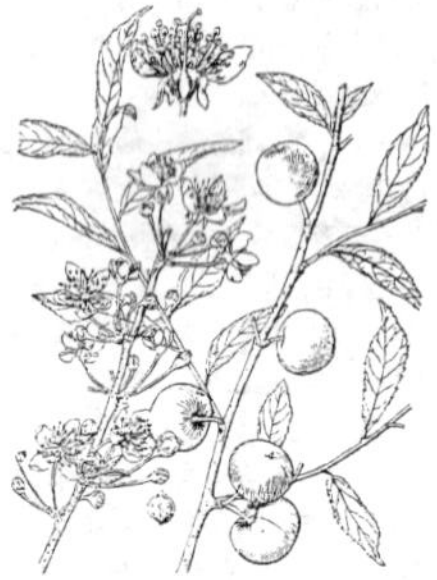

欧 李

生于海拔100～1 800 m的向阳山坡沙地、山地灌木丛中或庭园栽培。分布于东北及河北、内蒙古、山东、河南。

3. 榆叶梅 *Amygdalus triloba* (Lindl.) Ricker [*Prunus triloba* Lindl.] 又名：山樱桃、赤棣(《尔雅义疏》)。

落叶灌木，高2～3 m。幼枝无毛或微被短柔毛。叶互生；叶柄长5～10 mm，被短柔毛；叶片宽椭圆形至倒卵形，长2～6 cm，宽1.5～3 cm，先端短渐尖，常3裂，基部宽楔形，上面被疏柔毛或无毛，下面被短柔毛，边缘具粗锯齿或重锯齿。花1～2朵，腋生，先于叶开放，直径2～3 cm；花梗长4～8 mm；萼筒宽钟形，无毛或幼时微被毛；萼片5，卵形或卵状披针形，近先端疏生小锯齿；花瓣5，粉红色，近圆形或宽倒卵形，长6～10 mm，先端圆钝，有时微凹；雄蕊25～30，短于花瓣；子房密被短柔毛，花柱稍长于雄蕊。果实近球形，直径1～1.8 cm，先端具小尖头，红色，外被短柔毛；果肉薄，成熟时开裂；核近球形，具厚硬壳，两侧几不压扁，先端圆钝，表面具不整齐的网纹。花期4～5月，果期5～7月。

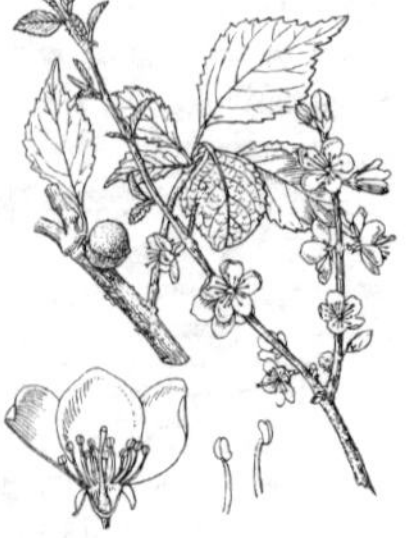

榆 叶 梅

生于山坡、沟旁灌木林中或林缘。分布于华北、东北及江苏、浙江、江西、山东、陕西、甘肃等地。

4. 长梗扁桃 *A. pedunculata* Pall. [*Prunus pedunculata* (Pall.) Maxim.] 又名：长柄扁桃(《中国果树分类学》)。

本种与上种形态相似，但较矮小，高仅1～2 m；叶片先端常不分裂，边缘具不整齐粗锯齿；核宽卵形，先端具小突尖头，表面平滑或稍有皱纹。花期5月，果期7～8月。

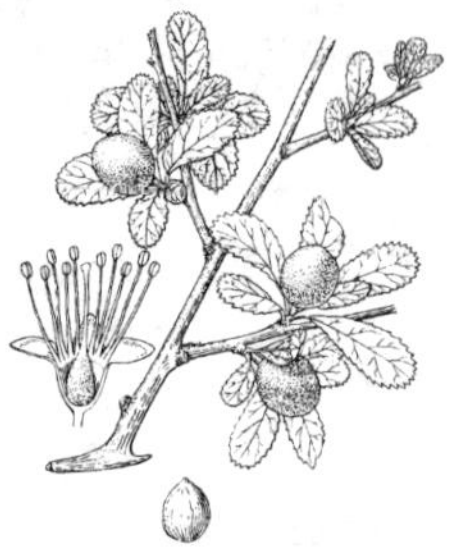

长梗扁桃

生于向阳坡地及草原。分布于内蒙古、宁夏。

郁李的根(郁李根)亦供药用，另设专条。

尚有同科多种植物的种仁在各地作郁李仁使用，主要有：① 长梗郁李 *C. japonica* (Thunb.) Lois. var. *nakaii* Yü et Li 主产于辽宁、黑龙江，销往全国各地。② 毛叶欧李 *C. dictyoneura* (Diels) Yü 主产于陕西，地方习用。③ 毛樱桃 *C. tomentosa* (Thunb.) Wall. 主产于河北、辽宁、黑龙江，销往全国各地。④ 蒙古扁桃 *A. mongolica* (Maxim.) Ricker 主产于内蒙古，地方习用。⑤ 李 *Prunus salicina* Lindl. 主产于四川，销往全国各地。

【栽培】 生物学特性 性喜光，对气候条件要求不严，在冬季－15 ℃下能自然越冬；夏季40 ℃时，若水分充足，也能安全度过高温。耐旱，喜湿润，忌涝。对土壤适应性较强，砂质壤土、黏质壤土、黏土、黄土均可，因吸收根系分布较浅，故以保水保肥力较强的黏质壤土为佳。

繁殖方法 种子繁殖或分株繁殖。种子繁殖：春播在2月下旬至3月中下旬，秋播在9月至12月中旬。以秋播为好，播后，可借助冬季低温，使核壳破裂，利于发芽，并减少层积手续。播种时，在整好的苗床上，按15 cm开沟，深4～5 cm，每隔5 cm点播1粒种子，播后覆盖细土，厚为种子直径的3～4倍，保持土壤湿润。苗高6 cm时，按行距15 cm、株距10 cm间苗。当年冬前或翌年春皆可移栽。分株繁殖：掘取母株，于春季将根蘖分开，每一母株可分苗3～5株，然后按行距1.2 m、株距1 m开穴栽种，栽后填土、压实、浇水，保持土壤湿润。

田间管理 幼苗生长期间，注意中耕除草，并在5月中旬、7月下旬和9月下旬，在中耕后施用稀薄粪水1次。成年树在生长周期中，中耕除草2次，分别在5月下旬和11月进行，中耕除草宜浅不宜深，以免损伤土壤表层的吸收根系，每年在花芽将萌芽时、采果后、落叶后各追施1次人粪尿或磷钾肥。

病虫害防治 病害有缩叶病，以波美5度石硫合剂在萌芽展叶前喷施1次，秋季落叶后喷30～50倍硫酸铜液1次，翌年早春再喷波美5度石硫合剂1次，及时摘除病叶，集中烧毁。虫害有梨小食心虫为害，及时修剪受害虫梢，去除落地虫果。此外，在建立郁李园时，尽可能远离桃、李、梨等果园。

【采收加工】 当果实呈鲜红色后采收。将果实堆放在阴湿处，待果肉腐烂后，取其果核，稍晒干，将果核压碎去壳，即得种仁。

【药材】 郁李仁 *Cerasi Semen* 欧李仁主产于河北、内蒙古东部、辽宁、山东；郁李仁主产于山东、辽宁、河北；榆叶梅仁主产于东北及河北；长梗扁桃仁主产于内蒙古、宁夏。前两种称“小李仁”，后两种称“大李仁”。习惯上认为小李仁品质为好。

性状 小李仁 呈卵形，长5～8 mm，直径3～5 mm。表面黄白色或浅棕色，一端尖，另端钝圆。尖端一侧有线形种脐，圆端中央有深色合点，自合点处向上具多条纵向维管束脉纹。种皮薄，子叶2，乳白色，富油性。气微，味微苦。

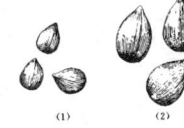

(1) (2)

郁李仁(种子)外形

(1) 小李仁 (2) 大李仁

大李仁 长6～10 mm，直径5～7 mm。表面黄棕色。

鉴别 (1) 种皮表面观：郁李仁 种子中部种皮表皮细胞圆形、长多角形、椭圆形，具细胞间隙；石细胞单个散在或2～4个相连，类圆形、长圆形，侧壁边缘略呈波浪状弯曲，均匀增厚，侧壁孔沟较稀疏，形成大小不整齐的齿状壁，底壁纹孔不明显。近尖端处石细胞排列较紧密，椭圆形、类圆形、多角形、长多角形，孔沟较密，有的可见纹孔。合点处表皮细胞多角形；石细胞较小，单个散在或2～6个聚集，多角形、类圆形，孔沟明显，胞腔类多角形、椭圆形。

欧李仁 种子中部种皮表皮细胞类长方形、椭圆形，细胞间隙细小；石细胞单个散在或2～4个相连，椭圆形、圆形、长卵圆形，焦距上调可见到石细胞上部形成的环状圈，层纹明显，焦距下调，可见侧壁，孔沟较稀疏，分布不均匀，形成大小不整齐的齿状壁，底壁近无纹孔。近尖端处石细胞排列较紧密，多角形、类多角形、类圆形、类长圆形、类三角形，有的一端狭尖，孔沟较密，有的可见纹孔。合点处表皮细胞较小，多角形；石细胞较小，单个散在或2～4个聚集，分布均匀，多角形、类圆形，侧壁厚，孔沟多不明显，纹孔近无，有的胞腔较小，圆形、椭圆形。种子中部及尖端处种皮薄壁细胞中多含草酸钙簇晶。

长梗扁桃仁 种子中部种皮表皮细胞类圆形、长圆形，具细胞间隙；石细胞单个散在或2～6个相连，圆形、长圆形，孔沟较细密，形成整齐的齿状壁，底壁纹孔较少。近尖端处石细胞排列较紧密，类长方形、椭圆形、类圆形、类三角形，侧壁均匀增厚，孔沟深而密，呈整齐的齿状缺刻。合点处表皮细胞较大，类长方形、类圆形；石细胞2～8个相连，排列较疏松，类圆形，侧壁厚，孔沟明显，胞腔较小，多角形、圆形。种子中部及尖端处种皮薄壁细胞中多含草酸钙簇晶。

(2) 取本品粉末0.5 g，置具塞试管中，加5%硫酸溶液3 ml，充分混合。试管中悬挂一条三硝基苯酚试纸(勿使滤纸条与溶液接触)，塞紧，将试管置40～50 ℃水浴中，10分钟后试纸条由黄色变为红色(检查氢氰酸)。

(3) 薄层色谱：取样品粉末，加甲醇制成0.3 g/ml溶液，于45 ℃水浴中温浸30分钟后离心，上清液供点样，以苦杏仁苷、郁李仁苷A、郁李仁苷B为对照品。分别点样于同一硅胶G薄层板上，先以氯仿-甲醇-甲酸(2∶1∶0.4)展开，展距9 cm，挥干溶剂后，二次以氯仿-甲醇(20∶1)展开，展距18 cm，挥干溶剂，以碘蒸气显色，供试品色谱在与对照品色谱相应位置上显相同的色斑。

品质标志 《中华人民共和国药典》2010年版规定：本品含苦杏仁苷($C_{20}H_{27}NO_{11}$)不得少于2.0%。

【成分】 1. 郁李 种子含苦杏仁苷(amygdalin)，郁李仁苷(prunuside)A、B；2种蛋白质成分：IR-A和IR-B。新鲜果实含蔷薇苷(multiflonin)A、B，即是郁李仁苷A、B；还含熊果酸(ursolic acid)，香草酸(vanillic acid)，原儿茶酸(protocatechuic acid)，阿福豆苷(afzelin)，山柰苷(kaempferitrin)，野蔷薇苷(multinoside)A。

2. 欧李 种子含苦杏仁苷，郁李仁苷A、B。

3. 长梗郁李 种子含苦杏仁苷，郁李仁苷A、B。

4. 毛叶欧李 种子含苦杏仁苷，郁李仁苷A、B。

【药理】 1. 泻下作用 郁李仁所含郁李仁苷对实验动物有强烈泻下作用。其泻下作用机制类似番泻苷，均属大肠性泻剂。但亦有实验证明，郁李仁水提取物及其脂肪油给小鼠灌胃有极显著的促进小肠运动作用。郁李仁种子的50%水煎剂能明显缩短燥结型便秘模型小鼠排便时间，排便次数明显增加。

2. 抗炎和镇痛作用 从郁李仁中提得的蛋白质成分IR-A和IR-B静脉给药有抗炎和镇痛作用。对角叉菜胶性足跖肿胀，IR-A的抑制作用ED_{50}为14.8 mg/kg；IR-B为0.7 mg/kg。此外，小鼠扭体法表明IR-A和IR-B在5 mg/kg静脉注射时都具有明显镇痛作用。IR-A和IR-B从郁李仁中提取的得率分别为3%和0.4%。

【炮制】 1. 郁李仁 取原药材，除去杂质，用时捣碎。生品行气通便力较强，常用于气滞肠燥的便秘。

2. 炒郁李仁 取净郁李仁置锅中，用文火加热，炒至深黄色并有香气逸出时，取出放凉。炒郁李仁常用于利小便，消水肿。

3. 郁李仁霜 取郁李仁净肉，研成粗粉，用吸油纸包好，置榨床内榨去油，每隔1日换纸1次，换纸时须将郁李仁研成粉后，再压榨，如此反复压榨几次，至油几净，手捏松散成粉，取出研细。郁李仁霜滑肠作用极弱，可用于行气散结、活血破瘀。

4. 朱砂拌郁李仁 取净郁李仁，喷少许清水使外表稍湿，撒入朱砂粉簸动至均匀为度，取出风干。每郁李仁1 kg，用朱砂18 g。朱砂拌郁李仁多用于焦虑失眠。

5. 蜜郁李仁 取净郁李仁，按一般蜜炙法进行操作。每郁李仁100 kg，用蜜12 kg。蜜郁李仁润肠作用增强，常用于肠燥便秘。

饮片性状 郁李仁参见“药材”项。炒郁李仁形如郁李仁，表面深黄色，有香气。郁李仁霜呈乳白色粉末状。朱砂拌郁李仁形如郁李仁，表面黏附有暗红色的朱砂粉。蜜郁李仁形如郁李仁，表面深黄色，微有光泽，气微香，味微甜而稍苦。

贮干燥容器内，密闭，置阴凉干燥处，防蛀。

【药性】 辛、苦、甘，平。归脾、大肠、小肠经。

1. 《本经》：“味酸，平。”

2. 《别录》：“无毒。”

3. 《药性论》：“味苦，辛。”

4. 张元素：“阴中之阳，脾经气分药也。”(引自《纲目》)

5. 《雷公炮制药性解》：“入大肠经。”

6. 《本草经疏》：“入足太阴、手阳明、手太阳经。”

【功用主治】 润肠通便，下气利水。主治肠燥便秘，小便不利，水肿腹满，脚气。

1. 《本经》：“主大腹水肿，面目、四肢浮肿，利小便水道。”

2. 《药性论》：“治肠中结气，关格不通。”

3. 《日华子》：“通泄五脏、膀胱急痛，宣腰胯冷脓，消宿食，下气。”

4. 《珍珠囊》：“破血，润燥。”

5. 李东垣：“专治大肠气滞，燥涩不通。”(引自《纲目》)

【用法用量】 内服：煎汤，3～10 g；或入丸、散。

【宜忌】 孕妇慎服。

1. 《得配本草》：“大便不实者禁用。”

2. 《山西中草药》：“孕妇慎用。”

【选方】 1. 治风热气秘 郁李仁(去皮、尖，炒)、陈橘皮(去白，酒一盏煮干)、京三棱(炮制)各一两。上三味，捣罗为散。每服三钱匕，空心煎熟水调下。(《圣济总录》郁李仁散)

2. 治产后肠胃燥热，大便秘涩 郁李仁(研如膏)、朴硝(研)各一两，当归(切、焙)、生干地黄(焙)各二两。上四味，将二味粗捣

筛,与别研者二味和匀。每服三钱匕,水一盏,煎至七分,去滓温服,未通更服。(《圣济总录》郁李仁饮)

3. 治水气,四肢浮肿,上气喘急,大小便不通　用郁李仁、杏仁(炮,去皮、尖)、薏苡仁各一两。为末,米糊丸,如桐子大。每服四十丸,不拘时,米饮下。(《卫生易简方》)

4. 治脚气肿满喘促,大小便涩　郁李仁半两(去皮,研),粳米三合,蜜一合,生姜汁一蚬壳。上先煮粥临欲熟,入三味搅令匀,更煮令熟。空心食之。(《圣惠方》郁李仁粥)

5. 治积年上气,咳嗽不得卧　郁李仁一两。用水一升,研如杏酪,去滓,煮令无辛气,次下酥一枣许,放温顿服之。(《圣济总录》郁李仁煎)

【各家论述】 1.《本草经疏》:"(郁李仁)性专降下,善导大肠燥结,利周身水气,下后多令人津液亏损,燥结愈甚,乃治标救急之药也,津液不足者,慎勿轻用。"

2.《本草新编》:"郁李仁虽非常施之品,实为解急之需,关膈之症最难开关。郁李仁善入肝以调逆气,故能通达上下。"

3.《药义明辨》:"郁李仁,入脾经,散结气。夫脾固为胃行其津液者也,结气既散,则津液流通。此所以收行水化血润燥之功。"

2768 郁李根 yù lǐ gēn (《本经》)

【基原】 为蔷薇科郁李属植物郁李的根。

【原植物】 参见"郁李仁"条。

【采收加工】 9～12月采挖,切段,晒干。

【药性】 苦,酸,凉。

1.《日华子》:"凉,无毒。"

2.《纲目》:"酸,凉。"

【功用主治】 杀虫,破积。主治龋齿疼痛,气滞积聚。

1.《本经》:"主齿龂,龋齿,坚齿。"

2.《别录》:"去白虫。"

3.《药性论》:"治齿痛,宣结气,破积聚。"

4.《日华子》:"治小儿热发作汤浴。风蚛牙,浓煎含之。"

【用法用量】 内服:煎汤,3～10 g。外用:煎水含漱;或洗浴。

【选方】 1. 治牙齿风龋　郁李根皮(切)四两,细辛一两,盐一合。上三味切,以水四升,煮取二升半,去渣内盐,含之取差。(《外台》)

2. 治龋齿虫腐　取郁李根一握,切。以水一大盏,煎至六分。去滓。热含之。(《圣惠方》)

2769 郁金香 yù jīn xiāng (《本草拾遗》)

【异名】 郁香(《御览》),红蓝花、紫述香(《纲目》)。

【基原】 为百合科郁金香属植物郁金香的花。

【原植物】 郁金香 *Tulipa gesneriana* L.　又名:郁草(郑玄),郁金(《南州异物志》)。

多年生草本。鳞茎卵形,直径约2 cm,外层皮纸质,内面顶端和基部有少数伏毛。叶3～5枚,条状披针形至卵状披针形。花单朵顶生,大型而艳丽,无苞片;花被片6,离生,易脱落,外轮披针形至椭圆形,内轮倒卵形,长5～7 cm,宽2～4 cm,红色或杂有白色和黄色,有时为白色或黄色;雄蕊6,等长,花丝无毛;子房长圆形,3室,无花柱,柱头增大呈鸡冠状。蒴果室背开裂。种子多数,扁平。花期4～5月。

我国引种栽培。原产于欧洲。

【采收加工】 4～5月开花期采花,鲜用或晒干。

【成分】 花粉含正二十七烷(*n*-heptacosane),异二十七烷(isoheptacosane)。花被含黄酮类:异牡荆素(isovitexin),槲皮素-3-葡萄糖苷(quercetin-3-glucoside),槲皮素-3-*O*-β-*D*-龙胆二糖苷-7-*O*-β-葡萄糖醛酸苷(quercetin-3-*O*-β-gentiobioside-7-*O*-β-glucuronide),槲皮素-3-*O*-β-芸香糖苷-7-*O*-β-葡萄糖醛酸苷(qutin-3-*O*-β-rutinoside-7-*O*-β-glucuronide),槲皮素-3-*O*-β-葡萄糖苷-7-*O*-β-葡萄糖醛酸苷(quercetin-3-*O*-β-glucoside-7-*O*-β-glucuronide),山柰酚-3-葡萄糖苷(kaempferol-3-glucoside),山柰酚-3-*O*-β-龙胆二糖苷-7-*O*-β-葡萄糖醛酸苷(kaempferol-3-*O*-β-gentiobioside-7-*O*-β-glucuronide),山柰酚-3-*O*-β-芸香糖苷-7-*O*-β-葡萄糖醛酸苷(kaempferol-3-*O*-β-rutinoside-7-*O*-β-glucuronide),山柰酚-3-*O*-β-葡萄糖苷-7-*O*-β-葡萄糖醛酸苷(kaempferol-3-*O*-β-glucoside-7-*O*-β-glucuronide)。花含矢车菊双苷(cyanin),水杨酸(salicylic acid),精氨酸。

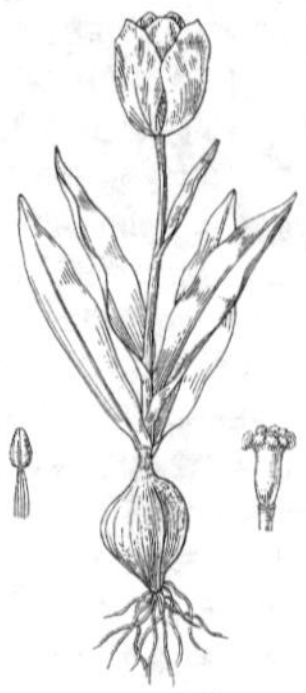

郁金香

【药理】 微血管保护作用　郁金香提取物25 mg/kg对氯仿和组胺引起的家兔皮肤毛细血管通透性增高有抑制作用,其抑制率为59%,而阳性药物曲克芦丁的抑制率仅为45%。研究提示,其提取物对血管的保护作用可能与其结构中含有葡糖醛酸以及葡糖醛酸与糖苷配基C-7位置连接有关。

【药性】 苦、辛,平。

1.《本草拾遗》:"味苦,平,无毒。"

2.《开宝本草》:"味苦,温。"

【功用主治】 化湿辟秽。主治胸脘满闷,腹胀痛,口臭。

1.《本草拾遗》:"主一切臭,除心腹间恶气鬼疰,入诸香药用之。"

2.《开宝本草》:"主蛊野诸毒,心气鬼疰,鸦鹘等臭。"

【用法用量】 内服:煎汤,3～5 g。外用:泡水漱口。

2770 欧当归 ōu dāng guī (《新疆药用植物志》)

【基原】 为伞形科欧当归属植物欧当归的根。

【原植物】 欧当归 *Levisticum officinale* Koch [*Ligusticum levisticum* L.]

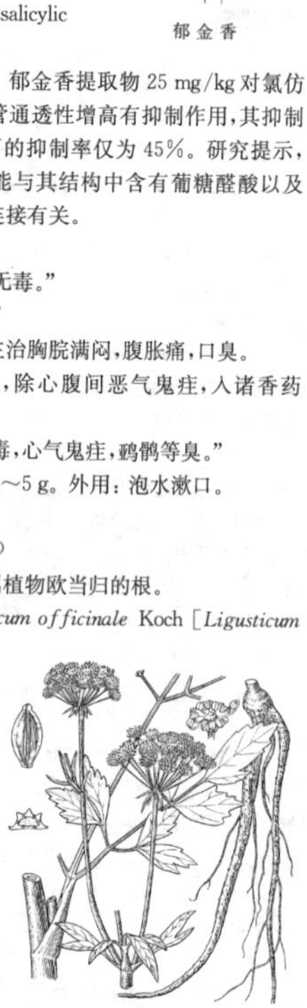

欧当归

多年生草本,高1～2.5 m。全株有香气;根肥大,有支根。茎光滑无毛,有纵沟纹,紫红色,中空。基生叶和茎下部叶二至三回羽状分裂,有长柄,叶柄基部膨大成长圆形、带紫红色的叶鞘;茎上部叶通常仅一回羽状分裂;茎生叶叶柄较短,最上部的叶多简化成先端3裂的小叶片;叶缘下部全缘,先端锐尖,基部楔形。复伞形花序径约12 cm,伞辐12～20;总苞片7～11,小总苞片8～12,均为宽披针形至线状披针形,先端反曲,边缘白色,膜质;小伞形花序近圆球形,萼齿不明显;花黄绿色,花瓣基部有短爪。分生果椭圆形,背部稍扁压,长5～7 cm,侧棱和背棱呈阔翅状,每棱槽内有油管1,合生面油管2。花期6～8月,果期8～9月。

我国华北及辽宁、江苏、山东、河南、陕西、新疆等地有栽培。原产于亚洲西部,欧洲及北美各国亦多有栽培。

【采收加工】 春、秋季采挖其根,晒干或烘干。

【成分】 含挥发油成分;主要为藁本内酯(ligustilide),β-水芹烯(β-phellandrene),香茅醛(citronellal),亚丁基苯酞(butylidene phthalide),正丁基苯酞(butylphthalide),伞形花内酯(umbelliferone)，补骨脂素(psoralen)，香柑内酯(bergapten)，镰叶芹二醇(falcarindiol)，当归二内酯(angeolide)，洋川芎内酯(senkyunolide)。黄酮类：芸香苷(rutin)，山柰酚-3-*O*-芸香苷(kaempferol-3-*O*-rutoside)，异槲皮素(isoquercetin)，紫云英苷(astragalin)。又含阿魏酸(ferulic acid)，苯甲酸(benzonic acid)，丁二酸(succinic acid)，腺嘌呤(adenine)。此外，尚含5种新的藁本内酯二聚体(ligustilidedimer)。

【功用主治】 活血调经，利尿。主治经闭，痛经，头晕，头痛，水肿。

《新疆药用植物志》："活血调经，利尿。用根煎剂治水肿病、神经病和妇科病。用根作为治肺及尿道脓性卡他药，并治慢性心脏病。"

【用法用量】 内服：煎汤，6～15 g；或入丸、散。

【选方】 治闭经，月经涩少，痛经 欧当归30 g。水煎服。(《中药志》)

2771 欧绵马 ōu mián mǎ (《东北药用植物原色图志》)

【异名】 贯众(《新疆中草药手册》)，鳞毛蕨(《中国药用孢子植物》)。

【基原】 为鳞毛蕨科鳞毛蕨属植物欧洲鳞毛蕨的根茎。

【原植物】 欧洲鳞毛蕨 *Dryopteris filix-mas* (L.) Schott [*Polypodium filix-mas* L.]

植株高60～100 cm。根茎粗壮，直立或斜生，坚硬，连同叶柄基部密被灰褐色、阔披针形鳞片。叶簇生；叶柄长15～30 cm，上部的鳞片狭披针形；叶片厚纸质，卵状披针形，长40～70 cm，宽20～30 cm，短渐尖，羽片两面及叶轴被黑褐色、披针形膜质鳞片，二回羽状全裂或深裂；羽片披针形，先端渐尖，宽2～4 cm，深裂至叶轴；裂片密集，纯头，全缘或有锯齿；下部的羽片为二回羽状；小羽片稍延长；叶脉分叉。孢子囊群大，背生于中脉两侧排成1～3行；囊群盖圆肾形，凹部较深。

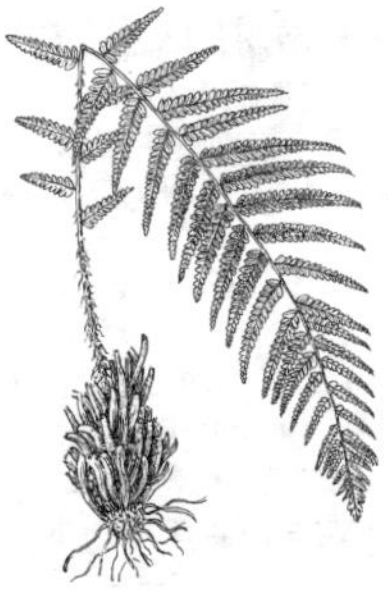

欧洲鳞毛蕨

生于林下阴湿处。分布于新疆北部地区。

同科植物矛状耳蕨 *Polystichum lonchitis* (L.) Roth. 其特征是：为单数羽状复叶，小叶片40对以上，基部有耳，边缘有尖刺。其余同欧洲鳞毛蕨。分布于新疆天山、阿尔泰山地区。根茎(名耳蕨)与欧绵马同等入药。

【采收加工】 全年均可采收，晒干。

【成分】 根茎含副绵马素(paraaspidin)，白绵马素(albaspidin)，绵马酸(filixic acid)，黄绵马酸(flavaspidic acid)即黄绵马酸(flavaspidic acid)BB，低绵马素(desaspidin)BB，绵马酚(aspidinol)，十三烷(tridecane)，十四烷(tetradecane)，十五烷(pentadecane)，十六烷(hexadecane)，1-十七烯(1-heptadecene)，2, 6-二正丁烷基对甲苯酚(2, 6-di-*n*-butyl-*p*-cresol)，肉豆蔻酸(myristic acid)，棕榈酸(palmitic acid)，亚油酸(linoleic acid)，山萮酸(behenic acid)，角鲨烯(squalene)。

【药理】 1. 驱虫作用 欧绵马能使绦虫虫体麻痹，脱离肠壁而显驱虫效果，作为对绦虫及十二指肠钩虫驱除药历史悠久。其有效成分绵马酸镁盐比粗提取物油树脂的驱虫效果强5～7倍，毒性也增大2倍。

2. 抗微生物作用 水煎剂有抗单纯疱疹病毒作用。乙醇提取物有抗疱疹性口炎病毒作用。欧绵马所含间苯三酚衍生物对乳酸杆菌有较强的抗菌活性，尤以绵马酸作用最强，对酵母菌仅绵马酸具有抑制作用。

毒性 欧绵马毒性较大，现已少用。它在胃肠道不易吸收，但如肠中有过多脂肪，则可促进吸收而致中毒。它能麻痹随意肌、心肌，对胃肠道有刺激性，严重时导致呕吐、下泻，还能引起视力障碍，甚至失明(视网膜血管痉挛及伤害视神经)。中毒时引起中枢神经系统障碍，出现震颤、惊厥乃至延脑麻痹。绵马酸镁盐40 mg/kg灌服，即可引起犬精母细胞变异、腹泻、消瘦，剂量增大至40～80 mg/kg，给药10～15日，可损害视神经，引起失明，也可损害大脑白质。小鼠灌胃的 LD_{50} 为298 mg/kg，大鼠为1 076 mg/kg。

【药性】 苦，微寒，有毒。

【功用主治】 《新疆中草药》："清热解毒，杀虫，止血。预防流感、腮腺炎、麻疹，治流感发烧，功能性子宫出血，热毒过盛，食物中毒，肾虚浮肿，驱绦虫。"

【用法用量】 内服：煎汤，3～9 g；或研末，2～4 g。

【宜忌】 本品有毒，宜慎用。孕妇禁服。

【选方】 1. 预防流感，腮腺炎，麻疹 贯众9 g。水煎服，连服数日。或将贯众1～2个放入水缸中。

2. 治流感发烧 贯众、板蓝根各9 g，甘草6 g。水煎服。

3. 治功能性子宫出血 贯众炭、丹皮、藕节各9 g。水煎服。

4. 驱绦虫 贯众15 g，槟榔9 g，大黄6 g。水煎，晚睡前服，连服3日。(1～4方出自《新疆中草药》)

2772 拔毒散 bā dú sǎn (《滇南本草》)

【异名】 王不留行(《滇南本草》)，小尼马庄柯、巴掌叶(《中国经济植物志》)，小拔毒、尼马庄柯(《云南中草药选》)，妈妈多、肯麻头(《曲靖专区中草药手册》)，小迷马桩、白背黄花稔(《红河中草药》)，小黄药、迷马桩棵、小克麻(《云南中草药》)，小路边站(《贵州中草药名录》)。

【基原】 为锦葵科黄花稔属植物拔毒散的枝叶。

【原植物】 拔毒散 *Sida szechuensis* Matsuda

直立亚灌木，高约1 m。小枝、叶柄、叶片、花梗、花萼、果实均被星状长柔毛。叶二型；叶柄长5～10 mm；托叶钻形，较短于叶柄；下部的叶宽菱形至扇形，长2.5～5 cm，宽近似，先端短尖至浑圆，基部楔形，边缘具2齿，上部的叶长圆状椭圆形至长圆形，长2～3 cm，两端钝至浑圆。花单生或簇生于小枝端，花梗长约1 cm，中部以上具节；萼杯状，长约7 mm，裂片三角形；花黄色，花瓣倒卵形，长约8 mm；雄蕊柱长约5 mm，被长硬毛。果近圆球形，直径约6 mm，分果爿8～9，具短芒。种子黑褐色，平滑，种脐被白色柔毛。花期6～11月。

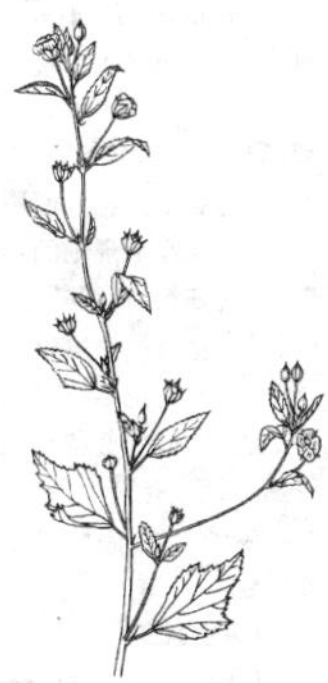

拔毒散

生于荒坡灌木丛、松林边、路旁和沟谷边。分布于西南及广西等地。

【采收加工】 8～10月采收，鲜用或晒干。

【成分】 植物蜕皮激素(phytoecdyones)，水龙骨素(polypodine)B。

【药理】 促凝血和对平滑肌的作用 拔毒散水提取液在10 g/kg剂量灌胃小鼠，可缩短小鼠出血时间及加快血液的凝固，还有一定镇痛作用；其醇提取物在1 mg/ml浓度下可以增强离体豚鼠回肠的收缩，可被一定浓度的阿托品、氯苯那敏或苯海拉明所对抗。

【药性】 苦，寒。

1.《滇南本草》:"味苦,性寒。"

2.《滇南本草图说》:"气味苦,平,无毒。"

【功用主治】 清热,解毒,活血。主治乳痈,乳蛾,痈肿,泄泻,痢疾,闭经,跌打骨折。

1.《滇南本草》:"治妇人乳汁不通,乳痈、乳结红肿,消诸疮肿毒;治小儿尿血,血淋,祛皮肤瘙痒,消风解热。梗叶,细末,醋调敷痈疽疮毒溃散。"

2.《滇南本草图说》:"主治金疮,止血,逐痛,出刺,除风痹,内塞,止心烦、鼻衄,解痈疽毒,通乳窍,散血,利小便,其功最良。"

【用法用量】 内服:煎汤,9～15 g。外用:捣敷。

【宜忌】 孕妇禁服。

【选方】 1. 治乳汁不通 拔毒散 9～15 g,炖猪脚服。(《云南中草药》)

2. 治乳汁不下,闭经 (小迷马桩)15～30 g,配猪蹄壳 2 个,当归 18 g,黄芪 30 g。煎服。(《红河中草药》)

2773 斩龙草 zhǎn lóng cǎo (《东北常用中草药》)

【异名】 千里光(《新疆中草药手册》),大蓬蒿(《全国中草药汇编》)。

【基原】 为菊科千里光属植物羽叶千里光的根及全草。

【原植物】 羽叶千里光 *Senecio argunensis* Turcz. 又名:额河千里光(《中国高等植物图鉴》)。

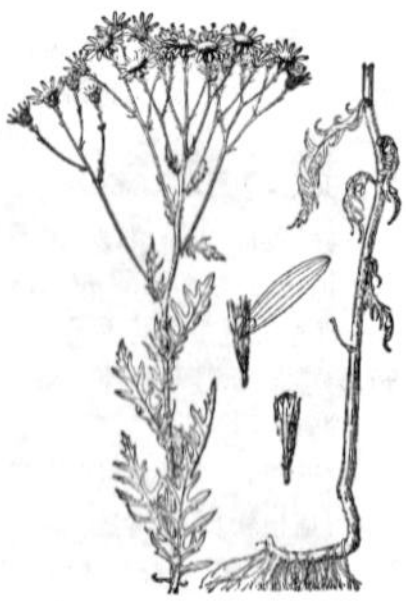

羽叶千里光

多年生草本,高 60～150 cm。主根缩短,须根多呈细索状,并有歪斜的地下茎。地上茎直立,单生或丛生,有纵细纹,无毛或于先端有白色细毛,上部多分枝,向外展开。基生叶成莲座状,花后脱落,有柄,卵状椭圆形,边缘具圆钝或尖锐锯齿,无毛或仅沿叶脉处有毛;中部叶无柄,椭圆形,长 6～10 cm,宽 3～6 cm,羽状深裂,裂片约 6 对,条形,全缘或有1～2 小裂片或齿,先端尖或钝,上面近无毛,下面色浅而被疏蛛丝状毛;上部叶小,椭圆状披针形至条形,边缘作不规则的羽裂或不裂。头状花序,多数,排列成复伞房状;梗细长,有细条形苞叶;总苞近钟状,长 5～6 mm,外面有条形苞片;总苞片 1 层,约 13 个,条形,先端尖,边缘膜质,背面被蛛丝状毛;舌状花 10 余个,黄色,舌片条形,雌性,长 7～10 mm,先端具不明显齿裂;盘花管状,多层,两性,长约6 mm,先端 5 裂。瘦果,椭圆形,有纵沟;冠毛白色。

生于草地、山坡、林缘、溪岸,喜阴湿地。分布于全国大部分地区。

【采收加工】 6～7 月采收,鲜用或扎成把晒干。

【药材】 斩龙草 *Senecionis Argunensis Herba* 我国大部地区均产。

性状 根茎两侧和下面生多数黄棕色或红棕色细根,质脆易断。茎圆柱形。上部多分枝;表面绿黄色,具明显纵条纹,密被蛛丝状毛;质硬而脆,折断面见髓部大,白色。叶片多皱缩破碎,完整者展平后呈椭圆形,羽状分裂,背面具短毛或蛛丝状毛。头状花序呈伞状排列,总序梗细长,花黄色或黄棕色。瘦果圆柱形,冠毛污白色。气微,味微苦。

【成分】 地上部分含生物碱:千里光宁碱(senecionine),全缘千里光碱(integerrimine),千里光菲灵碱(seneciphylline),奥氏千里光碱(otosenine),芝麻菜叶千里光碱(erucifoline),21-羟基全缘千里光碱(21-hydroxyintegerrimine),千里光宁碱 *N*-氧化物(senecionine *N*-oxide),千里光菲灵碱 *N*-氧化物(seneciphylline *N*-oxide)等生物碱。

【药性】 苦,寒,有毒。

1.《东北常用中草药手册》:"微苦,寒。"

2.《北方常用中草药手册》:"无毒。"

【功用主治】 清热,解毒,消肿。主治痢疾,咽喉肿痛,目赤,疮肿,湿疹,疥癣,蛇咬伤,蝎蜂螫伤。

1.《东北常用中草药手册》:"清热解毒。治蛇、蝎、蜂咬螫伤。"

2.《北方常用中草药手册》:"主治疮肿。"

3.《内蒙古中草药》:"去腐生肌,清肝明目。主治疮痈肿毒,急性结膜炎,湿疹,皮炎,咽喉肿痛。"

4.《沙漠地区药用植物》:"主治皮肤瘙痒、疥癣。"

【用法用量】 内服:煎汤,15～30 g,鲜品 30～60 g,大剂可用至 90 g。外用:鲜品捣敷;或煎汤熏洗。

【选方】 1. 治痈疮红肿,淋巴结核 羽叶千里光配薄荷、小毛茛捣敷。(《高原中草药治疗手册》)

2. 治目赤 鲜斩龙草全草捣成泥状,贴太阳穴。

3. 治顽固性溃疡 斩龙草开花前割取全草,煎熬成膏。贴敷。(2、3 方出自《沙漠地区药用植物》)

4. 治蛇、蝎、蜂咬螫伤 斩龙草茎、根 60～90 g,水煎服;另以鲜斩龙草嫩枝叶 60～120 g,捣敷患处。(《东北常用中草药手册》)

2774 轮叶八宝 lún yè bā bǎo (《陕西草药》)

【异名】 还魂草、打不死(《陕西草药》),轮叶景天、楼台还阳、酱子草、三角还阳(《全国中草药汇编》),鸡眼睛(《万县中草药》)。

【基原】 为景天科八宝属植物轮叶八宝的全草。

【原植物】 轮叶八宝 *Hylotelephium verticillatum* (L.) H. Ohba [*Sedum verticillatum* L.] 又名:一代宗(《中国植物志》)。

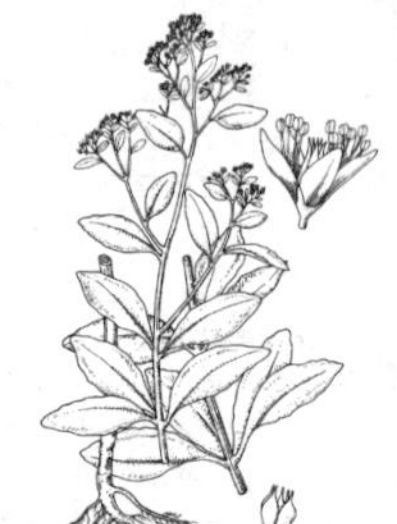

轮叶八宝

多年生草本,高 40～100 cm。须根细。茎直立,不分枝。4 叶轮生,下部常为 3 叶轮生或对生;有柄;叶片长圆状披针形至卵状披针形,长 4～8 cm,宽 2.5～3.5 cm,先端急尖,基部楔形,边缘有整齐的疏牙齿,叶下面常带苍白色。聚伞状伞房花序,顶生;花密生,形成半圆球形;苞片卵形;萼片 5,三角状卵形,基部稍合生;花瓣 5,淡绿色至黄白色,长圆状椭圆形,长 3.5～5 mm,先端急尖,基部渐狭,分离;雄蕊 10,2 轮,与花萼对生的稍长于花瓣,与花瓣对生的稍短;鳞片 5,线状楔形,先端微缺;心皮 5,倒卵形至长圆形,花柱短。蓇葖果。种子狭长圆形,淡褐色。花期 7～8 月,果期 9 月。

生于山坡草丛中或沟边阴湿处。分布于河北、山西、辽宁、吉林、江苏、浙江、安徽、山东、河南、湖北、四川、陕西、甘肃等地。

【采收加工】 6～9 月采收,鲜用或晒干。

【药性】 《陕西草药》:"味苦、涩,性平。"

【功用主治】 解毒,消肿,止血。主治无名肿痛,蛇虫咬伤,金创出血。

1.《陕西草药》:"解毒消肿止血,治创伤,无名肿毒,蛇咬及蝎螫等症。"

2.《全国中草药汇编》:"治劳伤,全草泡酒;外用治鸡眼,以叶去表皮贴敷足趾患处。”

【用法用量】 内服：煎汤，6～12 g；或泡酒服。外用：捣敷；或绞汁涂。

【选方】 1. 治无名肿毒、创伤 鲜轮叶景天适量，捣成泥状。外敷用；或绞汁涂患处。（《秦岭巴山天然药物志》）

2. 治蛇咬伤 鲜还魂草、土大黄、仙茅参、明矾各适量。捣成泥状，敷伤处。（《陕西草药》）

2775 轮伞五加 lún sǎn wǔ jiā

【异名】 五加皮、刺五加（《西藏常用中草药》）。

【基原】 为五加科五加属植物轮伞五加的根皮。

【原植物】 轮伞五加 *Acanthopanax verticillatus* Hoo

灌木；小枝紫色，有短刺，基部下延，先端钩状。叶有小叶3～5；叶柄长3～12 cm，无毛，有细刺；小叶片倒卵形至阔椭圆形，长7～11 cm，宽3～4.5 cm，先端渐尖至短渐尖，基部楔形至阔楔形，上面绿色，沿脉疏生刚毛，下面淡绿色至灰绿色，无毛，边缘有不整齐的重锯齿，齿有刺尖。圆锥花序顶生，主轴长5 cm，有细毛；伞形花序在主轴轮生，除顶生者外无总花梗，有花10～20数；花梗长1～1.4 cm，有细柔毛；萼齿5，三角形，边缘有纤毛；花瓣5，三角形，里面有柔毛；雄蕊5；子房5室；花柱5，几离生。果实球形，直径5 mm，具5棱。花期6～7月，果期7～8月。

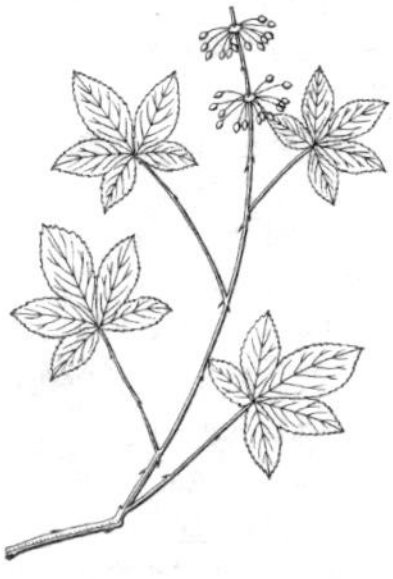

轮伞五加

生于海拔2 900～3 200 m的山坡或丛林中。分布于西藏。

【采收加工】 7～8月挖根，趁鲜剥取根皮，切段，晒干。

【药性】 《西藏常用中草药》：“性温，味辛。”

【功用主治】 《西藏常用中草药》：“散风湿，强筋骨，逐瘀活血。治风湿性关节痛，小儿筋骨痿软，跌打损伤，阳痿。”

【用法用量】 内服：煎汤，9～15 g；或泡酒。外用：捣敷；或煎汤洗浴。

【宜忌】 阴虚火旺者慎服。

2776 软皮树 ruǎn pí shù（《云南药用植物名录》）

【异名】 雪花皮（《广西药用植物名录》），雪花构（《中国高等植物图鉴》补编），小构皮（《全国中草药汇编》）。

【基原】 为瑞香科瑞香属植物白瑞香的根皮、茎皮或全株。

【原植物】 白瑞香 *Daphne papyracea* Wall. ex Steud.

常绿灌木，高1～1.5 m。枝灰色至灰褐色，无毛。叶互生，纸质；长圆形至披针形，长6～16 cm，宽1.2～4 cm，先端渐尖，基部楔形，两面均无毛。花白色，无芳香，数朵集生枝顶，近于头状，苞片外侧有绢状毛；总花梗短，密被短柔毛；花被筒状，长约16 mm，被淡黄色短柔毛，裂片4，卵形或长圆形，长约5 mm；雄蕊8，2轮排列，分别着生花被筒上部及中部；花盘环状，边缘波状；子房长圆状，无毛。核果卵状球形。

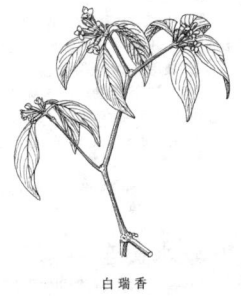

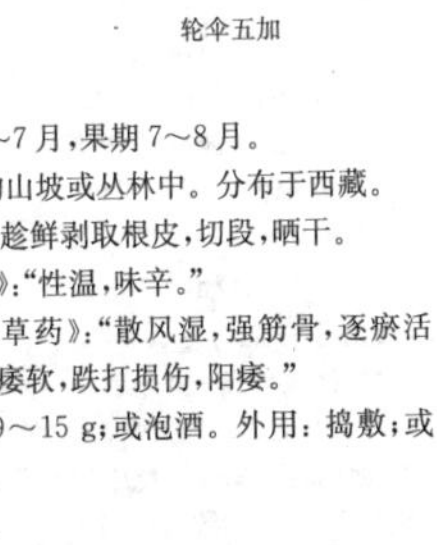

白瑞香

生于中低山地。分布于四川、贵州、云南等地。

【栽培】 生物学特性 喜温和凉爽气候。生于海拔400～1 000 m的山区山坡上。引种在低海拔地区栽培，生长缓慢，稍耐旱，忌积水。喜生长在石砾土上，以排水良好、疏松、腐殖质丰富的壤土栽培为宜。

繁殖方法 种子繁殖。条播，按行距25 cm开横沟，沟深3 cm，按株距3 cm下种1粒，覆土2 cm，播后浇水保湿。当苗高15～20 cm时定植，按行株距35 cm×35 cm开穴，每穴栽1株。

田间管理 定植后，第一年中耕除草3～4次，肥料以人粪尿或氮肥为主。第二年之后，每年中耕除草2～3次，除追施氮肥外，适当增施磷钾肥。冬季适当修剪过长的侧枝、密枝或下垂枝。

【采收加工】 7～10月挖取全株，分别剥取根皮和茎皮，晒干。冬季采收花，晒干。

【药材】 软皮树 *Daphnes Papyraceae Cortex seu Herba* 主产于广东、广西、云南、贵州、四川、湖南等地。

性状 花外面墨绿色，内面浅黄色，多枯萎破碎，通常数花成顶生头状花序，具总苞；苞片边缘有睫毛，长卵形或卵状披针形；花被筒状，无毛，裂片4，卵形或卵状披针形，先端钝，环状花盘边缘有不规则浅裂。核果卵状，表皮显棕红色，表面皱缩，柄有毛。果实顶端有棕色或棕黄色未脱落的花萼，或有脱落痕。果皮不易破碎。

【成分】 根含香豆素类：瑞香因子（daphnefactor）P_1、P_2，瑞香素（daphnetin），瑞香素-8-*β*-葡萄糖苷（daphnetin-8-*β*-glucoside）。地上部分含甾体化合物：蒲公英赛酮（taraxerone），蒲公英赛醇（taraxerol），蒲公英赛醇乙酸酯（taraxerol acetate），蒲公英赛酸（taraxeric acid），*β*-谷甾醇-*D*-葡萄糖苷（*β*-sitosterol-*D*-glucoside）；又含4种三萜类成分，黄酮类成分芫花（genkwanin）。

【药性】 甘、辛，温，小毒。

1.《全国中草药汇编》：“甘、淡、微辛，微温，有小毒。”

2.《福建药物志》：“辛、甘，温。”

【功用主治】 祛风止痛，活血调经。主治风湿痹痛，月经不调，痛经，跌打损伤，疔疖。

1.《全国中草药汇编》：“治风湿麻木，筋骨疼痛，跌打损伤，癫痫，月经不调，痛经，经期手脚冷痛。”

2.《福建药物志》：“祛风湿，消疖肿。”

3.《广西民族药简编》：“根或根皮、叶与猪脚煲饭服，治不孕症，月经不调，产后恶露过多，贫血。根或全株与猪骨煲服或浸酒服兼水煎洗患处，治风湿疼痛，跌打肿痛，神经痛，扭挫伤，关节脱臼（复位后用），胃痛。”

【用法用量】 内服：煎汤，3～6 g；或浸酒。外用：捣敷。

【选方】 治疔疖 白瑞香花、叶，用茶油浸渍，取油涂患处。或白瑞香鲜叶5～6片，捣烂调蜜敷患处。（《福建药物志》）

2777 软枣子 ruǎn zǎo zǐ（《黑龙江中药》）

【异名】 软枣（《盛京通志》），猿枣（《凤城志》），圆枣（《安图志》），藤瓜、藤梨果（《河北中草药》）。

【基原】 为猕猴桃科猕猴桃属植物软枣猕猴桃的果实。

【原植物】 软枣猕猴桃 *Actinidia arguta*（Sieb. et Zucc.）Planch. et Miq. 又名：洋桃藤（《贵州药用植物目录》）。

大型藤本，长可达30 m以上。嫩枝有时被灰白色疏柔毛，老枝光滑；髓褐色，片状。单叶互生；叶柄及叶脉干后常带黑色；叶片膜质或纸质，卵圆形、椭圆状卵形或长圆形，长6～13 cm，宽5～9 cm，先端突尖或短尾尖，基部圆形或心形，少有近楔形，边缘有锐锯齿，下面脉腋有淡棕色或灰白色柔毛，其余无毛。聚伞花序腋生，有花3～6朵；花单性，雌雄异株或单性花与两性花共存；花白色，直径 1.2～2 cm；花被 5 数；萼片仅边缘有毛；雄蕊多数；花柱丝状，多数。浆果球形至长圆形，光滑。花期 6～7月，果期 9月。

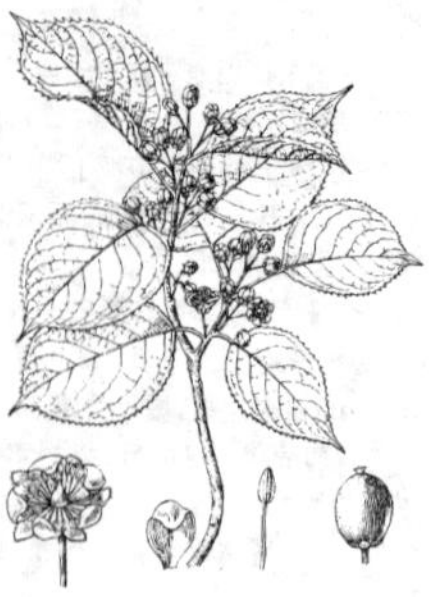
软枣猕猴桃

生于海拔 1 900 m 的山地灌木丛中或林内。分布于东北地区及河北、山西、安徽、江西、山东、河南、湖北、云南、陕西等地。

本植物的叶（猕猴梨叶）、根（猕猴梨根）亦供药用，另设专条。

【采收加工】 8～9 月果实成熟时采摘，鲜用或晒干。

【药材】 软枣子 *Actinidiae Argutae Fructus* 产于东北、西北各地。

性状 浆果圆球形、椭圆形或柱状长圆形，长 2～3 cm，直径 1.5～2.5 cm。表面皱缩，暗褐色或紫红色，光滑或有浅棱，先端有喙，基部果柄长 1～1.5 cm；果肉淡黄色。种子细小，椭圆形，长 2.5 mm。气微，味酸、甘、微涩。

【成分】 本品含猕猴桃碱（actinidine），草苁蓉醛碱（boschniakine）。另含维生素 A、C，烟酸。

【药理】 延缓衰老作用 以本品浓缩果汁（用常水稀释成 4%）喂饲黑腹果蝇，能显著延长果蝇的平均寿命，对雌、雄果蝇的延寿幅度分别为 25.96%和 20.97%。喂饲小鼠对小鼠全脑 B 型单胺氧化酶（MAO-B）的活性有显著抑制作用，对雌、雄鼠的抑制率分别为 76.25%和 75.17%；并有对抗小鼠肝脂质过氧化和提高雄性小鼠肝超氧化物歧化酶（SOD）活性的作用，提示本品有延缓衰老作用。

【药性】 甘、微酸，微寒。

1.《青岛中草药手册》："性平，味甘、微酸。"

2.《河北中草药》："味甘酸，性微寒。"

【功用主治】 生津，止渴，通淋。主治热病津伤烦渴，砂淋，石淋，牙龈出血，维生素 C 缺乏症。

1.《黑龙江常用中草药手册》："多作滋补营养剂，为滋养、强壮剂。解烦热，止口渴。果实及茎叶汁，治砂石淋症。浆果含丰富维生素丙，治维生素丙缺乏症。"

2.《河北中草药》："用治热病津伤、烦渴引饮，石淋及肝炎、维生素 C 缺乏、牙龈出血等症。"

【用法用量】 内服：煎汤，3～15 g。

【宜忌】 脾胃虚寒者慎服，多食易致腹泻。

2778 软蒺藜 ruǎn jí lí （《山东中草药手册》）

【异名】 藜（《青海常用中草药手册》）。

【基原】 为藜科滨藜属植物西伯利亚滨藜和中亚滨藜的果实。

【原植物】 1. 西伯利亚滨藜 *Atriplex sibirica* L.［*Obione sibirica* Fisch.］ 又名：白蒺藜（《山东中草药手册》），刺果粉藜（《青海常用中草药手册》），大灰条、灰菜（《沙漠地区药用植物》）。

一年生草本，高 20～50 cm。茎直立，钝四棱形，通常自基部分枝，有白粉粒；枝斜升，有条纹。叶互生；叶柄长3～6 mm；叶片卵状三角形至菱状卵形，长 3～5 cm，宽 1.5～3 cm，先端微钝，基部宽楔形，边缘有疏锯齿，近基部的 1 对齿较大，成裂片状，下面灰白色，密生粉粒。团伞花序，几遍布叶腋；花单性；雄花花被片 5，雄蕊 5，花丝基部连合；雌花无花被，为 2 个合生苞片包围；果期苞片膨大，木质，表面具多数不规则的刺状突起，顶缘牙齿状，基部楔形。胞果卵形或近圆形，果皮膜质，白色，与种子贴伏。种子直立，红褐色或淡黄褐色，长 2～2.5 mm。花期8～9月，果期10月。

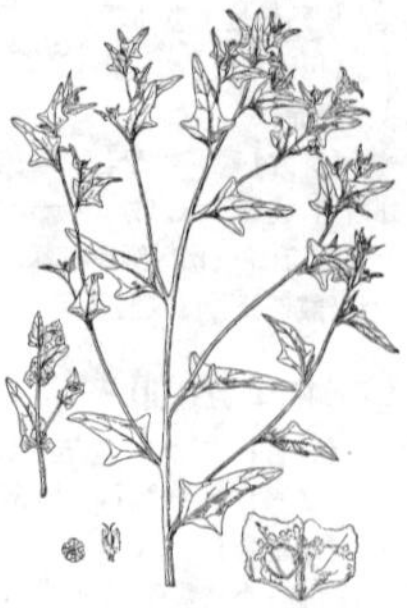
西伯利亚滨藜

生于盐碱滩、湖边、河岸和固定沙丘上或见于草地和路边。分布于东北、华北、西北及山东等地。

2. 中亚滨藜 *A. centralasiatica* Iljin 与前种的区别为：中部茎生叶叶缘具疏锯齿；花簇全部腋生，不构成顶生穗状花序；苞片果时扇形至扁钟形，附属物刺状、软棘状或疣状，上部边缘草质，有不等大的三角形牙齿。

生于戈壁、荒地、河岸和盐碱化土上。分布于华北、西北及辽宁、吉林。

【采收加工】 10 月果实成熟后割取地上部分，晒干，打下果实。

【药材】 软蒺藜 *Atriplicis Fructus* 产于山东、河北、吉林及天津等地。

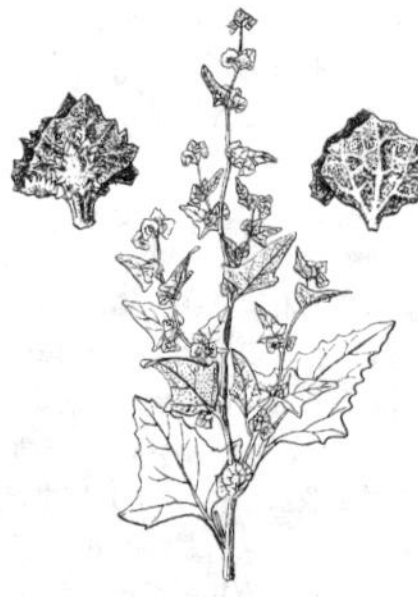
中亚滨藜

性状 中亚滨藜 胞果外被 2 片宿存苞片，土黄色或浅绿色。苞片为扁平扇形，有 3 条放射状隆起的主脉及网状细脉，无棘状突起，上部扇形，边缘波状或稍成 5 浅裂，基部渐细成短果柄。剥开两苞片露出扁圆形胞果 1 枚，呈棕色，直径约 3 mm。表面光滑，一侧有喙状突起。果皮与种皮均薄，剥开后呈淡黄色，富油质。气微弱，味微酸咸。

西伯利亚滨藜 苞片基部具棘状、软棘状或疣状突起，但不刺手。

【药理】 具抗病毒作用及抗血吸虫作用。

【药性】 苦，平。

1.《山东中草药手册》："苦，温。"

2.《内蒙古中草药》："味苦、微酸、咸，性平。"

【功用主治】 祛风，清肝，明目，活血。主治目赤肿痛，头痛，头晕，风疹，皮肤瘙痒，肿毒，乳汁不通。

1.《山东中草药手册》："散风，明目。治结合膜炎，风疹瘙痒，白癜风，湿疹。"

2.《内蒙古中草药》："清肝明目，祛风活血，消肿。主治头痛，皮肤瘙痒，肿毒，乳汁不通。"

【用法用量】 内服：煎汤，3～9 g。外用：煎水洗。

【选方】 1. 治头风，皮肤瘙痒，疮痒 藜 9 g，菊花 9 g，防风 9 g，蝉退 4.5 g。水煎服。（《青海常用中草药手册》）

2. 治皮肤瘙痒、荨麻疹 软蒺藜、地肤子各适量。煎汤外洗。（《内蒙古中草药》）

3. 治无名肿毒 藜 9 g，赤芍 9 g，蒲公英 15 g，瓜蒌 9 g。水煎服。（《青海常用中草药手册》）

2779 软水黄连 ruǎn shuǐ huáng lián （《四川中药志》）

【异名】 水黄连（《四川中药志》1979 年版）。

【基原】 为毛茛科唐松草属植物多枝唐松草的全草。

【原植物】 多枝唐松草 *Thalictrum ramosum* Boivin

多年生草本，高12～45 cm。全株无毛。茎直立，基部以上有分枝。叶互生；叶柄长7～9 cm，基部有膜质短鞘；基生叶与茎下部叶为二至三回三出复叶；叶片长7～15 cm；小叶草质，宽卵形、近圆形或倒卵形，长0.7～2 cm，宽0.5～1.5 cm，先端钝有短尖，基部圆或浅心形，不明显3浅裂，边缘有疏钝齿；小叶柄长0.6～1.5 cm。复单歧聚伞花序圆锥状；花两性，花梗丝状，长5～10 mm；萼片4，花瓣状，卵形，长约2 mm，淡堇色或白色，早落；花瓣无；雄蕊16～24，花丝丝状，花药长圆形，先端圆，无小尖头；心皮6～16，花柱向外弯，柱头生腹面。瘦果狭卵形或纺锤形，长3.5～4.5 mm，无柄，有8条纵肋，宿存花柱拳卷。花期4月，果期5～6月。

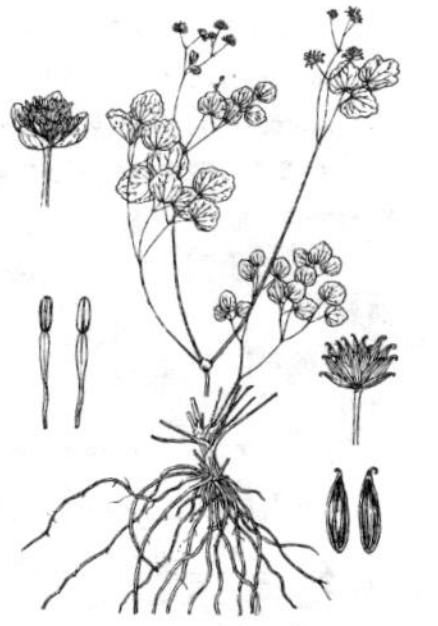

多枝唐松草

生于海拔540～950 m的丘陵或低山灌木丛中。分布于湖南、广东、广西、四川。

【采收加工】 6～7月采收，晒干，扎把。

【药材】 软水黄连 *Thalictri Ramosi Herba* 产于四川、湖南、广东及广西等地。

性状 根状茎极短。细根数十条生于根茎下，长6～10 cm，直径1～3 mm；表面灰褐色；质脆，易折断，断面可见浅黄色木心。茎多分枝，纤细柔软。叶质薄，边缘具圆齿。

【药性】 苦，寒。

1. 广州部队《常用中草药手册》："微苦，凉。"

2.《四川中药志》1979年版："苦，寒。"

【功用主治】 清热，燥湿，解毒。主治痢疾，黄疸，目赤，痈肿疮疖。

1. 广州部队《常用中草药手册》："清肝明目。治急性结膜炎、痢疾、传染性肝炎、化脓感染。"

2.《四川中药志》1979年版："清热燥湿，泻火解毒。用于湿热泻痢（细菌性痢疾、急性胃肠炎），黄疸，目赤肿痛，疮疖肿毒。"

【用法用量】 内服：煎汤，9～15 g。外用：捣敷；或煎水熏洗。

【宜忌】 脾胃虚寒者慎服。

2780 **抽筋草** chōu jīn cǎo（《滇南本草》）

【异名】 虫儿被单（《滇南本草》），筋骨菜（《峨眉山药用植物研究调查报告》），单背叶、青姑草、金缠菜（《昆明药用植物调查报告》），大娥嫦菜（《文山中草药》），被单草（《昆明民间常用草药》），石灰草、接筋草、小伸筋草（《陕西中草药》），背单草、滇繁缕（《云南中草药》），白筋骨草、鸡骨草、唐根草（《四川常用中草药》），石繁缕（《红河中草药》）。

【基原】 为石竹科繁缕属植物石生繁缕的全草。

【原植物】 石生繁缕 *Stellaria saxatilis* Buch. -Ham. [*S. vestita* Kurz] 又名：星毛繁缕（《云南种子植物名录》）。

多年生匍匐蔓生草本，长60～90 cm。全株密被白色星状柔毛。茎基部匍匐，上部半直立，灰绿色，质脆易断，分枝稀疏，节膨大，有不定根。单叶对生；叶柄极短而近于无柄；叶片卵状椭圆形或狭卵形，长2～3.5 cm，宽8～12 mm，先端渐尖，基部心形或微抱茎，全缘。二歧聚伞花序细弱，有细长总花梗，生于叶腋或二分枝杈间；花梗细，长短不等；苞片较小；萼片5，披针形，长约4 mm；花瓣5，白色，稍短于萼，2深裂至基部；雄蕊10；子房上位，花柱3～4。蒴果长卵形，与宿萼等长。种子多数，近黑色，有瘤状突起。花期4～7月，果期7～8月。

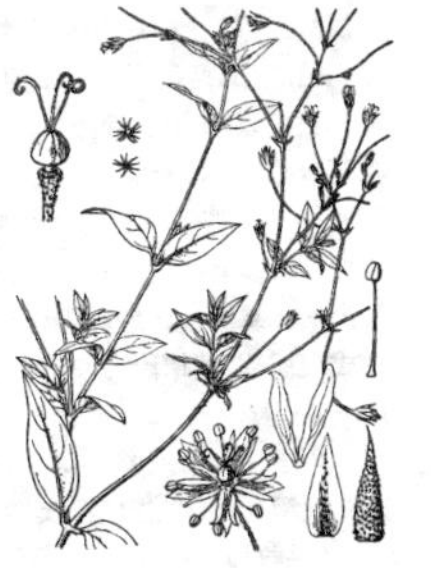

石生繁缕

生于海拔600～2 300 m的河谷草丛及旷野山地、田间、路边。分布于西南及河北、山西、浙江、河南、湖北、陕西、甘肃、台湾等地。

【采收加工】 6～10月采集全草，鲜用或晒干。

【药材】 抽筋草 *Stellariae Saxatilis Herba* 产于四川、云南、湖北等地。

性状 全草长60～90 cm。茎圆柱形，脆而易断，中具维管束一缕似筋，故名"抽筋草"，上部密生短柔毛，稀分枝。叶对生，完整叶片卵状椭圆形或狭卵形，两面有星状毛；近无柄。聚伞花序，生于叶腋或两分枝间，全部密生星状绒毛；萼片5，披针形；花瓣5，比萼稍短，先端2深裂；雄蕊10；花柱3～4。蒴果，与宿萼几等长。种子多数，黑色，表面有瘤状突起。气微，味淡。

【药性】 辛，凉，小毒。归肝、脾经。

1.《滇南本草》："味微苦，性凉。入肝、脾二经。"

2.《全国中草药汇编》："辛，凉，有小毒。"

【功用主治】 祛风活络，利湿解毒。主治风湿痹痛，肢体麻木，跌打损伤，黄疸，白带，疮疖。

1.《滇南本草》："消水肿，治风湿筋骨疼，水煎服。外敷疮毒，效。"

2.《云南中草药》："清肝息风，接骨。主治肝风头痛，中风不语，风热，骨折。"

3.《陕西中草药》："舒筋活血。主治跌打损伤，肢体麻木、疼痛，黄疸型肝炎。"

【用法用量】 内服：煎汤，6～15 g；或泡酒。外用：捣敷。

【选方】 1. 治肢体麻木抽筋 接筋草120 g，猪肉500 g。加水共炖，分2次吃肉喝汤。（《陕西中草药》）

2. 治脾虚浮肿 被单草9～15 g。水煎服或煮小肠吃。（《昆明民间常用草药》）

2781 **拐芹** guǎi qín（《新华本草纲要》）

【异名】 紫金砂（《湖北中草药志》）。

【基原】 为伞形科当归属植物拐芹的根。

【原植物】 拐芹 *Angelica polymorpha* Maxim. 又名：白根独活（《东北植物检索表》），拐芹当归（《东北草本植物志》）。

多年生草本，高0.5～1.5 cm。根圆锥形，径达0.8 cm，外皮灰棕色。茎单一，中空，有浅沟纹，光滑无毛或有稀疏短糙毛，节处常为紫色。叶二至三回三出羽状分裂，叶片轮廓卵形至三角状卵形，长15～30 cm，宽15～25 cm；第一回和第二回裂片有长叶柄，小叶柄通常膝曲或弧形弯曲；末回裂片

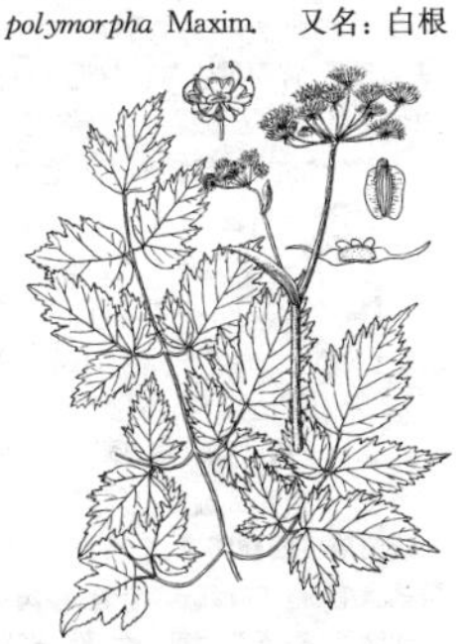

拐 芹

有短柄或近无柄，卵形或菱状长圆形，纸质，长 3～5 cm，宽2.5～3.5 cm，3 裂，两侧裂片又多为不等的 2 深裂，基部截形至心形，先端具长尖，边缘有大小不等的缺刻状深齿；齿端有锐尖头。复伞形花序直径 4～10 cm，花序梗、伞辐及花梗具短糙毛，伞辐 11～20，开展，上举；总苞片 3 或无，狭披针形，有缘毛；小总苞片 7～10，狭线形，紫色，有缘毛；萼齿退化；花瓣匙形至倒卵形，白色，渐尖，先端内曲。果实长圆形，基部凹入，长 6～7 mm，背棱短翅状，侧棱膨大成膜质翅，棱槽内有油管 1，合生面有油管 2。花期 8～9 月，果期9～10 月。

生于山沟溪流旁、杂木林下、灌木丛间及阴湿草丛中。分布于东北及河北、江苏、山东等地。

【采收加工】 6～8 月未开花前采挖，晒干。

【成分】 根含香豆素类：氧化前胡素(oxypeucedanin)，欧芹酚甲醚(osthol)，欧前胡内酯(imperatorin)，补骨脂素(psoralen)，香柑内酯(bergapten)，水合氧化前胡素(oxypeucedanin hydrate)，白当归素(byakangelicin)，亥茅酚-3′-乙酸酯(hamaudol-3′-acetate)。另含挥发油，α-蒎烯(α-pinene)，月桂烯(myrcene)，对聚伞花素(*p*-cymene)等 20 多种化合物。又含拐芹色原酮(angeliticin)A，石当素(saxalin)。

【药性】 《湖北中草药志》："辛，温。"

【功用主治】 《湖北中草药志》："温中散寒，理气止痛。用于感冒鼻塞，胃痛，胃及十二指肠溃疡，腹痛，胸胁痛，痨伤，风湿性关节炎，跌打损伤，毒蛇咬伤等症。"

【用法用量】 内服：煎汤，3～9 g；或研末。外用：捣敷。

2782 抱树莲 bào shù lián (《生草药性备要》)

【异名】 巧根藤、飞连草(《岭南采药录》)，抱石莲(广州空军《常用中草药手册》)，猫龙草(《海南岛常用中草药手册》)，瓜子菜(《全国中草药汇编》)，飞蓬草(《云南中药资源名录》)。

【基原】 为水龙骨科抱树莲属植物抱树莲的全草。

【原植物】 抱树莲 *Drymoglossum piloselloides* (L.) Presl [*Pteris piloselloides* L.] 又名：星毛抱树莲(《广州植物志》)。

植株高 2～12 cm。根茎细长，横生，密被中部深棕色边缘淡棕色、近圆形至卵形细小鳞片，盾状着生，边缘有睫毛。叶远生或疏生，二型；营养叶肉质，近圆形或为宽椭圆形，长 5～6 cm，宽约 2 cm，先端阔圆形，基部渐狭，疏被贴生的星芒状毛；中脉仅下部可见；孢子叶有长达 1 cm 的短柄；叶片线形，长 3～12 cm，宽 5～8 mm，先端阔圆形，基部渐狭，背面贴生星芒状毛；叶脉隐没于叶肉中，连结成网眼，有内藏小脉。孢子囊群贴近叶缘延长成狭带状，宽约 2.5 mm，孢子叶宽圆的先端也能育，向下几达基部；孢子两面型，有粗疣突或刺状突起，隔丝星芒状。

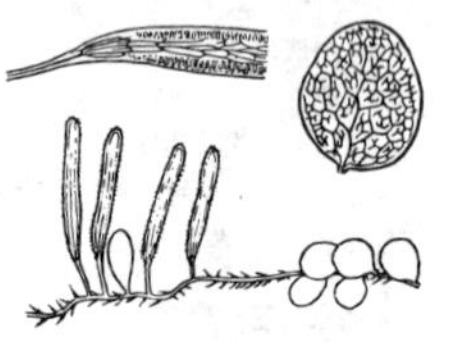

抱树莲

生于疏林中的树干上。分布于广东、海南、云南等地。

【采收加工】 全年均可采收，晒干或鲜用。

【药材】 抱树莲 *Drymoglossi Piloselloidis Herba* 产于海南、广东、云南等地。

性状 根茎圆柱形，细长，直径约 1 mm，棕色或深棕色；密被细小鳞片，鳞片近圆形至卵形，边缘生众多长睫毛。叶二型，营养叶近圆形或阔椭圆形，全缘，厚肉质，对光视之可见网状脉，表面疏被星状毛；孢子叶线形，全缘，厚肉质，孢子囊群长线形，生于下表面叶缘处，孢子两面型。气微，味淡。

【药性】 《海南岛常用中草药手册》："甘、淡，微凉。"

【功用主治】 清热，利湿，解毒，止血。主治湿热黄疸，目赤肿痛，化脓性中耳炎，腮腺炎，淋巴结结核，疥癞，咯血，崩漏，跌打肿痛。

1.《生草药性备要》："治疥癞，杀虫。"

2.《岭南采药录》："治眼热，跌打损伤瘀痛。"

3.《海南岛常用中草药手册》："主治化脓性中耳炎，淋巴结炎，腮腺炎，跌打损伤，风湿骨痛。"

4.《全国中草药汇编》："清热解毒，止血消肿。主治黄疸，肺结核咯血，血崩，乳腺癌。"

【用法用量】 内服：煎汤，15～30 g。外用：适量，煎水洗；或捣敷。

【选方】 1. 治声音嘶哑　抱树莲 60 g，岗梅根 30 g。水煎服。

2. 治胃出血　抱树莲、扁柏叶、红铁树叶各 30 g。水煎服。(1、2 方出自《中国药用孢子植物》)

2783 披麻草 pí má cǎo (《昆明民间常用草药》)

【基原】 为百合科藜芦属植物大理藜芦的全草。

【原植物】 参见"披麻草根"条。

【药性】 辛，温，有大毒。

【功用主治】 内服催吐，撑骨，祛瘀。外用止血，止痛，通窍。治跌打损伤过重，研末，酒送服；鼻塞不通，神经性牙痛，研末吹鼻；外伤出血，研末外掺。

【用法用量】 内服：生用不超过 0.6 g。

【宜忌】 服药后不能再饮酒。

2784 披麻草根 pī má cǎo gēn (《云南中草药选》)

【异名】 小棕包、天蒜、千张纸、大力王(《云南中草药》)。

【基原】 为百合科藜芦属植物狭叶藜芦和大理藜芦的根。

【原植物】 1. 狭叶藜芦 *Veratrum stenophyllum* Diels

多年生草本，高 50～120 cm。鳞茎不明显膨大。植株基部残存叶鞘撕裂成黑褐色网状纤维。下部叶带状、狭长圆形、倒披针形，长 25～40 cm，宽 2～6(～8) cm，先端锐尖，基部收窄为鞘，抱茎，两面无毛。圆锥花序长 20～80 cm，侧生总状花序轴纤弱，通常着生雄性花，顶生总状花序生两性花，下部苞片长于或短于分枝；具密集或稍稀疏的花，花梗极短，约 8 mm；花被片 6，黄绿色，少有绿色，通常上升，长圆形或卵状长圆形，长 5～7(～8)mm，背面基部稍具毛。蒴果直立，长 1.5～2 cm。花、果期7～10 月。

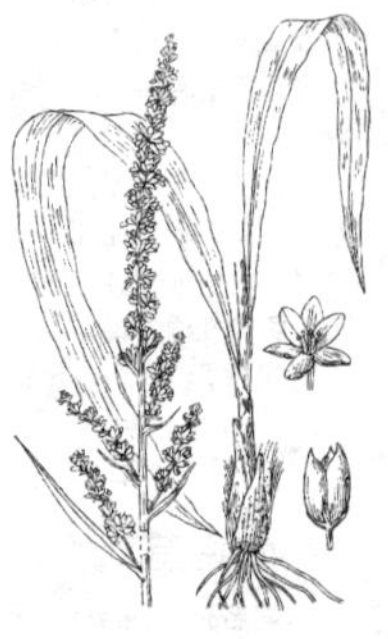

狭叶藜芦

生于海拔 2 000～4 100 m 的林下或草坡。分布于四川、云南等地。

2. 大理藜芦 *V. taliense* Loes. f. 又名：翻天印、人头发、小蛆药(《昆明民间常用草药》)。

本种与狭叶藜芦的主要区别为：圆锥花序扩展；侧生总状花序细长，稍曲折而下弯，其上的花梗长 7～15 mm，比小苞片长。花期秋季。

生于海拔 2 400 m 左右的山坡草地、灌木丛或疏林下湿润肥沃处。分布于四川、云南等地。

本植物的全草(披麻草)亦供药用，另设专条。

【药性】 《云南中草药》："麻、苦，凉，剧毒。"

【功用主治】 散瘀，止痛，催吐。主治跌打损伤，骨折，风湿痹痛，癫痫。

【用法用量】 内服：研末，每次 0.03～0.06 g；或浸酒。外用：捣敷。

【宜忌】 气虚体弱患者及孕妇禁服。服用过量易引起中毒。

《云南中草药》："忌辛辣、莱蔬（减低药性）食物。中毒症状为头昏、呕吐、血压下降、心跳减慢等。"

【选方】 1. 治跌打损伤　大理藜芦须根 15 g，泡白酒 500 g。每次服 5 ml，同时服酒浸须根 1 条（约 1 寸长）。（《云南中草药选》）

2. 治跌打损伤，风湿疼痛　小棕包每用 50 mg，日服 3 次，开水送服。（《云南中草药》）

3. 治骨折，截瘫，癫痫　大理藜芦根干粉 0.06 g。酒或开水送服，日服 2 次。（《云南中草药选》）

2785 鸢尾 yuān wěi（《本经》）

【异名】 乌园（《别录》），乌鸢（《纲目》），紫蝴蝶（《植物名实图考》），蓝蝴蝶（《广州植物志》），老鸦扇、扁竹叶（《陕西中草药》），九把刀、燕子花、扁竹兰（《云南中草药》），扁竹、蒲扇风、老君扇、扁柄草（《湖南药物志》），铁扁担（《安徽中草药》），交剪七、鲤鱼尾（《梧州地区中草药》）。

【基原】 为鸢尾科鸢尾属植物鸢尾的叶或全草。

【原植物】 鸢尾 *Iris tectorum* Maxim. ［*I. chinensis* Bunge］又名：屋顶鸢尾（《中国植物志》）。

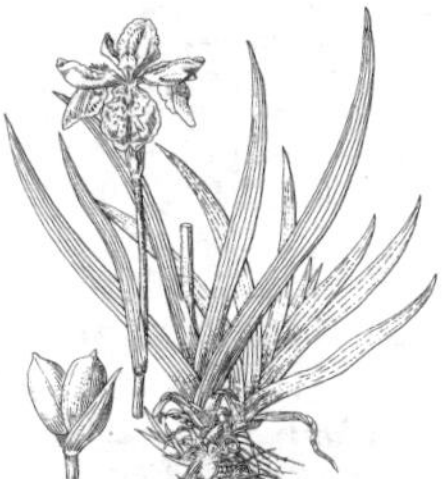

鸢　尾

多年生草本，高 35～80 cm。植株基部围有老叶残留的膜质叶鞘及纤维。根茎较短，肥厚，常呈蛇头状，少为不规则的块状，环纹较密。叶基生；叶片剑形，长 15～50 cm，宽 1.5～3.5 cm，先端渐尖，基部鞘状，套叠排成 2 列，有数条不明显的纵脉。花茎高 20～40 cm，中下部有 1～2 片茎生叶，顶端有 1～2 个分枝；苞片 2～3；花梗长 1～2 cm；花蓝紫色，直径达 10 cm，花被裂片 6，2 轮排列，外轮裂片倒卵形或近圆形，外折，中脉具不整齐橘黄色的鸡冠状突起，内轮裂片较小，倒卵形，拱形直立，花被管长 3～4 cm，雄蕊 3，长 2.5～3 cm，花药黄色；子房下位，3 室，花柱分枝 3，花瓣状，蓝色，覆盖着雄蕊，先端 2 裂，边缘流苏状。蒴果，椭圆状至倒卵状，长 4～6 cm，直径 2～2.5 cm，有 6 条明显的肋；种子梨形，黑褐色，种皮皱褶。花期 4～5 月，果期 6～7 月。

生于林缘、水边湿地及向阳坡地。分布于西南及山西、江苏、浙江、安徽、福建、江西、湖北、湖南、广西、陕西、甘肃等地。

本植物的根茎（鸢根）亦供药用，另设专条。

【栽培】 生物学特性　喜向阳，耐半荫，对湿润而排水良好的各种土壤均能适应。春季旺盛期需湿润。

繁殖方法　分株繁殖为主，也可用种子繁殖。分株繁殖：宜于花后休眠期内即新根萌发前进行，于 9 月初将一、二年生根茎横切成段，每段带 2～3 个芽，株距 25～30 cm，栽时根要压紧，不宜过深，根茎的上部宜暴露于土表以获得充足的阳光。生育期要注意供应充足的水分，4 月开花前和 6 月花凋后各施 1 次追肥，但花凋后地下部休眠时应暂停浇水。种子繁殖：春、秋均可，于露地冷床中播种，4～6 星期出苗，种子发芽不整齐，需细致管理。幼苗 4～5 片叶带土移栽。

【采收加工】 6～10 月采收，切碎鲜用。

【成分】 叶含维生素 C，花含恩比宁（embinin）。种子含鸢尾醌（irisquinone），射干醌（belamcandaquinone），鸢尾烯（iristectorene）A～H，鸢尾酮（iristectorone）A～H 及单环三萜酯类化合物。挥发油含十四酸甲酯（tetradecanoic acid methyl ester），十四酸（tetradecanoic acid），5-庚基二氢-2（3*H*）-呋喃酮〔5-heptyldihydro-2（3*H*）-furanone〕，6-庚基四氢-2*H*-吡喃-2-酮（6-heptyltetrahydro-2*H*-pyran-2-one），二十一烷（heneicosane），3-羟-苯甲醛肟（3-hydroxylbenfromoxine）。

【药理】 诱导病毒抗原作用　全草含有诱导 Raji 细胞 Epstein Barr（EB）病毒早期抗原（EA）的物质，提取液在 10 μg/ml 时 EA 阳性率为 16.2%，2 μg/ml 时 EA 阳性率为 6.1%。

【药性】 辛、苦，平，有毒。

《云南中草药》："苦、辛，平。"

【功用主治】 清热解毒，祛风活血。主治咽喉肿痛，肝炎，膀胱炎，风湿骨痛，无名肿毒，跌打肿痛。

1.《云南中草药》："活血祛瘀，消炎止血，解毒。治跌打损伤，风湿，膀胱炎，药物中毒，骨折。"

2.《广西民族药简编》："叶捣烂外敷患处，治无名肿毒。"

3.《中国民族药志》："治皮肤瘙痒，小儿疳积。"

【用法用量】 内服：煎汤，6～15 g；或绞汁，或研末。外用：捣敷；或煎汤洗。

【宜忌】 体虚便溏及孕妇禁服。

【选方】 1. 治镇喉风（类似白喉）　鲜鸢尾全草若干，洗净，捣烂，加 1 倍量冷开水调匀，挤滤液服用，每 3～5 分钟，含服 1～2 匙（约 15 ml）。（《中国民族药志》）

2. 治膀胱炎　燕子花叶 3 g，红糖为引。水煎服。（《云南中草药》）

3. 治风湿　鸢尾叶舂烂，兑酒焙热敷。并泡酒服。（《彝医植物药》）

4. 治跌打肿痛　鲜交剪七 30 g，鲜香蓼、鲜红鸭脚菜各 60 g。共捣烂，酒炒热敷。（《梧州地区中草药》）

5. 治骨折　燕子花鲜全草适量，捣烂，胡椒为引，调匀敷患处。（《云南中草药》）

2786 鸢根 yuān gēn（《蜀本草》）

【异名】 鸢头（《本草经集注》），扁竹根（《普济方》），赤利麻（《广西中兽医药用植物》），土知母（《四川中药志》），冷水丹、蛤蟆跳缺（江西《中草药学》），搜山虎、下搜山、蓝七、天蜈蚣（《湖南中草药选》），下山虎、摇痕七、勒马回阳、中搜山（《湖南药物志》），土田七（《广西药用植物名录》），乌七（《广西本草选编》）。

【基原】 为鸢尾科鸢尾属植物鸢尾的根茎。

【原植物】 参见"鸢尾"条。

【采收加工】 全年均可采，挖出根茎，鲜用或切片晒干。

【药材】 鸢根 *Iris Tectori Rhizoma*　产于陕西、甘肃、贵州等地。

性状　干燥根茎呈扁圆柱形，表面灰棕色，有节，节上常有分歧，节间部分一端膨大，另一端缩小，膨大部分密生同心环纹，愈近顶端愈密。质坚硬，断面可见散在的小点（维管束）。气微，味苦辛。

【成分】 根茎含异黄酮糖苷：盾叶夹竹桃苷（androsin），鸢尾黄酮新苷（iristectorin）A、B，鸢尾黄酮新苷元（iristectorigenin）A、B，去甲基鸢尾黄酮新苷元（demethyliristectorigenin）A、B，鸢尾酮苷（tectoruside），鸢尾苷（tectoridin），鸢尾苷元（tectorigenin），野鸢尾苷元（irigenin）。

【药理】 1. 抗炎作用　鸢根对炎症早期和晚期均有显著的抑制作用。乙醇提取物 13 g/kg 灌胃，对组胺、醋酸所致的小鼠皮肤或腹腔毛细血管通透性增高、巴豆油所致耳肿胀均有抑制作用。8 g/kg 灌胃，对大鼠的透明质酸酶或甲醛性足肿胀及棉球肉芽组织增生也均有明显的抑制作用。所含鸢尾黄酮苷和鸢尾黄酮，在试管中有抗透明质酸酶的作用，且不为半胱氨酸阻断，还能抑制大鼠的透明质酸酶性浮肿，而不抑制角叉菜胶性浮肿。对大鼠因腹腔注射氮芥引起的腹水渗出亦有抑制作用。

2. 解热作用　乙醇提取物 8 g/kg 灌胃，对皮下注射 15%啤酒酵母所致的大鼠发热具有一定的解热作用。

3. 抗过敏作用　鸢尾黄酮对大鼠因卵清蛋白诱导的皮肤被动过敏的抑制率为 40%。

4. 其他作用　鸢根有明显祛痰作用，乙醇提取物 25 g/kg 灌胃，能显著增加小鼠呼吸道排痰量。体外试验，对金黄色葡萄球菌、炭疽杆菌、白喉杆菌、乙型链球菌有一定的抑制作用。10%鸢尾对京防 86-1(甲 1 型)流感病毒无抑制作用。

毒性　乙醇提取物小鼠灌胃的 LD_{50} 为 39 g/kg，也有报道认为大于 50 g/kg。

【药性】 辛、苦，寒，有毒。

1.《本经》："味苦，平。"

2.《别录》："有毒。"

3.《贵阳民间药草》："辛，寒。微毒。"

4.《青岛中草药手册》："入脾、胃、大肠经。"

【功用主治】 消积，破瘀，行水，解毒，杀虫。主治食积胀满，癥瘕，鼓胀，咽喉肿痛，痔瘘，肿毒，跌打伤肿，蛔虫腹痛。

1.《本经》："主蛊毒，邪气，鬼疰诸毒，破癥瘕积聚，大(一作'去')水，下三虫。"

2.《别录》："疗头眩，杀鬼魅。"

3.《本草拾遗》："主飞尸游蛊著喉中，气欲绝者，以根削去皮，纳喉中摩病处，令血出。"

4.《本草药性大全》："宜通积滞，吐锁喉风痰。砒毒逢之，服用立效。"

5.《贵州民间方药集》："健胃，消食积，顺气，缓下。治臌胀病。"

6.《民间常用草药汇编》："疗痔疮，眩晕及狂犬病。"

【用法用量】 内服：煎汤，1～3 g；磨汁或研末。外用：捣敷。

【宜忌】 体虚便溏及孕妇忌服。

1.《新修本草》："嚼之，戟人咽喉。"

2.《陕西中草药》："反长春七。中毒服甘草水解。"

3.《湖南中医杂志》〔1988，(6)：41〕："心、肺、肝、肾、脑功能不全者禁用。"

【选方】 1. 治食积，气积，血积　鸢尾根茎 9 g，薏苡仁根 15 g，刘寄奴 9 g。水煎，以酒为引服。或研末，以酒调服。(《青岛中草药手册》)

2. 治痞块　土知母(去皮，酒浸透，晒干)研末。第一次用 9 g，合猪油煎鸡蛋吃；第二次用 9 g，配隔山消 9 g，煎鸡蛋吃；第三次用 9 g，配隔山消、巴岩姜末各 6 g，煎鸡蛋吃。(《贵州草药》)

3. 治肝硬化腹水　鸢尾根茎 3 g，生用切片，煎鸡蛋吃。吃后 1 小时可泻。(《万县中草药》)

4. 治肾炎水肿，便秘　鲜鸢尾根茎 15 g，水煎服；或用鲜根茎 12～30 g，捣烂敷脐部，每日换药 1 次。(《浙江药用植物志》)

5. 治一切咽喉肿痛　鸢尾根茎 9 g，山豆根 9 g，僵蚕 3 g，薄荷 12 g(后下)。水煎服。(《青岛中草药手册》)

6. 治赤白下痢，里急后重　蛤蟆跳缺根 15 g，取冷开水半碗擂汁，去渣，分 2 次服，日服 1 剂。

7. 治跌打损伤　蛤蟆跳缺根适量，置男子尿中浸 10 日，取出，刮去粗皮，焙干，研细末。每次 1～1.5 g，每日 2 次，于饭前用冬酒送服。(6、7 方出自《吉水草药汇编》)

8. 治蛔虫腹痛　鲜鸢尾(根)12 g，捣绒，炒鸡蛋服，服后常致强烈腹泻。(《四川中药志》1982 年版)

2787 齿瓣延胡索 chǐ bàn yán hú suǒ (《长白山植物药志》)

【异名】 蓝雀花、蓝花菜(《东北常用中草药手册》)。

【基原】 为罂粟科紫堇属植物齿瓣延胡索及其各变型的块茎。

【原植物】 齿瓣延胡索 *Corydalis remota* Fisch. ex Maxim. [*C. turtschaninovii* Bess.]

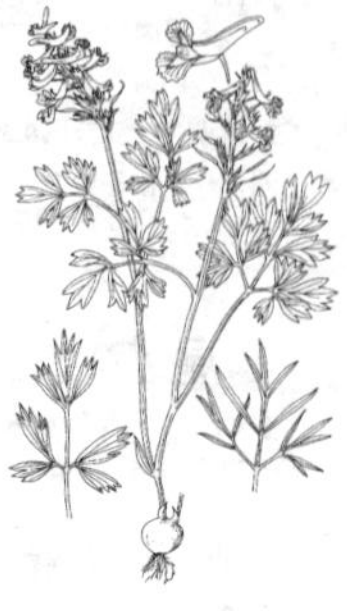

齿瓣延胡索

多年生草本，无毛，高 10～30 cm。块茎球形，外被多层浅棕色栓皮，直径 15～20 mm，有时瓣裂。茎直立或倾斜，茎基部有鳞片 1 枚，节部有时膨大成小块茎。叶 2～3 枚，具长柄；叶片第一回五出羽状，第二回三出全裂，末回裂片披针形，窄卵形或窄倒卵形，长 1～5 cm，全缘，先端具 3 粗齿。总状花序顶生，密集花 20～30 朵；苞片椭圆形，先端深裂，裂片细而长尖；花蓝紫色，长 15～25 mm，4 瓣，2 轮，外轮上瓣最大，瓣片先端 2 浅裂，具明显短尖，边缘具波状小圆齿，下部延伸成圆筒状距；雄蕊 6，花丝每 3 枚成束；雌蕊子房扁圆柱形，花柱细长。蒴果条形，长 10～25 mm，种子细小，黑色，扁肾形。花期 4～5 月，果期 5～6 月。

生于林缘、杂木疏林下、河漫滩及溪沟边。分布于东北及河北、山西、内蒙古、山东等地。

本种有变型多个，分布、生境、用途同原种，其中以线裂和栉裂两者分布广，产量大。① 线裂齿瓣延胡索 *C. remota* Fisch. ex Maxim. f. *lineariloba* (Maxim.) C. Y. Wu et Z. Y. Su　植株较粗壮，叶末回裂片长圆状线形或线形，多少渐尖，先端全缘，2 裂或具缺刻。② 栉裂齿瓣延胡索 *C. remota* Fisch. ex Maxim. f. *pectinata* Kom. 叶末回裂片较宽，先端栉齿状分裂。

【栽培】 生物学特性　喜温暖、湿润环境，耐寒。前茬以禾本科作物为宜，避免病害的发生。宜选背风向阳、地势较高、排灌方便、土层疏松肥沃、富含腐质、近中性的砂质壤土。忌连作。

繁殖方法　块茎繁殖或种子繁殖，生产上多采用块茎繁殖，种子繁殖周期长。块茎繁殖：于 9～10 月栽种；选直径在 1 cm 以上无病虫害健康种茎。高畦栽种，畦面开 3～5 cm 浅沟，行距 9～15 cm，株距 3～5 cm，将块茎播于沟内，芽眼向上。进行合理密植，每亩种栽量为 60～70 kg，保持土壤湿润，栽后 15 日萌芽，但不出苗。北方上冻前应浇 1 次冻水，以保护块茎越冬。种子繁殖：施足基肥，畦宽 60～70 cm，高 12 cm；畦沟宽 25 cm；畦面呈瓦背形，整细畦面后将种子撒播，覆土以不见种子为度，畦面覆盖树叶或稻草保持湿润，到翌年 3 月出苗时除去盖草。种子宜湿砂贮藏，不宜干藏。

田间管理　出苗前不宜松土、除草，立春后勤拔草，一般 4 次左右。干旱地区注意灌水，全年灌水 5～7 次，注意不能漫过畦面。多雨季节注意排水。

病虫害防治　病害有霜霉病，潮湿多雨季节发生，主要为害叶部，须清除病株，用 50%代森锌可湿性粉剂 500～600 倍液叶面喷雾；锈病，为害叶、茎，可增施磷、钾肥，及时排水，发病初期喷波美 0.2 度石硫合剂；菌核病，生长中期发生，宜及时清除病土，菌核病区撒石灰消毒，农药防治同霜霉病。

【采收加工】 5 月上、中旬茎叶枯萎时采挖，搓去浮皮，按大、中、小分成三档，分别放入 80～90 ℃的水中煮 4～5 分钟，小块茎 3 分钟，随时翻动，至内无白心，呈黄色时捞出摊晒，勤翻动，晒 3～

4日收回堆放3～4日发汗，再晒干。

【药材】 齿瓣延胡索 *Corydalis Remotae Rhizoma* 主产于东北及河北。

性状 块茎扁球形、宽锥形或细锥形，单一或少数呈“分瓣”状，直径0.5～2.5 cm。表面鲜黄色或黄色，外皮全脱落；底部有不定根痕，上部有少数疙瘩状侧块茎，主、侧块茎上部凹陷处有茎痕及芽。质坚硬，断面鲜黄色，角质，有蜡样光泽。气微、味苦。

鉴别 (1) 粉末特征：黄色。淀粉粒单粒圆形，直径3～20 μm，脐点隐约可见，点状、短缝状、星状或人字形，大粒层纹明显；复粒由2～5(～6)分粒组成，以2分粒为多见，有的复粒的一分粒较大或较小，3分粒者有的并列，大分粒层纹可见。下皮厚壁细胞黄绿色，长条形，一端稍弯曲，木化，呈连珠状，纹孔横裂缝状，较稀疏。石细胞(块茎凹陷部位)大多单个散在，少数成群，黄绿色，类方形、类多角形或纺锤形，有的一端平截或有突起，有的一边较薄，木化，纹孔点状或小椭圆形，较密，沟孔较长而密。

(2) 薄层色谱：取本品约1.0 g，甲醇回流提取2小时，回收甲醇，用甲醇定容成1 ml，用作供试品溶液，另取对照品延胡索乙素加甲醇制成1 mg/1 ml对照品溶液。分别吸取二溶液各3 μl，点于同一硅胶G-CMC薄层板上，以正己烷-氯仿-甲醇-二乙胺(5：3：0.5：1)为展开剂，展开15 cm，取出，晾干，喷以改良碘化铋钾试剂，供试品色谱在与对照品色谱相应的位置，应显相同橘红色斑点。

【成分】 齿瓣延胡索块茎含生物碱：小檗碱(berberine)，左旋紫堇碱(corydaline)，原阿片碱(protopine)，α-别隐品碱(α-allocryptopine)，四氢黄连碱(tetrahydrocoptisine)，左旋四氢小檗碱(canadine)，左旋紫堇定(corydine)，异紫堇定，左旋海罂粟碱(glaucine)，黄连碱，掌叶防己碱(palmatine)，消旋四氢掌叶防己碱等。还含脂肪酸，豆甾醇(stigmasterol)等。

【药理】 1. 镇痛作用 齿瓣延胡索粗提取物9 g/kg灌胃对小鼠甩尾法、热板法均有镇痛作用，痛阈提高率为66.5%、41%。

2. 镇静作用 粗提取物9 g/kg灌胃，对小鼠自发活动有明显抑制作用。

毒性 齿瓣延胡索有一定毒性，小鼠灌服粗提物的 LD_{50} 为27.5 g/kg。

【药性】 辛、苦，温。

【功用主治】 活血，行气，止痛。主治心腹腰膝诸痛，痛经，产后瘀阻腹痛，跌打肿痛。

1.《黑龙江常用中草药手册》：“治各种神经痛，胃痛，肠疝痛，月经痛，腰痛，关节痛，跌打损伤痛及疮疡肿痛。对痉挛及震颤，有镇痉作用，又用于月经不调，子宫及其附件疾病引起的腰腹作痛。”

2.《东北常用中草药手册》：“治头痛，泻痢腹痛。”

【用法用量】 内服：煎汤，3～10 g；研末，1.5～3 g；或入丸、散。

【宜忌】 《黑龙江常用中草药手册》：“经水先期慎用，体虚崩漏、产后血亏及孕妇忌服。”

2788 虎牙 hǔ yá (《别录》)

【基原】 为猫科豹属动物虎的牙齿。

【原动物】 参见“虎骨”条。

【功用主治】 1.《别录》：“疗丈夫阴头疮及疽瘘。”

2.《纲目》：“杀痨虫，治猘犬伤发狂，刮末，酒服方寸匕。”

2789 虎肉 hǔ ròu (《别录》)

【基原】 为猫科豹属动物虎的肉。

【原动物】 参见“虎骨”条。

【药性】 甘、酸，温。

1.《千金方》：“味酸，温，无毒。”

2.《本草衍义》：“微咸。”

3.《医林纂要》：“甘、酸，热。”

【功用主治】 补脾胃，益气力，壮筋骨。治脾胃虚弱，恶心呕吐，疟疾。

1.《别录》：“疗恶心欲呕，益气力。”

2.《千金方》：“止多唾。”

3.《本草拾遗》：“肉及皮主疟。”

4.《医林纂要》：“壮筋骨，消食积，化骨哽。”

【用法用量】 内服：煮食。

【选方】 治老人脾胃虚弱，恶心不欲饮食，常呕吐 虎肉半斤(切作脔)，葱白半握(细切)。上件以椒酱五味调炙之，空心冷食为佳。(《寿亲养老新书》虎肉炙方)

2790 虎杖 hǔ zhàng (《雷公炮炙论》)

【异名】 蒤(《尔雅》)，大虫杖(《药性论》)，苦杖(《本草拾遗》)，酸杖、斑杖(《日华子》)，苦杖根、杜牛膝(《本事方》)，酸桶笋(《救荒本草》)，斑庄根(《滇南本草》)，酸杆、斑根、黄药子(《植物名实图考》)，土地榆(《分类草药性》)，酸通、雄黄连(《天宝本草》)，蛇总管(《岭南采药录》)，大活血、紫金龙(《南京民间草药》)，酸汤杆、黄地榆、号筒草(《贵州民间方药集》)，斑龙紫(《中医药实验研究》)，红贯脚(《陆川本草》)，阴阳莲(《南宁市药物志》)，活血龙、猴竹根、金锁王(《浙江民间草药》)，大叶蛇总管(《广东中草药》)，九龙根(苏医《中草药手册》)，山茄子、斑草、搬倒甑(《陕西中草药》)，九股牛、大接骨(《云南中草药名录》)，老君丹(《云南思茅中草药选》)。

【基原】 为蓼科蓼属植物虎杖的根茎及根。

【原植物】 虎杖 *Polygonum cuspidatum* Sieb. et Zucc. [*P. reynoutria* Makino; *Reynoutria japonica* Houtt.]

多年生灌木状草本，高达1 m以上。根茎横卧地下，木质，黄褐色，节明显。茎直立，丛生，无毛，中空，散生紫红色斑点。叶互生；叶柄短；托叶鞘膜质，褐色，早落；叶片宽卵形或卵状椭圆形，长6～12 cm，宽5～9 cm，先端急尖，基部圆形或楔形，全缘，无毛。花单性，雌雄异株，成腋生的圆锥花序；花梗细长，中部有关节，上部有翅；花被5深裂，裂片2轮，外轮3片在果时增大，背部生翅；雄花雄蕊8；雌花花柱3，柱头头状。瘦果椭圆形，有3棱，黑褐色。花期6～8月，果期9～10月。

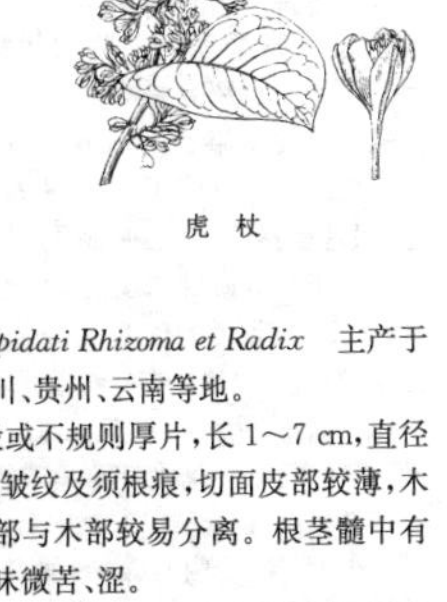

虎 杖

生于山谷溪边。分布于华东、中南、西南及河北、陕西、甘肃等地。

本植物的叶(虎杖叶)亦供药用，另设专条。

【采收加工】 4～9月均可采收，鲜用或晒干。

【药材】 虎杖 *Polygoni Cuspidati Rhizoma et Radix* 主产于江苏、安徽、浙江、广东、广西、四川、贵州、云南等地。

性状 根茎多为圆柱形短段或不规则厚片，长1～7 cm，直径0.5～2.5 cm。外皮棕褐色，有纵皱纹及须根痕，切面皮部较薄，木部宽广，棕黄色，射线放射状，皮部与木部较易分离。根茎髓中有隔或呈空洞状。质坚硬。气微，味微苦、涩。

鉴别 (1) 粉末特征：棕黄色或棕色。草酸钙簇晶较大，直径21～110 μm，棱角较钝。韧皮纤维成束，细长，较平直，木化，纹孔细点状，人字形或十字形，胞腔内含淀粉粒，有的纤维具横隔。分枝状石细胞多2～3个相连，纺锤形、类长方形或延长作纤维状。

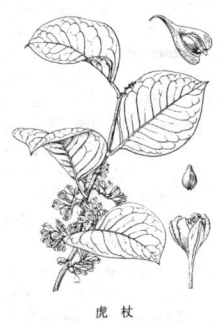

孔沟疏密不一，胞腔内含淀粉粒。有的石细胞具横隔。皮层纤维梭形或长纺锤形，边缘不整齐，长 180～335 μm，壁稍厚木化，纹孔稀疏，有的具横隔。木射线细胞壁较厚木化，纹孔较密。淀粉粒众多，单粒类圆形，直径 3～13 μm，脐点点状，复粒大多由 2～4 分粒组成。

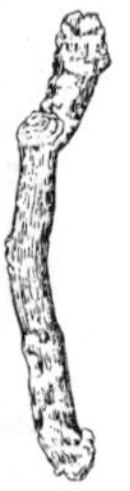

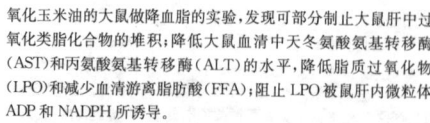

虎杖(根茎)外形

(2) 取本品粉末 5 g，加乙醇 25 ml，浸渍 2 小时，滤过，滤液蒸干，残渣加水约 5 ml，充分搅拌，取上清液，加氯仿 10 ml，振摇提取，分取氯仿液，蒸干，加氯氧化钠试液 2 滴，呈缨红色(检查蒽醌类)。

(3) 取(2)项下氯仿提取后的水液，加醋酸乙酯 10 ml，振摇提取，分取醋酸乙酯液，蒸干，残渣加水约 5 ml，再用乙醚 5 ml 提取。分取乙醚液，挥干，残渣加乙醇 1 ml 使溶解，取少量点于滤纸上，晾干，置紫外光灯(365 nm)下观察，显亮蓝色荧光；取水层，加三氯化铁试液 2 滴，显污绿色(检查鞣质)。

(4) 薄层色谱：取本品粉末 0.1 g，加甲醇 10 ml，超声处理 15 分钟，滤过，滤液蒸干，残渣加 2.5 mol/L 硫酸溶液 5 ml，加热水解 30 分钟，放冷，用氯仿提取 2 次，每次 5 ml，合并氯仿液，蒸干，残渣加氯仿 1 ml 使溶解，作为供试品溶液。另取大黄素和大黄素甲醚对照品，分别加甲醇制成每 1 ml 含 1 mg 的溶液，作为对照品溶液。吸取供试品溶液4 μl、对照品溶液各 1 μl，分别点于同一硅胶 G 薄层板上，以石油醚(30～60 ℃)-甲酸乙酯-甲酸(15：5：1)的上层溶液为展开剂，展开，取出，晾干，置紫外光灯(365 nm)下检视。供试品色谱中，在与对照品色谱相应的位置上，显相同的橙黄色荧光斑点；置氨蒸气中熏后，日光下检视，斑点变为红色。

品质标志 《中华人民共和国药典》2010 年版规定：本品含大黄素($C_{15}H_{10}O_5$)计，不得少于 0.60%；含虎杖苷($C_{20}H_{22}O_8$)不得少于 0.15%。

【成分】 根和根茎含游离蒽醌及蒽醌苷：大黄素(emodin)，大黄素甲醚(physcion)，大黄酚(chrysophanol)。蒽苷(anthraglycoside)A 即大黄素甲醚 8-*O*-*β*-*D*-葡萄糖苷(physcion-8-*O*-*β*-*D*-glucoside)，蒽苷(anthraglycoside)B 即大黄素 8-*O*-*β*-*D*-葡萄糖苷(emodin-8-*O*-*β*-*D*-glucoside)，迷人醇(fallacinol)，6-羟基芦荟大黄素(citreorosein)，大黄素-8-甲醚(questin)，6-羟基芦荟大黄素-8-甲醚(questinol)等。还含芪类化合物：白藜芦醇(resveratrol)即是 3，4′，5-三羟基芪(3，4′，5-trihydroxystilbene)，虎杖苷(polydatin)即白藜芦醇 3-*O*-*β*-*D*-葡萄糖苷(resveratrol-3-*O*-*β*-*D*-glucoside)。又含原儿茶酸(protocatechuic acid)，右旋儿茶素(catechin)，2，5-二甲基-7-羟基色酮(2，5-dimethyl-7-hydroxychromone)，7-羟基-4-甲氧基-5-甲基香豆素(7-hydroxyl-4-methoxy-5-methyl coumarin)，2-甲氧基-6-乙酰基-7-甲基胡桃醌(2-methoxy-6-acetyl-7-methyljuglone)，决明蒽酮-8-葡萄糖苷(torachrysone-8-*O*-*D*-glucoside)，*β*-谷甾醇葡萄糖苷(*β*-sitosterol glucoside)，5，7-二羟基-1(3*H*)-异苯并呋喃酮[5，7-dihydroxy-1(3*H*)-isobenzofuranone]等。

【药理】 1. 对心血管系统的作用 虎杖苷(PD)能通过直接降低白细胞对血管内皮的黏附性而改善微循环。PD 具有激活 ATP 敏感钾通道的作用，可能通过使细动脉平滑肌超极化而扩张细动脉，从而改善休克动物微循环。PD(0.02～2.0 mmol/L)可使大鼠血管平滑肌细胞(VSMC)内游离钙浓度升高，提高正常 VSMC 的收缩性，增加正常血管的张力。PD 对细胞内钙、pH 有双向调节作用，正常情况下 PD 增加细胞内游离钙，升高 pH，以提高血管张力，休克时 PD 降低细胞内钙浓度，降低细胞内 pH，以降低血管张力，使血管扩张，此外，PD 还可通过促进细胞外钠离子内流使细胞去极化来调节血管。PD 可通过增加心肌游离钙浓度而增强心肌收缩性，其作用可能与钙、钠通道开放有关。

2. 降血脂作用 对虎杖中的白藜芦醇苷和白藜芦醇用喂过氧化玉米油的大鼠做降血脂的实验，发现可部分制止大鼠肝中过氧化类脂化合物的堆积；降低大鼠血清中天冬氨酸氨基转移酶(AST)和丙氨酸氨基转移酶(ALT)的水平，降低脂质过氧化物(LPO)和减少血清游离脂肪酸(FFA)；阻止 LPO 被鼠肝内微粒体 ADP 和 NADPH 所诱导。

3. 对血小板聚集的影响 通过透射电镜观察兔血小板，发现 PD 不仅对血小板的变形反应和释放反应有明显的抑制作用，而且存在着量效关系。白藜芦醇苷抑制 AA 诱导的血小板聚集和血栓烷 B_2(TXB_2)产生的 ID_{50} 是 11.2 mg 和 11.4 mg；而对 ADP 诱导的血小板聚集和 TXB_2 产生的是 23.3 mg 和 23.0 mg。体内实验表明，白藜芦醇苷 5 mg/kg 可明显地抑制 AA、ADP 诱导的血小板聚集作用，而对 Ca^{2+} 诱导的血小板聚集作用也有一定的抑制，以给药后60 分钟时抑制作用更为显著。

4. 抗氧化作用 以卵磷脂脂质体为人工细胞模型，Fe^{2+} 和抗坏血酸为自由基发生系统，硫代巴比妥酸显色，采用丙二醛(MDA)法测定白藜芦醇苷对自由基发生系统引起的脂质过氧化，结果证明，有很强的抑制作用。认为白藜芦醇苷有保护肝脏作用，即抑制 LPO 在肝脏的堆积。

5. 抗菌、抗病毒作用 虎杖对铜绿假单胞菌、福氏痢疾杆菌和雷极-普罗维登菌有良好的抑制作用，而对金黄色葡萄球菌、克柔念珠菌、B 群链球菌、大肠杆菌、摩根菌、表皮葡萄球菌无抑制作用。虎杖提取液对柯萨奇病毒 B_3(CVB_3)有一定的直接杀灭作用，但不能阻断 CVB_3 吸附敏感细胞，认为虎杖是通过直接杀灭病毒和抑制病毒生物合成 2 个环节发挥其抗 CVB_3 作用的。虎杖蒽醌化合物对疱疹病毒(HSV_1)F 株有增殖抑制、感染阻断、直接杀灭作用。

6. 抗肿瘤作用 虎杖中的大黄素灌服或皮下注射对小鼠肉瘤 S_{180}、小鼠乳腺癌、小鼠肝癌、小鼠艾氏腹水瘤、小鼠淋巴肉瘤、小鼠黑色瘤及大鼠瓦克癌等 7 个瘤株的治疗均显疗效，抑制率都在 30%以上，最高可达 52.0%。虎杖煎剂对小鼠艾氏腹水癌也有抑制作用，抑癌率为 35.3%和 37.2%。虎杖的有效成分——白藜芦醇对体外培养的小鼠肝癌细胞 H_{22} 有抑制作用，机制可能是诱导 H_{22} 细胞凋亡。

毒性 在虎杖蒽醌衍生物的小鼠最大耐受量实验中，小鼠口服 9 g/kg，1 星期无死亡。

【药性】 苦，微寒。归肝、胆、肺经。

1.《别录》："微温。"

2.《药性论》："味甘，平，无毒。"

3.《滇南本草》："苦微涩，微寒。"

4.《医林纂要》："甘、苦、辛，温。"

5.《萃金裘本草述录》："入手足厥阴经。"

【功用主治】 活血祛瘀，利湿退黄，清热解毒。主治妇女经闭，痛经，产后恶露不下，癥瘕积聚，风湿痹痛，湿热黄疸，淋浊带下，跌扑损伤，疮疡肿毒，水火烫伤。

1.《别录》："主通利月水，破留血癥结。"

2.《本草经集注》："主暴瘕，酒渍根服之。"

3.《药性论》："治大热烦躁，止渴，利小便，压一切热毒。"

4.《本草拾遗》："主风在骨节间及血瘀。煮汁作酒服之。"

5.《日华子》："治产后恶血不下，心腹胀满，排脓，主疮疖痈毒，妇人血晕，扑损瘀血，破风毒结气。"

6.《滇南本草》："攻诸肿毒，止咽喉疼痛，利小便，走经络。治五淋白浊，痔漏，疮痈，妇人赤白带下。"

7.《医林纂要》："敷跌伤折损处，可续筋接骨。"

8.《岭南采药录》："治蛇伤，脓疱疮，止损伤痛。"

【用法用量】 内服：煎汤，10～15 g；或浸酒；或入丸、散。外用：研末调敷；或煎浓汁湿敷；或熬膏涂擦。

【宜忌】 《药性论》："有孕人勿服。"

【选方】 1. 治月经闭不通，结瘕，腹大如瓮，短气欲死　虎杖根百斤(去头去土，曝干，切)、土瓜根、牛膝各取汁二斗。上三味，以水一斛，浸虎杖根一宿，明日煎取二斗，内土瓜、牛膝汁，搅令调匀，煎令如饧。每以酒服一合，日再夜一，宿血当下，若病去，止服。(《千金方》)

2. 治腹内积聚，虚胀雷鸣，四肢沉重，月经不通　虎杖根(切细)二斛。以水二石五斗，煮取一大斗半，去滓，澄滤令净，取好淳酒五升和煎，令如饧。每服一合，消息为度，不知，则加之。(《千金方》虎杖煎)

3. 治风湿痹痛，四肢麻木　活血龙 500 g，白酒 1 000 ml，浸 1～4 星期，分次随量饮；或活血龙、西河柳、鸡血藤各30 g，水煎服。(《浙江药用植物志》)

4. 治湿热黄疸　虎杖、金钱草、板蓝根各 30 g。水煎服。(《四川中药志》1982 年版)

5. 治妇人诸般淋　苦杖根，多取洗净，碎之，以一合用水五盏，煎至一盏，去滓。用麝香、乳香少许研调下。(《本事方》)

6. 治念珠菌阴道炎　虎杖 60 g，加水 500 ml，煎成 300 ml。待温，冲洗阴道，后用鹅不食草干粉装胶囊(含 0.3 g)放入阴道，每日 1 次，7 日为 1 个疗程。〔《新医学》1971，(6，7)：16〕

7. 治伤折，血瘀不散　虎杖(锉)二两，赤芍药(锉)一两。上二味，捣罗为散。每服三钱匕，温酒调下，不拘时候。(《圣济总录》虎杖散)

8. 治痔疮出血　虎杖、银花、槐花各 9 g。水煎服。(《四川中药志》1982 年版)

9. 治痈肿疼痛　酸汤杆、土大黄为末，调浓茶外敷。(《贵阳民间药草》)

10. 治放疗所致的白细胞下降　虎杖、鸡血藤各 30 g，当归、甘草各 9 g。水煎服，每日 2 次。〔《新医药资料》1972，(3)〕

11. 治胃癌　虎杖 30 g，制成糖浆 60 ml。每服 20～30 ml，每日服 2～3 次。(《实用肿瘤学》)

【临床报道】 1. 治疗急性黄疸型传染性肝炎　① 用虎杖 90 g，加水浓煎至 300 ml，每日分 3 次服，小儿依次减量。一般连续服用 2～3 星期，甚至数月，直至症状消失，肝功能恢复正常，再巩固治疗数星期。共治疗 325 例，结果 280 例基本痊愈，45 例好转。80%的病例均在 2～3 星期内肝功能恢复正常，其中以儿童恢复为快。对 50 例治愈患者进行半年以上随访，除 2 例因饮酒过量复发外，其余未见复发。② 每日用虎杖 30 g(或鲜品 60 g)水煎分 3 次服，或用虎杖浸膏片 2.4～3 g(每 0.2 g 相当于原生药 1 g)，每日服 3 次，平均用药 38 日。共治疗 251 例，治愈 213 例，好转 31 例，无效 7 例。

2. 治疗乙型肝炎表面抗原(HBsAg)阳性慢性活动性肝炎　用虎杖浸膏片每日 3 次，每次 6 片内服，另用生山楂 30 g 代茶饮，维生素类药作辅助治疗，3 个月为 1 个疗程。治 HBsAg 阳性慢性活动性肝炎 32 例，结果显效者 18 例，有效 11 例，无效 3 例，总有效率达 90.63%。HBsAg 转阴的 18 例中，有 2 例分别于 3 个月和 4 个月后复发，重复治疗 2 个月后 1 例转阴，1 例持续阳性。

3. 治疗新生儿黄疸　用 50%大叶蛇总管糖浆，每次5 ml，每日 2 次喂服，共观察 175 例，经 7 日皮肤及巩膜黄染完全消失者 151 例，占 86.8%。

4. 治疗烧伤　① 用虎杖 100 g 加水 5 L 煎煮 2 小时，过滤去渣，浓缩至 500 ml，加苯甲酸、尼泊金等防腐剂备用。患者局部用 0.1%苯扎溴铵溶液洗净后外涂虎杖液，不用敷料，一般不做水泡刺破排液。治疗 142 例，绝大部分为Ⅰ、Ⅱ度烧伤，烧伤面积最大 53%，最小 4.1%。轻度一般涂药2～7 次，经 7～9 日药痂脱落，创面即愈合不留瘢痕，感染较重的部分可剪作药痂，用依沙吖啶(利凡诺)纱布覆盖创面。Ⅲ度创面用药经 2～3 星期，待痂皮与健康组织分离后再做切痂植皮手术处理。治疗结果，除 2 例大面积烧伤休克，2 例感染引起败血症，1 例呼吸道烧伤，因抢救治疗无效死亡外，其余 137 例均获治愈。② 虎杖粉 1 000 g 浸入 70%乙醇 5 000 ml中，24～48 小时后喷雾烧伤创面，治疗 103 例，均愈。无肝肾损害及不良反应。

5. 治疗上消化道出血　① 从虎杖中提取大黄素及大黄酚各 20 mg，乌贼骨粉 1 g 混匀组成复方虎杖止血粉(1 包)，为 1 次量，每日 3～4 次，重症病例每次 2 包，每日 3～4 次，直至大便转黄或隐血转阴停服，除呕血者外均不禁食，给予流汁饮食，卧床休息。腹痛或恶心者给予针灸或中西药对症处理。全组病例均未用西药止血。治疗上消化道出血 80 例，结果 77 例均达止血效果，有效率为 96.2%，止血时间最短为 1 日，最长为 6 日，平均 2.3 日。无效 3 例。② 用虎杖粉内服，每次 4 g，每日 3～4 次，治疗 29 例胃出血，全部有效，有效率为 100%，止血时间最短为 1 日，最长为 4 日，平均 2 日。部分患者有腹部不规则隐痛，大便溏薄但不水泻，每日 3～4次，因该药含有蒽醌类衍生物刺激大肠所致。

6. 治疗高脂血症　虎杖根干燥制成片(每片重 0.5 g)，每日内服 3 次，每次 3 片(1 日剂量相当于生药 15 g)，试治 26 例，其中三酰甘油治疗前后平均下降绝对值 2.404 mmol/L(218.5 mg%)，显效 33.3%，有效 50%，无效 16.7%；胆固醇治疗前后平均下降绝对值 2.769 mmol/L(106.5 mg%)，显效 56.7%，所有患者服药期未发现不良反应。

7. 治疗关节炎　用虎杖生药 500 g、白酒 1 500 g 的比例浸泡、封缸，半月后启用，并可加少量赤砂糖着色。成人每服 15 g，每日服 2 次，儿童酌减，一般早晚服，亦可在进餐时服。治疗风湿性关节炎 60 例，类风湿关节炎 9 例，腰椎肥大 9 例，骨关节炎 10 例。结果：显效，风湿性关节炎 18 例，类风湿关节炎 4 例，腰椎肥大 2 例，骨关节炎 3 例；好转，依次为 37 例、5 例、7 例；无效者仅风湿性关节炎 5 例、腰椎肥大 1 例。

8. 治疗银屑病　将虎杖提取虎杖苷制成片内服。第一组开始 60 mg/日共 3 次，1～2 星期后增为 100～120 mg/日共 3 次；第二组 180 mg/日共 3 次，均为 30 日为 1 个疗程。结果第一组 27 例中显效以上 8 例，有效率 70.3%；第二组 18 例中显效以上 1 例，有效率 38.9%。平均见效日数第一组 17 日，第二组 24 日。虎杖苷片对点滴状银屑病效果较好，还可应用于有肝、肾损害者及对乙亚胺、羟基脲氨甲蝶呤等有反应不能耐受的患者。

9. 治疗真菌性阴道炎　虎杖根 100 g，加水 1 500 ml，煎取 1 000 ml，过滤，待温，坐浴 10～15 分钟，每日 1 次，7 日为 1 个疗程，治疗 30 例，全部临床治愈。

10. 治疗放射性皮炎　虎杖 50 g，加水 200 ml，煎成约 50 ml 药液，用纱布块蘸药液温洗患部，每日 4～6 次。共治疗 90 例，结果：3 日症状消失者 15 例，5 日症状消失者 49 例，其余 26 例经 6～10 日治愈。

2791 虎肚 hǔ dǔ (《纲目》)

【基原】 为猫科豹属动物虎的胃。

【原动物】 参见“虎骨”条。

【功用主治】 治反胃吐食。

【用法用量】 内服：煅存性研末入丸、散。

【选方】 1. 治反胃吐食　虎肚生者勿洗，存滓秽，新瓦固煅存性，入平胃散末一两和匀，每白汤服三钱。(《保寿堂经验方》)

2. 治翻胃，危笃之极　虎肚一具(泥裹煨过)，母丁香三钱，沉香八钱，狗宝二钱五分。上为末。老生姜取汁为细丸。每服八分，酒下。(《丹台玉案》虎肚回生丹)

2792 虎刺 hǔ cì (《植物名实图考》)

【异名】 伏牛花(《植物名实图考》)，绣花针(《浙江民间草药》)，黄脚鸡、千金刺、鹅嘴花根、黄鸡兰、千口针、针上叶、土鸡爪黄连、猫儿刺、小黄连(《湖南药物志》),倒翻针、老鼠刺(《福建药物志》),两面针、细花针(《广西药用植物名录》),鸟不踏(《江西草药》),泥串珠(《浙江药用植物志》),牛角刺(《云南药用植物名录》)。

【基原】 为茜草科虎刺属植物虎刺的全草或根。

【原植物】 虎刺 *Damnacanthus indicus* (L.) Gaertn. f.

常绿有刺灌木,高30～70 cm。根粗大分枝,或缢缩成念珠状,根皮淡黄色。茎二杈分枝,枝条细,灰白色,被短硬毛;有硬直刺,长1～2 cm,常对生于叶柄间。叶对生;有短柄;托叶生于叶柄间,小而有三突尖,早落;叶卵形或阔椭圆形,长1～2.5 cm,常一对较大,而邻节一对较小,先端锐尖,基部圆形,表面有光泽,下面有时有毛;革质;全缘。

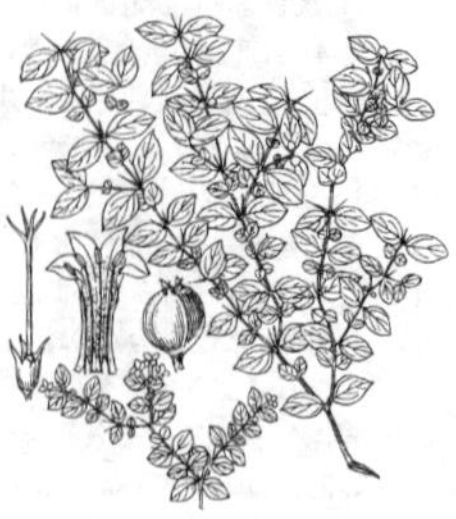

虎 刺

花小,白色,1～2 朵生于叶腋;萼筒倒卵形,宿存,裂片小;花冠漏斗状,长约 10 mm,喉部有长毛,先端 4 裂;雄蕊 4,花药稍伸出;柱头 4 裂。核果近球形,直径约 5 mm,鲜红色,有 4 个坚硬的分核。花期 4～5 月,果期 11～12 月。

生于阴山坡竹林下或溪谷两旁的灌木丛中。分布于长江流域及其以南各地。

【采收加工】 全年均可采,切碎,晒干。

【药材】 虎刺 *Ramulus Damnacanthi Herba seu Radix Indici*

产于浙江、江西、福建、广东、广西、湖南、云南等地。

性状　商品多已切成短段。根较粗大,有的缢缩成连珠状,肉质,长短不一,侧根较细;表面棕褐色、灰褐色或灰白色,有细纵皱纹,皮部常断裂,露出木部,木部细小,有细纵纹,断面类白色。茎圆柱形,表面灰褐色,有纵皱纹;质硬,不易折断,断面不整齐,皮部薄,木部灰白色,有髓。小枝叶腋有成对坚硬的细针刺。叶对生,革质,多卷曲,展平后呈卵形或椭圆形,先端短尖,基部圆形,全缘,有时可见背脉具疏毛;叶柄短。花黄白色。气微,味微苦、甘。

鉴别　根横切面:木栓层为 10 余列木栓细胞,壁黄棕色或红棕色,内含黄色小晶体。皮层宽广,薄壁细胞含草酸钙针晶束,其排列与根长轴相平行或垂直;内侧石细胞长方形或不规则形,单个或 2～3 个成群,稀疏排列。韧皮部较窄,薄壁细胞含草酸钙针晶束。形成层呈环状。木质部由导管、木薄壁细胞、木射线、管胞纤维组成。

茎横切面:表皮细胞 1 列,外被角质层;可见非腺毛。皮层外侧 4～7 列薄壁细胞的壁强木化,其内侧有 1 列纤维排成带状,木化;薄壁组织中散有纤维束;有的薄壁细胞含有草酸钙棱晶。韧皮部筛管群散列,薄壁细胞含草酸钙针晶束,其排列与茎长轴平行。形成层成环状。木质部由导管、木射线、木薄壁细胞、管胞纤维组成。中央有髓。

【成分】 虎刺根含蒽醌类成分:5-羟基-1,2-亚甲二氧基蒽醌(5-hydroxy-1,2-methylene dioxyanthraquinone),虎刺醛(damnacanthal),羟基虎刺醇(juzunol),虎刺醇(damnacanthol),1-羟基-2-羟甲基蒽醌(1-hydroxy-2-hydroxymethylanthraquinone),1,4-二甲氧基-2α-羟基蒽醌(1,4-dimethoxy-2α-hydroxyanthraquinone),1,3-二羟基-2-甲氧基蒽醌(1,3-dihydroxy-2-methoxyan thraquinone),甲基异茜草素(rubiadin),甲基异茜草素-1-甲醚(rubiadin-1-methylether),1-甲氧基-2-羟基蒽醌(1-methoxy-2-hydroxyanthraquinone),1,4-二羟基-2-甲基蒽醌(1,4-dihydroxy-2-methylanthraquinone)。

【药性】 苦、甘,平。

1.《湖南药物志》:"温平无毒。一说苦寒无毒。"

2.《浙江民间常用草药》:"性平,味甘、苦。"

【功用主治】 祛风利湿,活血消肿。主治风湿痹痛,痰饮咳嗽,肺痈,黄疸,水肿,痞块,妇女经闭,小儿疳积,荨麻疹,跌打损伤,烫伤。

1.《湖南药物志》:"祛风散寒,行血活血,清热解毒,退骨蒸热,壮筋骨。主治骨中冷痛,痛痹,瘫痪,手足不举,风湿寒痰作痛,石疽,妇人闭经,骨蒸牙痛。"

2.《江西草药》:"祛风利湿,散瘀消肿。"

3.《福建药物志》:"根:健脾益肾,化痰止咳。主治咳嗽,肺痈,肺结核潮热,百日咳,眩晕,黄疸,肝脾肿大,胃脘痛,水肿,劳倦乏力,风湿关节痛,遗精,小儿疳积,产后风痛,白带,月经不调。"

【用法用量】 内服:煎汤,10～15 g,鲜品 30～60 g。外用:捣敷;或捣汁外涂;或研末调敷。

【选方】 1. 治肺痈　虎刺 90 g。猪胃炖汤,以汤煎药服,每日 1 剂。(《江西民间草药》)

2. 治黄疸　虎刺鲜根 30 g,茵陈 10 g。水煎服。(《江西民间草药验方》)

3. 治脾虚浮肿　绣花针干根 30 g,毛天仙果干根 60 g,陈皮 10 g。水煎服。(《福建中草药》)

4. 治黄肿　虎刺根 30 g(或连茎叶用 45 g),野南瓜根30 g,猪腰子 1 对。水炖去渣,兑黄酒服。(《江西民间草药验方》)

5. 治痞块(肝脾肿大)　绣花针根 30 g,甘蔗根 21 g。水煎,2 次分服。(《江西民间草药》)

6. 治月经不调,闭经　虎刺根 9 g,天青地白、长梗南五味子藤各 6 g,梵天花根 15 g。水煎服。(《浙江民间常用草药》)

7. 治小儿疳积　绣花针鲜根、茅莓干根、醉鱼草干根各 6～9 g。水煎或加瘦猪肉同煎服。(《福建中草药》)

8. 治荨麻疹　虎刺鲜根 60～90 g。水煎,冲黄酒服。(《浙江民间常用草药》)

9. 治火眼红痛　虎刺根浸水加冰片少许,用新毛笔蘸点。

10. 治牙痛　虎刺根或全草 9～15 g。水煎 30 分钟入鸡蛋 2 枚,待蛋熟,食蛋与汤。(9、10 方出自《湖南药物志》)

2793 虎肾 hǔ shèn (《纲目》)

【基原】 为猫科豹属动物虎的肾脏。

【原动物】 参见"虎骨"条。

【功用主治】 治瘰疬。

2794 虎骨 hǔ gǔ (《本草经集注》)

【基原】 为猫科豹属动物虎的骨骼。

【原动物】 虎 *Panthera tigris* L.　又名:於菟(《左传》),大虫(《肘后方》)。

体形似猫而大,身长 1.6～2.9 m,尾长约 1 m,体重 180～320 kg,雌者较小。头圆而宽,颈部较短。眼圆。耳短小。口旁列生长须,犬齿粗大而锐利。四肢粗大有力。身躯雄伟,毛色鲜丽,夏季色深,呈棕黄色或橙黄色。冬季色浅,呈黄色或浅黄色。有许多黑横纹,横纹每 2 条靠拢在一起,体后的黑纹多而密。腹毛白色,亦有黑色条纹。头部黑纹较密,眼上方有一白色区,故有"白额虎"之称。鼻部棕色无斑纹。耳背黑色,中间有一圆形白斑。颏部白色。四肢外侧棕黄色,内侧白色,都有黑色斑纹。尾基部棕黄色,中部有黑白相间,形成环状,尾端黑色。我国

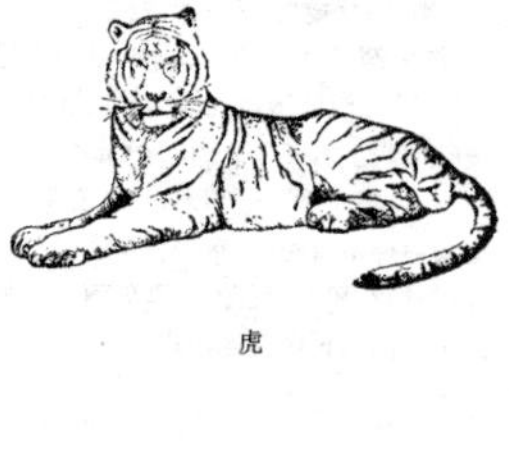

虎

东北地区的虎体型较大，纹窄而色浅，称"东北虎"或"北虎"；华南地区的虎体型较小，毛短色深，纹多而宽，称"华南虎"或"南虎"。

栖息于森林、灌木丛、高山草莽处。独居，无固定巢穴，昼伏夜出，尤以晨昏时最为活跃，行动敏捷，善游泳，性凶猛，以其他兽类为食。分布于东北、华南等地。虎为世界濒危物种，严禁捕杀。

虎的牙齿(虎牙)、肉(虎肉)、胃(虎肚)、肾脏(虎肾)、胆囊(虎胆)、眼球(虎睛)、脂肪油(虎膏)、骨骼煎熬而成的胶(虎骨胶)亦供药用，另设专条。

【药材】 虎骨 *Panthera Tigris Os* 现已禁用。

性状 有整架和零骨之分，整架虎骨稍带肌肉和结缔组织，并富油性。头骨较圆，背腹面侧扁，吻部短，额骨平，前额上部有一浅槽，顶骨后面常有一脊棱，颧骨粗大，向外展出，眼眶下面各有一椭圆形透孔，孔面斜向。上颚骨生有门齿 3 对，犬齿 1 对，臼齿 4 对，下颚骨生有门齿 3 对，犬齿 1 对，臼齿 3 对，共有牙齿 30 个。门齿较小，犬齿呈圆锥形，强大而锐利，并略向内弯曲，臼齿呈"山"字形，锯齿状，上颚最后 1 对臼齿幼虎常不显著，均呈白色或浅黄白色，有光泽，齿基深入颚骨内部，故习称"坐骨生牙"。颈椎 7 节，第一颈椎呈蝶形，第三至第七颈椎呈马鞍形。胸椎 13 节，每节上面有一较长的棘状突起，两侧联结有肋骨 13 对，肋骨近脊处呈圆形，近胸部呈扁形，作弓背状，向内弯曲，另一端与胸骨衔接。腰椎 7 节，两侧有较长的棘状突起。荐椎 3 节常愈合成为一块，上面可见 3 个棘状突起。尾椎 22～28 节，多为双数，节中间稍突出。坐骨 1 具，呈长方形，左右对称。肩胛骨两块，呈扇状半圆形，近中央部很薄，在外面有一条脊状突起。虎的腿骨有明显的棱，上节均为一根独骨，下节两骨合成。前肢上节下端靠近骨环处侧面有一扁长孔，习称"凤眼"；下节两骨相似并立，形略扁，略呈扭曲状，但一根较长。后肢上节圆柱形，能四侧放平而不晃动，上端内侧有一圆轴，下端有长圆形的凹槽，为膝盖骨的所在处。膝盖骨(即虎胫)呈长圆形，内面光滑，厚而坚重，常带有舌状筋。下节主骨粗大，呈三棱柱形，另一根很细，习称"邦骨"。前足 5 趾，后足 4 趾，趾端均具短爪钩。虎骨的表面均呈黄白色或灰白色，细腻而油润。体较重，质坚实。断面可见中间空隙约占三分之一，其内骨髓形成丝络网状，为灰黄色。气腥。以个大、体重、坚实、黄白色、无残肉者为佳。个小、体较轻、灰白色、带残肉者质次。如用毒药杀死，其骨发黑者，不可入药。

【炮制】 1. 虎骨 去净筋肉，洗净，阴干，临用时敲碎。

2. 油虎骨 取净虎骨，置锅内用麻油炸酥，或抹麻油后用火烤酥。

3. 醋虎骨 取沙子，置锅内炒至轻松，加入净虎骨，炒至黄色，筛去沙子，将虎骨趁热倒入醋内淬酥，取出晾干。每净虎骨 100 kg，用醋 20～30 kg。

【药性】 辛，温。归肝、肾经。

1.《别录》："平。"

2.《药性论》："味辛，微热，无毒。"

3.《雷公炮制药性解》："入肾经。"

4.《本草汇言》："入手少阴、足厥阴经。"

5.《玉楸药解》："味辛、咸，气平。"

【功用主治】 追风定痛，健骨，镇惊。治历节风痛，四肢拘挛，腰脚不随，惊悸癫痫，痔瘘，脱肛。

1.《别录》："止惊悸，疗恶疮鼠瘘，头骨尤良。"

2.《药性论》："杀犬咬毒。治筋骨毒风挛急，屈伸不得，走疰疼痛，温疟。疗伤寒温气。"

3.《千金方》："头骨治风邪。"

4.《食疗本草》："主腰膝急痛，煮作汤浴之，或和醋浸亦良，主筋骨风急痛，胫骨尤妙。"

5.《本草拾遗》："煮汁浴小儿，去疮疥。(治)惊痫。"

6.《纲目》："追风定痛，健骨，止久痢脱肛，兽骨鲠咽。"

7.《玉楸药解》："疗关节气冷，治膝胫肿痛。逐痹通关，强筋健骨，平历节肿痛，愈腰膝痿软。"

【用法用量】 内服：煎汤，9～15 g；浸酒或入、散。

【宜忌】 血虚火盛者慎服。

1.《本草蒙筌》："畏蜀漆、蜀椒、磁石。"

2.《本草经疏》："凡血不足以养筋，以致筋骨疼痛者宜少用。"

3.《得配本草》："肝肾虚败，腰腿疼痛如风者禁用。"

【选方】 1. 治白虎风走注疼痛，两膝热肿 虎胫骨(涂酥炙)、黑附子(炮裂去皮脐)各一两。上为末，每服温酒调下二钱匕，日再服。(《经验后方》)

2. 治历节风百骨节疼痛，昼夜不可忍 没药(研)半两，虎胫骨(酒炙)三两。上二味捣研为末，每服二钱匕，温酒调下，日三服，不计时候。(《圣济总录》没药散)

3. 治腰脚不随 虎腰脊骨一具，前两脚全骨，细捶之，于铁床上，以文炭火匀炙，翻转候待脂出甚，则投浓美无灰酒中密封，春夏一七日，秋冬三七日。每日空腹随饮，性多则多饮，性少则少饮，未饭前三度温饮之。(《海上集验方》)

4. 治健忘惊悸 虎骨(酥炙)，白龙骨、远志肉等分。为末，生姜汤服，日三服。(《永类钤方》预知散)

5. 治大肠痔漏并脱肛 虎胫骨二节，蜜二两。炙令赤，捣末，蒸饼丸如桐子大。每服凌晨温酒下二十丸。(《胜金方》)

6. 治倒扑蹴损，筋骨疼痛 虎骨(炙酥别为末)一两，酒一升，生地黄汁一升。上三味，将地黄汁并酒煎沸，入虎骨末同煎数沸。每服一盏，温服，不拘时候。(《圣济总录》虎骨散)

【各家论述】 1.《纲目》："虎骨通可用，凡治惊痫，温疟，疮疽，头风，当用头骨；治手足诸风，当用胫骨；腰背诸风，当用脊骨。"

2.《药品化义》："《本草》言虎头骨之功与胫同，合养精补血之药，主治精血衰少，腰腿足膝软弱无力，不能行动，或筋骨疼痛，难以屈伸。若伤于湿者，筋骨弛长而软，或肿痛，若过于酒色劳碌，肾肝血热者，腰膝酸疼腿痛，相似虎骨证候，不宜误用。"

2795 虎胆 hǔ dǎn (《本草拾遗》)

【基原】 为猫科豹属动物虎的胆囊。

【原动物】 参见"虎骨"条。

【功用主治】 治小儿惊痫，疳痢，跌打损伤。

1. 孟诜："主小儿疳痢，惊神不安，研，水服之。"

2.《本草拾遗》："主小儿惊痫。"

【用法用量】 内服：烘干研末，0.9～1.5 g。

【选方】 治打伤垂死，饮食不进，前后不通，乃瘀血在心，命在旦夕 虎胆五分，去外皮，用老黄酒，在碗内研细为末，白茯苓二钱为末，用热陈酒调灌下。(《纲目拾遗》)

2796 虎睛 hǔ jīng (《雷公炮炙论》)

【异名】 虎眼睛(《别录》)。

【基原】 为猫科豹属动物虎的眼睛。

【原动物】 参见"虎骨"条。

【炮制】 《雷公炮炙论》："用虎睛，先于生羊血中浸一宿，漉出，微微火上焙之干，捣成粉，候众药出，取合用之。"

【功用主治】 镇惊，明目。治惊悸，癫痫，目翳。

1.《别录》："疗癫。"

2.《千金方》："主惊痫。"

3. 孟诜："主疟病，小儿热，惊悸。"

4.《纲目》："明目，去翳。"

【用法用量】 内服：入丸、散。

【选方】 1. 治痫疾潮搐，精神恍惚，烦乱不宁，口干喜水，或时谵语 虎睛一对(微炒)，犀角屑、远志(去心)、栀子仁、大黄各一两。上件为细末，炼蜜为丸，如绿豆大。每服二十丸，温酒送下，食后。

2. 治小儿惊痫掣疭　虎睛细研，水调灌之良。（1、2方出自《经验后方》）

3. 治小儿夜啼　大虫眼睛一只，为散，以竹沥调少许与吃。（姚和众）

4. 治疟，发作时节不定，寒热甚者　虎睛一枚（生捣细末），腊月猪血少许，朱砂一分（细研），阿魏一分（研末）。上件药，都研令匀，用粽子尖七枚，和丸如黍粒大。以绵裹一丸，纳鼻中。（《圣惠方》）

【各家论述】《本草述》："大抵虎睛所治之痫，属于肝心二脏居多。然小儿诸痫，如地龙散，亦有用之者。"

2797 虎膏 hǔ gāo（《别录》）

【基原】 为猫科豹属动物虎的脂肪油。

【原动物】 参见"虎骨"条。

【功用主治】 治反胃，头疮白秃，痔疮下血。

1. 《别录》："疗狗啮疮。"

2. 孟诜："纳下部。治五痔出血。"

3. 《纲目》："服之治反胃，煎消涂小儿头疮白秃。"

4. 《物理小识》："治大麻疯。"

【用法用量】 内服：和酒炖温。外用：涂。

【选方】 1. 治一切反胃　虎脂半斤（切），清油一斤。瓦瓶浸一月，密封勿令泄气。每以油一两，入无灰酒一盏温服，以瘥为度，油尽再添。（《寿域神方》）

2. 治疮秃　虎膏涂之。（《普济方》）

2798 虎头兰 hǔ tóu lán（《植物名实图考》）

【异名】 树茭瓜（《云南思茅中草药选》），树蕉瓜、折鹤兰（《文山中草药》），野芭蕉、牛屎别草（《云南中草药》），大甩头、黄壳鱼子兰（《新华本草纲要》）。

【基原】 为兰科兰属植物虎头兰的假鳞茎、全草或种子。

【原植物】 虎头兰 *Cymbidium hookerianum* Reichb. f. [*C. grandiflorum* Griff.]

附生植物。假鳞茎粗壮，长椭圆形，稍扁。叶7～8枚丛生，宽带状，薄革质，长达90 cm，通常宽2～3 cm，先端渐尖，基部对合而互抱，全缘。花葶近直立，常短于叶，疏生6～12朵或更多朵花；花苞片长约5 mm；花梗连子房长约4 cm；花浅黄绿色，稍有桂花香气；中萼片近长圆形，长4.5～6 cm，宽1.2～1.8 cm，黄绿色，背面基部有紫褐色晕；侧萼片斜圆形，稍窄；花瓣比萼片窄，宽5～12 mm，浅黄绿色，基部有紫红色小斑点；唇瓣略有短爪，3裂，侧裂片直立，具紫红色条纹，中裂片略反折，边缘波状，唇盘上表面被短柔毛，2条褶片平行，生长毛；合蕊柱很长，长3～4.2 cm。花期2～3月。

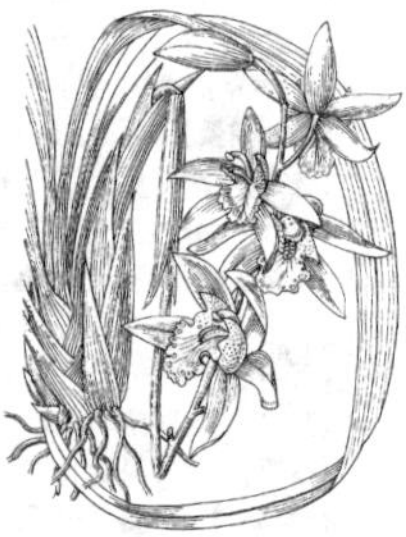

虎头兰

生于山坡林下石上或附生于树上。我国分布于西南及西藏。各地有栽培。

【采收加工】 全年均可采收，全草切段鲜用或晒干；假鳞茎和种子均晒干。

【药性】《云南中草药》："甘、淡，平。"

【功用主治】《云南中草药》："止咳化痰，散瘀消肿，止血消炎。主治肺结核，肺炎，气管炎，喘咳，风湿关节炎，烧伤，烫伤，外伤出血。"

【用法用量】 内服：煎汤，6～15 g。外用：适量，鲜品捣敷。

【选方】 1. 治肺结核　树茭瓜、石仙桃、白及，水煎服或加糯米30 g煮稀饭服用。（《云南思茅中草药选》）

2. 治气管炎咳喘，痰多　（树蕉瓜）干品6～9 g。水煎服，日2次。

3. 治骨折（复位后，小夹板固定）　（树蕉瓜）鲜品适量。捣烂敷患处。

4. 治烧伤　（树蕉瓜）鲜根适量。捣烂敷患处。（2～4方出自《文山中草药》）

2799 虎皮草 hǔ pí cǎo（《陕西中草药》）

【异名】 马耳朵草、龙舌草（《天目山药用植物志》），猪耳朵、大脚片、牛耳朵（《陕西中草药》），龙香草、马耳朵、大叶猫眼睛、虎草（《湖北中草药志》），坑菜（《浙江药用植物志》），闷鸡头、毛白菜（《湖南药物志》），大虎耳草（《贵州中草药名录》）。

【基原】 为虎耳草科金腰属植物大叶金腰的全草。

【原植物】 大叶金腰 *Chrysosplenium macrophyllum* Oliv.

多年生草本，高8～16 cm。有伸长的匍匐茎和发达的棕色须根。茎肉质多汁，紫红色，疏生有棕色柔毛或近无毛。基生叶数枚；叶柄长0.8～1 cm，具褐色柔毛；叶片革质，倒卵状匙形，长3～20 cm，宽2～11 cm，先端钝圆，基部渐狭成柄，近全缘或有波状齿，上面深绿色，有棕色毛；茎生叶小，匙形。不育枝长达45 cm；叶互生，匙形，顶部的叶稍密集。花茎自基生叶间抽出，茎生叶通常1片。多歧聚伞花序顶生；苞片卵形或阔卵形，长0.5～1.7 cm；花两性，单花被；萼片4，白色或淡黄色，花后变绿色，直立，卵形；雄蕊8，长6～8 mm，较萼片长；雌蕊心皮2，子房半下位，与萼筒相结合。蒴果水平开展，中央凹入，喙各具1针状毛。种子卵形，微小，有乳头状突起，暗紫褐色。花期3～4月，果期5～6月。

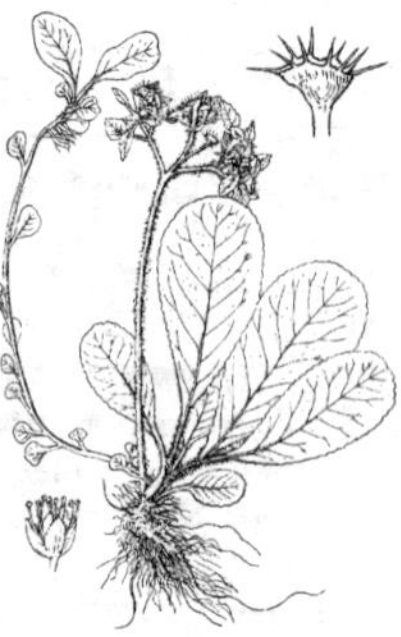

大叶金腰

生于海拔1 000～2 200 m的山坡林下或沟边阴湿处。分布于浙江、安徽、江西、湖北、湖南、广东、四川、贵州、云南、陕西等地。

【采收加工】 6～7月采收，鲜用或晒干。

【药材】 虎皮草 *Chrysosplenii Macrophylli Herba*　产于陕西、安徽、浙江、江西、湖北、湖南、广东、四川、贵州、云南等地。

性状　根茎长圆柱形，长短不一，表面淡棕褐色，具纵皱纹，被纤维状毛，节上有黄棕色膜质鳞片及多数不定根。不育枝细长，叶互生，茎圆柱形，疏生褐色长柔毛，通常具1叶片，叶多皱缩卷曲，展开后叶片多呈倒卵形或宽倒卵形，上面灰绿色或绿褐色，疏被刺状柔毛，下面棕色，叶柄较长，有棕色柔毛。有时可见聚伞花序，花序分枝疏生褐色柔毛或近无毛；苞片卵形或狭卵形，萼片黄绿色，卵形。或已结果。气微，味淡、微涩。

【成分】 叶含槲皮素（quercetin），叶甜素（phyllodulcin）等。

【药性】 苦、涩，寒。

1. 《陕西中草药》："味苦、涩，性寒。"

2. 《湖北中草药志》："甘、涩，平。"

【功用主治】 清热解毒，收敛生肌。主治小儿惊风，咳喘，臁疮，烫火伤。

1. 《陕西中草药》："清热解毒，生肌收敛。主治臁疮，烫火伤。”

2.《湖北中草药志》：“止咳止带。用于头晕，耳鸣，咳嗽，浮肿，腰痛，白带，无名肿毒等症。”

3.《浙江药用植物志》：“治小儿惊风。”

【用法用量】 内服：煎汤，30～60 g。外用：捣敷；捣汁或熬膏涂。

【选方】 1. 治小儿惊风　马耳朵草全草 60 g。加金饰 1 具，水煎，空腹服。(《天目山药用植物志》)

2. 治肺结核咯血　(大叶金腰)全草 15～60 g。煮豆腐或猪瘦肉吃。

3. 治支气管扩张，哮喘　(大叶金腰)全草 15～30 g，研粉。白茅根 60～90 g 煎水，分次送服。(2、3 方出自《湖南药物志》)

4. 治臁疮　(虎皮草)鲜品适量，捣烂取汁，加雄黄或冰片少许调匀，涂搽患处。

5. 治烫火伤　虎皮草、刺黄连根各等量。水煎熬膏。涂搽患处。(4、5 方出自《陕西中草药》)

2800 虎耳草 hǔ ěr cǎo (《履巉岩本草》)

【异名】 石荷叶(《纲目》)，金线吊芙蓉、老虎耳(《生草药性备要》)，倒垂莲(《幼幼集成》)，系系叶(《简易草药》)，金丝荷叶(《现代实用中药》)，丝绵吊梅(《中国药用植物志》)，耳聋草、猪耳草、狮子草(《福建民间草药》)，金钱荷叶(《民间常用草药汇编》)，金线莲(《江西民间草药》)，石丹药(《四川中药志》)，丝丝草、蟹壳草、搽耳草、猫耳朵(《湖南药物志》)，耳朵草(《闽东本草》)，红丝络、红线草、月下红、金丝草、耳朵红、铜钱草(《浙江民间常用草药》)。

【基原】 为虎耳草科虎耳草属植物虎耳草的全草。

【原植物】 虎耳草 *Saxifraga stolonifera* Curt. [*S. sarmentosa* L.]

多年生小草本，冬不枯萎。根纤细；匍匐茎细长，红紫色，有时生出叶与不定根。叶基生，通常数片；叶柄长 3～10 cm；叶片肉质，圆形或肾形，直径 4～6 cm，有时较大，基部心形或平截，边缘有浅裂片和不规则细锯齿，上面绿色，常有白色斑纹，下面紫红色，两面被柔毛。花茎高达 25 cm，直立或稍倾斜，有分枝；圆锥状花序，轴与分枝、花梗被腺毛及绒毛；苞片披针形，被柔毛；萼片卵形，先端尖，向外伸展；花多数，花瓣 5，白色或粉红色下方 2 瓣特长，椭圆状披针形，长 1～1.5 cm，上方 3 瓣较小，卵形，基部有黄色斑点；雄蕊 10，花丝棒状，比萼片长约 1 倍，花药紫红色；子房球形，花柱纤细，柱头细小。蒴果卵圆形，先端 2 深裂，呈喙状。花期 5～8 月，果期 7～11 月。

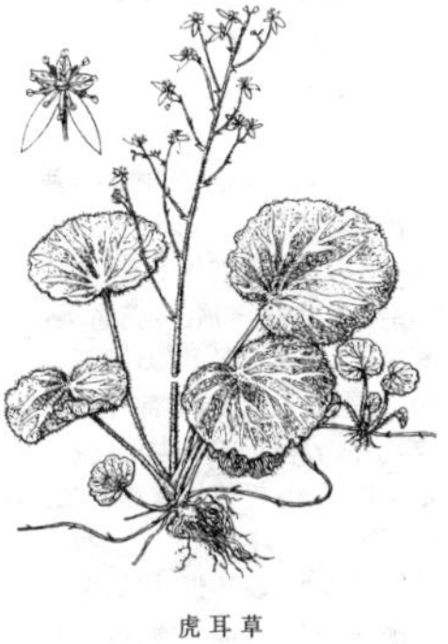

虎耳草

生于海拔 400～4 500 m 的林下、灌木丛、草甸和阴湿岩石旁。分布于华东、中南、西南及河北、陕西、甘肃。台湾也有栽培。

【栽培】 生物学特性　喜阴凉潮湿，土壤要求肥沃、湿润，以栽培在密茂多湿的林下和阴凉潮湿的环境较好。

繁殖方法　种子繁殖或分株繁殖。种子繁殖：可在春季 3、4 月播种，撒播，覆土 1～2 cm，经常保持土壤湿润，约 2 星期出苗。分株繁殖：全年均可，选择根系发达，生长健壮的植株，高 7～10 cm，由匍匐枝长出的幼苗剪下作为种苗，株行距 17 cm×17 cm，浅栽，把须根压在土里；若在阴湿的石坎或石壁上栽培，可把苗栽在石缝里，用湿润的腐殖土把须根压紧，浇水。

【采收加工】 6～10 月采收，鲜用或晒干。

【药材】 虎耳草 *Saxifragae Stoloniferae Herba*　产于华东以及西南各地。

性状　全体被毛。单叶，基部丛生，叶柄长，密生长柔毛；叶片圆形至肾形，肉质，边缘浅裂，疏生尖锐齿牙；下面紫赤色，无毛，密生小球形的细点。花白色，上面 3 瓣较小，卵形，有黄色斑点，下面 2 瓣较大，披针形，倒垂，形似虎耳。蒴果卵圆形。气微，味微苦。

鉴别　叶表面观：上表皮细胞多角形，垂周壁较平直，有的壁孔明显，或具角质纹理；下表皮细胞垂周壁波状弯曲，气孔不定式，副卫细胞 4～8 个。腺毛头部 1～8 细胞；柄部有多列和单列两种，多列者长 1 300～5 600 μm，其上部单列向下逐渐增至 7 列；单列者 1～4 细胞，长 70～110 μm。草酸钙簇晶直径 25～56 μm。

【成分】 虎耳草叶中含岩白菜素(bergenin)，槲皮苷(quercitrin)，槲皮素(quercetin)，没食子酸(gallic acid)，原儿茶酸(protocatechuic acid)，琥珀酸(succinic acid)和甲基延胡索酸(mesaconic acid)。茎含儿茶酚(catechol)。根含挥发油。全草含熊果酚苷(arbutin)，绿原酸(chlorogenic acid)，槲皮素-5-*O*-葡萄糖苷(quercetin-5-*O*-*β*-*D*-glucoside)，去甲岩白菜素(norbergenin)。

【药理】 1. 强心作用　离体蛙心滴加虎耳草压榨的鲜汁滤液或 1∶1 乙醇提取液 0.01 ml，均显示一定强心作用。提取液去钙后对心脏仍有兴奋作用，但较去钙前弱。本品强心作用较氯化钙发生慢，持续时间较长。

2. 利尿作用　麻醉犬及清醒兔静脉注射虎耳草乙醇提取液 1 ml/kg，呈现明显利尿作用。将提取液中所含苷类破坏后，仍有一定利尿作用。

毒性　家兔 35 ml/kg 鲜汁灌胃，24 小时后未见任何不良反应；第二日重复给 60 ml/kg，观察 3 日，也未见任何不良反应。

【药性】 苦、辛，寒，小毒。

1.《履巉岩本草》：“性凉，有毒。”

2.《纲目》：“微苦、辛，寒，有小毒。”

【功用主治】 疏风，清热，凉血，解毒。主治风热咳嗽，肺痈，吐血，聤耳流脓，风疹，丹毒，痔疮肿痛，外伤出血。

1.《履巉岩本草》：“治痔疾肿毒，用少些晒干烧熏。”

2.《纲目》：“治瘟疫，擂酒服。生用吐利人，熟用则止吐利。又治聤耳，捣汁滴之。”

3.《生草药性备要》：“治耳内暴热毒，红肿流脓疼痛，捶汁滴入耳，或加冰片消散而愈。”

4.《医林纂要》：“凉血渗湿。”

5.《植物名实图考》：“喉闭无音，用以代茶。亦治吐血。”

6.《分类草药性》：“清肺热，治咳嗽，疗风疹、丹毒。”

【用法用量】 内服：煎汤，10～15 g。外用：煎水洗；鲜品捣敷；或绞汁滴耳及涂布。

【宜忌】 孕妇慎服。

【选方】 1. 治肺痈吐臭脓　虎耳草 12 g，忍冬叶 30 g。水煎 2 次，分服。

2. 治吐血　虎耳草 9 g，猪瘦肉 120 g。混同剁烂，做成肉饼，加水蒸熟食。(1、2 方出自《江西民间草药》)

3. 治耳内肿痛，流脓出水　① 虎耳草捣取汁，多灌入耳中，常常用之。略加枯矾更妙。(《幼幼集成》)　② 鲜虎耳草 60 g，鲜爵床、冰糖各 30 g。水煎服。(《福建药物志》)

4. 治耳郭溃烂　鲜虎耳草适量，捣烂调茶油涂患处，或加冰片 0.3 g，枯矾 1.5 g，共捣烂敷患处。(《全国中草药汇编》)

5. 治风火牙痛　虎耳草 30～60 g。水煎，去渣，加鸡蛋 1 只同煮服。(《浙江药用植物志》)

6. 治皮肤风疹　虎耳草、苍耳子、紫草、芦根各 15 g。水煎，分早、中、晚 3 次服。(《广西本草选编》)

7. 治湿疹，皮肤瘙痒　鲜虎耳草 500 g，切碎，加 95%乙醇拌湿，再加 30%乙醇 1 000 ml 浸泡 1 星期，去渣。外涂患处。(《南京地区常用中草药》)

8. 治痔疮肿痛　虎耳草 30 g。水煎，加食盐少许，放罐内，坐熏，每日 2 次。(《江西民间草药》)

9. 治血崩　鲜虎耳草、棕榈炭各 30 g，煎水，服时兑黄酒适量。(《安徽中草药》)

【临床报道】 治疗中耳炎　① 取虎耳草鲜叶捣汁，纱布过滤，加适量冰片，装入滴眼瓶内备用。用时先用 3%过氧化氢溶液(双氧水)洗涤外耳道，将脓性分泌物清除干净，然后取虎耳草液滴耳，每次 1～2 滴，每日 3 次。治疗化脓性中耳炎 31 例，急性 25 例，平均 3 日治愈，慢性 6 例平均 7 日治愈。② 用中耳炎药水(每 100 ml 鲜虎耳草汁加 75%乙醇 20 ml 制成)滴耳，治疗急慢性中耳炎，治愈率为 93.56%，有效率为 100%。

【各家论述】《本草汇言》："虎耳草，解瘟疫、吐蛊毒之药也。宜生取捣汁。温饮之，能作吐利；如煎汤冷饮之，又能止吐利。故治暑月热痧霍乱者，煎汤冷饮之，立止。又治痔疮肿痛，阴干烧烟，桶中熏之，立收。盖寒凉能散能利之物，有损胃气。"

2801 虎杖叶 hǔ zhàng yè (《本草拾遗》)

【基原】 为蓼科蓼属植物虎杖的叶。

【原植物】 参见"虎杖"条。

【采收加工】 4～9 月均可采收，鲜用或晒干。

【成分】 茎叶含羟基蒽醌类化合物，枸橼酸(citric acid)，酒石酸(tartaric acid)，苹果酸(malic acid)等。叶中尚含槲皮苷(quercitrin)，异槲皮苷(isoquercitrin)，瑞诺苷(reynoutrin)，萹蓄苷(avicularin)，金丝桃苷(hyperin)，芸香苷(rutin)，叶绿醌(plastoquinone)C 和 B，鞣质约 17%。

【功用主治】 祛风湿，解毒。主治风湿关节疼痛，蛇咬伤。

1.《本草拾遗》："捣敷蛇咬。"

2.《本草推陈》："治风湿痛。""采其嫩芽，干燥后煎汤为解热剂。"

【用法用量】 内服：煎汤，9～15 g。外用：捣敷；或煎水浸渍。

【选方】 治漆疮　(虎杖)叶捣烂，取汁搽。(《湖南药物志》)

2802 虎尾兰 hǔ wěi lán (《陆川本草》)

【异名】 老虎尾(《陆川本草》)，弓弦麻(《全国中草药汇编》)，花蛇草(《西双版纳傣药志》)。

【基原】 龙舌兰科虎尾兰属植物虎尾兰或金边虎尾兰的叶。

【原植物】 1. 虎尾兰 *Sansevieria trifasciata* Prain

多年生草本，具匍匐的根茎。叶 1～6 枚基生，挺直，质厚实；叶片条状倒披针形至倒披针形，长 30～120 cm，宽 2.5～8 cm，先端对褶成尖头，基部渐狭成有槽的叶柄，两面均具白色和深绿色相间的横带状斑纹。花葶连同花序高 30～80 cm；花3～8 朵 1 束，1～3 束 1 簇在花序轴上疏离地散生；花梗长 6～8 mm，近中部具节；花被片 6，白色至淡绿色，长 10～12 mm，花被筒长 6～8 mm；雄蕊与花被近等长；花柱伸出花被。花期11～12 月。

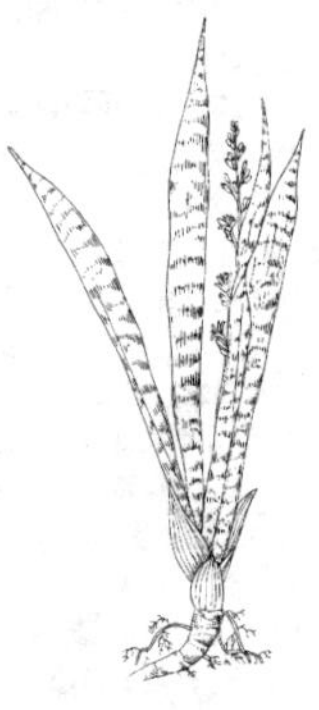
虎尾兰

我国各地有栽培。原产于非洲西部。

2. 金边虎尾兰 *S. trifasciata* Prain var. *laurentii* (De Wildem.) N. E. Brown　形态特征与虎尾兰相似，惟叶边缘为金黄色。

我国各地有栽培。

本植物的根茎(虎尾兰根)亦供药用，另设专条。

【采收加工】 全年可采，鲜用。

【药材】 虎尾兰 *Sansevieriae Trifasciatae Folium*　主产于广东、广西等地。

性状　叶片皱缩折曲，展平后完整者呈长条形或长倒披针形，长 30～60 cm，宽 2.8～5 cm，两面灰绿色或浅绿色，具相间的暗绿色横斑纹，先端刺尖，基部渐窄，全缘。质稍韧而脆，易折断，断面整齐。气微，味淡、微涩。

【成分】 叶含甾体皂苷元：罗斯考皂苷元(ruscogenin)，(25*S*)-罗斯考皂苷元[(25*S*)-ruscogenin]，新罗斯考皂苷元(neoruscogenin)，虎尾兰皂苷元(sansevierigenin)，阿巴马皂苷元(abamagenin)。

【药性】《广西中草药》："味酸，性凉。"

【功用主治】《广西中草药》："清热解毒，去腐生肌。治感冒咳嗽，支气管炎，跌打损伤，痈疮肿毒，毒蛇咬伤。"

【用法用量】 内服：煎汤，15～30 g。外用：捣敷。

2803 虎尾轮 hǔ wěi lún (《闽南民间草药》)

【异名】 狐狸尾、猫尾草(《广西中药志》)，老虎尾(《广西药用植物名录》)，统天草(《闽南民间草药》)，大本山菁、古钱窗草、铁金铜(《泉州本草》)，狗尾射(《福建中草药》)。

【基原】 为豆科兔尾草属植物猫尾射的全草。

【原植物】 猫尾射 *Uraria crinita* (L.) Desv. [*Hedysarum crinitum* L.]　又名：千斤笔(《中国主要植物图说·豆科》)。

亚灌木状草本，高 1～1.5 m。茎枝较粗，被短粗毛。奇数羽状复叶；叶柄长5～10 cm；托叶长三角形，基部宽阔；小叶3～5，少有 7 枚；小叶片长椭圆形或卵状披针形，长 5～10 cm，宽 2～4 cm，顶端 1 片较大，先端尖，基部圆或微心形，上面无毛或在中脉处被毛，背面被短毛，网状脉凸出。总状花序顶生，花密集，长达30 cm；苞片披针形，基部宽阔，边缘被长睫毛，下部苞片宿存，上部的伸出于花之上，花开放时即脱落；每苞片有花 2 朵；花萼浅杯状，5 齿裂，上面 2 裂片较短，下面 3 裂延长，均被白色长硬毛，毛的基部鼓槌状；花冠紫色，长 7～8 mm；雄蕊 10，二体；子房上位，花柱线形，内弯。荚果 3～7 节，荚节膨胀，略透明。花期 5～6 月，果期 7～10 月。

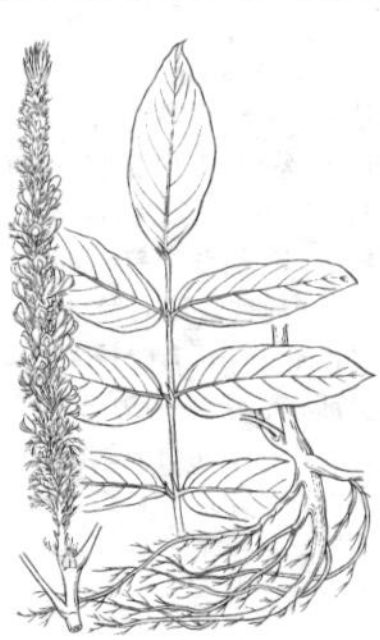
猫尾射

生于山坡、荒地、灌木林边或杂草丛中。分布于福建、广东、广西、海南、云南。

本植物的根(虎尾轮根)亦供药用，另设专条。

【采收加工】 8～10 月采收全草，切段，晒干或鲜用。

【药材】 虎尾轮 *Urariae Crinitae Herba*　主产于福建、广西、云南等地。

性状　全草长 40～80 cm。茎多分枝，有细纵纹及短柔毛。羽状复叶，叶柄长 5～10 cm，托叶长三角形。小叶 3～5，多皱缩或脱落，完整者展平后呈长圆形或卵状披针形，下面有短柔毛及明显凸起的网脉。有时可见顶生的猫尾状花序，花密集或脱落，花萼有长毛，花瓣暗紫色。有时可见荚果，表面有短毛。气微，味淡。

【药性】 甘、微苦，平。

1.《闽南民间草药》:“甘、微苦,平。”

2.《广西中草药》:“味淡,性凉。”

【功用主治】 清热化痰,散瘀止血。主治肺热咳嗽,肺痈,吐血,尿血,外伤出血,脱肛,子宫脱垂。

1.《广西中草药》:“散瘀止血,清热止咳。治吐血,咯血,尿血,刀伤出血,肺热咳嗽,子宫脱垂,脱肛。”

2.《福建药物志》:“活血通络,消痈解毒。主治胃及十二指肠溃疡,胃炎,肺结核,肺痈,气管炎,小儿疳积,白带,腰脊酸痛,风湿痛,丝虫病。”

【用法用量】 内服:煎汤,9～30 g,鲜品 30～90 g。

【宜忌】《广西中草药》:“孕妇慎服。”

【选方】 1. 治肺痈吐痰腥臭 鲜虎尾轮 30～45 g。洗净,切碎,水适量煎服。

2. 治横痃 虎尾轮 30～90 g。洗净,切碎,水、酒各半炖服。

3. 治乳吹,乳痛 猫尾射鲜叶每次 30～60 g,合牛肉炖服。(1～3 方出自《闽南民间草药》)

2804 虎尾草 hǔ wěi cǎo (《丽江中草药》)

【异名】 水苏麻、沙虫药(《贵州民间药物》),荷麻根(《中国植物志》),大马鞭梢、大麻根(《新华本草纲要》)。

【基原】 为唇形科香茶菜属植物毛萼香茶菜的叶或根。

【原植物】 毛萼香茶菜 *Rabdosia eriocalyx* (Dunn) Hara [*Plectranthus eriocalyx* Dunn] 又名:黑头草、火把花(《中国植物志》)。

多年生草本或灌木,高 0.5～3 m。具匍匐茎。茎钝四棱形,具浅槽,常带紫红色,密被贴生微柔毛。叶对生;叶柄长 0.6～5 cm;叶片卵状椭圆形或卵状披针形,长 2.5～18 cm,宽 0.8～6.5 cm,先端渐尖,基部阔楔形或近圆形骤然变狭、下延至叶柄上部,边缘具圆齿状锯齿或牙齿,有时全缘,两面脉上及叶柄上被微柔毛。穗状圆锥花序顶生及腋生,长 2.5～35 cm,到处密被白色卷曲短柔毛,由密集多花的聚伞花序组成,花序梗长约 2 mm;萼齿 5,卵形,果时花萼直立,增大,长约4 mm;花冠淡紫或紫色,长 6～7 mm,冠筒基部具浅囊状突起;雄蕊 4,内藏;花柱有时略伸出。小坚果卵形,极小,污黄色。花期 7～11 月,果期 11～12 月。

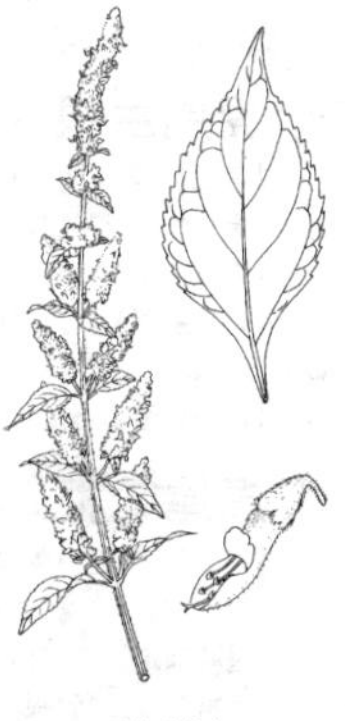

毛萼香茶菜

生于山坡、阳处、灌木丛中。分布于广西西部、四川西部、贵州南部及云南等地。

【采收加工】 6～10 月采收,鲜用或晒干。

【成分】 茎叶含毛萼甲素、乙素(eriocalyxin A、B),毛萼晶(maoecrystal) A、B、C、D、E、F、G,棕榈酸(palmitic acid),*β*-谷甾醇(*β*-sitosterol),熊果酸(ursolic acid),2*α*-羟基熊果酸(2*α*-hydroxy ursolic acid),毛萼晶(maoecrystal) I、J、K,香茶菜苷(rabdoside) 1、2。

【药理】 对血管、平滑肌的影响 虎尾草总提取物以2 mg/kg 给家兔静脉注射,有明显而短暂的降压作用。总提取物能抑制去甲肾上腺素、高钾所致离体兔主动脉条收缩,半数抑制浓度(IC_{50})分别为 112.2±13.6 μg/ml、82.15±13.2 μg/ml,并表现明显的量效关系;3×10^{-4} g/ml 总提取物使去甲肾上腺素对兔主动脉条的量效曲线非平行右移,且最大反应受到抑制。总提取物对去甲肾上腺素及高钾所致的肺动脉及肠系膜动脉条收缩均有解痉作用。总提取物能拮抗 5-羟色胺及高钾所致牛脑基底动脉条收缩,IC_{50} 分别为 51.08±8.5 μg/ml、40.05±10.6 μg/ml。毛萼香茶菜混悬液对组胺或高钾去极化后 Ca^{2+} 诱发的豚鼠结肠带收缩有明显抑制作用,量效曲线表明该提取物呈非竞争性拮抗作用。在无 Ca^{2+} 液中,该提取物类似罂粟碱,能抑制组胺诱发的结肠收缩。说明毛萼香茶菜对结肠细胞内 Ca^{2+} 所致收缩有明显抑制作用,对细胞外 Ca^{2+} 所致收缩无明显影响。

【药性】《贵州民间药物》:“性温,味苦、辛。”

【功用主治】 祛风除湿,解毒杀虫。主治感冒头痛,风湿痹痛,泻痢腹痛,脚气,痈疮肿毒。

《贵州民间药物》:“叶除湿,杀虫。治香港脚。”

【用法用量】 内服:煎汤,3～9 g。外用:捣绒敷。

2805 虎骨胶 hǔ gǔ jiāo (《四川中药志》)

【异名】 虎胶(《医林纂要》)。

【基原】 为猫科豹属动物虎的骨骼煎熬而成的胶。

【原动物】 参见“虎骨”条。

【药性】 咸,温。

1.《医林纂要》:“辛、咸,热。”

2.《四川中药志》1960 年版:“性温,味淡,无毒。入肝、肾二经。”

【功用主治】 1.《医林纂要》:“功同骨而滋益从容。”

2.《四川中药志》1960 年版:“补益气血,强健筋骨。治中风瘫痪,筋骨受风拘挛,四肢麻木,不能屈伸及痿躄。”

【用法用量】 内服:用黄酒炖化,冲入药汁中,3～6 g;或入丸剂。

【宜忌】 血虚火盛者慎服。

【选方】 治顽固性中风瘫痪、半身不遂及手足痿废 老鹳草、血通(五花大血藤)煎汁,以黄酒熬化虎骨胶冲入药汁中,再加适量曲酒,每日 2 次,每次服半盅。(《四川中药志》1960 年版)

2806 虎掌草 hǔ zhǎng cǎo (《滇南本草》)

【异名】 见风青、见风蓝、乌骨鸡(《贵州民间方药集》),羊九、狗脚迹(《贵阳民间药草》),土黄芩(《中国药用植物图鉴》)。

【基原】 为毛茛科银莲花属植物虎掌草和小花虎掌草的根茎。

【原植物】 1. 虎掌草 *Anemone rivularis* Buch.-Ham. ex DC. 又名:溪畔银莲花(《经济植物手册》),五朵云(《中国高等植物图鉴》)。

多年生草本,高 15～65 cm。根茎稍斜生,直径 0.8～1.4 cm,外皮褐黑色。基生叶3～5;叶柄长 5～22 cm,有白色柔毛,基部有短鞘;叶片轮廓肾状五角形,长 2.5～7.5 cm,宽 4.5～14 cm, 3 全裂,中央全裂片宽菱形或菱状卵形,宽 2.2～7 cm, 3 深裂,深裂片上部有少数小裂片和牙齿,侧生全裂片不等 2 深裂,两面有糙伏毛。花葶 1～3,聚伞花序一至三回分枝;苞片 3～4,轮生,有柄,叶状,但裂片较狭,一回裂片多少细裂。花两性,直径 2～3 cm;萼片 7～8,花瓣状,白色,倒卵形或椭圆状倒卵形,长 0.9～1.4 cm,宽 5～10 mm,外面有疏柔毛,先端密被短柔毛;花瓣无;雄蕊多数,长约为萼

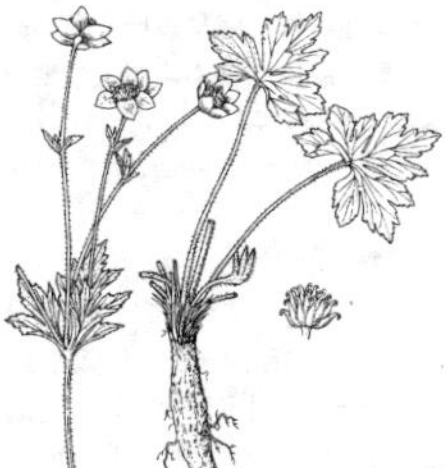

虎掌草

片长之半；心皮 30～60，无毛，花柱拳卷。瘦果狭卵形，长 7～8 mm，宿存花柱钩状弯曲。花期 5～8 月，果期 6～9 月。

生于海拔 850～4 900 m 的山地草坡、小溪边或湖旁。分布于湖北西南部、广西西部、四川、贵州、云南、西藏南部及东部、甘肃西南部、青海东南部。

2. 小花虎掌草 *A. rivularis* Buch. -Ham. ex DC. var. *floreminore* Maxim. ［*A. barbulata* Turcz.；*A. rivularis* Buch. -Ham. ex DC. var. *barbulata* Turcz. ex Fedts.］ 又名：破牛膝（《宁夏中草药手册》）。

本种植物形态与虎掌草相近，主要区别在于：植株较粗壮，高 42～125 cm。苞片的深裂片通常不分裂，为披针形或线状披针形；花较小，直径 1～1.8 cm；萼片 5，狭椭圆形或倒卵状狭椭圆形，长 6～9 mm，宽 2.5～4 mm。

生于海拔 900～3 000 m 的山地林边或草坡地。分布于河北西部和北部、山西、内蒙古南部、辽宁西部、河南、四川西北部和北部、陕西、甘肃南部、青海东部、宁夏、新疆。

本植物的叶（虎掌草叶）亦供药用，另设专条。

【采收加工】 全年均可采收，鲜用或晒干。

【药材】 虎掌草 *Anemones Rivularis Radix* 虎掌草产于西藏、云南、贵州、四川、湖北、甘肃、青海；小花虎掌草产于四川、青海、新疆、甘肃、宁夏、陕西、河南、山西、河北、内蒙古、辽宁。

性状 虎掌草 根长圆柱形或类长圆锥形，稍弯曲，有的扭曲或分枝。表面黑褐色或棕褐色，粗糙，具不规则的裂纹及皱纹。根头部略膨大，有残留的叶基、茎痕及灰白色绒毛，并有许多呈纤维状的叶迹维管束及纤维束。质硬而脆，易折断，断面不整齐，黄绿色。气微，味微苦。

小花虎掌草 根较粗壮，圆锥形，近尾端有分枝。

鉴别 (1) 根横切面：后生皮层为数列细胞，黄绿色。皮层较窄，细胞含黄棕色物。韧皮部宽广，筛管群径向排列。形成层成环。木质部导管散列；射线宽广，含黄棕色物。本品薄壁细胞含淀粉粒。

(2) 取本品粉末 4 g，加水 20 ml，置热水浴中浸渍 20～30 分钟，滤过。取滤液 5 ml，置试管中，振摇 1 分钟，发生持久性的蜂窝状泡沫，再加碱或醋酸铅试液 2～3 滴，有类白色沉淀生成（检查中性皂苷）。

(3) 取本品粉末 2 g，加 70%乙醇 5 ml，温浸 10～20 分钟，滤过。取滤液 2 ml，加 7%盐酸羟胺的甲醇溶液 4～5 滴，再加 10%氢氧化钾的甲醇溶液 2～3 滴，置水浴上加热数分钟，冷却后加稀盐酸调节至 pH 3～4，再加 1%三氯化铁的乙醇溶液 2～4 滴，显橙红色至紫红色（检查内酯、香豆素）。

【成分】 虎掌草根含白桦脂酸（betulinic acid），草玉梅皂苷（rivularinin），虎掌草皂苷（huzhangoside）A、B、C、D 及皂苷（saponins）AR-1、AR-3，草玉梅苷（anemoside）。

【药理】 1. 镇咳、祛痰作用 二氧化硫引咳法证明小鼠灌服虎掌草粗提物有明显镇咳作用，酚红排泌法还有明显祛痰作用，但对离体豚鼠气管不能使之松弛。

2. 抗菌作用 总皂苷在体外对金黄色葡萄球菌、草绿色链球菌、卡他球菌、大肠杆菌、福氏痢疾杆菌和伤寒杆菌有一定抑制作用。

【药性】 苦、辛，平，小毒。

1.《滇南本草》："味苦、辣，性寒，有小毒。"

2.《贵阳民间药草》："苦，平。"

【功用主治】 清热解毒，活血止痛。主治咽喉肿痛，痄腮，瘰疬结核，痈疽肿毒，疟疾，风湿痛，牙痛，跌打损伤。

1.《滇南本草》："行经络，攻热毒，攻胃中痰毒，胃有痰毒，饮食呕吐。消痘疖诸疮红肿，血风疥癞癣疮。治瘰疬核疮、结核、痰核、气瘰，或有溃烂，痰入经络，红肿疼痛，走注痰火症，外乳蛾痄腮肿疼，内乳蛾咽喉肿疼，牙根肿疼。""根煎汤点酒，截疟神效。"

2.《贵阳民间药草》："治疟疾，咳嗽，风湿痛；外包治疮肿。"

3.《贵州草药》："清热解毒，化瘀镇痛。"

【用法用量】 内服：煎汤，9～15 g；或浸酒。外用：研末调敷；或鲜品捣敷；或煎汤含漱。

【宜忌】 本品对皮肤刺激性大，接触时间过长，可致发泡。

【选方】 1. 治扁桃体炎、喉炎 虎掌草根 3 g，捣烂含于口内，同时含一口酒，15 分钟后吐出，每日含 2 次，小儿酌减。（《全国中草药汇编》）

2. 治痰咳、结气，瘰核肿硬如桃李，未破，绕项生者 虎掌草二两，小九牯牛一两，紫夏枯草一两，威灵仙五钱，白头翁一两。好酒 2 斤泡。每晚炖热服三杯，二十一日愈，核自消散。（《滇南本草》五虎汤）

3. 治疟疾 虎掌草 9 g，斑庄 6 g，搜山虎 3 g。水酒各半煎服。（《昆明民间常用草药》）

4. 治体虚盗汗、咳嗽 见风青 15 g，蘘荷根 15 g，炖猪肉 120 g。内服，连用 3 剂。（《贵阳民间药草》）

5. 治黄疸型肝炎 虎掌草根 9 g，青叶胆、黄鳝藤各12 g。水煎服。（《全国中草药汇编》）

6. 治风湿关节痛 虎掌草根、贯众、大鹅儿肠根、臭山羊根各 15 g。泡酒 500 g。每日 2 次，每次服 30 g。（《贵州草药》）

7. 治胃痛 虎掌草根 60 g。泡酒 500 g，浸泡 1 星期。每次服 5 ml，每日 3 次。或用根 9 g，煎汤服。（《云南中草药选》）

8. 治眼翳 用虎掌草根烧灰点之，胬肉并点亦妙。（《审视瑶函》烂翳方）

2807 虎尾兰根 hǔ wěi lán gēn （《西双版纳傣药志》）

【基原】 为龙舌兰科虎尾兰属植物虎尾兰的根茎。

【原植物】 参见"虎尾兰"条。

【采收加工】 全年均可采挖，切片鲜用。

【功用主治】 《西双版纳傣药志》："治风湿关节痛，四肢麻木，跌打损伤。"

【用法用量】 外用：鲜品捣敷。

2808 虎尾轮根 hǔ wěi lún gēn （《闽南民间草药》）

【基原】 为豆科兔尾草属植物猫尾射的根。

【原植物】 参见"虎尾轮"条。

【采收加工】 9～10 月挖根，鲜用或晒干。

【药材】 虎尾轮根 *Urariae Crinitae Radix* 主产于广西、福建、云南等地。

性状 根细长，圆柱形，有分枝，表面棕黄色，具细皱纹，支根纤细，皮部易剥离。质稍硬，折断面不平整，断面皮部棕黄色，木部淡黄色，于放大镜下观察，木部具众多小孔（导管），射线明显，呈放射状。气微，味淡。

【药性】 甘，温。归肺、胃、肾经。

1.《广西中药志》："味甘，性温，无毒。入肺、胃二经。"

2.《泉州本草》："味苦微辛，性涩而平。入肝、肾、心、肺诸经。"

【功用主治】 行气，止痛，化痰，益肾。主治气滞胃痛，痰饮咳喘，腰背酸痛，遗精。

1.《广西中药志》："行气止痛，逐饮化痰。治心胃气痛，痰饮咳嗽。"

2.《泉州本草》："益肾滋肝。治肾虚遗精。"

【宜忌】 《广西中药志》："肺热咳嗽者忌用。"

【用法用量】 内服：煎汤，9～15 g；或研末。

【选方】 1. 治胃痛不吐酸 虎尾轮根 30～60 g（干的酌减，洗净，切碎），鸡 1 只（去肠杂）。水、酒各半炖服，可续服，时间不

拘。(《闽南民间草药》)

2. 治胃及十二指肠溃疡　猫尾射根、马兰各 9 g,南五味子根 12 g。水煎服,每日 1 剂,连服 5 日。

3. 治肺结核　先用猫尾射鲜根 125 g,水煎服;再用薜荔不育枝 125 g,炖猪排骨服。两方交替服,3 日服 1 剂,各服 6～7 剂。

4. 治腰脊酸痛　鲜猫尾射根 30～60 g。酒、水各半炖服。(2～4 方出自《福建药物志》)

5. 治肾虚遗精　猫尾射根晒干研末。每次 6～9 g,开水送服。(《泉州本草》)

2809 虎掌草叶 hǔ zhǎng cǎo yè (《滇南本草》)

【异名】 虎掌叶(《滇南本草》)。

【基原】 为毛茛科银莲花属植物虎掌草和小花虎掌草的叶。

【原植物】 参见"虎掌草"条。

【采收加工】 6～8 月采收,多鲜用。

【药性】 辛、微苦,温,小毒。

【功用主治】 截疟,止痛。主治疟疾,牙痛。

【用法用量】 外用:适量,捣烂敷贴发泡;或搐鼻。

【宜忌】 本品外用对皮肤刺激性大,用时局部隔凡士林或纱布。

《贵州民间方药集》:"叶可引泡。"

【选方】 1. 治疟疾　虎掌草鲜叶捣绒。在疟发前 2 小时包脉门处或囟门,包至局部发痒时除去。男左女右。

2. 治牙痛　虎掌草叶揉烂搐鼻。(1、2 方出自《昆明民间常用草药》)

2810 虎耳还魂草 hǔ ěr huán hún cǎo (《贵州民间药物》)

【异名】 还魂草、九倒生(《贵州民间药物》),滴滴花(《全国中草药汇编》)。

【基原】 为苦苣苔科珊瑚苣苔属植物珊瑚苣苔的全草。

【原植物】 珊瑚苣苔 *Corallodiscus cordatulus* (Craib) Burtt [*Didissandra cordatula* Craib]

多年生草本。叶基生,莲座状;外层的叶具长柄,内层叶无柄;叶片革质,长圆形或卵形,长 1～3 cm,宽 1～2.2 cm,先端微钝,基部楔形,边缘具细圆齿,上面平展,疏被淡褐色长柔毛,老叶上面无毛,下面沿叶脉密被锈色绒毛。聚伞花序 2～3 次分枝,每花序具 3～10 朵花;花序梗长 4～14 cm,疏被淡褐色长柔毛至无毛;花萼 5 裂至近基部,裂片狭卵形,外面被疏毛至无毛;花冠筒状,淡紫色或紫蓝色,长 9～11 mm,檐部二唇形,上唇短,2 浅裂,下唇 3 裂,内面下唇一侧具髯毛和斑纹;能育雄蕊 4,内藏,花药成对连着,基部极叉开;子房长圆形,花柱与子房等长或稍短于子房,柱头头状,微凹。蒴果线形,长约 2 cm,无毛。花期 5～8 月,果期 8～10 月。

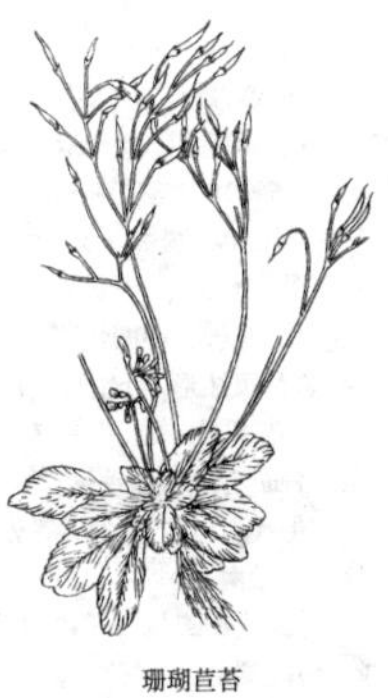

珊瑚苣苔

生于海拔 700～2 100 m 的山地阴处岩石上。分布于山西、湖北、湖南、广东、广西、四川、贵州、云南、陕西等地。

【采收加工】 6～10 月采收,鲜用或晒干。

【药性】 《贵州民间药物》:"性平,味淡。"

【功用主治】 健脾,化瘀,止血。主治小儿疳积,跌打损伤,刀伤出血。

1.《贵州草药》:"健脾、止血、化瘀。"

2.《全国中草药汇编》:"治小儿疳积,跌打损伤及刀伤。"

【用法用量】 内服:煎汤,3～9 g;或浸酒服。外用:适量,捣敷。

【选方】 1. 治小儿疳积　虎耳还魂草叶 3 g,胡椒 5 粒。蒸猪肉吃。(《贵州民间药物》)

2. 治跌打损伤　虎耳还魂草 3～5 蔸,石吊兰、菊叶三七、吉祥草各 9 g。水煎服。渣可外敷。(《湖南药物志》)

2811 肾蕨 shèn jué (《广西药用植物图志》)

【异名】 蜈蚣草(《植物名实图考》),圆羊齿(《广州植物志》),天鹅抱蛋、蕨薯(《广西药用植物图志》),凤凰蛋、落地珍珠、马骝卵(《陆川本草》),凤凰草、圆蕨(《南宁市药物志》),凉水果、麻雀蛋、蜈蚣蕨、水槟榔、冰果草(《贵州民间药物》),篦子草、梳篦草、凤凰卵(《四川中药志》),飞天蜈蚣、金鸡孵蛋、神仙对坐草(《泉州本草》),石黄皮、石上丸(广州部队《常用中草药手册》),凤凰蕨(《广西中草药》),石窝蛋、猫蛋果、何汗蕨、蛇蛋参(《云南中草药》),金鸡尾、雉鸡蛋(《福建中草药》),圆牙齿(《湖南药物志》),芒蛋、狗睾丸、雉鸡尾、乌脚蕨(《福建药物志》)。

【基原】 为肾蕨科肾蕨属植物肾蕨的块茎、叶或全草。

【原植物】 肾蕨 *Nephrolepis auriculata* (L.) Trimen [*N. cordifolia* (L.) Presl]

植株高达 70 cm。根茎近直立,有直立的主轴及从主轴向四面生长的长匍匐茎,并从匍匐茎的短枝上生出圆形肉质块茎,主轴与根茎上密被钻状披针形鳞片,匍匐茎、叶柄和叶轴疏生钻形鳞片。叶簇生;叶柄长 5～10 cm;叶片革质,光滑无毛,披针形,长 30～70 cm,宽 3～5 cm,基部渐变狭,一回羽状;羽片无柄,互生,以关节着生于叶轴,似镰状而钝,基部下侧呈心形,上侧呈耳形,常覆盖于叶轴上,边缘有浅齿;叶脉羽状分叉。孢子囊群生于每组侧脉的上侧小脉先端;囊群盖肾形。

土生或附生于海拔 300 m 左右的林下、溪边、树干或石缝中。常栽培作观赏。分布于华南、西南及浙江、福建、江西、湖南、台湾等地。

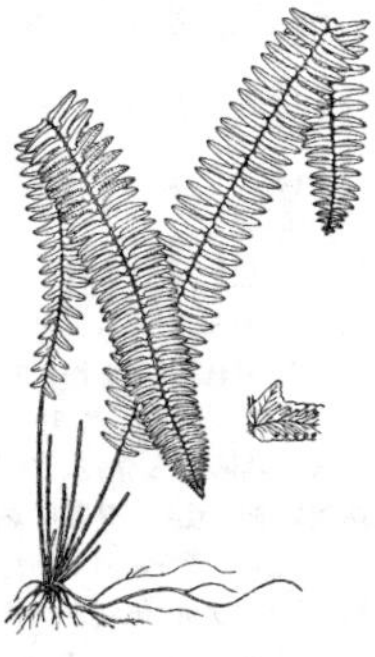

肾　蕨

【采收加工】 全年均可挖取块茎,刮去鳞片,鲜用或晒干。或 6～9 月采取叶或全草,鲜用或晒干。

【药材】 肾蕨 *Nephrolepis Herba*　主产于四川、云南、贵州、广西、广东。

性状　块茎球形或扁圆形,表面密生黄棕色绒毛状鳞片,可见自根茎脱落后的圆形瘢痕,除去鳞片后表面显亮黄色,有明显的不规则皱纹;质坚硬。叶簇生;叶柄略扭曲,下部有亮棕色鳞片;叶轴棕黄色,叶片常皱缩,展平后呈线状披针形,一回羽状分裂;羽片无柄,披针形,边缘有疏浅钝齿;两边的侧脉先端各有 1 行孢子囊群。气微,味苦。

【成分】 块根中含有羊齿-9(11)-烯〔fern-9(11)-ene〕,β-谷甾醇(β-sitosterol),里白烯(diploptene),β-谷甾醇-β-D-葡萄糖苷(β-sitosteryl-β-D-glucoside),β-谷甾醇棕榈酸酯(β-sitosteryl-palmitate)和环鸦片甾烯醇(cyclolaudenol);地上部分红杉醇(sequoyitol)。全草还含有甾体成分:24-乙基胆甾醇〔24(α)-ethyl-cholesterol〕,24-甲基胆甾醇(24-methylcholesterol),24-乙基胆甾-5, 22-二烯醇(24-

ethylcholest-5，22-dienol)和胆甾醇(cholesterol)及痕量 24-甲基 22-二烯醇(24-methylcholest-5，22-dienol)。黄酮类：山柰酚-3-*O*-*β*-葡萄糖苷(astrafgalin)，槲皮素-3-*O*-*β*-鼠李糖苷(quercitrim)。

【药性】 甘、淡，凉。

1.《四川中药志》1962 年版："性温，味淡辛，无毒。"

2.《贵州民间药物》："性平，味甘。"

3. 广州部队《常用中草药手册》："甘淡、微涩，微凉。"

【功用主治】 清热利湿，止咳，解毒。主治感冒发热，肺热咳嗽，黄疸，淋浊，泄泻，痢疾，带下，乳痈，瘰疬。

1.《四川中药志》1962 年版："温补解毒。治乳痈及产后乳肿。"

2.《贵州民间药物》："清热。治刀伤，吐血，淋浊，不孕。"

3. 广州部队《常用中草药手册》："清热利湿，宁肺止咳。主治感冒发热，慢性咳嗽，肠炎腹泻，小儿疳积。"

4.《浙江药用植物志》："清热利湿，补气固表。主治感冒发热，支气管炎，子宫脱垂，疝气，肠炎，痢疾，尿路感染，淋巴结炎。"

【用法用量】 内服：煎汤，6～15 g，鲜品 30～60 g。外用：鲜全草或根茎捣敷。

【宜忌】 《广西民族药简编》："忌吃酸、辣、萝卜等食物。"

【选方】 1. 治淋浊　凉水果(干的)15 g，杉树尖 21 个，夏枯草 15 g，野萝卜菜 12 g。煎水兑白糖服。(《贵州民间药物》)

2. 治痢疾　凤凰蛋浸醋。每日服 2 次，每次服 10 个。

3. 治淋巴结炎　凤凰蛋 60 g，黄糖少许。捣烂，敷患处。(2、3 方出自《湖南药物志》)

4. 治中耳炎　鲜肾蕨块茎适量。捣烂绞汁，取汁滴耳内。

5. 治睾丸炎　肾蕨鲜块茎 30 g，广木香、南五味子根各 9 g。水煎服。或用肾蕨块茎、薜荔果各 15 g，水煎服。(4、5 方出自《福建药物志》)

2812 肾子草 shèn zǐ cǎo (《贵州民间药物》)

【异名】 灯笼草(《贵州民间药物》)，灯笼婆婆纳(《全国中草药汇编》)。

【基原】 为玄参科婆婆纳属植物阿拉伯婆婆纳的全草。

【原植物】 阿拉伯婆婆纳 *Veronica persica* Poir.　又名：波斯婆婆纳(《江苏南部种子植物手册》)。

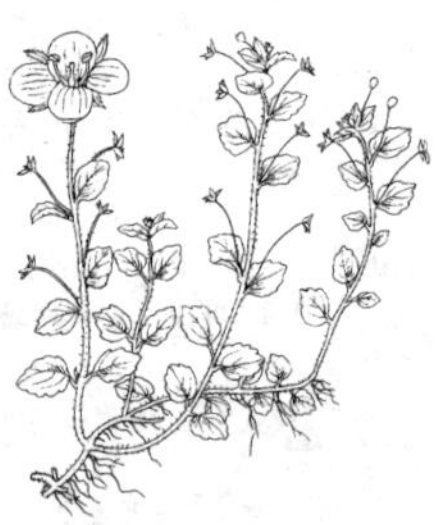

阿拉伯婆婆纳

二年生草本，高 10～50 cm。茎铺散多分枝，密生两列多细胞柔毛。基部叶对生，上部叶互生；无柄或具短柄；叶片卵形或圆形，长 0.6～2 cm，宽 0.5～1.8 cm，先端钝圆，基部浅心形，平截或浑圆，边缘具钝齿，两面疏生柔毛。总状花序；苞片互生，与叶同形且几等大；花梗长于苞片；花萼 4 裂，裂片卵状披针形，有睫毛，三出脉；花冠蓝色、紫色或蓝紫色，长 4～6 mm，喉部疏被毛；雄蕊 2，短于花冠；子房上位，柱头头状。蒴果肾形，被腺毛，成熟后几无毛，网脉明显，凹口角度超过 90°，宿存的花柱长，超出凹口。种子背面具深横纹。花期 3～5 月。

生于路边及荒野杂草中。分布于华东、华中及贵州、云南、西藏东部、新疆。

【采收加工】 6～7 月采收，鲜用或晒干。

【成分】 全草含环烯醚萜：桃叶珊瑚苷(aucubin)，梓醇(catalpol)，婆婆纳苷(veronicoside)，毛子草苷(amphicoside)，梓果苷(catalposide)，3′-羟基梓果苷(verproside)，6-*O*-藜芦酰梓醇(6-*O*-veratroylcatalpol)；黄酮类：4′-甲氧基高山黄芩素-7-*O*-*D*-葡萄糖苷(4′-methoxyscutellarein-7-*O*-*D*-glucoside)，6-羟基木犀草素-7-*O*-*D*-葡萄糖苷(6-hydroxyluteolin-7-*O*-*D*-glucoside)，6-羟基木犀草素-7-*O*-二葡萄糖苷(6-hydroxyluteolin-7-*O*-diglucoside)，大波斯菊苷(cosmosiin)和木犀草素-7-*O*-吡喃葡萄糖苷(cynaroside)。此外，尚含生物碱。

【药理】 1. 抗癌作用　阿拉伯婆婆纳地上部分甲醇提取物，在 50 μg/ml 浓度时，对人表皮样瘤 KB(鼻咽)癌细胞有明显细胞生长抑制作用，其抑制率为 45.3%。

2. 其他作用　从本植物分离得到一种环烯醚萜苷——桃叶珊瑚苷(Ⅰ)，水解桃叶珊瑚苷 *β*-葡萄糖苷得桃叶珊瑚苷元(aucubigenin，Ⅱ)。Ⅰ和Ⅱ对稻和白三叶草秧苗有抑制作用，其抑制浓度分别为 1×10^{-4} mol/L 和 6×10^{-3} mol/L。Ⅱ对莴苣和大马唐秧苗的抑制作用比葡萄糖苷更强。Ⅰ对莴苣种子发芽无抑制作用，而Ⅱ则有抑制作用。Ⅱ的抗微生物作用也比Ⅰ强。Ⅱ的半缩醛结构与其抗微生物作用和对植物的抑制作用有关。

【药性】 《贵州民间药物》："性平，味辛、苦、咸。"

【功用主治】 祛风湿，强腰膝，截疟。主治风湿痹痛，肾虚腰痛，久疟。

1.《贵州民间药物》："解热毒。治肾虚腰痛，疥疮，风湿疼痛，久疟，小儿阴囊肿大。"

2.《贵州草药》："截疟。"

【用法用量】 内服：煎汤，15～30 g。外用：煎水熏洗。

【选方】 1. 治久疟　灯笼草 30 g，臭常山 3 g。煎水服。

2. 治风湿疼痛　灯笼草 30 g。煮酒温服。

3. 治肾虚腰痛　灯笼草 30 g。炖肉吃。

4. 治小儿阴囊肿大　灯笼草 90 g。煎水熏洗。(1～4 方出自《贵州民间药物》)

2813 肾炎草 shèn yán cǎo (《云南思茅中草药》)

【异名】 杏叶兔耳风、皱叶子(《全国中草药汇编》)，马蹄草(《彝药志》)。

【基原】 为菊科兔儿风属植物倒卵叶兔耳风的全草。

【原植物】 倒卵叶兔耳风 *Ainsliaea latifolia* (D. Don) Sch.-Bip. var. *obovata* (Franch.) Griers. et Lauener

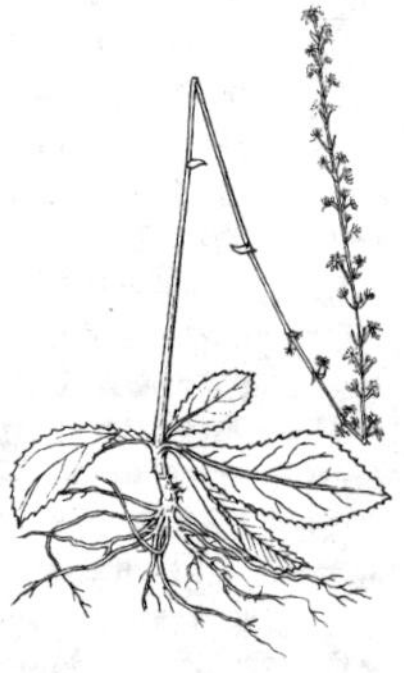

倒卵叶兔耳风

一年生草本，高 50～80 cm。叶基生，倒卵状椭圆形，长 6～10 cm，宽 2～4 cm，边缘有锯齿，基部下延，两面被灰黄色绒毛。头状花序排成穗状，有管状的两性花 3～4 朵；总苞圆柱形，苞片硬，极不相等；花托秃裸。瘦果有线条。种子有翅状冠毛。

生于山坡、草地、路旁。分布于云南。

【采收加工】 6～10 月采收，切段晒干。

【药性】 《全国中草药汇编》："微苦，凉。"

【功用主治】 《全国中草药汇编》："清热利尿，润肺止咳，解毒。主治急慢性肾炎，肾盂肾炎，膀胱炎，肺结核，感冒咳嗽，支气管炎，痢疾。"

【用法用量】 内服：煎汤，30～60 g。外用：研末撒。

2814 肾经草 shèn jīng cǎo (《湖南药物志》)

【异名】 玉峰花、睫毛兰(《云南药用植物名录》)，土天麻(《湖南药物志》)，银兰(《贵州中草药名录》)，鸡肾草、鸡儿草、双肾草、地夫子(《中国中药资源志要》)。

【基原】 为兰科玉凤花属植物毛葶玉凤花的块茎。

【原植物】 毛葶玉凤花 *Habenaria ciliolaris* Kranzl.

多年生草本，高 25～50 cm。块茎长圆形或圆柱形，肉质。叶密生于茎中部以下，4～6 枚；叶片长 8～15 cm，宽 2.5～4 cm。总状花序长 5～20 cm，疏生6～10 余朵花；花葶棱上有长柔毛，先端具星状毛；花淡绿色，直径约 1 cm；苞片卵形，具缘毛；中萼片卵形，兜状，长约 7 mm；侧萼片卵形，稍偏斜，反折；花瓣不裂，三角形，长约 6 mm，先端具尾；唇瓣 3 裂，裂片条状丝形，中裂片较侧裂片短，下弯；距悬垂，棒状，前弯，与子房等长，长约 2 cm；柱头 2 裂，突起物直而平行；子房具喙，先端明显弯曲，被单生的星状毛。

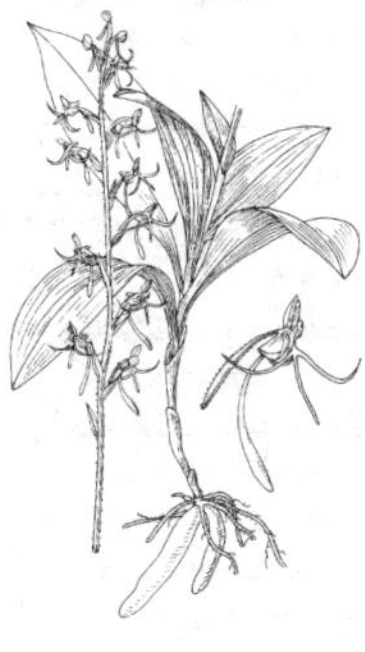

毛葶玉凤花

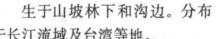

生于山坡林下和沟边。分布于长江流域及台湾等地。

【采收加工】 春、秋季采挖，晒干。

【药性】 《湖南药物志》："甘、淡，平。"

【功用主治】 《湖南药物志》："清热生津，滋阴补肾。主治肾虚遗精，阳痿早泄，疮疖肿毒。"

【用法用量】 内服：煎汤，9～15 g。外用：适量，鲜品捣敷。

2815 肾精子 shèn jīng zǐ (《中国动物药》)

【基原】 为牛科牛属动物黄牛、水牛属动物水牛或猪科猪属动物猪的膀胱结石。

【原植物】 参见"牛肉"和"猪胆"条。

【采收加工】 宰牛或猪时检查膀胱，若发现内有结石，取出，阴干。

【功用主治】 《中国药用动物志》："利尿通淋。主治尿路结石。"

【用法用量】 内服：煎汤，1～3 g。

2816 昙花 tán huā (《陆川本草》)

【异名】 琼花、风花〔《新中医药》1958，9(6)：50〕，月来美人(《台湾药用植物志》)，昙华(《花卉栽培与药用》)。

【基原】 为仙人掌科昙花属植物昙花的花。

【原植物】 昙花 *Epiphyllum oxypetalum* (DC.) Haw. 又名：金钩莲〔《新中医药》1958，9(6)：50〕，叶下莲(《福建药物志》)。

灌木状肉质植物，高 1～2 m。主枝直立，圆柱形，茎不规则分枝，茎节叶状扁平，长 15～60 cm，宽约 6 cm，绿色，边缘波状或缺凹，无刺，中肋粗厚，无叶片。花自茎节边缘的小窠发出，大形，两侧对称，长 25～30 cm，宽约 10 cm，白色，夜间开放，开放时间仅几小时；花被管比裂片长，花被片白色，干时黄色；雄蕊细长，多数；花柱白色，长于雄蕊，柱头线状，16～18 裂。浆果长圆形，红色，具纵棱，有汁。种子多数，黑色。花期 6～10 月。

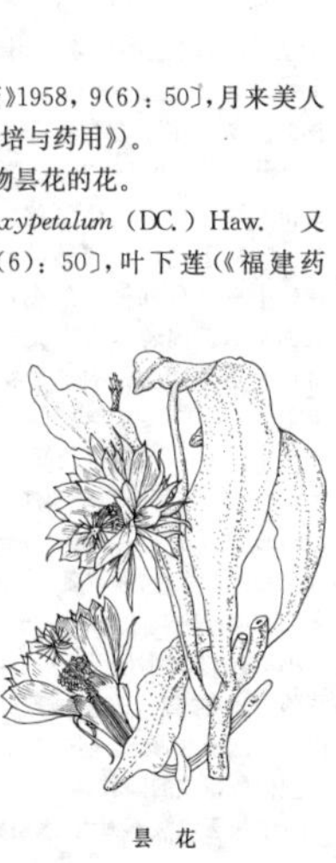

昙 花

生于富含腐质的砂质壤土，喜阴湿和多雾环境，不宜暴晒，不耐寒。我国各地广为栽培，热带地区可栽培于庭院，一般只作盆栽，温带地区常栽培于温室。

本植物的茎(昙花茎)亦供药用，另设专条。

【采收加工】 6～10 月花开后采收，置通风处晾干。

【药性】 甘，平。

1.《福建药物志》："甘，平。"

2.《云南中药志》："淡，平。"

【功用主治】 清肺止咳，凉血，安神。主治肺热咳嗽，肺痨，咯血，崩漏，心悸，失眠。

1.《台湾药用植物志》："清肺热，止哮喘。"

2.《福建药物志》："凉血止血。"

3.《云南中药志》："清肺，止咳，化痰，用于心胃气痛，吐血，肺劳。"

【用法用量】 内服：煎汤，9～18 g。

【选方】 1. 治肺结核咳嗽、咯血　昙花 3～5 朵，冰糖 15 g。水炖服。

2. 治子宫出血　昙花 2～3 朵，猪瘦肉少许。炖服。(1、2 方出自《福建药物志》)

2817 昙花茎 tán huā jīng (《福建药物志》)

【基原】 为仙人掌科昙花属植物昙花的茎。

【原植物】 参见"昙花"条。

【采收加工】 全年均可采，鲜用。

【功用主治】 《福建药物志》："清热解毒。治疗。"

【用法用量】 外用：捣敷。

【选方】 治疗　昙花鲜茎，和米饭、食盐各少许，捣烂外敷。(《福建药物志》)

2818 果上叶 guǒ shàng yè (《云南中草药选》)

【异名】 小果上叶、石串莲(《昆明民间常用草药》)，极香石豆兰(《云南中草药选》)，羊奶果(《云南药用植物名录》)。

【基原】 为兰科石豆兰属植物密花石豆兰的全草。

【原植物】 密花石豆兰 *Bulbophyllum odoratissimum* (J. E. Smith) Lindl. [*Stelis odoratissimum* J. E. Smith]

附生植物。根茎纤细。假鳞茎近圆柱形，长 2.5～4 cm，粗 3～6 mm，彼此相距 4～7 cm，基部生多数须根。顶生 1 叶近无柄；叶片革质，厚而脆，狭长圆形，长 4～11 cm，宽8～18 mm，先端微凹，基部楔形，全缘；中脉明显。花葶1～2，生于假鳞茎基部，直立，通常高出叶，被有 3～4 枚鞘。总状花序顶生，密集 10 朵花以上呈伞状球形；花小，黄色，极芳香；花苞片卵状披针形；萼片披针形，向先端渐尖，中上部边缘上卷呈圆筒状，中萼片长 6～8 mm，侧萼片比中萼片长；花瓣卵圆形，长约 1.2 mm，先端钝，唇瓣肉质，近舌状，比花瓣长，中央略凹陷，边缘具细齿；合蕊柱齿牙齿状，蕊柱脚短，其离生部分不明显。蒴果卵形，长约 1 cm。

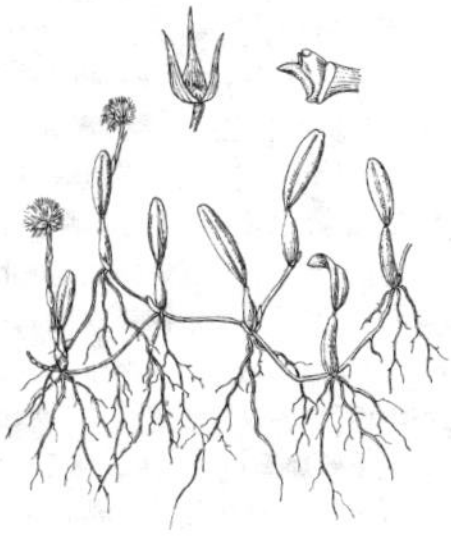

密花石豆兰

附生于山林树上或山沟岩石上。分布于福建、广东、广西、四川、云南、西藏等地。

【采收加工】 全年均可采，鲜用或蒸后晒干。

【成分】 全草含石豆兰菲醌(bulbophyllanthrone),白杨素(chrysin),短叶松黄烷酮(inobanksin)。

【药性】 甘、淡,凉。

1.《云南中草药选》:"甘、淡,凉"

2.《全国中草药汇编》:"甘、淡,平。"

【功用主治】 润肺化痰,活络止痛。主治肺结核咯血,慢性气管炎,慢性咽炎,疝气疼痛,月经不调,风湿痹痛,跌打损伤,骨折。

1.《昆明民间常用草药》:"祛风湿,活络,行气,止痛。"

2.《全国中草药汇编》:"润肺化痰,舒筋活络,消炎。主治肺结核咯血,慢性气管炎,慢性咽炎,风湿筋骨疼痛,骨折,跌打挫伤,刀伤。"

【用法用量】 内服:煎汤,6~12 g。外用:捣敷。

【选方】 1. 治肺结核 小果上叶 30 g,小白及 30 g,七星草 15 g。水煎,兑红糖内服。

2. 治疝气疼痛 小果上叶 9 g,姜味草 3 g,小楠木香6 g。红糖水煎服。(1、2 方出自《昆明民间常用草药》)

3. 治骨折 (果上叶)干粉加酒调成糊状外敷,每日换药 1 次。(《云南中草药选》)

2819 味牛膝 wèi niú qī (《全国中草药汇编》)

【异名】 未膝马蓝(《中药志》)。

【基原】 为爵床科马蓝属植物腺毛马蓝的根。

【原植物】 腺毛马蓝 *Strobilanthes forrestii* Diels [*Pteracanthus forrestii* (Dieis) C. Y. Wu]

多年生草本,高 50~100 cm。根茎粗大,呈不规则的块状,多分枝,顶端有圆形凹陷的茎痕;细根丛生如马尾状,呈圆柱形,长约 40 cm。植株遍被柔毛和腺毛,后渐脱落。叶对生;叶片椭圆形,卵形至卵状长圆形,长 5~18 cm,宽 2~9 cm,先端渐尖至钝,基部楔形并下延成柄,边缘有锯齿,两面疏被白色短伏毛和明显的短棒状钟乳体。穗状花序,长 5~15 cm,基部有分枝,每节对生两花;苞片叶状,长约2 cm;小苞片条形,与花萼裂片等长或稍短;萼 5 裂,裂片条形,长 8~12 mm,其中 1 片稍长;花冠紫色或白色,长约3.5 cm,花冠筒基部细狭,上部扩大并弯曲,外面疏被微毛,内面有 2 行柔毛,冠檐裂片 5;雄蕊 4,2 强,花丝基部有膜相连;子房细长圆形,先端有腺毛。蒴果长约 1.2 cm。种子 4 颗,有微毛。

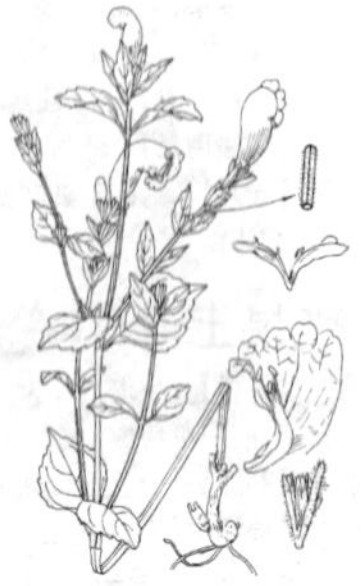

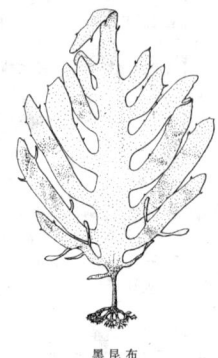

腺毛马蓝

生于林下或草坡。分布于湖北、四川、贵州、云南等地。

与本品功效相近的尚有同属植物牛膝马蓝 *S. nemorosus* R. Ben [*S. grossus* C. B. Clarke] 又名:大紫云菜、尾膝、窝牛膝(《云南中药资源名录》)。分布于湖北、四川、云南等地。

【采收加工】 7~10 月采挖,晒干。

【药材】 味牛膝 *Strobilanthis Forrestii Radix* 产于湖北、四川等地。

性状 根茎粗大,多分枝,盘曲结节,有多数茎基残留。须根丛生,细长圆柱形。长可达 50 cm,直径 1~6 mm,有时可达 8 mm。表面暗灰色,平滑无皱纹,常有环形的断节裂缝,有时剥落而露出木心。木心质坚韧,不易折断。无臭,味淡。

【药性】 《全国中草药汇编》:"酸、苦,平。"

【功用主治】 《全国中草药汇编》:"行瘀血,消肿痛,强筋骨。治经闭,癥瘕,淋痛,难产,腰膝痹痛。"

【用法用量】 内服:煎汤,6~15 g。

2820 昆布 kūn bù (《吴普本草》)

【异名】 纶布(《吴普本草》),海昆布(《辽宁药材》)。

【基原】 为海带科(昆布科)海带属植物昆布及翅藻科昆布属植物黑昆布、裙带菜属植物裙带菜的叶状体。

【原植物】 1. 昆布 *Laminaria japonica* Aresch. [*L. ochotensis* Miyabe] 又名:海带(《植物名实图考》),海带菜(《南海海洋药用生物》)。

藻体橄榄褐色,干后为暗褐色。成熟后革质呈带状,一般长 2~6 m,宽 20~50 cm,在叶片中央有两条平行纵走的浅沟,两沟中间较厚的部分为"中带部",厚度 2~5 mm,两侧边缘渐薄,且有波状皱褶,叶片基部楔形,厚成阶段则为扁圆形,下有一圆柱形或扁圆形的短柄,长 5~15 cm,柄和叶片内部均由髓部、皮层及表皮层组成。在外皮层内有黏液腔,腔内有分泌细胞,可分泌黏液至叶体表面,构成胶质层,使藻体黏滑而起保护作用。髓部由许多藻丝组成,藻丝细胞一端膨大呈喇叭管状。藻体幼龄期叶面光滑,小海带期叶片出现凹凸现象。一年生的藻体叶片下部,通常即能见到孢子囊群生长,呈近圆形斑块状;二年生的藻体几乎在全部叶片上都长出孢子囊群。固着器为叉状分枝的假根所组成。孢子成熟期在秋季。

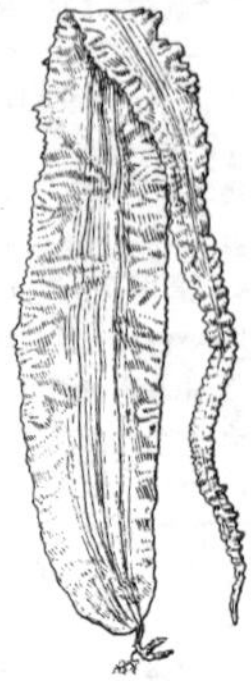

昆 布

一般生长于大干潮线以下 1~3 m 的岩礁上。自然生长的分布范围,我国限于辽东和山东两个半岛的肥沃海区。人工养殖已推广到浙江、福建、广东等地沿海。为冷温带性种类。

本植物的固着器(海带根)亦供药用,另设专条。

2. 黑昆布 *Ecklonia kurome* Okam. 又名:鹅掌菜、黑菜(《中药材品种论述》)。

藻体暗褐色至深褐色,革质,高 30~100 cm或更高。叶状体扁平宽大,中部稍厚,自其两侧一至二回羽状深裂,裂片长舌状或更长一些,略有皱,边缘一般均具粗锯齿。叶柄茎状,呈圆柱形或略扁,长 4~12 cm,直径 3~8 mm。藻体的皮层细胞中有黏液腔道作环状排列,为 1~2 层。髓部由不定走向的喇叭管丝组成。游孢子囊群于成熟的叶状体中央部分和侧生的裂片表面形成。固着器由二叉式分枝的假根组成。孢子囊初夏形成,孢子秋季成熟。

黑昆布

生长于水肥、流急的低潮线附近或自大干潮线至 7~8 m 深处的岩礁上。我国分布于浙江、福建沿海。为暖温带性种类。

3. 裙带菜 *Undaria pinnatifida* (Harv.) Sur.

藻体黄褐色,软革质,高 1~2 m,宽 50~100 cm,叶状体扁平,中部有明显隆起的中肋,两侧渐薄柔软,形成多数羽状裂片,或呈大小不齐的缺刻,但无锯齿。叶面上散布许多黑色小斑点,为黏液细胞向表皮的开口处。成熟时,在下面叶柄两侧生有木耳状重叠褶皱的孢子叶,黏滑肉厚,其上密生孢子囊。叶柄下端为叉状分枝的假根所组成的固着器。

生长于风浪不太大、水质肥沃的海湾内,大干潮线下 1~5 m

处的岩礁上。

我国裙带菜可分为两型：北海型（*forma distans* Miyabe et Okam.）藻体较为细长，羽状裂缺接近中肋，孢子叶距叶部有相当的距离。生长在大连、山东沿海。南海型（*forma typica* Yendo）体型较短，羽状裂缺较浅，孢子叶接近叶部。浙江嵊泗列岛海域自然生长，即属此型。

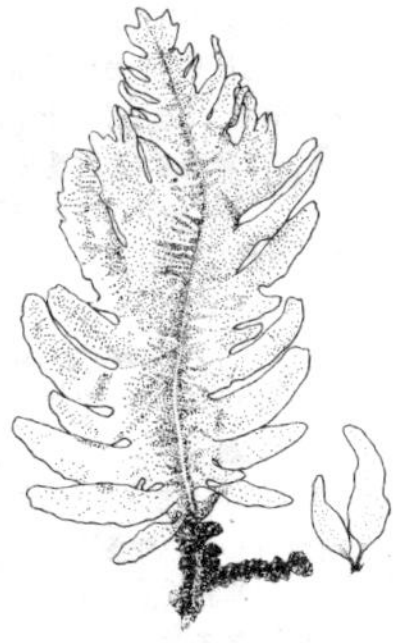
裙带菜

【养殖】 生物学特性 昆布原为冷水性海藻。其生长温度为0～13 ℃，以2～7 ℃为最适温度。昆布进行光合作用需有足够的光能，适宜生长的水层有深浅之别，深者在大干潮线下2～3 m，浅者在水面下1 m处。流速大的海区生长良好；反之，生长很慢且易染病害。一般流速在50～80 cm/s较适宜。昆布是一种有明显世代交替的植物，藻体孢子囊释放游动孢子，萌发后形成配子体，配子体的卵囊和精囊结合形成合子，合子萌发产生幼孢子体，幼孢子体经无性繁殖形成藻体。

繁殖方法 6～7月培育的夏苗，是我国昆布养殖的主要苗源。在昆布养殖海区选择岩礁底、无污染的海区修建有制冷系统、从大海抽水净化的供水系统，和能调节光照的玻璃房结构的育苗室。在6～8月，水温升至23 ℃以前采好孢子。从海上选择叶片平直、宽大、厚实、健壮、深褐色、孢子囊多而成熟度适中、没有腐烂的个体作种昆布，搬到室内水中继续培育。水温保持在13～18 ℃间，自然光照，追施氮400 mg/m³、磷520 mg/m³等，经14日叶表面产生孢子囊群。为了使其大量放散游孢子，可将种昆布悬挂在阴凉处阴干2～4小时，投入水池，水温20～22 ℃，刺激其放散出游孢子，并能附着在用竹或棕绳制作的生长基上，然后进行培育。培育水温在10 ℃以下，每日保持10小时以上光照时间，根据不同生长阶段通过遮光设备调节光量，由500 lx提高到3 000 lx。育苗期施肥量：初期氮3×10^{-6}、磷0.15×10^{-6}，中期氮4×10^{-6}、磷0.2×10^{-6}，后期氮5×10^{-6}、磷0.15×10^{-6}。定期更换一部分海水，并保持一定的流速，使每小时更换水量能达到1/6～1/3，保持水质清洁。经100日左右，幼苗长到1～2 cm长时，移到海上暂养，应及时遮帘、施肥和调节水层，使苗长到10～15 cm时即可夹苗，采用"大把摇拔"的方法剔苗后，将苗夹于1.5～2 m长的夹苗绳上。单棵夹苗棵距2.5～3 cm，簇夹2～3棵苗为一簇，簇距5～7 cm，然后将苗绳挂在筏子上，可采用垂养、平养、斜面养三种形式。

病虫害防治 苗期主要有绿烂病、白烂病等病害，通过掌握适当的孢子附着的密度（不能过大），提高光照，加强洗刷，用0.05%或0.01%硫酸铵浸泡，都能起到防治效果。在养育期间，初期注意密养，长到1 m左右时进行稀疏，并根据昆布不同生长期，采用调节光强度，冲洗浮泥，泼洒硝酸铵、硫酸铵等化肥，调节水层等措施，防治绿烂、白烂、点状白烂病。

【采收加工】 6月初至7月中、下旬，将苗绳自吊绳上解下，铺晒晾干即可。

【药材】 海带 *Laminariae Thallus* 主产于辽宁、山东等地；昆布 *Thallus Eckloniae* 主产于浙江、福建。

性状 海带 卷曲折叠成团状，或缠结成把。全体呈黑褐色或绿褐色，表面附有白霜。用水浸软则膨胀成扁平长带状，长50～150 cm，宽10～40 cm，中部较厚，边缘较薄而呈波状。类革质，残存柄部扁圆柱状。气腥，味咸。

昆布 卷曲皱缩成不规则团状。全体呈黑色，较薄。用水浸软则膨胀呈扁平的叶状，长宽为16～26 cm，厚约1.6 mm；两侧呈羽状深裂，裂片呈长舌状，边缘有小齿或全缘。质柔滑。

鉴别 (1) 本品体厚，以水浸泡即膨胀，表面黏滑，附着透明黏液质。手捻不分层者为海带，分层者为昆布。

(2) 取本品约10 g，剪碎，加水200 ml，浸泡数小时，滤过，滤液浓缩至约100 ml。取浓缩液2～3 ml，加硝酸1滴与硝酸银试液数滴，即生成黄色乳状沉淀，在氨试液中微溶解，在硝酸中不溶解（检查碘）。

品质标志 《中华人民共和国药典》2010年版规定：以干燥品计算，海带含碘(I)不得少于0.35%；昆布含碘(I)不得少于0.20%。

【成分】 1. 昆布 含多糖化合物，主要有三种：一种是褐藻酸盐(alginate)，系褐藻酸(alginic acid)及其钠、钾、铵、钙盐等，其次为岩藻依多糖(fucoidan)，再者是海带淀粉(laminarin)；还含脂多糖和3个水溶性含砷糖。氨基酸成分：海带氨酸，谷氨酸，天冬氨酸，脯氨酸，丙氨酸，组氨酸，色氨酸，甲硫氨酸等。脂肪酸：牛磺酸(taurine)，二十碳五烯酸(eicosapentaenoic acid)，棕榈酸(palmitic acid)，油酸(oleic acid)，亚油酸(linoleic acid)，γ-亚麻酸(γ-linolenic acid)，十八碳四烯酸(octadecatetraenoic acid)，花生四烯酸(arachidonic acid)，岩藻甾醇(fucosterol)等。挥发油：荜澄茄油烯醇(cubenol)，还含己醛(hexanal)，(*E*)-2-己烯醛〔(*E*)-2-hexenal〕，(*E*)-2-己烯醇〔(*E*)-2-hexenol〕，己醇(hexanol)，二甲苯(xylene)，1-辛烯-3-醇(1-octen-3-ol)，(*E*, *E*)-2, 4-庚二烯醛〔(*E*, *E*)-2, 4-heptadienal〕，丁基苯(butylbenzene)，(*E*)-2-辛烯醛〔(*E*)-2-octenal〕，(*E*)-2-辛烯醇〔(*E*)-2-octenol〕，(*E*, *E*)-2, 4-辛二烯醛〔(*E*, *E*)-2, 4-octadienal〕，(*E*, *Z*)-2, 6-壬二烯醛〔(*E*, *Z*)-2, 6-nonadienal〕，(*E*)-2-壬烯醛〔(*E*)-2-nonenal〕，α-松油醇(α-terpineol)，β-环柠檬醛(β-cyclocitral)，β-高环柠檬醛(β-homocyclocitral)，(*E*)-2-癸烯醇〔(*E*)-decenol〕，(*E*, *E*)-2, 4-癸二烯醛〔(*E*, *E*)-2, 4-decadienal〕，β-紫罗兰酮(β-ionone)，十五烷(pentadecane)，表荜澄茄油烯醇(epicubenol)，以及肉豆蔻酸(myristic acid)，ω-十六碳烯酸(ω-hexadecenoic acid)，植物醇(phytol)，二丁基-2-苯并[C]呋喃酮(dibutylphthalide)。又含胡萝卜素，维生素B_1、B_2、C、P，以及硫、钾、镁、钙、磷、铁、锰、钼、碘、铝及磷酸根、碳酸根、硫酸根等。

2. 黑昆布 含褐藻酸及其钠盐，海带淀粉，甘露醇，维生素，卤化物，硫酸盐，磷酸盐，碘和其他微量元素。还含多糖类成分：聚硫酸岩藻多糖(fucan sulfate)B-Ⅰ、B-Ⅱ、C-Ⅰ、C-Ⅱ。又含抗纤溶酶的二苯双噁(dibenzo-1, 4-dioxin)衍生物：鹅掌菜酚(eckol)，6, 6′-双鹅掌菜酚(6, 6′-bieckol)，8, 8′-双鹅掌菜酚(8, 8′-bieckol)，二鹅掌菜酚(dieckol)，间苯三酚岩藻鹅掌菜酚(phlorofucoeckol)A，2-*O*-间苯三酚基鹅掌菜酚(2-*O*-phloroeckol)，2-*O*-间苯三酚基二鹅掌菜酚(2-*O*-phlorodieckol)，2-*O*-间苯三酚基-6, 6′-双鹅掌菜酚(2-*O*-phloro-6, 6′-bieckol)。

3. 裙带菜 全藻含多糖化合物，主要是褐藻酸，海带淀粉及脂多糖。还含挥发油，其主成分为荜澄茄油烯醇以及β-紫罗兰酮。又含类脂，其中磷脂占80%，磷脂中的40.6%～42.9%为磷脂酰胆碱(phosphatidylcholine)；另含具吞噬细胞刺激剂作用的二半乳糖基二酰基甘油(di-galactosyldiacylglycerol)，单半乳糖基二酰基甘油(monogalactosyldiacylglycerol)，磺酸基异鼠李糖基二脂酰基甘油(sulfoquinovosyldiacylglycerol)和含砷的类脂。还含甾醇类成分，主要是24-亚甲基胆甾醇(24-methylenecholesterol)，胆甾醇(cholesterol)，岩藻甾醇(fucosterol)，大褐马尾藻甾醇(saringosterol)。又含氨基酸：眼晶体酸(ophthalmic acid)，去甲眼晶体酸(norophthalmic acid)。还含地芰普内酯(digiprolactone)，*N*′-甲基烟酰胺(*N*′-methylnicotinamide)，维生素B_{12} 3.2 μg/100 g。又含亚麻酸(linolenic acid)，花生四烯酸等不饱和脂肪酸。

【药理】 1. 对心血管系统的影响 昆布基部所含肉豆蔻酸、

棕榈酸和油酸的混合物对离体蛙心有兴奋作用,昆布基部所含二氢碘酸组胺可增强豚鼠离体心房的收缩作用。低剂量海带氨酸静脉注射,对麻醉大鼠有轻度降压作用;中剂量时,在迅速短暂降压后引起血压明显上升;高剂量时,引起持久的降压作用。

2. 降血脂作用　昆布能明显提高实验性高脂血症大鼠血清卵磷脂胆固醇酰基转移酶(LCAT)活性,使血清高密度脂蛋白胆固醇(HDL-C)尤其 HDL_2-C 水平提高,总胆固醇(Tch)水平降低。同时,并能降低实验性高脂血症大鼠血脂质过氧化物(LPO)含量。

3. 抗凝血作用　三种昆布及其所含多糖成分均有明显抗凝血作用。昆布多糖抗凝活性每 1 mg 相当肝素 7 u。黑昆布所含鹅掌菜酚、6, 6′-双鹅掌菜酚、8, 8′-双鹅掌菜酚及间苯三酚岩藻鹅掌菜酚 A 对纤维蛋白溶酶抑制物均有强力拮抗作用。此外,黑昆布中所含岩藻依多糖也具强抗凝作用。

4. 对机体免疫功能的影响　昆布中提取的褐藻酸钠每日 100 mg/kg腹腔注射,连续 7~8 日,能明显增强小鼠腹腔巨噬细胞的吞噬功能,促进小鼠溶血素的生成,对腹腔注射环磷酰胺所致小鼠白细胞的减少有明显对抗作用。体外试验,褐藻酸钠能促进 ^{3}H-TdR和^{3}H-UR掺入淋巴细胞,但较植物血凝素(PHA)弱。这些试验表明褐藻酸钠有增强机体免疫功能的作用。渤海湾产昆布中所含岩藻依多糖在体内外均有较强的免疫增强作用。在体外能使巨噬细胞分泌白介素-1(IL-1)样活性物质明显增加,并有激活自然杀伤(NK)细胞和诱生干扰素(IFN)效应。

5. 抗肿瘤作用　几种昆布的热水提取物 100 mg/kg 腹腔注射,隔日 1 次,共 5 次,对小鼠皮下移植的小鼠肉瘤 S_{180} 有抗癌作用。海带提取物在体外对人肺癌细胞有抗癌作用。裙带菜提取物对 AKRT 细胞白血病有抗癌作用。

6. 降血糖作用　昆布中所含褐藻淀粉 30 mg/kg 灌胃对正常小鼠有明显降血糖作用,剂量达 100 mg/kg 时,7 小时后血糖降低 49%。对四氧嘧啶性高血糖,褐藻淀粉 300 mg/kg 灌胃,24 小时后血糖降低 61%;褐藻酸钠 300 mg/kg 腹腔注射,血糖降低 39%,而灌胃无效。

7. 抗放射作用　褐藻酸钠每日 100 mg/kg 腹腔注射,连续 8 日,或褐藻淀粉每日 100 mg/kg 腹腔注射,连续7 日,对^{60}Co γ 射线照射所致损伤均有一定的保护作用。海带多糖 12~70 mg/kg,于照射前 30 分钟腹腔注射,可提高 9 Gy 照射小鼠 30 日存活率 20%~49%,其保护作用之强弱与剂量有相关性。

8. 对中枢神经系统作用　小鼠腹腔注射鲜海带甲醇提取物能降低直肠温度,在 100 mg/kg 的剂量下给药 90 分钟,最大降温值达 1.7 ℃;在以 50 mg/kg 剂量给药 60 分钟后,提取物显著减少热板反应时间,表明其提取物有镇痛作用。小鼠腹腔注射鲜海带甲醇提取物,能显著降低小鼠自主运动量和探究行为,并有剂量依赖关系。提取物能显著抑制右旋安非太明诱导的运动过强作用,增加戊巴比妥诱导的睡眠时间,减少小鼠在棒停留时间,降低共济协调性。

9. 其他作用　昆布多糖 5 mg/kg 腹腔注射,能明显增加大鼠外周血中白细胞数,可能有兴奋造血的作用。裙带菜类脂提取物,能抑制亚油酸氧化,有较强的抗氧化作用。

毒性　海带氨酸对小鼠的 LD_{50},静脉注射为 394 mg/kg,腹腔注射为 2.98~3.57 g/kg。褐藻酸钠小鼠腹腔注射的 LD_{50} 为 1 013 mg/kg。褐藻淀粉小鼠腹腔注射的 LD_{50} 为 980 mg/kg。

【药性】 咸,寒。归肝、胃、肾经。

1.《吴普本草》:"酸,咸,寒。无毒。"

2.《药性论》:"温,有小毒。"

3.《要药分剂》:"入胃经。"

4.《本草再新》:"味苦,性寒。入脾经。"

【功用主治】 软坚化痰,利水消肿。主治瘿瘤,瘰疬,癫疝,噎膈,脚气水肿。

1.《别录》:"主十二种水肿,瘿瘤聚结气,瘘疮。"

2.《药性论》:"利水道,去面肿,治恶疮鼠瘘。"

3.《本草拾遗》:"主癞卵肿。"

4.《本草通玄》:"主噎膈。"

5.《玉楸药解》:"泄水去湿,破积软坚。""清热利水,治气臌水胀,瘰疬,瘿瘤,癫疝,恶疮,与海藻、海带同功。"

【用法用量】 内服:煎汤,5~15 g;或入丸、散。

【宜忌】 脾胃虚寒者慎服。

1.《医学入门》:"胃虚者慎服。"

2.《食鉴本草》:"忌同甘草食。"

3.《本草省常》:"服半夏、甘草者忌之。"

【选方】 1. 治瘿气结核,瘰瘰肿硬　昆布一两(洗去咸味)。上件药,捣罗为散。每用一钱,以绵裹于好醋中浸过,含咽津,觉药味尽,即再含之。

2. 治瘿气初结,咽喉中壅闷,不治即渐渐肿大　槟榔三两,海藻二两(洗去咸),昆布三两(洗去咸水)。上药,捣罗为末,炼蜜和丸,如小弹子大。常含一丸咽津。(1、2 方出自《圣惠方》)

3. 治膈气噎塞不下食　昆布(洗净,焙末)一两,杵杵头细糠一合,共研。用老牛涎一合,生百合汁一合,慢煎入蜜搅成膏,与末杵丸,如芡实大。每服一丸,含化咽下。(《圣济总录》昆布方)

4. 治高血压病　海带 30 g,决明子 15 g。水煎服。

5. 治气管炎,咳嗽,肺结核　昆布 500 g,百部 500 g,知母(蜜炙)1 000 g,用 50%乙醇浸泡 1 星期,回收乙醇,加蒸馏水至 5 000 ml。每次 10 ml,每日 3 次。(4、5 方出自《中国药用海洋生物》)

【临床报道】 1. 治疗便秘　昆布 60 g,温水泡后煮熟,取出拌少许葱、姜末及盐、醋、酱油调食,1 次吃完,每日 1 次。观察 35 例,结果 8 例痊愈,24 例有效。

2. 治疗视网膜震荡　用 2%昆布液行离子导入疗法,每日 1 次,每次 20 分钟,10 次为 1 个疗程。2 个疗程间隔 3~5 日。配以 1%昆布液点眼,日 4 次,常规口服维生素 B_1 及 C。治疗 48 例,52 只眼,有效率 92.2%,治愈率 71.1%。另设对照组,以维生素 B_1 及 C 口服,并配以路丁、烟酸、地塞米松等。治疗 37 例,40 只眼,有效率 82.5%,治愈率 55%。两组相比有非常显著差异($P<0.01$)。

3. 治疗玻璃体混浊　用 1%昆布液点眼,日 4 次,并以 2%昆布液滴入一纱布垫置眼睑上,行离子导入疗法,每次 20 分钟,15 次为 1 个疗程。2 个疗程间隔 5 日(点眼可不停)。治疗 100 例,140 只眼,治愈 41 只,好转 72 只,无效 24 只,总有效率 80.7%。另用高压氧治疗 35 例,50 只眼,辅用维生素 B_1、维生素 C 及安妥碘等,治愈 7 只,好转 16 只,无效 27 只。两组对比差异非常显著($P<0.001$)。但不同病因引起之玻璃体混浊疗效无显著差异($P>0.05$)。昆布组治疗前后平均视力对比有非常显著性差异($P<0.001$)。昆布组与高压氧对照组治疗前视力无显著差异,治疗后则差异非常显著($P<0.001$)。

4. 治疗老年性白内障　以昆布眼药水配合三维眼药水(维生素 B_1、B_2、C),每日各点眼 2 次。临床观察 100 例,199 只眼,结果视力改善者达 62.3%。无副作用。仅少数有过敏性结膜炎反应。治疗前视力在 0.1 以下者改善率为 34.5%,而 0.2~0.5 及 0.6 以上者则达 67.1%,故认为早期治疗效果好。

2821 昆明山海棠 kūn míng shān hǎi táng (《植物名实图考》)

【异名】 火把花、断肠草(《纲目》),紫金皮、紫金藤、雷公藤、掉毛草(《云南中草药选》),胖关藤(《云南中草药》),红毛山藤(《全国中草药汇编》),六方藤(云南)。

【基原】 为卫矛科雷公藤属植物昆明山海棠的根。

【原动物】 昆明山海棠 *Tripterygium hypoglaucum* (Lévl.) Hutch.　又名:火莽子、大叶黄藤(《中国经济植物志》),粉背雷公

藤〔《广西中医药》1989，13(5)：18〕。

落叶蔓生或攀缘状灌木，植株高2～3 m。根圆柱状，红褐色。小枝有棱，红褐色，有圆形疣状突起，疏被短柔毛或近无毛。单叶互生；叶柄长约1 cm；叶片卵形或宽椭圆形，长6～12 cm，宽3～6 cm，先端渐尖，边缘有细锯齿，基部近圆形或宽楔形，上面绿色，下面粉白色。圆锥花序顶生，总花梗长10～15 cm；花小，白色，花萼5；花瓣5；雄蕊5，着生于花盘的边缘；子房上位，三棱形。翅果赤红色，具膜质的3翅。花期夏季。

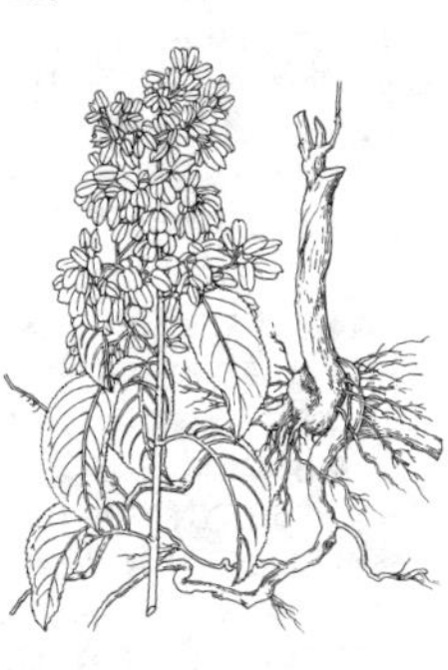

昆明山海棠

生于山野向阳的灌木丛中或疏林下。分布于浙江、江西、湖南、四川、贵州、云南等地。

【采收加工】 9～10月采挖，切片晒干。

【药材】 昆明山海棠 *Tripterygii Hypoglauci Radix* 产于云南、贵州、四川、湖南、江西等地。

性状 根圆柱形，有分枝，略弯曲，粗细不等。栓皮橙黄色至棕褐色，有细纵纹及横裂隙，易剥落。质坚韧不易折断。断面皮部棕灰色或淡棕黄色，木部淡棕色或淡黄白色。气微，味涩、苦。

鉴别 (1) 根横切面：木栓层由数十列类长方形细胞组成，内含橘红色物质。皮层狭窄，薄壁细胞中含众多淀粉粒及散在的橘红色物质。韧皮部宽阔，有石细胞单个散在。形成层由1～3层细胞组成，排列成环。木质部由导管、木纤维、木薄壁细胞、木射线组成；导管大型，多呈类圆形，常单个或2～4个，排列较稀疏，木射线1～7列，有的木薄壁细胞及木射线具纹孔，薄壁细胞中含有草酸钙方晶及棱晶。

粉末特征：浅黄棕色。淀粉粒较多单粒，为类球形、椭圆形、多角形、脐点点状、人字形，直径5～20 μm，复粒由2～3粒复合而成。木纤维淡黄色，呈长梭形，多已碎断，直径15～30 μm。草酸钙棱晶及方晶直径10～50 μm。石细胞淡黄色，呈类圆形、类方形、椭圆形，具纹孔及层纹。导管主为具缘纹孔，壁木化。可见不规则形橘红色块状物质。

(2) 取根皮粗粉3 g，以5 ml氨试液润湿，加乙醚50 ml浸渍数小时，滤过，取滤液挥去乙醚，残渣用稀盐酸溶解，滤过。取滤液1 ml，加碘化汞钾试液1滴，发生白色沉淀(检查生物碱)；取滤液1 ml，加苦味酸试液1滴，产生黄色沉淀(检查生物碱)。

【成分】 根含生物碱：雷公藤碱(wilfordine)，雷公藤次碱(wilforine)，雷公藤晋碱(wilforgine)，雷公藤春碱(wilfortrine)，卫矛碱(euonymine)；萜类：雷公藤甲素(triptolide)，雷公藤丙素(tripterolide)，山海棠素(hypolide)，山海棠内酯(hypoglaulide)，黑蔓酮酯甲(regelin)，雷公藤三萜酸(triptotriterpenic acid)C、A，山海棠萜酸(hypoglauterpenic acid)，齐墩果酸(oleanolic acid)，3β-羟基-12-齐墩果烯-29-羧酸(3-epikatonic acid)，齐墩果酸乙酸酯(oleanolic acid acetate)，雷公藤内酯(wilforlide)A、B，雷酚萜醇(triptonoterpenol)，雷酚萜甲醚(triptonoterpene methylether)，山海棠酸(hypoglic acid)，山海棠二萜内酯(hypodiolide) A，雷公藤二萜酸(triptoditerpenic acid)，雷公藤二萜酸 B(triptoditerpenic acid B)，3-氧代-无羁萜烷-29-羧酸(3-oxofriedelan-29-oic acid)，3β, 22α-二羟基-12-齐墩果烯-29-羧酸(3β, 22α-dihydroxy-olean-12-en-29-oic acid)，3β, 22α-二羟基-12-熊果烯-30-羧酸(3β, 22α-dihydroxy-ursan-12-en-30-oic acid)，β-谷甾醇(β-sitosterol)，还含十六酸(hexadecanoic acid)，8, 9-十八碳二烯酸(8, 9-octadecadienoic acid)，9-十八碳烯酸(9-octadecenoic acid)及9, 12, 15-十八碳三烯酸(9, 12, 15-octadecatrienoic acid)，*L*-表儿茶素(*L*-epicatechin)

【药理】 1. 抗炎作用 根的去皮木心的水煎剂灌胃，对二甲苯、组胺或鸡蛋清所致小鼠皮肤毛细血管通透性增高均有明显抑制作用，并能抑制腹腔注射醋酸所引起的染料从血管内向腹腔渗出。对于大鼠的蛋清性及甲醛性脚肿也有显著的对抗作用。在大鼠巴豆油性肉芽囊试验中，昆明山海棠不但能明显减少巴豆油所致炎性渗出量，还能减轻其所致血管壁损害的程度。昆明山海棠总提取物腹腔注射对松节油所致大鼠脚肿及注射组胺所致耳部毛细血管通透性增高，以及昆明山海棠醇提取物对卵蛋白诱发后肢足跖水肿均有明显的抑制作用，总碱对小鼠耳郭由巴豆油诱发的炎症及肉芽组织增生也有明显的抑制作用。研究证明，昆明山海棠可通过抑制ICAM-1的表达，降低白细胞与内皮细胞黏附来实现其抗炎机制。

2. 对免疫功能的影响 昆明山海棠水提取物片剂具有较强的免疫抑制效果。本品分别每日灌服5 g/kg、10 g/kg，连续5日，能抑制小鼠网状内皮系统对炭粒的吞噬能力，抑制小鼠对绵羊红细胞免疫所致溶血抗体的生成，给药时间越久，作用越明显。研究认为昆明山海棠的免疫调节作用是双向的或多方面的，能直接或通过增加自然杀伤细胞毒因子(NKCF)的释放促进自然杀伤细胞活性。

3. 抗生育作用 本品50%乙醇提取物给雄性大鼠灌胃2.0 g/kg，每星期6次，共5星期后均丧失生育能力。从根皮中分离出的*L*-表儿茶素给雄性小鼠灌胃，随用药剂量的增加，时间的延长，使交配后的雌鼠受孕率明显下降至完全不孕。本品对精子细胞和精子变态有明显影响，用药鼠附睾精子乳酸脱氢酶(LDH)、琥珀酸脱氢酶(SDH)活性明显下降，可导致精子糖代谢障碍。低剂量的昆明山海棠长期(22星期)给药所致雄性大鼠不育，在停药5星期后生育力及附睾精子完全恢复，所测的其他各项指标均与对照组无显著性差异，结果表明，本品所致不育是完全可逆的，且不遗留任何明显的毒副作用。昆明山海棠提取物灌胃，对小鼠抗着床、抗早孕有非常显著的作用。

4. 抗癌作用 昆明山海棠对Jurkat、CHE和NIH 3T3细胞均有较强的致凋亡作用，但Jurkat淋巴瘤细胞更为敏感。昆明山海棠醇提取物对小鼠宫颈癌 U_{14} 的抑制率为40%，本品粗制品对小鼠肉瘤 S_{180} 及 S_{37} 的抑制率在33%～52%。实验证明，本品有效成分雷公藤甲素于0.25及0.2 mg/kg时对白血病 L_{615} 有显著治疗作用，生存期延长率分别在159.8%及87.8%以上，并可使部分动物长期存活。

毒性 昆明山海棠提取物4批药物给小鼠灌服的 LD_{50} 分别为3 976 ± 392、6 612 ± 889、4 808 ± 976(半成品)及6 213 ± 892 mg/kg(成品)。蓄积毒性试验结果，大鼠灌服蓄积总剂量已达51 288 mg/kg，仍未发生死亡现象，显示本品无蓄积性。昆明山海棠根部水提物和乙醇提取物对人外周血淋巴细胞染色体无致畸变作用。

【药性】 苦、辛，温，大毒。归肝、脾、肾经。

1.《云南中草药》："苦、涩，温，剧毒。"

2.《云南抗癌中草药》："归肝、脾。"

【功用主治】 祛风除湿，活血舒筋。主治风湿痹痛，半身不遂，疝气痛，跌打骨折，慢性肾炎，红斑狼疮，癌肿，骨髓炎，骨结核，副睾结核，银屑病，神经性皮炎。

1.《全国中草药汇编》："祛风除湿，活血散瘀，续筋接骨。主治风湿性关节炎，跌打损伤，半身不遂，腰肌劳损，外用治骨折，外伤出血。"

2.《云南抗癌中草药》："治白血病，骨肉瘤，淋巴肉瘤，甲状腺癌，肺癌，胃癌，类风湿，骨髓炎。"

3.《中国民族药志》:"治急性传染性肝炎,骨结核,睾丸及副睾结核,无名肿毒,神经性皮炎,银屑病,黄痧病(钩虫病),红斑狼疮,慢性肾炎蛋白尿,疟疾。"

【用法用量】 内服:煎汤,6～15 g,先煎;或浸酒。外用:研末敷;或煎水涂;或鲜品捣敷。

【宜忌】 孕妇禁服。小儿及育龄期妇女慎服。不宜过量或久服。

少数患者久服本品可引起闭经、精子减少或缺如、胃部疼痛等。超量服用,可致中毒。中毒症状可在数小时或3～5日内出现,神经系统的症状有头痛、头晕、四肢发麻、乏力、烦躁不安、精神亢进、幻觉,严重者可有阵发强直性惊厥;消化系统症状有口唇、食道和肠胃等黏膜散在性出血糜烂和坏死,恶心、呕吐、强烈腹痛、腹泻,大便中有血和黏膜的坏死组织,胃部烧灼感,后期可有肝脏肿大;心血管系统症状有脉弱而慢、心律失常、早搏,中毒初期血压下降,后期有暂时性升高,心电图可见T波倒置、ST波转移和心肌劳损等异常现象,严重者可出现混合型循环衰竭而死亡;呼吸系统症状有呼吸急促,肺下部有湿性啰音,急性期可见肺水肿,严重者可因呼吸突然停止而死亡。此外,还可出现尿闭、血红蛋白尿、体温升高、毛发脱落及皮肤糠状脱屑等。

1.《云南中草药》:"本品有剧毒,不可多服。忌酸、冷、鱼腥、豆类。中毒可用茶叶煎水服解救。"

2.《中国民族药志》:"忌食牛、羊肉、蛋类。"

【选方】 1. 治风湿性关节炎,跌打劳伤　雷公藤30 g,加酒500 g,浸泡5～7日后服。每次5 ml,每日2次。(《云南中草药选》)

2. 治骨折　掉毛草根皮,加糯米稀饭,捣绒,敷患处。(《云南中草药》)

【临床报道】 1. 治疗类风湿关节炎　① 用粉背雷公藤干茎枝25～45 g,儿童酌减,文火水煎3～4小时,早晚饭后分服。患胃病不能口服者,用本品20～30 g,按上法煎取药汁100～150 ml,每睡前作保留灌肠。一般连服至症状消失。全部病例均治疗15日以上,一般治疗1～2个月。共治200例,结果:缓解94例,显效60例,好转40例,无效6例,总有效率97%。200例中发生不良反应者76例,主要为消化道反应和皮肤黏膜反应。长期服药未见心、肾功能异常。② 用粉背雷公藤30 g,鸡血藤10 g,文火水煎3～4小时,取药汁200 ml,早晚饭后分服。同时服用胃舒平和复合维生素B各2片,每日3次。一般连服至临床治愈。部分关节功能改善不理想者,加用电热药透理疗。治疗120例,均治疗15日以上,一般治疗1～2个月。结果:临床近期痊期54例,显效49例,好转14例,无效3例,总有效率97.5%,其中以风寒湿痹疗效为好。本组120例中,发生服药反应者14例,其中胃脘不适、纳差8例,恶心便溏2例,药疹5例。病症较轻,患者可忍受,经对症处理大多可消失。住院中未见月经紊乱,但出院后2名患者来信反映有闭经现象。疗后有2例丙氨酸氨基转移酶(ALT)升高,经对症处理复常。疗前ALT高的有16例,疗后14例复常。未发现白细胞减少和肾功能异常病例。

2. 治疗强直性脊椎炎　用粉背雷公藤茎枝干品25～45 g,儿童酌减,文火煎3～4小时,取汁200 ml,早晚饭后分服。7～10日为1个疗程,疗程间隔1～2日。一般服药3～5个疗程。在症状控制、血沉降至正常后,改为隔日或3日服药1次,连续半年。服药期间可加服胃舒平及复合维生素B,以消除或减轻对胃肠道的刺激。长期服用激素者,用本药后递减或停服。共治40例,均治疗20日以上。结果:显效20例,有效17例,无效3例,总有效率为92.5%。

3. 治疗慢性肾炎蛋白尿　① 昆明山海棠片(每片含本品浸膏250 mg,相当于生药3 g),每日9片,分3次服。以1个月为1个疗程,服用2个疗程后统计疗效。共治50例,其中43例在用药期间未用激素、免疫抑制剂、吲哚美辛等药物;7例是在激素治疗无效而撤激素时加用本品。结果:显效9例,好转14例,无效27例,总有效率为46%。肾病型与普通型疗效接近,有效率分别为43.5%(10/23例)和45.8%(11/24例)。经激素治疗无效病例较未用激素者疗效为差,有效率分别为33.3%(8/24例),57.7%(15/26例)。观察表明,对减少尿蛋白排出有一定疗效。② 治疗组:火把花片,每日9～15片,分3次饭后服,2个月为1个疗程,部分患者用2个疗程,较少患者用3个疗程。24 h尿蛋白定量达完全缓解后,采取逐渐减量,门诊随访给药,逐渐停药。对照组:单用泼尼松,每日30～60 mg,分3次或1次顿服,或泼尼松加环磷酰胺200 mg,静脉滴注,间日1次,用泼尼松加塞替派、吲哚美辛各1例,疗程相同。结果:治疗组136例,完全缓解45例,基本缓解37例,部分缓解37例,无效17例,总有效率为87.5%。对照组55例,完全缓解22例,基本缓解11例,部分缓解12例,无效10例,总有效率为81.81%。两组对比无显著差异。临床观察表明,每日分别服6、9、15片,少数每日服18片,均有效果,但以每日服9～15片者效果较好,每日15片者最好,少数每日须用18片才有效。显效时间,治疗组平均26.6日即能达到完全缓解,而对照组平均66.1日才能达到完全缓解。本药既无激素样副作用,亦无免疫抑制副作用。用激素及环磷酰胺无效者,用本品可取效。对肾病型、普通型疗效较好。对肾功能轻度受损者,多数有效,肾功能亦复常,但个别患者无效,肾功能有加重趋向。对肾功能中度损害者慎用,重度者不宜用。孕妇禁用。对青年男性患者,以每日9～12片为宜,以免引起睾丸萎缩或不育症。疗后进行随访,3个月后随访20例,完全缓解11例,基本缓解6例,部分缓解3例;半年后随访15例,完全缓解10例,基本缓解2例,部分缓解1例,复发2例;1年后随访8例,完全缓解7例,部分缓解1例。说明远期疗效较好。少数病例可见胃肠道反应。饭后可减轻或消失,勿须停药。极少数患者外周白细胞下降,色素沉着。妇女偶见月经失调,个别患者闭经,减量或停药可自行消失。

4. 治疗红斑性狼疮　将昆明山海棠根块制成昆明山海棠片(每片0.18 g,含生药3 g),每次2片,每日3次。盘状红斑性狼疮均单服本品,不加任何中西药,少数患者在皮损局部同时外搽10%昆明山海棠软膏。全身性红斑性狼疮患者,如有发热、一般情况差,内脏损害明显者,用本品与类固醇激素联合治疗;如不发热,一般情况好,内脏损害不严重者只单用本品。本组19例全身性红斑性狼疮者中,5例单用本品,14例以本品合泼尼松治疗,泼尼松最初使用时的最大剂量为30～40 mg/日。盘状红斑狼疮患者基本治愈后,再继续服药3个月,以巩固疗效。全身性红斑狼疮患者,则须连续长期服药。共治盘状红斑性狼疮10例,结果基本痊愈3例,显效6例,好转1例,总有效率为100%。共治全身性红斑性狼疮19例,结果显效10例,好转5例,无效4例,总有效率为78.9%。其中单纯使用昆明山海棠的5例,4例显效,1例好转。观察表明,本品对皮肤损害及关节疼痛效果较好,对血沉亦有明显效果。疗效较好,副作用较激素小。19例中发生闭经的8例,占15～25岁女性患者25例的32%。2例发生胃痛,减量并同时给予胃舒平后此副作用即缓解。2例服药1年后自觉肝区疼痛,停药后即消失,再服又发生。有1例外涂昆明山海棠软膏14日后引起接触性皮炎。

5. 治疗多形红斑　取昆明山海棠根(木心,去皮)20 g,用水400 ml,浸泡24小时后,用原浸泡水煎煮40分钟;将煮液倒出,再加水400 ml,再煎煮40分钟。将2次煮液在1日内服完,分3次饭后30分钟服下。连续6日休息1日为1个疗程。疗程均在1个月以上。共治10人,结果:显效6例,有效1例,无效3例。有些病例出现胃肠道反应,白细胞下降。

6. 治疗纤维组织炎　取紫金藤30 g,加白酒500 g。浸泡7日取出药渣再加白酒半升,浸泡7日。2次浸泡之药酒混合后即可内服。根据体质强弱及病变轻重,每次5～15 ml,每日3次。共治

21例，结果：痊愈14例，显效4例，好转3例。治疗过程中仅1例肝大2 cm，但质地与肝功能均正常，及时停药后即恢复。一般药后1星期即收效，药后2～4日有蚁走感，7日左右逐渐减轻，上肢效果似高于下肢。

7. 治疗恶性肿瘤　用六方藤药酒，取六方藤100 g，加白酒2 000 g，浸泡10日，至酒呈橘红色即可服用，每日1～3次，每次10～30 ml，1个月为1个疗程。或口服"751"片（每片含六方藤乙醇提取物0.3 g），每日3次，每次2～6片，总量120～200片。个别病例服至500～600片。20～30日为1个疗程。或用"754"片（每片含内脂部分提出物50 mg），每日3次，每次4～6片，总量100～300片。共治疗42例肿瘤病者，其中8例失访，2例为脂肪瘤均不计入。属恶性者32例，分别为鼻咽癌10例，肺癌10例，淋巴肉瘤7例，肠癌5例。结果：缓解16例，有效1例，无效15例。

8. 治疗甲状腺功能亢进症　甲组服昆明山海棠片，每日6片，每片0.25 g，相当于生药2.6 g；乙组每日服昆明山海棠片6片（1.5 g）、他巴唑15 mg。治疗前后两组均分别用放射免疫法测定血清甲状腺激素 T_3 和 T_4、抗甲状腺球蛋白抗体（TGA）、抗甲状腺微粒抗体（MSA）1次。结果：甲组20例，治疗8星期内获缓解19例，缓解率为95%；乙组36例，治疗8星期内全获缓解，缓解率为100%。两组疗后的血清 T_3、T_4 及TGA、MSA值，均较疗前明显降低，经统计学处理均有显著或非常显著性差异（$P<0.05$；$P<0.01$）。

9. 治疗银屑病　用昆明山海棠浸膏片（每片0.3 g，相当于生药3 g），每次口服1～3片，每日3次，3个月为1个疗程。共治疗银屑病123例，其中1例脓疱型银屑病另用昆明山海棠酒浸剂（每200 g加白酒1 kg，浸泡1星期后服用）每日3次，每次15～20 ml，并用昆明山海棠煎剂局部外洗及湿敷。结果：痊愈15例，显效56例，进步40例，无效12例。有效率90.2%，一般见效多在1～2星期内，显效多在2～4星期内。

2822 昆明水金凤 kūn míng shuǐ jīn fèng（《全国中草药汇编》）

【异名】 水金凤（《滇南本草》），黄凤仙、凤仙花（《云南药用植物名录》），湿凤仙（《新华本草纲要》）。

【基原】 为凤仙花科凤仙花属植物滇水金凤的全草。

【原植物】 滇水金凤 *Impatiens uliginosa* Franch.

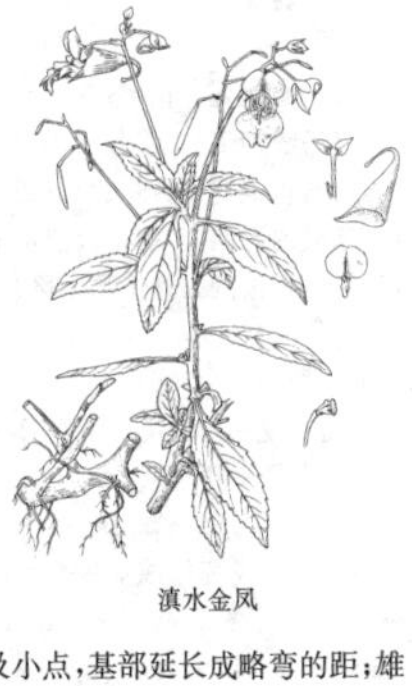

滇水金凤

一年生草本，高35～70 cm。茎淡绿色，密生细红点。叶互生；叶柄基部有淡红色托叶状的疣状腺体2枚；叶片膜质，长椭圆形或椭圆状披针形，长5～12 cm，宽1.5～3 cm，先端长尖，基部楔形，边缘有粗锯齿，齿端有疣状刺，上面绿色，下面淡绿色，有时红色。总状花序腋生，总花梗短于叶，具3～5朵花；花淡紫色，径约2.2 cm；萼片2，淡紫色，斜卵圆形，长不超过5 mm，旗瓣近圆形，背面中肋有龙骨状突起，翼瓣2裂，唇瓣囊状，具紫红色条纹及小点，基部延长成略弯的距；雄蕊5，花丝扁；雌蕊1，花柱短。蒴果肉质，圆柱形，两端尖。花期夏秋间。

生于山野溪边等处湿地。分布于云南等地。

【采收加工】 6～9月采收，鲜用或晒干。

【药性】 辛、微苦，寒，小毒。

1.《滇南本草》："味辛，性寒。"

2.《云南中草药》："辛、微苦，寒，有毒。"

【功用主治】 清热除湿，活血解毒。主治风湿热痹，跌打损伤，闭经，痛经，阴囊湿疹，疥癞疮癣。

1.《滇南本草》："洗湿热筋骨疼痛，疥癞癣疮。"

2.《云南中草药》："软坚消积，活血通经，催生，解毒。主治闭经，难产，积块，噎膈，鸡骨、鱼刺哽喉，筋骨疼痛，跌打瘀积肿痛，痈疮，毒蛇咬伤。"

【用法用量】 内服：煎汤，9～15 g。外用：煎汤洗；或鲜品捣敷。

【宜忌】 《云南中草药》："孕妇忌服。"

【选方】 1. 治阴囊湿疹　水金凤冲烂滤汁外搽。（《昆明民间常用草药》）

2. 治鸡骨、鱼刺哽喉　每用水金凤种子或根3～6 g，嚼烂咽下后，用温开水漱口。

3. 治毒蛇咬伤　水金凤15 g。泡酒分服，或外搽患处。（2、3方出自《云南中草药》）

2823 昆明鸡血藤 kūn míng jī xuè téng（《植物名实图考》）

【异名】 山鸡血藤（《湖北中草药志》），血藤（《广西药用植物名录》），鸡血藤、岩豆藤（《云南药用植物名录》）。

【基原】 为豆科鸡血藤属植物香花崖豆藤的藤茎。

【原植物】 香花崖豆藤 *Millettia dielsiana* Harms［*M. champutongensis* Hu］

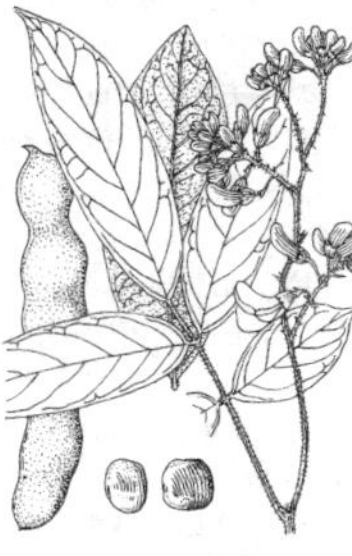

香花崖豆藤

木质藤本，长2～5 m。枝被褐色短毛。叶互生，奇数羽状复叶，长15～30 cm；叶柄长5～12 cm；托叶线形，长约3 mm；小叶片5，革质，具短柄；叶片长椭圆形至披针形，有时为卵形，长4～15 cm，宽2～3 cm，先端钝渐尖，基部钝或圆形，上面无毛，下面略被短柔毛或无毛，网脉密集而明显。总状花序顶生或腋生，组成圆锥花序，长达15 cm，密被黄褐色茸毛；苞片小，卵形，小花梗长约5 mm；花密集；萼钟状，5裂；花外面白色，内面深紫色，花冠蝶形；雄蕊10，二体；子房线形，花柱内弯。荚果狭长椭圆形，略扁平，长7～12 cm，近木质，密被锈色茸毛。种子1～5颗，扁长圆形。花期5～8月，果期10～11月。

生于海拔2 500 m以下的山坡杂木林与灌木丛中，或阴处岩边。分布于中南、西南及浙江、福建、江西、陕西、甘肃等地。

本植物的花（岩豆藤花）、根（岩豆藤根）亦供药用，另设专条。

【采收加工】 6～10月采收，切片晒干。

【药材】 香花崖豆藤 *Millettiae Dielsianae Caulis*　产于浙江、江西、福建、广东、广西、湖南、湖北、四川、贵州、云南等地。

性状　茎呈圆柱形，直径1.5～2.0 cm。表面灰褐色，粗糙，栓皮鳞状，皮孔椭圆形，纵向开裂。商品呈长椭圆形斜切片，皮部约占横切面半径1/4～1/3，外侧淡黄色，内侧分泌物呈黑褐色；木部淡黄色，导管孔洞状，放射状排列呈轮状；髓小居中。气微，味微涩。

鉴别　(1) 茎横切面：木栓层为数列木栓细胞，草酸钙方晶有时可见。皮层10余列细胞，密布小型含晶厚壁细胞，分泌细胞可见，壁薄，切向延长，充满棕色分泌物；偶见石细胞。中柱鞘主为石细胞及少数纤维组成的厚壁细胞环带，环带内外两侧多数细胞含草酸钙方晶形成晶鞘，含晶细胞壁木化增厚。韧皮射线明显，稍弯曲，宽1～5列细胞；外侧散在较多石细胞群，其周围多数细胞含草酸钙方晶，形成晶鞘石细胞，韧皮纤维为晶纤维，外侧散在，内侧与软韧部相间排列成层。形成层明显，成环。木质部射线宽1～7

列细胞，细胞壁较厚，纹孔、孔沟明显；大型导管多单个，少数2个并列排列成近轮状，小型导管数个相聚；外侧木薄壁细胞多含棕色块状物，其间有分泌细胞，内侧木薄壁细胞无棕色物；木纤维多为晶纤维，众多，与木薄壁细胞相间排列成近层状。髓部由大型薄壁细胞组成，纹孔可见，环髓有众多草酸钙方晶及较多分泌细胞。

（2）取本品粉末约2 g，加乙醇25 ml，加热回流1小时，滤过。①取滤液2 ml，加镁粉少许，滴加盐酸数滴，置沸水浴中加热1～3分钟，即显红色（检查黄酮）；②取滤液2 ml，滴加茚三酮试液3～4滴，在沸水浴中加热2分钟，即显紫色（检查氨基酸）。

【成分】 香花崖豆藤的藤茎含有黄酮类化合物：刺芒柄花素（formononetin），阿弗洛莫生（afrormosin），飞机草素（odoratin），毛蕊异黄酮（calycosin），大豆素（daidzein），8-邻甲基巴拿马黄檀异黄酮（8-*o*-methylretusin），异紫苜蓿异黄烷（isosativan），异木可马妥醇（isomucromatol），垂崖豆藤异黄烷醌（pendulone），驴食草酚（vestitol），伪赝靛苷元（pseudobaptigenin），鹰嘴豆芽素（biochanin）A，异甘草苷元（isoliguiritigenin）和染料木素（genistein）。甾体化合物：菜油甾醇（campesterol），豆甾醇（stigmasterol），谷甾醇（sitosterol），蒲公英赛酮（taraxerone）。又含鸡血藤醇（milletol）。种子含植物凝集素（lectin）。

【药性】 苦、涩、微甘，温。

1.《云南中草药》："苦、涩、微甘，微温。"

2.《湖北中草药志》："甘，微涩。"

【功用主治】 养血祛风，活血通经。主治血虚体弱，月经不调，闭经，产后瘀滞腹痛，各种出血，风湿痹痛，跌打损伤。

1.《植物名实图考》："主和血络。"

2.《云南中草药》："调气补血，舒筋活络。主治胃痛，月经不调，闭经，产后腹痛，恶露不尽，遗精，贫血，肠风下血。"

3.《广西民族药简编》："治急性痢疾。"

4.《福建药物志》："主治血小板减少症。"

【用法用量】 内服：煎汤，9～30 g；或浸酒；或熬膏。外用：煎水洗；或鲜根、叶捣烂敷。

【选方】 1. 治贫血　香花崖豆藤、土党参、黄花稔各30 g。水煎服。（《福建药物志》）

2. 治再生障碍性贫血　鸡血藤60～125 g，鸡蛋2～4个，红枣10个。加水8碗，煎至大半碗（鸡蛋熟后，去壳，放入再煎）。鸡蛋与药汁同服，每日1剂。（《浙江药用植物志》）

3. 治痨伤　山鸡血藤30 g，白酒500 ml。浸泡3日。每日服2次，每次10 ml。

4. 治赤白带下　山鸡血藤250 g，猪腿筋肉适量。炖服去药渣，汤肉同服。（3、4方出自《湖北中草药志》）

2824 明党参 míng dǎng shēn（《饮片新参》）

【异名】 土人参、百丈光、天瓠（《证治准绳》），粉沙参、红党参（《本草从新》），金鸡爪（《本草求原》），山萝卜（《浙江中药手册》），明沙参（《中药志》）。

【基原】 为伞形科明党参属植物明党参的根。

【原植物】 明党参 *Changium smyrnioides* Wolff

多年生草本，高50～100 cm。全株被白霜，无毛。根有两种形状：一种是圆柱形，细长；另一种是纺锤形或椭圆形，表面均呈淡黄色或黄褐色，断面白色。茎直立，圆柱形，表面具细纵条纹，中空，上部分枝，灰绿色。基生叶有长柄，柄长3～15 cm，叶片三出或二至三回羽状全裂，一回羽片广卵形，长4～10 cm，柄长2～5 cm，二回羽片卵形或长圆状卵形，长2～4 cm，柄长1～2 cm，三回羽片卵形或卵圆形，长1～2 cm，基部截形或近楔形，边缘3裂或羽状缺刻，末回裂片长圆状披针形，长2～4 mm，宽1～2 mm；茎上部叶呈鳞片状或鞘状。复伞形花序顶生或侧生，总苞片0～3；伞辐4～10，长2.5～10 cm；小总苞片数个；小伞花序有花8～20，花蕾时略呈淡紫红色，开放后呈白色；萼齿小；花瓣长圆形或卵状披针形，长1.2～2 mm，先端渐尖而内折；雄蕊5；花柱基隆起，花柱幼时直立，果熟时向外反曲。双悬果卵圆形至卵状长圆形，长3～4 mm，分生果两端稍窄，背部向外隆起，表面有8～12条具节的棱。分生果横剖面呈椭圆形或不显著的五边形，每棱槽内分布油管3～5，合生面4～6，胚乳腹面深凹，呈马蹄形。花期4～5月，果期5～6月。

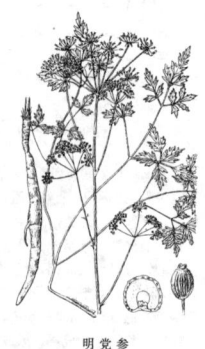

明 党 参

生于山地稀疏灌林下土壤肥厚处或山坡岩石缝隙中。分布于江苏、浙江、安徽、江西及湖北等地。

【栽培】 生物学特性　喜温暖湿润气候，耐荫、耐寒、怕强光直射，喜疏光。怕涝。宜选土层深厚、排水良好、疏松肥沃的砂质壤土或腐殖质土栽培。种子有胚后熟特性，种胚分化发育要求温度在5～10 ℃，经30～40日完成胚后熟，种子才能萌发。

繁殖方法　种子繁殖。从4～5年生留种田的植株上于6～7月上旬，果实呈褐色时，分批采集种子，湿砂贮藏。将已处理备播的种子当年10月至翌年2月进行播种。条播，行距约30 cm，沟深约5 cm，播后盖土层以不见种子为度。苗床可采用撒播或条播。播种后要保持土壤湿度，以提高出苗率。种苗一般于9月下旬至10月上旬移栽，移栽苗以当年生为好，随挖随栽，按行株距20 cm×10 cm开穴栽种，将参苗斜放沟中，芽头以上盖土6 cm左右。定苗可于第二年出苗后进行，除去病、弱、小和过密株，留足苗数，及时查苗补缺。

田间管理　出苗后及时拔除杂草。4月中旬，结合除草、松土，施入少量稀粪水。苗期注意防旱和排水，可适当在畦面或行间种植高秆植物遮阳，或与农作物间作，定植或移栽出苗后，每次结合除草、松土适当追施人畜粪水，冬季清沟保墒，追施腊肥。移栽2～3年为生长速度最快时期，施肥次数和数量均需增多，并配合施用磷、钾肥。

病虫害防治　病害有裂根病、灼热病、猝倒病；虫害有胡萝卜微管蚜、黄凤蝶。黄凤蝶防治方法参见"白芷"条。

【采收加工】 移栽后的第三年5月中、下旬收获，晴天割去地上部分，将根挖出，按大小分级，而后分别放入沸水中煮10～15分钟，煮至内无白心，捞出放清水中漂洗数次，刮去外皮，晒干。或不经汤煮，直接刮去外皮晒干称粉沙参。

【药材】 明党参 *Changii Radix*　主产于江苏、安徽、浙江等地。

商品规格　商品分4个等级。一等（银牙）：长条形，长7.5～15 cm，直径不超过1 cm，色明亮，淡黄色，质坚实。二等（匀条）：条较粗大，长不到15 cm，直径1～1.5 cm，淡黄色或黄棕色，质坚实。三等（粗枝）：条粗完整无碎，直径约2 cm，色稍深，中心较疏松。四等（大头）：粗条，大头空心或破裂劈枝，有的充满棕色块状物。

性状　根呈细长圆柱形、长纺锤形或不规则条块，长6～20 cm，直径0.5～2 cm。表面黄白色或淡棕色，光滑或有纵沟纹及须根痕，有的具红棕色斑点。质硬而脆，断面角质样，皮部较薄，黄白色，有的易与木部剥离，木部类白色。气微，味淡。

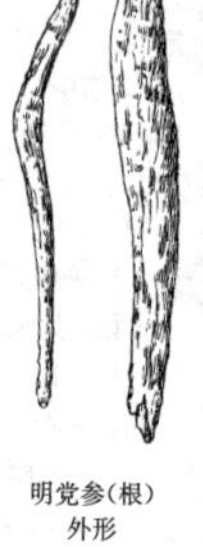

明党参（根）外形

鉴别　根横切面：木栓层为多列木栓细胞。

皮层6～8列细胞，切向延长，有少数分泌道。韧皮部较宽，筛管群呈放射状排列，近形成层处较明显；分泌道较多，由5～7个分泌细胞围绕而成，内含黄棕色物；韧皮射线宽3列细胞。形成层成环状。木质部导管单个或数个成群，放射状排列；木射线宽3列细胞；初生木质部二原型。本品薄壁细胞含淀粉粒。

品质标志 《中华人民共和国药典》2010年版规定：照水溶性浸出物冷浸法测定，本品含水溶性浸出物不得少于20.0%。

【成分】 根含挥发油：6，9-十八碳二炔酸甲酯(methyl-6，9-octadecadiynoate)，β-蒎烯(β-pinene)，橙花叔醇(nerolidol)，丙酸橙花醇酯(nerylpropionate)，乙酸十二醇酯(dodecylacetate)，乙酸十四醇酯(1-tetradecanolacetate)，1，7，7-三甲基-二环[2.2.1]-2-庚烯〔1，7，7-trimethyl-bicyclo[2.2.1]hept-2-ene〕，1，2，4a，5，6，8a-六氢-4，7-二甲基-1-异丙基萘〔1，2，4a，5，6，8a-hexahydro-4，7-dimethyl-1-(1-methylethyl)naphthalene〕，十氢-1，6-双(亚甲基)-4-异丙基萘〔decahydro-1，6-bis-(methylene)-4-(1-methylethyl)naphthalene〕，2，3，4，5，6，7-六氢-1*H*-2-茚醇(2，3，4，5，6，7-hexahydro-1H-inden-2-ol)等。9，11-十八碳二烯酸(9，11-octadecadienoic acid)，6-苯基壬酸(6-phenylnonanoic acid)，棕榈酸(palmitic acid)，2-羟基-1-羟甲基-9，12-十八碳二烯(2-hydroxy-1-hydroxymethyl-9，10-octadecadienoic acid)，2-甲基十六酸(2-methylhexadecanoic acid)，十六碳烯酸(hexadecenoic acid)，5-苯并环辛烯醇(5-benzocyclooctenol)，硬脂酸(stearic acid)，亚油酸(linoleic acid)，棕榈酸等。磷脂：磷脂酸(phosphatidic acid)，磷脂酰胆碱(phosphatidylcholine)；磷脂中结合的脂肪酸为棕榈酸，9，11-十八碳二烯酸(9，11-octadecadienoic acid)，10-十八碳烯酸(10-octadecenoic acid)，15-甲基十六酸(15-methylhexadecanoic acid)，辛酸(octanoic acid)等。另含明党参多糖(changium smyrnioides polysaccharide，CSP)；γ-氨基丁酸，天冬氨酸，精氨酸，苏氨酸，赖氨酸，甲硫氨酸，缬氨酸，亮氨酸，异亮氨酸，丙氨酸，鸟氨酸，谷氨酸，丝氨酸等共20种氨基酸；人体必需或有益的微量元素钙、钴、铜、铬、铁、锗、钾、锂、镁、锰、钼、钠、镍、磷、硒、锌、钒等18种。

【药理】 1. 对机体免疫功能的影响 小鼠分别灌服明党参煎液15 g/kg，明党参多糖30 mg/kg，重复给药4次，结果表明，明党参煎液及多糖均能显著提高正常小鼠腹腔巨噬细胞YC-玫瑰花环形成率。灌服明党参5 g/kg和多糖0.08 g/kg，每日1次，共8日，能显著增加正常小鼠脾和胸腺重量、白细胞总数及淋巴细胞数，增加外周血淋巴酸性α-醋酸萘酯酶(ANAE)阳性百分率和小鼠静注碳粒廓清速率，促进网状内皮系统的吞噬功能；另一方面，对二硝基氯苯所致的小鼠迟发性变态反应又显示显著的抑制作用。

2. 抗氧化作用 明党参的乙酸乙酯、丙酮、甲醇提取物对体外大鼠肝匀浆上清液中LPO生成具有明显的抑制作用，其中以甲醇提取物作用最强。

3. 降血脂作用 明党参醇提物(CSM)和水提物(CSD)分别喂养实验性高脂血症大鼠4星期，结果CSM和CSD均能显著降低血清胆固醇(TC)的水平，亦能降低血清三酰甘油(TG)，不同程度提高高密度脂蛋白胆固醇(HDL-C)的比率。

4. 抗凝作用 明党参炮制品提取物能延长家兔血浆凝血酶原时间、凝血酶时间，延长小鼠凝血时间，显著抑制腺苷二磷酸诱导的家兔血小板聚集。

5. 改善微循环作用 采用微循环生物显微镜观察发现，明党参提取物有扩张小鼠耳郭细动静脉、加速血流速度的作用。

6. 对呼吸系统的作用 明党参水提液与提纯的一个结晶物对雾化氨水刺激引起小鼠咳嗽有显著抑制作用，而且随剂量增加，作用增强；并能增加小鼠呼吸道酚红排出量，使气管分泌液增多，又可加速纤毛运动，这有利于排痰，达到祛痰作用；对乙酰胆碱和组胺引起豚鼠哮喘有显著的抑制作用。

【药性】 甘、微苦，凉。

1.《本草从新》："甘，微寒。气香，味淡。性善下降。"

2.《饮片新参》："苦，燥，微甘。"

【功用主治】 润肺化痰，和胃，解毒。主治咳嗽痰喘，呕吐反胃，头晕，白带，疔毒疮疡。

1.《本草从新》："补肺气，通下行。""补气生津。治咳嗽喘逆，痰壅火升，久疟，淋沥，难产，经闭，泻痢由于肺热，反胃噎膈由于燥涩。"

2.《本草求原》："养血生津，清热解毒。姜汁炒则补气、生肌、托散疮疡。"

3.《饮片新参》："温脾，化痰湿，平肝风。治头晕泛恶，中风昏仆。"

4.《安徽中草药》："滋补，润肺化痰，和胃止呕，解毒消肿。"

【用法用量】 内服，煎汤，6～12 g；或熬膏。

【宜忌】 脾虚泄泻、梦遗滑精者以及孕妇禁服。

1.《本草从新》："脾虚下陷、滑精梦遗俱禁用，以其下行而滑窍也；孕妇亦忌。"

2.《饮片新参》："阴虚肝旺，内热烦渴者忌用。"

【选方】 1. 治脱力劳伤，贫血头晕 明党参30 g(切细)，鸡蛋2只，打碎和匀，饭锅上蒸熟食。

2. 治高血压病 明党参15 g，怀牛膝15 g。水煎服。(1、2方出自《食物中药与便方》)

3. 治白带初起 土人参(切片)三两，用陈绍酒饭上蒸熟，分作三服。(《百草镜》)

4. 治疔疮肿毒 明党参9 g，蒲公英、紫花地丁各15 g。水煎服。(《安徽中草药》)

【各家论述】 《本草从新》："土人参，性善下降，能伸肺经治节，使清肃下行。凡有升无降之证，每见奇效。"

2825 明萼草 míng è cǎo (《浙江药用植物志》)

【基原】 为爵床科孩儿草属植物中华孩儿草的全草。

【原植物】 中华孩儿草 *Rungia chinensis* Benth.

草本，高达70 cm。茎上部直立，具棱，棱上具短柔毛，基部斜卧，节上生不定根。叶对生；叶柄长5～10 mm；叶片椭圆形至椭圆状长圆形，长2.5～8 cm，先端渐尖，基部楔形，全缘，两面均被刚毛。穗状花序疏松，顶生或生于上部叶腋，长1～3 cm，果期可长达5 cm；苞片椭圆形至匙形，长约8 mm，疏被短柔毛，具膜质边缘；萼5深裂，裂片线状披针形，长约4 mm；花冠淡紫蓝色，长约1.5 cm，花冠2唇形，上唇直立，微裂或全缘，下唇3浅裂；雄蕊2，花药2室，下部一室有距。蒴果短，长约6 mm，开裂时胎座由基部弹起，射出种子。种子4颗，有毛。花期9～10月。

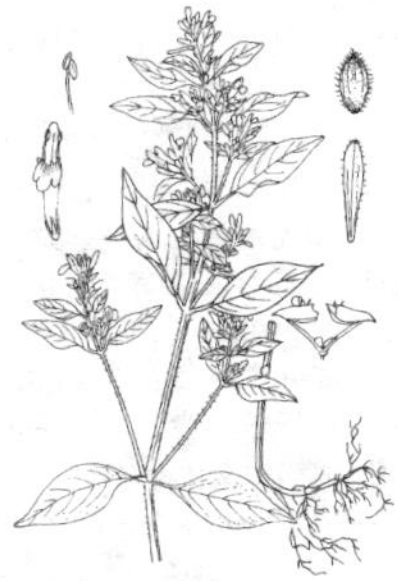

中华孩儿草

生于较潮湿的山坡、林缘、路边、溪旁。分布于浙江、安徽、福建、江西、广东等地。

【采收加工】 6～9月采收，鲜用或晒干。

【功用主治】 清热解毒，利尿消肿。治感冒，咽喉痛，咳嗽，疟疾，疳积，痢疾，肾炎水肿，疔疮痈肿。

【用法用量】 内服：煎汤，9～15 g。外用：鲜品，捣敷。

【选方】 1. 治流行性感冒 中华孩儿草、白英、一枝黄花各30 g。水煎服。

2. 治痢疾　中华孩儿草、秀丽野海棠、金鸡脚各 30 g。水煎服。(1、2 方出自《浙江药用植物志》)

【宜忌】 孕妇慎服。

2826 咖啡 kā fēi (《广西中药志》)

【异名】 咖啡豆(《广西中药志》)。

【基原】 为茜草科咖啡属植物小果咖啡、中果咖啡及大果咖啡的种子。

【原植物】 1. 小果咖啡*Coffea arabica* L.　又名：荷兰咖啡(《中国树木分类学》),小粒咖啡、小粒种咖啡(《海南植物志》)。

灌木或小乔木,高4～7 m。老枝灰白色,节膨大;枝对生,稀 3 枝轮生。叶对生;叶柄长 8～15 mm;托叶阔三角形,生于幼枝上部的顶端钻状长尖,生于老枝上的顶端突尖,长 3～6 mm;叶片薄革质,卵状披针形或披针形,长 6～14 cm,宽 3.5～5 cm,先端长渐尖,基部楔形或略尖,边缘波状或浅波状,两面无毛。聚伞花序数个簇生于叶腋;苞片基部合生;萼筒管形,长 2.5～3 mm,先端截平或 5 小齿;花冠白色,长度因品种而异,常为 10～18 mm,先端 5 裂,裂片长于花冠筒;花药长6～8 mm,外露;花柱长 12～14 mm,柱头 2 裂。浆果椭圆形,长 12～16 mm。种子背面突起,长 8～10 mm。花期 3～4 月,果熟期 9～11 月。

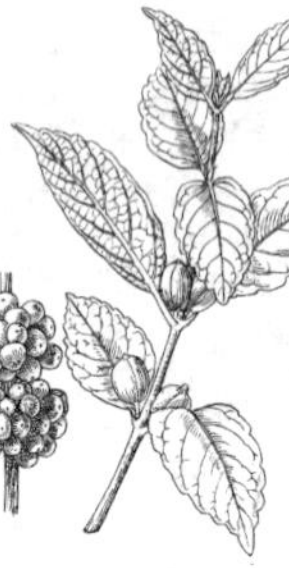

小果咖啡

我国华南、西南有引种栽培。原产于热带非洲。

2. 中果咖啡 *C. canephora* Pierre ex Froehn.　又名：中粒咖啡、中粒种咖啡(《海南植物志》)。

本种与小果咖啡的区别是：叶长 15～30 cm,宽 6～12 cm,先端急尖或阔急尖。果卵状球形,长和宽近相等,均为 10～12 mm。

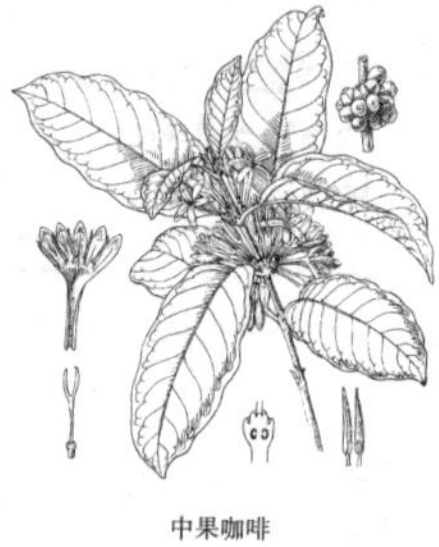

中果咖啡

我国广东、海南等地有栽培。原产于非洲。

3. 大果咖啡 *C. liberica* Bull. ex Hien　又名：大粒咖啡、大粒种咖啡(《海南植物志》)。

本种与小果咖啡的区别是：叶较大,长 15～30 cm,宽 6～12 cm,先端阔急尖,叶背面脉腋内的窝孔常具短丛毛。果阔椭圆形,长 19～21 mm,直径 15～17 mm。

我国广东、海南、云南等地有栽培。原产于非洲。

【采收加工】 果皮开始变红即可采收。采果期因种类而异,小粒种 9～11 月采,9～10 月为盛果期;中粒种 11 月至次年 6 月采,2～4 月为盛果期。加工方法有两种：① 干制法：鲜果晒干或烘干后,用脱壳机脱去果皮和种皮,筛去杂质即成。② 湿制法：此法用于大规模生产。将鲜果用脱皮机脱皮,分开豆粒与果皮,再将脱去皮的豆粒在水中浸泡脱胶,洗净,干燥,再脱去种皮即得商品咖啡豆。

【药材】 咖啡*Coffeae Semen*　小果咖啡产于广东、海南、广西、云南等地;中果咖啡产于海南;大果咖啡产于海南、云南等地。

性状　小果咖啡　种子已除去种皮,呈椭圆形或卵形,长 8～10 mm,直径 5～7 mm,中间部厚 3～4 mm,背面隆起,腹面平坦,有稍弯曲的纵沟及纸样种皮痕迹。生品类黄色或暗绿色;焙焦品暗棕色。有特异香气,味微苦、涩。

中果咖啡　种子稍大,卵球形,长 9～11 mm,直径 7～9 mm,背面隆起,腹面平坦。

大果咖啡　种子长圆形,长约 15 mm,直径约 10 mm,平滑。

鉴别　(1) 粉末特征：生品为淡黄绿色,焙焦品为棕色。棕色块状物众多,大小不一。纤维细长。石细胞类长方形、类圆形,长可达 200 μm,直径 20～40 μm,孔沟明显。胚乳细胞壁厚,纹孔可见,含蛋白质粒及脂肪。

(2) 取本品粉末少许,置载玻片上,加水少许,加热,待水分蒸干后,加苯 2 滴,干后,可见沿载玻片边缘有淡黄色众多针晶(检查咖啡因)。

【成分】 1. 小果咖啡　果实含生物碱：咖啡碱(coffeine),可可豆碱(theobromine),茶碱(theophylline)。种子含甾醇成分：β-谷甾醇(β-sitosterol),豆甾醇(stigmasterol),菜油甾醇(campesterol),胆甾醇(cholesterol),5-燕麦甾烯醇(Δ^5-avenasterol),7-燕麦甾烯醇(Δ^7-avenasterol),7-豆甾烯醇(Δ^7-stigmasterol);脂肪酸成分：肉豆蔻酸(myristic acid),棕榈酸(palmitic acid),硬脂酸,油酸,亚油酸,花生酸(arachidic acid)。根、茎、叶、苗中含咖啡碱,可可豆碱,茶碱,1, 7-二甲基黄嘌呤(paraxanthine),东莨菪素(scopoletin),对羟基苯甲酸(*p*-hydroxybenzoic acid),香草酸(vanillic acid),对香豆酸(*p*-coumaric acid),阿魏酸(ferulic acid),绿原酸(chlorogenic acid),咖啡酸(caffeic acid)。叶中还含熊果酸(ursolic acid)。

2. 中果咖啡　果实含生物碱：咖啡碱,可可豆碱,茶碱。甾醇成分：β-谷甾醇,24-亚甲基环木菠萝烷醇(24-methylenecycloartanol),5-燕麦甾-烯醇等。种子还含咖啡酸,阿魏酸,3-*O*-4-*O* 和 5-*O*-咖啡酰奎宁酸(caffeoylquinic acid),3, 4-*O*-3, 5-*O*-和 4, 5-*O*-二咖啡酰奎宁酸(dicaffeoylquinic acid),3-*O*-阿魏酰奎宁酸(3-*O*-feruloylquinic acid),3-*O*-阿魏酰-4-*O*-咖啡酰奎宁酸(3-*O*-feruloyl-4-*O*-caffeoylquinic acid),3-*O*-咖啡酰-4-*O*-阿魏酰奎宁酸(3-*O*-caffeoyl-4-*O*-feruloylquinic acid)。

3. 大果咖啡　果实含咖啡酸。叶中还含 1, 3, 7, 9-四甲基尿酸(theacrine 或 1, 3, 7, 9-tetramethyluric acid),大果咖啡碱(liberine)即 *O*(2), 1, 9-三甲基尿酸〔*O*(2), 1, 9-trimethyluric acid〕,甲基大果咖啡碱(methylliberine)即 *O*(2), 1, 7, 9-四甲基尿酸〔*O*(2), 1, 7, 9-tetramethyluric acid〕。

【药理】 1. 对中枢神经系统的作用　咖啡主要有效成分咖啡因和其结构类似物茶碱有很强的中枢兴奋作用。但茶碱较咖啡因作用更强,维持时间更长。咖啡因、茶碱等甲基黄嘌呤类化合物能增加呼吸中枢对 CO_2 的敏感性。对呼吸中枢也有兴奋作用,这类化合物尚可导致恶心和呕吐,这部分与其中枢作用有关。人服用 85～250 mg 咖啡因可使长时间脑力劳动工作能力增强,反应时间缩短,但涉及精巧肌肉协调和准确计时或计算的工作能力有所下降。另有资料表明这类化合物可特异性地对抗包括镇痛在内的阿片类制剂的作用。小鼠鞘内注射不产生痛觉过敏(hyperalgesia)剂量的咖啡因即可提高吗啡止痛的 ED_{50}。研究表明,长期服用咖啡因可产生耐受性和药物依赖性。

2. 对心血管系统的作用　从未用过这类药物者服用咖啡因 250～350 mg 可使心率稍有增加,同时收缩压和舒张压也有所上升。但上述剂量对长期服用咖啡因者常无任何作用。在高剂量下,咖啡因和茶碱都可造成心动过速。敏感患者可能出现期前收缩等心律失常。咖啡酸静脉注射能降低内皮素(ET-1)引起的正常大鼠血压上升,咖啡酸长期口服给药能降低 DOCA 高血压模型大鼠的血压,对心脏和血管组织增生有明显的抑制作用,可降低血浆中 ET-1 的浓度,并可减少 ET-1 引起的 *c-fos*、热休克蛋白(HSP) 70 mRNA 基因表达的增加。

3. 对平滑肌的作用　甲基黄嘌呤类化合物可舒张各种平滑肌，其中最重要的是对气管平滑肌的舒张，尤其是在临床哮喘和实验中使用药物使气管平滑肌收缩的情况下作用尤为明显。此外，该类化合物尚能特异性地对抗阿片类药物对胃肠道的作用。

4. 其他作用　咖啡因有增强人骨骼肌工作能力的作用，也能增加猫间接刺激四头肌的抽搐张力。长期饮用咖啡可使血浆胆固醇浓度升高，但这并非由于咖啡因所致，而与咖啡所含其他成分有关。谷氨酸可诱导小脑颗粒神经元凋亡，咖啡因能拮抗谷氨酸的这一效应，其 IC_{50} 为 50 mmol/L。

5. 体内过程　甲基黄嘌呤类口服、直肠或注射给药均易吸收。该类化合物广泛分布于机体各处，并可透过胎盘屏障，也可由乳汁分泌。咖啡因和茶碱的表观分布容积相似，通常为 0.4～0.6 L/kg。该类化合物主要在肝中代谢。茶碱和咖啡因各只有15%和5%以原型从尿中排出。咖啡因的血浆半衰期为 3～7 小时，怀孕晚期或长期使用甾醇类口服避孕药妇女的半衰期要两倍于以上时间。未成熟婴儿对甲基黄嘌呤类化合物消除很慢，对咖啡因的平均半衰期超过 50 小时。咖啡因主要通过去甲基化(demethylation)和 8 位氧化的方式代谢，尿中主要代谢产物为 1-甲基黄嘌呤(1-methylxanthine)、1-甲基尿酸(1-methyluric acid)等，少量也可形成茶碱和可可豆碱等其他黄嘌呤类化合物。

毒性　成人短时服用咖啡因的致死量为 5～10 g，服用1 g 即可出现不良反应，多见中枢神经和循环系统症状。以失眠、不安和激动等早期症状发展到轻度昏迷、呕吐、痉挛，肌肉紧张和震颤，心动过速和期外收缩也常见。此外，还可见呼吸加快。

【药性】《广西中药志》："芳香，味苦。"

【功用主治】《广西中药志》："有兴奋利尿作用，经炒焙过的咖啡可助消化。"

【用法用量】 内服：研末煎汤，6～10 g。

2827 岩七 yán qī (《新华本草纲要》)

【异名】 爬岩夕、小铜锤(《西昌中草药》)，大树小黑牛(《新华本草纲要》)，石莲青(《云南中药资源名录》)。

【基原】 为川续断科翼首花属植物裂叶翼首花的根及全草。

【原植物】 裂叶翼首花 *Pterocephalus bretschneideri* (Batal.) Pritz. [*Scabiosa bretschneideri* Batal.]

多年生草本，高 30 cm。疏被卷伏毛；根圆柱状，顶端多头，每头生一叶丛。叶密集丛生成莲座状，对生；叶柄长 3～12 cm；叶长圆状披针形或倒披针形，长 5～20 cm，一至二回羽状深裂至全裂，裂片线形至宽线形，小裂片先端急尖，两面疏被柔毛，上面绿色，下面淡绿色。花茎高约 30 cm，无叶，疏被白色卷伏毛，花序头状，顶生，直径 2.5～3 cm；总苞片 2 轮，10～14 片，宽线形，被极短毛；苞片极窄小，线状倒披针形；花萼全裂，成 8 条棕褐色刚毛状，长约为花冠之半；花冠淡粉色至紫红色，筒状，长 12 mm，密被长柔毛，裂片 4，最上一片稍大；雄蕊 4，外露甚多；子房下位，包于篮状长毛小总苞内，柱头头状。瘦果椭圆形，长 4 mm，先端渐狭成喙状，具 8 条脉纹，宿萼刚毛状。花期 7～8月，果期 9～10 月。

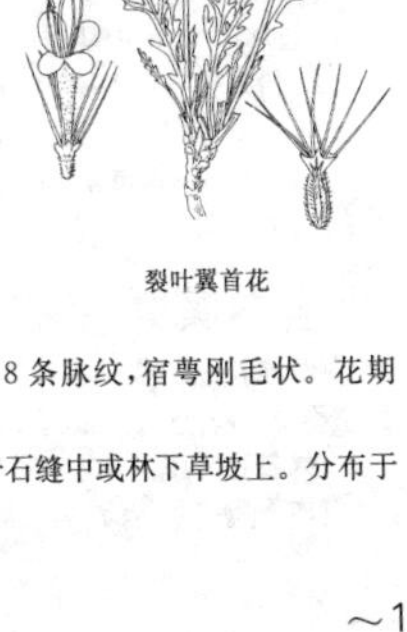

裂叶翼首花

生于 1 600～3 400 m 的山地岩石缝中或林下草坡上。分布于四川、云南、西藏等地。

【采收加工】 7～10 月采收，晒干或鲜用。

【功用主治】 疏风清热，活血止痛。主治外感风热，发热头痛，咽喉肿痛，跌打损伤，骨折。

《全国中草药汇编》："祛风除湿，活血祛瘀，止痛。"

【用法用量】 内服：煎汤，6～15 g；或泡酒。外用：捣敷。

【宜忌】《全国中草药汇编》："身体虚弱者和孕妇忌服。"

【选方】 1. 治跌打损伤，风湿疼痛，瘫痪　岩七根茎30 g。泡酒 500 g，每日服 15 g。

2. 治骨折疼痛　岩七全草适量捣烂兑甜酒炒热包敷。(1、2 方出自《西昌中草药》)

2828 岩陀 yán tuó (《云南中草药选》)

【异名】 毛青红、九月岩陀、红姜(《云南中草药选》)，野黄姜(《贵州草药》)，蛇疙瘩(《全国中草药汇编》)，血三七、毛头七、毛七、毛头三七(《中药志》)，毛青杠(《贵州中草药名录》)。

【基原】 为虎耳草科鬼灯檠属植物西南鬼灯檠、羽叶鬼灯檠的根茎。

【原植物】 1. 西南鬼灯檠 *Rodgersia sambucifolia* Hemsl.

多年生草本，高 80～120 cm。根茎粗大呈块状，折断面白色。茎直立，略带紫红色，无毛。奇数羽状复叶，互生；叶柄长 10～28 cm，仅基部与叶着生处具褐色长柔毛；基生叶较大，1～4 片；小叶 5～9 片，侧生小叶对生或3～4 小叶呈轮生状，小叶倒卵形、长圆形至披针形，长 5.6～20 cm，宽 1.7～9 cm，先端短渐尖，基部楔形，边缘有重锯齿，上面被糙伏毛，背面沿脉被柔毛。聚伞花序圆锥状，顶生，长13～38 cm；花序分枝长 5.3～12 cm；花序轴与花梗密被膜片状毛；萼片 5，卵状三角形，白色，腹面无毛，背面疏生黄褐色膜片状毛；无花瓣；雄蕊 10；心皮 2，下部合生，子房半下位，花柱 2。花期 6～8 月，果期 9～10 月。

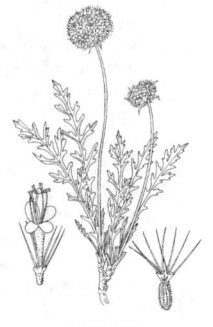

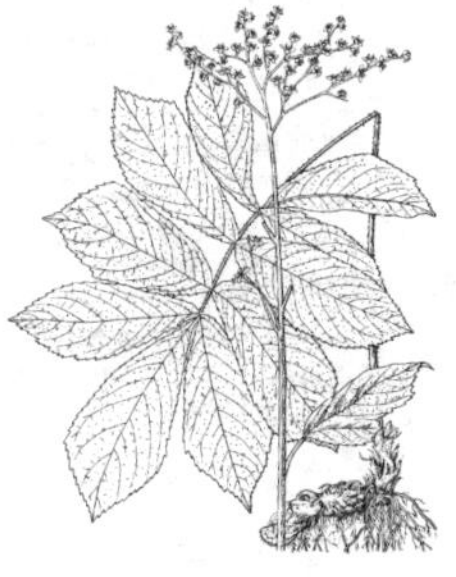

西南鬼灯檠

生于海拔 1 800～3 600 m 的山坡林下、灌木丛、草甸或石隙中。分布于西南及湖北等地。

2. 羽叶鬼灯檠 *R. pinnata* Franch.　又名：大红袍(《中国药用植物志》)，九叶岩陀(《云南种子植物名录》)。

本种与西南鬼灯檠的区别为：近羽状复叶；基生叶和下部茎生叶通常具 6～9 枚小叶，上有顶生者 3～5 枚，下有轮生者 3～4 枚；小叶片腹部无毛；萼片腹面仅基部疏生近无柄之腺毛，背面被黄褐色柔毛和近无柄之腺毛。花期 6～7 月，果期 7～8 月。

生于海拔 2 400～3 800 m 的林下、林缘、灌木丛及高山草甸等处。分布于四川、贵州、云南等地。

【采收加工】 6～7 月采挖，切片，晒干。

【药材】 西南鬼灯檠 *Rodgersiae Sambucifoliae Rhizoma*　主产于云南、四川等地。

性状　根茎圆柱形或扁圆柱形，长 8～25 cm，直径 1.5～6 cm。表面褐色，有纵皱纹，上侧有数个黄褐色茎痕，一端有残留叶基和黑褐色苞片及棕色长绒毛，下侧有残存细根及根痕。质坚硬，不易折断，断面黄白色或粉红色，有纤维状突起及多数白色亮晶小点。气微，味苦、涩，微甘。

鉴别　(1) 根茎横切面：木栓层细胞 15～25 列。皮层中偶有根迹维管束。维管束外韧型，大小不一，断续环列，有的韧皮部外侧有纤维束，木质部内侧的导管中常含黄棕色物质，束内形成层明显。射线宽窄不一。髓部宽大，髓周有维管束散在，其韧皮部位于内侧，木质部位于外侧。薄壁细胞中含淀粉粒及草酸钙针晶束。

(2) 根茎横切面加钌红试液，木质部内侧导管中所含黄棕色物质变为红色。

(3) 薄层色谱：取本品粉末 1 g，置带塞锥形瓶中，加甲醇 10 ml浸泡过夜，滤过，滤液作供试液，另以岩白菜素为对照品，分别点样于同一硅胶 G 薄层板上，用氯仿-乙酸乙酯-甲酸（5∶4∶2）展开，喷以 50%硫酸乙醇液，在 105 ℃烤 10 分钟。供试液色谱中，在与对照品色谱相应位置上，显相同的暗绿色斑点。

【药性】 苦、涩，温。

1.《云南中草药》："苦、微涩，微温。"

2.《全国中草药汇编》："苦、涩，凉。"

【功用主治】 活血调经，祛风除湿。主治跌打损伤，骨折，月经不调，痛经，劳伤咳嗽，风湿疼痛，外伤出血。

1.《贵州草药》："行气，活血调经，止痛。治劳伤咳嗽，劳伤疼痛，跌打疼痛，月经不调。"

2.《云南中草药》："通经活血，消食止泻。治骨折，风湿痛，消化不良。"

3.《全国中草药汇编》："治肠炎，痢疾，痛经，月经过多，风湿关节炎。外用治外伤出血，阴囊湿疹。"

【用法用量】 内服：煎汤，15～30 g；或浸酒。外用：研末撒或调敷。

【宜忌】《云南中草药》："孕妇忌服。"

【选方】 1. 治月经不调　野黄姜、益母草各 15 g。煨水服。（《贵州草药》）

2. 治刀伤出血　岩陀，研细粉，撒伤口。（《云南中草药选》）

2829 岩笋 yán sǔn（《云南中草药选》）

【异名】 风兰（《植物名实图考》），石笋、岩竹（《云南思茅中草药选》），岩角、石竹子、接骨丹（《云南中草药》），通兰（《云南中草药资源名录》）。

【基原】 为兰科笋兰属植物笋兰的全草。

【原植物】 笋兰 *Thunia alba*（Lindl.）Reichb. f.［*Phaius albus* Lindl.；*T. marshallina* Reichb. f.］

陆生植物。高 30～50 cm，具粗短的根状茎。茎粗壮，圆柱形，具节，形如竹笋。叶互生；叶片长椭圆形，基部具关节，长 12～20 cm，宽 2.5～5 cm，渐尖，基部呈鞘抱茎，秋季落叶，叶基膜质，鞘残存。总状花序顶生，具 3～7 朵花；花苞片大，卵圆状椭圆形，短于花；花大，花瓣和萼片白色，萼片舌状，钝尖，长约4 cm；花瓣和萼片等长，但较狭，唇瓣淡黄色，长圆形，急尖或近截平，前面具细锯齿，内面具 5 条宽的赭黄色的褶片，距大，胼胝体半月形。夏季开花。

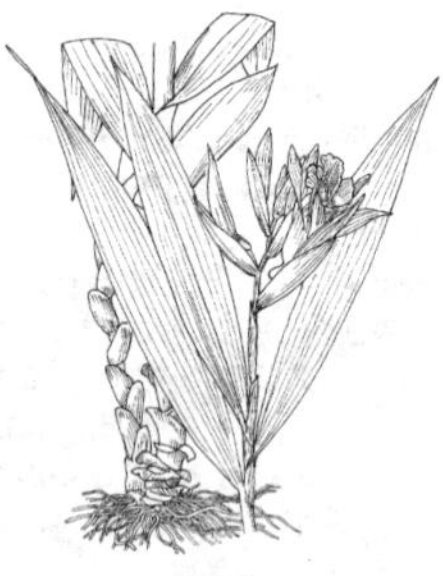

笋　兰

生于海拔 1 500～2 300 m 的阔叶林下岩石上或沟边。分布于四川、云南。

【采收加工】 全年均可采，鲜用或开水烫后晒干。

【药性】 甘，平。

1.《贵州草药》："性平，味甘。"

2.《云南中草药》："微苦，温。有小毒。"

【功用主治】 止咳平喘，活血祛瘀。主治肺热喘咳，胃脘痛，跌打损伤，骨折。

1.《贵州草药》："止咳平喘，接骨。治刀伤，咳喘。"

2.《云南中草药》："活血祛瘀，接骨。主治骨折。"

3.《云南中药志》："用于肺热咳喘，胃脘痛，跌打损伤。"

【用法用量】 内服：煎汤，9～15 g。外用：研末调敷；或鲜品捣敷。

【选方】 1. 治骨折　（岩角）鲜品加酒适量捣绒，炒热加入鸡蛋清调匀外敷。

2. 治跌打损伤，刀枪伤　岩角 9～15 g。水煎服或泡酒服。外用鲜品捣烂敷患处。（1、2 方出自《云南中草药》）

2830 岩葱 yán cōng（《云南中草药选》）

【异名】 树葱（《云南中草药》）。

【基原】 为兰科鸢尾兰属植物棒叶鸢尾兰的全草。

【原植物】 棒叶鸢尾兰 *Oberonia myosurus*（Forst. f.）Lindl. 又名：鼠尾莪白兰（《云南中草药选》）。

多年生附生草本，高 15～16 cm。茎很短，具 4～5 片叶。叶两侧排列，线状圆柱形，肉质，长 7～20 cm，粗5～7 mm，常稍弧曲，基部具关节。穗状花序常短于叶，具多数密集的小花；小苞片披针形，边缘啮蚀状，常比花长；花白色或浅绿白色；萼片卵形，近等大，长约 1.2 mm；花瓣线状长圆形，比萼片窄得多；唇瓣长约 2 mm，3 裂，中裂片远大于侧裂片，边缘流苏状丝裂。花期夏季。

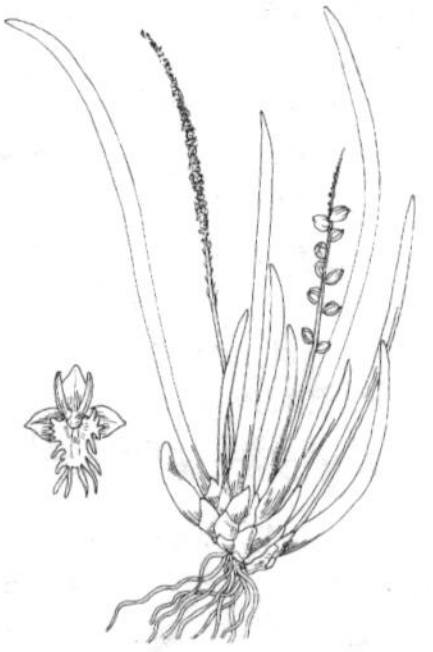

棒叶鸢尾兰

附生于海拔 1 200～1 500 m的林中树上或岩石上。分布于江西、贵州、云南。

【采收加工】 全年均可采，鲜用或切段晒干。

【药性】 辛、微苦，凉。

1.《云南中草药》："辛、微苦，凉。"

2.《全国中草药汇编》："辛、微苦，温。"

【功用主治】 清热解毒，散瘀止血。主治支气管炎，肺炎，肝炎，尿路感染，中耳炎，疮痈，骨折，外伤出血。

1.《云南中草药》："解毒，清热，接骨。主治锌、野荸荠、菌子、野皂角等中毒，肺炎，支气管炎，肝炎，尿路感染，中耳炎，外伤出血，疮痈，疯狗咬伤。"

2.《全国中草药汇编》："散瘀止血，外用治骨折，外伤出血。"

【用法用量】 内服：煎汤，9～15 g。外用：捣敷；或研末撒。

【宜忌】《云南中草药》："孕妇忌用。"

【选方】 1. 治中耳炎　（岩葱）鲜品，捣汁滴耳。

2. 治外伤出血，疮痈　（岩葱）鲜品捣烂，加酒炒热，敷患处。

3. 治锌、野荸荠、菌子、野皂角中毒　（岩葱）30 g。加水 500 g，煎至 300 ml，每 4 小时服 1 次，每次 100 ml。（1～3 方出自《云南中草药》）

2831 岩白菜 yán bái cài（《分类草药性》）

【异名】 呆白菜、矮白菜（《植物名实图考》），岩壁菜（《中国药用植物志》），岩菖蒲、红缎子、观音莲、紫梗（《云南中草药》）。

【基原】 为虎耳草科岩白菜属植物岩白菜的全草。

【原植物】 岩白菜 *Bergenia purpurascens*（Hook. f. et

Thoms.) Engl.［*Saxifraga purpurascens* Hook. f. et Thoms.; *B. delavayi* (Franch.) Engl.; *B. purpurascens* (Hook. f. et Thoms.) Engl. var. *delavayi*(Franch.) Engl. et Irmsch.］

多年生草本，高20～52 cm。根茎粗如手指，长20～30 cm，紫红色，节间短，每节有扩大成鞘的叶柄基部残余物宿存，干后呈黑褐色。叶基生，革质而厚；叶柄长2～8 cm，基部具托叶鞘；叶片倒卵形或长椭圆形，长7～15 cm，宽3.5～10 cm，先端钝圆，基部楔形，全缘或有小齿，上面红绿色有光泽，下面淡赤红色，有褐色绵毛，两面均具小腺窝。蝎尾状聚伞花序，花序分枝、花梗被长柄腺毛；花6～7朵，常下垂；托杯外面被长柄之腺毛；花萼宽钟状，在中部以上5裂，裂片长椭圆形，先端钝，表面和边缘无毛，背面密被长柄之腺毛；花瓣5，紫红色或暗紫色，宽倒卵形，长1.5～1.8 cm，先端钝或微凹，基部变狭成爪；雄蕊10；雌蕊由2心皮组成，离生，花柱长，柱头头状，2浅裂。蒴果直立。种子多数。花期4～5月，果期5～6月。

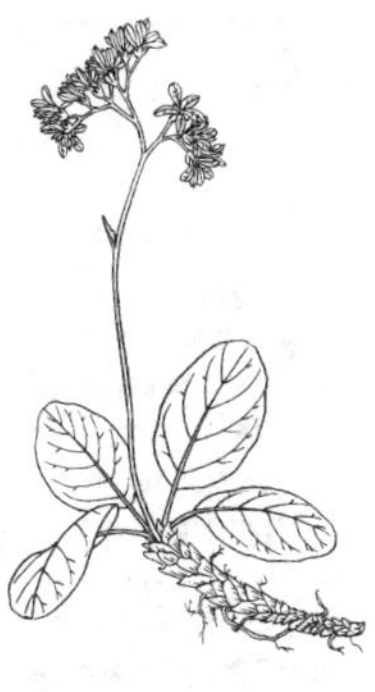

岩白菜

生于海拔2 700～4 800 m的杂木林内阴湿处或有岩石的草坡上或石缝中。分布于四川、云南、西藏等地。

本植物的根茎(岩菖蒲)亦供药用，另设专条。

【采收加工】 栽后2年采收，挖大留小，晒干或鲜用。

【成分】 全草含岩白菜素(bergenin)。另含6-*O*-没食子酰熊果酚苷(6-*O*-galloylarbutin)，4，6-二-*O*-没食子酰熊果酚苷(4，6-di-*O*-galloylarbutin)，2，4，6-三-*O*-没食子酰熊果酚苷(2，4，6-tri-*O*-galloylarbutin)，2，3，4，6-四-*O*-没食子酰熊果酚苷(2，3，4，6-tetra-*O*-galloylarbutin)，(－)儿茶素〔(－)catechin〕，4-*O*-没食子酰熊果酚苷(4-*O*-galloylarbutin)。

【药理】 1. 止咳、祛痰作用　岩白菜素腹腔注射和灌胃对小鼠(氢氧化铵喷雾法)和猫(电刺激喉上神经引咳法)都有明显的止咳作用，其特点是选择性地抑制咳嗽中枢，而对其他中枢无明显的增强抑制作用。岩白菜素每日按80 mg/kg一次灌胃，连续10日，可使慢性气管炎大鼠(二氧化硫熏气法)气管的杯状细胞减少、炎细胞浸润减轻、肺气肿及肺萎陷程度也减轻。

2. 提高免疫功能　岩白菜素每日口服125 mg/kg、250 mg/kg、375 mg/kg，连续7～8日，均可提高小鼠血清溶血素含量，增强SRBC诱发的小鼠迟发型超敏反应，提高血清溶菌酶含量和全血白细胞的吞噬功能，提高^{3}H-TdR掺入植物血凝素(PHA)与脂多糖(LPS)诱导的T、B淋巴细胞转化，提高小鼠脾细胞产生白介素-2，尚可逆转环磷酰胺对血清溶血素形成的抑制。

3. 抗微生物作用　岩白菜素有较好的广谱抗菌作用，能抑制痢疾杆菌、金黄色葡萄球菌和铜绿假单胞菌，并有抗病毒作用。

毒性　小鼠腹腔注射岩白菜素，最小致死量(*MLD*)为10 g/kg，将岩白菜素按2.5 g/kg给幼大鼠连续服用60日，对幼大鼠的生长、发育及肝功能、心电图无影响，心、肝、肾、肺、脾、胃、肠、脑等脏器病理切片检查无中毒表现。按相当于成人每日剂量的3.125倍、31.25倍和312.5倍口服岩白菜粉，对于诱发NIH小鼠骨髓微核均呈阴性结果；对于人外周血细胞染色体数目和结构畸变无影响；对于不加S_9磷酸缓冲液诱发姐妹染色体交换频率的分析与阴性对照组无显著差异。提示岩白菜是一种安全、无毒、无诱变作用的药物。

【药性】 甘、涩，凉。归肺、肝、脾经。

1.《四川中药志》1960年版："性平，味甘，无毒。入肝、脾经。"

2.《全国中草药汇编》："甘、微涩，凉。"

3.《云南中药志》："苦，涩，平。"

【功用主治】 化痰止咳，止血，补虚。主治肺虚咳喘，劳伤咯血，吐血，淋浊，白带，虚劳头晕。

1.《植物名实图考》："治吐血。"

2.《分类草药性》："化痰止咳。治一切内伤吐血，气喘，淋症。"

3.《四川中药志》1960年版："滋补强壮，止血，止咳。治肝脾虚弱，内伤咯血，肺病咳喘，妇女白带及男子淋浊；外敷无名肿毒。"

4.《全国中草药汇编》："清热解毒，调经。主治肺结核咳嗽，衄血，肠炎，痢疾，功能性子宫出血，白带，月经不调，外用治黄水疮。"

【用法用量】 内服：煎汤，6～12 g。外用：鲜品捣敷；或研末调敷。

【宜忌】《四川中药志》1960年版："虚弱人有外感发热者慎用。"

【选方】 1. 治虚痨咳嗽　鲜岩白菜60 g，四块瓦10 g，八角枫0.6 g，煮鸡蛋3个服用。(《中国民族药志》)

2. 治吐血　岩白菜9 g，猪瘦肉适量，炖服；或配旱莲草、白茅根，水煎服。(《全国中草药汇编》)

2832 岩冬菜 yán dōng cài (《新华本草纲要》)

【异名】 海椒七、赤脚大仙、拐脚草、枪花药(《万县中草药》)，绿豆青(《湖南药物志》)。

【基原】 为爵床科马蓝属植物四子马蓝的全草。

【原植物】 四子马蓝 *Strobilanthes tetraspermus* (Champ. ex Benth.) Druce［*Ruellia tetrasperma* Champ. ex Benth.］

纤细草本。茎通常匍匐。叶对生；具柄；叶片卵形至椭圆形，长1.5～5 cm，先端钝或稍尖，基部阔楔形，边缘具浅锯齿。花少数集生成短穗状花序；苞片叶状至倒卵形或匙形，被短柔毛；小苞片条形；花萼5深裂，裂片条形，长5～7 mm；花冠淡紫色，长12～23 mm，花冠筒稍弯曲，外面被毛，内有长曲柔毛，冠檐5裂，裂片近圆形，先端微凹；雄蕊4，2强，花丝基部有膜相连，有1退化雄蕊残迹。蒴果棒状，长7～10 mm，近顶端有微毛。种子4颗，具微毛。

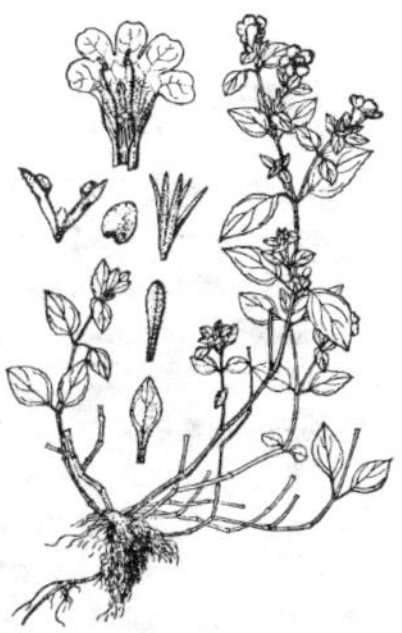

四子马蓝

生于林下石上或阴湿草地。分布于福建、江西、湖北、湖南、广东、广西、四川、贵州、西藏等地。

【采收加工】 6～9月采收，鲜用或晒干。

【药性】 辛、微苦，寒。

《湖南药物志》："微苦，凉。"

【功用主治】 疏风清热，活络，解毒。主治风热感冒，风湿骨痛，跌打损伤，疮疖肿毒。

《湖南药物志》："清热解表。治风热感冒，疮疖肿毒。"

【用法用量】 内服：煎汤，9～15 g。外用：鲜品捣敷；或煎汤熏洗。

【宜忌】 脾胃虚寒者慎服。

【选方】 1. 治刀伤　海椒七、迎春花叶各适量。共研末，撒布伤处。(《万县中草药》)

2. 治疮疖肿毒　四子马蓝全草配九里光煎水洗，或以鲜四子马蓝草配蒸熟的鱼腥草捣烂敷。（《湖南药物志》）

2833 岩扫把 yán sǎo bǎ（《贵州草药》）

【异名】 水香草、连钱草（《广西药用植物名录》），龙眼草（《贵州草药》），倒地掐、倒地抽（《峨眉山药用植物研究》）。

【基原】 为毛茛科唐松草属植物盾叶唐松草的全草或根。

【原植物】 盾叶唐松草 *Thalictrum ichangense* Lecoy. ex Oliv.［*T. tripeltatum* Maxim.；*T. multipeltatum* Pamp.］　又名：盾叶白蓬草（《东北草本植物志》）。

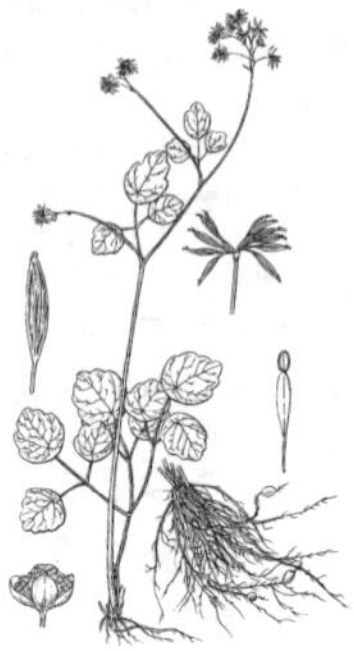

盾叶唐松草

多年生草本，高 14～32 cm。全株无毛。根状茎斜，密生须根，须根上有纺锤形小块根。茎直立，不分枝或上部分枝。叶互生；叶柄长 5～12 cm。叶为一至三回三出复叶；叶片长 4～14 cm；小叶草质，卵形、宽卵形、宽椭圆形或近圆形，长 2～4 cm，宽1.5～4 cm，先端微钝或圆形，基部圆形或近截形，3 浅裂，边缘有疏齿，小叶柄盾状着生，长 1.5～2.5 cm。复单歧聚伞花序有稀疏分枝；花两性，花梗丝状；萼片 4～5，花瓣状，卵形，长约 3 mm，白色，早落；花瓣无；雄蕊多数，长4～6 mm，花丝上部宽，下部丝状，花药椭圆形；心皮 5～16，有柄，柱头近球形。瘦果近椭圆形，长约 4.5 mm，有约 8 条纵肋。花期 6 月，果期 7～8 月。

生于海拔 600～1 900 m 的山地。分布于辽宁、浙江、湖北、湖南、广西、四川、贵州、云南、陕西等地。

【采收加工】 9～11 月采根和全草，分别晒干。

【药材】 岩扫把 *Thalictri Ichangensis Herba seu Radix*　产于辽宁、湖北、湖南、四川、贵州、云南、广西、浙江。

性状　须根细如发丝，表面棕褐色；质脆，易折断；味微涩。茎紫褐色，有细皱纹。羽状复叶，多皱缩，展平后小叶片宽椭圆形至近圆，盾状着生；叶面绿色，叶背暗红或淡绿色。花序梗细长，无花瓣。气微，味微苦。

鉴别　根横切面：表皮细胞壁褐色。皮层细胞 3～4 列，壁厚，棕黄色；内皮层凯氏带不明显。初生木质部 5～7 原型。

【成分】 含生物碱：海罂粟碱（glaucine），去氢海罂粟碱（dehydroglaucine），箭头唐松草米定碱（thalicsimidine），去氢箭头唐松草米定碱（ehydrothalicsimidine），唐松草坡芬碱（thaliporphine）。

【药性】 《湖南药物志》："苦，寒。"

【功用主治】 清热解毒，祛风利湿。主治黄疸，痢疾，目赤，丹毒游风，鹅口疮，跌打损伤。

1.《中国药用植物志》："全草，散寒除风，去目雾，消浮肿。治耳聋，身发黄。亦作健胃驱蛔药。"

2.《药物学报》1965，(2)：748："根，治跌打损伤。"

3.《贵州草药》："根，清热解毒，驱风，解痉。"

4.《四川中药志》1979 年版："根或全草清热利湿，祛风明目。用于湿热黄疸，肠炎，痢疾，风热头昏，目赤肿痛，小儿鹅口疮，风丹。"

【用法用量】 内服：煎汤，10～15 g；或研末，1.5～2 g。外用：煎汤洗。

【宜忌】 虚寒证慎服。

【选方】 1. 治黄疸肝炎　倒地掐 15 g，虎杖 15 g。水煎服。（《四川中药志》1979 年版）

2. 治小儿角弓反张　岩扫把研末，每次 1.5～1.8 g，开水冲服。（《贵州草药》）

3. 治鹅口疮　倒地掐 30 g。水煎浓汁，洗口疮。

4. 治风热型荨麻疹　岩扫把全草或根适量，煎汤洗患处。（3、4 方出自《湖南药物志》）

2834 岩羊角 yán yáng jiǎo（《青藏高原药物图鉴》）

【基原】 为牛科岩羊属动物岩羊的角。

【原动物】 岩羊 *Pseudois nayaur*（Hodgson）　又名：石山羊（《中国动物药志》）。

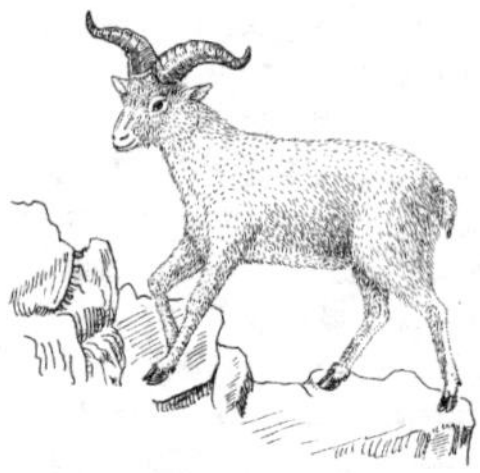

岩　羊

身体大小似绵羊，体重约 50 kg。头狭长，耳小，颏小无髯。尾较长。无眶下腺，但该部毛稀疏近乎裸露。足腺及鼠蹊腺不发达或仅小兽有之。乳头 2，位于鼠蹊部。雌雄均有角；雄羊角甚粗大，由基部向外侧伸展，角尖略上翘，角鞘表面有间隔较宽的棱；雌羊角小，长仅 10 cm 左右，角形细直。全身颜色趋向青灰，背部棕黄或灰褐色，腹部和四肢内侧白色，头部灰白色与黑色相混，上下唇、耳内侧、颌及脸侧白色，喉及胸部黑褐色，四肢前面均具一道直达蹄部的明显黑纹，臀部后面及尾基部为白色，尾尖和近尾尖处黑色。

栖息于高原地区的丘陵、山谷，善于攀登。以草类和灌木枝叶为食。群居。分布于内蒙古、四川、西藏、陕西、甘肃、青海、宁夏等地。

岩羊为国家二级保护动物，禁止滥捕。

【采收加工】 捕捉后锯角，干燥。

【药材】 岩羊角 *Pseudoidis Nayauris Cornu*　主产于内蒙古、西藏、四川等地。

性状　本品呈圆锥形，角尖稍弯曲。粗大，最大者长达 60 cm，表面光滑，灰褐色。角基部有横向环形沟纹。角尖端部内侧有极微的小棱，但不形成环棱。质坚硬，气微，味淡。

【成分】 岩羊角含角蛋白（keratin）、肽类、氨基酸、脂类、磷酸钙、不溶性无机盐。

【药性】 《内蒙古药用动物》："味苦，性凉。"

【功用主治】 清热解毒。主治发热，肠胃胀肿，胃肠炎。

1.《青藏高原药物图鉴》："解热。治发烧，肠胃胀肿。"

2.《内蒙古药用动物》："消肿，杀虫。主治胃肠炎。"

【用法用量】 内服：烧灰研末水煎，9～15 g。

2835 岩败酱 yán bài jiàng（《内蒙古中草药》）

【基原】 为败酱科败酱属植物岩败酱的全草。

【原植物】 岩败酱 *Patrinia rupestris*（Pall.）Juss.［*Valeriana rupestris* Pall.］

多年生草本，高 20～60 cm。根状茎稍斜升，长达 10 cm 以上，顶端不分枝，有浓烈臭酱气味。茎多数丛生，连同花序梗被短糙毛。基生叶有柄，长2～4 cm；茎生叶对生；叶柄短，上部叶渐无柄；叶长圆形或椭圆形，长3～7 cm，羽状深裂至全裂，通常具 3～6 对侧生裂片，裂片条形，有稀的缺刻状牙齿，无毛或有糙毛。密花聚伞花序顶生，3～7 枝在枝端排成伞房状，宽4～15 cm，轴、梗均被粗白毛和腺毛；小苞片腺形，对生；花萼小，萼齿 5；花冠黄色，漏斗状，径 3～5 mm，基部成短细筒，筒基部一侧有偏突，上部 5 裂，裂片近圆形；雄蕊 4，长于花冠；子房下位，圆柱状。瘦果小，倒卵圆柱状，背部贴生有椭圆形的大膜质苞片。花期 7～9 月，果期 8～9 月。

喜生于海拔 400～1 800 m、光线充足、干燥的山坡。分布于东北及河北、山西、内蒙古等地。

【采收加工】 6～7 月采收，切段，晒干。

【成分】 全草含咖啡酸（caffeic acid），绿原酸（chlorogenic acid），山柰酚（kaempferol），槲皮素（quercetin）和芸香苷（rutin）。挥发油中主要为反式石竹烯。

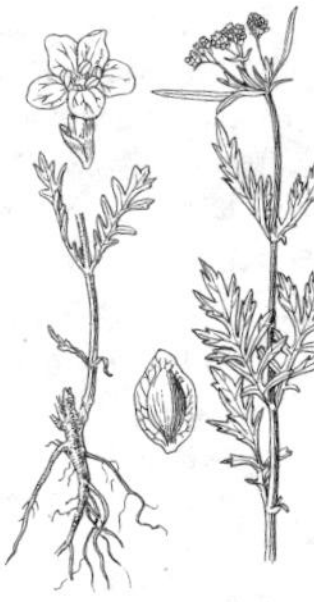

岩败酱

【药理】 抑菌作用 岩败酱煎剂在试管内对金黄色葡萄球菌和白色葡萄球菌有不同程度的抑制作用，而对大肠杆菌、铜绿假单胞菌和痢疾杆菌无抑制作用。

【功用主治】 清热解毒，活血，排脓。主治肠炎，痢疾，阑尾炎，肝炎。

【用法用量】 内服：煎汤，9～15 g。

【选方】 1. 治黄疸 岩败酱、茵陈各 15 g。水煎服。

2. 治慢性阑尾炎 蒲公英 60 g，甘草 6 g，岩败酱 30 g，青木香 15 g。水煎服。（1、2 方出自《内蒙古中草药》）

2836 岩春草 yán chūn cǎo（《浙江民间常用草药》）

【异名】 地柏枝、野柏树（《民间常用草药汇编》），铁脚洞里仙、丹雪凤尾、伤寒草、止血草、止血丹、石蜈蚣、小雉鸡尾、墙锦（《浙江民间常用草药》），万年柏（《全国中草药汇编》）。

【基原】 为铁角蕨科铁角蕨属植物虎尾铁角蕨的全草。

【原植物】 虎尾铁角蕨 *Asplenium incisum* Thunb. 又名：虎尾蕨、深裂铁角蕨（《中国主要植物图说·蕨类植物门》）。

植株高 10～30 cm。根茎短而直立，顶部和叶柄基部被黑褐色、披针形鳞片。叶簇生；叶柄长 1～3 cm，上面有 1 条纵沟，亮栗色或红棕色，向上光滑；叶片薄草质，无毛，线状披针形或倒披针形，长 10～25 cm，宽 2～4.5 cm，先端渐尖或深羽裂，基部渐变狭，二回羽状；羽片约 20 对，平展，卵圆形、长圆形或狭披针形，中部的较大，长 8～30 mm，宽 6～12 mm，三角状披针形或披针形，先端渐尖并有粗牙齿，基部为不对称的截形，通常羽裂或全裂成 1～2 对小羽片，或全裂为近二回羽状，边缘有粗齿，下部羽片逐渐缩短成卵形，长宽不到 5 mm，最下一至数对常缩成卵圆形或耳形；叶脉羽状，侧脉分叉，不达叶边。孢子囊群长圆形，背生于小脉中部，靠近中脉；囊群盖长圆形，膜质，全缘。

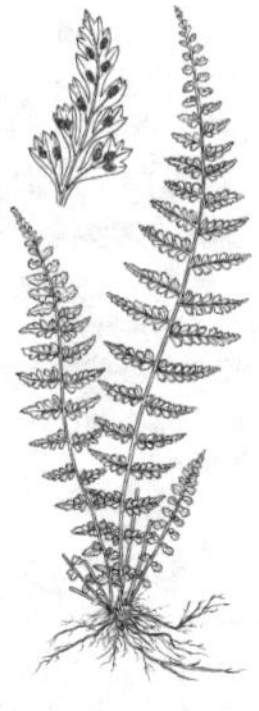

虎尾铁角蕨

生于海拔 200～1 600 m 的田埂边或林下湿岩石上。分布于东北、华东及河北、湖南、四川等地。

【采收加工】 6～9 月采收，晒干或鲜用。

【药性】 苦、甘，凉。

1.《浙江民间常用草药》："性凉，味淡。"

2.《全国中草药汇编》："苦、甘，凉。"

【功用主治】 清热解毒，平肝，利尿。主治湿热黄疸，肺热咳嗽，小儿惊风，小便不利，指头炎。

1.《民间常用草药汇编》："治咳嗽。炒焦治吐血，去肺热。"

2.《浙江民间常用草药》："清热解毒，平肝镇惊。治疗急性黄疸型传染性肝炎，小儿惊风，指头炎。"

3.《全国中草药汇编》："主治肝炎，牙痛，毒蛇咬伤。"

4.《浙江药用植物志》："利尿。主治小便不利。"

【用法用量】 内服：煎汤，15～30 g。外用：捣敷。清热生用；止血炒用。

【选方】 1. 治小儿惊风 （虎尾蕨）全草 15 g，或加半边莲、高粱泡根各 15 g。水煎服。

2. 治指头炎 鲜（虎尾蕨）全草加食盐捣烂外敷。（1、2 方出自《浙江民间常用草药》）

2837 岩姜七 yán jiāng qī（《四川中药志》）

【异名】 大风草（《植物名实图考》），爬山姜、断骨粘、宝剑草、大瓦韦膜叶星蕨（《云南药用植物名录》），光石韦、大石韦（《西昌中草药》），鸡足莲（《四川中药志》），大叶包针（《广西药用植物名录》）。

【基原】 为水龙骨科星蕨属植物膜叶星蕨带根茎的全草。

【原植物】 膜叶星蕨 *Microsorium membranaceum* (Don) Ching [*Polypodium membranaceum* Don]

植株高 50～80 cm。根茎粗壮，横生，被阔披针形鳞片，渐尖头，近全缘。叶近生；叶柄长 1～2 cm，淡棕色；叶片膜质或薄纸质，阔披针形至椭圆披针形，长 50～80 cm，中部最宽可达14 cm，先端渐尖，基部下延成狭翅，几达叶柄基部，全缘或略呈波状；侧脉明显，两面均隆起，近平展，横脉在每对侧脉之间有 4～6 条。孢子囊群小，背生于小脉连结处，不规则地满布于各侧脉之间。

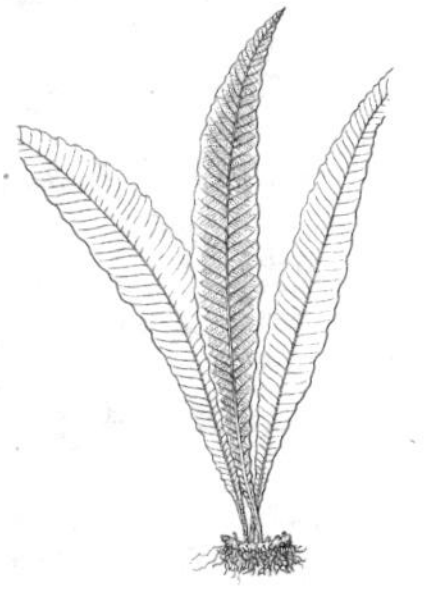

膜叶星蕨

生于海拔 2 000 m 左右的山谷溪旁阴湿地或岩石上。分布于华南、西南及西藏、台湾等地。

【采收加工】 5～10 月采收，鲜用或晒干。

【药性】 苦，寒。

【功用主治】 清热利尿，散瘀消肿，止血。主治膀胱炎，尿道炎，跌打损伤，外伤出血，疔疮痈肿。

《云南中草药》："清热利尿，散瘀消肿。主治膀胱炎，尿道炎，水肿，跌打损伤，疔疮，痈肿，热结便秘。"

【用法用量】 内服：煎汤，9～15 g，鲜品加倍。外用：鲜品捣敷。

【选方】 1. 治膀胱炎 岩姜七 15 g，金钱草 15 g，左转藤 15 g。水煎服。

2. 治外伤出血 岩姜七适量，研细末。撒患处。

3. 治骨折 岩姜七 60 g，虎杖 90 g。共研细末，兑甜酒，煎热调敷患处。（1～3 方出自《四川中药志》1982 年版）

2838 岩豇豆 yán jiāng dòu（《贵州草药》）

【异名】 岩泽兰（《贵州草药》）。

【基原】 为苦苣苔科吊石苣苔属植物肉叶吊石苣苔的全草。

【原植物】 肉叶吊石苣苔 *Lysionotus carnosus* Hemsl. 又名：蒙自吊石苣苔（《植物分类学报》）。

小灌木，高 4～30 cm。幼枝常具短毛。叶 3，轮生或对生；叶柄粗，长 1～4 mm，无毛或上面有疏柔毛；叶片革质，卵形或椭圆状卵形，长 1～5 cm，宽 1～2.4 cm，先端急尖，基部圆形或宽楔形，边缘有少数牙齿。花序腋生,有1~2花;花梗长5~12 mm;苞片对生,披针形,疏被短毛或近无毛;花萼5深裂至基部,裂片三角形;花冠白色带淡紫色或紫色,长约3 cm,檐部二唇形,上唇2裂,下唇3裂近中部;能育雄蕊2,无毛,花丝线形,花药相连,退化雄蕊3;花盘杯状,边缘有牙齿;雌蕊长约2 cm,无毛。蒴果线形,长约6 cm。种子纺锤形,有柄,先端有1长毛。花期7~9月,果期9~11月。

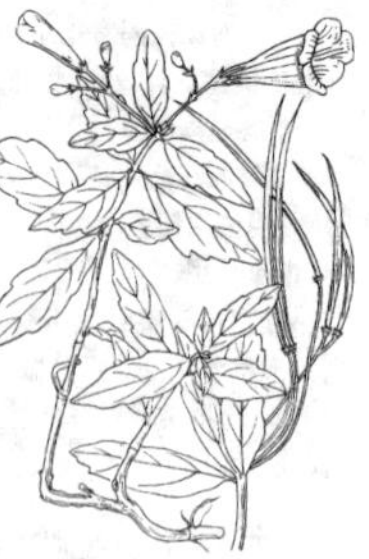

肉叶吊石苣苔

生于海拔1 000~1 500 m的山地林中树上或石上。分布于贵州、云南。

【采收加工】 全年均可采,鲜用或晒干。

【药理】 1. 抗菌作用 岩豇豆煎剂在试管内对金黄色葡萄球菌、白色葡萄球菌、草绿色链球菌、卡他球菌、肺炎链球菌、铜绿假单胞菌和伤寒杆菌均有一定抑制作用。

2. 祛痰、平喘和止咳作用 本品尚有止咳、祛痰、平喘和消炎作用,其所含黄酮类化合物也有祛痰、平喘和镇咳作用。

【药性】 辛、微甘,平。

1.《贵州草药》:"性平,味辛、微甘。"

2.《广西本草选编》:"味微苦、涩。"

【功用主治】 祛风止咳,健脾消积。主治风寒感冒,咳嗽,小儿疳积,外伤出血。

1.《贵州草药》:"驱风,止咳,生肌,止血,补虚,软坚。"

2.《广西本草选编》:"宣肺止咳,止血生肌。主治感冒风寒,慢性气管炎,劳伤吐血,产后腹痛,小儿疳积,外伤出血。"

【用法用量】 内服:煎汤,15~30 g。外用:研末敷。

【选方】 1. 治小儿疳积 岩豇豆、小夜关门各9 g,鸭公头叶3 g,瓷瓦灰1 g。调水蒸猪肝吃。

2. 治九子疡(瘰疬) 岩豇豆30 g,天南星15 g。研末,用甜酒糟炒后敷患处。(1、2方出自《贵州草药》)

【临床报道】 治疗慢性气管炎 鲜岩豇豆90 g,水煎2次,过滤,浓缩至60 ml,分2次饭后服,10日为1个疗程,疗程间隔1~7日。共治疗784例,经治2个疗程,近期控制215例,显效287例,有效率为64%。

2839 岩黄连 yán huáng lián (《贵州民间药物》)

【异名】 岩胡(《贵州民间药物》)。

【基原】 为罂粟科紫堇属植物石生黄堇的全草。

【原植物】 石生黄堇 *Corydalis saxicola* Bunting [*C. thalictrifolia* Franch.]

多年生草本,高15~40 cm。主根发达。茎1~3条,丛生,软弱。叶具长柄;叶片轮廓三角状卵形,二回羽状全裂,一回裂片5枚,具短柄,二回裂片常3枚,菱形或卵形,长2~5 cm,宽1~3 cm,先端尖,边缘具粗齿。总状花序顶生或与叶对生,长7~14 cm;苞片椭圆形至披针形;花梗与苞片等长或略短;花冠金黄色,长16~25 mm,距短,仅及外轮上瓣全长的1/4~1/3,末端微向下弯;柱头2裂。蒴果圆柱状,略弯曲。种子多数,圆形,种阜杯状,包住种子一半。

生于山地林缘岩石隙缝中。分布于湖北、广西、四川、贵州、云南、甘肃等地。

【采收加工】 10~11月采收,晒干。

【药材】 岩黄连 *Corydalis Saxicolae Herba* 主产于四川等地。

性状 根类圆柱形或圆锥形,稍扭曲,下部有分枝,直径0.5~2 cm。表面淡黄色至棕黄色,具纵裂纹或纵沟,栓皮发达,易剥落;质松,断面不整齐,似朽木状,皮部与木部界限不明显。叶具长柄,柔软卷曲,长10~15 cm;叶片多皱缩破碎,淡黄色,完整者二回羽状分裂,一回裂片5枚,奇数对生,末回裂片菱形或卵形。气微,味苦涩。

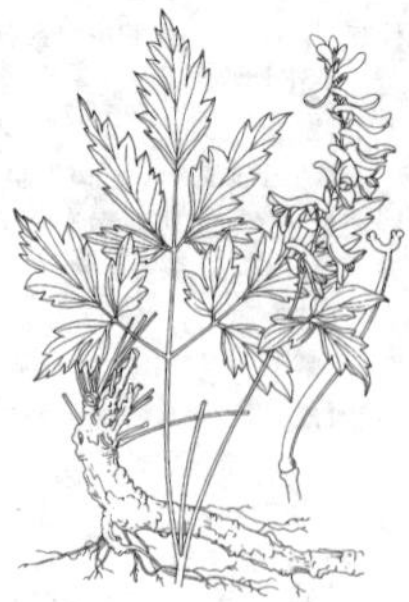

石生黄堇

【成分】 全草含小檗碱(berberine),消旋卡文定碱(cavidine),去氢卡文定碱(dehydrocavidine),消旋岩黄连碱(thalictrifoline),左旋-13β-羟基金罂粟碱(13β-hydroxystylopine),右旋四氢掌叶防己碱(tetrahydropalmatine),左旋四氢非洲防己碱(tetrahydrocolumbamine),原阿片碱(protop ine),斯氏紫堇碱(scoulerine),白屈菜红碱(chelerythrine)等生物碱。

【药理】 1. 抗肿瘤作用 岩黄连总生物碱在1∶300浓度下,对小鼠肉瘤S_{180}、大鼠Walker癌肉瘤(W_{256})均有较显著的抑制作用,抑制率分别达99.4%、100%;对S_{180}、小鼠艾氏腹水瘤(EAC)与HAC腹水型也均有较显著的抑制作用,生命延长率分别达389.0%、216.9%、133.6%。岩黄连总生物碱腹腔注射或口服对W_{256}、S_{180}及EAC实体瘤均有一定的抑制作用,但抗瘤作用不及半体内法显著。

2. 对免疫功能的作用 岩黄连总生物碱在体内增强溶血空斑值和增强小鼠的迟发型超敏反应,在体外增强同种异型小鼠脾细胞的混合培养反应和增强有丝分裂原刺激脾细胞的增殖反应,另外岩黄连总生物碱增强T细胞产生IL-2和IFN-γ的水平,提示其在免疫调节中是一种增强剂。

3. 对脑内神经递质的影响 岩黄连总碱50及100 mg/kg皮下注射能显著降低纹状体二羟苯乙酸(DOPAC)、高香草酸(HVA)、5-羟色胺(5-HT)和5-羟吲哚乙酸(5-HIAA)含量,对多巴胺(DA)水平无明显影响。但使DA与DOPAC、DA与HVA比值升高,亦使边缘系统5-HT与5-HIAA比值升高,提示岩黄连总碱对这些脑区DA和5-HT代谢有一定抑制作用。

4. 镇痛作用 岩黄连总生物碱能提高哌替啶的镇痛率。去氢卡文定碱肌内注射32 mg/kg能抑制小鼠扭体反应,其作用机制,除因本身具有镇痛作用外,可能还与其对肠道平滑肌的解痉作用有关。

5. 抗菌作用 去氢卡文定碱体外抗菌试验证明,对革兰阳性菌株有一定的抑制作用,最低浓度为0.078 mg/ml,而对革兰阴性菌无抑制作用。小鼠体内感染乙型链球菌后,腹腔注射去氢卡文定碱能减少小鼠死亡率而肌内注射未见明显治疗效果。

毒性 岩黄连总生物碱小鼠皮下注射,LD_{50}为223 mg/kg。去氢卡文定碱小鼠肌内注射,LD_{50}为71.6±2.92 mg/kg。以每日5 mg/kg和10 mg/kg的剂量小鼠肌内注射,连续15日,动物食欲及体重正常,血象及肝、肾功能与对照组相比,无明显差异,各主要脏器未见异常。

【药性】 《贵州民间药物》:"性凉,味苦。"

【功用主治】 清热解毒,利湿,止血。主治肝炎,口舌糜烂,火眼,目翳,血痢,痔疮出血。

《贵州民间药物》:"清热解毒,止痛止血。"

【用法用量】 内服:煎汤,3~15 g。外用:研末点患处。

【选方】 1. 治朦皮火眼翳子 岩黄连3 g,龙胆草3 g,上梅片 1.5 g。共研末，装瓷杯内蒸透后，用灯草蘸药点入眼内。

2. 治痔疮出血及红痢　岩黄连 15 g，蒸酒 60 g 服。（1、2 方出自《贵州民间药物》）

【临床报道】 治疗肝炎　用岩黄连注射液（每支 2 ml，含总生物碱 20 mg）治疗各种类型肝炎 464 例，肌内注射，每日 1～2 次，每次 2 ml，20 日为 1 个疗程，连用 2～3 个疗程。结果，临床基本治愈 146 例，好转 232 例，总有效率81.5%。其中对急性黄疸型肝炎有效率 93.9%；急性无黄疸型肝炎有效率 87.5%；慢性活动性肝炎有效率 87.1%；迁延性肝炎有效率 69.2%；慢性肝炎肝硬化有效率81.0%；乙肝表面抗原（HBsAg）转阴率 17.9%；本品对减轻肝区疼痛，乏力，纳差，失眠，腹胀，齿龈出血等有较突出的效果。

2840 岩菖蒲 yán chāng pú（《云南中草药》）

【异名】 蓝花岩陀、岩七（《云南中草药》），红岩七、芦山红岩七（《云南思茅中草药选》），岩参〔《四川医学》1982，3(1)：6〕。

【基原】 为虎耳草科岩白菜属植物岩白菜的根茎。

【原植物】 参见“岩白菜”条。

【采收加工】 全年均可采挖，晒干。

【药材】 岩菖蒲 *Bergeniae Purpurascentis Rhizoma*　主产于四川、贵州、云南等地。

性状　根茎圆柱形，有时可见分枝，长约 17 cm，直径 0.5～1.5 cm。表面黑褐色，具密集而隆起的环节，节上残存褐色鳞片，并有皱缩条纹和凹点状或突起的根痕，除去外皮者浅棕色至棕褐色。质坚而脆，易折断，断面灰白色，粉性，近边缘有类白色点状维管束环列。气微，味苦、涩。

鉴别　(1) 根茎横切面：木栓层较厚。根茎背部皮层稍宽，维管束较大，外韧型，其外侧有中柱鞘纤维束，束间形成层明显，木质部导管微木化；根茎腹部皮层较窄，维管束较小，其外侧无中柱鞘纤维束，亦无束间形成层。髓部宽大。本品薄壁细胞含淀粉粒、草酸钙簇晶及棕色物。

(2) 取本品粉末 1 g，加甲醇 10 ml，置水浴上加热浸渍 10 分钟，滤过。取滤液 1 ml，加三氯化铁试液 1 滴，溶液显蓝绿色至蓝黑色（检查鞣质）。

(3) 薄层色谱：取本品粉末 1 g，加乙醚 10 ml，回流10 分钟，滤过。取滤液 5 ml，挥去乙醚，加甲醇 0.5 ml 溶解，作供试液；另以岩白菜素甲醇溶液为对照品溶液，分别点样于同一硅胶 G 薄层板上，以氯仿-醋酸乙酯-甲酸（5∶4∶2）展开，展距 17 cm，在紫外灯（254 nm）下检视。供试液色谱中，在与对照品色谱相应的位置上，显相同的亮蓝色荧光斑点。

【药理】 抗食管上皮重度增生　岩白菜根茎粉对于食管上皮重度增生者上皮细胞转为正常或轻度增生与对照组相比有显著意义，同时对与重度增生共存的炎细胞转阴率与对照组相比也有显著意义。另外，其对亚硝胺诱发的小鼠前胃癌有一定的阻断作用。

【药性】 《云南中草药》：“苦、涩，平。”

【功用主治】 健胃消食，止血生肌。主治胃痛，食积，泄泻，便血，跌打损伤，外伤出血。

1.《云南中草药》：“止血生肌，健胃止泻。”

2.《中国民族药志》：“理气消炎止痛，消食健胃。用于肾炎水肿。”“退热，收敛，解肝、胃毒。用于肺炎。”

【用法用量】 内服：研末，3～6 g；或浸酒。外用：研末撒；或调敷。

【选方】 1. 治胃痛，消化不良，腹泻，大便下血，头痛，胸痛，腰痛，痛经　岩菖蒲 3～6 g。研末，开水送服。

2. 治跌打损伤，风湿疼痛　岩菖蒲 6 g。泡酒内服。

3. 治外伤出血　岩菖蒲研末外撒，或用鸡蛋清调匀敷患处。（1～3 方出自《云南中草药》）

【临床报道】 1. 治疗食管上皮细胞重度增生　岩参（为虎耳草科植物岩白菜的根茎，去黑皮晒干研细）治疗组 46 例。每次服岩参 1.5 g，每日 3 次，连续服药 6 个月，总量为 675 g。维生素 A 治疗组 33 例。对照组 35 例。共 114 例。治疗结果：岩参组进食哽噎感、胃酸、上腹疼痛症状的消失较明显，分别为 89.5%、70.0%、58.6%，与维生素 A 治疗组和对照组比较，前两个症状的消失分别呈非常显著性差异和显著性差异。食管上皮细胞学变化，治疗 6 个月后转为轻增及正常者，岩参组 80.4%，与维生素 A 组 63.6%相比，经统计学处理无显著差异（$P > 0.05$），与对照组 37.1%比较，有非常显著差异。炎细胞变化，治疗后岩参组炎细胞完全消失者为 76.2%，与维生素 A 组 23.1%及对照组 34.4%相比，有非常显著差异（$P < 0.01$）。

2. 治疗慢性食管炎　105 例分为治疗组（53 例）和对照组（52 例）。治疗组每日口服岩参片 5.0 g，对照组服用安慰剂。疗程为 90 日。结果：接受复查的 100 例，治疗组的治愈率为 68.63%，对照组的治愈率为 4.08%，治疗组明显高于对照组（$\chi^2 = 44.66$，$P < 0.05$）。治疗后治疗组病情明显减轻（$P < 0.01$），51 例中有 35 例痊愈。而对照组的病情，未见有统计学意义的改变（$P > 0.15$）。治疗中，未发现不良反应。

2841 岩椒草 yán jiāo cǎo（《四川中药志》）

【异名】 臭节草（《植物名实图考》），松风草（《植物学大辞典》），石胡椒、臭沙子（《四川中药志》），臭草、苦黄草、大羊不食草（《中国药用植物志》），臭花草、葱草花（《天目山药用植物志》），草见血飞（《贵州民间药物》），山羊草、铜脚一枝蒿（《云南中草药选》），鹞子钻山（《江西药用植物名录》），地通花（《浙江药用植物志》），大退癀、野椒、蛇皮草（《台湾药用植物志》）。

【基原】 为芸香科石椒草属植物岩椒草的茎叶。

【原植物】 岩椒草 *Boenninghausenia albiflora*（Hook.）Reichb. ex Meissn.　又名：松风草（《中国高等植物图鉴》）。

多年生草本，高 50～80 cm。紫红色，光滑无毛，嫩枝灰绿色，常中空。全株有强烈的臭味。主根不明显，具多数须根，棕黄色。二至三回三出复叶互生；总叶柄长 4.5～5.5 cm，至上部趋短；顶生小叶柄长 4～7 mm，侧生小叶柄短或几无柄；小叶片倒卵形或椭圆形，大小不等，长 1～2.5 cm，宽 0.7～1.5 cm，先端钝圆或微凹，基部楔形，全缘，上面深绿色，下面灰绿色，秃净，有透明的小腺点。花两性；顶生聚伞花序，花枝基部有小叶；花具短花梗；花萼深 4 裂，有小腺点；花瓣 4，白色，分离，长圆形或倒卵状长圆形，长 4～6 mm，先端钝圆，有透明的小腺点；雄蕊 8，花丝长短不等，花药长圆形，黄色，纵裂；子房上位，心皮 4，基部分离，具子房柄，果熟时子房柄可延至 4～7 mm，花柱 4，上部联合，基部分离。蒴果，卵形，成熟时从顶部起沿腹缝线开裂，4 瓣，具腺点。种子数粒，肾形，黑褐色，表面有瘤状凸起。花期 4～10 月，果期 6～11 月。

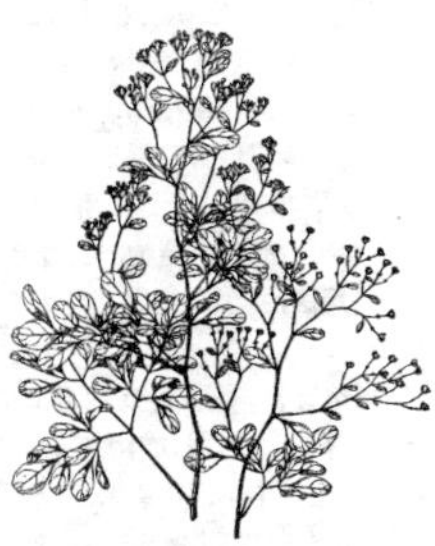

岩椒草

生于山坡、林下及灌木丛中。分布于西南及浙江、安徽、福建、江西、湖北、湖南、广东、广西、台湾等地。

本植物的根（臭节草根）亦供药用，另设专条。

【采收加工】 6～7 月采收，鲜用或切碎，晒干备用。

【成分】 茎和叶含香豆素花椒内酯(xanthyletin),香柑内酯(bergapten),异茴芹香豆素(isopimpinellin),左旋紫花前胡苷元乙酸酯(nodakenetin acetate),花椒毒素(xanthotoxin),瑞香素-8-甲醚(daphnetin-8-methyl ether),白芷醛(angelical),6-(反式-1-丁烯-3-酮基)-7-甲氧基香豆素〔6-(*trans*-1-buten-3-onyl)-7-methoxycoumarin〕,西瑞香素(daphnoretin),对香豆酸甲酯(methyl-coumarate),3-(1, 1-二甲基烯丙基)花椒内酯〔3-(1, 1-dimethylallyl)-xanthyletin〕,白鲜碱(dictam-nine);双香豆素:岩椒草双香豆素(jayantinin),长叶九里香醛(murralongin),去氢吉枝素(dehydrogeijerin),伞形花内酯(umbelliferone),岩椒草素甲(albiflorin-1)。全草含生物碱,芸香吖啶酮(rutacridone),去甲降真香碱(noracronycine),1-羟基吖啶酮(1-hydroxyacridone),1-羟基-7-甲氧基吖啶酮(1-hydroxy-7-methoxyacridone),1-羟基-3-甲氧基-*N*-甲基吖啶酮(1-hydroxy-3-methoxy-*N*-methylacridone),1-羟基-*N*-甲基吖啶酮(1-hydroxy-*N*-methylacridone),还含木脂素爵床脂定(justicidin)B,萜类化合物。茎叶中含β-月桂烯(β-myrcene),α-水芹烯(α-phellandrene),β-丁香烯(β-caryophyllene),荜澄茄烯(cadinene),卡达烯(cadalene),丁香烯氧化物(caryophyllene oxide)和匙叶桉油烯醇(spathulenol);叶还含臭节草内酯(matsukazelactone)。

【药理】 1. 心血管作用 香柑内酯对兔有一过性的降血压作用。另一成分白鲜碱,小剂量对离体蛙心呈兴奋作用,可使心肌张力增加,每分钟输出量增多;对离体兔耳血管有明显的收缩作用。

2. 解痉作用 所含另一成分花椒内酯,有一定的解痉作用。

3. 其他作用 白鲜碱有一定的抗菌作用;香柑内酯也有抗微生物活性。白鲜碱对家兔和豚鼠子宫平滑肌具有强力收缩作用。花椒内酯在体外对人宫颈癌传代 HeLa 细胞培养有抑制作用,ID_{50}为 10 μg/ml。

【药性】 辛、苦,凉。

1.《生草药性备要》:"味苦,性寒。"

2.《中国药用植物志》:"辛、淡,寒。"

【功用主治】 解表,截疟,活血,解毒。主治感冒发热,支气管炎,疟疾,胃肠炎,跌打损伤,痈疽疮肿,烫伤。

1.《生草药性备要》:"消百毒肿,散大疮,理蛇伤。"

2.《中国药用植物志》:"煎服治肚痛,叶捣烂外敷治烫伤。"

3.《全国中草药汇编》:"解表截疟,活血散瘀,解毒。治疟疾,感冒发热,支气管炎。外用治外伤出血,痈疽疮疡。"

4.《浙江药用植物志》:"治急性胃肠炎。"

【用法用量】 内服:煎汤,9~15 g;或研末、泡酒。外用:捣烂敷。

【选方】 1. 治疟疾 臭节草、柴胡、青蒿、艾叶各 9 g。水煎,于发作前 4 小时服,或用单味鲜品于发作前 2 小时,捣烂敷大椎穴。(《全国中草药汇编》)

2. 治急性胃肠炎 松风草 15 g,厚朴、仙鹤草各 9 g。水煎服。

3. 治跌打损伤 松风草 60 g,浸酒 500 ml,每日 2 次,每次 30 ml,饭前服。(2、3 方出自《浙江药用植物志》)

【临床报道】 治疗慢性支气管炎及支气管哮喘 用臭节草油剂胶囊(每粒含 0.5 ml)每日 3 次,每次服 2 粒;流浸膏每日 3 次,每次服 10 ml;煎汤每日 3 次,每次 20 ml,连续服 10~15 日为 1 个疗程,有效者可继续服用。3 种剂型共治疗 141 例,其中慢性支气管炎 110 例,总有效率 87.3%;支气管哮喘 31 例,总有效率 93.5%。临床观察表明,油剂平喘作用较好,有祛痰作用,但较弱;浸膏剂祛痰作用较油剂强,但平喘作用较差;煎汤亦有平喘及祛痰作用,但平喘作用不如油剂强。3 种剂型作用均较缓慢,一般 4 日后才见效,少数病例(多系儿童)在 2 日后见效。但平喘作用较氨茶碱持久,一般能维持 2~3 日。

2842 岩藿香 yán huò xiāng (《全国中草药汇编》)

【异名】 犁头草(《贵州民间药物》),方茎犁头草(《全国中草药汇编》)。

【基原】 为唇形科黄芩属植物岩藿香的全草。

【原植物】 岩藿香 *Scutellaria franchetiana* Lévl.

多年生上升草本。根状茎横走,密生须根,节上生匍匐枝。茎高 30~70 cm,锐四棱形,被上曲微柔毛,棱上较密。茎叶具柄,柄长 3~10 mm;叶片草质,卵圆形至卵圆状披针形,长 1.5~3 cm,宽 1~2 cm,先端渐尖,基部宽楔形至心形,边缘每侧具 3~4 个大牙齿,两面略被微柔毛。总状花序在茎中部以上叶腋内腋生,长 2~9 cm,向茎端渐变短;苞片均叶状,细小;小苞片条形;花萼长约 2.5 mm,果时长约 4 mm,盾片高约 3 mm,果时增大;花冠紫色,长达 2.5 cm,花冠筒基部膝曲,微囊状增大,下唇中裂片三角状卵圆形;雄蕊 4,前对较长;花柱细长,先端锐尖,微裂;花盘前方稍隆起。小坚果黑色,卵球形,具瘤,腹面基部有果脐。花期 6~7 月。

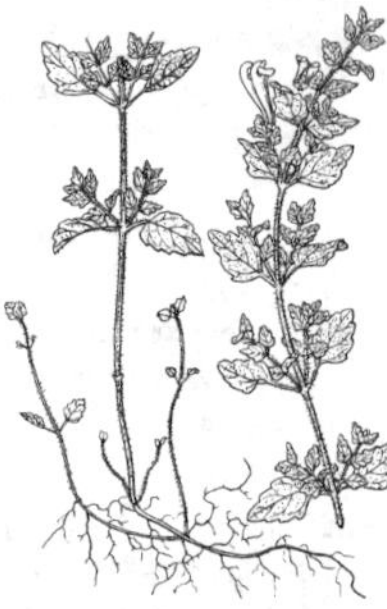

岩藿香

生于海拔 830~1 500(~2 300)m 的山坡湿地上。分布于湖北、四川、贵州、陕西。

【采收加工】 6~7 月采收,鲜用或晒干。

【药性】 辛、苦,凉。

1.《贵州民间药物》:"性凉,味苦。"

2.《万县中草药》:"微温,辛,气香。"

【功用主治】 祛暑清热,活血解毒。主治感冒暑湿,风热咳嗽,痱子,跌打损伤,蜂螫伤。

1.《贵州民间药物》:"清热凉血,治跌打,止热咳。"

2.《贵州草药》:"化瘀消肿。"

3.《万县中草药》:"解表清暑,解毒消肿。治夏天感冒暑湿,蜂螫伤,痱子。"

4.《秦岭巴山天然药物志》:"治风湿性关节炎。"

【用法用量】 内服:煎汤,3~15 g。外用:捣敷;或煎汤洗。

【选方】 治风热咳嗽 犁头草、折耳根各 15 g。煎水服。(《贵州民间药物》)

2843 岩豆藤花 yán dòu téng huā (《贵州民间药物》)

【基原】 为豆科鸡血藤属植物香花崖豆藤的花。

【原植物】 参见"昆明鸡血藤"条。

【采收加工】 5~8 月花开时采收,晒干。

【药性】《贵州民间药物》:"性平,味甘、微涩。"

【功用主治】 收敛止血。主治鼻衄。

【用法用量】 内服:煎汤,6~9 g。

【选方】 治鼻衄 岩豆藤花、白茅根各 6 g。煎水服。(《贵州民间药物》)

2844 岩豆藤根 yán dòu téng gēn (《贵州民间药物》)

【异名】 鸡血藤根《福建中草药》。

【基原】 为豆科鸡血藤属植物香花崖豆藤的根。

【原植物】 参见"昆明鸡血藤"条。

【采收加工】 7~10 月采挖,切片鲜用或晒干备用。

【药性】 苦、微甘,平。

1.《四川中药志》1960 年版:"性温,味苦,无毒。"

2.《贵州民间药物》:"性平,味甘、微涩。"

【功用主治】 补血活血,祛风活络。主治贫血,痢疾,风湿痹痛,跌打损伤,外伤出血。

1.《分类草药性》:"行气和血。治风湿筋骨疼痛。"

2.《重庆草药》:"行气活血,破瘀生新。治跌打损伤,吐血,气血不和,筋骨疼痛。"

3.《贵州民间药物》:"和血,解热。治红白痢,痨伤疼痛,贫血。"

4.《湖南药物志》:"祛风除湿,行气和血,舒筋活络。主治风湿关节痛,虚弱四肢无力,外伤出血。"

【用法用量】 内服:煎汤,9~30 g;或浸酒。外用:捣敷。

【宜忌】 《重庆草药》:"孕妇忌用。"

【选方】 1. 治贫血 岩豆藤根 30 g,五香血藤 15 g。泡酒服或炖肉吃。

2. 治红白痢 岩豆藤根 15 g,石榴皮 6 g。煎水服。(1、2 方出自《贵州民间药物》)

2845 罗勒 luó lè (《嘉祐本草》)

【异名】 熏草(《山海经》),燕草(《南越志》),蕙草(《别录》),西王母菜(陶弘景),兰香(《齐民要术》),零陵香(《本草拾遗》),香草(《开宝本草》),香菜(《嘉祐本草》),铃铃香、铃子香(《梦溪笔谈》),翳子草(《纲目》),矮糠(《植物名实图考》),千层塔、九层塔、香花子(《岭南采药录》),家佩兰(《中国药用植物志》),苏薄荷、紫苏薄荷(《广西中药志》),鱼香、薄荷树(《广东中药》),省头草(《江苏药材志》),香佩兰(《山东中草药手册》)。

【基原】 为唇形科罗勒属植物罗勒的全草。

【原植物】 罗勒 *Ocimum basilicum* L.

一年生草本,高 20~80 cm。全株芳香。茎直立,四棱形,上部被倒向微柔毛,常带红或紫色。叶对生;叶柄长 0.7~1.5 cm,被微柔毛;叶片卵形或卵状披针形,长 2.5~6 cm,宽 1~3.5 cm,全缘或具疏锯齿,两面近无毛,下面具腺点。轮伞花序有 6,组成有间断的顶生总状花序,通常长 10~20 cm,各部均被微柔毛;苞片细小,倒披针形,长 5~8 mm,边缘有缘毛,早落;花萼钟形,长 4 mm,外面被短柔毛,萼齿 5,上唇 3 齿,中齿最大,近圆形,具短尖头,侧齿卵圆形,先端锐尖,下唇 2 齿,三角形具刺尖,萼齿边缘具缘毛,果时花萼增大、宿存;花冠淡紫色或白色,长约 6 mm,伸出花萼,唇片外面被微柔毛,上唇宽大,4 裂,裂片近圆形,下唇长圆形,下倾;雄蕊 4,2 强,均伸出花冠外,后对雄蕊花丝基部具齿状附属物并且被微柔毛;子房 4 裂,花柱与雄蕊近等长,柱头 2 裂;花盘具 4 浅齿。小坚果长圆状卵形,褐色。花期 6~9 月,果期 7~10 月。

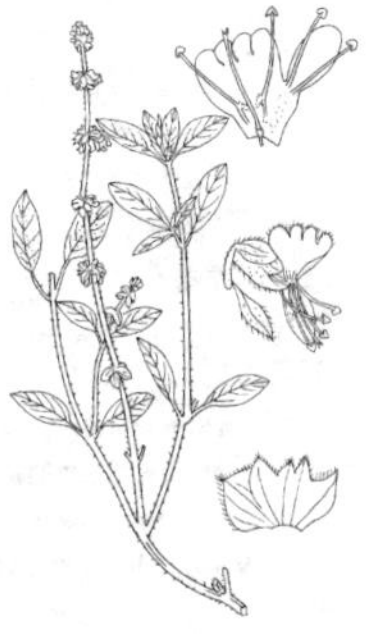

罗 勒

全国各地多有栽培。在长江以南地区有逸为野生者。

本植物的果实(罗勒子)、根(罗勒根)亦供药用,另设专条。

【栽培】 生物学特性 喜温暖潮湿的气候。以排水良好、肥沃的砂质壤土或腐殖质壤土栽培为宜。

繁殖方法 种子繁殖。直播:4~5 月上旬播种,条播,按行距 30~45 cm,开浅沟将种子均匀播入,覆薄土 1 层,以盖没种子为宜,播后浇水,约 15 日出苗。苗高 10 cm 左右时,间苗 1 次,按 10~16 cm 留苗。育苗:2~3 月于温床育苗,苗床宽 1 m 左右,长可随意,铺 1 层厚 10~13 cm 的马粪作酿热物,上覆土 15 cm,耙平。临播前浇 1 次大水,待水渗下后,撒播种子,覆以薄土,播后要经常保持土壤湿润,上罩玻璃窗或其他透光材料,晚间加盖蒲席防寒,约 10 日出苗。苗高 10~16 cm 时,选阴天或下午带土团移入大田,栽后浇水。

田间管理 注意经常浇水、松土、除草、施肥等。

【采收加工】 6~9 月开花后割取地上部分,鲜用或阴干。

【药材】 罗勒 *Ocimi Basilici Herba* 产于全国大部分地区。

性状 茎呈方柱形,长短不等,直径 1~4 mm,表面紫色或黄紫色,有纵沟纹,具柔毛;质坚硬,折断面纤维性,黄白色,中央有白色的髓。叶多脱落或破碎,完整者展平后呈卵圆形或卵状披针形,先端钝或尖,基部渐狭,边缘有不规则牙齿或近全缘,两面近无毛,下面有腺点;叶柄被微柔毛。假总状花序微被毛,花冠脱落;苞片倒针形,宿萼钟状,黄棕色,膜质,有网纹,外被柔毛,内面喉部被柔毛。宿萼内含小坚果。搓碎后有强烈香气,味辛,有清凉感。

鉴别 茎横切面:表皮细胞 1 列,外具角质层,并见表皮或其残基。棱角处表皮下具厚角组织;皮层薄壁细胞数列。维管束排列成环。韧皮部外侧具韧皮纤维束,断续环列,纤维细胞壁木化。形成层连续成环。棱角处木质部较宽厚;次生木质部细胞均木化。髓宽大。

叶表面观:上下表皮细胞垂周壁波状弯曲,两面均有气孔,多为直轴式。非腺毛直生或弯曲,长 38~1 560 μm,先端尖,壁具疣点。腺毛有两种,其一柄部单细胞,头部并生 2(或 1)细胞;另一为鳞状腺毛,柄部单细胞,头部常为 4 细胞。

【成分】 全草含挥发油:丁香油酚(eugenol),牻牛儿醇(geraniol),芳樟醇(linalool),甲基胡椒酚(methylchavicol),罗勒烯(ocimene),1, 8-桉叶素(1, 8-cineol),柠檬烯(limonene),3-蒈烯(Δ^3-carene),α-蒎烯(α-pine-ne),二环倍半水芹烯(bicyclosesquiphellandrene),1-表二环倍半水芹烯(1-epibicyclosesquiphellandrene),丁香油酚甲醚(eugenol methyl ether),肉桂皮酸甲酯(methyl cinnamate),3-己烯-1-醇(3-hexen-1-ol),3-辛酮(3-octanone),茴香脑(anethole)和糠醛(furfural);总黄酮:槲皮素(quercetin)和山柰酚(kaempferol),咖啡酸(caffeic acid),绿原酸(chlorogenic acid),芸香苷(rutin),异槲皮苷(isoquercitrin),迷迭香酸(rosmarinic acid)。叶含多类成分:① 黄酮类:槲皮素,异槲皮素,槲皮素-3-*O*-二葡萄糖苷(quercetin-3-*O*-diglucoside),芸香苷,山柰酚,山柰酚-3-*O*-芸香糖苷(kaempferol-3-*O*-rutinoside),圣草素(eriodictyol),圣草素-7-葡萄糖苷(eriodictyol-7-glucoside)和 6, 8-二-C-葡萄糖基芹菜素(vicenin-2)。② 香豆素类:马栗树皮苷(esculin)和马栗树皮素(esculetin)。③ 其他成分:咖啡酸和对香豆酸(coumaric acid),熊果酸(ursolic acid)及 β-谷甾醇(β-sitosterol)。花含熊果酸,齐墩果酸(oleanolic acid)和β-谷甾醇,(17*R*)-3β-羟基-22, 23, 24, 25, 26, 27-六去甲达玛烷-20-酮〔17(*R*)-3β-hydroxyhexanordammaran-20-one〕。

【药理】 1. 抗胃溃疡作用 罗勒叶水提取物、甲醇提取物、水/甲醇提取物、黄酮苷类化合物分别以相当于 4 g(生药)/kg 剂量口服对阿司匹林诱导的溃疡大鼠有显著降低其溃疡指数的作用;对束缚应激性溃疡大鼠的溃疡指数无影响。水提取物、水/甲醇提取物对醋酸诱导的大鼠的溃疡指数也有显著降低作用。各种物质对正常大鼠的胃酸、胃蛋白酶均无影响,只有水提物可显著增加正常大鼠己糖胺含量。甲醇提取物、黄酮苷可显著降低阿司匹林模型大鼠胃酸度和胃蛋白酶含量,水/甲醇提取物、水提物和黄酮苷均可增加阿司匹林模型大鼠的己糖胺含量。各种提取物和黄酮苷均可增加束缚应激溃疡大鼠己糖胺含量。挥发油对应激性溃疡没有作用。上述结果表明罗勒抗溃疡成分可能包括黄酮苷;水和甲醇提取物有抗溃疡活性。它们可能增强胃屏障作用。

2. 对补体的作用 罗勒水粗提取物有抗补体活性。但该补体抑制剂体外无细胞毒反应，也未见小鼠全身毒性。

毒性　罗勒水煎剂 1 ml/只(4 g/ml)给小鼠灌胃，观察7 日，未见死亡。

【药性】 辛，温。归肺、脾、胃经。

1.《别录》："味甘，平，无毒。"

2.《千金方》："味苦、辛、涩，温平，无毒。"

3.《海药本草》："味辛，温。"

4.《嘉祐本草》："微毒。"

5.《本草汇言》："入手、足太阴，手、足阳明经。"

【功用主治】 疏风行气，化湿和中，活血，解毒。主治感冒头痛，发热咳嗽，中暑，食欲不振，脘腹胀痛，呕吐泄泻，风湿痹痛，遗精，月经不调，牙痛口臭，胬肉遮睛，湿疮，瘾疹瘙痒，跌打损伤。

1.《别录》："主明目止泪，疗泄精，去臭恶气，伤寒头痛，上气，腰痛。"

2.《药性论》："能治鼻中息肉，鼻齆。"

3.《千金方》："消停水，散毒气。"

4.《海药本草》："主风邪冲心，牙车肿痛，虚劳疳䘌。凡是齿痛，煎含良。"

5.《日华子》："治血气腹胀，酒煎服。"

6.《嘉祐本草》："调中消食，去恶气，消水气，宜生食。又疗齿根烂疮，为灰用甚良。又动风，发脚气，患啘，取汁，服半合定，冬月用干者煮之。"

7.《生草药性备要》："专散风湿热，亦治小儿乳咳。"

8.《岭南采药录》："治毒蛇伤，又可作跌打伤敷药。"

【用法用量】 内服：煎汤，5～15 g，大剂量可用至 30 g；或捣汁；或入丸、散。外用：捣敷；或烧存性研末调敷；亦可煎汤洗或含漱。

【宜忌】 气虚血燥者慎服。

1.《千金方》："不可久食，涩荣卫诸气。"

2.《嘉祐本草》："不中过多食，壅关节，涩荣卫，令血脉不行。"

【选方】 1. 治感冒风寒，头痛胸闷　罗勒、生姜。煎水，红糖为引。(江西《中草药学》)

2. 治夏季伤暑　香佩兰 9 g，滑石 18 g，甘草 3 g。水煎服。(《山东中草药手册》)

3. 治胃痛腹胀　罗勒、延胡索、制香附各 9 g，生姜 6 g。水煎服。(《青岛中草药手册》)

4. 治呕吐反胃　罗勒鲜草适量，捣汁 1 匙，甘蔗汁 2 匙。加温服，每日 2 次。(《食物中药与便方》)

5. 治五色诸痢　零陵香草(去根，以盐、酒浸半月，炒干)，每两入广木香一钱半，为末。里急腹痛者，用冷水服一钱半，通了三四次，用热米饮服一钱半，止痢。只忌生梨一味。(《濒湖集简方》返魂丹)

6. 治月经不调　香佩兰 12 g，丹参 15 g。水煎服。(《山东中草药手册》)

7. 治牙疼　零陵香(净洗，软火炙燥)，荜拨(洗，锉碎，火杴上炒燥)。上二味等分为末，先以炭一块为细末，揩痛处，连牙床并揩净，以药擦痛处，老人风蚛牙疼，小儿疳牙走马疳等。悉治之。(《百一选方》立效散)

8. 治头风白屑　零陵香、白芷等分。水煎汁，入鸡子白搅匀，敷数十次，终身不生。(《圣惠方》)

9. 治头风旋运，痰逆恶心，懒食　真零陵香、藿香叶、莎草根(炒)各等分。为末，每服二钱，茶下，日三服。(《本事方》)

10. 治关节扭伤肿痛　香佩兰 30 g，威灵仙 30 g，赤芍15 g。水煎熏洗患处。或用鲜香佩兰捣烂，外敷患处。(《山东中草药手册》)

【临床报道】 治疗女性排卵功能障碍性不孕症　用罗勒胶囊(由山东烟台中药厂生产，每粒含水溶性提取物和脂溶性提取物共 0.25 g)，自月经来潮第三日服药，每次 3 粒，每日 2 次，连服 5 日，服完 3 个月经周期为 1 个疗程。共治 91 例，以基础体温的改变作为判断疗效的依据，结果：有效 83 例，无效 8 例，总有效率为 91.2%，其中治疗后妊娠 23 例，占 25.3%。

【各家论述】《纲目》："熏草芳馨，其气辛散上达，故心腹恶气、齿痛、鼻塞皆用之。脾胃喜芳香，芳香可以养鼻是也。""按罗天益云：兰香味辛气温，能和血润燥，而掌禹锡言多食涩营卫，血脉不行，何耶？又东垣李氏治牙疼口臭，神功丸中用兰香，云无则以藿香代之，此但取其去恶气而已，故《饮膳正要》云与诸菜同食，味辛香，能辟腥气，皆此意也。"

2846 罗布麻 luó bù má (《陕西中草药》)

【异名】 吉吉麻(《江苏省植物药材志》)，羊肚拉角(《陕西草药》)，红花草、野茶、泽漆麻(《陕西中草药》)，茶叶花、红麻(《内蒙古中草药》)，披针叶茶叶花、小花野麻(《甘肃中草药手册》)，野茶叶、草本夹竹桃、小花罗布麻(《沙漠地区药用植物》)，红柳子(《全国中草药汇编》)。

【基原】 为夹竹桃科罗布麻属植物罗布麻的叶。

【原植物】 罗布麻 *Apocynum venetum* L.［*Trachomitum venetum* (L.) Woodson; *A. lancifolicum* Russan.］　又名：泽漆、漆茎(《救荒本草》)。

直立亚灌木，高 1.5～3 m。全株具乳汁；枝条圆筒形，光滑无毛，紫红色或淡红色。叶对生；叶柄长 3～6 mm；叶片椭圆状披针形至卵圆状长圆形，长 1～5 cm，宽 0.5～1.5 cm，先端急尖至钝，具短尖头，基部急尖至钝，叶缘具细牙齿，两面无毛。圆锥状聚伞花序一至多歧，通常顶生，有时腋生；苞片膜质，披针形，长约 4 mm，宽约1 mm；花 5 数；花萼裂片披针形或卵圆状披针形，两面被柔毛；花冠筒钟形，紫红色或粉红色，花冠筒长 6～8 mm，花冠裂片卵圆状长圆形，与冠筒几乎等长；雄蕊着生于花冠筒基部，花药箭头状，隐藏在花冠喉内，背部隆起，腹部粘生在柱头基部，花丝短；雌蕊长 2～2.5 mm，花柱短，上部膨大，下部缩小，柱头基部盘状，先端 2 裂；子房由 2 枚离生心皮组成；花盘环状，肉质，着生在花托上。蓇葖果 2 枚，平行或叉生，下垂，长8～20 cm。种子多数，卵圆状长圆形，黄褐色，长 2～3 mm，先端有一簇白色绢质种毛，长 1.5～2.5 cm。花期 4～9 月，果期 7～12 月。

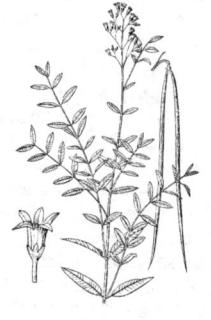

罗布麻

生于盐碱荒地、沙漠边缘及河流两岸、冲积平原、湖泊周围、戈壁荒滩上。分布于华北、西北及辽宁、吉林、江苏、安徽、山东、河南等地。

与罗布麻功用基本相同的同科植物尚有：① 大叶白麻(大花罗布麻) *Poacynum hendersonii* (Hook. f.) Woodson　分布于甘肃、青海、新疆等地。② 白麻 *P. pictum* (Schrenk) Baill.　分布于甘肃、青海、新疆等地。

【栽培】 生物学特性　对环境条件要求不严，适于多种气候和土质，自然分布于盐碱、沙荒地区，耐寒、耐旱、耐碱又耐风。

繁殖方法　种子繁殖、根茎切段繁殖和分株繁殖。种子繁殖：宜在含盐碱较少的砂壤土上直播，4 月上旬做畦，将其与湿砂拌匀播下，幼苗出土后，锄草松土，加强管理，可留苗 15 万余株，其余幼苗可移栽别处，风沙大的地区宜育苗移栽。根茎切段繁殖：将直根和横走根，切成 10～15 cm 的小段，每段上带有不定芽，按行株距 60 cm×30 cm 挖穴，每穴1～2 条，以早春或冬季栽植最好。分株繁殖：在春、秋两季进行，将近地面根茎处发生的株丛铲下，带少量须根，进行分株移栽。

田间管理　出苗后，要及早除草间苗，追施硫酸铵1次，5对真叶后即可移栽定植。生长过程中其横走根能不断发出新苗，使植株增多。过多时要移出，以利通风透光，使麻苗正常生长。

病虫害防治　病害有茎斑病，在发生初期可喷洒波尔多液；锈病在8月起流行，可喷25%粉锈宁1 000倍液防治。

【采收加工】 5～9月采收，晒干。

【药材】 罗布麻 *Apocyni Veneti Folium*　产于辽宁、吉林、内蒙古、安徽、陕西等地。

性状　叶多皱缩卷曲，有的破碎，完整叶片展平后呈椭圆状披针形或卵圆状披针形，长2～5 cm，宽0.5～2 cm，淡绿色或灰绿色，先端钝，具小芒尖，基部钝圆或楔形，边缘具细齿，常反卷，两面无毛，下表面叶脉突起；叶柄细，长约4 mm。质脆。气微，味淡。

鉴别　(1) 叶表面观：上下表皮细胞多角形，垂周壁平直，表面有颗粒状角质纹理；气孔平轴式。

叶横切面：表皮细胞扁平，外壁凸起；叶肉两面均具栅栏组织，上表皮内栅栏细胞多为2列，下表皮内多为1列，细胞极短，海绵组织细胞2～4列，含棕色物；主脉维管束双韧型，维管束周围及韧皮部散有乳汁管。

(2) 薄层色谱：取本品粉末0.5 g，用5%盐酸1 ml湿润后，加乙酸乙酯15 ml，置水浴上加热回流1小时，滤过，滤液蒸干，加甲醇1 ml溶解残渣，作供试品液，另以槲皮素甲醇液作对照品。分别点样于同一硅胶G-0.5%CMC薄层板上，用甲苯-氯仿-丙酮-甲酸(5∶8∶7∶2)展开，置紫外光灯(365 nm)下检视，供试品色谱中，在与对照品色谱的相应位置上显相同颜色的荧光斑点。

品质标志　《中华人民共和国药典》2010年版规定：照高效液相色谱法测定，本品(干燥品)含金丝桃苷($C_{21}H_{20}O_{12}$)不得少于0.30%。

【成分】 叶含槲皮素(quercetin)，异槲皮苷(isoquercitrin)，金丝桃苷(hyperoside)，三叶豆苷(irifolin)，紫云英苷(astragalin)，芸香苷(rutin)，右旋儿茶素(catechin)，蒽醌(anthraquinone)，以及谷氨酸、丙氨酸、缬氨酸等多种氨基酸，二十九烷(nonacosane)，三十烷醇(1-triacontanol)，三十一烷(hentriacontane)，羽扇豆醇棕榈酸酯(lupenyl palmitate)，棕榈酸蜂花醇酯(myricyl palmitate)，棕榈酸十六醇酯(hexadecyl palmitate)，内消旋肌醇(mesoinositol)，β-谷甾醇(β-sitosterol)，氯化钾，鞣质及多糖，羽扇豆醇(lupeol)，异秦皮定(isofraxidin)和东莨菪素(scopoletin)等。

【药理】 1. 对心脏的影响　罗布麻叶浸膏0.2 g(生药)/kg恒速注射，可见麻醉犬在血压下降同时伴有心率减慢，心排血量(CO)、心脏指数(CI)、心搏指数(SI)及冠状动脉左回旋支血流量(LCF)减少，但对心脏前、后负荷无影响，且心肌耗氧量减少。

2. 降血脂作用　对Triton诱发的大鼠内源性高脂血症，罗布麻叶水提取浸膏17 g/kg灌服可降低其三酰甘油和胆固醇含量，但对高脂膳食小鼠形成的外源性高胆固醇血症则无影响。

3. 抗辐射和抗化疗药作用　罗布麻叶水浸膏可保护辐射所致小鼠造血功能损害，口服或腹腔注射均可改善^{60}Co γ射线所致白细胞数下降，并延长小鼠存活日数；若口服并用腹腔注射则存活日数更长。由于从罗布麻叶中提得的槲皮素口服对小鼠仍可延长^{60}Co γ射线照射的存活日数，明显增加白细胞计数，提示槲皮素可能是罗布麻叶抗辐射的有效成分之一。罗布麻叶对小鼠骨髓无致微核作用，而具抗环磷酰胺致微核作用，且有剂量效应关系；罗布麻所含肌醇能对抗环磷酰胺引起的幼鼠脾脏萎缩及生长阻滞作用，并可减轻环磷酰胺对染色体的损伤，降低环磷酰胺诱发的微核。罗布麻叶中的三十烷醇肌注也可明显降低环磷酰胺引起的小鼠微核率升高，对抗环磷酰胺所致小鼠脾脏、胸腺的萎缩。

4. 抗氧化作用　加速衰老小鼠肝肾组织还原型谷胱甘肽含量减少而氧化型谷胱甘肽增加，罗布麻处理能使其趋于正常；肝肾酶活性测定结果表明，加速衰老小鼠其参与谷胱甘肽氧化还原循环的酶活性降低，罗布麻处理能使肝脏中超氧化物歧化酶(SOD)、GSH-Px和谷胱甘肽还原酶以及肾脏中SOD活性明显升高；加速衰老小鼠脂质过氧化物(LPO)增多，而罗布麻处理具有抑制脂质过氧化作用的趋势。说明罗布麻能抑制H_2O_2的产生和还原氧化型谷胱甘肽，增强机体的抗氧化能力。

5. 抗动脉硬化作用　高胆固醇血症大鼠经罗布麻处理后，血清中TC、LDL-C浓度、动脉硬化指数，以及肝脏中TC浓度均明显降低，仅血清中的HDL-C浓度增加。血管内皮细胞在含有Cu^{2+}和低密度脂蛋白(LDL)的培养基中培养，MDA和乳酸脱氢酶(LDH)释放增加，细胞生存力降低。而在培养基中加入罗布麻提取物后，这些参数向较有利的方向变化。在巨噬细胞培养系统中，罗布麻提取物组的MDA、总胆固醇和胆固醇酯的水平均显著低于对照组。形态学的数据表明，罗布麻提取物可抑制掺入氧化LDL所致的泡沫细胞的形成。

6. 对中枢神经的作用　其醚溶部分可明显协同戊巴比妥钠所致小鼠睡眠，从中分得的异秦皮定及金丝桃苷可能是镇静成分。罗布麻叶提取物在大鼠强迫游泳试验中具有特异的抗抑郁作用，这可能与提取物中的主要黄酮类化合物金丝桃苷和异槲皮素有关。

7. 利尿作用　本品浸膏1 g/kg(每1 g相当于生药7.7 g)灌服，对水负荷大鼠于药后6～24小时可明显增加尿量，尿钠及尿钾排量均明显增加，但尿钠、钾浓度无明显改变；0.1 g/kg静注于水负荷家兔或犬也均见明显利尿作用，由于本品浸膏的炽灼残渣仍有利尿作用，表明浸膏的利尿作用与所含无机盐有关。

毒性　罗布麻叶煎剂小鼠腹腔注射LD_{50}为10.6 g/kg，口服的LD_{50}为66.9 g/kg。所含黄酮苷小鼠腹腔注射LD_{50}为398 mg/kg。

【药性】 甘、微苦，凉。

1.《陕西中草药》："味淡、涩，性凉，有小毒。"

2.《陕甘宁青中草药选》："味甘、苦，性平。"

【功用主治】 清热，平肝，安神，利水。主治高血压病，眩晕，头痛，心悸，失眠，水肿尿少。

1.《江苏省植物药材志》："乳汁可愈合伤口。"

2.《陕甘宁青中草药选》："清热泻火，平肝熄风，养心安神，利水消肿。主治高血压病，神经衰弱，眩晕，脑震荡后遗症，心悸，失眠，浮肿。"

3.《全国中草药汇编》："治惊痫抽搐，防治感冒。"

【用法用量】 内服：煎汤，5～10 g；或泡茶。

【选方】 治高血压病，头痛失眠　① 罗布麻、钩藤各3～6 g，红枣4个。水煎服，每日2次。(《食物中药与便方》)② 罗布麻9 g(开水浸泡)，玉竹9 g。煎汁兑服，日服3次。(《内蒙古中草药》)

【临床报道】 1. 治疗高血压病　① 每日用罗布麻叶3～6 g，开水泡当茶喝；或早、晚定时煎服。共治596例。结果症状消失或显著减轻者254例，减轻212例，总有效者528例，占88.6%。服药时间越长则疗效越高，超过半年的可达93.3%；但罗布麻的疗效与病程长短无明显关系。对头痛、眩晕、脑胀、失眠多梦和浮肿有较好的缓解作用。副作用较多为肠鸣、腹泻，偶有胃痛、胃口不好、口干、口苦。② 罗布麻制成浸膏片，每片0.5 g，每次3片，每日服3次(15片相当于原生药12 g)。服药时间最短者为1个月，最长者3年。单用罗布麻叶组130例，原用降压药治疗无效或效果不显、舒张压仍在14.63 kPa(110 mmHg)以上而加用罗布麻叶片组50例。单用罗布麻叶片组，Ⅰ期显效为43.8%，总有效率84.4%；Ⅱ期显效为40%，总有效率为81.4%；Ⅲ期显效为25%，总有效率为67.9%，可见对Ⅰ期、Ⅱ期疗效较好。降压药加罗布麻叶片组，总有效率Ⅱ期为70.4%，Ⅲ期为69.6%。虽然从统计资料看疗效低于前组，但因本组病情较重，说明罗布麻叶仍有降压作用或与其他降压药有协同作用。从高血压病的中医分型看，总有效率肝阳上亢型为77.2%，阴虚阳亢型为77.1%，肝肾阴虚型为66.7%，阴阳两虚型为50.0%，对前两型疗效较好。对主要症状的改善，总有效率头晕为82.4%，头痛为79.5%，失眠为74%，肢体麻木为34.4%，耳鸣未见起效。从降压时间看，罗布麻叶降压作用缓和。

2. 治疗高脂血症　用罗布麻冲剂(每包12 g，含黄酮苷按芸香苷计100 mg)每次1包，每日3次，开水冲服；或罗布麻胶囊(每粒含黄酮苷按芸香苷计25 mg)每次4粒，日服3次，均连服3个月。经治83例，显效46例，有效17例，无效20例，总有效率75.9%。未发现有明显不良反应，对肝、肾功能无损害。

3. 治疗感冒　用泽漆麻500 g，加水5 000 ml，煎至2 500 ml，加防腐剂。每日服2次，每次50～100 ml。或制成50%注射液，每日2～3次，每次2 ml，肌注。共治120例，治愈107例，占89.2%。风寒型疗效优于风热型。

4. 治疗慢性气管炎　吸罗布麻雪茄烟(内含罗布麻30%，晒烟叶70%，少量冰片，甲级香料)每日吸量不超过5支，每次不超过半支，平时吸烟量大者，可酌情增加。观察时间一般为1～1.5个月。结果106例中显效34例，好转67例，无效5例，有效率为95.3%。认为罗布麻烟对镇咳、定喘、祛痰、改善症状均有一定效果。

5. 治疗心力衰竭　取罗布麻根15 g，制成80%煎剂。凡Ⅱ度或Ⅲ度充血性心力衰竭患者入院后给煎剂每次100 ml，日服2次；心率减至70～80次/分钟时改为维持量，每日1次，约50 ml。于用药后3～5日开始分析强心效果，结果显效31例，有效16例，无效3例。多数患者服药后3日内心率逐渐降至80次以下，降至正常后即改用维持量。副作用和毒性反应：主要是消化道症状，如能及时减量，反应可减轻或消失；反之，则继续发展而出现呕吐。心脏方面，主要是心动过缓和期前收缩，及时停药后可消失。

2847 罗汉果 luó hàn guǒ (《岭南采药录》)

【异名】 拉汉果、假苦瓜(《广西药用植物名录》)，光果木鳖(《中国高等植物图鉴》)。

【基原】 为葫芦科罗汉果属植物罗汉果的果实。

【原植物】 罗汉果 *Siraitia grosvenorii* (Swingle) C. Jeffrey ex Lu et Z. Y. Zhang [*Momordica grosvenorii* Swingle]

多年生攀缘草本。具肥大的块根，纺锤形或近球形。茎有棱沟，初被黄褐色柔毛和黑色疣状腺鳞，后毛渐脱落或变近无毛。叶柄长3～10 cm，被同枝条一样的毛被和腺鳞；叶片膜质，卵状心形、三角状卵形或阔卵状心形，长12～23 cm，宽5～17 cm，先端渐尖或长渐尖，边缘微波状，由于小脉伸出而具小齿，有缘毛，上面绿色，被稀疏柔毛和黑色疣状腺鳞，老后逐渐脱落变近无毛，下面淡绿色，被短毛和混生黑色疣状腺鳞，老后渐脱落。卷须初时被短柔毛，后渐变无毛，2歧，在分叉点上下同时旋卷。雌雄异株；雄花序总状，6～10朵花生于花序轴上部，也具有短柔毛和黑色疣状腺鳞，花梗细，花萼筒宽钟状，喉部常具有3枚长圆形的膜质鳞片，花萼裂片5，三角形，先端钻状尾尖，具3脉，花冠黄色，被黑色腺点，裂片5，长圆形，常具5脉，雄蕊5，插生于筒下近基部，两基部靠合，而1枚分离，花丝基部膨大；雌花单生或2～5朵集生在6～8 cm的总花梗顶端，花萼、花梗均比雄花大，退化雄蕊5，子房长圆形，长10～12 mm，密生黄褐色茸毛，花柱粗短，柱头3，膨大，镰形，2裂。果实球形或长圆形，长6～11 cm，径4～8 cm，初密被黄褐色的茸毛和混生的黑色腺鳞，老后渐脱落，或仅在果梗着生处残存一圈茸毛，果皮较薄，干后易脆。种子多数，近圆形或阔卵形，扁压状，长15～18 mm，宽10～12 mm，两面中央稍凹陷，周围有放射状的沟纹，边缘微波状，幼时深红棕色，成熟时青色。花期2～5月，果期7～9月。

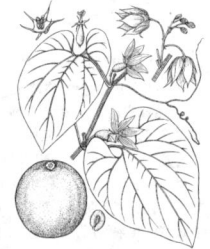

罗 汉 果

常生长于海拔400～1 400 m以上的山坡林下及河边湿地、灌木丛。分布于江西、湖南、广东、广西、贵州等地，广西部分地区已作为重要的经济作物。

本植物的叶(罗汉果叶)、根(罗汉果根)亦供药用，另设专条。

【采收加工】 9～10月间果熟时采摘，置地板上，使其后熟；8～10日果皮由青绿转黄，用火烘炕；经5～6日，叩之有声时，即成干燥果实，然后刷毛，包纸，装箱，存放干燥处。

【药材】 罗汉果 *Momordicae Fructus* 主产于广西。

性状　果实呈卵形、椭圆形或球形，长4.4～8.5 cm，直径3.5～6 cm。表面褐色、黄褐色或绿褐色，有深色斑块及黄色柔毛，有的有6～11条纵纹。顶端有花柱残痕，基部有果梗痕。体轻，质脆，果皮薄，易破。果瓤(中、内果皮)海绵状，浅棕色。种子扁圆形，多数，长约1.5 cm，宽约1.2 cm；浅红色至棕红色，两面中间微凹陷，四周有放射状沟纹，边缘有槽。气微，味甜。

鉴别　粉末特征：棕褐色。果皮石细胞大多成群，黄色，方形或卵圆形，直径7～38 μm，壁厚，孔沟明显。种皮石细胞类长方形或不规则形，壁薄，具纹孔。纤维长梭形，直径16～42 μm，胞腔较大，壁孔明显。可见梯纹和螺纹导管。薄壁细胞不规则形，具纹孔。

【成分】 果中含三萜苷类：罗汉果苷(mogroside)Ⅴ及Ⅵ(苷Ⅴ的甜度是蔗糖的256～344倍)，罗汉果新苷(neomogroside)，及罗汉果苷Ⅱ、Ⅲ。种仁含油脂41.07%，其中脂肪酸有：亚油酸(linoleic acid)，油酸(oleic acid)，棕榈酸(palmitic acid)，硬脂酸(stearic acid)，棕榈油酸(palmitoleic acid)，肉豆蔻酸(myristic acid)，月桂酸(lauric acid)，癸酸(decanoic acid)。

【药理】 1. 镇咳祛痰作用　罗汉果水提物25 g/kg灌胃，可延长由浓氨水喷雾诱发的半数小鼠咳嗽喷雾的时间。用罗汉果水提物25 g/kg灌胃，还可增加小鼠气管酚红排泌量，增加大鼠气管排痰量，进一步的研究显示：罗汉果提取物罗汉果甜苷(mogorosidess，Mog，罗汉果的甜味成分)能明显延长由氨水喷雾引起的半数小鼠咳嗽喷雾时间、增加小鼠气管酚红分泌量及促进青蛙食管黏液的移动速度。

2. 促进排便及双向调节肠的运动功能　罗汉果水提物可增加正常小鼠或禁水所致燥结型便秘小鼠的排便粒数及排稀便动物数。另一方面，罗汉果水提物剂量对乙酰胆碱或氯化钡诱发的家兔或小鼠离体回肠的痉挛收缩均有拮抗作用。上述结果表明罗汉果水提物具有促进正常小鼠或便秘小鼠排便及双向调节肠运动功能的作用。

3. 提高免疫功能、保护肝脏及抑菌作用　罗汉果水提物可增强正常大鼠的细胞免疫及体液免疫，能增强小鼠低下的非特异性免疫功能。分别给大鼠灌服罗汉果提取液25 g/kg或50 g/kg，每日1次，连续10日，均能较显著地提高外周血酸性α-醋酸萘酯酶阳性淋巴细胞的百分率，提示可增强机体的细胞免疫功能；大剂量的罗汉果能提高脾特异性玫瑰花环形成细胞的比率，而小剂量则无此作用；两种剂量的罗汉果对外周血中性粒细胞吞噬率均无明显影响。

4. 降血糖作用　罗汉果提取物对四氧嘧啶糖尿病鼠具有明显的降血糖作用，且罗汉果提取物低剂量组的降血糖效果优于高剂量组，表明罗汉果提取物可能减弱四氧嘧啶对胰岛β细胞的损伤或改善受损伤细胞的功能。

5. 对致龋作用的影响　变形链球菌在罗汉果试验液中的生长及酵解明显低于其他糖类实验组，变链菌对玻棒的黏附在罗汉果组中最低，说明罗汉果可能作为无致龋性甜味剂来应用。

【药性】 甘，凉。归肺、脾经。

1.《岭南采药录》："味甘。"

2.《广西中药志》："性凉，无毒。入肺、脾二经。"

【功用主治】 清肺，化痰，止咳，润肠。主治痰火咳嗽，百日咳，咽喉炎，扁桃体炎，急性胃炎，便秘。

1.《岭南采药录》："理痰火咳嗽。"

2.《广西本草选编》："清肺止咳，润肠通便。治急、慢性支气管炎，急、慢性扁桃体炎，咽喉炎，急性胃炎，便秘。"

3.《食物中药与便方》："消暑，止渴，清肺化痰，润喉。"

【用法用量】 内服：煎汤，15～30 g，或炖肉；或开水泡。

【宜忌】《广西中药志》："肺寒及外感咳嗽者忌用。"

【选方】 1. 治喉痛失音　罗汉果 1 个，切片，水煎，待冷后，频频饮服。(《食物中药与便方》)

2. 治肺燥咳嗽痰多，咽干口燥　罗汉果半个，陈皮 6 g，瘦猪肉 100 g。先将陈皮浸，刮去白，然后与罗汉果、瘦肉共煮汤，熟后去罗汉果、陈皮，饮汤食肉。〔《新中医》1982，(11)：45〕

3. 治急、慢性支气管炎，扁桃体炎，咽喉炎，便秘　罗汉果 15～30 g，开水泡，当茶饮。(《全国中草药汇编》)

2848 罗伞树 luó sǎn shù (《广西药用植物名》)

【异名】 铁罗伞(《福建药物志》)，筷子根、高脚凉伞(《广西药用植物名录》)，火屎炭树、火泡树、鸡眼树、火炭树(《新华本草纲要》)。

【基原】 为紫金牛科紫金牛属植物罗伞树的茎叶或根。

【原植物】 罗伞树 *Ardisia quinquegona* Bl.

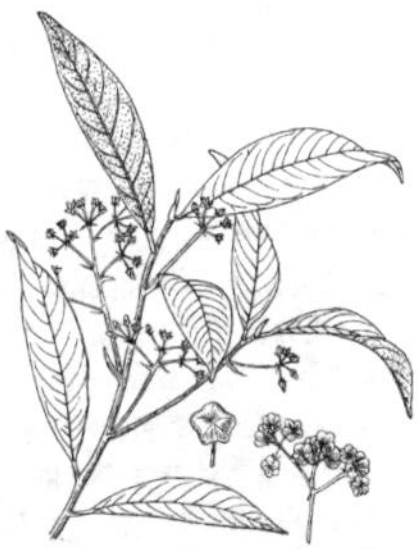

罗伞树

灌木或灌木状小乔木，高约 2 m，可达 6 m 以上。小枝细，有纵纹，嫩时被锈色鳞片。叶互生；叶柄长 5～10 mm，幼时被鳞片；叶片坚纸质，长圆状披针形、椭圆状披针形至倒披针形，长 8～16 cm，宽 2～4 cm，先端渐尖，基部楔形，全缘，背面多少被鳞片，中脉明显，侧脉连成近边缘的边缘脉。聚伞花序或亚伞形花序，腋生；花梗长 5～8 mm，多少被鳞片；花长约 3 mm 或略短；萼片三角状卵形，先端急尖，具疏微缘毛及腺点；花瓣白色，广椭圆状卵形，具腺点；雄蕊与花瓣几等长，花药卵形至肾形，背部多少具腺点；雌蕊常超出花瓣。果扁球形，具钝 5 棱，直径 5～7 mm，无腺点。花期 5～6 月，果期 12 月或 2～4 月。

生于海拔 200～1 000 m 的林下或沟边阴湿处。分布于福建、广东、广西、海南、云南、台湾等地。

【采收加工】 全年均可采，切段，鲜用或晒干。

【药材】 罗伞树 *Ardisiae Quinquegonae Herba*　主产于广东、广西。

性状　茎圆柱形，无毛。完整叶片披针形，先端渐尖，基部楔形，全缘，侧脉多。有时可见聚伞形花序。气弱，味苦、涩。

鉴别　茎横切面：表皮细胞 1 列，外被角质层。皮层组织中散有分泌腔；内皮层细胞凯氏带明显。维管束鞘纤维成环，并夹有石细胞。韧皮部狭窄，形成层成环，木质部导管单列。髓部发达。薄壁细胞含淀粉粒及草酸钙簇晶。

叶横切面：上、下表皮细胞各 1 列。栅栏细胞 1 列，通过中脉。中脉上方平坦，下方突出。维管束外韧型，多束，环状排列，外围具纤维，环状排列，近下表皮部位有分泌腔。薄壁细胞中含草酸钙簇晶。

【成分】 罗伞树含紫金牛醌(ardisianone)和紫金牛酚(ardisianol)。

【药性】 苦、辛，凉。

1.《全国中草药汇编》："苦、辛，平。"

2.《福建药物志》："苦、辛，凉。"

【功用主治】《全国中草药汇编》："清咽消肿，散瘀止痛。主治咽喉肿痛，风湿关节痛，跌打损伤，疖肿。"

【用法用量】 内服：煎汤，15～30 g。外用：鲜品捣敷。

【选方】 治咽喉炎　罗伞树根 30 g，荆芥 9 g。水煎服。(《福建药物志》)

2849 罗勒子 luó lè zǐ (《嘉祐本草》)

【异名】 兰香子(《海上名方》)，光明子(《饮片新参》)。

【基原】 为唇形科罗勒属植物罗勒和毛罗勒的果实。

【原植物】 参见"罗勒"和"毛罗勒"条。

【采收加工】 9 月间采收成熟的果实，晒干。

【药材】 罗勒子 *Ocimi Fructus*　罗勒子主产于江苏；毛罗勒子全国大部分地区均产。

性状　小坚果卵形，长约 2 mm，基部具果柄痕，表面灰棕色至黑色，微带光泽，于放大镜下可见细密小点。质坚硬。横切面呈三角形，子叶肥厚，乳白色，富油质。气弱，味淡，有黏液感；浸水中果实膨胀，表面产生白色黏液质层。

【成分】 种子含脂肪酸：棕榈酸(palmitic acid)，硬脂酸(stearic acid)，油酸(oleic acid)，亚油酸(linoleic acid)和亚麻酸(linolenic acid)。还含 β-谷甾醇(β-sitosterol)。

【药性】 甘，辛，凉。

1.《饮片新参》："甘，辛，凉，平。"

2.《福建药物志》："甘，辛，平。"

【功用主治】 清肝，明目，退翳。主治目赤肿痛，拳毛倒睫，目翳，走马牙疳。

1.《嘉祐本草》："主目翳及物入目。又疗风赤眵泪。"

2.《饮片新参》："目赤，拳毛倒睫。"

3.《现代实用中药》："治目昏浮翳。"

【用法用量】 内服：煎汤，3～5 g。外用：研末点目。

【宜忌】《江苏药材志》："凡风寒头目作痛者忌用。"

【选方】 1. 治目昏浮翳　兰香子每用七个，睡时水煎服之，久久有效。(《海上名方》)

2. 治赤眼后生翳膜　兰香子洗净晒干，每用一粒，以筯点眼眦头，闭目，须臾自随泪出，翳膜在上，如鱼眼然。再易一粒，以病退为度。或香兰子为细末，以黍米大，点眼眦头。(《普济方》)

3. 治走马牙疳　兰香子末、轻粉各一钱，密陀僧(醋淬，研末)半两。和匀，每以少许敷齿及龈上，内服甘露饮。(《活幼口议》)

2850 罗勒根 luó lè gēn (《嘉祐本草》)

【基原】 为唇形科罗勒属植物罗勒的根。

【原植物】 参见"罗勒"条。

【采收加工】 9 月间采挖，晒干。

【功用主治】 主小儿黄烂疮，烧灰敷之。

【用法用量】 外用：炒炭存性，研末敷。

2851 罗锅底 luó guō dǐ (《云南中草药选》)

【异名】 金盆(《草木便方》)，金龟莲(《修订增补天宝本草》)，金银盆(《分类草药性》),土马兜铃(《四川中药志》),小金瓜、野黄瓜、金吊嫩黄瓜、金茨菇、土瓜内消(《云南曲靖中草药》),苦金盆(《云南中草药选》),金腰莲金盆、苦丁板、盘莲(《贵州草药》)。

【基原】 为葫芦科雪胆属植物中华雪胆、曲莲和大籽雪胆的块茎。

【原植物】 1. 中华雪胆 *Hemsleya chinensis* Cogn. ex Forb. et Hemsl. 又名:雪胆(《中国植物志》)。

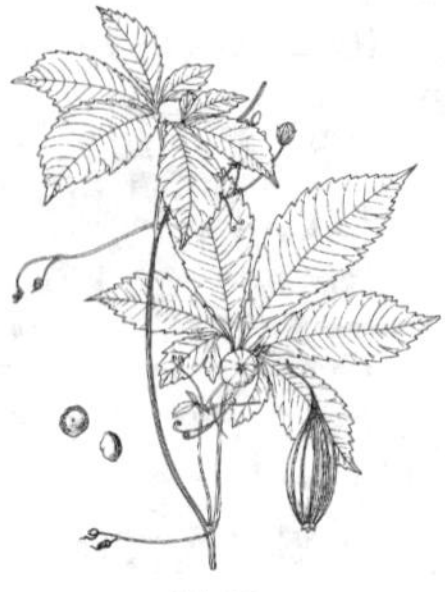

中华雪胆

多年生攀缘草本。茎和小枝纤细,疏被短柔毛,老枝近平滑无毛,通常近茎节处被毛较密。卷须线形,疏被短柔毛,先端2歧。趾状复叶由5~9小叶组成,多数为7小叶,复叶柄长4~8 cm;小叶卵状披针形至宽披针形,膜质,被柔毛,上面深绿色,背面灰绿色,先端渐尖,基部渐狭成柄,边缘圆锯齿状,沿中脉、侧脉及叶缘被小刺毛,中央小叶长5~12 cm,宽2~2.5 cm,两侧的较小,外侧的略歪斜。雌雄异株;雄花组成疏散聚伞总状花序或圆锥花序,花序轴及小枝线形,曲折,被短柔毛,长5~12 cm,花梗发状,长6~10 mm,花萼裂片5,反折,花冠橙红色,由于花瓣反折围住花萼成灯光状,裂片长圆形,内部被白色长柔毛,雄蕊5,花丝短,花药卵形;雌花组成稀总状花序,花梗纤细,花冠花萼同雄花,但花较大,子房筒状,被短毛,但果时近无毛;花柱3,柱头2裂。果实长圆状椭圆形,单生,长3~7 cm,径约2 cm,基部渐狭,果柄略弯曲,长8~10 mm,上具纵棱9~10条,先端近平截。种子黑褐色,近圆形,长1.1~1.2 cm,周生狭的木栓质翅,边缘微皱,下部近平截,两面边缘密生小瘤突。花期7~9月,果期9~11月。

生于海拔1 200~2 100 m的杂木林下或林缘沟边。分布于江西、湖北、四川等地。

2. 曲莲 *H. amabilis* Diels 又名:小蛇莲(《中国高等植物图鉴》)。

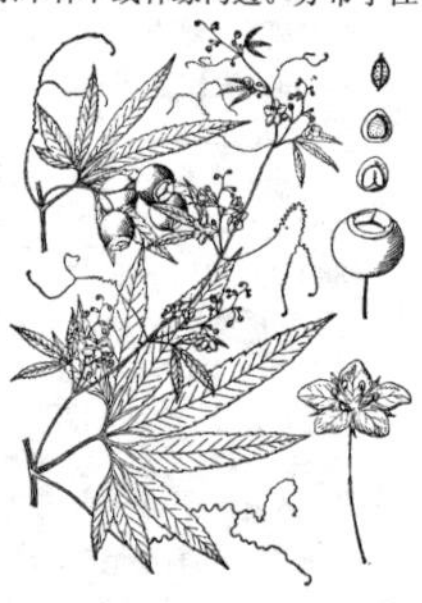

曲 莲

本种与中华雪胆的区别为:花开放后,花冠裂片具乳突。果实近球形,直径1~1.5 cm,基部钝圆,果柄丝状,直,长4~5 mm,花柱宿存,不明显。花期6~10月,果期7~11月。

生于海拔1 800~2 400 m的杂木林下或灌木丛中。分布于云南等地。

3. 大籽雪胆 *H. macrosperma* C. Y. Wu ex C. Y. Wu et C. L. Chen

本种与上两种的区别为:花萼裂片向后反折;花冠橙红色,盘状,裂片5,基部两侧具紫色斑;雌花,花冠通常盘状,子房椭圆形或近球形。果实卵圆形或宽卵形,径3.5~4 cm,上有10条纵棱,基部钝圆,果柄直。种子卵圆形,暗棕色,具不规则皱褶,背面较平。花期7~9月,果期9~11月。

生于海拔1 800~2 900 m的疏林下或灌木丛中。分布于云南等地。

【栽培】 生物学特性 喜温暖气候和阴湿环境。宜选土层深厚的砂质壤土或腐殖质壤土栽培。

繁殖方法 种子繁殖或块茎繁殖。种子繁殖,育苗移栽:秋季采收成熟果实,贮存于湿砂中备种。3~4月,按行株距30 cm开沟条播,覆土3~4 cm,培育2年按行株距40 cm×30 cm开穴移栽。块茎繁殖法:春季挖出母株,将块茎切成长宽各5 cm小块,每块必须带有皮层,按上法种植。

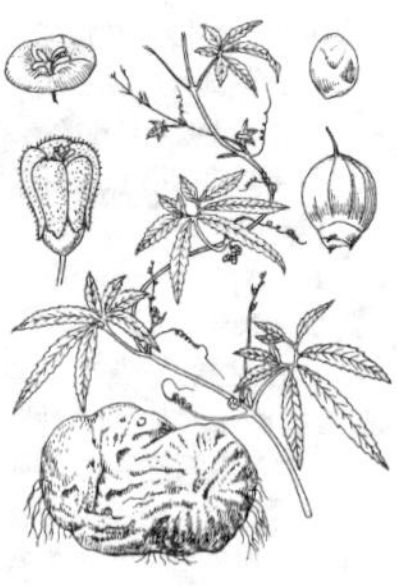

大籽雪胆

田间管理 栽植后经常松土除草、追肥。苗高30 cm左右,应设架或支柱以供藤蔓攀缘。

【采收加工】 9~11月采挖,晒干。

【药材】 罗锅底 *Hemsleyae Rhizoma* 中华雪胆主产于四川;曲莲和大籽雪胆主产于云南。

性状 药材多切成块片出售;块片呈不规则形或类圆形,稍卷曲,直径3~10 cm,厚4~8 mm,表面棕褐色或灰褐色,有的有凹陷的茎基痕,切面淡黄色或灰白色,质坚实,粉性。气微,味极苦。

鉴别 (1) 粉末特征:黄色。淀粉粒众多,单粒大多类圆形,直径2~8 μm,脐点点状;复粒少,由2~4分粒组成。石细胞淡黄色,类三角形、方形、类圆形或多角形,壁厚8~16 μm,孔沟明显。网纹导管多见,偶见环纹导管。木栓细胞淡黄棕色,多角形。

(2) 取本品细粉2 g,加无水乙醇20 ml浸泡过夜,滤过。取滤液2 ml,加新配制的对-二甲氨基苯甲醛硫酸试液2 ml,置水浴中加热,溶液呈暗红色;取滤液5 ml,蒸干后,加香草醛-磷酸-乙醇溶液(1:5:15)2 ml,置水浴中加热,溶液呈橘黄色(检查雪胆素)。

(3) 薄层色谱:取本品细粉2 g,加乙酸乙酯10 ml,浸泡过夜,滤过,作供试品溶液;另取雪胆素甲、雪胆素乙制成对照品溶液。吸取二溶液点于同一硅胶G板上(120 ℃活化2小时),用氯仿-丙酮-乙酸乙酯(4:3:1)展开,展距16 cm,取出晾干后,喷10%磷钼酸乙醇液显色,在120 ℃加热数分钟,供试品色谱中在与对照品色谱相应位置上,均显蓝色斑点。

【成分】 1. 中华雪胆 块茎含雪胆甲素,雪胆乙素,竹节人参皂苷Ⅳa(chikuset susaponin-Ⅳa),齐墩果酸-*β*-葡萄糖酯(*β*-glucosyl oleanolate),雪胆苷(hemsloside)Ma_1、Ma_3、H_1。

2. 曲莲 块茎含三萜和皂苷:双氢葫芦苦素F(dihydrocucurbitacin F)又称雪胆乙素,双氢葫芦苦素F-25-乙酸酯(dihydrocucurbitacin F-25-acetate)又称雪胆甲素,雪胆甲素苷(hemsamabilinin A)即葫芦苦素Ⅱa-2-*O*-*β*-*D*-吡喃葡萄糖苷(cucurbitacin Ⅱa-2-*O*-*β*-*D*-glucopyranoside),雪胆乙素苷(hemsamabilinin B)即葫芦苦素Ⅱb-2-*O*-*β*-*D*-吡喃葡萄糖苷(cucurbitacin Ⅱb-2-*O*-*β*-*D*-glucopyranoside)。

3. 大籽雪胆 块茎含雪胆甲素,雪胆乙素,齐墩果酸葡萄糖酯,雪胆苷Ma_1、Ma_2、Ma_3。

【药理】 对血管的影响 曲莲总皂苷能增加小鼠冠脉流量(400 mg/kg灌胃,第三日同量腹腔注射,用^{86}Rb示踪法测定),对抗脑垂体后叶素引起的冠脉收缩(^{86}Rb法及心电图描记法),并能降低心肌耗氧量。其扩张冠脉的作用无快速耐受性。对实验性动脉粥样硬化家兔,无明显的降血胆甾醇作用,但动脉斑块或肝脏脂肪病变似较对照组为轻。麻醉犬静注总皂苷70 mg/kg有降压作用,并有快速耐受性,十二指肠给药则不引起降压。

毒性 曲莲总皂苷给小鼠静注的LD_{50}为2.14±0.113 g/kg。

【药性】 苦,寒,小毒。归胃、大肠经。

1.《草木便方》:"苦,寒。"

2.《四川中药志》1960年版:"无毒。入胃、大肠二经。"

3.《云南中草药》:"有毒。"

【功用主治】 清热，解毒，消肿，止痛。主治咽喉肿痛，牙痛，目赤肿痛，胃痛，菌痢，肠炎，尿路感染，痈肿疔疮。

1.《草木便方》："主祛风，治火眼热毒，痔，肠胃热结气痛。"

2.《分类草药性》："治咽喉痛，风寒火牙，涂恶疮。"

3.《云南中草药》："健胃止痛，止血消炎，止痢。主治痢疾，胃痛，消化不良，肺炎，肝炎，尿路感染，前列腺炎。"

4.《全国中草药汇编》："主治溃疡病，上呼吸道感染，支气管炎，败血症及其他多种感染。"

5. 南药《中草药学》："主治子宫颈炎，外伤痛。"

【用法用量】 内服：煎汤，6～9 g；研末，0.5～1 g。外用：捣敷；或研末调敷。

【宜忌】 脾胃虚寒者慎服。

1.《四川中药志》1960年版："脾胃虚寒者勿用。"

2.《云南中草药》："本品服过量有呕吐、腹泻反应。"

3. 南药《中草药学》："虚寒患者及心脏病患者慎用。"

【选方】 1. 治胃、十二指肠溃疡，胃痛　雪胆研粉，每次0.6～1.2 g，冲服；或6～9 g，水煎服。(《全国中草药汇编》)

2. 治风火牙痛，咽喉痛　苦金盆1 g。含咽，每日2次。

3. 治疗疮　苦金盆磨水搽患处，每日2次。(2、3方出自《草木便方今释》)

【临床报道】 1. 治疗慢性化脓性上颌窦炎　用金盆提取金盆苷注射液窦内注入2 ml(含金盆苷30 mg)，每星期1次，3次为1个疗程，治疗穿刺有脓的上颌窦炎共114只窦，近期治愈率为30.7%，有效率为91.3%。

2. 治疗慢性气管炎　用罗锅底粉末内服，每日3次，每次0.6～0.9 g。治疗120例，痊愈74例，好转34例，无效12例。

3. 治疗冠状动脉粥样硬化性心脏病　金槐冠心片(每片含金龟莲提取物20 mg，穿龙薯蓣提取物20 mg，槐米提取物30 mg)，每日3次，每次2片，口服，小部分患者用加倍剂量，也有少数患者服药4～8星期后改服加倍剂量，以1个月为1个疗程。治疗276例，经2个月以上观察，对冠心病有较好疗效：心绞痛缓解总有效率为88.4%，显效率为33.1%；心电图总有效率为52.9%，显效率为22.8%，血清胆甾醇下降20 mg以上者占69.3%。

4. 治疗菌痢与肠炎　用罗锅底粉末内服，每日3次，每次0.6～0.9 g。治疗细菌性痢疾64例，治愈59例，好转2例，无效3例；治疗肠炎294例，治愈246例，好转42例，无效6例。

5. 治疗子宫颈炎　用金龟莲胶丸或片(金龟莲2份，紫草、甘草各1份，分研，和匀装胶囊或压片，每丸或片重约0.25 g)，每日或间日夜晚坐浴后，塞入阴道深处1丸(片)，7次为1个疗程。共治16 386人，有效率为96%。临床观察表明：对Ⅰ度、Ⅱ度患者和宫颈红肿、浅表糜烂患者疗效较好，对Ⅲ度患者和宫颈不充血、深部糜烂患者疗效较差。

6. 止痛　用金腰莲块茎，碾细粉，治外伤痛、牙痛、喉痛、腹痛等60余例，痛时服0.3～0.5 g，一般服药2～5分钟痛止，药效持续40分钟至6小时。

2852 罗裙带 luó qún dài (《纲目拾遗》)

【异名】 万年青(《生草药性备要》)，扁担叶(《分类草药性》)，郁蕉(《福建民间草药》)，水笑草、裙带草(《广西中兽医药用植物》)，水蕉(《陆川本草》)，郁金叶(《四川中药志》)，引水蕉(《泉州本草》)，海带七、腰带七、斩蛇剑、破龙刀、金武剑、玉带风(《湖南药物志》)，海蕉(《南方主要有毒植物》)，九筋草(《江西草药》)，朱兰叶(《全国中草药汇编》)。

【基原】 为石蒜科文殊兰属植物文殊兰的叶。

【原植物】 文殊兰 *Crinum asiaticum* L. var. *sinicum* (Roxb. ex Herb.) Baker [*C. sinicum* Roxb. ex Herb.] 又名：文兰树、牛黄伞、千层喜、秦琼剑(《植物名实图考》)，十八学士(《广州植物志》)，白花石蒜(《全国中草药汇编》)。

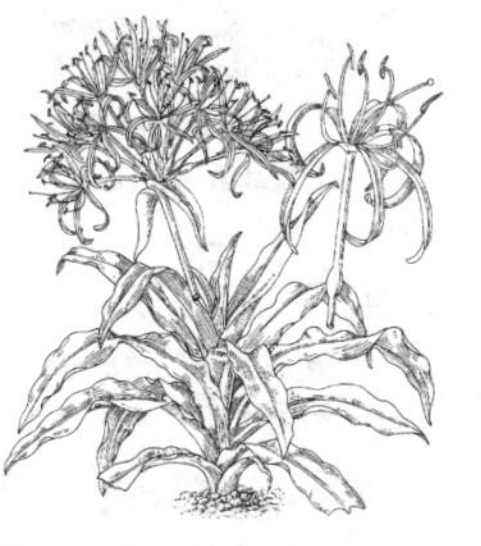

文殊兰

多年生草本，植株粗壮。鳞茎长柱形，直径10～15 cm。叶20～30枚，多列，带状披针形，长可达1 m，宽7～12 cm，先端渐尖，边缘波状，暗绿色。花茎直立，粗壮，几与叶等长；伞形花序通常有花10～24朵；佛焰苞状总苞片2，披针形，外折，长6～10 cm，白色，膜质；苞片多数，狭条形，长7～10 cm；花梗长0.5～2 cm；花被高脚碟状，芳香，筒部纤细，长4～10 cm。花被裂片6，条形，白色，长4.5～9 cm，向顶端渐狭；雄蕊6，花丝比花被裂片短，上部淡紫红色，花药黄色，狭条形；雌蕊1，柱头3浅裂或头状，子房下位，3室，纺锤形，长不及2 cm。蒴果近球形，浅黄色，直径3～5 cm；通常种子1颗。花期6～8月，果期11～12月。

常生于海滨地区或河旁沙地，亦栽植于庭园。分布于福建、湖南、广东、广西、海南、四川、贵州、云南、台湾等地。

本植物的果实(文殊兰果)、鳞茎(罗裙带根)亦供药用，另设专条。

【栽培】 生物学特性　喜温暖湿润、光照充足的环境，但幼嫩时期宜有适度荫蔽，夏季怕烈日暴晒，耐盐碱土，不耐严寒。生长适温为13～19 ℃，冬季鳞茎休眠期适温为7～10 ℃。

繁殖方法　种子繁殖或分株繁殖，以分株繁殖为主。分株繁殖：早春或晚秋将植株挖出，分为3～4株，穴栽，栽植不宜过浅。栽后浇水和适当遮阳。种子繁殖：以3～4月为宜，点播，覆土深度2 cm，播后土壤不宜太湿，约2星期发芽，幼苗具2～3片真叶时移栽。

田间管理　生长期应逐渐增加浇水次数，并进行多次追肥，夏季遮阳，雨后注意排水，不使土壤过湿，入秋后应减少浇水，休眠期则停止施肥，严格控制浇水。

【采收加工】 全年均可采，多用鲜品或晒干。

【成分】 茎含生物碱：文殊兰碱(crinine)，文殊兰星碱(crinsine)，石蒜碱(ycorine)，鲍威文殊兰碱(powelline)。

【药性】 辛，凉，有毒。

1.《湖南药物志》："平，无毒。"

2.《广西本草选编》："味辛，有小毒。"

3.《四川中药志》1980年版："辛，苦，凉，有毒。"

【功用主治】 清热解毒，散瘀止痛。主治热疮肿毒，头痛，痹痛麻木，跌打瘀肿，骨折，毒蛇咬伤。

1.《生草药性备要》："消热毒，敷疮，用酒糟或蜜糖捶叶敷患处。煲水洗外痔。"

2.《纲目拾遗》："治折伤损手足者，取叶火煨微热，贴之即愈。"

3.《分类草药性》："治一切恶毒痈疮，包鱼口。"

4.《湖南药物志》："消肿解毒，散风痰。治乳癌，心气痛。"

【用法用量】 外用：捣敷；绞汁涂；炒热罨；或煎水洗。内服：煎汤，3～10 g。

【宜忌】 内服宜慎，寒疽禁用。

1.《广西中药志》："寒疽忌用。"

2.《广西民族药简编》："单用外敷易引起皮肤起泡，须配落地生根共用。"

【选方】 1. 治痈疽　生扁担叶捣烂加蜂糖少许，包患处。(《贵州草药》)

2. 治头风痛　罗裙带叶 1 张。用火烤软,趁热包扎头部。(《广西药用植物图志》)

3. 治跌扭伤筋,瘀血凝肿作痛　取鲜文殊兰叶放在铁锅内先炒软,然后用红酒淬入,趁微热包扎在伤肿处,每日换 1 次。(《福建民间草药》)

4. 治跌伤、骨折　生扁担叶 120 g,水冬瓜、圆麻根各60 g。捣烂包患处。(《贵州草药》)

5. 治带状疱疹　罗裙带叶先用开水烫过,再用醋浸,敷患处15～20 分钟,每日 3～4 次。(《广西实用中草药新选》)

2853 罗汉松叶 luó hàn sōng yè (《广东中药》)

【异名】 江南柏叶、江南侧柏叶。

【基原】 为罗汉松科罗汉松属植物罗汉松 *Podocarpus macrophyllus* (Thunb.) D. Don 或短叶罗汉松 *P. macrophyllus* var. *maki* Endl. 的枝叶。

【原植物】 参见"罗汉松实"条。

【采收加工】 全年或 6～9 月采收,鲜用或晒干。

【药材】 罗汉松叶 *Podocarpi Folium*　产于广东、广西、福建、四川等地。

性状　商品药材除叶外,有的还具带叶小枝。枝条粗2～5 mm,表面淡黄褐色,粗糙,具似三角形的叶基脱落痕。叶条状披针形,长 7～12 cm,宽 4～7 mm。先端短尖或钝,上面灰绿色至暗褐色,下面黄绿色至淡棕色。质脆,易折断。气微,味淡。

【成分】 罗汉松叶含蜕皮甾酮(ecdysterone),尖叶土杉甾酮(ponasterone)A,罗汉松甾酮(makisterone)A、B、C、D,扁柏双黄酮(hinokiflavone),新柳杉双黄酮(neocryptome-rin),金松双黄酮(sciaclopitysin),竹柏双黄酮(podocarpusflavone)A,竹柏双黄酮(podocarpusflavone)B,榧双黄酮(kayafla- vone),挥发油。

【药理】 1. 抗病毒作用　使用 ELISA 技术对中草药水提取物进行抗 HBeAg 的实验研究,罗汉松叶显示一定抗乙肝病毒作用。

2. 自由基清除作用　鲜叶的 80%甲醇提取物,在浓度为 0.5 mg/ml,于 37 ℃下孵育 20 分钟时的自由基清除率可达 61.1%,活性很强。

【药性】 性平,味淡。

【功用主治】 止血。主治吐血,咳血。

【用法用量】 内服:煎汤,10～30 g。

【选方】 治吐血,咯血(罗汉松叶)30 g,加蜜枣 2 枚。煎服。

2854 罗汉松实 luó hàn sōng shí (《纲目拾遗》)

【基原】 为罗汉松科罗汉松属植物罗汉松和短叶罗汉松的种子及花托。

【原植物】 1. 罗汉松 *Podocarpus macrophyllus* (Thunb.) D. Don [*Taxus macrophylla* Thunb.] 又名:长青(《纲目拾遗》),罗汉杉(《中山传信录》)。

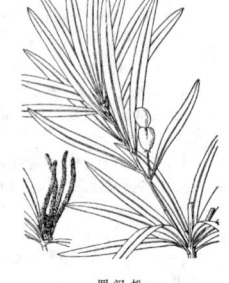

罗 汉 松

常绿乔木,高达20 m。树皮灰色或灰褐色,浅纵裂,呈薄片状脱落;枝开展或斜展,枝叶稠密。叶螺旋状排列,条状披针形,微弯,长 7～12 cm,宽7～10 mm,先端渐尖或钝尖,基部楔形,有短柄,上面深绿色,有光泽,中脉显著突起,下面带白色、淡绿色,中脉微突起。雌雄异株;雄球花穗状,常 3～5 簇生于极短的总梗上,长3～5 cm;雌球花单生叶腋,有梗。种子卵圆球形,径长 1～1.2 cm,熟时肉质假种皮紫色或紫红色,有白粉,着生于肥厚肉质的种托上,种托红色或紫红色,梗长1～1.5 cm。花期 4～5 月,种子 8～9 月成熟。

多栽培于庭园,野生者极少。分布于西南及江苏、浙江、安徽、福建、江西、湖南、广东、广西等地。

2. 短叶罗汉松 *P. macrophyllus* (Thunb.) D. Don var. *maki* Endl.　又名:短青(《纲目拾遗》),小罗汉松(《中国树木分类学》),小叶罗汉松(《中国裸子植物志》),短叶土杉(《中国高等植物图鉴》)。

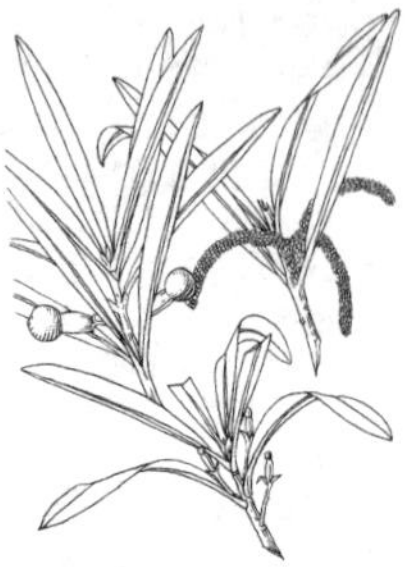

短叶罗汉松

本种与罗汉松的区别为:小乔木或呈灌木状,枝条向上斜展。叶短而密生,长 2.5～7 cm,宽3～7 mm,先端钝或圆。

我国西南及江苏、浙江、福建、江西、湖北、湖南、广东、广西、陕西等地均有栽培,作庭园树;北京有盆栽。原产于日本。

本植物的枝叶(罗汉松叶)、根皮(罗汉松根皮)亦供药用,另设专条。

【采收加工】 8～9 月种子成熟时连同花托一起摘下,晒干。

【药材】 罗汉松实 *Podocarpi Semen*　产于四川、广东、广西、福建等地。

性状　种子椭圆形、类圆形或斜卵圆形,长8～11 mm,直径7～9 mm。外表灰白色或棕褐色,多数被白霜,具突起的网纹,基部着生于倒钟形的肉质花托上。质硬,不易破碎,折断面种皮厚,中心粉白色。气微,味淡。

【成分】 罗汉松种子含罗汉松内酯(inumakilactone)A、B、C、D、E,罗汉松内酯 A 葡萄糖苷(inumakilactone A glucoside),竹柏内酯(nagilactone)C、F。花粉中含 24(ζ)-胆甾-5-烯-3β, 26-二醇〔24(ζ)-cholest-5-ene-3β, 26-diol〕,24(ζ)-乙基-25(ζ)-胆甾-5-烯-3β, 26-二醇〔24(ζ)-ethyl-25(ζ)-cholest-5-ene-3β, 26-diol〕,对香豆酸(*p*-coumaric acid),芹菜素(apigenin),穗花杉双黄酮(amentofla-vone)。

【药性】 甘,微温。

1.《纲目拾遗》:"味甘。"

2.《安徽中草药》:"甘,微温。"

【功用主治】 行气止痛,养血。主治胃脘疼痛,血虚面色萎黄。

1.《纲目拾遗》:"补肾,其香益肺。治心胃痛,大补元气。"

2.《天目山药用植物志》:"治血虚面色萎黄。"

3.《安徽中草药》:"活血,行气,止痛。"

4.《四川中药志》1979 年版:"养血安神。用于血虚的心悸、怔忡、失眠。"

【用法用量】 内服:煎汤,10～20 g。

【选方】 1. 治胃痛　罗汉松果实、南五味子根各 9 g,香橼 6 g。水煎服。(《福建药物志》)

2. 治血虚面色萎黄　小罗汉松果实 18～21 g。煎服,早晚饭前各服 1 次。(《天目山药用植物志》)

2855 罗汉果叶 luó hàn guǒ yè (《广西药用植物名录》)

【基原】 为葫芦科罗汉果属植物罗汉果的叶。

【原植物】 参见"罗汉果"条。

【采收加工】 6～7 月采收,鲜用或晒干。

【功用主治】 解毒，止咳。主治疮毒，痈肿，顽癣，慢性咽炎，慢性支气管炎。

2856 罗汉果根 luó hàn guǒ gēn（《广西药用植物名录》）

【基原】 为葫芦科罗汉果属植物罗汉果的根。

【原植物】 参见“罗汉果”条。

【采收加工】 7～10月采挖，鲜用或晒干。

【药材】 罗汉果根 *Siraitiae Grosvenorii Radix* 产于广西。

性状 块根长圆形、卵圆形至圆锥形，直径5～12 cm或更大。外皮灰黄色至棕褐色，或有暗绿色的斑块，凹凸不平，稍粗糙，有细皱纹和横裂皮孔，并常有大小不等的疣块突起，顶部常有茎的残基，下部多扭曲，有时附有数条细根残基，末端呈结疤状。质硬而实，断面平坦，角质样，黄白色至黄棕色。气微，味苦。

鉴别 根横切面：木栓层较厚，由数十列木栓化细胞组成，其间有少数石细胞群分布。皮层薄壁组织中石细胞常数个至数十个成群，细胞壁厚，层纹及孔沟明显，皮层纤维束散在，较稀少，纤维细胞壁厚，微木化。韧皮部狭窄，木质部中导管较少，由数层薄壁细胞及木纤维所包围。射线宽广。本品薄壁细胞内含众多淀粉粒。

【功用主治】《中国民族药志》：“主治腹泻，舌变形增大。脑膜炎后遗症。”

【用法用量】 内服：煎汤，9～15 g；或研末；或与猪脑蒸。

2857 罗裙带根 luó qún dài gēn（《广西药用植物图志》）

【异名】 开喉箭、扁担七（《湖南药物志》），千层皮（《江西草药》）。

【基原】 为石蒜科文殊兰属植物文殊兰的鳞茎。

【原植物】 参见“罗裙带”条。

【采收加工】 全年均可采，鲜用或切片晒干。

【成分】 鳞茎含石蒜碱（lycorine）和多花水仙碱（tazettine）。

【药理】 1. 拟胆碱样作用 多花水仙碱对蛙心、猫血压、豚鼠小肠等标本上有拟胆碱样作用；在神经-肌肉标本上，可使刺激神经引起的肌肉收缩幅度有所增加；但上述作用均较加兰他敏为弱。

2. 细胞毒作用 文殊兰球茎提取物中的文殊兰定（criasiaticidine）A具有中度细胞毒性作用，抗小鼠肉瘤（Meth-A）和LLC细胞的ED_{50}分别为3.2 μg/ml、4.2 μg/ml；石蒜碱显示强细胞毒性，ED_{50}分别为0.3 μg/ml、0.5 μg/ml；成分pratorimine示中度抗Meth-A活性。体内试验结果，石蒜碱剂量为10 mg/kg时，第十九日肿瘤抑制率为80.5%，与对照组比较体重至多约减轻5%，但停药后体重逐渐增加。

【药性】 辛，凉，有毒。

1.《江西草药》：“性平，味苦。”

2.《全国中草药汇编》：“辛，凉，有小毒。”

【功用主治】 清热解毒，散瘀止痛。主治痈疽肿毒，咽喉肿痛，牙痛，风湿关节痛，跌打损伤，疥癣，毒蛇咬伤。

1.《湖南药物志》：“治喉痛。”

2.《江西草药》：“活血通络，消肿解毒。治跌打损伤，牙痛，喉痛。”

3.《贵州草药》：“治风湿关节痛，痈疽，无名肿毒，癣。”

【用法用量】 外用：捣敷；或绞汁涂。内服：煎汤，3～9 g；或入散剂。

【宜忌】 内服宜慎。

【选方】 1. 治无名肿毒 生扁担叶鳞茎适量。捣汁，搽患处。（《贵州草药》）

2. 治牙痛 鲜文殊兰茎1小片。置牙痛处，咬含15分钟左右。

3. 治跌打损伤 文殊兰茎适量。晒干研末，每次3～15 g，水酒送服。另用鲜文殊兰茎适量，甜酒少许，捣烂外敷。（2、3方出自《江西草药》）

4. 治痰热咳嗽 罗裙带根头去皮切片，同猪肺煲食。（《广西药用植物图志》）

5. 治横痃 取文殊兰根1株，红糖15 g。共捣烂，烤温外敷。日换1次。（《福建民间草药》）

2858 罗汉松根皮 luó hàn sōng gēn pí（《天目山药用植物志》）

【基原】 为罗汉松科罗汉松属植物罗汉松或短叶罗汉松的根皮。

【原植物】 参见“罗汉松实”条。

【采收加工】 全年或8～9月采挖，鲜用或晒干。

【药性】 甘、微苦，微温。

1.《安徽中草药》：“性微温，味甘。”

2.《福建药物志》：“小罗汉松微苦、辛，微温。”

【功用主治】 活血，祛风，杀虫。主治跌打损伤，骨折，风湿痹痛，疥癣。

1. 汪连仕《采药书》：“其皮治一切血，杀虫瘴癣，合芦荟、香油调搽。”

2.《安徽中草药》：“杀虫，止痛。”

3.《福建药物志》：“罗汉松，根皮活血祛瘀，杀虫止痒。主治跌打损伤、癣。”“小罗汉松（根、树皮、叶）活血通络，祛风除湿。主治风湿关节痛，跌打损伤。”

【用法用量】 内服：煎汤，9～15 g。外用：捣烂敷；或水煎熏洗。

【选方】 1. 治跌打损伤 小罗汉松鲜根皮、苦参根等量。加黄酒捣烂敷伤处，每日换1次。（《天目山药用植物志》）

2. 治金钱癣 鲜罗汉松根皮（醋浸半日）、鲜羊蹄各等量，红糖适量。共捣烂敷患处，每日2次。（《安徽中草药》）

3. 治疥、癣，瘙痒 罗汉松根皮、川槿皮各适量。切碎成小块，加醋浸泡半月以上，以醋搽患处。（《四川中药志》1979年版）

【临床报道】 治疗骨折 罗汉松根二重皮，研细粉，用水调成膏状，骨折复位后，敷患处，夹板固定。共治300余例，效果良好。

2859 败酱 bài jiàng（《本经》）

【异名】 鹿肠（《本经》），鹿首、马草、泽败（《别录》），鹿酱（《药性论》），酸益（《日华子》），败酱草（《卫生易简方》），苦菜、苦蕺（《纲目》），野苦菜（《植物名实图考》），苦斋公（《四川中药志》），豆豉草、豆渣草（《重庆草药》），观音菜、白苦爹、苦苴（《闽东本草》），苦叶菜、萌菜（《浙江药用植物志》），女郎花（《新华本草纲要》）。

【基原】 为败酱科败酱属植物黄花败酱和白花败酱的全草。

【原植物】 1. 黄花败酱 *Patrinia scabiosaefolia* Fisch. ex Trev. 又名：黄花龙芽（《植物名实图考》），黄花草、野黄花（南药《中草药学》）。

多年生草本，高70～130 cm。地下根茎细长，横卧或斜生，有特殊臭气。基生叶丛生，有长柄，花时叶枯落；茎生叶对生；柄长1～2 cm，上部叶渐无柄；叶片2～3对羽状深裂，长5～15 cm，中央裂片最大，椭圆形或卵形，两侧裂片窄椭圆形至线形，先端渐尖，叶缘有粗锯齿，两面疏被粗毛或无毛。聚伞状圆锥花序集成疏而大的伞房状花序，腋生或顶生；总花梗常仅相对

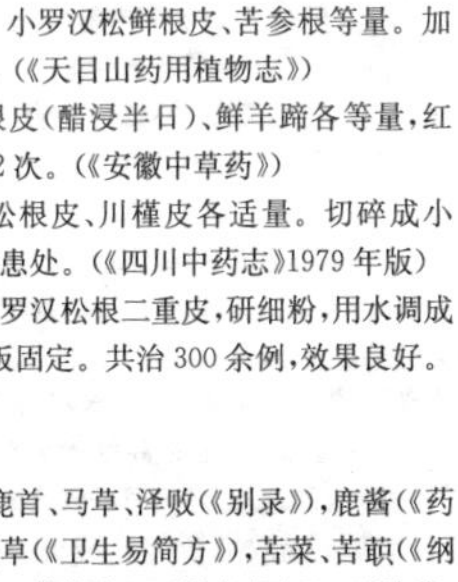

黄花败酱

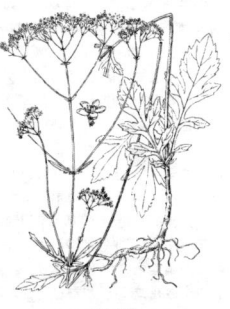

两侧或仅一侧被粗毛，花序基部有线形总苞片1对，甚小；花直径约3 mm；花萼短，萼齿5，不明显；花冠黄色，上部5裂，冠筒短，内侧具白色长毛；雄蕊4，与花冠近等长；子房3室，1室发育。瘦果长椭圆形，长3～4 mm；边缘稍扁，由背部向两侧延展成窄翅状。花期7～9月，果期9～10月。

生于山坡沟谷灌木丛边、林缘草地或半湿草地。分布于华北、东北、华东、华南及四川、贵州。

2. 白花败酱 *P. villosa* (Thunb.) Juss. [*Valeriana villosa* Thunb.] 又名：攀倒甑(《本草图经》)。

本种形态与黄花败酱相似，其特点是：茎枝被粗白毛，后毛渐脱落。茎生叶柄长1～3 cm，叶片卵形、菱状卵形或窄椭圆形，长4～11 cm，宽2～5 cm，先端渐尖至窄长渐尖，基部楔形下延；亦有叶的基部具1对小裂片。聚伞圆锥花序，集成疏生大伞房状；总苞叶卵状披针形；花冠白色，直径约5 mm；雄蕊4，伸出；子房下位，花柱稍短于雄蕊。瘦果倒卵形，宿存苞片贴生，苞片近圆形，膜质，网脉明显。

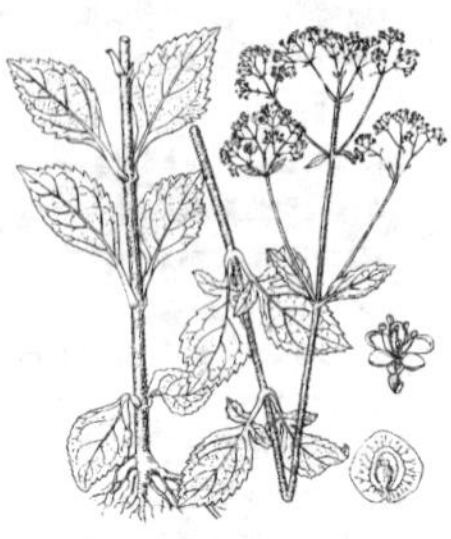

白花败酱

生于海拔500～800 m的荒山草地、林缘灌木丛中。分布于华北、东北、华东、华南和西南等地。

【栽培】 生物学特性　喜稍湿润环境，耐严寒，一般土地均可栽培，但以较肥沃的砂质壤土为佳。

繁殖方法　种子繁殖或分株繁殖。种子繁殖：3～4月在宽1 m的苗床播种，条播，覆土0.5～1 cm，播种后保持土壤湿润，约半个月出苗，出苗后当苗高3～6 cm时间苗1次，5月或6月初可移植大田。分株繁殖：4～5月挖取老株，或将老株四周自生的幼苗掘起进行移栽。行距为30～40 cm，株距为25～30 cm，每穴栽苗2～3株。亦可用扦插繁殖。

田间管理　生长期间可施粪肥2～3次。

【采收加工】 7～9月采收全株，切段，晒干。

【药材】 败酱 *Patriniae Herba*　黄花败酱主产于辽宁、吉林、黑龙江、内蒙古、河北、山东、江西、河南、湖南及云南；白花败酱主产于河南、四川、福建、江西、湖南。

性状　黄花败酱　全体常折叠成束。根茎圆柱形，弯曲，长5～15 cm，直径2～5 mm，顶端粗达9 mm；表面有栓皮，易脱落，紫棕色或暗棕色，节疏密不等，节上有芽痕及根痕；断面纤维性，中央具棕色“木心”。根长圆锥形或长圆柱形，长达10 cm，直径1～4 mm；表面有纵纹，断面黄白色。茎圆柱形，直径2～8 mm；表面黄绿色或黄棕色，具纵棱及细纹理，有倒生粗毛。茎生叶多卷缩或破碎，两面疏被白毛，完整呈多羽状深裂或全裂，裂片5～11，边缘有锯齿；茎上部叶较小，常3裂。有的枝端有花序或果序；小花黄色。瘦果长椭圆形，无膜质翅状苞片。气特异，味微苦。

白花败酱　根茎短，长约至10 cm，有的具细长的匍匐茎，断面无棕色“木心”；茎光滑，直径可达1.1 cm；完整叶卵形或长椭圆形，不裂或基部具1对小裂片；花白色；苞片膜质，多具2条主脉。

鉴别　(1) 根茎横切面：黄花败酱　落皮层可见，厚壁细胞壁木化，断续排列成环。木栓层为多列木栓细胞。皮层较窄，有裂隙。韧皮部细胞小，壁薄。束间形成层有时不明显。木质部宽广，中部有10余列薄壁细胞组成的环带，细胞排列整齐，内侧或全部环带细胞栓化，含少数簇晶；环带外侧导管2～3成群散在，内侧导管单个散在或2～4成群径向排列，胞腔常含黄棕色物；木射线宽1～2列细胞。髓部薄壁细胞含草酸钙簇晶。老的根茎髓部常成空洞。薄壁细胞含淀粉粒。

白花败酱　木质部中无薄壁细胞环带；髓部大；本品薄壁细胞不含淀粉粒，草酸钙簇晶少见。

(2) 取本品粉末1 g，加蒸馏水10 ml，水浴加热10分钟，滤过。滤液置试管中，密塞，强烈振摇1分钟。黄花败酱泡沫15分钟消失，白花败酱泡沫很快消失(检查皂苷)。

(3) 取本品甲醇提取液1 ml，蒸干，以1 ml冰醋酸溶解残渣，加1 ml醋酐-浓硫酸(19∶1)，混匀，稍加热。黄花败酱由黄变为紫红色，白花败酱由黄绿变为紫红色(检查三萜皂苷)。

(4) 取本品甲醇提取液数滴，点于白磁板上，滴加10%香荚兰醛浓硫酸溶液数滴。黄花败酱显蓝紫色，白花败酱显黄棕色(检查挥发油)。

【成分】 黄花败酱根、根茎含败酱皂苷(patrinoside)，败酱皂苷 A_1、B_1、C_1、D_1、E、F、G、H、J、K、L；根含黄花败酱皂苷(scabioside)A、B、C、D、E、F、G，齐墩果酸-3-*O*-α-*L*-吡喃阿拉伯糖苷(3-*O*-α-*L*-arabinopyranosyloleanolic acid)，常春藤皂苷元-3-*O*-α-*L*-吡喃阿拉伯糖苷(3-*O*-α-*L*-arabinopyranosyl hederagenin)，常春藤皂苷元-2′-*O*-乙酰基-3-*O*-α-*L*-吡喃阿拉伯糖苷(2′-*O*-acetyl-3-*O*-α-*L*-arabinopyranosylhederagenin)，常春藤皂苷元-3-*O*-α-*L*-吡喃阿拉伯糖基-28-*O*-β-*D*-吡喃葡萄糖基(1→6)-β-*D*-吡喃葡萄糖苷[3-*O*-α-*L*-arabinopyranosylhederagenin-28-*O*-β-*D*-glucopyranosyl(1→6)-β-*D*-glucopyrano side]，常春藤皂苷元-(2′-*O*-乙酰基-3-*O*-α-*L*-吡喃阿拉伯糖基)-28-*O*-β-*D*-吡喃葡萄糖基(1→6)-β-*D*-吡喃葡萄糖苷[2′-*O*-acetyl-3-*O*-α-*L*-arabinopyranosyl hederagenin-28-*O*-β-*D*-glucopyranosyl(1→6)-β-*D*-glucopyranoside]，齐墩果酸-3-*O*-β-*D*-吡喃葡萄糖基(1→3)-α-*L*-吡喃鼠李糖基(1→2)-α-*L*-吡喃阿拉伯糖苷[3-*O*-β-*D*-glucopyranosyl(1→3)-α-*L*-rhamnopyranosyl(1→2)-α-*L*-arabinopyranosyl oleanolic acid]，齐墩果酸-3-*O*-β-*D*-吡喃葡萄糖基(1→3)-α-*L*-吡喃鼠李糖基(1→2)-α-*L*-吡喃阿拉伯糖基-28-*O*-β-*D*-吡喃葡萄糖基(1→6)-β-*D*-吡喃葡萄糖苷[3-*O*-β-*D*-glucopyranosyl(1→3)-α-*L*-rhamnopyranosyl(1→2)-α-*L*-arabinopyranosyl oleanolic acid-28-*O*-β-*D*-glucopyranosyl(1→6)-β-*D*-glucopyranoside]，齐墩果酸-3-*O*-α-*L*-吡喃鼠李糖基(1→2)-α-*L*-吡喃阿拉伯糖苷[3-*O*-α-*L*-rhamnopyranosyl(1→2)-α-*L*-arabinopyranosyl oleanolic acid]，常春藤皂苷元-3-*O*-α-*L*-吡喃鼠李糖基(1→2)-α-*L*-吡喃阿拉伯糖苷[3-*O*-α-*L*-rhamnopyranosyl(1→2)-α-*L*-arabinopyranosyl hederagenin]，齐墩果酸(oleanolic acid)，常春藤皂苷元(hederage-nin)，β-谷甾醇-β-*D*-吡喃葡萄糖苷(β-sitosterol-β-*D*-glucopyranoside)，菜油甾醇-*D*-葡萄糖苷(campesterol-*D*-glucoside)，东莨菪素(scopoletin)，马栗树皮素(esculotin)，还含挥发油(约8%)；种子含硫酸败酱皂苷(sulfapatrinoside)Ⅰ、Ⅱ，熊果酸-3-*O*-α-*L*-吡喃鼠李糖基(1→2)-α-*L*-吡喃阿拉伯糖苷即败酱糖苷A-I[3-*O*-α-*L*-rhamnopyranosyl(1→2)-α-*L*-arabinopyranosylursolic acid，patrinia-glycoside A-I]，齐墩果酸-3-*O*-α-*L*-吡喃鼠李糖基(1→2)-α-*L*-吡喃阿拉伯糖苷，熊果酸-3-*O*-β-*D*-吡喃葡萄糖基(1→3)-α-*L*-吡喃阿拉伯糖苷[3-*O*-β-*D*-glucopyranosyl(1→3)-α-*L*-arabinopyranosylursolic acid]，齐墩果酸-3-*O*-β-*D*-吡喃葡萄糖基(1→3)-α-*L*-吡喃阿拉伯糖苷[3-*O*-β-*D*-glucopyranosyl(1→3)-α-*L*-arabinopy ranosyloleanolic acid]，熊果酸-3-*O*-α-*L*-吡喃鼠李糖基(1→2)-[β-*D*-吡喃葡萄糖基(1→3)]-α-*L*-吡喃阿拉伯苷{3-*O*-α-*L*-rhamnopyranosyl(1→2)-[β-*D*-glucopyranosyl(1→3)]-α-*L*-arabinopyranosylursolic acid}即败酱糖苷B-I(patriniaglycoside B-I)，及齐墩果酸-3-*O*-α-L-吡喃鼠李糖基(1→2)-[β-*D*-吡喃葡萄糖基(1→3)]-α-*L*-吡喃阿拉伯糖苷{3-*O*-α-*L*-rhamnopyranosyl(1→2)-[β-*D*-glucopyranosyl(1→3)]-α-*L*-arabinopyranosyl olenolic acid}即败酱糖苷B-Ⅱ(patriniaglycoside B-Ⅱ)。白花败酱根、根茎含白花败酱苷(villoside)，马钱子苷(loganin)，莫罗忍冬苷(morroniside)；全草含白花败

酱醇(villosol),白花败酱醇苷(villosolside),齐墩果酸,棕榈酸(palmitic acid),还含肌醇(inositol)。

【药理】 1. 镇静作用　黄花败酱的根和根茎乙醇或甲醇浸出物 30 g(生药)/kg 或其挥发油(黄花龙芽精)以 0.2 g/kg 口服,可使小鼠活动减少,呈安静状态,并显著延长戊巴比妥钠或环己巴比妥钠的睡眠时间,甲醇提取物可致血清氨基转移酶升高和肝组织病理改变。黄花龙芽精 0.133 g/kg 口服,可使戊巴比妥钠阈下剂量的小鼠翻正反射消失,说明镇静作用为直接的中枢作用。皂苷和除去挥发油的浸膏在小鼠试验中没有镇静作用,也不能增强黄花龙芽精的镇静作用。黄花败酱中含有的少量挥发油黄花龙芽精是其镇静作用的主要有效部分。

2. 抗菌、抗病毒作用　黄花败酱和白花败酱各自的口服液、煎剂、冲剂(均为 10%)进行体外抑菌试验,发现对金黄色葡萄球菌的抑制作用较强,黄花败酱冲剂、口服液的最小抑菌浓度(*MIC*)均为 0.031 3 g/ml,煎剂的效价(该浓度时,细菌不能生长)为 1∶64;白花败酱冲剂 *MIC* 为0.071 3 g/ml,煎剂的效价为 1∶64。对志贺痢疾杆菌、伤寒杆菌、白色葡萄球菌等病菌,上述药物抑制作用较弱。以组织培养技术测定,发现败酱草水或醇提取液(均含生药 10 mg/kg)对Ⅰ型单纯疱疹病毒有较强的抑制作用。白花败酱全草的水煎液在鸡胚内对流感病毒的抑制作用不明显。

3. 保肝利胆作用　黄花败酱具有促进肝细胞再生、防止肝细胞变性的作用,并可抗肝炎病毒,使肝细胞炎症消失,使毛细胆管疏通,使肝脏功能得以改善。黄花败酱根之煎剂能促进胆汁分泌,分离出的皂苷能提高血清氨基转移酶的活性。

4. 对血液系统作用　黄花败酱能明显对抗环磷酰胺所致的白细胞数降低,对核细胞的测定表明,可刺激骨髓造血功能,其升高白细胞作用与维生素 B_4、鲨肝醇相近。

5. 其他　100%败酱液加入 10 mg 内毒素,可降低其活性,减毒倍数为 8.7。

毒性　黄花败酱醇浸膏 30 g/kg 灌服,对小鼠有轻度呼吸抑制和轻度致泻作用。黄花龙芽精 200 mg/kg 口服,未观察到呼吸抑制等副作用,但与对照组比较有多尿现象。黄花败酱根的甲醇提取物可使小鼠血清氨基转移酶升高,并有组织病理改变。

【炮制】 1. 败酱　取原药材,除去杂质,抢水洗净,稍润,切段,干燥。

2. 败酱炭　取净败酱,置锅内,用中火炒至黑色,喷淋少许清水,灭尽火星,取出,凉透。

饮片性状　败酱参见"药材"项。败酱炭形如败酱,黑色。

贮干燥容器内,置阴凉干燥处。败酱炭散热防复燃。

【药性】 苦、辛,微寒。归肺、大肠、肝经。

1.《本经》:"味苦,平。"

2.《别录》:"咸,微寒,无毒。"

3.《药性论》:"味辛、苦,微寒。"

4.《汤液本草》:"入足少阴经,手厥阴经。"

5.《纲目》:"微苦带甜。""手足阳明、厥阴药也。"

【功用主治】 清热解毒,破瘀排脓。主治肠痈,肺痈,痢疾,带下,产后瘀滞腹痛,热毒痈肿。

1.《本经》:"主暴热火疮、赤气,疥瘙疽痔,马鞍热气。"

2.《别录》:"除痈肿,浮肿,结热,风痹不足,产后疾痛。"

3.《药性论》:"治毒风㾓痹,主破多年凝血,能化脓为水及产后诸病。止腹痛,余(《大观本草》作'除')疹,烦渴。"

4.《日华子》:"治赤眼障膜胬肉,聤耳,血气心腹痛,破癥结,产前后诸疾,催生落胞,血运,排脓,补瘘,鼻洪,吐血,赤白带下,疮痍疥癣,丹毒。"

5.《药性切用》:"泻热解毒,破血排脓,为外科专药。"

【用法用量】 内服:煎汤,10～15 g。外用:鲜品捣敷患处。

【宜忌】 脾胃虚弱及孕妇慎服。

《本草汇言》:"久病胃虚脾弱,泄泻不食之证,一切虚寒下脱之疾,咸忌之。"

【选方】 1. 治肠痈之为病,其身甲错,腹皮急,按之濡,如肿胀,腹无积聚,身无热,脉数,此为肠内有痈脓　薏苡仁十分,附子二分,败酱五分。上三味,杵为末,取方寸匕,以水二升,煎减半,顿服,小便当下。(《金匮要略》薏苡附子败酱散)

2. 治吐血、衄血,因积热妄行者　败酱二两,黑山栀三钱,怀熟地五钱,灯心草一钱。水煎,徐徐服。(《本草汇言》引《硕虎斋医话》)

3. 治产后腹痛如锥刺者　败酱五两。水四升,煮二升,每服二合,日三服。(《卫生易简方》)

4. 治无名肿毒　鲜(败酱)全草 30～60 g。酒水各半煎服;渣捣烂敷患处。(《闽东本草》)

5. 治赤白痢疾　鲜败酱草 60 g,冰糖 15 g。开水炖服。

6. 治蛇咬　败酱草 250 g,煎汤炖服。另用败酱草杵细外敷。(4～6 方出自《闽东本草》)

【临床报道】 1. 治疗流行性感冒　以白花败酱制成的白花败酱冲剂,每次 1 包(每包 17 g,含生药 31 g),每日 3 次,连服 2 日。另以白花败酱制成的白花败酱针剂,每次 1 支(每支 2 ml,含生药 8 g),肌内注射,每日 2 次,连用 2 日。共观察 401 例,结果:有效率达 86.5%,疗效明显优于吗啉双胍对照组。治疗过程中未见明显副作用。

2. 治疗神经衰弱失眠症　用黄花败酱的根茎和根制成的黄花败酱片剂(眠尔静),口服,每日 2～3 次,每次 2～4 片,每片相当于生药 1 g。共治疗以失眠为主要症状的神经衰弱患者 284 例,结果:显效 95 例,有效 132 例,总有效率为 80%。

3. 治疗急性化脓性扁桃体炎、肺炎、急性阑尾炎、胆道感染和急性胰腺炎　用败酱全草制成每 1 ml 含生药 2 g 的败酱草注射液,肌注每次 2～4 ml,每日 2～4 次,共治疗感染性患者 134 例(其中急性化脓性扁桃体炎 29 例,肺炎 47 例,急性阑尾炎 16 例,胆道感染 23 例和急性膀胱炎 19 例),结果:痊愈 80 例,好转 38 例,总有效率为 88.1%。

4. 治疗流行性腮腺炎　用白花败酱草煎剂,每日 1 剂。剂量:1～3 岁,15～20 g;4～15 岁,20～40 g;16 岁以上,40～60 g。治疗 50 例,结果:服药 1 剂痊愈者 44 例;服药 2 剂痊愈者 4 例;服药 3 剂后,全部病例痊愈。

【各家论述】 1.《纲目》:"败酱,善排脓破血,故仲景治痈及古方妇人科皆用之。乃易得之物,而后人不知用,盖未遇识者耳。"

2.《本草正义》:"(败酱)能清热泄结,利水消肿,破瘀排脓。惟宜于实热之体。《本经》、《别录》、《药性论》、《日华子》诸书所载,无一非实热瘀滞之症,惟产后诸痛,当以瘀露作痛者为宜。而濒湖所引《别录》,竟作产后疾痛;《大明本草》又以产后诸病混言之,则流弊良多,不可不知所辨别者也。"

2860 钓鱼秆 diào yú gǎn (《草木便方》)

【异名】 小钓鱼竿(《民间常用草药汇编》),腹水草(《成都中草药》),见毒消(《全国中草药汇编》)。

【基原】 为玄参科腹水草属植物宽叶腹水草或细穗腹水草的全草。

【原植物】 1. 宽叶腹水草 *Veronicastrum latifolium* (Hemsl.) Yamazaki [*Botryopleuron latifolium* Hemsl.]

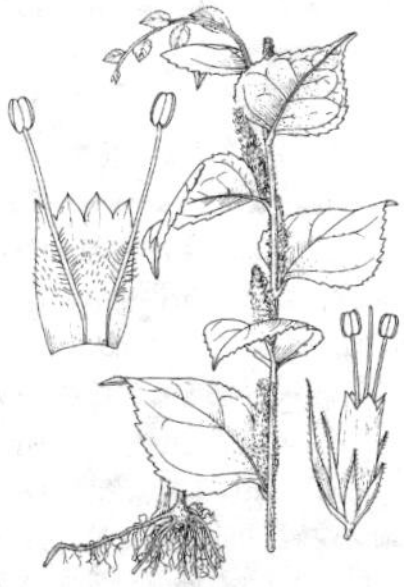
宽叶腹水草

多年生草本,长达1 m。根状茎极短而横走。茎细长,弓曲，顶端着地生根或节上生根，仅上部有狭棱，被倒生短卷黄毛。叶互生；具短柄；叶片圆形至卵圆形，长 3～7 cm，宽 2～5 cm，先端短渐尖，基部圆形或截形，边缘具三角形锯齿，两面疏被短硬毛。花序腋生，长1.5～4 cm；苞片条状披针形，有睫毛；花萼 5 深裂，裂片钻形，不等长，前面 1 枚最长，略短于花冠，有睫毛；花冠筒状，长 5 mm，淡紫色或白色，4 裂，裂片短，正三角形，喉部有一圈毛；雄蕊 2。蒴果卵状，绿色，长 2～3 mm。种子卵球形，具线网纹。花期 8～9 月。

生于林中或灌木丛中，有时倒挂于岩石上。分布于湖北、湖南、四川、贵州等地。

2. 细穗腹水草 *V. stenostachyum* (Hemsl.) Yamazaki

形态与宽叶腹水草相似，惟叶片长卵形至披针形，长 7～20 cm，宽 2～7 cm，上面仅主脉上有短毛。花序长2～8 cm。

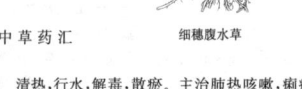

生于灌木丛中及林下阴湿处。分布于湖北、湖南、四川、贵州、陕西等地。

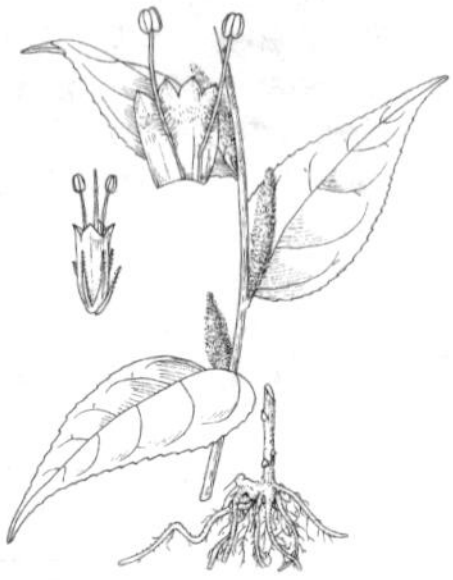

细穗腹水草

【采收加工】 6～7 月采收，鲜用或晒干。

【药性】 苦，凉。

1.《草木便方》："苦，寒。"

2.《全国中草药汇编》："微苦，凉。"

【功用主治】 清热，行水，解毒，散瘀。主治肺热咳嗽，痢疾，目赤，水肿，跌打损伤，烧烫伤。

1.《草木便方》："祛毒，搜风，除湿，利筋骨，行气，消瘀，生肌。治小儿惊风。"

2.《天宝本草》："平肝，降气。治火目、云雾遮睛，蟾疳，心胃气痛。"

3.《分类草药性》："治咳嗽，涂烫伤，口嚼涂疮生肌。"

4.《全国中草药汇编》："清热解毒，利水消肿，散瘀止痛。主治肺热咳嗽，肝炎，水肿；外用治跌打损伤，毒蛇咬伤，烧烫伤。"

【用法用量】 内服：煎汤，10～15 g。外用：鲜品捣敷。

【宜忌】《全国中草药汇编》："孕妇忌服。"

【临床报道】 治疗急性菌痢　用钓鱼竿制成片剂（每片相当于生药 3.3g）口服，每次 4～8 片，每日 3～4 次。治疗急性菌痢 300 例，结果：治愈 287 例，好转 10 例，无效 3 例，总有效率为 99%。

2861 钓樟枝叶 diào zhāng zhī yè（《安徽中草药》）

【基原】 为樟科山胡椒属植物红果钓樟的枝叶。

【原植物】 参见"钓樟根皮"条。

【采收加工】 4～10 月均可采收，切碎，鲜用或晒干。

【成分】 叶含挥发油：芳樟醇（linalool），牻牛儿醇（geraniol），1，8-桉叶素（1，8-cineole），松油烯-4-醇（terpinen-4-ol），α-松油烯醇（α-terpineol），乙酸松油醇酯（terpinyl acetate）等。又含乌药环戊烯二酮（linderone），乌药环戊烯二酮甲醚（methyllinderone），亮叶山胡椒环戊烯二酮（lucidone），亮叶山胡椒环戊烯二酮甲醚（methyllucidone），乌药萜烯黄烷酮（linderatone），北美乔松黄烷酮（pinostrobin），生松黄烷酮（pinocembrin），5，6-去氢卡瓦胡椒素（5，6-dehydrokawain），乌药萜烯黄烷酮甲醚（methyllinderatone），异乌药萜烯黄烷酮（isolinderatone），乌药萜烯二氢查耳酮（linderatin），红果山胡椒查耳酮（kanakugiol），红果山胡椒黄烷酮（kanakugin），红果山胡椒二氢查耳酮（dihydrokanakugiol），帕夏查耳酮（pashanone），二氢帕夏查耳酮（dihydropashanone），蜡菊查耳酮（helilandin）B，桂皮酸甲酯（methylcinnamate）。

【功用主治】 杀虫，敛疮。主治疥癣痒疮，外伤出血，手足皲裂。

【用法用量】 外用：捣敷；或水煎洗、研末掺。

内服：煎汤，6～15 g。

【选方】 1. 治疥癣痒疮　鲜钓樟枝叶（连果）适量，煎水温洗。或钓樟鲜嫩枝叶捣烂，用纱布包后烘热搽患处。

2. 治外伤出血　鲜钓樟叶捣烂敷伤口。或钓樟叶研细末敷伤口，加压包扎。（1、2 方出自《安徽中草药》）

2862 钓樟根皮 diào zhāng gēn pí（《别录》）

【异名】 光狗棍根皮（《常用中草药配方》），土官桂、干橿木（《全国中草药汇编》）。

【基原】 为樟科山胡椒属植物红果钓樟的根皮。

【原植物】 红果钓樟 *Lindera erythrocarpa* Makino [*L. umbellate* Bl.] 又名：豫（《山海经》），枪（《尔雅》），钓樟（《别录》），乌樟（《本草经集注》），枕木（《史记正义》），红果山胡椒（《中国植物志》）。

落叶灌木或小乔木，高可达 5 m。树皮灰褐色。幼枝条通常灰白色或灰黄色，多皮孔。叶互生；叶柄长 0.5～1 cm；叶片通常为倒披针形，先端渐尖，基部狭楔形，常下延，长 5～15 cm，宽 1.5～6 cm，纸质，上面绿色，有稀疏贴伏柔毛或无毛，下面带绿苍白色，被贴伏柔毛。伞形花序着生于腋芽两侧各一，总梗长约 0.5 cm，总苞片 4，具缘毛，内有花 15～17 朵。雄花花被片 6，黄绿色，椭圆形；雄蕊 9，花丝无毛，第 3 轮的近基部着生 2 个具短柄宽肾形腺体，退化雌蕊成"凸"字形。雌花较小，花被片 6；退化雄蕊 9，条形，第三轮中下部外侧着生 2 个椭圆形无柄腺体；雌蕊，子房狭椭圆形，花柱粗，柱头盘状。果球形，熟时红色。花期 4 月，果期 9～10 月。

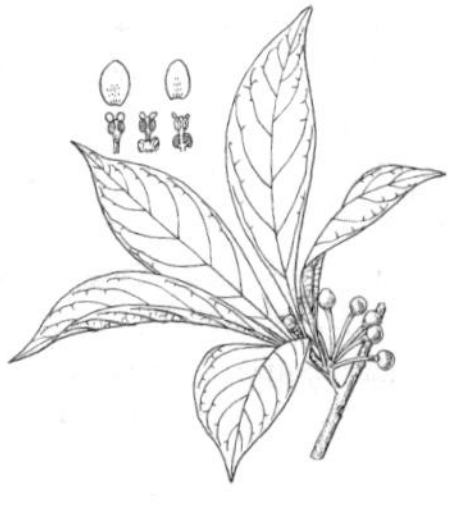

红果钓樟

生于山坡、山谷、溪边、林下等处。分布于江苏、浙江、安徽、福建、江西、河南、湖北、湖南、广东、广西、四川、陕西、台湾等地。

本植物的木材（枕材）、枝叶（钓樟枝叶）、枝叶经煎熬而成的加工品（詹糖香）亦供药用，另设专条。

【采收加工】 全年均可采，晒干。

【成分】 根含无根藤次碱（launobine），木姜子碱（laurolitsine），波尔定碱（boldine），六驳碱（laurotetanine），*N*-甲基六驳碱（*N*-methyllaurotetanine）；还含北美乔松黄烷酮（pinostrobin），红果山胡椒查耳酮（kanakugiol），红果山胡椒黄烷酮（kanakugin），乌药环戊烯二酮甲醚（methyllinderone），5，6-去氢卡瓦胡椒素（5，6-dehydrokawain）。

【药性】 辛，温。

1.《日华子》："温。无毒。"

2.《品汇精要》："味辛，性温散。无毒。"

【功用主治】 温中，行气，止痛，祛风。主治胃寒吐泻，水肿脚气，风湿痹痛，疥癣湿疮，创伤出血。

1.《别录》："主金疮，止血。"

2.《四声本草》："《别录》云：取根磨服，治霍乱。"

3.《日华子》："治奔豚，脚气，水肿，煎服；并将皮煎汤，洗疮痍，风瘙疥癣。"

4.《全国中草药汇编》:"温中,行气,止痛。主治吐泻,寒性胃痛,腹痛,跌打损伤,风湿性关节痛,湿疹,疥癣。"

【用法用量】 内服:煎汤,3～10 g。外用:煎汤洗浴。

2863 钗子股 chāi zǐ gǔ (《海药本草》)

【异名】 金钗股、三十根(《本草拾遗》),松寄生、虫寄生(《质问本草》),金环草、大羊角、老鼠尾(《广西药用植物名录》),肖羊耳兰、圆柱兰(《广西植物名录》),石珊瑚、石鹿角(《广东药用植物简编》),龙须草(《实用中草药》)。

【基原】 为兰科钗子股属植物钗子股的根及全草。

【原植物】 钗子股 *Luisia morsei* Rolfe ex Forbes et Hemsl.

附生草本植物,高 15～30 cm。须根发达,粗壮。茎丛生,坚硬,圆柱形,粗约 5 mm。叶互生,排成 2 列;叶片圆柱形,肉质,长 6～13 cm,粗 3～4 mm,基部具筒状革质鞘。总状花序腋生,长1～1.5 cm,具 2～4 朵花;小苞片宽卵形,覆瓦状排列。花绿色带暗紫红色;萼片和花瓣长圆形,近相等,长约 6 mm,宽约 3 mm;唇瓣在中部缢缩而分为前、后唇,两者均近三角状半圆形,前唇先端微凹,上面具乳突。蒴果棒状纺锤形。花期 5～7 月。

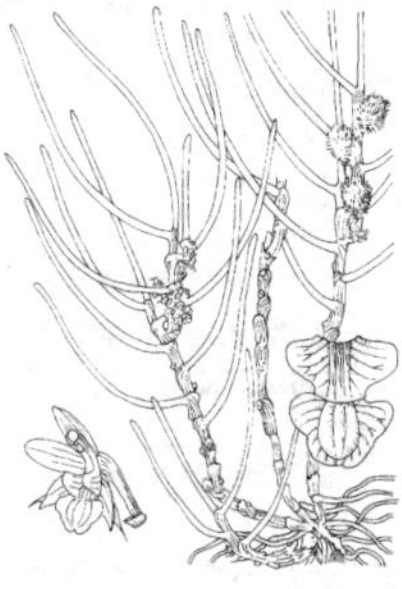

钗 子 股

生于海拔 200～1 200 m 的林中树上。分布于福建、广东、广西、贵州、云南、台湾等地。

【采收加工】 6～10 月采收,鲜用或晒干。

【药性】 苦、辛,平。

1.《本草拾遗》:"味辛、平,小毒。"

2.《海药本草》:"味苦、辛,无毒。"

【功用主治】 清热解毒,祛风利湿。主治疟疾,痈疽,咽喉肿痛,风湿痹痛,水肿,药物或食物中毒。

1.《本草拾遗》:"解诸药毒。人中毒者,煮汁服之。亦生研,更烈,必大吐下。如无毒,亦吐,去热痰疟瘴,天行蛊毒,喉闭。"

2.《海药本草》:"解毒,治痈疽。"

3.《浙江药用植物志》:"主治痈肿初起,喉头炎,跌打肿痛。"

4.《福建药物志》:"祛风利湿。主治风湿关节痛。"

【用法用量】 内服:煎汤,9～15 g,鲜者 30～60 g;或捣汁。外用:适量,鲜品捣敷。

【选方】 1. 治喉头炎 鲜钗子股全草 30 g。捣烂取汁含漱。(《浙江药用植物志》)

2. 治水肿 鲜(钗子股)的根 24～36 g(干的根 15～24 g),猪脚(21 cm)1 个。酌加水煎 2 小时。饭前服,日服 1 次。(《福建民间草药》)

3. 治跌打损伤 钗子股全草,连钱草各 15 g,甘草 1.5 g。水煎服。(《浙江药用植物志》)

4. 解诸药毒 鲜(钗子股)的叶 1～2 握。洗净并捣烂,绞汁 1 杯,服下。毒可由吐下而解。

5. 治梅毒性风疾 鲜(钗子股)根 60 g(干的 30 g)。酌加水煎,饭前服,日服 2 次。(4、5 方出自《福建民间草药》)

2864 牦牛角 máo niú jiǎo (《纲目》)

【基原】 为牛科野牛属动物牦牛的角。

【原动物】 牦牛 *Bos grunniens* Linnaeus 又名:旄牛、犛牛(《山海经》),犛牛、摩牛(《尔雅》),毛犀(《广志》),猫牛(《汉书》颜师古注),竹牛(《昨梦录》),毛牛(《水东日记》)。

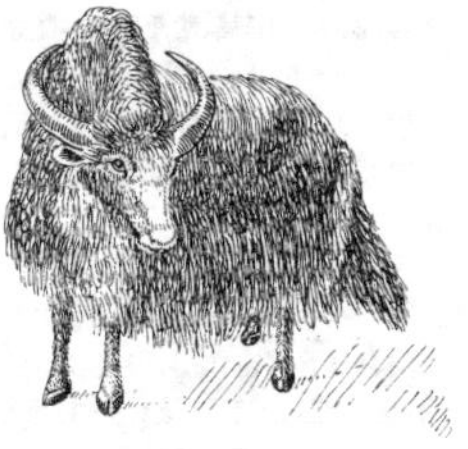

牦 牛

状如牛,体粗大,体重 500 kg 以上,头及躯体背面的毛短而光滑。肩部有突起之隆肉。体侧、颈、胸、腹、尾、颌、喉部均被下垂的长毛,尤以尾毛为甚。通体暗褐黑色,吻部、鼻部稍杂白色。四肢短粗;雄兽角大,而雌兽角小,角基略扁,两角分离甚远,角先向上,再向外,近末端复向内向上,角尖略向后弯。

栖息于青藏高原的荒凉之处,怕热而不畏冰雪。喜游荡,常数十成群,以高原山谷的粗草为食。分布于青藏高原,北至昆仑山、阿尔金山和祁连山西段,东至四川西北部,南达西藏境内。在青藏高原地区,牦牛已驯为家畜。

【采收加工】 宰杀牦牛时锯下牛角,阴干或低温烘干。

【药性】 酸、咸,凉。

【功用主治】 清热解毒,凉血熄风。主治高热惊痫,血热出血。

《纲目》:"治惊痫,热毒,诸血病。"

【用法用量】 内服:煎汤,15～30 g。

2865 牧马豆 mù mǎ dòu (《宁夏中草药手册》)

【异名】 黄花苦豆子、蹄豆子、野决明(《宁夏中草药手册》),苦豆(《陕甘宁青中草药选》)。

【基原】 为豆科黄华属植物披针叶黄华的全草。

【原植物】 披针叶黄华 *Thermopsis lanceolata* R. Br.

多年生草本,高 20～100 cm。全株被密生白色长柔毛。根直,淡黄棕色。茎直立,稍有分枝。小叶常为 3,互生;叶片长圆状倒卵形至倒披针形,长 3～8.5 cm,宽 0.7～1.5 cm;先端急尖,基部楔形,背面密生紧贴的短柔毛,全缘;托叶 2,披针形,基部连合。总状花序顶生;苞片 3 个轮生,基部连合;花轮生,长约 3 cm;萼筒状,5 裂,密生平伏短柔毛;花冠蝶形,黄色,旗瓣近圆形,长 2.5～2.7 cm,先端微凹,基部有爪,翼瓣稍短,龙骨瓣半圆形,短于翼瓣;雄蕊 10,分离,稍弯。荚果扁,条形,长 5～9 cm,浅棕色,先端有长喙,密生短柔毛。种子卵状球形或近肾形,黑褐色,有光泽。花期 6～7 月,果期 8～9 月。

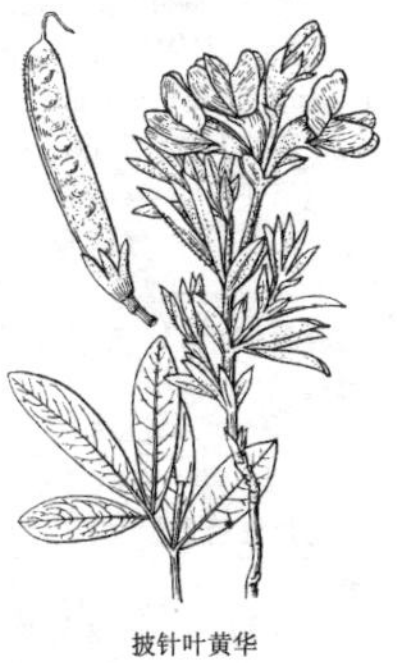

披针叶黄华

生于海拔 3 500～4 700 m 的山坡草地、河边沙砾地。分布于东北及河北、山西、内蒙古、四川、西藏、陕西、甘肃、青海、宁夏、新疆等地。

本植物的根(牧马豆根)亦供药用,另设专条。

【采收加工】 7～9 月结果时收割,晒干或风干。

【成分】 全草含生物碱:黄华碱(thermopsine),合模黄华碱(homothermopsine),臭豆碱(anagyrine),甲基金雀花碱(methylcytisine),厚果槐碱(pachycarpine),阿艮亭(argen-tine),羽扇豆碱(lupanine),菱叶野决明碱(rhombifoline),黄华胺(thermopsamine),金雀花碱(cytisine)。茎叶含黄酮类化合物。种子主要成分为金雀花

碱，其次为黄华碱，鹰爪豆碱，臭豆碱，N-甲基金雀花碱。

【药理】 1. 对骨骼肌的作用 本品所含总生物碱有显著的肌肉松弛作用，静注时对家兔的垂头剂量为 603±73 mg/kg，呼吸麻痹剂量为 862 mg/kg；犬的垂头剂量为 416±21 mg/kg。总碱的作用部位在神经-肌肉接头处与筒箭毒一样，属非去极化型。本品叶含横纹肌兴奋作用物质，从中分离得右旋鹰爪豆碱为有效成分，实验表明右旋鹰爪豆碱对家兔、猫的胫前肌及离体大鼠的膈肌均有显著兴奋作用，因其对小鼠血胆碱酯酶活力无明显抑制作用，也不能对抗箭毒碱对兔神经-肌肉传导的完全阻断，表明其肌肉兴奋作用与新斯的明不同，腓总神经变性后其对胫前肌仍有兴奋作用，表明鹰爪豆碱是直接对横纹肌的兴奋。鹰爪豆碱腹腔注射 20 mg/kg 可显著延长小鼠游泳时间；10～20 mg/kg 静脉给药，可使肌肉的兴奋性明显提高，麻醉兔胫前肌收缩力和作功增加，胫前肌诱发电位升高，波幅加大。

2. 对呼吸及心血管系统的影响 本品叶的流浸膏静注可使呼吸加深加快，心率变快，血压升高。所含多种生物碱具有烟碱样作用，可反射性地使呼吸增强，如臭豆碱、金雀花碱等。从本品中提得的金雀花碱 0.02 mg/kg 或 1.5 mg/只静注，可使麻醉猫的呼吸强烈兴奋，0.06 mg/kg 的呼吸兴奋作用略强于 0.3 mg/kg 的山梗菜碱。呼吸兴奋的同时伴心跳加快，血压急剧上升，心跳和血压也随呼吸兴奋作用的消失而恢复正常。甲基金雀花碱的作用较金雀花碱弱 10～12 倍。鹰爪豆碱还具有显著的抗心律失常作用，能降低心肌的应激性和传导性，减慢心率，抑制心收缩力，曾用作抗心律失常药以治疗室性心动过速和功能性心悸。

3. 其他作用 黄华碱、臭豆碱及鹰爪豆碱均能阻断神经节，后者还能降低肾上腺皮质及颈动脉窦的反应性。本品全草浸剂还有祛痰作用，此与其能直接使呕吐和呼吸中枢兴奋，刺激胃感觉神经末梢，反射性地促进支气管分泌等有关。本品总碱于大剂量时则可显著抑制呼吸，此为肌肉松弛的结果，持续人工呼吸或注射甲基硫酸新斯的明为有效的拮抗措施。本品对昆虫还有接触毒性，浸剂尚可驱除肠虫。

毒性 本品所含总生物碱(肌松作用者)小鼠腹腔注射 LD_{50} 为 1 938 mg/kg，鹰爪豆碱腹腔注射对小鼠的 LD_{50} 为 89.1±1.9 mg/kg，鹰爪豆碱每日肌注 20 mg/kg，连续 4 星期，对大鼠无明显毒性。

【药性】 甘，微温，有毒。

1.《宁夏中草药手册》："苦，微温，有毒。"

2.《新疆中草药》："酸、苦，温，有小毒。"

【功用主治】 祛痰止咳，润肠通便。主治咳嗽痰喘，大便干结。

1.《宁夏中草药手册》："祛痰止咳，治咳嗽痰喘。"

2.《新疆中草药》："润肠通便。"

【用法用量】 内服：煎汤，6～12 g。外用：捣敷；或研末调擦。

【选方】 1. 治咳嗽痰喘 牧马豆、苏子各 9 g。水煎服。(《宁夏中草药手册》)

2. 治大便干燥 野决明叶 9 g。水煎服。(《新疆中草药》)

2866 牧马豆根 mù mǎ dòu gēn (《沙漠地区药用植物》)

【基原】 为豆科黄华属植物披针叶黄华的根和根茎。

【原植物】 参见"牧马豆"条。

【采收加工】 9～10 月挖根，晾干。

【药材】 牧马豆根 *Thermopsis Lanceolatae Rhizoma et Radix* 产于甘肃、青海、宁夏、陕西、山西、内蒙古、河北等地。

性状 根和根茎呈圆柱状长条形，弯曲，长 13～35 cm，直径 3～5 mm。表面棕黄色至棕黑色，有纵皱纹，有的外皮剥落，根茎节上有芽痕或叶基痕。质硬，易折断，断面不平整，淡黄色或淡黄绿色。气微，味微苦、涩，微腥。

鉴别 (1) 根茎横切面：木栓细胞 10～14 列，部分细胞含棕色或金黄色物质。皮层较宽，多裂隙，有时可见叶迹维管束。中柱鞘纤维束木化，断续环列。韧皮部稍宽，有纤维束。木质部导管伴有纤维束，有的导管含黄色物质，木薄壁细胞不发达。髓部有裂隙，常有纤维束。本品薄壁细胞含淀粉粒。

粉末特征：淡黄棕色。淀粉粒众多，圆形、椭圆形、卵圆形及盔帽形，直径 1～6 μm，脐点不明显。纤维成束淡黄色，多断碎，直径 19～39 μm，壁厚，平直，少纹孔。导管有螺纹、梯纹和网纹，以网纹为主。

(2) 取本品粉末 5 g，加 0.5%盐酸乙醇溶液 40 ml，水浴回流提取 10 分钟，滤过。滤液用 5%氨水溶液调至中性，在水浴上蒸干，残渣用 5%硫酸溶解，滤过。取滤液点于滤纸上，稍干后喷碘化铋钾试剂，立即显橘红色；取滤液 1 ml，加硅钨酸试剂 1～2 滴，产生淡黄色沉淀；取滤液 1 ml，加碘化汞钾 1～2 滴，产生淡黄色沉淀(检查生物碱)。

【药性】《青藏高原药物图鉴》："微苦，寒，有毒。"

【功用主治】 清热解毒，利咽。主治感冒，肺热咳嗽，咽喉肿痛，鼻疳。

1.《青藏高原药物图鉴》："治梅毒性鼻疳，虫牙等病。"

2.《沙漠地区药用植物》："清热解毒。"

【用法用量】 内服：煎汤，3～9 g。

2867 垂盆草 chuí pén cǎo (《安徽中草药》)

【异名】 山护花(《履巉岩本草》)，鼠牙半支(《百草镜》)，半枝莲(《药镜》)，狗牙草、佛指甲、瓜子草(《分类草药性》)，三叶佛甲草、白蜈蚣(《浙江药用植物志》)，地蜈蚣草、太阳花、枉开口、石指甲、狗牙瓣(《四川中药志》)。

【基原】 为景天科景天属植物垂盆草的全草。

【原植物】 垂盆草 *Sedum sarmentosum* Bunge [*S. sheareri* S. Moore] 又名：匍行景天(《经济植物手册》)，卧茎景天(《东北植物检索表》)，火连草、豆瓣子菜、金钱挂、水马齿苋、野马齿苋(《改订植物名汇》)，瓜子莲、土三七、三七仔、鸡舌草(《广西药用植物名录》)，石头菜(《秦岭植物志》)，爬景天(《北京植物志》)。

多年生肉质草本。全株无毛。根纤维状，不育茎匍匐，长 10～25 cm，接近地面的节处易生根。叶常为 3 片轮生；叶片倒披针形至长圆形，长 1.5～2.5 cm，宽 3～7 mm，先端近急尖，基部下延，狭而有距，全缘。聚伞花序，顶生，有 3～5 分枝，花小，无梗；萼片 5 裂，宽披针形，不等长，长 3.5～5 mm；花瓣 5，黄色，披针形至长圆形，长 5～8 mm；雄蕊 10，2 轮，比花瓣短；鳞片 5，楔状四方形，先端稍微凹；心皮 5，长圆形，略叉开，长 5～6 mm。蓇葖果，内有多数细小的种子。种子卵圆形，表面有细小的乳头状突起。花期 5～7 月，果期 7～8 月。

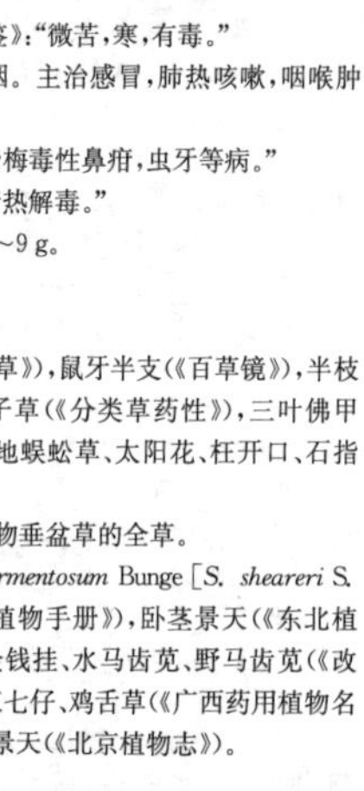

垂盆草

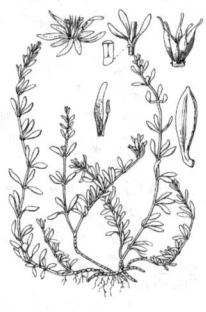

生于海拔 1 600 m 以下的向阳山坡、石隙、沟边及路旁湿润处。分布于河北、山西、辽宁、吉林、江苏、浙江、安徽、福建、江西、山东、河南、湖北、湖南、四川、贵州、陕西、甘肃等地。

【栽培】 生物学特性 阴性植物，喜温和、湿润气候，适应能力强，较耐寒，怕干旱，适宜肥沃的砂质壤土栽培。

繁殖方法 分株繁殖或扦插繁殖。选土壤肥沃、疏松的砂质壤土，施厩肥，将晒冻垡的园地整平，并做成宽 1 m、高 20 cm 的苗床。分株繁殖：4～9月，挖出全株，分株后按行株距30 cm×15 cm栽种，每穴1～2株，根朝下，使大部分茎叶露出土面，覆土压实，连浇2次透水保温，7～10日成活。扦插繁殖：截取健壮枝条，扦插于苗床中，经常保持床土湿润。10日左右即可生根，成活率90%以上。

田间管理　浇水后，地稍干就及时松土除草，宜浅松土，封畦后停止松土除草。以施基肥为主，栽苗15～20日后，追施腐熟粪肥，后浇清水1次。垂盆草怕干旱，天旱时要及时在傍晚浇水。为了预防高温季节日照过强，可适当间作决明子、望江南或其他中草药遮阳。

【采收加工】　6～9月采收，晒干。

【药材】　垂盆草 *Sedi Herba*　主产于江苏、浙江、安徽。

性状　干燥全草稍卷缩。根细短，茎纤细，长可达20 cm以上，部分节上可见纤细的不定根。3叶轮生，叶片倒披针形至矩圆形，绿色，肉质，长1.5～2.8 cm，宽0.3～0.7 cm，先端近急尖，基部急狭，有距。气微，味微苦。

鉴别　(1) 茎横切面：表皮细胞长方形，外壁稍厚，内层约为10列薄壁细胞。中柱小，维管束外韧型，导管类圆形。髓部呈三角状，细胞多角形，壁甚厚，非木化。紧靠韧皮部细胞及髓部细胞中含红棕色分泌物。

(2) 取本品粉末10 g，置于索氏提取器中，用丙酮回流提取6小时，滤过。滤液减压浓缩至约2 ml，加等体积的水溶解，再减压抽尽丙酮，得叶绿素状物。加适量水溶解，滤过。水液减压抽干，加甲醇2 ml溶解，再加硅胶1～2 g拌和，干燥后装入盛有硅胶10 g的色谱柱上端(内径约1.5 cm)，以氯仿-甲醇(5∶1)冲洗，弃去最初洗脱液约35 ml，收集以后的洗脱液约80 ml，蒸干。取残渣少许，加固体二氧化锰约10 mg，于小试管中混匀，管口覆盖1张滤纸小片，用橡皮筋扎紧密闭，并于纸上加10%硫酸亚铁溶液1滴，再加20%氢氧化钠溶液1滴，将试管置火上小心加热，待管内冒烟后移去火源，加浓盐酸1滴于纸片上，即显蓝绿色(检查脂肪族氰基)。

(3) 薄层色谱：取(2)项洗脱液浓缩后为样品液。用垂盆草苷对照品制成对照品溶液。分别点样于同一硅胶G薄层板上，以氯仿-甲醇(8∶3)展开，展距6 cm，喷以30%～50%硫酸液，于110 ℃下加热5～10分钟显色，样品液色谱在与对照品色谱相应位置处，现相同的黑色斑点。

【成分】　全草含有消旋甲基异石榴皮碱(methylisopelletierine)，二氢异石榴皮碱(dihydroisopelletierine)，3-甲酰-1，4-二羟基二氢吡喃(3-formyl-1，4-dihydroxy-dihydropyran)，*N*-甲基-2*β*-羟丙基哌啶(*N*-methyl-2*β*-hydroxypropylpiperidine)，垂盆草苷(sarmentosine)，*β*-谷甾醇(β-sitosterol)，甘露醇(mannitol)和氨基酸。

【药理】　1. 护肝作用　垂盆草对动物实验性肝损伤有明显的保护作用。从垂盆草中提取垂盆草苷制成垂盆草片，按0.5～1.0 mg/只小鼠灌胃给药，对四氯化碳性肝损伤有明显保护作用。可使肝细胞内糖原和葡萄糖-6-磷酸酶、乳酸脱氢酶含量增加，肝细胞内琥珀酸脱氢酶和ATP酶活性增强，表明垂盆草苷的保肝作用可能与此有关。垂盆草分离制得的异鼠李素-3，7-二-*O*-*β*-*D*-葡萄糖苷，配成一定浓度的溶液，通过保肝降酶试验(*D*-氨基半乳糖致小鼠急性肝损伤)发现，该成分具有一定的保肝降酶活性，高剂量组更加明显。将鼠科动物和人体的肝细胞瘤细胞在浓度为50～150 μg/ml的垂盆草生物碱粗提物中培养24～48小时，结果表明其增殖速度依赖于垂盆草生物碱粗提物的浓度，且其抗增殖作用发生在细胞增殖的G_1期。

2. 抗病毒作用　利用合成形成抑制模型重组病毒因子vPE_{16}和$CD4^+$ HeLa细胞发现自然界中抗HIV病毒的药物，结果发现，垂盆草甲醇提取物对gp120-CD4显示出很强的交互抑制作用。其浓度为100 μg/ml时，抑制率为80%～90%。

3. 免疫抑制作用　垂盆草苷可使小鼠胸腺内胸腺细胞数明显降低，小鼠溶血空斑试验证明，它能抑制T细胞依赖抗原-SRBC的抗体形成细胞数；还能抑制T细胞介导的移植物抗宿主反应。实验中还发现，垂盆草苷使外周血中白细胞数和中性粒细胞比例增高。另外，还可见到给药组小鼠骨髓中T淋巴细胞比例非常显著地升高，故推测垂盆草苷的作用可能类似于类固醇甾体激素，能使外周T细胞转移至骨髓。

4. 抗氧化作用　垂盆草甲醇提取物具有清除自由基的活性，表明其具有抗氧化作用。

【药性】　甘、淡、微酸，凉。归肝、肺、大肠经。

1.《青岛中草药手册》："性平，味甘、淡。入心、肝经。"

2. 南药《中草药学》："甘、淡、微酸，凉。"

【功用主治】　清热解毒，利湿。主治湿热黄疸，咽喉肿痛，痈疖肿毒，痢疾，淋证，水火烫伤，湿疹。

1.《纲目拾遗》："治痈疔，便毒，黄疸，喉癣。"

2.《天宝本草》："利小便，敷火疮肿痛，汤火症；退湿热，兼治淋症。"

3.《全国中草药汇编》："外用治带状疱疹。"

4.《四川中药志》1982年版："清热解毒，凉血止血，利湿退黄。用于痈肿疮疖，咽喉肿痛，烫火伤，肺热咯血、衄血、尿血，毒蛇咬伤，肝炎，肠炎，痢疾。"

【用法用量】　内服：煎汤，15～30 g，鲜品50～100 g；或捣汁。外用：捣敷；或研末调搽；或取汁外涂；或煎水湿敷。

【宜忌】　脾胃虚寒者慎服。

【选方】　1. 治肝炎　① 急性黄疸型肝炎　垂盆草30 g，茵陈蒿30 g，板蓝根15 g。水煎服。(《安徽中草药》)　② 慢性迁延型肝炎　鲜垂盆草30 g，紫金牛9 g。水煎去渣，加食糖适量，分2次服。(《浙江药用植物志》)

2. 治肠炎，痢疾　垂盆草30 g，马齿苋30 g。水煎服，每日1剂。(《四川中药志》1982年版)

3. 治蜂窝组织炎，乳腺炎，阑尾炎，肺脓疡，痈疖，蛇、虫咬伤　鲜狗牙半支全草60～120 g。洗净捣烂，加面粉少许调成糊状(或晒干研末，加凡士林适量调成软膏)。外敷患处，每日或隔日1次(如脓肿已溃，中间留一小孔排脓)。同时可用鲜狗牙半支30～60 g捣烂绞汁冲服(肺脓疡加冬瓜仁、苡仁、鱼腥草同煎服；阑尾炎则去鱼腥草，再加红藤、蒲公英、紫花地丁同煎服)。(《全国中草药汇编》)

4. 治咽喉肿痛　垂盆草15 g，山豆根9 g。水煎服。(《青岛中草药手册》)

5. 治毒蛇咬伤　鲜垂盆草捣汁1杯，加雄黄、烧酒各少量内服，每日1～2次。(《安徽中草药》)

【临床报道】　1. 治疗肝炎　① 用垂盆草片剂治无黄疸型肝炎67例，分低温片组与常温片组2组。分别给服低温片(3 g生药/片)3～5片，常温片(2 g生药/片)5～7片，每日3次，3个月为1个疗程。其中低温片组治迁延性肝炎及慢性肝炎20例，显效18例，无效2例，有效率为90%；常温片组治疗急性肝炎、慢性肝炎、迁延性肝炎共47例，显效27例，好转5例，无效15例，有效率为68%。2组总有效率为74.6%。部分病例服药后有饥饿感、胃部隐痛、肠鸣便溏等症，服33%氢氧化铝乳剂后大部分缓解。② 用秋、冬季垂盆草糖浆(2 g生药/ml)治肝炎139例。每次30 ml，每日3次，15日为1个疗程。其中急性黄疸型肝炎29例，显效14，有效8例，无效7例；急性无黄疸型肝炎78例，显效58例，有效9例，无效11例；迁延性肝炎29例，显效8例，有效17例，无效4例；慢性肝炎3例，有效2例，无效1例。总有效率为83.45%。个别患者在初服药几日有轻微腹泻和胃脘不适感，可能与患者有胃及十二指肠溃疡史、对寒性药物不适应有关。③ 用复方垂盆草糖浆治疗利福平引起ALT增高的肺结核患者38例。每次口服

50 ml(含鲜垂盆草 62.5 g,紫金牛 16 g),每日 2 次,15 日为 1 个疗程。用药后 10 日,ALT 降至正常水平者 32 例,最长时间 31 日,最短者 9 日,6 例无效。

2. 治疗痈疖疮毒　取鲜垂盆草 60～120 g,捣烂,加干面粉少许调成糊状外敷,每日或间日 1 次;另取鲜品 30～60 g 捣汁冲服。用于痈疖、无名肿毒等 50 例,除 3 例无效外,其余均治愈。治愈时间最短的 1 日,最长的 5 日。对化脓性感染疾患早期能消肿止痛,促进吸收;已成脓肿者加速局限,溃破排脓。

3. 治疗静脉炎,肌注局部红肿热痛　将鲜垂盆草洗净捣烂,加 70%～75%乙醇 3～4 ml 调拌后敷于患处,外用塑料薄膜覆盖,绷带绑扎固定,干后更换。治因静脉滴注引起的静脉炎及肌内注射引起的局部硬结肿痛 20 余例,用药 1～3 次后均使红肿疼痛消失。

4. 治疗蜂类螫伤　先清除螫伤处的毒刺和毒囊,再于伤口处挤出毒液。用垂盆草 20 g 左右,去根,洗净。捣烂,在螫伤处反复涂擦半分钟,2 小时后再涂擦 1 次。共治疗 54 例,全部有效。

5. 治疗水火烫伤　鲜垂盆草去根,洗净,吸干水分。取 100 g 加冰片 10 g,捣成糊状。Ⅰ度烧伤,直接用药外敷。一般敷 2 小时,必要时加敷 1 次。浅Ⅱ度烧伤用垂盆草 100 g 绞汁(约得 65 g),加入冰片调匀,用消毒棉签蘸汁外涂,剧痛改善后,剪去水泡。第一日可多涂几次,第二、第三日涂 4～5 次。整个治疗过程中充分暴露皮肤。用于 63 例患者,有效率约 94%。其中Ⅰ度烧伤者,一般用药 2～3 日局部脱屑而愈;浅Ⅱ度烧伤者,用药 1 小时左右,剧痛明显减轻,2～3 日渗出基本停止,7～8 日皮肤干燥结痂。

2868 垂丝卫矛 chuí sī wèi máo (《天目山药用植物志》)

【异名】 球果卫矛、五棱子(《天目山药用植物志》)。

【基原】 为卫矛科卫矛属植物垂丝卫矛的根、根皮及茎皮。

【原植物】 垂丝卫矛 *Euonymus oxyphyllus* Miq.　又名:豆瓣树、青皮(《中国树木分类学》),小米饭、暖木(《中国经济植物志》),青皮树(《中国高等植物图鉴》)。

落叶灌木,高 2～4 m。叶对生,偶有互生;叶柄长 2～10 mm;叶片卵状长圆形或宽卵形,长 4～9 cm,宽 2.5～5 cm,先端渐尖,边缘具密锯齿,基部宽圆形或平截圆形。花两性,为腋生疏聚伞花序,多花,总花梗细长;花径 8～9 mm,5 数,淡绿色,花丝短;花盘圆形。蒴果近球形,直径 1～1.5 cm,具 4～5 纵棱,下垂,熟时暗红色,假种皮红色。花期 4～6 月,果期 7～9 月。

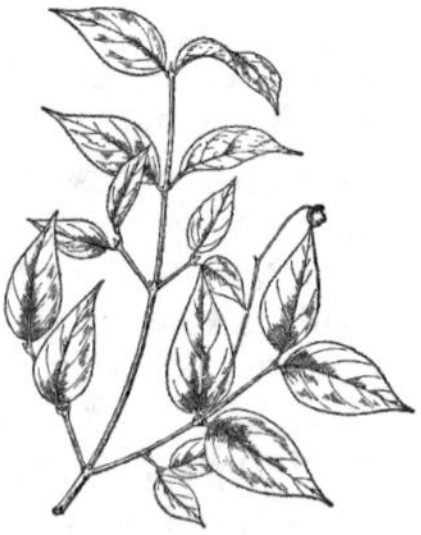
垂丝卫矛

生于山坡、山谷杂木林下及溪谷林边。分布于辽宁、江苏、浙江、安徽、江西、山东、湖南。

本植物的果实(垂丝卫矛果)亦供药用,另设专条。

【采收加工】 6～9 月采茎,剥皮鲜用或晒干。9～10 月采根,鲜用或剥皮晒干。

【成分】 叶含邻-香豆酸(*o*-coumaric acid)。

【药性】 《青岛中草药手册》:"性寒,味苦。"

【功用主治】 祛风,除湿,活血。主治风湿痹痛,闭经,跌打骨折,脚气,水肿,阴囊湿痒。

1.《天目山药用植物志》:"治骨折损伤,阴囊湿痒,关节酸痛。"

2.《青岛中草药手册》:"散风祛湿,舒筋活血,散瘀止痒。治风湿筋骨痛,风湿性皮炎,脚气。"

3.《安徽中草药》:"治漆疮。"

【用法用量】 内服:煎汤,15～30 g。外用:煎水熏洗,或捣敷,或研末调敷。

【宜忌】 孕妇禁服。

【选方】 1. 治虚寒经闭腹痛　垂丝卫矛根皮 9 g,小茴香 4.5 g,炒艾叶 3 g。煎服。(《安徽中草药名录》)

2. 治外伤肿痛　垂丝卫矛根皮 9～15 g。煎水,白酒适量冲服。

3. 治腹水臌胀　垂丝卫矛根皮 15 g,牵牛子 9 g。煎服。(2、3 方出自《安徽中草药》)

4. 治阴囊奇痒,有渗出液　垂丝卫矛茎皮,研末,加桐油调敷患处,或煎汤熏洗。(《天目山药用植物志》)

5. 治漆疮　垂丝卫矛枝叶,煎水洗患处,每日 2 次。(《安徽中草药》)

2869 垂丝海棠 chuí sī hǎi táng (《纲目》)

【基原】 为蔷薇科苹果属植物垂丝海棠的花。

【原植物】 垂丝海棠 *Malus halliana* Koehne

乔木,高达 5 m。树冠开展;小枝细弱,微弯曲,最初有毛不久脱落,紫色或紫褐色。单叶互生;叶柄长 5～25 mm;托叶小,膜质,披针形,早落;叶片卵形或椭圆形至长椭卵形,长 3.5～8 cm,宽 2.5～4.5 cm,边缘有圆钝细锯齿,中脉有时具短柔毛,其余部分均无毛,上面深绿色,有光泽并常带紫晕。花两性;伞房花序,具花 4～6 朵;花梗细弱,长 2～4 cm,下垂,有稀疏柔毛,紫色;花粉红色,直径 3～3.5 cm;萼筒外面无毛;萼裂片三角状卵形,内面密被绒毛;花瓣倒卵形,长约 1.5 cm,基部有短爪,常在 5 数以上;雄蕊 20～25,花丝长短不齐,约等于花瓣之半;花柱 4 或 5,较雄蕊为长,基部有长绒毛,顶花有时缺少雌蕊。果实梨形或倒卵形,直径 6～8 mm,略带紫色,成熟很迟,萼片脱落,果梗长 2～5 cm。花期 3～4 月,果期 9～10 月。

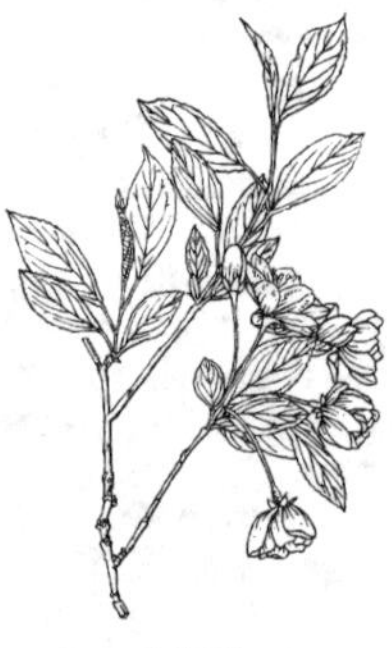
垂丝海棠

生于海拔 50～1 200 m 的山坡丛林中或山溪边。分布于江苏、浙江、安徽、四川、云南、陕西等地。各地常见栽培。有重瓣、白花等变种。

【药性】 《四川中药志》1960 年版:"性平,味淡苦,无毒。"

【功用主治】 《民间常用草药汇编》:"调经和血,治红崩。"

【用法用量】 内服:煎汤,6～15 g。

【宜忌】 《民间常用草药汇编》:"孕妇禁服。"

【选方】 治红崩　垂丝海棠花 9～15 g。水煎或炖肉服。(《民间常用草药汇编》)

2870 垂丝卫矛果 chuí sī wèi máo guǒ (《天目山药用植物志》)

【基原】 为卫矛科卫矛属植物垂丝卫矛的果实。

【原植物】 参见"垂丝卫矛"条。

【采收加工】 9 月后果实成熟时采收,晒干。

【功用主治】 治痢疾初起。

【用法用量】 内服:煎汤,10～20 g。

【选方】 治痢疾初起　垂丝卫矛果、六月雪根、大青(马鞭草

科)根各 15～21 g。水煎服。(《浙江药用植物志》)

2871 **知母** zhī mǔ (《本经》)

【异名】 蕣、芪藩(《尔雅》),蚳母、连母、野蓼、地参、水参、水浚、货母、蝭母(《本经》),芪母(《说文》),提母(《尔雅》郭璞注),荛母(《玉篇》),女雷、女理、鹿列、韭逢、儿踵草、东根、苦心、儿草、水须(《别录》),昌支(《新修本草》)。

【基原】 为百合科知母属植物知母的根茎。

【原植物】 知母 *Ane-marrhena asphodeloides* Bunge

多年生草本。全株无毛。根茎横生,粗壮,密被许多黄褐色纤维状残叶基,下面生有多数肉质须根。叶基生,丛出,线形,长 20～70 cm,宽 3～7 mm,上面绿色,下面深绿色,无毛,质稍硬,叶基部扩大包着根茎。花葶直立,不分枝,高 50～120 cm,下部具披针形退化叶,上部疏生鳞片状小苞片;花 2～6 朵成一簇,散生在花葶上部呈长总状花序,长 20～40 cm;花黄白色,干后略带紫色,多于夜间开放,具短梗;花被片 6,基部稍连合,2 轮排列,长圆形,长5～8 mm,先端稍内摺,具 3 条淡绿色纵脉纹;发育雄蕊 3,着生于内轮花被片近中部,花药黄色,退化雄蕊 3,着生于外轮花被片近基部,不具花药;雌蕊 1,子房长卵形,3 室,花柱短,柱头 1。蒴果卵圆形,长 10～15 mm,成熟时沿腹缝线上方开裂为 3 裂片,每裂片内通常具 1 颗种子。种子长卵形,具 3 棱,黑色。花期 5～8 月,果期 7～9 月。

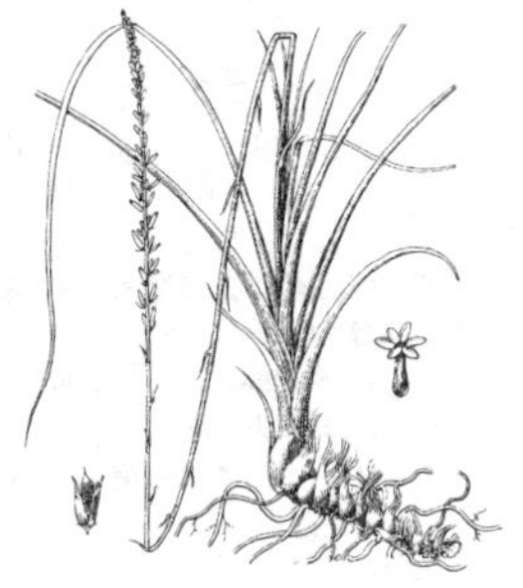

知 母

生于向阳干燥山坡、丘陵草丛中或草原地带,常成群生长。分布于华北、东北及江苏、山东、陕西、甘肃、宁夏等地。在安徽、江西、河南、新疆等地有引种栽培。

【栽培】 生物学特性 适应性很强,喜温暖湿润气候,耐寒,耐干旱。对土壤要求不严,以土质疏松、肥沃、排水良好的腐殖质壤土和砂质壤土栽培为宜,在阴坡地、黏土及低洼地生长不良,且根茎易腐烂。

繁殖方法 种子繁殖或分株繁殖。种子繁殖:选三年以上生的植株采集成熟种子,置 30～40 ℃温水中浸泡 24 小时,捞出稍晾干即可播种。秋播在封冻前,春播在 4 月。条播,行距 10～25 cm,开 1.5 cm深的浅沟,将种子均匀撒入沟内,覆土 1.5 cm,保持湿润,20 日左右出苗。苗出齐后间苗,按株距 7～10 cm 定苗。分株繁殖:早春或晚秋,将根茎挖出,切成 3～6 cm 长段,每段带 1～2 个芽,按行距 25～30 cm 开沟,株距 10～15 cm 栽种,覆土 5 cm,镇压。

田间管理 每年除草松土 2～3 次,雨季过后秋末要培土,天旱要及时浇水,除留种外应剪除花薹,促进根茎生长,提高产量。每年 4～8 月,每亩应分次追施尿素 20 kg、氯化钾 195 kg,秋末冬初应施复合固体化肥(氮:磷:钾=5:5:5)495 kg、可溶性磷肥 99 kg。

病虫害防治 虫害有蛴螬,幼虫咬断苗或咀食根茎,可浇施茶籽饼 6 倍液。

【采收加工】 春、秋两季采挖,除去枯叶和须根,晒干或烘干为"毛知母"。趁鲜剥去外皮,晒干为"知母肉"。

【药材】 知母 *Anemarrhenae Rhizoma* 主产于河北、山西、陕西、内蒙古。以河北易县产者质量最好。

商品规格 商品中因加工方法不同,有毛知母及知母肉之分。出口商品分 3 种:大知母(盖王),长 12 cm 以上;中知母(顶王),长 9～12 cm;小知母,长 6～9 cm。

性状 毛知母 根茎扁圆长条状,微弯曲,偶有分枝,长 3～15 cm,直径 0.8～1.5 cm。一端有浅黄色的茎叶残痕,习称"金包头"。表面黄棕色至棕色,上面有一凹沟,具紧密排列的环状节,节上密生黄棕色的残存叶基,由两侧向根茎上方生长;下面隆起而略皱缩,并有凹陷或突起的点状根痕。质坚硬,易折断。断面黄白色,颗粒状。气微,味微甜、略苦,嚼之带黏性。

知母肉 外皮大部分已除去,表面黄白色,有的残留少数毛须状叶茎及凹点状根痕。

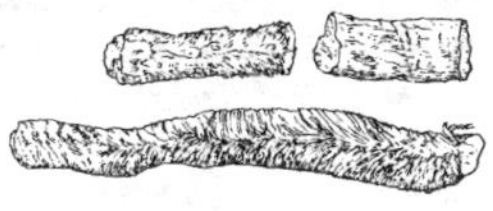

知母(根茎)外形

鉴别 (1) 粉末特征:米黄色。黏液细胞较多,类圆形、椭圆形、长圆形或梭形,内含散在的草酸钙针晶束。纤维(叶基)壁稍厚,木化,纹孔稀疏,有的呈人字形,胞腔宽大。具缘纹孔、网纹及螺纹导管,直径 14～24 μm。木栓细胞表面观形状不一,壁薄,常多层上下重叠。木化厚壁细胞(鳞叶)类长方形、长多角形或延长作短纤维状,孔沟较密,胞腔内含棕黄色物。

(2) 取本品粉末 0.5 g,置试管中,加水 5 ml,用力振摇1 分钟,发生持久性泡沫,放置 10 分钟不消失(检查皂苷)。

(3) 取本品粉末 2 g,加乙醇 10 ml,振摇后放置 20 分钟,吸取上清液 1 ml,蒸干,残渣加硫酸 1 滴,初显黄色,继变红色、紫堇色、棕色(检查甾体化合物)。

(4) 薄层色谱:取本品粉末 2 g,加乙醇 20 ml,加热回流 40 分钟,取上清液 10 ml,加盐酸 1 ml,加热回流 1 小时后浓缩至约 5 ml,加水 10 ml,用苯 20 ml 振摇提取,提取液蒸干,残渣加苯 2 ml 使溶解,作为供试品溶液。另取菝葜皂苷元对照品,加苯制成每 1 ml含 5 mg 的溶液,作为对照品溶液。吸取上述两种溶液各 7 μl,分别点于同一硅胶 G 薄层板上,以苯-丙酮(9:1)展开,取出,晾干,喷以 8%香草醛无水乙醇溶液与硫酸溶液(7→10)的混合液(0.5:5),于100 ℃加热至斑点显色清晰。供试品色谱中,在与对照品色谱相应的位置上,显相同颜色的斑点。

品质标志 《中华人民共和国药典》2010 年版规定:照高效液相色谱法测定,本品(干燥品)含芒果苷($C_{19}H_{18}O_{11}$)不得少于 0.70%;含知母皂苷 BⅡ($C_{45}H_{76}O_{19}$)不得少于 3.0%。

【成分】 根茎含知母皂苷(timosaponin)A-Ⅰ、A-Ⅱ、A-Ⅲ、A-Ⅳ、B-Ⅰ、B-Ⅱ,知母皂苷 A-Ⅱ、A-Ⅳ结构尚不明,知母皂苷 A-Ⅲ即知母皂苷(zhimusaponin)A,又是知母皂苷(anemarsaponin) A_1,知母皂苷 B-Ⅱ即原知母皂苷 A-Ⅲ(prototimosaponin A-Ⅲ),还含知母皂苷(anemarsaponin)A_2 即马尔考皂苷元-3-*O*-*β*-*D*-吡喃葡萄糖基(1→2)-*β*-*D*-吡喃半乳糖苷 B〔markogenin-3-*O*-*β*-*D*-glucopyranosyl(1→2)-*β*-*D*-galactopyranoside B〕,去半乳糖替告皂苷(desgalactotigonin),F-芰脱皂苷(F-gitonin),伪原知母皂苷 A-Ⅲ(pseudoprototimosaponin A-Ⅲ),异菝葜皂苷(smilageninoside)。根茎另含知母多糖(anemaran)A、B、C、D,顺-扁柏树脂酚(*cis*-hinokiresinol),单甲基-顺-扁柏树脂酚(monomethyl-*cis*-hinokiresinol),氧化-顺-扁柏树脂酚(oxy-*cis*-hinokiresinol),2, 6, 4′-三羟基-4-甲氧基二苯甲酮(2, 6, 4′-trihydroxy-4-methoxy benzophenone),对羟苯基巴豆油酸(*p*-hydroxyphenyl crotonic acid),二十五烷酸乙烯酯(pentacosyl vinyl ester),*β*-谷甾醇(*β*-sitosterol),果苷(mangiferin),烟酸(nicotinic acid),烟酰胺(nicotinamide)及泛酸(pantothenic acid)16 μg/g。

【药理】 1. 抑制 Na^+, K^+-ATP 酶活性 Na^+, K^+-ATP 酶是基础代谢下产生热能最主要的酶。体外实验证明,知母皂苷及其水解产物菝葜皂苷元(sarsapogenin)是 Na^+，K^+-ATP 酶抑制剂，它对提纯的兔肾 Na^+，K^+-ATP 酶有极明显的抑制作用，其活性同专一性 Na^+，K^+-ATP 酶抑制剂毒毛花苷 G 相比，两者在 2×10^{-3} mol/L 时抑制程度相近。大鼠整体实验也表明，知母皂苷元每日25 mg/只，口服 3 星期可抑制因同时口服甲状腺素引起的肝、肾和小肠黏膜中 Na^+，K^+-ATP 酶活性提高。

2. 对肾上腺素能和胆碱能神经系统的作用　以 50%知母水煎剂给大鼠口服，每日 4 ml，连续 3 星期，可使心率减慢，血清、肾上腺和脑内多巴胺-β-羟化酶活性降低。以甲状腺激素型及氢化可的松型两种"阴虚"模型为对象，观察到知母有双向调节作用，即知母能使增多的 β-肾上腺素受体最大结合位点数(RT)减少，使减少的 M-胆碱能受体最大结合位点数增多，使细胞功能异常得到纠正。知母对 β-肾上腺素受体向下调节作用机制主要是使异常升高的受体分子生成速率减慢。菝葜皂苷元与知母水煎剂相似。小鼠每日每只连续口服知母水提取物，4 个月后测定脑 M 受体，能明显提高亲和力受体的数量，但不影响其亲和力。

3. 对激素作用的影响　服用知母皂苷口服液后，因服用糖皮质激素所致外周血淋巴细胞上升的 β 受体明显下降，而血浆皮质醇浓度、细胞糖皮质激素受体及其亲和力并未受到影响。说明知母皂苷能减轻糖皮质激素的副作用。

4. 对血糖的影响　知母根茎水提物花生四烯酸(AA) 90 mg/kg 口服 7 小时后，Ⅱ型糖尿病 KK-Ay 小鼠模型血糖水平从 31.9±1.6 mmol/L 降至 22.5±3.3 mmol/L，并且有降低血清胰岛素水平的趋势。在葡萄糖耐量试验中，预给予 AA 的 KK-Ay 小鼠血糖水平明显降低，其降糖机制可能是降低胰岛素抵抗性。

5. 抗血小板聚集作用　知母总皂苷中分离出的知母皂苷 A-Ⅲ和马尔考皂苷元-3-O-β-D-吡喃葡萄糖基(1→2)-β-D-吡喃半乳糖苷对由 ADP、5-HT 和 AA 诱导的兔和人血小板聚集均有很强的抑制作用。两种皂苷的 ED_{50} 前者为2×10^{-4} mol/L，后者为 2×10^{-5} mol/L。

6. 抗病原微生物作用　知母煎剂在琼脂平板上对葡萄球菌、伤寒杆菌有较强的抑制作用，对痢疾杆菌、副伤寒杆菌、大肠杆菌、枯草杆菌、霍乱弧菌也有抑制作用。知母乙醇浸膏、乙醚浸膏及乙醚浸膏加丙酮处理所得的粗结晶对人型结核杆菌有较强抑制作用。对豚鼠实验性结核病以 3%知母药饵治疗 3～4 个月，有较好疗效。用含 2.5%知母粉的饲料喂饲实验性结核病小鼠，能使其肺部结核病灶减轻。8%～20%浓度知母煎剂在沙氏培养基上对常见致病性皮肤癣菌均有抑制作用。100%知母煎剂对白念珠菌也有抑制作用。杧果苷体外有抗Ⅱ型单纯疱疹病毒(HSV-2)的作用。

7. 抗炎作用　知母杧果苷有显著的抗炎作用，知母总多糖(TPA)对多种致炎剂引起的急性毛细血管通透性增高、炎性渗出增加及组织水肿均有明显的抑制作用，对慢性肉芽肿增生有显著抑制作用。研究认为，TPA 可增强肾上腺功能，减少 ACTH 分泌、释放，并且抑制 PGE 的合成或释放。

8. 抗肿瘤作用　知母根茎部分对人类 5 种肿瘤细胞(A-549，SK-OV-3，SK-MEL-2，XF_{498} 和 HCT_{15})具有细胞毒作用，其活性成分知母皂苷 A-Ⅲ显示出潜在的细胞毒活性。知母抑制胃癌细胞 MKN_{45} 和 KATO-Ⅲ生长并诱导细胞凋亡，其凋亡与细胞色素 C 线粒体中释放有关。

9. 其他作用　从知母中分离出的木脂类化合物被证明是较强的 cAMP 磷酸二酯酶抑制剂，其中的顺-扁柏树脂酚在剂量 100 mg/kg腹腔注射时能延长环己巴比妥引起的睡眠时间。知母皂苷减少甲胎球蛋白(AFP)的合成。知母中含杧果苷具有明显的利胆作用。在应用体外诱生抗体方法研究中药免疫调节作用实验中，证明杧果苷(0.1 μg/ml)有免疫抑制作用而不影响细胞活力。

【炮制】 1. 知母　取原药材，除去杂质及毛须，洗净，润透，切厚片，干燥，筛去毛屑。

2. 盐知母　取知母片，用盐水拌匀，稍闷，置锅内，用文火炒干；或先将净知母片置锅内，边拌炒边喷洒盐水，炒干，取出放凉。每知母片 100 kg，用食盐 2 kg。盐制能增强益肾滋阴降火作用，多用于肾虚火旺之证。

3. 炒知母　取净知母片置锅内，用文火炒至微焦，取出放凉。

4. 麸炒知母　取麦麸皮撒入热锅内，待烟起时，投入净知母片，炒至微黄，取出，筛去焦麸皮，放凉。每知母片100 kg，用麸皮 10 kg。麸炒以缓和寒滑之性，适于脾胃虚弱患者。

5. 酒知母　取净知母片用黄酒拌匀，稍润，置锅内，用文火炒至黄色，取出晾干。每知母片 100 kg，用黄酒 10～20 kg。

饮片性状　知母参见"药材"项。炒知母形如知母片，表面黄棕色。盐知母形如知母片，色泽加深，味微咸。麸炒知母形如知母片，表面黄色，略具麸香气。酒知母形如知母片，表面黄色，略具酒气。

贮干燥容器内，炒知母、盐知母、麸炒知母、酒知母密闭，置通风干燥处，防潮。

【药性】 苦，寒。归肺、胃、肾经。

1.《本经》："味苦，寒。"

2.《吴普本草》："神农、桐君：无毒。"

3.《药性论》："性平。"

4.《日华子》："味苦、甘。"

5.《医学启源》："气寒，味大辛。《主治秘要》云：性寒味苦；气味俱厚，沉而降，阴也。又云：苦，阴中微阳。肾经本药。"

6.《品汇精要》："行手太阴经，足阳明经、少阴经。"

7.《本草经解》："入足少阴肾经，手少阴心经。"

【功用主治】 清热泻火，滋阴润燥。主治温热病高热烦渴，肺热咳嗽，骨蒸潮热，遗精，盗汗，虚烦不眠，消渴。

1.《本经》："主消渴热中，除邪气，肢体浮肿，下水，补不足，益气。"

2.《别录》："疗伤寒，久疟，烦热，胁下邪气，膈中恶，及风汗内疸。"

3.《药性论》："主治心烦躁闷，骨热劳往来，生产后蓐劳，肾气劳，憎寒。虚损患人虚而口干，加而用之。"

4.《日华子》："治热劳传尸疰病，通小肠，消痰止嗽，润心肺，补虚乏，安心，止惊悸。"

5.《医学启源》："治足阳明火热，大补益肾水，膀胱之寒。《主治秘要》云：其用有三：泻肾经火一也；作利小便之佐使二也；治痢疾脐下痛三也。"

6. 王好古："泻肺火，滋肾水，治命门相火有余。"(引自《纲目》)

7.《纲目》："安胎，止子烦，辟射工、溪毒。"

8.《本草求原》："治嗽血，喘，淋，口病，尿血，呃逆，盗汗，遗精，痹痿，瘛疭。"

【用法用量】 内服：煎汤 6～12 g，或入丸散。清热泻火，滋阴润燥宜生用；入肾降火滋阴宜盐水炒。

【宜忌】 脾胃虚寒，大便溏泻者禁服。

1.《别录》："多服令人泄。"

2.《医学入门》："凡肺中寒嗽，肾气虚脱，无火症而尺脉微弱者禁用。"

3.《本草经疏》："阳痿及易举易痿，泄泻，脾弱饮食不消化，胃虚不思食，肾虚溏泄等证，法并禁用。"

【选方】 1. 治伤寒脉浮滑，表有热，里有寒；或三阳合病，腹满，身重，难以转侧，口不仁，面垢，谵语，遗尿；发汗则谵语甚，下之则额上生汗，手足逆冷；自汗出者。或伤寒脉滑而厥，里有热　知母六两，石膏一斤(碎)，甘草(炙)二两，粳米六合。上四味，以水一斗，煮米熟，汤成去滓，温服一升，日三服。(《伤寒论》白虎汤)

2. 治久嗽气急　知母(去毛，切)五钱(隔纸炒)，杏仁(姜水泡，去皮、尖，焙）五钱。以水一钟半，煎一钟，食远温服。次以萝卜子、杏仁等分，为末，米糊丸，服五十丸，姜汤下，以绝病根。（《卫生杂兴》）

3. 治肺劳有热，不能服补气之剂者　知母（炒），贝母（炒），等分。为末服。（《医方集解》二母散）

4. 治阴虚火旺，骨蒸潮热，盗汗，咳嗽，咯血，烦热易饥，足膝疼热，舌红少苔，尺脉数而有力　黄柏（炒）、知母（酒浸炒）各四两，熟地黄（酒蒸）、龟版（酥炙）各六两。上为末，猪脊髓、蜜丸如梧桐子大。每服七十丸，空心盐白汤下。（《丹溪心法》大补阴丸）

5. 治不渴而小便闭，热在下焦血分　黄柏（去皮锉，酒洗焙）、知母（锉，酒洗焙干）各一两，肉桂五分。上为细末，熟水为丸，如梧桐子大。每服一百丸，空心白汤下。如小便利，前阴中如刀刺痛，当有恶物下为验。（《兰室秘藏》通关丸）

6. 治百合病发汗后者　百合七枚（擘），知母三两（切）。上先以水洗百合，渍一宿，当白沫出，去其水，更以泉水二升，煮取一升，去滓，别以泉水二升煎知母，取一升，去滓，后合和，煎取一升五合，分温再服。（《金匮要略》百合知母汤）

7. 滋肾水，益元气，补下元不足，去膀胱积热　知母一两，黄柏、黄连各等分。上为末，水丸如梧桐子大。食前温水送下五十丸。（《普济方》坎离丸）

8. 治温疟，其脉如平，身无寒，但热，骨节烦疼，时呕　知母六两，甘草二两（炙），石膏一斤，粳米二合，桂枝（去皮）三两。上锉，每五钱，水一盏半，煎至八分，去滓。温服，汗出愈。（《金匮要略》白虎加桂枝汤）

9. 治梦泄遗精　知母一两，黄柏一两（去皮），滑石三两。上为末，白水和丸，空心温酒盐汤送下。（《普济方》斩梦丹）

【各家论述】 1.《纲目》引李东垣："知母，其用有四：泻无根之肾火，疗有汗之骨蒸，止虚劳之热，滋化源之阴。仲景用此入白虎汤治不得眠者，烦躁也。烦出于肺，躁出于肾，君以石膏，佐以知母之苦寒，以清肾之源……若热在下焦血分而不渴者，乃真水不足，膀胱干涸，乃无阴则阳无以化，法当用黄柏、知母大苦大寒之药，以补肾与膀胱，使阴气行而阳自化，小便自通。"

2.《纲目》："（知母）乃二经（肺、肾）气分药也，黄柏则是肾经血分药，故二药必相须而行，昔人譬之虾与水母，必相依附。"

3.《本草正》："知母，味苦寒，阴也。其性沉中有浮……在上则清肺止渴，却头痛，润心肺，解虚烦，喘嗽，吐血，衄血，去喉中腥臭；在中则能退胃火，平消瘅；在下则能利小水，润大便，去膀胱肝肾湿热，腰脚肿痛，并治劳瘵内热，退阴火，解热淋崩浊。古书言知母佐黄柏滋阴降火，有金水相生之义。盖黄柏能利膀胱命门阴中之火，知母能清肺金，制肾水化源之火，去火可以保阴，是即所谓滋阴也。洁古、东垣皆以为滋阴降火之要药。继自丹溪而后，则皆用以补阴，诚大谬矣。夫知母之沉寒之性，本无生气，用以清火则可，用以补阴，则何补之有？"

4.《本草汇言》："知母，乃滋阴济水之药也。养肾水，有滋阴之功；泻肾火，有生津之效，故主阴虚不足，发热自汗，腰酸背折，百节烦疼，津液干少，咳嗽无痰，头眩昏倦，耳闭眼花，小便黄赤，是皆阴虚火动之证，惟此可以治之。又如伤寒邪热有余，烦渴引饮，目赤唇焦；若暑疟，热烦闷乱，口燥咽干，是皆内热火盛之证，惟此可以清之。又若阴火攻冲，使咽痒肺嗽，游火遍行，使骨蒸有汗，胃火燔灼，使消渴热中，舍知母其谁治乎？则滋阴降火，泻南补北，是知母之长技也。"

5.《轩岐救正论》："丹溪以黄柏、知母为补阴之用，未免遗议千古……欲资生精血，不外温阳养气，勤培土母，蓄息日昌，至精盈血裕，真阴复盛，而假热虚火，不扑自灭。若概投以黄柏、知母之属，是阴血未生，脾阳先败，假热愈炽，法穷身殆，此非补阴，乃贼阴也。王太仆云，大热而甚，寒之不寒，是无水也，宜用六味地黄丸壮水之主以制阳光。薛立斋云，总论阴阳二症，虽有阴阳气血之分，实则皆因脾胃之阳气不足所致，若用黄柏知母沉阴之物，反泄真阳，多致不起。则凡苦寒之属，委非阴虚所宜，设使阴未虚而实热为患，暂用何害。"

6.《衷中参西录》："（知母）苦寒皆非甚大而又多液，是以能滋阴也。有谓知母但能退热，不能滋阴者，犹浅之乎视知母也。是以愚治热实脉数之证，必用知母；若用黄芪补气之方，恐其有热不受者，亦恒辅以知母。惟有液滑能通大便，其人大便不实者忌之。"

7.《本草正义》："知母寒润，止治实火，泻肺以泄壅热，肺痈燥咳宜之，而虚热咳嗽大忌；清胃以救津液，消中瘅热宜之，而脾气不旺亦忌；通膀胱水道，疗淋浊初起之结热，伐相火之邪，主强阳不痿之标剂；热病在阳明，烦渴大汗，脉洪里热，佐石膏以扫炎熇；疟证之在太阴，湿浊熏蒸，汗多热甚，佐草果以泄脾热。统详主治，不外实热有余四字之范围。而正气不充，或脾土不振，视之当如鸩毒。"

2872 迭裂黄堇 dié liè huáng jǐn（《甘肃中草药手册》）

【异名】 厚翅紫堇（《甘肃中草药手册》）。

【基原】 为罂粟科紫堇属植物迭裂黄堇的全草。

【原植物】 迭裂黄堇 *Corydalis dasyptera* Maxim.

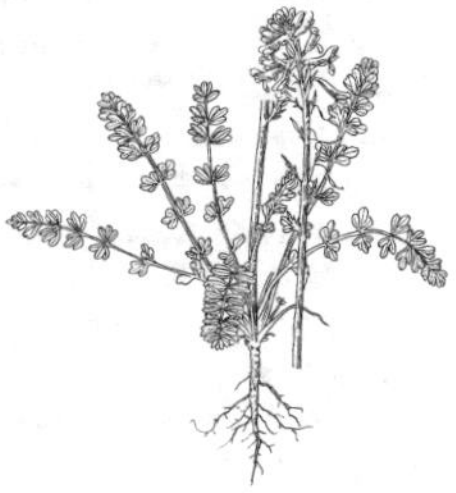

迭裂黄堇

多年生草本，高 5～35 cm，铅灰色，无毛。直根细长，多少呈马尾状，长约 10 cm。根茎圆柱形纤细，长 5～10 cm，上端覆有鳞片。茎 1～2 条，簇生，通常不分枝。基生叶 5～8 枚；叶柄长 2～10 cm，基部鞘状；叶片轮廓狭长圆形，与柄等长，宽 1.7～2.5 cm，羽状全裂，裂片 7～15，无柄，再 2～3 深裂，末回裂片卵形至倒卵形，全缘，近革质，常覆瓦状叠压；茎生叶无或 1 枚，形小，柄短。总状花序顶生，长 2～8 cm，紧密着生花5～15 朵；苞片下部者羽状深裂，上部者不裂；花梗长 10～15 mm，短于苞片；萼片小，先端具齿；花冠黄棕色至淡黄色，长 16～21 mm，外轮上花瓣的瓣片卵状兜形，背部鸡冠状突起高且延伸至距的中部，距圆筒形，长约为全瓣长的 1/2，外轮下花瓣爪部膨大成卵形，略凹陷；子房长圆形，长为花梗 2 倍，柱头方形至戟形，顶端 2 浅裂。蒴果长圆形，长约 12 mm。种子 2 列，4～6 枚，圆球形，黑色，有光泽。花期 6～8 月。

生于海拔 3 500～4 800 m 的高山草地岩石缝中或疏林下。分布于四川、西藏、甘肃、青海等地。

【采收加工】 6～9 月连根采挖，阴干或晒干。

【药性】 苦，寒，有毒。

1.《甘肃中草药手册》："苦、涩，寒。"

2.《青藏高原药物图鉴》："苦，寒。"

【功用主治】 清热解毒，止血敛疮。主治热病高热，黄疸型肝炎，肠炎，外伤出血，疮疡溃后久不收口。

1.《甘肃中草药手册》："止血敛疮。主治外伤出血，痈疽疮疡破溃久不收口等症。"

2.《青藏高原药物图鉴》："治肠胃病，感冒，肉食中毒。"

【用法用量】 内服：研末，2～3 g。外用：研末调敷。

2873 刮筋板 guā jīn bǎn（《四川中药志》）

【异名】 刮金槭、走马胎（《天宝本草》），刮金板（《常用中草药治疗手册》），小霸王、岩石榴、水银茶、土沉香、红人太岁（《云南中草药选》），红刮筋板（《万县中草药》）。

【基原】 为大戟科海漆属植物草沉香的嫩幼全株。

【原植物】 草沉香 *Excoecaria acerifolia* F. Didr. [*E. acerifolia* F. Didr. var. *genuina* Muell.-Arg.] 又名：云南土沉香(《中国树木分类学》)，奶奶子(《秦岭植物志》)，铁乌梢(《湖北植物志》)。

落叶灌木，高 1～2 m 或稍矮。全株无毛。小枝灰褐色，有多数疏散的圆形皮孔，新生枝绿色，略有棱，皮层内含乳汁。单叶互生；叶柄红色，柄顶无腺体；叶片纸质，倒卵形、卵状披针形、卵圆形至椭圆形，长 4～7 cm，宽 1.5～4 cm，先端渐尖，基部狭楔形至近圆形，边缘具内弯的细锯齿，表面深绿色，背面灰青色，两面均无毛。短穗状花序单生于叶腋或顶生，长 1～2.5 cm，单性同株；雄花着生于花序上端，甚多；雌花生于花序基部，少数；花细小，黄色；苞片三角状宽卵形，有急尖，具花 2～3，基部有杯状腺体；无花梗；无花瓣；萼片 3；无花盘；雄花萼片基细小，几离生，雄蕊 3，花药卵圆形，光滑，花丝与花药近等长，无退化子房；雌花苞片与雄花的同形而稍大，萼片基部合生，子房 3 室，每室 1 胚珠，花柱 3，分离，向外卷曲。蒴果近球形而略具 3 棱，直径约 1 cm，无毛，熟时紫红色，3 瓣裂，有种子数颗；种子近圆形而端尖。花期 4～6 月，果期 7～9 月。

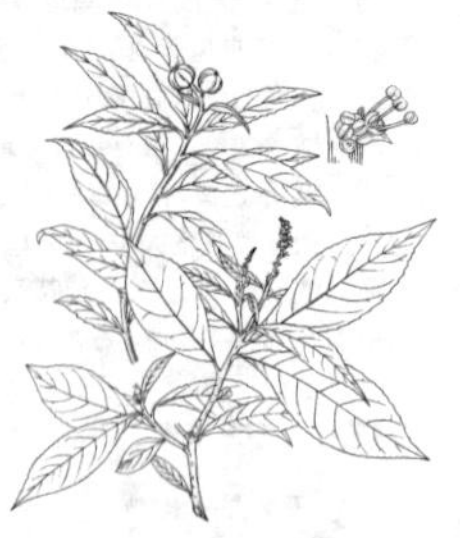

草 沉 香

生于海拔 800～2 700 m 的山坡、河谷沿岸或坡地灌木丛中。分布于湖北、湖南、四川、贵州、云南、西藏、陕西等地。

【栽培】 生物学特性 喜温暖，多栽培在房屋前后。以土层深厚、肥沃者为佳。

繁殖方法 分株繁殖。早春进行深翻土地，筑 1.5 m 的畦，按行、株距各约 32 cm 开穴，把老蔸挖起，割下根部萌生小苗，剪去部分枝叶和过长的根须，每穴栽苗 1 株，填土压紧，施稀薄人畜粪水，再盖土与畦面齐平，保持土壤湿润。

田间管理 栽种当年，在 5、7、11 月各中耕除草、追肥 1 次。前两次用人畜粪水，第三次施土杂肥。2～3 年后，因植株长大，小苗布满畦面，只需拔除杂草。

【采收加工】 栽种 2～3 年后，于 4～5 月收取地上部分，晒干。

【药性】 苦、辛，温。

1.《云南中草药》："苦，寒。"

2.《全国中草药汇编》："苦、辛，微温。"

3.《四川中药志》1979 年版："有小毒。"

【功用主治】 行气，破血，消积，截疟。主治癥瘕积聚，食积，小儿疳积，鼓胀，疟疾。

1.《天宝本草》："五种之积即消开，饮食诸疾并臌胀，气滞血凝免受灾。"

2.《分类草药性》："治吐血，去风寒痰，消肿，格食症。"

3.《民间常用草药汇编》："破血散瘀，治小儿食积、疳气，杀虫，疗疯狗咬伤。"

4.《云南中草药》："解毒。主治食物中毒，蕈子、草乌中毒。"

5.《四川常用中草药》："祛风痰，消肿胀、食积，化铜钱，散包块，除寒湿，开胃健脾，治吐血、黄疸、狂犬病等症。"

【用法用量】 内服：煎汤，9～15 g。

【宜忌】《全国中草药汇编》："孕妇慎用。"

【选方】 1. 治肝炎、肝脾肿大所致的腹中癥块胀痛 刮筋板 6 g，苦荞头 12 g，隔山撬 12 g，虎杖 12 g。水煎服。

2. 治食积不消，胸腹胀满，小儿疳积 刮筋板 6 g，隔山撬 12 g，鸡屎藤 12 g，萝卜头 12 g。水煎服。(1、2 方出自《四川中药志》1979 年版)

3. 治疟疾 刮筋板鲜叶 7～9 片。洗净，切细，调鸡蛋 1 个，用少量菜油混炒至蛋熟为度，发病前 2～3 小时 1 次服完。(《全国中草药汇编》)

2874 和血丹 hé xuè dān (《植物名实图考》)

【异名】 胡枝子(《植物名实图考》)，大叶乌梢、大叶马料梢(《天目山药用植物志》)，山苜蓿(《浙江药用植物志》)，夜关门(《广西药用植物名录》)，羊罩机、山豆根(《湖南药物志》)。

【基原】 为豆科胡枝子属植物大叶胡枝子的带根全株。

【原植物】 大叶胡枝子 *Lespedeza davidii* Franch. 又名：粗筋胡枝子、翅茎胡枝子(《浙江药用植物志》)。

落叶灌木，高达 2～3 m。枝条密被柔毛，老枝有翅，幼枝具棱。叶互生，三出复叶；顶生小叶较大，侧生小叶较小，长 3.5～9 cm，宽 2.5～6.5 cm，先端圆形或微凹，基部圆形，两面密被黄色绢毛。花密集成短总状花序，腋生，枝梢部呈圆锥花序；小苞片卵形，每苞腋内着生 2 朵花；花萼钟形，萼齿 5 深裂，裂片比萼筒长，披针形，有柔毛；花冠蝶形，紫色，旗瓣多为长形，长约 1.2 cm，翼瓣短，暗紫色，龙骨瓣超出翼瓣之外，呈小舟状；雄蕊 10，二体；花柱内弯，柱头小。荚果倒卵形，长 0.8～1 cm，密生绢毛。种子椭圆形，扁平。花期7～9 月，果期 9～11 月。

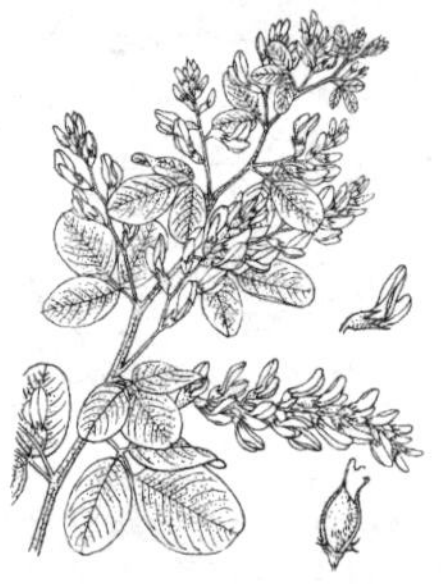

大叶胡枝子

生于干旱的向阳山坡、路边草丛。分布于江苏、浙江、江西、湖北、湖南、广东、广西、贵州等地。

【采收加工】 6～10 月采收，切段，晒干备用。

【药材】 和血丹 *Lespedezae Davidii Herba* 产于浙江、江西、湖南、广东等地。

性状 茎枝具棱及翅，密被白色绒毛。三出复叶，多皱缩，总叶柄长 2～8 cm；完整小叶广倒卵形，卵圆形，侧生小叶较小；叶端圆或微缺，叶基圆形，全缘，上面黄绿色，下面灰绿色，两面及叶柄均密被黄白色绢状毛。总状花序腋生，花枝密被柔毛，花萼阔钟状，花冠暗紫色。荚果倒卵形，密生绢毛。气微，味淡。

鉴别 叶表面观：上、下表皮细胞不规则形或多角形，其细胞大小差异较大，垂周壁均波状弯曲。下表皮密布平轴式气孔，副卫细胞 2 个；上、下表皮均具非腺毛，下表皮尤多，非腺毛 2～3 细胞，壁疣明显，顶端细长渐尖，基部多弯曲，有 1～2 个短细胞，毛痕类圆形。叶脉处可见纵向整齐排列的草酸钙方晶，形成晶鞘纤维。

【药理】 抗早孕作用 本品根皮所含鞣质有抗早孕作用，其对小鼠的 ED_{50} 为 256±44 mg/kg，每日 3 次，共 3 日，其抗早孕作用可被外源性孕酮和人促绒毛膜性腺激素所完全拮抗。但对中期妊娠无明显作用。对于假孕小鼠子宫的蜕膜细胞反应的形成与维持也有显著抑制作用，孕酮对此也有显著拮抗效果，表明本品鞣质的抗早孕作用机制可能是影响了妊娠黄体的正常生理功能，导致孕酮水平下降，胚胎发育受阻，结果使妊娠中止。

【药性】 甘，平。

1.《湖南药物志》："苦，寒。"

2.《浙江药用植物志》："甘，平。"

【功用主治】 解表透疹，止咳，止血。主治外感头痛，痧疹不透，咳嗽咯血，尿血，便血，崩漏，腰痛。

1.《植物名实图考》:"破血。"

2.《全国中草药汇编》:"宣开毛窍,通经活络。主治痧痧不透,头晕眼花,汗不出,手臂酸麻。"

3.《浙江药用植物志》:"清热,止血,镇咳。主治外感头痛,发热,咳嗽,咯血。"

【用法用量】 内服:煎汤,15～30 g。

【选方】 1. 治外感头痛　大叶胡枝子叶或根 30 g,紫苏 9 g,檵木、白茅根各 15 g,煨熟老姜 3 片。水煎,加红糖服。(《浙江药用植物志》)

2. 治闷痧(头晕目花或头痛沉重、汗不发、上身酸麻)　大叶胡枝子叶或根 30 g,檵木叶 15～18 g,茅草根 12～15 g,紫苏 30 g,煨熟去皮的老姜适量。水煎,加红糖,早晚饭前各服 1 次,并盖被卧床促使发汗,避风。(《天目山药用植物志》)

3. 治痢疾　大叶胡枝子根 30～60 g,水煎服。(《湖南药物志》)

2875 穬麦蘖 kuàng mài niè (《别录》)

【异名】 麦芽(《纲目》)。

【基原】 为禾本科大麦属植物裸麦的发芽颖果。

【原植物】 裸麦 *Hordeum vulgare* var. *nudum* Hook. f.　又名:穬麦(《别录》),草麦(《山西通志》)。

一年生草本。秆直立,光滑,高 100～120 cm,基部直径 4～6 mm,具 4～5 节。叶鞘光滑,大都短于节间或最基部者长于节间,顶端两侧具有叶耳;叶舌膜质,长 1～2 mm;叶片长 9～23 cm,宽 8～15 mm,微粗糙。穗状花序直立,呈四棱形,成熟后黄棕色或带紫色,长 4～8 cm(芒除外),宽1.8～2 cm;小穗长约 1 cm;颖基部菱形,稀被短柔毛,先端狭窄成芒状,芒细弱,长约 1 cm;外稃光滑,仅顶部具短梗,先端延伸成芒,芒粗糙,强壮,基部扁,长 10～13 cm。成熟后的颖果肥大易脱落,长约 7 mm,径约 3 mm。

我国西部地区常有栽培。

【采收加工】 全年均可发芽,但以春、秋季为宜,晒干。

【药性】 咸,温。

1.《别录》:"温。"

2.《纲目》:"咸,温,无毒。"

【功用主治】 消食和中。主治食积胀满,食欲不振,呕吐泄泻。

1.《别录》:"消食和中。"

2.《药性论》:"破冷气,去心腹胀满。"

3.《日华子》:"开胃,止霍乱,除烦闷,消痰饮,破癥结,能催生落胎。"

4. 张元素:"补脾胃虚,宽肠下气,腹鸣者用之。"(引自《纲目》)

5.《纲目》:"消化一切米、面、诸果食积。"

【用法用量】 内服:煎汤,9～15 g;或入丸、散。

2876 委陵菜 wěi líng cài (《救荒本草》)

【异名】 翻白草、白头翁、黄州白头翁(《本草推陈续编》),翻白菜、根头菜、野鸠旁花(《中国药用植物志》),天青地白、小毛药、虎爪菜(《贵州民间方药集》),老鸦翎、老鸦爪(《山东中药》),地区草〔内蒙古呼和浩特《医药卫生》1972,(3):42〕,野鸡膀子、痢疾草(《长白山植物药志》)。

【基原】 为蔷薇科委陵菜属植物委陵菜的带根全草。

【原植物】 委陵菜 *Potentilla chinensis* Ser.

多年生草本,高 20～70 cm。根粗壮,圆柱形,稍木质化。基生叶为羽状复叶;总叶柄被短毛及绢状长柔毛;托叶近膜质,褐色,外被白色绢状长柔毛;小叶5～15 对,对生或互生,上部小叶较长,向下渐变短,无柄;小叶片长圆形、倒卵形或长圆披针形,长 1～5 cm,宽 0.5～1.5 cm,先端急尖或圆钝,边缘羽状中裂,裂片三角卵形、三角状披针形或长圆披针形,边缘向下反卷,上面被短柔毛或近无毛,中脉下陷,下面被白色绒毛,沿脉被白色绢状长柔毛;茎生叶与基生叶相似,惟叶片对数较少,托叶草质,边缘通常呈齿牙状分裂。花两性;伞房状聚伞花序,花茎直立或上升,被白色绢状长柔毛,花序基部有披针形苞片,外密被短柔毛;花直径 0.8～1 cm,稀达 1.3 cm;萼片 5,三角卵形,先端急尖,花后不增大,紧贴果实,副萼片 5,比萼片短约 1 倍,且狭窄,外被短柔毛;花瓣 5,宽倒卵形,先端微凹,黄色;花柱近顶生,柱头扩大。瘦果卵球形,深褐色,有明显皱纹。花、果期 4～10 月。

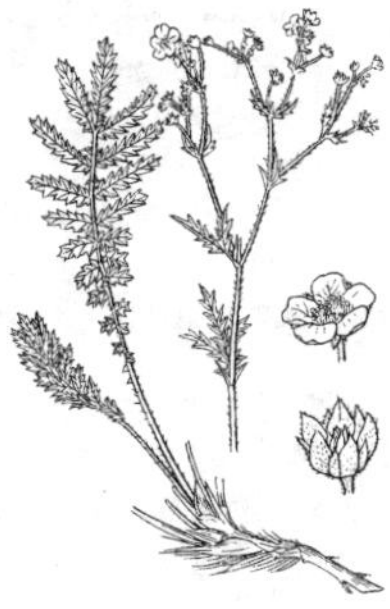

委陵菜

生于海拔 400～3 200 m 的山坡、草地、沟谷、林缘、灌木丛及疏林下。分布于华北、东北、中南、西南及江苏、浙江、安徽、江西、山东、西藏、陕西、甘肃、台湾等地。

【采收加工】 5～10 月采挖带根的全草,晒干。

【药材】 委陵菜 *Potentillae Chinensis Herba*　主产于山东、辽宁、安徽。以山东、辽宁产量大。

性状　根圆柱形或类圆锥形,略扭曲,有的分枝,长 5～17 cm,直径 0.5～1 cm;表面暗棕色或暗紫红色,有纵纹,粗皮易成片状剥落;根头部稍膨大;质硬,易折断,断面皮部薄,暗棕色,常与木部分离,射线呈放射状排列。叶基生,单数羽状复叶,有柄;小叶狭长椭圆形,边缘羽状深裂,下表面及叶柄均密被灰白色柔毛。气微,味涩,微苦。

鉴别　(1) 叶横切面:上表皮细胞类方形,下表皮细胞切向延长;上下表皮有多数单细胞非腺毛,以下表皮尤密,且多弯曲。栅栏组织为 2～3 列细胞,有的含草酸钙簇晶,直径 8～37 μm;海绵组织为数列类圆形细胞。主脉极向下凸起,维管束外韧型,木质部半月形,韧皮部呈新月形,外侧有厚角组织,上下表皮内方有 2～4 列厚角组织。

粉末特征:灰褐色。非腺毛极多,单细胞,平直或弯曲,有的缠结成团,细长,长约至4 000 μm,直径 7～37 μm,壁极厚或较厚。草酸钙簇晶存在于叶肉组织中,簇晶直径 6～65 μm,偶有方晶。木纤维长梭形,直径 7～14 μm,壁稍厚,纹孔明显。木栓细胞类多角形或扁长方形,内含黄棕色物。

委陵菜(全草)外形

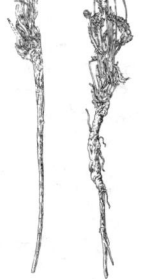

(2) 取本品粗粉 0.5 g,加乙醇 10 ml,回流提取 2 小时,滤过,取滤液 1 ml 于试管中,滴加 1%三氯化铁乙醇试液 1 滴,呈墨绿色(检查鞣质)。

【药理】 1. 抗病原体作用　委陵菜中含有的没食子酸、槲皮素具有抗菌活性。另外含有的抗菌成分壬二酸对福氏痢疾杆菌的抑菌直径为 21 mm,对志贺痢疾杆菌抑菌直径为 14 mm,对宋内痢疾杆菌为 12 mm。全草煎剂用平板打洞法,对痢疾杆菌有抑制作用。根煎剂每日以 3 g/kg 给感染阿米巴的大鼠灌胃,连续 6 日,对体内溶组织阿米巴原虫有一定抑制作用,但体外无效。

2. 其他作用　叶及根煎剂 1∶5 000～1∶25 对离体蛙、兔心脏呈抑制作用,对兔离体及在体肠管亦有抑制作用;还可扩张豚鼠离体支气管,兴奋豚鼠离体子宫。

毒性　根流浸膏小鼠灌胃的 LD_{50} 为 60 g/kg。

【药性】 苦，寒。

1.《救荒本草》："味苦微辣。"

2.《山东中药》："味微苦，性平，无毒。"

3.《安徽中草药》："性寒，味苦，微辛，有小毒。"

【功用主治】 凉血止痢，清热解毒。主治菌痢，休息痢，阿米巴痢，咳嗽，吐血，便血，崩漏，痔疮出血，带下，瘰疬，疮疖肿毒。

1.《中国药用植物志》："治阿米巴痢。"

2.《贵阳民间药草》："清热解毒。治赤白痢下，风湿疼痛，瘫痪，癫痫。"

3.《湖南药物志》："(治)便血，休息痢，小儿抽筋，蜈蚣咬。"

4.《安徽中草药》："主治百日咳，白带，颈淋巴结结核。"

5. 南药《中草药学》："主治咳嗽，咽喉炎，阴道滴虫。"

【用法用量】 内服：煎汤，15～30 g；研末或浸酒。外用：煎水洗、捣敷或研末敷。

【选方】 1. 治赤白痢疾　委陵菜 15 g，马齿苋 15 g，茶叶 6 g。水煎服，每日 2 次。(《甘肃中草药手册》)

2. 治阿米巴痢疾　① 委陵菜鲜品 60 g，人苋 30 g。水煎服。(福建晋江《中草药手册》)　② 委陵菜 30 g，炒槐花12 g。煎服。(《安徽中草药》)

3. 治休息痢　委陵菜根 15 g，十大功劳 15 g，车前草9 g。水煎服。(《湖南药物志》)

4. 治劳伤咳嗽　白头翁根 15 g，棣棠花根 9 g。炖肉吃。(《贵州草药》)

5. 治吐血　委陵菜 9 g，侧柏炭、仙鹤草各 12 g。水煎服。(《陕甘宁青中草药选》)

6. 治便血　委陵菜根 15 g，小蓟炭 12 g，侧柏炭 9 g。煎服。(《安徽中草药》)

7. 治白带　委陵菜、鸡冠花各 9 g，银杏 6 g。水煎或炖猪蹄食。(《陕西草药》)

8. 治风湿麻木瘫痪，筋骨久痛　天青地白、大风藤、五香血藤、兔耳风各 250 g。泡酒连续服用，每日早晚各服 30 g。

9. 治母猪疯(癫痫)　天青地白根(去心)30 g，白矾 9 g。加酒浸泡。温热内服，连发连服，服后再服白矾粉 3 g。(8、9 方出自《贵阳民间药草》)

10. 治瘿瘤，瘰疬　委陵菜鲜品 30 g，鸡蛋 1 只，冰糖15 g。开水炖服，渣捣烂外敷患处。(福建晋江《中草药手册》)

【临床报道】 1. 治疗急性细菌性痢疾　委陵菜干根制成 20%溶液，每次 60 ml，每日口服 2 次，或制成 20%注射液供肌内注射，首次 2 ml，以后逐渐增至 3.5 ml，每日 1～2 次，不论口服或肌注，均同时用 20%溶液 60 ml 保留灌肠，每日 1～2 次。用药 2～10 日不等。临床用注射剂治疗 52 例，治愈 49 例，好转 3 例，每例平均总剂量为 3.4 g；口服 3 例，治愈 2 例，好转 1 例，每例平均总剂量为 82 g；肌注加口服治疗 9 例，治愈 8 例，好转 1 例，每例平均总剂量为 59.8 g。

2. 治疗阿米巴痢疾　委陵菜根茎制成煎剂或流浸膏服用。成人每日量为 20～30 g(以生药计算)，3 次分服。少数患者并用 10%煎液 100 ml 保留灌肠，7～10 日为 1 个疗程，必要时休息 1～2 日再行第二个疗程。临床治疗 27 例，其中包括急性、慢性和慢性隐伏期急性发作者。服药后，发热病例体温均迅速下降，腹痛、里急后重、腹泻及黏液便大多在 1～4 日消失，大便镜检病原体平均转阴时间为 3 日。8 例经追踪观察，其中 1 例于 1 个月后复发。

3. 治疗肠道鞭毛虫病　用委陵菜煎剂(10 ml 含委陵菜干品 7.5 g)每日 3 次，成人每次 30 ml，小孩每次 10～20 ml，治疗 212 例。结果：服药 3 日痊愈 168 例，好转 41 例，无变化者 3 例。在好转 41 例中，继续投予煎剂 3 日量，27 例转为痊愈，余 14 例因未再来复查而进一步疗效不明；在无变化 3 例中，再给予煎剂 2 日量，结果仍然无效。

4. 治疗出血性疾病　取新鲜地区草全草 60～120 g(干品 15～30 g)，切碎，水煎 2 次，两次煎液混合，加入少量红糖再煎片刻，分 2 次服，每日 1 剂，必要时可续服 1～2 剂。临床观察子宫功能性出血、月经过多、鼻出血、咯血、血尿和部分癌症出血共 112 例，结果治愈 66 例，有效 29 例。其中对妇科疾病的治疗效最为满意，内科疾病次之。本品的止血作用以根部最强。

2877 竻慈姑 lè cí gū (《岭南采药录》)

【异名】 天河芋(《岭南采药录》)，簕茹菇、水竻钩(《陆川本草》)，勒蒙、竻芋、竻藕(《南宁市药物志》)，簕慈菇、簕芋(《广西本草选编》)，巧南、野茨菇、山茨菇(《全国中草药汇编》)，水簕芋、有簕慈姑(《广西药用植物名录》)，旱慈姑(《云南中药资源名录》)。

【基原】 为天南星科刺芋属植物刺芋的根茎或全草。

【原植物】 刺芋 *Lasia spinosa* (L.) Thwait. [*Dracontium spinosum* L.; *L. heterophylla* Schott; *L. aculeata* Lour.]

多年生有刺常绿草本，高达 1 m。根茎横走，圆柱形，粗可达 4 cm，灰白色，多少具皮刺，节间长 2～5 cm，须根纤维状，多分枝，节部环状，稍膨大。叶柄长 20～50 cm；叶片形状多变，幼株上的戟形，长 6～10 cm，宽 9～10 cm，至成年植株过渡为鸟足状至羽状深裂，长、宽20～60 cm，表面绿色，背面淡绿且脉上疏生皮刺；基部弯曲宽短；侧裂片 2～3，线状披针形，或长圆状披针形，多少渐尖，向基部渐狭，最下部的裂片再 3 裂，小裂片长 15～20 cm，宽 2～3 cm。花序柄长 20～35 cm；佛焰苞长 15～30 cm，上部螺状旋转；肉穗花序圆柱形，钝，长 2～4 cm，黄绿色。果序长 6～8 cm，粗3～3.5 cm；浆果倒卵圆状，顶部四角形，长达 1 cm，先端通常密生小疣状突起。种子长5 mm。花期 9 月，果翌年 2 月成熟。

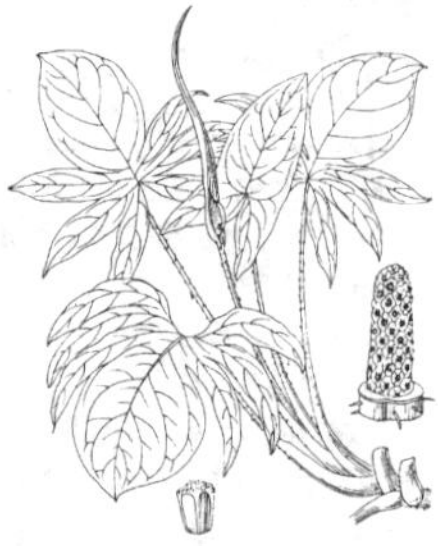

刺　芋

生于海拔 1 530 m 以下的田边、沟旁、阴湿草丛、竹丛中。分布于广东、广西、海南、云南、台湾等地。

【采收加工】 夏、秋季采收，挖取根茎或全草，晒干或切碎晒干。

【药性】 苦、辛，平。

1.《广西本草选编》："味苦、辛，性凉，有小毒。"

2.《全国中草药汇编》："辛、平。"

【功用主治】 清热，利湿，消食，解毒。主治风湿痹痛，白带，消化不良，跌打肿痛，胎毒，痄腮，瘰疬，痈肿疮疖。

1.《岭南采药录》："解毒。治烂头，烂脚，煎水洗之；小儿胎毒、烂肉，煎水洗及为末掺之。"

2.《广西本草选编》："清热除湿，利尿消肿。主治风湿痹痛，跌打损伤，白带，痛经，肾炎，小便混浊，痈肿疮疖，腮腺炎。"

3.《全国中草药汇编》："消炎，止痛，消食，健胃。主治慢性胃炎，消化不良，风湿性关节炎，外治毒蛇咬伤，淋巴腺炎，淋巴结结核。"

【用法用量】 内服：煎汤，9～15 g。外用：煎水洗；或研末调敷。

2878 使君子 shǐ jūn zǐ (《开宝本草》)

【异名】 留求子(《南方草木状》)，史君子(侯宁极《药谱》)，五棱子(《药材资料汇编》),索子果(《南宁市药物志》),山羊屎(《台湾药用植物志》)。

【基原】 为使君子科使君子属植物使君子的成熟果实。

【原植物】 使君子 *Quisqualis indica* L.

落叶攀缘状灌木,高 2～8 m。幼枝被棕黄色短柔毛。叶对生或近对生;叶柄无关节,在落叶后宿存;叶片膜质,卵形或椭圆形,长 5～11 cm,宽 2.5～5.5 cm,先端短渐尖,基部钝圆,表面无毛,背面有时疏被棕色柔毛。顶生穗状花序组成伞房状花序;花两性;苞片卵形至线状披针形,被毛;萼管长 5～9 cm,被黄色柔毛,先端具广展、外弯、小形的萼齿 5 枚;花瓣 5,长 1.8～2.4 cm,宽 4～10 mm,先端钝圆,初为白色,后转淡红色;雄蕊 10,2 轮,不突出冠外;子房下位。果卵形,短尖,长 2.7～4 cm,径 1.2～2.3 cm,无毛,具明显的锐棱角 5 条,成熟时外果皮脆薄,呈青黑色或栗色。种子 1 颗,白色,圆柱状纺锤形,长 2.5 cm,径约 1 cm。花期 5～9 月,果期秋末。

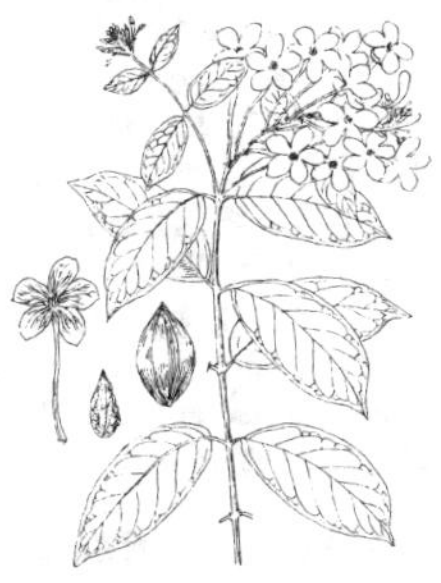

使 君 子

生于平地、山坡、路旁等向阳灌木丛中,亦有栽培,分布于西南及福建、江西、湖南、广东、广西、台湾等地。

本植物的叶(使君子叶)、根(使君子根)亦供药用,另设专条。

【栽培】 生物学特性 喜温暖湿润气候,不耐寒,怕霜冻,耐荫蔽。宜选向阳避风土层深厚、中等肥力、黄色或黑色的砂壤土栽培。

繁殖方法 种子繁殖、分株繁殖、扦插繁殖或压条繁殖。种子繁殖,育苗移栽:于秋季采成熟饱满果实,随采随播,或混湿砂贮藏春播。实生苗高 30 cm 左右即可定植。分株繁殖:于 3 月,挖取健壮母株的萌蘖移栽。扦插繁殖:有枝插法和根插法。枝插法,2～3 月或 9～10 月,剪取一年至二年生健壮枝条作插条,插条长 20～25 cm,斜插于苗床上,于次年移植。根插法,12 月至次年 1～2 月,将距离主根30 cm 以外的部分侧根切断挖出,选径粗 1 cm 以上的剪成长约 20 cm 的插条,扦插于苗床,1 年后移植。压条繁殖:2～3 月选健壮长枝,弯曲埋入土中,或波状压条,生根后截取移植。以上方法繁殖的种苗,在 2 月中、下旬或雨季定植。行株距 3.3 m×2.3 m,穴中施厩肥,与土混匀,每穴栽苗 1 株,栽后浇水定根。

田间管理 定植后 1～2 年,经常中耕除草,每年追肥 2～3 次。进入结果期后,每年于萌芽时及采果后各追肥 1 次。冬季要注意培土或覆盖杂草于基部防寒。成片栽种的应搭棚供其攀缘。每年早春或采果后修剪 1 次,使枝条分布均匀,促使开花结果。

病虫害防治 防止诃子瘤蚜为害,防治方法参见“诃子”条。

【采收加工】 栽后 3 年开始结果。8 月以后,当果壳由绿变棕褐或黑褐色时采收,用竹竿击落果实,晒干或烘干。

【药材】 使君子 *Quisqualis Fructus* 主产于四川、福建、广东、广西、台湾、江西等地,以四川产量最大。

性状 果实椭圆形或卵圆形,具 5 条纵棱,偶有 4～9 棱,长 2.5～4 cm,直径约2 cm,表面黑褐色至紫褐色,平滑,微具光泽,先端狭尖,基部钝圆,有明显圆形的果梗痕。质坚硬,横切面多呈五角星形,棱角外壳较厚,中间呈类圆形空腔。种子长椭圆形或纺锤形,长约 2 cm,直径约1 cm;表面棕褐色或黑褐色,有多数纵皱纹;种皮薄,易剥离;子叶 2,黄白色,有油性,断面有裂纹。气微香,味微甜。

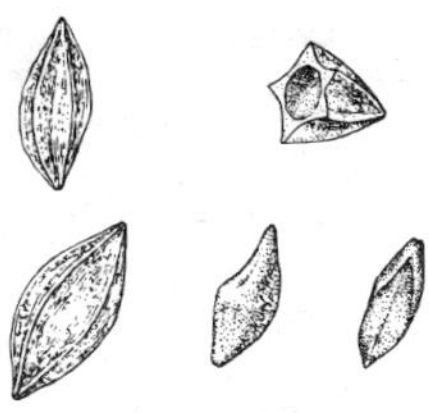

使君子(果实和种子)外形

鉴别 (1) 种子横切面:种皮表皮细胞由大形薄壁细胞组成,内含棕色物质。表皮以下为网纹细胞层,细胞切向延长,有网状纹理,并常散有小型维管束。子叶细胞含脂肪油滴和众多草酸钙簇晶,直径 10～15 μm。

(2) 取本品粗粉 5 g,用石油醚 50 ml,50 ℃浸 1 小时脱脂,滤过。残渣用 40%乙醇 20 ml 温浸 1 小时,滤过,滤液减压浓缩至干。取少量浓缩物,用 50%甲醇水溶液溶解,点于滤纸上,喷洒茚三酮试液,在 100 ℃左右烘箱中放置 1～2 分钟,呈现紫色斑点(检查氨基酸)。

(3) 薄层色谱:取(2)项乙醇提取的浓缩物,用 50%甲醇溶解,以使君子酸钾、α-脯氨酸、α-天冬素为对照。同点于硅胶 G 薄层板上,以正丁醇-醋酸-水(4∶1∶1)展开,展距 13 cm。用茚三酮试剂显色。样品与对照品在相对应的位置处显相同颜色的斑点。

【成分】 果实含鞣质:使君子鞣质(quisqualin)A、B_V,2,3-(*S*)-HHDP-*D*-葡萄糖〔2,3-(*S*)-HHDP-*D*-glucose〕,2,3-(*S*)-HHDP-4-*O*-没食子酰-*D*-葡萄糖〔2,3-(*S*)-HHDP-4-*O*-galloyl-*D*-glucose〕,2,3-(*S*)-HHDP-6-*O*-没食子酰-*D*-葡萄糖〔2,3-(*S*)-HHDP-6-*O*-galloyl-*D*-glucose〕,2,3-(*S*)-HHDP-4,6-二-*O*-没食子酰-*D*-葡萄糖〔2,3-(*S*)-HHDP-4,6-二-*O*-galloyl-*D*-glucose〕,长梗马兜铃素(pedunculagin),2,3-*O*-连二没食子酰石榴皮鞣质(punicalagin),丁香鞣质(eugeniin),1-去没食子酰丁香鞣质(1-desgalloyleugeniin),木麻黄鞣质(casuariin),5-去没食子酰旌节花素(5-desgalloylstachyurin),栗木鞣花素(castalagin);没食子鞣质类:6-*O*-没食子酰-*D*-葡萄糖(6-*O*-galloyl-*D*-glucose),1,6-二-*O*-没食子酰-*β*-*D*-葡萄糖(1,6-di-*O*-galloyl-*β*-*D*-glucose),2,3-二-*O*-没食子酰-*D*-葡萄糖(2,3-di-*O*-galloyl-*D*-glucose),3,4-二-*O*-没食子酰-*D*-葡萄糖(3,4-di-*O*-galloyl-*D*-glucose),4,6-二-*O*-没食子酰-*D*-葡萄糖(4,6-di-*O*-galloyl-*D*-glucose);石榴皮鞣质(punicalin);还含没食子酸(gallic acid),鞣花酸(ellagic acid),黄酮没食子酸(flavogallonic acid),短叶老鹳草素-1-羧酸(brevifolin carboxylic acid)等。

种子含使君子氨酸(quisqualic acid),使君子氨酸钾(potassium quisqualate),*D*-甘露醇(*D*-mannitol);脂肪酸:肉豆蔻酸(myristic acid),棕榈酸(palmitic acid),硬脂酸(stearic acid),油酸(oleic acid),亚油酸(linoleic acid);含甾醇:植物甾醇(phytosterol)。

果肉含胡芦巴碱(trigonelline),枸橼酸(citric acid),琥珀酸(succinic acid),苹果酸(malic acid)。

【药理】 1. 驱虫作用 在体外 10%使君子水浸膏在0.5～2 小时内可使蚯蚓麻痹或死亡,乙醇提取物的水溶液则无效,临床亦有驱蛔效果。使君子仁提取物有较强的麻痹猪蛔头部的作用,麻痹前可见刺激现象,其有效成分为使君子氨酸钾,在体外对整体猪蛔有明显的抑制作用。使君子中提得吡啶类及使君子油对人与动物均有明显的驱蛔效果。使君子粉有一定的驱蛲虫作用。

2. 抗皮肤真菌作用 使君子水浸剂 1∶3 在体外对堇色毛癣菌、同心性毛癣菌、许兰黄癣菌、奥杜盎小芽胞癣菌、铁锈色小芽胞癣菌、羊毛状小芽胞癣菌、腹股沟表皮癣菌、星形奴卡菌等皮肤真菌,有不同程度的抑制作用。

毒性 使君子毒性不大,其粗制品 26.6 g/kg 犬口服可引起呃逆和呕吐,其树胶于 0.83 g/kg 时也产生相似的反应,而提出的使君子油 0.75 g/kg 无上述毒性反应,但可致轻泻。使君子油 5～10 g/kg 小鼠或家兔灌胃未见毒性反应。使君子水浸膏小鼠皮下注射,数分钟后,即呈抑制状态,呼吸缓慢不齐,1～2 小时后全身发生轻度痉挛,呼吸停止而死亡。其 *MLD* 为 20 g/kg。

【炮制】 1. 使君子 取原药材，除去残留果柄及杂质。用时捣碎。

2. 使君子仁 取净使君子，除去硬壳及霉坏的果实。用时捣碎。生品擅杀虫。

3. 炒使君子仁 取净使君子仁，置锅内，用文火加热，炒至表面黄色微有焦斑，有香气逸出时，取出，放凉。用时捣碎。

4. 煨使君子 临用时在微火中烧，皮焦仁黄时取出，去壳用。炒煨制品健脾消积疗疳力强，多用于小儿疳积。

饮片性状 使君子、使君子仁参见"药材"项。炒使君子仁形如使君子仁，表面黄色具焦斑，有香气。煨使君子形如使君子，皮焦仁黄。

贮干燥容器内，置通风干燥处。防霉、防蛀。

【药性】 甘，温，小毒。归脾、胃经。

1.《开宝本草》："味甘，温。无毒。"

2.《雷公炮制药性解》："入脾、胃二经。"

3.《本草正》："有小毒。"

4.《本草新编》："入脾、胃、大肠。"

【功用主治】 杀虫，消积，健脾。主治虫积腹痛，小儿疳积，乳食停滞，泻痢。

1.《开宝本草》："主小儿五疳，小便白浊，杀虫，疗泻痢。"

2.《纲目》："健脾胃，除虚热。治小儿百病疮癣。"

3.《医林纂要》："补脾，润肺。"

【用法用量】 内服：煎汤，6～15 g，捣碎入煎；或入丸、散；去壳炒香嚼服，小儿每岁每日1粒至1粒半，总量不超过20粒。

【宜忌】 服量过大或与热茶同服，可引起呃逆、眩晕、呕吐等反应。

1.《纲目》："忌饮热茶，犯之即泻。"

2.《本草汇言》："脾胃虚寒之子，又不宜多用，多食则发呃。""苟无虫积，服之必致损人。"

【选方】 1. 治小儿腹中蛔虫攻痛，口吐清沫 使君子(去壳)为极细末，用米饮调，五更早空心服。(《补要袖珍小儿方论》使君子散)

2. 治小儿痞块，腹大，肌瘦面黄，渐成疳疾 使君子仁三钱，木鳖子仁五钱。为末，水丸，龙眼大。每以一丸，用鸡子一个破顶，入药在内，饭上蒸熟，空心食之。(《简便单方》)

3. 治寸白虫疾 鸭蛋1个，破1小孔，入使君子肉末一钱，槟榔末一钱，用纸封口，蒸熟食之。虫随大便而出。(《疑难急症简方》)

4. 治钩虫病 使君子4 g，槟榔8 g，加水100 ml，煎成30 ml。成人全量为90 ml，儿童11～15岁60 ml，9～10岁45 ml，7～8岁30 ml。分3次口服，每日早晨空腹服1次，连续3次。〔《江苏中医》1960，(2)：33〕

5. 治小儿五疳，脾胃不和，心腹膨胀，时复疞痛，不进饮食，渐致羸瘦 厚朴(去皮、姜汁炙)、陈皮(去白)、川芎各一分，使君子仁(浸，去黑皮)一两。上为细末，炼蜜丸如皂子大。三岁以上一粒，三岁以下半粒，陈米饮化下。(《局方》使君子丸)

6. 治黄病爱吃生米、茶叶、桴炭、泥土、瓦屑之类 使君子肉二两(切碎，微炒)，槟榔二两，南星三两(俱用姜汁拌炒)。共为末，红曲打糊为丸，如梧桐子大。每服百余丸，乌梅、花椒汤送下。(《万病回春》)

7. 治头疮久不瘥 使君子烧令焦，上捣罗为末，以生油调涂之。(《圣惠方》)

8. 治虫牙疼痛 使君子煎汤，频漱。(《濒湖集简方》)

【临床报道】 1. 治疗蛔虫病 取使君子肉500 g，焙脆研末，加炼蜜375 g制成小蜜丸。每岁1.75 g，分2次服，连服3日；或单用炒香的使君子肉，每岁1 g，分2次服，连服2日。共观察194例。其中用使君子蜜丸治疗184例，驱蛔有效率为80.89%，1～2星期后复查大便，无1例转阴；用使君子肉治疗10例，驱蛔有效率达100%，但1～2星期后复查大便，无1例转阴，且有头晕、轻度腹痛、呃逆等副作用，而服蜜丸者则无此反应。

2. 治疗中耳炎 取使君子数枚，撬一小孔，分别塞入黄豆大的明矾一块，置于酒精灯上烧灼，待明矾全部熔化为度，加冰片少许，研末备用。先用过氧化氢或生理盐水洗净患耳的脓液及分泌物，用棉签拭干，再将药粉少许吹于患耳内，每日1次，炎症较重者，可配牛黄解毒片等药内服。共观察132例，全部治愈。其中1～2次愈者78例，3～4次愈者35例，5～6次愈者19例。

3. 治疗小儿脱肛 将使君子捣烂后加入适量饴糖，制成丸药，每丸重3 g。每次1丸，用瘦猪肉100～250 g炖汤送服，3日服药、汤1次，3次为1个疗程。治疗53例，痊愈30例，好转15例，无效8例，总有效率为84.9%。一般服药1～2个疗程即效，个别患者服药后有恶心、呕吐、食欲不振等反应，这与患儿体质有关，用量减半将会减少或避免此弊。

【各家论述】 1.《纲目》："凡杀虫药多是苦辛，惟使君子、榧子甘而杀虫，亦异也。凡大人、小儿有虫病，但每月上旬侵晨空腹食使君子仁数枚，或以壳煎汤咽下，次日虫皆死而出也。此物味甘气温，既能杀虫，又益脾胃，所以能敛虚热而止泻痢，为小儿诸病要药。"

2.《本草求真》："功专补脾，杀虫除积，凡人证患五疳便浊，泻痢腹虫，皆脾胃虚弱，因而乳停食滞，湿热瘀塞而成。服此气味甘温，以助脾胃，则积滞消，湿热散，水道利，而前证尽除矣。"

3.《本草正义》："使君子，甘温是温和之温，殊非温燥可比，故能助饮食之运化，而疏导肠中积滞，且富有脂液，所以滑利流通。《开宝》所谓小便白浊者，即指疳积证而言。凡小儿腹膨有积，每每小便如粉浆，此盖肾中输尿之路，分泄不清，即以饮食所化之精液，并入小溲而出，所见最多，非大人之赤白浊，不可误认。又谓其主泻痢，亦是疳积中之一症，惟其消化失职，以致大便改常，或为泄泻，或为积滞，此物又能助消化，且去积滞，故并治之，即濒湖所谓能益脾胃，除虚热，治小儿百病之意也。"

2879 使君子叶 shǐ jūn zǐ yè (《国药的药理学》)

【异名】 水君叶《生草药性备要》。

【基原】 为使君子科使君子属植物使君子的叶。

【原植物】 参见"使君子"条。

【采收加工】 随时可采。切碎鲜用。

【成分】 叶含*N*-甲基烟酸内盐(nicotinic acid methylbetaine)即胡芦巴碱(trigonelline)，*L*-脯氨酸，*L*-天冬酰胺和使君子氨酸钾，芸香苷(rutin)；还含多种鞣质类成分。

【药性】 《生草药性备要》："叶劫性平。"

【功用主治】 消积，杀虫，解毒。主治小儿疳积，虫积，疮疖溃疡。

1.《生草药性备要》："治小儿疳积，杀虫，消五疳，开胃。"

2.《台湾药用植物志》："叶为煎剂治腹部胃肠胀气。叶汁用为疖及溃疡之洗涤剂。叶局部用治莽丛热而起之头痛。"

【用法用量】 内服：煎汤，3～10 g。外用：捣烂敷；或捣汁涂；或煎汤洗。

【选方】 1. 治郁热肚痛 使君子叶、番桃叶各适量，与米汤炒后煎服。

2. 治小儿疳积 使君子叶适量，切碎与猪肉、米煲粥服。(1、2方出自《北海民间常用中草药手册》)

2880 使君子根 shǐ jūn zǐ gēn (《生草药性备要》)

【异名】 史君根(《分类草药性》)。

【基原】 为使君子科使君子属植物使君子的根。

【原植物】 参见"使君子"条。

【采收加工】 9～11月采收，切片晒干。

【功用主治】 杀虫，健脾，降逆。主治虫积，呃逆，咳嗽。

1.《分类草药性》："杀虫，开胃健脾。水煎服立止咳嗽、呃逆。"

2.《台湾药用植物志》："根抽出物作驱虫剂。"

【用法用量】 内服：煎汤，6～10 g。

2881 **侧子** cè zǐ（《吴普本草》）

【异名】 即子（《本经》），荝（《说文》），萴子（《广韵》）。

【基原】 为毛茛科乌头属植物乌头子根（附子）之小者，或生于附子旁的小颗子根。

【原植物】 参见"川乌头"条。

【采收加工】 采收附子时，取下小子根，晒干。

【药性】 辛，热，有毒。

1.《吴普本草》："神农、岐伯：有大毒；李氏：大寒。"

2.《别录》："味辛，大热，有大毒。"

3.《本草从新》："大燥。"

【功用主治】 祛风，逐寒，除湿，舒筋。主治风寒湿痹，筋骨挛急，脚气，风疹。

1.《雷公炮炙论》："用治风疹。"

2.《别录》："主痈肿，风痹历节，腰脚疼冷，寒热鼠瘘，又堕胎。"

3.《本草经集注》："疗脚气多验。"

4.《药性论》："能治冷风，湿痹，大风，筋骨挛急。"

5.《品汇精要》："地胆为之使。"

【用法用量】 内服：煎汤，1.5～4.5 g；或入丸、散、酒剂。

【宜忌】 阴虚阳盛者及孕妇禁服。

《吴普本草》："畏、恶与附子同。"

【选方】 治脚气久不消 侧子一两，切片，童便浸五日，去宿便，再换新便，和黑豆一合同煮，俟豆熟，取侧子片，晒干。每剂用侧子一钱，木瓜五钱，当归、川芎各一钱五分。水煎服。（《本草汇言》）

【各家论述】 《纲目》引汪机："侧子散生（附子）旁侧，体无定在，其气轻扬，宜其发散四肢，充达皮毛，为治风之药。"

2882 **侧耳** cè ěr（刘波《中国药用真菌》）

【异名】 北风菌、蚝菌（刘波《中国药用真菌》），平菇、桐子菌、粗皮侧耳（《中国药用真菌图鉴》），蠔菌（《新华本草纲要》），水风菌、冻菌（《云南中药资源名录》）。

【基原】 为侧耳科侧耳属真菌糙皮侧耳的子实体。

【原植物】 糙皮侧耳 *Pleurotus ostreatus* (Jacq. ex Fr.) Quél.［*Agaricus ostreatus* Jacq. ex Fr.］

菌盖肉质，宽 5～20 cm，扁半球形，后平展，有后缘，呈扇形、肾形，中部下凹，盖面水渍状，有纤毛，初时浅紫色，后为铅灰色、灰白色或污白色；盖缘初时内卷，后平展。菌肉厚，白色，味美，有清香气。菌褶延生，在柄上交织或成纵条纹，稍密至较稀，白色。菌柄侧生，短，一般长 1～2 cm，或无柄，白色，中实，基部有短的白色绒毛。孢子平滑，无色，近圆柱形，(7.5～11)μm×(3～4)μm。孢子印白色。

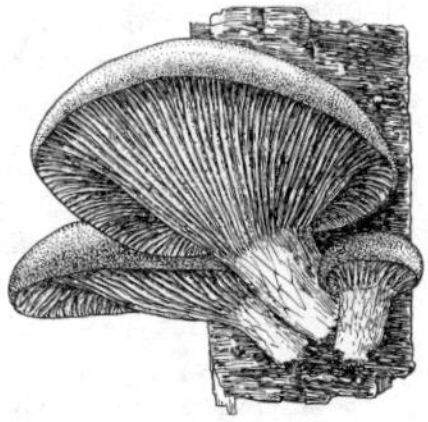

糙皮侧耳

生于阔叶树腐木上，丛生或叠生。分布于华北、东北、西南及江苏、福建、湖北、湖南、广东、西藏、陕西、新疆、台湾等地。

【采收加工】 6～9 月采收子实体，晒干。

【药材】 侧耳 *Pleuroti Ostreati Fructificatio* 产于吉林、辽宁、河北、山西等地。

性状 菌盖扁半球形，或平展，有后沿，直径 5～20 cm，类白色、灰白色或青灰色，表面有细毛。菌肉厚，类白色。菌褶白色，与菌柄连接处有网状条纹。菌柄短或无，长 1～3 cm，直径 1～2 cm，基部常有绒毛。气香，味淡。

【成分】 子实体含氨基酸，维生素 B_1、B_2、B_6、C、PP、H。主要脂肪酸有：亚油酸，棕榈酸，油酸。主要芳香成分有：3-辛醇(3-octanol)，3-辛酮(3-octanone)，1-辛烯-3-醇(1-octen-3-ol)。甾体：麦角甾醇(ergosterol)。胺类成分：甜菜碱(betaine)，组胺(histamine)，腺嘌呤(adenine)，乙醇胺(ethanolamine)，乙胺(ethylamine)。游离糖和糖醇类成分有甘油，甘露醇，葡萄糖，海藻糖(trehalose)，还含半乳甘露聚糖(galactomannan)，糖原(glycogen)，多糖，侧耳溶血素(pleurotolysin)及三种酚氧化酶(phenol oxidase)。

【药理】 1. 抗癌 在糙皮侧耳中有两种具有抗癌活性的多糖，主要为侧耳酸性多糖，含 β-1，3-葡聚糖 69%，半乳糖 13%，甘露糖 6%，葡萄糖醛酸 13%，后三者均以侧链存在于多糖结构中，热水提取物对小鼠肉瘤 S_{180} 的抑制率为 91%。从糙皮侧耳中提取出的一种糖蛋白体外对肉瘤 S_{180}、艾氏腹水瘤、肝癌腹水型及人 B 淋巴瘤细胞 Raji、白血病细胞 K_{562} 有较强的细胞毒作用，且对不同癌细胞有选择性。体内试验表明，该组分有抑制小鼠 S_{180} 瘤细胞增殖和向周围组织侵袭的作用，能使瘤组织坏死，淋巴细胞浸润，并形成较厚的纤维包膜，提示其具有使肿瘤组织纤维化的作用。

2. 增强免疫 从糙皮侧耳真菌分离的糖肽组分，具有促进淋巴因子激活杀伤(LAK)细胞和自然杀伤(NK)细胞杀伤肿瘤的作用。

3. 降血脂及防治动脉粥样硬化 侧耳用水及不同浓度乙醇提取浸膏，真空干燥。以 3%醇浸膏加于仓鼠高脂饲料中，6 星期后，水及 30%和 60%乙醇提取的浸膏，可明显减轻血清及肝胆固醇和三酰甘油（甘油三酯）。

【药性】 辛、甘，温。

1. 刘波《中国药用真菌》："性温，味甘。"

2.《秦岭巴山天然药物志》："微咸，温。"

【功用主治】 追风散寒，舒筋活络。主治风寒湿痹，腰腿疼痛，手足麻木。

1. 刘波《中国药用真菌》："追风散寒，舒筋活络。"

2.《长白山植物药志》："疏风活络，强筋壮骨。主治腰腿疼痛，手足麻木，筋络不舒。"

3.《秦岭巴山天然药物志》："主治半身不遂。"

【用法用量】 内服：煎汤，6～9 g。

2883 **侧柏叶** cè bǎi yè（《药性论》）

【异名】 柏叶（《金匮要略》），扁柏叶（《草医草药简便验方汇编》），丛柏叶（《闽东本草》）。

【基原】 为柏科侧柏属植物侧柏的枝梢及叶。

【原植物】 侧柏 *Platycladus orientalis* (L.) Franco［*Thuja orientalis* L.；*Biota orientalis* (L.) Endl.］ 又名：扁柏（《滇南本草》）。

常绿乔木，高达20 m，胸径可达 1 m。树皮薄，浅灰褐色，纵裂成条片。小枝扁平，直展，排成一平面。叶鳞形，交互对生，长 1～3 mm，先端微钝，位于小枝上下两面之叶的露出部分倒卵状菱

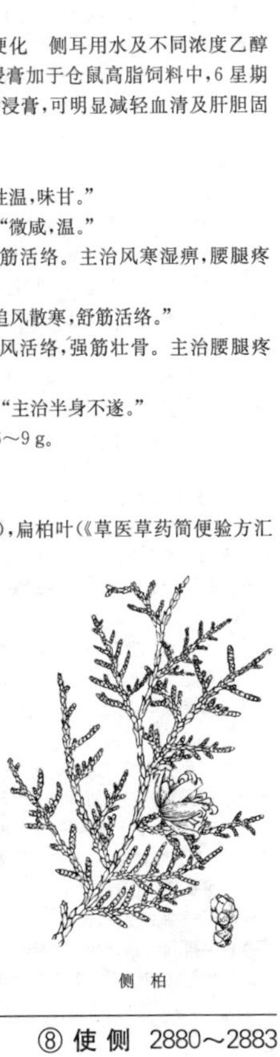

侧 柏

形或斜方形，两侧的叶折覆着上下之叶的基部两侧，呈龙骨状，叶背中部均有腺槽。雌雄同株；球花单生于短枝顶端；雄球花黄色，卵圆形，长约 2 mm。球果当年成熟，卵圆形，长 1.5～2 cm，熟前肉质，蓝绿色，被白粉；熟后木质，张开，红褐色；种鳞 4 对，扁平，背部近先端有反曲的尖头，中部种鳞各有种子 1～2 颗。种子卵圆形或长卵形，长 4～6 mm，灰褐色或紫褐色，无翅或有棱脊，种脐大而明显。花期 3～4 月，球果 9～10 月成熟。

生于湿润肥沃地，石灰岩山地也有生长。分布于东北南部，经华北向南达广东、广西北部，西至陕西、甘肃，西南至四川、云南、贵州等地。

本植物的枝条（柏枝节）、去掉栓皮的根皮（柏根白皮）、树干或树枝经燃烧后分泌的树脂（柏脂）、种仁（柏子仁）亦供药用，另设专条。

【栽培】 *生物学特性* 喜光，幼时较耐荫，排水良好，湿润肥沃土壤中生长良好，适应性强，对土壤要求不严，在干旱贫瘠土壤中也能生存，并能耐紧实土壤，浅根性，侧根发达，萌芽能力强，耐修剪，滞尘能力强，但抗风能力差，对二氧化硫等有害物质抗性强。

繁殖方法 种子繁殖。播种前用 60 ℃温水浸种 12 小时，捞出种子，用干净消毒过的棉纱（或布）将种子包裹置于容器内，保持湿度和温度（18～22 ℃），每日用清水淘洗一遍，进行催芽，直到有 1/3 以上种皮开裂，即可播种。采用垄播方式，垄距 70 cm，垄高 12～15 cm，垄面宽 30～35 cm，垄面上开 2 cm 深、5 cm 宽的小沟两条，沟间距 15 cm，播种后覆土，每亩播种量 5～6 kg。播种后垄面用薄膜覆盖，浇水时用侧方灌溉，保持垄面湿润，出苗后要及时在薄膜打洞，保持通风状况，当空气温度迅速升高时要揭掉薄膜，以防苗木发生高温灼伤；苗高 5 cm 时，间苗，翌年春季即可造林，也可移栽培植大苗。一年生苗木越冬采取埋土防寒措施。于春、夏、秋三季换床移栽，带上原土的苗木换床移栽最宜，每穴坑栽植 3～5 株，起苗时若土壤干燥须灌水后再带原土挖掘换床。苗木以二至三年生为好，行距 1.5 m×1.5 m，栽植时，把苗木放在坑中心，扶正，填土，埋根，提苗，使苗根舒展，再踩实，尽快浇透水。

田间管理 在换床 8 年内，每年都要进行松土，除草和适当的疏丛和修剪的工作。换床当年至少应该松土、除草 3 次，做到浅松土，深除草，以后每年春夏期间进行 1 次松土与除草，改善通气性能，提高土壤肥力。根据需要，对幼树进行修枝抚育，但强度不宜过大，也避免连续修枝。

病虫害防治 苗期注意猝倒病发生，发生时及时喷施代森锰锌或甲基托布津 800 倍液防治。虫害有侧柏毒蛾。

【采收加工】 全年均可采收，以 6～9 月采收者为佳。剪下大枝。干燥后取其小枝叶，扎成小把，置通风处风干。不宜暴晒。

【药材】 侧柏叶 *Platycladi Cacumen* 全国大部分地区均产，以江苏、广东、河北、山东等地产量较大。

性状 枝长短不一，多分枝，小枝扁平。叶细小鳞片状，交互对生，贴伏于枝上，深绿色或黄绿色。质脆，易折断。气清香，味苦涩、微辛。

鉴别 （1）粉末特征：黄绿色。上表皮细胞长方形，壁略厚。下表皮细胞类方形；气孔甚多，凹陷型，保卫细胞较大，侧面观呈哑铃状。薄壁细胞含油滴。纤维细长，直径约18 μm。具缘纹孔管胞有时可见。

鳞叶及小枝横切面：表皮细胞小，呈类方形，外被角质层，气孔内陷；内侧有 1～2 列下皮纤维间断排列，壁极厚；叶肉薄壁细胞形大，叶脉维管束上部有一圆形树脂道，两侧为转输组织，呈翅状延长，韧皮部细胞形小，木质部细胞多角形。小枝的皮层薄壁组织中有时可见树脂道，内侧可见含棕色物质的扁平细胞；韧皮部薄壁细胞不规则形，纤维椭圆形，单个环状排成数轮；木质部管胞和纤维径向排列整齐，射线 1 列细胞；髓部纺锤形或十字形。射线、叶肉和皮层薄壁细胞中含有草酸钙砂晶。

（2）薄层色谱：取本品粗粉 3 g，加甲醇 30 ml，置水浴上回流 30 分钟，滤过。滤液蒸干，残渣加 5%的碳酸钠 15 ml 溶解，滤过。滤液用水饱和正丁醇提取 2 次，每次 10 ml，再用稀盐酸调 pH 至 3～4，用乙醚提取 2 次，每次 10 ml。合并醚液，挥干，残渣用甲醇 2 ml 溶解，为供试品溶液。另取槲皮素适量用甲醇 2 ml 溶解，为对照品溶液。分别取对照品溶液和供试液 10 μl 点于同一硅胶 GF_{254} 薄层板上。以甲苯-乙酸乙酯-甲酸（5∶4∶1）为展开剂，展距 12 cm，置紫外光灯下观察。供试品色谱中，在与对照品色谱的相应的位置上，显相同的暗斑。

品质标志 《中华人民共和国药典》2010 年版规定：照高效液相色谱法测定，本品含槲皮苷（$C_{21}H_{20}O_{11}$）不得少于0.10%。

【成分】 叶含挥发油：α-侧柏酮（α-thujone），侧柏烯（thujene），小茴香酮（fenchone），蒎烯（pinene），丁香烯（caryophyllene）等。脂肪酸：棕榈酸（palmitic acid），硬脂酸（stearic acid），月桂酸（lauric acid），肉豆蔻酸（myristic acid），油酸（oleic acid），亚油酸（linoleic acid），癸酸（capric acid）。黄酮类成分：柏木双黄酮（cupressuflavone），芹菜素（apigenin），槲皮苷（quercitrin），山柰酚-7-*O*-葡萄糖苷（kaempferol-7-*O*-glucoside），槲皮素-7-*O*-鼠李糖苷（quercetin-7-*O*-rhamnoside），杨梅树皮素-3-*O*-鼠李糖苷（myricetin-3-*O*-α-*L*-rhamnoside），杨梅树皮素（myricetin），扁柏双黄酮（hinokiflavone），穗花杉双黄酮（amentoflavone）等。二萜类：海松酸（pimaric），异海松酸（isopimaric acid），山达海松酸（sandaracopimaric acid）等。

另含 10-二十九烷醇（10-nonacosanol），β-谷甾醇（β-sitosterol），缩合鞣质（condensed tannin），去氧鬼臼毒素（deoxypodophyllotoxin）。

【药理】 1. 止血作用 用小鼠剪尾法测定出血时间及用兔毛细血管法进行凝血试验，证明侧柏叶煎剂对小鼠出血时间及兔凝血时间均有明显缩短。其有效成分为槲皮苷和鞣质，两者的混合物能使小鼠出血时间缩短 62%。炒侧柏叶炭（炒炭）和焖煅侧柏叶（焖煅炭）的止血作用较生侧柏叶（生品）强，侧柏叶焖煅炭可减少其挥发油的损失，增加钙含量，加强止血作用。烘烤法炮制本品的作用优于蒸制法。

2. 对呼吸系统的影响 （1）镇咳作用 侧柏叶煎剂的醇沉部分、醇提取液 10 g/kg 及其提取物黄酮 250 mg/kg 腹腔注射，对小鼠由SO_2所致的咳嗽，均有镇咳作用，石油醚提取物、乙醚析出物及酚性物对小鼠氨熏法所致咳嗽，亦有明显镇咳作用。电刺激猫喉上神经实验证明，其作用部位可能在中枢。

（2）祛痰作用 侧柏叶中黄酮 1 g/kg 给小鼠灌胃及 200 mg/kg 腹腔注射均有明显祛痰作用（酚红法）。进而分得一种祛痰有效成分为异海松酸（isopimaric acid）。侧柏叶石油醚提取物，能增加家兔呼吸道排泌酚红的作用，切断两侧迷走神经后，祛痰作用仍然存在；此外，石油醚提取物对鸡纤毛运行印度墨汁的速度亦无明显影响。

（3）平喘作用 侧柏叶煎剂醇沉后部分，对小鼠及豚鼠离体气管平滑肌均有松弛作用，并可部分阻断乙酰胆碱的作用。其有效部分主要是存在于醋酸乙酯提取物中，但对豚鼠组胺性哮喘无明显保护作用。此外，本品对大鼠气管-肺组织呼吸有降低组织耗氧量的作用。

3. 抗病原微生物作用 侧柏叶煎剂在试管内，对金黄色葡萄球菌、卡他球菌、痢疾杆菌、伤寒杆菌、白喉杆菌、乙型链球菌、炭疽杆菌等均有抑制作用；水浸剂 1∶100 或醇浸剂 1∶180 000 时，对人型结核杆菌有抑制作用，且与异烟肼有协同作用，但另有报告认为无效。侧柏叶煎剂（1∶40）对流感病毒京科 68-1 型、疱疹病毒均有抑制作用。

4. 镇静作用 本品煎剂能显著减少小鼠自发活动和延长戊巴比妥钠的睡眠时间，但对咖啡因所致惊厥无拮抗作用。

5. 体内过程　薄层色谱法检测证明，小鼠灌胃异海松酸10 g/kg后6～8小时血液和内脏各主要组织药浓度达高峰，小鼠粪及提取物中原型药物较多。药物在肺组织中分布较多，停留时间长，这与临床上对肺结核有较好的疗效相一致。

毒性　小鼠灌胃侧柏叶煎剂60 g/kg，观察72小时，未见死亡；小鼠腹腔注射的LD_{50}为15.2 g/kg。水煎剂经醇沉后，毒性就明显降低。侧柏叶的石油醚提取物灌胃对小鼠的LD_{50}为2 964 mg/kg。异海松酸小鼠灌胃15 g/kg，可引起部分动物中毒。大鼠分别以相当于临床剂量的20倍(24 g/kg)与40倍剂量(48 g/kg)的煎剂连续灌胃6星期，除动物活动减少、摄食较对照组稍减少外，对生长、肝功能、血象及病理检查均无明显影响。

【炮制】 1. 侧柏叶　取原药材，除去杂质、粗梗及果实，筛去灰屑。生品长于凉血止血。

2. 侧柏叶炭　取净侧柏叶，用武火炒至表面焦褐色，内部焦黄色，喷淋清水少许，灭尽火星，取出，凉透。侧柏叶炭偏于收敛止血。

3. 醋侧柏叶　取生侧柏叶，去净枝杆，用武火边炒边洒醋，炒至呈黑色或黑褐色，取出，放凉。每侧柏叶100 kg，用醋5 kg。

4. 炒侧柏叶　取侧柏叶，置锅内，用文火加热，炒至黄色，取出放凉。

5. 焦侧柏叶　取侧柏叶，置锅内，用微火炒至焦黄色，喷淋清水少许，灭尽火星，取出放凉。

6. 盐侧柏叶　取侧柏叶，用文火炒至热透，颜色变黑，将盐水喷入，再炒全黑，取出放凉。

7. 蒸侧柏叶　取侧柏叶，蒸约3小时，呈油光荧绿色，取出，晒干。

饮片性状　侧柏叶参见“药材”项。侧柏叶炭表面呈焦褐色，微有光泽。醋侧柏叶表面呈黑色或黑褐色，微有光泽。炒侧柏叶表面呈黄色。焦侧柏叶表面呈焦黄色，微有光泽。盐侧柏叶表面呈黑色，味微苦咸。蒸侧柏叶呈暗绿色，略显润泽。

贮干燥容器内，炮制品密闭，置阴凉干燥处。侧柏叶炭注意散热防止复燃。

【药性】 苦、涩，微寒。归肺、肝、大肠经。

1.《别录》：“味苦，微温，无毒。”

2.《药性论》：“味苦、辛，性涩。”

3.《本草图经》：“性寒。”

4.《药品化义》：“入肝、心、脾、肺四经。”

5.《本草撮要》：“入手足太阴、阳明。”

【功用主治】 凉血止血，祛痰止咳，祛风解毒。主治吐血、衄血、尿血、血痢、肠风，崩漏，咳嗽痰多，风湿痹痛，脱发，丹毒，痄腮，烫伤。

1.《别录》：“主吐血、衄血、痢血、崩中赤白。轻身益气，令人耐寒暑，去湿痹，止肌(一作‘生肌’)。”

2.《药性论》：“止尿血。能治冷风历节疼痛。”

3.《日华子》：“炙罯冻疮。烧取汁，涂头，黑润鬓发。”

4.《本草图经》：“杀五脏虫。”

5.《本草正》：“善清血凉血，去湿热湿痹，骨节疼痛。捣烂可敷火丹，散痄腮肿痛热毒。”

6.《分部本草妙用》：“伏砒、硝。”

7.《生草药性备要》：“散血敷疮，同片糖捶敷。亦治跌打。”

8.《医林纂要》：“泄肺逆，泻心火，平肝热，清血分之热。”

【用法用量】 内服：煎汤，6～15 g，或入丸、散。外用：煎水洗；捣敷或研末调敷。

【宜忌】 久服、多服，易致胃脘不适及食欲减退。

1.《本草汇言》：“性味苦寒多燥，如血病，系热极妄行者可用，如阴虚肺燥，因咳动血者，勿用也；如痹病，系风湿闭滞者可用，如肝肾两亏、血枯髓败者，勿用也。”

2.《分部本草妙用》：“畏菊花、羊蹄、诸石、麸。”

【选方】 1. 治血热妄行，吐咯不止　生柏叶、生荷叶、生地黄、生艾叶。上药等分，烂研，丸如鸡子大。每服一丸，水三盏，煎至一盏，去滓温服，无时候。(《妇人良方》四生丸)

2. 治吐血不止　柏叶、干姜各三两，艾三把。上三味，以水五升，取马通汁一升合煮，取一升，分温再服。(《金匮要略》柏叶汤)

3. 治血淋　侧柏叶、藕节、车前草各等分。上三味，同捣取其汁，调益元散，神效。(《医学正传》)

4. 治肠风，脏毒酒痢，下血不止　嫩柏叶(九蒸九晒)二两，陈槐花一两(炒半黑色)。上为末，炼蜜丸，梧桐子大。每服四五十丸，空心温酒下。(《普济方》侧柏散)

5. 治久血痢，小肠结痛不可忍　柏叶二两，地榆一两(锉)。上捣筛为散，每服三钱，以水一中盏，煎至六分，去滓，不计时候，温服。(《普济方》柏叶散)

6. 治肠痔肿痛，时有脓血　柏叶、乌梅肉(暴干)各一两，皂荚一挺(去皮并子，水浸透，捣研，取汁)。上三味，除皂荚外，捣为末，将皂荚汁和丸，如梧桐子大。每服十丸，温熟水下，食前服之。(《圣济总录》柏叶丸)

7. 治妇人下血不止，脐下疞痛　柏叶二两，芍药三分。上二味，㕮咀，如麻豆大。每服五钱匕，水一盏半，煎至八分，入酒半盏，再煎至一盏，去滓，温服。(《圣济总录》柏叶汤)

8. 治产后血不止，兼漏下　柏叶(炙干)二两，当归(切，焙)、禹余粮(烧，醋淬七遍)各一两半。上三味，粗捣筛。每服三钱匕，水一盏，入薤白二寸(细切)，同煎至七分，去滓，食前温服，日三。(《圣济总录》柏叶汤)

9. 治百日咳　侧柏叶15～21 g，百部、沙参各9 g，冰糖炖服。(《福建药物志》)

10. 治乳痈　用(侧柏)叶同糖糟，捶烂敷乳痈，胜过蒲公英。(《生草药性备要》)

11. 治流行性腮腺炎　扁柏叶适量，洗净捣烂，加鸡蛋白调成泥状外敷，每日换药2次。(《草医草药简便验方汇编》)

12. 治鼠瘘肿核，痛，未成脓　以柏叶敷著肿上，熬盐著肿上熨，令热气下，即消。(姚僧垣《集验方》)

13. 治深部脓肿　侧柏叶30 g，白矾15 g，酒30 g。先将侧柏叶捣碎，又将白矾细粉置酒中溶化，再将侧柏叶倒入酒内和匀，调敷患处，每日换药2次。(《江苏省中草药新医疗法展览资料汇编》)

14. 治大人及小儿烫火伤　侧柏叶，入臼中湿捣令极烂如泥，冷水调作膏。涂敷于伤处，用帛子系定，三二日疮当敛，仍灭瘢。(《本草图经》)

15. 治鹅掌风　鲜侧柏叶250 g，放锅内水煮2～3沸，先熏后洗，每日2～3次。(《河北中医药集锦》)

16. 治漆疮，皮炎　侧柏叶、杉皮(均鲜用)各适量，水煎外洗。(南药《中草药学》)

17. 治青盲　柏叶一两(微炙)，夜明砂一两(以糯米炒令黄)。上件药。捣罗为末。用牛胆汁拌和，丸如梧桐子大。每夜临卧时，以竹叶汤下二十丸，至五更初，以粥饮下二十丸。(《圣惠方》明目柏叶丸)

【临床报道】 1. 治疗溃疡病并发出血　① 煎剂：侧柏叶15 g，加水300 ml，煎成150 ml为1次量，每日3次，多服亦可。② 粉剂：以侧柏叶研末焙制而成。每日9 g，分3次服。共治疗胃及十二指肠溃疡出血50例。结果：大便潜血平均3.5日转阴。对照组(采用胃病饮食、输血、镇静及凝血剂等)大便潜血转阴时间平均4.5日。观察表明，侧柏叶治疗胃及十二指肠溃疡出血，止血作用快，且对合并动脉硬化或高血压病的患者，止血亦较迅速。除个别服药后有恶心外，一般无不良反应。

2. 治疗出血症　鲜侧柏叶1 000 g，青萝卜2 000 g，鲜荸荠

1 500 g，蜂蜜 200 g。将前 3 味洗净切碎，共捣烂挤汁约 400～500 ml，加入蜂蜜，搅匀炖热，分 4 次饮服，1 日 2 次，治疗鼻出血 369 例，牙龈出血 428 例，功能性子宫出血 216 例，均治愈。

3. 治疗百日咳　采用新鲜侧柏叶治疗，每日量：1 岁以下，20 g；1～5 岁，30～50 g；6～10 岁，60～100 g，加水 200～400 ml，煎至 90～300 ml。每日服 6 次，每次 15～50 ml，7 日为 1 个疗程。治疗 92 例，观察 1～2 个疗程，痊愈 80 例，有效 10 例，无效 2 例。服药期未发现毒副作用。

4. 治疗慢性气管炎　取侧柏叶鲜品 30 g，豆豉 15 g，水煎，或开水浸泡后再略蒸。每日 3 次，饭后服。每 10 日为 1 个疗程。治疗 80 例，连续 3 个疗程。结果：近期痊愈 5 例，显效 26 例，好转 40 例，无效 9 例，总有效率 88%。一般药后 4～5 日症状改善，无副作用。

5. 治疗肺结核　用侧柏浸膏片及注射液治疗浸润性肺结核 153 例，每日剂量为 120 g 生药，疗程为 3～5 个月。结果单用侧柏叶组 119 例，病灶吸收率为 73.95%，空洞闭合率为 23.33%，痰菌转阴率为 58.14%。大多数病例咳嗽、咯痰、盗汗、咯血、疲乏等症状消失或改善。

6. 治疗急、慢性细菌性痢疾　将侧柏叶晒干或焙干后研成粗粉，置于 18% 的乙醇中（以浸漫药粉为度），浸泡 4 昼夜，滤取浸液。每次 50 ml（儿童酌减），每日服 3 次，7～10 日为 1 个疗程。治疗 114 例，其中急性菌痢 95 例，治愈 85 例，好转 10 例，治愈率 89.5%；慢性菌痢 19 例，治愈 15 例，好转 4 例，治愈率 78.9%。临床观察表明，本浸剂有较好的抑菌或杀菌效果。

7. 治疗秃发　新鲜侧柏叶（包括青绿色种子）25～35 g，切碎浸泡于 60%～75% 乙醇 100 ml 中，7 日后以滤液涂擦毛发脱落部位，每日 3～4 次。治疗 160 例，显效 33 例，有效 91 例，总有效率 77.5%。

8. 治疗腮腺炎　取鲜侧柏叶 200～300 g，洗净捣烂，将粗木质纤维拣出，只用绿叶泥浆，加鸡蛋清适量和匀，摊布上，敷患处。每日换药 7～8 次。治疗 50 例，除 2 例合并感染同时使用抗生素外，48 例均未用任何西药，多在 1 日左右止痛消肿，均在 1～2 日痊愈。

9. 治疗烧伤　取鲜侧柏叶 300～500 g（视烧伤面积大小而定），洗净，捣烂如泥，加 75% 乙醇少许调成糊状。经清洗创面后将鲜侧柏叶膏敷于烧伤部位，以无菌纱布覆盖，每日换药 3 次。共治疗 61 例，其中Ⅰ度烧伤 6 例，浅Ⅱ度烧伤 52 例，深Ⅱ度烧伤 3 例。结果：除 3 例大面积深Ⅱ度烧伤转其他治疗外，58 例均痊愈。3～7 日治愈 31 例，7～10 日治愈 27 例。治疗过程中无明显副作用及不良反应。

【各家论述】 1.《本草汇言》："侧柏叶，止流血，祛风湿之药也。凡吐血、衄血、崩漏、便血，血热流溢于经络者，捣汁服之立止。凡历节风痱周身走注，痛极不能转动者，煮汁饮之即定。惟热伤血分与风湿伤筋脉者，两病专司其用。"

2.《药品化义》："侧柏叶，味苦滋阴，带涩敛血，专清上部逆血。"

3.《本经逢原》："柏叶，性寒而燥，大能伐胃，虽有止衄之功，而无阳生之力，故亡血虚家不宜擅服。然配合之力，功过悬殊，如《金匮》柏叶汤，同姜、艾止吐血不止，当无此虑矣。若《济急方》同黄连治小便血；《圣济总录》同芍药治月水不断，纵借酒之辛温，以行苦寒之势，但酒力易过，苦寒长留，每致减食作泻，瘀积不散，是岂柏叶之过欤？"

2884 **佩兰** pèi lán（《本草再新》）

【异名】 蕳（《诗经》），兰（《毛诗传》），兰草、水香（《本经》），都梁香（李当之《药录》），大泽兰（《雷公炮炙论》），兰泽（《本草拾遗》），燕尾香、香水兰（《开宝本草》），孩儿菊、千金草（《续古今考》），省头草（《唐瑶经验方》），女兰、香草（《纲目》），醒头草（《得配本草》），石瓣、针尾风（《广东中药》）。

【基原】 为菊科泽兰属植物佩兰的地上部分。

【原植物】 佩兰 *Eupatorium fortunei* Turcz.［*E. chinense* L. var. *tripartitum* Miq.；*E. japonicum* Thunb. var. *fortunei* (Turcz.) Pamp.］

多年生草本，高 40～100 cm。根茎横走。茎直立，绿色或红紫色，下部光滑无毛。叶对生，在下部的叶常枯萎；中部的叶有短柄，叶片较大，通常 3 全裂或 3 深裂，中裂片较大，长椭圆形或长椭圆状披针形，长 5～10 cm，宽 1.5～2.5 cm；上部的叶较小，常不分裂，或全部茎叶不分裂，先端渐尖，边缘有粗齿或不规则细齿，两面光滑或沿脉疏被柔毛，无腺点。头状花序多数在茎顶及枝端排成复伞房花序，花序径 3～6 cm；总苞钟状，长 6～7 mm；总苞片 2～3 层，全部苞片紫红色，外面无毛无腺点，先端钝；每个头状花序具花 4～6 朵，花白色或带微红色，全部为管状花，两性，花冠外面无腺点，先端 5 齿裂；雄蕊 5，聚药；雌蕊 1，子房下位，柱头 2 裂，伸出花冠外。瘦果圆柱形，熟时黑褐色，5 棱，长 3～4 mm，无毛无腺点；冠毛白色。花、果期 7～11 月。

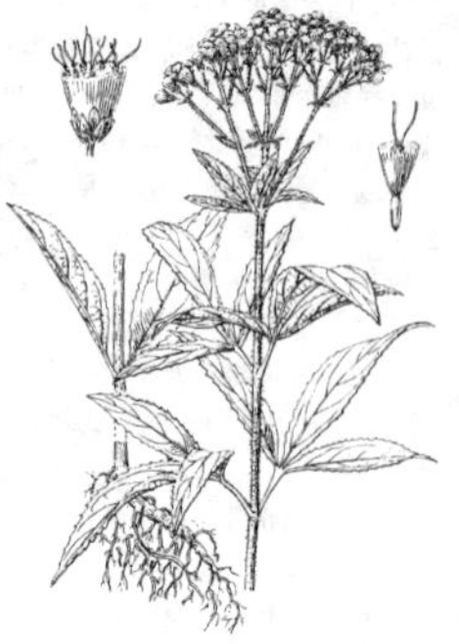

佩　兰

生于路边灌木丛或溪边。野生或栽培。分布于河北、江苏、浙江、安徽、江西、山东、湖北、湖南、广东、广西、四川、贵州、云南、陕西等地。

不同地区作佩兰使用的还有：① 白头婆 *E. japonicum* Thunb. 分布于东北、华东、中南及山西、四川、贵州、云南、陕西等地，在北京、上海、江苏、浙江、山东、湖北、湖南、广东、甘肃等地亦作佩兰使用。② 林泽兰 *E. lindleyanum* DC.　分布于除新疆以外的全国各地，在山东、湖南、甘肃作佩兰使用。③ 华泽兰 *E. chinense* L. 分布于浙江、安徽、福建、湖北、湖南、广东、广西、四川、贵州、云南等地，在浙江作佩兰使用。④ 台湾佩兰 *E. formosanum* Hayata 分布于台湾，在台湾作佩兰用。⑤ 罗勒 *Ocimum basilicum* L. 为唇形科植物，在江苏、山东部分地区作佩兰使用，其功效与佩兰有别，应予纠正。

本植物的花（千金花）亦供药用，另设专条。

【栽培】 生物学特性　喜温暖湿润气候，耐寒、怕旱、怕涝。气温低于 19 ℃生长缓慢，高温高湿季节则生长迅速。对土壤要求不严，以疏松肥沃、排水良好的砂质壤土栽培为宜。

繁殖方法　根茎繁殖。11 月至翌年 3 月，挖掘根茎，选取白色、无病虫害、肥大、节密均匀的粗壮新鲜根茎作种。按行距 30 cm 开条沟，沟深 3～6 cm，栽种两排，首尾相隔 3 cm，覆土，稍镇压，约经 15 日出苗。

田间管理　幼苗高 9 cm 时，选阴天进行间苗、补苗，并结合松土除草，追施人粪尿。封行前及第一次收割后再进行 1 次中耕除草，重施人畜粪肥或硫酸铵，增施过磷酸钙等。雨季应及时排除积水；遇旱浇水，经常保持土壤湿润。

病虫害防治　病害有根腐病，用 5% 石灰水浇注根部；虫害有红蜘蛛，菜青虫，叶跳虫等为害。

【采收加工】 每年可收割地上部分 2～3 次，在 7、9 月各收割 1 次，有些地区秋后还可收割 1 次。连续收割 3～4 年。选晴天中午收割，此时植株内含挥发油量最高，收回后立即摊晒至半干，扎成束，放回室内回潮，再晒至全干。亦可晒 12 小时后，切成 10 cm长小段，晒至全干。

【药材】 佩兰 *Eupatorii Herba* 主产于江苏、河北、安徽、山东及上海。以江苏产量较大。

性状 茎呈圆柱形，长 30～100 cm，直径 0.2～0.5 cm；表面黄棕色或黄绿色，有的带紫色，有明显的节及纵棱线；质脆，断面髓部白色或中空。叶对生，有柄，叶片多皱缩、破碎，绿褐色；完整叶片 3 裂或不分裂，分裂者中间裂片较大，展平后呈披针形或长圆状披针形，基部狭窄，边缘有锯齿；不分裂者展平后呈卵圆形、卵状披针形或椭圆形。气芳香，味微苦。

鉴别 (1) 叶表面观：上表皮细胞垂周壁略弯曲，偶见多细胞非腺毛，叶脉上非腺毛较长，由 7～8 个细胞组成，气孔不定式。下表皮细胞垂周壁波状弯曲，非腺毛比上表皮多，常由 3～6 个细胞组成，部分细胞内常含淡棕色物质；气孔多，不定式。

(2) 薄层色谱：取本品粗粉 100 g，置挥发油测定器中进行蒸馏，得粗挥发油，再用乙醚提取，无水硫酸钠脱水后，回收乙醚，取所得挥发油 0.1 ml 溶于石油醚 1 ml 中，作供试品。另取对-聚伞花素为对照品。分别点样于硅胶G-CMC 板上，以己烷展开，晾干。在紫外光灯(365 nm)下，斑点均显玫瑰色。用 10%磷钼酸乙醇溶液喷雾，斑点均显蓝色。

【成分】 1. 佩兰 全草含挥发油：对聚伞花素(*p*-cymene)，乙酸橙花醇酯(neryl acetate)，百里香酚甲醚(methyl thymyl ether)。

花及叶中含蒲公英甾醇(taraxasterol)，蒲公英甾醇乙酸酯(taraxasteryl acetate)，蒲公英甾醇棕榈酸酯(taraxasteryl palmitate)，*β*-香树脂醇乙酸酯(*β*-amyrin acetate)，*β*-香树脂醇棕榈酸酯(*β*-amyrin palmitate)，豆甾醇(stigmasterol)，*β*-谷甾醇(*β*-sitosterol)。

茎、叶含延胡索酸(fumaric acid)，琥珀酸(succinic acid)，甘露醇(mannitol)。

地上部分含宁德洛菲碱(lindelofine)。

2. 台湾佩兰 含倍半萜类成分：泽兰内酯(eupatolide)，台湾泽兰内酯(eupaformonin)，4-羟基-2-羟甲基-2-丁烯酰台湾泽兰内酯(eupaformosanin)。

【药理】 1. 祛痰作用 酚红排泌法证明，佩兰挥发油 455 mg/kg及其有效成分对聚伞花素 425 mg/kg 给小鼠灌胃，具有明显祛痰作用。

2. 抗病毒作用 佩兰挥发油及对聚伞花素、乙酸橙花醇酯对流感病毒有直接抑制作用。

3. 抗癌作用 佩兰生物总碱在体外试验中表现出一定的抗肿瘤活性，在 103.4±9.8 μg/ml 的浓度下，对体外培养的人宫颈癌 HeLa 细胞有 50%的抑制率。体内试验表明腹腔注射佩兰生物总碱 50 mg/kg，连续 7 日，腹水型 S_{180} 肉瘤小鼠的生存期限显著延长，二次实验生命延长率分别为 33.93%及 44.43%。腹腔注射或皮下注射生物总碱与环磷酰胺合用，均可延长小鼠生命，呈协同作用。

【药性】 辛，平。归脾、胃经。

1.《本经》："味辛，平。"

2.《别录》："无毒。"

3. 李东垣："甘，寒。"(引自《纲目》)

4.《纲目》："气香而温，味辛而散，阴中之阳，足太阴、厥阴经药也。"

5.《雷公炮制药性解》："入肺经。"

6.《本草经疏》："入手太阴、足阳明经。"

7.《医林纂要》："苦、辛、甘，寒。"

【功用主治】 解暑化湿，醒脾和中。主治暑湿或湿温初起，发热头重，胸闷腹胀，脘痞不饥，恶心呕吐，口中甜腻，消渴。

1.《本经》："主利水道，杀蛊毒，辟不祥，久服益气，轻身不老，通神明。"

2.《别录》："除胸中痰癖。"

3.《本草拾遗》："外主恶气，香泽可作膏涂发。"

4.《开宝本草》："煮水以浴，疗风。"

5.《本草衍义补遗》："叶能散久积陈郁之气甚有力。"

6.《本草发挥》："东垣云：其气清香，生津止渴，益气，润肌肉。消渴证非此不能除，胆('胆'字当是'脾'字)瘅必用。"

7.《纲目》："消痈肿，调月经，解中牛马毒。"

8.《全国中草药汇编》："醒脾，化湿，清暑。主治夏季伤暑，发热头重，胸闷腹胀，食欲不振，口中发黏，急性胃肠炎，胃腹胀痛。"

【用法用量】 内服：煎汤，6～10 g；鲜品可用 15～30 g。

【宜忌】 阴虚血燥，气虚者慎服。

《得配本草》："胃气虚者禁用。"

【选方】 1. 治中暑头痛 佩兰、青蒿、菊花各 9 g，绿豆衣 12 g。水煎服。(《青岛中草药手册》)

2. 治温暑初起，身大热，背微恶寒，继则但热无寒，口大渴，汗大出，面垢齿燥，心烦懊侬 藿香叶一钱，薄荷叶一钱，佩兰叶一钱，荷叶一钱。先用枇杷叶一两，水芦根一两，鲜冬瓜二两，煎汤代水。(《重订广温热论》五叶芦根汤)

3. 治唇疮 用兰叶取汁洗之，日三上，瘥。

4. 治风齿疼痛颊肿及治血出不止 用兰草五两，水一斗，煮取五升，热含吐之，一日尽。(3、4 方出自《普济方》)

【临床报道】 1. 治疗暑湿感冒 取佩兰注射液(每 1 ml 含生药 1 g)肌注，每日 2 次，每次 2～4 ml，小儿酌减，共治暑湿感冒 40 例，注射 1～2 次治愈的 25 人，注射 3～4 次治愈的 7 人。其余 8 例注射 2 次后症状未显著好转而改用他药治疗，4 例因故中断治疗。

2. 治疗蛇咬伤 取新鲜佩兰叶 100 g。先用 0.1%高锰酸钾溶液或 1% 煤酚皂溶液冲洗浸泡伤口，再顺牙痕方向切开 1 cm，用拔火罐方法吸出毒汁，并反复冲洗干净后，擦净创面。将洗净捣烂的佩兰叶摊平，敷在创面上，盖敷料后固定。每日换药 2～3 次，每次换药前均需冲洗伤口，至肿消神清即停。如伤口未完全愈合者可按外科常规换药。中毒重者辅以输液及对症治疗。观察 30 例，痊愈 20 例，好转 10 例。其中 2 日治愈者 8 例，3 日治愈者 12 例，4 日以上治愈者 10 例。

【各家论述】 1.《纲目》："兰草、泽兰，气香而温，味辛而散，阴中之阳，足太阴、厥阴经药也。脾喜芳香，肝宜辛散。脾气舒，则三焦通利而正气和；肝郁散，则营卫流行而病邪解。兰草走气道，故能利水道，除痰癖，杀蛊辟恶，而为消渴良药；泽兰走血分，故能治水肿，涂痈毒，破瘀血，消癥瘕，而为妇人要药。虽是一类，而功用稍殊，正如赤白茯苓、芍药，补泻皆不同也。"

2.《本草便读》："佩兰，功用相似泽兰，而辛香之气过之，故能解郁散结，杀蛊毒，除陈腐，濯垢腻，辟邪气。至于行水消瘀之效，二物亦相仿耳。但泽兰治水之性为优，佩兰理气之功为胜，又为异也。"

3.《本草正义》："凡胃有陈腐之物，及湿热蕴结于胸膈，皆能荡涤而使之宣散，故口中时时溢出甜水者，非此不除。"

2885 爬树龙 pá shù lóng 《红河中草药》

【异名】 三爪龙(《云南中草药》)，三角枫、马龙头叶、飞蜈蚣(《红河中草药》)。

【基原】 为葡萄科崖爬藤属植物菱叶崖爬藤和云南崖爬藤的根或藤茎。

【原植物】 1. 菱叶崖爬藤 *Tetrastigma triphyllum* (Gagnep.) W. T. Wang [*T. yunnanense* Gagnep. var. *triphyllum* Gagnep.] 又名：三叶滇崖爬藤(《海南植物志》)。

木质藤本。小枝疏被短柔毛；卷须长达 3～4 cm，约有 10 条分枝,分枝螺旋状弯曲,顶端膨大。三出复叶互生;总叶柄长 2～10 cm,疏被短柔毛,后变无毛;小叶片纸质,菱状椭圆形、宽卵形或菱状卵形,长 4.5～10 cm,宽3.5～6 cm,先端短渐尖或急尖,基部宽楔形,边缘常稍呈波状,有小锯齿,中央小叶具短柄,侧生小叶较小,偏斜。聚伞花序伞状排列,直径约 2～3 cm,分枝有短柔毛;雌花直径约 5 mm,无毛;花萼浅盘状;花瓣 4,狭卵形,长约 2.5 mm,外面无毛;退化雄蕊长约 0.3 mm;雌蕊卵形,柱头 4 裂。浆果球形,直径约 8 mm。

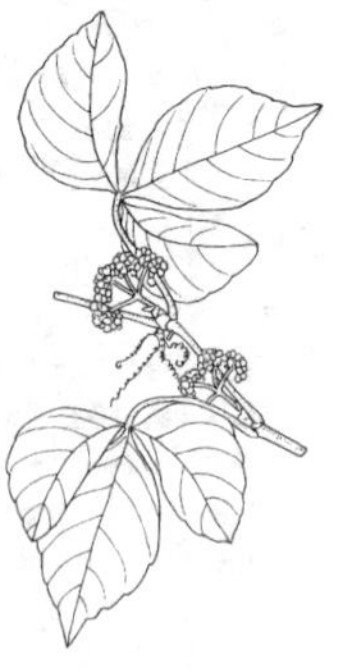
菱叶崖爬藤

生于海拔 1 300～2 700 m 的山地林中。分布于云南。

2. 云南崖爬藤 *T. yunnanensis* Gagnep.

本品与菱叶崖爬藤的区别在于:叶片草质,小枝和叶均无毛。分布于云南西部。

【采收加工】 全年或 8～11 月采收,切片,鲜用或晒干。

【药性】 辛,温。

《云南中草药》:"微酸、涩,温。"

【功用主治】 祛风湿,散瘀肿,续筋骨。主治风湿关节炎,跌打瘀肿,骨折,烧伤,痈疮红肿。

《云南中草药》:"舒筋活血,消肿止痛。"

【用法用量】 内服:煎汤,10～15 g;或浸酒。外用:捣敷;或研末撒。

【选方】 1. 治跌打肿痛,风湿关节痛 爬树龙 9～15 g,煎服。外用鲜品捣敷。

2. 治骨折 爬树龙鲜品配大麻药、五爪金龙、绿葡萄根各适量。捣敷,3 日换 1 次。(1、2 方出自《红河中草药》)

3. 治烧伤 爬树龙研末撒患处。(《云南中草药》)

4. 治疮疖红肿 爬树龙鲜品捣敷。(《红河中草药》)

2886 爬山豆根 pá shān dòu gēn (《贵州民间药物》)

【异名】 大发表、野蚕虫根(《云南中草药》),见水消、三楞金刚(《全国中草药汇编》),松漏争(《彝药志》)。

【基原】 为豆科秔子梢属植物三棱枝秔子梢的根。

【原植物】 三棱枝秔子梢 *Campylotropis trigonoclada* (Franch.)Schindl.[*Lespedeza trigonoclada* Franch.] 又名:三楞草、三棱梢爬山豆(《云南中草药》),小落花生、爬山豆、三角西花(《全国中草药汇编》)。

小灌木,高 60～120 cm。小枝三棱,无毛。托叶宿存,膜质,无毛,斜披针形;三出复叶,互生;叶柄有翅,长 1.5～4.5 cm;小叶坚纸质,长椭圆形至卵状椭圆形或长圆状披针形,先端圆形或微缺有细尖,基部近圆形,下面被白色长硬毛,侧面小叶长3～8.5 cm,宽 0.8～2.5 cm,顶端小叶稍大。圆锥花序顶生或腋生,总花梗细长,有棱,长 10～17 cm,被短柔毛;花梗细长;苞片宿存,线状披针形;花萼宽钟形,被黄色长硬毛,萼齿 5,披针形,急尖,下面 1 个较长;花冠蝶形,黄色,长 8～10 mm。荚果斜椭圆形,长约 7 mm,被毛。花期 8～9 月,果期 10～11 月。

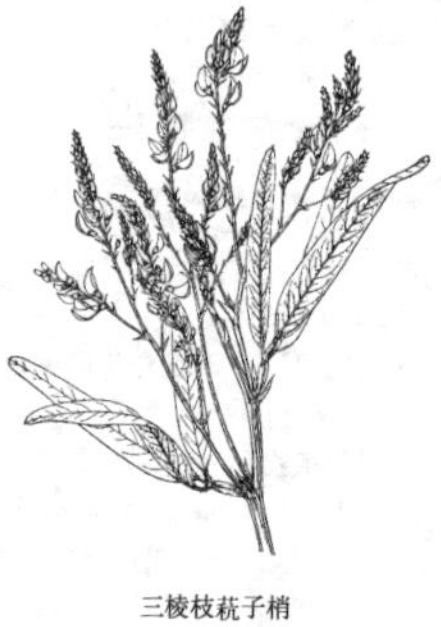
三棱枝秔子梢

生于海拔 300～2 000 m 的山坡林下或草丛中。分布于四川、贵州、云南等地。

【采收加工】 8～10 月采挖根部,切片,晒干。

【药性】 辛、微甘,平。

1.《贵州民间药物》:"性平,味涩微甘。"

2.《云南中草药》:"辛、涩,平。"

【功用主治】 清热利湿,活血解毒。主治感冒,泄泻,痢疾,黄疸,肠风,风湿痹痛,水肿,跌打损伤,乳痈。

1.《贵州民间药物》:"解热,止血,止痢。"

2.《云南中草药》:"发散解毒,舒筋活络。主治风寒外感,皮肤病,赤痢,肠炎,肾炎,风湿性关节炎,鼻炎,跌打损伤。"

3.《四川中药志》1979 年版:"清热利湿,舒筋活络。用于湿热黄疸,腹泻,痢疾,风热外感和跌打损伤。"

【用法用量】 内服:煎汤,15～30 g。外用:捣敷。

【选方】 1. 治风热感冒 大发表 15 g,坝子花 10 g,银花藤 30 g。水煎服。

2. 治腹泻,痢疾 大发表 30 g,火炭母 30 g,马齿苋 30 g。水煎服。(1、2 方出自《四川中药志》1979 年版)

3. 治肠风下血 爬山豆根 30 g,茜草 9 g。煎甜酒水服。(《贵州民间药物》)

4. 治风湿疼痛,关节屈伸不利 大发表 30 g,千斤拔30 g,常春藤 30 g。水煎服。(《四川中药志》1979 年版)

5. 治淋病,血尿,腰痛,肾性浮肿 松漏争 30 g,猪棕草 20 g,白茅根 20 g。水煎服。(《彝药志》)

2887 金鱼 jīn yú (《纲目》)

【异名】 朱砂鱼(《纲目拾遗》),锦鱼(《中国药用动物志》)。

【基原】 为鲤科鲫属动物金鱼的肉或全体。

【原动物】 金鱼 *Carassius auratus* (Linnaeus) var. Goldfish 为鲫鱼之变种。人工养殖后,体型变异甚大。体长一般在 6～10 cm。头腹俱大,而显粗短;尾分单尾与双尾。头部变化大,有平头、狮头、鹅头及绒球等多种,除平头外多生有草莓状瘤。眼凸出,眼球膨大,其形状有龙眼、朝天眼、水泡眼等。鳃有正常鳃和反鳃;鳞片除正常鳞外,尚有透明鳞和珍珠鳞,侧线鳞 22～28。鳍大,背鳍有或无;臀鳍有单鳍和双鳍;尾鳍多分为 3 叶或 4 叶而披散。体的颜色变化大,有灰、黑、白、紫、蓝、橙红、古铜、杂斑、五花等色。

金鱼是家养的观赏鱼,全国大部分地区均有饲养。

【药性】 《纲目拾遗》:"味苦微咸,有小毒。"

【功用主治】 利尿清热,解毒。主治水臌,黄疸,水肿,小便不利,肺炎,咳嗽,百日咳。

1.《纲目拾遗》:"解服卤毒。治疯癫,石臌,水臌,黄疸。"

2.《中国动物药》:"利尿,解毒。治肺炎,咳嗽,百日咳,肋膜炎,黄疸,水肿,心脏病。"

【用法用量】 内服:煎汤,1～3 条;或捣烂绞汁,或煅存性研末,每次 1 条。

【选方】 1. 治疯癫,石臌,水臌,黄疸 红色金鱼一个(取三尾者),甘蔗大者一枚。同捣烂,绞汁服,吐出痰涎愈。(《慈航活人书》)

2. 治百日咳,肋膜炎 金鱼 5 尾,烧存性,研末,均 5 次服。

3. 治水肿,小便不利 金鱼 3 尾,赤小豆 50 g。煎煮极熟,食鱼、豆,饮汁。(2、3 方出自《中国动物药》)

4. 解服卤毒 金鱼一二枚捣之,灌下,吐出涎水自苏。(《纲目拾遗》)

2888 金箔 jīn bó (《本草蒙筌》)

【异名】 金薄(《药性论》)、金页(《化学药品辞典》)。

【基原】 为自然元素类矿物自然金经加工锤成的薄片。

【原矿物】 自然金 Native Gold 又名：金(《别录》)、生金(《本草经集注》)、太真(《纲目》)、黄牙(《镜源》)。

晶体结构属等轴晶系。晶体呈八面体，菱形十二面体，但少见。常为分散颗粒状或不规则树枝状集合体，偶呈较大的块体。金黄色。条痕与颜色相同，强金属光泽。硬度2.5～3，断口锯齿状，无解理。相对密度15.6～18.3(纯金为19.3)。具强延展性。有高度的传热及导电性。自然金分脉金(山金)和沙金两种。脉金产于石英脉中及硫化物矿脉等热液脉中。沙金系古河床及现代河床涧谷中沙砾堆积夹杂的金沙，为脉金从其母岩中分离后冲淤聚集者。

我国多数地区有产，其中原生矿床以山东等地著称，沙金矿以金沙江、黑龙江和湖南沅水流域分布最多。

【药材】 金箔 *Aurum Foil* 主产于江苏南京和福建福州等地。

商品规格 商品通常切成正方形，按其面积大小不同，分为6种规格：第一种为93.3 mm^2；第二种为83.3 mm^2；第三种为55 mm^2；第四种为44.5 mm^2；第五种为37 mm^2；第六种为27.5 mm^2。

性状 本品通常呈正方形薄片状，夹于面积相同的薄纸层中。淡金黄色。表面平坦，但具微细皱纹。不透明。具强金属光泽。质薄，易漂浮，并易皱折而破裂。气、味皆无。

鉴别 (1) 取本品少许，加王水，振摇，溶解后，溶液呈鲜黄色透明液体(检查金)。若有白色沉淀，表明本品含有银。

(2) 取本品少量，加王水，溶解后，溶液加热浓缩成稠厚液，再用水冲淡，加热，加氯化亚锡试液，溶液变为紫色，并有紫色沉淀(检查金)。

【成分】 主要为自然金，常含有少量银、铜等其他金属元素。

【药性】 辛、苦，平。归心、肝经。

1.《海药本草》："性多寒。生者有毒，熟者无毒。"

2.《本草蒙筌》："味甘，气平。"

3.《雷公炮制药性解》："入心、肺二经。"

4.《本草正》："味辛，平，性寒。气沉质重，降也，阴也。"

5.《本草汇言》："味辛，气寒，有毒。入手少阴、足厥阴经。"

【功用主治】 镇心，平肝，安神，解毒。主治惊痫，癫狂，心悸，疮毒。

1.《药性论》："黄金屑、金薄亦同主小儿惊伤，五脏风痫，失志，镇心，安魂魄。"

2.《海药本草》："主癫痫风热，上气咳嗽，伤寒肺损吐血，骨蒸劳极渴。主利五藏邪气，补心。"

3.《本草蒙筌》："除邪杀毒，却热驱烦，安魂魄，养心神，坚骨髓，和血脉，禁癫疾狂走，止惊悸风痫。幼科药作锭丸，必资此以为衣饰。"

4.《本草经疏》："磨细屑，挑开疔疮头上，没入，能拔疔根。"

5.《本草再新》："舒肝气，定心智，安魂魄，滋肾水，行经络，利关节，破积消痘，治小儿惊痫、痘疮诸毒。"

【用法用量】 内服：入丸、散，一般多作丸药挂衣。外用：研末撒。

【宜忌】 阳虚气陷者禁服。生用有毒。

1. 杨损之："百炼者堪，生者杀人。"(引自《政和本草》)

2.《本草正》："若阳虚气陷，滑泄清寒者，俱当避之。"

【选方】 1. 治心脏风邪，恍惚狂言，意志不定 金箔二百片，腻粉半两。用新小铛子，中先布金箔，逐重用粉隔之，然后下牛乳一小盏，用文火煎至乳尽，金箔如泥，即于火上焙干，研为末，蒸饼和丸如小豆大。每服五丸，食后新汲水下。(《证治准绳》金箔丸)

2. 治中风邪发狂，及肝心风热，气虚不足，惊恚掣疭 金箔一百片，腻粉半两，人参(为末)三分。上三味，于银石器内，先将金箔逐重用腻粉渗隔布尽，入黄牛乳五合，于金箔上淋溉，用物密盖定，煮尽乳，取研如膏，以人参末渐渐入同研，丸如赤小豆大。空心日午、临卧，新汲水下三丸，渐加至五丸。(《圣济总录》守神丸)

3. 治小儿食痫，坠痰涎 金箔五片(细研)，腻粉三钱，甘遂一分(煨微黄，捣为末)。上药相和研令匀，以枣瓤和作剂子，以五片金箔裹上，更著湿纸裹，煻灰火煨匀热，候冷，取研，丸如绿豆大。每服以人参汤下二丸，量儿大小，以意加减。(《圣惠方》金箔丸)

4. 治聤耳脓水 白矾、胭脂各半两，金箔七片。上同研细，日三度掺在耳内，每日半字。(《补要袖珍小儿方论》金箔散)

2889 金橘 jīn jú (《纲目》)

【异名】 卢橘(《汉书》)，山橘(《北户录》)。

【基原】 为芸香科金橘属植物金橘、金弹、金柑的果实。

【原植物】 1. 金橘 *Fortunella margarita* (Lour.) Swingle [*Citrus margarita* Lour.] 又名：牛奶金柑(《汝南圃史》)，罗浮(《温州府志》)，枣橘(《宣州府志》)，金枣(《花历百咏》)，牛奶橘(《湖南通志》)，寿星柑(《四川中药志》)。

常绿灌木或小乔木，高达3 m。枝密生，通常无刺。单叶互生；箭叶柄甚狭，长0.5～1 cm，顶端有关节；叶片长椭圆形、披针形或长圆形，长4～8 cm，宽2～3 cm。先端钝，或钝尖，基部楔形，叶缘微波状或具不明显的细锯齿，下面密生腺点，稍革质。花单生，或2～3朵簇生于新枝的叶腋，花柄长3～5 mm，萼片5，绿色，长约1.5 mm；花瓣5，白色，狭长圆形，长约7 mm；雄蕊群20～25，长短不一，不同程度地合生成若干束；子房上位，近圆球形，花盘广而厚。柑果长圆形或卵圆形，金黄色，平滑，油腺密生；瓤囊4～5瓣，汁多味酸。种子卵状球形。花期6月，果期12月。

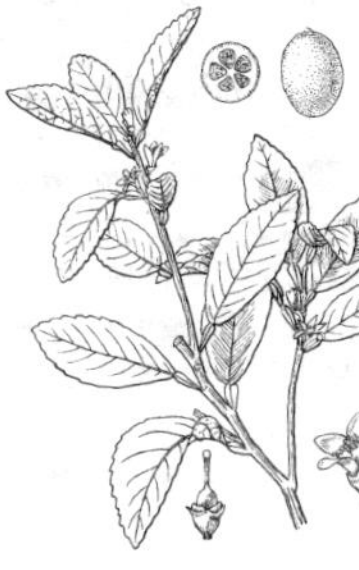

金 橘

浙江、福建、江西、湖北、广东、广西、海南、四川、台湾都有栽培。

2. 金弹 *F. crassifolia* Swingle 又名：金弹橘(《遵生八笺》)，厚叶金柑(《植物分类学报》)。

本种形态与金橘相似，其特点是：枝具短棘或有时具棘针。叶片卵状披针形或长椭圆形，先端渐尖，基部钝，边缘在中部以上有不明显的锯齿，无毛，密生细小腺点。果实倒卵形，橙黄色，油腺细小而凸起，果皮较薄，有浓香，瓤囊5～6瓣，偶有7瓣，味甜，不酸。花期6月，果期11月。

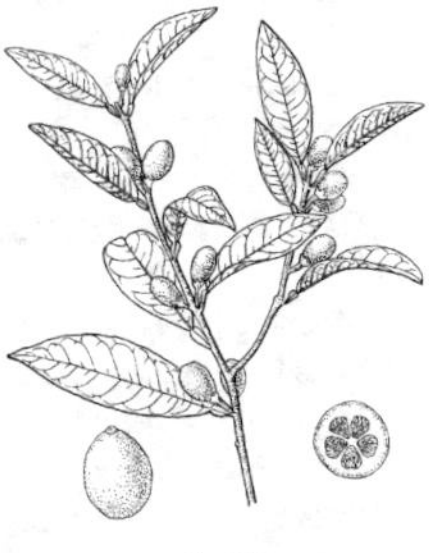

金 弹

广东北部地区常见栽培。

3. 金柑 *F. japonica* (Thunb.) Swingle [*Citrus japonica* Thunb.] 又名：圆金柑(《中华农学会报》)。

本种形态与金橘相似，其特点是：箭叶柄狭但上部常较宽广，叶长圆状披针形，长2.5～5 cm，宽10～16 mm，先端钝或有时为急尖，基部楔形至宽楔形，全缘或在中部以下有锯齿较细，上面深绿色，光亮，下面灰青色，中脉凸起。单花或数花自叶腋间生出，花柄长1.5～3 mm；雄蕊群常20或较少。柑果圆球形略长，或为圆球形，长约在 25 mm 以内，果皮厚，橙黄色，瓤囊 5～6。花期 6 月，果期 11 月。

多为栽培。分布于浙江、安徽、福建、广东、贵州、台湾。

以上 3 种植物的叶（金橘叶）、核（金橘核）、根（金橘根）、果实蒸馏液（金橘露）、金橘及金弹的果实用蜜糖渍制而成的饼（金钱橘饼）亦供药用，另设专条。

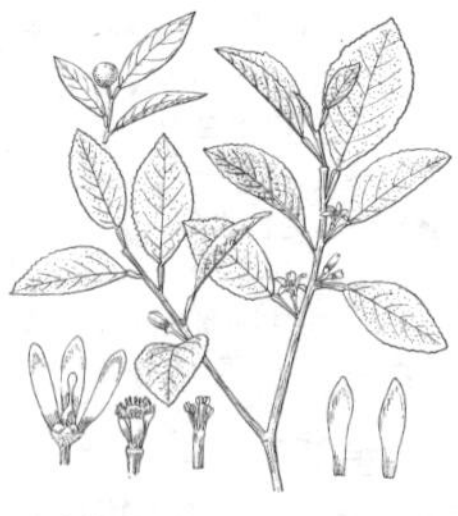

金 柑

【栽培】 生物学特性 金橘喜温暖湿润气候，喜微酸性土壤，抗寒性强，耐旱、耐瘠。年平均气温在 15 ℃以上适宜生长。可耐－12 ℃的低温。年降雨量在 1 300～1 700 mm 的地区适宜栽培。以土层深厚、疏松肥沃、排水良好的微酸性砂质壤土或壤土栽培为宜。可与豆类、蔬菜类等植物间作。

繁殖方法 种子繁殖、扦插繁殖、压条繁殖或嫁接繁殖。以嫁接繁殖为主。砧木以枳为优，接穗选优良品种的健壮枝条。用切接或芽接法。嫁接苗栽种：春季为 2 月下旬至 3 月中旬；秋季在严寒来临前 20 日栽种。平地橘园按行株距 2 m×2 m、山地橘园按行株距 2 m×1.5 m 开穴栽种。

田间管理 金橘 1 年有 3 次抽梢，栽植 1～3 年，主要促使春、夏、秋梢生长，迅速形成树冠，早日进入结果期，又要控制晚秋梢抽生，防冻害。每年可施肥 1～2 次，以硫酸铵或人粪尿为主，适当增加磷肥。成年树有 3 次开花结果习性：早伏花（6 月上旬），晚伏花（6 月下旬至 7 月上旬），秋花（8 月中、下旬）。在开花结果后要施人畜粪肥或硫酸铵、尿素，并施过磷酸钙进行根外追肥。冬季施腐熟厩肥、堆肥或饼肥等。整形修剪：幼树整形，主要形成自然开心形树冠，至第四年修剪形成树形矮小，树冠自然圆头形。结果树修剪：春、夏、秋季都可成为当年结果母枝，以春梢为好，约占 80%为当年结果母枝，尤以早伏花为当年最多最好的主要 1 次结果花，座果率高。修剪以疏删轻剪为主，短截为辅，剪密不剪疏，剪弱不剪强，剪内少剪外，剪阴少剪阳。要剪除枯枝、荫蔽枝、密生枝、衰弱枝、徒长枝、重叠交叉枝、下垂枝。遇雨季要疏沟排水。

病虫害防治 金橘病害有溃疡病、黄龙病等。虫害有柑橘红蜘蛛、蟑象、锈壁虱、天牛、黄蜘蛛、吹棉介壳虫、红腊介壳虫、凤蝶等为害。

【采收加工】 分批采摘成熟果实，鲜用或冷藏。

【药材】 金橘 *Fortunellae Fructus* 金橘产于浙江、江西、台湾、福建、广东、广西、四川等地；金弹产于浙江。

性状 金橘 果实卵圆形或长圆球形，果顶凹入，表面金黄色或橙红色，平滑，油腺密生，皮薄，瓤囊 4～5 个。种子多数，卵状球形。味酸甜。

金弹 果稍大，倒卵形或广卵形，橙黄色，瓤囊 5～7 个。果皮厚，种子少。味甜。

【成分】 金橘果实含金柑苷（fortunellin）。果皮含维生素 C；果汁含有机酸，主要有枸橼酸（citric acid），异枸橼酸（isocitric acid），苹果酸（malic acid）。还含类胡萝卜素（carotenoid），维生素 C、B_1 和氨基酸，其中主要有脯氨酸、天冬氨酸、精氨酸。另含钙、镁、钠、钾、磷等无机元素。

金柑果皮含松柏苷（coniferin），丁香苷（syringin），去氢二松柏醇-4-*β*-葡萄糖苷（dehydrodiconiferyl alcohol-4-*β*-glucoside），柑属苷（citrusin）A、B、C、D，6，8-二葡萄糖基芹菜素（6，8-di-C-glucosyl apigenin）等。

【药理】 对血压的影响 金柑果皮中的松柏苷、丁香苷给 SHR-SP 大鼠静注 1 mg/100 g，能升高大鼠血压，而去氢二松柏醇 4-*β*-葡萄糖苷及柑属苷 B、C、D，以及 6，8-二葡萄糖基芹菜素则均能降低血压，其中 6，8-二葡萄糖基芹菜素的降压作用特别显著。

【药性】 甘、微酸、辛，温。归肝、脾、胃经。

1.《纲目》："酸、甘，温，无毒。"

2.《医林纂要》："金橘：辛、甘，温。"又："金柑：酸、甘、辛，温。"

3. 张秉成《本草便读》："甘、酸而平，辛香不燥。"

4.《本草用法研究》："入肺、胃、肝、脾四经。"

【功用主治】 理气，解郁，化痰，醒酒。主治胸闷郁结，脘腹痞胀，食滞纳呆，咳嗽痰多，伤酒口渴。

1.《纲目》："下气快膈，止渴解酲，辟臭。皮尤佳。"

2.《医林纂要》："开郁，顺气，和脾，醒酒。"

3.《随息居饮食谱》："醒神，下气，辟秽，化痰，止渴，消食。"

4.《岭南采药录》："治胸中痞闷。"

【用法用量】 内服：煎汤，3～9 g，鲜品 15～30 g；或捣汁饮；或泡茶；或嚼服。

【选方】 1. 治胸脘痞闷，甚或作痛 鲜金橘每次 15～30 g（干者 9～12 g）。煎汤服。

2. 治吞酸或食欲不佳 金橘，蜜渍。每于饭后食数个。

3. 治百日咳 鲜金橘 15 g（干者 9 g），麻黄 3 g，紫菀 6 g。合清水煎汤，酌加冰糖温服，连服数日。

4. 生津止渴 鲜金橘，绞汁服。（1～4 方出自《泉州本草》）

【临床报道】 治疗阑尾切除术后腹胀 制金柑 2 枚，切成碎薄片，置杯中，冲入开水约 100 ml，浸泡 10 分钟后，用汤匙取出药渣，送入口中嚼烂，随即连同汤液一起饮服，每日 3 次。共观察 34 例，其中 23 例第一次服药后腹胀即缓解，其余 11 例第二次服药后全部治愈。

2890 金刀菜 jīn dāo cài（《湖南药物志》）

【异名】 万年青（《植物名实图考》），珍珠风、臭常山（《湖南药物志》）。

【基原】 为马鞭草科紫珠属植物广东紫珠的茎、叶。

【原植物】 广东紫珠 *Callicarpa kwangtungensis* Chun［*C. brevipes* sensu Hand.-Mazz.；*C. japonica* Thunb. var. *angustata* Rehd.］

灌木，高 1～2 m。幼枝常带紫色，略被星状毛，老枝灰黄色，无毛。单叶对生；叶柄长 1～1.5 cm；叶片狭椭圆状披针形、披针形或狭披针形，长 10～27 cm，宽 3～5 cm，先端渐尖，基部楔形，边缘上半部有细齿，两面通常无毛，背面密生细小黄色腺点。聚伞花序宽 2～3 cm，3～4 次分歧，疏被星状毛，花序梗长 5～8 mm；花萼外面疏被星状毛，结果时脱落，萼齿 4 浅裂，钝三角形；花冠白色或带紫红色，长约 4 mm，先端 4 裂；雄蕊 4，花丝与花冠近等长或稍短；子房有黄色腺点。果实球形，紫红色，径约 3 mm。花期 6～7 月，果期 8～9 月。

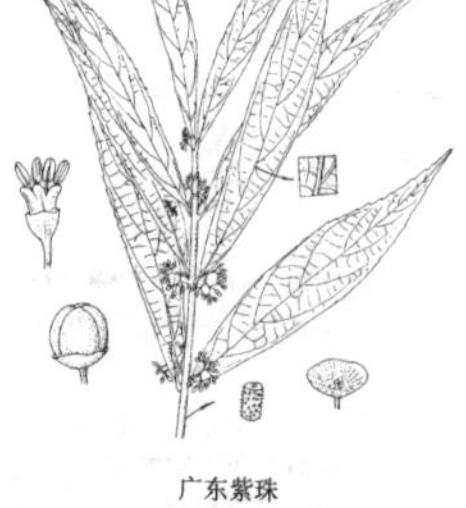

广东紫珠

生于海拔 300～1 600 m 的山坡灌木丛中或山地路旁。分布于浙江、福建、江西、湖北、湖南、广东、广西、贵州、云南等地。

【采收加工】 6～10 月采收，切段，晒干或鲜用。

【药性】《湖南药物志》："酸、涩，无毒。"

【功用主治】 祛风止痛，散瘀止血。主治偏头风痛，吐血，跌打肿痛，外伤出血。

《植物名实图考》："俚医以截疟。"

【用法用量】 内服：煎汤，10～15 g。外用：捣敷；或研末撒。

【选方】 1. 治偏头风 广东紫珠21 g。偏左加女贞子9 g，偏右加陈皮9 g。水煎服。

2. 治吐血胸痛 广东紫珠15 g，茜草9 g，仙桃草9 g，黄茅根3 g。水煎服。

3. 治麻疹 广东紫珠9 g，黄中刺9 g，野高粱6 g。水煎服。（1～3方出自《湖南药物志》）

4. 治跌打肿痛 广东紫珠叶适量，捣烂外敷。

5. 治创伤出血 ① 广东紫珠15 g。水煎服。② 广东紫珠研末外用。（4、5方出自《湖南农村常用中草药手册》）

2891 金爪儿 jīn zhuǎ ér（《浙江中药资源名录》）

【异名】 小茄（《浙江中药资源名录》），路边黄、雪公须、五星黄、爬地黄、小苦藤菜、枪伤药（《贵州民间药物》）。

【基原】 为报春花科珍珠菜属植物金爪儿的全草。

【原植物】 金爪儿 *Lysimachia grammica* Hance

多年生草本。茎簇生，柔弱倾斜，圆柱形，高13～35 cm，基部直径约1 mm，向上稍增粗，密被多细胞淡黄色多节柔毛，有黑色腺条。叶在茎下部对生，在上部互生；叶柄长4～15 mm；叶片卵形至三角状卵形，长1.3～3.5 cm，宽8～2.5 cm。骤然收缩下延，两面均被多细胞柔毛，密布长短不等的黑色腺条。花两性，单生于茎上部叶腋；花梗纤细，丝状，通常超过叶长，密被柔毛，花后下弯；花萼5分裂近达基部，裂片卵状披针形，先端长渐尖，边缘具缘毛，背面疏被柔毛和紫黑色腺条；花冠黄色，5裂，基部合生部分长0.5～1 mm，裂片卵形或菱状卵圆形，先端稍钝；雄蕊5，花丝下部合生成高约0.5 mm的环，分离部分长1.5～2.5 mm，内面有毛，花药长圆形；子房上位，具淡褐色毛，心皮5，1室，柱头头状。蒴果近球形，淡褐色，稍具5棱，表面具多细胞毛，具宿萼。花期4～5月，果期5～9月。

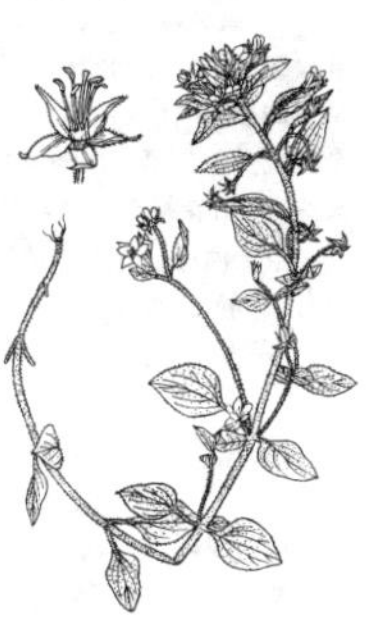

金爪儿

生于山脚路旁、疏林下等阴湿处。分布于江苏、浙江、安徽、江西、河南、湖北、四川、贵州及陕西南部等地。

【采收加工】 5～7月采收，鲜用或晒干。

【药性】 苦、辛，凉。

1.《贵州民间药物》："性凉，味酸、苦。"

2.《湖南药物志》："微苦、辛，寒，无毒。"

【功用主治】 理气活血，解毒，利尿。主治小儿盘肠气痛，小儿惊风，小便不利，无名肿毒，跌打损伤。

1.《贵州民间药物》："止血解热，理气活血，拔毒消肿，定惊止搐。主治小儿盘肠气脐硬痛，鼻肿痛，跌打损伤，刀斧伤，寸耳癀，小儿急惊，无名肿毒。"

2.《湖南药物志》："消肿排脓利尿。用于肝炎，痈疮，小便不利。"

【用法用量】 内服：煎汤，15～30 g；或捣汁。外用：鲜品捣敷。

【选方】 1. 治小儿盘肠气脐硬痛 五星黄30 g。嚼烂装在杯内，不要满，盖在肚脐眼上，如硬部变软缩小，再换小杯，如上法治疗之。（《贵州民间药物》）

2. 治肝炎 金爪儿30 g，梅花藻叶、天胡荽各15 g。水煎，加白糖120 g服。

3. 治小便不利 金爪儿30 g，车前草、水灯心各15 g。水煎服。（2、3方出自《湖南药物志》）

4. 治小儿急惊 五星黄、五爪金龙各15 g。捣绒后加少许水，取汁服，每小时1次，每次小半汤勺。

5. 治寸耳癀 五星黄加田螺1个，捣烂敷患处，随干随换；或用五星黄、小血藤、地黄瓜等量，捣烂包患处，并用葱头3个捣烂服。（4、5方出自《贵州民间药物》）

2892 金叶子 jīn yè zǐ（《云南中草药》）

【异名】 劳伤叶、补骨灵（《云南中草药选》）。

【基原】 为杜鹃花科金叶子属植物云南金叶子的叶。

【原植物】 云南金叶子 *Craibiodendron yunnanense* W. W. Smith 又名：云南泡花树、云南假木荷（《中国高等植物图鉴》），云南克檑木（《云南中草药》）。

常绿小乔木，高3～7 m。小枝粗，无毛，灰褐色。单叶互生；叶柄短；叶片革质，长椭圆状披针形，长6～9 cm，宽2～4 cm，先端渐尖，顶端近钝头，基部宽楔形，全缘，表面亮绿色，背面淡绿色并疏生黑褐色腺点，中脉在表面下陷，背面隆起，侧脉、网脉在两面均可见。圆锥花序顶生或腋生，长15～25 cm，多花，花梗粗壮，基部有1苞片，中部具1小苞片；花萼5深裂，裂片宽卵形；花冠钟形，淡黄白色，口部缢缩，浅裂为三角形齿状；雄蕊10，花丝长为花冠的一半，被微毛，中部变曲；花柱长约1 mm，无毛。蒴果扁球形，具5棱。种子小，单侧有翅。花期4～7月，果期7～10月。

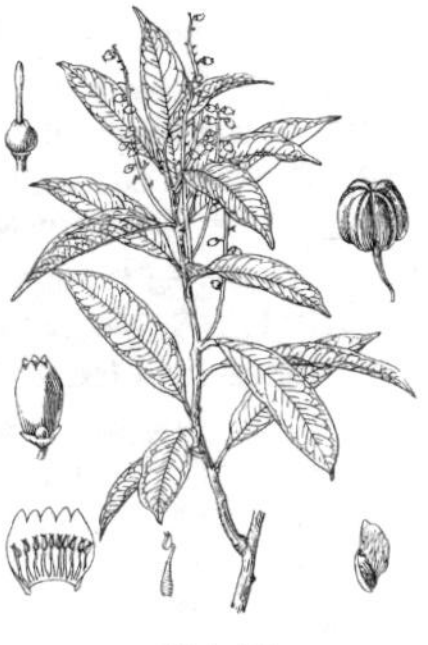

云南金叶子

生于海拔1 200～3 200 m的灌木丛中或疏林内。分布于广西、云南、西藏。

【采收加工】 6～12月采收，晒干。

【药性】 辛，温，大毒。

1.《云南中草药》："涩，微辛，温。剧毒。"

2.《全国中草药汇编》："辛，涩，温。有毒。"

【功用主治】 祛风活血，温经通络。主治风湿痹痛，肢体麻木，跌打损伤。

1.《云南中草药》："发表温经，活络止痛。主治跌打损伤，风湿麻木，外感风寒。"

2.《全国中草药汇编》："散瘀止痛，祛风除湿，止血通窍。主治跌打损伤，外伤性昏迷，扭挫伤，腰腿痛，半身不遂，瘫痪，风湿性关节炎，外伤出血，骨折。"

【用法用量】 内服：研末，0.3 g；或煎汤，每次用叶1片。外用：研末敷。

【宜忌】 本品有大毒，用量应严格掌握。孕妇及体弱者禁服。

《云南中草药》："忌豆类、鱼腥、羊肉、酸冷。孕妇及体弱者忌服。中毒用酸汤解。"

2893 金边桑 jīn biān sāng（《福建药物志》）

【异名】 大本金线莲、金边莲（《福建药物志》）。

【基原】 为大戟科铁苋菜属植物金边桑的叶。

【原植物】 金边桑 *Acalypha wikesiana* Muell.-Arg. var.

marginata W. Miller 又名：金边红桑（《中国药用植物简编》）。

灌木，多分枝。叶互生；叶柄长 1.5～9 cm，被毛；叶片阔卵形至卵形，长 7～18 cm，宽 5～12 cm，先端渐尖，基部浑圆或阔楔形，边缘有不规则的锯齿，常带红边，两面被疏毛，下面具腺点。穗状花序腋生；花单性，雌雄同株，花小，无花瓣。花、果期 5～11 月。

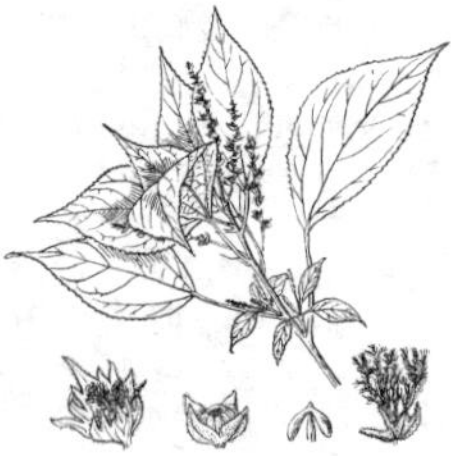

金边桑

多为栽培。分布于福建。

【采收加工】 6～9 月采摘，晒干。

【药理】 1. 抗病原微生物作用 用琼脂扩散法发现，金边桑提取物对蜡状芽胞杆菌、枯草芽胞杆菌、大肠埃希杆菌、肺炎杆菌、金黄色葡萄球菌(MCIB)8588 等有抑制作用。

2. 抗肿瘤作用 在抗肿瘤植物药筛选中，金边桑 A(水提取部分)0.25～0.3 g/kg、金边桑 B(醇提取可溶部分)2 g/kg、金边桑 X(醇提取未除叶绿素部分)1 g/kg 腹腔给药显示不同程度的抗肿瘤作用，其中以对小鼠宫颈癌 U_{14} 疗效最佳，金边桑 B 对肿瘤的抑制率达 54.57%，对 S_{180} 实体型肿瘤疗效次之，对艾氏腹水癌 EAC 和白血病 L_{615} 小鼠未显示出明显效果。

【药性】 《福建药物志》："微苦，凉。"

【功用主治】 《福建药物志》："清热，凉血，止血。主治紫癜，牙龈出血，再生障碍性贫血，咳嗽。"

【用法用量】 内服：煎汤，15～30 g。

【选方】 治血小板减少性紫癜 金边桑 7～11 片，冰糖适量，水煎服；或炖瘦猪肉服。（《福建药物志》）

2894 金丝刷 jīn sī shuā（《中国药用地衣》）

【异名】 金刷把（《陕西中草药》）。

【基原】 为梅衣科金丝属植物金丝刷的地衣体。

【原植物】 金丝刷 *Lethariella cladonioides* (Nyl.) Krog [*Chlorea cladonioides* Nyl.]

地衣体呈松散的灌木丛状，坚硬，直立或倾斜，高 5～7 cm，近末梢处呈橘红色、金锈色，无光泽，基部污白色至土黄色，枝体棱柱状，主枝长 0.2～1 cm，基部直径 1～1.5 mm，次生小枝长 1～1.5 mm，直径 1 mm，末梢尖锐，表面具纵向的棱脊，具光泽，多呈二叉分枝式，稠密丛生，纤细的枝端有时具粉芽。子囊盘圆盘状，侧生于分枝上；托缘全缘，常生有小分枝。

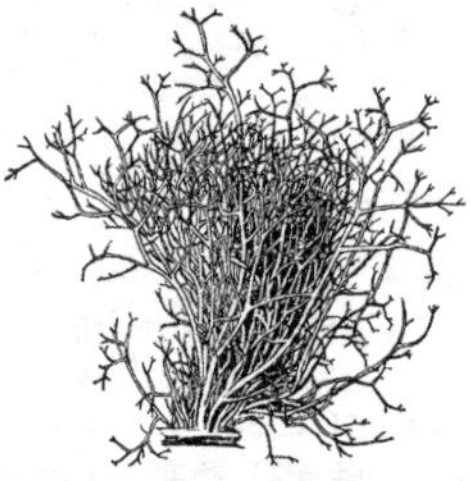

金丝刷

多生于高山树枝和灌木枝干上。分布于四川、云南、西藏、陕西、甘肃等地。

【采收加工】 6～7 月采，晒干。

【药性】 《陕西中草药》："苦，平。"

【功用主治】 《陕西中草药》："镇静，消炎，止痛。主治癫痫，精神分裂症，神经衰弱，头目眩晕。"

【用法用量】 内服：煎汤，9～12 g。外用：研粉调敷。

【选方】 治癫痫，精神分裂症 金刷把 12 g，太白茶 15 g。水煎服。（《陕西中草药》）

2895 金丝草 jīn sī cǎo（《纲目》）

【异名】 落苏（《纲目》），黄毛草（《广州植物志》），笔仔草、猫仔草、牛尾草（《福建民间草药》），金丝茅（《中国主要植物图说·禾本科》），笔毛草、猴毛草、眉毛草（《闽东本草》），猫毛草（《广东中药》），牛毛草、竹叶草（《福建中草药》），马鬃草（《云南中草药》）。

【基原】 为禾本科金发草属植物金丝草的全草。

【原植物】 金丝草 *Pogonatherum crinitum* (Thunb.) Kunth

多年生簇生草本，高 10～30 cm。秆直立，纤细。叶片扁平，线状披针形，长 2～4 cm，宽 1～3 mm，先端渐尖，两面和边缘多少被毛；叶鞘壳净，鞘口有毛。穗状花序单生于主秆和分枝的顶端，柔软而微曲，长 1.5～3 cm，穗轴纤细，节间甚短，被睫毛，节的顶端粗大呈截头状；小穗成对，一具柄，一无柄；第一颖的先端截头状或浑圆，被睫毛；第二颖较第一颖稍长，脊粗糙，先端被睫毛，2 齿裂，具芒，芒直或缺，金黄色；不孕小花的外稃存或缺，线形光滑，内稃缺；结实小花的外稃中间有裂隙，裂片被睫毛，具芒，芒与第二颖的相似，但稍长；雄蕊 1，花药有的细小，有的长达 1 mm；花柱 2，柱头帚刷状。花、果期 5～9 月。

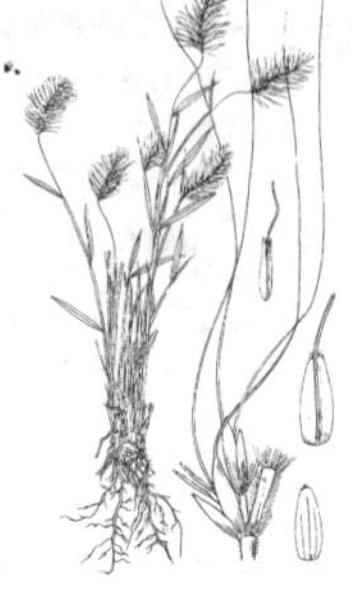

金丝草

生于河边、墙隙、山坡和潮湿田圩。分布于浙江、福建、江西、湖南、广东、广西、四川、云南、台湾等地。

【采收加工】 栽后第一年冬季收 1 次，以后每年的 6 月和 10 月各收获 1 次，割取地上部分，捆成小把，晒干或鲜用。

【成分】 本品含黄酮苷，酚类，氨基酸，有机酸和糖类。

【炮制】 取原药材，除去杂质，喷洒清水，稍闷润，切中段，干燥，筛去灰屑。

饮片性状 根、茎、叶、花序的混合段状。根黄白色须状。茎细圆形光滑，节明显膨大。切段面类白色，中空。叶多破碎。总状花序，密生金黄色的柔软长芒，形似猫尾。气微，味微苦。

贮干燥容器内，置通风干燥处，防潮。

【药性】 苦，寒。

1.《纲目》："苦，寒，无毒。"

2. 广州部队《常用中草药手册》："甘、淡、凉。"

【功用主治】 清热凉血，利湿解毒。主治热病烦渴，吐血，衄血，咳血，尿血，血崩，黄疸，水肿，淋浊带下，小儿疳热，疔疮痈肿。

1.《纲目》："主治吐血，咳血，衄血，下血，血崩，瘴气，解诸药毒，疗痈疽疔肿恶疮，凉血散热。"

2.《广东中药》："清热，利水通淋，凉血。主治淋浊，肝热，疳积，小儿尿短。"

3. 广州部队《常用中草药手册》："治尿路感染，肾炎，水肿，感冒高热，黄疸肝炎，糖尿病。"

4.《云南中草药》："主治小儿夏季热，黄疸型肝炎，痢疾，肺痨，病后体虚。根治尿路结石。"

5.《福建药物志》："主治乳糜尿，尿道结石，白带，小儿疳热，初生儿腹胀。"

【用法用量】 内服：煎汤，9～15 g；鲜品可用至 30～60 g。外用：煎汤熏洗，或研末调敷。

【选方】 1. 治糖尿病 金丝草 60 g，白果 12 枚。酌加水煎服。（《福建民间草药》）

2. 治黄疸型肝炎 金丝草 30 g，龙胆草，栀子各 15 g。水煎服。

3. 治尿路感染　金丝草、海金沙各15 g。水煎服。(2、3方出自《福建药物志》)

4. 治白带　金丝草30 g,银杏14枚。水酌量煎服。(《闽东本草》)

5. 治痈疽疔肿,一切恶疮　金丝草灰二两,醋拌晒干,贝母五两,去心,白芷二两,为末,以凉水调贴疮上,香油亦可。或加龙骨少许。(《纲目》铁箍散)

2896 金丝桃 jīn sī táo (《植物名实图考》)

【异名】　土连翘、五心花(《湖南药物志》),金丝海棠、木本黄开口(《浙江民间常用草药》),金丝蝴蝶(《浙江药用植物志》)。

【基原】　为藤黄科金丝桃属植物金丝桃的全株。

【原植物】　金丝桃 *Hypericum monogynum* L. [*H. chinense* L.]

半常绿小灌木,高0.7～1 m。全株多分枝,小枝圆柱形,红褐色。单叶对生;无叶柄;叶片长椭圆状披针形,长3～8 cm,宽1～2.5 cm,先端钝尖,基部楔形或渐狭而稍抱茎,全缘,上面绿色,下面粉绿色,中脉稍凸起,密生透明小点。花两性,单生或成聚伞花序生于枝顶;小苞片披针形;萼片5,卵形至椭圆状卵形;花瓣5,鲜黄色,宽倒卵形;雄蕊多数,花丝合生成5束,与花瓣等长或稍长;子房上位,花柱纤细,柱头5裂。蒴果卵圆形,先端室间开裂,花柱和萼片宿存。种子多数,无翅。花期6～7月,果期8月。

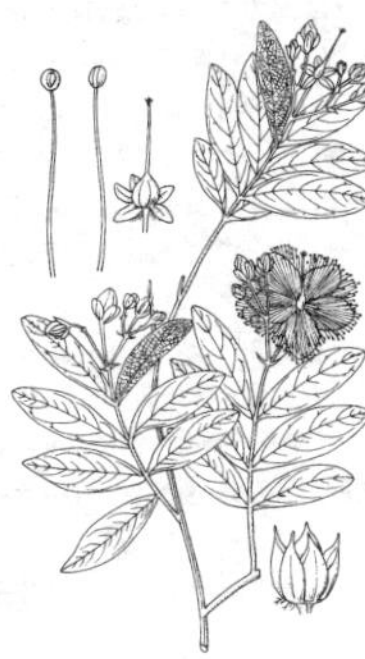

金丝桃

生于山麓、路边及沟旁,现广泛栽培于庭园。分布于河北、江苏、安徽、福建、江西、山东、河南、湖北、湖南、广东、广西、四川、贵州、陕西、台湾等地。

本植物的果实(金丝桃果)亦供药用,另设专条。

【采收加工】　四季均可采收,晒干。

【药材】　金丝桃 *Hyperici Monogyni Herba*　产于河北、河南、湖北、陕西、江苏等地。

性状　全草长约80 cm,光滑无毛。根呈圆柱形,表面棕褐色,栓皮易成片状剥落,断面不整齐,中心可见极小的空洞。老茎较粗,圆柱形,直径4～6 mm,表面浅棕褐色,可见对生叶痕,栓皮易成片状脱落。质脆,易折断,断面不整齐,中空明显。幼茎较细,直径1.5～3 mm,表面较光滑,节间呈浅棕绿色,节部呈深棕绿色,断面中空。叶对生,略皱缩,易破碎;完整叶片展开呈长椭圆形,全缘,上面绿色,下面灰绿色,中脉明显突起,叶片可见透明腺点。气微香,味微苦。

鉴别　茎横切面:老茎　木栓层约8列扁长方形的棕色细胞;皮层薄壁细胞类圆形,散有分泌腔,直径10～16 μm;韧皮部亦散有少量分泌腔,射线不明显;形成层明显;木质部细胞木化,木纤维较发达,导管大多为单列呈放射状排列,木射线宽1～2列细胞;髓大。本品薄壁细胞含草酸钙簇晶。

幼茎　表皮细胞长方形,细胞壁略增厚;皮层较宽,散有分泌腔,直径9～16 μm,并可见微木化的纤维束断续排列呈环带状;韧皮部亦散有少量分泌腔。

叶横切面:上、下表皮均为1列切向延长的长方形细胞;栅栏组织为1列长柱形细胞;海绵组织散有分泌腔;主脉维管束外韧型,上、下表皮内侧有厚角组织;韧皮部宽,可见分泌腔断续排列成环。本品薄壁细胞含草酸钙簇晶。

【药性】　苦,凉。

1.《全国中草药汇编》:"苦,凉。"

2.《四川中药志》1979年版:"苦、辛、涩,平。"

【功用主治】　清热解毒,活血,祛风。主治肝炎,肝脾肿大,咽喉肿痛,疮疖肿毒,跌打损伤,风湿腰痛,蛇咬伤,蜂螫伤。

1.《浙江民间常用草药》:"清热解毒,祛风湿,消肿。"

2.《全国中草药汇编》:"主治急性咽喉炎,眼结膜炎,肝炎,蛇咬伤。"

3.《四川中药志》1979年版:"清热解毒,活血散瘀,消肿止痛。用于疮疡肿毒,跌打损伤,肝炎,肝脾肿大疼痛。"

【用法用量】　内服:煎汤,15～30 g。外用:鲜根或鲜叶捣敷。

【选方】　1. 治肝炎　鲜金丝桃根30～60 g,煎水煮鸡蛋服;另与红枣煮饭吃2～3次。(江西《草药手册》)

2. 治风湿性腰痛　金丝桃根30 g,鸡蛋2只。水煎2小时,吃蛋和汤。

3. 治疖肿　鲜金丝桃叶加食盐适量,捣烂外敷患处。

4. 治蝮蛇、银环蛇咬伤　鲜金丝桃根加食盐适量,捣烂外敷伤处,每日换1次。

5. 治漆疮,蜂螫伤　金丝桃根磨粉,用麻油或烧酒调敷局部。(2～5方出自《浙江民间常用草药》)

2897 金丝梅 jīn sī méi (《质问本草》)

【异名】　猪拇柳(《质问本草》),土连翘、芒种花、黄花香(《云南中草药》),大叶黄、大田边黄(《广西药用植物名录》),金香、端午花(《浙江药用植物志》)。

【基原】　为藤黄科金丝桃属植物金丝梅的全株。

【原植物】　金丝梅 *Hypericum patulum* Thunb. ex Murray [*Norysca patula* (Thunb. ex Murray) J. Voigt]

灌木,高0.3～1.5 m。枝条具2或4纵线棱,褐色或红褐色。单叶对生;叶柄短;叶片卵圆形、卵状长圆形或披针状长圆形,长1.5～6 cm,宽0.5～3 cm,上面绿色,下面粉绿色,网脉隐约可见,全面散布透明腺点。花序聚伞状或为单生,具1～15花;萼片宽卵圆形至圆形,先端圆或微凹,通常具小突尖,边缘干膜质,具细齿或缘毛;花瓣黄色或金黄色,宽卵形至长圆状倒卵形或宽倒卵形;雄蕊5束,每束50～70枚,花药淡黄色;子房卵球形,5室,花柱与子房近等长或略短于子房,自基部分离,近先端向下弯曲。蒴果卵球形。种子圆柱形,黑褐色,一侧具细长膜质的狭翅,表面有不明显的细蜂窝纹。花期5～6月,果期7～8月。

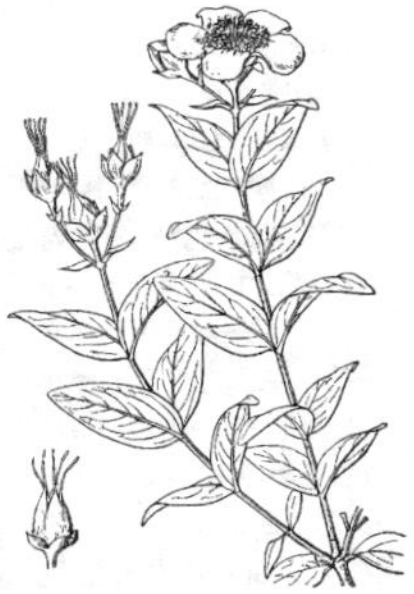

金丝梅

生于海拔2 700 m以下的山坡、草地、林下、灌木丛中或空旷处。分布于江苏、浙江、安徽、福建、江西、湖北、湖南、广西、四川、贵州、陕西、甘肃、台湾等地。

【采收加工】　6～7月采集,切碎,晒干。

【药性】　苦,寒。

1.《滇南本草》:"味苦,性寒。"

2.《湖南药物志》:"甘,叶苦、辛,根涩。"

【功用主治】　清热利尿,疏肝活络。主治热淋,肝炎,感冒,扁桃体炎,疝气偏坠,筋骨疼痛,跌打损伤。

1.《滇南本草》:"行肝气,利小便,治诸淋,利膀胱,止茎中痛。

走经络，止筋骨疼。止偏坠气疼，膀胱疝气，良效。”

2.《四川常用中草药》：“能祛瘀，利尿。治便血，牙痛，淋病，催乳。”

3.《云南中草药》：“清热解毒，舒筋活络，舒肝，止血。”

4.《秦岭巴山天然药物志》：“用于肝炎，感冒，跌打损伤。”

【用法用量】 内服：煎汤，6～15 g。外用：捣敷；或炒研末撒。

【选方】 1. 治扁桃体炎 金丝梅、板蓝根各 15 g。水煎服。(《秦岭巴山天然药物志》)

2. 治咳嗽 金丝梅全草 9 g，生姜 1 片。捣烂兑开水冲服。(《湖南药物志》)

3. 治跌打损伤 金丝梅、苎麻根适量。捣烂外包。

4. 治烧、烫伤 金丝梅花或叶，和地榆叶各半。炒炭研末，溃者撒患处，未溃者用清油调搽。(3、4 方出自《秦岭巴山天然药物志》)

2898 金耳环 jīn ěr huán (《广西中草药》)

【异名】 土细辛(《广西中草药》)，一块瓦(《广西实用中草药新选》)，大叶细辛、大叶山茨菇(广州空军《常用中草药手册》)，龙须草(《广西药用植物名录》)。

【基原】 为马兜铃科细辛属植物金耳环和长茎金耳环的全草。

【原植物】 1. 金耳环 *Asarum insigne* Diels [*A. longipedunculatum* O. C. Schmidt.；*A. gracilipes* C. S. Yang et C. F. Liang] 又名：瑶山金耳环(《植物分类学报》)。

多年生草本。根茎粗短。叶柄长 10～20 cm，有柔毛；芽苞叶窄卵形，先端渐尖，边缘有睫毛；叶较大，革质，叶片长卵形、卵形或三角状卵形，长 10～15 cm，宽 6～11 cm，先端急尖或渐尖，基部耳状深裂，通常外展，上面中脉两旁有白色云斑，偶无，具疏生短毛，下面可见细小颗粒状油点，脉上和叶缘有柔毛。花紫色；花梗常弯曲；花被管钟状，中部以上扩展成一环突，然后缢缩，喉孔窄三角形，无膜环，花被裂片宽卵形至肾状卵形，中部至基部有一半圆形垫状斑块，白色；药隔伸出，锥状或宽舌状，或中央稍下凹；子房下位，外有 6 棱，花柱 6，先端 2 裂；柱头侧生。花期 3～4 月。

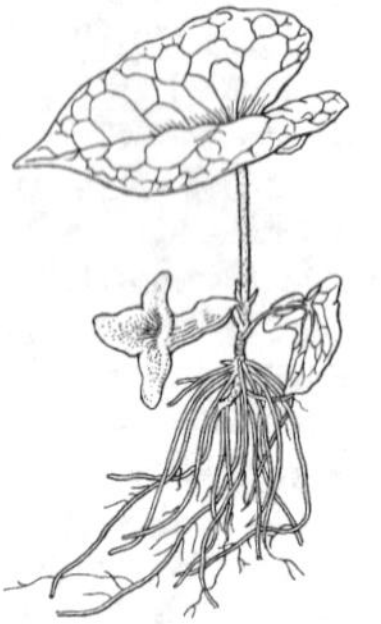

金 耳 环

生于林下阴湿地或山坡。分布于江西、广东、广西等地。

2. 长茎金耳环 *A. longerhizomatosum* C. F. Liang et C. S. Yang 与上种主要区别：根茎细长，节间长 6～12 cm。叶 1～2 片，叶柄长 10～18 cm，无毛；叶片长方状卵形或卵状椭圆形，长 8～14 cm，宽5～8 cm，先端渐尖，基部耳形或戟形，两侧裂片略成三角形。花紫绿色；花被管圆筒状，喉部缢缩，膜环宽约 2 mm，内壁有纵行脊皱，花被裂片宽卵形，顶部和边缘淡紫绿色，中部紫色。花期 7～12 月。

生于林下或林间阴湿地。分布于广西。

【采收加工】 6～10 月连根采挖，阴干。

【药材】 金耳环 *Asari Insignis Herba* 主产于广东、广西、江西；长茎金耳环 *Herba Asari Longerhizomatosi* 主产于广西。

性状 金耳环 根茎粗短。根丛生，直径 2～3 mm，灰黄色。叶片展平后呈长卵形、卵形或三角状卵形，先端急尖或渐尖，上面中脉两侧有白色云斑，脉上及边缘有柔毛，下面放大镜下可见颗粒状油点；叶柄有柔毛。可见花，紫褐色，较大，花被管钟状，喉部无膜环。气辛香，有浓烈麻辣味。

长茎金耳环 根茎细长，节间长 6～12 cm。根纤细，稀肉质而较粗壮。叶片长方状、卵形或卵状椭圆形，上面散生短毛；叶柄无毛。花紫绿色，花被管圆筒状，喉部膜环宽2 mm，内壁有纵行脊棱。

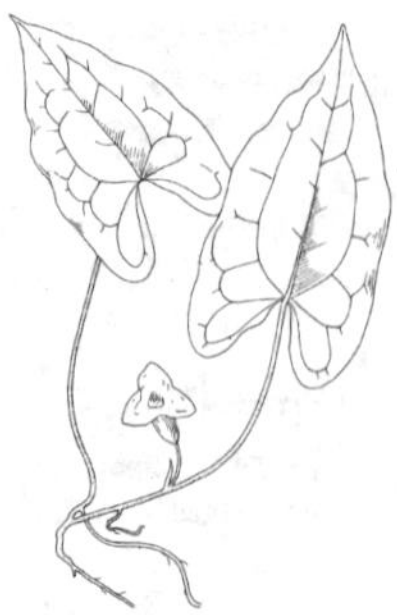

长茎金耳环

【成分】 金耳环全草(干品)含挥发油：龙脑(borneol)，乙酸龙脑酯(bornyl acetate)，3，5-二甲氧基甲苯(3，5-dimethoxytoluene)，黄樟醚(safrole)，反式丁香烯(*trans*-caryophyllene)，β-古芸烯(β-gurjunene)，反式-β-金合欢烯(*trans*-β-farnesene)，甲基丁香油酚(methyl eugenol)，橙花叔醇(nerolidol)，细辛醚(asaricin)，榄香脂素(elemicin)，樟脑(camphor)，β-蒎烯(β-pinene)。

【药性】 辛、微苦，温，小毒。

《广西中草药》：“味辛，性温。”

【功用主治】 散寒，止咳，散瘀，止痛。主治风寒感冒，慢性支气管炎，哮喘，慢性胃炎，风寒痹痛，龋齿痛，跌打损伤。

1.《广西中草药》：“祛风散寒，平喘止咳，行气止痛，解毒消肿。主治风寒咳嗽，支气管哮喘，腹寒痛，龋齿痛，毒蛇咬伤，跌打肿痛。”

2.《全国中草药汇编》：“主治慢性胃炎，风寒湿痹。”

3.《广西民族药简编》：“捣烂敷患处治骨折，跌打肿痛；研粉敷患处，治刀伤出血。”

【用法用量】 内服：煎汤，1.5～3 g；或入丸、散。外用：鲜草捣烂敷；干全草研末吹鼻，或撒；或酒调搽。

【宜忌】 孕妇禁服。

2899 金光菊 jīn guāng jú (《全国中草药汇编》)

【基原】 为菊科金光菊属植物金光菊的叶。

【原植物】 金光菊 *Rudbeckia laciniata* L. 又名：黑眼菊、九江西番莲、金花菊(《北京植物志》)，太阳菊(《全国中草药汇编》)。

多年生草本，高 1～2 m。茎上部分枝。叶互生，无毛或被疏短毛；下部叶具柄，不裂或 5～7 深裂，裂片长圆状披针形，先端尖，基部楔形，边缘浅裂或有不等的疏锯齿；中部叶 3～5 深裂；上部叶不裂，卵形，先端尖，全缘或有少数粗齿，背面边缘被短糙毛。头状花序，单生枝顶；总苞半球形；总苞片 2 层，被短毛；花托球形；托片先端截形，被毛，与瘦果等长；舌状花金黄色，舌片倒披针形，先端具 2 短齿；管状花黄色或黄绿色。瘦果，压扁，稍有 4 棱，先端有 4 齿的小冠。花、果期 7～9 月。

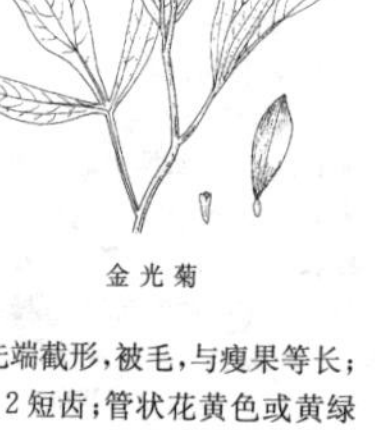

金 光 菊

我国南北常见栽培。原产于北美。

另有变种重瓣金光菊 *Rudbeckia laciniata* L. var. *hortensia* Bailey 栽培更普遍，其叶也同等药用。与正种主要不同点是：变种的管状花也全部是舌状。

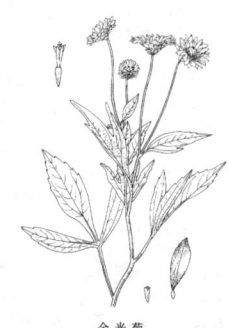

【栽培】 生物学特性 喜温暖,耐寒,耐旱。

繁殖方法 育苗繁殖。4月中旬育苗,5月中旬后,苗高6～8 cm即可露地定植。定植前将定植地深翻,精细整平地面,结合深翻施足基肥,前一个冬季要将定植地灌足冬水。定植时以行撮栽,行距30×40 cm,每撮3～5株,栽植不宜过深,栽后即可灌水,3～5日可成活。

田间管理 定植地基肥每亩施圈粪7 500～10 000 kg。每年春季返青后,在浇水前每亩施入磷酸二胺30～50 kg、尿素20～30 kg,7月上旬第一批花开放后,剪去残败花枝,随后每亩施入尿素20～30 kg,并及时浇水。定植成活后,经常性铲除杂草,每次浇水或下过大雨后,待地潮湿松散时要及时在行间松土,以防土壤板结。在成活后明显缺水时,要及时足量浇水。花期不可过分控水。冬季可不清理枯叶,在地冻前灌足冬水即可,在冬季干旱年份,可在早春灌水防止植株旱死。禁止污水浸泡。

【采收加工】 6～9月采集,鲜用或晒干。

【成分】 全草含挥发性成分:1-甲基-4-(6-甲基-5-庚烯-2-基)苯〔1-methyl-4-(6-methylhept-5-en-2-yl)-benzene〕,5-甲基-2-(6-甲基-5-庚烯-2-基)苯酚〔5-methyl-2-(6-methylhept-5-en-2-yl) phenol〕,1, 8, 8-三甲基-5-亚甲基-1, 6-环十一碳二烯(1, 8, 8-trimethyl-5-methylene-cyclounda-1, 6-diene),大牻牛儿烯(germacrene) D, 1-十三碳烯-3, 5, 7, 9, 11-五炔(1-tridecen-3, 5, 7, 9, 11-pentayne),甜没药烯-1, 4-环内桥接过氧化物(bisabolene-1, 4-endoperoxide),1-去氧-8-表狭叶依瓦菊素(1-desoxy-8-epiivangustin),1-去羟-4, 4a-二氢-5, 6-二去氢-8-表狭叶依瓦菊素(1-desoxy-4, 4a-dihydro-5, 6-didehydro-8-epiivangustin),金光菊酮(rudbeckianone),3, 7, 11, 15-四甲基-2-十六碳烯-1-醇(3, 7, 11, 15-tetramethylhexadec-2-en-1-ol),2, 6, 10, 15, 19, 23-六甲基二十四碳-2, 6, 10, 14, 18, 22-六烯(2, 6, 10, 15, 19, 23-hexamethyl-tetracosane-2, 6, 10, 14, 18, 22-hexaene)。

【功用主治】《全国中草药汇编》:"清热解毒。主治急性胃肠炎,痈疮。"

【用法用量】 内服:煎汤,9～12 g。外用:鲜叶捣敷。

2900 金刚大 jīn gāng dà《全国中草药汇编》

【基原】 为百部科金刚大属植物黄精叶钩吻的根及根茎。

【原植物】 黄精叶钩吻 *Croomia japonica* Miq. [*C. kiushiana* Makino]

多年生草本。根茎横生,节多而密。茎直立,不分枝,高14～40 cm,基部有鞘。叶3～5枚,互生于茎上部,叶具柄;叶片卵形或卵状长圆形,长5～11 cm,宽3.5～8 cm,先端近急尖,基部浅心形而略向叶柄延,主脉7～9条,小脉网状和近于横出平行。花小,单生或2～4朵排成总状花序;总花梗丝状,下垂;花梗长8～15 mm;苞片小,丝状;花被片4,黄绿色,宽卵形至卵状长圆形,大小几相等,边缘反卷;雄蕊4,花丝粗、短,花药黄色,椭圆状拱形,斜内向;子房卵形而扁,具胚珠数颗。

黄精叶钩吻

生于山谷林下。分布于山西、浙江、安徽。

【采收加工】 6～7月采收,晒干或鲜用。

【成分】 根含生物碱:粉蕊黄杨胺(pachysamine) A,异萼金刚大定(croomionidine),异萼金刚大碱(croomine),二去氢异萼金刚大碱(didehydrocroomine),又含β-谷甾醇(β-sitosterol)。

【功用主治】《全国中草药汇编》:"清散风热,解蛇毒。主治咽喉肿痛,银环蛇咬伤。"

【用法用量】 内服:1.5～2.4 g,嚼或磨碎开水冲。外用:鲜品捣敷。

【选方】 1. 治咽喉炎 (金刚大)鲜根1棵,嚼服。

2. 治银环蛇咬伤昏睡 (金刚大)根1棵(1.5～2.4 g),嚼烂取汁内服,渣外敷。(1、2方出自《全国中草药汇编》)

2901 金刚散 jīn gāng sǎn《滇南本草》

【异名】 赤木通、五爪金、野葡萄根(《滇南本草》),玉葡萄根(《中药志》),枪花药(《云南思茅中草药选》),五爪龙(《湖南药物志》),破石珠、红母猪藤(《全国中草药汇编》),大接骨丹(《昆明民间常用草药》),见肿消(《陕西中草药》),红赤葛、红内消(《四川常用中草药》),乌血藤(《彝药志》),三叶藤(《广西药用植物名录》)。

【基原】 为葡萄科蛇葡萄属植物三裂叶蛇葡萄的根或茎藤。

【原植物】 三裂叶蛇葡萄*Ampelopsis delavayana* (Franch.) Planch. [*Vitis delavayana* Franch.] 又名:绿葡萄、野葡萄(《滇南本草》),山葡萄(《中药志》)。

木质攀缘藤本。枝红褐色,幼时被红褐色短柔毛或近无毛。卷须与叶对生,二叉状分枝。叶互生;叶柄与叶等长;叶片掌状3全裂,中央小叶长椭圆形或宽卵形,稀菱形,长5～10 cm,先端渐尖,基部楔形或圆形,有短柄或无柄;侧生小叶极偏斜,呈斜卵形;少数成单叶,3浅裂而呈宽卵形,长宽各5～12 cm,先端渐尖,基部心形,边缘有带凸尖的圆齿,上面无毛,或在主脉、侧脉上有毛,下面有微毛。花两性,聚伞花序二歧状;与叶对生;总花梗长约5 cm;花小,淡绿色;花萼盘状,5浅裂;花瓣5,镊合状排列,外有粉状毛;雄蕊5,与花瓣对生;花盘浅杯状。浆果球形或扁球形,熟时蓝紫色。花期6～7月,果期7～9月。

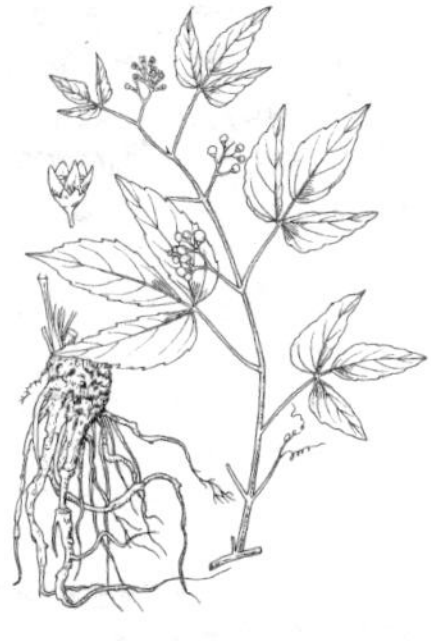

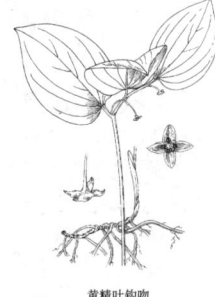
三裂叶蛇葡萄

生于海拔300～1 300 m的山地灌木丛中或林缘。分布于中南、西南及江苏、浙江、福建、江西、陕西、甘肃等地。

【栽培】 生物学特性 喜温暖湿润的气候,植株在气温25～30 ℃时生长较快,当气温低于10 ℃时停滞生长。适宜在深厚、肥沃的夹砂土栽培。

繁殖方法 种子繁殖或压条繁殖。种子繁殖:8～9月采收成熟果实,搓去果皮,将种子晾干,于春季3月播种育苗。开沟条播,沟距30 cm,将种子均匀地播入沟内,盖细土1 cm,最后盖草,至发芽时揭去。当幼苗高25 cm左右时移栽,按行株距各60 cm开穴,每穴种1～2株。压条繁殖:在春季发芽前,选取2～3年生的藤蔓,在基部用刀割断一半,把藤蔓埋在沟里,盖细土7～10 cm,待节上长出新藤和新根后,即可剪成单株移栽。

田间管理 苗高3～5 cm时间苗,浅耕,追肥1次,以后在5、7、10月各中耕除草1次,并在5月、10月各追肥1次。在藤蔓长至35 cm左右时,设立支架,让藤蔓缠绕架上生长。

病虫害防治 有蚜虫、毛虫、黏虫等为害叶片。

【采收加工】 6～10月采收,晒干。

【药材】 金刚散 *Ampelopsis Delavayanae Radix Seu Caulis* 产于四川、贵州、云南、陕西、甘肃等地。

性状　根呈圆柱形，略弯曲，长 13～30 cm，直径 0.5～1.5 cm。表面暗褐色，有纵皱纹。质硬而脆，易折断。断面皮部较厚，红褐色，粉性，木部色较淡，纤维性，皮部与木部易脱离。气微，味涩。

茎藤圆柱形，表面红褐色，具纵皱纹，可见互生的三出复叶，两侧小叶基部不对称。有的残存与叶对生的茎卷须。气微，味涩。

鉴别　(1) 粉末特征：暗棕色。淀粉粒多为单粒，呈肾形、新月形、卵圆形或圆形，直径 3～12～36 μm，脐点点状或裂缝状，有层纹。草酸钙针晶长 48～130 μm，成束或散在；并可见草酸钙簇晶，直径 18～35 μm。梯纹或网纹导管直径 32～130 μm。韧皮纤维壁厚，木化；木纤维有明显的斜孔纹。木栓细胞多角形，含黄棕色物。

(2) 取粗粉 2 g，加 30%乙醇 10 ml，浸渍 30 分钟，过滤。取滤液 3 ml，分置 3 支试管中，一管加醋酸铅试液 2 滴，发生灰白色沉淀；一管加氯化钠明胶试液 1～2 滴，发生白色沉淀；另一管加三氯化铁试液 2 滴，显蓝黑色(检查鞣质)。

【药性】 辛，凉。

1.《滇南本草》："味酸、苦，性寒。"

2.《陕西中草药》："味辛，性平。"

3.《云南中草药》："辛、涩，温。"

【功用主治】 散瘀，止痛，止血，解毒。主治疝气偏坠，风湿痹痛，跌打瘀肿，创伤出血，淋证，白浊，烫伤，疮痈。

1.《滇南本草》："利膀胱积热，消偏坠下气，走经络，定痛，散乳结肿痛，治痈疮，排脓，通利五淋，赤白便浊，止玉茎痛。"

2.《四川常用中草药》："止血，消痈，解毒。治跌打损伤，金创，刀伤，痈疽恶疮肿毒，风毒游丹。"

3.《湖北中草药志》："清热解毒，舒筋活络，排脓，通乳。用于风湿关节痛，腰腿痛，乳汁不足，慢性骨髓炎，脓肿疔毒，疮疖，水火烫伤，外伤出血等。"

【用法用量】 内服：煎汤，10～15 g；或浸酒。外用：鲜品捣敷或干粉调敷。

【选方】 1. 治膀胱偏坠，疝气疼痛　赤木通三钱，小茴香一钱(炒)，吴茱萸五分。水煎点水酒服。疝气加橘核一钱，荔枝核七个(炒)，为末，亦照前点水酒服。(《滇南本草》)

2. 治外伤肿痛，风湿性腰腿痛，胃痛，痢疾，肠炎　绿葡萄根 9～15 g，煎服。或用 60 g 加酒 500 g，浸泡 5～7 日后备用。每服 10 ml，每日服 3 次。(《云南中草药选》)

3. 治烧烫伤　三裂叶蛇葡萄鲜根捣烂，兑少量麻油外敷。(《湖南药物志》)

4. 治慢性骨髓炎，脓肿疔毒　野葡萄根 500 g(去粗皮和木心)，研为细末，与鸡蛋清 4 个，麻油 30 g，95%乙醇或白酒 25 ml，调匀，外敷患处。

5. 治疮疖　野葡萄根 1 000 g，虎杖 500 g，凡士林适量。将野葡萄根刮去外层皮抽去木质心后，切片晒干，与虎杖片共研粉末，过 100 目筛，用凡士林调成软膏，外敷患处，每日 1～2 次。(4、5 方出自《湖北中草药志》)

2902 金扭子 jīn niǔ zǐ (《广西民间常用中草药手册》)

【异名】 护心草(《广西民间常用中草药手册》)。

【基原】 莎草科水蜈蚣属植物三头水蜈蚣带根的全草。

【原植物】 三头水蜈蚣 *Kyllinga triceps* Rottb. [*K. nana* Nees; *Cyperus triceps* (Rottb.) Endl.]

丛生矮小草本，高 18～40 cm。无根状茎。秆稍粗，直径 1～1.5 cm，扁，具槽，被极疏微柔毛。叶基生；叶片硬纸质，线形，长 10～20 cm，宽 2～2.5 mm，先端尾状渐尖，中脉不明显，边缘内卷。鞘管状，抱茎，长 1.8～2.5 cm，无叶舌。苞片叶状，无鞘，先端尾状渐尖。穗状花序(3～)4～7个簇生，卵形或宽卵形，具多数鳞片和小穗；鳞片倒披针形，先端近截形，具直而较宽的短尖，带白色，背面具龙骨状突起，上面 1 片具 1 朵两性花；雄蕊 2，花药长圆形，长为花丝的 1/3，露出于小鳞片外；花柱短，柱头 3，细长，被微柔毛。小坚果，披针状倒卵形，双凸状，先端圆，具微小短尖，长为鳞片的 1/2，褐色，表面有细皱纹。花、果期 5～10 月。

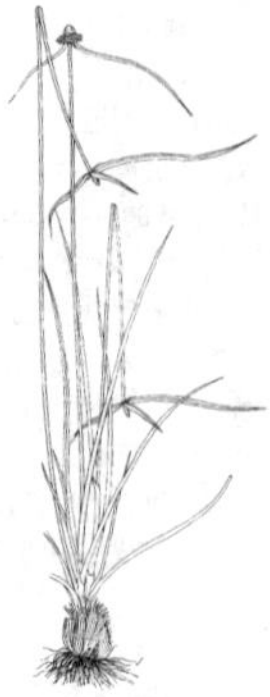

三头水蜈蚣

生于田边、沟边、路旁潮湿处或水边草丛中。分布于福建、广东、广西、海南、云南、台湾等地。

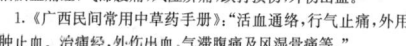

【采收加工】 6～9 月采收，鲜用或晒干。

【药性】《广西民间常用中草药手册》："味微苦、辛，性平，无毒。"

【功用主治】 活血通经，行气止痛。主治瘀血痛经，气滞腹痛，风湿痹痛，跌打损伤，外伤出血。

1.《广西民间常用中草药手册》："活血通络，行气止痛，外用消肿止血。治痛经，外伤出血，气滞腹痛及风湿骨痛等。"

2. 南药《中草药学》："活血通经，行气止痛。治胃痛，月经痛，风湿性关节痛，跌打肿痛，外伤出血。"

【用法用量】 内服：煎汤，30～60 g。外用：捣敷。

【选方】 1. 治痛经　干护心草 9 g，研末，在月经来前 2 日，用温开水送服。

2. 治风湿骨痛　护心草、透骨消、大叶南五味各适量。共捣烂，用酒炒热，敷患处。

3. 治跌打肿痛　护心草 500 g，捣烂，加酒 120 g 搓匀，绞出汁，分 2 次服，渣敷伤处。(1～3 方出自《广西民间常用中草药手册》)

2903 金针菜 jīn zhēn cài (《滇南本草》)

【异名】 萱草花(《圣济总录》)，川草花(《救荒本草》)，鹿葱花(《纲目》)，萱萼(《随息居饮食谱》)。

【基原】 为百合科萱草属植物黄花菜的花蕾。

【原植物】 黄花菜 *Hemerocallis citrina* Baroni　又名：柠檬萱草(《全国中草药汇编》)。

多年生草本，具短的根茎和肉质、肥大的纺锤状块根。叶基生，排成两列；叶片条形，长 50～130 cm，宽 6～25 mm，背面呈龙骨状突起。花葶长短不一，一般稍长于叶，基部三棱形，上部圆柱形，有分枝；蝎尾状聚伞花序组成圆锥形，多花，有时可达 100 朵；花序下部的苞片披针形，自下向上渐短；花柠檬黄色，具淡的清香味；花被管长 3～5 cm，花被裂片 6，长 6～12 cm，具平行脉，外轮倒披针形，内轮长圆形；雄蕊 6，伸出，上弯；雌蕊 1，子房 3 室。蒴果钝三棱状椭圆形，长 3～5 cm，种子约 20 颗，黑色，有棱。花、果期 5～9 月。

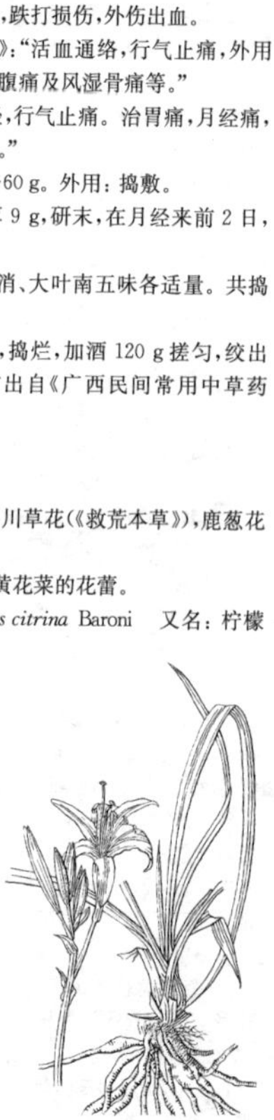

黄花菜

生于海拔 2 000 m 以下的山坡、山谷、荒地或林缘。分布于河北、山东、河南、湖北、湖南、四川、陕西、甘肃等地。

除前种外，尚有折叶萱草 *Hemerocallis plicata* Stapf、萱草 *H. fulva* (L.) L.、北黄花菜 *H. lilio-asphodelus* L.、小黄花菜 *H. minor* Mill 等植物的花蕾亦可作"金针菜"入药。

【采收加工】 5～8月花将要开放时采收，蒸后晒干。

【药理】 镇静作用 花浸膏及提取物给小鼠灌胃，可使其自发活动显著减少，提示金针花有明显的镇静作用。

【炮制】 取原药材，除去杂质，切段，筛去灰屑。

饮片性状 呈弯曲和皱缩的扁长段状。淡黄棕色或棕黄色，具纵脉纹。质软。气微香，味微甜，微酸。

贮干燥容器内，置阴凉干燥处，防霉、防蛀。

【药性】 甘，凉。归心、肝、脾经。

1.《救荒本草》："味甘，无毒。"

2.《滇南本草》："味甘，平。"

3.《纲目》："甘，凉，无毒。"

4. 柴裔《食鉴本草》："寒。入脾、肺二经。"

【功用主治】 利湿热，解郁，凉血。主治小便短赤，黄疸，胸膈烦热，夜少安寐，痔疮出血，疮痈。

1.《本草图经》："安五脏，利心志，明目。作俎利胸膈。"

2.《滇南本草》："治妇人虚烧血干，久服大生气血。"

3.《纲目》："消食，利湿热。"

4. 姚可成《食物本草》："主利肠胃，滑二便，去火除热。"

5. 柴裔《食鉴本草》："利心气，好欢乐，令人忘忧，轻身明目，利胸膈。"

6.《本草求原》："最解毒，散郁结之烦热，治白浊，长乳(同猪肉)，止赤痢(同猪肠)。"

7.《岭南采药录》："煎水饮之，治牙痛。"

【用法用量】 内服：煎汤，15～30 g；或煮汤，炒菜。外用：捣敷；或研末调蜜涂敷。

【选方】 1. 治咯血、吐血、衄血，发热口渴 鲜金针菜或全草15 g，茅根15 g。水煎服。(《食物中药与便方》)

2. 治痔疮出血 黄花菜30 g，红糖适量。煮熟，早饭前1小时服，连服3～4日。(《福建药物志》)

3. 治乳痈 金针菜、皂荚子、射干各三钱。共炙研末，分三服，砂仁汤下。(《鲟溪单方选》)

4. 治面粉皶痞瘟 萱草花暴干七两，白蜜二两。捣罗萱草花极细，与蜜调研令匀，人瓷合中，每旦，洗面后，看多少涂面上。(《圣济总录》萱草膏方)

【各家论述】《本草正义》："萱草花，今为恒食之品，亦禀凉降之性，《日华子》谓治小便赤涩，身体烦热；苏颂谓利胸膈，安五脏；濒湖谓消食利湿热，其旨皆同。又今人恒以治气火上升，夜少安寐，其效颇著。"

2904 金鸡尾 jīn jī wěi (《贵州民间药物》)

【异名】 凤尾草(《贵州民间药物》)，掌叶凤尾(《全国中草药汇编》)。

【基原】 为凤尾蕨科凤尾蕨属植物掌羽凤尾蕨的全草或根茎。

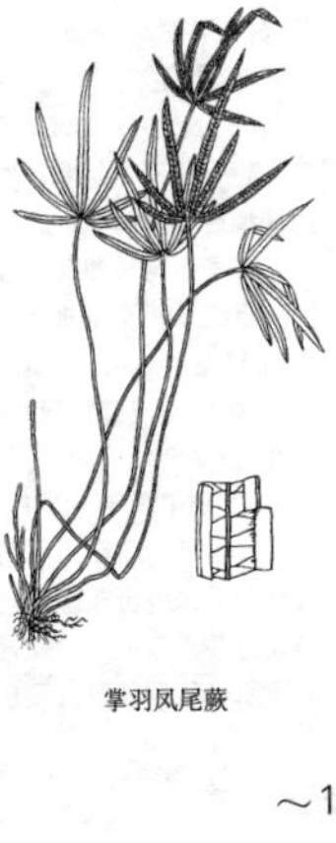
掌羽凤尾蕨

【原植物】 掌羽凤尾蕨 *Pteris dactylina* Hook. 又名：掌凤尾蕨(《中国蕨类植物图谱》)，指叶凤尾蕨(《蕨类名词及名称》)，掌叶凤尾蕨(《全国中草药汇编》)。

陆生多年生蕨类植物，植株高15～40 cm。根茎长而横走，疏生棕色披针形鳞片。叶革质，密生，二型；营养叶柄长15～30 cm，细弱，禾秆色，有时基部红棕色；叶片倒卵形或卵形，长14～20 cm，宽10～15 cm，指状复叶；羽片5～7枚，稀为3枚，中间1片最长，线形，长10～20 cm，宽4～8 mm，边缘软骨质并密生小尖齿；叶脉羽状；侧脉二叉状或不分叉；孢子叶柄较营养叶柄长，叶片与营养叶同形，裂片较狭，宽3～4 mm，仅在营养部分具尖齿。孢子囊群线形，生于羽片边缘的边脉上；囊群盖线形，膜质，全缘，灰白色。

生于海拔1 200～4 000 m的岩壁上或灌木丛下。分布于西南及台湾等地。

【采收加工】 全年均可采收，鲜用或晒干。

【成分】 地上部分含萜类：蕨素(pterosin)B、F、O、Q，2β，15α-二羟基-对映-16-贝壳杉烯(2β，15α-dihydroxy-*ent*-kaur-16-ene)，2β，16α-二羟基对映贝壳杉烷(2β，16α-dihydroxy-*ent*-kurane)，大叶凤尾蕨苷(creticoside)A、B。

【药性】 苦、微涩，凉。

《贵州民间药物》："性平，味淡、微涩。"

【功用主治】 解毒，除湿，利尿。主治痢疾，肠炎，腮腺炎，淋巴结炎，白带，水肿，小儿惊风。

1.《贵州民间药物》："解热，利尿。治狂狗咬伤，水肿，小儿急惊风。"

2.《中国药用孢子植物》："治痢疾，肠炎，腮腺炎，淋巴结炎，白带。"

【用法用量】 内服：煎汤，9～15 g。

【选方】 1. 治水肿 金鸡尾、水菖蒲、萝卜子、臭草根各6 g。煮石膏豆腐，早晚各服1次。

2. 治狂犬咬伤 金鸡尾、杨梅皮、化稿皮(均系干品)各6 g。煎水兑酒服，每日3次，每次半杯。(1、2方出自《贵州民间药物》)

2905 金鸡勒 jīn jī lè (《纲目拾遗》)

【异名】 金鸡纳(李承祜《药用植物学》)，金鸡纳皮(《广西中药志》)。

【基原】 为茜草科金鸡纳属植物金鸡纳树、鸡纳树及正鸡纳树的树皮、枝皮和根皮。

【原植物】 1. 金鸡纳树 *Cinchona ledgeriana* Moens

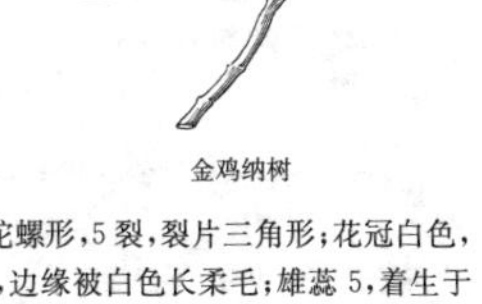
金鸡纳树

常绿乔木，高约10 m，成年植株可达30 m。幼枝四棱形，被褐色短柔毛；树皮褐色，较薄，裂纹多而浅。叶对生；叶柄长1～1.5 cm；托叶早落，具条形痕迹；叶片披针形或长椭圆形，长7～12 cm，先端钝或短尖，基部楔尖，光滑无毛或下面沿叶脉被短柔毛。聚伞花序腋生或顶生，常为圆锥式排列；花有极烈臭气；花梗长约0.9 cm，被褐色短柔毛；萼筒陀螺形，5裂，裂片三角形；花冠白色，筒状，先端5裂，裂片披针形，边缘被白色长柔毛；雄蕊5，着生于花冠筒上，不伸出；子房2室。蒴果卵状披针形，室间开裂。种子具翅。花期7～8月(栽培地区不同花期亦异)。

我国广东、广西、云南、台湾等地有栽培。原产于南美洲。

2. 鸡纳树 *C. succirubra* Pav. 又名：红色金鸡纳(《广西中药志》)，红色奎宁树、红色规那树(《中国药用植物图鉴》)。

本种与金鸡纳树的区别是：树皮赤褐色。叶片广椭圆形或卵形，长达30 cm，常带红色，多毛。花萼、花冠带红色。花期7～8月。

我国广东、广西、云南、台湾等地有栽培。原产于南美洲。

3. 正鸡纳树 *C. officinalis* L. 又名：棕色金鸡纳树(《中国药用植物图鉴》)。

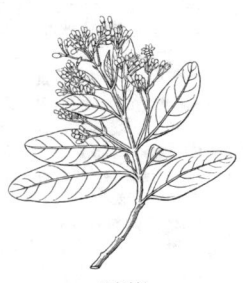

本种与金鸡纳树的区别是：灌木。叶披针形或卵状披针形。聚伞花序呈伞房花序状，顶生或腋生；花红色；花冠筒密生白绢状毛，稍呈五角形。蒴果卵状长椭圆形。

我国广东、广西、云南、台湾等地有栽培。原产于南美洲。

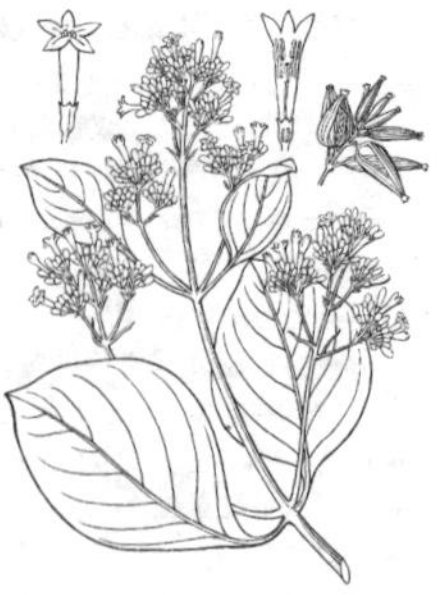

鸡纳树

同属植物黄金鸡纳 *C. calisaya* Wedd. 亦作金鸡勒入药。我国云南、台湾有栽培。黄金鸡纳树皮呈扁平块状或筒状卷片。扁平块状长约 20 cm，宽 5～10 cm，厚 0.6～1.2 cm，外表面黄棕色，有宽而浅的纵槽纹，并时有外皮脱落；内表面色较浅，显有波状纹理。筒状卷片长约 30 cm，直径 1.2～2.5 cm，也有直径为 5～8 cm，长至 60 cm 的。外表面暗灰色或暗棕色，有浅色斑块，并凹凸不平，具浅而宽的纵槽纹及明显的横裂纹。木栓时有脱落，露出黄棕色皮层。气微，味苦，微涩。

【栽培】 生物学特性　宜温暖潮湿的气候，以疏松、肥沃、排水良好的砂质壤土或腐殖质壤土为佳。选光线充足、略倾斜的地方，翻土耙平，施足基肥，作畦。

繁殖方法　种子繁殖。播种期，海南在 2 月，云南在 6 月。先将种子用温水(约 45 ℃)浸 10 分钟，放置砂床上催芽 7 日，逐日喷水，保持湿润，待稍干燥后播种，播前须搭荫棚。条播的行距约 30 cm，播后覆土。苗高 30～40 cm 时定植，按行距 1.3 m，株距1 m 开穴，深 30 cm，宽 40 cm，栽植后填土压实。

田间管理　播种后须保持土壤湿润，经常除草、松土，过密时可间苗，雨季时注意排水，追肥 2～3 次。移栽后冬季注意防风、防寒，开花前施人粪尿、豆饼，以促进植株的生长发育。

病虫害防治　有枯萎病、根腐病、立枯病等，宜用石灰波尔多液 1：1：140 喷射防治；将病株拔除烧毁。

【采收加工】 采收加工的方法有多种：在南美，通常于雨季将树砍倒，剥取树皮，晒干或烘干，并压成扁平的片状。树皮干燥时卷成筒状。在爪哇及印度用掘根法和截枝法。掘根法系将生长约 12 年的金鸡纳树连根挖出，剥取树皮或根皮；截枝法系自地面上将树砍倒，剥取树皮，使残留的树干基部发生不定枝条，并留 1～2 枝任其生长，待树枝长大后，再将树皮剥下，晒干或烘干。我国采用的主要为截枝法。

【药材】 金鸡勒 *Cinchonae Cortex*　金鸡纳树主产于云南、台湾；鸡纳树主产于广东、广西、云南、台湾；正鸡纳树主产于广东、云南、台湾。

性状　金鸡纳树　树皮呈筒状卷片。外表面暗灰色或暗棕色，较粗糙；横裂纹较多且较不明显，时有明显的纵脊纹及红色疣状突起。气微，味苦、不甚涩。

鸡纳树　树皮呈扁平块片或筒状卷片。扁平块片厚至2 cm，外表面凹凸不平，铁锈红色，有纵脊状的木栓隆起，并有红色疣状突起；内表面砖红色。筒状卷片直径约 2.5 cm，外表面暗棕灰色或红棕色，具灰色地衣斑块，并有纵直皱纹，较老的树皮，有红色疣状突起，间有细小横裂纹；内表面棕红色。质坚硬，断面纤维性。气微，味苦、涩。

正鸡纳树　树皮呈筒状或双筒状卷片。直径约 1.2 cm 以下，较薄，外表面暗棕色，有无数细小横裂纹及无数较不明显的纵裂纹，裂纹边缘均反曲，尤以横裂纹者为显著，因而表面粗糙；内表面黄棕色。气微，味苦、甚涩。

鉴别　(1) 粉末特征：金鸡纳树皮棕色。纤维粗大，常单个散在，梭形，末端钝圆、稍尖或几近平截，长 294～1 030 μm，直径 24～96 μm，壁厚 30～40 μm，木化，层纹细密，孔沟有时可见，少数纤维有纵长裂纹，几达至两端，宛如将壁分成内外两部分。草酸钙砂晶极微细，三角形或类方形。木栓细胞红棕色或棕色，胞腔内常含色素。

(2) 薄层色谱：取粉末适量，置三角烧瓶中，加 0.05 mol/L 硫酸溶液 20～30 ml，移至沸水浴加热 1 小时，冷却，澄清后倾上清液，用浓氨水碱化后，用乙醚提取数次，合并乙醚液，浓缩后作供试品液。另取奎宁、奎宁丁、辛可宁和辛可尼丁作对照品，分别点样于同一硅胶 HF_{254} 板上，以氯仿-丙酮-二乙胺(50：40：10)展开后，置紫外灯下检视，供试品色谱中在与对照品色谱相应位置显相同的颜色斑点。

【成分】 1. 金鸡纳树　含生物碱：奎宁，奎尼丁，金鸡尼丁，金鸡宁，二氢金鸡宁(dihydrocinchonine)，二氢金鸡尼丁(dihydrocinchonidine)，二氢奎宁、二氢奎尼丁、奎胺、金鸡尼酮(cinchoninone)等。另含氨基酸、维生素等。

2. 鸡纳树　含生物碱：奎宁，奎尼丁，金鸡尼丁，金鸡宁。还含铜色树碱，红金鸡勒碱(succirubin)，甲基红金鸡勒碱(methylsuccirubin)，金鸡尼西醇(cinchonicinol)，金鸡勒米酮(cinchonaminone)，杷日素(paricine)，金鸡尼辛，二金鸡宁(dicinchonine)等。又含苯丙烷取代黄烷醇类的鞣质和苯丙烷取代前花色素的二聚物及三聚物所成的鞣质：金鸡勒鞣质(cinchonain)Ⅰa、Ⅰb、Ⅰc、Ⅰd、Ⅱa、A-2、Ⅱb、B-2、B-5、C-1 以及左旋表儿茶素(epicatechin)和咖啡酸(caffeic acid)。

3. 正金鸡纳树　含生物碱：奎宁 3%，奎尼丁，金鸡尼丁，金鸡宁，还含鞣质(tannin)。

【药理】 1. 抗疟作用　金鸡纳树皮中含有生物碱奎宁、奎尼丁、金鸡宁、金鸡尼丁，均具有不同程度的抗疟活性。奎宁抗疟作用与氯喹相似，但较弱，能杀灭各种疟原虫红内期的裂殖体，较快控制症状。以对间日疟作用较好，对恶性疟、三日疟作用较差。体外试验中，奎宁、奎尼丁对氯喹敏感性恶性疟原虫 D-6 株的 IC_{50} 分别为 29.3±9.5 nmol/L、13.4±4.6 nmol/L；对抗氯喹的恶性疟原虫 W-2 株的 IC_{50} 分别为 103.2 ± 23.9 nmol/L、43.7 ± 11.5 nmol/L。奎宁、奎尼丁、金鸡宁对恶性疟原虫 UPAS×2 株的 ED_{50} 分别为 100 ng/ml、22 ng/ml 及 60 ng/ml。上述三药的等混合物对 UPAS × 2 株、UPAS × 3 株的 ED_{50} 分别为 36 ng/ml 及 25 ng/ml。混合物对抗奎宁疟原虫株的作用，远强于奎宁，也强于其他单用的成分。奎宁抗疟作用比氯喹弱，但近年由于耐氯喹虫株增多，奎宁用于耐氯喹虫株感染又受重视。

2. 对心脏的作用　奎尼丁作为抗心律失常药，能与细胞膜脂蛋白结合发生构型变化，阻止 Na^+、Ca^{2+} 内流。奎尼丁 6 mg/kg 静注，可使肾上腺素诱发的家兔心律失常的发生率及持续时间显著降低，并显著抑制血浆及组织匀浆中丙二醛的生成。奎尼丁在结扎冠脉左前降支 3～5 日的犬心室外壁和内壁实验中，0.2 μmol/L～0.2 mmol/L 可降低非梗死区和梗死区浦氏纤维和心外膜下心室肌细胞动作电位幅度和 0 相最大除极速度，延缓浦氏纤维传导时间，减慢心室肌传导速度，延长各区细胞有效不应期。奎尼丁延长浦氏纤维 0 相至复极 95%的时程(APD_{95})，却缩短心室肌 0 相至复极 50%时程(APD_{50})或 APD_{95}。奎尼丁可能抑制 *M* 型受体的钾通道和(或)G 蛋白。奎尼丁 2～40 mg/kg 静脉注射，可使麻醉大鼠心电图中 P-R、Q-T 间期均延长，QRS 波群增宽，并呈剂量依赖性。在整体动物和临床实验中，奎尼丁可引起 α 受体阻滞和抑制迷走神经作用。

3. 对肌肉的作用　奎尼丁可使豚鼠膀胱平滑肌条收缩，增加其自发动作电位频率，延长锋电位下降相，这皆与奎尼丁减少 K^+ 摄取有关。奎宁可增强骨骼肌对单个最大刺激通过神经或直接刺激肌肉所致的张力反应；但也能延长肌肉的不应期，从而减少了对强直性刺激的反应。奎宁一方面可拮抗毒扁豆碱对骨骼肌的作用，缓解先天性肌强直症状；但另一方面，奎宁可加重重症肌无力症状，产生严重的呼吸窘迫症和吞咽困难。

4. 对神经系统的影响　大鼠及小鼠腹腔注射奎宁10 mg/kg、20 mg/kg后，产生“致焦虑”作用。大鼠脑纹状体切片，单独使用奎宁可使刺激引起的多巴胺外流增加17%。奎宁可阻断纹状体突触前和突触后 D_2 受体激活。奎宁 0.01～5 mg/kg 对旋转运动有双相作用。奎宁 0.5～25 mg/kg 可抑制 *D*-苯丙胺引起的空间旋转运动。

5. 其他作用　奎宁和奎尼丁均有阻断 α_1 和 α_2 肾上腺素受体的作用。犬静注奎尼丁 20 mg/kg 可显著降低收缩压、舒张压。大鼠肝脏和心脏试验中，奎尼丁可以抑制单胺氧化酶(MAO-A 和 MAO-B)的活性。奎尼丁可抑制血小板激活因子诱导的人血聚集，IC_{50} 为 70 μmol/L。奎尼丁对大鼠红细胞溶血抑制率为 32%。1 mmol/L 奎尼丁对钙调蛋白激活的 Ca^{2+}，Mg^{2+}-ATP 酶活性抑制作用为 47.9%。

6. 与其他药物的相互作用　奎尼丁是一种 P450 206 的强抑制剂，这会引起 P450 206 介导代谢的药物作用改变。奎尼丁可以减少阿霉素等抗癌药物耐药性。人髓性慢性白血病(CML)细胞以奎尼丁预处理 1 小时，对阿霉素抗 DNA 合成作用有协同效果。

7. 药代动力学　金鸡勒中的生物碱口服可在小肠上部迅速吸收；单次口服奎宁，血药浓度高峰在 1～3 小时内出现。在一般疟疾中，这些生物碱口服生物利用度都超过 80%。奎宁代谢迅速，24 小时基本完成。在一般状况下，半衰期 5～10 小时；多重感染时，半衰期延长至平均 18 小时。这类生物碱主要在肝脏代谢。大约 20%以原型排出，主要是通过尿排泄。提高尿液酸度可增加奎宁排泄。

毒性　奎宁、奎尼丁和其他金鸡勒碱常见有金鸡纳反应：恶心、呕吐、耳鸣、视力及听力下降、头晕、头痛，停药后一般可恢复。奎宁剂量过大尚可损害神经，引起复视或弱视。静脉注射奎宁也可引起低血糖，这可能与其刺激胰岛细胞释放胰岛素有关。奎尼丁除有金鸡纳反应外，腹泻是治疗时最常见的副作用，尚可见恶心、呕吐等消化道反应。奎尼丁也可引起皮疹、药热、血小板减少性紫癜等过敏反应。

【药性】　苦，寒。

1.《纲目拾遗》：“味微辛，性热。”

2.《广西中药志》：“味辛、苦，性寒，有小毒。”

3.《全国中草药汇编》：“苦，寒。”

【功用主治】　截疟，退热。主治疟疾，外感高热。

1.《纲目拾遗》：“治疟，解酒。”

2.《广西中药志》：“镇痛解热，健胃。治疗疟疾。”

3.《全国中草药汇编》：“抗疟，退热。治疟疾，高热。”

【用法用量】　内服：煎汤，3～6 g；或研末。

【宜忌】　《广西中药志》：“孕妇忌服。”

【选方】　治疟疾　金鸡勒一钱，肉桂五分。同煎服。壮实人金鸡勒可用二钱。(《纲目拾遗》)

2906 金鸡脚 jīn jī jiǎo (《四川中药志》)

【异名】　辟瘟草、鸭脚金星草(《百草镜》)，独脚金鸡(《纲目拾遗》)，鸡脚叉、乌毛丁(《贵州民间方药集》)，鸭脚掌、三叉剑、鹅掌金星草(《江西民间草药》)，鸭脚伸筋、三叉风(《湖南药物志》)，鸭掌香、鸭掌星、鸭胶草(《闽东本草》)，双凤尾草(《四川中药志》)，鸟见飞、金星鸡脚草(《福建药物志》)，三滴血、三叉虎(《广西药用植物名录》)。

【基原】　为水龙骨科假瘤蕨属植物金鸡脚的全草。

【原植物】　金鸡脚 *Phymatopsis hastata* (Thunb.) Kitag. [*Polypodium hastatum* Thunb.]　又名：金鸡脚假茀蕨(《植物分类学报》)，三叶茀蕨(《台湾植物志》)。

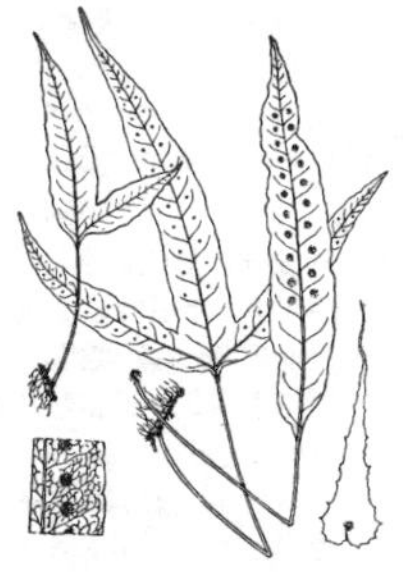

金鸡脚

植株高 10～35 cm。根茎细长，横生，与叶柄基部密被红棕色、狭披针形鳞片，先端长渐尖，基部近圆形，盾状着生，边缘略有齿。叶疏生；叶柄长 5～20 cm，禾秆色，基部有关节，向上光滑；叶片厚纸质，通常 3 裂，偶有 5 裂或 2 裂，长 5～15 cm，宽 4～10 cm，基部圆楔形或圆形；裂片披针形，中间 1 片最长，先端渐尖，全缘或略呈波状，有软骨质狭边，两面光滑；中脉与侧脉两面均明显，小脉网状，有内藏小脉。孢子囊群圆形，沿中脉两侧各成 1 行，位于中脉与叶边之间。

生于海拔 200～2 300 m 的林下或湿地。分布于长江流域以南及河南、陕西、甘肃、台湾等地。

【采收加工】　全年均可采收，鲜用或晒干。

【药材】　金鸡脚 *Phymatopsis Hastatae Herba*　产于云南、四川、江西、福建等地。

性状　根茎圆柱形，细长，多折断，长短不一，直径 2～3 mm，密生鳞片，棕红色或棕褐色。叶片多皱缩，润湿展平后，多呈掌状 3 裂，也有 5 裂的，裂片或叶片披针形，长5～10 cm。上表面棕绿色，下表面灰绿色，叶缘内卷，叶片厚纸质，易破碎；叶柄长 2～18 cm。孢子囊群圆形，红棕色，稍近主脉，或有的已脱落。气微，味淡。

鉴别　(1) 叶横切面：上表皮细胞 1 列呈长方形，具有气孔；栅栏组织 1 列，细胞矩圆形，海绵组织细胞类圆形或卵圆形，和栅栏细胞区分不很明显，但排列疏松；下表皮细胞较小，气孔较多。主脉处表皮细胞内方均有厚角组织，维管束 1 个，周韧型，木质部呈“T”形，由管胞和纤维组成，内皮层明显，其外方有一棕色环。

粉末特征：棕褐色。气孔为不定式，副卫细胞 2～4。孢子囊呈椭圆形，孢子囊细胞作环状排列，外壁及侧壁呈马蹄形增厚，棕黄色或红棕色，孢子囊柄由 1～2 列长方形薄壁细胞组成。孢子类圆形，直径 30～40 μm。分泌块大小不等，红棕色或褐色，有不明显的纹孔。

(2) 取粗粉 1 g，加乙醇 10 ml，置水浴上回流 15 分钟，滤过。取滤液 1 ml，加盐酸数滴及镁粉少许，显樱红色；取滤液 1 ml，加 3%碳酸钠水溶液 1 ml，在水浴中煮沸 3～5 分钟，放冷，加重氮化试液数滴，显红色。

(3) 取粗粉 1 g，加水 10 ml，置 60 ℃水浴上加热 20 分钟，滤过。取滤液 1 ml，加 1%三氯化铁乙醇溶液 1～2 滴，显蓝绿色；取滤液 1 ml，加碱性酒石酸铜试液 1 ml，置水浴上加热数分钟，发生红色沉淀。

【成分】　叶含香豆素(coumarin)。

【药性】　苦、微辛，凉。

1.《纲目拾遗》：“性平，味苦，气香。”

2.《江西草药》：“性寒，味苦。”

3.《四川中药志》1979 年版：“苦、微辛，凉，无毒。”

4.《福建药物志》：“微辛、微苦，凉。”

【功用主治】　祛风，清热，解毒，利湿。主治外感热病，肺热咳嗽，咽喉肿痛，小儿惊风，痈肿疮毒，痢疾，泄泻，小便淋浊，带下。

1.《纲目拾遗》：“治伤寒疟痢，风气肿毒，时气恶气。散邪风乳痈热疮，小儿痘眼疳，喉闭生蛾，同金锁匙汁醋漱痧胀，香窜疏经络，治疳。”

2.《天目山药用植物志》：“清热凉血，消肿止痛。治五淋白浊，小儿脐风，痈肿结核，产妇恶露不清，腹痛，痢疾。”

3.《贵州民间方药集》：“清热解毒，驱风镇惊，利水通淋。治淋证、小儿惊风、小儿吐乳及呕吐、尿结、毒蛇咬伤。”

4.《全国中草药汇编》：“祛风清热，利湿解毒。主治小儿惊风，感冒咳嗽，小儿支气管肺炎，咽喉肿痛，扁桃体炎，中暑腹痛，痢疾腹泻，泌尿系感染，筋骨疼痛。外用治痈疖、疔疮、毒蛇咬伤。”

【用法用量】 内服：煎汤，15～30 g，大剂量可用至 60 g，鲜品加倍。外用：研末撒；或鲜品捣敷。

【选方】 1. 治小儿风热咳嗽　金鸡脚 10 g，枇杷叶10 g，鼠曲草 15 g。水煎服。(《四川中药志》1979 年版)

2. 治白喉，急性扁桃体炎　金鸡脚 30 g，鲜土牛膝 60 g，玄参 15 g。煎服。(《安徽中草药》)

3. 治骨髓炎　金鸡脚适量，水煎冲冰糖服；另用鲜根茎适量，捣烂，加儿滴桐油，敷患处；亦可用鲜金鸡脚适量，加蛋捣烂，油煎成饼，敷患处。(《福建药物志》)

4. 治急性肝炎　金鸡脚、茵陈各 15 g，栀子 9 g。水煎服。(《湖北中草药志》)

5. 治热痢　鲜金鸡脚 60～90 g(干品减半)，车前草30 g。酌加水煎成半碗，饭前服，每日 2 次。(《福建民间草药》)

6. 治尿路感染，尿血　金鸡脚 30 g，白茅根 60 g，黄柏27 g。煎服。(《安徽中草药》)

7. 治尿路结石　鹅掌金星草、石韦各 30 g。煨水服。

8. 治毒蛇咬伤　鹅掌金星草 15 g，苎麻根 15 g。煨水服，并取渣捣绒，敷伤口。(7、8 方出自《贵州草药》)

2907 金环蛇 jīn huán shé (《广西中药志》)

【异名】 手巾蛇(《脊椎动物分类学》)，金蛇、金包铁、金角带(《广西中药志》)，金脚带、黄金甲、金极应、黄节蛇(《中国动物药志》)。

【基原】 为眼镜蛇科金环蛇属动物金环蛇除去内脏的全体。

【原动物】 金环蛇 *Bungarus fasciatus* (Schneider)

体较粗壮。头椭圆形，与颈部略可区分。背脊棱起，尾末端钝圆，全长 1～1.5 m。头部黑色或黑褐色，自额鳞后缘至颈部有一黄色“∧”形纹，上颌缘色浅，镶以深色边，通身有黑黄相间环纹 23～33 个，有的个体黄色环纹中央出现黑色点。无颊鳞，眶前鳞 1(2)，眶后鳞 2 或 1；颞鳞 1＋2，上唇鳞 2-2-3 式。背鳞平滑，15(17)-15-15 行，脊鳞扩大呈六角形；腹鳞 214～230；肛鳞完整，尾下鳞单行，29～39。

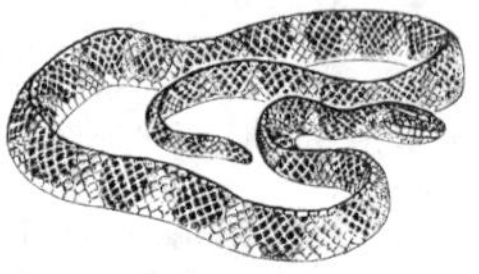

金 环 蛇

生活于丘陵或平原，常见于潮湿地区或水边。夜间活动，主要捕食其他蛇类及鼠、蛙等。分布于福建、江西、广东、广西、海南、云南。

本动物的胆囊(蛇胆)亦供药用，另设专条。

【采收加工】 6～9 月多在夜间捕捉，白天大多进洞隐蔽，可挖洞捕捉。捕捉后剖腹去内脏，盘起烘干。

【药材】 金环蛇 *Bungaus Fasciatus*　主产于广西、广东。

性状　本品呈圆盘形，盘径 14～20 cm，头居中，椭圆形，黑褐色，鼻尖向前不上翘，通体具 23～33 对黄黑相间的色环，黄黑等宽，体背有明显脊，脊棱鳞片扩大呈六边形，尾短，末端钝圆。质坚韧。气腥，味咸。背鳞鳞片椭圆形，长 6.5～7.0 mm，宽 4.5～5.0 mm，黄褐色，上半部边缘整齐，具 8～13 个小孔，无中肋，无端窝，表面平滑，透明。背棱脊处鳞片扩大呈六边形，有孔 30～34 个，不规则分布于鳞片上半部，也无中肋，无端窝。质韧，不易折断。气微，味淡。

鉴别　粉末特征：浅黄色。角质鳞片多成小块片状，透明无色，鳞片碎片多具黄褐色点、小条状物，有些碎片上具有小孔。尚可见到具有长棱形纹理的碎片。横纹肌纤维较多，近无色，柱状或呈碎片状，具有细密的横纹。骨碎片近无色，呈不规则碎块，骨板纹理较明显，疏密不一。骨陷窝以椭圆形比较多，尚有圆形、不规则形。骨小管较不明显。表皮碎片黄棕色或黑褐色，表面观细胞界限不清，由棕色或黑褐色色素颗粒聚集成不规则网状。

【成分】 肉含蛋白质、氨基酸、脂肪及铁、铝、锌、锶、钛、锰、钒、铜、钡等 21 种微量元素。血清中含假胆碱酯酶(pseudocholinesterase)。

另含蛇毒蛋白及肽：蓝环蛇毒素(caeruleotoxin)，金环蛇毒素(bungarus fasciatus toxin)A、B。蛇油中含有脂肪酸和甾醇，脂肪酸主要有油酸(oleic acid)、棕榈酸(palmitic acid)、亚油酸(linoleic acid)、硬脂酸(stearic acid)等，甾醇主要有胆甾醇(cholesterol)、菜油甾醇(campesterol)和 β-谷甾醇(β-sitosterol)。

【药理】 1. 对外周神经的作用　从金环蛇毒中分离出 17 个蛋白组分，其中 5 个组分是毒性较大的致死成分(4 mg/kg 腹腔注射可致小鼠死亡)。在这 5 个组分中，ⅩⅢ、ⅩⅣ是神经毒，Ⅺ、Ⅻ、Ⅹ、Ⅴ是心脏毒。神经毒组分ⅩⅢ能阻断大鼠、小鸡、蛙神经肌肉标本的突触传递，标本对乙酰胆碱的反应消失，使蛙腹直肌乙酰胆碱量效曲线平行右移，溴新斯的明可以对抗这种作用。组分Ⅸ、ⅩⅣ的作用与组分ⅩⅢ相似，为突触后膜的神经毒。但组分Ⅸ与通常的蛇毒突触后神经毒不同，是通过乙酰胆碱受体以外的作用方式产生阻断作用的，作用部位可能在终板离子通道。

2. 对心脏的作用　大鼠离体心脏加入金环蛇全毒，组分Ⅻ或ⅩⅤ均使心脏挛缩，心脏停止于收缩期，组分Ⅺ对心脏作用较弱，加入心脏 1 mg 后，使心挛缩，心脏收缩幅度降低，心律失常。金环蛇毒对心肌的毒性与眼镜蛇毒相似。惟对心肌损害出现较迟。中毒停跳的心脏虽经生理盐水多次冲洗也难以使之恢复跳动。抗蛇毒血清对已结合于心肌的心脏毒也难起解毒作用。故有人认为心脏毒素对心肌作用是不可逆的。

3. 对血小板聚集功能的影响　采用羧甲基纤维素-交联葡聚糖 C-50 柱色谱分离金环蛇原毒得 16 个峰，其中组分Ⅰ有促进血小板聚集的作用，原毒及组分Ⅶ～ⅩⅣ对腺苷二磷酸(ADP)诱导的血小板聚集有抑制作用，组分Ⅺ对 ADP、花生四烯酸、A_{23187} 及凝血酶诱导的血小板聚集均有抑制作用，其 IC_{50} 分别为 68.8、10.0、10.1和 6.3 μg/ml，但对血小板 5-羟色胺的释放无明显影响。

4. 抗肿瘤作用　金环蛇毒心脏毒对肿瘤细胞的杀伤作用随作用时间延长而增强，首先，心脏毒与肿瘤细胞接触，然后细胞生长受到抑制。不久，肿瘤细胞膜及核膜破裂，消失，核固缩，并开始有少量细胞坏死，作用时间增加，细胞死亡越多。

5. 其他作用　金环蛇全毒、组分Ⅺ、Ⅻ及ⅩⅤ在 5×10^{-5} g/ml 浓度时，对小鸡颈二腹肌均表现有兴奋作用，肌肉挛缩，最后痉挛性麻痹。

毒性　小鼠腹腔注射全毒的 LD_{50} 为 1.49 mg/kg，组分ⅩⅢ的 LD_{50} 为 0.40 mg/kg。注射全毒后，小鼠最初表现为活动及摄食减少，继而呼吸深慢，腹式呼吸明显，最后呼吸更慢且浅弱，嘴唇及尾部显著紫绀，大多在 5～10 小时内死亡。组分ⅩⅢ的主要中毒症状与全毒相同，大多在 2～5 小时内死亡。另有报道小鼠腹腔注射金环蛇原毒的 LD_{50} 为 1.5±0.2 mg/kg，组分Ⅺ则为 8.0±1.3 mg/kg，其毒性比原毒小得多。

【药性】 《广西中药志》：“味咸，性温。入肝经。”

【功用主治】 祛风，除湿，通络，止痛。主治风湿顽痹，肢体麻木，挛急疼痛，中风瘫痪，半身不遂。

1.《广西中药志》：“通关透节，泄湿祛风。治风湿痹痛，手足瘫痪，肿痛。"

2.《中国动物药》："活血通络，祛风镇痛。主治风湿痹痛，半身不遂，伤湿浮肿。"

【用法用量】 内服：煎汤，3～10 g；或浸酒饮。

【宜忌】《广西中药志》："如属血燥筋枯之痹忌用。"

【选方】 1. 治风湿性关节炎 ① 金环蛇1条（去头、皮、内脏），白胡椒25 g，炖服。每隔2～3日服1次。（《常见药用动物》） ② 金环蛇1条，去头、皮和内脏，根据不同病变部位，加中药炖服。如头部风湿，可加天麻或川芎9～15 g；上身风湿，可加桂枝9～15 g；腰部风湿，可加杜仲9～15 g；产后风湿，可加姜30 g，甜酒500 ml，蒸熟分3次服。5～7日为1个疗程。有反应者暂停服，3～5日后减半量服，重症或耐受量大的，可增加药量。（《广西药用动物》）

2. 治风湿痹痛，半身不遂 金环蛇、银环蛇、灰鼠蛇各1条，去头和内脏，洗净，擦干，50度以上白酒（蛇与酒比例为1∶4）浸泡，密封2～3个月。每饮20 ml，每日3次。（《中国动物药》三蛇酒）

2908 金顶蘑 jīn dǐng mó（《中国药用孢子植物》）

【异名】 榆蘑（《吉林中草药》），黄树窝（《云南中药资源名录》）。

【基原】 为白蘑科侧耳属真菌金顶侧耳的子实体。

【原植物】 金顶侧耳 *Pleurotus citrinopileatus* Sing.

菌盖宽3～11 cm。初期扁平球形，佛手黄色至蜜黄色，展开后因菌柄的位置不同，形态上有差异，有漏斗形、偏漏斗形或扇形；盖面光滑，为鲜艳的黄色。菌肉白色，表皮下带黄色，脆。菌褶延生，稍密，不等长，白色或淡黄色，往往在柄上成沟条纹。菌柄偏生，长2～5 cm，粗4～9 mm，常弯曲，白色或淡黄色，中实，基部常相连。孢子印烟灰色或淡紫色。孢子圆柱形，光滑，无色，(7.5～9.5)μm×(3～4)μm。

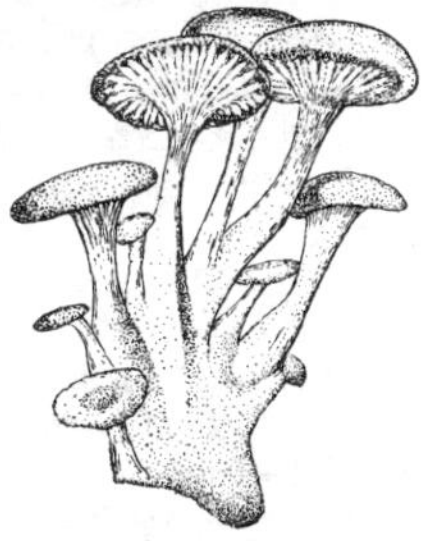

金顶侧耳

生于榆树及其他阔叶树的枯立木、倒木和伐桩上，偶尔也生于弱的活立木上。分布于华北、东北、西南等地。

【栽培】 生物学特性 属于中温型菌类，菌丝生长以22～26 ℃最适，但不耐高温，40 ℃以上迅速死亡。子实体形成与生长以20～24 ℃最适。

繁殖方法 春播3月接种，4～5月长菇；秋播9月接种，10～11月长菇。选择无霉烂棉籽壳或杂木屑为原料，培养料含水量掌握60%～70%，搅拌匀，整堆发酵3～5日，料温达到60～70 ℃，pH7～7.5即可。袋栽：选用(20～22 cm)×55 cm的聚乙烯塑料袋装培养料，采取两头接种，并在中间按等距离撒播2层菌种，然后针刺通气孔，每袋装干料1 kg，湿重2.3 kg，每瓶750 g的菌种可接种4袋。床栽：选择地势高燥，近水源的场地。搭好荫棚，整理宽1～1.3 m的畦床，开好排水沟。堆料时在畦面上先铺1层5 cm厚的培养料，然后播1层菌种，依层堆料播种3～4层，并将剩余菌种撒于料面，用木板拍平，稍加压实，再用报纸盖面，薄膜覆盖床面。整个堆料厚度20 cm，每平方米用干料25 kg、菌种4瓶。菌种使用量一般占培养料的15%左右。接种后，袋装的可重叠排放在事先经过消毒的干燥室内，头3～4日温度控制在23～28 ℃发菌，但不可超过32 ℃，5日之后以22～26 ℃为适。春季气温低时应加温培养，但要注意通风；秋季气温高时应开窗通风降温。发菌培育阶段每日上午进行通风换气，袋装的注意翻袋。床栽的发菌期每2日揭膜通风30分钟，当部分菌丝爬上土面时，将盖面报纸取出，进行覆土2～3 cm厚，并将盖膜拱起以利通风。

田间管理 袋栽的经过20～25日的培养，把菌袋搬到出菇房或野外荫棚内长菇。采取层架卧排或露地立放。当袋内瘤状菌丝突起、并呈灰白色时，用刀片将薄膜割2～3个出菇口，开口后2日即可现蕾，菇蕾初现时切忌喷水，待菇蕾大部分变成金黄时，进行喷雾增湿，空间相对湿度85%即可。菇体发育期每日喷水1次，空间相对湿度保持90%～95%，温度22～24 ℃，气温高时要喷水降温。出菇期注意通风增气。收获2茬后，应浸水补充水分，收获3茬后，也可采取脱袋野外埋筒覆土，还可长1茬菇。床栽的经25日培养，菌丝体布满料面，应喷冷水，并拉大温差，5～10日即可现蕾。出菇期按袋栽法掌握温度、湿度、通风。夏季出菇气温高，可喷水降温，并加厚遮阴物，减少阳光辐射热能。采收后松动覆土，让氧气透入菌丝。上述两种栽培法，采收后均需停止喷水，生息养菌5～6日后，再喷水增湿诱蕾。

【采收加工】 4～5月或10～11月采收子实体，晒干。

【药材】 金顶蘑 *Pleuroti Citrinopileati Fructificatio* 产于吉林、河北等地。

性状 菌盖漏斗形，直径3～10 cm，橙黄色或草黄色，表面光滑，边缘内卷。菌肉类白色。菌褶稍密，不等长，白色或淡黄色。菌柄偏生，长2～5 cm，直径4～9 mm，常基部相连，白色。气香，味淡。

【成分】 子实体含糖脂及糖基磷鞘脂类，多糖，蛋白质，氨基酸，以及钾、磷、铁、钙、钠、镁、锰、铜和锌等元素。

【药理】 1. 对免疫功能的影响 金顶蘑液体摇瓶培养菌球提取液，对小鼠体液免疫功能和细胞免疫功能，均有明显增强作用。对小鼠每日口服1.1×10^{-4} ml（培养液）/kg，连续服15日，能明显增强免疫功能，显示滋补强壮功效。

2. 抗肿瘤作用 金顶侧耳多糖PC-4为金顶侧耳子实中分离纯化的水溶性多糖，给小鼠腹腔注射，对移植性肿瘤S_{180}有一定的抑制作用，抑瘤率为67%，离体条件下，PC-4与肿瘤细胞S_{180}共同培养，则未显示抑瘤作用。

毒性 进行LD_{50}测定，毒性甚小。用至人剂量的800倍，未见不良反应。

【药性】《中国药用孢子植物》："甘，温。"

【功用主治】 滋补强壮，止痢。主治痿症，体虚多汗，肺气肿，痢疾。

1.《吉林中草药》："滋补强壮。治虚弱萎症。"

2.《秦岭巴山天然药物志》："主治体虚多汗。"

3.《中国中药资源志要》："用于虚弱，阳痿，痢疾。"

【用法用量】 内服：煎汤，15～30 g；或研末，泡酒。

【选方】 1. 治萎症（肌萎） 榆蘑500 g，用黄酒泡9日，九蒸九晒后，焙成黄色研末，每服3 g。再用榛蘑30 g，以黄酒和水煎，煎好后，榛蘑与水共同与前药服下，每日1次，连服10日。（《吉林中草药》）

2. 治肺气肿 榆蘑150 g（焙干），每次6 g，每日3次，冰糖水送下。

3. 治阴虚寒性菌痢，下腥臭脓血 榆蘑20 g，大蒜头30 g，水煎空腹温服。（2、3方出自《中国民间生草药原色图谱》）

2909 金果榄 jīn guǒ lǎn（《百草镜》）

【异名】 金楷榄（《药性考》），金苦榄（《柑园小识》），地胆、天鹅蛋（《分类草药性》），金榄（《陆川本草》），山慈姑、九龙胆（《广西植物名录》），金牛胆（《恩施中草药手册》），金线吊葫芦（《云南中草药选》），地苦胆（《四川常用中草药》），九牛子（江西《草药手册》），苦地胆（《广西本草选编》），金狮藤、九莲子（《全国中草药汇编》），地蚕、破石珠、九牛胆（《湖南药物志》）。

【基原】 为防己科青牛胆属植物青牛胆的块根。

【原植物】 青牛胆 *Tinospora sagittata* (Oliv.) Gagnep. [*Limaria sagittata* Oliv.]

多年生常绿缠绕藤本。根细长，达 1 m 左右，串生数个块根，块根卵圆形、球形或团块状，外皮黄棕色，内面浅黄色，味苦。分枝纤细，圆柱形，有纵条纹。叶纸质至薄革质，披针形、长圆状披针形或卵状披针形，长 6～16 cm，宽 2～8 cm，先端渐尖或急尖，基部箭形或戟形，弯曲常很深，后裂片圆、钝或短尖，有时 2 裂片彼此重叠，通常仅脉上被短硬毛。花单性异株，黄白色，组成总状花序或圆锥花序，腋生，疏散；雄花序常几个簇生，雌花序常单生；雄花萼片 6，2 轮；花瓣 6，短于萼片；雄蕊 6，离生。核果近球形，白色，熟时红色，秋季成熟；内果皮近半球形，宽 6～9 mm。

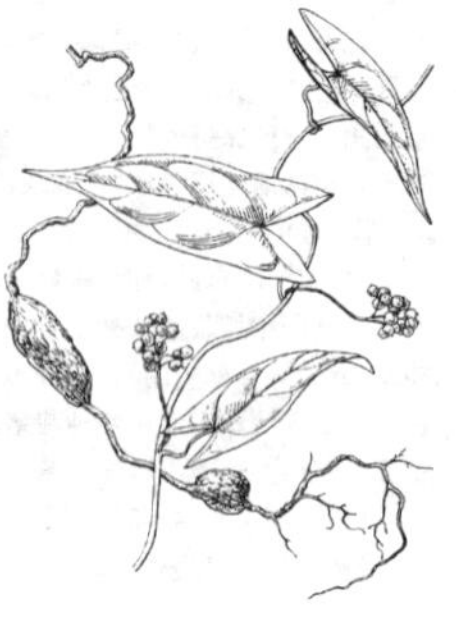

青牛胆

生于山谷溪边疏林下或石缝间。分布于江西、湖北、湖南、广东、广西、四川、贵州、陕西等地。

同属植物在产地作金果榄药用的尚有：① 毛柄青牛胆 *T. capillipes* Gagnep. 分布于湖北、湖南、广东、广西、贵州。② 云南青牛胆 *T. sagittata* (Oliv.) Gagnep. var. *yunnanensis* (S. Y. Hu) H. S. Lo 分布于广西、云南。

【采收加工】 9～11 月间挖取块根，切片，烘干或晒干。

【药材】 金果榄 *Tinosporae Radix* 产于广西、湖南、贵州、四川等地。

性状 块根呈不规则圆块状，长 5～10 cm，直径 3～6 cm。表面棕黄色或淡褐色，粗糙不平，有深皱纹。质坚硬，不易击碎、破开，横断面淡黄白色，导管束略呈放射状排列，色较深。无臭，味苦。

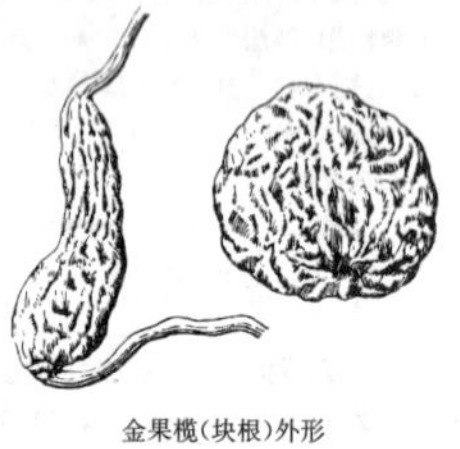

金果榄(块根)外形

鉴别 (1) 块根横切面：木栓层为数至 10 余列细胞。皮层狭窄。中柱鞘为由2～4 列石细胞组成的环带，石细胞含草酸钙方晶。韧皮部较窄。木质部导管径向断续排列，四周被木纤维包围。射线宽阔。本品薄壁细胞含淀粉粒。

(2) 薄层色谱：取本品粉末 1 g，加甲醇 40 ml，回流提取 1 h，滤过，作为供试品溶液；另取盐酸巴马汀、盐酸药根碱对照品，分别加甲醇制成每 1 ml 含 0.5 mg 的溶液，作为对照品溶液。吸取供试品溶液及对照品溶液各 4 μl，分别点于同一硅胶 G 薄层板上，以苯-醋酸乙酯-甲醇-异丙醇-浓氨试液(12∶6∶3∶3∶1)为展开剂，置氨蒸气预饱和的展开缸内，展开，取出，晾干，置紫外光灯(365 nm)下检视。供试品色谱中，在与对照品色谱相应的位置上，显相同颜色的荧光斑点。

品质标志 《中华人民共和国药典》2010 年版规定：照高效液相色谱法测定，本品干燥品含古伦宾($C_{20}H_{22}O_6$)不得少于 1.0%。

【成分】 根含掌叶防己碱，药根碱，古伦宾(columbin)，非洲防己碱(columbamine)，千金藤宁碱(stepharanine)，去氢分离木瓣树胺(dehydrodiscretamine)，蝙蝠葛任碱(menisperine)，木兰花碱(magnoflorine)；还含甾类：2-去氧-甲壳甾酮(2-deoxycrustecdysone)，2-去氧-3-表-甲壳甾酮(2-deoxy-3-epicrus-tecdysone)，2-去氧-甲壳甾酮-3-*O*-*β*-吡喃葡萄糖苷(2-deoxycrustecdysone-3-*O*-*β*-glucopyranoside)。

【药理】 1. 抗炎镇痛作用 金果榄乙醇提取物对小鼠二甲苯致耳肿胀、醋酸致小鼠腹腔毛细血管通透性增加、鸡蛋清致大鼠足趾肿胀及棉球肉芽增生均有明显的抑制效果。

2. 抑菌作用 金果榄有较广的抗菌效应，包括金黄色葡萄球菌、表皮葡萄球菌、八叠球菌、洛菲化不动杆菌等。

3. 抗应激作用 金果榄提取物对束缚法所致大鼠肾上腺增生有抑制作用，对大鼠应激性外周皮质酮升高有显著抑制作用，表明金果榄可提高抗应激能力。

毒性 煎剂给小鼠灌胃 LD_{50} 为 18.14±0.04 g/kg，腹腔注射 LD_{50} 为 9.49±0.023 g/kg。

【炮制】 取原药材，除去杂质，浸泡至七成透，切厚片，干燥。

饮片性状 本品为不规则的类圆形或椭圆形厚片。表面淡黄白色，维管束淡棕色呈放射状排列，粉性。周边棕黄色或淡褐色，质硬，气淡，味苦。

贮干燥容器内，密闭，置干燥处，防霉，防蛀。

【药性】 苦，寒。归肺、胃经。

1.《药性考》："苦，大寒。"

2.《纲目拾遗》："性凉。"

3.《本草再新》："味甘、酸，性寒，无毒。入脾、肾二经。"

4. 南药《药材学》："入心、肺、胃经。"

5.《安徽中草药》："有小毒。"

【功用主治】 清热，解毒，利咽，消痈。主治咽喉肿痛，白喉，口舌糜烂，热毒下痢，痄腮，乳痈，痈疽疔毒。

1.《药性考》："解毒。咽喉痹急，口烂宜服。痈疽发背，焮赤疔疾，蛇蝎虫伤，磨涂痛伏。治目痛耳胀，热嗽，岚瘴，吐衄，一切外症效。"

2.《柑园小识》："祛内外结热，遍身恶毒，消瘴疠，双单蛾及齿痛，切薄片含之，极神效，磨涂疔疮肿毒，立消。"

3.《百草镜》："凡肿毒初起，好醋磨傅，露出患头，初起者消，已成者溃。咽喉一切症，煎服一二钱即效。如喉中疼烂，用三钱为末，加冰片一分吹之。"

4. 广州部队《常用中草药手册》："清热解毒，利咽止痛。治急性咽喉炎，扁桃体炎，热咳失音，菌痢，疔毒，跌打，蛇伤。"

5.《中国民族药志》："主治胆囊炎，肝炎，肾炎，盆腔炎，胃热痛，铜钱癣。"

【用法用量】 内服：煎汤，3～9 g；研末，每次 1～2 g。外用：捣敷或研末吹喉。

【宜忌】 脾胃虚弱以及无热毒结滞者慎服。

【选方】 1. 治急性扁桃体炎 鲜青牛胆 6 g，连翘、牛蒡子各 9 g，煎服。另取青牛胆研极细末，吹喉，每日 2 次。(《安徽中草药》)

2. 治胃痛 金果榄块根 3 g，两面针根 1.5 g，香附块茎 3 g。共研末，开水冲服，每日 1 剂，分 3 次服。

3. 治痈疖 金果榄磨水，加冰片少量，调匀搽患处。(2、3 方出自《中国民族药志》)

4. 治水火烫伤 青牛胆、土大黄、生地榆各等量。研细末，麻油调，涂患处。(《安徽中草药》)

【临床报道】 1. 治疗咽喉炎等 将金果榄水煎提取浓缩，制成胶囊剂服用，每 1 g 相当生药 20 g，每粒胶囊 0.3 g，成人每次服 4 粒，每日 3 次。治疗咽喉炎 78 例、急性扁桃体炎 10 例、上呼吸道感染 76 例、肺炎 40 例、气管炎 42 例、急性胃肠炎 24 例等共 270 例，总有效率为 94.8%，其中治愈率 50.4%。

2. 治疗静脉炎 将九牛胆的阴干块根，于盛有 75%乙醇的粗容器内磨糊，以之涂于患处。治疗静脉炎(7 例为因输液所致之无菌性静脉炎，1例为血栓性静脉炎）8例57次，效果满意。

2910 金鱼藻 jīn yú zǎo（《全国中草药汇编》）

【异名】 藻（《植物名实图考》），细草、软草（《四川中药志》1960年版），鱼草（《重庆药物》）。

【基原】 为金鱼藻科金鱼藻属植物金鱼藻的全草。

【原植物】 金鱼藻 *Ceratophyllum demersum* L. 又名：聚藻（《植物学大辞典》），松藻（《中国高等植物图鉴》）。

多年生沉水草本，全株暗绿色。茎细柔，长20～60 cm，有分枝。叶轮生，每轮6～8叶；无柄；叶片长5～25 mm，2歧或细裂，裂片线状，长1.5～2.5 cm，具刺状小齿。花小，单性，雌雄同株或异株，腋生，无花被；总苞片8～12，钻状；雄花具多数雄蕊；雌花具雌蕊1枚，子房上位，长卵形，1室，花柱呈钻形。小坚果，卵圆形，光滑。花柱宿存，基部具刺。花期6～7月，果期8～10月。

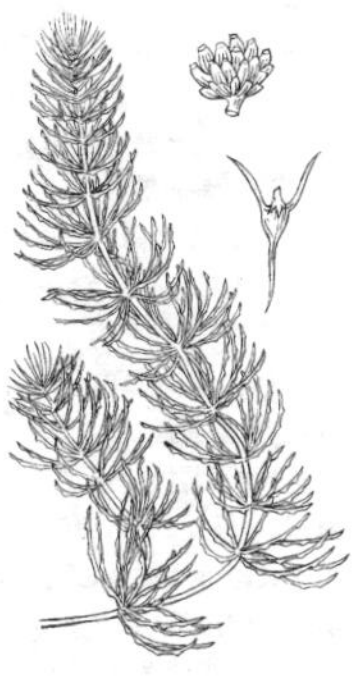

金鱼藻

生于海拔2 700 m以下的淡水池沼、湖泊及河沟中，常生于1～3 m深的水域中，形成密集的水下群落。全国大部分地区均有分布。

【采收加工】 7～10月采收，晒干。

【药性】 甘、淡，凉。

1.《四川中药志》1960年版："性凉，味淡，无毒。"

2.《福建药物志》："甘，凉。"

【功用主治】 凉血，利尿。主治血热吐血、咳血，热淋涩痛。

1.《四川中药志》1960年版："治内伤出血。"

2.《福建药物志》："凉血止血，清热利尿。主治吐血，咳血，淋病，咳嗽，大便秘结。"

【用法用量】 内服：煎汤，3～6 g；或入散剂。

【宜忌】 虚寒性出血，以及大便溏泄者禁服。

【选方】 1. 治内伤吐血 ① 细草、仙桃草、见血清各等分。烘干打粉，每服9 g，童便送服。（《重庆草药》） ② 金鱼藻、龙牙菜等量。为末，用童便下，每服9 g。（江西药科学校《草药手册》）

2. 治慢性气管炎 金鱼藻从水中捞出以后，立即洗净，阴干或烘干。可制成散剂、水丸或蜜丸，每次服1.5～2 g，每日2～3次。用量过大，有口干、腹泻等副作用，减量以后会自行缓解，不必治疗。（《全国中草药汇编》）

2911 金沸草 jīn fèi cǎo（《本经》）

【异名】 金佛草、白芷胡（《分类草药性》），旋覆梗、黄花草（《苏州本产药材》），毛柴胡、黄柴胡（《重庆草药》）。

【基原】 为菊科旋覆花属植物旋覆花、欧亚旋覆花和线叶旋覆花的全草。

【原植物】 1. 旋覆花 *Inula japonica* Thunb.

2. 欧亚旋覆花 *I. britanica* L.

以上两种参见"旋覆花"条。

3. 线叶旋覆花 *I. linariifolia* Turcz. 又名：条叶旋覆花。

本种与上两种的区别为：叶线状披针形，边缘反卷，基部渐狭，无小耳。头状花序直径1.5～2.5 cm；总苞片外面有腺，被柔毛。

生于海拔150～500 m的山坡、荒地、路旁、河岸等处。分布于辽宁、吉林、黑龙江等地。

【采收加工】 9～10月采收，晒干。

【炮制】 1. 金沸草 取原药材，除去杂质，喷清水，闷润至软，切中段，干燥，过筛除去灰屑。

2. 蜜制金沸草 取炼蜜用适量开水稀释后，加入金沸草拌匀，闷透，置锅内，用文火加热，炒至不粘手时，取出放凉。每金沸草100 kg，用炼蜜20 kg。

饮片性状 茎、叶、花混合呈不规则的段片状。茎呈圆柱形，表面绿褐色或棕褐色，疏被短柔毛，有多数细纵纹，质脆，切面黄白色，中部有白色的髓或中空。叶全缘，边缘多反卷，黑绿色或暗绿色，上表面近无毛，下表面被短柔毛，质脆。花扁球形，舌状花冠黄白色，气微，味微苦。炙后呈黑色，显光亮。

贮干燥容器内，置通风干燥处。

【药材】 金沸草 *Inulae Herba* 主产于河南、江苏、河北、浙江、安徽等地。

性状 条叶旋覆花 茎呈圆柱形，上部分枝，长30～70 cm，直径0.2～0.5 cm；表面绿褐色或棕褐色，疏被短柔毛，有多数细纵纹；质脆，断面黄白色，髓部中空。叶互生，叶片条形或条状披针形，长5～10 cm，宽0.5～1 cm，先端尖，基部抱茎，全缘，边缘反卷，上表面近无毛，下表面被短柔毛。头状花序顶生，直径0.5～1 cm，冠毛白色，长约0.2 cm。气微，味微苦。

旋覆花 叶片椭圆状披针形，宽1～2.5 cm，边缘不反卷。头状花序较大，直径1～2 cm，冠毛长约0.5 cm。

鉴别 茎横切面：旋覆花 表皮细胞1列，外被角质层。皮层细胞5～10列，胞间隙大而明显；内皮层细胞1列，扁平长方形，径向壁有时可见凯氏点。维管束外韧型，13～20个排列成环，韧皮部狭。初生韧皮纤维束新月形，位于韧皮部外侧；木质部由导管、木薄壁细胞、木纤维组成，细胞均木化，木射线细胞数列，常木化。髓周常有数列细胞木化，中心细胞破碎成空洞。

叶表面观：上下表皮细胞多角形，垂周壁强烈波状弯曲。气孔不定式，少数不等式。非腺毛多分布于叶片下表面，由4～7个细胞组成，顶部细胞较长，常断折；腺毛棒槌形，只存在于叶片下表面，单列或双列，5～18个细胞组成，外面有膨大的角质囊。

【成分】 1. 旋覆花 地上部分含内酯类：旋覆花次内酯（inulicin），蒲公英甾醇（taraxasterol），旋覆花内酯（inuchinenolide）A、B、C，欧亚旋覆花内酯（britanin），银胶菊素（tomentosin），4-表异黏性旋覆花内酯（4-epiisoinuviscolide），豚草素（ivalin），天人菊内酯（gaillardin），15-去氧-顺，顺-蒿叶内酯（15-deoxy-*cis*, *cis*-artemisifolin），secoeudesmanolide A、B。

2. 欧亚旋覆花 地上部分含欧亚旋覆花内酯；黄酮类：槲皮素（quercetin），槲皮黄苷（quercimeritrin），异槲皮苷（isoquercitrin），槲皮万寿菊苷（quercetagitrin），万寿菊苷（patulitrin），尼泊尔黄酮苷（nepitrin），木犀草素（luteolin），6-羟基木犀草素-7-葡萄糖苷（6-hydroxyluteolin-7-glucoside），槲皮素-7-葡萄糖醛酸基葡萄糖苷（quercetin-7-glucuronoglucoside），6-羟基木犀草素-7-二葡萄糖苷（6-hydroxyluteolin-7-diglucoside），马栗树皮素（esculetin），东莨菪素（scopoletin）；还含有机酸：绿原酸（chlorogenic acid），异绿原酸（isochlorogenic acid），水杨酸（salicylic acid），对羟基苯甲酸（*p*-hydroxybenzoic acid），原儿茶酸（protocatechuic acid），香草酸（vanillic acid），丁香酸（syringic acid），对羟基苯乙酸（*p*-hydroxyphenylacetic acid），对香豆酸（*p*-coumaric acid），咖啡酸（caffeic acid），阿魏酸（ferulic acid），10-羟基-8，9-环氧百里香酚异丁酸酯（10-hydroxy-8，9-epoxythymolisobutyrate），3β-羟基-2α-千里光酰氧基异土木香内酯（3β-hydroxy-2α-senecioyloxylisoalantolactone），15-去氧-顺，顺-蒿叶内酯；萜类及黄酮类：3β，16β-二羟基羽扇豆醇-3-棕榈酸酯（3β，16β-dihydroxylupeol-3-palmitate），3β，16β-二羟基羽扇豆醇-3-肉豆蔻酸酯（3β，16β-dihydroxylupeol-3-myristate），6-羟基山柰酚-3-硫酸酯（6-hydroxykaempferol-3-sulphate），表无羁萜醇（epifriedelinol），β-香树脂醇棕榈酸酯（β-amyrin palmitate），13(18)-齐墩果烯-3-乙

酸酯〔olean-13(18)-en-3-acetate〕，谷甾醇-3-葡萄糖苷（sitosteryl-3-glucoside)，槲皮素-3-磺酸酯（quercetin-3-sulphate)，槲皮素-3-葡萄糖苷（quercetin-3-glucoside)，6-甲氧基槲皮素-7-葡萄糖苷（6-methoxyquercetin-7-glucoside)，槲皮素-7-葡萄糖苷（quercetin-7-glucoside)，6-甲氧基木犀草素-7-葡萄糖苷（6-methoxyluteolin-7-glucoside)；还含二萜苷：17-*O*-*β*-*D*-吡喃葡萄糖-16*β*-*H*-贝壳杉-19-酸（17-*O*-*β*-*D*-glucopyranosy-16*β*-*H*-ent-kauran-19-oic acid)，17-*O*-*β*-*D*-吡喃葡萄糖-16*β*-*H*-贝壳杉-19-酸-19-*O*-*β*-*D*-葡萄糖苷（17-*O*-*β*-*D*-glucopyranosy-16*β*-*H*-*ent*-kauran-19-oic acid-19-*β*-*D*-glucopyranoside)；倍半萜内酯：4*α*，5*β*-环氧泽兰内酯（4*α*，5*β*-epoxyeupatolide)，4*α*，5*β*-环氧去乙酰基卵南美菊素（4*α*，5*β*-epoxydesacetylovatifolin)，5*α*-hydroxydehydroleucodin，14-hydroxy-2-oxoguaia-1(10)，3-dien-5*α*，11*β**H*-12，6*α*-olide，2-oxo-8*α*，10*β*，dihydroxyguai-3-en-1*α*，6*β*，11*β**H*-12，6-olide。

【药理】 抗病原微生物作用　金沸草煎剂 5 mg/ml 用原代人胚肌皮单层细胞培养法，表明对单纯疱疹病毒（Ⅰ型）有抑制作用。100%全草煎剂用平板纸片法，对金黄色葡萄球菌、肺炎链球菌、铜绿假单胞菌、大肠杆菌有抑制作用。

【药性】 咸，温。归肺、大肠经。

1.《药性能毒》："咸、甘，微温。"

2.《明医指掌》："寒。"

3.《四川中药志》1960 年版："性温，味咸，有小毒。入肺、大肠二经。"

【功用主治】 散风寒，化痰，止咳，消肿。主治风寒咳嗽，痰喘，疔疮肿毒，风湿疼痛。

1.《日华子》："止金疮血。"

2.《纲目》："治疔疮肿毒。"

3.《药性能毒》："消胸上痰结唾如胶漆，去头目风，治噫气，除风湿痹。"

4.《明医指掌》："消痰止嗽，明目祛风。"

5.《天宝本草》："清肺除热，散寒去火。治呕喘咳嗽，吐衄，开窍通淋。"

6.《分类草药性》："治小儿盐咳，盐吼，并冲米汁服。"

【用法用量】 内服：煎汤，3～9 g；或鲜用捣汁。外用：捣敷；或煎水洗。

【宜忌】《四川中药志》1960 年版："阴虚劳咳及温热燥嗽者忌用。"

【选方】 1. 治咳嗽痰喘胸闷　金佛草、前胡、制半夏、枳壳各 9 g。水煎服。（《宁夏中草药手册》）

2. 治风湿骨痛　金沸草、络石藤各 15 g，煎服。另用鲜蓖麻叶适量，煨热敷患处，干则更换。（《安徽中草药》）

2912 金线兰 jīn xiàn lán（《全国中草药汇编》）

【异名】 金丝线、金耳环（《广西药用植物名录》），鸟人参、金线虎头蕉、金线入骨消（《浙南本草新编》），金线莲、金钱草、金线石松（《福建药物志》）。

【基原】 为兰科开唇兰属植物花叶开唇兰和金线兰的全草。

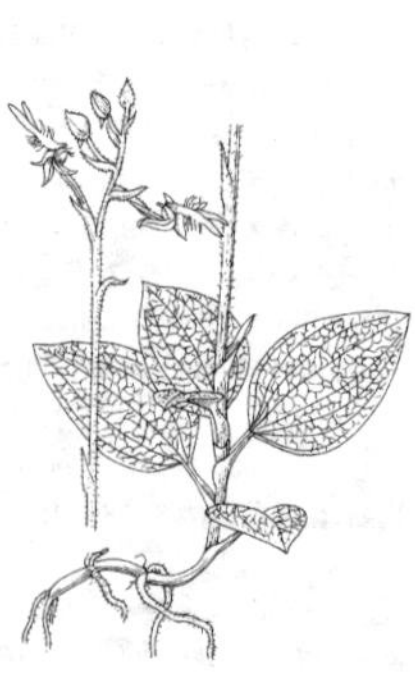
花叶开唇兰

【原植物】 1. 花叶开唇兰 *Anoectochilus roxburghii* (Wall.) Lindl.［*Chrysobaphus roxburghii* Wall.］

陆生植物，高 10～18 cm。根茎匍匐，伸长。叶互生，茎下部具 2～4 叶；叶柄长 4～10 mm，基部扩展呈鞘状抱茎；叶片卵状椭圆形，长 1.5～3.5 cm，宽 1～3 cm，先端急尖，基部圆形，上面黑紫色有金黄色脉网，下面带淡紫红色，弧形脉 5～7 条。总状花序，疏生2～6 朵花，花序轴被柔毛；苞片卵状披针形，淡紫色，先端尾尖；花淡紫色，外面被短柔毛；中萼片卵形，向内凹陷，先端钝；侧萼片长圆状椭圆形，稍偏斜，较长而稍狭，先端稍尖；花瓣近镰刀形，短于萼片并和中萼片靠合成兜；唇瓣 2 裂，呈"Y"字形，裂片舌状条形，爪长 5 mm，两侧各具 6 条流苏状细条，基部具距，距末端指向唇瓣，中部生有胼胝体。花期 9～10 月。

生于阔叶林下或竹林下阴湿处。分布于西南及浙江、福建、广东、广西、海南等地。

2. 金线兰 *A. formosanus* Hayata

与上种主要区别：叶片卵形，长 2～5 cm，宽 1～3 cm，上面有细小鳞片状脉网，有光泽，下面暗红色，幼叶叶脉为金黄色，老叶叶脉呈橙红色。总状花序，具 2～3 朵花；花淡红色，中萼片圆形，先端急尖，外面被长硬毛，内面无毛，极凹，与花瓣粘合成盔；侧萼片卵状长圆形，极偏斜，先端急尖，外面被长硬毛，内面无毛；花瓣半卵圆形，极偏斜；唇瓣深 2 裂，呈"Y"字形，裂片狭长圆形，先端钝，两侧具流苏状细条，距长约 4 mm，基部前方生有 2 个胼胝体。花期 8～9 月，果期 9～10 月。

生于海拔 200～1 400 m 的常绿阔叶林或竹林下枯枝落叶阴湿处。分布于福建、台湾等地。

【采收加工】 6～10 月采收，鲜用或晒干。

【成分】 金线兰全草含：3-吡喃葡萄糖基-4-羟基丁酸糖苷及其衍生物：3-吡喃葡萄糖基-4-异丙氧基丁酸（3-glcopyranosyloxy-4-isopropoxybutyric acid)，3-吡喃葡萄糖基-4-羟基丁酸甲酯（3-glcopyranosyloxy-4-hydroxybutyric acid methyl ester)，3-吡喃葡萄糖基-4-丁酸内酯（3-glcopyranosyloxy-4-butyrolactone)。还含较多量的脂肪与维生素 C。另含矿物元素钙、磷、钾、钠、镁、铁、锰、锌、铜。

【药理】 1. 保肝作用　金线兰水提取物大鼠腹腔注射可明显降低由四氯化碳（CCl_4）引起的血清丙氨酸氨基转移酶和天冬氨酸氨基转移酶的急性升高，金线兰治疗能同时改善肝脏组织学改变，诸如坏死、脂肪变性、气球样变性、淋巴细胞及枯否细胞在中心脉周围的炎性渗出。

2. 抗炎作用　大鼠腹腔注射金线兰水提取物在给予角叉莱胶后 4 小时开始显示迟延性抗炎活性。有人对三种不同来源的金线兰（野生、人工栽培、组织培养的金线兰）进行抗炎作用比较，结果三种不同来源的金线兰水煎液均显示有一定的抗炎作用。

3. 镇静、镇痛作用　金线兰能减少小鼠的自发活动；降低小鼠醋酸扭体反应的发生率。

毒性　野生、人工栽培及组织培养的 3 种金线兰对小鼠口服的最大耐受量分别为 100 g(生药)/kg、85 g(生药)/kg、42.5 g(生药)/kg。

【药性】 甘，凉。

1.《全国中草药汇编》："甘、平。"

2.《浙江药用植物志》："淡，微温，有小毒。"

【功用主治】 凉血祛风，除湿解毒。主治肺热咳嗽，咯血，尿血，小儿惊风，破伤风，水肿，风湿痹痛。

1.《全国中草药汇编》："清热凉血，除湿解毒。主治肺结核咯血，糖尿病，肾炎，膀胱炎，重症肌无力，风湿性及类风湿性关节炎，毒蛇咬伤。"

2.《浙江药用植物志》："祛风湿，舒筋络。"

3.《福建药物志》："主治咯血，支气管炎，结核性脑膜炎，乳糜尿，血尿，泌尿道结石，小儿急惊风，小儿破伤风。"

【用法用量】 内服：煎汤，9～15 g。外用：鲜品捣敷。

【选方】 1. 治风湿性及类风湿关节炎 金线兰 30 g，同猪肉(切勿带骨)120 g 炖熟，冲入黄酒适量。每日服 1～2 次。分 2 日服完。(《全国中草药汇编》)

2. 治小儿急惊风 金线莲 3～9 g，八角莲 3 g，水煎服。(《福建药物志》)

2913 金线草 jīn xiàn cǎo (江西《草药手册》)

【异名】 重阳柳、蟹壳草(《花镜》)，毛蓼、白马鞭(《植物名实图考》)，人字草、九盘龙(《广西中药志》)，毛血草(《贵州民间药物》)，野蓼、一串红(江西《草药手册》)，蓼子七、化血七、大蓼子(《万县中草药》)。

【基原】 为蓼科金线草属植物金线草、短毛金线草的全草。

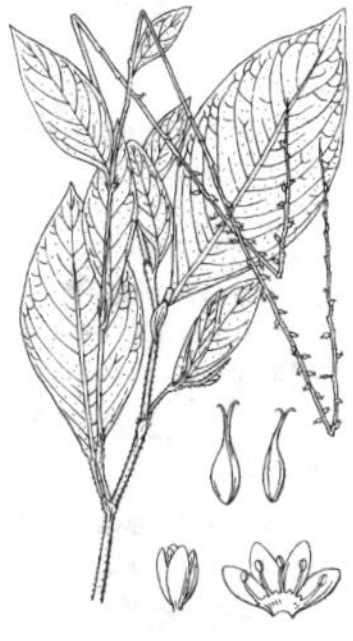
金线草

【原植物】 1. 金线草 *Antenoron filiforme* (Thunb.) Roberty et Vautier [*Polygonum filiforme* Thunb.]

多年生直立草本，高 50～100 cm。根茎横走，粗壮，扭曲。茎节膨大。叶互生；有短柄；托叶鞘筒状，抱茎，膜质；叶片椭圆形或长圆形，长 6～15 cm，宽 3～6 cm，先端短渐尖或急尖，基部楔形，全缘，两面有长糙伏毛，散布棕色斑点。穗状花序顶生或腋生；花小，红色；苞片有睫毛；花被 4 裂；雄蕊 5；柱头 2 歧，先端钩状。瘦果卵圆形，棕色，表面光滑。花期秋季，果期冬季。

生于山地林缘、路旁阴湿地。分布于山西、江苏、浙江、安徽、江西、山东、河南、湖北、广东、广西、四川、贵州、陕西等地。

2. 短毛金线草 *A. neofiliforme* (Nakai) Hara

本种与金线草的主要区别为：叶先端长渐尖，两面有短糙伏毛。分布于西南及江苏、浙江、安徽、江西、山东、河南、湖北、陕西、甘肃等地。

本植物的根(金线草根)亦供药用，另设专条。

【采收加工】 7～10 月采收，晒干或鲜用。

【药性】 辛、苦，凉，小毒。

1.《广西中药志》："辛、涩，温，有小毒。入脾经。"

2. 南药《中草药学》："辛、苦，微寒。"

【功用主治】 止血，除湿，散瘀，止痛。主治咳血，吐血，便血，血崩，泄泻，痢疾，胃痛，痛经，产后血瘀腹痛，跌打损伤，风湿痹痛，瘰疬，痈肿。

1.《广西中药志》："祛风止痛，健脾燥湿，散瘀消肿。治霍乱吐泻，风湿痛，痈肿，瘰疬。"

2.《广西本草选编》："行气止痛，活血调经。主治胃脘痛，月经不调，白带，痢疾，腹痛泄泻，外伤出血。"

3. 南药《中草药学》："止血，解毒，散瘀。治肺结核咳血，经期、产后瘀阻腹痛，胃痛。"

4.《广西民族药简编》："捣烂敷伤口周围，治毒蛇咬伤。"

【用法用量】 内服：煎汤，9～30 g。外用：煎水洗或捣敷。

【宜忌】 《广西本草选编》："孕妇忌服。"

【选方】 1. 治初期肺痨咯血 金线草茎叶 30 g，水煎服。(江西《草药手册》)

2. 治痢疾 鲜金线草、龙芽草各 30 g，水煎服。(《福建药物志》)

3. 治经期腹痛，产后瘀血腹痛 金线草 30 g，甜酒 50 ml。加水同煎，红糖冲服。(江西《草药手册》)

4. 治风湿骨痛 人字草、白九里明各适量，煎水洗浴。(《广西中药志》)

2914 金荞麦 jīn qiáo mài (《植物名实图考》)

【异名】 赤地利(《新修本草》)，赤薜荔(《纲目》)，金锁银开、天荞麦根(《李氏草秘》)，开金锁(《本草从新》)，透骨消(《植物名实图考》)，苦荞头、铁石子(《天宝本草》)，野荞子(《分类草药性》)，荞麦三七(《浙江民间常用草药》)，野荞麦根、苦荞麦根(《上海常用中草药手册》)，荞当归(《陕西中草药》)。

【基原】 为蓼科荞麦属植物金荞麦的根茎。

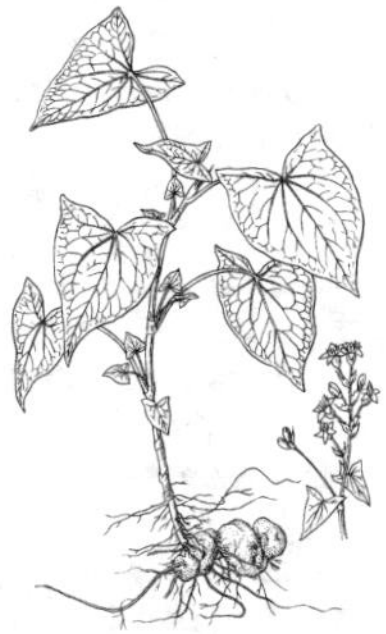
金荞麦

【原植物】 金荞麦 *Fagopyrum dibotrys* (D. Don) Hara [*F. cymosum* (Trev.) Meisn.] 又名：五毒草、五蕺、蛇罔(《本草拾遗》)，天荞麦(《李氏草秘》)，野荞麦(《南京地区常用中草药》)，苦荞麦(《广西药用植物名录》)。

多年生宿根草本，高 0.5～1.5 m。主根粗大，呈结节状，横走，红棕色。茎直立，多分枝，具棱槽，淡绿微带红色，全株微被白色柔毛。单叶互生，具柄，柄上有白色短柔毛；叶片为戟状三角形，长宽约相等，但顶部叶长大于宽，一般长 4～10 cm，宽 4～9 cm，先端长渐尖或尾尖状，基部心状戟形，顶端叶狭窄，无柄抱茎，全缘成微波状，下面脉上有白色细柔毛；托叶鞘抱茎。秋季开白色小花，为顶生或腋生、稍有分枝的聚伞花序；花被片 5；雄蕊 8，2 轮；雌蕊 1，花柱 3。瘦果呈卵状三棱形，红棕色。花期 7～8 月，果期 10 月。

生于路边、沟旁较阴湿地。分布于华东、中南、西南及陕西、甘肃等地。

本植物的茎叶(金荞麦茎叶)亦供药用，另设专条。

【栽培】 生物学特性 适应性较强，喜温暖气候，适宜生长的温度为 15～30 ℃，在 −10 ℃左右地区栽培可以安全越冬。土壤以肥沃疏松的砂质壤土生长较好，黏土及排水不良的低洼地不宜种植。

繁殖方法 种子繁殖、根茎繁殖或扦插繁殖。种子繁殖：春播或秋播，春播在 4 月，秋播在 10 月。根茎繁殖：在春季将根茎挖出，选取健康根茎切成小段，以根茎幼嫩部分及根茎芽胞作繁殖材料。扦插繁殖：在夏季剪取组织充实的枝条，长 15～20 cm，具节 2～3 个，插条深 2/3，行距 12 cm×9 cm。

田间管理 在苗期要勤除杂草，松土 2～3 次，追肥可在苗高 50～60 cm 或开花前施 1 次化肥，每亩 15～20 kg。雨季注意排水，干旱时应适当浇水。

病虫害防治 桃蚜在发生期喷药液，冬季清园，将枯枝和落叶深埋或烧毁。病毒病可选无病株留种，注意防治虫害。

【采收加工】 8～10 月地上部分枯萎后采收，先割去茎叶，将根刨出，选出作种用根茎后，晒干或阴干，或 50 ℃内炕干也可。

【药材】 金荞麦 *Fagopyri Dibotryis Rhizoma* 主产于江苏、浙江等地。

性状 根茎呈不规则团块或圆柱状，常有瘤状分枝，顶端有的有茎残基，长 3～15 cm，直径 1～4 cm。表面棕褐色，有横向环节及纵皱纹，密布点状皮孔，并有凹陷的圆形根痕及残存须根。质坚硬，不易折断，断面淡黄白色或淡棕红色，有放射状纹理，中央髓部色较深。气微，味微涩。

鉴别 (1) 粉末特征：淡红色。淀粉粒甚多,单粒类球形、椭圆形或卵圆形,直径 5～48 μm,脐点点状、星状、裂缝状或飞鸟状,位于中央或偏于一端,大粒可见层纹;复粒由 2～4 粒组成;半复粒可见。木纤维成束,直径 10～38 μm,纹孔呈单斜纹孔或十字形纹孔。草酸钙簇晶直径 10～62 μm。木薄壁细胞类方形、椭圆形,直径 28～37 μm,长约至100 μm,壁厚约5 μm,胞腔可见稀疏的纹孔。具缘纹孔及网纹导管直径21～83 μm。

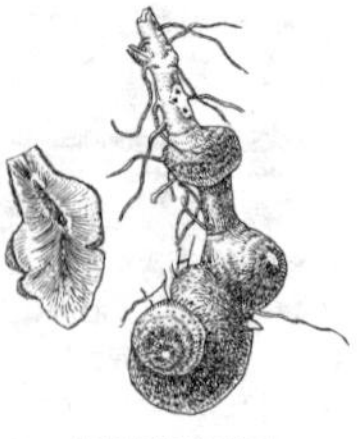

金荞麦(根茎)外形

(2) 取本品粗粉 1 g,加乙醇 50 ml 回流提取 2 小时,取乙醇提取液 1～2 滴,置试管中,加花色素试剂(正丁醇 60 ml 与 40%盐酸 40 ml 混合,再加入 $FeSO_4 \cdot 7H_2O$ 77 mg 溶解)2 ml,在沸水浴上加热 5 分钟,溶液呈樱红色(检查还原花色苷元二聚物)。

(3) 电泳：取醇提液点在新华 1 号滤纸条上 (5 cm × 30 cm),用硼酸-硼砂缓冲液(pH8.8),电压 200 V,电流0.3 mA,电泳 7 小时,晾干,观察荧光后,喷对甲苯磺酸试剂(20%乙醇液),100 ℃烤 5 分钟,约在离原点 17 cm 处有红棕色斑点。

【成分】 根茎含黄酮类：双聚原矢车菊素(dimeric procyanidin),海柯皂苷元(hecogenin),β-谷甾醇(β-sitosterol),鞣质(tannin)及对香豆酸(p-coumaric acid),阿魏酸(ferulic acid)的糖苷。还含有左旋表儿茶素(epicatechin),3-没食子酰表儿茶素(3-galloyl epicatechin),原矢车菊素(procyanidin)B-2、B-4 和原矢车菊素 B-2 的 3, 3′-双没食子酸酯(3, 3′-digalloylprocyanidin)。

【药理】 1. 抗癌作用 金荞麦根水煎剂灌胃,对小鼠 Lewis 肺癌和宫颈癌 U_{14} 均有显著的抑制作用,雌性小鼠的疗效较雄性小鼠为好。金荞麦根素(FCR)是从金荞麦根中提出的一类综合性单宁混合物,浓度为 125 μg/ml 时,对肺腺癌(GLC)、宫颈鳞癌(HeLa)、鼻咽鳞癌(KB)细胞生长的抑制率分别为 84.5%、78.9%、100%,使癌细胞的膜、RNA、DNA 代谢、核分裂受损伤。还发现 FCR 有显著抑制 GLC、HeLa、KB 及胃腺癌(SGC)细胞克隆形成的作用,抑制率与浓度呈正比关系。金荞麦根的有效化学提取物能明显抑制癌细胞内的核酸代谢,其抑制作用与同浓度的阳性对照氟尿嘧啶近似。金荞麦提取物在200 mg/kg 剂量下能有效抑制 B_{16}、BL_6 黑色素瘤细胞在 C_{57}/BL_6 小鼠体内自发性肺转移。

2. 促进免疫功能作用 口服金荞麦 E 不仅能显著提高正常小鼠网状内皮系统的吞噬指数 K 及吞噬指数 α,而且能对抗化疗药物氟尿嘧啶和环磷酰胺诱导的小鼠网状内皮系统吞噬功能低下的副作用,同时还能提高荷瘤小鼠网状内皮系统的吞噬指数 α。

3. 解热抗炎作用 本品浸膏 2.6 g/kg 连续灌服 2 次,对伤寒菌苗所致家兔发热有明显解热作用,小鼠静脉注射黄烷醇 50 mg/kg 可显著抑制巴豆油所致鼠耳肿胀,切除肾上腺后抗炎作用消失,表明其抗炎机制与肾上腺密切有关。黄烷醇还可抑制皮下注射酵母所致大鼠的足爪水肿。此外本品还能抑制大鼠皮肤被动过敏反应,表明有抗过敏作用。

4. 其他作用 金荞麦浸膏 83 mg/kg 腹腔注射,能增强小鼠腹腔巨噬细胞的吞噬功能,但巨噬细胞总数未见增多。三联菌苗致热家兔口服金荞麦浸膏有解热作用,给小鼠口服金荞麦浸膏有轻微的镇咳作用。

毒性 本品毒性甚小,但非口给药则有一定毒性,如部位 A 对小鼠灌胃的 LD_{50} 为 7.48 g/kg,腹腔注射的 LD_{50} 为 158 mg/kg。

【炮制】 取原药材,除去杂质,洗净,润软,切厚片,干燥,筛去灰屑。

饮片性状 为不规则的片状。切面木部黄白色或淡棕红色,有放射状纹理。外表皮棕褐色,密布点状皮孔,可见横向环节,有凹陷的圆形根痕及残留须根。气微,味微涩。

贮干燥容器内,置通风干燥处。

【药性】 酸、苦,寒。归肺、胃、肝经。

1.《本草拾遗》:"味酸,平。无毒。"

2.《本草从新》:"苦,平。"

3.《浙江民间常用草药》:"性寒,味辛。"

4. 南药《中草药学》:"入肺、肝经。"

【功用主治】 清热解毒,祛痰利咽,活血消痈。主治肺痈,肺热咳喘,咽喉肿痛,痢疾,跌打损伤,痈肿疮毒,蛇虫咬伤。

1.《新修本草》:"主赤白冷热诸痢,断血破血,带下赤白,生肌肉。"

2.《本草拾遗》:"主痈疽恶疮毒肿,赤白游疹,虫、蚕、蛇、犬咬,并醋摩敷疮上,亦捣茎叶敷之;恐毒入腹,亦煮服之。"

3.《李氏草秘》:"治乳痈风毒,入诸散毒药内,取根二分,生姜一分,水煎服。治败血久病不痊,又洗痔血。"(引自《纲目拾遗》)

4.《本草从新》:"祛风湿。治手足不遂,筋骨疼痛,与苍术、当归同用甚效。"

5.《纲目拾遗》:"治白浊,捣汁冲酒服。治喉闭,喉风喉毒,用醋磨漱喉。"

6.《植物名实图考》:"治跌打要药。""治损伤,活血,止痛,通关节。"

7.《天宝本草》:"治腰疼背痛,瘰疬,杨梅结毒,头风疼痛。"

8.《分类草药性》:"治气瘰,补中气,养脾胃。治疯犬咬伤。"

9.《全国中草药汇编》:"清热解毒,活血散瘀,健脾利湿。主治咽喉肿痛,肺脓疡,脓胸,肺炎,胃痛,肝炎,痢疾,消化不良,盗汗,痛经,闭经,白带;外用治淋巴结结核,痈疖肿毒,跌打损伤。"

【用法用量】 内服：煎汤,15～30 g;或研末。外用：捣汁或磨汁涂敷。

【选方】 1. 治肺脓疡 金荞麦 250 g,切碎,装入瓦罐中,加水或黄酒 1 250 ml,罐口密封,隔水小火蒸煮 3 小时,煎成约 1 000 ml,每次 20～40 ml,每日服 3 次。(《湖北中草药志》)

2. 治肺痈,咯吐脓痰 苦荞头 30 g,鱼腥草 30 g,甘草6 g,水煎服。(《四川中药志》1982 年版)

3. 治喉风喉毒 金锁银开,用醋磨,漱喉,涎痰去而喉闭自开。(《纲目拾遗》)

4. 治细菌性痢疾,阿米巴痢疾 金荞麦 15 g,焦山楂9 g,生甘草 6 g。煎服,每日 1 剂,分 2 次服。(《湖北中草药志》)

5. 治湿热黄疸 苦荞头 60 g,马蹄金 15 g,凤尾草 15 g,蔊菜 15 g,水煎服。(《四川中药志》1982 年版)

6. 治流火 鲜野荞麦根 250 g,水煎服。

7. 治脱肛 鲜野荞麦根 300 g,苦参 300 g。水煎,趁热熏。(6、7 方出自《天目山药用植物志》)

8. 治狂犬病、蛇虫咬伤 野荞麦根 15～30 g,水煎服;或鲜根、叶捣烂外敷。(《青岛中草药手册》)

9. 治痰核瘰疬,不拘何等疬痒结核初起者 用金锁银开(须鲜者),将根捣汁冲酒服;其茎叶用白水煮烂,和米粉作饼饵食之,不过二三服立消。(《纲目拾遗》)

10. 治跌打损伤 荞麦三七根 60 g,算盘子根 30 g,菊叶三七 15 g,水、酒各半煎服。(《湖南药物志》)

【临床报道】 1. 治疗肺脓肿 金荞麦根,洗净切片晒干,每 250 g 加水 1 250 ml,置瓦罐内,用竹箬封口,隔水文火蒸煮 3 小时,得棕色液体约 1 000 ml,加防腐剂。亦可用黄酒代水制成酒剂。每次 40 ml,儿童减量,每日服 3 次。据 506 例观察,痊愈 462 例,好转 44 例。多数患者在服药 1 星期左右退热。服药后可排出大量臭脓痰,一般 2 星期左右排尽。服药期间未发现不良副作用。

另据539例观察，除144例治疗好转但总的观察时间不足2个月即中断复查外，在经过复查的395例中，痊愈288例，好转33例。平均退热时间为9日，脓腔内液平面消失时间为14.7日，住院日数为22.8日。

2. 治疗喘息性慢性气管炎，肺气肿，肺心病　用金荞麦糖衣片口服，成人每次3～4片，每日3次，小儿酌减，10日为1个疗程。共治喘息性慢性支气管炎50例，结果近控者6例，显效14例，好转17例，无效13例，有效率为74.0%。起效时间最快在15～29分钟间，约3/4的患者在1.5小时内起效，药效维持时间在2小时以上者35例。常见的副作用以口干、头胀痛较多，但继续服药可逐渐缓解。

3. 治疗细菌性痢疾　用金荞麦水剂或片剂口服，水剂每次50 ml(儿童40 ml)，片剂每次10片，均日服3次(每8小时服1次)。共治疗菌痢80例，其中急性菌痢79例，慢性菌痢1例，结果，服用水剂者39例，治愈38例，无效1例，治愈率97.4%；服片剂者41例，治愈38例，无效3例，治愈率92.68%。总治愈率95%。

4. 治疗原发性痛经　金荞麦根50 g(鲜品70 g)为1剂，煎服2次，于正常月经来潮前3～5日用药。每次连服2剂，连服2个月经周期为1个疗程。据30例观察，服药2个疗程后，痊愈19例，好转9例，总有效率为93%。

2915 金挖耳 jīn wā ěr (《植物名实图考》)

【异名】 挖耳草(《重庆草药》)，朴地菊、劳伤草(《泉州本草》)，野向日葵、铁骨消、翻天印(《湖南药物志》)，倒盖菊、山烟筒头(广州空军《常用中草药手册》)，耳瓢草(《贵州草药》)。

【基原】 为菊科天明精属植物金挖耳的全草。

【原植物】 金挖耳 *Carpesium divaricatum* Sieb. et Zucc.

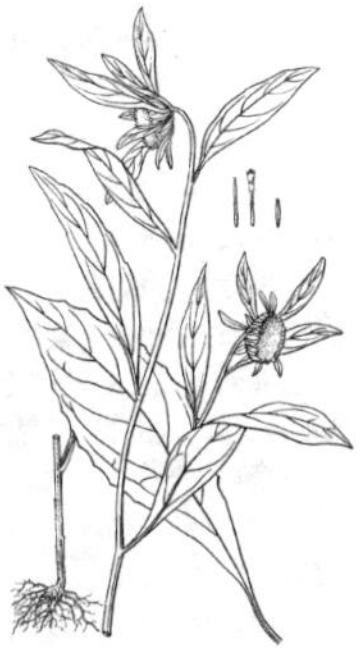
金挖耳

多年生草本，高40～100 cm。茎细弱，直立，中部有分枝，被短柔毛。单叶互生；全部叶两面有贴生的短毛和腺点；茎下部叶卵形或卵状长圆形，长7～15 cm，宽3～5 cm，基部圆形、截形或微心形，边缘有不规则的锯齿；叶柄长2～2.5 cm，无翅；茎上部叶渐小，卵状长圆形或长圆状披针形，基部楔形，有不明显的细锯齿或全缘。头状花序较小，直径6～8(～10)mm，下垂，在茎和枝顶单生，少有近总状，基部有2～4个长圆状披针形的苞片；总苞卵状球形，长5～6 mm；总苞片4层，外层宽卵形，先端急尖，中层和内层长圆形或条状长圆形；花黄色，外围的雌花圆柱形，中央的两性花筒状，有5个裂片。瘦果条形，先端有短喙和腺点。花期秋季。

生于山坡路旁和草丛中。分布于华北、东北及福建、湖南、广东、四川、贵州、台湾等地。

本植物的根(金挖耳根)亦供药用，另设专条。

【采收加工】 8～10月花期时采收，鲜用或切段晒干。

【成分】 全草含金挖耳素(divaricin) A、B、C。

地上部分含倍半萜内酯：金挖耳内酯(cardivins) A、B、C、D，2β, 5-环氧-5, 10-二羟基-6α-当归酰氧基-9β-异丁酰氧基-大牻牛儿素-8α, 12-内酯(2β, 5-epoxy-5, 10-dihydroxy-6α-angeloyloxy-9β-isobutyryloxy-germacran-8α, 12-olide)，2α, 5-环氧-5, 10-二羟基-6α-当归酰氧基-9β-异丁酰氧基-大牻牛儿素-8α, 12-内酯(2α, 5-epoxy-5, 10-dihydroxy-6α-angeloyloxy-9β-isobutyryloxy-germacran-8α,12-olide)。还含酚及酯类：2, 5-二甲氧基丁香酚(2, 5-dimethoxythymol)，2-甲氧基丁香酚异丁酯(2-methoxythymol isobutyrate)，10-异丁氧基-8, 9-环氧丁香酚异丁酯(10-isobutyloxy-8, 9-epoxythymolisobutyrate)，10-(2-甲丁氧基)-8, 9-环氧丁香酚异丁酯〔10-(2-methylbutyloxy)-8, 9-epoxythymolisobutyrate〕。二萜类：12(*S*)-羟基牻牛儿基牻牛儿醇〔12(*S*)-hydroxygeranylgeraniol〕，(2*E*, 10*E*)-1, 12-二羟基8-乙酰氧基-3, 7, 15-三甲基十六烷-2, 10, 14-三烯〔(2*E*, 10*E*)-1, 12-dihydroxy-18-acetoxy-3, 7, 15-trimethylhexadeca-2, 10, 14-triene〕。

【药性】 苦、辛，寒。

1.《植物名实图考》："性凉。"

2.《重庆草药》："微苦辛，性平，无毒。"

3.《全国中草药汇编》："苦、辛，寒，有小毒。"

【功用主治】 清热解毒，消肿止痛。主治感冒发热，咽喉肿痛，痄腮，赤眼，泄泻，痔疾出血，乳痈，疮疖肿毒。

1.《植物名实图考》："除瘴气。"

2.《重庆草药》："洗疮、包疮。"

3.《全国中草药汇编》："清热解毒，消肿止痛。主治感冒发热，咽喉肿痛，牙痛，急性肠炎，痢疾，尿路感染，淋巴结结核；外用治疮疖肿毒，乳腺炎，腮腺炎，带状疱疹，毒蛇咬伤。"

【用法用量】 内服：煎汤，6～15 g；或捣汁。外用：鲜品捣敷；或煎水洗。

【宜忌】 《重庆草药》："气虚者忌用。"

【选方】 1. 治腮腺炎　① 金挖耳叶250 g，大葱头4个，合酒糟捣烂，炒熟外敷。并用挖耳草根头7个，捣烂泡开水饮汁。② 金挖耳草10 g，白头翁10 g，赤芍10 g。水煎点酒服。(《东北药用植物》)

2. 治背痈　鲜金挖耳适量。捣烂调鸡蛋清敷患处。(《福建药物志》)

3. 治寒毒疮初起或未溃者　(挖耳草)叶子捣绒，包，能散者散，不散者穿。(《重庆草药》)

4. 治劳伤目黄，肌肉消瘦　(金挖耳)鲜全草60 g。合猪肉炖服，连服三五次可愈。(《泉州本草》)

5. 治小儿急惊，角弓反张，发搐，手足蹬摇　挖耳草水煎，点水酒服；或加朱砂0.5 g，蚯蚓2条，点水酒服。(《东北药用植物》)

2916 金星草 jīn xīng cǎo (《嘉祐本草》)

【异名】 金钏草(《本草图经》)，大金星凤尾(《履巉岩本草》)，凤尾草(《纲目》)，石韦(《广西药用植物名录》)。

【基原】 为水龙骨科假瘤蕨属植物大果假瘤蕨的全草。

【原植物】 大果假瘤蕨 *Phymatopsis griffithiana* (Hook.) J. Smith［*Polypodium griffithianum* Hook.］　又名：大果假茀蕨(《植物分类学报》)，大果假密网蕨(《中国高等植物图鉴》)。

植株高15～45 cm。根茎细长，横生，密被基部卵形上部呈长钻形鳞片。叶远生；叶柄长6～20 cm，禾秆色；叶片近革质，长披针形，长8～25 cm，宽2.5～4 cm，先端渐尖，基部宽楔形，边缘软骨质波状；羽状脉，两面均明显。孢子囊群大，圆形，沿中脉两侧各成1行，着生于侧脉之间靠近中脉。

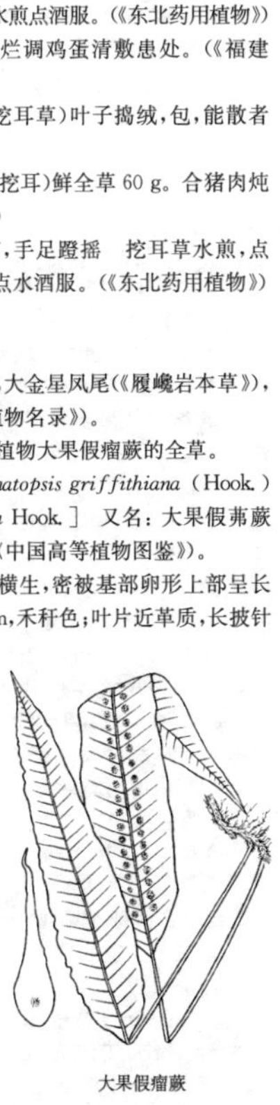
大果假瘤蕨

附生于海拔1 300～3 200 m的山坡树干或岩石上。分布于西南及浙江、安徽、湖南、广西等地。

【采收加工】 全年均可采收，鲜用或晒干。

【药性】 苦，寒。

1.《嘉祐本草》："味苦，寒，

无毒。”

2.《本草图经》：“味微酸，性至冷。”

3.《本草再新》：“入脾经。”

4.《饮片新参》：“苦，香，凉。”

【功用主治】 清热，凉血，解毒，通淋。主治痈疽，肿毒，瘰疬，恶疮，暴赤火眼，肺热咳嗽，淋证，肠风下血。

1.《嘉祐本草》：“主痈疽疮毒，大解硫黄及丹石毒，发背痈肿结核。”“根碎之浸油涂头，大生毛发。”

2.《滇南本草》：“洗暴赤火眼，老年昏花，退翳膜遮睛。煎汤候温，或洗或用笔管吹。”

3.《本草蒙筌》：“解毒消肿，专理外科。凡百初起恶疮，但诸未溃阳毒，沿颈瘰疬，发背痈疽，立能获效。”

4.《纲目》：“解热，通五淋，凉血。”

5.《中国药用孢子植物》：“清热治咳，凉血解毒。治肺热咳嗽、肿毒、瘰疬、恶疮、暴赤火眼、肠风等。”

【用法用量】 内服：煎汤，5～10 g；或研末。外用：煎汁洗；或捣敷。

【宜忌】 老年及中寒泄泻者慎服。

1.《本草图经》：“性至冷，服后下利，须补治乃平复，老年不可辄服。”

2.《纲目》：“忧郁气血凝滞而发毒者，非所宜也。”

3.《饮片新参》：“中寒泄泻者忌用。”

【选方】 1. 治五毒发背　金星草和根净洗，慢火焙干，称四两，入生甘草一钱，捣末，分作四服。每服用酒一升已来，煎三二沸后，更以冷酒三二升相和，入瓶器内封却。时时饮服。忌生冷油腻毒物。（《经验方》）

2. 治丹石毒发于背及一切痈肿　以（金星草）根、叶一分，用酒一大盏，煎汁服。如不欲酒，将（金星草）末一二钱，新汲水调服，以知为度。（《本草衍义》）

3. 治肠风　金星草三两，陈干姜三两。上为细末，每服一钱，新汲水调下，空心。（《续本事方》）

2917 金钟花 jīn zhōng huā 《浙江药用植物志》

【异名】 土连翘（《新华本草纲要》）。

【基原】 为木犀科连翘属植物金钟花的果壳、根或叶。

【原植物】 金钟花 *Forsythia viridissima* Lindl.　又名：迎春柳、迎春条、金梅花、金铃花（《中国植物志》），单叶连翘（《贵州中草药名录》）。

落叶灌木，高可达 3 m。全株除花萼裂片边缘具睫毛外，其余均无毛。小枝绿色或黄绿色，呈四棱形，皮孔明显，具片状髓。单叶对生；叶柄长 6～12 mm；叶片长椭圆形至披针形，或倒卵状长椭圆形，长 3.5～15 cm，宽 1～4 cm，先端锐尖，基部楔形，通常上半部具不规则锐锯齿或粗锯齿，稀近全缘。花 1～3 朵着生于叶腋，先于叶开放；花梗长 3～7 mm；花萼裂片绿色，卵形，具睫毛；花冠深黄色，花冠管长 5～6 mm，裂片狭长圆形至长圆形，内面基部具橘黄色条纹，反卷；雄蕊 2，着生于花冠筒基部；子房上位，2 室，柱头 2 裂。蒴果卵形或宽卵形，基部稍圆，先端喙状渐尖，具皮孔。花期 3～4 月，果期 8～11 月。

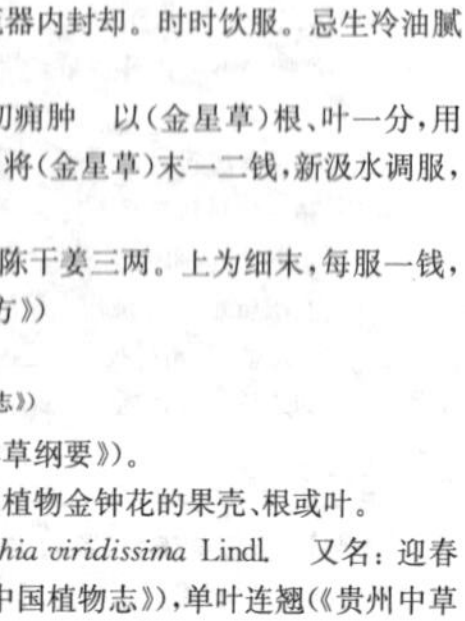

金 钟 花

生于山坡灌木丛中、溪岸、林缘。分布于江苏、浙江、安徽、福建、江西、湖北、湖南及云南。

【采收加工】 8～11 月采收果实，晒干；全年可挖根，切段，鲜用或晒干；4～11 月均可采叶，鲜用或晒干。

【药材】 金钟花 *Forsythiae Viridissimae Radix seu Folium seu Fructus*　主产于江苏、山东、安徽、浙江等地。

性状　叶片多皱缩卷曲，展平后呈椭圆状矩圆形至披针形，先端锐尖，基部楔形，边缘上部有锯齿，上表面暗绿色，下表面淡绿色；具叶柄。气微，味苦。

果实呈卵球形，长 1～1.5 cm，直径约 1 cm，多开裂成两分离的果瓣，每瓣中间有残留的膜质中隔，先端向外反卷，基部钝圆。表面黄棕色至黄褐色，有不规则的纵横细脉纹，中部至顶部的纵沟两侧分布多数小瘤点，基部有果梗或果梗痕。质硬脆。气微，味苦。

鉴别　(1) 果皮横切面：外果皮为 1 列细胞，切向延长，外被角质层。瘤点处可见薄壁组织隆起，外果皮于此处断裂消失。中果皮为多列薄壁细胞，类圆形或长圆形，排列不规则；散有外韧型维管束。内果皮为多列厚壁细胞，约占果皮厚度的 1/2，细胞类方形、类长圆形，切向镶嵌排列，孔沟明显。内表皮为 1 列细胞，切向延长。

(2) 薄层色谱：取本品粗粉 0.5 g，加 95%乙醇 5 ml，冷浸数小时，滤液浓缩至 0.5 ml，作供试液；另以齐墩果酸乙醇液为对照。分别点样于同一硅胶 G-CMCNa 薄层板上，用石油醚-苯-乙酸乙酯-乙酸（10：20：6：0.5）展开 13 cm，取出晾干，置碘蒸气中熏，供试品色谱在与对照品色谱的相应位置，显相同颜色的斑点。

【成分】 叶中含牛蒡苷(arctiin)，牛蒡苷元(arctigenin)，穗罗汉松脂酚(matairesinol)，穗罗汉松脂酚苷(matairesinoside)，异槲皮苷(isoquercitrin)，紫云英苷(astragalin)，洋丁香酚苷(acteoside)，β-羟基洋丁香酚苷(β-hydroxyacteoside)，芦丁(rutin)。

果实中含有牛蒡苷，牛蒡苷元，穗罗汉松脂酚，穗罗汉松脂酚苷，芸香苷(rutoside)，白桦脂酸(betulinic acid)，熊果酸(ursolic acid)，齐墩果酸(oleanolic acid)，洋丁香酚苷及 β-羟基洋丁香酚苷。还含苯乙醇糖苷：forsythiaside，suspessaside，acetoside，β-hydroxyacetoside。

【药理】 一般药理　本品叶中含有牛蒡苷，能引起血管扩张，血压下降；能使蛙、小鼠和家兔等动物产生惊厥，大剂量引起呼吸衰竭，并使小鼠皮肤发红、腹泻；对离体兔肠及子宫则抑制之。对运动神经及骨骼肌呈麻痹作用，并能引起小鼠的高度举尾反应。

【功用主治】《浙江药用植物志》：“清热解毒，祛湿泻火。主治流行性感冒，颈淋巴结结核，目赤肿痛，筋骨酸痛，肠痈，丹毒，疥疮。”

【用法用量】 内服：煎汤，10～15 g；鲜品加倍。外用：煎水洗。

2918 金钮扣 jīn niǔ kòu 《全国中草药汇编》

【异名】 天茄子（《滇南本草》），小颠茄（《生草药性备要》），金钮头、巴山虎（《岭南采药录》），金扣钮、细黄茄（《陆川本草》），勒矮瓜、细颠茄、假茄子（《广西药用植物名录》），苦果、苦子（《文山中草药》），刺茄（《福建中草药》），猫眼睛、野辣子（《云南药用植物名录》），金吊钮、金扣头（《福建药物志》）。

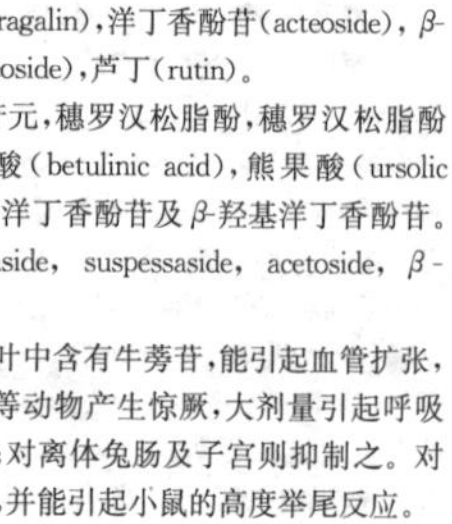

刺 天 茄

【基原】 为茄科茄属植物刺天茄的根及全草或果实。

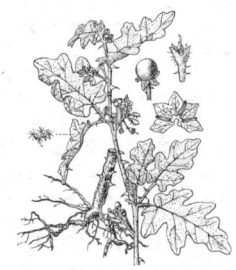

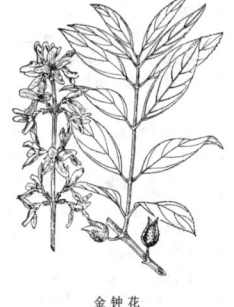

【原植物】 刺天茄 *So-*

lanum indicum L. [*S. chinense* Dunal] 又名：苦葛(《中国高等植物图鉴》)，紫花茄(《广州植物志》)。

多年生小灌木，高 0.5～1.5 m。被灰色星状绒毛。小枝圆柱形，褐色，密被星状绒毛及倒钩刺。叶互生；叶柄长 2～4 cm，密被星状毛；叶片卵形，长 2～5 cm，宽1.5～3.5 cm，先端钝，基部心形或不相等，边缘深裂或成波状浅圆裂，两面均被星状柔毛，尤以下面为密。蝎尾状花序腋外生，长 3.5～6 cm；小花梗长约 1.5 cm，密被星状绒毛及钻形皮刺；花萼杯状，5 裂，裂片卵形，端尖；花冠蓝紫色，浅钟状，开放前折叠，裂片 5，卵形；雄蕊 5，着生于花冠喉上，花药黄色，顶孔向上；子房 2 室，柱头截形。浆果球形，光亮，成熟时橙红色，宿存萼反卷。种子淡黄色，近盘状。全年开花结果。

生于林下、路边、荒地。分布于福建、广东、四川、云南、台湾等地。

【采收加工】 全年均可采，鲜用或晒干。

【成分】 金钮扣全株含甾类：β-谷甾醇(β-sitosterol)，β-谷甾醇葡萄糖苷(β-sitosterol glucoside)，薯蓣皂苷(dioscin)，原薯蓣皂苷(protodioscin)，甲基原薯蓣皂苷(methylprotodioscin)，薯蓣皂苷甲基原前皂苷元 A(methylprotoprosapogenin A of dioscin)，薯蓣皂苷元(diosgenin)，羊毛甾醇(lanosterol)。生物碱类：澳洲茄碱(solasonine)，澳洲茄边碱(solamargine)，澳洲茄胺(solasodine)，茄碱(solanine)，东莨菪碱(scoporamine)，solafuranone 等。还含黄酮类：5，7，4′-三羟基黄烷酮，5，7，4′-三羟基黄酮醇等。

果实含黄果茄甾醇(carpesterol)，3β-(对羟基)-苯甲酰氧基-22α-羟基-4α-甲基-5α-豆甾-7-烯-6-酮[3β-(*p*-hydroxy)-benzoyloxy-22α-hydroxy-4α-methyl-5α-stigmast-7-en-6-one]，刺天茄苷(indioside) A、B。

根含刺天茄苷(indioside) C、D、E。

种子含脂肪油：月桂酸(lauric acid)，棕榈酸(palmitic acid)，硬脂酸(stearic acid)，花生酸(arachidic acid)，油酸(oleic acid)，亚油酸(linoleic acid)。

【药理】 抗肿瘤作用 金钮扣全株乙醇提取物的氯仿溶解成分和氯仿不溶成分对结肠癌 Colo-205 细胞、鼻咽癌 KB 细胞、子宫颈癌 HeLa 细胞、肝细胞瘤 HA_{22} T 细胞、喉表皮瘤 Hep-2 细胞、神经胶质瘤 GBM_{8401}/TSGH 细胞和黑素瘤 H_{1477} 细胞有一定的细胞毒性。分离得到的薯蓣皂苷、甲基原薯蓣皂苷细胞毒性更强。薯蓣皂苷、薯蓣皂苷甲基原前皂苷元 A、甲基原薯蓣皂苷和原薯蓣皂苷在 C_6 神经胶质瘤细胞培养试验中也表现出细胞毒性。薯蓣皂苷甲基原前皂苷元 A、甲基原薯蓣皂苷和原薯蓣皂苷在体内试验中可以抑制 C_6 神经胶质瘤细胞生长，并且 10 μg/ml 的薯蓣皂苷可以抑制 C_6 神经胶质瘤细胞 DNA 的合成。

【药性】 苦，凉，有毒。

1.《滇南本草》："性寒，味苦。"

2.《全国中草药汇编》："微苦，凉，有小毒。"

【功用主治】 祛风，解毒，散瘀，止痛。主治头痛，鼻渊，牙痛，咽喉肿痛，风湿关节痛，跌打损伤，痈疮肿毒。

1.《滇南本草》："治齿疼，为末搽之即愈。疗脑漏鼻渊；祛风止头疼，除风邪。"

2.《生草药性备要》："其根治跌打将死，煲酒服回生。其子治牙痛。"

3.《全国中草药汇编》："解毒消肿，散瘀止痛。主治咽喉炎，淋巴结炎，牙痛，跌打损伤。"

4.《福建药物志》："祛风燥湿，消肿解毒。主治头风痛，风湿关节痛，腹痛腹泻，乳腺癌，丝虫病象皮腿，狂犬咬伤，痈疽疔疮。"

【用法用量】 内服：煎汤，9～15 g；或研末，1.5～3 g。外用：捣敷。

【宜忌】 本品有毒，不宜过量。

1.《生草药性备要》："不可多服，多服则迷闷人。"

2.《全国中草药汇编》："本品有毒，过量服用，可致口干，口渴，吞咽困难，体温升高，皮肤干燥发红，瞳孔扩大，视力模糊等中毒症状。重者可出现呼吸、循环抑制，甚至呼吸衰竭而致死。"

【选方】 1. 治牙痛 (天茄子)果研末，放于痛处。

2. 治消化不良，腹胀 (天茄子)鲜果 10 个。稀饭送服。(1、2 方出自《云南中草药》)

3. 治风湿关节痛 紫花茄根 30～60 g，蘡薁根、土牛膝根各 15 g，猪脚 1 个。水炖服。

4. 治丝虫病象皮腿 紫花茄根 60 g，种子 60 g，酒 125～155 ml。水炖服，每日 1 剂，连服 10 日为 1 个疗程。局部用杠板归 250 g，紫花茄叶、一枝黄花叶、茶枯(油茶饼)各 125 g，糯米 250 g，共研细末，作糊包于患脚。(3、4 方出自《福建药物志》)

2919 金狮藤 jīn shī téng (《全国中草药汇编》)

【异名】 香藤(《浙江药用植物志》)，藤薯、痧药草(《台湾药用植物志》)，南木香(《中国植物志》)，熏鼓藤(《新华本草纲要》)。

【基原】 为马兜铃科马兜铃属植物大叶马兜铃的根茎及根。

【原植物】 大叶马兜铃 *Aristolochia kaempferi* Willd. [*A. mollis* Dunn] 又名：柔毛马兜铃(《全国中草药汇编》)。

草质藤本。根茎棕色，细长圆柱形。嫩枝密被倒生长柔毛，老枝无毛，明显具纵槽纹。叶互生；叶柄长 1.5～6 cm，密生长柔毛；叶片卵形、卵状心形、卵状披针形或戟状耳形，长 5～18 cm，中部宽 2～5 cm，先端短尖或渐尖，基部浅心形或耳形。花单生，稀 2 朵聚生于叶腋；花梗长 2～7 cm，常向下弯垂；小苞片卵形或披针形，下面密被短柔毛；花被管中部急剧弯曲，弯曲处至檐部较下部狭而稍短，花被管外密被白色长柔毛，檐部盘状，边缘 3 浅裂，裂片平展，近等大，黄绿色，基部具紫色短线条，喉部黄色；花药成对贴生于合蕊柱近基部；子房圆柱形，密被长柔毛；合蕊柱先端 3 裂，稀有时再二裂，具疣状突起。蒴果长圆状或卵形。种子倒卵形，背面平凸状。花期 4～5 月，果期 6～8 月。

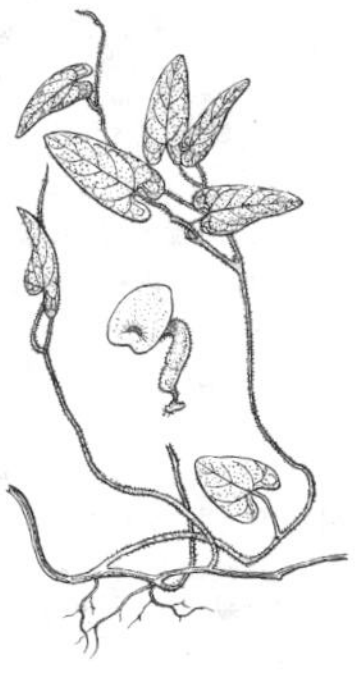

大叶马兜铃

生于山坡灌木丛中。分布于江苏、浙江、福建、江西、广东、广西、海南、贵州、云南、台湾等地。

【采收加工】 全年均可采挖，鲜用或晒干。

【药材】 金狮藤 *Aristolochiae Kaempferi Rhizoma* 产于福建、江苏、广东等地。

性状 根茎细长圆柱形，直径 1～3 mm，表面淡黄棕色，有纵向沟纹，节间长 3～5 cm。质柔韧。味辛凉。

鉴别 根茎横切面：表皮细胞外壁增厚，淡棕色，有时可见多细胞毛茸残基。皮层有厚壁细胞，有纹孔。中柱鞘部位有 3～7 列木化纤维排列成环。维管束外韧型，环列，导管多单个散在，周围有木纤维围绕。中央有髓。薄壁细胞含草酸钙簇晶。

【成分】 根茎和根含木兰花碱(agnoflorine)，马兜铃酸(aristolochic acid)A，马兜铃酸 Ⅰ a 甲酯(aristolochic acid-Ⅰ a methyl ester)，aristofolin C、E，倍半萜成分 madolin P。

【药性】 苦，辛，微寒。

1.《全国中草药汇编》："苦，辛，微温。"

2.《浙江药用植物志》："苦，寒。"

【功用主治】 行气止痛，清热解毒。主治气滞脘胀，胃痛，腹痛，风湿关节痛，暑湿下痢，痈疽疖肿，毒蛇咬伤。

1.《全国中草药汇编》:"清热解毒,收敛镇痛。主治中暑腹痛,胃痛,腹痛下痢,风湿性关节痛,毒蛇咬伤,高血压病,皮肤湿疹。"

2.《浙江药用植物志》:"清热解毒,活血,健脾利湿。主治消化不良,腹痛痢疾,败血症,毒蛇咬伤,骨髓炎,痈疖,湿疹。"

3.《台湾药用植物志》:"调经。治腹痛,眩晕,解热,镇咳,祛痰。"

【用法用量】 内服:煎汤,6~15 g;或研末,每次 0.3~0.5 g,每日 3 次。外用:捣敷。

【宜忌】 体虚者慎服。

2920 金盏草 jīn zhǎn cǎo(《植物名实图考》)

【异名】 金盏花、醒酒花(《宛陵集》诗注),金盏儿花(《救荒本草》),长春菊(《学圃杂疏》),金仙花、长春草(《现代实用中药》)。

【基原】 为菊科金盏花属植物小金盏花的全草或花。

【原植物】 小金盏花 *Calendula arvensis* L.

一年或二年生草本,高约40 cm。全株散生柔毛。茎直立,上部有分枝。单叶互生;叶片长椭圆状披针形,先端渐尖,基部楔形,边缘具粗锯齿。头状花序,直径约 2 cm,顶生,有梗;总苞片绿色,线形,边缘膜质;边缘舌状花,雌性,硫黄色,舌片先端有 3 齿;中央管状花,两性,先端 5 裂;花托平坦,无托片。瘦果,背部具软刺,最外列数个有嘴状直生,内列数个内曲如环状,无冠毛。花期夏季。

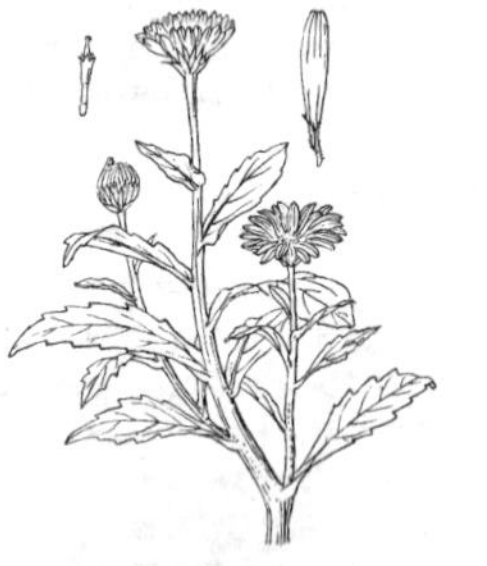

小金盏花

我国各地庭园多有栽培。

本植物的根(金盏草根)亦供药用,另设专条。

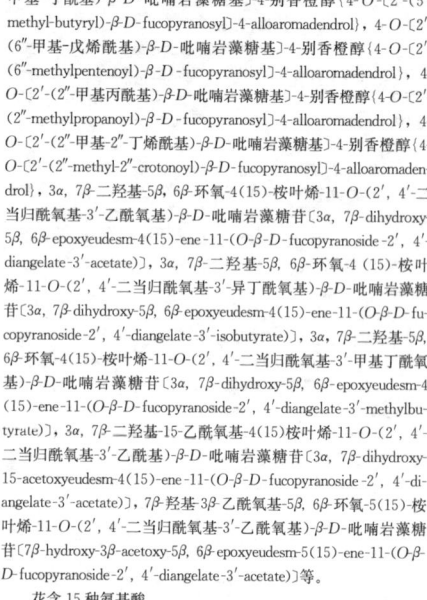

【采收加工】 6~10 月采挖,鲜用或切片晒干。

【药材】 金盏草 *Herba Seu Flos Calendulae Arvensis* 产于全国各地。

性状 全株散生柔毛。叶互生,长椭圆披针形,先端渐尖,边缘具粗锯齿,基部楔形。花序顶生干缩,有梗;总苞片绿色,线形,边缘干膜质;花托平坦,无托片。花疏黄色,味苦微酸。

【成分】 全草含黄酮类:异槲皮苷(isoquercitroside),芸香苷(rutoside),水仙苷(narcissoside)。

地上部分含三萜类皂苷:3-*O*-〔β-*D*-吡喃葡萄糖基-(1→3)-β-*D*-吡喃葡萄糖基〕齐墩果酸-28-*O*-β-吡喃葡萄糖苷{3-*O*-〔β-*D*-glucopyranosyl-(1→3)-β-*D*-glucopyranosyl〕oleanolic acid-28-*O*-β-glucopyranoside},3β-*O*-〔β-*D*-吡喃半乳糖基-(1→3)-β-*D*-吡喃葡萄糖基〕齐墩果酸{3β-*O*-〔β-*D*-galactopyranosyl-(1→3)-β-*D*-glucopyranosyl〕oleanolic acid},3β-*O*-〔β-*D*-吡喃半乳糖基-(1→3)-β-*D*-吡喃葡萄糖醛酸〕齐墩果酸-28-*O*-β-吡喃葡萄糖苷{3β-*O*-〔β-*D*-galactopyranosyl-(1→3)-β-*D*-glucopyranosyluronic acid〕oleanolic acid-28-*O*-β-glucopyranoside},3β-*O*-〔β-*D*-吡喃半乳糖基-(1→3)-β-*D*-吡喃葡萄糖醛酸〕齐墩果酸{3β-*O*-〔β-*D*-galactopyranosyl-(1→3)-β-*D*-glucopyranosyluronic acid〕oleanolic acid};三萜类及倍半萜类糖苷:金盏草三萜苷(arvensoside)A、B,3-*O*-〔β-*D*-吡喃半乳糖基-(1→3)-[β-*D*-吡喃葡萄糖基-(1→4)]-β-*D*-吡喃葡萄糖基〕-齐墩果酸(28→1)-β-*D*-吡喃葡萄糖酯{3-*O*-〔β-*D*-galactopyranosyl(1→3)-[β-*D*-glucopyranosyl-(1→4)]-β-*D*-glucopyranosyl〕-oleanolic acid(28→1)-β-*D*-glucopyranosylester},金盏草倍半萜苷(arvoside)A、B,4-*O*-(2′-乙酰氧基-β-*D*-吡喃岩藻糖基)-4-别香橙醇〔4-*O*-(2′-acetoxy-β-*D*-fucopyranosyl)-4-alloaromadendrol〕,4-*O*-〔2′-(5″-甲基-丁酰基)-β-*D*-吡喃岩藻糖基〕-4-别香橙醇{4-*O*-〔2′-(5″-methyl-butyryl)-β-*D*-fucopyranosyl〕-4-alloaromadendrol},4-*O*-〔2′-(6″-甲基-戊烯酰基)-β-*D*-吡喃岩藻糖基〕-4-别香橙醇{4-*O*-〔2′-(6″-methylpentenoyl)-β-*D*-fucopyranosyl〕-4-alloaromadendrol},4-*O*-〔2′-(2″-甲基丙酰基)-β-*D*-吡喃岩藻糖基〕-4-别香橙醇{4-*O*-〔2′-(2″-methylpropanoyl)-β-*D*-fucopyranosyl〕-4-alloaromadendrol},4-*O*-〔2′-(2″-甲基-2″-丁烯酰基)-β-*D*-吡喃岩藻糖基〕-4-别香橙醇{4-*O*-〔2′-(2″-methyl-2″-crotonoyl)-β-*D*-fucopyranosyl〕-4-alloaromadendrol},3α,7β-二羟基-5β,6β-环氧-4(15)-桉叶烯-11-*O*-(2′,4′-二当归酰氧基-3′-乙酰氧基)-β-*D*-吡喃岩藻糖苷〔3α,7β-dihydroxy-5β,6β-epoxyeudesm-4(15)-ene-11-(*O*-β-*D*-fucopyranoside-2′,4′-diangelate-3′-acetate)〕,3α,7β-二羟基-5β,6β-环氧-4(15)-桉叶烯-11-*O*-(2′,4′-二当归酰氧基-3′-异丁酰氧基)-β-*D*-吡喃岩藻糖苷〔3α,7β-dihydroxy-5β,6β-epoxyeudesm-4(15)-ene-11-(*O*-β-*D*-fucopyranoside-2′,4′-diangelate-3′-isobutyrate)〕,3α,7β-二羟基-5β,6β-环氧-4(15)-桉叶烯-11-*O*-(2′,4′-二当归酰氧基-3′-甲基丁酰氧基)-β-*D*-吡喃岩藻糖苷〔3α,7β-dihydroxy-5β,6β-epoxyeudesm-4(15)-ene-11-(*O*-β-*D*-fucopyranoside-2′,4′-diangelate-3′-methylbutyrate)〕,3α,7β-二羟基-15-乙酰氧基-4(15)桉叶烯-11-*O*-(2′,4′-二当归酰氧基-3′-乙酰基)-β-*D*-吡喃岩藻糖苷〔3α,7β-dihydroxy-15-acetoxyeudesm-4(15)-ene-11-(*O*-β-*D*-fucopyranoside-2′,4′-diangelate-3′-acetate)〕,7β-羟基-3β-乙酰氧基-5β,6β-环氧-5(15)-桉叶烯-11-*O*-(2′,4′-二当归酰氧基-3′-乙酰氧基)-β-*D*-吡喃岩藻糖苷〔7β-hydroxy-3β-acetoxy-5β,6β-epoxyeudesm-5(15)-ene-11-(*O*-β-*D*-fucopyranoside-2′,4′-diangelate-3′-acetate)〕等。

花含 15 种氨基酸。

【药理】 1. 抗病毒作用 金盏草地上部分的糖苷 1~5 和水解产物 5a 均可抑制培养于鸡胚细胞的疱疹性口炎病毒,仅一种化合物 3 可显著抑制培养于 HeLa 细胞的鼻病毒(HRV)1b,可见皂苷对膜病毒作用更强。

2. 其他作用 金盏草对角叉菜胶诱导的大鼠足肿胀有抑制作用。金盏草 4 种皂苷对 1 μg 苯并芘和吸烟者具有致突变性尿液均有剂量反应关系的抗突变活性。金盏草地上部分提得的皂苷成分金盏草三萜苷具有溶血作用。新鲜植株提取物给小鼠腹腔注射的急性毒性均大于干草。

【药性】 酸,寒。

1.《救荒本草》:"味酸。"

2.《现代实用中药》:"酸,寒,无毒。"

【功用主治】 凉血止血。主治肠风下血,痔疮出血。

《现代实用中药》:"利尿发汗,兴奋及缓下药,并有通经作用。""(又治)肠痔,下血不止。"

【用法用量】 内服:煎汤,全草 1.8~4.5 g,花 5~10 朵。外用:捣汁涂。

【选方】 治肠风下血 取(金盏草)花 10 余朵,酌加冰糖,冲开水炖,日服 2 次。(《福建民间草药》)

2921 金盏菊 jīn zhǎn jú(《云南中草药》)

【异名】 大金盏花(《广西药用植物名录》),水涨菊、山金菊(《福建中草药》),金盏花(《拉汉种子植物名称》)。

【基原】 为菊科金盏花属植物金盏菊的全草。

【原植物】 金盏菊 *Calendula officinalis* L.

一年或越年生草本,高 30~60 cm,全株有短毛。茎直立,有纵棱,上部有分枝。单叶互生;下部叶匙形,全缘;上部叶长椭圆形至长椭圆状倒卵形,长 5~9 cm,宽 1~2 cm,先端钝或尖,基部略带心脏形,稍抱茎,边缘全缘或具稀疏的细齿。头状花序单生于枝端,直径 2.5~5 cm,有梗;总苞具苞片 1~2 层,苞片线形,先端渐尖,边缘膜质;舌状花黄色或橘黄色,雌性,1~2 层,孕育,舌片全缘或先端3齿裂;管状花两性,不孕育,裂片5,花柱不裂。瘦果较苞片长,向内钩曲,背部具鳞片状横褶皱,两侧具窄翼;无冠毛。花期4~7月。

全国各地多有栽培。分布于福建、广东、广西、四川、贵州及云南等地。

本植物的花(金盏菊花)、根(金盏菊根)亦供药用,另设专条。

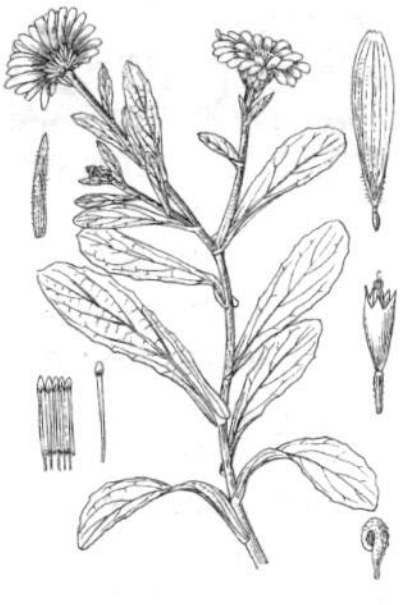
金盏菊

【采收加工】 5~8月采收,鲜用或切段晒干。

【成分】 全草含三萜苷:calendasaponins A、B、C、D;又含黄酮苷,倍半萜苷等。

花含 calendasaponins A、B、C、D, officinosides A、B、C、D等。

【药理】 1. 抗炎作用 金盏菊稀醇提取物局部用药,对巴豆油致小鼠耳炎有抗炎作用,1 200 μg/耳的剂量抑制率为20%,金盏菊的超临界的二氧化碳提取物抗炎作用较强,75 μg/耳即有抗炎作用,1 200 μg/耳,其抑制率达70.7%。

2. 抗菌作用 抗菌成分溶于醇而不溶于水。

【药性】《云南中草药》:"苦,寒。"

【功用主治】 清热解毒,调经。主治中耳炎,月经不调。

《云南中草药》:"清热解毒,活血调经。"

【用法用量】 内服:煎汤,5~15 g。外用:鲜品取汁滴耳。

【选方】 1. 治中耳炎 鲜(金盏菊)叶取汁滴入耳内。

2. 治月经不调 (金盏菊全草)9 g,煎服。(1、2方出自《云南中草药》)

2922 金莲花 jīn lián huā (《纲目拾遗》)

【异名】 旱地莲、金芙蓉(《纲目拾遗》),旱金莲(《五台山志》),金疙瘩(《山西中药志》)。

【基原】 为毛茛科金莲花属植物金莲花和宽瓣金莲花、矮金莲花的花。

【原植物】 1. 金莲花 *Trollius chinensis* Bunge [*T. asiaticus* L. var. *chinensis* (Bunge) Maxim.]

多年生草本,高30~70 cm。茎直立,不分枝。基生叶1~4,有长柄,柄长12~30 cm,基部具狭鞘;叶片五角形,长3.8~6.8 cm,宽6.8~12.5 cm,3全裂,中央裂片菱形,先端急尖,3裂达中部或稍超过中部,边缘具不等大的三角形锐锯齿;侧全裂片斜扇形,2深裂近基部,上方深裂片与中央全裂片相似,下方深裂片较小,斜菱形;茎生叶互生,叶形与基生叶相似,上部叶较小,具短柄或无柄。花两性,单朵顶生或2~3朵排列成稀疏的聚伞花序;花梗长5~9 cm;苞片3裂;萼片通常10~15,金黄色,椭圆状卵形或倒卵形,先端疏生三角形牙齿;花瓣(蜜叶)18~21,狭线形,稍长于萼片或与萼片等长,先端渐狭,近基部有蜜槽;雄蕊多数,螺旋状排列,花丝线形,花药在侧面开裂;心皮20~30。蓇葖果,具脉网,喙长约1 mm。花期6~7月,果期8~9月。

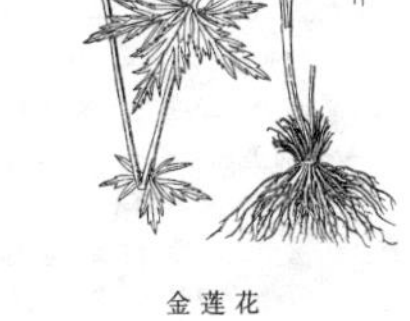
金莲花

生于海拔1 000~2 200 m的山地草坡、疏林下或湿草甸。分布于河北、山西、内蒙古东部、辽宁、吉林西部、河南北部。

2. 宽瓣金莲花 *T. asiaticus* L. 又名:重瓣金莲花(《东北植物检索表》),亚洲金莲花(《经济植物手册》)。

多年生草本,高25~50 cm。茎直立,不分枝或上部分枝。基生叶约3,具长柄,柄长约20 cm,基部具狭鞘;叶片五角形,长约达4.5 cm,宽达8.5 cm,3全裂,中央全裂片菱形,顶端急尖,3裂达中部,边缘有缺刻状尖牙齿;侧全裂片不等2裂近基部;茎生叶互生,2~3枚,叶形与基生叶相似,但较小,有短柄或无柄。花两性,单朵生茎顶或生分枝顶端;萼片通常10~15,金黄色,宽椭圆形或倒卵形,全缘或先端有不整齐小齿;花瓣(蜜叶)匙状线形,较萼片稍短,蜜槽着生于距基部约2 mm处;雄蕊多数,螺旋状排列,花丝线形,花药在侧面开裂;心皮约30。蓇葖果,喙短。花期6月,果期7~8月。

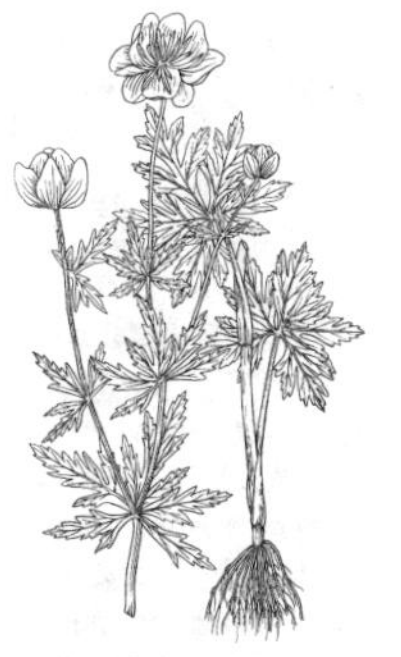
宽瓣金莲花

生于湿草甸、林间草地或林下。分布于黑龙江(尚志县)、新疆(哈密市郊)。

3. 矮金莲花 *T. farreri* Stapf

多年生草本,高5~17 cm。根茎短。茎直立,不分枝。叶全部基生或近基生,3~4枚,有长柄;柄长1~4 cm,基部具宽鞘;叶片五角形,长0.8~1.1 cm,宽1.4~2.6 cm,3全裂达或几达基部,中央全裂片菱状倒卵形或楔形,3浅裂,小裂片具2~3不规则三角形牙齿;侧全裂片不等2裂,稍超过中部,二回裂片具稀疏小裂片及三角形牙齿。花两性,单朵顶生;萼片5~6,宽倒卵形,先端圆形或近截形,黄色,外面常带暗紫色,宿存,偶尔脱落;花瓣(蜜叶)匙状线形,比雄蕊稍短,先端稍加宽,圆形,近基部有蜜槽;雄蕊多数,螺旋状排列;心皮通常6~9。蓇葖果,长9~12 mm,喙长约2 mm。花期6~7月,果期8~9月。

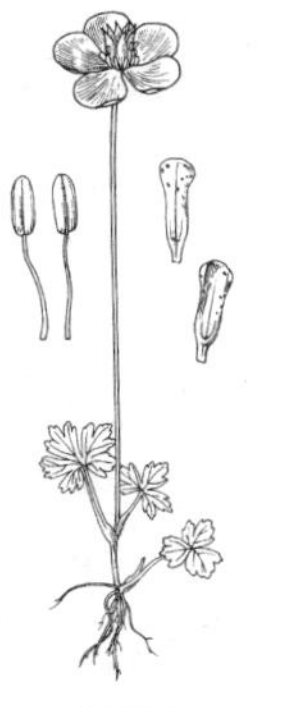
矮金莲花

生于海拔2 000~4 700 m的山地草坡。分布于四川西部、云南西北部、西藏东北部、陕西南部、甘肃南部、青海南部和东部、新疆。

【栽培】 生物学特点 金莲花野生于海拔1 000~2 200 m的山地、草坡或疏林下,耐寒,忌湿热。平地栽培存在越夏问题,荫蔽有利植株越夏。土壤湿热是主要致死因子,宜选荫蔽处排水良好的砂质壤土栽培,根系浅,需较厚的土层。

繁殖方法 种子繁殖或分株繁殖。种子繁殖:秋播为宜。种子采收后贮藏至8~9月播种,10日左右出苗,可生长至11月,露地宿根越冬,幼苗生长1~2年后移栽,宜早春幼芽萌动前移栽,成活率最高。分株繁殖:10月或5~6月上山采挖野生种苗,或将已引种成活的植株,分株移栽,每株留1~2个幼芽,行株距30 cm左右,深度以将根埋没即可。

田间管理 3~6月植株返青至开花,宜勤灌溉,7~8月雨季时,需注意排涝遮荫,降低土温,避免湿热,冬灌可浇人粪尿,移栽时结合整地施入底肥。

病虫害防治 蛴螬、蝼蛄为害根部,造成断苗。

【采收加工】 6~7月花盛开时采收,晾干。

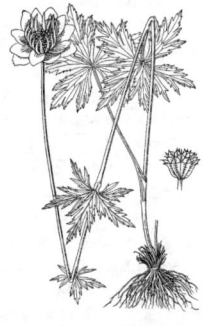

【药材】 金莲花 *Trollii Chinensis Flos* 主产于山西、河南、河北、辽宁、吉林；宽瓣金莲花 *Trollii Asiatici Flos* 产于黑龙江、新疆；矮金莲花 *Trollii Farreri Flos* 产于云南、四川、西藏、青海、甘肃、陕西。

性状 金莲花 花皱缩，展开后直径 2～5.2 cm；萼片 8～19 片，金黄色，倒卵形或椭圆状卵形，外层先端疏生三角形齿；花瓣 13～22，棕色，线形，约与萼片等长；雄蕊多数；子房 20 多个聚合，花柱芒尖状。气微，味苦。

宽瓣金莲花 花皱缩，湿润展平后，直径 2.5～4.8 cm；萼片 10～20，橙黄色，宽椭圆形或倒卵形，长 1～2.2 cm，宽 0.6～1.7 cm，全缘或先端有不整齐小齿；花瓣 18～22，棕色，匙状线形，与萼片等长或稍短；雄蕊多数；子房多数，聚合，花柱短尖。气微，味苦。

矮金莲花 花单生，花梗长；萼片 5，黄色，宽倒卵形；花瓣匙状线形，棕色；雄蕊多数。气微，味苦。

【成分】 花含藜芦酸(veratric acid)，荭草苷(orientin)，牡荆苷(vitexin)，藜芦酰胺(veratramide)，棕榈酸(palmitic acid)。

【药理】 1. 抗菌作用 本品提取物在体外对革兰阳性和阴性菌均有抗菌作用，尤以对铜绿假单胞菌作用为强。但对小鼠实验性金黄色葡萄球菌或肺炎链球菌感染无明显保护效果。金莲花含黄酮类及生物碱，黄酮类主要有牡荆苷及荭草苷，它们对金黄色葡萄球菌、铜绿假单胞菌、志贺痢疾杆菌、大肠杆菌均有抑制作用。所含生物碱部分对溶血性链球菌、肺炎链球菌等也有明显抑制作用。

2. 抗病毒作用 金莲花对 $CoxB_3$ 病毒有抑制作用，且作用与浓度正相关。金莲花总黄酮抗 $Para_3$ 的 IC_{50} 为 74.9 μg/ml，但牡荆苷、荭草苷抗 $Para_3$ 病毒作用很强，IC_{50} 为 20.8 和 11.7 μg/ml，原金莲酸显示了较弱的抗 $Para_3$ 病毒作用，IC_{50} 为 184.2 μg/ml。

毒性 金莲花急性毒性试验，给予小鼠成人每日 80 倍剂量，观察 48 小时，未发现不良反应。亚急性毒性试验，每日给予家兔成人日剂量的 20 倍，动态观察 3 星期，各阶段肝、脾、肾、腿肌的形态及肝功能、肾功能，以及红、白细胞计数和分类均正常。

【药性】 苦，寒。归肺、胃经。

1.《纲目拾遗》："味滑苦，无毒，性寒。"

2.《咽病药谱》："能入肺、胃二经，并能入心、肝、肾诸经。"

【功用主治】 清热，解毒，消肿。主治感冒发热，咽喉肿痛，口疮，牙龈肿痛，目赤肿痛，疔疮肿毒，急性鼓膜炎，急性淋巴管炎。

1.《山海草函》："(疗)疔疮，大毒诸风。"

2.《纲目拾遗》："治口疮、喉肿，浮热牙宣，耳疼目痛，煎此代茗。""明目，解岚瘴。"

【用法用量】 内服：煎汤，3～6 g，或泡水当茶饮。外用：煎水含漱。

【选方】 1. 治急慢性扁桃体炎 金莲花 6 g，蒲公英 15 g。开水沏，当茶饮，并可含漱。(《全国中草药汇编》)

2. 治慢性扁桃体炎 金莲花 3 g，开水沏，当茶常喝；并含漱。如是急性，加量 1 倍用，或再加鸭跖草等量用。

3. 治急性中耳炎，急性鼓膜炎，急性结膜炎(火眼)，急性淋巴管炎(红丝疔) 金莲花、菊花各 9 g，生甘草 3 g，水煎服。(2、3 方出自《河北中药手册》)

【临床报道】 1. 治疗慢性支气管炎 ① 金莲花气雾剂，每 1 ml 含总黄酮 60 mg，每日 3 次喷雾吸入，每次喷 5 下(0.23 ml，约含总黄酮 13.8 mg)。金莲花 5 片(约含总黄酮 250 mg)含服或吞服，每日 3 次。10 日无效者停药。共治疗 102 例，其中一组用金莲花气雾剂加金莲花片含服，治疗 62 例。疗程 50 日。另一组单用气雾剂治疗 40 例，疗程为 40 日。对主要症状和体征的哮鸣音哮喘、湿啰音及咳痰疗效较好，其临控率为 58.06%。两组的喘息型病例，显效率比较 $P < 0.01$，气雾剂加片剂组为高，有合并症的疗效较差，无合并症者疗较好。部分患者出现口干、头晕、恶心等症状，别无其他副作用。② 另报道用金莲花黄酮膜剂(每小块含精黄酮粉 20 mg，相当于金莲花 3 g)每次 1 小块，每日服 3 次，连服 2 星期停药 1 星期，查肝功能无变化者，续服 2 星期。共治疗 93 例慢性支气管炎，总有效率 80.6%，与两个对照组比较，有显著性差异，$P < 0.05$。

2. 治疗尿路感染 金莲花制成冲剂，每袋 10 g，日服 3 次，每次 1 袋。共治疗 30 例下尿路感染患者，服用 5～7 日，治愈 26 例，无效 4 例，有效率为 86.6%。

2923 金钱草 jīn qián cǎo (《四川中药志》)

【异名】 神仙对坐草(《百草镜》)，地蜈蚣(王安卿《采药志》)，蜈蚣草(《纲目拾遗》)，铜钱草(《草木便方》)，仙人对坐草(《岭南采药录》)，大金钱草(《四川中药志》)，对坐草(《江苏省植物药材志》)，一串钱(《民间常用草药汇编》)，黄疸草(《本草推陈》)，一面锣、金钱肺筋草、藤藤侧耳根(《重庆草药》)，大连钱草(《中国药用植物图鉴》)，遍地黄(《湖南药物志》)，黄花过路草、龙鳞片(《福建药物志》)。

【基原】 为报春花科珍珠菜属植物过路黄的全草。

【原植物】 过路黄 *Lysimachia christinae* Hance

多年生蔓生草本。茎柔弱，平卧延伸，长 20～60 cm，表面灰绿色或带红紫色，幼嫩部分密被褐色无柄腺体，下部节间较短，常发出不定根。叶对生；叶柄长 1～3 cm，无毛；叶片卵圆形、近圆形以至肾圆形，长 2～6 cm，宽 1～4 cm，先端锐尖或圆钝以至圆形，基部截形至浅心形，稍肉质，透光可见密布的透明腺条，干时腺条变黑色，两面无毛，有腺毛。花单生于叶腋；花梗长 1～5 cm，通常不超过叶长，花梗幼嫩时稍有毛，多少具褐色无柄腺体；花萼 5 深裂，分裂近达基部，裂片披针形、椭圆状披针形以至线形或上部稍扩大而近匙形，先端锐尖或稍钝，被柔毛或仅边缘具缘毛；花冠黄色，辐状钟形，5 深裂，基部合生部分长 2～4 mm，裂片狭卵形以至近披针形，先端锐尖或钝，具黑色长腺条；雄蕊 5，花丝下半部合生成筒，花药卵圆形；子房卵球形，花柱长 6～8 mm。蒴果球形，有稀疏黑色腺条，瓣裂。花期 5～7 月，果期 7～10 月。

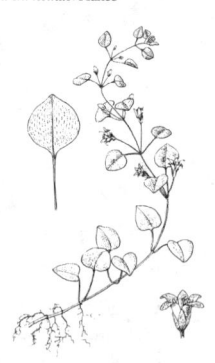
过路黄

生于土坡路边、沟边及林缘较阴湿处，垂直分布可达海拔 2 300 m 处。分布于中南、西南及山西、江苏、浙江、安徽、福建、江西、陕西、甘肃等地。

【栽培】 生物学特性 喜温暖、阴凉、湿润环境，不耐寒。适宜肥沃疏松、腐殖质较多的砂质壤土。

繁殖方法 扦插繁殖或种子繁殖，因种子很小，苗期生长缓慢，生产上一般多采用扦插繁殖。扦插繁殖：南方在 5～6 月，北方在 7～8 月植株生长茂盛时，将匍匐茎剪下，每 3～4 节剪成一段，作为插条。在整好的畦上，按行株距各约 20 cm 开浅窝，每穴栽插 2 根，入土 2～3 节，露出地面 1～2 节，用土压紧，然后盖拌有人畜粪尿的重土 1 层，约 1.5 cm 厚。扦插后，如天旱无雨，要浇水保苗，以利成活。

田间管理 在发出新叶时，要施清淡人畜粪水 1 次，如有缺苗，要及时剪取较长插条补苗。蔓长 20 cm 左右时，中耕除草 1 次，培土 1 次，并追肥 1 次。每亩每次施清淡人畜粪尿 1 000 kg 左右。在秋季收获后，也要中耕除草和追肥 1 次。以后每年 3～4 月及每次收获后，都进行中耕除草和追人畜粪尿 1 次。

病虫害防治　虫害有蛞蝓及蜗牛，可在早晨撒生石灰粉防治。

【采收加工】 栽种当年9～10月收获。以后每年收获两次，第一次在6月，第二次在9月。用镰刀割取，留茬10 cm左右，以利萌发，晒干或烘干。

【药材】 金钱草 *Lysimachiae Herba*　主产于四川及长江流域各省区。

性状　全草多皱缩成团，无毛或被疏柔毛。茎扭曲，表面棕色或暗棕红色，有纵纹，下部茎节上有时具须根，断面实心。叶对生，多皱缩，展平后呈宽卵形或心形，长1～4 cm，宽1～5 cm，基部微凹，全缘；上表面灰绿色或棕褐色，下表面色较浅，主脉明显突起，用水浸后，对光透视可见黑色或褐色条纹；叶柄长1～4 cm。有的带花，花黄色，单生叶腋，具长梗。蒴果球形。气微，味淡。

鉴别　茎横切面：表皮细胞外被角质层，有时可见腺毛，头部单细胞，柄1～2细胞。皮层宽广，细胞中有的含红棕色分泌物；分泌道散在，周围分泌细胞5～10个，内含红棕色块状分泌物；内皮层明显。中柱鞘纤维断续排列成环，壁微木化。韧皮部狭窄。形成层不明显。木质部连接成环。髓常成空腔。薄壁细胞含淀粉粒。

叶横切面：上下表皮为1列切向延长的薄壁细胞，类长方形，具角质层，有单细胞头和单细胞柄的腺毛，偶见非腺毛，常5～8个细胞，上表皮无气孔，下表皮气孔较多。叶肉栅栏组织常1列，稀2列。海绵组织细胞4～6列，偶含红棕色色素块，分泌道散列，直径45 μm。主脉1条，于下面明显凸出。近表皮细胞处及韧皮部外面有厚角组织，维管束被维管束鞘包围。侧脉小，不发达。

叶表面观：腺毛红棕色，头部单细胞，类圆形，直径约25 μm，柄单细胞。分泌道散在于叶肉组织内，直径约45 μm，含红棕色分泌物。被疏毛者茎、叶表面可见非腺毛，1～17细胞，平直或弯曲，有的细胞呈缢缩状，长59～1 070 μm，基部直径13～53 μm，表面可见细条纹，胞腔内含黄棕色物。

品质标志　《中华人民共和国药典》2010年版规定：照高效液相色谱法测定，本品含槲皮素（$C_{15}H_{11}O_7$）和山柰素（$C_{15}H_{10}O_6$）的总量不得少于0.10%。

【成分】 全草含黄酮类成分：槲皮素（quercetin），异槲皮苷即槲皮素-3-*O*-葡萄糖苷（isoquercitrin，quercetin-3-*O*-glucoside），山柰酚（kaempferol），三叶豆苷即山柰酚-3-*O*-半乳糖苷（trifolin，kaempferol-3-*O*-galactoside），3，2′，4′，6′-四羟基-4，3′-二甲氧基查尔酮（3，2′，4′，6′-tetrahydroxy-4，3′-dimethoxy chalcone），山柰酚-3-*O*-珍珠菜三糖苷（kaempferol-3-*O*-lysimachia trioside），山柰酚-3-*O*-葡萄糖苷（kaempferol-3-*O*-glucoside），鼠李柠檬素-3，4′-二葡萄糖（rhamnocitrin-3，4′-diglucoside），山柰酚-3-*O*-芸香糖苷（kaempferol-3-*O*-rutinoside），山柰酚-3-*O*-鼠李糖苷-7-*O*-鼠李糖基（1→3）-鼠李糖苷〔kaempferol-3-*O*-rhamnoside-7-*O*-rhamnosyl（1→3）-rhamnoside〕，杨梅树皮素3-鼠李糖苷（myricetin 3-rhamnoside），山柰酚3-（2，6-芸香糖）苷〔kaempferol 3-（2，6-dirhamnopyranosylglucopyranoside）〕，6，8-二-碳-葡萄糖芹菜素苷（6，8-di-C-glucosylapigenin）。还含对羟基苯甲酸（*p*-hydroxy benzoic acid），尿嘧啶（uridine），环腺苷酸（cAMP），环鸟苷酸（cGMP）样物质，多糖等。

【药理】 1. 排石作用　金钱草有利胆排石和利尿排石的功效。用蝌蚪实验性草酸钙肾结石模型试验表明，金钱草煎汁对于预防和治疗蝌蚪实验性肾结石是有效的。麻醉犬半开放式记录系统实验结果表明，金钱草可引起输尿管上段腔内压力增高，输尿管蠕动增强，尿量增加，对输尿管结石有挤压和冲击作用，促使输尿管结石排出。一水草酸钙为尿路结石的主要成分，金钱草的醇不溶物中的多糖成分，对一水草酸钙的结晶生长有抑制作用，且抑制作用随浓度的增加而增加。采用导电法，发现精制多糖抑制一水草酸钙结晶生长百分率高于水煎液醇沉部分。

2. 抗炎作用　金钱草50 g/kg及其总黄酮及酚酸物3.75 g/kg腹腔注射，对组胺引起的小鼠血管通透性增加有显著的抑制作用，对巴豆油所致的小鼠耳部炎症具有非常显著的抑制作用，对注射蛋清引起的大鼠踝关节肿胀和大鼠棉球肉芽肿均有显著的抑制作用。

3. 对免疫系统作用　金钱草对细胞免疫有抑制作用。金钱草组小鼠脾细胞与绵羊红细胞形成玫瑰花的百分率，明显低于对照组，即便在停药后10日仍受抑制，其程度与环磷酰胺相似。金钱草与环磷酰胺合用抑制更明显。金钱草组和环磷酰胺组小鼠皮肤移植排斥反应出现的时间，均比对照组晚，两药并用组尤甚。金钱草对体液免疫亦有抑制作用。免疫的小鼠，服金钱草组溶血素生成受抑，血清中含量约为对照组的1/2；金钱草组小鼠生成钩端螺旋体凝溶抗体受抑，血清中滴度一般低于对照组；金钱草与环磷酰胺并用，作用尤为显著。金钱草能增强小鼠巨噬细胞的吞噬功能，其吞噬功能百分率为对照组的两倍；给小鼠注射葡萄球菌后不同时间检查嗜中性白细胞的吞噬功能，可见金钱草组具有吞噬功能的细胞数均高于对照组，注射后4、6、8小时最明显。

4. 对血管平滑肌及人血小板的作用　金钱草对血管平滑肌有松弛作用，对试管内ADP及花生四烯酸诱导的人血小板聚集也有一定的抑制作用。

毒性　临床报告金钱草能引起接触性皮炎和过敏反应。

【炮制】 取原药材，除去杂质，抢水洗净，沥去水，切段，干燥。

饮片性状　本品为不规则的小段，根、茎、叶、花混合。根纤细，淡黄色。茎细扭曲，有纵纹，表面棕色或暗棕红色。叶多皱缩，完整叶片宽卵形或心形，叶上表面灰绿色或棕褐色，下表面色较浅。主脉明显突起。花黄色或棕色，蒴果球形。气微、味淡。

贮干燥容器内，置通风干燥处。

【药性】 甘、微苦，凉。归肝、胆、肾、膀胱经。

1.《草木便方》："淡。"

2.《重庆草药》："味苦，性平，无毒。"

3.《四川中药志》1982年版："微苦、咸，凉。"

【功用主治】 清热，利湿，通淋，排石，解毒。主治湿热黄疸，热淋，肾炎水肿，肝、胆及泌尿系结石，热毒痈肿，毒蛇咬伤。

1. 王安卿《采药志》："治反胃噎膈，水肿臌胀，黄白火疸，疝气，阴症伤寒。"

2.《草木便方》："除风毒。癫狗咬伤，捣酒服；疠风、丹毒，生服、涂。"

3.《重庆草药》："治痨伤咳嗽带血。"

4.《湖南药物志》："解百药毒，利尿，消炎。主治腹泻，虫牙痛，跌打损伤，小儿高热昏迷，腮腺炎，丹毒，黄泡疮。"

5.《陕西中草药》："清热解毒，活血散瘀，消肿止痛，利尿排石。主治胆囊炎，胆石症，黄疸，肝炎，泌尿系结石，水肿，疖疮疔痈，毒蛇咬伤，跌打损伤，风湿肿痛。"

6.《陕甘宁青中草药选》："治带状疱疹，烫火伤，痢疾。"

7.《广西民族药简编》："水煎服治内伤咯血，子宫脱垂，脱肛，角膜炎，角膜云翳；捣烂敷患处治骨折。"

【用法用量】 内服：煎汤，15～60 g，鲜品加倍；或捣汁饮。外用：鲜品捣敷。

【宜忌】 据报道〔《四川中医》1983，（3）：40〕，外用本品引起接触性皮炎12例，均系风湿性关节炎、肩周炎患者，用鲜品煎水熏洗所致。

【选方】 1. 治急性黄疸型肝炎　过路黄90 g，茵陈45 g，板蓝根15 g。水煎加糖适量，每日分3次服，连服10～15剂。（《浙南本草新编》）

2. 治胆囊炎　金钱草45 g，虎杖根15 g，水煎服。如有疼痛加郁金15 g。（《全国中草药汇编》）

3. 治胆石症　过路黄60 g，鸡内金18 g。共研细粉，分3次开水冲服。（《福建药物志》）

4. 治石淋　大金钱草、车前草各9～15 g，煎水服。（《贵州

草药》）

5. 治肾盂肾炎　金钱草60 g，海金沙30 g，青鱼胆草15 g。每日1剂，水煎分3次服。（贵州《中草药资料》）

6. 治痢疾　鲜过路黄60 g，鲜马齿苋30 g，枳壳9 g。水煎服。（《陕甘宁青中草药选》）

7. 治疟疾　鲜过路黄适量，搓成2小丸，于发作前1～2小时，塞入鼻腔内。

8. 治乳腺炎　鲜过路黄适量，红糟、红糖各少许，同捣烂外敷患处。（7、8方出自《福建药物志》）

9. 治疝气　过路黄15 g，青木香6 g，捣汁冲酒服。（《湖南药物志》）

10. 治痔疮（内痔嵌顿、血栓外痔、炎性外痔、肛窦炎、肛乳头炎）　过路黄鲜者100 g，干品减半，水煎服，日1剂。一般服药1～3剂后肿消痛止。〔《中国肛肠病杂志》1986，(2)：48〕

11. 治汤火伤　过路黄花、叶捣汁，加石灰和桐油搅匀，搽伤处。（《湖南药物志》）

12. 治跌打损伤　鲜过路黄冷开水洗净，捣汁1小杯（约50 ml），分2次服。（《四川中药志》1982年版）

13. 治毒蛇咬　捣神仙对坐草汁饮，以渣罨伤口立愈。（《纲目拾遗》引《祝穆试效方》）

【临床报道】 1. 治疗婴儿肝炎综合征　用单味金钱草30～60 g，水煎100 ml，每日分2次口服，配合肝泰乐0.1 g及维生素C 0.1 g、维生素B_1 0.01 g，每日3次。有感染的加用相应抗生素；无明确感染病灶，白细胞在15×10^9/L以上者按常规予以青霉素。治疗41例，结果治愈38例，无效3例。长期使用未见任何毒副作用。

2. 治疗非细菌性胆道感染　有低热伴有明显症状者，用金钱草每日30 g；无低热但有明显症状者每日20 g；无低热、症状较轻者每日10 g，均以开水冲饮，晨起顿服或随意饮服。30日为1个疗程，一般服药2～3个月，最少亦需1个月。共观察52例，结果：明显好转5例，好转25例，减轻10例，无效12例，总有效率为76.9%。无副作用。

3. 治疗肝胆结石症　金钱草50～60 g，水煎3次，每次加水1 000 ml以上，先用武火煮开，再用文火煮20～25分钟，每日早、中、晚饭后0.5～1小时各服1煎，30日为1个疗程。治疗期间，每日饮水量要大于2 000 ml。治疗50例患者，显效30例，有效8例，无效12例，总有效率为76%。

4. 治疗泌尿系结石症　金钱草300 g，每日煎服1剂，除上午11:30至下午1:00不服外，其他时间均可服用（每日不少于1 500 ml药液）。腰痛剧烈、血尿者，加石韦30 g、木香20 g、赤芍30 g（属气滞型）；腰痛、血尿、小便短赤灼热者，加石韦30 g、甘草梢30 g、蒲公英60 g（湿热型）。共治44例，结果痊愈38例，好转5例，无效1例，总有效率97.7%。排石最快4日，最慢35日。

5. 治疗瘢痕疙瘩　金钱草300 g，紫草2 g，加适量水浸泡30分钟后，煎煮3遍。第一和第二遍各煎1小时，第三遍煎煮30分钟，过滤并合并3次滤液，浓缩至1 000 ml。以煎液用直流电阴极导入法治疗患处。治疗电流，成人0.05～0.2 mA/cm²，儿童0.02～0.05 mA/cm²。每日1次，每次30分钟，30次为1个疗程。治疗46例，有效率达93.5%。未发现副作用。

2924 金铁锁 jīn tiě suǒ（《滇南本草》）

【异名】 昆明沙参（《植物名实图考》），独丁子（《昆明药用植物调查报告》），金丝矮陀陀、蜈蚣七、对叶七、麻参（《云南中草药》），独根、白暗消、小麻药、独脚暗消（《红河中草药》），小马桑、巴地蜈蚣（《西昌中草药》）。

【基原】 为石竹科金铁锁属植物金铁锁的根。

【原植物】 金铁锁 *Psammosilene tunicoides* W. C. Wu et C. Y. Wu

多年生匍匐草本，长30～50 cm。根粗壮，多单生，长圆锥形，肉质，外皮棕黄色。茎柔弱，绿色或带紫绿色，有毛。单叶对生；几无柄；叶片卵形，长1.5～2.5 cm，宽0.5～1.2 cm，先端渐尖，基部宽楔形至圆形，全缘，上面疏生细柔毛，下面仅沿中脉有柔毛。三歧聚伞花序顶生，有头状腺毛；萼筒窄漏斗形，有15条棱线及头状腺毛，萼齿5；花瓣5，狭匙形，先端截形至近圆形，紫堇色；雄蕊5，与萼片对生，伸出花外；子房上位，花柱2，丝形。蒴果长棒状，有种子1颗。种子长倒卵形，褐色，扁平。花期8～9月，果期9～10月。

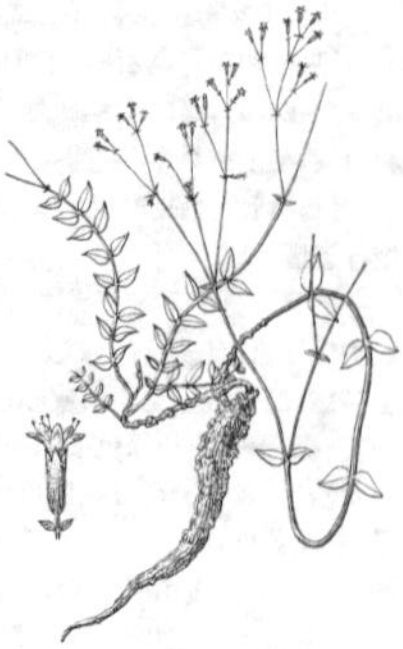

金铁锁

生于海拔2 000～3 100 m的向阳岩石坡地或石缝中。分布于四川、贵州、云南、西藏等地。

【采收加工】 秋后或春初发芽前采挖根部，除去栓皮或不除，晒干。

【药材】 金铁锁 *Psammosilenis Tunicoidei Radix*　主产于云南、贵州、四川等地。

性状　根长圆锥形，挺直或略扭曲，长8～15 cm，直径0.5～1.5 cm。表面黄棕色，有多数纵皱纹及横皮孔纹，除去栓皮后内面黄白色，易折断，断面粉性，具黄色密集的放射状纹理。气微，味辛辣，有刺喉感。

鉴别　(1) 粉末特征：黄棕色。导管多为网纹，亦可见螺纹或孔纹，直径15～40 μm，其内有时见黄棕色块状物。淀粉粒扁卵形，单粒或复粒；单粒的直径6～12 μm。有油滴而无草酸钙簇晶。

(2) 取本品粉末5 g于烧瓶中，加入20 ml水，煮沸10分钟，放冷，滤过，取滤液4 ml于试管中，再加0.5 ml冰醋酸，振摇呈黄色冻状物，在紫外光下显乳蓝色荧光。

【成分】 根含三萜皂苷元：刺叶丝石竹酸(gypsogenic acid)，棉根皂苷元(gypsogenin)，表棉根皂苷元(epigypsogenin)，16-表皂皮酸(16-epiquillaic acid)，16-表皂皮酸甲酯(methyl-16-epiquillate)，3β-羟基-28-去甲齐墩果-12，17-二烯-23-醛(3β-hydroxy-28-nor-olea-12，17-dien-23-al)，3β-羟基-27-去甲齐墩果-12，14-二烯-28-酸(3β-hydroxy-27-norolean-12，14-dien-28-oic acid)；三萜皂苷：3α，16α-二羟基-12-齐墩果烯-23，28-二酸-28-*O*-*β*-*D*-吡喃葡萄糖基(1→3)-*β*-*D*-吡喃葡萄糖基(1→6)-*β*-*D*-吡喃葡萄糖苷〔3α，16α-dihydroxy-12-oleanen-23，28-dioic acid-28-*O*-*β*-*D*-glucopyranosyl(1→3)-*β*-*D*-glucopyranosyl-(1→6)-*β*-*D*-glucopyranoside〕，3α，16α-二羟基-12-齐墩果烯-23，28-二酸-28-*O*-*β*-*D*-吡喃葡萄糖基(1→6)-〔*β*-*D*-吡喃葡萄糖基(1→3)〕-*β*-*D*-吡喃葡萄糖苷{3α，16α-dihydroxy-12-oleanen-23，28-dioic acid-28-*O*-*β*-*D*-glucopyranosyl(1→6)-〔*β*-*D*-glucopyranosyl(1→3)〕-*β*-glucopyranoside}。还含环八肽：金铁锁肽(psammosilene) A、B，环二肽等。

【炮制】 取原药材蒸5小时左右，再露放1夜，切片晒干，或采后浸入淘米水中1小时后，去皮切片晒干备用。

【药性】 苦、辛，温，小毒。

1.《滇南本草》："味辛辣，性大温。有小毒。"

2.《四川常用中草药》："性温，味甘、苦、辛。"

【功用主治】 散瘀，定痛，排脓，止血。主治跌打损伤，风湿痛，胃痛，痈疽脓肿，创伤出血。

1.《滇南本草》："专治面寒疼，胃气、心气疼，攻疮痈，排脓。"

2.《云南中草药》："止血止痛，活血祛瘀，除风湿。主治跌打损伤,创伤出血,风湿疼痛,胃痛,蛔虫。”

3.《四川常用中草药》:“治肺痈吐脓,痈疡疼痛。”

【用法用量】 内服:煎汤,0.6~1.5 g;或研末;或浸酒。外用:研末撒。

【宜忌】 本品有毒,内服宜慎,孕妇禁服。

1.《滇南本草》:“食之令人多吐。”

2.《云南中草药》:“孕妇忌服。忌酸、冷、豆类、鱼腥。”

【选方】 1. 治跌打损伤,风湿疼痛,胃痛　每次用金铁锁0.9~1.5 g,水煎服,或泡酒服。(《云南中草药》)

2. 治胃痛　(小马桑)根 1.5 g,青藤香 3 g。为末,开水送服。

3. 治慢性咳、喘　(小马桑)根 1.5 g,金盆 3 g。为末,温开水送服。(2、3 方出自《西昌中草药》)

4. 治蛔虫症　先服半个油煎鸡蛋,隔半小时,再服金铁锁粉末 0.6 g 及剩余的半个油煎鸡蛋。(《云南中草药》)

2925 金银花 jīn yín huā (《履巉岩本草》)

【异名】 忍冬花(《新修本草》),鹭鸶花(《曲洧旧闻》),银花(《温病条辨》),双花(《中药材手册》),二花(《陕西中药志》),金藤花(《河北药材》),双苞花(《浙江民间草药》),金花(《江苏省植物药材志》),二宝花(《江苏验方草药选编》)。

【基原】 为忍冬科忍冬属植物忍冬、华南忍冬、菰腺忍冬、黄褐毛忍冬的花蕾。

【原植物】 1. 忍冬 *Lonicera japonica* Thunb.

多年生半常绿缠绕木质藤本,长达 9 m。茎中空,多分枝,幼枝密被短柔毛和腺毛。叶对生;叶柄长4~10 mm,密被短柔毛;叶纸质,卵形、长圆状卵形或卵状披针形,长2.5~8 cm,宽1~5.5 cm,先端短尖、渐尖或钝圆,基部圆形或近心形,全缘,两面和边缘均被短柔毛。花成对腋生,芳香,花梗密被短柔毛和腺毛;总花梗通常单生于小枝上部叶腋,与叶柄等长或稍短;苞片 2 枚,叶状,广卵形或椭圆形;小苞片长约1 mm,被短毛及腺毛;花萼短小,萼筒长约2 mm,5 齿裂,裂片卵状三角形或长三角形,先端尖,外面和边缘密被毛;花冠唇形,花冠筒细长,外面被短毛和腺毛,上唇 4 裂片先端钝形,下唇带状而反曲,花初开时为白色,2~3 日后变金黄色;雄蕊 5,着生于花冠内面筒口附近,伸出花冠外;雌蕊 1,子房下位,花柱细长,伸出。浆果球形,成熟时蓝黑色,有光泽。花期 4~7 月,果期6~11 月。

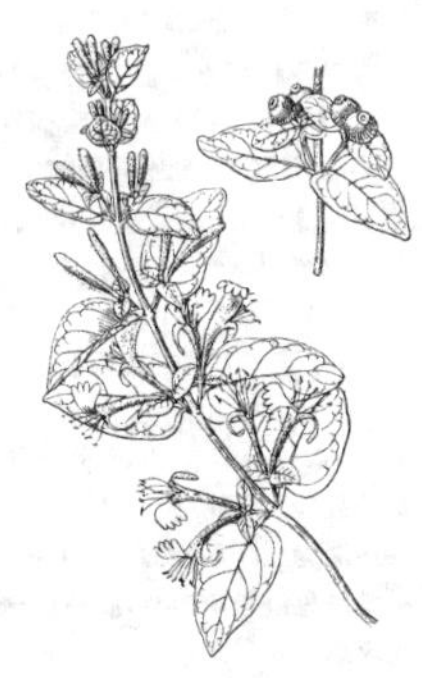

忍　冬

生于山坡疏林中、灌木丛中、村寨旁、路边等处,亦有栽培。分布于华东、中南、西南及河北、山西、辽宁、陕西、甘肃等地。

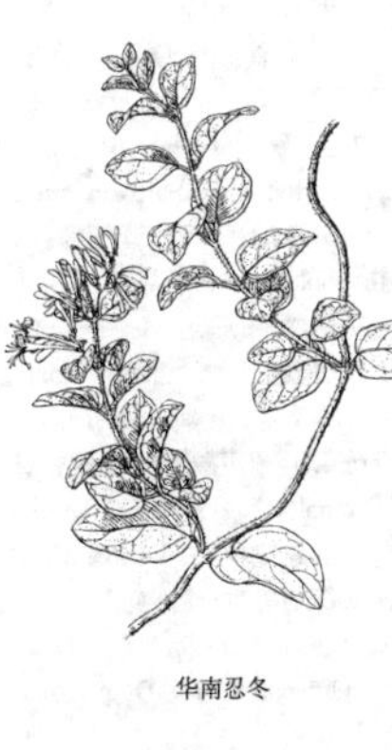

华南忍冬

2. 华南忍冬 *L. confusa* (Sweet) DC. [*L. multiflora* Champ.]　又名:土银花、左缠藤(《岭南草药志》),山银花(《拉汉种子植物名称》)。

本种与忍冬的区别在于:幼枝、叶柄、总花梗、苞片、小苞片均被灰黄色卷曲短柔毛,并疏被微腺毛;小枝淡红褐色或近褐色。叶片卵形至卵状长圆形,幼时两面被短糙毛,老时上面无毛。苞片披针形,长1~2 mm;小苞片先端具缘毛;萼筒被柔毛。果实黑色。花期 4~5 月,果熟期 10 月。

生于丘陵、山坡、杂木灌木丛及平原旷野、路旁或河岸边。分布于广东、广西、海南。

3. 菰腺忍冬 *L. hypoglauca* Miq.　又名:腺叶忍冬(《全国中草药汇编》),红腺忍冬(《中国高等植物图鉴》),盾腺忍冬(《浙江药用植物志》)。

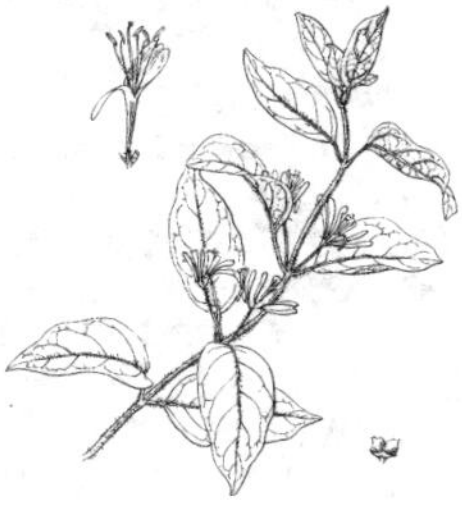

菰腺忍冬

本种与前两种的区别在于:叶下面有时粉绿色,有柄或具极短柄的黄色至橘红色蘑菇形腺体。苞片线状披针形,与萼筒近等长,外面具短糙毛和缘毛;花冠白色,有时有淡红晕,后变金黄色,外面疏被倒生微伏毛,并常具无柄或有短柄的腺。果实有时具白粉。花期 4~6 月,果熟期10~11 月。

生于海拔 200~700(~1 500)m 的灌木丛或疏林中。分布于浙江、安徽、福建、江西、湖北、湖南、广东、广西、四川、贵州、云南、台湾等地。

4. 黄褐毛忍冬 *L. fulvotomentosa* Hsu et S. C. Cheng

本种与前三种的区别在于:幼枝、叶柄、叶下面、总花梗、苞片、小苞片和萼齿均密被开展或弯伏的黄褐色毡毛状糙毛,毛长不超过 2 mm,幼枝和叶两面散生橘红色短腺毛。叶片纸质,卵状长圆形至长圆状披针形。苞片钻形;小苞片卵形至线状披针形;双花下面不具苞状叶;花冠和苞片均较短,花冠外面密被黄褐色倒伏毛和开展的短腺毛。花期 6~7 月。

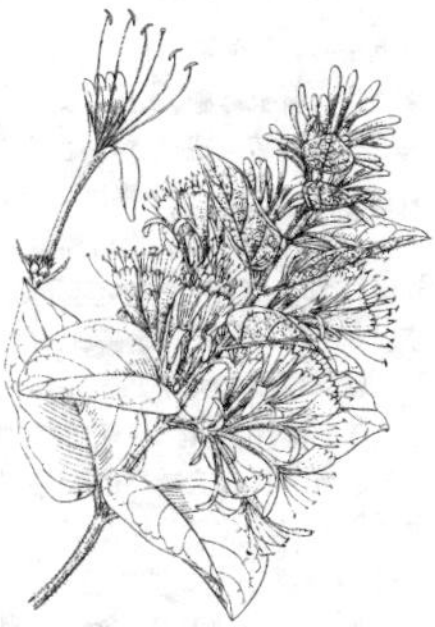

黄褐毛忍冬

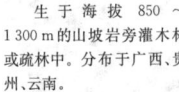

生于海拔 850~1 300 m的山坡岩旁灌木林或疏林中。分布于广西、贵州、云南。

以上 4 种植物的果实(金银花子)、花蕾的蒸馏液(金银花露)、茎枝(忍冬藤)亦供药用,另设专条。

此外,同属植物毛花柱忍冬 *L. dasystyla* Rehd. 花蕾在产地也作忍冬药用。

【栽培】 生物学特性　喜温和湿润气候,喜阳光充足,耐寒、怕涝,适宜生长的温度为 20~30 ℃,在−17 ℃以上的气温可以露地安全越冬。对土壤要求不严,耐盐碱。但以土层深厚疏松的腐殖土栽培为宜,低洼易积水地不宜种植。

繁殖方法　种子繁殖或扦插繁殖,以扦插繁殖为主。种子繁殖:4 月播种,将种子在 35~40 ℃温水中浸泡 24 小时,取出拌2~3倍湿砂催芽,等裂口达 30%左右时播种。在畦上按行距 21~22 cm 开沟播种,覆土 1 cm,隔日喷水 1 次,10 余日即可出苗,秋后或第二年春季移栽。扦插繁殖：可扦插育苗或直接扦插，一般在雨季进行。直接扦插，在夏秋阴雨天气，选健壮无病虫害的一至二年生枝条截成 30～35 cm，摘去下部叶子作插条，随剪随用，插前可用 800～1 000 ppm 吲哚乙酸快速浸蘸插条下端，稍晾后扦插。在选好的土地上，按行距 1.6 m、株距 1.5 m 挖穴，穴深16～18 cm，每穴 5～6 根插条，分散开斜立着埋土内，地上露出 7～10 cm，填土压实。扦插育苗，在 7～8 月间，按行距 23～26 cm 开沟，深 16 cm 左右，株距 2 cm，把插条斜立着放到沟里，填土压实，栽后喷一遍水，以后干旱时，每隔 2 日要浇水 1 次，半月左右即能生根，第二年春季或秋季移栽。

田间管理 每年春季 2～3 月和秋后封冻前，要进行松土、培土工作。每年施肥 1～2 次，与培土同时进行，可用土杂肥和化肥混合使用。每次采花后追肥 1 次，以尿素为主，以增加采花次数。合理修剪整形，是提高金银花产量的有效措施，可根据品种，墩龄、枝条类型等进行，如鸡爪花，主干明显，枝多不着地，冠幅 80～120 cm，剪枝要去顶，清脚丛，打内膛，修剪过长枝、病弱枝、枯枝、向下延伸枝，使枝条成丛直立，主干粗壮，分枝疏密均匀，花墩呈伞形，通风透光好，新枝多，花蕾多。剪枝：一是冬剪，从 12 月～翌年 2 月下旬均可进行。二是生长期剪，是在每次采花后进行。头茬花后第一次剪春梢于 6 月上旬进行；第二次 7 月下旬二茬花后剪夏梢；第三次 9 月上旬三茬花后剪秋梢。以轻剪为主。在寒冷地区种植金银花，要保护老枝条越冬。一般在地封冻前，将老枝平卧于地上，上盖蒿草 6～7 cm，草上再盖泥土越冬，次年春萌发前去掉覆盖物。

病虫害防治 病害有褐斑病，除减少病源、加强管理外，在发病初期可用 3%井冈霉素 5×10^{-5} (50 ppm) 液连续喷治 2～3 次。虫害有圆尾蚜，可用化学药剂防治；咖啡虎天牛，可在 7～8 月，气温在 25 ℃以上晴天，在田间释放天牛肿腿蜂防治，效果良好；尺蠖可在幼龄期用化学药剂防治。

【采收加工】 移栽后 3～4 年开花，且开花时间集中，应及时分批采摘，一般在 5 月中、下旬采第一次花，6 月中、下旬采第二次花。当花蕾上部膨大、由绿变白、尚未开放时采收最适宜。金银花采后应立即晾干或烘干，防止沤花发霉变质。晾干时不宜任意翻动，以防花发黑。烘干温度应控制，初烘 30～35 ℃，2 小时后升至 40 ℃，烘 5～10 小时，而后控制室温保持 45～50 ℃烘 10 小时后，升温至 55～60 ℃，使花迅速干燥。烘时亦不宜任意翻动或未干时停烘。烘干比晾干产量高、质量好。

【药材】 金银花 *Lonicerae Flos* 忍冬主产于河南、山东；红腺忍冬（菰腺忍冬）主产于广西、四川、云南；山银花（华南忍冬）主产于广东、广西；毛花柱忍冬主产于贵州。

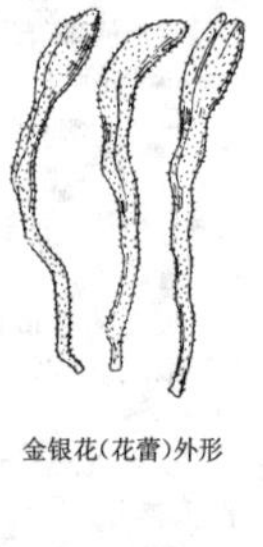

金银花（花蕾）外形

商品规格 商品按产区分为密银花（南银花），主产于河南密县一带；济银花（东银花），主产于山东济南一带；山银花（土银花），为其他各地所产。除山银花分一、二等外，其他均分为一至四等。以河南的密银花品质最优，山东的济银花产量最大。

性状 忍冬 花蕾呈细棒槌状，上粗下细，略弯曲，长 2～3 cm，上部直径约 3 mm，下部直径约 1.5 mm。表面黄白色或绿白色（贮久色渐深），密被短柔毛。偶见叶状苞片。花萼绿色，先端 5 裂，裂片有毛，长约 2 mm。开放者花冠筒状，先端二唇形，雄蕊 5 个，附于筒壁，黄色；雌蕊 1 个，子房无毛。气清香，味淡、微苦。

红腺忍冬 长 2.5～4.5 cm，直径 0.8～2 mm。表面黄白色至黄棕色，无毛或疏被毛。萼筒无毛，先端 5 裂，裂片长三角形，被毛。开放者花冠下唇反转，花柱无毛。

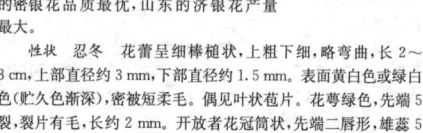

山银花 长 1.6～3.5 cm，直径 0.5～2 mm。萼筒和花冠密被灰白色毛，子房有毛。

毛花柱忍冬 长 2.5～4 cm，直径 1～2.5 mm。表面淡黄色微带紫色，无毛。花萼裂片短三角形。开放者花冠上唇常不整齐，花柱下部多密被长柔毛。

鉴别 (1) 花蕾表面制片：忍冬 腺毛有两种，一种头部倒圆锥形，先端平坦，侧面观 10～33 细胞，排成 2～4 层，直径 48～108 μm，柄部 1～5 细胞，长 70～700 μm；另一种头部类圆形或略扁圆形，4～20 细胞，直径 30～64 μm；柄 2～4 细胞，长 24～80 μm。厚壁非腺毛单细胞，长 45～90 μm，直径 14～37 μm，壁厚 5～10 μm，表面有微细疣状或泡状突起，有的具角质螺纹。薄壁非腺毛单细胞，甚长，弯曲或皱缩，表面具微细疣状突起。草酸钙簇晶直径 6～45 μm。花粉粒类圆形或三角形，3 孔沟；表面具细密短刺及细颗粒状雕纹。

红腺忍冬 腺毛头部盾形而大，顶面 8～40 细胞，直径 60～176 μm，侧面观 7～10 细胞，排成 1～2 层，顶端略凹陷；柄 1～4 细胞，长 5～48 μm，直径 22～40 μm。厚壁非腺毛单细胞，平直，少数弯曲呈钩状，长 38～1 408 μm，表面有细疣状突起，少数具螺纹。

山银花 腺毛头部倒圆锥形或坛形，先端凹陷或较平坦，侧面观 20～100 细胞，排成 3～5 层，直径 32～150 μm；柄部 2～5 细胞，与头部相接处的细胞甚短，有的 2 细胞并列，基部细胞大多粗而长，直径 16～60 μm。厚壁非腺毛单细胞，长 32～848 μm，表面具细疣状突起，有的具双或半螺纹，毛茸足部周围的表皮细胞隆起。

毛花柱忍冬 腺毛似腺鳞，头部帽形，顶端稍隆起，侧面观 10～18 细胞，排成 2 层，顶面观类圆形，20～50 细胞，直径 65～160 μm，柄部甚短，4～9 细胞；偶见小形腺毛。厚壁非腺毛单细胞，长 400～745 μm，直径 8～24 μm，壁厚4～11 μm，表面具较细密的疣状突起。

(2) 薄层色谱：取本品粉末 0.2 g，加甲醇 5 ml，放置12 小时，滤过，滤液作为供试品溶液。另取绿原酸对照品，加甲醇制成每 1 ml含 1 mg 的溶液，作为对照品溶液。吸取供试品溶液 10～20 μl、对照品溶液 10 μl，分别点于同一以羧甲基纤维素钠为黏合剂的硅胶 H 薄层板上，以醋酸丁酯-甲酸-水（7∶2.5∶2.5）的上层溶液为展开剂，展开，取出，晾干，置紫外光灯（365 nm）下检视。供试品色谱中，在与对照品色谱相应的位置上，显相同颜色的荧光斑点。

品质标志 《中华人民共和国药典》2010 年版规定：照高效液相色谱法测定，本品含绿原酸（$C_{16}H_{18}O_9$）不得少于 1.5%；含木犀草苷（$C_{21}H_{20}O_{11}$）不得少于 0.050%。

【成分】 忍冬花含酚酸：绿原酸（chlorogenic acid），异绿原酸（isochlorogenic acid）；甾醇：*β*-谷甾醇（*β*-sitosterol），豆甾醇（stigmasterol），*β*-谷甾醇-*D*-葡萄糖苷（*β*-sitosteryl-*D*-glucoside），豆甾醇-*D*-葡萄糖苷（stigmasteryl-*D*-glucoside）；挥发油：芳樟醇（linalool），左旋-顺-2，6，6-三甲基-2-乙烯基-5-羟基-四氢吡喃（*cis*-2，6，6-trimethyl-2-vinyl-5-hydroxytetrahydropyran），棕榈酸乙酯（ethyl palmitate），1，1′-联二环己烷（1，1′-bicyclohexyl），亚油酸甲酯（methylinoleate），3-甲基-2-(2-戊烯基)-2-环戊烯-1-酮〔3-methyl-2-(2-pentenyl)-2-cyclopenten-1-one〕，反-反金合欢醇（*trans-trans*-farnesol），亚麻酸乙酯（ethyllinolenate），*β*-荜澄茄油烯（*β*-cubebene），顺-3-己烯-1-醇（*cis*-3-hexen-1-ol），*α*-松油醇（*α*-terpineol），牻牛儿醇（geraniol），苯甲酸苄酯（benzylbenzoate），2-甲基-1-丁醇（2-methyl-1-butanol），苯甲醇（benzylalcohol），苯乙醇（phenethylalcohol），顺-芳樟醇氧化物（*cis*-linalool oxide），丁香油酚（eugenol）及香荆芥酚（carvacrol）等数十种，黄酮类：忍冬苷（lonicerin），木犀草素 7-*O*-*α*-*D*-葡萄酸苷（luteolin 7-*O*-*α*-*D*-glucoside），木犀草素 7-*O*-*β*-*D*-半乳糖苷（luteolin 7-*O*-*β*-*D*-glucoside），槲皮素 3-*O*-*α*-*D*-葡萄糖苷

(quercetin 3-*O*-*α*-*D*-glucoside),金丝桃苷(hypcroside)。

菰腺忍冬花含绿原酸。

黄褐毛忍冬花蕾含黄褐毛忍冬皂苷(fulvotomentoside) A,*α*-常春藤皂苷(*α*-hederin),无患子皂苷(sapindoside) B,绿原酸,咖啡酸(caffeic acid),木犀草素(lute olin)及挥发油,挥发油的主要成分有芳樟醇,左旋-顺-2,6,6-三甲基-2-乙烯基-5-羟基-四氢吡喃,*α*-松油醇,香叶醇,苯乙醇,丁香油酚,顺-芳樟醇氧化物及反-芳樟醇氧化物等。

【药理】 1. 抗病原微生物作用　体外实验表明,金银花煎剂及醇浸液对金黄色葡萄球菌、白色葡萄球菌、溶血性链球菌、肺炎杆菌、脑膜炎双球菌、伤寒杆菌、副伤寒杆菌、大肠杆菌、痢疾杆菌、变形杆菌、百日咳杆菌、铜绿假单胞菌、结核杆菌、霍乱弧菌等多种革兰阳性和阴性菌均有一定的抑制作用。金银花的水煎剂、水浸液和提纯液,用平板打洞法,对致龋齿的变形链球菌,具有较好的杀灭和抑制作用,抑菌效果随浓度增大而明显增强。金银花在体外对人型结核菌有某些抑制作用。在对小鼠接种人型($H_{37}RV$)结核杆菌后的实验治疗中,也能较显著地减轻肺脏病变。有人认为绿原酸和异绿原酸是金银花主要的抗菌成分。但另有报道,金银花经加热炮制后,其绿原酸含量有所下降,但其抑菌作用未见相应下降,相反对痢疾杆菌、变形杆菌的抑制作用还有所加强,说明绿原酸并非金银花惟一抑菌成分。水浸剂在体外对铁锈色小芽胞癣菌、星形奴卡菌等皮肤真菌有不同程度的抑制作用。金银花水煎剂(1∶20)在人胚肾原代单层上皮细胞组织培养上,对流感病毒、孤儿病毒、疱疹病毒均有抑制作用,能抑制病毒的复制、延缓病毒所致细胞病变的发生。金银花在细胞外抑制柯萨奇及艾柯病毒的作用很明显。金银花煎剂对钩端螺旋体有抑制作用。

2. 抗毒作用　腹腔注射金银花注射液 7.5 g/kg 能使接受 LD_{90} 的铜绿假单胞菌内毒素或铜绿假单胞菌的小鼠存活率达半数以上。静注金银花蒸馏液 6 g/kg,对铜绿假单胞菌内毒素中毒的家兔有治疗作用,能改善其所引起的白细胞减少和体温降低。从黄褐毛忍冬中分离出的黄褐毛忍冬总皂苷,给小鼠皮下注射 200 mg/kg,能显著降低四氯化碳、*D*-半乳糖胺,对乙酰氨基酚(扑热息痛)中毒小鼠的丙氨酸氨基转移酶(ALT)活性及肝脏三酰甘油(甘油三酯)含量,并明显减轻肝脏的病理损害。

3. 抗炎作用　腹腔注射金银花提取液 0.25 g/kg,能抑制角叉菜胶所致的大鼠足肿胀,对蛋清所致的足肿胀也有抑制作用。大鼠腹腔注射金银花提取液 8 g/kg,每日 2 次,连续 6 日,对巴豆油肉芽囊肿的炎性渗出和肉芽组织形成有明显的抑制作用。

4. 对免疫系统的作用　体外实验金银花煎剂稀释至1∶1 280 的浓度仍能促进白细胞的吞噬功能,小鼠腹腔注射金银花注射液也有明显促进炎性细胞吞噬功能的作用。金银花水煎剂 250 mg/kg 能降低豚鼠 T 细胞 *α*-醋酸萘酯酶(ANAE)阳性百分率,提示对细胞免疫可能有抑制作用。

5. 降血脂作用　大鼠灌服金银花 2.5 g/kg 能减少肠内胆固醇吸收,降低血浆中胆固醇的含量。体外实验金银花可与胆固醇相结合。

6. 中枢兴奋作用　经电休克、转笼等实验方法证明,口服绿原酸后,可引起大鼠、小鼠等动物中枢神经系统兴奋,其作用强度为咖啡因的 1/6。

7. 抗生育作用　金银花经乙醇提取后,以水煎浸膏对小鼠、犬、猴进行试验,结果表明,小鼠腹腔注射及对孕期20～22日的犬静滴,均有较好的抗早孕作用,且随剂量增加而增强。对孕期 3 个月的猴,羊膜腔给药也有抗早孕作用。腹腔注射金银花提取物(660 mg/kg)有终止小鼠的早、中、晚期妊娠作用。注射 24 小时后的早孕大鼠外周血孕酮浓度可降至给药前的 30%,表明有抗黄体激素的作用。金银花抗生育作用既涉及前列腺素机制,又与其对性激素的影响密切相关。

8. 其他作用　体外试验金银花的水及醇浸液对小鼠肉瘤 S_{180} 和艾氏腹水癌有明显的细胞毒作用。

毒性　小鼠皮下注射本品浸膏的 LD_{50} 为 53 g/kg。绿原酸有致敏原作用,可引起变态反应,但口服无此反应,因绿原酸可被小肠分泌物转化成无致敏活性的物质。

【炮制】 1. 金银花　取原药材,拣去残留梗叶及杂质,筛去灰屑。生品用于清热解毒,疏风解表。

2. 炒金银花　取净金银花,置热锅内,用文火拌炒,至黄色为度,取出摊开晾凉。炒金银花用于清热解表,和胃止呕。

3. 金银花炭　取拣净的金银花,置锅内,用中火炒至表面焦褐色,喷淋清水少许,灭火星,炒干,取出晾透。银花炭用于清热解毒,凉血止痢。

饮片性状　金银花呈棒状而弯曲,长 20～30 mm,上粗下细,黄白色,绿白色或淡黄色,有短柔毛。花萼绿色。气清香,味淡微苦。炒金银花形如金银花,显黄色。金银花炭形如金银花,焦褐色,略具焦香气。

贮干燥容器内,置阴凉干燥处,防潮防蛀。金银炭散热防复燃。

【药性】 甘,寒。归肺、胃经。

1.《滇南本草》:"性寒,味苦。"

2.《雷公炮制药性解》:"入肺经。"

3.《本草正》:"味甘,气平。其性微寒。"

4.《玉楸药解》:"味辛,微凉,入手太阴肺、足厥阴肝经。"

5.《得配本草》:"入足阳明、太阴经。"

6.《本草便读》:"入脾,味甘寒。"

【功用主治】 清热解毒。主治外感风热或温病发热,中暑,热毒血痢,痈肿疔疮,喉痹,多种感染性疾病。

1.《滇南本草》:"清热,解诸疮、痈疽发背,无名肿毒,丹瘤、瘰疬。"

2.《医学入门》:"止消渴要药也。"

3.《雷公炮制药性解》:"主热毒血痢,消痈散毒,补虚疗风,久服延年。"

4.《本草汇言》:"驱风除湿,散热疗痹,消痈止痢。"

5.《医林纂要》:"缓肝、补肺、降逆、散热、养血、祛风、止渴、清暑。疮家主药。"

6.《重庆堂随笔》:"清络中风火湿热,解温疫秽恶浊邪,熄肝胆浮越风阳,治痉厥癫痫诸证。"

7.《福建药物志》:"主治感冒、中暑、肺炎、扁桃体炎、淋巴腺炎、痢疾、乳腺炎、阑尾炎、丹毒、疔、疖。"

【用法用量】 内服:煎汤,10～20 g;或入丸、散。外用:捣敷。

【宜忌】 脾胃虚寒及疮疡属阴证者慎服。

【选方】 1. 治太阴温病初起,邪在肺卫,但发热而不恶寒,且口渴者　连翘一两,银花一两,苦桔梗六钱,薄荷六钱,竹叶四钱,生甘草五钱,芥穗四钱,淡豆豉五钱,牛蒡子六钱。上杵为散,每服六钱,鲜苇根汤煎服。(《温病条辨》银翘散)

2. 治太阴暑温,汗后余邪未尽,头感微胀,视物不清　鲜荷叶边二钱,鲜银花二钱,西瓜翠衣二钱,鲜扁豆花一枝,丝瓜皮二钱,鲜竹叶心二钱。上药用水二杯,煮取一杯,一日二次分服。(《温病条辨》清络饮)

3. 治疮疡痛甚,色紫变黑者　金银花连枝、叶(锉)二两,黄芪四两,甘草一两。上细切,用酒一升,同入壶瓶内闭口,重汤内煮三二时辰,取出去滓,顿服。(《活法机要》回疮金银花散)

4. 治发背,恶疮,托里,止痛,排脓　金银花四两,甘草一两(炒)。上为粗末,每服四钱,水、酒各一盏,煎至一盏,去渣,稍热服之。(《卫生宝鉴》)

5. 治痈疽发背初起　金银花半斤,水十碗,煎至二碗,入当归

二两，同煎至一碗，一气服之。(《洞天奥旨》归花汤)

6. 治消渴愈后，预防发痈疽，宜先服此　忍冬草根、茎、花、叶皆可，不拘多少，入瓶内，以无灰好酒浸，以糠火煨一宿，取出晒干。入甘草少许，碾为细末，以浸药酒，打面糊丸梧子大。每服五十丸至百丸，汤酒任下。此药不特治痈疽，大能止渴。(《纲目》引《外科精要》)

7. 治乳岩积久渐大，色赤出水，内溃深洞　金银花、黄芪(生)各五钱，当归八钱，甘草一钱八分，枸橘叶(即臭橘叶)五十片。水酒各半煎服。(《竹林女科》银花汤)

8. 治杨梅结毒　金银花一两，甘草二钱，黑料豆二两，土茯苓四两。水煎，每日一剂，须尽饮。(《外科十法》忍冬汤)

【临床报道】 1. 预防儿童上呼吸道感染　用金银花、贯众各60 g，甘草20 g，水煎后，浓缩至120 ml。每日上午用喷雾器喷入或滴入咽喉部，每日1次，每次1.2 ml。疗程3个月，星期日停药。在3个月疗程中，用药组(393名)上感发病率为12.29%，而对照组(391名)发病率为44.49%，为用药组的3.6倍。

2. 治疗咽喉炎　用金银花15 g，甘草3 g，煮汤冷却后，做口咽含漱，每日3次，作辅助治疗。观察58例，一般含漱2次后，疼痛明显减轻；另在抗生素的协同下，炎症可迅速得到控制，红肿消退。

3. 治疗钩端螺旋体病　用金银花、九里光制成每毫升含金银花1 g，九里光2 g的注射液，每日静滴250 ml(日用量最小100 ml，最大750 ml)，并口服金银花30 g，九里光40 g(干品)煎剂，住院期间，根据不同病情，配合应用西医的支持和对症处理，如补液、止血等，均不用青霉素及其他抗生素、磺胺药。共治疗55例，经治疗3～12日后，全部痊愈。主要症状及体征一般治疗后4日内大部分消失，5～6日内全部消失。

4. 治疗外科化脓性疾病　用金银花、野菊花各500 g，以蒸馏法制成注射剂1 000 ml，分装灭菌，供肌内注射；1～3岁3 ml，3～12岁5 ml，12岁以上10 ml，每日3～4次。治疗胆囊炎、阑尾脓肿、深部脓肿、疖、痈、蜂窝组织炎、外伤感染、手术后感染、烫伤感染、骨髓炎及败血症等计185例，有效率平均在90%左右。

5. 治疗急性炎症　采用二花离子透入法。离子透入前，先作6～8分钟无热超短波治疗，使药液易于透入病灶。然后按直流电导入疗法的操作常规，将二花液导入局部病灶。每日1次，每次30分钟，10～20次为1个疗程。急性阑尾炎、阑尾脓肿患者，一般10次左右即可痊愈，其他急性炎症(乳腺炎、淋巴结炎等)，一般4～5次即可治愈。具体结果：159例急性炎症中，急性阑尾脓肿70例，痊愈49例，显效13例，有效6例，无效2例；急性阑尾炎34例，痊愈19例，显效10例，有效4例，无效1例；其他急性炎症55例，痊愈19例，显效21例，有效12例，无效3例。

6. 治疗皮肤病　用没药50 g，金银花50 g，加入1 000 ml水中，煎至500～700 ml，即为没银煎液，冷却备用。用软布或6～8层纱布浸没药液，平敷于患部，每次30分钟，每日3次。小面积棉签蘸液涂擦，手足部可以浸泡。治疗192例(其中急性湿疹67例，慢性湿疹急性发作42例，接触性皮炎52例，脚癣合并感染26例，其他5例)。结果：全部治愈，其中184例用药1～2日后即愈，仅8例用药5日左右，皮损渗出减少，创面干燥结痂。无副作用。

7. 治疗红眼病　用双花眼药水(每毫升相当于原生药金银花0.1 g，七叶一枝花0.06 g，板蓝根0.1 g)每小时滴眼1次，治疗128例243只病眼，3日后复查，显效病眼数为102只，有效数为128只，总有效率为94.56%。

8. 治疗肿瘤放疗、化疗后口干　金银花露每次100 ml，日服3次，天冷炖温服，必要时可增加服用次数。少数患者日服1 000 ml，未见毒副作用。2星期为1个疗程。共治疗978例，服用2个疗程后，放疗后口干的有效率为87%，化疗有效率为74%，同时有近半数患者纳呆改善，白细胞回升。

【各家论述】 1.《本草正》："其性微寒，善于化毒。故治痈疽肿毒，疮癣，杨梅，风湿诸毒，诚为要药。毒未成者能散，毒已成者能溃。但其性缓，用须倍加或用酒煮服，或捣汁掺酒顿饮，或研烂拌酒厚敷。若治瘰疬上部气分诸毒，用一两许，时常煎服极效。"

2.《洞天奥旨》："疮疡必用金银花者，以金银花可以消火毒也。然毒实不同，有阴毒、阳毒之分。其毒之至者，皆火热之极也。金银花最能消火热之毒，而又不耗气血，故消火毒之药，必用金银花也。以金银花可以夺命，不分阴阳，皆可治之。盖此药为纯补之味，而又善消火毒，无奈世人以其消毒去火而不肯多用，遂至无功，而且轻变重而重变死也。若能多用，何不可夺命于须臾，起死于顷刻哉？诚以金银花少用则力单，多用则力厚而功臣也。故疮疡一门，舍此味无第二品也。所以疮疡初起，必用金银花，可以止痛；疮疡溃脓，必用金银花，可以去眩；疮疡收口，必用金银花，可以起陷。然此犹补阳症之疮疡也。若阴症初生，背必如山之重，服金银花而背轻矣；阴症溃脓，心如火焚，必服金银花而心凉矣；阴症收口，疮如刀割，必服金银花而皮痒矣。然此犹症而无大变也。苟痛痒之未知，昏溃之罔察，内可调其肺肝，外可窥其皮骨，饮而不欲，食之而不知，惟金银花与人参大剂治之，亦可以夺命而返魂也。谁谓金银花岂小补之物哉？而世人弃之者，因识其小而忘其大。是以他物可以少用，而银花必须多用也。知金银花之功力若此，又何患哉！"

3.《本经逢原》："芳香而甘，入脾通肺。主下痢脓血，为内外痈肿之要药；解毒祛脓，泻中有补，痈疽溃后之圣药。今世但知其消肿之功，昧其能利风虚也。但气虚脓清，食少便泻者勿用。"

4.《药性通考》："味甘寒气香，入肺散热，化毒解毒，补虚疗风，养血止渴。治痈疽疥癣，杨梅恶疮，肠澼血痢。花叶同功，花香尤佳，酿酒、代茶，蒸膏尤妙。花每收一斤，泡酒吃之，永不生疮。凡有肠痈、背痈，将金银花大剂，每日当茶服之，自然消矣。此药无经不达，多服将周身之毒气，化为黄水从大小便而出矣。毒既化，疮又从何而生哉！"

5.《本草求真》："金银花，诸书皆言补虚养血，又言入肺散热，能治恶疮、肠澼、痈疽、痔漏，为外科治毒通行要剂。按此似属两歧。殊不知书言能补虚者，因其芳香味甘，性虽入内逐热，而气不甚迅利伤损之意也；书言能养血者，因其毒结血凝，服此毒气顿解，而血自你克养之谓也。究之止属清热解毒之品耳，是以一切痈疽等病，无不藉此内入，取其气寒解热，力主通利。如谓久服轻身延年益寿，不无过谀。凡古人表著药功，类多如是，但在用药者审认明确，不尽为药治效所惑也。"

6.《药义明辨》："金银花，味甘微寒。凡肝家血虚有热以为病者，或脏腑、经脉，或肉里，皆可用以撤其壅热，散其聚毒，不但为诸疮要药而已。"

2926 金蛤蟆 jīn há ma (《陕西中草药》)

【基原】 为雨蛙科雨蛙属动物中国雨蛙的全体。

【原动物】 中国雨蛙 *Hyla chinensis* Guenther

雄蛙体长28 mm，雌蛙39 mm左右；前者头长略大于宽，后者相反，或几相等；吻宽圆而高，吻端平直，吻棱明显，颊部几近垂直，微向外侧倾斜；鼻孔在吻端上方，眼间距大于鼻间距或上眼睑之宽；鼓膜圆而清晰；舌大，较圆厚，后端微有缺刻；犁骨齿两小团。前臂几乎为体长之半，指端均有吸盘及横沟，第三指吸盘略大于鼓膜；第二、第四指几等长，指扁，有缘膜，基部微具蹼，第四指的关节下瘤成对或成凹形，掌部小疣粒多。后肢长，胫跗关节前达鼓膜，左右跟部重叠，足比胫短，趾端与指端同，但吸盘略小，掌部和

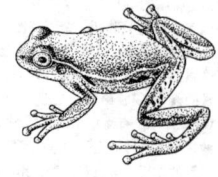

中国雨蛙

跖部有小疣粒，内跖突卵圆形，无外跖突。背面皮肤光滑；颞褶斜直，腕部有横肤沟；内跗褶棱状，胸腹及股腹面密布扁平疣，咽部略光滑，雄蛙咽部皮肤极松薄。生活时背部绿色，体侧及腹面白色，1条清晰的深棕细线纹，自两眼前角沿吻棱绕至吻端相连。细线纹的下方为棕色宽纹，与后端颞褶部的棕色斜宽纹相续。自眼后角至肩上方为深棕细线纹所包绕，极为清晰，体侧有黑斑点，或相连成粗黑线，或断续排列成行，前端与肩上方的细线纹相比邻；胁部、股的前后缘、胫内侧延至跗跖部都有分散的黑色圆斑点，数量变异大，胫部以下的斑点显然细小；前臂及颈外侧有深色细线纹，手及跗跖为棕色，以细线纹为界，与背部的颜色显然不相同，内侧的指趾近白色。雄性体较小，有单咽外声囊，咽部色深，鸣时膨胀成球状，第一指基部有浅棕色婚垫。

栖息于灌木丛、路旁、石隙或洞穴内。分布于江苏、浙江、福建、江西、河南、湖北、湖南、广东、广西、台湾等地。

【采收加工】 夏季三伏天捕捉（切勿损伤），捕得后，焙黄。

【药性】 淡，平。

【功用主治】 《陕西中草药》："生肌，止血，止痛。主治跌打损伤，骨折，外伤出血。"

【用法用量】 内服：焙研，3～6 g。外用：研末撒敷。

2927 金腰带 jīn yāo dài （《陕西中草药》）

【异名】 金丝带（《陕西中草药》）。

【基原】 为梅衣科金丝属植物金丝带的地衣体。

【原植物】 金丝带 *Lethariella zahlbruckneri* (Du Rietz) Krog [*Usnea zahlbruckneri* Du Rietz]

地衣体枝状，较柔软，悬垂，长 10～20 cm 或超过。表面金黄色、橘红色。几乎等二叉式分枝，主枝和分枝呈曲线形卷曲，分枝明显扁平，呈狭带片状，无光泽。主枝表面有棱脊呈纵向排列。无粉芽和裂芽。

多生于高山带的针、阔叶树种的枝干上及枯木上。分布于四川、陕西。

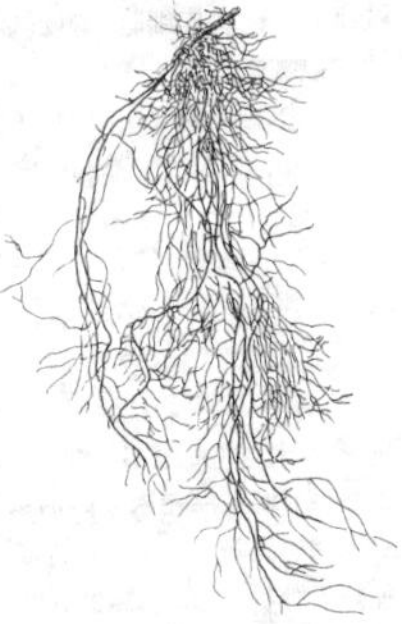

金丝带

【采收加工】 四季可采，晒干。

【成分】 地衣体含黑茶渍素(atranorin)，橘黄色素(canarionic acid)，赤星衣酸乙酯(ethyl haematommate)，β-苔黑酚酸甲酯(methyl β-orcinolcarboxylate)。

【药性】 《陕西中草药》："甘、苦，平。"

【功用主治】 祛风活络，调经止血。主治劳伤腰腿痛，月经不调，白带，金疮出血。

1.《陕西中草药》："除风湿，止血止痛，调经活血，镇惊安神，健脾胃。主治劳伤腰腿痛，外伤出血，月经不调，子宫脱垂，白带，精神病，痫症，半身不遂，阳痿，头晕目眩。"

2.《全国中草药汇编》："祛风活络，补肾壮阳。"

【用法用量】 内服：煎汤，6～12 g；或泡酒。外用：研末敷。

【选方】 1. 治白带 金丝带 15 g，豆腐 500 g，白糖 200 g。炖热食。

2. 治外伤出血 金丝带、天蓬草、石霜各等量。共研细粉，撒敷伤处。（1、2 方出自《陕西中草药》）

2928 金精石 jīn jīng shí （《纲目》）

【异名】 金星石（《嘉祐本草》），金晶石（《中药志》）。

【基原】 为硅酸盐类水云母-蛭石族矿物水金云母-水黑云母，或蛭石。

【原矿物】 1. 水金云母-水黑云母 Hydrophlogopite Hydrobiotite

晶体结构属单斜晶系。单体呈板柱状、板片状、片状（为云母之假象），集合体呈粒块状或鳞片状；嵌生于岩石中，或经破碎而散布于岩石风化壳和山麓堆积物中。褐黄、黄褐、金黄、青铜等色，有时带绿、黑、红等色调。条痕无色、灰白或淡黄灰色。油脂状或珍珠状光泽。一组解理完全，可依之折成碎片；薄片微具弹性或无弹性而具挠性。硬度 1～1.5。相对密度 2.4～2.7。未变化的金云母-黑云母则呈玻璃-珍珠状光泽。解理片具弹性，硬度 2～3，相对密度 2.8～3.4，它可局部残留在水金云母-水黑云母中，甚至残留在蚀变形成的大块蛭石的内部。

2. 蛭石 Vermiculite 又名：猫金。

受热具有独特的体积膨胀性能；层间水分子受热至气化，使层片迅速撑开，片裂并弯曲呈水蛭状；灼烧后呈现银白色调的金属光泽，体积增大 15～25 倍不等，相对密度降到 0.6～0.9，水化程度越高，阳离子交换能力越强，可溶物的溶出性也随之增大，更易被酸溶解。

水金云母-水黑云母及蛭石，广泛分布于全国各地含蚀变云母或风化云母的岩石中。古代产地为山西、安徽、福建、山东、湖北、陕西等地，今仍有产出。近年主产区为河北、山西、内蒙古、山东、河南、湖南、四川等地。

【采收加工】 全年可采。

【药材】 金精石 *Vermiculite* 主产于河南、山东、山西、四川、湖南、河北、内蒙古。

性状 本品为片状集合体，多呈不规则扁块状，有的呈六角形板状。厚 0.2～1.2 cm，褐黄色或褐色。表面光滑，有网状纹理。似金属光泽。质软，用指甲可刻划成痕，切开后，断面呈明显层片状，可层层剥离，薄片光滑，不透明。无弹性，具挠性。气微，味淡。

鉴别 (1) 透射偏光镜下：薄片中从无色至浅褐黄色；低正突起；具多色性和吸收性，*NgNm* 为浅褐黄色；*Np* 近于无色；*NgNm* > *Np*；解理完全。干涉色达到Ⅲ级黄，但常受矿物本身的颜色干扰；近于平行消光；正延长符号。二轴晶；正光性。

(2) 取本品 2～3 块碎片，置于灼热铁片上，即发生急速膨胀而层裂，有的卷曲，色泽变淡，密度迅速下降，可浮于水面上（检查蛭石）。

(3) 取本品粗粉 0.2 g，加稀盐酸 5 ml，振摇，滤过。取滤液 1 ml，加硫氰酸铵试液 2 滴，即显血红色（检查铁盐）。取滤液 2 ml，加亚铁氰化钾试液 1～3 滴，即生成蓝色沉淀，分离；取上清液，加氯化铵试液 6 滴，再滴加氨试液，边加边搅拌，直至溶液混浊时为止，再加热近沸立即通入硫化氢至生成沉淀，分离。取上清液加硝酸 5 滴，煮沸，加氢氧化钠试剂，生成白色沉淀，分离；沉淀分成两份：一份加过量氢氧化钠试液，沉淀不溶；另一份加碘试液，沉淀转成红棕色（检查镁盐）。取上述蓝色沉淀，加硝酸 8～10 滴，加热使溶解，加水 6 滴，加氢氧化钠试液，即生成白色胶状沉淀，分离，沉淀在过量的氢氧化钠试液中溶解（检查铝盐）。

【成分】 金精石的化学组成变化很大，主要有氧化硅(SiO_2)、氧化镁(MgO)、氧化铝(Al_2O_3)、氧化铁(Fe_2O_3)、氧化亚铁(FeO)以及水。另外还含有钛、钡等杂质。

【炮制】 1. 金精石 取原药材，去净泥土和杂质，洗净，干燥。砸成碎片或碾成粉末。

2. 煅金精石 取净金精石，置适宜容器内，用无烟武火加热煅至红透，取出，放凉。碾成粉末。

3. 醋淬金精石 取净金精石，装入罐中，置武火上煅至红透，趁热倾入醋中淬透，冷后研碎。每净金精石 100 kg，用醋 25 kg。

饮片性状　金精石参见“药材”项。煅金精石呈粉末状，表面有黄色无光的斑点，体轻，质酥松，无光泽。醋淬金精石形如煅金精石，具有酸醋气味。

贮干燥容器内，置干燥处，防尘。

【药性】　咸，寒。归心、肝、肾经。

1.《嘉祐本草》：“寒，无毒。”

2.《纲目》：“甘寒。”

3.《四川中药志》1960年版：“性寒，味咸，有小毒。入心、肝、肾三经。”

【功用主治】　镇心安神，止血，退翳。主治心悸怔忡，失眠多梦，吐血，嗽血，目翳。

1.《嘉祐本草》：“主肺脾壅毒及主肺损吐血嗽血，下热涎，解众毒。”

2.《本草衍义》：“治大风疾。”

3.《纲目》：“水磨少许服，镇心神不宁，亦治骨哽。”

4.《纲目拾遗》：“去翳明目。”

【用法用量】　内服：入丸、散，每日3～6 g。外用：水飞点眼。

【宜忌】　《四川中药志》1960年版：“心气虚，无惊邪者忌用。”

【选方】　1. 治心神不宁，心跳失眠　金精石，水磨少许服之。

2. 治眼疾翳障　金精石1.5 g，石决明2.4 g，蒺藜12 g，水煎服。（1、2方出自《山西中草药》）

2929 金樱子 jīn yīng zǐ （《雷公炮炙论》）

【异名】　刺榆子（《蜀本草》），刺梨子（《开宝本草》），金罂子（《梦溪笔谈》），山石榴（《奇效良方》），山鸡头子（《纲目》），糖罐（《植物名实图考长编》），灯笼果（《药材学》），蜂糖罐、槟榔果（《贵州民间方药集》），螳螂果、糖刺果（《广西中药志》）。

【基原】　为蔷薇科蔷薇属植物金樱子的果实。

【原植物】　金樱子 *Rosa laevigata* Michx.

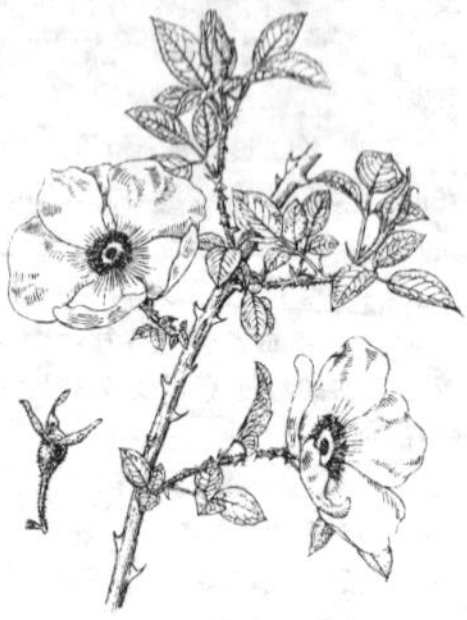

金樱子

常绿攀缘灌木，高约5 m。茎无毛，有钩状皮刺和刺毛。羽状复叶，叶柄和叶轴具小皮刺和刺毛；托叶披针形，与叶柄分离，早落。小叶革质，通常3，稀5，椭圆状卵形或披针状卵形，长2.5～7 cm，宽1.5～4.5 cm，先端急尖或渐尖，基部近圆形，边缘具细齿状锯齿，无毛，有光泽。花单生于侧枝顶端，花梗和萼筒外面均密被刺毛；萼片5；花瓣5，白色；雄蕊多数；心皮多数，柱头聚生于花托口。果实倒卵形，紫褐色，外面密被刺毛。花期4～6月，果期7～11月。

生于海拔100～1 600 m的向阳的山野、田边、溪畔灌木丛中。分布于江苏、浙江、安徽、福建、江西、河南、湖北、湖南、广东、广西、海南、四川、贵州、云南、陕西、台湾等地。

本植物的叶（金樱叶）、花（金樱花）、根或根皮（金樱根）亦供药用，另设专条。

【栽培】　生物学特性　喜温暖干燥的气候。以排水良好、疏松、肥沃的砂质壤土栽培为宜。

繁殖方法　种子繁殖或扦插繁殖，以扦插繁殖为主。种子繁殖：冬季用新鲜的种子播种，按30 cm行距开浅沟，种子均匀撒入沟里，覆土1.5 cm。第二年春季出苗，出苗后注意管理，一般苗期每年锄草3～4次，追肥2次，育苗2～3年后，春季移栽。扦插繁殖：在春季发芽前，选健壮的母株，剪取一至二年生枝条作为插条，长12～15 cm，斜插于砂床中，压紧，浇水，保持经常湿润，盖以芦帘遮阳。约经2个月即可生根发芽。至翌年二三月或九十月间移栽。按行、株距各40～60 cm开穴，每穴栽种1株，覆土压实，浇水。

田间管理　苗床内需浇水保持经常湿润，注意遮阳。移植后需浇水，成活后还需浇水2～3次。每年松土、除草3～4次，并结合培土。春、秋各施肥1～2次。

【采收加工】　10～11月间，果实红熟时采摘，晾晒后放入桶内搅拌，擦去毛刺，再晒至全干。

【药材】　金樱子 *Rosae Laevigatae Fructus* 主产于江苏、浙江、湖北、安徽、江西、福建、湖南、广东、广西等地。

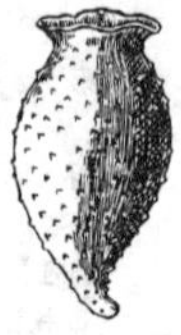

金樱子（果实）外形

性状　本品为花托发育而成的假果，呈倒卵形，长2～3.5 cm，直径1～2 cm。表面红黄色或红棕色，有突起的棕色小点，系毛刺脱落的残基。顶端有盘状花萼残基，中央有黄色柱基，下部渐尖。质硬。切开后，花托壁厚1～2 mm，内有多数坚硬的小瘦果，内壁及瘦果均有淡黄色绒毛。无臭，味甘、微涩。

鉴别　（1）花托壁横切面：外表皮细胞类方形或略径向延长，外壁及侧壁增厚，角质化；表皮上的刺痕纵切面细胞径向延长。皮层薄壁细胞壁稍厚，纹孔明显，含油滴，并含橙黄色物，有的含草酸钙方晶及簇晶；纤维束散列于近皮层外侧；维管束多存在于皮层中部及内侧，外韧型，韧皮部外侧有纤维束，导管散在或呈放射状排列。内表皮细胞长方形，内壁增厚，角质化；有木栓的非腺毛或其残基。

花托粉末特征：淡肉红色。非腺毛单或多细胞，长505～1 836 μm，直径16～31 μm，壁木化或微木化，表面常有略弯曲的斜条纹，胞腔内含黄棕色物。表皮细胞多角形，壁厚，内含黄棕色物。草酸钙方晶多见，长方形或不规则形，直径16～39 μm；簇晶少见，直径27～66 μm。螺纹、网纹、环纹及具缘纹孔导管直径8～20 μm。薄壁细胞多角形，木化，具纹孔，含黄棕色物。纤维梭形或条形，黄色，长至1 071 μm，直径16～20 μm，壁木化。树脂块不规则形，黄棕色，半透明。

（2）取本品粉末5 g，加水50 ml，置60 ℃水浴上加热15分钟，立即滤过。取滤液1 ml，加碱性酒石酸铜试液4～5滴，在水浴中加热5分钟，生成红棕色沉淀；另取滤液1 ml，加1%三氯化铁溶液1～2滴，即显暗紫色。

（3）取（2）项下剩余的滤液2 ml，置具塞试管中，用力振摇1分钟，产生大量蜂窝状泡沫，放置10分钟，泡沫无明显消失（检查皂苷）。

品质标志　《中华人民共和国药典》2010年版规定：照分光光度法测定，本品金樱子肉含金樱子多糖以葡萄糖（$C_6H_{12}O_6$）计，不得少于25.0%。

【成分】　果实含枸橼酸（citric acid），苹果酸（malic acid），laevigatanoside A，齐墩果酸（oleanolic acid），熊果酸（ursolic acid），*β*-谷甾醇（*β*-sitosterol），胡萝卜苷（daucosterol），23-hydroxytormentic acid，23-hydroxytormentic acid，tormentic acid，山柰酚-3-*O*-*β*-*D*-〔6″-*O*-（*E*）-对香豆酰基〕吡喃葡萄糖苷{kaempferol-3-*O*-*β*-*D*-〔6″-*O*-（*E*）-*p*-coumaroyl〕glucopyranoside}等。

果皮含多种水解型鞣质：金樱子鞣质（laevigatin）A、B、C、D、E、F、G，仙鹤草素（agrimoniin），前矢车菊素（procyanidin）B-3，地榆素（sanguiin）H-4，长梗马兜铃素（pedunculagin），蛇含鞣质（potentillin），仙鹤草酸（agrimonic acid）A和B。

地上部分含三萜化合物：常春藤皂苷元（hederagenin），熊果酸，齐墩果酸，2α-羟基熊果酸甲酯（methyl 2α-hydroxyursolate），

2α-甲氧基熊果酸甲酯(methyl 2α-methoxyursolate),委陵菜酸甲酯(methyl tormentate),11α-羟基委陵菜酸甲酯(methyl 11α-hydroxy-tormentate),野鸦椿酸甲酯(methyl euscaphate),委陵菜酸-β-D-吡喃葡萄糖酯苷(tormentic acid β-D-glucopyranosyl ester),委陵菜酸-6-甲氧基-β-D-吡喃葡萄糖酯苷(tormentic acid-6-methoxy-β-D-glucopyranosyl ester),野鸦椿酸-β-D-葡萄糖酯苷(euscaphic acid-β-D-glucopyranosy lester)。甾醇类:谷甾醇-β-D-吡喃葡萄糖苷(sitosteryl-β-D-glucopyranoside),7-氧谷甾醇-β-D-吡喃葡萄糖苷(7-oxysitosteryl-β-D-glucopyranoside),7-羟基谷甾醇-3-O-β-D-吡喃葡萄糖苷(7-hydro xysitosteryl-3-O-β-D-glucopyranoside),豆甾-3α, 5α-二醇-3-O-β-D-吡喃葡萄糖苷(stigmasta-3α, 5α-diol-3-O-β-D-glucopyranoside)。

【药理】 1. 对泌尿系统的影响　金樱子水提物6 g/kg灌胃,能使腹下神经制备尿频模型大鼠排尿次数减少,排尿间隔时间延长,每次排尿增多。

2. 对平滑肌的作用　金樱子水提取物能抑制家兔离体空肠平滑肌的自主收缩,拮抗乙酰胆碱、氯化钡引起的家兔空肠平滑肌、大鼠离体膀胱平滑肌的痉挛性收缩,拮抗去甲肾上腺素引起的家兔离体胸主动脉条收缩反应,对上述3种平滑肌的抑制作用均呈显著性的量效关系。

3. 抗病原体作用　金樱子含鞣质,用平碟法作抑菌试验,25%根煎剂对金黄色葡萄球菌、大肠杆菌有很强的抑制作用,对铜绿假单胞菌也有效。鸡胚试验证明,金樱子煎剂对流感病毒PR_8株抑制作用很强,而且对亚洲甲型57-4株、乙型Lee株、丙型1233株和丁型仙台株也有作用

4. 抗氧化作用　金樱子多糖能显著清除超氧阴离子自由基,抑制羟自由基对细胞膜的破坏而引起的溶血和脂质过氧化产物的形成,具有显著的抗氧化作用。

【炮制】 1. 金樱子　取原药材,除去杂质,洗净,略浸,润透,纵切成两瓣,除去毛、核,干燥。

2. 蜜金樱子　取炼蜜,用适量开水稀释后,加入金樱子拌匀,闷透,置锅内,用文火加热,炒至表面红棕色,不粘手为度,取出放凉。每金樱子100 kg,用炼蜜20 kg。

3. 炒金樱子　取金樱子肉,置锅内,用中火炒至微黑,取出放凉。炒后可避免服后腹痛。

4. 麸炒金樱子　取金樱子用麸炒法炒至黄色为度,取出放凉。麸炒金樱子涩肠止泻作用较佳。

5. 烫金樱子　先将沙炒热,加入金樱子炒至皮臌胀,呈紫红色,去沙洗净,晒干。

6. 盐金樱子　取金樱子肉,加入盐水拌匀,闷润,待吸尽盐水后,蒸2～3小时,取出干燥。盐金樱子缩尿、固精之力较强。

饮片性状　金樱子参见“药材”项。蜜金樱子形如金樱子,表面暗棕色,味甜,有蜜香气。炒金樱子形如金樱子,表面棕褐色微黑;麸炒金樱子形如金樱子,表面深黄色。烫金樱子形如金樱子,表面红紫色,皮微胀。盐金樱子形如金樱子,表面暗红棕色,味兼微咸。

贮干燥容器内,蜜金樱子、炒金樱子、麸炒金樱子、烫金樱子、盐金樱子密闭,置通风干燥处。

【药性】 酸、涩,平。归脾、肾、膀胱经。

1.《开宝本草》:“味酸涩,平温,无毒。”

2.《滇南本草》:“入脾、肾二经。”

3.《纲目》:“味酸、涩,平。”

4.《雷公炮制药性解》:“入脾、肺、肾三经。”

5.《本草经疏》:“入足太阳、手阳明,兼入足少阴经。”

6.《本草求原》:“入肝、肺、大肠经。”

【功用主治】 固精,缩尿,涩肠,止带。主治遗精,滑精,遗尿,尿频,久泻,久痢,白浊,带下,崩漏。

1.《别录》:“止遗泄。”

2.《蜀本草》:“疗脾泄下痢,止小便利,涩精气。久服,令人耐寒轻身。”

3.《本草元命苞》:“补虚劳,益气。”

4.《滇南本草》:“治日久下痢,血崩带下,涩精遗泄。”

5.《本草药性大全》:“善止咳嗽。”

6.《医学入门》:“久服养精益肾,调和五脏。”

7.《本草正》:“止吐血、衄血,生津液,收虚汗,敛虚火,益精髓,壮筋骨,补五脏,养血气,平咳嗽,定喘急,疗怔忡惊悸,止脾泄、血痢及小水不禁。”

8.《本草新编》:“涩精滑,止梦遗、遗尿,杀寸白虫。”

【用法用量】 内服:煎汤,9～15 g;或入丸、散,或熬膏。

【宜忌】 有实火、邪热者慎服。

1.《医学入门》:“中寒有痞者禁服。”

2.《本草经疏》:“泄泻因于火热暴注者不宜用;小便不禁及精气滑脱因于阴虚火炽而得者不宜用。”

【选方】 1. 治梦遗,精不固　金樱子十斤,剖开去子毛,于木臼内杵碎,水二斗,煎成膏子服。(《明医指掌》金樱子膏)

2. 治精滑梦遗、小便后遗沥　金樱子、鸡头肉各一两,白莲花蕊、煅龙骨各半两。上为末,糊丸梧桐子大,每服七十丸,空心盐汤下。(《古今医统》金樱子丸)

3. 治脾泄下利,止小便利,涩精气　金樱子经霜后,以竹夹子摘取,劈为两爿,去其子,以水淘洗过,烂捣,入大锅以水煎,不得绝火,煎约水耗半,取出澄滤过,仍重煎似稀饧。每服取一匙,再暖酒一盏,调服。(《寿亲养老新书》金樱子煎)

4. 治久虚泄泻下痢　金樱子(去外刺和内瓤)30 g,党参9 g。水煎服。(《泉州本草》)

5. 治白浊　金樱子(去子,洗净,捣碎,入瓶中蒸令熟,用汤淋之,取汁慢火熬成膏)、芡实肉(研为粉)各等分。上以前膏同酒糊和芡粉为丸,如梧桐子大。每服三十丸酒吞,食前服。一方用妇人乳汁丸为妙。一方盐汤下。(《仁存堂经验方》水陆二仙丹)

6. 治久咳　鲜金樱子90～120 g,水煎,早、晚饭前各服1次。(《天目山药用植物志》)

【各家论述】 1.《本草经疏》:“十剂云,涩可去脱,脾虚滑泄不禁,非涩剂无以固之,膀胱虚寒则小便不禁,肾与膀胱为表里,肾虚则精滑,时从小便出。此药气温味酸涩,入三经而收敛虚脱之气,故能主诸证也。”

2.《本草新编》:“金樱子,世人竞采以涩精,谁知精滑非止涩之药可止也。遗精梦遗之症,皆尿窍闭而精窍开,不兼用利水之药以开尿窍,而仅用涩精之味以固精门,故愈涩而愈遗也。所以用金樱子,必须兼用芡实、山药、莲子、薏仁之类,不单止遗精而精滑反涩,用涩于利之中,用补于遗之内,此用药之秘,而实知药之深也。”

2930 金樱叶 jīn yīng yè (《纲目》)

【异名】 塘莺蓠(《生草药性备要》)。

【基原】 为蔷薇科蔷薇属植物金樱子的叶。

【原植物】 参见“金樱子”条。

【采收加工】 全年均可采收,多鲜用。

【成分】 含鞣质:原矢车菊素(procyanidin)B-3,长梗马兜铃素(pedunculagin),蛇含鞣质(potentillin),仙鹤草酸(agrimonic acid)A,仙鹤草素(agrimoniin),金樱子鞣质(laevigatin)C,右儿茶素(catechin),木麻黄鞣亭(casuarictin)。

【药性】 苦、涩,平。

1.《生草药性备要》:“味辣,性平。”

2.《四川中药志》1979年版:“苦、涩,平。”

【功用主治】 清热,解毒,生肌,止血。主治痈肿疔疮,溃疡,烫伤,创伤出血。

1.《纲目》:"主治痈肿,金疮出血。"

2.《生草药性备要》:"去热消毒,洗疳疮。"

3.《湖南药物志》:"通经活血,消肿利水,生肌止痛。主治痢疾,妇女崩漏,赤白带,月经闭滞,恶露不绝。"

4.《浙江药用植物志》:"外治疮疖、烫伤。"

【用法用量】 外用:捣敷;或研末撒。内服:煎汤,9 g。

【选方】 1. 治痈肿 (金樱子)嫩叶研烂,人少盐涂之,留头泄气。(《纲目》)

2. 治疔,鱼口 金樱叶、野花椒叶,共捣烂,敷患处。(江西《草药手册》)

3. 治溃疡久不愈合 鲜金樱叶适量,捣烂敷于患处,日换一二次。(《江西民间草药验方》)

4. 治金疮出血 金樱叶三两,桑叶一两,嫩苎叶一两。上捣烂敷。若欲致远,阴干作末,敷上帛缚,止血口合。(《永类钤方》军中一捻金散)

5. 治汤火伤 金樱叶焙干为末,调麻油涂患处,欲愈时加入鳖甲末。(《闽东本草》)

2931 金樱花 jīn yīng huā (《日华子》)

【基原】 为蔷薇科蔷薇属植物金樱子的花。

【原植物】 参见"金樱子"条。

【采收加工】 4~6 月采收将开放的花蕾,干燥。

【药材】 金樱花 *Rosae Laevigatae Flos* 产于江苏、安徽、浙江、江西、福建、湖南、广东、广西等地。

性状 花蕾呈球形或卵形,花托倒卵形与花萼基部相连,表面绿色具直刺。萼片 5,卵状披针形,黄绿色,伸展。花瓣 5,白色或淡棕色,倒卵形。雄蕊多数,雌蕊多数。气微香,味微苦涩。

【药性】 酸、涩,平。

1.《日华子》:"平。"

2.《本草药性大全》:"无毒。"

【功用主治】 涩肠,固精,缩尿,止带。主治久泻,久痢,遗精,尿频,遗尿,带下。

1.《日华子》:"止冷热痢,杀寸白、蛔虫。和铁粉研,拔白发敷之,再出黑者。"

2.《现代实用中药》:"治遗精,遗尿,小便频数,慢性肠卡他久泄泻,慢性衰弱性虚汗出,及妇人子宫内膜炎分泌带下。"

【用法用量】 内服:煎汤,3~9 g。

2932 金樱根 jīn yīng gēn (《日华子》)

【异名】 金樱蕴、脱骨丹(《生草药性备要》)。

【基原】 为蔷薇科蔷薇属植物金樱子的根或根皮。

【原植物】 参见"金樱子"条。

【采收加工】 全年可采收。挖取根部,除去幼根,趁新鲜斜切成厚片或短段,晒干。

【药材】 金樱根 *Rosae Laevigatae Radix* 产于江苏、安徽、浙江、江西、福建、湖南、广东、广西等地。

性状 为厚约 1 cm 斜片或长 3~4 cm 短段,直径 1~3.5 cm。表面暗棕红色至红褐色,有细纵条纹,外皮(木栓层)略浮离,可片状剥落。切断面棕色,具明显的放射状纹理。质坚实,难折断。气无,味涩微甘。

【成分】 根皮富含鞣质。

【炮制】 取原药材,除去杂质,放水中略泡,洗净,润透,切厚片,干燥,筛去灰屑。

饮片性状 参见"药材"项。

贮干燥容器内,置通风干燥处。

【药性】 酸、涩,平。

1.《日华子》:"平,无毒。"

2.《纲目》:"酸、涩,平。"

【功用主治】 固精,涩肠,止血,活血。主治遗精,遗尿,久泻,久痢,吐血,便血,崩漏,带下,白浊,脱肛,子宫下垂,跌打损伤。

1.《日华子》:"治寸白虫。"

2.《纲目》:"止滑痢,化骨鲠。"

3.《生草药性备要》:"洗疳疔、痔疮。"

4.《本草求原》:"治阳虚脱肛。"

5.《分类草药性》:"治月经不调,遗精。"

6.《岭南采药录》:"(治)内伤吐血,止牙痛。"

7.《浙江药用植物志》:"活血止血,收涩解毒。主治跌打损伤,腰腿酸痛,慢性腹泻,子宫脱垂,乳糜尿。"

【用法用量】 内服:煎汤,15~60 g。外用:捣敷;或煎水洗。

【选方】 1. 治遗精 金樱子根 60 g,五味子 9 g。和猪精肉煮服之。(《岭南采药录》)

2. 治小儿遗尿 金樱子根 15~30 g,鸡蛋 1 枚。同煮,去渣。连蛋带汤服。(《湖南药物志》)

3. 治妇女崩漏 金樱根 60 g,龙芽草 30 g。水煎,每日分 2 次服。(《广西民间常用中草药手册》)

4. 治久痢,久泻 鲜金樱根及枸骨根各 30 g。红、白糖各少量,水煎服,每日 1 剂。服后如有头昏、气喘等副作用,可服用盐水解除。(《江西草药》)

5. 治大便下血 ① 金樱根 60 g,同猪胃或猪瘦肉煮服。(《战备草药手册》) ② 金樱根、荔枝草各 30 g,炒槐角 15 g。煎服。(《安徽中草药》)

2933 金橘叶 jīn jú yè (《本草再新》)

【基原】 为芸香科金橘属植物金橘、金弹、金柑的叶。

【原植物】 参见"金橘"条。

【采收加工】 5~10 月采叶,除去叶柄,晒干。

【成分】 叶含维生素 C。

【功用主治】 舒肝解郁,理气散结。主治噎膈,瘰疬,乳房结块。

1.《本草再新》:"舒肝郁肝气,开胃气,散肺气。治痛噎瘰疬。"

2.《浙江药用植物志》:"舒肝解郁,理气散结。治噎膈瘰疬。"

【用法用量】 内服:煎汤,3~9 g。

【宜忌】 气虚者慎用。不宜多服、久服。

《本草再新》:"多用散气。"

2934 金橘核 jīn jú hé (《本草再新》)

【异名】 金橘子(《闽东本草》)。

【基原】 为芸香科金橘属植物金橘、金弹、金柑的种子。

【原植物】 参见"金橘"条。

【采收加工】 9~10 月果实成熟时采摘,除去果皮、果瓤,留取种子晒干。

【药性】《本草再新》:"味酸、辛,性平,无毒。入肝、肺二经。"

【功用主治】 化痰,理气,散结,止痛。主治喉痹,瘰疬结核,疝气,睾丸肿痛,乳房结块。

《本草再新》:"治目疾、喉痹,消瘰疬结核。"

【用法用量】 内服:煎汤,6~9 g。

【选方】 治睾丸垂大 金橘子 6 g,碧朴草 9 g。炖白酒,日服 2 次。(《闽东本草》)

2935 金橘根 jīn jú gēn (《闽东本草》)

【异名】 寿星柑根(《四川中药志》)。

【基原】 为芸香科金橘属植物金橘、金弹、金柑的根。

【原植物】 参见"金橘"条。

【采收加工】 7～10月采挖，鲜用或切片晒干。

【成分】 根含挥发油。

【药性】 酸、苦，温。

1.《四川中药志》1960年版："酸、甘，温，无毒。"

2.《全国中草药汇编》："辛、苦，温。"

【功用主治】 行气止痛，化痰散结。主治胃脘胀痛，疝气，产后腹痛，子宫下垂，瘰疬初起。

1.《四川中药志》1960年版："行血，散瘰疬，顺气化痰。治胃痛，九子疡初起未溃由于气滞者。"

2.《全国中草药汇编》："健脾，理气。主治水肿，胃气痛，疝气，脱肛，产后气滞腹痛，子宫脱垂。"

【用法用量】 内服：煎汤，3～9 g，鲜品15～30 g。

【宜忌】 气虚火旺者慎服。

【选方】 1. 治胃痛　金橘根18 g，猪肚一个。以汤、红酒各半炖服(小儿减半)。忌韭菜。

2. 治疝气　金橘根60 g，枳壳15 g，小茴根30 g。酒适量，炖服。外用马鞭草适量捣烂敷患部。或用金橘根15 g，小樟根30 g，猪小肠90 g，用醋炒后，水煎服。或用金橘根15 g，蕺菜根、樟根各9 g，炖汤加白烧酒适量冲服。

3. 治产后小腹痛　金橘根12 g，炖红酒服。

4. 治子宫下垂　金橘根90 g，生黄精30 g，小茴根60 g，猪小肚一个。水、酒各半炖，分二次服。

5. 治下消　取(金橘)鲜根30 g，猪赤肉90 g。开水250 ml，冲炖服。(1～5方出自《闽东本草》)

2936 金橘露 jīn jú lù (《纲目拾遗》)

【基原】 为芸香科金橘属植物金橘、金弹、金柑的果实蒸馏液。

【原植物】 参见"金橘"条。

【药性】 《中国医学大辞典》："甘苦。"

【功用主治】 《中国医学大辞典》："舒肝，和中，理肝气，解郁结，和脾胃，进饮食，止呕吐，除痰水。"

【用法用量】 内服：炖温，20～60 ml。

2937 金礞石 jīn méng shí (《中药志》)

【异名】 烂石、酥酥石(《中药志》)。

【基原】 为变质岩类云母片岩的风化物蛭石片岩或水黑云母片岩。

【原矿物】 1. 蛭石片岩 Vermiculite Schist

主要由鳞片状矿物蛭石组成，次要矿物为水黑云母，含有少量普通角闪石、石英。鳞片细小，断面可见到层状，显微镜下薄片具明显定向排列。为鳞片变晶结构；片状构造。片岩颜色较淡，呈淡棕色或棕黄色。金黄色光泽。质较软，易碎，碎片主呈小鳞片状。

2. 水黑云母片岩 Hydrobiotite Schist

主要由鳞片状矿物水黑云母组成，次要矿物为蛭石，含有少量普通角闪石、石英。为鳞片变晶结构；片状构造。片岩颜色较深，呈黄褐色或深铁黄色。金黄色或银白色光泽。体轻，质软，易碎，碎后如麦麸。

分布于河北、山西、河南、陕西等地。

【采收加工】 全年可采，挖出后去掉杂石。

【药材】 金礞石 *Micae Lapis Aureus*　主产于河南、山西、河北。

【炮制】 参见"青礞石"条。

饮片性状　金礞石为不规则块状或粉末，棕黄色，带有耀眼的金黄色光泽，质脆，易碎，气微，味淡。煅金礞石为粉末状，黄褐色，闪金星更明显，无臭，无味。

贮干燥容器内，置干燥处，防尘。

【药性】 甘、咸，平。归肺、心、肝经。

【功用主治】 坠痰下气，平肝镇惊。主治顽痰咳喘，癫痫发狂，烦躁胸闷，惊风抽搐。

【用法用量】 内服：入丸、散，3～6 g；煎汤，10～15 g，布包。

【宜忌】 虚弱之人及孕妇禁服。

2938 金边兔耳 jīn biān tù ěr (《纲目拾遗》)

【异名】 兔耳草(《慈航活人书》)，兔耳箭、金茶匙(汪连仕《采药书》)，小鹿衔、银茶匙、忍冬草、月下红(《百草镜》)，兔耳一枝箭、一枝箭(《纲目拾遗》)，天青地白、毛马香、牛眼珠草(《湖南药物志》)，一枝香、猪心草、兔耳金边草(《浙江民间常用草药》)，朝天一柱香、大种巴地香(《贵州草药》)，兔耳一支香、四叶一支香(《全国中草药汇编》)，兔儿风(《湖北中草药志》)。

【基原】 为菊科兔儿风属植物杏香兔耳风的全草。

【原植物】 杏香兔耳风 *Ainsliaea fragrans* Champ.　又名：白走马胎、金边兔耳草(《中国高等植物图鉴》)。

多年生草本，高30～60 cm。具匍匐状短根茎。茎直立，被棕色长毛，不分枝。叶5～10枚，基生；叶柄长3～10 cm，有毛；叶片卵状长椭圆形，长3～10 cm，宽2～5 cm，先端圆钝，基部心形，全缘或呈波状，有时疏生刺状齿，上面绿色，下面有时紫红色，被棕色长毛。头状花序多数，排成总状；总苞细管状，长约15 mm；总苞片数层，外层较短，卵状狭椭圆形，内层披针形，先端尖锐；花筒状，白色，稍有杏仁气味。瘦果倒披针状长圆形，栗褐色，扁平，有纵条纹及细毛；冠毛羽毛状，棕黄色。花期9～10月。

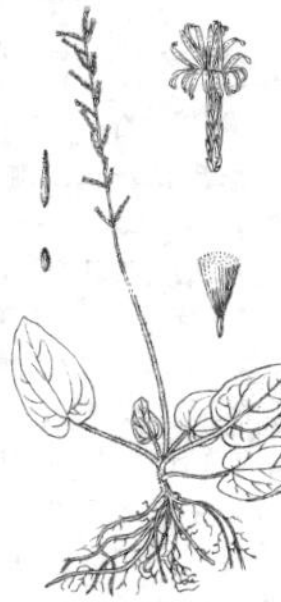

杏香兔耳风

生于山坡灌木林下、沟边草丛等处。分布于江苏、浙江、福建、江西、湖南、广东、台湾等地。

【采收加工】 5～8月采收，鲜用或切段晒干。

【成分】 全草含无羁萜酮(friedelin)，表无羁萜醇(epifriedelinol)，羊齿烯醇(fernenol)，三十二烷酸(dotriacontanoic acid)，二十六醇(hexacosanol)，β-谷甾醇(β-sitosterol)，β-谷甾醇-*D*-葡萄糖苷(β-sitosterol-*D*-glucoside)。

地上部分含倍半萜内酯：8α-羟基-11α, 13-二氢中美菊素C (8α-hydroxy-11α, 13-dihydrozaluzanin C)，11α, 13-二氢中美菊素C (11α, 13-dihydrozaluzanin C)，中美菊素(zaluzanin)C。又含丁香烯(caryophyllene)，豆甾醇(stigmasterol)。

【炮制】 取原药材，除去杂质，清水喷湿，稍润，切中段，干燥，筛去灰屑。

饮片性状　根、茎、叶、花混合的段状。根茎棕褐色，须根多数。茎圆柱形紫红色，常有棕色长毛。叶多皱缩或破碎，黄绿色，被有较密的土黄毛。头状花序细长。白色。瘦果长椭圆形，冠毛羽状，黄棕色。气微，味淡。

贮干燥容器内，置通风干燥处。

【药性】 甘、微苦，凉，归肺、肝经。

1.《纲目拾遗》："金边兔耳：味甘，淡。""兔耳一枝箭：性寒，味苦，入肺经。"

2.《福建药物志》："辛、微苦，平。"

【功用主治】 清热，凉血，利湿，解毒。主治虚劳骨蒸，肺痨咳血，崩漏，湿热黄疸，水肿，肺痈，肠痈，痈疽肿毒，瘰疬结核，跌打损伤，毒蛇咬伤。

1. 汪连仕《采药书》:"入血分,止吐血,治肺痈。"

2.《纲目拾遗》:"金边兔耳:治虚劳吐血。""兔耳一枝箭:行血凉血,清肺火。治吐血,劳伤,肺痈,肺痿,黄疸,心疼,跌打,风气,伤力,咳嗽咯血,肿毒。"

3.《全国中草药汇编》:"清热解毒,消积散结,止咳,止血。主治上呼吸道感染,肺脓疡,肺结核咯血,黄疸,小儿疳积,消化不良,乳腺炎;外用治中耳炎,毒蛇咬伤。"

【用法用量】 内服:煎汤(包煎),10～15 g;或研粉。外用:捣敷;或绞汁滴耳。

【选方】 1. 治骨蒸劳怯　兔耳一枝箭,蒸鸡服。(《纲目拾遗》)

2. 治咳嗽吐血　杏香兔耳风,煮猪肺食。(《湖南药物志》)

3. 治血崩　鲜杏香兔耳风 120 g,水煎,冲百草霜 3 g 服。(《福建药物志》)

4. 治肠痈、肺痈　白石南叶嫩脑 12 个,兔耳草 60 g。好酒煎服。(《纲目拾遗》引《慈航活人书》)

5. 治急性骨髓炎　杏香兔耳风 60 g,朱砂根、雪见草各 30 g。水煎服,渣外敷;慢性者加黄堇、筋骨草、蒲公英各30 g。同煎服。(《浙江药用植物志》)

2939 金丝杜仲 jīn sī dù zhòng (《植物名实图考》)

【异名】 石小豆(《植物名实图考》),棉杜仲(《云南中草药选》),黄皮杜仲(《云南中草药》),大叶金丝杜仲(《新华本草纲要》)。

【基原】 为卫矛科卫矛属植物云南卫矛的根及茎。

【原植物】 云南卫矛 *Euonymus yunnanensis* Franch.

常绿灌木,植株高可达 4 m。根圆柱形,橙黄色,根皮断面有弹性白丝。小枝圆柱形,灰绿色,折断后亦具弹性白丝;幼枝绿色,具棱。单叶对生,革质;叶片倒卵状长圆形至长椭圆形,长 4～13 cm,宽 3～6 cm,先端渐尖或短尖,边缘有细锯齿,基部宽楔形。聚伞花序腋生,花稀疏,总花梗长 1～3 cm,花大,绿白色,径约 2 cm;花盘扁平。蒴果红色,具 4 棱。种子黑色,有橙黄色假种皮。花期夏季。

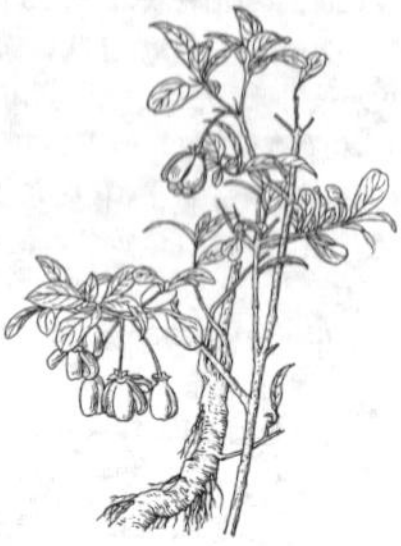

云南卫矛

生于山坡疏林中或河谷石坡上。分布于云南。

【采收加工】 6～10 月采茎,鲜用或切段晒干;10～11 月采根,鲜用或切片晒干。

【药性】 微苦、涩,温,有毒。

1.《云南中草药》:"甘、淡、微涩,温,有毒。"

2.《全国中草药汇编》:"微苦、涩,温。有毒。"

【功用主治】 活血舒筋,接骨止血。主治风湿痹痛,腰腿痛,跌打骨折,外伤出血。

1.《云南中草药》:"舒筋活血,接骨止血。治风湿痛,刀枪伤。"

2.《全国中草药汇编》:"祛风湿,散瘀消肿。主治跌打损伤,腰腿痛,风湿疼痛。"

【用法用量】 内服:煎汤,9～15 g;或浸酒。外用:研末撒或调敷。

2940 金丝桃果 jīn sī táo guǒ (《湖南药物志》)

【基原】 为藤黄科金丝桃属植物金丝桃的果实。

【原植物】 参见"金丝桃"条。

【采收加工】 8～10 月果熟时采摘,鲜用或晒干。

【功用主治】 润肺止咳。主治虚热咳嗽,百日咳。

【用法用量】 内服:煎汤,6～10 g。

2941 金丝藤仲 jīn sī téng zhòng (《云南思茅中草药选》)

【异名】 银丝杜仲(《云南思茅中草药选》),银光杜仲(《全国中草药汇编》)。

【基原】 为夹竹桃科长节珠属植物长节珠的茎皮或根皮。

【原植物】 长节珠 *Parameria laevigata* (Juss.) Moldenke [*Aegiphila laevigata* Juss.; *P. barbata* (Bl.) K. Schum.] 又名:节荚藤(《中国植物志》)。

木质攀缘藤本,长达 10 m。茎皮灰白色;全株具乳汁;枝条幼时被微毛,老时脱落。叶对生,薄纸质;叶片椭圆形或卵形,稀长圆状椭圆形,长 5～13 cm,宽 2～5 cm,无毛,先端钝或渐尖,基部阔楔形或圆形,有透明腺点;叶柄间及叶腋内具小腺体;侧脉每边5～6 条,疏离。阔圆锥状聚伞花序顶生和腋生,长5～14 cm,宽 5～16 cm,被微毛;苞片小,披针形;花萼 5 裂,内面基部有腺体,外面被微毛;花冠淡红色,后变白色,花冠筒外面被微毛,内面有 5 条肋,花冠裂片 5,宽卵形或近圆形,向左覆盖,无毛;雄蕊着生于花冠筒基部,花丝短,花药箭头状;花盘由 5 枚鳞片组成;子房具心皮 2,离生,花柱丝状,柱头圆锥状,先端 2 裂。蓇葖果双生,长节链珠状,下垂,无毛,长 30～45 cm。种子长圆形,种皮被微毛,先端具白黄色绢质种毛,种毛长约 3 cm。花期 6～10 月,果期 10 月至翌年春季。

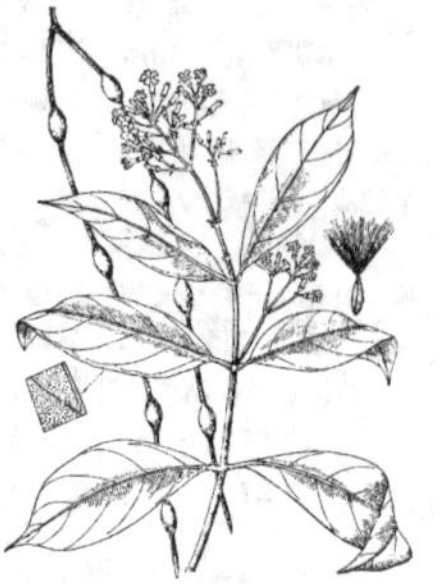

长节珠

生于海拔 800～1 500 m 的山地疏林中或密林山谷潮湿处,攀缘大树上。分布于云南南部。

【采收加工】 全年均可采,剥取茎皮和根皮,切片,晒干或鲜用。

【功用主治】《全国中草药汇编》:"祛风活血,散瘀止痛,消炎。主治风湿骨痛,跌打损伤,肾下垂,肾炎。"

【用法用量】 内服:煎汤,10～15 g;或浸酒。外用:捣敷或研末撒。

【选方】 1. 治风湿骨痛,跌打损伤　金丝藤仲 30～45 g。泡酒服。

2. 治外伤出血,骨折　金丝藤仲捣烂外敷或研粉敷。

3. 治肾下垂,肾炎　金丝藤仲 15～30 g。水煎服。(1～3 方出自《云南思茅中草药选》)

4. 治吹风蛇咬伤　长节珠茎 15 g,水煎服;同时用其叶捣烂敷囟门及伤口周围。(《广西民族药简编》)

2942 金老梅叶 jīn lǎo méi yè (《内蒙古中草药》)

【基原】 为蔷薇科委陵菜属植物金露梅的叶。

【原植物】 金露梅 *Potentilla fruticosa* L. [*Dasiphora fruticosa* (L.) Rydb.] 又名:木本委陵菜、棍儿茶(《中国经济植物志》),金腊梅、扁麻(《沙漠地区药用植物》),金老梅(《全国中草药汇编》)。

灌木,高 0.5～2 m。多分枝。小枝红褐色,幼时被长柔毛。羽状复叶,小叶 2 对,稀 3 小叶,上面一对小叶基部下延,与叶轴汇合;叶柄被绢毛或疏柔毛;托叶薄膜质,宽大,外被长柔毛或脱落;小叶片长圆形、倒卵长圆形或卵状披针形,长 0.7～2 cm,宽 0.4～

1 cm，先端急尖或圆钝，基部楔形，全缘。花两性；单花或数朵生于枝顶，花梗密被长柔毛或绢毛；萼片 5，卵圆形，先端急尖至短渐尖；副萼片 5，披针形至倒卵状披针形，与萼片近等长，外面疏被绢毛；花瓣 5，宽倒卵形，先端圆钝，比萼片长，黄色；花柱近基生，顶部缢缩，柱头扩大。瘦果近卵形，外被长柔毛，褐棕色。花、果期 6～9 月。

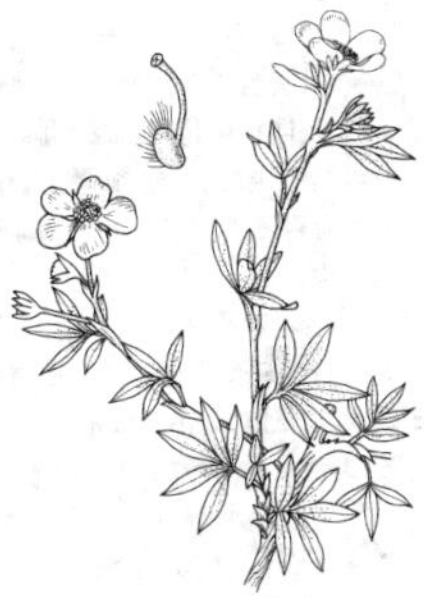
金露梅

生于海拔 1 000～4 000 m 的山坡草地、砾石坡、灌木丛及林缘。分布于华北、东北及四川、云南、西藏、陕西、甘肃、新疆等地。

本植物的花（金老梅花）、枝条（金老梅枝）、根（金老梅根）亦供药用，另设专条。

【栽培】 生物学特性　喜光，耐寒性强，耐干旱，对土壤要求不严，中性与微酸性土壤均能生长，但喜湿润环境。

繁殖方法　种子繁殖、分株繁殖或扦插繁殖。种子繁殖：每年 9～10 月（花期结束后 25 日左右）采集成熟果实，晾干后搓揉，取纯净种子，低温下袋装贮藏半年。立春前深翻土地，除尽杂草，施腐熟有机肥，耕细耧平后作低床，床面宽1 m左右，床面要求平整，土块均匀。采用春播。春分前后播种，条播或撒播。选无风天播种，密播，覆土，播后 5～7 日开始发芽，20 日左右出齐苗，一年生苗高 30～60 cm 即可出圃。选择光照充足、土壤湿润地方，挖大坑，移栽后浇足水和施足肥。分株繁殖：在春季或秋季进行，分株时带土坨。秋季分株，当年可以发芽，第二年生长旺盛；春季分株，当年成活，且能开花。扦插繁殖：塑料大棚内作长 6 m、宽 2 m 的低床，基质河沙或砾石，厚 20 cm，灌足底水。4 月中旬，选择生长良好、无病虫危害的灌木丛，采集二至三年生枝条，采条后即时剪穗，插穗长 20 cm，上部剪平，下部剪成马蹄形，插深 18 cm，床面留 2 cm，株行距 5 cm×10 cm。

田间管理　播种或扦插后，每日喷水 1～2 次，保持土壤含水量 30%左右。苗齐后，及时除草、间苗、补苗、移植等，移植时选光照充足、土壤湿润的地方，栽植后浇足水和施足肥。每年冬季施足人粪尿或复合肥做基肥，春季追肥，适时灌水、除草。扦插 25 日左右大部分的插穗已生根，此时减少洒水次数。

病虫害防治　间隔 10～15 日喷 1 500 倍多菌灵或托布津，预防病虫害。病害有根腐病，注意排水，发现病根及时挖出；叶斑病，等量波尔多液喷洒；苗期立枯病，多菌灵 200 倍液防治。虫害有白粉虱、蚜虫、红蜘蛛等，地下害虫有蛴螬、蝼蛄等，诱杀。

【采收加工】 6～8 月采叶，晒干。

【成分】 地上部分含酚、酸类：外消旋-儿茶酚（catechol），左旋-表儿茶酚（epicatechol），左旋-表没食子酰儿茶酚（epigallocatechol），咖啡酸（caffeic acid），对香豆酸（*p*-coumaric acid），芥子酸（sinapic acid），阿魏酸（ferulic acid），并没食子酸（ellagic acid）等。黄酮类：槲皮素（quercetin），槲皮苷（quercitrin），槲皮素-3-*β*-*D*-吡喃半乳糖基-6″-没食子酸酯（quercetin-3-*β*-*D*-galactopyranosyl-6″-gallate），7，3′，4′-三甲基槲皮素（7，3′，4′-trimethylquercetin）。还含甾醇类：*β*-谷甾醇，豆甾醇，菠菜甾醇等。

【药性】 微甘，平。

【功用主治】 清暑，健胃，调经。主治暑热眩晕，食滞纳呆，月经不调。

1.《内蒙古中草药》："清暑，健胃，调经。主治中暑，食滞，月经不调。"

2.《沙漠地区药用植物》："清暑热，益胸清心，调经，健胃。主治暑热眩晕，两目不清，胃气不和，滞食，月经不调。"

3.《长白山植物药志》："叶浸剂和煮剂对肺结核有效。"

【用法用量】 内服：煎汤，6～9 g；或长期代茶饮。

2943 金老梅花 jīn lǎo méi huā（《内蒙古中草药》）

【基原】 为蔷薇科委陵菜属植物金露梅的花。

【原植物】 参见"金老梅叶"条。

【采收加工】 花盛开时采摘，晾干。

【药性】 苦，凉。

【功用主治】 健脾化湿。主治消化不良，浮肿，赤白带下，乳痈。

1.《内蒙古中草药》："健脾化湿。治消化不良，乳腺炎。"

2.《沙漠地区药用植物》："藏医用花治赤白带下。"

3.《长白山植物药志》："治浮肿。浸剂和煮剂对肺结核有效。"

【用法用量】 内服：煎汤，6～9 g；研末，每次 0.5 g。

【选方】 治各种浮肿　鹿角、芒硝、细叶铁线莲、金老梅花（炒炭）各等分。共为细末，每日 2 次，每次 1.5 g。开水送服。（《内蒙古中草药》）

2944 金老梅枝 jīn lǎo méi zhī（《长白山植物药志》）

【基原】 为蔷薇科委陵菜属植物金露梅的枝条。

【原植物】 参见"金老梅叶"条。

【采收加工】 5～7 月采收，切段晒干。

【功用主治】《长白山植物药志》："枝做收敛剂，用于治疗腹泻和痢疾。"

【用法用量】 内服：煎汤，6～9 g。

2945 金老梅根 jīn lǎo méi gēn（《长白山植物药志》）

【基原】 为蔷薇科委陵菜属植物金露梅的根。

【原植物】 参见"金老梅叶"条。

【采收加工】 6～8 月采根，切段晒干。

【功用主治】《长白山植物药志》："浸剂治子宫出血；为含漱剂治疗口腔炎及喉炎。浸剂和煮剂对肺结核有效。"

【用法用量】 内服：煎汤，6～9 g。

2946 金刚藤头 jīn gāng téng tóu（《四川常用中草药》）

【异名】 粘鱼须、龙须菜（《救荒本草》），金岗藤（《简易草药》），铁菱角、饭巴坨、冷饭巴（《四川常用中草药》）。

【基原】 为百合科菝葜属植物黑果菝葜及粉背菝葜的根茎或嫩叶。

【原植物】 1. 黑果菝葜 *Smilax glauco-china* Warb.　又名：粉菝葜（《中国高等植物图鉴》）。

攀缘灌木。具粗短的根茎。茎通常疏生刺。叶互生；叶柄长 7～15 mm，具鞘，有卷须；叶片厚纸质，椭圆形，长 5～8 cm，宽 2.5～5 cm，先端微凸，基部圆形或宽楔形，下面苍白色。伞形花序通常生于叶稍幼嫩的小枝上，总花梗长 1～3 cm，花序托稍膨大；花单性，雌雄异株；雄花花被片长 5～6 mm，宽 2.5～3 mm，内花被片较窄，仅为外花被片之半，绿黄色，雄蕊 6，花药比花丝宽

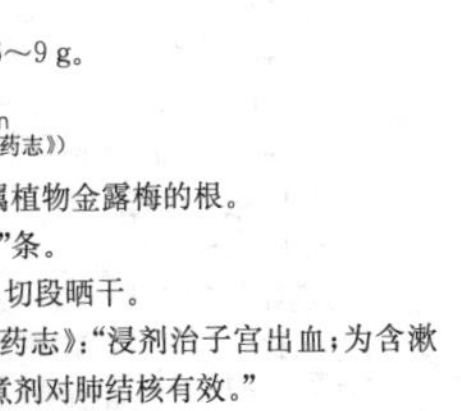
黑果菝葜

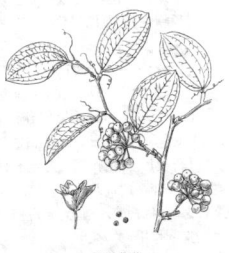

2～3倍；雌花与雄花大小相似，具3枚退化雄蕊，子房3室，柱头3裂。浆果球形，熟时紫黑色，具粉霜。花期3～5月，果期10～11月。

生于海拔1 600 m以下的林下、灌木丛中或山坡上。分布于中南及山西、江苏、浙江、安徽、江西、四川、贵州、陕西、甘肃等地。

2. 粉背菝葜 *S. hypoglauca* Benth.［*S. corbularia* Kunth var. *hypoglauca* (Benth.) Koyama］

本种与黑果菝葜的区别为：叶柄基部(或中部以下)两侧边缘鞘向前伸长为一对离生的披针形耳，叶背苍白色；总花梗短，长1～5 mm，通常不及叶柄长度的一半。果实熟时暗红色。

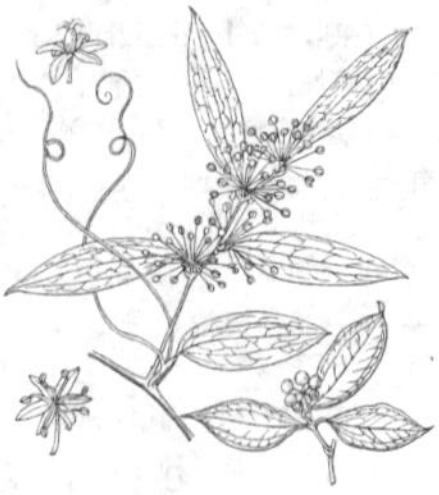

粉背菝葜

生于海拔1 300 m以下的疏林中或灌木丛边缘。分布于福建、江西、广东、贵州。

【采收加工】 全年均可采根茎，切片晒干；5～8月采叶，鲜用。

【药材】 金刚藤头 *Smilacis Rhizoma seu Folium* 黑果菝葜产于山西、陕西、甘肃及华东、中南地区；粉背菝葜产于广东等地。

性状 黑果菝葜 根茎结节状，横向延长，有分枝，表面凹凸不平，灰褐色至深褐色。质硬，断面红棕色，纤维性。根多折断，残基长6～20 mm，直径1～1.5 mm，表面深褐色，着生处微隆起。质硬，断面中央红棕色。气微，味淡。

粉背菝葜 根茎横向延长，结节状，表面灰棕色，有茎痕或短的茎基，茎基直径1 cm。质硬，断面黄棕色。须根多已折断，直径1～2 mm。质硬，断面黄白色。气微，味淡。

【成分】 黑果菝葜根茎含β-谷甾醇(β-sitosterol)。

【药性】 甘，平。

1.《救荒本草》："味甘。"

2.《植物名实图考》："温，平，无毒。"

【功用主治】 祛风，利湿，活血，解毒。主治风湿痹证，腰腿疼痛，跌打损伤，小便淋涩，瘰疬，痈肿疮毒，臁疮。

1.《植物名实图考》："能通筋血，去死血，消肿痛。"

2.《四川常用中草药》："清热，除风毒。治崩带，血淋，瘰疬，跌打损伤。嫩叶治臁疮。"

【用法用量】 内服：煎汤，15～30 g；或浸酒。外用：捣敷。

2947 金线草根 jīn xiàn cǎo gēn (《四川中药志》)

【异名】 海根(《本草拾遗》)，铁棱角三七、铁箍散(《天目山药用植物志》)，毛药、水线花根(《贵州民间药物》)，蓼子七(《四川中药志》)，土三七、铁拳头(江西《草药手册》)。

【基原】 为蓼科金线草属植物金线草和短毛金线草的根茎。

【原植物】 参见"金线草"条。

【采收加工】 6～10月采挖，晒干或鲜用。

【成分】 短毛金线草根茎含黄酮类：左旋儿茶素(catechin)，左旋表儿茶素(epicatechin)，左旋表儿茶素-3-*O*-没食子酸酯(epicatechin-3-*O*-gallate)，原矢车菊素(procyanidin)B_2，原矢车菊素B_2-3′-*O*-没食子酸酯(procyanidin B_2-3′-*O*-gallate)。

【药理】 抗菌作用 短毛金线草的根在试管内对金黄色葡萄球菌有较强的抑制作用，对变形杆菌、痢疾杆菌、伤寒杆菌、副伤寒杆菌、白色葡萄球菌、大肠杆菌和铜绿假单胞菌等也有不同程度的抑制作用。

【药性】 苦、辛，凉。

1.《本草拾遗》："味苦，小温。无毒。"

2.《天目山药用植物志》："性寒，味苦。"

3.《四川中药志》1982年版："苦、辛，凉。"

【功用主治】 凉血，散瘀，止痛，解毒。主治咳嗽咯血，吐血，崩漏，月经不调，痛经，泄泻，痢疾，跌打损伤，骨折，瘰疬，痈疽肿毒，烫火伤，毒蛇咬伤。

1.《本草拾遗》："主霍乱中恶，心腹痛，喉痹，蛊毒，痈疽恶肿，赤白游胗，蛇咬犬毒。酒及水磨服，敷之亦佳。"

2.《花镜》："治汤火疮。"

3.《天目山药用植物志》："止血，解毒。治各种出血，解诸药毒。"

4.《全国中草药汇编》："凉血止血，祛瘀止痛。主治吐血，肺结核咯血，子宫出血，淋巴结结核，胃痛，痢疾，跌打损伤，骨折，风湿痹痛，腰痛。"

【用法用量】 内服：煎汤，15～30 g；亦可泡酒或炖肉服。外用：捣敷；或磨汁涂。

【宜忌】 孕妇慎服。

【选方】 1. 治初期肺痨咯血 金线草根30 g，水煎服。(江西《草药手册》)

2. 治久咳 蓼子七30 g，胡颓叶9 g，水煎服。咳嗽咯血加苎麻根15 g，水煎服。

3. 治血热崩漏 蓼子七30 g，荠菜30 g，水煎服。(2、3方出自《四川中药志》1982年版)

4. 治月经不调，经来腹胀，腹中有块 金线草根30 g，益母草90 g。水煎，冲黄酒服。(《天目山药用植物志》)

5. 治胃痛 金线草根30 g，首乌15 g，青木香9 g，水煎服。(《湖北中草药志》)

6. 治红白痢疾 生水线花根90 g，红、白糖各15 g，煎水服。

7. 治白带 水线花根30 g，炖肉吃。(6、7方出自《贵州民间药物》)

8. 治跌打损伤 鲜金线草根30 g，鲜杜衡15 g。共捣烂，敷患处。(《湖北中草药志》)

9. 治淋巴结核 鲜金线草根30～45 g，玄参9～12 g，芫花根3 g。水煎，以鸡蛋2个煮服。(江西《草药手册》)

2948 金挖耳根 jīn wā ěr gēn (《分类草药性》)

【异名】 野烟头(《重庆草药》)。

【基原】 为菊科天明精属植物金挖耳的根。

【原植物】 参见"金挖耳"条。

【采收加工】 8～10月采收，鲜用或切片晒干。

【药性】 微苦、辛，平。

1.《重庆草药》："微苦、辛，性平，无毒。"

2.《湖南药物志》："苦，有小毒。一说无毒。"

【功用主治】 散瘀止痛，解毒。主治产后腹痛，水泻腹痛，牙痛，乳蛾。

1.《分类草药性》："治一切小腹痛。血分通用。熬酒服。"

2.《重庆草药》："治牙齿痛，蛾子。"

3.《湖南药物志》："清热解毒，祛风杀虫。治水泻腹痛，产后血气痛。"

【用法用量】 内服：煎汤，6～15 g；或捣烂冲酒。外用：捣敷。

【选方】 1. 治产后血气痛 金挖耳根9 g，捣烂，兑甜酒服。(《湖南药物志》)

2. 治牙齿痛(大牙痛) (金挖耳)根捣如泥，调合甜酒(苏糟汁)，外敷腮上(在药外面涂少许稀泥)。

3. 治蛾子(扁桃生小泡) (金挖耳)根7个，泡茶饮。

4. 治疟疾 ①野烟头3个，野棉花头3个，水煎，早一个时间

服。② 野烟头7个，鱼鳅串1把。水煎服。（2～4方出自《重庆草药》）

2949 金钟茵陈 jīn zhōng yīn chén《滇南本草》

【异名】 黄花茵陈（《植物名实图考》），吊钟草（《南京民间药草》），灵茵陈（《江苏省植物药材志》），五毒草、徐毒草（《东北药用植物志》），刘寄奴（《中国药用植物图鉴》），铃茵陈、土茵陈、角茵陈（《中药志》），山茵陈、金花屏（《闽东本草》），黑茵陈、铁杆茵陈、山芝麻（《上海常用中草药》），北刘寄奴、草茵陈、野油麻（《浙江民间常用草药》），山芝麻秧（《沙漠地区药用植物》），山油麻、黄头翁、蜈蚣草（《福建药物志》）。

【基原】 为玄参科阴行草属植物阴行草的全草。

【原植物】 阴行草 *Siphonostegia chinensis* Benth.

一年生草本，高30～70 cm。全株密被锈色短毛。根有分枝。茎单一，直立，上部多分枝，稍具棱角，茎上部带淡红色。叶对生；无柄或具短柄；叶片二回羽状全裂，条形或条状披针形，长约8 mm，宽1～2 mm。花对生于茎枝上部，成疏总状花序；花梗极短，有1对小苞片，线形；萼筒有10条显著的主脉，萼齿5，长为筒部的1/4～1/3；花冠上唇红紫色，下唇黄色，筒部伸直，上唇镰状弯曲，额稍圆，背部密被长纤毛，下唇先端3裂，褶襞高拢成瓣状，外被短柔毛；雄蕊4，2强，花丝下部与花冠筒合生；花柱长，先端稍粗而弯曲。蒴果宽卵圆形，先端稍扁斜，包于宿存萼内。种子黑色。花期7～8月，果期8～10月。

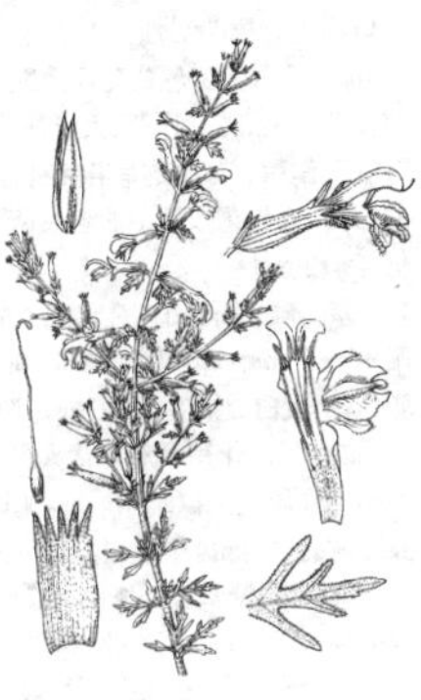

阴行草

同属植物腺毛阴行草 *S. laeta* S. Moore 全草亦同等入药。分布于安徽、福建、江西、湖南、广东。

【采收加工】 8～9月割取全草，鲜用或晒干。

【成分】 全草含黄酮类：芹菜素（apigenin），木犀草素（luteolin）。还含：3-羟基-16-甲基-十七烷酸（3-hydroxy-16-methylheptadecanoic acid），β-谷甾醇（β-sitosterol），三十四烷（tetratriacontane），三十五烷（pentatriacontane）。

地上部分含阴行草醇（siphonostegiol），异茶茱萸碱（isocantleyine），黑麦草内酯（loliolide）。精油中成分有α-柠檬烯（α-limonene），1，8-桉叶素（1，8-cineole），3-甲基-二环[2.2.2]辛酮（3-methyl-bicyclo[2.2.2]octan one），1，顺-2-反-4-三甲基环戊烷（1，*cis*-2，*trans*-4-trimethylcyclopentane），1-己醇（1-hexanol），3-辛醇（3-octanol），癸醛（decanal），1-辛烯-3-醇（1-octen-3-ol），薄荷酮（menthone），异薄荷酮（isomenthone），苯甲醛（benzaldehyde），芳樟醇（linalool），戊基环丙烷（pentylcyclopropane），6-甲基-(*E*)-3，5-庚二烯-2-酮〔6-methyl-(*E*)-3，5-heptadien-2-one〕，反-丁香烯（*trans*-caryophyllene），左旋薄荷醇（menthol），胡薄荷酮（pulegone），α-松油醇（α-terpineol），己酸（hexanoic acid），牻牛儿醇（geraniol），苄醇（benzyl alcohol），苯乙醇（phenethyl alcohol），1-苯氧基-2，3-丙二醇（1-phenoxy-2，3-propanediol），茴香醛（methoxy benaldehyde），γ-壬内酯（γ-nonalactone），柏木醇（cedrol），6，10-二甲基十一烷-2-酮（6，10-dimethy-2-undecanone），丁香油酚（eugenol），愈创薁醇（guaiol），桉叶醇（eudesmol），4-叔丁基1，2-苯二酚〔4-(*tert*-butyl) benzenediol-1，2〕，二氢猕猴桃内酯（dihydroactinidiolide），努特卡花柏酮（nootkatone），2，3-二氢苯并呋喃（2，3-dihydrobenzofuran），驱蛔素（ascaridole）。

【药理】 1. 保肝利胆作用　阴行草水煎液按10或5 g/kg给小鼠灌胃，用四氯化碳（CCl_4）造成肝损伤，阴行草两个剂量组均可降低血清丙氨酸氨基转移酶（ALT），与对照组比较具有明显差异。灌服阴行草煎剂（6 g/kg）或灌服从阴行草中提取的总碱（350 mg/kg）和总黄酮（2 g/kg）均能明显降低醋酸棉酚引起的大鼠高血清ALT，但对 CCl_4 致肝损伤无明显影响。灌服阴行草浓缩煎液对麻醉犬和大鼠有明显的利胆作用。

2. 降低血清胆固醇　阴行草水煎液按10 g/kg灌胃给药，具有明显的降低正常小鼠血清胆固醇的作用。

3. 抗菌作用　阴行草水煎剂在试管内对金黄色葡萄球菌、炭疽杆菌、乙型链球菌、白喉杆菌、伤寒杆菌、铜绿假单胞菌和痢疾杆菌有不同程度的抑制作用。

毒性　阴行草水煎液一次性灌胃给药130 g/kg，2日后有少数小鼠出现轻度腹泻，观察7日，小鼠无死亡现象，其最大耐受量为成人临床用量的216.6倍。阴行草总生物碱和总黄酮灌胃，对小鼠的 LD_{50} 分别为1.54±0.23 g/kg和17.25±1.3 g/kg。

【炮制】 取原药材，除去杂质及残根，抢水洗净，稍润，切成中段，干燥，筛去灰屑。

饮片性状　茎、叶、花混合的段片状。全体灰褐色，密被锈色或黄白色短柔毛。茎圆形，具对生的分枝痕或叶柄痕，质硬，断面有黄白色髓。叶片皱缩卷曲，破碎，黑绿色或黑褐色。

花萼筒状，宿存，黄棕色或黑棕色，有明显的10条纵棱，先端5裂。气微，味淡。

贮干燥容器内，置通风干燥处，防蛀。

【药性】 苦，凉。

1.《滇南本草》："味苦，性寒。"

2.《贵州草药》："性凉，味苦、辛。"

【功用主治】 清热利湿，凉血，祛瘀。主治湿热黄疸，泄泻痢疾，淋浊，痈疽丹毒，尿血，便血，外伤出血，痛经，经闭，跌打损伤。

1.《滇南本草》："利小便，疗胃中湿热，痰发黄，或眼仁发黄，或周身黄肿，消水肿。"

2.《植物名实图考》："治饱胀，顺气化痰，发诸毒。"

3.《中国药用植物图鉴》："主治刀伤出血，出血性下痢。"

4.《山东中草药手册》："破血通经，止血。治妇女痛经，瘀血经闭，尿血，跌打损伤，瘀血肿痛。"

【用法用量】 内服：煎汤，9～15 g，鲜品30～60 g；或研末。外用：研末调敷。

【选方】 1. 治急性黄疸型肝炎　阴行草30 g，煎服。

2. 治肠炎、痢疾　阴行草30 g，委陵菜15 g，煎服。（1、2方出自《安徽中草药》）

3. 治淋浊　刘寄奴15 g，白茯苓12 g，水煎。（《吉林中草药》）

4. 治创伤疼痛　刘寄奴、骨碎补、延胡索各9 g，水煎服。（《内蒙古中草药》）

5. 治烧烫伤肿泡流水、局部皮肤灼焦　刘寄奴、生地榆、大黄各等分。共研细末，香油调敷患处。（《吉林中草药》）

2950 金盏草根 jīn zhǎn cǎo gēn《福建民间草药》

【基原】 为菊科金盏花属植物小金盏花的根。

【原植物】 参见"金盏草"条。

【采收加工】 6～10月采挖，鲜用或切片晒干。

【功用主治】 解毒散结。主治睾丸炎。

【用法用量】 内服：煎汤，30～60 g，鲜品60～120 g。

【选方】 治疝气（睾丸炎）　鲜的（金盏草）根60～120 g（干的30～60 g），公鸡1只（洗净，去肠杂），红酒120 g。酌加开水炖3小时，分2～3次服（鸡肉亦可服用）。（《福建民间草药》）

2951 **金盏菊花** jīn zhǎn jú huā《福建中草药》

【基原】 为菊科 金盏花属植物金盏菊的花。

【原植物】 参见"金盏菊"条。

【采收加工】 6～8月采收,鲜用或阴干。

【药材】 金盏菊花 *Calendulae Officinalis Flos* 产于河北、江苏、福建等地。

性状 本品呈扁球形或不规则球形,直径 1.5～4 cm。总苞1～2层苞片组成,苞片长卵形,边缘膜质。舌状花1～2列,类白色或黄色;花瓣紧缩或松散,有的散离。体轻,质柔润,有的松软。气清香,味甘、微苦。

【成分】 花含甾醇类:豆甾醇(stigmasterol),β-谷甾醇(β-sitosterol),菜油甾醇(campesterol),胆甾醇(cholesterol),24-亚甲基胆甾醇(24-methylenecholesterol),异岩藻糖甾醇(isofucosterol),4β-甲基-7, 24(28)-二烯豆甾-3β-醇〔4β-methylstigmasta-7, 24(28)-diene-3β-ol〕,4β-甲基麦角甾-7, 24(28)-二烯-3β-醇〔4β-methylergasta-7, 24(28)-diene-3β-Ol〕,甲基甾醇(methyl sterol),燕麦甾醇(avenasterol)。三萜类:α-香树脂醇(α-amyrin),β-香树脂醇,蒲公英甾醇(taraxasterol),φ-蒲公英甾醇(φ-taraxasterol),羽扇豆醇(lupeol),榄香树脂醇(brein),金盏菊二醇(calenduladiol),山金车二醇(arnidiol),款冬二醇(faradiol),乌苏烯二醇(ursadiol),古柯二醇(erythrodiol),马尼拉二醇(manilladiol),羽扇烯三醇(lupenetriol),半日花三醇(heliantriol) F、C,乌苏烯三醇(ursatriol),龙吉苷元(longispinogenine)。酚酸类:对羟基苯甲酸(p-hydroxybenzoic acid),对香豆酸(p-coumaric acid),龙胆酸(gentisic acid),香草酸(vanillic acid),丁香酸(syringic acid),咖啡酸(caffeic acid),邻羟基苯乙酸(o-hydroxyphenyl acetic acid),水杨酸(salicylic acid),原儿茶酸(protocatechuic acid)。苯丙素:伞形花内酯(umbelliferone),马粟树皮苷(esculetin),东莨菪素(scopo-letin),金盏菊花素(calendin)。黄酮类:金盏菊黄酮双鼠李糖苷(calendoflaside),金盏菊黄酮苷(calendoflavoside),去甲基金盏菊黄酮苷(calendoflavobioside),水仙苷(narcissoside,narcissin),槲皮素(quercetin),异槲皮苷(isoquercetin),芸香糖苷(rutinoside),异鼠李素(isorhamnetin),异鼠李素-3-O-葡萄糖苷(isorhamnetin-3-O-glucoside),异鼠李素-3-O-新陈皮苷(isorhamnetin-3-O-neohesperidoside),异鼠李素-2G-鼠李糖基芸香糖苷(isorhamnetin-2G-rhamnosylrutinoside),槲皮素葡萄糖苷(quercetin glucoside),槲皮素-2G-鼠李糖基芸香糖苷(quercetin-2G-rhamnosylrutinoside),槲皮素-3-O-新陈皮苷(quercetin-3-O-neohesperidoside),异鼠李素-3-O-α-L-吡喃鼠李糖基(1→2)-O-〔α-L-吡喃鼠李糖基(1→6)〕-β-D-吡喃葡萄糖苷{isorhamnetin-3-O-α-L-rhamnopyranosyl(1→2)-O-〔α-L-rhamnopyranosyl(1→6)〕-β-D-glucopyranoside},异鼠李素-3-O-β-D-吡喃葡萄糖苷(isorhamnetin-3-O-β-D-glucopyranoside)。皂苷类:齐墩果酸-3-半乳糖基-葡萄糖苷(oleanolic acid-3-galactosyl-glucoside),齐墩果酸-3-半乳糖基-葡萄糖醛酸苷(oleanolic acid-3-galactosyl-glucuronide),齐墩果酸-3-(半乳糖基-葡萄糖醛酸苷)-17-葡萄糖苷〔oleanolic acid-3-(galactosyl-glucuronide)-17-glucoside〕,齐墩果酸-3-(半乳糖基-葡萄糖基)-葡萄糖醛酸苷〔oleanolic acid-3-(galactosyl-glucosyl)-glucuronide〕,齐墩果酸-3-(半乳糖基-葡萄糖基-葡萄糖醛酸苷)-17-葡萄糖苷〔oleanolic acid-3-(galactosyl-glucosyl-glucuronide)-17-glucoside〕, 3-O-〔β-D-吡喃半乳糖基(1→3)〔β-D-吡喃葡萄糖基(1→2)〕-β-D-吡喃葡萄糖醛酸基〕齐墩果酸-28-O-β-D-吡喃葡萄糖苷{3-O-〔β-D-galactopyranosyl(1→3)-〔β-D-glucopyranosyl(1→2)〕-β-D-glucuronopyranosyl〕oleanolic acid-28-O-β-D-glucopyranoside},3-O-〔β-D-吡喃半乳糖基(1→3)-〔β-D-吡喃葡萄糖基(1→2)〕-β-D-吡喃葡萄糖醛酸基〕齐墩果酸{3-O-〔β-D-galactopyranosyl(1→3)〔β-D-glucopyranosyl(1→2)〕-β-D-glucuronopyranosyl〕oleanolic acid},3-O-〔β-D-吡喃半乳糖基(1→3)β-D-吡喃葡萄糖醛酸基〕齐墩果酸-28-O-β-D-吡喃葡萄糖苷{3-O-〔β-D-galactopyranosyl(1→3)-β-D-glucuronopyranosyl〕oleanolic acid-28-O-β-D-glucopyrano-side},3-O-〔β-D-吡喃半乳糖基(1→3)-β-D-吡喃葡萄糖醛酸基〕齐墩果酸{3-O-〔β-D-galactopyranosyl(1→3)-β-D-glucuronopyranosyl〕oleanolicacid},3-O-β-D-吡喃葡萄糖醛酸基齐墩果酸-28-O-β-D-吡喃葡萄糖苷(3-O-β-D-glucuronopyranosyl oleanolic acid-28-O-β-D-glucopyranoside),3-O-β-D-吡喃葡萄糖醛酸基齐墩果酸(3-O-β-D-glucuronopyranosyl oleanolic acid),3, 16, 21-三羟基-12-乌苏烯(3, 16, 21-trihydroxy-12-ursaene)。又含多糖类(polysaccharides),绿原酸(chlorogenic acid),焦性没食子鞣质(pyrogallol tannin)和焦性儿茶酚鞣质(pyrocatechol tannin)等。

【药理】 1. 抗微生物作用 花的80%乙醇提取物有抗菌活性,特别是对金黄色葡萄球菌、粪链球菌。鲜花水-丙酮(10∶90)提取物也有抗菌活性。丙酮提取物分离出一种成分,10 mg/ml 或 25 mg/ml 对金黄色葡萄球菌即有效。花中分出的黄酮苷对金黄色葡萄球菌、肺炎杆菌、大肠杆菌,一种酵母菌及藤黄八叠球菌均有抗菌作用。分出的皂苷无此作用。金盏菊花提取物有杀毛滴虫的活性,这与花精油中的含氧萜类有关,当其稀释到 1∶50 000 时,仍有杀虫活性。

2. 降血脂作用 金盏菊中的皂苷给实验性高脂血症大鼠口服 15～50 mg/kg,共 12 星期,可降低血清胆固醇、游离脂肪酸、磷脂、β-脂蛋白、总脂质和三酰甘油(TG),对肝脏总脂质、胆固醇和 TG 也有降低作用。对正常大鼠脂质无明显影响。皂苷也可降低动脉粥样硬化大鼠总脂质、胆固醇和 TG 的含量。皂苷S_3给小鼠静脉注射,降低血中胆固醇含量的作用比安妥明强。

3. 对免疫系统的影响 金盏菊花非皂苷部分腹腔注射,可促进接种大肠杆菌的小鼠网状内皮系统的吞噬作用。金盏菊中的多糖成分在人粒细胞或动物碳廓清试验中,均表现出较强的免疫刺激作用。人粒细胞试验中,多糖PS-Ⅲ 10^{-5}～10^{-6} mg/ml 可使吞噬率提高 54%～100%。

4. 其他作用 金盏菊的皂苷也有中枢神经系统作用,减少大鼠自发活动,延长戊巴比妥钠睡眠时间。金盏菊花提取物 calephlone对大鼠有明显利胆作用,每日 0.05 g/kg 对四氯化碳引起的肝损伤有保护作用。金盏菊有抗炎活性,其活性物质不仅仅存在于亲水性提取物中。小鼠耳巴豆油试验中,稀乙醇提取物每耳 1 200 μg 剂量,抑制耳肿胀率为 20%。二氧化碳提取物每耳 75 μg剂量即有显著抑制作用;作用呈剂量依赖性,每耳 1 200 μg 时产生 70.7%抑制率。

【药性】 淡,平。

【功用主治】 凉血止血。主治肠风便血,目赤肿痛。

1.《内蒙古中草药》:"凉血止血。主治肠风便血。"

2.《福建药物志》:"治目赤肿痛。""欧洲民间外用于皮肤、黏膜的各种炎症。内服可治胃及十二指肠溃疡、胃炎、胆肝疾患等。用于消化道癌肿可减轻中毒症状,改善食欲、睡眠。"

【用法用量】 内服:煎汤,5～10 朵。外用:捣敷;或煎水洗。

【选方】 治肠风便血 鲜金盏菊花 10 朵,酌加冰糖,水煎服。(《内蒙古中草药》)

2952 **金盏菊根** jīn zhǎn jú gēn《福建中草药》

【基原】 为菊科金盏花属植物金盏菊的根。

【原植物】 参见"金盏菊"条。

【采收加工】 6～8 月开花期采挖。割去地上部分,烘干或置通风处干燥。亦可鲜用。

【药材】 金盏菊根 *Calendulae Officinalis Radix* 产于河北、江苏、福建等地。

性状 本品根茎粗短,顶端有多数茎基及叶柄残痕,质稍硬。

根茎簇生多数细根，表面棕褐色，有纵皱纹，质较柔韧。气微香，味微苦。

【成分】 根含萜及苷类：金盏菊苷（calenduloside）A、B、C、D、E、F、G、H，半日花三醇（heliantriol）B_0、B_1、B_2、A_1（Ⅰ～Ⅳ），马尼拉二醇（manilladiol），龙吉苷元（longispinoge-nin），齐墩果酸（oleanolic acid），齐墩果酸-3-*O*-*β*-*D*-葡萄糖苷（oleanolic acid-3-*O*-*β*-*D*-glucoside），齐墩果酸-3-*O*-*β*-*D*-〔半乳糖基（1→4）〕葡萄糖苷｛oleanolic acid-3-*O*-*β*-*D*-〔galactosyl（1→4）〕glucoside｝，齐墩果酸-3-*O*-*β*-*D*-〔半乳糖基-半乳糖基（1→4）〕葡萄糖苷｛oleanolic acid-3-*O*-*β*-*D*-〔galactosyl-galactosyl（1→4）〕glucoside｝，齐墩果酸-3-*O*-*β*-*D*-〔葡萄糖基-葡萄糖基（1→3）〕〔半乳糖基-半乳糖基（1→4）〕葡萄糖苷｛oleanolic acid-3-*O*-*β*-*D*-〔glucosyl-glucosyl（1→3）〕〔galactosyl-galactosyl（1→4）〕-glucoside｝，齐墩果酸-3-*O*-*β*-*D*-〔葡萄糖基（1→3）〕〔半乳糖基（1→4）〕葡萄糖苷｛oleanolic acid-3-*O*-*β*-*D*-〔glucosyl（1→3）〕〔galactosyl（1→4）〕-glucoside｝，齐墩果酸-3-*O*-*β*-*D*-〔葡萄糖基-葡萄糖基（1→3）〕〔半乳糖基（1→4）〕-葡萄糖苷｛oleanolic acid-3-*O*-*β*-*D*-〔glucosyl-glucosyl（1→3）〕galactosyl（1→4）-glucoside｝，齐墩果酸-3-*O*-*β*-*D*-〔葡萄糖基-葡萄糖基（1→3）〕〔半乳糖基（1→4）〕-葡萄糖基-28-葡萄糖苷｛oleanolic acid-3-*O*-*β*-*D*-〔glucosyl-glucosyl（1→3）〕〔galactosyl（1→4）〕-glucosyl-28-glucoside｝，齐墩果酸-3-*O*-*β*-*D*-〔葡萄糖基-葡萄糖基-葡萄糖基（1→3）〕〔半乳糖基（1→4）〕-葡萄糖苷｛oleanolic acid-3-*O*-*β*-*D*-〔glucosyl-glucosyl-glucosyl（1→3）〕〔galactosyl（1→4）〕-glucoside｝，另外含有多糖（polysaccharides）及1-十三碳烯-3，5，7，9，11-五炔（1-tridecaene-3，5，7，9，11-pentayne），泛醌（ubiquinone）。

【药性】 微苦，平。

《内蒙古中草药》："味淡，性平。"

【功用主治】 活血，行气，止痛。主治癥瘕，疝气，胃寒疼痛。

1.《内蒙古中草药》："行气活血。主治胃寒痛，疝痛。"

2.《全国中草药汇编》："活血散瘀，行气利尿。主治癥瘕疝气，胃寒疼痛。"

【用法用量】 内服：煎汤，30～60 g，鲜品可用至120 g。

2953 金盏银盘 jīn zhǎn yín pán 《广东中药》

【异名】 铁筅帚（《百草镜》），千条针（《纲目拾遗》），金盘银盏（《岭南大学校园植物名录》）。

【基原】 为菊科鬼针属植物金盏银盘的全草。

【原植物】 金盏银盘 *Bidens biternata*（Lour.）Merr. et Scherff［*Coreopsis biternata* Lour.；*B. chinensis* Willd.］

一年生草本，高30～150 cm。茎略具四棱，无毛或被稀疏卷曲短柔毛。叶对生；一回羽状复叶，顶生小叶卵形至长圆状卵形或卵状披针形，长2～7 cm，宽1～2.5 cm，先端渐尖，基部楔形，边缘具稍密的锯齿，两面均被柔毛，侧生小叶1～2对，通常不分裂，基部下延，无柄或具短柄，或为三出复叶状分裂或仅一侧具1裂片，边缘有锯齿；总叶柄长1.5～5 cm。头状花序单生，花序梗长1.5～5.5 cm，果时长4.5～11 cm；总苞基部有短柔毛，外层苞片8～10枚，线形，先端渐尖，背面密被短柔毛，内层苞片长圆状披针形，背面褐色，有深色条纹，被短柔毛；舌状花通常3～5朵，不育，舌片淡黄色，先端3齿裂，或有时无舌状花；盘花筒状，两性，冠檐5齿裂。瘦果线形，黑色，具四棱，两端稍狭，多少被小刚毛，顶端芒刺3～4枚，具倒刺毛。

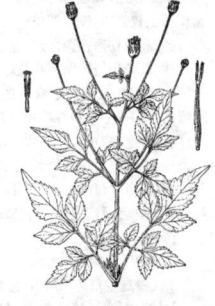

金盏银盘

生于村旁、路边及旷野处。分布于华东、中南、西南及河北、山西、辽宁等地。

【采收加工】 5～8月采收，鲜用或切段晒干。

【药材】 金盏银盘 *Bidentis Biternatae Herba* 产于广东、广西、河北、山西、辽宁等地。

性状 茎略具四棱，表面淡棕褐色，基部直径1～9 mm，长30～150 cm。叶对生；一或二回三出复叶，卵形或卵状披针形，长2～7 cm，宽1～2.5 cm，叶缘具细齿。头状花序干枯，具长梗。瘦果易脱落，残存花托近圆形。气微，味淡。

鉴别 茎横切面：表皮细胞1列，呈长方形或方形，外被角质层。皮层数列薄壁细胞，在四棱处为厚角细胞；内皮层细胞长椭圆形。韧皮纤维分布于韧皮部外，断续成环状，韧皮部狭窄，筛管多角形。木质部导管单个或2个并列径向排列。髓部宽广，占茎大部分；髓射线较宽，靠近皮层外有厚角组织。

叶横切面：上下表皮细胞长方形或类方形，外被角质层；表皮细胞较大，下表皮细胞较小，表皮细胞有毛茸分布，茸毛为多细胞组成。栅栏细胞为1列，细胞短圆柱形，海绵组织较厚，细胞间隙较大，细胞形状不规则。主脉维管束外韧型；木质部导管2～4个排列成行，韧皮部较小；上、下表皮内侧有多列厚角组织。

【药性】 甘、微苦，凉。

《广东中药》："味甘、淡，性平。"

【功用主治】 清热，解毒，凉血。主治感冒暑热，黄疸，泻痢，吐血，血崩，跌打损伤，痈肿，鹤膝风，疥疮。

1.《纲目拾遗》："治风痹，血崩，黄疸，吐血，跌扑，鬼箭风如神。捣敷肩痈、鹤膝风，鲜者连根、叶，如秋冬根老，取叶汁加飞面调匀包扎。煎汤浴疥疮。"

2.《广东中药》："透解暑热，消肿散毒。治感暑发热，痹痧，痔疮（外洗），肠痈及内外科炎肿。"

【用法用量】 内服：煎汤，10～30 g；或浸酒饮。外用：捣敷；或煎水洗。

【选方】 1. 治黄疸　（铁筅帚）干者一两。白酒煎服，四五剂即愈。（《纲目拾遗》）

2. 治风痹、鹤膝等风　① 铁筅帚三两，龙眼肉半斤。酒煮饮。（《纲目拾遗》引《茅昆来效方》）② 铁筅帚、白毛藤、地苏木、龙芽草、苍耳草各一两。酒煎服五剂。（《纲目拾遗》）

3. 治跌打伤　铁筅帚三两。酒煎服。（《纲目拾遗》引金居士《选要方》）

4. 治面上斑匾　取铁筅帚地上自落下叶并子，煎汤澄清，洗面三四次，其斑自消。（《纲目拾遗》引《朱子和方》）

2954 金钱松叶 jīn qián sōng yè 《安徽中草药》

【异名】 金钱松枝叶（《安徽中草药》）。

【基原】 为松科金钱松属植物金钱松的枝叶。

【原植物】 参见"土荆皮"条。

【采收加工】 四季均可采，随采随用。

【功用主治】 祛风，除湿，止痒。主治风湿痹痛，湿疹瘙痒。

【用法用量】 外用：捣敷；或煎水洗。

【选方】 1. 治风湿性关节痛　鲜金钱松叶、鲜山鸡椒叶等量，红糖少许，捣烂涂布上，微火烘热敷患处，冷则加温，干则更换。

2. 治湿疹作痒　金钱松叶煎浓汁，温洗患处。（1、2方出自《安徽中草药》）

2955 金钱橘饼 jīn qián jú bǐng 《纲目拾遗》

【异名】 金橘饼（《中国医学大辞典》）。

【基原】 为芸香科金橘属植物金橘或金弹的果实用蜜糖渍制而成。

【原植物】 参见“金橘”条。

【功用主治】《纲目拾遗》:“消食,下气,开膈。又可醒酒。”

2956 金银花子 jīn yín huā zǐ（《饮片新参》）

【异名】 银花子《饮片新参》。

【基原】 为忍冬科忍冬属植物忍冬及同属植物的果实。

【原植物】 参见“金银花”条。

【采收加工】 10～11 月采收,晒干。

【药材】 金银花子 *Lonicerae Fructus* 主产于河南、山东。

性状 干燥果实圆球形,紫黑色或为黄棕色,径约 2 cm。外皮皱缩,质重而结实。内含多数扁小棕褐色的种子。味微甘。

【药性】 味苦、涩,凉。

【功用主治】 清血,化湿热。治肠风,赤痢。

【用法用量】 内服:煎汤,3～9 g。

【宜忌】 形寒痢下腹痛者忌用。

2957 金银花露 jīn yín huā lù（《中国药学大辞典》）

【异名】 金银露(《金氏药帖》),忍冬花露(《中国医学大辞典》),银花露(《中国药学大辞典》)。

【基原】 为忍冬科忍冬属植物忍冬及其同属植物花蕾的蒸馏液。

【原植物】 参见“金银花”条。

【制法】 以金银花 500 g 计,加水 1 000 ml,浸泡 1～2 小时,放入蒸馏锅内,同时加适量水进行蒸馏,收集初蒸馏液1 600 ml,再继续将初蒸馏液重蒸馏 1 次收集第二次蒸馏液 800 ml,过滤分装,灭菌。

【药性】《纲目拾遗》:“气芬郁而味甘。”

【功用主治】 清热,祛暑,解毒。主治暑热烦渴,恶心呕吐,热毒疮疖,痱子,胎毒。

1.《金氏药帖》:“专治胎毒,及诸疮痘毒热毒。”

2.《广和帖》:“清火解毒,又能稀痘。”(1、2 方引自《纲目拾遗》)

3.《纲目拾遗》:“能开胃宽中,解毒消火,暑月以之代茶,饲小儿无疮毒。尤能散暑。”

4.《中国医学大辞典》:“养血,止渴。治湿热痧痘,痈疽,梅毒,血痢。”

【用法用量】 内服:隔水炖温饮,60～120 g;或冲水代茶。外用:涂擦。

2958 金银忍冬 jīn yín rěn dōng（《长白山植物药志》）

【异名】 木金银、树金银、木银花、金银藤(《湖南药物志》),千层皮、鸡骨头(《长白山植物药志》)。

【基原】 为忍冬科忍冬属植物金银忍冬的茎叶及花。

【原植物】 金银忍冬 *Lonicera maackii* (Rupr.) Maxim. [*Xylosteum maackii* Rupr.] 又名:马氏忍冬(《华北经济植物志要》),金银木(《中国植物志》)。

落叶灌木,高达 6 m;树皮灰白色至灰褐色,不规则纵裂;小枝中空,稍具短柔毛。单叶对生;叶柄长 3～5 mm,有腺毛及柔毛;叶纸质,叶片卵状椭圆形至卵状披针形,长 5～8 cm,宽 2.5～4 cm,先端长渐尖,基部阔楔形,全缘,两面脉上有毛。花芳香,腋生;总花梗具腺毛;苞片条形;小苞片合生成对;花萼钟形,萼檐具裂达中部之齿;花冠先白后黄色,长达 2 cm,花冠筒长约为唇瓣的 1/2;雄蕊与花柱均短于花冠。浆果暗红色,球形。种子椭圆形,具细凹点。花期 5～6 月,果期 7～9 月。

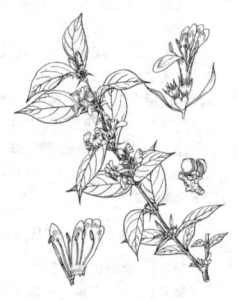

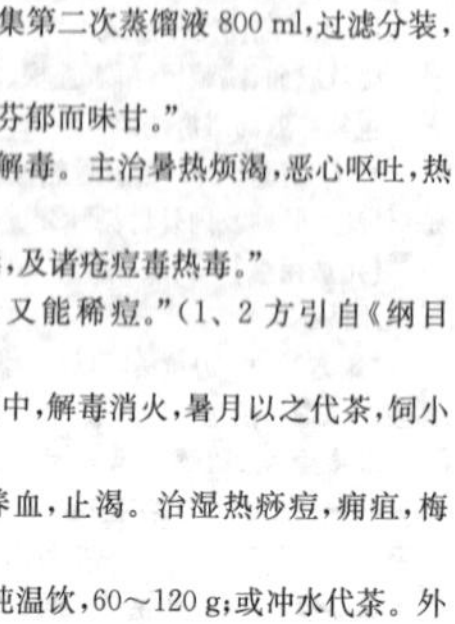

金银忍冬

生于海拔 1 300～2 800 m 的林下、林缘、山坡、河岸及路旁。亦有栽培。分布于河北、山西、辽宁、吉林、黑龙江、江苏、浙江、安徽、山东、河南、湖北、湖南、四川、贵州、云南、西藏、陕西、甘肃等地。

【栽培】 生物学特性 喜光,略耐阴,耐寒性强,生于林缘及灌木丛中。

繁殖方法 种子繁殖或扦插繁殖。种子繁殖:9～12 月采摘浆果,搓取种子,将种子兑加 5 倍河砂拌匀,存于窖温－1～6 ℃的冷窖中。翌年 4 月中、下旬,按宽 1.5 m、高0.2 m、长 10～20 m 做苗床,床面撒农家肥,翻动床面15 cm深,使土粪与床面土混匀。当砂藏种子有 10%左右裂口发芽即播种,按 15 cm 沟距开 2～3 cm深沟,播种,覆土厚度 2 cm,踩实土。向床面覆 0.5 cm厚的草苫,并喷水使床面浸湿。扦插繁殖:6 月下旬至 7 月上旬,从四年以上生大树剪取粗度 0.2 cm 以上的营养枝或结果新梢,插穗长度 5～7 cm,带有 3 节,下 2 节摘去叶片。插穗速蘸 500 mg/L 的萘乙酸溶液 2 秒钟,待插。做 1.2 m 宽、15 cm 高、10～20 m 长的苗床,床上铺 6～7 cm 厚河砂,四边用横立砖埋实。将插穗按穗距 4～5 cm 直立插入砂中,上节高出砂面 0.5 cm。床架上高于床面 0.5 m 覆透光度为 40%～50%的遮阳网。

田间管理 播种育苗,每隔 2～3 日喷 1 次水,使床面保持适当湿度,15～20 日出齐苗后,撤出覆盖物,保持床面不过干。及时铲除杂草,后期也保持无草害。7 月上旬如苗势弱,可向床面撒磷酸二铵,入冬前一般不需埋土防寒。扦插后每日上午 9 时到下午 4 时,每 40 分钟喷 1 次水,持续1～2 日。25～30 日插穗生根,长出 5～6 条根且冬芽萌发的新梢长度达到 5 cm 左右时,撤去遮阳网,保持床面适当湿度。撤网后,及时除杂草。扦插苗一般不必土壤追肥,在 8 月叶面喷施 1～2 次 0.5%的 KH_2PO_4。11 月初向床面埋压 5～6 cm 厚的砂及土,防冬旱抽条。

【采收加工】 5～6 月采花,7～10 月采茎叶,鲜用或切段晒干。

【成分】 叶含黄酮类成分:六羟基穗花杉双黄酮(hexahydroxyamentoflavone),5, 7, 4′-三羟基黄酮(5, 7, 4′-trihydroxyflavone),柚皮素(naringenin),单-*O*-甲基穗花杉双黄酮(mono-*O*-methylamentoflavone),二-*O*-甲基穗花杉双黄酮(di-*O*-methylamentoflavone),三-*O*-甲基穗花杉双黄酮(tri-*O*-methylamentoflavone)。

【药理】 1. 抗菌作用 金银忍冬叶对变形杆菌有明显的抑制作用,其抗菌效价为 1∶256 以上;此外对三种痢疾杆菌也有较强的抑制作用,其效价与黄连相似。本植物的花(北金银花)的抗菌作用也较强,对铜绿假单胞菌、4 种痢疾杆菌、大肠杆菌、枯草杆菌、伤寒和鼠伤寒杆菌、金黄色和白色葡萄球菌、甲型和乙型溶血性链球菌、肺炎链球菌和八叠球菌的抑制作用与正品金银花相似。

2. 对免疫功能的影响 北金银花能明显提高小鼠腹腔巨噬细胞的吞噬百分率和吞噬指数,并能显著提高血清抗体水平,其治疗感染性疾病也与其调节机体免疫功能有关。

3. 其他作用 北金银花水煎液、口服液和注射液对角叉菜胶、三联菌苗致热的动物有不同程度的解热作用,对蛋清、角叉菜胶、二甲苯所致足肿胀有不同程度的抑制作用。

【药性】 甘、淡,寒。

1.《湖南药物志》:“平、淡,无毒。”

2.《青岛中草药手册》:“性寒,味甘。”

【功用主治】 祛风,清热,解毒。主治感冒,咳嗽,咽喉肿痛,目赤肿痛，肺痈，乳痈，湿疮。

1.《湖南药物志》："祛风，解百毒，消肿止痛。"

2.《青岛中草药手册》："清热解毒，散风明目，祛湿利水。主治口渴，咽喉肿痛，风湿瘙痒，暑湿等。"

【用法用量】 内服：煎汤，9～15 g。外用：捣敷；或煎水洗。

【选方】 1. 治梅毒　金银木 60 g，土茯苓 30 g，煎水洗服。

2. 治跌打损伤　（金银木）全草煎水，洗伤口。（1、2 方出自《湖南药物志》）

2959 金边龙舌兰 jīn biān lóng shé lán（《南宁市药物志》）

【异名】 金边莲（《民间常用草药汇编》），金边假菠萝（《南宁市药物志》），龙舌兰（《成都中草药》），黄边龙舌兰（《福建药物志》）。

【基原】 为龙舌兰科龙舌兰属植物金边龙舌兰的叶。

【原植物】 金边龙舌兰 *Agave americana* L. var. *marginata* Trel. [*A. americana* L. var. *variegata* Nichols]

多年生常绿草本。茎短，稍木质。叶丛生，呈莲座状排列；叶片肉质，长椭圆形，小者长 15～25 cm，宽 5～7 cm，大者长达 1 m，宽至20 cm，质厚，绿色，边缘有黄白色条带，并有紫褐色刺状锯齿。花葶粗壮，高 5～6 m，多分枝；圆锥花序；花黄绿色；花被裂片 6 枚；雄蕊 6 个，着生于花被管上，长约为花被裂片的 2 倍，花药丁字形着生；子房 3 室，花柱线形，柱头头状，3 裂。蒴果长圆形，胞间开裂。种子多数。花期夏季。

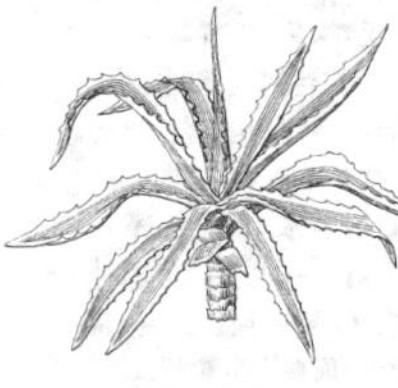

金边龙舌兰

我国长江流域及以南地区温室及庭园有栽培。原产于美洲。

【采收加工】 全年均可采，鲜用或烫后晒干。

【药材】 金边龙舌兰 *Agaves Marginatae Folium*　主产于广东。

性状　叶片皱缩折曲，展平后完整者呈剑形或长带状，最宽处在中部，长 20～40 cm，宽 1.5～5 cm。从基部到顶端两面边缘金黄色，约为叶片宽的 1/3，中间暗绿色，具密集的细小纵纹及大小不等长的折断痕，有的断痕处可见黄棕色胶状物；先端细刺尖，两侧边缘显浅波状，其突起处均具极细小的硬刺。质坚韧，难折断。气稍臭，味酸、涩。

【成分】 叶含甾体皂苷，苷元为海柯皂苷元（hecogenin），曼诺皂苷元（manogenin），9(11)-去氢海柯皂苷元〔$\Delta^{9(11)}$-dehydrohecogenin〕，假海柯皂苷元（pseudohecogenin）。又含皂苷：(25*R*)-3*β*，6*α*-二羟基-5*α*-螺甾烷-12-酮-3，6-二-*O*-*β*-*D*-吡喃葡萄糖苷〔(25*R*)-3*β*，6*α*-dihydroxy-5*α*-spirostan-12-one-3，6-di-*O*-*β*-*D*-glucopyranoside〕。

叶及根均含呋甾醇皂苷（furostanol glycoside），苷元为海柯皂苷元，替告皂苷元（tigogenin）和芰脱皂苷元（gitogenin）。

【药理】 1. 抗炎作用　金边龙舌兰 40 g/kg 灌胃，对角叉菜胶诱发大鼠足跖肿胀的抑制率大于 31%；对巴豆油诱发小鼠耳郭水肿的抑制率为 45%；对小鼠腹腔毛细血管通透性和大鼠白细胞趋化性游走也均有抑制作用。

2. 抗缺氧作用　金边龙舌兰鲜叶煎剂 20 g/kg 灌胃，连续 6 日，能明显延长小鼠在常压缺氧下的存活时间。

毒性　金边龙舌兰叶含辛辣挥发油，有局部刺激性，新鲜叶片折断直接涂搽皮肤，无论首用或复用，均于搽后 1～4 小时局部出现红斑、水肿、丘疹、丘疱疹、水疱，有瘙痒、灼热刺痛感，其中 1 例伴张力性大疱，内含淡黄液体，无全身发疹及系统症状。

【药性】 苦、辛，凉。

1.《全国中草药汇编》："辛，平。"

2.《四川中药志》1982 年版："苦、凉。"

【功用主治】 润肺止咳，清热解毒。主治肺热咳嗽，咯血，阴虚咳喘，痈肿疮毒，烫火伤。

1.《民间常用草药汇编》："化痰定喘，治咳嗽吐血。"

2.《全国中草药汇编》："润肺止咳，平喘，透疹，祛瘀生新。主治肺燥咳嗽，阴虚喘咳，麻疹不透，疮毒。"

3.《四川中药志》1982 年版："清热解毒，凉血止血。用于疮痈肿毒，烫火伤，咳嗽吐血。"

【用法用量】 内服：煎汤，10～15 g，鲜品 30～60 g；或绞汁。外用：捣敷。

【选方】 1. 治肺热咳嗽吐血　金边莲 15 g，白及 15 g，水煎服。或鲜金边莲 120 g，炖肉服。（《四川中药志》1982 年版）

2. 治肺结核咯血　金边莲 60 g，青蒿、白及各 9 g，水煎服。

3. 治多发性脓肿，痈疽，疔　黄边龙舌兰鲜叶 15～30 g。捣烂绞汁服，渣敷患处。（2、3 方出自《福建药物志》）

2960 金丝矮陀陀 jīn sī ǎi tuó tuó（《云南中草药选》）

【异名】 腋花三角咪（《中草药学》），粉蕊黄杨、黄岑矮陀陀（《云南药用植物名录》），千年矮、三角咪（《全国中草药汇编》）。

【基原】 为黄杨科三角咪属植物板凳果或光叶板凳果的全株。

【原植物】 1. 板凳果 *Pachysandra axillaris* Franch. [*P. axillaris* Franch. var. *tricarpa* Hayata]

常绿亚灌木，高 30～50 cm。下部匍匐，生须状不定根，上部直立，上半部生叶，下半部裸出，仅有稀疏、脱落性小鳞片。根状茎长，枝上被极匀细短柔毛。叶互生；叶柄长 2～4 cm，被细毛；叶形状不一，卵形、椭圆状卵形，较阔，基部浅心形、截形，或为长圆形、卵状长圆形，较狭，基部圆形，一般长 5～8 cm，宽 3～5 cm，先端急尖，边缘中部以上有粗齿，中脉在叶面平坦，叶背凸出，叶背有极细的乳头，密被细短柔毛。花单性，雌雄同序，穗状花序腋生，长 1～2 cm，直立，未开放前往往下垂，花轴及苞片均被短柔毛；花白色或蔷薇色；雄花 5～10，无花梗，几占花序轴全部；雌花 1～3，生花序轴基部；雄花：苞片卵形；萼片椭圆形或长圆形；花药长椭圆形，受粉后向下弓曲，不育雌蕊短柱状，先端膨大；雌花：萼片覆瓦状排列，卵状披针形或长圆状披针形；花柱受粉后伸出花外甚长，上端旋卷。蒴果近球形，成熟时黄色或红色，和宿存花柱各长 1 cm。花期 2～5 月，果期 9～10 月。

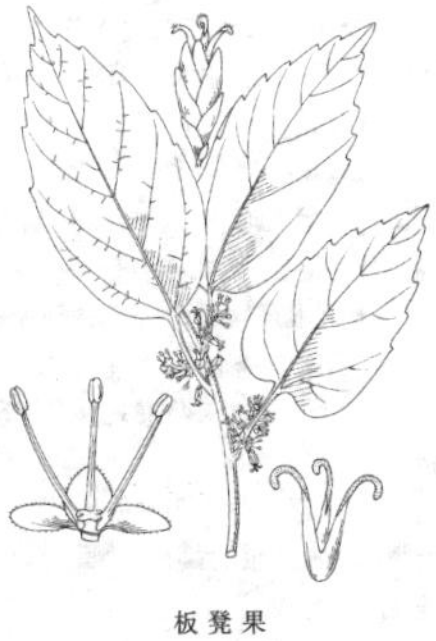

板凳果

生于海拔 1 800～2 500 m 的岩脚、沟边、林下或灌木丛中湿润处。分布于广西、四川、贵州、云南、台湾等地。

2. 光叶板凳果 *P. axillaris* Franch. var. *glaberrima* (Hand.-Mazz.) C. Y. Wu.　又名：三叉果、香炉脚、野靛（《西昌中草药》）。

本变种与板凳果的区别在于：茎叶全部无毛。

生于山地林下阴湿地。分布于四川、贵州、云南等地。

【采收加工】 全年均可采，切段，阴干或晒干。

【成分】 板凳果全株含矮陀陀苷（pachyaxioside）A、B。生物碱：矮陀陀碱（axillarine）A～F，矮陀陀酯碱（pachysanaximine）A，矮陀陀胺碱（pachyaximine）A、B，矮陀陀酰胺碱（axillaridine）A，粉

蕊黄杨胺(pachysamine)A、B、G、H,螺粉蕊黄杨碱(spiropachysine)A、B,异螺粉蕊黄杨碱(isospiropachysine),表粉蕊黄杨胺(epipachysamine)B。

【药性】 辛、苦,温,小毒。

1.《云南中草药》:"甘、苦,热,小毒。"

2.《全国中草药汇编》:"辛、苦,温。有小毒。"

【功用主治】 祛风除湿,活络止痛。主治风湿痹痛,肢体麻木,劳伤腰痛,跌打损伤。

《云南中草药》:"祛风除湿,舒筋活络。主治跌打损伤,风湿麻木。"

【用法用量】 内服:煎汤,3~9 g;或浸酒。外用:捣烂酒炒敷。

【宜忌】 孕妇慎服。

《云南中草药》:"忌豆类。"

2961 金荞麦茎叶 jīn qiáo mài jīng yè (《湖北中草药志》)

【基原】 为蓼科荞麦属植物金荞麦的茎叶。

【原植物】 参见"金荞麦"条。

【采收加工】 6~8 月采集茎叶,鲜用或晒干。

【成分】 茎、叶均含原花色苷(proanthocyanidins)。

茎还含黄酮类:3′,4′-亚甲二氧基-7-羟基-6-异戊烯基黄酮(3′,4′-methylenedioxy-7-hydroxy-6-isopentenyl flavone)。

叶含槲皮素-3-*O*-(2″-*O*-对羟基香豆醇)-*β*-*D*-吡喃葡萄糖苷〔quercetin-3-*O*-(2″-*O*-*p*-hydroxy-coumaroyl)-*β*-*D*-glucopyranoside〕和阿魏酸(ferulic acid),咖啡酸(caffeic acid),绿原酸(chlorogenic acid)。

全草含 3,4-二羟基苯甲酸,没食子酸,表儿茶素,表儿茶素-3-*O*-没食子酸酯,原矢车菊素B_2,原矢车菊素 C_1 等。

【药性】 苦、辛,凉。

《本草拾遗》:"酸,平,无毒。"

【功用主治】 清热解毒,消肿散结。主治咽喉肿痛,肺痈,肝炎腹胀,痢疾,乳痈,痈疽疖肿,瘰疬,毒蛇咬伤。

1.《本草拾遗》:"根主痈疽恶疮肿毒,赤白游疹,虫、蚕、蛇、犬咬,并醋摩敷疮上,亦捣茎叶敷之。恐毒入腹,亦煮服之。"

2. 汪连仕《采药书》:"能软坚化痞,合米醋捣汁盥口,能开锁缠喉风。"

3.《青岛中草药手册》:"清热解毒,行气活血,消肿止痛。主治咽喉肿痛,筋骨疼痛,小儿惊风,痛经,痢疾,无名肿毒,产后瘀血腹痛,乳腺炎。"

4.《福建药物志》:"祛风利湿,消肿解毒。主治头风痛,感冒咳嗽,肺脓疡,肺炎,痔疮,深部脓肿。"

【用法用量】 内服:煎汤,9~15 g,鲜品 30~60 g。外用:捣敷或研末调敷。

【选方】 1. 治肝炎腹胀 金荞麦茎叶、连钱草各 15 g,水煎服。或用茎叶 6~9 g,开水泡服,并可预防。(《湖北中草药志》)

2. 治疖肿,外伤感染,急性乳腺炎,蜂窝织炎,深部脓肿 野荞麦鲜叶捣烂外敷或干叶研粉用水调敷;重者,另取鲜叶 30~60 g,水煎服,或干粉 9~15 g,开水冲服。(《全国中草药汇编》)

3. 治毒蛇咬伤 鲜金荞麦茎叶一把,洗净,捣烂,加红糖少许或酌加白酒和匀敷患处。敷药前必须先用麻绳刮出毒牙,继用三角形针刺伤口周围,放出毒血,再用冷开水洗伤口,使毒血出尽,再将药做成厚饼(中间留一小孔),敷在伤口上,每日 1 换。(《湖北中草药志》)

4. 治闭经 野荞麦鲜叶 90 g(干叶 30 g),捣烂,调鸡蛋 4 个,用茶油煎熟,加米酒共煮服。(《全国中草药汇编》)

5. 治鼻咽癌 鲜野荞麦全草、鲜土牛膝、鲜木防己各30 g,水煎服。另取灯心草捣烂口含,同时用覆盆草捣烂外敷。(《青岛中草药手册》)

2962 金背枇杷叶 jīn bèi pí pá yè (《陕西草药》)

【基原】 为杜鹃花科杜鹃花属植物陇蜀杜鹃的叶。

【原植物】 陇蜀杜鹃 *Rhododendron przewalskii* Maxim. 又名:光背杜鹃、野枇杷(《防治老年慢性气管炎药用植物资料》),达米(《高原中草药治疗手册》),青海杜鹃(《中国高等植物图鉴》),金背杜鹃(《陕甘宁青中草药选》),达玛(《中国民族药志》)。

常绿灌木,高 1~3 m。幼枝粗壮,黄色,有短柔毛,老枝灰白色至棕褐色,纵裂。叶簇生于枝顶,近轮生;叶柄淡黄色,长 1~2 cm;叶片革质,椭圆形至矩圆形,长 7~10 cm,宽 3~5 cm,先端钝,有短尖头,基部圆形或近心形,有时呈宽楔形,表面光滑无毛,绿色,背面黄绿色,密被黄棕色绒毛和朱红色腺鳞,以后逐渐脱落。伞房状总状花序顶生,有花 10~15 朵,花梗长1~2.5 cm;花萼短,有半圆形齿;花冠钟形,白色至粉红色,5 裂,裂片圆形,顶端有微缺刻;雄蕊 10,花丝下半部略有粗短毛;雌蕊 1,子房卵圆形,通常光滑无毛,有时有粉状毛,花柱略长于雄蕊,柱头头状。蒴果圆柱形,具 6 个槽,花柱宿存。花期 5~6 月,果期 7~8 月。

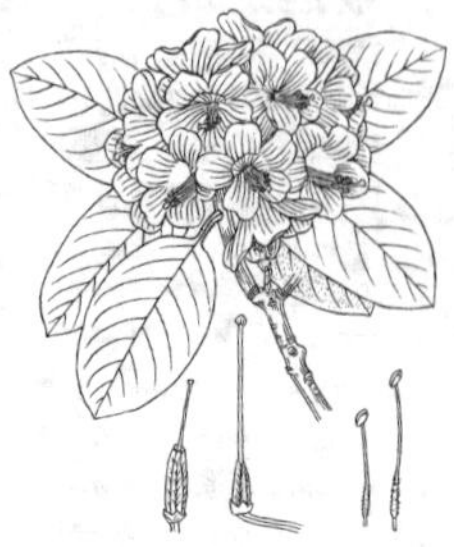

陇蜀杜鹃

生于海拔 2 900~4 000 m 的高山阴坡混交林中,也有单独成林的。分布于四川、陕西、甘肃、青海。

同属植物中功效相似的尚有太白杜鹃 *R. purdomii* Rehd. et Wils. 分布于河南、陕西(太白山)、甘肃等地。

本品的花(金背枇杷花)、果实(金背枇杷果)亦供药用,另设专条。

【采收加工】 全年均可采,采后刷去叶背面的绒毛,切丝生用或蜜炙用。

【成分】 叶含黄酮:杜鹃花毒素(rhodotoxin)及鞣质。

地上部分含三萜类:熊果酸(ursolic acid),松脂酚-4-*O*-*β*-*D*-吡喃葡萄糖苷(pinoresinol-4-*O*-*β*-*D*-glucopyranoside),白桦苷(betuloside),betuligenol,杜鹃花毒素,日本杜鹃素(rhodojaponin)Ⅲ,pieroside A 等。

【药性】 辛、苦,凉,有毒。

1.《陕西中草药》:"味辛、苦,性平。"

2.《陕甘宁青中草药选》:"有毒。"

3.《青藏高原药物图鉴》:"苦、辛,寒。"

【功用主治】 清肺,止咳,化痰。主治肺热咳喘。

1.《陕西中草药》:"清肺泻火,止咳化痰。治咳嗽,痰喘。"

2.《青藏高原药物图鉴》:"清凉镇咳。治梅毒性炎症,肺脓肿,内脏脓肿,皮肤发痒(外用)。"

3.《全国中草药汇编》:"降血压。主治老年慢性支气管炎,高血压病。"

【用法用量】 内服:煎汤,1~6 g;或代茶饮。外用:煎水洗。

【宜忌】 本品有毒,内服宜慎。

1.《陕西中草药》:"反芋儿七。叶背绒毛有毒,可引起头晕目眩,内服时要刷去。"

2.《陕甘宁青中草药选》:"本品有毒,内服宜慎。"

【选方】 治支气管炎,痰喘 金背杜鹃(叶)6 g,蒲公英、黄芪各 9 g。煎成 100 ml,每日 3 次分服,10 日为 1 个疗程。(《陕甘宁

青中草药选》）

2963 金背枇杷花 jīn bèi pí pá huā（《陕西中草药》）

【基原】 为杜鹃花科杜鹃花属植物陇蜀杜鹃的花。

【原植物】 参见“金背枇杷叶”条。

【采收加工】 5～6月花开时采收，阴干或烘干。

【药性】 苦、甘，凉。

《陕西中草药》：“味甘、苦，性平。”

【功用主治】 清肺，止咳。主治肺热咳嗽。

1.《陕西中草药》：“清肺泻火，止咳化痰。治咳嗽，肺痈，白带，头晕痛。”

2.《青藏高原药物图鉴》：“清凉镇咳，治梅毒性炎症，肺脓肿，内脏脓肿，皮肤瘙痒（外用）。”

【用法用量】 内服：煎汤，3～6 g。

2964 金背枇杷果 jīn bèi pí pá guǒ（《陕西中草药》）

【基原】 为杜鹃花科杜鹃花属植物陇蜀杜鹃的果实。

【原植物】 参见“金背枇杷叶”条。

【采收加工】 8～9月果熟后采收，晒干。

【功用主治】 镇咳祛痰，清肺和胃，降气消暑。主治肺热咳嗽，呕吐，口渴。

【用法用量】 内服：煎汤，6～9 g。

2965 金钱白花蛇 jīn qián bái huā shé（《饮片新参》）

【异名】 金钱蛇、小白花蛇（《中药材手册》）。

【基原】 为眼镜蛇科金环蛇属动物银环蛇幼蛇或成蛇除去内脏的全体。

【原动物】 银环蛇 *Bungarus multicinctus multicinctus* Blyth 又名：银蛇、银角带、手巾蛇、寸白蛇（《广西药用动物》）。

成蛇全长1 m左右。头椭圆形，与颈略可区分。体较细长，尾末端尖细。头部黑色或黑褐色，躯干及尾背面黑色或黑褐色，有白色横纹(20～50)+(7～17)个，腹面乳白色，或缀以黑褐色细斑。无颊鳞，眶前鳞1，眶后鳞2；颞鳞1+2，上唇鳞2-2-3式。背鳞平滑，通身15行，脊鳞特大呈六角形；腹鳞203～231；肛鳞完整，尾下鳞单行，37～55。

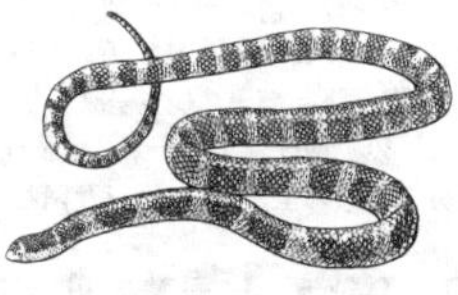

银环蛇

生活于平原、丘陵地区水稻田、塘边等近水处。白天潜伏，黄昏外出活动，喜吃鳝鱼、泥鳅，也吃其他鱼类及蛇类。分布于浙江、安徽、福建、江西、湖北、湖南、广东、广西、海南、四川、贵州、云南、台湾等地。

金钱白花蛇过去作为白花蛇（蕲蛇）的1个品种，《中华人民共和国药典》1977年版已将两者分别立出。

【采收加工】 7～10月捕捉，剖腹去内脏，抹净血，用乙醇浸泡处理后，以头为中心，盘成盘形，用竹签撑开后烘干。

【药材】 金钱白花蛇 *Bungarus Parvus* 主产于广东、广西。

性状 本品呈圆盘状，盘径3～6 cm，蛇体直径0.2～0.4 cm。头盘在中间，尾细，常纳口内，口腔内上颌骨前端有毒沟牙1对，鼻间鳞2片，无颊鳞，上下唇鳞通常各为7片。背部黑色或赤黑色，有白色环纹45～58个，黑白相间，白环纹在背部宽1～2行鳞片，向腹面渐增宽，黑环纹宽3～5行鳞片，背正中明显突起一条脊棱，脊鳞扩大呈六角形，背鳞细密，通身15行，尾下鳞单行。气微腥，味微咸。

鉴别 粉末特征：浅黄色。鳞片碎片表面具有极细密的点状突起及纵列的短点纹，有的碎片具有小孔。电镜下：鳞片表面刺状突起大小均匀，排列整齐，背鳞表面具有网眼状纹饰。在整个鳞片的近游离端1/3处有1列作横向排列的圆形小孔3～6个。骨碎片透明，骨质纹理明显，疏密不一，骨陷窝以椭圆形多，尚有圆形或不规则形，骨小管不明显。

品质标志 《中华人民共和国药典》2010年版规定：照醇溶性浸出物测定法热浸法测定，用稀乙醇作溶剂，本品含醇溶性浸出物不得少于15.0%。

【成分】 蛇体含顺-17-三十四烷-4，31-二酮(*cis*-17-tetratriacontene-4，31-dione)，6，21-三十五烷二酮-1-醇(6，21-pentatriacontadien-1-ol)，2-二十烷醇(2-eicosyloxyethanol)，胆固醇(cholesterol)，还含蛋白质、脂肪、氨基酸及钙、磷、镁、铁、铝、锌、锶、钛、锰、钒、铜等21种元素。胆汁中含胆酸。

银环蛇蛇毒：α-环蛇毒素(α-bungarotoxin)，β-环蛇毒素(β-bungarotoxin)，β_1-环蛇毒素，K_2-环蛇毒素、K_3-环蛇毒素。此外，尚含有鸟嘌呤核糖苷(guanosine)及磷脂酶(phospholipase)A_2。

【药理】 1. 神经肌肉阻断作用 毒液中所含α-环蛇毒素(α-bungatotoxin)或乙酰α-环蛇毒素1×10^{-5} g，在体外对大鼠离体膈神经膈肌有完全阻断作用，α-环蛇毒素也能有效地阻断蛙腹直肌对乙酰胆碱(ACh)的反应。α-环蛇毒素对大鼠膈神经膈肌、鸡颈二腹肌及蛙坐骨神经缝匠肌的神经肌肉阻断作用均为不可逆性的。从银环蛇毒液中分离出11种致死性蛋白质组分，其中3种为突触后拟箭毒神经毒素，其余为突触前神经毒素。银环蛇毒液中能阻断大鼠膈神经膈肌突触前传递的β-神经毒素，作用机制主要是影响神经递质的贮存。全部突触前神经毒素均具有Ca^{2+}依赖性磷脂酶A(phospholipase A)活性，这种活性在这类毒素的神经肌肉阻断作用中起重要的作用。

2. 神经节阻断作用 银环蛇毒液中两种α-毒素(Bgt3.1和3.3)能降低细胞培养中的睫状神经节神经细胞对Ach的感受性。从银环蛇毒液中分离的K_2和K_3-环蛇毒素为两种新型的鸡睫状神经节神经细胞烟碱型受体阻断剂，其中较弱的K_3-环蛇毒素在250 nmol/L时可完全阻断烟碱型传递60分钟。毒素F也可阻断培养的新生大鼠颈上神经节交感神经元的烟碱型突触电位。

3. 呼吸酶抑制作用 具有高磷脂酶A活性的银环蛇毒液组分，在小鼠心脏匀浆中，是琥珀酸氧化酶和琥珀酸细胞色素C还原酶的极强抑制剂，而琥珀酸脱氢酶和细胞色素氧化酶对这些毒液较不敏感。

4. 其他作用 银环蛇毒液中所含心脏毒样蛋白质，在10 μg/ml浓度，可引起鸡和小鼠骨骼肌收缩，使小鼠膈肌去极化，抑制大鼠心房自发性收缩和心室肌条的电传导，并可使豚鼠红细胞直接溶血，这些作用与眼镜蛇毒液的心脏毒作用相似。银环蛇毒液中所含磷脂酶A_2，能显著抑制大鼠脑膜与P物质的结合，其IC_{50}为10^{-8} mol/L。

毒性 银环蛇毒为剧烈的神经毒，典型的神经毒症状是咬伤部位不痛、不痒、不红肿，数小时后病发时即神志不清，全身瘫痪，呼吸困难，最后呼吸麻痹致死。有大鼠膈神经膈肌突触前神经肌肉阻断作用的β-神经毒素对小鼠的LD_{50}为0.1 mg/kg。小鼠腹腔注射银环蛇毒液中的心脏毒样蛋白质的LD_{50}为2.5(1.9～3.2)mg/kg。

【药性】 《广西药用动物》：“性温，味甘、咸，有毒。”

【功用主治】 驱风通络，止痉，攻毒。主治风湿痹痛，筋脉拘急，中风口眼㖞斜，半身不遂，小儿惊风，破伤风，麻风，疥癣，梅毒，恶疮。

1.《饮片新参》：“治麻风，瘫痪，疥癞。”

2.《广西药用动物》：“祛风湿，疗瘫痪，镇痉，攻毒。主治风湿关节酸痛，四肢筋脉拘急，半身不遂，口眼㖞斜，恶疮和破伤风。”

【用法用量】 内服：水煎，3～4.5 g；或研末，0.5～1 g；或浸酒,3～9 g。

【宜忌】 阴虚血少及内热生风者禁服。

1.《广西药用动物》:"血虚及风热的人忌用。"

2.《全国中草药汇编》:"阴虚血少,内热生风者慎用。"

【选方】 1. 治小儿麻痹恢复期　金钱白花蛇研粉,每服 3 g,日服 2 次,黄酒送服。(《中国动物药》)

2. 治破伤风　金钱白花蛇 1 条,蜈蚣 10 g,共为细末。每服 1 g,日服 2 次,黄酒送下。(《常见药用动物》)

2966 金鸡尾巴草根 jīn jī wěi bā cǎo gēn (《天目山药用植物》)

【异名】 光叶金星蕨(《浙江药用植物志》)。

【基原】 为金星蕨科针毛蕨属植物针毛蕨的根茎。

【原植物】 针毛蕨 *Macrothelypteris oligophlebia* (Bak.) Ching [*Nephrodium oligophlebia* Bak.; *Thelypteris oligophlebia* (Bak.) Ching]

植株高 80～150 cm。根茎短而横卧或斜升,顶部与叶柄基部疏被褐色、有缘毛的披针形鳞片。叶簇生;叶柄长 40～70 cm,禾秆色,向上光滑;叶片草质,两面无毛,或沿叶轴、羽轴上面略有短柔毛,三角状卵形,长 35～50 cm,宽 20～25 cm,先端渐尖并为羽裂,基部不缩狭,三回羽状;羽片约 15 对,略斜向上,下部的有短柄,长圆状披针形或阔披针形,基部 1 对较大;末回小羽片或裂片狭长圆形,先端钝,基部以狭翅相连,全缘或偶有锐裂;叶脉羽状,小脉单一或偶有分叉,不达叶边。孢子囊群小,圆形,背生于小脉近顶处;囊群盖微小,圆肾形,无毛,易脱落。

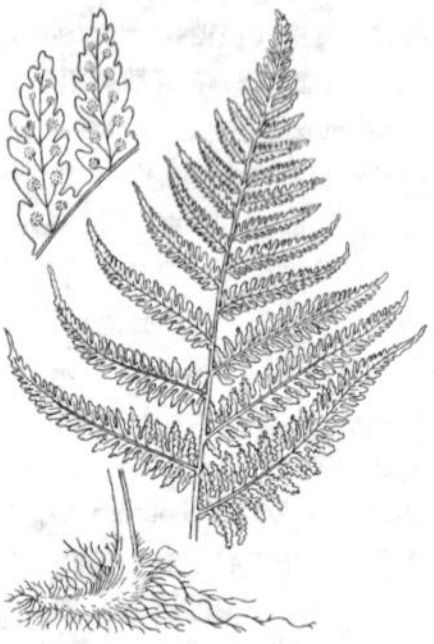

针 毛 蕨

生于海拔 800 m 左右的林下、沟边。分布于华东(山东除外)、中南及贵州、云南等地。

本品入药者尚有其变种雅致针毛蕨 *M. oligophlebia* (Bak.) Ching var. *elegans* (Koidz.) Ching　又名:疏毛针毛蕨(《江苏植物志》)。分布于陕西、甘肃及长江中下游以南各地。

【采收加工】 6～10 月采收,晒干或鲜用。

【成分】 根茎含麦芽醇(maltol),麦芽醇-3-*O*-*β*-*D* 葡萄糖苷(maltol-3-*O*-*β*-*D*-glucoside)。黄酮类:山柰酚(kaempferol),山柰酚-3-芸香糖苷(kaempferol-3-rutinoside),芸香苷(rutin),7-羟基 4-异丙基-6-甲基香豆素(7-hydroxy-4-isopropyl-6-methycoumarin),7-羟基-4-异丙基-3-甲氧基-6-甲基香豆素(7-hydroxy-4-ispropyl-3-methoxy-6-methylcoumarin)。还含双多糖:digobiose。

【药性】《中国药用孢子植物》:"苦,寒。"

【功用主治】《中国药用孢子植物》:"清热,解毒,止血,消肿,杀虫。用于烫火伤,外伤出血,疖肿,驱蛔虫等。"

【用法用量】 内服:煎汤,15～30 g。外用:研末或捣敷。

【选方】 1. 治外伤出血　针毛蕨适量,晒干,研末敷患处。

2. 驱蛔虫　针毛蕨 15 g,苦楝皮 15 g,煎服。(1、2 方出自《中国药用孢子植物》)

2967 乳香 rǔ xiāng (《别录》)

【异名】 乳头香(《海药本草》),塌香(《梦溪笔谈》),马思答吉(《饮膳正要》),天泽香、摩勒香、杜噜香、多伽罗香、浴香(《纲目》)。

【基原】 为橄榄科乳香属植物乳香树、鲍达乳香树、野乳香树等皮部渗出的油胶树脂。

【原植物】 1. 乳香树 *Boswellia carterii* Birdw.

矮小灌木,高4～5 m,稀达 6 m。树干粗壮,树皮光滑,淡棕黄色,纸状,粗枝的树皮鳞片状,逐渐剥落。奇数羽状复叶互生,长 15～25 cm;小叶 15～21,基部者最小,向上渐大,长卵形,长达 3.5 cm,顶端者长达 7.5 cm,宽1.5 cm,先端钝,基部圆形、近心形或截形;边缘有不规则的圆锯齿或近全缘,两面均被白毛,或上面无毛。花小,排列成稀疏的总状花序;花萼杯状,5 裂,裂片三角状卵形;花瓣 5,淡黄色,卵形,长约为萼片的 2 倍,先端急尖;雄蕊 10,着生于花盘外侧,花丝短;子房上位,3～4 室,柱头头状,略 3 裂。核果倒卵形,具 3 棱,钝头,果皮肉质,肥厚,每室具种子 1 颗。花期 4 月。

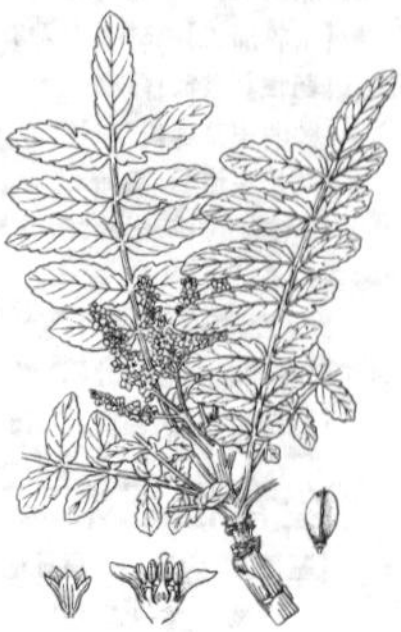

乳 香 树

生于热带沿海山地,分布于红海沿岸至利比亚、苏丹、土耳其等地。

2. 鲍达乳香树 *B. bhaw-dajiana* Birdw.　又名:药胶香树(《全国中草药汇编》)。

小乔木,枝条被白毛或无毛。小叶 15～21,长方披针形至长方形,长 2～4 cm,宽 1～1.8 cm,基部圆形或截形,全缘或有锯齿,两面均具白毛,或仅下面呈灰色毡状。总状花序;花白色或绿色,具浅钟状被密毛的花盘,半包围子房。果实未成熟时近锤形,基部变成窄柄状。

3. 野乳香树 *B. neglecta* M. Moore

小乔木,高 5～6 m。树皮灰色。小叶 17～21,革质,长方形,长 1.5～4 cm,钝头,具粗毛。圆锥花序;花甚小,淡血色,外面具毛;花丝下半部突然变宽呈鳞片状。

以上两种均生长于索马里及红海沿海的山地及石灰岩山地。分布于索马里、埃塞俄比亚及阿拉伯半岛南部以及土耳其、利比亚及苏丹等地。

【采收加工】 春、夏季均可采收,以春季为盛产期。采收时,于树干的皮部由下向上顺序切伤,并开一狭沟,使树脂从伤口渗出,流入沟中,数日后汇成干硬的固体,即可采取。落于地面者常黏附砂土杂质,品质较次。

【药材】 乳香 *Olibanum*　主产于索马里、埃塞俄比亚及阿拉伯半岛南部。

性状　本品呈类球形或泪滴状颗粒,或不规则小块状,长 0.5～2 cm,有的粘连成团块,淡黄色,微带蓝绿色或棕红色,半透明。质坚脆,断面蜡样。气芳香,味微苦,嚼之软化成胶块。

鉴别　(1) 本品遇水变白,与水共研成乳状液。

(2) 取本品 1 g,研碎,加甲醇 10 ml,振摇并放置 24 小时,滤过,取滤液 5 ml,蒸干,残渣加稀硫酸 10 ml 转移至分液漏斗中,有三氯甲烷 20 ml 振摇提取 2 次,每次 10 ml。三氯甲烷提取液蒸干溶剂,残渣加 1 ml 乙酸酐溶解,再加乙酸酐-浓硫酸 (19∶1) 试剂 1 ml,溶液很快变成紫色(检查乳香酸)。

【成分】 乳香树含树脂:*α*,*β*-乳香脂酸(*α*, *β*-boswellic acid),乳香树脂烃(olibanoresene),*O*-乙酰基-*β*-乳香脂酸(*O*-acetyl-*β*-boswellic acid),*O*-乙酰-*α*-乳香酯酸,3, 4-断-乌苏-12-烯-3-羧酸(dihydroroburic acid),表羽扇豆醇乙酸酯(epilupeol acetate),表羽扇豆醇及甘遂醇(tirucallol);树胶:阿拉伯杂多糖酸(arabic acid),西黄芪胶黏素(bassorin);挥发油:蒎烯(pinene),消旋-柠檬烯(limonene)，α，β-水芹烯（α，β-phellandrene），α-樟脑烯醛（α-campholenaldehyde），枯醛（cuminaldehyde，cumaldehyde），莳罗艾菊酮（carvotanacetone），水芹醛（phellandral），邻甲基苯乙酮（o-methylacetophenone），葛缕酮（carvone），紫苏醛（perilla-aldehyde），优葛缕酮（eucarvone），1-乙酰基-4-异丙烯基环戊烯（1-acetyl-4-isopropenyl cyclopentene），辣薄荷酮（piperitone），诺蒎酮（nopinone），隐品酮（cryptone），马鞭草烯酮（verbenone），γ-樟脑烯醛（γ-campholenaldehyde），侧柏酮（thujone），桃金娘酸（myrtenic acid），4-对盖烯-3-酮（p-menth-4-en-3-one），3，6，6-三甲基降-2-蒎酮（3，6，6-trimethylnorpinan-2-one），桃金娘醛（myrtenal），2，4-二甲基苯乙酮（2，4-dimethylacetophenone），松樟酮（pinocamphone），异亚丙基环己烷（isopropylidenecyclohexane），α-香树脂酮（α-amyrenone），11-氧代-α-香树脂酮（11-keto-α-amyrenone），5-羟基-6-对盖烯-2-酮（5-hydroxy-p-menth-6-en-2-one），10-羟基-4-荜澄茄烯-3-酮（10-hydroxy-4-cadinen-3-one）。

【药理】 1. 抗炎作用　乳香树同属植物齿叶乳香树（*B. serrata*）树胶树脂渗出物 salai guggal（AESG）有抗炎作用，其有效成分为乳香脂酸，大鼠灌服乳香脂酸，其皮肤、肝、肾和脾脏的葡萄糖胺聚糖合成减少，此与其抗炎作用有关。AESG 树胶树脂的乙醇提取物对大鼠与小鼠角叉菜胶所致水肿和大鼠右旋糖酐所致炎性水肿有明显的对抗作用，肾上腺摘除大鼠也有同等效果，说明其抗炎作用与肾上腺类固醇无密切关系。对甲醛与佐剂实验性关节炎 AESG 也可产生显著的抗关节炎作用，但对棉球所致实验性肉芽肿则无明显作用。AESG 抑制炎症反应引起的血清氨基转移酶与白细胞增加，但未见镇痛或解热作用。AESG 对佐剂引起的大鼠关节炎，能降低关节炎动物升高的血清糖水解酶（glycohydrolases）和糖蛋白的浓度。对牛血清白蛋白（BSA）诱发的家兔关节炎，每日灌服乳香脂酸（25.5 和 100 mg/kg）可使注入 BSA 的膝关节内的白细胞总数减少。如在注入 BSA 前 15 分钟，先局部注入乳香脂酸 5、10 和 20 mg/kg，也可减少膝关节内的白细胞浸润，在体外并能抑制中性白细胞游走。

2. 对细胞与体液免疫的影响　AESG 树胶树脂的乙醇提取物给小鼠口服（灌胃），可明显抑制其对绵羊红细胞抗体的产生与细胞反应，抑制多核细胞的浸润，降低角叉菜胶所致实验性大鼠胸膜的渗出。AESG 并能抑制大鼠腹腔中性白三烯 B_4（leukotrienes B_4，LTB_4）的形成。

3. 降胆固醇作用　大鼠灌服 AESG 100 mg/kg 可降低肝脏胆固醇合成，但 25～50 mg/kg 则无效。

4. 镇痛作用　用醋酸扭体法实验证明，小鼠灌服乳香有明显镇痛作用。

【炮制】 1. 乳香　取原药材，除去杂质，捣碎。

2. 炒乳香　取净乳香置锅内，用文火加热，炒至冒烟，表面黑褐色显油亮光泽，取出放凉。炒乳香偏于活血。

3. 醋乳香　取净乳香置锅内，用文火加热，炒至冒烟，表面微熔，喷淋米醋，再炒至表面显油亮光泽，取出放凉。每乳香 100 kg，用米醋 5 kg。醋乳香偏于理气散瘀止痛。

4. 灯心制乳香　取净乳香用文火炒至表面微烊化，加入灯心草，拌炒至质酥松，取出，簸去灯心草，用时敲碎。每乳香 100 kg，用灯心草 6.25 kg。

5. 煮乳香　取乳香加水烊化，滤去木屑、沙石，用文火煮至滴水成珠而下沉，取出放凉，切小方块。

饮片性状　乳香参见"药材"项。炒乳香表面油黄色，略透明，质坚脆。有特异香气。醋乳香表面深黄色，显油亮，略有醋气。灯心制乳香表面油黄色，略透明，质酥松，气特异。煮乳香略呈圆球状，表面深黄色，质脆，有特异香气。

贮干燥容器内。炒乳香、醋乳香、灯心制乳香、煮乳香密闭，置阴凉干燥处，防蛀，防霉。

【药性】 辛、苦，温。归心、肝、脾经。

1.《别录》："微温。"

2.《日华子》："味辛，热，微毒。"

3. 张元素："苦、辛，纯阳。"（引自《纲目》）

4. 朱丹溪："善窜，入手少阴经。"（引自《纲目》）

5.《本草经疏》："入足太阴、手少阴，兼入足厥阴经。"

6.《本草新编》："入脾肺心肝肾五脏。"

7.《医林纂要》："苦、咸、辛，温。"

【功用主治】 活血，行气，止痛。主治心腹疼痛，经闭，痛经，产后瘀滞腹痛，跌打瘀痛，痈疽肿毒，疮溃不敛。

1.《别录》："疗风水毒肿，去恶气。疗气瘾疹痒毒。"

2.《本草拾遗》："疗耳聋，中风口噤，妇人血气，能发酒，理风冷，止大肠泄澼，疗诸疮令内消。"

3.《日华子》："下气益精，补腰膝，治肾气，止霍乱，冲恶中邪气，心腹痛疰气。煎膏，止痛长肉。"

4.《饮膳正要》："去邪恶气，温中利膈，顺气止痛，生津解渴，令人口香。"

5.《珍珠囊》："定诸经之痛。"

6.《纲目》："消痈疽诸毒，托里护心，活血定痛伸筋，治妇人产难，折伤。"

7.《本草正》："通血脉，止大肠血痢疼痛及妇人气逆血滞，心腹作痛。"

8.《本草备要》："治癫狂。"

【用法用量】 内服：煎汤，3～10 g；或入丸、散。外用：研末调敷。

【宜忌】 胃弱者慎服，孕妇及无瘀滞者禁服。

1.《本草经疏》："痈疽已溃不宜服，诸疮脓多时，未宜遽用。"

2.《本经逢原》："胃弱勿用。"

【选方】 1. 治急心痛　胡椒四十九粒，乳香一钱。为末。男用姜汤下，女用当归汤下。（《摄生众妙方》抽刀散）

2. 治气血凝滞，痃癖癥瘕，心腹疼痛，腿疼臂疼，内外疮疡，一切脏腑积聚，经络湮淤　当归五钱，丹参五钱，生明乳香五钱，生明没药五钱。上药四味作汤服，若为散，一剂分作四次服，温酒送下。（《衷中参西录》活络效灵丹）

3. 治急性腰腿扭伤　取乳香、没药各等量，研末，用30%乙醇调成糊状。用时将糊剂摊纱布上，敷于患处，纱布固定，每日 1～2 次，一般 3～5 日即愈。〔《河南中医学院学报》1980，(3)：38〕

4. 治偏头痛不可忍　乳香（如皂子大）、高良姜（如指头大）。上二味，于上烧，迎烟熏鼻，随痛左右用之。（《圣济总录》乳香散）

5. 治发背脑疽，和一切恶疮内溃及诸恶毒冲心呕痛　乳香一两（通明者，用水外浸，以乳钵研细），真绿豆粉（研）四两。上二味，合研极细。每服一钱匕，新水调下，水不可多，要药在胸膈上也。（《圣济总录》托里汤）

6. 治疮，止痛，生肌肉　乳香、麒麟竭、没药（并细研）各半分。上三味，再同研令细匀，以狗胆和成膏，捏作饼子，如榆荚大。每用时，看疮大小，以饼按疮上，外用膏药贴之。（《圣济总录》乳香饼子）

7. 治甲疽，胬肉裹甲，脓血疼痛不瘥　乳香末、胆矾，烧研等分。敷之。（《灵苑方》）

8. 治窦道、瘘管、褥疮疼痛及创面感染　乳香（制）、没药（制）、穿山甲（炙）各 40 g，红参 20 g。研末，每用适量，撒于患处，外用创伤膏帖敷，纱布衬垫，胶布固定。（《全国医药产品大全》拔脓净）

9. 治妇人吹乳　乳香（研）一钱，瓜蒌根末一两。上研匀，温酒调服二钱。（《证治准绳》）

10. 治寒疝气上冲，中脘筑痛　乳香末二钱，生姜自然汁二钱。水一大盏，同煮三五沸，通口服。（《赤水玄珠》乳姜汤）

11. 治阴寒呃忒不止　乳香、硫黄各二钱。为细末。用好酒一钟，煎数沸，乘热气，使病人鼻嗅之。外用捣生姜擦胸前。（《伤寒全生集》乳香硫黄散）

12. 治赤白带下　草果一个（去皮），入乳香一小块，用面并裹，火炮焦黄留性，取出和面用之。上为细末。每服二钱，陈米饮调下，重者三钱。（《妇人良方》乳香散）

【临床报道】 治疗急性阑尾炎　将生乳香、没药各等量研细末，用陈醋与75％乙醇各半，调上药为药泥，敷压痛点处，范围应大于病灶，约0.9 cm厚，用油纸纱布固定，每日换药1次，一般贴敷1～3次。观察30例，治愈22例，好转6例，无效2例，总有效率93.3％。

【各家论述】 1.《纲目》："乳香香窜，能入心经，活血定痛，故为痈疽疮疡、心腹痛要药。《素问》云：诸痛痒疮疡，皆属心火是矣。产科诸方多用之，亦取其活血之功尔。杨清叟云：凡人筋不伸者，敷药宜加乳香，其性能伸筋。"

2.《本草汇言》："乳香，活血去风，舒筋止痛之药也。陈氏发明云，香烈走窜，故入疡科，方用极多。又跌扑斗打，折伤筋骨，又产后气血攻刺，心腹疼痛，恒用此，咸取其香辛走散，散血排脓，通气化滞，为专功也。故痈疡可理，折伤可续，产后瘀血留滞可行，癥块痞积、伏血冷瘕可去矣。性燥气烈，去风活血，追毒定痛，除痈疡、产后及折伤筋骨之外，皆不须用。"

3.《得配本草》："乳香功专活血而定痛，没药散血而消肿。"

4.《本草求真》："血因气逆，则血凝而不通，以至心腹绞痛，毒因气滞，则血聚而不散，以至痛楚异常。乳香香窜入心，既能使血宣通而筋自伸，复能入肾温补，使气与血互相通活，俾气不令血阻，血亦不被气碍，故云功能生血，究皆行气活血之品耳。非如没药气味苦平，功专破血散瘀，止有推陈之功，而无致新之妙。"

5.《衷中参西录》："乳香气香窜，味淡，故善透窍以理气。没药气则淡薄，味则辛而微酸，故善化瘀以理血。其性皆微温，二药并用为宣通脏腑流通经络之要药。故凡心胃、胁腹、肢体、关节诸疼痛皆能治之。又善治女子行经腹疼，产后瘀血作疼，月事不以时下。其通气活血之力，又善治风寒湿痹，周身麻木，四肢不遂及一切疮疡肿疼，或其疮硬不疼。外用为粉以敷疮疡，能解毒、消肿、生肌、止疼，虽为开通之品，不至耗伤气血，诚良药也。""乳香、没药不但流通经络之气血，诸凡脏腑中，有气血凝滞，二药皆能流通之。医者但知其善入经络，用之以消疮疡，或外敷疮疡，而不知用之以调脏腑之气血，斯岂知乳香、没药者哉。"

2968 乳腐 rǔ fǔ（《嘉祐本草》）

【异名】 乳饼（《本草蒙筌》）

【基原】 为牛乳等乳类的加工制成品。

【制法】《纲目》："诸乳皆可造之，惟以牛乳者为胜。《臞仙神隐书》云：造乳饼法，以牛乳一斗，绢滤入釜，煎五沸水解之，用醋点入，如豆腐法，渐结成，漉出，以帛裹之，用石压成，入盐瓮底收之。又造乳团法：用酪五升，煎滚，入冷浆水半升，必自成块，未成，更入浆一盏，至成，以帛包搦如乳饼样收之。又造乳线法：以牛乳盆盛，晒至四边清水出，煎热以酸浆点成。漉出，揉擦数次，扯成块，又入釜荡之，取出，捻成薄皮，竹签卷扯数次，掤定晒干，以油煠熟食。"

【药性】 1.《嘉祐本草》："微寒。"

2.《品汇精要》："味甘，微寒，无毒。"

【功用主治】 1. 孟诜："润五脏，利大小便，益十二经脉，微动气。"

2.《四声本草》："治赤白痢。切如豆大，面拌，酸浆水煮二十沸，顿服。小儿服之弥佳。"

【用法用量】 内服：煎汤，30 g。

【选方】 治血痢，不问远近　乳腐一两。切，以浆水一中盏，煎至半盏，去滓温服之。（《普济方》）

2969 乳白香青 rǔ bái xiāng qīng（《青海常用中草药》）

【异名】 大矛香艾、大白矛香（《青海常用中草药手册》）。

【基原】 为菊科香青属植物乳白香青的全草。

【原植物】 乳白香青 *Anaphalis lactea* Maxim.

多年生草本，高15～40 cm。全株密被灰白色绒毛。根状茎粗壮，木质化，多分枝。茎丛生，直立，不分枝。叶片线状长圆形，长2～11 cm，先端钝或微尖，基部楔形，全缘；基生叶及下部茎生叶有长柄，中部以上茎生叶无柄，基部下延成狭翅。头状花序多数，在茎和枝端密集成复伞房状；总苞钟状；总苞片4～5层，外层卵圆形，被蛛丝状毛，内层卵状长圆形，乳白色，最内层狭长圆形，有长约全长2/3的爪部；雌株头状花序有多层雌花，中央有2～3个雄花；雄株头状花序全部为雄花；花冠长3～4 mm，冠毛比花冠稍长，雄花冠毛上部宽扁。瘦果圆柱形，近无毛。花、果期7～9月。

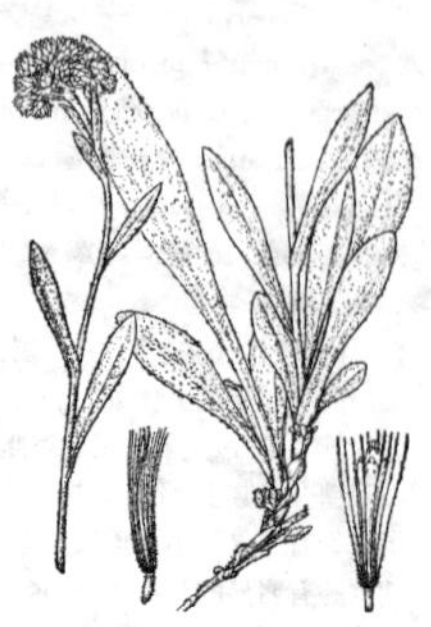
乳白香青

生于海拔2 000～3 400 m的亚高山山坡、草地及灌木丛中。分布于四川、甘肃、青海等地。

【采收加工】 5～6月花未开放时，割取全草，晒干。

【药性】 辛、苦，凉。

1.《青海常用中草药手册》："辛、苦，寒。"

2.《甘肃中草药手册》："甘、辛，平。"

【功用主治】 解表，清热，止咳，止血。主治感冒头痛，肺热咳嗽，外伤出血。

1.《青海常用中草药手册》："活血散瘀，平肝潜阳，祛痰，外用止血。"

2.《甘肃中草药手册》："解表，健胃。"

【用法用量】 内服：煎汤，10～15 g；研末，每次3～5 g。外用：适量，研末撒。

【选方】 1. 治感冒头痛，身重乏力，关节疼痛，不思饮食，吐酸水　乳白香青适量。研末，每服3 g，每日2次。（《甘肃中草药手册》）

2. 治肺热咳嗽　大矛香艾15 g，沙参12 g，川贝母6 g。水煎服。

3. 治血瘀包块　大矛香艾15 g，水红花子9 g，青木香6 g。水煎服。（2、3方出自《青海常用中草药手册》）

2970 肺形草 fèi xíng cǎo（《药用植物图说》）

【异名】 蝴蝶草、金丝蝴蝶、玉瑚蝶、花蝴蝶、石板青、山蝴蝶、金交杯、铜交杯（《浙江民间常用草药》），胡地莲、乌云盖月（江西《草药手册》），天青地红、甜痧药、缠竹青（《湖南药物志》）。

【基原】 为龙胆科双蝴蝶属植物双蝴蝶的幼嫩全草。

【原植物】 双蝴蝶 *Tripterospermum chinense*（Migo）H. Smith［*Crawfurdia chinensis* Migo；*C. coerulea* Hand.-Mazz.］

多年生缠绕草本。根茎短，黄褐色或深褐色，细圆柱形。茎绿色或紫红色，近圆形，具细条棱，上部螺旋状扭转，节间长7～17 cm。基生叶通常2对，紧贴地面，呈双蝴蝶状，叶片卵形、倒卵形或椭圆形，长3～12 cm，宽2～6 cm，先端急尖或呈圆形，基部圆形，全缘，上面绿色，有白色或黄绿色斑纹或无，下面淡绿色或紫红色；茎生叶对生，具短柄；叶片卵状披针形，稀为卵形，上部叶呈披针形，长 5～12 cm，宽 2～5 cm，先端渐尖或呈尾状，基部心形或圆形，全缘，叶脉 3 条。聚伞花序，稀单花，腋生；花梗长通常不及 1 cm，有苞片或无；花萼钟形，先端 5 裂，裂片线状披针形；花冠蓝紫色或淡紫色，褶较裂片短；雄蕊 5，着生于花冠筒下部，不整齐；子房长椭圆形，两端渐狭，柱头线形，2 裂，反卷。蒴果椭圆形，扁平。种子近圆形，淡褐色，具盘状双翅。花、果期 10～12 月。

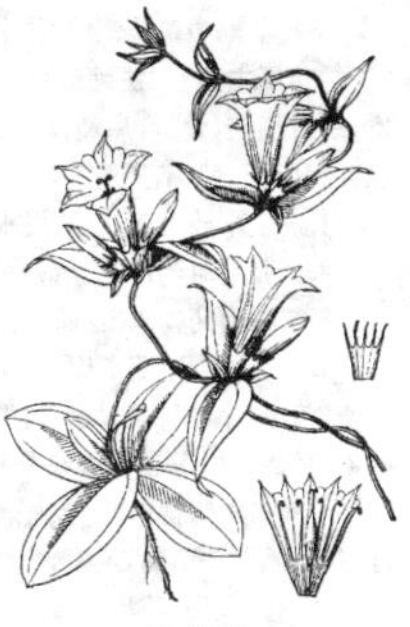

双蝴蝶

生于海拔 300～1 100 m 的山坡林下、林缘、灌木丛或草丛中。分布于江苏、浙江、安徽、福建、江西、湖南、广西等地。

【采收加工】 7～8 月采收，晒干或鲜用。

【药材】 肺形草 *Tripterospermi Chinensis Herba* 产于浙江、安徽、江西、福建等地。

性状 全草多折褶皱缩，通常具叶 4 片，有时脱落而仅有 2 片。完整的经水浸后展开，叶 2 大 2 小，十字形对生，卵圆形或椭圆形，长 3～7.5 cm，宽 1.5～3.5 cm，上面绿色，有斑块，主脉 3 条，2 条靠近边缘，下面紫绿色。基部具短根，棕褐色。气微，味微苦。

【炮制】 取原药材，除去杂质，抢水洗净，切段，干燥，筛去灰屑。

饮片性状 参见"药材"项。

贮干燥容器内，置通风干燥处。

【药性】 辛，甘，寒。

1.《浙江民间常用草药》："性寒，味辛。"

2.《全国中草药汇编》："甘，辛，寒。"

【功用主治】 清肺止咳，利水解毒。主治肺热咳嗽，肺痨咯血，肺痈，肾炎，乳痈，疮痈疔肿，创伤出血，毒蛇咬伤。

1.《植物名实图考》："捣敷诸毒。"

2.《药用植物图说》："治咯血。"

3.《浙江民间常用草药》："清热解毒。治肺痈，肺热咳嗽，疮疖，木蛇头（瘰疽）。"

4.《全国中草药汇编》："止咳止血。主治支气管炎，肺结核咯血，肺炎，肺脓疡，肾炎，泌尿系感染；外用治疗疮疖肿，乳腺炎，外伤出血。"

【用法用量】 内服：煎汤，9～15 g，鲜品 30～60 g。外用：鲜品捣敷；或研末撒。

【选方】 1. 治肺脓疡 肺形草 12 g，薤白、海金沙藤各 6 g。水煎服，每日 1 剂，连服半月。（《全国中草药汇编》）

2. 治肾炎 肺形草 12 g，灯心草 15 g，玉米根 30 g。水煎服，每日 1 剂。（《江西草药》）

3. 治疮疖，木蛇头（瘰疽） （肺形草）鲜全草加食盐少许捣烂外敷，每日 1 换；另取鲜全草适量捣汁备用，等外敷草药干燥时，把备用的汁液滴入，以保持患处湿润；再取全草 9～15 g，水煎服，连服数日。（《浙江民间常用草药》）

4. 治蝮蛇咬伤，外伤出血 （肺形草）鲜全草适量。洗净，捣烂外敷。（《浙江药用植物志》）

2971 肿节风 zhǒng jié fēng
（《中华人民共和国药典》）

【异名】 观音茶（《生草药性备要》），九节风（《分类草药性》），驳节茶（《岭南采药录》），鸭脚节、山牛膝（《福建中草药》），珍珠兰、九节草（《云南种子植物名录》），接骨丹、接骨草、接骨金粟兰（《福建药物志》），铜脚灵仙（《四川中药志》），九节兰、节骨茶（《中药志》），接骨莲、竹节茶（《中国植物志》）。

【基原】 为金粟兰科草珊瑚属植物草珊瑚的全株或根。

【原植物】 草珊瑚 *Sarcandra glabra* (Thunb.) Nakai [*Chloranthus glaber* (Thunb.) Makino]

常绿半灌木，高 50～150 cm。茎数枝丛生，绿色，节部明显膨大。叶对生；叶柄长 0.5～1.5 cm，基部合生成鞘状；托叶钻形；叶片革质，椭圆形、卵形至卵状披针形，长 6～17 cm，宽 2～6 cm，先端渐尖，基部楔形，边缘具粗锐锯齿，齿尖有一腺体，两面无毛。穗状花序顶生；苞片三角形；花黄绿色；雄蕊 1，肉质，棒状至圆柱状，花药 2 室，生于药隔上部之两侧，侧向或有时内向；雌蕊 1，由 1 心皮组成；子房球形或卵形，无花柱，柱头近头状。核果球形，熟时亮红色。花期6～7 月，果期 8～10 月。

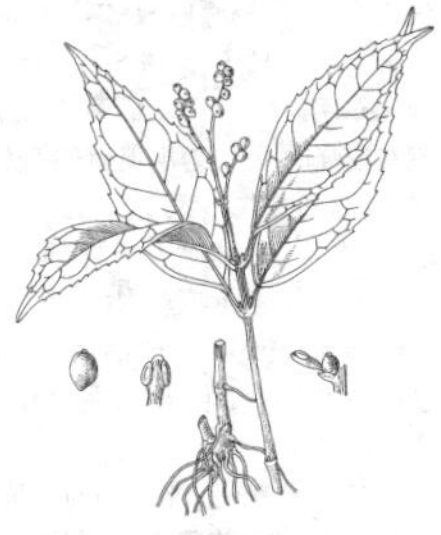

草珊瑚

生于山谷林下阴湿处。分布于浙江、安徽、福建、江西、湖南、广东、广西、四川、贵州、云南、台湾。

【采收加工】 全年均可采收，鲜用或晒干。

【药材】 肿节风 *Sarcandrae Herba* 主产于江西、浙江、广西等地，以江西贵溪、余江、赣州及浙江永嘉、平阳、泰顺等地产量大，质量好。

性状 全草长 50～120 cm。根茎较粗大，密生细根。茎圆柱形，多分枝，直径 0.3～1.3 cm；表面暗绿色至暗褐色，有明显细纵纹，散有纵向皮孔，节膨大；质脆，易折断，断面有髓或中空。叶对生，叶片卵状披针形至卵状椭圆形，长5～15 cm，宽 3～6 cm；表面绿色、绿褐色至棕褐色或棕红色，光滑；边缘有粗锯齿，齿尖腺体黑褐色，叶柄长约 1 cm；近革质。穗状花序顶生，常分枝。气微香，味微辛。

鉴别 (1) 茎横切面：表皮细胞类长方形或长圆形，外被角质层，外缘呈钝齿状。皮层细胞 10 余列，外侧为 2～3 列厚角细胞，内侧薄壁细胞内含棕黄色色素，石细胞单个或成群散在。中柱鞘纤维束呈新月形，断续环列，木化。韧皮部狭窄。形成层不明显。木质部管胞多数，射线宽 2～8 列细胞。髓部薄壁细胞较大，有时可见石细胞单个或成群散在。

叶表面观：表皮细胞垂周壁波状弯曲或稍平直，气孔稍下陷，不定式。

(2) 取本品粉末 0.5 g，置试管中，加锌粉少量与 0.5%氯化铵溶液 2 滴，微火加热至干，在试管口上盖上小片用含 5%对二甲氨基苯甲醛与 20%三氯醋酸的苯溶液浸润过的滤纸，继续微火加热约 1 分钟，滤纸显粉红色至紫色（检查琥珀酸及延胡索酸）。

(3) 薄层色谱：取本品粉末 2 g，加水 50 ml，超声处理 30 分钟，滤过，滤液加醋酸乙酯振摇提取 2 次，每次 25 ml，合并醋酸乙酯液，残渣加甲醇 1 ml 使溶解，作为供试品溶液。另取异秦皮啶对照品，加甲醇制成每 1 ml 含 0.5 mg 的溶液，作为对照品溶液。吸取上述两种溶液各 4μl，分别点于同一以羧甲基纤维钠为黏合剂的硅胶 G 薄层板上，以甲苯-醋酸乙酯-甲酸（9∶4∶1）为展开剂，展开，取出，晾干，置紫外光灯（365 nm）下检视。供试品色谱中，在与对照品色谱相应的位置上，显相同颜色的荧光斑点；置氨蒸气中熏 10 分钟，与对照品色谱相应的斑点变为黄绿色。

品质标志 《中华人民共和国药典》2010 年版规定：照高效液

相色谱法测定，本品含异秦皮啶($C_{11}H_{10}O_5$)不得少于0.020%；含迷迭香酸($C_{18}H_{16}O_8$)不得少于0.020%。

【成分】 全株含左旋类没药素甲(istanbulin A)，异秦皮定(isofraxidin)，延胡索酸(fumaric acid)，琥珀酸(succinic acid)，总黄酮，挥发油。

地上部分含金粟兰内酯(chloranthalatone) A、G。

【药理】 1. 抗肿瘤作用 肿节风挥发油、浸膏对白血病L_{615}细胞、TM_{755}、肺腺癌SPC_{615}、自发乳腺癌615、自发腹水型AL_{771}、艾氏腹水癌EAC、肉瘤S_{180}、肉瘤S_{37}、瓦克癌肉瘤W_{256}均有一定抑制作用。浓度1∶7的肿节风总黄酮苷，在体外对艾氏腹水癌细胞有较强的杀灭作用，孵育60分钟蓝染率达81%，腹腔给药8日，对癌细胞的抑制率可达70.8%。肿节风抗肿瘤作用的机制研究表明，本品是细胞呼吸抑制剂，对瘤细胞和荷瘤动物肝脏的耗氧能力均有直接的抑制作用。艾氏腹水癌小鼠腹腔注射肿节风总黄酮，可使癌细胞中RNA和DNA含量有一定程度减少，并可抑制癌细胞对^{14}C-甘氨酸摄取和^{14}C-甘氨酸掺入RNA和DNA合成。

2. 抗菌作用 肿节风对金黄色葡萄球菌及其耐药菌株、甲型链球菌、肺炎链球菌、卡他球菌、流感杆菌、痢疾杆菌、伤寒杆菌、副伤寒杆菌、大肠杆菌、铜绿假单胞菌等都有不同程度的抑制作用。对动物烧伤创面接种的铜绿假单胞菌，外敷由肿节风提取的晶甲软膏，有一定疗效。初步认为，抑菌有效成分为延胡索酸、琥珀酸。

3. 抗病毒作用 鸡胚内病毒抑制试验初步表明，10%除去鞣质的草珊瑚(肿节风)浸膏液对流感病毒A/京科/1/68(H_3N_2)15倍病毒鸡胚半数感染量(15EID_{50})具有灭活作用，对30EID_{50}也具有抑制作用。与感冒灵、金刚烷胺、吗啉双胍三种对照药物相比，草珊瑚有强于或等于3种对照药物对流感病毒的抑制或灭活效果。

4. 促进骨折愈合作用 对家兔实验性骨折，肿节风有促进愈合作用。治疗组早期骨外膜、骨内膜的成骨细胞增生出现早且较活跃；骨断端连接及骨髓腔再通较早。肿节风的上述作用以水提取液较显著，乙醇提取物及挥发油作用不明显。进一步分析本品促进骨折愈合的有效成分，观察了所含琥珀酸、延胡索酸(Ⅱ组)及其提取后的水溶液(Ⅲ组)对骨痂中氨基酸的影响。发现对骨折家兔，Ⅱ组和Ⅲ组骨痂中含量最高的3种氨基酸甘氨酸、精氨酸和赖氨酸出现较早，含量较高，不给药的对照组完全不含有这3种氨基酸或含量较低。

5. 对血小板的影响 肿节风60%醇提物能十分显著地缩短小鼠断尾出血时间及凝血时间，加强血小板的收缩功能，对正常血小板数量无明显影响。它对阿糖胞苷引起的血小板及白细胞下降有显著的抑制作用。

6. 体内过程 艾氏癌实体瘤小鼠灌喂^{3}H-肿节风总黄酮10 g/kg，相当于40～50 μCi。结果，口服后2小时，胃肠含量最高，其次是胆汁、肾、肝、血、瘤、肺、脾、心、胰、胸腺和网膜。5小时胃肠含量下降，胆汁含量升高。至24小时胆汁仍保留较高放射性。2小时胃肠内容物放射性仅潴留43.3%，提示吸收较快，24小时粪尿排泄量为48.5%。

毒性 肿节风浸膏粉1次灌胃，小鼠LD_{50}为24.75±8.5 g/kg；注射液给小鼠静注LD_{50}为7.78 g/kg。

【炮制】 取原药材，除去杂质，洗净，润透，切段，干燥。

饮片性状 为不规则小段，根、茎、叶混合。根暗褐色，断面淡棕色，有髓或中空，叶片皱缩，绿褐色，边缘有粗锯齿。花序穗状。气微香，味微辛。

贮干燥容器内，密闭，置通风干燥处。防霉。

【药性】 辛、苦，平。

1.《生草药性备要》："味劫，性平。"

2. 广州部队《常用中草药手册》："苦，平。"

3.《全国中草药汇编》："辛、苦，平，有小毒。"

【功用主治】 祛风活血，清热解毒。主治风湿痹痛，肢体麻木，跌打损伤，骨折，痛经，产后瘀滞腹痛，流感，肺炎，急性阑尾炎，急性胃肠炎，菌痢，脓肿。

1.《生草药性备要》："煲水饮，退热。"

2.《分类草药性》："治一切跌打损伤，风湿麻木，筋骨疼痛。"

3.《湖南药物志》："通经。治产后腹痛。"

4.《全国中草药汇编》："主治流行性感冒，流行性乙型脑炎，麻疹，肺炎，小儿肺炎，大叶性肺炎，细菌性痢疾，急性阑尾炎，疮疡肿毒，骨折，跌打损伤，风湿关节痛。"

5.《福建药物志》："活血散瘀，清热解毒，消肿止痛。根治跌打损伤，风湿关节痛，疟疾，痢疾，腰腿痛，骨折，产后腰痛，月经不调。叶治烫火伤，防治中暑。"

【用法用量】 内服：煎汤，9～15 g；或浸酒。外用：适量，捣敷；研末调敷；或煎水熏洗。

【宜忌】 阴虚火旺及孕妇禁服。宜先煎或久煎。

《广西民族药简编》："孕妇忌服。忌食酸、辣、萝卜等食物。"

【选方】 1. 治风湿关节痛 草珊瑚根、钩藤根、野鸦椿根各30 g。煎汤取汁，加入黄酒酌量，同猪脚1只炖服。(《福建药物志》)

2. 治痛经 ① 肿节风9 g，鹿含草12 g，水煎服。(《浙江药用植物志》) ② 肿节风10～20 g，五味子根10 g，艾蒿5 g。水煎服，每日2次。(《中国民族药志》)

3. 治产后腹痛 草珊瑚根9 g，铁扫帚30 g，白糖、米酒各少许。水煎服。(《福建药物志》)

4. 治汤、火伤 九节茶干叶研末一份，茶油二份。调匀，涂抹患处。(《福建中草药》)

【临床报道】 1. 治疗类风湿关节炎 用九节兰制成针剂(每2 ml含生药4 g)，肌注，每日2次，每次2 ml；个别每日1次，每次4～6 ml；或用九节兰糖衣片(每片含生药2.5 g)，口服，每日3次，每次4～6片，或两者结合应用，3～6个月为1个疗程。治疗类风湿关节炎206例，其中单纯针剂组70例，单纯糖衣片组64例，针、片剂混合组72例。结果显效46例，有效108例，无效52例，总有效率为74.8%。经统计学处理，3组疗效无显著性差异。治疗后仅有极少数病例口服糖衣片后有胃部不适及注射部位疼痛，一般不需停药。

2. 治疗胃溃疡 用九节风浸膏片口服，每日3次，每次3片(每片相当于原生药2.5 g)，连服1个月为1个疗程。治疗胃溃疡50例(其中合并十二指肠溃疡13例，合并胃窦炎8例)，结果痊愈31例，显效8例，有效7例，无效4例。一般于服药后7～10日即感好转，食欲改善，疼痛减轻或消失。

3. 治疗银屑病 用九节风注射液，每日2 ml(内含生药2 g)肌注。治疗30例，痊愈及基本痊愈10例，显效5例，好转5例，无效10例。不少患者于注射10～20次即可见皮损大部分或全部消退，取效较为迅速。

4. 治疗原发性血小板减少性紫癜 用肿节风片(每片含生药2 g)口服，成人每次6片，每日3次，小儿酌减；急性出血明显者，每日4次。病程短者，服药30日，病程长者，服药45日为1个疗程，均巩固治疗15日。共治疗26例，一般黏膜及内脏出血1～4日缓解，皮肤瘀点、瘀斑、紫癜7～15日消失，10日内复查血小板计数均在1.0×10^{11}/L(10万/mm^3)以上，出血时间正常，尤其对急性病例疗效显著。

2972 肥皂荚 féi zào jiá (《纲目》)

【异名】 肥皂(《海上方》)，肉皂荚(《中国主要植物图说·豆科》)，肉皂角(《药材学》)，肥猪子(《全国中草药汇编》)。

【基原】 为豆科肥皂荚属植物肥皂荚的果实。

【原植物】 肥皂荚 *Gymnocladus chinensis* Baill. 又名：肥皂树(《中国高等植物图鉴》)。

乔木，高5～12 m。二回羽状复叶，具羽片6～10；小叶20～24，长圆形至长椭圆形，长1.5～4 cm，宽1～1.5 cm，先端圆或微缺，基部略呈斜圆形，两面密被短柔毛。总状花序顶生，花杂性，白色或带紫色；花梗下垂；花萼有10脉，密被短柔毛，裂片5，披针形；花瓣5，较萼略长；雄蕊10，5长5短；子房长椭圆形，无子房柄。荚果长椭圆形，扁或肥厚，具种子2～4颗。花期4～5月，果期8～10月。

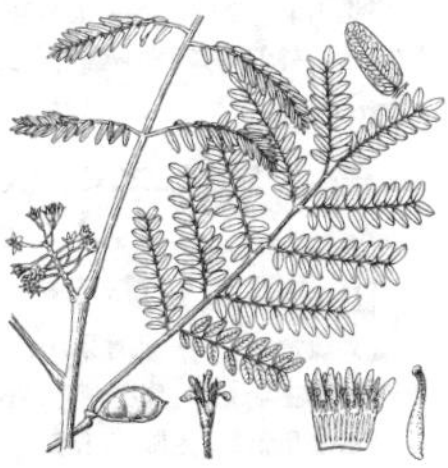
肥皂荚

生于海拔200～1 500 m的山坡杂木林中、岩边或村旁。分布于江苏、浙江、安徽、福建、江西、湖北、湖南、广东、四川、贵州等地。

本植物的种子(肥皂核)亦供药用，另设专条。

【采收加工】 9～10月采收，阴干。

【药材】 肥皂荚 *Gymnocladi Chinensis Fructus* 产于江苏、浙江、江西、安徽等地。

性状　荚果长椭圆形，长7～12 cm，宽3～4 cm，先端有短喙，扁平或肥厚，外表紫棕色，光滑无毛，内有种子2～4。种子近球形，稍扁，黑色，直径约2 cm。气辛，味辛辣。

【成分】 果实含肥皂荚皂苷(gymnocladus saponin)A、B、C、D、D_1、E、F_1、F_2、G及两种单萜苷(6*S*)-2-反-6-*α*-*L*-吡喃阿拉伯糖酰基-2，6-二甲基-2，7-辛二烯酸〔(6*S*)-2-*trans*-6-*α*-*L*-arabinopyranosyloxy-2，6-dimethyl-2，7-octadienoic acid〕和(6*S*)-2-反-2，6-二甲基-6-〔3-*O*-(*β*-*D*-吡喃葡萄糖基)-4-*O*-(2-甲基丁酰基)-*α*-*L*-吡喃阿拉伯糖酰基〕-2，7-辛二烯酸{(6*S*)-2-*trans*-2，6-dimethyl-6-〔3-*O*-(*β*-*D*-glucopyranosyl)-4-*O*-(2-methylbutyroyl)-*α*-arabinopyranosyloxy〕-2，7-octadienoic acid}。

【药性】 辛，温。归肺、肝经。

1.《纲目》："辛，温，微毒。"

2.《本草汇言》："辛，温，无毒。"

【功用主治】 涤痰，除垢，解毒。主治咳嗽痰壅，风湿肿痛，痢疾，肠风，便毒，痈肿，疥癣。

1.《纲目》："去风湿，下痢，便血，疮、癣、肿毒。"

2.《中国药用植物图鉴》："祛痰。治咳嗽痰塞。"

3.《全国中草药汇编》："祛风除湿，活血消肿。主治风湿疼痛，跌打损伤，疔疮肿毒。"

【用法用量】 内服：煎汤，1.5～3 g；或入丸、散。外用：捣敷、研末撒或调涂。

【宜忌】《本草汇言》："胃弱少食、不食之疾，忌用之。"

【选方】 1. 治下痢禁口　肥皂荚一枚，以盐实其内，烧存性为末。以少许，入白米粥内食之。(《乾坤秘韫》)

2. 治肠风　肥皂(独牙者)，烧灰存性。以一片研末，糕糊丸，一片为末，饮汤调吞下。(《普济方》)

3. 治小儿头疮，因伤汤水，成脓，出水不止　肥皂烧存性，入腻粉，麻油调搽。(《纲目》引《海上方》)

4. 治痈疽　独核肥皂去核一个，蓖麻仁二十九粒，捣烂敷，留顶透气，已成自溃，初起自消。(《疡医大全》)

5. 治秃鬎鬎流脓　独核肥皂，去核，用砂糖填满，中放巴豆二枚，麻绳扎定，盐泥固之，火煅，青烟起，存性，去泥，入槟榔末，轻粉五七分，研匀，用香油调敷。先用热汤泡灰汁洗净，再用温水洗去，软帛挹干，敷药一宿，便见效，敷后不须再洗。(《普济方》)

6. 治头耳诸疮，眉癣，燕窝疮　肥皂(煅存性)一钱，枯矾一分。研匀，香油调涂之。(《纲目》引《摘玄方》)

【临床报道】 治疗膈肌痉挛　选干净、肥大的皂角研为细末，取少许，吹鼻腔内取嚏。共治226例，1次治愈者186例，2次以上治愈者40例。

【各家论述】

1.《本草经疏》："凡肠胃有垢腻秽恶之气，郁于中则外生瘰疬恶疮肿毒；泄于外则为肠风，下痢脓血。肥皂荚专能荡涤垢腻，宣通秽积，肠胃洁净则诸证自除也。"

2.《本草汇言》："宋人言能滑肠去垢，消积止痢之药也。其滑而去滞，能消积止痢之意明然矣，但质性滑利，而气臭焦腐，闻之令人作呕，虽炒制得宜，终不免于损胃，如胃弱少食、不食之疾，宜忌用之。"

3.《本经逢原》："肥皂荚，除顽痰垢腻，不减二皂(牙皂、长皂)。痴病胜金丹用之，亦取涌发，不使砒性留于肠胃之意。"

2973 肥皂核 féi zào hé (《纲目》)

【异名】 肥皂子(《药材学》)。

【基原】 为豆科肥皂荚属植物肥皂荚的种子。

【原植物】 参见"肥皂荚"条。

【采收加工】 9～10月采收果实，干燥后剥取种子，晒干。

【药材】 肥皂核 *Gymnocladi Chinensis Semen* 产于江苏、浙江、江西、安徽等地。

性状　本品呈类球形，一端略狭尖，长1.5～2 cm，宽1.5～1.8 cm，厚1～1.2 cm。外皮黑色，光滑，种脐位于尖端，呈棕色点状。剥开种皮，见白色子叶2片。

【成分】 种子含半乳甘露聚糖胶(galactomannan gums)。

【药性】 甘，温。

1.《纲目》："甘，腥，温，无毒。"

2.《浙江药用植物志》："辛，温，有微毒。"

【功用主治】 吐风痰，通便。主治顽痰阻塞，大肠风秘，疮癣。

1.《纲目》："除风气。"

2.《本经逢原》："治大肠风秘。"

3.《本草求真》："治头面霉疮。"

4.《本草求原》："吐顽痰。"

5.《浙江药用植物志》："泻热毒，除风湿，消肿。主治肠风下血，跌打损伤，风湿肿痛。"

【用法用量】 内服：煎汤，3～6 g。

【选方】 治跌打损伤　(肥皂荚)种子30 g，炖猪脚爪，加黄酒。食肉服汤。另取(肥皂荚)树皮、蛇葡萄根皮各适量，加酒或酒糟捣烂成饼，烘热包敷伤处，每日换1次。(《浙江药用植物志》)

2974 肥猪苗 féi zhū miáo (《贵州民间药物》)

【异名】 黄菊莲(《广西药用植物名录》)，猫耳朵(《陕西中草药》)，野麻叶、犁头草(《湖南药物志》)。

【基原】 为菊科千里光属植物蒲儿根的全草。

【原植物】 蒲儿根 *Senecio oldhamianus* Maxim.

一年或二年生草本，高40～80 cm。茎直立，单一或稍有分枝，具白色软毛或近光滑。基部叶丛生，叶柄长约6 cm，基部具鞘；叶片近圆形，长约2.5 cm，宽约3 cm，长宽稀达8 cm，先端急尖，基部浅心形，边缘有深及浅的重锯

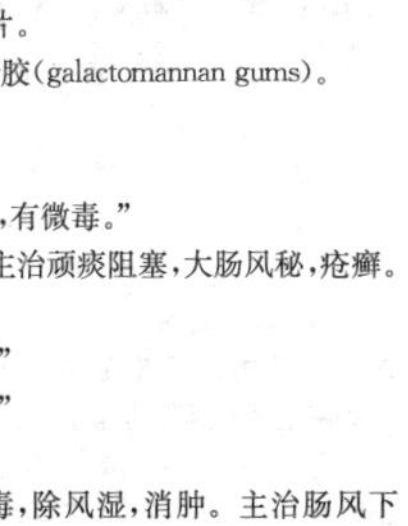
蒲儿根

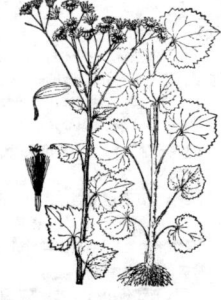

齿,上面近无毛,下面多少被白色蛛丝状毛,有掌状脉;上部叶渐小,有短柄,三角状卵形,先端急尖。头状花序,复伞房状排列,常多数;花序梗细长,有时具细条形苞叶;总苞宽钟状;总苞片 10 余个,先端细尖,边缘膜质;舌状花 1 层,舌片黄色,条形;筒状花多数,黄色。瘦果,倒卵状圆柱形;冠毛白色,长约 3 mm。

生于林缘、草坡、荒地及路旁与林下阴湿处。分布于华东、中南、西南、西北等地。

【采收加工】 6～7 月采收,鲜用或晒干。

【药性】 辛、苦,凉,小毒。

1.《贵州民间药物》:"性温,味辛。有小毒。"

2.《全国中草药汇编》:"辛、苦,凉。"

【功用主治】 清热解毒,利湿,活血。主治痈疮疖肿,泌尿系感染,湿疹,跌打损伤。

1.《贵州民间药物》:"治疮疡。"

2.《陕西中草药》:"清热解毒。主治疮疖痈毒。"

3.《浙江药用植物志》:"活血,解毒。主治跌打损伤,疮毒化脓,间日疟。"

【用法用量】 内服:煎汤,9～15 g,鲜全草大剂可用 60～90 g。外用:鲜品捣敷。

【选方】 1. 治疮疖 猫耳朵鲜叶适量,加等量紫花地丁,捣烂敷患处。(《陕西中草药》)

2. 治疮毒化脓 蒲儿根、枇杷树皮各适量,捣烂,敷患处。(《湖南药物志》)

2975 周毛悬钩子 zhōu máo xuán gōu zǐ (《浙江药用植物志》)

【异名】 全毛悬钩子、红毛猫耳扭(《天目山药用植物志》)。

【基原】 为蔷薇科悬钩子属植物周毛悬钩子的全株。

【原植物】 周毛悬钩子 *Rubus amphidasys* Focke ex Diels

常绿蔓生小灌木,长 20～100 cm。茎无皮刺,茎和叶柄、叶片下面中脉、总花梗、花梗及花萼密生紫色刚毛状长腺毛和淡黄色绢毛。单叶,纸质;叶柄长 2.5～5.5 cm;托叶羽状深裂,裂片条形;叶片卵形或宽卵形,长 4.5～10.5 cm,宽 3～10 cm,掌状 3～5 浅裂,先端渐尖,基部心形,边缘有尖锯齿。花常 5～12 朵,成近总状花序,顶生或腋生,稀 3～5 朵簇生;苞片似托叶;花白色,直径 1～1.5 cm;萼裂片披针形,内外两面密生柔毛。聚合果半球形,暗红色。花期5～6 月,果期 7～8 月。

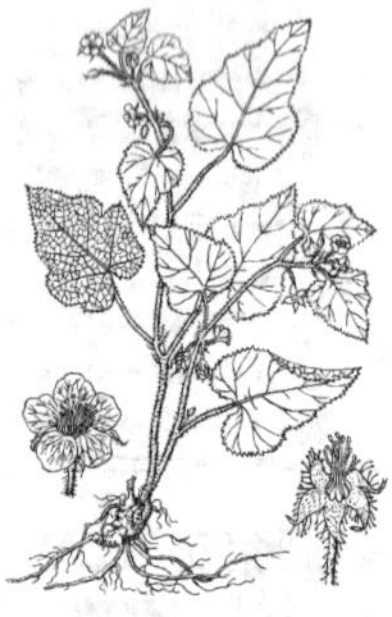

周毛悬钩子

生于海拔 400～1 600 m 的山坡路旁丛林或竹林内,或生于山坡红黄壤林下。分布于江苏、浙江、安徽、福建、江西、湖北、湖南、广东、广西、四川、贵州等地。

本植物的果实(周毛悬钩子果)亦供药用,另设专条。

【采收加工】 全年均可采收,切段晒干。

【药性】 苦,平。

1.《浙江药用植物志》:"苦,平。"

2.《福建药物志》:"甘、微苦,平。"

【功用主治】 活血调经,祛风除湿。主治月经不调,带下,风湿痹痛,外伤出血。

1.《浙江药用植物志》:"活血调经。主治月经不调,关节酸痛,带下。"

2.《福建药物志》:"活血止血,祛风除湿。全株治风湿关节痛、感冒;叶治外伤出血。"

【用法用量】 内服:煎汤,15～30 g。外用:鲜品捣敷。

【选方】 治产后受风,月经不调,四肢酸麻 (周毛悬钩子)全草 30 g,牯岭勾儿茶、六月雪、丹参各 15 g。水煎,黄酒冲服。(《浙江药用植物志》)

2976 周毛悬钩子果 zhōu máo xuán gōu zǐ guǒ (《浙江药用植物志》)

【基原】 为蔷薇科悬钩子属植物周毛悬钩子的果实。

【原植物】 参见"周毛悬钩子"条。

【采收加工】 7～8 月果实成熟时采收,晒干。

【功用主治】 可作醒酒止渴药。

【用法用量】 内服:煎汤,9～15 g。

2977 鱼狗 yú gǒu (《本草拾遗》)

【异名】 鴗、天狗(《尔雅》),水狗(《尔雅》郭璞注),鱼虎,鱼师(《禽经》),翠鸟(《本草拾遗》),翠碧(《埤雅》),翠碧鸟(《纲目》),鱼翠(《纲目拾遗》),钩鱼郎、金鸟仔、翠雀儿(《中国动物图谱》)。

【基原】 为翠鸟科翠鸟属动物翠鸟的肉及骨。

【原动物】 翠鸟 *Alcedo atthis bengalensis* Gmelin

体长约 16 cm。嘴粗大而直,先端不呈钩曲状,嘴峰稍圆而扁平,黑色。虹膜土褐色。头大,自额至枕蓝黑色,密杂翠蓝色横斑;下嘴基处有一同样斑杂的颧纹,向后伸至颈侧;眼先和过眼纹黑褐;前额左右边缘、颊的上部以至耳羽概栗棕色,颏、喉纯白;颈侧耳后亦有白色斑块;背面辉翠蓝色;肩和两翅的覆羽暗蓝色,稍杂以翠蓝色端斑;飞羽黑褐色,其露出部分亦呈暗蓝色,翼缘棕色;胸以下概栗棕色,腹部中央有时较淡;尾亦暗蓝,与翅相似。足短小,朱红色。

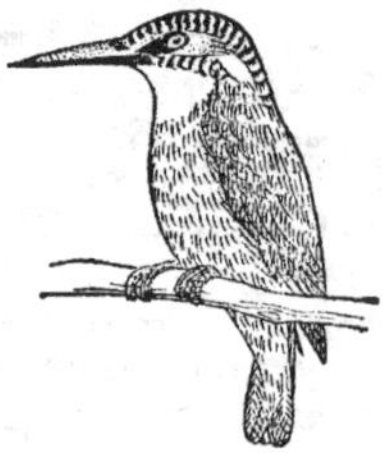

翠 鸟

常单独栖息于临水的树枝或岩石上。巢常营于田野堤基的砂土中,掘作隧道。分布于我国东部,以及四川、云南、西藏南部;在南部大部分地区,终年留居。

【采收加工】 四季均可捕捉,捕杀后,除去羽毛及内脏,取肉、骨,鲜用或晒干。

【药性】《本草拾遗》:"咸,平,无毒。"

【功用主治】 1.《本草拾遗》:"主鲠及鱼骨入内不可出,痛甚者,烧令黑,为末,顿服之。煮取汁饮亦佳。"

2.《陆川本草》:"止喘。治年久哮喘。"

【用法用量】 内服:煮食、煎汤或煅研为丸、散,3～4.5 g。外用:煅末调敷。

2978 鱼油 yú yóu (《纲目》)

【异名】 鱼脂(《本草拾遗》)。

【基原】 为从魟科、鳐科等的食用鱼中提取的脂肪油。

【原动物】 参见"海鹞鱼"条。

【采收加工】 鱼捕获后,剖腹取出脂肪,熬油。

【成分】 鱼油含多种脂肪酸,还含维生素 A、D,磷脂,甘油醚,类固醇及鱼蛋白降解物等。脂肪酸中以多不饱和脂肪酸为主,饱和脂肪酸仅占少量,其中最主要的为二十碳五烯酸(EPA)和二十二碳六烯酸(DHA)。

【药理】 1. 调节血脂作用 灌服鱼油(山东医大自制,含 EPA 24%、DHA 47%)2 ml/kg,1 个月,对高脂血症大鼠血清的三酰甘油(TG)、总胆固醇(TC)、极低密度脂蛋白胆固醇(VLDL-C)加低密度脂蛋白胆固醇(LDL-C),均可明显降低,降低百分率分别为29.7%、21.1%和25.5%,对高密度脂蛋白胆固醇(HDL-C)无明显影响,但可升高 HDL_2-C 和 HDL_2-C/HDL_3-C;对正常饲料大鼠血脂则无明显影响[1]。二肾一夹型高血压大鼠每日摄入粗制马面鱼油 5 ml/kg,可使血压下降,血清血栓烷 B_2(TXB_2)和 6-酮-前列腺素 $F_{1\alpha}$ 明显减少,TC、TG 降低非常显著,HDL-C 显著增加。

2. 抗血栓和抗血小板聚集作用　鱼油多不饱和脂肪酸(含DHA 33%, EPA 10%),以 5 或 10 ml/kg 灌胃给药,连续 7 日,能明显对抗大鼠血栓形成及 ADP 诱导的血小板聚集,明显延长小鼠出血时间。人或动物摄取鱼油改变血小板膜磷脂的组成,其中EPA 和 DHA 含量增多,花生四烯酸(AA)减少,EPA/AA 比值升高。只要血小板磷脂上 EPA/AA 比值稍微增加,即可致血小板聚集力明显降低。

3. 对血液流变学的影响　对高脂血症家兔口服鱼油多烯脂肪酸甲酯和乙酯,可明显对抗高脂血症家兔全血黏度、血浆黏度及全血高、低切还原黏度,以及红细胞聚集指数和刚性指数的升高。乙酯组的全血低切黏度和全血还原黏度的降低幅度明显大于甲酯组。

4. 对脑血管病的保护　给猫喂饲鱼油以增加其体内 EPA,可明显减轻实验性脑缺血所致的脑梗死面积和神经损伤。含 EPA 鱼油可缓解因缺血所致的脑水肿及脑灌流量减少。

5. 对心功能的影响　鱼油(含 EPA 和 DHA70%)给雄大鼠灌胃 1.4 ml/kg,连续 2 星期,可明显降低平均血压和舒张压,对收缩压无明显影响,但可显著抑制异丙肾上腺素(ISO)诱导的正性肌力和正性频率作用。鱼油可对抗儿茶酚胺诱发的心律失常,提高ISO 所致心律失常的阈剂量,延长心律失常出现的时间,缩短持续时间,并降低心律失常的严重程度。鱼油可显著降低外钙对离体心脏的正性肌力作用。鱼油还可以减小大鼠心脏左冠脉结扎所致损伤面积,降低缺血区磷酸肌酸激酶生成量,降低结扎再灌所致心律失常的发生率及严重程度,降低室颤率和死亡率。

6. 对中枢神经系统作用　大鼠灌服 DHA 高含量鱼油(含DHA 51.65%, EPA 20.67%),用 DHA 1 g/kg、200 mg/kg 和40 mg/kg,每日 2 次,连续 20 日,在迷宫中的主动性条件回避反应训练中证明,DHA 可减少对大鼠达标前所需的反应次数,提高正确反应率,改善记忆作用。DHA 200 mg/kg 能拮抗东莨菪碱所致的记忆障碍,提高记忆获得能力。

【药性】《纲目》:"甘,温,有小毒。"

【功用主治】 活血,降脂。主治高血脂症。防治高血压病、冠心病、脑栓塞。

【用法用量】 一般制成胶丸,按常规服。

【选方】 治瘫疾　用和石灰泥船鱼脂腥臭者二斤,安铜器内,燃火炷令暖,隔纸熨瘫上,昼夜勿息火。又涂牛狞狗瘑疮。(《纲目》引《本草拾遗》)

2979 鱼草 yú cǎo (《山西医药》)

【基原】 为轮藻科轮藻属植物脆轮藻的藻体。

【原植物】 脆轮藻 *Chara fragilis* Desv.　又名:车轴藻(《中国植物图鉴》)。

一年生水生绿色藻类。高 10～50 cm,以分叉的假根固着于水底泥沙上。主茎细长,有节和节间,节上生侧枝。主茎和侧枝的节间中央具一大细胞,外围有一层细长的细胞围绕成皮层。节处有许多小细胞组成。侧枝上有单细胞的"叶"。叶腋中有卵形的卵囊,卵囊下有球形的精子囊,可行有性生殖。

生于淡水中,特别是含钙和含硅的水中,也可在黏土和流动缓慢的池塘中生长。分布于山西、江苏、浙江、安徽、江西、湖北、湖南、四川等地。

【采收加工】 6～7 月由池塘中捞出,晒干。

【药材】 鱼草 *Charae Fragilis Alga*　全国大部分地区有产。

性状　藻体皱缩卷曲,灰绿色,外被钙质与硅质。水浸展平后,长10～50 cm,有分枝。主茎细长,直径1 000～4 000 μm,具明显的节与节间。节上轮生 7～8 条侧枝。节间长为小枝的 1～2 倍。小枝单一,不分枝,于放大镜下观察,节处常有 7 枚单细胞的"叶"状苞片。"叶"腋偶见卵形的藏卵器和藏精器。质脆。气微腥,味淡。

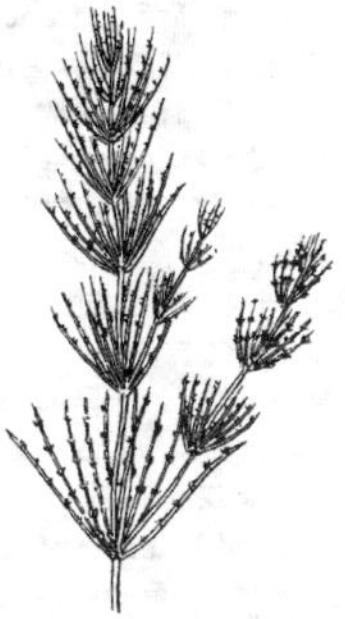

脆轮藻

【成分】 鱼草细胞中含溶血磷脂酰胆碱(lysophosphatidylcholine),磷脂酰丝氨酸(phosphatidylserine),磷脂酰肌醇(phosphatidylinositol),磷脂酰胆碱(phosphatidylcholine),磷脂酰甘油(phosphatidylglycerol),磷脂酰乙醇胺(phosphatidyle-thanolamine),磷脂酸(phosphatidic acid),二磷脂酰甘油(diphosphatidylglycerol),二半乳糖基二酯酰甘油酯(digalactosyldiglyceride),单半乳糖基二酯酰甘油酯(monogalactosyldigly-ceride),脑硫脂(sulfolipid),15 种氨基酸。

【功用主治】 祛痰,止咳,平喘。主治咳嗽,痰喘。

【用法用量】 内服:煎汤,6～15 g;研末,每次 1.5～2 g,每日2～3 次。

【临床报道】 治疗慢性气管炎　将鱼草制成散剂、丸剂或片剂,每次服 1.5～2 g(生药量),每日 2～3 次,饭前服。10 日为 1 个疗程。治疗 896 例,总有效率 75.7%,其中显效以上占 35.5%,以祛痰、止咳作用较好,一般 1～2 个疗程可近期治愈。副作用:如每次用量超过 3 g 以上时,则出现口干、恶心、腹泻等,减量后可自行缓解或消失。

2980 鱼蓼 yú liǎo (《广西药用植物名》)

【异名】 蓼草(《全国中草药汇编》),大马蓼(《常用中草药彩色图谱》),水辣蓼(《广西药用植物名录》)。

【基原】 为蓼科蓼属植物酸模叶蓼的全草。

【原植物】 酸模叶蓼 *Polygonum lapathifolium* L.

一年生草本,高 20～120 cm。茎直立。叶互生;叶柄较短,生粗硬刺毛;托叶鞘筒状,先端截形,具多数脉;叶片披针形、长圆状披针形,先端渐尖,常微钝,基部楔形,上面有新月形斑点,绿色,下面有腺点,主脉及叶缘具粗硬刺毛。圆锥花序由数个花穗组成,花穗顶生或腋生,长 4～6 cm,花序轴有腺点或腺毛;苞片漏斗状,边缘斜生,并有稀疏缘毛,内具数花;花被淡绿色或粉红色,通常 4 裂,具腺点;裂片椭圆形;雄蕊 6;花柱 2,近基部分离,向外弯曲。瘦果卵圆形,扁平,微有棱,褐黑色,有光泽,包于宿存花被内。花期 6～8 月,果期 7～10 月。

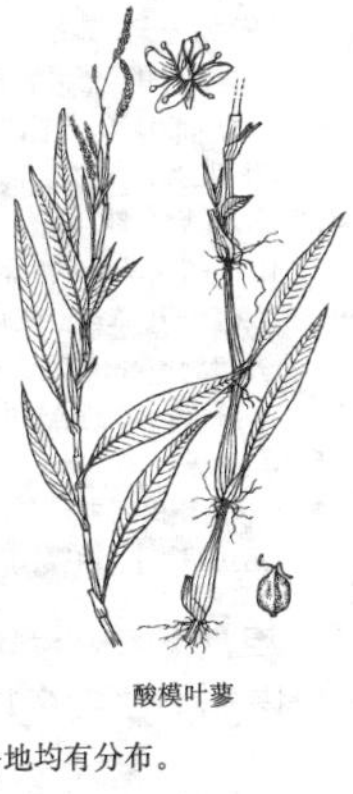

酸模叶蓼

生于路旁湿地、沟渠水边。我国各地均有分布。

【采收加工】 7～9 月采收,晒干。

【药材】 鱼蓼 *Polygoni Lapathifolii Herba*　产于四川、贵州、湖北、江西等地。

性状　茎圆柱形,褐色或浅绿色,无毛,常具紫色斑点。叶片卷曲，展平后呈披针形或长圆状披针形，长 7～15 cm，宽 1～3 cm，先端渐尖，基部楔形，主脉及叶缘具刺伏毛；托叶鞘筒状，膜质，无毛。花序圆锥状，由数个花穗组成；苞片漏斗状，内具数花；花被通常 4 裂，淡绿色或粉红色，具腺点，雄蕊 6，花柱 2，向外弯曲。瘦果卵圆形，侧扁，两面微凹，黑褐色，有光泽，直径 2～3 mm，包于宿存花被内。气微，味微涩。

【成分】 酸模叶蓼的地上部分含黄酮类：槲皮素-3-*O*-*β*-*D*-吡喃葡萄糖苷（quercetin-3-*O*-*β*-*D*-glucopyranoside），槲皮素-3-*O*-*β*-*D*-吡喃半乳糖苷（quercetin-3-*O*-*β*-*D*-galactopyranoside），槲皮素-3-*O*-*β*-*D*-葡萄糖苷-2″-没食子酸酯（quercetin-3-*O*-*β*-*D*-glucoside-2″-gallate），槲皮素-3-*O*-*α*-*L*-呋喃阿拉伯糖苷（quercetin-3-*O*-*α*-*L*-arabofuranoside），山柰酚-3-*O*-*β*-*D*-吡喃半乳糖苷（kaempferol-3-*O*-*β*-*D*-galactopyranoside），山柰酚-3-*O*-*β*-*D*-葡萄糖苷-2″-没食子酸酯（kaempferol-3-*O*-*β*-*D*-glucoside-2″-gallate），酸模叶蓼异黄酮酚（lapathinol），酸模叶蓼二氢查耳酮（lapathone），酸模叶蓼当归酰氧查耳酮（angelafolone），酸模叶蓼异戊酰氧查耳酮（valafolone），酸模叶蓼 2-甲基丁酰氧基查耳酮（melafolone），2′，4′-二羟基-6′-甲氧基-查耳酮（2′，4′-dihydroxy-6′-methhoxy-chalcone），4′，6′-二甲氧基-2′-羟基查耳酮（4′，6′-dimethoxy-2′-hydroxychalcone），2′，4′-二羟基-3′，6′-二甲氧基查耳酮（2′，4-dihydroxy-3′，6′-dimethoxychalcone），2′，4′-二羟基-6′-甲氧基-3′-当归酰氧基查耳酮（2′，4′-dihydroxy-6′-methoxy-3′-angeloyloxychalcone），2′，4′-二羟基-6′-甲氧基-3′-(2-甲氧基丁酰氧基)查耳酮〔2′，4′-dihydroxy-6′-methoxy-3′-(2-methoxybutyryloxy)-chalcone〕，2′，4′-二羟基-6′-甲氧基-3′-异戊酰氧基查耳酮（2′，4′-dihydroxy-6′-methoxy-3′-isovaleryloxychalcone）。还含蔗糖苯丙醇酯：lapathosides A、B、C。

酸模叶蓼的根含：2-甲基萘（2-methyl naphthalene）。此外，该植物还含：3，5-二羟-4-甲基芪（3，5-dihydroxy-4-methylstilbene）和 5-甲氧基-6，7-亚甲二氧基黄酮（5-methoxy-6，7-methylenedioxy flavone）。

【药理】 1. 胆碱酯酶抑制作用　本品的甲醇提取物在试管内对人血浆胆碱酯酶的抑制率在 80%以上。

2. 抑菌作用　乙醇提取物对亲水性气单胞菌、金黄色葡萄球菌和霍乱弧菌的生长有抑制作用。果实水煎剂对志贺和福氏痢疾杆菌有一定抑制作用。

3. 解毒作用　从本植物中提取的 3，5-二羟-4-甲基和5-甲氧基-6，7-亚甲氧基黄酮对苯并咪唑类杀真菌药有解毒作用。

【药性】 辛、苦，平。

1.《全国中草药汇编》："辛、苦，凉。"

2.《湖北中草药志》："辛，微温，有小毒。"

【功用主治】 解毒，除湿，活血。主治疮疡，瘰疬，腹泻，痢疾，疳积，风湿痹痛，跌打损伤，湿疹。

1.《分类草药性》："治疮肿，解热毒。"

2.《全国中草药汇编》："清热解毒，利湿，止痒。主治肠炎，痢疾；外用治湿疹，颈淋巴结结核。"

3.《湖北中草药志》："祛风湿，止泻痢。用于风湿痹痛，小儿疳积，疮毒。"

4.《贵州民间方药集》："治月经不调，绞肠痧，跌打。"

【用法用量】 内服：煎汤，3～10 g。外用：捣敷；或煎水洗。

2981 鱼藤 yú téng （《福建民间草药》）

【异名】 毒鱼藤（李承祜《生药学》），篓藤（《南方主要有毒植物》）。

【基原】 为豆科鱼藤属植物鱼藤的根或茎叶。

【原植物】 鱼藤 *Derris trifoliata* Lour.

攀缘灌木，全株无毛。奇数羽状复叶，互生，长 7～15 cm；小叶通常 5，有时为 3 或 7，薄革质，卵状长椭圆形或长椭圆形，长 5～10 cm，宽 2～4 cm，先端渐尖而钝头，基部圆形；小叶柄短。总状花序腋生或侧生，长 5～10 cm；花梗簇生于序轴上，有时下部的花束延伸成一短花束柄；花萼钟状；花冠白色或粉红色，旗瓣内面无附属体；雄蕊 10，单体；子房无柄，被短柔毛。荚果近于圆形、斜卵形或宽椭圆形，扁而薄，腹缝线有狭翅。种子 1～2 颗。花期 8 月，果期 9～10 月。

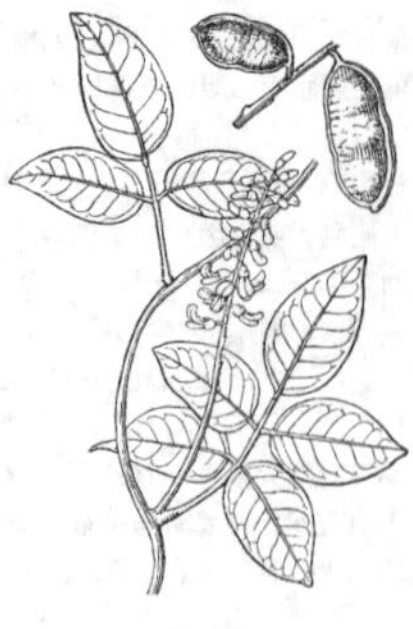

鱼　藤

生于河岸、沼泽地、路边。分布于浙江、福建、广东、广西、海南、台湾等地。

【采收加工】 全年均可采挖根，切片，晒干；6～10 月采收茎叶，多鲜用。

【药材】 鱼藤 *Derridis Trifoliatae Radix et Herba*　产于广东、广西、台湾等地。

性状　藤茎圆柱形，木质化，质较硬。完整叶为羽状复叶，小叶多为 3 片，也有 5 片。小叶展平后呈卵状披针形，先端渐尖，基部浅心形或圆形，全缘。黄绿色，光滑，革质。气微，味苦，有毒。

【成分】 叶含黄酮类：槲皮素-3-*O*-*β*-新橙皮苷（quercetin-3-*O*-*β*-neohesperidoside），鼠李素-3-*O*-*β*-新橙皮苷（rhamnetin-3-*O*-*β*-neohesperidoside）。生物碱：2*S*-羧基-4*R*，5*S*-二羟基哌啶（2*S*-carboxy-4*R*，5*S*-dihydroxypiperidine），2*S*-羧基-4*S*，5*S*-二羟基哌啶(2*S*-carboxy-4*S*，5*S*-dihydroxypiperidine）及 2，5-二羟甲基-3，4-二羟基四氢吡咯（2，5-dihydroxymethyl-3，4-dihydroxypyrrolidine）。

根含毛鱼藤酸（tubaic acid），*β*-毛鱼藤酸（*β*-tubaic acid），毛鱼藤醇（elliptinol），鱼藤素（deguelin），灰叶素（tephrosin），左旋山槐素（maackiain）。

【药性】 苦、辛，温，有毒。

1. 广州部队《常用中草药手册》："辛温，有毒。"

2.《全国中草药汇编》："有大毒。"

3.《福建药物志》："苦。"

【功用主治】 散瘀止痛，杀虫。主治跌打肿痛，关节疼痛，疥癣，湿疹。

1. 广州部队《常用中草药手册》："散瘀止痛，杀虫。"

2.《全国中草药汇编》："治湿疹，风湿关节肿痛，跌打肿痛（皮肤未破）。"

3.《福建药物志》："治癣。"

【用法用量】 外用：适量，研末调敷；或捣敷；或煎水洗。

【宜忌】 禁内服。外用过量可通过皮肤吸收引起中毒，亦应慎用。中毒后主要出现消化及神经系统症状，如恶心、呕吐、阵发性腹痛、烦躁、呼吸缓慢、肌肉颤动以及阵发性痉挛，严重者出现昏迷，并可因呼吸麻痹和心力衰竭而死亡。其根粉尘对人的皮肤有一定刺激性。

广州部队《常用中草药手册》："禁内服，以防中毒。"

【选方】 1. 治跌打肿痛（皮肤未破）　用（鱼藤根、茎）干粉加酒炒热敷患处。（广州部队《常用中草药手册》）

2. 治关节肿痛　（鱼藤）枝叶捣烂，酒水各半煮热，温敷患处。（南药《中草药学》）

【临床报道】 治疗疥疮　每次给患者鱼藤根粉 30 g，令其自加约 300 ml 肥皂水（肥皂 30 g，切碎，加热水 300 ml 制成），以手蘸药水用力向全身各处涂擦，特别注意涂擦患部，待干后穿衣，次日再以同样液体涂擦 1 次。用此法治疗 62 例，均获痊愈。其中用药 1 次者 9 例，2 次者 37 例，3 次者 3 例，4 次者 6 例，5 次者 1 例，6

次者5例,9次者1例。

2982 鱼鳔 yú biào (《纲目》)

【异名】 鲲鳠(《齐民要术》),鲲鳀、鱼白、鳔(《本草拾遗》),鱼胶(《三因方》),白鳔(《普济方》),鱼脬、縼胶(《纲目》),鱼肚(《医林纂要》)。

【基原】 为石首鱼科黄鱼属动物大黄鱼、小黄鱼、黄姑鱼属动物黄姑鱼、鮸属动物鮸鱼或鲟科鲟鱼属动物中华鲟、鳇属动物鳇鱼等的鱼鳔。

【原动物】 参见"石首鱼"、"黄姑鱼"、"鮸鱼"、"黄唇鱼鳃"、"鲟鱼"、"鳣鱼"条。

【采收加工】 常年均可捕捞。捕后,剖腹,取出鱼鳔,剖开,除去血管及黏膜洗净,压扁晒干或洗净鲜用。溶化后,冷凝成的冻胶,称为"鱼胶"。

【炮制】 1. 鱼鳔 取原药材,除去杂质及灰屑,烘软,切段,晾干。

2. 蛤粉炒鱼鳔 先用蛤粉放锅内炒热,再将切段的鱼胶倒入,文火拌炒至表面呈松泡状,深黄色,取出,筛去蛤粉。每鱼胶10 kg,用蛤粉5 kg。

饮片性状 鱼鳔呈小方块状,黄白色或淡黄色,角质样,半透明、质韧。气微腥,味淡,嚼之有黏性。蛤粉炒鱼鳔表面鼓起发泡,中间常空松,黄色。质酥脆,气微香。

贮干燥容器内,密闭,置阴凉干燥处,防潮、防蛀。

【药理】 抗胃溃疡作用 纯系大鼠以42%的鱼鳔水溶液(1.05 g/kg)灌胃,可使实验性幽门结扎性溃疡模型动物的溃疡指数降低,但对胃液分泌、胃液酸度及胃蛋白酶活性均无显著影响。

【药性】 甘,平。归肾、肝经。

1.《海药本草》:"无毒。"

2.《纲目》:"甘,平。""鳔胶,甘咸,平,无毒。"

3.《本草新编》:"味甘,气温。入肾。"

【功用主治】 补肾,养血,止血,消肿。主治肾虚遗精滑精,带下清稀,滑胎,血虚筋挛,产后风痉,破伤风,吐血,崩漏,外伤出血,痈肿,溃疡,痔疮。

1.《本草拾遗》:"主竹木入肉经久不出者,取白敷疮上四边,肉烂即出刺。"

2.《海药本草》:"主月蚀疮,阴疮,痔疮,并烧灰用。"

3.《饮膳正要》:"与酒化服之,消破伤风。"

4.《纲目》:"鳔,止折伤出血不止;鳔胶,烧存性,治妇人难产,产后风搐,破伤风痉,止呕血,散瘀血,消肿毒。"

5.《本草新编》:"补精益血。"

6.《本草求原》:"养筋脉,定手战,固精。"

7.《中国动物药》:"治肾虚遗精,滑精,白带,脑震荡,吐血,崩漏。"

【用法用量】 内服:煎汤,10~30 g;研末,3~6 g。外用:溶化或烧灰涂敷。

【宜忌】 胃呆痰多者禁服。

《饮食须知》:"脾胃虚者,宜少食之。"

【选方】 1. 治肾虚封藏不固,梦遗滑泄 黄鱼鳔胶一斤(切碎,蛤粉炒成珠,再用乳酥拌炒),沙苑蒺藜八两(马乳浸一宿,隔汤蒸一炷香,焙干或晒干),五味子二两。研为细末,炼白蜜中加入陈酒再沸,候蜜将冷为丸,如绿豆大。每服八九十丸,空腹时温酒或盐汤送下。(《证治准绳》聚精丸)

2. 治脑震荡后遗症出现的头晕、耳鸣 制鱼鳔25 g(豆油炸),菊花15 g,蔓荆子15 g。水煎服,每日服2次。

3. 治白带 鱼鳔10 g,猪蹄1只。共放沙锅内,加适量的水,慢火炖烂吃。(2、3方出自《中国动物药》)

4. 治肾虚型支气管哮喘(缓解期) 鮸鱼鳔用香油炸,研末。每晨空腹服1次,7日为1个疗程。(《青岛中草药手册》)

5. 治产后抽搦强直 鳔胶一两。以螺粉炒焦,去粉,为末。分三服,煎蝉蜕汤下。(《经效产宝》)

6. 治破伤风,口噤,强直 鱼胶烧七分,留性。研细,入麝香少许。每服二钱,酒调下,不饮酒,米汤下。(《三因方》)

7. 治痫证 鳔胶(微焙,杭粉炒黄色)、皂矾(炒黄色)各一两,朱砂三钱。共为末。每服三钱,热酒下二服。(《嵩崖尊生》鳔风散)

8. 治再生障碍性贫血 鮸鱼鳔9 g,红枣10余枚,当归9 g。水煎服。(《青岛中草药手册》)

9. 治呕血 鳔胶长八寸,广二寸,炙令黄,刮二钱。用甘蔗节三十五个,取自然汁调下。(《经验方》)

10. 治赤白崩中 鱼縼胶三尺,焙黄研末,同鸡子煎饼,好酒食之。(《纲目》)

11. 治经血逆行 鱼胶(切,炒)、新绵(烧灰)。每服二钱,米饮调下。(《多能鄙事》)

12. 治产后腹痛 (黄姑鱼)鱼鳔煮服。(《中国药用海洋生物》)

13. 治痛风 鱼胶四两,姜汁一碗,同熬膏摊布上贴痛处。(《疡医大全》)

14. 治疮疖,痈肿 鮸鱼鳔3 g,蜂蜡6 g,鸡子1个,同炒干研末冲服,发汗;或单用鮸鱼鳔9 g,香油炸研末,黄酒冲服。(《青岛中草药手册》)

15. 治便毒肿痛,已大而软者 鱼鳔胶热汤或醋煎软,乘热研烂贴之。(《直指方》)

16. 治食管癌、胃癌 鱼鳔,用香油炸酥,压碎。每服5 g,每日服3次。(《中国动物药》)

17. 治恶性肿瘤 干鱼鳔40 g(炒),伏龙肝40 g。共研细末,每日服3次,每次10 g。(《常见药用动物》)

【临床报道】 治疗遗尿证 将黄鱼鳔切碎,入牡蛎粉中拌炒,至发热膨胀呈圆珠样,筛去牡蛎粉,取出胶珠,晾干。研为细末,炼蜜为丸如黄豆大(药重1 g)。10~15岁服15丸,10岁以下服7~10丸。每日3~4次,空腹服。共治儿童遗尿35例,1月内痊愈者21例,2月内痊愈者11例,好转3例。

【各家论述】 1.《本草汇言》:"鱼胶,暖子脏,益精道之药也。周士和曰,鱼胶,系石首鱼之鳔。甘咸而寒,乘夏令而出,得水土和平之气,甘能养脾,咸能归肾,故方书用之。善种子安胎,生精补肾,治妇人临产艰涩不下,及产后一切血崩溃乱,血晕风搐。"

2.《本草新编》:"鱼鳔胶稠,入肾补精,恐性腻滞,加入人参,以气行于其中,则精更益生,而无胶结之弊也。"

3.《本经逢原》:"鳔胶合沙苑蒺藜名聚精丸,为固精要药。丹方又以一味炒研,砂糖调,日服一钱匕,治痔最良,经久痔自枯落。烧灰,治产后风搐,破伤风痉,取其滋荣经脉,而虚风自息也。"

2983 鱼虱子 yú shī zǐ (《四川中药志》)

【异名】 鱼鳖、鱼寄生(《四川中药志》),鱼怪(《全国中草药汇编》)。

【基原】 为缩头水虱科鱼怪属动物张氏鱼怪、祁氏鱼怪、中华鱼怪等数种鱼怪的全体。

【原动物】 1. 张氏鱼怪 *Ichthyoxenus tchangi* Yu

体长卵形,扁阔,无坚甲,乳白色。雌体长20~30 mm,宽11~15 mm;雄者长4~10 mm,宽1~6 mm。头部有黑色复眼1对,短触须2对,头下方有大颚1对,小颚2对。胸部发达,共7

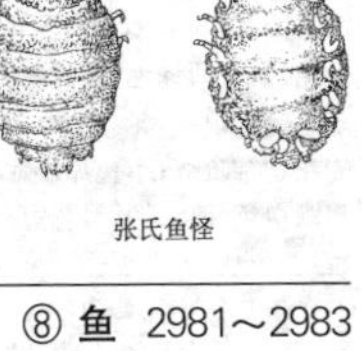

张氏鱼怪

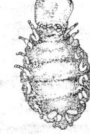

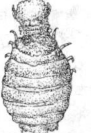

节，前胸节包围后头部，后胸节包围腹的第一至第二节，胸肢共7对。腹部萎缩成尾状，共5节，鳃足5对，呈叶状，生于尾节下方。

寄生于鱼类胸鳍后的特别囊内，不能自由游泳，幼虫可寄生于鱼的体表。分布于南方水域。

2. 祁氏鱼怪 *I. geei* Boone

体长卵形，长6～20 mm，宽3～13 mm。雌体肥厚，比雄体略大，且左右不对称。头小，略宽，呈三角形，眼2，黑色，触须2。雄体左右较对称，触须稍长。胸部近圆形，胸节7，胸肢7对，第一至第四对向前，第五至第七对斜向后。腹节5，第一至第三节的两侧被凹形的胸节覆盖。尾节宽而长，附肢6对，均较尾节短。

幼体寄生于鲤、鲫等淡水鱼体表。分布于河北、江苏、浙江、湖南等地水域。

3. 中华鱼怪 *I. sinensis* Shen

体长椭圆形，雌体长18～24 mm，宽12～16 mm；雄体长10～15 mm，宽6～9 mm，宽约为长的2/3。体表光滑，头小，三角形，陷埋于第一胸节中，至第一胸节的前缘中凹陷较深，其余各胸节均有基突。胸肢均为捕握肢，第七胸肢的腕节、长节非常膨大，其内缘生一圆形的膨胀物，腹节深埋于最末胸节之后，尾节大而呈半球形，尾肢短于尾节。

常寄生于鲫鱼体腔内。我国主要分布于华北地区，浙江、云南、台湾等地水域也有。

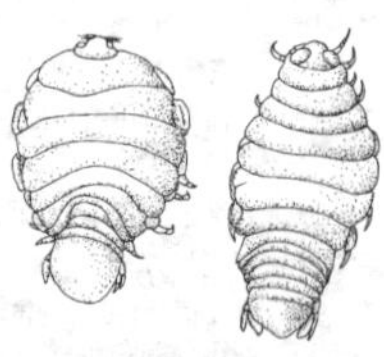

中华鱼怪

【采收加工】 春、秋、冬季采收。捕鱼时，发现寄生鱼怪的鱼，自鱼胸鳍的白色囊中取出，晒干。用时以微火烘干，研成细末。

【药材】 鱼虱子 *Ichthyoxenus* 主产于四川、云南以及华北地区。

性状 全体呈卵圆形或椭圆形，长10～18 mm，宽6～9 mm。有的皱缩，触角多脱落，并带有残存的足。黄白色至褐色。背面有明显的棱。质脆，气腥。

【药性】 《四川中药志》1960年版："性寒，味咸，无毒。"

【功用主治】 降逆，行气，止痛。主治噎膈，反胃，胃脘疼痛，胸膈满闷。

1.《四川中药志》1960年版："治噎膈气逆及胸前胀痛。"

2.《中国动物药》："降气，开郁，解毒，止痛。"

【用法用量】 内服：研末，3～5 g。

【宜忌】 《四川中药志》1960年版："胃溃疡吐血者勿服。"

【选方】 1. 治食管癌 鱼虱子3 g，茴香虫3条。焙干研末，黄酒冲服，每星期1次。

2. 治胸腹胀闷 鱼虱子3 g。炒焦研末，开水送服。

3. 治麻疹后角膜云翳 鲜鱼虱子压汁点眼。（1～3方出自《万县中草药》）

2984 鱼香草 yú xiāng cǎo 《分类草药性》

【异名】 留兰香（《四川中药志》），土薄荷（《重庆草药》），血香茶（《贵州药用植物目录》）。

【基原】 为唇形科薄荷属植物圆叶留兰香的茎、叶或嫩枝头。

【原植物】 圆叶留兰香 *Mentha rotundifolia* (L.) Huds.

多年生芳香性草本，高60～100 cm。茎钝四棱形，上部多分枝，疏被柔毛。叶对生；叶柄短或近于无柄；叶卵形、卵圆形、圆形或长圆状，长2～6 cm，宽1.5～3.5 cm，先端钝，基部心形，边缘具钝锯齿，上面绿色，表面皱曲，下面淡绿色，均被柔毛。轮伞花序在茎及分枝顶端密集成圆柱形穗状花序，顶端弯曲呈镰刀形，下部的花轮常疏离；小苞片披针状线形；花萼钟形，萼齿5，具10肋脉；花冠白色，筒状钟形，花冠外被柔毛，冠筒内无毛；雄蕊4，花药2室，紫色；花柱超出雄蕊，先端相等2浅裂。小坚果卵形，棕黑色，无毛。花期8～9月，果期9～11月。

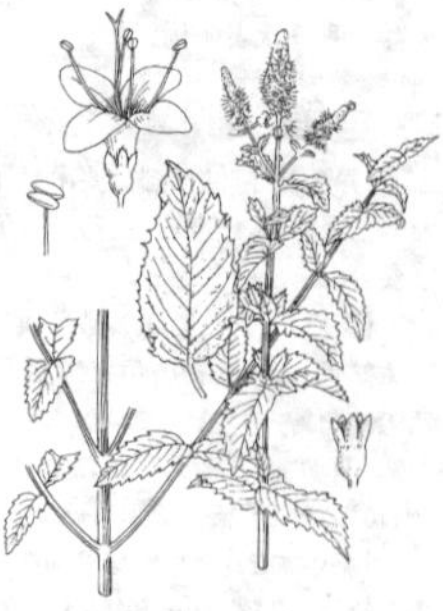

圆叶留兰香

野生于山野。分布于江西、四川、贵州。亦有栽培者。

本植物的根（鱼香根）亦供药用，另设专条。

【采收加工】 6～7月采收，晾干。

【成分】 茎叶含挥发油：α-蒎烯（α-pinene），莰烯（camphene），β-蒎烯（β-pinene），香桧烯（sabinene），月桂烯（myrcene），柠檬烯（limonene），顺式-β-罗勒烯（*cis*-β-ocimene），反式-β-罗勒烯（*trans*-β-ocimene），对聚伞花素（*p*-cymene），1-辛烯-3-乙酸酯（octen-1-yl-3-acetate），辛醇-3（3-octanol），1-辛烯-3-醇（1-octen-3-ol），对-α-二甲基苏合香烯（*p*-α-dimethylstyrene），玷𤦲烯（copaene），β-波旁老鹳草烯（β-bourbonene），芳樟醇（linalool），丁香烯（caryophyllene），反式-β-金合欢烯（*trans*-β-farnesene），龙脑（borneol），大牻牛儿烯（germacrene）D，菖蒲混烯（calamene），对聚伞花素醇-8（*p*-cymen-8-ol），辣薄荷烯酮氧化物（piperitenoxide，piperitenone oxide），1，2-环氧胡薄荷酮（1，2-epoxypulegone），圆叶薄荷酮（rotundifolone），α-水芹烯（α-phellandrene），β-水芹烯（β-phellandrene），1，8-桉叶素（1，8-cineol），γ-松油烯（γ-terpinene），乙酸酯-3-辛醇酯（octyl-3-acetate），β-榄香烯（β-elemene），乙酸龙脑酯（bornyl acetate），ε-荜澄茄烯（ε-cadinene）和β-荜澄茄烯（β-cadinene），新异胡薄荷醇（neoisopulegol），二氢香芹醇（dihydrocarveol），*L*-葛缕酮（*L*-carvone）和胡薄荷酮（pulegone），辣薄荷酮氧化物（piperitone oxide），1，2-环氧-α-薄荷醇乙酸酯（1，2-epoxymenthyl acetate），1，2-环氧薄荷醇乙酸酯（1，2-epoxy menthyl acetate）和薄荷二醛（mint glyoxal），（1*S*∶2*S*∶3*R*∶4*R*）-（—）-1，2-环氧异薄荷醇乙酸酯〔（1*S*∶2*S*∶3*R*∶4*R*）-（—）-1，2-epoxyisomenthyl acetate〕，（1*S*∶2*S*∶3*S*∶4*R*）-（—）-1，2-环氧表异薄荷醇乙酸酯〔（1*S*∶2*S*∶3*S*∶4*R*）-（—）-1，2-epoxyneoisomenthyl acetate〕。

【药性】 辛，凉。

1.《重庆草药》："味辛，性凉，无毒。"

2.《四川中药志》1960年版："性微温，味辛。"

【功用主治】 祛风，和胃，解毒。主治伤风感冒，胃气痛，目赤，疮疖，脚生皲裂。

1.《分类草药性》："去风，明目，散痰，清气。"

2.《四川中药志》1960年版："健胃止吐，治胃气痛；外涂脚生皲裂。"

【用法用量】 内服：煎汤，3～9 g，鲜品15～30 g。外用：煎水熏洗或捣汁涂。

【选方】 1. 治胃痛 鱼香草60 g，茴香（全草）30 g，鱼鳅串250 g，煎水服。（《重庆草药》）

2. 治感冒咳嗽，虚劳咳嗽 鲜鱼香草15～30 g，水煎服。（江西《草药手册》）

3. 治脚生皲裂 鱼香草全草捣绒涂患处。（《四川中药志》1960年版）

2985 鱼香根 yú xiāng gēn 《分类草药性》

【基原】 为唇形科薄荷属植物圆叶留兰香的根。

【原植物】 参见"鱼香草"条。

【采收加工】 8～10月挖根，晒干。

【功用主治】《分类草药性》:“治一切气痛,阴寒,红白痢疾。”

【用法用量】内服:煎汤,3～9 g。

2986 鱼胆草 yú dǎn cǎo (《分类草药性》)

【异名】金盆(《分类草药性》),青鱼胆草、水灵芝(《四川常用中草药》),水黄连(《湖北中草药志》)。

【基原】为龙胆科獐牙菜属川东獐牙菜的全草。

【原植物】川东獐牙菜 *Swertia davidi* Franch.

多年生草本,高 15～50 cm。根明显黄色。茎四棱形,基部多分枝。单叶对生;基生叶及下部叶具柄,上部叶近于无柄;叶片线形或线状披针形至线状椭圆形,长 1～4 cm,宽 1～3 mm,先端尖或稍钝,边缘略反卷,两面均为绿色。圆锥状复伞形花序,长达 36 cm,稀为聚伞花序,花梗纤细;花萼裂片 4,线状披针形;花蓝色或淡紫色,具蓝紫色脉纹;花瓣 4 裂,裂片卵形或卵状披针形,先端渐尖,花瓣内侧基部有 2 个腺体,腺体沟状,具长毛状流苏;雄蕊 4,着生于花冠基部;子房狭椭圆形,无柄,花柱短,不明显,柱头 2 裂。蒴果椭圆形。花、果期 9～11 月。

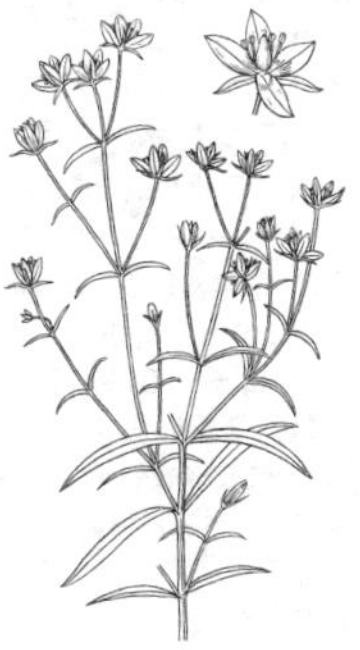

川东獐牙菜

生于海拔 900～1 200 m 的混交林下、河边、潮湿地。分布于浙江、安徽、湖北、湖南、四川、云南等地。

【栽培】生物学特性　属耐荫性植物,耐寒,低温(−7 ℃)对其无冻害,喜湿,适宜于温和湿润、雨水均匀、阴雨天多、空气湿度较大的气候环境。以有机质含量高、粒粗、保水性好、中性或偏酸性的砂壤土为宜。

繁殖方法　分株繁殖、扦插繁殖或播种繁殖。分株繁殖:选二年生、基部长出不定根的实生苗,选择傍晚或阴天,从基部剪断脱离母株,移栽后浇足水。扦插繁殖:春末夏初,选择健壮的母株,剪取 5～8 cm 的枝端,去掉基部 2～3 对叶片作为插条。播种繁殖:将畦面挖松、整平、耙细,并筛上一层细土。先将细砂和草木灰过筛备用,然后将种子与细砂和草木灰按 1∶2 000∶1 000 的比例混匀,均匀地撒在种畦上,覆盖约 0.5 cm 厚的过筛细土,在苗床沟内灌水,当水渗透至畦面全部湿润时,停止灌水,待畦面变白时(约 2 日),用农用薄膜覆盖。

田间管理　春播覆膜 5 日后开始出苗,当出苗变慢时,除去农膜。从 5 月开始遮阳,可以采用紫苏、薏苡等间种自然遮阳或用单层遮阴网遮阳(7～9 月用双层网遮阳)。阴天、细雨天、早晚和夜间可以不遮阳,为防止大雨冲刷畦面应将遮阳网架做成圆拱形或降低遮阳网的高度(58～80 cm),10 月底至第二年 4 月不用遮阳。

病虫害防治　病害有根腐病,选择前作为小麦、玉米的土地,避开被生活垃圾污染的土壤和老菜地;虫害有蚜虫、细蜘蛛、蜗牛等。

【采收加工】6～9 月采收,晒干或鲜用。

【药材】鱼胆草 *Swertiae Davidi Herba*　主产于四川、浙江、安徽等地。

性状　全草多分枝,尤以基部为多。光滑无毛。茎纤细略呈四棱形。单叶对生,近无柄;多皱缩。完整叶片线形或线状披针形,长 1～4 cm,宽 1～3 mm,先端尖,全缘,略反卷。有时可见残留花序或花。气微,味苦。

【成分】全草含秦艽碱甲(gentianine),熊果酸(ursolic acid),邹菊叶龙胆酮(1, 5, 8-trihydroxy-3-methoxyxanthone, billidifolium)。

【药理】1. 保肝作用　鱼胆草用 95%乙醇提取物给小鼠灌服,对四氯化碳(CCl_4)所致小鼠肝损伤有明显保护作用,可使丙氨酸氨基转移酶(ALT)明显降低,从中分得之熊果酸能明显降低 CCl_4 所致小鼠 ALT 升高,表明其是保肝有效成分之一。

2. 抗菌作用　鱼胆草煎剂对白色葡萄球菌、鲍氏痢疾杆菌、福氏痢疾杆菌、志贺痢疾杆菌、伤寒及副伤寒杆菌、不凝集弧菌等有抑制作用,临床治疗菌痢有明显疗效。

【药性】苦,凉。

1.《分类草药性》:“性凉。”

2.《四川常用中草药》:“性凉,味苦。”

【功用主治】清热解毒,利湿。主治湿热黄疸,肺热咳嗽,咽喉肿痛,菌痢,带状疱疹,疥癣疮毒。

1.《分类草药性》:“治火淋,敷疮。”

2.《四川常用中草药》:“清肺热,杀虫。治黄疸,喉头红肿,恶疮疥癣等。”

3.《湖北中草药志》:“清热解毒,利湿止痛。用于头痛,肺炎,胃痛,肝炎,痢疾,附件炎,盆腔炎,带状疱疹,疥癣疮毒等证。”

【用法用量】内服:煎汤,3～9 g;或研末冲服。外用:捣敷。

【选方】1. 治肺炎　水黄连 10 g,栀子 12 g,黄芩 9 g,水煎服。

2. 治带状疱疹　水黄连适量,捣烂,搽患处。(1、2 方出自《湖北中草药志》)

【临床报道】1. 治疗急性病毒性肝炎　用水黄连(鱼胆草)糖衣片,每片含生药 1 g,每日 3 次,每次 1 片,1 个月为 1 个疗程。治疗观察 46 例,与齐墩果酸片组对照比较。结果:水黄连对降氨基转移酶有速度快、反跳少、疗效巩固的优点,对肝功能改善有较好的效果。治疗过程中未发现明显副作用及毒性反应。

2. 治疗急性菌痢　用水黄连浸膏片(每片含生药1 g),成人每次口服 3 片,日 3 次。治疗 300 例,临床治愈 245 例,治愈率为 81.67%。对照组用庆大霉素加 TMP 治疗 124 例,临床治愈 98 例,治愈率为 79.03%。治疗过程中未发现该药对肝、肾功能的损害作用,经远期随访表明,水黄连治疗急性菌痢疗效巩固、副作用少。

2987 鱼脑石 yú nǎo shí (《药材资料汇编》)

【异名】石首鱼头石(《千金方》),石首鱼脑中枕(《日华子》),石首鱼魫(《澉湖集简方》),石首骨(《本草汇言》),黄鱼脑石、鱼首石(《浙江中药手册》)。

【基原】为石首鱼科黄鱼属动物大黄鱼和小黄鱼的头骨中的耳石。

【原动物】参见“石首鱼”条。

【采收加工】在黄鱼汛期收集,将头骨中耳石取出,晾干。

【药材】鱼脑石 *Pseudosciaenae Asteriscus*　大黄鱼产于南海、东海、黄海;小黄鱼主产于黄海、渤海。

性状　大黄鱼　耳石呈长卵形,具三棱状,前端宽圆,后端狭尖,里缘及外缘弧形。长 1.5～2.3 cm,宽 0.8～1.5 cm。全体白色,具瓷样光泽。背面从里缘向外缘逐渐隆起呈嵴状。近里侧及外侧底部可见到明显的层状生长纹,后端有一斜凹沟。背面有横向嵴棱数条。腹面较平滑,前后两端稍翘起。有一蝌蚪形印迹。其头区昂仰,近圆形,伸达前缘。尾区斜直,为一“T”字形浅沟,尾端扩大,中央有一圆形突起,尾部直达后缘。边缘沟显著,宽而短,位于腹面里侧缘与蝌蚪形印迹之间。质坚硬而脆,断面可见纵向纹理和生长纹相互交织,具绢样光泽。气微,味淡稍涩。

小黄鱼　耳石长 1～1.2 cm,宽 0.5～0.7 cm。

鉴别　(1) 耳石纵向磨片:置生物显微镜下观察,呈黄白色。腹侧生长纹平行于腹面,呈弧形近等距排列,高达纵切面的 1/2;背侧生长纹数层,呈波状排列。晶形大多为针柱状、纤维状,横穿生长纹而呈放射状排列。还可见到少数散在的红色有机物。

粉末特征：白色。可见到碳酸钙的针状、条状、柱状、球粒状、片状、板状、层板状晶粒和少量有机质与纤维蛋白。偏光显微镜下无色，糙面显著。二轴晶，负光性，光轴角 $ZY=180°$，折射率 $Ng=1.686$、$Nm=1.682$、$Np=1.530$。干涉色为Ⅲ～Ⅳ级蓝绿。消光闪图穿切数条生长纹而呈放射消光。

(2) 取本品粉末在紫外光灯下检视，显紫色荧光。

(3) 取本品粉末 0.1 g 加于离心管中，加浓盐酸 0.5 ml 溶解后，再加蒸馏水稀释至 5 ml 备用。取铂丝棒蘸浓盐酸在无色火焰中反复灼烧至火燃无杂色为止，然后蘸取试液在火焰中灼烧，火焰呈砖红色。取试液 2 滴置于试管中，加草酸铵试剂 2 滴，生成白色结晶沉淀。

(4) 取本品粉末适量，置验气装置的试管中，加入稀盐酸 2～3 滴，迅速将玻璃管中保持有少许饱和氢氧化钡溶液的验气装置的盖子盖紧，玻璃管中的溶液变浑浊。

(5) 取本品粉末适量放于白瓷板上，加氢氧化钠试剂 2 滴，再加硫酸铜试剂 1 滴，粉末变为蓝色(检查蛋白质)。

(6) 取本品适量放于稀盐酸中浸 3 分钟后取出，用蒸馏水冲净备用。取试样 2 粒，放于试管中，注入 10%三氯化铁溶液并振荡试管片刻，药材表面呈褐色。取试样 1 粒放入菲格尔溶液中(100 ml 蒸馏水溶解 11.8 g 硫酸锰，再加 1 g 硫酸银煮沸，冷却后过滤，再加 2 滴稀氢氧化钠试液)，1 分钟后药材表面变灰，大约 10 分钟变为黑色(文石的特有反应)。

【炮制】 鱼脑石　净鱼脑石，置适宜容器内及无烟炉火中，用武火煅有爆裂声至红时取出，放凉。

饮片性状　鱼脑石呈不规则的碎粒。完整者长卵状三棱形，中间较宽，一端钝圆，另一端尖，有 1 条斜凹沟。一面平滑，两端微翘成船形，上面中部凸起，不平坦。全体瓷白色。质坚硬，不易破碎，气微，味淡稍涩。煅鱼脑石形如鱼脑石，呈灰白色或灰褐色。质松脆。气略焦臭，味微咸。

贮干燥容器内，置通风干燥处。

【药性】 甘、咸，平。

1.《开宝本草》："味甘，无毒。"

2.《医林纂要》："咸，平。"

【功用主治】 化石，通淋，解毒。主治石淋，小便淋沥不畅，鼻渊，聤耳出脓。

1.《日华子》："治淋。"

2.《开宝本草》："主下石淋。"

3.《纲目》："主淋沥、小便不通。解砒霜毒、野菌毒、蛊毒。"

4.《青岛中草药手册》："清热通淋。主治尿路结石，小便不利，化脓性中耳炎，干酪样鼻炎和萎缩性鼻炎。"

【用法用量】 内服：煎汤，5～15 g；或研末，1.5～3 g。外用：研末，吹鼻或麻油调匀滴耳。

【选方】 1. 治石淋、诸淋　石首鱼头石十四枚，当归等分。上二味捣筛为散，以水二升，煮取一升，顿服立愈。单用鱼头石亦佳。(《外台》引《古今录验方》)

2. 治肾结石，膀胱结石　① (小黄鱼)鱼脑石研末，甘草水冲服，每服 3 g，每日 3 次。(《青岛中草药手册》)　② 鱼脑石研末，每次 5 g，以甘草 15 g，车前子 50 g，煎水送服。日服 2 次。(《中国动物药》)

3. 治鼻炎　(小黄鱼)鱼脑石(煅)3 g，冰片 0.3 g。共研末，吹鼻中。(《山东中草药手册》)

4. 治萎缩性鼻炎　(小黄鱼)鱼脑石 3 g，青黛 1.5 g，冰片 0.6 g。同研末，吹鼻内。

5. 治化脓性中耳炎　煅(小黄鱼)鱼脑石 15 g，冰片 1.5 g。共研末，加麻油调匀。滴入耳内，每日 2 次。或鱼脑石、青果、香油同煎，去渣。滴耳内，每日 2 次。(4、5 方出自《青岛中草药手册》)

2988 鱼眼草 yú yǎn cǎo (《滇南本草》)

【异名】 三仙菜(《云南中医验方》)，星宿草、地胡椒、鼓丁草(《云南中草药》)。

【基原】 为菊科鱼眼草属植物小鱼眼草及菊叶鱼眼草的全草。

【原植物】 1. 小鱼眼草 *Dichrocephala benthamii* C. B. Clarke

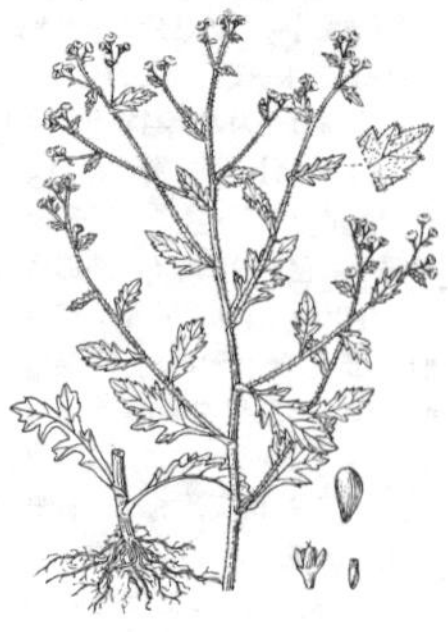

小鱼眼草

一年生草本，高 10～25 cm。茎略带紫色，密被白色柔毛。叶片倒卵形或匙形，长 3.5～7 cm，中下部的叶通常羽裂或大头羽裂，上部叶通常有深圆齿，两面被稀疏或密短柔毛，基部扩大，耳状抱茎。头状花序半球形，少数或多数在茎和分枝顶端排成稀疏或稠密的伞房状或圆锥状；雌花白色，极细，线形，先端有 2～3 细齿；两性花绿黄色，近壶状，先端有 4 齿。瘦果扁平，有加厚的边缘；无冠毛。花期春末至夏秋。

生于山坡或山谷草地、溪边、路旁或田边荒地。分布于湖北、广西、四川、贵州及云南等地。

2. 菊叶鱼眼草 *D. chrysanthemifolia* (Bl.) DC.

本种的主要特征是：植株密生白色粗硬毛。叶片羽状深裂。头状花序较大，直径约 8 mm。

生于山坡、路旁草丛中。分布于云南、西藏。

【采收加工】 6～7 月采收，鲜用或晒干。

【药性】 《滇南本草》："味苦，性寒。"

【功用主治】 清热解毒，祛风明目。主治肺炎，肝炎，痢疾，消化不良，疟疾，夜盲，疮疡。

1.《滇南本草》："治小儿脏腑积热风热，泻绿水，截疟。"

2.《云南中草药》："清热解毒。治肝炎，小儿消化不良，夜盲，疮疡。"

3.《全国中草药汇编》："清热解毒，祛风明目。主治肝炎，小儿消化不良，小儿感冒高烧，肺炎，痢疾，疟疾，牙痛，夜盲症；外用治疮疡，蛇咬伤，皮炎，湿疹，子宫脱垂，脱肛。"

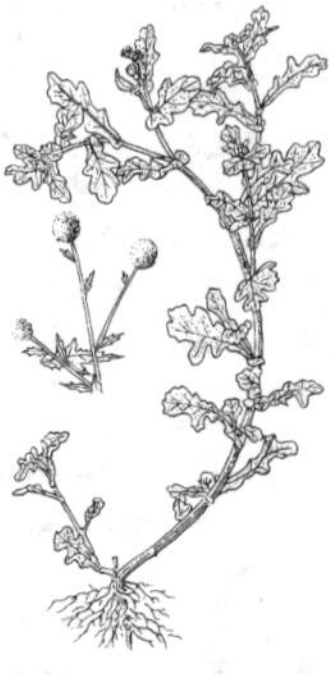

菊叶鱼眼草

【用法用量】 内服：煎汤，6～12 g。外用：捣敷；或煎水洗。

【选方】 1. 治小儿感冒高热　鱼眼草 15 g，水煎服。

2. 治小儿绿便　鱼眼草 6 g，甘草 3 g，橘皮 3 g，水煎服。

3. 治小儿白口疮　鱼眼草适量，冰片适量。共研细撒患处。

4. 治婴儿胎毒　鱼眼草 1.5 g。水煎，兑入人乳服。并用山楂(鲜、干均可)捣烂外包患处。(1～4 方出自《曲靖专区中草药手册》)

5. 治子宫脱垂、脱肛　鱼眼草捣烂加淘米水、猪油，用芭蕉叶包裹后，置于炭火上，烘熏患部，10 分钟后，待药稍冷再包敷于患处。(《全国中草药汇编》)

2989 鱼腥草 yú xīng cǎo (《履巉岩本草》)

【异名】 岑草(《吴越春秋》)，蕺(《别录》)，菹菜(《新修本草》)，紫背鱼腥草(《履巉岩本草》)，紫蕺(《救急易方》)，菹子(《纲目》)，侧耳根(《遵义府志》)，九节莲(《岭南采药录》)，折耳根、肺形草(《贵州民间方药集》)，臭腥草(《泉州本草》)。

【基原】 为三白草科蕺菜属植物蕺菜的带根全草。

【原植物】 蕺菜 *Houttuynia cordata* Thunb. 又名：狗贴耳(《广州植物志》)。

多年生腥臭草本，高达 60 cm。茎下部伏地，节上轮生小根，上部直立，无毛或节上被毛。叶互生，薄纸质，有腺点；叶柄长 1～4 cm；托叶膜质，条形，长约2.5 cm，下部与叶柄合生为叶鞘，基部扩大，略抱茎；叶片卵形或阔卵形，长4～10 cm，宽 3～6 cm，先端短渐尖，基部心形，全缘，上面绿色，下面常呈紫红色，两面脉上被柔毛。穗状花序生于茎顶，与叶对生；总苞片 4 枚，长圆形或倒卵形，白色；花小而密，无花被；雄蕊 3，花丝长为花药的 3 倍，下部与子房合生；雌蕊 1，由 3 心皮组成，子房上位，花柱 3，分离。蒴果卵圆形，先端开裂，具宿存花柱。种子多数，卵形。花期 5～6 月，果期 10～11 月。

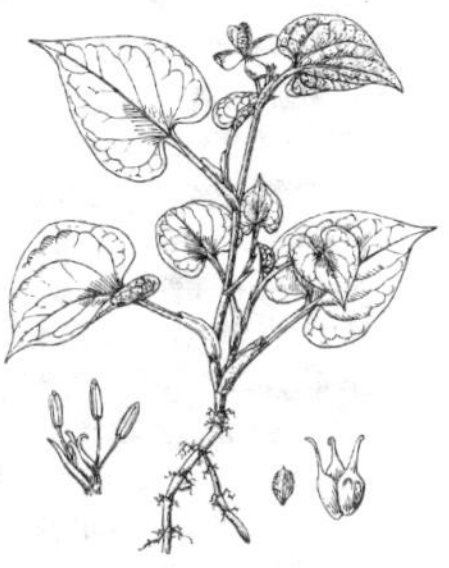

蕺 菜

生于沟边、溪边及潮湿的疏林下。分布于陕西、甘肃及长江流域以南各地。

【栽培】 生物学特性　野生于阴湿或水边低地，喜温暖潮湿环境，忌干旱，生长适温为 15～20 ℃。较耐寒，怕强光，在 －15 ℃ 可越冬。耐阴、耐瘠薄，土壤以肥沃的砂质壤土及腐殖质壤土生长最好，不宜于黏土和碱性土壤栽培。

繁殖方法　根茎繁殖：春季将老苗上的根茎挖出，选白色而粗壮的根茎剪成 10～12 cm 小段，每段带 2 个芽，按行株距 20 cm×20 cm开穴栽植，覆土 3～4 cm，稍稍镇压后浇水，1 星期后可生出新芽。分株繁殖：4 月下旬挖掘母株，分成几小株，按上法栽种。

田间管理　栽种后注意浇水，需保持土壤潮湿，出苗后，要勤除杂草，地上部封垄以后，可以不进行锄草，以免锄伤根苗。5～6 月地上部分茎叶生长旺盛时，追肥 2～3 次，并保持土壤湿润。严冬时，地上部分枯萎要对根部进行培土防寒，并适时浇冻水，保证根茎安全越冬。高温多雨季节注意排涝，防高温。

【采收加工】 6～9 月采收全草，鲜用或晒干。

【药材】 鱼腥草 *Houttuyniae Herba* 主产于浙江、江苏、安徽、福建、河南等地。

性状　本品茎呈扁圆柱形，扭曲，长 20～35 cm，直径 0.2～0.3 cm；表面棕黄色，具纵棱数条，节明显，下部节上有残存须根；质脆，易折断。叶互生，叶片卷折皱缩，展平后呈心形，长 3～5 cm，宽 3～4.5 cm；先端渐尖，全缘；上表面暗黄绿色至暗棕色，下表面灰绿色或灰棕色；叶柄细长，基部与托叶合成鞘状。穗状花序顶生，黄棕色。搓碎有鱼腥气，味微涩。

鉴别　(1) 叶片表面观：上、下表皮细胞多角形，有较密的波状纹理，气孔不定式，副卫细胞 4～5 个；油细胞散在，类圆形，周围 7～8 个表皮细胞呈放射状排列。腺毛无柄，头部 3～4 个细胞，内含淡棕色物，顶部细胞常已无分泌物，或皱缩。非腺毛(叶脉处) 2～4(～10)个细胞，长180～200 μm，基部直径约 40 μm，表面有条状纹理。下表皮气孔、非腺毛较多。叶肉组织中有小簇晶散在，直径6～10 μm。

(2) 取本品粉末适量，置小试管中，用玻璃棒压紧，滴加品红亚硫酸试液少量至上层粉末湿润，放置片刻，自侧壁观察，湿粉末显粉红色或红紫色(检查醛类)。

(3) 取本品粉末 1 g，加乙醇 10 ml，加热回流 10 分钟，滤过，取滤液 2 ml，加镁粉少量与盐酸 3 滴，置水浴中加热，显红色(检查黄酮)。

(4) 薄层色谱：取本品 25 g，切碎，置圆底烧瓶中，加水 250 ml，连接挥发油测定器。自测定器上端加水使充满刻度部分，再加醋酸乙酯 1 ml，连接回流冷凝管，加热回流4 h，停止加热，分取醋酸乙酯层，作为供试品溶液。另取甲基正壬酮对照品，加醋酸乙酯制成每 1 ml 含 10 μg 的溶液，作为对照品溶液。吸取上述供试品溶液 5 μl、对照品溶液2 μl，分别点于同一以羧甲基纤维素钠为黏合剂的硅胶 G 薄层板上，以正己烷-醋酸乙酯(9∶1)为展开剂，展开，取出，晾干，喷以二硝基苯肼试液。供试品色谱中，在与对照品色谱相应的位置上，显相同的黄色斑点。

【成分】 地上部分含挥发油：癸酰乙醛(decanoyl acetaldehyde)，月桂醛(lauric aldehyde)，α-蒎烯(α-pinene)和芳樟醇(linalool)，前两者并有特异臭气。还含甲基正壬基甲酮(methyl-*n*-nonylketone)，莰烯(camphene)，月桂烯(myrcene)，柠檬烯(limonene)，乙酸龙脑酯(bornyl acetate)，丁香烯(caryophellene)。另含黄酮类：阿福豆苷(afzelin)，金丝桃苷(hyperin)，芸香苷(rutin)，有机酸：绿原酸(chlorogenic acid)，硬脂酸(stearic acid)，油酸(oleic acid)，亚油酸(linoleic acid)。

叶含槲皮苷(quercitrin)，花和果穗含异槲皮苷(isoquercitrin)。

【药理】 1. 抗菌作用　癸酰乙醛(鱼腥草素)对金黄色葡萄球菌、白色葡萄球菌、痢疾杆菌、铜绿假单胞菌、变形杆菌、副大肠杆菌、革兰阳性芽胞杆菌等均有一定抑制作用，对金黄色葡萄球菌和白色葡萄球菌作用较强。

2. 抗病毒作用　鱼腥草煎剂在体外对京科 68-1 株病毒有抑制作用，并能延缓埃可 11 株病毒($ECHO_{11}$)的致细胞病变作用。其非挥发油部分，腹腔注射对流感病毒 FM_1 实验感染小鼠有明显预防保护作用，经口或滴鼻给药也有一定效果。挥发油部分无效。

3. 免疫增强作用　鱼腥草煎剂和鱼腥草素均能增强白细胞的吞噬功能。合成鱼腥草素能提高血清备解素的水平，用于慢性气管炎患者可观察到它能提高患者白细胞的吞噬功能，给药 4 日后与给药前比较，血清备解素量成倍增加。

4. 利尿作用　实验证明本品有明显利尿作用。这一作用除因含大量钾盐外，可能与所含槲皮苷扩张肾血管，提高肾血流量而利尿有关。

5. 体内过程　合成鱼腥草素给大鼠灌服，在胃肠道中半衰期为 3.5 小时，大鼠静注 20 分钟后，药物分布以肺最多，因此可能有利于对呼吸系统疾病的治疗，其次为心、肝、肾，血清内含量很低。在组织中代谢消除较快，2 小时后各组织已查不到药物存在。离体温孵也证明各种组织均能迅速使药物转化。尿中未能测得药物，表明药物主要在体内代谢消除。

毒性　鱼腥草毒性很小，未见中毒报告。合成鱼腥草素，小鼠灌胃给药 LD_{50} 为 1.6±0.081 g/kg，静脉注射每日75～90 mg/kg，约相当于人用量 200 倍，连续 7 日，未致死，解剖检查也未见异常变化。合成鱼腥草素体外实验有一定溶血作用，加入血清则此作用减弱或消失，体内应用未见溶血，可能因血清产生的保护作用。

【炮制】 取原药材，除去杂质及根，快速洗净，晾至半干，切段，低温干燥。

饮片性状　为不规则短段，茎、叶、花混合，棕黄色或灰绿色。叶多皱缩破碎，花序穗状，搓碎有鱼腥气，味微涩。

干燥容器内，密闭，置通风干燥处。防霉。

【药性】 辛，微寒。归肺、膀胱、大肠经。

1.《别录》："味辛，微温。"

2.《日华子》："有毒。"

3.《履巉岩本草》："性凉，无毒。"

4.《滇南本草》："味苦、辛，性寒。"

5.《本草经疏》:"人手太阴经。"

6.《本草从新》:"辛,微寒。"

7.《医林纂要》:"甘、辛、咸。"

8.《本草再新》:"入肝、肺二经。"

【功用主治】 清热解毒,排脓消痈,利尿通淋。主治肺痈吐脓,肺热咳喘,喉蛾,痈肿疮毒,痔疮,热痢,热淋,水肿,带下,疥癣。

1.《别录》:"主蠼螋溺疮。"

2.《日华子》:"淡竹筒内煨,敷恶疮、白秃。"

3.《履巉岩本草》:"大治中暑伏热闷乱,不省人事。"

4.《滇南本草》:"治肺痈咳嗽带脓血者,痰有腥臭。亦治大肠热毒,疗痔疮。"

5.《纲目》:"散热毒痈肿,疮痔脱肛,断痁疾,解硇毒。"

6.《本经逢原》:"治咽喉乳蛾,捣取自然汁,灌吐顽痰殊效。"

7.《医林纂要》:"行水,攻坚,去瘴,解暑。疗蛇虫毒,治脚气,溃痈疽,去瘀血,补心血。"

8.《药性考》:"消肿截疟。"

9.《本草求原》:"专治囊痈及鱼肚疮。"

10.《草木便方》:"解暑清热逐水停,利水消胀除痞臌,热毒肿涂沙石淋。"

【用法用量】 内服:煎汤,15~25 g,不宜久煎;或鲜品捣汁,用量加倍。外用:捣敷或煎汤熏洗。

【宜忌】 虚寒证慎服。

1.《别录》:"多食令人气喘。"

2.《食疗本草》:"久食之,发虚弱,损阳气,消精髓。"

3.《中国药物大全》:"虚寒证及阴证疮疡忌用。"

【选方】 1. 治肺痈 蕺,捣汁,入年久芥菜卤饮之。(《本草经疏》)

2. 治肺痈吐脓、吐血 鱼腥草、天花粉、侧柏叶等分。煎汤服之。(《滇南本草》)

3. 治痨咳,盗汗 折耳根叶 63 g,猪肚 1 个。将折耳根叶放在猪肚内,炖烂。汤肉齐服,分 3 次服,每日服 1 次,3 日 1 剂,连用 3 剂。(《贵州民间方药集》)

4. 治慢性气管炎 鲜鱼腥草 30 g,虎杖 9 g,胡颓子叶 15 g。煎服,每日 2~3 次,10 日为 1 个疗程。(《全国中草药汇编》)

5. 治慢性鼻窦炎 鲜蕺菜捣烂,绞取自然汁,每日滴鼻数次。另用蕺菜 21 g,水煎服。(《陕西草药》)

6. 治扁桃体炎 鲜蕺菜、鲜筋骨草各 15 g,柚子(种子)适量。共捣烂绞汁,调蜜服。(《福建药物志》)

7. 治疔疮作痛 鱼腥草捣烂敷之。痛一二时,不可去草,痛后一二日即愈。(《积德堂经验方》)

8. 治痔疮(不论内外) 鱼腥草,煎汤点水酒服,连进 3 服。其渣熏洗患处,有脓者溃,无脓者自消。(《滇南本草》)

9. 治痢疾 鱼腥草 18 g,山楂炭 6 g。水煎,加蜜糖服。(《岭南草药志》)

10. 治尿道炎,膀胱炎 鱼腥草根茎 6~9 g,灯心草 3~6 g。水煎服。(南药《中草药学》)

11. 治带下 鲜鱼腥草根 30~50 g,车前草 30 g。白糖适量。将上药洗净捣烂取汁,加白糖适量内服。每日 2 剂。〔《湖南中医杂志》1987,(2):24〕

12. 治小儿脱肛 鱼腥草擂如泥,先以朴硝水洗过,用芭蕉叶托住药,坐之自愈。(《永类钤方》)

【临床报道】 1. 治疗肺部炎症 ① 鱼腥草注射液注射穴位治疗支气管炎扩张咯血 100 例,于孔最(双侧)每次每穴注入 2 ml,3 日为 1 个疗程,结果近期治愈 93 例,显效 3 例,有效 1 例,总有效率达 97%。治疗中,咯血止后改为每日注射 1 次,双侧穴位注射,或左右穴位隔日交替注射,巩固治疗 2~3 日。② 鱼腥草合剂(鱼腥草 20 g,桔梗 15 g,先将桔梗加水约 200 ml,用文火煮沸 10~20 分钟后,加入鱼腥草再煮沸 5 分钟,滤得药液 150 ml)每次 20~30 ml,每日 3 次或 4 次,治疗慢性支气管炎 23 例,其中咳嗽剧烈及咯痰甚多者 4 例,经治疗后 3 例症状好转,以至消失,其余 19 例均为中等度之咳嗽及咯痰,结果咳嗽消失者 9 例,减轻者 7 例,咯痰消失者 12 例,减轻 4 例,疗效满意。③ 复方鱼腥草注射液(主要为鱼腥草、大青叶、柴胡提取的挥发油,每支 2 ml,每 1 ml 含生药量 2 g)治疗小儿支气管肺炎 153 例,小于 1 岁每次 1 支,2~3 次/日,大于 1 岁每次 1 支,2~4 次/日,肌注,连续用药 7 日,结果治愈率为 73.8%,总有效率为 88.1%;对照组 146 例,用青霉素 2.5 万~5 万 u/kg,每日分 2~4 次,链霉素 15~30 mg/kg,每日分 1~2 次,肌注,连续用药 7 日,其治疗结果,经统计学处理,两组均无显著差异($P>0.05$)。

2. 治疗耳鼻喉科炎症 ① 鱼腥草液(用蒸馏法而得,每 1 ml 含生药量 3 g。下同)灌注治疗慢性上颌窦炎 35 例,每次先用 1%麻黄素液棉片收缩鼻腔黏膜,再用 1%的卡因溶液的棉签置于下鼻道前段作局麻,待 5 分钟后进行上颌窦穿刺,以生理盐水将窦内分泌物全部冲洗干净,并向穿刺侧倾斜,注入鱼腥草液 4 ml,隔日 1 次,直至症状全部消失为止。结果痊愈 25 例,进步 10 例,治疗最多者 6 次,最少者 2 次,治疗中未发现任何副作用。② 鱼腥草液滴鼻治疗萎缩性鼻炎 33 例,每次滴入鼻腔 5~8 滴,每日 3 次,经 10~20 日治疗,结果显效者 18 例,进步者 13 例,效果较好。③ 鱼腥草液滴耳治疗慢性化脓性中耳炎 100 例,先以 3%双氧水洗净患耳,擦干,滴入本药液 3~5 滴,并让患耳向上侧卧 3 分钟,每日 2~3 次,结果痊愈 95 例(其中治疗 1~3 日者 37 例,4~7 日者 58 例),另 5 例因未坚持治疗而无效。④ 鱼腥草注射液治疗急性咽炎 30 例,取鱼腥草注射液20 ml(每毫升相当于鲜鱼腥草2 g),加入 5%葡萄糖 100 ml 内静滴。每日 1 次,2 日为 1 个疗程。结果全部治愈。其中风热型 10 例,平均疗程 1.5±0.4 日;肺胃实热型 20 例,平均疗程 3.5±0.49 日。

3. 预防钩端螺旋体病 用鱼腥草片剂,日剂量为鱼腥草 15~30 g,分 2~3 次服,10~15 岁减半服用。① 给药组 467 人,均无发病;对照组 877 人,发病 2 人。② 给药组1 136 人,发病 1 人;对照组 89 人,发病 4 人。上述给药组共 1 603 人,发病 1 人;对照观察 966 人,发病 6 人,经统计学处理,两者差别非常显著($P<0.01$)。

4. 治疗癌性胸水 用鱼腥草注射液(每毫升含生药1 g),每次常规抽胸水后注入 20 ml,隔日 1 次,7 次为 1 个疗程。治疗 11 例,结果:显效 4 例,有效 5 例,无效 2 例。未发现明显毒副作用。

5. 治疗宫颈糜烂 取复方鱼腥草素栓(由合成鱼腥草素、冰片、椰油脂基质配制而成)于晚上睡前置于阴道顶部,每次 1 粒,每日 1 次。轻、中、重度患者分别以 5~7 日、7~10 日、10~12 日为 1 个疗程。共观察 679 例,除 6 例外,其余病例均用药 1 个疗程。治疗后第二个月经周期或 2 个月后复查,总有效率为 90.57%。对各种不同程度的宫颈糜烂均有效,对慢性宫颈炎的其他病变及外阴炎、念珠菌阴道炎等也有一定疗效。

【各家论述】 1.《本草经疏》:"蕺,味辛气温,人手太阴经。能治痰热壅肺,发为肺痈吐脓血之要药。肺主气,肺与大肠为表里,大肠湿热盛,则为痔疮,得辛温之气,则大肠清宁,故又为痔疮必须之药。"

2.《冯氏锦囊》:"大肠湿热盛则为痔疮,用此煎汤熏洗,仍以渣敷患处,则湿热之气散而自愈矣。"

2990 鱼鳖金星 yú biē jīn xīng (《纲目拾遗》)

【异名】 瓜子金(《植物名实图考》),岩瓜子草、瓜子莲(《湖南药物志》),石瓜子、石瓜米、金星草(《四川中药志》),镜面草(《福建中草药》),金丝鱼鳖、鱼鳖草(《浙江中药手册》),瓜子菜(《贵州民间方药集》),瓜子草、瓜米石豇豆(《贵州中草药名录》)。

【基原】 为水龙骨科骨牌蕨属植物抱石莲的全草。

【原植物】 抱石莲 *Lepidogrammitis drymoglossoides* (Bak.) Ching [*Polypodium drymoglossoides* Bak.]

根茎纤细，长而横生，淡绿色，疏生顶部长钻形、下部近圆形并成星芒状的鳞片。叶远生，二型；营养叶短小，肉质，长圆形、近圆形或倒卵形，长1.5～3 cm，宽1～1.5 cm；孢子叶较长，倒披针形或舌形，有时也和营养叶同形，有短柄。孢子囊群圆形，背生于中脉两侧，通常分离，幼时有盾状隔丝覆盖。

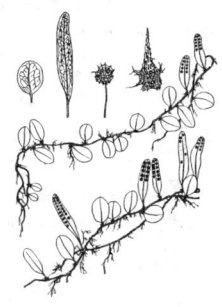
抱石莲

附生于海拔200～1 700 m的山坡阴湿林中树干或石上。分布于华东、中南、西南及陕西等地。

【采收加工】 全年均可采收，鲜用或晒干。

【药理】 抑菌等作用 对金黄色葡萄球菌、铜绿假单胞菌、大肠杆菌、白色葡萄球菌等有抑制作用。小鼠试验对眼镜蛇毒有一定抵抗作用。

【药性】 甘、微苦，凉。

1. 王安卿《采药志》："性凉。"

2. 《四川中药志》1960年版："性平，味苦、微甜。无毒。"

3. 《全国中草药汇编》："甘，苦，寒。"

【功用主治】 清热解毒，利水通淋，凉血散瘀。主治痄腮，咽喉肿痛，痞块，鼓胀，淋浊，水肿，吐血，衄血，尿血，外伤出血，疔疮痈肿，瘰疬，跌打损伤。

1. 王安卿《采药志》："治痰火毒行上部。"

2. 汪连仕《采药书》："消痞块痰核，痄腮。"

3. 《纲目拾遗》："治臌胀，瘰疬，火毒症。"

4. 《植物名实图考》："治风损，煎酒冲白糖服。"

5. 《江西民间草药》："治乳痈未溃，咳嗽吐血，疔疮痈肿。"

6. 《四川中药志》1960年版："补益精气，利水，除湿。治虚痨咳嗽，五淋及白浊等症。"

7. 《浙江中药手册》："治咽喉肿痛。"

8. 《贵州民间方药集》："解热，消炎，驱风。蒸甜酒治产后寒。外用治跌打损伤，消伤肿。"

【用法用量】 内服：煎汤，15～30 g。外用：捣敷。

【选方】 1. 治风火牙痛 鲜抱石莲适量。捣烂，外敷颊车穴。(《湖北中草药志》)

2. 治鼓胀 鱼鳖金星、仙鹤草、过路黄各15 g。水煎服。(南药《中草药学》)

3. 治肺结核潮热 鱼鳖金星30 g，水龙骨15 g。水煎2次分服，每日1剂。(《全国中草药汇编》)

4. 治尿血 抱石莲15 g，车前草30 g，地榆9 g。水煎服。(《福建药物志》)

5. 治疔疮 抱石莲、野菊花、野百合各9 g，水煎服，渣外敷。(《浙江药用植物志》)

6. 治淋巴结炎 鱼鳖金星、凤尾蕨各15 g，水煎服。(南药《中草药学》)

7. 治跌打损伤 抱石莲30 g，菝葜15 g，水煎服。

8. 治高血压 抱石莲15 g，开水泡，当茶喝。(7、8方出自《湖北中草药志》)

9. 治支气管炎 抱石莲15 g，连钱草、枇杷叶各9 g，水煎服。(《福建药物志》)

10. 治胆囊炎 鲜抱石莲60 g，豆腐120 g，水炖服。(《福建中草药》)

【临床报道】 治肛门出血(内痔、混合痔、肛裂、直肠息肉，肛门疾患手术继发出血) 鲜抱石莲120 g，水煎服；或水煎后浓缩成每10 ml含生药60 g的药液，每次10 ml，每日2～3次。临床观察120例，结果：显效85例，有效22例，无效13例，总有效率89.16%。

2991 兔肉 tù ròu (《别录》)

【基原】 为兔科兔属动物东北兔、华南兔、蒙古兔及高原兔，穴兔属动物家兔等的肉。

【原动物】 1. 东北兔 *Lepus mandschuricus* Radde 又名：野兔、草兔、山兔(《中国动物图谱》)。

体型较大，长44～48 cm，重1.5～2.5 kg。耳较短，向前折不达鼻端。后足略长于前足。尾短。其毛较粗。头、背部冬毛为浅棕黑色，毛基为黑灰色。夏毛色更深。耳前部棕黑色，后部棕黄色，边缘白色，耳尖黑色。后背部及臀部有较长的黑毛，隐见斑点。腹部为纯白色毛。四肢为浅棕黄色。尾背部黑色，下部污白色。

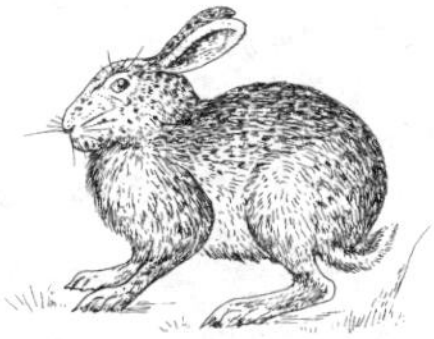
东北兔

栖息于海拔300～900 m的针阔叶混交林、林下灌木与草本植物茂盛之处。一般无固定巢穴，产仔时才有固定住所，白天多居于灌木丛、杂草或树根旁，晚上出来活动觅食。吃树皮、嫩枝及草本植物等。分布于内蒙古、吉林、黑龙江等地。

2. 华南兔 *L. sinensis* Gray 又名：短耳兔、粗毛兔、山兔(《中国动物图谱》)，硬毛兔、草兔(《中国药用动物志》)。

体型较小，体长34～44 cm，重1～1.5 kg。耳长6.5～8.2 cm。尾短，不及后足长之半，长4～5.7 cm。被毛短粗且硬。头部、背部沙黄棕色或棕黑色。毛基淡黑灰色，绒毛毛端棕黄色。长形针毛的亚端部有一显著的棕色环，毛尖黑色。耳前边缘毛较长，耳尖和后缘的毛较短。颈部有一黄色区域。下体赭黄或淡黄白色。足、尾背部与背色相似。

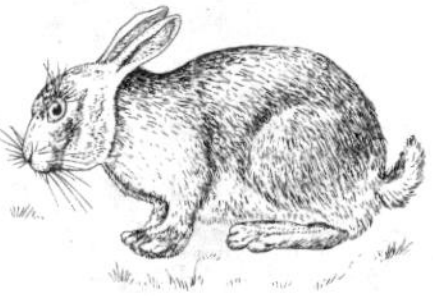
华南兔

多栖息于山地丘陵的稀树灌木丛、杂草丛、墓地或农田附近。多利用现存洞穴居住，洞口比较光滑，附近有成堆粪便。昼夜均有活动。以青草、树苗和细嫩枝叶为食，尤喜食青苗、豆苗和蔬菜。分布于江苏、浙江、安徽、福建、江西、湖南、广东、广西、四川、贵州、台湾等地。

3. 蒙古兔 *L. tolai* Pallas 又名：草原兔、草兔、野兔、跳猫(《中国经济动物志》)。

体型中等，长约45 cm，尾长约9 cm，体重在2 kg以上。耳甚长，有窄的黑尖，向前折超过鼻端。尾连端毛略等于后足长。全身背部为沙黄色，杂有黑色。头部颜色较深，在鼻部两侧各有一圆形浅色毛圈。眼周围有白色窄环；耳内侧有稀疏的白毛。腹毛

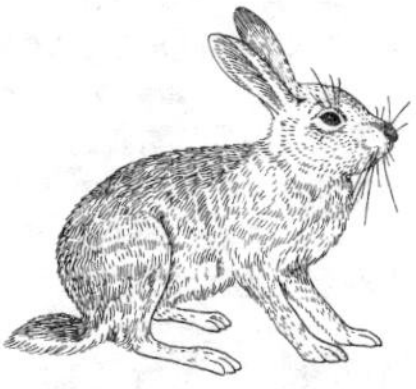
蒙古兔

纯白色。臂部为沙灰色。颈下及四肢外侧均为浅棕黄色。尾背面中间为黑褐色，两边白色，尾腹面为纯白色。冬毛长而蓬松，有细长的白色针毛伸出毛被之外。夏毛色略深，为淡棕色。

栖息于平原、荒草地、山坡灌木丛、丘陵平原、农田和苗圃等地，并因季节不同，食物条件的改变而有所迁移。常无固定的洞穴，白天常在较隐蔽的地方挖临时的卧穴。以青草、嫩枝、树皮、蔬菜及谷物、豆类等为食。分布于华北、东北及甘肃、宁夏等地。

4. 高原兔 *L. oiostolus* Hodgson　又名：灰尾兔、长毛兔（《中国经济动物志》）。

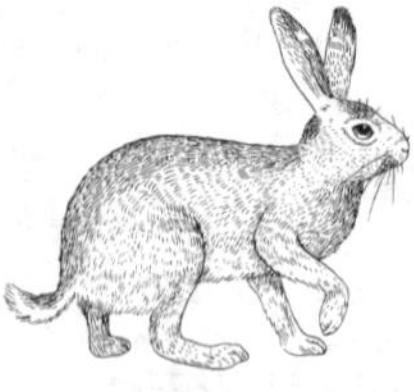

高原兔

体型较大，毛长而蓬松。耳长，向前折显著超过鼻端。全身背为暗灰色，毛细长而略带波纹。臀部全为灰色细毛，中央较深而两侧较浅。头部尤其是鼻部中央颜色较深，面颊及眼周色较淡。颈背呈浅灰棕色，颈腹为黄灰色。腹毛纯白色。前肢为极浅的棕黄色，后肢外侧棕色，足背白色。尾背方有一很窄的暗灰色区域，尾两侧为白色，并有灰色毛基。

一般栖息于海拔较高的高山草甸及草原地区。无固定洞穴，白天常在草丛中活动，吃植物性食料。分布于四川、云南、西藏、甘肃、青海等地。

5. 家兔 *Oryctolagus cuniculus domesticus* (Gmelin)

个体变异较大。一般头部、耳较野兔为短，后肢亦然。毛色亦有多种变化，通常以纯白色为多，耳尖无黑色。

全国大部分地区均有饲养。

本动物的血液（兔血）、肝脏（兔肝）、骨骼（兔骨）、脑（兔脑）、头骨（兔头骨）、皮毛（兔皮毛）亦供药用，另设专条。

【采收加工】 将兔杀死，取肉，鲜用。

【药性】 甘，寒。归肝、大肠经。

1.《别录》："味辛，平，无毒。"

2.《食疗本草》："味酸，性冷。"

3.《纲目》："甘，寒。"

4.《本草求真》："专入肝，兼入大肠。"

【功用主治】 健脾益气，凉血解毒。主治胃热消渴，虚弱羸瘦，胃热呕吐，肠风便血，湿热痹，丹毒。

1.《别录》："补中益气。"

2.《千金方》："止渴。"

3.《本草拾遗》："主热气湿痹。"

4.《药性论》："腊月作酱食，去小儿豌豆疮。"

5.《日华子》："治渴健脾，生吃压丹毒。"

6.《纲目》："凉血，解热毒，利大肠。"

7.《本经逢原》："治胃热呕逆，肠红下血。"

【用法用量】 内服：煎汤或煮食，50～150 g。

【宜忌】 1.《本草拾遗》："久食弱阳，令人色痿；与姜同食，令人心痛。"

2.《食疗本草》："八月到十月其肉酒炙吃，与丹石人甚相宜。大都绝人血脉，损房事，令人痿黄。"又"二月食之伤神。"

【选方】 1. 治消渴羸瘦，小便不禁　兔一只，剥去皮、爪、五脏等，以水一斗半，煎煮令烂，骨肉相离，滤出骨肉，斟酌五升汁，便澄滤，令冷。渴即饮之。（《海上集验方》）

2. 治肺结核　将胎兔（健康孕兔的胎儿）搅碎，烘干研末，每次 15 g，内服，每日 2～3 次。

3. 治宫颈癌　健壮公兔 1 只（去皮毛、内脏），川贝母 9～15 g，红糖适量（用于体质好的患者）。共炖熟，连汤服，早、晚各服 1 次。（2、3 方出自《广西药用动物》）

【各家论述】 1.《纲目》："今俗以饲小儿，云令出痘稀，盖亦因其性寒而解热耳，故又能治消渴，压丹石毒，若痘已出，及虚寒者，宜戒之。"

2.《本草求真》："兔肉，人言可治虚劳，人多食而不忌，不知兔肉性寒，久食绝人血脉，损元气阳事，令人痿黄，故时珍载之以为凉血解热利肠之剂。况虚劳一证，脾肾两虚，即在医者用药挽救，亦难两全无弊，若复加兔肉甘寒，又安能力补脾肾，而为虚劳要药乎?! 今人不察，动用兔肉治疗，以致阳气日虚，而阴气日竭。余因先慈曾患虚劳，服药将愈，后食兔肉而病复发，故特拈出，以为妄食兔肉者戒。"

2992 兔血 tù xuè（《纲目》）

【基原】 为兔科兔属动物东北兔、华南兔、蒙古兔、高原兔及穴兔属动物家兔等的血液。

【原动物】 参见"兔肉"条。

【采收加工】 冬季捕捉活兔，取血，随用随取。

【药性】《纲目》："咸，寒，无毒。"

【功用主治】《纲目》："凉血活血，解胎中热毒，催生易产。"

【用法用量】 内服：多入丸剂。

【选方】 1. 治小儿胎毒，遇风寒即发痘疹，服此可免，虽出亦稀　① 兔二只，腊月八日刺血于漆盘内，以细面炒熟，和丸如绿豆大。每服三十丸，绿豆汤下。每儿一剂，永安甚效。杨氏《经验方》加朱砂三钱，酒下，名兔砂丸。（《纲目》引《乾坤秘韫》蟾宫丸）② 腊月八日，取生兔一只刺血，和荞麦面，少加雄黄四五分，候干，丸如绿豆大。初生小儿以乳汁送下二三丸，遍身发出红点，是其验也。但儿长成，常以兔肉啖之，尤妙。（《纲目》引《刘氏保寿堂方》兔血丸）

2. 治心气痛　用腊兔血和茶末四两，乳香末二两，捣丸芡子大。每温醋化服一丸。（《纲目》引《瑞竹堂方》）

2993 兔肝 tù gān（《别录》）

【基原】 为兔科兔属动物东北兔、华南兔、蒙古兔、高原兔及穴兔属动物家兔等的肝脏。

【原动物】 参见"兔肉"条。

【采收加工】 捕杀活兔，取出肝脏，随用随取。

【药性】 甘、苦、咸，寒。

1.《纲目》："性冷。"

2.《医林纂要》："甘，苦，咸，寒。"

【功用主治】 补肝，明目，退翳。主治肝虚眩晕，目暗昏糊，目翳，风热目赤，目痛。

1.《别录》："主目暗。"

2.《食疗本草》："主明目，和决明子作丸服之。切洗生食如羊肝法，主丹石人上冲目暗不见物，可生食之。"

3.《日华子》："明目补劳，治头旋眼眩。"

4.《日用本草》："明目退翳。"

5.《本草从新》："泻肝热，能明目。"

【用法用量】 内服：煮食，30～60 g；或和药研丸。

【选方】 1. 治肝虚目暗　黄连（去须）一两半，胡黄连一两，熟地黄（焙）一两，草决明半两。上为末，细切兔肝，研烂和丸，如梧子大。每服二十丸，食后，临卧米饮下。（《圣济总录》兔肝丸）

2. 治肝肾气虚，风热上攻，目暗肿痛　兔肝一具，米三合，和豉汁如常煮粥食。（《普济方》）

3. 治疮疹入眼，初觉眼肿痛　黄柏一两（去皮），苍术半两（米泔水浸一日），石决明一两（生）。上为细末，煮兔肝捣烂，和丸绿豆大。每服三十丸，米泔水送下，食后临卧时服。（《小儿卫生总微论方》兔肝丸）

4. 治疳眼，夜盲　鲜兔肝 1～2 具，放开水中烫至半熟，以酱

油蘸食，每日1次。(《山东药用动物》)

2994 兔骨 tù gǔ (《别录》)

【基原】 为兔科兔属动物东北兔、华南兔、蒙古兔、高原兔及穴兔属动物家兔等的骨骼。

【原动物】 参见“兔肉”条。

【采收加工】 将兔杀死，取骨，晒干或晾干。放在干燥处保存，注意防潮、发霉和虫蛀。

【药性】 甘、酸，平。

1.《药性论》：“味甘。”

2.《四川中药志》1960年版：“性平，味甘酸，无毒。”

【功用主治】 清热，止渴，平肝。主治消渴，头昏眩晕，疮疥。

1.《别录》：“主热中消渴。”

2.《本草拾遗》：“主久疥，醋摩敷之。”

3.《日华子》：“治疮疥，刺风，鬼疰。”

4.《纲目》：“煮汁服，止霍乱吐利。”

5.《四川中药志》1960年版：“治头昏眩晕，风疾。”

【用法用量】 内服：煎汤，6～15 g；或浸酒。外用：醋磨涂敷。

【选方】 治消渴羸瘦，小便不禁　兔骨和大麦苗煮汁服。(《海上集验方》)

2995 兔脑 tù nǎo (《别录》)

【基原】 为兔科兔属动物东北兔、华南兔、蒙古兔、高原兔及穴兔属动物家兔等的脑。

【原动物】 参见“兔肉”条。

【采收加工】 四季可采，将兔杀死后，取出兔脑，随用随取。

【药性】 甘，温。

《本草经疏》：“温。”

【功用主治】 敛疮。主治冻疮，烫火伤，皮肤皲裂。

1.《别录》：“疗冻疮。”

2.《圣惠方》：“手足皲裂成疮，生涂之。”

3.《纲目》：“催生滑胎。”

【用法用量】 内服：适量，入丸剂。外用：捣敷。

2996 兔儿伞 tù ěr sǎn (《救荒本草》)

【异名】 七里麻(《南京民间药草》)，一把伞(《贵州民间药物》)，伞把草、南天扇(《湖南药物志》)，雨伞菜(《北方常用中草药手册》)，兔打伞、雪里伞(《江西草药》)，贴骨伞、伞草(《陕西中草药》)，破阳伞、铁凉伞、雨伞草(《浙江民间常用草药》)。

【基原】 为菊科兔儿伞属植物兔儿伞的根或全草。

【原植物】 兔儿伞 *Syneilesis aconitifolia* Maxim. [*Cacalia aconitifolia* Bunge] 又名：雷骨散(《中国高等植物图鉴》)。

多年生草本，高70～120 cm。根状茎匍匐。茎直立，单一，略带棕褐色。根生叶1枚，幼时伞形，下垂。茎生叶互生；叶柄长2～16 cm；叶片圆盾形，掌状分裂，直达中心，裂片复作羽状分裂4～9，边缘具不规则的锐齿，无毛，上面绿色，下面灰白色。下部叶直径20～30 cm，叶柄长10～16 cm；裂片7～9。上部叶较小，直径12～24 cm，叶柄长2～6 cm，裂片4～6。头状花序多数，密集成复伞房状，顶生，基部有条形苞片；总苞片1层，5枚，无毛，长椭圆形，先端钝，边缘膜质；花两性，8～11朵，花冠管状，先端5裂；雄蕊5，着生花冠管上；子房下位，1室，花柱纤细，柱头2裂。瘦果，圆柱形，有纵条纹；冠毛灰白色或带淡红褐色。花期7～9月，果期9～10月。

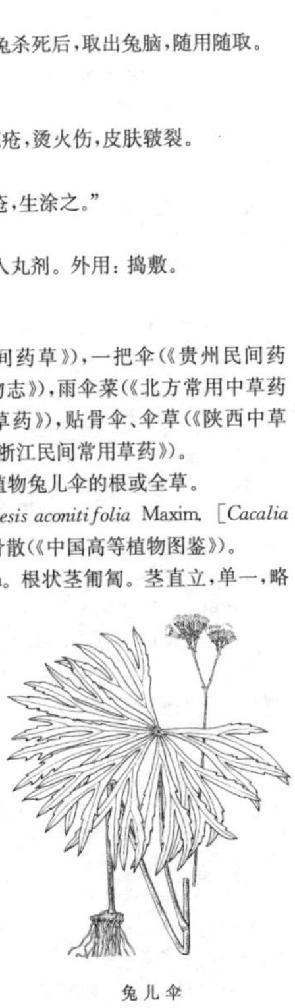

兔儿伞

生于山坡荒地、林缘、路旁。分布于全国各地。

【采收加工】 5～8月采收，鲜用或切段晒干。

【药材】 兔儿伞 *Syneilesis Aconitifoliae Radix seu Herba* 产于江苏、浙江、贵州、湖南、陕西、河北、吉林等地。

性状　本品根茎扁圆柱形，多弯曲，长1～4 cm，直径0.3～0.8 cm；表面棕褐色，粗糙，具不规则的环节和纵皱纹，两侧向下生多条根。根类圆柱状，弯曲，长5～15 cm，直径0.1～0.3 cm；表面灰棕色或淡棕黄色，表面密被灰白色根毛，具细纵皱纹；质脆，易折断，折断面略平坦，皮部白色，木部棕黄色。气微特异，味辛凉。

鉴别　根横切面：表皮细胞2～3列，外被众多长200～500 μm的根毛。皮部宽广，细胞类圆形，壁增厚，皮层内侧具数个大型分泌腔。维管束外韧型，呈环状，内具薄壁细胞。薄层细胞中含淀粉粒，偶见有小的草酸钙针晶。

粉末特征：表皮外非腺毛为单细胞，先端尖。菊糖结晶众多，扇形或不规则形。表皮细胞长方形、壁薄。纤维长而窄，具斜壁孔。导管为具缘纹孔导管。木薄壁细胞具纹孔。分泌道大型，含有众多内含物。

【成分】 根含 *D*-α-松油醇 β-*D*-吡喃葡萄糖苷-3, 4-二当归酸酯(*D*-α-terpineol β-*D*-glucopyranoside-3, 4-diangelicate)。

地上部分含上述化合物及芳樟醇 β-*D*-*O*-葡萄糖苷-3, 4-二当归酸酯(linalool β-*D*-*O*-glucoside-3, 4-diangelicate)和大牻牛儿烯(germacrene)D。

全草含吡咯里西啶类生物碱(pyrrolizidine alkaloids)；黄酮类成分：槲皮素(quercetin)，槲皮苷(quercitrin)，异槲皮苷(isoquercitrin)等。

【炮制】 取原药材，除去杂质，抢水洗净，闷润内外湿度一致，切中段，干燥，筛去灰屑。

饮片性状　呈不规则的段状。根细，近圆柱形，多数呈不规则的弯曲，表面淡棕色，有微细纵皱纹，切面黄白色，中间有棕黄色的油点。根状茎短缩。须根棕褐色或土黄色。茎圆柱形，表面棕褐色，有纵条纹，易折断，断面中部具髓。叶多皱缩破碎，上表面绿色至棕绿色，背面灰绿色或灰白色。气微，味微辛。

贮干燥容器内，置阴凉干燥处。

【药性】 苦、辛，温，有毒。

1.《救荒本草》：“味苦、微辛。”

2.《贵州民间药物》：“性微温，味辛。”

3.《浙江民间常用草药》：“有小毒。”

【功用主治】 祛风除湿，活血解毒。主治风湿麻木，腰膝酸痛，跌打损伤，经闭，痛经，痈疽肿毒，瘰疬。

1.《南京民间药草》：“治跌打损伤。”

2.《湖南药物志》：“(治)痈疽。”

3.《陕西中草药》：“祛风除湿，舒筋活血，消肿止痛。治风湿麻木，腰腿痛，骨折，月经不调，痛经。”

4.《浙江民间常用草药》：“应用(于)跌打损伤，颈部淋巴结炎，毒蛇咬伤。”

【用法用量】 内服：煎汤，10～15 g；或浸酒。外用：鲜品捣敷；或煎水洗；或取汁涂。

【宜忌】 1.《贵州民间药物》：“孕妇忌服。”

2.《陕西中草药》：“反生姜。”

【选方】 1. 治痈疽　兔儿伞全草，捣，鸡蛋白调敷。(《湖南药物志》)

2. 治颈淋巴结结核　兔儿伞根、蛇莓各30 g，香茶菜根15 g。

水煎服。另以鲜八角莲根捣烂，敷患处。(《浙江药用植物志》)

3. 治痔疮　兔儿伞适量，水煎熏洗患处；另用根茎磨汁或捣烂涂患处。(《福建药物志》)

2997 兔毛蒿 tù máo hāo (《全国中草药汇编》)

【异名】 兔子毛(《内蒙古中草药》)，疔毒草、惊草(《全国中草药汇编》)。

【基原】 为菊科线叶菊属植物线叶菊的全草。

【原植物】 线叶菊 *Filifolium sibiricum* (L.) Kitam. [*Tanacetum sibiricum* L.]

多年生草本，高 20～60 cm。根茎粗壮，斜升。茎基部被密厚的纤维鞘，不分枝或呈伞房状分枝。叶具长柄；基生叶倒卵形或长圆状椭圆形，长约 20 cm，宽 5～6 cm；茎生叶较短小，全部叶为二至三回羽状分裂，裂片线形至丝形，长达 4 cm，宽约 1 mm。头状花序异型，在枝端或茎顶排成复伞房状；总苞球形或半球形；总苞片约 3 层，先端圆形；外围有一层结实的雌花，雌花花冠筒状，先端 2 裂；中央有多数不育的两性花，两性花黄色，先端 4 齿裂。瘦果压扁；无冠毛。

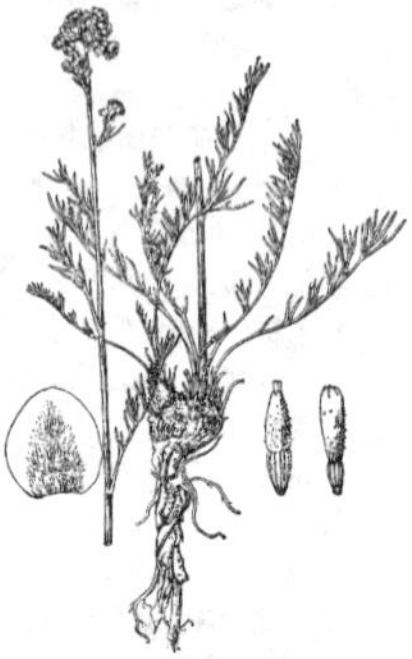
线 叶 菊

生于山坡、草地。分布于河北、山西、内蒙古、辽宁、吉林、黑龙江等地。

【采收加工】 7～10 月采收，阴干。

【成分】 全草含挥发油；黄酮类成分：圣草素(eriodictyol)，槲皮万寿菊素-3，6-二甲醚(3，6-dimethoxyquercetagetin)，兔毛蒿素(filifolin)。还含三萜皂苷，糖类。

【药理】 1. 抑菌作用　实验证明，兔毛蒿全成分、水煎液(母液)和纯挥发油对金黄色葡萄球菌有高度抑制作用，对乙型链球菌、伤寒杆菌、福氏痢疾杆菌中度敏感，对肺炎链球菌、铜绿假单胞菌等均不敏感，对青霉素耐药金黄色葡萄球菌仍有较好的抑制作用。抑菌作用以叶最强，根无抑菌作用。分离出的兔毛蒿素、圣草素和槲皮万寿菊素3，6-二甲醚对金黄色葡萄球菌的最低抑制浓度可分别为 125 μg/ml、62.5 μg/ml、250 μg/ml。

2. 镇静作用　全草煎剂(1∶1)分别以 5 或20 ml/kg 给小鼠、广西猴口服，均表现出镇静作用。兔毛蒿地上部分水煎剂分别以 1/6 LD_{50}(11.8 g/kg)，1/3 LD_{50}(23.6 g/kg)剂量给小鼠腹腔注射，均有镇静作用，并均可显著协同戊巴比妥钠的催眠作用。

3. 对心血管系统的作用　2.5%浓度水煎剂可使离体蟾蜍心脏收缩减慢减弱，该抑制作用可被 10 μg/ml 肾上腺素对抗，由 2 μg/ml乙酰胆碱增强。100%兔毛蒿给蟾蜍静脉注射 0.2～0.4 ml，也有抑制心脏的作用。麻醉兔静脉注射 100%兔毛蒿，发现兔毛蒿有短暂的呼吸兴奋、血压下降和心率减慢作用。急性中毒可导致呼吸循环衰竭，而以心血管系统损害为主。

4. 其他作用　小鼠腹腔给予 1/5 LD_{50}(即 14.2 g/kg)的水煎剂在氨雾法中有明显镇咳作用。灌胃给予 2/5 LD_{50} 的水煎剂，在酚红排痰实验中无祛痰作用。腹腔给予 1/3 LD_{50} 对喷雾 2%乙酰胆碱 10 秒豚鼠有显著平喘作用，1/5 LD_{50} 剂量对喷雾 15 秒者无效。1%～2%兔毛蒿水煎剂对兔离体肠管有直接抑制作用。0.5%浓度对未孕家兔离体子宫有短暂的兴奋作用。

毒性　小鼠口服煎剂(1∶1)的 LD_{50} 为 520 ml/kg，静注挥发油饱和水溶液的 LD_{50} 为 840 ml/kg。小鼠腹腔注射水煎剂的 LD_{50} 为 70.78 g(生药)/kg。主要急性毒性表现是损害心血管系统。家兔亚急性毒性实验未见异常。针剂无溶血现象。

【药性】 《全国中草药汇编》："苦，寒。"

【功用主治】 《全国中草药汇编》："清热解毒，抗菌消炎，安神镇惊，调经止血。主治传染病高热，心跳、失眠、神经衰弱，月经过多，月经不调。外用治痈肿，臁疮，中耳炎及其他外科化脓性感染疾病。"

【用法用量】 内服：煎汤，9～15 g。外用：熬膏敷。

2998 兔打伞 tù dǎ sǎn (《全国中草药汇编》)

【异名】 望江南(《植物名实图考》)，猴巴掌(《全国中草药汇编》)。

【基原】 为菊科橐吾属植物大头橐吾的根及全草。

【原植物】 大头橐吾 *Ligularia japonica* (Thunb.) Less. [*Arnica japonica* Thunb.；*Senecio japonica* Sch.-Bip.]

多年生草本，高 50～100 cm。有根头，其上着生多数粗壮须根。茎直立，直径达 1 cm，无毛或被蛛丝状毛。基生叶有长柄，可达 70 cm，柄基部稍扩大而抱茎；叶片大型，长与宽可达 30 cm，掌状分裂，裂片再作掌状裂，小裂片羽裂或边缘有缺刻状锯齿，两面有脱落性毛，表面深绿色，背面色较淡；茎中部叶有短柄；上部叶小，掌状深裂，有扩大抱茎的短柄。头状花序 2～8 个，呈伞房状；总苞宽钟状，密被短毛；总苞片 1 层，约 10 个，宽长圆形，先端尖；舌状花 1 层，约 10 个，舌片黄色；筒状花多数，长约 2 cm。瘦果圆柱形，有纵条纹；冠毛红褐色。花、果期 6～10 月。

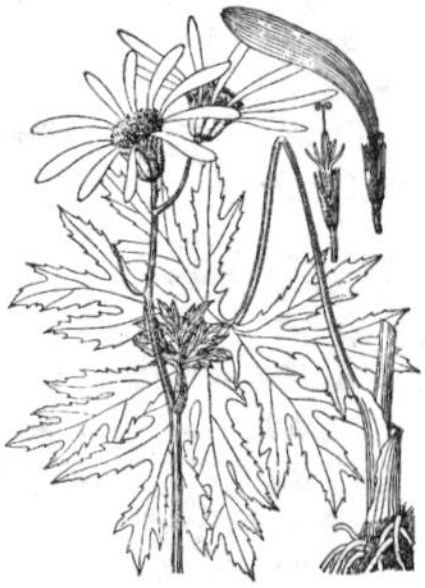
大头橐吾

生于山坡草地。分布于浙江、福建、江西、湖北、广东、台湾等地。

【采收加工】 6～10 月采收，鲜用或切段晾干。

【成分】 根含生物碱：千里光宁碱(senecionine)，阔叶千里光碱(platyphylline)，新蜂斗菜烯碱(neopetasitenine)；萜类：呋喃并佛术烷-6β，10β-二醇(furanoeremophilane-6β，10β-diol)，10β-羟基-6β-甲氧基-呋喃并佛术烷(10β-hydro-xy-6β-methoxy-furanoeremophilane)，10β-羟基呋喃并佛术烷-6β-醇-2′ξ-甲基丁酸酯(10β-hydroxyfuranoeremophilan-6β-yl-2′ξ-methylbutanoate)；佛术烯内酯：eremofarfugin A，eremopetasitenin B_3 等。

【药性】 《全国中草药汇编》："辛，微温。"

【功用主治】 《全国中草药汇编》："舒筋活血，解毒消肿。"

【用法用量】 内服：煎汤，15～30 g。外用：适量，鲜品捣敷。

【选方】 1. 治跌打损伤　(大头橐吾)根 15～30 g。酒水各半煎服。同时取鲜草适量加白酒捣烂外敷。

2. 治无名肿毒　(大头橐吾)根适量，白糖少许，共捣烂外敷，早晚各换药 1 次。

3. 治毒蛇咬伤　(大头橐吾)根、虎杖、苎麻(根皮)适量。共捣烂外敷。(1～3 方出自《全国中草药汇编》)

2999 兔头骨 tù tóu gǔ (《别录》)

【基原】 为兔科兔属动物东北兔、华南兔、蒙古兔、高原兔及穴兔属动物家兔等的头骨。

【原动物】 参见"兔肉"条。

【采收加工】 将兔杀死，取头骨，鲜用或晾干。

【药性】 甘、酸，平。

1.《别录》："平，无毒。"

2.《食疗本草》："味酸。"

3.《本草蒙筌》："味甘。"

【功用主治】 平肝，清热，解毒。主治头痛，眩晕，小儿疳痢，痈疽恶疮。

1.《别录》："主头眩痛，癫疾。"

2.《本草拾遗》："主难产。"

3.《日华子》："和毛髓烧为丸，催生落胎，并产后余血不下。"

4.《纲目》："烧末敷，妇人产后阴脱，痈疽恶疮。水服，治小儿疳痢。煮汁服，治消渴不止。"

【用法用量】 内服：煎汤，3～6 g；或烧灰入丸、散。外用：烧灰研末敷。

【宜忌】《得配本草》："孕妇禁用。"

【选方】 1. 治天行，呕吐不下食　兔头骨，连皮毛烧存性，研末。米饮服方寸匕，以瘥为度。(《必效方》)

2. 治消渴，饮水不知足　兔头骨一具，以水煮取汁饮之。(《食医心镜》)

3. 治产后阴下脱　兔头骨烧存性，研末。敷之。(《子母秘录》)

4. 治发脑发背，痈疽热疖及恶疮等　腊月取兔头骨细锉，入瓶内密封，惟久愈佳。涂帛上厚封之。热痛敷之如冰，频换瘥。(《胜金方》)

3000 **兔皮毛** tù pí máo (《新修本草》)

【基原】 为兔科兔属动物东北兔、华南兔、蒙古兔、高原兔及穴兔属动物家兔等的皮毛。

【原动物】 参见"兔肉"条。

【采收加工】 将兔杀死，取皮毛，晒干。

【功用主治】 活血，敛疮，止带。主治产后胞衣不下，小便不利，带下，灸疮不敛，烫火伤。

1.《新修本草》："合烧为灰，酒服，主难产，产后衣不出及余血抢心，胀欲死者。""水服，治小便不通，小便数、难、淋漓，阴肿，脱肛，中恶。"

2.《药性论》："煎汤洗豌豆疮及毛敷良。"

3.《本草拾遗》："头皮灰，主鼠瘘；毛烧灰主灸疮不瘥。"

4.《纲目》："皮灰治妇人带下。毛灰治小便不利。酒服二钱，治难产，浆饮服二钱，治咽喉痛，不下饮食。"

【用法用量】 内服：烧灰，3～9 g。外用：烧灰涂敷。

3001 **狐头** hú tóu (《食疗本草》)

【基原】 为犬科狐属动物狐狸和南狐的头。

【原动物】 参见"狐肉"条。

【功用主治】 补虚去风，散结解毒。主治头晕，瘰疬。

《食疗本草》："头烧，辟邪。"

【用法用量】 内服：浸酒，适量。外用：适量，烧存性研末调敷。

【选方】 1. 治头晕　狐头骨捣碎，泡酒饮服。酒 500 g 泡 60～90 g，泡 1 个月以上，每日服 1 次，每次 15 g 左右。(《广西药用动物》)

2. 治瘰疬　狐头、狸头灰敷上。(《千金方》)

3002 **狐肉** hú ròu (《千金方》)

【基原】 为犬科狐属动物狐狸、南狐的肌肉。

【原动物】 1. 狐狸 *Vulpes vulpes* Linnaeus　又名：红狐、草狐、赤狐(《中国动物图谱》)。

体长约 75 cm，重 7.5 kg。颜面狭窄，吻尖。四肢短，尾粗长，超过体长的一半，且其毛蓬松，身上有特殊的狐臊味。头部棕灰色，吻端棕黑色，下颌污白色，耳背黑色或棕黑色。背部红棕色，体侧黄褐色，腹部黄白色。四肢棕色或浅褐色，前后肢外侧有一条黑纹。尾色同背部，尾端白色。毛色因个体而有差异。

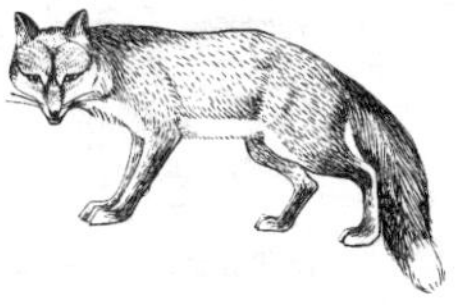

狐　狸

栖息于森林边缘，草原、丘陵等地。洞穴居，昼伏夜出。杂食，但以动物食物为主。几乎分布于全国各地。

2. 南狐 *V. vulpes hoole* Swinhoe　又名：毛狗、蒲狗、白毛狗、白尾狗(《中国药用动物志》)。

体形似狗，中等细长。重7.5 kg 左右，外形与上种类似，亦有臊臭。毛色变化较大，通常标准者，其头、躯、尾为赤褐色；深者赤色，浅者黄褐色。个体头部灰棕色；唇、下颏至前胸暗白色；颈、肩、体两侧稍黄色，背部红棕色；腹面白色或黄白色，尾尖白色。前后肢外侧的黑褐色带纹，其宽狭不等。

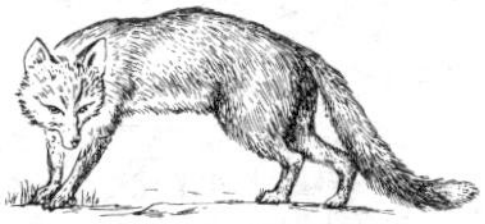

南　狐

栖息于森林、丘陵、草原等地。穴居树洞、土穴中，常抱尾而睡。行动敏捷，食物杂。分布于浙江、福建、江西、湖北、湖南、广东、广西、四川、云南等地。

上述动物的头(狐头)、肝(狐肝)、肠(狐肠)、胆(狐胆)、四足(狐四足)亦供药用，另设专条。

【药性】 甘，温。

1.《千金方》："味苦，微寒，有毒。"

2.《食疗本草》："温，有小毒。"

3.《日华子》："暖，无毒。"

4.《纲目》："甘，温，无毒。"

5.《广西药用动物》："性温，味甘、咸。"

【功用主治】 补虚暖中，镇静安神，祛风，解毒。主治虚劳羸瘦，寒积腹痛，癔病，惊痫，痛风，水肿，疥疮，小儿卵肿。

1.《千金方》："主蛊毒寒热，五脏痼冷，小儿惊痫，大人狂病。"

2.《新修本草》："作臛食之，主疥疮久不差者。"

3.《食疗本草》："补虚损及女子阴痒绝产，小儿㿗卵肿，煮、炙任食之，良。五脏邪气，服便瘥。"

4.《本草图经》："去风，补虚劳。"

5.《医学入门》："补虚，治健忘，消冷积。"

6.《本草求原》："补虚起阴，暖中祛风，解蛊毒。"

【用法用量】 内服：煮食或煎汤，120～240 g。

【选方】 1. 治惊痫，神情恍惚，语言错谬，歌笑无度，兼五脏积冷，蛊毒寒热　狐肉一片及五脏，治如食法，豉汁中煮，五味和作羹，或作粥、炙食，并得。(《食医心镜》)

2. 治水积黄肿　狐肉配陈腊肉炖服。(《四川中药志》1960 年版)

3003 **狐肝** hú gān (《本草图经》)

【基原】 为犬科狐属动物狐狸和南狐的肝。

【原动物】 参见"狐肉"条。

【药性】《宝庆本草折衷》："味苦，微寒，有毒。"

【功用主治】 祛风，镇痉，止痛明目。主治破伤风，癫痫，中风瘫痪，心气痛，目昏不明。

1.《本草图经》："烧灰以治风。"

2.《宝庆本草折衷》："主蛊毒寒热，小儿惊痫。"

3.《纲目》:“烧灰,治风痫及破伤风,口紧搐强。”

4.《四川中药志》1960年版:“治心气痛,亦能明目。”

【用法用量】 内服:阴干或烧存性研末,3～6 g;或入丸剂。

【选方】 1. 治诸风惊痫 狐肝1副。烧炭研末,匀2次,1日服之。(《吉林中草药》)

2. 治诸风心痫病 狐肝一具,乌鸦一只,鸱枭一个,白矾一两(生),生犀角一两,野狸一个(去肠肚皮毛)。入新罐内,黄泥固济,炭火煅令焦黄色,却用。为末,酒打糊丸,如皂角子大,朱砂为衣。每服一丸,温酒送下,无时。(《卫生宝鉴》神应丹)

3. 治心气痛,明目 将狐肝风干,研末。每服3～6 g,冲酒或开水冲服。(《广西药用动物》)

3004 狐肠 hú cháng(《别录》)

【基原】 为犬科狐属动物狐狸和南狐的肠。

【原动物】 参见“狐肉”条。

【药性】 《别录》:“味苦,微寒,有毒。”

【功用主治】 1.《别录》:“主蛊毒寒热,小儿惊痫。”

2.《新修本草》:“作臛食之,主疥疮久不差者。”

【用法用量】 内服:煅存性研末,3～9 g。

【选方】 治卒忤 腊月野狐肠烧末,以水服方寸匕。(《千金方》)

3005 狐胆 hú dǎn(《本草图经》)

【基原】 为犬科狐属动物狐狸和南狐的胆。

【原动物】 参见“狐肉”条。

【功用主治】 开窍,镇惊,清热健胃。主治昏厥,癫痫,心痛,疟疾,纳呆。

1.《本草图经》:“主暴亡。”

2.《续传信方》:“若有人卒暴亡,未移时者,温水微研,灌入喉即活。”

3.《纲目》:“辟邪疟,解酒毒。”

4.《陆川本草》:“泻胆火,治癫痫。”

5.《四川中药志》1960年版:“风干研细,兑开水服,治心气痛。”

6.《广西药用动物》:“干燥后,内服,作健胃剂。”

【用法用量】 内服:干燥研末,1.5～3 g,或入丸剂。

【选方】 1. 治大人、小儿中风 浮萍草(紫背者,七月十五日采取)不拘多少(阴干),雄狐胆(十二月收,阴干)。上将浮萍草一味为末,用胆汁为丸,如芥子大。每服大人、小儿三丸,金银薄荷汤送下,不拘时候服。(《幼幼新书》)

2. 治跌打昏迷 将(狐)胆风干研末,用1.5～3 g,配跌打丸1粒冲酒服。(《广西药用动物》)

3006 狐四足 hú sì zú(《本草纲目》)

【基原】 为犬科狐属动物狐狸和南狐的四足。

【原动物】 参见“狐肉”条。

【功用主治】 《纲目》:“治痔漏下血。”

【用法用量】 内服:入丸、散,适量。

【选方】 治痔漏反花泻血者 狐手足一副(阴干),穿山甲、猬皮各三两,黄明胶、白附子、五灵脂、蜀乌头、川芎䓖、乳香各二两。锉细入沙锅内,固济候干,炭火煅红,为末,入木香末一两。以芫荽煎酒调下二钱,日三服。(《永类钤方》)

3007 狐狸尾 hú lí wěi(《生草药性备要》)

【异名】 龙狗尾、兔尾草(《全国中草药汇编》),尾萼豆、大叶狐狸尾(《台湾药用植物志》)。

【基原】 为豆科兔尾草属植物狸尾草的全草。

【原植物】 狸尾草 *Uraria lagopodioides* (L.) Desv. [*Hedysarum lagopodioides* L.] 又名:狸尾豆(《广州植物志》)。

多年生草本。茎平卧或上升,长可达60 cm。小叶1或3,互生;托叶卵状三角形,上部钻状;顶生小叶圆形或椭圆形,长2.5～6 cm,宽1～3 cm,先端圆,微凹,基部圆或心形,侧生小叶较小,上面略粗糙,下面被短柔毛。总状花序顶生,花多,呈稠密的圆柱形或长椭圆形,被丝毛和缘毛,花梗被白色长疏柔毛;苞片阔卵形;萼钟状,5齿,上部2齿三角形,较短,下部3齿延长呈刚毛状,被白色长柔毛;花冠蝶形,淡紫色,旗瓣倒卵形,基部渐狭,翼瓣与龙骨瓣粘贴;雄蕊二体;对着旗瓣1枚分离;花柱线形,内弯。荚果小,包于宿存萼内,有1～2荚节,椭圆形,膨胀,无毛,黑褐色。花、果期5～10月。

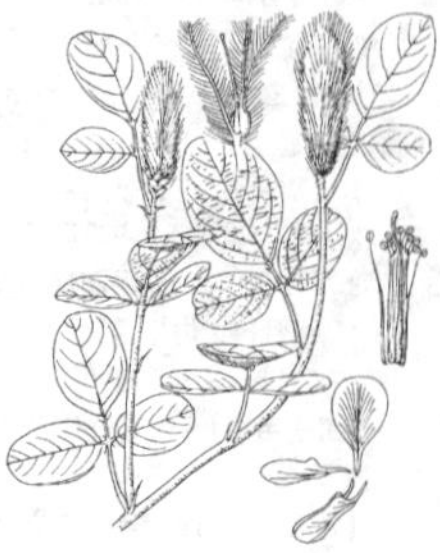

狸尾草

生于旷野、草地。分布于福建、广东、广西、海南、云南、台湾。

【采收加工】 6～9月采收全草,鲜用或晒干。

【药材】 狐狸尾 *Urariae Lagopodioidis Herba* 主产于广东、福建等地。

性状 全草多已切断,长20～30 cm。茎圆柱形,直径2～4 mm,表面灰褐色至灰绿色。小叶革质,圆形或椭圆形,灰绿色,叶脉背面稍凸起,有黄棕色柔毛。枝梢花序稠密,圆柱形或长椭圆形,花冠萎缩,多数脱落。荚果椭圆形,具1～2节荚,包于宿萼内,表面黑褐色,有光泽,具网状纹理,果皮薄而不裂,内含浅黄色种子1颗。气微,味淡。

【成分】 全草含6种黄酮,其中一种鉴定为3,5-二羟基-7,4′-二甲氧基黄酮(3,5-dihydroxy-7,4′-dimethoxyflavone)。

根含C_{16}～C_{28}脂肪酸(C_{16}～C_{28} fatty acids)。

【药性】 《广西本草选编》:“味甘、淡,性平。”

【功用主治】 清热解毒,散结,通淋。主治小儿肺炎,黄疸,腹泻,瘰疬,痔疮,痈疮肿毒,毒蛇咬伤,砂淋。

1.《生草药性备要》:“治小儿五疳,洗痔疮。”

2.《岭南采药录》:“凡出癍痧及夹色,取茎叶服食。”

3.《广西本草选编》:“清热解毒,散结消肿。用于颈淋巴结核,蛇毒咬伤,痈疮肿毒。”

4.《广西民族药简编》:“治膀胱结石,肾结石,砂淋,尿血,黄疸型肝炎,小儿肺炎,感冒,肚痛,腹泻,月经不调,牙痛,风湿腰痛,痔疮出血,妇女月中劳伤。”

【用法用量】 内服:煎汤,15～30 g。外用:捣敷。

【选方】 1. 治颈淋巴结核 (狐狸尾)全草60 g,水煎服。

2. 治毒蛇咬伤 (狐狸尾)鲜嫩枝、叶15～30 g,嚼烂,用开水或酒送服。(1、2方出自《广西本草选编》)

3. 治妇女月中劳伤 (狐狸尾)全草15～30 g,与鸡肉炖熟冲酒服。(《广西民族药简编》)

3008 忽布筋骨草 hū bù jīn gǔ cǎo(《青藏高原药物图鉴》)

【基原】 为唇形科筋骨草属植物白苞筋骨草的全草。

【原植物】 白苞筋骨草 *Ajuga lupulina* Maxim. 又名:白毛夏枯草(《西藏常用中草药》),轮花筋骨草(《高原中草药治疗手册》)。

多年生直立草本,高18～35 cm。茎粗壮,四棱形,沿棱及节上被白色具节长柔毛。叶对生;叶柄具狭翅,基部抱茎,边缘具缘毛；叶片披针状长圆形，长5～11 cm，宽1.8～3 cm，先端钝或稍圆，基部楔形，下延，两面少被疏柔毛，边缘疏生波状圆齿，具缘毛。轮伞花序6至多花，密集成假穗状花序；苞片大，向上渐小，白色、黄色或绿紫色；花萼钟状，具10脉，萼齿5，近相等；花冠白色、白绿色或白黄色，具紫斑，筒狭漏斗状，冠檐二唇形，上唇小，2裂，下唇延伸，3裂，中裂片狭扇形；雄蕊4，2强，伸出；花盘小，环状；花柱先端2浅裂。小坚果倒卵长圆状三棱形，背部具网状皱纹，具1大果脐，几达腹面之半。花期7～9月，果期8～10月。

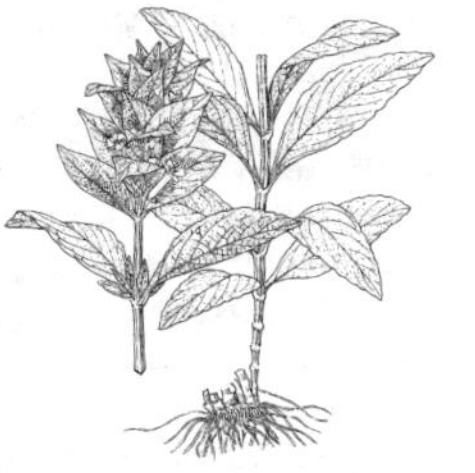

白苞筋骨草

生于河滩沙地、高山草地。分布于河北、山西、四川、西藏、甘肃、青海等地。

【采收加工】 7～9月开花期采收，晒干。

【药材】 忽布筋骨草 *Ajugae Lupulinae Herba* 产于青海、西藏等地。

性状 根细而多，类白色或淡黄色；易折断，断面不平整。茎四棱形，扭曲，长18～25 cm，沿棱及节上有白色长柔毛，断面中央有一小圆孔。叶片多皱缩破碎，完整者展平后呈披针状长圆形，先端钝圆，基部楔形，下延，几全缘或有疏波状齿；叶柄具狭翅，基部抱茎。轮伞花序腋生，苞叶大，淡黄色或黄白色，卵形或阔卵形，全缘，两面有长柔毛；花梗短，有长柔毛，花萼漏斗状，齿缘具缘毛，花冠唇形，类白色或淡黄色，具紫色斑纹，外面有疏柔毛，内面有毛环。小坚果倒卵状三棱形，背面有网状皱纹，果脐几占腹面之半。气清香，味苦。

鉴别 (1) 茎横切面：表皮细胞1列，切向壁加厚。下皮细胞1列，较表皮细胞小。皮层薄壁细胞5～12列，于角隅处有厚角组织。维管束外韧型，环列，于四角处的较发达。髓部多成空腔。

粉末特征：灰绿色。多细胞非腺毛众多，直径19～50 μm，先端钝尖，壁厚。梯纹、网纹、螺纹导管直径10～30 μm。纤维状细胞多碎断，直径15～20 μm，壁厚，纹孔少。石细胞少见，直径31～69 μm，长43～131 μm。

(2) 取本品粗粉2 g，加乙醇20 ml，水浴回流10分钟，滤过。取滤液点于圆形滤纸上，用石油醚-乙酸乙酯(95∶5)展开，以5%香荚兰醛浓盐酸显色，可见圆点周围有紫红色环(检查挥发油)。

(3) 取本品粉末2 g，加乙醇20 ml，水浴回流10分钟，滤过。取滤液1 ml，加浓盐酸4～5滴及少量镁粉，水浴加热3分钟，滤液呈紫色(检查黄酮类)。

【成分】 全草含金圣草(黄)素(chrysoeriol)，香叶木素(diosmetin)，山柰素(kaempferide)，槲皮素(quercetin)，香草酸(vanillic acid)及β-谷甾醇(sitosterol)。还含多种微量元素，如镁、铝、硅、磷、钙、钒、铬、锰、铁、钴、镍、铜、锌、砷、钼、锡、硒、锶等。

【药性】《西藏常用中草药》："性寒，味苦。"

【功用主治】 清热解毒，凉血消肿。主治风热感冒，肺热咳嗽，咽喉肿痛，吐血，衄血，面瘫口喎，肝炎，梅毒，疮疖肿毒，跌打瘀肿。

1.《晶珠本草》："治炭疽，疔疮，癫痫，虫病。"

2.《西藏常用中草药》："清热解毒，利水通淋，凉血降压。治外感风热，高血压，咽喉炎，支气管炎，尿路结石，疮痈肿毒。"

3.《青藏高原药物图鉴》："解毒。治流行性感冒，中毒性肝脏损害及肝胃并症。"

4.《甘肃中草药手册》："开窍，解热。治突然昏倒，不省人事，四肢麻木，急性热病。"

5.《全国中草药汇编》："解热消炎，活血消肿。主治痨伤咳嗽，吐血，气痛，跌损瘀凝，面神经麻痹，梅毒炭疽。"

【用法用量】 内服：煎汤，9～15 g。外用：捣敷；或研末调敷。

3009 狗毛 gǒu máo (《别录》)

【基原】 为犬科犬属动物狗的被毛。

【原动物】 参见"狗鞭"条。

【采收加工】 宰杀后，将狗毛刮下，晾干。

【功用主治】 截疟，敛疮。主治疟疾，烧烫伤。

1.《别录》："主产难。"

2.《本草拾遗》："颈下毛，主小儿夜啼。绛袋盛，系着儿两手。"

3.《纲目》："烧灰汤服一钱，治邪疟；尾(毛)烧灰，敷犬伤。"

【用法用量】 内服：烧存性研末，3 g。外用：烧存性研末调敷。

【选方】 治热油汤火烧疮痛不可忍 狗毛细剪，以烊胶和毛敷之，至疮落渐瘥。(《梅师方》)

3010 狗心 gǒu xīn (《别录》)

【基原】 为犬科犬属动物狗的心脏。

【原动物】 参见"狗鞭"条。

【采收加工】 宰杀后，剥皮，剖开胸腔，取其心脏，鲜用。

【成分】 狗心含水分75.4%～78.0%，固形物22.0%～24.6%，其中，主要是蛋白质及脂肪4.30%等。在蛋白质中，肌浆蛋白(myogen)占31.7%，肌球蛋白(myosin)占6.6%，另含卵磷脂(lecithin)8.30%，肌酸(creatine)0.21%～0.33%。还含钾0.35%，钠0.10%，氯0.11%，磷0.21%，硫0.25%。

【药性】 甘、咸，温。

【功用主治】 安神，祛风，止血，解毒。主治气郁不舒，风痹，鼻衄，下部疮。

1.《别录》："主忧恚气，除邪。"

2.《本草拾遗》："主狂犬咬，以傅疮上。"

3.《日华子》："治狂犬咬，除邪气，风痹，疗鼻衄及下部疮。"

4.《医林纂要》："安神守舍，令人心灵。治昏睡不醒人事。"

【用法用量】 内服：煮食，适量。外用：捣敷。

3011 狗肉 gǒu ròu (《别录》)

【基原】 为犬科犬属动物狗的肉。

【原动物】 参见"狗鞭"条。

【采收加工】 取健康狗宰杀后，剥皮，取肉，鲜用。

【成分】 狗肉含嘌呤类0.027%，肌肽(carnosine)0.109%。又含固形物25.2%，水分74.8%，钾0.325%，钠0.049%，氯0.028%。

【药性】 咸、酸，温。归脾、胃、肾经。

1.《别录》："味咸、酸，温。"

2.《日用本草》："咸、酸，平。"

3.《医林纂要·药性》："甘、酸、咸，温。"

4.《本草求真》："入脾、胃、肾。"

【功用主治】 补脾暖胃，温肾壮阳，填精。主治脘腹胀满，浮肿，腰痛膝软，阳痿，寒疟，久败疮。

1.《别录》："主安五脏，补绝伤，轻身益气。"

2.《千金方》："宜肾，劳损久病大虚者，服之轻身，益气力。"

3.《食疗本草》："益阳事，补血脉，厚肠胃，实下焦，填精髓，补七伤五劳。"

4.《本经逢原》："治败疮稀水不敛，痔瘘人岁久不愈。"

5.《医林纂要·药性》："补肺气，固肾气，壮营卫，强腰膝。"

6.《食物考》:“通脉,温暖三焦。”

【用法用量】 内服:煮食,适量。

【宜忌】 阴虚内热、素多痰火及热病者慎服。

1.《食疗本草》:“不可炙食,恐成消渴。但和五味煮,空腹食之。不与蒜同食,必顿损人。若去血,则力少不益人。瘦者多是病,不堪食。女人妊娠勿食。”

2.《医学入门·本草》:“阴虚人食之发热难治。”

3.《纲目》:“反商陆,畏杏仁,同菱食生癫。热病后食之,杀人。若素常气壮多火之人,则宜忌之。”

4.《本草经疏》:“发热动火,生痰发渴,凡病人阴虚内热,多痰多火者慎勿食之,天行病后尤为大忌,治痢亦非所宜。”

5.《本草省常》:“多食生邪热,助肾火;同蒜及无鳞鱼食杀人;同一切虫鱼生恶症;同一切禽兽食生疮疖;阳事易举者忌之。”

【选方】 1. 治脾胃冷弱,肠中积冷,胀满刺痛 肥狗肉半斤。以米、盐、豉等煮粥。频吃一二顿。

2. 治气水臌胀浮肿 狗肉一斤。细切,和米煮粥,空腹吃,作羹吃亦佳。(1～2方出自《食医心镜》)

3. 治老年体弱,腰疼足冷 腊月取狗肉煮食。(《食物中药与便方》)

4. 治久疟虚寒 狗肉240 g,熟附子12 g。煲熟,加适量油盐和调味品,热服。(《广西药用动物》狗肉附子汤)

5. 治痔漏 熟狗肉蘸浓蓝汁,空心食之。(《世医得效方》)

【各家论述】《医林纂要》:“昔人未尝言补肺,然食之则气顿强,且酸能敛气,是补肺矣。肺主气,肾纳气,皆秋冬敛藏之令,所以安息阳气而固存之。其能固敛阳气,亦犹能守夜以固门户也。肺得所敛,则肾得所纳,是以兼能补肾,故充实卫气,扫寒湿,活血脉,强腰膝。”

3012 狗血 gǒu xuě (《别录》)

【基原】 为犬科犬属动物狗的血液。

【原动物】 参见“狗鞭”条。

【采收加工】 宰杀时,将血液留下,鲜用。

【药性】《别录》:“味咸,无毒。”

【功用主治】 补虚劳,散瘀止血,定惊痫,解毒。主治虚劳吐血,惊风癫疾,下痢腹痛,疔疮。

1.《别录》:“白狗血,主癫疾发作。乌狗血,主产难横生,血上抢心者。”

2.《新修本草》:“白狗血,主女人生子不出。内酒中服之,主下痢,卒风痱。伏日取之,主补虚,小儿惊痫,止下痢。”

3.《纲目》:“热饮,治虚劳吐血,又解射罔毒;点眼,治痘疮入目。又治伤寒热病发狂。心血,主治心痹心痛。”

4.《医林纂要·药性》:“心血合酒饮,治肠痈。”

5.《本草求原》:“治疗肿,解药毒。”

【用法用量】 内服:热饮或酒冲,适量。外用:涂敷。

【选方】 1. 治疗肿 白犬血频涂之。

2. 治卒得瘑疮,常对生两脚间 白犬血涂之。(1、2方出自《肘后方》)

3013 狗肝 gǒu gān (《本草拾遗》)

【基原】 为犬科犬属动物狗的肝脏。

【原动物】 参见“狗鞭”条。

【采收加工】 宰杀后,剥皮,剖腹,取其肝脏,鲜用。

【药性】 甘、苦、咸,温。

【功用主治】 降逆气,止泻痢,祛风止痉。主治脚气攻心,下痢腹痛,心风发狂,狂犬咬伤。

1.《本草拾遗》:“主脚气攻心,作生姜、醋进之,当泄,先泄勿服之。”“肝、心主狂犬咬,以傅疮上。”

2.《食医心镜》:“治下痢,脐下切痛。”

【用法用量】 内服:煮食,适量。外用:捣涂。

【宜忌】《中国动物药》:“曾有报道,炒食狗肝150 g,即可引起中毒。主要中毒症状为剧烈头痛,厌食恶心,剧烈呕吐,头昏乏力,脸面皮肤鳞状脱屑。原因系狗肝富含维生素A所致。”

【选方】 1. 治下痢脐下切痛 狗肝一具(洗,细切),米一升,稀调煮粥。空腹点三两,合蒜吃,椒、葱、盐、酱任性著之。(《食医心镜》)

2. 治心风发狂 狗肝一具,硝石、黄丹各一钱半。上硝石、黄丹研匀,将狗肝批开,掺药在内,以麻一缕缠缚,用水一升煮熟。去麻,将肝、药一顿细嚼,用煮肝药汁送下,不拘时候。(《杨氏家藏方》黄石散)

3014 狗齿 gǒu chǐ (《别录》)

【基原】 为犬科犬属动物狗的牙齿。

【原动物】 参见“狗鞭”条。

【采收加工】 宰杀后,敲下牙齿,晾干。

【成分】 含水分10.97%～11.89%,钙25.99%～27.60%,镁0.73%～0.78%,氯0.17%～0.19%,钾0.15%,钠0.94%～1.05%,磷酸根38.94%～39.21%,碳酸根4.50%。氟最高含量可达0.3%,最低仅0.022%。

【药性】 甘、咸,平。

【功用主治】 镇痉,祛风,解毒。主治癫痫,风痱,发背,痘疹。

1.《别录》:“主癫痫,寒热,卒风痱,伏日服之。”

2.《日华子》:“理小儿客忤,烧灰用。”

3.《医学入门》:“主痘疹。”

4.《纲目》:“磨汁,治犬痫。烧研醋和,敷发背及马鞍疮。同人齿烧灰,汤服,治痘疮倒陷。”

【用法用量】 内服:磨汁或烧存性研末。外用:烧存性研末调敷。

【选方】 治发背 用狗大牙炒焦黑,研为末。先将葱煎汤洗疮,用炒牙末掺上。(《遵生八笺》牙消散)

3015 狗肾 gǒu shèn (《本草拾遗》)

【基原】 为犬科犬属动物狗的肾脏。

【原动物】 参见“狗鞭”条。

【采收加工】 宰杀后,剥皮,剖腹,取其肾脏,鲜用。

【药性】《滇南本草》:“气味平。”

【功用主治】 补肾温阳。主治肾虚身冷。

1.《本草拾遗》:“主妇人产后肾劳如疟者(体热用猪肾,体冷即用犬肾)。”

2.《本草求原》:“治产后身冷如疟。”

【用法用量】 内服:煮食,1～2枚。

【临床报道】 治疗阴茎勃起功能障碍 右归丸每日口服3次,每次9 g;狗肾粉每日口服3次,每次5 g,两药同时服用。1个月为1个疗程,每疗程结束进行疗效评定,共治疗观察3个疗程。治疗期间,停用其他药物和治法。治疗阴茎勃起功能障碍50例,近期治愈25例(50%),有效16例(32%),无效9例(18%)。总有效率为82%。

3016 狗宝 gǒu bǎo (《纲目》)

【异名】 狗结石(《药材学》)。

【基原】 为犬科犬属动物狗的胃结石。

【原动物】 参见“狗鞭”条。

【采收加工】 将狗宰杀后,剖腹开胃,如发现有结石时,即用刀割取,除去皮膜及肉等,阴干。

【药材】 狗宝 *Canis Calculus* 主产于内蒙古、西藏、新疆、河北等地。

性状　本品圆球形，大小不一，直径 1.5～5 cm，表面灰白色或棕白色，略有光泽，有多数类圆形突起。体重，质坚硬而细腻，指甲划之，留有痕迹，破断面有同心环状层纹。近中心较疏松。气微腥，味微苦，嚼之有粉性而无砂性感。

鉴别　(1) 取本品粉末少量，加 10%盐酸溶液 1 ml，粉末被溶解呈淡黄色。

(2) 取本品粉末少量，加水 1～2 ml，振摇，加稀硝酸银溶液 2～3滴，可见黄色沉淀物产生。倾去水液，加氨试液1 ml，黄色沉淀即溶解。

【成分】　含碳酸钙、碳酸镁、磷酸镁等。

【药性】　甘、苦、咸，平。小毒。

1.《纲目》："甘、咸，平，有小毒。"

2.《本草经疏》："性热。"

3.《本经逢原》："甘、苦，温。"

【功用主治】　降逆气，开郁结，消积，解毒。主治噎隔，反胃，胸胁胀满，痈疽疔疮。

1.《医学入门》："治肺经风毒痰火，痈疽恶疮。"

2.《纲目》："主治噎食及痈疽疮疡。"

3.《玉楸药解》："温胃降逆，止噎，纳谷。"

4.《广西药用动物》："开郁结，解毒，解痉。治反胃噎膈，胸胁胀满。"

【用法用量】　内服：研末，0.9～1.5 g；或入丸、散。外用：研末撒。

【宜忌】　脾胃虚弱、气血衰少者慎服。

1.《本草经疏》："因血液衰少以致噎膈者，法所当忌。""凡有脾虚弱、羸瘦不振之病，尤不宜用。"

2.《本经逢原》："郁结伤脾，气血枯槁者，误投则有负薪救火之厄。"

【选方】　1. 治噎隔反胃　狗宝 3 g，麝香 0.3 g。共研细面。每服 0.3 g，日服 1 次。(《山东药用动物》)

2. 治噎食病数月不愈者　狗宝为末，每服一分，以威灵仙二两、盐二钱，捣如泥，将水一钟，搅匀，去滓调服，日二。(《纲目》引《杏林摘要》)

3. 治痈疽疮疡　狗宝 1.5 g，蜂房 3 g。水煎，日服 2 次。(《山东药用动物》)

4. 治赤疔疮　狗宝八分，蟾酥二钱，龙脑二钱，麝香一钱。为末，好酒和丸，麻子大。每服三丸，以生葱三寸，同嚼细，用热葱酒送下，暖卧，汗出为度。后服流气追毒药，贴拔毒膏愈。(《纲目》引《通玄论》狗宝丸)

【各家论述】　《本草经疏》："狗性热，其宝定是苦温之物。世人用治噎证，以其苦能下泄，温能行耳。"

3017 狗骨 gǒu gǔ (《别录》)

【基原】　为犬科犬属动物狗的骨骼。

【原动物】　参见"狗鞭"条。

【采收加工】　宰杀后，剖开，剔去骨骼上的筋肉，将骨挂于通风处晾干，不可曝晒。

【药材】　狗骨 *Canis Os*　全国各地均产。

性状　全身骨骼约 300 块，其中头骨 46 块，脊柱 50～53 块，肋骨和胸骨 27 块，附肢骨骼 176 块。狗的头骨近似长卵圆形(品种不同均有差异)，多为扁骨，其牙齿为 42 枚；枕骨 1 块，蝶骨如蝶状。狗的脊柱由 50～53 块椎骨组成，除荐骨由 3 块荐椎愈合成 1 块骨外，其余脊椎均是分开的，颈柱 7 块，寰椎无椎体和棘突。枢椎椎体最长，棘突侧扁而高，呈长薄板状。胸椎 13 块，椎体半圆形，各胸椎体近相等，椎体前端略凸，后端凹陷，最后胸椎棘突稍向前倾。腰椎 7 块，椎体上下明显扁。荐骨 3 块，骨体短宽近方形。尾椎由 20～23 块尾椎骨组成，前 6 个尾椎有完整椎弓，以后渐消失。肋骨 13 对，其中真肋 9 对，假肋 4 对，肋骨体窄而厚，弯度很大。胸骨 8 块，第一胸骨节最长，前端略钝圆，最后一节前阔后窄。肩胛骨长椭圆形，两侧肩胛骨呈"V"字形排列。肱骨为稍螺旋形扭转的长骨，骨体两侧稍扁。前臂骨由桡骨和尺骨组成，两骨的上端和下端紧密联接，两骨之间有很窄的肌间隙。桡骨向后压扁，体部有两个弯曲，上端较小，有桡骨头呈不规则形，下端粗大，为不整齐四边形。尺骨比桡骨长，上端较粗大，下端渐细小。腕骨 7 块，掌骨 5 块，指骨也为 5 列，除第一指骨有两个骨节外，其他 4 指骨均由 3 个骨节组成。髋骨 1 对，髋骨包括髂骨、耻骨和坐骨，均属于扁骨。股骨呈圆柱形，两髁较粗大，前后面扁平，上端有球面状股骨头，两髁之间为一滑车面。小腿骨包括胫骨、腓骨和髌骨。胫、腓两骨与股骨近于等长，胫骨较粗大，与腓骨相平行，其上部骨体与胫骨之间有间隙，而下部骨体扁平，密集胫骨。后足骨包括附骨、跖骨和趾骨。跗骨 7 枚，排成 2 列。跖骨与趾骨在排列上与前足的掌骨、指骨相似，趾骨多为 4 列，第一趾骨缺少。狗骨的骨质坚实，不甚沉重，白色或微黄白色。断面不平坦，骨腔内网状髓质不明显，骨质显油润。火烧有腥臭味。

【成分】　化学组成，因骨的种类等而有差异。新鲜的骨约含：水分 50%，脂肪 16%，骨胶原(collagen)12%，无机物 22%，无机物中大约一半以上是磷酸钙，次之是碳酸钙(约 10%)和磷酸镁(约 2%)；又氟化钙含率虽低，但仍是骨的重要成分。

【药性】　甘、咸，温。

1.《纲目》："头骨，气味甘、酸，平，无毒。骨，气味甘，平，无毒。"

2.《四川中药志》1960 年版："性温，味辛咸。"

【功用主治】　补肾壮骨，祛风止痛，止血止痢，敛疮生肌。主治风湿关节疼痛，腰腿无力，四肢麻木，崩漏带下，久痢不止，外伤出血，小儿解颅，痈肿疮瘘，冻疮。

1.《别录》："头骨，主金疮止血。""狗骨灰主下利，生肌。""下颌骨，主小儿诸痫。"

2.《本草经集注》："白狗骨烧屑，疗诸疮瘘及妒乳痈肿。"

3.《药性论》："狗头骨，使烧灰为末，治久痢，劳痢。"

4.《医学入门》："补虚壮阳，治头风眩。"

5.《纲目》："头骨，治痈疽恶疮，解颅，女人崩中带下。骨，猪脂调，敷鼻中疮。"

6.《本草求原》："头骨灰，治跌扑损伤，临杖服护心止痛，杖后服最生肌长肉，敛疮，化鼻中息肉为水。"

7.《四川中药志》1960 年版："治风湿关节痛，冷骨风痛，腰腿无力及四肢麻木。"

【用法用量】　内服：浸酒或烧存性研末，每次 1.5～3 g。外用：煅黄研末调敷。

【选方】　1. 治梦中泄精　狗头鼻梁骨烧研，卧时酒服一钱。(《纲目》)

2. 治妇女产后烦闷不能食　白犬骨烧之，捣筛，以水和服方寸匕。(《千金方》白犬骨散)

3. 治妇人产后血不定，奔四肢并违堕　狗头骨灰，以酒调下二钱匕。(《经验后方》)

4. 治血崩不止　狗头骨烧灰，末，罗细，用好无灰黄酒一钟，用灰一分；二钟用二分；三钟有三分。如不止者，照常服酒七钟，用七分。(《万病回春》)

5. 治久痢，劳痢　① 取犬骨炙令黄焦，捣，饮服方寸匕，日三服。(《肘后方》)　② 狗头骨(烧灰为末)，和干姜、莨菪焦炒见烟，为丸。白饮空心下十丸。(《药性论》)

6. 治小儿赤白痢不止　狗头骨一两，羊骨一两，鹿骨一两。上件药并烧为灰，细研。每服以粥饮调下半钱，不计时候服之，量儿大小，加减服之。(《圣惠方》三骨散)

7. 治小儿颅陷　以狗头骨炙黄杵末，鸡子清调敷。(《小儿卫生总微论方》)

8. 治风湿性关节炎　狗骨100 g，穿山龙50 g。以白酒500 ml浸泡2星期。饮酒，每次10 ml，日饮2次。(《中国动物药》)

9. 治鼻中息肉，不闻香臭　用狗骨头灰方寸匕，苦丁香半钱。研细吹鼻中。(《普济方》)

10. 治恶疮不愈　狗头骨灰、黄丹末等分。敷之。(《纲目》引《寿域神方》)

11. 治冻疮　狗骨焙炭，研末，香油调涂。(《中国动物药》)

12. 治烧烫伤　狗骨煅炭研末，调茶油，涂患处。(《广西民族药简编》)

3018 狗胆 gǒu dǎn (《本经》)

【基原】　为犬科犬属动物狗的胆汁。

【原动物】　参见“狗鞭”条。

【采收加工】　宰杀后，剥皮，剖腹，取出胆囊，晾干或鲜用。

【药性】　苦，寒。

1.《嘉祐本草》：“平。”

2.《药性论》：“味苦，有小毒。”

【功用主治】　清热明目，活血止血。主治风热眼痛，目赤涩痒，吐血，鼻衄，崩漏，跌打损伤，聤耳，疮疡疥癣。

1.《本经》：“主明目。”

2.《别录》：“主痂疡恶疮。”

3.《食疗本草》：“以酒调服之，明目，去眼中脓水。”“能破血，有中伤因损者，热酒调半个服，瘀血尽下。”

4.《日华子》：“主跌扑损伤瘀血，刀箭疮。”

5.《日用本草》：“去诸疥癣疮疾。”

6.《纲目》：“主鼻衄，聤耳，止消渴，杀虫，除积。”

7.《玉楸药解》：“清肝胆风热，治眼痛。止痛破血，治腹胁瘀肿瘀痛。”

【用法用量】　内服：入丸剂，适量。外用：涂敷或点眼。

【选方】　1. 治眼痒急赤涩　用犬胆汁注目中。(《圣惠方》)

2. 治血气撮痛不可忍者　黑狗胆一个，半干半湿，割开，以篦子挑丸，如绿豆大，蛤粉滚过。每服五丸，烧生铁淬酒下。(《经验方》)

3. 治暴崩下血　百草霜二钱，狗胆汁一处拌停，分作两服，当归酒调下。(《妇人良方》)

4. 治产后血晕不识人，狂言乱语　以童子小便，磨狗胆灌之。(《普济方》)

5. 治呕吐不止　丁香、好辰砂(研飞)各六钱，五灵脂(拣如鼠屎者，淘去沙石，日干)四钱。上香、脂先研细末，后入砂，再研匀，狗胆为丸，如鸡头大。每服一丸，生姜、橘皮汤磨下。(《本事方》香灵丸)

6. 治痢疾　十二月杀的狗胆，将黑豆加入胆内，麝香少许，阴干。看人大小，每服五七粒，为细末。如红痢，甘草汤下；如白痢，生姜汤下。(《奇效良方》黑虎丹)

7. 治聤耳脓水不止　狗胆一枚(取汁)，白矾一分(烧令汁尽，细研)。上件药，以腊月猪脂调和，纳耳中，以绵拥之。(《圣惠方》)

3019 狗脑 gǒu nǎo (《别录》)

【异名】　狗脑髓(《医学入门》)。

【基原】　为犬科犬属动物狗的脑髓。

【原动物】　参见“狗鞭”条。

【采收加工】　宰杀后，剥皮，将头骨剖开，取出脑髓，鲜用。

【成分】　脑的各部化学组成不一致。灰白质含水分78.7%，蛋白质1.70%，灰分1.51%；白质相应为70.7%，1.82%，2.69%。两者均含有脂类，不等量的氯、磷、钠、钙、镁、钾、铁等。脑桥含水分70.7%，固形物29.89%，其中蛋白质占30.79%，类脂62.96%。类脂中含磷脂29.97%，硫脂8.47%。脑桥还含蛋白质硫和蛋白质磷。

【药性】　甘、咸，平。

【功用主治】　祛风止痛，解毒敛疮。主治头风痹痛，下部䘌疮，鼻中息肉，狂犬咬伤。

1.《别录》：“主头风痹痛，疗下部䘌疮，鼻中息肉。”

2.《纲目》：“䘌犬咬伤，取本犬脑敷之，后不复发。”

【用法用量】　内服：煎汤，半具至1具。外用：捣敷。

【选方】　1. 治狂犬咬伤　仍杀所咬犬，取脑傅之。(《肘后方》)

2. 治眉毛鬓发火烧疮瘢，毛不生　蒲灰、狗脑和敷。(《千金方》)

3020 狗脊 gǒu jí (《本经》)

【异名】　百枝(《本经》)，狗青、强膂(《吴普本草》)，扶盖、扶筋(《别录》)，苟脊(《本草经集注》)，金毛狗脊(《普济方》)，金狗脊(《纲目拾遗》)，毛狗儿、金丝毛(《湖南药物志》)，金毛狮子(《浙江药用植物志》)，黄狗头(《广西药用植物名录》)，金扶筋、老猴毛(《福建药物志》)。

【基原】　为蚌壳蕨科金毛狗蕨属植物金毛狗的根茎。

【原植物】　金毛狗 *Cibotium barometz* (L.) J. Smith [*Polypodium barometz* L.]

多年生大型蕨类植物，高2～3 m。根茎横卧，粗壮，密生金黄色节状长毛，有光泽，形如金毛狗头。叶丛生；叶片革质或厚纸质，宽卵形，三回羽状深裂，有柄；二回羽片互生，有短柄，线状披针形；末回裂片互生，狭长圆形或略呈镰刀形，边缘有钝齿，幼时疏生黄色长毛，后渐脱落；叶脉羽状，侧脉分叉。孢子囊群位于裂片下部边缘，生于小脉顶端；囊群盖两瓣，形如蚌壳，长圆形。

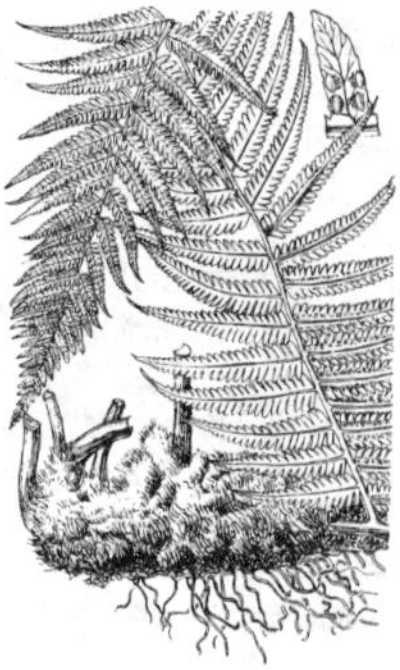

金毛狗

生于山脚沟边及林下阴湿处酸性土上。分布于华南、西南及浙江、福建、江西、湖南、台湾。

【采收加工】　8～11月采挖，干燥；或去硬根、叶柄及金黄色绒毛，切厚片，干燥，为“生狗脊片”；水煮或蒸后，晒至六七成干，切厚片，干燥，为“熟狗脊片”。

【药材】　狗脊 *Cibotii Rhizoma*　主产于福建、四川。

性状　根茎呈不规则的长块状，长10～30 cm，直径2～10 cm。表面深棕色，密被光亮的金黄色茸毛，上部有数个棕红色叶柄残基，下部丛生多数棕黑色细根。质坚硬，难折断。气无，味微涩。生狗脊片呈不规则长条形或圆形纵片，长5～20 cm，宽2～8 cm，厚1.5～5 mm；周边不整齐，外表深棕色，偶有未去尽的金黄色茸毛；断面浅棕色，近外皮2～5 mm处有1条凸起的棕黄色木质部环纹或条纹。质坚脆，易折断，有粉性。熟狗脊片呈黑棕色，质坚硬，木质部环纹明显。

鉴别　(1) 根茎横切面：表皮细胞1列，外被非腺毛，黄棕色。厚壁细胞10～20列，黄棕色，壁孔明显，内含淀粉粒。双韧管状中柱，木质部由数列管胞组成，其内外均有韧皮部及内皮层。皮层及髓部较宽，均为薄壁细胞，内含淀粉粒或黄棕色物质。

叶柄基部横切面：分体中柱多呈“U”形，30余个断续排列成双钩状。木质部居中，外围为韧皮部、内皮层。

(2) 取生狗脊片折断，在紫外灯(254 nm)下观察，断面显淡紫色荧光，凸起的木质部环显黄色荧光。

(3) 根茎粉末用甲醇回流提取，取滤液点于滤纸上，置紫外灯(254 nm)下观察，显亮蓝白色荧光。

(4) 根茎粉末水提取液 2 ml，加 1%三氯化铁试液，呈污绿色(检查酚类)。

【成分】 根茎含蕨素(pterosin)R、Z，金粉蕨素(onitin)，金粉蕨素-2′-*O*-葡萄糖苷(onitin-2′-*O*-*β*-*D*-glucoside)，金粉蕨素-2′-*O*-阿洛糖苷(onitin-2′-*O*-*β*-*D*-alloside)，欧蕨伊鲁苷(ptaquiloside)。还含*β*-谷甾醇(*β*-sitosterol)，胡萝卜苷(daucosterol)，硬脂酸(stearic acid)，原儿茶酸(protocatechuic acid)，咖啡酸(caffeic acid)等。

【药理】 对心肌的作用　100%狗脊注射液给小鼠腹腔注射 30 g/kg，对心肌摄取^{86}Rb 无明显改变，20 g/kg 连续给药 14 日，心肌对^{86}Rb 的摄取可增加 54%。

【药性】 苦、甘，温。

1.《本经》："味苦，平。"

2.《吴普本草》："神农：苦；桐君、黄帝、岐伯、雷公、扁鹊：甘，无毒；李氏：小温。"

3.《别录》："甘，微温，无毒。"

4.《本草再新》："入心、肝、肾三经。"

【功用主治】 强腰膝，祛风湿，利关节。主治肾虚腰痛脊强，足膝软弱无力，风湿痹痛，小便过多，遗精，妇女白带过多。

1.《本经》："主腰背强，关机缓急，周痹，寒湿膝痛。颇利老人。"

2.《别录》："疗失溺不节，男子脚弱腰痛，风邪淋露，少气目暗，坚脊，利俯仰，女子伤中，关节重。"

3.《药性论》："治男子女人毒风软脚，邪气湿痹，肾气虚弱，补益男子，续筋骨。"

4.《纲目》："强肝肾，健骨，治风虚。"

5.《药性通考》："坚肾益血，强肝养气。"

6.《玉楸药解》："泄湿逐寒，起痿止痛，泄肾肝湿气，通关利窍，壮筋骨，治腰痛膝痛，足肿腿弱，遗精带浊。"

7.《纲目拾遗》："止诸疮血出，治顽痹；黑色者杀虫更效。"

【用法用量】 内服：煎汤，10～15 g；或浸酒。外用：鲜品捣烂敷。

【宜忌】 肾虚有热，小便不利，或短涩黄赤，口苦舌干者，均禁服。

1.《本草经集注》："恶败酱。"

2.《医学广笔记》："恶莎草。"

3.《本草汇言》："肝虚有郁火忌用。"

【选方】 1. 治五种腰痛，轻身，利腰膝　狗脊二两，萆薢二两(锉)，菟丝子一两(酒浸三日，曝干别捣)。上药捣罗为末，炼蜜和丸，如梧桐子大。每日空心及晚食前服三十丸，以新萆薢渍酒二七日，取此酒下药。(《圣惠方》狗脊丸)

2. 治腰腿疼痛，手足麻木，筋脉不舒　蘑菇、金毛狗脊各 120 g，酒 500 ml，浸半月至 1 月。每服 9～15 g，日 3 次。(江西《中草药学》加味舒筋药酒)

3. 治脾胃虚弱，气血亏耗，风邪攻，半身不遂，少气汗出　狗脊(去毛)、木鳖子(去壳)、五灵脂、草乌头(去皮)各等分。上并生用为末，醋煮面糊，用东南引桃柳枝各七茎，搅候糊成和丸，如梧桐子大，阴干。每服七丸，温酒下，不拘时候。(《普济方》轻骨丹)

4. 治室女冲任虚寒，带下纯白　鹿茸(醋蒸，焙)二两，白蔹、金毛狗脊(燎去毛)各一两。上为细末，用艾煎醋汁，打糯米糊为丸，如桐子大。每服五十丸，空心温酒下。(《普济方》白蔹丸)

5. 治老年尿多　金毛狗脊根茎、大夜关门、蜂糖罐根、小棕根各 15 g。炖猪肉吃。(《贵州草药》)

6. 治酒疸，遍身发黄　狗脊(去毛)一两，白芥子一钱，甘草一分。上三味，细锉。用酒一升，煎取半升，去滓分温二服，利下为度。(《圣济总录》追毒饮)

7. 治小儿肛门脱出　黑狗脊(剔)、荆芥(锉)各一两。上以水一升，煎令沸，先嘘后洗。(《普济方》)

8. 治结核病　金狗脊 15 g，鸡蛋 5 个，红糖 30 g，为一日剂量。以金狗脊、鸡蛋二味，加水 500 ml，煎沸后，即取出鸡蛋击破蛋皮，复入煎熟，使药液渗入蛋内，鸡蛋食之，汤冲红糖服之，至病愈为止。〔《河南中医》1985，(1)：13〕

9. 治毒疮及溃疡久不收敛　狗脊鲜品加白糖适量捣烂敷患处。(《中药配伍应用》)

【各家论述】 1.《本草述》："方书治寒湿脚气，必用益阳气、除寒湿之剂，治风湿，必用活血、除风湿之剂，而此(指狗脊)特逐队以奏功。又有脚气宜补益心肾者，主以益心肾之味，而此特佐之。然则此味固不任攻击之功，即冀其奏补益之效亦未能专恃也矣。""夫其(狗脊)所治，《别录》言风邪淋露，少气目暗。甄权又言毒风软脚，肾气虚弱，即此可以思其功。夫经脉所以濡筋骨、利机关，非血无以濡之，非气无以呴之。故此味乃主下焦肝肾之阴气，与上焦心肺之阳气微不同耳。《本经》谓颇利老人，缘老人下焦之阴气多虚，多有不利故也。更绎《本经》但言寒湿，而《别录》、甄权又出风邪毒风之治，非有二也。盖肾者水脏，全藉风木以达阳而化阴；风木虚则阳不达，阳不达则阴不化，阴不化则寒湿病乎血，病乎血，则风化自病而为风邪，久之为毒风，还病于肾脏，而为肾脏风毒，或化为湿热，以为肝种种之病者，皆坐风虚也。此味能益肾气，若主辅得宜，使阳得达而阴得化，有何关节不利而风湿不瘳乎。"

2.《本经续疏》："狗脊，味苦气平，则性专主降。惟其苦中有甘，平而微温，乃为降中有升。降中有升，是以下不能至地，本专主降，是以上不能至天，而盘旋于中下之际。为活利之所凭藉，非补虚亦非泄邪，有邪者能活利，无邪者亦能活利。是以颇利老人句，著于周痹膝痛两证之外，以见其不专治邪耳。"

3.《本草正义》："(狗脊)温而不燥，走而不泄，尤为有利无弊，颇有温和中正气象，而人多忽之，不以为重，殊可惜也。""狗脊性温，乃温和温养之用，非温热温燥之例。如果肝肾之虚，阴不涵阳，以此固摄下元，引经向导，亦无不可。"

4.《本草经疏》："狗脊苦能燥湿，甘能益血，温能养气，是补而能走之药也。肾虚则腰背强，机关有缓急之病。滋肾益气血，则腰背不强，机关无缓急之患矣。周痹寒湿膝痛者，肾气不足而为风寒湿之邪所中也。兹得补则邪散痹除而膝亦利矣。老人肾气衰乏，肝血亦虚，则筋骨不健，补肾入骨，故利老人也。失溺不节，肾气虚脱故也。《经》曰腰者肾之府，动摇不能，肾将惫矣。此腰痛亦指肾虚而为湿邪所乘者言也。气血不足则风邪乘虚客之也。淋露者，肾气与带脉冲任俱虚所致也。少气者，阳虚也。目得血而能视，水旺则瞳子精明，肝肾俱虚，故目暗。女子伤中关节重者，血虚兼有湿也。除湿益肾，则诸病自瘳，脊坚则俯仰自利矣。"

5.《本草用法研究》："狗脊苦温性燥，长于治风寒湿痹，利机关、强腰膝是其本功。性温而燥，其色紫如肝，肾虚而有风寒湿邪痹着关节者最为相宜，若纯虚无邪，亦非其治也。"

3021 狗蹄 gǒu tí (《滇南本草》)

【异名】 狗四足(《本草经集注》)。

【基原】 为犬科犬属动物狗的蹄。

【原动物】 参见"狗鞭"条。

【采收加工】 宰杀后，将四蹄剁下，晒干。

【药性】 酸，平。

1.《嘉祐本草》："平。"

2.《滇南本草》："气味酸，平。"

【功用主治】 补虚通乳。主治妇女产后乳少。

1.《别录》:"煮饮之,下乳汁。"

2.《滇南本草》:"治瘋狂病。"

【用法用量】 内服:适量,煮食。

3022 狗鞭 gǒu biān (《中药志》)

【异名】 牡狗阴茎、狗精(《本经》),犬阴(《日华子》),黄狗肾(《饮片新参》),狗肾(《中药志》)。

【基原】 为犬科犬属动物雄性狗带睾丸的阴茎。

【原动物】 狗 *Canis familiaris* Linnaeus.

狗是家畜之一。体形大小毛色因品种不同而异。一般的狗,体格匀称。鼻吻部较长,眼呈卵圆形,两耳或竖或垂。四肢矫健,前肢5趾,后肢4趾。具爪,但爪不能伸缩。尾呈环形或镰刀形。狗为肉食性动物,因长期驯化的结果,已变为杂食性动物。其嗅觉与听觉都很灵敏,记忆力很强,奔跑迅速。

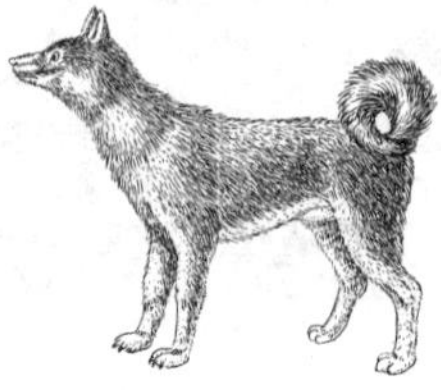

狗

狗每年繁殖1~2次,仔数因品种而有所不同。一般2~3只,多至12只。全国各地均有饲养。

本动物的被毛(狗毛)、心脏(狗心)、肉(狗肉)、血液(狗血)、肝脏(狗肝)、牙齿(狗齿)、肾脏(狗肾)、胃结石(狗宝)、骨骼(狗骨)、胆汁(狗胆)、脑髓(狗脑)、蹄(狗蹄)、乳汁(狗乳汁)、头骨(狗头骨)亦供药用,另设专条。

【采收加工】 全年均可捕杀,但以冬季为优。将雄狗杀死后,割下阴茎及睾丸,去净附着的肉和油脂,拉直,晾干或焙干,或拌以石灰晒干。

【药材】 狗鞭 *Canis Penis et Testis* 全国各地均产,以广东所产最为著名。

性状 阴茎呈直棒状,长约12 cm,直径约2 cm,先端稍尖,表面较光滑,具1条不规则的纵沟,另一端有细长的输精管连接睾丸。睾丸椭圆形,长3~4 cm,直径约2 cm。全体呈淡棕色,外表光滑。阴茎部分质坚硬,不易折断。有腥臭气。

【成分】 雄性家狗的干燥外生殖器含雄性激素,蛋白质,脂肪等。狗睾丸中含天冬氨酸、苏氨酸、丝氨酸、谷氨酸、甘氨酸、丙氨酸、胱氨酸、缬氨酸、甲硫氨酸、异亮氨酸、亮氨酸、酪氨酸、苯丙氨酸、赖氨酸、组氨酸、精氨酸和脯氨酸,所含氨基酸种类和天然麝香基本相同,游离氨基酸含量高于天然麝香。

【药性】 咸,温。归肾经。

1.《本经》:"味咸,平。"

2.《别录》:"无毒。"

3.《品汇精要》:"味厚于气,阴中之阳。臭腥。"

4.《全国中草药汇编》:"咸,大热。"

5.《广西药用动物》:"入肾经。"

【功用主治】 温肾壮阳,补益精髓。主治阳痿,遗精,不育,阴囊湿冷,虚寒带下,腰膝酸软,形体羸弱,产后体虚。

1.《本经》:"主伤中阴痿不起,令强热大生子。除女子带下十二疾。"

2.《食疗本草》:"补髓。"

3.《日华子》:"治绝阳及妇人阴痿。"

4.《本草从新》:"补虚寒,助阳事。"

5.《中国动物药》:"暖肾壮阳,益精补髓。"

【用法用量】 内服:煎汤,3~9 g;或研末,每次1.5~3 g;或入丸、散。

【宜忌】 阴虚火旺及阳事易举者禁服。

1.《品汇精要》:"不与蒜同食,食之损人。"

2.《本草经疏》:"阳事易举者忌之,内热多火者勿服。"

3.《广西药用动物》:"阴虚阳盛有湿热的人忌用。"

【选方】 1. 治年老体弱,腰膝酸软无力 狗肾用滑石粉烫酥,取出,研粉。每服5 g,温开水送下,日服2次。

2. 治阳痿,遗精 狗肾1具,驴肾1具,鹿鞭1具,海马1对,枸杞子15 g。共为细末,炼蜜为丸,每丸重15 g。每服1丸,日服2次。(1~2方出自《中国动物药》)

3. 治精神分裂症(对狂躁型精神病疗效较好) 狗肾1.2~1.5 g,朱砂(或辰砂)、人中白各3 g。混合研末,用猪油和稀饭调服(或将药粉入胶囊里,每日2次,开水送服)。(《广西药用动物》)

【临床报道】 治疗阳痿,不育症 用狗睾丸水解提取的10%壮阳注射液(每支2 ml)。肌内或穴位注射,主穴肾俞左右交替,配穴关元、三阴交,每日或隔日1次,每次2~4 ml,10次为1疗程。共治疗108例,痊愈62例,有效32例,无效14例。其中阳痿71例中43例治愈,占60.56%;有效22例,占30.99%;无效6例,占8.45%。在不育症37例中,治愈19例,有效10例,无效8例。一般阳痿经治疗3~5次可生效,1~2个疗程可治愈或好转;少数慢性病所致阳痿和不育症,治疗时间为3~4个疗程,平均为2.46个疗程。

【各家论述】 《本草经疏》:"狗阴茎,气味与马阴茎同,其所主亦相似,性专补右肾命门真火,故能令阳道丰隆,精暖盈溢,使人生子也。女子带下十二疾,皆冲任虚寒所致,咸温入下焦,补暖二脉,故亦主之也。"

3023 狗牙花 gǒu yá huā (《全国中草药汇编》)

【异名】 白狗牙、狗癫木、狮子花(《广西药用植物名录》),风沙门、海浪花树(《西双版纳傣药志》)。

【基原】 为夹竹桃科狗牙花属植物狗牙花和单瓣狗牙花的根、叶。

【原植物】 1. 狗牙花 *Ervatamia divaricata* (L.) Burk. cv. *gouyahua* Tsiang 为灌木或小树。除花萼被毛外,其余均无毛。叶对生,坚纸质,椭圆形或长椭圆形,长5~12 cm,宽1.5~3.5 cm。聚伞花序腋生,通常双生,集在小枝端部呈假二歧状;花萼5裂,内面基部有腺体;花冠白色,重瓣,边缘有皱褶,花冠筒长达2 cm。蓇葖果叉开或弯曲,内有种子3~6颗,种子长圆形,无种毛。花期6~11月,果期秋季。

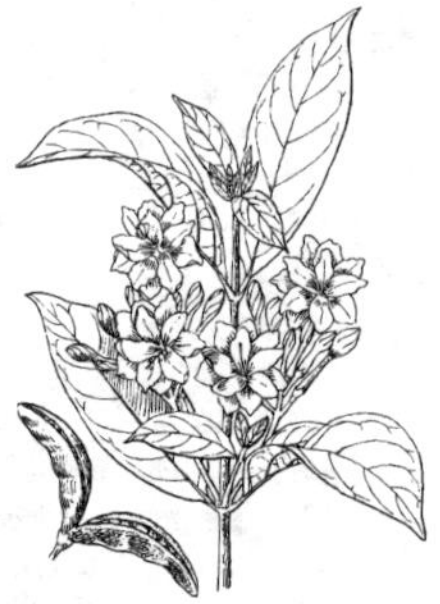

狗牙花

生于山野疏林间。分布于福建、广东、广西、海南、云南、台湾等地。也有栽培品。

2. 单瓣狗牙花 *E. divaricata* (L.) Burk. [*Nerium divaricatum* L.]

本种与狗牙花的区别为:花单瓣。

云南南部野生;广东、广西、台湾等地有栽培。

【采收加工】 7~10月采根,切片晒干;叶鲜用。

【成分】 狗牙花全株含吲哚生物碱:冠狗牙花定碱(coronaridine),伏康京碱(voacangine),山辣椒碱(tabernaemontanine),dregamine,20-epi-ervatamine,tabernaelegantine A,ervadivaricatine A、B。

狗牙花地上部分含:23-环木菠萝烯-3β-25-二醇(cycloart-23-

ene-3β-25-diol)，3β-羟基-木菠萝烯-25-烯-24-酮(3β-hydroxycy-cloart-25-ene-24-one)，环桉烯醇(cycloeucalenol)，β-谷甾醇(β-sitosterol)，3β-香树脂醇乙酸酯(3β-amyrin acetate)，ervatamine，taberneamontanine等。

单瓣狗牙花根、茎中含冠狗牙花定碱等多种生物碱。

【药性】 酸，凉。

1.《全国中草药汇编》："酸，凉。"

2.《福建药物志》："酸，寒。"

【功用主治】 清热降压，解毒消肿。主治高血压病，咽喉肿痛，痈疽疮毒，跌打损伤。

1.《全国中草药汇编》："清热解毒。叶：治疥疮，乳腺炎及疯狗咬伤。根：治咽喉肿痛，骨折等。"

2.《福建药物志》："清热解毒，降压。根：治高血压，骨折，深部脓肿。"

【用法用量】 内服：煎汤，10～30 g。外用：鲜品捣敷。

【选方】 治深部脓肿 狗牙花90 g，炖酒服。外用狗牙花叶、乌蔹莓叶、橘叶、柚叶各等分，捣敷。(《福建药物志》)

3024 狗牙根 gǒu yá gēn (《湖南药物志》)

【异名】 铁线草(《滇南本草》)，绊根草、堑头草(《植物名实图考》)，马挽手(《分类草药性》)，行仪芝(《中国植物图鉴》)，牛马根、马根子草(《湖南药物志》)，铺地草(《云南中草药》)，铜丝金(《浙江药用植物志》)，铁丝草(《秦岭巴山天然药物志》)。

【基原】 为禾本科狗牙根属植物狗牙根的全草。

【原植物】 狗牙根 *Cynodon dactylon* (L.) Pars.

多年生草本。须根细韧，具横走根茎和匍匐茎，有节，随地生根。秆直立。叶鞘有脊，鞘口通常具柔毛；叶片线形，互生，在下部者因节间短缩似对生。穗状花序3～6枚指状排列于茎顶，小穗灰绿色或带紫色，小穗两侧压扁，通常为1小花，无柄，双行覆瓦状排列于穗轴的一侧；颖近等长，1脉成脊，短于外稃；外稃具3脉；花药黄色或紫色。花果期5～10月。

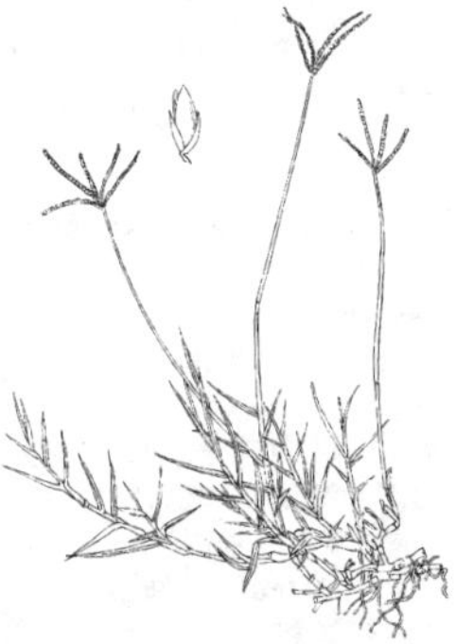

狗 牙 根

生于旷野、路边及草地。分布几遍全国。

【采收加工】 7～9月采收，晒干。

【药材】 狗牙根*Cynodi Dactyli Herba* 黄河以南地区均产。

性状 本品根茎细长呈竹鞭状。匍匐茎部分，长可达1 m，直立茎部分长10～30 cm。叶线形，长1～6 cm，宽1～3 cm；叶鞘具脊，鞘口通常具柔毛。气微，味微苦。

【药理】 利尿作用 狗牙根有利尿作用，其根茎氯、锰、钾、钠水平测定表明，利尿作用不完全与钾、氯存在相关，可能另有活性成分。

【药性】 苦、微甘，凉。归肝经。

1.《滇南本草》："味甘、微苦、涩，性平。入肝。"

2.《草木便方》："苦，性微平。"

3.《分类草药性》："微苦，平，无毒。"

4.《云南中草药》："苦、微甘、酸，温。"

【功用主治】 祛风活络，凉血止血，解毒。主治风湿痹痛，半身不遂，劳伤吐血，鼻衄，便血，跌打损伤，疮疡肿毒。

1.《滇南本草》："(治)筋骨疼，行经络，半身不遂，手足挛，痰火痿软，筋骨酸疼，久远疮，生肌，又刀伤、跌打损伤，止血收口，能接骨。"

2.《草木便方》："(治)一切风疾，恶疮肿毒，风湿热肿。"

3.《分类草药性》："治产后中风，疗风疾，消肿毒气。"

4.《四川中药志》1960年版："解热生肌；治风湿骨痛，劳伤吐血，刀伤出血，狗咬伤及小儿虫积。"

5.《重庆草药》："退火，解热。治臁疮，烂螺丝骨长久不愈，螬气，驱蛔虫。"

6.《全国中草药汇编》："清热利尿，散瘀止血。主治上呼吸道感染，肝炎，痢疾，泌尿道感染，鼻衄，咯血，呕血，便血，脚气水肿，荨麻疹，外伤出血，骨折。"

【用法用量】 内服：煎汤，30～60 g；或浸酒。外用：捣敷。

【选方】 1. 治筋骨疼痛 铁线草、小白淑气花晒干，秦归、牛膝、桂枝，共入内泡酒，文武火煮一炷香，埋土内一夜去火，次日取出，临卧服三杯。(《滇南本草》)

2. 治臁疮长期不愈 (铁线草)茅草嫩尖捣绒敷。(《四川中药志》1960年版)

3. 治跌打损伤、疮痛 铁丝草、苎麻根各适量。捣烂外敷。

4. 治糖尿病 铁丝草30 g。水煎加冰糖服。

5. 治月经不调 铁线草、益母草、小茴香根各30 g。水煎服。(3～5方出自《秦岭巴山天然药物志》)

6. 治牙痛 狗牙根、南竹根、沙参各9 g。炖猪精肉服。(江西《草药手册》)

7. 治水肿 鲜(铁丝草)全草250 g。水煎，去渣，加猪肉炖熟，食肉服汤。(《浙江药用植物志》)

3025 狗甘草 gǒu gān cǎo (《全国中草药汇编》)

【异名】 胡苍耳(《中国主要植物图说·豆科》)，奶椎(《河南中草药手册》)。马狼秆、马狼柴(《中国高等植物图鉴》)。

【基原】 为豆科甘草属植物刺果甘草的果实。

【原植物】 刺果甘草 *Glycyrrhiza pallidiflora* Maxim.

多年生草本。茎直立，基部木质，有纵棱，具鳞片状腺体。托叶披针形或基部阔而成钻状。奇数羽状复叶；小叶披针形或宽披针形，先端渐尖，基部楔形，两面有鳞片状腺体，背面较密。腋生总状花序；花密集；花萼钟状，有鳞片状腺体和短毛；花冠蓝色；雄蕊10，二体。荚果卵形，褐色，密生尖刺，刺长约5 mm。种子2颗，长约4 mm，黑色。花期6～7月，果期8～9月。

生于田边、路旁、河岸草丛中。分布于华北、东北及山东、江苏、安徽、陕西等地。

本植物的根(狗甘草根)亦供药用，另设专条。

【采收加工】 8～9月果实成熟时采收，鲜用或晒干。

【药性】 甘、辛，微温。

1.《河南中草药手册》："性微温，味甘、辛。"

2.《全国中草药汇编》："甘，辛，温。"

【功用主治】 《河南中草药手册》："催乳。主治乳汁缺少。"

【用法用量】 内服：煎汤，6～9 g。

【选方】 治奶汁缺少 刺果甘草果序7个(鲜或干皆可)，皂刺9 g。水煎服。(《河南中草药手册》)

3026 狗头骨 gǒu tóu gǔ (《本草经集注》)

【基原】 为犬科犬属动物狗的头骨。

【原动物】 参见"狗鞭"条。

【药性】 1.《别录》："平。"

2.《纲目》："甘、酸，平，无毒。"

【功用主治】 治久痢，崩漏，带下，头风眩晕，创伤出血，瘘疮。

1.《别录》："疗金疮止血。下颌骨，主小儿诸痫。"

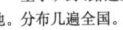

2.《药性论》:"治久痢、劳痢。"

3.《新修本草》:"下颔骨,主诸瘘,烧灰,酒服。"

4.《医学入门》:"补虚壮阳,治头风眩,主崩中带下,血痢,烧灰,酒下。"

5.《纲目》:"治痈疽恶疮,解颅。"

【用法用量】 内服:烧存性,研末。外用:烧灰调敷。

【选方】 1. 治久赤折痢不瘥　紫笋茶一两(捣为末),腊月狗头骨一两半(烧灰)。上药,同细研令匀,每服不计时候,以粥饮调下二钱。(《圣惠方》紫笋茶散)

2. 治久痢、劳痢　狗头骨(烧灰为末)、干姜、莨菪(焦炒见烟)。为丸,白饮空心下十丸。(《药性论》)

3. 治妇人赤白带下久不止　狗头烧灰细研,每于空心及晚食前,以暖酒调下一钱。(《圣惠方》)

4. 治恶疮不愈　狗头骨灰,黄丹末。等分敷之。(《寿域神方》)

5. 长肉生肌　老狗头脑骨(瓦炒)二两,桑白皮一两,当归二钱半。为末,麻油调敷。(《仁斋直指方》)

6. 治鼻中息肉　狗头灰方寸匕,苦丁香半钱。研末吹之,即化为水,或同硇砂少许。(《朱氏集验医方》)

7. 治梦中泄精　狗头鼻梁骨烧研,卧时酒服一钱。(《纲目》)

8. 治打损接骨　狗头一个,烧存性为末,热醋调涂,暖卧。(《卫生易简方》)

【各家论述】《本草经疏》:"狗头骨,《本经》无气味,察其功用,应是甘咸温之物。咸能入血,甘能补血,温能和血,故主金疮止血也。"

3027 狗舌草 gǒu shé cǎo (《新修本草》)

【异名】 狗舌头草、白火丹草、铜交杯、糯米青、铜盘一支香(《浙江民间常用草药》),九叶草、泽小车(《青岛中草药手册》)。

【基原】 为菊科千里光属植物狗舌草的全草。

【原植物】 狗舌草 *Senecio kirilowii* Turcz. [*Senecio campestris* (Retz.) DC.]

多年生草本。根多数,细索状。茎直立,单一,有疏密不等的白色绒毛。基生叶稍呈莲座丛状,花后不凋落,有短柄;叶片椭圆形或近似匙形,边缘有浅齿或近乎全缘,两面均有白色绒毛;茎生叶无柄,卵状椭圆形,基部半抱茎;上部叶片披针形或条状披针形,基部抱茎,叶形似狗舌。头状花序,数个在茎顶端排列成伞房状,花黄色;总苞筒状;总苞片1层,条形或长圆状披针形,背面被蛛丝状毛,边缘膜质;周围舌状花1层,长圆形;中央筒状花多数。瘦果,圆柱形,有纵肋,被密毛;冠毛白色。

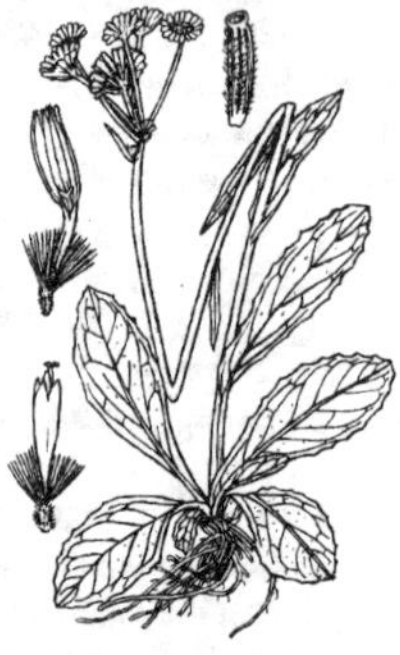

狗舌草

生于山坡、林下及塘边湿地。分布于华北、东北、华东、西南及西北。

【采收加工】 4～7月采收,鲜用或晒干。

【药性】 苦,寒。

1.《新修本草》:"苦,寒,有小毒。"

2.《履巉岩本草》:"性寒,无毒。"

3.《全国中草药汇编》:"苦、微甘,寒。"

【功用主治】 清热解毒,利尿,活血,杀虫。主治肺脓疡,疖肿,尿路感染,肾炎水肿,口腔炎,跌打损伤,湿疹,疥疮,阴道滴虫。

1.《新修本草》:"主蛊疥瘙疮,杀小虫。"

2.《开宝本草》:"疥瘙风疮,并皆有虫,为末和涂之。"

3.《安徽中草药》:"清热解毒,活血消肿。主治尿路感染,疖肿,跌打损伤,湿疹,阴道滴虫。"

4.《全国中草药汇编》:"主治肺脓疡,小便不利,白血病,口腔炎。"

5.《长白山植物药志》:"治疗结核及细菌感染性疾病。"

【用法用量】 内服:煎汤,9～15 g,鲜品加倍;或入丸、散。外用:鲜品捣敷。

【选方】 1. 治肺脓疡　狗舌草、金锦香各15 g。加烧酒250 g,密闭,隔水炖服。每日1剂,痊愈为止。(《浙江民间常用草药》)

2. 治肾炎水肿　狗舌草鲜根15～30 g,或鲜草2～3株。捣烂,以酒杯覆敷脐部,每日(敷)4～6小时。(《浙江药用植物志》)

3. 治尿路感染　鲜狗舌草根30 g,黄柏、生甘草各6 g。煎服。

4. 治跌打损伤　鲜狗舌草根30 g,置碗中,加黄酒适量,密盖,蒸熟取汁。加白糖适量冲服,每日2次。

5. 治阴道滴虫　狗舌草9 g,黄柏6 g,枯矾3 g。共研细末,醋调为丸,每丸重6 g。每晚用1丸,纳入阴道内。(3～5方出自《安徽中草药》)

6. 治恶性网状细胞病　狗舌草12 g。水煎服。每日1剂。(《全国中草药汇编》)

3028 狗肝菜 gǒu gān cài (《岭南采药录》)

【异名】 金龙棒(《广州植物志》),路边青(《陆川本草》),麦穗红(《南宁市药物志》),青蛇仔(《岭南草药志》),羊肝菜、土羚羊(《广西中草药》),野青仔、六角英(《福建中草药》),狮子草、九头狮子草(江西《草药手册》),小青(《全国中草药汇编》),天青菜、大青(《福建药物志》)。

【基原】 为爵床科狗肝菜属植物狗肝菜的全草。

【原植物】 狗肝菜 *Dicliptera chinensis* (L.) Nees [*Justicia chinensis* L.]

一年或二年生草本。直立或近基部外倾,节常膨大呈膝状,被疏毛。叶对生;叶片纸质;卵状椭圆形,先端短渐尖,基部阔楔形或稍下延。花序腋生或顶生,聚伞式,多个簇生,稀单生;总苞片阔倒卵形或近圆形,稀披针形,大小不等,具脉纹,被柔毛;小苞片线状披针形;花萼5裂,钻形;花冠淡紫红色,被柔毛,二唇形,上唇阔卵状,近圆形,全缘,有紫红色斑点,下唇长圆形,3浅裂;雄蕊2,着生于花冠喉部,花药2室,花丝被柔毛;子房2室。蒴果长约6 mm,被柔毛。种子坚硬,扁圆,褐色。花期10～11月,果期翌年2～3月。

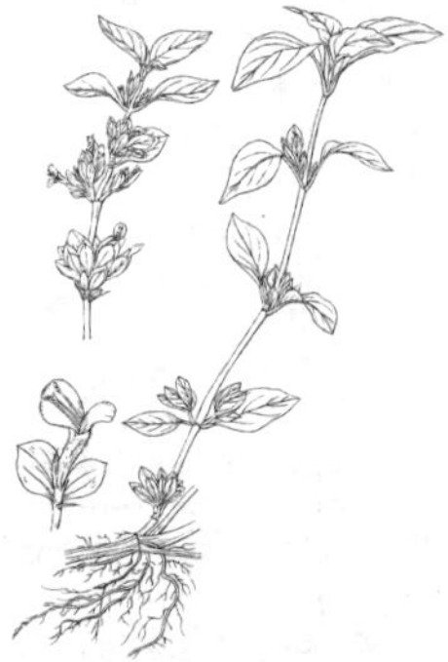

狗肝菜

生于旷野或疏林中。分布于福建、广东、广西、海南、台湾等地。

【采收加工】 7～10月采收,鲜用或晒干。

【药材】 狗肝菜 *Dicliptera Chinensis Herba*　主产广东、广西、福建等地。

性状　全草长可达80 cm。根须状,淡黄色。茎多分枝,折曲状，具棱，节膨大呈膝状，下面节处常匍匐具根。叶对生，暗绿色或灰绿色，多皱缩，完整叶片卵形或卵状披针形，纸质，长 2～7 cm，宽 1～4 cm，先端急尖或渐尖，基部楔形，下延，全缘，两面无毛或稍被毛，以上表面叶脉处较多；叶柄长，上面有短柔毛。有的带花，由数个头状花序组成的聚伞花序生于叶腋，叶状苞片一大一小，倒卵状椭圆形；花二唇形。蒴果卵形，开裂者胎座升起。种子有小疣点。气微，味淡微甘。

【成分】 全草含皂苷、黄酮、胡萝卜素、α-氨基酸、还原糖等。

【药性】 甘、微苦，寒。归心、肝、肺经。

1.《岭南采药录》："性寒凉。"

2.《广西中药志》："味甘、淡，性凉，无毒。入肝、肺二经。"

3.《广西本草选编》："味微苦、甘，性寒。"

【功用主治】 清热，凉血，利湿，解毒。主治感冒发热，热病发斑，吐衄，便血，尿血，崩漏，肺热咳嗽，咽喉肿痛，肝热目赤，小儿惊风，小便淋沥，带下，带状疱疹，痈肿疔疖，蛇犬咬伤。

1.《岭南采药录》："散热，有本地羚羊之称，凡觉热气盛，肝火盛，服之甚有功效。"

2.《广西中药志》："清肝肺，利尿，退热。治风火眼痛，外感高热不退，发斑，肺热咳嗽，咯血。"

3.《广西本草选编》："清热利尿，凉血解毒。治小便淋沥，小儿痢疾，疮疡。"

4.《全国中草药汇编》："主治感冒高热，斑疹发热，流行性乙型脑炎，风湿性关节炎，眼结膜炎，小便不利；外用治带状疱疹，疖肿。"

5.《广西民族药简编》："治胃病，胃酸过多（侗族）；肾炎（瑶族）；刀伤出血（壮族）。"

6.《福建药物志》："清热解毒，消肿止痛。主治感冒，咽喉肿痛，肺炎，咳嗽，急性阑尾炎，暑泻，痢疾，乳糜尿，急性肝炎，高血压，白带，乳腺炎，结合膜炎，带状疱疹，痈疽疔疖，毒蛇咬伤。"

【用法用量】 内服：煎汤，30～60 g；或鲜品捣汁。外用：鲜品捣敷；或煎汤洗。

【宜忌】《广西中药志》："寒证忌用。"

【选方】 1. 治感冒高热　狗肝菜、白花蟛蜞菜、毛甘蔗头。以上生用各等分，共 250 g，石膏 30 g，赤糙米一撮，以水数碗，煎至二三碗，分 3 次服，可加适量黄糖同服。如患者体弱，可将药渣除去后再加乌豆同煮服。

2. 治尿血　狗肝菜 90～120 g，马齿苋 90～120 g。净水 500～1 000 ml，煎 2 小时，加食盐适量服之则愈。（1、2 方出自《岭南草药志》）

3. 治大热发斑，咯血　狗肝菜 60～120 g。生捣开水冲服。（《广西中药志》）

4. 治大便下血，赤痢　猪肝菜 30 g。水煎，加红糖服；或加红猪母菜 60 g，水煎冲蜜服。（《潮汕草药》）

5. 治小便淋沥　新鲜狗肝菜 500 g，蜜糖 30 g。捣烂取汁，冲蜜糖和开水服。（《广西民间常用草药》）

6. 治喉痛　狗肝菜 15～30 g，水煎服；或研末，开水冲服。

7. 治乳糜尿　鲜狗肝菜、马齿苋各 60～120 g。煎水加食盐适量内服。

8. 治白带、崩漏　鲜狗肝菜 120 g，猪瘦肉 120 g。水煎服汤食肉。

9. 治蛇伤　狗肝菜、青木香、犁头草各适量。捣烂敷。（6～9 方出自江西《草药手册》）

10. 治带状疱疹　鲜狗肝菜 90～120 g。食盐少许，加米泔水，捣烂，绞汁，或调雄黄末，涂患处。（《福建中草药》）

3029 狗尾草 gǒu wěi cǎo （《纲目》）

【异名】 莠（《诗经》），䅟（《广雅》），莠草子（《救荒本草》），莠草、光明草、阿罗汉草（《纲目》），狗尾半支（《纲目拾遗》），大尾草、大尾曲（《福建民间草药》），毛娃娃，毛嘟嘟，毛毛草（《新华本草纲要》）。

【基原】 为禾本科狗尾草属植物狗尾草的全草。

【原植物】 狗尾草 *Setaria viridis*（L.）Beauv.［*Panicum viride* L.］

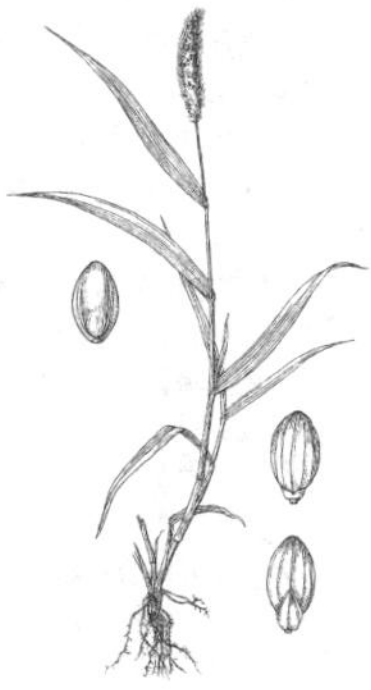

狗尾草

一年生草本。秆直立或基部膝曲。叶鞘松弛，边缘具较长的密绵毛状纤毛；叶舌极短，边缘有纤毛；叶片扁平，长三角状狭披针形或线状披针形，先端长渐尖，基部钝圆形，几成截状或渐窄，通常无毛或疏具疣毛，边缘粗糙。圆锥花序紧密呈圆柱状或基部稍疏离，直立或稍弯垂，主轴被较长柔毛，粗糙，直或稍扭曲，通常绿色或褐黄到紫红或紫色；小穗 2～5 个簇生于主轴上或更多的小穗着生在短小枝上，椭圆形，先端钝，铅绿色；第一颖卵形，长约为小穗的 1/3，具 3 脉，第二颖几与小穗等长，椭圆形，具 5～7 脉；第一外稃与小穗等长，具 5～7 脉，先端钝，其内稃短小狭窄，第二外稃椭圆形，具细点状皱纹，边缘内卷，狭窄；鳞被楔形，先端微凹；花柱基分离。颖果灰白色。花果期 5～10 月。

生于荒野、道旁。分布于全国各地。

本植物的种子（狗尾草子）亦供药用，另设专条。

【采收加工】 6～9 月采收，晒干或鲜用。

【成分】 本品含淀粉。

【药理】 致敏作用　用狗尾草花粉制成抗原浸出液（浓度 1∶100），皮下注射 0.02 ml 于哮喘患者，以注射部位风团≥5 mm 并绕以红晕者为阳性，阳性率为 74.4%（163/219）。对 25 例狗尾草花粉抗原反应阳性者，用狗尾草花粉作为抗原，采用小量全血法测定其嗜碱细胞组胺释放率（HRBT），同时测定其血清总 IgE。结果 HRBT 阳性率 88%（22/25 例），20 例血清总 IgE 增高（阳性率 80%）。提示狗尾草花粉是一重要致敏原。

【药性】 甘、淡，凉。

1.《药性切用》："辛，寒。"

2.《四川中药志》1960 年版："性平，味淡，无毒。"

3.《福建药物志》："甘，凉。"

【功用主治】 清热利湿，祛风明目，解毒，杀虫。主治风热感冒，黄疸，小儿疳积，痢疾，小便涩痛，目赤肿痛，痈肿，寻常疣，疮癣。

1.《纲目》："治疣目，贯发，穿之即干灭也。凡赤眼拳毛倒睫者，翻转目睑，以一二茎蘸水戛去恶血。"

2.《纲目拾遗》："治疔痈癣，面上生癣。"

3.《重庆草药》："治目疾流泪起雾。"

4.《全国中草药汇编》："祛风明目，清热利尿。主治风热感冒，沙眼，目赤疼痛，黄疸肝炎，小便不利；外用治颈淋巴结结核。"

5.《浙江药用植物志》："解毒，杀虫止痒。主治疳积，热淋，牙痛。"

6.《福建药物志》："全草或花序治小儿肝热，痢疾，急性黄疸型传染性肝炎，结合膜炎，淋病，百日咳；花序轴治沙眼、疣。"

【用法用量】 内服：煎汤，6～12 g，鲜品可用至 30～60 g。外用：煎水洗或捣敷。

【选方】 1. 治小儿肝热　鲜狗尾草 15～30 g，绿萼梅 6 g，冰糖 15 g。水煎服。（《福建药物志》）

2. 治小儿疳积　狗尾草全草 9～21 g，猪肝 100 g。水炖，服汤食肝。（南药《中草药学》）

3. 治百日咳　狗尾草 30 g，黄独 9 g，连钱草 15 g。水煎服。（《福建药物志》）

4. 治热淋　（狗尾草）全草 30 g。米泔水煎服。（《浙江药用植物志》）

5. 治目赤肿痛，畏光　狗尾草 31 g，天胡荽 31 g。水煎服。（南药《中草药学》）

6. 治牙痛　（狗尾草）根 30 g。水煎去渣，加入鸡蛋 2 只煮熟，食蛋服汤。（《浙江药用植物志》）

7. 治疣　取狗尾草花序轴，先端剪成斜尖，乙醇消毒后，以“十”字形刺透疣基底，剪去暴露疣外面的花序轴，以胶布固定，7 日后即可脱落。（《福建药物志》）

【临床报道】　治疗寻常疣　将鲜狗尾草斜剪成尖形，放入 95％乙醇内浸泡 15 分钟，选母疣或疣体较大的局部皮肤常规消毒。用 2～3 根草茎呈“十”形或“≠”形沿平皮肤将草茎捻入，穿透整个疣体保留，剪去多余部分草茎。若疣体较硬时，草茎不能直接穿透，可先用直缝合针沿平皮肤穿透后，再将草茎沿针眼捻入。操作中不需局部麻醉，术后 2.5％碘酊消毒，不用包扎。一般经穿刺治疗的疣体在半月后开始萎缩脱落，而较小疣体随之消退。据 23 例观察，治疗后 2 个月内痊愈 17 人，显效 4 人，无效 2 人，总有效率占 91％。个别患者在治疗后疣周围皮肤红肿，可用 2.5％碘酊局部涂搽数次，红肿即可消退。

3030 狗乳汁 gǒu rǔ zhī（《本草拾遗》）

【基原】　为犬科犬属动物狗的乳汁。

【原动物】　参见“狗鞭”条。

【采收加工】　在雌狗哺乳期间，将乳汁挤出，鲜用。

【成分】　含水分 69.5％，蛋白质 15.54％，脂肪 10.45％，糖 3.19％，盐类 0.73％。盐类中含氧化钾 11.86％，氧化钠 5.75％，氧化钙 33.74％，氧化镁 1.57％，氧化铁 0.12％，五氧化二磷 36.79％，氯 13.14％。

【药性】　甘，平。

【功用主治】　明目，生发。主治青盲，脱发。

1.《本草拾遗》：“主青盲，取白犬生子目未开时乳汁，注目中。”

2.《普济方》：“治秃发复生。”

3.《纲目》：“赤秃发落，频涂甚妙。”

【用法用量】　内服：酒冲，适量。外用：涂敷。

【选方】　生毛发　以白犬乳涂孔中，即生黑发。（《普济方》）

3031 狗蚁草 gǒu yǐ cǎo（《全国中草药汇编》）

【异名】　山土豆、山地豆、土豆舅（《台湾药用植物志》），大叶青（《福建中药资源普查资料汇编》），假花生（《广西药用植物名录》）。

【基原】　为豆科链荚豆属植物链荚豆的全草。

【原植物】　链荚豆 *Alysicarpus vaginalis*（L.）DC.［*Hedysarum vaginalis* L.；*A. nummularifolius* DC.］

多年生草本。茎健壮，平卧或上部直立。单叶互生；托叶线状披针形，与叶柄近等长；叶形及大小变化大，通常卵状圆形至长椭圆形，先端钝，基部心形、圆形或卵形，上部小叶卵状长圆形或披针形，长约 3 cm 或更长，上面无毛，下面稍有短毛。总状花序多腋生少顶生；有花 3～8 对，在花序轴的节上成对排列，密集或略疏离；苞片膜质，卵状披针形，与萼等长；花萼裂片极窄；花冠蓝紫色，微伸出萼，旗瓣阔，倒卵形；雄蕊 10，二体；子房被疏毛。荚果密集，略为扁圆柱状，有 4～6 荚节，荚节间有略隆起的环线。花期 9 月。

生于空旷草坡地或路旁水边。分布于福建、广东、广西、海南、云南、台湾。

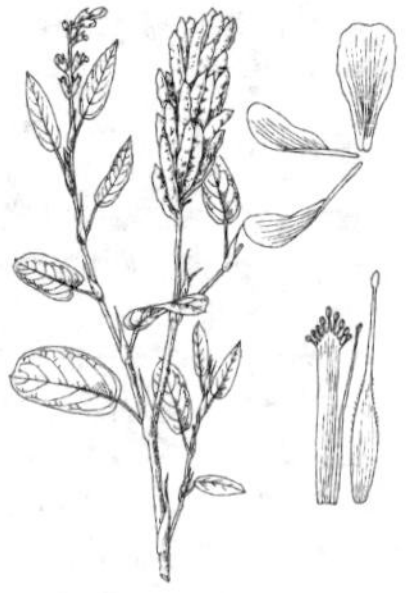

链荚豆

【采收加工】　7～10 月采收，鲜用或晒干。

【药性】　甘、苦，凉。

1.《全国中草药汇编》：“甘、苦，平。”

2.《福建药物志》：“苦、甘，寒。”

【功用主治】　活血通络，消肿接骨，清热解毒。主治跌打骨折，筋骨酸痛，外伤出血，疮疡溃烂久不收口，腮腺炎，慢性肝炎。

1.《全国中草药汇编》：“活血通络，清热化湿，驳骨消肿，去腐生肌。”

2.《福建药物志》：“清热解毒。防治流行性乙型脑炎，腮腺炎。”

【用法用量】　内服：煎汤，30～60 g。外用：鲜叶捣敷；或鲜全草煎水外洗；叶研粉撒。

【选方】　1. 治跌打损伤，骨折　（狗蚁草）鲜全草捣烂外敷。

2. 治外伤出血　（狗蚁草）鲜叶捣烂敷；或用叶研粉撒患处。

3. 治疮疡溃烂久不收口　（狗蚁草）鲜全株水煎外洗，并用叶研粉撒患处。（1～3 方出自《全国中草药汇编》）

4. 治慢性肝炎　（狗蚁草）全草 9 g，猪肉炖服。

5. 治蛇咬伤　（狗蚁草）全草与半边莲各 30 g。水煎服。（4、5 方出自《全国中草药汇编》）

6. 治半身不遂　链荚豆 15 g，两面针根 60 g。水煎分 3 次温服。（《中国民间生草药原色图谱》）

3032 狗屎花 gǒu shǐ huā（《滇南本草》）

【异名】　一把抓、蓝狗屎花（《滇南本草》），蓝布裙（《四川通志》），牛舌头花（《植物名实图考》），狗舌花（《滇南本草图谱》），绿花心、绿花叶、蓝花参（《云南中草药》），狗屎蓝花、狗屎萝卜（《云南中草药选》），小绿连草（《贵州中草药名录》）。

【基原】　为紫草科倒提壶属植物倒提壶的地上部分。

【原植物】　倒提壶 *Cynoglossum amabile* Stapf et Drumm.

多年生草本，高 15～60 cm。根细长，幼时肉质，老时半木质，黑褐色，有侧根。根茎短，密被残存的叶基。茎 1～3 分枝，密被灰白色贴伏短柔毛。基生叶具长柄，基部稍膨大，叶片长圆状披针形至披针形，先端尖或钝圆，基部楔形，全缘或波状，两面密生短柔毛；茎生叶无柄，叶片长圆形或披针形，先端钝，基部呈浅心形，略抱茎；侧脉明显。聚伞花序多分枝，向上直伸，密集成圆锥状，顶生或腋生；花小，无苞片，开于花序的一侧；花萼钟状，5 深裂，裂片卵形，淡绿紫色，外面密生柔毛；花冠蓝色，稀白色，花冠筒约与萼片等长，先端 5 裂，裂片圆形，有明显的网纹，喉部有附属物 5 枚，呈梯形，紫色；雄蕊 5，内藏，贴生于花冠筒中部；雌蕊 1 枚，子房扁圆形，4 深裂，花柱线状圆柱形。小坚果 4，卵形，背面微凹，密生锚状刺，边缘锚状刺基部连合，成狭或宽的翅状边。花期 4～6 月，果期 7～9 月。

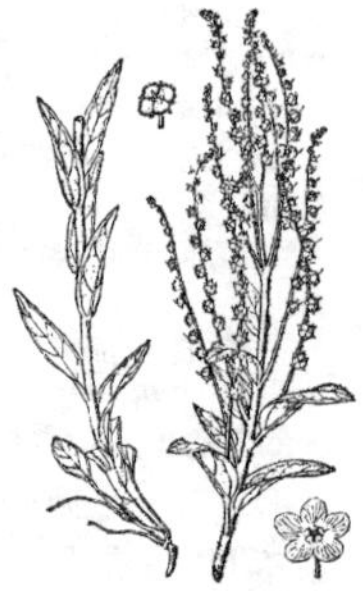

倒提壶

生于海拔 1 000～4 500 m 的山坡、路旁、草地或干旱的针叶林缘和灌木林下。分布于西南及西藏、甘肃等地。

本植物的根(狗屎花根)亦供药用,另设专条。

【采收加工】 6～9月采集,鲜用或晒干。

【成分】 倒提壶含生物碱:刺凌德草碱(echinatine),倒提壶碱(amabiline),安贝灵(ambelline),仰卧天芥菜碱(supinine),3′-*O*-乙酰刺凌德草碱(3′-*O*-echinatine),rinderine。

花含飞燕草素-3,5-二葡萄糖苷(delphinidin-3,5-diglucoside)。

果实含多糖。

种子含*D*-葡萄糖,*D*-木糖,*D*-核糖,*L*-鼠李糖,*L*-阿拉伯糖,*D*-葡萄糖醛酸,乳糖,*L*-果糖等单糖及甘氨酸,亮氨酸,谷氨酸,胱氨酸,丙氨酸,苏氨酸,天冬氨酸,脯氨酸等游离氨基酸;还含油(23%),蛋白质(18%)。

【药理】 对肌纤维的作用 本品所含成分刺凌德草碱具有神经节阻滞作用,10 mg/kg可完全阻断电刺激交感神经节前纤维引起的瞬膜收缩。能增强肾上腺素的升压作用。2×10^{-5}浓度能降低离体兔小肠的收缩张力,10^{-5}～10^{-4}能扩张离体兔耳血管。

毒性 一次静脉注射,对小鼠的毒性很小,连续注射可引起肝变性,但较其他双稠吡咯啶为轻。

【药性】 苦,凉。

1.《天宝本草》:"凉,味苦、甘。"

2.《四川中药志》1960年版:"性凉,味苦、涩,无毒。"

【功用主治】 清肺化痰,散瘀止血,清热利湿。主治咳嗽,吐血,肝炎,痢疾,尿痛,白带,瘰疬,刀伤,骨折。

1.《天宝本草》:"清肺止咳,散风寒,气火瘰疬兼之用,去风化痰即时安。"

2.《四川中药志》1960年版:"治咳嗽,失音,吐血。"

3.《全国中草药汇编》:"清热利湿,散瘀止血,止咳。"

【用法用量】 内服:煎汤,30～60 g。外用:鲜品捣烂敷;或干品研末撒。

【选方】 1. 治咳嗽失音 蓝布裙全草,炖五花肉服。

2. 治吐血 蓝布裙全草30～60 g,炖杀口肉服。

3. 治刀伤 生蓝布裙捣烂涂。(1～3方出自《四川中药志》1960年版)

3033 狗筋蔓 gǒu jīn màn(《救荒本草》)

【异名】 小九牯牛(《滇南本草》),抽筋草、大种鹅儿肠(《贵州草药》),水筋骨、九股牛七、白牛膝(《云南药用植物名录》),土牛膝、伸筋草(《广西药用植物名录》),九股牛(广西、云南),接筋草(陕西),鸡肠子草(甘肃)。

【基原】 为石竹科狗筋蔓属植物狗筋蔓的带根全草。

【原植物】 狗筋蔓 *Cucubalus baccifer* L.

多年生草本,全株有毛。茎多分枝,上升或伏卧。单叶对生;有短柄;叶片卵状披针形或长圆形,先端渐尖,基部楔形,两面无毛,仅中脉上有毛,边缘具缘毛。圆锥状聚伞花序,或单生于分枝的叉上,微下垂,花梗有柔毛;萼阔钟形,5齿裂,10脉;花瓣5,白色,先端凹下,喉部有2鳞片;雄蕊10,短于花瓣,花盘延伸成短柄;子房上位1室,基部有3隔脉;花柱3。浆果状蒴果,成熟时黑色,有光泽,不规则开裂。种子肾形,黑色,有光泽。花期7～8月,果期8～9月。

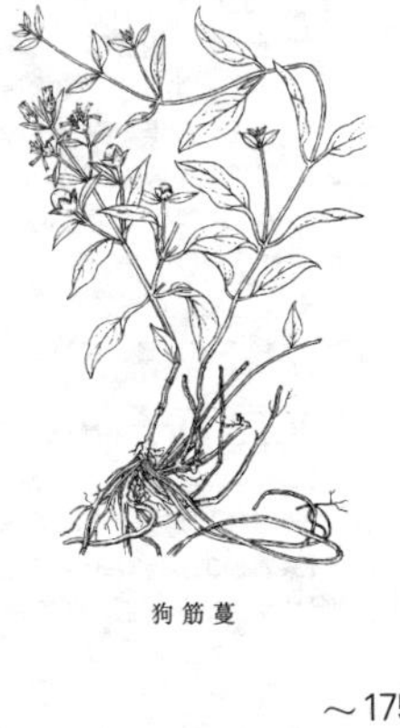
狗筋蔓

生于森林灌丛间、湿地及河边。分布于华东、中南、西南及陕西、甘肃等地。

【采收加工】 11～12月采挖,晒干或鲜用。

【药材】 狗筋蔓 *Cucubali Bacciferis Herba* 产于我国西南及台湾等地。

性状 根细长圆柱形,稍扭曲,常数条着生于较短的根茎上,长10～30 cm,直径3～6 mm,表面黄白色,有纵皱纹,质硬而脆,易折断,断面黄白色。茎多分枝,表面黄绿色至黄棕色,节部膨大,有黄色毛。断面中央有白色的髓。叶对生,完整者卵状披针形或长圆形,全缘,中脉有毛。茎枝顶端有单生或2～3朵聚生的小花,花瓣5,白色。气微,味甘微苦。

鉴别 叶表面观:表皮细胞不规则形,直径54～121 μm,垂周壁波状弯曲,均匀增厚。气孔直轴式,亦有不定式。

【成分】 根含糖类:棉子糖,蔗糖,及蔗糖半乳糖苷,剪秋罗糖(lychnose),异剪秋罗糖(isolychnose)及这两种糖所组成的二糖、三糖等。

全草含黄酮类:肥皂草素(saponaretin),异肥皂草苷(isosaponarin),肥皂草素-6″-*O*-半乳糖苷(saponaretin-6″-*O*-galactoside),牡荆素(vitexin),荭草素(rientin),合模荭草素(homoorientin)。脱皮甾酮〔24(28)-ecdysterone〕,22-去氧脱皮甾酮(22-deoxyecdysterone),25-hydroxypanuosterone,红苋甾酮(rubrosterone),2,22-二去氧脱皮甾酮-3-*β*-*O*-*β*-*D*-吡喃葡萄糖苷(2,22-dideoxyecdysterone 3*β*-*O*-*β*-*D*-glucopyranoside)。

【药性】 甘、苦,温。归肝、膀胱经。

1.《救荒本草》:"味苦。"

2.《滇南本草》:"味辛、苦,性寒。走肝经。"

3.《贵州草药》:"性温,味甘。"

4.《四川常用中草药》:"性温,味苦、涩。有毒。"

【功用主治】 活血定痛,接骨生肌。主治跌打损伤,骨折,风湿骨痛,月经不调,瘰疬,痈疽。

1.《滇南本草》:"(治)筋骨疼,通经络,破血,散瘰疬结核,攻痈疽红肿,有脓出头,无脓者消散。"

2.《贵州草药》:"补虚弱,驱风,接筋骨,镇痉。"

3.《云南中草药》:"全草:接骨生肌,祛瘀止痛。治骨折,跌打损伤,风湿关节痛。根:利尿消肿,催产。治疝气,水肿,肺结核,难产,死胎不下。"

4.《四川常用中草药》:"治蛇咬伤。"

5.《全国中草药汇编》:"治小儿疳积,肾炎水肿,泌尿系感染;外用治疮疡疖肿,淋巴结结核。"

【用法用量】 内服:煎汤,9～15 g;或泡酒服。外用:鲜品捣敷。

【选方】 1. 治筋骨疼痛 狗筋蔓1.5 g,五加皮、八月瓜根、香樟根、桑枝各9 g。水煎服。(《秦岭巴山天然药物志》)

2. 治跌打损伤,骨折,慢性腰腿痛,风湿关节痛 大种鹅儿肠,每用6～9 g,煎服;或用60 g,泡酒500 ml,浸泡10日内服,每次10 ml,每日3次。(《云南中草药选》)

3. 治小儿抽筋 白牛膝、莱菔子各9 g。水煎,另取鸡蛋皮1个,焙干,药汁冲服。(《延安地区中草药手册》)

4. 治缩阴症(阴茎缩入,腹部疼痛) 抽筋草6 g。研末,兑开水服。

5. 治小儿疳积 抽筋草9 g。炖肉吃。(4、5方出自《贵州草药》)

3034 狗爪樟皮 gǒu zhuǎ zhāng pí(《四川常用中草药》)

【异名】 臭樟、白香樟(《四川常用中草药》),铁香樟(四川)。

【基原】 为樟科润楠属植物滇润楠的根或树皮。

【原植物】 滇润楠 *Machilus yunnanensis* Lec. [*M. bracteata* Lec.]

乔木,高达30 m。枝条圆柱形,具纵向条纹,幼时绿色,被蜡粉,老时褐色,无毛。叶互生,疏离;叶柄长1～1.7 cm;叶片倒卵形或倒卵状椭圆形，间或椭圆形，先端短渐尖，基部楔形，两侧有时不对称，革质，上面绿色或黄绿色，光亮，下面淡绿色或粉绿色。圆锥花序，被蜡粉，聚生于当年生无叶的短枝上，或着生于当年生小枝下部；花柄纤细；苞片及小苞片早落。花淡绿色、黄绿色或黄玉白色；花被裂片 6，排成 2 轮，外轮稍短，内轮长 4～4.5 mm；能育雄蕊 9，排成 3 轮，花丝基部被柔毛，花药 4 室，第三轮雄蕊稍长，退化雄蕊基部有长柔毛；雌蕊无毛，子房卵珠形，花柱丝状，与子房近等长，柱头小，头状。果椭圆形，先端具小尖头，熟时黑蓝色，具白粉，无毛。花期 4～5 月，果期 6～10 月。

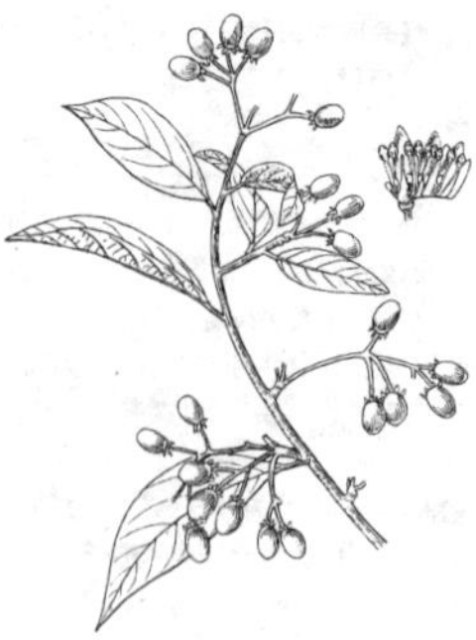

滇润楠

生于海拔 1 500～2 000 m 的山地常绿阔叶林中，喜湿润和土壤肥沃的山坡。分布于四川及云南。

本植物的叶(冻青叶)亦供药用，另设专条。

【采收加工】 全年均可采收，挖取根或剥取树皮，切段，鲜用或晒干。

【药性】 辛，温。

【功用主治】 温中行气，止痛。主治脘腹胀痛，暑湿呕吐，泄泻。

1.《四川常用中草药》："行气，破血。治气痛，发痧，霍乱。"

2.《全国中草药汇编》："温中行气，止痛。主治胃腹胀痛，急性胃肠炎。"

【用法用量】 内服：煎汤，根 10～15 g；树皮 6～10 g。

3035 狗甘草根 gǒu gān cǎo gēn (《全国中草药汇编》)

【基原】 为豆科甘草属植物刺果甘草的根。

【原植物】 参见"狗甘草"条。

【采收加工】 9～10 月采挖，切段，晒干。

【药材】 狗甘草根 *Glycyrrhizae Pallidiflorae Radix* 产于东北、华北。

性状 呈圆柱形，头部有分枝，长 20～100 cm，直径 0.3～1.5 cm。表面灰黄色至灰褐色，有不规则扭曲的纵皱纹及横长皮孔。质坚硬，难折断，断面纤维状，有粉性，皮部灰白色占断面的 1/5～1/4，木部淡黄色，有放射纹理。气微，味苦涩，嚼之微有豆腥气。根茎头部有小型芽或芽痕，断面中心有髓，根无芽无髓。

鉴别 根横切面：木栓层为数列木栓细胞组成。韧皮部纤维成束，其周围薄壁细胞中含草酸钙方晶，形成晶鞘纤维，韧皮射线细胞有单纹孔。形成层成环。木质部导管周围木纤维密集，木薄壁细胞木化，具单纹孔，木射线细胞亦具单纹孔。薄壁细胞中含淀粉粒。

粉末特征：灰黄色。纤维多成束，长梭形，直径 10～20 μm，壁厚，孔沟不明显，其周围薄壁细胞中含草酸钙方晶，形成晶鞘纤维。具缘孔导管直径 31～104 μm，亦有网纹导管。草酸钙方晶为正方体、长方体或类双锥形，宽 6～12 μm，长 10～15 μm。木薄壁细胞呈长方形，壁木化有单纹孔。木射线细胞呈类方形，具单纹孔。淀粉粒多为单粒，直径 2～13 μm，脐点、层纹均不明显；亦见少数复粒，由 2～3 分粒组成。

【成分】 根和根茎含三萜类：马其顿甘草酸(macedonic acid)，三萜皂苷(triterpenoid saponins)A 和 B，刺果甘草酸(glypallidifloric acid)，高紫檀酚(homopterocarpin)，大豆皂醇(soyasapogenol)B；黄酮类：刺果甘草查尔酮(glypallichalcone)即 4-羟基-2，4′-二甲氧基查尔酮(4-hydroxy-2, 4′-dimethoxychalcone)，刺芒柄花素(formononetin)，刺果酸甲酯(pallidifloric acid methyle-ster)，刺果甘草素(pallidiflorin)，苜蓿紫檀酚(medicarpin)，4′，7-二羟基-6，8-二异戊烯基二氢黄酮(4′, 7-dihydroxy-6, 8-diisopentenyl dihydroflavone)，毛蕊异黄酮(calycosin)，异甘草素(isoliquiritigenin)，4′，7-二羟基黄酮(4′, 7-dihydroxyflavone)。

【药性】 甘、辛，温。

【功用主治】 杀虫止痒，止咳。主治阴道滴虫，百日咳。

1.《全国中草药汇编》："杀虫。治阴道滴虫病。"

2.《秦岭巴山天然药物志》："杀虫止咳。治阴道滴虫病，百日咳。"

【用法用量】 内服：煎汤，9～15 g。外用：煎水熏洗。

【选方】 治百日咳 刺果甘草根 15 g。水煎服。(《秦岭巴山天然药物志》)

3036 狗头芙蓉 gǒu tóu fú róng (《台湾药用植物志》)

【异名】 山芙蓉、山芙蓉头(《台湾药用植物志》)。

【基原】 为锦葵科木槿属植物台湾芙蓉的根及茎。

【原植物】 台湾芙蓉 *Hibiscus taiwanensis* S. Y. Hu

落叶灌木或小乔木，高 3～8 m。全株密被刚毛状糙毛。叶互生；叶近圆形，3～5 裂，裂片三角形。花单生于枝端叶腋间；小苞片 8，线形，被长柔毛状糙毛，毛长而不为星状；萼钟状，5 裂，裂片三角形，急尖头，被星状短绒毛；花冠近钟形，花瓣近圆形，基部合生，具髯毛。蒴果球形，径约2 cm，有毛。

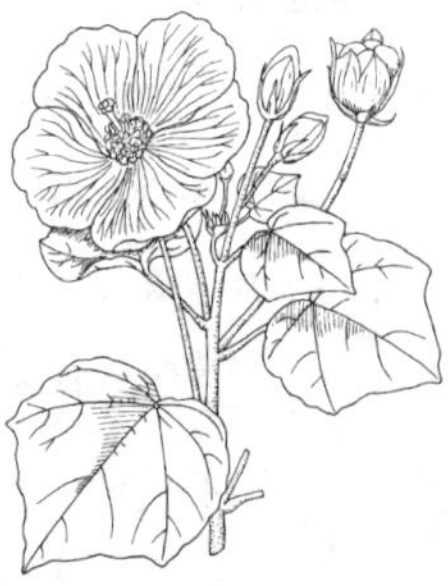

台湾芙蓉

生于海拔1 000 m 以下的阔叶林间、平地、山麓等处。分布于我国台湾等地。

【采收加工】 8～10 月采收，根切片，茎切段，晒干。

【药性】 《台湾药用植物志》："味微辛，性平。"

【功用主治】 《台湾药用植物志》："为外科之消炎剂、解毒药、解热剂。治关节炎，取根煎水服。""清肺，凉血，散热，解毒。治一切痈疽肿毒，大小痰疽恶疮，消肿排脓止痛，能治破气，风伤之久咳嗽、乳痈、虎头飞阳，肺痈，湿性肋膜炎，脓胸，牙痛。"

【用法用量】 内服：煎汤，5～15 g；或炖肉。外用：捣敷。

【选方】 1. 治肋膜炎 山芙蓉根、山甘草、双面刺及豨莶草各 20 g。水煎服。

2. 治疮疡 山芙蓉头 110 g，加酒少许，炖瘦肉服；或用 75 g，加双面刺 40 g，半酒水炖瘦肉服。

3. 治无名肿毒 狗头芙蓉、双面刺、埔银各 55 g，王不留行 140 g。用酒少许，炖排骨及青皮鸭蛋服。

4. 治关节炎 山芙蓉及牛乳埔各 75 g，过山香 40 g，穿山龙 110 g。炖猪脚服。

5. 治白喉 山芙蓉头 40 g，风藤叶 10 片，白节蚯蚓 5 条。水煎服。(1～5 方出自《台湾药用植物志》)

3037 狗尾草子 gǒu wěi cǎo zǐ (《福建药物志》)

【基原】 为禾本科狗尾草属植物狗尾草的种子。

【原植物】 参见"狗尾草"条。

【采收加工】 8～10 月采收成熟果穗，搓下种子，晒干。

【功用主治】 《福建药物志》："治疟疾。"

【用法用量】 内服：煎汤，9～15 g；或研末冲。外用：炒焦，研末调敷。

【临床报道】 治疗缠腰火丹　将光明草的果实（狗尾草子）洗净晒干，炒焦碾细，用香油调成糊状装瓶备用。用经消毒的针头将疱疹刺破，然后将光明草油膏直接搽于患处，以能遮盖疱疹为度。每日搽药 2～3 次，直至痊愈。共治疗 100 例，痊愈 86 例，好转 13 例，无效 1 例，总有效率为 99%，痊愈率达 86%。一般用药 1～3 日即显疗效，平均治疗时间 5.1 日。对本病各型（肝火型、脾虚型、血瘀型）均有很好疗效，尤对肝火型为最佳。愈后未发现有后遗神经痛或其他副作用。

3038 狗屎花根 gǒu shǐ huā gēn （《云南中草药》）

【异名】 蓝狗屎花根（《滇南本草》），鸡爪参（《贵州民间方药集》），接骨草根（《全国中草药新医疗法展览会技术资料选编》）。

【基原】 为紫草科倒提壶属植物倒提壶的根。

【原植物】 参见“狗屎花”条。

【采收加工】 8～10 月挖根，鲜用或切片晒干。

【药性】 苦，平。归肝、肾经。

1.《滇南本草》：“味苦、微咸，性寒。”“入肝、肾二经。”

2.《云南中草药》：“甘，平。”

【功用主治】 清热，补虚，利湿。主治肝炎，痢疾，疟疾，虚劳咳喘，盗汗，疝气，水肿，崩漏，白带。

1.《滇南本草》：“升降肝气，利小便，消水肿，泻胃中湿热，治黄疸眼仁发黄、周身黄如金，止肝气疼，治疝气疼。开白花者，治妇人白带，淋症。开红花者，治妇人赤带、红崩，泻膀胱火热。”

2.《云南中草药》：“清热利尿，补虚止血。”

3.《贵州民间方药集》：“治肺结核，止肺病盗汗；解热利尿，治水肿。”

【用法用量】 内服：煎汤，15～30 g。外用：捣敷；或研末撒。

【选方】 1. 治肺病喘咳，全身虚汗不收或两腋常汗　狗屎花根 15 g。焙干为末，用鸡汤或肉汤吞服，每日 1 次，每次 3 g。（《贵州民间方药集》）

2. 治男子白浊，妇人白带，黄疸，淋沥，眼目白轮黄如金色，周身黄色，头面浮肿，两足水肿　蓝狗屎花根一两，金钟茵陈五钱。引点水酒服。忌煎、炒、鱼、羊、蛋、蒜、豆。（《滇南本草》）

3. 治外伤出血　鲜狗屎花根皮捣烂外敷；或以干根研末撒患处。（《云南中草药》）

4. 治骨折，关节脱臼　鲜倒提壶根捣烂，加甜酒酿（或烧酒）适量，复位后外敷，3 日换药 1 次。（《全国中草药汇编》）

3039 狗脊贯众 gǒu jí guàn zhòng （南药《中草药学》）

【异名】 狗脊（《本经》），虾公草、毛狗头（《湖南药物志》），贯众、黄狗蕨（《广西药用植物名录》），大叶贯众。

【基原】 为乌毛蕨科狗脊蕨属植物狗脊蕨、单芽狗脊蕨的根茎。

【原植物】 1. 狗脊蕨 *Woodwardia japonica* (L. f.) Smith [*Blechnum japonicum* L. f.]

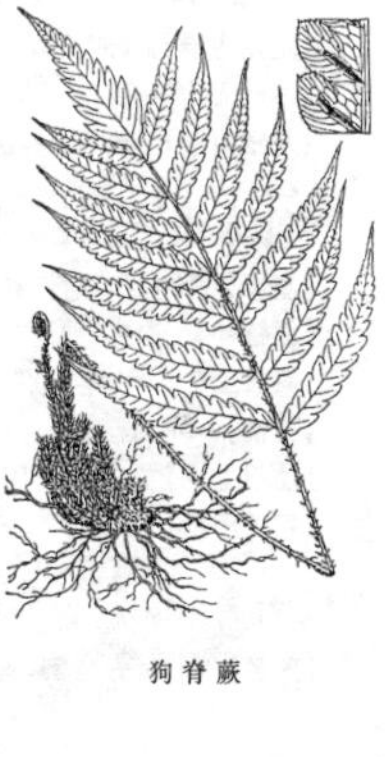

狗脊蕨

植株高 50～120 cm。根茎短而粗，直立或斜升，与叶柄基部密被红棕色、披针形大鳞片。叶簇生；叶柄深禾秆色，向上至叶轴有同样较小的鳞片；叶片厚纸质，长圆形至卵状披针形，叶轴下面有小鳞片，二回羽裂；裂片 10 对以上，顶部羽片急缩成羽状深裂，先端渐尖，向基部略变狭，基部上侧楔形，下侧圆形或稍呈心形，羽裂或深裂；裂片三角形或三角状长圆形，锐尖头，边缘有短锯齿；叶脉网状，有网眼 1～2 行，网眼外的小脉分离。孢子囊群长圆形，生于中脉两侧相对的网脉上，并嵌入网眼内叶肉中；囊群盖长肾形，以外侧边生于网脉上，开向中脉。

生于疏林下酸性土壤上。分布于华东（除山东外）、中南、西南及台湾等地。

2. 单芽狗脊蕨 *W. unigemmata* (Makino) Nakai

与上种主要区别：叶近生；叶柄禾秆色；叶片厚纸质，卵状长圆形，在叶轴顶部和羽片着生处下面生 1 个被红棕色鳞片的大芽胞，叶柄基部以上和叶轴光滑，二回羽状深裂；基部对称，深羽裂；裂片有软骨质尖锯齿；有网脉 2～3 行。孢子囊群长形，着生于接近中脉两侧 1 行网脉上；囊群盖长肾形，以外侧边着生网脉上，开向中脉。

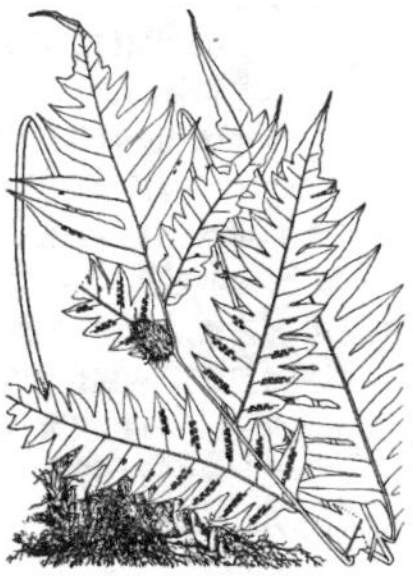

单芽狗脊蕨

生于海拔 500～3 000 m 的山坡林下或灌木丛中。分布于中南（除河南外）、西南及浙江、安徽、福建、江西、陕西、甘肃、台湾等地。

【采收加工】 春、秋季采挖，削去叶柄、须根，晒干。

【药材】 狗脊贯众 *Woodwardiae Rhizoma*　主产于湖南、云南、贵州、四川、甘肃等地。

性状　狗脊贯众　根茎呈圆柱状或四方柱形，挺直或稍弯曲。上端较粗钝，下端较细。长 6～26 cm，直径 2～7 cm，红棕色或黑褐色。根茎粗壮，密被粗短的叶柄残基，棕红色鳞片和棕黑色细根。叶柄残基近半圆柱形，镰刀状弯曲，背面呈肋骨状排列，腹面呈短柱状密集排列。质坚硬，难折断，叶柄残基横切面可见黄白色小点 2～4 个（分体中柱），内面的 1 对成“八”字形排列。气微弱，味微苦、涩。

单芽狗脊贯众　根茎呈长圆柱形或削成方柱状，红棕色至黑褐色。鳞片红棕色披针形。叶柄残基横切面可见黄白色小点 5～8 个（分体中柱）。

鉴别　(1) 叶柄基部横切面：狗脊贯众　外方为数列厚壁细胞，壁非木化。基本组织中有分体中柱 2～4 个，内面的 1 对较大，肾形，呈“八”字形排列；韧皮部较窄，包围木质部，木质部两端呈弯钩状，管胞多角形或类圆形，其余分体中柱较小，肾形或圆肾形，与内面 1 对排列成半圆环状，并有棕褐色的分泌细胞散在。

单芽狗脊贯众　外层为数列厚壁细胞，棕褐色。

(2) 取本品粗粉 5 g，在沙氏提取器中以甲醇回流 3 小时，回收甲醇至 20 ml 备用。取样品液以毛细管在硅胶 G 板上点样，以三氯化铁-铁氰化钾试液喷雾，斑点呈墨绿色（间苯三酚作为对照，斑点呈蓝色）。取样品液 1 ml，滴加溴水数滴，立即产生黄棕色沉淀（以水解鞣质对照，不产生沉淀）。取样品液 1 ml，滴加新鲜石灰水数滴，立即产生红黄色沉淀（以水解鞣质对照，不产生沉淀）（检查缩合鞣质）。

【成分】 狗脊蕨及单芽狗脊蕨根茎含东北贯众素（dryocrassin）。

【药理】 抑制猪蛔虫作用　狗脊蕨贯众的根茎及叶柄基部的煎剂稀释到 16% 浓度时，体外对猪蛔虫头段有不同程度的抑制和松弛作用。50%～70% 的煎剂对整体猪蛔虫作用 2～6 小时后，猪蛔虫活动呈不同程度的抑制。

【药性】 苦，凉。归肝、胃、肾、大肠经。

1.《四川中药志》1960年版:"性微寒,味苦,有小毒;入肝、胃、大肠三经。"

2.《湖南药物志》:"苦,寒,有毒。"

3.《中国药用孢子植物》:"微苦,凉。"

4.《福建药物志》:"苦、甘,凉,有小毒。"

【功用主治】 清热解毒,杀虫,止血,祛风湿。主治风热感冒,时行瘟疫,恶疮痈肿,虫积腹痛,小儿疳积,痢疾,便血,崩漏,外伤出血,风湿痹痛。

1.《四川中药志》1960年版:"清热解毒,杀虫散瘀。治时行瘟疫,疮疡肿毒,虫积腹痛,湿热便血,血崩不止,下痢坠胀。"

2.《中国药用植物图鉴》:"补肝肾,强腰膝,除风湿。主治风寒湿痹,腰痛脚弱,淋露。"

3.《四川常用中草药》:"治头昏头痛,白带,血气腹痛。"

4.《安徽中草药》:"清热解毒,散瘀止血。主治湿热痢疾,月经不调,疮毒溃烂,创伤出血。"

5.《福建药物志》:"主治崩漏,白带,鼻衄,小儿疳积,瘾瘻,皮肤瘙痒,预防感冒及流行性感冒。"

【用法用量】 内服:煎汤,9～15 g,大剂量可用至30 g;或浸酒;或入丸、散。外用:捣敷;或研末调涂。

【宜忌】《四川中药志》1960年版:"虚寒证及孕妇忌用。"

【选方】 1. 治腹中邪热诸毒　狗脊根15 g。水煎服。(《湖南药物志》)

2. 治虫积腹痛　单芽狗脊(蕨)15 g,川楝子9 g,使君子9 g。水煎服。(《中国药用孢子植物》)

3. 治毒疮溃烂,久不收口　狗脊贯众(去鳞毛),加白糖捣敷患处,每日换药1～2次。忌食酸辣。(《天目山药用植物志》)

4. 治湿热痢疾　狗脊蕨9 g,铁苋菜15 g,地锦草18 g,炒枳壳6 g。水煎服。

5. 治外伤出血　狗脊蕨根茎上的锈色鳞片。研粉,外敷伤口,加压包扎。(4、5方出自《安徽中草药》)

3040 狍茸 páo róng (《中国药用植物志》)

【基原】 为鹿科狍属动物狍雄性未骨化的幼角。

【原动物】 狍 *Capreolus capreolus* (Linnaeus).

中型鹿类。体长约1.3 m。雄兽有角,较短,分三叉呈树枝状,每年冬季脱落1次。无獠牙,耳朵和眼都大,颈长,尾很短,隐于体毛内。四肢颇长,后肢略比前肢长。冬季毛棕黄色,夏季毛栗红色,臀部灰白色。

栖于丘陵、山地的疏林地带,特别是林缘或沟谷的灌草丛中。晨昏活动,三五成群,食青草、嫩枝、树皮等。分布于我国东北、华北、西北各地。

【采收加工】 春季锯茸,洗去茸毛上的污物,用线封口,缠上麻绳,固定在架上,置沸水中煮过数次,自然风干。

【药材】 狍茸 *Capreoli Pantotrichum Cornu*　主产于西北及东北地区。

性状　全长多为5～7 cm,直径2～2.5 cm。基部较粗,顶端渐细,先端钝。全体布满灰褐色茸毛,茸体有纵棱。质坚硬,断面有细孔。气腥,微臭,味咸。

鉴别　组织特征:毛茸密集,基部略作膨大,表皮层颗粒细胞较大,略密;真皮层外侧乳头呈波浪状突起;内侧有圆形小血管较大;骨小梁间隙略密,多为弯曲长分枝状;骨陷窝内侧外侧均较密,比较规则环绕骨小梁间隙,似层状排列,单个呈长多角形,如砂晶状,直径大至8 μm,骨小管不明。

紫外光谱:取本品粉末1 g,用95%乙醇加热提取,趁热过滤,滤液在岛津UF-265FW紫外分光光度仪上测定吸收波长,在波长200.8 nm、250.6 nm处有最大吸收峰。

【成分】 狍的茸及角,含大量骨胶原,肽类,氨基酸,硫酸软骨素(chondroitin sulfate),及钙、磷、铁、镁、铜等。

尚报道含有锌、铅、镉、镍、铬,这可能与环境污染有关。

【药性】 甘、咸,温。归肾经。

【功用主治】 补肾阳,益精血,强筋骨。主治虚劳羸弱,腰膝酸软,筋骨疼痛,阳痿,不孕。

【用法用量】 内服:研末冲服,每次3 g,每日9 g;或浸酒;或入丸、散。

【宜忌】 阴虚阳亢者禁服。

3041 饱饭花果 bǎo fàn huā guǒ (《四川常用中草药》)

【异名】 乌饭子、米饭花(《四川常用中草药》),小叶珍珠花(《中国树木分类学》)。

【基原】 为杜鹃花科越橘属植物西南越橘的果实。

【原植物】 西南越橘 *Vaccinium laetum* Diels [*V. mandarinorum* Diels var. *laetum* (Diels) Metc; *V. sprengelii* (G. Don) Sleumer]

常绿乔木或灌木,高1～2(～7)m。幼枝密被微柔毛或短柔毛,老枝灰黑色,通常无毛。叶柄长3 mm,被短柔毛或有时无毛;叶片薄革质,卵形、长圆形、长圆状披针形至披针形,先端渐尖至长渐尖,基部楔形至钝圆,边缘有锯齿,表面除沿中脉密被微柔毛外,其余无毛,背面沿中脉或仅中脉基部被短柔毛。总状花序腋生和生枝顶叶腋;苞片宽卵形,通常脱落,小苞片2,卵形或卵状披针形;萼筒无毛,萼齿卵状三角形或半圆形;花冠白色,坛状或钟状,裂齿短小,狭三角形,直立或反折;雄蕊内藏,花丝被疏柔毛,药室背部有短距;花柱不伸出花冠。浆果成熟时紫红色,果梗细长。花期4～5月,果期7～10月。

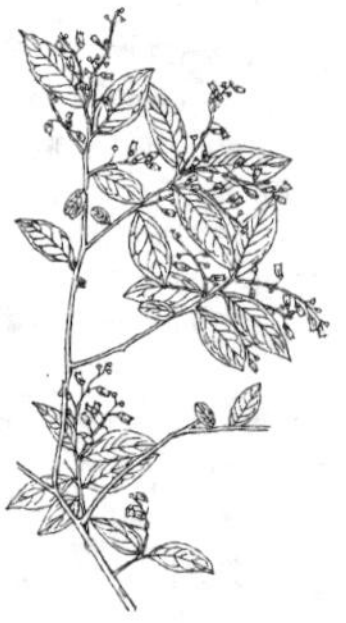

西南越橘

生于海拔(400～)790～2 000 m的松、栎林下或阳坡杂木林中。分布于四川、贵州、云南等地。

本植物的枝叶(饱饭花枝叶)亦供药用,另设专条。

【采收加工】 7～10月采摘,晒干。

【药材】 饱饭花果 *Vaccinii Laeti Fructus*　主产于四川、云南等地。

性状　果实近球形,直径约0.5 cm。表面暗紫色,略有纵条纹,外有宿萼包被。质松脆,内含多数种子。气微,味微酸。

【药性】 酸、甘,平。

1.《四川常用中草药》:"酸,甘。"

2.《全国中草药汇编》:"酸、甘,平。"

【功用主治】《四川常用中草药》:"强筋益气,消肿。治筋骨酸软,四肢无力等症。"

【用法用量】 内服:煎汤,3～6 g;或炖肉。

3042 饱饭花枝叶 bǎo fàn huā zhī yè (《四川常用中草药》)

【基原】 为杜鹃花科越橘属植物西南越橘的枝叶。

【原植物】 参见"饱饭花果"条。

【采收加工】 全年可采,切段晒干。

【药性】 苦,平。

【功用主治】《四川常用中草药》:"治偏头痛。"

【用法用量】 内服:煎汤,9～15 g。

3043 饴糖 yí táng (《别录》)

【异名】 饧(《方言》),胶饴(《伤寒论》),粭糖(《补缺肘后方》)，软糖(《新修本草》)，饧糖(《食疗本草》)，糖馃(《正字通》)，糖稀(《发酵工业全书》)。

【基原】 为用高粱、米、大麦、小麦、粟、玉米等含淀粉质的粮食为原料，经发酵糖化制成的食品。

【药性】 甘，温。归脾、胃、肺经。

1.《别录》："味甘，微温。"

2.《汤液本草》："入足太阴经。"

3.《本草蒙筌》："味甘、苦。"

4.《纲目》："甘，大温，无毒。"

5.《雷公炮制药性解》："入肺、脾二经。"

【功用主治】 缓中，补虚，生津，润燥。主治劳倦伤脾，里急腹痛，肺燥咳嗽，吐血，口渴，咽痛，便秘。

1.《别录》："主补虚乏，止渴，去血。"

2.《千金方》："补虚冷，益气力，止肠鸣、咽痛，除唾血，却咳嗽。"

3.《食疗本草》："补虚止渴，健脾胃气，去留血，补中。""主吐血，健脾。凝强者为良。主打损瘀血，熬食焦，和酒服之，能下恶血。"

4.《日华子》："益气力，消痰止嗽，并润五脏。"

5.《圣惠方》："解乌头、天雄、附子毒。"

6.《本草蒙筌》："和脾，润肺，止渴，消痰。治喉鲠鱼骨，疗误吞钱环。"

7.《本草汇言》："治中焦营气暴伤，眩晕，消渴，消中，怔忡烦乱。"

8.《长沙药解》："补脾精，化胃气，生津，养血，缓里急，止腹痛。"

【用法用量】 内服：烊化冲入汤药中，30～60 g；熬膏或入丸剂。

【宜忌】 湿热内郁，中满吐逆者禁服。

1.《本草衍义》："多食动脾风。"

2.《品汇精要》："中满不宜用，呕家勿用。"

【选方】 1. 治虚劳里急，悸衄，腹中痛，梦失精，四肢酸疼，手足烦热，咽干口燥　桂枝三两(去皮)，甘草三两(炙)，大枣十二枚，芍药六两，生姜三两，胶饴一升。上六味，以水七升，煮取三升，去滓，内胶饴，更上微火消解，温服一升，日三服。(《金匮要略》小建中汤)

2. 治心胸中大寒痛，呕不能饮食，腹中寒，上冲皮起，出见有头足，上下痛而不可触近　蜀椒二合(炒，去汗)，干姜四两，人参二两。上三味，以水四升，煮取二升，去滓，纳胶饴一升，微火煎取一升半，分温再服。(《金匮要略》大建中汤)

3. 治卒得咳嗽　饴糖六两，干姜六两(末之)，豉二两。先以水一升，煮豉三沸，去滓，纳饴糖，消，纳干姜，分为三服。(《补缺肘后方》)

4. 治大人小儿顿咳不止　白萝卜捣汁一碗，饴糖五钱。蒸化，乘热缓缓呷之。(《本草汇言》)

5. 治咸哮喘嗽　胶饴拌轻粉，熬焦为丸，噙化。(《本经逢原》)

6. 治诸鱼骨鲠在喉中　饴糖不拘多少，为丸如鸡子黄大，吞之，又渐作大丸，再吞。(《圣济总录》饴糖丸)

7. 治误吞银环及钗者　饴糖一斤，一顿渐渐食尽，多食之。(《古今录验方》)

8. 治胎坠不安　饴糖五钱。以砂仁泡汤化服。

9. 治大便干结不通　饴糖拈成指头大，用香油涂拌绿矾末，塞谷道内。(8、9方出自《本草汇言》)

【各家论述】 1.《注解伤寒论》："《内经》曰：脾欲缓，急食甘以缓之。胶饴、大枣、甘草之甘以缓中也。"

2.《本草经疏》："饴糖，甘入脾，而米麦皆养脾胃之物，故主补虚乏，仲景建中汤用之是也。肺胃有火则发渴，火上炎，迫血妄行则吐血，甘能缓火之标，则火下降而渴自止，血自去也。"

3.《药征续编》："胶饴之功，盖似甘草及蜜，故能缓诸急。考征小建中汤证曰腹中急痛，又曰里急，又曰妇人腹中痛；大建中汤证曰上下痛而不可触近；黄芪建中汤证曰里急。依此三方，则胶饴能治里急。夫腹中急痛、腹中痛，岂非里急矣乎？"

4.《本经疏证》："人身一天地也，嘘故纳新，环周不休，气之道也；十二经脉、十五大络，血之道也。其资皆禀于脾，则虚乏者，不可谓非脾气不给矣。脾气不给，参、芪、术、草皆能资助之，此独何借于饴糖？夫《别录》补虚乏已下，遂继之以止渴、去血。则芪、术者，皆与渴无干，且术能去湿，不能滋燥；芪能充外，不能充内；参、草能充内，且滋燥矣，又与血无干，以是见此虚此乏，断非参、芪、术、草所能补矣。虽然，虚乏而气不能行且渴者固多，又何以知有当去不去之血？夫仲景用饴糖，多在建中汤，建中汤证多有腹痛，此血当行不行之验也。是故饴糖非能去瘀血也，能治血当行不行为腹痛者耳。故《伤寒》、《金匮》用建中处甚多，然止云治腹痛，不云下瘀血。"

3044 变蛋 biàn dàn (《医林纂要》)

【异名】 皮蛋(《随息居饮食谱》)。

【基原】 为鸭蛋用石灰、草灰、盐等腌制而成。

【药性】 《医林纂要》："味辛涩甘咸，寒。"

【功用主治】 《医林纂要》："泻肺热，醒酒，去大肠火，治泻痢。能散、能敛。"

3045 变豆菜 biàn dòu cài (《救荒本草》)

【异名】 山芹菜、山芹(《青岛中草药手册》)，五指疳(《广西药用植物名录》)，鸭脚板(《贵州中草药名录》)，蓝布正(四川)。

【基原】 为伞形科变豆菜属植物变豆菜的全草。

【原植物】 变豆菜 *Sanicula chinensis* Bunge.

多年生草本。全株无毛。根茎粗短，有许多细长支根。茎直立，有纵沟纹，下部不分枝，上部几次叉状分枝。基生叶，基部有透明的膜质鞘；叶片近圆形至圆心形，常3全裂，少至5裂，中裂片楔状倒卵形，两侧裂片各有1深裂，很少不裂；茎生叶逐渐变小，通常3裂，裂片边缘有大小不等的尖锐重锯齿。伞形花序二至三回叉式分枝；总苞片叶状，3裂或近羽状分裂；伞辐2～3；小总苞片，卵状披针形；小伞形花序有花6～10；萼齿窄线形，顶端渐尖；花瓣倒卵形，白色或绿白色；花柱与萼齿近等长。双悬果球状圆卵形，皮刺直立，顶端钩状，基部膨大；果实的横剖面近圆形，胚乳腹面略凹陷，油管5，合生面通常2，大而显著。花、果期4～10月。

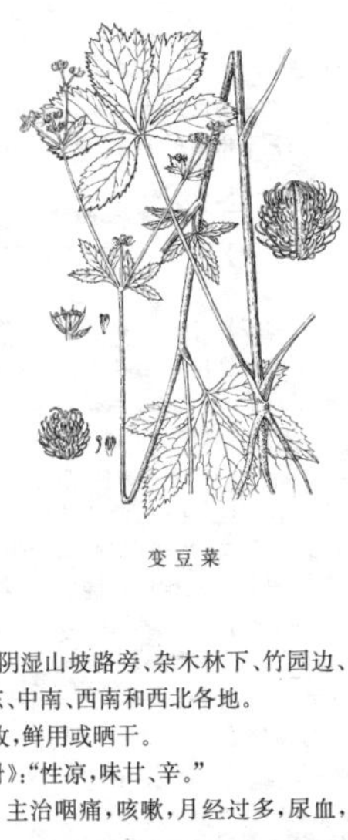
变豆菜

生于海拔200～2 300 m的阴湿山坡路旁、杂木林下、竹园边、溪边草丛中。分布于东北、华东、中南、西南和西北各地。

【采收加工】 6～10月采收，鲜用或晒干。

【药性】 《青岛中草药手册》："性凉，味甘、辛。"

【功用主治】 解毒，止血。主治咽痛，咳嗽，月经过多，尿血，外伤出血，疮痈肿毒。

1.《青岛中草药手册》："清热解毒，杀虫。主治痈肿疮毒，驱除蛔虫。”

2.《长白山植物药志》:“地上部分用于月经过多,血尿。根及地上部分外用于伤口可止血。”

【用法用量】 内服:煎汤,6～15 g。外用:捣敷。

【选方】 治疖疮红肿 山芹菜 15 g,地丁 15 g。捣烂敷患处。(《青岛中草药手册》)

3046 变叶美登木 biàn yè měi dēn mù 〔《中草药》1986,17(9):39〕

【异名】 变叶裸实、咬眼刺、刺仔木(《中国高等植物图鉴》)。

【基原】 为卫矛科美登木属植物变叶美登木的地上部分。

【原植物】 变叶美登木 *Maytenus diversifolius* (Hemsl.) Hou [*Gymnosporia diversifolia* (Hemsl) Maxim.]

灌木,高达 3 m。1～2 年生小枝先端尖锐成刺,密被短锈色毛。叶互生;叶柄极短或近无柄;叶片近革质,宽倒卵形至窄长倒卵形,先端圆钝或稍内凹,边缘具疏圆齿。聚伞花序腋生;花极小,淡绿色,5 数;雄蕊 5,着生花盘边缘之下;子房基部与花盘合生,2 室,每室 2 胚珠,柱头 2 裂。蒴果红色,倒圆锥形。种子黑褐色,基部有短小假种皮。

生于山坡、平地及海岸等处。分布于福建、广东、广西、台湾。

【采收加工】 全年均可采,切段晒干。

【成分】 变叶美登木地上部分含生物碱:美登木碱(maytansine),美登普林(maytanprine);萜类:卫矛醇(dulcitol),无羁萜(酮)(friedelin),β-香树脂醇(β-amyrin),黄酮类:山柰苷(kaempferitrin),山柰酚-7-*O*-鼠李糖苷(kaempferol-7-*O*-rhamnoside)。

茎含变叶美登木素(maytensifolin)A、B、C,变叶美登木醇(maytenfoliol),变叶美登木酸(maytenfolic acid),粉蕊黄杨酮醇(pachysonol),海棠果醇(canophyllol),海棠果醛(canophyllal),无羁萜(酮),30-羟基无羁萜-3-酮(30-hydroxyfriedelan-3-one),29-羟基无羁萜-3-酮(29-hydroxyfriedelan-3-one),无羁萜-3-酮-29-羧酸(3-oxofriedelan-29-oic acid),无羁萜-3-酮-28-羧酸(3-oxofriedelan-28-oic acid),28,29-二羟基-无羁萜-3-酮(28,29-dihydroxyfriedelan-3-one)。

叶含三萜类:maytenfolone,倍半萜类吡啶生物碱:emarginatine H;又含无羁萜(酮)等。

【功用主治】 化瘀消肿解毒。主治肿瘤。

【用法用量】 内服:煎汤,30～60 g;或制成片剂。

3047 夜合花 yè hé huā 《植物名实图考》

【异名】 合欢花(《广东中药》),夜香木兰(《广西药用植物名录》)。

【基原】 为木兰科木兰属植物夜合花的花。

【原植物】 夜合花 *Magnolia coco* (Lour.) DC. [*Liriodendron coco* Lour.; *Magnolia pumila* Andr.]

灌木或小乔木,高 2～4 m。树皮灰色,小枝绿色,微具棱脊。叶互生;托叶痕达叶柄顶端;叶片革质,椭圆形、窄椭圆形或倒卵状椭圆形,先端长渐尖,基部楔形,边缘略反卷,网脉稀疏,上面深绿色,有光泽,稍有波皱,下面淡绿色。花梗向下弯垂,花近球形,直径3～4 cm,夜间极香;花被 9 片,外轮 3 片,白色带绿,内两轮白色;雄蕊多数,花丝扁平,药室内

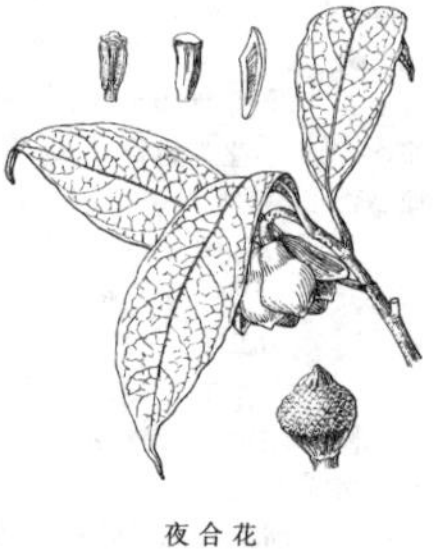

夜合花

向开裂;心皮多数,窄卵形,柱头短。蓇葖果近木质,沿背缝线开裂,顶端有短尖头。种子 1～2,外种皮鲜红色,带肉质。花期 5～6 月,果期 7～9 月。

生于常绿阔叶林中。分布于浙江、福建、广东、广西、云南、台湾等地。华南各地多有栽培。

【栽培】 生物学特性 喜湿润、肥沃土壤,耐荫,多生于海拔 600～900 m 的常绿阔叶林下,对有毒气体抗性较差。

繁殖方法 靠接或高空压条繁殖。嫁接以紫玉兰、火力楠、木莲等为砧木。高空压条繁殖:早春天气转暖后或秋天进行,牛根后移入苗圃育成大苗,方可定植。近年也常用扦插繁殖,以一年生至二年生幼苗上剪穗沙插,成活率可达 90%。

【采收加工】 5～6 月采摘,晒干。

【药材】 夜合花 *Magnoliae Cocinis Flos* 主产于广东、广西。

性状 花朵略呈伞形、倒挂钟形或不规则的球形,长 2～3 cm,直径 1～2 cm,外面暗红色至棕紫色。萼片 3 片,长倒卵形,长约 1.5 cm,宽约 8 mm,两面有颗粒状突起。花瓣 6 片,倒卵形,卷缩,外列 3 片较大,长约 2 cm,宽约 1.2 cm,外表面基部显颗粒状突起,内表面光滑。质厚,坚脆。雄蕊多数,螺旋状排列,呈莲座状。雌蕊心皮 7～8 个,离生,心皮狭长棱状,紫褐色或棕褐色,有小瘤状体。留存的花柄黑褐色。气极芳香,味淡。

【成分】 茎含生物碱:氧代黄心树宁碱(oxoushinsunine),柳叶木兰碱(salicifoline),木兰花碱(magnoflorine),千金藤碱(stephanine),夜合花碱(magnococline),光千金藤碱(stepharine),10-羟基番荔枝碱(anolobine)。

【药性】 《福建药物志》:“辛,温。”

【功用主治】 行气祛瘀,止咳止带。主治胁肋胀痛,乳房胀痛,疝气痛,癥瘕,跌打损伤,失眠,咳嗽气喘,白带过多。

1.《广东中药》:“治肝郁气痛。”

2.《福建药物志》:“活血祛瘀,安神,止带。治胁痛,失眠,癥瘕,白带,跌打损伤。”

【用法用量】 内服:煎汤,3～9 g。

3048 夜交藤 yè jiāo téng 《本经逢原》

【异名】 棋藤(《南京民间草药》),首乌藤(《江苏省植物药材志》)。

【基原】 为蓼科蓼属植物何首乌的藤茎或带叶藤茎。

【原植物】 参见“何首乌”条。

【采收加工】 6～10 月采割带叶藤茎,或 8～12 月采割藤茎,捆成把,晒干或烘干。

【药材】 夜交藤 *Polygoni Multiflori Caulis* 主产于浙江、湖北、江苏、河南等地。以浙江、湖北产较大。

性状 藤茎长圆柱形,稍扭曲,长短不一,直径 3～7 mm。表面棕红色或棕褐色,粗糙,有明显扭曲的纵皱纹及细小圆形皮孔。节部略膨大,有分枝痕。外皮菲薄,可剥离。质脆,易折断,断面皮部棕红色,木部淡黄色,导管孔明显,中央为白色疏松的髓部。气无,味微苦、涩。

鉴别 茎横切面:木栓层为数列含棕红色色素的细胞。皮层较薄。中柱鞘纤维束断续排列成环,伴有少数石细胞群,纤维壁甚厚,木化。韧皮部较宽,束中形成层明显;木质部导管单个散在或数个相聚。髓部小。薄壁细胞含草酸钙簇晶。

【成分】 藤茎中含黄酮类:大黄素(emodin),大黄素甲醚(physcion),蒽苷(anthraglycoisde)A 即是大黄素-8-葡萄糖苷(emodin-8-β-*D*-glucopyranoside)。还含夜交藤乙酰苯苷(polygoacetophenoside)即是 2,3,4,6-四羟基乙酰苯-3-*O*-葡萄糖苷(2,3,4,6-tetrahydroxy acetophenone-3-*O*-β-*D*-glucopyranoside)。

【药理】 1. 镇静催眠作用 夜交藤煎剂灌胃 9 g/kg 与阈下剂量的戊巴比妥钠 20 mg/kg 合用,小鼠转笼法试验表明有明显协

同作用。20 g/kg 灌胃，大鼠睡眠多导图描记法表明，能使总睡眠时间延长，主要是慢波睡眠时相延长，异相睡眠期缩短，其即时催眠作用与 5 mg/kg 的安定基本相似。如果每日灌胃 2 次，连续 3 日，则催眠作用更明显，并使慢波睡眠潜伏期明显缩短。

2. 降脂作用　夜交藤醇提取物每日 4 g/kg，连服 10 日，能明显降低高脂血症大鼠的血清总胆固醇及三酰甘油含量。每日 2 g/kg，连续灌胃 4 星期，于第六星期末测定，使高脂血症鹌鹑总胆固醇含量明显降低，高密度脂蛋白/总胆固醇比值极明显升高，主动脉光滑，无斑块形成，肝脏颜色与大小正常，镜下检查主动脉和肝脏也无明显异常。

3. 抗菌作用　体外抗菌实验显示夜交藤对金黄色葡萄球菌、大肠杆菌、卡他奈瑟球菌、流感杆菌、肺炎链球菌有抑制作用。

【药性】 甘、微苦，平。归心、肝经。

1.《本草再新》："味苦，性温，无毒。入心、脾二经。"

2.《饮片新参》："苦、涩、微甘。"

3.《陕西中草药》："性平，味甘。"

【功用主治】 养心安神，祛风通络。主治失眠，多梦，血虚身痛，肌肤麻木，风湿痹痛，风疹瘙痒。

1.《纲目》："风疮疥癣作痒，煎汤洗浴。"

2.《本草再新》："补中气，行经络，通血脉，治劳伤。"

3.《药性集要》："治不寐、风疮癞。"

4.《饮片新参》："养肝肾，止虚汗，安神催眠。"

5.《陕西中草药》："祛风湿，治贫血，周身酸痛。"

【用法用量】 内服：煎汤，10～20 g。外用：煎水洗；或捣烂敷。

【选方】 1. 治虚烦失眠多梦　夜交藤 30 g，珍珠母30 g，丹参 9 g。水煎服。(《浙江药用植物志》)

2. 治皮肤瘙痒　夜交藤、苍耳子各适量，煎水外洗。(《安徽中草药》)

3. 治腋疽　首乌藤、鸡屎藤叶各适量。捣烂，敷患处。

4. 治痔疮肿痛　首乌藤、假蒌叶、杉木叶各适量。煎水洗患处。(3、4 方出自《广西民间常用草药》)

【临床报道】 治疗失眠　采用夜交藤、当归代茶饮用的治疗方法。当归 5 g，夜交藤 10 g 放入杯中，先用凉水泡1 小时后再反复冲洗 2～3 次，后注入满杯开水，浸泡约 15 分钟后开始饮用，一般以午饭和晚饭后饮用为宜，1 日更换 1 次新药，1 个月为 1 个疗程，可根据具体情况加量或减量。治疗失眠 82 例，2 个疗程后睡眠改善的为 80 例(占 92.8%)，无效 2 例(占 7.2%)。

【各家论述】《本草正义》："夜交藤，濒湖止称茎叶治风疮疥癣，作浴汤甚效，今以治夜少安寐，盖取其能引阳入阴耳。然不寐之源，亦非一端，苟不知从病源上着想，而惟以此为普通用品，则亦无效。但止堪供佐使之助，因是调和阴阳者，故亦有利无害。"

3049 夜关门 yè guān méng (《分类草药性》)

【异名】 铁扫帚(《救荒本草》)，封草(《质问本草》)，野鸡草(《植物名实图考》)，菌串子(《分类草药性》)，半天雷、闭门草(《福建民间草药》)，公母草、铁马鞭(《江西民间草药》)，凤交尾、化食草(《湖南药物志》)，三叶公母草、阴阳草(《江西民间草药验方》)，关门草、马尾草、夜闭草(《浙江民间常用草药》)，火鱼草、石青蓬(《上海常用中草药》)，穿鱼串、串鱼草(《云南中草药》)，铁杆蒿(《河南中草药》)，蛇药草(《湖北神农架中草药》)，截叶铁扫帚(《中国主要植物图说·豆科》)，绢毛胡枝子(《天目山药用植物志》)。

【基原】 为豆科胡枝子属植物铁扫帚的全草或根。

【原植物】 铁扫帚 *Lespedeza juncea* (L. f.) Pers. var. *sericea* (Thunb.) Maxim. [*L.sericea* (Thunb.) Miq.; *L. cuneata* (Dum. Cours.) G. Don]

直立小灌木。上部有坚韧细长的分枝。叶互生，三出复叶；叶柄长约1 cm，具柔毛；托叶条形，有 3 脉；叶片倒披针形，先端截形或微凹，有短尖，基部狭楔形，上面有少数短毛，下面密被白色柔毛。花单生，或 2～4 朵丛生叶腋；小苞片 2，狭卵形；花萼浅杯状，具 5 裂，齿披针形，被柔毛；花冠蝶形，白色，有紫斑，旗瓣中央紫红色，倒卵形，顶端圆钝，基部具爪，翼瓣斜长椭圆形，龙骨瓣顶端钝而偏斜，一侧基部下延成耳，均具爪；雄蕊 10，二体；雌蕊线形，花柱细长，弯曲，柱头头状，子房外有细毛。荚果斜卵圆形，表面有白色绢毛或近无毛。种子肾圆形，成熟时赭褐色。花期6～9月，果期 9～11 月。

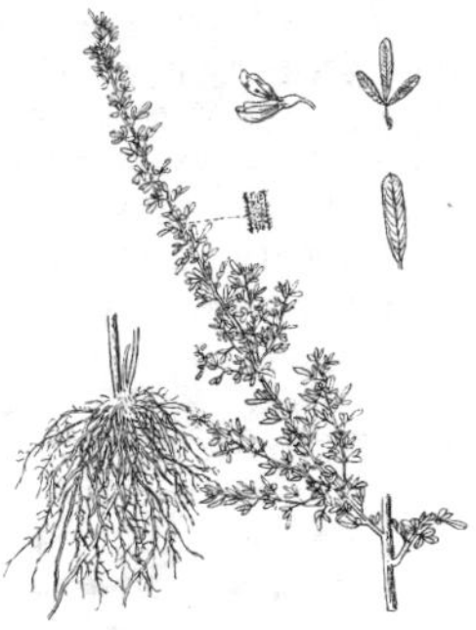

铁扫帚

生于低山坡路边及空旷地杂草丛中。分布于华东、中南、西南及陕西等地。

【栽培】 生物学特性　适应性较强，高山和平坝都可生长，常野生在路边、河边和山坡的向阳处，一般排水良好的土壤都可栽培。

繁殖方法　种子繁殖。3～4 月播种，整地开 1.3 m 宽的高畦，按行窝距各 33 cm 开窝点播，每窝种子约 20 粒，施人畜粪水后，盖火灰。在苗高 5 cm 时匀苗、补苗，每窝留苗4～5 株。

田间管理　第二年后，每年在 4、6、10 月都要中耕除草、追肥 1 次，肥料可用人畜粪水。约 4 年后，根蔸衰老，要换地另种。

【采收加工】 播种当年 9～10 月结果盛期采收(留种的可稍迟)。齐地割起，晒干，或鲜用。

【药材】 夜关门　*Lespedezae Sericea Herba seu Radix*　产于江苏、浙江、江西、福建、湖北、湖南、四川、贵州、云南等地。

性状　根细长，条状，多分枝。茎枝细长，被微柔毛。三出复叶互生，密集，多卷曲皱缩，完整小叶线状楔形，长 1～2.5 cm；叶端钝或截形，有小锐尖，在中部以下渐狭；上面无毛，下面被灰色丝毛。短总状花序腋生，花萼钟形，蝶形花冠淡黄白色至黄棕色，心部带红紫色。荚果卵形，稍斜，长约 3 mm，棕色，先端有喙。气微，味苦。

鉴别　叶表面观：上表皮细胞垂周壁平直或稍弯曲，气孔甚多，平轴式，或不定式，偶见非腺毛。下表皮细胞垂周壁波状弯曲或稍弯曲，可见气孔；非腺毛较多，长 90～500 μm，直径 8～18 μm，壁疣密，细小，基部为 1～2 个短细胞。叶脉处可见众多草酸钙方晶。

【成分】 种子中含儿茶素(catechin)，表儿茶素(epicatechin)，黎豆胺(stizolamine)。

茎含鞣质，多聚酚类和缩合鞣质。

叶含鞣质，β-谷甾醇(β-sitosterol)，琥珀酸(succinic acid)，1-三十烷醇(1-triacontanol)，槲皮素(quercetin)，山柰酚(kaempferol)，松醇(pinitol)，萹蓄苷(avicularin)，胡桃苷(juglanin)，三叶豆苷(trifolin)，异牡荆素(isovitexin)，异荭草素(isoorientin)，6, 8-二-C-葡萄糖基芹菜素(6, 8-二-C-glucopyranoside)，6, 8-二-C-葡萄糖基木犀草素(luteolin-6, 8-C-glucopyranoside)，多聚酚类和缩合鞣质。

根中含大豆皂醇(soyasapogenol)B。

夜关门中还含有截叶铁扫帚酸钾(potassium lespedezate)，异截叶铁扫帚酸钾(potassium isolespedezate)，松脑(pine camphor)。

【药理】 1. 止咳、平喘作用　本品及从中分得的咳宁醇(松醇)、以黄酮类物质为主成分的 707 及以酚性成分为主的 607 有不同程度的止咳及平喘作用。氨雾引咳法试验中煎剂、咳宁醇、707及607均有显著止咳作用，β-谷甾醇灌服500 mg/kg对小鼠也有显著止咳效果，但电刺激猫喉上神经所致咳嗽咳宁醇及707均未见明显作用。在豚鼠离体气管条上707可显著拮抗组胺所致收缩，作用缓慢而持久；组胺喷雾引喘试验中707腹腔注射100～200 mg/kg有明显平喘效果，但咳宁醇200 mg/kg却无明显作用。小鼠酚红法试验中咳宁醇、707和607均无明显祛痰效果。707含山柰酚、槲皮素、牡荆素、荭草素和水杨酸。

2. 对子宫的影响　本品乙醇提取物对于已孕或经雌激素敏化的离体大鼠、小鼠、豚鼠和家兔子宫具有显著的兴奋作用，而对未孕子宫则无明显影响。

3. 其他作用　本品煎剂在体外对金黄色葡萄球菌、肺炎链球菌、甲型链球菌、卡他球菌等有抑制作用，707对白色葡萄球菌、甲型链球菌等有抑制作用，但咳宁醇及607对上述细菌无明显作用。本品所含儿茶素和表儿茶素可抑制植物种子发芽。本品所含酚类成分喂饲断奶田鼠3星期，可明显抑制草地田鼠生长，而不抑制大草原田鼠的生长。

毒性　咳宁醇10 g/kg灌服或静注6.25、7 072.5 g/kg，6 075 g/kg灌服均不引起小鼠死亡。

【药性】 苦、涩，凉。

1.《救荒本草》："味苦。"

2.《四川中药志》1960年版："性温，味淡，无毒。"

3.《湖南药物志》："苦，甘，涩，凉。"

【功用主治】 补肾涩精，健脾利湿，祛痰止咳，清热解毒。主治肾虚遗精，遗尿，尿频，白浊，带下，泄泻，痢疾，水肿，小儿疳积，咳嗽气喘，跌打损伤，目赤肿痛，痈疮肿毒，毒虫咬伤。

1.《质问本草》："治跌打损伤，煎之而蒸，能散瘀血。"

2.《民间常用草药汇编》："益肾，健脾。治小儿疳积，遗尿及治妇女崩、带，并治眼雾。"

3.《湖南药物志》："清热，收敛，祛风，杀虫。治牙痛，肾气攻心，夜盲，疳泻，伤口不敛，皮肤疮毒，犬咬，蛇虫伤，风热湿毒。"

4.《天目山药用植物志》："益肝明目，利尿解热。治劳伤过度，关节痛，伤风，肝热迫眼赤肿疼痛。"

5.《云南中草药》："清热解毒，活血止血，消食化积。治刀枪伤，烫伤，疮毒，乳腺炎，蛔虫，催产。"

6.《陕西中草药》："固肾，健脾，利水，消积。治痞块，腹水。"

7.《广西本草选编》："清热解毒，利尿通淋。治菌痢，阿米巴痢，腹泻，尿路结石，小便混浊，结膜炎，慢性气管炎，坐骨神经痛。"

8.《贵州民间方药集》："平肝阳，兴阳，摄精。治阳痿，遗精，盗汗，虚热，疝气，脱肛。外治白口疮。"

【用法用量】 内服：煎汤，15～30 g，鲜品30～60 g；或炖肉。外用：煎水熏洗，或捣敷。

【宜忌】《云南中草药》："孕妇忌服。"

【选方】 1. 治遗精　退烧草30 g，炖猪肉服，早、晚各服1次。（《贵州民间药物》）

2. 治肾虚小便频数　夜关门30 g，鸡肾草30 g，八月瓜30 g，黑大豆30 g，猪肚1个。共炖服。

3. 治糖尿病　（夜关门）鲜根120 g，雄鸡1只（杀死，除毛，剖腹，去肠杂后不落水，将药纳入鸡腹内），炖熟，饭前空腹食，分2日服完。（2、3方出自《四川中药志》1979年版）

4. 治急性肾炎　铁扫帚、乌药、积雪草各30 g，白马骨15 g。水煎服，每日1剂。（《全国中草药汇编》）

5. 治菌痢、阿米巴痢疾　（铁扫帚）全草30～60 g，水煎服。（《广西本草选编》）

6. 治急性黄疸型肝炎　铁扫帚根120 g，用猪瘦肉30 g，炖服，吃肉喝汤，每日1剂，连服14日。（《全国中草药汇编》）

7. 治腹水　（夜关门）30 g，炖鸭肉，于2日分服。（《陕西中草药》）

8. 治关节痛　（绢毛胡枝子）根24 g，加茅草根、棕榈根各6～9 g。水煎。冲红糖，于饭后服。（《天目山药用植物志》）

9. 治肝火目赤肿痛　铁扫帚、芦根各6 g，代茶饮。（《青岛中草药手册》）

10. 治小儿口腔炎　铁扫帚全株30 g，水煎，加糖服。（《全国中草药汇编》）

11. 治乳腺炎初起，红肿疼痛，疮疖肿痛　夜关门、蒲公英各适量，捣绒外敷。（《四川中药志》1979年版）

12. 治带状疱疹、疔疮、皮肤溃疡　（铁扫帚）叶、蛇莓等分，捣汁搽患处，每4小时1次。（南药《中草药学》）

【临床报道】 1. 治疗急性胃炎、痢疾　取夜关门的根、茎、叶（干品）100 g，洗净切碎，加水1 200 ml，文火煎煮浓缩至200 ml过滤；成人每服50 ml，3～4小时1次，必要时日夜连续服用。儿童、老年人或体弱者可酌情减量，疗程1～7日，必要时可延长至2～4星期。系统观察50例，结果21例在治疗1～3日内、25例在4～6日症状消失或显著好转。

2. 治疗慢性气管炎　用夜关门全草60 g（鲜草90 g），加水煎1～2小时，浓缩至100 ml，加白糖适量。每次50 ml，日服2次。10日为1个疗程，可视病情连服3～4个疗程，2个疗程间停药5日。治疗427例，总有效率（包括临床痊愈或近期控制、以及显效和好转）在80%以上，不论对单纯型或喘息型均有效，病情轻的疗效略优于重的。夜关门对于止咳、化痰的效果较显著，平喘次之；40%左右的患者在治疗3～5日后出现疗效，部分病例在10日后显效，副作用不常见，少数病例出现头晕、胃不适，或恶心、呕吐、腹泻、失眠、口腔黏膜溃烂、多尿等现象，一般不需停药，3～5日可自行消失。也可以采用夜关门复方，但其疗效与夜关门单方似无明显差异，复方有2个：1号方是夜关门60 g，天门冬、百部各24 g；2号方是夜关门60 g，棉花根、岗梅各30 g。煎法、服法、疗程与单方同。据临床观察，夜关门单方多疗程长期用药，特别是通过发病季节的预防性用药，可使一部分病例获得远期治愈。此外，从夜关门中提出2个有效单体——咳宁醇和β-谷甾醇，及2个有效部分——"707"、"607"，均曾分别在临床试用，发现对止咳、祛痰、平喘都具有速效，多数在服药4日内显效。

3. 治疗毒蛇咬伤　取夜关门及假花生（为豆科植物异果山绿豆 *Desmodium heterocarpum* DC.）各等量，晒干研粉，加少量淀粉压片，每片含生药0.3 g。用温开水送服或研碎后灌服，每次15～20片，每日2～3次，亦可在患者囟门部剃去铜钱大小1块头发，局部消毒后用针沿皮下挑刺，使微出血，然后取药片15～20片压碎，用温开水调成糊状敷于囟门，包扎固定，每日换药1～2次，保持湿润，如有发热，恶心，呕吐，可加独活3钱，水煎分2次服。用上法共治疗竹叶青蛇咬伤34例，眼镜蛇咬伤12例，金钱豹咬伤3例，海蛇咬伤1例，蝰蛇咬伤1例，不明蛇种咬伤5例，共56例，无1例死亡，全部治愈。

3050 夜明砂 yè míng shā（《日华子》）

【异名】 天鼠屎、鼠法、石肝（《本经》），黑砂星（《纲目》），檐老鼠屎（《江西中药》）。

【基原】 为蝙蝠科蝙蝠属动物蝙蝠、大管鼻蝠，伏翼属普通伏翼，兔蝠属大耳蝠，棕蝠属华南大棕蝠；蹄蝠科蹄蝠属动物大马蹄蝠及菊头蝠科菊头蝠属动物马铁菊头蝠等的粪便。

【原动物】 参见"蝙蝠"条。

【采收加工】 全年均可采，以夏季为宜，从山洞中铲取，晒干。

【药材】 夜明砂 *Vespertilionis Faeces*　主产于浙江、江西、江苏、广西等地。

性状　本品为长椭圆形颗粒，两端微尖，长5～7 mm，直径约2 mm。表面略粗糙，棕褐色或灰棕色；破碎者呈小颗粒状或粉末状。放大镜下观察，可见棕色或黄棕色有光泽的昆虫头、眼及破碎的翅膜。气微或无，味微苦而微辛。

【成分】 夜明砂含尿素(urea)，尿酸(uric acid)，胆甾醇(cholesterol)及维生素A等。

【药性】 辛，寒。归肝经。

1.《本经》："味辛，寒。"

2.《别录》："无毒。"

3.《纲目》："厥阴肝经血分。"

4.《本草再新》："入肝脾二经。"

【功用主治】 清肝明目，散瘀消积。主治青盲，雀目，目赤肿痛，白睛溢血，内外翳障，小儿疳积，瘰疬，疟疾。

1.《本经》："主面痈肿，皮肤洗洗时痛，腹中血气，破寒热积聚，除惊悸。"

2.《新修本草》："主子死腹中。"

3.《日华子》："炒服治瘰疬。"

4.《纲目》："治目盲，障翳，明目，除疟。"

5.《中国动物药》："消积，活血，明目。治小儿疳积，夜盲症，小儿云翳等。"

【用法用量】 内服：煎汤，布包，3～10 g；或研末，每次1～3 g。外用：研末调涂。

【宜忌】 目疾无瘀滞者及孕妇慎服。

1.《本草经集注》："恶白蔹、白薇。"

2.《得配本草》："产妇禁用。"

【选方】 1. 治夜盲症　夜明砂10 g，鸡肝1具。将夜明砂用纱布包好，与鸡肝同煮，肝熟，饮汤食肝，连服1月。

2. 治角膜云翳　夜明砂、白菊花、决明子、谷精草各10 g。水煎服，每日2次。(1、2方出自《中国动物药》)

3. 治内外翳障　夜明砂为末，化入猪胆内，煮食饮汁。(《直指方》)

4. 治赤眼成内障　夜明砂(洗净)、当归、蝉蜕、木贼(去节)各一两。为末，黑羊肝四两，煮烂和丸梧子大。食后熟水下五十丸。(《纲目》)

5. 治瘰疬延缠　夜明砂三钱，白蛤粉五钱(火煅)。共研细末，米饮为丸，如绿豆大。每晚服二钱，白汤下。(《方脉正宗》)

6. 溃肿排脓　夜明砂一两，桂半两，乳香一分。为末，入干砂糖半两，井水调敷。(《直指方》)

7. 治一切疳毒　夜明砂五钱，入瓦瓶内，以精猪肉三两，薄切，入瓶内同煮熟，令儿食肉饮汁，取下腹中胎毒；次用生姜四两，和皮切炒，同黄连末一两，糊丸黍米大。米饮服下一丸，日三次。(《全幼心鉴》)

8. 治腹中积聚，寒热　夜明砂三钱，阿魏四钱，花椒五钱，红曲六钱。俱研细末。每服二钱，清晨白汤下。(《方脉正宗》)

9. 治腋下胡(狐)臭　夜明砂末，豉汁调涂。(《纲目》)

【各家论述】 1.《纲目》："夜明砂及蝙蝠皆厥阴肝经血分药也，能活血消积，故所主目翳盲障，疟疾疳惊，淋带，瘰疬，痈肿，皆厥阴之病也。"

2.《本草经疏》："夜明砂，今人主明目，治目盲障翳。其味辛寒，乃入足厥阴经药，《本经》所主诸症，总属是经所发，取其辛能散内外结滞，寒能除血热气壅故也，然主疗虽多，性有专属，明目之外，余皆可略。"

3051 夜香花 yè xiāng huā (《海南岛常用中草药手册》)

【异名】 夜兰香(《海南岛常用中草药手册》)，千里香(《广西本草选编》)。

【基原】 为萝藦科夜来香属植物夜来香的花、叶。

【原植物】 夜来香 *Telosma cordata* (Burm. f.) Merr. [*Asclepias cordata* Burm. f.]

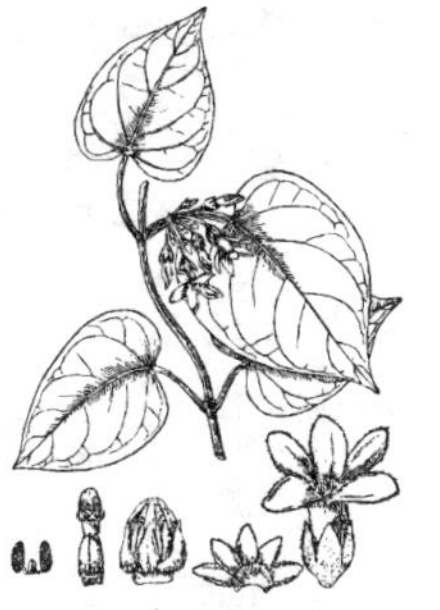

夜来香

藤状灌木。叶对生，薄膜质；叶柄先端具丛生3～5个小腺体；叶片宽卵形至长圆状卵形，先端短渐尖，基部心形，仅脉上具微毛；侧脉6对，小脉网状。伞形状聚伞花序腋生，着花多达30朵；花萼5，外面被微毛，内面基部具5个小腺体；花黄绿色，有清香味，夜间更盛，花冠高脚碟状，花冠裂片具缘毛，裂片向右覆盖；副花冠5裂，肉质，着生于合蕊冠上，先端渐尖；雄蕊5，着生于花冠的基部，花药先端有内弯的膜片；花粉块每室1个，椭圆形，直立；子房无毛，由2枚离生心皮组成，柱头基部5棱。蓇葖果披针形，外果皮厚。种子宽卵形，先端具白色绢质种毛。花期5～8月，极少结果。

生于山坡灌木丛中。原产于我国华南地区，现南方各地均有栽培。

【采收加工】 5～8月采收，晒干或鲜用。

【药性】 甘，凉。

1.《海南岛常用中草药手册》："甘，淡，平。"

2.《广西本草选编》："味微甘，性平。"

【功用主治】 清肝明目，去翳，拔毒生肌。主治目赤肿痛，翳膜遮睛，痈疮溃烂。

1.《海南岛常用中草药手册》："清肝，明目，去翳。主治急、慢性结膜炎，角膜炎，麻疹后期疳积上眼。"

2.《全国中草药汇编》："拔毒生肌。鲜叶外用治已溃疮疖脓肿，脚臁外伤糜烂。"

【用法用量】 内服：煎汤，3～6 g。外用：鲜叶开水烫后贴患处。

【选方】 治脚臁外伤糜烂　鲜叶(适量)捶猪肥肉敷患处。(《全国中草药汇编》)

3052 疝气草 shàn qì cǎo (《西昌中草药》)

【异名】 双肾草(《西昌中草药》)，对对参(《新华本草纲要》)，丽江二叶兰(《云南种子植物名录》)，四块瓦(云南)，一面锣(四川)。

【基原】 为兰科玉凤花属植物落地金钱的块茎。

【原植物】 落地金钱 *Habenaria aitchinsonii* Reichb. f. [*H. disceras* Schltr.]

多年生草本。块茎长圆形或椭圆形，肉质。叶2枚，近对生于近基部，绿色，圆形或卵圆形，先端急尖。花葶圆柱形，被乳突状柔毛；总状花序具数朵密集的花；花较小，绿色或黄色；苞片卵状披针形，短于或等长于子房；中萼片卵形，直立，舟状，侧萼片反折，卵状长圆形；花瓣舌状披针形，直立，与中萼片等长，但较狭窄，与中萼片相靠合成兜；唇瓣3浅裂，裂片线形，侧裂片向后反折，比中裂片长而狭；距下垂，细圆筒状；柱头突起2；子房纺锤形，扭曲，被乳突状柔毛。

生于海拔2 850～4 200 m的山坡灌丛下和河谷草地。分布于西南及西藏等地。

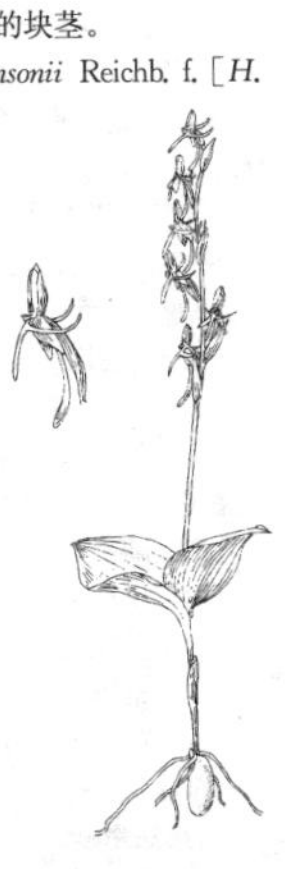

落地金钱

【采收加工】 7～10月采挖，鲜用。

【药性】 甘、淡，温。

【功用主治】 调气和血，补肾壮腰。主治疝气，睾丸炎，遗精，月经不调，痛经，劳伤腰痛。

【用法用量】 内服：煎汤，9～30 g；或研末；或泡酒。

【选方】 1. 治疝气，睾丸炎 疝气草 9 g，为末，兑酒服；或配八月瓜根、艳山红根各 30 g，炖猪腰子服。

2. 治遗精 疝气草、野蔷薇根、仙茅各 15 g。水煎服。

3. 治月经不调，痛经 疝气草 15 g，倒竹散、月月红各9 g。煎水服或泡酒服。

4. 治劳伤腰痛 疝气草 30 g，刺五甲、金丝杜仲各 15 g。煎水服或泡酒服。(1～4 方出自《西昌中草药》)

3053 究州卷柏 yǎn zhōu juǎn bǎi (《本草图经》)

【异名】 金不换、金扁柏、金扁桃、石养草、田鸡爪(《福建民间草药》)，花肺金、茯苓蕨、飞扬蕨、烂皮蛇、扇卷柏(《广西中兽医药植》)，石卷柏(《陆川本草》)，金花草、千年柏、孔雀毛(《江西民间草药》)，地柏枝(《四川中药志》)，红凤尾草、鸡胶裂、凤凰尾、不黄草、墙边柏、饼花草、花眉胶(《闽东本草》)，柏叶草，细叶金鸡尾、地侧柏、虎牙骨、虎毛草、肺经草、松柏草(《湖南药物志》)。

【基原】 为卷柏科卷柏属植物究州卷柏的全草。

【原植物】 究州卷柏 *Selaginella involvens* (Sw.) Spring

多年生草本，高 14～45 cm。主茎直立，下部不分枝的部分长 6～15 cm，圆柱形，稻秆色，叶覆瓦状贴着，卵状矩圆形，渐尖，基部心形；上部 3 回羽状分枝，枝上的叶较密，异型，排成 4 行；侧叶不对称，急尖，长 2 mm，宽 1.25 mm，叶上平滑，侧叶上半部半卵形，基部心形，有细锯齿，下半部半卵圆披针形，基部截形，全缘，有缘毛；中叶卵圆形，渐尖，或有短芒，外边全缘，内侧有锯齿。孢子囊穗单生，少成 2 枚，着生枝端，4 棱，长4～20 mm；孢子叶圆形、卵圆三角形，渐尖，龙骨状，有齿。

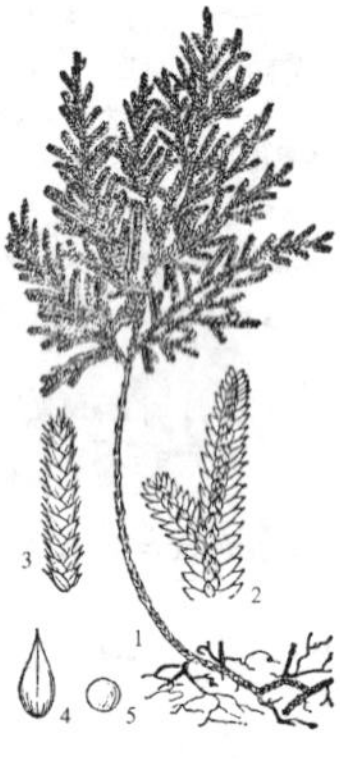

究州卷柏
1. 植物全形 2. 枝叶一部分 3. 孢子囊穗 4. 孢子叶 5. 孢子囊

生林下、山谷、路边、沟中等阴处石上。分布西南、华南及浙江、江西、湖北至陕西等地。

【采收加工】 全年采收，晒干或鲜用。

【药性】 辛，平。

1.《福建民间草药》："甘，平，无毒。"

2.《陆川本草》："辛，平。"

《四川中药志》："性平，味淡微辛，无毒。"

《泉州本草》："入肺、肝、心、脾四经。"

【功用主治】 凉血止血，化痰定喘，利水消肿。主治吐血，衄血，脱肛下血，痰嗽，哮喘，黄疸，水肿，淋病，带下，烫伤。

1.《福建民间草药》："能柔筋强骨，益气明目，清肝热，疗黄疸。"

2.《陆川本草》："凉血止血，利尿消肿。治脱肛下血、水肿。"

3.《四川中药志》："清热解毒。治吐血、痔疮出血、淋病、汤火伤及刀斧伤出血。"

4.《泉州本草》："清心止血，定惊止痉，化瘦子喘。治吐血衄血，肺痈脓血，咳嗽喘促。"

5.《湖南药物志》："治肺痹，劳损，哮喘，疳积。"

【用法用量】 内服：煎汤，9～15 g(鲜者 30～60 g)。外用：捣敷或研末调敷。

【宜忌】《泉州本草》："凡无湿热者慎用。"

【选方】 1. 治咳血、崩漏 究州卷柏 21～30 g。水煎服。(《泉州本草》)

2. 治哮喘 究州卷柏 30～60 g。冲开水炖冰糖服，日二次。(《福建民间草药》)

3. 治黄疸 鲜究州卷柏 60～120 g，或干的 30 g，黄酒二茶匙。酌加开水炖 1 小时，温服，日二次。(《福建民间草药》)

4. 治妇女黄、白带 金花草 45 g，猪瘦肉 60 g。同炖服。

5. 治羊痫风 金花草 60 g，冰糖 60 g。水煎服。

6. 治瘰疬 ① 金花草 30 g。酒煎 2 次。每饭后各服一次。② 金花草 30 g，野南瓜根 120 g，猪瘦肉 120 g。同煎服。每日一剂，孕妇忌服。

7. 治创伤出血 鲜金花草捣烂敷伤口。(4～7 方出自《江西民间草药》)

8. 治烫伤 究州卷柏研末，茶油调涂。(《湖南药物志》)

3054 盲肠草 máng cháng cǎo (《广东中药》)

【异名】 鬼针草(《植物名实图考》)，黄花雾(《生草药性备要》)，感冒草(《广东中药》)，豆渣草(《四川中药志》)，鬼见愁、细毛鬼针草(《陕西中草药》)，三叶婆婆针、路边针、三叉枪(《广西本草选编》)，一把针、引线包(《浙江民间常用草药》)，粘身草、鬼菊(《福建药物志》)。

【基原】 为菊科鬼针属植物三叶鬼针草的全草。

【原植物】 三叶鬼针草 *Bidens pilosa* L.

一年生草本。茎钝四棱形，无毛或上部被极稀的柔毛。茎下部叶较小，3 裂或不分裂，通常在开花前枯萎；中部叶具柄，三出；小叶 3 枚，很少为 5～7 的羽状复叶，两侧小叶椭圆形或卵状椭圆形，先端锐尖，基部近圆形或阔楔形，有时不对称，边缘有锯齿，顶端小叶较大，长椭圆形或卵状长圆形，先端渐尖，基部渐狭或近圆形，边缘有锯齿，上部叶小，3 裂或不分裂，线状披针形。头状花序单生；总苞基部被短柔毛，线状匙形，上部较宽，外层托片披针形，背面褐色，具黄色边缘，内层较狭，线状披针形；舌状花白色或无舌状花，盘花筒状，冠檐 5 齿裂。瘦果黑色，线形，略扁，具棱，上部具稀疏瘤状突起及刚毛，先端芒刺 3～4 枚，具倒刺毛。花期春季。

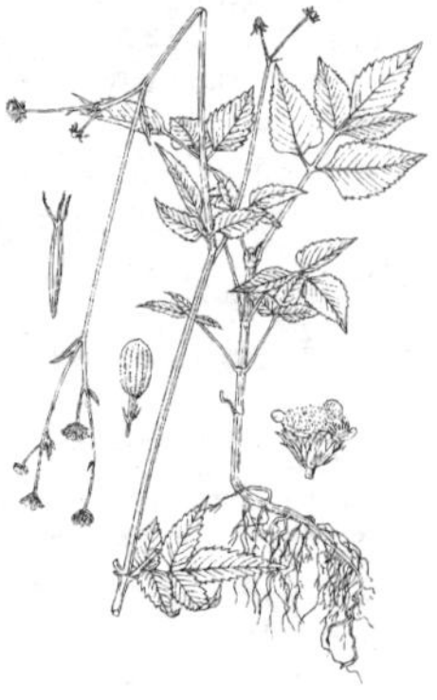
三叶鬼针草

生于村旁、路边及荒坡中。分布于华东、中南、西南。

【采收加工】 7～10 月采收，鲜用或切段晒干。

【药材】 盲肠草 *Bidentis Pilosae Herba* 产于江苏、安徽、福建、台湾、广东、广西、四川、湖北、陕西、河北、浙江、贵州等地。

性状 茎钝四棱形，基部直径可达 6 mm。中部叶对生，茎下部叶较小，常在开花前枯萎；中部叶对生具柄，三出，小叶椭圆形或卵状椭圆形，叶缘具粗锯齿；顶生小叶稍大对生或互生。头状花序总苞草质，绿色，边缘被短柔毛，托片膜质，背面褐色，边缘黄棕色；花黄棕色或黄褐色，无舌状花。有时可见 10 余个长条形具四棱的果实；果实棕黑色，先端有针状冠毛 3～4 条，具倒刺。气微，味淡。

【成分】 全草含二萜类：植基庚烷(phytyl heptanoate)；多炔类：*β-D*-吡喃葡萄糖-3-羟基-6(*E*)-十四碳烯-8, 10, 12-三炔〔*β-D*-

glucopyranosyloxy-3-hydroxy-6(*E*)-tetradecen-8, 10, 12-triyne〕。

地上部分含：苯基庚三炔(phenylheptatriyne)，亚油酸(linoleic acid)，亚麻酸(linolenic acid)，无羁萜(friedelin)，无羁萜-3*β*-醇(friedelan-3*β*-ol)；还含黄酮类：5-*O*-methylhoslundin。

叶含：奥卡宁-4′-*O*-*β*-*D*-(6″-反-对香豆酰基)-香豆糖苷〔okanin-4′-*O*-*β*-*D*-(6″-*trans*-*p*-coumaroyl)-glucoside〕，奥卡宁-4′-*O*-*β*-*D*-(2″, 4″, 6″-三乙酰基)-葡萄糖苷〔okanin-4′-*O*-*β*-*D*-(2″, 4″, 6″-triacetyl)-glucoside〕，奥卡宁-3′-*O*-*β*-*D*-葡萄糖苷(okanin-3′-*O*-*β*-*D*-glucoside)，奥卡宁-4′-*O*-*β*-*D*-葡萄糖苷，奥卡宁-4′-*O*-*β*-*D*-(4″-乙酰基-6″-反-对香豆酰基)—葡萄糖苷，奥卡宁-4′-*O*-*β*-*D*-(2″, 4″-二乙酰基-6″-反-对香豆酰基)-葡萄糖苷，奥卡宁-4′-*O*-*β*-*D*-(3″, 4″-二乙酰基-6″-反-对香豆酰基)-葡萄糖苷，奥卡宁-4-甲醚-3-*O*-*β*-*D*-葡萄糖苷(okanin-4-methyl ether-3-*O*-*β*-*D*-glucoside)；黄酮类：(*Z*)-6, 7, 3′, 4′-四羟基橙酮〔(*Z*)-6, 7, 3′, 4′-tetrahydroxyaurone〕，(*Z*)-6-*O*-*β*-*D*-吡喃葡萄糖基-6, 7, 3′, 4′-四羟基橙酮〔(*Z*)-6-*O*-*β*-*D*-glucopyranosyl-6, 7, 3′, 4′-tetrahydroxyaurone〕，(*Z*)-7-*O*-*β*-*D*-吡喃葡萄糖基-6, 7, 3′, 4′-四羟基橙酮，(*Z*)-6-*O*-(6-*O*-乙酰基-*β*-*D*-吡喃葡萄糖基)-6, 7, 3′, 4′-四羟基橙酮，(*Z*)-6-*O*-(6-*O*-对香豆酰基-*β*-*D*-吡喃葡萄糖基)-6, 7, 3′, 4′-四羟基橙酮；4-*O*-(6-*O*-对香豆酰基-*β*-*D*-吡喃葡萄糖基)-对香豆酸〔4-*O*-(6-*O*-*p*-coumaroyl-*β*-*D*-glucopyranosyl)-*p*-coumaric acid〕，4-*O*-(2-*O*-乙酰基-6-*O*-对香豆酰基-*β*-*D*-吡喃葡萄糖基)-对香豆酸；槲皮素-3-*O*-*β*-*D*-吡喃葡萄糖苷(quercetin-3-*O*-*β*-*D*-glucopyranoside)。还含黄酮醇 7-*O*-葡萄糖苷，查耳酮酯苷。3-*O*-咖啡酰基-2-*C*-甲基-*D*-赤酮酸-1, 4-内酯(3-*O*-caffeoyl-2-*C*-methyl-*D*-erythrone-1, 4-lactone)，2-*O*-咖啡酰基-2-*C*-甲基-*D*-赤酮酸(2-*O*-caffeoyl-*C*-methyl-*D*-erythronic acid)，甲基-2-*O*-咖啡酰基-2-*C*-甲基-*D*-赤糖酸(methyl-2-*O*-caffeoyl-2-*C*-methyl-*D*-erythronic acid)，甲基-3-*O*-咖啡酰基-2-*C*-甲基-*D*-赤糖酸，十三碳五炔-1-烯(tridecapentyn-1-ene)，十三碳-2, 12-二烯-4, 6, 8, 10-四炔-1-醇(trideca-2, 12-diene-4, 6, 8, 10-tetrayne-1-ol)，十三碳-3, 11-二烯-5, 7, 9-三炔-1, 2-二醇(trideca-3, 11-diene-5, 7, 9-triyne-1, 2-diol)，十三碳-5-烯-7, 9, 11-三炔-3-醇(trideca-5-ene-7, 9, 11-triyne-3-ol)，*β*-香树脂醇(*β*-amyrin)，植物甾醇(phytosterin)B，马栗树皮素(esculetin)，*β*-谷甾醇葡萄糖苷(β-sitosterol glucoside)，长链酯(long chain ester)，饱和烃(satd. hydrocarbon)，羽扇豆醇(lupeol)，乙酸羽扇豆醇酯(lupeol acetate)，脂肪酸等。挥发油中的主要成分有：柠檬烯(limonene)，龙脑(bornenol)，*β*-丁香烯(*β*-caryophyllene)，大牻牛儿烯(germacre ne)，*T*-木罗醇(*T*-murol)，*α*-荜澄茄醇(*α*-cadinol)等。

花含：奥卡宁-4′-*O*-〔*β*-*D*-吡喃葡萄糖基-(1→6)-*β*-*D*-吡喃葡萄糖苷〕{okanin-4′-*O*-〔*β*-*D*-glucopyranosyl-(1→6)-*β*-*D*-glucopyranoside〕}，奥卡宁-3′, 4′-二-*O*-*β*-*D*-葡萄糖苷(okanin-3′, 4′-di-*O*-*β*-*D*-glucoside)，奥卡宁-4′-(6″-*O*-乙酰基)-葡萄糖苷，奥卡宁-3′-葡萄糖苷，奥卡宁-4′-葡萄糖苷。

根含黄酮糖苷：槲皮素-3, 3′-二甲基-7-*O*-*α*-*L*-吡喃鼠李糖基-*β*-*D*-吡喃葡萄糖苷(quercetin 3, 3′-dimethyl-7-*O*-*α*-*L*-rhamnopyranosyl-*β*-*D*-glucopyranoside)，槲皮素-3, 3′-二甲醚-7-*O*-*β*-*D*-吡喃葡萄糖苷(quercetin-3, 3′-dimethyl ether-7-*O*-*β*-*D*-glucopyranoside)。

【药理】 抗微生物与抗寄生虫作用　盲肠草中的 1-苯基-1, 3, 5-庚三炔(即苯基庚三炔)有明显的广谱抗微生物活性，对细菌、酵母菌、真菌均有效，可抑制枯草芽胞杆菌、粪链球菌、大肠杆菌、奇异变形菌、白念珠菌、石膏状孢子菌等微生物。它对革兰阳性菌、革兰阴性菌、皮真菌、茄属丝核菌、啤酒糖酵母的 *MIC* 分别为 5.20、100～200、10～50、10 和 10～50 μg/ml。低于抑制浓度时，即可抑制犬小孢子菌芽胞形成。盲肠草地上干品的石油醚、甲醇/水提取物以及提取出的亚麻酸、亚油酸也有抗微生物活性。1-苯基-1, 3, 5-庚三烯对一些复殖吸虫尾蚴易感，有生物变性作用，0.3×10^{-6} 可使血吸虫、棘口吸虫尾蚴在 1～15 分钟内出现不可逆性的麻痹。紫外光对其杀尾蚴无明显协同作用。

毒性　盲肠草干叶以 1∶4 比例混合在食物中给大鼠服用 1～2 星期，可使食管内皮 DNA 的[^{3}H]-胸苷掺入增加 2.3 倍。盲肠草加热煮沸后食用同样增加掺入。雄性大鼠在以甲基-*n*-戊基亚硝基胺(MNAN)诱发癌变的同时，给予盲肠草干叶 50 g/kg，在 20～45 星期、46～52 星期、53～72 星期分别处死大鼠，发现盲肠草显著增加 MNAN 诱导的食管癌增生，随时间增加，癌变发生率显著增加。但若未以 MNAN 诱导，则盲肠草不表现出诱发肿瘤作用。小鼠皮下注射、腹腔注射 1-苯基-1, 3, 5-庚三烯的 LD_{50} 为 4 245 和 525 mg/kg。

【药性】 甘、微苦，凉。

1.《广东中药》："味甘、淡，性平。"

2.《浙江民间常用草药》："性平，味苦。"

3. 广州部队《常用中草药手册》："甘、淡，微寒。"

【功用主治】 清热，解毒，利湿，健脾。主治时行感冒，咽喉肿痛，黄疸，暑湿吐泻，痢疾，肠痈，小儿疳积，血虚黄肿，痔疮，蛇虫咬伤。

1.《生草药性备要》："洗疥癞，解毒疮，止痒埋口。"

2.《广东中药》："透解暑热，消肿散毒。治感冒发热，瘰疬，痔疮(外洗)，肠痈，及内外科炎肿。"

3. 广州部队《常用中草药手册》："清热解毒，散瘀活血。防治流感、感冒，治咽喉肿痛，小儿发热、惊风，肠炎腹泻，阑尾炎，痔疮，慢性溃疡，痒疹，跌打扭伤，毒蛇、毒虫咬伤。"

4.《海南岛常用中草药手册》："治噎膈反胃，贲门痉挛。"

【用法用量】 内服：煎汤，10～30 g，鲜品加倍；或熬膏；或捣汁。外用：捣敷；或煎水洗。

【宜忌】《浙江民间常用草药》："妇女经期忌服。"

【选方】 1. 防治流感、感冒　豆渣草、三花藤、陈皮、生姜各 9 g。水煎服。(《万县中草药》)

2. 治急性咽喉炎　鲜三叶鬼针草捣烂绞汁 30～60 g。加蜜或食盐少许调服。

3. 治中暑腹痛吐泻　鲜三叶鬼针草 60～90 g。水煎服，或捣烂绞汁，调些食盐炖温服。(2～3 方出自《福建中草药》)

4. 治急性黄疸型传染性肝炎　豆渣草、连钱草各 60 g。水煎服。(《万县中草药》)

5. 治肠炎　三叶鬼针草 30 g，野牡丹、番石榴叶各 15 g。水煎服。(《福建药物志》)

6. 治胃痛，胃溃疡　细毛鬼针草熬膏。每服 6 g。生姜水冲服。(《陕西中草药》)

7. 治小儿单纯性消化不良　豆渣草 3～15 g。水煎 2 次，分 2～4 次服，吐加生姜 2 片，泻加车前草 9 g。(《万县中草药》)

8. 治毒蛇咬伤　鲜三叶鬼针草 60～90 g，水煎或捣烂绞汁服。另用鲜叶捣烂敷伤处。(《福建中草药》)

9. 治痔疮　细毛鬼针草 150～180 g，侧柏叶 30～60 g，铁棒锤 1 个。煎水洗患处。(《陕西中草药》)

3055 闹羊花 nào yáng huā (《纲目》)

【异名】 玉枝(《别录》)，羊不吃草(《本草拾遗》)，羊踯躅花(《吴普本草》)，踯躅花(《本草图经》)，惊羊花、老虎花(《纲目》)，石棠花(《纲目拾遗》)，黄喇叭花(《浙江中药手册》)，豹狗花(《湖南药物志》)，黄蛇豹花(《闽东本草》)，三钱三、一杯倒、一杯醉(《广西中草药》)，黄杜鹃花、闷头花(《浙江民间常用草药》)，雷公花(广东)。

【基原】 为杜鹃花科杜鹃花属植物羊踯躅的花。

【原植物】 羊踯躅 *Rhododendron molle* (Bl.) G. Don [*R. sinense* (Lodd.) Sweet]

落叶灌木，高1～2 m。老枝光滑，无毛，褐色，幼枝有短柔毛及刚毛。花芽卵圆形，鳞片9～12片，阔卵形。单叶互生；叶片纸质，常簇生于枝顶，椭圆形至椭圆状倒披针形，先端钝，具短尖，基部楔形，边缘有睫毛，两面密被灰白色柔毛。花多数排列成短总状伞形花序，顶生，先叶开放或与叶同时开放；花萼小，5裂，半圆形，宿存，被稀疏细毛；花冠宽钟状，

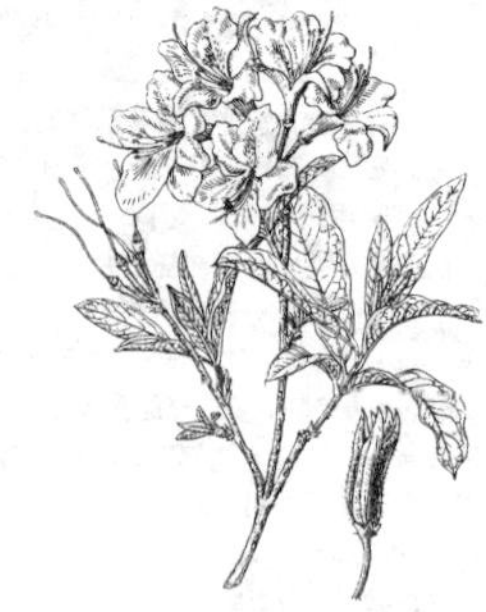

羊踯躅

金黄色，先端5裂，裂片椭圆形至卵形，上面1片较大，有淡绿色斑点；雄蕊5，与花冠等长或稍伸出花冠外，花药孔裂；雌蕊1，子房上位，5室，外被灰色长毛，花柱细长，长于雄蕊，柱头头状。蒴果长椭圆形，熟时深褐色，具细柔毛和疏刚毛，胞间开裂。种子多数，细小，灰棕色，扁卵形，边缘有薄膜翅。花期4～5月，果期6～8月。

生于丘陵山坡、石缝、灌丛或草丛中。分布于江苏、浙江、安徽、福建、江西、河南、湖北、湖南、广东、广西、四川、贵州。

本植物的果实(六轴子)、根(羊踯躅根)亦供药用，另设专条。

【栽培】 生物学特性　喜空气湿润而冷凉的环境，中、低海拔山区都能生长。土壤以排水良好而稍带酸性的黄色夹沙土或腐殖质土较好。

繁殖方法　种子繁殖或扦插繁殖。种子繁殖：育苗移栽，3～4月播种于盆钵至第二年2～3月，移栽于苗床，按行株距各约12 cm栽1株。除草、追肥2次，培育2～3年移栽。扦插繁殖：在4～5月开花时，摘去花朵，剪下枝梢，长6～10 cm，作为插条；在苗床上按12 cm行株距扦插，注意除草、施肥；培育2～3年移栽，在4～5月进行，按行株距各约65 cm开窝栽种，每窝1株。

田间管理　在封林前，3、6、11月中耕除草，并在3、11月追施人畜粪水1次，封林后，只在每年3、11月中耕除草追肥1次。

【采收加工】 4～5月间花开放时选择晴天采收，立即晒干。

【药材】 闹羊花 *Rhododendri Mollis Flos*　主产于江苏、浙江、湖北、湖南、河南等地。

性状　本品数朵花簇生于一总柄上，多脱落为单朵，灰黄色至黄褐色，皱缩。花萼5裂，裂片半圆形至三角形，边缘有较长的细毛；花冠钟状，筒部较长，约至2.5 cm，顶端卷折，5裂，花瓣宽卵形，先端钝或微凹；雄蕊5，花丝卷曲，等长或略长于花冠，中部以下有茸毛，花药红棕色，顶孔裂；雌蕊1，柱头头状；花梗长1～2.8 cm，棕褐色，有短茸毛。气微，味微麻。

鉴别　粉末特征：黄棕色。花粉粒四面体形，直径58～97 μm，具3个萌发孔。花萼非腺毛由多细胞组成，交叉排列成数列，直径29～68 μm。花冠非腺毛，单细胞，直径10～20 μm，长可达400 μm以上，壁薄，有的可见壁疣。花粉囊表皮细胞类多角形或类圆形，直径13～31 μm，排列整齐而紧密，壁稍增厚，有的纹孔明显，细胞内含黄棕色物质。花冠表皮细胞长方形、类方形或不规则形，直径26～78 μm，壁薄，呈波状弯曲。

【成分】 花含木藜芦毒素Ⅰ或杜鹃花毒素(andromedotoxin, grayanotoxin I, rhodofoxin)，石楠素(ericolin)，羊踯躅素(rhodomollein)，日本杜鹃素即日本羊踯躅素，闹羊花毒素或八厘麻毒素(rhodojaponin)，木藜芦毒素(grayanotoxin)及山月桂萜醇(kalmanol)。

【药理】 1. 镇痛作用　闹羊花粉混悬剂0.5 g/kg灌胃，电刺激鼠尾法测定，其镇痛百分率为35%。此镇痛作用一般在用药后30分钟达高峰，持续约2小时；其浸剂和酊剂的效力不如混悬剂。木藜芦毒素Ⅰ，电刺激鼠尾法证明其镇痛作用的最小效量为0.5 mg/kg，皮下注射15分钟达作用高峰，给药后1小时作用已消失。东莨菪碱可明显增强本毒素阈下剂量(0.25 mg/kg)的镇痛作用，并延长其作用时间；阿托品也略加强本毒素的镇痛效果。从闹羊花中提取的单体Rd-Ⅱ也有较强的镇痛作用，小鼠腹腔注射镇痛作用的ED_{50}为0.01 mg/kg。

2. 对心血管系统的作用　闹羊花醇提取物(AERM)静脉注射或侧脑室注射对麻醉兔均有显著降血压作用。AERM的降压作用与激活中枢α受体，特别是激活α_2受体相关。AERM 50～100 μg/kg静脉注射，能对抗氯化钡诱发的大鼠心律失常。从闹羊花中提取的单体Rd-Ⅰ静脉注射对麻醉猫、麻醉兔、大鼠有显著降压作用，降压同时伴有心率和呼吸减慢。Rd-Ⅰ的降压作用与ACh有明显协同作用。木藜芦毒素Ⅰ(GTX-Ⅰ)10～40 μg/kg静脉注射，可使麻醉猫血压下降和交感神经中枢兴奋，氯压定可加强GTX-Ⅰ的降压作用，但拮抗其兴奋交感神经的作用。GTX-Ⅰ在0.1～1 μmol/L浓度时对电驱动豚鼠离体左心房即有正性肌力作用，高浓度时则可引起心律失常。GTX-Ⅰ在1×10^{-5} mol/L时可使处于兴奋状态的犬和豚鼠心室肌去极化。GTX-Ⅰ对心脏的上述作用机制是促进Na^+内流。

3. 抗菌和杀虫作用　闹羊花煎剂在体外对金黄色葡萄球菌、白喉杆菌、炭疽杆菌和乙型链球菌有较强的抑制作用。

毒性　闹羊花浸剂和酊剂小鼠灌胃的LD_{50}分别为5.85和5.13 g/kg；闹羊花混悬剂小鼠灌胃的最小致死量(*MLD*)为3.4 g/kg。Rd-Ⅰ小鼠静脉注射的LD_{50}为4 742 μg/kg。Rd-Ⅱ小鼠腹腔注射的LD_{50}为0.25 mg/kg。GTX-Ⅰ小鼠腹腔注射的LD_{50}为1.5或1.3 mg/kg，小鼠口服LD_{50}为5.1 mg/kg。GTX-Ⅰ小鼠腹腔注射每日1.5 mg/kg，连续3日，可致器官损害及死亡，但无胚胎毒性和致畸作用；0.1～1.0 μg注入鸡胚，也未见胚胎毒性或致畸作用。但注入10 μg有致死作用。

【药性】 辛，温，有毒。归肝经。

1.《本经》："味辛，温。"

2.《吴普本草》："神农、雷公：辛，有毒。"

3.《本草新编》："入脾经。"

4.《本草用法研究》："入肝、脾二经。"

【功用主治】 祛风除湿，定痛，杀虫。主治风湿痹痛，偏正头痛，跌扑肿痛，龋齿疼痛，皮肤顽癣，疥疮。

1.《本经》："主贼风在皮肤中淫淫痛，温疟，恶毒，诸痹。"

2.《吴普本草》："治贼风、恶毒、诸邪气。"

3.《药性纂要》："治风痛瘫痪诸酒方用其花。"

4.《本草新编》："主折伤。"

5.《科学的民间药草》："是麻醉药，能镇痉，镇痛。治气喘。"

6. 南药《中草药学》："散瘀消肿，祛湿杀虫，止痛止痒。主治风湿性关节炎，跌打损伤，疟疾，疥疮，龋齿。"

7.《全国中草药汇编》："外搽治癣，煎水含漱治龋齿病。"

【用法用量】 内服：研末，0.3～0.6 g；煎汤，0.3～0.6 g；或入丸、散；或浸酒。外用：研末调敷，或鲜品捣敷。

【宜忌】 本品有毒，不宜多服、久服。孕妇及气血虚弱者禁服。

1. 陶弘景："不可近眼。"

2.《纲目》："畏栀子。"

3.《本草经疏》："性发散，气血虚人忌之。"

4.《本草汇言》："然非元气未虚，脾胃尚实之人，不可轻用。即用之，须配大补气血及解毒和胃诸药，少用些须可也。"

5.《本经逢原》："此物有大毒。不可近眼，令人昏翳。同天南星、川乌、草乌，助虐尤甚。中其毒者，以绿豆解之。"

【选方】 1. 治风湿痹，身体手足收摄不遂，肢节疼痛，言语蹇涩　踯躅花不限多少，酒拌蒸一炊久，取出晒干，捣罗为末。用牛

乳一合，暖令热，调下一钱。(《圣惠方》)

2. 治妇人血风走注，随所留止疼痛　踯躅花、干蝎(全者、炒)、乌头(炮炙，去皮脐)各半两，地龙(阴干)二十条。上四味，捣罗为末，炼蜜丸如小豆大。每服五丸至七丸，煎荆芥酒下，日二。(《圣济总录》踯躅丸)

3. 治小儿急慢惊风，诸药无效，神昏恶候　踯躅花半两，蝎尾一分半，加脑子半字尤佳，麝香半字。上为末，少许吹入鼻中，嚏喷可治。亦理脑痛头疼。(《普济方》引《全婴方》问命丹)

4. 治中恶似痫　踯躅花一分半，雄黄三分，麝香少许。上为末，用灯芯三寸长，蘸药少许，插入鼻孔，得嚏即醒，苏合丸灌之。(《万氏家传幼科发挥》霹雳散)

5. 治男妇头痛，不论偏正新久，但夏月欲重绵包裹者并效　闹羊花(净末)一钱，槿树花(净末)一钱，大风子(白肉去油)五分。共研。每服六分，葱、酒调服，洗浴发汗自愈。(《外科正宗》三圣散)

6. 治神经性头痛、偏头痛　鲜闹羊花捣烂，外敷后脑或痛处2～3小时。(《浙江民间常用草药》)

7. 治跌打损伤　三钱三 6 g，小驳骨 30 g，泽兰 60 g。共捣烂，用酒炒热，敷患处。(《广西中草药》)

8. 治风虫牙痛　踯躅一钱，草乌头二钱半。为末，化蜡丸豆大。绵包一丸，咬之，追涎。(《海上仙方》)

9. 治腹中结(作手术麻醉剂)　羊踯躅三钱，茉莉花根一钱，当归一钱(据《汉书·华佗传》张骥补注，当归用量作三两)，菖蒲三分。水煎服一碗。(《华佗神医秘传》麻沸散)

10. 治疬疮初起　闹羊花(酒拌，九蒸、晒)、草乌(酒浸，炒)、白矾、黄蜡(溶化)各等分。上为末，加蜜少许，丸子大。每服五六十丸，酒下。(《解围元薮》)

11. 治皮肤顽癣及瘙痒　鲜闹羊花 15 g。捣烂敷患处。(《闽东本草》)

【临床报道】 用于手术麻醉　以 5%闹羊花注射液作耳穴麻醉，每穴注射 0.1～0.2 ml，体穴麻醉每穴用 0.2～1.0 ml，耳穴不超过 5 个穴位，体穴不超过 12 个穴位。一般在注射后 5～10 分钟即可开始手术。麻醉后均诉穴位有酸胀感，即在术中仍可出现这种反应。从 94 例手术的麻醉过程中观察到，闹羊花穴位麻醉对头、颈、胸、腹部手术镇痛效果较好，对四肢、脊柱、会阴、生殖器、疝气等手术镇痛效果较差。另有用 50%闹羊花注射液与维生素 B_1 注射液作耳穴麻醉各 100 例，结果前者镇痛效果较后者为优，诱导时间较短，应用辅助药物(哌替啶)人次亦少。患者用 50%闹羊花注射液耳穴注射 15～30 分钟后，可见血压逐渐回升，并能维持平稳，安全渡过手术。在体穴麻醉中曾有个别晕针现象。

【各家论述】 1.《本草新编》："此物必须外邪难于外越者，始可偶尔一用以出奇，断不可频用以炫异也。近人将此物炒黄为丸，以治折伤亦建奇功，然只可用至三分，重伤者，不可越出一钱之外耳。或问，羊踯躅乃迷心之药，何以子取之而治病？嗟乎无病之人，服羊踯躅则迷心，有病之人，服羊踯躅则去痰，此反用以出奇，胜于正用之平庸也。"

2.《冯氏锦囊》："羊踯躅，味辛温有大毒，性极发散，能祛诸风寒湿，故善治恶痹。然非元气壮实，何能当此毒药，必同安胃和气血药用乃可，故曰气血虚人忌之，不可近眼。"

3056 卷柏 juǎn bǎi《本经》

【异名】 豹足、求股(《吴普本草》)，交时(《别录》)，石莲花、回阳草(《滇南本草》)，不死草(《滇南本草图说》)，长生不死草(《纲目》)，见水还阳草(《浙江中药手册》)，佛手草、万年青(《东北药用植物志》)，山拳柏、打不死(《南宁市药物志》)，铁拳头、岩松(《闽东本草》)，一把抓(《文山中草药》)，拳头草(《福建中草药》)，大还魂草、回生草、含生草(《福建药物志》)。

【基原】 为卷柏科卷柏属植物卷柏及垫状卷柏的全草。

【原植物】 1. 卷柏 *Selaginella tamariscina* (Beauv.) Spring [*Stachygynandrum tamariscinum* Beauv.]

多年生常绿草本，全株成莲座状，干后内卷如拳。主茎短，下着须根。侧枝丛生在顶端，各枝为二叉式扇状分枝到二至三回羽状分枝。叶二型，在枝两侧及中间各2行；侧叶斜展，长卵圆形，先端突尖呈芒状，远轴的一边全缘，宽膜质，近轴的一边膜质缘极狭，有微锯齿；中叶 2 行，卵圆状披针形，先端有长芒，斜向，左右两侧不等，边缘有微锯齿，中脉在叶上面下陷。孢子囊穗单生于枝顶，四棱形；孢子叶卵状三角形，先端有长芒，边缘有宽的膜质；孢子囊圆肾形，大、小孢子均为球状四面体。孢子期7～10月。

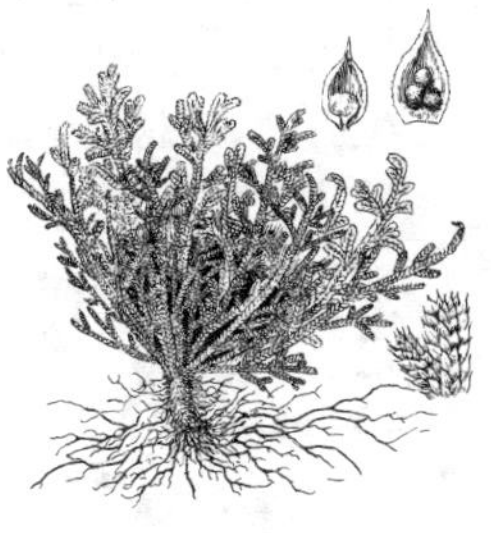

卷　柏

生于向阳山坡或岩石缝内。分布于华北、东北、华东、中南及四川、陕西。

2. 垫状卷柏 *Selaginella pulvinata* (Hook. et Grev.) Maxim. [*Lycopodium pulvinatum* (Hook. et Grev.) Maxim.]

形态与卷柏相似，主要区别为根散生，不聚生成干，分枝多而密。腹叶并行，指向上方，肉质，全缘。

【栽培】 生物学特性　喜光，具很强的抗旱能力，多生于向阳的山坡岩石上，或干旱的岩石缝中。

繁殖方法　分茎繁殖、叶片繁殖或孢子繁殖。分茎繁殖：将匍匐茎切成 3～6 cm 长的茎段，放在细砂土上，每日浇水 3～4 次，保持湿润，即可成活。叶片繁殖：将小叶片插到泥土中，浇水保湿，可生根发出新叶。孢子繁殖：选取叶腋中长有成熟孢子囊的茎段，自枝顶切下 1.5 cm，置于排水良好的洁净土壤表面，土壤为 1 份泥土加 4 份细砂混合而成，在茎段切口上洒些过筛的细土.保持切口的湿度，用玻璃加盖，防止失水，常保持潮湿，置于 20 ℃左右温度条件下，约 9 个月后可长出新株。

【采收加工】 春、秋季均可采收，以春季采者为佳，采后剪去须根，酌留少许根茎，晒干。

【药材】 卷柏 *Selaginellae Herba*　主产于湖南、福建、四川、陕西、江西、浙江等地。

性状　卷柏　本品卷缩似拳状，长 3～10 cm。枝丛生，扁而有分枝，绿色或棕黄色，向内卷曲，枝上密生鳞片状小叶，叶先端具长芒。中叶(腹叶)两行，卵状矩圆形，斜向上排列，叶缘膜质，有不整齐的细锯齿；背叶(侧叶)背面的膜质边缘常呈棕黑色。基部残留棕色至棕褐色须根，散生或聚生成短干状。质脆，易折断。无臭，味淡。

垫状卷柏　须根多散生。中叶(腹叶)两行，卵状披针形，直向上排列。叶片左右两侧不等，内缘较平直，外缘常因内折而加厚，呈全缘状。

鉴别　(1) 茎横切面：表皮细胞 1 列，圆形或椭圆形，外壁稍增厚。其内为厚壁细胞层，占茎横切面的极大部分，近背、腹两侧各有 1 叶迹维管束；厚壁细胞含有红棕色物质。向内薄壁细胞排列疏松，内含油滴。内皮层不明显。维管束周韧型，3 个并列，中央 1 个较大，呈新月形。

叶表面观：上下表皮细胞相似，狭长形，垂周壁近平直或略弯曲，平周壁光滑，气孔附近表皮细胞近等径形。气孔不定式，分布于上下表皮沿中脉附近，上表皮分布较少。

(2) 取本品粉末 2 g，加甲醇 50 ml，回流 1 小时，滤过。滤液回收溶剂至干。加无水乙醇 2 ml 使溶。取溶液 0.5 ml,加乙醇稀释到 3 ml,加镁粉适量,再加浓盐酸 0.5 ml,加热5分钟,显红色(检查黄酮)。

(3) 薄层色谱：取(2)项下溶液,以溴酚蓝、甲基黄作对照品,分别点样于同一硅胶 G-CMC 板上,用异丙醇-浓氨水-水(13∶1∶1)展开,吹干后喷 2%三氯化铝甲醇液,于紫外光灯(254 nm)下观察,供试品色谱中在与对照品色谱的相应位置上,显相同的荧光斑点。

【成分】 全草含黄酮类：苏铁双黄酮(sotetsuflavone),穗花杉双黄酮(amentoflavone),扁柏双黄酮(hinokiflavone),异柳杉双黄酮(isocryptomerin),柳杉双黄酮(cryptomerin)B,芹菜素(apigenin),芦丁(rutin)。又含：3β-胆甾醇(3β-cholesterol)和海藻糖(trehalose)等。

【药理】 1. 抗菌作用　100%卷柏煎剂在体外对金黄色葡萄球菌有抑制作用。

2. 对消化系统的作用　卷柏注射液对离体兔小肠收缩有明显抑制作用,使张力明显降低,并可拮抗氯化钡和乙酰胆碱对离体小肠的兴奋作用。芹菜素-7-葡萄糖苷对离体豚鼠回肠平滑肌也有松弛作用,相当于罂粟碱强度的 46%。每日口服芹菜素 10 mg/kg,连续 5 日,对组胺诱发的豚鼠胃溃疡有抗溃疡作用;如连服 10 日则对幽门结扎引起的大鼠胃溃疡也有效,但对这两种溃疡的效果均较弱。

3. 抗肿瘤作用　卷柏全草的热水提取物,对小鼠肉瘤 S_{180} 抑制率为 61.2%,乙醇提取物的抑制率为 18.6%。体内实验对小癌有一定抑制作用,并能延长移植肿瘤动物的寿命。腹腔注射途径给药,卷柏水提取物及其各个萃取部位对 S_{180}、H_{22} 两种瘤株均有不同程度的抑制作用,其中水萃取部位作用最强,且存在着剂量依赖性。

4. 免疫作用　卷柏和环磷酰胺一样都能显著降低小鼠血清 IgG、IgM、IgA 含量;并且环磷酰胺溶液和卷柏水煎液合用亦可显著降低正常小鼠血清 IgG、IgM、IgA 含量,两者之间不存在抵制作用。但是,卷柏水煎液对小鼠的胸腺、脾脏和 T 淋巴细胞 α-醋酸萘酯酶活性没有明显的影响。

5. 对血液系统的作用　卷柏提取液小鼠灌胃给药,卷柏及其炮制品均能显著缩短出血时间。其水溶性部分效果更佳。

6. 其他作用　卷柏水提取液对正常离体兔肠平滑肌的蠕动及张力有明显抑制作用,对氯化钡和乙酰胆碱增强的肠肌张力也有对抗作用。

【药性】 辛,平。入肝、心经。

1.《本经》:"味辛,温。"

2.《吴普本草》:"神农：平(《证类》作辛、平)。桐君、雷公：甘。"

3.《别录》:"甘、平,微寒,无毒。"

4.《本草蒙筌》:"辛、苦。"

5.《本草备要》:"生用辛平,炙用辛温。"

【功用主治】 生用活血通经。主治经闭,癥瘕,跌扑损伤。炒炭用化瘀止血。主治吐血,衄血,便血,尿血。

1.《本经》:"主五脏邪气,女子阴中寒热痛,癥瘕,血闭绝子,久服轻身,和颜色。"

2.《别录》:"止咳逆,治脱肛,散淋结,头中风眩,痿蹶,强阴益精。"

3.《日华子》:"镇心,治邪啼泣,除面皯,头风,暖水脏。生用破血,炙用止血。"

4.《滇南本草》:"通月经(务本有'破瘀血'三字),破癥瘕,消血块,难产催生效。"(丛本)

【用法用量】 内服：煎汤,4.5～10 g。外用：研末敷。

【宜忌】 孕妇禁服。

1.《本草经疏》:"孕妇禁用。"

2.《本草汇言》:"苟非血有瘀蓄或不因瘀蓄而致疾者,不可轻用。"

【选方】 1. 治妇人血闭成瘕,寒热往来,子嗣不育者　用卷柏四两,当归二两(俱酒浸炒),白术、牡丹皮各二两,白芍药一两,川芎五钱。分作十剂,水煎服;或炼蜜为丸。每早服四钱,白汤送。(《本草汇言》)

2. 治大便下血　卷柏、侧柏、棕榈各等分。上烧存性为末,每服三钱,用酒调下,空心服。一法,研饭丸梧桐子大,每服一百粒,米饮下。(《普济方》引《仁存堂集验方》三神乌金散)

3. 治尿血　卷柏 9 g,茅根 30 g,小蓟 12 g,灯心 3 g。水煎服。

4. 治子宫出血　卷柏 9 g,艾叶炭 6 g,阿胶 9 g(冲)。水煎服。(3、4 方出自《山东中草药手册》)

5. 治肺出血　卷柏 25 g,茜草 15 g。水煎服。(《中国民族药志》)

6. 治湿热、黄疸型肝炎　卷柏 30 g(研末),猪肝 250 g。将卷柏同猪肝切碎蒸熟吃,一日量分 3 次吃。(《青岛中草药手册》)

7. 治肺癌　卷柏 60 g,白花蛇舌草 30 g。水煎服。(《抗癌本草》)

【各家论述】 1.《本草汇言》:"卷柏,行血通经之药也。前古主女人阴中寒热,癥瘕血闭绝子,此属阴不与阳。功能使阴气起亟,阳气前通,瘀滞行而新血生,癥瘕去而寒热解,营卫融和,子可发育矣。"

2.《本草求真》:"卷柏,其治有分生熟。生则微寒,力能破血通经,故治癥瘕淋结等证;炙则辛温,能以止血,故治肠红脱肛等证。性与侧柏叶悬殊,治亦稍异,不可不辨。"

3057 单花芥 dān huā jiè (《中国药用植物志》)

【异名】 无茎芥(《拉汉种子植物名称》),高山辣根菜(《青藏高原药用植物图鉴》),高山无茎芥(《甘肃中草药》)。

【基原】 为十字花科无茎芥属植物单花芥的根或全草。

【原植物】 单花芥 *Pegaephyton scapiflorum* (Hook. f. et Thoms.) Marq. et Shaw [*Cochlearia scapiflorum* Hook. f. et Thoms.]

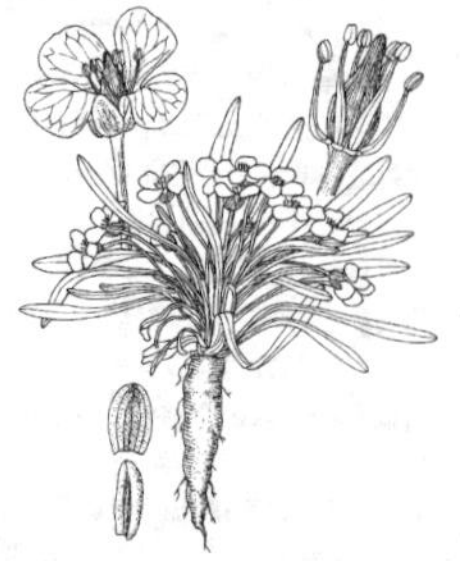
单花芥

多年生矮小丛生草本。植株光滑无毛。根粗壮,表面多皱缩,常具环纹,侧根少数,纤维状。茎极短缩。叶多数,旋叠状着生于基部,叶片线状披针形或长匙形,全缘或具稀疏浅齿,两面光滑无毛;叶柄扁平,在基部扩大呈鞘状。花大,单生于花葶上,花葶扁平,自茎基丛生;萼片 4,长卵形,内轮 2 枚基部略呈囊状,具白色膜质边缘;花瓣 4,白色至淡蓝色,宽倒卵形,基部稍具爪;雄蕊 6,近等长;雌蕊 1,由 2 心皮组成,子房椭圆形,花柱细柱形,柱头不明显。短角果宽卵形,扁平,肉质,不开裂,边缘具窄翅。种子每室 2 行,扁圆形,褐色。花果期 6～9 月。

生于海拔 3 500～5 400 m 的山坡潮湿地、高山草地、林内水沟边和流水滩地,分布于四川西南部、云南西北部、西藏及青海。

【采收加工】 8～10 月采收,阴干。

【药材】 单花芥 *Pegaeophytonis Scapiflori Radix seu Herba* 产于四川云南、青海、西藏等地。

性状　根略呈圆柱形,表面皱缩具环纹。茎长 5～15 cm,少分枝。叶着生于茎基,多皱缩,展开后叶片线状披针形,长 3～

10 cm，宽 4～8 mm，全缘；叶柄较宽，基部成鞘状抱茎。花葶丛生，可见类白色的花或短角果。短角果近卵形，长 4～5 mm，边缘具窄翅。种子扁圆形，褐色，长 1.8～2 mm，子叶 2 片，肥厚，富油性。味辛辣。

【药性】 苦、辛，寒。

1.《青藏高原药用植物图鉴》："辛，寒。"

2.《甘肃中草药手册》："苦，寒。"

【功用主治】 清热解毒，止血，消肿。主治温热病发热，咳嗽，咯血，四肢浮肿，食物中毒，创伤出血。

1.《青藏高原药用植物图鉴》："退烧，滋补，愈创。内服治肺病咯血；外用治刀伤。"

2.《甘肃中草药手册》："清热解毒，止血，消肿。主治急性热病，肺热咳嗽，外伤出血，四肢浮肿等症。"

【用法用量】 内服：研末，3～6 g；亦可煎汤服。外用：研末敷。

【选方】 治肺热咳嗽，发热，气短，痰中带血　无茎芥 200 g，力嘎多（岩白菜根）160 g，紫草茸 100 g，甘草 100 g。以上四味，碎成粗粉，混匀，煎服。每次 3～5 g，每日 2 次。（《藏药标准》1979 年）

3058 单条草 dān tiáo cǎo （《植物名实图考》）

【异名】 星宿菜（《救荒本草》），灵疾草、金鸡胆（陕西），节节黄（云南），泽星宿菜（《中国高等植物图鉴》）。

【基原】 为报春花科珍珠菜属植物泽珍珠菜的全草或根。

【原植物】 泽珍珠菜 *Lysimachia candida* Lindl.

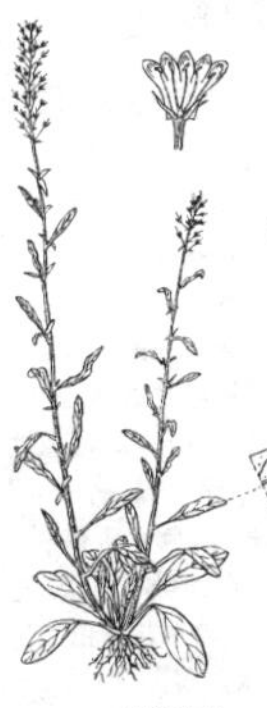

泽珍珠菜

一年生或二年生草本。全株无毛。茎单生或数条簇生，直立，单一或有分枝，有时基部稍带红色。基生叶匙形或倒披针形，具有狭翅的柄，开花时存在或早凋；茎生叶互生，很少对生，无柄或近无柄；叶片倒卵形、倒披针形或线形，先端尖或渐尖，基部渐狭至柄带有狭翅，边缘全缘或微皱呈波状，两面均有黑色或带红色的小腺点。总状花序顶生，初时因花密集而呈阔圆锥形，其后渐伸；苞片线形；花梗长约为苞片的 2 倍，花序最下方的长达 1.5 cm；花萼长 3～5 mm，5 裂，分裂近达基部，裂片披针形，边缘膜质，背面沿中肋两侧有黑色短腺条；花冠白色，5 裂，裂片长圆形或倒卵状长圆形，先端圆钝；雄蕊稍短于花冠，花丝贴生至花冠的中部，花药近线形；子房无毛，花柱长约 5 mm。蒴果球形。花期 3～6 月，果期 4～7 月。

生于田边、溪边和山坡路旁潮湿处，垂直分布上限可达海拔 2 100 m。分布于长江以南各地以及山东、河南、陕西。

【采收加工】 4～6 月采收，鲜用或晒干。

【药材】 单条草 *Lysimachiae Candidae Herba*　产于江苏、浙江、福建、广东等地。

性状　根呈细须状，黄白色，丛生。茎细，扁方柱形，少分枝，表面黄绿色或黄棕色；基部略带紫红色，质韧，不易折断，中空。叶互生，叶片皱缩，展平后呈披针形、椭圆状披针形或线形，先端尖，基部渐狭，柄具狭翅，于扩大镜下观察可见两面均有褐色小腺点，易破碎。总状花序顶生。蒴果球形，橙黄色或灰绿色。种子多数，细小，红紫色。气微，味微苦、辛。

【成分】 全草含皂苷：primulagenin A-3-*O*-*β*-*D*-xylopy-ranosy *β*-*D*-glucopyranosyl-(*β*-*D*-glucopyranosyl)-*α*-*L*-arabinopyranoside，protoprimulageninA-3-*O*-*β*-*D*-xylopyranosy-*β*-*D*-glucopyranosyl-(*β*-*D*-glucopyranosyl)-*α*-*L*-arabinopyranoside，*α*-spinasterol-glucopyranoside。

【药性】 苦，凉。

1.《广西本草选编》："味苦，性凉，有毒。"

2.《安徽中草药》："性凉，味微甘、苦、酸。"

3.《浙江药用植物志》："辛、微苦，平。"

【功用主治】 清热解毒，活血止痛，利湿消肿。主治咽喉肿痛，痈肿疮毒，乳痈，毒蛇咬伤，跌打骨折，风湿痹痛，脚气水肿，稻田性皮炎。

1.《广西本草选编》："清热解毒，消肿散结。主治痈疮疖肿，稻田皮炎，跌打骨折。"

2.《安徽中草药》："解毒凉血，消肿利湿。主治咽喉肿痛，乳腺炎，脚气水肿（维生素 B_1 缺乏症），痔疮肿痛，咳嗽吐血。"

3.《湖北中草药志》："舒筋活血，消肿止痛。用于胃痛，跌打损伤，风湿痹痛，头痛，外伤出血等症。"

4.《浙江药用植物志》："治毒蛇咬伤。"

【用法用量】 内服：煎汤，15～30 g；或捣汁。外用：鲜品捣敷；或煎水洗。

【选方】 1. 治咽喉肿痛　星宿菜根 15 g，喉咙草 30 g。煎服或煎水频频漱咽。（《安徽中草药》）

2. 治乳腺炎　鲜星宿菜、鲜蒲公英各 30 g，加白酒 15 ml 炒至酒干。水煎服，药渣乘热敷患处。

3. 治痔疮肿痛　星宿菜煎水熏洗。（2、3 方出自《安徽中草药》）

4. 治毒蛇咬伤　泽星宿菜鲜根、苦爹菜根、三脉叶马兰根各 21 g。捣汁服，渣外敷，每日 1 次。（《浙江药用植物志》）

5. 治外伤骨折，止痛　泽珍珠菜 90～150 g。捣烂，按伤处大小外敷患处。（《全国中草药新医疗法展览会资料选编》）

6. 治脚气水肿（维生素 B_1 缺乏症）　星宿菜根 30 g，炒苍术 6 g。米泔水煎服。（《安徽中草药》）

7. 治稻田皮炎　泽珍珠菜鲜全草加酸醋外洗。（《广西本草选编》）

3059 单根木 dān gēn mù （《海南岛常用中草药手册》）

【异名】 独根木、山辣椒树（广州空军《常用中草药手册》），艾角青、震天雷（广州部队《常用中草药手册》），鸡爪花（海南）。

【基原】 为夹竹桃科狗牙花属植物海南狗牙花的根或叶。

【原植物】 海南狗牙花 *Ervatamia hainanensis* Tsiang

灌木，高 1～3 m。全株具乳汁，无毛。根直而粗长，支根少。叶对生；叶片纸质，干后淡黄色，倒卵状椭圆形，先端短急尖，基部宽楔形，全缘。假伞房多歧聚伞花序腋生，稀假顶生；花 5 数；花蕾圆筒状，先端急尖；花萼内面有腺体；花冠白色，高脚碟状，花冠裂片向右旋转，长圆状镰刀形，基部边缘覆瓦状排列，花冠筒上部膨大；雄蕊着生于花冠筒中部，花药到达喉部，披针形，先端急尖，基部由急尖附属物组成；心皮 2，离生，花柱圆筒形，柱头 2 裂。蓇葖果双生，极叉开近一直线，有长喙。种子无种毛。花果期 3～12 月。

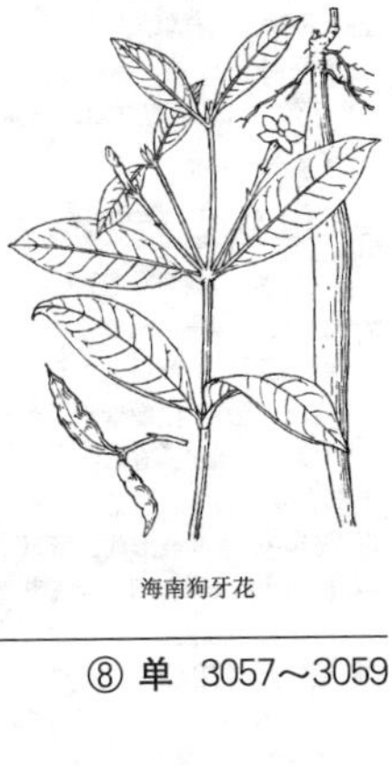

海南狗牙花

生于山地疏密林中。分布于广东、广西、海南、云南等地。

【采收加工】 全年均可挖根，切片晒干；叶鲜用。

【药材】 单根木 *Ervatamiae Hainanensis Radix seu*

Folium 产于广东、广西、云南等地。

性状 根圆柱形或圆锥形，长可达 30 cm，直径约 8 cm，表面灰棕色或黄棕色，具纵裂纹，皮部易剥落，而露出棕黄色木部，鲜时有乳汁溢出，干后呈棕色稠状物附着。质坚硬，不易折断，断面中央木部占大部分，淡黄色。气微，味微苦。

【成分】 根含生物碱：冠狗牙花定碱（coronaridine），3-(β-羟基乙基)冠狗牙花定碱〔3-(β-hydroxyethyl) coronaridine〕，3-氧冠狗牙花定碱（3 oxycoronaridine），冠狗牙花定碱羟基伪吲哚（coronaridine hydroxyindolenine），海尼山辣椒碱（heyneanine），10-羟基海尼山辣椒碱（10-hydroxyheyneanine），伏康碱（vobasine），派利文碱（perivine），伊波加木胺（ibogamine），缝籽木醇（geissoschizol），10-羟基缝籽木醇（10-hydroxygeissoschizol），海南狗牙花碱（ervahanine）A、B、C，海南狗牙花胺（ervahaimine）A、B、C 和海南狗牙花米定碱（ervahainamidine）A、B。

【药理】 1. 对血脂和动脉粥样硬化的作用 从本品根中提取的总生物碱及弱碱性生物碱均为每日 20 g/kg 分别给大鼠灌胃，连续 12 日，可明显抑制大鼠血清总胆固醇、三酰甘油及β-脂蛋白的升高，后者并可减少脂质在肝中的堆积。对于实验性高脂血症家兔，每日总生物碱 60 mg/kg 灌胃，连续 8 星期，可使血清胆固醇、三酰甘油含量明显降低，高密度脂蛋白胆固醇含量和游离胆固醇与胆固醇酯的比值增高，并减少主动脉壁胆固醇的含量，增加游离胆固醇和胆固醇酯的比例，减轻动脉粥样斑块的形成，但对肝脏脂质含量无明显影响。

2. 其他作用 单根木浸膏对金黄色葡萄球菌及大肠杆菌有一定抑制作用。单根木醇水剂上清液 100 g/kg 口服或腹腔注射，以 ^{86}Rb 跟踪测定证明，对小鼠肝血流量有明显的增加；麻醉犬 150 mg/kg 静注，能使血压下降 30%～50%。

毒性 以 60 kg 的人服用生药 5 g 为标准，给小鼠服 30～50 倍药量后无不良反应；用 100 倍人剂量后，出现呼吸抑制反应，20 分钟后逐渐恢复正常。用提取物生物碱总碱给小鼠灌胃，最大耐受量相当于原生药 60 g/kg，为人用量的 100 倍；小鼠腹腔内注射最大耐受量为 30 g，为人用量的 50 倍。

【药性】 苦、辛，凉。

1.《海南岛常用中草药手册》："苦、辛，凉，有小毒。"

2. 广州部队《常用中草药手册》："辛，温。"

【功用主治】《海南岛常用中草药手册》："清热解毒，散结利咽，降压止痛。治跌打损伤，咽喉肿痛，毒蛇咬伤，风湿痛，乳痈疮疖，胃痛，高血压。"

【用法用量】 内服：煎汤，10～15 g。外用：捣敷。

【临床报道】 降低病毒性肝炎丙氨酸氨基转移酶 先将海南狗牙花的根，制成浸膏，低温干燥，粉碎装入胶囊（每粒相当于原生药 10 g）。每次 1 粒，日服 3 次（有的配合维生素类药物辅助治疗），治疗慢性肝炎和迁延性肝炎 53 例，以治疗前后两次丙氨酸氨基转移酶作对比，结合症状、体征判断疗效。服药 1～2 月和 3～4 月者分别为 22 例，9 例服药 4～6 月。结果：显效 37 例，有效 6 例，无效 10 例；丙氨酸氨基转移酶正常者 37 人，在 130～200 u 以下者 8 人，在 200～300 u 者 8 人。

3060 单头紫菀 dān tóu zǐ wǎn（《浙江民间常用草药》）

【异名】 喉风草、百条根、牛舌草、打风草、野白菊（《浙江民间常用草药》），一枝香（浙江）。

【基原】 为菊科紫菀属植物陀螺紫菀的全草。

【原植物】 陀螺紫菀 *Aster turbinatus* S. Moore.

多年生草本。有根茎。茎粗壮，常单生，被糙毛或有长粗毛，下部有较密的叶。下部叶在花期常枯落，叶片卵圆形或卵圆披针形，先端尖，基部截形或圆形，具宽翅的柄，边缘有疏齿；中部叶无柄，长圆或椭圆披针形，有浅齿，基部有抱茎的圆形小耳，先端尖或渐尖；上部叶小，卵圆形或披针形；全部叶两面被短粗毛，下面沿脉有长糙毛；中脉在下面突起，有离基三出脉及侧脉。头状花序，单生或 2～3 个簇生上部叶腋，有密集而渐转变为总苞片的苞叶。总苞倒锥形，约 5 层，覆瓦状排列，常带紫红色，有缘毛；外层卵圆形，顶端圆形或急尖，内层长圆状线形，顶端圆形。舌状花约 20 余个，舌片蓝紫色；冠毛白色，有近等长的微糙毛。瘦果倒卵状长圆形，两面有肋，被密粗毛。花期 8～10 月，果期 10～11 月。

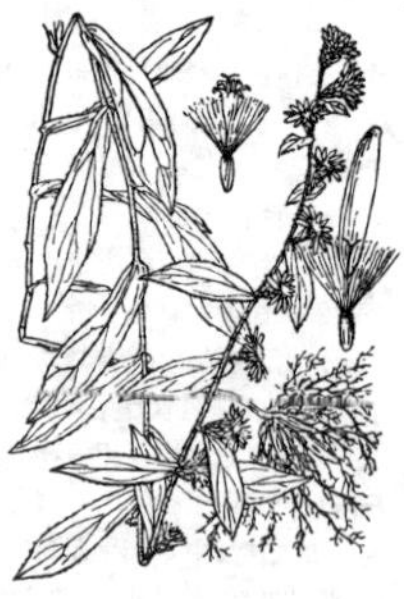

陀螺紫菀

生于海拔 200～800 m 的低山山谷、溪岸或林荫地。分布于江苏、浙江、安徽、福建、江西等地。

本植物的根（单头紫菀根）亦供药用，另设专条。

【采收加工】 7～10 月采收，鲜用或扎把晒干。

【药性】《浙江民间常用草药》："性凉，味微苦。"

【功用主治】《浙江民间常用草药》："清热解毒，止痢止痒。"

【用法用量】 内服：煎汤，15～30 g。

【选方】 1. 治感冒发热 单头紫菀 15 g。水煎服。

2. 治痢疾 单头紫菀 60 g。水煎服。（1、2 方出自《浙江民间常用草药》）

3061 单头紫菀根 dān tóu zǐ wǎn gēn（《浙江民间常用草药》）

【基原】 为菊科紫菀属植物陀螺紫菀的根。

【原植物】 参见"单头紫菀"条。

【采收加工】 7～10 月采挖，晒干。

【药性】 微苦，凉。

【功用主治】《浙江民间常用草药》："清热解毒，止痢止痒。"

【用法用量】 内服：煎汤，10～30 g。

【选方】 1. 治急性扁桃体炎 （单头紫菀）根 3 株。洗净，剪碎，加烧酒炖服，小儿可用米泔水炖服。

2. 治急性乳腺炎 （单头紫菀）根 30～45 g，或全草 30～90 g。水、酒各半煎服；亦可加威灵仙 9 g 同煎服。

3. 治小儿疳积，消化不良 （单头紫菀）根 6～15 g，红枣 3～5 个。水煎服。（1～3 方出自《浙江民间常用草药》）

4. 预防感冒 取单头紫菀根制成煎剂，成人每次服 20～40 ml（含生药 9～18 g），每 10 日服药 1 次，连服 5 次。〔《浙江·科技简报（医药卫生部分）》1972，(10)：22〕

3062 炉甘石 lú gān shí（《品汇精要》）

【异名】 甘石（《品汇精要》），卢甘石（《医学入门·本草》），芦甘石（《审视瑶函》），羊肝石（《现代实用中药》），浮水甘石（《中药志》），炉眼石（《矿物药与丹药》），干石（《疮疡外用本草》）。

【基原】 为碳酸盐类方解石族矿物菱锌矿或碳酸盐类矿物水锌矿。

【原矿物】 1. 菱锌矿 Smithsonite 晶体结构属三方晶系。单个晶体呈菱面体或复三方偏三角面体，但极少见。常呈钟乳状、块状、土状、皮壳状集合体。纯者白色，常被染成灰白、淡黄、浅绿或浅褐色。透明至半透明，玻璃光泽或暗淡土状光泽，晶面上有时呈珍珠光泽。硬度 4.5～5，性脆，断口参差状。相对密度 4～4.5。

产于原生铅锌矿床氧化带。主要由闪锌矿氧化分解产生易溶的硫酸锌，交代碳酸盐围岩或原生矿石中的方解石而成。

2. 水锌矿 Hydrozincite 晶体结构属单斜晶系。呈块状、土状、多孔至致密状、皮壳状、具细纤维构造的同心带状。白色至灰黄、褐紫、浅紫色。土状光泽，亦呈绢丝光泽。硬度4。相对密度3.5～3.8。

产于矿床的氧化带中，为次生矿物。主要由闪锌矿蚀变而成。与菱锌矿共生。两者均产于湖南、广西、四川、云南等地。

【采收加工】 从矿中挖出后，拣去杂石，去净泥土。

【药材】 炉甘石 *Galamina* 主产于广西。

性状 本品为块状集体，呈不规则的块状。灰白色或淡红色，表面粉性，无光泽，凹凸不平，多孔，似蜂窝状。体轻，易碎。无臭，味微涩。

鉴别 (1) 透射偏光镜下：薄片中无色透明，但由于铁质污染，结晶较差些，往往呈褐棕色，结晶体菱面体清楚，粒径一般为0.01 mm，粒与粒镶嵌紧密。折射率 $Ne=1.849$，$No=1.621$；双折射率 $Ne-No=0.228$。干涉色呈高级彩色，较碳酸盐矿更鲜艳；平行消光。一轴晶；负光性。

(2) 取本品粗粉1 g，加稀盐酸10 ml，即泡沸。将此气体通入氢氧化钙试液中，即生成白色沉淀(检查碳酸盐)。

(3) 取本品粗粉1 g，加稀盐酸10 ml使溶解，滤过，滤液加亚铁氰化钾试液，即生成白色沉淀，或杂有微量的蓝色沉淀(检查锌盐)。

品质标志 《中华人民共和国药典》2010年版规定：本品按干燥品计算，含氧化锌(ZnO)不得少于40.0%。

【成分】 1. 炉甘石 主要成分为碳酸锌($ZnCO_3$)，尚含少量氧化钙(CaO)0.27%，氧化镁(MgO)0.45%，氧化铁(Fe_2O_3)0.58%，氧化锰(MnO)0.01%。其中锌往往为少量的铁(二价)所取代。有的尚含少量钴、铜、镉、铅和痕量的锗、铟。青岛和济南的炉甘石，并含少量铁、铝、钙、镁等杂质及极微量的钠。

2. 浮水甘石 主要成分为碱式碳酸锌〔$Zn_5(CO_3)_2\cdot(OH)_6$〕，并含铅、镉、镁、铁、铝等杂质。

【药理】 防腐、收敛 本品为不溶于水的天然碳酸锌，能部分吸收创面分泌液，有中度的防腐、收敛、保护作用。亦能抑制局部葡萄球菌的生长。常用于皮肤炎症或表面创伤。一般用5%～10%洗剂。

毒性 炉甘石中铅的含量较高(0.42%～2.9%)，铅能抑制人体血红蛋白合成中的酶体系和脑中葡萄糖代谢，导致脑组织缺氧产生脑损伤。此外镉含量也较高，它是一个有害的微量元素。

【药性】 甘，平。归肝、脾、肺经。

1.《品汇精要》："味甘，性平。气之薄者，阳中之阴。""无毒。"

2.《纲目》："甘，温。""阳明经药也。"

3.《本草求真》："甘、辛而涩。"

4.《本草再新》："入肝、脾二经。"

【功用主治】 明目去翳，收湿止痒，敛疮生肌。主治目赤肿痛，烂弦风眼，多泪畏光，翳膜胬肉，溃疡不敛，皮肤湿疮，阴部湿痒。

1.《品汇精要》："主风热赤眼，或痒或痛，渐生翳膜，及治下部生疮，津唾调敷。""疗眼目昏赤，眵泪羞明及风眼赤烂，隐涩疼痛，暴发肿痛，翳膜遮睛。"

2.《纲目》："止血，消肿毒，生肌，明目去翳退赤，收湿除烂。"

3.《本经逢原》："点眼皮湿烂及阴囊肿湿。"

4.《玉楸药解》："最能收湿合疮，退翳除烂。""医痔瘘下疳。"

5.《现代实用中药》："用于慢性溃疡、下腿溃疡之不易收口者，有防腐生肌之功。"

【用法用量】 外用：水飞点眼；或研末撒敷。

【选方】 1. 治目暴赤肿 炉甘石(火煅，尿淬)、风化硝等分。为末。新水化一粟点之。(《纲目》引《御药院方》)

2. 治诸般翳膜 炉甘石、青矾、朴硝等分。为末。每用一字，沸汤化开，温洗，日三次。(《纲目》引《宣明论方》)

3. 治眼目昏花 炉甘石(研)、代赭石(煅，醋淬七次)、黄丹(水飞)各四两，为末。白沙蜜半斤，用铜铛炼去白沫，更添水五六碗，熬沸，下前末，以文武火熬至一碗，用铜器搅，试将药滴水中沉下为度，以夹纸四重滤，于瓷器内贮密封。不时点之有验。(《卫生易简方》)

4. 治下疳阴疮 炉甘石(火煅，醋淬五次)一两，孩儿茶三钱。为末，麻油调敷。(《纲目》引《通妙真人方》)

5. 治阴汗湿痒 炉甘石绿者一分，真蚌粉、黄连、五倍子各半分。上细末掺，先以蜂房、大腹皮煎汤温洗。(《仁斋直指方论》阴汗湿痒方)

6. 治诸疮久不敛 炉甘石(烧)一两半，龙骨半两。上为细末，每用干掺患处，上用膏药贴。(《御药院方》平肌散)

7. 治口唇干裂破成疮 炉甘石二钱(火煅)，文蛤一两，黄柏一两，苍术五钱。除甘石外，三味同炒赤色，共研细末，入片脑三分再研，用蜡油调敷唇上。(《古今医鉴》)

8. 治子宫颈糜烂 炉甘石120 g，冰片、黄连各12 g，雄黄6 g。共研极细末。先将阴道冲洗干净，然后喷此药粉于子宫颈糜烂部位，每隔1～2日上药1次。(《全国中草药汇编》)

9. 治肛门瘙痒症 炉甘石粉30 g，青黛粉3 g，将上药混合后，用两层纱布包裹之。治疗前先将肛门洗净，抹干，然后将用纱布包裹的药粉扑患处，以肛周均匀覆盖一层药粉为度，每日用药3～5次。〔广西中医药，1983，(1)：26〕

【临床报道】 1. 治疗急性湿疹 应用炉甘石洗剂涂于皮损处，每日4次。治疗期间不用其他外用制剂。治疗急性湿疹140例，痊愈97例(69.3%)；显效27例(19.3%)；好转16例(11.4%)。总有效率100%。

2. 治疗切口脂肪坏死液化 常规清理伤口，彻底吸净伤口液体，然后将炉甘石外用散撒在伤口内，用无菌敷料包扎伤口，每日更换1次。治疗切口脂肪坏死液化100例，换药最少的3次，最多的10次，全部治愈。

3. 治疗腋臭 复方炉甘石洗剂是一种外搽药物，清洁腋窝后外搽于腋下。一是腋窝局部单纯发放出臭味的，每日外搽药物1次；二是腋窝出现局部红疹及瘙痒现象的，外搽药物于患部及痒疹皮表，每日2次；三是因痒疹抓破皮肤的，外搽药物于患部及抓破皮肤皮表，每日3次。根据病程需要、一般连用1～2月皮肤红疹好转，可每日外搽药物1次，或腋臭重现时可按上述方法治疗。治疗腋臭28例，显效20例(占72%)；有效6例(占21%)；无效2例(占7%)。总有效率达93%。随访1～4年，疗效满意，达到治疗目的。

4. 治疗新生儿脓疱疮 应用5%黄连素炉甘石洗剂(取炉甘石、氧化锌、黄连素细粉和甘油置消毒的研钵内研成糊状，另取甲基纤维素加蒸馏水搅匀)，对直径小于0.8 cm脓疱直接点除，大于0.8 cm脓疱，先行局部消毒，后用无菌针头刺破，吸净脓疱液，再涂抹黄连素炉甘石洗剂，每日3次。治疗新生儿脓疱疮58例，全部治愈。治愈时间平均(3.6±1.1)日。

【各家论述】 1.《本草求真》："炉甘石甘辛而涩，气温无毒。其性专入阳明胃者，盖五味惟甘为补，惟温为畅，是能通和血脉，故肿毒得此则消，而血自能克止，肌亦自克能生也。辛温能散风热，性涩能粘翳膜，故凡目翳得此，即能拨云也。有用此治下疳阴湿，并齿疏陷物者，亦此义耳。"

2.《要药分剂》："炉甘石主目疾者，目得血而能视，血衰则隐涩羞明。又或风热上壅，致赤烂肤翳也，此药味甘则入脾而能益血，性温则散风热而不使为害，故功有由见也。"

3063 法罗海 fǎ luó hǎi (《滇南本草》)

【异名】 发罗海、法罗梅、土川芎(《滇南本草》)，法落海、法落梅(《纲目拾遗》)，骚独活(《中药志》)，红独活、白独活、小独活、红法罗海、臭法罗海(四川)。

【基原】 为伞形科当归属植物阿坝当归的根。

【原植物】 阿坝当归 *Angelica apaensis* Shan et Yuan [*Heracleum apaensis* (Shan et Yuan) Shan et T. S. Wang]

多年生草本。根圆柱形，棕褐色，顶端残留紫色膜质叶鞘纤维。茎粗壮，中空，带紫色，被白色短柔毛。茎下部叶的叶柄基部膨大成广卵形、阔兜状的抱茎叶鞘；叶片轮廓为长椭圆形或三角状卵形，二至三回羽状分裂，末回裂片长椭圆形至披针形，先端渐尖，边缘有钝锯齿；茎上部叶简化，仅具有3裂小叶片的宽阔叶鞘。复伞形花序顶生或侧生；花序梗被粗柔毛；总苞片5～9，披针形；小总苞片4～8，线形；小伞形花序有花25～50；萼齿不明显；花瓣5，白色；雄蕊5；子房下位，花柱基短圆锥形。双悬果椭圆形至广圆形，黄棕色，质厚，侧棱具宽翅，每棱槽中有油管1。花期7～9月，果期8～10月。

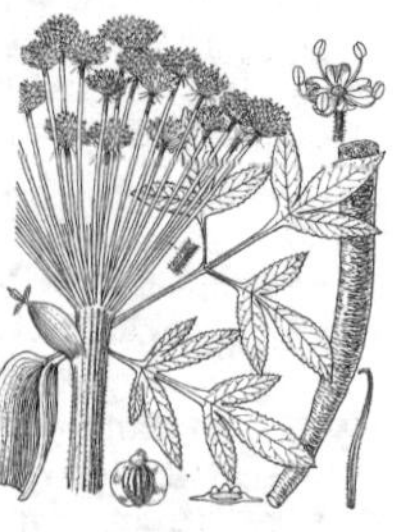

阿坝当归

生于高山草地及高山山坡灌丛中。分布于四川西部、云南北部和西藏等地。

【采收加工】 10～11月叶枯萎时采收，挖取根部，除去茎叶或保留长约1 cm的叶鞘残基，干燥。

【药材】 法罗海 *Angelicae Apaensis Radix* 主产云南、四川等地。

性状 根呈圆柱形或圆锥形，常单枝，少2～4分枝。长7～25 cm，直径2～4 cm。表面棕褐色或黑褐色，芦头周围有数层膜质叶鞘，呈紫红色，习称“红缨”。近芦头一端外表有多数密集的环纹，皮孔明显，下部有不规则皱纹。断面黄白色，有棕色环及裂隙，显菊花纹理，具有多数油点，近芦一端纵切面有横隔。体轻泡。香气浓烈，味苦，辛辣麻舌。

鉴别 (1) 根横切面：木栓层为数列木栓细胞。栓内层易见油管，油管呈类圆形或切向延长的扁圆形，切向径可达255 μm。韧皮部宽广，占根的2/3，散在多数油管，呈圆形或径向椭圆形，直径32～142 μm，周围有分泌细胞6～12个，韧皮部射线宽2～6列细胞，其外缘向一个方向弯曲。形成层明显。木质部导管呈椭圆形或圆多角形，直径12～80 μm，近中心部的常单个散在，近外侧的常3～4个切向排列。薄壁细胞中含多数淀粉粒，单粒的呈类圆形。直径3～10 μm。

(2) 将根横切面置紫外灯光(254 nm)下观察，皮部显亮黄色荧光，加浓氨液1滴，呈黄绿色荧光。

(3) 取根粉末5 g，加乙醚20 ml，密闭放置1小时，并时时振摇。取上清液1 ml，置试管中，微热，蒸发至干。加氢氧化钾(0.5 mol/L) 1 ml溶解残渣，再加盐酸(1 mol/L) 1 ml，则有沉淀产生。取上清液0.5 ml，置试管中，微热，蒸发至干。加饱和盐酸羟胺甲醇液0.5 ml，0.1%的百里酚肽溶液2～3滴及饱和氢氧化钾醇溶液，溶液显蓝紫色时，再加饱和氢氧化钾醇溶液4滴，立刻在沸水浴中加热至沸腾，用冷水冷却，滴加盐酸(1 mol/L)，使溶液转为黄色(pH3左右)，最后加10%三氯化铁溶液0.5 ml及氯仿0.5 ml，振摇，下层显紫红色。

【成分】 根含香豆素类：氧化前胡素(oxypeucedanin)，异欧前胡内酯(isoimperatorin)，水合氧化前胡素(oxypeucedanin hydrate)，白当归脑(byakangelicol)，白当归素(byakangelicin)，栓翅芹烯醇(pabulenol)，阿坝当归素(apaensin)。又含二十四烷酸(lignoceric acid)，β-谷甾醇(β-sitosterol)，γ-谷甾醇。

【药理】 1. 镇痛作用 法罗海总香豆素200或300 mg/kg灌胃，对小鼠热板法及化学(酒石酸锑钾)刺激引起疼痛反应均有明显的镇痛作用，随着剂量增加作用也加强。

2. 镇咳、平喘作用 法罗海总香豆素200 mg/kg、300 mg/kg灌胃对小鼠浓氨水喷雾致咳法，显示明显的镇咳作用。对豚鼠组胺喷雾致喘，也显示明显的平喘作用。已发现氧化前胡素(oxypeucedanin)具有明显镇咳作用。

3. 其他作用 法罗海总香豆素50 mg/kg灌胃对正常家兔心电图无明显影响，只心率稍减慢，法罗海根浸膏对家兔离体或原位小肠及子宫均有解痉作用；对金黄色葡萄球菌、乙型链球菌、伤寒杆菌及痢疾杆菌等有抑制作用。

毒性 法罗海根浸膏小鼠灌胃的 LD_{50} 为800±53 mg/kg。法罗海总香豆素小鼠灌胃的 LD_{50} 为2 150±25 mg/kg，中毒主要症状为先兴奋，后惊厥，呼吸先停，最后心搏停止于舒张期。

【药性】 辛、苦，温。归脾、肝、肺经。

1.《滇南本草》：“味辛、微苦，性大温。入肺、脾二经。”

2.《纲目拾遗》：“味甘、苦。”

3.《四川中药志》1960年版：“性温，味苦、微甘，无毒。入脾、胃二经。”

【功用主治】 理气止痛，止咳平喘。主治胸胁脘腹疼痛，头痛，咳喘。

1.《滇南本草》：“专治面寒，背寒，胃气、心气、肝气疼，肺部疼，两胁肋胀疼。”

2.《纲目拾遗》：“治心痛。”

3.《四川中药志》1960年版：“行气定痛。治心腹痛，头痛及发痧等症。”

【用法用量】 内服：煎汤，6～15 g；或入丸、散。

【宜忌】《四川中药志》1960年版：“阴虚有热及胃病唾血者忌用。”

【选方】 1. 治胃寒疼年久不愈 法罗海三钱，延胡索二钱，薏苡仁五钱，白术(土炒)三钱。煎服。

2. 治面寒，背寒，胃气、心气、肝气疼，肺部疼，两胁肋胀疼 法罗海用新瓦焙为末。每服一钱，热烧酒服。(1、2方出自《滇南本草》)

3064 河豚 hé tún (《日华子》)

【异名】 赤鲑、鲈鱼(《山海经》)，鲑鱼(《山海经》郭璞注)，鹕夷鱼、嗔鱼、鳡鱼(《本草拾遗》)，鲂鱼、吹肚鱼(《日华子》)，河鲀鱼(《日用本草》)，气包鱼(《纲目》)，胡夷鱼(《纲目拾遗》)。

【基原】 为鲀科东方鲀属动物弓斑东方鲀、虫蚊东方鲀、暗纹东方鲀及同属多种动物的肉。

【原动物】 1. 弓斑东方鲀 *Fugu ocellatus* (Osbeck) [*Spheroides ocellatus* Osbeck]

体长一般为10～15 cm，头部、体背及腹面均有细弱小刺，背刺区与腹刺区分离。吻部、头体两侧及尾部均光滑。头体背侧面灰褐色，微绿。体侧在胸鳍后上方，各有一黑绿色而带橙色边的大斑，并有一弓形横过背部的黑绿色鞍状斑，鞍状斑具橙色边缘。背鳍基部两侧具一圆形大黑斑。腹面白色，各鳍灰黄色。

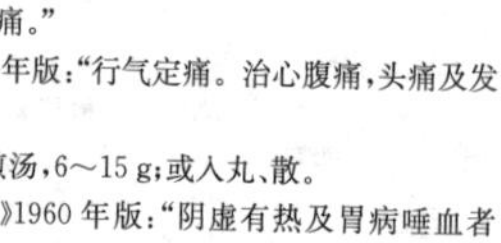

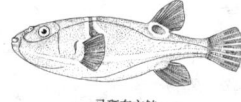

弓斑东方鲀

栖息于近海，亦进入河口咸淡水区域。主食贝类、甲壳类、小鱼类。分布于我国沿海。

2. 虫蚊东方鲀 *F. vermicularis* (Temminck et Schlegel) [*Spheroides vermicularis* Temminck et Schlegel]

本种与弓斑东方鲀的区别是：有许多圆形和长虫纹形白点。

暖温性底层鱼类，栖息于近海、河口咸淡水中，亦进入江河。

主食贝类、虾蟹及小鱼等。遇敌害时，体内气囊能使腹部膨胀。4～5月为产卵期。我国沿海均有分布。

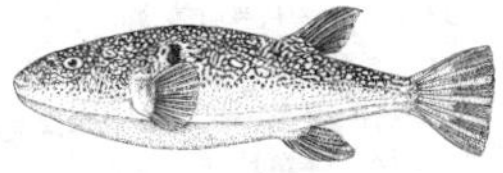

虫蚊东方鲀

3. 暗纹东方鲀 *F. obscurus*(Abe)［*Spheroides obscurus* Abe］

本种与弓斑东方鲀的区别是：棕褐色，背侧面具不明显的暗褐色横纹4～6条，横纹之间有白色狭纹3～5条。胸鳍后上方体侧处具一圆形黑色大斑，边缘白色。

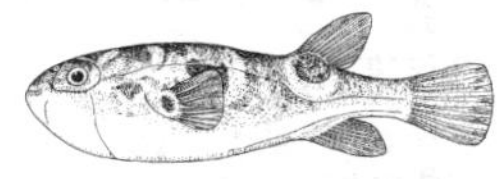

暗纹东方鲀

栖息于近海和河川。杂食性，主食虾、蟹、螺、鱼苗、水生昆虫、枝角类、桡足类及植物叶片和丝状藻等。分布于黄海、渤海和东海。

本动物的卵子(河豚子)、眼球(河豚目)、卵巢(河豚卵巢)、肝脏所熬出的油(河豚鱼肝油)亦供药用，另设专条。

【养殖】 生物学特性　主要分布渤海、东海、黄海及通海的江河下游，为近海与河川底层鱼类，具生殖洄游习性。每年3～5月份，性成熟的亲鱼成群溯河至长江中产卵繁殖，幼鱼生活在江河或通江的湖泊中，至第二年春季返回海里。在海里长大至性成熟时再溯河至淡水中产卵。

养殖技术　人工养殖。亲鱼选择：选择体质健壮、无病无伤个体，雌鱼3龄，体重750 g以上；雄鱼2龄，体重500 g以上，雌雄比例为1∶1.5～2。人工催产：催产药物采用鲤鱼脑垂体(PG)；促黄体素释放激素类似物(LHRH-A、A_2、A_3)；绒毛膜促性腺激素(HCG)。根据亲鱼成熟程度，采用一次或两次注射。一次注射剂量为：1～2 mg PG＋80～100 μg LHRH-A/kg；两次注射剂量为：① 1 mg PG＋10～20 μg LHRH-A_2或A_3/kg；② 1～2 mg PG＋20～40 μg LHRH-A_2或A_3/kg，可适量添加HCG 100～300 IU/kg。雄鱼剂量均减半。若亲鱼性腺发育不够成熟，可在催产前进行催熟，剂量为LHRH-A或A_2 0.5～6 μg/kg。注射部位为胸鳍基部。效应时间一般为22～48小时。当雌鱼膨大的腹部变得较柔软，生殖孔松弛，轻压腹部即有淡黄色的卵粒流出，及时进行人工授精，避免卵子过熟；雄鱼则要求轻压腹部有少量乳白色精液流出，精液遇水即散开。人工授精和孵化：以干法授精为佳，也可采用半干法或湿法授精。采用流水孵化，防止受精卵黏结成块。用特制的孵化器或用孵化缸、孵化桶。苗种培育：出膜后仔鱼在孵化器中继续培育4～5日，待仔鱼平游后移入育苗池，进行苗种培育。饵料为蛋黄一轮虫一小型枝角类一大型枝角类一枝角类＋少量人工配合饲料(白仔鳗、黑仔鳗或稚鳖类)，仔鱼人池后，第二日投喂煮熟的鸡蛋黄，用200目筛绢网揉碎过滤，均匀泼洒，每日3～5次，隔日投喂轮虫，投喂密度为10～20个/L；随着鱼苗长大，投喂小型枝角类和大型枝角类，培育15～20日后进行驯食。先用枝角类加少量人工配合饲料驯食，以后逐步加大人工配合饲料的量，5～7日后，可转为完全人工配合饲料。人工配合饲料做成软颗粒饵料投喂，每日3～4次，定时、定位、定质、定量，用食台投喂。根据鱼苗的生长情况适当添加鱼糜、蚯蚓、维生素等。放养时苗种宜稀养，仔鱼下池密度为1 000～2 000尾/m^2，培育15～20日，鱼苗长到5～10 mm时，应分养1次，降低密度。驯食成功，视鱼苗个体生长的差异程度及时分池。在饵料充足的前提下，保持密度合理，规格一致，防止互残现象发生。成鱼养殖：① 工厂化养殖，温室内鱼池面积为80～120 m^2，配有加温和增氧设施。河豚从3 cm夏花养至成鱼，需要18～22个月。夏花放养密度20尾/m^2左右，一龄鱼种放养密度为5～10尾/m^2，当鱼体重达到200 g以上时，密度应降为3～5尾/m^2。投饵要求"四定"，每日投喂2～4次，随鱼种长大逐步减少投喂次数。② 池塘养殖：池塘面积不宜过大，一般以1～5亩为宜，池深2 m以上，需配增氧设施等。放养前用生石灰或漂白粉彻底清塘。夏花放养密度3 000～4 000尾/亩，一龄鱼种为1 000～2 000尾/亩，鱼体重达250 g上时，放养密度为500～1 000尾/亩。每日投喂2次。③ 网箱养殖：选择水质清新、无污染、微流水、受风浪较小的水域。水深3 m以上，pH 7.2～8.6，溶解氧6 cm/L以上，亚硝氮0.8 mg/L以下，氨氮2 mg/L以下，透明度35 cm以上。网箱上加盖网，饵料投喂每日2次。

养殖管理　培养鱼苗时，可通过增氧机增加水的溶解氧量，每天早、中、晚各开机1～2小时；维持池中适量的饵料生物；早期采用静水培育法，只逐步加水而不换水，仔鱼下池时，水深30～40 cm，隔天加水5～10 cm，20日后，水位加到80～100 cm时，用细塑料管进行底部吸污并适量换水，一般5～6日换水1次，换水量不宜过大，以每次换2/5为宜，同时注意，换水水源原池水盐度差不宜过大，3‰以内为好。在整个养殖过程中，加强对水质的控制，池塘养殖最低需保持水位深度1.0 m以上，一般在夏季炎热时，要加大水质循环，每次要达到总水体的30%以上，保持透明度40 cm以上为宜。一般隔3日检测一次水质情况。

病虫害防治　病害有烂腮病，经常吸污、换水，保持水质清洁，每隔10～15日用漂白粉0.2～0.5 mg/L全池泼洒，进行水体消毒，全池泼洒呋喃唑酮0.1～0.2 mg/L或盐酸土霉素0.3～0.5 mg/L，拌药饵为每1 kg饲料：0.1～0.3 g红霉素，第二至第六日减半，连喂6日，或0.2～0.5 g盐酸土霉素，连喂3～5日，或氟哌酸0.2～0.4 g，连喂5～7日；肠炎病，不投腐烂变质的饲料，投喂要做到"三消"、"四定"，用盐酸土霉素0.4～0.5 mg/L泼洒水体，隔日再用1次，拌药饵为每kg饲料用：0.1～0.2 g大蒜素，或0.2～0.4 g呋喃唑酮，或0.3～0.4 g氟哌酸，连喂3～5日；暴发病，用10～20 mg/L生石灰或0.5～1 mg/L漂白粉全池泼洒，用盐酸土霉素0.5 mg/L，或呋喃唑酮0.4～0.5 mg/L泼洒水体，拌药饵为每kg饲料用：0.3～0.5 g盐酸土霉素，或0.4～0.5 g氟哌酸，连喂5～7日，或0.1～0.2 g大蒜素加维生素C 0.1～0.2 g，连用4～6日，病鱼、死鱼及时捞出，深埋或烧掉，食台、工具等严格消毒，定期消毒水体；肝脏线状出血病，水体泼洒药物：盐酸土霉素0.5～0.8 mg/L，或红霉素0.1 mg/L，或呋喃唑0.5 mg/L，拌药饵为每1 kg饲料用：0.1～0.3 g盐酸土霉素，或0.4～0.5 g氟哌酸，连喂5日；水霉病，用0.1～0.3 mg/L孔雀石绿，或0.5～1 mg/L亚甲基蓝泼洒，2%～4%食盐水浸浴。虫害有小瓜虫病，用0.1～0.3 mg/L孔雀石绿全池泼洒，可以预防，将水温升至25 ℃以上，并在调温池中泼洒0.2～0.3 mg/L孔雀石绿，可以消灭外界水源带入的小瓜虫；斜管虫病，全池遍洒0.5～0.7 mg/L的硫酸铜与硫酸铁合剂(5∶2)，用0.2～0.3 mg/L孔雀石绿泼洒，用2%～4%食盐水浸浴15～30分钟。

【采收加工】 四季捕捉，取净肉，鲜用或晒干。煮食河豚，应煮较长时间，以防中毒。

【成分】 豹纹东方鲀含河豚毒素(tetrodotoxin)，4-表河豚毒素(4-epi-tetrodotoxin)，脱水河豚毒素(anhydro-tetrodotoxin)。并含氨基酸，甜菜碱(betaine)，有机酸。

黄鳍东方鲀肌肉含二磷酸腺苷(ADP)，肌苷酸(IMP)，三磷酸腺苷(ATP)，磷酸腺苷(AMP)，肌苷(inosine)，次黄质又名6-羟基嘌呤(hypoxanthine)。还含河豚毒素。

虫纹东方鲀含河豚毒素，4，9-脱水河豚毒素，4，9-anhydro-tetrodotoxin-6，11-diether，河豚卵毒素(tetrodoine)，*cis*-14-octadecenoic acid，甘油硬脂酸(monostearin)，胸腺嘧啶(thymine)，尿嘧啶(uracil)，琥珀酰胺酸(succinic acid)，对羟基香豆酸(*p*-hydrocoumaric acid)。

弓斑东方鲀、虫纹东方鲀及暗色东方鲀肉含蛋白质、脂肪、维生素。

星点东方鲀的肝、皮含河豚毒素，肌肉含磷酸肌酸(creatine phosphate)，三磷酸腺苷(ATP)。

【药理】 1. 止血作用 河豚鱼皮胶止血粉经犬动脉全断止血试验表明能在6分钟内止住犬股动脉全断后的大出血。

2. 局麻作用 河豚毒素给兔皮下注射后5分钟内具有明显的局麻作用，作用持续时间长，对黏膜的穿透力弱，故无表面麻醉作用。

3. 对心血管系统的作用 通过结扎冠脉导致早期缺血性心律失常的大鼠注射河豚毒素表明，该药能对抗大鼠心肌缺血早期所致的心律失常。河豚毒素对结扎犬的冠脉导致的晚期心律失常也有对抗作用。河豚毒素还具有心脏抑制和降低血压的作用。

4. 镇痛作用 河豚毒素对钝痛及锐痛均有明显的缓解作用，其作用特点发生作用时间慢，维持时间久，可达12～20分钟，不成瘾。小鼠灌胃33.3%除去河豚毒素的肝脏原油0.2 ml/10 g，大鼠皮下注射0.2 ml/100 g，家兔腹腔注射1 ml/kg，通过热板法、小鼠醋酸扭体法、大鼠氯化钠扭体法、大鼠压力测痛法和家兔辐射热及K^+透入法证明，除毒河豚肝油具有镇痛作用，其特点：镇痛作用缓慢温和，药效较久。

5. 对免疫功能的影响 小鼠皮下注射33.3%除毒河豚毒素肝油，每日每只鼠注射0.1 ml，连续8日后，其腹腔内巨噬细胞的吞噬功能有明显的增强，吞噬百分率差异显著，吞噬指数差异非常显著。用药组空斑数与对照组比较差异显著，用药8日后，小鼠脾细胞数明显少于对照组。而脾细胞内所含抗体形成细胞(B细胞)数却增加。

6. 其他作用 河豚毒素具有显著的抗惊厥作用，能解除肌痉挛及胃痉挛，对破伤风惊厥有很好的疗效。能缓解皮肤瘙痒、癣疥、皮炎。治疗遗尿症。提高性功能，对阳痿及女性性欲低下，性感缺乏均有良好的治疗效果。

毒性 河豚毒素毒性极强。对兔的致死量(μg/kg)：口服为200，皮下注射为10，静脉注射为3，对犬、猫、兔静脉注射致死量大致相同，在3～4 μg/kg，50 kg人皮下注射致死量可能为300 μg。其作用属一种强烈的神经毒，能阻断神经干的冲动传导，麻痹横纹肌及呼吸肌，使呼吸停止而致死亡。其毒性反应可表现以下几方面：神经系统：常出现口唇、舌、上、下肢感觉异常及麻木感。瞳孔散大。言语障碍，意识清晰。心血管系统：因抑制心脏传导系统，可致房室传导阻滞。严重者可致心脏停止跳动。呼吸系统：能阻断神经干的冲动传导，使横纹肌及呼吸肌麻痹，严重者可使呼吸衰竭致死。胃肠道反应：恶心、呕吐。

【药性】 甘，温，有毒。归肝、肾经。

1.《日华子》："凉，有毒。"

2.《开宝本草》："味甘，温，无毒。"

3.《本草衍义》："有大毒。"

4.《医林纂要》："甘，咸，平。"

5.《本草撮要》："入足厥阴经。"

【功用主治】 滋补肝肾，祛湿止痛。主治阳痿，遗尿，眩晕，腰膝酸软，风湿痹痛，皮肤瘙痒。

1.《开宝本草》："主补虚，去湿气，理腰脚，去痔疾，杀虫。"

2.《本草蒙筌》："去疳䘌，消肿。"

3.《中国药用海洋生物》："滋补强壮。用于腰腿酸软。"

【用法用量】 内服：久煮后食(2小时以上)，适量。

【宜忌】 疮、疥、脚气患者慎服。河豚内脏及血有剧毒。食用时须去净睾丸、卵、肝等内脏，并应将肉反复洗涤。处理不当易引起中毒。河豚中毒发病迅速而症状严重，多在吃后10～15分钟发病。初见恶心呕吐、腹中不适、脸色苍白，继则口唇、舌体、上下肢麻木感、疼觉迟钝，渐至四肢运动麻痹、瘫痪、共济失调、语言障碍、视野不明、听力减弱，严重者大汗淋漓、体温及血压下降、脉搏细数微弱、呼吸浅表频数、瞳孔散大、全身呈青紫色，但神志往往清醒，心电图可见房室传导阻滞，超过8小时未死亡者，一般可望恢复。

1.《食疗本草》："其肝毒，杀人。"

2.《日华子》："毒以芦根及橄榄等解之。"

3.《绍兴本草》："有误食肠胃物，则可以杀人。"

4.《日用本草》："发疮疥。"

5.《青岛中草药手册》："河豚中毒解救：① 瓜蒂7枚，白茅根30 g，芦根30 g。水煎。② 蜀葵花叶60 g，水煎服，或用其茎、根压汁内服。③ 爬山虎烧水喝。④ 楠木二层皮60 g，水煎服。"

3065 河豚子 hé tún zǐ (《纲目》)

【基原】 为鲀科东方鲀属动物弓形东方鲀、虫纹东方鲀、暗纹东方鲀及同属多种动物的卵子。

【原动物】 参见"河豚"条。

【采收加工】 捕得河豚后，剖腹取卵子，鲜用。

【药性】 甘，温，大毒。

【功用主治】 解毒消肿，镇痛。主治乳癌，疮疖，疥癣。

1.《纲目》："治疥癣虫疮。"

2.《中国药用海洋生物》："解毒，消肿，镇痛。"

【用法用量】 外用：捣敷。

【宜忌】 禁内服。

《本草拾遗》："肝及子有大毒，入口烂舌，入腹烂肠。"

【选方】 1. 治乳癌 河豚鱼子捣碎外敷；另外用猪殃殃干90 g，煎服。(《中国药用海洋生物》)

2. 治疥癣虫疮 河豚鱼子同蜈蚣烧，研末，麻油调搽之。(《纲目》)

3066 河豚目 hé tún mù (《本经逢原》)

【基原】 为鲀科东方鲀属动物弓形东方鲀、虫纹东方鲀、暗纹东方鲀及同属多种动物的眼球。

【原动物】 参见"河豚"条。

【采收加工】 加工河豚肉时，取其眼球，晒干。

【功用主治】 《本经逢原》："拔妇人脚上鸡眼疮。"

【宜忌】 禁内服。研末化水外涂。

3067 河套大黄 hé tào dà huáng (《中药志》)

【基原】 为蓼科大黄属植物河套大黄的根及根茎。

【原植物】 河套大黄 *Rheum hotaoense* C. Y. Cheng et T. C. Keo.

高大草本，茎多挺直。根和根茎类圆锥形。基生叶，叶柄半圆柱状；叶片灰绿色，卵心形至宽卵形，先端钝急尖，基部心形，边缘稍波状到稍皱波状，两面光滑无毛；茎生叶较小，叶柄较短，叶片卵形至卵状披针形；托叶鞘抱茎，外面粗糙。大圆锥花序，2～3次分枝；花较大，小花梗纤细；花被片长椭圆形，背部绿色，具稀网状脉，边缘近白色；雄蕊与花被近等长；雌蕊花柱较短，横展，柱头小，圆头状。果实圆形至近圆形，长宽近相等。种子宽卵形。

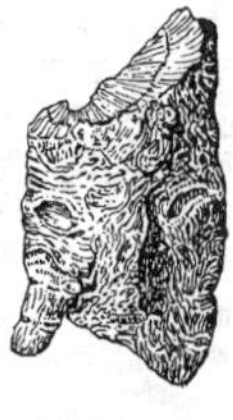

河套大黄(根及根茎)外形

生于阴湿山坡及山沟。分布于陕西、甘肃、青海。

【采收加工】 9～10月采挖，切片，晒干。

【药材】 河套大黄 *Rhei Hotaoensis Radix et Rhizoma* 产于甘肃、陕西、青海等地。

性状 根及根茎呈类圆锥形，长5～20 cm，直径2～7 cm；多纵切成条状或块片状。带栓皮者呈灰褐色或灰黑色，表面多抽沟及纵皱纹，去栓皮后表面黄褐色。质坚硬，不易折断，横断面淡黄棕色，无星点。新鲜断面淡黄至暗棕色，在紫外光下显紫色荧光。

鉴别 (1) 根及根茎横切面：与大黄区别：射线 1 列细胞，无星点；草酸钙簇晶直径 22～60 μm；淀粉粒直径 3～24 μm，复粒为 2～6 分粒组成。

(2) 取本品粉末 0.2 g，加甲醇 2 ml，温浸 10 分钟，放冷，取上清液 10 μl 点于滤纸上，以 45% 乙醇展开，取出，晾干，放置 10 分钟，置紫外光灯(365 nm)下检视，显亮紫色荧光。

【成分】 河套大黄根及根茎中含总蒽醌 1.66%，其中以芦荟大黄素(aloe-emodin)，大黄素(emodin)，大黄素甲醚(physcion)，大黄酚(chrysophanol)为苷元的结合型蒽醌 1.54%，游离型 0.12%，还含食用大黄苷(rhapontin)及多量鞣质、河套大黄多糖(RHP)、单糖至多糖 RHP-A 和 RHP-B。

【药理】 1. 抗炎作用 本品浸膏 1.5、0.5 和 0.17 g/kg 腹腔注射对大鼠蛋清性足肿有显著抑制作用；同上剂量灌胃给药对甲醛致炎的大鼠足肿也有一定的抑制作用；本品浸膏 1.5 g/kg 灌胃对醋酸所致小鼠腹膜炎也有显著抑制作用。河套大黄多糖(RHP)100 和 200 mg/kg 灌胃，对小鼠角叉莱胶性足肿有明显抑制作用，抑制率均为 78.4%。

2. 对血液系统的影响 RHP 有抗凝血作用，且有剂量依赖性。RHP 100 和 200 mg/kg 腹腔注射或灌胃，毛细管法试验，30 分钟后能延长正常小鼠的血凝时间，腹腔注射延长 101% 和 116%，灌胃延长 93% 和 110%。RHP 56 mg/kg 灌胃可使家兔白陶土部分凝血活酶时间(KPTT)延长 34%。本品水提取物对胶原诱导的人血小板聚集有显著抑制作用，其 IC_{50} 为 0.93 mg/ml。

3. 降血脂作用 RHP 100 mg/kg 和 200 mg/kg 灌胃，可分别使蛋黄诱导的高脂血症小鼠和高脂饲料诱导的高脂血症大鼠的血清总胆固醇(TC)、三酰甘油(TG)，肝脏 TC、TG，丙二醛(MDA)降低。

4. 降血糖作用 RHP 100 和 200 mg/kg 灌胃，可明显降低正常小鼠血糖，给药 7 小时后血糖分别降低 20.6% 和 43.8%。同上剂量腹腔注射，可降低四氧嘧啶性糖尿病小鼠的血糖，给药后 7 小时，血糖分别降低 53.2% 和 57.9%。

5. 免疫增强作用 RHP 100 和 200 mg/kg 灌胃，能明显增加小鼠脾脏和胸腺的重量，显著增强腹腔巨噬细胞的吞噬能力，促进小鼠碳粒廓清速率，促进绵羊红细胞(SRBC)致敏小鼠血清溶血素形成和小鼠抗体形成细胞的生成。RHP 尚能明显增强刀豆球蛋白 A(ConA)诱导的小鼠脾淋巴细胞 DNA 的合成，其最适浓度为 20 μg/ml；对 ConA 活化的脾淋巴细胞蛋白质合成也有明显促进作用；对 ConA 诱导的淋巴细胞白介素-2(IL-2)产生也有明显增强作用。单一多糖 RHP-A 和 RHP-B 的免疫增强作用比 RHP 更强，三者对 ConA 活化的小鼠脾淋巴细胞 DNA 生物合成及 IL-2 产生的最适浓度分别为 2.5、2.5 和 20 μg/ml。

6. 延缓衰老作用 RHP 0.2% 和 0.1% 组均能明显延长两性果蝇的平均寿命和最高寿命。RHP 腹腔注射可增加 12 月龄小鼠红细胞和脑中超氧化物歧化酶(SOD)活力，降低心肌组织中脂褐质含量，降低肝组织中过氧化脂质含量，抑制脑中 B 型单胺氧化酶(MAO-B)活力；RHP 还可增加 2～3 月龄小鼠的游泳耐力和耐缺氧能力，上述试验表明 RHP 有较明显的延缓衰老的作用。

7. 抗氧化作用 本品水提取物及其所含土大黄苷(rhaponticin)有较好的抗超氧负离子自由基活性的作用。

8. 对机体的保护作用 RHP 对四氯化碳所致小鼠肝损伤有保护作用，对小鼠 ^{60}Co γ 射线辐射损伤有保护作用，对环磷酰胺所致小鼠白细胞减少和骨髓微核率增加具有对抗作用。

9. 抗胰酶作用 RHP 对胰蛋白酶、胰脂肪酶、胰淀粉酶、胰弹力蛋白酶和胰激肽释放酶均有明显抑制作用，牛血清白蛋白(BSA)对 RHP 抑制胰蛋白酶和胰脂肪酶有拮抗作用。

10. 抗肿瘤作用 RHP 每日 150 mg/kg 和 300 mg/kg 灌胃，连续 8 日，对小鼠肉瘤 S_{180} 移植性肿瘤有明显抑制作用，抑瘤率分别为 40% 和 48%。

11. 抗菌作用 本品浸膏有比盐酸黄连素更强的抗菌作用，对金黄色葡萄球菌、枯草杆菌、八叠球菌和痢疾杆菌的最低抑菌浓度(*MIC*)为 78 μg/ml，对大肠杆菌、白色葡萄球菌和白念珠菌的 *MIC* 为 156 μg/ml，对产气和铜绿假单胞菌 *MIC* 为 313 μg/ml。

毒性 RHP 小鼠腹腔注射 LD_{50} 为 885.6 mg/kg。

【功用主治】 消积化滞，通腑泄热。主治食积不化，脘腹胀满，腹痛泄泻不爽，热结便秘。

【用法用量】 内服：煎汤，3～9 g。

3068 河豚卵巢 hé tún luǎn cháo (《青岛中草药手册》)

【基原】 为鲀科东方鲀属动物弓斑东方鲀、虫纹东方鲀、暗纹东方鲀及同属多种动物的卵巢。

【原动物】 参见"河豚"条。

【采收加工】 加工河豚肉时，取其卵巢，鲜用或晒干。

【成分】 弓斑东方鲀、虫纹东方鲀卵巢含河豚毒素(tetrodotoxin)。暗色东方鲀卵巢含河豚酸(tetrodonic acid)和河豚毒素。

【药理】 1. 提高免疫功能 小鼠经皮下注射河豚卵巢提取物，腹腔内巨噬细胞的吞噬功能明显增强，给药组和对照组进行比较，吞噬百分数和吞食指数均有显著差异，既提高有吞噬能力的巨噬细胞数，也提高单个巨噬细胞吞噬 CRBC 的数目，且在药物毒性剂量以内，提取物剂量愈大，效果愈显著、同时河豚提取物对小鼠的免疫器官也产生影响，但不随剂量的增加而相应增加、以低、中剂量效果较显著。说明在一定剂量范围内，河豚卵巢提取物具有提高小鼠非特异性免疫功能的作用。

2. 抑瘤作用 河豚提取物对小鼠实体瘤 S_{180} 在一定范围内有一定的抑制作用，且对免疫器官无明显影响。

【药性】 甘，温，大毒。

【功用主治】《青岛中草药手册》："解毒，消肿，镇痛，杀虫。主治颈淋巴结核、疮疖及无名肿毒。"

【用法用量】 外用：捣敷；或研末，香油调敷。

【宜忌】 禁内服。

【选方】 1. 治颈淋巴结核 鲜(河豚)卵巢，捣烂，外敷患处。

2. 治疮疖、无名肿毒 (河豚)卵巢焙干研末，香油调敷患处。(1、2 方出自《青岛中草药手册》)

3069 河豚鱼肝油 hé tún yú gān yóu (《中国海洋生物》)

【基原】 为鲀科东方鲀属动物弓斑东方鲀、虫纹东方鲀、暗纹东方鲀及其同属多种动物的肝脏所熬出的油。

【原动物】 参见"河豚"条。

【采收加工】 捕得河豚后，取肝熬油。

【药性】 甘，温，大毒。

【功用主治】《青岛中草药手册》："解毒、消肿、镇痛、杀虫。治颈淋巴结核、疮疖及无名肿毒。"

【用法用量】 外用：涂敷。

【宜忌】 禁内服。

【选方】 1. 治颈淋巴结核 (河豚)肝脏炼油外敷患处。

2. 治疮疖、无名肿毒 (河豚)肝脏炼油涂患处。(1、2 方出自《青岛中草药手册》)

【临床报道】 治疗尿布性皮炎 河豚鱼肝油，每 1 ml 含河豚毒素 0.003 μg，每日涂抹(患处)1 次。用药期间不用其他药物。共治疗 56 例，其轻、中、重度尿布性皮炎患儿平均涂 2.69 次、3.1 次和 4.83 次治愈，最重 1 例涂 6 次。全部治愈，未发现任何毒副作用。作用机制可能与其收敛、消炎、脱敏和促进上皮愈合有关。

3070 油鱼 yóu yú (姚可成《食物本草》)

【异名】 泉水鱼(《中国经济动物志》)。

【基原】 为鲤科拟圆唇鱼属动物拟圆唇鱼的肉。

【原动物】 拟圆唇鱼 *Pseudogyrinocheilus procheilus* (Sauvage et Dabry)

体略长，前部圆，后部侧扁。体长二十余厘米。头的背部成弧形。吻端圆钝，吻皮向前伸展，联成上唇，其间并无分界线。下唇后面有一小部为小角质突起所盖，口张开时吻皮及下唇内面外翻成喇叭形，口即在此喇叭口之正中。唇后沟限于口角处。须 2 对，吻须与眼径等长，唇须很小。眼小，位于头侧稍上方。下咽齿 3 行，齿端呈斜面。鳞中等大，腹部鳞较小，且陷藏于皮下，侧线鳞 $45\frac{5\sim6}{4\sim5}47$。背鳍Ⅱ8，无硬刺，起点在腹鳍起点之前。臀鳍Ⅲ5。体上部为黑色或青黑色，腹面灰白色，各鳍微黑，体侧鳞绝大部分有黑色边缘，从鳃孔之后至胸鳍前，黑色的斑块较粗而联成一大形黑斑。

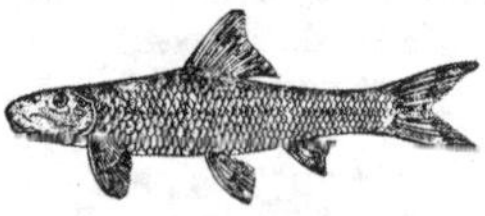

拟圆唇鱼

生活于山溪或具流水的岩洞以及江河有泉源的地方。食物以硅藻和水生昆虫的幼虫为主。产卵期 3～4 月。分布于长江上游及岷江、西江中上游。

【采收加工】 四月捕捞，捕后，除去鳞片及内脏，洗净，鲜用。

【药性】 甘，无毒。

【功用主治】 补益元气，和养脏腑。主治泄痢日久，吐血，崩中。

【用法用量】 内服：煮熟当菜食。

3071 油头草 yóu tóu cǎo 《全国中草药汇编》

【异名】 山羊梅《云南曲靖中草药》，大鱼眼草《全国中草药汇编》，无喙齿冠草《中国高等植物图鉴》。

【基原】 为菊科齿冠草属植物圆舌粘冠草的根或全草。

【原植物】 圆舌粘冠草 *Myriactis nepalensis* Less.

多年生草本，通常粗壮，高达1 m。根茎短而横走。茎直立，全株无毛，分枝斜升。基生叶及茎下部的叶较大，间或浅裂或深裂；茎中部叶长椭圆形或卵状长椭圆形，边缘有大锯齿或圆锯齿，下部沿叶柄下延成具翅的叶柄，柄基扩大贴茎；茎上部叶渐小，渐无柄，基部扩大贴茎或耳状抱茎；全部叶上面无毛，下面沿脉有极稀疏的短柔毛。头状花序球形或半球形，单生茎顶或枝端，多数头状花序排列成伞房状或伞房状圆锥花序；总苞片 2～3 层，几等长，外面被微柔毛；外围舌状雌花多层，舌片圆形，长宽相当，先端圆形或微凹；中央有少数两性管状花，檐部宽钟状，先端 4 齿裂。瘦果压扁，无喙，边缘脉状加厚，先端有黏质分泌物，无冠毛。花期 4～11 月。

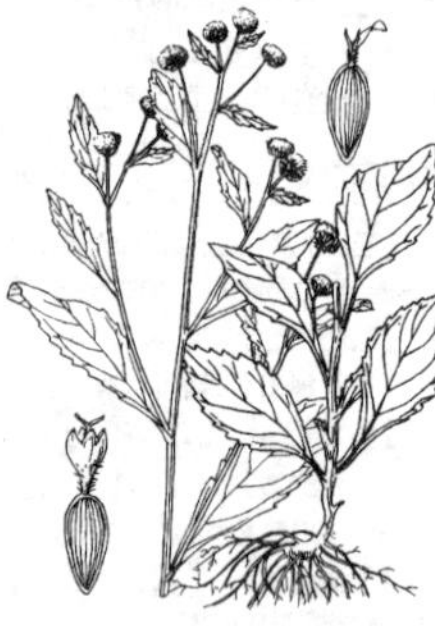

圆舌粘冠草

生于海拔 1 250～3 400 m 的山坡山谷林缘、林下、灌丛中，或近水潮湿地或荒地上。分布于西南及江西、湖北、广东、广西、西藏等地。

【采收加工】 7～10 月采收，晾干。

【药性】 《全国中草药汇编》："微辛，凉。"

【功用主治】 《全国中草药汇编》："消炎，止痛。主治痢疾，肠炎，慢性中耳炎，牙痛，关节肿痛。"

【用法用量】 内服：煎汤，9～15 g。

3072 油茶子 yóu chá zǐ 《四川中药志》

【异名】 茶子心《陆川本草》，茶籽《岭南草药志》，楂木《农政全书》。

【基原】 为山茶科山茶属植物油茶的种子。

【原植物】 油茶 *Camellia oleifera* Abel [*C. oleosa* (Lour.) Rehd.]

常绿灌木或小乔木，高 3～4 m。树皮淡黄褐色，平滑不裂；小枝微被短柔毛。单叶互生；叶柄有毛；叶片厚革质，卵状椭圆形或卵形，先端钝尖，基部楔形，边缘具细锯齿，上面亮绿色，无毛或中脉有硬毛，下面中脉基部有毛或无毛，侧脉不明显。花两性，1～3 朵生于枝顶或叶腋，无梗；萼片通常 5，近圆形，外被绢毛；花瓣白色，分离，倒卵形至披针形，先端常有凹缺，外面有毛；雄蕊多数，外轮花丝仅基部连合；子房上位，密被白色丝状绒毛，花柱先端三浅裂。蒴果近球形，果皮厚，木质，室背 2～3 裂。种子背圆腹扁。花期 10～11 月，果期次年 10 月。

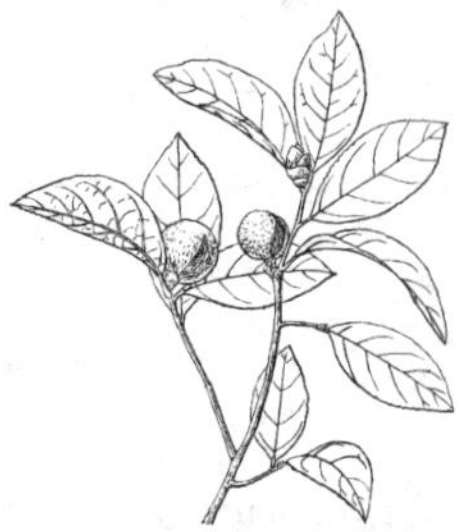

油　茶

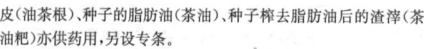

我国长江流域及以南各地广泛栽培，为重要的木本油料植物。

本植物的叶（油茶叶）、花（油茶花）、根或根皮（油茶根）、种子的脂肪油（茶油）、种子榨去脂肪油后的渣滓（茶油粑）亦供药用，另设专条。

【采收加工】 9～10 月果实成熟时采收。

【药材】 油茶子 *Camelliae Oleiferae Semen* 主产于四川、安徽、福建等地。

性状　种子扁圆形，背面圆形隆起，腹面扁平，长 1～2.5 cm，一端钝圆，另一端凹陷，表面淡棕色，富含油质。气香，味苦涩。

【成分】 种子含三萜皂苷：油茶皂苷（oleipherone），由山茶皂苷元（camelliagenin）A，茶皂醇（theasapogenol）A 及 B，*D*-葡萄糖醛酸，*D*-葡萄糖，*D*-半乳糖，*D*-木糖组成。又含当归酸（angelic acid），巴豆酸（tiglic acid），*α*-甲基丁酸（*α*-methylbutyric acid）。

【药理】 1. 降血脂和溶血作用　种子中所含油茶粗皂苷 0.025 mg/kg 肌注或 0.5 mg/kg 灌胃，能使豚鼠血清胆固醇显著降低，而对血细胞无明显影响。但 1 mg/kg 肌注或 4 mg/kg 灌胃均可使红细胞数和血红蛋白含量明显降低，表明有溶血作用。

2. 抑制精子作用　由种子中提取的油茶籽粗皂苷，在体外 20 秒抑制大鼠和人精子活动的最低有效浓度分别为 0.031 3 mg/ml 和 0.067 5 mg/ml，而阴道用杀精子药烷苯醇醚分别为 0.25 mg/ml 和 0.5 mg/ml。此外本品有效浓度对动物阴道无刺激性，对乳酸杆菌也无抑制作用。

【药性】 《四川中药志》1979 年版："甘、苦，温。"

【功用主治】 《四川中药志》1979 年版："润燥，滑肠，杀虫。用于大便秘结，蛔虫，钩虫，疥癣。"

【用法用量】 内服：煎汤，6～10 g；或入丸、散。外用：煎水洗或研末调涂。

【选方】 1. 治食滞腹泻　茶子心 9 g。浓煎服。（《陆川本草》）

2. 治大便秘结　油茶子 10 g，火麻仁 12 g。共捣烂，水煎兑蜂蜜服。

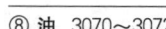

3. 驱钩虫　油茶子 10～15 g。研末，吞服。（2、3 方出自《四川中药志》1979 年版）

4. 治皮肤瘙痒，汤火伤　茶子心 10～15 g。煎汤内服，或研末调敷。（《常见抗癌中草药》）

5. 治小儿阳具红肿　茶籽、鸡屎藤、辣蓼，煎水洗患处。（《岭南草药志》）

3073 油茶叶 yóu chá yè（《岭南草药志》）

【基原】 为山茶科山茶属植物油茶的叶。

【原植物】 参见"油茶子"条。

【采收加工】 全年均可采收，鲜用或晒干。

【药材】 油茶叶 *Camelliae Oleiferae Folium*　产于四川、安徽、江苏、福建等地。

性状　叶片椭圆形或卵状椭圆形，长 3～9 cm，宽 1.5～4 cm；先端渐尖或短尖，基部楔形，边缘有细锯齿；表面绿色，主脉明显，侧脉不明显。叶革质，稍厚。气清香，味微苦涩。

【药性】 微苦，平。

【功用主治】 收敛止血，解毒。主治鼻衄，皮肤溃烂瘙痒，疮疽。

1.《福建药物志》："收敛止血。"

2.《广西民族药简编》："水煎洗患处，治皮肤溃烂瘙痒，经久不愈。"

【用法用量】 内服：煎汤，15～30 g。外用：煎汤洗，或鲜品捣敷。

【选方】 1. 治鼻衄　油茶叶、冰糖各 30 g。水煎服。（《福建药物志》）

2. 治嘴角疽　油茶叶、桃树叶、黄糖，捣烂敷患处。（《岭南草药志》）

3074 油茶花 yóu chá huā（《贵州中草药名录》）

【异名】 茶子木花（《陆川本草》）。

【基原】 为山茶科山茶属植物油茶的花。

【原植物】 参见"油茶子"条。

【采收加工】 11～12 月采收。

【药材】 油茶花 *Camelliae Oleiferae Flos*　产于四川、贵州、云南、广西、湖北、江西、福建、浙江、安徽、江苏等地。

性状　花蕾倒卵形，花朵不规则形，萼片 5，类圆形，稍厚，外被灰白色绢毛；花瓣 5～7 片，时有散落，淡黄色或黄棕色，倒卵形，先端凹入，外表面被疏毛；雄蕊多数，排成 2 轮，花丝基部成束；雌蕊花柱分离。气微香，味微苦。

【药性】 苦，微寒。

【功用主治】 凉血止血。主治吐血，咳血，衄血，便血，子宫出血，烫伤。

【用法用量】 内服：煎汤，3～10 g。外用：研末，麻油调敷。

3075 油茶根 yóu chá gēn（广州空军《常用中草药手册》）

【基原】 为山茶科山茶属植物油茶的根或根皮。

【原植物】 参见"油茶子"条。

【采收加工】 全年均可采收，鲜用或晒干。

【药性】《全国中草药汇编》："苦，平。有小毒。"

【功用主治】 清热解毒，理气止痛，活血消肿。主治咽喉肿痛，胃痛，牙痛，跌打伤痛，水火烫伤。

1.《全国中草药汇编》："清热解毒，活血散瘀，止痛。主治急性咽喉炎，胃痛，扭挫伤。"

2.《福建药物志》："调胃理气。治胃痛，水肿，牙痛，烫伤。"

3.《广西民族药简编》："与猪骨煲服，治腰痛。"

【用法用量】 内服：煎汤，15～30 g。外用：研末或烧灰研末，调敷。

【选方】 1. 治白喉，急性咽喉炎　油茶根、盐霜柏根各 30 g，铁线草 15 g。水煎，含服。（《广东省惠阳地区中草药》）

2. 治胃痛　（油茶）干根 45 g。水煎服。（《福建中草药》）

3. 治跌打肿痛　油茶根 15～30 g。水煎冲酒服。（《广东省惠阳地区中草药》）

4. 治烫伤　油茶根适量。烧灰，研末，用茶油调匀，敷患处。（《福建药物志》）

3076 油胡桃 yóu hú táo（《纲目》）

【基原】 为胡桃科胡桃属植物胡桃的种仁泛油而变成黑色者。

【原植物】 参见"胡桃仁"条。

【药性】 辛，热，有毒。

【功用主治】《纲目》："杀虫攻毒。治痈肿，疠风，疥癣，杨梅、白秃诸疮。润须发。"

【用法用量】 外用：研末，调敷。

【宜忌】《纲目》："油胡桃有毒，伤人咽、肺。而疮科取之，用其毒也。"

【选方】 1. 治疮疥瘙痒　油核桃一个，雄黄一钱，艾叶（杵熟）一钱。捣匀，绵包，夜卧裹阴囊，历效。勿洗。（《濒湖集简方》）

2. 治癣疥顽疮　油核桃、大枫子、樟脑、水银。上四色研匀擦之。此治有虫者大效。（《景岳全书》）

3077 油柑叶 yóu gān yè（《岭南采药录》）

【异名】 丝叶（《岭南采药录》）。

【基原】 为大戟科油柑属植物余甘子的叶。

【原植物】 参见"余甘子"条。

【采收加工】 7～10 月枝叶茂盛时采收，鲜用或晒干。

【药性】 甘、微苦，凉。

1.《岭南采药录》："甘，酸。"

2.《广西本草选编》："味涩，性平。"

3.《福建药物志》："微苦，凉。"

【功用主治】 清热解毒，利湿消肿。主治口疮，疔疮，湿疹，皮炎，水肿，高血压，毒蛇咬伤，跌打损伤。

1.《岭南采药录》："患痔疔毒，煎水洗。"

2.《广西本草选编》："解郁定痛，清湿热。"

3. 南药《中草药学》："治皮炎。"

4.《福建药物志》："清热解毒，治高血压。"

【用法用量】 内服：煎汤，15～30 g。外用：捣敷；或煎水洗。

【选方】 1. 治湿疹，皮炎　余甘子叶煎水外洗。（广州部队《常用中草药手册》）

2. 治湿疹，疮疡，皮炎　余甘子叶研末，油调搽患处。（《云南中草药》）

3. 治水肿，皮肤湿疹，毒蛇咬伤　油甘子叶 15～30 g。水煎服。（广州部队《常用中草药手册》）

4. 治高血压病　（余甘子）鲜叶适量，水煎，代茶冲冰糖服。（《福建药物志》）

5. 治白屑头　余甘子鲜叶适量，水煎浓汁，每日洗头 2 次。（《广西本草选编》）

3078 油柑皮 yóu gān pí（《陆川本草》）

【基原】 为大戟科油柑属植物余甘子的树皮。

【原植物】 参见"余甘子"条。

【采收加工】 全年均可采，鲜用或晒干。

【功用主治】《云南中草药》："治腹泻，肠炎。"

【用法用量】 内服：煎汤，9～18 g。外用：研末撒敷；或煎水洗。

【选方】 1. 治腹泻，肠炎 余甘子树皮 15～30 g。煎服。(《云南中草药》)

2. 治外伤出血 油柑树皮干粉撒敷。(《云南中草药选》)

3. 治湿疹、蜈蚣咬伤 余甘子树皮捣烂取汁敷。(《广西本草选编》)

3079 油柑根 yóu gān gēn (《岭南采药录》)

【基原】 为大戟科油柑属植物余甘子的根。

【原植物】 参见“余甘子”条。

【采收加工】 全年均可采收，晒干或鲜用。

【药性】 《广西本草选编》：“味涩，性平。”

【功用主治】 清热利湿，解毒散结。主治泄泻，痢疾，黄疸，瘰疬，皮肤湿疹，蜈蚣咬伤。

1. 《岭南采药录》：“清热解毒。”

2. 《广西中药志》：“捣烂后敷治蜈蚣咬伤。”

3. 《广西本草选编》：“解郁定痛，清湿热。”

4. 南药《中草药学》：“收敛。治肠炎腹泻。”

5. 《广西民族药简编》：“根水煎洗患处治皮肤湿疹。”

【用法用量】 内服：煎汤，15～30 g。外用：捣敷；或煎水洗。

【选方】 1. 治肠炎腹泻 余甘子干根 15～24 g。水煎服。(广州部队《常用中草药手册》)

2. 治黄疸型肝炎 用(余甘子)根、皮 15 g，田螺 3 个。水煎点酒引，内服。(《云南中草药》)

3. 治淋巴结核 (余甘子)根 30～60 g，猪瘦肉 30～60 g。水煎服。(《福建药物志》)

4. 治支气管炎、胃炎 余甘子根 15～30 g。水煎服。(《广西中草药》)

5. 治高血压病 (余甘子)根 15～24 g。煎服。(《云南中草药》)

3080 油桐子 yóu tóng zǐ (《纲目》)

【异名】 罂子桐、虎子桐(《本草拾遗》)，荏桐(《本草衍义》)，桐子(《纲目》)，桐油树子(《岭南采药录》)，高桐子(《民间常用草药汇编》)，油桐果(《福建民间草药》)。

【基原】 为大戟科油桐属植物油桐的种子。

【原植物】 油桐 *Vernicia fordii* (Hemsl.) Airy-Shaw [*Aleurites fordii* Hemsl.]

落叶小乔木，高达 9 m。枝粗壮，皮孔灰色。单叶互生；叶柄顶端有 2 红紫色腺体；叶片革质，卵状心形，先端渐尖，基部心形或楔形，全缘，有时 3 浅裂，幼叶被锈色短柔毛，后近于无毛，绿色有光泽。花先叶开放，排列于枝端成短圆锥花序；单性，雌雄同株；萼不规则；花瓣 5，白色，基部具橙红色的斑点与条纹；雄花具雄蕊 8～20，排列成 2 轮，上端分离；雌花子房 3～5 室，每室 1 胚珠，花柱 2 裂。核果近球形。种子具厚壳状种皮。花期 4～5 月，果期 10 月。

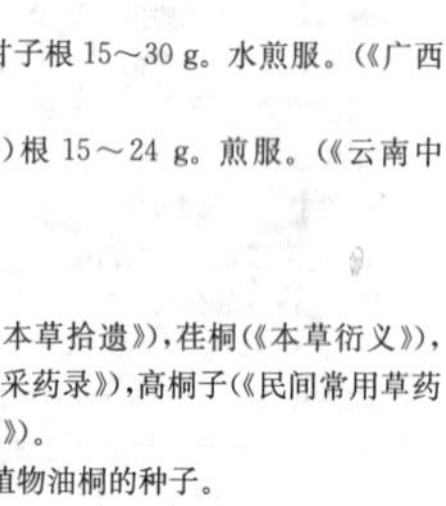

油 桐

喜生于较低的山坡、山麓和沟旁。分布于江苏、浙江、安徽、福建、江西、湖北、湖南、广东、广西、四川、贵州、云南、陕西、甘肃、台湾等地。

本植物的叶(油桐叶)、花(桐子花)、根(油桐根)、未成熟的果实(气桐子)、种子所榨出的油(桐油)亦供药用，另设专条。

【栽培】 生物学特性 喜欢温暖湿润气候，怕严寒，栽培区域范围在北纬 22°15′～34°30′；东经 99°41′～122°07′。年平均温度 16～18 ℃，在 10 ℃以上的活动积温在 4 500～5 000 ℃，全年无霜期 240～270 日，能耐冬季暂短低温(－8～－10 ℃)，长期处于－10 ℃以下则引起冻害。遇春季晚霜及花期低温受害极大。年降雨量 900～1 300 mm。以阳光充足、土层深厚、疏松肥沃、富含腐殖质、排水良好的微酸性砂质壤土栽培为宜。可与花生、油菜、芝麻、赤豆、蚕豆等间作，亦可与杉树、茶树混交。

繁殖方法 种子繁殖。采收成熟果实，去皮后立即播种或用湿沙贮藏。春播，按行株距 4 m×4 m 开穴，每穴播种子 2 颗，覆土 6 cm，稍加镇压。经 1～2 个月出苗。出苗后每穴留壮苗 1 株。

田间管理 生长期间要松土除草，施追肥，以磷钾肥为主。冬季要在行间中耕，并施以厩肥、堆肥。雨季要开沟排水。

病虫害防治 病害有枯萎病、角斑病；虫害有桑白盾蚧、油桐尺蠖、橙斑白条天牛等。

【采收加工】 10～11 月果实成熟时采收，将其堆积于潮湿处，泼水，覆以干草，经 10 日左右，外壳腐烂，除去外皮，收集种子，晒干。

【成分】 种子含 46%脂肪油(桐油)，主要成分为脂肪酸：桐酸(eleostearic acid)，异桐酸(isoeleostearic acid)及油酸(oleic acid)的甘油酯。

【药理】 毒性 其成分桐酸，对胃肠道具有强大的刺激作用，引起恶心、呕吐和腹泻。吸收入血后，经肾脏排泄，故可损害肾脏，引起肾病。此外，还可损害肝脾及神经。对肝病患者可使其症状加重，肝功能恶化。

【药性】 甘、微辛，寒，大毒。

1. 《本草拾遗》：“有大毒。”

2. 《本草汇言》：“味甘，微辛，有毒。”

3. 《岭南采药录》：“性寒。”

【功用主治】 吐风痰，消肿毒，利二便。主治风痰喉痹，痰火瘰疬，食积腹胀，大、小便不通，丹毒，疥癣，烫伤，急性软组织炎症，寻常疣。

1. 《纲目》：“吐风痰喉痹，以子研末，吹入喉中取吐。”

2. 《岭南采药录》：“磨水涂瘰疬。”

3. 《贵州民间方药集》：“有利便、催吐、镇咳的作用。消积食，治气胀，并治妇女月经不调。外用可治毒疮、疥癣。”

【用法用量】 内服：煎汤，1～2 枚；或磨水；或捣烂冲。外用：研末敷；或捣敷；或磨水涂。

【宜忌】 孕妇禁服。

1. 《民间常用草药汇编》：“孕妇慎服。”

2. 《南方主要有毒植物》：“油桐。种子最毒，树叶和树皮次之，新鲜的毒性较剧。民间解毒方法：① 食红糖糯米稀饭；② 大量饮盐水；③ 甘草 30 g 煎水泡饮。”

【选方】 1. 治瘰疬 桐油树子磨水涂，再以一二个和猪精肉煎汤饮。不可多用，宜多服数次。(《岭南采药录》)

2. 治大小便不通 桐油树种子 1 粒。磨水服，大约半粒磨水 30 g。(《贵州草药》)

3. 治疔疮 以油桐子和醋磨浓汁抹患处。(《福建药物志》)

4. 治疝气 枯油桐子 3 枚，樱桃 5 枚，川芎 15 g，茅根 24 g。水煎服。(《湖南药物志》)

5. 治皮肤皲裂 油桐子 1 个，埋入土中，半月后取出烘焦研末。加冰片 1.5 g，桃仁 3 g，用猪油调制成软膏外搽。(《浙江民间常用草药》)

3081 油桐叶 yóu tóng yè (《福建民间草药》)

【异名】 桐子树叶(《草木便方》)。

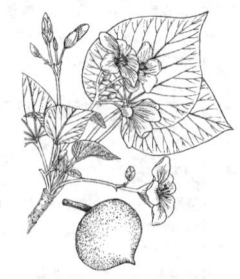

【基原】 为大戟科石栗属植物油桐的叶。

【原植物】 参见"油桐子"条。

【采收加工】 5～10月采收，晒干。

【药材】 油桐叶 *Verniciae Fordii Folium* 主产于陕西、江苏、安徽、浙江、江西、福建、台湾、河南、湖北、湖南、广西、广东、四川、贵州、云南等地。

性状 单叶互生，具长柄，初被毛，后渐脱落；叶片卵形至心形，长8～20 cm，宽6～15 cm，先端尖，基部心形或楔形，不裂或有时3浅裂，全缘，上面深绿色，有光泽，初时疏生微毛，沿脉较密，后渐脱落，下面有紧贴密生的细毛。气微，味苦、涩。

【药性】《天目山药用植物志》："性寒，味甘、微辛，有大毒。"

【功用主治】 清热消肿，解毒杀虫。主治肠炎，痢疾，痈肿，臁疮，疥癣，漆疮，烫伤。

1.《草木便方》："嫩叶洗涂止黄水，脚膝臁胫久烂，烫伤。"

2.《重庆草药》："煅灰撒布，治冻疮皮破出黄水。"

3.《浙江药用植物志》："清热解毒，杀虫。主治肠炎，痢疾；外治疮疡，疥癣。"

【用法用量】 内服：煎汤，15～30 g。外用：捣敷；或烧灰研末撒。

【选方】 1. 治肠炎，细菌性痢疾，阿米巴痢疾 油桐叶45 g。水浓煎，分2次服。（《浙江民间常用草药》）

2. 治痈肿 油桐叶捣烂外敷。（《陕西中草药》）

3. 治丹毒 鲜油桐叶捣烂，敷患处。或拧取自然汁搽患处。（《河南中草药手册》）

4. 治漆疮 油桐叶煎水洗。（《陕西中草药》）

5. 治疥癣 鲜油桐叶捣烂绞汁敷抹。

6. 治烫伤 鲜油桐叶捣烂绞汁，调冬蜜敷抹患处。（5、6方出自《福建民间草药》）

7. 治刀伤出血 油桐树嫩叶适量，炕干研末，撒伤处。

8. 治五心潮热，或产后恶露不止 桐油树嫩叶适量，晒干，用童便浸一夜，再晒干研末。每次3 g，开水吞服。（7、8方出自《贵州草药》）

3082 油桐根 yóu tóng gēn（《四川中药志》）

【异名】 桐子树根（《草木便方》），高桐子根（《民间常用草药汇编》），桐油树根（《贵州草药》）。

【基原】 为大戟科石栗属植物油桐的根。

【原植物】 参见"油桐子"条。

【采收加工】 全年均可采挖，鲜用或晒干。

【药性】 甘、微辛，寒，有毒。

1.《四川中药志》1960年版："性寒，味辛，有小毒。"

2.《江西草药》："性寒，味苦、辛，有大毒。"

3.《浙江药用植物志》："甘、微辛，寒。"

【功用主治】 下气消积，利水化痰，驱虫。主治食积痞满，水肿，哮喘，瘰疬，蛔虫病。

1.《草木便方》："下气，治痞满。"

2.《贵州草药》："清热解毒，利水，通便，止血，消积。"

3.《陕西中草药》："杀虫，消食理气，利痰。治蛔虫病，胸胁胀满，不思饮食，哮喘，瘰疬。"

4.《浙江药用植物志》："祛风利湿。主治风湿筋骨痛。"

【用法用量】 内服：煎汤，12～18 g（鲜者30～60 g）；或研末、炖肉、浸酒。外用：捣敷。

【宜忌】《民间常用草药汇编》："孕妇慎服，多服则发呕。"

【选方】 1. 食积痞满，水肿 油桐（根）30 g。水煎或炖肉服。（《湖北中草药志》）

2. 治肾炎水肿 油桐细根（去外皮）24～30 g。水煎服（《浙江民间常用草药》）

3. 治哮喘 油桐根皮、盐肤木根各30 g，冰糖适量。水煎服。（《浙江药用植物志》）

4. 治齿龈肿痛 桐子树根30 g。水煎去渣，加绿壳鸭蛋同煮，食蛋。（《四川中药志》1960年版）

5. 治疮疡疥癣 用鲜根皮捣烂外敷。（《广西本草选编》）

6. 治筋骨损伤 油桐根皮适量，捣烂敷患处。（《湖北中草药志》）

3083 泡泡草 pāo pāo cǎo（《沙漠地区药用植物》）

【异名】 尖叶棘豆、山泡泡、羚羊蛋（《沙漠地区药用植物》）。

【基原】 为豆科棘豆属植物山棘豆的全草。

【原植物】 山棘豆 *Oxytropis oxyphylla* DC.

多年生草本，高7～12 cm，全株呈白色。小叶3～4枚，轮生，线形。花序似头状，淡紫色或紫红色；花萼与叶柄等长，有毛。荚果膨大，球形或卵状球形，被褐色毛。花期7月。

生于沙丘上。分布于内蒙古、辽宁、吉林、陕西、甘肃等地。

【采收加工】 7～10月采收全草，晒干。

【药性】《沙漠地区药用植物》："辛，寒。"

【功用主治】《沙漠地区药用植物》："清热解毒。治疮疖痈肿，乳腺炎，感冒，嗓子痛，瘰疬结核，急慢性湿疹。"

【用法用量】 内服：煎汤，3～6 g，鲜品15～30 g；或研末。外用：煎水洗；或研末调涂。

【宜忌】《沙漠地区药用植物》："不宜过量。"

【选方】 1. 治疮疖痈肿 鲜泡泡草30 g。水煎服。或泡泡草干品6 g，当归9 g，大黄6 g，赤芍6 g，银花9 g，黄芪9 g，甘草3 g。水煎服。

2. 治乳腺炎（初期） 泡泡草适量。煎水外洗。

3. 治瘰疬结核 泡泡草、白蒺藜各适量。研末，麻油调敷患处。

4. 治急慢性湿疹，婴儿湿疹 泡泡草、北五加皮、甘草各3 g。研末。苦参籽馏油调涂，每日3次。（1～4方出自《沙漠地区药用植物》）

3084 泡桐叶 pāo tóng yè

【异名】 桐叶（《本经》），白桐叶（《本草经集注》）。

【基原】 为玄参科泡桐属植物泡桐或毛泡桐的叶。

【原植物】 参见"泡桐树皮"条。

【采收加工】 6～10月采摘，鲜用或晒干。

【成分】 毛泡桐叶含环烯醚萜苷：桃叶珊瑚苷（aucubin），泡桐苷（paulownioside）；酚苷：毛蕊花苷（verbascoside），异毛蕊花苷（isoverbascoside）；还含熊果酸（ursolic acid），乙酰熊果酸（acetylursolic acid）α、β。

【药性】 苦，寒。

1.《本经》："味苦，寒。"

2.《别录》："无毒。"

【功用主治】 清热解毒，止血消肿。主治痈疽，疔疮肿毒，创伤出血。

1.《本经》："主恶蚀疮著阴。"

2.《纲目》："消肿毒，生发。"

【用法用量】 外用：以醋蒸贴、捣敷或捣汁涂。内服：煎汤，15～30 g。

【选方】 1. 治痈疽发背大如盘，臭腐不可近 桐叶醋蒸贴上，退热止痛，渐渐生肉收口。（《医林正宗》）

2. 治无名肿毒 泡桐花或叶、醉鱼草各15 g。捣敷。（江西《草药手册》）

3. 治手脚肿痛 泡桐叶、赤小豆、冬瓜藤（或皮）各适量，煎水浸浴患部；另用泡桐叶15 g，赤小豆30 g，煎服。（《安徽中草药》）

4. 治人须鬓秃落不生长　麻子仁三升，白桐叶一把。米泔煮五六沸，去滓，洗之。(《肘后方》)

3085 泡桐花 pāo tóng huā (《河南中草药手册》)

【基原】 为玄参科泡桐属植物泡桐或毛泡桐的花。

【原植物】 参见"泡桐树皮"条。

【采收加工】 3～5月花开时采收，晒干或鲜用。

【药材】 泡桐花 *Paulowniae Flos*　泡桐产于安徽、山东、湖南、湖北、河南、陕西、内蒙古、广西等地；毛泡桐产于辽宁、河北、河南、山东、江苏、安徽、江西、湖北等地。

性状　泡桐　花长7～12 cm。花萼灰褐色，长2～2.5 cm，质厚，裂片被柔毛，内表面较密；花冠白色，干者外面灰黄色至灰棕色，密被毛茸，内面色浅，腹部具紫色斑点，筒部毛茸稀少。气微香，味微苦。

毛泡桐　花长4～7.5 cm；花萼较小，长约1.2 cm；花冠紫红色，干者灰棕色，内面紫色斑点众多。

鉴别　花表面观：泡桐　非腺毛树枝状分枝，枝顶部细胞壁厚，具纹孔；腺毛头部类圆形、椭圆形，直径32～58 μm，柄部长22～190 μm；腺毛与分枝非腺毛合生的毛茸，其腺毛部分与非腺毛部分分别同上述腺毛和非腺毛，但均较小；单细胞非腺毛长480～3 920 μm，直径10～24 μm，有的2～3根簇生。

毛泡桐　有腺毛与非腺毛合生的毛茸；非腺毛有分枝与不分枝两种，体部较粗大，基部直径70～130 μm，细胞壁较厚，约至16 μm，分枝者分枝较少，2～5个；腺毛柄部较长，达690 μm，细胞壁较厚。

【成分】 毛泡桐花含香精油。

【药性】 苦，寒。

【功用主治】 清肺利咽，解毒消肿。主治肺热咳嗽，急性扁桃体炎，菌痢，急性肠炎，急性结膜炎，腮腺炎，疖肿，疮癣。

1.《河南中草药手册》："消肿毒。"

2.《四川常用中草药》："治疮癣，解毒。"

【用法用量】 内服：煎汤，10～25 g。外用：鲜品捣烂敷；或制成膏剂搽。

【选方】 1. 治腮腺炎(痄腮)　泡桐花24 g，白糖30 g。水煎，冲白糖服。(《河南中草药手册》)

2. 治玻璃体混浊(飞蚊症)　泡桐花、酸枣仁、玄明粉、羌活各等量，共研细末。每次6 g，每日3次，布包煎服。(《安徽中草药》)

【临床报道】 治疗炎症感染　以泡桐花制成多种剂型，治疗16种疾病共244例，均有一定疗效。其中对上呼吸道感染、支气管肺炎、急性扁桃体炎、菌痢、急性肠炎、疖肿、急性结膜炎的疗效较好，治疗中未发生不良反应和副作用。制剂及用法：① 注射剂：每1 ml相当于鲜花6 g或干花1.5 g，每日肌注2～4次，每次2～4 ml。② 片剂：每片相当于干花0.25 g，每次5～10片，日服3～4次。③ 水剂：滴眼、滴鼻或滴耳用，每日2～3次，适用于外耳道炎、鼻炎、结膜炎等。④ 药膏：每100 g含干花约50 g，调剂成膏后外用，每日1～2次，适用于手足癣、疮疖、烧伤等。

3086 泡桐果 pāo tóng guǒ (《全国中草药汇编》)

【基原】 为玄参科泡桐属植物泡桐或毛泡桐的果实。

【原植物】 参见"泡桐树皮"条。

【采收加工】 8～9月采摘，晒干。

【药材】 泡桐果 *Paulowniae Fructus*　主产于河南、山东等地。

性状　泡桐　蒴果倒卵形或长椭圆形，长6～10 cm，表面粗糙，有类圆形疣状斑点，近先端处灰黄色，系星状毛；果皮厚3～6 mm，木质；宿萼5浅裂。种子长6～10 mm。气微，味微甘苦。

毛泡桐　蒴果卵圆形，长3～4.5 cm，直径2～3 cm，表面红褐色至黑褐色，常有黏质腺毛，先端尖嘴状，长6～8 mm，基部圆形，自顶至基部两侧各有棱线1条，常易沿棱线裂成2瓣；内表面淡棕色，光滑而有光泽，各有1纵隔。果皮革质，厚0.5～1 mm。宿萼5中裂呈五角星形，裂片卵状三角形。果梗扭曲，长2～3 cm。种子多数，着生在半圆形肥厚的中轴上，细小，扁而有翅，长2.5～4 mm，气微，味微甘，苦。

鉴别　(1) 果皮横切面：泡桐与毛泡桐不同处为中果皮外侧有石细胞，单个散在或4～8个成群，并有多数细小维管束散在；内侧石细胞5～8层，内果皮纤维2～4层。

毛泡桐　外果皮为1列表皮细胞，有具柄的分枝状毛和腺毛。腺毛的腺头为多细胞，有两种：一为扁圆形，由3～6个细胞组成；另一为棒形，由5～9个细胞组成；腺柄均为2～5个细胞。中果皮为11～13层薄壁细胞，维管束散在于内侧，下为2～5层石细胞，胞腔较大，纹孔明显。内果皮由4～6层横向排列紧密的纤维组成，纤维呈长梭形。

种子横切面：毛泡桐　种皮外层为2～4列薄壁细胞，并有延伸呈10～12个棱状突起，左右两侧处有数十层薄壁细胞排列成翅状，细胞长方形或方形；内层为一层黄色大形细胞，其径向壁和内切向壁显著增厚。胚乳细胞长方形，3～4列。子叶细胞类圆形，胚乳及子叶细胞中充满糊粉粒和脂肪油。

(2) 取样品粗粉(20目)2 g，用20 ml 75%乙醇浸泡过夜，滤过。取滤液1 ml，加碱式醋酸铅试液1～2滴，毛泡桐立即产生橘黄色沉淀，泡桐产生淡黄色沉淀。取滤液1 ml，加镁粉少许，盐酸2～3滴，水浴加热，毛泡桐产生樱红色，泡桐无颜色反应(检查黄酮)。

【药性】 苦，微寒。

【功用主治】 化痰，止咳，平喘。主治慢性支气管炎，咳嗽咯痰。

1.《四川常用中草药》："治耳聋。"

2.《全国中草药汇编》："化痰止咳。"

3.《福建药物志》："治慢性支气管炎。"

【用法用量】 内服：煎汤，15～30 g。

【临床报道】 治疗慢性气管炎　用鲜泡桐果240 g，水煎去渣，浓缩成流膏为1日量，分3次服，10日为1个疗程。共治1 341例，有效率为81%，其中临床控制率为7%，显效为25%。如配合百部、桔梗、青果、猪胆汁组成复方治疗，疗效有所提高。本品对咳嗽、咯痰、气喘、肺啰音减少均有一定效果，而以止咳、化痰效果比较明显，见效较速，有的1日以内即见效。副作用主要为恶心、头晕、腹痛、腹泻、鼻咽干等，一般在3～4日后可自行消失。对肝肾功能未发现不良影响。

3087 泡桐根 pāo tóng gēn (《全国中草药汇编》)

【基原】 为玄参科泡桐属植物泡桐或毛泡桐的根或根皮。

【原植物】 参见"泡桐树皮"条。

【采收加工】 9～10月采挖，鲜用或晒干。

【药材】 泡桐根 *Paulowniae Radix seu Cortex*　产于我国长江以南各地。

性状　根呈圆柱形，长短不等，直径约2 cm，表面灰褐色至棕褐色，粗糙，有明显的皱纹与纵沟，具横裂纹及突起的侧根残痕。质坚硬，不易折断，断面不整齐，皮部棕色或淡棕色，木部宽广，黄白色，显纤维性，有多数孔洞(导管)及放射状纹理。气微、味微苦。

【药性】《河南中草药手册》："性寒，味苦。"

【功用主治】 祛风止痛，解毒活血。主治风湿热痹，筋骨疼痛，疮疡肿毒。跌打损伤。

1.《河南中草药手册》："消肿毒，祛风湿。"

2.《四川常用中草药》："嫩根及根皮能除风湿，消肠胃热毒，治风湿脚痛，肠风下血，痔疮。"

3.《全国中草药汇编》:"祛风,解毒,消肿止痛。主治筋骨疼痛,疮疡肿毒,红崩白带。"

4.《福建药物志》:"清热祛风,治慢性支气管炎,扭伤。"

【用法用量】 内服:煎汤,15～30 g。外用:鲜品捣烂敷。

【选方】 1. 治风湿痹痛　泡桐树根皮 18 g,老鹳草30 g,八角枫根 3 g。水煎服。

2. 治便血、痔疮出血　泡桐树根皮 15 g,仙鹤草 15 g,陈艾 15 g。水煎服。(1、2 方出自《四川中药志》1982 年版)

3. 治跌打损伤,骨折　泡桐树根皮、韭菜各适量。共捣烂,敷患处,包扎固定。(《河南中草药手册》)

4. 治腰扭伤　鲜泡桐根 60 g。加鸡 1 只或猪脚爪适量水炖,服汤和肉。(《福建药物志》)

3088 泡桐树皮 pāo tóng shù pí (《河南中草药手册》)

【异名】 桐皮(《本经》),白桐皮(《药性论》),水桐树皮(《濒湖集简方》),桐木皮(《纲目》)。

【基原】 为玄参科泡桐属植物泡桐或毛泡桐的树皮。

【原植物】 1. 泡桐 *Paulownia fortunei* (Seem) Hemsl. [*Campsis fortunei* Seem.]

乔木,高达 30 m。树皮灰褐色,幼枝、叶、叶柄、花序各部及幼果均被黄褐色星状绒毛。叶柄长达 12 cm;叶片长卵状心脏形,先端长渐尖或锐尖头,基部心形,全缘。花序狭长几成圆柱形;小聚伞花序有花 3～8 朵,头年秋天生花蕾,先叶开放;总花梗与花梗近等长;花萼倒圆锥形,5 裂达 1/3,裂片卵形;花冠管状漏斗形,白色,内有紫斑,筒直而向上逐渐扩大,上唇较狭,2 裂,反卷,下唇 3 裂,先端均有齿痕状齿或凹头;雄蕊 4,2 强,隐于花冠筒内;子房 2 室,花柱细长,内弯。蒴果木质,长圆形,室背 2 裂。种子多数,扁而有翅。花期 2～3 月,果期 8～9 月。

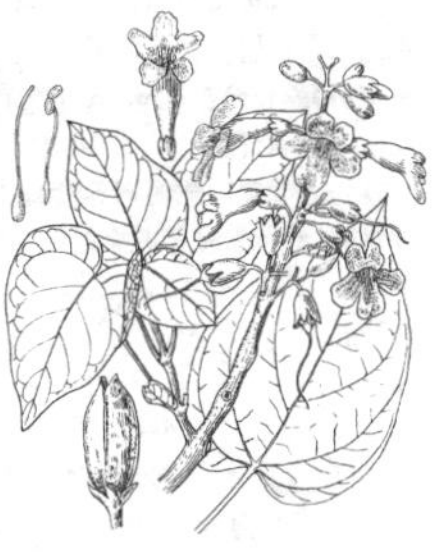

泡　桐

生于低海拔的山坡、林中、山谷及荒地,野生或栽培。分布于长江以南各地,山东、河南、陕西等地引种栽培。

2. 毛泡桐 *Paulownia tomentosa* (Thunb.) Steud. [*Bignonia tomentosa* Thunb.]

其形态主要特征为:叶全缘或 3～5 浅裂。花外面通常淡紫色,内面白色,有紫色条纹。花期 4～5 月,果期 8～9 月。

分布于河北、辽宁、江苏、安徽、江西、山东、河南、湖北等地。

本植物的叶(泡桐叶)、花(泡桐花)、果实(泡桐果)、根或根皮(泡桐根)亦供药用,另设专条。

【采收加工】 全年均可采收,鲜用或晒干。

【药材】 泡桐树皮 *Paulowniae Fortunei Cortex*　产于安徽、浙江、福建、台湾、江西、湖北、湖南、四川、云南、贵州、广东、广西等地。

性状　表面灰褐色,有不规则纵裂;小枝有明显的皮孔,常具黏质短腺毛。味淡、微甜。

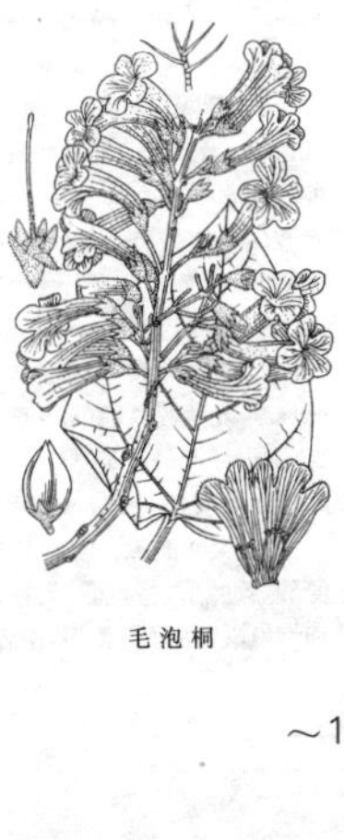

毛 泡 桐

【成分】 1. 泡桐　树皮含丁香苷(syringin)。

2. 毛泡桐　树皮含酚类:洋丁香酚苷(acteoside),松柏苷(coniferin),丁香苷(syringin),梓醇(catalpol)。

木部含咖啡酸糖酯(cafleic acid sugar esters)A、B,泡桐素(paulownin),芝麻素(sesamin)。

树干含紫葳新苷(campneoside),角胡麻苷(martynoside),洋丁香酚苷。

【药理】 1. 抗菌和抗病毒作用　毛泡桐皮的乙醚、乙醇、丙醇提取物均有抗菌活性,体外抗菌试验证明,毛泡桐提取物对金黄色葡萄球菌、枯草杆菌作用较强,对卡尔斯伯金酵母菌次之,对大肠杆菌较弱。毛泡桐茎丁醇提取物,对金黄色葡萄球菌、化脓性链球菌和类链球菌有抑制作用,其主要有效成分为紫葳新苷Ⅰ,对上述细菌的最小抑菌浓度(*MIC*)为 150 μg/ml。

2. 增强杀昆虫剂作用　毛泡桐含泡桐素和芝麻素,此二成分对除虫菊酯和烯丙除虫菊酯的杀昆虫(蝇、蚊等)作用有增效作用。

【药性】 苦,寒。

1.《河南中草药手册》:"性寒,味苦。"

2.《四川常用中草药》:"性平,味淡、微苦。"

【功用主治】 祛风除湿,消肿解毒。主治风湿热痹,淋病,丹毒,痔疮肿毒,肠风下血,外伤肿痛,骨折。

1.《本经》:"主五痔,杀三虫。"

2.《药性论》:"治五淋,沐发去头风,生发滋润。"

3.《纲目》:"治恶疮,小儿丹毒,煎汁涂之。"

4.《河南中草药手册》:"消肿毒,祛风湿。主治神经性肩痛,牙痛,牙龈肿痛,筋骨疼痛,跌打损伤,骨折。"

5.《安徽中草药》:"活血止痛,清热解毒,利水消肿。主治外伤肿痛,筋骨痛,热病烦躁。"

【用法用量】 内服:煎汤,15～30 g。外用:鲜品捣敷;或煎汁涂。

【选方】 1. 治神经性肩痛　老泡桐树皮 500 g。煎水去渣,趁热拌入麦麸皮 500 g,热敷患处,凉了再换。

2. 治痈疮,疽,痔瘘,恶疮　用桐皮水煎敷之。(《普济方》)

3. 治跌扑伤损　水桐树皮(去青留白)。醋炒捣敷。(《濒湖集简方》)

3089 泥蛇 ní shé (《纲目》)

【异名】 金边泥蛇(《广西药用动物》)。

【基原】 为游蛇科水蛇属动物中国水蛇除去内脏的全体。

【原动物】 中国水蛇 *Enhydris chinensis* (Gray).

全长 50 cm 左右。头较大,与颈可明显区分。体粗尾短,背面深灰色,具有大小不一的黑点,排成 3 纵行;背鳞最外行暗灰色,外侧 2～3 行红棕色;每一腹鳞前半暗灰色,后半黄色。鼻孔具瓣膜,位于吻端背面,左右鼻鳞彼此相切;鼻间鳞 1,位于鼻鳞之后正中;眶前鳞 1(2),眶后鳞2(1);颞鳞 1+2,上唇鳞 3－1－3 式。背鳞平滑,25－23(23)－19 行;腹鳞 135～155;肛鳞 2 分;尾下鳞 35～52 对,少数为单行。

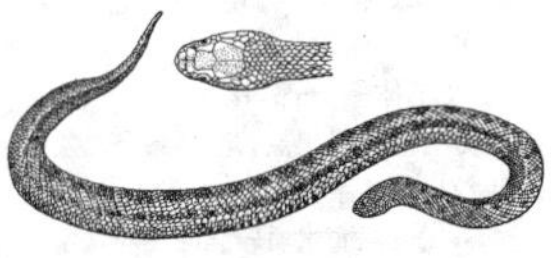

中国水蛇

生活于溪流、池塘、水田或水渠内。以泥鳅、鳝鱼、小鱼等为食。分布于江苏、浙江、福建、江西、湖北、广东、广西、海南、台湾等地。

【采收加工】 5～10 月均可捕捉,鲜用或烘干。

【成分】 血清中含转铁蛋白,相对分子质量为 77 600。

【功用主治】 祛风除湿止痒。主治皮肤瘙痒,湿疹,疥疮。

1.《广西药用动物》:"主治毒痢,皮肤疮疹,痔疮。"

2.《中国药用动物志》:"除湿止痒。主治皮肤湿痒。"

【用法用量】 内服:煎汤,3~9 g。外用:研末调涂。

【选方】 1. 治小孩皮肤疥疮、湿疹 泥蛇 1 条,取肉,开水中煮熟,加少许盐吃。亦可将肉剁成肉泥,加鸡蛋(或鸭蛋)一起搅匀,煮汤吃,一般连服几条可愈。

2. 治小儿头上长癞,流黄水作痒 泥蛇 1 条,去内脏,焙干,研细末,麻油调匀,涂患处。

3. 治内外痔 泥蛇 1~2 条,洗净,取肉加瘦猪肉 150 g,制成丸,配少量红枣、香信,加少量油盐,煮熟吃,每日 1 次,连服 3~4 次。

4. 治贫血 泥蛇 1 条,去头、皮和内脏,猪脚骨 1 副,打碎,加水和盐,同煮熟服。每日 1 条,连服几日。(1~4 方出自《广西药用动物》)

3090 泥鳅 ní qiū (《滇南本草》)

【异名】 泥鳝(《尔雅》郭璞注),委蛇(《达生篇》),鳅鱼(《本草拾遗》),鳝鱼(《纲目》),粉鳅(《药性切用》),和鳅(《泉州本草》)。

【基原】 为鳅科泥鳅属动物泥鳅、花鳅、大鳞泥鳅的全体。

【原动物】 1. 泥鳅 *Misgurnus anguillicaudatus* (Cantor)

体细长,前段略呈圆筒形。后部侧扁,腹部圆,头尖。口小、下位,马蹄形。眼小,无眼下刺。须 5 对。鳞极细小,圆形,埋于皮下。侧线鳞 116~170,背鳍 2, 7,臀鳍 2, 5~6。体背部及两侧灰黑色,全体有许多小的黑斑点,头部和各鳍上亦有许多黑色斑点,背鳍和尾鳍膜上的斑点排列成行,尾柄基部有一明显的黑斑。其他各鳍灰白色。

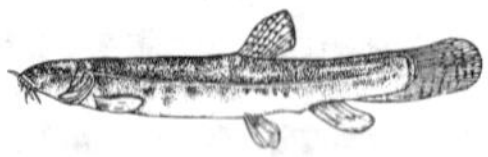

泥 鳅

喜栖于静水的底层,常出没于湖泊、池塘、沟渠和水田底层富有植物碎屑的游泥表层,对环境适应力强,天气闷热时浮出水面呼吸,水干涸则钻入泥土中。一般 2 冬雌性成熟。6~7 月产卵。杂食性。我国除西部高原外,其他各地均有分布。

2. 花鳅 *Cobitis taenis* Linnaeus.

体长 4~12 cm。头侧扁。眼间隔狭窄。吻颇长,眼小,侧位而高,有小而直立两叉须。鼻孔近于眼。背鳍无硬棘,始点为腹鳍前上方,胸鳍不达腹鳍,腹鳍不达臀鳍。尾鳍圆形。侧线完全。鳞很小。背部及体侧各有较大黑斑点一行,另有三行小点于体侧上部,尾鳍上方有一明显黑点,背、尾鳍有几条黑斑,头上有许多小黑点,有条黑纹由吻达眼。

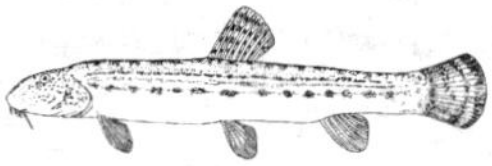

花 鳅

喜居于泥底水质较肥的浅静水中,以高等植物叶片为食。分布于河北、内蒙古、辽宁、吉林、江苏、福建等地。

3. 大鳞泥鳅 *M. mizolepis* (Günther)

体长而侧扁。口亚下位。须 5 对,最长 1 对口须末端达鳃盖骨后缘。鳞埋于皮下,侧线鳞 102~107。背鳍 2, 6,不具硬刺。臀鳍 2, 5。尾柄较高,具明显的皮褶棱。胸鳍距腹鳍很远。尾鳍圆。肛门位臀鳍起点前。背部及体侧上半部灰黑色,侧下半部及腹面灰白色。背鳍、尾鳍具黑色小点。其他各鳍灰白色。

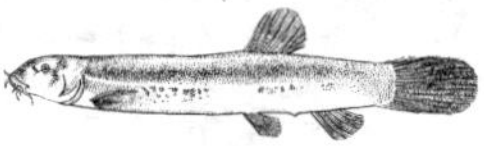

大鳞泥鳅

生活于江、河、湖泊。分布于我国长江中下游、渠江及其附属湖泊、水体之中。

本动物身上刮取的黏液(泥鳅滑液)亦供药用,另设专条。

【养殖】 生活习性 泥鳅属底层鱼类,常见于底泥较深的湖边、池塘、稻田、水沟等浅水水域。生活最适水温为25~27 ℃,当水温升高过 30 ℃时,泥鳅即潜入泥中度夏。冬季水温下降到 5 ℃以下时,即钻入泥中 20~30 cm 深处越冬。对低氧环境适应性强。除了鳃呼吸外,还可以进行皮肤呼吸和肠呼吸。视觉很弱,但触觉及味觉极为灵敏。杂食性,幼鱼阶段摄食动物性饵料,以浮游动物、摇蚊幼虫、丝蚯蚓等为食。长大后,饵料范围扩大,除可食多种昆虫外,也可摄食丝状藻类、植物根、茎、叶及腐殖质等。成鳅则以摄食植物食物为主。一般多为夜间摄食。水温 10 ℃以下,30 ℃以上即停止摄食。

养殖技术 泥鳅生长发育到 2 龄后性腺成熟,雌鳅身体长度与怀卵量有关,体长 20 cm 的雌鳅怀卵 24 000 粒以上。卵径 1.2~1.5 mm,黄色半透明,黏性卵。每年 5~7 月,水温在 18~20 ℃时为产卵盛期。多产在水草丛生的流水处。鳅卵孵化时间的长短与水温有关,当水温为 15 ℃时,孵出时间需要 4 日,当水温 25 ℃时,仅 2 日即可。初生鱼苗,全长约 3.7 mm,吻端有粘着器官,可使鱼体悬挂在鱼巢上,依靠卵黄供自身营养。3 日后,鱼苗全长 5.3 mm,腰点出现,卵黄囊消失,开始摄食外界食物。这时可将鱼巢移出孵化池。泥鳅苗种培育分两个阶段进行,第一阶段为鱼苗培育,将全长 5.3 mm 的鱼苗培育到 10 mm 左右。第二阶段是从 1 cm 培育到 3 cm 或更大。

饲养管理 泥鳅饲养管理大致分为孵化管理、鱼苗管理、鱼种管理、成鱼管理等几个时期。饲养 3~4 个月的鱼种,体长可达 100 mm,体重可达 11 g。另外,泥鳅也可稻田养殖。也可与其他鱼种混养。在养殖过程中,可投喂含有鱼粉、蚕蛹粉、米糠、麸皮等成分的混合饲料,以作补充。每日投喂 1~2 次。

【采收加工】 常年均可捕捞,鲜用或晒干。

【成分】 1. 泥鳅 卵含凝集素(lectin)和细胞毒素(cytotoxin)。泥鳅肌肉含天冬氨酸氨基转移酶(aspartate aminotransferase)。每 100 g 肉中,含水 83 g,蛋白质 9.6 g,脂肪3.7 g,碳水化合物 2.5 g,灰分 1.2 g,钙 28 mg,磷 72 mg,铁 0.9 mg。脂肪含二十二碳六烯酸(docosahexenoic acid)和十八碳三烯酸(calendic acid)。组织含胺(spermine),亚精胺(spermidin),腐胺(putrescine)和尸胺(cadaverine)。

烘干泥鳅表皮含 γ-丁内酯(γ-butyrolactone)。

泥鳅含多种酶:蛋白酶(protease),表型-6-磷酸葡萄糖酸脱氢酶(phenotype of 6-phosphogluconate dehydrogenase),磷酸葡萄糖变位酶(phosphoglucomutase),乳酸脱氢酶(lactate dehydrogenase)。还含嘌呤、嘧啶类:胞嘧啶(cytosine),黄嘌呤(xanthine),腺嘌呤(adenine),鸟嘌呤核糖苷(guanosine),鸟嘌呤(guanine),嘧啶(pyrimidine),嘌呤碱(purine bases),核苷(nucleoside),核苷酸(nucleotide),腺苷酸(ad enylic acid),鸟苷酸(guanylic acid),尿嘧啶核苷酸(uridylic aicd),脱氧鸟苷酸(deoxyguanylic acid)。此外,还含 F-型前列腺素(F-type prostaglandins),4-(2, 4, 6-三氯苯氧基)-*N*-乙酰苯胺〔4-(2, 4, 6-trichlorophenoxy)acetanilide〕和 4-(2, 4, 6-三氯苯氧基)甲酰苯胺〔4-(2, 4, 6-trichlorophenoxy) formanilide〕,维生素 A、B_1、B_2 和烟酸(nicotinic acid)。

2. 花鳅 皮及黏液含黏多糖(mucopolysaccharide),酯酶(esterase),乳酸脱氢酶(lactate dehydrogenase),苹果酸脱氢酶(malate dehydrogenase)及黄嘌呤脱氢酶(xanthine dehydrogenase)。皮还含 β-胡萝卜素(β-carotene)。

3. 大鳞泥鳅 含游离氨基酸的氮占总氮的 15.2%,主要是谷氨酸,赖氨酸,精氨酸,天冬氨酸,组氨酸,苏氨酸,甘氨酸,丙氨酸和缬氨酸;在总脂类中,中性脂类占57.85%,糖脂占 15.95%,磷脂占 26.20%，主要有棕榈酸(palmitic acid)，棕榈油酸(palmitoleic acid)，油酸(oleic acid)及花生四烯酸(arachidonic acid)。此外，还含肌苷酸(inosinic acid, IMP)，腺苷酸(adenylinic acid, AMP)，肌酸酐(creatinine)，丁酸(butyric acid)及琥珀酸(succinic acid)。

【药理】 1. 强身保健作用　用泥鳅粉给小鼠连续灌胃 15 日，能明显提高游泳耐力和抗缺氧能力，提高机体对高温和低温的耐受能力，提高对急性脑循环障碍的耐受能力，增加红细胞数量和血红蛋白的含量。

2. 抗炎作用　泥鳅黏液和泥鳅匀浆对急性炎症和小鼠的白细胞游走有显著抑制作用，其抗炎效果略强或相当于地塞米松磷酸钠注射液，强于龙胆泻肝丸。用不同剂量的泥鳅多糖分别给小鼠灌胃，能明显抑制蛋清致足跖肿胀和毛细血管的通透性，降低棉球肉芽肿的重量，还能抑制二甲苯诱发的耳壳肿胀和羧甲基纤维素钠致胸腔渗出液中的白细胞游走。它们的抗炎效果大多与地塞米松组无显著差异，甚至有的作用还略强于地塞米松磷酸钠注射液，并且呈一定的量效关系。泥鳅多糖是泥鳅及其黏液具有抗炎作用的活性成分之一，对急性炎症的抗性较强，对慢性炎症也有一定的抵抗效果。

3. 护肝作用　用泥鳅多糖给小鼠灌胃 6 日，能明显降低肝化学损伤模型组的血清氨基转移酶和肝肿胀，而且还能显著抑制 1-萘异硫氰酸酯引起小鼠血清黄疸指数升高。

4. 清除活性氧作用　泥鳅多糖能够有效地清除活性氧，对 DNA 链具有良好的保护作用。

5. 降血糖和调节血脂　泥鳅多糖能明显降低链佐星或四氧嘧啶所致糖尿病小鼠的血糖升高，明显降低链佐星或四氧嘧啶所致糖尿病小鼠血清中的总胆固醇、三酰甘油和低密度脂蛋白胆固醇升高。

6. 调节免疫活性　给昆明小鼠连续灌胃泥鳅多糖 30 日后，能明显增强 ConA 诱导的小鼠脾淋巴细胞增殖能力、二硝基氟苯诱导的小鼠迟发型变态反应、小鼠腹腔巨噬细胞吞噬鸡红细胞功能、抗体生成细胞能力和碳粒廓清能力，并能够显著升高小鼠血清溶血素含量。

7. 提高耐缺氧能力　泥鳅多糖可延长小鼠在不同缺氧条件下的存活时间，增高小鼠血红蛋白含量，抑制组织脂质过氧化反应以及增加血浆中 SOD 活性，具有提高实验小鼠耐缺氧能力的作用。

【药性】 甘，平。归脾、肝、肾经。

1.《滇南本草》："味甘、淡，性平。"

2.《医学入门》："甘，温，无毒。"

3.《本草求真》："入脾、肾、肝。"

【功用主治】 补益脾肾，利水，解毒。主治脾虚泻痢，热病口渴，消渴，小儿盗汗，水肿，小便不利，阳事不举，病毒性肝炎，痔疮，疔疮，皮肤瘙痒。

1.《滇南本草》："健胃补脾。主治五劳、五热，小儿脾胃虚弱，疮癣。通血脉而大补阴分。"

2.《纲目》："暖中益气，醒酒，解消渴，调中收痔。"

3.《随息居饮食谱》："暖胃，壮阳，杀虫，收痔。"

4.《四川中药志》1962 年版："利小便。治皮肤瘙痒，疥疮发痒。"

5.《中国有毒鱼类和药用鱼类》："主治肝炎，小儿盗汗，腹水，跌打骨伤，痔疮，乳癌，手指疔疮。"

【用法用量】 内服：煮食，100～250 g；或烧存性，入丸、散，每次 6～10 g。外用：烧存性，研末调敷，或生品捣敷。

【宜忌】 1.《食物考》："犬血所忌。"

2.《本草省常》："同荆芥、犬肉食杀人，服何首乌者忌之。"

【选方】 1. 治消渴饮水无度　泥鳅鱼十头(阴干，去头尾，烧灰，碾细为末)，干荷叶(碾细为末)。上二味等分。每服各二钱匕，新汲水调下，遇渴时服，日三，候不思水即止。(《圣济总录》沃焦散)

2. 治小儿盗汗　泥鳅 200 g，去内脏后，洗净黏液，用油煎至焦黄，加水 1 碗半，煮汤至半碗，也可用盐调味。每日 1 次，幼儿分次服，连服数日。(《常见药用动物》)

3. 治营养不良性水肿　泥鳅 90 g，大蒜头 2 个。猛火炖吃，不加盐，连续吃几次。

4. 治急性传染性黄疸型肝炎　泥鳅晒干研末，加适量的薄荷和香料作矫味剂。每日服 3 次，每次 10 g，饭后服。小儿酌量。(3、4 方出自《广西药用动物》)

5. 治久疮不愈合　泥鳅醋炙为末，掺患处。(《泉州本草》)

【临床报道】 治疗传染性肝炎　取活泥鳅放清水中养 1 日，使其肠内容物排净，然后用干燥箱烘干(温度 100 ℃为宜)，研粉。每次 10 g，每日服 3 次。治疗 40 例，结果 24 例自觉症状消失，肝脾肿大消退，肝功能恢复正常；8 例自觉症状基本消失，肝缘在肋下 0.5～1 cm 以内，肝功能基本恢复正常；3 例自觉症状基本消失，肝缘在肋下 1～2 cm 以内，肝功能改善；5 例无效。

3091 泥胡菜 ní hú cài (《救荒本草》)

【异名】 苦马菜、牛插鼻(《质问本草》)，石灰菜(《江苏野生食用植物》)，糯米菜(《贵州草药》)，剪刀草、绒球、苦郎头(《全国中草药汇编》)，苦蓝头菜(《玉溪中草药》)，石灰青(《浙江药用植物志》)，猪兜菜(广西)，艾草(海南岛)。

【基原】 为菊科泥胡菜属植物泥胡菜的全草或根。

【原植物】 泥胡菜 *Hemistepta lyrata* (Bunge) Bunge [*H. carthamoides* (Buch.-Ham.) O. Kuntze; *Saussurea carthamoides* (Ham.) Benth.]

二年生草本。根圆锥形，肉质。茎直立，具纵沟纹，无毛或具白色蛛丝状毛。基生叶莲座状，具柄，倒披针形或倒披针状椭圆形，提琴状羽状分裂，顶裂片三角形，较大，有时 3 裂，侧裂片 7～8 对，长椭圆状披针形，下面被白色蛛丝状毛；中部叶椭圆形，无柄，羽状分裂；上部叶条状披针形至条形。头状花序多数，有长梗；总苞球形；总苞片 5～8 层，外层较短，卵形，中层椭圆形，内层条状披针形，各层总苞片背面先端下具 1 紫红色鸡冠状附片；花紫色。瘦果椭圆形，具 15 条纵肋；冠毛白色，2 列，羽毛状。花期 5～6 月。

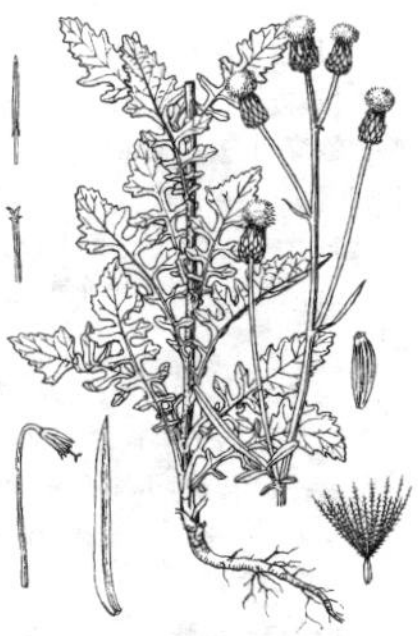

泥胡菜

生于路旁、荒草丛中或水沟边。我国南北各地大都有分布。

【采收加工】 7～10 月采集，鲜用或晒干。

【药材】 泥胡菜 *Hemisteptae Lyratae Herba*　全国大部分地区均产。

性状　全草长 30～80 cm。茎具纵棱，光滑或略被绵毛。叶互生，多卷曲皱缩，完整叶片呈倒披针状卵圆形或倒披针形，羽状深裂。常有头状花序或球形总苞。瘦果圆柱形，长 2.5 mm，具纵棱及白色冠毛。气微，味微苦。

【药性】 辛、苦，寒。

1.《质问本草》："性寒。"

2.《贵州草药》："性凉，味微苦。"

3.《青岛中草药手册》："性平，味辛。"

【功用主治】 清热解毒，散结消肿。主治痔漏，痈肿疔疮，乳痈,淋巴结炎,风疹瘙痒,外伤出血,骨折。

1.《质问本草》:"煎汤,洗大肠痔漏。"

2.《贵州草药》:"清热解毒,祛瘀生肌。治刀伤出血,骨折,疔疮,乳痈。"

3.《全国中草药汇编》:"治风疹瘙痒。"

【用法用量】 内服:煎汤,9~15 g。外用:捣敷;或煎水洗。

【选方】 1. 治各种疮疡 泥胡菜、蒲公英各 30 g。水煎服。(《河北中草药》)

2. 治乳痈 糯米菜叶、蒲公英各适量。捣绒外敷。(《贵州草药》)

3. 治颈淋巴结炎 鲜(泥胡菜)全草或鲜叶适量,或加食盐少许。捣烂敷患处。(《浙江药用植物志》)

4. 治刀伤出血 糯米菜叶适量。捣绒敷伤处。

5. 治骨折 糯米菜叶适量。捣绒包骨折处。(4、5 方出自《贵州草药》)

6. 治牙痛,牙龈炎 泥胡菜 9 g。水煎漱口,每日数次。(《青岛中草药手册》)

3092 泥鳅滑液 ní qiū huá yè (《四川中药志》)

【基原】 为鳅科泥鳅属动物泥鳅、花鳅属花鳅和大鳞泥鳅身上刮取的黏液。

【原动物】 参见"泥鳅"条。

【采收加工】 常年均可捕捞,捕后,用清水养殖,用时刮下其身上的黏液,鲜用。

【功用主治】 利尿通淋,解毒消肿。主治小便不通,热淋,痈疽,丹毒,疔肿,腮腺炎,中耳炎,烧伤,漆疮。

1.《卫生易简方》:"治紫癜,白癜风。"

2.《四川中药志》1962 年版:"利小便。治小便不通,热淋。"

3.《山东药用动物》:"抗菌。(治)腮腺炎及各种急性炎肿。"

【用法用量】 内服:兑服,5~20 g;外用:涂敷。

【选方】 1. 治小便不通,热淋 泥鳅身上撒以白糖,使黏液与白糖混和,去泥鳅用其涎,兑冷开水一盅服。(《四川中药志》1962 年)

2. 治痈 泥鳅 10 余条,清水洗净,用砂糖半碗许搅拌,腻滑涎即出。鳅死,去鳅,用此糖糊涂布。每日 3~4 次。(《动植物民间药》)

3. 治丹毒、面疔、指头疔、腮腺炎 活泥鳅 10~20 条,先养于清水中漂去泥污,再置盆中,投入白糖适量,搅拌约10 分钟,取滑液糖浆,涂于患部,干即更换。(《山东药用动物》)

4. 治中耳炎 用碗盛取泥鳅滴下之滑液,滴耳内,干则再滴。(《动植物民间药》)

5. 治漆疮 用泥鳅体上的黏液涂患处。(《常见药用动物》)

【临床报道】 治疗下肢慢性丹毒 取活泥鳅若干条,放于清水中,令其自行洗涤。取出置盆中,投入适量白糖搅拌 10 分钟后,白糖溶于泥鳅体表黏液中,成"泥鳅滑液"。取涂患处,干后再涂,每日数次。治疗 13 例,一般涂后 1~2 星期即愈。随访 3~5 年未复发。

3093 波罗蜜 bō luó mì (《纲目》)

【异名】 曩加结(《纲目》),优珠昙、天婆罗(《中国树木分类学》),牛肚子果(《中国高等植物图鉴》),树波萝(《广西本草选编》),婆罗蜜、天罗(《台湾药用植物志》),将军木(《全国中草药汇编》)。

【基原】 为桑科波罗蜜属植物木波罗的果实。

【原植物】 木波罗 *Artocarpus heterophyllus* Lam.

常绿乔木,高 8~15 m。全株有乳汁。有时有板状根。单叶,螺旋状排列;托叶佛焰苞状,早落;叶片厚革质,倒卵状椭圆形或倒卵形,先端钝而短渐尖,基部楔形稍下延,全缘或 3 裂,上面深绿色,光亮,下面浅绿色,略粗糙。花单性,雌雄异株;雄花序顶生或腋生,圆柱形,幼时包藏于托叶内;雄花花被 2 裂,裂片钝,雄蕊 1;雌花序圆柱形或长圆形,生于树干或主枝上的球形花托内;雌花花被管状,六棱形,花柱侧生。聚合果长圆形、椭圆形或倒卵形,黄绿色,表面有六角形的瘤状突起,内有很多黄色肉质的花被,果柄粗壮;瘦果长圆形。花期春、夏季,果期夏、秋季。

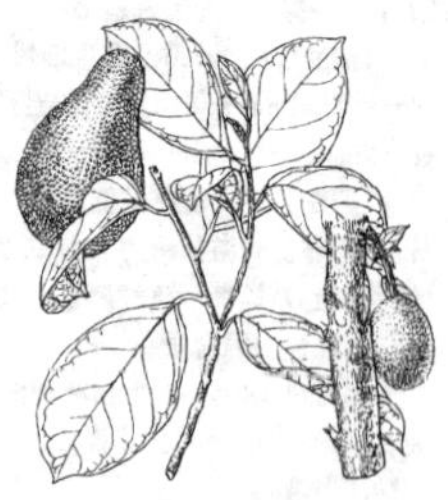

木波罗

生于热带地区,福建、广东、广西、海南、云南、台湾等地有栽培。

本植物的叶(波罗蜜叶)、树液(波罗蜜树液)、种仁(波罗蜜核中仁)亦供药用,另设专条。

【栽培】 生物学特性 喜热带气候。适生于无霜冻、年雨量充沛的地区。喜光,幼时稍耐荫。喜深厚肥沃土壤,忌积水。种子不耐贮藏,生命力仅保持 1 个月左右。

繁殖方法 种子繁殖或压条繁殖,适于播种造林或容器苗造林。种子繁殖:选 25~40 年生、无病虫害的壮年优良母树采种。播前先浸种 12~14 小时,在砂床上催芽,5~7 日开始萌发,陆续移植。生长期间要适当遮阳,免受日灼。容器苗是用较大的塑料袋、竹篮等育苗,待苗高 30 cm 出圃。压条繁殖:高枝压条于春天进行,选二年生健壮枝条,先环状剥皮,然后用按 1∶1 比例浸水湿透的椰糠和谷壳灰混合为基质,用塑料薄膜紧紧包裹和扎实环剥部位,约 20 日开始发根,待长出 2~3 级根时截离母体,解除薄膜移植于竹篮,置荫处培育,在新梢未萌发时定植为宜,果树行株距各 8~12 m,果材并用的各 5~6 m。

田间管理 培土 2~3 次,并适当施肥,促使枝叶繁茂和树势壮旺,保证速生,到结实龄时,于开花前施一次速效性肥,可以促进雌花盛开和提高座果率。采果后应再施一次追肥,并结合培土以保水和抗寒。

病虫害防治 虫害有钻心螟虫,钻蛀果实,幼果期用 90% 敌百虫的 1 000 倍液喷射。榕八星天牛,钻蛀枝干,可用钩杀幼虫,并可将吸足敌百虫的棉花球塞入虫穴,再用泥封闭穴口,以毒杀幼虫。

【采收加工】 木波罗是一种老茎开花树种,主枝、主干甚至落地的根部也可结实,一般 6~8 年生正常结实,健壮母树树龄 30 年前后为盛果期。果熟期采摘,早熟种为 5~6 月,迟熟种 8~9 月;也可采未成熟的果实,多鲜用。

【成分】 果实含乙酸橙黄胡椒酰胺脂(aurantiamide acetate),环木菠萝烯酮(cycloartenone),多糖,有机酸和钾、钠、钙、镁、铁、锌等金属元素,还含有糖类 15.38%~26.30%,维生素 C,胡萝卜素等。

【药性】 《纲目》:"味甘、香、微酸,平。无毒。"

【功用主治】 生津除烦,解酒醒脾。

1.《纲目》:"止渴解烦,醒酒益气,令人悦泽。"

2.《台湾药用植物志》:"未熟果为收敛剂,熟果为缓泻剂。"

【用法用量】 内服:多用鲜品生食,50~100 g。

3094 波棱瓜 bó léng guā (《西藏常用中草药》)

【基原】 为葫芦科波棱瓜属植物波棱瓜的果实。

【原植物】 参见"波棱瓜子"条。

【栽培】 生物学特性 生长于海拔 2 300~3 500 m 的高寒山

区,对环境适应性强,喜冷凉,喜光。

繁殖方法　种子繁殖或育苗移栽。种子繁殖:选择海拔3 000 m左右的土质肥沃、排灌良好的向阳地块结合深翻施足底肥。选用一年生种子,4月中旬至5月上旬播种按株距20 cm、行距40 cm播种,播后注意保持土壤湿度,一般2~3星期后萌芽。育苗移栽:3月下旬在温室或保温大棚内用营养袋育苗,当幼苗长出4片叶以上,室外气温稳定在5 ℃以上时即可定植在大田内,栽后压实,浇透水,密度同直播。

田间管理　发芽后及时查苗、补苗。生长期内中耕除草1~2次,每亩追肥20~30 kg复合肥。在下种或移栽后,及时搭好棚架,每两行搭一"人"字形棚架,高1.8~2 m。主蔓上架后,在第十至第十五节摘心,使其长出5条以上侧蔓。开花时追施有机肥和过磷酸钙,主蔓长到30~40 cm时施人粪尿1~2次,盛花期以施人粪尿为主,辅以磷钾肥,果实发育期追肥1~2次,以有机肥过磷酸钙为主。

【采收加工】　6~10月采收,晒干。

【药性】　《西藏常用中草药》:"性寒,味苦。"

【功用主治】　泻肝火,清胆热。主治黄疸型传染性肝炎,胆囊炎。

1.《西藏常用中草药》:"清热解毒,柔肝。主治黄疸型传染性肝炎,消化不良。"

2.《迪庆藏药》:"治痔疮。"

3.《中国民族药志》:"主治胆囊炎。"

【用法用量】　内服:煎汤,3~9 g;或入丸、散。

【选方】　治胆囊炎　波棱瓜1 g,蒂达2 g,松尖(春季松树嫩枝长3~4 cm时采取,干燥)3 g。共研细粉,每次服1 g,每日3次。(《中国民族药志》)

3095 波罗蜜叶 bō luó mì yè (《广西药用植物名录》)

【基原】　为桑科波罗蜜属植物木波罗的叶。

【原植物】　参见"波罗蜜"条。

【采收加工】　6~10月枝叶茂盛时采摘叶,晒干。

【药材】　波罗蜜叶 *Artocarpi Heterophylli Folium*　产于广东、广西、海南、云南等地。

性状　叶多纵向内卷,展平后呈椭圆形或倒卵形,长7~25 cm,宽3~12 cm,先端钝或短渐尖,基部楔形稍下延,全缘,上面绿色或灰绿色,微具光泽,下面绿色或灰黄色,网脉明显,中脉两面突出;叶柄长2~3 cm。革质而脆。气微,味淡。

【成分】　叶含蛋白质,鞣质(tannin)。

【功用主治】　《台湾药用植物志》:"粉末作伤药,内服治充血,烧热治创伤;炭化为末,用为割包皮之结疤良药。""治皮肤病;为毒蛇咬伤之解毒药。"

【用法用量】　外用:研末撒或调敷。

3096 波棱瓜子 bó léng guā zǐ (《全国中草药汇编》)

【基原】　为葫芦科波棱瓜属植物波棱瓜的种子。

【原植物】　波棱瓜 *Herpetospermum pedunculosum* (Ser.) C. B. Clarke [*Bryonia pedunculosa* Ser.; *Herpetospermun caudigerum* Wall.; *H. grandiflorum* Cogn.]

一年生攀缘草本。茎枝纤细,有棱沟;初时具疏柔毛,最后变近无毛。叶互生;叶柄具有茎枝一样的毛被,后渐脱落;卷须2歧;叶片膜质,卵状心形,先端尾状渐尖,基部心形,两面均粗糙,初时被黄褐色长柔毛,后渐脱落;边缘具细圆齿或有不规则的角,叶脉在叶背隆起,具长柔毛。雌雄异株;雄花通常单生或与同一总状花序并生,有疏柔毛;花梗疏生长柔毛;花萼筒部膨大成漏斗状,下部成管状,裂片披针形;花冠黄色,裂片椭圆形,急尖;雄蕊花丝丝状;退化雌蕊近钻形;雌花单生,花被与雄花同,有3枚退化雄蕊或无;子房长圆状,3室。果实阔长圆形,三棱状,被长柔毛,成熟时3瓣裂至近基部,里面纤维状。种子淡灰色,长圆形,基部截形,具小尖头,顶部不明显3裂。花、果期6~10月。

生于海拔2 300~3 500 m的山坡灌丛及林缘。分布于云南、西藏等地。

本植物的果实(波棱瓜)亦供药用,另设专条。

【采收加工】　6~10月采收,成熟的果实,切开取出种子,晒干。

【药材】　波棱瓜子 *Herpetospermi Pedunculosi Semen*　产于西藏、云南。

性状　本品略呈扁长方形,长1~1.5 cm,宽4~7 mm,厚2~3 mm,表面棕褐色至黑褐色,具凸凹不平的雕纹呈类人字形、类圆形、不规则形沟纹及点状突起;一端有三角形突起,另端渐薄,略呈楔形,而在中央微凹(种脐);两侧稍平截,其边缘稍凸起呈微波状弯曲,中间有1条纵棱。种皮革质,种仁外被暗绿色薄膜,内有子叶2片,乳白色,富油性。气微,味苦,有恶心感。

鉴别　(1) 种子横切面:自外向内由种皮、颓废层及子叶构成。种皮包括角质层、表皮层、下皮层、石细胞层(厚壁组织)和通气组织层(薄壁组织)组成。角质层无色透明,遇苏丹Ⅲ试液染成橙红色,厚约10 μm,易与其相接的表皮层分离。表皮层由1列类方形或略切向长方形薄壁细胞组成,排列紧密,常含棕色物质;下皮层(色素层)细胞数列,细胞类椭圆形切向延长、类圆形或不规则形,壁有的略呈连珠状增厚,具大小不等的单纹孔;石细胞层由1列排列紧密径向延长的长方形石细胞构成,壁极厚,层纹明显,强烈木化,胞腔类长方形,分枝或不分枝,孔沟明显;通气组织层为薄壁细胞约10列,外方靠石细胞层的1~2列细胞小而排列紧密,中间几列细胞大型,形状不规则,排列疏松,间隙大小不等,细胞内含叶绿体,其最内1列细胞较小,其侧壁与内壁不规则。胚乳细胞颓废状,多压缩成1列细胞呈扁平长方形,切向延长。子叶发达,其表皮细胞1列,较小,类长方形,切向延长;叶肉组织细胞多径向延长,内含众多的糊粉粒及脂肪油。

解离组织:角质层易大片剥离,可见略平行纹理。表皮细胞呈多角形,直径20~70 μm,排列紧密,内含棕色物质。下皮层细胞呈类球形或近圆筒形,棕色,长约35 μm,宽约15 μm,壁厚,木化,具大小不等的单纹孔或呈网状。石细胞层细胞多角形或类圆形,排列紧密,边缘以圆齿状镶嵌连接,壁厚,强烈木化,具孔沟。绿色通气组织的细胞呈球形、类圆形、囊状或呈分枝状,排列疏松,壁薄,直径10~80 μm,内含类圆形的叶绿体,细胞间隙大。胚乳细胞表面观呈极小类方形或类长方形,薄壁细胞直径10~20 μm。子叶细胞由等径性薄壁细胞组成,内含丰富的脂肪油滴及糊粉粒。

(2) 取本品粉末2 g,加乙醇30 ml,以稀盐酸酸化,回流30分钟,滤取滤液15 ml,用5%氨溶液调至中性,置水浴上蒸干,加5%硫酸10 ml溶解,于5支试管中,各取滤液1 ml,分别加碘化汞钾试液、碘化铋钾试液、硅钨酸试液、苦味酸试液、鞣酸试液各1~2滴,依次产生白色、红棕色、灰白色、黄色、棕色沉淀(检查生物碱)。

(3) 取本品粉末2 g,加乙醚40 ml,在水浴上回流10分钟,滤除醚液,用甲醇40 ml溶解残渣,水浴回流10分钟,放置后滤过,取滤液3 ml,分置3个瓷蒸发皿中,水浴上蒸干,供试:加醋酐-硫酸(19:1)试液1 ml,混匀,颜色由黄-红-紫-绿,最后显污绿色;加冰醋酸1 ml溶解,加乙酰氯5滴和氯化锌结晶数粒,水浴加热,显淡红色;用氯仿1 ml溶解,转入试管中,加硫酸1 ml,氯仿层显青色,置紫外灯下观察:氯仿层显绿色荧光,稍后硫酸层亦显绿色荧光。

【药性】　《晶珠本草》:"性凉、锐。"

【功用主治】　清肝利胆,健脾助运。主治黄疸型传染性肝炎,胆囊炎,消化不良。

1.《晶珠本草》:"清腑热、胆热。治赤巴入脏腑。"

2.《全国中草药汇编》："清热解毒，柔肝。主治黄疸型传染性肝炎，胆囊炎，消化不良。"

3.《实用蒙药学》："泻肝火，解毒。"

【用法用量】 内服：煎汤，1.5～3 g，或入丸、散。

【选方】 治黄疸型传染性肝炎 波棱瓜子 50 g，石榴 100 g，五灵脂 100 g，诃子 200 g，黑片 200 g。碎成细粉，过筛，混匀，备用。每日 2～3 次，每次 3～4 g，白糖水为引送服。（《实用蒙药学》）

3097 波叶紫金牛 bó yè zǐ jīn niú （《湖南药物志》）

【异名】 小凉伞、千年不出山（《湖南药物志》），矮脚凉伞、小部伞（《广西药用植物名录》），小矮地茶（《湖南省中药资源名录》），小狮子头、铁罗伞（广西）。

【基原】 为紫金牛科紫金牛属植物细罗伞的全株。

【原植物】 细罗伞 *Ardisia affinis* Hemsl.

小灌木，高达 35 cm。有时具匍匐茎；幼嫩部分密被锈色微柔毛，除侧生特殊花枝外，几无分枝。叶互生；叶片坚纸质或较薄，椭圆状卵形至长圆状倒披针形，先端钝或急尖，基部楔形，边缘具浅波状齿或近圆齿，齿间具腺点或腺点不明显，叶面仅微凹的中脉具腺状微柔毛。伞形花序，着生于侧生特殊花枝顶端，被锈色微柔毛；花两性，5 数；花萼基部连合达全长的 1/3，萼片卵形，连合部分被微柔毛，具腺点，有时具缘毛；花瓣淡粉红色，卵形，具疏腺点，里面略被微柔毛或无毛；雄蕊较花瓣略短，花药披针形，背部具腺点；雌蕊与花瓣近等长，子房具疏腺点。果球形，红色。花期 5～7 月，果期 10～12 月或翌年 1 月。

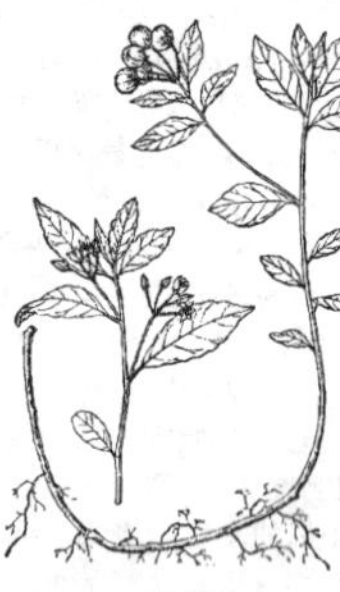

细罗伞

生于海拔 100～600 m 的石灰岩山林下、溪边、路旁阴湿处。分布于江西、湖南、广东、广西等地。

【采收加工】 7～10 月采挖，切碎，晒干。

【药材】 波叶紫金牛 *Ardisiae Affinis Herba* 产于江西、湖南、广东、广西等地。

性状 根茎类圆柱形，生有细根；茎近圆柱形，长 25～35 cm，直径 1～1.5 mm，表面浅棕色，无毛或上端被微毛。叶片多卷曲，完整者展平后呈椭圆形，先端尖，边缘有圆齿，侧脉每边 4～6 条，叶面浅棕色，下面具稀疏的紫黑色腺点。气微，味淡。

【药性】《湖南药物志》："苦、涩，温。"

【功用主治】《湖南药物志》："理气止痛。"

【用法用量】 内服：煎汤，15～30 g；或研末。外用：研粉调敷。

【选方】 1. 治咳嗽 波叶紫金牛 30～60 g。水煎，分多次服。

2. 治胃寒痛 波叶紫金牛 30 g，四块瓦 15 g，威灵仙15 g，青木香 9 g。共研末，每服 9 g，每日 3 次。

3. 治跌打肿痛，扁桃体炎 波叶紫金牛 30 g。水煎服。并可研粉水调敷患处（扁桃体炎敷喉外）。（1～3 方出自《湖南药物志》）

3098 波罗蜜树液 bō luó mì shù yè （《广西中草药》）

【基原】 为桑科波罗蜜属植物木波罗的树液。

【原植物】 参见"波罗蜜"条。

【采收加工】 用利器刺破树干皮，待有乳白色树脂流出，用盛器装好。

【药性】 淡、涩，平。

【功用主治】 消肿散结，收涩止痒。主治疮疖焮赤肿痛，湿疹。

1.《广西中草药》："散结消肿，止痛。治疮疖红肿，或疮疖红肿引起的淋巴结炎。"

2.《全国中草药汇编》："治湿疹。"

【用法用量】 外用：鲜品涂。

3099 波罗蜜核中仁 bō luó mì hé zhōng rén （《纲目》）

【异名】 木波罗果仁（《广西中草药》）。

【基原】 为桑科波罗蜜属植物木波罗的种仁。

【原植物】 参见"波罗蜜"条。

【采收加工】 采摘成熟的果实，取核，击碎果核取种仁，鲜用或晒干。

【成分】 含淀粉 25%～40%，植物血细胞凝集素（lectin），环木波罗烯酮（cycloartenone），异植物凝血素（isolectin）。

【药理】 1. 对免疫细胞的作用 木波罗种子的磷酸盐缓冲液粗提取液中所含的植物凝血素能刺激未分离的外周血中单核细胞和纯化的 T 细胞增殖，但对纯化的 B 细胞无作用，用多价抗人 Fab 抗体，通过反相溶血空斑试验法可知该粗提取液能诱导纯化 B 细胞的多克隆活性。进一步的研究发现，木波罗种子的粗提取液中有两种植物凝血素，一是结合了半乳糖的植物凝血素，称为 jacalin；二是结合了甘露糖的蛋白质，称为 artocarpin。jacalin 能专一性地使血清中的 IgA_1 沉淀，而不会使 IgG 或 IgM 沉淀；artocarpin 能使小鼠脾细胞和人外周血中单核细胞增殖，使人和鼠 B 细胞产生多克隆活性，分泌免疫球蛋白。木波罗种子中的 jacalin 能诱导培养的人外周血中单核细胞和人 T 淋巴细胞产生 γ-干扰素（IFNγ），而欧瑞香脂-巴豆醇酯的衍生物能增强该诱导作用。

2. 蛋白酶抑制作用 从木波罗种子中还提取出一种胰蛋白酶和糜蛋白酶的抑制剂，与蛋白酶以 1∶1 结合产生抑制作用，它对胰蛋白酶和糜蛋白酶的作用位点不同。用三硝基苯磺酸对其进行修饰后，该物质对胰蛋白酶的抑制作用被减弱，而对糜蛋白酶的抑制作用不受影响。

3. 变应原性 小鼠预先口服木波罗种子的清蛋白提取物（含植物凝血素），然后皮下注射该提取物与卵清蛋白及辅佐剂胞壁酰二肽的混合物，通过被动皮肤过敏性反应及腹膜肥大细胞脱颗粒反应可以证实该粗提取液有变应原性，所含的植物凝血素亦有变应原性，且能诱导 IgE 的生成。多次口服后再皮下注射，可增加 IgE 反应。IgE 效价与实验所用的植物凝血素的纯化程度成反比关系。

【药性】《纲目》："甘、香、微酸，平，无毒。"

【功用主治】 益气，通乳。主治产后脾虚气弱，乳少或乳汁不行。

1.《纲目》："补中益气，令人不饥轻健。"

2.《广西中草药》："滋养益气，生津止渴，通乳。"

3.《台湾药用植物志》："为强壮剂，治胸病。"

【用法用量】 内服：煎汤，60～120 g。

【选方】 治产后乳少或乳汁不通 木波罗果仁 60～120 g。炖肉服，或水煎服，并食果仁。（《广西中草药》）

3100 泽兰 zé lán （《本经》）

【异名】 虎兰、龙枣（《本经》），小泽兰（《雷公炮炙论》），虎蒲（《别录》），地瓜儿苗（《救荒本草》），红梗草（《滇南本草》），风药（《纲目》），蛇王草、蛇王菊、捕斗蛇草（《岭南采药录》），地环秧、地溜秧（《河北药材》），甘露秧（《中药材手册》），草泽兰（《陕西中药志》),麻泽兰(贵州),矮地瓜儿苗(吉林)。

【基原】 为唇形科地笋属植物地笋及毛叶地笋的地上部分。

【原植物】 1. 地笋 *Lycopus lucidus* Turcz.

多年生草本。具多节的圆柱状地下横走根茎,其节上有鳞片和须根。茎直立,不分枝,四棱形,节上多呈紫红色,无毛或在节上有毛丛。叶交互对生,具极短柄或无柄;茎下部叶多脱落,上部叶椭圆形,狭长圆形或呈披针形,先端渐尖,基部渐狭呈楔形,边缘具不整齐的粗锐锯齿,表面暗绿色,下面具凹陷的腺点,无毛或脉上疏生白色柔毛。轮伞花序多花,腋生;小苞片卵状披针形,先端刺尖,被柔毛;花萼钟形,裂片狭三角形,先端芒刺状;花冠钟形白色,有黄色发亮的腺点,上、下唇近等长,上唇先端微凹,下唇3裂,中裂片较大,近圆形,2侧裂片稍短小;前对能育雄蕊2,超出于花冠,药室略叉开,后对雄蕊退化,仅花丝残存或有时全部消失,有时4枚雄蕊全部退化,仅有花丝、花药的残痕;子房长圆形,4深裂,着生于花盘上,花柱伸出于花冠外,柱头2裂不均等。小坚果扁平,倒卵状三棱形,暗褐色。花期6~9月,果期8~10月。

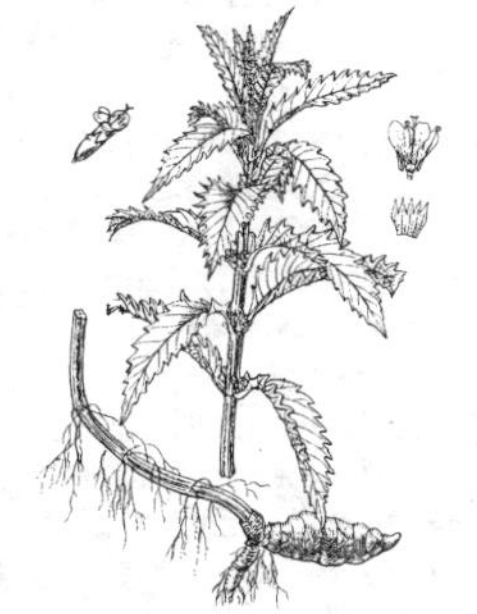

地 笋

生于海拔2 100 m以下的沼泽地、山野低洼地、水边等潮湿处。分布于华北、东北、西南及陕西、甘肃等地。

2. 毛叶地笋 *Lycopus lucidus* Turcz. var. *hirtus* Regel.

本变种与正种不同处在于:茎棱上被白色向上小硬毛,节上密集硬毛。叶披针形,暗绿色,两端渐尖,上面密被细刚毛状硬毛,下面主要在肋及脉上被刚毛状硬毛,边缘具锐齿,并有缘毛。

生于沼泽地、水边等潮湿处。亦见有栽培。分布于全国大部分地区。

以上植物的根茎(地笋)亦供药用,另设专条。

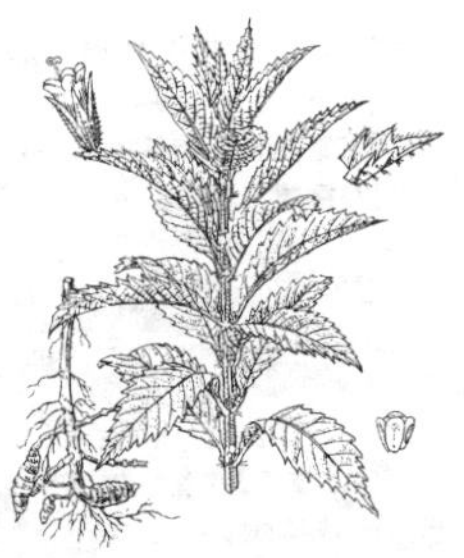

毛叶地笋

【栽培】 生物学特性 喜温暖湿润气候。在6、7月高温多雨季节生长旺盛。耐寒,不怕水涝,喜肥,在土壤肥沃地区生长茂盛,以选向阳、土层深厚、富含腐殖质的壤土或砂壤土栽培为宜;不宜在干燥、贫瘠和无灌溉条件下栽培。

繁殖方法 根茎繁殖或种子繁殖,生产上以根茎繁殖为主。根茎繁殖:在采挖根茎时,选色白、粗壮、幼嫩的根茎,切成10~15 cm长小段,按行距30~45 cm,株距15~20 cm,随挖随栽,每穴2~3段,覆土厚5 cm,稍镇压后浇水。冬种的于次年春出苗,春种10日左右出苗。种子繁殖:种子采收后,于3~4月间条播,行距30 cm。播后覆土,稍加镇压。10日左右出苗。

田间管理 幼苗期注意除草、松土。当苗高30 cm、封垄以后,可以不进行除草,但此时应注意浇水,保持土壤湿润。苗高10~15 cm及第一次收割以后,都应进行追肥,施用腐熟人畜粪水。种植2~3年后,植株丛生,应进行翻栽。

病虫害防治 病害有锈病,可用敌锈钠200~300倍液,加少许合成洗衣粉,喷雾防治。虫害有尺蠖,6、7月发生,可用90%敌百虫800~1 000倍液喷雾;紫苏野螟,幼虫为害叶部,于7~9月间出现,清园,处理残株,收获后翻耕土地,减少越冬虫源。

【采收加工】 根茎繁殖当年,种子繁殖第二年的6~10月,茎叶生长茂盛时采收。割取地上部切段,晒干。

【药材】 泽兰 *Lycopi Herba* 产于全国大部分地区。

性状 本品茎呈方柱形,少分枝,四面均有浅纵沟,长50~100 cm,直径0.2~0.6 cm;表面黄绿色或带紫色,节处紫色明显,有白色茸毛;质脆,断面黄白色,髓部中空。叶对生,有短柄;叶片多皱缩,展平后呈披针形或长圆形,长5~10 cm;上表面黑绿色,下表面灰绿色,密具腺点,两面均有短毛;先端尖,边缘有锯齿。花簇生于叶腋成轮状,花冠多脱落,苞片及花萼宿存,黄褐色。无臭,味淡。

鉴别 (1) 叶表面观:上表皮细胞垂周壁平直,非腺毛较多,1~5细胞,长45~495 μm,基部直径32~50 μm,表面有明显的疣状突起,并有腺毛。下表皮细胞壁波状弯曲,腺毛较多,主脉及侧脉上均有众多非腺毛,3~6细胞,长62~600 μm;腺鳞头部直径64~72 μm。气孔直轴式。

茎表面观:表皮细胞多角形或长方形,角质层隐现纹理。有腺毛及腺鳞。单细胞非腺毛长20~28 μm,茎的棱处有少数多细胞非腺毛,长可达750 μm,表面亦有疣状突起。

(2) 薄层色谱:取本品粗粉100 g,置挥发油测定器中进行蒸馏,所得粗挥发油用乙醚提取,无水硫酸钠脱水,回收乙醚得挥发油。取挥发油0.1 ml溶于石油醚1 ml中作供试品液。另以α-蒎烯作对照品。分别点样于硅胶G-CMC薄板上,用己烷展开,置紫外光灯(365 nm)观察,供试品液色谱中,在与对照品色谱相应位置,显相同的色斑。

【成分】 1. 地笋 全草含糖类:葡萄糖,半乳糖,泽兰糖,水苏糖,棉子糖,蔗糖,另含虫漆蜡酸(lacceroic acid),白桦脂酸(betulinic acid),熊果酸(ursolic acid),β-谷甾醇。

茎、叶含三萜类:2α-羟基熊果酸(2α-hydroxyursolic acid),委陵菜酸(tormentic acid),β-谷甾醇糖苷(β-sitosterol glucoside),刺槐苷(linarin)。白桦脂酸(betulinic acid),齐墩果酸(oleanolic acid),3-表山楂酸(3-epimaslinic acid),野鸦椿酸(euscaphic acid),木犀草素-7-*O*-葡萄糖醛酸苷(luteolin-7-*O*-glucuronide)。

2. 毛叶地笋 全草含挥发油和鞣质。

两种植物的挥发油中,主成分为:反-丁香烯(*trans*-caryophyllene),葎草烯(humulene),α-蒎烯(α-pinene),月桂烯(myrcene),反-聚伞花素(*trans*-cymene),柠檬烯(limonene)。

【药理】 1. 对微循环和血液流变学的影响 地笋及毛叶地笋全草的水浸膏,2 g/kg腹腔注射均可使模拟航天飞行中失重引起血瘀的兔明显改善微循环障碍,4 g/kg口服,连续4日,对兔异常的血液流变也有较好的改善作用,使血液黏度、纤维蛋白原含量及红细胞聚集指数均低于对照组。

2. 对血液凝固作用的影响 泽兰煎剂胃饲大鼠,作体外血栓形成试验,发现对血栓形成时间、血栓长度、血栓湿重等指标有一定抑制作用,但无统计学意义,对血栓干重则有明显抑制作用,提示泽兰对血栓形成有轻度抑制作用。

【药性】 苦、辛,微温。归肝、脾经。

1.《本经》:"味苦,微温。"

2.《品汇精要》:"味苦、甘,性微温,泄。气厚味薄,阳中之阴。臭微香。"

3.《纲目》:"气香而温,味辛而散,阴中之阳,足太阴、厥阴经药也。"

4.《医林纂要》:"苦、辛、甘,寒。"

【功用主治】 活血化瘀,利水消肿,解毒消痈。主治妇女经闭,痛经,产后瘀滞腹痛,癥瘕,身面浮肿,跌打损伤,痈肿疮毒。

1.《本经》:"主乳妇内衄,中风余疾,大腹水肿,身面四肢浮肿,骨节中水,金疮,痈肿疮脓。"

2.《雷公炮炙论》:"能破血,通久积。"

3.《日华子》:"通九窍,利关脉,养血气,破宿血,消癥瘕,产前产后百病,通小肠,长肉生肌,消扑损瘀血,治鼻洪吐血,头风目痛,妇人劳瘦,丈夫面黄。"

4.《医林纂要》:"补肝泻脾,和气血,利筋脉。主治妇人血分,调经去瘀。"

5.《岭南采药录》:"治蛇伤,散毒疮。"

【用法用量】 内服:煎汤,6~12 g,或入丸、散。外用:鲜品捣敷;或煎水熏洗。

【宜忌】 无血瘀或血虚者慎服。

1.《本草从新》:"性虽和缓,终是破血之品,无瘀者勿轻用,古方泽兰丸甚多,近今禀赋渐薄,不可常用。"

2.《得配本草》:"血虚枯秘者禁用。"

3.《本草汇纂》:"无瘀者勿用。"

【选方】 1. 治经候微少,渐渐不通,手足骨肉烦痛,日就羸瘦,渐生潮热,其脉微数　泽兰叶三两,当归、白芍药各一两,甘草半两。上为粗末。每服五钱匕,水二盏,煎至一盏,去滓温服,不以时。(《鸡峰普济方》泽兰汤)

2. 治产后恶露不尽,腹痛往来,兼胸闷少气　泽兰(熬)、生干地黄、当归各三分,芍药、生姜各十分,甘草六分,大枣十四个。上细切。以水九升,煮取三升,分为三服。(《妇人良方》引温隐居泽兰汤)

3. 治妊娠堕胎,胞衣不出　泽兰叶(切碎),滑石末各半两,生麻油少许。上三味,以水三盏,先煎泽兰至一盏半,去滓,入滑石末并油,更煎三沸,顿服之,未下更服。(《圣济总录》)

4. 治产后血虚,风肿,水肿　泽兰叶、防己等分。上为末,每服二钱,温酒调下。不能饮者,醋汤调亦可。(《妇人良方》引张氏方)

5. 治水肿　地瓜儿苗、积雪草各 30 g,一点红 25 g。水煎服。(《福建药物志》)

6. 治产后阴翻(产后阴户燥热,遂成翻花)　泽兰四两。煎汤熏洗二三次,再入枯矾煎洗之。

7. 治疮肿初起及损伤瘀肿　泽兰,捣,封之良。(6、7 方出自《濒湖集简方》)

8. 治痈疽发背　泽兰全草 60~120 g,煎服;另取叶一握,调冬蜜捣烂敷贴,日换两次。

9. 治蛇咬伤　泽兰全草 60~120 g,加水适量煎服;另取叶一握捣烂,敷贴伤口。(8、9 方出自《福建民间草药》)

【临床报道】 治疗流行性出血热　以平衡盐液扩容为基础,中西医结合综合治疗,普遍使用 20%红花、泽兰注射液 20~30 ml,加 25%或 50%葡萄糖注射液等量,静脉注射,每日 1~2 次。发热期体温超过 39 ℃,中毒症状明显者,每日加用静脉滴注氢化可的松 100~300 mg,热退 1~2 日后即停用。除有 2 例在弥散性血管内凝血(DIC)继发纤溶阶段曾用氨基己酸外,其他病例未使用止血剂。本组 40 例,按 1975 年全国《流行性出血热疾病诊断、临床分型和疗效判定标准》分析,轻型 18 例,中型与重型各 9 例,危重型 4 例。结果出血现象 7 日内停止者 39 例,占 97.5%;血小板计数 12 日内恢复正常 36 例,占 90%;DIC 阳性 9 例中 8 例均在 3 日内转阴。40 例中痊愈 39 例,占 97.5%,死亡 1 例,占 2.5%。另有报道,用泽兰和红花分别配制成 20%的泽兰注射液和 20%的红花注射液,预防流行性出血热 DIC 发生。在一般治疗的同时,给予 20%泽兰和红花注射液各 30 ml,加入 10%葡萄糖溶液 20 ml 中,静脉推注,每日 1 次,共观察 66 例;另有 50 例在一般治疗基础上,加用潘生丁口服,每次 0.1 g,每日 4 次;还设 66 例仅作一般治疗为对照组。结果:经两次化验表明(治疗第三日和第七日各做 DIC 诊断指标 1 次),对照组出现 DIC 阳性者 8 例(12.1%),潘生丁组 3 例(6%),红花泽兰组无一例 DIC 阳性者。经统计学处理,红花泽兰组 DIC 发生率非常显著低于对照组($P<0.05$);红花泽兰组 DIC 发生率虽较潘生丁组低,但未有显著性差异($P>0.05$)。

【各家论述】 1.《本草通玄》"泽兰,芳香悦脾,可以快气;疏利悦肝,可以行血,流行营卫,畅达肤窍,遂为女科上剂。"

2.《本经逢原》:"泽兰,专治产后血败流于腰股,拘挛疼痛,破宿血,消癥瘕,除水肿,身面四肢浮肿。《本经》主金疮痈肿疮脓,皆取散血之功,为产科之要药。"

3.《本草求真》:"泽兰,虽书载有和血舒脾、长养肌肉之妙,然究皆属入脾行水,入肝治血之味,是以九窍能通,关节能利,宿食能破,月经能调,癥瘕能消,水肿能散,产后血淋腰痛能止,吐血、衄血、目痛、风瘫、痈毒、扑损能治。观此,则书所云舒脾和血,不过因其水消血除之意,岂真舒脾和血之味也乎。"

4.《纲目》:"兰草走气道,故能利水道,除痰癖,杀虫辟恶,而为消渴良药;泽兰走血分,故能治水肿,涂痈毒,破瘀血,消癥瘕,而为妇人要药。虽是一类而功用稍殊,正如赤白茯苓、芍药,补泻皆不同也。"

5.《本草正义》:"其治金疮痈肿疮脓者,专入血分而行瘀排脓消肿也。惟《本经》所谓乳妇内衄,颇不可解,盖即后世新产通瘀之意。《别录》内塞,当亦以瘀露不通言之。甄权谓治产后腹痛,固苦温行瘀之功,又谓治频产血气衰冷,成劳瘦羸,妇人沥血腰痛,则以温和能利血脉言之。然通利之品,能走未必能守,此当以意逆之,而可知其非虚证久服之药矣。""泽兰,产下湿大泽之旁,本与兰草相似,故主治亦颇相近。《本经》大腹水肿,身面四肢浮肿,骨节中水,皆苦温胜湿之功效,亦即兰草利水道之意。"

3101 泽泻 zé xiè(《本经》)

【异名】 水泻、芒芋、鹄泻(《本经》),泽芝(《典术》),及泻(《别录》),禹孙(《纲目》),天鹅蛋、天秃(《药材资料汇编》)。

【基原】 为泽泻科泽泻属植物泽泻的块茎。

【原植物】 泽泻 *Alisma orientale* (Sam.) Juz. [*A. plantago-aquatica* L. var. *orientale* Sam.]

多年生沼生植物,高 50~100 cm。地下有块茎,球形,外皮褐色,密生多数须根。叶根生;叶柄长达 50 cm,基部扩延成叶鞘状;叶片宽椭圆形至卵形,长 5~18 cm,宽 2~10 cm,先端急尖或短尖,基部广楔形、圆形或稍心形,全缘,两面光滑。花茎由叶丛中抽出,花序通常有 3~5 轮分枝,分枝下有披针形或线形苞片,轮生的分枝常再分枝,组成圆锥状复伞形花序,小花梗长短不等;小苞片披针形至线形,尖锐;萼片 3,广卵形,绿色或稍带紫色,宿存;花瓣倒卵形,膜质,较萼片小,白色,脱落;雄蕊 6;雌蕊多数,离生,子房倒卵形,侧扁,花柱侧生。瘦果多数,扁平,倒卵形,背部有两浅沟,褐色,花柱宿存。花期 6~8 月,果期 7~9 月。

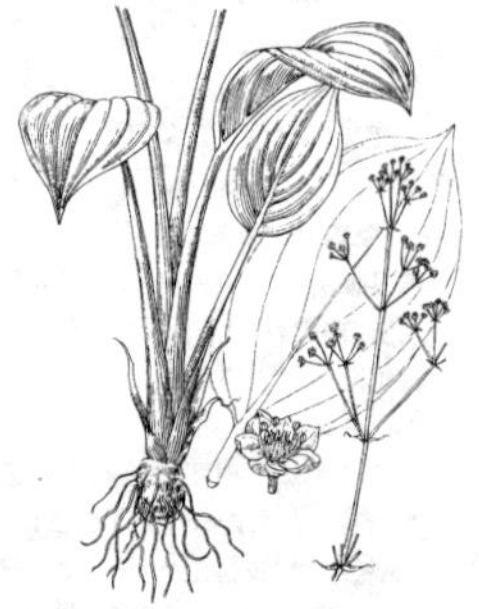

泽　泻

生于沼泽边缘或栽培。分布于东北、华东、西南及河北、河南、新疆等地。

本植物的叶(泽泻叶)、果实(泽泻实)亦供药用,另设专条。

【栽培】 生物学特性 喜温暖湿润气候，幼苗喜荫蔽，成株喜阳光，怕寒冷，在海拔 800 m 以下的地区，一般都可栽培。宜选阳光充足，腐殖质丰富，而稍带黏性的土壤，同时有可靠水源的水田栽培，前作为稻或中稻，质地过砂或土温低的冷浸田不宜种植。

繁殖方法 种子繁殖。先培育种子，再育苗移栽。种子培育是将经过选择的种株挖出，用分芽繁殖或块茎繁殖另行栽培，收得成熟种子。播种前将种子用清水浸泡 24～48 小时，晾干水气，与草木灰拌和。播种期，四川在 6 月中旬至 7 月下旬，撒播。育苗 1 亩，可栽种 25 亩左右。移栽期一般在 8 月，选 17～20 cm 的秧苗，按行株距 30～33 cm×24～27 cm，每穴栽苗 1 株，苗入泥中 3～4 cm。

田间管理 移栽后，3～5 日内应及时检查，如有缺株，应重新补苗。整个生长期中，中耕除草 3～4 次，与施肥结合进行，用人畜粪水，也可用厩肥与尿素拌和施用。施肥前先排水，施后中耕除草，隔 1～2 日后灌水。宜浅水灌溉，不同阶段，掌握不同的灌水深度。移栽后灌水深 2～3 cm，生长旺盛期灌水深 3～5 cm，在块茎膨大时期应减少田水，使田内呈“花花水面”。11 月上旬逐渐排干。9 月中旬逐渐抽出花薹和侧芽，须及时摘除。

病虫害防治 病害有白斑病，为害叶片，可于播种前用 40% 甲醛 80 倍液浸种 5 min，洗净晾干后播种，发病初期喷 1∶1∶100 波尔多液或 50%托布津可湿性粉 1 000 倍液，每 7～10 日 1 次，连喷 2～3 次。虫害有莲缢管蚜为害叶柄、嫩茎；银蚊夜蛾幼虫咬食叶片，用 90%敌百虫 1 000 倍液喷杀。

【采收加工】 于移栽当年 12 月下旬，大部分叶片枯黄时收获，挖出块茎，留下中心小叶，以免干燥时流出黑汁液，用无烟煤火炕干，趁热放在筐内，撞掉须根和粗皮。

【药材】 泽泻 *Alismatis Rhizoma* 主产于福建、四川、江西，多系栽培品。

商品规格 根据主产地福建、四川，分为建泽泻和川泽泻等。建泽泻分三等，川泽泻分二等。

性状 块茎类球形、椭圆形或卵圆形，长 2～7 cm，直径 2～6 cm。表面黄白色或淡黄棕色，有不规则的横向环状浅沟纹及多数细小突起的须根痕，底部有的有瘤状芽痕。质坚实，断面黄白色，粉性，有多数细孔。气微，味微苦。

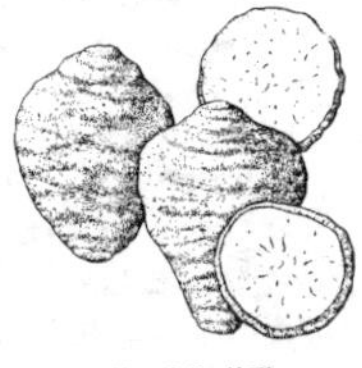
泽泻(块茎)外形

鉴别 块茎横切面：外皮大多已除去，有残留的皮层通气组织，细胞间隙甚大，内侧可见 1 列内皮层细胞，壁增厚，木化，有纹孔。中柱通气组织中散有周木型维管束和淡黄色的油室。薄壁细胞含有淀粉粒。

粉末特征：淡黄棕色。淀粉粒甚多，单粒长卵形、类球形或椭圆形，直径 3～14 μm，脐点“人”字状、短缝状或三叉状；复粒由 2～3 分粒组成。薄壁细胞多角形，具多数椭圆形纹孔，集成纹孔群。内皮层细胞垂周壁弯曲，较厚，木化，有稀疏细孔沟。油室大多破碎，完整者类圆形，直径 54～110 μm，分泌细胞中有时可见油滴。

【成分】 块茎含三萜类成分：泽泻醇(alisol)A、B、C、D、E、F、G、H、I，*J*-23-acetate，*K*-23-acetate，*L*-23-acetate，*M*-23-acetate，*N*-23-acetate，sulfoorientalols a、b、c、d，11-deoxyalisol B，23-acetate，alizexol A，泽泻醇 A 单乙酸酯(alisol A monoacetate)，泽泻醇 B 单乙酸酯(alisol B monoacetate)，泽泻醇 C 单乙酸酯(alisol C monoacetate)，表泽泻醇(epialisol) A，泽泻薁醇(alismol)，泽泻薁醇氧化物(alismoxide)，16*β*-甲氧基泽泻醇 B 单乙酸酯(16*β*-methoxyalisol B monoacetate)，16*β*-羟基泽泻醇 B 单乙酸酯(16*β*-hydroxyalisol B monoacetate)。

块茎中含倍半萜类成分：orientalol A，B，C；二萜类成分：16(*R*)-(—)-kaurane-2，12-dione。

还含谷甾醇-3-*O*-硬脂酰基-*β*-*D*-吡喃葡萄糖苷(sitosterol-3-*O*-steroyl-*β*-*D*-glucopyranoside)，*β*-谷甾醇-3-*O*-硬脂酸酯(*β*-sitosterol-3-*O*-stearate)，二十三烷(tricosane)，*β*-谷甾醇(*β*-sitosterol)，硬脂酸(stearic acid)，甘油酰-1-硬脂酸酯(glyceryl-1-stearate)，大黄素(emodin)，胆碱(choline)。

【药理】 1. 利尿作用 对泽泻成分泽泻醇类化合物的利尿作用研究表明，泽泻醇 A 单乙酸酯和泽泻醇 B 单乙酸酯 30 mg/kg 灌胃给药，能使大鼠尿液的钠含量增加，钾含量不变；泽泻醇 B 还有增加尿量的倾向。

2. 对心血管系统的作用 兔静脉注射泽泻乙醇提取物 500 mg/kg，血压随即下降，平均最大下降 40%，5～10 分钟后逐渐回升，至 30 分钟血压稳定。泽泻中成分泽泻薁醇抑制兔胸主动脉条收缩，原因主要是抑制钙离子经电压依赖的钙通道内流。泽泻薁醇在 10^{-6}～10^{-4} mol/L 时能抑制离体兔耳动脉条的血管周围神经受电刺激所引起的收缩，其作用主要是干扰神经末梢在电刺激时释出去甲肾上腺素。泽泻薁醇还能抑制血管紧张素 I 所引起的动脉收缩。

3. 降血脂与抗动脉粥样硬化作用 泽泻乙醇提取物能显著降低实验性高血脂家兔或大鼠的血清总胆固醇含量。泽泻提取物家兔 4 g/日喂食 3 个月，能显著升高实验性高血脂家兔血中高密度脂蛋白胆固醇(HDL-Ch)含量，并能显著抑制主动脉内膜斑块的形成，但对降低血中低密度脂蛋白胆固醇(LDL-Ch)含量不明显。

4. 对免疫系统的影响及抗炎作用 小鼠灌胃给予泽泻煎剂 10 和 20 g/kg，连续 5 日，能抑制小鼠碳粒廓清速率，明显抑制由 2，4-二硝基氯苯(DNCB)所致小鼠接触性皮炎。20 g/kg 能减轻二甲苯引起的小鼠耳郭肿；抑制大鼠棉球肉芽组织增生。

5. 减肥作用 泽泻水煎剂 20 g(生药)/kg 喂饲对大剂量谷氨酸钠引起的肥胖有减肥作用，能降低肥胖大鼠的 Lee 指数值、子宫及睾丸周围脂肪指数及血清三酰甘油含量。

毒性 临床使用泽泻无明显副作用，少数患者可出现胃肠道反应，继续服用能自行消失；其他偶见口干、出汗、过敏性皮炎等；偶有 ALT 轻度升高，继续服用或停用均恢复正常，未见 ALT 升高。

【药性】 甘，淡，寒。归肾、膀胱经。

1.《本经》：“味甘，寒。”

2.《别录》：“咸，无毒。”

3.《汤液本草》：“入手太阳、少阴经。”

4.《本草蒙筌》：“甘酸，气寒。”

5.《药品化义》：“味微咸，略苦，性平能降，性气薄而味稍厚，入脾、胃、肾、小肠、膀胱五经。”

【功用主治】 利水渗湿，泄热通淋。主治小便不利，热淋涩痛，水肿胀满，泄泻，痰饮眩晕，遗精。

1.《本经》：“主风寒湿痹，乳难，消水，养五脏，益气力，肥健，久服耳目聪明，不饥，延年轻身，面生光，能行水上。”

2.《别录》：“补虚损五劳，除五脏痞满，起阴气，止泄精，消渴，淋沥，逐膀胱、三焦停水。”

3.《药性论》：“主肾虚精自出，治五淋，利膀胱热，宣通水道。”

4.《日华子》：“治五劳七伤，主头旋，耳虚鸣，筋骨挛缩，通小肠，止遗沥，尿血，催生，难产，补女人血海，令人有子。”

5.《纲目》：“渗湿热，行痰饮，止呕吐，泻痢，疝痛，脚气。”

6.《本草再新》：“泻肾经之邪火，利下焦之湿热，化痰理气，治便血溺血，崩中。”

【用法用量】 内服：煎汤，6～12 g；或入丸、散。

【宜忌】 肾虚精滑无湿热者禁服。

1.《本草经集注》：“畏海蛤、文蛤。”

2.《别录》："扁鹊云：多服病人眼。"

3.《医学入门》："凡淋渴，水肿，肾虚所致者，亦不可用。"

4.《本草经疏》："病人无湿无饮而阴虚及肾气乏绝、阳衰精自流出、肾气不固滑精、目痛、虚寒作泄等候，法咸禁用，误犯令人虚极。"

【选方】 1. 治臌胀水肿　白术、泽泻各半两。上为细末，煎服三钱，茯苓汤调下。或丸亦可，服三十丸。(《保命集》白术散)

2. 治妊娠气壅，身体腹胁浮肿，喘息促，大便难，小便涩泽泻一两，桑根白皮一两(锉)，木通一两(锉)，枳壳一两(麸炒微黄，去瓤)，赤茯苓一两，槟榔一两。上件药，捣粗罗为散，每服四钱，以水一中盏，入生姜半分，煎至六分。去滓，每于食前温服，以稍利为效。(《圣惠方》泽泻散)

3. 治心下支饮，其人苦冒眩　泽泻五两，白术二两。以水二升，煮取一升。分温服。(《金匮要略》泽泻汤)

4. 治湿热黄疸，面目身黄　茵陈、泽泻各一两，滑石三钱。水煎服。(《千金方》)

5. 治急性肠炎　泽泻 15 g，猪苓 9 g，白头翁 15 g，车前子 6 g。水煎服。(《青岛中草药手册》)

6. 治冒暑伏热，霍乱呕吐，小便不利，头目昏眩　泽泻、白术、白茯苓等分。锉细，每服四钱，水一盏，姜五片，灯心十茎，煎八分。不拘时服。(《卫生易简方》)

7. 治一切疝疾疼痛，并阴囊大如斗，小便淋漓　泽泻一斤(分作四分，童便、盐水、醋、酒各浸七日，放日中晒干，炒)，吴茱萸(炒)二两。上为末，老米打糊丸，每服三钱，空心盐汤下。(《丹台玉案》疝疾灵丹)

8. 治肾脏风生疮　泽泻、皂荚，水煮烂，焙干为末，炼蜜为丸，如桐子大。空心以温酒下十五至二十丸。(《经验方》)

9. 治眼赤疼痛　甘草二钱，泽泻五钱，黄连五钱，草决明一钱。共为末，每服二钱，灯心汤调下。(《丹台玉案》泻心散)

10. 治鼻䘌疮　泽泻、郁金、栀子、甘草等分。为末，用甘草汤调服。(《外科大成》泽泻散)

【临床报道】 1. 治疗高脂血症　① 用自制泽泻片治疗高脂血症 19 例，重点观测血清胆固醇、β脂蛋白、三酰甘油下降情况。方法是每日 12 片(相当原药材 42 g)，分 3 次口服，连服 4 星期。服药期间饮食不加控制，但停用可能影响血脂的其他药物。结果 17 例高胆固醇血症患者，服药 2 星期后 15 例有明显下降，平均下降 1.43 mmol/L(55 mg%)；4 星期后检查 13 例，血清胆固醇全部下降，平均下降 1.196 mmol/L(46 mg%)。19 例高β脂蛋白血症患者，服药后 2 星期有 18 例下降，平均下降 4.966 mmol/L(191 mg%)，药后 4 星期，检查 15 例，β脂蛋白全部明显下降，平均下降 6.604 mmol/L(254 mg%)。17 例高三酰甘油血症患者，服药 2 星期后有 14 例下降，平均下降 2.36 mmol/L；服药 4 星期后，复查 14 例，有 12 例下降，平均下降 2.3 mmol/L。经统计学处理，服药前与服药 2 星期、4 星期后相比，血清胆固醇、β脂蛋白和三酰甘油含量均有非常显著的差异。少数病例见大便变软、次数稍增、血清丙氨酸氨基转移酶轻度升高。② 口服泽泻片(每片含泽泻提取物 0.15 g，泽泻细粉 0.15 g，相当于生药 2.5～2.8 g)，每次 3～4 片，日服 3～4 次。治疗 193 例高脂血症，其中高胆固醇统计对象 135 例，胆固醇平均含量 6.911 mmol/L(265.80 mg%)；高三酰甘油统计对象 137 例，三酰甘油平均值 2.532 mmol/L(230.20 mg%)。经过 1～3 个月治疗，胆固醇平均下降 1.166 mmol/L(44.84 mg%)；三酰甘油平均下降 0.358 mmol/L(32.5 mg%)，经统计学处理均有非常显著差异($P<0.001$)。与安妥明同时对比，认为两者降血清总胆固醇疗效相近，降三酰甘油作用尚需进一步观察。药后头昏、脑胀、胸闷等症状多有明显好转，少数病例出现轻微消化道反应。

2. 治疗内耳眩晕症　泽泻、白术各 60 g，加水 500 ml，煎至 100 ml。每日 1 剂，12 日为 1 疗程，服药期间停用其他药物。其治疗内耳眩晕病 92 例，结果临床治愈 51 例，显效 33 例，无效 8 例，总有效率为 91.3%。

【各家论述】 1.《本草衍义》："泽泻，其功尤长于行水。张仲景曰，水蓄渴烦，小便不利，或吐或泻，五苓散主之。方用泽泻，故知其用长于行水。"

2.《本草蒙筌》："泽泻，多服虽则目昏，暴服亦能明目，其义何也？盖泻伏水，去留垢，故明目；小便利，肾气虚，故目昏。"

3.《医经溯洄集》："愚谓地黄、山茱萸、白茯苓、牡丹皮皆肾经之药，固不待泽泻之接引而后至也。附子乃右肾命门之药，官桂能补下焦相火不足，亦不待乎泽泻之接引而后至矣。唯干山药虽独入手太阴经，然其功亦能强阴，且手太阴为足少阴之上源，源既有滋，流岂无益？且泽泻虽咸以泻肾，乃泻肾邪，非泻肾之本也，故五苓散用泽泻者，讵非泻肾邪乎？白茯苓亦伐肾邪，即所以补正耳。是则八味丸之用泽泻者非他，盖取其泻肾邪，养五脏，益气力，起阴气，补虚损之功。"

4.《纲目》："泽泻气平，味甘而淡，淡能渗泄，气味俱薄，所以利水而泄下。脾胃有湿热，则头重而目昏耳鸣。泽泻渗去其湿，则热亦随去，而土气得令，清气上行，天气明爽，故泽泻有养五脏、益气力、治头旋、聪明耳目之功。""神农书列泽泻于上品，复云久服轻身、面生光，陶、苏皆以为信然，愚窃疑之。泽泻行水泻肾，久服且不可，又安有此神功耶，其谬可知。"

5.《本草经疏》："泽泻，咸能入肾，甘能入脾，寒能去热，盖淡渗利窍之药也。主风寒湿痹、乳难、消水、养五脏，皆以利水燥湿则脾得所养，脾得所养则五脏皆得所养。益气力、肥健者，皆水利则湿去，湿去则脾强之功效也。又云主腹痞满、淋沥、膀胱三焦停水，其能利水祛湿，益无疑矣。泄精者，湿热下流，客肾与膀胱，是民火扇君火也，故精摇而泄，病在脾胃，湿热尽则泄精自止矣。止消渴者，单指湿热侵脾，脾为邪所干，则不能致津液也。总之，其性利水除湿，则因湿热所生之病靡不除矣。"

6.《本草汇言》："泽泻，利水之主药。利水，人皆知之矣。丹溪又谓能利膀胱、包络之火。膀胱包络有火，病癃闭结胀者，火泻则水行，利水则火降矣，水火二义，并行不悖。"

7.《本草通玄》："《别录》称其止遗泄，而寇氏谓泄精者不敢用，抑何相刺谬也？盖相火妄动而遗泄者，得泽泻清之而精自藏，气虚下陷而精滑者，得泽泻降之而精愈滑矣。"

8.《药品化义》："凡属泻病，小水必短数，以此清润肺气，通调水道，下输膀胱，主治水泻湿泻，使大便得实，则脾气自健也。因能利水道，令邪水去，则真水得养，故消渴能止。又能除湿热，通淋沥，分消痞满，逐三焦蓄热停水，此为利水第一良品。""若小便不通而口渴者，热在上焦气分，宜用泽泻、茯苓以清肺气，滋水之上源也。如口不渴，热在下焦血分，则用知母、黄柏，以泻膀胱，滋水之下源也。须分别而用。"

9.《本草新编》："或问，泽泻泻中有补，敬闻命矣。然所泄者水而非火，吾子又谓是泄火，不亦异乎？盖泄火而不泄水，是有说焉。膀胱者，太阳之腑也，原属火，不属水。膀胱之水不能下通，本于寒者少，由于热者多。盖膀胱无火则水闭，有火亦水闭也。泽泻用之五苓散中，虽泄水实泄火也。因其为泄火之味，所以用之出奇。不然二苓、白术泄水有余，又何必借重泽泻乎？此泄火之确有至理，人不之思耳。""(泽泻)长于利水，去阴汗，利小便如神，除湿止渴之仙丹也。或问：泽泻既是利水消湿之物，宜乎水去湿干，津液自少，胡为反能止渴？岂知泽泻不独利水消湿，尤善滋阴。如肾中有水湿之气，则所食水谷不化精而化火，此火非命门之真火，乃湿热之邪火。邪火不去，则真火不生。真火不生，则真水不化。泽泻善泻肾中邪火，泻邪火而所以补真水也。"

10.《本经逢原》："今人治泄精，多不敢用。盖为肾与膀胱虚寒，而失闭藏之令，得泽泻降之，而精愈滑矣。当知肾虚精滑，虚阳上乘，面目时赤者，诚为禁剂。若湿热上盛而目肿，相火妄动而精泄，得泽泻清之，则目肿退而精自藏矣，何禁之有。"

11.《长沙药解》："泽泻咸寒渗利，走水府而开闭癃，较之二苓淡渗更为迅速。五苓、八味、茯苓、泽泻、当归、芍药诸方皆用之，取其下达之速，善决水窦，以泄土湿也。"

12.《药性切要》："泽泻、木通俱是利药，但泽泻泻相火湿热，木通泻心火湿热为不同。"

13.《本草正义》："泽泻产于水中，气味淡泊，而体质又轻，故最善渗泄水道，专能通行小便。《本经》气味虽曰甘寒，盖以其生长水泽，因谓之寒。其实轻淡无味，甘于何有？此药功用，惟在淡则能通。《本经》称其治风寒湿痹，亦以轻能入络，淡能导湿耳。云治风寒，殊非其任。其能治乳难者，当以娩后无乳者言，此能通络渗泄，则可下乳汁，非产乳百病之通用品。"又"其兼能滑痰化饮者，痰饮亦积水停湿为病，惟其滑利，故可消痰。"

3102 泽漆 zé qī（《本经》）

【异名】 漆茎（《广雅》），猫儿眼睛草、五凤灵枝（《履巉岩本草》），五凤草、绿叶绿花草（《纲目》），凉伞草（《质问本草》），五盏灯、五朵云（《贵州民间方药集》），白种乳草（《福建民间草药》），五点草、五灯头草、乳浆草（《江苏省植物药材志》），肿手棵、马虎眼（《山东中药》），倒毒伞、一把伞（《四川中药志》），乳草（《泉州本草》），九头狮子草（《湖南药物志》），灯台草（《山西中草药》）。

【基原】 为大戟科大戟属植物泽漆的全草。

【原植物】 泽漆 *Euphorbia helioscopia* L.

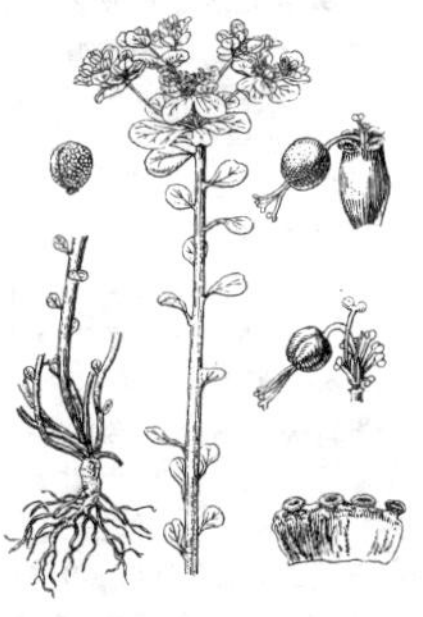

泽　漆

一年或二年生草本。全株含白色乳汁。茎丛生，基部斜升，紫红色，上部淡绿色。叶互生；无柄或因突然狭窄而具短柄；叶片倒卵形或匙形，先端钝圆，有缺刻或细锯齿，基部楔形，两面深绿色或灰绿色，被疏长毛，下部叶小，开花后渐脱落。杯状聚伞花序顶生，伞梗5，伞梗基部具5片轮生叶状苞片，与下部叶同形而较大；总苞杯状，先端4浅裂，裂片钝，腺体4，盾形，黄绿色；雄花10余朵，每花具雄蕊1，下有短柄，花药歧出，球形；雌花1，位于花序中央，子房3室，有长柄，伸出花序之外，花柱3，柱头2裂。蒴果球形，光滑。种子褐色，卵形，有明显凸起网纹，具白色半圆形种阜。花期4～5月，果期5～8月。

生于山沟、路旁、荒野及湿地。我国除西藏外，各地均有分布。

【采收加工】 4～5月开花时采地上部分，晒干。

【药材】 泽漆 *Euphorbiae Helioscopiae Herba* 全国大部分地区均产。

性状　全草长约30 cm，茎光滑无毛，多分枝，表面黄绿色，基部呈紫红色，具纵纹，质脆。叶互生，无柄，倒卵形或匙形，长1～3 cm，宽0.5～1.8 cm，先端钝圆或微凹，基部广楔形或突然狭窄，边缘在中部以上具锯齿；茎顶部具5片轮生叶状苞，与下部叶相似。多歧聚伞花序顶生，有伞梗；杯状花序钟形，黄绿色。蒴果无毛。种子卵形，表面有凸起网纹。气酸而特异，味淡。

鉴别　(1) 茎横切面：表皮1列细胞，切向延长，外被角质层。皮层为数列薄壁细胞，切向延长，细胞皱缩。韧皮部狭窄，细胞皱缩。柱鞘纤维由一至十数个纤维组成一束，作切向多单列断续排列或成环，壁木化。形成层不明显。木质部宽广，由导管、纤维、木薄壁细胞组成；导管单列放射状排列；射线细胞呈类方形、长方形、矩形，排列整齐。髓部多中空。近髓部导管细小为螺纹孔。

粉末特征：淡黄绿色。纤维众多，多成束，稀有单个散在，直径15～35 μm，木化，有的具单纹孔、螺纹；具缘纹孔、网纹孔导管，直径25～40 μm。叶表皮细胞类多角形，内含有细小的方晶或短棒状草酸钙结晶。

(2) 取本品粉末2 g，加甲醇20 ml，加热回流10分钟，趁热滤过，滤液蒸干，残渣加沸水10 ml，溶解后，趁热滤过。取滤液2 ml，加镁粉少许与盐酸4～5滴，加热数分钟，显樱红色；取滤液1滴，点于滤纸上，喷以1%三氯化铝甲醇溶液，干后置紫外光灯(365 nm)下观察，显黄绿色荧光斑点(检查黄酮)。

【成分】 全草含黄酮类：槲皮素-5，3-二-*D*-半乳糖苷(quercetin-5，3-di-D-galactoside)，槲皮素(quercetin)，槲皮素-3-双半乳糖苷(heliosin)，金丝桃苷(hyperin)。还含菜豆凝血素(phasin)，泽漆醇(helioscopiol)，*β*-二氢岩藻甾醇(*β*-dihydrofucosterol)，葡萄糖，果糖，麦芽糖，没食子酸(gallic acid)，琥珀酸(succinic acid)。萜类：泽漆双环氧萜(euphohelin)A、B、C、D、E，大戟苷(euphornin)A、B、C、D、E、F、G、H、I、J、K，泽漆萜(euphoscopin)A、B、C、D、E、F、G、H、I、J、K、L，泽漆内酯(helioscopinolide)A、B、C，泽漆环氧萜(euphohelionone)，表泽漆萜(epieuphoscopin)A、B、C、D、F，泽漆三环萜(euphohelioscopin) A、B。鞣质类：泽漆鞣质(helioscopinin)A、B，泽漆新鞣质(helioscopin)A、B，鞣云实精(corilagin)，石榴叶鞣质(punicafolin)，老鹳草鞣质(geraniin)，杜英鞣质(elaeocarpusin)，夫罗星鞣质(furosin)，原诃子酸(terchebin)，野梧桐鞣质灵(mauotusinin)，鹅耳枥鞣质(carpinusin)，泽漆平新鞣质(euphorscopin)，泽漆灵新鞣质(euphorhelin)，1-*O*-没食子酰-*β*-*D*-葡萄糖(1-*O*-galloyl-*β*-*D*-glucose)，1，6-二-*O*-没食子酰-*β*-*D*-葡萄糖(1，6-di-*O*-galloyl-*β*-*D*-glucose)，1，2，6-三-*O*-没食子酰-*β*-*D*-葡萄糖(1，2，6-tri-*O*-galloyl-*β*-*D*-glucose)，1，2，3，6-四-*O*-没食子酰-*β*-*D*-葡萄糖(1，2，3，6-tetra-*O*-galloyl-*β*-*D*-glucose)，1，3，4，6-四-*O*-没食子酰-*β*-*D*-葡萄糖(1，3，4，6-tetra-*O*-galloyl-*β*-*D*-glucose)，1，2，3，4，6-五-*O*-没食子酰-*β*-*D*-葡萄糖(1，2，3，4，6-penta-*O*-galloyl-*β*-*D*-glucose)，三十一烷(hentriacontane)，二十八烷(octacosane)，二十六醇(hexacosanol)，二十八醇(octacosanol)，十六烷酸(hexadecanioc acid)，*β*-谷甾醇(*β*-sitosterol)，羽扇豆醇(lupeol)，乙酸羽扇豆醇酯(lupeol acetate)，乳汁含间-羟苯基甘氨酸(*m*-hydroxyphenyl glycine)，3，5-二羟基苯甲酸(3，5-dihydroxybenzoic acid)，干乳汁含橡胶烃(聚萜烯)13%，树脂62%，水溶性物25%。

种子油含脂肪酸成分：棕榈酸(palmitic acid)，花生酸(arachidic acid)，油酸(oleic acid)，亚油酸(linoleic acid)，山萮酸(behenic acid)。

【药理】 1. 镇咳和祛痰作用　所含槲皮素-3-双半乳糖苷和金丝桃苷均有镇咳作用。金丝桃苷有较强的止咳作用，小鼠氨雾法证明，口服500 mg/kg金丝桃苷的镇咳作用不亚于口服可待因80 mg/kg，但泽漆中金丝桃苷含量很少。槲皮素-3-双半乳糖苷与金丝桃苷结构和作用相似，是泽漆的主要止咳成分。此外，临床实验室检查发现，服泽漆片(泽漆浸膏)的患者，痰中酸性黏多糖纤维减少，因此推测，泽漆可能抑制酸性黏多糖合成而有祛痰作用。

2. 抗癌作用　泽漆对小鼠肉瘤S_{180}、S_{37}，小鼠白血病L_{160}等瘤株均有抑制作用。从泽漆中分离得2个单体物质泽漆萜A和B，研究证明，均具有抗癌活性。

毒性　泽漆的乳状汁液对皮肤、黏膜有很强的刺激性。接触皮肤可致发红，甚至发炎溃烂，可治赘疣。如误服鲜草或乳白汁液后，口腔、食管、胃黏膜均可发炎、糜烂，有灼痛、恶心、呕吐、腹痛、腹泻水样便，严重者可致脱水，甚至出现酸中毒。

【药性】 辛、苦，微寒，有毒。归肺、大肠、小肠经。

1.《本经》："苦，微寒。"

2.《别录》："辛，无毒。"

3.《新修本草》:"有小毒。"

4.《得配本草》:"入手阳明、太阳经气分。"

5.《本草撮要》:"入手足太阴经。"

【功用主治】 利水消肿,化痰止咳,解毒杀虫。主治水气肿满,痰饮喘咳,疟疾,菌痢,瘰疬,结核性瘘管,骨髓炎。

1.《本经》:"主皮肤热,大腹水气,四肢面目浮肿,丈夫阴气不足。"

2.《别录》:"利大小肠,明目,轻身。"

3.《药性论》:"治人肌热,利小便。"

4.《日华子》:"止疟疾,消痰退热。"

5.《本草备要》:"止咳,杀虫。"

6.《药性考》:"治瘰疬癣疮。"

7.《贵州民间方药集》:"内服可除风湿,止疼痛。"

8.《四川中药志》1960年版:"外用治痒子及一切恶毒,梅疮。"

【用法用量】 内服:煎汤,3~9 g;或熬膏,入丸、散用。外用:煎水洗;熬膏涂或研末调敷。

【宜忌】 气血虚弱和脾胃虚者慎用。

1.《本草经集注》:"恶薯蓣。"

2.《本草汇言》:"性善走泄,如胃虚人亦宜少用。"

3.《得配本草》:"气血虚者禁用。"

4.《青岛中草药手册》:"对皮肤及黏膜有刺激性,有溶解结核病纤维素的作用,对结核病须严格掌握适应证,以免引起原硬结病灶溶解播散。"

【选方】 1. 治水气通身洪肿,四肢无力,喘息不安,腹中响响胀满,眼不得视 泽漆根十两,鲤鱼五斤,赤小豆二升,生姜八两,茯苓三两,人参、麦冬、甘草各二两。上八味细切,以水一斗七升,先煮鱼及豆,减七升,去滓,内药煮取四升半。一服三合,日三,人弱服二合,再服气下喘止,可至四合,晬时小便利,肿减,或大便溏下。(《千金方》泽漆汤)

2. 治水肿盛满,气急喘嗽,小便涩赤如血者 泽漆叶(微炒)五两,桑根白皮(炙黄,锉)两,白术一两,郁李仁(汤浸,去皮,炒熟)三两,杏仁(汤浸,去皮、尖、双仁,炒)一两半,陈橘皮(汤浸,去白,炒干)一两,人参一两半。上七味,粗捣筛。每服五钱匕,用水一盏半,生姜一枣大,拍破,煎至八分,去滓温服。以利黄水三升及小便利为度。(《圣济总录》泽漆汤)

3. 治心下有物大如杯,不得食者 葶苈二两(熬),大黄二两,泽漆四两。捣筛,蜜丸,和捣千杵。服如梧子大二丸,日三服,稍加。(《补缺肘后方》)

4. 治肺源性心脏病 鲜泽漆茎叶 60 g。洗净切碎,加水 500 g,放鸡蛋 2 只煮熟,去壳刺孔,再煮熬数分钟。先吃鸡蛋后喝汤,每日 1 剂。(江西《草药手册》)

5. 治瘰疬 猫儿眼睛草一二捆,井水二桶,锅内熬至一桶,去滓澄清,再熬至一碗,瓶收。每以椒、葱、槐枝,煎汤洗疮净,乃搽此膏。(《纲目》引《便民方》)

6. 治癣疮有虫 猫儿眼睛草,晒干为末,香油调搽。(《卫生易简方》)

7. 治神经性皮炎 鲜泽漆白浆敷癣上或用椿树叶捣碎同敷。(《兄弟省市中草药单方验方新医疗法选编》)

8. 治癌肿 ① 淋巴肉瘤:泽漆 15 g,蛇六谷(先煎)、土茯苓各 30 g,穿山甲 9 g。水煎服,日 1 剂。(《抗癌中草药制剂》)② 宫颈癌:泽漆 100 g,加水适量,与鸡蛋 3 个共煮,煮熟后食蛋喝汤,每日 1 剂。(《陕西中草药》)

9. 治乳汁稀少 鲜泽漆 30 g,黄酒适量,炖服。(《福建药物志》)

10. 治天行赤眼(急性流行性出血性结膜炎) 泽漆 30 g(鲜者加倍),生白矾 6 g,用水 500 ml,煎开 5 分钟后,首先口服 30 ml,然后趁热熏洗双眼,每次熏洗 15~20 分钟,每日 2~3 次。〔《山东中医杂志》1988,(5):47〕

【临床报道】 1. 治疗急、慢性支气管炎 用泽漆中提取的泽漆新苷口服,每日 4 次,每次 60 mg,疗程 5 日,治疗急性支气管炎 57 例,慢性支气管炎 270 例,显效率:急性支气管炎组为 61.4%;191 例慢性支气管炎单纯型组为41.31%,79 例慢性支气管炎喘息型组为 16.44%。对慢性支气管炎肺虚咳痰型的疗效非常显著,高于脾虚痰湿型($P<0.01$)。对偏寒证的疗效最高,寒热错杂证次之,偏热证疗效最差,偏寒证组疗效非常显著,优于偏热证组($P<0.01$)。常见副作用有:口干、咽痛、咳痰难出、唇疮、尿热、便秘等。用泽漆各种制剂治疗慢性气管炎,认为确有一定的化痰止咳清热功效,从实验室检查分析,它具有抑制支气管腺体中酸性黏多糖合成和使痰量减少的双重作用,并能促进支气管黏膜上皮炎症病理的修复,故在治疗后痰中各种细胞成分均明显减少。

2. 防治流行性腮腺炎 取泽漆 30 g(干品 15 g),加水30 ml,浓煎至 150 ml,每次 50 ml,日服 3 次,以愈为度,治疗 140 例,均于 3~7 日内治愈,无 1 例发生合并症。对高热患儿曾配合一般对症处理。流行期间对密切接触者可试用于预防,一般按上述剂量连服 3 日。

3. 治疗结核性瘘管 用泽漆膏治疗结核性肛瘘 58 例,其中单纯性 22 例,复杂性 36 例,经手术切开管道,刮除腐败组织后,对较小创面直接均匀涂布,较大创面用泽漆膏纱条敷盖,分别经 15~20日的治疗,全部治愈,无 1 例复发。但浸膏的刺激性较大,可引起不同程度的疼痛,应适当加入镇痛剂;对创面新鲜者用量宜少,对创面腐败而分泌物多者,用量要多。

4. 治疗细菌性痢疾 ① 浓缩煎剂:取猫儿眼睛草 1 kg,洗净切碎,煎煮 2 次过滤,浓缩至 1 000 ml,加适量防腐剂。成人每次 5 ml,日服 3 次,儿童酌减。② 冲剂:每 1 g 相当鲜猫儿眼睛草 12.9 g。成人每次 2~3 g,日服 3 次,儿童酌减。共治疗急性菌痢 79 例,显效 44 例,有效 13 例;慢性菌痢急性发作 1 例,无效;慢性迁延性菌痢 2 例,显效 1 例,无效 1 例。平均体温恢复正常 1.55 日,便次复常 2.17 日,腹痛消失 2.68 日,右下腹压痛消失 2.46 日,里急后重消失 1.97 日,大便成形 2.7 日。

5. 治疗无黄疸型传染性肝炎 用泽漆制成片剂或膏剂内服,片剂每次 6~8 片(每片含量 0.2 g),膏剂每次 2 g,均每日 3 次,饭后服,服后宜多饮开水。25 日为 1 个疗程,共观察 100 例,经 1 个疗程后痊愈 1 例,基本治愈 51 例,进步 10 例,无变化 31 例。对症状消退和改善、肝脾回缩及肝功能恢复有一定疗效。远期效果尚难肯定。治疗中部分患者有口干、多尿,未见其他不良反应。

【各家论述】 1.《纲目》:"泽漆利水,功类大戟,故人见其茎有白汁,遂误以为大戟。然大戟根苗皆有毒泄人,而泽漆根硬不可用,苗亦无毒,可作菜食而利丈夫阴气,甚不相侔也。"

2.《本草汇言》:"(泽漆)主治功力与大戟同,较之大戟,泽漆稍和缓而不甚伤元气也。"

3.《本草述》:"泽漆利水,既与大戟相类,然时珍谓大戟泄人,而泽漆之利水,乃更谓其利丈夫阴气,即《本经》亦云治丈夫阴气不足。《经》云:水者,阴气也。注云:邪水之阴,非真阴也,即此思之,如他味之利水者,又岂非行邪水乎?而真阴未能不伤。独此云行邪水而真阴反以受益也,是遵何故哉?愚阅方书之用兹味,唯水肿上气与痢后浮肿,然观其必与白术、桑白皮、郁李仁同用,则必有以为益脾之助,而化气开结者,亦兹物相助为理,尤藉其前导以为功耳。即治痢后肿满,气急喘嗽,小便如血,逐诸队且同参、术以行之,则其非瞑眩之剂可知。治水之用,此味其善物哉。"

4.《长沙药解》:"泽漆苦寒之性,长于泄水,故能治痰饮阻格之咳。"

3103 泽藓 zé xiǎn

(《中国药用孢子植物》)

【异名】 阴阳草、早青苔(陕西),溪泽藓、黄泽藓(《孢子植物名词及名称》)。

【基原】 为珠藓科泽藓属植物泽藓的植物体。

【原植物】 泽藓 *Philonotis fontana* (Hedw.) Brid. [*Mnium fontanum* Hedw.; *Bartramia fontana* (Hedw.) Turn.]

植物体密集丛生,黄绿色,有光泽,色艳。茎顶端具轮状苗生枝。叶直倾,基部阔卵状或心形,渐上成狭长尖,下部具纵褶,叶缘内卷,具疣突构成的齿;中肋粗壮,达于叶尖,呈短毛尖状。叶片细胞长方形,下角具疣,有时两端具疣。雌雄异株,稀同株。蒴柄红色,孢蒴球形,深褐红色,具纵沟状皱褶;蒴齿两层;孢子黄褐色,具密疣。

生于沼泽地、潮湿草原或流水、滴水石上。春季至秋季习见。分布于华北、东北、华东、中南、西南、西北等地。

【采收加工】 6～10月采收,晒干或鲜用。

【成分】 全株含珠藓黄酮(philonotisflavone),2,3-二氢珠藓黄酮(2,3-ilonotis-flavone)等6个双黄酮。

【药性】《中国药用孢子植物》:"淡,凉。"

【功用主治】 清热解毒。主治咽喉肿痛,感冒,咳嗽,痈肿疮疖,烧烫伤。

1.《中国药用孢子植物》:"清热解毒。用于扁桃体炎,喉炎,疮疖。"

2.《中国中药资源志要》:"用于烧烫伤。"

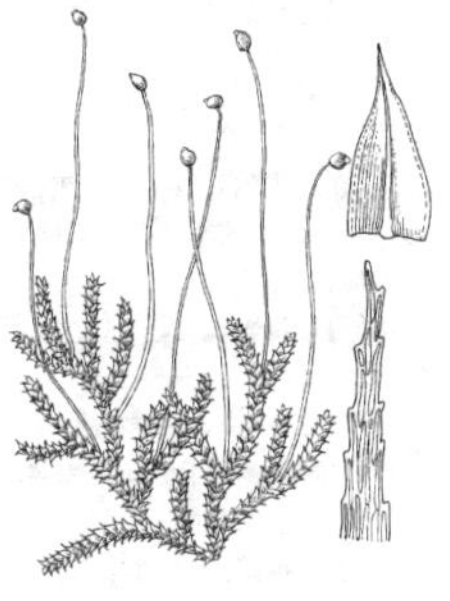

泽 藓

【用法用量】 内服:煎汤,9～12 g。外用:鲜品捣敷。

【选方】 1. 治扁桃体炎,喉炎　泽藓15 g,蛇莓9 g。煎服。

2. 治疮疖　泽藓适量捣敷。(1、2方出自《中国药用孢子植物》)

3104 泽泻叶 zé xiè yè (《别录》)

【基原】 为泽泻科泽泻属植物泽泻的叶。

【原植物】 参见"泽泻"条。

【采收加工】 6～8月采收,晒干或鲜用。

【药材】 泽泻叶 *Alismatis Folium*　主产于福建、四川等地。

性状　叶皱缩卷曲,展平后完整者呈椭圆形、长椭圆形或宽卵形,长6～12 cm,宽4～8 cm。两面均为绿色或黄绿色,先端锐尖或钝尖,基部圆形或心形,全缘;叶柄长20～30 cm,呈细长圆柱状,基部稍膨大成鞘状。质脆,易破碎。气微,味微酸、涩。

【成分】 叶含维生素C及矿物元素锰、钙。

【药性】 微咸,平。

1.《别录》:"味咸,无毒。"

2.《救荒本草》:"味微咸。"

【功用主治】 益肾,止咳,通脉,下乳。主治虚劳,咳喘,乳汁不下,疮肿。

1.《别录》:"主大风,乳汁不出,产难,强阴气,久服轻身。"

2.《日华子》:"壮水脏,下乳,通血脉。"

【用法用量】 内服:煎汤,15～30 g。外用:捣敷。

【选方】 1. 治虚劳　生泽泻花叶(切)五两。以水三升,煮至一升半,去滓,下羊肚、葱、豉等于汁中,煮羹香熟,任意食之。(《圣济总录》泽泻羹)

2. 治一般肿毒　鲜泽泻叶60 g。捣烂敷患处,每日换2次。(福州台江区《民间实用草药》)

【临床报道】 治疗慢性气管炎　取泽泻全草干品30 g,每日3次煎服,10日为1个疗程。据384例观察,总有效率为89%,显效率占30%。止咳、平喘、化痰作用均较明显,但疗效出现多在第四至第五日。对单纯型、喘息型及并发肺气肿的病例,疗效无显著差异。

3105 泽泻实 zé xiè shí (《别录》)

【基原】 为泽泻科泽泻属植物泽泻的果实。

【原植物】 参见"泽泻"条。

【采收加工】 7～9月果实成熟后分批采收。用刀割下果序,扎成小束,挂于空气流通处,脱粒,晒干。

【成分】 果实含淀粉。

【药性】《别录》:"味甘,无毒。"

【功用主治】《别录》:"主风痹,消渴,益肾气,引阴,补不足,除邪湿。久服面生光,令人无子。"

【用法用量】 内服:煎汤,6～9 g。

3106 宝盖草 bǎo gài cǎo (《植物名实图考》)

【异名】 接骨草、莲台夏枯草、灯笼草(《滇南本草》),珍珠莲(《植物名实图考》),佛座(《植物学大辞典》),连钱草、大铜钱七(《广西中兽医药用植物》)。

【基原】 为唇形科野芝麻属植物宝盖草的全草。

【原植物】 宝盖草 *Lamium amplexicaule* L.

一年生或二年生草本。茎丛生,基部稍斜升,细弱,四棱形,常带紫色,被倒生疏毛。叶对生;有短柄,向上渐无柄,抱茎;叶片肾形或近圆形,先端圆,基部心形或圆形,边缘有圆齿或浅裂,两面均被细毛。轮伞花序6～10花,其中常有闭花受精的花;除基部一对叶外,其余叶腋部均有花,花外被长毛;花萼管状,裂齿5,长而锥尖;花冠紫红色或粉红色,管部细长,近直立,上唇长圆形,稍盔状,下唇平展,有3裂片,中裂片倒心形,先端有深凹;雄蕊4,与花柱近等长,均内藏,花药平叉开,有毛。小坚果长圆形,具3棱,褐黑色,有白色鳞片状突起。花期3～5月,果期7～8月。

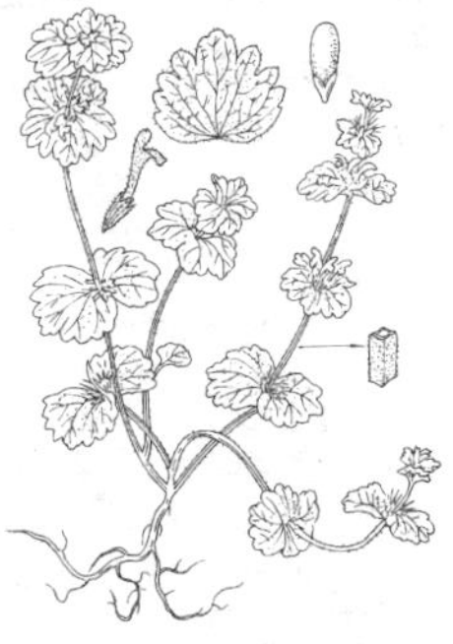

宝 盖 草

生于路边、草丛、庭园等处。分布于东北、华东、华中、西南和西北等地。

【采收加工】 6～8月采收全草,晒干或鲜用。

【药材】 宝盖草 *Lamii Amplexicaulis Herba*　产于东北、江苏、浙江、四川、江西、云南、贵州、广东、广西、福建、湖南、湖北、西藏等地。

性状　茎呈方柱形,长5～45 cm,表面略带紫色,被稀疏毛茸。叶多皱缩或破碎,完整者展平后呈肾形或圆形,基部心形或圆形,边缘具圆齿或小裂,两面被毛;茎生叶无柄,根出叶具柄。轮伞花序。小坚果长圆形,具3棱,先端截形,褐黑色,表面有白色疣突。质脆。气微,味苦。

【成分】 含多种环烯醚萜苷类:野芝麻苷(lamioside),7-去乙酰野芝麻苷(lamiol),野芝麻酯苷(lamiide),野芝麻新苷(ipolamiide),7-去甲-6-羟基山栀苷甲酯(lamalbid),山栀苷甲酯(shanzhiside methyl ester),假杜鹃素(barlerin),7-乙酰基野芝麻新苷(ipola mi-idoside),5-去氧野芝麻苷(5-deoxylamioside),6-去氧野芝麻苷(6-

deoxylamioside)。

【药性】 辛、苦，微温。

1.《滇南本草》："味苦，性温。行十二经络。"

2.《滇南本草图说》："气味温，辛，平。"

【功用主治】 活血通络，解毒消肿。主治跌打损伤，筋骨疼痛，四肢麻木，半身不遂，面瘫，黄疸，鼻渊，瘰疬，肿毒，黄水疮。

1.《滇南本草》："治筋骨痰火疼痛，手足麻木不仁，祛周身游走之风，散瘰疬手足痰核，治跌打损伤，接骨，止脑漏鼻渊，包痰火红肿疼痛。"

2.《滇南本草图说》："治跌打损伤，骨碎筋断，酒下如神，或左瘫右痪，四肢不仁，服之即愈。"

3.《植物名实图考》："养筋活血，止遍身疼痛。"

4.《贵州草药》："清热利湿，驱风，解毒，化瘀镇痛。"

5.《湖南药物志》："通络，祛痰，开窍。"

6.《全国中草药汇编》："治黄疸型肝炎，高血压，面神经麻痹，半身不遂。"

【用法用量】 内服：煎汤，10～15 g；或入丸、散。外用：捣敷；或研末撒。

【选方】 1. 治跌打损伤，红肿疼痛，不能落地　接骨草、苎麻根、蜂蜜、鸡蛋清、大蓟共五味，捣烂包患处，一宿一次，日久肿疼加生姜、葱头三棵，再包。

2. 治女子两腿生核，形如桃李，红肿硬痛　接骨草三钱，引点水酒服，五服后痊愈。至二年又发，加威灵仙、防风、虎掌草，三服而愈。

3. 治口歪眼斜，半身麻木疼痛　接骨草、防风、钩藤、胆南星，引点水酒、烧酒服。

4. 治脑漏疼痛，鼻流黄涕腥臭　接骨草三钱，增补加香白芷、川芎、苍耳子，引点水酒服。（1～4 方出自《滇南本草》）

5. 治高血压，小儿肝热　接骨草 6 g，山土瓜 6 g，包谷须 1.5 g。水煎服。（《昆明民间常用草药》）

6. 治跌伤骨折　宝盖草、园麻根、续断各 60 g。捣烂加白酒少许，敷患处。

7. 治黄疸型肝炎　宝盖草 9 g，夏枯草 9 g，木贼 9 g，龙胆草 9 g。水煎服。（6、7 方出自《湖南药物志》）

8. 治小儿腹泻　宝盖草 9～15 g。水煎服。

9. 治无名肿毒　宝盖草 15 g。水煎服，每日 3 次，药渣敷患处。（8、9 方出自《西宁中草药》）

10. 治筋骨酸痛　宝盖草 60 g，白酒 250 g。浸泡数日后，每次 15 g，每日 3 次。（《青岛中草药手册》）

11. 治淋巴结核　① 宝盖草嫩苗 30 g，鸡蛋 2 只。同炒食。② 宝盖草 60～90 g，鸡蛋 2～3 只。同煮，蛋熟后去壳，继续煮半小时。食蛋饮汤。③ 鲜宝盖草 60 g。捣烂取汁，药汁煮沸后服，均隔日 1 次，连服 3～4 次。（苏医《中草药手册》）

3107 **定心散** dìng xīn sǎn（浙江）

【异名】 定心散莲座蕨（《浙南本草新编》）。

【基原】 为观音座莲科莲座蕨属植物定心散观音座莲带叶柄基部的根茎。

【原植物】 定心散观音座莲 *Angiopteris officinalis* Ching

多年生草本。具块状根茎。叶二回羽状，薄革质；羽片阔披针形，中部以上较宽，向下渐狭窄，羽轴向先端有狭翅；小羽片约 25 对，近无柄，互生而开展，斜向上排列，基部的最小，长卵形，具短渐尖头；中部的长约 4 cm，近尾状渐尖；顶部的披针形，长渐尖头，基部近圆形，先端 1 对近对生；叶脉纤细，几开展，分叉和单一的相间，倒行假脉明显。孢子囊群极小，长圆形，长不及 1 mm。

生于林下。分布于浙江南部。

【采收加工】 全年均可采，挖取根茎，切片，晒干或鲜用。

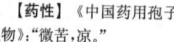

【药材】 定心散 *Angiopteris Officinalis Rhizoma* 主产于浙江。

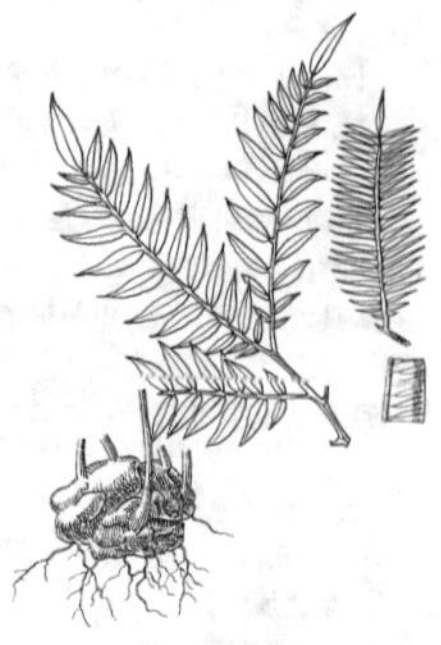

定心散观音座莲

性状　根茎多纵剖成 2 瓣，呈长椭圆形，稍扭曲，长 7～10 cm，直径 4～5 cm，顶端具叶柄残基或凹陷状瘢痕，茎基部连接处有时可见多数金黄色绒毛及毛须状物。表面黑棕色，多皱缩，并散有稀疏根痕。质坚而轻，断面棕褐色，散有许多微凸出的棕色小点（分体中柱）；纵剖面有条状纹理。气微，味微苦。

【药性】《中国药用孢子植物》："微苦，凉。"

【功用主治】《中国药用孢子植物》："清热，消肿，止咳，安神，通络。治肺炎咳嗽、腮腺炎、痈肿、蛇伤、神经衰弱、精神分裂症、关节风痛、冠心病。"

【用法用量】 内服：煎汤，15～30 g，鲜品 30～60 g。外用：捣敷。

【选方】 1. 治神经衰弱　定心散莲座蕨 15 g，夜交藤 15 g，枣仁 6 g。煎服。（《中国药用孢子植物》）

2. 治精神分裂症　定心散 30～60 g，猪心 1 个或瘦猪肉 60 g。同煮，加冰糖服食，连服 3～5 次。

3. 治冠心病　鲜定心散 60 g。水煎服。

4. 治黄疸型肝炎　定心散、重楼、三叶青各等分。水煎服。

5. 治腮腺炎　定心散莲座蕨 15 g，海金沙藤 15 g，板蓝根 9 g。煎服。（《中国药用孢子植物》）

3108 **宜梧** yí wú（《福建药物志》）

【异名】 锅底刺（《全国中草药汇编》），白叶刺（《新华本草纲要》），白叶刺根。

【基原】 为胡颓子科胡颓子属植物福建胡颓子的根。

【原植物】 福建胡颓子 *Elaeagnus oldhamii* Maxim.

常绿直立灌木，高 1～2 m。具粗壮长棘刺，刺长 10～40 mm 或更长，刺基部有时着生花和叶，幼枝密被褐色鳞片。单叶互生；叶近革质，倒卵形或倒卵状披针形，先端圆形，向基部渐狭窄，全缘，幼时上面密被银白色鳞片，后逐渐脱落，下面密被银白色和散生少数深褐色鳞片。花淡白色，被鳞片，数花簇生于叶腋成短总状花序；花被筒短，杯状，上部 4 裂，裂片与花被筒等长或更长，内面无毛或疏生白色星状柔毛；雄蕊 4，花丝极短，花药长圆形；花柱直立，无毛。果实卵圆形，幼时密被银白色鳞片，成熟时红色。花期 11～12 月，果期翌年2～3 月。

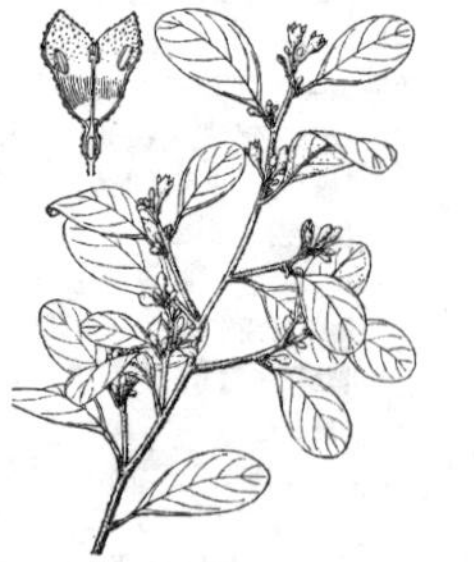

福建胡颓子

生于海拔 500 m 以下的空旷地区和山坡灌木丛中。分布于福建、广东、台湾等地。

本植物的叶（宜梧叶）亦供药用，另设专条。

【采收加工】 全年均可采挖，切片晒干。

【药材】 宜梧 *Elaeagni Oldhamii Radix*　产于福建、台湾、广东等地。

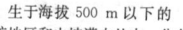

性状　根圆柱形，直径1～2 cm。表面暗棕色，具纵沟纹，栓皮易剥落。质坚硬，不易折断。断面皮部红棕色，木部浅黄色。气微，味微酸涩。

【药性】 苦、酸，微温。

1.《全国中草药汇编》："酸、涩，平。"

2.《福建药物志》："苦、酸，微温。"

【功用主治】 祛风活血，健脾益肾。主治风湿痹痛，跌打瘀肿，慢性肝炎，胃痛腹泻，消化不良，肾亏腰痛，劳倦乏力，盗汗，遗精，白带。

1.《全国中草药汇编》："祛风理湿，固肾。主治风湿性关节炎，肾虚腰痛。"

2.《台湾药用植物志》："祛风除湿，散瘀血，消肿。主治风湿神经痛，久年风伤，月内风，慢脾风，跌打，肺痈。"

3.《福建药物志》："益肾固涩。治慢性肝炎，劳倦乏力，腹泻，胃痛，消化不良，肾亏腰痛，盗汗，遗精，白带，乳腺炎，跌打损伤，风湿关节痛。"

【用法用量】 内服：煎汤，30～60 g。

【宜忌】 《福建药物志》："孕妇禁服。"

【选方】 1. 治风湿性关节炎　福建胡颓子鲜根30～90 g，酒适量，猪瘦肉120 g。加水炖服。（厦门《新疗法与中草药选编》）

2. 治肾虚腰痛，盗汗，遗精　胡颓子鲜根30～60 g。腰痛加墨鱼干1～2只，黄酒少许；盗汗加红糖9 g；遗精加金樱子30 g、冬蜜少许。水炖服。

3. 治胃痛、十二指肠溃疡　胡颓子根（去外皮）250 g。水煎，去渣，将猪肚一个洗净，放入炖烂，分4次服。

4. 治消化不良　胡颓子根、柚树叶各9 g。水煎服。（2～4方出自《福建药物志》）

5. 治小儿慢脾风　宜梧根、风藤各10 g。水煎服。（《台湾药用植物志》）

3109 宜梧叶 yí wú yè（《福建药物志》）

【异名】 胡颓子叶（《福建药物志》）。

【基原】 为胡颓子科胡颓子属植物福建胡颓子的叶。

【原植物】 参见"宜梧"条。

【采收加工】 全年均可采收，晒干。

【药性】 苦、酸，微温。

1.《全国中草药汇编》："酸、涩，平。"

2.《福建药物志》："苦、酸，微温。"

【功用主治】 敛肺定喘。主治哮喘，久咳。

1.《全国中草药汇编》："下气定喘。主治哮喘。"

2.《福建药物志》："敛肺定喘。治哮喘，久咳。"

【用法用量】 内服：煎汤，30～60 g；或研末。

【选方】 治哮喘 ① 胡颓子叶、千日红各3份，枇杷叶2份。研末，混合。每日3次，每次6 g，开水送服。② 胡颓子叶研末，每次6 g，调稀饭服。（《福建药物志》）

3110 空青 kōng qīng（《本经》）

【异名】 杨梅青（《本草图经》）。

【基原】 为碳酸盐类孔雀石族矿物蓝铜矿成球形或中空者。

【原矿物】 蓝铜矿 Azurite参见"扁青"条。

【采收加工】 选择呈球形或中空的蓝色集合体入药。

【药材】 空青 *Azuritum* 产地参见"扁青"条。

性状　本品为类球状，大小不一。蓝色。表面不平坦。多数中空。

鉴别　参见"绿青"条。

【成分】 参见"扁青"条。

【药性】 甘、酸，寒，小毒。归肝经。

1.《本经》："味甘，寒。"

2.《别录》："酸，大寒，无毒。"

3.《品汇精要》："味甘，酸，性寒，缓收。味厚于气，阴也。"

4.《本草经疏》："入肝。"

【功用主治】 凉肝清热，明目去翳，活血利窍。主治目赤肿痛，青盲，雀目，翳膜内障，中风口㖞，手臂不仁，头风，耳聋。

1.《本经》："主青盲、耳聋，明目，利九窍，通血脉，养精神，久服轻身延年不老。"

2.《别录》："益肝气，疗目赤痛，去肤翳，止泪出，利水道，下乳汁，通关节，破坚积，令人不忘。"

3.《药性论》："治头风，镇肝，瞳人破者，再得见物。"

4.《日华子》："浆能点多年青盲、内障、翳膜，养精气。其壳又可摩翳。"

5.《医林纂要》："收心之散，泻肝之热，平胆火，利小肠水。"

【用法用量】 外用：研细，水飞，点眼。内服：研末，每次0.3～1 g；或入丸、散。

【宜忌】 内服宜慎。不宜多服、久服。

《药性论》："畏菟丝子。"

【选方】 1. 治眼晾晾不明　空青少许，渍露一宿，以水点之。（《普济方》）

2. 治眼黑翳覆瞳子肤起　贝子四枚（烧），空青一两，矾石一两（熬汁尽）。上三味，末，取如黍米注翳上，日二。（《外台》引《深师方》）

3. 治雀目及内外障眼，风毒青盲，暴赤眼等　杨梅青（好者，水浴过，控干，研）、胡黄连（水浴过，为细末）各一分，槐芽（初出如雀舌时，不计多少，候干为末）一钱半。三味同研匀细如粉，入龙脑一字许，更研匀，密收。每夜卧时，先温水净漱口，仰面卧，用苇筒子吹药一字入两鼻中，但令如常喘息，便自睡着，眼中觉凉冷为妙，隔夜一次。（《圣济总录》空青散）

4. 治小儿眼中生翳遮睛或生丁翳、痘翳　空青、曾青各一钱，炉甘石一钱（火煅，用童子小便淬三次），龙脑半钱。上研极细，灯心点眼中。（《安老怀幼书》）

5. 治头风脑痛，百药不效　空青一钱，冰片一分。共研极细末。吹一分于两鼻孔中，或用一二分，白汤调服亦可。（《本草汇言》）

【临床报道】 治疗视神经萎缩　海星（阴干，打粉）41 g，空青粉3 g。两药混匀，每服6 g，每日2次，于早、晚饭后，淡盐水送服；21日为1个疗程，治疗前、中、后，进行视力、视野、眼底、眼压、屈光等检查，治疗10日视力、视野无进步者终止治疗。① 视力疗效：治疗视神经萎缩35例，显效13只眼（31.7%），进步8只眼（19.51%）；无效20只眼（48.79%），视力有效率占51.21%；② 视野疗效：临床治愈6只眼（14.63%），视野显效28只眼（68.29%），无效7只眼（17.07%）。视野总有效率为82.89%；③ 综合疗效：临床治愈2只眼（4.88%），显效21只眼（51.22%），进步4只眼（9.76%），无效14只眼（34.15%）。综合总有效率为65.85%。

【各家论述】 《本草经疏》："空青甘寒能除积热，兼之以酸，则火自敛而降矣；热退则障自消，目自明。耳者肾之窍，水涸火炎，故耳聋，肾家热解，则火息水生，而听复聪矣。九窍不利，无非火壅，肝家有火，则血热气逆，故血脉不通，凉肝除热，则精气自益，阴足火清，则窍自利而血脉自通，精神自长矣。其曰利水道，下乳汁，通关节，破坚积者，皆以热除则气血和平，阴气自复，五脏清宁则诸症自解。"

3111 空心木 kōng xīn mù（《新华本草纲要》）

【异名】 鬼吹哨、来色木、吹鼓清（《贵州草药》），泡掌筒、炮竹筒、猴桔子、梅竹叶（《云南中草药》），大追风（《彝药志》）。

【基原】 为忍冬科鬼吹箫属植物鬼吹箫及狭萼鬼吹箫的茎

叶或根。

【原植物】 1. 鬼吹箫 *Leycesteria formosa* Wall.

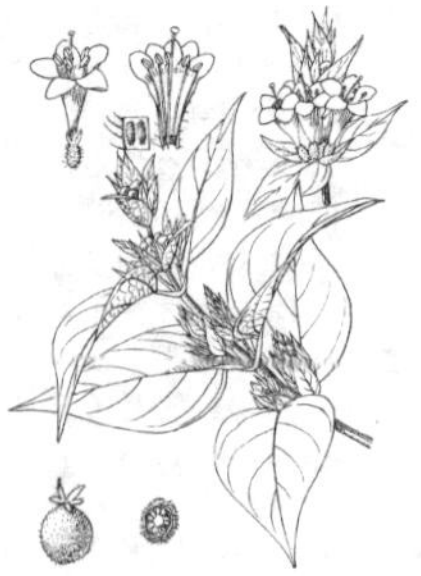

鬼吹箫

灌木，高1～3 m。全株常有疏或密的紫色短腺毛。小枝、叶柄、花序梗、苞片和萼齿均被短柔毛。叶对生；叶片纸质，卵状披针形、卵状长圆形至卵形，先端长尾尖、渐尖或短尖，基部圆形至近心形或阔楔形，边常全缘或具微齿，上面绿色，被短糙毛，中脉毛较密，下面白绿色，疏被弯伏短柔毛或近于无毛。穗状花序顶生或腋生，下垂，每节具6朵花，由2个具3朵花的聚伞花序对生；苞片叶状，绿色或紫红色；萼筒圆柱形，密被糙毛和腺毛，萼裂片5，通常2长3短；花冠白色或粉红色，有时带紫红色，漏斗状，外面疏被短柔毛和腺毛，基部具5个浅囊，囊内生蜜腺，裂片5；雄蕊5，着生于花冠喉部；子房5室，花柱稍伸出花冠外，柱头圆盾形。浆果卵状球形，具宿存萼齿，红色，后变紫黑色。种子小而多数，扁圆形，淡褐色，具光泽。花期6～9月，果期9～10月。

生于海拔1 400～3 300 m的山坡、山谷溪沟边、林缘或灌丛中。分布于四川、贵州、云南、西藏。

2. 狭萼鬼吹箫 *L. formosa* Wall. var. *stenosepala* Rehd.

与鬼吹箫不同点在于：穗状花序通常顶生，稀腋生；花萼裂片较长，常4长1短或3长2短，或近等长，如为4～5 mm，则绝不为3长2短。

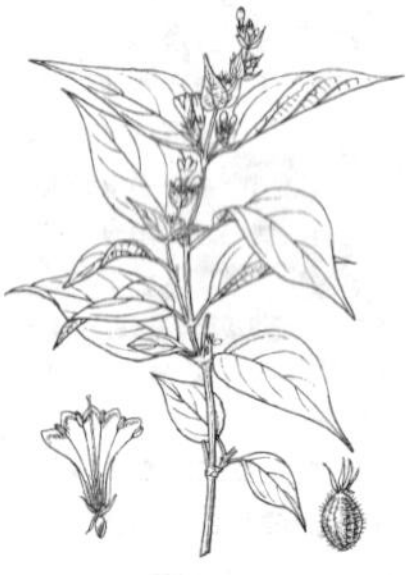

狭萼鬼吹箫

生于海拔1 600～3 500 m的山坡、山谷或溪边林下、林缘或灌丛中。分布于四川、云南、西藏等地。

【采收加工】 8～10月采收茎叶，全年均可采挖根，均鲜用或切段晒干。

【成分】 全株含木犀草素-5-葡萄糖苷(luteolin-5-glucoside)。

【药性】 苦，凉。

1.《贵州草药》："性微寒，味甘、微辛。"

2.《云南中草药》："苦，平。"

3.《全国中草药汇编》："苦，凉。"

【功用主治】 清热利湿，活血止血。主治湿热黄疸，风湿痹痛，哮喘，月经不调，外伤出血，膀胱炎，骨折损伤。

1.《贵州草药》："舒筋活络，祛瘀止痛，生新。"

2.《云南中草药》："利湿，活血，消炎。主治膀胱炎，水肿，支气管哮喘，风湿，痔疮，食积，腹胀。"

3.《全国中草药汇编》："破血，祛风，平喘。主治哮喘，风湿性关节炎，月经不调，黄疸性肝炎，水肿。"

4.《彝药志》："清热解毒，活血散瘀。"

【用法用量】 内服：煎汤，9～15 g；或泡酒。外用：捣敷，或煎水外洗。

【选方】 1. 治劳伤 鬼吹哨根、马蹄叶根（土紫菀）、刺五加根各等分，加酒5倍浸泡，每日睡前服药酒30 g。

2. 治骨折 鬼吹哨90～150 g捣绒，加酒少量调匀，炒热包患处；并用根90 g，泡酒500 g，泡至1日后，煨热服，每日3次，每次30 g。（1、2方出自《贵州草药》）

3. 治开放性骨折，伤口破溃流脓 （炮竹筒适量）煎水外洗。（《彝药志》）

4. 治外伤出血，骨折 用鲜（泡掌筒）全株捣烂外敷患处。（《云南中草药》）

3112 空心苋 kōng xīn xiàn （《福建中草药》）

【异名】 空心蕹藤菜、水蕹菜（《福建中草药》），水花生、过塘蛇、螃蜞菊、假蕹菜（《全国中草药汇编》），水马齿苋、肥猪菜（《湖南药物志》），喜旱莲子草（《中国植物志》）。

【基原】 为苋科虾钳菜属植物空心莲子草的全草。

【原植物】 空心莲子草 *Alternanthera philoxeroides* (Mart.) Griseb. [*Cucholzia philoxeroides* Mart.]

多年生草本。茎基部匍匐，着地节处生根，上部直立，中空，具分枝，幼茎及叶腋有白色或锈色柔毛，老时无毛。叶对生；叶片倒卵形或倒卵状披针形，先端圆钝，有芒尖，基部渐狭，全缘，上面有贴生毛，边有睫毛。头状花序单生于叶腋，苞片和小苞片干膜质，白色，宿存；花被片白色，长圆形；雄蕊5，花丝基部合生成杯状，花药1室，退化雄蕊顶端分裂成窄条；子房1室，具短柄，有胚珠1颗，柱头近无柄。花期5～10月。

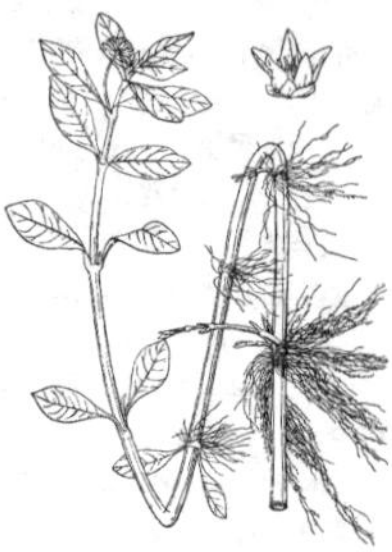

空心莲子草

生于水沟、池塘及田野荒地等处。分布于河北、江苏、浙江、安徽、江西、广西等地。原产巴西。

【采收加工】 5～10月采收，鲜用或晒干用。

【药材】 空心苋 *Alternantherae Philoxeroidis Herba* 产于河北、安徽、江苏、浙江、江西、福建、湖南、湖北、广西等地。

性状 全草长短不一。茎扁圆柱形，直径1～4 mm；有纵直条纹，有的两侧沟内疏生毛茸；表面灰绿色，微带紫红色；有的粗茎节处簇生棕褐色须状根；断面中空。叶对生，皱缩，展平后叶片长圆形、长圆状倒卵形，或倒卵状披针形，长2.5～5 cm，宽7～18 mm，先端尖，基部楔形，全缘，绿黑色，两面均疏生短毛。偶见头状花序单生于叶腋，直径约1 cm，具总花梗；花白色。气微，味微苦涩。

鉴别 (1) 茎横切面：表皮细胞1列，呈类长方形，外被较厚的角质层，并有气孔及非腺毛。表皮下方为厚角组织，2～3列细胞，排列成不连续环状，常为气孔下方的气室所间隔。皮层细胞排列疏松。维管束排列成环，韧皮部较狭，外侧散有少数纤维束；形成层成环，束间形成层内方的1～6列细胞壁增厚，木化；木质部导管数个至十多个；木薄壁细胞壁增厚且木化。髓部中空。薄壁细胞含草酸钙簇晶。

叶表面观：上表皮细胞垂周壁平直，下表皮细胞垂周壁平直或微波状，均有气孔及非腺毛。气孔直轴式，偶见不定式。非腺毛有2种：一种似蚕形，短小，向一侧弯曲，有3～8细胞；另一种较长，3～6细胞，有疣状凸起。叶肉细胞含众多草酸钙簇晶。

(2) 取本品粉末1 g，加乙醇20 ml，温浸，趁热滤过。取滤液1 ml，加少许镁粉和数滴浓盐酸，振摇，溶液显橙色（检查黄酮）。

(3) 取本品粉末10 g，加甲醇25 ml，热回流30分钟，滤过。取滤液10 ml，蒸干，残渣加乙醚10 ml，搅拌，滤过，不溶物再用乙醚5 ml，同法处理2次，弃去醚液。残渣加甲醇溶解，滤过。取滤液1 ml，加新制的7%盐酸羟胺甲醇液与10%氢氧化钾甲醇液3滴，水浴上微热，冷后加三氯化铁盐酸溶液2滴，显橙红色（检查香豆素）。

(4) 取上述甲醇滤液1 ml，加3%碳酸钠溶液1 ml，煮沸3分钟，置冷，加新制的重氮对硝基苯胺试液 1 滴，显红色（检查香豆素与酚羟基）。

【成分】 全草含黄酮类成分：6-甲氧基木犀草素 7*α*-*L*-鼠李糖苷（7*α*-*L*-rhamnosyl-6-methoxy-luteolin），2″，5-二羟基-6，7-亚甲二氧基异黄酮（2″，5-dihydroxy-6，7-methy-lenedioxyisoflavone）；还含三萜类成分：齐墩果酸（oleanolic acid）联结葡萄糖、核糖和鼠李糖的皂苷，philoxeroic acid，齐墩果酸（oleanolic acid），5*α*，8*α*-表二氧-6，22-齐墩果烯-3*β*-醇（5*α*，8*α*-epidioxyergosta-6，22-diene-3*β*-ol）。又含 *α*-谷甾醇（*β*-sitosterol），*β*-谷甾醇（*β*-sitosterol），琥珀酸（succinic acid）等。

茎叶中含莲子草素（alternanthin），*α*-谷甾醇（*β*-sitosterol），*β*-谷甾醇（*β*-sitosterol），硬脂酸（stearic acid），齐墩果酸-3-*O*-*β*-*D*-葡萄糖苷（oleanolic acid-3-*O*-*β*-*D*-glucoside）。

【药理】 1. 抗病毒作用　本品的乙醇提取物对甲型流感病毒的抑制作用较乙型强。体外鸡胚接触试验中，本品的乙醇、醋酸乙酯和乙醚提取物对甲 3 型流感病毒也有明显抑制作用。本品的石油醚、乙醚和醋酸乙酯提取物，对流行性出血热病毒（EHFV）有抑制作用，其抗病毒作用，随药物浓度的提高而增强，其有效成分为香豆素类化合物。此外，在细胞培养试验中，本品的石油醚、乙醚和醋酸乙酯提取物对单纯疱疹病毒（HSV）有抑制作用。

2. 保肝作用　本品对醋氨酚所致小鼠血清丙氨酸氨基转移酶（ALT）的升高有明显抑制作用，并能使饥饿小鼠的肝糖原含量明显增加。本品对大鼠四氯化碳中毒性肝炎有促进肝脂肪代谢，改善肝细胞功能的作用。此外本品能明显降低乙型肝炎患者的 ALT 和乙型肝炎表面抗原（HBsAg）滴度，但对姊妹染色单体互换频率无明显影响。

毒性　本品有效部分（铅盐沉淀提取液Ⅲ）对 5～7 日龄、13～15 日龄乳鼠和 18～20 g 成熟小鼠，腹腔注射的 LD_{50} 分别为 19.5、26.85 和 48.65 g/kg。本有效部分在治疗剂量仅引起轻度肝组织学变化。

【药性】 苦、甘，寒。

1.《广西本草选编》："味苦、甘，性寒。"

2.《湖北中草药志》："甘、微涩，寒。"

【功用主治】 清热凉血，解毒，利尿。主治咳血，尿血，感冒发热，麻疹，乙型脑炎，黄疸，淋浊，痄腮，湿疹，痈肿疖疮，毒蛇咬伤。

1.《广西本草选编》："清热利尿，凉血解毒。主治感冒发热，肺结核吐血，湿疹，带状疱疹，疔疮，毒蛇咬伤。"

2.《全国中草药汇编》："治乙脑、流感初期，外用治流行性出血性结膜炎。"

3.《福建药物志》："治咳血，黄疸，淋浊，血尿，产后小便不通。"

4.《浙江药用植物志》："治麻疹，流行性出血热，淋浊。"

【用法用量】 内服：煎汤，30～60 g，鲜品加倍；或捣汁。外用：捣敷；或捣汁涂。

【选方】 1. 治肺结核咳血　鲜空心苋全草 120 g，冰糖 15 g。水炖服。（《福建中草药》）

2. 治血尿，尿路感染　空心苋、大蓟根、紫珠草各 30 g。水煎服。（《福建药物志》）

3. 治带状疱疹　鲜空心苋全草，加洗米水捣烂绞汁抹患处。

4. 治毒蛇咬伤　鲜空心苋全草 120～240 g。捣烂绞汁服，渣外敷。

5. 治疔疖　鲜空心苋全草捣烂调蜂蜜外敷。（3～5 方出自《福建中草药》）

6. 治下肢湿疹　空心莲子草配犁头草、羊蹄根捣汁外擦。

7. 治寻常疣　鲜空心莲子草（花序）适量。揉软，在疣上擦拭，至局部充血为度，每日 2～3 次。一般 1～3 日疣渐脱落，不留任何痕迹。（6、7 方出自《浙南本草新编》）

【临床报道】 1. 治疗麻疹　取（空心苋）鲜草 50 kg 洗净，加水浸过药面，煮沸 1 小时，压渣过滤，滤液浓缩至 10 000 ml，加糖和苯甲酸钠适量，即成每 1 ml 含鲜草 5 g 的煎剂。每次口服 20～50 ml，每日 2～4 次。治疗 200 例，与西药对照组相比，在退热和退疹方面均有显著差异；且出疹快而稀，留有色素沉着轻或不明显。

2. 治疗乙型脑炎　用 100% 蟛蜞菊葡萄糖注射液（含鲜草 100%，葡萄糖 10%），或 500% 蟛蜞菊注射液加入 10% 葡萄糖注射液静脉注射。20 g/kg，必要时可加大剂量，1 次或分次注射。据 613 例的治疗结果，总治愈率为 96.58%，较以往某一年的治愈率 85.9% 显著上升；极重型病例中有 17 例在恢复期有不同程度精神、神经功能障碍，经 1～4 个月的治疗，均基本恢复出院。观察中发现本病的疗效差异，与早期治疗有关，愈早使用效果愈显著，而与用量无明显关系，部分病例加大用量 1 倍以上，并不能提高其疗效。

3. 治疗流行性出血热　用 1% 蟛酯（蟛蜞菊提出物注射液）或 500% 蟛蜞菊注射液肌内注射，每日 2～4 次，每次 2～5 ml；同时配合煎剂口服（服法与麻疹同）。治疗发热期患者 21 例，其中 20 例直接进入多尿期，无 1 例死亡。另曾单用煎剂治疗初热期患者 20 例，亦无 1 例死亡，无 1 例发生休克；只有 2 例经过轻度少尿和多尿。根据初步观察，认为蟛蜞菊能干扰出血热的病程发展。

4. 治疗急性黄疸型肝炎　口服蟛蜞菊糖浆（每 100 ml 中含生药 500 g），成人每次服 30 ml，每日 3 次，儿童酌减。临床观察 40 例急性黄疸型传染性肝炎，结果全部病例治愈出院。住院日期最少为 18 日，最长为 80 日，平均为 50.2 日。与西药对照组比较，本品对肝炎的治疗具有退黄较快，肝功恢复较好等优点。

3113 **空筒泡** kōng tǒng pào（《贵州草药》）

【异名】 雀不站、红毛巾、钻地风（《贵州草药》），树莓（《陕西中药名录》）。

【基原】 为蔷薇科悬钩子属植物多腺悬钩子的根。

【原植物】 多腺悬钩子 *Rubus phoenicolasius* Maxim.

灌木，高 1～3 m。枝初直立后蔓生，上部散生皮刺，叶柄、小叶下面中脉、花梗、花萼均被有红褐色刺毛和腺毛。羽状复叶；托叶线形，具柔毛和腺毛，小叶 3 枚，稀 5 枚，顶生小叶卵形、宽卵形，先端急尖至渐尖，基部圆形至近心形，上面散生柔毛，下面密被灰白色绒毛，边缘具不整齐粗锯齿，常有缺刻，顶生小叶常浅裂。短总状花序顶生或腋生，花紫红色；萼片披针形，先端尾尖，在花、果期均直立开展；雄蕊稍短于花柱；子房无毛或微具柔毛。聚合果半球形，红色。花期 5～6 月，果期 7～8 月。

生于低海拔至中海拔的林下、路旁或山沟谷底。分布于山西、江苏、山东、河南、湖北、湖南、四川、贵州、陕西、甘肃、青海等地。

本植物的叶（空筒泡叶）、茎（悬钩木）亦供药用，另设专条。

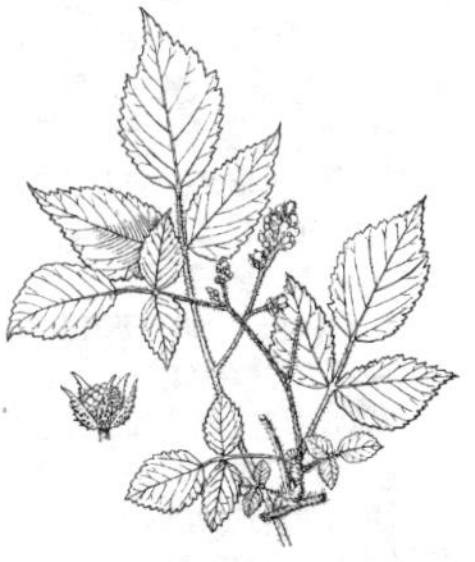

多腺悬钩子

【采收加工】 9～12 月挖根，晒干。

【药性】 《贵州草药》："性温，味甘。"

【功用主治】 祛风活血，补肾壮阳。主治风湿痹痛，跌打损伤，月经不调，肾虚阳痿。

1.《贵州草药》："活血，补肾。"

2.《全国中草药汇编》："祛风除湿，活血止痛。主治风湿骨痛，跌打损伤。”

【用法用量】 内服：煎汤，10～30 g。

【选方】 1. 治肾虚阳痿 空筒泡根 30 g。炖肉吃。

2. 治血尿 空筒泡根 15 g。煎水煮甜酒吃。（1、2 方出自《贵州草药》）

3114 空筒泡叶 kōng tǒng pào yè（《贵州草药》）

【基原】 为蔷薇科悬钩子属植物多腺悬钩子的叶。

【原植物】 参见“空筒泡”条。

【采收加工】 6～8 月采收，鲜用或晒干。

【成分】 植物的黏性亲脂性渗出物中含黄酮类成分，主要是槲皮素的甲醚(methyl ethers of quertin)。

【功用主治】 解毒。主治黄水疮。

【用法用量】 外用：捣敷。

3115 建砂仁 jiàn shā rén（《全国中草药汇编》）

【异名】 土砂仁(浙江、福建)。

【基原】 为姜科山姜属植物山姜的果实。

【原植物】 参见“山姜”条。

【采收加工】 果实将熟时采摘，晒干或烘干。

【药材】 建砂仁 *Alpiniae Japonicae Fructus* 产于浙江、江西、福建、台湾等地。

性状 果实呈类圆形或椭圆形，长 0.7～1.3 cm，直径 0.6～1.2 cm。外表面棕黄色或橙红色，光滑，有的被短柔毛，顶端有突起的花被残迹，基部有果柄痕或残留果柄。果皮薄，易剥离，内表面黄白色，可见纵脉纹。种子团 3 瓣，外有黄褐色或灰白色假种皮包被；每瓣有种子 4～6 粒，各瓣均被白色隔膜分开。种子呈不规则的多面体，直径 2～4 mm，表面灰褐色至棕褐色，有皱纹。质硬，胚乳灰白色。有樟脑气，味辛、苦。

鉴别 种子横切面：表皮细胞 1 列，呈类圆形或类方形，外壁甚厚，有的可见假种皮。下皮为颓废组织，靠内方尚可见 1 列狭长的细胞，呈棕黄色。油细胞为 1～2 列切向延长的薄壁细胞，其下方有大型的薄壁细胞群，排列成断续的环状，每群由 2～5 个类圆形细胞组成。色素层宽，棕褐色或黑褐色。内种皮由 1 列长方形石细胞组成，壁厚，棕黄色或棕褐色，胞腔呈“V”形。外胚乳细胞长方形或多边形，径向延长。内胚乳细胞略小，呈类圆形，含糊粉粒。

【成分】 种子含黄酮及萜类：山姜黄酮醇(izalpinin)，山姜酮(alpinone)，棕榈酸(palmitic acid)，桉叶素(cineole)，樟脑(camphor)，鼠李柠檬素(rhamnocitrin)即 3, 5, 4′-三羟基-7-甲氧基黄酮(3, 5, 4′-trihydroxy-7-methoxyflavone)，熊竹素(kumatakenin)即 5, 4′-二羟基-3, 7-二甲氧基黄酮(5, 4′-dihydroxy-3, 7-dimethoxyflavone)。

【药性】 《纲目》：“花及子辛，温，无毒。”

【功用主治】 温中散寒，行气调中。主治脘腹胀痛，呕吐泄泻，食欲不振。

1.《日华子》：“花及子调中下气，破冷气作痛，止霍乱，消食，杀酒毒。”(引自《纲目》)

2.《广西本草选编》：“主治腹痛泄泻，胃痛，食滞腹胀。”

3.《福建药物志》：“治胃痛，胸腹胀痛，呕吐，泄泻，哮喘。”

【用法用量】 内服：煎汤，3～9 g；或研末。

【选方】 治反胃 (和山姜)果 9 g。水煎服。(《湖南药物志》)

3116 刷把草 shuā bǎ cǎo（《四川中药志》）

【异名】 山柳叶菜(《曲靖专区中草药》)，喜马拉雅柳叶菜(《四川中药志》)，喜山柳叶菜(《西藏植物志》)。

【基原】 为柳叶菜科柳叶菜属植物滇藏柳叶菜的全草。

【原植物】 滇藏柳叶菜 *Epilobium royleanum* Hausskn. [*E. himalayense* Hausskn.]

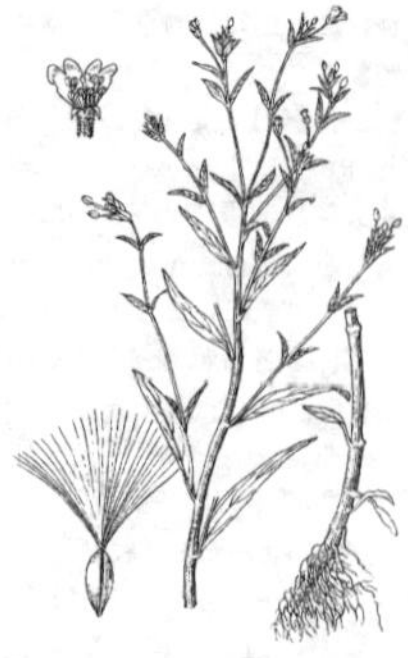

滇藏柳叶菜

多年生直立草本。主根粗短，须根细。茎圆柱形，中空，常呈紫红色，棱线不明显，周围被曲柔毛及腺毛；有分枝。无基生叶，茎生叶对生，上部的互生，绿色，花期常变红色；叶片披针形或狭披针形，先端渐尖，边缘具细齿，基部渐狭，两面光滑，仅脉上及边缘被曲柔毛。花两性，单生于叶腋；具长梗；花萼深 4 裂，裂片披针形；花瓣 4，淡紫色或紫红色，倒卵形，先端凹；雄蕊 8，不等长，花丝短，花药藏于花冠内；子房下位，4 室，柱头 4 裂。蒴果细长。种子多数，小型。花期 7～8 月。

生于海拔 2 300～4 000 m 的林缘、坡地向阳处或半阴处。分布于四川、云南、西藏等地。

本植物的根(刷把草根)亦供药用，另设专条。

【采收加工】 6～10 月采收，切段，晒干或鲜用。

【药材】 刷把草 *Epilobii Royleani Herba* 产于四川、云南、西藏等地。

性状 根 10 数条，丛生，稍肉质。茎有分枝，圆柱状，基部叶对生，上部渐互生，叶片狭卵形，长 2～6 cm，宽 0.5～1.5 cm，先端尖，边缘具细齿，近无柄。花单生于上部叶腋内，红色，萼 4，管细长，具长柄。蒴果细长，种子多数，顶端具 1 束白色丝状毛。

【药性】 《四川中药志》1960 年版：“性平，味淡。无毒。”

【功用主治】 《四川中药志》1960 年版：“治喉头肿痛，咳嗽声嘶，风热头昏。”

【用法用量】 内服：煎汤，15～30 g。外用：捣敷。

【选方】 1. 治喉头炎 怀胎草 12 g，虎掌草 6 g，生姜 6 g。水煎服。并用怀胎草根研细，口含。

2. 治刀伤化脓及烂头疮 怀胎草适量，研细粉，外撒；或用鲜怀胎草捣烂外包。

3. 治筋伤骨折 怀胎草、刺五加、刺脑苞、小被单草、苎麻根、糯米草各适量。捣烂，兑白酒外包，7 日换 1 次药。

4. 治刀伤 怀胎草适量，捣烂，兑红糖外包。(1～4 方出自《曲靖专区中草药》)

5. 治腹泻 刷把草全草 90 g。切碎，加水 1 000 ml，煎成 500 ml。每日 3 次分服，连服 2～3 日，小儿酌减。〔重庆医学院《新医药学》1970，(1)：34〕

3117 刷把草根 shuā bǎ cǎo gēn（《全国中草药汇编》）

【异名】 怀胎草根(《曲靖专区中草药》)。

【基原】 为柳叶菜科柳叶菜属植物滇藏柳叶菜的根。

【原植物】 参见“刷把草”条。

【采收加工】 9～10 月挖根，晒干或鲜用。

【药性】 苦、涩，凉，小毒。

【功用主治】 祛风除湿，活血止血，解毒消肿。主治风湿痹痛，外伤出血，疮疡肿毒。

【用法用量】 内服：煎汤，9～15 g；或泡酒。外用：研末撒；或捣敷。

【宜忌】 孕妇慎服。

【选方】 1. 治脓肿，溃疡，外伤出血 怀胎草根 12 g，五爪龙 9 g，见血飞 12 g，鸡骨头(焙黄，研细) 9 g。共研细粉，外撒患处。

(《曲靖专区中草药》消炎粉)

2. 治虚弱头昏　怀胎草根 60 g，千针万线草 30 g，土人参 30 g。炖肉吃。(《曲靖专区中草药》)

3118 降香 jiàng xiāng (《纲目》)

【异名】 降真香(《证类本草》)，紫藤香(《卫济宝书》)，降真(《真腊风土记》)，花梨母(《海南植物志》)。

【基原】 为豆科黄檀属植物降香檀、印度黄檀的树干或根部心材。

【原植物】 1. 降香檀 *Dalbergia odorifera* T. Chen.

乔木，高 10～15 m。除幼嫩部分、花序及子房略被短柔毛外，余均无毛。小枝有苍白色、密集的皮孔。奇数羽状复叶；小叶 9～13，近革质，卵形或椭圆形，先端急尖，钝头，基部圆形或楔形。圆锥花序腋生；苞片和小苞片阔卵形；花小，极多数，长约 5 mm；花萼钟状，裂齿 5，下面 1 齿较长；花冠淡黄色或乳白色，旗瓣近倒心形，先端微凹，翼瓣长椭圆形，龙骨瓣半月形，各瓣均具爪；雄蕊 9，单体；子房狭椭圆形，花柱短。荚果舌状长椭圆形，果瓣革质，具网脉。种子 1 颗，稀 2 颗。花期3～4 月，果期 10～11 月。

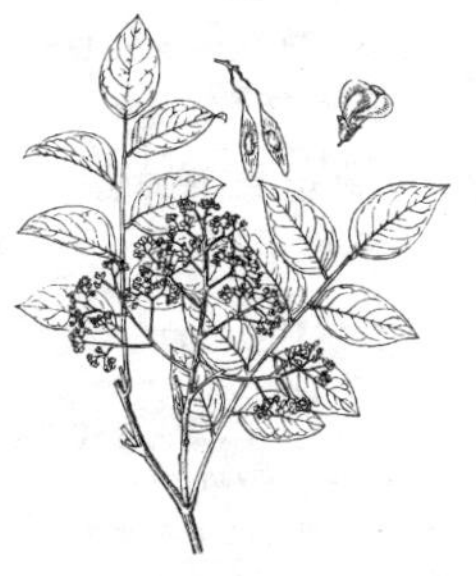

降香檀

生于山地林中。分布于海南，云南有栽培。

2. 印度黄檀 *Dalbergia sissoo* Roxb.

落叶大乔木。树皮灰色，心材褐色有暗纹；小枝被柔毛。小叶 3～5 片，广椭圆形或卵形，先端渐尖，幼时有短柔毛，充分生长后则渐无毛。腋生长圆锥花序丛；花序梗、花梗、分枝及萼均被毛。萼上部两齿近圆形，其余披针形；花黄白色，近于无梗；雄蕊 9，单体；子房有短柔毛，花柱较子房为短。荚果线状披针形。花期 3～4 月，果熟期 11 月。

生于山地林中。福建、广东、广西、海南、台湾等地引种栽培。

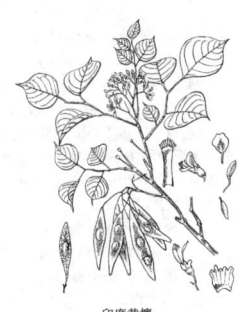

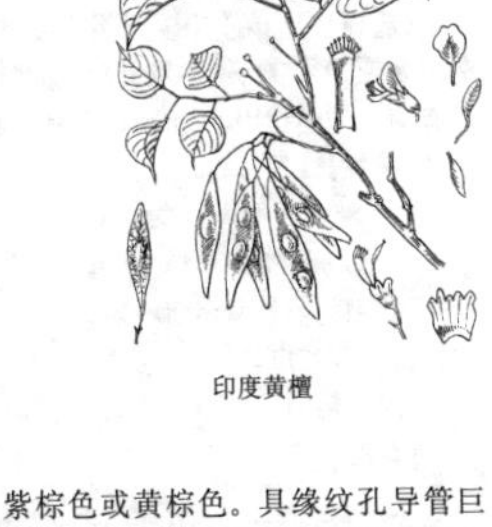

印度黄檀

【采收加工】 全年均可采收。将树干削去外皮和白色木部，锯成段；或将根部挖出，削去外皮，锯成段。晒干。

【药材】 降香 *Dalbergiae Lignum*　主产于海南。

性状　本品呈类圆柱形或不规则块状。表面紫红色或红褐色，切面有致密的纹理。质硬，有油性。气微香，味微苦。

鉴别　(1) 粉末特征：紫棕色或黄棕色。具缘纹孔导管巨大，完整者直径约至 300 μm，多破碎，具缘纹孔大而清晰，管腔内含红棕色或黄棕色物。纤维成束，棕红色，直径 8～26 μm，壁甚厚，有的纤维束周围细胞含草酸钙方晶，形成晶纤维，含晶细胞的壁不均匀木化增厚。草酸钙方晶直径 6～22 μm。木射线宽 1～2 列细胞，高至 15 细胞，壁稍厚，纹孔较密。色素块红棕色、黄棕色或淡黄色。

(2) 本品粉末 1 g，加石油醚(30～60 ℃)10 ml，浸渍15 分钟，时时振摇，滤过。滤液挥干后，残渣加 5%香草醛硫酸溶液 1～2 滴，即显棕红色，放置后渐变紫红色(检查挥发油)。

(3) 本品粉末约 1 g，加乙醇 10 ml，置水浴上回流 5 分钟，滤过。取滤液 1 ml，置蒸发皿中蒸干，残渣加入硼酸饱和的丙酮溶液及 10%枸橼酸丙酮溶液各 1 ml，继续蒸干，残渣置紫外光灯(365 nm)下观察，显黄色荧光(检查黄酮类)。

(4) 薄层色谱：取本品粉末 1 g，加石油醚(沸程 60～90 ℃)15 ml，浸泡 2 小时后，滤过，挥干残渣中的石油醚，加甲醇 15 ml，超声波振荡 30 分钟，滤过，滤液浓缩后供检查黄酮类成分用。以芒刺柄花素、α-白檀油醇、(*E*)-橙花叔醇分别作对照品，色谱板硅胶 GF_{254}。检挥发油，以石油醚(60～90 ℃)-甲醇(9.5∶0.5)展开；检黄酮以苯-乙酸乙酯(4∶6)展开。于紫外灯(254 或 365 nm)下观察，黄酮类成分的刺芒柄花素为暗斑。挥发油部分用碘蒸气熏后，斑点显棕色，挥去碘，再用 1%香草醛浓硫酸溶液喷雾后，于吹风和热气流中烘干片刻，α-白檀油醇显黄色，(*E*)-橙花叔醇显褐色。

(5) 紫外光谱：本品 2%无水乙醇浸出液，在波长 232 及 275～285 nm 处，有 2 个较显著的吸收峰。

品质标志　《中华人民共和国药典》2010 年版规定：照醇溶性浸出物测定法热浸法测定，本品乙醇浸出物不得少于 8.0%。

【成分】 根部心材含多种黄酮类成分：刺芒柄花素(formononetin)，鲍迪木醌(bowdichione)，3′-甲氧基大豆素(3′-methoxydaidzein)，甘草苷元(liquiritigenin)，异甘草苷元(isoliquiritigenin)，2′-*O*-甲基异甘草苷元(2′-*O*-methylisoliquiritigenin)，(3*R*)-驴食草酚〔(3*R*)-vestitol〕，(3*R*)-环裂豆醌〔(3*R*)-claussequinone〕，5′-甲氧基驴食草酚〔(3*R*)-5′-methoxyvestitol〕，3′，8-二羟基驴食草酚〔(3*R*)-3′，8-dihydroxyvestitol〕，消旋的微凸剑叶莎酚(mucronulatol)，右旋的剑叶莎属异黄烷(duartin)，消旋的异剑叶莎属异黄烷(isoduartin)，降香异黄烯(odoriflavene)，(3*R*)-2′，3′-7-三羟基-4′-甲氧基异黄烷酮〔(3*R*)-2′，3′，7-trihydroxy-4′-methoxyisoflavanone〕，(3*R*，4*R*)-反式-2′，3′，7-三羟基-4′-甲氧基-4-〔(3*R*)-2′，7-二羟基-4′-甲氧基异黄烷-5′-基〕异黄烷{(3*R*，4*R*)-*trans*-2′，3′，7-trihydroxy-4′-methoxy-4-〔(3*R*)-2′，7-dihydroxy-4′-methoxyisoflavan-5′-yl〕-isoflavan}，(3*R*，4*R*)-反式-3′，7-二羟基-2′，4′-二甲氧基-4-〔(2*S*)-4′，5，7-三羟基黄烷酮-6-基〕异黄烷{(3*R*，4*R*)-*trans*-3′，7-dihydroxy-2′，4′-dimethoxy-4-〔(2*S*)-4′，5，7-trihydroxyflavanone-6-yl〕isoflavan}，2，3-二去氢-2′，7-二羟基-4′-甲氧基-3-〔2′，7-二羟基-4′-甲氧基异黄烷-6-基〕黄烷{2，3-didehydro-2′，7-dihydroxy-4′-methoxy-3-〔2′，7-dihydroxy-4′-methoxyisoflavan-6-yl〕flavan}，2，3-二去氢-2′，7-二羟基-4′-甲氧基-3-(2′，7-二羟基-4′-甲氧基异黄烷-5′-基)黄烷〔2，3-didehydro-2′，7-dihydroxy-4′-methoxy-3-(2′，7-dihydroxy-4′-methoxyisoflavan-5′-yl) flavan〕，2，3-二去氢-2′，7-二羟基-4′-甲氧基-3-(2′，7-二羟基-4′-甲氧基异黄烷-5′-基)黄酮〔2，3-didehydro-2′，7-dihydroxy-4′-methoxy-3-(2′，7-dihydroxy-4′-methoxyisoflavan-5′-yl) flavone〕。又含紫檀烷类成分：美迪紫檀素(medicarpin)，左旋的 9-*O*-甲基尼森香豌豆紫檀酚(9-*O*-methyl-nissolin)，左旋的白香草木犀紫檀酚(melilotocarpan)C 及 D，左旋的降香紫檀素(odoricarpin)。还含桂皮酰基苯酚类成分：钝叶黄檀苏合香烯(obtustyrene)，异微凸剑叶莎苏合香烯(isomucronustyrene)，羟基钝叶黄檀苏合香烯(hydroxyobtustyrene)。又含 2-羟基-3，4-二甲氧基苯甲酸甲酯(methyl 2-hydroxy-3，4-dimethoxybenzoate)，2′，6-二羟基-4′-甲氧基-2-芳基苯并呋喃(2′，6-dihydroxy-4′-methoxy-2-arylbenzofuran)，2，4-二羟基-5-甲氧基苯酮(2，4-dihydroxy-5-methoxybenzophenone)。

心材中含 2′-*O*-甲氧基异甘草苷元(2′-*O*-methyoxyisoliquiritigenin)，3′-hydroxymelanettin 和 3′-hydroxy-2，4，5-trimethoxydalbergiquinol；(3*R*)-4′-甲氧基-2′，3，7-三羟基异黄烷醇〔(3*R*)-4′-methoxy-2′，3，7-trihydroxyisoflavanone〕，7-甲氧基-3，3′，4′，6-四羟基黄酮，2′，7-二羟基-4′，5′-二甲氧基异黄酮(7-methoxy-3，3′，4′，6-tetrahydroxyflavone)，鹰嘴豆芽素A 7-*O*-〔*β*-*D*-呋喃芹菜糖基-(1→5)-*β*-*D*-呋喃芹菜糖基-(1→6)-*β*-*D*-吡喃葡萄糖苷〕{biochanin A 7-*O*-〔*β*-*D*-apiofuranosyl-(1→5)-*β*-*D*-apiofuranosyl-(1→6)-*β*-*D*-glucopyranoside〕}，鸢尾黄酮7-*O*-〔*β*-*D*-呋喃芹菜糖基-(1→6)-*β*-*D*-吡喃葡萄糖苷〕{tectorigenin 7-*O*-〔*β*-*D*-apiofuranosyl-(1→6)-*β*-*D*-glucopyranoside〕}。

【药理】 1. 对血液系统的影响　降香对高分子右旋糖酐注射所形成的高黏滞血症之血瘀证动物能使全血黏度显著降低，尤以降低高切速下全血黏度效果为著，还可降低血浆黏度，但对红细胞聚集性无显著影响。降香还有降低血脂作用，其降低血瘀证动物血液黏度可能与其降脂作用有关，而其降血脂作用的机制则与能抑制HMG辅酶A还原酶有关。从降香甲醇提取物的氯仿可溶部分中分得8个化合物均具强的前列腺素合成抑制作用，所含某些成分还能显著抑制血小板聚集。

2. 对心血管系统的影响　降香可显著促进小鼠肠系膜实验性微循环障碍血流的恢复，以及微动脉收缩后的恢复及局部微循环的恢复，其抗肾上腺素所致微动脉的收缩作用较强，对推迟血液停流的作用较弱。

3. 镇静、抗惊作用　降香乙醇提取物灌服可显著减少小鼠自发活动，明显延长戊巴比妥钠所致小鼠睡眠时间，250 mg/kg的降香灌服，可显著抑制小鼠电惊厥发生率，500 mg/kg剂可显著对抗烟碱性惊厥，但对戊四氮性惊厥作用弱，对毒蕈碱性惊厥无效。

4. 镇痛作用　50 mg/kg降香灌服能显著延长热板法小鼠痛反应时间，表明有镇痛作用，但醋酸扭体试验1 000 mg/kg的降香也未见有显著抑制效果。

【药性】 辛，温。归肝、脾、心经。

1.《海药本草》："温平，无毒。"

2.《品汇精要》："甘，温平，无毒。气之厚者，阳也。臭香。"

3.《纲目》："辛，温。"

4.《玉楸药解》："入足太阴脾、手少阴心经。"

5.《迪庆藏药》："味涩、辛，性凉。"

【功用主治】 活血散瘀，止血定痛，降气，辟秽。主治胸胁疼痛，跌打损伤，创伤出血，寒疝疼痛，呕吐腹痛。

1.《海药本草》："主天行时气。""小儿带之，能辟邪恶之气也。"

2.《纲目》："疗折伤、金疮，止血定痛，消肿生肌。"

3.《得配本草》："入血分而降气，治怒气而止血。"

4.《全国中草药汇编》："祛风活血，理气止痛。治风湿性腰痛，支气管炎，胃痛，疝气痛。"

5.《迪庆藏药》："能清热，行气。治血热、血瘀、降血压，气血并痛，外用消肢节肿胀。"

【用法用量】 内服：煎汤3～6 g；研末吞服1～2 g；或入丸、散。外用：研末敷。

【宜忌】 阴虚火旺，血热妄行者禁服。

1.《本经逢原》："血热妄行、色紫浓厚、脉实便秘者禁用。"

2.《本草从新》："痈疽溃后，诸疮脓多，及阴虚火盛，俱不宜用。"

【选方】 1. 治金刃或打扑伤损，血出不止　降真香末、五倍子末、铜末(是削下镜面上铜，于乳钵内研细)等分或随意加减用之。上拌匀散。(《百一选方》)

2. 治外伤性吐血　紫降香3 g，花蕊石3 g，没药1.5 g，乳香1.5 g。共研极细末。每服0.3 g，童便(新尿出者)或黄酒1杯送服。(《现代实用中药》)

【临床报道】 治疗冠心病心绞痛　丹参30 g，降香、三七、人参各15 g诸药混合按传统方法熬制，炼蜜收膏。观察组患者每次服15 ml，每日3次。对照组予复方丹参片每次4片，每日3次。典型心绞痛发作时，两组均可口含硝酸甘油，尤其是中度患者应及时服用。2星期为1个疗程，2个疗程结束统计疗效。治疗冠心病心绞痛112例，显效率35.7%，总有效率92.9%，心电图改善有效率62.5%，均优于对照组。

【各家论述】 1.《本草经疏》："降真香，香中之清烈者也。上部伤，瘀血停积胸膈骨，按之痛或并胁肋痛，此吐血候也，急以此药刮末，入药煎服之良。治内伤或怒气伤肝吐血，用此以代郁金神效。"

2.《本经逢原》："降真香色赤，入血分而下降，故内服能行血破滞，外涂可止血定痛。又虚损吐红，色瘀昧不鲜者宜加用之，其功与花蕊石散不殊。"

3119 降龙草 xiáng lóng cǎo（《湖南药物志》）

【异名】 秤杆蛇药、冷水草、小梁药(《湖南药物志》)，虎山叶、四台花(《全国中草药汇编》)，山兰(《浙江药用植物志》)。

【基原】 为苦苣苔科降龙草属植物降龙草的全草。

【原植物】 降龙草 *Hemiboea subcapitata* C. B. Clarke.

多年生草本。茎肉质，无毛或疏生白色短柔毛，散生紫褐色斑点，不分枝。叶对生；叶片椭圆形、长椭圆形或窄椭圆形，先端急尖或渐尖，基部楔形或下延伸至叶柄的两侧呈窄翼状，全缘，上面散生短柔毛或近无毛，下面无毛或沿脉疏被短柔毛；钟乳体窄条形。花3～5朵密集，稍呈头状，花淡紫红色或粉红色；总苞圆形；花梗粗壮；萼片5裂，裂片披针形，干时膜质；花冠筒外面疏被腺状短柔毛，内面基部有一毛环，先端5浅裂，裂片圆钝；雄蕊2，花药顶端连着，退化雄蕊3，中央1个小；子房线形，无毛，柱头钝。蒴果条形，稍弯。花期9～10月，果期10～12月。

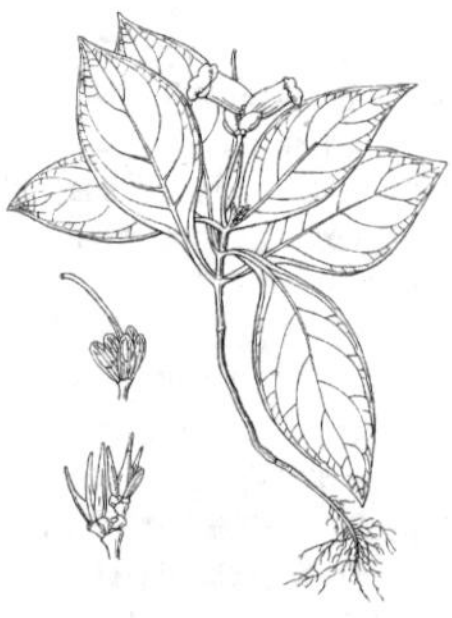

降龙草

生于海拔100～2 100 m的山谷林下石上或沟边阴湿处。分布于湖北、湖南、广东、广西、四川、贵州、云南、陕西、甘肃等地。

【采收加工】 8～10月采收，鲜用或晒干。

【药理】 抑菌作用　降龙草茎叶煎剂，在试管内，对金黄色葡萄球菌、乙型链球菌、白喉杆菌、伤寒杆菌、铜绿假单胞菌和痢疾杆菌有明显抑制作用，对炭疽杆菌和大肠杆菌也有一定抑制作用。

【药性】 甘，寒。

1.《湖南药物志》："甘，寒，无毒。"

2.《贵州民间药物》："性凉，味涩、微苦，有毒。"

【功用主治】《湖南药物志》："清热解毒，利水止咳，生津。治伤暑，蛇咬，疮疖。"

【用法用量】 内服：煎汤，9～15 g。外用：鲜品捣敷。

【宜忌】《贵州民间药物》："忌酸冷食物。"

3120 虱草花 shī cǎo huā（《西藏常用中草药》）

【基原】 为菊科蚤草属植物臭蚤草的花或全草。

【原植物】 臭蚤草 *Pulicaria insignis* Drumm ex Dunn.

多年生草本。根茎粗长，多分枝，上端有枯萎残存的叶柄和叶片围裹住的密集分枝和芽，芽密被白色茸毛。地上茎被长毛。叶互生；基部叶倒披针形，下部渐狭成长柄；上部叶长圆形，先端钝，基部无柄，半抱茎，全缘，两面被毡状长毛，质厚。头状花序通常单生茎顶；总苞宽钟状；总苞片多层，条状披针形或条形，外层外面及内面上部密被长粗毛，内层外面被疏毛；舌状花黄色，外面有毛，舌片先端有 3 齿；花药基部有长尾；两性花管状，冠毛白色，外层有 5 膜片，内层有 5 个羽状毛。瘦果近圆柱状，有棱，被浅褐色绢毛。花期 7～9月。

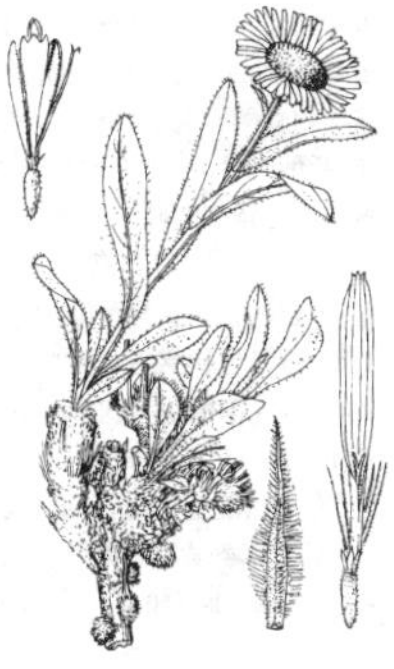

臭蚤草

生于海拔 4 000～4 310 m 的山脊岩石上、石砾坡地和草丛中。分布于西藏南部。

【采收加工】 7～8月采收，阴干。

【药性】 《西藏常用中草药》："苦，寒。"

【功用主治】 清热除蒸，凉血解毒。主治肺痨咳嗽，骨蒸劳热，痈疽肿毒，丹毒，风疹瘙痒。

1.《西藏常用中草药》："消炎止痛，清血热，祛风毒。治各种炎症，炭疽病，丹毒。"

2.《全国中草药汇编》："镇咳舒肝，清血热，透骨蒸。主治肺结核咳嗽，两胁疼痛，痨热骨蒸。"

【用法用量】 内服：煎汤，6～10 g。

3121 参条 shēn tiáo （《本草从新》）

【基原】 为五加科人参属植物人参根茎上的不定根。

【原植物】 参见"人参"条。

【采收加工】 9月中、下旬采挖，晒干。

【功用主治】 《本草从新》："生津，止渴，补气。其性横行手臂，指臂无力者服之甚效。"

【用法用量】 内服：煎汤，3～10 g。

3122 参须 shēn xū （《本经逢原》）

【基原】 为五加科人参属植物人参的细支根。

【原植物】 参见"人参"条。

【采收加工】 9月中、下旬收获参根时收集，加工成白直须、白弯须、红直须、红弯须等药材规格。

【成分】 人参须中总皂苷含量为 11.52%，总皂苷元含量为 2.07%，其中人参二醇(panaxadiol)占 35.04%，人参三醇(panaxatriol)占 39.68%，齐墩果酸(oleanolic acid)占 9.88%。

红参须中总皂苷含量为 5.9%，其中含有人参皂苷(ginsenoside)Ro、Rb_1、Rb_2、Rc、Rd、Re、Rf、Rg。又含一新的多肽，命名为 RGHP-B_2，系 33 肽，相对分子质量为3 380。还含 14 种氨基酸，以天冬氨酸含量最高。

【药理】 抗肿瘤作用　给用二甲基奶油黄(4-dimethylaminoazobenzene，DAB)诱发肝癌的大鼠灌服人参须糖浆（含生药 0.5 g)，可提高其酸性 α-乙酸萘酯酶(ANAE)阳性淋巴细胞的百分率，使肝癌发生率降低，肿块减小，分化程度增高，癌灶范围有纤维组织增生和淋巴细胞浸润。提示人参须糖浆能促机体细胞免疫，对化学致癌剂诱发肝癌有预防或控制作用。

【药性】 甘、苦，平。归肺、胃经。

1.《本经逢原》："味苦。"

2.《本草再新》："入肺经。"

3.《本草便读》："甘，平。"

【功用主治】 益气，生津，止渴。主治咳嗽吐血，口渴，呕逆。

1.《本经逢原》："治胃虚呕逆，咳嗽失血等证。"

2.《本草从新》："生津补气。"

3.《本草正义》："生津止渴，潜阳降火。"

【用法用量】 内服：煎汤，3～9 g；或泡茶。

【临床报道】 1. 用于调节老年人免疫功能　取人参须 10 g 制成煎剂 20 ml，每日服 20 ml，20 日为 1 个疗程。观察 45 例内科常规检查正常、60 岁以上的"临床健康"的老年人，治疗前后分别进行植物血凝素皮肤试验、T淋巴细胞计数、淋巴细胞转化试验、巨噬细胞吞噬功能试验、血清免疫球蛋白及补体 C3 定量测定。另以相似条件的"健康成人"100 例测定值作对照组。测试结果表明，老年人免疫功能明显低于成年人；服用参须后其免疫功能显著提高，与成人对照值趋向接近。特别是 T 淋巴细胞计数、淋巴细胞转化率、血清免疫球蛋白 IgG 含量的提高，有助于减少感染性疾病、自身免疫性疾病甚至肿瘤的发生。药后老年人普遍自觉精神好，疲劳减轻，食欲增加，无不适感。

2. 治疗慢性咽炎　以白参须为君，麦冬为臣，枸杞为佐，桔梗为使的润咽汤，治疗慢性咽炎 52 例，总有效率达96.1%，临床主证明显改善。服用安全方便，无任何不良反应。

【各家论述】 1.《本经逢原》："参须，治胃虚呕逆，咳嗽失血等证，亦能获效，以其性专下行也。若治久痢滑精，崩中下血之证，每致增剧，以其味苦降泄也。"

2.《本草从新》："参须，生津补血。亦横生芦头上而更细者，其性与参条同，而力尤薄。要知参条、参须，不过得参之余气，危险之证，断难倚仗。"

3.《本草正义》："参须论其质地本与人参无所同异，但辽产、高丽产，一清一温，亦当分别主治，方不贻误。其为参之余体，力量薄弱，初不待言，其较巨者，形如北沙参，如怀牛膝，尤有功用可言。若其末尾，则如丝如发，几于气味俱无，何能呈效？惟生津止渴，微有养液之用耳。若阴虚火升，肝胆之阳上炽，用此潜阳降火，尤为相宜。"

3123 线叶蓟 xiàn yè jí （《浙江民间常用草药》）

【异名】 野红花、山红花(《浙江民间常用草药》)，尖叶小蓟(《浙江药用植物志》)，轮蓟、条叶蓟(《中国高等植物图鉴》)。

【基原】 为菊科蓟属植物线叶蓟的根或全草。

【原植物】 线叶蓟 *Cirsium lineare*(Thunb.)Sch. Bip.［*C. lineare* Sch. Bip. var. *pallidum*(Kitam.)Ling; *Carduus linearis* Thunb.］

多年生草本。根直伸。茎直立，有条棱，上部有分枝，全部茎枝被稀疏的蛛丝毛及多细胞长节毛。下部和中部茎叶长椭圆形、披针形或倒披针形，向上的叶渐小，全部茎叶不分裂，先端急尖或钝或尾状渐尖，基部渐狭成长或短翼柄，上部叶则无柄，上面绿色，被多细胞长或短节毛，下面色淡或呈淡白色，被稀疏的蛛丝状毛，边缘有细密的针刺。头状花序生茎枝顶端；总苞卵形或长卵形；总苞片约 6 层，向内层渐长，外层与中层先端有针刺，内层先端渐尖，最内层先端膜质扩大，红色；花紫红色，花冠不等 5 深裂。瘦果倒金字塔状，先端截形；冠毛浅褐色，多层，呈刚毛长羽毛状。花果期 9～10月。

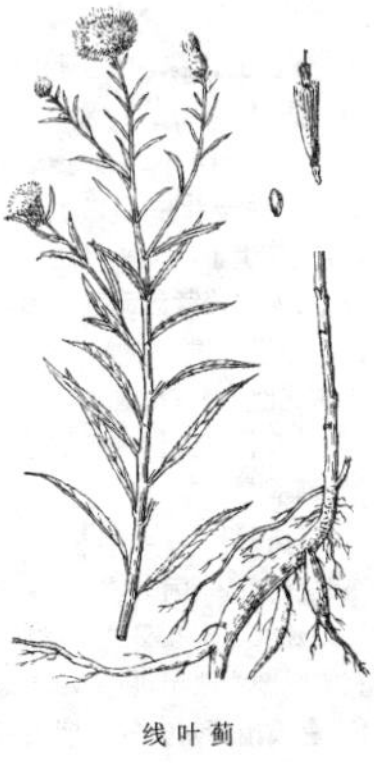

线叶蓟

生于海拔 900～1 700 m 的山地草坡或路旁。分布于浙江、安徽、福建、江西及四川等地。

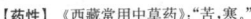

【采收加工】 8～10月采收，鲜用或切片晒干。

【成分】 叶含萜类：中国蓟醇(cirsilineol)，3′-去甲中国蓟醇(cirsiliol)，中国蓟醇4′-葡萄糖苷(cirsilineol-4′-monoglucoside)和3′-去甲中国蓟醇4′-葡萄糖苷(cirsiliol-4′-monoglucoside)。

【药性】《浙江民间常用草药》："性温，味酸。"

【功用主治】《浙江民间常用草药》："活血散瘀，消肿解毒。主治月经不调，闭经，痛经，乳腺炎，赤白带，跌打损伤，尿路感染，疖，痈，神经性皮炎，毒蛇咬伤。"

【用法用量】 内服：煎汤，15～30 g。外用：捣敷。

【宜忌】 1. 治月经不调，闭经，痛经 （线叶蓟)根30 g，或花9～15 g。水煎服。

2. 治乳腺炎 （线叶蓟)鲜根加葱白捣烂，加热，喷黄酒适量。外敷患处。

3. 治跌打损伤 （线叶蓟)根60～90 g。水煎，冲黄酒内服。

4. 治神经性皮炎 （线叶蓟)根60 g，千里光30 g。水煎服，连服10日以上。另取苦参煎汤外洗患处。

5. 治毒蛇咬伤 （线叶蓟)根、山白菊(三脉叶马兰)根加鸡蛋清捣烂外敷，每日换药1次。(1～5方出自《浙江民间常用草药》)

3124 贯众 guàn zhòng (《本经》)

【异名】 止泺(《尔雅》)，贯节、贯渠、百头、虎卷、扁苻(《本经》)，贯来、贯中、渠母、贯钟、伯芹、药渠、黄钟(《吴普本草》)，伯萍、乐藻、草鸱头(《别录》)，伯药、药藻(《经典释文》)，凤尾草(《本草图经》)，蕨薇菜根(《滇南本草》)，贯仲、管仲(《纲目》)，绵马贯众(《中华人民共和国药典》)。

【基原】 为鳞毛蕨科鳞毛蕨属植物粗茎鳞毛蕨的根茎及叶柄残基。

【原植物】 粗茎鳞毛蕨 *Dryopteris crassirhizoma* Nakai 又名：东北贯仲、野鸡膀子、东绵马(《东北植物药图志》)，绵马鳞毛蕨(《中国高等植物图鉴》)，牛毛广(《东北常用中草药手册》)。

多年生草本，高50～100 cm。根茎粗壮，斜生，有较多坚硬的叶柄残基及黑色细根，密被棕褐色、长披针形的大鳞片。叶簇生于根茎顶端；叶柄长10～25 cm，基部以上直达叶轴密生棕色条形至钻形狭鳞片，叶片草质，倒披针形，长60～100 cm，中部稍上处宽20～25 cm，二回羽状全裂或深裂，羽片无柄，裂片密接，长圆形，圆头或圆截头，近全缘或先端有钝锯齿；上面深绿色，下面淡绿色，侧脉羽状分叉。孢子叶与营养叶同形。孢子囊群着生于叶中部以上的羽片上，生于叶背小脉中部以下，囊群盖肾形或圆肾形，棕色。

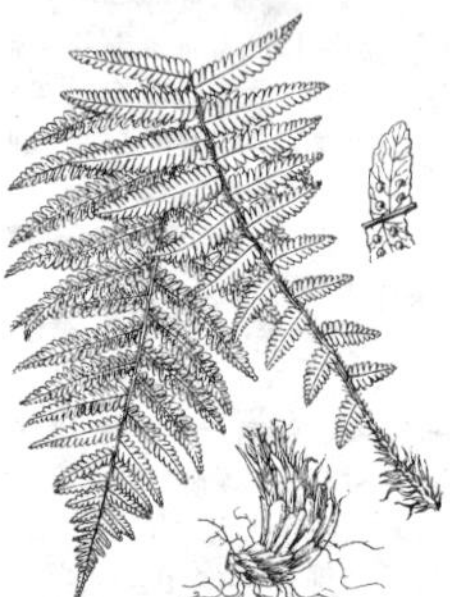

粗茎鳞毛蕨

生于海拔300～1 200 m的林下沼泽地或林下阴湿处。分布于东北及内蒙古、河北等地及北京市。

【采收加工】 8～10月采收，全株挖起，除去地上部分及须根，晒干。

【药材】 贯众 *Dryopteris Crassirhizomatis Rhizoma* 主产于东北、内蒙古、河北、甘肃等地。

性状 本品呈长倒卵形，略弯曲上端钝圆或截形，下端较尖，有的纵剖为两半，长7～20 cm，直径4～8 cm。表面黄棕色至黑褐色，密被排列整齐的叶柄残基及鳞片，并有弯曲的须根。叶柄残基呈扁圆形，长3～5 cm，直径0.5～1.0 cm；表面有纵棱线，质硬而脆，断面略平坦，棕色，有黄白色维管束5～13个，环列；每个叶柄残基的外侧常有3条须根，鳞片条状披针形，全缘，常脱落。质坚硬，断面略平坦，深绿色至棕色，有黄白色维管束5～13个，环列，其外散有较多的叶迹维管束。气特异，味初淡而微涩，后渐苦、辛。

鉴别 (1) 叶柄基部横切面：表皮为1列外壁增厚的小型细胞，常脱落。下皮为10列多角形厚壁细胞，棕色至褐色，基本组织细胞排列疏松，细胞间隙中有单细胞的间隙腺毛，头部呈球形或梨形，内含棕色分泌物；周韧维管束5～13个，环列，每个维管束周围有1列扁小的内皮层细胞，凯氏点明显，有油滴散在，其外有1～2列中柱鞘薄壁细胞，薄壁细胞中含棕色物与淀粉粒。

(2) 取本品横切面片，滴加1%香草醛乙醇溶液及浓盐酸，镜检，可见细胞间隙的内生腺毛显红色。

(3) 薄层色谱：取本品粗粉3 g，加水30 ml，加热提取30分钟，滤过，滤液加盐酸酸化，用乙醚提取3次，合并滤液，浓缩至干，加氯仿2 ml溶解，点于硅胶G薄层板上，以氯仿-丙酮-冰醋酸(80∶20∶2.5)展开，先喷以新配的0.5%牢固蓝B盐溶液，再喷0.1 mol/L氢氧化钠溶液，绵马酸类显橙红色斑点。

【成分】 粗茎鳞毛蕨的根茎含绵马酸(filixic acid)BBB、PBB、PBP，黄绵马酸(flavaspidic acid)AB、BB、PB，白绵马素(albaspidin)，东北贯众素(dryocrassin)，*α*-*D*-葡辛糖-*δ*-内酯-烯二醇(*α*-*D*-glucooctano-*δ*-lactone enediol)，异戊烯腺苷(isopentenyaldenosine)。又含三萜成分：里白烯(diploptene)，9(11)-羊齿烯〔9(11)-fernene〕，铁线蕨酮(adiantone)，29-何帕醇(29-hopanol)，里白醇(diplopterol)，雁齿烯(filicene)等。

【药理】 1. 对子宫平滑肌的作用 本品乙醚提取物对兔和豚鼠的离体子宫有较强的收缩作用，给药0.8 ml可使子宫收缩频率及紧张度均增加，振幅减小，药量增到1.3 ml时(相当于原药65 mg)，可使子宫呈强直性收缩，其作用与麦角相似。

2. 抗早孕及堕胎作用 本品提取物皮下注射、阴道给药和灌胃对小鼠均有显著的抗早孕作用，皮下给药对大鼠也有明显的抗早孕作用，皮下或阴道给药可使大部分孕兔胚胎盘组织排出体外，对怀孕小鼠，该提取物灌胃给药有堕胎作用，可于24～41小时内将胎仔完整排出。

3. 雌激素样作用 子宫称重法和阴道涂片法均表明本品提取物可使子宫重量增加，阴道细胞角化，有雌激素样作用。

4. 抗病原微生物作用 贯众煎剂对伤寒杆菌、大肠杆菌、铜绿假单胞菌、变形杆菌和金黄色葡萄球菌也有不同的抑制作用，对流感病毒PR8株、亚洲甲型京科68-1株、57-4株、新甲1型连防77-2株以及流感病毒乙型(Lee)、丙型(1232)及丁型(仙台)等均显示明显抑制作用，对腺病毒Ⅲ、脊髓灰白质炎病毒Ⅱ型、乙肝病毒表面抗原、埃柯病毒9型、柯萨奇病毒、流行性乙型脑炎病毒及单纯疱疹病毒等也有明显抗毒作用。

5. 驱虫作用 本品对动物血吸虫病的实验治疗有显著疗效，对小鼠血吸虫有促使肝移作用，其石油醚析出物、酸沉淀物和东北贯众素能明显促使小鼠及兔血吸虫肝移，并具有一定杀虫作用。

毒性 本品注射液给麻醉兔静注2 ml，对呼吸、血压无明显影响，其对小鼠的LD_{50}为1.7±0.021 g/kg，较大剂量连续多日注射于兔，也未见对主要脏器有明显影响。

【炮制】 1. 贯众 取原药材，除去杂质及残留的根，洗净，润透，切厚片或小块，干燥。或取原药材，除去杂质，洗净，干燥，捣碎。生品以清热解毒、杀虫见长。

2. 贯众炭 取贯众块，置锅内，用武火炒至表面呈焦黑色，内部呈棕褐色时，喷淋清水少许，熄灭火星，取出凉透。或取贯众片置锅内，再盖上较小的锅，盖锅底上贴白纸一张，用重物压好，密封，用武火加热至白纸焦黄时停火，次日取出。贯众炭长于止血，常用于崩漏下血。

饮片性状　贯众为不规则的厚片或碎块，表面黄棕色或黑棕色，参见"药材"项。贯众炭形如贯众块，表面焦黑色，内部棕褐色，质脆易碎。

贮干燥容器内，贯众炭摊晾散热，防复燃。

【药性】　苦、涩，微寒，小毒。归肝、胃经。

1.《本经》："味苦，微寒。"

2.《吴普本草》："神农、岐伯：苦，有毒。桐君、扁鹊：苦。一《经》：甘，有毒。黄帝：咸、酸、微苦，无毒。"

3.《本草新编》："入阳明胃经，亦入心、入肺。"

4.《玉楸药解》："入手太阴肺、足厥阴肝经。"

5.《本草求真》："专入肝、肾。"

【功用主治】　清热解毒，凉血止血，杀虫。主治风热感冒，温热斑疹，吐血，咳血，衄血，便血，崩漏，血痢，带下及钩、蛔、绦虫等肠寄生虫病。

1.《本经》："主腹中邪热气，诸毒，杀三虫。"

2.《别录》："去寸白，破癥瘕，除头风，止金疮。"

3.《本草图经》："止鼻衄。"

4.《宝庆本草折衷》："用贴风热疮疖，煎汁治骨鲠。"

5.《纲目》："治下血崩中，带下，产后血气胀痛，斑疹毒，漆毒。"

6.《本草经疏》："疫气发时，以此药置水中，令人饮此水则不传染。"

7.《玉楸药解》："止血行瘀，破积杀虫，收敛营血，消化瘀蒸。治吐衄崩带，积聚痃癖，杀寸白诸虫。"

8.《本草从新》："泻热解毒，去瘀生新。"

9.《本经疏证》："治喉痹，解药毒，消顽肿。"

【用法用量】　内服：煎汤，5～15 g；或入丸、散。外用：研末调涂。解毒、杀虫宜用生；止血宜炒炭用。

【宜忌】　脾胃虚寒，阴虚内热及孕妇慎服。

1.《本草经集注》："雚菌为之使。"

2.《药性论》："赤小豆为使。"

3.《纲目》："根汁能制三黄、化五金、伏钟乳、结砂制汞。"

4.《本草经疏》："病人虚寒无实热者禁用。"

5.《黑龙江常用中草药手册》："胃肠溃疡，心、肝、肾病者及孕妇忌服。"

【选方】　1. 预防感冒和流感　成人每次用贯众 9 g，甘草适量（或贯众、桑叶各 4.5 g，甘草适量）。制成颗粒冲剂。开水冲服，每星期服 2 次，连服 4 个月（从 10 月至次年 1 月）。〔《中草药通讯》1973，(6)：40〕

2. 预防麻疹　贯众。研末。3 岁以下每次服 0.15 g，每日 2 次，连服 3 日，间隔 1 月再服 3 日，至麻疹流行期过为止。（《吉林中草药》）

3. 治暴吐血，嗽血　贯众一两，黄连（去须）年老者半两，年少者三分。上二味捣罗为细散。每服二钱匕，浓煎，糯米饮调下。（《圣济总录》贯众散）

4. 治鼻衄　贯众根为末，水调服一钱匕。（《本草图经》）

5. 治年久咳嗽，出脓血　贯众（锉）、苏木（锉）各一两。上粗捣筛。每服三钱，水一盏，入姜三片，煎七分，去滓，温服。（《普济方》贯众汤）

6. 治妇人崩漏　① 管仲同米炒。每服二钱，酒、醋下。（《海上方》）　② 贯众炭 12 g，汉三七 9 g。研细末。每次6 g，日服 2 次。（《吉林中草药》）

7. 治产后亡血过多，心腹彻痛，然后血下久而不止；亦治赤白带下，年深诸药不能疗者　贯众，状如刺猬者 1 个，全用，不锉碎，只揉去毛，花萼用之。用好醋蘸湿，慢火炙令香熟，候冷，为细末。用米饮调下二钱，空心食前服。（《妇人良方》独圣散）

8. 治血痢不止，或如鸡肝片，或如小豆汁　黄连（去须）半两，贯众（去土，细锉）二钱半。上件同炒令变色，地上出火毒，研为细末。每服三钱，米饮调下，空心服。（《杨氏家藏方》贯众散）

9. 治肠风　贯仲、荆芥穗、白矾（飞过）、猪牙皂角（醋炙）各一两。上同烧灰存性，为末。每服一钱，温米饮调下，空心食前，日服三服。（《普济方》四圣散）

10. 治大人小儿伤寒后余毒有热，下血不止　贯众（逐叶摘下令净）、黄柏（去粗皮，蜜炙）等分。上二味，捣罗为散。每服一钱至二钱匕。煎黑豆汁放温，调下。（《圣济总录》贯众散）

11. 治诸般痔疾　贯众、萆薢各等分。为细末，醋煮面糊为丸，如梧桐子大。每服四十丸，空心、食前，熟水送下。或入麝香少许，作散子。每服二钱，煎阿胶汤调下，或酒调亦得。出秽脓血，生肌为效。（《杨氏家藏方》胜金丸）

12. 治钩虫病　生贯众粉，10～16 岁每次 8 g，青壮年15 g，50 岁以上 10 g。饭前空腹服，每日 2 次，5～7 日为 1 疗程。忌食油腻。〔《中医函授通讯》1987，(6)：38〕

13. 治蛲虫病　贯众 9～12 g。水煎服。另用贯众 30 g，煎水，晚上睡前洗肛门。（《陕西中草药》）

14. 治乳痈，妇人奶痈，未成结者　管仲一味，为细末。外用敷肿上。亦可服之。（《普济方》）

15. 治风痒头疮　贯众三两，白芷一两。上为细末。油调涂之。（《普济方》决效散）

16. 治癣　贯众、吴茱萸、官桂等分。为细末。先以手抓破，以药擦之，或用醋调敷亦得。（《百一选方》）

17. 治漆疮　用贯众，治末以涂之，干以油和之。（《千金方》）

18. 治一切诸热毒，或中食毒，酒毒，药毒等　贯众、黄连、甘草各三钱，骆驼峰五钱。上为细末。每服三钱，冷水调下。（《普济方》贯众散）

【临床报道】　1. 治疗痢疾　以鲜贯众 50 g（干贯众15 g），武火煎 15 分钟，每日分 2 次服用，重症加苦参 12 g 和贯众同煎，小儿酌情取鲜贯众 8～18 g（干贯众 2～5 g），加水适量，武火煎 10 分钟，每日分 4 次服用。治疗 69 例，服药 1 日，痊愈 18 例，好转 49 例，无效 2 例；服药 2 日，痊愈 32 例，好转 18 例，无效 1 例；服药 3 日，痊愈 17 例，好转 2 例。经 3 日治疗观察，总有效率达 100%，治愈率 97.1%。

2. 治疗绝经后阴道不规则出血　37 例均排除肿瘤因素，出血前除 1 例有阴痒外，其余病例均无妇科疾病发生。予贯众三物汤（贯众 60 g，生黄芪 30 g，桑叶 10 g）治疗，水煎服，每日 1 剂。停用其他一切中西药物。本组病例经上述方药治疗后，31 例痊愈（服药 3～5 剂，阴道不规则出血停止，1 年之内不复发）；4 例显效（服药 3～15 剂，出血停止，1 年之内有复发，仍用原方有效）；2 例无效（服药 3～15 剂，出血虽有减少而未能停止）。总有效率为 94.6%。

【各家论述】　1.《纲目》："贯众大治妇人血气。王海藏治夏月痘出不快，快斑散用之，云贯众有毒，而能解腹中邪热之毒。病因内感而发之于外者多效，非古法之分经也。"

2.《本草汇言》："贯众，杀虫化癥之药也。前古主腹中邪热结气，故时人用杀虫化癥，皆属腹中邪热，湿郁结气也。""贯众，性气寒燥有毒，如病人营虚血槁，肝肾有火，并阴虚咳嗽人，不可加用。"

3.《本草新编》："贯众，实化毒之仙丹。毒未至而可预防，毒已至而可以善解，毒已成可以速祛，正不可以前后而异视之。惟毒来之重，单用贯众则力薄势绵，必须佐以攻毒之药，始易奏功耳。"

4.《本草正义》："凡大头疫肿连耳目，用泄散而不遽应者，但加入贯众一味，即邪热透泄，而热解神清。不独苦寒泄降，亦气之足以散邪也。而井中沉一枚，不犯百毒，则解毒之功，尤其独著，不得以轻贱而忽之。""贯众，苦寒沉降之质，故主邪热而止血，并治血痢下血，甚有捷效。"

3125 贯筋藤 Guàn jīn téng (《植物名实图考》)

【异名】 刀疮药(《植物名实图考》)。

【基原】 为萝藦科南山藤属植物贯筋藤的全株。

【原植物】 贯筋藤 *Dregea sinensis* Hemsl. var. *corrugata* (Schneid.) Tsiang et P. T. Li [*D. corrugata* Schneid.]

木质藤本。茎具皮孔,幼枝被褐色绒毛。叶对生;叶柄长1.5～4 cm,顶端具丛生小腺体;叶片纸质,卵状心形,长5～11 cm,宽4～6 cm,先端渐尖,基部心形,上面被短柔毛,老时毛渐脱落,下面密被绒毛。伞形状聚伞花序腋生,着花多达20朵;花萼5裂,内面基部具5个腺体;花冠紫红色,外面白色,花冠裂片5,具睫毛;副花冠5裂,着生于花药背面;花粉块每室1个,直立;子房被柔毛;柱头顶端2裂。蓇葖果狭披针形,长5～6 cm,外果皮具横凸起的皱褶片状,被短柔毛;种子扁平,卵状长圆形,端部具白绢质种毛。花期3～5月,果期7～12月。

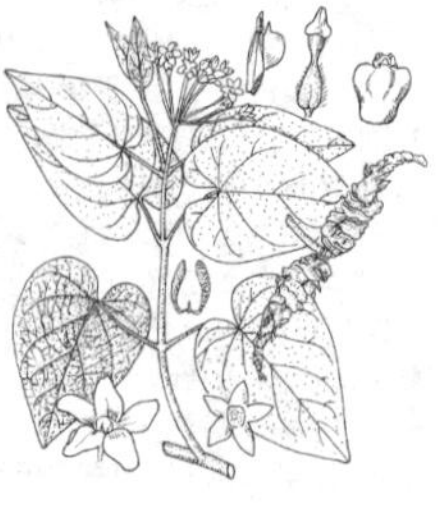

贯筋藤

分布于西南及陕西、甘肃等地。

【采收加工】 7～10月采收,切段晒干或鲜用。

【成分】 根茎含:南山藤皂苷元(drevogenin),苦绳苷元(dresigenin),南山藤皂苷元Ⅰ及Ⅱ,南山藤属苷(dregeoside),南山藤属苷A、B、C和*β*-谷甾醇-*β*-*D*-葡萄糖苷(*β*-sitosterol-β-glucoside)。

【药性】 微苦,平。

【功用主治】 祛风,利湿,通乳,活血解毒。主治风湿痹痛,黄疸,淋病,水肿,乳汁不下,痈肿疮疖,外伤骨折。

【用法用量】 内服:煎汤,9～15 g。外用:鲜品捣敷。

3126 贯叶连翘 guàn yè lián qiào (《中国药用植物志》)

【异名】 过路黄、小种黄(《贵州民间方药集》),赶山鞭、千层楼、上天梯(《四川中药志》),小对月草(《贵州植物药调查》),小对叶草、小种癀药(《贵州草药》)。

【基原】 为藤黄科金丝桃属植物贯叶连翘的全草。

【原植物】 贯叶连翘 *Hypericum perforatum* L.

多年生草本,高可达1 m左右。茎直立,分枝多,枝皆腋生,茎和枝两侧各有凸起纵脉1条。单叶对生;叶无柄;叶片较密,椭圆形以至条形,长1～2 cm,宽0.3～0.7 cm,先端钝,基部微抱茎,全缘,密被透明腺点。聚伞花序顶生;花较大,黄色;萼片5,披针形,边缘有稀疏的黑色腺点;花瓣5,较萼片长,边缘有黑色腺点;雄蕊多数,合生成3束,花药上有黑色腺点;子房上位,花柱3裂。蒴果长圆形,具背生的腺条及侧生的囊状腺体。花期6～7月,果期8～9月。

生于山坡路旁或杂草丛中。分布于河北、江苏、山东、四川、贵州、陕西、甘肃、新疆等地。

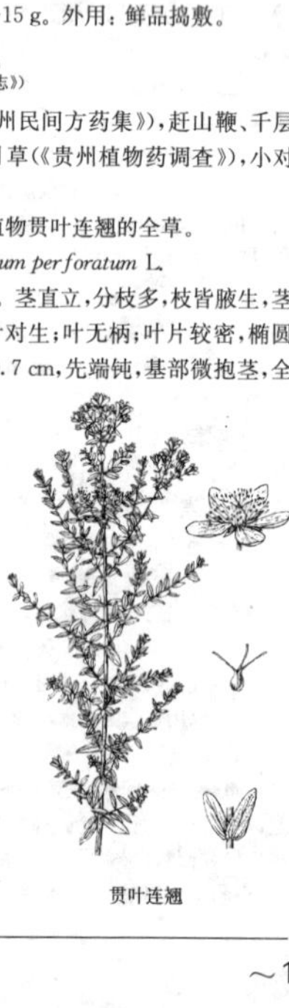

贯叶连翘

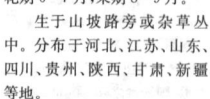

【栽培】 生物学特性 喜温暖湿润气候,亦耐干旱,在海拔1 200 m左右,年生长期200日左右,土层30 cm以上,疏松肥沃土壤生长最好,但也耐瘠薄,喜光不耐荫蔽,常与低草混生。

繁殖方法 种子繁殖。每年9月下旬至10月上旬采种。选择土层深厚、肥沃的沙壤或中壤土向阳地块,翻耕,作畦,施足有机肥和磷肥,干旱地区要在耕前灌水,保证土壤有一定的湿度,或在早春趁墒整地后进行覆盖保墒。翌年4月下旬播种,行距30 cm开沟,条播或撒播,播后覆膜的覆土0.5 cm,不覆膜的覆土1～1.5 cm。

田间管理 当苗高3～7 cm时,间苗移栽补植。株距15～20 cm,或丛植,每丛3～5株,丛间距20～25 cm。中耕除草3次,5、6、7月进行,追肥3次,可追农家液肥或复合肥,结合灌水和中耕进行。

【采收加工】 8月下旬采收,晒干。

【成分】 贯叶连翘含黄酮类:槲皮素(quercetin),甲基橙皮苷(methylhesperidin),金丝桃属素(hypericin),芸香苷(rutin),金丝桃苷(hyperoside),Ⅰ3,Ⅱ8-双芹菜素(Ⅰ3,Ⅱ8-biapigenin),穗花杉双黄酮(amentoflavone),表儿茶素(epicatechin)等;酚酸类:咖啡酸(caffeic acid),绿原酸(chlorogenic acid)。还含贯叶连翘素(hyperforin),叶黄素(xanthophyll),堇黄质(violaxanthin)。

【药理】 1. 抗微生物与抗寄生虫作用 本品叶、花和果提取物对化脓、肾盂炎及膀胱炎的感染菌有杀菌作用,对杆菌无效,醇提取物杀菌作用强于水提取物,槲皮素是有效成分之一。本植物所含儿茶素与黄酮类的提取物在体外对金黄色葡萄球菌和枯草杆菌,高浓度时对大肠杆菌和白念珠菌有抗菌作用,并对流感病毒及烟草花叶病毒有抑制作用;对流感病毒A2感染鸡胚也有抗病毒作用。全草浸剂或提取物对复孔绦虫、膜壳绦虫、蛲虫和犬蛔虫有驱肠虫作用。

2. 镇痛作用 本植物地上部分总黄酮25～100 mg/kg腹腔注射,小鼠热板法有剂量相关性镇痛作用,使痛阈升高11%～111%,ED_{50}为21.0 mg/kg,主要有效成分为槲皮素及其苷。

3. 对心血管的作用 全草用稀NaOH溶液水解后所得的衣马宁(imanin)和水溶性衣马宁使离体兔耳血管收缩,$1:1\times10^{-5}$使离体蛙心收缩期停跳,50 mg/kg静脉注射使兔血压下降,呼吸频率和深度增加。本品所含原矢车菊素类对组胺或前列腺素$F_{2\alpha}$($PGF_{2\alpha}$)所致猪冠状动脉收缩有抑制作用,其机制可能是抑制了细胞的磷酸二酯酶。

4. 对中枢神经系统的影响 本品的提取物(含金丝桃素等)对动物的精神活动有一定影响,能增强小鼠的探索行为,剂量依赖性延长药物的睡眠时间,在一定剂量范围内有对抗利舍平作用。与大多数抗抑郁药相似,能增强小鼠转轮活动能力,连续用药可减少雄性小鼠的攻击行为,提示可能对轻、中型抑郁症有效。

5. 其他作用 金丝桃苷0.25 mmol/L能抑制人脑肿瘤切片的需氧糖酵解,促使糖代谢恢复正常,但对正常兔脑切片的糖代谢无明显影响。本品提取物也能抑制肿瘤切片的乳酸产生,提示金丝桃苷或含有此成分的植物提取物可用于癌的防治。鼠伤寒沙门菌诱变和大鼠原始肝细胞DNA修复诱导试验表明,本品的乙醇提取物有诱变性。但用哺乳动物细胞进一步对贯叶连翘的水醇提取物进行了体外、体内一系列致突变试验,体外试验包括HGPRT试验、UDS试验,以及用Syrian仓鼠胚细胞所进行的试验,体内的中国仓鼠骨髓染色体畸变试验等,所有这些试验结果都未发现其致畸变性。

【药性】 苦、涩,平。

1.《贵州民间药物》:"性平,味辛、微苦。"

2.《陕西中草药》:"味涩,微甘,性平。"

3.《四川中药志》1979年版:"苦、涩,平。"

【功用主治】 收敛止血,调经通乳,清热解毒,利湿。主治咯血,吐血,肠风下血,崩漏,外伤出血,月经不调,乳妇乳汁不下,黄疸，咽喉疼痛，目赤肿痛，尿路感染，口鼻生疮，痈疖肿毒，烫火伤。

1.《南京民间草药》："用根苗煎水服，可治咯血。"

2.《贵州民间药物》："清热解毒，通乳。"

3.《贵州民间方药集》："清热解毒，利湿止血。治口鼻生䘌，黄疸，乳疖，乳少，肝炎，咯血，吐血，痔血，痛经，刀伤出血，喉炎。"

【用法用量】 内服：煎汤，9～15 g。外用：鲜品捣敷；或揉绒塞鼻；或干品研末敷。

【选方】 1. 治吐血，崩漏下血　千层楼 15 g，旱莲草12 g，蒲黄炭 10 g。水煎服。（《四川中药志》1979 年版）

2. 治乳少　小对叶草全草 30 g，炖肉吃，能催乳。（《贵州民间药物》）

3. 治黄疸肝炎　小对叶草 60 g，煎水服。（《贵州草药》）

4. 治口鼻生䘌　小对叶草叶搓绒，塞鼻孔。

5. 治乳疖　小对叶草嫩叶尖数片，揉塞鼻孔（左痛塞右，右痛塞左），干时换药；并敷痛处；又用此药 30～60 g 煎水当茶喝，已溃者不能用。（4、5 方出自《贵州民间药物》）

6. 治无名肿毒，烫火伤　鲜贯叶连翘捣烂敷；干粉用麻油或蛋清调敷。（南药《中草药学》）

3127 细辛 xì xīn 《本经》

【异名】 少辛（《山海经》），小辛（《本经》），细草（《吴普本草》），细条（《广雅》），独叶草、金盆草（《中药材手册》），铃铛花（《青岛中草药手册》），玉香丝（《中药别名手册》）。

【基原】 为马兜铃科细辛属植物北细辛、华细辛及汉城细辛的带根全草。

【原植物】 1. 北细辛 *Asarum heterotropoides* Fr. Schmidt var. *mandshuricum* (Maxim.) Kitag.　又名：辽细辛。

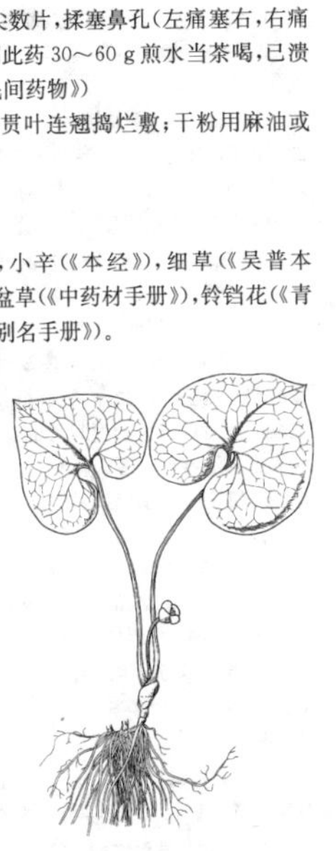

辽细辛

多年生草本。根茎横走。叶卵状心形或近肾形，先端急尖或钝，基部心形，上面脉上有毛，有时全体疏生短毛，下面毛较密；芽胞叶近圆形。花紫棕色，稀紫绿色；花梗长 3～5 cm；花被管壶状或半球状，喉部稍缢缩，花被裂片三角状卵形，由基部向外反折，贴靠于花被管上；雄蕊着生于子房中部，花丝常较花药稍短，药隔不伸出；子房半下位或几近上位，近球形，花柱 6，先端 2 裂，柱头侧生。蒴果半球状。花期 5 月，果期 6～7 月。

生于林下坡地或山沟阴湿而肥沃的地上。分布于东北及山西、山东、河南及陕西等地。

2. 华细辛 *Asarum sieboldii* Miq.　又名：细辛。

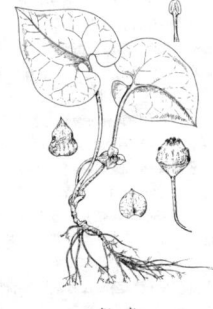

细　辛

多年生草本。根茎直立或横走。叶通常 2 枚；芽胞叶肾圆形，边缘疏被柔毛；叶片心形或卵状心形，先端渐尖或急尖，基部深心形，上面疏生短毛，脉上较密，下面仅脉上被毛。花紫黑色；花被管钟状，内壁有疏离纵行脊皱；花被裂片三角状卵形，直立或近平展；雄蕊着生于子房中部，花丝与花药近等长或稍长，药隔突出，短锥形；子房半下位或几近上位，球状，花柱 6，较短，先端 2 裂，柱头侧生。蒴果近球状。花期 4～5 月。

生于林下阴湿腐殖质土中。分布于陕西、山东、安徽、浙江、江西、河南、湖北、四川等地。

3. 汉城细辛 *Asarum sieboldii* Miq. f. *seoulense* (Nakai) C. Y. Cheng et C. S. Yang.

本变型与细辛相似，但叶片背面密生短毛，叶柄被疏毛，可以区别。

生于林下及山沟阴湿地。分布于辽宁。

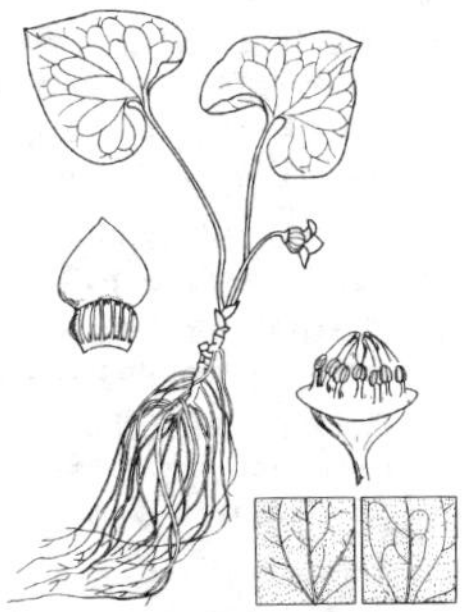

汉城细辛

【栽培】 生物学特性　喜阴凉湿润，忌强光与干旱，耐严寒，宜在背阴坡富含腐殖质的疏松肥沃的土壤中生长，易积水的黏重土壤及涝洼地均不宜栽培。种子属于下胚轴休眠类型，20～24 ℃胚发育较快，10～13 ℃低温条件下胚很难生长分化，已长出胚根的种子需 0～5 ℃低温条件打破上胚轴休眠，才能出苗。

繁殖方法　种子繁殖，也可分根繁殖。种子繁殖：夏播，6 月上、中旬采果实，置室内堆放 1～2 日，待果实变软后，去掉果皮，淘洗种子，及时播种，或短期砂藏，于 7 月份播种。条播或穴播。条播按行距 10～12 cm，播幅 4～5 cm，每行播 120～150 粒。播后 2～3年可移栽。分根繁殖：将根状茎顶部留 4～5 cm，并保证有 2～3个芽苞，保留根条。栽植时按行株距 30 cm×20 cm 开穴，每穴栽 2～3 段根状茎。

田间管理　出苗后在畦面上盖一层 3～5 cm 厚的树叶或稻草，以保持畦土湿润。每年中耕除草 3～4 次，切勿伤根。生长季如遇干旱，应适当浇水 2～3 次，并及时松土。从 6 月初开始搭棚遮阳，透光度 50%～60%为宜。非采种田应在早春摘除花蕾。在松土、除草同时，进行整畦、培土。生长期根外追施 2%过磷酸钙溶液 2～3 次，上冻前施有机肥，盖上枯枝落叶或防寒土。

病虫害防治　病害有菌核病，为害 5 年生以上的植株。可及时挖除病株，用 50%多菌灵 1 000 倍液喷雾，每 10 日 1 次，连续 2～3次。虫害有细辛凤蝶，可用 80%敌百虫 1 000～1 500 倍液喷雾防治。

【采收加工】 移栽田生长 3～5 年，直播地生长 5～6 年采收。9 月中旬挖出全部根系，每 1～2 kg 捆成 1 把，放阴凉处阴干后打包入库。

【药材】 细辛 *Asari Herba*　北细辛主产于黑龙江、吉林、辽宁；汉城细辛产于辽宁东南部；华细辛主产于山东、安徽、浙江、江西、河南、湖北、陕西、四川。

性状　北细辛　常卷缩成团。根茎横生呈不规则圆柱形，具短分枝，长 1～10 cm，直径 0.2～0.4 cm；表面灰棕色，粗糙，有环形的节，节间长 0.2～0.3 cm，分枝顶端有碗状的茎痕。根细长，密生节上，长 10～20 cm，直径 0.1 cm；表面灰黄色，平滑或具纵皱纹，有须根及须根痕。基生叶1～3，具长柄，表面淡绿色，光滑；叶片多破碎，完整者心形至肾状心形，全缘，先端急尖，基部深心形，长 4～10 cm，宽6～12 cm。有的可见花，多皱缩，钟形，暗紫色，花被顶裂片由基部反卷与花被筒几全部相贴。果实半球形。气辛香，味辛辣、麻舌。

栽培品的根茎多分枝，长5～15 cm，直径0.2～0.6 cm。根长15～40 cm，直径0.1～0.2 cm。叶甚多。

华细辛　根茎长5～20 cm，直径0.1～0.2 cm，节间长0.2～1 cm。基生叶1～2，叶片较薄，心形，先端渐尖。花被裂片开展。果实近球形。气味较弱。

汉城细辛　根茎长0.1～0.5 cm，节间长0.1～1 cm。基生叶多为2，叶柄有毛，叶片较厚，花被裂片开展。果实半球形。

鉴别　(1) 根横切面：北细辛　表皮脱落。外皮层细胞有草酸钙小方晶和双晶；皮层宽，有油细胞散列；内皮层明显；皮层与中柱之比为4(～5.6)：1。粗根初生木质部三原型；细根多二原型。本品薄壁细胞含淀粉粒。

华细辛　根中未见草酸钙结晶。

汉城细辛　根的外皮层细胞几等径。初生木质部四原型。

根茎横切面：北细辛　表皮细胞1列。皮层细胞16～21列，外侧2～3列为厚角组织；有油细胞、纤维及石细胞分布。内皮层明显。维管束通常4～8个，韧皮部偶见纤维，木质部内侧有纤维。髓部可见石细胞。本品薄壁细胞含淀粉粒，偶见草酸钙小方晶。

华细辛　根茎中极少见石细胞。

汉城细辛　根茎近髓部有时可见纤维和石细胞。

叶片表面观：北细辛　上、下表皮细胞不规则形，垂周壁波状弯曲；可见不定式气孔及类圆形油细胞，非腺毛1～4个细胞，表面具壁疣。上表皮非腺毛长48～100 μm，直径32～40 μm；下表皮非腺毛长60～140 μm，直径28～40 μm。

华细辛　叶片非腺毛多为3～7个细胞，上表皮非腺毛长88～100 μm，直径36～44 μm，下表皮非腺毛长100～280 μm，直径28～40 μm。

汉城细辛　上表皮非腺毛1～7个细胞，长160～240 μm，直径40～50 μm；下表皮非腺毛4～7个细胞，长280～360 μm，直径28～36 μm。

(2) 取本品粉末1 g，加乙醚5 ml振摇后浸出15分钟，滤过。取滤液1 ml置蒸发皿中，待乙醚挥散后加1%香草醛浓硫酸试剂，溶液由浅棕色变为棕紫色(检查挥发油)。

(3) 薄层色谱：取本品挥发油，用乙醚稀释成1：10溶液供点样用。另取1，8-桉油素、甲基丁香酚、黄樟醚、α-蒎烯为对照品。样品液及对照液各适量同点于硅胶G薄层板上，以苯-乙酸乙酯(95：5)展开，展距17.3 cm，用1%香草醛浓硫酸试液显色，供试品色谱在与对照品色谱相应位置上显相同颜色斑点。

品质标志　《中华人民共和国药典》2010年版规定：本品含挥发油不得少于2.0%(ml/g)。

【成分】 1. 北细辛(辽宁产)　全草(干品)含挥发油2.5%，挥发油中的成分有：α-蒎烯(α-pinene)，莰烯(camphene)，β-蒎烯(β-pinene)，月桂烯(myrcene)，香桧烯(sabinene)，柠檬烯(limonene)，1，8-桉叶素(1，8-cineole)，对聚伞花素(p-cymene)，γ-松油烯(γ-terpinene)，异松油烯(terpinolene)，龙脑(borneol)，优葛缕酮(eucarvone)，爱草脑(estragole)，2-异丙基-5-甲基茴香醚(2-isopropyl-5-methylanisole)，3，5-二甲氧基甲苯(3，5-dimetho-xytoluene)，黄樟醚(safrole)，甲基丁香油酚(methyl eugenol)，细辛醚(asaricin)，肉豆蔻醚(myristicin)，榄香脂素(elemicin)，β-水芹烯(β-phellandrene)，β-松油烯，3，4-二甲基-2，4，6-辛三烯(3，4-dimethyl-2，4，6-octatriene)，表樟脑(epica-mphor)，异龙脑(isoborneol)，α-松油醇(α-terpineol)，十五烷(pentadecane)，β-甜没药烯(β-bisabolene)，2-甲氧基黄樟醚(croweacin)，卡枯醇(kakuol)，细辛脑(asarone)，N-异丁基十二碳四烯酰胺(N-isobutyldodecatetraeneamide)。另含和乌胺(higenamine)。

根含苯丙素类：1，2-二甲氧基-4-烯丙基苯(1，2-dimethoxy-4-allylbenzene)，1，2，3-三甲氧基-5-烯丙基苯(1，2，3-trimethoxy-5-allylbenzene)和1，2，4-三甲氧基-5-烯丙基苯(1，2，4-trimethoxy-5-allylbenzene)。

2. 华细辛(湖北产)　全草(干品)含挥发油2.6%，挥发油中的成分有：α-蒎烯，莰烯，β-蒎烯，月桂烯，香桧烯，柠檬烯，1，8-桉叶素，对聚伞花素，γ-松油烯，异松油烯(terpinolene)，龙脑，4-松油烯醇(terpinen-4-ol)，α-松油醇(α-terpineol)，爱草脑(estragole)，萘(naphthalene)，3，5-二甲氧基甲苯(3，5-dimethoxytoluene)，黄樟醚，正十五烷(n-pentadecane)，甲基丁香油酚，2-甲氧基黄樟醚，细辛醚，肉豆蔻醚(myristicin)，榄香脂素(elemicin)，α-侧柏烯(α-thujene)，细辛素(asarinin)。

3. 汉城细辛(辽宁产)　全草(干品)含挥发油1.0%。从挥发油中除分离出甲基丁香油酚，黄樟醚，细辛醚和优葛缕酮(eucarvone)外，还含有：α-蒎烯，莰烯，β-蒎烯，月桂烯，香桧烯，柠檬烯，1，8-桉叶素(1，8-cineole)，对聚伞花素，龙脑，α-松油醇，α-羟基对聚伞花素(p-cymen-α-ol)，爱草脑，2-异丙基-5-甲基茴香醚，乙酸龙脑酯(bornyl acetate)，3，5-二甲氧基甲苯，肉豆蔻醚和榄香脂素等。

【药理】 1. 解热镇痛作用　辽细辛挥发油对正常小鼠体温的降温作用很强，对发热大鼠体温也有很强的降温作用。细辛挥发油0.5 ml/kg给家兔灌胃，对家兔由电刺激齿髓神经所致疼痛有镇痛作用，镇痛强度与安替比林0.5 g/kg相当。

2. 抗惊厥作用　细辛挥发油有抗电惊厥和戊四氮惊厥作用，以辽细辛挥发油最强，可完全对抗电惊厥，显著延长戊四氮惊厥潜伏期及死亡时间。

3. 抗炎作用　辽细辛挥发油腹腔注射有明显抗炎作用，能显著抑制酵母、甲醛、角叉菜胶、组胺或PGE_2引起的大鼠足跖肿胀。细辛油能对抗巴豆油引起的小鼠耳肿胀，抑制抗大鼠兔血清引起的大鼠皮肤浮肿。对大鼠棉球肉芽肿及塑料环肉芽肿都有抑制作用。细辛挥发油能显著地预防大鼠佐剂性关节炎的原发病变，对继发性病变也有明显的治疗作用。

4. 免疫抑制作用　细辛油腹腔注射对细胞免疫及体液免疫都有明显抑制作用，能显著抑制植物血凝素(PHA)诱发的小鼠体内淋巴细胞转化，明显抑制小鼠溶血素抗体的生成。

5. 抗肾病变作用　给5星期龄雄性大鼠氨基核苷造成肾病变，再腹腔注射细辛素，可抑制尿蛋白排泄增加，并能改善血清生化指标。

6. 局部麻醉作用　50%的细辛煎剂能阻滞蟾蜍坐骨神经的冲动传导，且具可逆性，其麻醉效价与1%普鲁卡因接近。

7. 对心血管系统的作用　细辛可使犬左室泵功能和心肌收缩性能明显改善，且细辛改善左室泵功能似由于其增强心肌收缩性能所致。用犬冠脉前降支分段结扎和冠状窦插管阻流法制备心源性休克模型，细辛醇提取物、多巴胺、去甲乌药碱均能提高休克动物的平均动脉压、左室收缩压和冠脉窦血流量，降低中心静脉压。细辛的乙酸乙酯可溶部分可抑制氯化钾所致的血管收缩。细辛注射液对肾上腺素引起的微动脉血流停止或减慢有轻度推迟作用，对管径收缩时间有明显推迟作用。

8. 抗菌作用　细辛醇浸剂、挥发油等体外试验证明对革兰阳性菌、枯草杆菌及伤寒杆菌有抑制作用，细辛煎剂对结核杆菌及伤寒杆菌亦有抑制作用。细辛挥发油无论通过挥发油气体气熏或直接作用，都有抗真菌作用。黄樟醚为细辛油抗真菌的主要有效成分，其抗真菌有效剂量为6×10^{-5} ml/ml，其杀菌作用较40%甲醛强4倍，比石炭酸强1倍。

9. 其他作用　细辛具有提高机体代谢的功能，从细辛中分离的消旋去甲乌药碱具有肾上腺素能β受体激动剂样作用，因而有增强脂质代谢及升高血糖的功效。

毒性　细辛的毒性来源于所含的挥发油，挥发油的毒性作用主要在中枢。细辛挥发油中所含之黄樟醚系致癌物质，毒性较大，在大鼠饲料中混入此物，2年后28%大鼠发生肝癌。

【药性】 辛，温，小毒。归肺、肾、心经。

1.《本经》："味辛，温。"

2.《别录》："无毒。"

3.《吴普本草》："神农、黄帝、雷公、桐君：辛，小温；岐伯：无毒；李氏：小寒。"

4.《本草衍义》："味极辛。"

5.《本草正》："有小毒。"

6.《本草害利》："辛温香燥，入心、肺、肾三经。"

【功用主治】 散寒祛风，止痛，温肺化饮，通窍。主治风寒表证，头痛，牙痛，风湿痹痛，痰饮咳喘，鼻塞，鼻渊，口疮。

1.《本经》："主咳逆、头痛、脑动、百节拘挛、风湿痹痛、死肌。久服明目，利九窍，轻身长年。"

2.《药性论》："治咳逆上气、恶风、风头、手足拘急，安五脏六腑，添胆气，去皮风湿痒，能止眼风泪下，明目，开胸中滞，除齿痛，主血闭、妇人血沥腰痛。"

3.《本草衍义》："治头面风痛。"

4.《医学启源》："治少阴经头痛如神。《主治秘要》云：止诸阳头痛，诸风通用之。辛热，温阴经，散水寒，治内寒。"

5.《纲目》："治口舌生疮、大便燥结，起目中倒睫。散浮热。"

6.《本草正》："善祛阴分之寒邪，除阴经之头痛。益肝温胆。"

7.《医林纂要》："润肾，宣达命门之气，以窜达于九窍百骸，潜通咽后。"

8.《本草经百种录》："散肺经之风。"

9.《药性切用》："表散寒邪。"

【用法用量】 内服：煎汤，1.5～9 g；研末，1～3 g。外用：适量，研末吹鼻、塞耳、敷脐；或煎水含漱。

【宜忌】 阴虚、血虚、气虚多汗及火升炎上者禁服。反藜芦。本品服用剂量过大，可发生面色潮红、头晕、多汗，甚则胸闷、心悸、恶心、呕吐等副作用。

1.《本草经集注》："恶狼毒、山茱萸、黄芪，畏消石、滑石，反藜芦。"

2.《药性论》："忌生菜。"

3.《日华子》："忌狸肉。"

4.《本草经疏》："其性升燥发散，故凡病内热及火生炎上，上盛下虚，气虚有汗，血虚头痛，阴虚咳嗽，法皆禁用。"

5.《药性纂要》："多用泄人元气。"

6.《本草求原》："惟血虚火郁而非寒胜热郁者忌之。"

【选方】 1. 治风寒在脑，或感湿邪头痛头晕及眉棱眼眶痛者　川芎三钱，细辛（洗去土）、白术各三钱，甘草一钱。水二盅，姜三片，煎八分，食远服。（《妇人良方》小芎辛汤）

2. 治因风眉骨痛不止者　川乌、草乌各一钱（此二味俱用童便浸二宿），细辛、羌活、片芩（酒拌炒）、甘草（炙）各半钱。上为细末，分二服，清茶调下。（《丹溪心法》羌乌散）

3. 治上气不得息卧，喉中如水鸡声，气欲绝　麻黄四两（去节），细辛二两，五味子半升，桂心、干姜各一两，半夏八枚（洗去滑）。上六味切，以水一斗，煮取三升，绞去滓，适寒温，服一升。投杯即卧。令人汗出不得卧，勿怪。亦可从五合，不知升增，日再。（《古今录验》沃雪汤）

4. 治肺寒卒咳嗽　细辛半两（捣为末），杏仁半两（汤浸，去皮尖，双仁，麸炒微黄，研如膏）。上件药，于铛中熔蜡半两，次下酥一分，入细辛、杏仁，丸如羊枣大。不计时候，以绵裹一丸，含化咽津。（《圣惠方》）

5. 治卒暴中风，昏塞不省，牙关紧急，药不得下咽者　细辛（洗去土、叶），猪牙皂角（去子）。上各一钱，研为细末，每用少许，以纸捻蘸药入鼻，俟喷嚏，然后进药。（《济生续方》）

6. 治鼻塞，不闻香臭　细辛（去苗叶）、瓜蒂各一分。上二味，捣罗为散，以少许吹鼻中。

7. 治牙齿痛久不差　细辛（去苗叶）、荜拨，上二味等分，粗捣筛。每用钱匕，水一盏，煎十数沸，热漱冷吐。（6、7方出自《圣济总录》）

8. 治口舌生疮　用细辛、黄连等分为末。先以布巾揩净患处，掺药在上，涎出即愈。（《卫生易简方》）

9. 治口臭　细辛一两，甘草一两（炙微赤，锉），桂心一两。上件药，捣细罗为散。每服不计时候，以熟水调下一钱。（《圣惠方》细辛散）

10. 治雀目，不计大人小儿，久患不瘥　细辛、地肤子、决明子、松脂，以上各二两。上件药，捣细罗为散。每于食后，以竹叶汤调下一钱。

11. 治卒耳聋　细辛一分，蒲黄一分，杏仁三分（汤浸，去皮尖、双仁），曲末三分（微炒）。上件药，捣罗为末，研杏仁如膏，合和，捻如枣核大。绵裹塞耳中，一日一易，以差为度。（10、11方出自《圣惠方》）

12. 治聤耳，耳中痛，脓血出　细辛（去苗，锉）、附子（炮裂，去脐皮）各一分。上二味，捣罗为散，以葱汁和一钱匕，绵裹塞耳中。（《圣济总录》）

13. 治蛇伤　用细辛、白芷各五钱，雄黄二钱半，为末，入麝香少许。每服二钱，温酒调服。（《卫生易简方》）

14. 治神经性皮炎　鲜细辛适量，洗净，捣烂成糊状，涂患处，每日2次。（《陕甘宁青中草药选》）

【临床报道】 1. 治疗阿弗他口炎　用细辛9～15 g，研粉，加水和少量甘油，调匀成糊状，贴于脐部3日。经66例临床治疗观察，均有明显疗效。一般用药1～2日后疼痛迅速减轻，3日内可见溃疡面结疤愈合。若配合用黄连9 g，加水200 ml，煎成浓汁成10～15 ml，冷却后每日3次涂布溃疡面，疗效更佳。

2. 治疗口腔溃疡　单味细辛研末，每次取2 g，生姜汁调和，外敷脐部，上覆塑料薄膜，胶布固定，保留4～6小时揭下，连用5～7日。治疗口腔溃疡16例，用药5～7日后，治愈10例，好转6例。

3. 治疗头痛　用10%细辛注射液穴位注射，偏头痛取患侧太阳、头维、率谷加痛点，肌挛缩性头痛取双侧头维、率谷、阳白、风池、百会穴加痛点；神经性头痛和外伤性头痛，取双侧太阳、率谷、风池、百会、印堂穴加痛点。每次选穴2～4个加痛点，每穴注射0.5～1 ml，每日1次，疗程3～7日，连用1星期，无效者停用。临床观察86例，治愈51例，显效21例，好转13例，无效1例。半数病例用药后出现困倦感觉，无其他副作用。

4. 用于局部麻醉　用干燥细辛经乙醚提取的挥发油制成3%麻醉液，作为局部浸润麻醉与神经阻滞麻醉的注射剂，施行耳鼻喉科、口腔科及眼科手术共52例，结果麻醉效果良好（手术时患者完全不痛）者33例（63.5%），效果尚佳者（手术时患者偶感局部疼痛，但仍可忍受手术直至完毕）17例（32.7%），无效者2例（3.8%）。药物剂量根据手术要求而定，最多1次用达30～40 ml的。由于此药于局部注射后向周围组织的渗透，扩散范围较普鲁卡因稍差，故注射的范围宜稍大些。麻醉时间一般可维持1.5小时。应用本品除术后局部出现不同程度的组织肿胀外，尚未发现特殊的全身反应或其他的局部反应，创口愈合亦未见不良影响。如于细辛麻醉液中加入适量1‰肾上腺素溶液，可适当延长麻醉时间，减轻术后组织肿胀反应。细辛的麻醉有效成分提得越纯，麻醉效果越高，术后的肿胀反应就越小。

【各家论述】 1.《本草别说》："细辛若单用末，不可过半钱匕，多即气闷塞不通者死，虽死无伤。近年关中或用此毒人者，闻平凉狱中尝治此，故不可不记，非本有毒，但以不识多寡之用，因以有此。"

2.《纲目》："气之厚者能发热，阳中之阳也。辛温能散，故诸风寒风湿、头痛、痰饮、胸中滞气、惊痫者宜用之。口疮、喉痹、䘌齿诸病用之者，取其能散浮热，亦火郁则发之之义也。辛能泄肺，故风寒咳嗽上气者宜用之。辛能补肝，故胆气不足、惊痫、眼目诸病宜用之。辛能润燥，故通少阴及耳窍，便涩者宜用之。”

3.《本草经疏》：“细辛，风药也，禀天地阳升之气以生，故其味辛温而无毒，入手少阴太阳经。风性升，升则上行，辛则横走，温则发散，故主咳逆，头痛脑动，百节拘挛，风湿痹痛，死肌。盖痹及死肌，皆是感地之湿气，或兼风寒所成。风能除湿，温能散寒，辛能开窍，故疗如上诸风寒湿疾也。”

4.《本草崇原》：“细辛，禀少阴泉下之水阴，而上交于太阳之药也……久服则水精之气濡于空窍，故明目，利九窍。九窍利则轻身而长年。宋元陈承谓细辛单用末不可过一钱，多则气闭不通而死。近医多以此语忌用。嗟嗟，凡药所以治病者也，有是病，服是药，岂辛香之药而反闭气乎？岂上品无毒而不可多服乎？”

5.《本草新编》：“或问，细辛散人真气，何以头痛反能取效？盖头为六阳之首，清气升而浊气降，则头目清爽；惟浊气升而清气降，头目沉沉欲痛矣。细辛气清而不浊，故善降浊气而升清气，所以治头痛如神也。但味辛而性散，必须佐之以补血之药，使气得血而不散也。”“细辛，止可少用而不可多用，亦止可共用而不能独用。多用则气耗而痛增，独用则气尽而命丧。”

6.《神农本草经百种录》：“细辛，以气为治也。凡药香者，皆能疏散风邪。细辛气盛而味烈，其疏散之力更大。且风必挟寒以来，而又本热而标寒，细辛性温，又能驱逐寒气，其疏散上下之风邪，能无微不入，无处不到也。”

7.《医林纂要》：“辛能行水散结，故能治心下停水，行痰，通经，下乳。”

8.《药义明辨》：“细辛，味辛气温，达肾肝之阳气，力更猛于麻黄。是以在至阴之分，虽不同于补阳诸味，然能就阴分而散寒邪；即在至阳之分，虽难比于行气诸剂，然亦能就阳分而散阴结。如因火热属阳盛者，而以此味投之，则相反若冰炭矣。”

9.《本经疏证》：“细辛《本经》主咳逆上气，小青龙汤治咳逆上气之剂也，而曰服汤已渴者，寒去欲解也，则咳逆上气而渴者，细辛不当用矣。又主百节拘挛，侯氏黑散、千金三黄汤治百节拘挛之剂也，而此曰恶寒，彼亦曰恶寒，则百节拘挛而不恶寒者，细辛非所宜矣。又主风湿痹痛，防己黄芪汤治风湿痹痛之剂也。而曰下有陈寒者加之，则风湿痹痛下无陈寒者，细辛无能为力矣。总之细辛惟治寒，乃为恰合。”“咳逆倚息不得卧，服小青龙汤后，多唾口燥，气从小腹上冲咽胸，面翕热如醉状，小便难，时复冒，于小青龙汤去麻黄、芍药、干姜、半夏、细辛，加茯苓治其气冲，服汤已冲气低，反更咳，胸满，则去桂，还用细辛、干姜治其咳满，咳满止则当渴，反不渴，且冒而呕，则还用半夏蠲其饮，此亦小青龙加减法也，而其关键实在细辛、干姜。盖邪之中人，无所依附，则其去必速，焉有绵延迁变如是哉，惟饮为邪窟宅，邪为饮凶锋，互相勾留，故其治虽至变端叠出，复加杏子、加大黄，麻黄桂枝可不复用，干姜、细辛终不可去也。夫小青龙本以咳为主证，以渴为欲解。致渴之物，方中无如干姜者，然干姜能燥饮，不能去附饮之邪，附饮之邪不去，纵使饮已消而邪固在，亦终不渴，此则细辛之功，远在干姜之右矣。”

10.《本草求原》：“阴胜阳郁之病，取其通阳以行阴，阴纾而肝胆自润，非仅辛散辛润之旨也。”

11.《萃金裘本草述录》：“少阴脉不至头，然有痛者，为阴寒盛气所逆也。太阳经气为少阴寒气所郁，则病及于督。细辛散内寒而通真阳，故治督病。”

12.《本草正义》：“细辛味辛气温，禀阳升之性，辟除风寒湿邪，而芳香最烈，其气直升，故善开结气，宣泄郁滞，而能上达巅顶，通利耳目。又根荄盈百，极细且长，则旁达百骸，无微不至。内之宣络脉而疏通百节，外之行孔窍而直透肌肤。”“开胸中滞结者，中阳不宣，则胸腔痹窒，凡当心结痛，胁肋支撑，心痛彻背，背痛彻心等症，属于饮邪凝聚，大气不同旋运者，非温和燠煦不为功。细辛禀阳和之气，助其乾运，譬如旭日当天，而群阴退舍，滞结安有不开之理。”“而其余下乳、发汗、行血等诸般功用，无非温通二字，足以尽之矣。”“利水道者，阳气无权，而肾与膀胱不司宣泄，温肾通阳，则水道自利，非湿热蕴结及津液枯涸之癃闭可知。”

3128 细香葱 xì xiāng cōng （《全国中草药汇编》）

【异名】 冻葱（《新修本草》），冬葱（《蜀本草》），慈葱、太官葱（《纲目》），绵葱（《本草正义》），四季葱、香葱（《全国中草药汇编》），火葱（《中国植物志》），分葱、科葱（《中国蔬菜栽培学》），葱花儿（四川），小葱（江苏）。

【基原】 为百合科葱属植物细香葱的全草。

【原植物】 细香葱 *Allium ascalonicum* L.

多年生草本。鳞茎聚生，长圆状卵形、狭卵形或卵状圆柱形，外皮红褐色、紫红色、黄红色至黄白色，膜质或薄革质，不破裂。叶为中空的圆筒状，向先端渐尖，深绿色，常略带白粉。栽培条件下不抽薹开花，用鳞茎分株繁殖。但在野生条件下是能够开花结实的。

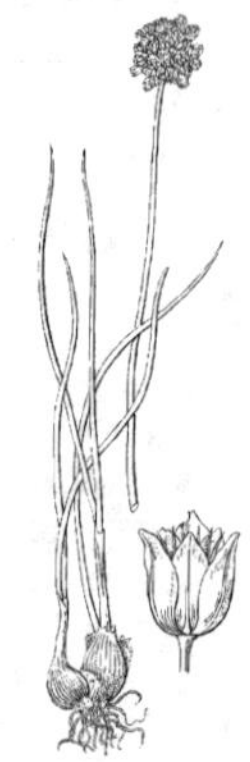

细香葱

我国南方地区广为栽培。

【采收加工】 四季均可采收，鲜用。

【成分】 全草含氨基酸：γ-谷氨酰基-*S*-烷基半胱氨酸（γ-giutamyl-*S*-alkylcysteine），γ-谷氨酰基-*S*-反-1-丙烯基-半胱氨酸（γ-glutamyl-*S*-*trans*-1-propenyl-cysteine）；还含挥发油，油中主要成分有二甲基三硫醚（dimethyl trisulfide），甲基丙基三硫醚（methyl propyl trisulfide），二丙基三硫醚（dipropyl trisulfide），丙基丙烯基三硫醚（propyl propenyl trisulfide），1-甲基硫代丙基乙基二硫醚（1-methylthiopropyl ethyldisulfide），烷基噻吩（alkyl thiophene）；还含黄酮类：槲皮素（quercetin），绣线菊苷（spiraeoside），槲皮素-3，4′-二葡萄糖苷（quercetin-3，4′-diglucoside），槲皮素-7，4′-二葡萄糖苷（quercetin-7，4′-diglucoside）。

【药性】 《重庆草药》：“味辛，性温，无毒”。

【功用主治】 《重庆草药》：“通气发汗，除寒解表。治风寒感冒头痛。外敷寒湿，红肿，痛风，疮疡。”

【用法用量】 内服：煎汤，5～10 g。外用：捣敷；或炒熨。

【选方】 1. 治感冒头痛，流涕，咳嗽　细香葱头 60 g，僵蚕 30 g。泡酒用。

2. 治小孩感冒风寒　细香葱 2～3 根，老姜 1 片，五匹风（嫩尖）3～7 个。煎水热服。

3. 治无名肿毒　细香葱头 90 g。和蜂蜜共捣绒，包敷。

4. 治关节炎，扭伤　细香葱头 120 g，老姜 30 g。捣烂外敷（红肿加酒炒，夏天不炒）。（1～4 方出自《重庆草药》）

3129 细叶防风 xì yè fáng fēng （《新疆中草药》）

【异名】 防风（《新疆中草药》），克买克（维吾尔名）。

【基原】 为伞形科岩风属植物伊犁岩风的根。

【原植物】 伊犁岩风 *Libanotis iliensis* (Lipsky) Korov. [*Seseli iliense* (Regel et Schmalh.) Lipsky]

多年生草本。根茎粗壮，顶端密集残存叶鞘纤维，根长圆柱形，木质化。茎有显著条纹及浅纵沟槽，密被短毛。基生叶多数，基部有宽阔叶鞘，密被短柔毛；叶片轮廓阔三角状卵形，二至三回羽状全裂，第一回羽片 8～9 对，末回裂片线形或丝线形，有稀疏短柔毛；茎生叶与基生叶相似，但羽叶减少，叶鞘呈三角状卵形，最上部的叶仅有短宽的叶鞘。复伞形花序呈圆锥状分枝，总苞片卵状披针形，外被白色柔毛；小伞形花序，有毛；小总苞片卵状披针形，外部多毛；萼齿锥形或披针形，多毛；花瓣白色，长圆形，外部多白色长毛；花柱基圆锥形，花柱叉开弯曲。分生果长圆形，密被柔毛，横剖面略呈五角形，每棱槽内有油管 1，合生面油管 2。花期 6～7 月，果期 8～9 月。

生于海拔 1 000 m 左右砾石山坡或山沟、路旁。分布于新疆伊犁、乌鲁木齐一带。

【采收加工】 4～6 月未开花前采挖，扎成束晒干。

【成分】 根含呋喃香豆素类：圆当归内酯（iselin，即 archangelin），伊犁岩素（iliensin）。

【药性】 《新疆中草药》："辛、甘，温。无毒。"

【功用主治】 《新疆中草药》："散风解热，除湿镇痛。治感冒发热头痛，风湿性关节炎。"

【用法用量】 内服：煎汤，3～9 g。外用：煎汤洗。

【选方】 1. 治感冒，发热，头痛　防风、白芷各 9 g，荆芥穗 6 g，薄荷 3 g。水煎服。

2. 治偏头痛　防风 9 g，白芷 6 g，茶叶 9 g。水煎服。

3. 治风湿性关节炎　防风 15 g，铁线莲 30 g，赤芍 15 g，煎水，乘热洗患处。或防风、黄芪、秦艽各 9 g，羌活 4.5 g，水煎服。

4. 治荨麻疹　防风 9 g，羌活 9 g，蝉衣 6 g，生甘草 3 g。水煎服。

5. 防脚泡　防风、白芷、细辛、川乌各 90 g。加水煎 3 次，每次煎 1 小时（第一次加水 1 500 ml，第二、第三次各加水 1 000 ml），收集 3 次煎液，过滤，熬成药膏 150 ml，加入 10%樟脑酒 10 ml。行路 30 分钟及途中涂擦脚上容易打泡处。（1～5 方出自《新疆中草药手册》）

3130 细叶桉叶 xì yè ān yè（《陆川本草》）

【异名】 褐桉树（《中国树木分类学》），小叶桉、柳叶桉（《广西药用植物名录》）。

【基原】 为桃金娘科桉属植物细叶桉的叶。

【原植物】 细叶桉 *Eucalyptus tereticornis* Smith.

大乔木，高 25 m。树皮平滑，灰白色，长片状脱落；嫩枝圆形，纤细，下垂。幼嫩叶片卵形至阔披针形；过渡叶阔披针形；成熟叶互生；叶片狭披针形，稍弯曲，两面有油腺点。伞形花序腋生，总梗圆形，粗壮；花蕾长卵形；花瓣与萼片合生成一帽状体，帽状体长 7～10 mm，渐尖；雄蕊多数，花药长倒卵形，纵裂，腺体位于药隔的上半部，花丝着生于腺体近基部；子房与萼筒合生。蒴果近球形，果缘突出萼管 2～2.5 mm，果瓣 4。花期冬、春季。

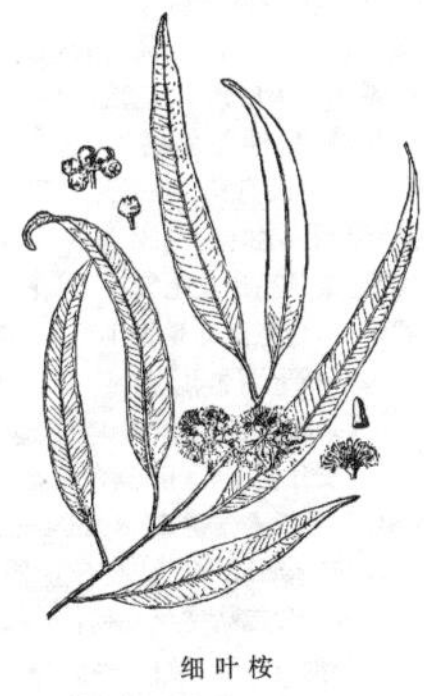

细 叶 桉

生于稍黏的肥沃土壤。福建、广东、广西、贵州、云南等地栽培。原产于澳大利亚。

本植物的果实（细叶桉果）亦供药用，另设专条。

【栽培】 生物学特性　喜光，对气候和土壤的适应性较强，耐高温干旱，且耐寒抗霜，在酸性、微酸性土壤及瘠薄的砾石质壤土均能生长。

繁殖方法　种子繁殖。选 7～8 年生长优良健壮的树木作为采种母树，6～7 月采收果实，摊晒 3～5 日，果实开裂脱出种子，收集种子，春播，撒播。待苗高 8 cm 时移入容器内继续育苗。也可直接进行容器播种育苗。容器苗在雨季带土种植效果较好。种植时宜挖长、宽、深各 50 cm 左右大坑种植。

田间管理　定植后要加强管理，及时补苗。2～3 年内注意除草松土，并结合松土施有机肥。

【采收加工】 全年均可采，阴干或鲜用。

【成分】 嫩叶含蓝桉醛（euglobal）T1、Ⅱc。干叶含细叶桉萜酯（tereticornate）A、B；三萜酯类化合物：tereticornate A、B；挥发油主含桉叶素（cineole），α、β-蒎烯（pinene），香桧烯（sabinene），3-蒈烯（Δ^3-carene），叔丁基苯（*tert*-butylbenzene）等。

【药性】 味辛、微苦，性平。

【功用主治】 《全国中草药汇编》："消炎杀菌，祛痰止咳，收敛杀虫。用于预防流行性感冒，流行性乙型脑炎，防治疟疾，肠炎，腹泻，痢疾，皮肤溃烂，痈疮红肿，丹毒，乳腺炎，外伤感染，皮癣，神经性皮炎，钩端螺旋体病，气管炎，咳嗽。"

【用法用量】 内服：煎汤，6～15 g。外用：捣敷；或煎汤洗。

【选方】 1. 预防流感，流脑　鲜桉叶 20 kg，甘草 1 kg。煎大锅汤，400 人服用。

2. 治肠炎腹泻，痢疾　干桉叶 9 g，红糖适量。煎服。

3. 治皮肤溃烂，痈疮红肿，丹毒，乳腺炎，外伤感染，皮癣，神经性皮炎　鲜桉叶适量。煎水洗患处。（1～3 方出自《红河中草药》）

3131 细叶桉果 xì yè ān guǒ（《红河中草药》）

【异名】 桉果（《红河中草药》）。

【基原】 为桃金娘科桉属植物细叶桉的果实。

【原植物】 参见"细叶桉叶"条。

【采收加工】 春、冬季采收，晒干。

【药性】 味苦、辛，性微温。

【功用主治】 祛痰截疟。主治疟疾。

【用法用量】 内服：煎汤，3～6 g。

【选方】 防治疟疾　桉果 3 g，草果 6 g，马鞭草 15 g。煎服。（《红河中草药》）

3132 细叶藁本 xì yè gǎo běn（《东北药用植物志》）

【基原】 为伞形科藁本属植物细叶藁本的根和根茎。

【原植物】 细叶藁本 *Ligusticum tenuissimum*（Nakai）Kitag.［*Angelica tenussima* Nakai］

多年生草本。根分叉，深褐色，有浓烈香气。茎圆柱形，中空，具纵条纹，带紫色，上部分枝呈"之"字形弯曲。基生叶具长柄，早枯；茎下部叶柄基部稍扩大呈鞘状，上部叶柄渐短以至全部成鞘；叶片三至四回三出式羽状全裂，末回裂片宽线形，先端具小尖头。复伞形花序顶生或侧生；总苞片 1～2，线形，边缘膜质白色，常早落；伞辐略不等长，内侧粗糙；小总苞片边缘膜质白色；花柄不等长；萼齿不明显；花瓣白色，倒卵形，先端微凹；花柱后期向下反曲。分生果椭圆形，背棱突起，侧棱扩大成翅；每棱槽内有油管 1，合生面油管 2。花期 8～9 月，果期 9～10 月。

生于多石质山坡林下。分布于辽宁等地。

【采收加工】 9～10 月采挖，晒干。

【药材】 细叶藁本 *Ligustici Tenussimi Radix et Rhizoma*　主产于东北地区。

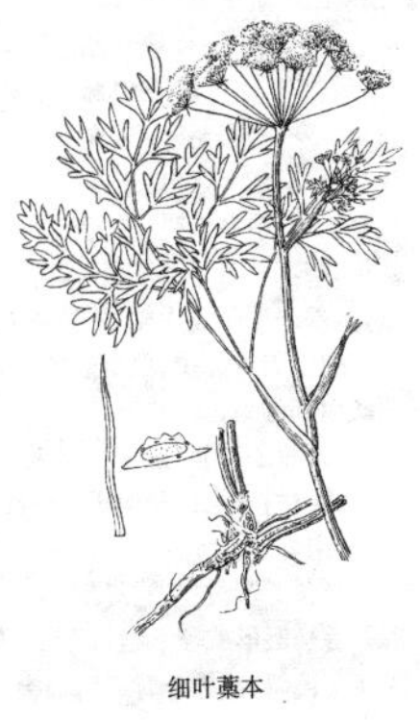

细叶藁本

性状 表面灰棕褐色,有不规则瘤突,常显著肥大。根茎短,呈不规则圆柱状或团块状,罕分枝,长 2~4 cm,直径1~1.5 cm,先端有茎残基和叶柄残基,下端有少数肥大延长的根。根茎横切面在放大镜下观察不平坦,皮部和髓部类白色,木质部淡棕黄色,皮部具较多裂隙;根断面与根茎相似,无髓。质轻,松软,粉性强。气浓烈芳香,味辛、苦、微甘,稍有麻舌感。断面在荧光灯下显黄绿色荧光。

【成分】 根含挥发油,主要有亚丁基苯骈呋喃酮(butylidenephthalide),3-亚丁基-4, 5-苯骈呋喃酮(3-butylidene-4, 5-dihydrophthalide),柠檬烯(*L*-limonene)。

【药性】 辛、苦,温。

【功用主治】 祛风除湿,散寒止痛。主治风寒感冒,感冒夹湿,头痛,风寒湿痹,寒疝痛。

1.《东北药用植物志》:"治头痛及肠疝,镇痉,镇痛。"

2.《辽宁常用中草药手册》:"发散风寒,镇痛。治风寒头痛,头顶痛。"

3.《吉林中草药》:"治疥癣,头屑。"

4.《东北常用中草药手册》:"治胃痉挛,疮疖痈肿,粉刺。"

【用法用量】 内服:煎汤,3~9 g;或入丸、散。外用:煎汤洗;或研细粉调涂。

【选方】 1. 治感冒风湿,头痛身痛 细叶藁本 6 g,白芷 3 g,防风 6 g,独活 6 g。水煎服。

2. 治风寒头痛 细叶藁本 6 g,细辛 1.5 g,防风 6 g,苍耳子 6 g。水煎服。(1、2 方出自《辽宁常用中草药手册》)

3. 治巅顶疼痛 细叶藁本 15 g,防风 10 g,白芷 15 g,甘草 10 g。水煎,日服 2 次。

4. 治疥癣 细叶藁本 250 g。切碎,煎汤洗。

5. 治头屑 细叶藁本 25 g,白芷 25 g。共研末,煎水洗头。(3~5 方出自《吉林中草药》)

3133 细芦子藤 xì lú zǐ téng (《云南思茅中草药选》)

【异名】 钮子跌打(《云南思茅中草药选》),芦子(《红河中草药》),球穗胡椒(《西藏植物名录》),九节风、芦子藤(云南)。

【基原】 为胡椒科胡椒属植物短蒟的全株。

【原植物】 短蒟 *Piper mullesua* D. Don

攀缘木质藤本。枝纤细,质硬,下部具疣状凸起。叶互生;叶柄纤细;叶片纸质至薄革质,椭圆形、狭椭圆形或卵状披针形,先端尾状渐尖,基部楔形,叶脉 5~7 条,下面明显凸起,最上 1 对离基从中脉发出。花序短,近球形,在小枝顶部与叶对生,于果期延长增大;花两性;苞片圆形;雄蕊 2,子房倒卵形,柱头 3~4。果序长圆状球形;浆果倒卵形,基部嵌生于花序轴中,顶端具 3~4 角。花期 5~7 月。

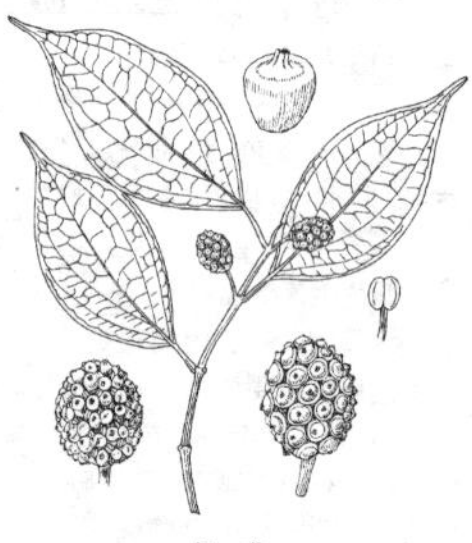

短 蒟

生于山谷林中、溪涧边或山坡。分布于海南、四川南部、云南、西藏南部等地。

【采收加工】 全年均可采,切碎鲜用或晒干。

【药材】 细芦子藤 *Piperis Mullesuae Herba* 主产于海南、四川、云南等地。

性状 茎枝扭曲,纤细,下部具疣状突起,质硬。叶片多皱缩,展平后椭圆形或卵状披针形,长 7~9 cm,宽 2~4 cm,先端尾状渐尖而常偏斜,叶脉于背面明显突出,侧脉5~7 条,最上 1 对离基从中脉发出,网脉明显;有叶柄并具鞘。常带有近球形的花序,花序轴有毛。气香,味辛辣。

【药性】 辛,温。

【功用主治】 祛风散寒,散瘀止痛,消肿解毒。主治风湿痹痛,四肢麻木,外感风寒,喘咳,脘腹冷痛,跌打损伤,月经不调,痛经,产后腹痛,牙痛,疮疖肿痛,烫伤,蛇虫咬伤。

【用法用量】 内服:煎汤,6~10 g;或泡酒。外用:鲜品捣敷。

【选方】 1. 治风湿性腰腿痛,关节炎,四肢麻木,感冒 钮子跌打 9~12 g。水煎或泡酒服。

2. 治跌打损伤,骨折 鲜钮子跌打。捣烂,包敷患处。(1、2 方出自《云南思茅中草药选》)

3. 治喘咳,感冒,胃痛,腹胀痛 干芦子 6~9 g。水煎服。

4. 治月经不调,痛经,产后腹痛 芦子 6 g,四块瓦 9 g。水煎服。(3、4 方出自《红河中草药》)

5. 治牙痛 鲜钮子跌打茎少许。咬于痛牙处。(《云南中草药》)

6. 治毒蛇或蜈蚣咬伤,外伤出血,烫伤,疮毒,乳腺炎 干芦子 6~9 g。水煎服;外用,鲜品捣敷。(《红河中草药》)

3134 细沙虫草 xì shā chóng cǎo (《贵州草药》)

【异名】 白花石蚕(《贵州草药》),野藿香、泡草、香柯柯(《四川中药志》)。

【基原】 为唇形科香科科属植物二齿香科科的根或全草。

【原植物】 二齿香科科 *Teucrium bidentatum* Hemsl.

多年生直立草本。茎近无毛。叶具短柄;叶片卵形至卵状披针形,先端渐尖,基部楔形,中部以上边缘具3~4 对粗锯齿,两面无毛。假穗状花序腋生及顶生;苞片微小,卵状披针形;花萼钟状,喉部内具毛环,二唇形,上唇 3 齿,中齿极发达,扁圆形,侧齿微小,近圆形,下唇 2 齿,极靠合,弯缺常不达下唇 1/3;花冠白色,筒稍伸出,檐部单唇形,唇片与花冠筒成直角,中裂片特发达,近圆形,最后一对裂片半圆形;雄蕊超出花冠筒 1 倍;花盘盘状,全缘。小坚果卵圆形,具网状雕纹,合生面为果长 1/2。花期7~9月。

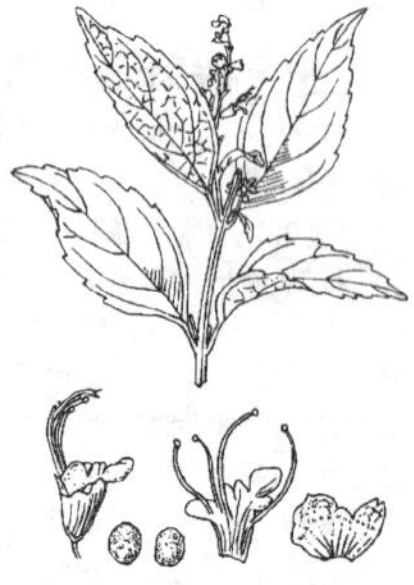

二齿香科科

分布于湖北、广西、四川、贵州、云南及台湾。

【采收加工】 9~10月采收,晒干。

【成分】 地上部分含二萜类化合物:二齿香科素(bidentatin),6-酮基林石蚕定(6-ketoteuscordin),林石蚕酮(teuscordinon),石蚕苷(teucrin)H_2,黄花石蚕素(teuflin)及赪桐甾醇(clerosterol)。

全草含二萜类化合物:teucvin, teupernin A_2。

【药性】 辛、微甘,平。

1.《贵州草药》:"性温,味辛、微甘。"

2.《四川中药志》1982 年版:"辛,苦,平。"

【功用主治】 祛风,利湿,解毒。主治感冒,头痛,鼻塞,痢疾,湿疹,白斑。

1.《贵州草药》:"健脾利湿,解毒。治痢疾,白斑。"

2.《四川中药志》1982 年版:"祛风解表。用于感冒风寒,头痛,鼻塞,疮疹瘙痒。"

【用法用量】 内服:煎汤,6~15 g。外用:煎汤洗。

【选方】 1. 治感冒风寒头痛 香柯柯 9 g,防风草 9 g,五匹

风 9 g,生姜 9 g,葱头 9 g。水煎服。(《四川中药志》1982 年版)

2. 治痢疾　细沙虫草、截叶铁扫帚根各 15 g。煨水服。(《贵州草药》)

3. 治风丹,风疹,皮肤瘙痒　香柯柯 9 g,虎耳草 30 g,虎杖 30 g,千里光 30 g。水煎服。(《四川中药志》1982 年版)

4. 治白斑　细沙虫草、虎掌草根、野棉花根、山苏麻、响铃草各 9 g。煨水服,并煨水外洗患处。(《贵州草药》)

3135 细齿叶柃 xì chǐ yè líng (《湖南药物志》)

【基原】 为山茶科柃属植物细齿叶柃的全株。

【原植物】 细齿叶柃 *Eurya nitida* Korth.

灌木或小乔木,高 2～3 m;顶芽无毛或边缘具毛,嫩枝具棱脊 2 条。叶互生,革质;叶柄无毛;叶片长圆形或披针状长圆形,先端长尾尖,基部楔形,边缘具锯齿,两面无毛,中脉在表面凹下,背面凸起,侧脉 9～12 对。花单性,雌雄异株,花 1～3 朵腋生;雄花萼片近圆形;花瓣倒卵形,基部合生;雄蕊 14～17;雌花萼片卵圆形,先端凹入;花瓣长圆形,基部合生,花柱先端 3 浅裂。果实圆球形。

生于山坡、谷地林中。分布于福建、江西、湖北、湖南、广东、广西、四川、贵州、云南、陕西等地。

【采收加工】 全年均可采收,鲜用或晒干。

【药性】 苦、涩,平。

【功用主治】 《湖南药物志》:"杀虫,解毒。"

【用法用量】 内服:煎汤,6～15 g。外用:煎汤熏洗;研末调敷或鲜品捣敷。

【选方】 1. 治泄泻　细齿叶柃 9 g,枫树叶 6 g。水煎服。

2. 治疮口溃烂　细齿叶柃、救兵粮、铺地莲各等分。研末,香油调搽。

3. 治上唇疮烂　细齿叶柃花 9 g,斑鸠窝 6 g。水煎至沸,加醋放鼻下熏之。3 日后患处不痒时,再将药研末,调蛋黄敷患处。(1～3 方出自《湖南药物志》)

3136 细叶小羽藓 xì yè xiǎo yǔ xiǎn (《浙江药用植物志》)

【异名】 尖叶小羽藓、青苔、树毛衣(《云南中药资源名录》),绿青苔(湖北)。

【基原】 为羽藓科小羽藓属植物细叶小羽藓的植物体。

【原植物】 细叶小羽藓 *Haplocladium microphyllum* (Hedw.) Broth. subsp. *capillatum* (Mitt.) Reim.

植物体小形,植株纤细,绿色或黄绿色。匍匐茎,具不规则一回或二回羽状分枝,茎上生许多各种形状的鳞毛。茎叶阔卵形或卵状披针形,具狭长尖端,叶基部具 2 折皱,边缘平展或内卷,全缘或有细锯齿;中肋明显,至叶尖消失;枝叶较小,卵圆形,叶细胞长方形或不规则六角形,每个细胞先端具一透明的疣状突起。孢蒴长椭圆形,淡黄色,水平列;蒴柄由枝部的叶腋处伸出,直立,红色。

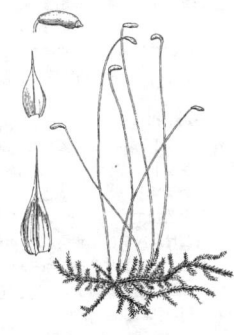
细叶小羽藓

生于阴湿的土坡上、树干基部或墙脚废弃的砖瓦上。分布于江苏、浙江、安徽、湖北、四川、云南、台湾等地。

【采收加工】 6～10 月采收,晒干或鲜用。

【药性】 《中国药用孢子植物》:"微涩,凉。"

【功用主治】 清热解毒。主治急性扁桃体炎,乳腺炎,丹毒,疖肿,上呼吸道感染,肺炎,中耳炎,膀胱炎,尿道炎,附件炎,产后感染,虫咬高热。

1.《全国中草药汇编》:"清热解毒。主治急性扁桃体炎,乳腺炎,丹毒,疖肿,上感,肺炎,中耳炎,膀胱炎,尿道炎,附件炎,产后感染等急性炎症。"

2.《浙江药用植物志》:"主治虫咬高热。"

【用法用量】 内服:煎汤,12～15 g。

【选方】 治扁桃体炎　尖叶小羽藓 15 g,一枝黄花 15 g。煎服。(《中国药用孢子植物》)

【临床报道】 治疗急性炎症　取阴湿墙上生长的绿青苔制成苔绿素注射液(每支 2 ml,相当于新鲜青苔 2 g),成人用量每次 4 ml,每日 2 次,儿童酌减。治疗丹毒,乳腺炎,疖肿,扁桃体炎,上感,肺炎,中耳炎,膀胱炎等多种急性炎症 90 例,有效 81 例,无效 9 例,有效率 90%。临床观察表明,本注射液有较好的抗菌消炎作用,除肌注后注射局部稍有疼痛外,未发现明显毒副作用。

3137 细叶马料梢 xì yè mǎ liào shāo (金华《常用中草药单方验方选编》)

【异名】 高脚硬梗太阳草(《天目山药用植物志》),马料梢、鹁鸪梢(金华《常用中草药单方验方选编》),白盲荚、细叶野花生(《浙江民间常用草药》),风血木(浙江)。

【基原】 为豆科胡枝子属植物中华胡枝子的根或全株。

【原植物】 中华胡枝子 *Lespedeza chinensis* G. Don.

直立小灌木。茎上部分枝,被白色绒毛,幼时尤多。叶互生,三出复叶;叶柄及小叶柄均被白色绢毛;叶片倒卵状长圆形,先端截形,有短尖,基部宽楔形,边缘稍反卷,上面绿色,下面密被短柔毛。总状花序腋生,花梗极短,花少;小苞片披针形,有毛;花萼杯状,萼齿 5,披针形,被白色短柔毛;蝶形花冠,黄白色,旗瓣长约 8 mm,翼瓣与旗瓣近等长,龙骨瓣较旗瓣长;雄蕊 10,二体。荚果卵圆形,有白色短柔毛。种子 1 颗。花期 8～9 月,果期 10～11 月。

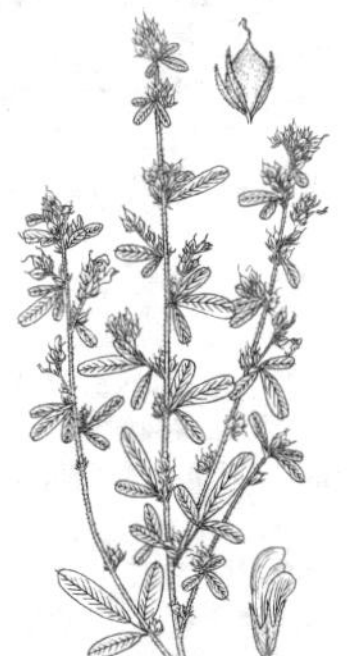
中华胡枝子

生于向阳山坡疏林下及林缘草丛中。分布于江苏、浙江、安徽、福建、广东、台湾等地。

【采收加工】 7～10 月采收,根切片晒干;茎叶鲜用或切段晒干。

【药材】 细叶马料梢 *Lespedezae Chinensis Radix seu Herba*

产于广东、江苏、安徽、浙江、福建、台湾等地。

性状　全株具平铺白色绒毛。复叶互生,小叶 3 片,完整小叶倒卵状矩圆形,长 1～2 cm,宽 0.5～1 cm;叶端截形,有短尖,叶基宽楔形,叶缘稍反卷;下表面密被短柔毛,托叶条形。总状花序腋生,花少,花萼杯状,具白色短柔毛。

鉴别　叶表面观:上、下表皮细胞垂周壁均波状弯曲。下表皮气孔甚多,常数个相连,平轴式,副卫细胞 2 个。上、下表皮均密布非腺毛,壁疣细小或不明显,顶端细胞细长,基部 2 个短细胞,膨大,上表皮非腺毛长 33～216 μm,直径6～13 μm,下表皮非腺毛长 48～178 μm,直径 8～14 μm。

【成分】 中华胡枝子含氨基酸,不饱和酸脂肪酸,如 $C_{18:2}$,$C_{18:3}$,C_{19},$C_{18:1}$,C_{16},$C_{16:1}$。

【药性】 《福建药物志》:"微苦,平。"

【功用主治】 清热解毒,宣肺平喘,截疟,祛风除湿。主治小儿高热,中暑发痧,哮喘,痢疾,乳痈,痈疽肿毒,疟疾,热淋,脚气,风湿痹痛。

1.《天目山药用植物志》:"治关节痛。"

2.《浙江民间常用草药》:"清热止痢,祛风止痛,截疟。主治急性细菌性痢疾,疟疾,小儿高热,疝气。"

3.《浙江药用植物志》:"治中暑发痧。"

4.《福建药物志》:"祛风宣肺,清热利尿,消肿止痛。治哮喘,热淋,脚气,乳腺炎。"

【用法用量】 内服:煎汤,15~30 g;或捣汁。外用:捣敷。

【宜忌】《天目山药用植物志》:"忌食酸辣、芥菜、萝卜菜。"

【选方】 1. 治小儿高热　中华胡枝子全草 9~12 g,红枣 3 个。水煎服。(《浙江民间常用草药》)

2. 治中暑发痧　中华胡枝子鲜叶适量,捣汁,冲开水服。(《浙江药用植物志》)

3. 治哮喘　中华胡枝子 30 g,龙芽草 20 g。水煎服。(《福建药物志》)

4. 治急性细菌性痢疾　中华胡枝子根 15~30 g,水煎,冲糖服。

5. 治疟疾　中华胡枝子全草 60 g,水煎服。(4、5 方出自《浙江民间常用草药》)

6. 治疝气　中华胡枝子根 30~60 g,水煎服。(《浙江民间常用草药》)

3138 细果角茴香 xì guǒ jiǎo huí xiāng (《陕甘宁青中草药选》)

【异名】 角茴香、咽喉草、麦黄草、黄花草、雪里青(《河南中草药手册》),秦根花(《甘肃中草药手册》)。

【基原】 为罂粟科角茴香属植物节裂角茴香的全草。

【原植物】 节裂角茴香 *Hypecoum leptocarpum* Hook. f. et Thoms. [*H. chinense* Franch.]

一年生草本,无毛,略被白粉。茎丛生,长短不一,铺散而顶端向上,多分枝。基生叶多数;叶片狭倒披针形,二回羽状全裂,末回裂片披针形、卵形、狭椭圆形至倒卵形;茎生叶小,具短柄或近无柄。花茎多数,通常二歧分枝,具轮生苞片;苞片卵形或倒卵形,二回羽状全裂,向上逐渐变小,最上部者为线形;花小,排列为二歧聚伞花序,每花具数枚刚毛状小苞片;萼片小,狭卵形;花瓣 4,淡紫色或白色,外面 2 枚阔倒卵形,先端全缘,里面 2 枚较小,3 裂几达中部,中裂片匙状,圆形,侧裂片较长;雄蕊 4,花丝丝状,基部加宽,黄褐色,花药卵形;子房圆柱形。蒴果狭线形,每节 1 种子。种子阔倒卵形。花期 6~7 月,果期 7~9 月。

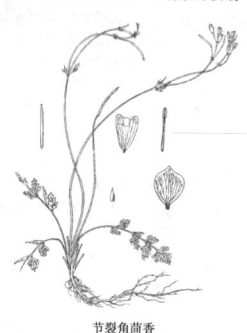
节裂角茴香

生于海拔 1 700~4 800 m 的山坡草地、林缘等处。分布于华北、西北及河南、四川、云南、西藏等地。

【采收加工】 7~10 月采收,晒干。

【药材】 细果角茴香 *Hypecoi Leptocarpi Herba* 主产于西藏、四川、青海等地。

性状　根圆柱形或圆锥形,长 5~10 cm,直径 2~4 mm。表面淡黄色或黄棕色,具纵皱;质硬而脆,断面不平坦,皮部白色,木部黄白色。茎圆柱形,多扁缩,直径 1~2 mm;表面光滑,绿色或黄绿色,具纵棱;质脆易折断,断面中空。基生叶多皱缩成团,叶片多碎,完整者展开后二回羽状全裂。偶见花朵。蒴果条形。气微,味苦。

鉴别　取本品粗粉 2 g,用 0.5%盐酸乙醇 20 ml,回流 10 分钟,滤过,滤液于水浴上蒸干,加热水 20 ml 溶解,滤过,滤液加氨水调至 pH 8~9,置分液漏斗中,加氯仿 20 ml,强烈振摇后,分离氯仿层,用热酸水 20 ml 提取(pH 3~4)。取酸液 1 ml,加碘化铋钾试液,产生橘红色沉淀。另取酸液1 ml,加碘化汞钾试液,产生灰白色沉淀(检查生物碱类)。

【成分】 全草含生物碱:角茴香碱(hypecorine),隐品碱(cryptopine),α-别隐品碱(α-allocryptopine),原阿片碱(protopine),血根碱(sanguinarine),白屈菜红碱(chelerythrine),白屈菜玉红碱(chelirubine),黄连碱(coptisine),氧化白毛茛分碱(oxyhydrastinine),细果角茴香碱(hypecoumine),紫堇定碱(corydine),异紫堇定碱(isocorydine),木兰花碱(magnoflorine),左旋的反式 *N*-甲基金罂粟碱氢氧化物(*trans-N*-methylstylopiumhydroxide),平展角茴香碱(procumbine),leptocarpinine,leptopine,leptopinine,leptopidine,leptopidinine,isohyperectine 及普托品类生物碱 leptocarpine。

【药理】 抗病原微生物作用　白屈菜红碱与血根碱混合做成泥膏局部应用,对豚鼠白念珠菌或小孢子菌的局部感染疗效显著。对金黄色葡萄球菌感染,白屈菜红碱作用甚强,抗菌浓度为 0.24~7.8 μg/ml。白屈菜红碱和血根碱在体外对金黄色葡萄球菌和白念珠菌有很强抑制作用。白屈菜红碱抗菌谱较广,抗菌能力较强,并能增强机体网状内皮系统和白细胞的吞噬能力。临床用于呼吸道感染,皮炎以及皮肤化脓性感染痈、疖,均有一定疗效。

毒性　白屈菜红碱为神经肌肉毒,小剂量可致豚鼠流产,大剂量可致麻痹甚至死亡。

【药性】 苦,寒。小毒。

1.《西藏常用中草药》:"性寒,味苦。"

2.《中国民族药志》:"有小毒。"

【功用主治】 清热解毒,凉血。主治感冒发热,头痛,咽喉疼痛,目赤肿痛,关节疼痛,肺炎,肝炎,胆囊炎,痢疾,吐血,衄血,便血。

1.《西藏常用中草药》:"解热镇痛,消炎解毒。主治伤风感冒,头痛,四肢关节疼痛,胆囊炎。并解食物中毒。"

2.《陕甘宁青中草药选》:"清热解毒。治流感,咽喉肿痛,目赤。"

3.《甘肃中草药手册》:"清热解毒,凉血。主治急性热病,发烧,鼻衄,吐血便血,下痢,白带等症。"

4.《中国民族药志》:"用于感冒高烧,肺炎,咳嗽,肝炎等症。"

【用法用量】 内服:煎汤,6~9 g;或研末。

【选方】 1. 治风热感冒,咽炎　角茴香 9 g,连翘 12 g,牛蒡子 9 g,薄荷 4.5 g,甘草 4.5 g。水煎服。

2. 治急性结膜炎　角茴香 9 g,菊花 9 g。水煎服,或泡茶喝。(1、2 方出自《青海常用中草药手册》)

3139 驹胞衣 jū bāo yī (《纲目》)

【异名】 马胎、马胎衣(《彝医动物药》)。

【基原】 为马科马属动物马的胎盘。

【原动物】 参见"马宝"条。

【采收加工】 雌马产驹时收集胎盘,鲜用或烘干。

【药性】《彝医动物药》:"性温,味咸。"

【功用主治】《彝医动物药》:"主治风湿身痛,妇女经血异常。功在调经止痛,通瘀破滞,又散寒气,行血补血,壮阳强身。治腰痛,肩痛,背痛,腹痛,经痛,全身风湿痛诸痛症。且为强壮补益之品,妇女尤宜。"

【用法用量】 内服:煅存性研末,每次 9 g;或煮食。

【选方】 1. 治妇人天癸不通　驹胞衣,煅存性为末。每服三钱,入麝香少许,空腹新汲水下。(《纲目》引《孙天仁集效方》)

2. 治妇女下身不净　马胎衣,煮吃。(《彝医动物药》引《明代

彝医书》)

3. 治风湿关节疼痛，腰痛，肩痛，乏力，心累　取马流产之胚胎，洗净，切烂，酒浸密封1～2月。每服药酒30 g左右。亦可将鲜品煮吃。(《彝医动物药》)

3140 **驼乳** tuó rǔ (《饮膳正要》)

【异名】 驼奶(《内蒙古药用动物》)。

【基原】 为驼科骆驼属动物双峰驼雌驼的乳汁。

【原动物】 参见"骆驼脂"条。

【成分】 双峰驼乳含固形物9.59%～12.39%，无脂固形物约7%，蛋白质2.98%～3.95%，脂肪2.6%～5.38%，乳糖(lactose)3.26%～4.88%，灰分0.65%～0.95%，酪蛋白(casein)3.11%，白蛋白(albumin)0.12%，球蛋白(globin)。灰分中含氧化钾21.13%，氧化钠8.19%，氧化钙28.82%，氧化镁1.62%，氧化铁0.02%，五氧化二磷17.80%，二氧化硫0.30%。尚含清酸(orotic acid)。

【药性】 甘，温。

1.《饮膳正要》:"性温，味甘。"

2.《纲目》:"甘，冷，无毒。"

【功用主治】 补中益气，强壮筋骨。主治久病虚损，筋骨痿弱，虫咬伤。

1.《饮膳正要》:"补中益气，壮筋骨，令人不饥。"

2.《食物考》:"经络通利。"

3.《内蒙古药用动物》:"治百日咳。"

4.《中国药用动物志》:"治久病虚损。"

【用法用量】 内服：煮饮，50～100 ml。外用：冲洗。

【选方】 治毒虫咬伤　驼奶鲜用或发酵后冲洗患处。(《内蒙古药用动物》)